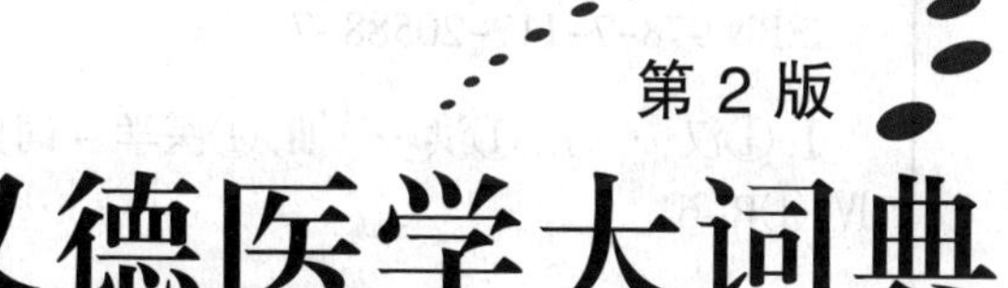

第 2 版

汉德医学大词典

WÖRTERBUCH DER MEDIZIN CHINESISCH-DEUTSCH

主编　洪光祥

人民卫生出版社

图书在版编目（CIP）数据

汉德医学大词典/洪光祥主编. —2版. —北京：人民卫生出版社，2015

ISBN 978-7-117-20588-7

Ⅰ.①汉… Ⅱ.①洪… Ⅲ.①医学－词典－汉、德 Ⅳ.①R-61

中国版本图书馆CIP数据核字（2015）第073228号

人卫社官网 www.pmph.com 出版物查询，在线购书
人卫医学网 www.ipmph.com 医学考试辅导，医学数据库服务，医学教育资源，大众健康资讯

汉德医学大词典
第2版

主　　编：洪光祥
出版发行：人民卫生出版社（中继线 010-59780011）
地　　址：北京市朝阳区潘家园南里19号
邮　　编：100021
E - mail：pmph @ pmph.com
购书热线：010-59787592　010-59787584　010-65264830
印　　刷：北京铭成印刷有限公司
经　　销：新华书店
开　　本：787×1092　1/16　　印张：150
字　　数：7680千字
版　　次：1998年4月第1版　　2015年11月第2版
　　　　　2015年11月第2版第1次印刷（总第3次印刷）
标准书号：ISBN 978-7-117-20588-7/R・20589
定　　价：498.00元
打击盗版举报电话：010-59787491　E-mail：WQ @ pmph.com
（凡属印装质量问题请与本社市场营销中心联系退换）

汉英、汉法、汉德、汉日、汉俄医学大词典编纂委员会

刘　盈　刘　志　刘冰阳　刘德明　刘德培　刘国良　刘金钢
刘景峰　刘树春　刘婷婷　刘维贤　刘雅茹　刘永锋　刘云鹏
刘正贵　刘志宏　刘卓刚　龙雯晴　卢　利　陆付耳　陆一鸣
路振富　吕　莹　吕爱平　吕昌龙　伦施斯　罗　茜　罗　阳
罗恩杰　麻宏伟　马　虹　马　华　马　瑛　马建辉　马晓春
马跃文　毛　靖　孟　晋　孟凌华　糜坚青　倪萦音　牛铁生
潘睿俊　齐今吾　钱　聪　乔　敏　秦富强　曲　杨　阮幼冰
沙宪政　山下義彦　单忠艳　尚　红　邵　洁　邵增务　沈　霖
沈维高　宋　涛　宋吉瑞　宋佳宁　宋秀全　苏冬菊　苏柳燕
孙宝志　孙贵范　孙静芬　孙黎光　孙明军　孙英贤　唐　明
田　伟　佟彦龙　涂亚庭　王　菲　王　禾　王　红　王　晶
王　烈　王　琳　王　颖　王恩华　王国斌　王国红　王家敏
王力宁　王立新　王丽宇　王禄增　王诗潇　王士礼　王淑娟
王舒宝　王雪峰　王义纯　王玉英　王占友　王振义　魏敏杰
巫伯京　吴多芬　吴华章　吴英良　武玉欣　席淑华　夏　蓉
项琼瑶　肖　海　肖洪万　肖卫国　辛世杰　熊第志　徐　晨
徐　克　徐长庆　徐惠锦　许　丹　许　顺　薛一雪　严　俊
阎雪文　杨　晋　杨　军　杨　清　杨东亮　杨关林　杨怀安
杨克敌　杨丽宏　杨正明　姚少玲　易　静　于　何　于富华
于洪昭　于润江　玉清海　翟效月　詹　勤　张　帆　张　浩
张　虹　张　健　张　林　张　楠　张　文　张　颖　张　勇
张海峰　张海鹏　张洪峰　张家林　张劲松　张凯伦　张立德
张立莉　张庆荣　张文慧　张文兰　张相苏　张晓丽　张晓晔
张欣欣　赵　群　赵　研　赵福杰　赵海鹰　赵维莅　赵伟秋
赵彦艳　赵玉虹　赵玥婷　郑长青　郑民华　郑志红　周　勇
周宝森　朱　悦　朱晓霞　邹　萍　左天明

汉英、汉法、汉德、汉日、汉俄 医学大词典收词委员会

《汉德医学大词典》（第 2 版）
编 写 委 员 会

《汉德医学大词典》（第2版）
编写人员

主　　编　洪光祥

副主编　李　昕　王国斌　陈安民　龚非力　马建辉

编　　者（以姓氏汉语拼音为序）

西医西药

曹玉广　陈安民　陈新山　陈志强　邓仲端　冯宗忱

戈　翔　龚非力　郭风劲　郭莲军　韩　萍　洪光祥

黄永建　姜昌富　金　毕　李　高　李　昕　刘　征

刘德明　卢启华　陆　敏　马建辉　毛　靖　钱　骏

乔福元　阮幼冰　邵景范　邵增务　沈关心　孙圣刚

唐　明　田德安　涂亚庭　王　琳　王迪浔　王国斌

王西明　魏厚仁　谢卫国　谢明星　徐　卉　徐　飚

杨　磊　杨东亮　杨克敌　杨正明　姚　颖　易继林

殷树仪　游学俊　张　虹　张　涛　张凯伦　张伟杰

张永平　周　娟　邹　萍　Jürgen Hescheler

中医中药

陆付耳　沈　霖　Hans-Jürgen Dudziak

审校人员（以姓氏汉语拼音为序）

包琳琳　蔡邵哲　陈　璨　陈少琪　顾琦麒　何梦溪　刘亚冲

宋婉婉　宋威廷　谭佳鸿　田佼佼　望　路　吴宇迪　杨　密

杨沁怡　姚　笛　于纯忠　翟　欣　张筱筱　赵　虎　周　莎

前 言

《汉德医学大词典》(第2版)是人民卫生出版社组织编纂的汉英、汉法、汉德、汉日、汉俄五部大型医学词典中的一部。是2010年国家出版基金资助项目和十二五国家重点出版规划立项图书。《汉德医学大词典》(第1版)出版近20年来,医学科学迅速的发展,新的学科专业的不断涌现,极大地丰富了本词典的内容。《汉德医学大词典》(第2版)不仅补充了与《汉英医学大词典》(第2版)对照相差的数万条词汇,还增加了本次由五本词典统一收词的大量新词,因此,《汉德医学大词典》(第2版)在第1版原有14万余条词的基础上,共增加新词10余万条。其内容涵盖祖国医学、基础医学、临床医学、预防医学、卫生学、康复医学、口腔医学、医疗器械和中医药的基本词汇、常用词汇和最新词汇。

本词典是汉、德两种语言的大型医学工具书。可供医药卫生人员、医药院校师生、科研人员、翻译人员、外国留学生和涉外人员参考使用。

在历时三年的编纂过程中,得到人民卫生出版社的帮助,汉英、汉法、汉德、汉日、汉俄医学大词典编纂委员会的指导和支持,以及华中科技大学同济医学院及其附属协和、同济医院等在人力、物力方面的大力支持,在此一并表示感谢!

本书由于参编人员众多及编者的水平有限,虽经多次反复审校,书中难免存在不足之处,敬请广大读者和国内、外专家予以批评指正。

《汉德医学大词典》主编 洪光祥

2015年1月

凡　例

一、本词典主要收载医药学各科专用词汇以及少量与医药卫生有关的普通词汇。所收词条在《汉英医学大词典》的基础上略有增删。

二、汉语订名：

1. 基础学科按照中国科学院审定的名称及科学出版社出版的有关词汇，医药卫生方面则参照人民卫生出版社出版的有关词汇。通用而不统一的词汇分别列出。如：

面神经麻痹 Fazialislahmung *f*

面瘫 Fazialislahmung *f*

2. 冠名名词的汉语译名基本以《英汉医学词汇》、《英语国家姓名译名手册》、《德语姓名译名手册》为准，个别按习惯译法。

三、汉语词条按汉语拼音字母顺序排列。同音异声的，按四声顺序排列；同音同声的，按笔画多少排列；同音同声异字同笔画的，按起笔排列。多字词条，如第一字相同，则按第二字的汉语拼音字母顺序排列，以下类推。

四、汉语词条中的外文字母、阿拉伯数字、化学符号不参加排序。如：F因子、6-氨基嘌呤磷酸盐、γ-球蛋白，均须在因子、氨基嘌呤磷酸盐、球蛋白词条查找。

五、部分冠名名词，除可按译名首字查到外，也可在其主词（如：病、综合征、试验、反应、反射、法等）词条下查到。如：

试验 Test *m*

狄克氏试验 Dick* Test *m*（od. Probe od. Reaktion *f*）

锡克氏试验 Schick* Test *m*（od. Probe od. Reaktion *f*）

六、汉语词条的德语对应词一般不超过四个，词间用逗号隔开。如：

胚孔 Keimloch *n*, Keimmund *m*.Blastoporus *m*, Rusconi* Anus, *m*

皮肤瘤　Dermatophyma *n*, Hauttumor *m*

七、汉语词条，如有多种含义，则在其不同译词前加①、②、③等数码。如：

安定① Diazepam（um）*n*, valium *n* ② Stabilisation *f*

八、德语主词的词性和数置于单词或词组的末尾。如：

胃周炎 Perigastritis *f*

吸出物 Punktat *n*

血浆游离血色素 freie Plasmahamochrome *n pl*

九、符号的用法：

1. 方括号[ ]表示括号内的汉字可以省略。如：

胆[结]石=胆石或胆结石

2. 圆括号( )

1) 在外文词中，圆括号内的外文字表示可以省略。如：

杂交 Hybrid(is)ation f Kreuzung f Fremdbefruchtung *f* Bastardierung *f*

鼻中隔穿孔(Nasen-)Septumperforation *f*

2) 冠名名词由两个以上人名组成者，在译名中括号内的人名表示为非主要作者。如：

巴一韦二氏手术 Baldy*(-Webster*)Operation

3) 在汉语词条内，括号内的汉字表示与前面的汉字可以替换。如：

鼻骨膜剥(分)离器=鼻骨膜剥离器或鼻骨膜分离器

4) 用于注明译词的缩写词。如：

兆周 Megahertz n(MHz)

5) 用于注明拉丁语形容词的性别词尾。如：

鱼际的 thenar(-is,-is,-e)

6) 用于替换译词中的前一词，作为其同义词。如：

被动性传播 passive Transmission(od. Ubertragung),

3. 逗号“,”用于分开并列的译词。如：

杂多(聚)糖 Heterosaccharide *n pl*, Heteroglykane *n pl*

4. 三角号“< >”用于注明除德语和拉丁语之外的其他语种。如：

不宁肢体 unruhige Beine *n pl*, restless-legs <engl.>

5. 冠名名词，如某病、综合征、反应、手术、试验中的人名用“*”表示，置于人名的右上角。如：

魏斯氏反射 Weiss* Reflex *m*

十、本词典所用的外文简略词：

F	eminium	阴性
M	Masculinum	阳性
N	Neutrum	中性
OZ	Ordnungszahl	序数(化学元素)
pl	Plural	复数
V	Verb	动词
<chin.>	chinesisch	汉语
<engl.>	englisch	英语
<frz.>	franzosisch	法语
<jap.>	japanisch	日语

目　录

汉语拼音检字表

西医西药词目页码（1~2061）为正体
中医中药词目页码（*2063~2367*）为斜体

māo
猫 976 *2182*
máo
毛 976 *2182*
矛 980
茅 981 *2182*
锚 981
mào
冒 981 *2182*
贸 981
耄 981
帽 981
貌 981
瞀 *2182*
méi
没 981
玫 981 *2182*
枚 982
眉 982 *2182*
莓 *2182*
梅 982 *2183*
湄 984
媒 984
煤 984
酶 984
镅 986
霉 986 *2183*
黴 *2183*
měi
每 986
美 987
镁 989
mèi
媚 989
魅 989
mēn
闷 989
mén
门 989
扪 990 *2183*
钔 990
mèn
闷 *2183*
méng
虻 990 *2183*
萌 990
蒙 991
礞 *2183*
朦 991
měng
猛 991 *2183*
锰 991
蠓 991
mèng
孟 991
梦 991 *2183*
mī
咪 992
mí
弥 992
迷 994 *2183*
猕 995 *2183*
谜 995
醚 995
糜 996 *2183*
麋 996
mǐ
米 996 *2183*
眯 *2183*
脒 997
mì
觅 997
泌 997 *2183*
秘 998 *2183*
密 998 *2183*
幂 999
嘧 999
蜜 999 *2183*
mián
眠 999
绵 999 *2183*
棉 999 *2184*
miǎn
免 1000
勉 1005
娩 1005 *2184*
miàn
面 1005 *2184*
miáo
苗 1008 *2184*
描 1008
瞄 1008
miǎo
秒 1008
眇 *2184*
藐 1008
渺 1008
miào
妙 *2184*
眇 *2184*
缪 *2184*
miè
灭 1008
mín
民 1009
缗 1009
mǐn
皿 1009
闵 1009
敏 1009
鳘 1009
míng
名 1010 *2184*
明 1010 *2184*
鸣 1011
冥 1011
铭 1011
螟 1011
瞑 *2185*
mǐng
酩 1011
mìng
命 1011 *2185*
miù
谬 1011
缪 1011 *2185*
mō
摸 1011 *2185*
mó
摹 1011
模 1011
膜 1012 *2185*
摩 1014 *2185*
磨 1015
蘑 1015
魔 1015
mǒ
抹 1015 *2185*
mò
末 1016
没 1016 *2185*
茉 1016
沫 1016
陌 1016
莫 1016
貉 1017
漠 1017
墨 1017 *2185*
默 1017
磨 1017
móu
谋 1017
mǔ
母 1017 *2185*
牡 1018 *2185*
拇 1018 *2186*
姆 1018
踇 1018
mù
木 1018 *2186*
目 1019 *2187*
沐 1020
钼 1020
苜 1020
牧 1020
募 1020 *2187*
墓 1020
幕 1020
慕 1020
暮 1020 *2187*
穆 1020
ná
拿 *2188*
镎 1021
nà
那 1021
纳 1021 *2188*
捺 *2188*
钠 1021
N
nǎi
奶 1022 *2188*
氖 1022
nài
奈 1022
耐 1022
萘 1023
nán
男 1023
南 1024 *2188*
难 1025 *2188*
喃 1025
náng
囊 1025 *2188*
náo
挠 1027
硇 *2189*
蛲 1027 *2189*
nǎo
脑 1027 *2189*
瑙 1036
nào
闹 1036
臑 *2189*
nè
讷 1036
ní
呢 1036
nèi
内 1036 *2189*
nèn
嫩 1048
néng
能 1048 *2190*
ní
尼 1049
泥 1050 *2190*
铌 1050
鲵 1050
nǐ
拟 1050
你 1051
nì
逆 1051 *2190*
匿 1053
腻 *2191*
溺 1053 *2191*
鼊 *2191*
nián
年 1053
鲇 1054
黏 1054
粘 *2191*
niǎn
捻 1059 *2191*
碾 1059 *2191*
niàn
廿 1059
念 1059
niàng
酿 1060
釀 1060
niǎo
鸟 1060
niào
尿 1061 *2191*
脲 1069
niē
捏 1069 *2191*
niè
涅 1069
啮 1069 *2191*
嗫 1069
镊 1069
镍 1069
颞 1069 *2191*
níng
宁 *2191*
拧 1071
柠 1071
凝 1072 *2191*
nǐng
拧 *2191*
niú
牛 1074 *2191*
niǔ
扭 1076 *2192*
纽 1076
钮 1076 *2192*
nóng
农 1076 *2192*
浓 1077 *2192*
脓 1078 *2192*
nòng
弄 1080 *2192*
nú
奴 1080
nǔ
努 1080
弩 1080
胬 *2192*
nù
怒 *2192*
nuǎn
暖 1080 *2192*
nüè
疟 1080 *2193*
虐 1080
nuó
挪 1081
nuò
诺 1081
锘 1081
糯 1081 *2193*
nǚ
女 1081 *2192*
钕 1082
nǜ
衄 1082 *2192*
O
ōu
欧 1083
ǒu
呕 1083 *2194*
偶 1084 *2194*
耦 1085
藕 1085 *2194*
òu
沤 1085
P
pá
爬 1086 *2195*
耙 1086
pà
帕 1086
怕 1086
pāi
拍 1087 *2195*
pái
排 1087 *2195*
pài
哌 1089
派 1089
蒎 1089
pān
潘 1089
攀 1089 *2195*
pán
盘 1089 *2195*
蹒 1090
蟠 1090 *2195*
pàn
判 1090
泮 1090
袢 1090
páng
彷 1090
庞 1090
旁 1090
膀 1091 *2195*
螃 1094
鳑 1094

pàng
胖 *2195*
pāo
抛 1094
脬 *2196*
páo
咆 1094
炮 *2196*
庖 1095
匏 *2196*
pǎo
跑 1095
pào
泡 1095
2196
炮 1095
疱 1095
2196
pēi
胚 1096
衃 *2196*
péi
陪 1098
培 1098
2196
赔 1098
裴 1098
pèi
佩 1098
2196
配 1098
2196
pēn
喷 1099
pén
盆 1100
pēng
烹 1101
péng
彭 1101
蓬 1101
硼 1101
2196
膨 1101
蟛 1101
pèng
碰 1101
pī
批 1102
披 1102
2196
砒 1102
2196
劈 1102
噼 1102
pí
皮 1102
2196
芘 1111
枇 1111
2197
毗 1111
铍 1111
2197
疲 1111
啤 1111
琵 1111
脾 1111
2197
蜱 1113
pǐ
匹 1113
痞 *2200*
癖 1113
2200
pì
屁 1113
piān
偏 1113
2200
pián
骈 1116
胼 1116
2200
piàn
片 1116
piāo
漂 1116
飘 1117
螵 1117
piǎo
漂 *2200*
piào
票 1117
嘌 1117
piē
氕 1117
撇 1117
pīn
拼 1117
pín
贫 1117
频 1117
2200
pǐn
品 1118
pìn
牝 *2200*
聘 1118
pīng
乒 1118
píng
平 1118
2200
评 1121
坪 1122
苹 1122
凭 1122
屏 1122
2201
瓶 1122
蚲 1122
pō
钋 1122
坡 1122
泼 1122
pǒ
钷 1122
pò
迫 1122
珀 1122
破 1122
2201
粕 1123
魄 *2201*
pōu
剖 1123
pū
扑 1124
2201
铺 1124
2201
pú
仆 *2201*
匍 1124
2201
脯 1124
葡 1124
2201
蒲 1127
2201
pǔ
朴 1127
浦 1127
普 1127
2201
谱 1129
镨 1129
蹼 1129
pù
瀑 1129
Q
qī
七 1130
2202
妻 1130
栖 1130
萋 1130
期 1130
2202
欺 1130
漆 1130
2202
qí
齐 1131
2202
芪 1131
2202
其 1131
奇 1131
2202
岐 *2202*
歧 1131
祈 1131
脐 1131
2203
骑 1133
2203
蛴 *2203*
綦 *2203*
蕲 *2203*
棋 1133
旗 1133
鳍 1133
qǐ
岂 *2203*
企 1133
杞 1133
2203
启 1133
起 1133
2203
qì
气 1135
2203
汽 1141
泣 *2207*
契 1141
槭 1142
器 1142
憩 1143
qiā
掐 1143
2207
qià
恰 1143
髂 1143
2207
qiān
千 1144
2207
迁 1145
2208
牵 1145
2207
铅 1146
2208
谦 1146
签 1146
qián
荨 *2208*
前 1146
2208
钱 1156
2208
钳 1156
潜 1156
2208
qiǎn
浅 1158
2208
遣 1159
qiàn
欠 1159
芡 *2208*
茜 1159
2208
嵌 1159
qiāng
枪 1160
腔 1160
羌 *2208*
qiáng
强 1161
2209
墙 1163
蔷 1163
qiǎng
抢 1163
羟 1163
强 1166
qiàng
呛 1167
qiāo
跷 1167
2209
敲 1167
qiáo
乔 1167
荞 1167
桥 1167
憔 1168
qiǎo
巧 1168
qiào
翘 1168
窍 *2209*
鞘 1168
qiē
切 1168
qié
茄 1170
qiè
切 *2209*
怯 1170
2209
窃 1170
qīn
侵 1170
2209
亲 1171
qín
芹 1173
秦 1173
2209
嗪 1173
噙 *2209*
禽 1173
勤 1173
qǐn
揿 *2209*
qìn
揿 1173
qīng
青 1173
2209
轻 1176
2210
氢 1178
倾 1180
圊 *2210*
清 1180
2210
鲭 1181
qíng
情 1181
2212
氰 1184
qǐng
苘 *2212*
qìng
庆 1184
qióng
穷 1184
穹 1184
琼 1185
qiū
丘 1185
2212
秋 1186
2213
蚯 1187
楸 1187
鳅 *2213*
qiú
囚 1187
犰 1187
求 1187
虬 *2213*
頄 *2213*
球 1187
2213
觓 *2213*
巯 1189
qū
区 1190
曲 1191
2213
驱 1192
2213
屈 1192
胠 *2213*
祛 1194
2213
蛆 1194
躯 1194
趋 1195
qú
瞿 *2214*
鼩 1195
qǔ
苣 *2214*
取 1195
2214
龋 1196
2214
qù
去 1196
2214
quān
圈 1199
quán
权 1199
全 1199
2214
诠 1205
泉 1205
拳 1205
2215
痊 1205
蜷 1205
醛 1205
鬈 1206
颧 1206
2215
quǎn
犬 1206
2215
quàn
劝 1207
quē
炔 1207
缺 1207
2215
qué
瘸 1210
què
雀 1210
2215
鹊 *2215*
确 1210
阙 1210
2215
qún
群 1210
R
rán
燃 1212
然 *2216*
rǎn
染 1212
2216
ráng
瀼 *2216*
rǎng
壤 1216
ràng
让 1216
ráo
饶 1216
桡 1216

rǎo
扰 1217
rào
绕 1217
rě
惹 1218
rè
热 1218 *2216*
rén
人 1222 *2219*
壬 1233
仁 1233
rěn
忍 1233 *2220*
rèn
刃 1233
认 1233
任 1234 *2220*
韧 1234
轫 1235
妊 1235 *2220*
rì
日 1237 *2220*
róng
茸 1238
荣 1238 *2220*
狨 1238
绒 1238
容 1239 *2221*
溶 1240
榕 1243
熔 1243
蝾 1244
融 1244
rǒng
冗 1244
róu
柔 1244 *2221*
揉 1244 *2221*
蹂 1245
鞣 1245
ròu
肉 1245 *2221*
rú
如 1247 *2221*
铷 1247
儒 1247 *2221*
濡 *2221*
蠕 1247
rǔ
乳 1248 *2221*
rù
入 1259 *2222*
蓐 *2222*
褥 1260 *2222*
ruǎn
软 1260 *2222*
朊 1264
ruí
蕤 *2222*
ruì
芮 1264
蚋 1264
锐 1264 *2222*
瑞 1264
rùn
闰 1264
润 1264 *2222*
ruò
若 1265
弱 1265 *2223*
焫 *2223*
S
sā
撒 1266
sǎ
洒 1266 *2224*
撒 1266
sà
脎 1266
萨 1266
sāi
腮 1266 *2224*
塞 1267 *2224*
噻 1267
鳃 1268
sài
赛 1268
sān
三 1268 *2224*
sǎn
伞 1277
散 1277 *2226*
sàn
散 *2226*
sāng
桑 1278 *2227*
sǎng
嗓 1278
sàng
丧 1278
sāo
搔 1279 *2227*
骚 1279
缫 1279
sǎo
扫 1279
sào
瘙 1279
sè
色 1279 *2227*
涩 1282 *2227*
铯 1282
瑟 1282
塞 *2228*
sēn
森 1282
sēng
僧 1282
shā
杀 1282 *2228*
沙 1284 *2228*
纱 1285
砂 1285 *2228*
痧 *2228*
莎 1285
鲨 1285
shǎ
傻 1285
shà
煞 1285
shāi
筛 1285 *2228*
shài
晒 1286
shān
山 1286 *2228*
杉 1287 *2229*
钐 1287
珊 1287 *2229*
煽 1287
膻 *2229*
shǎn
闪 1287 *2229*
shàn
疝 1288 *2229*
扇 1289
善 1289 *2229*
擅 1289
膳 1289
鳝 *2229*
shāng
伤 1289 *2229*
商 1290 *2232*
熵 1290
shàng
上 1290 *2232*
尚 1297 *2233*
shāo
烧 1297 *2233*
稍 1297
sháo
芍 1298 *2234*
杓 1298
shǎo
少 1298 *2234*
shào
少 1298 *2234*
绍 1299
哨 1299
shē
奢 1299
shé
舌 1299 *2235*
蛇 1301 *2236*
shě
舍 1302 *2237*
shè
设 1302
社 1302
射 1305 *2237*
涉 1306
赦 1306
摄 1306 *2237*
麝 1306 *2237*
shēn
申 1307 *2237*
伸 1307 *2237*
身 1307 *2237*
参 *2237*
呻 1308
砷 1308
钟 1309
娠 1309
深 1309 *2237*
shén
神 1310 *2237*
shěn
沈 1321 *2238*
审 1321 *2238*
shèn
肾 1321 *2239*
甚 *2241*
胂 1331 *2241*
渗 1331 *2241*
慎 1332
shēng
升 1332 *2241*
生 1332 *2242*
声 1344 *2243*
shéng
绳 1346
shěng
省 1346
shèng
圣 1346 *2243*
胜 *2243*
盛 1346 *2243*
剩 1346
shī
尸 1346 *2243*
失 1347 *2243*
师 1348
诗 1348
虱 1348
狮 1348
施 1348
湿 1349 *2243*
蓍 *2245*
shí
十 1350 *2245*
石 1353 *2247*
时 1355 *2248*
识 1356
实 1356 *2248*
拾 1359
食 1359 *2249*
蚀 1366
莳 1366
shǐ
史 1366
矢 1366 *2250*
豕 1366
使 1366 *2250*
始 1367
屎 1367
shì
士 1367
氏 1367
示 1367
世 1367 *2250*
市 1367
式 1367
势 1368
事 1368
饰 1368
试 1368 *2251*
视 1373 *2251*
拭 1379
柿 1379 *2251*
是 1379 *2251*
适 1379
脉 1379
室 1379 *2251*
铈 1381
舐 1381
释 1381
嗜 1381 *2251*
螫 1385 *2251*
拭 *2251*
shōu
收 1385 *2251*
shǒu
手 1386 *2251*
䓁 1392
首 1392 *2252*
守 1392 *2252*
shòu
寿 1392 *2252*
受 1392 *2252*
授 1394
售 1394
兽 1394 *2252*
瘦 1394 *2252*
shū
书 1394
枢 1394
叔 1394
梳 1395
舒 1395 *2252*
疏 1395 *2252*
输 1396 *2253*
蔬 1400
shú
赎 1400
熟 1400 *2253*
shǔ
暑 1401 *2253*
属 1401
蜀 1401 *2254*
鼠 1401 *2254*
数 1402 *2254*
薯 1402 *2254*
曙 1402
shù
术 1402
束 1402 *2254*
俞 *2254*
腧 *2254*
树 1403
竖 1403
数 1403
漱 1405 *2255*
shuā
刷 1405
shuāi
衰 1405 *2255*
摔 1405

笔画检字表

说明:①本检字表所列汉字按笔画多少排列,同笔画的字分横(一)、竖(丨)、撇(丿)、点(丶)、折(乛)五类,看所查字的第一笔属于哪一类,按此顺序先后查找。②同笔画的单字多的按笔形(一丨丿丶乛)的顺序归类。③画数和笔形相同的字,按字形结构排列,先左右形字,再上下形字,后整体字。④单字后面注明所在页码。⑤西医西药词目页码(1~2061)用正体,中医中药词目页码(*2063~2367*)用斜体。

十画

十三画

一、西医西药词典

A

A 吖阿啊锕

ā 吖阿啊锕

吖丁啶 Azetidin *n*
吖啶 Akridin *n*
吖啶橙 Akridinorange *f*
吖啶橙染色法 Akridinorange-Färbung *f*
吖啶橙荧光染色法 Akridinorange-Fluoreszenzfärbung *f*
吖啶红 Akridinrot *n*
吖啶黄 Akridingelb *n*
吖啶黄素 Akriflavin *n*, Neutroflavin *n*
吖啶基 Akridinyl-, Akridyl-
吖啶[类]染料 Akridinfarbstoff *m*
吖啶琐辛 Akrinol *n*
吖啶酮 Akridon *n*
吖啶系染料 Akridin-System-Farbstoff *m*
吖庚因 Azepin *n*
阿巴(贝)西普 Abatazept *n*
阿巴卡韦 Abacavir *n*
阿巴瑞克 Abarelix *n*
阿贝林氏反应 Abelin* Reaktion *f*, Arsphenamin-Reaktion *f*
阿贝描绘器 Zeichnenapparat nach Abbe* *m*
阿贝氏聚光器 Abbe* Mikroskopkondensor *m*, Abbe* Kondensor *m*, Abbe* Beleuchtungsapparat *m*
阿贝氏折射计 Abbe* Refraktometer *n*
阿苯达唑(丙硫咪唑) Albendazol *n*
阿比可糖 Abequose *f*
阿比特龙 Abirateron *n*
阿比特综合征 Abert* Syndrom *n*
阿波巴比妥 Aprobarbitalum *n*
阿波利托(氏)连续缝合术 Appolito* Naht *f*
阿伯克龙比氏变性 Abercrombie* Degeneration *f*, amyloide Degeneration *f*
阿伯拉哈姆逊犯罪行为公式 Abrahamsen* Kriminalschema *n*
阿伯农 Ambenonium *n*
阿博霉素 Aabomycin(um) *n*
阿布德豪登氏反应 Abderhalden* Reaktion *f*
阿布拉克病 Abliack* Krankheit *f*
阿布勒米氏病 Abrami* Krankheit *f*, hämolytische Anämie *f*
阿布里科索夫氏瘤 Abrikossoff* Geschwulst *f* (od. Tumor *m*), Myoblastom *n*
阿查德 - 提尔斯综合征 Achard*-Thiers* Syndrom *n*
阿达林 Adalin *n*
阿达木单抗 Adalimumab *m*
阿德福韦 Adefovir *n*
阿德福韦酯 Adefovirdipivoxil *n*
阿德加霉素 E Aldgamycin E *n*
阿德勒儿童心理学思想 Adller* Gedanken in Kinderpsychologie *m*
阿德勒集体心理治疗 Adler* Gruppenpsychotherapie *f*
阿德勒精神疗法 adlerianische Psychotherapie *f*
阿德勒类型论 Adler'sche typologische Theorie *f*
阿德勒心理学 adlerianische Psychologie *f*
阿德勒心理治疗 adlerianische Psychotherapie *f*
阿德森氏试验 Adson* Test *m*
阿德森氏综合征 Adson* Syndrom *n*
阿登比值 Arden* Verhältnis *n*, Arden* Quotient *m*
阿狄森平面(胸腹部分界平面) Addison* Ebene *f*
阿狄森色素沉着过度 addisonsche Hyperpigmentierung *f*
阿狄森氏瘢痕瘤 Addison* Keloid *n*, zirkumskripte Sklerodermie *f*
阿狄森氏病 Addison* Krankheit *f*, Bronze(haut-)krankheit *f*
阿狄森氏病型 Addisonismus *m*
阿狄森氏贫血 Addison* Anämie *f*, perniziöse Anämie *f*
阿狄森氏综合征 Addison* Syndrom *n*, Bronze(haut-)-krankheit *f*
阿迪森病 Addison* Krankheit *f*
阿蒂斯现象(反应) Arthus* Phänomen *n* (od. Reaktion *f*)(局部过敏反应)
阿蒂综合征 Achard*-Thiers* Syndrom *n*, Diabetes bärtiger Frauen *m*(见于绝经后妇女)
阿的平 Atebrin *n*, Atabrin *n*
阿的平[中毒性]精神病 Atabrin-psychose *f*, Atebrinpsychose *f*
阿的平褐黄病 durch Quinacrin verursachte Ochronose *f*
阿的平染色的 gefärbt mit Quinacrin
阿度那 Adona *n*, Adrenosin *n*
阿恩氏合金 Arnd* Legierung *f*
阿恩特 - 戈特尔综合征(粘液水肿性苔藓) Arndt*-Gottron* Syndrom *n*
阿尔巴兰氏病 Albarran* Ktankheit *f*, Kolibazillurie *f*
阿尔鲍霉素 Arbomycin *n*, Arvomycin *n*
阿尔贝特手术 Apert* Operation *f*
阿尔比骨移植 Albee* Knochentransplantation *f*
阿尔比脊柱融合术 Albee* Wirbelsäulenfusion *f*
阿尔比纳斯肌 Albinus* Muskeln *m*(①笑肌 ②中斜角肌)
阿尔波特氏综合征 Alport* Syndrom *n*
阿尔伯斯 - 尚堡病(大理石骨病,骨硬化病) Albers*-Schönberg* Krankheit *f*, Morbus Albers*-Schönberg* *m*, Marmorknochenkrankheit *f*, Osteopetrosis familiaris *f*
阿尔伯特氏白喉杆菌染色法 Albert* Färbemethode *f*
阿尔伯特氏肠缝合术 Albert* Naht *f*
阿尔伯特氏染剂 Albert* Farbstoff *m*
阿尔伯特综合征(遗传性肾炎) Alport* Syndrom *n*, hereditäre Nephritis *f*
阿尔布西 Albucid *n*, Sulfazetamid *n*
阿尔茨海默病 Alzheimer* Krankheit *f*, Morbus Alzheimer* *m*, präsenile Demenz *f*
阿尔茨海默精神病 Alzheimer* Psychose *f*
阿尔茨海默神经原纤维 Alzheimer* Neurofibrillen *f pl*
阿尔茨海默神经原纤维改变 Alzheimer* Neurofibrillendegeneration *f*
阿尔茨海默氏病 Alzheimer* Krankheit *f*, präsenile Demenz *f*
阿尔茨海默氏痴呆 Alzheimer* Demenz *f*, präsenile Demenz *f*

阿尔茨海默氏染剂 Alzheimer* Farbstoff *m*
阿尔兹海默疫苗 Alzheimer* Impfstoff *m*, Alzheimer* Vakzin *n*
阿尔德林 Aldrin *n*
阿尔法病毒病 Alphavirus-Krankheit *f*
阿尔法测验 α-Test *m*
阿尔科克氏管 Alcock* Kanal *m*, Canalis pudendalis *f*
阿尔内特吞噬细胞指数 Arneth* Phagocytoseindex *m*
阿尔珀斯病(婴儿大脑灰质营养不良) Alpers* Krankheit *f* (od. Syndrom *n*)
阿尔斯伯格角 Alsberg* Winkel *m*(由股骨干长轴、股骨颈长轴构成)
阿尔斯特伦-海尔格伦综合征(遗传性内分泌功能失调病) Alström*-Hallgren* Syndrom *n*
阿尔特曼[固定]液 Altmann* Fixierungsflüssigkeit *f*(由等量的 2% 锇酸液和 5% 重铬酸钾液配成)
阿尔特三角形 Arlt* Dreieck *n*, Hornhautpräzipitat bei der Virusinfektion *n*
阿尔辛蓝 Alcianblau *n*
阿尔[辛]蓝-过碘酸-席夫染色 Schiff* Färbung mit Alcianblau-Perjodsäure *f*
阿尔[辛]蓝-透明质酸酶染色 Hyaluronidase-Alcianblau-Färbung *f*
阿[尔]辛蓝染色 Alcianblau-Färbung *f*
阿伐他汀 Atorvastatin *n*
阿法骨化醇 Alfacalcidol *n*
阿法赛特 Alefazept *n*
阿法双酮 Althesin *n*, Alphadion *n*
阿方那特 Arfonad *n*, Trimethaphan-kampfersulfonat *n*
阿费利斯氏麻痹 Avellis* Lähmung *f*, Hemiplegia alternans Typ Avellis *f*
阿费利斯氏综合征 Avellis* Syndrom *n*
阿芬太尼 Alfentanil *n*
阿夫土珠 Afutuzumab *m*, Obinutuzumab *m*
阿弗他 Aphthae *f pl*, Aphthen *f pl*
阿弗他口炎 Stomatitis aphthosa *f*
阿弗他热 Wärme bei Aphten *f*, Maul- und Klauenseuche *f*
阿弗他腺周炎 Periadenitis aphthae *f*
阿弗西尼疏螺旋体(鹅疏螺旋体) Borrelia afzelii *f*, Borrelia anserina *f*
阿伏伽德罗常数 Avogadro* Konstante *f*
阿伏伽德罗定律 Avogadro* Gesetz *n*
阿伏伽德罗假说 Avogadro* Hypothese *f*
阿伏伽德罗数 Avogadro* Zahl *f*
阿佛丁 Avertin *n*, Tribromäthanol *n*
阿佛丁(三溴乙醇) Avertin *n*, Tribromoethanol *n*(麻醉药)
阿福豆苷(甙) Afzelin *n*
阿盖尔·罗伯逊氏瞳孔 Argyll Robertson* Zeichen *n*
阿盖尔·罗伯逊氏瞳孔反射 Argyll Robertson* Phänomen *n*, reflektorische Pupillenstarre *f*
阿根廷板口线虫 Necator argentinus *m*
阿根廷出血热 argentinisches hämorrhagjsches Fieber *n*
阿洪病 Ainhum *n*, banko-kerende <engl.> Dactylosis spontanea *f*
阿基里斯反射 Achillessehnenreflex (ASR) *m*(跟腱反射)
阿基米德原理 Archimedes* Prinzip *n*
阿加康宁 Ajaconine *n pl*
阿加曲班 Argatroban *n*
阿加新 Ajacine *n pl*
阿杰拉里综合征 Alagille* Syndrom *n*
阿金型右侧主动脉弓 rechter Aortenbogen nach Arkin* *m*
阿卡波糖 Acarbose *f*
α-阿柯糖 α-Acrose *f*
阿-克病(尖头并指[趾]畸形Ⅱ型) Apert*-Crouzon* Syndrom *n*, Akrozephalosyndaktylie Typ Ⅱ *f*
阿克卡环 Aker* Klammer *f*, Klammer Typ I *f*, Zugklammer *f*
阿克拉霉素 Aclacinomycin *n*
阿克雷尔腱鞘囊肿 Arkler* Ganglionzyste *f*, Arkler* Ganglion *n*
阿克隆德变形(畸形) Akerlund* Deformation *f*(十二指肠球部变形，X 线照片所见)
阿克撒(促皮质素) Acthar, Adrenocorticotropin *n* (ACTH)
阿克森费尔德-立格综合征 Axenfeld*-Rieger* Syndrom *n*, Irido-Dentale-Dysplasie *f*, Dysgenesis mesodermalis corneae et iridis *f*
阿克森费尔德综合征 Axenfeld* Syndrom *n*
阿肯巴克综合征 Achenbach* Syndrom *n*
阿库氯胺 Alcuroniumchlorid *n*, Alloferin *n*
阿库溴铵 Alcuronium *n*, Alcuroniumchlorid *n*
阿拉伯半乳聚糖 Arabinogalactan *n*
阿拉伯吡喃糖 Arabopyranose *f*
阿拉伯操纵子 Arabinose-Operon *n*, ara-Operon *n*
阿拉伯呋喃糖 Arabinofuranose *f*
阿拉伯甘露 Arab Manna *f*, Tamarix Manna *f*
阿拉伯胶浆 Gummischleim *m*, Mucilago Gummi Acaciae *f*, Mucilago Arabici *f*
阿拉伯胶属 Acacia *f*
阿拉伯胶树 Gummiakazie *f*, Acacia Senegal *f*
阿[拉伯]聚糖 Araban *n*
阿拉伯聚糖酶 Arabanase *f*
阿拉伯木聚糖 Araboxylan *n*
阿拉伯[树]胶 arabisches Gummi *n*, Arabingummi *n*, Gummi arabicum (s. acaciae) *n*
阿拉伯树胶纤维 Faser von Gummiarabikum *f*
阿拉伯酸 Arabinsäure *f*, Arabin *n*, Gummisäure *f*, Acidum arabicum *n*
阿拉伯酸盐 Arabat *n*
阿拉伯糖 Arabinose *f*, Gummizucker *m*
阿拉伯糖胺醇 Arabinosaminitol *n*
阿拉伯糖胞嘧啶 Arabinosylcytosin *n*
阿拉伯糖操纵子 Arabinose-Operon *n*
阿拉伯[糖]醇 Arabit *n*, Arabitol *n*
阿拉伯糖[基]葡糖苷 Arabinosylglukoside *n pl*
阿拉伯糖尿 Arabinosurie *f*
阿拉伯糖脎 Arabinosazon *n*
阿拉伯糖酸 Arabinsäure *f*, Acidum arabonicum *n*, Arabonsäure *f*
阿拉伯糖酸-γ-内酯 Arabonsäure-γ-Lakton *n*
阿拉伯糖型抗坏血酸 Arabo-Askorbinsäure *f*
阿拉伯糖中毒 Arabinoseintoxikation *f*
阿拉伯酮糖 Arabulose *f*, Ribulose *f*
阿拉伯象皮病 echte Elephantiasis *f*
阿拉明 Aramin *n*, Metaraminol *n*
阿拉明(间羟胺)抗休克药 Aramin *n*, Metaraminol *n*
阿拉木图宣言 Alma-Ata-Erklärung *f*
阿拉普利 Alacepril *n*
阿朗希乌斯氏韧带 Ligamentum venosum (Arantii) *n*
阿朗希乌斯氏体 Arantius* Knötchen *n pl*, Corpora arantii *n pl*
阿朗希乌斯氏小结 Arantius* Knötchen *n pl*, Noduli valvarum semilunarium *n pl*
阿勒颇疖(皮肤利什曼病) Aleppobeule *f*, kutane Leishmaniose *f*
阿勒让德尼综合征 Alezzandrini* Syndrom *n*
阿雷钠霉素 Arenaemycin *n*
阿累点 Halle* Punkt *m*
阿里二醇 Amidiol *n*
阿里纽斯[反应速率]方程式 Arrhenius* (-Guzman*) Gleichung *f*
阿里纽斯公式 Arrhenius* Formel *f*(求溶液的粘度)
阿里纽斯学说(电解质离解学说) Arrhenius* Theorie *f*
阿里辛 Aricine *n pl*
阿力甜 Alitam *n*
阿立哌唑 Aripiprazol *n*

阿丽蝇属 Aldrichina *f*
阿利贝尔氏瘢痕瘤 Alibert* Keloid *n*
阿利贝尔氏病 Alibert* Krankheit *f*
阿利勃尔溶液 Alibour* Lösung *f*
阿利吉仑 Aliskiren *n*
阿利马嗪 Alimemazin *n*（抗组胺药）
阿利什菌病 Allescheriasis *f*
阿利司钳 Allis* Zange *f*
阿利亚斯氏型高胆红素血[症] Arias* Hyperbilirubinämie *f*
阿列氟烷 Alifluran *n*
阿林讷姆氏溃疡 Allingham* Ulkus *n*, Analfissur *f*
阿林氏滤过管 Alin* Filter *n/m*
阿留申貂病 Aleuten-Nerz-Krankheit *f*
阿龙森氏培养基 Aronson* Agar *m*
阿仑(珠)单抗 Alemtuzumab *m*
阿伦磷酸钠（福善美）Alendronat（od. Fosamax）*n*
阿罗洛尔 Arotinolol *n*
阿-罗瞳孔 Argyll*-Robertson* Pupille *f*
阿罗约氏征 Arroyo* Zeichen *n*, Asthenokorie *f*
阿洛甲基糖 Allomethylose *f*
阿洛漂Ⅰ型综合征（硬化性萎缩性苔藓）Hallopeau* Syndrom Ⅰ *n*
阿洛漂Ⅱ型综合征（增殖性脓皮炎综合征）Hallopeau* Syndrom Ⅱ *n*
阿洛漂肢皮炎（稽留性皮炎）Hallopeau* Akrodermatitis *f*
阿洛索 MA Aerosol MA *n*
阿洛索 OT Aerosol OT *n*, Dioctylnatriumsulfosuccinat *n*
阿洛糖 Allose *f*
阿洛糖二酸 Allose disäure *f*
阿洛糖酸 Allonsäure *f*
阿洛酮糖 Allulose *f*, Psikose *f*
阿洛酮糖磷酸途径 Allulose-Phosphat-Weg *m*
阿洛酮糖素 Psicofuranin *n*
阿洛西林 Azlocillin *n*
阿马里克氏综合征 Amalric* Syndrom *n*
阿马里斯 Ajmalicin *n*
阿马林 Ajmalin *n*, Rauwolfin *n*
阿马托体 Amato* Körper *m*（传染病患者中性粒细胞内不规则浅蓝小体）
阿-麦-斯综合征 Albright*-McCune*-Sternberg* Syndrom *n*, Albright* Syndrom *n*（多发性骨纤维性发育不良）
阿曼托黄素 Amentoflavon *n*
阿霉素 Adriamycin *n*, Doxorubicin *n*
阿霉素肾病 Adriamycin-Nephropathie *f*
阿美索卡因 Amethokain *n*, Tetrakain *n*
阿蒙角（海马）Ammonshorn *n*
阿米巴 Amöbe *f*, Amoeba *f*, Wechseltierchen *n*
阿米巴包囊 Amöbenzyste *f*
阿米巴病 Amöbenkrankheit *f*, Amoebiasis *f*, Entamöbiasis *f*
阿米巴病肠穿孔 Darmperforation bei Amoebiasis *f*
阿米巴肠炎（肠阿米巴病，阿米巴痢疾）Amöbenenteritis *f*
阿米巴淀粉酶 Amöbendiastase *f*
阿米巴肺脓肿 Amöben-Lungenabszess *m*
阿米巴肝炎 amöbische Hepatitis *f*
阿米巴瘤 Amöbom *n*, Amoeboma *n*, Amöbengranulom *n*
阿米巴门 Phylum Amoebozoa *n*
阿米巴目 Amoebina *pl*
阿米巴囊 Amöbenzyste *f*
阿米巴脑膜脑炎 Amöben-Meningoenzephalitis *f*
阿米巴脑脓肿 Amöben-Hirnabszess *m*
阿米巴尿 Amöburie *f*, Amoeburia *f*
阿米巴脓肿 Amöbenabszeß *m*
阿米巴属（变形虫属）Amöbe *f*
阿米巴小滋养体 kleiner Amöbentrophozoit *m*
阿米巴性阴道炎 Amöben-Vaginitis *f*
阿米巴[性]肺脓肿 Amöbenlungenabszeß *m*
阿米巴[性]肝脓肿 Amöbenleberabszeß *m*
阿米巴[性]肝炎 Amöbenhepatitis *f*
阿米巴[性]感染伴坏疽 Amöbeninfektion mit Gangräne *f*
阿米巴[性]结肠炎 Amöbenkolitis *f*
阿米巴[性]结肠炎急性穿孔 Amöbenkolitis mit akuter Perforation *f*
阿米巴[性]阑尾炎 Amöbenappendizitis *f*
阿米巴[性]痢疾 Amöbendysenterie *f*, Amöbenruhr *f*
阿米巴[性]脑膜炎 Amöbenmeningitis *f*
阿米巴[性]脑脓肿 zerebraler Amöbenabszeß *m*
阿米巴[性]脓胸 Amöbenempyem *n*, Amöbenpyrothorax *m*
阿米巴[性]肉芽肿 Amöbengranulom *n*
阿米巴[性]心包炎 Amöbenperikarditis *f*
阿米巴[性]阴道炎 Amöbenvaginitis *f*
阿米巴样的 amöbenähnlich, amöboid
阿米巴样孢子 Pseudopodiospore *f*, Amebula <engl.>
阿米巴样巨噬细胞 amöboide Makrophagen *m pl*
阿米巴样[神经]胶质细胞 amöboide Neurogliazelle *f*
阿米巴样细胞 Amöboidzellen *f pl*
阿米巴样运动 amöboide Bewegung *f*
阿米巴原虫 Amöbe *f*
阿米巴肿 Amöbom *n*
阿米醇 Ammiol *n*
阿米卡星 Amikacin *n*
阿米洛利（阿米洛林）Amilorid *n*
阿米契氏盘 Amici* Linie（od. Scheibe）*f*, Z-Streifen *m*
阿米三嗪 Almitrin *n*
阿米施脆发综合征 Amish*-Brittle* Hair-Syndrom *n*, Trichothiodystrophie Typ D *f*, BIDS-Syndrom *n*
阿米酮 Amidon *n*
阿米妥 Amytal *n*
阿米妥钠 Natriumamytal *n*
阿密替林 Amitriptylin *n*, Amitid *n*, Amitril *n*, Elavil *n*
阿摩尼亚 Ammoniak *n*
阿摩树脂醇 Ammoresinol *n*
阿摩西林 Amoxicillin(um) *n*
阿莫达非尼 Armodafinil *n*
阿莫地喹 Amodiaquin *n*
阿莫罗芬 Amorolfin *n*
阿莫沙平 Amoxapin *n*
阿莫西林-克拉维酸 Amoxicillin-Clavulansäure *f*
阿姆斯勒方格试验 Amsler* Gitter-Test *m*
阿姆斯特丹型侏儒（狄兰吉氏症候群）Kleinwuchs Amsterdam-Typ *m*, Cornelia* de-Lange* Syndrom *n*
阿那巴辛 Anabasin(um) *n*, Neonicotin(um) *n*
阿那白滞素 Anakinran *n*
阿那格雷 Anagrelid *n*
阿那立肽 Anaritid *n*
阿那托唑 Anastrozol *n*
阿纳格诺斯塔凯斯手术 Anagnostakis* Operation *f*
阿内特分类法 Arneth* Klassifizierung *f*（根据中性白细胞的核分叶的多少分类）
阿内特公式(指数) Arneth* Formel *f*（od. Index *m*）（多形核白细胞依核分叶多少的正常比例）
阿内特氏计数 Arneth*(Leukozyten-)Schema *n*
阿尼芬净 Anidulafungin *n*
阿尼林 Anilin *n*
阿尼普酶 Anistreplase *f*
阿尼奇科夫氏肌细胞 Anitschkow* Myozyten *m pl*（od.Zellen *f pl*）
阿脲 Alloxan *n*, Mesoxalylharnstoff *m*
阿脲酸 Alloxansäure *f*

阿脲糖尿病 Alloxandiabetes *m*
阿诺德管 Arnold* Kanal *m*, Canaliculus mastoideus *m*（颞骨岩部中迷走神经耳支的通道）
阿诺德基亚里畸形 Arnold* Chiari-Malformation *f*（小脑和延髓的先天畸形）
阿诺德韧带（砧骨上韧带）Arnold* Ligament *n*
阿诺德氏流通蒸汽灭菌法 Arnold* Dampfsterilisation（od. Dampfsterilisierung）*f*
阿诺德氏灭菌器 Arnold* Kochapparat（od. Sterisator）*m*
阿诺德氏神经 Arnold* Nerv *m*, Ramus auricularis nervi vagi *m*
阿诺德氏神经节 Arnold* Ganglion *n*：①Ganglion oticum *n* ②Ganglion caroticum *n*
阿诺德体 Arnold* Körper *m*（血中红细胞碎片）
阿诺氏肝硬变 Hanot* Zirrhose *f*, hypertrophische Zirrhose *f*
阿诺特人工晶体 Arnott* Linse *f*
阿诺特氏水褥 Arnott* Bett *n*, Wasserbett *n*
阿-欧二氏变性 Armanni*-Ehrlich* Degeneration *f*
阿哌沙班 Apixaban *n*
阿佩尔病（尖头并指［趾］畸形）Apert* Krankheit *f*, Akrozephalosyndaktylie *f*
阿佩尔-克鲁宗综合征 Apert*-Crouzon* Syndrom *n*, Akrozephalosyndaktylie Typ I *f*
阿佩尔氏综合征 Apert* Syndrom *n*, Akrozephalosyndaktylie *f*
阿皮松 Apiezon *n*
阿片（鸦片）Opium *n*, Thebaicum *n*
阿片促黑素皮质素原 Proopiomelanocortin *n*, POMC
阿片的 thebaic（-us, -a, -um）
阿片酊 Opiumtinktur *f*, Tinctura Opii *f*, Tinctura Thebaica *f*
阿片毒震颤 Tremor opiophagorum *m*
阿片粉 Opiumpulver *n*, Opium pulveratum *n*
阿片类（药物）Opioide *n pl*, Opiat *n*
阿片类物质 Opioid *n*
阿片类药物的节俭作用 sparender Effekt von Opioiden *m*
阿片类药物引起的肠功能紊乱 Opioid-induzierte Darmdysfunktion *f*
阿片类镇痛药（物）Opioid-Analgetikum *n*
阿片类中毒 Opioid-Intoxikation *f*, Opioid-Vergiftung *f*
阿片酶 Opiase *f*
阿片耐受 Opiattoleranz *f*
阿片取代疗法 Opiatersatztherapie *f*
阿片全碱 Opiumalkaloid *n*, Alkaloida opii *n*
阿片受体 Opiumrezeptor *m*
阿片受体激动拮抗药 Opiat-Agonist-Antagonist *m*
阿片受体激动药 Opioidrezeptoragonist *m*, Opiumagonist *m*
阿片受体拮抗药 Opioidrezeptorantagonist *m*
阿片样肽 opioid peptides <engl.>
阿片样肽类 Opioidpeptid *n*
阿片瘾 Opiumsucht *f*, Opiomania *f*, Opiumismus *m*
阿片瘾者 Opiumsüchtige *m*
阿片制剂 Opiat *n*
阿片中毒 Opiumvergiftung *f*, Meconismus *m*
阿泊拉霉素 Apramycin（um）*n*（抗生素）
阿扑吗啡 Apomorphin *n*
阿扑西林 Aspoxicillin *n*
阿朴阿托品 Apoatropin *n*
阿朴芬 Aporphin *n*
阿朴可待因 Apocodein（um）*n*
阿朴吗啡 Apomorphin（um）*n*
阿朴铁蛋白 Apoferritin *n*
阿朴脂蛋白 Apo-Lipoprotein *n*
阿普伽氏记分 Apgar* Punkt（od. Index）*m*
阿普伽氏评分 Apgar* Index *m*, Apgar-Score *m*
阿普利试验（膝研磨试验）Apley* Test *m*
阿普洛尔 Alprenolol *n*
阿普唑仑 Alprazolam *n*
阿齐美克 Azimexon *n*
阿奇霉素 Azithromycin *n*
阿-奇氏畸形（阿诺德-希阿里氏畸形，阿-希二氏畸形）Arnold*-Chiari* Missbildung *f*
阿丘卡罗氏［银鞣酸］染剂 Achucarro* Farbstoff *m*
阿屈库铵（阿屈林）（神经肌肉阻断药）Atracurium *n*
阿萨格里意识七层说 Psychosynthesemodell des menschlichen Bewusstseins nach Roberto Assagioli* *n*
阿萨姆热 Assam-Fieber *n*, Kala-Azar *f*
阿山猕猴 Assam-Makak *m*, Bergrhesus *m*
阿少夫细胞 Aschoff* Zelle *f*
阿少夫小体 Aschoff* Körperchen *n*
阿什曼现象 Ashman* Phänomen *n*
阿什曼综合征 Asherman* Syndrom *n*（子宫内膜刮除术后引起的持续性经闭和继发性不孕）
阿施夹 Asch* Schiene *f*（鼻手术用）
阿施内氏反射 Aschner* Reflex *m*（od. Phänomen *n*）
阿施内氏检查 Aschner* Test *m*
阿施钳（鼻骨复位钳）Asch*-Zange *f*
阿氏肠杆菌 Enterobacter asburiae *m*
阿舒囊霉属 Ashbya *f*
阿术巴［性］胸膜渗液 Amöbenpleuraerguß *m*
阿水替林 Amitriptyline *n pl*
阿司米星 Astromicin *n*, Fortimicin *n*
［阿］司咪唑（息斯敏）Astemizol *n*（H1 受体拮抗物）
阿司匹林 Aspirin *n*, Acidum acetylosalicylicum *n*
阿司匹林反应（高敏性）Aspirin-Hypersensitivität *f*
阿司匹林铝 Aluminium acetylosalicylicum *n*
阿司匹林哮喘 Aspirin-induziertes Asthma（AIA）*n*
阿司匹林荨麻疹 aspirininduzierte Urtikaria（Nesselsucht *f*）*f*
阿司匹林引起的 aspirininduziert
阿司匹林致敏的 aspirinsensibilisiert
阿司匹林中毒 Aspirinvergiftung *f*
阿斯巴甜（阿司帕坦，阿斯巴坦）Aspartam *n*
阿-斯二氏综合征 Adams*-Stokes* Syndrom *n*
阿斯非那明 Arsphenamin *n*
阿斯科格综合征 Aarskog*-Scott* Syndrom *n*
阿斯科利氏反应 Ascoli* Miostagmin-Reaktion *f*
阿斯科利氏试验 Ascoli* Test *m*
阿斯曼病灶（结核浸润）Assmann* Herd *m*（Frühinfiltrat *n*）
阿斯曼型右侧主动脉弓 rechter Aortenbogen nach Assmann* *m*
阿斯佩格综合征 Asperger* Syndrom *n*（患者智力发育过度而在别的方面表现孤独）
阿斯匹林 Acetylsalicylsäuere *f*, Aspirin *n*
阿斯匹林三联症 Aspirin-Trias *n*
阿斯维林 Asverin *n*, Tipepidin（um）*n*
阿-斯综合征（心源性晕厥）kardiogene Synkope *f*, Adams*-Stokes* Syndrom *n*（突然神志丧失合并心脏阻滞）
阿-宋二氏反应 Aschheim*-Zondek* Reaktion *f*
阿糖胞苷（甙）Cytarabin（um）*n*, Cytosin arabinoside *n*
阿糖胞嘧啶 Arabinosylcytosin *n*, Cytosin arabinoside *n*
阿糖苯腙 Arabinosephenylhydrazon *n*
阿糖核苷酸类 Arabinonucleosid *n*
阿糖腺苷（甙）Arabinosyladenosin *n*
阿糖腺苷-A2A-受体抗拮抗药物 Adenosin-A2A-Rezeptorantagonist *m*
阿特金斯饮食法 Atkins* Diät *f*
阿特拉津 Atrazin *n*
阿-提二氏综合征 Achard*-Thiers* Syndrom *n*
阿替卡因 Articain *n*
阿替洛尔（β 受体阻滞药）Atenolol *n*
阿替普酶 Alteplase *f*
阿图斯氏反应 Arthus* Reaktion *f*

阿图斯氏现象 Arthus* Phanomen *n*
阿托方 Atophan *n*
阿托品 Atropin(um)*n*
阿托品化 Atropinisierung *f*
阿托品昏迷治疗 Atropin-Koma-Behandlung *f*
阿托品结膜炎 Atropinkonjunktivitis *f*
阿托品类药物 Atropinmedikation *f*
阿托品试验 Atropintest *m*
阿托品休克疗法 Atropin-schockbehandlung *f*
阿托品样的 Atropin betreffend
阿托品中毒 Atropinvergiftung *f*, Atropinismus *m*
阿托西汀 Atomoxetin *n*
阿韦利诺角膜营养不良 Avellino Hornhautdystrophie (HD) *f*, granulär-gittrige Hornhautdystrophie *f*
阿韦利斯综合征(麻痹) Avellis* Syndrom *n*(疑核脊髓丘脑束麻痹)
阿维莫泮 Alvimopan *n*
阿魏醇 Ferulenol *n*
阿魏酸 Ferulasäure *f*
阿魏酸脂 Oryzanol *n*
阿蚊属 Armigeres *m*
阿西替尼 Axitinib *n*
阿西维辛 Acivicin *n*
阿希从众实验 Asch* Konformitätsexperiment *n*
阿-希二氏畸形 Arnold*-Chiari* Mißbildung *f*
阿-希二氏综合征 Arnold*-Chiari* Syndrom *n*
阿-希畸形 Arnold*-Chiari* Fehlbildung *f*(od. Missbildung *f*, Malformation *f*)
阿希情境 Asch* Situation *f*
阿昔单抗(抗血小板药) Abciximab *m*
阿昔洛维(无环鸟苷) Acyclovir *n*, Aciclovir *n*
阿夏蒂斯综合征 Achard*-Thiers* Syndrom *n*(绝经后妇女糖尿病)
阿孝夫巨细胞 Aschoff* Riesenzelle *f*
阿孝夫氏结 Aschoff* Knötchen *n pl*
阿孝夫氏小结(体) Aschoff* Noduli *m pl*
阿谢尔森膜 Ascherson* Membran *f*(乳脂球膜)
阿谢尔综合征(眼睑松垂症) Ascher* Syndrom *n*, Synptom von Blepharochalasis *n*, Doppellippe *f*, chron. Lippenödem und Struma *n*
阿谢曼氏综合征 Asherman* Syndrom *n*
阿辛蓝反应 Alcianblau-Reaktion *f*
阿新蓝染剂 Alcianblau *n*
阿扬氏溶液 Hayem* Lösung *f*
阿耶洛霉属 Ajellomyces *m*
阿耶萨病 Ayerza* Krankheit *f*(红细胞增多症,表现发绀、呼吸困难、支气管炎等)
阿耶萨综合征 Ayerza* Syndrom *n*(肺动脉高压伴有肺动脉扩张)
阿扎胞苷 Azacitidin *n*(抗肿瘤药)
阿扎环醇 Azacyclonolum *n*
阿扎立平(三乙酰氮尿苷)Azaribin *n*
阿扎哌隆 Azapiron *n*
阿札他定马来酸盐 Azatadinmaleat *n*
阿卓糖 Altrose *f*
阿卓糖醇 Altritol *n*
阿卓糖酸 Altronsäure *f*, altronic acid <engl.>
阿-宗激素 Aschheim*-Zondek* Hormon *n*(黄体化激素)
啊朴啡 Aporphin *n*
锕 Aktinium *n*(Ac, OZ 89)
锕类 Aktiniden *n pl*
锕射气 Aktinon *n*
锕系 Aktiniumreihe *f*, Aktiniumfamilie *f*
锕系元素 Aktiniden *n pl*

AI 哎埃锿癌矮艾砹爱嗳暖

āi 哎埃锿

"哎呀"体验 Aha-Erlebnis *n*
埃 Ångström *n*(Å)
埃-巴二氏病毒 Epstein*-Barr* Virus *n*(EB-Virus *n*)
埃-巴二氏瘘管 Eck*-Pavlov* Fistel *f*
埃比肌(唇降肌) Aeby* Muskel *m*
埃伯内氏腺 Ebner* Drüsen *f pl*
埃伯内网(精细管细胞网) Ebner* Retikulum *n*
埃伯内原纤维 Ebner* Fibrillen *f pl*(牙本质及牙骨质处的丝状原纤维)
埃博拉病毒 Ebola-Virus *n*
埃博拉病毒病 Ebola-Viruskrankheit *f*, hämorrhagisches Ebola-Fieber *n*(出血性埃博拉热)
埃布尔森小鼠白血病病毒 Abelson* Maus-Leukämie-Virus *n*
埃布斯泰因病 Ebstein* Krankheit *f*(od. Ebsteinsche Krankheit *f*)(①糖尿病时肾小管透明变性及坏死 ②三尖瓣下移[畸形]综合征)
埃布斯泰因角(心肝角) Ebstein* Winkel *m*(od. Ebsteinscher Winkel *m*)
埃布斯坦畸形 Ebstein* Anomalie *f*
埃布斯坦氏肥胖病饮食 Ebstein* Adipositas Diät *f*
埃布斯坦氏异常 Ebstein* Anomalie *f*
埃-当二氏综合征 Ehlers*-Danlos* Syndrom *n*, Cutis hyperelastica *f*
埃德博尔手术(肾被膜剥脱术) Edebohls* Operation *f*
埃德博尔卧位(曲膝背卧位) Edebohls* Position *f*
埃德塞尔氏病 Edsall* Krankheit *f*, Fieberkrampf *m*
埃-迪麻痹(埃迪综合征,埃氏麻痹,迪氏麻痹) Erb*-Duchenne* Lähmung *f*(Syndrom *n*), Erb* Lähmung *f*, Duchenne* Lähmung *f*(产伤或血管性感染等累及颈神经根导致上肢肌肉麻痹)
埃迪综合征(埃迪瞳孔) Adie* Syndrom *n*, Adie* Pupille *f*(病侧瞳孔放大及收缩迟缓)
埃窦斯氏病 Eddowes* Krankheit *f*(od. Syndrom) *n*
埃-杜型瘫痪(埃尔布瘫痪) Erb*-Duchenne* Paralyse *f*, Erb* Lähmung *f*(obere Armplexuslähmung *f*)(颈5、6神经根或臂丛上干的损伤)
埃尔本氏反射 Erben* Reflex *m*(od. Phänomen *n*)
埃尔布点 Erb* Punkt *m*(刺激第六颈椎横突水平处位于锁骨上2~3厘米的一点,可引起上肢肌肉收缩)
埃尔布痉挛性截瘫 spastische Paraplegie nach Erb* *f*
埃尔布梅毒性痉挛性截瘫 syphilitische spastische Paraplegie nach Erb* *f*
埃尔布夏科病(埃尔布痉挛性截瘫) Erb*-Charcot* Krankheit *f*, spastische Paraplegie nach Erb* und Charcot* *f*
埃尔布征 Erb* Zeichen *n*(①强直性痉挛时运动神经应电性增强 ②肢端肥大症时胸骨柄叩诊呈浊音)
埃尔布综合征(重症肌无力全部体征) Erb* Syndrom *n*
埃尔德海姆[主动脉]中膜坏死 zystische Mediannekrose (der Aorta) nach Erdheim* *f*
埃尔顿氏环试验 Elton* Ring-Test *m*
埃尔曼氏胰腺功能试验 Ehrmann* Pankreasfunktionstest *m*
埃尔尼氏征 Erni* Zeichen(od. Klopfphänomen) *n*
埃尔氏钠酪蛋白培养基 Eyre* Nutrose-Nährboden *m*
埃尔氏钠酪蛋白琼脂 Eyre* Nutrose-Agar *n*
埃尔斯伯格试验(检查嗅觉以测定脑肿瘤) Elsberg* Test *m*
埃尔斯内培养基 Elsner* Medium(od. Nährmedium *n*, Kartoffel-Gelatine *f*) *n*
埃尔斯内气喘(心绞痛) Elsner* Asthma *n*(Angina pectoris *f*)
埃尔斯尼格体(念珠) Elschnig* Körperchen *n pl*(od. Perlen *f pl*)(内障摘除术后上皮细胞增生形成葡萄状串)

埃尔托生物型霍乱弧菌 El Tor-Biotyp von Vibrio cholerae *m*
埃尔兹霍兹氏合剂 Elzholz* Reagens *n*
埃尔兹霍兹体(有髓神经纤维变性小体) Elzholz* Körperchen *n pl*
埃 - 范综合征(软骨外胚层发育不良) Ellis*-van Creveld* Syndrom *n*(EVC),Chondroektodermaldysplasie *f*
埃费林氏征 Öfelein* Zeichen *n*
埃 - 戈病(重症肌无力) Erb*-Goldflam* Krankheit *f*,Myasthenia gravis *f*
埃格尔氏综合征 Eagle* Syndrom *n*
埃及肠吸虫 ägyptischer großer Darmegel *m*,egyptian intestinal fluke <engl.>
埃及杆菌 Bacillus aegypticus *m*
埃及决明子 Cismatan *n*
埃及璃眼蜱 Hyalomma aegypticum *n*
埃及裂体吸虫 Schistosoma haematobium *n*
埃及嗜血杆菌 Haemophilus aegyptius *m*
埃及水蛭 Hirudo aegyptiaca *f*
埃及萎黄病 ägyptische Chlorose *f*,Ankylostomiasis *f*
埃及蝎 ägyptischer Skorpion *m*
埃及血吸虫 Schistosoma haematobium *n*,Distomum haematobium *n*
埃及血吸虫病 Schistosomiasis haematobia *f*,Blasen-Schistosomiasis *f*,Schistosomiasis vesicalis *f*
埃及伊蚊 Aedes aegypti *m*
埃科诺莫脑炎(昏睡性脑炎) Economo* Enzephalitis *f*,lethargische Enzephalitis *f*,Encephalitis lethargica *f*
埃科诺莫氏病 Economo* Krankheit *f*,Encephalitis lethargica *f*
埃可病毒 enteric cytopath(ogen)ic human orphan virus(ECHO virus)<engl.>
埃可病毒疹 ECHO-Virus-Hautausschlag *m*,ECHO-Virus-Exanthem *n*
埃克尔氏裂 Ecker* Furche *f*,Sulcus occipitalis transversns *m*
埃克瘘 Eck* Fistel *f*(动物实验时人造的门腔静脉间通路)
埃克逆瘘 umgekehrte Eck* Fistel *f*(使下半身血液通过门静脉与肝脏的实验性人造通道)
埃克液 Ecker* Flüssigkeit *f*(血小板稀释液)
埃 - 克综合征(软骨外胚叶发育不良) Ellis*-van Creveld* Syndrom *n*(EVC),Chondroektodermaldysplasie *f*
埃勒斯 - 当洛斯综合征 Ehlers*-Danlos* Syndrom *n*(先天性遗传性综合征)
埃里克森疗法 Eriksonian* Therapie *f*
埃里克森氏征 Erichsen* Zeichen *n*
埃里希体属 Ehrlichia *f*
埃立克体 Ehrlichia *f*
埃立克体属 Ehrlichia *f*
埃利奥特产钳 Elliot* Zange *f*(用于臀位阴道分娩后出胎头分娩)
埃利奥特氏手术 Elliot* Operation *f*,Elliot* Trepanation *f*
埃利奥特氏征 Elliot* Zeichen *n*
埃利斯加兰线(埃利斯线) Ellis*-Garland* Linie *f*
埃利斯线(曲线) Damoiseau*-Ellis* Linie *f*(od. Kurve *f*)
埃利斯征 Ellis* Zeichen *n*(胸膜渗出液吸收时浊音曲线)
埃利希侧链学说(抗原抗体学说) Ehrlich* Seitenkettentheorie *f*,Ehrlich* Theorie *f*
埃利希粒 Ehrlich* Körperchen *n pl*,Ehrlich*-Heinz* Körperchen *n pl*(染三酸染剂的细胞粒)
埃利希试验 Ehrlich* Test *m*(①检尿胆素原 ②重氮试验)
埃伦里特氏神经节 Ehrenritter* Ganglion *n*,Ganglion superms nervi glossopharyngei *n*
埃伦迈尔氏烧瓶 Erlenmeyer* Kolben *m*
埃 - 罗二氏葡萄糖耐量试验 Exton*-Rose*(Glukosetoleranztest) Test *m*
埃梅特法(修补会阴术) Emmet* Methode *f*(od. Operation *f*)(①修补会阴撕裂术 ②子宫颈裂缝术 ③膀胱阴道瘘造口术)
埃梅特牵开器(自留阴道牵开器) Emmet* Retraktor *m*
埃梅特氏缝合术 Emmet* Naht *f*
埃梅特[弯]针 Emmet* Nadel *f*
埃门斯 S/L 试验(雌激素试验) Emmens* S/L-Test *m*
埃默里希杆菌 Emmerich* Bazillus *m*(一种大肠杆菌)
埃平格 - 赫斯类型论 Eppinger*-Hess* Typentheorie *f*
埃塞俄比亚利什曼原虫 Leishmania aethiopica *f*
埃塞尔植皮术(内嵌植皮术) Esser* Transplantation *f*
埃森伯格氏乳米糊培养基 Eisenberg* Milch-Reis-Nährboden *m*
埃舍利希杆菌(大肠杆菌) Escherich* Bazillus *m*
埃舍利希杆菌属 Escherichia *f*
埃舍利希氏反射 Escherich* Reflex *m*
埃舍利希氏征 Escherich* Zeichen *n*
埃舍利希试验(结核菌素试验) Escherich* Test *m*
埃氏拟杆菌 Bacteroides eggerthii *m*
埃 - 朔二氏血清 Emmerich*-Scholl* Serum *n*
埃斯巴赫氏[蛋白质定量]试验 Esbach* Test *m*,Esbach proteinquantifizierung Test
埃斯巴赫氏蛋白定量器 Esbach* Albuminimeter *n*
埃斯巴赫氏试剂 Esbach* Reagens *n*
埃斯马赫弹性绷带 Esmarch* Binde *f*
埃斯马赫管 Esmarch* Schlauch *m*(细菌培养用管)
埃斯马赫糊 Esmarch* Paste *f*(含砷、吗啡、甘汞)
埃斯马赫麻醉面罩 Esmarch* Narkosemaske *f*
埃斯马赫皿 Esmarch* Schüssel *f*
埃斯马赫氏培养 Esmarch* Kultur *f*
埃斯马赫止血带(驱血止血带) Esmarch* Blutsptesse,Taerniqnet *f*
埃斯提斯氏手术 Estes* Operation *f*
埃索美拉唑(抗溃疡病药) Esomeprazol *n*
埃他卡林 Iptakalim *n*
埃瓦尔特[淋巴]结(信号结,信号淋巴结) Ewald* Lymphknoten(锁骨上淋巴结肿大,常为腹腔内肿瘤的信号)
埃瓦尔特氏试餐 (Boas*)-Ewald* Probefrühstück *n*
埃 - 韦二氏核 Edinger*-Westphal* Kern *m*
埃维菌素 Evericin *n*
埃文斯综合征(获得性溶血性贫血和血小板减少) Evan* Syndrom *n*
埃希菌属 Escherichia *f*
埃希氏杆菌属 Escherichia *f*
埃兹蛋白 Ezrin *n*
锿 Einsteinium *n*(Es,OZ 99)

ái 癌

癌 Kanzer *m*,Cancer *m*,Karzinom *n*,Krebs *m*
癌变 Kanzerisation *f*,Kanzerisierung *f*,Verkrebsung *f*
癌变过程 Kanzerisierungsvorgang *m*,Kanzerisierungsprozeß *m*
癌病 Karzinomatose *f*,Carcinomatosis *f*,Karzinose *f*,Kanzerose *f*,Carcinosis *f*
癌病(症)恐怖 Karzinophobie *f*,Carcinophobia *f*,Kanzerophobie *f*,Krebsangst *f*
癌巢 Krebsnester *n pl*
癌脆性部分(癌断裂点) Bruchstelle des Karzinoms *f*
癌蛋白 Onkoprotein *n*
癌得平(命) Nitrobin(um)*n*,Nitromin(um)*n*
癌得星 Endoxan *n*,Cyclophosphamidum *n*
癌的 Krebsartig
癌发生 Karzinogenese *f*,Krebsentstehung *f*
癌发生图 Malignogramm *n*
癌分级 Krebsklassifikation *f*
癌分期 Krebsstadienbestimmung *f*
癌钙蛋白 Oncomodulin *n*
癌 - 睾丸抗原 Tumor-Hoden-Antigen *n*

癌根 Krebsfüße *m pl*, Karzinomfüße *m pl*
癌基因 Onkogen *n*, onkogenes Gen *n*
癌基因过度表达 Onkogenüberexpression *f*
癌基因活化 Onkogenaktivierung *f*
癌基因相关基因 onkogenrelevantes Gen *n*
癌基因治疗 Gentherapie gegen Krebs *f*
癌基因组解剖计划 Cancer Genome Anatomy Project(CGAP) <engl.>
癌家族 Krebsfamilie *f*
癌结节 Krebsknoten *m*
癌抗原 Krebsantigen *n*
癌抗原 242 Krebsantigen 242(CA-242) *n*
癌抗原 50 Krebsantigen 50(CA-50) *n*
癌抗原 7-24 Krebsantigen 7-24(CA7-24) *n*
癌霉素 Carcinomycin *n*, Ganmycin *n*
癌宁 Triäthylenmelanin *n*(TEM)
癌凝血因子 kanzeröser Gerinnungsfaktor *m*
癌旁神经综合征 paraneoplastisches neurologisches Syndrom *n*
癌胚抗原 karzinoembryonales Antigen *n*, karzinofetales Antigen *n*
癌胚抗原相关细胞黏附分子 karzinoembryonales Antigen-verwandtes Zelladhäsionsmolekül *n*
癌胚抗原相关细胞黏附分子 1 karzinoembryonales Antigen-verwandtes Zelladhäsionsmolekül-1 *n*
癌胚铁蛋白 karzinoembryonales Ferritin *n*
癌胚现象 karzinoembryonales Phänomen *n*
癌脐 Krebsnabel *m*
癌前病变 präkanzeröse Läsion *f*, intraepitheliale Neoplasie(od. Dysplasie) *f*
癌前发育不良 präkanzeröse Dysplasie *f*
癌前黑变病 Melanosis praecancerosa *f*
癌前疾病 präkanzeröse Krankheit *f*(od. Erkrankung *f*)
癌前皮炎 präkanzeröse Dermatose *f*, Dermatitis praecancerosa *f*, Bowen* Krankheit *f*
癌前期 Vorkrebs *m*, Präkanzerose *f*
癌前[期]病变 präkanzeröse veränderung *f*, Präkanzerose *f*
癌前期的 präkanzerös, praecanceros(-us, -a, -um)
癌前[期]非痣黑素细胞瘤 präkanzeröses non-nävoides Melanozytom *n*
癌前[期]黑变病 präkanzeröse Melanose *f*
癌前期纤维上皮瘤 präkanzeröses Fibroepitheliom *n*
癌前期状态 präkanzeröse Kondition *f*
癌前损害 präkanzeröse Läsion *f*
癌前粘膜白斑病 präkanzeröse Leukokeratose *f*
癌前状态(癌前病损,初癌状态) Pränkazerose *f*
癌切除术 Carcinomectomy *f*
癌倾向性家族 krebsanfällige Familie *f*
癌溶解 Karzinolyse *f*
癌肉瘤 Karzinosarkom *n*, Sarkokarzinom *n*, Carcinoma sarcomatodes *n*
癌肉瘤附壁结节 Wandknoten bei Karzinosarkom *m*
癌乳(汁) Krebsmilch *f*
癌筛选 Krebsvorsorgeuntersuchung *f*, Krebs-Screenig *n*
癌死亡率 Krebsmortälität *f*
癌体 Krebskörper *m*
癌体细胞突变学说 somatische Mutationstheorie des Krebses *f*
癌体质 Krebsdisposition *f*, Cancerismus *m*
癌调蛋白 Oncomodulin *n*
癌痛 Karzinomschmerz *m*, Krebsschmerz *m*
癌细胞 Krebszelle *f*
癌细胞巢 Krebszellennest *n*
癌细胞浸润 Krebszell-Infiltration *f*
癌细胞溶解 Karzinolyse *f*, Carcinolysis *f*
癌细胞系 Krebszelllinie *f*
癌[细胞]栓[子] Krebszellembolus *m*
癌细胞血病 Kanzerämie *f*
癌细胞血[症] Carcinaemia *f*
癌细胞转移抑制基因 Krebsmetastasen Suppressor-Gen *n*
癌纤维瘤 karzinomatöses Myom *n*
癌小体 Krebskörper *m*, Krebskörperchen *n*
癌信息系统 Krebsinformationssystem *n*
癌性肠梗阻 karzinomatöser Ileus *m*
癌性的 kankrös, karzinomatös, carcinomatos(-us, -a, -um), kanzerös
癌性恶病质 Karzinomkachexie *f*, Krebskachexie *f*
癌性腹膜炎 Peritonitis carcinomatosa *f*
癌性关节炎 karzinomatöse Arthritis *f*
癌性昏迷 karzinomatöses Koma *n*
癌性肌病 karzinomatöse Myopathie *f*, krebsige Myopathie *f*
癌性肌病综合征 karzinomatöse Myopathie *f*, karzinomatöses myopathisches Syndrom *n*
癌性肌无力综合征 pseudomyasthenisches paraneoplastisches Syndrom *n*, Lambert*(-Eaton*)Syndrom *n*
癌性角化病 karzinomatöse Keratose *f*
癌性浸润 krebsige Infiltration *f*
癌性静脉炎 karzinomatöse Phlebitis *f*, krebsige Phlebitis *f*
癌性空洞 karzinomatöse(od. krebsige)Kaverne *f* karzinomatöse(od. krebsige)Kavität *f*
癌性溃疡 Krebsgeschwür *n*, Ulcus cancerosum *n*
癌性淋巴管病 Lymphangiosis carcinomatosa *f*
癌性淋巴管炎 Lymphangitis carcinomatosa *f*
癌性脑膜炎 karzinomatöse Meningitis *f*
癌性乳腺炎 Mastitis carcinosa *f*, Mastitis carcinomatosa *f*
癌性神经肌病 karzinomatöse Neuromyopathie *f*
癌性息肉 krebsiger Polyp *m*, Carcinopolypus *m*
癌性心包炎 karzinomatöse Perikardiris *f*, Pericarditis carcinomatosa *f*
癌性胸膜炎 karzinomatöse Pleuritis *f*, Pleuritis carcinomatosa *f*
癌性硬化 Cancrocirrhosis *f*
癌性周围神经病 Karzinomneuropathie *f*, karzinomatöse periphere Neuropathie *f*
癌血清 Krebsserum *n*
癌血症 Carcinaemia *f*
癌样的 karzinomartig, krebsartig, karzinomatös
癌样湿疣 karzinomartiges Kondylom *n*
癌样小体 Kankroidperlen *f pl*
癌样血管瘤 De Morgan* Flecken *m pl*
癌样粘液细胞性纤维肉瘤 Fibrosarcoma mucocellulare carcinomatodes *n*
癌抑散 Äthyleniminochinone *n pl*
癌疫苗 Krebsimpfstoffe *m pl*
癌因性疲乏 Krebs-assoziierte Ermüdung *f*, Tumor-assoziierte Fatigue *f*
癌原性神经病 Karzinomneuropathie *f*
癌症 Carcinomatosis *f*, Carcinosis *f*
癌症登记处 Krebsregister *n*
癌症登记欧洲网络 europäisches Krebsregisternetzwerk *n*
癌症多级治疗 mehrstufige Krebstherapie *f*
癌症(付雷德克)研究中心 (Friedrich-) Krebsforschungszentrum *n*
癌症干细胞 Krebsstammzelle *f*
癌症护理质量 Behandlungsqualität von Krebspatienten *f*, Versorgungsqualität von Krebspatienten *f*
癌症康复 Krebsrehabilitation *f*
癌症恐惧 Krebsangst *f*
癌症控制中心 Krebs-Überwachungszentrum *n*
癌症临床治疗方案联机数据库 klinische Krebsprotokolle *n pl*, clinical cancer protocols, CLINPROT <engl.>
癌症疲乏量表 Krebs Müdigkeit-Skala *f*

癌症史 Krebsgeschichte *f*
癌症疼痛 Krebsschmerz *m*
癌症疼痛处置 Krebsschmerztherapie *f*, Krebsschmerzmanagement *n*
癌症文献联机数据库 Krebsliteraturdatenbank *f*, Cancer Literature (CANCERLIT) <engl.>
癌症文献数据库 Krebsliteraturdatenbank *f*, CANCER library <engl.>
癌症血清指数 Krebsserum-Index *m*
癌症遗传学研究组 Forschungsgruppe für Krebsgenetik *f*
癌症早期检查 Krebsfrüherkennung *f*
癌症治疗等级的功能评估 Funktionsbewertung der Krebstherapie *f*
癌症治疗功能评价系统 Funktionsbewertungssystem für Krebstherapie *f*
癌珠 Krebsperle *f*, Hornperle *f*, Krebszwiebel *f*
癌转移 Karzinom-metastase *f*, Karzinom-metastasierung *f*, Krebsmetastasierung *f*, karzinomatöse Metastase *f*

ǎi 矮

矮茶素 Bergenin *n*
矮怪病 Leprechaunismus *m*
矮胖型 pyknischer Habitus *m*
矮牵牛[苷]配基 Petunidin *n*
矮牵牛苷 Petunin *n*
矮人 Nanus *m*, Zwerg *m*
矮身材 Pygmäen-Statur *f*
矮生性 Nanismus *m*, Zwergwuchs *m*
矮小 Nanismus *m*
矮小病 Zwergkrankheit *f*, Runt-Krankheit *f*
矮小的 niedrig, klein
矮小发育 Microgenesis *f*
矮小骨盆 Zwergbecken *n*, Pelvis nana *f*
矮小幻觉 mikroptische Halluzination *f*
矮小[畸形] Zwergwuchs *m*, Nanismus *m*
矮小身材 Mikrosomie *f*, Kleinwuchs *m*
矮小体型 Microsomia *f*
矮小同源盒基因 Kleinwuch-Homöoboxgen *n*, SHOX-Gen *n*
矮小症 Zwergwuchs *m*, Nanismus *m*
矮小综合征 Runt-Krankheit *f*
矮妖精貌[样]综合征(杜诺霍综合征) Leprechaunismus *m*, Donohue* Syndrom *n*
矮妖综合征 Leprechaunismus *m*
矮壮素(稻麦立) Cycocel *n*, Chlormequat *n*
矮壮素中毒 Cycocel Vergiftung *f*
矮子 Zwerg *m*, Knirps *m*

ài 艾砹爱嗳暖

艾 Artemisia *f*, Beifuß *m*, Stabwurz *m*, Wermut *m*
艾比尼效应 Abney* Effekt *m*
艾宾浩斯保持曲线 Ebbinghaus* Vergessenskurve *f*
艾宾浩斯测验(检测智力) Ebbinghaus* Test *m*
艾宾浩斯错觉 Ebbinghaus* Illusion *f*
艾伯克龙比氏综合征 Abercrombie* Syndrom *n*
艾伯内西肉瘤 Abernethy* Sarkom *n*
艾伯内西氏筋膜 Abernethy* Faszie *f*, Fascia iliaca *f*
艾布拉姆针 Abram * Nadel *f*(用于活检)
艾布勒姆斯氏肺反射 Abrams* Lungen-Reflex *m*
艾布勒姆斯氏心反射 Abrams* Herz-Reflex *m*
艾布里科索瘤(颗粒细胞成肌细胞瘤) Abrikossoff* Tumor *m*, Granularzellmyoblastom *n*
艾布斯坦畸形 Ebstein* Anomalie *f*
艾-道二氏激素 Allen*-Doisy* Hormon *n*
艾德森试验(检查胸腔出口综合征) Adson* Test *m*
艾登试验(检查肋锁综合征) Eden* Test *m*
艾迪森病 Addison* Krankheit *f*
艾迪生病 Addison* Krankheit *f*, Nebennierentuberkulose *f*
艾迪氏瞳孔 Adie's pupil <engl.>, Pupillotonie *f*
艾迪氏综合征 Adie* Syndrom *n*
艾迪斯计数 Addis* Sediment *n*, quantitative Auszählung des Harnsediments *f*
艾杜酸 Idonsäure *f*
艾杜糖 Idose *f*
艾杜糖醇 Iditol *n*
L-艾杜糖醇-2-脱氢酶 L-Iditol-2-dehydrogenase *f*
α-L-艾杜糖苷(甙)酶 α-L-Iduronidase *f*
α-艾杜糖苷酸酶 α-Iduronidase *f*
α-L-艾杜糖苷酸酶 α-L-Iduronase *f*
艾杜糖醛苷酸酶 Iduronidase *f*
艾杜糖醛酸 Iduronsäure *f*
艾杜糖醛酸硫酸酯酶 Iduronatsulfatase *f*
α-L-艾杜糖醛酸酶 α-L-Iduronase *f*
艾杜糖酸 Idonsäure *f*
艾杜糖酸内酯 Idonolacton *n*
艾恩尼斯关系 Arrhenius* Beziehung *f*
艾尔T管系统 Ayre* T-Stück *n*
艾尔试验(检椎管阻滞) Ayer* Test *n*
艾尔-托比试验(检横窦血栓形成) Ayer*-Töbey* Test *m*
艾-范二氏综合征 Ellis*-van Creveld* Syndrom *n*, Chondroektodermaldysplasie *f*
艾夫利斯麻痹(疑核脊髓丘脑性麻痹) Avellis* Lähmung *f* (Syndrom *n*), ambiguospinothalamische Lähmung *f*
艾黄素 Artemisetin *n*
艾-加二氏线 Ellis*-Garland* Linie *f*
艾灸术 Moxibustion *f*, Moxenbehandlung *f*, Byssocausis *f*
艾菊 Tanacetum vulgare *n*
艾菊素 Tanacetin *n*
艾菊酮 Tanacelone *n pl*
艾菊性狂犬病 Tanacetum-Rabies *f*
艾卷 Moxarolle *f*
艾考糊精 Icodextrin *n*
艾柯病毒(人肠道致细胞病变孤儿病毒) ECHO-Virus *n*, Enteric-Cytopathic Human Orphan-Virus <engl.>
艾克霍斯特氏病 Eichhorst* Krankheit *f*, Neuritis fascians *f*
艾肯法(检查喉咽部) Eicken* Methode *f*
艾肯菌属 Eikenella *f*
艾拉莫德 Igaratimod *n*
艾里克森个性发展理论 Erikson* Persönlichkeitsentwicklungstheorie *f*
艾里莫芬酮 Eremophilon *n*
艾里莫芬烷 Eremophilan *n*
艾里盘(衍射盘) Airy* Scheibchen *n*, Beugungsscheibchen *n*
艾利氏试验 Ely* Test *m*
艾利斯钳 Allis* Zange *f*(尖齿钳用以钳抓肌腱)
艾利斯氏征 Anghelescu* Zeichen *n*, Allis* Zeichen *n*, Ellis* Zeichen *n*
艾伦氏疗法 Allen* Diät *f*
艾伦氏试验 Allen* Test *m*
艾伦氏束 Allen* Trakt *m*, Tractus solitarius *m*
艾罗霉素 Ionomycin *n*
艾霉素 Ehrlichin *n*
艾美虫科 Eimeriidae *pl*
艾美虫属 Eimeria *f*
艾默夹板 Eimmer* Schiene *f*
艾姆斯错觉演示 Ames* Demonstration *f*
艾姆斯氏试验 Ames* Test *m*
艾姆斯小屋 Ames* Raum *m*
艾纳逊氏铬明矾棓花青染色法 Einarson* Chromalaun-Gall-

ocyaninfärbung *f*
艾绒 Moxawolle *f*
艾萨克综合征（进行性肌强直痉挛）Isaac* Syndrom *n*, Isaac*-Mertens* Syndrom *n*
艾萨克综合征（神经性肌强直症，假性肌强直症）Isaac* Syndrom *n*, Neuromyotonie *f*, Pseudomyotonie *f*
艾塞尔伯格胃空肠吻合 Eiselberg* Gastrojejunostomie *f*
艾塞那肽 Exenatid *n*
艾森克个性调查表 Eysenck* Persönlichkeitsinventar *n*
艾森克个性问卷 Eysenck* Persönlichkeitsinventar *n*
艾森克人格理论 Eysenck* Persönlichkeitstheorie *f*
艾森克人格问卷 Eysenck* Persönlichkeitsfragebogen *m*
艾森洛尔氏复合症状 Eisenlohr* Syndrom *n*
艾森曼格综合征 Eisenmenger* Syndrom *n*
艾森门格尔综合征（室间隔缺损，肺动脉高压伴右至左逆向分流）Eisenmenger* Syndrom *n*
艾森门格氏综合征 Eisenmenger* Syndrom *n*
艾省森技术（检查失语）Eisenson* Technik *f*
艾氏剂 Aldrin *n*
艾氏毛圆线虫 Trichostrongylus axei *n*
艾氏同杆线虫 Rhabditella axei *f*
艾氏小杆线虫 Rhabditis axei *f*
艾氏小杆线虫病 Rhabditelliasis axei *f*
艾司洛尔 Esmolol *n*
艾司西酞普兰（依他普仑）Escitalopram *n*
艾司佐匹克隆 Eszopiclon *n*
艾司唑仑 Estazolam *n*（舒乐安定）
艾斯利卡西平 Eslicarbazepinacetat *n*
艾 - 唐综合征 Ehlers*-Danlos* Syndrom（EDS）*n*
艾特金菌 Atkinsiella dubia *f*
艾特金菌属 Atkinsiella *f*
艾条 Moxastange *f*
艾通立 Actilyse *f*, Alteplase（rt-PA）*f*
艾韦马克综合征（无脾综合征）Ivemark* Syndrom *n*
艾希霍尔治疗实验 Aichhore* Therapieversuch *m*
艾因霍恩法（测糖量）Einhorn* Methode *f*
艾因霍恩氏病 Einhorn* Krankheit *f*
艾因霍恩糖定量器（测糖发酵管）Einhorn* Saccharometer *n*
艾因托文氏电流计 Einthoven* Galvanometer *n*
艾因托文氏三角 Einthoven* Dreieck *n*
艾炷 Moxakegel *m*, Beifußkegel *m*
艾滋病（AIDS）（获得性免疫缺陷综合征）erworbene Immunmangel-Syndrome *n pl*, erworbene Immundefekt-Syndrome *n pl*
艾滋病病毒肾病 HIV-Nephropathie *f*
艾滋病病毒视网膜病变 HIV-Retinopathie *f*
艾滋病病毒相关复合征 HIV-verbundener Komplex *m*, AIDS Related Complex（ARC）<engl.>
艾滋病痴呆综合征 AIDS-Demenz-Komplex *m*（ADC）
艾滋病长期存活者 AIDS-Langzeitüberlebende *m*
艾滋病健康教育 gesundheitliche AIDS-Aufklärung *f*
艾滋病临床试验联机数据库 online abrufbare Datenbank der klinischen AIDS-Studien *f*, AIDS clinical trials on-line（AIDSTRIALS）<engl.>
艾滋病相关痴呆综合征 AIDS-bezogener Demenz Komplex *m*, HIV- assoziierte Demenz *f*
艾滋病相关综合征 AIDS-assoziiertes Syndrom *n*
艾滋病信息联机数据库 Online-AIDS-Informationen *f pl*, AIDSLINE <engl.>
艾滋病药物联机数据库 Online-AIDS-Medikamente *n pl*, AIDSDRUGS <engl.>
艾滋病疫苗 AIDS-Impfstoff *m*, HIV-Vakzine *f*
艾滋病中枢神经系统并发症 AIDS-Komplikation des zentralen Nervensystems *f*, ZNS-Komplikation *f*
艾滋病自愿咨询检测 AIDS voluntary counseling and testing
砹 Astatin *n*, Astatium *n*（At, OZ 85）
爱 - 巴病毒（EB 病毒）Epstein*-Barr* Virus（EBV）*n*
爱草脑（醚）Estragole *n pl*
爱道美 Aldomet *n*, Methyldop（um）*n*
爱德华个人偏好测验 Edward* Personen-Präferenzskala *f*, EPPS
爱德华氏菌属 Edwardsiella *f*
爱德华兹综合征（染色体 18- 三体综合征）Edwards* Syndrom *n*
爱德华综合征 Edward* Syndrom *n*
爱德生试验（锁骨下动脉受压试验）Adson* Test *m*
爱的对象 Liebesobjekt *n*
爱的训练 liebesorientierte Disziplin *f*
爱恩沃斯斯奇特情景 Fremde Situation nach Ainsworth* *f*
爱尔康菲尼迪超声乳化系统 Alcon infiniti Phakoemulsifikationssystem *n*
爱尔托弧菌 El Tor-Vibrionen *m pl*
爱尔托生物型霍乱弧菌 Vibrio cholerae des EL Tor Biotypus *m*
爱国卫生运动 patriotische Hygienebewegung *f*
爱国卫生运动委员会 Komitee für patriotische Hygienebewegung *f*, Kommision für patriotische Hygienebewegung *f*
爱好 Präferenz *f*, Vorliebe *f*, Vorzug *m*
爱好量表 Präferenzskala *f*
爱康宁甲酯 Ecgonin-methylester（EME）*m*
爱克氏瘘管 Eck* Fistel *f*
爱克斯光 Röntgen* Strahlen *m pl*, Räntgenstrahlen *m pl*
爱克斯光机 Röntgenapparat *m*
爱克斯光透视检查 Fluoroskopie *f*
爱克斯光［照］片 Röntgenbild *n*, Röntgenogramm *n*
爱克斯光诊断 Röntgendiagnose *f*, Roentgenodiagnosis *f*
爱克斯纳螺旋运动错觉 Exner* Spirale *f*
爱克斯染色体 X-Chromosom *n*
爱克斯［射］线 X-Strahlen *m pl*, Röntgen* Strahlen *m pl*, Röntgenstrahlen *m pl*
爱克斯射线衍射 Röntgenstrahlenbeugung *f*
爱克斯综合征 X-Syndrom *n*
爱猫癖 Galeophilie *f*, Gatophilie *f*
爱美尔球虫 Eimeria carinii *f*
爱面子行为 gesichtswahrendes Verhalten *n*
爱慕女性癖 Gynäkophilie *f*, Gynäphilie *f*
爱泼斯坦 - 巴尔（Epstein-Barr）病毒 Epstein*-Barr* Virus *n*
爱泼斯坦法（测血糖）Epstein* Methode *f*
爱泼斯坦肾变病 Epstein* Nephrose *f*
爱泼斯坦氏病 Epstein* Krankheit（od. Pseudodiphtherie）*f*
爱泼斯坦氏症状 Epstein* Symptom *n*
爱泼斯坦氏综合征 Epstein* Syndrom *n*（od. Nephrose *f*）
爱泼斯坦小结 Epstein* Perlen *f pl*（新生儿硬腭缝两侧黄白小块）
爱情量表 Liebesskala *f*
爱情三角理论 Dreieckstheorie der Liebe *f*
爱情三要素理论 Dreieckstheorie der Liebe *f*
爱氏并殖吸虫 Paragonismus edwardsi *m*
爱斯基摩［化脓性］皮炎 pustulöse Dermatitis unklarer Genese bei Labrador-Eskimos *f*
爱 - 唐综合征（皮肤弹力过度症）Ehlers*-Danlos* Syndrom *n*
爱童癖 Pedophilie *f*, Pedophilia *f*
爱婴行动 babyfreundliche Initiative *f*
爱与归属感的需要 Bedürfnisse nach Liebe und Zugehörigkeit *n pl*
嗳气 Aufstoßen *n*, Ruktation *f*, Efflation *f*, Eruktation *f*
嗳酸 Oxyregmie *f*, saures Aufstoßen *n*, saure Eruktation *f*
暧昧带 Zona incerta *f*

AN 安桉氨鹌鞍铵岸按胺案暗

ān 安桉氨鹌鞍

安贝尔氏征 Hennebert* Zeichen *n*
安伯格氏线 Amberg* Linie *f*, Sinus lateralis-Linie *f*
安布替星(抗真菌药) Ambruticin *n*
安瓿 Ampulle *f*, Ampulla *f*
安瓿锉 Ampulle-feile *f*, Ampulle-säge *f*
安瓿封口 Ampullendichtung *f*
安瓿封口机 Ampullenzuschmelzmaschine *f*
安瓿割开器 Ampullenschneidemaschine *f*
安瓿灌封机 Maschine für Ampullenabfüllung und -dichtung *f*, Ampullenfüll- und Verschließmaschine *f*
安瓿灌水机 Abfüllmaschine für Ampullenwasser *f*
安瓿灌液(注)器 Ampullenfüllmaschine *f*
安瓿灌注 Ampullenabfüllung *f*
安瓿盒 Ampullenkasten *m*
安瓿[剂],壶腹 Ampulle *f*
安瓿熔封灯 Brenner für Ampullendichtung *f*
安瓿甩水机 Wasser-Extraktionsmachine für Ampullen *f*
安瓿洗涤机 Ampullenwaschmaschine *f*
安瓿洗涤器 Ampullenwashmaschine *f*
安瓿效应 Ampullen-Effekt *m*
安瓿形的 ampullär, ampullar(-is, -is, -e), ampullenartig, ampullenförmig
安瓿形菌丝 ampullenförmige Hyphe *f*, Ampule hyphae *f*
安瓿印字机 Ampullendrucker *m*
安瓿自动割圆机 automatische Ampullenschneidund Abrundmaschine *f*
安达曼 A 热(细螺旋体热) Andamanen-A-Fieber *n*
安达曼热 Andamanen-Fieber *n*
安达血平 Adelserpin *n*
安达针 Ender* Nagel *m*
安达针拔出器 Ender* Nagel-Auszieher *m*
安达针打入器 Ender* Nagel-Impaktor *m*
安道生 Endoxan *n*, Cyclophosphamidum *n*
安德鲁斯氏病 Andrews* Krankheit *f*(od. Syndrom *n*), pustulöses Bakterid *n*(脓泡性细菌疹)
安德那赫小骨(缝间骨) Andernach* Knöchelchen *n*
安德森-法布里病 Anderson*-Fabry* Krankheit *f*
安德森法布里综合征(弥漫性躯体血管角化瘤) Anderson*-Fabry* Syndrom *n*
安德森夹 Andersen* Schiene *f*(骨折内外固定)
安德森氏病 Andersen* Krankheit *f*
安德森氏综合征 Andersen* Syndrom *n*
安德施氏神经 Andersch* Nerv *m*, Nervus tympanicus *m*
安德施氏神经节 Andersch* Ganglion *n*, Ganglion Anderschi(i) *n*
安德伍德氏病 Underwood* Krankheit *f*, Sklerem der Neugeborenen *n*, Sclerema neonatorum *n*(新生儿鼻硬结[病])
安[德逊]氏革蜱 Dermacentor andersoni *m*
安第斯病毒 Andes*-Virus *n*
安第斯山地病 Andes* Krankheit *f*, Erythrämie *f*(红细胞增多症)
安定 ① Diazepam(um) *n*, Valium *n* ② Stabilisation *f*
安定的 stabil, ataraktisch
安定核素 stabiles Nuklid *n*
安定积极型 Verhaltenstyp D *m*
安定检验 Bestimmung von Diazepam *f*
安定结合抑制剂 Diazepam bindender Inhibitor *n*, DBI <engl.>
安定麻醉药 Anästhetikum zur Neurolepsie *n*
安定消极型 Verhaltenstyp C *m*
安定型 inerter Typ *m*
安定性 Stabilität *f*
安定药(剂) Tranquilizer *m*, Neuroleptikum *n*, Beruhigungsmittel *n*, Tranquillaxans *n*, Ataraktikum *n*
安定药中毒 Beruhigungsmittelvergiftung *f*
安东尼氏荚膜染色法 Anthony* Kapselfärbung *f*
安东综合征 Anton* Syndrom *n*(大脑病变引起的全盲伴智力衰退)
安多芬 Beta-Endorphin *n*, β-Endorphin *n*
安多格斯综合征 Andogsky* Syndrom *n*
安尔眠 Analmin *n*
安法病(综合征) Anderson*-Fabry* Krankheit *f*, Fabry* Krankheit *f*, Angiokeratoma corporis diffusum *n*(仅见于男性的糖神经鞘脂代谢异常)
安非他明 Amphetamin(um) *n*
安非他明成瘾 Amphetaminsucht *f*
安非他明类 Amphetamine *n pl*
安非他明效应 Amphetamineffekt *m*
安非他明[瘾]面容 Amphetamingesicht *n*
安非他酮 Amfebutamon *n*
安氟醚 Enfluran *n*
安抚胶体浴 Bad mit beruhigendem Gel *n*
安抚浴 beruhigendes Bad *n*
安哥拉紫檀素 Angolensin *n*
安格尔错颌分类 Angle* Klassifizierung der Bissanomalien *f*
安格尔夹板(下颌骨骨折用) Angle* Schiene *f*
安格尔氏分类法 Angle* Klassilikation *f*
安宫黄体酮 Medroxyprogesteronum *n*
安果 Formothion *n*
安杰利斯库氏征 Anghelescu* Zeichen *n*
安静代谢热能 statische Stoffwechselenergie *f*
安静的 ruhig, still
安静呼气水平 ruhiges Ausatmungsniveau *n*
安静呼吸水平 ruhiges Atmungsniveau *n*
安静氧吸收量 ruhige Sauerstoffaufnahme *f*
安静值 Ruhewert *m*
安静状态 ruhiger Zustand *m*, Ruhezustand *m*, Ruhehaltung *f*
安抗 Verankerung *f*
安痨息 Aethoxidum *n*, Thiacetazonum *n*
安乐死 Euthanasie *f*
安乐椅心理学 Lehnstuhl-Psychologie *f*, Schreibtischpsychologie *f*
安理申 Donepezil *n*
安痢平 Phanquinon(um) *n*, Entobex *n*, Phenanthrolindion *n*
安络痛 Marasmius androsaceus *m*
安络血 Carbazochromsalicylat *n*, Adrenobazonsalicylat *n*, Adrenosem *n*, Adrenosemsalicylat *n*
安蒙裂 Ammon* Riss *m*
安眠的 einschläfernd, schlafbringend
安眠剂 Schlafmittel *n*, Hypnotikum *n*
安眠酮 Methaqualon(um) *n*, Hyminal *n*
安眠酮检验 Methaqualone Test *m*
安眠酮中毒 Methaqualon-Vergiftung *f*
安眠药 Schlafmittel *n pl*, Hypnotika *n pl*, Soporifica *n pl*
安眠药中毒 Hypnotikavergiftung *f*(od. -intoxikation *f*), Schlafmittelvergiftung *f*
安那度 Anadol *n*
安那里丁 Anileridin *n*
安那他品 Anatabin *n*
安纳贝尔征 Hennebert* Zeichen *n*(耳气压试验时患侧产生旋转性眼球震颤)
安纳吉碱 Anagyrin *n*
安纳晶 Analgen *n*
安纳咖(苯甲酸钠咖啡因) Natriumbenzoat-Koffein *n*, Coffeinum-Natrium benzoicum *n*

安乃近 Analgin(um) *n*
安南得迈 Anandamid *n*
安宁 Meprobamat(um) *n*
安依痛 Anadol(urn) *n*, Nisentil *n*, α-Prodin *n*
安[培] Ampere *n*(A, Amp)
安培定律 Ampere* Gesetz *n*
安培计(表) Ammeter *n*, Amperemeter *n*
安培免疫传感芯片 amperometrischer Immunosensorchip *m*
安培时 Amperestunde *f*
安普莱茨技术 Amplatz* Technik *f*(冠状动脉造影术)
安其敏 Buclizin(um) *n*, Histabutazin *n*
安全 Sicherheit *f*
安全保护辅助器 am Körper getragene Schutzvorrichtung *f*
安全暴露时间 sichere Exponierungszeit *f*
安全病床 sicheres Krankenbett *n*
安全玻璃 Sicherheitsglas *n*
安全操作 sicheres Ausführen *n*
安全操作规程 Sicherheitsvorschrift *f*, Sicherheitsbestimmung *f*
安全策略 Sicherheitspolitik *f*
安全程度 sicheres Ausmaß *n*, Sicherheitsgrad *m*
安全传输层协议 Transportschichtsicherheitsprotokoll *n*
安全措施 Sicherheitsmassregel *f*, Sicherheitsmaßnahme *f*
安全带 Rettungsgürtel *m*, Sicherheitsgurt *m*, Absicherungsband *n*
安全带损伤 Sicherheitsgurt-Verletzung *f*
安全带型 Sicherheitsgurttyp *m*
安全导丝 Sicherheitsführungsdraht *m*
安全的 beschützt, bewacht, sicher
安全的需要 Sicherheitbedürfnis *n*
安全灯 Sicherheitslampe *f*, Sicherheitslicht *n*, Sicherheitsbrenner *m*
安全电压 Sicherheitsspannung *f*
安全阀 sicherheitskiappe *f*, Sicherheitsventil *n*
安全范围 Sicherheitsgrenze *f*
安全分析 Sicherheitsanalyse *f*
安全风险 Sicherheitsrisiko *n*
安全服 Sicherheitsbekleidung *f*
安全感 Sicherheit *f*, Geborgenheit *f*, Sicherheitsgefühl *n*
安全高度 Sicherheitshöhe *f*
安全工程 Sicherheitstechnik *f*
安全拐杖 Sicherheitskrücke *f*, Sicherheitsstock *m*, Sicherheitswanderstab *m*
安全管理 Sicherheitsmanagement *n*
安全和毒性 Sicherheit und Toxizität *f*
安全喉头刀 sicheres Larynxmesser *n*
安全技术 Sicherheitstechnik *f*
安全[剂]量 Sicherheitsdosis *f*
安全监管 Sicherheitsüberwachung *f*
安全检查 Sicherheitsinspektion *f*
安全角 安全范围(区) Sicherheitsbezirk *m*
安全教育 Sicherheitserziehung *f*
安全接触水平 sichere Exponierungsstufe *f*
安全开关 Sicherheitschalter *m*
安全开颅圆锯 Abaptiston *m*
安全控制 Sicherheitskontrolle *f*
安全漏斗 Sicherheitstrichter *m*
安全率 Sicherheitsgrad *m*
安全帽 Schutzhelm *m*
安全评价 Sicherheitauswertung *f*
安全曝光水平 Sicherheitsbelichtungsniveau *n*
安全期 Sicherheitsperiode *f*
安全期避孕法 Rhythmusmethode *f*
安全烧瓶 Sicherheitsflasche *f*
安全示踪剂量 Sicherheitstracer-Dosierung *f*, Sicherheitstracer-Dosis *f*
安全试验 Sicherheitstestung *f*
安全试验法 Sicherheitsprüfmethode *f*
安全套管针 Sicherheitstrokar *m*
安全头盔 Schutzhelm *m*
安全吸管 Sicherheitspipette *f*
安全系数 Sicherheitskoeffizient *m*
安全限值 Sicherheitsgrenzwert *m*
安全心理学 Sicherheitspsychologie *f*
安全训练 Sicherheitsschulung *f*
安全压力 Sicherheitsdruck *m*
安全眼镜 Schutzbrille *f*
安全意识 Sicherheitsbewusstsein *n*
安全因数 Sicherheitsfaktor *m*
安全植皮刀 Sicherheitsdermatom *n*
安全指数 Sicherheitsindex *m*
安全制度 Sicherheitssystem *n*
安全装置 Sicherheitseinrichtung *f*, Sicherungseinrichtung *f*
安神止痛[法] Ataralgesia *f*
安氏Ⅱ类骨性错𬌗 Angle* Klasse-Ⅱ-Malokklusion *f*
安氏Ⅲ类骨性错𬌗 Angle* Klasse-Ⅲ-Malokklusion *f*
安氏分类 Klassifikation nach Angle* *f*, Anglesche Klassifikation *f*
安斯巴赫尔单位(维生素 K 剂量单位) Ansbacher* Einheit *f*
安斯巴赫尔氏单位 Ansbacher* Einheit *f*
安斯提极限(人寿保险检查规则) Anstie* Grenze *f*
安斯提氏极限 Anstie* Gesetz *n*
安斯提试剂(含重铬酸钾、浓硫酸的洗玻璃器皿剂) Anstie* Reagenz *n*
安斯提试验(检尿中酒精) Anstie* Test *m*
安嗽定 Bithiodin *n*
安嗽灵 Tipepidin(um) *n*, Asverin *n*
安他布司(双硫醒) Antabus *m*, Tetraethylthiuram disulfide *n*(戒酒硫)
安他乐(盐酸羟嗪) Vistaril *n*, Atarax *n*, Hydroxyzin *n*, Dihydrochlorid *n*
安他心 Antistin *n*, Antazolin(um) *n*
安塔布司 Antabus *n*, Disulfiram(um) *n*
安塔唑啉 Antazolin *n*
安塔唑啉盐酸盐 Antazolinhydrochlorid *n*
安泰乐 Atarax *n*, Hydroxyzin *n*, Hydroxyzinhydrochlorid *n*
安泰酮(阿层双酮) Althesin *n*, Alphadion *n*
安坦 Artane *f*, Trihexyphenidyl(um) *n*, Trihexyphenidylhydrochlorid *n*
安特布格尔氏试验 Unterberger* Tretversuch *m*
安特甘(抗组胺药) Antergan *n*
安特怀普蓝色 Antwerpenblau *n*
安特诺新 Carbazochromisalicylat *n*, Adrenobazonsalicylat *n*
安体舒通 Antisteron *n*, Spironolacton(um) *n*, Spirolakton *n*
安体舒通试验 Antisteron-Test *m*, Spirolakton-Test *m*
安替比林 Antipyrin *n*
安替佛民(消毒药水) Antiformin *n*
安替佛民试验 Antiforminverfahren *n*
安替斯丁 Antistin *n*
安-托二氏征 André*-Thomas* Zeichen *n*
安托努齐试验(四碘酚酞快速胆囊造影法) Antonucci* Test *m*, Antonucci* Cholezystographie *f*
安妥 ANTU, α-Naphthylthioharnstoff *m*, α-Naphthylthiou-reum *n*
安妥碘 Endojodin *n*, Proloniumjodid *n*
安妥根 Antergan *n*
安妥明 Atromid-S *n*, Clofibratum *n*
安妥明丙二醇酯 Simfibrat(um) *n*
安妥明铝 Alufibrat *n*
安妥中毒 ANTU-Vergiftung *f*
安胃灵 Antrenyl *n*, Oxyphenoniumbromid *n*

安慰剂 Plazebo *n*, Suggestionsmittel *n*, Falsum-Präparat *n*, Leerpräparat *n*
安慰剂对照试验 placebokontrollierte Studie *f*
安慰剂效果(应) Placeboeffekt *m*
安慰剂效应 Placebo-Effekt *m*
安慰诱导 künstliche Induktion *f*
安慰诱导物 nichtmetabolisierter Induktor *m*
安息香 Benzoe *f*, Benzoeharz *n*, Benzoin(urn) *n*
安息香醇 Styracitol *n*
安息香酊 Benzoetinktur *f*, Tinctura benzoini *f*
安息香醛 Benzaldehyd *m*, Benzaldehydum *n*, künstliches Bittermandelöl *n*
安息香试验 Benzoin-Test *m*
安息香酸 Benzoesäure *f*, Acidum benzoicum *n*
安息香酸钠 Benznatron *n*, Natrium benzoicum *n*
安息香肟 Benzoinoxim *n*
安血定 Pentoliniumtartrat *n*
安置 Personaleinsatz *m*
安置闭式引流 Anlage einer geschlossenen Drainage *f*
安装植入式心律转复除颤器手术技术 Operationstechnik für die Platzierung des implantierbaren Kardioverter-Defibrillatores *f*
桉树属 Eukalyptus *m*
桉[树]油 Eukalyptusöl *n*, Oleum Eucalypti *n*
桉烷 Eudesmane *n pl*
桉叶素 Cineol(um) *n*
桉[叶]醇 Eudesmol *n*
桉油精(醇) Zineol *n*, Eukalyptol(um) *n*
氨 Ammoniak *n*, Ammonia *f*
氨苯蝶啶 Triamteren(um) *n*
氨苯丁酯 Butamben *n*
氨苯砜 Diaminodiphenylsulfon *n*
氨苯砜综合征 Dapson-Syndrom *n*
氨苯磺胺 Sulfanilamid(um) *n*
氨苯甲酸 Aminobenzoesäure *f*
氨苯硫脲(抗结核药,抗麻风药) Thioacetazon *n*
氨比色计 Ammoniak-Kolorimeter *n*
氨必西林 Ampicillin(um) *n*, α-Aminobenzylpenicillin *n*
氨苄邻氯青霉素钠 Vicillin-S *n*
氨苄青霉素 α-Aminobenzylpenicillin *n*, Ampicillin(um) *n*
氨苄青霉素抗性 Ampizillinresistenz *f*
氨苄青霉素抗性基因 Ampizillinresistenzgen *n*
氨苄青霉素 - 邻氯青霉素合剂 Ampiclox *n*, Ampicloxacillin *n*
氨苄青霉素敏感 ampizillinempfindlich(od.-sensibel)
氨苄青霉素戊酰氧基甲酯 Pivampicillin(um) *n*
氨苄西林皮疹 Ampicillin-Ausschlag *m*, Ampicillin-Exanthem *n*
氨苄西林 - 舒巴坦 Ampicillin-Sulbactam *n*
氨丙基转移酶 Aminopropyl-Transferase *f*
氨茶碱 Aminophyllin(um) *n*
氨茶碱中毒 Aminophyllin-Vergiftung *f*
氨搽剂 Ammoniakliniment *n*
氨传感器 Ammoniaksensor *m*
氨甙菌素 Aminosidin *n*, Paromomycin *n*
氨蛋白酶 Aminoprotease *f*
氨氮 Ammoniumstickstoff *m*
氨氮测定法 Ammonionitrometrie *f*
氨丁卡[那]霉素 Amikacin *n*
6- 氨多巴胺 6-Aminodopamin *n*
氨酚奎 Aamodiaquin *n*
氨酚喹 Amodiachin(hydrochlorid) *n*
氨合物 Ammin(o)komplex *n*, ammoniate <engl.>
氨化[作用] Ammonificatio *f*
氨化硝酸银 Silberammoniaknitrat *n*
氨化作用 Ammonifikation *f*
氨环己青霉素 Cyclacillin *n*
氨荒酸 Dithiokarbamidsäure *f*
氨磺必利 Amisulprid *n*
氨茴霉素 Anthramycin *n*
氨基 Aminogruppe *f*
9- 氨基吖啶 9-Aminoacridin(um) *n*
氨基吖啶 Aminoakridin *n*
5- 氨基巴比妥 Uramil *n*
氨基半乳糖 Galaktosamin *n*, Aminogalaktose *f*
氨基半乳糖[基]转移酶 Galaktosaminyl-Transferase *f*
氨基半乳糖苷 Galaktosaminid *n*
氨基半乳糖酸 Chondrosaminsäure *f*
氨基苯 Aminobenzol *n*
氨基苯并噻唑 Aminobenzothiazol *n*
氨基苯磺酸 Aminobenzolsulfonsäure *f*
氨基苯磺酸锌 Zinksulfanilat *n*
氨基苯磺酰胺 Aminobenzol-Sulfonamid *n*, Sulfanilamid *n*
氨基苯[基]糖苷 Aminophenyl-Glykosid *n*
氨基苯甲醛肟 Aminobenzaldoxim *n*
氨基苯甲酸 Aminobenzoesäure *f*, Acidum aminobenzoicum *n*
氨基苯甲酸盐 Anthranilat *n*
氨基苯甲酸乙酯 Äthylaminobenzoat *n*
氨基比林 Aminopyrin *n*, Amidopyrin *n*, Pyramidon *n*
氨基比林呼吸试验 Aminophenazon-Exhalationstest *m*
氨基比林试验 Aminopyrinprobe *f*, Pyramidonprobe *f*
氨基比林中毒 Pyramidonvergiftung *f*, Pyramidonintoxikation *f*, Pyramidonosis *f*
4- 氨基吡啶 4-Aminopyridin *n*
氨基吡啶 Aminopyridin(um) *n*
氨基苄腈 Aminobenzonitril *n*
氨基苄青霉素 Aminobenzylpenicillin *n*, Ampicillin *n*
氨基丙二酰脲 Murexan *n*
氨基丙酸(丙氨酸) Alanin *n*
氨基丙酮 Aminoaceton *n*
α- 氨基丙烯酸 α-Aminoacrylsäure *f*
氨基醇 Aminoalkohol *m*
氨基甙类抗菌素 Aminoglykosid-Antibiotika *n pl*
氨基氮 Aminostickstoff *m*
氨基氮杂苯 Aminopyridin *n*
氨基导眠能 Aminoglutethimid *n*
氨[基]蝶呤 Aminopterin *n*
氨基丁二酸 Aminobernsteinsäure *f*, Asparaginsäure *f*
氨基丁三醇 Tromethamin *n*, Trometamol(um) *n*
氨基丁酸 Aminobuttersäure *f*
α- 氨基丁酸 α-Aminobuttersäure *f*
γ- 氨基丁酸 γ-Aminobuttersäure(GABA) *f*
γ- 氨基丁酸能神经元 GABAerge Neuronen *n pl*
γ- 氨基丁酸受体 Gamma-Aminobuttersäure-Rezeptor(GABAR) *n*, GABA-Rezeptor *m*
氨基端和中段骨钙素 N-MID Osteocalcin(N-MID-OT) *n*
c- 氨基端激酶 c-Jun-N-terminale Kinase *f*(JNK)
氨基端脑钠肽前体 aminoterminales pro brain natriuretisches Peptid(NT-proBNP) *n*
氨基端前肽 aminoterminales Propeptid *n*
氨基多肽酶 Aminopolypeptidase *f*
氨基多糖 Aminopolysaccharid *n*
氨基二羧酸 Aminodicarbonsäure *f*
氨基酚 Aminophenol *n*
氨基甘氨酸尿 Aminoglyzinurie *f*
氨基胍 Aminoguanidin *n*
氨基黑 Aminoschwarz *n*
氨基[化]钡 Bariumamid *n*
氨基[化]钾 kaliumamid *n*

氨基[化]腈 Aminonitril *n*
氨基[化]锂 Lithiumamid *n*
氨基[化]钠 Natamid *n*, Natriumamid *n*
氨基[化]氰 Zyanamid *n*
氨基[化]锌 Zinkamid *n*
氨基[化]银 Silberamid *n*
氨基环丙烷羧酸 Aminocyclopropancarbonsäure *f*
氨基环乙基青霉素 Aminocyclohexylpenicillin *n*
氨基磺酸 Sulfaminsäure *f*, Sulfamidsäure *f*, Amidosulfonsäure *f*, Acidum sulfaminicum *n*
氨基磺酸铵 Ammoniumsulfam(in)at *n*
氨基茴香醚 Aminoanisol *n*
α- 氨基己二酸 α-Aminoadipinsäure *f*
6- 氨基己酸 6-Aminocapronsäure *f*
ε- 氨基己酸 ε-Aminocapronsäure *f*
2- 氨基 -4- 己烯酸 2-Amino-4-Hexenonsäure *f*
氨基己糖苷酶 Hexosaminidase *f*
氨基甲苯 Aminotoluol *n*
氨基甲酸 Karbaminsäure *f*, Karbamidsäure *f*, Acidum carbamicum *n*
氨基甲酸铵 Ammoniumcarbaminat *n*
氨基甲酸叔己酯 Emylcamat(um) *n*, Nuncital *n*
氨基甲酸乙酯 Athylurethan *n*, Athylcarbamat *n*
氨基甲酸酯 Karbamat *n*, Sevin *n*
氨基甲酸酯类农药 Karbamat-Pestizide *n pl*
氨基甲酸酯类杀虫剂 Carbamatpestizid *n*
氨基甲酸酯类杀虫剂中毒 Carbamatpestizid-Vergiftung *f*
氨[基]甲酰合成酶Ⅱ Karbam(o)ylsynthetase Ⅱ *f*
氨[基]甲酰磷酸 Karbamoylphosphorsäure *f*
氨[基]甲酰磷酸合成酶 Karbamoylphosphat-Synthase *f*
氨[基]甲酰天冬氨酸 Karbamoylasparaginsäure *f*
氨[基]甲酰血红蛋白 Karbaminohämoglobin *n*
γ- 氨基 -α- 甲叉丁酸 γ-Amino-α-Methylenbuttersäure *f*
3- 氨基 -1- 金刚烷基青霉素 3-Amino-1-adamantyl penicillin *n*
氨基咔啉 Amino-Carbolin *n*
氨基喹噁啉 Aminochinoxal *n*
氨基喹啉 Aminochinolin *n*
氨基磷酸酶 Phosphaminase *f*
氨基硫脲 Thiosemikarbazid *n*
4- 氨基六氢吡啶羧酸 4-Amino-piperidin-carbonsäure *f*
氨基咪唑氮杂芳烃 Aminoimidazoazaarene(AIA) *n pl*
5- 氨基咪唑核苷(甙)酸 5-Aminoimidazolribonukleotid *n*
氨基咪唑羟酰胺 Aminoimidazol-Carboxamid *n*
α- 氨[基]-ε- 脒基己酸 Indospicin *n*
氨基末端 aminoterminal(-is, -is, -e)
氨基末端B型利钠肽前体 N-terminales pro B-Typ natriuretisches Peptid(NT-proBNP) *n*
氨基萘 Naphthylamin *n*
氨基萘酚 Aminonaphthol *n*
氨基尿嘧啶 Aminouracil *n*
氨基脲 Semikarbazid *n*, Aminoharnstoff *m*
氨基偶氮苯 Aminoazobenzol *n*
氨基偶氮化合物 Aminoazoverbindung *f*
氨基嘌呤 Aminopurine *n pl*
2- 氨基嘌呤 2-Aminopurin *n*, 2-AP *n*
6- 氨基嘌呤 6-Aminopurin *n*, Vitamin B4 *n*
2- 氨基嘌呤 -6- 硫醇 2-Aminopurin-6-thiol *n*, Thioguanin *n*
6- 氨基嘌呤磷酸盐 6-Aminopurin phosphat *n*
2- 氨基 -6- 氧嘌呤 2-Amino-6-Oxypurin *n*, Guanin *n*
氨基葡糖 Aminoglukose *f*, Glukosamin *n*
氨基葡糖苷(甙) Glukosaminide *n pl*
氨基葡糖苷(甙)酶 Glukosaminidase *f*
氨基葡萄糖聚糖 Glycosaminoglycan *n*
2- 氨[基]-4- 羟[基]-6- 甲基蝶啶 2-Amino-4-hydroxy-6-methyl-Pteridin *n*
2- 氨基 -6- 羟甲基喹啉 2-Amino-6-hydroxymethyl-quinolin *n*
氨基羟基酸 Aminohydroxysäure *f*
6- 氨基青霉烷酸 6-Aminopenizillansäure *f*
氨基去氧卡那霉素 Aminodeoxykanamycin *n*, Kanamycin B *n*
氨基噻吩 Aminothiophen *n*
氨基噻唑 Aminothiazol(um) *n*
氨基三环癸烷 Amantadin *n*, Adamantanamin *n*
氨基三唑 Aminotriazol *n*
氨基水解酶 Amidohydrolase *f*
5- 氨基水杨酸 5-Aminosalicylsäure *f*
氨基酸 Aminosäure *f*
氨基酸[代谢]库 Aminosäuren[metabolische]pool *n*, amino acid pool <engl.>
氨基酸[缺陷]病 Aminosäuremangel *m*
氨基酸 RNA 连接酶 Aminosäure-RNA-Ligase *f*
氨基酸臂 Aminosäure-Arm *m*
氨基酸残基 Aminosäurerest *m*
氨基酸拆分 Aminosäuren spaltung *f*
氨基酸掺入 Aminosäure-Inkorporation *f*
氨基酸池 Aminosäurepool *m*
氨基酸传感器 Aminosäure-Sensor *m*
氨基酸代谢病 Aminosäurestoffwechselerkrankungen *f*
氨基酸代谢失衡 Missverhältnis des Aminosäurestoffwechsels *n*, metabolische Aminosäure-Dysbalance *f*
氨基酸代谢紊乱 Aminosäurenstoffwechselstörungen *f pl*
氨基酸氮测定器 Aminosäurenstickstoffbestimmungsapparat *m*
氨基酸分解代谢障碍 Störung des Aminosäurenabbaustoffwechsels *f*, Störung des Aminosäure-katabolismus *f*
氨基酸分析器 Aminosäurenanalysator *m*
氨基酸过多[症] Aminosis *f*
氨基酸核糖核酸连接酶 Aminosäure-RNS-Ligase *f*
氨基酸活化 Aminosäure-Aktivierung *f*
氨基酸活化酶 aminosäureaktivierende Enzyme *n pl*
氨基酸聚合体抗原 Aminosäure-Polymer-Antigen *n*
氨基酸利用率 Benutzungsziffer der Amminosäure *f*, Benutzungsgrad der Amminosäure *m*
氨基酸耐量试验 Aminosäurenverträglichkeitsprüfung *f*, Amminosäure-Belastungsprobe *f*
氨基酸能神经元 aminerges Neuron *n*
氨基酸尿 - 陪拉格 - 小脑性共济失调 Aminoazidurie-Pellagrazerebelläre Ataxie *f*
氨基酸尿[症] Amin(o)azidurie *f*, Acidoaminuria *f*
氨基酸失衡 Aminosäureungleichgewicht *n*, Aminosäuredysbalance *f*
氨基酸氮 Aminosäurenstickstoff *m*
氨基酸试剂 Aminosäurenreagens *n*
氨基酸输液法 Aminosäureninfusion *f*
氨基酸顺序 Aminosäuresequenz *f*
氨基酸顺序仪 Aminosäure-Sequenzer *m*
氨基酸脱甲基酶 Aminosäure-Demethylase *f*
氨基酸脱羧酶 Aminosäuredekarboxylase *f*
氨基酸修饰 Aminosäure-Modifikation *f*
氨基酸序列 Aminosäuresequenz *f*
氨基酸血 Aminoacidaemia *f*
氨基酸血型抗原决定簇 Aminosäure-Antigendeterminanten der Blutgruppe *m pl*
氨基酸血症 Aminoazidämie *f*
氨基酸氧化酶 Aminosäure-Oxidase *f*
氨基酸运输障碍 Störung des Aminosäurentransportes *f*
氨基酸置换 Aminosäure-Substitution *f*
氨基酸重复序列 wiederholte Aminosäuresequenzen *f pl*
氨基酸转乙酰酶 Aminosäure-Transazetylase *f*
氨基酸转运系统 Aminosäure-Transportsystem *n*

氨基酸转运载体 Aminosäurenträger *m*
氨基酸自动分析仪 Aminosäurenautoanalysator *m*
氨基酸组成 Aminosäurenkomposition *f*
氨基酸组成分析仪 Aminosäurenkompositionsanalysator *m*
氨基肽酶 Aminopeptidase *f*
氨基糖 Aminozucker *m*
氨基糖甙类 Aminoglykoside *n pl*
氨基糖苷(甙)抗菌素 Aminoglykoside-Antibiotika *n pl*
氨基糖苷(甙)类 Aminoglykoside *n pl*
氨基糖苷类高水平耐药 High-Level-Aminoglykosid-Resistenz *f*
氨基糖苷类修饰酶 Aminoglykosid-modifiziertes Enzym *n*
氨基糖苷磷酸转移酶基因 Aminoglykosid-Phosphotransferase-Gen *n*
氨基糖苷肾病 Aminoglykosidnephropathie *f*
氨基酮 Aminoketon *n*
氨基酮戎酸 Aminolävulinsäure *f*
δ- 氨基 -γ- 酮戊酸 δ-Amino-γ-Ketovaleriansäure *f*, δ-Aminolävulinsäure *f*(ALA)
δ- 氨基 -γ- 酮戊酸合成酶 δ-Aminolävulinat-Synthetase *f*
ε- 氨基 -γ- 酮戊酸合成酶 ε-Aminolävulinat-Synthetase *f*, ALA-Synthetase *f*
氨基 -γ- 酮戊酸脱氢酶 Amino-γ-ketoglutarsäure-Dehydrogenase *f*
δ- 氨基 -γ- 酮戊酸脱水酶 δ-Aminolävulinsäure-Dehydratase *f*, δ-Aminolävulinat-Dehydratase *f*
7- 氨基头孢烷酸 7-Aminocephalosporansäure *f*
3- 氨基 -3- 脱氧腺苷 3'-Amino-3'-Deoxyadenosin *n*
氨基烷基糖苷 Aminoalkyl-glykosid *n*
3- 氨基戊二胺 3-Aminoglutarsäure *f*
氨基戊二酸 Aminobrenzweinsäure *f*, Glutaminsäure *f*
δ- 氨基戊酰胺 δ-Aminovaleramid *n*
氨基酰 tRNA 合成酶 Aminoacyl-tRNA-Synthetase *f*(AARS)
氨基酰腺苷酸 Aminoacyladenylat *n*
D- 氨基氧化酶 D-Aminooxidase *f*
氨基移换酶 Aminotransferase *f*
氨基乙苯 Aminoäthylbenzol *n*
氨基乙醇 Aminoäthylalkohol *m*, Aminoäthanol *n*
2- 氨基乙磺酸 Taurin *n*, 2-Aminoethansulfonsäure *f*
氨基乙磺酸 Taurin *n*, Aminoäthansulfonsäure *f*
氨基乙硫醇 Aminoäthylmercaptan *n*
δ- 氨基乙酰丙酸 δ-Aminolävulinsäure *f*(δ-ALA)
δ- 氨基乙酰丙酸脱水酶 δ-Aminolävulinat-Dehydratase *f*
氨基乙酰肼 Aminoacetylhydrazin *n*
氨基己酸 Aminocapronsäure *f*
氨基己糖 Aminohexosen *f pl*, Hexosamine *n pl*
氨基异丙[基]苯 Amino-isopropylbenzol *n*
α- 氨基异丙醇 α-Amino-isopropylalkohol *m*, Isopropanolamin *n*
β- 氨基异丁酸 β-Amino-isobuttersäure *f*
β- 氨基异丁酸尿症 β-aminoisobuttersäure Azidurie *f*
4- 氨基 -3- 异氢唑酮 4-Amino-3-Isoxazolidon *n*
氨基转移酶 Aminopherase *f*, Aminotransferase *f*
氨基转移作用 Umaminierung *f*, Transamination *f*
氨己酸 Aminocapronsäure *f*
氨甲苯酸 para-Aminomethylbenzoesäure *f*(PAMBA)
氨甲丙二酯 Meprobamat(um) *n*, Miltaun *n*
氨甲蝶呤 Amethopterin *n*, Methotrexat(um) *n*
氨甲蝶呤抗性 Methotrexatresistenz *f*
氨甲庚醇 Heptaminol(um) *n*, 6-Amino-2-methyl-2-heptanol *n*
氨甲环酸 Tranexamsäure *f*
氨甲基 Aminomethyl *n*
氨甲基化[作用] Aminomethylierung *f*
氨甲酸激酶 Carbamatkinase *f*
氨甲酰 Carboxamid *n*
氨甲酰[基] Carbamino *n*, Carbamoyl *n*
氨甲酰[基]转移酶 Carbamoyltransferase *f*
氨甲酰丙氨酸 Carbaminoalanin *n*
氨甲酰胆碱 Carbacholin *n*, Carbacholum *n*
氨甲酰蛋白 Carbamino-Protein *n*
氨甲酰谷氨酸 Carbamoyl-Glutaminsäure *f*
氨甲酰合成酶 Karbamylsynthetase *f*
氨甲酰甲胆碱 Bethanechol *n*
氨甲酰磷酸 Carbamoylphosphat *n*
氨甲酰磷酸合成酶 Carbamoylphosphat-Synthetase *f*
氨甲酰磷酸合成酶缺乏症 Carbamoylphosphat-Synthetase-Mangel *m*, CPS-Mangel *m*
氨甲酰鸟氨酸 Karbamylornithin *n*
氨甲酰牛磺酸 Carbamoyl-Taurin *n*
氨甲酰天冬氨酸 Carbamoylaspartat *n*
氨甲酰天冬氨酸脱氢酶 Dihydroorotase *f*
氨甲酰血红蛋白 Carbaminohämoglobin *n*
氨解[作用] Ammonolysis *f*
氨卡青霉素 Ampicillin *n*
γ- 氨酪酸 γ-Aminobuttersäure *f*
氨力农 Amrinon *n*
氨硫脲 Thioacetazon(um) *n*, Thiosemikarbazid *n*
氨络物 Amminokomplex *n*, Amminkomplex *n*
氨氯吡啶酸 Picloram *n*
氨氯吡脒 Amilorid *n*
氨氯地平 Amlodipin *n*
氨排除 Ammoniakentfernung *f*
氨气 Ammoniakgas *n*
氨气分析器 Ammoniakanalysator *m*
氨羟二磷酸二钠(帕玛二磷酸) Pamidronat *n*
氨曲南 Aztreonam *n*
氨溶液 Ammoniaklösung *f*
氨双氯喘通 Clenbuterol *n*
氨水 Ammoniakflüssigkeit *f*, Salmiakgeist *m*
氨水烧伤 Salmiakgeist-Verbrennung *f*
氨水杨酸 Mesalazin *n*
氨水中毒 Ammoniakflüssiqkeitsvergiftung *f*, Salmiakgeist-Vergiftung *f*
氨损伤 Ammoniakverletzung *f*
氨羧丁青霉素 Adicillin *n*, Penizillin *n*, Cephalosporin *n*
氨羧络合剂 Amino-caroxyl-chelatverbindung *f*, Aminocaroxylchelatkomplex *m*
氨肽酶 Aminopeptidase *f*
氨肟 Amidoxim *n*
氨酰 -tRNA Aminoacyl-tRNA *f*
氨酰 -tRNA 合成酶 Aminoacyl-tRNA-Synthetase *f*(AARS)
氨酰 tRNA 连接酶(氨酰 tRNA 合成酶) Aminoacyl-tRNA-Ligase *f*, Aminoacyl-tRNA-Synthetase *f*
氨酰基位(A 位) Aminoacyl-Stelle *f*, A-Stelle *f*
氨酰[基]脯氨酸[二肽]酶 Aminoacyl Prolidase *f*, Aminoacyl prolin[Dipeptid]Enzym *m*
氨酰基脯氨酸肽酶缺乏症 Aminoacyl-Prolin Enzymmangel *m*
氨酰基腺苷(甙)酸 Aminoacyl-Adenylsäure *f*
氨酰肼 Aminoacylhydrazin *n*
氨酰转移核糖核酸合成酶 Aminoacyl-transfer-RNS-Synthetase *f*
氨哮素 Clenbuterol *n*
氨形成 Ammoniakbildung *f*
氨形成杆菌 Ammoniakbilden der Bacillus *m*
氨型氮 Ammoniakstickstoff *m*
氨性尿 ammoniakalischer Urin *m*, Ammoniurie *f*
氨血[症] Ammoniakämie *f*, Ammoniämie *f*
氨氧化 Ammoniakoxidation *f*

氨氧乙酸 Aminooxyessigsäure *f*（AOA）
氨乙基 Aminoethyl *n*
S 氨乙基半胱氨酸 S-Aminoethylcystein *n*
氨乙基硫醇 Aminoethylmercaptan *n*
氨乙酰基荧光 Aminomethylfluoreszenz *f*
氨乙酰基荧光素 Aminomethylfluoreszein *n*
氨银液 ammoniakalische Silberlösung *f*
氨中毒 Ammoniakvergiftung *f*
氨中毒假(学)说 Ammoniakvergiftung-Hypothese *f*, Ammoniakintoxikation-Hypothese *f*
氨唑青霉素钠 Vicillin-S *n*
鹌鹑 - 鸡移植试验 Wachtel-Huhn-Transplantationsexperiment *n*
鞍 Sattel *m*, Sella *f*
鞍背 Sattellehne *f*, Dorsum sellae *n*
鞍背点 Punkt an der Sattellehne *m*
鞍背后突 Processus clinoideus posterior *m*
鞍背状脊柱 Lordose *f*, Lordosis *f*
鞍鼻畸形 Sattelnase-Deformität *f*
鞍鼻整复术 Sattelnase-Plastik *f*
鞍部脊索瘤 selläres Chordom *n*
鞍膈 Hypophysendach *n*, Diaphragma sellae *n*, Tentorium hypophysis *n*
鞍膈刀 Sattel-Diaphragma-Messer *n*
鞍膈上囊肿 supraselläre Zyste *f*
鞍基 Sattel *m*
鞍结节 Sattelknopf *m*, Tuberculum sellae *n*
鞍结节脑膜瘤 Tuberculum-sellae- Meningeom *n*
鞍内动脉瘤 intraselläres Aneurysma *n*
鞍旁脊索瘤 paraselläres Chordom *n*
鞍骑性栓子 Sattelembolus *m*, reitender Embolus *m*
鞍区(状)麻醉 Reithosenanästhesie *f*
鞍区表皮样囊肿 selläre Epidermoidzyste *f*
鞍区生殖细胞瘤 sellärer Keimzelltumor *m*, sellarer Germinom *n*
鞍区阻滞 Sattelblock *m*
鞍型 Satteltyp *m*
鞍中突 Processus clinoideus medius *m*, Processus sellae medius *m*
鞍[状]鼻 Sattelnase *f*, Nasus incurvus *m*
鞍状关节 Sattelgelenk *n*, Articulatio sellaris *f*
鞍状脊髓麻醉 Sattelblockanästhesie *f*, Sakralanästhesie *f*
鞍状温度曲线 sattelförmige Temperaturkurve *f*
鞍状子宫 sattelförmige Gebärmutter *f*
鞍状[阻滞]麻醉 Sattelblock(anästhesie *f*) *m*

ǎn 铵

铵 Ammonium *n*
铵离子 Ammoniumion *n*
铵明矾 Ammoniumalaun *m*, Ammoniakalaun *m*, Alumen ammoniatum *n*
铵盐 Ammoniaksalz *n*

àn 岸按胺案暗

岸边排放 Flussufer-Abfluss *m*
岸边砂滤井 Sandfilterbrunnen am Ufer *m*
按比例 Pro rata, im richtigen Verhältnis, proportional, verhältnismäßig
按比例分配 proportionale Allokation *f*
按比例取样器 proportionaler Probenehmer *m*, Proportionalprobenehmer *m*
按程序起搏器 sequentieller Schrittmacher *m*
按程序心房起搏器 Programm-Atrio(cor)-Schrittmacher *m*
按程序心室起搏器 Programm-Ventrikel-Schrittmacher *m*, sequentieller ventrikelgesteuerter Schrittmacher *m*
按方配制的 magistral
按服务项目付费(制) Bedienungspreis *m*
按骨术医士 Osteopath(in *f*) *m*
按疾病诊断相关分组付费 Kostenzahlung nach Diagnosegruppen *f*
按脊疗法 Chiropraktik *f*
按键 Tastendruck *m*
按劳分配 Verteilung nach der Arbeitsleistung *f*
按脉 sphygmopalpation *f*
按摩[法] Massage *f*, Reibung *f*, Abreibung *f*
按摩[技]士 Chiropraktiker *m*
按摩疗法 Massagetherapie *f*, Massotherapia *f*, Chirotherapie *f*
按摩器 Masseuer *m*
按摩生热法 Mechanothermie *f*
按摩师 Masseur *m*, Manipulationstherapeut *m*
按摩推拿治疗 chiropraktische Manipulation *f*
按摩浴装置 Vorrichtung für ein Wasser-Massagebad *f*
按摩[医]师 Chiropraktikarzt *m*
按摩员 Masseur *m*, Physiotherapeut *m*
按年代编排的数据 Daten in chronologisher Reihenfolge *f*
按年月顺序的 chronologisch
按配方制造 rezepturmäßige Herstellung *f*
按人头付费 Zahlung per Kopf *f*
按时间顺序读取生命体征 chronologisches Lesen von Vitalzeichen *n*
按蚊 Fiebermücke *f*, Gabelmücke *f*
按蚊属 Anopheles *m*
按蚊族 Anophelini *pl*
按需[型]心脏起搏器 Bedarfschrittmacher *m*, Schrittmacher nach Erfordernis *m*
按需分配 Verteilung nach Bedürfnissen *f*
按序回忆 geordneter Rückblick *m*, sequenzieller Rückblick *m*
按(旋)钮 Knopf *m*, Taste *f*
按血型输血 Transfusion nach der Blutgruppe *f*
按压标本 Abklatschpräparat *n*, Klatschpräparat *n*
按压法 Druckmethode *f*
按压粘合剂 Haftkleber *m*
胺 Amine *n pl*
胺苯硫脲 Amin phenyl Thioharnstoff, Tebethion *n*, TB-1
胺泵 Aminpumpe *f*
胺吡酮 Amrinon *n*
胺臭味试验 Amingeruch-Test *m*
胺碘达隆 Amiodaron *n*(胺碘酮)
胺黑 Amidoschwarz 10 B *n*
胺化产物 Aminierungsprodukt *n*
胺化剂 Aminierungsmittel *n*
胺化[作用] Aminierung *f*
胺基 Aminyl *n*
胺菊酯 Tetramethrin *n*
胺类激素 Aminhormon *n*
胺硫氧化 Amin-Sulfat-Oxygenierung *f*
胺霉素 Amidomycin *n*
胺能神经元 aminerges Neuron *n*
胺尿 Aminurie *f*, Aminuria *f*
胺葡萄糖甙 Stibamini glucosidum *f*
胺前体摄取与脱羧[作用] amine precursor uptake and decarboxylation(APUD) <engl.>
胺酸 Amin(o)säure *f*
胺盐 Aminsalz *n*
胺氧化酶 Aminoxydase *f*
胺氧化酶抑制物 Amin-Oxidase-Hemmer *m*, Amin-Oxidase-Inhibitor *m*
胺荧 Fluoresamin *n*
案件重建 Fallrekonstruktion *f*

案例分析 Fallanalyse *f*
案情 Tatbestand eines Falls *m*
案情调查 Falluntersuchung *f*, Fallermittlung *f*
案情摘要 Fallzusammenfassung *f*
暗 Dunkle(s) *n*
暗 A 型精原细胞 dunkle Spermatogonien Typ A (Typ Ad) *n pl*
暗板 Querscheibe *f*
暗层 dunkle Zone *f*
暗产色菌 Skotochromogen *n*
暗场显微镜 Dunkelfeldmikroskop *n*
暗处恐怖症 Achluophobie *f*
暗带 dunkles Band, dunkle Bankef
暗淡的 abblenden trüben
暗淡效应 abblendender Effekt *m*
暗的 dunkel, obscur (-us, -a, -um)
暗点 Skotom *n*, Scotoma *n*
布耶鲁姆氏暗点 Bjerrum* Skotom *n*
塞德尔氏暗点 Seidel* Skotom *n*
暗点测量法 Skotometrie *f*
暗点发生 Skotomisation *f*
暗点计 Skotometer *n*
暗点描记器 Skotomagraph *m*
暗点性眩晕 Skotodinie *f*, Skotodyhie *f*, Vertigo tenebrica *f*
暗电流 Dunkelstrom *m*
暗反应 Dunkelreaktion *f*
暗房 Dunkelzimmer *n*, Dunkelkammer *f*
暗伏绿蝇 Lucilia regina *f*
暗复活化 Dunkelreaktivierung *f*
暗复活作用 dunkle Reaktivierung *f*
暗光 Lichtdämpfung *f*
暗光眼球震颤 Dunkelzittern *n*, Dunkelnystagmus *m*
暗号 Kryptogramm *n*
暗盒 Kassette *f*, Fifmkasette *f*
暗黑色 dunkelschwarz
暗红[色] Dunkelrot *n*
暗霉素 Nebramycin(um) *n*, Tenemycin *n*
暗敏度 Dunkelschärfe *f*
暗区 Dotterwall *m*, Area opaca *f*
法拉第暗区 Faraday* Dunkelraum *m* (X 线管)
克鲁克斯暗区 Crookes* Dunkelraum *m*, Crookes* Katodendunkelraum *m*
暗色 Dunkelfarbe *f*
暗色孢子丝菌病 Phäohyphomykose *f*
暗色脉纹 Venae lymphaticae *f pl*
暗色皮层 Atrokortex *m*
暗色丝孢霉[菌]病 Phaeohyphomykose *f*
暗色素 Atromentin *n*
暗色硬皮层 Atrosklerokortex *m*
暗色真菌囊肿 phaeomykotische Zyste *f*
暗杀 Ermordung *f*, Meuchelmord *m*
暗示 Syngignoszimus *m*, Suggestion *f*, Hinweis *m*, Andeutung *f*
暗示病 Pithiatismus *m*
暗示感受性 Suggestibilität *f*, Beeinflußbarkeit *f*
暗示感受性增高 Hochlagerung der Suggestibilität *f*, Suggestibilitätserhöhung *f*
暗示教育 hinweisendes Lehren *n*, suggestives Unterrichten *n*
暗示联想测验 impliziter Assoziationstest *m*
暗示疗法 Suggestionstherapie *f*, Teleotherapie *f*
暗示认知 implizite Kognition *f*
暗示性 Suggestibilität *f*
暗示治疗 Suggestivbehandlung *f*
暗示治疗家 Suggestionist *m*, Suggestor *m*
暗视[觉] Skotop(s)ie *f*, Skotosis *f*, skotopisches Sehen *n*
暗视场显微镜 Dunkelfeldmikroskop *n*
暗视蛋白 Dunkle opsin *n* (斯科特视蛋白)
暗视觉 Nachtsehen *n*, skotopisches Sehen *n*, Stotop(s)ie *f*
暗视力 Nachtsehschärfe *f*
暗视力异常 Abnormität der Nachtsicht *f*, abnorme Dunkelsicht *f*
暗视系统 skotopisches System *n*
暗视野 Dunkelfeld *n*, skotopisches Gesichtsfeld *n*
暗视野光阑 Dunkelfeldblende *f*, Dunkelfelddiaphragma *n*
暗视野检查 Dunkelfelduntersuchung *f*
暗视野镜检查术 Dunkelfeldmikroskopie *f*
暗视野聚光镜 Dunkelfeldkondensor *m*
暗视野配件 Dunkeffeldelement *n*
暗视野显微镜 Dunkelfeldmikroskop *n*
暗视野显微镜检查 Dunkelfeldmikroskopie *f*, Dunkelperimetrie *f*
暗视野映光法 Dunkelfeldbeleuchtung *f*
暗视野照明 Dunkelfeldbeleuchtung *f*
暗视阈 Schwellenwert des Nachtsehens *m*
暗适应 Dunkeladaptation *f*, Dunkelanpassung *f*
暗适应计 Biophotometer *n*, Skotoptikometer *n*, Nyktometer *n*
暗适应曲线 Dunkeladaptationskurve *f*
暗适应试验 Dunkeladaptationstest *m*
暗适应视网膜 dunkeladaptierte Netzhaut *f*, Dunkelanpassungsretina *f*, Dunkeladaptationsnetzhaut *f*
暗室 Dunkelkammer *f*
暗室安全灯 (Dunkelkammer-)sicherheitslampe *f*
暗室检眼灯 Dunkelkammer-Spaltlampe *f*
暗室癖 Lygophilie *f*
暗室试验 Dunkel(zimmer)probe *f*
暗室显影的 skotographisch
暗室显影片 Skotogramm *n*, Skotograph *m*
暗室显影术 Skotographie *f*
暗室照明灯 Dunkelkammer-Lampe *f*
暗污色 dunkle Neutralfarbe *f*
暗细胞 Dunkelzelle *f*
暗匣 Kassette *f*
暗纤维 trübe (Muskel-)Faser *f*
暗箱 Lochkamera *f*, Camera obscura *f*
暗蝎 Scorpio maurus *m*
暗修复 Dunkelreparatur *f*
暗眼蜱属 Anocentor *m*
暗影试验 Schattenprobe *f*, Schatten-Test *m*

ANG 肮昂

āng 肮

肮脏病 Schmutz-Krankheit *f*, filth disease <engl.>
肮脏恐惧 Schumutzige Angst, Verschmutzungsfurcht *f*

áng 昂

昂白征(龙贝格征,闭目难立征) Romberg* Zeichen *n*
昂丹司琼 Ondansetron *n*
昂德腊尔氏卧位 Andral* Lage *f*
昂德腊尔氏征 Andral* Zeichen *n*
昂杰路契氏综合征 Angelucci* Syndrom *n*
昂纳碱性亚甲蓝 Unna* alkalischen Methylenblau *n*
昂维逊法 EnVision* Methode *f*

AO 凹鳌奥澳

āo 凹

凹 ①Fovea *f* ②Fossa *f* ③Depression *f* ④Konkavität *f*
凹玻片 konkaves Glas *n*

凹的 konkav, hohl
凹度 Konkavität *f*, Concavitas *f*
凹痕 Dent Delle *f*
凹痕疾病 Dent-Krankheit *f*, Dent-Syndrom *n*
凹喙大蠊 Periplaneta emarginata *f*
凹颊 konkave Wange *f*
凹甲 Hohlnagel *m*, Koilonychie *f*, Schüsselnagel *m*
凹间肌 Musculus interfoveolaris *m*
凹间韧带 Ligamentum interfoveolare *n*
凹空细胞 Koilozyt *m*
凹面 Konkavität *f*, Concavitas *f*, Fazette *f*
凹面[反光]镜 Hohlspiegel *m*, Konkavspiegel *m*, Konkavlinse *f*, Sammelspiegel *m*
凹面晶体 konkaver Kristall *m*
凹面透镜 Konkavlinse *f*, Konkavglas *n*, Konkavspiegel *m*, Zerstreuungslinse *f*
凹面形 konkaves Profil *n*
凹入 Indentatio *f*
凹凸齿腔静脉钳 Vena-Cava-Klemme mit Debakey Zähnen *f*
凹凸齿无损伤动脉阻断钳 atraumatische Arterienverschluss-Zackenklemme *f*
凹凸齿无损伤腔静脉钳 atraumatische Hohlvene-Zackenklemme *f*
凹凸齿无损伤组织镊 gezachte, atraumatische Gewebepinzette *f*
凹凸齿胸腔止血钳 thorakale Gefäßzackenklemme *f* (DeBakey Zähne)
凹凸齿主动脉止血钳 Aorten-Zackenklemme *f*
凹凸的 konkav-konvex
凹凸区 erhabenes Areal *n*, geprägter Bereich *m*
凹凸透镜 konkav-konvexe Linse *f*, Meniskenglas *n*
凹窝-小泡复合体 Kaveola-Vesikel-Komplex *m*
凹下的 konkav, hohl, ausgehöhlt
凹陷 Umbilicatio *f*, Exkavation *f*, Introcessio *f*
凹陷蛋白 Kerbenprotein *n*
凹陷的 umbilicat(-us, -a, -um)
凹陷骨折 Depressionsfraktur *f*, Impressionsfraktur *f*, Eindellungsfraktur *f*
凹陷型 umbilicater Typ *m*, eingedellter Typ *m*
凹陷性瘢痕(凹陷瘢痕) gedrückte Narbe *f*
凹陷[性]瘢痕 Narbengrübchen *n*
凹陷性病变 konkave Wunde *f*, ausgegrabene Verletzung *f*
凹陷性浮(水)肿 eingedelltes Odem *n*
凹陷[性]骨折 Impressionsfraktur *f*
凹陷性颅骨骨折 depressiver Schädelbruch *m*, depressive Schädelfraktur *f*
凹陷胸 Trichterbrust *f*, Pectus excavatum *n*
凹眼 Coelophthalmia *f*
凹载玻片 Hohlobjektglas *n*, Hohlobjektträger *m*

áo 螯

螯合 Chelatbildung *f*
螯合测定法 Chelatometrie *f*, Chelat-Assay, Chelat-Test *m*
螯合的 chelat(-us, -a, -um)
螯合估测[法] chelatometrische Schätzung *f*
螯合剂 Chelatbildner *m pl*, Maskierungsmittel *n pl*
螯合疗法 Chelat-Therapie *f*
螯合酶 Chelatase *f*
螯合物 Chelat *n*, Chelatverbindung *f*, Scherenverbindung *f*
螯合物形成 Chelatbildung *f*
螯合因子 Chelat-Faktor *m*
螯合指示剂 chelatometrischer Indikator *m*
螯合作用 Chelation *f*
螯盔 Helm des Kieferfühlers *m*, Chelat-Helme(昆虫的螯钩或螯角)
螯钳 Stechen Klemme *f*, Sting Klemme *f*
螯形的 chelat(-us, -a, -um), cheliform(-is, -is, -e)
螯形化合物 Chelatverbindung *f*
螯[形]环 Chelatring *m*
螯肢钩角,螯角(昆虫的,同 Cheliceren) Kieferfühler *m pl*
螯肢杆 Schaft des Kieferfühlers *m*
螯肢基节 basales Segment des Kieferfühlers *n*
螯肢鞘 Scheide des Kieferfühlers *f*
螯趾 terminale Zehe des Kieferfühlers *f*
螯足 Füße des Kieterfühlers *m pl*, Chelipedes *m pl*

ào 奥澳

奥[斯皮茨]氏皮病 Auspitz* Dermatose *f*, Granuloma fungoides *n*
奥[斯特] Oersted *n*
奥[斯廷]氏库蠓 Culicoides austeni *m*
奥贝恩氏括约肌 O' Beirne* Sphinkter *m*
奥本海默方法(治酒癖及药物癖) Oppenheimer* Behandlung *f*
奥本海姆癫痫(听性癫痫) Oppenheim* Epilepsie *f*, akustische Epilepsie *f*
奥本海姆氏反射 Oppenheim* Reflex *m*
奥本海姆氏征 Oppenheim* Zeichen *n*
奥本海姆氏综合征 Oppenheim* Syndrom *n*, Oppenheim* Myatonia congenita *f*(奥本海姆先天性肌无力,肌衰弱)
奥本海姆征 Oppenheim* Zeichen *n*
奥波尔泽氏征 Oppolzer* Zeichen *n*
奥伯错觉(现象) Aubert* Illusion *f*, Aubert* Phänomen *n*(一种视错觉)
奥伯氏试验 Ober* Test *m*
奥伯氏征 Ober* Zeichen *n*, Ober* Test *m*
奥伯手术(关节囊切开术) Ober* Operation *f*
奥氮平 Olanzapin *n*
奥狄氏括约肌 Oddi* Sphinkter *m*
奥狄氏括约肌成形术 Oddi* Sphinkteroplastik *f*
奥狄氏括约肌阻塞 Obstruktion des Oddischen Sphinkters *f*
奥丁氏电疗机 Audin* elektrotherapeutischer Apparat *m*
奥杜安氏小孢子菌 Microsporum audouinii *n*
奥杜盎小孢子菌 Microsporum audouinii *n*
奥厄巴赫氏神经丛 Auerbach* Plexus *m*, Plexus mlyentericus *m*
奥恩布鲁格氏征 Auenbrugger* Zeichen *n*
奥尔巴赫神经节(肠肌丛内的神经节) Auerbach* Ganglion *n*
奥尔巴克神经丛 Auerbach* Plexus *m*
奥尔波特成熟人格的标准 Allport* Kriterien von reifer Persönlichkeit *n pl*
奥尔波特人格理论 Allport* Persönlichkeitstheorie *f*
奥尔波特综合征 Alport* Syndrom *n*(以进行性听觉丧失和肾盂肾炎为特征的一种遗传病)
奥尔伯特综合征(遗传性[进行性]肾炎,家族性出血性肾炎) Alport* Syndrom *n*, hereditäre progressive Nephritis *f*, familiäre hämorrhagische Nephritis *f*
奥尔布赖特溶液 Albright* Solution *f*(用于治疗肾小管性酸中毒)
奥尔布赖特氏综合征 Albright* Syndrom *n*(od. Krankheit *f*), Polyostotische Fibroplasie *f*(多骨纤维组织增生)
奥尔布赖特遗传性骨营养不良(假性甲状旁腺功能减退症) Albright*hereditäre Osteodystrophie *f*
奥尔德里奇氏合剂 Aldrich* Farblösung *f*
奥尔德里奇氏综合征 Aldrich* Syndrom *n*, unilaterale degenerative Retinitis *f*(单侧退行性视网膜炎)
奥尔干尼丁 Organidin *n*
奥尔马赫固定液 Orlmache* Fixierungsflüssigkeit *f*
奥尔塞佛氏溶液 Alsever* Lösung *f*
奥尔氏体 Auer* Körperchen *n pl*
奥尔特溶液 Orth* Lösung *f*(福尔马林1份,苗勒液9份组成的固定液)

奥尔特氏溶液 Orth* Fixationsgemisch *n*
奥夫雷希特氏病 Aufrecht* Krankheit *f*
奥夫雷希特征 Aufrecht* Zeichen *n*(气管狭窄时,在颈静脉窝可听到微弱的呼吸音)
奥-弗二氏综合征 Ostrum*-Furst* Syndrom *n*
奥福视角现象(视错觉) Aubert*-Forster* Phänomen *n*
奥福粘度计(简易的毛细管式粘度计) Ostwald*-Folin* Viskosimeter *n*
奥吉尔维氏综合征 Ogilvie* Syndrom *n*, Pseudoobstruktionsileus *m*
奥金克洛斯手术(乳腺癌改良根治术) Auchincloss* Operation *f*
奥-卡二氏征 Oliver*-Cardarelli* Zeichen *n*
奥卡姆剃刀 Ockham* Rasiermesser *n*
奥卡西平 Oxcarbazepin *n*
奥坎剃刀 Occam* Rasierer *m*
奥克斯纳氏十二指肠括约肌 Ochsner* Muskel(od. Sphinkter) *m*
奥克特罗尼(瑞典细菌学家)方法(免疫扩散方法) Ouchterlony-Methode *f*
奥克亚综合征 Ochoa* Syndrom *n*
奥肯氏管(中肾管,沃尔夫管) Oken* Kanal *m*, Duktus Wolffi *m*
奥肯氏体 Oken* Körper *m*, Urniere *f*
奥兰岛病(眼部伴性遗传疾病) Aland-Inselkrankheit *f*
奥兰小体(角质体) Odland* Körper *m*, Odland* Körperchen *n*
奥利埃进路(三关节背外侧进路) Ollier* Zugang *m*
奥利埃氏综合征 Oilier* Syndrom *n*, Oilier* Dyschondroplasie *f*
奥利佛氏征 Oliver* Zeichen *n*
奥利万星 Oritavancin *n*
奥伦氏综合征 Owren* Syndrom *n*, Parahämophilie *f*
奥伦韦病(遗传性出血性毛细血管扩张) Osler*-Rendu*-Weber* Morbus *m*, Osler* Syndrom *n*, hereditäre hämorrhagische Teleangiektasie *f*
奥罗普切病毒 Oropouche-Virus *n*
奥罗普切热 Oropouche-Fieber *n*
奥罗亚热(巴尔通体病) Oroya Fieber *n*, Bartonellose *f*, Carrion-Krankheit *f*
奥罗亚热(巴尔通体病急性发热贫血阶段) Oroya-Fieber *n*
奥罗亚热和秘鲁疣 Oroya-Fieber und Verruga peruana
奥马珠单抗 Omalizumab *m*
奥-麦-斯三氏综合征 Albright*-McCune*-Sternberg* Syndrom *n*, Osteitis fibrosa disseminata *f*
奥美拉唑 Omeprazol *n*
奥美沙坦酯 Olmesartanmedoxomil *n*
奥那西普 Onercept *n*
奥-瑙二氏规律 Ogino*(-Knaus*) Regel *f*
奥尼赖病 Onyalai *f*, Chilopa *f*, Thrombozytopenie *f*(血小板减少)
奥努夫核(阴部神经核) Onuf* Nukleus *m*, Nucleus nervi pudendi *m*(骶部脊髓前角内一群躯体运动神经元)
奥皮茨综合征(常染色体显性遗传综合征) Opitz* Syndrom *n*
奥皮氏奇异现象 Opie* Paradox *n*
奥普托欣试验 Optochin-Test *m*
奥乔亚综合征 Ochoa* Syndrom *n*
奥绒绒病毒 O' Nyong-nyong-Virus *n*
奥瑞姆自护理论 Orem* Selbstpflegetheorie *f*
奥塞氏动物 Houssay*(Versuchs-)Tier *n*(od. pankreatektomischer Hund *m*)
奥赛罗综合征(病理性嫉妒综合征) Othello* Syndrome *n*, krankhafte Eifersucht *f*, Eifersuchtswahn *m*, eheliche Paranoia *f*
奥沙拉嗪 Olsalazin *n*
奥沙利铂 Oxaliplatin *n*
奥沙米特(脱敏药) Oxatomid *n*
奥沙西泮(抗焦虑药) Oxazepam *n*
奥沙唑仑 Oxazolam *n*
奥-施二氏病 Osgood*-Schlatter* Krankheil *f*, Apophysitis tibialis adolescentium *f*
奥氏曼森线虫(奥氏丝虫) Mansonella ozzardi *f*
奥氏曼森线虫感染(奥氏丝虫病) Infektion durch Mansonella ozzardi *f*
奥氏椭圆形吸管 Transferpipette *f*
奥司他韦 Oseltamivir *n*
奥斯丁·弗林特杂音 Austin*-Flint* Geräusch *n*
奥斯古德-施莱特病(胫骨粗隆骨软骨病) Osgood*-Schlatter* Krankheit *f*, Morbus Osgood*-Schlatter* *m*
奥斯华德氏吸管 Osward* Pipette *f*
奥斯勒三征(毛细血管扩张及脆性增加、遗传性出血性素质) Osler* Triade *f*
奥斯勒氏病 Osier* Krankheit *f* ①Angioma haemorrhagicum hereditarium *n* ②Polycythaemia vera *f*(真性细胞增多症)
奥斯勒氏结 Osier* Knötchen *n pl*
奥斯勒氏征 Osier* Zeichen *n*
奥斯勒-韦白-朗迪病 Osler*-Weber*-Rendu* Morbus *m*(遗传性出血性毛细血管扩张)
奥斯勒小结 Osler* Knötchen *n*
奥斯陆莫拉菌 Moraxella osloensis *f*
奥斯皮茨征(银屑病独特征象) Auspitz* Zeichen *n*
奥斯生诺 Osthenol *n*
奥斯特赖克-特纳综合征 österreichisches Turner-Syndrom *n*
奥斯特塔格线虫病 Ostertagiose *f*
奥斯汀·弗林特氏呼吸音 Austin Flint* kavernöses Atmungsgeräusch *n*(海绵状呼吸音)
奥斯汀·弗林特氏杂音 Austin Flint* Geräusch *n*
奥斯托惠尔稀释律 Ostwald* Verdünnungsgesetz *n*
奥斯托惠尔粘度计 Ostwald* Kapillarviskosimeter *n*, Ostwaldviskosimeter *n*
奥斯瓦德颜色圈 Ostwald* Farbkreis *m*
奥素克新 Orthoxin *n*, Methoxyphenamin(um) *n*
奥特氏征 Ott* Zeichen *n*
奥特试验(检尿核白蛋白) Ott* Test *m*
奥提斯-勒农学习能力测验 Otis*-Lennon* Schulfähigkeitstest *m*
奥提斯团体智力测验 Otis* Gruppen-Intelligenztest *m*
奥托病(髋臼骨关节突出) Otto* Krankheit *f*
奥托骨盆(髋关节内陷) Otto* Becken *n*
奥托拉尼试验(髋关节整复试验) Ortolani* Test *m*
奥-乌二氏病 urbach*-Oppenheim* Krankheit *f*, Necrobiosis lipoidica diabeticorum *f*
奥西安德氏征 Osiander*(Arterien-)Zeichen *n*
奥西那林(间羟异丙肾上腺素) Metaproterenol *n*, Orciprenalin *n*
奥昔布宁 Oxybutynin *n*
奥辛蓝染色 Alcianblau-Färbung *f*
澳苯甲腈 Bromotolunitrile *n*
澳大利亚X型脑炎 australische X-Enzephalitis *f*
澳大利亚海黄蜂螯 Stich der australichen Seewespen *m*
澳大利亚抗原 Australia-Antigen *n*, Au-Antigen *n*
澳大利亚抗原血 Au-Antigenämie *f*
澳大利亚药品发报服务处 australischer Arzneimittelinformationsdienst *m*, Australian Drug Information Service (ADIS) <engl.>
澳代氯化可的松 Bromhydrocortison *n*
澳酚酞 Bromsulfalein *n*(BSP)
奥[扎尔德]氏曼森线虫 Mansonella ozzardi *f*
澳洲Q热 australisches Q-Fieber *n*
澳洲大蠊 Periplaneta australasiae *f*
澳洲黑蛇 Pseudechis porphyriacus *m*
澳洲胶 australisches Gummi *n*
澳洲雷氏恙螨 Leeuwenhoekia australiensis *f*
澳洲莨菪副碱 Skopolein *n*
澳洲墨莱溪谷脑炎 Murraytal-Enzephalitis *f*, Murray-Valley-

Enzephalitis *f*
澳洲牛蜱 Boophilus australis *m*
澳洲茄胺 Solasodin *n*
澳洲茄边碱 Solamargin *n*
澳洲茄次碱 Solasodin *n*
澳洲茄碱 Solasonin *n*
澳洲水蛭 australischer Blutegel *m*
澳洲檀香油 australisches Sandelholzöl *n*
澳洲蛙皮肽 Uperolein *n*

B

BA　八巴芭疤拔菝把钯靶耙坝

bā　八巴芭疤

八倍体 Octoploid *n*
八倍性 Octoploidie *f*
八臂迷宫 8-armiges Labyrinth *n*
八鞭毛科 Octomitidae *pl*
八导程记录纸 Acht-Ableitungsregistierpapier *f*(EKG), Acht-Kanal-Rekordpapier *n*
八道脑电图机 Achtkanal-Elektroenzephalograph *m*
八叠球菌 Sarzine *f*, Sarcina *f*, Paketkokkus *m*
八叠球菌的 sarkinisch
八叠球菌黄素 Sarzinen *n*
八叠球菌尿 Sarzinurie *f*, Sarcinuria *f*
八叠球菌属 Sarzine *f*, Sarcina *f*
八叠球菌状的 meristiförmig
八分混种 Oktoroon *n*
八分体 Oktont *n*
八氟异丁烯 Oktafluorisobutylen *n*, Perfluorisobutylen *n*
八甲[基]焦磷酰胺 Octamethylpyrophosphoramid *n*(OMPA)
八甲磷 Schradan *n*
八价 Oktovalenz *f*, Achtwertigkeit *f*
八价的 oktovalent, achtwertig
八价物 achtwertige Substanz *f*
八角枫碱 Alangicin *n*, dl-Anabasin(um) *n*
八角枫壳针孢 Septoria taiana *f*
八角枫属 Alangium *n*
八角茴香 chinesischer Fenchel *m*, Anisum stellatum *n*, Illicium verum *n*
八角茴香属 Illicium *n*
八角茴香油 Oleum illicii *n*, Oleum Anisi Stellati *n*
八进制 Oktal(system) *n*
八聚淀粉糖 Oktamylose *f*
八聚体 Oktamer *n*
八聚体转录因子 3 Oktamer-Transkriptionsfaktor-3 *m*
八聚体转录因子 4 Oktamer-Transkriptionsfaktor-4 *m*
八里麻毒素 Rhomotoxin(um) *n*
八氯六氢甲撑茚 Okta-Klor *n*, Chlorda *n*
八面晶体 Oktaedrischer Kristall *m*
八面体 Achtflach *n*, Achtflächner *m*, Oktaeder *n*
八目鳗 Petromyzon *m*
八目鳗中毒 Petromyzonvergiftung *f*
八氢雌[甾]酮 Oktahydroestron *n*
八氢番茄红素 Phytoen *n*
八肽 Oktapeptid *n*
八(碳)糖 8-Kohlenstoffzucker *m*
八仙花 Hydrangea *f*
八仙花甙 Hydrangin(um) *n*
八仙花酚 Hydrangenol *n*
八仙花属 Hydrangea *f*
八旬[代]老人 Achtzigjähriger *m*
八隅[电子]学说 Oktetttheorie *f*
八隅体 Oktett *n*
八孕妇 achtmal schwangere Frau *f*
八字脚 Plattfuß *m*, Senkfuß *m*, Spreizfuß *m*, Pes transversoplanus *m*
八字形的 spreizend
八字形骨骺 gespreizte Osteoepiphyse *f*
巴 Bar, bar(b)
巴巴多芦荟 Barbados-Aloe *f*, Aloë barbadensis *f*
巴巴可鱼毒草 Barbasco *n*
巴贝虫病 Babesiose *f*, Babesiasis *f*, Piroplasmose *f*, Gonderiose *f*
巴贝虫病的 piroplasmotisch
巴贝虫属 Babesi(ell)a *f*, Piroplasma *n*, Pirosoma *n*, Rangelia *f*
巴贝斯结 Babès* Tuberkel *m*(在狂犬病及其他类型的脑炎病患者的延髓及脊神经节中环绕变性神经元的细胞集聚)
巴贝斯氏结节 Babès* Knötchen *n pl*
巴贝斯氏疗法 Babès* Therapie *f*
巴贝斯氏征 Babès* Zeichen *n*
巴贝西虫新种 neue Babesia-Spezies *f*
巴比阿尼氏核(体) Balbiani*(Dotter-)Kern(od. Körper) *m*
巴-比二氏综合征 Bardet*-Biedl* Syndrom *n*
巴比土(妥) Barbital(um) *n*, Barbitone *n*, Barbitonum *n*
巴比土缓冲液试剂 Barbiturpuffer-Reagenz *n*
巴比土钠 Barbitalnatrium *n*, Natriumbarbital *n*, Veronal *n*
巴比土酸 Barbitursäure *f*, Acidum barbituricum *n*
巴比土酸钠 Barbitalnatrium *n*
巴比土酸盐 Barbiturat *n*
巴比土酸盐型药瘾 Barbituratsucht *f*
巴比土中毒 Barbituratvergiftung *f*, Barbiturismus *m* Barbitalismus *m*
巴比妥滥用 Barbituratabusus *m*, Barbituratmissbrauch *m*
巴比妥类 Barbiturate *n pl*
巴比妥类安眠药中毒 hypnotisch wirkende Barbiturat-Vergiftung *f*
巴比妥类中毒 Barbituratvergiftung *f*
巴比妥酸盐昏迷 Barbituratkoma *n*
巴比妥酸盐类 Barbiturate *n pl*
巴比妥酸盐类中毒 Barbituratvergiftung *f*
巴比妥酸盐麻醉 Barbituratnarkose *f*
巴比妥中毒 Barbituratvergiftung *f*
巴比综合征(肥胖生殖功能减退综合征) Bardet*-Biedl* Syndrom *n*
巴宾斯基定律(电压眩晕定律) Babiski* Gesetz *n*
巴宾斯基法(检跟腱反射) Babiski* Methode *f*
巴宾斯基反射(现象)(划跖反射) Babiski* Reflex *m*(od. Phänomen *n*)(锥体束损害时,刺激足底趾背屈,其余四趾分开)
巴宾斯基-弗罗利施综合征(肥胖生殖无能综合征) Babinski*-Fröhlish* Syndrom *n*, Frölish* Syndrom *n*
巴宾斯基-纳若特综合征 Babinski*-Nageotte* Syndrom *n*(小脑动脉血栓所致的延髓被盖综合征)
巴宾斯基征 Babinski* Zeichen *n*(①鉴别坐骨神经痛 ②划跖反射 ③鉴别半身不遂)
巴宾斯基综合征 Babinski* Syndrom *n*(各型神经梅毒合并心血管病)
巴彬斯奇氏反射 Babinski*(Zehen-)Reflex *m*
巴彬斯奇氏现象 Babinski* Phänomen *n*
巴彬斯奇氏征 Babinski* Zeichen *n*
巴伯里欧氏试验(检精液) Barberio* Test *m*, Barberio* Reaktion *f*
巴伯斯指间毛窦 Barber* Sinus pilonidalis *m*
巴博沙浴 Babo* Sandbad *n*
巴博氏沙浴 Babo* Sandbad *n*(od. Psammotherapie *f*)
巴布科克氏试验 Babcock*(Milch-)Fettprobe *f*

巴布科克试验(检乳脂含量) Babcock* Test *m*
巴布科克手术(静脉瘤治疗术) Babcock* Operation *f*
巴布亚旋毛虫 Trichinella papuae *f*, T. papuae *f*
巴达维亚群钩端螺旋体 Leptospira bataviae *f*
巴带杆菌素 Batteyin *n*
巴丹(杀冥丹) Padan *n*, Cartap *n*
巴德-吉亚利综合症 Budd*-Chiari* Syndrom *n*
巴德隆畸形 Madelung* Deformität *f*
巴德氏肝硬变 Budd* Zirrhose *f*
巴德氏黄疸 Budd* Ikterus *m*
巴德希-阿里综合征(闭塞性肝静脉内膜炎) Budd*-Chiari* Syndrom *n*, Endophlebitis hepatica obliterans *f*
巴登霍伊厄氏牵伸术 Bardenbeuer* Extension *f*
巴蒂杆菌 Battey*-Bazillus *m*, Battey*-Stamm *m*, Mycobacterium intracellulare *n*
巴蒂斯塔手术(左心室削减术) Batista* Operation *f*
巴豆 Purgierkorn *n*, Kroton *n*, Granatillkorn *n*, Tiglium officinale *n*
巴豆醇 Crotylalkohol *m*
巴豆毒蛋白 Crotin *n*, Crotonallin *n*
巴豆毒球蛋白 Crotonglobulin *n*
巴豆毒素 Crotin *n*
巴豆苷(甙) Crotonosid *n*
巴豆腈 Crotonsäurenitril *n*
巴豆醛 Crotonaldehyd *n/m*
巴豆属 Croton *m*
巴豆酸 Krotonsäure *f*, Crotonsäure *f*, Tiglinsäure *f*, Acidum crotonicum *n*
巴豆酸酐 Crotonsäureanhydrid *n*
巴豆酸酶 Krotonase *f*
巴豆酸酯 Krotonat *n*
巴豆酰辅酶 Acrotonyl-CoA *n*
巴豆酰莨菪碱 Tigloidin *n*
巴豆油 Krotonöl *n*, Crotonöl *n*, Oleum Crotonis *n*
巴豆油醇 Krotonöl-Alkohol *m*
巴豆油火棉胶 Krotonöl-Kollodium *n*
巴豆[油]酸 Krotonsäure *f*, Acidum crotonicum *n*, Tiglinsäure *f*, Crotonsäure *f*
巴豆脂 Crotonharz *n*
巴豆中毒 Crotonismus *m*
巴顿氏产钳 Barton* Geburtszange *f*
巴多林氏管 Bartholin* Gang *m*, Ductus sublingualis major *m*
巴多林氏管口 Bartholin* Anus *m*, Aditus ad aquaeducrum cerebri *m*
巴[多林]氏腺 Bartholin* Drüse *f*, Glandula Bartholini *f*, Glandula vestibularis maior *f*
巴[多林]氏腺癌 Karzinom der Bartholinschen Drüse *n*
巴多林腺囊性扩张 zystische Dilatation der Bartholin* Drüse *f*
巴厄体 Babes-Ernst* Körper *m*, Babes-Ernst* Granulat *m*, metachromatisches Granulat *n*(异染[颗]粒)
巴-恩二氏[极]小体 Babes*-Ernst* Körperchen (od. Körnchen) *n pl*, metachromatiscbe Körperchen *n pl*
巴-恩[极]小体(异染粒) Babes*-Ernst* Köpperchen *n*, metachromatische Köpperchen *pl*
巴恩斯迷宫 Barnes* Labyrinth *n*
巴尔比亚尼环 Balbiani*Ring *m*(染色体中结构)
巴尔比亚尼染色体 Balbiani* Chromosom *n*(具染色带的多线染色体)
巴尔达赫氏试验(检蛋白质) Bardach* (Azeton-) Probe *f*
巴尔得-别德尔综合征(肥胖生殖功能减退综合征) Bardet*-Biedl* Syndrom *n*
巴尔杜齐反射(足反射) Balduzzi* Reflex *m*
巴尔弗[传染性颗粒] Balfour* Granula *n pl*(见于家禽螺旋体)
巴尔弗病(绿色肉瘤) Balfour* Krankheit *f*, Chlorom *n*, Chlorosarkom *n*
巴尔弗氏病 Balfour* Krankheft *f*, Chlorom (a) *n*, Chlorosarkom *n*
巴尔弗氏粒 Balfour* Granula *n pl*
巴尔弗氏试验 Balfour* Test *m*(用纸条检心跳)
巴尔干夹板 Balkan* Schiene *f*(用于骨折,供伸展之用)
巴尔干流感 Balkan* Grippe *f*, Balkan-Fieber *n*
巴尔干肾病 Balkan* Nephropathie *f*
巴尔干肾炎 Balkan* Nephritis *f*
巴尔坎手术(前房角切开术) Barkan* Operation *f*
巴尔科夫氏韧带 Barkow* Ligament *n*
巴尔库病 Barcoo* Krankheit *f*
巴尔库呕吐 Bartcoo* Erbrechen *n*
巴尔姆咳 Balme-Husten *m*(躺下时咳嗽,见于鼻咽堵塞)
巴尔切口(剖宫产术) Bar* Inzision (od.Schnitt) *f*
巴尔氏小体 Barr* (Chromatin-)Körper *m*
巴尔氏征 Bard* Zeichen *n*
巴尔手术(腓骨长肌腱胫骨后肌腱联合胫骨悬吊术) Barr* Operation *f*
巴尔通绷带(下颌双8字绷带) Barton* Verband *m*
巴尔通产钳 Barton* Geburtszange *f*
巴尔通骨折(桡骨下端骨折) Barton* Fraktur *m*
巴尔通菌血症 Bartonellenämie *f*
巴尔通氏绷带 Barton* Verband *m*
巴尔通氏产钳 Barton* Geburtszange *f*
巴尔通氏骨折 Barton* Fraktur *f*
巴尔通氏体 Bartonia* Körper *m*, Bartonella bacilliformis *f*
巴尔通氏体病(秘鲁疣) Bartonellose *f*, Bartonellosis *f*, Carrión* Krankheit *f*
巴尔通氏体科 Bartonellaceae *pl*
巴尔通氏体属 Bartonella *f*
巴尔通氏体性贫血 Bartonellenanämie *f*
巴尔通氏体血症 Bartonellenämie *f*
巴尔通体属菌感染 Bartonella-Infektion *f*
巴尔通体性贫血 Bartonellenanämie *f*
巴尔小体(性染色质) Barr* (Chromatin) Körper *m*, Geschlechtschromatin *n*, X-Chromatin *n*
巴尔泽脂肪坏死 Balser* Fett (gewebs)nekrose (od. Syndrom *n*) *f*
巴尔征(眼球震颤征) Bard* Zeichen *n*
巴伐利亚夹 Bavarian-Schiene *f*
巴费德氏试剂 Barfoed* Reagens *n*
巴费德氏试验 Barfoed* Test *m*
巴夫洛夫制约作用 Pawlow* Konditionierung *f*, Pawlov'sche Konditionierung *f*
巴甫洛夫[氏]法 Pawlow* Methode *f*
巴甫洛夫[氏]反射 Pawlow* Reflex *m*, bedingter Reflex *m*
巴甫洛夫[氏]合剂 Pawlow* Mixtura *f*, Mistura Pavlovi *f*
巴甫洛夫[氏]小胃 Pawlow* Magen *m* (od. Tasche *f* od. kleiner Magen *m*)
巴甫洛夫学派 Pawlow* Schule *f*
巴甫洛夫学说 Pawlow* Theorie *f*
巴甫洛人[氏]高级神经活动学说 Pawlow* Theorie über höhere Nervenaktivität *f*
巴格达疖 Bagdadbeule *f*, Orientbeule *f*
巴格科斯综合征(巴-格二氏综合征) Bagex Syndrom *n*, Barré*-Guillain* Syndrom *n*
巴-格综合征(急性热病性多神经炎) Barrè*-Guillain* Syndrom *n*, Barrè* Syndrom *n*
巴根链球菌(牛链球菌) Bargen* Streptokokkus *m*
巴根氏疗法 Bargen* Therapie *f*
巴根氏血清 Bargen* Serum *n*
巴基斯坦移民 pakistanischer Einwanderer *m*, pakistanischer Immigrant *m*
巴吉林 Pargylin (um) *n*, N-Methyl-*N*-2-Propylbenzylamin *n*
巴-吉综合征 Guillain*-Barré* Syndrom *n* (akute fieberhafte

Polyneuritis *f*)
巴科综合征(β 脂蛋白缺乏血症) Bassen*-Kornzweig* Syndrom *n*
巴可溃疡 Barcoo* Geschwür *n*
巴克点 Barker* Punkt *m*(位于外耳道)
巴克筋膜(阴茎深筋膜) Buck* Faszie *f*
巴[克莱]氏库蠓 Culicoides buckleyi *m*
巴克利综合征(高免疫球蛋白 E 血症) Buckley* Syndrom *n*
巴克罗夫特仪器 Barcroft* Apparat *m*(一种测压差计)
巴克曼氏反射 Barkman* Reflex *m*
巴克曼氏试验 Bachman*(Haut-)Test *m*
巴克曼束(心耳间横肌束) Buchmann* Bündel *n*
巴克氏点 Barker* Punkt *m*
巴克斯特裂头蚴 Sparaganum baxteri *n*
巴库病(沙漠疮) Barcoo* Krankheit *f*, Wüstengeschwür *n*
巴库呕吐 Barcoo* Erbrechen *n*(见于澳洲)
巴拉巴按蚊 Anopheles balabacensis *m*
巴拉德综合征 Ballard* Syndrom *n*(血液病)
巴拉圭茶 Paraguay-Tee *m*, Ilex paraguariensis *f*, Folium Mate *n*, Herba Mate *f*
巴拉圭茶碱 Yerbin *n*
巴拉尼转椅检查(检眼震颤) Bárány* Drehstuhlversuch *m*
巴拉胂(胂硫醇) Balarsen *n*, Mercaptoarsenol *n*
巴拉塔树胶(猿脸树胶) Balata *n*
巴腊尼氏试验 Bárány* kalorische Prüfung *f*
巴腊尼征(综合征) Bárány* Zeichen *n*(耳前庭器官障碍时,身体倾倒的方向与头的位置改变有关)
巴勒魁尔病 Barraquer*(-Simons*) Krankheit *f*, Lipodystrophia paradoxa *f*
巴勒魁尔手术(法)(晶状体吸出手术) Barraquer* Operation *f*, Phakoerysis *f*
巴-雷二氏试验 Babcock*-Lévy* Probe *f*
巴雷-季兰综合征(急性热性多神经炎) Barré*-Guillan* Syndrom *n*
巴雷季氏试验 Bareggi* Probe *f*(od. Zeichen *n*)
巴雷氏征 Barré* Zeichen *n*
巴雷氏锥体征 Barré* Pyramidenbahnzeichen *n*(od. Beinhalteversuch *m*)
巴雷特食管 Barrett* Ösophagus *m*
巴累氏病 Ballet* Krankheit *f*, Ophthalmoplegia externa *f*
巴累氏征 Ballet* Zeichen *n*
巴累提氏[延长]法 Barety* Methode(od. Extension) *f*
巴黎骨炭 Pariser Schwarz *n*, Tierkohle *f*
巴黎黄 Pariser Gelb *n*
巴黎解剖学名词 Pariser Nomina Anatomica *n pl*(PNA)
巴黎蓝 Pariser Blau *n*, Coeruleum Parisiense *n*
巴黎绿 Pariser Grün *n*, Kaisergrün *n*, Uraniagrün *n*, Cuprum aceticoatsenicosum *n*
巴黎紫 Pariser Violett *n*, Gentianaviolett *n*
巴里尔氏液泡 Barrier* Vakuole *f*, peribronchitischer Abszeß *m*
巴里氏支持带 Barry* Retinacula *n pl*
巴利昔单抗 Basiliximab *m*
巴利综合征(后颈交感神经综合征) Barrè*-Lieou* Syndrom *n*
巴林格尔氏病 Ballingall* Krankheit *f* Mycetoma pedis *n*
巴林特综合征 Balint* Syndrom *n*(双侧顶枕区皮质损伤所致的症状)
巴柳氮 Balsalazid *n*
巴龙霉素 Paromomycin(um) *n*, Hydroxymycin(um) *n*, Monomycin *n*, Estomycin(um) *n*
巴龙霉素硫酸盐 Paromomycinsulfat *n*
巴鲁克定律 Baruch* Gesetz *n*(水疗时,水温高于或低于皮肤温起兴奋作用,水温与皮肤温相等起镇静作用)
巴鲁克征 Baruch* Zeichen *n*(患者进行 15 分钟 24℃水浴后肛测温度不变,提示伤寒)
巴氯芬 Baclofen(für Therapie des Nystagmus, GABA-B-Rezeptor-Agonist) *n*
巴氯芬鞘内注射 intrathekale Baclofen-Injektion *f*
巴洛沙星 Balofloxacin *n*
巴洛氏综合征 Barlow* Syndrom *n*
巴马司他 Batimastat *n*
巴梅病(家族性黑矇性白痴的少年型) Batten*-Mayou* Krankheit *f*
巴-梅二氏综合征 Batten*-Mayou* Syndrom *n*
巴姆氏咳 Balme* Husten *m*(od. Syndrom *n*)
巴拿马白蛉 Phlebotomus panamaensis *m*
巴拿马回归热螺旋体 Spirochaeta recurrentis panamaensis *f*, Spirochaeta neotropicalis *f*
巴拿马热 Panama(rekurrens)fieber *n*
巴纳姆效应 Barnum* Effekt *m*
巴帕尼科拉乌染剂 Papanicolaou* Farbstoff *m*(检查身体管道分泌物的脱落细胞是否有恶变)
巴帕尼科拉乌试验(涂片) Papanicolaou* Test(od. Abstrich *m*) *m*, Pap-Test *m*
巴帕尼科拉乌阴道涂片法 Papanicolaou* Vaginalabstrich *m*
巴-皮二氏综合征 Bard*-Pic* Syndrom *n*, chronischer progressiver Ikterus *m*(特性进行性黄疸)
巴浦白蛉 Phlebotomus papatasii *m*
巴-奇二氏综合征 Budd*-Chiari* Syndrom *n*, Endophlebitis obliterans hepatica *f*
巴切利氏征 Baccelli* Zeichen *n*, aphone(od. apho nische) Pektoriloquie *f*
巴瑞特食管 Barrett* Ösophagus *m*
巴瑞特氏滴定管 Barret* Bürette *f*
巴瑞特综合征(慢性消化性溃疡及食管炎综合征) Barrett* Syndrom *n*
巴塞多化甲状腺肿 Struma basedowificata *f*, sekundäre Basedow-Struma *f*
巴塞多氏病 Basedow* Krankheit *f*(od. Syndrom *n*)
巴塞多氏病性精神病 Basedow-Psychose *f*
巴塞多氏甲状腺肿 primäre Basedow-Struma *f*, Struma basedowiana *f*
巴塞多氏假截瘫 Basedow* Pseudoparaplegie *f*
巴塞多氏三征 Basedow* Trias(od. Triade) *f*, Merseburger Trias *f*
巴塞多综合征(甲状腺功能亢进,甲状腺毒症,突眼性甲状腺肿,中毒性甲状腺肿综合征) Basedow* Syndrom *n*
巴塞尔解剖学名词 Baseler Nomina anatomica *n pl*(BNA)
巴塞氏手术 Basset* Operation *f*
巴森丛(脊椎丛) Batson* Plexus *m*
巴沙 Bassa *n*
巴氏白蛉 Phlebotomus papatasii *m*
巴氏厉螨 Laelaps pavlovskyi *m*
巴氏硼酸盐缓冲液 Palitzsch* Pufferlösung *f*
巴氏染色法 Papanicolaou* Färbung *f*
巴氏杀菌乳 pasteurisierte Milch *f*
巴氏胎儿水肿 Bart* Hydrops fetalis *m*, Hydrops fetus universalis *m*
巴氏涂片 Papanicolaou(Pap)* Abstrich *m*, Pap-Abstrich *m*
巴氏线 Pastia* Linie *f*
巴氏腺 Bartholin* Drüse *f*, große Scheidenvorhofdrüse *f*
巴氏腺囊性扩张 zystische Erweiterung der Bartholin* Drüse *f*
巴氏腺囊肿 Bartholin* Drüsenzyste *f*
巴氏消毒法 Pasteurisierung *f*, Pasteurisieren *n*
巴氏指数 Barthel-Index *m*
巴氏指数评分 Barthel-Index *m*
巴斯德培养液 Pasteur* Nährlösung *f*, Kulturflüssigkeit *f*(用于真菌培养)
巴斯德氏菌病 Pasteurellose *f*
巴斯德氏菌科 Pasteuriaceae *pl*
巴斯德氏菌噬菌体 Pasteurella-Phagen *m pl*

巴斯德氏菌属 Pasteurella *f*, Pasteuria *f*
巴斯德氏菌族 Pasteurelleae *pl*
巴[斯德]氏灭菌法 Pasteurisation *f*, Pasteurisierung *f*
巴[斯德]氏培养瓶 Pasteur* Flasche *f*
巴[斯德]氏培养液 Pasteur* Solution *f*(od. Fluidum *n*, od. Liquor *m*)
巴斯德氏乳杆菌 Bacillus pastorianus *m*, Lactobacillus pastorianus *m*
巴[斯德]氏烧瓶 Pasteur* Flasche *f*(od. Kolben *m*)
巴斯德氏微(细)球菌 Micrococcus pasteuri *m*
巴[斯德]氏消毒定温计 Pasteurisationsmeter *n*
巴[斯德]氏消毒法 Pasteurisation *f*, Pasteurisierung *f*
巴[斯德]氏消毒牛乳 pasteurisierte Milch *f*
巴[斯德]氏消毒器 Pasteurisierapparat *m*
巴[斯德]氏效应 Pasteur* Effekt *m*
巴[斯德]氏学说 Pasteur* Theorie *f*
巴斯德氏芽胞杆菌 Bacillus pasteurii *m*
巴斯蒂阿内利氏法 Bastianelli* Methode *f*
巴斯勒氏征 Bassler* Zeichen *n*
巴斯林-帕套综合征 Bartholin*-Patau* Syndrom *n*
巴斯强直性脊柱炎病情活动性指数 BASDAI *m*, Bath Ankylosing Spondylitis Disease Activity Index (BASDAI) <engl.>
巴斯强直性脊柱炎测量指数 BASMI *m*, Bath Ankylosing Spondylitis Metrology Index (BASMI) <engl.>
巴斯强直性脊柱炎放射学指数 BASRI *m*, Bath Ankylosing Spondylitis Radiology Index (BASRI) <engl.>
巴斯刷牙法 Bass* Technik *f*, Bass* Zahnputztechnik *f*
巴斯特窦氏征 Bastedo* Zeichen *n*
巴索兰 Bassoran *n*
巴他酸 Batatsäure *f*
巴太累米氏病 Barthélemy* Krankheit *f*, Tuberculosis papulonecrotica *f*, Acne agminata *f*
巴特尔氏切口 Battle*(-Jaboulay*-Kammerer*) Bauchschnitt *m*
巴特尔氏征 Battle* Zeichen *n*
巴特尔手术 Battle* Operation *f*(使腹直肌暂时移位的一种阑尾切除术)
巴特利氏镇静剂 Battley* Sedativa *n pl*, opiumhaltiges Sedativum *n*
巴特氏癌症 Butter* Karzinom *n*
巴特氏综合征 Bartter* Syndrom *n*
巴特胎儿水肿 Bart* Hydrops fetalis *m*
巴特胎儿水肿综合征 Hb-Bart's-Hydrops-fetalis-Syndrom *n*
巴特沃斯滤波器 Butterworth* Filter *m*
巴特血红蛋白 Bart s Hämoglobin *n*(见于地中海贫血)
巴特综合征 Bart* Syndrom *n*(营养不良性大疱性表皮松弛的一型,为常染色体显性遗传)
巴特综合征(近肾小球细胞增生) Bartter* Syndrom *n*
巴提利手术 Battle* Operation *f*(正常卵巢切除术,以达闭经之目的)
巴通体病 Bartonellose *f*
巴通体科 Bartonellaceae *pl*
巴通体属 Bartonella *f*
巴托周刺座霉 Volutella bartholomaei *f*
巴瓦综合征(晚期神经梅毒合并心血管症) Babinski*-Vaquez* Syndrom *n*
巴-外二氏试验 Babinski*-Weil* Blindgang-Versuch *m*
巴外试验(测迷路) Babinski*-Weil* Test *m*
巴-韦二氏手术 Baldy*(-Webster*) Operation *f*
巴韦手术 Baldy*-Webster* Operation *f*(治子宫后移位,圆韧带固定于子宫背面的手术)
巴蜗牛属 Bradybaena *f*
巴西斑点热 Brasilianisches Fleckfieber *n*
巴西钉螺 Oncomelania brasiliensis *f*
巴西副球孢子菌素 Paracoccidioidin *n*
巴西钩[口线]虫 Hautstreifen-Hakenwurm *m*, Ancylostoma braziliense *n*, Nippostrongylus brasiliensis *m*
巴西钩口线虫 Ancylostoma braziliense *n*
巴西果蛋白 Excelsin *n*
巴西红厚壳 Calophyllum brasiliense *n*
巴西胡椒 Piper jaborandi *n*
巴西具窍蝮蛇 Jararaca *m*, Bothrops jararaca *m*
巴西壳属 Brasiliomyces *pl*
巴西可可 Brasilienkakao *m*, Guarana *f*
巴西客蚤 Xenopsylla brasiliensis *f*
巴西立克次氏体 Rickettsia rickettsi(i)(s. brasiliensis) *f*
巴西利什曼[原]虫 Leishmania brasiliensis *f*
巴西利什曼病 Haut-Schleimhautleishmaniase *f*, Leishmaniasis americana (s. brasiliensis) *f*, Leishmaniasis nasopharyngealis *f*
巴西脑炎 Ilhéus-Enzephalitis *f*
巴西尼氏手术 Bassini* Operation *f*
巴西奴卡氏菌 Nocardia brasiliensis *f*
巴西疟原虫 Plasmodium brasilianum *n*
巴西热 Sao Paulo-Fleckfieber *n*, Felsengebirgs(fleck)fieber *n*
巴西肉豆蔻 Myristica bicuhyba (s. officinalis) *f*
巴西匙叶草根 Baycuru *n*
巴西水蛭 Trachybdella bistriata *f*
巴西苏木 Pernambukholz *n*, Lignum brasiliense rubrum *n*, Lignum Fernambuci *n*
巴西[苏]木素 Brasilin *n*
巴西天疱疮 Pemphigus brasiliensis *m*
巴西铁树 pao-ferro
巴西吐根 Cephaelis Ipecacuanha *f*, Uragoga ipecacuanha Baillon *f*
巴西香脂 Brasilienbalsam *m*
巴西芽生菌 Paracoccidioides brasiliensis (s. cerebrfformis s. tenuis) *m*, Blastomyces brasiliensis *m*
巴西芽生菌病 brasilianische Blastomykose *f*, Paracoccidioidosis *f*, Almeida* Krankheit *f*
巴西圆线虫 Nippostrongylus brasiliensis *m*
巴西锥体虫病 Amerikanische (od. Brasilianische) Trypano(so)miasis *f*, Chagas* Krankheit *f*
巴西紫癜热 brasilianisches Purpurfieber *n*
巴西综合征 Barraquer*-Simon* Syndrom *n*(部分脂肪营养不良)
巴西棕榈 Carnauba *m*, Karnauba *m*
巴西棕榈醇 Carnaubaalkohol *m*
巴西棕榈酸 Karnauba-Säure *f*, Camaubasäure *f*
巴雅尔氏瘀斑 Bayard* Ekchymosen *f pl*
巴叶赞型钩端螺旋体 Leptospira paidjan *f*
巴赞氏病 Bazin* Krankheit *f*(od. Erythem *n*), Erythema induratum *n*, Tuberculosis indurativa cutis *f*
巴泽特氏公式 Bazett* Formel *f*
巴扎德氏反射 Buzzard* Reflex *m*
芭蕉二十六醇 Palmitin-Cerylalkohol *m*
芭焦属 Musa *f*
疤[痕] Narbe *f*, Cicatrix *f*
疤痕 Narbe *f*, Cicatrix *f*
疤痕岛 Narbeninsel *f*
疤痕疙瘩 Keloid *n*, Kelom *n*, Kelos *n*, Narbenkeloid *n*
疤痕疙瘩的 keloidartig
疤痕疙瘩性痤疮 Keloidakne *f*
疤痕疙瘩性钙化 keloidartige Verkalkung *f*
疤痕疙瘩性毛囊炎 Folliculitis keloidalis *f*
疤痕疙瘩性芽生菌病 keloidale Blastomykose *f*
疤痕疙瘩样疤痕 Keloidnarbe *f*
疤痕疙瘩样的 keloidähnlich
疤痕溃疡(瘢痕溃疡) Narbengeschwür *n*
疤痕挛(收)缩 Narbenkontraktur *f*

疤痕旁[肺]气肿 Narbenemphysem *n*
疤痕切除术 Ulektomie *f*, Narbenexzision *f*
疤痕去除[术] Narbenentfernung *f*
疤痕体质 Narben-Diathese *f*, Narbendisposition *f*, Keloid-Disposition *f*
疤痕形成 Narbenbildung *f*
疤痕性癫痫 Narbenepilepsie *f*
疤痕性红斑 Ulerythema *n*
疤痕性畸形 Narbenverunstaltung *f*, Verunstaltung durch Vernarbung *f*
疤痕性睑内翻 Entropium cicatriceum *n*
疤痕性睑外翻 Ektropium cicatriceum *n*
疤痕性肉样瘤病 Narbensarkoidose *f*
疤痕性秃发 Narbenalopezie *f*
疤痕性幽门梗阻 narbige Pylorusobstruktion *f*
疤痕性幽门狭窄 narbige Pylorusstenose *f*
疤痕样的 narbenartig
疤痕组织 Narbengewebe *n*, Flickgewebe *n*, zikatrizielles Gewebe *n*

bá 拔菝

拔出 Extraktion *f*, Extractio *f*
拔出器 Extraktor *m*
拔除 Exelkymosis *f*, Extraktion *f*
拔除[术] Extraktion *f*, Extractio *f*
拔除倒睫 Illaqueatio(n) *f*
拔弹器 Kugelzange *f*
拔根器 Wurzel-Extraktor *m*, Bajonett-Zange *f*
拔管 Detubation *f*, Detubieren *n*, Extubation *f*
拔管困难 Schwierigkeit in Extubation *f*
拔管术 Extubation *f*
拔罐疗法 Schröpftherapie *f*
拔火罐 Schröpfkopf *m*, Schröpfer *m*
拔甲术 Nagelextraktion *f*
[拔]睫镊 Zilienpinzette *f*, Epilierpinzette *f*
拔螺钉器 Schraubenextraktor *m*
拔毛 epilieren
拔毛[发]癖 Haarrupfsucht *f*, Tricho(tillo)manie *f*
拔毛[发]术 Depilation *f*, Depilierung *f*, Epilation *f*, Epilieren *n*
拔毛狂 Tricho(tillo)manie *f*
拔毛镊 Epiliarpinzette *f*, Zilienpinzette *f*, Madisterion *f*, Rupfzange *f*
拔毛症(癖) Trichotillomanie *f*, zwanghaftes Haareausreißen *n*
拔泡法 Schröpfen *n*
拔软木塞螺旋钻形发 Korkenzieherlocke *f*
拔髓 Pulpaexstirpation *f*, Pulpektomie *f*
拔髓器械 Pulpaexstirpationsinstrument *n*
拔髓针 Pulpanadel *f*, Exstirpationsnadel *f*
拔髓针柄 Pulpanadel-Griff *m*, Pulpanadelheft *n*
拔牙 Zahnextraktion *f*, Zahnziehen *n*, Extratio dentalis *f*
拔牙创[口] Zahnextraktionswunde *f*
拔牙后并发症 Komplikation nach Zahnextraktion *f*
拔牙后出血 Postextraktionsblutung *f*, Blutung nach Zahnextraktion *f*
拔牙后感染 Postextraktionsinfektion *f*, Infektion nach Zahnextraktion *f*
拔牙后上颌窦瘘 Kieferhöhlenfistel nach Zahnextraktion *f*
拔牙矫治 kieferorthopädische Extraktionsbehandlung *f*
拔牙器械 Instrumente für Zahnextraktion *n pl*, Zahnextraktionsinstrumente *n pl*
拔牙钳 Zahnzangen *f pl*
拔牙钳柄部 Zahnzangengriff *m*
拔牙钳关节 Zahnzangengelenk *n*
拔牙钳喙部 Zahnzangenschnabel *m*
拔牙术 Zahnziehen *n*, Zahnextraktion *f*, Extractio dentalis *f*
拔牙窝 Extraktionsalveole *f*
拔牙学 Exodontie *f*, zahnextraktionslehre *f*, Exodeont(olog)ia *f*
拔牙学家 Exodontist *m*, Zahnextraktionsspezialist *m*
拔指甲钳 Nagelzange *f*
菝葜属 Smilax *f*
菝葜皂甙 Smilacin *n*
菝葜皂甙元 Smilagenin *n*

bǎ 把钯靶

把持钳 Faßzange *f*
把关人 Gatekeeper *m*, Türhüter *m*, Wärter *m*
把关人调查 Gatekeeper-Interview *n*
把握度 Gewissheitsgrad *m*, Macht *f*
钯 Palladium *n* (Pd, OZ 46)
钯黑 Palladiumschwarz *n*
靶 Ziel *n*, Zielscheibe *f*
靶[恩] Barn *n* (b)
靶[子]学说 Zielscheibentheorie *f*, Treffertheorie *f*, Target-Theorie *f*
靶 DNA Ziel-DNA *f*
靶部位 Zielareal *n*, Targetstelle *f*
靶场安全 Schießplatzsicherheit *f*
靶窗 Zielfenster *n*
靶核 Zielkern *m*, Targetkern *m*
靶基因 Zielgen *n*, Targetgen *n*
靶剂量 Zieldosis *f*
靶控输注 zielkontrollierte Infusion *f*
靶理论 Target-Theorie *f*, Treffertheorie *f*, Zielscheibentheorie *f*
靶酶 Zielenzym *n*, Targetenzym *n*
靶内剂量 Intratarget-Dosis *f*
靶浓度干涉 Interferenzen Targetkonzentration *f*
靶皮肤距离 Fokus-Haut-Abstand *m*
靶片距 Fokus-Film-Abstand *m*
靶器[官] Targetorgan *n*, Einwirkungsorgan *n*
靶器官障碍 Targetorganstörung *f*
靶人群(目标人群) Zielpopulation *f*
靶扫描和靶重建 Zielscan und Zielrekonstruktion
靶位点(置) Targetstelle *f*, Zielstelle *f*
靶细胞 Schießscheibenzellen *f pl*, Schießscheibenerythrozyten *m pl*, Targetzellen *f pl*, Zielzellen *f pl*
靶纤维 Zielfaser *f*, Targetfaser *f*
靶腺 Zielscheibendrüsen *f pl*, Targetdrüsen *f pl*
靶向 gezielt, Targeting *f*
靶向超声造影剂 zielgerichtetes Ultraschalkontrastmittel *n*
靶向超声造影显像 zielgerichtete Ultraschal-Kontrastbildgebung *f*
靶向位点分布 Zielpunktverteilung *f*
靶向心肌超声造影 zielgerichtete myokardiale Kontrastechokardiographie *f*
靶向性微泡 zielgerichtetes Mikrobläschen *n*
靶向治疗 Target-Therapie *f*, zielgerichtete Therapie *f*
靶心率 Zielherzfrequenz *f*
靶形的 targetförmig, targetartig
靶形红斑(虹膜样红斑) Zielläsion *f*, Irisläsion *f*
靶形红细胞 Targetzellen *f pl*, Schießscheibenerythrozyten *m pl*
靶形细胞 Targetzellen *f pl*, Schießscheibenzellen *f pl*
靶序列 Zielsequenz *f*, Targetsequenz *f*
靶样含铁血黄素沉着性血管瘤 Schießscheiben Hämosiderose Hämangiom *n*
靶样纤维 targetoide Faser *f*
靶引物反转录 Target Primed Reverse Transcription (TPRT) <engl.>
靶状病变 Targetläsion *f*, zielartigen läsion *f*
靶状遗传性皮肤病 Zielartigen Genodermatose *f*

靶组织 Targetgewebe *f*
靶组织反应 Zielantwort *f*, Zielresponse *f*, Zielreaktion *f*

bà 耙坝

耙形牙 Harkenzähne *m pl*
坝[胶]浆 Bariumbrei *m*, Bariumspeise *f*

BAI 白百柏摆败拜

bái 白

白桉叶样斑 weißer eichenblattartiger Hautfleck *m*
白氨酸 Leuzin *n* (Leu), Leucin *n* (Leu)(亮氨酸)
白百浪多息 Sulfanilamid(um) *n*, Prontosil album *n*
白斑 Scheckhaut *f*, Vitiligo *f*, Achromia vitiligo *f*
塞尔萨斯氏白斑 Celsus* Vitiligo *f*, Vitiligo capitis *f*, Alopecia areata *f*
白斑病 Leukoderm(a) *n*, Leukodermia *f*, Leukopathia *f*
白斑病[性]外阴炎 Vulvitis leukoplakica *f*, Vulvitis Leukopathiae *f*
白斑病的 leukodermisch
白斑病样梅毒疹 vitiligoides Syphilid *n*, Leukoderma syphiliticum *n*
白斑的 vitiligös
白斑水肿 Leuködem *m*
白斑性外阴炎 leukoplakische Vulvitis *f*
白斑样的 vitiligoid
白斑痣 amelanotischer Nävus *m*, Naevus vitiligoides *m*
白变 Leukismus *m*
白布绷带 Kalikoverband *m*
白草果 Hedychium spicatum *n*
白菖蒲 Kalmus *m*, Acorus calamus *m*
白常山 Mussaenda divaricata *f*
白尘粉 Kreide *f*, Creta *f*
白痴 Idiotie *f*, Idiotismus *m*
白痴天才 Idiot-Savant *m*
白痴者 Idiot *m*
白炽(热) Glühhitze *f*
白炽的 weißglühend
白炽灯 Glühlampe *f*
白炽光 Weißglühlicht *n*
白唇 Weißlippe *f*
白达麻香 Vateria indica *f*
白达玛脂 Gumanin *n*, weißes Dammarharz *n*
白带 weißfluß *m*, Genitalfluor *m*, Leuko(mato)rrhoe *f*, Fluor albus *m*
白带的 leukorrheal
白带过多 Leukorrhagie *f*
白胆汁 weiße Galle *f*
白蛋白 Albumin *n*, Albumen *n*
白蛋白 A Albumin A *n*
白蛋白 A 试验 Albumin-A-Test *m*
白蛋白 X Albumin X *n*
白蛋白 X1 Albumin X1 *n*, Heparin-Cofaktor *m*
白蛋白铋 Albumin Wismut *n*
白蛋白促进凝集反应 Albumin-verstärkte Agglutination *f*
白蛋白的 albuminös, albuminos(-us, -a, -um), albuminic(-us, -a, -um)
白蛋白碘仿 Iodoformalbumin *n*
白蛋白定量法 Albuminimetrie *f*, Albuminometrie *f*
白蛋白定量器 Albuminimeter *n*, Albuminometer *n*
白蛋白胨 Weißes Pepton *n*, Albumin pepton *n*
白蛋白法 Albuminverfahren *n*
白蛋白反应 Albuminoreaktion *f*
白蛋白分层技术 Albumin-Beschichtungstechnik *f*
白蛋白分解 Albuminzerfall *m*, Albuminolysis *f*
白蛋白过多性多血[症] hyperalbuminöse Polyhämie *f*
白蛋白过少 Hypalbuminämie *f*, Hypalbuminose *f*
白蛋白交叉配合方法 Albumin-Kreuzprobe *f*
白蛋白交叉配血方法 Kreuzprobe in Kombination mit Albumin *f*
白蛋白晶体 Krystalbumin *n*
白蛋白廓清率 Albuminclearance *f*
白蛋白粒 albuminöse Granula *n pl*, Albumingranula *n pl*
白蛋白排泄率 Albuminausscheidungsrate *f*, Albuminexkretionsrate *f*
白蛋白球蛋白比率 Albumin-Globulin-Quote *f*, Glonbulin-Albumin-Quote *f*
白蛋白商 Albumin-Quotient *m*
白蛋白痰 Albuminoptysis *f*
白蛋白铁 Eisenalbuminat *n*
白蛋白透析 Albumindialyse(AD) *f*
白蛋白微球制剂 Albumin-Mikrosphäre *f*
白蛋白细胞 Albuminzelle *f*
[白]蛋白细胞 albuminöse Zellen *f pl*
白蛋白腺 albuminöse Drüse *f*
[白]蛋白性肿胀 albuminöse(od. trübe)Schwellung *f*
白蛋白血[症] Albuminämie *f*
白蛋白增多 Albuminosis *f*, Albuminvermehrung *f*
白蛋白制剂 Albuminpräparat *n*
白的 weiß, albicans, alb(-us, -a, -um)
白地霉 Geotrichum candidum *n*
白点病 Weißfleckenkrankheit *f*
白点状慢性结膜炎 Prairie-Konjunctivitis *f*
白点状视网膜炎 Retinitis punctata albescens *f*
白淀汞 Mercurius praecipitatus albus *m*, Hydrargyrum praecipitatum album *n*, weißes Präzipitat *n*
白癜风 Vitiligo *f*, Leukoderm(a) *n*, Leukodermia *f*
白毒伞 Amanita verna *f*
白垩 Kreide *f*, Creta *f*
白垩粉 Kreidepulver *n*
白垩合剂 Mixtura cretae *f*
白垩纪 Kreideformation *f*, Kreidezeit *f*
白垩色 Kreidefarbe *f*
白垩样变 kreideweiß, kreidebleich
白恶露 Lochia alba *f*
白发 Leukotrichie *f*, Weißhaarigkeit *f*
白发的 weißhaarig, incan(-us, -a, -um)
白发症 Grauhaarigkeit *f*, Canities *f*, Poliosis *f*, Trichonosis cana (s. discolor) *f*
白凡士林 weiße Vaseline *f*, Vaselinum Album *n*, Petrolatum-Album *n*
白放线菌素 Actinomycetin *n*
白肺 weiße Lunge(od. Pneumonie) *f*, Pneumonia alba *f*
白痱 Materia alba *f*
白粉病 Echter Mehltau *m*
白[蜂]蜡 Insektenwachs *n*, Chinawachs *n*, Cera alba(s. chinensis) *f*
白肤金发碧眼的人 Blond *n*
白肤金发碧眼妇女 Blondine *f*
白肤色 Hautaufhellung *f*
白梗塞 weißer(od. blasser od. anämischer)Infarkt *m*
白垢牙 Materia alba *f*
白光环质 Coronium *n*
白鲑精蛋白 Coregonin *n*
白桂皮 Caneelbaum *m*, Canella alba *f*
白果 Ginkgo biloba *f*, Ginkjo *m*, Ginkgo *m*
白果[木]酮 Bilobanon *n*
白果醇 ginnol <engl.>

白果毒 Ginkgotoxin *n*
白果酚 Ginkgol *n*, Bilobol *n*
白果黄素 Bilobetin *n*, Gingkgetin *n*
白果苦内酯 Bilobalid *n*, Ginkgolid *n*
白果内酯 Ginkgolid *n*
白果树皮炎 Ginkgo-Dermatitis *f*
白果双黄酮 Ginkgetin *n*, Ginkgo Biflavon
白果酸 Ginkgolsäure *f*
白果中毒 Ginkgovergiftung *f*
白蒿 Sierra Salvia *f*, Artemisia abrotanum (s. stelleiana) *f*
白合金钉瓷牙 Porzellanzahn mit einem Stift aus Weißmetall *m*
白合金钉全口瓷牙 Vollprothese aus Porzellan mit Stiften aus Weißmetall *f*
白合金焊 Weißmetall-Löte *f*
白合金片 Weißmetallplatte *f*
白核 weißer Nukleus *m*
白喉 Diphtherie *f*, Diphtheria *f*, Malum aegypticum *n*, Morbus strangulatorius *m*
白喉-百日咳菌苗 Diphtherie-Pertussis-Impfstoff *m*, Diphtherie-Pertussis-Vakzine *f*
白喉-百日咳-破伤风三联疫苗 Diphtherie-Pertussis-Tetanus-Impfstoff *m*, Diphtherie-Pertussis-Tetanus-Vakzine *f*
白喉百日咳疫苗 Diphtherie-Keuchhusten-Impfstoffe *m pl*
白喉棒杆菌 Corynebacterium diphtheriae *n*
白喉棒杆菌毒素 Toxin aus Corynebacterium diphtheriae *n*, Diphtherietoxin *n*
白喉[棒状]杆菌 Bacillus diphtheriae *m*, Corynebacterium diphtheriae *n*, Klebs*-Loeffler* Bazillus *n*
白喉[棒状杆菌]噬菌体 Bakteriophagen der corynebakterium diphtheriae *n*, Bacteriophagum corynebacterii diphtheriae *n*
白喉带菌者 Djphtheriebazillus-Träger *m*
白喉的 diphtherisch, diphtheri (-us, -a, -um)
白喉毒素 Diphtherietoxin *n*
白喉毒素受体 Diphtherietoxin-Rezeptor *m*
白喉杆菌 Diphtheriebazillus *m*, Corynebacterium diphtheriae *n*
白喉后的 postdiphtherisch
白喉后麻痹 postdiphtherische Paralyse *f*, Paralysis diphtherica *f*
白喉假膜 diphtherische Pseudomembran *f*
白喉菌素 Diphtherin *n*
白喉抗毒素 Diphtherie-Antitoxin *n*, Antitoxinum diphtheriticum *n*
白喉抗毒素单位 Diphtherie-Antitoxin-Einheit *f*
白喉溃疡 diphtherisches Geschwür *n*, Ulkus diphthericum *n*
白喉类毒素 Diphtherie-Anatoxin *n*, Diphtherietoxoid *n*
白喉类毒素敏感性试验 Anatoxin-Reaktion *f*, Maloney* Reaktion *f*
白喉膜 diphtherische Membran *f*
白喉-破伤风-百日咳(DTH)疫苗 Diphtheria-Tetanus-Pertussis (DTP)-Vakzine *f*, Diphtherie-Tetanus-Pertussis (DTP)-Impfstoff *m*
白喉破伤风菌疫苗 Diphtherie-Tetanus-Impfstoff *m* (od. -Vakzine *f*)
白喉破伤风类毒素 Diphtherie-Tetanus-Toxoid *n* (DTT)
白喉破伤风类毒素百日咳菌苗[混合制剂] Diphtherie-Tetanusanatoxoid-Keuchhustenimpfstoffe *m pl*, Diph-therie-Kombinationsimpfstoffe *m pl*
白喉-破伤风-脱细胞百日咳菌苗 Diphtherie-Tetanus-azellulärer Pertussis-Impfstoff *m*
白喉心肌炎 diphtherische Myokarditis *f*
白喉性多[发性]神经炎 diphtherische Polyneuritis *f*, Polyneuritis diphtherica *f*
白喉性耳炎 Gehörgangsdiphtherie *f*, Otitis crouposa (s. diphtherica) *f*
白喉性共济失调 diphtherische Ataxie *f*
白喉性坏死 diphtherische Nekrose *f*
白喉性结膜炎 diphtherische Konjunktivitis *f*, Conjunctivitis diphtherica *f*
白喉性膀胱炎 Cystitis diphtherica (s. crouposa) *f*
白喉性沙漠疮 diphtherisches Wüstengeschwür *n*
白喉性神经病 diphtherische Neuropathie *f*
白喉性神经炎 Diphtherieneuritis *f*
白喉性心肌炎 diphtherische Myokarditis *f*
白喉性炎 diphtherische Entzündung (od. Inflammation) *f*
白喉性阴道炎 diphtherische Kolpitis (od. Vaginitis) *f*
白喉性子宫内膜炎 diphtherische Endometritis *f*, Endometritis diphtherica *f*
白喉血清 Diphtherie(heil)serum *n*, Anti-Diphtherie-Serum *n*, Behring* Serum *n*
白喉咽峡炎 Halsbräune *f*, Angina diphtherica (s. diphtheroides) *f*
白喉样的 diphtheroid
白胡椒 Fructus Piperis albi *m*, Piper album *n*
白花败酱苷(甙) Villoside *n pl*
白花丹素(精) Plumbagin *n*, 5-Hydroxy-2-methyl-1,4-naphtochinon *n*
白花曼陀罗 Datura alba (s. metel s. lastuosa) *f*
白花母菊 Chamomilla *f*
白花色苷(甙) Leucoanthocyanin *n*
白花色苷(甙)元 Leukoanthozyanidin *n*
白花射干 Iris dichotoma *f*
白花罂粟 Papaver somniferum album *n*
白化 Bleichen *n*, Bleichung *f*
白化病(症) Weißsucht *f*, Leukäthiop(s)ie *f*, Albin(o)ismus *m*
白化病-出血性素质 Albinismus-assoziierte hämorrhagische Diathese *f*
白化病的 albinotisch
白化病人 Weißling *m*, Kakerlake *m*, Albino *m*
白化病-血小板病 Albinismus-assoziierte Thrombozytopathie *f*
白化病眼底 Fundus albinoticus *m*
白桦 Betula alba (s. platyphylla) *f*
白桦[脂]醇 Betulin *n*, Camphora betulae albae *f*
白桦苷(甙) Betulosid *n*, Rhododentrin *n*
白桦脂酸 Betulinsäure *f*
白踝按蚊 Anopheles leucosphyrus *m*
白环发 Leukotrichiae annularis *f pl*, Pili anuulati *m pl*
白鲩 Ctenopharyngodon idellus *m*
白(黄)色脂肪组织 weißes Fettgewebe *n*
白芨胶 Gummi Bletillae hyacinthinae *n*, Gummi Bletillae striatae *n*
白肌 weißer Muskel *m*
白肌病 Weißmuskelkrankheit *f*
白肌纤维 weiße Muskelfaser *f*
白吉利毛孢子菌 Trichosporon beigelii *n*
白甲病 Leukonychie *f*, Leukonychia *f*, Achromia unguium *f*
白假丝酵母菌(白色念珠菌) Candida albicans *f*
白坚木醇 Quebrachitol *n*
白降汞 weißes Präzipitat (od. Quecksilberpräzipitat) *n*, Praecipitatum album *n*, Hydrargyrum praecipitatum album *n*
白降汞软膏 weiße Präzipitatsalbe *f*, Flechtensalbe *f*
白交通支 Ramus communicans albus *m*
白脚鼠 Weißfußmaus *m*
白介素(白细胞介素) Interleukin *n*
白介素-4 Interleukin-4 *n*, IL-4 *n*
白介素-6 Interleukin-6 *n*, IL-6 *n*
白介素-11 Interleukin-11 *n*, IL-11 *n*
白介素-13 Interleukin-13 *n*, IL-13 *n*
白介素-1拮抗剂 Interleukin-1-Antagonisten *m*, IL-1-Inhibitor *m*
白介素-1受体 Interleukin-1-Rezeptor *m*
白介素-1受体拮抗剂 IL-1-Rezeptorantagonist (IL-1ra) *m*, Interleukin-1-Rezeptorantagonist *m*

白介素-1受体拮抗剂缺陷 Defizienz des IL-1-Rezeptor-Antagonisten *f*
白介素-1受体相关激酶 IL-1-Rezeptor-assoziierte Kinase (IRAK)
白介素-2基因 Interleukin-2-Gen (IL2G) *n*
白介素-6受体抗体 Interleukin-6-Rezeptor-Antikörper *m*
白芥 gelber (od. weißer od. englischer) Senf *m*, Sinapis alba *f*, Brassiea alba *f*
白芥子苷(甙) Sinalbin *n*
白芥子碱(精) Sinapin *n*
白芥子硫苷 Sinalbin *n*
白金电极 Platinelektrode *f*
白金耳 Öse *f*, Platinöse *f*
白金耳勺 Platinöse-Ohrlöffel *m*
白金坩埚 Platintiegel *m*
白金环(圈) Platinöse *f*, Ose *f*
白金丝 Platindraht *m*
白金针 Platinnadel *f*
白糠疹 Pityriasis alba *f*
白蜡树苷(甙) Fraxin *n*
白蜡树内酯 Fraxitin *n*
白兰地 Brandy *m*, Weinbrand *m*, Kognak *m*, Spiritus Vini vitis *m*
白兰酵母 prynne Hefe *m*
白乐君 Paludrin *n*, Proguanilum *n*, Chlorguanide *n*
白藜芦 weiße Nieswurz *f*, weißer Germer *m*, Veratrum album *n*
白藜芦胺 Veralkamin *n*
白藜芦醇 Veratrumalkohol *m*
白藜芦碱 Jervin *n*, Rubijervin *n*, Veratrin *n*
白痢 weiße Diarrhoe *f*, Diarrhoea alba *f*
白联珠菌 Leukonoid *n*
白联珠菌属 Leukonostoc *n*
白蔹素 Ampelopsin *n*
白蔹属 Ampelopsis *f*
白磷 weißer Phosphor *m*
白磷钙石 tribasisches Calciumphosphat *n*, Tricalciumphosphat *n*, Whitlockit *m*
白蛉 Sandfliege *f*, Pappatacimücke *f*
巴[帕塔西]氏白蛉 Phlebotomus papatasii *m*
司[京特]氏白蛉 Phlebotomus sergenti *m*
孙氏白蛉 Phlebotomus suni *m*
许氏白蛉 Phlebotomus khawi *m*
白蛉病毒属 Phlebovirus <engl.>
白蛉叮咬 Sandfliegenbiss *m*
白蛉热 Phlebotomusfieber *n*, Pap(p)atacifieber *n*, Sandfliegenfieber *n*, Moskitofieber *n*
白蛉热病毒 Pappataci (fieber)-Virus *n*
白蛉属 Phlehotomus *m*
白蛉亚科 Phlebotominae *pl*
白芦藜醇 Resveratrol *n*
白炉贝碱 Beilupeimin *n*
白毛茛 Hydrastis canadensis *f*, kanadischer Gelbwurz *f*, kanadischer Organenwurz *f*, kanadischer Goldsiegelwurz *f*
白毛[茛]碱 Hydrastin *n*
白毛舌 weiße Haarzunge *f*
白毛夏枯草 Ajuga decumbens *f*
白茅 Silberhaargras *n*, Dschungelgras *n*, Imperata cylindrica (var. major) *f*
白茅属 Imperata *f*
白茅素 cvlindrin *n*
白霉菌病 Mukormykose *f*, Mucormycosis *f*
白霉[菌]属 Mucor *m*
白霉素 Albomycin *n*
白绵马精 Albopannin *n*
白绵马素 Albaspidin *n*
白明胶 Speisegelatine *f*, Gelatine *f*, Gelatina alba (s. animalis) *f*
白明胶胨 Gelatosen *f pl*
白明胶酶 Gelatinase *f*
白膜 Albuginea *f*, Tunica albuginea *f*
白膜的 albugine (-us, -a, -urn)
白膜下间隙 Freiraum unter Albuginea *m*, Smith'scher Raum *m*
白膜炎 Albuginitis *f*
白木耳素 Agaricin *n*
白内障 Katarakt *f*, Augenstar *m*, Cataracta *f*
白内障超声乳化术 Phakoemulsifikation *f*
白内障匙 Starlöffel *m*
白内障刺开术 Kataraktdiszission *f*, Discissio cataractae *f*
白内障刀 Starmesser *n*
白内障发生 Kataraktentwicklung *f*, Kataraktentstehung *f*, Kataraktbildung *f*
白内障钩 Starhaken *m*
白内障-毛细血管扩张色素沉着综合征 Katarakt-Teleangiektasie-Pigmentierung-Syndrom *n*, Rothmund*-Thomson* Syndrom *n*
白内障囊内摘出术 Extractio intracapsularis cataractae *f*
白内障囊内摘除术 intrakapsuläre Kataraktextraktion *f*
白内障囊外摘出术 Extractio extracapsularis cataractae *f*
白内障手术患者 Patient für die Kataraktoperation *f*
白内障摘出匙 Star-Enukleationslöffel *m*
白内障摘除后眼动受限 Augenbewegungseinschränkung nach Kataraktextraktion
白内障针 Starnadel *f*, Dizissionsnadel *f*
白内障针拨术 Starstich *m*, Starstechen *n*, Cataractopiesis *f*, Depressio cataractae *f*
白内障针吸术 Staraspiration *f*
白内障纵向研究 Longitudinalstudie zum Katarakt *f*
白念珠菌 Candida albicans *f*
白尿 Albinurie *f*, Leukurie *f*, Leuc(o)uresis *f*
白砒 Arsenik *n*, weißes Arsenik (od. Arsen) *n*, arsenige Säure *f*, Acidum arsen(ic)osum *n*
白千层油 Kajeputöl *n*
白铅矿 Weißbleierz *n*, Zerrusit *m*
白屈菜 Schöllkraut *n*, Schellkraut *n*, Warzenkraut *n*, Chelidonium majus *n*
白屈菜红碱 Chelerythrin *n*
白屈菜黄素 Chelidoxanthin *n*
白屈菜碱 Chelidonin *n*, Stytophorin *n*
白屈菜属 Chelidonium *n*
白屈菜酸 Schöllsäure *f*, Chelidonsäure *f*
白屈菜中毒 Schöllkrautvergiftung *f*, Chelidonismus *m*
白曲菌素 Candidulin *n*
白热 Weißglühen *n*, Weißglühhitze *f*, Weißglut *f*
白日护理中心 Tagespflegezentrum *n*
白日恐惧 Tagangst *f*
白日梦 Wachtraum *m*, Wunschtraum *m*, Hirngespinst *n*
[白]瑞香苷(甙) Daphnin *n*
[白]瑞香素 Daphnetin *n*
[白]瑞香中毒 Daphnismus *m*
白塞[氏]病(白塞综合征,贝赫切特综合征,白皱褶病,软性白斑) weiche Leukoplakie *f*, Behçet* Krankheit *f*, Tripelsymptom *n*, ophthalmooral-genitales Syndrom *n*
白塞氏三病综合征 Behçet* Tripelsymptom *n*, ophthalmo-oral-genitales Syndrom *n*
白塞综合征(眼-口-生殖器综合征) Behcet* Syndrom *n*, Oculo-Oral-Urogenital-Anal-Syndrom *n*
白三烯(白细胞三烯) Leukotrien *n*
白三烯C4 Leukotrien C4 *n*
白三烯拮抗物 Leukotrien-Antagonist *m*
白三烯类 Leukotriene *f*

白三烯受体拮抗剂 Leukotrienrezeptorantagonist *m*
白三烯调节剂 Leukotrienmodifikator *m*
白色表浅性甲癣 weiße oberflächliche Onychomykose *f*
白[色]的 weiß, albicans, alb(-us, -a, -um)
白色毒气 Kohlenmonoxyd *n*, weißes Giftgas *n*
白色额发 weiße Stirnlocke *f*
白色恶露 Lochia alba *f*, entfärbte Lochien *f*
白色放线菌 Actinomyces albus *m*
白色肺炎 weiße Pneumonie *f*, Pneumonia alba *f*
白色杆菌 weißer Bazillus *m*, Bacillus albus *m*
白色梗死 weißer Infarkt *m*
白色海绵痣 Naevus spongiosus albus *m*
白色海绵状斑痣(白皱褶病,软性白斑,家族性白色皱襞黏膜增生) weißer Schwammnävus *m*
白色合剂 weiße Mixtur *f*, Mixtura alba *f*
白色花斑癣 Pityriasis versicolor alba *f*
白色划纹征 Dermographia alba *m*
白色化脓性葡萄球菌 Micrococcus pyogenes vat. albus *m*, Staphylococcus pyogenes albus *m*
白色化脓性葡萄球菌 Staphylococcus pyogenes albus *m*
白色坏疽 weiße Nekrose *f*, Leukonecrosis *f*
白色肌瘤 Leukomyom(a) *n*, Lipomyom(a) *n*
白色假丝酵母菌(白色念珠菌) Candida albicans *f*
白色角化病 Leukokeratose *f*
白色角膜缘带 White Limbal Girdle (Vogt) <engl.>, weiße Streifen im Randbereich der Hornhaut *m pl*, weiße Streifen im Bereich der Limbus corneae *m pl*
白色酵母 Saccharomyces albicans *m*
白色睫毛 weiße Wimpern *f pl*
白色金环蛇 Bungarus candidus *m*
白[色]糠疹 Pityriasis alba *f*
白色链霉菌 Streptomyces albus *m*
白色链球菌 Streptococcus albus *m*
白色链丝菌 Streptothrix alba *f*
白色念珠菌 Candida albicans *f*, Monilia alba (s. albicans) *f*, Oidium albicans *n*, Saccharomyces albicans (s. tumefaciensalbus) *m*
白色念珠菌病 Candidiasis albicans *f*
白色念珠菌肺炎 Pneumonomonlliasis albicans *f*, Candidosis pulmonalis albicans *f*, Candida-albicans-Pneumonie *f*
白色念珠菌性关节炎 Arthritis moniliae albae *f*, Monilia albicans arthritis *f*
白色尿胆素 Leukourobilin *n*
白色[皮肤]划纹征 Dermographia alba *m*
白色葡萄球菌 Staphylococcus albus *m*
白色球拟酵母 Torulopsis Candida *f*
白色人种 weiße Rasse *f*
白色肉瘤 Leukosarkom *n*
白色乳杆菌 Bacillus lactis albus *m*, Bacillus albolactis *m*
白色软化 weiße Erweichung *f*
白色水肿 Leuködem *n*
白色苔藓(慢性萎缩性苔藓样皮炎) Lichen albus *n*, Dermatitis lichenoides chronica atrophicans *f*
白色体 Leukoplasten *n pl*
白色微球菌 Micrococcus albus *m*
白色萎缩 weiße Atrophie *f*, Atrophia alba *f*
白色洗液 weiße Lotion *f*, Lotio alba (s. zinci) *f*
白色细球菌 Micrococcus albus *m*, Staphylococcus albus *m*
白色线状瘢痕 weiße lineare Narbe *f*
白色消毒液 weiße Disinfektionslösung *f*
白色小球菌 Pediococcus tetragenus albus *m*
白色泻 weiße Diarrhoe *f*, Sprue *f*, Diarrhoea alba *f*
白色血块 Speckgerinnsel *n*, weißes Gerinnsel *n*
白色血栓 weißer Thrombus *m*
白色衍生物 weißes Derivat *n*
白色氧化镁板 weiße Magnesiumoxid-Platte *f*
白色叶状斑 Eschenblatt-Fleck *m*
白色[质]体 Etioplast *m*
白芍总苷 Gesamtglykosid von Pfingstrose *n*
白蛇根 Eupatorium ageratoides (s. urticaefolium) *f*
白蛇根毒素 Tremetol *n*, Tremeton *n*
白蛇根中毒 Vergiftung durch Eupatorium ageratoides *f*, Vergiftung durch Eupatorium urticaefolium *f*
白砷 weißes Arsenik *n*, Arsenigsäureanhydrid *n*, Acidum arsenicosum *n*
白矢车菊苷(甙)元 Leucocyanidin *n*
白视 Whiteout *m*
白首乌 Cynanchum bungei *n*
白鼠 weiße Ratte *f*
白丝菌素 Albomycetin *n*
白苏酮 Keton der Halbstrauchigen Schwarznessel *n*
白粟疹 Miliaria alba (s. cristallina) *f*, Sudamina cristallina *f*
白髓 weiße Pulpa *f*
白苔癣 Lichen albus *m*, Dermatitis lichenoides chronica atrophicans *f*
白檀 Santalum album *n*, Sandelholz *n*
白檀油 Sandelöl *n*, Oleum Ligni Santali *n*
白檀油烯醇 Santalol *n*, Arheol *n*
白陶土 Kaolin *m*, Bolus alba *f*, Argilla hydrata (s. pura) *f*
白陶土部分凝血活酶时间 partielle Kaolin-Thromboplastinzeit *f*
白陶土肺 Kaolinlunge *f*, Kaolinose *f*, Kaolinosis pulmonum *f*
白陶土泥罨剂 Cataplasma kaolini *n*
白体 Corpus albicans *n*, Tuber candidicans *n*, Willis* Drüse *f*
白体囊肿 Corpus-albicans-Zyste *f*, Weißkörperzyste *f*
白天康复服务制度 Tage-Rehabilitationsservice *n*
白天遗尿 tagaktive Enuresis *f*
白田道夫氏法 Bettendorff* Methode *f*
白田道夫氏试剂 Bettendorff* Reagenz *n*
白鲦鱼 Hemiculter leucisculus *m*
白瞳 weiße Pupille *f*, Leukokorie *f*
白头翁 Kuhschelle *f*, Küchenschelle *f*, Anemone chinensis *f*, Pulsatilla chinensis *f*
白头翁属 Pulsatilla *f*
白头翁素 Anemonenkampfer *m*, Pulsatillenkampfer *m*, Anemonin *n*
白头翁中毒 Anemonismus *m*, Pulsatillenvergiftung *f*
白吐根 weiße Brechwurzel *f*, Ipecacuanha alba *f*, Ionidium ipecacuanha *n*, Calceolaria ipecacuanha *f*
白豚鼠 Albino-Meerschweinchen *n*
白网状结构 Formatio reticularis alba *f*
白网状质 Substantia reticularis alba *f*, Arnold* Substanz *f*
白薇素 Cynanchol *n*
白纹 Lineae albicantes *f pl*, Striae albicantes *f pl*
白纹伊蚊 Aëdes albopictus *m*
白细胞 weißes Blutkörperchen *n*, Leukozyt *m*, Achroozyt *m*
白细胞包涵体 Leukozyteneinschlüsse *m pl*, Döhle* (Einschluß-) Körperchen *n pl*
白细胞边集 Leukozytenmarginalisation *f*
白细胞丙酮酸激酶缺陷 leukozytäre Pyruvatkinase-Defekt *f*
白细胞补体 Leukozytenalexin *n*
白细胞不增多性白血病 aleukämische (od. aplastische) Leukämie *f*
白细胞层 Leukozytenmanschette *f*
白细胞除去法 Leukopherese *f*, Leukophorese *f*
白细胞(单核的) mononukleärer Leukozyt *m*
白细胞弹力蛋白酶 Leukozytenelastase *f*
白细胞蛋白酶 Leukoproteasen *f pl*

白细胞的 leukozytär
白细胞动力(态)学 Leukokinetik *f*
白细胞毒害性 Leukozytotoxizität *f*
白细胞毒剂 leukotoxisches Agens *n*
白细胞毒素 Leukotoxin *n*
白细胞反应 Leukozytenreaktion *f*, leutozytäre Reaktion *f*
白细胞分核计数 Segmentkernige-Leukozytenzählung *f*
白细胞分化抗原 8 阳性 T 淋巴细胞 CD8-postiver T-Lymphozyt *m*
白细胞分化抗原 CD1 CD1-Antigen *n*
白细胞分化抗原 CD5 CD5-Antigen *n*
白细胞分化抗原 CD7 CD7-Antigen *n*
白细胞分化群抗原(CD 抗原) CD-Antigen *n*
白细胞分类法 Blutzellbilddifferenzierung der Leukozyten *f*
白细胞分离术 Leukapherese *f*, Leukozytapherese *f*
白细胞附壁 Leukozytenmargination *f*
白细胞功能不良引起的慢性肉芽肿病 chronische Granulomatose aufgrund Leukozytenfunktionsstörung *f*
白细胞功能抗原 Leukozytenfunktionsantigen *n*
白细胞功能相关抗原 Leukozytenfunktions-assoziiertes Antigen (LFA) *n*
白细胞共同抗原 Leukozyten-Commen-Antigen *n*
白细胞管型 Leukozytenzylinder *m*
白细胞过多 Hyperleukozytose *f*, Hyperleukozyt(h)ämie *f*
[白细胞]核分析 Leukozytenkernanalyse *f*
白细胞核棘突鼓锤小体 Leukozytenkern-Trommelschlegelanhänger *m*
白细胞核素 Leukonuklein *n*
白细胞核右移 Rechtsverschiebung (der Neutrophilen) *f*
白细胞核左移 Linksverschiebung (der Neutrophilen) *f*
白细胞活化因子 Leukozyten-aktivierender Faktor (LAF) *m*
白细胞激酶 Leukokinase *f*
白细胞激肽 Leukokinin *n*
白细胞计数 Leukozytenzählung *f*
白细胞计数器 Leukozytenzählkammer *f*
白细胞计数用吸管 Leuko-Pipette *f*, Leukozytenzählungspipette *f*
白细胞介导的内皮细胞损伤 leukozytenvermittelte endotheliale Zellschädigung *f*
白细胞介素 Interleukin *n*
白细胞介素 -1 Interleukin-1 *n*, IL-1 *n*
白细胞介素 -10 Interleukin-10 *n*
白细胞介素 -10 家族 Interleukin-10-Familie *f*
白细胞介素 -10 受体 Interleukin-10-Rezeptor *m*
白细胞介素 -11 Interleukin *n*
白细胞介素 -11 受体 Interleukin-11-Rezeptor *m*
白细胞介素 -12 Interleukin-12 *n*
白细胞介素 -12 受体 Interleukin-12-Rezeptor *m*
白细胞介素 -13 Interleukin-13 *n*
白细胞介素 -13 受体 Interleukin-13-Rezeptor *m*
白细胞介素 -14 Interleukin-14 *n*
白细胞介素 -15 Interleukin-15 *n*
白细胞介素 -15 受体 Interleukin-15-Rezeptor *m*
白细胞介素 -16 Interleukin-16 *n*
白细胞介素 -17 Interleukin-17 *n*
白细胞介素 -17A Interleukin-17A (IL-17A) *n*
白细胞介素 -18 Interleukin-18 (IL-18) *n*
白细胞介素 -18 结合蛋白 Interleukin-18-Bindungsprotein *n*, IL-18 BP *n*
白细胞介素 -18 受体 Interleukin-18-Rezeptor *m*
白细胞介素 -19 Interleukin-19 *n*
白细胞介素 -1β 白介素 -1β Interleukin-1β *n*, IL-1β *n*
白细胞介素 -1β- 转换酶 Interleukin-1β-Konversionsenzyem *n*
白细胞介素 -1 家族 Interleukin-1-Familie *f*
白细胞介素 -1 受体 Interleukin-1-Rezeptor *m*
白细胞介素 -1 受体 -1 Interleukin-1-Rezeptor Typ 1 *m*, IL-1R1
白细胞介素 -1 受体辅助蛋白 Interleukin-1-Rezeptor-Accessory-Protein *n*, IL-1RAcP *n*
白细胞介素 -1 受体家族 Interleukin-1-Rezeptorfamilie *f*
白细胞介素 -1 受体拮抗剂缺陷 Defizienz des IL-1-Rezeptorantagonisten (DIRA) *f*
白细胞介素 -1 受体相关蛋白 IL-1-Rezeptor-assoziiertes Protein *n*
白细胞介素 -1 受体相关激酶 4 Interleukin-1-Rezeptor-assoziierte Kinase-4 *f*, IRAK-4 *f*
白细胞介素 -1 系统 Interleukin-1-System *n*
白细胞介素 -2 Interleukin-2 (IL-2) *n*
白细胞介素 -20 Interleukin-20 *n*
白细胞介素 -20 受体 Interleukin-20-Rezeptor *m*
白细胞介素 -21 Interleukin-21 *n*
白细胞介素 -21 受体 Interleukin-21-Rezeptor *m*
白细胞介素 -22 Interleukin-22 *n*
白细胞介素 -22 受体 Interleukin-22-Rezeptor *m*
白细胞介素 -23 Interleukin-23 *n*
白细胞介素 -23 受体 Interleukin-23-Rezeptor *m*
白细胞介素 -24 Interleukin-24 *n*
白细胞介素 -24 受体 Interleukin-24-Rezeptor *m*
白细胞介素 -25 Interleukin-25 *n*
白细胞介素 -26 Interleukin-25-Rezeptor *m*
白细胞介素 -27 Interleukin-27 *n*
白细胞介素 -27 受体 Interleukin-27-Rezeptor *m*
白细胞介素 -28 Interleukin-28 *n*
白细胞介素 -28 受体 Interleukin-28-Rezeptor *m*
白细胞介素 -29 Interleukin-29 *n*
白细胞介素 -29 受体 Interleukin-29-Rezeptor *m*
白细胞介素 -2 受体 Interleukin-2-Rezeptor *m*
白细胞介素 -2 受体抗体 Interleukin-2-Rezeptor-Antikörper *m*
白细胞介素 -3 Interleukin-3 *n*
白细胞介素 -3 Interleukin-3 (IL-3) *n*
白细胞介素 -30 Interleukin-30 *n*
白细胞介素 -31 Interleukin-31 *n*
白细胞介素 -31 受体 Interleukin-31-Rezeptor *m*
白细胞介素 -32 Interleukin-32 *n*
白细胞介素 -32α IL-32α *n*
白细胞介素 -33 Interleukin-33 *n*
白细胞介素 -33 受体 Interleukin-33-Rezeptor *m*
白细胞介素 -34 Interleukin-34 *n*
白细胞介素 -35 Interleukin-35 *n*
白细胞介素 -36 Interleukin-36 *n*
白细胞介素 -37 Interleukin-37 *n*
白细胞介素 -3 受体 Interleukin-3-Rezeptor *m*
白细胞介素 -4 Interleukin-4 *n*
白细胞介素 -4 受体 Interleukin-4-Rezeptor *m*
白细胞介素 -5 Interleukin-5 *n*
白细胞介素 -5 受体 Interleukin-5-Rezeptor *m*
白细胞介素 -6 Interleukin-6 *n*
白细胞介素 -6 受体 Interleukin-6-Rezeptor *m*
白细胞介素 -7 Interleukin-7 *n*
白细胞介素 -7 受体 Interleukin-7-Rezeptor *m*
白细胞介素 -8 Interleukin-8 (IL-8) *n*
白细胞介素 -8 受体 Interleukin-8-Rezeptor *m*
白细胞介素 -9 Interleukin-9 *n*
白细胞介素 -9 受体 Interleukin-9-Rezeptor *m*
白细胞介素受体 Interleukin-Rezeptor *m*
白细胞介素受体相关激酶 Interleukin-Rezeptor-assoziierte Kinase (TRAK) *f*
白细胞解体[作用] Leukolyse *f*

白细胞减少 Leukopenie *f*
白细胞减少的 leukopenisch
白细胞减少性白血病 aleukämische (od. leukopenische) Leukämie *f*
白细胞减少因子 Leukopeniefaktor *m*
白细胞减少[症] Leukopenie *f*, Leukozytopenie *f*, Aleukozytose *f*, Hypoleukozytose *f*
白细胞减少症 Leukozytopenie *f*
白细胞减少指数 leukopenischer Index *m*
白细胞碱性磷酸酶 leukozytäre alkalische Phosphatase *f*
白细胞浸润 leukozytäre Infiltration *f*, Achroozytose *f*, Achroocytosis *f*
白细胞晶体 Leukozytenkristalle *m pl*, Asthmakristalle *m pl*, Leyden* Kristalle *m pl*
白细胞精液症 Leukozytospermie *f*
白细胞精子症(脓精症) Leukozytospermie *f*
白细胞抗体 Leukozytenantikörper *m*
白细胞抗原 Leukozytenantigene *n pl*
白细胞抗原沉淀素 Leukopräzipitin *n*
白细胞抗原系统 human leucocyte antigen system <engl.>
白细胞颗粒 Plasmasom *n*
白细胞懒惰综合征 Lazy-Leukocyte-Syndrom *n*
白细胞疗法 Leuko(zyten)therapie *f*
白细胞瘤 Leukozytom *n*
白细胞免疫 leukozytäre Immunität *f*
白细胞内的 intraleukozytär
白细胞内溶素 WBC-Endolysin *n*
白细胞黏附缺陷(症) Leukozytenadhäsionsdefizienz *f*
白细胞黏附缺陷 -1 Leukozyten-Adhäsions-Defizienz-Ⅰ(LAD-Ⅰ) *f*
白细胞黏附缺陷 -2 Leukozyten-Adhäsions-Defizienz-Ⅱ(LAD-Ⅱ) *f*
白细胞尿 Leuk(ozyt)urie *f*, Leucuresis *f*
白细胞凝集 Leukozytenagglutination *f*
白细胞凝集素 Leuko(zyten)agglutinin *n*
白细胞凝血酶 Leukothrombin *n*
白细胞破碎 Leukozytoklasie *f*
白细胞破碎的 leukozytoklastisch
白细胞破碎性血管炎 leukozytoklastische Vaskulitis *f* (od. Angiitis *f*)
白细胞破碎性荨麻疹 leukozytoklastische Urtikaria *f*
白细胞葡萄糖 -6- 磷酸脱氢酶缺陷症 Glucose-6-Phosphat-Dehydrogenase-Mangel in Leukozyten *m*, G6PD-Mangel in Leukozyten *m*
白细胞趋化反应 leukozytäre Chemotaxis *f*, Leukotaxis *f*
白细胞趋化因子 leukozytärer chemotaktischer Faktor *m*
白细胞趋[向]性 Leukotaxis *f*
白细胞趋向性的 leukotaktisch
白细胞缺乏的 aleukämisch
白细胞缺乏症 Aleukämie *f*, Aleucaemia *f*, Aleukia *f*
白细胞溶解 Leukozytolyse *f*, Leukolyse *f*
白细胞[溶]酶 WBC Lytisches Enzym *m*
白细胞溶素 Leuko(zyto)lysin *n*
白[细胞]三烯 Leukotrien *n*
白[细胞]三烯 B1 Leukotrien B1 *n*
白[细胞]三烯 B4 Leukotrien-B4, LTB4 *n*
白细胞三烯(类) Leukotrien *n* (LTB)
白细胞三烯拮抗药 Leukotrienantagonist *m*
白细胞[杀菌]素 Leukon *n*
白细胞渗出 Leukopedese *f*, Leukodiapedese *f*, Leukoemigration *f*, Leukopenetration *f*
白细胞生成 Leukopoese *f*, Leukozytopo(i)ese *f*, Leukogenese *f*, Leucopoiesis *f*
白细胞生成不足 leukopoetischer Mangel *m*
白细胞受体簇 Leukozytenrezeptorcluster *n*
白细胞衰老期 leukozytäres Alterungsstadium *n*, seniles Leukozytenstadium *n*
白细胞素 Leukon *n*, Leukin *n*
白细胞提取法 Leukapherese *f*
白细胞调节素 Leukoregulin *n*
白细胞同种抗原 Leukozytenalloantigen *m*
白细胞稳态 Leukostase *f*
白细胞吸管 Leukopipette *f*, Leukozytenzählungspipette *f*
白细胞稀释液 Verdünnungsflüssigkeit für Leukozytenzählung *f*
白细胞系 Leukon *n*
白细胞相关免疫球蛋白样受体 Leukozyten-assoziierter Ig-ähnlicher Rezeptor *m*
白细胞相关免疫球蛋白样受体 -2 Leukozyten-assoziierter Ig-ähnlicher Rezeptor-2 *m*
白细胞相关抑制性受体 Leukozyten-assoziierter inhibitorischer Rezeptor *m*
白细胞象 Leukogramm *n*, Differentialblutbild der Leukozyten *n*
白细胞形成 Leuko(zyto)genese *f*, Leukopo(i)ese *f*, Leukozytenbildung *f*
白细胞悬液 leukozytäre Suspension *f*, Leukozytensuspension *f*
白细胞学 Leukozytologie *f*
白细胞血管内凝聚 Leukostase *f*
白细胞血管渗出 Leukozytenextravasation *f*
白细胞血小板减少 Leukothrombopenie *f*
白细胞样的 leukozytoid
白细胞移动 Leukokinesie *f*, Leukokinesis *f*
白细胞移动抑制试验 Leukozytenmigrationshemmung-Test *m*
白细胞移动抑制因子 Leukozytenmigrationshemmungsfaktor *m*
白细胞移行 Leukozyten-Migration *f*, Leukozytenverschiebung *f*
白细胞异常色素减退综合征(谢迪亚克—东综合征) Chediak*-Higashi* Syndrom *n*, Chediak*-Higashi* Anomalie *f*
白细胞抑制因子 Leukozytenhemmfaktor *m*
白细胞游出 Leukoplanie *f*, Leukozyten-Emigration *f*, Leukodiapedese *f*
白细胞游出学说 Emigrationstheorie *f*
白细胞游走抑制因子 Leukozytenemigrationshemmungsfaktor *m*
白细胞右移 Leukozyten-Rechtsverschiebung *f*
白细胞诱素 Leukotaxin *n*, Leukotakin *n*
白细胞淤滞 Leukostase *f*
白细胞原虫 Leukozytozoon *n*
白细胞增多[症] Leukozytose *f*
白细胞增多性关节炎 Arthritis leucocytotica *f*, Still* (-Chauffard*) Syndrom *n*
白细胞增多因子 Leukozytosefaktor *m*
白细胞黏附缺陷 Leukozytenadhäsionsdefizienz (KOP) *f*
白细胞黏附缺陷Ⅰ型 Leukozytenadhäsionsdefekt TypⅠ *m*
白细胞粘附缺陷症 Leukozytenadhäsionsmangel *m*
白细胞粘附缺陷综合征 Leukozytenadhäsionsmangel-Syndrom *n*
白细胞粘附抑制试验 leukozytärer Adhäsionsinhibitionstest *m*, leucocyte adherence inhibition test (LAIT) <engl.>
白细胞招募 Leukozytenrekrutierung *f*
白细胞诊断法 Leukodiagnose *f*, Leukodiagnosis *f*
白细胞酯酶 Leukozytenesterase *f*
白细胞致热原 Leukozyten-Pyrogen *n*
白细胞组织胺释放试验 leukozytärer Histaminfreisetzungstest *m*
白细胞组织增生 Leukoblastose *f*
白细胞左移 Leukozyten-Linksverschiebung *f*
白纤维 kollagene (od. weiße) Faser *f*
白纤维软骨 weißer Faserknorpel *m*, weißer Bindegewebsknorpel *m*
白纤维组织 weißes fibröses Gewebe *n*
白藓碱 Dictamnin *n*

白线 Linea alba *f*
希尔顿氏白线 Hilton*(weiße) Linie *f*
白线疝 Hernia lineae albae *f*, Bergmann* Hernie *f*
白线疝修补术 Hernioplastik der Hernia lineae albae *f*
白线支座 Adminiculum lineae albae *n*
白消安 Busulfanum *n*, Myleran it
白星状闪辉(烁)症 Scintillatio albescens(s. nivea) *f*
白胸库蚊 Culex pallidothoracis *m*, Culex pallidothorax *m*
白癣 weiße Ringelflechte *f*, Tinea alba *f*
白锈病 Weißrost *m*
白血胞游出 Leukozytenmigration *f*
白血病 Leuk(ozyth)ämie *f*, Bennett* Krankheit *f*
白血病表型 Leukämiephenotyp *m*
白血病病毒 Leuko(se)virus *n*
白血病的 leukämisch, leucaemic(-us, -a, -urn)
白血病干细胞 leukämische Stammzelle *f*
白血病口炎 Stomatitis leucaemica *f*
白血病前期 Präleukämie *f*
白血病前期贫血 präleukämische Anämie *f*
白血病前期综合征 präleukämisches Syndrom *n*
白血病肾损害 leukämische Nierenschaden *m*
白血病细胞浸润 leukämische Zellinfiltration *f*
白血病相关抗原 leukämie-assoziertes Antigen *n*
白血病性骨髓组织增生 leukämische Myelose *f*
白血病性红细胞增多 leukämische Erythrämie(od. Erythrozytose) *f*
白血病性裂隙 Hiatus leucaemicus *m*
白血病性淋巴腺增生病 Lymphadenosis leukaemica *f*
白血病性脑膜脑病 leukämische Meningoencephalopathie *f*
白血病性贫血 Leukanämie *f*
白血病性肉瘤 Leukosarkom *n*, Sarcoma leucocyticum *n*
白血病性肉瘤病 Leukosarcomatosis *f*
白血病性视网膜病 Retinopathia leucaemica *f*
白血病性视网膜炎 leukämische(od. splenische) Retinitis *f*
白血病性网状内皮组织增殖(白血病性网状内皮细胞增生病) leukämische Retikuloendotheliose *f*
白血病性龈增大 leukämische Gingivahyperplasie *f*
白血病样的 leukämoid
白血病样反应 leukämoide Reaktion *f*
白血病抑制因子 Leukämiehemmfaktor *m*, Leukämie-Inhibitor-Faktor *m*, LIF *m*
白血病抑制因子受体 Leukämiehemmfaktor-Rezeptor *m*
白血病疹 Leukämid *n*
白血福恩 Myleran *n*, Busulfan(um) *n*, Sulfabutin *n*
白血宁 Aminopterin *n*, 4-Aminopteroylglutaminsäure *f*
白血球 Leukozyt *m*, weißes Blutkörperchen *n*, Achroozyt *m*
白血生 Pentoxyl *n*
白血栓 weißer Thrombus *m*, Abscheidungsthrombus *m*
白[血]细胞 Leukozyt *m*, Achroozyt *m*, weißes Blutkörperchen *n*
白眼 weißes Auge *n*
白眼爆裂性骨折 "White-eyed"-Blowout-Fraktur *f*
白杨梅甙 Albamyricetin *n*
白叶状斑 weiße blattförmige Flecke *f*
白 W 伊蚊 Aëdes w-alba *f*
白移植物反应 Weiß-Transplantat-Reaktion *f*, Frei-Transplantat-Reaktion *f*
白蚁 Termite *m*
白荧光素 Leukofluoreszein *n*
白硬斑病 Morphaea alba *f*
白羽扇豆 Lupinuus albus *m*
白羽扇豆碱 Lupanin *n*
白云母 Muscovitum *n*
白云石 Dolomit *m*
白[赞]氏金蝇 Chrysomyia bezziana *f*
白噪声 Rauschstörung *f*
白噪音 weißer Lärm *m*, weißes Geräusch *n*
白杖 weißer Stock *m*, Blindenlangstock *m*, Blindenstock *m*
白脂肪组织 weißes Fettgewebe *n*
白芷毒素 Angelikotoxin *n*
白芷内酯 Angelikon *n*
白芷属 Heracleum *n*
白芷素 Angelicin *n*
白质 Alba *f*, Album *n*, Substantia alba *f*, Schwann* weiße Substanz *f*
白质板 Laminae albae *f pl*
白质后连合 Commissura posterior alba medullae spinalis *f*
白质灰质层 Stratum albocinereum *n*
白质脑炎 Leukoenzephalitis *f*
白质[前]连合 weiße Kommissur *f*, Commissura alba *f*, Commissura anterior alba medullae spinalis *f*
白质前连合 Commissura alba anterior *f*, vordere weiße Kommissur *f*
白质切断术 Leukotomie *f*
白质软化 periventrikuläre Leukomalazie *f*
白质营养不良 Leukodystrophie *f*, Leukodystrophia *f*
白肿 weiß Schwellung *f*
白昼恐怖 Phengophobie *f*
白昼失音 Nyktophonie *f*
白昼视觉 Tagessehen *n*
白珠木苷 Gaultherin *n*

bǎi 百柏摆

百白二联疫苗 Diphtherie-Pertussis-Divalenzvakzine *f*
百白破三联疫苗 Diphtherie-Pertussis-Tetanus-Tripelvakzine *f*
百部次碱 Stenin *n*
百部定(高)碱 Stemonidin *n*
百部碱 Stemonin *n*
百部科 Stemonaceae *pl*
百部属 Stemona *f*
百部糖浆 Sirupus stemonae *m*
百部叶碱 Stemofolin *n*
百部中毒 Stemona-Vergiftung *f*, Vergiftung durch Stemona (japonica) *f*
百草枯 Paraquat *n*
百草枯肺 Paraquet-Lunge *f*
百分比 Perzentsatz *m*, Hundertsatz *m*, Prozentsatz *m*
百分比趋势 Prozentualer Trend *m*
百分比误差 prozentualer Fehler *m*
百分单位 zentesimale Einheit *f*, Zentesimaleinheit *f*
百分等级 Perzentilrang *m*
百分度 Zentigrad *m*, Centigrad *m*(Cg), Zentesimaleinteilung *f*
百分度的 hundertgradig
百分度热量单位 Zentigrad-Wärmeeinheit *f*
百分精密度 prozentmale Feinheit *f*, perzentige Präzision *f*
百分量表 Perzentilskala *f*
百分率 Perzentile *n*(P), Prozentsatz *m*, Perzentgehalt *m*, Hundertsatz *m*
百分浓度 prozentuelle(od. prozentuale) Konzentration *f*
百分偏差 prozentuale Deviation *f*
百分湿度 prozentuale Feuchte *f*
百分数 Prozent *n*, Gliederungszahl *f*, Perzentgehalt *m*, Perzentsatz *m*
百分条图 prozentuales(od. perzentiges) Stabdiagramm *n*, Prozentstabdiagramm *n*
百分条形图 prozentuales Balkendiagramm *n*
百分位 Perzentil *n*
百分位数 Perzentile *f*
百分位数法 Perzentil-Methode *f*

百分位数曲线(百分位曲线) Perzentilkurve *f*
百分温[度]标 Zentigradskala *f*, Celsius* Skala *f*
百分温度计 Prozenthygrometer *n/m*, Celsius-Thermometer *n*
百分误差 velativer(od. prozentualer)Fehler *m*
百分吸收系数 prozentualer(od. relativer)Absorptionskoeffizient *m*
百分相对湿度 Prozentfeuchtigkeit *f*, prozentuale(od. relative) Feuchtigkeit *f*
百分圆图 perzentiges(od. prozentuales)Zirkulardiagramm *n*
百分之一当量的 hundertstelnormal, zentinormal
百分之一当量溶液 Hundertstelnormallösung *f*
百分之一戈瑞 Zentigray(cGy) *n*, Hundertsten Gy
百分之一摩尔根 Zentimorgan(cM) *n*(遗传距离单位)
百分制 Zentesimalsystem *n*
百合花疹 Lilieexanthem *n*, Lilieausschlag *m*
百合科 Liliaceae *pl*
百合属 Lilium *n*, Lilie *f*
百浪多息 Prontosil *n*
百里靛酚 Thymol-Indophenol *n*
百里酚 Thymol(um) *n*, Thymolkampfer *m*
百里酚磺酞 Thymolsulfonphthalein *n*, Thymolblau *n*
百里酚蓝 Thymolblau *n*
百里酚酞 Thymolphthalein *n*
百里酚紫 Thymolviolett *n*
百里香 Welscher Quendel *m*, römischer Quendel *m*, Thymian vulgaris *m*, Thymus vulgaris *n*
百里香的 thymic(-us, -a, -um)
百里香醌 Thymochinon *n*
百里香属 Thymus *n*, Thymian *m*
百里香素 Cymol *n*
百日咳 Blauhusten *m*, Keuchhusten *m*, Pertussis *f*, Morbus cucullaris *m*
百日咳鲍特菌 百日咳杆菌 Bordetella pertussis *f*
百日咳毒素 Pertussistoxin(PT) *n*
百日咳肺炎 Keuchhustenpneumonie *f*, Pneumonie bei Keuchhusten *f*
百日咳杆菌素 Pertussistoxin *n*
百日咳菌(疫)苗 Keuchhustenimpfstoff *m*, Pertussis-Impfstoff *m*(P-Impfstoff), Pertussisvakzine *f*
百日咳菌苗白喉类毒素混合制剂(百白二联[生物制剂]) gemischtes Präparat aus Pertussis-Vakzine und Diphtherietoxin *n*
百日咳菌疫苗 Pertussis-Vakzine *f*, Keuchhusten-Impfstoff *m*
百日咳免疫球蛋白 Pertussis-Immunglobulin *n*
百日咳脑病 Keuchhustenenzephalopathie *f*, Keuchhustenenzephalitis *f*, Keuchhustenenzephalose *f*
百日咳[嗜血]杆菌 Haemophilus pertussis *m*, Bacillus pertussis *m*, Bordetella pertussis *f*
百日咳嗜血杆菌疫苗 Impfstoff gegen Hämophilus pertussis *m*
百日咳血清 Keuchhusten-Serum *n*
百日咳样的 pertussoid, pertussiform
百日咳样咳嗽 Pertussoid *n*, paroxysmaler(od. pertussiformer od. pertussoider) Husten *m*, Pertussis-ähnlicher Husten *m*
百日咳综合征 Pertussis-Syndrom *n*, Keuchhusten-Syndrom *n*
百岁老人 Hundertjährige *m*
百万道尔顿 Megadalton(MD) *n*
百治磷 Dicrotophos *n*
柏科 Cupressaceae *f pl*
[柏拉图]精神恋爱 platonische Liebe *f*
[柏拉图]女子精神恋爱 platonische Nymphomanie *f*
柏姆性别角色调查表 Bem* Geschlechterrollen-Inventar *f*
柏树油 Erdpech *n*, Bergpech *n*, Bergharz *n*, Teer *m*, Oleum Cupressi *n*
柏-文综合征 Plummer*-Vinson* Syndrom *n*
柏[亚尔惹]氏内线 Baillarger* innerliche Linie *f*
柏[亚尔惹]氏外线 Baillarger*äußerliche Linie *f*
柏亚尔惹征 Baillarger* Zeichen *n*(麻痹性痴呆时瞳孔左右不等)
柏油癌 Teerkrebs *m*, Teerkarzinom *n*
柏油样粪(便) teerfarbener(od. teerfarbiger) Stuhl *m*, Teerstuhl *m*, Meläna *f*
柏油样囊肿 Teerzyste *f*
摆臂测验 Schwungtest *m*
摆锤测验 Hängetest *m*
摆动 Pendelbewegung(des Darmes) *f*, Vibration *f*, Osziflation *f*
摆动步 schwingender Gang *m*
摆动称法 Pendelwaage-Methode *f*
摆动初期 Schwunganfang *m*
摆动负重相 Schwingungsphase *f*
摆动呼吸 Pendelatmung *f*
摆动加速期 Schwingungsbeschleunigungsphase *f*
摆动假说 Wobble-Hypothese *f*
摆动减速期 Schwingungsverlangsamungsphase *f*
摆动配对 Wobble-Paarung *f*
摆动期 Schwingungsdauer *f*, Schwingungsperiode *f*
摆动期控制 Schwungphasensteuerung *f*
摆动时相 Schwungphase *f*
摆动实验 Ausschwingtest *m*
摆动心 Pendelherz *n*, Tropfenherz *n*, Corpendulum *n*
摆动性 Schwankung *f*
摆动性眼震 Pendelnystagmus *m*
摆动旋转试验 Pendel-Rotationstest *m*
摆动运动 Pendelbewegung *f*
摆动转椅 Drehstuhl *m*
"摆"式矫治器 Pendelapparatur *f*

bài 败拜

败酱甙 Patrinoside *n pl*
败酱科 Valeranaceae *f pl*
败酱烯 Patrinen *n*
败菌素 Eurotin A *n*
败血病(症) Sepsis *f*, Septikämie *f*, Septicaemia *f*, Blutvergiftung *f*, Ichorrhämie *f*
败血病的 septisch, septic(-us, -a, -um)
败血病性大肠杆菌病 septikämische Kolibazillose *f*
败血病性骨坏死 septische Knochennekrose *f*
败血病性脑膜炎 septische Meningitis *f*
败血病性休克(脓毒性休克) septischer Schock *m*
败血梭菌 Clostridium septicum *n*
败血梭状芽胞杆菌 Clostridium septicum *n*, Pararans chbrandbazillus *m*
败血型弧菌病(败血梭菌感染) Clostridium-Infektion *f*
败血性梗死 septischer Infarkt *m*
败血性鼠疫 Blutpest *f*, Pestikämie *f*, sept(ikäm)ische Pest *f*, Pestis septicaemica *f*
败血症病灶 septischer Herd *m*
败血症杆菌 Bacillus septicaemiae *m*
败血症热 septisches Fieber *n*
败血症性肺损伤 septische Lungenschädigung *f*
败血症性脓肿 septischer Abszess *m*
败血症性盆腔栓塞性静脉炎 septische Thrombophlebitis der Beckenvenen
败血症性栓塞(脓毒性栓塞) septische Embolie *f*
败血症性炭疽 septischer Anthrax *m*, Anthrax septicus *m*
败血症性休克(感染性休克,脓毒性休克) septischer Schock *m*
败液 Ichor *m*, Sanies *f*
败育卵 abortive Eier *n pl*
败育子囊壳 Bulbille *f*
拜厄林克氏反应 Beyerinck* Reaktion *f*, Cholera-(Rot)reaktion *f*
拜耳酵母 Saccharomyces bailii *m*

拜格尔氏病 Beigel* Krankheit *f*, Chignonkrankheit *f*, Piedra alba *f*
拜 - 海 - 欧三氏三重染剂 Biondi*-Heidenhain*-Ehrlich* Reagens *n* (od. Triazid *n*)
拜勒综合征 Byler* Syndrom *n*
拜伦钩端螺旋体 Leptospira ballum *f*
拜瑞妥 Xarelto *n*
拜沃特氏综合征 Bywater* Syndrom *n*, Crush-Syndrom *n*

BAN 扳班斑瘢阪坂板办半伴绊瓣

bān 扳班斑瘢

扳机点(触发点) Triggerpunkt *m*
扳机[状]指 federnder (od. schnellender) Finger *m*, Trigger-Finger *m*, Digitus recellens *m*
扳手 Schraubenschlüssel *m*
扳[样]硬[度] brettharte Konsistenz *f*
班伯格氏病 Bamberger* Krankheit *f*
班伯格氏颈静脉球脉搏 Bamberger* Puls *m*
班伯格血原性蛋白尿 Bamberger* hämatogene Albuminurie *f*
班伯格征 Bamberger* Zeichen *n* (①异侧感觉 ②肩胛骨角呈现实变体征,身体前倾则消失)
班布里季氏反射 Bainbridge* Reflex *m*, kardiovaskulärer Reflex *m*
班德劳氏气褥 Bandeloux* luftmatratzen *n*
班蒂脾 Banti* Milz *f*
班蒂综合征(病)(脾性贫血,充血性脾大) Banti* Syndrom *n* (od. Krankheit *f*)
班都氏环 Bandl* (Grenz-)Furche *f* (od. Kontraktionsring *m*)
班杜拉人格理论 Bandura* Persönlichkeitstheorie *f*
班伐尔特综合征(脑膜多神经炎) Bannwarth* Syndrom *n*
班夫分类 Banff* Klassifizierung *f*
班卡特手术(肩胛盂缘及关节囊修补术) Bankart* Operation *f*
班卡特损伤(肩关节盂撕脱伤) Bankart* Läsion *f*, Bankart* Verletzung *f*
班[克罗夫特]氏丝虫 Bancroft* Filaria *f*, Filaria bancrofti *f*
班[克罗夫特]氏丝虫病 Bancroft* Filariasis *f*, Bancroftose *f*, Filariasis bancrofti (s. nocturna) *f*
班[克罗夫特]氏吴策线虫 Filaria bancrofti *f*, Wuchereria bancrofti *f*
班克罗夫特手术(十二指肠溃疡旷置术) Bancroft* Operation *f*
班尼迪克特综合征 Benedikt* Syndrom *n* (一侧动眼神经麻痹,一侧运动失调)
班尼斯特病(血管[神经]性水肿) Bannister* Krankheit *f*
班氏尿糖定量法 Benedict*-Osterberg* Methode *f*, kolorimetrische Zuckerbestimmung im Harn mittels Pikrinsäure *f*
班氏试剂 Benedict* (Zucker-)Reagens *n*
班氏试液 Benedict* Lösung *f*
班氏丝虫病(夜现幼丝虫病) Bancroft* Filariose *f*, Wuchereriasis *f*, Filariasis bancrofti *f*
班氏糖定量试剂 Benedict* Zucker Quantitativ-Reagens *n*
班氏[糖]定性反应 Benedict* Zucker qualitativreaktion *f*
班替氏综合征 Banti* Syndrom *n* (od. Krankheit *f*)
班廷氏疗法 Banting* (-Harvey*) Kur *f*
斑 Hautfleck *m*, Fleck *m*, Makula *f*, Macula *f*
　比托氏斑[点] Bitot* Fleck *m*, Xerosis corneae *f*
　德摩根氏斑 De Morgan* Flecken *m pl*
　费[拉托夫]氏斑 Filatov* Flecken *m pl*, Koplik* Flecken *m pl*
　郝秦生氏斑 Hutchinson* Flecken *m pl*
　科[泼力克]氏斑 Koplik* Flecken *m pl*
　惹克米埃氏斑 Jacquemier* Flecken *m pl*
　塔雕氏斑 Tardieu* Flecken *m pl*
斑驳 Marmorierung *f*
斑驳病 Scheckhaut *f*
斑驳的 meliert, buntscheckig
斑驳[状态] Scheckhaut *f*
斑[点](Haut-)Fleck *m*, Makula *f*, Macula *f*, Punktierung *f*
斑[点]的 makulär, fleckig, maculat(-us, -a, -um), maculns(-us, -a-um)
斑点钝眼蜱 Amblyomma maculatum *n*
斑点法 Fleckenmethode *f*
斑点反应 Fleckenreaktion *f*
斑点分子杂交法 Dotblot *m*, Dot molekulare Hybridisierung *f*
斑点抗核因子 gefleckter antinukleärer Faktor *m*
斑点热 Fleckfieber *n*, Rickettsia prowazeckii *f*
斑点形 Fleckenform *f*
斑点型 Fleckenmuster *n*
斑点印迹 Dotblot *m*
斑点印迹分析 Dot-Blot-Assay *m*
斑点印迹杂交(斑点杂交) Dot-Blot-Hybridisierung *f*
斑点印迹杂交技术 Dot-Blot-Hybridisierungstechnik *f*
斑点杂交点样器(斑点杂交透析仪) Dot-Blot-Dialysator *m*
斑点再浓集[现象] Flecken-Rekonzentration *f*
斑点状黏膜炎 fleckige Mukositis *f*
斑点状脾 Fleckmilz *f*, gefleckte Milz *f*
斑点状软骨发育不良 gesprenkeit Hypochondropase (oder speckled chondrallo plasie) *f*, Conradi*-Hunermann* Syndrom *n*
斑点状瘙痒 Pruritus punctata *m pl*
斑点状痛 Fleckenschmerzen *m pl*
斑[点状阴]影 Fleckung *f*, Tüpfelung *f*, Tüpfel *m/n*, Mottenfraßbild *n*
斑痕 Fleck *m*, Makel *m*
斑间区 Interblobregion *f*
斑鸠菊大苦素 Vernodalin *n*
斑鸠菊苦素 Vernolepin *n*
斑鸠菊门苦素 Vernomenin *n*
斑鸠菊米苦素 Vernomygadin *n*
斑鸠菊酸 Vernonin *n*
斑块内出血 Hämorrhagie in der Plaque *f*
斑块旋切术 Atherektomie *f*
斑块状的 plaqueförmig, plaqueähnlich
斑块状光照性皮炎 Plaque-typ-Photodermatitis *f*
斑块状浸润 fleckige Infiltration *f*
斑块状类牛皮癣 parapsoriasis enplaques <frz.>
斑块状牛皮癣 psoriasis enplaques <frz.>
斑块状尸斑 fleckige Totenflecken *m pl*
斑块状银屑病 Plaque-Psoriasis *f*, psoriasis enplaques <frz.>
斑马蚌属 Dreissena polymorpha *f*, Zebramuschel *f*, Wandermuschel *f*
斑马小体 Zebrakörperchen *n*
斑蝥虫病 Canthariasis *f*
斑蝥毒反应 Kantharidismus *m*, Cantharidismus *m*
斑蝥黄 Canthaxanthin *n*
斑蝥黄沉着 Canthaxanthinablagerung *f*
斑蝥属 Mylabris *f*, Cantharis *f*
斑蝥水疱 Kantharidenblase *f*
斑蝥素 Kantharidin *n*, cantharidin(um) *n*
斑蝥酸钠 Cantharidinatrium *n*, Disodium cantharidinate *n*
斑蝥酸盐 Cantharidat *n*
斑蝥中毒 Cantharidismus *m*, Kantharidin-Vergiftung *f*
斑虻 Mangofliege *f*
　范[德伍培]氏斑虻 Chrysops van der Wulpi *f*
　穆氏斑虻 Chrysops molsiewizci *f*
斑虻属 Chrysops *f*
斑纳扬 - 赖利 - 鲁瓦尔卡巴综合征 Bannayan*-Riley*-Ruvalcaba* Syndrom *n*
斑纳扬 - 佐纳纳综合征 Bannayan*-Zonana* Syndrom *n*

斑片试验 Patch-Test *m*
斑丘疹 Eruptio maculopapularis *f*
斑丘疹的 makulopapulös
斑丘疹性红皮病 Erythrodermia maculopapularis *f*, Lichen variegatus *m*, Parakeratosis variegata *f*
斑丘疹性梅毒疹 makulopapulöses Syphilid *n*
斑区 makuläres Gebiet *n*, Area macularis *f*
斑色胎 Harlekin-Fetus *m*, scheckiger Fetus *m*
斑氏丝虫病 Filariasis bancrofti *f*
斑贴(片)试验 Patch-Test *m*
斑秃 Alopecia areata (s. celsi) *f*, Area celsi (s. jonstoni) *f*, Tinea decalvans *f*, pelade <frz.>
斑图卟啉病 Bantu-Porphyrie *f*
斑纹 Streifen *m*, Stria *f*
斑纹心 Tiger(fell)herz *n*, geflecktes Herz *n*, Tigerfellzeichnung der Herzmuskeln *f*
斑沃式综合征(神经疏螺旋体病,脑膜多神经炎) Bannwarth* Syndrom *n*
斑形脱发 Kreishaarschwund *m*, Area celsi (s. jonstoni) *f*, Alopecia celsi (s. areata) *f*, Tinea decalvans *f*
斑性荨麻疹 Urticaria maculosa *f*
斑牙 Fleckenzahn *m*
斑岩脾 Bauern (speck)wurstmilz *f*, Speckwurstmilz *f*, Porphyrmilz *f*
斑影 Mattierung *f*, Melierung *f*
斑釉 Fluorose *f*, Fluorosis *f*, gesprenkelter Zahnschmelz *m*
斑釉病(症) Poikilodentosis *f*, Dentalfluorose *f*
斑釉齿(牙) gesprenkelter Zahnschmelz *m*, fleckiger Zahn *m*
斑釉牙 Dentalfluorose *f*
斑疹 makulöses Exanthem *n*, Makula *f*, Eruptio macularis *f*
斑疹狼疮 Lupus maculosus *m*
斑疹热 Fleckfieber *n*, Febris exanthemica *f*
落矶山斑疹热 Texasfieber *n*, Rocky Mountain spotted fever (RMSF) <engl.>
斑疹伤寒 Flecktyphus *m*, Fleckfieber *n*, Lazarettfieber *n*, Typhus exanthematicus *m*
斑疹伤寒肺炎 Fleckfieberpneumonie *f*
斑疹伤寒结节 Fleckfieberknötchen *n pl*, Popoff*-Prowazek* Knötchen *n pl*
斑疹伤寒性口溃疡 Fleckfieberstomatitis *f*
斑疹伤寒血清 Antifleckfieber-Serum *n*, Antiflecktyphus-Serum *n*
斑疹伤寒疫苗 Vaccinum typhi exanthematici *n*, Laigret*-Durand* Vakzine *f*
斑疹性红斑 makuläres Erythem *n*
斑痣 Spilus *m*, Naevus spilus *m*
斑痣性错构瘤病 Phakomatose *f*, Phakomatosis *f*
斑状淀粉样变性病 makuläre Amyloidose *f*
斑状结核瘤 makuläres Tuberkulom *n*, tuberculome en plaque <frz.>
斑状皮肤松垂 makuläre Atrophie *f* (od. Anetoderma *n*)
斑状皮萎缩 Atrophia cutanea maculosa *f*, Atrophoderma maculatum *n*
斑状特发性皮肤萎缩[症] Atrophia cutanea idiopathica maculosa *f*, Atrophodermatosis idiopathica maculosa *f*
斑状萎缩 makulöse (od. makuläre) Atrophie *f*
斑[状阴]影 gesprenkelter Schatten *m*, Mottenfraßbild *n*
斑状硬皮病 Plaque-Morphea *f*
瘢痕 Narbe *f*, Cicatrix *f*
瘢痕瓣 Narbenflap *m*
瘢痕成熟期 Narbenreife *f*
瘢痕成形术 Keloplastik *f*, Narbenplastik *f*
瘢痕带 Narbenband *n*
瘢痕的 zikatriziell, narbig, cicatrice(-us, -a, -um), cicatrici(-us, -a, -um)
瘢痕恶性变 maligne Veränderung der Narbe *f*, bösartige Entartung der Narbe *f*
瘢痕疙瘩 Keloid *n*, Kelom *n*, Narbenkeloid *n*
瘢痕疙瘩性芽生菌病 keloidale Blastomykose *f*
瘢痕角 zikatrizielles Horn *n*, Narbenhorn *n*
瘢痕溃疡 Narbengeschwür *n*, Narbenulkus *n*
瘢痕瘤 Keloid *n*, Kelom *n*, Narbengeschwulst *f*
瘢痕瘤病 Keloidose *f*
瘢痕瘤切除术 Keloidexzision *f*, Keloidektomie *f*, Ulektomie *f*
瘢痕瘤性痤疮 Acne keloidea *f*, Folliculitis keloidalis *f*
瘢痕瘤性狼疮 Keloidlupus *m*, Lupus keloides *m*
瘢痕瘤性毛囊炎 Folliculitis keloidalis *f*, Dermatitis papillaris eapillitii *f*
瘢痕瘤性须疮 Keloidsycosis *f*, Sycosis framboesiformis (s. framboesioides) *f*
瘢痕瘤性芽生菌病 keloidale Blastomykose *f*
瘢痕挛缩 Narbenkontraktur *f*
瘢痕旁肺气肿 Narbenemphysem *n*
瘢痕皮瓣 Narbenlappen *m*
瘢痕期 Narbenstadium *n*
瘢痕切除加皮肤移植术 Narbenexzision und Hauttransplantation
瘢痕切除术 Narbenexzision *f*, Ulektomie *f*
瘢痕切除直接缝合术 Narbenexzision und Wundnaht
瘢痕切开术 Uletomie *f*, Ulotomie *f*, Zikatrikotomie *f*
瘢痕肾 Narbenniere *f*
瘢痕收缩 Narbenzug *m*, Narbenkontraktion *f*
瘢痕松解"Z"成形术 Narbenablösung und Z-plastik *f*
瘢痕体质 fibroplastische Diathese *f*
瘢痕狭窄 Narbenstriktur *f*, Narbenstenose *f*, narbige Stenose *f*, Strictura cicatricialis *f*
瘢痕形成 Narbenbildung *f*, Vernarbung *f*, Synulosis *f*, Cicatrisation *f*
瘢痕性肠炎 Enteritis cicatricea (s. reglonalis) *f*, Ileitis regionalis *f*
瘢痕性的 zikatriziell, narbig
瘢痕性肥大 Narbenhypertrophie *f*
瘢痕性改变 narbige (od. zikatrizielle) Veränderung *f*
瘢痕性红斑 Ulerythema *n*
瘢痕性红斑性萎缩皮病 Atrophoderma ulerythematosa *n*
瘢痕性喉气管狭窄 narbige Larnyx- und Tracheastenose
瘢痕性喉狭窄 Narbenstenose (od. Narbenverengung) des Kehlkopfes *f*
瘢痕性基底细胞癌 Narbenbasaliom *n*
瘢痕性畸形 Narbendeformität *f*, zikatrizielle Deformität *f*
瘢痕性脊柱侧凸 Narbenskoliose *f*, zikatrizielle Skoliose *f*
瘢痕性睑内翻 Narbenentropium *n*, Entropium cicatriceum *n*
瘢痕性睑外翻 Narbenektropium *n*, Ektropium cicatriceum *n*
瘢痕性睑外翻矫正术 Korrektur des Narbenektropium *f*
瘢痕性类天疱疮 narbiges Pemphigoid *n*
瘢痕性类天疱疮 vernarbendes Pemphigoid *n*
瘢痕性毛囊炎 Folliculitis keloidalis *f*
瘢痕性脑回 Ulegyrie *f*
瘢痕性沙眼 Narbentrachom *n*, Trachoma cicatriceum *n*
瘢痕性天疱疮 Pemphigus cicatriceus *m*
瘢痕性秃(脱)发 narbige Alopezie *f*
瘢痕性脱发 vernarbende Alopezie *f*, vernarbender Haarausfall *m*
瘢痕性脱发-毛周角化病 narbige Alopezie und perifollikuläre Keratosis
瘢痕[性]狭窄 Narbenstenose *f*, Narbenstriktur *f*, narbige Stenose *f*, Strictura cicatricialis *f*
瘢痕性纤维瘤病 zikatrizielle Fibromatose *f*
瘢痕性纤维肉瘤 narbiges Fibrosarkom *n*
瘢痕性幽门梗阻 narbige Pylorusobstruktion *f*
瘢痕[性]粘连 Narbenadhäsion *f*, Narhenverwachsung *f*

瘢痕性椎管狭窄 vernarbende Spinalkanalstenose *f*
瘢痕修复 Narbenkorrektur *f*
瘢痕样的 zikatriziell
瘢痕翼状胬肉 Narbenpterygium *n*
瘢痕增生 Narbenbildung *f*
瘢痕粘连 Narbenadhäsion *f*
瘢痕组织 Narbengewebe *n*
瘢痣病(母斑细胞病) Phakomatose *f*, Phakomatosis *f*

bǎn 阪坂板

阪崎肠杆菌 Enterobacter sakazakii *m*
坂口反应(试验) Sakaguchi*Reaktion *f*(检精氨酸)
板 Tabula *f*, Plaque *f*, Platte *f*, Discus *m*, Lamina *f*, Lamelle *f*
板层 Lamina episcleralis *f*
板层巩膜切除术 lamināre (od. lamelläre) Sklerektomie *f*
板层巩膜缩短电透热凝固术 lamināre (od. lamellöse) Sklerektomie mit Diathermiekoagulation *f*
板层巩膜重叠术 Plikation (od. Doppelung) der Lamina episcleralis *f*
板[层]骨 Lamellenknochen *m*
板层骨组织 Lamellenknochengewebe *n*
板层间[白]内障 Cataracta lamellaris (s. laminalis) *f*, Cataracta zonularis *f*
板层角膜瓣 lamellarer Hornhautflap *m*
板层角膜切除术 lamelläre Ker (at) ektomie *f*
板层角膜移植术 lamellierende Keratoplastik *f*, Lamellen-Keratoplastik *f*
板层颗粒 Lamellengranula *n pl*, Lamellenkörperchen *n pl*
板层纤维结缔组织 lamelläres fibrilläres Bindegewebe *n*, fibröses Lamellenbindegewebe *n*
板层小体 Lamellenkörperchen *n pl*
板层状 lamellär, lamellenförmig, lamellenartig
板层状鱼鳞病 lamelläre (od. kongenitale) Ichthyosis *f*
板铲 Hornhautspatel *m*
板齿 Zahnplatte *f*
板的 lamellär, lamellös, lamellat (-us, -a, -um)
板电泳 Plattenelektrophorese *f*
板高 äquivalente Füllkörperhöhe *f*
板股后韧带 Ligamentum meniscofemorale posterius *n*
板股前韧带 Ligamentum meniscofemorale anterius *n*
板后部 Pars postlaminaris *f*
板极效率 Bodenwirkungsgrad *m*, Anodenwirkungsgrad *m*
板间的 interlaminär, interlamellär, interlamellar (-is, -is, -e)
板锯 Blattsäge *f*
板口线虫病 Necatoriasis *f*
板口线虫属 Necator *m*
板叩诊[法] Plessimeter-Perkussion *f*, Plessimetrie *f*
板框式压滤机 Platten-Rahmen-Druckfilter *m*
板内部 Pars intralaminaris *f*
板内的 intralamellar
板内核[群] Nuclei intralaminares (thalami) *m pl*, intralaminäre Kerngruppe des Thalamus *f*
板前部 Pars prelaminaris *f*
板前支 Ramus prelaminaris *m*
板上光密度测定法 Dünnschicht-Dens (it) ometrie *f*
板式压滤器 Plattendruckfilter *m*
板式[燕馏]塔 Plattenturm *m*
板形骨锯 Plattensäge *f*
板形膜 Planarmembran *f*
板样的 brettartig
板样甲状腺炎 (unspezifische) eisenharte Thyreoiditis *f*, Riedel* Struma *f* (od. Strumitis *f* od. Tumor *m*)
板影 Projekt *n*, Entwurf *m*
板缘鼓唇 Labium limbi tympanicum *n*
板缘前庭唇 Labium limbi vestibulare *n*
板障 Diploë *f*
板障的 diploetisch, diploic (-us, -a, -um)
板障管 Canales diploici *m pl*, Breschet* Kanäle *m pl*
板障静脉 Diploëvenen *f pl*, Venae diploicae *f pl*, Breschet* Venen *f pl*
板障型 Diploë-Typ *m*
板状层 Plattenschicht *f*, Lamellenschicht *f*
板状的 lamellös, lamellär, laminar, lamellos (-us, -a, -um), lamellat (-us, -a, -um)
板状电极 Plattenelektrode *f*
板状蜂窝织炎 Holzphlegmone *f*, Phlegmona lignosa *f*
板状腹 bretthartiger Bauch *m*
板状构造 Lamellenstruktur *f*
板状强直 brettharte Bauchdeckenspannung *f*
板状伪足 lamelläres Pseudopodium *n*
板状腰 brettartige Lende *f*
板状终末 Plattenendigung *f*

bàn 办半伴绊瓣

办公场所 Bürostelle *f*
半 halb
半孢子 Hemispora *f*
半孢子菌 Hemispora stellata *f*
半孢子菌病 Hemisporose *f*, Hemisporosis *f*
半薄膜衣 Semifilmüberzug *m*
DNA 半保留复制 semikonservative DNA-Replikation *f*
半保留复制 semikonservative Replikation *f*
半暴露疗法 Semi-Expositionstherapie *f*
半鼻 Nasenhälfte *f*
半鼻缺损 Defekt in der Nasenhälfte *m*
半鼻再造术 Rekonstruktion der Nasenhälfte *f*
半必需氨基酸(条件必需氨基酸) semiessentielle Aminosäure *f*
半闭式装置(散斑噪声) halbgeschlossenes System *n*
半边莲 Lobelia chinensis *f*
半边莲属 Lobelia *f*
半边莲中毒 Lohelinvergiftung *f*, Lobelismus *m*
半变动成本 semivariable Kosten *f*
半变态 Hemimetabolie *f*, Hemimetamorphose *f*
半变态的 hemimetabol
半变态类 Hemimetabola *n pl*
半表面关节成形术 halboberflächliche Gelenkplastik *f*
半病残者 Halbinvalide *m*
半波电势(位) Halbwellenpotential *n*
半波动的 halbfluktuierend
半波整流式X线机 Halbwellenapparat *m*, Halbwellengenerator *m*, Einpulsgenerator *m*
半不育[性] Semisterilität *f*
半侧肥大 Hemihypertrophie *f*
半侧骨盆切除假肢 Hemipelvektomie-Prothese *f*
半侧脊髓横断综合征 Brown*-Séquard* Syndrom *n*
半侧面部肢体发育不良 hemifaziale Mikrosomie *f*
半侧面肥大 faziale Hemihypertrophie *f*
半侧身体失认 Hemiasomatognosie *f*
半侧视网膜的 halbnetzhautbezüglich
半侧疏忽 Hemineglect *m*
半侧卧位 semilaterale Position *f*
半侧颜面发育不全 hemifaziale Dysplasie *f*
半侧颜面肥大 hemifaziale Hypertrophie *f*
半侧颜面萎缩 Goldenhar* Syndrom *n*, hemifaziale Atrophie *f*
半侧椎板切除术 Hemilaminektomie *f*
半侧椎骨体 Hemiwirbelkörper *m*, Hemicentrum *n*
半沉头接骨螺钉 Knochenschraube *f*
半成品 Halbzeug *n*, Halbfabrikat *n*, halbfertiges Industriepro-

dukt *n*
半池反应 Halbzelle-Reaktion *f*, Halbelementreaktion *f*
半齿止血钳 halbgezahnte Gefäßklemme *f*
半翅目 Hemiptera *pl*, Halbdecker *pl*, Schnabelkerfen *pl*
半猝灭浓度 Halblöschkonzentration *f*
半胆红素 Hemibilirubin *n*
半[蛋白]胨 Hemipepton *n*, Hemipeptonum *n*
半蛋白质 Hemiprotein *n*, Halbeiweiß *n*
半当量[浓度]的 halbnormal
半当量溶液 halbnormale Lösung *f*, 0.5 *n* Lösung *f*, n/2 Lösung *f*
半导体 Halbleiter *m*
半导体冰冻切片机 Halbleiter-Gefriermikrotom *n*
半导体冰箱 Halbleiter-Eismaschine *f*, Halbleiter Kühlschrank *m*
半导体存储器 Halbleiter-Speicher *m*
半导体点温度计 Halbleiter-Punktthermometer *n*
半导体二极管 Halbleiterdiode *f*
半导体激光[器] Halbleiterlaser *m*
半导体计数器 Halbleiterzähler *m*, Halbleiterdetektor *m*
半导体剂量计 Halbleiterdosismesser *m*, Halbleiterdosimeter *n*
半导体空调器 Halbleiter-Klimaanlage *f*
半导体冷冻[白]内障吸出器 Halbleiter-Gefrier-Kataraktextraktor *m*
半导体气敏传感器 Halbleiter-Gassensor *m*
半导体生物传感器 Halbleiterbiosensor *m*
半导体探测器 Halbleiterdetektor *m*
半导体体温计 Halbleiterthermometer *m*
半导体制冷式电冰箱 Halbleiter-Kühlschrank *m*
半导体制冷装置(切片机用) Halbleiter-Gefriermikrotom *f*
半岛状皮瓣 halbinselförmiger Lappen *m*
半的 halb, dimidi(-us, -a, -um), dimidiat(-us, -a, -um)
半骶化 Hemisakralisation *f*
半癫狂 Mattoid *n*
半电池 Halbzelle *f*, Halbelement *n*
半电池反应 Halbzellenreaktion *f*
半定量技术 semiquantitative Technik *f*
半定量模拟 semiquantitative Simulation *f*
半定量凝集抑制试验 semiquantitative Agglutinationhemmtest *m*
半定量数值 halbquantitativer Wert *m*
半定量资料 semiquantitatives Material *n*
半毒素 Hemitoxin *n*, Hemitoxinum *n*
半对数表 halblogarithmische (od. einfachlogarithmische) Karte *f*
半对数存活曲线 halblogarithmische Überlebenskurve *f*
半对数格纸 halblogarithmisches Papier *n*, semilogarithmisches Papier *n*
半对数横坐标 halblogarithmische Abszisse *f*
半对数线图 halblogarithmische Linienkarte *f*, halblogarithmisches Liniengitter *n*
半对数纸 halblogarithmisches Papier *n*
半对数坐标 halblogarithmische Koordinate *f*
半对数坐标纸 halblogarithmisches (Koordinaten-)Papier *n*
半恶性的 semimaligne
半恶性肿瘤 semimaligner Tumor *m*
半耳音 Hemiphonie *f*
半纺锤丝 Halb-Spindelfasern *f pl*
半分化种 Semispezies *f*
半分生孢子 Deuteroconidium *n*
半分钟体温计 Halbminutenthermometer *n*
半峰宽 Halbwertsweite *f*
半俯卧位 Linksseitenlage *f*, Sims* Lage *f*, semiprone position <engl.>
半俯卧位的 Semiprone <engl.>
半腐生的 mixotroph
半腐生营养 mixotrophe Ernährung *f*
半腐生[植]物 Hemisaprophyten *m pl*
半复粒 halbkompliziertes (od. halbbindendes) Korn *n*
半复消色差物镜 Halbapochromat *n*, Semiapochromat *n*
半肝切除术 Hemihepatektomie *f*
半功率点 Halbleistungspunkt *m*
半共干 Hemitrunkus *m*, Halbstamm *m*
半沟 Semisulcus *m*
半骨骺干固定术 Hemiepiphyseodese *f*, Hemiepiphyseodesis *f*
半骨盆姑息切除术 palliative Hemipelvektomie *f*
半骨盆切除术 Hemipelvektomie *f*, Beckenamputation *f*
半固定成本 halbfeste Kosten *f*
半固定桥 halbfest (sitzend)e Brücke *f*
半固定桥连接体 halbfester Stecker *m*
半固体 halbfester Körper *m*, zähflüssige Substanz *f*
半固体分散体 halbfeste Dispersion *f*
半固体免疫扩散试验 halbfester Immunodiffusionstest *m*
半关节成形术 Hemiarthroplastik *f*
半关节固定术 Hemiarthrodese *f*, Hemiarthrodesis *f*, Hablgelenkfixierung *f*
半关节强直症 Halbgelenksteife *f*, Halbgelenksteifung *f*, Hemiarthrosis *f*
半关节移植 Transplantation von Halbgelenken *f*
半管 Halbkanal *m*, Semicanalis *m*
半冠 Halbkrone *f*
半胱氨酸 Zystein *n* (Cys, Sys-SH)
半胱氨酸蛋白酶 Cysteinprotease *f*
半胱氨酸蛋白酶 -3 Cysteinprotease-3 *f*
半胱氨酸富含 -61 变异体 Cycstein-reiches Protein-61 (Cyr-61) *n*
半胱氨酸肽链内切酶 Cystein-Endopeptidase *f*
半胱氨酸天冬氨酸蛋白酶前体 pro-Caspase *f*, Aspartat-spezifische Cysteinprotease *f*
半胱氨酸天冬氨酸酶(半胱天冬酶) Caspases *f*
半胱氨酸脱硫酶 Zystein-Desulfurase *f*
半胱氨酸脱巯基酶 Cysteindesulfhydrase *f*
半胱氨酰[基] Cysteinyl-
半胱氨盐酸盐 Zyste(in)at *n*, Zystein-hydrochlorid *n*, L-Cysteini Hydrochloridum *n*, Cysthion *n*
半胱胺 Zysteamin *n*, Becaptan *n*, Mercaptamin (um) *n*
半胱次磺酸 Zystein (sulfin) säure *f*
半胱酰甘氨酸 Zysteinyl-Glyzin *n*
半胱亚磺酸 Zystein (sulfin) säure *f*
半规管 Bogengang *m*, semizirkulärer Kanal *m*, Ductus semicirculares *m*
半规管固有膜 Membrana propria ductus semicircularis *f*
半规管基底膜 Membrana basalis ductus semicircularis *f*
半规管开窗术 Bogengangsfensterung *f*, Labyrinthfensterung *f*
半规管瘘 Bogengangsfistel *f*, Labyrinthfistel *f*, Fistula canalis semicircularis *f*
半规管迷路切开术 Labyrinthotomie der Bogengänge *f*
半规管轻瘫 Bogengangsparese *f*
半合成 Halbsynthese *f*, Semisynthese *f*
半合成雌激素 halbsynthetische Ostrogene *n pl*
半合成的 hemisynthetisch
半合成抗生素 halbsynthetisches Antibiotikum *n*
半合成培养基 halbsynthetisches Medium *n*
半合成青霉素 halbsynthetische Penizilline *n pl*
半合基因 hemizygotes Gen *n*
半合子 Hemizygot *n*
半合子的 hemizygote
半合子状态 Hemizygositas *f*
半核体 Halbnukleosom *n*
半横锤担子的 Hemichiastobasidium *n*
半喉切除术 Hemilaryngektomie *f*
半环隆起 Torus semicircularis *m*
半环线 Linea semicircularis (douglasi) *f*

半环[形]的 semizirkulär, semicircular(-is, -is, -e)
半环状切开术 Semiperitomie *f*
半挥发性有机化合物 halbflüchtige organische Verbindung *f*
半挥发性有机污染物 halbflüchtige organische Kontamination *f*
半昏迷 Semikoma(tose *f*) *n*
半昏迷[状态]的 semicomatös, semikomatös
半饥饿 Halbhunger *m*, semistarvation <engl.>
半畸形 Hemiterata *f pl*
半畸形的 hemiteric(-us, -a, -um)
半极性的 semipolar, koordinativ, kovalentdativ, halbpolar, semipolar(-is, -is, -e)
半极性键 semipolare (od. halbpolare) Bindung *f* koordinative (od. kovalentdative) Bindung *f*
半极性溶媒 halbpolares Lösungsmittel *n*
半棘肌 Halbdornmuskel *m*, Semispinalis *m*, Musculus semispinalis *m*
半脊索动物亚门 Subphylum semichordata *n*
半脊椎畸形 Halbwirbel *m*, Hemispondylie *f*, Hemisoma *n*
半计量资料 Halbmeßdaten *n pl*
半寄生的 hemiparasitär, halbparasitisch, semiparasitari(-us, -a, -um)
半寄生菌(物) Semiparasit *m*, Hemiparasit *m*
半加器 Halbaddier(er) *m*, Halbadder *m*
半家栖性 Semiendophilie *f*
半价层 Halbwertsschicht *f*
半价期 Halbwertsperiode *f*, Halbwertdauer *f*, Halbwertszeit *f*
半肩关节置换术 Hemiarthroplastik der Schulter *f*
半减期 Halbwertdauer *f*, Halbwertsperiode *f*, Halbwertszeit *f* (HWZ)
半[减]收缩 Hemisystolie *f*
半间日疟 Hemitritaeus *m*, Semitertiana *f*
半腱肌 Musculus semitendinosus *m*, Semitendinosus *m*
半腱肌断裂 Semitendinosus-Ruptur *f*
半交叉 Halbkreuzung *f*, Semidecussatio *f*
半胶体 Halbkolloid *n*, Semikolloid *n*
半接合子 Hemizygot *n*, Hemizygotie *f*
半结肠切除术 Hemikolektomie *f*
半解剖式牙 semianatomischer Zahn *m*
半紧闭回路 halbgeschlossene Schleife *f*
半紧闭麻醉 halbgeschlossene Anästhesie *f*
半紧闭系统 halbgeschlossenes System *n*
半精密附着体 semipräzises Attachment *n*
半径 Radius *m*, Halb(durch)messer *m*
半径比率 Radiusverhältnis *n*, Verhältnis des Halbmessers *n*
半具缘纹孔 Halb-Hoftüpfel *m*
半绝育 Halbsterilität *f*, Semisterilität *f*
半开放式麻醉 halboffene Narkose *f*
半开放系统(装置) halboffenes System *n*
半抗原 Hapten *n*, Halbantigen *n*, Haptin *n*, Semiantigen *n*
半抗原放射免疫测定[法] Hapten-Radioimmunoassay *m/n*
半抗原糖 Haptenzucker *m*
半抗原抑制试验 Hapten-Hemmungstest *m*, Hapten-Hemmtest *m*
半抗原-载体复合物 Hapten-Träger-Komplex *m*
半[可]透的 halbdurchlässig, semipermeabel
半宽度 Halbbreite *f*
半窥镜 Semispekulum *n*
半醌 Semichinon *n*
半醌式(型)游离基 Semichinoid-Freiradikal *n*
半醌型 Semichinoid *n*, semichinoide Struktur *f*
半量补硒 halbe Selenmenge *f*
半流动的 semifluid, halbflüssig
半流体 Halbflüssigkeit *f*, zähflüssige Substanz *f*
半流质 Halbflüssigkeit *f*
半流质饮食 halbflüssige Diät *f*, semiflüssige Diät *f*
半聋 Halbtaubheit *f*
半卵形的 halboval
半卵圆中心 Centrum semiovale *n*
半卵圆铸造蜡条 halbovales Gußwachs *n*
半裸茧型蛹 halb-enthülsende Puppe *f*, halb-dekokonierte Puppe *f*
半裸镰刀菌 Fusarium semitectum *n*
半绿脓菌青素 Hemi-Pyocyanin *n*
半麻醉 Dämmerschlaf *m*
半脉症 Hemisphygmie *f*
半慢胰岛素 Semilente-Insulin *n*
半盲 Halbblindheit *f*, Hemianopsie *f*
半盲的 hemianoptisch
半梦行[症] Hemisomnambulismus *m*
半面晶形 Hemieder *n*, Halbflächner *m*, Hälftflächner *m*, Teilflächner *m*
半面痉挛 Krampf einer Gesichtshälfte *m*, Spasmus hemifacialis *m*, Hemifazialiskrampf *m*, Hemispasmus facialis *m*
半面萎缩 Hemiatrophia facialis (s. faciei) *f*, Romberg* Krankheit *f* (od. Syndrom *n*)
半明胶蛋白 Semiglutin *n*
半膜的 semimembranös, semimembranace(-us, -a, -um), semimembranos(-us, -a, -um)
半膜肌 Musculus semimembranosus *m*, Semimembranosus *m*
半膜肌断裂 Ruptur des Semimembranosus *f*
半膜肌滑囊炎 halbmembranöse Bursitis *f*
半膜肌肌皮瓣 semimembranöser Muskel-Haut-Lappen *m*
半膜肌腱滑囊炎 Bursitis der Semimembranosussehne *f*
半膜肌腱鞘 Semimembranosussehnenscheide *f*
半膜肌腱炎 semimembranöse Sehnenentzündung *f*
半膜肌囊 Bursa musculi semimembranosi *f*
半囊胚 Hemiblastula *f*
半脑畸胎 Hemi(en)zephalus *m*, Hemicephalus *m*
半浓度 Halbkonzentration *f*
半排出期 Halbexkretionszeit *f*
半奇静脉 V. hemiazygos *f*, Vena hemiazygos *f*
半桥粒 Hemidesmosom *n*
半切牙术 Zahnhemisektion *f*
半切综合征 Hemisektion-Syndrom *n*
半清醒 Halbbewußtheit *f*
半清醒的 halbbewußt
半穹隆 Hemifornix *m*
半球 Hemisphäre *f*, Hemisph(a)erium *n*
半球沟 Sulcus cerebri *m*
半球间裂 interzerebrale (od. interhemisphärische) Fissur *f*, Fissura longitudinalis cerebri *f*, Fissura interhemisphaerica *f*
半球腔目 Hemisphaeriales *f*
半球形的 hemisphärisch, hemisphaeric(-us, -a, -um)
半球形菌落 kopfförmige Kolonie *f*
半球性(半中央性)视网膜静脉阻塞 hemisphärische (hemizentrale) Netzhautvenenokklusion *f*
半屈 Semiflexion *f*
半屈曲的 halb-gebeugt
半躯干畸胎 Hemisomus *m*
半醛 Semialdehyd *m/n*
半缺鼻畸形 Hemiarhinie *f*, Fehlen einer Nasenhälfte *n*
半染色单体 Halbchromatid *n*
半染色单体转换 Halbchromatid-Konversion *f*
半染色体 Hemichromosomen *n pl*
半乳多糖 Galactosan *n*, Galaktan *n*
半乳二糖 Galaktobiose *f*
半乳二糖[苷]N脂酰鞘氨醇 Galactobiose N-Acyl-Sphingosin *n*

半乳甘露聚糖 Galactomannan *n*
半乳聚糖 Galaktosan *n*, Galaktan *n*
半乳凝素 Galektin-1 *n*
半乳糖 Galaktose *f*(Gal)
半乳糖胺 Galaktosamin *n*(Gel *N*), Aminogalaktose *f*
半乳糖胺 6 硫酸硫酸酯酶 Galactosamin-6-sulfat-Sulfatase *f*
半乳糖胺醛酸 Galactosaminuronsäure *f*
半乳糖操纵子 Galaktose-Operon *n*
半乳糖醇 Galaktitol *n*
半乳糖醇脱氢酶 Galaktitoldehydrogenase *f*
半乳糖二酸 Galactaric Disäure *f*
半乳糖甘露糖 Galactomannose *n*
半乳糖甘油酯 Galaktosylglycerolipid *n*
半乳糖苷 Galaktosid *n*
半乳糖苷果糖 Galactoside Fructose *n*
半乳糖苷基 Galaktosyl *n*
半乳糖[苷基]二脂酰[基]甘油 Galaktosyldiacylglycerol *n*
半乳糖[苷基]N 脂酰鞘氨醇 Galactosyl N-Acyl-sphingosin *n*
半乳糖[苷基]甘油酯 Galaktosylglycerolipid *n*
半乳糖[苷基]鞘氨醇 Galaktosylsphingosin *n*
半乳糖[苷基]乳糖 Galaktosyllaktose *f*
半乳糖苷酶 Galaktosidase *f*
a-半乳糖苷酶 a-Galactosidase *f*
p-半乳糖苷酶 p-Galactosidase *f*
半乳糖或乙酰氨基半乳糖胺 Galaktose oder Acetylgalactosamin
半乳糖[基] Galaktosyl-
半乳糖[基]二酰基甘油 Galaktosyldiacylglycerol *n*
半乳糖[基]果糖 Laktulose *f*
半乳糖[基]脑苷脂酶 Galaktozerebrosidase *f*
半乳糖[基]鞘氨醇 Galaktosylsphingosin *n*
半乳糖[基]乳糖 Galaktosyllaktose *f*
半乳糖[基]神经酰胺 Galaktosylceramid *n*
半乳糖[基]唾液酸储积[症] Galactosylsialinsäure Anhäufung *f*(oder Akkumulation) *f*
半乳糖基转移酶 Galaktose-Transferase *f*
α-1,3-半乳糖基转移酶 α-1,3-Galactosyltransferase (α1,3GalT) *f*
半乳糖激酶 Galaktokinase *f*
半乳糖激酶缺乏 Galaktokinase-Defizienz *f*, Galaktokinase Mangel *m*
半乳糖 1 磷酸 Galaktose-1-Phosphat *n*
半乳糖 1 磷酸尿苷酰转移酶 Galaktose-1-phosphat-Uridyltransferase *f*
半乳糖酶 Galactase Galaktase *f*
半乳糖耐量 Galaktosetoleranz *f*
半乳糖耐量试验 Galaktosetoleranztest *m*, Galaktose (belastungs) probe *f*, Bauer* Leberfunktionsprobe *f*
半乳糖脑苷脂 Galaktozerebrosid *n*
半乳糖脑苷转硫酶 Galaktozerebrosid- Sulfotransferase *f*
半乳糖尿 Galaktosurie *f*
半乳糖醛酸 Galakturonsäure *f*, Acidum galacturonicum *n*
半乳糖醛酸多聚体 β-1,4-D-Galacturonsäure-Polymer *n*
半乳糖醛酸鼠李聚糖 Galakturonorhamnan *n*
半乳糖神经酰胺脂质贮积症 Galactosylceramid Lipidspeicherkrankheit *f*, Krabbe* Krankheit *f*
半乳糖酸内酯 Galactonolacton *n*, Galaktonolakton *n*
半乳糖酸内酯脱氢酶 Galactonolacton-Dehydrogenase *f*
半乳糖透酶 Galaktopermease *f*
半乳糖脱氢酶 Galaktosedehydrogenase *f*
半乳糖瓦尔登转化酶 Galaktowaldenase *f*
半乳糖系列 Gala-Serie *f*
半乳糖血[症] Galaktosämie *f*
半乳糖血[症]性低血糖症 Galaktosämie-Hypoglykämie *f*
半乳糖氧化酶 Galaktoseoxidase *f*
半乳糖原 Galaktogen *n*
半乳糖脂 Galaktolipide *n pl*, Galaktolipine *n pl*
半乳糖转移酶 Galaktosyltransferase *f*
半软骨的 semikartilaginär
半鳃的 hemibranchial
半桑葚体 Hemimorula *f*
半上颌骨切除术 Hemimaxillektomie *f*
半舌切除术 Hemiglossektomie *f*
半身不遂 Hemiplegie *f*, Hemiplegia *f*, Halbseitenlähmung *f*, halbseitige Lähmung *f*
半身不遂后麻痹 posthemiplegische Paralyse *f*
半身发育过度 Hemihypertrophie *f*
半身共济运动失调 Hemiataxie *f*
半身骨骺发育不良 Hemiepiphysendysplasie *f*
半身浴 Halbbad *n*, Semicapium *n*
半[渗]透性 Semipermeabilität *f*
半[渗]透性的 hemipermeabel
半食 Halbdiät *f*
半(脲) Hemialbuminose *f*, Propepton *n*
半(脲)尿 Propeptonurie *f*
半寿期 Halbwertszeit *f*(HWZ), Halbwertsperiode *f*, Halbwertdauer *f*, Halbierungszeit *f*, halbe Lebensdauer *f*
半熟练 angelernt
半数动物麻痹量 mittlere paralytische Dosis *f*
半数感染量 Dosis infectiosa media *f*(DIM, ID50)
半数麻醉浓度 mittlere narkotische Konzentration (NC50) *f*
半数免疫[剂]量 mittlere Immunisierungsdosis *f*(ImD50)
半数耐受量 Halbtoleranzdosis *f*, Dosis tolerate media *f*
半数耐受浓度 tolerierbare Mediankonzentration *f*
半数耐受限值 mittlere Toleranzgrenze (TLm) *f*
半数溶血[剂]量 50%hämolytische Dosis *f*
半数效量 mittlere effektive Dosis (ED50) *f*
半数有效[剂]量 Dosis effectiva 50 *f*(DE50), 50% effektive Dosis *f*
半数有效剂量或浓度 mittlere effektive Dosis (ED50) oder Konzentration (EC50)
半数有效量 mittlere Effektivdosis (ED50) *f*
半数有效浓度 mittlere effektive Konzentration (EC50) *f*
半数治愈量 Dosis curativa media *f*, 50%kurative Dosis *f*
半数致死量 Dosis letalis media (DL50, LD50) *f*, mittlere tödliche Dosis *f*, mittelletale Dosis *f*, Letaldosis 50% (LD50) *f*, mittlere letale Dosis (LD50) *f*
半数致死浓度 Letalconzentration 50% *f*(LC50)
半数致死时间 mittlere Letalzeit (LT50) *f*
半数中毒剂量 toxische Median-Dosis *f*
半数中毒量 toxische Dosis 50% *f*(TD50), Dosis toxica media *f*(Dto×50)
半数组织感染量 Gewebeinfektionsdosis 50% *f*, tissue infectious dosis 50 (TID50) <engl.>
半数组织培养感染量 Gewebekultur-Infektionsdosis 50% *f*, tissue culture inlectious dosis 50 (TCID50) <engl.>
半数组织培养量 Gewebekulturdosis 50% *f*, tissue culture dose 50% (TCD50) <engl.>
半衰期 Halbwertdauer *f*, Halbwertsperiode *f*, Halbwertszeit *f* (HWZ), Halbierungszeit *f*, halbe Lebensdauer *f*
半睡 Agrypnocoma *n*, Dysnystaxis *f*, Halbschlaf *m*
半睡期 Prädormitium *n*, Praedormitum *n*
半四分距 mittlerer Quartilsabstand *m*
半随机对照试验 quasi-randomisierte kontrollierte Studie (qRCT) *f*
半缩醛 Halbazetal *n*, Semiazetal *n*
半缩醛式 Halbazetal-Form *f*, Semiazetal-Form *f*
半缩酮 Halbketonacetal *n*
半胎盘 Semiplacenta *f*, Halbplazenta *f*

半弹性硬蛋白 Hemielastin *n*
半体切除术 Hemikorporektomie *f*
半萜 Hemiterpen *n*
半通透性 Semipermeabilität *f*
半同胞 Halbgeschwister *n*
半同胞婚配 Halb-Geschwisterpaarung *f*
半同体培养基 halbfestes Nährboden (od. Nährmedium) *n*
半透薄膜 semipermeable Membran *f*
半透明 Transluzenz *f*
半透明的 durchscheinend, halbdurchsichtig
半透明物质 Vitrina *f*
半透膜 semipermeable Membran *f*
半透性 Semipermeabilität *f*
半透[性]的 semipermeabel
半脱位 Subluxatio(n) *f*, Semiluxation *f*
半脱位骨关节炎 Osteoarthritis bei der Subluxation *f*
半脱位晶状体 subluxierte Linse *f*
半弯型缝合针 halbgebogene Nadeln *f pl*
半微量苯胺点滴试验 Semimikroanilinpunkt-Test *m*
半微量的 Semimikro-
半微量法 Semimikromethode *f*
半微量分析 Semimikroanalyse *f*, Halbmikoanalyse *f*, Zentigrammethode *f*
半微量分析天平 Halbmikroanalysewaage *f*, halbmikroanalytische Waage *f*
半微量化学 Semimikrochemie *f*
半微量天平 Semimikrowaage *f*
半微量有机合成 halbmikroorganische Synthese *f*
半伪装 Hemisimulation *f*, Semisimulation *f*
半胃切除术 Hemigastrektomie *f*
半卧的 halbliegend, halbsitzend
半卧位 halbsitzende Lage *f*, Fowler* (-Murphy*)Lagerung *f*
半污染区 halbkontaminierter Bereich *m*
半无脑[畸形] Hemianenzephalie *f*, Hemizephalie *f*, Hemienzephalie *f*, Hemicephalia *f*
半无头畸胎 Hemienzephalus *m*, Hemiazephalus *m*, Hemiakephalus *m*, Hemiacephalus *m*
半无心畸胎 Hemiacardiacus *m*, Hemicardi(ac)us *m*
半下颌骨切除术 Hemimandibulektomie *f*
半下颌畸形 Hemignathie *f*
半夏蛋白 Pinellin *n*
半夏中毒 Pinellia-Vergiftung *f*, Vergiftung durch Pinellia tuberifera *f*
半纤维素 Hemizellulosen *f pl*
半纤维素酶 Hemizellulasen *f pl*
半显性 Semidominanz *f*
半限制区 halbes Sperrgebiet *n*
半限制性关节成形术 halb einschränkende Arthroplastik *f*
半限制性假体 halb einschränkende Prothese *f*
半相同的 semiidentisch
半消色差[接]目镜 Semiapochromat *n*, Halbapochromat *m*, Fluoritobjektiv *n*, Fluoritsystem *n*
半心畸形 Hemicardia *f*
半醒的 hypnopomp
半醒状态 Hypnopompie *f*, hypnopomper Zustand *m*
半旋后 Halbsupination *f*
半旋前 Halbpronation *f*
半牙切除术 Hemisektion *f*
半仰卧位 Halbsupination *f*
半仰卧位的 halbsitzend, halbsupinierend
半液体的 halbflüssig, semiliquid
半液相过程 halbflüssiger Phasenprozeß *m*
半椅式 Halbstuhl *m*
半意识 Halbbewußtheit *f*
半意识的 halbbewußt
半阴阳 Hermaphroditismus *m*, Hermaphrodisie *f*, Zwittertum *n*
半阴阳的 hermaphroditisch, bisexuell
半阴阳人(体) Hermaphrodit *m*, Zwitter *m*
半音 Halbton *m*
半音阶的 chromatisch
半音阶量表 Chroma-Skala *f*
半影 Halbschatten *m*, Penumbra *f*
半影区 Halbschatten *m*, Penumbra *f*
半硬性假体(可弯曲性假体) semirigide Prothese *f*, biegsame Prothese *f*
半硬性输尿管镜 semirigides Ureteroskop *n*
半游动孢子 Hemizoospore *f*
半羽肌 Musculus unipennatus *m*
半圆形的 semiorbicular
半缘纹孔对 Halb-Hoftüpfelpaar *n*
半(新)月 Halbmond *m*
半月板 Zwischenscheibe *f*, Semilunarknorpel *m*, Meniskus *m*, Meniscus *m*
半月板病变 Meniskuserkrankung *f*
半月板部分切除术 Meniskus-Teilresektion *f*, Meniskusteilentfernung *f*, partielle Meniskektomie *f*
半月板侧方撕裂 seitlicher Meniskusriss *m*, seitliche Meniskusruptur *f*
半月板垂直纵向撕裂 Longitudinalriss (od. Vertikalriss) des Meniskus *m*
半月板次全切除术 subtotale Meniskektomie *f*
半月板刀 Meniskotom *n*
半月板缝合术 Meniskusrefixation *f*, Meniskusnaht *f*
半月板辐射状撕裂 radialer Meniskusriss *m*
半月板钩 Meniskushaken *m*
半月板股骨关节囊 meniskofemorale Gelenkkapsel *f*
半月板股骨韧带 meniskofemorales Ligament *n*
半月板关节囊 Glenkkapsel des Meniskus *f*
半月板关节囊撕裂 Gelenkkapselriss des Meniskus *m*
半月板横向撕裂 transversaler Meniskusriss *m*, horizontaler Meniskusriss *m*
半月板后角撕裂 Meniskushinterhornriss *m*
半月板滑膜的 meniskosynovial
半月板胫骨韧带 meniskotibiales Ligament *n*
半月板胫骨韧带撕裂 meniskotibialer Ligamentriss *m*
半月板拉钩 Meniskushaken *m*
半月板联合撕裂 kombinierter Meniskusriss *m*
半月板囊撕裂 Meniskuskapselriss *m*
半月板囊肿 Meniskusganglion *n*, Meniskuszyste *f*
半月板囊肿切除术 Resektion der Meniskuszyste *f*
半月板内侧韧带 Ligamentum menisci interalis *n*
半月板破裂 Meniskusriß *m*, Meniskusruptur *f*
半月板前角撕裂 Meniskusvorderhornriss *m*
半月板切(摘)除术 Meniskektomie *f*
半月板切开术 Meniskotomie *f*
半月板全切除术 totale Meniskektomie *f*
半月板扰乱 Meniskusschaden *m*, dérangement méniscal <frz.>
半月板软骨 Meniskusknorpel *m*
半月板水平撕裂 horizontaler Meniskusriss *m*
半月板损伤 Meniskusschaden *m*, Meniskusverletzung *f*
半月板体部 Meniskuskörper *m*
半月板桶柄状撕裂 halbmond- und fassförmiger Meniskusriss *m*
半月板外侧韧带 Ligamentum menisci lateralis *n*, Wrisberg* Ligament *n*
半月板修复术 Meniskusreparatur *f*
半月板旋转试验 Meniskus-Rotationstest *m*
半月板炎 Meniscitis *f*
半月板异体移植 Meniskus-Allotransplantation *f*

半月板周部 peripherer Meniskusabschnitt *m*
半月板纵向撕裂 longitudinaler Meniskusriss *m*
半月瓣 Semilunarklappen *f pl*, Halbmondklappe *f pl*, Valvulae semilunares *f pl*
半月瓣闭合 Semilunarklappenschluß *m*, Halbmondklappenschluß *m*
半月瓣附着处 halbmondförmiges Attachment *n*
半月瓣弧影 Lunula valvulae semilunaris *f*, Lunula valvularum semilunarium *f*
半月瓣结 Noduli Arantii *m pl*, Noduli valvularum semilunarium *m pl*, Arantius* Knötchen *n pl*
半月襞 Plica semilunaris *f*
半月核 Nucleus semilunaris *m*
半月回 Gyrus semilunaris *m*
半月裂孔 Hiatus semilunaris *m*
半月平面 Halbmondebene *f*
半月切迹 Incisura semilunaris (ulnae) *f*
半月软骨切除术 Meniskektomie *f*
半月[神经]节 Ganglion semilunare Gasseri *n*, Ganglion semilunare nervi trigemini *n*, Ganglion Gasseri *n*, Gasser* Ganglion *n*
半月[神经]节刀 Gasserektomie-messer *n*, Gasserektom *n*
半月[神经]节封闭术 Blockade des Ganglion Gasseri *f*
半月神经节封闭术 Blockade des Ganglion Gasseri *f*
半月神经节钩 halbmondganglionärer (od. gasserianganglionärer) Haken *m*
半月神经节后根的 retrogasserian (-us, -a, -um)
半月神经节后根切断术 Neurotomia retrogasseriana *f*, Frazier*-Spiller* Operation *f*
半月神经节减压法 Entlastungsoperation des Ganglion Gasseri *f*
半月神经节切除术 Gasserektomie *f*, Exstirpation des Ganglion trigeminale (Gasseri) *f*
半月神经节手术器械包 Instrumente für Ganglion Gasseri-Opperatio *n pl*
半月神经节手术用头靠 Kopfstütze für Ganglion Gasseri-Operation *f*
半月束 Fasciculus semilunaris (s. interfascicularis) *m*, Schultze* Bündel *n*
半月体 Halbmond *m*, Ebner* Halbmond *m*, Gianuzzi* Halbmond *m*
半月体形成 Halbmondformation *f*, Halbmondbildung *f*
半月线 Linea semilunaris *f*, Spieghel* Linie *f*
半月线疝 Hernia Spigelii *f*, Hernia lineae semilunaris Spigelii *f*, Spieghel* Hernie *f*
半月形 Halbmond *m*
半月形(状)处女膜 Hymen semilunaris (s. falciformig) *m*
半月形的 halbmondförmig, semilunar (-is, -is, -e)
半月形切牙(哈钦森牙) Hutchingson* Tonnenzahn *m*, halbmondförmiger Zahn *m*
半月形双球菌 Diplococcus semilunaris *m*
半月形体 Halbmond *m*, Gianuzzi* Halbmond *m*, Ebner* Halbmond *m*
半月叶 Lobulus semilunaris *m*
半月征 Meniscuszeichen *n*
半月皱襞 Plica semilunaris *f*
半月状处女膜 Hymen semilunaris *m*, halbmondförmiger Hymen *m*
半月状隙 Halbmondraum *m*, Traube* Raum *m*
半晕厥 Hemisyncope *f*
半再生障碍性贫血 semi-aplastische Anämie *f*
半[正常]价的 semivalent
半支阻滞 Hemiblock *m*
半知酵母 Pseudohefe *f*, unvollkommene Hefe *f*
半知菌 Fungus imperfectus *m*
半知菌纲 Deuteromycetes *pl*, Deuteromyzeten *pl*, Fungi imperfecti *pl*
半知菌中毒 Dendrodochiotoxikose *f*
半肢畸胎 Hemimelus *m*
半肢畸形 Hemimelie *f*
半肢畸形性骨骺发育不良 Dysplasia epiphysealis hemimelia *f*
半直接识别(途径) semidirekte Anerkennung *f*
半值层 Halbwertschicht *f* (HWS)
半跖行 semiplantigrader Gang *m*, Semiplantigradation *f*
半致死[剂]量 Dosis letalis media *f* (LD50)
半致死基因 semiletales Gen *n*
半致死浓度 mittlere letale Konzentration *f*
半致死突变 semiletale Mutation *f*
半致死突变体 Semiletalmutante *f*
半周期 Halbperiode *f*
半肘关节置换术 Hemiarthroplastik des Ellenbogens *f*
半椎体切除术 Resektion des Halbwirbelkörpers *f*
半自动安瓿喷射洗涤机 halbautomatische Ampullen-Sprühwaschenmaschine *f*
半自动标引 halbautomatische Indexierung *f*
半自动测听计(器) halbautomatisches Audiometer *n*
半自动的 halbautomatisch
半自动尿液分析仪 halbautomatisches Urinanalyse-System *n*
半自养(营)的 hemiautotroph
半自主性细胞器 semiautonome (od. halbautonome) Organellen *n pl*
半阻滞 Hemiblock *m*
半组成[型]突变型 semikonstitutiver Mutant *m*
半坐位 halbsitzende Lage (od. Position) *f*
半坐卧位 Semi-Fowler-Position *f*
伴癌综合征 paraneoplastisches Syndrom *n*
伴白血病性龈炎 Leukämie-assoziierte Gingivitis *f*
伴斑点状色素沉着的单纯性大疱性表皮松解 Epidermolysis bullosa simplex mit fleckiger Pigmentierung *f*
伴胆脂瘤的慢性化脓性中耳炎 chronisch epitympanale Otitis media *f*, chronische Knocheneiterung *f*
伴刀豆凝集素 Concanavalin A (Con A) *n*
伴递质 Kotransmitter *m*
伴耳聋和角膜炎的先天性鱼鳞病样综合征 Keratitis-Ichthyose-Taubheitssyndrom *n*, KID-Syndrom *n*
伴发病 Begleitkrankheit *f*
伴发的 begleitend, konkomitierend, concomitans
伴发癫痫的获得性失语 erworbene Aphasie mit Epilepsie *f*, Landau*-Kleffner* Syndrom *n*
伴发感觉 Begleitempfindung *f*, konkomitierende Empfindung *f*
伴发性阑尾炎 Begleitappendizitis *f*, Appendicitis Concomitans *f*
伴发性萎缩 begleitende Atrophie *f*, Begleitatrophie *f*
伴发于自身免疫病的局噬血细胞活化综合征 begleitend Autoimmunerkrankheit Makrophagen-Aktivierungssyndrom *n*
伴发运动 Begleitbewegung *f*
伴发症状 Begleitsymptom *n*
伴合体滋养层细胞精原细胞瘤 Seminom mit Synzytiotrophoblastzellen *n*
α-伴花生球蛋白 α-Conarachin *n*
伴肌动蛋白 Nebulin *n*
伴肌营养不良的单纯性大疱性表皮松解 Epidermolysis bullosa simplex mit Myodystrophie *f* (EBMD)
伴局部白化病的免疫缺陷征 Immundefizienz mit Teilalbinismus *f*
伴瘤内分泌综合征 paraneoplastisches Syndrom *n*
RNA 伴侣 RNA-Chaperon *n*
伴侣行为 partnerschaftliches Verhalten *n*
伴帽 Begleitmütze *f*
伴清蛋白 Conalbumin *n*, Konalbumin *n*
伴少量性索成分的间质瘤 Stromatumor mit geringer Keimstrang-Komponente *m*
伴生的 begleitend

伴生感觉 Begleitempfindung *f*, begleitende Empfindung *f*
伴生学习 Begleitlernen *n*, begleitendes Lernen *n*
伴生长激素缺陷的 X 性联低丙种球蛋白血症 X-chromosomale Hypogammaglobulinämie mit Wachstumshormonmangel *f*
伴尸癖 Nekrophilismus *m*, Necrophilismus *m*
伴湿疹血小板减少的免疫缺陷病 Wiskott*-Aldrich* Syndrom *n*
伴嗜酸性粒细胞的血管淋巴样增生 angiolymphoide Hyperplasie mit Eosinophile *f*
伴随 begleiten
伴随变量 Begleitvariable *f*
伴随的 begleitend, concomitans, comitans, comitat (-us, -a, -um)
伴随的化学治疗 gleichzeitige Chemotherapie *f*
伴随核仁的染色质 Nukleolus-assoziiertes Chromatin *n*
伴随疾病 Begleiterkrankung *f*
伴随免疫 Begleitimmunität *f*, concomitant immunity <engl.>
伴随人 Begleitperson *f*
伴随人员活动计划 Programm für Begleitpersonen *n*
伴随物 Begleitware *f*
伴随性负[电位]变化 kontingente negative Variation *f* (KNV)
伴随运动 begleitende Bewegung *f*
伴随运输 begleitender Transport *m*
伴随症状 Begleitsymptom *n*
伴外斜的双侧核间性眼肌麻痹 bilaterale internukleare Ophthalmologie mit Exotropie *f*
伴[细]胞 Trabantenzellen *f pl*, Begleitzellen *f pl*, Hortega* Zellen *f pl*
伴 X 显性遗传 X-dominante Vererbung *f*, X-chromosomaler Erbgang *m*
伴行的 begleitend, konkomitierend, comitans, comitat (-us, -a, -um)
伴行静脉 Begleitvene *f*, Satellitvene *f*, Vena comitans *f*
伴性不完全显性遗传 geschlechtsgebundene inkomplette dominante Vererbung *f*
伴性的 geschlechtsgebunden, geschlechtsgekoppelt, concomitans
伴性低丙种球蛋白血症 geschlechtsgebundene Hypogammaglobulinämie *f*, Bruton* Krankheit *f* (od. Typ *m*)
伴性基因 geschlechtsgekoppeltes (od. geschlechtsgebundenes) Gen *n*
伴性特性 geschlechtsgebundener Charakter *m*, geschlechtsgebundene Erbeigenschaft *f*
伴性危害 geschlechtsgebundene Vererbung *f*
伴性遗传 geschlechtsgebundene Vererbung *f*
伴性隐性 geschlechtsgebundene Rezessivität *f*
伴性隐性遗传 geschlechtsgebundene rezessive Vererbung *f*
伴 X 隐性遗传 X-chromosomale rezessive Vererbung *f*
伴性隐性致死试验 geschlechtsgebundener Rezessiv-Letal-Test *m*
伴性隐形致死试验 geschlechtsgebundener Rezessiv-Letal-Test (SLRL) *m*
伴性营养不良 x-chromosomale Dystrophie *f*
伴胸腺瘤的免疫缺陷 Immundefizienz mit Thymom *f*
伴胸腺瘤的免疫缺陷症 Immundefizienz mit Thymom *f*
伴血小板减少的免疫缺陷 Immundefekt mit Thrombozytopenie *m*
伴幽门闭锁的交界型 EB Junktionale Epidermolysis bullosa mit Pylorusatresie (JEB-PA) *f*
伴有过度警觉的自主神经过度觉醒 vegetative Übererregbarkeit mit Hypervigilanz *f*
伴有肌上皮细胞成分的癌 Karzinom mit myoepithelialen Komponenten *n*
伴有淋巴样间质的未分化癌 undifferenziertes Karzinom mit lymphoidem Stroma *n*
伴有皮脂腺分化浅在性上皮瘤 superfizielles Epitheliom mit talgdrüsiger Differenzierung *n*
伴有破骨细胞样巨细胞的癌 Karzinom mit osteoklastenähnlichen Riesenzellen *n*
伴有破骨细胞样巨细胞的平滑肌瘤 Leiomyom mit osteoklastenähnlichen Riesenzellen *n*
伴有肉瘤样分化的癌 Karzinom mit sarkomatoider Differenzierung *n*
伴有神经内分泌分化的癌 Karzinom mit neuroendokriner Differenzierung *n*
伴有神经内分泌分化的导管原位癌 duktales Karzinom in situ mit neuroendokriner Differenzierung *n*
伴有透明细胞成分的平滑肌肉瘤 Leiomyosarkom mit klarzelligen Komponenten *n*
伴有牙髓病变的牙周炎 Parodontitis Zusammenhang mit endodontalen Läsionen *f*
伴有谵妄的戒断状态 Entzugssyndrom mit Delir *n*
伴 IgM 增加的免疫球蛋白缺陷 Immunglobulinmangel mit erhöhtem IgM *m*
伴枕区放电的儿童良性癫痫 benigne kindliche Epilepsie mit okzipitalen Paroxysmen *f*, gutartige okzipitale Epilepsie des Kinderalters *f*
伴脂肪瘤性痣的皱褶皮肤 gefaltete Haut mit lipomatöser Nävus *f*
伴中央颞区棘波的儿童良性癫痫 benigne kindliche Epilepsie mit zentrotemporalen Spikes *f*, gutartige Epilepsie im Kindesalter mit zentrotemporalen Spikes *f*
伴自身免疫的淋巴细胞增生综合征 autoimmunes lymphoproliferatives Syndrom *n*
绊创膏 Heftpflaster *n*, Klebepflaster *n*, Emplastrum adhaesivum *n*, Collemplastrum adhaesivum *n*, Pflaster *n*, chirurgisches Pflaster *n*
瓣(瓣膜) Ventil *n*, Klappe *f*, Valva *f*
　鲍安氏瓣 Bauhin* Klappe *f*, Ileozäkalklappe *f*
　格拉赫氏瓣 Gerlach* Klappe *f*, Valvula processus vermiformis *f*
　海斯特氏瓣 Heister* Klappe *f*, Plica spiralis *f*
　豪斯顿氏瓣 Houston* Klappen (od. Falten) *f pl*, Plicae transversae recti *f pl*
　斯 - 爱瓣 Starr*-Edwards* Ventil *n* (笼罩球心瓣膜装置)
瓣闭锁不全 Klappeninsuffizienz *f*, valvuläre Insuffizienz *f*
瓣窦 Sinus valvulae *m*
瓣环成形术 Annuloplastik *f*
瓣环扩大 Dilatation des Klappenrings *f*
瓣环折叠术 Plikation des Klappenrings *f*, Raffung des Mitralrings *f*
瓣口狭窄 Klappenöffnung-Stenose *f*, Stenose der Klappenöffnung *f*
瓣膜 Klappen *m*
瓣膜闭锁不全 Klappeninsuffizienz *f*, valvuläre Insuffizienz *f*
瓣膜闭锁缘 Koaptationssegelränder des Herzklappens *m pl*
瓣膜变形 Klappenfehlstellung *f*
瓣膜成形术 Annuloplastik *f*, Valvuloplastik *f*
瓣膜刀 Valvulotom *n*, Infundibulotom *n*
瓣膜的 valvär, valvulär, valvular (-is, -is, -e)
瓣膜[分离]术 valvuläre Kommissurotomie *f*, Kommissurensprengung *f*, Herzklappensprengung *f*
瓣膜反流 valvuläre Regurgitation *f*
瓣膜关闭不全 Klappeninsuffizienz, *f*, valvuläre Insuffizienz *f*
瓣膜基底部 Klappenbasis *f*
瓣膜间的 intervalvulär, intervalvular (-is, -is, -e)
瓣膜间三角 intervalvuläres Trigonum *n*
瓣膜剪 Klappenschere *f*
瓣膜交界 valvuläre Kommissur *f*
瓣膜口 Klappenöffnung *f*
瓣膜口狭窄 Klappenstenose *f*
瓣膜(口)狭窄 Klappenstenose *f*, Herzklappenverengung *f*, vavuläre Stenose *f*
瓣膜切除术 Klappenresektion *f*

瓣膜切开刀 Infundibulotom *n*, Valvulotom *n*
瓣膜切开术 Valvulotomie *f*
瓣膜区 Area valvularis *f*, Klappengebiet *n*, Klappeneben *f*
瓣膜试验 Klappentest *m*, value test <engl.>
瓣膜损害(伤) Klappenläsion *f*
瓣膜替换术 Klappenersatz *m*
瓣膜听诊区 auskultatorisches Klappengebiet *n*
瓣膜位置 Klappenstellung *f*
瓣膜狭窄 (Herz-)Klappenstenose *f*
瓣膜纤维化 Klappenfibrose *f*
瓣膜相关并发症 ventilbedingte Komplikation *f*
瓣膜小叶 Klappenblättchen *n*
瓣膜型肺动脉口狭窄 valvuläre Pulmonalstenose *f*
瓣膜型主动脉口狭窄 valvuläre Aorten(offnungs)stenose *f*
瓣膜性回流 Klappen-Regurgitation *f*
瓣膜性心脏病 Herzklappenerkrankung *f*
瓣膜严重钙化 schwere Klappenverkalkung *f*
瓣膜炎 Valvulitis *f*, Dicliditis *f*
瓣膜粘连 Klappenadhäsion *f*
瓣膜粘液样变性 mukoide Klappendegeneration *f*, mukoide Degeneration der Klappe *f*
瓣膜整形术 Valvuloplastik *f*
瓣切开术 Valvulotomie *f*, Diclidotomie *f*
瓣上环 supravalvulärer Ring *m*
瓣上型主动脉口狭窄 supravalvuläre Aortenstenose *f*
瓣下结构 subvalvulärer Apparat *m*
瓣下型主动脉口狭窄 subvalvuläre Aortenstenosef
瓣性心内膜炎 (Herz-)Klappenendokarditis *f*, Herzklappenentzündung *f*
瓣性杂音 Klappengeräuch *n*
瓣叶穿孔 Perforation des Klappensegels *f*
瓣叶对合面新月形区域 Mondsichel *f*
瓣叶钙化 Klappensegelverkalkung *f*
瓣叶间质细胞 interstitielle Zelle des Klappensegels *f*
瓣叶交界融合 Nahtfusion von Klappensegel *f*
瓣叶裂开 Klappensegelriss *m*
瓣叶面积 Valve-Bereich *m*
瓣叶内皮细胞 Endothelzelle des Klappensegels *f*
瓣叶缺如 Fehlen des Klappensegels *n*
瓣叶撕裂 Klappensegelriss *m*
瓣叶纤维化 Klappensegelfibrose *f*
瓣叶游离缘 freier Klappensegelrand *m*
瓣周漏 perivalvuläres Leck *n*
瓣周脓肿 perivalvulärer Abszess *m*
瓣转移术 Lappenverschiebung *f*
瓣状的 klappenförmig
瓣状切断术 Lappenamputation *f*, Lappenschnitt *m*
瓣状切开 Lappenschnitt *m*
瓣状手术 Lappenoperation *f*
瓣状摘出术 Lappenextraktion *f*, Extractio cataractae lobularis *f*

BANG 邦帮绑榜棒磅

bāng 邦帮

邦迪乳突切除术 Bondy* Mastoidektomie *f*
邦菲斯病(霍奇金病) Bonfil* Krankheit *f*, Hodgkin* Krankheit *f*(恶性肿瘤或恶性炎症的症候群)
邦戈沙门菌 Bongo Salmonellen *f*
邦内氏囊 Bonnet* Kapsel *f*
邦内特征 Bonnet* Zeichen *n*(大腿内收时疼痛,见于坐骨神经痛)
邦尼埃综合征 Bonnier* Sybdrom *n*(前庭外侧核综合征,包括眩晕、苍白及不同程度的听觉和视觉障碍)
邦妥卡因 Pantokain *n*, Pontocain *n*, Tetrakain *n*
邦威尔三角(下颌牙槽髁突三角) Bonwill* Dreieck *n*
帮威尔冠(桩冠) Bonwill* Krone *f*(人造瓷冠)

bǎng 绑榜

绑扎法 Verband *m*, Heftpflasterverband *m*, Bandage *f*
榜样群体 Modellgruppe *f*

bàng 棒磅

棒 Stange *f*
棒冰(冰棍) Stieleis *n*(商标名)
棒假青霉素 Penicilliopsin *n*
棒节 Keule *f*, Clava *n*
棒框测验 Stab-Rahmen-Test *m*
棒硫 Rollschwefel *m*
棒麦角 Klavus *m*, Clavus *m*
棒球指 Hammerfinger *m*, Baseballfinger *m*
棒曲霉菌 Aspergillus clavatus *m*
棒曲霉素 Patulin *n*, Claviformin *n*, Clavacin *n*, Clavatin *n*, Expansin *n*
棒恙螨属 Schongastia *f*
棒状(形) Stabform *f*, Stangenform *f*
棒状病毒 Rhabdovirus *n*
棒状病毒属 Rhabdovirus *n*
棒状的 bazilliform, stäbchenförmig, clavat(-us, -a, -um), claviform(-is, -is, -e)
棒状杆菌 Korynebakterien *f pl*
棒状杆菌科 Corynebacteriaceae *pl*
棒状杆菌噬菌体 Corynebacterium Phagen *m*
棒状杆菌属 Corynebacterium *n*, Korynebakterie *f*
棒状色谱图 Säulenchromatogramm *n*
棒状体 Clava *f*, Tuberculum nuclei gracilis *n*
棒状体的 bazilliform, keulenförmig, knotenförmig, clavat(-us, -a, -um), claviform(-is, -is, -e)
棒状体肌病 Nemalin-Myopathie *f*
棒状小分生孢子 keulenförmige Mikrokonidien *n pl*
棒状小体 Auer* Körperchen *n*, Auer* Stäbchen *n*
棒状帚菌素 Mycoin *n*
磅 Pfund *n*, Libra *f*(Lb, lb)
磅/平方英尺 Pfund pro Quadratfuß *n*
磅秤 Plattformwaage *f*, Bodenwaage *f*, Brückenwaage *f*
磅达 poundal <engl.>

BAO 包孢胞薄饱保报抱豹鲍暴爆曝

bāo 包孢胞

包 Kit <engl.>, Pack *m*, Sack *m*
包被 Hülle *f*, überzug *m*, Peridie *f*, Involucrum *n*
包被囊泡 beschichtete Vesikel *f*
包被细胞 Belegzellen *f pl*, Deckzellen *f pl*
包被性瘤 abgekapselter Tumor *m*
包被中层 Mesoperidium *n*
包藏 Verborgenheit *f*, Verheimlichung *f*, Verbergung *f*
包虫 Blasenwurm *m*, Echinokokkus *m*, Echinococcus *m*
包虫病 Hydatidenkrankheit *f*, Hydatidose *f*, Echinokokkose *f*, Echinococcosis *f*
包虫病补体结合试验(温伯格试验) Weinberg* Test *m*
包虫抗原皮内试验 Echinokokken-(antigen)-Intrakutantest *m*
包虫囊 Hydatide *f*, Hydatidenzyste *f*, Echinokokkuszyste *f*, Finnenbalg *m*
包虫囊胞反响征 Echozeichen der Hydatidenzyste *n*
包虫囊沙 Hydatidensand *m*, Echinokokkussand *m*
包虫囊疹 hydatid rash <engl.>
包虫囊震颤 Fremitus hydatidis *m*, Blatin* Zeichen(od. Syndrom) *n*
包虫囊肿 Hydatidengeschwulst *f*

包虫囊状的 hydatiform
包登[氏]试验(检精神敏捷程度) Bourdon* Test *m*
包登氏试验 Bourdon* Test *m*
包底衣 Unterschicht *f*, Unterbelag *f*
包封抗原 Hüllenantigen *n*, Kapselantigen *n*
包裹 Einwicklung *f*, Einkapselung *f*, Einpackung *f*, Abkapselung *f*, Verkapselung *f*
包裹的 abgesackt, abgekapselt
包裹法 Packung *f*, Wickel *m*
包裹料 Hülle *f*, Decke *f*, Verpackung *f*
包裹物 Enveloppe *f*
包裹性的 abgesackt, abgekapselt
包裹性腹水 abgekapselter Aszites *m*
包裹性积液 abgekapselter (od. abgesackter) Erguß *m*
包裹性脓胸 abgesacktes Empyem *n*, Empyema saccatum *n*
包裹性气水腹 abgekapseltes Pneumohydroperitoneum *n*
包裹性心包积液 abgesacktes (od. abgekapseltes) Hydroperikard *n*
包裹性胸膜炎 abgesackte (od. abgekammerte) Pleuritis *f*, Pleuritis saccata *f*
包裹性胸腔积液 abgesackter (od. abgekapselter) Hydrothorax *m*
包裹性液气腹 abgesacktes (od. abgekapseltes) Hydropneumoperitoneum *n*
包裹性液气胸 abgekapselter Hydropneumothorax *m*
包含物 Inklusion *f*, Inclusio *f*, Einschluß *m*
包涵 Inklusion *f*, Einschluss *m*
包涵的 inkludiert, eingeschlossen
包涵囊肿 Einschlußzyste *f*, Inklusionszyste *f*
包涵体 Einschlußkörper (chen *n pl*) *m pl*, Cytor (rh) yctes *f pl*
窦勒氏包涵体 Doehle* (Einschluß-) Körperchen *n pl*
包涵体病 Einschlußkrankheit *f*
包涵体肌炎 Einschlusskörpermyositis *f*
包涵体结膜炎 Inklusionskonjunktivits *f*, Einschluß (körperchen) konjunktivitis *f*
包涵体结膜炎病毒 Einschlußkonjunktivitis-Virus *n*
包涵体脓溢 Einschlußblennorrhoe *f*
包涵体生成试验 Einschlußgenerationstest *m*
包涵体性结膜炎 Einschlussköperchenkonjunktivitis *f*
包涵物 Einbetten *n*, lnklusion *f*, Inclusio *f*
包涵小体 Cytor (rh) yctes *f pl*
包浆素 Plasmin *n*
包茎 Phimose *f*, Kapistration *f*
包茎扩张器 Phimose-Dilatator *m*
包茎钳 Phimoseklemme *f*
包壳 Schale *f*
包络线 Einhüllung *f*
包埋 Einbettung *f*, Einschluß *m*, lnklusion *f*, Inclusio *f*
包埋材料 Einbettmasse *f*, Einbettmaterial *n*
包埋材模型 Einbettmasse-Modell *m*
包埋电极 implantierte Elektrode *f*
包埋法 Einbettung (smethode) *f*, Inklusion *f*
包埋缝合 vergrabene Naht *f*
包埋剂 Einbettungsmedium *n*
包埋料液 Einbettflüssigkeit *f*
包埋牙 eingebetteter Zahn *m*
包膜 Integumentum *n*, Integument *n*, Kapsel *f*
包膜病毒 umhülltes Virus *n*, enveloped virus <engl.>
包膜抗原 Hüllenantigen *n*, envelope antigen <engl.>
包膜挛缩 Kapselkontraktur *f*
包膜炎 Kapsulitis *f*, Chitonitis *f*
包囊 Zyste *f*, Cyste *f*
包囊虫 Zystizerkus *m*, Cysticercus *m*
包囊虫病 Zystizerkose *f*, Cysticercosis *f*
包囊虫肿物 Hydatidenzyste *f*, Hydatide *f*, Echinokokkuszyste *f*
包囊内增殖 intrazystische (od. intrakapsuläre) Fortpflanzung *f*
包囊浓集法 Zystenkonzentrationsmethode *f*, Zystenanreicherungsverfahren *n*
包囊期 zystisches Stadium *n*, Zystenstadium *n*
包囊前期 Präzyste *f*
包囊下的 subkapsulär
包囊形成 Abkapselung *f*, Enzystierung *f*
包囊性脓肿 eingekapselter (od. abgekapselter) Abszeß *m*
包囊[作用] Einkapselung *f*
包皮 Akrobystie *f*, Vorhaut *f*, Preputium (penis) *n*, Praeputium *n*
包皮背侧切开[术] Dorsalspaltung der Vorhaut *f*
包皮背侧切开术 Dorsalspaltung der Vorhaut *f*, dorsale Inzision des Präputiums *f*
包皮成形术 Posthioplastik *f*, Vorhautplastik *f*
包皮的 präputial, praeputial (-is, -is, -e), preputial (-is, -is, -e)
包皮恶性肿瘤 maligner Tumor des Präputiums *m*
包皮垢 Smegma (praeputii) *n*
包皮垢[分枝]杆菌 Smegmabakterie *f*, Bacterium smegmatis *n*, Mycobacterium smegmatis *n*, Bacillus smegmatis *m*
包皮垢石 Smegmolith *m*, Postholith *m*, Calculus praeputialis *m*
包皮过敏性水肿 allergisches Vorhautödem *n*
包皮过长 überhängende Vorhaut *f*
包皮环 Präputialring *m*
包皮环切刀 Zirkumzisionsmesser *n*
包皮环切[术] Zirkumzision *f*, Beschneidung *f*, Umschneidung *f*
包皮畸形 Vorhautanomalie *f*
包皮间隙 Spatium praeputiale *n*
包皮结石 Balanolith *m*, Präputialstein *n*, Akrobystiolith *m*
包皮溃疡 Präputialukus *n*, Vorhautulkus *n*, Vorhautgeschwür *n*
包皮内板 inneres Vorhautblatt *n*
包皮脓肿 Abszess der Vorhaut *m*, Präputiumabszess *m*
包皮疱疹 Herpes praeputialis (s. progenitalis) *m*
包皮嵌顿 Paraphimose *f*, Paraphimosis *f*
包皮嵌顿解除术 Paraphimose-Reposition *f*
包皮嵌顿手法复位术 mamelle Reposition der Paraphimose *f*
包皮切开术 Präputiotomie *f*, dorsale Spaltung der Vorhaut *f*
包皮水肿 Vorhautödem *n*
包皮系带 Vorhautbändchen *n*, Frenulum praeputii *n*
包皮系带旁腺 Glandulae parafrenales *f pl*
包皮下的 subpräputial
包皮腺 Präputialdrüsen *f pl*, Vorhautdrüsen *f pl*, tysonsche Drüsen *f pl*, Glandulae pr (a) eputiales *f pl*
包皮腺炎 Tysonitis *f*
包皮炎 Posthitis *f*, Vorhautentzündung *f*, Akroposthitis *f*, Akrobystitis *f*
包皮粘连 Präputialadhäsion *f*, Concretio praeputii *f*
包绕的 encystic (-us, -a, -um)
包绕性腹股沟疝 Hernia encystica *f*, Hey* Hernie *f*
包容性 Flexibilität *f*, Kompatibilität *f*
包柔氏蓝 Borrel* Blau *n*
包柔体属(疏螺旋体属) Borrelia *f*
包氏毛毕吸虫 Trichobilharzia paoi *f*
包胎盘 Reflexplazenta *f*, Placenta capsularis *f*
包糖衣的 Zuckerdragiert
包特金氏病 Botkin* krankheit *f*, epidemische Gelbsucht *f*, Hepatitis epidemica *f*
包特金氏流行性肝炎 Botkin* epidemische Hepatitis *f*
包蜕膜 Decidua capsularis *f*
包围 Abkapselung *f*, Einkapselung *f*
包围性脓胸 abgesacktes Empyem *n*, Empyema saccatum *n*
包围性突触 perikorpuskuläre Synapse *f*
包衣 überzug *m*, Dragierung *f*, Dragieren *n*
包衣锅 Dragierkessel *m*
包衣机 Dragierungsmaschine *f*

包衣片 Dragée *n*, überzogene Tablette *f*, Filmtablette *f*
包衣塑料 Dragierungsplastik *f*
包音氏液 Bouin* Flüssigkeit (od. Lösung *f*) *f*
包蚴 Sporozyste *f*, enzystierte Larve *f*
包载 Einklemmung *f*
包在荚膜内的 eingekapselt
包扎 Bandage *f*, Verband *m*
包扎法 Bandage *f*, verband *m*
包扎患眼 Bandagieren mit Augen *n*
包扎疗法 Okklusivverband als Therapie *m*
包装 Einpackung *f*, Packung *f*, Verpackung *f*
包装材料 Verpackungsmaterial *n*
包装机 Verpackungsmaschine *f*
包装提取物 Verpackungsextrakt *m*
包装完好性 Verpachungsvollständigkeit *f*, Verpackungsintergrität *f*
包装位点 Verpackungsstelle *f*
包装细胞 incasing cells <engl.>
包装细胞系(株) Verpackungszellinie *f*
包装信号 Verpackungssignal *n*
孢囊柱 Sporophor *n*, Sporophore *f*, Sporenträger *m*
孢叶球 Strobila *f*, Strobilus *m*
孢原细胞 Sporogonium *n*, Archespors *n*
孢原质(原生动物) Sporoplasma *n*
孢原组织 Archesporium *n*
孢质 Sporoplasma *n*
孢子 Spora *f*, Spore *f*, Sporula *f*
α- 孢子 Alpha-Spore *f*
β- 孢子 Beta-Spore *f*
孢子虫 Sporidie *f*, Sporozoon *n*
孢子虫病 Sporozoose *f*, Sporidiose *f*
孢子虫纲 Sporentierchen *n pl*, Sporozoa *n pl*, Sporozoen *n pl*
孢子虫门 Sporozoa *f*
孢子堆 Sorus *m*
孢子发生 Sporogenese *f*, Sporulation *f*
孢子纲 Sporozoa *f*
孢子管 Sporenkanal *m*
孢子果 Cystocarpium *n*
孢子浆 Sporenplasma *n*, Protozoengrundplasm *n*
孢子母细胞(胚孢子) Sporoblasten *m pl*
孢子囊 Sporozyste *f*, Sporangie *f*, Sporangium *n*
孢子囊孢子 Sporangiosporen *f pl*
孢子囊梗 Sporangienträger *m*
孢子内壁 Endosporium *n*
孢子皮层 Sporencortex *m*
孢子谱 Sporograph *n*
孢子球 spore ball <engl.>
孢子生成不能 Aposporie *f*
孢子生殖 Sporogonie *f*, sporogene Reproduktion *f*
孢子生殖周期 sporogener Zyklus *m*
孢子丝 Kapillitium *n*
孢子丝菌病 Sporotrichose *f*, Sporotrichosis *f*
孢子丝菌病样分枝杆菌病 sporotrichoide Mykobakteriose *f*
孢子丝菌病样结节 sporotrichoider Knoten *m*
孢子丝菌病样诺卡菌病 sporotrichoide Nokardiose *f*
孢子丝菌属 Sporothrix *f*, Sporotrichon *n*, Sporotrichum *n*
孢子丝菌素皮肤试验 Sporotrichin-Hauttest *m*
孢子丝菌性下疳 sporotrichotischer Schanker *m*
孢子体 Sporont *m*, Sporenträger *m*, Sporophor (e *f*) *n*, Sporophyt *m*
孢子同型 Isosporie *f*, Homosporie *f*
[孢子]脱离 Abszission *n*
孢子形成 Versporung *f*, Sporogenese *f*, Sporulation *f*
孢子悬液 Sporensuspension *f*
孢子异型 Heterosporie *f*
[孢子]缢断形成 Abschnürung *f*
孢子印 Sporendruck *m*
孢子增殖 Sporogonie *f*
孢子(真菌) Spora *f*, Pilz *m*
胞壁酸 Muraminsäure *f*, Zellwandsäure *f*
胞壁酸酰肽 Muramylpeptid *n*
胞壁酰[基] Muramyl-
胞壁酰二肽 Muramyldipeptid *n*
胞壁增厚 Sklerose *f*
胞壁质 Murein *n*
胞滴虫属 Bodo *m*
胞顶小泡 apikales Bläschen *n*, Apikalbläschen *n*
胞毒抗体 zytotoxischer Antikörper *m*
胞二磷胆碱 CDP-Cholin *n*
胞苷 Zytidin *n* (C)
胞苷二磷酸 Zytidindiphosphat *n* (CDP)
胞苷二磷酸胆碱 zytidindiphosphat-Cholin *n*
胞苷二磷酸乙醇胺 Zytidindiphosphat-Athanolamin *n*
胞苷三磷酸(三磷酸胞嘧啶核苷,三磷酸胞苷) Cytidintriphosphat *n*
胞苷酸 Cytidylsäure *f*, Zytosylsäure *f*, Zytidylsäure *f*, Cytidylat *n*
胞苷脱氨酶基因 Cytidindeaminase-Gen *n*
胞苷一磷酸 zytidinmonophosphat *n* (CMP)
胞肛 Zellafter *m*, Zytopyge *f*
胞管系 Trophospongium *n*
胞核 Zellkern *m*, Karyoplast *m*, Karyon *n*
胞核寄生物 Karyoparasit *m*
胞核脱氧核糖核蛋白 Chromosin *n*
胞红蛋白 Histoglobin (HGb) *n*
胞基质 Zytoplasmamatrix *f*, zytoplasmatische Matrix *f*
胞间层 Interzellularschicht *f*
胞间的 interzellulär
胞间连丝 Plasmodesma *n*, Plasmodesmus *m*
胞间桥 Interzellularbrücke *f*
胞间物质 Interzellularsubstanz *f*
胞间隙 Interzellularlücken *f pl*, Interzellularspalten *f pl*
胞间运输 interzellulärer Transport *m*
胞浆(质) Plasma *n*, Zellplasma *n*, Periplasma *n*, Cytoplasma *n*, Zytosol *n*
胞浆包涵体 zytoplasmatische Inklusion *f*
胞浆蛋白 zytoplasmatisches Protein *n*, Plasmosin *n*
胞浆的 zytoplasmatisch
胞浆核酸 Ribonukleinsäure *f* (RNs)
胞浆基质 zytoplasmatische Matrize *f*
胞浆抗体 zytoplasmatischer Antikörper *m*
胞浆酪氨酸激酶 cytoplasmatischen Tyrosinkinase *f*
胞浆(质)膜 zytoplasmamembran *f*, zytoplasmatische Membran *f*, Plasmamembran *f*, Plasmahaut *f*
胞浆内的 intrazytoplasmatisch
胞浆内小管 intrazytoplasmatisches Kanälchen *n*, Holmgren* Trophospongium (od. Kanälchen) *n*
胞浆膨出 zytoplasmatische Extrusion *f*
胞浆溶解作用 Endolyse *f*
胞浆受体 zytoplasmatischer Rezeptor *m*
胞浆素 Plasmin *n*, Fibrinolysin *n*
胞浆素酸 Plasminsäure *f*
胞浆糖皮质激素受体 zytosolischer Glucocorticoidrezeptor *m*
胞浆外的 ektoplasmatisch
胞浆型 zytoplasmatisch
胞浆型抗中性粒细胞胞浆抗体 zytoplasmatischer Anti-Neutrophilen-Zytoplasma-Antikörper (c-ANCA) *m*
胞浆阻滞法 Zytokinese-Block-Methode *f*
胞浆阻滞微核法 Zytokinese-Block-Mikronukleus-Methode *f*
胞口 Zellmund *m*, Cytostom (a) *n*

胞块 Masse *f*, Massa *f*
胞裂外排 Exozytose *f*
胞霉素 Cytomycin *n*
胞泌[作用] Exocytose *f*
胞嘧啶 Cytosin *n*, Zytosin *n*
胞嘧啶阿拉伯糖苷(甙) Arabinosylzytosin *n*, Cytarabin *n*
胞嘧啶核苷(甙) zytidin *n* (C)
胞[嘧啶核]苷(甙)酸 Zytidylsäure *f*, Zytosylsäure *f*, Cytidylsäure *f*
胞嘧啶核苷(甙)脱氨酶 Zytidindeaminase *f*
胞嘧啶脱氧核苷(甙)酸 Desoxyzytidinmonophosphat *n* (dCMP)
胞膜 Zytomembran *f*
胞膜内褶 Zellmembraneinfaltung *f*
胞膜受体 Zellmembran-Rezeptor *m*
胞膜消解 Zytolyse *f*
胞膜小泡 Zytoplasmamembran-Bläschen *n*
胞囊 Zytozyste *f*
胞囊孢子 Sporangiospore *f*
胞内阿米巴 cytameba <engl.>
胞内的 endozellulär, intrazellulär, intracellular (-is, -is, -e)
胞内分泌 intrakrin
胞内分枝杆菌 Mycobacterium intracellular *n*
胞内共生 intrazelluläre Symbiose *f*, Endosymbiose *f*
胞内寄生菌 Intrazellulärbakterien *f pl*
胞内结构域 intrazelluläre Domäne *f*
胞内抗体 intrazellulärer Antikörper *m*
胞内酶 Intrazellulärenzym *n*
胞内栖息 intrazellulärer Lebensraum *m*, intrazelluläres Habitat *n*
胞内体 Endosom *n*
胞内体定位 endosomale Lokalisation *f*
胞内体酸碱度 intrazellulärer pH-Wert *m*
胞内细胞因子染色 intrazelluläre Zytokinfärbung *f*
胞内小管 Intrazellulärkanälchen *n*, Holmgren* Trophospongium (od., Kanälchen) *n*
胞内运输 intrazellulärer Transport *m*
胞桥小体 Desmosom *n*
胞溶酶体 Zytolysom *n*, Zytosegresom *n*
胞色细胞 zytochrome Zellen *f pl*
胞噬体 Zytophagosom *n*, Autophagosom *n*
胞噬作用 Phagozytose *f*
胞体 Soma *m*
胞体分裂 Cytodieresis *f*
胞体染色细胞 Somatochrom *n*
胞体树突 Zytodendrit *m*
胞铁[色]素 Zytosiderin *n*
胞突 Zytoplasmatortsätze *m pl*
胞吐 Exozytose *f*
胞吐分泌 Exozytose-Sekretion *f*
胞吐作用 Exozytose *f*
胞吞 Endozytose *f*
胞吞转运 Transzytose *f*
胞吞转运作用 Transzytose *f*, Zytopempsis *f*, vesikulärer Transport *m*
胞吞作用 Endozytose *f*
胞外的 extrazellulär, extrazellular
胞外分泌 extrazelluläre Sekretion *f*
胞外[寄生]菌 extrazelluläre Bakterien *f pl*
胞外连丝 Ektodesma *n*
胞外酶 Ek(t)oenzyme *n pl*, Exoenzyme *n pl*, extrazelluläre Enzyme *n pl*
胞外 pH extrazellulärer pH-Wert *m*
胞外向胞内传递信号 Outside-In-Signalübertragung *f*
胞外信号调节(蛋白)激酶 extrazelluläre signalregulierte Kinase (ERK) *f*
胞外信号调节(蛋白)激酶 1/2 extrazelluläre signalregulierte Kinase 1/2 (ERK1/2) *f*
胞外脂酶 Lyolipase *f*
胞外作用 extrazellulärer Effekt *m*
胞咽 Cytopharynx *m*
胞液 Zytosol *n*, Zytoplasma *n*
胞液质 Zytosol *n*, Zytoplasma *n*
胞衣 Nachgeburt *f*, Secundina *f*, Heparuterinum *n*
胞饮功能 Pinozytose *f*
胞饮泡 pinozytotische Vakuole *f*
胞饮体 Pinosom *n*, Pinozytosevesikel *m*
胞饮现象 Pinozytose *f*
胞饮小泡 pinozytotisches Bläschen *n*
胞饮小体 pinozytotisches Körperchen *n*
胞饮性变性 pinozytische Degeneration *f*
胞饮作用 Pinozytose *f*, Membranvesikulation *f*
胞饮[作用](吞饮作用) Pinozytose *f*
胞蚴 Sporozyste *f*
胞质(浆) Plasma *n*, Zellplasma *n*, Periplasma *n*, Cytoplasma *n*
胞质(周质) Periplasma *n*
胞质包涵体 Zytoplasmaeinschluss *m*
胞质传递说 Synergenesis *f*
胞质岛 Zytoplasmainsel *f*
胞质定位 zytosolische Lokalisation *f*
胞质动力蛋白 zytoplasmatisches Dynein *n*
胞质分离剂 Plasmolytikum *n*
胞质分裂 Zytokinese *f*
胞质分裂阻滞法微核试验 Zytokinese-Block-Mikrokerntest (CB-MNT) *m*, Zytokinse-gehemmter Mikrokerntest *m*
胞质环流 Zyklosis *f*
胞质基因 Plasmon *n*, Plasmagen *n*, Erbplasma *n*, zytoplasmatisches Gen *n*
胞质激化 Plasmatosis *f*
胞质接合 Zytoplasmakonjugation *f*, Zytoplasmaverbindung *f*
胞质局部分裂 Merokinese *f*
胞质粒 Zytoplasmagranula *n pl*
胞质连结部 zytoplasmatische Bindungsstelle *f*
[胞]质膜 Plasmahaut *f*, Plasmalemm(a) *n*, Plasmamembran *f*
胞质内鞭毛 intrazytoplasmatisches Flagellum *n*, intrazytoplasmatische Geißel *f*
胞质内的 intrazytoplasmatisch
胞质内精子注入 Intrazytoplasmatische Spermieninjektion *f*
胞质[内生活]环 zytoplasmatischer Zyklus *m*
[胞]质内小 RNA kleine zytoplasmatische RNA *f*
胞质桥 zytoplasmatische Brücke *f*
胞质染剂 plasmatischer Farbestoff *m*
胞质溶胶 Zytosol *n*
胞质溶解 Plasmo(r)rhexis *f*, Plasmarrhexis *f*, Plasmoptyse *f*, Plasmoptysis *f*
胞质融合 Plasmogamie *f*
胞质视黄醛结合蛋白 zelluläres Retinaldehyd-bindendes Protein *n* (CRALBP)
胞质丝 zytoplasmatisches Filament *n*
胞质素 Zytoplastin *n*
胞质体 Zytosoma *n*, Zytoplast *m*
胞质团 Plasmon *n*
胞质网 Zytoretikulum *n*
胞质网丝 Zytomitom *n*
胞质细胞器 zytoplasmatische Organellen *f pl*
胞质小管 zytoplasmatisches Kanälchen *n*
胞质小体 Aposom *n*
胞质型 zytoplasmatisch
胞质性抗中性粒细胞胞质抗体 zytoplasmatischer Anti-Neutrophilen-Zytoplasma-Antikörper (c-ANCA) *m*
胞质液 Zytosol *n*, Zytoplasma *n*

胞质逸出 Plasmoptyse *f*, Plasmoptysis *f*
胞质运动 Plasmaströmung *f*, Zytoplasmabewegung *f*
胞质杂种 zytoplasmatische Hybride *f/m*
胞质周围间隙 periplasmatischer Raum *m*
胞质皱缩 Plasmolyse *f*, Plasmolysis *f*
胞质皱缩性 Plasmolysabilität *f*

báo 薄

薄的 dünn, grazil
薄唇 dünne Lippe *f*
薄皮的 dünnschalig, leptodermatic(-us, -a, -um), leptodermic (-us, -a, -um), leptoderm(-us, -a, -um)
薄皮的 leptodermisch, dünnhäutig
薄片 Dünnschnitt *m*
薄壳微珠载体 Pellikula-Mikroperlen-Träger *m*

bǎo 饱保

饱餐 Sättigung *f*
饱餐试验 Vollmahlzeittest *m*, Volldiättest *m*
饱腹感 Sattgefühl *n*, Sättigungsgefühl *n*
饱腹中枢 Sättigungszentrum *n*
饱和 Sättigung *f*, Saturatio(n) *n*
饱和程度试验 Sättigungstest *m*
饱和醇 gesättigter Alkohol *m*
饱和的 saturat(-us, -a, -um)(sat.), saturatio(sat.), gesättigt
饱和点 Sättigungspunkt *m*
饱和电流 Sättigungsstrom *m*
饱和电流区 Gebiet des Sättigungsstroms *n*
饱和电位 Sättigungspotential *n*, sätligungsspannung *f*
饱和度 Sättigung *f*, Sättigungsgrad *m*
饱和反散射 Sättigungsrückstreuung *f*
饱和分析[法] Sättigungsanalyse *f*
饱和甘汞电极 Sättigungskalomelelektrode *f*
饱和化合物 gesättigte Verbindung *f*
饱和剂 Sättigungsmittel *n*
饱和空气 gesättigte Luft *f*
饱和链烃 gesättigter azyklischer Kohlenwasserstoff *m*
饱和量 Sättigungsdosis *f*, Sättigungskapazität *f*, Sättigungsmenge *f*
饱和密度 Sättigungsdichte *f*
饱和培养物 gesättigte Kultur *f*
饱和汽 Sättigungsdampf *m*, Sattdampf *m*, gesättigter Dampf *m*
饱和器 Sättiger *m*, sättigungsapparat *m*, Saturator *m*
饱和染液 gesättigte Farblösung *f*
饱和[溶]液 gesättigte Lösung *f*, Solutio saturata *f*
饱和色 Sättigungsfarbe *f*, gesättigte Farbe *f*
饱和湿度 gesättigte Feuchte *f*, sattigungsfeuchte *f*, maximale Luftfeuchtigkeit *f*
饱和水蒸气张力 sättigungsspannung *f*, Sättigungs-(dampf) druck *m*, Sattdampfdruck *m*
饱和酸 gesättigte Säure *f*
饱和碳环 gesättigter Karbonsring *m*
饱和烃 gesättigter Kohlenwasserstoff *m*, Grenzkohlenwasserstoff *m*
饱和温度 sättigungstemperatur *f*
饱和系数 Sättigungskoeffizient *m*
饱和限度 Sättigungsgrenze *f*, Assimilationsgrenze *f*
饱和溴水 gesättigtes Bromwasser *n*
饱和压 Sättigungsdruck *m*, Sättigungsspannung *f*
饱和盐水浮集法 Flotationsverfahren durch gesättigte Kochsalzlösung *n*
饱和样品 Sättigungsproben *f pl*, sättigungsmuster *n pl*
饱和诱变 Sättigungsmutagenese *f*
饱和蒸汽 gesättigter Dampf *m*, Sattdampf *m*
饱和蒸汽压 Sattdampfdruck *m*, Druck des gesättigten Dampfs *m*
饱和脂肪酸 gesättigte Fettsäuren *f pl*
饱和脂肪烃 gesättigter Fettkohlenwasserstoff *m*
饱和值 Sättigungswert *m*, Sättigungszahl *f*
饱和指数 Sättigungsindex *m*
饱和[作用] Sättigung *f*, Saturatio(n) *f*
饱满 Sattheit *f*, Sättigung *f*, Satietät *f*
饱满感 Sattgefühl *n*, Sättigungsgefühl *n*
饱满体验 Gipfelerlebnis *n*
饱食 Sättigung *f*, Uberessen *n*
饱食幼虫 völlig angeschoppte Larve *f*
饱食中枢 Befriedigungszentrum *n*
饱胃 voller Magen *m*
饱胀感 Völlegefühl *n*
饱中枢 Sattheitszentrum *n*
保安剃毛刀 Sicherheitsrasiermesser *n*
保-邦二氏试验 Paul*-Bunnell* Reaktion *f*(PBR), heterophile Antikörper-Reaktion *f*
保藏 Konservierung *f*, Präservation *f*
保藏的 konserviert
保藏食品 Konservierungsnahrungsmittel *n*, Konserve *f*
保藏液 Konservierungsflüssigkeit *f*, Präservationsflüssigkeit *f*
保持(留) Retention *f*, Retentio *f*
保持电路 Warteschaltung *f*
保持定向 Aufrechterhaltungsorientierung *f*
保持恒温 Homoiothermie *f*
保持力 Retentionsfähigkeit *f*, Rückhaltefähigkeit *f*
保持排尿通畅 Einhaltung der guten Entleerung *f*
保持气道通畅 Freihalten der Atemwege *n*
保持器 Unterhalter *m*
保持曲线 Retentionskurve *f*
保持视网膜色素上皮粘连 Erhaltung der retinalen Pigmentepitheladhäsion *f*
[保持]糖浓度恒定的 Zuckerkonzentrationskonstantät *f*
保持系 Erhaltungslinie *f*
保持性 Retentivität *f*
保持性矫治器(固定器) Retainer *m*
保持有效牵引 Erhaltung effektiver Traktion *f*
保虫宿主 Erhaltungswirt *m*, Nebenwirt *m*, Reservewirt *m*
保存 Präservation *f*, Konservierung *f*
保存的(保藏的) konservativ, bewahrend
保存反射 präservativer Reflex *m*, Präservationsreflex *m*
保存剂 Bewahrungsmittel *n pl*, Konservierungsmittel *n pl*, Konservierungsstoffe *m pl*, Konservierungspräparate *n pl*
保存型尸体 konservierter Leichnam *m*
保存血 Konservenblut *n*, Blutkonserve *f*(Bluko), Konservierungsblut *n*
保存液 Konservierungsflüssigkeit *f*, Präservationsflüssig-keit *f*
保存证据 Bewahrung von Beweismitteln *f*
保达新(注射用前列地尔) Alprostadil *n*
保洁箱 Müllkasten *m*
保护 Abwehr *f*, Protektion *f*, Schutz *m*
保护绷带 Schutzverband *m*
保护比 protektives Verhältnis *n*, Schutzverhältnis *n*
保护层 Siegeler *m*
保护措施 Schutzmaßnahme *f*
保护蛋白 Schutzprotein *n*, protektives Protein *n*
保护的 protektiv
保护电极 Schutzelektrode *f*, protektive Elektrode *f*
保护发酵 geschutzte Fermentation *f*
保护肝脏的 leberschutzend
保护会阴 Dammschutz *m*
保护基[团] Schutzgruppe *f*, protektive Gruppe *f*
保护剂 Schutzmittel *n*
保护健康 Gesundheitsschutz *m*
保护键 Schutztaste *f*

保护胶体 Schutzkolloid *n*
保护角 Schutzwinkel *m*
保护疗法 schonende Therapie *f*, Schutztherapie *f*
保护率 Schutzrate *f*, protektive Rate *f*, Schutzverhältnis *n*
保护毛 Schutzhaare *n pl*
保护酶 protektives Enzym *n*, Schutzferment *n*
保护膜 Schutzfilm *m*
保护器 Protektor *m*, Tutamen *n*
保护色 protektive Farbe *f*, Schutzfarbe *f*
保护上皮 protektives Epithel *n*, Schutzepithel *n*
保护试验 Schutzversuch *m*
保护水平 Schutzstufe *f*
保护素 Protectin *n*
保护套 Armschiene *f*
保护头盔 Schutzhelm *m*
保护物 Tutamen *n*, Schutz *m*
保护现场 Tatortschutz *m*
保护消费者利益 Konsumerismus *m*, Verbraucherherrschaft *f*
保护性反应 Schutzreaktion *f*
保护性覆盖物 Schutzumhülle *f*, Schutzverkleidung *f*
保护性隔离 Schutzisolierung *f*, protektive Isolierung *f*
保护性矫形器 Schutzorthese *f*, protektive Orthese *f*
保护[性]抗体 protektiver (od. schutzender) Antikörper *m*, Schutzantikörper, *m*
保护[性]抗原 schutzendes (od. protektives) Antigen *n*, Schutzantigen *n*
保护性抗原 Schutzantigen *n*, protektives Antigen *n*
保护性免疫 protektive (od.schützende) Immunität *f*
保护性乳剂 protektiver Krem *m*, Schutzrahm *m*
保护性伸展反射 schützender Streckungsreflex *m*
保护性适应 protektive Adaptation *f*, Schutzadaption *f*
保护性牙周炎 Schutzperiodontium *n*
保护性医疗制度 protektives Therapeutiksystem *n*, Schutztherapeutiksystem *n*
保护性抑制 Uberlastungshemmung *f*, protektive Inhibition (od. Hemmung) *f*
保护因素 Schutzfaktor *m*
保护用矫形器 Schutzorthese *f*, protektive Orthese *f*
保护者 Beschützer *m*
保护组织 Schutzgewebe *n*, protektives Gewebe *n*
保护作用 Schutzwirkung *f*, Schutzeffekt *m*, Schutzleistung *f*, Schutzwert *m*
保加利亚乳[酸]杆菌因子 Lactobacillus-bulgaricus-Faktor *m*
保钾利尿剂 kaliumsparendes Diuretikum *n*
保健按摩 Gesundheitsmassage *f*
保健标识码 Gesundheitskennzeichen *n*, Gesundheitsnummer *f*
保健财务管理 Finanzmanagement im Gesundheitswesen *n*
保健餐 Health Food or Diät *f*
保健操 gesundheitliche Gymnastik *f*, Vorbeugegymnastik gegen bestimmte Krankheiten *f*
保健储蓄 Medisave <engl.>
保健措施 Gesundheitsschutz *m*, Gesundheitsfürsorge *f*
保健[法] Diasostik *f*, Fürsorge *f*, Gesundheitspflege *f*
保健费 finanzielle Mittel für den Gesundheitsschutz *n pl*
保健服务 Dienstleistung im Gesundheitswesen *f*
保健服务能力 Leistungsfähigkeit des Gesundheitsdienstes *f*
保健服务质量 Qualität der Gesundheitsversorgung *f*
保健护理工作 Gesundheitspflegedienst *m*
保健护士 Fürsorgeschwester *f*
保健机构 Gesundheitsschutz-Institution *f*, Sanitätseinrichtung *f*
保健机理 Hygiogenese *f*
保健基金 Gesundheitsfonds *m*
保健计划和管理 Gesundheitsplanung und -verwaltung
保健计划指导方针 Planungsrichtlinie für Gesundheitsfürsorge *f*
保健计划组织 Gesundheitsplanorganisation *f*
保健记录管理人员 Patientenakte-Administrator *m*
保健监测 Gesundheitsaufsicht *f*
保健教师 Gesundheitslehrer *m*, Gesundheitslehrerin *f*
保健疗养区 Gesundheit-Bereich *m*
保健镊 hygienische Pinzette *f*
保健人员 Heilpraktiker *m*
保健社会学 Gesundheitssoziologie *f*
保健食品 Gesundheitsdiät *f*
保健食品安全性毒理学评价规范 Standards für toxikologische Sicherheitsbewertung von Gesundheitskost *m pl*
保健食品标识规定 Bestimmung des Labels der Gesundheitskost *f*
保健食品促进泌乳功能试验 Prüfung auf Förderung zur Milchsekretion von Reformkost *f*
保健食品促进排铅功能试验 Prüfung auf Förderung zur Bleiausscheidung von Gesundheitskost *f*
保健食品促进消化功能试验 Prüfung auf Förderung zur Verdauung von Gesundheitskost *f*
保健食品辅助保护胃粘膜损伤功能试验 Prüfung auf Unterstützung zum Schutz vor Magenschleimhautverletzung von Gesundheitskost *f*
保健食品辅助改善记忆功能试验 Prüfung auf Unterstützung zur Verbesserung des Merkvermögens von Gesundheitskost *f*
保健食品辅助降血糖功能试验 Prüfung auf Unterstützung zur Blutzuckerwertsenkung von Gesundheitskost *f*
保健食品辅助降血压功能试验 Prüfung auf Unterstützung zur Blutdrucksenkung von Gesundheitskost *f*
保健食品辅助降血脂功能试验 Prüfung auf Unterstützung zur Blutfettwertsenkung von Gesundheitskost *f*
保健食品辅助抗辐射功能试验 Prüfung auf Unterstützung zum Schutz vor radioaktiven Strahlen von Gesundheitskost *f*
保健食品改善皮肤水分功能试验 Prüfung auf Verbesserung des Hautwassergehalts von Gesundheitskost *f*
保健食品改善皮肤油分功能试验 Prüfung auf Verbesserung des Hautfettgehalts von Gesundheitskost *f*
保健食品改善生长发育功能试验 Prüfung auf Verbesserung der kindlichen Wachstumsentwicklung von Gesundheitskost *f*
保健食品改善睡眠功能试验 Prüfung auf Schlafverbesserung von Gesundheitskost *f*
保健食品改善营养性贫血功能试验 Prüfung auf Verbesserung der Ernährungsanämie von Gesundheitskost *f*
保健食品功能评价 funktionelle Beurteilung von Gesundheitskost *f*
保健食品缓解视疲劳功能试验 Prüfung auf Linderung der Augenmüdigkeit von Gesundheitskost *f*
保健食品缓解体力疲劳功能试验 Prüfung auf Linderung der Körpermüdigkeit von Gesundheitskost *f*
保健食品检验与评价技术规范 technische Standards für Prüfung und Bewertung der Gesundheitskost *f pl*
保健食品抗氧化功能试验 Prüfung auf antioxidative Funktion von Gesundheitskost *f*
保健食品祛痤疮功能试验 Prüfung auf Aknebeseitigung von Gesundheitskost *f*
保健食品祛黄褐斑功能试验 Prüfung auf Chloasma-Beseitigung von Gesundheitskost *f*
保健食品提高缺氧耐受力功能试验 Prüfung auf Verbesserung der Dauerbeständigkeit bei Sauerstoffmangel von Gesundheitskost *f*
保健食品调节肠道菌群功能试验 Prüfung auf Funktionsregulation der Darmflora von Gesundheitskost *f*
保健食品通便功能试验 Prüfung auf Stuhlgangförderung von Gesundheitskost *f*
保健食品增加骨密度功能试验 Prüfung auf Erhöhung der Knochendichte von Gesundheitskost *f*
保健食品增强免疫力功能试验 Prüfung auf Immunitätsver-

besserung von Gesundheitskost *f*
保健事业 öffentlicher Gesundheitsdienst *m*, Gesundheitsschutz *m*
保健所 Fürsorgestelle *f*
保健网 Krankheitenvorbeugungssystem *n*, Gesundheitspflegenetz *n*, System der Prophylase *n*, Netz des Gesundheitsschutzes *n*
保健物理学 Gesundheitsphysik *f*
保健系统模式 Modell für Gesundheitssystem *n*
保健箱 Sanitätskasten *m*
保健行为 Gesundheitsverhalten *n*
保健牙刷 Gesundheitszahnbürste *f*, Hygienezahnbürste *f*
保健医师 Fürsorgearzt *m*, Sozialarzt *m*
保健医学 Evektik *f*
保健预期 Gesundheitserwartung *f*
保健员 Gesundheitspfleger *m*, Gesundheitsfürsorger *m*
保健员用牙括器 Zahnsteinentferner für den Gesundheitspfleger *m*
保健站 Gesundheitsstation *f*, Sanitätsstation *f*
保健专家 Sanitätstechniker *m*
保健组织 Gesundheitsorganization *f*
保角的 konform, winkeltreu
保洁车 Müllwagen *m*, Müllkipper *m*
保科爱德华菌 Edwardsiella hoshinae *f*
保利不相容原理 Pauli* Prinzip (od. Ausschlußprinzip) *n*
保利氏点 Pauly* Punkt *m*, dorsaler Punkt *m*
保利氏原理 Pauli* Prinzip (od. Ausschlußprinzip) *n*
保留的 reserviert, reservat (-us, -a, -um)
保留跟骨的踝部截肢 Boyd* Amputation *f*
保留灌肠 Retentionseinlauf *m*, Verweilklister *n*, Bleibek-listier *n*
保留名 Nomen conservandum *n*
保留器 Retainer *m*, Halter *m*
保留乳房手术 brusterhaltende Operation *f*
保留神经的腹膜后淋巴结清扫术 nerverhaltende retroperitoneale Lymphknotendissektion (NS-RPLND) *f*
保留神经的淋巴结清除术 nervenschonende Lymphknoten-dissektion *f*
保留肾单位手术 nephronschonende Chirurgie *f*
保留十二指肠胰头切除术 duodenumerhaltende Pankreasko-pfresektion *f*
保留时间 Retentionszeit *f*, Rü ckhaltezeit *f*
保留特性 Retentionschatakteristik *f*
保留体积 Retentionsvolumen *n*, Rü ckhaltevolumen *n*
保留胃幽门的胰十二指肠切除术 pyloruserhaltende Duoden-opankreatektomie *f*
保留温度 Retentionstemperatur *f*
保留性功能的根治性经会阴前列腺切除术 potenzschonende radikale perineale Prostatektomie *f*
保留牙根 retinierte Zahnwurzel *f*
保留幽门的远端胰十二指肠切除术 pyloruserhaltende partielle Pankreatoduodenektomie *f*
保留幽门十二指肠空肠吻合 pyloruserhaltende Duodenoje-junostomie *f*
保留指数 Retentionsindex *m*, Kovatsindex *m*
保罗氏反应 Paul* (-Bunnell*) Reaktion *f* (PBR)
保罗氏管 Paul* (-Mixter*) Röhre *f*
保罗氏试验 Paul* (Korneal-) Versuch *m*
保罗氏征 Paul*Zeichen *n*
保米磷 Bomyl *n*
保密识别码 geheime Identitätscode *f*
保密性 Privatsphäre *f*
保密性防护 Schutz der Privatsphäre *m*
保密隐私 Geheimhaltung *f*, Privatsphäre-Haltung *f*, Haltung der Inimität *f*
保姆 Amme *f*, Kinderfrau *f*, Kindermädchen *n*, Kinderbe-treuerin *f*
保帕非林 Perparin *n*, Perperine *n*
保乳手术 brusterhaltende Operation *f*
保湿性 Feuchtigkei *f*
保守的 unblutig, konservativ
保守盒 konservierter Box *m*
保守疗法 konservative Behandlung *f*
保守外科 konservative Chirurgie *f*
保守性 Konservatismus *m*
保守性肌瘤切除术 konservative Myomektomie *f*
保守性乳突根治术 konservative radikale Mastoidektomie *f*
保守性手术 konservative (od. palliative) Operation *f*
保守序列(分) konservierte Sequenz *f*
保守主义 Konservatismus *m*
保泰松 Butazolidin *n*, Phenylbutazonum *n*
保外就医 (Gefangenen-) Freilassung zur medizinischen Behandlung außerhalb des Gefängnises *f*
保卫细胞 Wachzelle *f*, guard cell <engl.>
保温 Wärmehaltung *f*
保温电炉 wärmeschutzelektroofen *m*
保温滤器 Heißwasserfilter *m*
保温瓶 Thermosflasche *f*
保温箱 Brütofen *m*, Brütschrank *m*, wärmekasten *m*, Inkubator *m*
保险 Versicherung *f*
保险承保范围 Versicherungsschutz *m*
保险带 Sicherheitsgurt *m*
保险粉 Natriumhydrosulfit *n*
保险杠损伤 Beschädigung der Stoßstänge *f*
保险机构 Sicherheitsinstitution *f*, Sicherheitsgruppe *f*
保险丝 Schmelzdraht *m*, Schmelzleiter *m*
保险统计生存曲线 versicherungsmathematische Überleben-skurven *f*
保险系数 Sicherheitskoeffizient *m*, Sicherheitsfaktor *m*
保险药品参考定价 Referenzpreise für Krankenkasse-Arznei-mitteln *m pl*
保险医业 Versicherungsmedizin *f*
保养 Wartung *f*, (Aufrecht-) Erhaltung *f*
保养液 Schutzlösung *f*
保幼激素 Inhibitionshormon *n*, Juvenilhormon *n* (JH)
保育培养 Pflegekultur *f*
保育员 Kinderpflegerin *f*, Erzieherin *f*, Hortnerin *f*, Kin-dergärtnerin *f*
保育院 Weisenhaus *n*, Kindergarten *m*, Kinderheim *n*
保障 Unterstützung *f*
保真度 Treue *f*
保证 Garantie *f*, Gewähr *f*
保证健康的职业接触限值 gesundheitsbasierter Arbeitsplatz-grenzwert *m*
保证期 Garantiezeit *f*
保证人 Sponsor *m*, Garant *m*
保证书 Anerkenntnis *f*

bào 报抱豹鲍暴爆曝

报表说明书 Report-Anweisung *f*
报酬(奖励) Belohnung *f*
报酬中枢或快乐中枢 Belohnungs- oder Lustzentrum *n*
报春花黄素 Primetin *n*, Primulin *n*, Primulingeib *n*
报春花科 Primulaceae *pl*
报春[花]属 Primula *f*
报春花属植物 Primelgewächse *n*, Primula *f*
报春花素 Primulagenin *n*
报春花糖 Primaverose *f*
报道分析 Reporterassay *m*
报道基[团] Reportergruppe *f*
报废电子电气设备指令 Richtlinie über Elektro- und Elektronik-Altgeräte *f*
报复杀人 Vergeltungsmord *m*

报告基因 Reportergen *n*
报警能力 Alarmfähigkeit *f*
报警器 Alarm *m*
报警系统 Alarmsystem *n*
抱雌沟 Canalis gynaecophorus *m*
抱合(接) Amplexus *m*, Umklammerung *f*
抱茎棘隙吸虫 Echinochasmus perfoliatus *m*
抱卵器 Inkubaor *m*
抱握反射 Klammerreflex *m*
抱握器 Haken *m*, Klammer *f*
豹斑毒伞食物中毒 Knollenblätterpilzvergiftung *f*
豹斑鹅膏酸 Pantothensäure *f*
豹斑样白癜风 Leopard-Weißfleckenkrankheit *f*, Leopard-Vitiligo *f*
豹斑(皮)综合征 Leopard-Syndrom *n*
豹蛙 Leopardfrosch *m* (od. Rana pipiens *f*)
豹蛙肽 Ranatensin *n*
豹纹状视网膜 Leopardenretina *f*, gefleckte Retina *f*
豹纹状眼底 getäfelter (od. mosaikartiger od. getigerter)
豹蚊蛙 Leopardenfrosch *m*
鲍安氏瓣 Bauhin* Klappe *f*, Ileozäkalklappe *f*
鲍安腺(舌尖腺) Bauhin* Drüse *f*
鲍勃斯氏手术 Bobbs* Operation *f*
鲍布罗夫手术(脊柱裂成形术) Bobroff* Operation *f*
鲍德洛克径(线)(骨盆外直径) Baudelocgue* Durchmesser *m*
鲍德斯迷津(波蒂厄斯迷宫试验) Porteus* Labyrinth-Test *m*
鲍德温氏试验 Baldwin* Test *m*
鲍迪奇阶梯现象 Bowditch* Treppenphänomen *n* (迅速反复刺激使肌肉收缩程度逐渐增加的一种现象)
鲍恩病 Morbus Bowen* *m*, präkanzeröse Dermatose *f* (鳞状上皮细胞癌前病变)
鲍尔迪手术 Baldy* (-Webster*) Operation *f* (治子宫后移位)
鲍尔手术 Ball* Operation *f* (①结肠切开术 ②腹股沟疝手术 ③割断肛门的感觉神经,治疗肛门瘙痒症)
鲍 - 金培养基 Bordet*-Gengou* Medium *n*
鲍鲁溃疡(鼻咽粘膜利什曼病) Bauru* Ulkus (od. Geschwür) *n*
鲍曼不动杆菌 Acinetobacter baumannii *m*
鲍曼管(角膜板层管) Bowman* Röhre *f*
鲍曼角 Baumann* Winkel *m* (肱骨远端前后位拍片所见,正常为 70°~75°)
鲍曼空间 Bowman* Raum *m*
鲍曼囊(肾小球囊) Bowman* Kapsel *f*, glomeruläre Kapsel *f*
鲍曼氏层 Bowman* Membran *f*, Lamina elastica anterior (Bowmani) *f*
鲍曼氏根 Bowman* Wurzel (od. Gillenia) *f*
鲍曼氏肌 Bowman* Muskel *m*, Musculus ciliaris *m*
鲍曼氏肌盘 Bowman* Scheiben *f pl*
鲍曼氏膜 Bowman* Membran *f*, Lamina elastica anterior *f*, Lamina limitans anterior *f*
鲍[曼]氏囊 Bowman* Kapsel *f*, Capsula glomeruli *f*
[鲍曼氏]囊性肾炎 Nephritis capsularis *f*, Perinephritis *f*
鲍曼氏腺 Bowman* Drüsen *f pl*, Giandulae olfactoriae *f pl*
鲍曼氏学说 Bowman* Theorie *f*
鲍曼探子(鼻泪管探子) Bowman* Sonde *f*, Tränenkanal-Sonde *f*
鲍氏志贺菌 Shigella boydii *f*
鲍氏志贺菌群 Shigella boydii *f*, S. boydii *f*
鲍特菌属 Bordetella *f*
鲍温病样 bowenoid
鲍温病样日光性角化病 bowenoide aktinische Keratose *f*
鲍温样丘疹病 bowenoide Papulose *f*
鲍文[氏]病 Bowen*-Darier* Krankheit *f* (od. Syndrom *n*), Morbus-Bowen* *m*
鲍辛氏固定液 Bousin* Fixierlösung *f*
暴病 plötzlich auftretende schwere Krankheit *f*, Ausbruch einer schweren Krankheit *m*
暴发 Ausbruch *m*, Iktus *m*, Ictus *m*
暴发的 fulminant, *pl*ötzlich ausbrechend
暴发调查 Ausbruchsuntersuchung *f*
暴发狂 Koller *m*, Raptus *m*
暴发流行 fulminante (od. explosive) Epidemie *f*
暴发[性]流行 fulminante Epidemie *f*
暴发型 fulminante (od. foudroyante) Form *f*
暴发型斑疹伤寒 fulminantes Fleckfieber *n*, fulminanter Flecktyphus *m*, Typhus exanthematicus fulminans *m*
暴发型 EBV 感染 fulminante primäre Epstein-Barr-Virus-Infektion *f*
暴发型肝炎 fulminante Hepatitis *f*, plötzlich ausbrechende Hepatitis *f*
暴发型霍乱(中毒型霍乱,干型霍乱) Cholera sicca *f*
暴发型痢疾 fulminante Dysenterie *f*, plötzlich ausbrechende Dysenterie *f*, Dysenteria fulminans *f*
暴发型脑膜炎球菌败血症 fulminante Meningokokkämie *f*
暴发型人格 explosive Persönlichkeit (od. Personalität) *f*
暴发型人格障碍 explosive Persönlichkeitsstörung *f*
暴发型伤寒 Typhus fulminans *m*, foudroyanter Typhus *m*
暴发性 1 型糖尿病 fulminanter Typ-1-Diabetes *m*
暴发性败血症 fulminante Sepsis *f*
暴发性病毒性肝炎 fulminante Virushepatitis *f*
暴发性卒中 fulminante Apoplexie *f*, Apoplexia fulminans *f*
暴发性痤疮 fulminante Akne *f*, Acne fulminans *f*
暴发性肝衰竭 fulminantes Leberversagen *n*, fulminante Leberinsuffizienz *f*
暴发性肝炎样综合征 fulminantes hepatitis-ähnliches Syndrom *n*
暴发性高空缺氧 fulminante Höhenhypoxie (od. Höhenanoxie) *f*
暴发性坏疽 Gangraena fulminans *f*
暴发性霍乱 Cholera fulminans (s. sicca s. siderans) *f*
暴发性急性胰腺炎 fulminante akute Pankreatitis *f*
暴发性减压 explosive Dekompression *f*
暴发性卡他 blitzartiger Katarrh *m*
暴发性阑尾炎 fulminante Appendizitis *f*
暴发性(型)的 fulminant, fulminans, foudroyant, siderans
暴发性慢节律 fulminante Langsamwelle *f*
暴发性脑膜炎球菌败血症 fulminante Meningokokkämie *f*, Waterhouse-Friderichsen-Syndrom *f*
暴发性青光眼 fulminantes Glaukom *n*, Glaucoma fulminans *n*
暴发性缺氧症 fulminante Anoxie *f*
暴发性人格障碍 Stöung der explosiven Persönlichkeit (od. Personalität) *f*, explosive Persönlichkeitsstörung *f*
暴发性鼠疫 Pestis fulminans (s. major) *f*
暴发性素质 explosive Diathese *f*
暴发性头痛 Cephal (a) ea agitata (s. attonita) *f*
暴发性小肠结肠炎 fulminante Enterokolitis *f*
暴发性胰腺炎 fulminante Pankreatitis *f*
暴发性障碍 explosive Störung *f*
暴发性紫癜 Purpura fulminans, Henoch* Syndrom *n* (od. Purpura *f*)
暴发休克型 fulminanter Schock *m*
暴发子痫 fulminante Eklampsie *f*
暴沸 siedend, bumping <engl.>
暴风雨型人格 stürmische Persönlichkeit *f*
暴力 Gewalt *f*
暴力犯罪 Gewaltdelikt *n*
暴力行为 gewalttätiges Verhalten *n*, Gewalt *f*
暴力杀婴 Kindestötung durch Gewalt *f*
暴力死 Tod durch Gewalteinwirkung *f*
暴力型性虐待 gewaltsame sexuelle Mißhandlung *f*
暴力性死亡[非正常(自然)死亡] gewaltsamer Tod *m*, unnatürlicher Tod *m*, abnormer Tod *m*
暴力性窒息 gewaltsame Erstickung *f*

暴聋（akuter）Hörsturz *m*, akuter Hörverlust *m*
暴露 Exposition *f*, Freilegung *f*
暴露比值比 Expositions-Odds-Ratio *f*
暴露标志 Expositionsmarker *m*
暴露标志物 Biomarker der Exposition *m*
暴露测量 Expositionsmessung *m*
暴露差异假设 Hypothese der Expositionsdifferenz *f*
暴露重建测量 Messung der Expositionsrekonstruktion *f*
暴露 - 发病连续带 Expositions-Krankheitskontinuum *n*
暴露范围 Expositionsspielraum *m*
暴露和易感性生物标志 Biomarker für Exposition und Anfälligkeit *m*
暴露极限 Expositionsgrenze *f*
暴露剂量 Expositionsdosis *f*
暴露 - 健康状态连续带 Expositions-Gesundheitskontinuum *n*
暴露界限值 Expositionsspielraum *m*
暴露疗法 Freilegungstherapie *f*, offene Wundbehandlung *f*
暴露癖 Exhibitionismus *m*
暴露偏倚（检出症候偏倚）Informationsbias *n*, Verzerrungsform durch eine Fehlklassifikation der Exposition *f*
暴露评定（暴露评估）Expositionsabschätzung *f*
暴露人群 ausgesetzte Population *f*
暴露生物标志 Expositionsbiomarker *m*
暴露时间 Belichtungszeit *f*, Belichtungsdauer *f*, Expositionsdauer *f*, Einwirkungszeit *f*
暴露水平 Expositionsstärke *f*, Expositionshöhe *f*
暴露途径 Expositionsroute *f*
暴露为基础的队列研究 expositionsbasierte Kohortenstudie *f*
暴露性角膜炎 Expositionskeratitis *f*, Keratitis e lagophthalmo *f*
暴露因素 Expositionsfaktor *m*
暴露组病因比分 ätiologische Fraktion der Exponierten *f*
暴露组病因分值 ätiologische Fraktion der Expositionsgruppe *f*
暴露组超额率 Überschußrate unter den Exponierten *f*
暴露组归因危险度 attributables Risiko der Expositionsgruppe *n*
暴露组归因危险度百分比 Prozent des attributablen Risikos der Expositionsgruppe *n*
暴露组特异危险度 attributables Risiko der Exponierten *n*
暴螨属 Laelaps *m*
暴怒 Koller *m*, Tobsucht *f*, Wutausbruch *m*
暴怒发作 Wutanfall *m*
暴怒性躁狂 Mania furiosa（s. gravis）*f*
暴燃 Deflagration *f*, Abbrennen *n*
暴燃器 Deflagrator *m*
暴食（心因性）psychogene Überernährung *f*
暴徒行为 Mob-Verhalten *n*
暴徒心理学 Mob-Psychologie *f*
暴行 Greueltat *f*, Untat *f*, Mißhandlung *f*
暴饮 Komasaufen *n*, Rauschtrinken *n*
暴饮暴食 Völlerei *f*, Überernährung *f*, Unmäßigkeit *f*, Gefräßigkeit *f*
暴躁型人格 stürmische Persönlichkeit *f*
暴躁性格 explosive Persönlichkeit *f*
爆发的 explosiv
爆发电流 Burststrom *m*
爆发性变态人格 explosive Persönlichkeit *f*
爆发性反应 explosive Reaktion *f*
爆发性肝炎 fulminante Hepatitis *f*
爆发性滤泡增生 explosionsartige follikuläre Hyperplasie *f*
爆发性脑炎 fulminante Enzephalitis *f*, fulminante Enzephalitis *f*
爆发性脾切除术后败血症 explosive postoperative Sepsis nach Splenektomie *f*
爆发性性格 explosive Persönlichkeit *f*
爆发抑制 Burst-Suppression *f*
爆裂 Bersten *n*, Platzen *n*, Dekrepitation *f*
爆裂声 Knall *m*
爆裂型骨折 Blow-out-Fraktur *f*
爆裂型红细胞集落生成系统 Erythrozyten-Burst-bildende Einheit *f*, Burst Forming Unit-Erythroid（BFU-E）<engl.>
爆裂性骨折 Blow-out-Fraktur *f*
爆米花细胞 Popcorn-Zelle *f*
爆破模式超声乳化吸除术 Burst-Modus der Phakoemulsifikation *f*
爆破声 Implosion *f*
爆破事故 Explosionsunfall *m*, Detonationsunfall *m*, Sprengunfall *m*
爆破意外 Explosionsunfall *m*, Detonationsunfall *m*
爆式红系集落形成单位 Erythrozyten-Burst-bildende Einheit *f*, Burst Forming Unit-Erythroid（BFU-E）<engl.>
爆式红系前体形成细胞 Burst-bildende Einheit erythroider Vorläuferzelle *f*
爆式集落生成率 Blast colony efficiency（BE）<engl.>, Effizienz der Blast-Koloniebildung *f*
爆音（überschall-）Knall *m*, Stoßwellengeräusch *n*, Destonationsknall *m*
爆炸 Explosion *f*, Detonieren *n*, Detonation *f*, Sprengung *f*
爆炸波阵面超压 Detonationsüberdruck *m*
爆炸残留物 Explosionsrückstand *m*
爆炸冲击 Explosionsschock *m*
爆炸创 Explosionstrauma *n*, Explosionswunde *f*
爆炸挫裂创 platzende Risswunde *f*
爆炸的 explosiv, explosionsartig
爆炸反应 Explosivreaktion *f*
爆炸后毒气 Nachdampf *m*
爆炸剂 Detonator *m*, Explosionsmittel *n*
爆炸减压 explosive Dekompression *f*
爆炸景象 Explosionsszene *f*
爆炸裂变 explosive Spaltung（od. Fission）*f*
爆炸气浪 Explosionswelle *f*, Expansionswelle *f*
爆炸伤 Detonationstrauma *n*, Explosionstrauma *n*, Explosionsverletzung *f*, blast injury <engl.>
爆［炸］声 Knall *m*, Explosivschall *m*
爆炸式减压 explosive Dekompression *f*
爆炸式语言 explosive Sprache *f*
爆炸性肺震荡 blast chest <engl.>
爆炸性粉粒沉着 versehentliche Tätowierung *f*（因意外事件，粉粒异物高速度飞溅入皮肤引起的色素沉着）
爆炸性精神异常 Sinistrosis *f*, Explosive psychischen störungen *f*
爆炸性损伤 Explosionsdruckverletzung *f*, blastinjury <engl.>
爆炸罪 Explosionsverbrechen *n*
爆震的 explosiv
爆震伤 Luftstoßverletzung *f*, Explosionstrauma *n*
爆震性［听觉］损伤 explosionsbedingter（Hör-）Verlust *m*
爆震性聋 Explosionstaubheit *f*, Explosionshörverlust *m*, explosionsbedingter Hörverlust *m*
曝光 Belichtung *f*, Exposition *f*
曝光表附加器 Belichtungsmeterzusatzteil *m*
曝光不足 Unterbelichtung *f*
曝光的范围（宽容度）Belichtungsbreite *f*, Belichtungsspielraum *m*
曝光计算器 Bildzählwerk *n*
曝光量 Belichtungsdosis *f*
曝光效果（应）Exposition Wirkung *f*
曝气（充气）Belüftung *f*
曝气池 Belüftungstank *m*
曝气法 Aeration *f*, Durchlüftung *f*
曝气污水塘 belüftete Abwasserteich *m*
曝射剂量 Belichtungsgröße *f*, Belichtungsdosis *f*

BEI 杯卑背悲北贝备背钡倍悖被棓焙

bēi 杯卑背悲

杯 Cyathus *m*, Poeulum *n*, Becher *m*, Blütenkelch *m*, Kalyx *f*

杯苞菊属 Polymnia *f*
杯口状凹陷 Becherung *f*
杯口状充盈缺损 becherförmiger Füllungsdefekt *m*
杯伞菌素 Clitocybin *n*, Clytocybin *n*
杯式比重瓶 becherförmiges Pyknometer *n*
杯[式]关节成形术 Muldenarthroplastik *f*
杯吸法 Schröpfen *n*
杯形 Becherform *f*
杯形的 becherförmig, cupförmig
杯形耳 Tassenohr *n*, becherförmiges Ohr *n*
杯形手 schalenförmige Hand *f*
杯形细胞 Becherzelle *f*
杯型洁齿刷 becherförmige Zahnpflegebürste (od. Stachelbürste) *f*
杯选试样 beaker sampling <engl.>
杯缘 neuroretinale Randzone der Papille *f*
杯罩大小 Cupgröße *f*, Körbchengröße *f*
杯状 Kraterform *m*
杯状凹陷 Muldenplastik *f*
杯状孢囊基 Calyculus *n*
杯状病毒 Calicivirus *n*
杯状的 becherförmig, scyphoid, calyciform (-is, -is, -e), cotyloide (-us, -a, -um), poculiform (-is, -is, -e)
杯状耳 Tassenohr *n*
杯状耳修复 Tassenohrkorrektur *f*
杯状器官 Calyculus *m*, Caliculus *m*
杯状细胞 Becherzelle *f*
杯状细胞类癌 Becherzellkarzinoid *n*
杯状子宫托 Kappenpessar *n*
卑贱黄虻 Tabanus misen *n*
背包生命保护系统 Rucksack-Typ-Lebensunterhaltungssystem *n*, Rucksack-Typ-Lebenserhaltungsanlage *f*, Backpack-Lebenserhaltungssystem *n*
悲哀 Trauer *f*
悲哀反应 Kummerreaktion *f*, Tauerreaktion *f*
悲观主义 Pessimismus *m*
悲伤 Schwermut *f*, Schwermütigkeit *f*, Traurigkeit *f*
悲伤反应 Kummerreaktion *f*, Tauerreaktion *f*

běi　北

北村综合征(甲状腺毒性周期性麻痹综合征) Kitamura* Syndrom *n*
北方旋线虫 Trichinella nativa *f*
北非吸血蝇属 Athysanus *m*
北极航空医学研究所 Arctic Aeromedical Laboratory (AAML) <engl.>
北极癔症 Piblokto *n*, arktische Hysterie *f*
北京人 Chinamensch *m*, Sinanthropus pekinensis *m*
北京直立人 Homo erectus pekinensis *m*
北卡罗莱纳州黄斑营养不良 North-Carolina-Makuladystrophie *f*
北里杆菌 Kitasato* Bazillus *m*, Pasteurella pestis *f*
北里滤器 Kitassato* Filter *m*
北里霉素 Kitasamycin (um) *n*
北里氏杆菌 Kitasato* Bazillus *m*, pasteurella pestis *f*
北里氏滤器 Kitasato* Filter *m*
北里氏血清 Kitasato* Serum *n*, (Anti-) Cholera-Serum *n*, Serum anticholericum *n*
北美草本威灵仙 virginischer Ehrenpreis *m*, Veronica virginica *f*, Leptandra virginica *f*, Veronicastrum virgini-Cum *n*
北美放射学会 Nordamerikanische Röntgengesellschaft (RSNA) *f*
北美肺筋草 Aletris farinosa *f*
北美黄连 Hydrastis canadensis *f*
北美黄连次碱 Hydrastininum *n*, Hydrastinin *n*
北美黄连碱 Hydrastin *n*, Hydrastinum *n*
北美金缕梅 Hamamelis virginana *f*, virginische Zaubernuß *f*
北美巨蛭 Macrobdella decora *f*
北美圣草 Santakraut *n*
北美小儿肾移植的合作研究组 Nordamerikanische Kooperative Studiengruppe für Pädiatrische Nierentransplantation *f*, North American Pediatric Renal Transplant Collaborative Study Group (NAPRTCS) <engl.>
北美芽生菌病 Nordamerikanische Blastomykose *f*, Gilchrist* Krankheit *f*
北美洲抗蛇毒血清 Nordamerikanische Antivenine *n pl*, Nordamerikanische Anti-Schlangengift-Sera *n pl*
北墨西哥斑疹热 Nordmexiko Fleckfieber *n*
北蚋 Simulium subvariegatum *n*
北沙参 Glehniawurzel *f*, Radix Glehniae *f*
北乌头 Aconitum kusnezoffii *n*
北五加皮 Periploca sepium *f*
北五加皮苷(甙) Periplocin *n*, Periplocosid *n*
北五加皮中毒 Vergiftung durch Periploca sepium *f*
北五味子 Schizandra sinensis *f*
北五味子素 Schizandrin *n*
北玄参 Scrophularia buergeriana *f*
北亚蜱传斑点热 durch nordasiatische Zecken übertragenes Fleckfieber *n*
北亚蜱传立克次体病 nordasiatische Zeckenrickettsiose *f*
北亚蜱媒斑疹伤寒 Nord-asiatisches Zeckenfleckfieber *n*, Nordasiatischer Zeckenflecktyphus *m*

bèi　贝备背钡倍悖被棓焙

贝昂 Behen *n*
贝昂果(辣木果) Behen-Nut *f*
贝昂油 Behen-Öl *n*
贝-伯病(结节病,肉样瘤病) Besnier*-Boeck* Krankheit *f*
贝-伯-肖类肉样瘤病 Besnier*-Boeck*-Schaumann* Krankheit (od. Sarkoidose) *f*
贝泊汀 Darbepoetin *n*
贝叶啉 Conchoporphyrin *n*
贝[楚德]-布[吕克]现象(光谱变化) Bezold*-Brück* Phänomen *n*
贝茨氏细胞 Betz* Riesenzellen *f pl*, Riesenpyramidenzellen *f pl*
贝茨氏细胞区 Betz* Zellen-Gebiet *n*
贝措尔德脓肿(颞骨骨膜下脓肿) Bezold-Abszess *m*
贝登氏括约肌 Bayden* Sphincter *m*, Sphincter choledochus (superior) *m*
贝恩类型论 Bain* Typen-Theorie *f*
贝尔 Bel *n* (电平单位或声的响度单位)
贝尔病(躁狂) Bell* Krankheit *f*
贝尔定律(脊髓神经前根为运动根,后根为感觉根) Bell* (Bell*-Magendie*) Gesetz *n*
贝尔费尔德手术(输精管切断术) Belfield* Operation *f*
贝尔格拉德-多布拉伐病毒 Belgrad*-Dobrava* Virus (DOBV) *n*
贝尔肌(输尿管括约肌) Bell* Muskel *m*
贝尔痉挛(面肌痉挛) Bell* Spasmus *m*
贝尔狂躁症(谵妄) Bell* Manie *f*
贝尔疗法(治癌) Bell* Therapie *f*
贝尔林病(视网膜震荡,视网膜水肿) Berlin* Krankheit *f*
贝[尔]-马[戎第]定律(脊神经前根司运动,后根司感觉) Bell*-Magendie* Gesetz *n*
贝尔惹法(髌骨横断缝合法) Berger* Methode *f*
贝尔惹手术(肩胸间切断术) Berger* Operation *f*
贝尔热隆氏病(歇斯底里舞蹈病,癔病性舞蹈病) Bergeron* Krankheit (od. Chorea) *f*, Chorea hysterica *f*
贝尔肉芽 Bayle* Granulation *f* (肺内已有纤维性变性的灰色结核性结节)
贝尔氏病 ① Bell* Delirium *n* (od. Krankheit *f* od. Manie *f*), akute Manie *f* ② Bayle* Krankheit *f*, Dementia para-lytica *f*

贝尔氏刀 Beer* Messer *n*
贝[尔]氏等孢球虫 Isospora belli *f*
贝尔氏缝合术 Bell* Naht *f*
贝尔氏麻痹 Bell* Lähmung *f* (od. Paralyse *f* od. Syndrom *n*), Paralysis facialis *f*
贝尔氏神经 Bell* Nerv *m*
贝尔氏现象 Bell* Phänomen (od. Symptom od. Zeichen) *n*
贝尔手术(内障手术) Beer* Operation *f*
贝尔坦柱 Bertini-Säulen *f pl*, Columnae renales *f* (肾柱)
贝尔洗眼液(含醋酸铅,玫瑰水,迷迭香酊) Beer* Kollyrium *n*
贝[耳] Bel (B, b) *n*
贝伐单抗 Bevacizumab *m*
贝凡洛尔 Bevantolol *n*
贝-盖赛萨病(谢-希综合征) Begues*-César* Krankheit *f*, Chediak*-Higashi* Syndrom *n* (一种致命的常染色体隐性全身性疾病)
贝格比病(突眼性甲状腺肿) Begbie* Krankheit *f*, Basedow* Krankheit *f*
贝格尔氏感觉异常 Berger* Parästhesie *f*
贝格尔氏征 Berger* Zeichen *n*
贝格曼胶质细胞 Bergmann* Gliazelle *f*
贝格曼切口(暴露肾脏的切口) Bergmann* Inzision *f* (od. Schnitt *m*)
贝格曼氏胶质细胞 Bergmann* Glia (od. Gliazelle) *f*
贝格曼氏切口 v. Bergmann* Inzision *f* (od. Schnitt *m*)
贝格曼细胞(小脑皮质分子层胶质细胞) Bergmann* Gliazelle *f*
贝格曼纤维(小脑皮质内胶质细胞与软脑膜相接的突起) Bergmann* Faser *f*
贝格正牙术 Begg* Technik *f*, Kieferorthopädie, Orthodontie
贝根黑姆手术(移植输尿管于直肠的手术) Bergenhem* Operation *f*
贝果尼埃疗法(感应电减肥疗法) Bergonie* Therapie (od. Methode) *f*
贝果尼埃-特立邦多定律 Bergonié*-Tribondeau* Gesetz *n* (细胞对放射线的敏感性与细胞的繁殖力成正比,与细胞分化程度成反比)
贝-哈症状(征) Behier*-Hardy* Symptom *n* (早期肺坏疽的一种嗓音体征)
贝赫切特综合征(病)(眼、口、生殖器综合征) Behcet* Syndrom (od. Krankheit) *n* (生殖器溃疡、口疮及眼色素层炎)
贝卡里垃圾处理法(利用细菌发酵的还原法) Beccari* Verfahren *n*
贝卡里膜(突触膜) Beccari* Membran *f*
贝卡里亚氏征 Beccaria* Zeichen *n*
贝卡里亚征 Beccaria* Zeichen *n* (妊娠时枕部搏动性痛)
贝凯西测听法 Békésy* Audiometrie *f*
贝壳 Concha *f*, Perlmutt *n*, Perlmutter *f*, Schale *f*
贝壳断口 Muschelbruch *m*
贝壳耳 Muschelohr *n*
贝壳类 Muschel *f*, Muscheltier *n*, Mytilus edulis *m*
贝壳杉烯 Kauren *n*
贝壳杉烯酸 Kaurensäure *n*
贝壳松脂 Kauri *m*/*f*
贝壳形 Muschelform *m*
贝壳形的 muschelförmig
贝壳硬蛋白 Conchiolin *n*, konchidin
贝壳状耳 Muschelohr *n*
贝克病(大骨节病) Beck* Krankheit *f*, Kashin*-Bek* Krankheit *f*
贝克带 Beck* Gurt *m* (产后出血用的帆布腹带)
贝克的认知治疗 kognitive Therapie nach Beck* *f*
贝克尔肌营养不良 Beckersche Muskeldystrophie *f*
贝克尔氏迟缓型进行性肌营养不良 chronische progressive Muskeldystrophie von Becker* Typ *f*
贝克尔氏征 Becker* Zeichen *n*
贝克尔试验 Becker* Test *m* (①检印防己毒素 ②防散光)
贝[克斐尔德]氏细菌滤器 Berkefeld* Bakterienfilter *m*
贝克焦虑量表 Beck* Depressions-Inventar *n*
贝克拉尔三角 Béclard* Dreieck *n* (居舌骨舌肌后缘,二腹肌后腹与舌骨大角之间)
贝克拉尔疝(卵圆孔股疝) Beclard* Hernie *f*
贝克-拉范森躁狂量表 Beck-Rafaelsen Mania Rating Scale (BRMS) <engl.>, Beck-Rafaelsen-Manie-Rating-Skale *f*
贝克勒尔 Becquerel (Bq)
贝克勒尔射线(铀射线) Becquerel* Strahl *m*
贝克曼氏温度计 Beckmann* Thermometer *n*
贝克曼氏重排 Beckmann* Rearrangement *n* (od. Umordnung od. Neuordnung *f*)
贝克囊肿(膝后部囊肿) Baker* Zyste *f*
贝克赛测听法 Bekesy* Audiometrie *f*
贝克三联症 Beck* Trias, Beck'sche Trias *f* (心脏填塞引起的静脉压上升、动脉压下降、心脏缩小)
贝克氏病 Beck*-Ibrahim* Krankheit *f*
贝克胃造口术 Beck* Gastrostomie *f* (从胃大弯到腹壁表面造成管道胃瘘)
贝克抑郁调查 Beck* Depressions-Inventar *n*
贝克痣(色素性毛痣) Becker* Melanose *f*, Becker* Nävus *m*, Melanosis naeviformis *f*
贝克自杀意向量表 Beck* Selbstmordabsichtsskala *f*
贝拉体(普利默体) Behla* Körperchen *n pl*, Plimmer'sche Körperchen *n pl*
贝腊尔动脉瘤 Berard* Aneurysma *f*
贝腊尔韧带(心包悬韧带) Berard* Ligament *n*, Berard* Band *f*
贝兰埃克结核菌素 Beraneck Tuberkulin *n*
贝里韧带(甲状腺外侧韧带) Berry* Ligament *n*
贝里氏立体视力表 Berry* Kreise *m pl*
贝利-库欣综合征 Bailey*-Cushing* Syndrom *n*
贝利尼氏管 Bellini* Gänge *m pl*, Tubuli renales recti *m pl*
贝利尼氏韧带 Bellini* Band (od. Ligament) *n*, Ligamentum iliofemorale *n*
贝利婴儿发展量表 Bayley* Entwicklungsskala *f*, Bayley Scales of Infant Development <engl.>
贝林格氏定律 v. Behring* Gesetz *n*
贝林格氏结核菌素 Behring* Tuberkulin *n*
贝林格血清(白喉血清) Behring* Serum *n*
贝洛病(同心层型轴周性脑炎) Baló* Krankheit *f*
贝洛克套管 Bellocq* Röhrchen *n* (塞鼻后孔的套管)
贝-马二氏定律 Bell*-Magendie* Regel *f*
贝美格 Bemegridum *n*
贝米(母)芬 Peimiphin *n*
贝米丁 Peimidin *n*
贝米替丁 Peimitidin *n*
贝米新(素) Peimisin *n*
贝母定 Peimidin *n*
贝母碱 Peimin *n*, Verticin *n*
贝母碱苷(甙) Peiminosid *n*
贝母属 Fritillaria *f*
贝姆性别角色调查表 Bem* Geschlechterrollen-Inventar *n*
贝纳丁尼利综合征(先天性全身性脂肪营养不良) Bernadinelli* Syndrom *n*, kongenitale generalisierte Lipodystrophie *f*
贝纳柯克斯体属 Coxiella *f*
贝纳特立克次体(贝纳柯克斯体) Coxiella burnetii *f*
贝[纳特]氏立克次体 Coxiella burneti (i) (s. diaporica) *f*
贝奈特氏骨折 Bennett* Fraktur *f*, Boxerfraktur *f*
贝内德克反射 Benedek* Reflex *m* (趾屈反射的一种)
贝内特病(白血病) Bennett* Krankheit *f* (od. Leukämie *f*)
贝内特角(下颌部位) Bennett* Winkel *m*
贝内特手术(精索静脉曲张手术) Bennett* Operation *f*
贝内特运动 Bennett* Bewegung *f*

贝尼埃氏冻疮样狼疮 Besnier* Lupus pernio *m*
贝切特病 Behçet*-Krankheit *f*, Morbus Behçet* *m*
贝切特氏病 Behçet* Krankheit *f* (od. Tripelsymptom *n*), Ophthalmo-Mund-Genitale-Syndrom *n*
贝切特氏综合征 Behçet* Syndrom *n*, Ophthalmo-Mund-Genitale-Syndrom *n*
贝切特综合征 Behçet* Syndrom *n*
贝惹病(免疫球蛋白A肾小球肾炎) Berger* Krankheit *f*
贝塞尔滤波路 Bessel* Filter *m*
贝氏巴斯德菌 Pasteurella beffgae *f*
贝氏等孢球虫(贝氏等孢子球虫) Isospora belli *f*
贝氏等孢子球虫 Isospora belli *f*
贝氏柯克斯体 Coxiella burnetii *f*
贝氏滤器(硅藻土滤器) Berkefeld* Filter *m*
贝斯定理 Bayestheorem *n* (用以互换条件参数的定理)
贝斯检测 Bayes* Test *m* (检尿中丙酮)
贝斯雷德卡细菌滤液 Antivirus Besredka *n* (肉汤中细菌经加热过滤的培养物,用以产生局部免疫性)
贝斯雷特卡反应 Besredka* Reaktion *f* (对结核病补体转向反应)
贝斯特病(先天性遗传性染黄样黄斑营养不良) Morbus Best* *m*, angeborene erbliche eidotterförmige Makuladystrophie *f*
贝斯特氏手术 Best* Operation *f*
贝斯学说 Bayes* Theorem *n*
贝坦骨(小骨)(蝶骨甲) Bertin* Knochen *n* (od. Gehörknöchelchen *n*)
贝坦氏韧带 Bertin* Band (od. Ligament) *n*, Ligamentum Bertini *n*, Ligamentum iliofemorale *n*
贝坦氏柱 Bertin* Säulen *f pl*, Columnae Bertini *f pl*, Columnae renales *f pl*
贝-特二氏定律 Bergonie*-Tribondeau* Gesetz *n*
贝腾多夫氏试验 Bettendorf* (Arsen-) Probe *f* (od. Arsennachweis *m*)
贝提氏固定亚甲蓝染色法 Bethe* Färbemethode *f*
贝威产钳 Bailey*-Williamson* Zange *f* (用于中、高位产钳术和臀位后出胎头分娩)
贝-威二氏综合征(脐疝-巨舌-巨人症综合征) Beckwith*-Wiedemann* Syndrom *n*
贝-魏综合征 Beckwith* Wiedemann* Syndrom (BWS) *n*
贝希厄-哈迪征(综合征) Behier*-Hardy* Zeichen *n* (od. Syndrom *n*)(早期肺坏疽的失声症)
贝叶斯定理 Bayes* Theorie *n*
贝叶斯定理评价 Bayes* Schätzung *f*
贝叶斯方法 Bayes* Ansatz *m*
贝叶斯分类器 Bayes* Klassifikator *m*
贝叶斯检测 Bayes* Test *m*
贝叶斯网络 Bayes* Netz *n*
贝兹细胞 Betz* Zelle *f*, Betz* Riesenpyramidenzelle *f*
贝佐尔德乳突炎 Bezold* Mastoiditis *f*
贝佐尔德三征 Bezold* Trias *f* (骨传导延长、低音听力减退、林尼[Rinne]音叉试验阴性,三者为耳硬化之征)
贝佐尔德神经节(房中隔神经节) Bezold* Ganglion *n*
贝佐尔德氏脓肿 Bezold* Abszeß *m*
贝佐尔德征 Bezold* Zeichen *n* (乳突尖下部炎性肿胀,为乳突炎之征)
备件 Ersatzteil *m*
备件箱 Zubehörkoffer *m*
备(裂)解素 Properdin *n*
备解素(P因子) Properdin *n*
备解素缺陷 Properdin-Mangel *m*
备解素缺陷症 Properdinmangel *m*
备解素试剂 Properdin-Reagenz *n*
备解素途径 Properdinweg *m*
备解素因子B Properdin-Faktor B *m*
备解素因子D Properdin-Faktor D *m*
备皮 Konservierungshaut *f*, konservierte Haut *f*
备填洞 Kavitätenpräparation *f*
备用 Reserve *f*
备用储气瓶 Hilfsluftbehälter *m*
备用床 geschlossenes Bett *n*
备用的 gebrauchsfertig, reservierend, reservat (-us, -a, -um)
备用电池 Ersatzbatterie *f*, Reservebatterie *f*
备用电源 Ersatzstromversorgung *f*, Notstromversorgung *f*
备用可换刀片 verfügbares Messerklinge *f*
备用气源 Ersatzluftversorgung *f*, Notluftversorgung *f*
备用氧 Zusatzsauerstoff *m*
备用氧气瓶 Zusatzsauerstoffflasche *f*
备用仪器 Zubehör *n*
备用状态网络 Netzwerk im Ruhezustand *n*
备择假设 alternative Hypothese *f*
背 Rücken *m*, Dorsum *n*
背板 Rückenplatte *f*
背部 Rücken *m*
背部按摩 Rückenmassage *f*
背部损伤 Rückenverletzung *f*
背部压痛点 dorsaler Druckpunkt *m*, Pauly* Punkt *m*
背侧 dorsal, rückenseitig
背侧[部] dorsaler Teil *m*, Pars dorsalis *f*
背侧被盖核 Nucleus tegmenti lateralis dorsalis *m*
背侧层 Stratum dorsale *n*
背侧的 dorsal, dorsal (-is, -is, -e)
背侧副橄榄核 Nucleus olivaris accessorius dorsalis *m*
背侧根 dorsale Wurzel *f*, Radix dorsalis (nervorum spinalium) *f*
背侧股 dorsaler Schenkel *m*
背侧固有束 Fasciculi proprii dorsales *m pl*
背侧呼吸组 dorsale respiratorische Gruppe (DRG) *f*
背侧间置性节段不稳 dorsale segmentale Instabilität *f*
背侧结节 dorsales Tuberkulum *n*, Tuberculum dorsale *n*
背侧连合 dorsale Kommisur *f*
背侧面 Facies dorsales *f*, Rückseite *f*
背侧蹈囊炎 dorsale Ballenentzündung *f*
背侧旁正中核 Nucleus paramedianus dorsalis *m*
背侧丘脑 dorsaler Thalamus *m*
背[侧]屈 Dorsalflexion *f*, Dorsoflexion *f*
背侧三角 Trigonum dorsale *n*
背侧外弓状纤维 Fibrae arcuatae externae dorsales *f pl*
背侧网状核 dorsaler Nucleus reticularis *m*
背侧缘 Dorsalrand *m*, Margo dorsalis *m*
背侧月骨周围脱位 perilunäre dorsale Luxation *f*
背侧正中隔 Septum medianum dorsale *n*
背侧正中沟 Sulcus medianus dorsalis *m*
背侧支 Ramus dorsalis *m*
背侧中间沟 Sulcus intermedius dorsalis *m*
背侧中央旁核 Nucleus paramedianus dorsalis *m*
背侧纵束 Fasciculus longitudinalis dorsalis *m*, Schütz* Bündel *n*, Kölliker* graues Längsbündel *n*
背侧组 Dorsalgruppe *f*
背唇 Dorsallippe *f*
背带 Schulterriemen *m*, Hosenträger *m*
背的 rückseitig, dorsal, dorsal (-is, -is, -e)
背点伊蚊 Aedes dorsalis *m*
背垫 Back-Pad *n*
背段 Dorsalsegmente *n pl*, Rückensegmente *n pl*
背反射 Rückenreflex *m*
背缝[线] ① dorsale Naht *f* ② Sutura dorsalis *f*
背浮肋 Costae fluctuantes *f pl*
背辐肋 Rückenstrahl *m*, Dorsalstrahl *m*
背腹扁平的 dorsoventral-komprimiert

背腹的 dorsoventral
背腹沟 dorsoventrale Furche *f*
背腹面的 dorsiventral
背腹轴 dorsoventrale Achse *f*
背根 Dorsalwurzel *f*
背根神经节 Spinalganglion *n*
背光性 negativer Phototropismus *m*, negative Phototropie *f*
背核 Dorsalkem *m*, Nucleus dorsalis *m*, Stilling*(-Clarke*) Säule *f*
背横弧 Querbogen am Rücken *m*
背肌 Rückenmuskeln *m pl*, Musculi dorsi *m pl*
背肌痉挛 Rückenmuskelzuckung *f*
背肌拉力器 Rückenmuskulatur-Expander *m*
背肌力 Kraft der Rückenmuskel *f*
背肌力计 Rückendynamometer *n*
背肌切开术 Dorsomyotomie *f*
背夹 Rückenschiene *f*
背甲 (Spinal-)Korsett *n*
背角细胞 Hinterhornzelle *f*, dorsale Hornzelle *f*
背景 Hintergrund *m*
背景电流 Hintergrundstorm *m*
背景干扰 Hintergrundstörung *f*
背景活动 Hintergrundaktivität *f*
背景[理]论 kontextuelle Theorie *f*, Kontextualismus *m*
背景模式 Hintergrundmodus *m*
背景特征 Hintergrundcharakteristik *f*
背景吸收 Hintergrundabsorption *f*
背景效应 Hintergrundeffekt *m*
背景抑制 Hintergrundunterdrückung *f*
背景噪音 Hintergrundlärm *m*, Hintergrundgeräusch *n*
背靠 Rückenlehne *f*
背阔肌 Musculus latissimus dorsi *m*, Latissimus dorsi *m*
背阔肌瓣 Latissimuslappen *m*
背阔肌肌皮瓣 myokutane Klappe des Latissimus *f*
背阔肌腱下囊 Bursa subtendinea musculi latissimus dorsi *f*
背力 Rückenmuskelkraft *f*
背力计 Rückendynamometer *n*
背裂 dorsale Fissur *f*
背毛 dorsales Borstenhaar *n*
背面 Dorsalfläche *f*, Facies dorsalis *f*
背囊 Kit <engl.>, Rucksack *m*, Backsack *m*
背内侧核 Nucleus dorsomedialis *m*
背鳍 Dorsalflosse *f*
背浅肌 oberflächliche Rü ckenmuskeln *m pl*
背屈 Dorsalfiexion *f*, Dorsoflexion *f*
背日性 negatire Heliotropie *f*
背深肌 tiefe Rückenmuskulatur *f*
背式救生包 Rucksack *m*, Backsack *m*
背诵 Rezitation *f*
背索 Rückensaite *f*, Notochord *n*, Notochordalplatte *f*, Chorda dorsalis *f*
背索上皮瘤 Chordom(a) *n*, Notochordom *n*, ChordoEpithelioma *n*, Chordo carcinoma *n*
背体节 Episomit *n*
背痛 Dorsalgie *f*, Rückenschmerz *m*, Notalgie *f*
背腿测力器 Rücken-Bein-Dynamometer *n*
背托 Rückenstütze *f*
背驮式肝移植 Piggy-back-Lebertransplantation *f*
背驮式技术 Huckepacktechnik *f*
背外侧的 dorsolateral, tergolateral
背外侧沟 Sulcus dorsolateralis *m*
背外侧核 Nucleus dorsolateralis *m*
背外侧后核 Nucleus retrodorsolateralis *m*
背外侧裂 Fissura dorsolateralis *f*
背外侧束 Tractus dorsolateralis *m*, Fasciculus dorsolateralis *m*, Spitzka*-Lissauer* Säule *f*(od. Traktus *m*)
背胃系膜 Mesogastrium dorsale *n*
背卧位 Rückenlage *f*
背系膜 Mesenterium dorsale *n*
背线 dorsale Linie *f*
背向行为 Rückwärtsverhalten *n*
背向加速度 Rückwärtsbeschleunigung *f*
背心 Weste *f*
背心系膜 Mesocardium dorsale *n*
背腰的 dorsolumbal(-is, -is, -e)
背胰 dorsales Pankreas *n*
背胰管 dorsaler Pankreasgang *m*
背胰芽 dorsale Pankreasknospe *f*
背针 Dorsalstachel *m*, Dorsalstylet *n*, dorsaler Stachel *m*
背正中隔 Septum medianum dorsale *n*
背正中沟 Sulcus medianus posterior *m*
背支具 Rückenstütze *f*
背支囊 dorsales Divertikel *n*
背中线 Dorsimeson *n*, Dorsomeson *n*
背中线的 dorsomedial(-is, -is, -e)
背主动脉 Aorta dorsalis *f*
背柱 dorsale Säule *f*
背最长肌 Musculus longissimus dorsi *m*, Musculas longissimus thoracis *m*
钡 Barium *n*(Ba, OZ 56)
钡斑 Barytfleck *m*, Bariumfleck *m*
钡餐 Bariumkontrastmahlzeit *f*
钡餐检查 Bariumkontrastmahlzeit-Untersuchung *f*
钡尘沉着病 Baritose *f*, Barytosis *f*, Baryt(staub)lunge *f*, Barytosis pulmonum(s. pulmonalis) *f*
钡尘肺 Baritose *f*, Barytosis *f*, Banyt(staub)lunge *f*, Barytosis pulmonum(s. pulmonalis) *f*
钡对比剂 Barium-Kontrastmittel *n*
钡灌肠法 Bariumeinlauf *m*
钡灌肠剂 Kontrastmittel zum Bariumeinlauf *m*
钡灌肠结肠检查(钡灌肠检查) Kolonbariumkontrasteinlauf-untersuchung *f*, Kolonbariumeinlauf *m*
钡灌肠用混悬液 Suspension für Bariumkontrasteinlauf *f*
钡及其化合物中毒 Bariumvergiftung *f*
钡[剂]灌肠 Bariumkontrasteinlauf *m*
钡剂灌肠肠套叠复位 Einlaufreposition *f*
钡剂灌肠器 Bariumklistierapparat *m*
钡剂肉芽肿 Bariumgranulom *n*
钡剂双重对比造影 Doppelkontrastradiographie mit Barium *f*
钡剂性腹膜炎 Barium-Peritonitis *f*
钡剂休克 Bariumschoek *m*
钡浆 Barium-Schluckbrei *m*
钡气双重造影 Doppelkontrastradiographie mit Bariumluft *f*, Barium-luftdoppelkontrastradiographie *f*
钡石灰 Baralyme <engl.>
钡吞咽检查 Bariumschlukuntersuchung *f*
钡中毒 Bariumvergiftung *f*, Bariumismus *m*
倍半碱价的 sesquibasisch
倍半硫化物 Sesquisulfid *n*
倍半硫酸盐 Sesquisulfat *n*
倍半萜 Sesquiterpen *n*
倍半萜类 Sesquiterpenoid *n*
倍半盐 Sesquisalz *n*
倍半氧化物 Sesquioxiden *n*
倍比[定]律 Gesetz der multiplen Proportion *n*
倍减器 Demultiplier *m*, Demultiplikator *m*
倍可降(美夫西特) Mefrusid *n*, Mefrusidum *n*, Baycaron *n*(降压药)
倍硫磷 Fenthion *n*, Baytex *n*

倍氯米松 Beclometason *n*
倍能 Meropenem *n*
倍频 Oberton *m*, höhere Harmonische *f*, Harmonische höherer Ordnung *f*
倍频技术视野检查 Perimetrie mit Frequenzverdopplungstechnik (FDT) *f*
倍数 Multiplikativzahl *f*, Vielfache *n*
倍数核 Amphikaryon *n*
倍他洛尔 Betaxolol *n*
倍他米松 Betamethason *n*, Betamethasonum *n*, Betnelan *n*, Celestone *n*, 16β-Methyl-9 αfluorprednisolon *n* (抗炎、抗瘙痒、血管收缩用)
倍他米松磷酸酯钠 Celestone soluspan *n*
倍他米松气雾剂 Betamethason-Aerosol *n*
倍他米松戊酸盐 Betamethasonvalerat *n*
倍他司汀 Betahistinum *n*, Betahistin *n*
倍性 Ploidie *f*
倍压器 Spannungsverdoppler *m*
倍音(泛音) Oberton *m*, harmonische Oberschwingung *m*
倍增 Multiplikation *f*
倍增器 Multiplikator *m*, Vervielfacher *m*
倍增时间 Verdopplungszeit (TD) *f*
倍增因数 Multiplikationsfaktor *m*
悖德痴愚 moralische Imbezillität *f*, Moralimbezillität *f*
悖德精神病 Gemütswahnsinn *m*, Pathomanie *f*, moralische Geisteskrankheit *f*
悖德狂 Pathomanie *f*, Gemü tswahnsinn *m*, moralische Geisteskrankheit *f*
悖德人格障碍 amoralische Persönlichkeitsstörung *f*
悖德性人格障碍 antisoziale Persönlichkeitsstörung *f*
被 Periderm *n*, Borke *f*
被爱妄想 Erotomanie *f*
被包围物 Enklave *f*, dystopes Gewebe *n*
被剥原子 nacktes (od. geschältes od. hoehionisiertes od. abgestreiftes) Atom *n*
被测变量 Messgröße *f*
被冲击者 misshandelte Menschen *m pl*
被触恐怖 Haphephobie *f*, Haptophobie *f*
被传染妄想 Ansteckungswahn *m*
被单 Bettuch *n*, Tettlaken *n*
被滴定液 Titration *f*
被癫痫患者所杀 Homizid von Epileptiker *m*
被动安乐死 passive Sterbehilfe *f*
被动按摩 passive Massage *f*
被动本能 passiver Instinkt *n*, passiver Trieb *m*
被动病例发现 passive Fallsuche *f*
被动补充 passive Supplementierung *f*, passive Ergänzung *f*
被动操练 passives Exerzieren *n*, *passive Ubung f*
被动充血 passive Hyperämie *f*, venöse Hyperämie *f*, Stauungshyperämie *f*
被动传输 passive Ubertragung *f*, passiver Transfer *m*
被动错觉 passive Illusion *f*
被动带菌者 passiver Träger *m*
被动的 passiv, passiv (-us, -a, -um)
被动躲避试验 passiver Vermeidungstest *m*
被动反向血凝法 umgekehrte passive Hämagglutination *f*
被动防御反应 passive Abwehrreaktion *f*
被动分泌 passive Sekretion *f*
被动服从 passiver Gehorsam *m*, passive Gehorsamkeit *f*
被动感 Geftihl der Passivität *n*, passives Gefü hl *n*
被动攻击型人格障碍 passiv-aggressive Persönlichkeitsstörung *f*
被动攻击性人格 passiv-aggressive Persönlichkeit *f*
被动关节操作法 passive Gelenkmanipulation *f*
被动关节活动度 passive Gelenkbeweglichkeit (PROM) *f*
被动(关节)活动范围 passiver Beweglichkeitsbereich *m*
被动观察研究设计 passiv beobachtendes Forschungsdesign *n*
被动过敏反应 passive anaphylaktische Reaktion *f*
被动过敏性 passive Anaphylaxie *f*
被动回吸收 passive Reabsorption (od. Rü ckresorption) *f*
被动活动度 passive Mobilität *f*
被动活动度测定 Bestimmung der passiven Mobilität *f*
被动记忆卡 passive Speicherkarte *f*
被动间期 passives Intervall *n*
被动监测 passive Überwachung *f*
被动抗过敏性 passive Ananaphylaxie *f*
被动窥视色情癖 passive Schaulust *f*
被动扩散 passive Diffusion *f*
被动免疫 passive lmmunität (od. Immunisierung) *f*
被动免疫法 passive Immunität (od. Immunisierung) *f*
被动免疫接种 passive Immunisierung *f*, passive Impfung *f*
被动免疫疗法 passive Immun(o)therapie *f*
被动免疫性 passive Immunität *f*, passive Immunisierung *f*
被动免疫状态 passiver Immunzustand *m*
被动内倾 passive Introversion *f*
被动凝集反应 passive Agglutination *f*, indirekte Agglutination *f*
被动皮肤过敏反应 passive Hautanaphylaxie (PCA) *f*
被动皮肤过敏症 passive Kutananaphylaxie *f*
被动屏蔽 passive Abschirmung *f*
被动溶血 passive Hämolyse *f*
被动式采样法 passives Probenahme-Verfahren *n*
被动式夹板 passive Schiene *f*
被动手淫 passive Masturbation *f*
被动睡眠 passiver Schlaf *m*
被动睡眠理论 passive Schlaftheorie *f*
被动顺从 passive Nachgiebigkeit *f*
被动随访 passives Follow-Up *n*
被动抬腿动作 passives Bein-Anhebungsmanöver *n*
被动体位 passive Stellung *f*
被动体验 Gefü hl der Passivität *n*, passives Gefü hl *n*
被动妄想 Wahn der Passivität *m*, passiver Wahn *m*, passive Delution *f*
被动违拗[症] passiver Negativismus *m*
被动萎缩 passive Atrophie *f*
被动卧位 passive Liegeposition *f*
被动吸收 passive Absorption *f*
被动吸烟 Passivrauchen *n*
被动吸烟健康危害 Gesundheitsgefährdung durch Passivrauchen *f*
被动细胞死亡 passiver Zelltod *m*
被动型 passiver Typ *m*
被动型人格障碍 passive Persönlichkeitsstörung *f*
被动性 Passivität *f*, Passivismus *m*
被动性白细胞增多 passive Leukozytose *f*
被动[性]充血 passive Hyperämie *f*
被动性传播 passive Transmission (od. Ubertragung) *f*
被动性攻击行为 passiv-aggressives Verhalten *n*
被动性关节不稳 passive Gelenkinstabilität *f*
被动性精神分析 passive Psychoanalyse *f*
被动性颈扭转试验 passiver Halsdrehtest *m*
被动性失禁 passive Inkontinenz *f*
被动性输尿管扩张 passive Ureterdilatation *f*
被动性水肿 passives Odem *n*
被动性外向 passive Extraversion *f*
被动性违拗 passiver Negativismus *m*
被动性性倒错 passive sexuelle perversion *m*
被动性性倒错者 Passivistische *m/f*
被动性休息 passive Ruhe *f*
被动性震颤 passiver Tremor *m*

被动旋转试验 passiver Rotationstest *m*
被动血凝反应 passive Hämagglutination *f*
被动血凝试验 passiver Hämagglutinationstest *m*
被动血细胞凝集 indrekte(od. passive)Hämagglutination *f*
被动血细胞凝集试验 passiver Hämagglutinationstest *m*
被动依赖人格 passiv-abhängige Persönlichkeit *f*
被动依赖型 passiv-abhängiger Typ *m*
被动抑制 passive Hemmung *f*, passive Inhibition *f*
被动运动 passive Bewegung *f*
被动运输 passiver Transport *m*
被动致敏 passive Sensibilisierung *f*
被动重吸收 passive Rü ckresorption *f*
被动主动免疫 passive aktive Immunität *f*
被动注意 passive Aufmerksamkeit *f*
被动转移 passiver Transport *m*
被动转移试验 passiver Transfertest *m*
被动转运 passiver Trailsport *m*
被动椎间运动 passive intervertebrale Bewegung *f*
被动自动免疫 passive und aktive Immunisierung
被洞悉感 Offenbartes Gefühl *n*
被短绒毛的 samtig, samtartig behaart
被短柔毛的 pubertär
被访谈者 Interviewter *m*
被分析者 Analysand *m*, Analysandin *f*
被焚妄想 verbrannte Delusion *f*, verbrannter wahn *m*
被覆 überzug *m*, Bedeckung *f*
被覆上皮 bedecktes Epithel *n*
被覆物 Bekleidung *f*, Ummantelung *f*
被覆粘膜 auskleidende Schleimhaut *f*
被盖 Haube *f*, Tegmentum *n*
被盖背侧交叉 Decussatio tegmenti dorsalis *f*
被盖背核 Nucleus tegmentalis dorsalis *m*
被盖辐射 Haubenstrahlung *f*
被盖辐射线 Radiation tegmentalis(s. tegmenti) *f*
被盖腹侧区 Area tegmentalis ventralis *f*, ventrales Tegmentum *n*
被盖橄榄束 Tractus olivotegmentalis *m*
被盖核 Haubenkeme *m pl*, Nuclei tegmenti *m pl*
被盖脊髓束 Tractus tegmentospinalis(s. reticulospinalis) *m*
被盖交叉 Haubenkreuzungen *f pl*, Decussationes tegmenti (s. tegmentorum) *f pl*
被盖区 Haubenfeld Forel* *n*
被盖束 Tegmentumbahn *f*
被盖外侧区 Area tegmentalis lateralis *f*, laterales Tegmentum *n*
被盖细胞 Haubenzelle *f*
被盖中部 Mittelhaube *f*
被盖中央束 Tractus tegmentalis centralis *m*
被告人(被告) Beklagte *m*
被告人辩解 Verteidigung des Angeklagten *f*
被告人供述 Geständnis des Angeklagten *n*
被隔离儿童 isolierte Kinder *n pl*
被估量 geschätzte Zahl *f*
被观察效应 Beobachter-Effekt *m*
被果 Endokarp *n*
被果型的 angiokarpisch
被害焦虑 Verfolgungsangst *f*
被害人陈述 Statement des Opfers *n*
被害妄想 Verfolgungswahn *m*
被害者 Opfer *n*, Leidtragende(r) *f*(*m*)
被忽视儿童 vernachlässigte Kinder *n pl*
被接触者 Kontakter *n*
被接受的危险性 akzeptiertes Risiko *n*
被结晶囊状体 Crystallized Cystiden *n*
被绢毛的 sericeous, seidig
被壳 gepanzert
被控制感 Passivitätsgefühl *n*, Verfolgungswahn *m*
被控制妄想 Wahnvorstellung, kontrolliert zu werden *f*
被窥视恐怖 Skopophobie *f*
被勒死 Tötung durch Erdrosseln *f*
被类化[的]他人 generalisierte Anderen *f*
被鳞片的 squamös
被毛的 pilos(-us, -a, -um)
被密绵毛的 wolltragend
被膜 Kapsel *f*, Tunica *f*, Involucrum *n*, Capsuta *f*
被膜剥除术 Dekapsulation *f*, Decapgulatio *f*
被膜剂 membranbildendes Agens *n*
被膜抗原 Kapselantigen *n*(K-Antigen), Envelopeantigen *n*
被膜下的 subkapsulär, subcapsular(-is, -is, -e)
被膜下窦 Sinus subcapsularis *m*
被膜下淋巴窦 subkapsulärer Lymphsinus *m*
被膜下上皮细胞 subkapsuläre Epithelzelle *f*
被膜小窝 beschichteter Unterarm *m*
被膜炎 Kapsulitis *f*, Kapselentzfindung *f*
被囊的 enzystiert
被囊类 Tunicata *n pl*
被囊期 enzystiertes Stadium *n*
被囊外生骨疣 bullöse Exostose *f*, Exostosis bursata *f*
被囊细胞 Kapselzelle *f*, Amphizyt *m*
被囊下上皮 subkapsuläres Epithelium *n*
被虐待儿童综合征 misshandeltes Kind-Syndrom *n*
被虐幻想 masochistische Fantasie *f*
被虐性格 masochistischer Charakter *m*
被迫害妄想 Verfolgungswahn *m*, Persekutionsdelirium *n*
被迫害妄想狂 Misomanie *f*
被迫卧位 erzwungene Liegeposition *f*
被翘鳞的 sparrig, squarrös
被窃妄想 Bestehlungswahn *m*
被茸毛的 filzig, tomentous, samtig
被褥 Bettdecke *f*, Bettzeug *n*, Bettuch *n*, Ober-und Un-terbett *n*
被褥支架 Bettbügel *m*
被试变量 Subjekt-Variable *f*
被试品 Prüfling *m*
被试者 Subjekt *n*, Testperson *f*
被试者匹配 Subjektanpassung *f*
被试者期望效应 Subjekt-Erwartungseffekt *m*
被说服性 Überredbarkeit *f*
[被]胎毛的 lanuginös, lanugoartig
被同一认定客体 identifiziertes Objekt *n*
被推荐供应者组织 Preferred Provider Organization(PPO) <engl.>
被微柔毛的 puberulent
[被]吸收物 Absorbat *n*
被细绢毛的 holoserios
被小鳞片的 squarrös, sparrig
被小疱状突起的 pustulös
被小疏柔毛的 mit langen soften Harren bedeckend
被小疣的 warzentragend
被泄露感 Offenbartes Gefü hl *n*
被引文献索引 Index von zitierter Referenzliteratur *m*
被引用文献 zitierte Referenzliteratur *f*
被引作者 zitierter Autor *m*
被影响体验 beeinflusste Erfahrung *f*
被硬毛的 tribuloid
被疣 Verrukosität *f*, Warzigkeit *f*
被疣的 verrukös, warzig
被诱导 induziert
被粘体(粘结体) Adhärentes *n*
被长丛卷毛的 stupös
被长绒毛 Behaarung *f*, Behaartheit *f*
被长绒毛的 behaart

被长柔毛 Villosität *f*
被支配感 kontrolliertes Gefü hl *n*, Vertolgungswahn *m*
被致命性强奸 tödlicher sexueller Übergriff *m*
被子实体性 Hermetismus *m*
被子植物 Angiosperma *f*
被子植物素 Angiospermin *n*
被子植物亚门 Angiospermae *pl*
棓花青 Gallozyanin *n*
棓因 Gallein *n*, 4, 5-Dihydroxyfluoreszein *n*
焙 Rösten *n*, Dörren *n*
焙烧 Brennen *n*, Kalzinierung *f*, Backen *n*

BEN 奔贲本苯笨

bēn 奔贲

奔波的精神科病人 wandernder Patient *m*
奔驰性癫痫 Laufepilepsie *f*
奔驰性发作 laufender Anfall *m*
奔结 Nodus cursorius *m*
奔马步态 Pferdegangart *f*
奔马痨 galoppierende Schwindsucht *f* (od. Phthise *f*)
奔马律 Galopprhyrthmus *m*, Dreierrhythmus *m*, Summa-tions-galopp *m*
奔马型 gallopierende Form *f*
奔跑恐怖 Dromophobie *f*
奔逸脉 laufender Puls *m*
奔走步态 kleinschrittlicher Gangart *m*, metadromic progression <engl.>
贲门 Kardia *f*, Cardia *f*, Magenmund *n*, Ostium car-diacum *n*
贲门癌 Kardiakarzinom *n*
贲门部 Pars cardiaca *f*
贲门测位器 Kardiameter *n*
贲门成形术 Kardiaplastik *f*, Kardia (mund) *plastik f*
贲门弛缓 Kardiochalasie *f*
贲门弛缓不能 Kardiaachalasie *f*, Kardioachalasie *f*
贲门的 kardial, cardial (-is, -is, -e), cardiac (-us, -a, -um)
贲门梗阻 Kardiaobstruktion *f*
贲门固定术 Kardiopexie *f*
贲门后固定术 posteriore Kardiopexie *f*
贲门机能不全 Kardiainsuffizienz *f*
贲门肌[层]切开术 Kardiomyotomie *f*
贲门痉挛 Kardiospasmus *m*
贲门口 Ostium cardiacum *n*
贲门溃疡 Kardielkosis *f*
贲门扩张器 Kardiadilatator *m*
贲门扩张术 Kardiadehnung *f*
贲门括约肌 Kardiasphinkter *m*
贲门括约肌关闭不全 Kardiainsuflizienz *f*, Insuffizienz des Kardiasphinkter *f*
贲门[括约肌]切开术 Kardiotomie *f*, Kardiomyotomie *f*
贲门淋巴环 kardialer Lymphknotenring *m*
贲门前固定术 anteriore Kardiopexie *f*
贲门切除术 Kardiektomie *f*
贲门切迹 kardiale Kerbe *f*
贲门失弛缓症 Ösophagusachalasie *f*, Kardiadchalasie *f*
贲门食管松弛 Chalasie der Kardia und des Osophagus *f*, Cha-lasia *f*
贲门松弛 Kardiachalasie *f*, Kardiochalasie *f*
贲门腺 Kardiadrü sen *f pl*, Glandulae cardiacae *f pl*
贲门周围静脉结扎术 Unterbindung der perikardialen Venen *f*
贲门周围血管离断术 Hassab* Operation *f*

běn 本苯

本卟啉 Ätioporphyrin *n*, Etioporphyrin *n*
本草书 Kräuterbuch *n*
本处发生的 autochthon
本达固定液 Benda* Fixierungsflüssigkeit *f*
本胆烷 Ätiocholan *n*, Etiocholan *n*
本胆烷 -3α, 17β- 二醇 Ätiocholan-3α, 17β-diol *n*
本(原)胆烷醇酮 ätiocholanolon *n*
本胆烷醇酮热 Etiocholanolon-Fieber *n*
本胆烷二酮 Ätiocholandion *n*, Etiocholandion *n*
本德尔[视力格氏塔]测验 Bender* Gestalt-Test *m* (BGT)
本德完形测验 Bender* Gestalt-Test *m*
本底 Untergrund *m*, Hintergrund *m*
本底测定 Untergrund-Determination *f*
本底调查 Untergrund-Untersuchung *f*, Hintergrund-Untersuchung *f*
本底辐射 Untergrundstrahlung *f*, Hintergrundradiation *f*, natü rliche Untergrundstrallung *f*
本底计数 Untergrund (zähl) impuls *m*, Nulleffektimpuls *m*
本底率 Hintergrundrate *f*
本底噪声 Hintergrundlärm *m*, Hintergrundgeräusch *n*
本底值 Hintergrundebene *f*
本地病例 einheimischer Krankheitsfall *m*
本地居民 Ureinwohner *m*, Aborigine *m*
本地疟 autochthone Malaria *f*
本地载波 lokaler Träger *m*
本甸氏试验 Bendien* Test *m* (od. Reaktion *f*)
本顿视觉保持测验 Benton* Visual Retention Test *m*
本多生酸(泛酸) Pantothensäure *f*
本哥利沙门菌 Salmonella bongori *f*
本构关系 konstitutive Beziehung *f*
本霍尔德氏试验 Bennhold* Test *m* (od. Probe *f*)
本 - 罗二氏定律 Bunsen*-Roscoe* Gesetz *m*, Reziprozi-täts-gesetz *m*
本罗氏[呼吸]测定器(本罗热量计) Benedict* (-Roth*) Kalorimeter *n* (od. Apparat *m*)
本氯血红素 Etiohemin *n*
本默氏试验[法] Benedict*-Murlin* Verfahren *n* (以甲醛滴定测尿氨基酸氮)
本纳尔缝合法 Bunnell* Naht *f*
本能 Instinkt *m*, Trieb *m*
本能表现 Triebdarstellung *f*
本能冲动 Triebregung *f*
本能的 instinktiv
本能的精神专注 Instinktive geistigen fokus *m*
本能的融合 instinktive Fusion *f*
本能的运动协调 instinktive motorische Koordination *f*
本能反射 instinktiver Reflex *m*
本能化倾向 instinktive Drift *f*
本能活动 instinkBve Aktivität *f*
[本能]活动模式 Aktionsmuster *m*, Handlungsmuster *m*
本能焦虑 Triebangst *f*
本能论 Instinkttheorie *f*
本能行动 instinktive Aktion (od. Handlung) *f*
本能行为 Instinktformeln *f pl*, Instinkthandlungen *f pl*
本能行为障碍 instinktive Verhaltenstörung *f*
本能需要 Triebbedarf *m*, Triebbedürfnis *n*
本能衍生物 Instinktderivat *n*, Triebderivat *n*, Instinktabkö-mmling *m*
本能张力 Triebspannung *f*
本尼迪克特试剂(班氏试剂) Benedikt* Reagenz *n*
本尼迪克特综合征 Benedikt* Syndrom *n*
本尼迪特溶液 Benedict* Lösung *f* (检糖)
本尼迪特氏定量试验 Benedict* quantitativer Test *m* (od. Probe *f*)
本尼迪特氏试液 Benedict* Lösung (od. Reagens) *f*
本尼迪特氏糖定性试验 Benedict* qualitative Glukose-probe *f*
本尼迪特氏糖尿定性检查 Benedict* qualitative Harnzuc-Ker-

bestimmung *f*
本尼迪特综合征 Benedikt* Syndrom *n*（一侧动眼神经麻痹，对侧肢体有轻瘫及震颤）
本尼米德 Benemid *n*, Probenecid（um）*n*
本琼式蛋白尿 Bence*-Jones* Proteinurie *f*, monoklonale Leichtkettenausscheidung im Urin *f*
本群体 Eigengruppe *f*
本群体压力 Eigengruppendruck *m*
本色 Naturfarbe *f*
本身分化 Selbstdifferenzierung *f*
本生灯 Bunsen* Brenner *m*
本生电池 Bunsen* Element *n*
本生氏元素 Bunsen* Element *n*
本斯莱氏小粒 Bensley* Granula *n pl*
本斯莱氏中性龙胆紫橙黄G染剂 Bensley* neutraler Gentianaviolett-Orange-G-Farbstoff *m*
本斯莱小粒（胰岛细胞小粒）Bensley* Granula *n pl*
本斯·琼斯氏蛋白 Bence Jones* Eiweißkörper *m pl*（od. Proteine *n pl*）
本斯·琼斯氏蛋白试验 Bence Jones* Reaktion *f*
本斯·琼斯氏反应 Bence Jones* Reaktion *f*
本斯·琼斯氏朊尿 Bence Jones* Albuminurie（od. Para-proteinurie *f*）
本斯·琼斯氏体 Bence Jones* Eiweißkörper *m pl*（od. Protaine *n pl*）
本斯·琼斯氏圆柱体 Bence Jones*（Harn-）Zylinder *m pl*
本太法 Benedict*-Theis* Verfahren *n*（检磷脂及血酚）
本体感觉 propriozeptive Sensibilitfit *f*, Proprio（re）zeption *f*, Sensus proprioceptivus *m*
本体感觉传导道 proprio（re）zeptive Bahnen *f pl*
本体感觉丧失 Proprio（re）zeptiver-Sensibilitätsverlust *m*
本体感受的 proprio（re）zeptiv
本体感受反射 Eigenreilex *m*, Idioreflex *m*, proprio（re）-zeptiver Reflex *m*
本体感受器 Eigenrezeptoren *m pl*, Propno（re）zeptoren *m pl*
本体感受性的 proprio（re）zeptiv
本体感受性反射 propriozeptiver Reflex *m*, Idioreflex *m* Eigenretlex *m*
本体感受作用 Tiefensensibilität *f*, Propriozeption *f*
本体幻觉 propriozeptive Halluzination *f*
本体觉 Tiefensensibilität *f*, Propriozeption *f*
本体论 Ontologie *f*
本体热 Eigenwärme *f*, Eigentemperatur *f*, Calor innatus *m*
本体运动觉 Bewegungseigenwahrnehmung *f*
本土病例 autochthoner Fall *m*
本土心理学 indigene Psychologie *f*
本土运动 nativistische Bewegung *f*
本托尔手术 Bentall*Operation *f*
本我 Es
本我自我冲突 Es-Ich Konflikt *m*
本性 Natur *f*, Charakter *m*, angehorene Eigeltschaft *f*
本征轨道 Eigenfunktionsorbit *m*
本征函数 Eigenfunktion *f*, Eigenelement *n*
本征向量 Eigenvektor *m*
本征值 Eigenwert *m*, charakteristischer Weft *m*, charak-teristische Zahl（od. Wurzel）*f*
本质 Wesen *n*, Natur *f*, Entität *f*
本质的 essential, essentiell
本质性高血压 essentielle Hypertonie *f*
本周（氏）蛋白 Bence*-Jones* Protein *n*
本周蛋白尿 Bence*-Jones* Proteinurie *f*, monoklonale Leichtkettenausscheidung im Urin *f*
苯 Benzenum *n*, Benzol（urn）*n*
苯氨基硫甲酰［基］Phenylthiocarbamid *n*（PTC）
苯氨基乙醇N甲基转移酶 Phenylethanolamin-N-Methyltransferase *f*
苯胺 Anilin（um）*n*, Aminobenzol *n*
苯胺癌 Anilinkarzinom *n*, Anilinkrebs *m*
苯胺橙 Anilinorange *n*
苯胺氮芥 Anilinmustard *n*
苯胺黑 Anilinschwarz *n*, Nigrosin *n*
苯胺红 Anilinrot *n*
苯胺黄 Anilingelb *n*, Tropäolin *n*
苯胺蓝 Anilinblau *n*, Lichtblau *n*
苯胺灵 Propham *n*, Tuberlit *n*
苯胺瘤 Anilintumor *m*
苯胺龙胆紫 Anilingentianaviolett *n*
苯胺染剂 Anilinfarben *f pl*, Anilinfarbstoffe *m pl*
苯胺色素 Anilinfarben *f pl*, AniJjnfarbstoffe *m pl*
苯胺油 Anilinöl *n*
苯胺疹 Anilinvorexanthem *n*
苯胺中毒 Anilinvergiftung *f*, Anili（ni）smus *m*
苯胺紫 Anilinviolett *n*, Mauvein *n*, Chromviolett *n*
苯胺棕 Anilinbraun *n*, Vesuvin *n*, Bismarckbraun *n*
苯巴比妥 Phenobarbital（um）*n*, Luminal *n*, Phenyläthyl-barbitursäure *f*, Acidum phenylaethylbarbituricmn *n*
苯巴比妥钠 Phenobarbitalnatrium *n*
苯苄胺 Dibenzylin *n*, Phenoxybenzamin *n*
苯苄拉明 Bristrimin *n*
苯丙氨酸 Phenylalanin（Phe）*n*
苯丙氨酸3,4醌 Phenylalanin-3,4-chinon *n*
苯丙氨酸4羟化酶 Phenylalanin-4-hydroxylase *f*
苯丙氨酸传感器 Phenylalaninsensor *m*
苯丙氨酸氮芥 Melphalan *m*
苯丙氨酸酶 Phenylalaninase *f*
苯丙氨酸羟化酶 Phenylalaninase *f*, Phenylalanin-4-hydroxylase *f*
苯丙氨酸转移核糖核酸连接酶 Phenylalanine-tRNA-Ligase *f*
苯丙氨酰［基］Phenylalanyl-
苯丙胺 Amphetamin（sulluricum）n, Benzedrin *n*
α-苯丙胺 α-Amphetamin（AMP）*n*
苯丙胺精神病 Amphetaminpsychose *f*
苯丙胺类兴奋剂 Amphetaminartige Stimulans *n*（ATS）, Amphetamin-Typ-Stimulans *n*（ATS）
苯丙胺类依赖性 Philoponismus *m*, Amphetamineabhängigkeit *f*
苯丙胺哌酯 Phenoperidin *n*
苯丙胺相关疾病 Amphetamin-Erkrankung *f*
苯丙胺性精神病 Amphetaminpsychose *f*
苯丙醇 Phenylpropanol *n*
苯丙二酮 phenylpronyldiketon *n*
苯丙砜 Solapson *n*, Sulfetron *n*, Solasulfon（um）*n*
苯丙基 Phenylpropyl *n*
苯丙甲酮 Butyrophenon *n*
苯丙哌啉 benproperin *n*
苯丙羟基香豆素 Phenprocoumon *n*
苯丙酸诺龙 Nandrolonphenylpropionat *n*, Durabolin *n*
苯丙酸去甲睾酮 Nandrolonphenylpropionat *n*, Durabolin *n*
苯丙酮尿［症］Phenylketonurie *f*（PKU）, Phenylurie *f*
苯丙酮酸 Phenylbrenztraubensäure *f*
苯丙酮酸莫拉菌 Moraxella phenylpyruvica *f*
苯丙酮酸尿性智力发育不全 Imbecillitas phenylpyruvica *f*, Oligophrenia phenylphruvica *f*
苯丙酮酸尿症 Phenylketonurie *f*（PKU）, Phenylurie *f*
苯丙酮酸性精神幼稚病 Oligophrenia phenylpyruvica *f*, Imbecillitas phenylpyruvica *f*, Fölling* Krankheit *f*（od. Syndrom *n*, od. Schwachsinn *m*
苯丙烯 Allylbenzol *n*
苯丙烯醇 Zimtalkohol *m*, Styrylalkohol *m*, Cinnam（o）yl-alkohol *m*
3-苯丙烯醛 Zimtaldehyd *m*, Cinnam（o）ylaldehyd *m*

苯丙香豆醇 Phenprocoumon *n*
苯丙香豆素 Phenprocoumon *n*
苯[并]吡啶 Benzopyridin *n*, Chinolin *n*
苯[并]吡咯 Benzopyrrol *n*
苯[并]噁嗪酮 Benzoxazinon *n*
苯[并]噁唑啉酮 Benzoxazolinon *n*
苯[并]蒽 Benzanthrazen *n* genzanthren *n*
苯[并]二氮 Benzodiazepin *n*
苯[并]二噁烷 Benzodioxan *n*
苯[并]二烷 Benzodioxan *n*
苯[并]呋喃 Benzofuran *n*
苯[并]红紫 Benzopurpurin *n*
苯并黄酮 Benzoflavon *n*
苯[并]咪唑 Benzimidazol *n*
苯[并]芘 Benzpyren *n*
苯[并]芘污染 Benzpyren-Verunreinigung *f*
3,4-苯并芘 3,4-Benzpyren *n*
苯并芘-7,8-二醇-9,10-环氧化物 Benzo[a]pyren-7,8-Diol-9,10-Epoxid *n*
苯[并]噻吩 Benzothiophen *n*, Thianaphten *n*, Thionaphthen *n*
苯[并]噻唑 Benzothiazol *n*
苯[并]三唑 Benzotriazol *n*, 1,2,3,-Benztriazol *n*
苯[并]色酮 Benzochromon *n*
苯[并]芴 Benzofluoren *n*
苯[并]异喹啉 Benzoisochmolin *n*
苯雌酚 Benzestrol *n*
苯达莫司汀 Bendamustin *n*
苯丁胺 Phentermin(um) *n*
苯丁基异硫氰酸盐 Phenylbutylisothiocyanat(PBITC) *n*
苯丁酸氮芥 Chlorambuzil(um) *n*, Leukeran *n*
苯丁唑酮 Phenylbutazon(um) *n*, Butazolidin *n*
苯丁唑啉 Butazolidin *n*, Phenylbutazon(um) *n*
苯二胺 Phenylendiamin *n*
苯二氮 Benzodiazepin *n*
苯二氮䓬[类] Benzodiazepin *n*, Benzodiazepinderivat *n*
苯二氮䓬类药物 Benzodiazepine Medikamente
苯二氮䓬类药物中毒 Benzodiazepin-Vergiftung *f*
苯二磺酸 Benzoldisulfonsäuren *f pl*
苯二甲酸 Benzoldikarbonsäuren *f pl*, Phthalsäuren *f pl*
苯二甲酸醋酸纤维素 Phthalsäure-Zelluloseazetat *n*, Zelluloseazetat-phthalat *n*
苯二甲酸氢钾 Kaliumbiphthalat *n*
苯酚 Phenol(um) n, Acidum carbolicum(s. phenylicum(s. phen(o1) icum *n*
苯酚靛酚 Phenol-lndophenol *n*
苯酚磺酸 Phenolsulfonsäure *f*, Acidum sulfocarbolicum (s. phenolsylfonicum) *n*
苯酚磺酞 Phenolsulfo(n) phthalein *n* (PSP), Phenolrot *n*
苯酚钠 Phenolnatrium *n*
苯酚软膏 Phenolsalbe *f*
苯氟拉明 Fenfluramin(um) *n*
苯福林 Metaoxedrinum *n*, Phenylephrin(um) *n*, Adrianol *n*
苯汞基 Phenylmercaptan *n*
苯胲 Phenylhydroxylamin *n*
苯海拉明 Benadryl *n*, Diphenhydraminhydrochlorid *n*
苯海拉明中毒 BenadryI-Vergiftung *f*, Benzhydramin-Vergiftung *f*
苯海索 Benzhexol *n*, Trihexyphenidylhydrochlorid *n*
苯红紫 4B Sultan 4B *n*, Benzoprupurin 4B *n*
苯琥胺 Phensuximid(um) n, Succinimid *n*, Milontin *n*
苯化合物 Phenylverbindungen *f pl*, aromatische Verbin-dungen *f pl*
苯环 Benzolring *m*
苯环丙胺 Tranylcypromin *n*
苯环利定 Phenzyklidin *n*
苯环己哌啶 Phencyclidin(um) *n*
苯磺酸 Benzolsulfo(n) säuren *f* pt, Phenylsulto(n) säuren *f pl*
苯磺酸盐(酯) Benzolsulfonat *n*, Chlorfenson *n*
苯磺酰胺 Benzolsulfamide *n pl*, Benzolsullonsäureamide *n pl*
苯磺酰肼 Benzolsulfonylhydrazin *n*
苯磺酰氯 Benzolsulfo(n) chlorid *n*
苯磺唑酮 Sulfnpyrazon(um) *n*
苯基 Phenyl *n*
1-苯[基]2-氨基丙烷 1-phenyl-2-Aminopropan *n*
苯基氨甲酸酯类 Phenylcarbamat *n*
2-苯基-1,4-苯并吡喃酮 2-phenyl-1,4-benzopyron *n*
苯基苯乙烯酮 phenylchalkon *n*
苯[基]吡喃酮 Phenylcumalin *n*
苯基吡唑酮 Phenylpyrazolon *n*
苯[基]丙氨酸 Phenylalanin *n* (Phe), Phenylaminopropionsäure *f*
苯[基]丙氨酸氮芥 Phenylalanin-Senf *m*, Sarcolysin *n*
苯[基]丙氨酸酶 Phenylalaninase *f*, Phenylalanin-4-Hydroxylase *f*
苯基丙基甲酮 Phenylpropylketon *n*
苯基丙酸 Phenylpropionsäure *f*, Acidum hydrocinnamylicum *n*
N-苯基二氢[噁]唑胺 N-phenyl-4,5-dihydro-2-amin *n*
苯基汞化溴 Phenylmerkuribromid *n*
苯基化剂 Phenylierungsagens *n*
苯基化[作用] Phenylierung *f*
1-苯基环戊烷羧酸二乙氨基乙酯 1-Phenylzyklopentan-1-karbonsäure-2'-diäthylaminoäthylester *m*, Caramiphen *n*
苯[基]脒 Benzolkarbonamidin *n*
苯基-1-萘胺偶氮邻苯甲酸 Phenyl-1-naphthylamin-azobenzol-o-karboxylsäure *f*
苯基羟胺 Phenylhydroxylamin *n*
苯基乳酸 Phenylmilchsäure *f*
2-苯基色[原]酮 2-Phenyl-γ-chromon *n*, Phenylchromon *n*
苯基硝酸灵 Phenylnitron *n*
苯己烯 Styrol *n*
苯甲醇 Phenylcarbinolum *n*, Benzylalkohol *m*, Alcohol benzylicus *m*
苯甲二氮䓬 Diazepam(um) *n*
苯甲酚 Kresol *n*
苯甲基磺酰氟 Phenylmethanesulfonylfluorid(PMSF) *n*
苯甲吗啉 Phenmetrazin(um) *n*, Oxazimedrin *n*
苯甲醚 Phenylmethyläther *m*, Anisol *n*
苯甲醛 Benzaldehyd *m*, Benzaldehydum *n*, Aidehydum benzoicum *n*
苯甲醛缩苯胺 Benzalanilin *n*, Benzaldehyd Dianilverbidung *f*
苯[甲]醛肟 Benzaldehydoxime *n pl*
苯甲酸 Benzoesäure *f*, Acidum benzoicum *n*
苯甲酸安替吡啉 Benz(o) pyrin *n*, Antipyrinbenzoat *n*
苯甲酸铵 Ammoniumbenzoat *n*, Ammonium benzoicum *n*
苯甲酸苯酯 Phenylbenzoat *n*
苯甲酸铋 Bismutum henzoicum *n*
苯甲酸苄酯 Benzylbenzoat *n*, Benylate *n*, Benzoe-säurebenzylester *m*, Benzylium benzoicum *n*
苯甲酸苄酯乳剂 Benzylbenzoat-Emulsion *f*
苯甲酸苄酯洗剂 Benzylbenzoat-Schü ttelmixtur *f*
苯甲酸雌二醇 Ostradio1-3-benzoat *n*
苯[甲]酸酐 Benzoesäure-anhydrid *n*, Anhydridum ben-zoicum *n*
苯甲酸甲酯 Methylbenzoat *n*, Benzoesäuremethylester *m*, Methlium henzoicum *n*
苯甲酸钠 Benznatron *n*, Natriumbenzoat *n*, Natrium benzoicum *n*
苯甲酸钠咖啡因 Koflein-Natriumbenzoat *n*, Coffeinum-Natrium benzoicum *n*
苯甲酸萘 Benzonaphthalin *n*

苯甲酸萘酚 Benzonaphthol *n*
苯甲酸松柏酯 Koniferylbenzoat *n*
苯甲酸烯丙酯 Allylbenzoat *n*
苯甲酸脂 Benzoat *n*
苯甲烃铵 Benzaikonium *n*, Zephiran *n*
苯甲酰 Benzoyl *n*
苯甲酰爱康宁 Benzoylecgonin *n*(BZE)
苯甲酰胺 Benzamid *n*
苯甲酰胺基乙酸 Benzoylaminoessigsäure *f*
苯甲酰胆碱 Benzoylcholin *n*
苯甲酰丁香[油]酚 Benzoyleugenol *n*
苯甲酰氟 Benzoylfluorid *n*
苯甲酰甘氨酸 Benzoylglycin *n*
苯甲酰化剂 Benzoylierungsmittel *n*
苯甲酰化[作用] Benzoylierung *f*, Benzoylierung *f*, Benzoylation *f*
苯甲酰磺胺 Sulfbenzamid *n*
苯甲酰基 Benzoyl *n*
苯甲酰甲基芽子碱 Benzolmethylecgonin *n*
α-N- 苯甲酰精氨酸乙酯 α-N-Benzoylargininethylester *n*
α-N- 苯甲酰精氨酰 -β- 萘胺 α-N-Benzoyl-Arginin-β-Naphthylamid *n*
α-N- 苯甲酰精氨酰胺 α-N-Benzoylarginine-Amid *n*
苯[甲]酰肼 Benzoylhydrazin *n*
苯甲酰来门酮 Benzoylramanon *n*
苯甲酰莨菪酮 Benzoyltropin *n*
苯甲酰硫激酶 Benzoyl-Thiokinase *f*
苯甲酰氯 Benzoylchlorid *n*
α- 苯甲酰 -L- 鸟氨酰胺 α-Benzoyl-L-ornithinamid *n*
苯甲酰 -β- 葡[萄]糖醛酸酯 Benzoyl-β-glukuronat *n*
苯甲酰乌头原碱 Benzoylaconin *n*, Pikroakonitin *n*
苯甲酰溴 Benzoylbromid *n*
苯甲异噁唑青霉素 Oxazillin *n*, Methylphenylisoxazolyl-Penizillin *n*
苯甲异噁唑青霉素钠胶囊 Oxazillin-Natrium-Kapsel *f*
苯甲异噁唑青霉素钠[盐] Oxaziliin-Natrium *n*, Prostaph-lin *n*, Natriumoxacillin *n*
苯精 Benzin *n*
苯肼 Phenylhydrazin *n*
苯肼对磺酸 Phenylhydrazin-p-sulfonsäure *f*
苯肼中毒 Phenylhydrazin-Vergiftun *f*
苯胩 Phenylcarbylamin *n*
苯醌 Chinon *n*, Quinon *n*, Benzochinon *n*
苯醌单肟 Benzochinonmonoxim *n*
苯醌还原酶 Chinonreduktase *f*
苯赖加压素 Felypressin(um) *n*
苯疗法 Benzoltherapie *f*
苯磷硫胺 Benfotiamin *n*
苯硫酚 Thiophenol *n*, Phenylsulfhydrat *n*
苯硫脲 Phenylthiohamstoff *m*, Phenylthiourea *f*, Phenylthiocarbamid *n*(PTC)
苯硫酸 Phenylschwefelsäure *f*
苯硫酸酯酶 Phenolsulfatase *n*
苯六酚 Hexalydroxybenzol *n*
苯咪唑嗪(奥沙米特) Oxatomid *n*(抗组胺药)
苯醚 Diphenyläther *m*
苯那君 Benadryl *n*, Diphenhydramini hydrochloricum *n*
苯乃静 Benactyzin(um) *n*
苯脲 Phenvlharnstoff *m*
苯偶姆缩合 Benzoin-Kondensation *f*
苯偶姻 Benzoin(um) *n*
苯偶姻肟 Benzoinoxim *n*
苯哌啶醋酸甲酯 Methylphenidat(um) *n*, Ritalin *n*
苯哌啶醋酸甲酯(哌醋甲酯,利地林) Methylphenidat *n*
苯哌利定 Phenoperidin *n*
苯 -β- 葡[萄]糖醛酸 Benz-β-glukuronsäure *f*
苯齐巨林 Benzedrin *n*, Amphetaminum sulfuricum *n*
苯羟乙胺 Benactyzin(um) *n*
苯炔 Dehydrobenzol *n*
苯乳酸 Phenylmilchsäure *f*
苯噻啶 Pizotyfin *n*
苯色酮 Benzochromon *n*
苯肾上腺素 Phenylephrinum *n*
苯胂酸 Phenylarsonsäure *f*, Phenylarsinsäure *f*, Acidum phenylarsinicum *n*
苯双甲吗啉 Phendimetrazin *n*
苯羧[甲]酸 Benzoesäure *f*, Acidum benzoicum *n*
苯所致白血病 Benzidin-induzierte Leukämie *f*
苯酞 Phthalid *n*
苯酮 Benzophenon *n*, Phenylketon *n*
苯[丙]酮尿症 Phenylketonurie(PKU) *f*, Fölling* Krankheit *f*
苯托品 Benztropin *n*, 3-Diphenylmethoxytropin *n*
苯妥英 Diphenylhydantoin *n*, Phenytoin(um) *n*, Phenan-toinum *n*
苯妥英钠 Dilantin *n*, Diphenylhydantoin *n*
苯妥英钠中毒 Diphenylhydantoin-Vergiftung *f*, Dilantin-vergfftung *f*
苯妥英引起的假淋巴瘤 Phenytoin-induziertes Pseudolymphom *n*
苯乌拉坦 Phenylurethan *n*
苯乌拉坦 Phenylurethan *n*, Euphorin *n*
苯戊酸 Phenylvaleriansäure *f*
苯西克定 Phencyclidin(um) *n*, Phenzyklidin *n*
苯酰胺类 Benzamide *n pl*
N- 苯酰苯羟胺 N-Benzoylphenylhydroxylamin *n*
苯酰丙烯酸 Benzoylakrylsäure *f*
苯酰磺胺 Sulfabenzamid *n*
苯酰甲酸 Phenylglyoxylsäure *f*
苯酰金胺 Benzoylauramin *n*
苯酰肼 Benzhydrazid *n*
苯酰氯 Benzoylchlorid *n*
苯醒单肟 Benzochinonmonoxim *n*
苯溴马隆 Benzbromaron *n*
苯氧苯扎明 Phenoxybenzamin *n*, N-(β-phenoxyisopropyl)-N-Benzyl-β-Chlorethylamin *n*
苯氧苯扎明 Phenoxybenzaminum *n*
苯[氧]苄胺 Phenoxybenzamin *n*
α- 苯氧苄基青霉素 α-Phenbenicillin *n*
苯氧苄青霉素钾 Phenbenicillin-Kalium *n*, Fenbenicillin-Kalium *n*, α-Phenoxybenzylpenizillin-Kalium *n*
苯氧丙酚胺 Isoxsuprine *n*
苯氧丙基青霉素 Phenoxypropylpenizillin *n*, Propicillin-(um) *n*
苯氧丙基青霉素钾[盐] α-Phenoxypropylpenizillin-Ka-lium *n*, α-Propicillin-Kalium *n*
苯氧丁基青霉素 Phenoxybutylpenizillin *n*
苯氧基 Phenoxy-
苯氧基咖啡因 Phenoxykaffein *n*
2- 苯氧[基]乙醇 Phenoxyäthylalkohol *m*, 2-Phenoxyätha-nol *n*
苯氧甲基青霉素 Phenoxymethylpenicillinum *n*, Penizillin V *n*
苯氧乙基青霉素 Peneticillin *n*, Phenettficillin *n*, Pheniti-cillin(um) *n*
苯氧异丙基青霉素 Phenoxyisopropylpeniziilin *n*
苯乙胺 Phenet(h)ylamin *n*, ß-Phen(yl)äthylamin *n*
苯乙胺 -N- 甲基转移酶 Phenyläthylamin-N-Methyltransferase *f*
苯乙醇 Phenyläthylalkohol *m*, Benzylkarbinol *n*
苯乙醇胺 Phenyläthanolamin *n*
苯乙醇胺 N- 甲基转移酶 Phenolethanolamin-N-methyl-Transferase *f*(PNMT)
苯乙醇胺 -N- 甲基转移酶 Phenyläthanolamin-N- Methyltranslerase(PNMT) *f*

苯乙醇腈 Mandelsäurenitril *n*, Benzaldehydcyanhydtin *n*, Benzaldehydcyanhydrinum *n*
苯乙醇酸 Phenylglykolsäure *f*, Mandelsäure *f*
苯乙醇酸钙 Kalziummandelat *n*, Calcium mandelicum *n*
苯乙基二胍 Phenlormin (um) *n*, Phenyläthyldiguanid *n*
苯乙基内酰脲 Phenyläthylhydantoin *n*, Nirvanol *n*
苯乙基乙酰脲 Phenyladhylazetoharnstoff *m*
苯乙基异硫氰酸盐 Phenethyl-Isothiocyanat (PEITC) *n*
苯乙肼 Phenelzinum *n*
苯乙醚 Phenyläthyläther *m*, Phenetol *n*
苯乙哌啶酮 Glutethimidum *n*, äthylphenylglutarimid *n*, Doriden *n*
苯乙醛 Phenylacetaldehyd *m/n*, Hyacinthin *n*
苯乙醛酸 Phenylglyoxylsäure (PGA) *f*
苯乙双胍 Phenforminum *n*, Phenyläthyldiguanidin *n*
苯乙酸 Phenylessigsäure *f*
苯乙酸睾酮 Phenylazetattestosteron *n*, Testosteronphe-nylazetat *n*
苯乙酸睾丸素 Phenylazetattestosteron *n*
苯乙酮 Phenylmeacetylketon *n*, Azetophenon *n*, Acetylbenzol *n*, Hypnon *n*
苯乙酮缩非那替汀 Azetophenon-P-phenetidin *n*, Malarin *n*
苯乙烯 Zinnamol *n*, Cinnamol *n*, Styrol *n*, Vinylbenzol *n*, Phenyläthylen *n*
苯乙烯-丙烯腈-丁二烯共聚物 Acrylnitril-Butadien-Styrol (ABS) *n*
苯乙烯与丙烯腈共聚物 Acrylnitril-Styrol (AS) *n*
苯乙酰 Phenylacetyl-
N-苯乙酰胺 N-Phenylacetamid (um) *n*
苯乙酰甘氨酸 Phenylacetylglycin *n*
苯乙酰谷[氨]酰胺 Phenylacetylglutamin *n*
苯乙酰脲 Phenylazetylharnstoff *m*, Phenazemid *n*
苯[异]丙胺 Benzedrin *n*, Amphetaminum sulfuricum *n*, 1-Phenyl-2-Aminopropan *n*
苯异丙胺效应 Amphetamin-Effekt *m*
苯异硫氰酸 Phenylisothiocyanat (PITC) *n*
苯异妥因 Phenylisohydantoin *n*
苯吲吡啶 Benzindopyrin *n*
苯茚胺 Phenindamin (um) *n*
苯茚达明 Phenindamin *n*
苯茚二酮 Phenylindandion *n*, Phenindion (um) *n*, Danilon *n*
苯扎贝特 Benzafibrat *n*
苯扎托品(苄托品) Benztropin, 3-Diphenylmethoxytropan *n* (抗震颤麻痹药)
苯致白血病 Benzol-induzierte Leukämie *f*
苯中毒 Benzolismus *m*
苯腙 Phenylhydrazon *n*
苯佐卡因 Benzocain (um) *n*, Aethylis aminobenzoas *n*, äthylaminobenzoat *n*, Parathesin *n*
苯佐那酯 Benzonatat *n*
苯唑青霉素(新青霉素Ⅱ) Oxacillin *n*
苯唑西林 Oxacillin *n*

bèn 笨

笨拙 Schwerfälligkeit *f*, Stoliditas *f*, Stolidität *f*
笨拙的 töricht, einfältig
笨拙儿童 ungeschicktes Kind *n*
笨拙儿童综合征 Syndrom des ungeschickten Kindes *n*

BENG 崩绷泵

bēng 崩绷

崩解 Abbau *m*, Zerfall *m*, Disintegration *f*, Desintegration *f*
崩解层 Zerstörungszone *f*, Destruktionszone *f*
崩解度 Zerfall *m*, Auflösung *f*, Zertrümmerung *f*, Desintegration *f*
崩解剂 Desintegrationsmittel *n pl*, Zerfallsmittel *n pl*
崩解时限 Desintegrationszeit (grenze) *f*, Zerlallzeit-(grenze) *f*
崩解试验 Desintegrationstest *m*
崩解性 Desintegrationsfähigkeit *f*, Zerfallbarkeit *f*
崩溃 Zusammenbruch *m*, Kollaps *m*
崩溃界(崩溃点) Bruchgrenze *f*, Bruchpunkt *m*
崩裂性骨折 Berstungsfraktur *f*
崩裂性腰椎滑脱 lumbale bruchartige Spondylolisthese *f*, bruchartige Lendenwirbelinstabilität *f*
崩蚀性溃疡 Phagedänisches Geschwü r *n*, Phagedänismus *m*, Phagedaenoma *n*, Phagedaena *f*, Ulkusphagedaenicum *n*
崩蚀性溃疡的 phagedänisch
崩蚀性软下疳 phagedänischer Schanker *m*, Ulkus molle phagedaenicum *n*
崩蚀性下疳 phagedänischer Schanker *m*
崩蚀性牙用膜炎 phagedänische Perizementitis *f*, Perice-mentitis suppurativa *f*
崩蚀性龈类 Gingivitis phagedaenica *f*
绷带 Binde *f*, Bandage *f*, Verband *m*, Splenium *n*, lnvolutio (n) *f*
　巴尔通氏绷带 Barton* Verband *m*
　德索绷带 Desault* Verband *m* (锁骨骨折固定绷带)
　盖伦绷带 Galen* Verband *m* (用于头部的六头带)
　里布尔绷带(人字形绷带) Ribble* Verband *m*
　希波克拉底氏绷带 Hippokrates* Verband *m*, Mitra Hippocratis *f*
绷[带包]扎 Binden *n*, bandagierung *f*
绷带剪 Verbandschere *f*
绷带卷 Binde *f*
绷带学 Verbandlehre *f*, Desn (at) urgie *f*, Desmologie *f*
绷紧 Straffheit *f*
绷紧的 engstirnig, straff
绷扎法 Verbandlehre *f*, Desm (at) urgie *f*

bèng 泵

泵 Pumpe *f*
Cl 泵 Cl-Pumpe *f*
泵电流 Pumpstrom *m*
泵漏机制 Pumpenleck-Mechanismus *m*
泵衰竭 Ausfall der Pumpe *m*
泵水瓶 Pumpenthermosflasche *f*
泵吸效应 Pumpeffekt *m*
泵压过滤器 Pumpenfilter *m*
泵压效应 Pumpendruck-Effekt *m*

BI 逼荸鼻比吡彼秕笔俾必毕闭庇荜哔铋秘蓖滗碧蔽弊壁避嬖臂襞

bī 逼

逼尿肌 Detrtlsorurinae (s. vesicae) m, Musculus detrusorvesicae *m*
逼尿肌不稳定 Detrusorinstabilität *f*
逼尿肌不协调性尿失禁 Inkontinenz bei dyssynertischem Detrusor *f*
逼尿肌等容压力 isovolumetrischer Detrusordruck *m*
逼尿肌高反射 Detrusorhyperreflexie *f*
逼尿肌过度活动 Detrusorhyperaktivität *f*
逼尿肌活动低下 Detrusorhypoaktivität *f*
逼尿肌开放压(力) Detrusoröffnungsdruck *m*
逼尿肌漏尿点压 Leckpunktdruck des Detrusors *m*
逼尿肌无力 inaktiver Detrusorurin *m*
逼尿肌无收缩 akontraktiler Detrusor *m*
逼尿肌压力 Detrusordruck *m*
逼真 Treue *f*

bí 荸鼻

荸荠 Wasserkastanie *f*, Eleocharis tuberosa *f*
荸荠素 Puchiin *n*
鼻 Nase *f*, Nasus *m*
鼻癌 Rhinokarcinoma *n*
鼻凹 Nasengrube *f*
鼻白喉 Nasendiphtherie *f*
鼻颁缝 Sutura nasomaxillaris *f*
鼻板 nasale Plakode *f*
鼻半侧视网膜 nasale Seite der Netzhaut *f*
鼻瓣区 Nasenklappenregion *f*
鼻孢子虫病 Rhinosporidiose *f*, Seeber* Krankheit *f*
鼻孢子虫属 Rhinosporidium *n*
鼻孢子菌病 Rhinosporidiose *f*
鼻背 Nasenrücken *m*, Dorsumnasi *n*
鼻背(梁)板[鼻凹点] Laminadorsinasi *f*
鼻背部推进皮瓣 Verschiebelappen des Nasenrückens *m*
鼻背动脉 Arteria dorsalis nasi *f*
鼻背筋膜 Faszie des Nasenrückens *f*
鼻背筋膜后间隙 Faszienlücke des Nasenrückens *f*
鼻背中线瘘管 Nasenrückenfistel *f*
鼻背中线皮样囊肿 Epidermoidzyste im Bereich der Mittelinie des Nasenrückens *f*
鼻-鼻窦病 Nasennebenhöhlenerkrankungen *f pl*
鼻-鼻窦炎 Rhinosinusitis *f*
鼻-鼻咽静脉丛 naso-nasopharyngealer Plexus *m*, Plexus naso-nasopharyngeus *m*
鼻-鼻中隔整形术 Septorhinoplastik *f*
鼻变态反应 nasale Allergie *f*
鼻病 Rhinopathie *f*, Rhinopathia *f*
鼻病毒 Rhinoviren *n pl*
鼻[病]性注意力减退 Aprosexia nasalis *f*, Citelli* Syndrom *n*
鼻部 Parsnasalis *f*
鼻部瘢痕畸形 Narbenfehlbildung im Nasenbereich *f*
鼻部疾病用药 Medikament gegen Nasenerkrankung *n*
鼻部脑膜-脑突出 nasale Meningoenzephalozele *f*, extranasale (od. intranasale) Enzephalozele *f*
鼻部皮脂溢 Seborrhea nasi *f*
鼻部纤维性丘疹 fibröse Nasenpapel *f*
鼻部战伤 Kriegsverletzung der Nase *f*
鼻部致死性中线肉芽肿 letales Mittelliniengranulom der Nase *n*
鼻槽囊肿 Nasenalveolarzyste *f*
鼻侧的 paranasal, paranasal(-is, -is, -e)
鼻侧喙 Proboscis lateralis *f*, Rüsselseite *f*
鼻侧角 Nasenprofilwinkel *m*
鼻侧裂 seitliche Nasenspalte *f*
鼻侧偏盲 nasale Hemianopsie *f*
鼻侧视网膜 nasale Retina *f*
鼻侧突 lateraler Nasenfortsatz *m*, Processus nasi lateralis *m*
鼻测量计 Rhinometer *n*
鼻测压计 Rhinomanometer *n*
鼻成形术 Nasenplastik *f*, Rhinoplastik *f*
鼻冲洗 NasenspOlung *f*, Nasendusche *f*, Rhinoclysis *f*, Weber* Dusche *f*
鼻臭 Ozaena *f*, Kakosmie *f*, Kakosmia *f*, Foetor narium *m*
鼻出血 Nasenblutung *f*, Rhinorrhagie *f*, Haemorrhinia *f*, Epistaxis *f*
鼻穿孔 nasale Perforation *f*
鼻垂体囊 nasohypophysärer Beutel *m*
鼻唇成形术 Nasenlippenplastik *f*
鼻唇的 nasolabial, nasolabial(-is, -is, -e)
鼻唇沟 Nasolabialfurche *f*, Nasenlippenfalte *f*, Sulcus nasolabialis *m*
鼻唇沟皮瓣 nasolabiale Klappe *f*
鼻唇沟皮瓣鼻翼缺损修复术 Reparatur des Nasenflügeldefektes mit nasolabialer Klappe *f*
鼻唇沟皮下蒂皮瓣 gestielter Subkutanlappen der Nasolabialfurche *m*
鼻唇沟纹 Nasolabialfalte *f*
鼻唇沟消失 Verstreichen der Nasolabialiurche *n*
鼻唇嵴 nasolabiale Leiste *f*
鼻唇角 Nasolabialwinkel *m*
鼻唇淋巴结 Nodus lymphaticus nasolabialis *m*
鼻唇囊肿 nasolabiale Zyste *f*, Nasenlippenzyste *f*
鼻唇区 Nasolabialbereich *m*
鼻胆管引流[术] nasobiliäre Drainage *f*
鼻导管 Nasensonde *f*
鼻导管给氧 nasale Sauerstoff-Inhalation *f*
鼻道 Nasengang *m*, Meatus nasi *m*
鼻道狭窄 Rhinostenose *f*
鼻的 nasal, nasal(-is, -is, -e)
鼻堤 Nasenwall *m*, Agger nasi *m*
鼻滴入法 Naseneinträufelung *f*
鼻底 Nasenboden *m*, Basis nasi *f*
鼻导管 Nasensonde *f*
鼻点 Nasenpunkt *m*, Nasion *n*, Puncture nasale *n*
鼻蝶窦刮匙 Nebenhöhlen-Kürette *f*
鼻蝶窦咬骨钳 Nebenhöhlen-Hohlmeißelzange *f*
鼻冻伤 Nasenerfrierung *f*
鼻洞穿缺损 durchzogener Defekt der Nase *m*
鼻窦 Nasennebenhöhle *f* (NNH), Sinus nasales *m*, Sinus nasi accessorii *m*
鼻窦穿刺术 Nasennebenhöhlen-Punktion *f*, Sinuspunktion *f*
鼻窦导管插入水 Nasennebenhöhlen-Katheterisierung *f*, Katheterisierung der Nasennebenhöhlen *f*
鼻窦负压置换疗法 Verlagerungsmethode der Nasennebenhöhlen bei negativem Druck *f*
鼻窦骨折 Nasennebenhöhlenfraktur *f*, Fraktur der Nasennebenhöhlen *f*
鼻窦含牙囊肿 zahn enthaltene Zyste der Nasenneben-höhlen *f*
鼻窦活组织检查 Biopsie der Nasennebenhöhlen *f*
鼻窦寄生物感染 parasitäre ln[ektion der Nasenneben-höhlen *f*
鼻窦检查 Untersuchung der Nasennebenhöhlen *f*, Nasen-nebenhöhlenuntersuchung *f*
鼻窦浆液性囊肿 seröse Zyste der Nasennebenhöhlen *f*
鼻窦结核 Tuberkulose der Nasennebenhöhlen *f*
鼻窦鳞状细胞癌 Plattenepithelkarzinom der Nasenne-benhöhlen *n*
鼻窦瘘 Nasennebenhöhlen-Fistel *f*
鼻窦梅毒 Syphilis der Nasennebenhöhlen *f*
鼻窦囊性变性 zystische Degeneration der Nasenneben-höhlen *f*
鼻窦囊肿 Zyste der Nasennebenhöhlen *f*
鼻窦粘膜钳 Sehleimhautzange der Nasennebenhöhlen *f*
鼻窦粘液囊肿 Mukozele der Nasennebenhöhlen *f*
鼻窦气压损伤 Barotrauma der Nasennebenhöhlen *n*, Sinus-Barotrauma *n*
[鼻]窦切开术 Sinusotomie *f*, Nebenhöhleneröffnung *f*, Nebenhöhlenschnitt *m*
鼻窦切开术 Sinusotomie *f*, Nebenhöhleneröffnung *f*
鼻窦肉芽肿 Nebenhöhlen-Granulom *n*
鼻窦乳头[状]癌 papilläres (od. papillöses) Karzinom der Nebenhöhlen *n*
鼻窦乳头[状]瘤 Nebenhöhlen-Papillom *n*
鼻窦石 Rhinolith in den Nebenhöhlen *n*, Nebenhöhlen-stein *n*
鼻窦损伤 Nebenhöhlen-Verletzung *f*
鼻窦透照法 Nehenhöhlen-Transillumination *f*, Transillu-mination (od. Diaphanoskopie) der Nebenhöhlen *f*
鼻窦息肉 Nebenhöhlen-Polyp *m*
鼻窦息肉样变性 polypoide Degeneration der Neben-höhlen *f*
鼻窦炎 Nebenhöhlenentzü ndung *f*, Nasennebenhöhlen-entzü

ndung *f*,(Naso-) sinusitis *f*
[鼻]窦炎乳突炎 Sinusitis-Mastoiditis *f*
鼻窦炎支气管炎综合征 Sinobronchitis-Syndrom *n*, Sino-pulmonales Syndrom *n*
鼻窦咬骨钳 Nebenhöhlen-Hohlmeißelzange *f*
鼻窦异物 Nebenhöhlen-Fremdkörper *m*
鼻窦异物钳 Nebenhöhlen-Fremdkörperzange *f*
鼻窦蝇蛆病 Nebenhöhlen-Myiasis *f*
鼻窦疣状癌 verrukoides Karzinom der Nebenhöhlen *n*
鼻窦真空 Vakuum in Nebenhöhlen *n*
鼻窦支气管综合征 sinobronchiales Syndrom *n*
鼻窦置换疗法 Nebenhöhlen-Verdrängungstherapie *f*, Ver-drängungsverlahren der Nehenhöhlen *n*, Proetz* Vetlahren *n*
鼻窦肿瘤 Nebenhöhlentumor *m*, Tumoren der Nebenhöhlen *m pl*
鼻堵 nasale Obstruktion *f*
鼻端肥大整形术 plastische Chirurgie der Nasenhypertrophie *f*
鼻额管 Ductus nasofrontalis *m*
鼻额角 Stirnnasenwinkel *m*
鼻额静脉 Vena nasofrontalis *f*
鼻额筛眶复合体骨折 Fraktur im Bereich des Naso-orbito-ethmoidalen Komplexes *f*
鼻额位投照术 naso-frontale Radiographie *f*
鼻额支柱 nasofrontale Stütze *f*, nasofrontaler Pfeiler *m*
鼻恶性肉芽肿 malignes Granulom der Nasen *n*
鼻腭动脉 nasopalatinale Arterie *f*, Arteria nasopalatina *f*
鼻腭管 Nasen-Gaumenkanal *m*
鼻腭囊肿 nasopalatinale Zyste *f*
鼻腭神经 Nervus nasopalatinus *m*, Scarpa* Nerv *m*, Cotunnius* Nerv *m*
鼻腭神经节 nasopalatinales Ganglion *n*, Cloquet* Gang-lion *n*
鼻腭神经孔 Foramen incisivum medianum *n*, Scarpa* Foramen *n*
鼻腭神经麻醉 Anästhesie der nasopalatinalen Nerven *f*
鼻腭神经阻滞麻醉 Blockanästhesie des Nervus nasopalatinus *f*
鼻耳窘迫综合征 Nasen-Ohren-Distresssyndrom *n*
鼻反光镜 Nasenspekulum *n*, Nasenspiegel *m*, Nasoskop *n*
鼻放线菌病 Nasenaktinomykose *f*, Aktinomykose der Nase *f*
鼻肥大 Nasenhypertropie *f*
鼻肺反射 nasopulmonaler Refelx *m*
鼻分裂 Rhinoschisis *f*, Nasenspalte *f*
鼻缝[合]术 Rhinorrhaphie *f*
鼻缝点 Rhinion *n*
鼻敷料钳(镊) Nasenkornzange *f*
鼻[副]窦透照灯 Transilluminationslampe (der Neben-höhlen) *f*
鼻[副]窦支气管炎 Sinobronchitis *f*
鼻[副]软骨 Cartilagines nasales accessoriae *f pl*
鼻干燥 Xeromycteria *f*, Xero(r)rhinie *f*
鼻高 Nasanhöhe *f*
鼻高反应性 nasale Hyperreagibilität *f*
鼻根 Nasenwurzel *f*, Radixnasi *f*
鼻根点 Nasion *n*, Nasale *n*, NasenwurzeJpunkc *m*
鼻根点枕外隆凸点长 Nasion-Inion-Länge *f*
鼻根高 Nasenwurzelhöhe *f*
鼻功能检查法 Nasenfunktionsprü fung *f*, Nasenfunktionsprobe *f*
鼻骨 Nasenbein *n*, Os nasale *n*
鼻骨闭合复位术 geschlossene Reposition des Nasenbeins *f*
鼻骨锉 Nasenfeile *f*
鼻骨复位术 Nasenbeinreposition *f*
鼻骨骨折 Nasenbeinbruch *m*, Nasenbeinfraktur *f*
鼻骨骨折复位钳 Repositionszange für Nasenbeinfraktur *f*
鼻[骨]坏死 Rhinonekrose *f*
鼻骨间缝 Sutura internasalis *f*
鼻骨锯 Nasenbeinsäge *f*
鼻骨孔 Foramina nasalia *f*
鼻骨膜剥(分)离器 Nasenperiostelevatorium *m*
鼻骨切开术 Nasenbeinosteotomie *f*
鼻骨脱位 Nasenbeinluxation *f*
鼻骨纤维异常增殖(生) nasale proliferative Osteofibrose *f*
鼻骨再建术 Nasenbein-Rekonstruktion *f*
鼻骨凿 Nasenmeißel *m*
鼻骨增殖性骨膜炎 Henpuye, Gundu, Goundou, Kunduh【俗】, Periostitis osteoplastica der Nase *f*
鼻颌缝 Sutura nasomaxillaris *f*
鼻黑[色素]瘤 Nasenmelanom *n*
鼻红粒病 Granulosis rubra nasi *f*, Jadassohn* Krankheit *f*
鼻喉科学 Rhinolaryngologie *f*, Laryngorhinologie *f*
鼻喉科学家 Rhinolaryngologe *m*
鼻喉炎 Rhinolaryngitis *f*
鼻后滴漏 posteriore Rhinorrhoe *f*
鼻后棘 Spina nasalis posterior *f*
鼻后嵴 Crista nasalis posterior *f*
鼻后孔 Choanae *f pl*, Choanen *f pl*
鼻后孔闭锁 Choanalatresie *f*, Atresia choanae *f*
鼻后孔的 choanal
鼻后孔填塞 Choanentamponade *f*
鼻后孔息肉 Choanenpolyp *m*
鼻后上内侧支 Rami nasales posteriores superiores mediales *m pl*
鼻后上外侧支 Rami nasales posteriores superiores laterales *m pl*
鼻后凸 Rhinokyphose *f*, Höckernase *f*
鼻后凸切除术 Rhinokyphektomie *f*
鼻后外侧动脉 Arteriae nasales posteriores laterales *f pl*
鼻后外侧及中隔动脉 Arteriae nasales posteriores laterams et septi *f pl*
鼻后下支 Rami nasales posteriores inleriores *m pl*
鼻呼吸 Nasenatmung *f*
鼻呼吸困难 nasale Dyspnoe *f*
鼻坏疽 Cancrum nasi *f*
鼻坏死 Rhino-Nekrose *f*
鼻活组织检查 Biopsie der Nase *f*, Nasenbiopsie *f*
鼻肌 Nasenmuskel *m*, Musculus nasalis *m*
鼻[基]板 nasale Plakode *f*
鼻基部 Nasenbasis *m*
鼻基底角 nasaler Basiswinkel *m*
鼻畸形 Nasendeformität *f*, Mißbildung der Nase *f*
鼻及鼻窦软骨瘤 Chondrom der Nasen und Nasennebenhöhlen *n*
鼻疾病 Nasenkrankheit *f*
鼻棘 Septumsporn *m*
鼻棘点 Nasospinale *f*
鼻棘下点 Gegenspindel *f*
鼻嵴 Crista nasalis (ossis palatini) *f*
鼻夹 Nasenklammer *f*
鼻甲 Nasenmuschel *f*, Concha nasalis *f*
鼻甲部分切除术 Nasenmuschelresektion *f*, Konchektomie *f*
鼻甲刀 Konchotom *n*, Turbinotom *n*
鼻甲海绵丛 Plexus cavemosi concharum *m*
鼻甲嵴 Crista conchalis (ossis palatini) *f*, Crista conchalis (maxillae) *f*
鼻甲剪 Muschelschere *f*
鼻甲介剪 Nasenmuschel-Schere *f*
鼻甲切除器 Konchotom *n*, Turbinotom *n*
鼻甲切除术 Muschelresektion *f*, Turbinektomie *f*, Conchectomia *f*
鼻甲切开术 Konchotomie *f*, Conchotomia *f*
鼻甲全部切除术 totale Konchektomie *f*
鼻甲炎 Konchitis *f*, Conchitis *f*
鼻甲折断术 Nasemnuschelinfraktion *f*
鼻假体 Nasenprothese *f*
鼻尖 Nasenspitze *f*, Apexnasi *f*
鼻尖低平 flache Nasenspitze *f*
鼻尖点 Pronasale *n*, Rhinion *n*

鼻尖过高 zu hohe Nasenspitze *f*
鼻尖缺损 Nasenspitzedefekt *m*
鼻尖下垂鼻 hängende Nase *f*
鼻尖隐裂 okkulte Spalte an der Nasenspitze *f*
鼻尖圆钝 stumpfe Nase *f*
鼻尖整形术 Nasenspitzenplastik *f*
鼻间隔穿孔 Nasenseptumperforation *f*
鼻减充血剂 nasales Dekongestivum *n*
鼻剪 Nasenschere *f*
鼻胶质瘤 Nasengliom *n*
鼻矫正术 Nasenkorrektur *f*
鼻疖 Nasenfurunkel *m*
鼻结核 Nasentuberkulose *f*
鼻睫反射 nasociliarer Reflex *m*
鼻睫神经 Nervus nasociliaris *m*
鼻睫神经痛 Nasoziliarisneuralgie *f*
鼻疥 Nasenfurunkel *n*
鼻镜 Nasenspiegel *m*, Nasoskop *n*, Rhinoskop *n*, Nasen-spekulum *n*
鼻镜检查 Rhinoskopie *f*, Rhinoscopia *f*
鼻镜检查的 rhinoskopisch
鼻镜下鼻内异物取除术 Fremdkörper-Entfernung in der Nase unter dem Rhinoskop *f*
鼻疽[病](Nasen-) Rotz *m*, Maliasmus *m*, Malleus *m*
鼻疽伯克霍尔德菌属 Burkholderia mallei *f*
鼻疽不动杆菌 Acinetobacter mallei *f*
鼻疽放线杆菌 Actinobacillus mallei *m*
鼻疽费氏杆菌 Pfeifferella mallei *f*
鼻疽杆菌 Rotzbakterium *n*, Rotzbazillus *m*, Bacillus lnal-lei *m*, Bacterium mallei *n*
鼻疽菌素 Mallein *n*
鼻疽菌素接种 Malleinimpfung *f*
鼻疽吕费勒菌 Loefferella mallei *f*
鼻疽诺卡菌 Nocardia farcinica *f*
鼻锯 Nasensäge *f*
鼻卡他 Nasenkatarrh *m*, Coryza *f*
鼻科持引钳 rhinologischer Nadelhalter *m*
鼻科缝合针 rhinologische chirurgische Nadel *f*
鼻科万用钳 nasale Universalzange *f*
鼻科学 Nasenheilkunde *f*, Rhinologie *f*, Rhiniatrie *f*, Rhi-niatrik *f*
鼻颏角 nasomentaler Winkel *m*
鼻颏位投照术 Nase-Kinn-Projektionstechnik *f*
鼻孔 Nasenlöcher *n pl*, Nares, *pl*, Apertura nasiexterna *f*
鼻孔闭锁 Nasenatresie *f*, Atresia nasi *f*
鼻孔扩张器 Rhineurynter *m*
鼻孔内的 internarial
鼻孔狭窄 Rhinostenose *f*
鼻孔缘 Nasenlochkante *f*
鼻孔整形术 Nasenlochplastik *f*
鼻宽 maximale physiognomische nasale Breite *f*, Nasenbreite *f*
鼻窥器 Nasenspekulum *n*, Rhinoskop *n*, Nasoskop *n*, Nasenspiegel *m*
鼻窥器检查 Rhinoskopie *f*, Rhinoscopia *f*
鼻溃疡 Rhinelkos(e) *f*, Nasengeschwür
鼻扩张器 Nasenerweiterer *m*, Nasendilatator *m*
鼻泪道刮匙 nasolakrimaler Löffel *m*
鼻泪管 Cmmlis(naso) lacrimalis(s. lacrimonaselis) *m*, Tränennasengang *m*, Ductus nasolacrimalis *m*, Ferrein* Kanal *m*
鼻泪管闭锁 Atresie des Tränennasengangs *f*
鼻泪管襞 Plica lacrimalis *f*, Arnold* Falte *f*
鼻泪管插管术 Intubation des Tränennasengangs *f*
鼻泪管口 Ostium des Ductus nasolacrimalis *n*, Öffnung des Tränennasengangs *f*
鼻泪管囊肿 Zyste des Tränennasengangs *f*
鼻泪管石 Tränen(gang) stein *n*, Rhinodakryolith *m*
鼻泪管探通术 Sondierung des Tränennasengangs *f*
鼻泪管狭窄 Tränengangstenose der Nase *f*, Stenose des Tränennasengangs *f*
鼻管狭窄逆行扩张术 retrograde Dilatation der Tränen-nasengangsstenose *f*
鼻泪管狭窄切开术 Strikturotomie des Tränennasengangs *f*
鼻泪管狭窄眦分离术 Kanthotomie der Tränennasengangsstenose *f*
鼻泪管阻塞 Verstopfung des Tränenkanals *f*, Obstruktion des Ductus nasolacrimalis *f*
鼻梁 Nasenrü cken *m*, Dorsumnasi *n*
鼻梁侧面观 Profil der Nase *n*
鼻梁点 Nasenwurzel *f*
鼻梁平坦 flache Nasenwurzel *f*
鼻裂 gespaltene Nase *f*, Nasenspalte *f*
鼻裂畸形 Nasenspalte *f*, Rhinoschisis *f*
鼻淋巴肉瘤 Nasenlymphosarkom *n*
鼻鳞状细胞乳头[状]瘤 Plattepithelpapillom der Nase *n*
鼻瘘 nasale Fistel *f*
鼻漏 Rhinorrhoe *f*, Stillicidium narium *n*
鼻漏(溢) Rhinorrhoe *f*, Stillicidium narium *n*
鼻颅角 nasokranialer Winkel *m*
鼻麻风 Nasenlepra *f*, Lepra der Nase *f*
鼻毛 Nasenhaar *n*, Rhinotrichie *f*, Vibrissa *f*, Rllinothrix *f*
鼻毛假毛囊炎 Pseudofolliculitis der Vibrissae *f*
鼻毛剪 Nasenhaarschere *f*
鼻毛霉菌病 Mukormykose der Nase *f*
鼻毛癣菌 Rhinocladiella aquaspersa *f*
鼻梅毒 Nasenlues *f*, Nasensyphilis *f*
鼻霉菌病 Rhinomykose *f*
鼻美容术 ästhetische Nasenkorrektur *f*
鼻蜜浆液囊肿 Serozele der Nasennebenhöhlen *f*, seröse Zyste der Nasennebenhöhlen *f*
鼻棉塞充填器 Nasentamponator *m*
鼻面 Facies nasalis *f*
鼻面沟 nasofazialer Sulcus *m*, nasofiziale Furche *f*
鼻面角 nasofazialer Winkel *m*
鼻膜炎 Rhinitis *f*
鼻脑毛霉病 rhinocerebrale Mucormykose *f*
鼻脑脑膜膨出 nasale Meningoenzephalozele *f*
鼻内侧支 Rami nasales mediales *m pl*
鼻内的 endonasal
鼻内蝶窦切开术 intranasale Sphenoidotomie *f*
鼻内额窦单纯切开术 einfache intranasale Sinusotomie der Stirnhöhle *f*
鼻内翻性乳头状瘤 invertiertes Papillom *n*
鼻内接种 intranasale lmpfung *f*
鼻内镜 Nasen-Endoskop *m*
鼻内镜鼻窦手术 endonasale endoskopische Nasennebenhöhlenchirurgie *f*
鼻内镜手术 endonasale endoskopische Operation *f*
鼻内镜下鼻中隔成形术 endoskopische Septumplastik *f*
鼻内镜下蝶窦切开术 endoskopische Sphenoidotomie *f*
鼻内镜下额窦单纯切开术 einfache endonasale endoskopische Sinusotomie der Stirnhöhle *f*
鼻内镜下后鼻孔闭锁修复术 endoskopische Operation zur Reparatur der Choanalatresie *f*
鼻内镜下经鼻眶减压术 endoskopische transnasale Orbitadekompression *f*
鼻内镜下经鼻泪囊鼻腔造口术 endoskopische transnasale Dakryozystorhinostomie *f*
鼻内镜下脑脊液鼻漏修补术 endoskopische Reparatur der Liquorfistel *f*
鼻内镜下筛窦手术 endoskopische Ethmoidektomie *f*

鼻内镜下上颌窦开窗术 endoskopische Oberkieferhöhlenfensterung *f*
鼻内镜下视神经管减压术 endoskopische Dekompression des Sehnervkanals *f*
鼻内镜下下鼻甲部分切除术 endoskopische Teilresektion der unteren Nasenmuschel *f*
鼻内麻醉 intranasale Anästhesie *f*
鼻内筛窦部分切除术 intranasale partielle Ethmoidektomie *f*
鼻内筛窦全切除术 intranasale totale Ethmoidektomie *f*
鼻内筛窦手术 intranasale Ethmoidektomie *f*
鼻内上颌窦开窗术 transnasale Kieferhöhlenlensterung *f*
鼻内糖皮质激素 intranasales Glukokortikoid *n*, intranasales Kortikosteroid *n*
鼻内投药法 (intra)nasale Medikation *f*
鼻内型脑膜脑膨出 intranasale Meningoenzephalozele *f*
鼻内支 Raminasalesinterni *m pl*
鼻内注射 intranasale Injektion *f*
鼻粘膜 Nasenschleimhaut *f*
鼻粘膜剥离器 Nasenschleimhaut-Elevator *m*
鼻黏膜充血 Hyperämie der Nasenschleimhaut *f*
鼻粘膜刀 Nasenschleimhautmesser *n*
鼻粘膜电烙术 Nasenschleimhaut-Elektrokauterisation *f*, Elektrokauterisation der Nasenschleimhaut *f*
鼻黏膜高反应性鼻病 Rhinopathie durch Hyperreagibilität der Nasenschleimhaut *f*
鼻粘膜呼吸区 Regiorespiratoria *f*, respiratorische Nasenschleimhaut *f*
鼻[粘膜]接种 Rhinovakzination *f*, endonasale Immuni-sierung *f*
鼻粘膜镊 Nasenschleimhautzange *f*
鼻粘膜钳 Nasenschleimhautlklamme *f*
鼻黏膜嗅区 Regio olfactoria der Nasenschleimhaut *f*
鼻粘膜印片 Nasenschleimhautabdruck *m*
鼻衄 Nasenblutung *f*, Epistaxis *f*, Rhinorrhagie *f*
鼻旁的 paranasal
鼻[旁]窦 (Nasen-) Nebenhöhlen *f pl* (NNH), Sinus para-nasales (s. nasales) *m*, Sinus nasi accessorii *m*
鼻[旁]窦投照术 Röntgenographie der Nasennebenhöhlen *f*
鼻[旁]窦炎 Nasen (neben) höhlenentzü ndung *f*, Nasosi-nusitis *f*, Sinusitis paranasalis *f*
鼻旁窦肿瘤 Nasennebenhöhlentumor *m*
鼻喷雾剂 Nasenspray *f*
鼻喷雾器 Nasenzerstäuber *m*
鼻气流计 Rhinoanemometer *n*, Rhinoaerometer (Doubek*) *n*
鼻气雾吸入法 Aerosol-Therapie der Nase *f*, Nasen-Dampfinhatation *f*
鼻牵开器 Nasenspekulum *n*, Nasenretraktor *m*
鼻前嵴(棘) Spina nasalis anterior *f*
鼻前孔 Nasenloch *n*, Naris anterior *f*
鼻前孔闭锁 vordere Nasenatresie *f*, Verschluss der vorderen Nasenöffnung *f*
鼻前孔狭窄 Verengung der vorderen Nasenlöcher *f*
鼻前庭 Nasenvorhot *m*, Naseneingang *m*, Vestibulumnasi *m*
鼻前庭疖 Nasenvorhoffurunkel *m*, Naseneingangsfurunkel *m*, Furunkel des Naseneinganges *m*
鼻前庭囊肿 Nasenvorhofzyste *f*, Naseneingangszyste *f*
鼻前庭湿疹 Naseneingangsekzem *n*
鼻前庭炎 Nasenvorholentzü ndung *f*, Vestibulitis nasi *f*
鼻前外侧支 Ramus nasalisanterior externus *m*
鼻前窝 Fossa pränasalis *f*
鼻钳 Nasenzange *f*, Nasenpinzette *f*
鼻腔 Nasenhöhle *f*, Cavum nasi *n*
鼻腔鼻窦息肉 Nasennebenhöhlenpolyp *m*
鼻腔闭塞 Rhinokleisis *f*
鼻腔闭锁[症] Nasenatresie *f*, Atresia nasi *f*
鼻腔表面麻醉 Oberflächliche Anästhesie der Nasenhöhle *f*
鼻腔测压[法] Rhinomanometrie *f*
鼻腔持续正压通气 kontinuierliche Nasenhöhlenbelüftung mit positivem Druck *f*, nasaler kontinuierlicher positiver Atemwegsdruck *m*
鼻腔冲洗[法] Nasendusche *f*, Nasenspülung *f*
鼻腔胆脂瘤 nasales Cholesteatom *n*
鼻腔导气 nasale Beatmung *f*, nasale Belüftung *f*
鼻腔导气管 Nasal-Beatmungstubus *m*, nasaler Luftweg *m*
鼻腔的 nasal, nasal (-is, -is, -e)
鼻腔堵塞 Rhinokleisis *f*, Nasenverstopfung *f*
鼻腔横纹肌肉瘤 Rhabdomyosarkom der Nasenhöhle *n*
鼻腔几何图形 Nasenhöhlengeometrie *f*
鼻腔挤脓钳 nasale Eiterpinzette *f*
鼻腔计 Rhinometer *m*
鼻腔结核病 Nasenhöhlen-Tuberkulose *f*
鼻[腔]镜 Konchoskop *n*, Rhinoskop *n*
鼻腔镜检查[法] Rhinoskopie *f*, Rhinoscopia *f*
鼻腔留置型热敏电阻传感器 Verweil-Thermistor-Trans-ducer der Nasenhöhle *m*
鼻腔内接种 intranasale Implung *f*
鼻腔内麻醉 intranasale Anästhesie *f*
鼻腔平骨凿 nasaler Flachmeißel *m*, Nasenflachmeißel *m*
鼻腔气道 nasaler Luftweg *m*
鼻腔手术刀 Nasenmesser *n*, nasales Operationsmesser *n*
鼻腔填塞法 Nasentamponade *f*
鼻腔填塞钳 Nasenverstopfungspinzette *f*, Nasentampon-pinzette *f*
鼻腔狭窄 Rhinostenose *f*, Stenose der Nasengänge *f*
鼻腔牙 Nasenzahn *m*
鼻腔异位甲状腺 ektopische intranasale Schilddrüse *f*
鼻腔异物 Nasenfremdkörper *m*
鼻腔用药法 nasale Medikation *f*
鼻腔有效横断面积 wirksame Querschnittsfläche der Nasenhöhle *f*
鼻腔粘连 Ankylorrhinie *f*, Synechie der Nase *f*
鼻腔整形用钩 plastischer Nasenhaken *m*
鼻腔止血气囊 nasaler aufblähbarer Ballon *m*, Epistaxis-ballon *m*
鼻切迹 nasaler Einschnitt *m*, Incisura nasalis *f*
鼻切开术 Rhinotomie *f*
鼻丘 Nasenwall *m*, Agger nasi *m*
鼻球上颌囊肿 globulomaxilläre Zyste der Nase *f*
鼻区 Nasengegend *f*, Regio nasalis *f*
鼻缺失 Nasenaplasie *f*, Fehlen der Nase *n*
鼻缺损 Nasenmangel *m*, Nasendefekt *m*
鼻缺损修复术 Reparatur des Nasendefektes *f*
鼻乳头状瘤 Nasenpapillom *n*
鼻软骨 Nasenknorpel *m pl*, Cartilagines nasi *f pl*
鼻软骨剥离器 Nasenknorpelelevator *m*, Nasenknorpel-hehel *m*
鼻软骨锐匙 scharfe Nasenknorpelkü rette *f*
鼻塞 Nasenverstopfung *f*, Stockschnupfen *m*
鼻塞测压计 Rhinomanometer *n*
鼻塞子 Nasenstöpsel *m*
鼻上颌 oberer Nasenteil *m*
鼻上颌窦痛 Rhinantralgia *f*, Nasoantralgie *f*, Neuralgie der Nasennebenhöhle *f*
鼻上颌窦炎 Nasoantritis *f*, Rhinoantritis *f*
鼻上颌缝 Sutura nasomaxillaris *f*
鼻上颌支柱(鼻上颌复合体) nasomaxillärer Komplex *m*, nasomaxillärer Pfeiler *m*
鼻上交叉纤维 supranasale Kreuzungsfasern *f pl*
鼻上象限 Ober-Quadrant der Nose *m*
鼻深 nasal-Tiefe *f*
鼻神经机能病 Rhinoneurose *f*
鼻神经胶质瘤 nasales Gliom *n*
鼻神经纤维瘤 Rhinoneurofibrom *n*

鼻声反射测量法 akustische Rhinometrie *f*
鼻失用症 Rhinoapraxie *f*, Apraxie der Nase *f*
鼻石 Nasenstein *m*, Rhinolith *n*, Calculus nasalis *m*
鼻石病 Rhinolithiasis *f*
鼻手术刀 nasales Operationsmesser *n*
鼻水肿 Rhinödem *n*, Odem in der Nase *n*
鼻饲[法] nasale Ernährung *f*, Nasenfütterung *f*, Ernährung über eine nasogastrische Sonde *f*
鼻饲综合征 Syndrom von nasaler Fütterung *n*
鼻损伤 Nasenverletzung *f*
鼻缩小术 Rhinom(e)ioplastik *f*, plastische Verkleinemng der Nase *f*
鼻缩小整形术 reduktive Nasenkorrektur *f*, reduktive Rhinoplastik *f*
鼻探针(子) Nasensonde *f*
鼻涕 Nasenflu ß *m*
鼻涕斑 nasale Sekretionsflecke *f*
鼻替代性月经 nasaler vikariierender Monatsflußm, Menstruatio vicaria nasi *f*
鼻填塞术 Nasentamponade *f*
鼻通气功能检查法 Funktionsprüfung der Nasenlüftung *f*
鼻通气管 Nasenbeatmungstubus *m*
鼻通气检验镜 nasographischer Spiegel *m*, Glatzel* Hauchplatte *f*(od. Spiegel *m*)
鼻痛 Rhinodyhie *f*, Rhinalgie *f*
鼻头肥大 Hypertrophie der Nasenspitze *f*
鼻头整形术 Nasenspitzenplastik *f*
鼻透照检查 Rhinodiaphanoskopie *f*
鼻外侧软骨 Cartilago nasi lateralis *f*
鼻外侧支 Rami nasales laterales *m pl*
鼻外额窦根治术 extranasale Radikaloperation der Stirn-höhle *f*
鼻外经筛窦蝶窦切开术 extranasale transethmoidale Sphenoidotomie *f*
鼻外静脉 extranasale Venen *f pl*, Venae nasales extemae *f pl*
鼻外筛窦切除术 extranasale Ethmoidektomie *f*
鼻外伤 Nasentrauma *n*, Nasenverletzung *f*
鼻网织细胞肉瘤 Nasenretikulumzell(en)sarkom *n*
鼻胃管 transnasale Magensonde *f*
鼻胃管饲 nasogastrische Ernährung *f*
鼻胃蝇 Gasterophilus nasalis *m*
鼻窝 Nasengmbe *f*, Nasengrü bchen *n*
鼻吸气溶胶 Kleber-Schnüffeln *n*
鼻吸气位(sniffing 体位) Schnüffelposition *f*
鼻息肉 Nasenpolyp *m*, Rhinopolyp *m*
鼻息肉病 nasale Polypose *f*
鼻息肉绞断钢丝 Nasenpolypschlinge *f*, Nasenpolyp-schnürer *m*
鼻息肉钳 nasale Ohrpolypenzange *f*
鼻息肉切(摘)除术 Nasenpolypektomie *f*, Abtragung des Nasenpolypen *f*
鼻息肉圈套(断)器 Nasenpolypschnü rer *m*
鼻 NK/T 细胞淋巴瘤 nasales NK/T-Zell-Lymphom *n*
鼻下点 Subnasale *n*
鼻下点高 subnasale Höhe *f*
鼻下端皮瓣鼻翼缺损修复术 Reparatur des Nasenflügeldefektes mit Hautklappen aus unterem Nasenende
鼻下甲印片 Unternasenmuschelabdruck *m*
鼻下交叉纤维 infranasale Kreuzuulgsfasern *f pl*
鼻下象限 Unterquadrant der Nase *m*
鼻纤维瘤 Nasenfibrom *n*, Rhinofibrom *n*
鼻纤维肉瘤 Nasenfibrosarkom *n*
鼻线 Linea nasalis *f*, De Salle* Linie *f*
鼻腺 Nasendrü sen *f pl*, Glandulae nasales *f pl*
鼻腺癌 Adenokarzinom der Nase *n*
鼻腺瘤 Nasenadenom *n*
鼻腺样体刮匙 adenoide Kürette *f*
鼻相关淋巴组织(鼻黏膜相关淋巴组织) nasal-assoziiertes lymphatisches Gewebe *n*
鼻小柱过宽过短 zu kurzer und zu breiter Nasensteg *m*
鼻小柱整形术 Columellaplastik *f*, Nasenstegplastik *f*
鼻-心反射 naso-kardialer Reflex *m*
鼻囟门 Fontanelle der Nase *f*
鼻性呼吸困难 nasale Dyspnoe *f*
鼻性哮喘 nasales Asthma *n*
鼻血管瘤 Nasenangiom *n*, nasales Angiom *n*
鼻血肿 Nasenhämatom *n*, Rhinhämatom *n*
鼻咽 Nasenrachen *m*, Nasopharynx *m*, Rhinopharynx *m*, Epipharynx *m*
鼻咽癌 Nasopharynxkarzinom *n*, Karzinom des Nasopharynx *n*
鼻咽癌骨转移 Knochenmetastase des Nasopharynxkarzinoms *f*
鼻咽白喉 Nasenrachen-Diphtherie *f*
鼻咽闭锁 Nasopharynxatresie *f*, Nasenrachen-Atresis *f*
鼻咽部 Nasenrachenraum *m*
鼻咽[部]电极 Nasopharyngealelektrode *f*
鼻咽部防御 nasopharyngealer Abwehr *m*
鼻咽部纤维瘤 Basalfibr(in)oid *n*, Basalfibrom *n*, naso-pharyngeales Fibrom *n*
鼻咽部异物 Nasenrachenfremdkörper *m*
鼻咽道 Meatus nasopharyngeus *m*
鼻咽的 nasopharyngeal, nasopharynge(-us, -a, -um)
鼻咽低分化癌 geringgradig-differenziertes Nasenrachen-karzinom (od. Nasopharyngealkarzinom) *n*
鼻咽电极 nasopharyngeale Elektrode *f*
鼻咽鼓管炎 Rhinosalpingitis *f*
鼻咽活体[取样]钳 nasopharyngeale Biopsiezange *f*
鼻咽活组织检查 Nasopharyngealbiopsie *f*
鼻咽疾病 Nasenrachenkrankheit *f*
鼻咽结核 Tuberkulose des Nasopharynx *f*, Tuberkulose des Nasenrachens *f*
鼻咽镜 Nasenrachenspiegel *m*, Nasopharyngoskop *n*, Rhinopharyngoskop *n*
鼻咽镜检查 Nasopharyngoskopie *f*, Rhinopharyngoskopie *f*, Pharyngorhinoskopie *f*
鼻咽淋巴肉瘤 Nasopharyngeallymphosarkom *n*, Lymphosarkom des Nasopharynxes *n*
鼻咽鳞状上皮细胞癌 Plattenepithelkarzinom des Nasenrachens *n*, Nasopharyngealplattenepithelkarzinom *n*
鼻咽瘘 Nasopharyngealfistel *f*
鼻咽囊肿 Rhinopharyngozele *f*
鼻咽粘膜利什曼病 vasenrachen-leishmaniose
鼻咽脓肿 Nasopharyngealabszeß *m*, nasopharyngealer Abszeß *m*
鼻咽气道 nasopharyngealer Luftweg *m*
鼻咽[气]瘤 Epipharynxtumor *m*, Rhinopharyngozele *f*
鼻咽腔对比造影术 Kontrastnasopharyngographie *f*
鼻咽腔棉塞插入器 Tamponführer für Nasenrachen *m*
鼻咽腔钳 Nasopharyngealzange *f*, Nasenrachenzange *f*, nasopharyngeale Zange *f*
鼻咽腔息肉绞断器 Nasopharyngealschnürer *m*, Nasopharyngealsehlinge *f*
鼻咽腔造影 Nasopharyngographie *f*
鼻咽穹隆部 nasopharyngeales Gewölbe *n*
鼻咽上皮样癌 Epidermoidkarzinom des Nasopharynx *n*, Nasopharynx-epidermoidkarzinom *n*
鼻咽拭子 Nasopharyngealtupfer *m*, nasopharyngealer Tupfer *m*
鼻咽手术 nasopharyngeale Operation *f*
鼻咽通气道 Nasopharynx-Atemwege *f*
鼻咽未分化癌 undifferenziertes Nasenrachenkarzinom (od. Nasopharyngealkarzinom) *n*
鼻咽温度 nasopharyngeale Temperatur *f*
鼻咽窝肿胀 Schwellung des Nasopharynx (od. des Nasenra-

chenraums) *f*
鼻咽狭窄 Stenose des Nasopharynx *f*
鼻咽纤维瘤 Nasenrachenfibrom *n*, Nasopharyngealfibrom *n*
鼻咽纤维瘤夹持钳 Nasenrachenfibrom-Fasszange *f*
鼻咽纤维肉瘤 Nasopharyngealfibrosarkom *n*, Fibrosar-kom des Nasopharynx *n*
鼻咽纤维血管瘤 Nasopharyngealfibroangiom *n*, Fibroan-giom des Nasenrachens *n*
鼻咽腺癌 Nasopharyngealadenokarzinom *n*, Adenokarzinom des Nasopharynx *n*
鼻咽腺瘤 Nasopharyngealadenom *n*, Adenom des Nasopha-rynx *n*
鼻咽血管瘤 Nasopharyngealhämangiom *n*, Hämangiom des Nasopharynx *n*
鼻咽血管纤维瘤 Nasenrachenangiofibrom *n*, nasopharyngeales Angiofibrom *n*
鼻咽炎 Nasopharyngitis *f*, Nasenrachenentzü ndung *f*, Rhinoph-aryngitis *f*, Epipharyngitls *f*
鼻咽粘连 Nasopharyngealadhäsion *f*, Nasopharyngealverwach-sung *f*
鼻咽肿瘤 Nasopharynxtumor *m*
鼻炎 Rhinitis *f*, Koryza *f*, Coryza *f*, Gravedo *f*
鼻炎穴位治疗仪 therapeutisches Instrument für Rhinitis *n*
鼻眼净 Naphazolinum *n*, Naphthylmethylimidazolin *n*
鼻氧套管 nasale Sauerstoffkanü le (od. Oxykanü le) *f*
鼻痒 Rhinoknesmos *m*, Nasenjucken *n*
鼻咬骨钳 Nasenhohlmeißelzange *f*
鼻咬取钳 Nasenhohlmeißelzange *f*
鼻[液]溢 Rhinorrhoea *f*, Nasenfluß *m*, Rhinohydrorrhoe *f*, Hydrorrhaea nasalis *f*
鼻异物 Fremdkörper in der Nase *m*
鼻异物钳 Nasenfremdkörperzange *f*
鼻溢 Rhinorrhoea *f*, Nasenfluss *m*, Hydrorrhoea nasalis *f*
鼻溢 Thinorrhoea *f*
鼻翼 Nasenflü gel *m*, Pinna nasi *f*, Ala nasi *f*
鼻翼保护器 Nasenflü gelschü tzer *m*
鼻翼大软骨 großer Flügelknorpel *m*, Cartilago alaris ma-jor *f*
鼻翼点 Nasenflügelpunkt *m*
鼻翼耳屏线 Camper-Linie *f*
鼻翼发育不全 hypoplastischer Nasenflügel *m*
鼻翼沟 Nasenflügelsulkus *m*
鼻翼畸形 Nasenmissbildung *f*
鼻翼畸形修复 Nasenflü gelplastik *f*, Reparatur der Nasen-flü geldelormität *f*
鼻翼牵开器 Nasenflü gelhakan *m*, Nasenspekulum *n*
鼻翼切开术 Alatomie *f*
鼻翼缺损 Nasenflügelfehler *m*, Nasenflügeldefekt *m*
鼻翼软骨 Nasenflügelknorpel *m*
鼻[翼]煽[动] Nasenflü geln *n*, Nasenflü gelatmung *f*
鼻翼萎陷 Kollaps der Nasenflügel *m*
鼻翼小软骨 Flü gelknorpelchen *n pl*, Cartilagines alares minores *f pl*
鼻翼缘 Nasenflügelrand *m*
鼻音 Rhinophonie *f*, Rhinolalia *f*, Nasensprache *f*, Näsel-stimme *f*
鼻硬结[病] Rhinosklerom *n*, Skleroma respiratorium *n*
鼻硬结[克雷白氏]杆菌 Bacterium rhinoscleromatis *n*, Klebsiella rhinoscleromatis *f*
鼻硬结克雷白杆菌 Klebsiella rhinoscleromatis *f*
鼻硬结杆菌 Bacillus rhinoscleromatis *m*
鼻硬结细胞 Mikulicz* Zelle *f*
鼻痈 Nasenkarzinom *n*
鼻用卷棉子 Nasenwatteträger *m*, langer geboganer Warteträger *m*
鼻用镊 Nasenpinzette *f*
鼻用喷雾器 Nasenzerstäuber *m*
鼻用枪状镊 Nasenzange mit dem Bajonett *f*
鼻语 Nasensprache *f*, Rhinolalie *f*, Rhinolalia *f*
鼻阈 Nasenschwelle *f*, Limen nasi *n*
鼻原(源)的 rhinogen
鼻原性颅内感染 rhinogeDe intrakranielle lnfektion *f*
鼻原性脑[脊]膜炎 rhinogene Meningitis *f*
鼻原性脑脓肿 rhinogener Gehirnabszesses *m*
鼻原性脑炎 rhinogane Enzephalitis *f*
鼻原性头痛 rhinogene Kopfschmerzen *m pl*
鼻缘 Margo nasalis (ossis frontalis) *m*
鼻再造(建)术 Nasenrekonstruktion *f*
鼻再植[术] Nasenreplastation *f*
鼻藻(霉)菌病 Rhinophycomykose *f*
鼻增殖体切除器 Adenotom *n*
鼻侧切开术 Lateralrhinotomie *f*, laterale Rhinotomie *f*
鼻粘连 nasale Synechie *f*
鼻长 Nasal-Länge *f*
鼻罩 Nasenmaske *f*
鼻针[术] Nasenakupunktur *f*
鼻真菌病 Pilzkrankheit der Nase *f*, Rhinomykose *f*
鼻真菌病 Rhinomykose *f*
鼻整容术 ästhetische Nasenkorrektur *f*
鼻整形钳 nasale Kunststoffpinzette *f*
鼻整形术刀包 lnstrumentenkasten für phinoplastik *n*
鼻正中裂 mediane Nasenspalte *f*
鼻支气管炎 Rhinobronchitis *f*, Rhinobronchopathie *f*
鼻肢石蟹 Isolapotamon nasicum *n*
鼻指数 Nasalindex *m*
鼻中隔 Nasenscheidewand *f*, Nasenseptum *n*, Septum nasi *n*
鼻中隔鼻成形术 Septorhinoplastik *n*
鼻中隔剥离器 Nasenscheidewandelevatorium *n*, (Nasen-) Septumelevator *m*
鼻中隔成形术 Septumplastik *f*
鼻中隔穿孔 (Nasen-) septumperforation *f*
鼻中隔穿孔修补术 Reparatur der Nasenseptumperforation *f*
鼻中隔刀 Septummesser *n*, Septotom *n*
鼻中隔娥眉凿 Septumhohlmeißel *m*
鼻中隔骨锤 Septumhammer *m*
鼻中隔骨刺 Septumsporn *m*, Spina nasalis anterior *f*
鼻中隔后支 Ramus posterior septi nasi *m*
鼻中隔金属管植入 lmplantation mit dem Metall- oder Plasti-kröhrchen in die Nasenscheidewand *f*
鼻中隔静脉曲张性溃疡 Ulcus varicosum der Nasen-scheide-wand *n*
鼻中隔镜 Septumspekulum *n*, Nasenseptumspekulum *n*
鼻中隔纠正钳 Septumplastikzange *f*
鼻中隔溃疡 (Nasen-) septumgeschwür *n*
鼻中隔粘膜剥离器 septumschleimhautraspatorium *n*
鼻中隔粘膜缝合针 Septumschleimhautnadel *f*
鼻中隔粘膜下矫正术 submuköse Septumkorrektur *f*
鼻中隔粘膜下切除术 Fensterresektion *f*, submuköse Septum-resektion *f*
鼻中隔黏膜下切除术 submuköse Septumresektion *f*
鼻中隔粘膜压板 Septumschleimhautspatel *m*
鼻中隔粘膜压迫器 Septumschleimhautdepressor *m*
鼻中隔脓肿 Septumabszeß *m*
鼻中隔皮瓣 Klappe der Nasenscheidewand *f*
鼻中隔偏(斜)曲 Septumdeviation *f*, Deviatio septi *f*
鼻中隔偏曲 Verlagerung des Nasenspekulums *f*
鼻中隔偏曲矫正术 chirurgische Korrektur der Septumdeviation *f*, chirurgische Korrektur der Nasenscheidewandverkrümmung *f*
鼻中隔前下出血区 anteroinleriorer Blutungsort der Nasens-cheidewand *m*, Kiesselbach* Ort (od. Locus) *m*
鼻中隔前下血管网区 Plexus vasculosus im antero-inferioren

Bezirk der Nasenscheidewand *m*, Locus Kies-selbachii *m*, Kiesselbach* Ort (od. Locus) *m*
鼻中隔前支 Ramus anterior septi nasi *m*
鼻中隔钳 Septumzange *f*, Rhinoklast *m*
鼻中隔切除术 Septumresektion *f*
鼻中隔软骨 Nasenscheidewandknorpel *m*, Septumknorpel *m*, Cartilago septi nasi *f*
鼻中隔手术刀包 Instrumentkasten für Septumoperation *m pl*
鼻中隔塑料管植入 Implantation mit dem Plastikröhrehen in die Nasenscheid ewand *f*
鼻中隔外生骨疣 Septumexostose *f*
鼻中隔弯曲 Septumdeviation *f*
鼻中隔旋转刀 Nasenseptum-Schwingmesser *n*, Ballen-get* Sehwingmesser *n*
鼻中隔血肿 Septumhämatom *n*, Haematoma septi nasi *n*
鼻中隔咬骨钳 Septumknochenschneidezange *f*, Septumhohlmeißelzange *f*
鼻中隔引流术 Septumdränage *f*, Septumdräniemng *f*
鼻中隔鱼尾凿 v-förmiger Septummeißel *m*
鼻中隔圆凿 Septumhohlmeißel *m*
鼻中隔支 Ramussepti nasi *m*, Ast der Nasenscheidewand *m*
鼻中甲剪 Nasenmittelmuschelschere *f*, mittlere Mu-schelschere *f*, Schere für mittlere Muschel *f*
鼻种类 Nasentyp *m*
鼻肿瘤 Nasentumoren *m pl*
鼻周期 Nasenzyklus *m*(鼻粘膜周期性生理变化)
鼻赘 Knollennase *f*, Rhinophym (a) *n*
鼻赘鼻皮切除术 Abtragung des Rhinophym *f*
鼻自洁功能检查法 Funktionstest für Selbstreinigung der Nase *m*
鼻阻力 Nasenwiderstand *m*
鼻阻塞 Nasenverstopfung *f*, Rhinokleisis *f*, Nasenobstruk-Lion *f*, Stockschnupfen *m*

bǐ 比吡彼秕笔俾

比阿培南 Biapenem *n*
比昂基氏小结 Bianchi* Nodulus *m*, Noduli valvularum semilunarium *m pl*
比奥氏呼吸 Blot* Atmung *f*(od. Atemtyp *m*), intermit-tierende Atmung *f*
比保留体积 spezifisches Retentionsvolumen *n*
比[表]面积 spezifische Oberfläche *f*
比表面能 spezifische Oberflächenenergie *f*
比-布二氏摩擦音 Beatty*-Bright* Geräusch *n*, pleuritisches Reibegeräusch *n*
比布隆解毒剂 Bigron* Gegenmittel *n*(解蛇毒药)
比德尔病(综合征)(劳-穆-比综合征) Biedl* Krankheit *f*, Laurence*-Moon*-Biedl* Syndrom *n*(肥胖、生殖功能减退等)
比德尔器 Bidder* Organ *n*(雄蟾蜍性腺前部,性质似卵巢)
比德尔神经节 Bidder* Ganglion *n*(房中隔下方的心神经节)
比德曼征 Biederman* Zeichen *n*(喉前壁呈暗红色见于梅毒患者)
比德特奶油合剂 Biedert* Sahnemischung *f*(婴儿食品)
比电导 elektrische Leitfähigkeit *f*
比[度]放射性 spezifische Radioaktivität *f*
比对血液分析仪 vergleichender automatischer Hämatologie-Analysator *m*
比额抽样法 Quotenauswahl *f*
比尔斑 Bier* Flecke *m pl*(人工充血斑)
比尔定律 Beer* Gesetz *n*(溶液的吸收率与光路的长度及溶质浓度成正比)
比尔局部麻醉(静脉麻醉) Bier* Lokalanästhesie *f*
比尔默氏贫血 Biermer* Anämie *f*(od. Krankheit *f* od. Syndrom *n*), perniziöse Anämie *f*
比尔默氏征 Biermer* Zeichen *n* (od. Schallwechsel *m*)
比尔氏局部麻醉 Bier* Anästhesie *f* ① Lumbalanästhesis *f* ② Venenanästhesie *f*
比尔氏神经节细胞 Beale* Ganglionzelle *f*
比尔肖夫斯基法 Bielschowsky* Methode *f*(染轴索和神经原纤维的氨银法)
比尔肖夫斯基头倾斜试验 Bielschowsky* Kameraneiger-Test *m*(令患者头倾斜至向右肩或左肩,注视远方固定目标,可能区别头上直肌与对侧头上斜肌轻瘫)
比放射性 spezifische Aktivität *f*
比佛尔氏征 Beevor* Zeichen (od. Symptom) *n*
比格[犬] Beagle *m*
比-格综合征(比格病) Burger*-Grütz* Syndrom *n*, Hyperlipoproteinämie *f*(家族性脂肪诱发的高脂血症)
比混浊法 Trü bungsmessung *f*, Turbidimetrie *f*
比活 spezifische Aktivität *f*
比活性 spezilische Aktivität *f*
比积 spezifisches Volumen *n* Räiumigkeit *f*
比吉洛氏韧带 Bigelow* (Y-förmiges) Band (od. Liga-ment) *n*, Ligamentum iliofemorale *n*
比较 Vergleich *m*
比较病理学 vergleichende Pathologie *f*
比较的 relativ, vergleichend, spezifisch
比较毒性 vergleichende Toxizität *f*
比较法 Vergleichsmethode *f*, Komparationsmethode *f*
比较分析法 horizontale Analyse *f*, vergleichende Analyse *f*
比较改变反馈单元 Vergleich-Veränderung-Rückmeldungseinheit *f*
比较功效 vergleichende Wirksamkeit *f*, komparative Effektivität *f*
比较光谱 Vergleichsspektrum *n*
比较基因定位[法] vergleichende Genkartierung *f*
比较基因组杂交[技术] vergleichende Genomhybridisierung *f*, komparative genomische Hybridisierung *f*
比较检验 vergleichende Untersuchung *f*
比较教育研究 vergleichende Bildungsforschung *f*
比较解剖学 vergleichende (od. komparative) Anatomie *f*
比较解剖学家 Vergleichsanatom *m*, Anatom der verg-leichenden Ariatomie *m*
比较精神病学 komparative (od. kulturelle) Psychiatrie *f*
比较叩诊 vergleichende (od. komparative) Perkussion *f*
比较免疫 relative (od. partielle) Immunität *f*
比较免疫学 Vergleichsimmunologie *f*, komparative Immunologie *f*
比较目镜 Vergleichsokular *n*
比较胚胎学 vergleichende (od. komparative) Embryologie *f*
比较器 Vergleicher *m*, Komparator *m*
比较认知 vergleichende Kognition *f*
比较溶液 Vergleichslösung *f*
比较社会心理学 vergleichende Sozialpsychologie *f*
比较生理学 komparative (od. vergleichende) Physiologie *f*
比较试验 Vergleichsversuch *m*, komparativer Test *m*
比较误差 Vergleichsfehler *m*
比较显微镜 komparativer (od. vergleichender) Mikroskop *m*
比较心理学 vergleichende Psychologie *f*
比较形态学 vergleichende Morphologie *f*
比较性费用分析 vergleichende Ladungsanalyse *f*
比较研究 vergleichende Studie *f*, Vergleichsstudie *f*
比较医学 vergleichende Medizin *f*
比较影像学 vergleichende Bildgebung *f*
比较值 Vergleichswert *m*
比较植物化学 vergleichende Phytochemie *f*
比较浊音 relative Dämpfung *f*
比较组 Vergleichsgruppe *f*
比卡鲁胺 Bicalutamid *n*

比克白芷醚 Bvakangelikon *n*
比克白芷素 Bvakangelicin *n*
比克斯塔夫偏头痛 Bickerstuff* Migräne *f*(基底[动脉]偏头痛)
比劳氏疗法 Bü lau*(Heber-) Dränage *f*
比例 Proportio(n)*f*, Verhältnis *n*, Ebensomaß *n*
比例泵 Dosierpumpe *f*
比例标度 Rationalskala *f*, Verhältnisskala *f*
比例采样 Proportionalprobenahme *f*
比例的 proportional proportionell
比例定额分配 proportionale Quotenzuteilung *f*
比例分布法 Verteilungsmethode *f*, Distributionsmethode *f*
比例分配法 anteilige Verteilung *f*
比例风险回归模型 Risikoanteil vom Regressionsmodell *m*
比例辅助通气 Proportional Assist Ventilation(PAV) <engl.>
比例-积分-微分(位置反馈) Proportional-Integral-Differential *n*
比例控制 Proportionalkontrolle *f*, statische Regelung *f*, Proportional-Regelung *f*
比例量表 Ratioskala *f*
比例数 Proportionalzahl *f*
比例死亡比 proportionale Mortalitätsrate *f*
比例危险度模型 proportionales Hazardmodell *n*
比例误差 Proportionalfehler *m*
比例限度 Proportional(itäts)grenze *f*
比例性 Proportionalität *f*
比例因子寄存器 Skalierungsfaktor-Register *m*
比罗特病 Billroth* Krankheit *f*(①创伤性脑膜膨出 ②恶性淋巴瘤)
比罗特合剂(氯仿乙醇乙醚合剂) Billroth* Mischung *f*
比罗特手术 Billroth* Operation *f*(①胃幽门切除术 ②结肠前胃前壁胃肠吻合术 ③舌切除术)
比罗特丝条(脾小梁) Billroth* Stränge *f*
比罗特索(红髓索,脾索) Billroth* Kordhose *f*
A/G 比率 Albumin-Globulin(A:G)-Verhältnis *n*(白蛋白球蛋白比率)
比率 Rate *f*, Proporti(n)*f*, Verhältnis *n*
比率推定 Verhältnisschätzung *f*
比马前列素 Bimatoprost *n*, Prostamid *n*
比目鱼肝 Helibuttleber *f*
比目鱼肌 Schollenmuskel *m*, Soleus *m*, Musculus soleus *m*
比目鱼肌瓣 Soleuslappen *m*
比目鱼肌腱弓 Sehnenbogen der Soleus *m*
比目鱼肌线 Linea musculisolei *f*
比纳-西蒙智力量表 Binet*-Simon* Intelligenzskala *f*
比乃尔 Beniol *n*
比奈尔-西蒙分类 Binet*-Simon* Klassifizierung *f*(智商分9级)
比奈-西蒙量表 Binet*-Simon* Skala *f*
比奈-西蒙智力测验 Binet*-Simon* Test *m*
比内尔-西蒙智力测验 Binet*-Simon* Test *m*, Binet*-Simon* Klassifizierung *m*
比内量表 Binet* Skala *f*
比谱分光镜 Vergleichsspektroskop *n*
比谱棱镜 vergleichsprisma *n*
比奇利粒(在卵内) Bütschli* Granula *n pl*
比奇洛工作 Bigelow* Arbeit *f*
比气道传导率 spezifische Atemwegsdurchlässigkeit *f*
比强[度] spezifiscbe Stärke *f*
比热 spezifische Wärme *f*, Eigenwärme *f*
比热定律 Gesetz der Eigenwärme(od. der spezifischen Wärme)*n*
比容[量] spezifisches Volumen *n*
比赛期营养 Ernährung während des Wettkampfes *f*
比赛型运动员 Sportler des Wettbewerbstyps *m*
比散度 spezifische Dispersion *f*
比色 Farbwahl *f*, Auswahl der Zahnfarbe *f*
比色板 shade quide <engl.>
比色标 Farbenskala *f*
比色标准 Farbenstandard *m*
比色表 Farb(en)tafel *f*
比色测定 kolorimetrische Bestimmung(od. Abschätzung)*f*
比色测量仪器 kolorimetrisches Meßgerät *n*
比色的 kolorimetrisch, farbmessend
比色滴定法 kolorimetrische Titration *f*
比色法 Kolorimetrie *f*, Chromatometrie *f*
比色分析[法] Kolorimetrie *f*, kolorimetrische Analyse *f*
比色管 Kolorimeterzylinder *m*, kolorimetrischer zylinder *m*
比色管暗箱 Kolorirohrkamera *f*
比色计 Kolorimeter *n*, Farb(en)messer *m*, Chrom(at)o-meter *n*
比色架 kolorimetrisches Gestell(od. Brett)*n*, kolorimetrischer Ständer *m*
比色器 Farbkomparator *m*, kolorimetrischer Komparator *m*
比色溶液 kolorimetrische Lösung *f*
比色式气体分析器 kolorimetrischer Gas-Detektor *m*
比色图表 Farb(en)tafel *f*
比色座(架) kolorimetrisches Brett(od. Gestell)*n*, kolorimetrischer Ständer *m*
比沙可啶 Bisacodyl *n*
比沙孔(蛛网膜孔) Bichat* Foramen *n*
比沙隆突 Bichat* Ausstülpung *f*(颊脂体)
比沙韧带 Bichat* Ligament *n*(骶髂后韧带下束)
比沙氏管 Bichat* Kanal *m*(od. Loch *n*), Arachnoidea-öffnung *f*
比沙氏裂 Bichat* Fissur *f*, Fissura telodiencephalica *f*
比沙氏膜 Bichat* Membran(od. Tunika)*f*, Tunica intima vasoraum *f*
比沙窝 Bichat* Grube *f*, Fossa pterygomaxillaris *f*(翼上颌窝)
比绍夫脊髓切开术 Bischoff* Myelotomie *f*
比湿度 spezifische Feuchtigkeit *f*
比氏肠微孢子虫 Enterocytozoon bieneusi *pl*
比数比/优势比 Quotenverhältnis *n*, Odd* Ration *f*, Kreuzproduktverhältnis *n*, Chancenverhältnis *n*
比顺应性 spezifische Compliance *f*
比斯哌隆(丁螺环酮) Buspiron *n*(抗焦虑药)
比速常数 Reaktionsgeschwindigkeit *f*, Geschwindigkeits-konstante *f*
比索洛尔 Bisoprololn *n*
比特/秒 Bit pro Sekunde *n*
比特纳病毒(小鼠乳腺癌病毒) Bittner* Virus *n*(od. Milchfaktor *m*)
比(别)廷 Bitin *n*, Bithionolum *n*
比托夫反应 Bittorf* Reaktion *f*(肾绞痛发作时,压卵巢或睾丸引起的疼痛放射至肾脏)
比托特罗 Bituoteluo *n*
比托氏斑[点] Bitot* Flecke *m pl*
比脱斑(毕妥斑) Bitot* Fleck *m*
比-西二氏智力量表 Binet*-Simon* Testskala *f*
比西林 Bicillin *n*, Benzathin-Penizillin G *n*
比吸收率 spezifische Absorptionsrate(SAR)*f*
比吸收系数 spezifisches Absorptionsvemögen *n*, spezi-fischer Absorptionsgrad *m*, spezifische Absorptionszahl *f*
比相仪 Phasenvergleichsschaltung- Instrument *n*
比消光系数 spezifische Extionskonstante *f*, spezitischer Extinktionskoeffizient *m*
比旋 spezifische Drehung *f*
比旋度 spezifische Drehung(od. Rotation)*f*, optisches Drehvermögen *n*
比旋光度 spezifische optische Aktivität *f*
比耶鲁姆区暗点(弓形暗点) Bjerrum* Skotom *n*
比翼线虫病 Syngamiasis *f*

比翼[线虫]属 Syngamus *m*
比阈 relative Schwelle *f*
比喻 Metapher *f/n*
比喻的 metaphorisch
比粘 spezifische Viskosität *f*
比-詹病 Bielschowsky*-Jansky* Krankheit *f*(婴儿黑矇痴呆或幼儿型大脑神经鞘脂沉积)
比长仪 Komparator *m*
比折光度 spezilisches Refraktionsvermögen *n*
比值 spezifischer Wert *m*, Bezugswert *m*
比值比 Odds-Verhältnis *n*
比值尺度 Ratioskala *f*
pH 比值器 pH-Wertkomparator *m*, Vergleichsgrößenkomparator *m*, pH-Wertverhältnisregler *m*
比重 spezifisches Gewicht *n*(s G), relative Dichte *f*
比重表 Diehtetabelle *f*, Dichtetafel *f*
比重测定的 gravimetrisch
比重测定[法] Densimetrie *f*, Gramimetrie *f*
比重测定器 Densitometer *n*, Gravimeter *n*
比重秤 Senkspindel *f*, Senkwaage *f*, Tauchwa(a)ge *f*, Hydrometer *n*
比重分析 Gewichtsanalyse *f*, gravimetrische (od. densimetrische) Analyse *f*
比重改正因数 Dichtekorrekturfaktor *m*, Berichtungsfaktor (od. Korrekturfaktor) des spezifischen Gewichts *m*
比重管 Pilmometer *n*, Pyknometer *n*, Wägeflasche *f*, Meßflasche *f*, Dichteflasche *f*
比重计 Dichtemesser *m*, Densimeter *n*, Pyknometer *n*, Gravimeter *n*
比重瓶 Pyknometer *n*, Wägeflasche *f*, Meßflasche *f*, Dichteflasche *f*
比重瓶法 eyknometerverfahren *n*, pyknometrische Dichtemessung *f*
比重试验 Dichtigkeitsprü fung *f*, densimetrische Probe *f*
比重天平 Dichtigkeitswa(a)ge *f*, Tauchwa(a)ge *f*
比浊测定 nephelometrische Messung *f*
比浊的 turbidimetrisch
比浊法 Nephelometrie *f*, Turbidimetrie *f*, Trü bungsmessung *f*
比浊分析 turbidimetriscbe Analyse *f*, spezifische Trübungsanalyse *f*
比浊计 Nephelometer *n*, Turbidimeter *n*, Trübungsmesser *m*
比佐泽罗细胞(小体,小板,血小板) Bizzozero* Zelle *f*
吡贝地尔 Piribedil *n*
吡本乍明 Pyribenzamin *n*, Tripelennaminum *n*
吡苄明 Tripelennaminum *n*
吡布特罗 Pirbuterol *n*
吡丁醇 Pirbuterol *n*
吡啶 Pvridin(um) *n*
4-(1-萘乙烯)吡啶 4-(Dimethylamino)-pyridin *f*
吡啶氨苄青霉素 Pirbenizillin *n*, Pyridinampizillin *n*
吡啶比色法 Pyridinkolorimetrie *f*
吡啶蛋白酶 Pyridinoproteinenzym *n*
吡啶[代噻唑]硫胺 Pyrithiamin *n*
吡啶二羧酸 Dipicolinsäure *f*
吡啶核苷(甙)酸脱氢酶 Pyridinnukieotid-dehydrogenase *f*
吡啶核苷酸 Pyridinnucleotid *n*
吡啶核苷酸转氢酶 Pyridinnucleotid-Transhydrogenase *f*
吡啶[基]氨基寡糖 Pyrimidinyl-amino-oligosaccharid *n*
吡啶甲醛 Pyridylaldehyd *n*
2-吡啶甲醛肟 2-Pyridinaldoxime *f*
吡啶类 Pyridin *n*
吡啶硫胺 Pyrithiamin *n*
吡啶霉素 Pyridomycin *n*
吡啶偶氮萘酚 1-(2-Pyridylazo)-2-naphthol *n*
吡啶醛肟类化合物 Pyridinaldoxime *n pl*
吡啶羧酸 Picolinsäure *f*, Pyridincarbonsäure *f*
吡[啶]斯的明 Pyridostigmin *n*
吡啶酮 Pyridon *n*
吡啶酮类 Pyridone *n*
吡啶血色原 Pyridinhämochrogen *n*
吡啶[亚铁]血红素 Pyridin-Ferriprotohäm or protohäm *n*
吡啶氧化物 Pyridinnoxid *n*
吡啶中毒 Pyridin-Vergiftung *f*
吡哆胺 idoxamin *n*
吡哆醇 Pyridoxol *n*, Pyridoxin(um) *n*, Vitamin B_6 *n*
吡哆醇缺乏 Pyridoxinmangel *m*
吡哆醛 Pyridoxal *n*(PAL)
吡哆酸 Pyridoxinsäure *f*
吡非尼酮 Pirfenidone *n*
吡格列酮 Pioglitazon *n*
吡甲胺 Tripelennamin *n*
吡考他胺 Picotamid *n*
吡喹酮 Praziquantal *n*
吡拉明 pyrilamin *n*, Mepyramin(um) *n*
吡拉西坦 Piracetam *n*
β-吡拉辛 β-Pyrazin *n*
吡硫头孢菌素 pyrithione Cephalosporin *n*
吡咯 Pyrrol *n*, lmidol *n*
吡咯醇胺 Clemastin *n*
吡咯环 Pyrrolring *m*
吡咯类 Pyrrol *n*
吡咯啉 Pyrrolin *n*
吡咯他尼 Piretanid *n*
吡咯烷 Vyrrolidin *n*
吡咯烷二硫代氨基甲酸铵 Ammoniumpyrolidindithiocarbamat *n*
吡咯烷二硫代甲酸铵 Ammoniumpyrrolidindithiocarbamat (APDC) *n*
吡咯烷酮 Pyrrolidon *n*
吡咯烷酮碘 Povidon-Iod *n*
吡咯烷酮类 Pyrrolidinon *n*
吡咯烷酮羧酸 Pyrrolidoncarbonsäure *f*
吡咯细胞 Pyrrolzelle *f*
吡罗昔康 Piroxicam *n*
吡洛芬 Pirprofen *n*
吡马卡林 Bimakalim *n*
吡那地尔 Pinacidil *n*
吡喃 Pyran *n*
吡喃阿拉伯糖 Arabopyranose *f*
吡喃半乳糖 Galaktopyranose *f*, Pyranogalaktose *f*
吡喃共聚物 pyran-Copolymer *n*
吡喃果糖 Fruktopyranose *f*, Pyranofruktose *f*
吡喃核糖 Ribopyranose *f*
吡喃基 Pyranyl *n*
吡喃已糖 Pyranohexose *f*
吡喃木糖 Xylopyranose *f*
吡喃葡糖 Pyranoglukose *f*
α-D-吡喃葡糖[苷基]-β-D-呋喃果糖苷 α-D-Glucopyranosid-β-D-Fructofuranose *f*
4-α-D-吡喃葡糖-α-D-吡喃葡糖苷 4-α-D-Glucopyranose-α-D-glucopyranosid *n*
4-α-D-吡喃葡糖-β-D-吡喃半乳糖苷 4-α-D-Glucopyranose-β-D-galactopyranosid *n*
吡喃葡糖苷(甙) Glukopyranoside *n pl*, Pyranoglukoside *n pl*
吡喃葡萄糖 Glukopyranose *f*, Pyranoglukose *f*
吡喃醛糖 Aldopyranose *f*
吡喃糖 Pyranose *f*
吡喃糖苷 Pyranosid *n*
吡喃酮 Pyron *n*
吡喃酮糖 Ketopyranose *f*

吡喃戊糖 Pentopyranose *f*
吡喃香豆素 Pyranokumarin *n*
吡喃[型]半乳糖 Galactopyranose *f*
吡喃[型]葡糖 Glucopyranose *f*
吡嗪 Pyrazin *n*
吡嗪类 Pyrazin *n*
吡嗪酰胺 Pyrazinamid(um)*n*(PZA),Pyracinamid *n*
吡他西坦 Piracetam *n*
吡唑 Pvrazol *n*
β-吡唑丙氨酸 β-pyrazol-1-Alanin *n*
吡唑啉 Pvrazolin *n*,Antipyrin *n*
吡唑[啉]酮 Pyrazolon *n*
吡唑啉酮黄 Pyrazolon-Gelb *n*
吡唑霉素 Pyrazomycin *n*
吡唑青霉素 Fyrazocillin *n*
吡唑西林 Pyrazocillin *n*
彼得氏[受精]卵 Peters* Ei *n*
彼得逊氏袋 Petersen* Ballon *m*
彼德曼氏试验 Peterman* Test *m*
秕糠疹 Pityriasis *f*
笔画特征 Handschriftcharakteristik *f*
笔迹 Kalligrafie *f*,Handschrift *f*
笔迹检验 Schriftexpertise *f*
笔迹鉴定 Identifizierung der Handschrift *f*
笔迹鉴定学 Bibliotik *f*
笔迹特征 individuelle Handschriftcharakteristik *f*
笔迹心理学 Graphopsychologie *f*
笔迹学 Graphologie *f*
笔迹自动鉴别 automatische Identifikation von Handschriften *f*
笔录式极谱仪 Federregistrierungs-Polarograph *m*
笔毛动脉 Arteriae penicillatae *f pl*
笔式持针钳 federförmiger Nadelhalter *m*
笔式热释光个人剂量计 Stifttyp-Thermolumineszenz-Personendosimeter *m*
笔形束算法 Nadelstrahlalgorithmus *m*
笔直的 strikt
俾士麦棕(褐) Bismarckbraun *n*,Helvetiabraun *n*

bì 必毕闭庇荜哔铋秘蓖滗碧蔽弊壁避嬖臂髲

必定基因(生父基因) obligatorisches Gen *n*
必然事件 sicheres Ereignis *n*
必然性 Notwendigkeit *f*,Sicherheit *f*
必死的 sterblich,tödlich,mortal,mortal(-is,-is,-e)
必死性 Sterblichkeit *f*,Mortalität *f*
必(安)嗽定 Bithiodin *n*,Asverin *n*
必嗽平 Bromhexinhydrochlorid *n*,Bisolvon *n*,Bromhexidin *n*
必消痰 Bisolvon *n*,Bromhexidin *n*
必需氨基酸 essentielle Aminosäuren *f pl*,unentbehrliche Aminosäuren *f pl*
必需氨基酸比值 essentielles Aminosäure-Verhältnis *n*
必需氨基酸疗法 essentielle Aminosäure-Therapie *f*
必需氨基酸模式 essentielles Aminosäure-Muster *n*
必需氨基酸评分 Punktzahl der essentiellen Aminosäure *f*
必需氨基酸营养 Ernährung von essentiellen Aminosäuren *f*
必需氨基酸指数 essentieller Aminosäuren-Index *m*
必需补充因子 zusätzlicher wesentlicher Faktor *m*
必需蛋白 essentielles Protein *n*(od. Eiweiß *m*)
必需的 essentiell,wesentlich,obligat(orisch),essential(-is,-is,-e)
必需基团 essentielle Gruppe *f*
必需间隙 Raumbedarf *m*,benötige Zahnbogenlänge(牙弓应有长度)
必需酶 essentielles(od. unentbehrliches)Enzym *n*
必需品 Bedarfartikel *m pl*,Bedadsgegenstände *m pl*,Be-dü rfnisse *n pl*
必需膳食营养素 Erforderliche Ernährungs Benötigte Dietary *m*
必需微量元素 essentielles Spurenelement *n*
必需消费品 grundlegende Konsumgüter *n pl*
必需营养素 essentieller Nährstoff *m*
必需脂肪酸 essentielle Fettsäuren *f pl*
必需脂肪酸缺乏症 essentieller Fettsäure-Mangel *m*
必需脂肪酸营养 Ernährung von essentiellen Fettsäuren *f*
必要病因 notwendige Krankenursache *f*
必要的 unentbehrlich
必要的氮损失 obligatorischer Stickstoffverlust(ONL)*m*
必要时 pro re nata(p.r.n.),si op(us) sit(s.op.s.,S.o.S.)
必要性 Notwendigkeit *f*
必要原因 notwendige Ursache *f*
必有症状 obligatorisches Symptom *n*
毕奥呼吸 Biots* Beatmung *f*
毕奥-萨伐尔定律 Biot*-Savart* Gesetz *n*
毕哈迪格子状角膜营养不良 Biber*-Haab*-Dimmer* gitterförmige Hornhautdystrophie *f*
毕欧式呼吸(间停呼吸,不规则节律周期性呼吸) Biots* Atmung *f*
毕生的 lebenslang
毕生发展 Entwicklung der Lebensdauer *f*
毕生发展观 Perspektive der Lebensdauer *f*
毕生发展心理学 Entwicklungspsychologie der Lebensdauer *f*
毕生恐惧 Angst während der gesamten Lebensdauer *f*
毕Ⅰ式胃大部切除术 Billroth* subtotale Gastrektomie *f*,Magenresektion nach Billroth* Ⅰ *f*
毕Ⅱ式胃大部切除术 Magenresektion nach Billroth* Ⅱ *f*
毕脱(托)氏斑 Bitot* Fleck *m*,xerosis comeae *f*
毕晓普[宫颈成熟度]评分 Bishop Partitur *f*
毕晓普氏脉搏检视器 Bishop* Sphygmoskop *n*
闭板 Aufbißplatte *f*
闭管试验 geschlossener Röhrentest *m*
闭合 Okklusion *f*,Aufbiß *m*,Obliteratio(n) *f*
闭合不全 Dysr(h)aphismus *m*,Verschmelzungsfehler *m*
闭合带 Zonula occludens *f*
闭合单纯性气胸 einfacber geschlossener Pneumothorax *m*
闭合的 okklusal,geschlossen,occlus(-us,-a-um)
闭合电路 geschlossener Stromkreis *m*
闭合肺容量 verschließende Vitalkapazität *f*
闭合负压吸引引流术 geschlossene Unterdruckdranage *f*
闭合复位三棱钉内固定术 geschlossene Reposition und lmmobilisation mit Dreilamellennagel *f*
闭合复位[术] geschlossene Reposition *f*
闭合复位髓内针内固定术 geschlossene Reposition und intramedulläre Nagelung *f*,geschlossene Reposition mit stabiler intramedullärer Nagelung *f*
闭合复位蛙式石膏固定[法] geschlossene Reposition und Immobilisation mit Spreizhöschenverband *f*
闭合环路 geschlossener Stromkreis *m*
闭合回路控制 Regelung *f*
闭合夹 Wundklammer *f*
闭合气量 verschließendes Volumen *n*
闭合气腔 geschlossene Luftkammer *f*
闭合气胸 geschlossener Pneumothorax *m*
闭合容积 geschlossenes Volumen *n*
闭合容量 verschließende Kapazität(od. Toleranz) *f*
闭[合]式[测定]法 geschlossene Stromkreis-Methode *f*
闭合式呼吸回路 geschlossener Atemkreislauf *m*
闭合完好性 Integrität der Schließung *f*
闭合楔形截骨术 geschlossene keilförmige Osteotomie *f*
闭合型 geschlossener Typ *m*
闭合性凹陷性骨折整复术 Reposition der geschlossenen Impressionsfraktur *f*

闭合性鼻音(鼻音过轻综合征) geschlossene Nasalität *f*, Rhinolalia clausa *f*, Hyponasalität *f*
闭合性创 Close-Up-Wunde *f*
闭合性腹部损伤 stumpfes Bauchtrauma *n*
闭合性跟腱断裂 geschlossene Achillessehnenruptur *f*
闭合性股骨干短缩术 geschlossene Verkürzungsoperation der Femurschaft *f*
闭合性骨折 geschlossene(od. subkutane) Fraktur *f*
闭合性喉外伤 geschlossene Larynxtrauma *n*, geschlossene Verletzung des Kehlkopfes *f*
闭合性环状撕脱伤 geschlossener ringförmiger Ausriss *m*
闭合性脊髓损伤 geschlossene Rückenmarksverletzung *f*
闭合性技巧运动 geschlossene Geschicklichkeit *f*
闭合性截肢 geschlossene Amputation *f*
闭合性颈部损伤 geschlossenes Halstrauma *n*
闭合性颅脑损伤综合征 geschlossenes Schädelhirnverletzungssyndrom *n*
闭合性脑损伤 geschlossene Hirnverletzung *f*, geschlossenes Himtrauma *n*, geschlossene Verletzungen des Gehirns *f*
闭合性气胸 geschlossener Pneumothorax *m*
闭合性(单纯性)气胸 geschlossener(einfacher) Pneumothorax *m*
闭合性软组织损伤 geschlossene Weichteilverletzung *f*
闭合性肾损伤 geschlossene Nierenverletzung *f*
闭合性损伤 geschlossene Verletzungen *f pl*
闭合性头部损伤 geschlossene Kopfverletzung *f*
闭合性脱位 geschlossene Luxation *f*
闭合性心脏创伤(非穿透性心脏伤,钝性心脏伤) geschlossene Herzverletzung *f*, nicht durchstochene Herzverletzung *f*, stumpfes Herztrauma *n*
闭合阅读框 geschlosser Leserahmen *m*
闭合椎 geschlossener Wirbel *m*
闭合总量 Schließung mit Gesamtvolumen *f*
闭颌反射 Kieferschließreflex *m*
闭颌运动 schlußbewegung des Kiefers *f*
闭花受精 Kleistogamie *f*
闭环反应 Ringschließungsreaktion *f*
闭环系统 geschlossenes Kreislauf-System *n*
闭环增益 Closed-Loop-Verstärkung *f*, Schleifenverstärkung *f*
闭键烃 Kohlenwasserstoffe mit der geschlossenen Kette *f pl*, zyklische Kohlenwasserstofie *m pl*
闭角青光眼 Winkelverschlußglaukom *n*, Winkelblockglaukom *n*
闭经 Amenorrhoe *f*, Amenie *f*
闭经泌乳综合征 Amenorrhoe-Galaktorrhöe-Syndrom *n*, Chiari*-Frommel* Krankheit *f*(od. Syndrom *n*)
闭孔 Hüftbeinloch *n*, Foramen obturatum *n*
闭孔动脉 Arteria obturatoria *f*
闭孔沟 obturatorische Furche(od. Rinne) *f*, Sulcus obturatorius *m*
闭孔后结节 Tuberculum obturatorium posterius *n*
闭孔肌 Obturator(ius) *m*
闭孔肌筋膜 Fascia obturatoria *f*
闭孔肌试验 Obturator-Test *m*
闭孔嵴 Crista obturatoria *f*
闭孔结节 Tuberculum obturatorium *n*
闭孔筋膜 Fascia obturatoria *f*
闭孔静脉 Venae obturatoriae *f pl*
闭孔淋巴结 Nodi lymphatici obturatorii *m pl*, Lyrephonodi obturatorii *m pl*
闭孔膜 Membrana obturatoria *f*
闭孔囊 Bursa obturatoria *f*
闭孔内肌 Musculus obturatorius internus *m*
闭孔内肌腱下囊 Bursa subtendinea musculi obturatoris interni *f*
闭孔内肌神经 Nervus obturatorius internus *m*
闭孔内肌试验 Obturatoriustest *m*
闭孔内肌坐骨囊 Bursa ischiadica musculi obturatorii interni *f*
闭孔器 Obturator *m*
闭孔前结节 Tubercululn obturatorium anterius *n*
闭孔疝 subpulische Beckenhemie *f*, Hernia obturatoria *f*, Oodezele *f*
闭孔疝修补术 Hernioplastie der Obturatorhernie *f*
闭孔神经 Nervus obturatorius *m*, Obturatorius *m*
闭孔神经反射 Reflex des Obturatornervs *m*, Obturatoriusreflex *m*
闭孔神经麻痹 paralytischer Obturatorius *m*, Obturatoriuslähmung *f*
闭孔神经切断术 Obturatoriusneurektomie *f*, Durchtren-nUng des Obturatorius *f*
闭孔神经损伤 Obturatoriusverletzung *f*
闭孔神经痛 Obturatoriusneuralgie *f*, Neuralgia obturatoria *f*, Howship*-v. Romberg* Syndrom *n*(od. Neuralgie *f*, od. Zeichen *n*)
闭孔神经阻滞 Obturatornervs-Block *m*
闭孔外肌 Musculus obturatorius externus *m*
闭孔征 Obturatumzeichen *n*, Obturatoriuszeichen *n*, Hefke*-Turner* Zeichen *n*, Kobrak* Zeichen *n*
闭孔支 Ramus obturatorius *m*
闭口印模 mundgeschlossene Anmutung *f*
闭链 geschlossene Kette *f*
闭链化合物 zyklische Verbindung *f*
闭链烃 zyklische Kohlenwasserstoffe *m pl* Kohlenwasserstoffe mit der geschlossenen Kette *f pl*
闭链系 geschlossene Kettenserie *f*
闭链运动 geschlossene kinetische Kette *f*
闭路供氧系统 Sauerstoff-System mit geschlossenem Kreislauf *n*
闭路控制 Steuerung des geschlossenen Kreislaufs *f*
闭路生态学系统 geschlossenes ökologisches System *n*
闭路系统 geschlossenes Kreislaufsystem *n*
闭路循环 geschlossener Kreislauf *m*
闭路循环氧气设备 geschlossenes Sauerstoff-Kreislaufgerät *n*
闭膜管 Obturatorkanal *m*, Canalis obturatorius *m*
闭目难立征 Romberg* Zeichen(od. Phänomen) *n*
闭目直立检查法 Romberg* Test *m*
闭目直立试验 Romberg* Test(od. Versuch) *m*, orthostatischer Test mit den geschlossenen Augen *m*
闭袢性[肠]梗阻 closed loop obstruktion *m*
闭塞 Verschluß *m*, Verödung *f*, Emphraxis *f*, Okklusion *f*, Obliteratio(n) *f*
闭塞的 obliterierend
闭塞复通 Desobliteration *f*
闭塞口鼻窒息意外事故 Unfall durch Ersticken *m*
闭塞毛孔的 emphraktisch
闭塞消失 Desobliteration *f*
闭塞性鼻音 Rhinolalia clausa *f*, geschlossene Rhinolalie *f*, Hyporhinolalie *f*, gestopfte Nasensprache *f*
闭塞性动脉内膜炎 Endarteri(i)tis obliterans *f*
闭塞性动脉炎 Arteri(i)tis obliterans *f*
闭塞性动脉硬化[症] Arteriosclerosis obliterans *f*
闭塞性肝静脉内膜炎 Endophlebitis obliterans hepatica *f*, Chiari* Krankheit *f*(od. Syndrom *n*)
闭塞性干燥性龟头炎 Balanitis xerotica obliterans *f*
闭塞性肱头动脉炎 Arteritis brachiocephalica obliterans *f*, Aortenbogen-Syndrom *n*, Takayasu* Krankheit *f*(od. Syndrom *n*)
闭塞性静脉炎 Phlebitis obliterans *f*
闭塞性阑尾炎 Appendicitis obliterans *f*
闭塞性梅毒性主动脉炎 Aortitis syphilitica obliterans *f*
闭塞性脑动脉炎 obstruktive zerebrale Arteriitis *f*
闭塞性脑膜瘤 okklusives Meningeom *n*
闭塞性脑膜炎 Okklusive Meningitis *f*
闭塞性脑血管病的溶栓治疗术 Lysetherapie der Hirngefäßokklusion *f*
闭塞性头臂动脉炎 Takayasu* Syndrom *n*

闭塞性细支气管炎 Bronchitis obliterans *f*, Bronchiolitis (fibrinosa) oblitetans *f*
闭塞性细支气管炎伴机化性肺炎 Bronchiolitis obliterans mit organisierender Pneumonie *f*
闭塞性细支气管炎综合征 Bronchiolitis obliterans-Syndrom *n* (BOS)
闭塞性纤维性细支气管炎 Bronchiolitis fibrosa obliterans *f*
闭塞性心包炎 Pericardiris obliterans *f*
闭塞性心肌病 Obstntktive Kardiomyopathie (od. Myokardiopathie) *f*
闭塞性血栓[性]血管炎 Thrombangi(i)tis obliterans *f*, Buerger* (-v. Winiwarter*) Krankheit *f* (od. Syndrom *n*)
闭塞性扎法 obliterierende Ligatur (od. Unterbindung) *f*
闭塞性支气管炎 Bronchitis obliterans *f*, Bronchiolitis (fibrinosa) obliterans *f*
闭式持续性冲洗吸引引流术 geschlossene kontinuierliche Spülung und Saugdränage *f*
闭式二尖瓣分离术 Kommissurotomie des geschlossen Mitrals *f*
闭式法 Gescblossener-Stromkreis-Methode *f*
闭式分离术 geschlossene Trennung (od. Separation) *f*
闭式灌洗 geschlossene Ausspülung *f*
闭式回路 geschlossener Kreislauf *m*
闭式回路供气系统 Gasanlage mit geschlossenem Kreislauf *f*
闭式回路呼吸系统 Atemsystem mit geschlossenem Kreislauf *n*
闭式回路再呼吸器 Rebreather mit geschlossenem Kreislauf *m*
闭式切断术 geschlossene Amputation *f*
闭式去脂术 geschlossene Entfettungsoperation *f*
闭式生态系统 geschlossenes ökologisches System *n*
闭式手指分离术 geschlossene Fingerseparation *f*
闭式心瓣膜分离术 geschlossene Kommissurotomie (od. Valvulotomie) *f*
闭式心脏按压 geschlossene Herzmassage *f*
闭式循环 geschlossener Kreislauf *m*
闭式循环系统 geschlossenes Kreislaufsystem *n*
闭式引流[法] geschlossene Dränage *f*
闭式引流灌洗 geschlossene Dränage mit Ausspülung *f*
闭式引流排气[法] geschlossene Dränage *f*
闭式座舱 geschlossene Kabine *f*
闭锁 Atresie *f*, Atresia *f*, Imperforation *f*
闭锁不全 Aufschwulken, Regurgitation *f*
闭锁的 atretisch, atresisch, atretic (-us, -a, -um), claus (-us, -a, -um)
闭锁堤 Zonula occludens *f*, undurchlässige Verbindung *f*
闭锁肺综合征 locked lung syndrome <engl.>
闭锁黄体 Corpus (luteum) atreticum *n*
闭锁畸形 Atresie *f*, Atresia *f*, Clausura *f*
闭锁连接 verstopfender Anschluss *m*
闭锁卵泡 atretischer Follikel *m*, Atresia folliculi *f*
闭锁脐动脉 Artresie der Arteria umbilicalis *f*
闭锁式侧位缢型 geschlossener seitlicher hängender Stil *m*
闭锁式后位缢型 geschlossener posteriorer hängender Stil *m*
闭锁式前位缢型 geschlossener vorderer hängder Stil *m*
闭锁体 Corpus atreticum *n*
闭锁维管束 geschlossenes Bündel *n*
闭锁小带 Zonula occludens *f*
闭锁性肺结核 geschlossene Lungentuberkulose *f*
闭锁性气胸 geschlossener Pneumothorax *m*
闭锁性萎缩 atretische Atrophie *f*
闭锁性牙髓炎 geschlossene Pulpitis *f*
闭锁性运动机能 geschlossene Motorik *f*
闭锁循环系 geschlossenes Kreislaulsystem *n*
闭锁综合征 Verschlußsyndrom *n*, apallisches Syndrom *n*
闭型循环 geschlossener Kreislauf *m*
闭眼反射 Augenlidschlußreflex *m*
闭运算 Schließen *n*
闭止 Apolipsis *f*
闭中心 aus der Mitte, Dezentrierung *f*
闭阻 Undurchgängigkeit *f*, Obstuktion *f*, Verschluß *m*
闭阻的 verschlossen, obliterans, undurchgängig
庇护 Schutz *m*, Schirm *m*
庇护工场 Behindertenwerkstatt *f*, beschützte Werkstatt *f*
庇护所(收容所,救济院) Asyl *n*
荜澄茄 Kubebenpfeffer *m*, Schwanzpfeffer *m*, Piper cubeba (s. caudatum) *n*
荜澄茄素 Cubebin *n*
荜澄茄烯 Kadinen *n*
荜澄茄油树脂 Oleoresina Cubebae *f*
荜澄茄脂素 Kubebinolid *n*, Cubebinolid *n*
荜澄茄中毒 Kubebismus *m*, Cubebismus *m*
哔哌青霉素 Piperazillin *n*
铋 Wismut *n* (Bi, OZ 83), Bismut(h)um *n* (Bi, OZ 83)
铋碘仿石蜡糊 Bismuthnm-Iodoform-Paraffin-Paste *f* (B.I.P.-Paste)
铋毒性龈炎 Wismutgingivitis *f*
铋乳 Wismutmilch *f*
铋色素沉着 Bismut-induzierte Pigmentierung *f*
铋试验 Wismuttest *m*, Nylander* Probe *f*
铋酸 Wismutsäure *f*
铋酸钠 Natriumbismutat *f*, wismutsaueres Natrium *n*
铋酸盐 Wismutat *n*, Bismut(h)at *n*
铋线 Wismutlinien *f pl*
铋悬液 Wismutsuspensoid *n*
铋中毒 Bismutismus *m*, Bismutose *f*, Wismutvergiftung *f*, Wismutose *f*
铋中毒性口炎 Wismutstomatitis *f*, Stomatitis bismutica *f*
秘鲁白蛉 Phlebotomus peruensis *m*
秘鲁毒蛛 Glyptocranium gasteracanthoides *n*
秘鲁乳香属 Schinus *m*
秘鲁乳香树 Schinus molle *n*
秘鲁兔 Chinchilla *f*
蓖麻 wunderbaum *m*, Ricinus communis *m*
蓖麻醇(油)酸 Rizinolsäure *f*, Rizinusölsäure *f*, Acidum ricinolicum *n*
蓖麻毒蛋白卫生 Lebensmittelhygiene von reichlichem Rizinus *f*
蓖麻毒素 Ricin *n*
蓖麻碱 Rizinin *n*, Ricinin *n*
蓖麻属 Ricinus *m*
蓖麻油 Rizinusöl *n*, Castoröl *n*, Oleum Castoris (s. Rici-ni) *n*
蓖麻油酸 Ricinolsäure *f*
蓖麻油酸钠 Natriumrizinolat *n*, rizinolsaures Natrium *n*, Natrium ricinolicum *n*, Ricinoleatnatrium *n*
蓖麻油酸盐 Ricinolsäure *f*, Ricinusölsäure *f*, Ricinussäure *f*, Rizinoleat *n*
蓖麻油脂 Rizinolein *n*
蓖麻脂酶 Rizinuslipase *f*
蓖麻子 Rizinussamen *m*, Semen ricini *n*
蓖麻子白蛋白 Rizenus Albumin *n*
蓖麻[子]毒蛋白 Rizin *n*, Ricin *n*
蓖麻子食物中毒 Lebensmittelvergiftung von Rizinussamen *f*
蓖麻子中毒 Rizinismus *m*, Ricinismus *m*, Rizinussamen-Vergiftung *f*
蓖状的 gekerbt
蓖子[硬]蜱 Rizinuszecke *f*, Holzbock *m*, Ixodes ricinus (s. reduvius) *m*
滗析 Dekantierung *f*, Dekantation *f*
滗析瓶(器) Dekantiertopf *m*, Dekantierapparat *m*
碧蓝的 dunkelblau
碧绿的 dunkelgrü *n*

碧玉绿色 jadegrün
蔽光疗法 Skototherapie *f*
弊端 Leiden *n*
壁 Wand *f*, Paries *m*
壁层 parietale Schicht *f*
壁层腹膜 Peritoneum parietale *n*
壁层心包 parietales Perikardium *n*
壁层胸膜 Pleura parietalis *f*
壁的 wandständig, parietal, mural, parietal (-is, -is, -e), mural (-is, -is, -e)
壁腹膜 parietales Peritoneum *n*
壁冠状动脉 parietale Koronararterie *f*
壁间的 intermural (-is, -is, -e), interparietal (-is, -is, -e)
壁间动脉瘤 Aneurysma dissecans (s. intramurale) *n*, Shekelton* Aneurysma *n*
壁间肌瘤 intramurales Leiomyom *n*
壁间血肿 Gefäßwandhämatom *n*, intramurales Hämatom *n*
壁结节 Wandknoten *m*
[壁]龛 Nische *f*
[壁]龛征 Nischensymptom *n*
壁磷壁酸 Wandteichonsäure *f*
壁滤波 Wandfilter *m*
壁膜形成被囊 Verkapselung *f*
壁内部 Pars intramuralis *f*
壁内的 intramural (-is, -is, -e), intraparietal (-is, -is, -e)
壁内动脉瘤 Aneurysma intranmrale (s. dissecans) *n*, Shekelton* Aneurysma *n*
壁内神经节 intramurales Ganglion *n*
壁内吻合 Anastomosis intramuralis *f*
壁内心内膜心肌病 Myopathia endocardialis intramuralis *f*
壁旁神经节 paramurales Ganglion *n*
壁(器官)旁神经节 paramurales Ganglion *n*
壁虱 Zecke *f*, Acarus *m*
壁虱病 Akari (di) asis *f*, Akarinosis *f*, Akarus-Räude *f*, Acari (di) asis *f*
壁虱性麻痹 Zeckenlähmung *f*, Zeckenparalyse *f*
壁式电动钻牙机 Wand elektrische zahn Drilling machine *f*
壁束 parietales Bündel *n*
壁蜕膜 Decidua parietalis *f*
壁(真)蜕膜 Decidua parietalis (s. vera) *f*
壁外的 extramural
壁外性压迫 extrinsische Kompression der Wand *f*
壁细胞 Belegzelle *f*, Randzelle *f*, Rollett* Zelle *f*
壁细胞抗体 Belegzellenantikörper *m*
壁细胞抗体检查 Bestimmung des Belegzellenantikörpers *f*
壁细胞迷走神经切断术 Belegzellenvagotomie *f*, Parietal-zell-vagotomie *f*
壁细胞腺癌 Adenokarzinom von Belegzellen *n*
壁细胞总数 Belegzellenmasse *f*
壁效应 Wandeffekt *m*
壁性心内膜炎 wand Endokardiris *f*
壁胸膜 Rippenfell *n*, Pleura parietalis *f*
壁疣 Warze an der Zellwand *f*
壁支 Rami parietales *m pl*
壁柱 Pilaster *m*
壁柱状股骨 Linea aspera femoris *f*
避尘的 staubfest
避弹衣 Körperpanzer *m*
避光 Schutz vor Licht *m*, Lichtscheu *f*
避光的 lichtscheu, lucifug (-us, -a, -um)
避免跌倒 Fallenvermeidung *f*
避免过度牵引 Vermeidung von übermäßiger Traktion *f*
避免诱因 Anreizvermeidung *f*
避难所 Asyl *n*
避难需要 Notwendigkeit der Schadensvermeidung *f*
避阳 heliophob
避孕 Schwangerschaftsverhü tung *f*, Antikonzeption *f*, Kontrazeption *f*, Geburtenkontrolle *f*, Empfängnisverhü-tung *f*
避孕的 antikonzeptionell, empfängnisverhü tend
避孕[法] Verhütung *f*
避孕隔膜 kontrazeptive Diaphragma *f*
避孕工具 empfängnisverhü tende Mittel *n pl*, Kontrazep-tiva *n pl*
避孕环 Intrauterin-Pessar *n*
避孕环丝嵌顿 Intrauterin-Pessar-Einklemmung *f*
避孕剂(药) Kontrazeptiva *n pl* Kontrazipientia *n pl* Antikonzipientia *n pl*, Empfängnisverhü tungsmittel *n pl*
避孕建议 Beratung über Empfängnisverhütung *f*
避孕胶冻 antikonzeptionelle Gallerte *f*
避孕伦理 Ethik bei Empfängnisverhütung *f*
避孕率 Kontrazeptionsrate *f*
避孕帽 Empfängnisverhütungspessar *n*
避孕门诊部 Geburtenkontrollklinik *f*, Klinik für Gehurtenkontrolle *f*
避孕片 antikonzeptionelle Tablette *f*, Kontrazeptionstablette *f*
避孕器 Pessare *n pl*, Kontrazeptiva *n pl*, empfängnis-verhütende Mittel *n pl*
避孕栓 Kontrazeptionssuppositorium *n*, antikonzeptionelles Suppositorium *n*, schwangerschaftsverhü-tendes Zäpfchen *n*
避孕套 Kondom *n/m*
避孕丸 Antibabypille *f*
避孕性不育 fakultative Sterilität *f*
避孕性交[的] paragenital
避孕药 Verhütungsmittel *n*, Antikonzeption *f*
避孕药闭经 Kontrazeptionsamenorrhoe *f*, Amenorrhoe infolge Kontrazeptiva *f*
避孕药膏 Vaginalcreme *f*
避孕药后闭经 Amenorrhoe nach der Antibabypille *f*
避孕药缓释系统 Verabreichungsform (od. Applikationsform) von Kontrazeptiva *f*
避孕疫苗 empfängnisverhütender Impfstoff *m*, Vakzine zur Schwangerschaftsverhütung *f*
避孕阴道环 kontrazeptiver Vaginalring *m*
避孕用品(具) Kontrazeptiva *n pl*
嬖男(女人气男人) verweichlichter Mann *m*
臂 Arm *m*, Oberarm *m*, Osphus *m*, Brachium *n*
臂臂接种法 Arm-zu-Arm-Vakzination *f*
臂部带状疱疹 Zoster brachialis *m*, Armgü rtelrose *f*
臂部静脉切开放血术 Venaesectio brachii *f*
臂丛 Plexus brachialis *m*, Armplexus *m*
臂丛产伤 Geburtstrauma des Armplexus *n*
臂丛干 Truneus *pl*exus brachialis *m*
臂丛脊神经根炎 Radiculitis brachialis *f*
臂丛麻醉 Anästhesie des Plexus brachialis *f*, Kulen-kampff* Plexusanastllesie *f*
臂丛上干麻痹(欧一杜二氏麻痹) Erb*-Duchenne* Lähmung *f*, Erb*-Duchenne* Paralyse *f*
臂丛神经刺伤(臂丛神经刺创) Stichwunde des Plexus brachialis *f*, Stichwunde des Brachialnervenplexus *f*
臂丛神经干 Stamm des Plexus brachialis *m*
臂丛神经根性撕脱伤 Ausriss des Plexus brachialis *m*
臂丛神经卡压 Einklemmung des Plexus brachialis *f*, Entrapment des Plexus brachialis *n*
臂丛神经牵拉试验(伊顿试验) Traktionstest des Armplexus *m*, Eaton* Test
臂丛神经束损伤 Armplexusverletzung *f*, Brachialplexusverletzung *f*
臂丛[神经]损伤 Verletzung des Plexus brachialis *f*
臂丛神经损伤 Verletzung des Plexus brachialis *f*, Brachialple-

xusverletzung *f*
臂丛神经探查术 Exploration des Plexus brachialis *f*
臂丛神经痛 Neuralgia(plexus) brachialis *f*
臂丛神经显露法 Freilegung des Brachialplexus *f*
臂丛神经炎 Neuritis des Brachialplexus *f*
臂丛损伤综合征 Verletzungssyndrom des Brachialplexus *n*
臂丛腋路阻滞 Plexusanästhesie der Achselhöhle *f*, axilläre Blockade des Plexus *f*
臂丛移位 Verlagerung des Brachialplexus *f*
臂丛综合征 Brachialissyndrom *n*
臂丛阻滞 Block des Armplexus *m*, Nervenblockade des Armgeflechts *f*
臂带 Armmanschette *f*
臂的 brachial(-is,-is,-e)
臂吊带 Armtragetuch *n*, Mitella *f*
臂肺时间试验 Arm-Lunge-Zeit-Test *m*
臂肺循环时间 Arm-Lungenkreislauf-Zeit *f*
臂风湿病 Rheumatismus des Arms *m*, Brachiorheuma *n*
臂骨钉 Arm-Knochennagel *m*, Knochennagel für Arme *m*
臂后侧筋膜皮瓣 posteriorer Fasziokutanlappen des Oberarms *m*
臂后侧皮瓣 posteriorer Oberarmlappen *m*
臂后骨筋膜鞘 Vagina ossisfascia brachii posterior *f*
臂后皮神经 Nervus cutaneus brachii posterior *m*
臂后区(面) Regio brachii posterior *f*, Facies posterior brachii *f*
臂肌围 Armmuskelumfang *m*
臂间倒位 perizentrische Inversion *f*
臂筋膜 Oberarmfaszie *f*, Fascia brachii *f*
臂淋巴结 Nodi lymphatici cubitales *m pl*
臂麻痹 Armlähmung *f*, Brachialislähmung *f*, brachiale Paralyse *f*
臂内侧肌间隔 Septum intermusculare brachii mediale *n*, Septum intermusculare humeri mediale *n*
臂内侧皮瓣 medialer Oberarmlappen *m*
臂内侧皮神经 Nervus cutaneus brachii medialis *m*
臂内倒位 parazentrische Inversion *f*
臂扭转 Brachiostrophosis *f*, Torsion des Arms *f*
臂旁核 parabrachialer Kern *m*
臂旁内侧核 medialer parabrachialer Kern *m*
臂旁外侧核 seitlicher parabrachialer Kern *m*
臂前骨筋膜鞘 Vagina ossisfascia brachii anterior *f*
臂前区(面) Regio brachii anterior *f*, Facies anterior brachii *f*
臂三角皮瓣 deltaförmige Hautlappen des Arms *f*
臂舌时间试验 Arm-Zunge-Zeit-Test *m*
臂舌循环时间 Arm-zungexreislauf-Zeit *f*
臂神经丛阻滞 brachiale Plexusanästhesie *f*, brachiale Plexusblockade *f*
臂[神经]丛阻滞麻醉 Blockade des Brachialplexus *f*
臂神经痛 Brachialneuralgie *f*, Neuralgia brachialis *f*
臂神经炎 Brachialneuritis *f*
臂髓纤维化 Myelofibrose(MF) *f*
臂痛 Brachialgie *f*, Brachialgia *f*
臂投射神经元 Projektionsneuron des Arms *n*
臂托 Armlehne *f*
臂外侧肌间隔 Septum intermusculare brachii laterale *n*, Septum intermusculare humeri laterale *n*
臂外侧皮瓣 Hautlappe des Seitenarms *f*, lateraler Oberarmlappen *m*
臂外侧皮神经 Nervus cutaneus brachii lateralis *m*
臂外侧上皮神经 Nervus cutaneus brachii lateralis superior *m*
臂外侧下皮神经 Nervus cutaneus brachii lateralis inferior *m*
臂外偏角 Arinwinkel *n*
臂弯曲 Brachiokyrtosis *f*, Brachiokyllosis *f*
臂围 Oberarmumfang *m*
臂围度指数 Armumfang-Index *m*
臂先露 Armvorliegen *n*
臂现象 Armphänomen *n*, Beinphänomen *n*, Pool* (-Schlesinger*) phänomen *n*
臂形的 armförmig
臂悬吊带 Armschlinge *f*
臂指数 Armindex *m*
臂肿 Armschwellung *f*
臂肘的 brachiokubital
臂状物 Armförmige *n*
襞 Falte *f*, Plica *f*
道格拉斯氏襞 Douglas* Falte *f*; Plica rectouterina *f*
邓肯氏襞 Duncan* Falten *f pl*

BIAN 边萹编蝙鳊鞭扁苄变便遍腷辨辩辫

biān 边萹编蝙鳊鞭

边 Rand *m*
边的(缘的) limbisch
边际产量 Grenzproduktivität *f*, marginale Produktivität *f*
边际成本 Grenzkosten *f*, Marginalkosten *f*
边际贡献 marginaler Beitrag *m*
边际技术替代率 Grenzrate der technischen Substitution *f*
边际收益 Grenzerlös *m*
边际收益递减规律 Gesetz vom abnehmenden Grenznutzen *n*
边际替代率 Grenzrate der Substitution *f*
边际效用 Grenznutzen *m*
边际效用递减规律 Gesetz vom abnehmenden Grenznutzen *n*
边界 Grenze *f*
边界不清的 undefiniert
边界连接 Randverknüpfung *f*
边界描绘子 Randdeskriptor *m*
边界清楚的 scharf begrenzt, gut abgegrenzt
边界清楚的 scharf begrenzt, gut umschrieben
边界提取 Grenzextraktion *f*
边界条件 Grenzbedingung *f*
边界效应 Kanteneffekt *m*, Eberhard* Effekt *m*
边界元件 Grenzelement *n*
边链 Seitenkette *f*
边毛 Grenzhaar *n*
边沿触发器 flankengetriggertes Flipflop *n*
边缘 Rand *m*, Saum *m*
边缘薄壁组织 Grenzparenchym *n*
边缘变性 Randdegeneration *f*
边缘病例(边缘性精神病) Grenzfall *m*
边缘剥脱性舌炎 Glossitis marginalis exfoliativa *f*
边缘草蜱 Schafzecke *f*, Frühjahrswaldzecke *f*, Dermacentor marginatus *m*
边缘层 Grenzschicht *f*, Randkeim *m*, Parablast *m*, marginale Schicht *f*
边缘场 Streufeld *n*
边缘池 marginales Pool *n*
边缘的 limbisch, limbic(-us,-a,-um), marginal(-is,-is,-e)
边缘动脉 Arteriae marginales *f pl*, marginale Arterien *f pl*
边缘窦 Randsinus *m*, Marginalsinus *m*
边缘分布静脉 randverteilte Venen *f pl*
边缘封闭区 Randschluss-Bereich *m*
边缘概率 Randwahrscheinlichkeit *f*, Marginalwahrscheinlichkeit *f*
边缘概率分布 Distribution der Marginalwahrscheinlichkeit
边缘革蜱 Dermacentor marginatus *m*
边缘个性 marginale Persönlichkeit *f*
边缘供体心脏移植 Herztransplantation mit marginalem Spenderorgan *f*
边缘勾划 Rand begrenzend
边缘化 Marginalisierung *f*
边缘嵴 Randkappe *f*, Randleiste *f*
边缘检测器 Randdetektor *m*

边缘精神病 marginale Psychose *f*
边缘菌幕 marginaler Schleier *m*
边缘科学 Grenzgebiet *n*
边缘类麻风 Borderline-Lepra *f*, Borderline-Gruppe der Lepra *f*
边缘糜烂 Randerosion *f*
边缘密度函数 marginale Dichtefunktion *f*
边缘绵马酚 Margasipidin *n*
边缘膜 Grenzmembran *f*, Grenzhaut *f*, Grenzhäutchen *n*
边缘内的 intramarginal
边缘脓肿 Randabszeß *m*
边缘皮质 limbischer Kortex *m*, limbische Rinde *f*
边缘频数 marginale Frequenz *f*
边缘前脑 limbischer Vorderhirn *m*
边缘前脑-中脑网状结构回路 limbischer pros-und mesenzephaler retikulärer Formationskreis *m*
边缘区 marginale Zone *f*, Randzone *f*, Randschleier *m*
边缘区 B 细胞淋巴瘤 Randzonen-B-Zell-Lymphom *n*
边缘区淋巴瘤 Marginalzonenlymphom *n*
边缘缺乏 marginaler Mangel *m*
边缘人 marginaler Mann *m*
边缘人格 marginale Persönlichkeit *f*
边缘人格结构 Borderline-Persönlichkeitsorganisation *f*
边缘射线细胞 marginale Strahlenzelle *f*
边缘似然函数 marginale Likelihood-Funktion *f*
边缘视觉 randständige Vision *f*
边缘适合度 Randadaptation *f*
边缘思维论 randständige Theorie des Denkens *f*
边缘撕裂 marginale Zerreißung *f*, Randriß *m*
边缘胎盘 Placenta marginalis *f*
边缘态 Marginalität *f*
边缘提取 Randextraktion *f*
边缘蜕膜血肿 deziduales Randhämatom *n*
边缘微漏 marginale Mikroleckage *f*
边缘无形体 Anaplasma marginale *n*
边缘系脑炎 limbische Enzephalitis *f*
边缘系统 limbisches System *n*
边缘系统癫痫 limbische Epilepsie *f*
边缘系统脑病 limbische Enzephalopathie *f*
边缘系统脑炎 limbische Enzephalitis *f*
边缘细胞 Randzelle *f*, Belegzelle *f*
边缘小体 Randkörnchen *n*, Randkörperchen *n*
边缘效应 Randeffekt *m*, Grenzeffekt *m*
边缘型 peripherischer (od. marginaler) Typ (us) *m*
边缘型精神分裂症 Borderline-Schizophrenie *f*
边缘型人格障碍 Borderline-Persönlichkeitsstörung *f*
边缘型软骨肉瘤 marginales Chondrosarkom *n*
边缘型膝关节结核 marginale Kniegelenktuberkulose *f*
边缘型椎体结核 marginale Wirbelkoerpertuberkulose *f*
边缘性 Marginalität *f*
边缘性出血 marginale Blutung *f*
边缘性穿孔 marginale Perforation *f*, Randperforation *f*
边缘性的 limbisch, peripherisch, peripher, marginal (-is, -is, -e), limbic (-us, -a, -um)
边缘性癫痫人格综合征 limbische epileptische Persönlichkeit-Syndrome *f*, Persönlichkeitsstörung bei limbischer Epilepsie *f*
边缘性梗塞 marginaler Infarkt *m*
边缘性红斑 Erythema marginatum *n*
边缘性坏疽性脓皮病 marginales Pyoderma gangrenosum *n*
边缘性角膜炎 Rand (furchen) keratitis *f*, Keratitis marginalis *f*
边缘性精神病 Borderline-Psychose *f*
边缘性溃疡 Randgeschwü r *n*, Ulkus marginale *n*
边缘性狼疮 Lupus marginatus *m*
边缘[性]前置胎盘 Placenta praevia marginalis *f*
边缘性前置胎盘 marginale Placenta praevia *f*
边缘性切除 marginale Resektion *f*
边缘性人格 Borderline-Persönlichkeitsstörung *f*
边缘性眼睑炎 Blepharitis marginalis *f*
边缘性龈炎 marginale Gingivitis *f*, Randgingivitis *f*, Gingivitis marginalis *f*
边缘性营养不良 marginale Dystrophie *f*, Dystrophia marginalis *f*
边缘性痣 marginaler Nävus *m* (od. Muttermal *n*)
边缘血窦破裂 Ruptur des sinus marginalis *f*
边缘血液池 marginaler Blutpool *m*, peripherer Blutspeicher *m*
边缘血肿 Randhämatom *n*
边缘叶 Randbogen *m*, Lobus limbicus *m*, Gyrus fomicatus *m*
边缘龈 Randzahnfleisch *n*
边缘运动 grenzüberschreitende Verbringung *f*
边缘增强 Kantenhervorhebung *f*
边缘褶 Randfalte *f*
边缘症状 marginales Symptom *n*
边缘支 Randast *m*, Ramus marginalis *m*
边缘智能 marginale Intelligenz *f*
边缘中脑 limbischer Mittelhirn *m*
边缘状态 Borderline-Zustand *m*
边缘状态者 Grenzfall *m*
萹蓄 Knöterich *m*, Vogelknöterich *m*, Polygonum aviculare *n*
萹蓄 Vogelknöterich *m*, Polygonum aviculare *n*
萹蓄苷(甙) Avicularin *n*
编程性细胞死亡 programmierter Zelltod *m*
编码 Codierung *f*, Kode *m*
编码(作用) Kodierung *f*, Verschlüsselung *f*
编码本 Codebuch *n*
编码标准 Kodierungsformat *m*
编码表 Codierungstabelle *f*
编码簿 Codebuch *n*
编码成像 kodierte Bildgebung *f*
编码链 kodierender Strang *m*
编码 DNA 链 kodierender DNA-Strang *m*
编码器 Encoder *m*
编码区 Kodierregion *f*
编码容量 Kodierungskapazität *f*
编码三联体 codierende Triplett *f*
编码失败 Codierensausfall *m*
编码属性 codierte Attribut *f*
编码数据翻译 Interpretation der kodierten Daten *f*
编码系统 Codierungssystem *n*
编码信息 codierte Information *f*
编码信息源 Quelle von codierten Informationen *f*
编码序列 Codierungssequenz *f*
编码员 Codierer *m*, Codiererin *f*, Kodierer *m*, Kodiererin *f*
编码知识 Kodierungswissen *n*
编码指令 codierter Befehl *m*
编入索引的医学正文 medizinischer indizierter Text *m*
编史工作 Geschichteschreibung *f*
编序式问题 Rangordnungsfrage *f*
编织缝合 verwobene Naht *f*
编织骨 Geflechtknochen *m*
编织[假体]缝合法(术) Naht mit gestrickter (od. geweb-ter) Prothese *f*
编织中柱 plectostele <engl.>
编织状的 verflochten
编织状排列 verflochtene Anordnung *f*
蝙蝠 Fledermaus *f*
蝙蝠翅膀状的 fledermausflügelförmig
蝙蝠耳 Segelohr *n*
蝙蝠葛 Menispermum dauricum *n*
蝙蝠葛碱 Daurizin *n*, Menispermin *n*
蝙蝠葛诺林碱 Daurinolin *n*

蝙蝠葛属 Menispermum *n*
蝙蝠葛苏林碱 Daurisolin *n*
蝙蝠葛新诺林碱 Daurizinolin *n*
鳊鱼 Brasse *f*, Parabramis pekinensis *f*
鞭虫 Haarkopf(wurm) *m*, Trichuris trichiura *f*
鞭虫病 Trjchozephalose *f*, Trichuriasis *f*, Trichocephaliasis *f*, Trjchocephalosis *f*
鞭虫感染 Trichuris-Infektion *f*
鞭虫卵 Haarkopf(wurm) ei *n*
鞭虫属 Trichuris *f*, Trichocephalus *m*
鞭打伤 Peitschenhieb-Verletzung *f*, Peitschenschlag-Verletzung *f*
鞭痕 Wellhornschnecke *f*
鞭节 Flagellum *n*, Geißel *f*
鞭毛 Geißel *f*, Flagellum *n*
鞭毛虫 Flagellat *m*
鞭毛虫病 Flagellosis *f*
兰[伯]氏鞭毛虫病 Lambliase *f*, Lambliasis *f*
鞭毛[虫超]纲 Mastigophora *n pl*, Geißeltierchen *n pl*, Geißelträger *n pl*
鞭毛虫类 Flagellata *n pl*, Flagellaten *m pl*
鞭毛虫[性]腹泻 Flagellaten-Diarrhoe *f*
鞭毛虫[性]痢疾 Flagellaten-Dysenterie *f*
鞭毛袋 Geißeltasche *f*
鞭毛蛋白 Flagellin *n*
鞭毛的 flagellar(-is, -is, -e)
鞭毛纲 Mastigophora *pl*, Geißeltierchen *pl*, Geißelträger *pl*
鞭毛根 rhizoblast<engl.>
鞭毛基体 Geißelbasalkörper *m*, Blepharoplast *m*
鞭毛抗原 Geißelantigen *n*, H-Antigen *n*
鞭毛(H)抗原 Flagellen-Antigen *n*, Geißelantigen *n*, H-Antigen *n*
鞭毛膜 Geißelmembran *f*
鞭毛凝集 H-Agglutination *f*
鞭毛凝集素 H-Agglutinin *n*
鞭毛染色法 Flagellum-Färbung *f*
鞭毛上皮细胞 Geißelepithelzelle *f*, Flagellatenepithelzelle *f*
鞭毛探条 peitschenförmige Bougie *f*, Harrison* Bougie *f*
鞭毛突出 Exflagellation *f*, Flagellation *f*
鞭毛细胞 Geißelzelle *f*
鞭毛形成 Geißelbildung *f*, Enflagellation *f*
鞭毛型 Hauchform *f*(H-Form)
鞭毛芽胞 Flagellospore *f*, Flagellula *f*
鞭毛原生动物 Monade *f*
鞭毛运动 Geißelbewegung *f*
鞭毛轴纤丝 Axonem *n*
鞭毛状的 flagelliform(-is, -is, -e)
鞭索样损伤 Peitschenhiebtrauma *n*
鞭挞狂 Flagellantismus *m*
鞭样的 peitschenartig, flagelliform(-is, -is, -e)

biǎn 扁

扁柏酚 Hinokitinol *n*
扁柏双黄酮 Hinokibiflavon *n*
扁柏油酚 Hinokitiol *n*
扁柏脂素 Hinokinin *n*
扁鼻 Platyrrhinie *f*, Plattnase *f*
扁柄刮匙 Flachgriff-Löffel *m*
扁虫 Plathelmins *f*, Plattwurm *m*
扁长头 Platysteno-kephalie *f*
扁豆 Linse *f*
扁豆大的 linsengroß
扁豆肉汤 Lablab-Bohne-Bouillon *f*
扁豆属 Dolichos *m*
扁豆衣 Testa dolichoris *f*
扁豆状的 linsenförmig, lenticulat(-us, -a, -um), lenticular(-is, -is, -e)
扁斧 Dechel *f*
扁股骨 Platymerie *f*
扁骨 Plattenknochen *m*, Os planum *n*
扁骨盆 plattes (od. geradverengtes) Becken *n*, Pelvis plana (s. platypeloides) *f*
扁后脑 basiläre Invagination (od. Impression) *f*, Platybasia *f*
扁肌 Musculus planus *m*
扁肌型的 plattmuskulär
扁肌样的 piatymyoide(-us, -a, -um)
扁颈眼镜蛇 Naja hannah (s. bungarus) *f*
扁胫骨 Platyknemie *f*
扁卷螺 Planorbis caenosus *f*
扁卷螺属 Posthornschnecke *f*, Planorbis *f*
扁阔棒状杆菌 Corynebacterium fascians *n*
扁颅 Platykranie *f*, Platykephalie *f*, Chamaekranie *f*
扁颅底 Platybasie *f*, basiläre Impression (od. Invagination) *f*
扁囊剂 Cachets *n pl*
扁平 Ap(p)lanatio *f*
扁平瘢痕 flache Narbe *f*
扁[平]的 platt, plan(-us, -a, -um), palmat(-us, -a, -um)
扁平耳 plattes Ohr *n*, Plattohr *n*, Flachohr *n*
扁平肺泡细胞 platte Alveolarzelle *f*, Typ-I-Pneumozyt *m*
扁平割口缝[合]针 seitenschneidige (od. flachschneiende) Nadel *f*
扁平钩 flacher Haken *m*, Flachhaken *m*
扁平骨 flacher Knochen *m*
扁平骨骺 flache Osteoepiphyse *f*
扁平骨盆 plattes (od. geradverengtes) Becken *n*, Pelvis plana (s. platypeloides) *f*
扁平红苔癣 Lichen ruber planus *m*
扁平后头 Homalopisthocranius *m*
扁平黄[色]瘤 Xanthelasma planum *n*
扁平或杆状双极细胞 platte oder bipolare Stäbchenzelle *f*
扁平角膜 Cornea plana *f*
扁平菌落 flache Kolonie *f*
扁平髋 Coxa plana *f*
扁平拉钩 flacher Retraktor *f*
扁平狼疮 Lupus planus *m*
扁平卵圆管 Flachbild-Ovalrohr *f*
扁平囊泡 abgeplattetes Säckchen *n*
扁平牵开器 Flachretraktor *m*, flacher Retraktor (od. Haken) *m*
扁平丘疹性梅毒疹 flaches papulöses Syphilid *n*
扁平乳头 flacher Nippel *m*, Flachwarze *f*
扁平上皮 Plattenepithel *n*, Pflasterepithel *n*, plattes Epithel *n*
扁平上皮癌 Plattenepithelkarzinom *n*
扁平上皮细胞 Plattenepithelzelle *f*
扁平湿疣 Condyloma latum (s. syphiliticum) *n*
扁平手 Platthand *f*
扁平双极细胞 platte Bipolarzelle *f*
扁平梭形细胞 platte fusiförmige Zelle *f*, platte Spindelzelle *f*
扁平苔藓样角化病 lichenplanusähnliche Keratose *f*
扁平苔藓样皮炎 lichenplanusähnliche Dermatitis *f*
扁平苔藓样银屑病 lichenplanusähnliche Schuppenflechte *f*
扁平苔藓样疹 lichenplanusähnliche Eruption *f*
扁平苔癣 Lichen planus *m*, Lichen Wilson* *m*
扁平体 Flachkörper *m*
扁平体温表 klinisches plattes Thermometer *n*
扁平无形体 Anaplasma platys *n*
扁平细胞 Platyzyt *m*, Leptozyt *m*
扁平细胞的 planocellular(-is, -is, -e)
扁平型 flacher Typ *m*
扁平胸 flache Brust *f*, Thorax paralyticus *m*
扁平眼前房 flache Augenvorkammer *f*
扁平疣 Flachwarze *f*, Verruca plana *f*

扁平指(趾)甲 Plattnagel *m*, Platonychie *f*, Nagelverdünnung *f*
扁平指甲 Plattnagel *m*
扁平痣 Naevus planus *m*
扁平状双极细胞 platte Bipolarzelle *f*
扁平椎 Plattwirbel *m*, Vertebrae plana *f*, Calvé* Krankheit *f* (od. Syndrom *n*)
扁平椎体 flacher Wirbelkörper *m*, Vertebra plana *f*
扁平足 Plattfuß *m*, Platypodie *f*, Pes planus *m*
扁平足者 sarapus <engl.>
扁球形体 plattes Spheroid *n*
扁蠕虫 Plattwürmer *m pl*, Parenchymia *n pl*, Platodes *f pl*, Plathelminthes *f pl*
扁蠕虫病 Plathelmintiasis *f*
扁[舌]蛭属 Glossiphonia *f*
扁虱热 Zeckenfieber *n*
扁桃 Mandel *f*, Prunus amygdalus (s. communis) *f*
扁桃腈 Mandelsäurenitril *n*
扁桃[仁]油 Mandelöl *n*
扁桃属 Amygdalus *f*
扁桃酸 Mandelsäure *f*, Acidum mandelicum (s. amygdalicum) *n*
扁桃体 Mandel *f*, Tonsille *f*, Tonsilla *f*, Amygdala *f*
扁桃体癌 Tonsillenkarzinom *n*
扁桃体白喉 Tonsillendiphtherie *f*, Tonsillitis diphtherica *f*
扁桃体瘢痕 Tonsillennarbe *f*
扁桃体半孢子菌病 Tonsillohemisporosis *f*
扁桃体表皮样癌 Epidermoidkarzinom der Tonsillen *n*
扁桃体病 Amygdalopathie *f*, Tonsillopathie *f*
扁桃体剥离拉钩 Tonsillendissektor und Retraktor
扁桃体剥离器 Mandelschlitzer *m*, Tonsillenschlitzer *m*
扁桃体剥离术 Tonsillendissektion *f*, Mandelausschälung *f*
扁桃体部分切除术 Tonsillotomie *f*
扁桃体残体 Tonsillenstumpf *m*, Mandelrest *m*
扁桃体残体切除术 Madelrestexzision *f*, Exzision des Tonsillenstumpfes *f*
扁桃体铲除刀 Tonsilloguillotine *f*, Sluder*-Ballenger* Tonsillotom *n*
扁桃体冲洗管 Tonsillenirrigationskanüle *f*, Tonsillen (krypte) spülungskanüle *f*
扁桃体出血 Tonsillenblutung *f*
扁桃体穿刺[术] Tonsillenpunktion *f*, Tonsillocentesis *f*
扁桃体丛 tonsillärer Plexus *m*, Plexus tonsillaris *m*
扁桃体刀 Tonsillotom *n*, Amygdalotom *n*
扁桃体的 tonsillogen, tonsillär, tonsillar (-is, -is, -e)
扁桃体窦 Sinus tonsillaris *m*
扁桃体恶性淋巴瘤 malignes Lymphom der Tonsillen (od. der Gaumenmandeln) *n*
扁桃体恶性肿瘤 bösartiger Tumor der Tonsille *m*
扁桃体肥大 Tonsillenhypertrophie *f*, Tonsillenhyperplasie *f*
扁桃体肥大性聋 Halstaubheit *f*
扁桃体奋森氏感染 Vincent* Tonsilleninfektion *f*
扁桃体感染 Tonsilleninfektion *f*
扁桃体海绵钳 Tonsillschwammhaltezange *f*
扁桃体后脓肿 Retrotonsillarabszeß *m*
扁桃体坏死 Tonsillennekrose *f*
扁桃体环 Tonsillenring *m*, Waldeyer* Rachenring *m*
瓦尔代尔氏扁桃体环 Waldeyer* Rachenring (od. Tonsillenring) *m*
扁桃体挤切器 Tonsillektomie *f*
扁桃体挤切术 Tonsillektomie mit Guillotine *f*
扁桃体夹持钳 Tonsillenklemmzange *f*, Mandelfaßzange *f*
扁桃体剪 Tonsillenschere *f*
扁桃体角化[症] Tonsillenkeratose *f*, Hyperkeratose der Tonsillen *f*
扁桃体结核 Tonsillentuberkulose *f*
扁桃体[结]石 Mandelstein *m*, Tonsillenstein *m*, Amygdalolith *m*, Calculus tonsillaris *m*
扁桃体结扎钳 Tonsillenunterbindungszange *f*
扁桃体结扎针 Tonsillenunterbindungsnadel *f*
扁桃体镜 Tonsilloskop *n*
扁桃体镜检查 Tonsilloskopie *f*
扁桃体溃疡 Tonsillenulkus *n*, Tonsillengeschwür *n*
扁桃体溃疡膜性咽峡炎 Angina ulceromembranosa (s. ulceromembranacea) der Tonsille *f*
扁桃体拉钩 Tonsillenretraktor *m*
扁桃体淋巴肉瘤 Tonsillenlymphosarkom *n*, Lymphosarkom der Mandeln *n*
扁桃体鳞状细胞乳头[状]瘤 Tonsillenpapiliom der squamösen Zellen *n*, Plattenepithel (zellen) papillom der Tonsille *n*
扁桃体瘤 Tonsillentumoren *m pl*
扁桃体囊 Tonsillenkapsel *f*, Capsula tonsillaris *f*
扁桃体脑疝 tonsilläre Herniation des Gehirns *f*
扁桃体内的 intratonsillär, intratonsillar (-is, -is, -e)
扁桃体念珠菌病 Tonsillenmoniliasis *f*
扁桃体脓肿 Tonsillenabszeß *m*, Mandelabszeß *m*
扁桃体切除后的 tonsillopriv
扁桃体切除后感染 Infektion nach Tonsillektomie *f*
扁桃体切除器 Mandelschlitzer *m*, Tonsilloguillotine *f*, Tonsillektom *n*
扁桃体切除术 Tonsillektomie *f* (TE), Amygdalektomie *f*
扁桃体切开术 Tonsillotomie *f*, Tonsillenschlitzung *f*, Amygdalotomie *f*
扁桃体圈断器 Tonsillenschlinge *f*
扁桃体圈断器用钢丝 Tonsillenschlingendraht *m*
扁桃体疝 tonsilläre Hernie *f*
扁桃体疝形成 tonsilläre Herniation *f*
扁桃体上窝 Fossa supratonsillaris *f*, Tourtual*Sinus *m*
扁桃体石 Tonsillenstein *m*, Tonsillolith *m*, Amygdalolith *m*, Calculus tonsillaris *m*
扁桃体手术用吸引剥离器 Tonsillensaugdissektor *m*
扁桃体网状细胞肉瘤 Retikulumzell (en) sarkom der Tonsillen *n*
扁桃体窝 Fossa tonsillaris *f*, Mandelbucht *f*
扁桃体无血切除器 hämostatische Tonsillektomie *f*
扁桃体吸引管 Tonsillensaugrohr *n*
扁桃体下的 subtonsillär, infratonsillär, infratonsillar (-is, -is, -e)
扁桃体小窝 Mandelbuchten *f pl* Fossulae tonsillares *f pl*, Foramina tonsillaris *n pl*
扁桃体性哮喘 tonsilläres Asthma *n*, Asthma tonsillare *n*
扁桃体压碎术 Amygdalthrypsis *f*, Tonsillenausquetschung *f*
扁桃体炎 Tonsillitis *f*, Mandeientzündung *f*, Amygdalitis *f*, Angina tonsillaris *f*
扁桃体炎的 tonsillitisch
扁桃体炎疹 Tonsillitid *n*
扁桃体咬取钳 Tonsillenstanzezange *f*
扁桃体异物 Fremdkörper in den Tonsillen *m*
扁桃体隐窝 Cryptae tonsillares *f pl*
扁桃体隐窝电烙术 Elektrokauterisation der Tonsillenkrypte *f*
扁桃体隐窝角化过度 Hyperkeratosis lacunaris (s. pharyngis) *f*
扁桃体隐性结核 asymptomatische tuberkulöse Infektion der Tonsille *f*
扁桃体增殖腺肥大 Rachenmandelhyperplasie *f pl*, adenoide Vegetationen *f pl*
扁桃体增殖腺切除术 Adenotomie der Rachenmandel *f*
扁桃体摘出螺旋 Tonsillenschraube *f*
扁桃体摘出器 Enukleator für Tonsillenentfernung *m*
扁桃体摘除后出血 Blutung nach Tonsillektomie *f*, posttonsillektomische Blutung *f*
扁桃体摘除[术] Tonsillektomie *f* (TE), Amygdalektomie *f*, Mandelentfernung *f*
扁桃体针 Tonsillennadel *f*

扁桃体真菌病 Tonsillenmykose *f*
扁桃体支 Ramus tonsillaris *m*
扁桃体止血夹 Tonsillenstauschlauch *f*
扁桃体止血器(夹) Tonsillenkompressorium *n*
扁桃体止血钳 Tonsillenhämostat *m*, Tonsillenarterieklemme *f*
扁桃体肿大 Schwellung der Tonsillen *f*
扁桃体肿瘤 Tonsillentumor *m*, Tumor der Tonsille *m*
扁桃体周[围]的 peritonsillär, peritonsillar
扁桃体周[围]蜂窝组织炎 Peritonsillarphlegmone *f*
扁桃体周[围]脓肿 Peritonsillarabszeß *m*, peritonsillärer Abszeß *m*, Angina abscedens (s, apostematosa) *f*
扁桃体周围脓肿 peritonsillärer Abszess *m*
扁桃体周[围]脓肿刀 Peritonsillar-Abszeßmesser *n*
扁桃体周[围]脓肿切开引流术 Inzision und Dränage des Peritonsillarabszeßes *f*
扁桃体周[围]炎 Peritonsillitis *f*, Periamygdalitis *f*, Paratonsillitis *f*
扁桃体周[围]组织出血 Blutung des peritonsillären Gewebes *f*
扁桃体注射器 Tonsillenspritze *f*
扁桃形的 Amygdalin *n*
扁桃形的 amygdaloide (-us, -a, -um)
扁桃样的 amygdaloide (-us, -a, -um)
扁头 Platykephalie *f*, Platyzephalie *f*, Plattkopf *m*, Chamaezephalie *f*
扁头的 platykephalisch, *pl*atycephalu (-us, -a, -um)
扁头畸形 Akrobrachyzephalie *f*
扁头湿疣 Condyloma latum (s. syphiliticum) *n*
扁纤毛虫属 Opalina *f*
扁形虫 Plattwurm *m*
扁形的 platt
扁形动物 Plattwürmer *m pl*, Plathelminthes *f pl*
扁形动物门 Plathelminthes *pl*, Platodes *pl*
扁型眼 Platymorphia bulbi *f*
扁圆球形的 abgeplattet sphärisch
扁圆形的 abgeflacht
扁圆形角膜 abgeplattete Hornhaut *f*
扁枝烯 Phyllocladen *n*
扁枝衣霉素 Everninomicin *n*
扁枝衣属 Evernia *f*
扁枝衣酸 Everninsäure *f*
扁椎骨 Platyspondylie *f*, Plattwirbel *m*, Vertebra plana *f*

biàn 苄变便遍腁辨辩辫

苄胺唑啉 Phentolamin (um) *n*, Regitin *n*
苄胺唑啉试验 Phentolamin-Test *m*, Regitin-Test *m*
苄胺唑啉抑制试验 Phentolamin-Inhibitionstest *m*, Phentolamin-Hemmungstest *m*
苄丙酮香豆素 Warfarin (um) *n*, Neodicoumarin *n*
苄醇 Benzylalkohol *m*, Phenylcarbinolum *n*, Phenmethylolum *n*
苄二甲胍 Betanidinum *n*, Bethanidin *n*, Benzyldimethylguanidin *n*
苄非他明 Benzphetamin *n*
苄酚宁 Bepheniumembonat *n*
苄呋菊酯 Resmethrin *n*
苄氟[甲]噻嗪 Bendroflumethiazid (um) *n*, Bendrofluazide *n*
苄氟噻嗪 Bendrofluazid *n*
苄基 Benzyl *n*
2-苄基氨甲酰乙基异烟肼 Nialamid (um) *n*
苄[基]化作用 Benzylieren *n*, Benzylierung *f*
苄基磺胺 Benzylsulfanilamidum *n*, Benzylsulfamid *n*
苄基利福平 Benzylrifampicin *n*
苄基卤 Benzylhaloid *n*
苄[基]氯 Benzylchlorid *n*
苄[基]氰 Benzylzyanid *n*
苄基头孢菌素 Cefaloramum *n*, Cephaloram *n*
苄[基]腺嘌呤 Benzyladenin *n*
6-苄[基]腺嘌呤 6-Benzyladenine *f*
苄基异喹啉 Benzylisochinolin *n*
苄基异喹啉复合物 Benzylisochinolin-Komplex *m*
苄基异喹啉类 Benzylisochinolin *n*
苄基异硫氰酸盐 Benzylisothiocyanat (BITC) *n*
苄甲苯丙胺 Benzphetamin *n*
苄甲醇 Benzylkarbinol *n*
苄硫醇 Benzylmercaptan *n*, Benzylsulfhydrat *n*
苄咪唑啉 Tolazolin (um) *n*, Priscolin *n*
苄脒 Benzamidin *n*
苄普地尔 Bepridil *n*
苄青霉素 Benzylpenizillin *n*, Penicillin G *n*
苄青霉素钾 Benzylpenizillin-Kalium *n*
苄青霉素钠 Benzylpenizillin-Natrium *n*
苄索氯铵 Benzethoniumchlorid *n*
苄烷铵 Benzalkonium *n*, Zephirol *n*
苄硝唑 Benznidazol *n*
苄星邻氯苯唑青霉素 Benzathin-Cloxacillin *n*
苄星青霉素 G Benzathin-Benzylpenizillin *n*, Benzathin-Penizillin G *n*, Benzethacil *n*, Dibenzyläthylendiamindipenizillin G *n*
苄氧羰[基] Benzyloxycarbonyl-, Carbobenzoxy-
苄氧羰[基]甘氨酸 Carbobenzoxyglycin *n*
苄乙胺青霉素 G Benethaminum penicillinum *n*, Benethamin-penizillin *n*, Benethamin Penicillin *n*
苄异喹啉 Benzylisochinolin *n*
苄酯 Benzylester *m*
变胺蓝 Variaminblau *n*
变胺蓝盐 B Variaminblau B Salz *n*
变暗的 verdundelnd
变白 aufhellen, blanchieren
变白的 weiß werdend
变白反应 Schultz*-Charlton*Reaktion *f* (od. (Auslösch-) Phänomen *n*)
[变]白色酵母 Saccharomyces albicans *m*, Candida albicans *f*, Oidium albicans *n*
变白色念珠菌 Monilia candida (s. albicans) *f*
变败 Verderb *m*
变倍手术眼镜 Lupe mit wechselnder Vergrößerung *f*, Brille für Zoom-Operation *f*
变差(异) Variation *f*, Abartung *f*
变差系数 Variationskoeffizient *m*
变常眼 Ametropie *f*, Ametropia *f*
变常眼测量器 Ametrometer *n*, Strab (ism) ometer *n*
变常眼的 ametropisch
变成熟的 reifend
变传导作用 dromotrope Aktion *f*
变[传]异作用 Dromotropismus *m*
变粗 vergröbern
变粗的 eindickend
变带红色的 rötlich
变带绿色的 grün werdend
变动成本 variable Kosten *f*
变动成本定价法 Preisbestimmung auf variable Kosten *f*, kostenorientierte Preisbestimmung *f*
变动现场 veränderter Tatort *m*
变分法 Variationsansatz *m*
变幅杆 Amplitudentransformator *m*
变橄榄色的 olivenfarbig werdend
变更 Wechsel *m*, Veränderung *f*
变更活动 Umleitungsaktivität *f*
变(别)构部位 allosterische Lagen *f pl*, allosterische Orte *m pl*, allosterische Stelle *f*
变构蛋白[质] allosterisches Protein *n*
变构的 allosterisch
变构活化剂 allosterischer Aktivator *m*

变构激活剂 allosterischer Aktivator *m*
变构剂 allosterisches Agens *n*
变构键合 allosterische Verbindung *f*
变构结合 allosterische Bindung *f*
变构酶 allosterisches Enzym *n*
变构调节 allosterische Regulation *f*
变构位点 allosterische Bindungsstelle *f*
变构现象 Allosterie *f*, Allosterismus *m*
变构效应 Allosterie *f*, Allosterismus *m*
变构效应机制 allosterischer Mechanismus *m*
变构性 Allosterie *f*
变构学说 allosterische Theorie *f*
变构抑制 allosterische Inhibition (od. Hemmung) *f*
变构抑制剂 allosterischer Inhibitor *m*
变构抑制因子 allosterischer Inhibitionsfaktor *m*
变构转变 allosterische Transformation *f*
变构转移 allosterische Transition *f*
变构作用 Allosterie *f*
变骨 veränderter Knochen *m*
变故 Unfall *m*
变光的 entblößt
变光滑的 glatt werdend
变海绿色的 seegrün werdend
变褐色的 braun werdend
变黑 anschwärzen v
变黑的 anschwärzend
变黑普雷沃菌 Prevotella nigrescens *f*
变黑色的 schwarz werdend
变红 Rötung *f*, Erröten *n*
变红的 rot werdend
变红菌素 Rubomycin *n*
变红色的 rot werdend
变厚 Verdickung *f*
变狐妄想 Ailuranthropie *f*
变化 Verwandlung *f*, Umbildung *f*, Umformung *f*, Veränderung *f*, Alteratio (n) *f*
变化多端的 vielgestaltig
变化幅度 Amplitude der Variation *f*
变化性 Variabilität *f*
变坏 Verschlimmerung *f*, Verschlechterung *f*, Deterioration *f*, Depravatio (n) *f*
变坏的 verschlimmert, verschiechtert, depravat (-us, -a, -um)
变换 Transformation *f*
Z 变换 Z-Transformation *f*
变换常数 Abklingkonstante *f*, Transformationskonstante *f*
变换恐怖 Kainophobie *f*
变换匹配 passende Transformation *f*
变换器 Transformator *m*, Konverter *m*
变灰色的 grau werdend
变迹 Apodisierung *f*
变焦镜头 Zoom *n*
变狼幻想症(变狼狂患者) Lykanthropie *f*, Lykomanie *f*
变狼妄想 Lykanthropie *f*, Lykomanie *f*
变老 Seneszenz *f*, Altern *n*, Vergreisung *f*, alt werdend
变力性的 inotrop
变力状态 inotroper Zustand *m*
变力作用 Inotropie *f*, inotrope Wirkung *f*
变量 Varianz *f*, Variable *f*
变量变换 variable Transformation *f*
变量误差 variabler Fehler *f*
变流器 Konverter *m*
变马妄想 Hippanthropie *f*
变猫妄想 Galeanthropie *f*
变频 Frequenzwandlung *f*, Frequenztransponierung *f*
变频器 Frequenzwandler *m*
变频振荡器 frequenzvariabler Oszillator *m*
变平 abflachend
变平的 geplant
变清蛋白 Metalbumin *n*
变犬妄想 Cynanthropie *f*
变热 Kaleszenz *m*, Heißwerden *n*
变容二极管 Varaktordiode *f*, Kapazitätsdiode *f*, Varaktor *m*
变弱的 entkräftet
变色 ①Verfärbung *f*, Farbumschlag *m* ②Allochroismus *m* ③Metachromasie *f*, Metachromie *f*
变色带 verfärbte Zone *f*
变色的 allochromatisch, fremdfarbig, farbenverändernd
变色反应 Metachromie *f*, Metachromasie *f*
变色范围 Verfärbungsintervall *n*, Farbumschlagbereich *m*
变色放线菌素 Litmocidin *n*
变色区域 Verfärbungsintervall *n*, Farbumschlagbereich *m*
变色酸 Chromotropsäure *f*, Acidum chromotropicum *n*
变色现象 Chamäleonphänomen *n*
变色性皮癣 Chromophytose *f*, Pityriasis versicolor *f*
变色牙 verfärbter Zahn *m*
变深红色 dunkelrot werden
变肾上腺素 Metanephrin *n*
变时现象 Chronotropismus *m*
变时[性]的 chronotrop
变时作用 chronotrope Wirkung *f*
变视紫红质 Metarhodopsin *n* (视紫红质)
变视紫质 Metarhodopsin *n* (视紫质)
变兽妄想 Zooanthropie *f*
变数 Variante *f*, Variable *f*
变数串联重复 variable Anzahl von Tandem-Repeat *f*
变数代换 Transformation der Variable *f*, Variablentransformation *f*
变送器 Sender *m*
变速 Rampe *f*
变速跑 veränderlicher Lauf *m*
变速器 Schalthebel *m*, (Gang-) Schaltung *f*
变速作用 chronotrope Wirkung *f*
变酸 Azeszenz *f*, Azidifikation *f*
变态 Metamorphose *f*, Metamorphosis *f*, Anamorphose *f*
变态担子 Metabasidium *n*
变态的 metamorph
变态反应 allergische Reaktion *f*
变态反应 - 反应过强性心包炎 allergisch-hyperergische Perikarditis *f*
变态反应分类法 Gell*-Coomb* Klassifikation *f*
变[态反]应素 Allergen *n* (过敏原)
变[态反]应性 Allergie *f*, Allergia *f* (过敏)
变[态反]应性鼻炎 allergische Rhinitis (AR) *f*, Rhinallergose *f*, Rhinitis allergica *f*, allergischer Schnupfen *m*
变[态反]应性鼻炎及其对哮喘的影响 allergische Rhinitis und ihre Auswirkungen auf Asthma (ARIA) *f*
变态反应性唇炎 allergische Kontaktcheilitis *f*
变[态反]应性关节炎 Arthritis allergica *f*
变[态反]应性疾病 allergische Krankheit *f*
变[态反]应性结膜炎 allergische Konjunktivitis *f*, Conjunctivitis allergica *f*
变态反应性接触性口炎 allergische Kontaktstomatitis *f*
变[态反]应性脉管炎 allergische Angiitis *f*, Vasculitis allergica *f*
变[态反]应性迷路炎 allergische Labyrinthitis *f*, Labyrinthitis allergica *f*
变[态反]应性脑脊髓炎 allergische Enzephalomyelitis *f*, Encephalomyelitis allergica *f*
变态反应性气道炎症 allergische Entzündung der Atemwege

f(AAI)
变态反应性曲霉菌病 Allergische Aspergillose *f*
变态反应性哮喘 allergisches Asthma *n*
变[态反]应性血管炎 allergische Vaskulitis *f*, Vasculitis allergica *f*
变[态反]应性炎症 allergische Entzündung *f*
变[态反]应性真菌性鼻—鼻窦炎 allergische fungöse Rhinosinusitis (AFRS) *f*, allergische mykotische Nasen- und Nasennebenhöhlenentzündung *f*
变态反应性支气管肺曲菌病 allergische bronchopulmonale Aspergillose *f*
变[态反]应性紫癜 allergische Purpura *f*, Purpura allergica (s. anaphylaktoide) *f*
变态反应学 Allergologie *f*
变态反应抑制受体 1 Allergie inhibitorischer Rezeptor 1 *m*
变[态反]应原 Allergen *n*, Atopen *n*
变[态反]应原浸出物 Allergenextrakt *m*
变态固着 abartige Fixation *f*
变态呼吸音 metamorphosierendes Atemgeräusch *n*
变态激素 Metamorphose-Hormon *n*
[变态]精神病 Pathergasie *f*
变态抗体 heteroklitischer (od. allergischer) Antikörper *m*
变态抗原 allergisches Antigen *n*
变态人格 psychopathische Persönlichkeit *f*
变态人格性欺诈 Betrug der psychopathische persönlichkeit *f*
变态心理 Psychopathie *f*
变态心理学 abnormale Psychologie *f*
变态心理者 Psychopath *m*
变态性 Anomalie *f*
变态性欲 sexuelle Perversion *f*
变态杂音 metamorphes Geräusch *n*
变态者 Deviante *m*, Deviante *f*
变体 Modifikationen *f pl*
变调音 Variationsklangfarbe *f*
变通性 Modifizierbarkeit *f*
变秃 Glatzenbildung *f*, Glabrifikation *f*
变为有柄的 mit Stengel
变位 Lage-Verschiebung *f*
变位酶 Mutase *f*
变位性试验 Positionierungstest *m*
变位性眩晕 Lagenschwindel *m*, haltungsbedingter Schwindel *m*
变位性眼震 Lagenystagmus *m*, Positionsnystagmus *m*
变位阈 Verdrängungsschwelle *f*
变味蛋白 Miraculin *f*
变温 heterotherm
变温的 wechselwarm, poikilotherm
变温动物 Wechselblüter *m*, Kaltblüter *m*, poikilothermer Tier *m*
变温试验 kalorimetrischer Test *m*
变温性 Allothermie *f*, Poikilothermie *f*
变形 Deformität *f*, Deformierung *f*, Malformatio (n) *f*, Umformung *f*
变形斑沙雷菌 Serratia proteamaculans *f*
变形虫 Amoeba *f*, Amöbe *f*, Wechseltierchen *n*
变形虫病 Amoebiasis *f*
变形虫的 amoebic (-us, -a, -um)
变形虫恐怖 Amöbenangst *f*, Amöbenphobie *f*
变形虫尿 Amöburie *f*
变形虫样孢子 Amoebula *f*
变形虫样的 amöbenfähnlich, amöboid
变形[虫样]细胞 Amöbenzelle *f*, Amöboidzelle *f*
变形带 Zona transformans *f*, Turck* Zone *f*
变形带[绦虫]属 Amoebotaenia *f*
变形蛋白 verformtes Protein *n*
变形的 metamorph, detormans
变形范围 Deformationsreichweite *f*, Deformationsbereich *n*, Deformationsgebiet *n*
变形附红细胞体 Eperythrozoon varians *n*
变形杆菌 Bacillus proteus *m*, Bacterium proteus *n*, Proteus vulgaris *m*
变形杆菌败血病 Proteussepsis *f*, Septicaemia proteus *f*
变形杆菌肺炎 Proteuspneumonie *f*
变形杆菌属 Proteus *m*
 雷特格氏变形杆菌 Proteus rettgeri *m*
 摩根氏变形杆菌 Proteus morganii *m*
变形杆菌属食物中毒 Lebensmittelvergiftung durch Proteusbakterien *f*, Bacillus Proteus Lebensmittelvergiftung *f*
变形杆菌族 Proteae *f pl*, Protinae *f pl*
变形核白细胞 Dysmorphokaryozyt *m*
变形红细胞性血尿 Hämaturie mit verformten Erytrozyten
变形弧菌 Vibrio finkleri (s. proteus) *m*
变形极化率 Deformationspolarisierbarkeit *f*, Polarisierbarkeit der Deformation *f*
变形菌丝 modifizierte Hyphen *f pl*
变形恐怖 Dysmorphophobie *f*
变形链球菌 Streptococcus mutans *m*, Streptokokkus mutans *m*, Mutans-Streptokokken *m pl*
变形颅 verformter Schädel *m*
变形区 Deformationsbereich *n*, Deformationsgebiet *n*
变形天花 Varioloides *f pl*, weiße (od. milde) Pocken *pl*
变形妄想 Verblendung der Metamorphose *f*
变形细胞 Amöbenzellen *f pl*, amöboide Zellen *f pl*
变形性 Deformation *f*, Deformität *f*, Deformierung *f*
变形性单关节炎 Monarthritis deformans *f*, deformierte Monarthritis *f*
变形性动脉内膜炎 Endarter (i) itis deformans *f*
变形性动脉炎 Arteriitis deformans *f*
变形性腹膜炎 Peritonitis deformans *f*
变形性骨关节炎 Osteoarthritis deformans *f*
变形性骨软骨营养不良 Osteochondrodystrophia deformans *f*
变形性骨炎 Ostitis deformans *f*, Paget* Syndrom *n*
变形性骨炎样的 pagetoid
变形性骨营养不良症 Osteodystrophia deformans *f*
变形性骨折 Stauchungsfraktur *f*, Stauchungsbruch *m*
变形性关节病 Arthronosis deformans *f*, Arthrosis deformans *f*
变形性关节炎 Arthritis deformans *f*
变形性肌张力障碍 Torsionsdystonie *f*, Dystonia lordotica *f*, Dystonia musculorum deformans *f*, Ziehen* (-Schwalbe* -Oppenheim*) Syndrom *n*
变形性脊椎强直综合征 Spondylitis ankylopoetica derformans *f*
变形性脊椎炎 Spondylitis deformans *f*
变形性外阴干皱 Kraurosis vulvae deformans *f*
变形性忧郁症 Melancholia metamorphosis *f*, metamorphische Melancholie *f*
变形性早老症 Metagerie *f*
变形序列征 Deformationssequenz *f*
变形血红蛋白 Methämoglobin *n*
变形血红蛋白血症 Methämoglobinämie *f*
变形血原虫属 Haemoproteus *m*, Halteridium *n*
变形运动 amöboide Bewegung *f*
变形再生 Morphallaxis *f*
变形振动 Deformationsschwingung *f*
变形知觉 amodale Wahrnehmung *f*
变形指数 Verformungsindex *m*
变形综合征(普罗蒂厄斯综合征) Proteus-Syndrom *n*
变型 Modifikationen *f pl*, Varianten *f pl*
变型变[态反]应性 Metullergie *f*
变型的 metatypisch, metatypic (-us, -a, -um)
变型结核 Metatuberkulose *f*
变型痢疾 Metadysenterie *f*
变性 Degeneratio (n) *f*, Entartung *f*, Ausartung *f*, Degenerierung *f*

阿伯克龙比氏变性 Abercrombie* Degeneration *f*, amyloide Degeneration *f*
阿 - 欧二氏变性 Armanni*-Ehrlich* Degeneration *f*
岑克尔氏变性 Zenker* Degeneration *f*, wachsartige Degeneration *f*
格腊维茨氏变性 Grawitz* Degeneration (od. Granulum *n*) *f*
哈布氏变性 Haab* Degeneration (od. Dystrophie *f*) *f*
华勒氏变性 Waller* Degeneration *f*, sekundäre Degeneration *f*
霍恩氏变性 Horn* Muskeldegeneration *f*
霍姆斯氏变性 Holmes* Degeneration *f*, primäre progressive zerebellare Degeneration *f*
奎因氏变性 Quain* Degeneration *f*, Myokardfibrose *f*
马腊格利阿诺氏[血]细胞内变性 Maragliano* endozelluläre Degeneration *f*
门克伯格氏变性 Mönckeberg* Degeneration (od. Sklerose od. Mediaverkalkung) *f*
尼斯尔氏变性 Nissl* Degeneration *f*
提尔克氏变性 Türck* Degeneration *f*
威尔逊氏变性 Wilson* Degeneration *f*, hepatolentikuläre Degeneration *f*
魏尔啸氏变性 Virchow* Degeneration *f*, Amyloidose *f*
Waller 变性 Waller* Degeneration *f*
变性醇 denaturierter Alkohol *m*, Spiritus denaturatus *m*
变性[蛋白]胨 Metapepton *n*
变性蛋白(朊) Metaprotein *n*, Infraprotein *n*
变性蛋白尿 Albuminaturie *f*, Albuminaturia *f*
变性蛋白[质] Albuminat *n*, Infraprotein *n*, Metaprotein *n*, denaturiertes Eiweiß *n*, denaturiertes Protein *n*
变性的 denaturiert, degenerativ, degenerativ (-us, -a, -um)
变性的抗原抗体复合物 denaturierter Antigen-Antikörper-Komplex *m*
变性毒素 Anatoxin *n*, Formoltoxoid *n*
变性毒素的 anatoxisch
变性毒素反应 Anatoxinreaktion *f*
变性反应 Entartungsreaktion *f* (EAR, EaR)
变性杆菌综合征 Proteus-Syndrom *n*
变性高铁血红蛋白 Methämoglobin *n*
变性高效液相色谱[法] denaturierende Hochleistungsflüssigkeitschromatographie *f* (DHPLC)
变性关节病 degenerative Gelenkerkrankung *f*
变性关节炎 degenerative (od. hypertrophische) Arthritis *f*
变性和再生 Degeneration und Regeneration
变性肌力药(变力性药物) inotropes Medikament *n*
变性疾病 Abnutzungskrankheit *f*, abiotrophische (od. degenerative) Erkrankung *f*
变性剂 Denaturierungsmittel *n pl*
变性剂梯度凝胶电泳 Vergällungsstoff-Gradientengel-Elektrophorese *m*
变性结核菌素 Tuberculinose *f*, degeneratives (od. verändertes) Tuberkulin *n*
变性酒精 denaturierter Alkohol *m*, Spiritus denaturatus *m*
变性菌液 Anabacteria *f*
变性抗原 denaturiertes Antigen *n*
变性梅毒 Metalues *f*, Metasyphilis *f*
变性梅毒的 metalu (et) isch, metasyphilitisch
变性明胶 Metagelatine *f*
变性囊肿 Degenerationszyste *f*
变性凝胶电泳 denaturierende Gelelektrophorese *f*
变性凝血酶 Metathrombin *n* (无活力凝血酶)
变性培养物 anaculture <engl.>
变性球蛋白小体 Blaukorn *n*, Kapselkörper *m*, Heinz* Blaukörper *m*
变性球蛋白小体染色 Färbung des denaturierten Globulinkörperchens *n*, Heinz* Körperfärbung *f*
变性人 Transsexuelle *m/f*
变性肾炎 degenerative Nephritis *f*, Nephrose *f*, Nephrosis *f*
变性术 transsexuelle Operation *f*
变性弹性蛋白 Elazin *n*
变性梯度聚丙烯酰胺凝胶电泳 Polyacrylamid-Gelelektrophorese mit einem denaturierenden Gradienten *f*
变性梯度凝胶电泳 denaturierende Gradienten-Gelelektrophorese *f* (DGGE)
变性萎缩 degenerative Atrophie *f*
变性温度 Denaturierungstemperatur *f*
变性舞蹈病 Chorea degenerativa *f*, Huntington* Chorea (od. Krankheit) *f*
变性[性]白细胞转移 degenerative Blutverschiebung *f*, degenerative blood shift <engl.>
变性性并发性白内障 Cataracta complicata degenerata *f*
变性[性]抽搐 degenerativer Tik *m*
变性性关节病 degenerative Gelenkerkrankung *f*, hypertrophische Arthritis *f*
变性性关节炎 degenerative Arthritis *f*
变性性神经痛 degenerative Neuralgie *f*
变性性神经炎 degenerative Neuritis *f*
变性性视网膜劈裂 degenerative Retinoschise *f*
变性性视网膜劈裂[症] degenerative Retinoschisis *f*
变性[性]涎腺肿大[症] degenerative Sialadenosis *f*
变性性炎 degenerative Entzündung *f*
变性血管翳 Pannus degenerativus *m*
变性血红蛋白 denaturiertes Hämoglobin *n*, Methämoglobin *n*
变性血红蛋白血症 Methämoglobinämie *f*
变性(血)清蛋白 Methemalbumin *n*
变性真皮黑变病 Melanosis corii degenerativa *f*
变性正铁血红蛋白 Kathämoglobin *n*
变性指数 degenerativer Index *m*
变性[作用] Denaturierung *f*, Vergällung *f*
变旋(构)现象 Mutarotation *f*
变旋[光] Mutarotation *f*, Tautorotation *f*
变旋[光]酶 Mutarotase *f*
变旋光作用 Mutarotation *f*, Multirotation *f*, Tautorotation *f*, Birotation *f*
变压呼吸器 Barospirator *m*
变压器 Transformator *m*, Umspanner *m*, Wandler *m*
变压器耦合 Transformatorkopplung *f*
变压性眩晕 alternobarische Gleichgewichtsstörung *f*
变液的 liquefazient, liqueszent
变移上皮 Ubergangsepithel *n*
变异 Mutation *f*, Variation *f*
变异测量 Schwankungsmaß *n*
变异程度 Variation *f*, Variationsgrad *m*, Variationsbreite *f*, Variationsweite *f*
变异的 varians
变异的人工选择 künstliche Selektion von Mutationen *f*
变异的生长激素 menschlische Wachstumshormon-Variante *f*
变异丢失突变 mutierter Verlust der Variation *m*
变异范围 Variationsbreite *f*, Variationsweite *f*
变异干髓法 modifizierte Mumifikation (od. Mumifizierung) *f*
变异革蜱 Dermacentor variabilis *m*
变异冠状病毒 mutiertes Koronavirus *n*
变异减速 variabele Verzögerung *f*
变异菌株 Variante-Stamm *m*
变异来源 Variationsquelle *f*
变异链球菌 Streptococcus mutans *m*
变异数分析 Varianz-Analyse *f*
变异体 Variante *f*
变异(更)系数 Variabilitätskoeffizient *m*, Varianzkoeffizient *m* (VK)

变异型 Variante *f*
变异型心绞痛 Angina pectoris variabilis *f*
变异性 Variabilität *f*
变异性测量 Vermessung der Variabilität *f*
变异性红斑角化症 variable Erythrokeratodermie *f*
变异性视物变形症 variierte Metamorphopsie *f*
变异性系数 Variationskoeffizient *m*
变异性心绞痛 Angina pectoris variabilis *f*
变异性作图 Variabilität-Konstruktion *f*
变［异］旋光 Mutarotation *f*, Tautorotation *f*
变异脂肪瘤 variiertes Lipom *n*
变异指标 Index der Variation *m*
变异指数 Variabilität-Index *m*
变异指数得分法 Bewertungszahl des Varianzindex *f*
变异中心 Zentrum der Vielfalt *n*
变易 Variation *f*
变易性 Variabilität *f*
变应测定 Allergometrie *f*
变应化［作用］ Allergisierung *f*, Sensibilisierung *f*
变应素 Allergin *n*, Chlorpheniraminmaleinat *n*
变应性 Allergie *f*, Allergia *f*
变应性白细胞破碎性血管炎 allergische leukozytoklastische Vaskulitis *f*
变应性鼻窦炎 allergische Sinusitis *f*
变应性鼻炎 Rhinallergose *f*, Rhinitis allergica *f*, Coryza allergica *f*
变应性变态反应 allergische Allergie (Allergia) *f*
变应性病 Allergose *f*, allergische Krankheit *f*
变应性的 allergisch, allergic (-us, -a, -um)
变应性动脉炎 allergische Arteriitis *f*, Arteriitis allergica *f*
变应性反应素 allergische Reagine *n pl*
变应性肺泡炎 allergische Alveolitis der Lunge *f*, Alveolitis pulmonis allergica *f*
变应性肺炎 allergische Pneumonie *f*
变应性睾丸炎 allergische Orchitis *f*
变应性关节炎 Arthritis allergica *f*
变应性过度 pleoergy <engl.>
变应性甲状腺炎 allergische Thyreoiditis *f*, Thyreoiditis allergica *f*
变应性接触性唇炎 allergisches Kontaktekzem der Lippe *n*
变应性接触性皮炎 allergische Kontaktdermatitis *f*
变应性接触性荨麻疹 allergische Kontakturtikaria *f*
变应性结节性血管炎 allergische noduläre Angiitis *f*, Angiitis nodularis allergica *f*
变应性结膜炎 allergische Konjunktivitis *f*
变应性抗体 allergischer Antikörper *m*
变应性脉管炎 Angiitis allergica *f*, Vasculitis allergica *f*
变应性脑脊髓炎 allergische Enzephalomyelitis *f*
变应性脑膜炎 allergische Meningitis *f*
变应性脑炎 allergische Enzephalitis *f*
变应性皮病 Allergodermie *f*, Allergodermia *f*, Allergodermatose *f*
变应性皮肤血管炎 Arteriolitis allergica cutis superficialis *f*
变应性皮炎 Dermatitis allergica *f*
变应性平衡 allergisches Gleichgewicht *n*, Allergie-Bilanz *f*
变应性肉芽病 allergische Granulomatose *f*
变应性肉芽肿病 allergische Granulomatose *f*, Churg*-Strauss* Syndrom *n*
变应性肉芽肿性反应 allergische granulomatöse Reaktion *f*
变应性肉芽肿性血管炎 Angiitis granulomatosa allergica *f*
变应性湿疹 allergisches Ekzem *n*
变应性湿疹性接触性皮炎 allergische ekzematöse Kontaktdermatitis *f*
变应性试验 Allergietest *m*
变应性水肿 allergisches Odem *n*
变应性死亡 allergischer Tod *m*
变应性体质 allergische Konstitution (od. Diathese *f*) *f*
变应性系统性血管炎 allergische systemische Vaskulitis *f*
变应性小动脉炎 Arteriolitis allergica *f*
变应性哮喘 allergisches Asthma *n*, Asthma atopicum *n*
变应性休克 allergischer (od. anaphylaktischer) Schock *m*
变应性学 Allergologie *f*
变应性血管炎 allergische Vaskulitis *f*, Vasculitis allergica *f*
变应性血管炎性肾小球疾病 glomeruläre Erkrankung bei allergischer Angiitis *f*
变应性血管翳 Pannus allergicus *m*
变应性荨麻疹 allergische Urtikaria *f*, Urticaria allergica *f*
变应性亚败血症 Subsepsis allergica *f*, Wissler*(-Fanconi*) Syndrom *n*
变应性亚脓毒病 Subsepsis allergica *f*, Wissler*(-Fanconi*) Syndrom *n*
变应性支气管肺曲菌病 allergische bronchopulmonale Aspergillose *f*
变应性支气管肺曲霉病 allergische bronchopulmonale Aspergillose *f* (ABPA)
变应性支气管肺真菌病 allergische bronchopulmonale Pilzerkrankung *f*
变应性直肠炎 allergische Proktitis *f*
变应性状态 Stutus allergicus *m*, allergischer Zustand *m*
变应性紫癜 allergische Purpura *f*, Purpura allergica *f*
变应原 Allergen *n*
变应原的 allergen
变应原免疫疗法 Allergenimmuntherapie *f*
变应原特异性免疫疗法 allergenspezifische Immuntherapie *f*
变应原性 Allergenizität *f*
变应原性蛋白制剂 Allergen-Proteinpräparat *n*
变应原性接触物 allergischer Kontrahent *m*
变应原性接触性唇炎 allergisches Kontaktekzem der Lippe *n*
变应原性物质 allergieauslösender Stoff *m*
变应原性支气管肺曲菌病 allergische bronchopulmonale Aspergillose *f*
变应疹 Allergid *n*
变硬 versteifen, härten
变硬的 versteift, gehärtet
变阈力 Bathmismus *m*
变阈［力］的 bathmotrop
变阈性 Bathmotropismus *m*
变阈性的 bathmotrop
变阈作用 Bathmotropismus *m*, bathmotrope Wirkung *f*
变张［力性］收缩 alloisotonische Kontraktion *f*
变质 Alteratio (n) *f*, Metamorphose *f*, Degeneratio (n) *f*, Denaturierung *f*, Umstimmung *f*
变质的 umstimmend, alterativ, degenerativ, degenerativ (-us, -a, -um)
变质疗法 Umstimmungstherapie *f*
变质特征 degeneratives Stigma *n*
变质性疾病 degenerative Erkrankung *f*, Nordauismus *m*
变质性精神病 degenerative Psychose *f*
变质性炎［症］ degenerative (od. parenchymatöse) Entzündung *f*
变质药 Alterantia (remedia) *f*, Denaturierungsmittel *n*
变种 Abart (ung) *f*, Variante *f*, Varietät *f*, Varietas *f* (var.)
变种生长 heterogenes Wachstum *n*
变周期距离参数化扩展卡尔曼滤器 variabler Zyklus RP-EKF (Extended Kalman Filter) *m*
变紫色的 purpurn werdend
变阻器 Rheostat *m*, Varistor *m*
便池 Urinal *n*, Pissoir *n*, Urinbecken *n*
便壶 Urinal *n*, Nachttopf *m*, Uringefäß *n*
便结 Kotstauung *f*, Koprostase *f*, Konstipation *f*, Obstipation *f*
便利抽样 bequeme Probenahme *f*
便秘 Stuhlträgheit *f*, Stuhlverstopfung *f*, Konstipation *f*, Obsti-

patio(n) *f*
便秘的 verstopft, obstipiert
便秘绞痛 Kotkolik *f*
便秘恐怖 Obstipationsangst *f*, Koprostasophobie *f*
便秘性食物 Verstopfung verursanchendes Lebensmittel *n*
便秘药 Antidiarrhoika *n pl*, Obstipantia *n pl*
便秘与腹泻交替 Abwechselung mit Verstopfung und Durchfall *f*
便溺习惯 habituelle Enuresis *f*, Enuresisgewohnheit *f*
便盆 Nachttopf *m*, Stechbecken *n*, Bettschüssel *f*
便通 Alvidejectiones *f pl* (alv. deject.)
便桶 Klosettstuhl *m*, Klosett *n*, Nachtstuhl *m*
便痛恐怖 Defaecalgesiophobia *f*
便携式 B 型超声诊断仪 tragbarer B-Ultraschall-Scanner *m*
便携式 γ- 谱仪 tragbares γ-Spektrometer *n*
便携式病人文件 tragbare Patientenakte *f*
便携式电子压平眼压计 tragbares elektronisches Applanationstonometer *n*
便携式供氧装置 tragbares Sauerstoffgerät *n*
便携式氦氖激光治疗器 portabler He-Ne-Laser für klinische Behandlung *m*
便携式监护仪 tragbare Überwachungsgerät *n*
便携式数据终端 tragbare Daten-Terminal *n*
便携式睡眠监测系统 tragbares Schlaf-Monitoring-System *n*, tragbares System zur Schlafüberwachung *n*
便携式血糖仪 tragbare Blutzuckermessgerät *n*
便携性 Tragbarkeit *f*
便携值阈听力计 tragbares Schwellenaudiometer *n*
便血 Haematochezia *f*, Blutstuhl *m*, Stuhlabgang mit Blut *m*, blutiger Stuhl *m*
便意 Kotzwang *m*, Stuhldrang *m*
便意频数 Tenesmus *m*, anhaltender Stuhldrang *m*
遍多酸 Pantothensäure *f*
遍生鞭毛的 holomastigot
遍生的 amphigen
遍生纤毛的 holotrich
遍在蛋白(泛素) Ubiquitin *n*
腷 Metaprotein *n*, Infraprotein *n*
辨别 Diskrimination *f*, Unterscheidung *f*
辨别刺激 Differenzierungsstimulus *m*
辨别反应 Differenzierungsreaktion *f*
辨别反应时 Reaktionszeit zur Differenzierung *f*
辨别计 Diskriminator *m*
辨别离差 differenzielle Dispersion *f*
辨别力 Unterscheidbarkeit *f*
辨别缺陷症 Identifikationsmangel *m*
辨别时间 Unterscheidungszeit *f*, Diskriminationszeit *f*
辨别箱 Differenzierungsbox *f*
辨别[性]学习 differenzielles Lernen *n*
辨别阈 Unterschiedsschwelle *f*
辨差阈试验 Unterschiedsschwellentest *m*
辨距不良 Dysmetrie *f*
辨距过大(度) Hypermetrie *f*
辨距过小 Hypometrie *f*
辨距困难 Dysmetrie *f*
辨距障碍 Dysmetrie *f*
辨认 identifizieren
辨认测验 Identifizierungstest *m*
辨认照相术 Identifizierungsfotografie *f*
辨色能力 Farbensinn *m*
辨色肽 Chromodiopsin *n*
辨视力 Visuognosis *f*, Gesichtssinn *m*
辨音不能 Akusmatagnosie *f*, Klangblindheit *f*
辨语聋 Logokophosis *f*, akustische Aphasie *f*
辨证行为治疗 dialektisch-behaviorale Therapie *f*
辨重不能 Baragnosis *f*
辩护 Verteidigung *f*
辩护律师 Verteidigungsanwalt *m*
辩护能力 Verteidigungsfähigkeit *f*
辩护人 Verteidiger *m*
辩护性的 verteidigend
辩护性医疗技术 verteidigende Technik *f*
辩解的 justifikativ
辩解不能 Aphronie *f*
辫硫菌属 Thioploca *f*

BIAO 标瘭表鳔

biāo 标瘭

标本 Präparat *n*, Musterstück *n*, Probe *f*
标本标记 Probenbeschriftung *f*
标本玻片卡夹 Präparatpinzette *f*
标本采集 Präparatsammlung *f*
标本处理系统 Probebehandlungssystem *n*
标本传送系统 Förderersystem von Proben *n*
标本缸 präparatenglas *n*, Präparatgefäß *n*, Präparattopf *m*
标本固定 Probenfixierung *f*
标本固定器 Präparatfixator *m*
标本管 Präparatenröhrchen *n*, Probenglas *n*
标本盒 Präparatenschachtel *f*, Probeschachtel *f*
标本加热器 Präparatenheizgerät *n*
标本老化 Probealterung *f*
标本评价 Probenauswertung *f*
标本瓶 Probeflasche *f*, Probenglas *n*
标本身份检测 Probeidentifizierung *f*
标本微动装置 Feineinstellungsausrüstung *f*
标本箱 Präparatenschachtel *f*, Probeschachtel *f*
标本选择 Probenauswahl *f*
标本移动器 bewegliche Skala *f*
标本制备[法] Herstellen der Präparate *n*
标本制作 Herstellen der Präparate *n*
标本自动包埋器 automatische Einbettungsausrüstung für Präparat *f*
标本自动包埋染色器 automatische Einbettungs-und Färbungsausrüstung für Präparat *f*
标称值 Nominalwert *m*, Nennwert *m*
标称重量 Nominalgewicht *n*
标点地图 Fleckkarte *f*
标点计数分析 Spitzenzähleranalyse *f*
标定测验 Eichungstest *m*
标定[法] Eichung *f*, Standardisierung *f*
标定曲线 Kalibrierungskurve *f*
标[度] Anzeige *f*, Skala *f*, Scala *f*
  霍尔登氏标度 Haldane* Skala *f*
标度测量 Skalenmaß *n*
标度盘 Zifferblatt *n*
标化死亡比 standardisiertes Mortalitätsverhältnis *n*
标记 (Kenn-)Zeichen *n*, signa *n* (s), Symbol *n*, Marke *f*
标记(符号,征象,征兆,体征) Zeichen *n*
标记 DNA markierte DNA *f*
标记的 etikettiert, markiert
标记的链霉素抗生物素蛋白 - 生物素法(LSAB 法) LSAB-Methode *f*, Labeled-Streptavidin-Biotin (LSAB)-Methode *f*
标记毒药物 markiertes Gift *n*
标记分子 markiertes Molekül *n*
标记过程 Etikettierprozess *m*
标记化合物 markierte Verbindung *f*
标记获救 Rettungsmarker *m*
标记基因 markierte Gene *n pl*

标记基因座位 Markerstelle *f*
标记抗生物素蛋白生物素法 markierte Avidin-Biotin Methode *f*
标记抗生物素蛋白生物素系统 markiertes Avidin-Biotin-System *n*
标记抗体试验 markierter Antikörpertest *m*
标记抗原 markiertes Antigen *n*
标记亮氨酸 markiertes Leucin *n*
标记量 markierte Menge *f*
标记酶 markiertes Enzym *n*
标记免疫技术 Immunkennzeichnungstechnik *f*
标记前体 markierter Vorläufer *m*
标记亲和素生物素法（LAB 法）Avidin-Biotin-Methode *f*, LAB-Methode *f*
标记亲和素生物素系统 markiertes Avidin-Biotin-System *n*
标记染色体 Markierungs-Chromosom *n*
标记说 Kennzeichnungstheorie *f*
标记通路假说 markierte Wage-Hypothese *f*
标记图 markierte Image *n*, Roadmapping *n*
标记物 Marke *f*, Etikette *f*
标记选择 Markerselektion *f*
标记药名 signetur nomine proprio（sig. *n*. pr.）,
标记疫苗 markierter Impfstoff *m*, markierte Vakzine *f*
标记元素 markiertes Element *n*
标记原子 markiertes Atom *n*, Tracer *m*, Indikator *m*
标记指数 Markierungsindex *m*
标距 Entfernungsmarke *f*
标刻度 Kalibrierung *f*
标量的 skalar
标签 Tabula *f*, Marke *f*
标签反应 Markierungsantwort *f*
标签公开 Open-Label *n*
标识补救 Markersabhilfe *f*
标识辐射 charakteristische Röntgenstrahlung（od. Strahlung）*f*, Eigen（röntgen）strahlungen *f pl*, charakteristische Strahlung *f*
标识光谱 charakteristisches Spektrum *n*
标识卡 Ausweis *m*, ID-Karte *f*
标识射线 charakteristischer Strahlen *m*, Röntgenstrahlungen *f*
标识 X［射］线 charakteristische Röntgen-Strahlung *f*, Eigen（röntgen）strahlung *f*, Röntgeneigenstrahlung *f*
标示量 Markierungsmenge *f*, markierte Menge *f*
标示物 Marker *m*
标题专利 thematisiertes Patent *n*
标头副本 Kopfkopie *f*
标引 Indizierung *f*
标引表示法 Indexierungs darstellung *f*
标引 / 检索系统 Indexierung/Retrieval-System *n*
标引人员 Indexer *m*
标引系统 Indexierungs system *n*
标志 Marke *f*, Zeichen *n*, Symbol *n*
标志法 Bezeichnung *f*, Symbolik *f*
标志符 Kennzeichnung *f*
标志基因 Marker *m*, Markierungsgen *n*
标志磷 markierter（od. radioaktiver）Phosphor *m*
标志酶 Markierungsenzym *n*
标志染色体 Markerchromosom *n*
标志实体 designative Einheit *f*
标志 X 射线谱 charakteristisches Röntgenspektrum *n*
标志性表情 indexikalischer Ausdruck *m*
标准 Norm *f/n*, Standard *m*
标准白喉毒素 Standard-Diphtherie-Toxin *n*, Normal-Diphtherietoxin *n*
标准半骨盆切除术 Standard-Hemipelvektomie *f*
标准保健 Standard-Gesundheitsversorgung *f*
标准杯 Standardgetränk *n*
标准比色板 normale kolorimetrische Platte *f*
标准比色管 normales kolorimetrisches Rohr *n*
标准变量 Kriteriumsvariable *f*
标准波长 normale Wellenlänge *f*, Wellenlängennormal *n*
标准博弈法 Standard-Gamble-Verfahren *n*
标准采样容器 normaler Sammelbehälter *m*
标准参考分数 standarisierte Referenzpunktzahl *f*
标准参考物质 Standardreferenzmaterial *n*
标准参考营养数据库 Standard-Referenz-Nährstoffsdatenbank *f*
标准参照的与常模参照的 kriterienreferenziert und normreferenziert
标准操作程序 Standard Operating procedures（SOP）<engl.>, Standardarbeitsanweisung *f*, Standardvorgehensweise *f*
标准测量 Standard-Maßnahme *f*
标准测验 Standard-Test *m*
标准差 Standardabweichung *f*, Standarddeviation *f*（SD）, Standardfehler *m*
标准超声功率计 Standardultraschall-Leistungsmesser *m*
标准成本 Standard-Kosten *f*
标准程序 Standardprogramm *n*
标准尺寸 Standardmaß *n*, Normalformat *n*
标准串行通信规程 standardmäßiges serielles Kommunikationsprotokoll *n*
标准刺激 Standard-Stimulus *m*
标准答案 Lösung *f*, Schüssel *m*
标准大气 Normalklima *n*
标准大气压［力］Standardatmosphäre *f*, Normalatmosphäre *f*, physikalische Atmosphäre *f*
标准当量 Standardäquivalent *n*
标准导程（联）Standardableitung *f*
标准导联心电图 Standard-Elektrokardiogramm *n*
标准的 normal, standardisiert
标准滴［定］管 Standardbürette *f*, normale Bürette *f*
标准滴定物 Urtitersubstanzen *f pl*
标准电池 Standardelement *n*, Normalelement *n*
标准电动势 Normal-EMK *f*, Standard-EMK *f*（EMK=Elektro-Motorische-Kraft）, Normalelektrodenpotential *n*
标准电极 Standardelektrode *f*, Normalelektrode *f*
标准电极电位（势）Normalelektrodenpotential *n*
标准电路 Standardstromkreis *m*, Standardschallung *f*
标准电位 Standardpotential *n*, Normalpotential *n*, normales Potential *n*
标准电压 Normalspannung *f*
标准氡室 standardisierte Radonkammer *f*
标准毒素 Normaltoxin *n*, Normalgift *n*
标准对照 Standard-Kontrolle *f*
标准砝码 Echgewicht *n*, Normalgewicht *n*
标准腹膜通透性分析 Standard-Peritoneal-Permeabilität-Analyse（SPA）*f*
标准甘汞电极（标准甘汞电极）Standard-Kalomelelektrode *f*
标准工作 Normalbetrieb *m*
标准供氧装备 Standard-Sauerstoff-Getriebe *n*
标准估计误差 Standardfehler der Abschätzung *m*
标准规格 Standardvorschrift *f*, Normvorschrift *f*
标准国际单位 international übliche Einheit *f*
标准耗热量 Standardwärmeverbrauch *m*
标准红斑剂量 Standard-Erythemdosis *f*（SED）
标准护理成本 Standard-Pflegekosten *f*
标准化 Normalisation *f*, Normalisierung *f*, Standardisieren *n*, Standardisierung *f*
标准化比例死亡比 standardisiertes proportionales Mortalitätsverhältnis *n*
标准化病人 standardisierter Patient *m*
标准化测验 standardisierter Test *m*

标准化蛋白代谢率 normierte Protein-Katabolie-Rate (nPCR) *f*, normierte Eiweiabbaurate (nPCR) *f*
标准化发病率 standardisierte Inzidenzratio (SIR) *f*
标准化[方]法 Standardmethode *f*
标准化护理计划 Standardpflegeplan *m*
标准化矫形器 Modul-Orthese *f*
标准化疗方案 Standard-Chemotherapie *f*
标准化率 standardisierte Rate *f*
标准化率比 standardisierte Ratenratio *f*
标准化生育率 standardisierte Fertilitätsrate *f*
标准化数据定义 standardisierte Datendefinition *f*
标准化死亡比 standardisiertes Mortalitätsverhältnis *n*, Standard-Mortalitätsratio *f*
标准化死亡比例率 standardisierte proportionale Mortalitätsratio *f*
标准[化]死亡[率]比 Standardmortalitätsrate *f* (SMR), standardisiertes Mortalitätsverhältnis *n*
标准化死亡指数 vergleichende Sterblichkeit-Index *m*
标准化算法 standardisierter Algorithmus *m*
标准化业绩测验 standardisierter Leistungstest *m*
标准还原电位 Standardreduktionspotential *n*, Normal-Reduktionspotential *n*
标准还原溶液 normale reduzierende Lösung *f*
标准技术 Standard-Technik *f*
标准加入法 Standardadditionsverfahren *n*
标准碱 Standardbase *f*
标准碱测定 Standardbasedetermination *f*, Bestimmung der Standardbase *f*
标准碱过剩 Standard-Alkali-Überschuss *m*
标准碱溶液 Standardalkalilösung *f*, Normalalkalilösung *f*, Normallauge *f*
标准件组合式假肢 modulare Prothese *f*
标准镜头 Standard-Objektiv *n*, normale Linse *f*
标准酒精 Standardalkohol *m*, Normalweingeist *m*
标准菌株 Standardstamm *m*
标准卡板 Normalrachenlehre *f*, Standardschublehre *f*
标准抗毒素 Standardantitoxin *n*, Normalantitoxin *n*
标准刻度 Standardskala *f*, Normalmaßstab *m*
标准量 Standardmaß *n*, Normalmaß *n*
标准疗法 Standardbehandlung *f*
标准临床数据库 klinische Standard-Datenbank *f*
标准漏斗 Standardtrichter *m*
标准密度 Standarddichte *f*, Normaldichte *f*, Normdichte *f*
标准浓度 Normalität *f*, Standardkonzentration *f*
标准培养系 Standard-Kultur *f*
标准片 Standardfilm *m*, Normalfilm *m*
标准评价准则 Standard-Evaluierungskriterium *n*
标准[品]对照 Standardkontrolle *f*
标准气体混合物 Standardgasmischung *f*, Normalgasgemenge *f*
标准氢电极 Normal-Wasserstoffelektrode *f*, Standard-Wasserstoffelektrode *f*, Wasserstoff-Normalelektrode *f*
标准氢氧化钠溶液 Standard-Natriumhydroxydlösung *f*, Normallösung des Natriumhydroxyds *f*
标准清除率 Standardclearance *f*
标准情形观察法 Standard-Beobachtung *f*
标准曲线 standardkurve *f*
标准曲线法 Standardkurve-Methode *f*
标准群体 Standard-Gruppe *f*
标准人口 Standardpopulation *f*, Normalpopulation *f*
标准容积 Standardvolumen *n*, Normalvolum *n*
标准溶液 Standardlösung *f*, Normallösung *f*
标准化乳腺癌根治术 Halsted* radikale Mastektomie *f*
标准入路(穿刺) Standard-Ansatz *m*
标准色 Standardfarben *f pl*, Normalfarben *f pl*
标准膳食 Standard-Diät *f*
标准摄入(取)值 standardisierter Aufnahmewert *m*
标准肾盂切开取石术 Standard-Pyelolithotomie *f*
标准式铸道形成器 Standard-Gußkanalformer *m*, Standardtyp des Gußkanalformer *m*
标准试验 Standardtest *m*, Standardprüfung *f*
标准视力 Standardsehkraft *f*, Standard-Vision *f*
标准手杖 Standard-Gehstock *m*
标准水银气压计 maßgebender mercurialer Barometer *n/m*
标准碳酸氢盐 Standardbikarbonat *n*
标准体积 Standardvolumen *n*, Normalvolumen *n*
标准条件 Standardbedingungen *f pl*
标准外伤大骨瓣开颅术 standardisierte dekompressive Kraniotomie *f*
标准温度 Standardtemperatur *f*
标准温度计 Normalthermometer *n*, Standardthermometer *n*
标准物 Standardprobe *f*
标准物质 Standardsubstanz *f*
标准误 Standardfehler *m*, Standardabweichung *f*
标准误[差] Standardfehler *m*, Standardabweichung *f*
标准系列比色法 Normalreihenkolorimetrie *f*, Standardreihe der Kolorimetrie *f*
标准系列法 Richtserienmethode *f*, Normalserienmethode *f*
标准相关性和方差 standardisierte Korrelation und Kovarianz
标准效度 Kriteriumsvalidität *f*
标准型步行器 standardisierte Gehhilfe *f*, Standard-Walker *m*
标准型解剖镊 Standardform der anatomischen Pinzette *f*
标准型轮椅 Standardrollstuhl *m*
标准[型]手术刀柄 normaler Skalpellgriff *m*, Standardskalpellhelt *n*
标准血清 Normalserum *n*, Testserum *n*, Standardserum *n*
标准压[力] Norm(al)druck *m*
标准氧化电位 Normal-Oxidationspotential *n*, Standardoxidationspotential *n*
标准氧化还原电位(势) normales Oxidations-Reduktionspotential *n*, Standard-Redoxpotential *n*
标准氧化溶液 normale Oxidationslösung (od. Oxidationsflüssigkeit) *f*
标准样品 Standard-Referenzprobe *f*
标准药筛 Standard-Medizin-Sieb *n*
标准液相层析仪 Niederdruck-Flüssigkeits-Chromatographie *f* (LPLC)
标准仪器 Referenzgerät *n*
标准音高 Standard-Tonhöhe *f*
标准饮食 Normaldaidiät *f*, Standarddiät *f*
标准原位心脏移植术 maßgebende orthotope Herztransplantation *f*
标准源 Standardquelle *f*
标准长度 volle Länge *f*
标准正态分布 standardisierte Normalverteilung *f*
标准症状 klassisches Symptom *n* (典型症状)
标准肢[体]导程 Standardextremitätenableitung *f*
标准肢体导联 Standard-Extremitätenableitung *f*
标准制剂 Standardpräparat *n*
标准株 Standard-Stamm *m*
标准烛光 Normalkerze *f* (Nk)
标准状态 Normalbedingung *f*, Normalzustand *m*
标准子程序 Standardteilprogramm *n*
标准自由能 Standardfreieenergie *f*
标准自由能变化 Standard-Freienergie-Veränderung *f*
标准组(套) standardisierter Satz *m*
瘭疽 Panaritium *n*, Panaris *f*

biǎo 表

表 ①Tabelle *f*, Diagramm *n* ②Meßinstrument *n*
表阿霉素 Epirubicin *n*

表被 Oberflächenbeschichtung *f*
表玻璃法 Uhrglasverfahren *n*
表玻璃甲鼓槌状指 Uhrglasnägel und Trommelschlegelfinger
表玻璃状的 meniskoid
表层 Oberflächenschicht *f*, Oberfläche *f*, Superficies *f*
表层分布性胃癌 oberflächliches Verteilungsmagenkarzinom *n*, oberflächliches Karzinom des Magens *n*
表层肌 Oberflächenmuskel *m*
表层结构 Oberflächenstruktur *f*
表层皮片 epidermale Hauttransplantation *f*
表层生长因子 epidermaler Wachstumsfaktor (EGF) *m*
表层脱落性食管炎 oberflächliche exfoliative Speiseröhrenentzündung *f*, Oesophagitis dissecans superficialis *f*
表层温度 Oberflächentemperatur *f*
表层细胞 oberflächliche (od. superfizielle Zelle) *f*
表层 X 线疗法 Oberflächen-Röntgenstrahlen therapie *f*
表层血管形成 superfizielle (od. oberflächliche) Vaskularisation *f*, oberflächliche Vaskularisierung *f*
表层组织 oberfläche Organisation *f*
表次黄嘌呤 Episarkin *n*
表达 Ausdruck *m*
表达法 Expressionsmethode *f*
表达反义 Antisinn *m*
表达丰富 Ausdruckskraft *f*
表达克隆法 Expressionsklonierung *f*
表达谱芯片 Chip des Expressionsprofils *m*
表达情绪 ausgedrückte Emotion *f*
表达式 Ausdruck *m*
表达式固有性 Expressionseigenschaft *f*
表达图 Expressionskarte *f*
表达系统 Expressionssystem *n*
表达芯片 Expressionschip *m*
表达型 expressive Typ *m*
表达[型]载体 Expressionsvektor *m*
表达性行为 Ausdrucksverhalten *n*
表达性记忆 deklaratives Gedächtnis *n*
表达性失语症 expressive Aphasie *f*
表达性咿呀语 expressives Geschwätz *n*
表达性语言 expressive Sprache *f*
表达性运动 expressive Bewegung *f*
表达序列标记 Expressionssequenzmarkierung *f*
表达序列标签 Expressed Sequence Tag (EST) <engl.>
表达于淋巴样组织的受体 im lymphoiden Gewebe exprimierter Rezeptor *m*
表达载体诱导复制 Induktion und Replikation von Expressionsvektor *f*
表代码 Tabellencode *m*
表胆甾(固)醇 Epicholesterin *n*
表儿茶精 Epikatechin *n*
表二氢胆固醇 Epidihydrocholesterol *n*
表飞明 Biofermin *n*
表格 Tabelle *f*, Formular *n*, Formblatt *n*
表格标记 Tabellenkennzeichnung *f*
表格表示法 tabellarische Darstellung *f*
表格投影和连接 Tischprojektion und Verbindung
表观比重 scheinbare Dichte *f*
表观纯度 scheinbare Reinheit *f*
表观的 scheinbar
表观电离常数 scheinbare Ionisationskonstante *f*
表观电离度 scheinbare Ionizität *f*
表观电位 scheinbares Potential *n*
表观分布容积 scheinbares Verteilungsvolumen *n*, apparentes Verteilungsvolumen *n*
表观分配系数 scheinbare Verteilunszahl (od. Verteilungskoeffizient *m*) *f*
表观分子量 scheinbares Molekulargewicht *n*
表观耗氧量 scheinbarer Sauerstoffverbrauch *m*
表观活化能 scheinbare Aktivierungsenergie *f*
表观基因组学 Epigenomik *f*
表观弥散系数 scheinbarer Diffusionskoeffizient *m*, apparenter Diffusionskoeffizient *m*
表观密度 scheinbare Dichte *f*
表观粘度 scheinbare Viskosität *f*
表观情况 oberflächliche Erscheinung *f*, scheinbare Situation *f*
表观容积 scheinbares Volumen *n*
表观淌度 scheinbare Mobilität *f*
表观系数 scheinbarer Koeffizient *m*
表观消化吸收率 apparent digestibility <engl.>
表观遗传变异 epigenetische Variation *f*
表观遗传的 epigenetisch
表观遗传毒性致癌物 epigenotoxisches Karzinogen *n*
表观遗传现象 epigenetisches Phänomen *n*
表观遗传学 Epigenetik *f*
表观遗传学改变 epigenetische Veränderung *f*
表氯醇 Epichlorhydrin *n*
表面 Oberfläche *f*, Superficies *f*, Planities *f*
表面安装技术 Oberflächenmontagetechnik *f*
表面变异蛋白 Variante des Oberflächenproteins *n*
表面标志 Oberflächenmarke *f*
表[面]玻璃 Uhrglas *n*
表面不平的 uneben
表面测量 Oberflächenmeßverfahren *n*
表面测温计 Oberflächenthermometer *n*, Oberflächenwärmefühler *m*
表[面]层 Oberflächenschicht *f*
表面粗糙的 zottig, verwildert
表面催化[作用] Oberflächenkatalyse *f*
表面的 oberflächlich, superfiziell, superficial (-is, -is, -e)
表面的可视化 Oberflächenvisualisierung *f*
表面等离激元(子体)共振 Oberflächenplasmonresonanz (SPR) *f*
表面等离子体共振 Oberflächenplasmonresonanz (SPR) *f*
表面电极 Oberflächenelektrode *f*
表面电势 Oberflächenpotential *n*
表面电位检测器 Oberflächenpotentialdetektor *m*
表面反应 Oberflächenreaktion *f*
表面分析技术 Oberflächenanalysetechnik *f*
表面辅展法 oberflächenverbreitete Methode *f*
表面复型 Oberflächenkopie *f*
表面改性 Oberflächenmodifizierung *f*
表面感染 Oberflächeninfektion *f*
表面固定化生物分子 oberflächenimmobilisiertes Biomolekül *n*
表面固定试验 Oberflächenfixierungstest *m*
表面化 Oberflächlichkeit *f*
表面化脓和积脓 Oberflächeneiterung und -empyem
表面化学 Oberflächenchemie *f*
表面活化剂(界面激活剂,表面活性剂) oberflächenaktiver Agent *m*
表面活化因子 oberflächenaktiver Faktor *m*
表面活性 Oberflächenaktivität *f*
表面活性的 oberflächenaktiv
表面活性(化)剂 oberflächenaktives Agens *n*, Surfaktans *n*, surfactant <engl.>
表面活性剂污染 Verschmutzung durch Oberflächensurfaktans *f*
表面活[性物]质 oberflächenaktiver Stoff *m*
表面活性蛋白质 Surfactant-Protein (SP) *n*
表面活组织检查 Oberflächenbiopsie *f*
表面肌电描记术 Oberflächen-Elektromyographie *f*
表面积 spezifische (od. wirksame) Oberfläche *f*

表面积定律 Oberflächengesetz *n*, Oberflächenregel *f*
表面激活 Flächenaktivierung *f*
表面降温 Flächenkühlung *f*
表面解剖学 Oberflächenanatomie *f*
表面距离假说 Oberflächenabstand Hypothese *f*
表面抗体 Oberflächenantikörper *m*
表面抗原 Oberflächenantigen *n*, Antigen S *n*
表面抗原凝集 Vi-Agglutination *f*, Oberflächenantigen-Agglutination *f*
表面髋关节置换成形术 Hüftgelenkplastik mit dem Oberflächenersatz *f*
表[面卵]裂 superfizielle Furchung *f*
表面麻醉 Oberflächenanästhesie *f*
表面免疫球蛋白 Oberflächenimmun(o)globuline *n pl*
表面皿 Uhrglas *n*
表面皿夹 Uhrglasklemme *f*
表面皿培养 Uhrglaskultur *f*
表面模型 Oberflächenmodell *n*
表面膜 Oberflächenfilm *m*, Deckschicht *f*
表面膜免疫球蛋白 membrangebundene Immun(o)globuline *n pl*
表面能 Oberflächenenergie *f*
表面黏液细胞 muköse Oberflächenzelle *f*
表面培养 Oberflächenkultur *f*
表面侵蚀 Oberflächenerosion *f*
表面色 Oberflächenfarbe *f*
表面受体 Oberflächenrezeptor *m*
表面特性和表面表征 Oberflächeneigenschaft und -charakterisierung *f*
表面特征 Oberflächenbeschaffenheit *f*
表面特质 Oberflächenmerkmal *n*, sekundäres Merkmal *n*
表面调节装置 Oberflächen-Modulationsbaugruppe *f*
表面突起 Oberflächenprotrusion *f*
表面吞噬作用 Oberflächenphagozytose *f*
表面外膜 Oberflächenbeschichtung *f*
表面外胚层 Oberflächenektoderm *n*, extraembryonales Ektoderm *n*
表面温度 Oberflächentemperatur *f*
表面温度计 Oberflächenthermometer *n*, Oberflächenwärmefühler *m*
[表面]无光泽 Mattheit *f*
表面无痛法 Oberflächenanalgesie *f*
表面吸附 Oberflächenadsorption *f*
表面显微结构 Oberflächenmikrostruktur *f*
表面现象 Oberflächenerscheinung *f*, Oberflächenphänomen *n*
表面线圈 Oberflächenspule *f*
表面相连管道系统 Obenflächen Verbunden Rohrsystem *n*
表面效度 Oberflächengültigkeit *f*, Augenscheinvalidität *f*
表面型突触 basale Synapse *f*
表面性质 Oberflächenbeschaffenheit *f*, Oberfläche-Eigenschaft *f*
表面修饰 Oberflächenmodifizierung *f*
[表面]移植物 Oberflächentransplantat *n*
表面因数 Oberflächenfaktor *m*
α-表面沾污(污染)测量仪 alpha-radioaktiver Oberflächenkontaminationsmeter *m*
β-表面沾污测量仪 Betateilchen-Oberflächenkontaminationsmeter *m*
表面粘液细胞 Oberflächenschleimhautzelle *f*
表面展开术 Kleinschmidt* Verbreitung *f*
表面张力 Oberflächenspannung *f*, Phasengrenzflächenpotential *n*
表面张力滴定法 oberflächens pannung Titration *f*
表面张力滴数计 Stalagmometer *n*
表面张力电量法 Tensammetrie *f*
表面张力法 Oberflächenspannungsmethode *f*
表面张力计 Spannungsmesser *m*, Tensometer *n*
表面张力系数 Koeffizient der Oberflächenspannung *m*
表面照射 oberflächliche Irradiation (od. Bestrahlung) *f*
表面遮盖 Oberflächenüberdeckung *f*
表面置换关节成形术 Gelenkplastik mit einem Oberflächenersatz *f*
表面置换术 Oberflächenersatz *m*
表面自由能 Oberflächenfreienergie *f*
表面作用 Oberflächenwirkung *f*
表膜 Pellicula *f*, Pellikula *f*
表膜复合物 Oberflächenmembran-Komplex *m*
表膜抗原 Membranantigen *n*
表膜下微管 subpellikulärer Mikrotubulus *m*
表盘式计数器 Scheibenzähler *m*
表皮 Epidermis *f*, Oberhaut *f*, Oberhäutchen *n*, äußere Haut *f*, Cuticula *f*
表皮包涵囊肿 epidermale Eingliederungszyste *f*, epidermale Einschlußzyste *f*
表皮病 Epidermosis *f*, Epidermopathie *f*
表皮剥离 Trennung der Epidermis *f*
表皮剥脱 Exfoliatio(n) *f*, Abschälung *f*, Schürfwunde *f*, Desquamatio(n) *f*
表皮剥脱(溶解)毒素 exfoliatives Toxin *n*
表皮剥脱擦伤 Hautabschürfung *f*
表皮剥脱的 exfoliativ
表皮剥脱素 Exfoliatin *n*
表皮剥脱性痤疮 hautschälende Akne *f*
表皮剥脱性毒素 exfoliatives Toxin *n*
表皮层 Kutikularschicht *f*, Kutikularsaum *m*
表皮成形术 Epidermatoplastik *f*, Epidermoplastik *f*, Reverdin* Hauttransplantation *f*
表皮的 epidermatisch, epidermal, epikutan
表皮动力学 Epidermalkinetik *f*
表皮发育不良 Epidermodysplasia *f*, Epidermodysplasie *f*
表皮法 Epidermis-Methode *f*
表皮分离 epidermale frennung *f*
表皮附件 Hautanhangsgebilde *f*
表皮干细胞(角质形成细胞干细胞) epidermale Stammzelle *f*
表皮更替时间 epidermale Austauschzeit *f*
表皮更新 Erneuerung der Epidermis *f*, epidermale Regeneration *f*
表皮刮术 epidermale Kurettage *f*
表皮黑色素单位 Epidermalmelanineinheit *f*
表皮化生 Epidermisation *f*, Epidermisierung *f*
表皮坏死溶(松)解 epidermale Nekrolyse *f*
表皮棘层松解细胞试验 Akantholysezell-Test *m*, akantholytischer Zell-Test *m*
表皮嵴 epidermaler Wulst *m* (od. Leiste *f*)
表皮角化病 Hyperkeratose *f*, Hyperkeratosis *f*
表皮角质层 Stratum corneum epidermidis *n*
[表皮]角质透明蛋白 Keratohyalin *n*
表皮抗细胞浆性抗体 epidermaler antizytoplasmischer Antikörper *m*
表皮颗粒状变性 körnige Degeneration der Epidermis *f*
表皮粒层 Stratum granulosum epidermidis *n*, Keratohyalin-Schicht *f*, Langerhans* Schicht *f*
表皮瘤 Epidermom *n*
表皮螨属 Dermatophagoides *m*
[表皮]毛状物 epidermales Trichom *n*, Trichom *n*
表皮霉菌病 Epidermatomycosis *f*, Epidermomykose *f*, Dermatomykose *f*, Dermatomycosis *f*
表皮囊肿 Epidermalzyste *f*
表皮内癌 Carcinoma endoepidermale *n*
表皮内的 intraepidermal, intraepidermal(-is, -is, -e)
表皮内上皮瘤 intraepidermales Epitheliom *n*
表皮内痣 intraepidemaler Nävus *m*

表皮皮片 Epidermis-Transplantat *n*
表皮葡萄球菌 Staphylococcus epidermidis *m*
表皮葡萄球菌败血症 epidermidische Septikämie durch Staphylokokken *f*
表皮气球样变性 ballonierende Degeneration der Epidermis *f*
表皮溶解毒素 epidermolytisches Toxin *n*
表皮生成 Epidermopoiesis *f*, Epidermopoiese *f*
表皮生成因子 epidermale Wachstumsfaktoren *m pl*
表皮生发层 Stratum Malpighii *n*, Stratum germinativum epidermidis *n*, Malpighi*Schicht *f*(od. Rete *n*)
表皮生长因子 epidermaler Wachstumsfaktor *m*
表皮生长因子 epidermaler Wachstumsfaktor *m*, Epidermiswachstumsfaktor *m*
表皮生长因子家族 epidermale Wachstumsfaktorfamilie *f*
表皮生长因子受体 epidermaler Wachstumsfaktor-Rezeptor *m*(ECFR)
表皮生长因子受体-2 epidermaler Wachstumsfaktor-Rezeptor-2 *m*
表皮生长因子受体-Ⅷ epidermaler Wachstumsfaktor-Rezeptor-Ⅷ *m*
表皮生长因子受体基因 epidermales Wachstumsfaktorrezeptor (EGFR)-Gen *n*
表皮生长因子受体拮抗剂 epidermaler Wachstumsfaktorrezeptor-Antagonist *m*
表皮生长因子受体突变 EGFR-Mutation *f*
表皮生长因子受体突变检测 EGFR-Mutationsdetektion *f*
表皮生长因子肽 epidermales Wachstumsfaktor-Peptid *n*
表皮生长因子信号肽 EGF-Signalpeptid *n*
表皮生长因子样结构域 EGF-ähnliche Domäne *f*
表皮撕裂 Epidermalriß *m*, Oberhautrißwunde *f*
表皮撕伤 epidermaler Riss *m*
表皮松解 Epidermolysis *f*
表皮松解性毒素 epidermolytisches Toxin *n*
表皮松解性棘皮瘤 epidermolytisches Akanthom *n*
表皮松解性角化过度鱼鳞病 Ichthyose mit epidermolytischer Hyperkeratose *f*
表皮松解性角化过度症 epidermolytische Hyperkeratose *f*
表皮松解性掌跖角化病 epidermolytische Palmoplantarkeratose *f*
表皮突 Hauterhebung *f*
表皮脱落 Abschtürfung *f*, Exkoriation *f*, Excoriatio *f*, Exfoliatio (n) *f*
表皮脱落的 exfoliativ(-us, -a, -um)
表皮外胚层 epidermales Ektoderm *n*
表皮网状变性 Epidermale retikuläre Degeneration *f*
表皮萎缩 Epidermale Atrophie *f*
[表]皮细胞 Chrotoplast *m*, Epidermale Epithelzelle *f*
表皮细胞复制周期 Epidermiszelle Replikationszyklus *m*
表皮细胞更新速率 epidermale Zellumsatzrate *f*
表皮细胞坏死 epidermale Zellnekrose *f*
表皮细胞棘 Stachel der epidermoiden Zellen *m*
表皮细胞间水肿 Epidermale interzelluläres Ödem *n*
表皮细胞内水肿 Epidermale intrazelluläres Ödem *n*
表皮细胞伸长 Epidermiszellen Dehnung *f*
表皮[细胞]生长因子 epidermaler Wachstumsfaktor *m*
表皮细胞再生 Epidermale Zellregeneration *f*
表皮下的 subepidermal, subcutieular(-is, -is, -e)
表皮下缝合术 Subepidermalnaht *f*, Sutura subcuticularis *f*
表皮下钙化结节 subepidermales verkalktes Knötchen *n*
表皮下基底膜带 subepidermale Basalmembranzone *f*
表皮下脓肿 subepidermaler Abszeß *m*
表皮纤毛菌 Leptothrix epidermitis *f*, Microsporum minutissimum *n*
表皮形成 Epidermisation *f*, Epidermisierung *f*
表皮癣菌 Epidermophyton *n*
表皮癣[菌病] Epidermophytie *f*, Epidermophytia *f*, Epidermophytose *f*, Epidermophytosis *f*
表皮癣菌属 Epidermophyton *n*
表皮癣菌素 Epidermophytin *n*
表皮癣菌疹 Epidermophytid *n*
表皮炎 Epidermitis *f*
表皮样癌 epidermales Karzinom *n*, Epidermoidkarzinom *n*, Carcinoma epidermoidale *n*
表皮样的 epidermatoid, epidermoid, epidermoidal
表皮样瘤 Epidermoidom *n*
表皮样囊肿 Epidermoidzyste *f*, Epidermalzyste *f*, Epidermiszyste *f*, epidermoidale Atheromzyste *f*
表皮样囊肿-骨瘤病-息肉 Epidermoidzyste-Osteomatosis-Polyposis *f*
表皮样乳头状腺瘤 epidermoid-papilläres Adenom *n*
表皮样乳腺囊肿 Epidermoidgalaktom *n*
表皮样细胞癌 epidermoides Karzinom *m*
表皮移植 Epidermistransplantation *f*
表皮移植片 Epidermistransplantat *n*, Reverdin*Lappen *m*
表皮移植术 epidermale Transplantation *f*
表皮隐球菌病 Epidermis-Kryptokokkose *f*, Cryptococcosis epidermica *f*
表皮营养不良 epidermale Dystrophie *f*
表皮原 Dermatogen *n*
表皮增殖单位 epidermale Proliferationseinheit *f*
表皮真菌病 Epidermophytie *f*
表皮真皮[交]界 epidermal-dermaler Übergang *m*
表皮脂沉积症 epidermale Lipoidose *f*
表皮痣 epidermaler Nävus *m*
表皮痣综合征 epidermales Nävus-Syndrom *n*
表皮组织 epidermales Gewebe *n*
表浅疤痕(浅表瘢痕) oberflächliche Narbe *f*
表浅多孔担体 oberflächlicher poröser Support *m*
表浅肌肉腱膜系统 superfiziales musculoaponeurotisches System *n*
表浅浸润型胃癌 superfizielles infiltratives Magenkarzinom *n*
表浅扩散性胃腺癌 oberflächlich ausbreitendes Adenokarzinom des Magens *n*
表浅狼疮 Lupus superficialis *m*
表浅糜烂性胃炎 superfizielle erosive Gastritis *f*, Gastritis erosiva superficialis *f*
表浅肾单位 superfizielles Nephron *n*
表浅性基底细胞上皮瘤 oberflächliches Basaliom (od. Basalzellenepitheliom) *n*
表浅性角膜炎 superfizielle Keratitis *f*
表浅性阑尾炎 oberflächliche Appendizitis *f*
表浅性胃癌 oberflächliches Magenkarzinom *n*
表浅性胃炎 Oberflächengastritis *f*
表浅性血管粘液瘤 superfizielles Angiomyxom *n*
表浅性血管粘液瘤伴有上皮成分 superfizielles Angiomyxom mit epithelialen Elementen *n*
表浅脂肪瘤样痣 Naevus lipomatosus superficialis *m*
表亲婚配 Kusine-Ehe *f*, Kusine-Hochzeit *f*, Kusine-Paarung *f*
表情 Ausdruck *m*, Mimik *f*, Miene *f*
表情淡漠 Hypomimie *f*, Apathie *f*, Apathia *f*
表情倒错 Paramimie *f*, Paramimia *f*
表情的 mimisch
表情法 Ausdruckmethode *f*
表情丰富 Ausdruckskraft *f*
表情过分 Hypermimie *f*
表情肌 mimische Muskulatur *f*, Fazialismuskulatur *f*
表情肌麻痹 Paralysis mimetica *f*
表情夸张 Makromimie *f*
表情缺乏 Hypomimie *f*
表情缺失 Amimia *f*, Amimie *f*
表情调节 regulieren Ausdruck *f*
表情纹 Ausdruckslinien *f*

表情性麻痹 mimische (od. histionische) Paralyse *f*, Histrionismus *m*
表情语言 expressive Sprache *f*
表情障碍 Dysmimie *f*
表柔比星 Epirubicin *n*
表三尖杉碱 Epicephalotaxinum *n*
11-表沙门甙元 11-Episarmentogenin *n*
表山芝稀三醇 Episerratriol *n*
表生白粉(果霜) bereift
表生囊状体 facial cystidium <engl.>
表声[试验] Uhrtest *m*, Uhrprüfung *f*, Hörprüfung mit Uhr *f*
表示 Repräsentation *f*
表示框架 gegenständlicher Rahmen *m*
表示式 Darsteller *m*, Darstellungsweise *f*
表示语言 Repräsentationssprache *f*
表式采集 Aufführungsmode *f*
表糖癌蛋白 Epiglycanin *n*
表突变 Epimutation *f*
表维粗榧碱 Epiwilsonin *n*
表位 Epitop *n*
表位测定 Epitop-Detektion *f*
表位扩展 Epitop-Ausbreitung *f*
表位文库 Epitop-Bibliothek *f*
表位疫苗 Epitop-Impfstoff *m*, Epitop-Vakzine *f*
表位支架 Epitop-Gerüst *n*
表无羁萜 Epifriedelin *n*
[表]细胞 Epidermiszelle *f*
表现 Manifestation *f*, Expressivität *f*
表现变异性 Expressive Variabilität *f*
表现度 Expressivität *f*
表现度不一致 variable Expressivität *f*
表现方式 Erscheinungsform *f*
表现形式 Manifestation *f*
表[现]型 Phänotyp *m*, Erscheinungsbild *n*, Erscheinungstyp *m*
A 表现型 A-Phänotyp *m*
B 表现型 B-Phänotyp *m*
O 表现型 O-Phänotyp *m*
P 表现型 P-Phänotyp *m*
Rh 表现型 Rh-Phänotyp *m*
表[现]型比值 phänotypisches Verhältnis *n*
表现型的 phänotypisch
表[现]型模拟 Phänokopie *f*
表现型频率 Frequenz des Phänotyps *f*
表[现]型群 Phänogruppe *f*
表现性状 Phän *n*
表现正常 normal erscheinend
表现正常的皮肤岛 normal erscheinende Hautinsel *f*
表象 Praesentatio *f*, Phän *n*, Erscheinungsbild *n*
表象记忆 Bildspeicher *m*
表象理论 bildliche Theorie *f*
表象内容 gegenständlicher Inhalt *m*
表象系数 repräsentativer Koeffizient *m*
表象型 Bildtyp *m*
表象性智能 reprösentative Intelligenz *m*
表小皮 Epidermicula *f*, Kutikula *f*
表信息分子 Episemantide *n pl*
表型 Phänotyp *m*, Erscheinungsbild *n*, Erscheinungstyp *m*
Mcleod 表型 McLeod-Phänotyp *m*
表型变异 Phänotypvariation *f*
表型表达 phänotypische Expression *f*
表型迟延现象 phänotypische Verzögerung *f*
表型的 phänotypisch
表型定位[法] Phänotyp-Mapping *n*
表型方差 phänotypische Varianz *f*
表型分布 Verteilung des Phänotyps *f*
表型分类 Phänotyp-Klassifikation *f*
表型改变 phänotypischer Wechsel *m*
表型混合 phänotypische Durchmischung *f*
表型家族性特纳综合征 Turner-Syndom phänotyp familial *m*
表型锚定 phänotypische Verankerung *f*
表型模拟 Phänokopie *f*
表型匹配 phänotypische Adaption *f*
[表型]限渠道化 Kanalisation *f*
表型镶嵌体 phänotypisches Mosaik *f*
表型芯片 phänotypischer Chip *m*
表型选型交配 phänotypische Paarungssiebung *f*
表型延迟 phänotypische Verzögerung *f*
表型遗传学 phänogenetik *f*
表型抑制 phänotypische Suppression *f*
表型指纹 phänotypischer Fingerabdruck *m*
表型转变 phänotypische Modulation *f*, phänotypische Veränderung *f*
表型转移 phänotypische Veränderung *f*
表型组 Phänomen *n*
表雄甾酮 Epiandrosteron *n*
表演 Demonstration *f*
表演式 schauspielerische Mode *f*
表演型人格障碍 schauspielerische Persönlichkeitsstörung *f*
表演性表象 darstellende Repräsentation *f*
表演性的 theatralisch
表演性人格障碍 histrionische Persönlichkeitsstörung *f*
表演样抽搐 Vorstellungstick *m*
表演症 Histrionismus *m*
表演状抽搐 schauspielerischer Tick *m*
表遗传致癌物 epigenetische Karzinogene *f*
表异构酶 Epimerasen *f* (差向异构酶)
表异孕烷醇酮 Epialiopregnanolon *n*
表意文字 Ideogramm *n*
表音 Uhrschall *m*, Ticken der Uhr *n*
表甾类 Episteroide *f*
表在蛋白 Extrinsic-Protein *n*
表征(表象) Darstellung *f*
表征解剖学 physiognomonische Anatomie *f*
表征性盐皮质激素增多症 apparenter Mineralokortikoidexzess (AME) *m*
表征转换假说 Hypothese der Darstellungserschiebung *f*

biào 鳔

鳔 Luftblase *f*, Schwimmblase *f*, Fischblase *f*
鳔胶 Fischleim *m*, Hausenblase *f*, Ichthyocolla *n*
鳔水蚤属 Diaptomus *m*

BIE 憋鳖别

biē 憋鳖

憋气(憋住呼吸) Atemanhalten *n*
鳖甲 Pauzer der (Weich-) schildkröte *m*, Carapax trionycis *f*

bié 别

别赤霉低酸 allogibberische Säure *f*
别胆烷 Allocholan *n*
别胆甾(固)醇 Allocholesterin *n*, Allocholesterol *n*
别胆[甾烷]酮 Allocholestanon *n*
别丁 Bithionol (um) *n*, Bitin *n*
别尔纳茨基征 Biernacki* Zeichen *n* (脊髓痨及麻痹性痴呆时的尺神经痛觉消失)
别(变)构部位 allosterische Lage *f*
别构激活剂 allosterischer Aktivator *m*

别构剂 allosterischer Agent *m*
别构调节 allosterische Regulation (od. Kontrolle) *f*
别构调节物 allosterischer Modulator *m*
别构(位)效应 allosterischer Effekt *m*
别构效应物 allosterischer Effektor *m*
别构抑制剂 allosterischer Inhibitor *m*
别构转变 allosterische Transition *f*
别构作用 allosterischer Effekt *m*
别赫捷列夫层(带) Bekhterev (w) * Schicht *f* (od. Band *n*) (大脑皮质第三层内的纤维带)
别赫捷列夫反应 Bekhterev (w) * Reaktion *f* (见于手足搐搦)
别赫捷列夫核 Bekhterev (w) * Kern *m* (前庭神经上核)
别赫捷列夫脊椎炎(变形性脊椎炎) Spondylitis deformans (rheumatoide Spondylitis, Morbus Bechterew) *f* (类风湿性脊椎炎,强直性脊椎炎)
别赫捷列夫 - 孟德尔反射(征) Bechterew*-Mendel* Reflex *m* (od. Zeichen *n*) (足背反射,轻叩足背时,足趾向跖侧屈曲,提示神经器质性病变)
别赫捷列夫氏病 Bechterew* Arthrose (od. Krankheit) *f*, Spondylarthritis ankylopoetica (s. ankylosans) *f*
别赫捷列夫氏反射 Bechterew* (Pupillen-) Reflex *m*
别赫捷列夫氏关节炎 Bechterew* Arthrose (od. Krankheit) *f*
别赫捷列夫试验 Bekhterev (w) * Test *m* (检坐骨神经痛)
别赫捷列夫病(脊髓痨腘窝感觉缺失,别赫捷列夫反射) Bekhterev (w) * Morbus *m*
别赫捷列夫症状 Bekhterev (w) * Symtom *n*
别红藻氨酸 allokainische Säure *f*
别(异)黄嘌呤 Alloxanthin *n*
别罗勒稀 Alloocimen *n*
别霉素 Allomycin *n*
别 - 孟二氏反射 Bechterew*-Mendel* Reflex *m*, tarsophalangealer Reflex *m*
别名 Pseudonym *n*
别模标本 Allotypie *f*, Allotypus *m*
别皮[甾]酮四醇 Allocortolon *n*
别皮[甾]五醇 Allocortol *n*
别嘌呤醇 Allopurinol *n*, Zyloric *n*
别羟脯氨酸 Allohydroxyprolin *n*
别四氢皮[质][甾]醇 Allotetrahydrocortisol *n*
别位酶 allosterische Enzyme *n pl*
别位调节 allosterische Kontrolle (od. Regulation) *f*
别位现象 Allosterie *f*, Allosterismus *m*
别位效应物 allosterisches Agens *n* (od. Effektor *m*)
别[系]甾[体]化合物 Allosteroide *n pl*
别异亮氨酸 Alloisoleucin *n*
α- 别隐品碱 α-Allocryptopin *n*, α-Fagarin *n*
别孕(娠)烷 Allopregnan *n*
别孕(娠)烷二醇 Allopregnandiol *n*
别孕[甾]烷 Allopregnan *n*
别藻蓝蛋白 Allophycocyanin *n*
别藻蓝素 Allophycocyanin *n*
别兹列德卡氏反应 Besredka*Reaktion (od. Probe) *f*
别兹列德卡氏菌苗 Besredka* Vakzine *f*
别兹列德卡氏细菌滤液 Besredka* Antivirus *n*

BIN 宾滨濒殡髌

bīn 宾滨濒

宾词标目 prädikal Rubriken *f*
宾茨氏试验 Binz* Test *m*
宾达氏征 Binda* Zeichen *n*
宾德尔视觉运动完形测验 Bender* visuomotorischer Gestaltest *m* (用于评估知觉运动协调,评定人格动力学以及检测神经系统发育程度)
宾德斯万格病 Bindswanger* Krankheit *f*
宾德完形测验 Bender* Gestalt-Test *m*
宾恩耳内试验 Bing* entotischer Test *m* (检砧骨或锤骨有无损害)
宾恩反射(足) Bing* Reflex *f*
宾格内氏带 Büngner* Bänder *n pl* (od. Zellkordons *m pl*)
宾格氏反射 Bing* (paradoxer Fußgelenk-) Reflex *m*
宾 - 内综合征 Bing*-Neer* Syndrom *n* (巨球蛋白血症的中枢系统症状,包括脑病、出血、卒中、惊厥、谵妄和昏迷)
宾 - 裴操作量表 Pintner*-Patterson* Skala von Leistungen *f*
宾氏杆菌 Binn* Bakterien *n pl*
宾氏试验(堵耳骨导试验) Bing*Test *m* (测耳聋性质)
宾斯万格氏痴呆(早老性痴呆) Binswanger* Demenz *f*, Binswanger* Krankheit *f*, Binswanger* Enzephalitis *f*
宾斯万格氏脑炎 Binswanger* Enzephalitis (od. Krankheit od. Demenz) *f*, Encephalitis subcorticalis chronica *f*
滨海性甲状腺肿 Küstenstruma *f*
滨藜属 Atriplex *f*, Melde *f*
滨藜中毒 Atriplizismus *m*
濒死 Agonie *f*, Qual *f*, bevorstehender Tod *f*
濒死肠套叠 agonale Invagination *f*, agonale (od. moribunde) Intussuszeption *f*
濒死的 agonal, moribund, agonic (-us, -a, -um), moribund (-us, -a, -um)
濒死的恐惧 agonale Angst *f*
濒死呼吸 agonale Atmung *f*
濒死苦闷 Agonie *f*, Agonia *f*
濒死苦闷的 agonal, agonic (-us, -a, -um)
濒死期 agonales Stadium *n*
濒死期白细胞增多 agonale Leukozytose *f*
濒死期反应 agonale Reaktion *f*
濒死期心脏内血块 agonales Gerinnsel *n*
濒死期血栓 agonaler Thrombus *m*
濒死期血栓形成 agonale Thrombose *f*, Ribbert* Thrombose *f*
濒死前的 präagohal
濒死伤 agonales Trauma *n*
濒死时的吸入 agonale Aspiration *f*
濒死体验 Nahtoderfahrung *f*, Erfahrung bei Agonie *f*
濒死性腹水 präagonaler Aszites *m*
濒死挣扎 Todeskampf *m*, Agonie *f*
濒死状态 Agonie *f*, moribunder Zustand *m*
濒危的 agonal, drohend, bevorstehend, letal

bìn 殡髌

殡葬 Bestattung *f*, Beerdigung *f*, Beisetzung *f*
髌 Patella *f*, Kniescheibe *f*
髌半月板 Meniskus *m*
髌半月板韧带 Ligamentum meniscofemorale *n*, Meniskus-Oberschenkelknochen-Band *n*
髌丛 Patellargeflecht *n*
髌底 Basis patellae *f*
髌缝术 Patellanaht *f*
髌股对线不良 patellofemorales Dysalignement *n*
髌股发育障碍 patellofemorale Dysplasie *f*
髌股关节 patellofemorales Gelenk *n*, Kniescheibengelenk *n*
髌股关节变形 patellofemorale Gelenkdeformität *f*, patellofemorale Gelenkdeformation *f*
髌股关节病 patellofemorale Arthrose *f*, patellofemoralel Arthropathie *f*
髌股关节不稳 Instabilität des Patellofemoralgelenks *f*, instabiles Patellofemoralgelenk. *n*
髌股关节发育异常 Dysplasie des Patellofemoralgelenks *f*
髌股关节骨关节炎 patellofemorale Osteoarthritis *f*
髌股关节关节炎 patellofemorale Arthritis *f*

髌股关节疾病 patellofemorale Arthropathie *f*
髌股关节捻发音 patellofemorale Krepitation *f*
髌股关节软骨 patellofemoraler Gelenkknorpel *m*
髌股关节软骨损伤 patellofemorale Gelenkknorpelverletzung *f*
髌股关节疼痛综合征 Schmerzsyndrom des Patellofemoralgelenks *n*
髌股关节紊乱 Störung im Patellofemoralgelenk *f*
髌股关节炎 patellofemorale Arthritis *f*
髌股间隙 patellofemoraler Zwischenraum *m*
髌股力线矫正术 patellofemorales Realignement *n*
髌股韧带 patellofemorales Ligament *n*
髌股四头肌 patellofemoraler Quadrizeps *m*
髌骨 Patella *f*, Kniescheibe *f*
髌骨半脱位 Patellasubluxation *f*
髌骨背侧缺损 dorsaler Defekt der Patella *m*
髌骨表面置换术 Oberflächenersatz der Patella *m*
髌骨表面置换植入物 Oberflächenersatz-Implantat der Patella *n*
髌骨剥脱性骨软骨炎 Osteochondritis dissecans der Patella *f*
髌骨不稳 Patellainstabilität *f*
髌骨部分切除术 Kniescheibenresektion *f*
髌[骨]的 patellar, patellar(-is, -is, -e)
髌骨对线不良综合征 patellofemorales Dysalignement-Syndrom *n*
髌骨发育不良 Patelladysplasie *f*
髌骨反射性交感营养不良 sympathische Reflexdystrophie der Patella *f*
髌骨分离性骨软骨炎 Osteochondritis dissecans der Patella *f*
髌[骨]分裂 Patella partita(s. bipartita) *f*
髌骨分裂 Patella bipartita *f*, zweiteilige Kniescheibe *f*
髌骨复发性半脱位 rezidivierende Patellasubluxation *f*
髌骨复发性脱位 rezidivierende Luxation der Kniescheibe *f*
髌骨高指数 Kniescheibenhöhe-Index *m*
髌骨骨软骨病 Osteochondrose der Patella *f*
髌骨骨折 Patellafraktur *f*, Fractura patellae *f*
髌骨骨折内固定术 interne Pixation der Patellafraktur *f*
髌[骨]固定术 Rotulapexie *f*, Patellacerclage *f*, Patellapexia *f*
髌骨固定术 Patellafixation *f*
髌骨关节面重建术 Rekonstruktion der Patellofemoralgelenkfläche *f*, Rekonstruktion der Kniegelenkfläche *f*
髌骨关节内脱位 intraartikuläre Patellaluxation *f*
髌骨关节置换术 patellofemoraler Gelenkersatz *m*
髌骨冠状面 Koronarfläche der Patella *f*
髌骨过度使用性损伤 Patellaverletzung bei Überbelastung *f*
髌骨滑动试验 Palella-Gleit-Test *m*, Gleittest der Kniescheibe *m*
髌骨滑囊炎 Bursitis patellaris *f*
髌骨坏死 Patellanekrose *f*
髌骨腱炎 patellare Tenositis *f*
髌骨宽高指数 Breite-Höhe-Index der Kniescheibe *m*
髌骨摩擦试验(索霍氏试验,索霍氏征) Soto*-Holl* (od. Zeichen *n*) Test *m*
髌骨囊 Bursa patellaris *f*
髌骨内固定术 innere Fixation der Patella *f*
髌骨偏移 Kniescheibenverlagerung *f*
髌骨前移术 Vorverschiebung der Kniescheibe *f*
髌骨切除股四头肌修补成形术(韦索霍手术) West*-Soto*-Hall* Methode *f*
髌[骨]切除术 Patellektomie *f*
髌骨轻叩试验 Klopftest der Patella *m*
髌骨倾斜 Patellainklination *f*
髌骨倾斜试验 Test der Patellainklination *m*
髌骨全切除术 totale Resektion der Patella *f*
髌骨全脱位 Komplettluxation der Patella *f*
髌骨缺血 Ischämie der Patella *f*
髌骨软骨软化症 Kniescheibenknorpelerweichung *f*
髌骨软骨下骨质硬化 subchondrale Osteosklerose der Patella *f*
髌骨软化症 Chondromalacia(posttraumatica) patellae *f*, Chondropathia patellae *f*
髌骨弹跳 Schnappen an der Kniescheibe *n*
髌骨弹响综合征 Schnappen-Syndrom der Patella *n*
髌骨脱位 Patellaluxation *f*, Luxatio patellae *f*
髌骨外侧脱位 laterale Patellaluxation *f*
髌骨外侧压迫综合征 Kompressionssyndrom der lateralen Patella *n*
髌骨外翻 Patellaeversion *f*
髌骨外伤性半脱位 traumatische Patella-subluxation *f*, Subluxatio patellae traumatica *f*
髌骨外伤性脱位 traumatische Patellaluxation *f*
髌骨外上入路 superior-lateraler Patellazugang *m*
髌骨外移 Verschieben der Patella nach lateral *n*
髌骨外移度 Verschiebungsgrad der Patella nach lateral *m*
髌骨外移植 laterale Patellatransplantation *f*
髌骨稳定性 Patellastabilität *f*
髌骨习惯性脱位 gewöhnliche Dislokation der Kniescheibe *f*
髌骨下极 unterer Patellapol *m*
髌骨移植 Patellatransplantation *f*
髌骨应力骨折 Patella-Stressfraktur *f*
髌骨支持带 Retinaculum patellae *n*
髌骨支持带松解术 patellares Retinaculum-Release *n*
髌骨中点 Patella-Center *n*(PC)
髌骨中心 Patellazentral *f*
髌骨撞击综合征 Impingement-Syndrom der Patella *n*
髌骨最大高 maximale Höhe der Kniescheibe *f*
髌骨最大宽 maximale Breite der Kniescheibe *f*
髌后的 retropatellar(-is, -is, -e)
髌后脂肪垫挛缩 Kontraktur des retropatellaren Fettpolsters *f*
髌后脂肪垫综合征 post-patelläres Fettpolster-Syndrom *n*
髌滑膜襞 Plica synovialis patellaris(s. infrapatellaris) *f*
髌尖 Apex patellae *f*
髌腱断裂 Patellarsehnenruptur *f*
髌腱反射 Patellar(sehnen)reflex *m*(PSR)
髌腱腱鞘炎 Peritendinitis der Patellarsehne *f*
髌腱外侧半内移法 Rour*-Goldthwait* Verfahren *n*
髌腱修复术 Reparatur der Patellasehne *f*
髌腱炎 Patella Tendinitis *f*, Springerknie *n*, Patellaspitzensyndrom *n*, Jumpers knee *n*
髌腱移植(术) Patellarsehnen-Transplantation *f*
髌腱置换[术] Patellarsehnenersatz *m*
髌胫韧带 patellotibiales Ligament *n*
髌髁宽指数 Kniescheibe-Kondylen-Index *m*
髌裂 Patella partita *f*
髌面 patellare Fläche *f*, Facies patellaris *f*
髌内侧滑膜襞 Plica synovialis patellaris medialа *f*
髌内侧支持带 Retinaculum patellae mediale *n*
髌旁感染性滑囊炎 parapatellare infektiöse Bursitis *f*
髌旁滑膜炎 parapatellare Synovialitis *f*
髌旁化脓性滑囊炎 parapatellare suppurative Bursitis *f*
髌前的 präpatellar, praepatellar(-is, -is, -e)
髌前感染性滑囊炎 präpatellare infektiöse Bursitis *f*
髌前滑囊 Bursa praepatellaris *f*
髌前滑囊炎 Bursitis praepatellaris *f*
髌前化脓性滑囊炎 präpatellare suppurative Bursitis *f*
髌前腱下囊 Bursa subtendinea praepatellaris *f*
髌前筋膜下囊 Bursa praepatellaris subfascialis *f*
髌前[囊]水囊瘤 Hygroma praepatellare *n*
髌前粘液囊炎 Bursitis praepatellaris *f*
髌前黏液囊炎 Bursitis präpatellaris *f*
髌前皮下囊 Bursa subcutanea praepatellaris *f*
髌前皮炎 präpatelläre Dermatitis *f*
髌韧带 Patellarsehne *f*, Ligamentum patellae *n*

髌韧带成形术 Sehnenplastik der Patella *f*, Patellarsehnenplastik *f*
髌韧带承重矫形器 Lagerungsorthese der Patellarsehne *f*
髌韧带承重经胫假肢(髌韧带承重小腿假肢) lasttragende transtibiale Prothese der Patellasehne *f*
髌韧带承重小腿假肢 lasttragende Unterschenkelprothese der Patellasehne *f*
髌韧带断裂 Patellarsehnenruptur *f*
髌韧带负重假体 lasttragende Prothese der Patellarsehne *f*
髌韧带滑囊炎 Bursitis der Patellarsehne *f*
髌韧带裂伤 Patellarsehnenriß *m*
髌韧带撕脱伤 Patellasehnenabriss *m*
髌韧带损伤 Verletzung des Ligamentum patellae *f*
髌韧带止点移位术 Insertionsverlagerung der Patellarsehne *f*
髌上的 suprapatellar (-is, -is, -e)
髌上滑膜襞 Plica synovialis suprapatellaris *f*
髌上滑囊 Bursa suprapatellaris *f*
髌上肌腱断裂 suprapatellare Sehnenruptur *f*
髌上囊 Bursa suprapatellaris *f*
髌上皱襞 Plica suprapatellaris *f*
髌外侧关节压迫综合征 Gelenkdruck-Syndrom an der lateralen Patella *n*
髌外侧支持带 Retinaculum patellae laterale *n*
髌外侧支持带松解术 laterales Retinaculum-Release der Patella *n*
髌网 Retepatellae *n*
髌下髌韧带 infrapatellare Patella-Sehne *f*
髌下的 infrapatellar (-is, -is, -e), subpatellar (-is, -is, -e)
髌下滑膜襞 Plica synovialis infrapatellaris *f*
髌下肌腱 infrapatellare Sehne *f*
髌下肌腱炎 infrapatellare Tendinitis *f*
髌下内侧进路 medial-Infrapatellarer Zugang *m*
髌下皮下囊 Bursa subcutanea infrapatellaris *f*
髌下深滑囊炎 Bursitis infrapatellaris *f*
髌下深囊 Bursa infrapatellarisprofunda *f*
髌下支 Ramus patellarisinferior *m*
髌下脂肪垫病变 Affektion des infrapatellaren Fettkörpers *f*
髌下脂肪垫肥厚 Hypertrophie des subpatellaren Fettpolsters *f*, Hoffa* Krankheit *f*
髌下脂肪垫撞击综合征 Impingement-Syndrom des infrapatellaren Fettpolsters *n*
髌下脂体 infrapatellarer Fettkörper *m*, Corpus adiposum infrapatellare *n*, Hoffa* Fettkörper *m*
髌下皱襞 Plica infrapatellaris *f*
髌样的 patellarförmig
髌阵挛 Patellarklonus *m*
髌支持带松解术 Retinaculum-Release der Patella *n*
髌周围肌腱炎 parapatellare Tendinitis *f*

BING 冰兵槟丙秉柄饼屏禀并病摒

bīng 冰兵槟

冰 Eis *n*, Glacies *f*
冰草氨酸 Agropin *f*
冰草炔 Agropyren *n*
冰草属 Agropyron *n*, Agropyrum *n*
冰醋(乙)酸 Eisessig *m*, Acetum glaciale *n*, Acidum aceticum glaciale *n*
冰醋酸中毒 Eisessig-Vergiftung *f*
冰袋 Eisbeutel *m*, Eisblase *f*
冰岛病(慢性疲劳综合征) Island-Krankheit *f*(良性肌痛性脑脊髓炎)
冰岛病毒 Island-Virus *n*
冰岛格陵兰地方性热病 Kriimfieber *n*
冰岛晶石[矿] isländischer Kalkspat *m*
冰岛衣(苔) Isländisch Moos *n*, isländisches Moos *n*, Cetraria islandica *f*
冰岛衣(苔)素 Cetrarin *n*
冰岛衣苦酸 Cetrarsäure *f*
冰岛衣属 Cetraria *f*
冰的 eisig, Eis-, glacial (-is, -is, -e)
冰点 Eispunkt *m*, Gefrierpunkt *m*, Erstarrungspunkt *m*
冰点测定器(计) Gefrierpunktsmesser *m*, Kryoskop *n*, Beckmann* Kryoskop *n*
冰点法 Kryoskopie *f*, kryoskopische Methode *f*
冰点降低 Gefrierpunktserniedrigung *f*
冰点降低测定 Kryoskopie *f*, Gefrierpunktsbestimmung *f*
冰点降低滴定法 kryoskopische Tetration (sanalyse) *f*
冰点降低法 Kryoskopie *f*, kryoskopische Methode *f*
冰点降低计 Kryometer *m* / *n*, Kryoskop *n*
冰点试验 Gefrierversuch *m*, Gefrierpunkt-Test *m*
冰冻 Gefrierung *f*, Vereisung *f*
冰冻保护剂 Gefrierschutzmittel *n*
冰冻超薄片术 Cryo-Ultramikrotomie *f*
冰冻超薄切片机 Kryoultramikrotom *n*, Gefriermikrotom *n*
冰冻超薄切片术 Gefriermikrotomie *f*, Kryoultramikrotomie *f*
冰冻放射自显影 Gefrierautoradiographie *f*
冰冻腹腔 einfrierende Bauchhöhle *f*
冰冻干燥[法] Gefriertrocknung *f*, Kryodesikkation *f*, Lyophilisation *f*, Lyophilisierung *f*, Lyophiltrocknung *f*
冰冻骨盆 gefrorenes Becken *n*
冰冻固定 Kryofixation *f*, Gefrierfixation *f*, Gefrierfixierung *f*
冰冻合剂 Kältemischung *f*
冰冻红细胞 gefrorene rote Blutkörperchen *n*
冰冻疗法 Eisbehandlung *f*, Kryotherapie *f*, Gefrierbehandlung *f*
冰冻麻醉 Eisanästhesie *f*, Kry (o) anästhesie *f*
冰冻盆腔 gefrorenes Becken *n*
冰冻切片 Gefrierschnitt *m*
冰冻切片法 Gefrierschnitt *m*, Gefriermikrotomie *f*
冰冻食物 Tiefkühlkost *f*, tiefgekühlte Lebensmittel *n*
冰冻蚀刻[法] Gefrierbruch *m*, Gefrierätzung *f*
冰冻蚀刻技术 Gefrierbruch-Technik *f*, gefriergeätzte Technik *f*
冰冻撕裂 Gefrierbruch *m*, gefrorenes Fracking *n*
冰冻血浆 Gefrierplasma *n*
冰毒 Methamphetamin-Hydrochlorid *n*
冰敷 Eisumschlag *m*
冰干法 Kryotrocknung *f*, Kryodesikkation *f*, Lyophilisation *f*, Lyophilisierung *f*, Lyophiltrocknung *f*
冰裹法 Eisumschlag *m*
冰晶石 Kryolith *m*
冰冷的 eisig, eiskalt, eisig kalt
冰冷感 eiskaltes Gefühl *n*
冰凉花 Adonis amurensis *f*
冰凉花甙 Adonidosid *n*, Adonisidum *n*
冰凉花毒甙元 Adonitoxigenin *n*
冰帽 Eiskappe *f*
冰囊 Eisbeutel *m*
冰内生物 Kryobionte *f*, pagon <engl.>
冰凝器 Kryophor *n*
冰片 Bornylalkohol *m*, Borneokampfer *m*, Borneol (um) *n*, Sumatrakampfer *m*
冰片基 Bornyl-
冰片烯 Bornylen *n*
冰钎创 Eispickel-Wunde *f*
冰钳式牵引弓 Eiszangeextensionsbügel *m*, Steinmann* Bügel *m*
冰山现象 Eisberg-Phänomen *n*
冰蚀术 Kryoablation *f*
冰水 Eiswasser *n*, Aqua astricta *f* (Aq. astr.)
冰水灌肠 Eiswassereinlauf *m*

冰水试验 Eiswassertest *m*
冰水洗胃 Eiswassermagenspülung *f*
冰箱 Kühlschrank *m*
冰盐 Kryohydrat *n*
冰雹 Eisumschlag *m*
冰[样]的 eisig(-is, -is, -e)
冰泳 Eisschwimmen *n*
冰浴 Eis(wasser)bad *n*
冰浴器 Eis(wasser)bad *n*
兵站医务所 Feldheilanstalt *f*
兵站医院 Feldlazarett *n*
槟榔 Betelnuß *f*, Bandwurmnuß *f*, Arekanuß *f*, Arekapalme *f*, Katechupalme *f*
槟榔癌 Betelnußkarzinom *n*, Betel(nuß)-Krebs *m*
槟榔次碱 Arecai(di)n *n*, Methyltetrahydronikotinsäure *f*
槟榔副碱 Arecaidin *n*, Arecain *n*
槟榔肝 Muskatnußleber *f*, Betelnußleber *f*
槟榔红(素) Arecin *n*
槟榔碱 Arekolin *n*, Arecolinum *n*
槟榔属 Areca *f*
槟榔树 Betelpalme *f*
槟榔泻碱 Arekan *n*, Arekolin *n*

bǐng 丙秉柄饼屏禀

丙氨酸 Laktamin *n*, Alanin *n*(Ala), Aminopropionsäure *f*
丙氨酸氨基转移酶 Alanin-Aminotransferase *f*
丙氨酸氨肽酶 Alanin-Aminopeptidase *f*, Alanin-Aminopeptidase-Aktivität *f*
丙氨酸丁(胱)氨酸硒醚 Selenocystathionin *n*
丙氨酸丁氨酸硫醚 Cystathionin *n*
丙氨酸汞 Alanin-Quecksilber *n*, Quecksilber(Ⅱ)-aminopropionat *n*, aminopropionsaures Quecksilber *n*
丙氨酸合成酶 Alanin-Synthetase *f*
丙氨酰[基] Alanyl-
丙氨酰甘氨酸 Alanylglycin *n*
丙氨酰亮氨酸 Alanylleucin *n*
β-丙氨酰组氨酸 β-Alanylhistidin *n*
丙胺 Propylamin *n*
丙胺卡因 Prilocain(um) *n*
丙胺太林 Propanthelin *n*
丙胺转移酶 Propylamintransferase *f*
丙吡胺 Disopyramid *n*
丙泊酚 Propofol *n*
丙泊酚麻醉 Propofolanästhesie *f*
丙醇 primärer Propylalkohol *m*, Propylium *n*, Propylalkohol *m*, Propanol *n*, Alcohol propylicus *m*
1-丙醇 1-Propanol *n*
2-丙醇 2-Propanol *n*
丙醇胺 Propanolamin *n*
丙醇钠 Natriumpropylalkohol *m*
丙二胺 Propylendiamin *n*
丙二醇 Propandiol *n*, propylenglybol *n*
丙二腈 Malonitril *n*
丙二醛 Malondialdehyd(MDA) *n*
丙二醛酸 malonaldehydische Säure *f*
丙二酸 Malonsäure *f*
丙二酸半酰胺 Malonsäure-halbacylamid *n*
丙二酸单酰 Malonyl *n*
丙二酸单酰 CoA-ACP 转酰基酶 Malonyl-CoA-ACP Transacylase *f*
丙二酸单乙酯 Malonsäuremonoethylester *m*
丙二酸二乙酯 Malonsäure(di)äthylester *m*
丙二酸酐 Malonsäureanhydrid *n*
丙二酸甲酯 Methylmalonsäure *f*
丙二酸酯(盐) Malonat *n*, Malonester *m*
丙二烯 Allen *n*
丙二酰胺 Malonamid *n*
丙二酰辅酶 A Malonyl-CoA *n*
丙二酰基 Malonyl-
丙二酰基转移酶 Malontransferase *f*
丙二酰脲 Malonylcarbamid *n*, Malon(säure)ureid *n*, Malonylharnstoff *m*, Malonylurea *f*
丙肝相关性膜性增生性肾小球肾炎 HCV-assoziierte membranoproliferative Glomerulonephritis *f*
丙硅烷 Trisilan *n*
丙环定 Procyclidin *n*
丙磺舒 Probenecid(um) *n*, Benemid *n*
丙基 Propyl-
丙基对苯二胺 Propyl-Paraphenylendiamin *n*
丙基对羟苯甲酸 Propyl-p-Hydroxybenzoesäure *f*
17-α-丙基睾丸酮 Propyl-Testosteron *n*
丙基红 Propylrot *n*
丙[基]硫尿嘧啶 Propylthiouracil(um) *n*
丙[基]硫氧嘧啶 Propylthiouracil(um) *n*
丙阶酚醛树脂 Resit *n*
丙腈 Propionitril *n*, Athylencyanid *n*
丙卡巴肼(甲苄肼) Procarbazin *n*(抗肿瘤药)
丙类传染病 Infektionskrankheit der Kategorie C *f*
丙硫解痉素 Diprofen(um) *n*
丙硫硫胺 Thiaminpropyldisulfid *n*
丙硫氧嘧啶 Propylthiouracil(PTU) *n*
丙硫异烟胺 Protionamidum *n*, Prothionamid *n*
丙氯拉嗪 Prochlorperazin *n*
丙霉素 Triostin *n*
丙咪(米)嗪 Imipramin(um) *n*
丙脒腙 Mitoguazon *n*
β-丙内酯 β-Propiolacton(um) *n*, Beta-propiolakton *n*
丙哌氯丙嗪 Prochlorperazin *n*
丙泮尼地(普尔安, 3-甲氧-4-二乙氨甲酰甲氧基苯乙酸丙酯) Propanidid *n*
丙羟茶碱 Dyphyllin *n*
丙嗪 Promazin *n*
丙醛 Propanal *n*, Propionaldehyd *m*
丙醛糖 Aldotriose *f*
丙醛肟 Propionaldoxim *n*
丙炔 Propin *n*, Allylen *n*
丙炔苯丙胺 Allylenbenzedrin *n*
丙炔醛 Propionaldehyd *n* / *m*, Propargylaldehyd *n* / *m*
丙炔酸 Propiolsäure *f*
丙三醇 Glycerol *n*, Glycerinum *n*, Glycerolum *n*
丙酸 Propionsäure *f*, Acidum propionicum *n*
丙酸苯汞 phenylmercuric Propionat *n*
[丙酸]二氢睾酮 Dihydrotestosteron-Propionat *n*
丙酸发酵 Propionsäurefermentation *f*
丙酸氟替卡松 Fluticasonpropionat *n*
丙酸钙 Kalziumpropionat *n*
丙酸[杆]菌属 Propionibacterium *n*
丙酸酐 Propionsäureanhydrid *n*
丙酸睾酮 Testosteron-Propionat *n*
丙酸睾丸素(酮) Testosteronpropionat *n*
丙酸睾丸酮 Testosteronpropionat *n*
丙酸红霉素 Erythromycinpropionat *n*
丙酸红霉素月桂基硫酸盐 Erythromycinestolat *n*
丙酸菌属 Propionibacterium *n*
丙酸钠 Natriumpropionat *n*, Natrium propionicum *n*
丙酸脱氧皮质酮 Desoxycorton(um) *n*, Desoxykortikosteronpropionat *n*
丙酸血[症] Propionsäureämie *f*

丙酸酯 Propionat *n*
丙糖 Triose *f*
丙糖磷酸 Triosephosphat *n*, Triosephosphorsäure *f*
丙体(种)六六六(丙种六氯化苯) Lindan *n*, Gamma-Hexachlorcyclohexan *n*
丙酮 Azeton *n*, Aceton(um) *n*, Dimethylketon *n*, Essiggeist *m*, Propanon *n*
丙酮苄羟香豆素 Warfarin(um) *n*
丙酮不溶性抗原 azetonunlösliches Antigen *n*
丙酮醇 Azetol *n*, Acetol *n*
丙酮蛋白尿 Azetonalbuminurie *f*
丙酮合氰醇中毒 Acetoncyanhydrin-Vergiftung *f*
丙酮合氰化氢 Acetoncyanhydrin *n*
丙酮化氟新龙 Fluocinolon *n*
丙酮化合物 Acetonid *n*
丙酮化合[作用] Acetonation *f*, Acetonierung *f*
丙酮基 Azetonyl-, Acetonyl-
丙酮雷琐辛 Azetonresorzin *n*
丙酮氯仿 Azetonchloroform *n*
丙酮氯化血红素 Aceton-Chlorohemin *n*
丙酮尿 Azetonurie *n*, Acetonuria *f*
丙酮酸 Pyruvinsäure *f*, Brenztraubensäure *f*(BTS), Acidum pyruvicum *n*
丙酮酸激酶 Pyruvatkinase *f*(PK), Brenztraubensäurekinase *f*
丙酮酸激酶缺乏症 Pyruvatkinase-Mangel *m*
丙酮酸[磷酸]激酶 Pyruvat-Phosphokinase *f*
丙酮酸钠 Natriumpyruvat *n*
丙酮酸羧化酶 Pyruvatkarboxylase *f*, Brenztraubensäurekarboxylase *f*
丙酮酸羧化支(旁)路 Pyruvatcarboxylation-Shunt *m*
丙酮酸脱氢酶 Pyruvatdehydrogenase *f*, Brenztraubensäuredehydrogenase *f*
丙酮酸脱氢酶复合体 Pyruvatdehydrogenase-Komplex *m*
丙酮酸脱羧酶 Pyruvatdekarboxylase *f*, Brenztraubensäuredekarboxylase *f*
丙酮酸血[症] Pyruvatämie *f*
丙酮酸盐 Pyruvat *n*(Pyr)
丙酮酸氧化酶 Pyruvatoxidase *f*, Brenztraubensäureoxidase *f*
丙酮缩氨基脲 Acetonsemicarbazon *n*
丙酮缩二乙砜 Azetondiäthylsulfon *n*, Sulfonal *n*
丙酮缩羟强的松龙 Acetonid Hydroxyl Prednisolon *n*
丙酮糖尿 Azetonglykosurie *f*
丙酮肟 Acetonoxim *n*
丙酮性气喘 Azetonasthma *n*
丙酮溴仿 Acetonbromoform *n*, Brometon *n*
丙酮血症 Azetonämie *f*, Acetonaemia *f*
丙酮油 Acetonöl *n*
丙酮中毒 Azetonvergiftung *f*
丙烷 Propan *n*
丙戊茶碱 Propentofyllin *n*
丙戊酸钠 Natriumvalproat *n*
丙烯 Propen *n*, Propylen *n*
丙烯胺 Allylamin *n*
丙烯除虫菌素 Allethrin *n*
丙烯醇 Allylalkohol *m*
丙烯化[作用] Acrylaktion, Akrylaktion *f*
丙烯基 Propenyl-, Allyl-
丙烯基氨腈 Allylzyanamid *n*
丙烯基腈 Propenylzyanid *n*
丙烯基乙基醚 Propenyläthyläther *m*
丙烯腈 Akryl(säure)nitril *n*, Vinylzyanid *n*, Vinylzyanür *n*
丙烯腈中毒 Akrylnitrilvergiftung *f*
丙烯菊酯 Allethrin *n*
丙烯硫醚 Allylthioäther *m*, Allylsulfid *n*
丙烯硫脲 Thiosinaminum *n*, Allylthioharnstoff *m*, Allylthiokarbamid *n*
丙烯吗啡 Nalorphin *n*
丙烯氰 Akrylnitril *n*
N-丙烯去甲唑辛 N-allylnormetazocin *n*
丙烯醛 Akrolein *n*, Akrylaldehyd *m*, Acrolein *n*
丙烯醛试验 Akrolein-Probe *f*
丙烯醛树脂 Akroleinharze *n pl*
丙烯醛中毒 Akroleinose *f*, Akroleinvergiftung *f*
丙烯酸 Akrylsäure *f*, Acidum acrylicum *n*
丙烯酸单体 Akrylmonomer *m*
丙烯酸单体引发皮炎 Akrylmonomer-induzierte Dermatitis *f*
丙烯酸的 akrylsauer, acryl
丙烯[酸]酐 Akryl(säure)anhydrid *n*
丙烯酸骨水泥 Akrylzement *m*
丙烯酸甲冠 Akryl-Jacketkrone *f*
丙烯酸聚合体 Akrylpolymer *n*
丙烯酸聚合物 Akrylatpolymer *n*
丙烯酸[类]树脂 Akrylharz *n*
丙烯酸树脂分离剂 Akrylharzscheidemittel *n*
丙烯酸树脂填塞 Akrylharz-Verpackung *f*
丙烯酸树脂牙 Akrylharzezahn *m*
丙烯酸塑料 Akryl-Kunststoff *m*
丙烯酸盐(酯) Akrylat *n*
丙烯酸印刷板 Akryldruckplatte *f*
丙烯酸支持环 Akryl-Halterung *m*
丙烯酸脂类 Akrylsäureester *m pl*
丙烯酸酯基托 Akrylharzbasis *f*
丙烯酸酯夹板 Akryl-Schiene *f*
丙烯酸酯磨钻 Kunststoff-Bohrwerkzeug *n*
丙烯酸酯牙 Akryl-Zahn *m*
丙烯酸酯罩冠 Akrylkronenersatz *m*
丙烯戊巴比妥钠 Natriumsecobarbital *n*
丙烯酰 Akryloyl-
丙烯酰胺 Akrylamid(AA) *n*, Propenamid *n*
丙烯酰胺中毒 Akrylamidvergiftung *f*
丙烯酰氯 Akryloylchlorid *n*
丙烯酰[基] Akryloyl-
丙烯乙二醇 Propylenglykol *n*
丙烯乙二醇类 Propylenglycol *n*
丙细胞 Gamma-Zellen *f pl*, G-Zellen *f pl*, γ-Zellen *f pl*
丙酰苄胺异烟肼 Nialamid(um) *n*
丙酰辅酶 A Propionyl-CoA *n*
丙酰辅酶 A 羧化酶 Propionyl-CoA-karboxylase *f*
丙酰基 Propionyl-
丙型病毒性肝炎 Hepatitis-C-Virus *n*
丙型副伤寒杆(沙门)菌 Bacterium hirschfeldii *n*, Bacillus paratyphi C *m*, Salmonella paratyphi C *f*
丙型肝炎 Hepatitis C(HC) *f*
丙型肝炎病毒 Hepatitis-C-Virus(HCV) *n*
丙型肝炎病毒疾病负荷 HCV-Krankheitslast *f*
丙型肝炎病毒抗原 Hepatitis-C-Virus-Antigen *n*
丙型肝炎病毒属 Hepacivirus *n*
丙型肝炎病毒治疗 Behandlung der HCV-Infektion *f*
丙型肝炎抗体 Hepatitis-C-Antikörper *m*
丙型肝炎抗原 Hepatitis-C-Antigenn
丙型肝炎相关性肾小球炎 Hepatitis C-assoziierte Glomerulonephritis *f*
丙型肝炎样病毒 Hepatitis-C-ähnliches Virus *n*
丙型链球菌 γ-Streptokokkus *m*, γ-Streptococcus *m*, Streptococcus anhaemolyticus *m*
丙型流感病毒 Influenza-C-Virus *n*
丙型脑炎 Enzephalitis Typ C *f*
丙型血友病 Hämophilie C *f*, Faktor Ⅺ -Mangel *m*

丙亚胺 Propylendiamin *n*
丙氧吩 Propoxyph *n*
丙氧酚(达而丰) Propoxyphen *n*
丙氧鸟苷 Ganciclovir *n*
丙种反应蛋白 C-reaktives Protein *n*(CRP)
丙种谷氨酰转肽酶 γ-Glutamyltranspeptidase *f*
γ-丙种球蛋白 γ-Globulin, gamma-Globulin *n*
丙种球蛋白 Gammaglobulin *n*, γ-Globulin *n*
丙种球蛋白病 Gammopathie *f*, Gammapathie *f*, Immunglobulinpathie *f*
丙种球蛋白缺乏症 Agammaglobulinämie *f*, Agammaglobulinmangel *m*
丙种球蛋白异常血[症] Dysgammaglobulinämie *f*
丙种射线 Gammastrahlen *m pl*
秉氏麻蝇 Sarcophaga pingi *f*
秉氏亚麻蝇 Parasarcophagapingi *f*
秉性 seelische Disposition *f*
柄 Stiel *m*, Griff *m*, Heft *n*, Manubrium *n*
柄部 Stiel (portion *f*) *m*, Stengelteil *m*
柄核 Stielkern *m*
柄节 Stiel *m*, Schaft *m*, Scapus *m*
柄曲霉素 Sterigmatocystin(um) *n*
柄细胞 Stielzelle *f*
柄胸结合 Synchondrosis (manubrio) sternalis *f*
柄胸联合 Symphysis (manubrio) sternalis *f*
柄状 Stielform *f*
饼干形 Keksform *f*
饼状肾 Kuchenniere *f*
屏除 Exklusion *f*, Ausschaltung *f*, Ausschluß *m*
屏气 Atemanhalten *n*, Atem-Halten *n*
屏气排尿 Atemanhalte-Urinieren *n*
屏气时间 Atemanhaltezeit *f*
屏气试验 Atemanhalteversuch *m*
禀赋 Begabung *f*, Temperament *n*

bìng 并病摒

并案侦查 gleichzeitige Ermittlung von mehreren Fällen *f*
并唇[畸形] Atresia labiorum *f*, Syncheilie *f*, Synchilie *f*
并存的 begleitend
并存感觉异常性精神分裂症 coexist parästhesien Schizophrenie *f*
并存疾病 koexistierende Erkrankung *f*
并存加工 begleitende Verarbeitung *f*
并存性队列研究 gleichzeitige Kohortenstudie *f*
并存性前瞻性研究 simultane prospektive Studie *f*
并存研究 gleichzeitige Untersuchung *f*, Begleituntersuchung *f*
并[存]意识 Mitbewußtes *n*
并[存]意识的 mitbewußt, coconscious <engl.>
并存意识(前意识) Mitbewußtes *n*, Mitbewußtsein *n*
并耳[畸形] Synotie *f*
并发 Hinzukommen *n*
并发出汗 Syn(h)idrosis *f*
并发的 kompliziert, kombiniert, complex (-us, -a, -um), complicat (-us, -a, -um)
并发反应 Kombinationsreaktion *f*, kombinierte Reaktion *f*
并发疟 concurrent Malaria *f*
并发先兆子痫 begleitende Präeklampsie *f*
并发性白内障 komplizierter Katarakt *m*, Cataracta complicata *f*
并发性精神病 Begleitpsychose *f*
并发抑制 begleitende Hemmung *f*
并发症(病) Komplikation *f*, Begleitkrankheit *f*
并发症分娩 komplizierte Geburt *f*
并发症状 Begleitsymptom *n*
并发转导 Kotransduktion *f*
并发转化 Kotransformation *f*
并发子痫 überlagerte Eklampsie *f*
并合 Koaleszenz *f*, Coalitio *n*, Adjektion *f*
并合核 Fusionskern *m*
并合畸形 Synactosis *f*, Verschmelzungsmißbildung *f*
并合试样 Kompositionsprobe *f*, kombinierte Probe *f*
并激 Shuntanregungs, Nebenschlußerregung *f*
并连X染色体 angeschlossenes X-Chromosom *n*
并联的 parallel
并联电路 Parallelschaltung *f*
并联式 Paralleltyp *m*
并联试验 Paralleltest *m*
并联谐振 Parallelresonanz *f*
并联性增生 Parallel-Hyperplasie *f*, nummerische Hypertrophie *f*
并列 Apposition *f*, Juxtaposition *f*, Anlagerung *f*
并列分泌 Juxtasekretion *f*
并列心脏移植 parallele Herztransplantation *f*
并脑畸胎 Zyklenzephalie *f*, Cyclencephalus *m*
并胚 Duplicitas *f*
并躯联胎 Syssomus *m*
并生的 zusammen wachsend, verschmolzen, coalescens
并生牙 Synodontie *f*
并头联胎 Syzephalus *m*, Synenzephalus *m*, Symphyocephalus *m*, Deradelphus *m*
并腿[畸形] Symmelie *f*, Symphysoskelie *f*
并吞 Inkorporation *f*
并行成像 parallele Bildgebung *f*
并行处理系统 Parallelverarbeitungssystem *n*
并行磁共振成像 parallele Kernspintomographie (pMRT) *f*, parallele Magnetresonanztomographie (pMRT) *f*, parallele MRT (pMRT) *f*
并行存取 Parallelzugriff *m*
并行的 comitans, comitat (-us, -a, -um)
并行计算机化约诊系统 paralleles computerunterstütztes Terminvereinbarungssystem *n*
并行加工 parallele Verarbeitung *f*
并行静脉 parallele Vene (Vein) *f*
并行模拟 parallele Simulation *f*
并行收缩 Parasystolie *f*
并行输入/输出外部设备 Peripheriegerät für parallele Eingabe/Ausgabe *n*
并行搜索 parallele Suche *f*
并行心律 Kombinationsschlag *m*, Pararrhythmie *f*
并行性 Parallelismus *m*
并行性室性心动(搏)过速 parasystolische ventrikuläre Tachykardie *f*
并行血管 Comes *m* / *f*, comitantes Gefäß *n*
并眼[畸形] Synophthalmie *f*, Synopsie *f*
并肢 Synpodie *f*
并肢畸形 Symmelie *f*, Sirenomelie *f*, Sympodie *f*, Meerjungfrauensyndrom *n*
并殖吸虫病 Paragonimiase *f*, Paragonimiasis *f*
并殖[吸虫]科 Paragonimidae *pl*
并殖吸虫属 Paragonimus *m*
爱氏并殖吸虫 Paragonimus edwardsi *m*
大平氏并殖吸虫 Paragonimus ohirai *m*
宫崎氏并殖吸虫 Paragonimus miyazaki *m*
斯氏并殖吸虫 Paragonimus skrjabini *m*
卫[斯特曼]氏并殖吸虫 Paragonimus westermani (s. ringeri) *m*, Distoma pulmonala (s. ringeri s. westermani) *n*
卫[斯特曼]氏并殖吸虫四川亚种 Paragonimus westermani siechuanensis *m*
并指(趾)(并指(趾)畸形) Syndaktylie *f*, Syndactylia *f*, Daktylosymphysis *f*, Zygodaktylie

并指状树突状细胞 interdigitierende dendritische Zelle *f*
并指状细胞 interdigitierende Zelle *f*
并趾多趾 Synpolydaktylie *f*
并趾症 Syndaktylie *f*
病 Krankheit *f*, Erkrankung *f*, Morbus *m* (M), Mal(um) *n*, Vitium *n*
阿布勒米氏病 Abrami* Krankheit *f*, hämolytische Anämie *f*
阿狄森氏病 Addison* Krankheit *f*(od. Syndrom *n*), Bronze (haut)krankheit *f*, Melasma suprarenale *n*
阿尔伯斯·尚堡氏病 Albers Schönberg* Krankheit *f*(od. Syndrom *n*), Marmorknochen-Krankheit *f*, Osteopetrose *f*
阿尔茨海默氏病 Alzheimer* Krankheit *f*(od. Sklerose *f*, od. Demenz *f* od. Syndrom *n*), präsenile Demenz *f*
阿佩尔氏病 Apert* Syndrom *n*, Akrozephalopolysyndaktylie *f*
埃-当二氏病 Ehlers*-Danlos* Syndrom *n* (od. Krankheit *f*), Cutis hyperelastica *f*
埃德塞尔氏病 Edsall* Krankheit *f*, Fieberkrampf *m*
埃窦斯氏病 Eddowes* (-Spurway*) Syndrom *n*
埃科诺莫氏病 Economo* Krankheit *f*, Encephalitis lethargica (s. epidemica) *f*
艾克霍斯特德氏病 Eichhorst* Krankheit *f*, interstitielle Neuritis *f*, Neuritis fascians *f*
爱-皮二氏病 Epstein*-Pel* Krankheit *f*
爱泼斯坦氏病 Epstein* Krankheit *f*, Pseudodiphtherie *f*
安德鲁斯氏病 Andrews* Krankheit *f* (od. Syndrom *n*), pustulöses Bakterid *n*
安德森氏病 Andersen* Krankheit *f*(od. Syndrom *n*), Amylopektinose *f*
安德斯氏病 Anders* Krankheit *f*, Adipositas dolorosa *f*
安德伍德氏病 Underwood* Krankheit *f*, Sklerema neonatorum *n*
安第斯山地病 Andes Krankheit *f*, Monge* Krankheit *f*, Erythrämie *f*
奥夫雷希特氏病 Aufrecht* Krankheit *f*
奥利埃氏病 Ollier* Krankheit *f*, Dyschondroplasie *f*, Hemichondrodystrophie *f*
奥伦氏病 Owren* Syndrom *n*
奥-施二氏病 Osgood*-Schlatter* Krankheit *f*(od. Syndrom *n*)
奥斯勒氏病 Osler* Krankheit *f*, Teleangiectasia hereditaria haemorrhagica *f*
奥-乌二氏病 Oppenheim*-Urbach* Krankheit *f*, Necrobiosis lipoidica (diabedicorum) *f*
巴尔通氏体病 Carrion* Krankheit *f*, Bartonellosis *f*, Bartonellose *f*
巴勒魁尔氏病 Barraquer* (-Simons*) Krankheit *f*, Lipodystrophia paradoxa (progressiva) *f*
巴林格尔氏病 Ballingall* Krankheit *f*, Mycetoma pedis *n*
巴洛氏病 Barlow* (-Moeller*) Krankheit *f*, Säuglingsskorbut *m*
巴-梅二氏病 Batten*-Mayou* Krankheit *f*
巴塞多氏病 Basedow* Krankheit *f*(od. Syndrom *n*), Struma exophthalmica *f*
巴太累米氏病 Barthelemy* Krankheit *f*, papulonekrotische Tuberkulose *f*
巴赞氏病 Bazin* Krankheit *f*(od. Erythem *n*), Tuberculosis indurativa cutis *f*
拜格尔氏病 Beigel* Krankheit *f*, Piedra alba *f*
班替氏病 Banti* Krankheit *f*, Banti* Syndrom *n*, Anaemia splenica *f*
包特金氏病 Botkin* Krankheit (od. Hepatitis) *f*, Hepatitis epidemica (s. infectiosa) *f*
贝尔热隆氏病(歇斯底里舞蹈病,癔病性舞蹈病) Bergeron* Krankheit *f*, Chorea hysterica (s.electrica) *f*
贝克氏病 Beck* Krankheit *f*
波特氏病 Pott* Krankheit (od. Karies) *f*, Spondylitis tuberculosa *f*
伯格氏病 (v. Winiwarter*) -Buerger* Krankheit *f*(od. Syndrom *n*), Thromb(o)angitis obliterans *f*, Endangiitis obliterans *f*
博文氏病 Bowen* (-Darier*) Krankheit *f*(od. Syndrom *n*), Dermatitis praecancerosa *f*
布-布二氏病 Busse*-Buschke* Krankheit *f*, Kryptokokkose *f*, Cryptococcosis *f*
布赖特氏病 Bright* Krankheit *f*, Nephritis *f*
布林顿氏病 Brinton* Krankheit *f*, Linitis plastica *f*
布鲁顿氏病 Bruton* Krankheit *f*(od. Typ *m*), Hypogammaglobulinämie *f*
布鲁氏[杆]菌病 Bruzelliase *f*, Brucellosis *f*, Bruzellose *f*, Febris undulans Bang* *f*
布-莫二氏病 Brailsford*-Morquio* Syndrom *n*, ekzentrische Osteochondrodysplasie *f*
布-西二氏病 Brill*-Symmers* Krankheit *f*, Brill*-Symmers* Syndrom *n*, großfollikuläre Lymphadenopathie *f*, großfollikuläres Lymphadenom *n*
策尔尼氏病 Czerny* Krankheit *f*, Kniegelenkerguß *m*
达顿氏病 Dutton* Krankheit *f*, Afrikanische Trypanosomiasis *f*
达尔林普尔氏病 Dalrymple* Krankheit *f*, Zyklokeratitis *f*
达里埃氏病 Darier* Krankheit *f*(od. Syndrom *n*), Dyskeratosis follicularis vegetans *f*
达林氏病 Darling* Krankheit *f*, Histoplasmose *f*
代-索二氏病 Déjerine*-Sottas* Syndrom *n* (od. Krankheit *f*), progressive hypertrophische interstitielle Neuropathie *f*
戴维氏病 David* Krankheit *f*, Wirbelsäulentuberkulose *f*
当洛斯氏病 (Ehlers*-) Danlos* Syndrom *n*, Cutis hyperelastica *f*
德博夫氏病 Debove* Krankheit *f*, Splenomegalie *f*
德尔肯氏病 Dercum* (-Vitaut*) Syndrom *n*, Adipositas dolorosa *f*
德佛札氏病 Devergie* Krankheit *f*, Pityriasis rubra pilaris *f*
德雷斯勒氏病 Dressler* (-Harley*) Krankheit *f*, intermittierende Hämoglobinurie *f*
德诺斯氏病 Desnos* Krankheit *f*, Splenopneumonie *f*
德维克氏病 Devic* Krankheit *f*, Neuromyelitis optica *f*
迪厄拉富瓦氏病 Dieulafoy* Krankheit *f*(od. Syndrom *n*), Exulceratio simplex *f*
迪米特里氏病 Dimitri* Krankheit *f*, nävoide Amenz *f*
窦勒氏病 Doehle* (-Heller*) Krankheit (od. Aortitis) *f*, Aortitis syphilitica *f*
杜-阿二氏病 Duchenne*-Aran* Krankheit *f*, spinale progressive Muskelatrophie *f*
杜-格二氏病 Duchenne*-Griesinger* Krankheit *f*, infantile spinale progressive Muskelatrophie *f*
杜克氏病 Dukes* (-Filatow*) Krankheit *f*, Exanthema subitum *n*
杜朗氏病 Durand* Krankheit *f*
杜朗特氏病 Durante* Krankheit *f*, Fragilitas ossium *f*
杜林氏病 Duhring* (-Brocq*) Krankheit *f*, Dermatitis herpetiformis *f*
杜罗济埃氏病 Duroziez* Krankheit *f*(od. Syndrom *n*), kongenitale Mitralstenose *f*
杜兴氏病 Duchenne* Krankheit *f*: ①spinale Muskelatrophie *f* ②Paralysis bulbaris *f* ③Tabes dorsalis *f*
法布里氏病 Faber* Krankheit *f*, Adipositas dolorosa *f*
法-福二氏病 Fahr* (-Volhard*) Nephrosklerose *f*, bösartige Nephrosklerose *f*
范康尼氏病 Fanconi* Krankheit *f*(od. Anämie *f*)
费代氏病 Fede* Krankheit *f*, kachektische Aphthe *f*
费尔氏病 Feer* Krankheit *f*(od. Neurose *f*, od. Syndrom *n*), Akrodynie *f*
费林氏病 Fölling* Krankheit *f*(od. Oligophrenie *f* od. Schwachsinn *m* od. Syndrom *n*), Oligophrenia phenylpyruvica *f*

费内尔氏病 Fernel* Krankheit *f*, Aortenaneurysma *n*
芬威克氏病 Fenwick* Krankheit *f*, idiopathische atrophische Gastritis *f*
[冯]吉尔克氏病 von Gierke* Krankheit *f*, Glykogenose *f*
冯希培尔氏病 v. Hippel* Krankheit *f*, Angiomatosis retinae *f*
弗拉亚尼氏病 Flajani* Krankheit *f*, Struma exophthalmica *f*
弗里德赖希氏病 Friedreich* Krankheit *f*, hereditäre (od. familiäre) Ataxie *f*
弗里德兰德氏病 Friedländer* Krankheit *f*, Endangiitis obliterans *f*
弗罗梅尔氏病 Frommel* Krankheit *f*
弗-谢二氏病 Flatau*-Schilder* Krankheit *f*, progressive subkortikale Enzephalopathie *f*
福代斯氏病 Fordyce* Krankheit *f*
福-福二氏病 Fox*-Fordyce* Krankheit *f* (od. Syndrom *n*)
福克斯氏病 Fox* Krankheit *f*
福夏尔氏病 Fauchard* Krankheit *f*, Parodontopathie *f*
盖斯伯克氏病 Gaisböck* Krankheit *f* (od. Polyglobulie *f*), Polycythaemia hypertonica *f*
甘-南二氏病 Gandy*-Nanta* Krankheit *f*, Gamna* Krankheit *f*, granulomatös-siderotische Splenomegalie *f*
高安氏病 Takayasu* Krankheit *f*, Aortenbogen-Syndrom *n*
高歇氏病 Gaucher* Krankheit *f*, Anaemia familiaris splenica *f*
格雷夫斯氏病 Graves* Krankheit *f*, Basedow* Krankheit *f*, Struma exophthalmica *f*
格里津格氏病 Griesinger* Krankheit *f*, Ancylostomiasis *f*
格利森氏病 Glisson* Krankheit *f*, Rachitis *f*
哈尔斯坦氏病 Halstern* Krankheit *f*, endemische Syphilis *f*
哈格纳氏病 Hagner* Krankheit *f*
哈利氏病 Harley* (-Dressler*) Krankheit *f* (od. Syndrom *n*), paroxysmale Kältehämoglobinurie *f*
哈洛漂氏病 Hallopeau* Krankheit *f*
哈孟氏病 Hammond* Krankheit *f* (od. Syndrom *n*), Athetosis duplex *f*
哈特纳普病 Hartnup-Krankheit *f*, Hartnup-Syndrom *n*
海-窦二氏病 Heller*-Doehle* Krankheit *f* (od. Syndrom *n*), Aortenlues *f*
海-梅二氏病 Heine*-Medin* Krankheit *f*, Poliomyelitis anterior acuta *f*
汉-琼二氏病 Henderson*-Jones* Krankheit *f* (od. Syndrom *n*), Osteochondromatosis articularis *f*
汉-许-克三氏病 Hand*-Schüller*-Christian* Krankheit *f* (od. Syndrom *n*), Xanthomatosis idiopathica chronica *f*
郝-吉二氏病 Hutchinson*-Gilford* Syndrom *n*, Progerie *f*
何杰金氏病 Hodgkin* Krankheit *f* (od. Syndrom *n*), maligne Lymphogranulomatose *f*
赫-霍二氏病 Herter* (-Heubner*) Krankheit *f*, Zöliakie *f*
赫珀特氏病 Huppert* Krankheit *f*, Plasmozytom *n*
赫斯氏病 Hers* Krankheit *f*, Glykogenose *f*
赫希费尔德氏病 Hirschfeld* Krankheit *f*, akuter Diabetes (mellitus) *m*
赫希施普龙氏病 Hirschsprung* Krankheit *f* (od. Syndrom *n*), Megacolon congenitum *n*
黑福特氏病 Heerfordt* (-Mylius*) Krankheit *f* (od. Syndrom *n*) Uveoparotitis *f*
黑格隆德氏病 Haglund* (-Läwen*-Fründ*) Krankheit *f*, Chondromalacia posttraumatica patellae *f*
黑利氏病 Hailey* (-Hailey*) Krankheit *f*, Pemphigus benignus familiaris chronicus *m*
黑曼氏病 Hamman* Krankheit *f*, Emphysema pulmonum interstitiale *n*
亨特氏病 Hunt* Krankheit *f*, primäre Dentatumatrophie *f*, Dyssynergia cerebellaris myoclonica *f*
亨廷顿氏病 Huntington* Krankheit (od. Chorea) *f*, Chorea degenerativa *f*
胡尔勒氏病 Hurler* Krankheit *f* (od. Syndrom *n*), Lipochondrodystrophie *f*
华滕伯格氏病 Wartenberg* Krankheit *f* (od. Syndrom *n*)
怀特氏病 Whytt* Krankheit *f*
霍法氏病 Hoffa* Krankheit *f* (od. Syndrom *n*)
吉尔伯氏病 Gilbert* (-Lereboullet*) Krankheit *f*, familiärer nichthämolytischer Ikterus *m*
金伯克氏病 Kienböck* Krankheit *f*: ①Lunatummalazie *f* ②traumatische Syringomyelie *f*
卡-贝二氏病 Kaschin*-Beck* Krankheit *f* (od. Syndrom *n*), Osteoarthritis deformans endemica *f*
卡波济氏病 Kaposi* Krankheit *f*, Xeroderma pigmentosum *n*
卡菲氏病 Caffey* (-Silverman*) Krankheit *f* (od. Syndrom *n*), Hyperostosis corticalis infantilis *f*
卡勒氏病 Kahler* (-Bozzolo*) Krankheit *f*, Plasmozytom *n*, multiples Myelom *n*
卡里翁氏病 Carrión* Krankheit *f*, Bartonellosis *f*
卡-佩二氏病 Calvé* (-Legg*) -Perthes* Krankheit *f* (od. Syndrom *n*), Osteochondropathia deformans coxae juvenilis *f*
卡斯太拉尼氏病 Castellani* Krankheit *f*: ①Spirochaetosis *f* ②Lethargie *f*
卡魏氏病 Cavare* Krankheit *f*, Paralysis familiaris periodica *f*
柯蒂斯氏病 Curtis* Krankheit *f*
科勒氏骨病 Köhler* (Knochen-) Krankheit *f* (od. Syndrom *n*)
克里斯马斯病 Christmas disease <engl.>
克里斯琴氏病 Christian* (-Hand*-Schüller*) Syndrom *n* (od. Krankheit *f*), Xanthomatosis idiopathica chronica *f*
克罗恩氏病 Crohn* (-Ginsburg*-Oppenheimer*) Krankheit *f*, Ileitis regionalis (s. segmentalis s. terminalis) *f*
克山病 Keshan <chin.>, Kokuzan-Krankheit *f*
克汀病 Kretinismus *m*
寇茨氏病 Coats* Krankheit *f* (od Syndrom *n*), Retinitis exsudativa *f*
库顿氏病 Couton* Krankheit *f*, tuberkulöse Spondylosis *f*
库兴氏病 Cushing* Krankheit *f* (od. Syndrom *n*), basophiler Hyperpituitarismus (od. Hyperkortizismus) *m*
奎尔万氏病 Quervain* Krankheit *f*, Tendovaginitis stenosans *f*
拉埃奈克氏病 Laennec* Krankheit *f*
莱内氏病 Leiner* (-Moussous*) Krankheit *f* (od. Dermatose *f* od. Syndrom *n*), Erythrodermia desquamativa neonatorum *f*
莱特尔氏病 Reiter* Krankheit *f* (od. Syndrom *n*)
勒里施氏病 Leriche* Krankheit *f*, Sudeck* Atrophie *f*, posttraumatische Osteoporose *f*
雷克林霍曾氏病 Recklinghausen* Krankheit *f*, Neurofibromatose *f*
雷诺氏病 Raynaud* Krankheit (od. Gangrän) *f*, symmetrische Gangrän *f*
累-佩二氏病 Legg* (-Calvé*) -Perthes* Krankheit *f*, Osteochondropathia deformans coxae juvenilis *f*
累-赛二氏病 Letterer*-Siwe* Krankheit *f*
类巴塞多氏病 Pseudo-Basedow*-Krankheit *f*, Basedo (wo) id *n*
立克次氏体病 Rickettsiose *f*
利伯氏病 Leber* Krankheit *f*: ①Optikusatrophie *f* ②Amaurosis congenita *f*
利特氏病 Ritter* Krankheit *f* (od. Syndrom *n*, od. Dermatitis *f*), Dermatitis exfoliativa infantum *f*
林道氏病 Lindau* Krankheit *f*
林-希二氏病 Lindau*-von Hippel* Krankheit *f* (od. Syndrom *n*)
伦-奥-韦三氏病 Rendu*-Osler*-Weber* Krankheit *f*, Teleangiectasia hereditaria haemorrhagica *f*
伦莫氏病 Rummo* Krankheit *f*, Kardioptose *f*
罗基坦斯基氏病 Rokitansky* Krankheit *f*, akute gelbe Leberatrophie *f*

罗杰氏病 Roger* Krankheit *f*(od. Syndrom *n*), Ventrikelseptumdefekt *m*
罗-雷二氏病 Roussy*-Lévy* Krankheit *f*, hereditäre areflektorische Dys(s)tasie *f*
罗姆伯格氏病 Romberg* Krankheit *f*, Hemiatrophia facialis progressiva *f*
罗惹氏病 Roger* Krankheit *f*(od. Syndrom *n*), Ventrikelseptumdefekt *m*
洛布斯坦氏病 Lobstein* Krankheit *f*(od. Syndrom *n*), Osteogenesis imperfecta tarda *f*
马-班二氏病 Marie*-Bamberger* Krankheit *f*(od. Syndrom *n*), Osteoarthropathia pulmonalis hypertrophica *f*
马里氏病 (Pierre) Marie* Krankheit *f*, Akromegalie *f*
马约基氏病 Majocchi* Krankheit *f*(od. Purpura *f*, od. Syndrom *n*), Purpura anularis teleangiectoides *f*
麦肯齐氏病 Mackenzie* Krankheit *f*
麦耶氏病 Meyer* Krankheit *f*, Rachenmandelhyperplasie *f*, (pharyngeale) adenoide Vegetation *f*
曼森氏病 Manson* Krankheit (od. Bilharziose) *f*, Schistosomiasis mansoni *f*
梅尼[埃]尔氏病 Ménière* Krankheit *f*, Vertigo auricularis *f*, Vertigo ab aure laesa *f*
梅-佩二氏病 Merzbacher*-Pelizaeus* Krankheit *f*(od. Syndrom *n*), Aplasia axialis extracorticalis congenita *f*, familiäre diffuse Hirnsklerose *f*
米尔罗伊氏病 Milroy* Krankheit *f*, familiäres kongenitales Lymphödem *n*
米库利奇氏病 Mikulicz* Krankheit *f*(od. Syndrom *n*)
摩顿氏病 Morton*(-Dudley*) Krankheit *f*(od. Syndrom *n*) Metatarsalgia *f*
莫尔基奥氏病 Morquio* Krankheit *f*(od. Syndrom *n*), spondyläre Dysplasie *f*
尼-匹二氏病 Niemann*-Pick* Krankheit *f*, Phosphatidlipoidose *f*
诺卡氏[放射]菌病 Nocardiosis *f*
欧-戈二氏病 Erb*-Goldflam* Krankheit *f*, Myasthenia gravis (pseudoparalytica) *f*
帕金森氏病 Parkinson* Krankheit *f*, Paralysis agitans *f*
潘纳氏病 Panner* Krankheit *f*, Osteochondrose *f*
庞珀氏病 Pompe* Krankheit *f*, Cardiomegalia glycogenica *f*
佩吉特氏病 Paget* Krankheit *f*(od. Syndrom *n*), Ostitis deformans *f*
佩-施二氏病 Pellegrini*-Stieda* Krankheit *f*
佩特兹氏病 Perthes* Krankheit *f*
蓬塞氏病 Poncet* Krankheit *f*(od. Rheumatismus *m*), Rheumatismus tuberculosus *m*
皮克氏病 Pick* Krankheit *f*: ①lobäre Atrophie *f* ②perikarditische Pseudoleberzirrhose *f* ③Lipoidhistiozytose *f*
片山病 Katayama-Krankheit *f*, Schistosomiasis japonica (s. asiatica s. orientalis) *f*
普尔切氏病 Purtscher* Krankheit *f*(od. Netzhautschädigung *f*), Angiopathia retinae traumatica *f*
恰加斯氏病 Chagas* Krankheit *f*, Amerikanische Trypanosomiasis *f*, Thyroiditis parasitaria *f*
桥本氏病 Hashimoto* Krankheit (od. Thyreoiditis) *f*, lymphozytäre Thyreoiditis *f*
燃炸性神经机能病 Explosionsneurose *f*
乳腺佩吉特氏病 Paget* Karzinom *n*(od. Krebs der Mamma *m*), Paget* Krankheit der Mamma *f*
乳腺外佩吉特氏病 extramammäre Paget*-Krankheit *f*
山伯格氏病 Schamberg* Dermatose *f*, progressive Pigmentdermatose *f*
施-奥二氏病 Schlatter*-Osgood* Krankheit *f*(od. Syndrom *n*)
施莱特氏病 Schlatter* Krankheit *f*
施-施二氏病 Spielmeyer*-Stock* Krankheit *f*
施特恩伯格氏病 Sternberg*(-Paltauf*) Krankheit *f*, maligne Lymphogranulomatose *f*
施提克尔氏病 Sticker* Krankheit *f*, Erythema infec-tiosum (acutum) *n*
施图默氏病 Stühmer* Krankheit *f*, Balanitis xerotica *f*
水俣病 Minamata-Krankheit *f*
斯-斯二氏病 Smith*-Strang* Krankheit *f*, Methionin-Malabsorptionssyndrom *n*
斯提尔氏病 Still*(-Chauffard*) Krankheit *f*(od. Syndrom *n*), Polyarthritis chronica iuvenilis *f*
斯托克维斯氏病 Stokvis* Krankheit *f*, Struma exophthalmica *f*
斯-亚二氏病 Stokes*-Adams* Krankheit *f*(od. Syndrom *n*, od. Symptomenkomplex *m*)
台-萨二氏病 Tay*-Sachs* Krankheit *f*, infantile Form der amaurotischen Idiotie *f*
汤姆森氏病 Thomson* Krankheit *f*, Poikilodermia congenita *f*
提策氏病 Tietze* Krankheit *f*(od. Syndrom *n*), Kostochondrose *f*, Kostochondritis *f*
图雷特氏病 Tourette* Krankheit *f*, Chorea variabilis *f*
瓦凯氏病 Vaquez* Krankheit *f*, Polycythaemia vera *f*
威尔逊氏病 Wilson* Krankheit *f*, hepatolentikuläre Degeneration *f*
韦尔霍夫氏病 Werlhof*-Wichmann* Krankheit *f*, idiopathische Thrombozytopenie *f*
韦-霍二氏病 Werdnig*-Hoffmann* Krankheit *f*, familiäre spinale Muskelatrophie *f*
韦-克二氏病 Weber*-Christian*(-Pfeifer*) Krankheit *f*, Panniculitis nodularis (non suppurativa) *f*
韦利斯氏病 Willis* Krankheit *f*, Diabetes mellitus *m*
维勒布兰德氏病 v. Willebrand*-Jürgens* Krankheit *f*, vaskuläre Pseudohämophilie A *f*
魏尔氏病 Weil*(-Landouzy*) Krankheit *f*, Leptospirosis icterohaemorrhagica *f*
温克尔氏病 V. Winckel* Krankheit *f*
西蒙氏病 Simons* Krankheit *f*(od. Syndrom *n*), Lipodystrophia progressiva *f*
西蒙兹氏病 Simmonds* Krankheit *f*(od. Syndrom *n*), Kachexia hypophysalis (s. pituitaria) *f*
希-林病(遗传性斑痣性错构瘤病,小脑视网膜血管瘤病) Von Hippel-Lindau'sche Krankheit *f*, retinocerebrale Angiomatose *f*
希-林二氏病 v. Hippel*-Lindau* Krankheit *f*(od. Syndrom *n*), Angiomatosis cerebelli et retinae *f*
夏林氏病 Charrin* Krankheit *f*, Pyocyaneus-Infektion *f*
夏-马-图三氏病 Charcot*-Marie*-Tooth*(-Hoffmann*) Krankheit *f*, Atrophia musculorum progressiva neurotica *f*
小口氏病 Oguchi* Krankheit *f*(od. Syndrom *n*)
谢尔德氏病 Schilder* Krankheit *f*, Encephalitis periaxialis diffusa *f*
许-克二氏病 Schüller*-Christian*(-Hand*) Krankheit *f*
雅各布氏病 Jakob* Krankheit *f*, spastische Pseudosklerose *f*, kortikostriatospinale Degeneration *f*
雅-克二氏病 Jakob*-Creutzfeldt* Krankheit *f*, spasti-sche Pseudosklerose *f*, kortikostriatospinale Degeneration *f*
志贺氏菌病 Shigellose *f*, Bazillen-Dysenterie *f*
病案 Krankheitsfall *m*
病案报告 Krankenbericht *m*, Krankenbefund *m*
病案编码系统 Codierungssystem der Krankenakten *n*
病案簿 Krankenpapiere *n pl*
病案调查 (Kranen-) Falluntersuchung *f*
病案管理人员 Krankenakten-Administrator *m*
病案记录 Krankenblatt *n*, Krankenprotokoll *n*, Anamnese *f*
病案模块 Krankenakte-Modul *n*

病案申请表 Anforderungstabelle der Krankenakten *f*
病案室 Krankenblattarchiv *n*
病案数据库 Datenbank der Krankenakten (od. Krankenblätter) *f*
病案讨论 Fallbesprechung *f*
病案系统 Patientenaktensystem *n*
病案摘录系统 Exzerptsystem von Krankenakten *n*
病变 Affektion *f*, Krankheit *f*, pathologische Veränderung *f* (od. Prozeß *m*)
病变移植 Läsionen Transplantation *f*
病残 Invalidität *f*, Verstummelung *f*
病残的 invalid, versehrt, beschädigt, verstummelt
病残率 Behinderungsrate *f*, Invaliditätsrate *f*
病残者 Invalide *m*, Versehrter *m*, Beschädigter *m*
病巢 Latibulum *n*
病程 (Krankheits-) Verlauf *m*
病程差异偏倚 Bias der Krankheitsdauer *n*
病程记录 Verlaufsnotiz *f*
病程演变 klinischer Verlauf *m*
病耻感 Stigma *n*, Schandmal *n*, Schandfleck *m*
病初的 initial
病床 Krankenbett *n*, (Krankenhaus-) Bett *n*
病床防污布 Gummituchunterlage *f*, aleze <frz.>
病床配置 Zuteilung von Krankenbetten *f*
病床使用率 Belegungsgrad *m*, Bettenauslastung *f*, Ausnutzungsrate der Krankenbetten *f*
病床周转率 Krankenbettumsatzrate *f*
病胆血色质 Erythrogen *n*
病的 morbid, krank
病的终局 Finalität der krankheit
病窦综合征 Sick-Sinus-Syndrom *n* (SSS)
病毒 Virus *n*
B 病毒(猴疱疹病毒) B-Virus *n*
CA 病毒(副流感病毒 2 型) CA-Virus *n*
CELO 病毒(鸡胚胎致死性孤儿病毒) CELO-Virus *n*, Hühnerembryo-tödliches Orphan-Virus *n*
DNA 病毒 DNA-Virus *n*
EB 病毒(埃巴病毒) EB-Virus *n*, Epstein-Barr* Virus *n*, (Ebv, EBV)
EMC 病毒(脑心肌炎病毒) Encephalomyocarditis-Virus *n*, EMC-Virus *n*
FA 病毒(泰勒尔病毒) FA-Virus *n*, Theiler* Virus *n* (鼠自发性脑脊髓炎的病原体)
GB 病毒(庚肝病毒) GB-Virus *n*
JC 病毒 JC-Virus, JCV *n* (人体多瘤病毒属,是引起进行性多灶性白质脑病的原因)
K 病毒(非瘤性多瘤病毒) K-Virus *n*
M-25 病毒 M-25 Virus (Myxovirus) *n* (具粘病毒特性的呼吸道病毒)
RNA 病毒 RNA-Virus *n*
RS 病毒(呼吸道合胞病毒) Respiratorische-Synzytial-Virus *n*
SA 病毒(副流感病毒) SA Virus *n*
U 病毒(ECHO 病毒 11 型) Uppsala (U) Virus *n*
阿根廷出血热病毒(胡宁病毒) argentinisches hämorrhagisches Fieber-Virus *n*
阿留申水貂病病毒 Aleutian* Mink-Disease-Virus *n*
阿扑萨拉病毒(U 病毒) Uppsala* Virus *n*
埃-巴二氏病毒 Epstein*-Barr* Virus *n* (EB-Virus)
埃博拉病毒(RNA 病毒,可引起严重的甚至致死的出血热) Ebola* Virus *n*
埃布尔森小鼠白血病病毒 Abelson* Maus-Leukämie-Virus *n*
奥罗泼希病毒 Oropouche-Virus *m*
奥马斯克出血热病毒 Omsk* hämorrhagisches Fieber-Virus *n* (一种蜱传的黄病毒)
澳大利亚 X 病病毒(一种脑炎病毒) australianisches X-Virus *n*, Murray*-Valley* Enzephalitis-Virus *n*
布伦希尔得病毒 Brunhilde-Stamm *m*
查格雷斯病毒 Chagres* Virus *n* (虫媒病毒)
朝鲜出血热病毒 koreanischrs Hämorrhagisches-Fieber-Virus *n* (汉坦病毒)
蒂斯根病毒 Teschen* Virus *n* (猪脑脊髓炎的病原体)
俄国春夏脑炎病毒 russisches Frühjahr-Sommer-Enzephalitis-Virus *n*
非洲马瘟病病毒 afrikanisches Pferdepest -Virus *n*
非洲猪瘟病病毒 afrikanisches Schweinepest-Virus *n*
弗[氏]病毒 Friend* Virus *n* (鼠白血病病毒)
哥伦比亚 SK 病毒 Columbia-SK-Virus *n*, Col-SK-Virus *n* (哥伦比亚脑心肌炎病毒)
格拉菲病毒 Graffi* Virus *n* (诱发小鼠及大鼠骨髓性白血病的病毒)
格罗斯病毒 Gross* Virus *n* (诱发小白鼠的淋巴型白血病)
瓜鲁病毒 Guaroa* Virus *n* (蚊类传播引起人的热病)
瓜玛病毒 Guama* Virus *n* (可引起人的发热合并关节痛)
汉坦病毒 Hantaan-Virus *n*, Seoul-Virus *n* (可引起流行性出血热或肺炎)
加里福尼亚病毒 California-Virus *m*
杰米斯坦病毒 Germisten* Virus *n*
鸩宁病毒 Junin* Virus *n* (阿根廷出血热病毒)
卡图病毒 Catu* Virus *n* (虫媒病毒)
凯默诺夫病毒 Kemerovo* Virus *n* (蜱传病毒)
柯萨奇病毒 Coxsackie-Viren *n pl* (C-Viren)
科病毒 Coe* Virus *n* (柯萨奇病毒 A 组 21 型的原名)
科罗拉多蜱热病毒 Colorado* Tick-Fieber-Virus *n* (环状病毒属的一种)
科萨努尔丛林病病毒 Kyasanur* Waldkrankheit-Virus *n* (黄色病毒属中的蜱传病毒)
克-刚出血热病毒 Krim*-Kongo* hämorrhagisches Fieber-Virus *n* (通过蜱叮咬而传播给人的虫媒病毒)
库鲁病毒 Kuru* Virus *n* (引起新几内亚震颤病)
库姆巴病毒 Kumba-Virus *n* (西门利克森林病毒)
拉克罗斯病毒 La Crosse* Virus *n*
拉沙热病毒 Lassa* Virus *n* (能引起拉沙热,发热、头痛、四肢疼痛及惊厥)
莱昂病毒 Leon-Stamm *m*, Leon-Typ *m*
蓝辛病毒 Lansing-Stamm *m*
劳舍尔病毒 Rauscher* Virus *n* (小鼠白血病病毒)
劳斯肉瘤病毒(RNA 致癌病毒,属于白血病病毒的亚属) Rous* Sarkom-Virus, RSV *n*
劳斯肉瘤相关病毒 Rous* Sarkom-assoziiertes Virus (RAV) *n*
罗斯河病毒 Ross-Fluss-Virus *n* (虫媒病毒,引起流行性多关节炎)
罗西欧病毒 Rocio* Virus *n* (黄病毒,可引起胎儿脑炎)
裂谷热病毒 Rift-Valley-Fieber-Virus *n* (南非裂谷热的病原体,由夜间吸血的节肢动物传播)
马尔堡病毒(马尔堡杰猿病病毒) Marburg-Virus *n* (RNA 病毒,在人可引起严重的、常致死的疾病)
马康狄病毒(乌干达 S 病毒) Makonde* Virus *n*
马立克病病毒 Marek* Virus *n*
马丘博病毒(玻利维亚出血热病毒) Machupo* Virus *n* (能引起出血、皮疹、肌痛、中枢神经受累等)
马雅罗病毒 Mayaro* Virus *n* (蚊传的甲病毒)
门果病毒 Mengo-Virus *m*
莫科拉病毒 Mokola* Virus *n* (狂犬病病毒属的一种)
墨累谷脑炎病毒 Murray-Valley-Enzephalitis Virus *n* (蚊传播的黄病毒)
纳奇瓦哥病毒 Nakiwogo* Virus *n*, Semunya* Virus *n*
诺沃克病毒 Norwalk* Virus *n* (能引起急性传染性胃肠炎)
欧鲁伯奇病毒 Oropouche* Virus *n* (虫媒病毒)
欧伦哥病毒 Orungo* Virus *n*

派尔里病毒 Piry* Virus *n*（属于水泡病毒）
庞哥拉病毒 Pongola* Virus *n*（蚊子传播的布尼雅病毒，自然宿主为驴、马、猴，人感染无症状）
皮秦德病毒 Pichinde* Virus *n*（感染哥伦比亚啮齿动物的病毒）
齐卡病毒 Zika* Virus *n*（属黄病毒属，引起非洲发疹性热病）
切昆贡亚病毒 Chikungunya* Virus *n*（主要由伊蚊传播的虫媒病毒，可引起类似登革热的疾病）
日本脑炎病毒 japanisches Enzephalitis-Virus（JEV）*n*
塞姆利基森林病毒 Semliki* Wald-Virus（SFV）*n*（具有单链 RNA 呈球形颗粒的病毒，属于树枝状病毒）
圣路易斯脑炎病毒 Saint-Louis-Enzephalitis（SLE*）Virus *n*（黄病毒属病毒）
施瓦茨白血病病毒 Schwartz* Leukämievirus *n*（引起瑞士小鼠淋巴白血病）
塔海纳病毒 Tahyna* Virus *n*（布尼雅病毒属）
塔卡里伯病毒（沙粒病毒）Tacaribe* Virus *n*
塔米埃米病毒 Tamiami* Virus *n*（沙粒病毒复合体）
塔斯堪纳病毒 Toskana-Virus *n*（白蛉热属病毒）
泰勒尔病毒 Theilervirus *n*（鼠自发性脑脊髓炎的病原体）
威塞尔斯布隆病毒 Wesselsbron* Virus *n*（蚊子传播的黄病毒）
维欧米亚病毒 Wyeomyia-Virus *n*（布尼亚病毒属）
委内瑞拉马脑脊髓炎病毒 venezolanische Pferdeenzephalomyelitis *f*
乌干达 S 病毒 Uganda-S-Virus *n*（在非洲引起轻度发热的虫媒病毒）
西姆布病毒 Simbu* Virus *n*
西尼罗河病毒 West-Nil-Virus *n*（引起脑炎）
仙台病毒（日本血细胞凝集病毒）Sendai-Virus *n*（属于粘病毒中的副流感类群，在日本为新生儿、幼儿高度致死性流行性肺炎的病原体）
辛德比斯病毒（虫媒病毒）Sindbis* Virus *n*
詹姆士城峡谷病毒 Jamestown-Canyon-Virus *n*
中欧脑炎病毒 mitteleuropäisches Enzephalitis-Virus *n*
RNA 肿瘤病毒 RNA-Tumorvirus *n*
病毒癌基因 Virus-Onkogene *n pl*
病毒包涵体 virale Einschlusskörper *m pl*
病毒包膜 Virus-Außenhülle *f*, Virusenvelope *f*
［病毒］包膜粒 Peplomere *m pl*
病毒变异 Virusvariation *f*
病毒变异监测 Überwachung der Virusvariation *f*
病毒表面抗原 Virus-Oberflächenantigen *n*
B 病毒病 Hepatitis-B-Viruserkrankung *f*
病毒病 Virose *f*, Viruskrankheit *f*
X 病毒病 Virus-X-Krankheit *f*
病毒超抗原 virales Superantigen *n*
病毒传送 virale Abgabe *f*, virale Übertragung *f*
病毒刺突 virus-spikes <engl.>
病毒蛋白酶 virale Protease *f*
［病毒］蛋白外壳 Proteinmantel *m*, Proteinhülle *f*
病毒的 viral
病毒 DNA virale DNA *f*, V-DNA *f*
病毒 DNA 复制 virale DNA-Replikation *f*
病毒 mRNA virale mRNA *f*
病毒 RNA virale RNA *f*
［病毒］反转录酶基因 ［virales］Reverse-Transkriptase-Gen *n*
病毒分离［法］ Virusisolation *f*, Virusisolierung *f*
病毒复制 Virusreplikation *f*, Virusreproduktion *f*
病毒感染 Virusinfektion *f*
病毒感染后的视神经炎 Optikusneuritis nach Virusinfektion *f*
病毒感染细胞 virusinfezierte Zelle *f*
病毒感染因子 Faktor der Virion-Infektiosität *f*
病毒感染与糖尿病 Virusinfektion und Diabetes
病毒干扰 Virusinterferenz *f*
病毒干扰作用 virale Interferenz *f*
病毒隔离 Virusisolierung *f*
病毒固定 Viropexis *f*, Viropexie *f*
EB 病毒核抗原（EB 核抗原）Epstein*-Barr* Virus-Kernantigen *n*, EBV-Kernantigen *n*
病毒核心 Virus-innenkörper *m*, virus core <engl.>
病毒核衣壳 Virusnukleokapsid *n*
病毒核质 Vironukleon *n*, Virus-Nuclein *n*
病毒基因 Virogen *n*
病毒基因转录后调控 posttranskriptionelle Regulation des viralen Gens *f*
病毒基因组 Virusgenom *n*
病毒基因组连接蛋白 virales genomgebundenes Protein *n*
病毒基质 Viromatrix *f*
病毒鉴定 Virusidentifikation *f*, Virusidentifizierung *f*
病毒结晶 Viruskristall *m*
病毒精液症 Virusspermie *f*, Virussemenie *f*
EB 病毒抗核心抗原抗体 EBV-Anti-Core-Antigen-Antikörper *m*
EB 病毒抗衣壳抗原 EBVirus-Anti-Capsid-Antigen *n*
病毒抗原 Virusantigen *n*, V-Antigen *n*
EB 病毒抗早期抗原抗体 EBVirus-Anti-early Antigen-Antikörper *m*
EB 病毒壳抗原 Epstein*-Barr*-Virus-Capsid-Antigen *n*
病毒壳抗原（衣壳抗原）Kapsidantigen *n*
［病毒］壳粒 Kapsomer *n*
［病毒］壳体 Kapsid *n*
病毒空斑试验 Virus-Plaquetest *m*
［病毒］类特异抗原基因 ［virale］gruppenspezifisches Antigen-Gen *n*
病毒粒子 Elementarkörperchen *n*, Viruspartikel *f*, Virion *n*
病毒灵 Moroxydin（um）*n*（ABOB）
病毒灭活剂 Virusinaktivierungsagens *n*, Virusinaktivierungsmittel *n*
病毒膜 Viromembran *f*
EB 病毒膜抗原 Epstein*-Barr*-Virus-Membranantigen *n*
病毒膜融合糖蛋白 virales fusogenes Membranglykoprotein *n*
病毒内在酶 Virus-Intrinsic-Enzym *n*
病毒尿症 Virurie *f*
病毒启动子 Virus-Promoter *m*
病毒染色体 Viruschromosom *n*, Chromosom *n*
病毒溶血素试验 Virus-Hämolysintest *m*
病毒入胞现象 Viropexis *f*, Viropexie *f*
病毒释放 Virusliberation *f*, Virusfreisetzung *f*
病毒受体 Virusrezeptoren *m pl*
病毒特异抗原 virusspezifisches Antigen *n*
病毒体 Virion *n*
［病毒］外壳蛋白 Hüllprotein *n*
病毒微粒 Viromikrosomen *n pl*
病毒微体 Virosomen *n*
病毒吸附 Virusadesorption *f*
病毒吸附蛋白 virale Attachment-Protein（VAP）*n*
病毒显性感染 apparente Virusinfektion *f*
EB 病毒相关淋巴瘤 EBV-assoziiertes Lymphom *n*
病毒相关性心肌病 virusassoziierte Kardiomyopathie *f*
病毒小 RNA virale kleine RNA *f*
病毒携带者 Virusträger *m*
病毒性肠炎 Virusenteritis *f*
病毒性出血热 virales hämorrhagisches Fieber *n*, virushämorrhagisches Fieber *n*
病毒性单关节炎 Virusmonarthritis *f*
病毒性肺炎 Viruspneumonie *f*
病毒性风疹 Virusrubella *f*, Virusrubeola *f*
病毒性腹泻 Virusdiarrhoe *f*

病毒性肝炎 Virushepatitis *f*
病毒性肝炎相关性再障 Hepatitis-assoziierte aplastische Anämie *f*
病毒性骨炎 Virusostitis *f*, virale Knochenentzündung *f*
病毒性关节炎 Virusarthritis *f*
病毒性虹膜睫状体炎 Virusiridozyklitis *f*
病毒性呼吸道感染 virale Infektion der Atemwege *f*
病毒性黄化病 Virus Yellows, Virusgelbs *n*
病毒性角膜结膜炎 Viruskeratokonjunktivitis *f*, epidemische Keratokonjunktivitis *f*
病毒性角膜炎 Viruskeratitis *f*
病毒性结肠炎 Viruskolitis *f*
病毒性结膜炎 Viruskonjunktivitis *f*
病毒性痢疾 Virusdysenterie *f*
病毒性淋巴结炎 Viruslymphadenitis *f*
病毒性卵巢炎 Virusovaritis *f*, Virusoophoritis *f*
病毒性迷路炎 virale Labyrinthitis *f*
病毒性脑白质病 virale Leukoenzephalopathie *f*
病毒性脑白质炎 virale Leukoenzephalitis *f*
病毒性脑膜脑炎 Virusmeningoenzephalitis *f*
病毒性脑膜炎 Virusmeningitis *f*
病毒性脑炎 Virusenzephalitis *f*
病毒性皮肤病 Virusdermatose *f*, Virusdermopathie *f*
病毒性全脑炎 virale Panenzephalitis *f*
病毒性腮腺炎 Virusparotitis *f*
病毒性上呼吸道感染 Virusinfektion des oberen Respirationstraktes *f*
病毒性肾炎 Virusnephritis *f*
病毒性食管炎 Virusösophagitis *f*
病毒性视网膜炎 Virusretinitis *f*
病毒性胃肠炎 Virusgastroenteritis *f*
病毒性细支气管炎 Virusbronchiolitis *f*
病毒性小核糖核酸 virale kleine RNA *f*
病毒性心包炎 Virusperikarditis *f*
病毒性心肌炎 Virusmyokarditis *f*, virale Myokarditis *f*
病毒性疣 Viruswarze *f*
病毒性支气管肺炎 Virusbronchopneumonie *f*
病毒性子宫颈炎 virale Zervizitis *f*
病毒学 Virologie *f*
病毒学家 Virologe *m*, Virusforscher *m*
病毒学应答 virologisches Ansprechen *n*
病毒血细胞凝集[作用] Virushämagglutination *f*
病毒血细胞吸附 Virushämadsorption *f*
病毒血[症] Virusämie *f*, Virämie *f*
病毒亚科 Virus-Unterfamilie *f*
病毒研究所 Virus-Forschungsinstitut *n*
病毒样颗粒 virusähnliche Partikel *f*
病毒衣壳 Viruskapsid *n*
病毒衣壳抗原 virales Capsid-Antigen *n*
病毒抑制药 Virostatika *n pl*
病毒疫苗 Virusvakzine *f*, Virusimpfstoff *m*
[病毒]原生小体 Elementarkörperchen *n*
病毒载量 Virusbelastung *f*, Viruslast *f*
HIV 病毒载量 HIV-Belastung *f*, HIV-Last *f*
EB 病毒载体 Epstein*-Barr*-Virus-Vektor *m*
病毒载体 Virusvektor *m*
病毒增加试验 Virus-Anreicherungstest *m*
病毒致癌机理 Virus-Karzinogenese *f*, virale Karzinogenese *f*
病毒中和抗体 virusneutralisierende Antikörper *m*
病毒中和试验 Virusneutralisationstest *m*
病毒种 Virusart *f*, Virusspezies *f*
病毒贮主 Virusreservewirt *m*
病毒装配 Virusmontage *f*, Zusammenbau der Viren *m*
病毒组装 Virus-Assembly *f*
病毒唑 Virazol *n*
病房 Krankenzimmer *n*, Station *f*, Krankensaal *m*
病房传呼系统 stationäres Anrufsystem *n*
病房信息系统 Informationssystem über Krankenzimmer *n*
病房诊断化验信息自动存储系统 Point-of-Care-System *n*
病废 Invalidität *f*, Behinderung *f*
病废的 behindert
病废者 Behinderte *m/f*
病感失认[症] Anosognosie *f*
病故 Sterben an Krankheit *n*
病号 Kranke(r *m*) *f*, Patient *m*
病号饭 Krankenkost *f*, Krankendiät *f*
病后精神病 deuteropathische Geisteskrankheit(od. Psychose) *f*
病后历 Katamnese *f*
病后衰弱 allgemeine Schwäche nach Krankheit *f*
病患 Krankheit *f*
病患行为 Krankheitsverhalten *n*
病假 Krankenurlaub *m*, Krankheitsurlaub *m*
病假条 Krankenschein *m*
病觉缺失 Anosognosie *f*, Anosognosia *f*
病觉失认 Anosognosie *f*
病菌 Krankheitserreger *m*, Krankheitskeim *m*, pathogener Keim *m*
[病菌]出口 Austrittspforte *f*
[病菌]侵入门户 Eintrittspforte *f*
病菌学说 Krankheitskeimtheorie *f*
病理 Pathologie *f*, Pathologia *f*
病理报告 pathologischer Bericht *m*
病理变化 pathologische Veränderung *f*
病理变应性 pathologische Allergie *f*
病理波 pathologische Welle *f*
病理产科学 pathologische Geburtshilfe *f*
病理带 pathologisches Band *n*
病理的 pathologisch, pathologic(-us, -a, -um)
病理惰性 pathologische Inaktivierung *f*, Inertia pathologica *f*
病理发生 Pathogenese *f*, Pathogenie *f*
病理反射 pathologischer Reflex *m*
病理反应 pathologische Reaktion *f*, Pathergie *f*
病理分级 pathologische Gradbestimmung *f*(od. Grading *n*)
病理骨折 pathologische Fraktur *f*
病理过程 pathologischer Prozeß *m*
病理红斑 pathologische Erythema *n*
病理化学 pathologische Chemie *f*
病理环 pathologischer Ring *m*
病理谎言综合征 pathologische Lügensyndrome *n pl*
病理家庭 pathologische Familie *f*
病理检查 pathologische Untersuchung *f*
病理检查所见 pathologischer Befund *m*
病理鉴别诊断 pathologische Differentialdiagnose *f*
病理解剖的 pathologisch-anatomisch
病理解剖器械 pathologisches Obduktionsinstrumentarium *n*
病理解剖学 pathologische Anatomie *f*, Pathoanatomie *f*
病理解剖学的 pathologisch-anatomisch
病理颗粒 pathologische Granula *n pl*
病理模型 pathologisches Modell *n*
[病理]排泄[物] Kenosis *f*
病理评估 pathologische Bewertung *f*
病理切片 pathologisches Schnittpräparat *n*
病理亲和力 pathologische Affinität *f*
病理情况 pathologischer Zustand *m*
病理缺陷 pathologischer Defekt *m*
病理人格 morbide(od. krankhafte) Persönlichkeit *f*
病理妊娠 pathologische Schwangerschaft *f*
病理生理的 pathophysiologisch
病理生理学 Pathophysiologie *f*, pathologische Physiologie *f*

病理生理学基础 pathophysiologische Grundlage *f*
病理生物化学 pathologische Biochemie *f*
病理生物学 Pathobiologie *f*
病理尸检 pathologische Autopsie (od. Leichenschau) *f*
病理收缩环 pathologischer Retraktionsring (od. Kontraktionsring) *m*
病理塑形作用 Pathoplastizität *f*
病理条件反射 pathologischer bedingter Reflex *m*
病理完全反应 pathologische Komplettresponse (pPR) *f*
病理吸收 pathologische Resorption *f*
病理细菌学 pathologische Bakteriologie *f*
病理 X 线学 Pathoradiographie *f*, Pathoröntgenographie *f*
病理心理学 Psychopathologie *f*, Pathopsychologie *f*
病理形态 pathologisches Bild *n*
病理形态分型 pathologische morphologische Klassifikation (od. Klassifizierung) *f*
病理形态学 Pathomorphologie *f*, pathologische Morphologie *f*
病理形态诊断 pathologische Diagnose *f*
病理性(闭塞) pathologische Okklusion *f*
病理性暗点 pathologisches Skotom *n*
病理性悲伤 pathologische Trauer *f*
病理性出血 pathologische Hämorrhagie *f*
病理性错觉 pathologische Illusion *f*
病理性代谢 Pathometabolismus *m*
病理性蛋白尿 pathologische Albuminurie *f*, pathologische Proteinurie *f*
病理性的 pathologisch, pathologic (-us, -a, -um)
病理性第四心音 pathologischer vierter Herzton *m*
病理性赌博 pathologische Spielsucht *f*
病理性烦渴 pathologische Polydipsie *f*
病理性肥大 pathologische Hypertrophie *f*
病理性肺泡音 pathologisches Vesikuläratmen *n*
病理性分娩 pathologische Geburt *f*
病理性附体 pathologische Besessenheit *f*
病理性钙化 pathologische Verkalkung (od. Kalzifikation) *f*
病理性骨化 pathologische Ossifikation (od. Verknöcherung) *f*
病理[性]骨折 pathologische Fraktur *f*, Fractura spontanea *f*
病理性骨折 pathologische Fraktur *f*
病理性核分裂(非典型核分裂) pathologische Mitose *f*, atypische Mitose *f*
病理性呼吸音 pathologisches Atemgeräusch *n*
病理性欢乐 pathologische Freude *f*
病理性黄疸 pathologische Gelbsucht *f*
病理性谎言 pathologische Lügensucht *f*, Mythomanie *f*
病理性激情 pathologischer Affekt *m*
病理性嫉妒 krankhafte Eifersucht *f*
病理性嫉妒综合征(奥赛罗综合征) Othello* Syndrome *n*
病理性脊椎滑脱 pathologische Halswirbelluxation *f*
病理性脊椎前移 pathologisches Wirbelgleiten *n*, pathologische Spondylolisthese *f*
病理性经闭 pathologische Amenorrhoe *f*
病理性静脉搏 pathologischer (od. ventrikulärer od. positiver) Venenpuls *m*
病理[性]酒醉 pathologische Trunkenheit *f*, Temulenz *f*
病理性倦睡 pathologische Schläfrigkeit *f*
病理性滤泡性增生 pathologische follikuläre Hyperplasie *f*
病理性疲劳 pathologische Ermüdung *f*
病理性切断术 pathologische Amputation *f*
病理性人格 pathologische Persönlichkeit *f*
病理性色素沉着 pathologische Pigmentation *f*
病理性说谎 pathologisches Lügen *n*, Verlogenheit *f*
病理性思维 pathologisches Denken *n*
病理性死亡 pathologischer Tod *m*
病理性缩窄 pathologische Atrophie *f*
病理性糖尿 pathologische Glykosurie *f*
病理性偷窃 pathologisches Stehlen *n*
病理性脱位 pathologische Luxation *f*, Luxatio pathologica *f*
病理性萎缩 pathologische Atrophie *f*
病理性细胞 pathologische Zelle *f*
病理性象征性思维 krankhaftes symbolisches Denken *n*
病理性心境恶劣 krankhafte Dysphorie *f*
病理性新血管形成 pathologische Gefäßneubildung *f*, pathologische Neovaskularisation *f*, pathologische Neovaskularisierung *f*
病理性血管再生 pathologische Gefäßneubildung *f*
病理性牙髓充血 pathologische zahnpulpas-Congestion *f*
病理性眼震 pathologischer Nystagmus *m*, pathologisches Augenzittern *n*
病理性影响 pathologische Auswirkung *f*
病理性优势情绪 krankhafte dominante Emotion *f*
病理性有丝分裂 pathologische (od. atypische) Mitose *f*
病理性杂音 pathologisches Geräusch *n*
病理[性]再生 pathologische Regeneration *f*
病理性增生 pathologische Hyperplasie *f*, pathologische Überentwicklung *f*
病理性窒息 pathologische Asphyxie *f*
病理性赘述 pathologische Umständlichkeit *f*, Zirkumstantialität *f*
病理学 Pathologie *f*
病理[学]的 pathologisch
病理学各论 spezielle Pathologie *f*
病理学家 Pathologe *m* / *f*
病理学 T1 期 Pathologie in Phase T1
病理学史 Pathologiegeschichte *f*
病理学系统命名[法] Systematisierte Nomenklatur der Pathologie *f*
病理学总论 allgemeine Pathologie *f*
病理遗传学 Pathogenetik *f*
病理优势灶 pathologischer dominanter Herd (od. Fokus) *m*
病理诊断 pathologische Diagnose *f*
病理(学)诊断 pathologische Diagnostik *f*
病理指征 Indicatio curativa (s. morbi) *f*
病理状态 pathologischer Zustand *m*
病理组织学 pathologische Histologie *f*, Histopathologie *f*
病理作用 pathologische Wirkung *f*
病历 Krankenblatt *n*, Krankengeschichte *f*, Anamnese *f*
病历表册 dossier dumalade <frz.>
病历夹 Krankenblattmappe *f*, dossier <frz.>
病历室 Krankenaktezimmer *n*, Anamneseraum *m*
病历推车 Krankenblattwagen *m*
病例 Fall *m*, Krankheitsfall *m*
病例报告(病案报告) Fallbericht *m*, Kasuistik *f*
病例比较研究 Fall-Vergleichsstudie *f*
病例标本 Fallbeispiel *n*
病例病例研究(单纯病例研究) Fall-Fallstudie *f*, Fall-Einfachstudie *f*
病例参照研究 Fall-Referenzstudie *f*
病例处理 Fallmanagement *n*
病例传播率 Fall-Reproduktionsrate *f*
病例队列研究(病例参比式研究) Fall-Kohortenstudie *f*, fallbasierte Referenzstudie *f*
病例对照 Krankheitsfall-Kontrolle *f*
病例对照研究 Forschung der Krankheitsfallkontrolle *f*
病例分析 Fallanalyse *f*
病例负荷减少 Fall-Lastabsenkung *f*
病例记录 Krankheitsfallnotiz *f*
病例交叉方法 Fall-Crossover *n*
病例交叉研究 Fall-Crossover-Studie *f*
病例信息 Fallinformation *f*
病例摘要 Zusammenfassung des Falles *f*

病例追查 Krankheitsfallnachuntersuchung *f*
病例总结 Zusammenfassung des Falles *f*
病楼综合征 Sick-Building-Syndrom *n*(SBS)
病律论 Pathonomie *f*
病媒 Vector *m*, Träger *m*
病媒生物 Vektoren *m*
病牛沙门菌 Salmonella Bovismorbificans *f*
病期 Stadium *n*
病期带菌者 aktiver Träger *m*
病情 Zustand (od. Befinden *n*) eines Patienten *m*, Krankheitszustand *m*
病情恶化 Exazerbation *f*, Verschlechterung *f*, Verschlimmerung *f*
病情观察 Krankheitsbeobachtung *f*
病情活跃程度指数 Krankheitsaktivitätsindex *m*
病情记录 Krankheitsverlauf *f*, Nachträge *m pl*, Pathographie *f*, Nosographie *f*
病情监测 Krankheitsüberwachung *f*
病情检查 Aufarbeitung *f*
病情夸张癖 Pathopleiosis *f*
病情描述 Nosographie *f*
病情学 Nosographie *f*, Nosographia *f*
病情学家 nosographer <engl.>
病情严重程度指数 Index des Krankheitsschwergrades *m*
病情骤变 Apostasis *f*
病人 Patient *m*, Kranke (r *m*) *f*
病人安全 Patientensicherheit *f*
病人标识 Identität der Patienten *f*, Patientenidentifikation *f*
病人标识符 Patientenkennzeichen *n*
病人标识数据 Patientenidentifizierungsdatum *n*
病人表 Krankenakte *f*, Krankengeschichte *f*
病人陈述 Klage des Patienten *f*
病人的依从性 Patientencompliance *f*
病人登记 Registrierung (od. Anmeldung) der Patienten *f*
病人分类 Patientenklassifikation *f*
病人分类法 Patientenklassifikationssystem *n*
病人分类系统 Klassifikationssystem von Patienten *n*
病人扶持器 Hebebett *n*, Heber für Patienten *n*
病人隔离 Isolation der Kranken *f*
病人挂号 Anmeldung der Patienten *f*
病人管理 Patientenverwaltung *f*
病人管理系统 Patientenverwaltungssystem *f*
病人合作 Patientenmitarbeit *f*
病人和胶片跟踪 Patienten- und Filmverfolgung
病人护理 Krankenpflege *f*
病人记录 Patientenakte *f*
病人监护系统 Patientenüberwachungssystem *n*
病人监护信息系统 Informationssystem für die Patientenversorgung *f*
[病人]监护仪 Monitor *m*
病人健康感 Gesundheitsinn der patienten *f*
病人鉴定 Patientenidentifikation *f*
病人角色 Krankenrolle *f*, Patientenrolle *f*
病人角色分析 Analyse der Krankenrolle *f*
病人角色行为 Patientenrollenverhalten *n*
病人角色强化 Verstärkung der Patientenrolle *f*
病人教育 Patientenschulung *f*
病人控制 Patientenkontrolle *f*
病人类型 Patiententyp *m*
病人满意 Patientenzufriedenheit *f*
病人满意度 Patientenzufriedenheit *f*
病人模拟 Patientensimulation *f*
病人目标 Ziel von Patienten *n*
病人评价 Beurteilung von Patienten *f*
病人期待 Erwartung von Patienten *f*
病[人]情[况] Zustand der Kranken *m*
病人身份号(病案号) Patientenidentifikationsnummer *f*
病人身份卡 Patientenausweis *m*
病人身份识别 Patientenidentifikation *f*
病人升降器 Lift für Patienten *m*
病人数据 Patientendaten *n pl*
病人数据安全性 Patientendatensicherheit *f*
病人数据保密性 Patientendatenschutz *m*
病人数据核对表 Checkliste der Patientendaten *f*
病人数据库系统 Patienten-Datenbanksystem *n*
病人数据录入 Eingabe der Patientendaten *n*
病人体重监测器 Körpergewichtsdetektor des patienten *m*
病人推车 Schiebwagen für Patienten *m*
病人相关的数据 patientenbezogene Daten *n pl*
病人心理 Patientenpsyche *f*
病人信息系统 Krankeninformationssystem *n*(CIS)
病人血容量亏损 Hypovolämie von Patienten *f*, Blutvolumenverminderung von Patienten *f*
病人延误 Patientenverzögerung *f*
病人医疗保健 Patientenversorgung *f*
病人医疗保健服务 Patientenversorgungsservice *n*
病人医疗保健计划 Patientenversorgungsplan *m*
病人医疗保健评价 Patientenversorgungsbewertung *f*
病人医疗保健数据 Patientenversorgungsdaten *pl*
病人医疗保健系统 Patientenversorgungssystem *n*
病人医疗保健信息系统 Informationssystem für Patientenversorgung *n*
病人依从 Patienten-Compliance *f*
病人引导 Patientennavigation *f*
病人优先 Patientenpräferenz *f*
病人预期事件发生率 von Patienten erwartete Ereignisrate *f*
病人账单 Rechnung für Patienten *f*
病人主索引 Master Patient Index (MPI) <engl.>, Patienten-Hauptindex *m*
病人[住院]登记 Patienten-Check-in *n*, Patientenanmeldung *f*
病人自动化检测 automatische Patientenerkennung *f*
病人自控镇痛 patientenkontrollierte Analgesie *f*(PCA)
病人自控镇痛术 patientenkontrollierte Analgesie *f*
病容 kränkliches Aussehen *n*
病弱儿童 invalides Kind *n*
病弱者饮食 Gebreehliches-patientenessen
病史 Krankengeschichte *f*, Krankenblatt *n*, Anamnese *f*
病史,古老的 historische Geschichte *f*
病史采取(集) Erheben der Anamnese *f*, Anamneseerhebung *f*
病史档案(病历卡) Krankenakte *f*
病史调查表 Geschichte-Fragebogen *f*
病史队列研究 historische Kohortenstudie *f*
病史柜 Krankenblattschrank *m*
病史申述者 Krankengeschichteinformant *m*
病史信息 geschichtliche Information *f*
病势加重 Verschlimmerung (od. Exazerbation) der Krankheit *f*
病室 Krankenzimmer *n*, Station (im Krankenhaus) *f*
病室车 Stationsrollwagen *m*
病室公务员 Stationswärter *m*
病室护士 Stationsschwester *f*
病室护士长 Oberschwester im Krankensaal *f*
病室女公务员 Krankensaalwärterin *f*
病室巡诊 Visite (od. Rundgang *m*) durch Krankenzimmer *f*, Stationsbesuch *m*
病死 Sterben an Krankheit *n*
病死率 Letalität (szahl) *f*
病损 krankheitsbedingte Beeinträchtigung *f*
病损确立期 Etablierungsphase der Läsion *f*
病态 Pathose *f*, Abnorm (a1) ität *f*, krankhafter Zustand *m*

病态悲伤 pathologische Trauer *f*
病态残暴 Tyrannismus *m*
病态产褥 pathologisches Puerperium (od. Wochenbett) *n*
病态冲动 pathologischer Impuls *m*
病态的 morbid, krankhaft
病[态]窦[房结]综合征 Sick-Sinus-Syndrom *n* (SSS), Syndrom des kranken Sinusknotens *n*
病态赌博 pathologische Spielsucht *f*
病态肥胖 morbide Adipositas *f*, krankhaftes Übergewicht *n*
病态改变 pathologische Veränderung *f*
病态欢乐 Habromanie *f*
病态饥饿 Bulimie *f*, Bupina *f*
病态嫉妒 krankhafte Eifersucht *f*
病态(不良)建筑物综合征(不良建筑物综合征) Sick-Building-Syndrom *n* (SBS)
病态可塑性的 pathoplastisch
病态恐怖(惧) Phobie *f*
病态毛发 erkrankte Haare *n pl*
病态敏感 krank empfindlich [or sensitiv] *m*
病态模仿 Pathomimie *f*, Simulation *f*
病态人格 psychopathische Persönlichkeit *f*
病态人格[者] konstitutionelle Psychopathie *f*, Psychopath *m*, Psychopathische Persönlichkeit *f*
病态人格的 psychopathisch
病态人格谎言者 pathologischer Lügner *m*
病态人格素质 psychopathische Konstitution *f*
病态人格性低劣 psychopathische Minderwertigkeit *f*
病态食欲 krankhafte Appetit *f*
病态问题 pathologisches Problem *n*
病态细胞综合征 sick cell syndrome <engl.>
病态心理 Pathopsychologie *f*, Psychopathologie *f*
病态行为 Krankheitsverhalten *n*
病态型夫妻关系 krankhafte Ehebeziehung *f*
病态兴奋 Krankhafte Aufregung *f*
病态性悖德 Anethopathie *f*
病态性道德缺乏 moralische Defizienz *f*
病态性肥胖 morbide Adipositas *f*, Adipositas permagna *f*, krankhaftes Übergewicht *n*
病态性说谎 pathologisches Lügen *n*
病态性饮食作乐 Essattacken mit Kontrollverlust *n*, Bulimie *f*
病态羞怯 Skopophobie *f*
病态依赖 morbide Abhängigkeit *f*
病态醉酒 pathologische Trunkenheit *f*, Temulenz *f*
病痛的 kränklich, leidend, krankhaft
病危 kritischer Zustand *m*
病危面容 Gesicht des Moribunden *n*, Facies Hippocratica* *f*, Facies decomposita *f*
病危期 kritisches Stadium *n*
病危特别护理(病危护理) Intensivmedizin *f*
病象 (Krankheits-) Symptom *n*
病牙 krankhafter Zahn *m*, Cacodontia *f*
[病牙]牙根[部分]切除术 Radektomie *f*, Radik(ul)otomie *f*
病因 Krankheitsursache *f*
病因 Krankheitsursache *f*, Atiologie *f*, Causa morbi *f*
病因不明 unbekannte Ätiologie *f*
病因不明性癫痫 kryptogene Epilepsie *f*
病因调查 ätiologische Forschung *f*
病因分值(归因危险度百分比) ätiologische Fraktion *f* (EF), attributabler Risikoanteil *m*
病因假设 pathokausale Hypothese *f*
病因链 Kausalkette der Krankheit *f*
病因疗法 Kausaltherapie *f*, ätiologische Behandlung *f*, kausale Therapie *f*
病因网 Web der Verursachung *m*
病因线索 Hypothesengenerierung *f*
病因学 Ätiologie *f*
病因学的 ätiologisch
病因学和发病学 Ätiologie und Pathogenese
病因学项目 ätiologisches Programm *n*
病因因素 ätiologischer Faktor *m*
病因预防 kausale Prophylax(i)e *f*
病因诊断 ätiologische Diagnose *f*
病因指征 Kausalindikation *f*, Indicatio causalis *f*
病因治疗 kausale Behandlung *f*, ätiologische Behandlung *f*
病因专率 kausal spezifische Rate *f*
病友 Bettnachbar *m*, spitalbekanntschaft *f*, Spitalfreundschaft *f*
病愈 Erholung *f*, Genesung *f*, Gesundung *f*
病员 Patient *m*, Kranker *m*
病原 Krankheitsursache *f*, Noxe *f*, Atiologie *f*, Pathogenese *f*
病原不明 unklare Atiologie *f*, unbekannte Ursache *f*
病原的 pathogen
病原寄生物 pathogener Parasit *m*
病原菌 pathogener Keim *m*, pathogene Bakterie *f*, Krankheitserreger *m*, Nosophyt *m*
病原霉菌 pathogener Fungus *m*
病原普遍存在说 Panspermia *f*
病原体 Krankheitserreger *m*, Erreger *m*, Agens *n*
病原体的抗体 Erreger-Antikörper *m*
病原体的抗原 Erreger-Antigen *n*
病原体清除 Erregereliminierung *f*
病原体相关分子模式 pathogenassoziiertes molekulares Muster *n*
病原体携带状态 Erreger trägerzustand *m*
病原体诊断 ätiologische Diagnostik *f*
病原微生物 pathogene Mikroorganismen *m pl*
病原相关性分子模型受体 Rezeptor des pathogen-assoziierten molekularen Musters *m*
(病原)携带者 Überträger *m*
病原携带者 Erreger Träger *m*, Keimträger *m*
病原性 Pathogenität *f*
病原性产黄菌 Flavobacterium morbificans *n*
病原性球菌 pathogene Kokken *m pl*
病原性生物 pathogene Organismen *m pl*
病原学 Atiologie *f*
病原学的 ätiologisch
病原学检查 ätiologische Untersuchung *f*
病原(因)学诊断 ätiologische Diagnose *f*
病原治疗 ätiologische Behandlung *f*, ätiologische Therapie *f*
病原致病性生物 pathogener Organismus *m*
病源 Nosogenese *f*, Nosogenie *f*
病院 Krankenanstalt *f*, Krankenhaus *n*, Spital *n*, Hospital *n*
病院栏床 klinische Kinderbettstelle *f*
病蚤属 Nosopsyllus *m*
病灶 Herd *m*, Nidus *m*, Fokus *m*, Focus *m*
岗氏病灶 Ghon* Fokus (od. Tuberkel) *m*
病灶传播 fokale Ubertragung *f*
病灶的 fokal
病灶反应 Herdreaktion *f*
病灶感染 fokale Infektion *f*, Herdinfektion *f*, Fokalkrankheit *f*
病灶刮爬术 Herdexkochleation *f*, Fokalcurettage *f*, Herdauskratzung *f*
病灶清除[术] Herdeliminierung *f*, Herdausräumung *f*, Herdbeseitigung *f*, Fokuseliminierung *f*
病灶性扁桃体炎 fokale (herdbedingte) Tonsillitis *f*
病灶性病 herdbedingte Krankheit *f*, Fokalkrankheit *f*
病灶性癫痫 fokale Epilepsie *f*, Herdepilepsie *f*
病灶性皮肤发育不良 fokale dermale Hypoplasie (FDH) *f*
病灶性皮肤发育不良综合征 fokale dermale Hypoplasie-Syndrom *n*

病灶性粘蛋白病 herdförmige Muzinose *f*
病灶愈合 Herdheilung *f*
病灶症状 Herdzeichen *n*, Herdsymptom *n*, Fokalsymptom *n*
病灶周的 perifokal
病征 Krankheitszeichen *n*, Signum morbi *n*
病征学 Pathognostik *f*, Pathognomie *f*
病症 Erkrankung *f*
病志(病情记录) Pathographie *f*
病质药 Nosode *f*
病质中毒 Nosointoxikation *f*, Nosodenvergiftung *f*
病状 Symtom *n*, Krankheitsbild *n*
摒除诊断法 negative Diagnose *f*

BO 拨波玻钵剥菠播伯驳泊柏勃铂博搏箔薄礴跛薄

bō 拨波玻钵剥菠播

拨出器 Extraktor *m*
拨号存取 Dial-up-Zugang *m*
拨号盘 Wählscheibe *f*
拨号网络 DFÜ-Netzwerk *n*
波 Welle *f*, Zacke *f*
α 波 α Welle *f*, Alpha-Welle *f*
β 波 β Welle *f*
γ 波 γ Welle *f*
δ 波 δ Welle *f*
θ 波 θ Welle *f*, Theta Welle *f*
μ 波 μ Welle *f*
σ 波 σ Welle *f*
波群速度 die Geschwindigkeit der Wellengruppe *f*
波长 Wellenlänge *f*(λ), Lambda *n*(λ)
波长程序推进器 Wellenlängen-Programmpropeller *m*, Programmpropeller für Wellenlänge *m*
波长分光镜 Wellenlängenspektroskop *n*
波长计 Frequenzmesser *m*(f-Messer), Wellen(längen)messer *m*, Frequenzanzeiger *m*
波长转换器 Wellenlängenschieber *m*, Wellenlängentransduktor *m*
波彻斯氏迷津试验 Labyrinth-Test nach Porteus*(LT-P) *m*(检智力)
波茨手术(降主动脉与左肺动脉分流术) Potts* Operation *f*
P 波错折 pathologische P-Zacke *f*, Abweichung der P-Zacke *f*
波导管 Wellenleiter *m*
T 波倒置 T-Inversion *f*
波蒂斯迷津量表 Porteus* Labyrinth-Skala *f*
波动 Wellenbewegung *f*, Schwankung *f*, Undulation *f*, Undulieren *n*, Fluktuation *f*
波动的 undulierend, fluctuans
波[动]方程 Wellengleichung *f*
波动方程式 Wellengleichung *f*
波[动]函数 Wellenfunktion *f*
波动力学 Wellenmechanik *f*
波动面 Wellenebene *f*, Wellenfläche *f*
波动膜 undulierende Membran *f*
波动试验 Fluktuationstest *m*
波动性渐进性耳聋 schwankende progrediente Schwerhörigkeit *f*
波动学说 Wellentheorie *f*
波动原理 Prinzip der Oszillation *n*
波段 Wellen(längen)bereich *m*, Wellenband *n*, Frequenzgebiet *n*
波段调换器 Wellenbereichumschalter *m*
波顿格征 Pottenger* Zeichen *n*(肺炎及胸膜炎的一种触诊体征)
波恩哈伯循环 Born Haber* Kreisprozeß *m*
波(玻)尔半径 Bohrscher Radius *m*
波尔丁 Boldin *n*
波尔定 Boldin *n*(从波尔多树上取得的一种生物碱,有利尿作用)
波尔多[混合]液 Kupferkalkbrühe *f*, Bordelaiser Brühe *f*, Bordeaux-Brühe *f*
波尔多松脂 Bordeaux-Terpentin *n*
波(玻)尔频率定则 Bohrsches Frequenzprinzip *n*, Bohrsche Frequenzregel *f*
波尔氏试验 Pohl* Reaktion *f*
波尔氏细胞 Boll* Zellen *f pl*
波尔氏效应 Bohr* Effekt *m*
波尔亚氏手术 Polya*(-Reichel*) Operation *f*
波尔亚胃空肠吻合 Polya* Gastrojejunostomie *f*
波尔兹曼常数 Boltzmann-Konstante *f*, Planck-Boltzmann-Konstante *f*, Plancksche Konstante *f*
波尔兹曼分布定律 Boltzmann* Verteilungsgesetz *n*
波反射 Wellenreflexion *f*
[波]峰 Spitzenpotential *n*(EEG), Spitze *f*
波峰 Spitze Wellenspitze *f*
波峰因子 Crestfaktor *m*
波幅分布图 Amplitudenkarte *f*
波辐 Amplitude *f*, Wellenamplitude *f*
波福霉素 Porfiromycinum *n*, Methylmitomycin *n*
波腹 Schwingungsbauch *m*
波干涉 Interferenz von Wellen *f*
T 波高耸 überhöhte T-Welle *f*
波格达量表 Bogardus* Skala *f*
波格达社会距离量表 Bogardus* soziale Distanzskala *f*
波格斯-迈尔试验(反应) Porges*-Meier* Test(od. Reaktion *f*) *m*(检梅毒)
波格斯-坡拉斯克试验 Porges*-Pollatschek* Test *m*(检孕)
波格斯-扎洛蒙试验 Porges*-Salomon* Test *m*(检梅毒)
波根多夫直线错觉 Poggendorff* Illusion *f*
波济氏手术 Pozzi* Operation *f*
波济氏综合征 Pozzi* Syndrom *n*
波节 Wellenknoten *m*
波拉克氏试验 Pollak* Test *m*
波兰斯凯氏值 Polenske* Zahl *m*
波兰小裂体吸虫 Bilharziella polonica *f*
波浪床 Wellenbett *n*
波浪反射 Wellenreflexion *f*
波浪式带 Wellenband *n*
波浪式温度 Temperaturschwankung *f*
波浪形的 wogend, wellenförmig, undulierend, wellenartig
波浪状呼吸 wogende Atmung(od. Respiration) *f*
波立斯特氏法 Pollister* Methode *f*
波立泽尔氏[吞咽吹张]法 Politzer* Verfahren *n*(od. Luftdusche *f*)
波立泽尔氏试验 Politzer* Versuch *m*
波立泽尔氏咽鼓管吹气袋 Politzer* Ballon *m*
波利策法 Politzer* Verfahren *n*(从肝制出染色质核蛋白)
波利策氏病 Pollitzer* Krankheit *f*, Hidrosadenitis destruens suppurativa *f*
波利维亚出血热 Bolivianisches hämorrhagisches Fieber *n*
波利泽尔[吞咽吹张]法 Politzer* Verfahren(Luftdusche *f*) *n*, Politzer* Luftdusche *f*
波利泽尔镜(耳镜) Politzer* Spekulum *n*
波利泽尔氏囊 Politzer* Ballon *m*
波利泽尔氏球吹张法 Politzer* Luftdusche *f*(od. Verfahoren *n*), Politzerisation *f*, Politzern *n*
波利泽尔氏锥 Politzer* Kegel(od. Konus) *m*
波粒二象(重)性 Dualismus-Welle-Teilchen *m*, Welle-Teilchen-Dualismus *m*
波列 Wellenzug *m*, Schwingungszug *m*
波列基内阿米巴 Entamoeba polecki *f*
波伦氏试验 Bolen* Test *m*

波伦斯凯数(值) Polenske* Nummer *f*(检脂肪酸)
波伦综合征 Poland* Syndrom *n*
波罗毛霉菌 Mucor racemosus *m*
波罗氏[剖腹产子宫切除]术 Porro*(-Veit*) Operation *f*, abdominelle Hysterektomie *f*
波梅征 Baumé* Zeichen *n*(胸骨痛、胸骨后痛为心绞痛指征)
波美度 Baume* Grade *m pl*(Bé)
波蒙那钩端螺旋体 Leptospira pomona *f*
波面 Wellenfläche *f*
波模型 Wellenart *f*
波莫纳热(澳洲钩端螺旋体病) Pomona-Fieber *n*
波默罗伊氏手术 Pomeroy* Operation *f*, Tubensterilisation *f*
波那明(敏可静) Meclozin *f*(抗组胺药)
波频率 Wellenfrequenz *f*
波平 Popin *n*
波谱 Spektrum *n*
波谱的 spektroskopisch
波谱学 Spektroskopie *f*
波前(波阵面) Wellenfront *f*
波前像差引导的激光 wellenfrontgeführter Laser *m*
波前引导的激光消融 wellenfrontgeführte Laserablation *f*
波前优化激光消融 wellenfrontoptimierte Laserablation *f*
P 波切迹 gekerbte P-Welle *f*
T 波切迹 gekerbte T-Welle *f*
波群 Wellengruppe *f*
QRS 波群 QRS-Komplex *m*
QS 波群(心电图) QS-Komplex *m*
[波]群速度 (Wellen-) Gruppengeschwindigkeit *f*
QRS 波群增宽 verbreiterter QRS-Komplex *m*
波生坦 Bosentan *n*
波-施二氏综合征 Posner*-Schlossmann*(-Kraupa*) Syndrom *n*, glaukomato-zyklitische Krise *f*
波-史-吉三氏手术 Potts*-Smith*-Gibson* Operation *f*
波士顿疹 Boston* Exanthem *n*
波氏包柔氏螺旋体(波斯疏螺旋体,伊朗包柔螺旋体) Borrelia persica *f*
波氏小脓肿 Pautrier* Mikroabszess *m*
波数 Wellenzahl *f*
P 波双相 biphasische P-Welle *f*
波斯阿魏 Sagapenum *n*, Ferula persica *f*
波斯菊萜 Cosmos terpene *m*
波斯讷反应(试验) Posner* Reaktion (Test *m*) *m*(检尿白蛋白来源)
波斯尼亚的分类 Bosniak* Klassifikation *f*
波斯锐缘蜱 Argas americanus (s. miniatus s. persicus) *m*
波斯疏螺旋体(波氏包柔氏螺旋体,伊朗包柔螺旋体) Borrelia persica *f*
波斯坦沙门菌 Salmonella Potsdam *f*
波斯湾综合征 persisches Golfkrieg-Syndrom *n*
波速[度] Wellengeschwindigkeit *f*
波坦氏病 Potain* Krankheit *f*
波坦氏溶液 Potain* Lösung *f*
波坦氏吸引器 Potain* Attraktor *f*(od. Apparat *m*)
波坦氏综合征 Potain* Zeichen (od. Syndrom) *n*(主动脉扩张时叩诊和听诊体征,金属音色)
波特病(脊柱骨疽,脊柱结核) Pott* Krankheit *f*(od. Karies *f*), Spondylitis tuberkulosa *f*
波特动脉瘤(动静脉瘤性静脉曲张) Pott* Aneurysma *n*, Varix aneurysmaticus *m*
波特尔氏试验 Porter* Reaktion *f*
波特尔氏征 Porter* Zeichen *n*, Abwärtssteigen des Schildknorpels *n*
波特尔约氏[血清]试验 Boteiho* Test *m*
波特骨折(腓骨下端骨折) Pott* Fraktur *f*
波特坏疽(老年性坏疽) Pott* Gangrän *f*, arteriosklerotische Gangrän *f*, Altersgangrän *f*
波特截瘫(脊柱结核性截瘫) Pott* Lähmung (od. Paralyse, Paraplegie) *f*
波特里耶微脓肿(脓肿) Pautrier* Mikroabszess (Abszess) *m*
波特利氏小脓疡 Pautrier* Mikroabszeß *m*
波特脓肿(伴发脊柱结核的脓肿) Pott* Abszess *m*
波特氏病 Pott* Krankheit (od. Karies) *f*, Spondylitis tuberkulosa *f*
波特氏动脉瘤 Pott* Aneurysma *n*, Varix aneurysmaticus *m*
波特氏骨折 Pott* Fraktur *f*
波特氏坏疽 Pott* Gangrän *f*, arteriosklerotische Gangrän *f*, Altersgangrän *f*
波特氏疗法 Potter* Therapie *f*
波特氏头皮肿胀 Pott* Tumor *m*
波特氏弯曲 Pott* Buckel (od. Gibbus) *m*
波特氏哮喘 Pott* Asthma *n*, Asthma thymicum *n*
波特头皮肿胀 Pott* Puffy-Tumor *m*(颅骨骨髓炎引起的局部肿胀外观颇似肿瘤界限分明)
波特图 Bode-Diagramm *n*
波特综合征 Potter* Syndrom *n*(罕见病症,有典型面容,肾脏发育不全及其他缺陷,婴儿出生后不久即死)
波替定律(杜-波定律) Petit* (Dulong*-Petit*) Gesetz *n*(一切元素的原子其热容量都相等)
波替管(小带间隙,悬器隙) Petit* Kanal *m*
波替腱膜 Petit* Aponeurose *f*(子宫阔韧带后层)
波替氏肠缝合术 Petit* Naht *f*
波替氏三角 Petit* Dreieck *n*, Trigonum lumbale inferior *n*
波替氏疝 Petit* Hernie (od. Krankheit) *f*, Hernia Petiti *f*, Hernia lumbalis inferior *f*
波陀虫属 Bodo *m*, Cystomonans *m*
波瓦生病毒 Powassan* Virus *n*(致脑炎的蜱传播病毒)
波瓦生脑炎 Powassan* Enzephalitis *f*
波纹 Kräuseln *n*
波纹的 runz(e)lig, gerunzelt, gefurcht, gewellt
波纹发的 kym(at)otrich
波纹吐根 Ipecacuanha undulans *f*
波沃森脑炎(在加拿大东部及美国北部发现的由蜱传染虫媒病毒所致的一种不常见的脑炎) Powassan-Enzephalitis *f*
波-西二氏色原 Porter*-Silber* Chromogen *n*, 17-Hydroxykortiko(stero)id *n*
波希鼠李 Rhamnus purshianus *m*, Cascara sagrada *f*
波希鼠李苷(甙) Purshianin *n*
波希鼠李皮 Sagrada(rinde) *f*, Cascara (sagrada) *f*, Cascararinde *f*, Cortex Cascarae sagradae *m*
P 波消失 Fehlen der P-Wellen *n*
Q 波心肌梗死 Q-Wellen-Myokardinfarkt *m*
波形 Wellenform *f*
波形参数测量仪器 wellenförmiges parametrisches Messgerät *n*
波形蛋白 Vimentin *n*
波形蛋白纤维 Vimentinfaser *f*
波形分析仪 Wellenformanalysator *m*
波形菌落 undulierende Kolonie *f*
波形膜 undulierende Membran *f*
波形识别 Wellenerkennung *f*
波形双壁 doppelkonturierte Wand *f*
波形与频率 Wellenform und -frequenz
波形运动 Undulation *f*, Undulieren *n*
波形振幅 Wellen(form)amplitude *f*
波形周期面积特征 Wellenformcharakterisierung des Zyklenbereichs *f*
波型 Wellenart *f*, Wellentyp *m*
波型转换 Umwandlung der Wellentypen *f*
T 波压低 gesenkte (od. eingedrückte) T-Welle *f*
波衍射 Beugung von Wellen *f*

波叶大黄 Rheum rhabarbarum（s. undulatum）*n*
波伊茨 - 耶格综合征 Peutz*-Jeghers*（-Klostermann*）Syndrom *n*（常染色体显性遗传综合征）
波伊德氏霉杆真菌 Allescheria boydii *f*
波伊德氏志贺氏菌 Shigella boydii *f*，Shigella Gruppe C *f*
波伊登氏试餐 Boyden*（Fett-）Mahlzeit *f*
波义尔定律加压服 Kleidung nach Boyle* Gesetz *f*
波义尔［氏］定律 Boyle* Gesetz *n*
P 波抑制型起搏器 P-Wellen gehemmter Schrittmacher *m*
波源 Wellenquelle *f*
波阵面 Wellenfläche *f*
α- 波指数 Alpha-Index *m*（α-Index）
波状的 undulans，undulierend，wellenartig
波状横纹 wellenartige（od. undulierende）Querstreifung *f*
波状呼吸 wogende Atmung *f*
波状脉 Pulsus und（ul）osus *m*
波状热 Wellenfieber *n*，Bruzellose *f*，Melitococcosis *f*，Febris undulans *f*，Maltafieber *n*
波状热菌 Brucella melitensis *f*，Melitokokkus *m*
波状热菌素 Melitin *n*
波状热菌素试验 Melitin-Test *m*，Brucellin-Test *m*
波状热凝集试验器 Abortoskop *n*
波状热［性］皮炎 Brucella-Dermatitis *f*，Erythema brucellum *n*
波状吐根 Richardia indica *f*
波状外形的 konturiert
波卓霉素 Bottromycin *n*
波兹曼军团菌 Legionella bozemanii *f*
玻尔磁子 Bohr* Magneton *n*
玻尔茨曼常数（量）Boltzmann* Konstante *f*（玻尔茨曼分配中的常数）
玻尔茨曼分配［律］Boltzmann* Verteilung *f*（有关力场）
玻尔假设 Bohr* Postulate *n pl*
玻（波）尔频率规则 Bohr* Frequenzregel *f*
玻尔效应 Bohr* Effekt *m*（关于血红蛋白与氧亲合力）
玻尔氏原理 Bohr* Theorie *f*，Bohr* Atomtheorie *f*
玻尔［氏］原子 Bohr* Atommodell（od. Modell od. Atom）*n*
玻尔原子模型 Bohr* Atommodell（od. Modell）*n*
玻尔兹曼常数 Boltzmann-Konstante *f*，Planck-Boltzmann-Konstante *f*，Quantentheorie *f*
玻尔兹曼分布 Boltzmann-Verteilung *f*，Boltzmann* Verteilungsgesetz *n*
玻尔兹曼分布律 Boltzmann* Verteilungsgesetz *n*
玻尔兹曼关系 Boltzmann* Verhältnis *n*
玻尔兹曼物态方程 Boltzmann* Zustandsgleichung *f*
玻耳兹曼常数 Boltzmann* Konstante *f*
玻管 Glasröhre *f*，Glasröhr *n*
玻璃 Glas *n*，Vitrum *n*
玻璃安瓿 Ampulla vitrea *f*
玻璃般的 hyalin，glasig，durchscheinend
玻璃板 Glasplatte *f*，Glasscheibe *f*
玻［璃］棒 Glasstab *m*
玻璃层 Lamina basalis chorioideae *f*
玻璃杵 Glaspistill *n*
玻璃窗口试池 Glasfensterzelle *f*
玻璃蛋白 Vitrein（um）*n*
玻璃刀 Glasmesser *n*
玻璃电 Glaselektrizität *f*
玻［璃］电极 Glaselektrode *f*
玻璃电极 Glaselektrode *f*
玻璃电极 pH 计 Glaselektrode-pH-Messer *m*
玻璃分析 Analyse des Glases *f*
玻璃杆 Glasstab *m*
玻璃感觉 Glassensation *f*
玻璃钢 glasfaserverstärkter Kunststoff（GFK）*m*
玻璃刮勺 Glasspatel *m*
玻璃管 Glasrohr *n*，Glasröhre *f*
玻璃罐 Glastasse *f*
玻璃激光器 Glas-Laser *m*
玻璃检尿沉凝杯 Sedimentierungsglas für Harnuntersuchung *n*
玻璃聚链烯酸盐水门汀（玻璃离子水门汀）Glasionomerzement *n*
玻璃恐怖 Kristallophobie *f*，Hyalophobie *f*
玻璃离子粘固剂 Glasionomerzement（GIZ）*m*
玻璃量具 Mensur *f*
玻璃漏斗 Glastrichter *m*
玻璃滤棒 Glasfilterstange *f*
玻璃滤器 Glasfilter *m*
玻璃滤器法 Glasfiltermethode *f*
玻璃毛细管电极法 Glaskapillareelektrode-Filterung *f*
玻璃毛细管粘度计 Glaskapillarviskosimeter *m*
玻璃棉 Glaswatte *f*，Glaswolle *f*，Lana Vitri *f*
玻璃皿 Glaswaren *f pl*
玻璃膜 Bruch* Membran *f*，Lamina choriocapillaris *f*
玻璃器皿 Laborglas *n*
玻璃切创 Schnittwunde durch Glas *f*
玻璃染色槽 Glasfärbeküvette *f*，Glasfärbewanne *f*
玻璃容器 Glasbehälte *m*，Glasgefäß *n*
玻璃乳钵 Glasmörser *m*
玻璃三角 Glastriangel *m*，Glasdreieck *n*
玻璃射线 Glasstrahlen *m pl*
玻璃试池 Glaszelle *f*
玻璃水槽 Glaswasserbehälter *m*
玻璃丝 Glasfaden *m*
玻璃酸酶 Hyaluronidase *f*，Hyaluronidasum *n*
玻璃损伤 Glaswunde *f*
玻璃碳 Glaskohlenstoff *m*
玻璃碳种植体 Glaskohlenstoff-Implantat *n*
玻璃糖质 Glas Zuckerqualität *n*
玻璃体 Glaskörper *m*，Vitrina oculi *f*，Corpus vitreum *n*
玻璃体瘢痕带切断术 Durchtrennung der narbigen Stränge im Glaskörper *f*
玻璃体变性 Glaskörperdegeneration *f*
玻璃体病 Erkrankung des Glaskörpers *f*
玻璃体出血 Glaskörperblutung *f*，Haemorrhagia corporis vitrei *f*
玻璃体穿刺放液 Glaskörperpunktion und Flussigkeitabfluss
玻璃体穿刺术 Glaskörperpunktion *f*，Punktion des corpus vitreum *f*，Hyalonyxis *f*
玻璃体挫伤 Kontusion des Glasköpers *f*
玻璃体蛋白 Vitrein *n*，Vitrosin *n*
玻璃体的 Glaskörper betreffend
玻璃体碟状凹 tellerförmige Vertiefung des Glaskörpers *f*
玻璃体动脉 Glaskörperarterie *f*，Arteria hyaloidea *f*
玻璃体动脉导管 Glaskörperkanal *m*，Canalis hyaloideus *m*
玻璃体动脉永存 permanente Glaskörperarterie *f*
玻璃体发育异常 Dysplasie des Glasköpers *f*
玻璃体浮游物 Glaskörperflotter *m*，fliegende Mücke *f*
玻璃体骨化 Glaskörperverknöcherung *f*
玻璃体管 Glaskörperkanal *m*，Canalis hyaloideus *m*，Cloquet* Kanal *m*
玻璃体灌注吸出切割器 Glaskörper-Infusions-Saug-Schneide-Gerät *n*
玻璃体后脱离 posteriore Glaskörperabhebung *f*
玻璃体混浊 Glaskörpertrübung *f*，Opacitas corporis vitreae *f*
玻璃体积脓 Glaskörperabszeß *m*
玻璃体积血 Glaskörperblutung *f*，Glaskörperhämorrhagie *f*
玻璃体基质 Stroma des Glaskörpers *n*
玻璃体疾病 Erkrankung des Glaskörpers *f*
玻璃体间质 Stroma vitreum *n*，Glaskörpergerüst *n*

玻璃体结合蛋白 Vitronektin *f*
玻璃体结合蛋白受体 Vitronektinrezeptor *m*
玻璃体晶状体囊韧带 Ligamentum hyaloideocapsulare *n*
玻璃体口袋 Glaskörpertasche *f*
玻璃体酶溶解 enzymatische Vitreolyse *f*
玻璃体膜 Glaskörpermembran *f*, hyaloide Membran *f*
玻璃体膜 Hyaloidmenbran *f*, Membrana hyaloidea (s. vitrea) *f*, Bruch* Membran *f*
玻璃体膜带切开术 Durchtrennung der Membranen und Stränge im Glaskörper *f*
玻璃体囊 Glaskörperkapsel *f*
玻璃体囊尾蚴病 Zystizerkose des Glaskörpers *f*
玻璃体囊肿 Glaskörperzyste *f*, Zyste im Glaskörper *f*
玻璃体内的 intravitre (-us, -a, -um), im Glaskörper befindlich
玻璃体内寄生虫 Glaskörperparasit *m*, Parasit im Glaskörper *m*
玻璃体内脓肿 Glaskörperabszeß *m*
玻璃体内猪囊尾蚴 Cysticercus cellulosae im Glaskörper *m*
玻璃体粘液质 Hyalomukoid *n*
玻璃体脓肿 Glaskörperabszeß *m*
玻璃体牵引 Glaskörpertraktion *f*
玻璃体嵌塞 Glaskörpereinkeilung *f*
玻璃体腔 Glaskörperraum *m*
玻璃体切除术 Vitrektomie *f*
玻璃体切除术后 nach Vitrektomie
玻璃体缺损 Kolobom des Glaskörpers *n*, Coloboma corporis vitrei *n*
玻璃体疝 Glaskörperhernie *f*, Hernia corporis vitrei *f*
玻璃体视网膜界面异常 Abnormalität der vitreoretinalen Grenzfläche *f*
玻璃体视网膜牵引 vitreoretinale Traktion *f*
玻璃体视网膜小簇状隆起物 vitreoretinales Büschel *n*
玻璃体视网膜营养不良 (Goldmann-Favre 病) vitreoretinale Dystrophie *f*, Morbus Goldmann*-Favre* *m*
玻璃体视网膜增殖 vitreoretinale Proliferation *f*
玻璃体手术切割设备 Instrument für Glaskörperoperation *n*
玻璃体脱出 Glaskörpervorfall *m*, Glaskörperprolaps *m*, Glaskörperhernie *f*
玻璃体脱离 Glaskörperabhebung *f*, Glaskörperablösung *f*, Ablatio corporis vitrei *f*
玻璃体外伤 Glaskörperverletzung *f*
玻璃体窝 Fossa hyaloidea *f*
玻璃体吸引针 Glaskörperabsaugnadel *f*
玻璃体细胞 Hyalozyt *m*
玻璃体细胞反应 zelluläre Reaktion des Glaskörpers *f*
玻璃体血管残留 persistierendes Hyaloidgefäß *n*
玻璃体炎 Hyaloiditis *f*, Hyalitis *f*, Glaskörperentzündung *f*
玻璃体液 Glaskörperflüssigkeit *f*, Humor vitreus (s. crystallinus) *m*
玻璃体液化 Glaskörperverflüssigung *f*, Synchysis *f*
玻璃体移植术 Glaskörpertransplantation *f*
玻璃体异常 Glaskörperanomalie *f*, Mißbildung des Glaskörpers *f*
玻璃体异物 Glaskörperfremdkörper *m*, Fremdkörper im Glaskörper *m*
玻璃体永存动脉 persistente Glaskörperarterie *f*
玻璃体置换术 Glaskörperersatz *m*
玻璃体皱缩 Glaskörperschrumpfung *f*
玻璃体猪囊尾蚴病 Zystizerkose des Glaskörpers *f*
玻璃体注吸切除术 Glaskörper-Infusion-Saug-Cutter *m*, Vitreous-infusion-Suction- Cutter (VISC) <engl.>
玻璃调板 Glasplatte *f*
玻璃涂药棒 Glasapplikator *m*, Glasstab *m*
玻璃微电极 Glasmikroelektrode *f*, Mikroelektrode aus Glas *f*
玻璃温度计 Glasthermometer *m*
玻璃纤维 Glasfaser *f*, Glasgespinst *n*, Glasfiber *f*
玻璃纤维激光器 Glasfaser-Laser *m*
玻璃纤维滤纸 Glasfaser-Filterpapier *n*
玻璃纤维皮炎 Glasfiberdermatitis *f*
玻璃纤维眼球活动照相机 Glasfiber-Augenkamera *f*
玻璃纤维样化 Hyalinisation *f*, Hyalinose *f*, Hyalinosis *f*
玻璃纤维纸 Glasfaserpapier *n*
玻璃压力计 Glasmanometer *n*
玻璃压舌板 Glaszungenhalter *m*, Glaszungenspatel *m*
玻璃研钵 Glasmörser *m*
玻璃样变型声带息肉 hylinoider Stimmbandpolyp *m*
玻璃样变[性] hyaline Degeneration *f*, Hyalinose *f*
玻璃样变性(透明变性) hyaline Degeneration *f*
玻璃样的 glasig, glasartig, glasförmig, hyalin, hyaloide (-us, -a, -um), vitre (-us, -a, -um)
玻璃样动脉 Arteria hyaloidea *f*
玻璃样动脉残留 Arteria hyaloidea persistens *f*
玻璃样化 Hyalinisation *f*, Hyalinose *f*, Hyalinisierung *f*
玻璃样坏死 hyaline Nekrose *f*
玻璃样结膜变性 hyaline Degeneration der Konjunktiva *f*
玻璃样透明细胞癌 hyalinisiertes Klarzellkarzinom *n*
玻璃样物质 hyaline Substanz *f*, Hyalinkörper *m*
玻璃样小滴 hyalines Tröpfchen *n*
玻璃样小体 Hyalinkörperchen *n*, Hyalinkügelchen *n*
玻璃样液 Glasartige Flüssigkeit *m*
玻璃(体)液 Glaskörperfluid *n*
玻[璃粘]连蛋白 Vitronectin (VN) *n*
玻璃针 Glasnadel *f*
玻璃纸 Zellulosehydratfolie *f*, Zellophan *n*, Glassin *n*
玻璃制品 Glaswaren *f pl*
玻璃制品洗涤器 Glaswarenwaschapparat *m*
玻璃钟罩 Glasglocke *f*, Glassturz *m*
玻璃珠 Glaskugel *f*, Glasperle *f*
玻璃珠柱法 Glasperlzylinder-Methode *f*
玻璃注射器 Glasspritze *f*
玻璃状层 glasartige Schicht *f*
玻璃状的 glasig, hyalin, glasförmig, glasartig, hyaloide (-us, -a, -um), vitre (-us, -a, -um)
玻璃状磷 glasförmiger Phosphor *m*
玻璃状体混浊 Glaskörpertrübung *f*
玻璃状液 Glaskörperflüssigkeit *f*
玻璃状疣 Glasdrusen *f pl*
玻利维亚出血热 bolivianisches hämorrhagisches Fieber *n*
玻利维亚出血热病毒(马丘博病毒) Bolivianische Hämorrhagische Fieber-Virus, Machupo Virus *n*
玻连蛋白(血清铺展因子) Vitronectin *n*
玻连蛋白受体 Vitronectinrezeptor *m*
玻(波)美[氏][液体]比重计 Baume* Hydrometer (od. Aräometer) *n*
玻(波)美[氏]比重标 Baume* Skala *f*
玻片 Objektträger *m*, Objektglas *n*, Glasscheibe *f*
玻片法 Objektträger-Methode *f*
玻片盒 Objektträgerkasten *m*
玻片扩散试验 Disk-Diffusion-Test *m*
玻片凝固酶试验 Objektträger-Koagulasetest *m*
玻片凝集[法] Objektträger-Agglutination *f*
玻片凝集反应 Objektträger-Agglutinations-Reaktion *f*
玻片凝集试验 Objektträger-Agglutination *f*
玻片培养[法] Objektträgerkultur *f*
玻片染色缸 Coplin-Färbeküvette *f*
玻片试验 Objektträgertest *m*
戴蒙德氏玻片试验 Diamond* Objektträgertest *m*, Objektträger-Methode der Rh-Bestimmung *f*
玻片血细胞凝集试验 Objektträger-Hämagglutinationstest *m*
玻片压诊法 Diaskopie *f*, Glasdruckmethode *f*, Glasspateldruck *m*
玻瓶培养 Glasflaschenkultur *f*

玻热米酸 brahmische Säure *f*
玻眼蜱属 Hyalomma *f*
钵杵 Mörserkeule *f*, Stößel *m*, Pistill *n*
剥夺 Deprivation *f*
剥夺环境的 Umgebung-Deprivation *f*
剥夺文化上的 kulturelle Deprivation *f*
剥夺效应 Deprivationswirkung *f*
剥夺心理治疗术 Therapie mit psychosozialer Deprivation *f*
剥夺性发育不良 von Deprivation verursachter Kleinwuchs *m*
剥夺性侏儒 durch (psychosoziale) Deprivation bedingter Kleinwuchs *m*
剥夺研究 Deprivationsstudie *f*
剥夺政治权利 Entzug des politischen Rechtes *m*
剥离 Abstoßung *f*, Ablösung *f*, Abradierung *f*, Ablatio (n) *f*, Präparieren *n*
剥离铲 Dissektionsschaufel *f*, Hackenscaler *m*
剥离钩 Dissektionshaken *m*
剥离骨折 Abschälungsfraktur *f*
剥离器 Stripper *m*, Dissektor *m*
剥离术 Abradierung *f*, Abschabung *f*, Aufblätterung *f*, Ablederung *f*, decollement <frz.>
剥离子 Dissektor *m*
剥露 Denudatio (n) *f*, Entblößung *f*
剥露颗粒 abgestreiftes Teilchen *n*
剥裸 Gymnosis *f*
剥裸法 Abschälungsmethode *f*
剥落 Entkalkung *f*
剥膜术 Abisolierung der Membran *f*
剥膜引产术 Geburtseinleitung mit Ablösung der Membran *f*
剥皮 Ablederung *f*, Abisolieren *f*
剥皮的 geschält
剥去表皮 Deepithelisierung *f*
剥脱 Abschieferung *f*, Abstoßung *f*, Denudatio (n) *f*
剥脱的 exfoliativ, abgeblättert
剥脱毒素 exfoliatives Toxin *n*
剥脱活检 Streifenbiopsie *f*
剥脱脱屑性红斑 desquamatives exfoliatives Erythem *n*
剥脱细胞诊断学 exfoliative Zytodiagnostik *f*
剥脱性唇炎 exfoliative Cheilitis *f*, Dermatitis exfoliativa labiorum *f*
剥脱性的 exfoliativ (-us, -a, -um)
剥脱性骨软骨炎 Osteochondritis dissecans *f*
剥脱性红皮病 Schälflechte *f*, Erythrodermia exfoliativa *f*, Dermatitis exfoliativa *f*
剥脱性角化病 exfoliative Keratose *f*
剥脱性角质层分离 exfoliative Keratolyse *f*, Keratolysis exfoliativa *f*
剥脱性角质松解 exfoliative Keratolyse *f*
剥脱性狼疮 Lupus exfoliativus *m*
剥脱性膀胱炎 exfoliative Zystitis *f*, Cystitis exfoliativa *f*
剥脱性皮炎 Dermatitis exfoliativa *f*, Schilferflechte *f*, Wilson*-Brocq* Krankheit *f*
剥脱性舌痛 Glossodynia exfoliativa *f*, Möller*-Barlow* Glossitis *f*
剥脱性湿疹 Ekzema exfoliativum *n*, Dermatitis exfoliativa *f*
剥脱性食管炎 exfoliative Ösophagitis *f*
剥脱性损伤 exfoliative Verletzung *f*
剥脱性胃炎 Gastritis exfoliativa *f*
剥脱性银屑病 exfoliative Psoriasis *f*
剥脱性龈病损 desquamative Gingivaläsion *f*
剥脱性龈炎 exfoliative Zahnfleischentzündung *f*
剥脱性子宫内膜炎 Endometritis exfoliativa *f*, Dysmenor rhea membranacea *f*
剥外皮[法] Dekortikation *f*, Decorticatio *f*, Entrindung *f*
菠菜 Spinat *m*, Spinacia oleracea *f*
菠菜蛋白 Spinacin *n*
菠菜绿粪 grüner Spinatstuhl *m*
菠菜绿色 spinatgrün
菠菜素 Spinacin *n*
菠菜铁氧还蛋白 Spinat-Ferredoxin *n*
菠菜甾(固)醇 Spinasterine *n pl*
菠菜[甾]醇 Spinasterol *n*
菠萝 Ananas *f*
菠萝蛋白酶 Bromel (a) in *n*
菠萝蜜蛋白 Jaccalin *n*
播散 Dissemination *f*, Aussaat *f*, Semination *f*, Seminium *n*
播散的 disseminiert, disseminat (-us, -a, -um), spars (-us, -a, -um)
播散粟粒状狼疮 Lupus miliaris disseminatus *m*
播散文化 kulturelle Diffusion
播散型孢子丝菌病 disseminierte Sporotrichose *f*
播散型曲菌病 disseminierte Aspergillose *f*
播散型咽白喉 disseminierte Rachendiphtherie *f*
播散性 Dissemination *f*, Streuung *f*
播散性北美芽生菌病 disseminierte nordamerikanische Blastomykose *f*
播散性表浅性光化性汗孔角化病 disseminierte oberflächliche aktinische Porokeratose *f* (DSAP)
播散性超度感染 disseminierte Hyperinfektion *f*
播散性痤疮 disseminierte Akne *f*, Ache disseminata (s. vulgaris) *f*
播散性带状疱疹 disseminierter Herpeszoster *m*
播散性单纯疱疹 disseminierter Herpes *m*
播散性豆状皮肤纤维瘤病 Dermatofibrosis lenticularis disseminata *f*, Buschke*-Ollendorf* Syndrom *n*
播散性腹膜黏液腺癌 disseminiertes peritoneales muzinöses Adenokarzinom *n*
播散性腹膜平滑肌瘤病 disseminierte peritoneale Leiomyomatose *n* (DPL)
播散性腹膜腺黏液沉积症 disseminierte peritoneale Adenomuzinose *f*
播散性高度感染 disseminierte Hyperinfektion *f*
播散性红斑狼疮 Lupus erythematodes disseminatus *m*, Libman*-(Sacks*) Syndrom *n*
播散性坏死 disseminierte Nekro(bio)se *f*, Diaspironecro(bio)sie *f*
播散性黄瘤 Xanthoma disseminatum *n*
播散性脊髓炎 Myelitis disseminata *f*
播散性渐进性坏死 Diaspironecrobiosis *f*, disseminierte Nekrobiose *f*
播散性结核 Streuungstuberkulose *f*, disseminierte Tuberkulose *f*, Phthisis disseminata *f*
播散性狼疮 Lupus disseminatus *m*
播散性淋球菌感染 disseminierte Gonorrhö *f*
播散性漏斗毛囊炎 disseminierte Infundibulofolliculitis *f*
播散性脉络膜视网膜炎 disseminierte Chorioretinitis *f*, Chorioretinitis disseminata *f*
播散性脉络膜炎 Chorioiditis disseminata *f*
播散性毛霉菌病 disseminierte Mukormykose *f*
播散性毛囊狼疮 Lupus follicularis disseminatus *m*
播散性念珠菌病 disseminierte Kandidose (od. Candidiasis) *f*
播散性盘状红斑狼疮 disseminierter Lupus erythematodes *m*
播散性球孢子菌病 disseminierte Kokzidioidomykose *f*
播散性曲菌病 disseminierte Aspergillose *f*
播散性神经性皮炎 atopisches Ekzem *n*, Neurodermitis disseminata *f*, Besnier* Prurigo *f*
播散性神经炎 Neuritis disseminata *f*
播散性嗜酸性胶原病 disseminierte eosinophile Kollagenose *f*
播散性粟粒性结核 akute Miliartuberkulose *f*, Tuberculosis miliaris disseminata *f*
播散性弹力痣 disseminierter Nävus elasticus *m*
播散性透明丝孢霉病 disseminierte Hyalohyphomykose *f*

播散性脱发 Alopecia diffusa (s. disseminata) *f*
播散性微血栓 disseminierter Mikrothrombus *m*
播散性纤维性骨炎 Ost(e)itis fibrosa disseminata *f*, Jaffe*-Lichtenberg* Syndrom *n*
播散性血管瘤病 disseminierte Hämangiomatose *f*
播散性血管内凝血 disseminierte intravaskuläre Koagulation *f*(DIC)
播散性血管内凝血-纤维蛋白溶解综合征 Syndrom der disseminierten intravaskulären Koagulation und Fibrinolyse *n*
播散性炎症细胞活化 disseminierte entzündliche Zell-Aktivierung *f*
播散性痒疹性血管皮炎 disseminierte pruriginöse Angiodermatitis *f*
播散性硬化 disseminierte Sklerose *f*, multiple Sklerose *f*(M.S.)
播散性真菌感染 verbreitete Pilzinfektion *f*
播散性脂肪肉芽肿病 disseminierte Lipogranulomatosis *f*
播散性脂质组织细胞增生病 disseminierte Histiozytose des Fettgewebs *f*
播散性致密性骨病 Osteopathia condensans disseminata *f*
播散性组织胞浆菌病 disseminierte Histoplasmose *f*
播散组织胞浆菌病 Histoplasmose *f*

bó 伯驳泊柏勃铂博搏箔薄礴

伯氨喹[啉] Primaquin(um) *n*, Primachin *n*
伯氨喹啉磷酸盐 Primaquin-Phosphat *n*
伯氨喹啉溶血 Primaquin-Hämolyse *f*
伯氨喹啉型药物溶血性贫血 pharmakologische hämolytische Anämie von Primaquin-Typ *f*
伯胺 primäre Amine *n pl*, Amidbasen *f pl*
伯贝克[颗]粒(表皮郎格汉细胞胞浆包涵体) Birbeck* Granulat *n*
伯贝克颗粒 Birbeck* Granula *n pl*, Birbeck* Körperchen *n pl*
伯醇 primärer Alkohol *m*
伯德克氏试验 Boedeker* Albuminnachweis *m*
伯德疗法 Bird* Behandlung *f*(应用小量直流电治疗褥疮)
伯-迪二氏法 Byrd*-Dew* Methode *f*
伯顿氏线 Burton* Linie *f*(od. Zeichen *n*), Bleisaum *m*, blaue Linie *f*
伯恩哈特氏病 Bernhardt*(-Roth*) Syndrom *n*, Meralgia paraesthetica *f*
伯恩哈特氏感觉异常(感觉异常性股痛) Bernhardt* Parästhesie *f*
伯恩哈特氏公式 Bernhardt* Formel *f*
伯恩海默氏纤维 Bernheimer* Fasern *f pl*
伯恩海姆综合征 Bernheim* Syndrom *n*(左心室肥厚及室间隔膨出阻碍血流由右房流至右室)
伯恩斯病 Burns* Krankheit *f*(尺骨远端骨软骨病)
伯恩斯韧带(阔筋膜镰缘) Burn* Band *n*
伯恩斯氏黑矇 Burns* Amaurose *f*, postmaritale Amblyopie *f*
伯恩斯氏间隙 Burns* Raum *n*, Fossa jugularis (ossis temporalis) *f*
伯尔德氏公式 Bird* Kennzahl *f*
伯尔德氏征 Bird* Zeichen *n*
伯尔曼类型论 Berman* Typentheorie *f*
伯尔曼氏病 Beurmann*(-Gougerot*) Krankheit *f*, Sporotrichose *f*
伯尔特关节融合术 Bird* Gelenkfusion *f*
伯-格二氏病 Bürger*-Grützü* Syndrom *n*, idiopatische Hyperlipämie *f*
伯格节律(伯格氏波, α 波)(脑电波) Berger* Rhythmus *m*
伯格氏病 Buerger*(Winiwarter*) Krankheit *f*(od. Syndrom *n*), Thromb(o)angiitis obliterans *f*
伯格氏鼠疟原虫 Plasmodium berghei *n*
伯格症状 Buerger*(-Winiwarter*) Krankheit *f*(od. Symptom *n*), Thromb(o)angiitis obliterans *f*(血管闭塞性脉管炎患者肢体抬高试验中的表现)
伯-霍二氏综合征 Bernard*-Horner* Syndrom *n*, Horner* Syndrom *n*(od. Symptom-Komplex *m* od. Trias *f*)
伯基特(Burkitt)淋巴瘤 Burkitt* Lymphom *n*
伯基特氏淋巴瘤 Burkitt* Lymphom (od. Tumor) *n*, zentralafrikanisches Lymphom) *n*, epidemisches Lymphosarkom *n*
伯基特氏瘤型 Burkitt*(Tumor-) Typ *m*
伯基特氏疝 Birkett* Hernie *f*, Hernia synovialis *f*
伯基特氏肿瘤 Burkitt* Tumor (od. Lymphom) *n*, zentralafrikanisches Lymphom *n*, epidemisches Lymphosar-Kom *n*
伯[科特]氏禽刺螨 Oinithonyssus bacoti *m*
伯克哈特氏小体 Burckhardt* Trachomkörperchen *n*
伯克霍尔德菌感染 Burkholderia-Infektion *f*
伯克霍尔德菌属 Burkholderia *f*
伯克疗法 Burquismus *m*(贴敷数种金属于患部,治癔病及精神病)
伯克森偏倚 Berkson* Bias *n*
伯克氏病 Boeck* Krankheit *f*, Sarkoid *n*, Sarkoidose *f*
伯克氏肉样瘤 Boeck* Sarkoid *n*(od. Sarkoidose *f*)
伯克氏痒症 Boeck* Skabies *f*, Scabies norwegica *f*, Scabies crustosa (norvegica) *f*
伯莱体操 Bohler* Gymnastik *f*
伯莱体操器 Bohler* Exerciser *m*
伯-李二氏试验 Burchard* Cholesterinprobe *f*, Liebermann*-Burchard* Reaktion *f*
伯[利西]氏器 Berlese* Apparat *m*(臭虫交尾器)
伯伦鲁瑟氏试验(兴趣爱好测验) Berenreuther* Test *m*
伯洛克皮炎 Berloque-Dermatitis *f*, Kölnischwasser-Dermatitis *f*
伯洛斯特氏溶液 Belloste* Flüssigkeit *f*, Liquor Bellostii *m*
伯洛斯特氏丸 Belloste* Pille *f*
伯纳尔氏穿刺[术] Bernard* Zuckerstich *m*
伯纳尔氏管 Bernard* Kanal *m*, Ductus pancreaticus accessorius *m*
伯纳尔腺层(胰腺腺泡层) Bernard* Schicht *f*
伯纳尔中枢 Bernard* Zentrum *n*(第四脑室底的糖尿中枢)
伯纳特氏柯克斯氏体 Coxiella burneti *f*
伯纳特氏立克次体 Rickettsia burneti(i) *f*, Coxiella burneti(i) *f*
伯纳特氏溶液 Burnett* Lösung (od. Flüssigkeit) *f*
伯纳特氏消毒液 Burnett* Desinfektionslösung *f*
伯纳特氏综合征 Burnett* syndrom *n*, Milch-Alkali-Syndrom *n*, Milchvergiftung *f*
伯讷姆氏试验 Burnam* Test *m*(od. Probe *f*)
伯内氏海绵 Bernays* Schwamm *m*
伯努力分布 Bernoulli* Verteilung *f*
伯努利定理 Bernoulli* Theorie *f*
伯努利定律 Bernoulli* Gesetz *n*
伯奇阴道悬吊术 Burch* Kolposuspension *f*
伯氏包柔螺旋体(伯氏疏螺旋体) Borrelia burgdorferi *f*
伯氏疏螺旋体 Borrelia burgdorferi *f*
伯氏耶尔森菌 Yersinia bercovieri *f*
伯碳 primärer Kohlenstoff *m*
伯碳原子 primäres Kohlenstoffatom *n*
伯特绦虫病 Bertielliasis *f*
伯特[绦虫]属 Bertiella *f*
伯特格尔试验 Böttger* Test *m*(检一氧化碳,检尿内葡萄糖)
伯特蓝氏透镜 Amici*-Bertrand* Linse *f*(偏光显微镜光路中的光学器件,装置在镜筒中部检光器和目镜之间)
伯特歇尔结晶 Böttcher* Kristall *n*(前列腺液中加入磷酸铵液时出现的精胺结晶)
伯特歇尔细胞 Böttcher* Zelle *f*(耳蜗内)
驳回上诉 Zurückweisung des Einspruchs *f*
泊 Poise *n*(P)
泊雷糖 Paratose *f*
泊利噻嗪 Polythiazid *n*
泊沙康唑 Prosaconazol *n*
泊松分布 Poisson-Verteilung *f*

泊肃叶定律(普瓦瑟伊定律) Poiseuille* Gesetz *n*(粘液通过水平圆管的流量)
泊肃叶方程 Poiseuille* Gleichung *f*
柏[格]氏鼠疟原虫 Plasmodium berghei *n*
柏[科特]氏禽刺螨 Ornithonyssus bacoti *m*
柏拉照相机 Polaroidkamera *f*
柏[累斯]氏器 Berlese* Organ *n*
柏林蓝(普鲁士蓝) Berlinerblau *n*, Berliner Blau *n*, Ferriferrozyanid *n*
柏氏禽刺螨 Ornithonyssus bacoti *m*, Rattenmilbe *f*
柏里顿定律 Breton* Gesetz *n*(刺激与反应的关系)
勃力—利染色 Bryan*-Leishman* Färbung *f*
勃-罗二氏缓冲剂 Britton*-Robinson* Puffergemisch *m*
勃起 Erektion *f*, Erigieren *n*, Erectio *f*
勃起不能 Astyphie *f*, Astysie *f*, Impotenia erigendi *f*
勃起的 erigiert, erektil
勃起反射 Erektionsreflex *m*
勃起功能障碍 erektile Dysfunktion *f*, Erektionsstörung *f*, Impotenz *f*
勃起肌 Erektor *m*, Erector *m*
勃起神经 Nervi erigentes *m pl*
勃起无能 Astyphie *f*, Astysie *f*, Impotenia erigendi *f*
勃起组织 erektiles Gewebe *n*
勃起组织瘤 erektiler (Gewebs-) Tumor *m*, Angioma cavernosum *n*
勃然大怒 Wutanfall *m*
勃旺巴热 Bwamba-Fieber *n*(蚊传播于非洲的轻型发热病)
铂 Platin(um) *n*(Pt, OZ 78)
铂的 platinisch
铂电极 Platinelektrode *f*
铂坩埚 Platintiegel *m*
铂[海]绵 Platinschwamm *m*
铂黑 Platinschwarz *n*, Platinmohr *m*, Platinumnigrum *n*
铂黑电极 platinschwarze Elektrode *f*
铂环 Platinöse *f*
铂环量 ösevoll
铂极 Platinelektrode *f*
铂金丝圈 Platinring *m*, Platinspirale *f*
铂金页 Platinogold *n*
铂类金属 Platinmetall *n*
铂棉(绒) Platinschwamm *m*
铂片 Platinblech *n*
铂丝 Platindraht *m*
铂丝温度计 Platindraht-Thermometer *m*
铂酸钡 Bariumplatinat *n*, platinsaures Barium *n*
铂酸钾 Kaliumplatinat *n*, platinsaures Kalium *n*
铂酸钠 Natriumplatinat *n*, platinsaures Natrium *n*
铂锌电偶 Pt-Zn-Paar *n*
铂制眼睑植入物 Lidimplantat aus Platin *n*
博阿斯-奥普勒杆菌(乳杆菌) Boas*-Oppler* Bakterie *f*, Lactobacillus acidophilus *m*(胃癌患者胃液内细菌)
博阿斯氏点 Boas* Druckpunkte *m pl*
博阿斯氏试验 Boas* Probe (od. Reaktion) *f*
博阿斯氏征 Boas* Zeichen *n*
博阿斯试剂 Boas* Reagens *n*(检查游离盐酸)
博爱 universelle Liebe *f*
博-奥二氏杆菌 Boas*-Oppler* Bakterie *f*, Lactobacillus acidophilus *m*
博巴技法 Bobath* Methode *f*(医疗体操法,通过改变姿势,抑制痉挛状态有助于建立新反射反应的发展)
博巴斯体操(法)(Bobath 体操) Bobath* Gymnastik *f*
博代杆菌属 Bordetella *f*
博代-让古杆菌(百日咳杆菌) Bordet*-Gengou* Bacillus *m*, Haemophilus Pertussis *f*
博代-让古琼脂(培养基) Bordet*-Gengou* Agar *m* (od. Kulturmedium *n*)(分离百日咳杆菌和结核分枝杆菌用)
博代-让古现象(反应)(补体结合) Bordet*-Gengou* Phänomen (Reaktion) *n*
博代氏定律 Bordet* Gesetz *n*
博代氏介体 Bordet* Ambozeptor *m*
博代氏菌属 Bordetella *f*
博代氏现象 Bordet* (-Gengou*) Phänomen *n*
博丹斯基氏单位 Bodansky* Einheit *f*(BE)
博德克氏指数 Bodecker* Index *m*
博德人格障碍 amoralische Persönlichkeitsstörung *f*
博德氏灭菌牛奶 Budde* Milch *f*, Buddisierte Milch *f*
博德氏[牛奶]消毒法 Budde* Verfahren *n*, Buddisieren *n*
博德特菌属 Bordetella *f*
博迪恩氏胶体银染色法 Bodian* Färbungsmethode *f*
博蒂尼氏手术 Bottini* Operation *f*
博恩霍尔姆病 Bornholm* Krankheit *f*(流行性肌痛,流行性胸膜痛)
博恩霍弗尔症状 Bonhoeffer* Symptom *n*(舞蹈病肌张力减退)
博尔茨氏反应 Boltz* Reaktion *f* (od. Test *m*)
博尔顿氏点 Bolton* Punkt *m*
博尔顿氏溶液 Boulton* Lösung *f*, Liquoriodi carbolatus *m*
博尔纳[病]病毒(博尔纳病毒) Bornavirus *n*
博尔纳病毒科 Bornaviridae *pl*
博-弗二氏导管 Bozeman*-Fritsch* Katheter *m*, Zweiwegekatheter *m*
博-福-莱综合征 Börjeson*-Forssman*-Lehmann* Syndrom, Börjeson* Syndrom *n*(X连锁遗传综合征)
博赫达勒克瓣 Bochdalek* Klappe *f*(泪点襞,即泪管中接近泪点的皱襞)
博赫达勒克孔(胸腹裂孔,膈裂) Bochdalek* Foramen *n*
博赫达勒克氏[裂]孔 Bochdalek* Foramen *n*, Foramen Bochdaleki *n*, Hiatus pleuroperitonealis (Bochdaleki) *m*
博赫达勒克氏神经节 Bochdalek* Ganglion *f*, Plexus dentalis superior *m*
博克哈特氏脓疱病 Bockhart* Impetige (od. Krankheit) *f*
博克神经 Bock* Nerv *m*(迷走神经咽支)
博克氏神经节 Bock* Ganglion *n*, Ganglion caroticum *n*
博莱霉素 Bleomycin *n*
博劳尼尼氏症状 Bolognini* Zeichen *n*
博勒尔角(跟骨结节关节角) Böhler* Winkel *m*
博勒尔试验(膝内外翻试验) Böhler* Test *m*
博力逊综合征 Börjeson* Syndrom *n*(X 连锁综合征)
博林格粒 Bollinger* Granula *n pl*(①博林格体 ②含微球菌的浅黄颗粒,见于葡萄状菌病肉芽组织内)
博林格尔氏粒体 Bollinger* Körper *m pl* (od. Granula *n pl*)
博林格尔体 Bollinger* Körper *m*(鸡痘组织中的包涵体)
博落回 Macleaya cordata *f*, Bocconia cordata *f*
博落回属 Macleaya *f*
博落回中毒 Vergiftung durch Bocconia cordata *f*
博梅氏比重标 Baume* Skala *f*
博梅氏定律 Baumes* Gesetz *n*
博梅氏征 Baumes* Zeichen *n*
博纳病 Borna*Krankheit *f*(马、牛、羊的致命性地方性脑炎)
博内囊(特农囊)(眼球囊) Tenon* Kapsel *f*
博尼试验(膀胱颈抬举试验) Bonney* Test *m*
博帕尔事件 Katastrophe von Bhopal *f*, Bhopalunglück *n*
博片 Dünnsehnitt *m*
博珀提氏疗法 Beauperthuy* Behandlung *f*
博-让二氏杆菌 Bordet*-Gengou* Bakterie *f* (od. Bacillus *m*), Haemophilus Pertussis *m*
博-让二氏培养基 Bordet*-Gengou* Agar *m*, Kartoffel-Glyzerin-Vollblut-Agar *m*
博-让二氏现象 Bordet*-Gengou* Phänomen *n*
博塞钩 Bose* Haken *m*(气管造口术用)

博塞手术 Bose* Operation *f*(气管造口术)
博赛泼维 Boceprevir *n*
博士 Doktor *m*(Dr.)
博氏包柔螺旋体 Borreliaburgdorferi *f*
博氏线 Beau* Linie *f*(通常患消耗性疾病后指甲上发现的横沟)
博氏综合征 Beau* Syndrom *n*(心脏功能不全)
博斯顿征 Boston* Zeichen *n*(突眼性甲状腺肿的一种眼征)
博斯曼氏缝合术 Bozeman* Naht *f*, Hysterozystokleisis *f*
博斯曼氏手术 Bozeman* Operation *f*, Hysterozystokleisis *f*
博斯曼氏位置 Bozeman* Lage *f*
博斯托克卡他(病)(枯草热,花粉热) Bostock* Katarrh *m*(od. Krankheit *f*)
博斯沃思手术 Bosworth* Operation *f*(陈旧性跟腱断裂修复方法)
博塔洛韧带(动脉韧带,动脉导管索) Botalli* Ligament *n*
博塔洛氏管 Botallo* Gang(od. Ductus) *m*, Ductus Botalli *m*
博塔洛氏孔 Botallo* Foramen *n*, Foramen Botalli *n*
博特尔约(血清)试验 Botelho* Test *m*(检癌)
博腾氏手术 Borthen* Operation *f*, Iridenkleisis *f*
博韦里氏试验 Boveri Test *m*(od. Globulinreaktion *f*)
博温氏[癌前皮肤]病 Bowen*(-Darier*) Krankheit *f*(od. Syndrom *n*), Dermatitis praecancerosa *f*
博物馆卫生 Museumhygiene *f*
博物学 Naturgeschichte *f*
博西扩张器 Bossi* Dilatator *m*(一种子宫颈扩张器)
博-雅表皮内上皮瘤 Borst*-Jadassohn* intraepidermales Epitheliom *n*
博-雅表皮内上皮细胞瘤 Borst*-Jadassohn* intraepidermales Epitheliom *n*
博-雅上皮细胞瘤 Borst*-Jadassohn* Epitheliom *n*
博伊德截肢 Boyd* Amputation *f*(保留跟骨的踝部截肢)
博伊登盒 Boyden* Kammer *f*(用于趋化性试验的装置)
博伊文氏抗原 Boivin* Antigen *n*
博弈论 Spieltheorie *f*
博兹曼导管(双流子宫导管) Bozeman* Katheter *m*
博兹曼窥器 Bozeman* Spekulum *n*(双瓣阴道窥器)
博兹曼手术(子宫膀胱缝术) Bozeman* Operation *f*, Hysterozystokleisis *f*
博兹曼位(膝肘卧位) Bozeman* Lage *f*
博佐洛征 Bozzolo* Zeichen *n*(胸主动脉瘤时,患者鼻孔内出现可见的动脉搏动)
搏出 Ausstoßung *f*
搏出功 Herzschlagarbeit *f*
搏(输)出量 Schlagvolumen *n*, Auswurfvolumen(des Herzens) *n*
搏出量储备 Reserve des Hubvolumens *f*
搏动 Schlag *m*, Pulsatio(n) *f*, Impuls *m*, Ictus *m*, Puls *m*
搏动的 pulsierend, pulsans, pulsatorisch
搏动感性神经衰弱 pulsatorische Neurasthenie *f*, angioparalytische Neurasthenie *f*
搏动式人工呼吸器 Bragg*-Paul* Pulsator *m*
搏动伪影 Pulsationsartefakt *m*
搏动性 Pulsation *f*
搏动性腹主动脉 Aortenpuls(ation *f*) *m*
搏动性灌注 pulsatile Perfusion *f*
搏动性甲状腺肿 Struma pulsans *f*
搏动性脓胸 Empyema pulsans *n*
搏动[性疼]痛 Pulsationsschmerz *m*, pochender Schmerz *m*
搏动性头痛 Pulsationskopfschmerz *m*, pulsierender Kopfschmerz *m*
搏动性突眼[症] Exophthalmus pulsans *m*
搏动性胸膜炎 Pleuritis pulsans *f*
搏动性血肿 Haematoma pulsans *n*, Aneurysma spurium *n*
搏动性眼球突出 Exophthalmus pulsans *m*
搏动性肿物 pulsatile Masse *f*
搏动血流 pulsatiler Fluss *m*
搏动血流泵 pulsatile Strömungspumpe *f*
箔 Folie *f*, Blech *n*, Folium *n*
箔充填器 Folienstopfer *m*
箔镊 Folienzange *f*
薄 Dünne *f*, Dünnheit *f*
薄板组织 lamellares Gewebe *n*
薄壁孢囊 Epigone *m*
薄壁的 dünnwandig
薄壁空洞 Lochkaverne *f*
薄壁囊状体 leptocystidium <engl.>
薄壁丝组织 Textura porrecta *f*
薄壁贮胞 Cellariole <itl.> *f*
薄壁组织 Parenchym *n*, Parenchyma *n*
薄壁组织的 parenchymatisch
薄层 Dünnschicht *f*, dünne Schicht *f*
薄层(片)的 lamellenartig
薄层板 Dünnschichtplatte *f*
[薄层]板上光密度测定法 Dünnschichtplattendensimetrie *f*, Densimetrie der Dünnschichtplatte *f*
薄层层析 Dünnschichtchromatographie *f*
薄层电泳法 Dünnschicht-Elektrophorese *f*
薄层扫描 Dünnschicht-Scan *m*
薄层扫描器(板) Dünnschichtscanner *m*, Dünnschichtabtaster *m*
薄层扫描仪 Dünnschichtscanner *m*, Dünnschichtabtaster *m*
薄层色层[分析]仪 Dünnschichtchromatograph *m*
薄层色谱法 Dünnschichtchromatographie *f*
薄层样品 Dünnschichtprobe *f*
薄窗计数管 Zählrohr mit dünnem Fenster *n*
薄黑素瘤 dünnes Melanoma *n*
薄红细胞 Leptozyt *m*, Platozyt *m*, Platyzyt *m*
薄红细胞增多 Leptozytose *f*
薄基底膜病(薄基底膜肾病) Erkrankung mit dünner Basalmembran *f*, Dünne-Basalmembran-Nephropathie *f*, Syndrom der dünnen Basalmembran *f*
薄基底膜综合征(良性家族性血尿) Syndrom der dünnen Basalmembran *f*, benigne familiäre Hämaturie *f*
薄滤膜培养法 Filtermembrankultur *f*, Membranfilterkultur *f*
薄膜 Film *m*, Dünnfilm *m*, Dünnschicht *f*
薄膜包衣 Filmbedeckung *f*, Filmüberzug *m*
薄膜表面改性 Modifikation von dünner Membranoberfläche *f*, Oberflächenmodifikation des Dünnfilms *f*
薄膜超滤法 Membranultrafiltration *f*
薄膜电池 Dünnfilmbatterie *f*
薄膜干涉 Filmstörung *f*
薄膜过滤法 Membranfiltermethode *f*
薄膜晶体管 Dünnschichttransistor *m*
薄膜滤器 Membranfilter *m*
薄膜树脂 Membranharz *n*
薄膜形成 Dünnschichtbildung *f*, Filmbildung *f*
薄膜型离子交换剂 Membranionenaustauscher *m*
薄膜型树脂 Membranharz *n*
薄膜蒸发器 Dünnschichtverdampfer *m*
薄片 Dünnschnitt *m*
[薄]切片 Dünnschliff *m*, Schnitte *f*
薄刃刀 dünngeschliffenes Skalpell *n*
薄弱的 schwach, gebrechlich
薄弱环节 Schwachstelle *f*, schwaches Kettenglied *n*, empfindliche Stelle *f*
薄束 Goll* Bündel *n*(od. Strang *m* od. Fasciculus *m*), Fasciculus gracilis *m*
薄束核 Nucleus gracilis *m*, Goll* Kern *m*
薄束结节 Tuberculum gracile *n*
薄透镜方程式 Gleichung für dünne Linsen *f*

薄透镜取近似值 Approximation der dünnen Linse *f*
薄血管翳 Pannus tenuis *m*
薄血膜 dünner Schmierfilm *m*
薄血片法 Dünnblutausstrich *m*, Dünnfilmmethode *f*
薄叶 Lobulus gracilis *m*
薄叶内沟 Sulcus intragracilis (cerebelli) *m*
薄叶前的 praegracil (-is, -is, -e)
薄叶前沟 Sulcus praegracilis (cerebelli) *m*
薄叶中部的 interlobular (-is, -is, -e), intergracil (-is, -is, -e)
薄叶中沟 Sulcus midgracilis (cerebelli) *m*
薄翳 Nubecula *f*, Nubekula *f*
薄釉质 dünne Glasur *f* (od. Glasurmaterial *n*)
薄纸样胎 Fetus papyraceus (s. compressus) *m*
薄指甲板 dünne Nagelplatte *f*
礴蛇 Giftschlange *f*, Toxicophidia *f*

bǒ 跛

跛 Hinkender *m*, Humpelnde *m*
跛行 Klaudikation *f*, Claudicatio *f*, Hinken *n*, hinkender Gang *m*, Lahmheit *f*
跛行的 lahm, hinkend
跛足[畸形] Klumpfuß *m*, Cyllopodium *n*

bò 薄

薄荷 Pfefferminze *f*, Mentha piperita *f*, Camphora Menthae *f*
薄荷醇 Menthylalkohol *m*, Menthol (um) *n*, Alkohol mentholicus *m*
薄荷醇氯醛 Chloralum mentholis *n*, Mentholchloral (um) *n*
薄荷二烯醇 Piperitenol *n*
薄荷二烯酮 Piperitenon *n*
薄荷呋喃 Menthafuran *n*
薄荷喉症片 Mentholrachentabletten *f pl*
薄荷基 Menthyl-
薄荷露 Pfefferminzessenz *f*, Menthol-Spiritus *m*, Spiritus Menthae *m*
薄荷水 Pfefferminzwasser *n*, Aqua menthae *f*
薄荷糖浆 Pfefferminzsirup *m*
薄荷酮 Menthon *n*
薄荷烷 Menthan *n*, Terpan *n*
薄荷烯 Menthen *n*
薄荷烯醇 Piperitol *n*
薄荷烯酮 Menthenon *n*
薄荷酯 Pfefferminzessenz *f*, Menthol-Spiritus *m*, Spiritus Menthae *m*
薄荷油 Pfefferminzöl *n*, Oleum Menthae *n*
薄荷蒸发器 Mentholevaporator *m*

BU 醭卜卟补捕哺不布步钚部

bú 醭

醭 Mycoderma *n*
醭酵母属 Mycoderma *n*

bǔ 卜卟补捕哺

卜[埃特]氏臭虫 Cimex boueti *m*
卜支状毛霉菌 Mucor stolonifer *m*
卟吩 Porphin *n*
卟吩胆色素 Porphobilin *n*
卟[吩]胆[色素]原 Porphobilinogen (PBG) *n*, Porphyrinogen *n*
卟啉 Porphyrin *n*
卟啉病(症) Porphyrie *f*, Porphyria *f*
卟啉代谢 Porphyrin-Metabolismus *m*, Porphyrin-Stoffwechsel *m*
卟啉代谢病 Porphyrinopathie *f*
卟啉单胞菌属 Porphyromonas *n*
卟啉基 Porphyryl-
卟啉类化合物 Porphyrin *n*
卟啉尿 Porphyrinurie *f*
卟啉体 Porphyrinkörper *m*
卟啉性神经炎 Porphyrie-Neuritis *f*, Porphyrie-Polyneuritis *f*
卟啉血 Porphyrinämie *f*
卟啉原 Porphyrinogen *n*, Porphobilinogen *n* (PBG)
卟啉症 Porphyrinopathie *f*, Porphyrie *f*, Porphyria *f*, Haematoporphyria *f*, Hämatoporphyrie *f*
补偿 Kompensation *f*, Ausgleich *m*
补偿不能 Dekompensation *f*
补偿的 kompensatorisch, ausgleichend, kompensierend
补偿电流 Kompensationsstrom *m*
补偿法 Kompensationsmethode *f*
补偿法则 Gesetz der Kompensation *n*
补偿反射 kompensatorischer Reflex *m*
补偿反应 kompensatorische Reaktion *f*
补偿感应 komplementäre Induktion *f*
补偿跟踪试验 Kompensationsverfolgungstest *m*
补偿机制 Erstattung Mechanismus *m*
补偿[接]目镜 kompensatorisches Okular *n*
补偿控制 kompensatorische Kontrolle *f*
补偿棱镜 Kompensator *m*
补偿滤过 Kompensationsfilter *m*
补偿目镜 Kompensationsokular *n*
补偿偏振光显微镜 ausgeglichenes Polarisationslichtmikroskop *n*
补偿(助)器 Kompensator *m*
补偿曲线 Kompensationskurve *f*
补偿曲线曲度 Krümmung der Kompensationskurve *f*
补偿式微压计 kompensatorisches Mikromanometer *n*
补偿试池 Kompensationszelle *f*
补偿适应 Kompensationsanpassung *f*
补偿系列 komplementäre Serie *f*
补偿性肥大 komplementäre Hypertrophie *f*
补偿性矫枉过正 kompensatorische Überkorrektur *f*
补(赔)偿性神经症 Kompensationsneurose *f*
补偿再生 Kompensationsregeneration *f*
补偿装置 kompensatorische Ausrüstung *f*
补充 Ergänzung *f*, Ersetzung *f*, Zusatz *m*
补充的 komplementär, supplementär, zusätzlich
补充钙剂 Kalziumergänzung *f*
补充给药法 Supplementierung *f*, Supplementation *f*
补充供氧 zusätzlicher Sauerstoff *m*
补充矿质 Remineralisation *f*
补充疗法 komplementäre Therapie *f*
补充染色 Komplementärfarben *f pl*
补充细胞 Komplementärzelle *f*, Reservezelle *f*
补充隙 Komplementärraum *m*
补充询问法 Ausfrage *f*
补充医学和替代医学 komplementäre und alternative Medizin *f*
补充因子 zusätzlicher Faktor *m*
补充运动区 supplementär-motorische Rinde *f*
补充治疗 ergänzende (od. zusätzliche) Therapie *f*, Supplementärtherapie *f*
补钉似的 lückenhaft
补复 Reparation *f*, Plerosis *f*
补高鞋 Elevator-Schuh *m*
补骨药 Osteopraktik *f*
补骨脂次素 Psoralidin *n*
补骨脂类 psoralen-klasse *n*
补骨脂属 psoralen Gattung *n*
补骨脂素 Psoralin *n*, Psoralea *n*
补骨脂素光疗法 Lichttherapie mit Psoralenen *f*
补呼气 Komplementärluft *f*, Reserveluft *f*
补呼气量 exspiratorisches Reservevolumen *n*, Expirationsres-

ervevolumen *n*（ERV）
补呼气容积 exspiratorisches Reservevolumen *n*
补集 komplementäres Set *n*
补给反应 anaplerotische（od. reparative）Reaktion *f*
补剂疗法 tonisierende Behandlung *f*
补加基因 Komplementärgene *n pl*
补救(作用)(海上营救,打捞,再利用,废物处理,废物利用) Salvage-Therapie *f*
补救[作用] Abhilfe *f*
补救途径 Abhilfeweg *m*
补救性膀胱切除术 rettende Zystektomie *f*, Salvage-Zystektomie *f*
补空性水肿 Hydrops e vacuo *m*, Oedema e vacuo *n*
补片成型 Patchplastik *f*
补片修补术 Patch-Reparatur *f*
补品(药) Stärkungsmittel *pl*, Tonikum *n*
补气 Reserveluft *f*, zusätzliche Luft *f*
补缺部分测验 Fehlteil-Test *m*
补缺术 Morioplastik *f*
补色 Ergänzungsfarbe *f*, Gegenfarbe *f*, Komplementärfarbe *f*, Additionalfarbe *f*
补色现象 komplementäres Phänomen *n*
补身的 tonisch
补体 Komplement *n*, Alexin *n*, Addiment *n*
补体 C3 C3-Komplement *n*
补体 C4 C4-Komplement *n*
补体成分 Komplement-Komponente *f*
补体成分 -1 Komplementkomponente C1（C1）*m pl*
补体成分 -2 Komplementkomponente C2（C2）*m pl*
补体成分 -3 Komplementkomponente C3（C3）*m pl*
补体成分 -4 Komplementkomponente C4（C4）*m pl*
补体成分 -5 Komplementkomponente C5（C5）*m pl*
补体成分 -6 Komplementkomponente C6（C6）*m pl*
补体成分 -7 Komplementkomponente C7（C7）*m pl*
补体成分 -8 Komplementkomponente C8（C8）*m pl*
补体成分 -9 Komplementkomponente C9（C9）*m pl*
补体成分的鉴定 Identifizierung von Komplementkomponenten *f*
补体成分缺乏 Komplement-Komponente-Schwund *m*, Mangel der Komplement-komponente *m*
补体单位 Komplement-Einheit *f*
补体[单元]型 Komplotyp *m*
补体单元型 Komplement-Haplotyp *m*
补体的 alexinisch
补体的经典途径 klassische Komplementweg *f*
补体滴定 Komplementtitration *f*
补体第三成分激活剂前体 C3-Proaktivator *m*
补体第三成分前致活剂 C3-Proaktivator *m*
补体第三成分受体 C3-Rezeptor *m*
补体分子 Komplement-Molekül *n*
补体固定现象 Fixationsphänomen *n*
补体[固有]成分 Komplementkomponente *f*
[补体]光灭活作用 Photoinaktivierung *f*
补体活化调节因子 Regulationsfaktor der Komplementaktivierung *m*
补体激活 Komplementaktivierung *f*
补体激活的代替途径 alternativer Weg der Komplementaktivierung *m*
补体激活第二通路 zweiter Weg der Komplementaktivierung *m*, alternativer Weg der Komplementaktivierung *m*
补体激活第一通路 erster Weg der Komplementaktivierung, *m*, klassischer Weg der Komplementaktivierung *m*
补体级联(跌水,级,级联) Komplementkaskade *f*
补体结合 Komplementbindung *f*, Komplementfixation *f*
补体结合簇 Komplementbindungsstelle *f*
补体结合单位 Komplementbindungseinheit *f*
补体结合点 Komplementbindungsstelle *f*
补体结合反应 Komplementbindungsreaktion *f*(KBR), Fixierungsreaktion *f*
补体结合抗体 komplementbindender Antikörper *m*, Komplementbindungsantikörper *m*
补体结合抗原 komplementbindendes Antigen *n*
补体结合试验 Komplementbindungstest *m*
华氏补体结合试验 Wassermann* Reaktion *f*, Komplementbindungstest *m*
补体结合抑制试验 Hemmtest für Komplementbindung *m*, komplementbindender Hemmtest *m*
补体介导的细胞毒反应 Komplement-vermittelte Zytotoxizität *f*
补体经典途径 klassischer Weg der Komplementaktivierung *m m*
补体抗原抗体复合物 Komplement-Antigen-Antikörperkomplex *m*
补体灭活 Komplementinaktivierung *f*
补体敏感型红细胞 komplement-sensitive rote Blutkörperchen (od. Erythrozyten) *n pl*
补体末段 Komplementendstück *n*, Endstück des Komplementes *n*
补体耐受基因 Komplementresistenz-Gen *n*
补体旁路 Nebenweg der Komplementaktivierung *m*, complement bypass <engl.>
补体偏差(向) Komplement-Deviation *f*
补体缺乏 Komplementmangel *m*
补体缺陷 Komplementdefekt *m*
补体缺陷病 Komplementdefektlkrankheit *f*
补体溶血单位 Komplement-Hämolyse-Einheit *f*
补体受体 Komplementrezeptor *m*
补体受体 1 Komplementrezeptor-1（CR1）*m*
补体受体 2 Komplementrezeptor-2（CR2）*m*
补体受体 3 Komplementrezeptor-3（CR3）*m*
补体受体 4 Komplementrezeptor-4（CR4）*m*
补体受体淋巴细胞 Komplementrezeptor-Lymphozyt *m*
补体调节蛋白 komplementregulatorisches Protein *n*
补体调理作用 Komplementopsonisierung *f*
补体途径 Komplementweg *m*
补体系统 Komplementsystem *n*
补体系统缺陷 Komplementsystemdefekt *m*
补体消耗试验 Komplementverbrauchtest *m*
补体性的 komplementär, alexinisch
补体血清激酶 Komplementserokinase *f*
补体血清致活酶 Komplementserokinase *f*
补体依赖的微量细胞毒 komplementabhängige Zytotoxizität *f*
补体依赖淋巴细胞毒素因子 komplementabhängiger lymphozytotoxischer Faktor *m*
补体依赖细胞毒试验 Komplement-abhängige Zytotoxizität *m*（CDC）
补体依赖细胞毒性 komplementabhängige Zytotoxizität *f*
补体依赖细胞毒性抗体 komplement-abhängiger zytotoxischer Antikörper *m*
补体抑制 Komplement-Inhibition *f*, Komplement-Hemmung *f*
补体抑制物 Komplement-Inhibitor *m*
补体因子 Komplementfaktor *m*
补体因子 B Komplementfaktor B *m*
补体因子 D Komplementfaktor D *m*
补体纸 Komplementpapier *n*
补体致活的 komplementiert
补体中段 Komplementmittelstück *n*
补体终末复合物 terminaler Komplementkomplex *m*
补体转向 Komplementablenkung *f*
补体总量测定法 Gesamtkomplementmessung *f*, gesamte Komplementmessung *f*
补贴 Zuschuss *m*
补完现象 Abschlussphänomen *n*

补位(对位) Paratop *m*(抗体结合副点)
补吸气 Komplementärluft *f*, Ergänzungsluft *f*
补吸气量 Komplementäreinatmungsluft(volumen *n*) *f*, inspiratorisches Reservevolumen *n*
补吸气容积 inspiratorisches Reservevolumen *n*
补硒 Selenergänzung *f*
补习教育 kompensatorische Erziehung *f*
补选模式 Lectotypus *m*
补血草属 Statice *f*
补血的 antianämisch
补血药(剂) Hämatikum *n*, Hämatinikum *n*
补牙 Zahnfüllung *f*
补养药疗法 tonisierende Behandlung *f*
补液 Flüssigkeitsersatz *m*, Rehydratation *f*
补液泵 Substitutionspumpe *f*
补液公式 Flüssigkeitsersatz-Formel *f*
补液疗法 Flüssigkeitsersatztherapie *f*
补遗 Ergänzung *f*
补助途径 Feeder-Weg *m*
补足的 komplementär
捕虫草酶 catchfly Enzy *m*
捕虫环 Lasso-Mechanismus *m*
捕获物 Gefangennahme *f*
捕获-再捕获法 Rückfangmethode *f*, Capture-Recapture-Methode *f*, Perterson* Methode *f*
捕集器 Falle *f*, Fänger *m*
捕食 Jagen *n*
捕食的 rauberig, predace(-us, -a, -um), räubrig, raubend
捕食链 (raubende) Nahrungskette *f*
捕食者 Raubtier *n*, Räuber *m*
捕鼠器 Mausefalle *f*
捕蝇草 Fliegenfalle *f*, Dionaea muscipula *f*
捕蝇器 Fliegenfalle *f*
捕蝇蕈 Rauschpilz *m*, Amanita muscaria *f*, Agaricus muscarius *m*
捕蝇纸 Fliegenstreifen *m*
捕捉 Fangen *n*, Fang *m*
哺 Ernährung *f*
哺(授)乳 Stillen *n*, Laktifikation *f*, Laktation *f*
哺乳的 laktierend, stillend
哺乳动物 Mammalium *n*, Mastozoon *n*
哺乳动物的 säugetierartig
哺乳动物纲 Klasse von Säugetieren *f*, Mammalia *f*
哺乳动物细胞正向突变试验 Vorwärtsmutationstest von Säugetierzellen *m*
哺乳动物腺病毒属 Mastadenovirus *n*
哺乳动物学 Mammalogie *f*, Therologie *f*
哺乳动物赘生物 Säugetiertumor *m*
哺乳妇挛缩 Ammenkontraktur *f*, Kontraktur der Amme *f*
哺乳困难 Dysthelasie *f*, Stillschwierigkeit *f*
哺乳类 Mammalia *n pl*
哺乳类人工染色体 künstliches Säugertier-Chromosom *n*
哺乳瓶 Saugflasche *f*
哺乳期 Laktationsperiode *f*, Stillperiode *f*
哺乳期妇女 stillende Frau *f*, Frau in der Stillperiode *f*
哺乳期乳腺癌 Brustkrebs in der Stillzeit *m*
哺乳期[乳腺]脓肿 Milchdrüsenabszeß in der Stillperiode *m*
哺乳期乳腺炎 Mastitis in der Laktation *f*
哺乳期卫生 Hygiene in der Stillperiode *f*
哺乳期用药 Medikamente in der Stillzeit *n pl*
哺乳期子宫萎缩 Laktationsatrophie der Gebärmutter *f*
哺乳前的 praelacteal(-is, -is, -e), praelactans, vor der Kaktation
哺乳室 Stillraum *m*
哺乳行为 Stillen *n*
哺乳性盲 Laktationsblindheit *f*
哺乳性肢体搐搦 Laktationstetanie *f*
哺乳婴儿 Säugling *m*
哺育 Ernähren *n*, Aufziehen *n*
哺育细胞 Nährzelle *f*

bù 不布步钚部

不爱人症 Aphilanthropie *f*, Aphilanthropia *f*
不安 Agitiertheit *f*, Agitatio *f*, Alysmus *m*, Anxietas *f*, Angst *m*, Unruhe *f*
不安定 Instabilität *f*, Instabilitas *f*, Rastlosigkeit *f*
不安[定]常数 Instabilitätskonstante *f*
不安定度(性) Instabilität *f*, Instabilitas *f*
不安定人格 instabile Persönlichkeit *f*
不安紧张综合征 Angst-Spannung-Syndrom *n*
不安胫 Anxietas tibiarum *f*, unruhiges Bein *n*, Wittmaack*-Ekbom* Syndrom *n*
不安宁 Alysmus *m*, Unruhe *f*
不安全动作 unsichere Handlung *f*
不安全感 Unsicherheit *f*, Ungewißheit *f*
不安全矛盾型依恋 unsicher-ambivalente Bindung *f*
不安腿综合征 Restless-Legs-Syndrom *n*
不伴胆脂瘤的慢性中耳炎 chronische mesotympanale Otitis media *f*, chronische Schleimhauteiterung *f*
不伴谵妄的躁狂状态 nicht von Delirium pathomanie *f*
不包胶囊的 nicht eingekapselt
不饱和 Ungesättigkeit *f*
不饱和醇 ungesättigter Alkohol *m*
不饱和的 ungesättigt, nichtgesättigt
不饱和度试验 Ungesättigheit-Test *m*
不饱和化合物 ungesättigte Verbindung *f*
不饱和键 ungesättigte Bindung *f*
不饱和聚酯树脂 ungesättigtes Polyesterharz *n*
不饱和聚酯树脂及其玻璃钢 ungesättigtes Polyesterharz und glasfaserverstärkter Kunststoff
不饱和链烃 ungesättigter azyklischer(od. aliphatischer) Kohlenwasserstoff *m*
不饱和内酯 ungesättigtes Lakton *n*
不饱和溶液 ungesättigte Lösung *f*
不饱和酸 ungesättigte Säure *f*
不饱和烃 ungesättigter Kohlenwasserstoff *m*
不饱和脂肪酸 ungesättigte Fettsäuren *f pl*
不饱和脂肪族烃 ungesättigte Fettreihekohlenwasserstoffe *m pl*
不饱和指数 Index von Ungesättigtheit *m*
不饱症 Unersättlichkeit *f*, Akorie *f*
不变 Invarianz *f*
不变的 konstant, unveränderlich
不变链 invariante Kette *f*
不变色 unveränderliche Farbe *f*
不变态类 Ametabola *f*
不变投入 fixierte Eingabe *f*, fixierte Investition *f*
不变性蛋白酶 unveränderliche Proteinasen *f pl*
不变序列 invariante Sequenz *f*
不变因素 Invariante *f*
不产孢酵母 asporogene Hefe *f*
不产毒的 atoxogen, atoxi(no)gen
不产气的 anaerogen
不产色的 nicht-chromogen, achromatisch
不产色分枝杆菌 achromatische Mykobakterie *f*, Mycobacterium achromaticum *n*
不产色菌 Nonphotochromogen *n*
不产[生]孢子的 asporogen
不潮解的 nichtdeliquesciert, nichtzerfließend
不成比例的 unangemessen, unverhältnismäßig
不成对的 unpaarig

不成对电子 unpaariges Elektron *n*
不成熟 Unreife *f*
不成熟 B 细胞 unreife B-Zelle *f*
不成熟儿 Infans immaturus *m*, unreifes Kind *n*
不成熟畸胎瘤 unreifes Teratom *n*
不成熟培养系 junge Kultur *f*, Jugendkultur *f*
不成熟人格 unreife Persönlichkeit *f*
不成文法 Gewohnheitsrecht *n*
不充分(不足,机能不全,闭锁不全) Insuffizienz *f*
不纯 Unreinheit *f*, Impurität *f*
不纯的 unrein, crud(-us, -a, -um)
不纯核黄素 unreine Riboflavin *n*
不纯净的 ungereinigt
不纯一性 Heterogenität *f*, Verschiedenartigkeit *f*, Inhomogenität *f*
不存在的 nicht vorhanden
不带电粒子 neutrales (od. ungeladenes) Teilchen *n*, Neutralteilchen *n*
不导电的 anelektrisch, dielektrisch, nichtleitend
不道德 Amoralität *f*
不道德的 unmoralisch
不等 Ungleichheit *f*, Verschiedenheit *f*, Disparität *f*
不等边的 ungleichseitig
不等的 disparat, ungleich, ungleichmäßig, heteromer(risch)
不等分裂 ungleiche Segmentation (od. Segmentierung) *f*
不等交换 ungleiches Crossing *n*, ungleiche Überkreuzung *f*
不等联体双胎 ungleiche siamesische Zwillinge *f*
不等量 Ungleichheit *f*
不等面关节 inkongruente Artikulation *f*
不等渗的 anisotonisch, anisosmotisch
不等渗溶液 anisotonische Lösung *f*
不等式 Ungleichheit *f*
不等性杂交 Ungleichheitshybridisation *f*
不典型的 atypisch, atypic(-us, -a, -um)
不典型核分裂 atypische mitose *f*
不典型类癌 atypisches Karzinoid *n*
不典型鳞化 atypische schuppenartige Metaplasie *f*
不典型鳞状细胞(腺细胞) atypische sqamöse Zelle *f*, atypische Drüsenzelle *f*, atypische Plattenepithelzelle *f*
不典型麻疹 atypische Masern *pl*
不典型性 Atypischkeit *f*
不典型性慢性粒细胞白血病 atypische chronische myeloische Leukämie *f*
不典型性腺发育不良症 atypische Gonadendysgenesie *f*
不典型增生 atypische Hyperplasie *f*
不典型子宫颈鳞状上皮增生 atypische Plattenepithel-Hyperplasie der Cervixuteri *f*
不电离的 nichtionisch, nichtionogen
不电离溶剂 nichtionisches Lösungsmittel *n*
不电离质 Nichtelektrolyt *m*, Anelektrolyt *m*
不定变异 adventitiöse (od. zufällige) Variation *f*
不定的 inkonstant, inconstans, erratic(-us, -a, -um)
不定根 adventitiöse (od. zufällige) Wurzel *f*
不定裂 indeterminierte (od. unbestimmte) Furchung (od. Segmentation) *f*
不定毛圆线虫 Trichostrongylus instabilis *m*
不定期的 aperiodisch
不定期强化 aperiodische Verstärkung *f*
不定期(紧急)手术 ungeplante Operation (Notoperation) *f*
不定温的 wechselwarm
不定形 vielgestaltig
不定形的 unbestimmt, amorph
不定形红斑 amorphes Erythem *n*
不定型细菌 Bacterium ambiguum *n*
不定型杂音 Geräusch von undeterminierten (od. unbestimmten) Type *n*
不定性 Mehrdeutigkeit *f*
不定[性]呼吸音 unbestimmtes Atmen *n*
不定志贺氏菌 Shigella ambigua *f*
不动 bewegungslos *f*
不动孢子 Aplanospora *f*
不动的 akinetisch, unbeweglich, sessil(-is, -is, -e)
不动反射 choked reflex <engl.>
不动杆菌属 Acinobacterium *n*, Acinetobacter *m*
不动关节 Synarthrose *f*, unbewegliches Gelenk *n*, Junctura fibrosa *f*
不动关节的 synarthrodial(-is, -is, -e)
不动关节软骨 Cartilago synarthrodialis *f*
不动精子 Spermatium *n*, Fast spermien
不动菌 unbewegliche Bakterien *n pl*
不动菌感染 Acinetobacterinfektion *f*
不动配子 Aplanogameten *m pl*
不动细菌属 Acinobacterium *n*
不动细菌属感染 Acinetobacter-Infektion *f*
不动纤毛综合征 immotiles Ziliensyndrom *n*
不动型癫痫小发作 akinetische Epilepsie *f*
不动[性] Immobilität *f*, Unbeweglichkeit *f*
不动性期 Anöstrus *m*
不动性萎缩 Inaktivitätsatrophie *f*
不断摸索[法] Versuch und Irrtum, praktisches Herumprobieren *n*, Probieren *n*
不对称 Asymmetrie *f*, Unsymmetrie *f*, Dissymmetrie *f*
不对称的 asymmetrisch, unsymmetrisch, nichtsymmetrisch
不对称点 asymmetrischer Punkt *m*
不对称电势(位) Asymmetriepotential *n*
不对称发育 Allomorphose *f*, Allometrie *f*
不对称肥厚 asymmetrische Hypertrophie *f*
不对称分裂 asymmetrische Teilung *f*
不对称分配 asymmetrische Verteilung *f*
不对称分子 asymmetrisches Molekül *n*
不对称骨盆 asymmetrisches Becken *n*
不对称合成 asymmetrische Synthese *f*
不对称核分裂 asymmetrische Karyokinese (od. Mitose) *f*
不对称脉 Pulsus differens *m*
不对称强直性颈反射 asymmetrischer tetanischer Halsreflex *m*
不对称屈光度 asymmetrischer Diopter *m* (od. Dioptrie *f*)
不对称试剂 unsymmetrisches Reagenz *n*
不对称碳原子 asymmetrisches Kohlenstoffatom *n*
不对称突触 asymmetrische Synapse *f*
不对称烯烃 unsymmetrisches Alken *n*
不对称[现象] Asymmetrie *f*, Unsymmetrie *f*
不对称[性] Asymmetrie *f*, Unsymmetrie *f*
不对称性牙颌面畸形 asymmetrische dentofaziale Deformität *f*
不对称性眼震 asymmetrischer Nystagmus *m*
不对称有丝分裂 asymmetrische Mitose (od. Karyokinese) *f*
不对称诱导 asymmetrische Induktion *f*
不对称运动 Dismetria *f*
不对称转录 asymmetrische Transkription *f*
不发绀的 azyanotisch
不发酵的 azymisch
不发酵糖葡萄球菌 Staphylococcus asaccharolyticus *m*
不发热的 apyretisch, afebril(-is, -is, -e)
不发芽 nicht angehend
不发育 Nichtentwicklung *f*
不发育的 rudimentär
不罚型 impunitive Art *f*
不法转运 illegaler Transport *m*
不反应的 nichtreaktiv
不分节 Amerismus *m*
不分节的 ameristisch

不分离 Non-Disjunction<engl.> Nichttrennen *n*
不分离(开)现象 Nichttrennen *n*, non-disjunction <engl.>
不分支 keine Verzweigung *f*
不感光的 lichtbeständig, photostabil, lichtunempfindlich
不感温水浴 neutrales Bad *n*, Ruhebad *n*
不公平 Ungerechtigkeit *f*
不供氧 kain Sauerstoff *m*
不规则 Abnorm(al)ität *f*, Irregularität *f*, Unregelmäßigkeit *f*
不规则的 ano(r)mal, irregulär, regelwidrig, unregelmäßig
不规则的致密结缔组织 irreguläres straffes Bindegewebe *n*
不规则骨 irregulärer Knochen *m*, Oirregulare *n*
不规则呼吸期 unregelmäßige Atmung *f*
不规则间歇疟 irreguläre intermittierende Malaria *f*, Malaria intermittens irregularis *f*
不规则减数分裂 meiotischer Teilung *f*
不规则结构 unregelmässige (od. irreguläre) Struktur *f*
不规则抗体 irregulärer Antikörper *m*
不规则脉 unregelmässiger Puls *m*, Pulsus irregularis (s. arrhythmicus) *m*
不规则疟 Malaria irregularis *f*
不规则热 Febris irregularis (s. erratica) *f*
不规则散光 irregulärer Astigmatismus *m*
不规则同种抗体 irreguläre Isoantikörper *m*
不规则显性 irreguläre Dominanz *f*
不规则形 unregelmäßige Form *f*
不规则型 irregulärer Typ *m*
不规则型肺气肿 unregelmäßiges Emphysem *n*
不规则型气孔 anomales (od. anomozytisches) Stoma *n*
不规则血细胞凝集素 irreguläres hämagglutinin *n*
不规则牙本质 unregelmäßiges Dentin *n*
不规则芽状突起 unregelmäßige Knospe (Anlage) *f*
不规则阵痛 irreguläre (od. unregelmäßige) Wehen *f pl*
不规则致密纤维结缔组织 irreguläres straffes Bindegewebe *n*
不规则子宫出血 irreguläre Metrorrhagie *f*, unregelmäßige Uterusblutung *f*
不含氮的 stickstoffrei
不含酒精的饮料 alkoholfreies Getränk *n*
不含油的化妆品 ölfreie Kosmetik *f*
ABO 不合 ABO-Inkompatibilität *f*, ABO-Unverträglichkeit *f*
Rh 不合 Rh-Inkompatibilität *f*, Rh-Unverträglichkeit *f*
不合法的 illegal
不合法转录 illegitime Transkription *f*
不合格 Disqualifikation *f*
不合惯例 Unrechtmäßigkeit *f*
不合理 Unrechtmäßigkeit *f*
不合理的 unzumutbar
不合逻辑的思维 unlogischer Gedanke *m*
不合逻辑的推论 Paralogismus *m*
不合逻辑思考 unlogisches Denken *n*
不合群 ungesellig
不合群人格 ungesellige Persönlichkeit *f*
不合群性 Aphilanthropie *f*
不合输血 inkompatible Transfusion *f*
不合血 inkompatibles (od. gruppenungleiches) Blut *n*
不合作 Nichtkooperation *f*
不和谐 Disharmonie *f*
不和谐的 disharmonisch
不怀恶意的谎言(善意的谎言) Notlüge *f*, weiße Lüge *f*
不缓变的 untemporär
不挥发酚 nichtflüchtiges Phenol *n*
不挥发性 Nichtflüchtigkeit *f*, Nichtvolatilität *f*
不挥发性酸 nichtflüchtige (od. nichtvolatile) Säture *f*
不挥发油 nichtflüchtiges Öl *n*
不慧 blödsinnig, stumpfsinnig
不混合的 unvermischbar, immizibel
不混合溶媒(剂) immizibles (od. unvermischbares) Lösungsmittel *n*
不混溶的 unvermischbar, immizibel nichtvermischbar
不混溶液体 unvermischbares (od. immizibles) Lösungsmittel *n*
不混水培养基 wasserunvermischbares (Nähr-) Medium *n*
不活动 Inaktivierung *f*, Inertia *f*
不活动 DNA stille DNA *f*
不活动的 inaktiv
不活动染色质 inaktives Chromatin *n*
不活动生活 Asthenobiosis *f*
不活动纤毛综合征 immotiles Ziliensyndrom *n*
不活动性血红蛋白 inaktives Hämoglobin *n*
不活动状态 inaktiver Zustand *m*
不活泼的 inaktiv, träge, inert
不活泼型 träger (od. inaktiver) Typ *m*
不极化电极 unpolarisierte Elektrode *f*
不加酚的 nichtphenolisiert
不加区别的 ohne Unterschied
不间断电源 kontinuierliche Stromversorgung *f*
不间断护理 kontinuierliche Betreuung *f*
不兼容性 Inkompatibilität *f*
不减数分裂 Ameiose *f*, Ameiosis *f*
不减衰传导 dekrementlose Leitung *f*
不健康 Ungesundheit *f*
不健康的 ungesund
不健全者 Geistesgestörte *m*, defective <engl.>
不讲理的 unvernünftig
不交合 Inkongruenz *f*, Inkongruität *f*
不交换 Nichtaustausch *m*, Nonaustausch *m*
不接触式温度计 berührungsloses Thermometer *n*
不节欲 geschlechtliche Abstinenz (od. Ausschweifung) *f*, Abstinentia sexualis *f*
不洁恐怖 Beschmutzungsfurcht *f*, Schmutzangst *f*, Mysophobie *f*, Rhypophobie *f*
不洁恐怖者 Mysophobiker *m*
不洁恐怖(惧)[症] Mysophobie *f*, Rupophobie *f*, Beschmutzungsfurcht *f*, Schmutzangst *f*
不洁性龈炎 Schmutzgingivitis *f*
不洁针刺 Nadelstich *m*, unreiner Nadelstich *m*
不洁乳优杆菌 Eubacterinm alactolyticum *n*
不经肠[道]的 parenteral
不经肠营养 parenterale Ernährung (PE) *f*
不经处方可出售的 rezeptfrei
不经久的 vergänglich
不精密度 Ungenauigkeit *f*
不拘束疗法制(精神病的开放治疗制) Conolly* System *n*, Non-restraint-System *n*
不均核核糖核酸 heterogen-nukleäre Ribonukleinsäure *f*
不均衡型 unausgeglichener Typ *m*
不均脉 Pulsus differens (s. inaequalis) *m*
不均皮质 Allocortex *m*
不均(匀)性 Heterogenität *f*
不均一核核糖核蛋白 heterogenes nukleares Ribonukleoprotein *n*
不均一核核糖核酸 heterogene nukleare Ribonukleinsäure (hnRNA) *f*
不均一性(异质原性) Heterogenität *n*
不均匀传导 inhomogene Leitung *f*, heterogene Leitung *f*
不均匀放射 inhomogene Bestrahlung *f*, heterogene Radiation *f*
不均匀分布 heterogene Verteilung *f*
不均匀体系 heterogenes System *n*
不均匀系数 heterogener Koeffizient *m*
不可避免的 unvermeidlich
不可表述记忆 implizites Gedächtnis *n*

不可测定的 unbestimmbar
不可测定的损失 unbestimmbarer Verlust *m*
不可称量的 unwägbar, schwerelos
不可触知的 untastbar
不可定误差 indeterminierter (od. unbestimmter) Fehler *m*
不可遏止的 ungehemmt
不可遏止型 ungestüme Art *f*
不可遏制型 hemmungslose Art *f*
不可分类型 nicht klassifiziert
不可复性盘前移位 anteriore Diskusverlagerung ohne Reposition *f*
不可混合的 unvermischbar
不可见辐射 unsichtbare Strahlung *f*, Strahlung im unsichtbaren Spektralbereich *f*
不可见光谱 unsichtbares Spektrum *n*
不可抗拒冲动 unwiderstehlicher Impuls *m*
不可靠性 Unzuverlässigkeit *f*
不可控成本 unkontrollierbare Kosten *f*
不可控制的 unkontrollierbar, unbeherrscht
不可免流产 unvermeidbarer Abort *m*
不可能事件 unmögliches Ereignis *n*
不可能图形 unmögliche Figur *f*
不可逆的 irreversibel, nichtumkehrbar
不可逆电池 irreversible Batterie *f*
不可逆电穿孔术 irreversible Elektroporation *f*
不可逆反应 irreversible Reaktion *f*
不可逆过程 irreversibler Prozeß *m*
不可逆昏迷 irreversibles Koma *n*
不可逆凝胶 irreversibles Gel *n*
不可逆深度昏迷 irreversibles Koma *n*
不可逆损害 irreversibler Schaden *m*
不可逆性 Irreversibilität *f*
不可逆性毒性效应 irreversible toxische Wirkung *f*
不可逆性胶体 inversibles Kolloid *n*
不可逆性镰变细胞病 irreversibele Sichelzelle *f*
不可逆性凝集 irreversible Agglutination *f*
不可逆性休克 irreversibler (od. refraktärer od. irreparabler) Schock *m*
不可逆性牙髓炎 irreversible Pulpitis *f*
不可逆性抑制 irreversible Hemmung (od. Inhibition) *f*
不可逆休克期 irreversible Schockstadium *n*, Irreversible Schock-Phase *f*
不可逆循环 irreversibler Kreisprozeß (od. Zyklus) *m*
不可逆指示剂 irreversibler Indikator *m*
不可逆转 Unumkehrbarkeit *f*, Irreversibilität *f*
不可逆作用 irreversible Wirkung *f*
不可缺少的程序段 Pflichtteil *m*
不可溶解的 unlösbar
不可溶性纤维蛋白聚合体 unlösliches Fibrinpolymer *n*
不可提取残留 nicht-extrahierbarer Rückstand *m*
不[可]通性狭窄 Strictura impermeabilis *f*
不可思议 unvorstellbar
不可思议的 magisch
不可想象[的] undenkbar
不可信的 unglaubhaft
不可压缩的 inkompressibel, nichtzusammendrückbar
不可压缩流体 inkompressible Flüssigkeit *f*
不可压缩性 Inkompressibilität *f*
不可氧化的 nichtoxidierbar
不可医治的 unheilbar
不可诱导 uninduzierbar
不可诱导突变型 uninduzierbarer Mutant *m*
不可预言的 unvorhersehbar
不可知论 Agnostizismus *m*
不可转化性 Nichtkonvertierbarkeit *f*
不渴症 Hidroadipsie *f*, Hydroadipsie *f*, Adipsie *f*, Aposie *f*, Aposia *f*
不肯定间距 unsicheres Intervall
不快[感] Unlustgefühl *n*
不扩散钙 nichtdiffusionsfähiges Kalzium *n*
不赖胸腺抗原 thymusunabhängiges Antigen *n*
不利的 schädlich
不连贯 Inkohärenz *f*
不连贯的 inkohärent
不连合的 nichtkonjugiert
不连接的 unzusammenhängend, getrennt, losgelöst
不连接骨折 nichtkonsolidierte Fraktur *f*, Pseudarthrose *f*
不连胸骨的 asternal
不连续 Unterbrechung *f*, Diskontinuität *f*
不连续变异 diskontinuierliche Variation *f*
不连续表位 diskontinuierliches Epitop *n*
不连续的 diskontinuierlich, unterbrochen, sejunct (-us, -a, -um)
不连续电泳 diskontinuierliche Elektrophorese *f*
不连续复制 diskontinuierliche Replikation *f*
不连续光带吸收 Absorption der diskontinuierlichen Bänder *f*
DNA 不连续合成 diskontinuierliche DNA-Synthese *f*
不连续毛细血管 diskontinuierliche Kapillare *f*
不连续系统 diskontiniierliches (od. unstetiges) System *n*
不连续性 Diskontinuität *f*
不连续转录 diskontinuierliche Transkription *f*
不联会 Asynapsis *f*
不良瘢痕 krankhafte Narbe *f*
不良刺激 inadäquater Reiz *m*
不良的 infaust, ungünstig, infaust (-us, -a, -um)
不良反应 ungünstige (od. unerwünschte) Reaktion *f*
不良行为 schlechtes Benehmen *n*, Ungezogenheit *f*
不良假体 fehlerhafte Prothese *f*
不良建筑物综合征 (病态建筑物综合征) Sick-Building-Syndrom (SBS) <engl.> *n*
不良角化 Dyskeratose *f*, Dyskeratosis *f*
不良结构问题 schlecht strukturiertes Problem *n*
不良结构问题求解任务 Aufgabe für schlecht strukturierte Problemlösung *f*
不良经历 widriges Erlebnis *n*
不良免疫刺激 nachteilige Immunstimulation *f*
不良能见度 schlechte Sicht *f*
不良偶然事件 unerwünschtes Ereignis *n*
不良妊娠结局 unerwünschtes Schwangerschaftsergebnis *n*
不良溶剂 ungünstiges (od. schlechtes) Lösungsmittel *n*
不良肉芽组织 ungesundes Granulationsgewebe *n*
不良生活习惯 ungesunde Lebensgewohnheit *f*
不良事件发生率 Häufigkeitsrate von unerwünschten Ergebnissen *f*
不良适应 Verhaltensgestörtheit *f*
不良嗜好 schlechte Sucht *f*
不良天气 Schlechtwetter *n*
不良习惯 schlechte Gewohnheit *f*
不良修复 fehlerhafte Restitution (od. Wiederherstellung) *f*
不良药物反应 unerwünschte Arzneimittelreaktion *f*
不良药物反应报告体系(系统) Meldesystem für unerwünschte Ereignisse *n*, Adverse Event Reporting System <engl.> *n*
不良药物反应发生率 Inzidenz von unerwünschten Arzneimittelreaktionen *f*
不良药物反应监测 Überwachung von unerwünschten Arzneimittelreaktionen *f*
不良饮食习惯 ungesunde Ernährungsgewohnheit *f*
不良影响 ungünstige Wirkung *f*, schädlicher Effekt *m*
不良愈合 schlechte Vereinigung (od. Konsolidierung) *f*
不良作用 schädliche Wirkung *f*

不裂的 indehiszens, indehiscens, nichtklaffend
不流动的水 stehendes Wasser *n*
不满意 Unzufriedenheit *f*
不眠症 Schlaflosigkeit *f*, Vigilanz *f*, Hyposomnie *f*, insomnie *f*
不灭的 verewigt
不灭性 Unzerstörbarkeit *f*
不敏感(的) unempfindlich
不敏感性 Unempfindlichkeit *f*
不敏感的 insensibel, unempfindlich, refraktär, insensibil (-is, -is, -e)
不明确的 vage, mehrdeutig
不明原因不育 idiopathische Infertilität *f*, idiopathische Unfruchtbarkeit *f*, idiopathische Sterilität *f*
不明原因不孕 unerklärliche Unfruchtbarkeit *f*, idiopathische Unfruchtbarkeit *f*, idiopathische Infertilität *f*, idiopathische Sterilität *f*
不明原因的发热 Fieber unklarer Genese *n*, Fieber unbekannter Ursache *n*
不明原因消化道出血 obskure gastrointestinale Blutung *f*
不明原因性出血 obskure Blutung *f*
不明原因引起的群体性疾病 nicht identifizierte Populationserkrankung *f*
不耐干燥的 nichttrockenfest
不耐光 Photophobie *f*
不耐光的 photolabil
不耐寒的 nichtfrostbeständig
不耐葡萄糖性 Glukoseintoleranz *f*
不耐热肠毒素 hitzelabiles Enterotoxin *n*
不耐热的 thermolabil, nichthitzebeständig
不耐热的血清因子 thermolabiler Serumfaktor *m*
不耐热抗体 hitzelabiler Antikörper *m*
不耐热抗原 HL-Antigen *n*, heat-labile antigen <engl.>
不耐热调理素 thermolabile (od. normale) Opsonine *n pl*
不耐热性 Thermolabilität *f*
不耐乳症 Milchunverträglichkeit *f*
不耐受[性] Intoleranz *f*, Unverträglichkeit *f*, Unduldsamkeit *f*, Überempfindlichkeit *f*
不耐[性] Intoleranz *f*, Unverträglich *f*
不耐氧链球菌溶血素 Intoleranz Sauerstoff Streptolysin *n*
不耐震的 tremolabil, nichtstoßfest
不耐煮沸的 nichtkochbeständig
不能 Unfähigkeit *f*
不能辨认的 nicht identifiziert
不能承认的 unzulässig
不能代偿范围 non-kompensatorische Zone *f*
不能动的 unbeweglich
不能分解 Undissoziation *f*
不能分类的心肌病 unklassifizierbare Kardiomyopathie *f*
不能复苏的 nichtwiederbelebbar
不能复位的 irreponibel, nichtreponierbar, irreduktibel
不能感知的 unempfänglich
不能还原的 irreponibel, irreduktibel
不能呼吸的 irrespirabel, nichteinatembar
不能接纳的 unakzeptabel
不能控制的 unkontrollierbar
不能控制的噪音 unkontrollierbares Geräusch *n*
不能理解的 unverständlich
不能凝固的 unkoagulierbar, nichtkoagulierbar
不[能]配合 Inkompatibilität *f*, Unverträglichkeit *f*
不能燃烧的 unphlogistisch, aphlogistisch, unbrennbar
不能忍受的 unerträglich
不能生活的 nicht lebensfähig, lebensunfähig, abiotisch
不能生育的 unfruchtbar
不能手术的 inoperabel, inoperabil (-is, -is, -e)
不能手术治疗的 inoperabel
不能同化的 nicht assimiliert, unassimiliert
不能透过的 undurchdringlich, undurchlässig
不能吞咽 Akataposis *f*
不能剜出的 nicht ausschälbar
不能幸存事故 unüberlebbarer Unfall *m*
不能压缩的 inkompressibel
不能压制的 unwiderstehlich
不能言语的 sprachunfähig
不能预知的结局 unvorhersehbares Ergebnis *n*
不能允许的 unzulässig
不能治愈的 unheilbar, incurabil (-is, -is, -e)
不能自制 Inkontinenz *f*
不宁 Unruhe *f*
不宁的 unruhig
不宁腿综合征 Syndrom der unruhigen Beine *n*, restless leg syndrome <engl.>
不宁肢体 unruhige Beine *n pl*, restless legs <engl.>
不凝的 unkoagulierbar
不凝集的 inagglutionabel
不凝气体 unkoagulierbares Gas *n*
不凝血液 unkoagulierbares (od. ungerinnbares) Blut *n*
不排卵 Anovulation *f*
不排卵的 anovulatorisch
不排卵性月经 Anovulomenorrhoe *f*, Menstruatio anovulatoria *f*
不配合 Nichtübereinstimmung *f*
不匹配现象 Mismatch-Phänomen *n*
不偏振的 unpolarisierbar
不平的 uneben, asper (-, -pra, -prum)
不平衡 Ungleichgewicht *n*, Gleichgewichtsstörung *f*
不平衡生长 ungleichmäßiges Wachstum *n*
不平衡型 unausgewogene Typ
不平衡性 unausgewogenheit
不平衡易位 unbalancierte Translokation *f*
不平滑的 nieht glatt
不破坏细胞的病毒 nichtzytozidales Virus *n*
不齐 Unregelmässigkeit *f*, Ungleichmässigkeit *f*, Irregularität *f*
不齐的 irregulär, unregelmässig, ungleichmässig
不强化 Nicht-verstärkung *f*
不亲和性 Inkompatibilität *f*, Unverträglichkeit *f*
不亲脂肪的 alipotrop
不清楚的 opalen, unklar
不清洁 Unsauberkeit *f*
不清晰言语 unklare sprache
不全 unvollständigkeit *f*
不全半肢畸形 partielle Hemimelie *f*
不全变态 unvollständige Metamorphose *f*, Hemimetabolie *f*, Hemimetamorphose *f*, Heterometabolie *f*
不全产 partielle (od. unvollkommene) Geburt *f*
不全唇裂 unvollkommene (od. inkomplette) Lippenspalte *f*
不全短肢畸形 partielle Phokomelie *f*
不全[分]裂 inkomplette (od. partielle) Segmentation *f*
不全钙化 Hypokalzifikation *f*, unvollständige Kalzilikation *f*
弗莱伯氏不全骨折 Freiberg* Infraktion *f*
不全骨折 Infraktion *f*, Grünholzfraktur *f*, Fractura incompleta *f*
不全角化 Parakeratose *f*, Parakeratosis *f*
不全酵母菌属 Atelosaccharomyces *m*
不全晶体 Parakristall *m*
不全抗原 inkomplettes Antigen *n*, Hapten *n*, Haptin *n*
Rh 不全抗原 Rh-Hapten *n*
不全抗原的 haptenisch
不全裂 inkomplette (od. partielle) Segmentation *f*
不全裂卵 meroblastisches Ei *n*
不全流产 inkompletter (od. partieller) Abort *m*

不全聋 inkomplette (od. partielle) Taubheit *f*
不全[卵]裂 inkomplette (od. meroblastische) Furchung *f*
不全[卵]裂的 meroblastisch
不全麻痹 unvollständige Lähmung *f*, Parese *f*, Paresis *f*
不全麻痹的 paretisch, subparalytisch, paretic (-us, -a, -um)
不全麻痹性眼球震颤 paretischer Nystagmus *m*
不全偏盲 partielle Hemianop(s)ie *f*
不全强直 inkompletter Tetanus *m*, unvollkommene tetanische Muskelkontraktion *f*
不全色盲 partielle Farbenblindheit *f*
不全疝 Hernia incompleta *f*
不全射精 defektive Ejakulation *f*, Ejaculation deficiens *f*
不全食物 fehlerhafte Diät *f*
不全收缩 katalektische Systolie *f*
不全撕裂 partielle Ruptur *f*
不全臀先露 unvollkommene Steißlage *f*
不全脱位 inkomplette (od. unvollkommene) Luxation *f*, Subluxatio(n) *f*, Luxatio incompleta *f*
不全性红细胞发生 Erythrogenesis imperfecta *f*
不全性瘘 blinde Fistel *f*, Fistula incompleta *f*
不全性麻痹 Parese *f*
不全性同性早熟 inkomplette isosexuelle Frühreife *f*
不全再生 unvollkommene (od. unvollständige) Regeneration *f*
不全中隔子宫 Uterus subseptus *m*
不全阻滞 inkompletter Block *m* (od. Blockade *f*)
不确定 unbestimmt, zweideutig
不确定电轴 unbestimmte elektrische Achse *f*
不确定度 Unsicherheitgrad *m*
不确定范围 unsicherer Bereich *m*
不确定关系 Unschärferelation *f*
不确定系数 Unsicherheitskoeffizient *m*
不确定性 Unsicherheit *f*
不确定性避免 Unsicherheitsvermeidung *f*
不确定原理 Unschärferelation *f*
不确切 Unzulänglichkeit *f*
不燃[烧]的 unverbrennbar
不燃烧的 nicht brennbar
不燃物质 nichtbrennbare Materie *f*, un(ver)brennbares Material *n*
不燃性 Unverbrennbarkeit *f*
不染色 ungefärbte, nichtanfärbbar
不染色标本 Nativpräpapat *n*, ungefärbtes Präparat *n*
不染色涂片 ungefärbter Abstrich *m*
不染色涂片检查 Nativpräparatuntersuchung *f*, Untersuchung der ungefärbten Präparate *f*
不染色细胞瘤 achromophobes Adenom *n*
不染色性 Achromatophilie *f*
不染体 Achromatophile *f*
不热的 athermisch
不容忍 Intoleranz *f*
不溶残渣 unlöslicher Rückstand *m*, unlöslicher (od. nichtlöslicher) Schlamm *m*
不溶蛋白 insolubles (od. unlösliches) Protein *n*
不溶[解]的 unlöslich, unlösbar, nichtlöslich, insolubel, insolubil (-is, -is, -e)
不溶[解]性 Unlöslichkeit *f*
不溶酶 Desmoenzym *n*
不溶性 Unlöslichkeit *f*
不溶性毒素 insolubles (od. unlösliches) Toxin *n*
不溶性颗粒 insoluble (od. nichtlösliche) Granula *n pl*
不溶[性]物质 unlösliche Substanz *f*
不溶性纤维蛋白聚合体 unlösliches (od. insolubles) Fibrinpolymer *n*
不溶性脂酶 Desmolipase *f*, unlösliche Lipase *f*
不溶血的 anhämolytisch
不溶血性链球菌 anhämolytische Streptokokkus *m*, Streptococcus anhaemolyticus *m*
不溶血性葡萄球菌 anhämolytische Staphylokokkus *m*, Staphylococcus anhaemolyticus *m*
不熔的 unschmelzbar
不刹车碾压 ungebremstes Überfahren *n*
不伤害 spärlich, verschonen
不射精 Abwesenheit der Ejakulation *f*
不射精症 Anejakulation *f*
不[渗]透的 undurchlässig, impermeabel, impenetrabel, impenetrabil (-is, -is, -e)
不渗透性 Impermeabilität *f*, Undurchläßigkeit *f*
不慎重的 unachtsam
不生育 Infekundität *f*, Infertilität *f*, Infertilitas *f*
不生脂肪的 alipogen, nicht lipogen
不省人事 Bewußtlosigkeit *f*
不省人事的 bewußtlos
不胜任 inkompetent
不适 Unwohlsein *n*, Indiposition *f*
不适当刺激 inadäquater (od. unspezifischer) Reiz *m*
不适当的 inadäquat, unpassend
不适当人格 unzureichende Persönlichkeit *f*
不适当型人格障碍 unzulängliche Persönlichkeitsstörung *f*
不适当饮食 fehlerhafte (od. inadäquate od. unpassende) Diät *f*
不适感 Indisposition *f*, Unwohlsein *n*
不适合 Inkompetenz *f*
不适合刺激 inadäquater (od. unspezifischer od. heterologer) Reiz *m*
不适[宜]刺激物 inadäquater Stimulator (od. Stimulus) *m*
不适宜(当)性 Inkongruität *f*, Unpäßlichkeit *f*, Unangemessenheit *f*
不适宜行为 unpassendes Verhalten *n*
不适应 Nichtanpassung *f*, Inadaptation *f*
不适应感 Gefühl von Inadäquatheit *n*
不适指数 Beschwerden-Index *m*
不受欢迎的儿童 unbeliebtes Kind *n*
不受欢迎者 unerwünschte Person *f*, non-grata [拉]
不舒服(适)的 unbehaglich, unangenehm, nicht wohl
不[舒]适 Beschwerden *f*, Indisposition *f*, Unpäßlichkeit *f*, Unwohlsein *n*
不舒适 Unbehagen *n*
不舒适眩光 psychologische Blendung *f*
不随意冲动 unwillkürlicher Impuls *m*
不随意的 unwillkürlich, involuntär, involuntari (-us, -a, -um)
不随意过度换气 ungewollte Hyperventilation *f*
不随意肌 unwillkürlicher Muskel *m*
不随意排尿 unwillkürliche Miktion *f*, Mictio involuntaria *f*
不随意神经系统 unwillkürliches Nervensystem *n*
不随意识记 unfreiwilliges Auswendiglernen *n*
不随意收缩 unwillkürliche Kontraktion *f*
不随意想象 unwillkürliche Phantasie *f*
不随意运动 unwillkürliche (od. automatische) Bewegung *f*
不随意运动的 unwillkürlichbewegend
不随意运动描记器 Automatograph *m*
不随意运动型 dyskinetischer Typ *m*
不随意注意 unwillkürliche Aufmerksamkeit *f*
不碎玻璃 Sicherheitsglas *n*
不听话儿童 eigensinniges Kind *f*
不停的 unaufhörlich
不通肛 Anus imperforatus *m*
不通气 Stickigkeit *f*, Schwüle *f*
不同(不等,不一致) unterschiedlich, ungleich, inkongruent
不同 3'-末端型 differenzierter Typ mit 3'-Terminal *m*
不同 5'-末端型 differenzierter Typ mit 5'-Terminal *m*
不同步化 Asynchronisation *f*

不同的 verschieden
不同感受性 Differentialsuszeptibilität *f*
不同神经节的 heteroganglionär
不同时恢复 asynchrone Restitution *f*
不同时性 Asynchronismus *m*, Asynchronie *f*
不同项 Ungleichheit *f*
不同意 Unstimmigkeit *f*
不透[放]射线的 strahlenundurchlässig
不透[辐射]热的 atherman
不透光 Opacitas *f*, Opazität *f*, Opazifizierung *f*
不透光(明) Opacitas *f*, Opazität *f*, Opazifizierung *f*
不透光(明)的 lichtundurchlässig, opak
不透光线的 adiaktinisch
不透过性 Impermeabilität *f*, Undurchläßigkeit *f*
不透明剂 Opalisiermittel *n*
不透明菌落 undurchsichtige (od. opake) Kolonie *f*
不透明区 Opazität *f*, Trübung *f*, Opacitas *f*
不透明性(度) Opazität *f*, Lichtundurchlässigkeit *f*, reziproker Durchlaßgrad *m*
不透气的 luftundurchlässig, luftdicht, hermetisch
不透气服装 luftdichte Kleidung *f*
不透热 Adiathermie *f*, Wärmeundurchlässigkeit *f*
不透热的 wärmeundurchlässig, adiatherman, atherman
不透射线的 schattengebend, strahlenundurchlässig
不透水 wasserdicht
不透水层 wasserundurchlässige (od. impermeable) Schicht (od. Lagerung) *f*
不透水的 wasserundurchlässig, wasserdicht
不透 X 线的 strahlenundurchlässig
不透性的 impermeabel, undurchgängig
不透液的 flüssigkeitsdicht
不退色墨水 Wäschetinte *f*
不退色染料 schneller Farbstoff *f*
不外显 Non-Penetranz *f*
不完全白蛋白 unvollkommenes Albumin *n*
不完全半肢畸形 inkomplette Hemimelie *f*
不[完]全变态 unvollständige Metamorphose *f*, Hemimetabolie *f*, Hemimetamorphose *f*, Heterometabolie *f*
不完全病毒 inkomplettes Virus *n*
不[完]全代偿间歇 inkomplette Kompensationspause *f*
不[完]全蛋白质 inkomplettes Protein *n*
不完全的 skizzenhaft, unvollkommen
不 完 全 腭 裂 unvollkommene Gaumenspalte *f*, inkomplette Palatoschisis *f*, Palatoschisis incompleta *f*
不完全反应 inkomplette Reaktion *f*
不完全房室传导阻滞 inkompletter atrioventrikulärer Block *m*, inkompletter AV-Block *m*
不完全分解 unvollkommene Abbauen *f*
不完全弗氏佐剂 inkompletter Freund'scher Adjuvans *m*
不完全梗阻 inkomplette Obstruktion *f*
不完全骨折 inkomplette Fraktur *f*, Knickbruch *m*, Knickungsfraktur *f*, Infraktion *f*, Fractura incompleta *f*
不完全还原 inkomplette Reduktion *f*
不完全花 unvollständige Blüte *f*
不完全幻觉 inkomplette Halluzination (od. Einbildung) *f*
不完全恢复健康 unvollkommene Erholung (od. Genesung) *f*
不[完]全[肌]强直 unvollkommener Tetanus *m*
不完全肌强直 inkompletter Tetanus *m*, inkomplette Myotonie *f*
不完全记录 unzureichende Aufzeichnung *f*
不完全竞争市场 Markt mit unvollständiger Konkurrenz *m*
不完全菌 Deuteromyzeten *m pl*, Deuteromycetes *m pl*, Fungi imperfecti *m pl*
不[完]全菌纲 Fungi Imperfecti *m pl*
不完全康复 unvollständige Heilung *f*, Defektheilung *f*
不完全抗体 inkompletter (od. blockierender) Antikörper *m*
IgG(免疫球蛋白 G)不完全抗体 IgG (Immunglobulin G) inkomplette Antikörper *m*
不完全抗原 inkomplettes (od. partielles) Antigen *n*, Hapten *n*, Haptin *n*
不完全拉丁方试验 inkomplettes lateinisches Quadrat-Experiment *n*, inkomplettes Lateinquadrat-Experiment *n*
不完全连锁 unvollkommene (Ver-) Bindung (od. Verkettung) *f*
不完全连锁基因 inkomplett verkettetes Gen *n*
不完全流产 unvollständige Abtreibung *f*
不完全卵裂 unvollständige Spaltung *f*, partielle Spaltung *f*
不完全期 unvollständiges Stadium *n*
不完全强直收缩 unvollständige tetanische Kontraktion *f*, unvollständiger Tetanus *m*
不完全痊愈 unvollständige Heilung *f*
不完全燃烧 unvollkommene Verbrennung *f*
不完全数据 unvollständige Daten *n pl*
不完全双循环 inkomplette Doppelzirkulation *f*
不完全吞噬 inkomplette Phagozytose *f*
不完全臀 unvollkommener Steiß (lage *f*) *m*
不完全臀先露 unvollkommene Steißlage (od. Fußlage) *f*
不完全脱位 Subluxation *f*
不完全显性 Semidominanz *f*, inkomplette Dominanz *f*
不完全显性遗传 unvollständig dominante Vererbung *f*
不完全消毒剂 inkomplette Desinfektionsmittel *n pl*
不完全消化 unvollständige Digestion *f*, unvollständige Verdauung *f*, Partialverdauung *f*
不完全信息 unvollständige Information *f*
不完全型颈肋 inkomplette Halsrippe *f*
不完全型缢死 unvollständiges Aufhängen (od. Erhängen) *n*
不完全性并指(趾) partielle Syndaktylie *f*
不完全性并趾 inkomplette Syndaktylie *f*
不完全性肠梗阻 inkompletter (od. partieller) Ileus *m*
不完全性单侧腭裂 unvollständige einseitige Gaumenspalte *f*
不完全性腭裂 unvollständige Gaumenspalte *f*
不完全性房室脱节 inkomplette atrioventrikuläre (od. aurikuloventrikuläre Dissoziation *f*
不完全性睾丸女性化综合征 inkomplette testikuläre Femin (is) ierung-Syndrom *n*, Goldberg*-Maxwell*-Morris* Syndrom *n*
不完全性骨折 unvollständige Fraktur *f*
不完全性脊髓损伤 inkomplette Rückenmarkverletzung *f*
不完全性瘫痪 inkomplette Paralyse *f*, parese *f*, unvollständige Lähmung *f*
不完全性雄激素不敏感综合征 inkomplette Androgen-Insensibilisierungs-Syndrome *n pl*
不完全性牙脱位 unvollständige Zahnluxation *f*
不完全性隐性遗传 inkomplette rezessive Vererbung *f*
不完全性右束支传导阻滞 inkompletter (od. unvollständiger) Rechtsschenkelblock *m*
不完全氧化 inkomplette (od. unvollständige) Oxidation *f*
不完全再生 inkomplette Regeneration *f*
不完全真菌 Fungi imperfecti *m pl*
不完全子宫破裂 unvollständige Uterusruptur *f*
不完全阻滞 inkompletter (od. unvollkommener) Block *m*
不完全左束支阻滞 inkompletter Linksschenkelblock *m*
不完全佐剂 inkomplettes Adjuvans *n*
不完善的 inkomplett, unvollkommen, frustran, incomplet (-us, -a, -um), imperfect (-us, -a, -um)
不卫生的 unhygienisch
不稳定 Unsicherheit *f*, Instabilität *f*
不稳定瘢痕 instabilen Narbe *f*
不[稳]定常数 Instabilitätskonstante *f*, Unbeständigkeitskonstante *f*
不稳定成分 labiles Element *n*

不稳定的 labil, amphibol, instabil, instabil (-is, -is, -e)
不稳定骨折 instabile Fraktur *f*
不稳定核 instabiler Kern *m*
不稳定化合物 instabile Verbindung *f*
不稳定基因 labiles Gen *n*
不稳定脉 labiler PuIs *m*
不稳定免疫 labile Immunität *f*
不稳定尿道 instabile Urethra *f*
不稳定膀胱 instabile Blase *f*, Detrusorinstabilität *f*
不稳定配对 Wobble-Basenpaar *n*
不稳定期 amphiboles Stadium *n*, Amphibolie *f*
不稳定情绪 instabile Emotion *f*
不稳定区 labile Region *f*
不稳定酸 labile Säure *f*
不稳定同位素 instabiles Isotop *n*
不稳定细胞 labile Zelle *f*
不稳定型 instabiler Typ *m*
不稳定型骨盆骨折 unstabile Pelvisfraktur *f*, unstabiler Bechenbruch *m*
不稳定型人格 haltlose Persönlichkeit *f*
不稳定[性] Instabilität *f*, Instabilitas *f*, Labilität *f*
不稳定性瘢痕 instabile Narbe *f*
不稳定性颈椎损伤 instabile Halswirbelverletzung *f*
不稳定性糖尿病 instabiler Diabetes *m*
不稳定性细胞 labile Zelle *f*
不稳定性心绞痛 instabile Angina pectoris *f*, instabile Angina *f*
不稳定血红蛋白病 instabile (od. unstabile) Hämoglobinopathie *f*
不稳定血红蛋白检查 Hämoglobin-Instabilitäts-Probe *f*
不稳定氧化产物 instabiles Oxidationsprodukt *n*
不稳定因素 labiler Faktor *m*
不稳定因子缺乏 Mangel des labilen Faktors *f*
不稳状态 Disäquilibrium *n*, instabler (od. unstabler) Zustand *m*
不卧床的 ambulant, ambulatorisch, ambulatori (-us, -a, -um), nicht-bettlägerig
不吸收结扎线 nichtresorbierbares Nahtmaterial *n*
不吸收性的 unabsorbierbar, nichtabsorbierbar
不喜社交的 kontaktfeindlich, ungesellig, unsozial, asozial
不喜社交癖 Unsozialismus *m*
不显形的 adelomorph
不显[性出]汗 Perspiratio insensibilis *f*, insensible Wasserabgabe *f*, Diapnoe *f*
不显性的 inapparant, inapparent, stumm, verborgen, invisibel, invisibil (-is, -is, -e)
不显性发作 subtiler Anfall *m*
不显性感染 inapparente (od. symtomlose od. subklinische) Infektion *f*
不显性抗体 inapparenter Antikörper *m*
不显性失水 unsichtbare Dehydra (ta) tion *f*
不显性吸入(隐性吸入) stille Einatmung *f*
不显原质团 Aphanoplasmodium *n*
不显著的 undeutlich
不现实 Unwirklichkeit *f*
不[相]称 Mißverhältnis *n*
不相称的 dispar, disparat, ungleichartig
不相称点 disparater Punkt *m*
不相符 Inkongruenz *f*, Nichtübereinstimmung *f*
不相干性 Inkohärenz *f*, Zusammenhangslosigkeit *f*
不相关物质 irrelevante Substanz *f*, unabhängige Stoff *m*
不相关系数 Alienationskoeffizient *m*
不相容的 unvereinbar, inkompatibel
不相容群 inkompatibele (od. unvereinbare) Gruppe *f*
不相容性 Inkompatibilität *f*, Unverträglichkeit *f*
不相容原理 Pauli* Ausschließungsprinzip (od. Prinzip) *n*
不消化 Indigestion *f*, Verdauungsstörung *f*
不消化的 unverdaulich
不消化粪 dyspeptischer (od. unverdauter) Stuhl *m*
不协调 Inkoordination *f*, Mißverhältnis *n*
不协调的视野缺损 inkongruenter Gesichtsfeldausfall *m*
不协调动作 unkoordinierte Bewegung *f*
不协调人 unkoordinierte Person *f*
不协调性兴奋 inkohärente Aufregung *f*
不协调眼动 unkoordinierte Augenbewegung *f*
不协调眼球运动 unkoordinierte Augenbewegung *f*
不幸事故 Ausrutscher *m*, Unfall *m*, Unglück *n*
不朽化细胞 immortalisierte Zelle *f*
不锈钢 rostfreier (od. rostbeständiger od. rostsicherer) Stahl *m*
不锈钢板内固定术 innere Fixation mit der rostfreien Stahlplatte *f*
不锈钢腭杆丝 Rostfrei-Stahl-Zahnregulierungsklammern *f pl*
不锈钢器皿食品卫生 Lebensmittelhygiene bei Behältern aus Edelstahl *f*
不锈钢丝缝合线 rostfreier Draht *m*
不锈钢丝节育环 rostfreier Drahtkontrazeptionsring *m*, rostfreies Drahtpessar *n*, rostfreier Drahtmutterring *m*
不锈钢丝结扎 Unterbindung mit dem rostfreien Stahldraht *f*
不锈钢丝卡环 rostfreie Drahtklammer *f*
不锈钢丝内固定术 innere Fixierung mit dem rostfreien Draht *f*
不锈钢针 rostfreie Nagel *f*
不需光不产色分枝杆菌 skotochromogene Mykobakterien *n pl*
不需氧脱氢酶 anaerobe Dehydrogenase *f*
不需氧氧化 anaerobe Oxidation *f*
不旋光的 optisch-inaktiv, inaktiv
不旋光性 optische Inaktivität *f*
不旋糖 Inactose *f*
不寻常血液 ungewöhnliches Blut *n*
不液化假单细胞菌 Pseudomonans non-liquefaciens *m*
不一样 Unähnlichkeit *f*
不一样的 unähnlich
不一致的 diskordant
不一致[性] Inkongruenz *f*, Inkongruität *f*, Diskordanz *f*
不依从 Nichteinhaltung *f*, Nichtbefolgung *f*
不依赖 T 的抗原 T-Zell-unabhängiges Antigen *n*
不依赖 T 细胞的抗体应答 T-Zell-unabhängige Antikörper-Antwort *f*
不依赖 ρ 终止子 ρ -unabhängiger Terminator *m*
不依赖贴壁细胞 verankerungsunabhängige Zelle *f*
不宜飞行 Flugdienstunfähigkeit *f*
不宜手术的 inoperabel, inoperabil (-is, -is, -e)
不遗传变异 nichterbliche (od. nichthereditäre) Variation *f*
不易感受性 Insuszeptibilität *f*, Immunität *f*, Unempfänglichkeit *f*
不易损害性 Unverwundbarkeit *f*
不应答的 nicht antwortlich
不应的 refraktär
不应期 Refraktärperiode *f*, Refraktärphase *f*, Refraktärstadium *n*
不应性 Refraktärkeit *f*
不应状态 Status refractorius *m*
不用 Nichtgebrauch *m*
不用心 Gedankenlosigkeit *f*
不愉快 Unlust *f*, Unmut *m*
不愉快触觉 Haptodysphorie *f*
不愉快的 unangenehm
不愉快音 Idiophonie *f*
不育 Sterilität *f*, Unfruchtbarkeit *f*, Infertibilität *f*, Azyesis *f*, Aphoria *f*
不育大孢子 Diaspore *f*
不育的 steril, unfruchtbar, infertil (-is, -is, -e)
不育脉 sterile Adern *f pl*
不育囊 sterile Zyste *f*
不育试验 Sterilität-Test *m*

不育细胞 sterile Zelle *f*
不育性 Sterilität *f*, Unfruchtbarkeit *f*, Infertibilität *f*, Azyesis *f*, Aphoria *f*
不育(孕)症 Inferti(bi)lität *f*, Infertilitas *f*, Sterilität *f*, Unfruchtbarkeit *f*
不遇合性不育[症] Aphoria incongrua *f*
不愈合 schlechte Vereinigung *f*, fehlerhafter Knochenkallus *m*
不孕 Inferti(bi)lität *f*, Infertilitas *f*, Dysgenese *f*, Nicht-zeugung *f*, Unfruchtbarkeit *f*, Sterilität *f*
不孕率 Sterilitätsrate *f*
不在意 Gedankenlosigkeit *f*
不皂化脂质 unverseifbares Lipid *n*
不粘连(着)的 nicht klebend
不张 Atelektase *f*, Atelectasis *f*
不整脉 unregelmässiger(od. allor(r)hytmischer) Puls *m*, Pulsus irregularis *m*
不整齐扑动 unreines(od. unregelmässiges) Flattern *n*
不整齐心房扑动 unreines Vorhofflattern *n*
不整性动关节 unregelmässige Artikulation *f*
不正常重组 illegitime Rekombination *f*
不正常的 abnorm(al)
不正常交换 abnormaler Austausch *m*
不正常结合 illegitime Kombination *f*
不正常者 Deviant *m*
不正当举止 Ungezogenheit *f*
不正散光 irregulärer Astigmatismus *m*
不正中 Amesialität *f*
不知不觉的 unbewusst
不治的 inkurabel, immedikabel, unheilbar
不致病的 apathogen
不致敏的 unsensibilisiert
不致热的 apyrogen, pyrogenfrei
不致死的 non-letal, nicht-tödlich
不重叠[的] nichtüberlappend
不重叠密码 nichtüberlappender Code *m*
不转位 Nonrotation *f*
不转主寄生的 ametoecious
不准确度 Ungenauigkeit *f*
不自觉妊娠 unbewußte Schwangerschaft *f*
不自然 unnatürlich *f*
不自然姿势 unnatürliche(od. unlogische) Haltung *f*
不自主(觉)的 unwillkürlich, unfreiwillig
不自主动作 unwillkürliche Aktion *f*
不自主书写 automatisches Schreiben *n*
不自主运动 unwillkürliche Bewegung *f*
不自主震颤 unwillkürlicher Tremor *m*
不足 Defizienz *f*, Emansio *f*, Mangel *f*
不足的 unzureichend
不足人格 unzureichende Persönlichkeit *f*
不足生长 Hypotrophie *f*(发育不良,障碍)
布-埃综合征(体位性低血压综合征) Bradbury*-Eggleston* Syndrom *n*
布安液 Bouin* Flüssigkeit(od. Lösung) *f*(组织固定液)
布安[固定]液 Bousin* Lösung *f*
布奥综合征(播散性豆状皮肤纤维变性) Buschke*-Ollendorff* Syndrom(BOS) *n*
布比卡因(麻卡因) Bupivacain *n*
布-布二氏病 Busse*-Buschke* Krankheit *f*, Kryptokokkose *f*, Cryptococcosis *f*
布大卡因 Butacain(um) *n*, Butakain *n*, Butacaini sulfas *n*
布袋除尘器 Sack-Staubfänger *m*, Sack-Entstauber *m*, Sackfilter *m*
布戴(戴布)贫血 Blackfan*-Diamond* Anämie *f*(od.Diamond*-Blackfan* Anämie *f*)(先天性再生不良性贫血,先天性增生减低性贫血)
布丹氏定律 Boudin* Gesetz *n*
布丹氏[喂养]规则 Budin* Regel *f*
布地奈德 Budesonid *n*
布垫止血法 Buczellation *f*, Blutstiltung durch Tupferdruck *f*
布兜牵引 Leinenbandextention *f*
布顿-戴维森模型 Britten*-Davidson* Modell *n*(真核生物基因调控的模型)
布尔病(新生儿败血症) Buhl* Krankheit *f*
布尔达赫盖(岛盖) Burdach* Operkulum *n*
布尔达赫核(楔束核) Burdach* Nucleus *m*, Nucleus cuneatus *m*, keilförmiger Kern *m*
布尔达赫裂 Burdach* Riss *m*
布尔达赫束 Burdach*Stang(od. Säule *f*, Trakt *m*) *m*(大脑上纵束,胼胝体放射颞部)
布尔达赫柱(脊髓楔束) Burdach* Säule *f*(od. Trakt *m*)
布尔达赫柱核(楔束核) Nukleus der Burdachschen Säule *m*, Nucleus cuneatus *m*
布尔-迪特里希定律 Buhl*-Dittrich* Regel *f*(认为急性粟粒性结核时体内至少存在一个干酪性坏死的旧病灶的假说)
布尔东管 弹簧管,笛形管 Rohrfeder *f*, Bourdonfeder *f*, Bourdonrohr *n*
布尔格病(血栓闭塞性脉管炎) Buerger* Syndrom *n*
布尔哈夫氏腺 Boerhaave* Drüsen *f pl*, Glandulae sudoriferae *f pl*
布尔哈夫氏综合征 Boerhave* Syndrom *n*
布尔哈特症状 Burghart* Symptom *n*(肺结核早期病症)
布尔纳维病 Bourneville* Krankheit *f*(脑结节状硬化)
布尔纳维脑结节硬化病 Bourneville* Krankheit *f*, tuberöse Sklerose *f*
布尔纳维综合征(布劳尔综合征) Brauer* Syndrom *n*
布尔氏脱屑性肺炎 Buhl* Krankheit *f*, Buhls desquamative pneumonia <engl.>
布尔血清(抗气性坏疽血清) Bull*(-Pritchett*) Serum *n*
布佛雷溃疡 Bouveret-Ulkus *n*(伤寒患者咽扁桃体溃疡)
布佛雷氏综合征 Bouveret* Syndrom *n*(od. Krankheit *f*), essentieller Typ der paroxysmalen Tachykardie *f*
布告栏 schwarzes Brett *n*
布告栏系统 Screen-Mapping-System *n*
布格中枢 Budge* Zentrum *n*(①脊髓散瞳中枢 ②脊髓生殖中枢)
布桂嗪 Bucinnazin *n*
布-汉房间隔切开术 Blalock*-Hanlon* Vorhofseptektomie *f*
布赫内氏结核菌素 Buchner* Tuberkulin *n*, Tuberkuloplasmin *n*
布[赫内]氏漏斗 Buchner* Trichter *m*
布赫内氏体 Buchner* Körper *m*, Alexin *n*
布赫内氏学说 Buchner* Theorie *f*
布赫内酸酶(活化酶,醇酶) Buchner* Zymase *f*
布怀加综合征(左冠状动脉起始异常综合征) Bland-White-Carland* Syndrom *n*
布-加综合征 Budd*-Chiari* Syndrom *n*
布-杰二氏癫痫 (Bravais*)-Jackson* Epilepsie *f*
布巾 (Wisch-)Tuch *n*, Windel *f*
[布]巾钳(夹) Tuchklemme *f*
布凯射线(跨界射线) Bucky*(Grenz-)Strahlen *m pl*(很软的X线,波长位于X线与紫外线之间)
布凯症(甲种副伤寒) Brion-Kaysersche Krankheit *f*
布克利嗪(氯苯丁嗪) Buclizin *n*(抗组胺药)
布克牵伸法 Buck* Extension *n*(用滑车及重量进行肢体骨折牵伸)
布克氏筋膜 Buck* Faszie *f*, Fascia penis *f*
布克手术(髌骨及胫腓骨端楔形切除) Buck* Operation *f*
布克综合征 Buck* Syndrom *n*(常染色体显性遗传综合征,包括前磨牙发育不良、多汗症和早年白发)

布拉德利病(流行性恶性呕吐) Bredley* Krankheit *f*
布拉格氏骨盆 Prague* Pelvis *f*
布拉赫特手法 Bracht* Manöver *n*(用于臀先露)
布拉吉枸橼酸杆菌 Citrobacter braakii *m*
布拉加尔氏征 Bragard* Zeichen *n*
布拉克斯顿·希克斯氏收缩(征) Braxton Hicks* Kontraktion *f* (od. Zeichen *n*), Hicks* Schwangerschaftszeichen (od. Zeichen) *n*
布拉洛尔 Bupranolol *n*
布拉米奇评分(Bromage 评分) Bromage* Skala *f*
布拉什菲尔德斑 Brushfield* Fleck *m*(虹膜周围的小白斑,常见于患唐氏综合征的患儿)
布拉坦征(综合征) Blatin* Zeichen *n* (od. Syndrom *n*)(棘球蚴震颤)
布拉西乌斯管(腮腺管) Blasius* Gang *m*
布腊马加里试验 Brahmachari* Test *m*(检利什曼病病人的球蛋白)
布莱德福架 Bradford* Rahmen *m*(大腿骨折和脊柱结核患者的床架)
布莱德福特融合 Brettfurt* Fusion *f*
布莱尔融合 Bray* Fusion *f*
布莱尔手术(改良胫跟融合术) Blair* Operation *f*
布莱克曼窗 Blackman* Fenster *n*
布莱思氏试验 Blyth* Test *m*
布莱西格沟(胚胎视器) Blessig* Linie *f*
[布莱叶]盲字(点字法) Braille* (Blinden-) Schrift *f*
布赖恩特氏牵引 Bryant* Extension *f*
布赖恩特氏三角 Bryant* Dreieck *n*, Iliofemoraldreieck *n*
布赖特肉芽 Bright* Granulation *f*(大白肾时的肉芽)
布赖特氏病 Bright* Krankheit *f*, Nephritis *f*
布赖特氏盲 Bright* Blindheit *f*
布赖特氏杂音 Bright* Geräusch (od. Knarren) *n*, Lederknarren *n*
布兰彻德法(疗法) Blanchard* Methode (od. Behandlung) *f* (用白蜡、矿质混合物填入结核骨腔中)
布兰德-怀特加-兰德综合征(婴儿左冠状动脉畸形综合征) Bland*-White*-Garland* Syndrom *n*
布兰反应(蛙皮吸水反应) Brahn* Reaktion *f*
布兰汉氏菌属 Branhamella *f*
布兰汉心动徐缓(征) Branham* Bradykardie *f*
布兰汉征(检查动静脉瘘) Branham* Zeichen *n*
布兰特法(输卵管排脓法) Brandt* Methode *f*
布兰特氏疗法 Brandt* Behandlung *f*
布朗丹神经节(下颌下神经节) Blandin* Ganglion *n*
布朗丹腺(舌前腺) Blandin* (-Nuhn*) Drüse *f*
布朗德罗射线 Blondlot* Strahlen *m pl* (n 射线,辐射线的衍生形式)
布朗反应(试验) Brown* Reaktion *f* (od. Test *m*)(检孕,检尿氨定量)
布朗架 Brown* Rahmen *m*
布朗宁静脉 Browning* Vene *f*(下吻合静脉的上部)
布朗牵引架 Braun* Traktionsrahmen *m*
布朗-塞卡尔麻痹 Brown*-Séquard* Hemiplegie *f*(od. Lähmung *f*, Symptomenklomplex *m*, Symdrom *n*, Zeichen *n*)(①见于尿路疾患的反射性弛张性麻痹 ②布朗·塞卡尔综合征)
布朗·塞卡尔氏癫痫 Brown Séquard* (Spinal-) Epilepsie *f*
布朗·塞卡尔氏综合征 Brown Sequard* Hemiplegie *f* (od. Lähmung *f* od. Symptomenkomplex *m* od. Syndrom *n* od. Zeichen *n*)
布朗氏钩 Braun* Haken *m*
布朗氏管 Braun* Kanal *m*, Canalis neurentericus *m*
布朗氏急压爆裂征 Brown* (dipping crackle) Zeichen *n*
布朗氏牵引 Braun* Extension *f*
布朗氏牵引架 Braun* Extensionsschiene *n*
布朗氏学说 Brown* Theorie *f*, Brunonianismus *m*, Browni(ani) smus *m*
布朗氏移植片(厚皮片移植) Braun* Lappen (od. Pfropfung *f*) *m*
布朗氏运动 Brown* (Molekular-) Bewegung *f*
布朗氏重力征 Brown* Gravitationszeichen *n*
布朗-斯皮尔曼公式 Brown*-Spearman* Formel *f*
布朗斯特-劳瑞酸碱概念 Brönsted*-Lowry* Konzept der Säuren und Basen *n*
布朗特病(胫骨内翻) Blount* Krankheit *f*
布朗希威格手术(胰十二指肠切除术) Brunschwig* Operation *f*, Pankreatoduodenektomie *f*
布朗现象(布朗运动,分子运动) Brown* Phänomen *n*, Brown* Bewegung *f*
布朗综合征(朗日综合征) Brachman-de Lange* Syndrom *n* (先天性征,严重智力迟钝,伴有多种畸形)
布劳埃西克窝(空肠旁隐窝) Broesike* Grube (Fossa *f*) *f*
布劳德曼皮质区 Brodmann* korlex Areal (BA) *n*(大脑皮质的不同细胞层排列的特殊区域)
布劳恩钩 Braun* Haken *m*(胎儿断头术用)
布劳恩管(神经肠管) Braun* Kanal *m*
布劳恩-胡斯勒试验(反应) Braun*-Husler* Reaktion *f*(检脑脊液中过量球蛋白)
布劳恩怀尔德征 Braunwald* Zeichen *n*(室性早搏后立即出现弱脉而不是强脉)
布劳恩吻合术 Braun* Anastomose *f*(胃肠吻合术时输入、输出肠袢之间的侧吻合)
布劳尔法 Brauer* Methode *f*(肺结核的氮气人工气胸治疗)
布劳尔手术(心包松解术) Brauer* Operation *f*
布劳尔综合征(胼胝形成综合征) Brauer* Syndrom *n*
布劳克症(立行不能) Blocq* Krankheit *f*
布劳内瓣(贲门瓣) Braune* Klappe *f*
布劳内管(产道) Braune* Kanal *m*
布劳内肌(耻骨直肠肌) Braune* Muskel *m*
布勒德尔白线 Brödel* Linie *f*(接近肾前凸面缘的纵行白线)
布勒护眼罩(绷带) Buller* Schild *n* (od. Verband *m*)
布勒巨大尖锐湿疣 Buschke*-Löwenstein* Condylomata acuminata gigantea *f*
布勒现象(双核形成现象) Buller* Phänomen *n*
布雷德催眠法 Braid* Hypnose *f*
布雷恩氏反射 Brain* Reflex *m*
布雷格堡热(钩端螺旋体病) Fort Bragg* Fieber *n*, Leptospirose *f*
布雷格方程(定律) Bragg* Gleichung *f*(关于光线或 X 线与晶体)
布雷默氏疗法 Brehmer* (-Dettweiler*) Methode (od. Behandlung) *f*
布雷青霉素 Bredinin *n*
布雷斯福德病(桡骨小头坏死) Brailsford* Krankheit *f*
布雷泽尔顿新生儿行为评价量表 Neugeborenen- Verhalten-Bewertungsskala nach Brazelton* *f*
布累西格氏间隙 Blessig* Hohlraum *m*, zystoide Degeneration *f*
布累西格氏囊肿 Blessig* Zyste *f*, zystoide Degeneration *f*
布里顿氏征 Brittain* Zeichen (od. Symptom) *n*
布里尔病(布里尔津瑟病) Brill* (od. Brill*-Zinsser*) Krankheit *f*(再燃性斑疹伤寒,散在性复发性斑疹伤寒)
布里尔-津瑟病(复发性斑疹伤寒) Brill*-Zinsser* Krankheit *f*
布里尔-西默尔病(结节状淋巴瘤,滤泡状淋巴瘤) Brill*-Symmers* Krankheit *f* (od. Syndrom *n*)
布里法 Burri* Methode *f*(用墨汁作背景而显影的显微镜检查)
布里格氏恶病质反应 Brieger* Reaktion *f*, Reactio cachectica *f*
布里格氏试验 Brieger* rest *m*
布里凯氏共济失调 Briquet* Ataxie *f*
布里凯综合征 Briquet* Syndrom *n*(由于癔病性膈麻痹所致的气促及失音)
布里克讷氏征 Brickner* Zeichen *n*
布里克手术(回肠替代膀胱皮肤造口术) Bricker* Operation *f*

布里氏法 Burri*(Tusche-)Verfahren *n*(od. Methode *f*)
布里斯热(得克萨斯蜱传播热) Bullis-Fieber *n*
布里斯托综合征 Bristowe* Syndrom *n*(胼胝体瘤引起的一系列症状,包括偏瘫和运用不能)
布里索病(习惯性痉挛) Brissaud* Krankheit *f*
布里索-马里综合征(癔病性偏侧舌唇痉挛) Brissaud*-Marie* Syndrom *n*
布里索氏反射 Brissaud* Reflex *m*
布里索氏脊柱侧凸 Brissaud* Skoliose *f*, Scoliosis ischiadica *f*
布里索束(小脑下脚内智力纤维束) Brissaud* Bündel *n*
布里索-西卡综合征 Brissaud*-Sicard* Syndrom *n*(由脑桥病灶引起的痉挛性偏瘫)
布里索幼稚型(婴儿粘液性水肿) Brissaud* Infantilismus *m*
布里索侏儒 Brissaud* Zwerg *m*(伴有粘液性水肿的侏儒)
布列默氏试验 Bremer* Test *m*(od. Methode *f*)
布林顿氏病 Brinton* Krankheit *f*, Linitis plastica *f*
布林宁豪森法 Brünning*-Hausen* Methode *f*(扩张子宫颈导引早产)
布龙膜(鼻嗅区上皮) Brunn* Membran *f*
布龙上皮细胞巢 Brunn* Epithelnester(od. Zellnester *n pl*)(健康人输尿管内实性的或分支的细胞集落)
布隆堡氏征 Blumberg* Zeichen *n*
布卢尔氏试验 Bloor* Cholesterinbestimmung *f*
布卢尔试验 Bloor* Cholesterinbestimmung *f*(检脂肪及血中胆固醇)
布卢门奥核(楔[束]核外侧部) Blumenau* Nukleus *m*
布卢姆综合征 Bloom*(-Torre*-Machacek*) Syndrom *n*(有蝴蝶状红斑,为隐性遗传综合征)
布芦门巴赫突(筛骨钩突) Blumenbach* Fortsatz *m*
布芦门巴赫斜坡 Blumenbach* Klivus *m*(与枕骨底相连的蝶骨斜坡)
布鲁败血病(布鲁菌病,波状热) Bruce* Septikämie *f*
布鲁迪氏骨脓肿 Brudi* Knochenabszess *m*
布鲁迪氏关节 Brudi* Gelenk *n*
布鲁顿丙种球蛋白缺乏血症(布鲁顿病) Bruton* Krankheit *f*(od. Typ *m*), Hypogammaglobulinämie *f*
布鲁顿综合征 Bruton* Syndrom *n*, X-chromosomale Agammaglobulinämie *f*
布鲁尔梗塞 Brewer* Infarkt *f*(肾盂肾炎时类似梗死的病灶)
布鲁尔氏点 Brewer* Punkt *m*
布鲁尔手术(动脉创口缝术) Brewer* Operation *f*
布鲁耳氏病 Bruhl* Krankheit *f*, splenische Anämie mit Fieber *f*, Anaemia febrilis splenica *f*
布鲁[杆]菌病(波状热) Brucellose *f*, undulierendes Fieber *n*
布鲁杆菌病眼色素膜炎 Uveitis bei Brucellose *f*
布鲁[杆]菌的 bruzellär
布鲁杆菌骨髓炎 Osteomyelitis brucellosa *f*
布鲁杆菌过敏原 Brucellergen *n*
布鲁杆菌过敏原反应 Brucellergen-Reaktion *f*
布鲁[杆]菌科 Brucellaceae *pl*, Brucelleae *pl*
布鲁杆菌苗 Brucella-Vakzine *f*
布鲁[杆]菌皮炎 Brucella-Dermatitis *f*
布鲁[杆]菌属(布鲁菌) Brucella *f*, Bruzelle *f*
布鲁[杆]菌素 Bruzellin *n*, Brucellin *n*, Melitin *n*(用于诊断布鲁菌病)
布鲁[杆]菌素试验 Brucellin-Hauttest *m*
布鲁杆菌性肺炎 Bang* Pneumonie *f*, Bruzellenpneumonie *f*
布鲁杆菌性关节炎 Brucella-Arthritis *f*, Bruzellenarthritis *f*
布鲁[杆]菌性血管炎 Bruzellenangiitis *f*
布鲁[杆]菌族 Brucelleae *f pl*
布鲁格[氏]丝虫属 Brugia *f*
布鲁赫膜 Bruch* Membran *f*
布鲁赫氏层 Bruch* Schicht *f*, Lamina basalis chorioideae *f*
布鲁赫氏膜 Bruch* Membran *f*, Lamina basalis cho-r(i)oideae *f*
布鲁金斯基氏反射 Brudzinski* Reflex *m*(od. Zeichen *n*, od. Phänomen *n*)
布鲁金斯基氏征 Brudzinski* Zeichen *n*(od. Reflex *m* od. Phänomen *n*)
布鲁津斯基征 Brudzinski* Zeichen *n*
布鲁菌变应原 Brucellergen *n*(布鲁菌的核蛋白提取物,用于布鲁菌病的皮肤实验)
布鲁菌凝集试验 Brucella-Agglutinationstest *m*, Wright* Agglutinationstest *m*
布鲁菌性红斑 durch Brucellen verursachtes Erythem *n*
布鲁克病(触染性毛囊角化病,多发性乳头状毛发上皮瘤) Brooke* Krankheit *f*
布鲁克(硝酸)反应 Bruck* Reaktion *f*(检梅毒)
布鲁克氏瘤 Brooke* Tumor *m*, Epithelioma adenoides cysticum *n*
布鲁克试验 Bruck* Test *m*(检梅毒的血清化学试验)
布鲁纳的表象模式 Bruner* Repräsentationsmodell *n*
布鲁纳动作性模式 enaktives Modell nach Bruner* *n*
布鲁纳认知发展阶段理论 Bruner* Theorie der kognitiven Entwicklung *f*
布鲁纳世界模式 Bruner* Weltmodell *n*
布鲁纳提氏征 Brunati* Zeichen *n*
布鲁纳象征性模式 Bruner* symbolisches Modell *n*
布鲁纳印象式模式 Bruner* ikonisches Modell *n*
布鲁奇膜(脉络膜基底层) Bruch* Membran *f*, Lamina basalis chorioideae *f*
布鲁塞尔芽甘蓝 Rosenkohl *m*, Sprossenkohl *m*, Brüsseler Sprossen *pl*
布鲁氏[杆]菌病 Bruzelliase *f*, Brucellosis *f*, Bruzellose *f*, Febris undulans Bang* *f*
布鲁氏杆菌骨髓炎 von Bacillus burcellae verursachte Osteomyelitis *f*
布鲁氏[杆]菌素试验 Brucellin-Hauttest *m*
布鲁氏杆菌性脊椎炎 Spondylitis brucellosa *f*
布鲁氏杆菌疫苗 Brucella-Impfstoff *m*, Brucella-Vakzine *f*
布鲁氏菌 Brucella *f*
布鲁氏菌病(波浪热) Morbus Bang *m*, Brucellose *f*, Brucellosis *f*, undulierendes Fieber *n*
布鲁氏菌病疫苗 Brucellose-Impfstoff *m*, Vakzine gegen Brucellose *f*
布鲁氏菌过敏素试验 Brucellergintest *m*
布鲁氏菌皮炎 Brucella-Dermatitis *f*, durch Brucella verursachte Dermatitis *f*
布鲁氏菌素试验 Brucellintest *m*
布鲁氏菌性血管炎 Brucella-Angiitis *f*, durch Brucella verursachte Angiitis *f*
布鲁丝虫病 Brugiasis *f*
布鲁斯菌病血清反应(布鲁菌凝集试验) Brucella-Agglutinationstest *m*, Wright* Agglutinationstest *m*
布[鲁斯]氏锥虫 Trypanosoma brucei *n*
布鲁斯束(隔缘束) Bruce* Darm-Trakt *m*, Magen-Darm-Trakt (od. Gastrointestinaltrakt) *m*
布鲁斯特定律 Brewster* Gesetz *n*(电介质[如玻璃]偏振角等于入射角,反射光与折射光呈直角)
布鲁斯特角(偏振角) Brewster* Winkel *m*
布鲁斯特[氏]定律 Brewster* Gesetz *n*
布鲁斯特[氏]角窗 Brewster* Winkelfenster *n*
布鲁斯汀综合征 Brunsting* Syndrom *n*(多发性发疹性综合征,在头颈部发生成簇的水疱性病损)
布鲁斯锥虫 Trypanosoma brucei *n*
布路门奥核 Blumenau* Kern *m*(楔核外侧部)
布路门塔尔病(红白血病) Blumenthal* Krankheit *f*
布路默氏征 Blumer* Zeichen *n*
布路姆氏物质 Blum* Substanz *f*, Katechin *n*
布路姆氏综合征 Blum* Syndrom *n*, chloroprive Azotämie *f*

布漉法 tamisage <engl.>
布伦巢 Brunn* Epithelnester *n pl*
布伦纳公式(试验) Brunner* Formel *f*(od. Test *m*)(用电流刺激听神经,检听觉)
布伦纳氏瘤 Brenner* Tumor *m*, Oophoroma folliculare *n*
布伦纳氏腺 Brunner* Drüsen *f pl*, Duodenaldrüsen *f pl*
布伦纳氏征 Brenner* Zeichen *n*
布伦纳手术 Brunner* Operation *f*(手术的改良法,将腹肌缝在提睾肌上)
布伦纳腺瘤 Brunner* Adenom *n*
布伦尼曼氏综合征 Brenneman* Syndrom *n*
布伦施韦格手术(胰十二指肠切除术) Brunschwig* Operation *f*
布伦斯氏病 Bruns* Krankheit *f*, Pneumopaludismus *m*
布伦斯氏综合征 Bruns* Syndrom (od. Zeichen) *n*
布伦斯运动失调 Bruns* Ataxie *f*(两足与地面接触,开始走动时发生困难,此与脑额叶害有关)
布伦塔诺大小错觉 Brentano* Illusion *f*
布伦特病(胫骨内翻) Blount* Krankheit *f*
布伦希尔德病毒 Brunhilde-Stamm *m*, Brunhilde-Virus *n*
布罗德本特倒置征 Broadbent* Zeichen *n*(左心房严重扩大时,胸后侧壁可见到与左心室收缩同步的搏动)
布罗德本特氏倒置征 Broadbent* Zeichen *n*
布罗德本特氏卒中 Broadbent* Apoplexie *f*(od. Syndrom *n*)
布罗德本特征 Broadbent* Zeichen *n*(心包粘连的一种体征)
布罗德曼皮质区 Brodmann* kortex Bereich *m*(大脑皮质的不同细胞层排列的特殊区域)
布罗德斯氏分级 Broders* Klassifikation *f*
布罗迪病 Brodie* Krankheit *f*(od. Zeichen *n*)(①慢性滑膜炎,尤指膝部 ②癔病性脊柱假骨折)
布罗迪关节(癔病性关节) Brodie* Gelenk, hysterisches Gelenk *n*
布罗迪囊(腓肠肌内侧囊) Brodie* Schleimbeutel *m*(od. Bursa *f*), Bursa musculi gastrocnemii medialis *f*
布罗迪氏骨脓肿 Brodie* Abszeß *m*
布罗迪氏关节 Brodie* Gelenk *n*, hysterisches Gelenk *n*
布罗迪氏囊 Brodie* Schleimbeutel *m*(od. Bursa *f*), Bursa musculi gastrocnemii medialis *f*
布罗迪氏征 Brodie* zeichen *n*
布罗迪-特伦德伦堡试验(大隐静脉瓣功能试验) Brodie*-Trendelenburg* Test *m*
布罗迪膝(膝关节慢性滑膜炎) Brodie* Knie *f*
布罗夫静脉 Burow* Vene *f*(腹壁下静脉连于门静脉的支)
布罗夫溶液(醋酸铝溶液) Burow* Flüssigkeit *f*(od. Lösung *f*)
布罗夫氏手术 Burow* Operation *f*
布罗卡点(耳穴) Broca* Punkt *m*
布罗卡共济失调(癔病性共济失调,歇斯底里性共济失调) Broca* Ataxie *f*, hysterische Ataxie *f*(见于转换型病)
布罗卡公式 Broca* Formel *f*(成人理想体重应为其身高厘米数减去 100 的公斤数)
布罗卡间隙 Broca* Area *f*(od. Raum *m*)(前嗅叶中央部)
布罗卡角 Broca* Winkel *m*(眉棘角)
布罗卡裂(第三左额回周裂) Broca* Fissur *f*
布罗卡平面(视平面) Broca* Ebene *f*
布罗卡氏带 Broca* Band *n*
布罗卡氏回 Broca* Gyrus *m*(od. Windung *f*)
布罗卡氏囊 Broca* Tasche *f*, Schamsack *m*
布罗卡囊(大阴唇内的梨形囊) Broca* Beutel *m*
布罗卡氏区(旁嗅区) Broca* Region *f*, Broca* Area *f*, Raum *m*, Area parolfactoria *f*
布罗卡氏失语[症] Broca* Aphasie *f*
布罗卡氏遗忘[症] Broca* Amnesie *f*
布罗卡氏中枢 Broca*(Sprach-)Zentrum *n*(od. Stelle *f*)
布罗卡语言中枢(运动性语言中枢) Broca* Sprachzentrum *n*
布罗克病(牛皮癣样角化不全) Brocq* Krankheit *f*
布罗克坏疽性脓皮病 geometrische Phagedenie von Brocq* *f*
布罗克假斑秃 Pseudopelade Brocq *f*
布罗克曼手术(足松解术) Brokman* Operation *f*
布罗克湿疹(脚癣) Brocq*Ekzem *n*
布罗肯伯勒针 Brockenbrough* Nadel *f*(穿刺房间隔)
布罗塞氏学说 Broussaisismus *m*
布罗手术(切除肿瘤无瘢形成术) Burow* Operation *f*
布罗伊斯氏胎块 Breus*(Hämatom-)Mole *f*
布洛芬 Brufen *n*, Ibuprofen *n*
布洛赫氏波 Bloch* Welle *f*
布洛赫氏反应 Bloch* DOPA-Reaktion *f*
布洛克手术(经右心室封闭式肺动脉瓣膜切开术) Brock* Operation *f*
布洛克苏兹贝格综合征(色素失禁,色素失调症) Block*-Sulzberger* Syndrom *n*
布洛克综合征([肺]中叶综合征) Brock* Syndrom *n*(右肺中叶膨胀不全,兼有慢性肺炎)
布吕克肌(睫状肌纵行纤维,小肠绒毛肌纤维) Brücke* Muskel *m*
布吕克试剂 Brücke* Reagenz *n*(改良的 Meyer 试剂,50 克碘化钾,120 克碘化汞,加水至 1 000 毫升)
布吕克试验 Brückentest *m*(检尿内胆色素,蛋白质,脲)
布吕克线 Brücke* Linie *f*(横纹肌肌原纤维中与 Z 带交替的宽带)
布吕克硝酸反应 Brück* Salpetersäure-Reaktion *f*(检查梅毒的一种试验反应)
布美他尼(丁本氧酸) Bumetanid *n*(利尿药)
布-莫二氏病 Brailsford*-Morquio* Syndrom *n*, ekzentrische Osteochondrodysplasie *f*
布姆克瞳孔 Bumke* Zeichen *n*(od. Pupille *f*)(神经刺激时的瞳孔开大)
布尼安维拉病毒 Bunyamwera-Virus *n*
布尼雅病毒属 Bunya*Virus *n*
布尼亚病毒科 Bunyaviridae *pl*
布-努二氏腺 Blandin*(-Nuhn*) Drüse *f*, Glandula lingualis anterior *f*
布-皮二氏瘤 Brown*-Pearce* Karzinom *n*(od. Tumor *m*)
布普病 Bourneville* Krankheit *f*
布-普二氏血清 Bull*(-Pritchett*) Serum *n*, Gasbrandserum *n*
布普品 Bupropin *n*
布-普手术 Blalock*-Prak* Operation *f*(锁骨下动脉近端与降主动脉端吻合术)
布-普综合征 Bourneville*-Pringle* Syndrom *n*
布[奇利]氏嗜碘内阿米巴 Jodamoeba bütschlii *f*
布萨卡结节 Busacca* Knötchen *n*
布萨卡明胶试验 Busacca* Gelatinetest *m*(检梅毒,检婴儿结核病)
布萨卡氏小结 Busacca* Knötchen *n*
布-莎型负象色素失禁症 Bloch*-Sulzberger* Syndrom *n*(od. Krankheit *f*)
布舍瑞林 Buserelin *n*
布施克病(隐球菌病) Buschke* Krankheit *f*
布氏杆菌病 Brucellosis *f*, Bruzelliase *f*, Bruzellose *f*
布氏冈比亚锥虫 Trypanosoma brucei gambiense *n*
布氏姜片[吸]虫(布斯克姜片虫) Fasciolopsis buski *f*, Distomum buski *n*, Distomum rathouisi *n*, Riesendarmegel *m*
布氏菌病 Brucellose *f*, Brucellosis *f*
布氏漏斗 Büchnertrichter *m*
布氏罗得西亚锥虫 Trypanosoma brucei rhodesiense *n*
布氏嗜碘阿米巴 Iodamoeba bütschlii *f*
布氏腺 Brunner* Drüse *f*
布氏旋毛虫 Trichinella britovi *f*
布氏硬度数 Brinell* Härte *f*(表示某物质相对硬度的数值)
布氏锥虫 Trypanosoma brucei *n*

布氏锥虫复合体 Komplex des Trypanosoma brucei *m*
布氏锥虫冈比亚亚种 Trypanosoma brucei gambiense *n*
布氏锥虫罗得西亚亚种 Trypanosoma brucei rhodesiense *n*
布舒呼吸(布许呼吸) Bouchut* Atmung *f*(小儿患支气管肺炎时吸气较呼气短)
布刷轮 Stoffrad *n*
布斯卡伊诺反应(试验) Buscaino* Reaktion *f*(od. Test *m*)(脑病时的尿反应)
布斯克姜片虫 Fasciolopsis buski *f*
布斯克姜片虫病 Fasciolopsiasis *f*, Darmegelkrankheit *f*
布[斯克]氏姜片虫 Fasciolopsis buski *f*
布[斯克]氏姜片虫病 Fasciolopsiasis *f*, Darmegelkrankheit *f*
布-苏综合征 Bloch*-Sulzberger* Syndrom *n*(男性致命性X连锁显性遗传病,伴色素性皮损)
布陶分流术 Blalock-Taussig-Anastomose *f*, Blalock-Taussig-Shunt *m*(治疗紫绀型心脏病的一种姑息手术)
布-特二氏试验 Brodie*-Trendelenburg* Test(od. Versuch) *m*
布特卡因 Butacain *n*
布特萨 Butethal *n*
布特试验(大隐静脉瓣功能试验) Brodie*-Trendelenburg* Test *m*
布替萘芬 Butenafin *n*
布托啡诺 Butorphanol *n*
布瓦耶囊(舌骨下囊肿),喉结皮下囊 Boyer* Zyste(subhyoide Zyste), Bursa subcutanea prominentiae laryngeae *f*
布-韦二氏体 Bracht*-Waechter* Körper *m*
布温巴热病毒 Bwamba* Fieber-Virus *n*
布翁施塔德综合征 Bjornstad* Syndrom *n*(一种常染色体隐性遗传病)
布-西二氏病 Brill*-Symmers* Krankheit *f*, Brill*-Symmers* Syndrom *n*, großfollikuläre Lymphadenopathie *f*, großfollikuläres Lymphadenom *n*
布西瘘(用于血液透析的人造动静脉瘘) Brescia*-Cimino* Fistel *f*
布-西综合征(成黑色素细胞增多症) Bloch*-Siemens*(od. Bloch*-Sulzberger*) Syndrom *n*
布-希瓣 Bjork*-Shiley* Ventil *n*(应用最早的斜片式机械瓣)
布希定律 Bush*Gesetz *n*(计算儿童药量)
布-希收缩(征) Braxton*-Hicks* Kontraktion *f*(od. Zeichen *n*)(妊娠三月后子宫的间歇收缩)
布-希综合征(肝动脉返流障碍综合征) Budd*-Chiari* Syndrom *n*
布夏尔病 Bouchard* Krankheit *f*(胃功能不足造成的胃扩张)
布夏尔结节 Bouchard* Knoten *m*(近端指关节的结节形成,为关节变性的症状)
布夏尔氏指数 Bouchard* Index *m*
布线代码 Schaltcode *m*
布线图 Schaltplan *m*, Schaltschema *n*
布新洛尔 Bucindolol *n*
布许氏法 Bouchut* Methode(od. Intubation) *f*
布许氏[喉]插管 Bouchut* Intubation(od. Methode) *f*
布许氏呼吸 Bouchut* Atmung *f*
布耶鲁姆屏 Bjerrum* Schirm *m*(正切暗点计屏,正面视野计屏)
布耶鲁姆氏征 Bjerrum* Zeichen(od. Skotom) *n*
布耶鲁姆征(盲点) Bjerrum* Zeichen *n*(早期青光眼盲点)
布优病(风湿性心内膜炎) Bouillaud* Krankheit *f*
布优氏综合征 Bouillard* Krankheit *f*(od. Syndrom *n*)
布优征 Bouillaud* Zeichen *n*(心包粘连的一种体征)
布扎格洛氏染剂 Buzaglo* Farbstoff *m*
步长 Schrittlänge *f*
步长因子 Stufenfaktor *m*
步法 Gang *m*, Schritt *m*
步法鉴定 Gangidentifizierung *f*
步法特征 Gangmerkmal *n*, Schritteigenschaft *f*
步法追踪 Suche nach dem Schritt *f*
步幅 Schrittlänge *f*
步[基]宽 Gangbreite *f*
步角 Fußwinkel *m*
步进电机 Schrittmotor *m*
步进控制 Voreilungskontrolle *f*
步宽 Spurbreite *f*, Spurweite *f*
步频 Trittfrequenz *f*, Kadenz *f*
步枪射击 Gewehrschießen *n*
步入试验 Ein-Schritt-Test *m*
步速(行走速度) Trittgeschwindigkeit *f*, Gehtempo *n*
步态 Gang *m*, Schritt *m*
步态电描记器 Elektrobasograph *m*
步态电图 Elektrobasogramm *n*
步态冻结 Gangblockade *f*
步态对称性 Gangsymmetrie *f*
步态分析(法) Ganganalyse *f*
步态辅助器 Ganghilfsmittel *n*, Gehhilfe *f*
步态矫形器 Gangorthese *f*
步态描记器 Basograph *m*
步态蹒跚 taumelnder Gang *m*
步态失用 Gangapraxie *f*
步态异常 abnormaler Gang *m*
步下试验 Marschprobe *f*
步行 Wanderung *f*
步行不能 Abasie *f*, Abasia *f*
步行不能的 abatisch
步行车 Gehwagen *m*
步行道 Wanderweg *m*, Fußgängerweg *m*, Gehweg *m*
步行锻炼法 Gehübungen *f*
步行反射 Gehreflex *m*
步行辅助器 Gehhilfe *f*, Rollator *m*
步行恐怖 Basiphobie *f*, Basophobie *f*
步行困难 Dysbasie *f*, Dysbasia *f*
步行失能 Abasie *f*, Abasia *f*
步行试验 Gehtest *m*
步行协同不能 Asynergia major *f*
步行性血红蛋白尿 Marschhämoglobinurie *f*
步行用矫形器 Fußorthese *f*, Gehorthese *f*
步行运动 gehende Bewegung *f*, Gehübung *f*
步行杖 Krücke *f*
步行周期(步态周期) Gangzyklus *m*
步骤 Prozedur *f*, Verfahren *n*
钚 Plutonium *n*(Pu, OZ 94)
钚28燃料电池 28Pu-Brennstoffzelle *f*
钚中毒 Plutonium-Vergiftung *f*
部 Abteilung *f*, Teil *m*, Portio *f*, Pars *f*
部队眼炎 militärische Ophthalmie *f*
部分 Abteilung *f*, Teil *m*
部分(小部分) Bruchteil *m*
部分白化病 partieller Albinismus *m*
部分白化病免疫缺陷综合征 partieller Albinismus mit Immundefekt *m*, Griscelli* Syndrom *n*
部分白甲 partielle Leukonychie *f*
部分板层角膜移植术 partielle lamelläre Keratoplastik *f*
部分报告法 Teilberichtsverfahren *n*
部分变异 teile Variation *f*
部分补偿系统 teilweise kompensatorisches System *n*
部分不育 partielle Sterilität *f*
部分肠道外营养 partielle parenterale Ernährung *f*
部分尺神经移位术 partieller Transfer des Nervus ulnaris *m*, Oberlin* Transfer *m*

部分穿透角膜移植术 partielle penetrierende Keratoplastik *f*
部分唇裂 partielle Lippenspalte *f*
部分唇切除术 Cheilotomie *f*
部分促凝血酶原激活时间 Aktivierte partielle Tromboplastinzeit
部分单侧性雀斑样痣病 partielle unilaterale Lentiginose *f*
部分的 partiell, partiär, partial, partial (-is, -is, -e)
部分二倍体 Teildiploid *n*
部分二氧化碳复吸入FICK法技术 FICK-Technik für partielle CO_2-Rückatmung *f*
部分发育不良 Dysmerogenesis *f*
部分发育徐缓 Bradyauxesis *f*
部分发作 partieller Anfall *m*
部分分解代谢率 fraktionierte katabolische Umsatzrate *f*
部分分离 Merodialysis *f*
部分分裂 part split, partielle Merogenese *f*
部分分裂的 meroblastisch
部分分裂卵 partielle Furchung *f*
部分分泌的 merokrin, merocrin (-us, -a, -um)
部分分泌腺 merokrine Drüse *f*
部分肝切除术 partielle Hepatektomie *f*, Partialhepatektomie *f*
部分感觉缺失 partielle Anästhesie *f*
部分干燥[生]药 partielle Trockendrogen *f pl*, Partialtrockendrogen *f pl*
部分骨折 partielle Fraktur *f*, Fractura incompleta *f*
部分关节强直 partielle Gelenkankylose *f*
部分冠 Teilkrone *f*, partielle Krone *f*
部分合成 partielle Synthese *f*, Partialsynthese *f*
部分合子 Merozygote *f*
部分缓解 partielle Remission *f*, Partialremission *f*
部分激动剂 partieller Agonist *m*
部分脊柱裂 partielle Rhachischisis *f*
部分加压服 Partialdruck-Anzug *m*
部分加压头盔 Partialdruckhelm *m*
部分拮抗剂 partieller Antagonist *m*
部分截骨切除术 partielle Osteotomie *f*
部分精神障碍 Kakergasie *f*, partiale Psychogenie *f*, Aberratio mentalis partiellis *f*
部分抗体 partiale Antikörper *m*, Partialantikörper *m*
部分抗原 Partialantigen *n*, Teilantigen *n*
部分客体 Teilobjekt *n*
部分冷凝 partielle Kondensation *f*
部分离子化 partielle Ionization *f*
部分淋巴结清除术 partielle Lymphadenektomie *f*
部分鹿角形肾结石 partieller Nierenbeckenausgussstein *m*, partieller Hirschgeweihstein *m*
部分鹿角状结石 partieller Nierenbeckenausgussstein *m*, partieller Hirschgeweihstein *m*
部分盲 Merop(s)ie *f*, partielle Blindheit *f*
部分酶解 Teilenzymatisch Abban *m*
部分命名性失语 partielle Nominalaphasie *f*
部分母乳喂养 teilweises Stillen *n*
部分目标反应 fraktionierte (od. partielle) Zielreaktion *f*
部分内驱力 partieller Antrieb *m*
部分凝血致活酶时间试验 partielle Thromboplastin Aktiviertzeit-Test *m* (PPT-Test)
部分脾移植 Milz-Teiltransplantation
部分偏狂 Oligomanie *f*
部分偏振光 teilweise polarisiertes Licht *n*
部分强化 partielle Verstärkung *f*
部分强化效应 Partieller Verstärkungseffekt *m* (PRE)
部分切除[术] Teilresektion *f*, Resektion *f*, partielle Resektion *f*
部分躯体性欲 Partialismus *m*
部分容积效应 Teilvolumeneffekt *m* (TVE)
部分融合 Meromixis *f*
部分乳房扩散 Teilbrustbestrahlung *f*
部分色盲 partielle Farbenblindheit *f*, Parachromatismus *m*, Parachromatopsie *f*
部分肾切除 partielle Nephrektomie *f*
部分适应 partielle Anpassung *f*
部分收集器 Fraktionssammler *m*
部分手假肢 partielle Handprothese *f*
部分体变 partiall körpers ändern *m*
部分体恋 partiall korpers liebe *m*
部分体恋癖 liebe sucht körperteil *m*
部分听骨链[重建]赝复物 partielle Gehörknöchelchen-Ersatzprothese (PORP) *f*
部分听骨赝复物 Teilprothese der Gehörknöchelchenkette *f*
部分同源染色体 partielle homologe Chromosomen *n pl*
部分退缩 partielle Retraktion *f*, partieller Rückzug *m*
部分臀位取胎术 halbe Extraktion *f*, Extractio podalica minor *f*
部分托牙 Teilprothese *f*
部分脱位 partielle Luxation *f*
部分无齿畸形 Hypodontie *f*
部分无睑[畸形] partielle Ablepharie (od. Lidlosigkeit) *f*
部分舞蹈病 partielle Chorea *f*, lokalisierte Chorea *f*
部分心理同化期 Phase der partiellen Inkorporation *f*
部分型房室间隔缺损 partieller atrioventrikulärer Septumdefekt *m*
部分型房室通道续存 partieller persistierender Atrioventrikularkanal *m*
部分型肺静脉畸形引流 partielle Fehldrainage der Lungenvenen *f*, partial anomalous pulmonary venous drainage (PAPVD) <engl.>
部分型肺静脉异常接合 partielle Lungenvenenfehlmündungen *f pl*
部分型心内膜垫缺损 partieller Endokardpolster-Defekt (od. Endokardkissen-Defekt) *m*
部分性癫痫 partielle Epilepsie *f*, Epilepsia partialis *f*
部分性癫痫持续状态 Epilepsia partialis continua *f*, Kojewnikow* Epilepsie *f*, Kojewnikow* Syndrom *n*
部分性房室共同道修补术 Defektverschluß des partiellen Atrioventrikularkanal *m*
部分性肺静脉异常连接 partielle Lungenvenenfehlmündung *f*
部分性梗阻 partielle Obstruktion *f*
部分性寰椎枕骨化 partielle Okzipitalisation *f*
部分性脊髓分裂症 partielle Diastematomyelie *f*, partielle Split Cord Malformation (SCM) *f*
部分性精神病 partiale Psychogenie *f*, Kakergasie *f*
部分性精神错乱 partielle Insanity or Irrsinn *f*, partieller Wahnsinn *m*
部分性脑发育不全 partielle Hirnhypoplasie (od. Hirnagenesie) *f*
部分性脑未形成 partielle Hirnaplasie *f*
部分性尿崩症 partieller diabetes insipidus *m*, Diabetes insipidus partialis *m*
部分[性]前置胎盘 Placenta praevia partialis (s. inkompleta) *f*
部分性前置胎盘 Placenta praevia partialis *f*
部分性水泡状胎块 partielle Blasenmole *f*
部分性雄激素不敏感综合征 partielles Androgeninsensitivitätssyndrom (PAIS) *n*
部分性遗忘 inselförmiger Erinnerungsausfall *m*, partielle Amnesie *f*
部分[性]中隔处女膜 Hymen subseptus *m*
部分胸骨切开术 partielle Sternotomie *f*
部分压力 Partialdruck *m*, Partiärdruck *m*
部分牙槽切除术 Alveolektomie *f*
部分牙列缺失 partielle Anodontie *f*, Anodontia partialis *f*
部分牙髓炎 partielle Pulpitis *f*
部分液体通气 partielle Flüssigkeitsbeatmung *f* (PLV)
部分抑菌浓度 partielle Hemmkonzentration *f*

部分抑菌浓度指数 partieller Hemmkonzentrationsindex *m*
部分隐性遗传 partielle rezessive Vererbung *f*
部分印模托盘 partielle Abdrucklöffel *m pl*
部分与整体关系 Teil-Ganzes-Beziehung *f*, Meronymie *f*
部分语法缺失 partieller Agrammatismus *m*
部分正中神经移位术 partielle Verlagerung des Nervus medianus *f*
部分脂肪代谢障碍 partielle Lipodystrophie *f*
部分脂肪萎缩 partielle Lipoatrophie *f*
部分脂肪营养不良 partielle Lipodystrophie *f*
部分中隔处女膜 Hymen subseptus *n*
部分重振 partielles Rekruitment *n*
部分住院 teilweise Hospitalisierung *f*
部分转流 partieller kardiopulmonaler Bypass *m*
部分足假肢 Fußteilprothese *f*
部分阻滞 Teilblock *m*
部分左室切除术 partielle linksventrikulären Resektion *f*
部件 Modul *m*, Komponent *m*, Einheit *f*
部奎宁 Meroquinen *n*
部门 Abteilung *f*
部门代码 Abteilungscode *m*
部门数据 Abteilungsdatum *n*
部位 Region *f*, Regio *f*, Situs *m*, Site *m*, Locus *m*
部位的 regionär, regional (-is, -is, -e)
部位记号 Ortsschild *n*
部位名称 Ortsname *m*
部位命名法 Toponymie *f*
部位特异性重组 ortsspezifische Rekombination *f*
部位学说 topische Theorie *f*, Stellen-Theorie *f*
部位诊断 topographische Diagnostik *f*, topische Diagnose *f*, Niveaudiagnostik *f*, Topodiagnostik *f*

C

CA 擦

cā 擦

擦 Scheuern *n*, Wischen *n*
擦除 Abradierung *f*, Abrasierung *f*, Abrasion *f*, Abrasio *f*
擦除的 abrasiv
擦除器 Abrasionsapparat *n*, Abreibungsapparat *n*, Abreibungsgerät *n*
擦除术 Abreibung *f*, Abkauung *f*
擦过枪弹创 Streifschusswunde *f*
擦过枪伤 Streifschuß *m*, Streifwunde *f*
擦痕 Schramme *f*, Schürfwunde *f*
擦剂 Schmiermittel *n*, Liniment (um) *n*, Embrocation *f*
擦镜纸培养 Kultivierung mit Linsenpapier *f*
擦烂 Intertrigo *f*, Hautwolf *m*, Amorpha *f*
擦烂的 intertriginös
擦烂红斑 intertriginöses Erythem *n*, Erythema intertriginis *n*, Intertrigo *f*
擦烂区 intertriginöser Bereich *m*
擦烂性念珠菌病 intertriginöse Kandidose *f*
擦烂[性]湿疹 intertriginöses Ekzem *n*, Ekzema intertrigo (s. intertriginosum) *n*
擦烂性银屑病 intertriginöse Psoriasis *f*
擦皮法 Schleiftherapie *f*, Dermabrasion *f*
擦破 Abrasio *f*, Fräsen *n*
擦伤 Abradierung *f*, Schürfwunde *f*, Abschürfung *f*, Abrasio *f*
擦伤的 abrasiv
擦伤皮肤 Hautabschürfung *f*
擦伤性溃疡 Ektrimma *n*
擦拭法细胞学检查[术] abrasive zytologische Examination *f*
擦拭轮 Kragen *m*, Kollar *m*
擦拭血痕 ausgebürsteter Blutfleck *m*
擦手洗剂 Handwaschmittel *n*, Handlotion *f*
擦洗术 Auswischung *f*, écouvillonnage <frz.>
擦药法 Einreibungskur *f*, Iatraliptik (a) *f*, Iatraliptica *f*
擦浴 Abreibungsbad *n*, Schwammbad *n*

CAI 猜才材财裁采彩菜蔡

cāi 猜

猜想程序 Vermutungsprozess *m*
猜疑 Zweifel *m*, Mißtrauen *n*
猜疑性精神病 Verdachte Psychose *f*

cái 才材财裁

才能 Talent *n*, Fähigkeit *f*
才能试验 Ability Test *m*
才智 Intelligenz *f*, Intellekt *m*
才智儿童 begabtes Kind *n*
材料 Material *n*, Substanz *f*, Materie *f*
财务报告 Finanzbericht *m*
财务比率分析 finazielle Verhältnisanalyse *f*
财务分析 Finanzanalyse *f*
财务分析指标 Finanzanalyseindex *m*
财政拨款 Bereitstellung finanzieller Mittel *f*, finanzielle Alloktion *f*, Zuweisung finanzieller Mittel *f*
财政补贴 finanzieller Zuschuss *m*
财政补助收入 Einnahme von staatlichen Subventionen *f*
财政预算 Finanzbudget *n*
财政政策 Fiskalpolitik *f*
财政资源 finanzielle Ressource *f*
裁缝踝 Schneiderknöchel *m*, Schneiderfußgelenk *n*
裁判权 Gerichtsbarkeit *f*
裁判医学 Gerichtsmedizin *f*
裁纱布机 Gaze-schneidende Maschine *f*

cǎi 采彩

采采蝇 Tsetsefliege *f*
采尘器 Staubfänger *m*, Sammelgefäß *n*
采光 Beleuchtung *f*, Innenraumbeleuchtung *f*
采光系数 Beleuchtungskoeffizient *m*
采海绵潜水员病 Taucherkrankheit der Schwammtaucher *f*, Skevas*-Zerfus* Krankheit *f*
采海绵者皮炎 Dermatitis des Schwammfischers *f*
采集 Ablesen *n*, Sammlung *f*
采集病史 Anamneseerhebung *f*, Erhebung der Krankheitsgeschichte *f*
采集单元 Erhebungseinheit *f*
采集纠正 Korrektur der Akquisition *f*
采集器 Kollektor *m*, Sammeler *m*
采集条(纸) Abtastpapierstück *n*
采集信息 Abtastinformation *f*
采矿 Bergbau *m*, Bergwerksbetrieb *m*, Grubenbetrieb *m*, Erzgraben *n*, Erzgewinnung *f*
采煤工 (Kohlen-) Hauer *m*, (Kohle-) Bergmann *m*
采暖 Heizung *f*
采暖卫生需求 Sanitätsstandard der Heizung *m*
采气动力 Sampling-Leistung *f*
采取 Annahme *f*, Ergreifung *f*
采收 Sammlung *f*
采血[法] Blutentnahme *f*
采血瓶 Blutentnahmeflasche *f*
采血器 Blutentnahmeapparat *m*
采血针 Blut (entnahme) lanzette *f*, Blutentnahmekanüle *f*, Blut (entnahme) pipette *f*, Blut (entnahme) nadel *f*
采样 Probe (ent) nahme *f*, Musterziehung *f*
采样断面 Sampling-Sektion *f*, Abtastabschnitt *m*
采样管 Probeentnahmetube *f*, Probeentnahmeröhrchen *n*
采样架 Probenständer *m*
采样瓶 Probeflasche *f*
采样器 Probenehmer *m*, Probezieher *m*
采样时间 Probezeit *f*, Tastzeit *f*
采样速度 Samplinggeschwindigkeit *f*
采药者 Heilkräutersammler *m*
采用标准 Annahme standard *n*
采摘者 Pflücker *m*, Sammler *m*
彩斑 Tüpfelung *f*
彩斑带 tüpfelnendes Band *n*
彩斑状的 gefleckt, buntscheckig, verschiedenfarbig
彩度 Farbsättigung *f*
彩色 chromatische Farbe *f*
彩色补偿滤色镜 farbiger Kompensationsfilter *m*
彩色超声描记器 Farb (en) ultrasonograph *m*

彩色的 chromatisch, farbig
彩色电视 Farbfernsehen *n*
彩色多普勒超声靶向活检 zielgerichtete Biopsie mittels Farbdoppler-Ultraschall *f*
彩色多普勒超声诊断仪 Farbdoppler-Ultraschall-Diagnosegerät *n*
彩色多普勒能量图 Powerdopplersonographie *f*
彩色多普勒血流成像 Farbdoppler für Visualisierung des Blutflusses *f*
彩色多普勒血流图 Farbdoppler-Flussdarstellung *f*
彩色多普勒组织图 Gewebe-Farbdoppler-Bildgebung *f*
彩色反射率 Farbreflexionsrate *f*
彩色放大机 Farbvergrößerer *m*
彩色放射性同位素扫描仪 Farbradioisotopenscanner *m*
彩色放射自显影[术] Farbautoradiographie *f*
彩色副载波校频仪 Farbhilfsträger-Frequenz-Adjustment *n*
彩色光度计(色谱光度计) Chromato(photo)meter *n*
彩色胶片 Farbfilm *m*, Colorfilm *m*
彩色空间 Farbraum *m*
彩色流速超声成像仪 Farbultraschall-Scanner für Bildgebung der Fließgeschwindigkeit *m*
彩色脉冲多普勒超声诊断仪 Farbdoppler-Ultraschall-Diagnosegerät *n*
彩色瑞文幼儿渐进推理测验 Farbiger Progressiver Matrizen-Test nach Raven* *m*
彩色扫描 Farbscan *n*
彩色摄影 Farbfotografie *f*
彩色视觉范围方法 Methode der farbigen Sichtweite *f*
彩色适应 Farbadaptation *f*, Farbanpassung *f*
彩色同步机和逐步倒相编码器 Farbsynchron-Generator und Verschlüsseler für Schritt-für-Schritt-Phasenumkehrung
彩色图谱 Farbenatlas *m*
彩色图像增强 Farbbildverbesserung *f*
彩色图形显示 grafisches Farbdisplay *n*
彩色图形终端 grafisches Farbterminal *n*
彩色温度补偿滤色镜 Farbtemperatur-Kompensationsfilter *m*
彩色纹理分割 Farbtextursegmentierung *f*
彩色显示监视器 Farbdisplay *n*, (od. -monitor *m*)
彩色心电向量图 farbliche Vektorkardiographie *f*
彩色血流成像 farbliche Strömungsdarstellung *f*
彩色血流图 farbige Blutflussdarstellung *f*
彩色颜料 farbiges Pigment *n*
彩色印刷 Farbendruck *m*
彩色影片 Farbbild *n*
彩色增益与时延不等测试仪 Testgerät für Farbverstärkung und Zeitverzögerung *n*
彩色照相纸 Farbfotopapier *n*
彩响尾蛇 Klapperschlange *f*, Crotalus durissus *m*

cài 菜蔡

菜单 Speisekarte *f*
菜豆 Schminkbohne *f*, Phaseolus vulgaris *m*
菜豆凝血素 Phasin *n*
菜豆球蛋白 Phaseolin *n*
菜豆属 Phaseolus *m*
菜豆酸 phaseolic acid <engl.>, Phaseolus vulgaris säure *f*
菜花 Blumenkohl *m*
菜花[状]耳 Blumenkohlohr *n*, Boxerohr *n*
菜花样 blumenkohlartig
菜花样口腔乳头瘤病 blumen kohlartige orale Papillomatose *f*
菜花样乳头状瘤病 blumen kohlartiges papillomatose *n*
菜花样肿块 blumenkohlartige Masse *f*
菜农皮炎 Dermatitis des Gemüsebauers *f*
菜油固醇 Campesterol *n*
菜油甾(固)醇 Brassicasterin *n*
菜籽 Gemüsesaat *f*, Gemüsesaatgut *n*
菜[籽]油 Rüb(en)öl *n*, Kohlsaatöl *n*
菜籽甾(固)醇 Brassicasterin *n*
蔡尔德术式 Child* Verfahren *n*(胰十二指肠切除术后一种消化道重建术式)
蔡塞尔层 Zeisel* Schicht *f*(胃粘膜肌层和粘膜下层之间)
蔡塞尔试验 Zeisel* Test *m*(检秋水仙碱)
蔡司 4 面前房角镜 Zeiss* Vierspiegel-Goniolinse *f*
蔡司睑缘腺炎(外睑腺炎) Zeisian Gerstenkorn *n*, Liddrüsenentzündung *f*
蔡司氏腺 Zeis*(Lidrand-) Drüsen *f pl*, Glandulae Zeis* *f pl*, Glandulae sebaceae ciliares *f pl*

CAN 参餐残蚕惨

cān 参餐

参比标准 Referenzstandard *m*
参比溶液 Referenzlösung *f*
参会日历 Teilnahmekalender *m*
参考 Referenz *f*
参考(比)电极 Bezugselektrode *f*, Vergleichelektrode *f*
参考标本组 Gruppe von Referenzstichproben *f*
参考标准 Bezugsstandard *m*, Bezugssprechkopf *m*, Referenz-Standard *m*
参考表示 referentieller Ausdruck *m*, referentielle Expression *f*
参考测量程序 Prozess der Bezugsmessung *f*, Prozess der Referenzmessung *f*
参考测量实验室 Labor für eine Bezugsmessung *n*, Labor für eine Referenzmessung *f*
参考测量系统 Bezugsmessungssystem *n*, Referenzmessungssystem *n*
参考蛋白质 Referenzprotein *n*
参考点 Referenzpunkt *m*, Bezugspunkt *m*
参考电位 Bezugspotential *n*
参考范围 Referenzbereich *m*
参考方法 Bezugsmethode *f*, Referenyprinzip *n*
参考方向 Bezugsrichtung *f*
参考分布 Bezugsverteilung *f*
参考个体 Bezugsindividuum *n*
参考集 Referenz-Set *n*, Referenzsammlung *f*
参考剂量 Referenzdosen *f*(RfD)
参考浓度 Referenzkonzentration *f*(RfC)
参考区间 Bezugsintervall *n*
参考人群 Bezugspopulation *f*
参考试池 Vergleichsküvette *f*
参考试剂 Referenzreagenz *n*
参考试验 Referenz-Test *m*
参考数据 Referenzdaten, Stammdaten, Grunddaten, statische Daten *n pl*
参考文库 Referenzbibliothek *f*
参考文献属性 Referenzattribut *n*
参考文献数据库 Referenzdatenbank *f*, Literaturdatenbank *f*
参考物[质] Bezugsmaterial *n*
参考系 Bezugssystem *n*, Vergleichssystem *n*
参考限 Bezugslimit *n*
参考型属性 Attribut vom Referenztyp *n*
参考值 Referenzwert *m*, Richtwert *m*
参考值范围 Referenzbereich *m*
参考指标 Referenzindex *m*
参考制品 Referenzpräparat *n*
参考主题词表 referentieller Thesaurus *m*
参量放大器 parametrischer Verstärker *m*
参赛动机 Teilnahmemotivation *f*
参数(量) Parameter *m*

参数边界值 parametrische Grenze *f*
参数测量 parametrische Messung *f*
参数测量仪 Parametertester *m*
参数抽取 Parameterextraktion *f*
参数法 parametrische Methode *f*
参数估计 Parameterschätzung *f*
参数估量 parametrische Schätzung *f*
参数化 Parametrisierung *f*
参数化数据块 parametrisierter Datenblock (od.Datenbaustein) *m*
参数可视化 parametrische Visualisierung *f*
参数可调 einstellbare Parameter *n*
参数统计 parametrische Statistik *f*
参数统计检验 parametrischer statistischer Test *m*
参数性成像 parametrische Abbildung *f*
参数样条函数 parametrische Splinefunktion *f*
参数值 Parameterwert *m*
参校实验 Kontrollversuch *m*, Kontrollexperiment *n*, Versuchskontrolle *f*
参与 Partizipation *f*, Teilnahme *f*, Beteiligung *f*
参与度 beitragsbezogene Ratio *f*
参与局限性 Teilnahmebeschränkunge *f*, Teilnahmeeinschränkung *f*
参与社会 Gesellschaftintergration *f*
参与式培训 partizipatives Training *n*
参与式学习与行动 partizipatives Lernen und Handeln *n* (PLA)
参与式研究 partizipative Forschung *f*
参与性观察 partizipierende Beobachtung *f*
参与性观察者 beteiligter Beobachter *m*
参与者 Beteiligte (r) *m* (f), Teilnehmer *m*
参与者观察法 teilnehmende Beobachtung *m*
参照 siehe (s.a.), quod vide (q.v.)
参照标记 Referenzmarkierung *f*
参照测量 Referenzmessung *f*
参照大气 Referenzatmosphäre *f*
参照点 Ankerpunkt *m*
参照基因 Referenz-Gen *n*
参照力 Referenzkraft *f*
参照权力 Bezugsautorität *f*
参照群体 Referenzgruppe *f*, Bezugsgruppe *f*
参照人群 Referenzpopulation *f*
参照团体(榜样团体) Referenzgruppe *f*
参照系 Bezugsrahmen *m*
参照系统 Referenzsystem *n*
参照效应 Verankerungseffekt *m*
参照值范围 Referenzumfang *m*, Referenzbereich *m*
参照组 Referenzgruppe *f*, Kontrollgruppe *f*
参照作用 Verankerungseffekt *m*
餐 Mahl (zeit *f*) *n*, Speise *f*
餐叉(样)畸形 gabelartige Missbildung *f*
餐后不适综合征 postprandiales Distress-Syndrom *n*
餐后代谢紊乱 postprandiale Stoffwechselstörung *f*
餐后腹泻 Diarrhoea postprandialis *f*, postprandiale Diarrhoe *f*
餐后碱潮 postprandiale Basenflut *f*
餐后时段 postprandiale Periode *f*
餐后血糖 postprandialer Blutzuckerwert *m*
餐巾 Serviette *f*, Mundtuch *n*
餐巾环形图 Serviettenringfigur *f*
餐具消毒 Tafelgeschirr-Desinfektion *f*

cán 残蚕

残差 Restfehler *m*
残差分析 Rest (fehler) -Analyse *f*
残差集近无损压缩 annähernd verlustfreie Restkompression *f*, fast verlustfreie Komprimierung von Restbeständen *f*
残差图 Residualgraph *m*
残差自相关 Autokorrelation der Residuen *f*
残翅 rudimentärer Flügel *m*
残存 Überleben *n*
残存多余指(趾) rudimentärer überzähliger Finger (od. Zehe *f*) *m*
残存器官学 Dysteleologie *f*
残存细胞 überlebende Zelle *f*
残存小体 Restkörper (chen *n*) *m*
残存者 Überlebende *m/f*
残窦综合征 Antrumrest-Syndrom *n*
残毒量 Restgiftdosis *f*
残端 Stumpf *m*
残端局部痛点阻滞术(残端局部痛电阻滞术) lokale Schmerzblockade des Stumpfes *f*
残端漏 Stumpffistel *f*
残端神经瘤 Neuroma amputationis *n*, Stumpfneurom *n*, Amputationsneurom *n*
残端提升延长术 Erhebung und Verlängerung des Stumpfes (od. Stummels) *m*
残端痛 Stumpfschmerz *m*
残端子宫妊娠 Stumpfschwangerschaft *f*
残废(疾) Invalidität *f*, Disability *f*
残废儿童 behindertes Kind *n*
残废人 verstümmelte Person *f*
残根 Restwurzel *f*
残根镊 Stumpf- (od. Stummel-) Zange *f*
残根钳 Wurzelzange *f*
残根牙钻 Stumpfbohrer *m*
残冠 Residualkrone *f*, Restkrone *f*
残骸 Trümmer *pl*, Überbleibsel *n pl*
残毁 Mutilatio (n) *f*
残毁尸体色情 Matilationsleiche porn *m*
残毁性基底细胞上皮瘤 verstümmeltes Basalzellepitheliom *n*
残毁性角皮病 verstümmeltes Keratoderm *n*, Hornhauterkrankung *f*
残喙蜱属 Otobius *m*
残基 Rückstand *m*, Rest *m*, Residuum *n*
残基量 Rückstandgröße *f*, Restmenge *f*
残疾 Behinderung *f*
残疾保险 Versicherung für Behinderte *f*, Behindertenversicherung *f*
残疾的心理应对分期 Phase der seelischen Behinderungsbewältigung *f*
残疾儿童 körperbehindertes (od. invalides) Kind *n*
残疾分类 Internationale Klassifikation der Schädigungen, Fähigkeitsstörungen und Beeinträchtigungen *f*, International Classification of Impairments, Disabilities and Handicaps (ICIDH) <engl.>
残疾妇女 behinderte Frau *f*
残疾合适行为 behinderungsadaptiertes Verhalten *n*
残疾和合理的适应措施 Behinderung und angemessene Adaptionsmaßnahmen
残疾患病率 Behinderungsprävalenz *f*
残疾鉴定 Bewertung der Invalidität *f*, Bewertung der Invalidität *f*, Behinderungsbewertung *f*
残疾控制 Behinderungskontrolle *f*
残疾率 Prävalenzrate
残疾母亲 behinderte Mutter *f*
残(疾)谱 Spektrum der Behinderung *n*
残疾歧视模式 Behindertendiskriminationsmodell *n*
残疾缺陷模式 Defektmodell bei der Behinderung *n*
残疾人 Beschädigte (r *m*) *f*, Invalide *m*, Mutilus *m*
残疾人的心理行为问题 Psychische und verhaltensstörung von Behinderten *n*
残疾人计算机网络 Behindertencomputernetzwerk *n*

残疾人权利公约 Behindertenrechtskonvention *f*, Konvention über die Rechte von Menschen mit Behinderungen *f*
残疾人五项调查 fünf Untersuchungen bei Behinderten *f pl*
残疾调整期望寿命 behinderungsbereinigte Lebenserwartung *f*, Disability-usted Life Expectancy (DALE) <engl.>
残疾相关的破坏 behinderungsrelevante Schädigung *f*
残疾学 Studien über Behinderung *f pl*, Disability Studies <engl.>
残疾研究 Studien über Behinderung *f pl*, Disability Studies <engl.>
残疾主导 Behinderungsorientierung *f*
残迹 Spuren *f pl*, Ruinen *f pl*, Überbleibsel *n pl*
残角子宫 rudimentäres Uterushorn *n*
残角子宫妊娠 Schwangerschaft im rudimentären Ulterushorn *f*
残留 Residuum *n*, Rest *m*
残留蛋白尿 Restalbuminurie *f*
残留的 restlich
残留毒性 Resttoxizität *f*
残留活动精子 residuale aktive Spermatozoon *f*
残留期 Rest-Periode *f*
残留乳糜微粒 Chylomikronen-Remnant *m*
残留杀虫剂 Residualinsektizide *n pl*, Residualpestizide *n pl*
残留体 Restkörper *m*
残留听力 Resthörfähigkeit *f*, residuale Hörfähigkeit *f*
残留图像 Nachbild *n*
残留物 Rückstand *m*, Rest *m*, Residuum *n*
残留现象 Überrest-(od. Überbleibsel)-Phänomen *n*
残留效应 Carryover-Effekt *m*, resitualer Effekt *m*
残留型精神分裂症 residuale Schizophrenie *f*
残留型精神分裂症 residuale Schizoprenie *f*, Restschizoprenie *f*
残留型颈肋 restliche Halsrippe *f*
残留性外斜视 Restexotropie *f*
残留性泄殖腔 Cloaca persistens *f*, persistierende Kloake *f*
残留性中耳炎 residuale Mittelohrentzündung *f*
残留影像 visuelles Nachbild *n*
残留状态(精神分裂症性)(schizophrener) Restzustand *m*
残留作用 Restaktivität *f*
残气 residuale Luft *f*
残气量/肺总量 Residualvolumen *n* Totallungenkapazität *f*
残气量测定装置 Meßanlage des Residualvolumens *f*
残气率 Residualluftrate *f*
残气容积 Residualvolumen (RV) *n*
残腔 (Empyem-) Resthöhle *f*
残缺 Mutilatio (n) *f*, Unvollständigkeit *f*
残忍 Brutalität *f*, Grausamkeit *f*
残忍的 bestialisch, brutal
残髓 Residualpulpa *f*, Restpulpa *f*
残髓炎 Restpulpitis *f*
残损 Beeinträchtigung *f*, Defekt *m*
残损、残疾和残障的国际分类 Internationale Klassifikation der Schädigungen, Fähigkeitsstörungen und Beeinträchtigungen *f*, International Classification of Impairments, Disabilities and Handicaps (ICIDH) <engl.>
残体 residualer Leib *m*, residualer Körper *m*
残胃 Magenrest *m*, Magenstumpf *m*
残胃癌 Magenstumpfkarzinom *n*
残胃早期癌 Frühkarzinom des Magenrestes *n*
残象 Nachbild *n*, nachlaufendes Bild *n*
残效期 residuale Periode *f*
残屑上生的 quisquilicolous <engl.>
残液 Restlösung *f*
残遗的 rudimentär
残遗多指 rudimentäre Polydaktylie *f*
残遗器官 Rudiment *n*, Rudimentum *n*, rudimentäres Organ *n*
残遗心室 rudimentärer Ventrikel *m*
残遗种 epibiotische Spezies *f*
残余 Rest *m*, Überrest *m*
残余部分 Stumpf *m*, Stummel *m*
残余蟾蜍配基 Resibufogenin *n*
残余创面 Restwunde *f*
残余单体 Restmonomer *m*
残余的 residual, restlich, übriggeblieben
残余电流 Reststrom *m*, nichtfaradischer Strom *m*, Anlaufstrom *m*
残余感染 Residualinfektion *f*
残余混杂 Residual Confounding *f*
残余抗原 residuales Antigen *n*, Residualantigen *n*
残余离子间引力 residuale interionische Anziehungskraft *f*
残余卵巢综合征 Residual-Ovary-Syndrom *n*, residuales Ovarsyndrom *n*
残余氯分析器 Restchloranalysator *m*
残余免疫 Residualimmunität *f*
残余囊肿 Restzyste *f*
残[余]尿 Restharn *m*, Residualharn *m*, Resturin *m*
残余尿量 Resturin *n*, Restharn *m*, Restharnvolumen *n*
残余脓肿 Restabszeß *m*, Residualabszeß *m*, Abscessus residualis *m*
残[余]气 Residualluft *f*
残余射线 Reststrahlung *f*
残余肾切除术 Resektion des verbleibenden Niereanteils *f*
残余体 Residualkörperchen *n*, Telolysosomen *n*
残余[小]体 Residualkörperchen *n pl*
残余型精神分裂症 residuale Schizophrenie *f*
残余性癫痫 Residual-Epilepsie *f*
残余牙槽嵴 residualer Alveolarkamm *m*
残余釉上皮(缩余釉上皮) reduziertes Schmelzepithel *n*
残缘璃眼蜱 Hyalomma detritum *n*
残渣 Abfälle *m pl*, Abfallstoffe *m pl*, Rückstände *m pl*
残障儿童 behindertes Kind *n*
残障者 Behinderte (r *m*) *f*
残肢 Stumpf *m*, Stummel *m*
残肢幻觉 Amputationstäuschung *f*, Phantomempfindung *f*, Stumpftäuschung *f*
残肢畸形 Gliedmaßendefekt *m*, Meromelie *f*
残肢觉 Phantomglied *n*
残肢神经痛 Amputationsneuralgie *f*
残指拇指化 Pollizisation von einem Fingerstump *f*, Daumenrekonstruktion mit einem Fingerstumpf *f*
残质体 residualer Körper *m*
蚕 Seidenraupe *f*, Raupe des Seidenspinners *f*
蚕肠线 Seidendarm *m*, Silkwormgut *n*
蚕豆 Saubohne *f*, Puffbohne *f*, Vicia faba *f*
蚕豆病 Favismus *m*, Cipriani* Krankheit *f*
蚕豆根尖微核试验 Mikrokerntest mit der Viciafaba-Wurzelspitze *m*
蚕豆嘧啶 Divicin *n*, Viciafaba Pyrimidin *n*
蚕豆嘧啶葡糖苷 Vicin *n*, Pyrimidin Bohnen qlucosid *n*
蚕豆嘌呤核苷 Vernin *n*, Guanosin *n*, Viciafaba purinnulkleosid *n*
蚕豆属 Vicia *f*
蚕豆形 Ackerbohnenform *f*
蚕豆状的 bohnenartig
蚕蛾醇 Bombykol *n*
蚕丝 Seide *f*, Seidenfaden *m*, Naturseide *f*
蚕丝哮喘 Seiden-Asthma *n*
蚕素 Bombyxin *n*
蚕蛹 Seidenspinnerpuppe *f*, verpuppte Seidenraupe *f*, Puppe der Seidenraupe *f*
蚕甾醇 Silkworm Sterin *n*

cǎn 惨

惨死 Kakothanasie *f*, tragischer Tod *m*

CANG 仓苍舱藏

cāng 仓苍舱

仓储区 Speicherstadt *f*, Speichergebiet *n*
仓库 Depot *n*, Speicher *m*, Schuppen *m*, Magazin *n*
仓库虫害 Lagerpest *m*
仓鼠 Hamster *m*, Cricetus cricetus *m*
仓鼠赫刺螨 Hirstionyssus criceti *m*
仓鼠属 Cricetus *m*
仓鼠自生性肿瘤(自体仓鼠肿瘤) autogener Tumor bei Hamstern *m*
苍白 Pallidität *f*, Pallor *m*, Blässe *f*
苍白的 blaß, aschfahl, albid(-us, -a, -um), pallid(-us, -a, -um)
苍白红细胞 Chlorozyten *f pl*
苍白密螺旋体 Pallida(-spirochäte) *f*, Treponema pallidum *n*, Spirochaeta pallida *f*, Microspironema pallidum *n*
苍白密螺旋体制动试验 Treponema-pallidum-immobilisierungstest *m*
苍白普雷沃菌 Prevotella pallens *f*
苍白球 Pallidum *n*, Globus pallidus *m*
苍白球变性 Pallidumdegeneration *f*
苍白球病变 Läsion des Globus Pallidus *f*
苍白球的 pallidal
苍白球高血压性出血 hypertonische Hämorrhagie im Globus pallidus *f*
苍白球内侧核 Globus pallidus internus(GPI) *m*, mediales Pallidumsegment *n*, medialer Globus pallidus *m*
苍白球切开术 Pallidotomie *f*
苍白球萎缩 Atrophie des Globus pallidus *f*, Pallidumatrophie *f*
苍白球系统 pallidales System *n*
苍白球支 Rami globi pallidi *m pl*
苍白球中脑综合征 Pallidum-mesenzephalus-Syndrom *n*
苍白球综合征 Pallidum-Syndrom *n*, Parkinson* Syndrom *n*
苍白[色]窒息 Asphyxia pallida *f*
苍白体 Globus pallidus *m*
苍白细胞棘皮瘤 Degos-Akanthom *n*, blaßzelliges Akanthom *n*, Pale cell acanthoma <engl.>
苍白血栓 Weißenthrombus *m*
苍白恙螨 Trombicula pallida *f*
苍白移植物反应 Reaktion des blaßen Transplantates *f*
苍耳 Sibirische Spitzklette *f*, Xanthium strumarium (s. sibiricum) *n*
苍耳苷(甙) Xanthostrumarin *n*
苍耳醇 Xanthanol *n*
苍耳属 Xanthium *n*
苍耳属植物 Agrimonia eupatoria *f*
苍耳素 Xanthatin *n*
苍耳烷 Xanthan *n*
苍耳酯(明) Xanthumin *n*
苍耳中毒 Xanthium Sibiricum-Vergiftung *f*, Vergiftung durch Xanthium sibiricum *f*
苍古思维 archaisches Denken *n*
苍鹭乙型肝炎病毒 Reiher-Hepatitis-Virus *n*
苍术醇 Atracylol *n*
苍术二酮 Atractylodinon *n*
苍术苷(甙) Atractylosid *n*
苍术苷配基 Atractylogenin *n*
苍术炔 Atractydin *n*
苍术属 Atractylodes *f*, Atractylis *f*
苍术酮 Atractylon *n*
苍蝇 (Haus-)Fliege *f*
苍蝇媒介 Fliegenmedium *n*
苍蝇拍子 Fliegenklatsche *f*, Fliegenklappe *f*
舱 Kabine *f*
舱灯 Kabinenlicht *n*
舱内活动 intravehiculare Aktivität *f*
舱内压力高度 Kabinendruckhöhe *f*
舱内噪声 Innengeräusch *n*
舱外活动 extravehikuläre Aktivität *f*(EVA)
舱外视觉参照物 externale visuelle Referenz *f*

cáng 藏

藏镭器 Radiumträger *m*
藏卵器 Archegonium *n*
藏卵器发育 Oogenese *f*, Ovogenese *f*
藏匿 Verstecktheit *f*, Verborgenheit *f*
藏书狂 Bibliomanie *f*
藏书癖 Bibliomanie *f*

CAO 操糙槽草

cāo 操糙

操练 Ubung *f*, Drill *m*
操练椅 stuhl der praxis *n*
操纵 Steuerung *f*, Bedienung *f*, Manipulation *f*
操纵把手 Schaltgriff *m*
操纵变量 Instrumentalvariable *f*
操纵法 manipulative Methode *f*
操纵行为 manipulatives Verhalten *n*
操纵基因 Operator *m*, Operator-Gen *n*
操纵力负荷 Steuerkraft-Belastung *f*
操纵器 Manipulator *m*
操纵曲柄 Kurbelgriff *m*
操纵手轮 Handrad *n*
操纵台 Steuerpult *n*, Steuerungspult *n*, Pult zur Bedienung *n*
操纵特性 Operationscharakteristik *f*
操纵子 Operon *n*
Lac 操纵子 Lactose-Operon *n*, lac-Operon *n*
操纵子学说 Operontheorie *f*
操作 Hantierung *f*, Operation *f*, Manipulation *f*
操作表征系统 operative Repräsentation *f*
操作步骤 Operationsfolge *f*, Operationsprozedur *f*, Operationsverfahren *n*
操作测验 Eignungsprüfung *f*, Funktionsprüfung *f*
操作程序图 Programmablaufplan *m*
操作定义 betriebsfähige Definition *f*
操作方法 Operationsmethode *f*
操作分析 Operationsanalyse *f*
操作负荷 operative Belastung *f*
操作规程 Operationsvorschrift *f*, Handlungsweise *f*
操作规范 Verhaltensvorschriften *f pl*
操作过程规范 Spezifikationen des Operationsverfahrens *f*
操作行为 operantes Verhalten(od. Benehmen) *n*
操作行为主义 operanter Behaviorismus *m*
操作合理化 Rationalisierung der Operation *f*
操作护士 Operateschwester *f*
操作或工具条件反射 operante oder instrumentelle Konditionierung *f*
操作基因 Operator-(od. Bediener-) Gen *n*
操作记忆 operatives Gedächtnis *n*(od. Speicher *m*)
操作技能 manipulierendes Geschick *n*
操作技术 manipulierende Technik *f*
操作检查 Manipulationsprüfung *f*
操作量表 Performance-Skala *f*
操作码 Operationskode *m*, Funktionskode *m*
操作模式 Operationsmodell *n*
操作能力 Performanzfähigkeit *f*
操作能力分配 Performanzverteilung *f*

操作强度 operative Stärke *f*
操作驱力 Manipulationstreib *m*
操作人员 Operator *m*, Bediener *m*, operatives Personal *n*
操作人员工效 Operatorperformanz *f*
操作式测验 operated Test *m*
操作式条件反射 operativer Konditionsreflex *m*
操作式条件反射试验 Test auf operanten Konditionsreflex *m*
操作手册 Betriebshandbuch *n*, Betriebsanleitung *f*
操作顺序 operative Prozedur *f*
操作说明书 Gebrauchsanweisung *f*, Bedienungsanleitung *f*
操作思维 operativer Gedanke *m*
操作疼痛 operanter Schmerz *m*
操作条件作用 operante Konditionierung *f*
操作条件作用疗法 Therapie in Form der operanten Konditionierung *f*
操作温度 operative Temperatur *f*
操作系统 Betriebssystem *n*
操作型职业能力 operationale Fachkompetenz *f*
操作性刺激辨别 operante Stimulusdiskrimination *f*
操作性刺激泛化 operante Stimulusgeneralisierung *f*
操作性攻击 operante Aggression *f*
操作性行为 operantes Verhalten (od. Benehmen) *n*
操作性目标 Performanzziel *n*
操作性能 Funktionsleistung *f*
操作性能分析语言 Sprache zur operationalen Performanzanalyse *f*
操作性评价 Performanzeinschätzung *f*
操作性强化物 operanter Verstärker *m*
操作性侵犯行为 operante Aggression *f*
操作性塑形 operantes Formen *n*
操作性条件反射 operanter Konditionsrefelex *m*
操作性条件作用 operanter Konditionseffekt *m*
操作训练装置 operative Training-Geräte *f* (OTU)
操作者 Operator *m*, Manipulator *m*
操作者模式 Operator-(od. Bediener-) Modell *n*
操作智力 Performanzintelligenz *f*
操作主义 Operationalismus *m*, Operationismus *m*
糙粉末状的 tartareous <engl.>, partikelartig
糙米 unpolierter Reis *m*
糙面内质网 raues endoplasmatisches Retikulum (ER) *n*
糙皮病 Pellagra *f*, Pellagrosis *f*, Maidismus *m*, Rhaphania maisidica *f*, (kolumbische) Maiskrankheit *f*
糙皮病的 pellagrisch, pellagrös
糙皮病患者 Pellagrakranke *m/f*, Pellagraleidende *m/f*
糙皮病口炎 Pellagrastomatitis *f*
糙皮病疗养院 Pellagrasanatorium *n*
糙皮病性龈炎 pellagrische Gingivitis *f*
糙皮病学 Pellagrologie *f*
糙皮病学家 Pellagrologe *m/f*
糙皮症 Pellagra *n*

cáo 槽

槽 Rille *f*, Groove *f*, Nut *f*, Trog *m*
槽齿目 Thecodontia *f*
槽读出器(槽阅读程序) Spalte-(od. Kerbe-)(Vor) Leser *m*
槽生牙 Groove zähne
槽式缘 Kammerrand *m*
槽形电表 badewannenförmiger Strommesser *m*
槽形混合机 Trog-Mixer *m*

cǎo 草

草 Kraut *n*, Herba *f* (Hb.)
草本的 krautartig, krautig
草本威［灵仙］ Leptandra sibirica *f*, Veronicastrum sibiricum *n*
草本植物 Kräuter *n pl*
草地 Wiese *f*
草地蘑菇 Champignon *m*
草地皮炎 Wiesendermatitis *f*
草地上生的 pratincolous, pratincole <engl.>
草地线状大疱性皮炎 streifenförmige Wiesendermatitis *f*, bullöser phototoxischer Dermatitis *f*, Dermatitis bullosastriata pratensis *f*
草分枝杆菌 Grasbazillus I *m*, Mycobacteriumphlei *n*
草甘磷(镇草宁,膦甘酸) Glyphosat *n*
草菇 Strohpilz *m*
草料库工人肺 Silofüllerkrankheit *f*
草履虫 Param(a)ecium *n*
草履虫属 Pantoffeltierchen *n*, Param(a)ecium *n*
草履虫素 Paramaecin(um) *n*
草绿黄素 Verdoflavin(um) *n*
草绿色 Grasgrün *n*
草绿色的 grün
草绿色链球菌群 Streptococcus viridans *m*, Viridans-Streptokokken *m pl*
草绿色溶血性链球菌 Streptococcus viridans *m*, Viridans-Streptokokken *m pl*
草绿色溶血性链球菌感染 Infektion von Streptococcus viridans *f*, viridans Streptokokken-Infektion *f*
草莓 Erdbeere *f*
草莓胆囊 Erdbeergallenblase *f*
草莓红色 Erdbeere-Rot *n*
草莓舌 Erdbeerzunge *f*
草莓属 Fragaria *f*
草莓样(状)胆囊 Erdbeergallenblase *f*
草莓样的 fragiform, fragiform(-is, -is, -e)
草莓样血管瘤 Erdbeerhämangiom *n*
草莓状胆囊 Erdbeergallenblase *f*
草莓状动脉瘤 beerenförmiges Aneurysma *n*
草莓状血管瘤 Erdbeerhämangiom *n*, erdbeerartiges Hämangiom *n*
草莓状痣 Erdbeere-Nävus *m*, Erdbeere-Naevus *m*
草木犀 Steinklee *m*, Honigklee *m*
草木犀甙 Memilotin *n*
草木犀毒素(双香豆精) Meli(lo)toxin *n*, Dic(o)umarin *n*, Dic(o)umarol(um) *n*, Nilotinib *n*
草木犀属 Melitotus *m*
草尿酸 Oxal-Harnsäure *f*
草上寄生的 pflanzenparasitär, kräuterparasitisch
草生欧文菌(植生假单胞菌,成团泛菌) Pantoea agglomerans *f*, Erwinia herbicola
草食动物 Pflanzenfresser *m*, Phytophage *m*, Herbivore *m*
草食性的 pflanzen fressend
草酸 Sauerkleesäure *f*, Oxalsäure *f*, Athandisäure *f*, Acidum oxalicum *n*
草酸铵 Ammoniumoxalat *n*
草酸钙 Kalziumoxalat *n*
草酸钙结晶 Raphiden *n pl*, Kalziumoxalatkristalle *m pl*
草酸钙结石 Kalziumoxalatstein *m*, Weddellit *m*, Whewellit *m*
草酸钾 Kaliumoxalat *n*, Kalium oxalicum (neutrale) *n*
草酸镁 oxalsaures Magnesium *n*, Magnesiumoxalat *n*, Magnesium oxalicum *n*
草酸美蓝染色法 Oxalmethylenblau-Färbung *f*
草酸钠 Natriumoxalat *n*, Natrium oxalicum *n*
草酸尿 Oxalurie *f*, Oxalaturie *f*
草酸盐 Oxalat *n*, Oxal(säure) salz *n*
草酸盐结石 Oxalatstein *n*, Calculus oxalaticus *m*, Kalzium-Oxalat-Stein *m*
草酸盐血 Oxalatblut *n*, Oxalämie *f*

草酸盐血浆 Oxalatplasma *n*
草酸中毒 Oxalsäurevergiftung *f*, Oxalismus *m*
草酸中毒胃[改变] Magen bei Oxal-Harnsäure-Vergiftung *m*
草图 Entwurf *m*, Skizze *f*, Aufriss *m*
草酰胺 Oxamid *n*, Oxalsäurediamid *n*
草酰丙酰胺 Oxal-Propionamid *n*
草酰二乙酸 Oxal-Säure *f*
草酰琥珀酸 Oxalbernsteinsäure *f*
草酰琥珀酸羧化酶 Oxalbernsteinsäure-Carboxylase *f*
草[酰]乙酸 Acidum oxaloaceticum *n*
草酰乙酸羧化酶 Oxalessigsäure-Carboxylase *f*
草酰乙酸脱羧酶 Oxalessigsäure-Decarboxylase *f*
草酰乙酰胺 Oxalessigsäure-Amid *n*
草药 Kräuter *n pl*, Arzneikräuter *n pl*, Heilkräuter *n pl*, Stramenta *n pl*
草药肝毒性 Hepatotoxizität von Kräutern *f*
草药滥用 Mißbrauch von Kräutermedizin *m*
草药性轻泻药 pflanzliches Abführmittel *n*
草药医 Herborist *m*
草药医派 Kräterheilkunde *f*, naturmedizinische Fraktion (od. Gruppe) *f*
草药医派的 naturmedizinisch, pflanzenarzneilich
草药种植场 Kräuterplantage *f*
草鱼 Graskarpfen *m*, Ctenopharyngodon idellus *m*
草鱼革蜱 Dermacentor nuttalli *m*
草原犬鼠 Präriehund *m*
草原群落 Steppengemeinschaft *f*
草原血蜱 Haemaphysalis verticalis *f*
草原痒病 Steppenpruritus *m*, Steppenjucken *n*
草原硬蜱 Ixodes crenulatus *m*

CE 厕侧测策

cè 厕侧测策

厕所 Abort *m*, Abtritt *m*, Toilette *f*, Wasserklosset *n* (WC)
侧(横)窦线 Sinus-lateralis-Linie *f*, Amberg* Linie *f*
侧(横)窦血栓性静脉炎 Thrombophlebitis des Sinus lateralis *f*
侧[方]脱位 Dislocatio ad latus *f*
侧[向](殆) Lateralbiß *m*, seitlicher Aufbiß *m*
侧柏醇 Thujylalkohol *m*
侧柏酮 Thujon *n*
侧柏烷 Thujan *n*
侧柏烯 Thujen *n*
侧板 Seitenplatte *f*
侧板中胚层 Mesoderm lateraler Platte *n*, laterales Mesoderm *n*
侧壁 Lateralwand *f*, Seitenwand *f*
侧壁梗死 Seiteninfarkt *m*, Lateralinfarkt *m*
侧壁固位 Reibungswand *f*, Friktionshaftung *f*, laterale Haftung *f*
侧壁血栓 Parietalthrombus *m*
侧边固定器 Deklinator *m*
侧扁的 komprimiert, zusammengedrückt
侧步 Laterotraktion *f*, Lateropulsion *f*
侧部 Seitenteil *n*, Pars lateralis *f*
侧-侧门腔静脉分流术 portokavale Seit-zu-Seit-Anastomose *f*
侧侧吻合术 Seit-zu-Seit-Anastomose *f*, laterolaterale Anastomose *f*
侧窗 Seitenfenster *n*
侧唇 laterale Lippe *f*
侧担子 Pleurobasidium *n*
侧的 kollateral, lateral (-is, -is, -e), seitlich, nebensächlich
侧窦血栓形成 laterale Sinusthrombose *f*
侧腭杆 lateraler Gaumenbügel *m*, lateraler Palatinalbügel *m*
侧耳 Auster-Kappe *f*, Auster-Fungus *m*, Auster-Pilz *m*
侧方采光 Seitenbeleuchtung *f*
侧方关系 laterale Beziehung *f*
侧方颌平衡 unilateral-balancierte Okklusion *f*
侧方挤压试验 Seitendrucktest *m*
侧方加压器 Spachtel *m f*
侧方髁导斜度 laterale Kondylenbahnneigung *f*
侧方排气 Seiten-Exhaustierung *f*, Seitenauspuff *m*
侧方平衡 lateral-balancierte Okklusion *f*, laterales Gleichgewicht *n*
侧方脱位 laterale Dislokation *f*
侧方压缩 laterale Kondensation *f*
侧方移位 Lateralverschiebung *f*
侧方移位畸形 seitlich verdrängte Deformität *f pl*
侧方运动 laterale Bewegung *f*
侧方轴移试验 Prüfung auf eine Lateralverschiebung *f*
侧房室垫 laterales Atrioventrikularkissen *n*
侧副沟 Sulcus collateralis *m*
侧副管 Nebengefäß *n*, Vas collaterala *n*
侧副孔 lateraler akzessorischer Kanal *m*, laterales akzessorisches Foramen *n*
侧副隆起 Eminentia collateralis *f*
侧副韧带 Seitenbänder *n pl*, Ligamenta collateralia *n pl*
侧副韧带不稳定 Seitenbandinstabilität *f*
侧副韧带紧缩术 Seitenbandstraffung *f*
侧副韧带切除术 Seitenbandrelease *n*, Release des Kollateralbandes *n*
侧副韧带损伤 Kollateralbandverletzung *f*, Seitenbandverletzung *f*
侧副三角 Trigonum collaterale *n*
侧副血管 Kollateralgefäß *n*
侧副支 Ramus collateralis *m*, Clarke* Bündel *n*
侧腹部皮瓣 Hautlappen aus der seitlichen Bauchwand *m*
侧腹卧位 Seitenbauchlage *f*
侧管式加压服 Ankerwinde-Druckanzug *m*, capstan pressure suit <engl.>
侧管式抗荷服 Ankerwinde-Anti-G-Anzug *m*
侧化构音 laterale Artikulation *f*, laterale Lautbildung *f*
侧灰柱 Columna grisea intermediolateralis *f*
侧基 laterale Gruppe *f*
侧间体 laterales Mesosom *n*
侧腱束 Seitenband *n*
侧腱束延长术 Seitenbandverlängerung *f*
侧角 Cornu laterale (substantiae griseae) *n*
侧角(脊髓) Seitenhorn (des Rückenmarks) *n*
侧角双关节咬骨钳 Greifzange mit lateralem Doppelgelenk *f*
侧角弯头双关节咬骨钳 Greifzange mit lateralem gebogenem Winkel und Doppelgelenk *f*
侧金盏花 Adonis amurensis *f*
侧金盏花醇 Adonit *n*, Adonitol *n*
侧金盏花甙 Adonidin (um) *n*
侧金盏花毒甙 Adonitoxin *n*
侧金盏花毒甙元 Adonitoxigenin *n*
侧金盏花苦甙 Picradonidin *n*, Picroadonidin *n*
侧金盏花属(福寿草属) Adonis *m*
侧颈根高 Höhe lateraler Nacken-Wurzel *f*
侧块 Massa lateralis *f*
侧链 Seitenkette *f*
侧链理论 Seitenkettentheorie *f*
侧链学说 Ehrlich* Seitenkettentheorie *f*
侧裂池 sylvische Zisterne *f*
侧裂区动静脉畸形 arteriovenöse Malformation im Bereich der sylvischen Fissur *f*
侧流 Nebenstrom *m*
侧流吸烟 Nebenstromrauch *m*
侧流烟气 Nebenstromrauch *m*
侧流烟雾 Nebenstromrauch *m*
侧颅底 laterale Schädelbasis *f*

侧颅底病变 Läsion der lateralen Schädelbasis *f*
侧颅底肿瘤 Tumor der lateralen Schädelbasis *m*
侧毛 Pleurotrichom *n*
侧貌(侧面影像)描记器 Silhouetter *m*
侧面 Seitenansicht *f*, Profil *n*
侧面操纵式综合手术台 seitenkontrolliertet Universaloperationstisch(od. Mehrzweckoperationstisch) *m*
侧面的 seitlich, lateral
侧面观 Norma lateralis *f*
侧面角 seitlicher Winkel des Gesichts *m*
侧面接合 laterale Konjugation *f*
侧面髋关节镜检查 seitliche Hüftarthroskopie *f*
侧面图 Profil *n*, Seitenansicht *f*
侧面长 Länge der Gesichtsseitenansicht *f*
侧面椎间盘突出 lateraler Bandscheibenvorfall *m*
侧脑室 Seitenventrikel *m*, Ventriculus lateralis cerebri *m*
侧脑室后角 Hinterhorn des Seitenventrikels *n*, Cornu posterius ventriculi laterales *n*
侧脑室前角 Vorderhorn des Seitenventrikels *n*, Cornu anterius ventriculi laterales *n*
侧脑室下角 Unterhorn des Seitenventrikels *n*, Cornu inferius ventriculi laterales *n*
侧脑室背嵴 dorsaler ventrikulärer Kamm *m*
侧脑室病变综合征 Seitenventrikel-Syndrom *n*
侧脑室后角 Nachhorn laterales Ventrikels(od. Seitenventrikels) *n*
侧脑室脉络丛 Paraplexus *m*, Plexus choroideus ventriculi lateralis *m*
侧脑室脉络丛支 Rami choroidei ventriculi lateralis *m pl*
侧脑室内侧静脉 Vena atrii medialis *f*
侧脑室前房 Atrium ventriculi *n*
侧脑室前角 Praecornu *n*, Cornu anterius(ventriculi lateralis) *n*
侧脑室室管膜瘤 Ependymom des Seitenventrikels *n*
侧脑室体部 Körper laterales Ventrikels *m*
侧脑室体部动静脉畸形 arteriovenoese Malformation im Corpus des Seitenventrikels *f*
侧脑室外侧静脉 Vena atrii lateralis *f*
侧脑室下角 Unterhorn laterales Ventrikels(od. Seitenventrikels) *n*
侧脑室下静脉 Vena ventricularis inferior *f*
侧脑室引流术 Paraventrikulostomie *f*, Seitenventrikeldrainage *f*
侧脑室中央部 Parietalhöhle *f*, Cella media *f*, Pars centralis ventriculi lateralis cerebri *f*
侧脑室肿瘤 Tumor des Seitenventrikels *m*
侧脑室综合征 paraventrikulärer Komplex *m*
侧泡 Seitenkörper *m*
侧平衡 Seitengleichgewicht *n*, lateral balance <engl.>
侧前置胎盘 Placenta praevia lateralis *f*
侧切开 Lateralschnitt *m*, Seitenschnitt *m*
侧切牙 seitliche Schneidezähne *m pl*
侧倾 Lateroversio(n) *f*, Seitwärts(vor)lagerung *f*
侧倾碟瓣 Kippscheiben-Klappenprothese *f*
侧倾式骨科牵引床 seitlich kippbares orthopädisches Traktionsbett *n*
侧入法 lateraler Zugang *m*
侧舌隆起(侧舌膨大) laterale Zungenschwellung *f*, Schwellung lateraler Zunge *f*
侧舌突 laterale Zungenschwellung *f*, lateral lingual swelling <engl.>
侧生孢子 Pleurospore *f*
侧生的 seitlich, lateral
侧生假囊状体 Pleuropseudocystidium *n*
侧生囊状体 Pleurocystidium *n*
侧生牙 pleurodonter Zahn *m*
侧生组分 laterales Element *n*
侧视内镜 Seitensicht-Endoskop *n*
侧视图 Seitenansicht *f*, Seitenriß *m*
侧摔 Seitenfall *m*
侧丝 Paraphysis *f*
侧丝的 paraphysial(-is, -is, -e)
侧丝状菌丝 interaszikuläres Pseudoparenchym *n*, paraphysenähnliche Fäden *m pl*
侧丝状毛 paraphysoide Haare *n pl*
侧髓综合征 dorsolaterales Syndrom der medulla oblongata *n*, Wallenberg* Syndrom *n*
侧索 lateraler Seil *m*
侧索核 Kern laterales Seils *m*
侧索硬化 Lateralsklerose *f*
侧索硬化症 Lateralsklerose *f*
侧体 laterales Element *n*
侧突系统 System des Processus lateralis *n*
侧弯 Skoliose *f*
侧弯导丝器 seitlich gebogener Drahtleiter *m*
侧弯矫正用斜面手术台 schiefer Rektifizierungstisch für Korrigierung der Skoliose *m*, schiefer Korrekturtisch für Skoliose *m*
侧弯引丝器 seitlich gebogener Drahtleiter *m*
侧弯止血钳 seitwärts-krumme hämostatische Zange *f*
侧尾腺纲 Secernentea *pl*
侧位 laterale Position *f*
侧位颌骨 X 线片 seitliche(Röntgen-)Aufnahme der Kiefers *f*, Parma* Aufnahme *f*
侧位内括约肌切断术 laterale interne Sphinkterotomie *f*
侧位皮下内括约肌切断术 laterale subkutane interne Sphinkterotomie *f*
侧位倾斜体层照相术 laterale Inklinationstomographie *f*, seitlichgeneigte Tomographie *f*
侧位摄片 Seitaufnahme *f*
侧位肾盂造影术 seitliche Pyelographie *f*
侧位运动试验 Seitenbelastungstest *m*
侧卧的 latericumbent <engl.>, seitlich liegend
侧卧水平[摄影]片 Seitenlagefilm *m*
侧卧位 Seitenlage *f*, Seitenlagerung *f*
侧卧位通气 Belüftung in Seitenlage *f*
侧系遗传 kollaterale Vererbung *f*
侧向殆干扰 laterale Okklusionsstörung *f*
侧向滑动瓣 laterale Schiebeklappe *f*
侧向加速度 Seitenbeschleunigung *f*
侧向角散射 Seitenstreuung *f*
侧向髁导斜度 Inklination lateral-blattförmiger Leitung *f*
侧向扩散 laterale Diffusion *f*
侧向扩散率 laterale Diffusionsrate *f*
侧向迁移 seitlicher Transfer *m*
侧向散射光 Seitenstreuung *f*
侧向思维 laterales Denken *n*
侧向移动伪影 Artefakt lateraler Entwurzelung *n*
侧向转位瓣术 lateraler Verschiebelappen *m*, Verschiebelappentechnik *f*
侧斜位 seitliche Schieflage *f*
侧胸部筋膜瓣 Faszienlappen von der seitlichen Thoraxwand *m*
侧胸皮瓣 Hautlappen der lateralen Thoraxwand *m*
侧序 flankierende Sequenz *f*
侧压 Seitendruck *m*, seitlicher Druck *m*, Querdruck *m*
侧压充填法 laterale Kondensationstechnik *f*
侧叶 Seitenlappen *m*
侧抑制 laterale Hemmung *f*
侧翼顺序(序列) flankierende Sequenz *f*
5'-侧翼区 5'-flankierende Region *f*
侧影 Silhouette *f*, Schattenriß *m*, Profil *n*
侧优势 laterale Dominanz *f*
侧运动 laterale Bewegung *f*, seitliche Bewegung *f*

侧褶 laterale Falte *f*
侧支 Kollateralen *n pl*, Seitenäste *m pl*
侧支呼吸 kollaterale Atmung *f*
侧支神经再生 kollaterale (Nerven-) Regeneration *f*
侧支性充血 kollaterale Hyperämie *f*, Kollateralhyperämie *f*
侧支循环 Kollateralkreislauf *m*, Umgehungskreislauf *m*
侧枝根管 Seitenkanal *m*
侧中胚层 parietales Mesoderm *n*
侧柱 Seitensäule *f*, Columna lateralis *f*
测瓣器 Tasterzirkel *m*, Klappenmessgerät *n*
测不准性 Unbestimmtheit *f*
测不准原理 Unbestimmtheitsprinzip *n*
测尘器 Koniometer *n*
测齿规 Schieblehre mit Nonius *f*
测出的兴趣 getestetes Interesse *n*
测滴计 Stalagniometer *m*
测定 Bestimmung *f*, Determination *f*, Determinierung *f*, assay <engl.>
测定D抗原的毛细管试验 Kapillar-Tests für D-Antigen *m*
测定过大 Hypermetrie *f*
测定过小 Hypometrie *f*
测定偏倚 Detektion-Bias *n*
测定器法出血时间 Template-Blutungszeit *f*
测定限 Bestimmungsgrenze *f*, Quantifizierungsgrenze *f*
测定异常 Dysmetrie *f*
测氡仪 Radon-Gehaltmeter *m*
测腭器 Palatometer *m*
测汞仪 Quecksilberanalysator *m*
测骨盘 osteometrischer Tisch, osteometrische Tafel *m*, *f*
测厚仪 Dickenmessgerät *n*
测谎 Lügendetektion *f*
测谎技术 Polygraph-Technologie *f*, Detektionstechnologie *f*
测谎量表 Lügenskala *f*
测谎器 Lügendetektor *m*
测交 Testkreuzung *f*
测角计 Goniometer *n*
测角接目镜 Goniometerokular *n*
测角器 Goniometer *n*
测角显微镜 Goniometermikroskop *n*
测角仪 Goniometer *n*
测径计 Tasterzirkel *m*
测距计 Abstandmesser *n*, Distanzmesser *n*, Entfernungsmesser *n*
测距伪影 Artefakt aus Messabstand *n*
测控系统 Detektion- und Kontrollsystem *n*
测眶器 Orbitometer *m* (n)
测力的 ergometrisch
测力法 Ergometrie *f*, Ergographie *f*
测力计 Ergometer *n*, Kraftmesser *m*, Arbeitsmesser *m*, Auxometer *n*
测力器 Dynamoeter *n*, Ergometer *n*, Ergograph *m*
测力图 Ergogramm *n*
测力仪 Dynamometer *n*, Kraftmesser *m*
测量 Mensuration *f*, Vermessung *f*, Messen *n*, Erhebung *f*
测量比较法 Messvergleich *m*
测量变异 Messvariabilität *f*
测量标准误 Standardfehler der Messung *m*
测量表 Messskala *f*
测量不确定度 Unbestimmtheit der Messung *f*, Ungenauigkeit der Messung *f*
CM 测量程序 Messungsprozedur *n*, Messungsvorgang *m*
测量尺度 Messskala *f*
测量的真实性 Messgültigkeit *f*
CM 测量的术语学 Mess-Terminologie *f*
测量电极 Meßelektrode *f*
测量法 Messmethode *f*
测量范围 Meßbereich *m*, Meßumfang *m*
测量放大器 Messverstärker *m*
测量工具设计 Design von Messinstrumenten *n*
测量公式 Messformel *f*
测量功率的 ergometrisch
测量虹吸管 Meßsiphon *m*
测量假设 metrische Annahme *f*
测量接收机 Messempfänger *m*
测量模型 Messmodell *n*
测量偏倚 Messbias *n*, Messabweichung *f*
测量器 Meßgerät *n*, Vermessungsgerät *n*
测量人体学 Anthropometrie *f*
测量数据 Meßdaten *n pl*
测量误差 Meßfehler *m*
测量显微镜 Meßmikroskop *n*, Feinmeßmikroskop *n*
测量线路 Messbahn *f*
测量线仪器 Schlitzlinie-Tester *m*
测量心理学 Messpsychologie *f*
测量信号 Messsignal *n*
测量性状 metrischer Charakter *m pl*
测量仪器 Messinstrument *n*
测量仪器偏倚 Verzerrung des Messgerätes *f*, Bias durch Messgerätefehler *n*
测量应用 Messapplikation *f*
测量者间信度 Interraterreliabilität *f*, Urteilerübereinstimmung *f*, Interrater-Zuverlässigkeit *f*
测量者内信度 intra-rater reliability *f*
测量值 Messwert *m*
测颅的 kephalometrisch, kraniometrisch
测颅点 kraniometrische Punkte *m pl*
测颅法 Kephalometrie *f*
测颅术 Kephalographie *f*, Kephalometrie *f*
测密度法 Dichtemessung *f*, Densiometrie *f*
测密度术 Densitometrie *f*
测面[积]仪 Planimeter *n*
测热法 Kalorimetrie *f*
测热辐射器 Pyroskop *n*, pyrometrischer Kegel *m*
测热计 Kalorimeter *n*
测湿的 hygrometrisch, Luftfeutigkeitsmessung betreffend
测试 Überprüfung *f*, Check-Out *n*
测试结果的噪声 Rauschen im Testergebnis *m*
测速计 Tachometer *n*, Geschwindigkeitsmesser *n*
测糖法 Saccharimetrie *f*, Zuckerpolarimetrie *f*
测听法 Gehörprüfung *f*, Audiometrie *f*
测听计 Audiometer *n*
测听技术 Hörschärfemessung *f*
测痛计(仪) Dolorimeter *n*
测微[接]目镜 mikrometrisches Okular *n*
测微尺 Mikrometer *n*
测微法 Mikrometrie *f*
测微光度计 Mikrophotometer *n*
测微计 Mikrometer *n*
测微显微镜 Mikrometer-Mikroskop *n*
测微显微镜检查 Mikrometer-Mikroskopie *f*
测微荧光计 Mikrofluorometer *n*
测味法 Saporimetrie *f*
测温的 thermometrisch
测下颌骨器 Mandibulameter *m* (n)
测心术 Gedankenlesen *n*
测序 Sequenzierung *f*
DNA 测序 DNA-Sequenzierung *f*
HLA-A 测序 HLA-A Sequenzierung *f*
测序分型 sequenzierungsbasierte Typisierung *f*, SBT-Test *m*,

Sequence-Based Typing (SBT) <engl.>
测序酶 Sequenase *f*
测序凝胶 Sequenzierung-Gel *n*
测序芯片 Sequenzierungschip *m*
测压[导]管 Manometrie-Katheter *m*, manometrische Tube *f*
测压法 Manometrie *f*
测压管 manometrische Röhre *f*
测压计 Manometer *n*
测压计反应瓶 Manometer-Flasche *f*
测压试验 manometrischer Test *m*, manometrische Probe *f*
测压液 manometrische Flüssigkeit *f*
测验编制 Testkonstruktion *f*
测验标准化 Teststandardisierung *f*
测验侧面图(轮廓图) Testprofil *n*
测验方法 Testmethode *f*
测验分数 Testnote *f*
测验焦虑 Prüfungsangst *f*
测验焦虑量表 Prüfungsangstskala *f*
测验结果准确性检验 Prüfung auf Ergebniskorrektheit *f*
测验可靠性 Testzuverlässigkeit *f*
测验量表编制 Testsskalierung *f*
测验能力 Testkraft *f*
测验偏向 Testbias *n*
测验图形 Testfigur *f*
测验相关 Testinterkorrelation *f*
测验项目 Prüfling *m*, Prüfgegenstand *m*, Testgröße *f*
测验效度 Testvalidierung *f*, Gültigkeit der Prüfung *f*
测验信度 Testzuverlässigkeit *f*
测验与立法 Prüfung und Legislation
测验再测验法 Test-Retest-Methode *f*
测验中种族偏见 Rassebias in der Prüfung *n*
测验装备 Testinstrumentation *f*
测验作业 Testdurchführung *f*
测氧计 Oxymeter *n*
测长仪 Längemessmaschine *f*
测指纹印 Fingerabdruck *m*
测浊法 Turbidimetrie *f*
策动力 Triebkraft *f*, Antriebskraft *f*, treibende Kraft *f*
策动心理学 hormische Psychologie *f*
策尔尼氏病 Czerny* Krankheit *f*
策尔尼氏缝[合]术 Czerny* Naht *f*
策尔尼氏贫血 Czerny* Anämie *f*
策尔尼手术 Czerny* Operation *f*(腹股沟疝根治术)
策尔尼素质 Czerny* Diathese *f*(渗出性素质)
策划情境 konstruierte Situationen *f*
策-郎二氏缝[合]术 Czerny*-Lembert* Naht *f*
策略 Strategie *f*, Finesse *f*
策略分析 Politikfeldanalyse *f*, Policyanalyse *f*
策略疗法 strategische Therapie *f*
策略信息计划 Planung strategischer Informationen *f*
策略性拔牙 strategische Extraktion *f*
策略性家庭治疗 strategische Familientherapie *f*
策玛克间隙(球间隙) Czermak* Raum *m*(在牙质外表面)
策玛克线(牙) Czermak* Linie *f*
策诺尼试验 Zenoni* Test *m*(检痰内白蛋白)

CEN 梣岑

cén 梣岑

梣[树] Esche *f*
岑克尔变性病(蜡样变性) Zenker* Degeneration *f*
岑克尔肌瘤 Zenker* Leiomyom *n*(恶性肌瘤)
岑克尔憩室 Zenker* Diverkulum *n*(咽食管憩室)
岑克尔氏变性 Zenker* Degeneration *f*, wachsartige Degeneration *f*, Zenkerismus *m*
岑克尔氏福马林固定液 Zenker* Formalin-Fixierungsflüssigkeit *f*
岑克尔氏固定液 Zenker* Fixierungsflüssigkeit *f*
岑克尔氏坏死 Zenker* Nekrose *f*, hyaline Nekrose *f*
岑克尔氏晶体 Zenker* Kristalle *m pl*
岑克尔氏麻痹 Zenker* Lähmung (od. Paralyse) *f*
岑克尔氏液 Zenker* Lösung (od. Flüssigkeit) *f*
岑克尔心肌软化 Zenker* Herzmuskelschwäche *f*, Zenker* Myokardweichung *f*

CENG 层

céng 层

层 Schicht *f*, Lamina *f*, Lamella *f*, Lamelle *f*
鲍曼氏层 Bowman* Schicht *f*, Lamina limitans anterior *f*
布鲁赫氏层 Bruch* Schicht *f*, Lamina basalis choriodeae *f*
窦比氏层(线) Dobie* Schicht (od. Linie od. Membran) *f*, Zwischenstreifen *m* (Z-Streifen *m*)
哈勒氏层 Haller* Schicht *f*
赫胥黎氏层 Huxley* Schicht (od. Epithelscheide od. Wurzelscheide) *f*
郎格罕氏层 Langerhans* Schicht *f*, Stratum granulosum epidermidis *n*
郎罕氏层 Langhans* Schicht *f*, Zytotrophoblast *m*
劳贝尔氏层 Rauber* (Deck-) Schicht *f*, primitives (od. blastodermisches) Ektoderm *n*
马尔皮基氏层 Malpighi* Schicht *f*, Stratum germinativum epidermidis *n*
契维茨氏层 Chievitz* Schicht *f*
层[压]板 Laminat *n*
层板(薄片,薄板,片层) Lamelle (Lamellen) *f*
层板状出汗不良 lamelläre Dyshidrose *f*, Dyshidrosis lamellosa *f*
层板状出汗障碍 lamelläre Dyshidrose (od. Dyshidrosis) *f*
层板状细胞 laminare Zelle *f*
层板状鱼鳞病 lamellare Ichthyosis *f*, Ichthyose *f*
层次 Hierarchie *f*
层次表示法 hierarchische Repräsentation (od. Darstellung) *f*
层次分析法 analytischer Hierarchieprozess (AHP) *m*, Analytic Hierarchy Process <engl.> *m*
层次结构 hierarchische Struktur *f*
层次明显的 klar gegliedert
层次树 hierarchischer Baum *m*
层次树查找法 Suchbaummethode *f*
层次数据库结构 hierarchische Struktur der Datenbank *f*
层次信息控制系统 hierarchisches Information-Kontroll-System *n* (HIKS)
层次语义网络 hierarchisches semantisches Netzwerk *n*
层的 lamellar, lamellär
层叠的 kompliziert
层间角膜移植 lamelläre Keratoplastik *f* (od. Hornhauttransplantation *f*, od. Corneatransplantationf), Corneapfropfung *f*, Corneaverpflanzung *f*
层连蛋白 Laminin *n*
层流 laminare Strömung *f*, Laminarströmung *f*, Schichtenströmung *f*, Laminar-Flow *m*
层流净化 Reinigung durch Schichtenströmung *f*
层粘连蛋白 Laminin *n*
层片 geschichtete Tablette *f*, Schichttabletten *n*
层生镰刀菌 Fusarium proliferatum *n*
层丸 geschichtete Pille *f*, Schichtpillen *f*
层纹 geschichtete Streifung *f* (od. Streifenzeichung *f*), laminierte Riefe *f*
层析 Chromatographie *f*
层析[法](色谱法) Chromatographie *f*, Chromatografie *f*

层析法 Chromatographie *f*
层析谱 Chromatogramm *n*
层析芯片 chromatographischer Chip *m*
层协议 Layer-Protokoll *n*
层压的 laminiert
层粘[连]蛋白 Laminin *n*(LN)
S 层粘蛋白 S-Laminin *n*
层状板 geschichtete Platte *f*
层状的 lamellär, schichtförmig, stratiform
层状胶束 lamelläre Mizelle *f*
层状结构 Blätterstruktur *f*, Lamellarstruktur *f*, Schichtstruktur *f*
层状神经纤维瘤 laminares (od. lamellares, lamellenförmiges, blattartiges, geschichtetes) Neurofibrom *n*
层状无长突细胞 geschichtete amakrine Zelle *f*
层状纤维软骨 schichtförmiger (od. stratiformer) Faserknorpel *m*
层状小体 Lamellenkörperchen *n*
层状血块(栓) geschichtetes (od. lamelläres) Gerinnsel *n*, laminiertes Blutgerinnsel *n*, lamellenförmiges Blutgerinnsel *n*

CHA 叉杈差插茶查搽察

chā 叉杈差插

叉 Gabel *f*
叉分的 gegabelt, lituate <engl.>
叉头转录因子 Forkhead-Transkriptionsfaktor *m*
叉尾尾蚴 Gabelschwanzzerkarie *f*
叉形腿 X-Bein *n*, Genu valgum *n*
叉指换能器 Interdigitalwandler *m*
叉状的 gabelförmig, bifurc(at)(-us, -a, -um)
叉状发 Pili-Bifurkation (od. -Gabelung) *f*
叉状固定带 Gabelungsgurt *m*, Schrittgurt *m*
杈 Bifurkation *f*, Bifurcatio *f*
差(拍)频 Überlagerungsfrequenz *f*, Schwebungsfrequenz *f*, Schwebungszahl *f*
差[别] Abweichung *f*, Differenz *f*
差别的 differential
差别定价法 Preisdiskriminierung *f*, Preisdifferenyierung *f*
差别感受性 Unterschiedsempfindlichkeit *f*
差别基因表达 Expression des Differentialgens *f*
差别基因决定 Bestimmung des Differentialgens *f*
差别极性融合 differentielle Polaritätsintegration *f*
差别渐消法 Methode von Differenzschwinden *f*
差别离心 differentielle Zentrifugation *f*
差别死亡率 Differenentialmortalität *f*
差别显示(mRNA 差别显示) differentielles mRNA-Display *n*
差别心理学 Differentialpsychologie *f*
差别阈限 Differentialschwelle *f*, differentielle Schwelle *f*(DL)
差次表达 differentielle Expression *f*
差错 Fehler *m*, Irrtum *n*
差错灾难理论 Fehler-Katastrophentheorie *f*, Fehlertheorie *f*, Irrtumstheorie *f*
差动(分)放大器 Differentialverstärker *m*
差动矫正技术 Differenzweg-Verfahren *n*
差动力 Differenzkraft *f*
差动式电感传感器 Differenzdrucksensor *m*
差额分析法 Bilanzanalyse *f*
差分检测 differentielle Detektion *f*, Differenzdetektion *f*
差分式 Differential *n*
差光谱 Differenzspektrum *n*, differentielle Spektra *n pl*
差距 Abstand *m*, Abweichung *f*
差频效应 Überlagerungseffekt *m*
差热分析仪 differentiell-thermaler Analysator *m*(DTA)
差商 Differentialenquotient *m*
差示 Differential *n*
差示标记法 differentielle Etikettierung *f*
差示沉降 differentielle Sedimentation *f*(od. Ablagerung *f*)
差示电位法 differentielle Potentiometrie *f*, Differenzpotentiometrie
差示光谱 Differentialspektrum *n*
差示离心[法] Differentialzentrifugation *f*
差示热分析 Differentialthermoanalyse *f*
差示热分析仪 Differential-Thermoanalysator *m*
差示扫描量(测)热法 Differentialscanning-Kalorimetrie *f*
差示温度计 Differentialthermometer *n*
差示压力计 Differentialmanometer *n*
差示折光检测器 differentialer Brechungsindex-Detektor *m*
差示折光指数检测器 differentieller Refraktionsindex-Detektor *m*
差速离心 Differentialzentrifugierung *f*, Differentialzentrifugieren *n*
差速离心法 Differentialzentrifugierung *f*, Differentialzentrifugation *f*
差速离心器 differentielle Zentrifuge *f*
差速区带离心 Zentrifugierung in differentiellen Tempozonen *f*
差向[立体]异构[作用] Epimerie *f*
差向[立体]异构体 Epimer *n*
差向[异构]酶 Epimerase *f*
差向变构酶 Epimerase *f*
差向金霉素 Chlorquatrimycin *n*
差压流量计 differentielles Druckströmungsmesser *n*, Mengenmeßgerät für den differentialen Druck *n*
差压仪表 Durchflußmesser mit Differentialdruck *m*
差异(别) Differenz *f*, Unterschied *m*
差异传导 aberrierende Leitung *f*
差异错误分类 differentielle Fehlklassifikation *f*
差异法 differentielle Methode *f*
差异分数 Differenzpunktzahl *f*
差异感觉 Heterästhesie *f*
差异甲基化区 differentiell methylierte Region *f*
差异剪接 differenzielles Spleißen *n*, alternatives Spleißen *n*
差异量数 Differenzmaß *n*
差异裂解提取法 Extraktion mit differentieller Spaltung *f*
差异系数 Variationskoeffizient *m*, Variabilitätskoeffizient *m*
差异显示 PCR differentielles Display-PCR *n*
差异显示分析 Differential-Display-Analyse *f*
差异显著性 Sighifikanz der Differenz *f*
差异显著性水平 Niveau der Signifikanzdifferenz *n*
差异心理学 Differentialpsychologie *f*
差异性发绀 differentielle Zyanose *f*
差异性紫癜 differentielle Zyanose *f*
差异性紫绀 differentielle Zyanose *f*
差音 Differenzton *m*
插钉术 Nagelung *f*
插度计 Penetrometer *n*
插管 Intubation *f*
插管[法] Intubation *f*
插管后喉鸣 Postintubationskrupp *m*
插管后肉芽肿 Postintubationsgranulom *n*
插管器 Introduktor *m*, Intubationsrohr *n*, Intubator *m*
插管钳 Intubationspinzette *f*, Intubationsklemme *f*
插管术 Katheterung *f*, Katheterismus *m*, Encheirese *f*, Encheiresis *f*
插管芯 Intubationsstilett *n*, Intubationsführungsstab *m*
插进性过早搏动 interpolierte Extrasystole *f*
插瓶针 Einstecknadel von Flaschen *f*
插入(电)活动 Insertionsaktivität *f*
插入 Einführung *f*, Interpolation *f*, Interplantation *f*, Interpositio(n) *f*
插入[性]期外收缩 interpolierte Extrasystole *f*
插入表达 einfügende Expression *f*
插入表达载体 Vektor einfügender Expression *m*
插入测试仪 Insert-Signalprüfer *m*
插入导管[术] Katheterisieren *n*, Katheterisierung *f*

插入的 einsteckbar, intercidens, intercalar (-is, -is, -e), intercalat (-us, -a, -um)
插入电位 Insertionspotentiale *n pl*
插入端 Einfügen *n*, Insert <engl.>
插入骨撬 Knochen-Elevator *m*
插入极性突变 polare Mutation beim Einfügen *f*
插入酶 Insertase *f*
插入皮瓣移植 Transplantation eines eingeschalteten Hautlappens *f*
插入片段(插入物) Zusatz *m*, Anhang *m*, Einfügung *f*
插入神经细胞 eingeschaltete Nervenzelle *f*
插入神经元 eingeschaltetes Neuron *n*
插入失活 einfügende Inaktivierung *f*
插入失活定位 Einfügung-Inaktivieren-Ortsbestimmung *f* (od. Orientierung *f*)
插入失活质粒载体 eingeschaltete Inaktivierung von Plasmid-Vektoren *f*
插入失活作用 einfügende Inaktivierung *f*
插入实验 Insertion- (od. Einfügung-) Experiment *n*
插入式腹部反搏术 interventionelle abdominale Gegenpulsation *f*
插入式照明器 einfügender Beleuchtungsapparat *m*
插入顺序 Insertionssequenz *f* (IS), Einfügereihenfolge *f*
插入体 Einsatz *m*, Einlegeteil *n*
插入突变 Insertionsmutation *f*
插入突变型 Insertionsmutant *m*
插入位点 Einfügungsstelle *f*
插入型载体 Insertionsvektor *m* (IV)
插入序列 Einfügungs-Sequenz *f*, Einfügungsfolge *f*
插入易位 Einfügungstranslokation *f*
插入诱变 Insertionsmutagenese *f*
插入元件 Insertionselement *n*
插入障碍 Insertionsstörung *f*
插头 (elektrischer) Stecker *m*, Stöpsel *m*
插图 Illustration *f*, Figur *f*
插图说明 Legende *f*
插烯[作用] Vinylogieprinzip *n*
插语症 Embolophrasie *f*, Embololalie *f*
插值 Interpolation *f*, Einfügung *f*, Interpolierung *f*
插座 Anschluß *m*, Anschlußstecker *m*, Steckdose *f*

chá 茶查搽察

茶 Tee *m*, Thea chinensis (s. sinensis) *f*
茶氨酸 Theanin *n*
茶杯 Teetasse *f*
茶苯海明 Dimenhydrinatum *n*, Dramamine *n*
茶毒蛾 Euproctis pseudoconsphersa *f*
茶多酚 Tee-Polyphenol *n*
茶儿茶精 Teekatechin *n*
茶褐绿色 Bistergrün *n*
茶褐色的 dunkelbraun
茶剂 Arzneitee *m*, Species *f*, Spezies *f*
茶碱 T(h)ein *n*, Theophyllin(um) *n*
茶碱胆碱 Cholintheophyllinat *n*
茶毛虫 Euproctis pseudoconspersa *f*
茶癖病 Teesucht *f*
茶匙 Dessertlöffel *m*, Teelöffel *m*
茶属 Camellia *f*
茶酸 Acidum bohenicum *n*
茶香螺酮 Theaspiron *n*
茶油 Teesamenöl *n*
茶中毒 Teevergiftung *f*
茶渍衣酸 Lecanora-Säure *f*
查德韦克氏征 Chadwick* Zeichen *n*
查多克氏反射(查多克反射征) Chaddock* Reflex *m* (od. Phänomen *n*)
查多克氏征 Chaddock* Zeichen *n*
查尔顿氏褪色试验 Charlton* (Auslösch-) Phänomen *n*
查尔斯·邦尼特综合征 Charles*-Bonnet* Syndrom *n*, visuelle Halluzination *f* (视力损伤和幻视)
查耳酮 Chalkon *n*
查房 Visite *f*, Stationsvisite *f*, Stationsbesuch *m*
查菲埃立克体 Ehrlichia chaffeensis *f*
查核样品 Qualitätscheck-Exemplar *n*
查加斯心肌炎 Chagas* Myokarditis *f*, Herzmuskelentzündung *f*
查理定律 Charles* Gesetz *n*
查林氏综合征 Charlin* Syndrom *n*, Neuralgia nasociliaris *f*
查明的兴趣 inventarisiertes Interesse *n*
查帕病 Chappa (非洲西部的地方病,类似梅毒或雅司病)
查普曼袋 Chapman* Tasche *f* (od. Beutel *m*, od. Tüte *f*) (细长水袋)
查普曼氏试验 Chapman* Test *m*
查斯特克麻痹 Chastek-Paralyse *f*
查-维二氏综合征 Charcot*-Wilbrand* Syndrom *n*
查询 recherchieren, abfragen, fragen, suchen
查询处理 Abfrageprozess *f*
查询分析 Abfrageanalyse *f*
查询和数据操作语言 Abfrage- und Datenmanipulationssprache *f*
查询评价 Abfragenbewertung *f*
查询设备 Abfragensanlage *f*, (od. -sgerät) *n*
查询特点 Abfragensmerkmal *n* (od. -eigenschaft *f*, od. -kennzeichen *n*)
查询语言 Abfragenssprache *f*
查证[法] Feststellung *f*, Ermittlung *f*
搽剂 Einreibemittel *n*, Liniment *n*, Linimentum *n*
察-多二氏培养基 Czapek*-Dox* Kulturmedium *n* (od. Nährboden *m*)
察-多二氏溶液 Czapek*-Dox* (Nähr-) Lösung *f*
察觉 Empfindung *f*, Wahrnehmung *f*
察觉时间(信号察觉时间) Detektionszeit *f*, Nachweiszeit *f*

CHAI 拆柴

chāi 拆

拆分 Auflösung *f*, Resolution *f*
拆夹钳 Entfernungszange für Klips *f*
拆开 Abtrennen *n*, Abschalten *n*
拆线 Nahtentferung *f*
拆线剪 Ligaturschere *f*
拆卸 Abtrennung *f*, Abschaltung *f*
拆卸式支气管钳 trennbare Luftröhrenzange *f*

chái 柴

柴胡醇 Bupleurumol *n*
柴胡属 Bupleurum *n*
柴胡皂甙 Saikosaponin *n*
柴胡注射液 Bupleurum-Injektion(slösung) *f*
柴捆细胞 Faggot-Zelle *f*
柴油 Dieselöl *n*
柴油机废气 Diesel-Abgas *n*

CHAN 掺禅孱缠蟾产铲忏颤

chān 掺

掺合(入) Inkorporation *f*, Inkorporierung *f*, Inkorporieren *n*
掺假 Verfälschung *f*
掺喹宁的海洛因 gemischtes Heroin mit Chinin *n*
掺吗啡(海洛因)的可卡因 Speedball *m*, gemischtes Kokain mit Morphin (od. Heroin) *n*

掺钕钇铝石榴石激光治疗仪 Nd-YAG therapeutischer Laser *m*
掺入误差 Inkorporationsfehler *m*
掺入药物 medizinisches Behandeln *n*
掺杂 Vermischung *f*

chán 禅孱缠蟾

禅宗心理学 Zen-Psychologie *f*
禅宗心理治疗 Zen-Psychotherapie *f*
孱弱型人格障碍 asthenische Persönlichkeitsstörung *f*
缠结 Verflechten *n*, Verschlingen *n*, Verwickeln *n*
缠霉素 Capreomycin(um) *n*, Capreomyzin *n*
缠绕的 wortreich
缠绕茎 Schlingstengel *m*
蟾蜍 Kröte *f*, Erdkröte *f*, Bufo rana (s. bufo s. vulgaris) *m*
蟾[蜍]毒 Krötengift *n*, Bufotoxin *n*, Phrynin *n*, Betrac(hotox)in *n*
蟾蜍毒疗法 Bufotherapie *f*
蟾蜍毒素 Phrynin *n*, Bufotoxin *n*
蟾蜍二烯羟酸内酯 Bufadienolid *n*
蟾蜍精(素) Bufagine *n pl*
蟾蜍灵 Bufalin *n*
蟾蜍配基(质) Bufogenin *n*
蟾蜍配质 Bufogenin *n*
蟾蜍去氧胆酸 Bufodesoxycholsäure *f*
蟾蜍溶血素 Phrynolysin *n*
蟾蜍色胺 Bufotenin *n*
蟾蜍试验 Krötentest *m*, Hogben* Test *m*
蟾蜍属 Bufo *m*
蟾蜍[他]灵 Bufotalin *n*
蟾蜍特尼定 Bufotenidin *n*
蟾蜍特宁 Bufotenin *n*
蟾蜍中毒 Vergiftung durch Erdkröten *f*
蟾毒灵 Bufalin *n*
蟾毒配基 B [乙酸]酯 Bufotalin *n*
蟾毒配基烯 Bufotalein *n*
蟾毒配质 Bufogenin *n*
蟾毒配质酮 Bulotalon *n*
蟾毒配质烯 Bufotalien *n*
蟾毒配质烯酮 Bufotalienon *n*
蟾毒色胺 Bufotenin *n*
蟾毒色胺内盐 Bufotenidin *n*
蟾毒素 Bufotoxine *n pl*
蟾毒中毒 Phryninismus *m*, Phryninvergiftung *f*, Bufotoxinvergiftung *f*
蟾分型分枝杆菌 Mycobacterium xenopi *n*
蟾弧菌 Vibrio xenopus *m*
蟾皮病 Krötenhaut *f*, Phrynoderm *n*, Phrynoderma *n*
蟾溶素 Phrynolysin *n*
蟾腮腺素 Bufin *n*
蟾酥 Batrachotoxin *n*, Batracin *n*, Shan-su <chin.> , Secretio bufonis *f*
蟾酥毒基 Bufogenin *n*
蟾酥甲碱 Bufotenidin *n*
蟾酥碱 Bufotenin *n*
蟾酥硫宁(堇) Bufothionin *n*
蟾酥甾族化物 Bufosteroide *n pl*

chǎn 产铲

产包 Lieferungsset *n*
产孢层 sporenentwickelnder Layer *m*
产孢酵母 sporenentwickelnde Hefe *f*
产孢菌结(产丝瘤) Xylom *n*
产孢器官 Organ für Sporenbildungen *n*
产孢体 Sporont *m*
产孢细胞 Generatorzelle *f*
产孢子的 sporogen
产孢子器 Sporangium *n*, Konzeptakel *n*
产孢组织 Gleba *f*
产孢组织腔 Glebakammer *f*
产孢作用 Sporenfunktion *f*
产侧丝原 Paraphysogon *n*, Paraphysogonium *n*
产肠毒的 enterotoxigen
产肠毒素大肠杆菌 enterotoxigenische Escherichia coli (ETEC) *f*, enterotoxigenische E. coli *f*, Enterotoxigenic Escherichia coli (ETEC) <engl.>
产肠毒素性大肠埃希菌 enterotoxigenische Escherichia coli *f* (ETEC), enterotoxigenische E. coli *f*
产程 Geburtsvorgang *m*, Geburtsstadium *n*, Parturitio *f*
产程进展 Fortschritt des Geburts stadiums *m*
产程图 Partogramm *n*
产程延长 verlängerte Entbindung *f*, protrahierte Geburt *f*
产出体系 Output-System *n*, Ausgabesystem *n*
产床 Gebärbett *n*, Kreißbett *n*, Geburtsbett *n*, Entbindungsbett *n*
产词性命名不能 anomische Aphasie *f*, Schwierigkeit bei der Wortfindung *f*, Objektanomie *f*
产雌单性生殖 Thelygonie *f*, Thelytokie *f*
产雌的 thelytokisch
产雌孤雌生殖 Thelytokie *f*
产次 Geburtenzahl *f*
产次生育率 Fertilität (od. Fruchtbarkeit, od. Fortpflanzungsfähigkeit) nach der Geburtenfolge *f*
产大肠菌素质粒 colicinogenes Plasmid *n*
产单核细胞李斯特菌 Listeria monocytogenes *f*
产蛋白圆酵母 Torula utilis *f*
产道 Geburtskanal *m*, Geburtstrakt *m*, Geburtsweg *m*, Durchtrittskanal *m*
产道撕裂 Rißwunde des Geburtskanals *f*, Scheidendammriß *m*
产道损伤 Geburtskanalverletzung *f*, Geburtstraktverletzung *f*
产道异常 Geburtstraktanomalie *f*, Geburtskanalanomalie *f*
产地 Habitat *n*, Herkunftsort *m*, Herstellungsort *m*, Anbaugebiet *n*
产毒的 toxigen
产毒性 Toxigenizität *f*
产毒性大肠杆菌 enterotoxigenische Escherichia coli (ETEC) *f*, enterotoxigenische E. coli *f*
产毒性腹泻 Gift-produzierender Durchfall *m*
产房 Kreiß-Saal *m*, Kreißzimmer *n*, Entbindungsraum *m*, Lechodochium *n*
产房取暖器 Heizung im Entbindungszimmer *f*
产妇 Gebärende *f*, Kreißende *f*
产妇死亡率 Gebärendemortalität *f*, mütterliche Sterblichkeitsrate *f*
产黑色素普雷沃菌 Prevotella melaninogenica *f*
产后 nach der Geburt, postpartal
产后败血病(症) postpartale Septikämie *f* (od. Sepsis *f*), Kindbettseptikämie *f*, Kindbettsepsis *f*, Kindbettblutvergiftung *f*
产后保健 postpartale Betreuung *f*, postpartale Gesundheitsfürsorge *f*
产后闭经 postpartale Amenorrhoe *f*
产后耻骨联合分离 postpartale Symphysendehiszenz *f*
产后出血 Nachgeburtsblutung *f*, Haemorrhagia post partum *f*
产后出血率 Rate postpartaler Blutungen *f*
产后垂体坏死 postpartale Hypophysenvorderlappennekrose *f*, Sheehan* Syndrom *n*
产后大出血 postpartale starke Hämorrhagie *f*
产后的 puerperal, postpartal, postnatal
产后癫狂 postpartale Manie *f*, postpartale Psychose *f*
产后动情期 postpartaler Östrus *m*
产后发病率 puerperale Morbidität *f*
产后访视率 postpartale Besuchsrate *f*

产后肺栓塞 postpartale Lungenembolie *f*
产后腹膜炎 Puerperalperitonitis *f*, Loch(i)operitonitis *f* puerperale Peritonitis *f*
产后腹痛 postpartaler Bauchschmerz *m*
产后感染性肺炎 postpartale infektiöse Pneumonie *f*
产后宫缩痛 Nachwehen *f pl*
产后护理 Postpartalpflege *f*, nachgeburtliche Pflege *f*
产后急性肾功能衰竭 postpartales akutes Nierenversagen *n*
产后甲状腺炎 postpartale Schilddrüsenentzündung *f*, postpartale Thyreoiditis *f*
产后检查 postpartale Untersuchung *f*
产后健康检查 postpartale Gesundheitsuntersuchung *f*
产后精神病 postpartale Psychose *f*, Puerperalpsychose *f*
产后精神分裂症 postpartale Schizophrenie *f*, Puerperalschizophrenie *f*, Kindbettschizophrenie *f*
产后沮丧 postpartale Stimmunskrise *f*, postpartales Stimmunstief *n*
产后尿毒症 postpartale Urämie *f*, Puerperalurämie *f*
产后尿潴留 postpartale Urinverhaltung(od. Harnverhaltung) *f*
产后脓毒病 postpartale Sepsis(od. Septikämie) *f*
产后破伤风 Puerperaltetanus *m*, Tetanus uteri (s. puerperalis) *m*
产后期 Puerperium *n*, Kindbett *n*, Wochenbett *n*
产后髂股血栓性静脉炎 postpartale iliofemorale Thrombophlebitis *f*, Thrombophlebitis iliofemoralis puerperalis *f*
产后轻瘫 Geburtparese *f*
产后绒癌 postpartales Chorionkarzinom *n*
产后乳腺炎 postpartale Mastitis *f*, Puerperalmastitis *f*, Mastitis puerperalis *f*
产后肾病 postpartale Nephropathie *f*, Puerperalnephropathie *f*
产后室 Nachgeburtszimmer *n*
产后输卵管闭塞 postpartaler Tubenverschluß *m*
产后输卵管结扎术 postpartale Tubenligatur *f*
产后体操 postpartale Gymnastik *f*
产后痛 Nachwehen *f pl*
产后心理失调 postpartale psychische Störung *f*
产后休克 postpartaler Schock *m*
产后休止期脱发 postpartales Telogeneffluvium *n*, diffuser Harrausfall nach der Geburt *m*
产后血管舒缩性虚脱 postpartaler Vasomotorenkollaps *m*
产后血栓形成 postpartale Thrombose *f*
产后血循环衰竭 postpartaler Vasomotorenkollaps *m*
产后抑郁[症] postpartale Depression *f*, Wochenbettmelanchonie *f*, postpartales Stimmungtief *n*
产后抑郁状态 postpartaler Depressionszustand *m*, deprimierender Zustand im Kindbett *m*
产后因素 postnataler Faktor *m*
产后饮食 postpartale Ernährung *f*
产后躁狂 Tokomanie *f*, Mania puerperalis *f*
产后躁狂状态 puerperaler(od. postpartaler) Maniezustand *m*
产后谵妄状态 puerperaler Deliriumzustand *m*
产后阵缩 Nachwehen *f pl*
产后子宫内膜炎 puerperale(od. postpartale) Endometritis *f*
产后子宫炎 Loch(i)ometritis *f*, Metria *f*, Puerperalismetritis *f*, Metritis puerperalis *f*
产后子痫 puerperale Eklampsie *f*, Eclampsia postpartum *f*
产间(时)子痫 Eklampsie während der Geburt *f*, Eclampsia intrapartum *f*
产碱杆菌 Bacillus alcaligenes *m*
产碱杆菌败血症 Bacillus-alcaligenes-Septikämie *f*
产碱杆菌属 Alkaligenes-Bakterien *f*, Alcaligenes *m*
产碱假单胞菌 Pseudomonas alcaligenes *m*
产碱皮肤癣菌 Alkali-produzierender Hautpilz *m*
产碱普罗威登斯菌 Providencia alcalifaciens *f*
产碱韦荣球菌 Veillonella alclescens *f*
产胶点 Gliatope <engl.>
产接合孢子的 zygophytisch
产接合子梗的 zygophorisch
产惊 Geburtseklampsie *f*, puerperale Eklampsie *f*, Eclampsia puerperalis *f*
产精子的 spermatogen, samenzellenbildend
产菌核的 sklerotium bildend, sclerotigenic <engl.>
产科 geburtshilfliche Abteilung *f*, Abteilung für Geburtshilfe *f*
产科便盆 geburtshilfliches Steckbecken *n*
产科病房 Entbindungsstation *f*, Geburtsstation *f*, geburtshilfliche Station *f*
产科病例 geburtshilflicher Fall *m*
产科出血 geburtshilfliche Hämorrhagie *f*
产科的 obstetrisch, geburtshilflich, obstetric(-us, -a, -um), obstetrici(-us, -a, -um)
产科钩 Geburtshaken *m*, obstetrischer Haken *m*
产科护理 geburtshilfliche Pflege *f*
产科急性肾功能衰竭 geburtshilfliches akutes Nierenversagen *m*
产科检查 geburtshilfliche Untersuchung *f*
产科剪 geburtshilfliche Schere *f*
产科结合径 geburtshilfliche Konjugierung *f*
产科麻醉 Geburtsanästhesie *f*
产科凝血障碍 Blutgerinnungsstörung in Geburtshilfe *f*
产科女医师 Geburtshelferin *f*
产科器械包 geburtshilfliches Instrument-Besteck *n*
产科手术 geburtshilfliche Operation *f*
产科听诊 geburtshilfliche Auskultation *f*
产科休克 Geburtsschock *m*
产科学 Geburtshilfe *f*, Obstetrik *f*, Tokologie *f*
产科医师 Facharzt für Geburtshilfe *m*
产科医院 Entbindungsanstalt *f*, Entbindungsheim *n*
产科椅 geburtshilflicher Stuhl *m*
产科直径 Conjugata(vera) obstetrica *f*
产力 Wehen(austreibungs) kraft *f*
产力异常 Anomalie der Wehenkraft *f*, Abnormität der Wehenkraft *f*
产量 Produktion(smenge) *f*
产硫的 thiogen
产瘤 Geburtsgeschwulst *f*, Caput succedaneum *n*
产卵 Laichen *n*, Ovulation *f*, Eierlegen *n*
产卵的 oviger, eierlegend
产卵激素 Ovulationshormon *n*
产卵器 Legeröhre *f*
产卵前期 präovulatorische Periode *f*, Stadium vor Eierlegung *n*
产酶的 zymogenisch
产酶细胞 Zymogenezelle *f*, zymogene Zelle *f*
产母衰竭 mütterliche Erschöpfung *f*
产囊体 Askogen *n*, Sporenschachtel *f*(子囊菌雌生殖器)
产黏变形杆菌 Proteus myxofaciens *m*
产黏液乳头状腺癌 papillär-muzinöses Adenokarzinom *n*
产尿的 harnproduzierend, harnbildend
产配子个体 Gamet *m*(f)
产品及物品管理的辅助器具 Hilfsmittel zur Produkte- und Artikelverwaltung *n*
产品检测 Produkteprüfung *f*
产品开发评估 Beurteilung der Produktentwicklung *f*
产品缺陷 Produktmangel *m*
产期 perinatale Periode *f*
产期[前后]死亡率 perinatale Mortalität(od. Sterblichkeitsrate) *f*
产期的 perinatal
产期的头部外伤 Kopfverletzung bei einer Schwangerschaft *f*
产期内的 intranatal
产期死亡 Schwangerschaftstod *m*
产期死亡的肺 Lunge aus einem Schwangerschaftstod *f*
产期胎儿缺氧 Schwangerschaftshypoxie *f*

产气 Aerosis *f*, Gasbildung *f*
产气巴斯德菌 Pasteurella aerogenes *f*
产气变质 gashaltige Fermentierung *f*
产气肠杆菌 Enterobacter aerogenes *m*
产气的 aerogen, aerogenes
产气杆菌 Bacillus aerogenes *m*, Bacterium aerogenes *n*
产气杆菌 Bacillus gasoformans *m*
产气荚膜杆菌 Bacillus emphysematosus (s. perfringens s. wekchii) *m*, Clostridium aerogenes-capsulatum (s. welchii) *n*, Bacillus phlegmones emphysematosae *m*, Welch* (-Fraenkel*) Bazillus *m*
产气荚膜杆菌抗菌素 Welch* Antitoxin *n*
产气荚膜梭菌(产气荚膜梭状芽胞杆菌) Clostridium perfringens *n*
产气荚膜梭菌食物中毒 Lebensmittelvergiftung durch Clostridium perfringens *f*
产气荚膜梭菌值 Wert vom Clostridium perfringens *m*
产气荚膜芽孢梭菌素 Perfringocin *n*
产气菌 Aerogenes-Bakterien *f pl*, Aerogen *n*
产气细菌 Aerogenes-Bakterien *f pl*, aerogene Bakterien *f pl*
产气作用 gasbildende Wirkung (od. Reaktion) *f*
产前 pränatal, ante partum
产前保健 pränatale Fürsorge (od. Pflege) *f*
产前出血 pränatale Blutung (od. Hämorrhagie) *f*
产前的 pränatal, vorgeburtlich, ante partum
产前发育 pränatale Entwicklung *f*
产前感染性肺炎 pränatale infektiöse Pneumonie *f*
产前护理 pränatale Pflege *f*
产前检查 pränatale Untersuchung *f*
产前期的 Wochenbett-, Kindbett-, puerperal, pränatal
产前亲子鉴定 pränataler Vaterschaftstest *m*
产前筛查 pränatales Screening *n*
产前生理学 pränatale Physiologie *f*
产前生长 pränatales Wachstum *n*
产前探查 pränatale Detektion *f*
产前体操 pränatale Gymnastik *f*
产前卫生 pränatale Hygiene *f*
产前训练 vorbereitetes Geburtstraining *n*
产前障碍 pränatale Störung *f*
产前诊断 pränatale Diagnose *f*
产前咨询 pränatale Beratung *f*
产前子痫 anteratale (od. pränatale) Eklampsie *f*
产钳 Entbindungszange *f*, Geburtszange *f*, Zange *f*, Accouchier-Zange *f*, Forceps obstetricia *f*
产钳分娩 Zangenentbindung *f*, Zangenextraktion *f*, Zangengeburt *f*
产钳牵引柄 zughaken an Geburtszange *m*
产钳术 Zangenentbindung *f*, Zangenextraktion *f*, Zangengeburt *f*
产氢体 Hydrogenosom *n*
产权比率 Eigentumsanteil *m*, Eigentumsverhältnis *n*
产热 Wärmebildung *f*, Wärmeproduktion *f*, Wärmeerzeugung *f*, Thermogenese *f*
产热的 thermogen, kalorigen
产热量 Wärmebildungsmenge *f*
产热器官 Wärmeproduktionsorgan *n*, Wärmebildungsorgan *n*
产热抑制中枢 Wärmehemmungszentrum *n*
产热中枢 Wärme (bildungs) zentrum *n*
产乳的 galaktogen
产乳菌丝 milchproduzierend, laktierend
产褥 Wochenbett *n*, Kindbett *n*, Puerperium *n*
产褥[期]猩红热 Wochenbettscharlach *m n*
产褥病 Puerperalkrankheit *f*
产褥病率 puerperale Morbidität *f*
产褥初乳 Kolostrum *n*, Colostrum puerperarum *n*
产褥感染 Puerperalinfektion *f*, Infectio puerperalis *f*
产褥感染率 Rate puerperaler Infektionen *f*
产褥护士 Wochenbettschwester *f*
产褥狂 Maieusiomanie *f*
产褥期 Kindbett *n*, Puerperium *n*, Wochenbett *n*
产褥期保健 Wochenbettpflege *f*
产褥期出血 puerperale Blutung *f*
产褥期的 puerperal (-is, -is, -e)
产褥期股白肿 Leucophlegmasia dolens puerperarum *f*, Phlegmasia alba dolens puerperarum *f*
产褥期护理 Puerperalpflege *f*, Wochenbettpflege *f*
产褥期精神病 Kindbettpsychose *f*, Puerperalpsychose *f*, Wochenbettpsychose *f*, Maieusiomanie *f*, puerperale Psychose *f*
产褥期静脉炎 Puerperalphlebitis *f*
产褥期链球菌感染 puerperale Streptokokkeninfektion *f*
产褥期母体变化 mütterliche Veränderung in Puerperium *f*
产褥期葡萄球菌感染 puerperale Staphylokokkalinfektion *f*, Wochenbett-Staphylokokkalinfektion *f*
产褥期乳腺炎 Puerperalmastitis *f*, Mastitis puerperalis *f*
产褥期肾盂肾炎 puerperale Pyelonphritis *f*
产褥期外伤性神经炎 Neuritis puerperalis traumatica *f*
产褥期卫生 puerperale Hygiene *f*, Wochenbetthygiene *f*, Hygiene in Puerperium *f*
产褥期血容量 Blutvolumen in Puerperium *n*
产褥期营养 Ernährung in der Entbindungszeit *f*
产褥期障碍 Wochenbettstörung *f*
产褥期中暑 Puerperal-Hitzschlag *m*, Hitzschlag im Wochenbett *m*
产褥期子宫内膜炎 Puerperalendometritis *f*, Puerperalmetritis *f*
产褥期子宫炎 Loch (i) ometritis *f*, Metritis puerperalis *f*
产褥热 Puerperalfieber *n*, Kindbettfieber *n*, Lechopyra *f*, Febris puerperalis *f*
产褥性胨尿 puerperale Peptonurie *f*
产褥血栓栓塞病 puerperale Thromboembolie *f*, Thrombophlebitis puerperalis *f*, Thrombophlebitis post partum *f*
产褥中暑 puerperaler Hitzschlag *m*, Wochenbetthitzschlag *m*
产色八叠球菌 chromogene Sarzine *f*
产色的 chromatogen, chromogen
产色菌 Farbstoffbakterien *f pl*, Farbstoffbildner *m pl*, chromogene Bakterien *f pl*
产色素菌丝 Chromogen-Hyphe *f*
产伤 Geburtsverletzung *f*, Geburtstrauma *n*
产伤[胎儿]颅骨骨折 Schädelfraktur bei Geburtstrauma *f*
产伤骨折 Geburtsfraktur *f*, geburtstraumatische Fraktur *f*
产伤麻痹 Entbindungslähmung *f*, Geburtslähmung *f*, geburtshilfliche Lähmung *f*
产伤栓子 Embolie vom Geburtstrauma *f*
产伤所致头血肿 Kephalhämatom durch Geburtstrauma *n*
产伤瘫痪 Entbindungslähmung *f*, Geburtslähmung *f*, geburtshilfliche Lähmung *f*
产勺 geburtshilflicher Löffel *m*
产生 Produktion *f*
产生 IgA 的浆细胞 IgA-produzierende Plasmazelle *f*
产生 IgA 的细胞 IgA-produzierende Zelle *f*
产生 IgG 的浆细胞 IgG-produzierende Plasmazelle *f*
产生 IgG 的细胞 IgG-produzierende Zelle *f*
产生 IgM 的浆细胞 IgM-produzierende Plasmazelle *f*
产生白蛋白的 albuminerzeugend, albuminhervorbringend
产生孢子 Sporogenese *f*
产生变应性化合物 Allergie-produzierende Verbindung *f*
产生毒素的 toxigen
产生腹水的 aszitogen
产生感觉的 empfindungsträchtig, empfindungswirksam
产生滑液的 gelenkschmiereproduzierend
产生机理 Produktionsmechanismus *m*
产生精子的 spermatogen, Samenzellen bildend
产生菌苗的 vakzinogen

产生抗体的淋巴细胞 Antikörper-produzierender Lymphozyten m pl
产生抗体的细胞 Antikörper-produzierende Zelle f
产生块菌的 trüffelgenisch
产生绿脓菌素的 pyozyanogen
产生耐受性的 toleranzerzeugend, tolerogen
产生男性征的 androgenisch
产生凝集素的 aggiutinogen
产生皮脂的细胞 Talg-produzierende Zelle f
产生气泡的组织 Blase-produzierendes Gewebe n
产生青霉素酶的淋病性奈瑟氏菌 Penizillinase-produzierende Neisseria-gonorrhoeae-Bakterien f pl
产生青霉素酶的葡萄球菌 Penizillinase-produzierende Staphylokokken m pl
产生醛固酮的肾上腺皮质腺癌 Aldosteron-produzierendes NNR-Karzinom n, aldosteronproduzierendes Nebennierenrinden-Karzinom n
产生溶菌作用 Lysogenie f, Lyso-genese f
产生肉毒杆菌毒素的 botulinogen
产生色素 Chromoentstehung f, Chromogenese f
产生色素的细胞 Pigment-produzierende Zelle f
产生生命的 biogen
产生式规则 Produktionsregel f(PR)
产生式规则系统 Produktionsregelsystem n
产生式系统 Produktionssystem n
产生式专家系统 Expertensystem in der Produktion n
产生疼痛的 algesiogen, schmerzauslösend
产生调理素的 opsinogen
产生纤维瘤的 fibromatogen
产生性的 produktiv
产生脂肪的 steatogen, Iipogen
产时保健 intrapartale Gesundheitsfürsorge f, intrapartale Betreuung f
产时感染性肺炎 perinatale infektiöse Pneumonie f
产式 Kindslage f, Präsentation f
产噬菌体 Lysogenisation f
产丝的 filigerous <engl.>
产酸酵母 Säure-produzierende Hefe f
产酸克雷白杆菌(催产克雷白杆菌) Klebsiella oxytoca f
产酸克雷伯菌 Klebsiella oxytoca f
产瘫 Gebärlähmung f, Geburtslähmung f
产物 Geburtsobjekt n, Produkt n
产细菌素 Bacteriocinogenie f
产细菌素能力 Bacteriozinogenizität f
产雄单性生殖 androgenische Parthenogenese f
产雄器孢子 Androspore f
产血小板型巨核细胞 thrombozytogener Megakaryozyt m
产芽孢肠炎杆菌 Bacillus enteritidis sporogenes m
产芽孢杆菌 sporenbildender Bazillus m
产氧 Sauerstoffproduktion f
产氧罐 sauerstoffregenerative Patrone f
产氧系统 Sauerstofferzeugungssystem n
产胰岛素细胞簇 Insulinproduzierender Zellcluster m
产吲哚金色杆菌 Chryseobacterium indologenes n
产游动孢子的 Zoospore-produzierend
产幼虫的 larvenbildend, larvenproduzierend
产幼虫器 Larven(bildungs)röhre m
产院 Entbindungsanstalt f, Gebäranstalt f, Entbindungsheim n, Maternität f, Loch(i)odochmium n
产粘变形杆菌 Proteus myxofaciens m
产粘素杆菌 Glischrobakterium n, Bacterium glischrogenes n
产粘液乳头状腺癌 papillär-muzinöses Adenokarzinom n
产兆痛 prämonitorischer Wehenschmerz m, petits maux <frz.>
铲除剂 Ausrotter m
铲刀 Bratenwender m, Bratschaufel f
铲土者骨折 Fraktur von Löffelenten f
铲形的 schaufelförmig
铲形切牙 schaufelförmiger Inzisor(od. Schneiderzahn) m
铲状(形)手 Spatenhand f

chàn 忏颤

忏悔 Beicht f
颤搐 Zuckung f(Z)
颤动 Schwingung f, Schwirren n, Flattern n
颤动波 Flatterwelle f
颤动线 vibrierende Linie f
颤栗 Tremor m
颤音 Tromophonie f, Tremolo n, Vibrato n, Triller m
颤振 Flattern n

CHANG 猖菖长肠尝常偿场敞倡

chāng 猖菖

猖獗龋 Caries acuta (s. humida) f
菖蒲 Kalmus m, Kalamus m, Magenwurz f, Acorus calamus m
菖蒲二醇 Calamendiol n
菖蒲根 Iriswurzel f, Veilchenwurzel f
菖蒲苦苷(甙) Acorin n
菖蒲属 Acorus n
菖蒲酸 Kalamussäure f, Acorussäure f
菖蒲酮 Akoron n
菖蒲烷 Akoran n
菖蒲烯酮 Akorenon n

cháng 长肠尝常偿

长/宽比 Länge / Breite Verhältnis n
长[度] Länge f(L)
长[管]骨 langer Knochen m, Röhrenknochen m
长 QT 综合征 Long-QT-Syndrom(LQTS) n
长把骨膜起子 Knochenhaut-Schraubenzieher m, Flaschenöffner mit langem Henkel m
长半衰期 lange Halbwertzeit f, große Halbwertzeit f
长孢菌素 Langspore f
长鼻目 Rüsseltiere pl, Proboscideae pl
长鼻整复术 Rüsselnaseplastik f
长臂 langer Arm m
长臂卡环 Langarmklammer f
长臂猿 Gibbon m, Langarm m
长臂猿科 Hylobatidae f pl, Gibbon m
长臂猿属 Gibbon m, Hylobates f
长扁球形 kugelförmig-abgeflacht
长柄的 langhebelig
长柄根管锉 Wurzelkanalfeile mit langen Griff f
长柄假体 langstielige Prothese f
长波 Langwellen f pl
长波红外线 langwelliges Infrarot n
长波透热治疗机 Langwellendiathermie-Apparat m
长波治疗机 Langwellen-Behandlungsapparat m
长波紫外线 langwelliges Ultraviolett n
长波紫外线补骨脂素疗法 Photochemotherapie f, Psoralen plus UV-A(PUVA) n, PUVA-Therapie f
长春[花]碱 Vinblastin(um) n, Vincaleukoblastin(um) n
长春[花]新碱 Vincristin(um) n
长春胺 Vincamin n
长春胺 Vincamin(um) n
长春苷(甙)内酰胺 vincoside-lactam <engl.>
长春花 Immergrün n, Vinca rosea f, Catharanthus roseus m
长春花碱酰胺 Vindesin n

长春花属 Vinca *f*
长春瑞滨 Vinorelbin *n*
长春新碱 Vincristin *n*
长唇子宫颈 tapiroide Zervix *f*
长醇磷酸酯 Dolichol-Phosphat *n*
长的 lange, long (-us, -a, -um)
长顶盖 langes Copping *n*
长度错觉 Länge-Illusion *f*
长度多态性 DNA-Längen Polymorphismus *m*
长度守恒 Unveränderlichkeit der Länge *f*
长度异质性 Längen-Heteroplasmie *f*
长度增加 lineäre Ausdehnung *f*
长度-张力关系 Längen-Spannungs-Beziehung *f*
长度张力曲线 Länge-Spannungskurve *f*
长短鞭毛体 heterokont
长对掌支具 Orthese des langen Opponens *f*
长发的 langhaarig
长反馈 lange Rückkopplung *f*
长方形的 rechteckig
长分散核苷酸成分 lange eingestreute Nukleotid-Komponente *f*
长分散重复序列 lang eingestreute Resequenz *f*
长梗(颈)漏斗 Langhals-Trichter *m*, langhalsiger Trichter *m*
长梗冬青苷(甙) pedunculoside <engl.>
长骨 Röhrenknochen *n*, Os longum *n*, langes Knochen *n*
长骨骨干结核 Tuberkulose der Röhrenknochenschaft *f*
长骨骨化性纤维瘤 ossifizierendes Fibrom der langen Knochen *n*
长骨结核 Tuberkulose der langen Röhrenknochen *f*
长骨盆 langes Becken *n*, Dolichopelvis *n*
长骨盆的 dolichopellisch
长骨纤维性发育不良 faserige Displasie der langen Knochen *f*
长骨牙釉质瘤 Lange-Knochentumor-Emaille *f*
长骨釉质瘤 Schmelzepithelgeschwulst der langen Knochen *f*(m)
长管骨 Röhrenknochen *m*, Os longum *n*
长管状骨釉质细胞瘤 Adamantinom des langen Röhrenknochens *n*
长冠牙 Taurodontismus *m*
长红锥蝽 Rhodnius prolixus *n*
长葫芦形 Kürbisform *f*
长肌 Musculus longus *m*
长江华溪蟹 Sinopotamon yangtsekiense *m*
长焦镜头 Objektiv mit langer Brennweite *n*
长角的 dolichoeckig, langeckig
长角豆 Silique *f*
长角豆属 Ceratonia *f*
长角果荚 Schote *f*
长角立螺 Alocinma longicornis *f*
长角状(壳)的 hülsenartig, hülsentragend
长脚的 langfüßig
长节段晶粒 segment-long-spacing crystallites (SLS) <engl.>
长结肠 Dolichokolon *n*
长结合上皮 langes Saum (od. Kreuzungs) epithel *n*
长颈[烧]瓶 Langhals-Kolben *m*
长颈烧瓶 Kjeldahl* Kolben *m*, Kjeldahlkolben *m*
长颈细口圆底烧瓶 Rundkolben mit langem Hals *m*, langhalsiger Rundkolben *m*
长颈者 Dolichoderus *m*
长久的 ewig, dauerhaft
长巨结肠 Dolichomegakolon *n*, Megadolichokolon *n*
长距的 langstreckig, dolichocentrus <engl.>
长控制区 langer Kontrollbereich *m*
长宽比例 Verhältnis von Länge zu Breite *n*, Länge-Breiten-Verhältnis *n*
长泪滴状孢子 Stalagmospore *f*, Tropfenspore *f*
长泪滴状的 tropfenförmig
长棱形的 langprismatisch
长立方形缩放仪 rechteckiger Dioptrograph *m*
长链的 langkettig
长链碱基 langkettige Basis *f*
长链羟酰基脱氢酶缺陷 Langketten-Hydroxyacyl-Dehydrogenase-Mangel *m*
长链酰基-辅酶A脱氢酶缺陷 langkettiger Acyl-CoA-Dehydrogenase-Mangel *m*
长链脂肪酸 langkettige Fettsäure *f*
长颅 Dolichocrany *f*
长满菌丝体 Myzelium *n*
长毛的 langhaarig
长面的 dolichofazial, dolichoprosop
长面综合征 Lang-Gesicht-Syndrom *n*
长命的 langlebig
长膜壳绦虫 Hymenolepsis diminuta *n*
长膜壳绦虫病 Hymenolepiasis diminuta *f*
长末端重复[序列] langterminales Repeat *n*
长镊 lange Pinzette *f*
长纽 Vinculum longum *n*
长期[药物]动脉灌注 langfristige arterielle Infusion *f*
长期暴露 Langzeitexposition *f*
长期带菌者 Dauerträger *m*
长期的 langfristig, diutin (-us, -a, -um)
长期的康复需求 längerfristiges Rehabilitationsbedürfnis *n*
长期的遗传稳定性 langfristig-genetische Stabilität *f*
长期动物诱癌试验 langfristiger Kanzerogenitätstest *m*
长期毒性 Langzeittoxizität *f*
长期发热 langzeitiges Fieber *n*
长期负债比率 langfristige Schuldenquote *f*
长期护理 langfristige Pflege *f*
长期护理(长期照料) langfristige Pflege *f*, Langzeitpflege *f*
长期护理的 langpflegend, langpflegerisch
长期护理计划 langfristiger Pflegeplan *m*
长期饥饿 langfristiger Hunger *m*
长期计划 langfristiger Plan *m*, Langzeitplan *m*
长期记忆 Langzeitgedächtnis *n*
长期寄生虫 langfristige Parasit *m*
长期家庭氧疗 langfristige häusliche Sauerstofftherapie *f*
长期抗凝试验随机评价 randomisierte Bewertung der langfristigen gerinnungshemmenden Therapie *f*(RE-LY)
长期目标 langfristiges Ziel *n*
长期评价 Langzeitauswertung *f*
长期趋势分析 Analyse der säkularen Tendenz *f*
长期日摄入量 chronische tägliche Aufnahme *f*(CDI)
长期使用 langfristige Nutzung *f*
长期试验 Langzeittest *m*
长期栓塞材料 langfristiges Embolisationsmaterial *n*
长期随访 langfristiges Nachgehen *n*
长期糖尿病综合征 Diabetes-Spätsyndrom *n*, Angiopathia diabetica *f*
长期卫生计划 Langzeit-Gesundheitsplan *m*
长期卧床老年人 langzeitbettlägeriger kranker Senior *m*
长期效应 Langzeitwirkung *f*
长期心理治疗 langfristige Psychotherapie *f*
长期氧疗 langzeitige Sauerstofftherapie *f*
长期异常 Säkularvariation *f*, säkulare Variation (od. Anderung) *f*
长期影响 langfristiger Effekt *m*
长期预测 langfristige Prognose *f*
长期照护 langfristige Pflege *f*, Langzeitpflege *f*
长期照料 langfristige Pflege *f*
长期致癌试验 Langzeitstudie zur Karzinogenität *f*(终身试验)
长期周期趋势 säkularer zyklischer Trend *m*
长期贮存 Langzeitlagerung *f*

长期追踪 langfristiges Nachgehen *n*
长期作用 langfristiger Effekt *m*
长前臂的 dolichokerkisch
长球形 länglich, verlängert
长刃切断刀 Amputationsmesser mit gerader Klinge *n*, Liston* Messer *n*
长柔毛 Zotte *f*
长蠕孢醇 Helminthosporol *n*
长蠕孢菌素 Helminthosporin *n*, Luteoleersin *n*
长蠕孢菌状的 helminthosporoid
长蠕孢犬牙素 Cynodontin *n*
长蠕孢属 Helminthosporium *n*
长蠕孢素 Helminthosporin *n*
长散布重复序列 langeingestreute Resequenz *f*
长散在核元件 langes eingestreutes Kernelement *n*
长石 Feldspat *m*
长时程记忆 长时记忆 Langzeitgedächtnis *n*(LTM)
长时程加强 langfristige Potenzsteigerung *f*(LTP)
长时程加强作用 Langzeit-Potenzierung *f*(LTP)
长时程压抑(长时程抑制) langfristige Depression *f*, Langzeitdepression *f*
长时程抑制 langfristige Depression *f*(LTD)
长时程增强 Langzeitpotenzierung *f*(LTP)
长时储存 langfristiger Speicher *m*(LTS)
长时记忆 langfristiges Gedächtnis *n*
长时记忆系统 Langzeitgedächtnissystem *n*
长时间采样 langfristige Beprobung
长时间加速度 langzeitige(od. verlängerte) Beschleunigung *f*
长时间冷缺血 lange kalte Ischämiezeit *f*
长时间缺氧症 langzeitiger(od. verlängerter) Sauerstoffmangel *m*
长收肌 Musculus adductor longus *m*
长收肌断裂 langer adductorer Muskelriss *m*
长手的 langhändig
长寿 Longävität *f*, Langlebigkeit *f*, Makrobiose *f*, Makrobiotik *f*
长寿的 langlebig
长寿的细胞 langlebige Zelle *f pl*
长寿和衰老理论 Langlebigkeitstheorie und Seneszenztheorie *f*
长寿老年人 die langlebige ältere Menschen *f*
长寿命同位素 langlebiges Isotop *n*
长寿商 Quotient der Langlebigkeit *m*
长寿水平 Niveau der Langlebigkeit *n*
长寿穴 Akupunkt für Langleben *m*
长双歧杆菌 Bifidobacterium longum *n*
长滩军团菌 Legionella longbeachae *f*
长通滤片 Langpassfilter *m*
长同源重复序列 lang homologes Repeat *n*
长统靴 Stiefel *m*
长头 Dolichozephalie *f*, Caput longum *n*
长头的 dolichozephal, dolichokranial
长头畸形 Skaphokephalie *f*
长头者 Dolichozephalus *m*
长突[神经胶质]细胞 Langstrahler *m*
长途飞行口粮 weiträumige Flugration *f*
长腿 Makroskelie *f*, Dolichoknemie *f*
长腿的 makroskel, dolichoknem
长椭球面角膜 prolate Hornhaut *f*, ellipsoid-sphärische Hornhaut *f*
长尾精虫 Nematospermie *f*
长胃 Dolichogastrie *f*
长吸[式]呼吸 Apneuse *f*, Apneusis *f*
长吸呼吸的 apneustisch
长吸中枢 apneutisches Zentrum *n*
长效[的] langwirkend
长效避孕针 langwirksames injizierbares Kontrazeptivum *n*
长效促皮质素 Corticotrophinzinkhydroxyd *n*
长效黄体酮 Hydroxyprogesteroncaproat *n*
长效磺胺 Sulfamethoxypyrazin *n*, Sulfamethoxypyridazin(um) *n*, Sulfa(meto)pyridazin *n*(SMP)
长效磺胺 D Sulfamethoxydiazin *n*(SMD), Sulfameter *n*
长效磺胺药 langwirkende Sulfonamide *n pl*
长效甲状腺刺激抗体 Lang-aktivierendes Schilddrüsen-stimulierendes-Antikörper *m*
长效甲状腺刺激素 langwirkender Schilddrüsenreizstoff *m*
长效甲状腺激素 langwirkender Schilddrüsenstimulator *m*
长效节育率 langfristigwirksame Geburtenkontrollrate *f*
长效口服避孕药 langwirkende mundliche Kontrazeptika *n pl*
长效释放系统 langwirkendes Release-System *n*
长效土霉素 langwirkendes Terramycin *n*
长效西林 Depotpenizillin *n*, Tardocillin *n*, langwirkendes Penicillin *n*
长效硝酸甘油 Peritrat *n*, Pentaerythrit-tetranitrat *n*(PNTN)
长效胰岛素 Lente-Insulin *n*, Depotinsulin *n*, Protamin-Zink-Insulin *n*
长效针剂 longwirkende Injektionslösungen *f pl*
长效制剂 Depotpräparat *n*, Retardpräparat *n*, longwirkendes Präparat *n*
长形的 länglich, dolichomorph
长形骨盆 Dolichopelvis *n*, langes Becken *n*
长形解剖刀 langes Präpariermesser *n*
长型 langer Typ *m*
长须山蚤 Oropsylla silantiewi *f*
长循环的 makrozyklisch
长压定 Minoxidil *n*
长牙 Fangzahn *m*, Hauer *m*
长叶薄荷醇 Pulegol *n*
长叶薄荷酮 Pulegon *n*
长乙状结肠 Dolichosigma *n*
长余辉示波器 langer Persistenz-Oszillograph *m*
长爪砂鼠 Meriones unguiculatus *m*
长沼病毒 Naganuma Virus *n*
长针 lange Nadel *f*
长正中 lang-zentrisch
长中央动脉 lange Zentralarterie *f*
长轴 Hauptachse *f*, Längsachse *n*, Axis longitudinalis *m*
长轴观 lange Achsensicht *f*
长轴索细胞 Inaxon *n*
长轴位(右前斜位) Langachse *f*, Längsachse *f*, Fechterstellung *f*, RAO-Position *f*
长钻 langer Bohrer *m*
肠 Darm *m*, Intestinum *n*, Enteron *n*
肠(蠕)虫 Helminthe *f*, Vermis *m*
肠,肠道 Darm *n*
肠[道]外高营养 parenterale Hyperalimentation *f*
肠[道]外高营养疗法 parenterale Ernährungstherapie mit Hyperalimentation *f*
肠[道]易激综合征 Reizdarmsyndrom *n*, irritables Darmsyndrom *n*
肠[缝]线 Katgutnaht *f*
肠[管]壁疝 Darmwandbruch *m*, Hernia parietalis *f*
肠[管]扩张 Darmdilatation *f*
肠[肌]反射 myenterischer Reflex *m*
肠[窥]镜 Enteroskop *n*
肠[淋巴]干 Eingeweidestamm *m*, Truncus intestinalis *m*
肠[胃]气胀 Wind *m*, Flatus *m*, Flatulenz *f*, Blähung *f*
肠[原]性毒血症 Enterotoxämie *f*
肠[原]性中毒 Enterotoxikation *f*
肠[运]动[曲线]图 Enterogramm *n*
肠 T- 细胞淋巴瘤 intestinales T-Zell-Lymphom *n*
肠 X 线摄影术 Darm-Radiographie *f*

肠阿米巴病 Amöbenruhr *f*, Tropendysenterie *f*, Amoebiasis intestinalis *f*, Darmamöbiasis *f*, intestinale Amöbiasis *f*
肠阿米巴属 Endamoeba *f*
肠癌 Darmkarzinom *n*, Darmkrebs *m*, Carcinoma intestini (s. intestinale) *n*
肠胺 Enteramin *n*, Serotonin *n*
肠螯素 Enterochelin *n*
肠孢子虫 Darmsporozoa *n pl*, intestinale sporozoen *n pl*
肠孢子虫 intestinale Sporozoen *pl*
肠闭合钳 Schließzange *f*
肠闭塞 Darmokklusion *f*, Enterokleisis *f*, Occlusio intestini *f* (od. intestinalis *n*), intestinale Atresie *f*, Darmatresie *f*
肠闭锁 Darmatresie *f*
肠痹(肠梗阻) Darmdysfunktion *f*, Ileus *m*
肠壁肌层缺损 muskulärer Defekt der Darmwand *n*
肠壁轮廓缺损 Konturdefekt der Darmwand *m*
肠壁囊样积气[症] Pneumatosis cystoides intestini *f*
肠壁[囊样]积气[症] Pneumatosis intestinalis *f*, Pneumatosis cystoides intestinalis *f* (PCI), Gasansammlung in der Darmwand *f*
肠壁疝 Darmwandbruch *m*, Hernia parietalis *f*, Richter* Hernie *f*
肠壁血吸虫肉芽肿 Schistosomen-Granulom an Darmwand *n*
肠壁增厚致梗阻 durch eine Darmwandverdickung bedingte Obstruktion *f*
肠襞 Plica intestinalis *f*
肠鞭毛虫 Darmflagellate *f*, Hexamitus duodenalis *f*, Lamblia intestinalis *f*
肠扁桃 Tonsilla intestinalis *f*
肠病 Enteropathie *f*, Enteropathia *f*
肠病变相关 T 细胞淋巴瘤 Enteropathie-assoziiertes T-Zell-Lymphom *n*
肠病毒 Darmviren *n pl*, Enteroviren *n pl*
肠病毒出血性结膜炎 enterovirale hämorrhagische Konjunktivitis *f*
肠病毒性肠炎 enterovirale Enteritis *f*
肠病毒性淋巴结节性咽炎 enterovirale lymphonoduläre Pharyngitis *f*
肠病相关 T 细胞淋巴瘤 Enteropathie-assoziiertes T-Zell-Lymphom *n*
肠病性关节病 enteropathische Arthropathie *f*
肠病性关节炎 Arthritis enteropathica *f*, enteropathologische Arthritis *f*
肠病性肢[端]皮炎 Akrodermatitis enteropathica *f*, Brandt* Syndrom *n* (od. Krankheit *f*), enteropathische Akrodermatitis *f*
肠病性肢端皮炎样综合征 Akrodermatitis-Enteropathogenese-gleiches Syndrom *n*, enteropathisches Akrodermatitis-ähnliches Syndrom *n*
肠病学 Enterologie *f*, Darmkunde *f*
肠病学家 Facharzt für Enterologie *m*
肠部分切除术 Teilresektion des Darms *f*
肠侧侧吻合[术] Seite-zu-Seite-Darmanastomose *f*
肠插管减压术 Dekompression bei intestinaler Intubation *f*
肠插管术用于减压 intestinale Intubation für Dekompression *f*
肠产毒素(性)大肠埃希菌 enterotoxische Escherichia coli *f* (ETEC), enterotoxische E. coli *f* (ETEC)
肠产毒性大肠埃希菌 enterotoxische Escherichia coli *f* (ETEC), enterotoxische E. coli *f* (ETEC)
肠产毒性大肠杆菌 enterotoxische Escherichia coli *f* (ETEC), enterotoxische E. coli *f* (ETEC)
肠肠的 enterointestinal
肠-肠反射 enterointestinaler Reflex *m*
肠肠肽酶缺乏 intestinaler Enteropeptidasemangel *m*
肠肠吻合术 Entero-Enterostomie *f*
肠肠系膜梗阻 entero-mesenterische Okklusion *f*
肠-肠抑制性反射 intestinointestinaler Inhibitionsreflex *m*
肠肠营养 enteroenterische Ernährung *f*, Enteroentectropy <engl.>
肠尘埃沉着 Darmstaub *m*, intestinale Koniose *f*
肠成形术 Enteroplastik *f*, Darmplastik *f*
肠弛缓 Darmparese *f*, (unvollständige) Darmlähmung *f*
肠冲洗器 Darmspülgerät *n*, Irrigator *m*
肠充血 Darmkongestion *f*
肠虫性肠梗阻 Wurmileus *m*, Ileus verminosus *m*
肠虫性昏迷 Wurmapoplexie *f*, verminose Apoplexie *f*
肠虫性阑尾炎 Appendicitis vermicularis (s. helminthica) *f*
肠出血 Darmblutung *f*, Entero(r)rhagie *f*, Haemorrahia intestinalis *f*
肠出血型大肠埃希菌 enterohämorrhagische Escherichia coli (EHEC) *f*, enterohämorrhagische E. coli (EHEC) <engl.>
肠出血性大肠埃希菌(肠出血性大肠杆菌) enterohämorrhagische Escherichia coli *f* (EHEC), enterohämorrhagische E. coli (EHEC) <engl.>
肠出血性大肠杆菌(肠出血性大肠埃希菌) enterohämorrhagische Escherichia coli *f* (EHEC), enterohämorrhagische E. coli (EHEC) <engl.>
肠出血性坏死 hämorrhagische Darmnekrose *f*
肠穿刺[术] Darmpunktion *f*, Enterozentese *f*
肠穿刺套管针 Darm-Trokar *m*
肠穿孔 Darmperforation *f*, Perforatio intestinalis *f*
肠穿孔网膜覆盖术 Verschluß der Darmperforation (mit Netz) *m*, operative Deckung der Darmperforation mit Netz *f*
肠穿刺术 Enterozentese *f*
肠丛 Plexus entericus *m*, enterischer Plexus *m*
肠丛裂 Darmspalte *f*, enterisches Diastema *n*
肠促分泌素 im Darm resorbiertes Sekretagogum *n*, Sekretagogum *n*
肠促胰岛素 Duodenin *n*, Sekretin *n*
肠促胰分泌素试验 Sekretinprobe *f*
肠促胰酶素 Pankreozymin *n*, Pankreozymin *n* (PZ oder PKZ)
肠促胰酶素-肠促胰液素 Sekretin-Pankreozymin *n*
肠促胰酶肽 Cholecystokinin *n* (CCK), Pankreozymin (PZ oder PKZ) *n*
肠促胰素 Inkretin *n*, Duodenin *n*
肠促胰液素(肽) Secretin(um) *n*, Sekretin *n*, Starling* Hormon *n*
肠促胰液素细胞 Sekretinzelle *f*, S-Zelle *f*, Sekretin-Zelle *f*
肠促胰液肽酶 Sekretinase *f*
肠促胰液肽样免疫反应性 sekretin-ähnliche Immunreaktivität *f*
肠促胰液肽原 Prosekretin *n*
肠大片坏死 massive Darmnekrose *f*
肠代偿月经 Enteromenie *f*
肠胆管的 enterobiliär
肠胆碱 Darmcholin *n*
肠胆囊切开术 Enterocholezystotomie *f*
肠胆石除去术 Entfernung von Gallensteinen im Darm *f*
肠蛋白酶 Erepsin *n*
肠刀 Enterotom *n*
肠道 Darmtrakt *m*, Intestinaltrakt *m*, Darmkanal *m*, Darmrohr *n*
肠道埃氏杆菌 Eberthella enterica *f*
肠道病毒 Enterovirales *n pl*, Enteroviren *n pl*
肠道病毒 70 型 Enterovirus 70 *n* (EV70)
肠道病毒 71 型 Enterovirus 71 *n* (EV71)
肠道病毒感染 Enterovirusinfektion *f*
肠道病毒交叉反应 Enterovirus-Kreuzreaktion *f*
肠道病毒抗血清 Enterovirus-Antiserum *n*
肠道病毒属 Enterovirus *n*
肠道病毒性脑炎 enterovirale Enzephalitis *f*, durch Enteroviren ausgelöste Enzephalitis *f*
肠道病毒致疾病 enterovirale Erkrankung *f*
肠道病预防措施 Präventionsmaßnahme gegen Darmerkrankungen *f*

肠道病原菌 enteropathogene Bakterien *f pl*, pathogene Darmbakterien *f pl*
肠道病原体 darmpathogener Erreger *m*, enteropathogener Erreger *m*
肠道病原微生物 enteropathogene Mikroorganismen *m pl*
肠道出血 intestinale Hämorrhagie *f*, Darmblutung *f*
肠道带菌者 Darmkeimträger *m*
肠道钝器损伤 stumpfe Verletzung des Darmtraktes *f*
肠道方面 Darmbedenken *m*
肠道杆菌 Darmbazillus *m*, Darmbakterie *f*
肠道革兰阴性杆菌脑膜炎 gramnegative enterische bakterielle Meningitis *f*, durch gramnegative enterische Bakterien ausgelöste Meningitis *f*
肠道蛔虫病 intestinale Ascari(di)asis *f*
肠道寄生虫 Enteroparasiten *m pl*, intestinale Parasiten *m pl*
肠道碱性磷酸单酯酶 intestinale alkalische Phosphatase *f*
肠道胶质细胞 Darmkolloid *n*
肠道菌群失调 Darm(mikro)floraveränderung *f*, Darmflora-Disharmonie *f*
肠道卡波济肉瘤 Kaposi* intestinales Sarkom *n*
肠道抗感染 intestinale Antisepsis *f*
肠道淋巴组织 darmassoziiertes Lymphgewebe(GALT) *n*
肠道末端 Di, distaler Abschnitt des Darms *m*
肠道脑 Darmhirn *m*, Bauchgehirn *m*
肠道内分泌细胞 Endokrinzelle im Darm *f*
肠道内给药 intestinale Medikamentenverabreichung *f*, intestinale Arzneistoffgabe *f*
肠道内异物 Fremdkörper im Darm *m*, Fremdkörper im Verdauungstrakt *m*
肠道尿流改道术 intestinale Harnableitung *f*
肠道屏障 Darmbarriere *f*, intestinale Barriere *f*
肠道屏障功能障碍 Dysfunktion der Darmbarriere *f*
肠道气囊肿病 Pneumatosis cystoides intestini *f*
肠道沙门菌 Salmonelle enterica *f*, S. enterica *f*
肠道烧伤 Darmbrandwunde *f*(od. -zündung *f*)
肠道神经系统 enterales Nervensystem *n*
肠道透析 Darmdialyse *f*
肠道透析 intestinale Dialyse *f*
肠道外的 parenteral
肠道外的高营养疗法 parenterale Ernährungstherapie mit Hyperalimentation *f*
肠道外高营养 parenterale Hyperalimentation *f*
肠道外营养物 parenterale Ernährung *f*
肠道微生态 Darm-Mikroökologie *f*, intestinale Mikroökologie *f*
肠道微生物丛 Darmflora *f*
肠道喂养 enterale Ernährung *f*, Ernährung *f*
肠道息肉 Polyposis intestinalis *f*, Darmpolyposis *f*
肠道细菌移位 Translokation von Darmbakterien *f*, Übertritt von Darmbakterien *m*
肠道腺病毒 enterisches Adenovirus *n*, Adenovirus im Darm *n*, Adenovirus im Verdauungstrakt *m*
肠道相关淋巴组织 Darm-assoziiertes lymphatisches Gewebe *n*(GALT), darmassoziiertes Lymphgewebe *n*(GALT)
肠道血管发育不良 Angiodysplasie im Darm, intestinale Angiodysplasie *f*, Gefäßfehlbildung im Darm *f*
肠道亚种 Unterart enterica *f*
肠道炎性疾病 entzündliche Darmerkrankung *f*
肠道易激综合征 Reizdarmsyndrom *n*, irritables Darmsyndrom *n*
肠道营养 enterale Ernährung *f*
肠道脂代谢障碍 Morbus Whipple* *m*, Whipple* Krankheit *f*, intestinale Lipodystrophie *f*
肠道致细胞病变孤儿病毒(埃可病毒) ECHO-Virus *n*, Enteric Cytopathic Human Orphan(ECHO) virus <engl.>
肠道准备 Darmvorbereitung *f*
肠道自溶 Darmautolyse *f*
肠的 intestinal, intestinal(-is, -is, -e), enteral, enteral(-is, -is, -e), enteric(-us, -a, -um)
肠的控制 Darmkontrolle *f*
肠滴虫属 Enteromonas *f*, Tricercomonas *f*
肠电解质被动扩散运动 intestinale Elektrolytbewegung bei passiver Diffusion *f*
肠电解质对流运动 intestinale Elektrolytkonvektion *f*
肠电解质转运 intestinalr Elektrolyttranport *m*
肠电图 Elektrointestinogramm *n*
肠电图仪 Elektroenterograph *m*
肠电源性氯化物分泌 intestinale elektrogene Chloridsekretion *f*
肠淀粉酶 Enteroamylase *f*
肠动 Enterokines(i)e *f*, Perstaltik *f*, Darmbewegung *f*
肠动[描记]图 Enterogramm *n*
肠动静脉畸形 arteriovenöse Mißbildung des Darms *f*, intestinale arteriovenöse Malformation *f*
肠动力紊乱 Motilitätsstörung *f*
肠动脉 Arteriae intestinales *f pl*
肠动描记法 Enterographie *f*
肠动描记器 Enterograph *m*
肠动描记术 Enterographie *f*
肠动描记图 Enterogramm *m*
肠动素 Enterokinin *n*
肠动肽 Proctolin *n*
肠窦 Darmsinus *m*
肠毒素 Enterotoxin *n*
肠毒素型大肠埃希菌 enterotoxische Escherichia coli(ETEC) *f*, enterotoxische E. coli(ETEC) *f*
肠毒素血症 Enterotoxämie *f*
肠毒性 Darmtoxizität *f*, Enterotoxinbildung *f*
肠端端吻合术 End-zu-End-Darmanastomose *f*
肠短路性关节炎 Arthritis nach intestinaler Kurzschlussoperation *f*
肠段 Darmsegment *n*, Segmentum intestinale *n*
肠段移植 Transplantation des Darmsegmentes *f*
肠恶性组织细胞增生症 maligne Histozytose des Darms *f*, bösartige Histozytose im intestinalen Typ *f*
肠发酵 Darmgärung *f*
肠反射 Darmreflexe *m pl*
肠防卫素 Defensin *n*, Cryptdin *n*
肠防御素 Defensin *n*, Cryptdin *n*
肠肥大 Darmhypertrophie *f*, Enteraux *m*
肠肥大 Enteraux *m*
肠分节运动 Segmentationsbewegungen des Darms *f pl*
肠分流术用于肥胖症 Darm-Bypass bei morbider Adipositas *m*, Darmbypass bei morbider Obesitas *m*
肠分流术综合征 intestinales Beipass-Syndrom *n*
肠分路性关节炎 Arthritis bei Darmbypass *f*
肠缝[合]术 Darmnaht *f*, Enterorrhaphie *f*, Sutura intestinalis *f*
阿尔伯特氏肠缝[合]术 Albert*(Darm-)Naht *f*
肠缝[合]针 Darmnadel *f*
肠缝合 Darmnaht *f*, Enterorrhaphie *f*, Enterokleisis *f*
肠缝合器 Darmnähgerät *n*
肠缝合针 Darmnadel *f*
肠缝术 Enterorrhaphie *f*, Darmnaht *f*
肠腹壁口扩大 Erweiterung des intestinalen Stomas *f*, Vergrößerung des künstlichen Darmausgangs *f*
肠腹壁造口扩张术 Erweiterung des intestinalen Stomas *f*, Dilatation des künstlichen Darmausgangs *f*
肠腹膜炎 Exenteritis *f*
肠改道术 Darm-Bypass *m*, intestinaler Bypass *m*
肠肝脐疝 Enterohepatozele *f*
肠肝循环 enterohepatischer Kreislauf *m*
肠肝炎 Enterohepatitis *f*, Histomonose *f*

肠杆菌 Darmbazillus *m*
肠杆菌科 Enterobacteriaceae *f pl*
肠杆菌属 Enterobacter *m*
肠杆菌素 Enterobaktin *n*
肠干 intestinaler Stamm *m*
肠高糖素瘤 Enteroglukagonom *n*
肠高血糖素 Enteroglukagon *n*
肠高血糖素细胞 Enteroglukagon-Zelle *f*
肠格鲁布 粘液性结肠炎 kruppöse Enteritis *f*, Enteritis pseudomembranacea *f*, muköse Kolitis *f*, Enteritis mucomembranacea *f*
肠梗塞形成 haemorrhagische Infarzierung des Darms *f*
肠梗阻 Ileus *m*, Darmverschluß *m*
肠梗阻 X 线征象 Röntgenbild des Darmverschlusses *n*, Röntgenbild der Invagination *n*
肠梗阻安全套管针 Ileus-Sicherheitstrokar *m*
肠梗阻穿刺套管针 Ileus-Punktionstrokar *m*
肠梗阻的 den Darmverschluss betreffend, den Ileus betreffend
肠梗阻高营养配方 Rezept für Hyperalimentation bei Ileus *n*
肠梗阻捷径(短路)手术 Beipass-Operation für intestinale Obstruktion *f*
肠梗阻模型 Ileusmodell *n*
肠功能失调 Darmfunktionsstörung *f*
肠功能障碍 Darmdysfunktion *f*
肠沟 Typhlosole *f*, Typhlosolis *f*
肠固定不足 Hypofixation des Darms *f*
肠固定过度 Hyperfixation des Darms *f*
肠固定术 Enteropexie *f*, Enteropexis *f*, Darmanheftung *f*
肠固有层 intestinale Lamina propria *f*, Lamina propria intestinale *f*
肠管 Darmtrakt *m*, Darmkanal *m*
肠管壁疝 Darmwandbruch *m*, Hernia parietalis *f*, Richter* Hernie *f*
肠管变细 Verschmälerung des Darmkanals *f*
肠管变细术 Operation zur Verschmälerung des Darmkanals *f*
肠管不同部分扭结综合征 intestinales Knotensyndrom *n*, Darmknoten-Syndrom *n*
肠管分流术 Shunt durch eine Enteroanastomose *m*, Kurzschlussverbindung mit einer Enteroanastomose *f*
肠管淋巴管扩张症 Lymphangiectasia intestinalis *f*
肠管囊泡 Enterozyste *f*
肠管内脂肪吸收障碍 intraluminale Fettmalabsorption *f*(IFM)
肠管旁淋巴结 juxta-intestinale Lymphknoten *m pl*, Nodi lymphatici juxta-intestinales *m pl*
肠管饲法 enterale Sondenernährung *f*
肠后静脉 Vena intestinalis posterior *f*
肠化生 intestinale Metaplasie(IM) *f*
肠化生性息肉 metaplastischer Darmpolyp *m*
肠坏疽 Darmgangrän *f*, Darmbrand *m*
肠环形缝合术 zirkuläre Darmnaht *f*
肠蛔虫病 Darmaskariasis *f*
肠活检容器 Kapsel für Darmbiopsie *f*
肠机能不良 Darmfunktionsstörung *f*, intestinale Dysfunktion *f*
肠肌层 Myenteron *n*
肠肌层的 myenterisch, myenteric(-us, -a, -um), darmmuskulaturbezüglich
肠肌间神经丛 myenterischer Plexus *m*, Plexus myentericus *m*, Auerbach* Plexus *m*
肠肌间神经丛内的神经节 Ganglion des Auerbachschen Plexus *n*
肠肌间神经丛神经节细胞缺乏症 Hypoganglionose *f*
肠肌反射 myenterischer Reflex *m*
肠肌切开术 Darm-Myotomie *f*
肠积气 Darmblähung *f*
肠积蓄 Enterosorption *f*, enterale Sorption *f*
肠激酶 Enterokinase *f*
肠激惹综合征 reizbares(od. empfindliches) Darmsyndrom *n*
肠激素 Intestinalhormone *n pl*
肠集聚型大肠埃希菌 enteroaggregative Escherichia coli(EAEC) *f*, enteroaggregative E. coli(EAEC) *f*
肠寄生虫 Darmparasiten *m pl*, Darmschmarotzer *m pl*, Enterositen *m pl*, Enterozoen *n pl*
肠寄生虫病 parasitäre Erkrankung des Darms *f*, Darmwurmerkrankung *f*, Helminthiasis *f*
肠寄生物 Darmparasiten *m pl*
肠夹 Darmklemme *f*
肠夹持钳 Appendixklemme *f*
肠夹钳 Darmklemme-Halter *m*
肠贾第虫 Giardia intestinalis *f*, Lamblia intestinalis *f*
肠间充质 Darmmesenchym *n*
肠间脓肿 interintestinaler Abszess *m*
肠间脓肿引流术 Dränage(od. Drainage) des interintestinalen Abszesses *f*
肠间有水气 Flüssigkeitsretention im Darm *f*
肠减压 intestinale Dekompression *f*
肠减压术 intestinale Dekompression *f*, Darmdekompression *f*
肠剪 Darmschere *f*
肠剪[刀] Darmschere *f*, Enterotomie-Schere *f*
肠浆膜炎 Darmserosaentzündung *f*, Exenteritis *f*
肠降血糖素(肠促胰岛素) Duodenin *n*, Inkretin *n*
肠胶痛 Darmkolik *f*, Darmgrimmen *n*, Colica intestinatis *f*, Angina abdominalis *f*(od. intestinalis *f*)
肠绞窄 Darmstrangulation *f*
肠节 Enteromer *n*
肠节段性扩张症 segmentale Darmdilatation *f*
肠结肠瘘 Fistula enterocolonica *f*
肠结核 Darmtuberkulose *f*, Darmschwindsucht *f*, Phthisis intestinalis *f*, Tuberculosis intestinalis *f*
肠结核病 Darmtuberkulose *f*
肠痉挛 Darmkrampf *m*, Darmspasmus *m*, Enteropasmus *m*
肠静脉 Vena intestinalis *f*, Darmvene *f*
肠静脉的 enterovenös
肠镜 Enteroskop *m*
肠镜检查 Enteroskopie *f*
肠菌[多糖]酸 Colanic-Säure *f*
肠菌疫苗疗法 Enterobakteriotherapie *f*
肠卡他 Darmkatarrh *m*
肠抗原 intestinales Antigen *n*
肠穿孔 Darmperforation *f*
胃凹 Magengrube *f*
肠旷置术 Darmausschaltung *f*, Enteroapokleisis *f*
肠溃疡 Darmgeschwür *f*, Darmulkus *n*
肠扩张 Darmdilatation *f*, Darmerweiterung *f*, Enterektasie *f*
肠兰伯氏鞭毛虫 Lamblia intesinalis *f*, Giardia lamblia *f*
肠类圆线虫 Zwergfadenwurm *m*, Strongyloides intestinalis(s. stercoralis) *m*
肠梨形鞭虫病 Giardiasis *f*, Lambliasis *f*, Lambliosis *f*
肠连接器 Enteroplex *m*
肠连接术 Enteroplexie *f*
肠裂 Darmspalte *f*, enterisches Diastema *n*
肠临床操作 klinische Darmmanipulation *f*
肠淋巴干 Darmstamm *m*, Truncus intestinalis *m*
肠淋巴管扩张 intestinale Lymphangiektasie *f*
肠淋巴管扩张症 intestinale Lymphangiektasie *f*(IL)
肠淋巴结 Darmlymphknoten *m*
肠瘤 Enteroncus *m*, Darmtumor *m*
肠瘘 Darmfistel *f*, Fistula intestinalis *f*
肠瘘闭合术 Verschluß der Darmfistel *m*
肠瘘部肠管切除吻合 Resektion und Anastomose der Darmfistel
肠瘘高营养配方 Rezept für Hyperalimentation bei Darmfistel *n*
肠瘘旷置[术] Ausschaltung der Darmfistel *f*

肠麻痹 Darmlähmung *f*, Enteroparalyse *f*, Darmparalyse *f*
肠螨病 intestinale Akarinose *f*, Milbenbefall des Darms *m*
肠慢性血吸虫病 intestinale chronische Bilharziose *f*
肠毛滴虫 Trichomonas hominis (s. intestinalis) *f*
肠毛霉菌病 intestinale Mukormykose *f*
肠霉素 Enteromyzin *n*
肠门 Darm-Portal *n*
肠泌酸素 Entero-Oxyntin *n*
肠面 Facies intestinalis *f*
肠描记术 Enterographie *f*
肠鸣音 Darmgeräusch *n*, Darmgurren *n*, Darmkollern *n*, Borborygmus *m*
肠鸣音活跃 aktives Darmgeräusch *n*
肠鸣音减弱 hypoaktives Darmgeräusch *n*, vermindertes Darmgeräusch *n*
肠鸣音亢进 hyperaktives Darmgeräusch *n*, vermehrtes Darmgeräusch *n*
肠鸣音缺失 fehlendes Darmgeräusch *n*
肠鸣音增强 erhöhtes Darmgeräusch *n*
肠鸣音正常 normales Darmgeräusch *n*
肠鸣音正常和活跃 normales und aktives Darmgeräusch *n*
肠膜动脉血栓形成 Thrombose der Arteria mesenterica *f*
肠膜抗溃疡素 Enteroanthelon *n*
肠膜芽孢杆菌 Bacillus mesentericus *m*
肠膜状木耳 gezonter Ohrlappenpilz *m*, Auricularia mesenterica *f*
肠囊瘤(肿) Enterozyste *f*, Enterozystom *n*, Enterokystom *n*, Darmzyste *f*, Roser* Zyste *f*
肠囊肿 Enterozyste *f*
肠脑 Darmgehirn *n*
肠内的 enteral, enteral (-is, -is, -e), intra (in) testinal (-is, -is, -e)
肠内分泌系统 enteroendokrines System *n*
肠内静脉 Vena intraintestinalis *f*
肠内镜检查 Darm-Endoskopie *f*, intestinale Endoskopie *f*
肠内菌丛 Darmflora *f*, Flora intestinalis *f*
肠内空虚 Akoprosis *f*, leerer Darm *m*
肠内试验法 Darmtest *m*, Enterotest *m*
肠内异物 Fremdkörper im Darm *m*
肠内营养 enterale Ernährung *f* (EA)
肠内营养 enterale Ernährung *f* (EN)
肠内原生动物 Darmprotozoen *n pl*, intestinale Protozoen *n pl*
肠黏附性大肠杆菌 enteroadhäsive E.coli *f*, enteroadhäsive Escherichia coli *f*
肠黏膜 intestinale Schleimhaut (od. Mukosa *f*), Darmschleimhaut *f*, Darmmukosa *f*
肠黏膜保护剂 Beschützer der Darmschleimhaut *m*
肠黏膜淋巴细胞 Lymphozyt in der Darmmukosa *m*
肠粘膜渗透性 Durchlässigkeit der Darmschleimhaut *f*, Permeabilität der Darmmukosa *f*
肠黏膜下神经丛 submuköser Darmplexus *m*
肠黏膜炎 Enterokatarrh *m*, Endoenteritis *f*, Enteromycodermitis *f*
肠黏膜炎,肠炎 Darmschleimhautentzündung *f*, Darmentzündung *f*, Enteritis *f*, Enterokolitis *f*
肠黏液神经机能病 Myxoneurosis intestinalis *f*
肠黏液溢 Myxorrhea intestinalis *f*, intestinale Myxorrhoe *f*
肠镊 Darmklemme *f*
肠凝聚型大肠埃希菌 enteroaggregative Escherichia coli (EAEC) *f*, enteroaggregative E. coli (EAEC) *f*
肠扭结综合征 intestinales Knotensyndrom *n*, Knotensyndom des Darms *n*
肠扭转 Darmachsendrehung *f*, Verknotung *f*, Torsio intestini *f*, Volvulus intestini *m*
肠扭转复位术 Reposition der Darmschlingen *f*, Rückverlagerung der Darmdrehung *f*
肠扭转矫正法 Detorsion eines Volvulus *f*
肠扭转手复位术 manuelle Reposition der Darmschlingen *f*
肠钮 Enteroplex *m*, Murphy* Knopf *m*
肠脓毒病 Enterosepsis *f*
肠排便习惯 Stuhlgewohnheit *f*
肠排除改变 Veränderung der Darmentleerung *f*
肠袢 Darmschlinge *f*, Schlinge *f*, Ansa intestinalis *f*
肠袢浆膜层覆盖肠瘘修补术 Reparatur der intestinalen Fistel mit Serosa der Darmschlingen *f*
肠袢瘘楔形切除术 Keilresektion der Darmschlinge mit Fistel *f*
肠袢头支 zuführende Darmschlinge *f*, proximale Darmschlinge *f*
肠袢尾支 abführende (od. kaudale) Darmschlinge *f*
肠袢旋转异常 Malrotation der Darmschlinge *f*
肠袢血运 Zirkulation der Darmschlinge *f*
肠袢样瘤 schlingenartiger Tumor *m*
肠袢淤滞综合征 Syndrom der bilinden Schlinge *n*
肠襻 Ansa intestinalis *f*
肠襻转位异常 Malrotation der Darmschlinge *f*
肠旁的 juxtaintestinal
肠旁路术 Darm-Bypass *m*, Darmbypass *m*, intestinaler Bypass *m*
肠膀胱的 enterovesikal
肠膀胱扩大术 operative Vergrößerung der Harnblase mit Darm *f*
肠膀胱瘘 Dünndarm-Blasenfistel *f*
肠膀胱瘘 enterovesikale Fistel *f*
肠膀胱瘘修复术 Reparatur der enterovesikalen Fistel *f*
肠膀胱疝 Enterozystozele *f*
肠膀胱疝(成人型多囊肾病) Enterozystozele *f*
肠胚外翻畸形 Extrogastrulation *f*, Extrophie der Gastrula *f*
肠膨出 Enterocele *f*
肠皮肤的 enterokutan
肠皮瘘 Darmhautfistel *f*
肠破裂 Darmruptur *f*, Darmriß *m*, Enterorrhexis *f*, Ruptura intestinalis *f*
肠期 intestinale Phase *f*
肠脐 Darmnabel *m*
肠气囊肿症 intestinale zystenartige Pneumatose *f*
肠气胀 Flatulenz *f*
肠憩室 Darmdivertikel *n*
肠牵缩肌 Darmretraktor *m*
肠钳 Darmklemme *f*
肠嵌塞 Darm-Impaktion *f*
肠腔 Darmlumen *n*, Darmlichtung *f*
肠腔波 intestinaler Reflex *m*
肠腔静脉侧端吻合术 Clathworthy* Operation *f*
肠腔静脉分流术 mesenterikokavaler Shunt *m*
肠腔膨胀 Darmaufblähung *f*
肠切除钳 Darm-Resektionsklemme *f*
肠切除术 Darmresektion *f*, Enterektomie *f*, Resectio intestinalis *f*
肠切除用于插补术 Exzision des Darms für die Zwischenschaltung *f*, Darmresektion für Zwischenschaltung *f*
肠切开剪 Enterotomie-Schere *f*, Darmschere *f*
肠切开术 Darmschnitt *m*, Enterotomie *f*
肠切开探查术 Inzision des Darms zur Exploration *f*
肠切开异物除去术 Entfernung von Fremdkörpern aus dem Darm durch Inzision *f*
肠侵袭性大肠埃希菌(肠侵袭性大肠杆菌) enteroinvasive E.coli *f* (EIEC)
肠亲铬细胞 enterochromaffine Zelle *f*
肠轻瘫 Enteroparese *f*
肠球菌 Enterokokkus *m*, Darmstreptokokkus *m*, Enterococcus *m*
肠球菌败血症 Enterokokkenseptikämie *f*
肠球菌的 Enterokokken betreffend
肠球菌感染 Enterokokken-Infektion *f*
肠球菌属 Enterokokke *f*, Enterococcus *m*
肠球菌素 Enterococcin *n*

肠球菌性心内膜炎 Enterokokken-Endokarditis *f*, Endokarditis durch Enterokokken *f*
肠球菌血症 Enterokokkämie *f*
肠曲(十二指肠肠袢) Darmschlinge *f*, Zwölffingerdarmschlinge *f*
肠取石术 Enterolithotomie *f*
肠缺血 Darmischämie *f*
肠缺血综合征 intestinales Ischämiesyndrom *n*
肠缺血综合征 intestinales ischämisches Syndrom *n*
肠热病[类] Darmfieber *n*, Abdominaltyphus *m*
肠热症 Darmfieber *n*
肠绒毛 Darmzotte *f*, Villus intestinalis *m*
肠绒毛促动素 Villikinin *n*
肠绒毛内孔摩管壶腹 Lieberkühn* Ampulle *f*
肠绒毛收缩素 Villikinin *n*
肠溶控释片 magensaftresistente Retardtablette *f*, magensaftresistente Tablette mit kontrollierter Freisetzung *f*
肠溶性 Darmlöslichkeit *f*
肠溶衣 darmlöslicher Tablettenüberzug *m*, Vernix enterosolubile *f*
肠肉瘤 Enterosarkom *n*, Enterogeschwulst *f*
肠蠕动 Darmperistaltik *f*, Enterokinas(i)e *f*
肠蠕动波 peristaltische Welle *f*
肠蠕动迟缓 Darmhypoperistaltik *f*
肠蠕动定律 Gesetz der Darmperistaltik *n*
肠蠕动音 Darmgeräusch *n*
肠软化 Enteromalazie *f*, Darmwanderweichung *f*
肠疝 Enterocele *f*, Darmbruch *m*
肠疝切开术 Hernioenterotomie *f*
肠伤寒 Abdominaltyphus *m*, Typhus abdominalis *m*
肠伤寒穿孔 Darmperforation bei Typhus abdominalis *f*
肠上皮 intestinales Epithel *n*, Darmepithel *n*
肠上皮化生 Metaplasie des Darmepithels *f*
肠上皮内淋巴细胞 intestinaler intraepithelialer Lymphozyt *m*
肠上皮细胞 Enterozyt *m*, Darmepithelzelle *f*, Saumzelle *f*
肠神经丛 enterischer Plexus *m*
肠神经官能症 Enteroneurose *f*, Darmneurose *f*
肠神经节瘤病 intestinale Ganglioneuromatose *f*
肠神经系统 Darmnervensystem *n* (ENS)
肠神经炎 Enteroneuritis *f*
肠神经元性发育异常 intestinale neuronale Dysplasie *f*
肠渗血 Enterostaxis *f*, Sickerblutung aus Darm *f*
肠石 Darmstein *m*, Alvusstein *m*, Enterolith *m*, Darmkonkrement *m*, Calculus intestinalis *m*
肠石病 Enterolithiasis *f*
肠嗜铬细胞 enterochromaffine Zelle *f*, Schmidt* Zelle *f*, Kultschitzky* Zelle *f*
肠嗜铬腺 enterochromaffine Drüsen *f pl*
肠嗜铬样的 enterochromaffin-ähnlich
肠嗜铬样细胞 enterochromaffin-ähnliche Zelle *f*
肠舒血管抑胃肽 vasoinhibitorisches Peptid *n*
肠鼠疫 Darmpest *f*
肠松解术用于急性肠梗阻 Enterolyse zur Behandlung vom akuten Darmverschluss *f*
肠损伤 intestinale Verletzung *f*
肠肽酶 Erepsine *n pl*, Ereptasen *f pl*, Enteropeptidasen *f pl*
肠瘫 Darmlähmung *f*
肠炭疽 Darmmilzbrand *m*, Anthrax intestinalis *m*
肠绦虫病 Intestinaltaeniasis *f*, Taeniasis intestinalis *f*
肠套叠 Intussuszeption *f*, Invagination *f*
肠套叠鞘部 Intussuscipiens *n*, Intussuszipiens *n*
肠套叠 Darminvagination *f*, Darmintussuszeption *f*
肠套叠 X 线图像 Röntgenbild der Invagination *n*
肠套叠复位器 Intussuszeptionsreduktor *m*
肠套叠复位术 Desinvagination *f*
肠套叠鞘部 Intussuscipiens *n*, Intussuszipiens *n*, Invaginans *n*
肠套叠套入部 Intussusceptum *n*, Intussuszeptum *n*, Invaginat *n*, Invaginatum *n*
肠停滞 intestinale Stase *f*, Darmstauung *f*
肠痛 Enteralgia *f*, Enterodynie *f*
肠痛风 Enteragicht *f*, Enteragra *f*, Darmgicht *f*
肠外阿米巴病 intestinale Amöbiasis *f*
肠外的 darmentfernt, parenteral
肠外科 Darmchirurgie *f*
肠外脓肿 extraintestinaler Abszess *m*
肠外型伤寒 parenteraler Typhus *m*
肠外性腹泻 parenteraler Durchfall *m*, Begleitdiarrhoe *f*
肠外置术 Darmexteriorisation *f*
肠外置造口术 Exteriorisation mit Enterostomie *f*
肠网膜疝 Enter(o)epiplozele *f*
肠危象 Darmkrise *f*
肠未旋转 Darmnonrotation *f*
肠胃 Darm und Magen
肠胃病 Erkrankung des Magen-Darm Traktes *f*, gastroenterologische Erkrankung *f*
肠胃道内容物 gastrointestinaler Inhalt *m*
肠胃的 enterogastrisch, gastroenterisch, enterogastral
肠胃反射 enterogastraler Reflex *m*
肠胃结石 Bezoar *m*, Bezoarstein *m*, Magenstein *m*
肠胃疝 Enterogastrozele *f*
肠胃外的 parentaral
肠胃外给养 parenterale Ernährung *f*
肠胃外麻醉剂 Betäubungsmittel zur parenteralen Anwendung *n*, parenterales Anästhetikum *n*
肠胃外投药 parenterale Verabreichung *f*
肠胃外投药法 Applicatio parenteralis *f*, parenterale Arzneiapplikation *f*
肠胃外吸收 parenterale Resorption *f* (od. Absorption *f*)
肠胃外营养 parenterale Ernährung *f*
肠胃炎 Enterogastritis *f*
肠胃蝇 Gasterophilus intestinalis *m*
肠胃胀气 Flatulenz *f*
肠吻合 Darmanastomose *f*
肠吻合夹 Darm(anastomosen)klemme *f*
[肠]吻合钮 Darmanastomosenknopf *m*, Murphy* Knopf *m*
肠吻合钳 Darm(anastomosen)klemme *f*
肠吻合术 Darmanastomose *f*, Intestinalanastomose *f*, Enteroanastomose *f* (EA), Anastomosis intestinalis *f*
肠紊乱 Darmstörung *f*, funktionelle Darmstörung *f*
肠无力 Darmatonie *f*
肠无力症 Darmatonie *f*, Darmlähmung *f*, intestinale Atonie *f*
肠吸虫 Darmtrematoden *f pl*, Darmegel *m pl*, Darmsaugwürmer *m pl*
肠吸收 Darmresorption *f*
肠吸收障碍 intestinale Resorptionsstörung (od. Malabsorption) *f*
[肠]憩室病 (Darm-)Divertikulose *f*
肠息肉 Darmpolyp *m*
肠息肉Ⅲ型 intestinaler Polyp Typ Ⅲ *m*, Darmpolyposis vom Typ Ⅲ *f*
肠息肉病 Intestinalpolypose *f*, Polyposis intestinalis *f*
肠系膜 Darmgekröse *n*, Gekröse *n*, Mesenterium *n*
肠系膜(动脉)造影 Mesenterikographie *f*, mesenteriale Angiographie *f*
肠系膜创伤 Verletzung des Mesenteriums *f*
肠系膜大网膜囊肿 mesenterial-epiploische Zyste *f*
肠系膜的 mesenterial, mesenterial(-is, -is, -e), mesaraic(-us, -a, -um)
肠系膜动静脉瘘 mesenteriale arteriovenöse Fistel *f*
肠系膜动脉 Arteria mesenterica *f*, Mesenterialarterie *f*, Darmarterie *f*

肠系膜动脉闭塞 mesenterische arterielle Okklusion *f*, Mesenterialarterienverschluss *m*, Eingeweidearterienverschluss *m*
肠系膜动脉闭塞性疾病 Mesenterialarterienverschluß-Syndrom *n*, arteriomesenterialer Duodenalverschluß *m*
肠系膜动脉动脉瘤修复术伴移植 Aneurysmareparatur mit Transplantation der A. mesenterica *f*
肠系膜动脉灌注术 mesenterische Arterie-Infusion *f*
肠系膜动脉栓塞 Embolie der A. Mesenterica *f*, Mesenterialarterienembolie *f*, Embolie der Eingeweidearterie *f*
肠系膜动脉栓塞术 Embolisation der Mesenterialarterie *f*, Embolisation der Arteria mesenterica *f*
肠系膜动脉栓塞形成 Embolie der A. Mesenterica *f*, Mesenterialarterienembolie *f*, Embolie der Eingeweidearterie *f*
肠系膜动脉狭窄 Mesenterialarterienverengung *f*, Stenose der Mesenterialarterie *f*, Stenose der A. mesenterica *f*
肠系膜动脉造影 mesenteriale Arteriographie *f*
肠系膜动脉粥样硬化 Arteriosklerose der A. mesenterica *f* Arteriosklerose der Mesenterialarterien *f*, Arteriosklerose der Darmarterien *f*
肠系膜对缘 antimesenteriale Grenze *f*
肠系膜缝合 Naht von Mesenterium *f*
肠系膜缝合术 Mesenterio(r)rhaphie *f*, Mesenterialraffung *f*
肠系膜根 Mesenterialwurzel *f*, Radix mesenterii *f*
肠系膜梗塞 Mesenterialinfarkt *m*, Darminfarkt *m*
肠系膜固定术 Mesenteriopexie *f*
肠系膜固有层 Lamina mesenterii propria *f*
肠系膜后的 postmesenterial
肠系膜后动脉 Hinterteil mesenterischer Arterie *f*, Arteria mesenterica caudalis *f*, hintere Eingeweidearterie (od. Mesenterialarterie) *f*
肠系膜后节 Ganglion mesentericum caudale *n*
肠系膜后静脉 Vena mesenterica posterior *f*, hintere Mesenterialvene *f*
肠系膜间神经丛 Plexus intermesentericus *m*
肠系膜绞痛 Mesenterialangina *f*
肠系膜酵母 Saccharomyces mesentericus *m*
肠系膜结 mesenterialer Knoten *m*
肠系膜结肠系膜襞 Plica mesenteriomesocolica *f*
肠系膜结缔组织层 Bindegewebsschicht des Mesenteriums *f*
肠系膜结核 Gekröseschwindsucht *f*, Tabes mesaraica (s. mesenterica) *f*, Phthisis mesenterica *f*
肠系膜静脉 Vena mesenterica *f*, Mesenterialvene *f*, Eingeweidevene *f*
肠系膜静脉闭塞 mesenterische venöse Okklusion *f*
肠系膜静脉曲张 mesenteriale Varize *f*, mesenteriale Krampfader *f*
肠系膜静脉血栓形成 mesenteriale Venenthrombose *f*, Mesenterialvenenthrombose *f*, Thrombose der Vena mesenterica *f*
肠系膜静脉血栓性静脉炎 Thrombophlebitis der Vena mesenterica *f*, Thrombophlebitis der Mesenterialvene *f*, Mesenterialvenenthrombophlebitis *f*
肠系膜静脉至腔静脉吻合术 Anastomose zwischen Vena mesenterica und der Hohlvene *f*
肠系膜痨 Tabes mesaraica *f*, Tabes mesenterica *f*
肠系膜良性肿瘤 mesenterialer gutartiger Tumor *m*, gutartiger Mesenterialtumor *m*
肠系膜良性肿瘤摘除术 Exstirpation des mesenterialen gutartigen Tumors *f*
肠系膜裂孔疝 mesenterische Spalt-Hernie *f* (od. Spalt-Leistenbruch *m*), mesenteriale Hiatushernie *f*
肠系膜裂伤 Fleischwunde des Gekröses *f*
肠系膜淋巴结 Mesenteriallymphknoten *m pl*, Mesenterialdrüsen *f pl*, Gekrösedrüsen *f pl*, Lymphoglandulae mesentericae *f pl*
肠系膜淋巴结结核 Mesenteriallymphknotentuberkulose *f*, Phthisis mesaraica *f*, Tabes mesaraica (s. mesenterica) *f*
肠系膜淋巴结结核刮除术 Kürettage der Mesenteriallymphknotentuberkulose *f*, Auskratzung der Mesenteriallymphknotentuberkulose *f*
肠系膜淋巴结炎 Adenomesenteritis *f*, Lymphadenitis mesenterialis (acuta) *f*
肠系膜淋巴肉瘤 mesenteriales Lymphosarkom *n*
肠系膜慢性纤维性脂膜炎 chronische fibrosierende mesenteriale Pannikulitis *f*
肠系膜门静脉瘘 mesentericoportale Fistel *f*
肠系膜囊肿 Mesenterialzyste *f*
肠系膜囊肿切除术 Ektomie mesenterischer Zyste *f*
肠系膜内注射 mesenteriale Injektion *f*
肠系膜镊 mesenteriale Pinzette *f*, Mesenterialpinzette *f*
肠系膜脓肿 mesenterialer Abszess *m*
肠系膜牵拉综合征 Traktionssyndrom des Mesenteriums *n*
肠系膜牵引[现象] Mesenterialziehen *n*, Ott* Zeichen *n*
肠系膜前动脉 anteriore mesenterische Arterie *f*, Arteria mesenterica anterior *f*, Arteria mesenterica cranialis *f*, vordere Mesenterialarterie *f*
肠系膜前静脉 vordere Mesenterialvene *f*, Vena mesenterica anterior *f*
肠系膜腔静脉分流建立术 Herstellung eines mesokavalen Shunts *f*
肠系膜腔静脉吻合术 mesentericocavale Anastomose *f*, mesokavale Anastomose *f*
肠系膜切除术 Mesenterektomie *f*
肠系膜缺血 Mesenterialischämie *f*
肠系膜乳糜管扩张 mesenteriale Chylektasie *f*
肠系膜三角 Mesenterialdreieck *n*, mesenteriales Dreieck *n*
肠系膜疝 Enterocele mesenterialis *f*, Hernia mesenterica *f*
肠系膜上神经丛 Plexus mesentericus superior *m*
肠系膜上动脉 Arteria mesenterica superior *f*
肠系膜上动脉闭塞 Verschluss der oberen Mesenterialarterie *m*, Okklusion der oberen Mesenterialarterie *f*
肠系膜上动脉插管 Katheterisierung der A. mesenterica superior *f*, Katheterisierung der oberen Mesenterialarterie *f*
肠系膜上动脉瘤 Aneurysma der A. mesenterica superior *n n*, Aneurysma der oberen Mesenterialarterie *n*
肠系膜上动脉造影 Arteriographie der Arteria mesenterica superior *f*, Arteriographie der oberen Mesenterialarterie *f*
肠系膜上动脉痉挛 Spasmus der A. mesenterica superior *m*, Spasmus der oberen Mesenterialarterie *m*
肠系膜上动脉瘤 Aneurysma der A. mesenterica superior *n*, Aneurysma der oberen Mesenterialarterie *n*
肠系膜上动脉取栓术 Embolektomie aus der A. mesenterica superior *f*, Embolektomie aus der oberen Mesenterialarterie *f*
肠系膜上动脉栓塞 Embolie der A. mesenterica superior *f*, Embolie der oberen Mesenterialarterie *f*
肠系膜上动脉损伤 Verletzung der Arteria mesenterica superior *f*, Verletzung der oberen Mesenterialarterie *f*
肠系膜上动脉狭窄 Stenose der A. mesenterica superior *f*, Stenose der oberen Mesenterialarterie *f*
肠系膜上动脉血流速度 Blutflußgeschwindigkeit in der A. mesenterica superior *f*, Blutflußgeschwindigkeit in der oberen Mesenterialarterie *f*
肠系膜上动脉血栓形成 Thrombose der A. mesenterica superior *f*, Thrombose der oberen Mesenterialarterie *f*
肠系膜上动脉压迫综合征 Kompressionssyndrom der A. mesenterica superior *n*, Kompressionssyndrom der oberen Mesenterialarterie *n*
肠系膜上动脉造影 Arteriographie der Arteria mesenterica superior *f*
肠系膜上动脉造影术 obere mesenterische Arteriographie *f*

肠系膜上动脉综合征 Syndrom der oberen Gekrösearterie *n*, Syndrom der Arteria mesenterica superior *n*, Syndrom der oberen Mesenterialarterie *n*
肠系膜上神经节 Ganglion mesentericum superius *n*, oberes Mesenterialganglion *n*
肠系膜上静脉 Vena mesenterica superior *f*
肠系膜上静脉外科干 chirurgischer Stamm der Vena mesenterica superior *f*
肠系膜上静脉 - 下腔静脉分流术 Shuntverbindung der Vena mesenteria superior zur Vena cava inferior *f*
肠系膜上静脉 - 下腔静脉吻合术 Anastomose zwischen Vena mesenterica superior und Vena cava inferior *f*
肠系膜上淋巴结 Nodi lymphatici mesenterici superiores *m pl*
肠系膜上神经丛 oberer mesenterischer Nervenplexus *m*
肠系膜上下腔静脉分流术 Gekröse-mesokaval-Shunt *m*
肠系膜上下腔静脉 C 型分流术 Gekröse-mesokaval-C-Shunt *m*
肠系膜手术 Operation des Mesenteriums *f*
肠系膜萎缩 Atrophia mesenterica *f*, Atrophie des Mesenteriums *f*
肠系膜细杆菌 Bacillus mesentericus *m*, Microbacterium mesentericum *n*
肠系膜下神经丛 Plexus mesentericus inferior *m*, unterer Mesenterialplexus *m*, unterer Eingeweideplexus *m*, unteres Mesenterialnervengeflecht *n*
肠系膜下动脉 Arteria mesenterica inferior *f*
肠系膜下动脉瘤 Aneurysma der A. mesenterica inferior *n*, Aneurysma der unteren Mesenterialarterie *n*
肠系膜下动脉损伤 Verletzung der A. mesenterica inferior *f*, Verletzung der unteren Mesenterialarterie *f*
肠系膜下动脉重建术 Rekoknstruktion der A. mesenterica inferior *f*, Wiederherstellung der unteren Mesenterialarterie *f*
肠系膜下神经节 Ganglion mesentericum inferius *n*, unteres Mesenterialganglion *n*
肠系膜下静脉 Vena mesenterica inferior *f*
肠系膜下静脉损伤 Verletzung der Vena mesenterica inferior *f*, Verletzung der unteren Mesenterialvene *f*
肠系膜下淋巴结 Nodi lymphatici mesenterici inferiores *m pl*
肠系膜下神经丛损伤 Verletzung des Plexus mesentericus inferior *f*, Verletzung des unteren Mesenterialplexus *f*
肠系膜纤维变性 Mesenterialfibrose *f*, mesenteriale Fibrose *f*
肠系膜纤维瘤病 mesenteriale Fibromatose *f*
肠系膜线 mesenteriale Linie *f*
肠系膜腺 Glandula mesenterica *f*, Mesenterialdrüse *f*, Gekrösdrüse *f*
肠系膜腺炎 mesenteriale Adenitis *f*
肠系膜小动脉 kleine Mesenterialarterie *f*
肠系膜修复术 Reparatur von Mesenterium *f*
肠系膜血管闭塞 mesenterische vaskulare Okklusion *f*
肠系膜血管供血不足 mesenteriale Gefäßinsuffizienz *f*
肠系膜血管痉挛 Spasmus der Mesenterialgefäße *m*, Mesenterialgefäßkrampf *m*
肠系膜血管内皮瘤 Hämangioendotheliom des Mesenteriums *n*, mesenteriales Hämangioendotheliom *n*
肠系膜血管性肠梗阻 angiomesenterischer (od. arteriomesenterialer) Ileus *m*
肠系膜血管血栓形成 Mesenterial (gefäß) thrombose *f*
肠系膜血管自发性破裂 spontane Ruptur der Mesenterialgefäße *f*
肠系膜血管阻力 mesenterialer Gefäßwiderstand *m*, Widerstand im Mesenterialgefäß *m*
肠系膜血栓形成 mesenteriale Thrombose *f*
肠系膜血肿 mesenteriales Hämatom *n*
肠系膜循环 Mesenterialkreislauf *m*
肠系膜炎 Mesenteri (i) tis *f*
肠系膜样明串珠菌 Leuconostoc mesentroides <engl.>
肠系膜硬纤维瘤 mesenterialer Desmoid *m*
肠系膜原发肿瘤 primärer Mesenterialtumor *m*, primärer Tumor des Mesenteriums *m*
肠系膜缘 mesenterischer Bord *m*
肠系膜皂化 Verseifung des Mesenteriums *f*, mesenteriale Saponifikation *f*
肠系膜造影 Mesenterikographie *f*
肠系膜粘连 Adhäsion des Mesenteriums *f*
肠系膜长轴 mesenteriale lange Achse *f*, Longitudinalachse des Mesenteriums *f*
肠系膜折叠术 Mesenterialfalte *f*
肠系膜折术 Mesenterialplikation *f*
肠系膜脂膜炎 mesenteriale Pannikulitis *f*
肠系膜中央淋巴结 zentrale Mesenteriallymphknoten *m pl*, Nodi lymphatici mesenterici centrales *m pl*
肠系膜肿瘤 Mesenterialtumor *m*
肠系膜轴结肠扭转 Verdrehung des Dickdarms um die mesenteriale Achse *f*, Verdrehung eines Kolonabschnittes um seine mesenteriale Achse *f*
肠系膜轴性胃扭转 mesenteroaxialer Magenvolvulus *m*
肠系膜组织移位术 Transposition von Mesenterialgeweben *f*
肠系膜组织移植术 Transplantation von Mesenterialgeweben *f*
肠系统膜动脉闭塞 Mesenterialarterienverschluss *m*
肠细胞 Enterozyt *m*
肠细菌 Enterobakterien *f pl*
肠狭窄 Darmstriktur *f*, Darmstenose *f*, Enterostenose *f*, Stenosis intestinalis *f*
肠下垂 Darmsenkung *f*, Enteroptose *f*
肠下垂的 enteroptotisch
肠下垂体型 enteroptotischer Habitus *m*
肠下静脉 Vena subintestinalis *f*, Subintestinalvene *f*
肠纤毛菌 Isotricha intestinalis *f*
肠显像术 Darmbildgebung *f*
肠显像术用于肠扭转 bildgebende Darstellung für Darmschlingen *f*
肠显像术用于肠粘膜异位 bildgebende Darstellung für ektope Magenschleimhaut *f*
肠显像术用于梅克尔憩室 Darmbildgebung für die Meckelsche Divertikel *f*
肠线 Katgut *n*, Catgut *n*, Darmsaite *f*, Schafdarmsaite *f*
肠线缝合 Katgutnaht *f*
肠线缝合针 Nähnadel für das Katgut *f*
肠腺 Darmdrüsen *f pl*, Glandulae Lieberkuehni *f pl*, Glandulae intestinales *f pl*, Lieberkühn* Drüsen (od. Krypten) *f pl*
肠腺病毒 enteraler Adenovirus *m*, Enteroadenovirus *m*
肠腺瘤 Enteroadenom *n*, Adenom im Darm *n*
肠腺退化 Thymusinvolution *f*, Involution des Thymus *f*
肠腺炎 Enteradenitis *f*
肠相关[性]淋巴样系统 darmassoziiertes lymphatisches System *n*
肠相关[性]淋巴样组织 Darm-assoziiertes lymphatisches Gewebe *n* (GALT)
肠相关[性]淋巴样组织 darmassoziiertes lymphoides Gewebe *n*
肠相关抗原 darmassoziiertes Antigen *n*
肠消化 Darmverdauung *f*
肠消化不良 intestinale Dyspepsie (od. Verdauungsstörung) *f*
肠型 Darmsteife *f*
肠型贝切特病 Behçet* intestinale Krankheit *f*
肠型流感 Darmgrippe *f*
肠型期 intestinale Phase *f*, Darmphase *f*
肠型胃癌 Magenkrebs in intestinalem Typ *m*
肠型腺瘤 Adenom vom intestinalen Typ *n*
肠性毒血症 intestinale Toxämie *f*, Skatämie *f*
肠性发绀 enterogene Zyanose *f*
肠性腹泻 Diarrhoea enteralis *f*

肠性高草酸尿症 enterische Hyperoxalurie *f*, Hyperoxalurie im Darm *f*
肠性佝偻病(腹性佝偻病) intestinale Rachitis *f*
肠性脓毒病 intestinale Sepsis *f*
肠性眩晕 Darmschwindel *m*, Vertigo intestinalis *f*
肠性幼稚型 intestinaler Infantilismus *m*
肠性脂肪营养不良 intestinale Lipodystrophie *f*
肠性自体中毒 intestinale Autointoxikation *f*
肠旋转不良 Malrotation des Darms *f*
肠血管病 vaskulare Krankheit vom Darm *f*, Gefäßerkrankung des Darms *f*
肠血管发育异常 Angiodysplasie des Darms *f*, intestinale Angiodysplasie *f*
肠血管发育异常 Angiodysplasie vom Darm *f*
肠血管功能不全 vaskuläre Insuffizienz des Darms *f*, Gefäßinsuffizienz des Darms *f*
肠血管活性多肽 vasoaktives intestinales Polypeptid *n*
肠血管异常 vaskulare Abnormalität vom Darm *f*
肠血丝虫病 intestinale Wurmerkrankung *f*, intestinale Filariose *f*
肠血吸虫病 Darmbilharziosis *f*, Darmschistosomiasis *f*
肠压铿钳 Enterotrib *m*, Darmquetschklemme *f*
肠炎 Enteritis *f*, Darmentzündung *f*, Darmkatarrh *m*
肠炎杆菌 Enteritisbakterie *f*, Bacillus enteritidis *m*
肠炎链球菌 Streptococcus enteritidis *m*
肠炎沙门氏菌 Salmonella enteritidis *f*, Bacterium enteritidis *n*, Gärtner* Bazillus *m*
肠炎沙门氏菌噬菌体 Salmonella-enteritidis-Bakteriophagen *m pl*
肠炎性病 entzündliche Darmerkrankung *f*
[肠]炎性腹泻 Diarrhoea enteralis *f*, entzündliche Diarrhoe *f*
肠液 Intestinalsaft *m*, Darmsaft *f*, Succus entericus *m*
肠衣胰酶片 keratinisierte Pankreatin-Tablette *f*, Pankreatindragée *f*
肠胰岛轴 enteroinsuläre Achse *f*
肠移位 Darmverlagerung *f*
肠移植并发症 Komplikation bei Darmtransplantation *f*
肠移植物瘘 Fistel im Darmtransplantat *f*
肠移植物糜烂 Erosion des Darmtransplantat *f*
肠抑胃素 Enterogastron *n*
肠抑胃肽 Magen-hemmendes Polypeptid *n*(GIP)
肠易激综合征 reizbares(od. empfindliches)Darm-Syndrom *n*
肠阴道的 enterovaginal, intestinoviginal
肠阴道瘘 Darmscheidenfistel *f*
肠阴道瘘闭合术 Schließung der enteroviginalen Fistel *f*, Schließung der intestinovaginalen Fistel
肠阴道瘘修复术 Reparatur der enterovaginalen Fistel, Reparatur von intestinovaginaler Fistel
肠阴囊疝 Enteroscheokele *f*
肠隐窝 intestinale Krypten *f pl*
肠蝇蛆病 intestinale Myiasis *f*, Enteromyiasis *f*
肠用动描记器 Enterographie *f*
肠用疫苗 Enterovakzine *f*
肠郁滞 Enterostase *f*
肠原发综合征 intestinaler primärer Komplex *m*
肠原囊肿 enterogene Zyste *f*, Darmzyste *f*
肠原性的 enterogen
肠原性发绀 enterogene Zyanose *f*, Stokvis*-Talma* Syndrom *n*
肠原性结核 enterogene Tuberkulose *f*
肠原性青紫[症] enterogene Zyanose *f*
肠原性脂肪代谢障碍 Lipodystrophia intestinalis *f*, Whipple* Krankheit *f*
肠源(病)性关节炎 enterogene Arthritis *f*
肠源性草酸钙肾结石(婴儿型或儿童型多囊肾病) intestinale Kalziumoxalatnephrolithiasis *f*, enterogene Kalziumoxalat-Nephrolithiasis *f*
肠源性感染 enterogene Infektion *f*
肠源性高草酸尿症 enterogene Hyperoxalurie *f*
肠源性高代谢 intestinaler Hypermetabolismus *m*, enterogener Hypermetabolismus *m*
肠源性骨囊肿 enterogene Knochenzyste *f*
肠源性内毒素血症 intestinale Endotoxämie *f*
肠源性脂肪代谢障碍症 intestinale Lipodystrophie *f*, Whipple* Krankheit *f*
肠源性紫绀 enterogene Zyanose *f*
肠运动 Darmbewegung *f*, Darmtätigkeit *f*, Stuhlgang *m*
肠运动,排粪 Stuhlgang *m*
肠运动描记器 Enterograph *m*, Enterographie *f*
肠运动描记术 Enterographie *f*
肠造口腹壁造口指诊 digitale Untersuchung von dem Enterostoma *f*
肠造口术 Enterostomie *f*
肠造口术的 Enterostoma betreffend
肠造口术管理和护理 Kontrolle und Versorung des Stomas nach der Enterostomie
肠造口治疗师 Enterostomie-Therapeut *m*
肠造瘘口 Enterostoma *n*, künsterlicher Darmausgang *m*
肠造影法 Enteroklysma *f*, Enteroklyse *f*
肠增生性息肉 hyperplastischer Darmpolyp *m*
肠粘连 intestinale Adhäsion *f*
肠粘连切开术 Synechenterotomie *f*
肠粘连松解术 Enterolyse *f*
肠战伤 Kriegsverletzung des Darms *f*
肠照相机 intestinale Kamera *f*, Intestinalkamera *f*
肠折叠术 Darmfaltung *f*, Enteroplicatio *f*
肠折褶术 Enteroplication *f*
肠真菌病 Enteromykose *f*, Intestinalmykose *f*, Darmmykose *f* Mycosis intestinalis *f*
肠支 ① Ceca *f pl* ② Darmrohre ohne Analöffnung *n pl*
肠脂垂 Appendices epiplociae *f pl*
肠脂垂切除术 Exzision der epiploischen Appendagitis *f*
肠脂垂炎 epiploische Appendagitis *f*, Appendicitis epiploica *f*
肠脂肪肉芽肿病 intestinale Lipogranulomatose *f*
肠致病性大肠埃希菌 enteropathogene Escherichia coli(EPEC) *f*
肠致病性大肠杆菌 enteropathogene Escherichia coli(EPEC) *f*
肠致活酶 Enterokinase *f*
肠痔 perianaler Abszess *m*
肠中毒 intestinale Intoxikation *f*, Autointoxikation *f*
肠肿瘤 Darmtumor *m*
肠重复 Vervielfältigung vom Darm *f*, Darmduplikatur *f*
肠重复畸形 Darmduplikatur *f*, Doppelmißbildung des Darms *f*, Doppeldarm(-Mißbildung *f*) *m*
肠周[围]的 perienteral, zirkumintestinal
肠周炎 Perienteritis *f*
肠转流术 intestinaler Beipass *m*
肠锥浆虫 Trypanoplasma intestinalis *n*
肠子宫肛门[畸形] Atresia ani uterina *f*
肠子宫瘘 intestinouterine Fistel *f*
肠子宫瘘修复术 Reparatur der enterouterine Fistel *f*
肠子宫内膜异位 Endometriosis im Darm *f*
肠子宫内膜异位症 Endometriose des Darmes *f*
尝试错误说 Versuch-und-Fehler-Theorie *f*
尝试错误学习 Lernen bei Versuch-und-Fehler *n*
常闭触点 动断触点 Öffner *m*, Ruhekontakt *m*
常春藤 Hedera helix *f*, Epheu *m*, Efeu *m*
常春[藤苷]配基 Hederagenin *n*
常春藤甙 Hederagenin *n*
常春藤绿色 Efeugrün *n*
常春藤属 Hedera *f*
常春藤皂甙 Helixin *n*
常春藤皂甙元 Hederagenin *n*

常导型磁共振成像机 konventionelle Leitung-Kernspintomographie (MRI), elektromagnetische MRI *f*
常定刺激法 Methode des konstanten Stimulus *f*, ständiger Stimulus Methode *f*
常规 routine <engl.>
常规病案 routinierter Krankenakt *m*
常规病理学诊断 Routinediagnostik in der Pathologie *f*
常规插管操作 konventionelle Intubation *f*
常规超滤 konventionelle Ultrafiltration *f*
常规程序设计方法 konventionelle Programmierungsmethode *f*
常规的 routine, konventionell
常规方法 Standardverfahren *n*
常规放射 konventionelle Strahlentherapie *f*
常规分析 routine analyse *f*, konventionelle Analyse *f*
常规活性污泥法 konventionelles Belebtschlammverfahren *n*
常规监测 Routineüberwachung *f*
常规检查 routine (od. konventionelle) Untersuchung *f*
常规洁净室 routinierter Reinraum *m*
常规抗原 konventionelles Antigen *n*
常规疗法 routine (od. konventionelle) Therapie (od. Behandlung) *f*
常规尿分析 routine (od. systematische) Harnanalyse *f*
常规气管切开术 konventionelle Tracheotomie *f*
常规三关节融合术 Dunn* dreifache Arthrodese *f*
常规社会医学调查 sozialmedizinische Routineuntersuchung *f*
常规深度 konventionelle Tiefe *f*
常规实验室试验 routiner Labortest (Laborprobe *f*) *m*
常规试验 routine Methode der Bestimmung *f*
常规收集病人分类数据 routinierte Sammlung von klassifizierten Patientendaten *f*
常规数据(资料) Routinedaten *n pl*
常规数据库系统 konventionelles Datenbanksystem *n*
常规体格检查 routinierte Gesundheituntersuchung *f*
常规体检 routinierte Gesundheituntersuchung *f*
常规条件下变异 Varianz unter Routinebedingungen *f*
常规问题解决 routinemäßige Problemlösung *f*
常规线性询问表驱动程序 Programmtreiber des konventionellen linearen Fragebogens *m*
常规小肠造影 routinierte Dünndarm-Radiographie *f*
常规小鼠 konventionelle Maus *f*
常规心肺复苏 konventionelle Herz-Lungen-Wiederbelebung *f*
常规信息 Routineinformation *f*
常规型人才 reguläre Fachkraft *f*
常规型小腿(踝足)矫形器 konventionelle Knöchel-Fuß-Orthese *f* (AFO), konventionelle Unterschenkelorthese *f*
常规氧疗 konventionelle Sauerstofftherapie *f*
常规医学检查 medizinische Routineuntersuchung *f*
常规影响 normativer Einfluss *m*
常规语言 konventionelle Sprache *f*
常规指标 konventioneller Index *pl*
常见变异型免疫缺陷病 variables Immundefeksyndrom *n*
常见病 häufig auftretende Leiden *n pl*, häufig vorkommende Krankheiten *f pl*
常见的 gewöhnlich, gemein, allgemein
常见的可变型免疫缺乏 allgemeine variable Immunschwäche *f*
常见抗原 public antigen <engl.>
常见老年综合征 allgemeines Alterssyndrom *n*, häufiges geriatrisches Syndrom *n*
常见丝虫病 häufig auftretende Filariose *f*, Filariasis perstans *f*
常居菌丝 Residentflara *f*
常开触点 动断触点 Schließer *m*, Schließerkontakt *m*, Arbeitskontakt *m*
常颏反射 palmomentaler Reflex *m*
常例的 gewöhnlich, üblich
常量测定法 Makromethode *f*
常量元素 Makroelement *n*
常模 Norm *f*
常模参考分数 normreferenzierte Punktzahl *f*
常模参照测验 normreferenzierter Test *m*
常模参照评定 Bewertung mit Normreferenzen *f*
常模发展研究 normative Entwicklungsforschung *f*
常年性鼻炎 perenniale Rhinitis *f*
常年性变应性鼻炎 langjährige (od. perenniale) allergische Rhinitis *f*
常年性枯草热 perennieles Heufieber *n*
常频机械通气 konventionelle mechanische Beatmung *f*
常染色体 Euchromosomen *n pl*, Auto (chromo) somen *n pl*
常染色体(疾)病 autosomale Krankheit *f*
常染色体的 autosomal
常染色体的显性基因 autosomal-dominantes Gen *n*, dominantes Gen von Autosomen *n*
X 常染色体失活 X-Chromosom-Inaktivierung *f*
常染色体显性视神经萎缩 autosomal-dominante Optikusatrophie *f*
常染色体显性髓质囊性肾病 autosomal-dominante medulläre Zytennierenerkrankung *f*
常染色体显性小脑性共济失调 autosomal-dominante zerebelläre Ataxie *f*
常染色体显性遗传 autosomale dominante Vererbung *f*
常染色体显性遗传病 autosomal-dominante Störung *f*
常染色体显性遗传多囊肾 autosomal-dominante polyzystische Nierenerkrankung *f*
常染色体显性遗传多囊肾(成人型多囊肾病) autosomal-dominante polyzystische Nierenerkrankung *f*, polyzystische Nierenerkrankung vom Erwachsenentyp *f*
常染色体显性遗传性脑动脉病伴皮质下梗死和白质脑病 autosomal-dominante Arteriopathie mit subkortikalen Infarkten und Leukenzephalopathie *f*
常染色体显性遗传性小脑性共济失调 autosomal-dominante vererbte zerebelläre Ataxie *f*
常染色体显性遗传寻常鱼鳞病 reguläre autosomal-dominante Ichthyose *f*
常染色体显性中枢性尿崩症 autosomaldominanter zentraler Diabetes insipidus *m*
常染色体遗传 autosomale Vererbung *f*
常染色体异常 autosomale Anomalie (od. Abnormalität) *f*
常染色体隐性遗传 autosomal-rezessive Vererbung *f*
常染色体隐性 autosomale Rezession *f*
常染色体隐性无丙球血症 autosomal-rezessive Agammaglobulinämie *f*
常染色体隐性遗传 autosomaler rezessiver Erbgang *m*
常染色体隐性遗传氨酰基脯氨酸[二肽]酶缺乏 autosomal-rezessiver Prolidase-Mangel *m*
常染色体隐性遗传病 autosomal-rezessive Störung *f*
常染色体隐性遗传多囊肾(婴儿型多囊肾病) autosomal-rezessive polyzystische Nierenerkrankung *f*, polyzystische Nierenerkrankung vom Säuglingstyp *f*
常染色体隐性遗传特性 autosomal-rezessive Eigenschaft *f*
常染色体隐性遗传性多囊肾 autosomal-rezessive polyzystische Nierenerkrankung *f*
常染色体隐性遗传性共济失调 autosomal-rezessive vererbte Ataxie *f*
X 常染色体易位 X-Autosom-Verschiebung *f*
常染色质 Euchromatin *n*
常染色质的 euchromatisch
常人(俗人) Laie *f*
常山碱 Febrifugin *n*
常山碱乙 β-Dichroin *n*

常设托儿所 reguläre(od. regelmäßige) Kinderkrippe *f*
常识理论 Theorie über Menschenverstandes *f*
常识判断测验 Wissenstest *m*, Kenntnistest *m*
常识推理 Beweisführung (od. Argumentation) bei gesundem Verstand *f*
常数 Konstante *f*
常数项 Absolutglied *n*, konstantes Glied *n*
常水 Aqua communis *f*, gewöhnliches Wasser *n*
常速弯机头 Winkelstück *n*
常速直机头 gerades Kopfstück *n* (od. Kopfhelm *m*)
常态 normaler Zustand *m*, übliches Benehmen *n*, gewöhnliches Verhalten *n*
常态百分位图 normales Perzentil-Diagramm *n*
常态次数曲线 normale Frequenzkurve *f*
常态儿童 normales Kind *n*
常态分布 normale Verteilung *f*, Normalverteilung *f*, Gauss* (-Laplace*) Verteilung *f*
常态分布[曲线]图 Normalverteilungskurve *f*, normale Verteilungskurve *f*
常态分布曲线 Kurve der Normalverteilung *f*, Gauss* Kurve *f*
常态分配 Normalverteilung *f*, Laplace*-Gauss* Gesetz *n*
常态概率 normale Wahrscheinlichkeit *f*
常态概率曲线 normale Wahrscheinlichkeitskurve *f*
常态曲线 Normalkurve *f*, normale Kurve *f*
常态相关 normale Korrelation *f*
常位的 normotop, orthotop
常温 Zimmertemperatur *f*, Raumtemperatur *f*
常温常压 Normaldruck und Zimmertemperatur
常温下再循环 normothermische Rezirkulation *f*
常现(见)丝虫(常现曼森线虫) Mansonella perstans *f*
常现(见)丝虫病 häufig auftretende Filariose *f*, Filariasis perstans *f*
常现唇棘线虫 Dipetalonema perstans *f*
常现棘唇[线]虫 Acanthocheilonema perstans *n*, Filaria perstans *f*
常现曼森线虫(常现(见)丝虫) Mansonella perstans *f*, Filaria perstans *f*
常现曼森线虫(常现丝虫) Mansonella perstans *f*
常现丝虫 Dauerlarvenfilarie *f*, Filaria perstans *f*, Acanthocheilonema perstans *n*
常现丝虫病 Filariasis perstans *f*
常型曼蚊 Mansonia uniformis *f*
常性 Standhaftigkeit *f*
常性原则 Standhaftigkeitsprinzip *n*
常性指数 Index der Standhaftigkeit *m*
常压 atmosphärischer (od. barometrischer) Druck *m*, Atmosphärendruck *m*
常压平衡蒸馏 atmosphärische Gleichgewichtsdestillation *f*
常压烧结 druckloses Sintern *n*
常压液相层析仪 Niederdruckflüssigkeitschromatographie *f*, Low Pressure Liquid Chromatography (LPLC) <engl.>
常压蒸馏 atmosphärische Destillation *f*
常压蒸汽灭菌器 Arnold* Sterilisator (od. Kochapparat) *m*
常液洗脱 isokratische Elution *f*
常用数据词典 gebräuchliches Datenwörterbuch *n*
常用注射器械包 gewöhnlich gebräuchliches Injektionsbesteck *n*
常住人口 wohnhafte Bevölkerung *f*
偿付系统 Kostenerstattungssystem *n*, Kostenrückvergütungssystem *n*
偿还 Rückerstattung *f*, Rückvergütung *f*, Erstattung *f*, Rembourse *f*
偿债能力 Zahlungfähigkeit *f*, Solvenz *f*

chǎng 场敞

场 Area *f*, Feld *n*
场不均匀度校正 Korrektur von der Ungleichförmigkeit des Feldes *f*
场倒置凝胶电泳 Feld-Inversions-Gelelektrophorese *f* (FIGE)
场电位 Feldpotential *n*
场独立性 Feldunabhängigkeit *f*
场行为 Feldhandlung *f*
场合 Umstand *m*
场合治疗 Kontexttherapie *f*
场论心理学 Feld-Psychologie *f*
场强[度] Feldstärke *f*
场强叠加原理 Superpositionsprinzip der Feldstärke *n*
场强计 Feldstärkemessgerät *n*
场强校准装置 Kalibrator für elektromagnetischer Feldstärke *m*
场所恐怖[惧]症(广场恐惧症) Agoraphobie *f*
场所恐怖症 Agoraphobie *f*
场效应 Feldeffekt *m*
场效应晶体管 Feldeffekttransistor *m*
场依存性 Feldabhängigkeit *f*
场依赖(存)[性] Feldabhängigkeit *f*
场依赖[性] Feldabhängigkeit *f*
场致发光 Elektrolumineszenz *f*
敞开式供氧面罩 offene Sauerstoffmaske *f*
敞开式座舱 offene Kabine *f* (od. Cockpit *n*)

chàng 倡

倡导者 Pionier *m*

CHAO 抄超晁巢朝嘲潮吵

chāo 抄超

抄写不能 (isolierte) Schriftblindheit *f*, Agraphie *f*, Dysantigraphie *f*
抄写障碍 Schreibstörung *f*
超殆 Extrusion *f*, Supraokklusion *f*, Zahnextrusion *f*
超[促]排卵 Superovulation *f*
超[度]分光度测定法 Ultraspektralphotometrie *f*, Ultraspektrophotometrie *f*
超[过]滤[作用] Ultrafiltration *f*
超[级]抗原 Superantigen *n*
超[数]排卵 Superovulation *f*, überdurchschnittliche Eibildung
超[速]离心的 ultrazentrifugal
超G错觉 G-exzess-Illusion *f*
超X[射]线 (kosmische) Ultrastrahlung *f*, Millikan* rays <engl.>
超暗显微镜 Ultra (dunkelfeld) -Mikroskop *n*
超棒眼 Doppelstrich *m*, Schlussstrich *m*
超薄冰冻切片 ultradünner Gefrierschnitt *m*
超薄层聚丙烯酰胺凝胶等电聚焦 isoelektrische Fokussierung in ultradünnem Polyacrylamidgel *f*
超薄层琼脂糖凝胶等电聚焦 Isoelektrofokussierung in ultradünnem Agarosegel *f*
超薄镜片 superdünne Linse *f*
超薄冷冻干燥切片 ultradünner gefriergetrockneter Gewebeschnitt *m*
超薄冷冻切片术 Ultrakryotomie *f*
超薄皮瓣 ultradünner Lappen *m*, ultradünner Flap *m*
超薄切片 Ultradünnschnitt *m*
超薄切片法 Ultramikrotomie *f*
超薄切片机 Ultramikrotom *n*
超薄切片术 Ultramikrotomie *f*
超倍的 hyperploid
超倍体 Hyperploid *n*
超倍显微镜 Supermikroskop *n*
超倍性 Hyperploidie *f*
超比例皮瓣 überproportionaler Lappen *m*, überproportionaler Flap *m*
超鞭毛虫感染 Trichomonadeninfektion *f*, Infektion mit dem Geißeltierchen *f*

超变密码子 hypervariabler Code *m*
超变区 hypervariable Region *f*
超变位 hyperivariables Gebiet *n*
超标准的 übernormal, hypernormal, supernormal
超泊松分布 super-Poisson-Verteilung *f*
超补体单元型 Suprakomplotyp *m*
超钚元素 Transplutonium(element) *n*
超常 übernormal
超常传导 übernormale Leitung *f*
超常刺激 supernormaler(od. übernatürlicher) Reiz *m*
超常的 übernormal, hypernormal, supranormal
超常动作 Psi-Kappa *n*
超常儿童 supernormales Kind *n*
超常感知 übersinnliche Wahrnehmung *f*
超常激动 supernormale Exzitation *f*
超常期(相) exaltative Phase *f*(od. Stadium *n*)
超常认知 Psi-Gamma *n*
超常胎盘部位 abnormale Plazentalage *f*
超常性 Einzelartigkeit *f*, Singularität *f*, Außergewöhnlichkeit *f*
超常兴奋期 supernormales Stadium *n*(od. Periode *f*)
超常增生 Hyperplasie *f*
超超复杂的细胞 Hyperzelle *f*, hyperkomplexe Zelle *f*
超沉淀作用 Superniederschlag *m*, Superpräzipitation *f*
超出科学可知范围的 paranormal, übersinnlich
超纯水装置 Partone für Wasserreinigungssystem *n*
超纯物质 Ultrareinmaterial *n*
超雌 superweiblich
超雌[性] Überweibchen *n*, superfemales <engl.>
超雌综合征 Superfemale-Syndrom *n*, Überweibchen-Syndrom *n*, 3Z-Syndrom *n*
超刺激电疗法(Träbert 电疗法) Träbert* Strom-Therapie *f*, superstimulierende Elektrotherapie *f*
超促排卵 Superovulation *f*
超大规模电路参数测量仪 parametrischer Tester für Großintegration(VLSI) *m*
超大规模集成 Großintegration *f*
超大规模集成电路 Großintegration *f*
超单元型 Supratyp *m*
超导磁体 superleitender Magnet *m*
超导[电]体 Superleiter *m*, Supraleiter *m*
超导[电]性 Supraleitfähigkeit *f*
超导量子干涉期间 supraleitende Quanteninterferenz *f*
超导量子干涉仪[器件] supraleitende Quanteninterferenzeinheit *f*, hochempfindlicher Magnetfeldsensor *m*, Supraleitender Quanten-Interferenz-Detektor(SQUID) *m*
超导型磁共振成像机 superleitende Magnetresonanztomographie (MRI) *f*
超低出生体重儿 extrem niedriges Geburtsgewicht *n*
超低剂量 Ultraniedrigdosis *f*
超低剂量喷雾机 Ultra-Niedrig-Dosis-Sprayer *m*, Zerstäuber mit Ultraniedrigdosis *m*
超低空 sehr niedrige Höhe *f*
超低频 Ultratieffrequenz *f*, ultralow frequency(ULF) <engl.>
超低频信号发生器 Generator für ultraniedrige Frequenzsignale *m*
超低容量 Ultra-Niedrigvolumen *n*
超低容量喷洒 Ultra-Niedrigvolumen-Spray *m*
超低声 Infra(tiefe)-Schall *m*, Ultra(tier)-Schall *m*
超低温冰箱 Ultratieftemperatur-Kühlschrank *m*
超地方性兽病的 hyperenzootisch
超电位(势) Überspannung *f*
超电压 Überspannung *f*
超毒力的 supervirulent
超短半衰期核素 Ultrakurzhalbwertzeit-Nuklid *n*
超短波 Ultrakurzwelle *f*(UKW)
超短波疗法 Ultrakurzwellentherapie *f*
超短波透热 Ultrakurzwellendiathermie *f*
超短波透热(疗)法 Ultrakurzwelle-Diathermie *f*
超短波透热[疗]法 Ultrakurzwellendiathermie *f*
超短波透热机 Ultrakurzwellendiathermie-Apparat *m*
超短波五官电疗仪 Ultrakurzwellengerät für Augen, Nase und Ohr *n*
超短波治疗机 Therapie(od. Diathermie-) gerät mit Ultrakurzwelle *n*
超短波治疗仪 Ultrakurzwellendiathermie-Apparat *m*
超短反馈 Ultrakurzrückkopplung *f*
超短回路反馈 Feedback des ultrakurzen Kreislaufs *n*
超短效胰岛素 ultrakurzwirkendes Insulin *n*
超额病例数 überschüssige Fallzahl *f*
超额绝对危险(绝对危险) erhöhtes Absolutrisiko *n*, absolutes Risiko *n*
超额死亡 Übersterblichkeit *f*, Exzessmortalität *f*
超额死亡率 Übersterblichkeit *f*, Exzessmortalität *f*
超额危险度(归因危险度,危险度差) Exzessrisiko *n*, attributables Risiko *n*, Risikodifferenz *f*
超额相对危险 zusätzliches relatives Risiko *n*
超二倍体 Hyperdiploid *n*
超二级结构 Supersekundärstruktur *f*
超反常相 ultraparadoxe Phase *f*
超分子 Supermolekül *n*, Übermolekül *n*
超分子活化簇(免疫突触,超分子激活簇) supramolekulares Aktivierungscluster *n*, immunologische Synapse *f*
超分子黏附复合物 supramolekularer Adhäsionskomplex *m*
超分子抑制簇 supramolekulares inhibitorisches Cluster *n*
超负荷 Überlastung *f*
超负荷模型 Überlastungsmodell *n*
超复杂单元 hyperkomplexe Einheit *f*
超复杂细胞 hyperkomplexe Zelle *f*
超感[官]知觉 außersinnliche Wahrnehmung *f*, übersinnliche Wahrnehmung *f*, Paragnosie *f*
超感官知觉 Extraperzeption *f*, extrasensorische(od. übersinnliche) Wahrnehmung *f*(ESP)
超感染 Superinfektion *f*
超感染(二重感染) Superinfektion *f*, Hyperinfektion *f*, Sekundärinfektion *f*
超感染噬菌体 superinfizierende Phage *f*
超感信息 Bioinformation *f*
超感知觉 extrasensorische(od. übersinnliche) Wahrnehmung *f*
超感知者 Paragnost *m*
超高代谢 ultrahoher Metabolismus *m*
超高电压 superhohe Spannung *f*
超高晶体密度探头 Sonde mit superhoher Kristalldichte *f*
超高空 Superhöhe *f*
超高频[率] Ultrahochfrequenz *f*(UHF)
超高频电 Ultrahochfrequenz-Elektrizität *f*
超高频电磁场 elektromagnetisches Feld bei ultrahohen Frequenzen *n*
超高频电压表 Spannungsmessgerät mit ultrahohen Frequenzen *n*
超高频毫伏表 Ultrahochfrequenz-Millivoltmeter *n*
超高频率超声波 Ultrahochfrequenz-Ultraschall *m*
超高频信号发生器 Signalgenerator bei ultrahohen Frequenzen *m*
超高热 (Ultra-) Hyperpyrexie *f*
超高热危象 ultraheiße Krise *f*
超高速 CT ultraschnelle CT *f*, U-F CT *f*
超高速放射自显影术 Ultra-schnell-Autoradiographie *f*, Blitzautoradiagraphie *f*
超高速计算机断层扫描机 ultra-schneller gerechneter tomographischer Scanner *m*

超高温灭菌乳 ultrahocherhitzte Milch *f*
超高温瞬时灭菌技术 Ultrahocherhitzung *f*, Uperisierung *f*, Uperisation *f*
超高温温度计 Ultrathermometer *m*, Hyperthermometer *n*
超高温消毒法 ultrahohe Temperaturprozess *m*, Ultrahochtemperaturbehandlung *f*
超高效过滤器 Partikel-Luftfilter mit ultrahoher Effizienz *m*
超高效滤器 höchsteffizienter Filter *m*
超高压 Hyperdruck *m*
超高压[放射]疗法 Megavolt-Therapie *f*, Supervolt-Therapie *f*
超高压 X 线疗法 Megavolt-Strahlentherapie *f*
超高压电镜 Ultrahochspannungs-Elektronenmikroskop *m*
超高压电子显微镜 Hochspannungselektronen(über)mikro skop *n*
超高压汞灯 Überhochdruck-Quecksilberdampflampe *f*, Höchstspannungsquecksilberdampflampe *f*
超个人的 supra-individuell
超个人心理学 transpersönliche Psychologie *f*
超个人心理治疗 transpersönliche Psychotherapie *f*
超共轭[效应] Hyperkonjugation *f*
超沟通(交往)超交往 Metakommunikation *f*
超光度计 Ultraphotometer *m*
超广谱 erweitertes Spektrum *n*
超广谱β-内酰胺酶 Extended-Spectrum-Betalaktamase(ESBL) *f*, Extended-Spectrum ß-Lactamase(ESBL) <engl.>
超过滤法 Ultrafiltration *f*, Ultrafiltratio *f*
超核小体颗粒 supernuklesomales Körnchen *n*
超恒常现象 Superstandhaftigkeit-Phänomen *n*
超环境 Hyperumwelt *f*
超环面结构 Toroidstruktur *f*
超环面粒子加速器 Flußkonverter *m*, Flußumwandler *m*
超汇合 superkonfluent, Superkonfluenz *f*
超活化巨噬细胞 Hyperaktivierte Makrophage *f*
超活染色 supravitale Färbung *f*
超活体染色 Supervitalfärbung *f*
超活性 Superaktivität *f*
超基序 Supermotiv *n*
超基因 Supergen *n*
超基因家族 Supergene-Familie *f*
超级崩解剂 Supersprengmittel *n*
超级传播(染)者 Superspreader *m*, Superverbreiter *m*
超级传播者(超级传染者) Superspreader *m*, Superverbreiter *m*
超级电穿孔 Supraelektroporation *f*
超级飞行员(王牌驾驶员) Superpilot *m*
超级恒温器 Ultrathermostat *m*
超级恒温水浴 Ultrathermostatswasserbad *n*, ultrathermostatisches Wasserzirkulationsbad *n*
超级华法林 Super-Warfarin *n*
超极化 Hyperpolarisation *f*
超极化激活性阳离子通道 hyperpolarisationsaktivierter Kationenkanal *m*
超极化气体磁共振成像(肺通气磁共振成像) Magnetresonanztomografie mit hyperpolarisierten Gasen *f*
超极化现象 Hyperpolarisation *f*
超级抗原 Superantigen *n*
超级螺旋 Schraube *f*, Doppelwendel *f*
超级目标 übergeordnetes Ziel *n*
超级生物 Superorganismus *m*
超级威胁 übergeordnete Bedrohung *f*
超级温度计 Ultrathermometer *n*
超急性排斥 hyperakute Ablehnung *f*(od. Abstoßung *f*)
超急性排斥(异)反应 hyperakute (od. superakute) Rejektion (od. Abstoßungsreaktion) *f*
超急性炎症 perakute Entzündung *f*, hyperakute Inflammation *f*
超急性移植排斥反应 hyperakute Transplantatabstoßung *f*
超级影像 Superscanimage *n*
超级智能医院系统 superintelligentes Krankenhaussystem *n* (SIHS)
超几何分布 hypergeometrische Verteilung *f*
超剂量(过量) Überdosis *f*
超计算 superrechnend
超寄生物 Hyperparasit *m*
超家族 Superfamilie *f*
超甲基化[作用] Supermethylierung *f*
超价观念 überwertige Idee *f*
超价思维 superwertiger Gedanke *m*, superwertige Überlegung *f*
超减力毒素 Ultratoxon *n*
超觉静坐 transzendentale Meditation *f*
超紧张型[人格] extragespannter Typ *m*
超精细分裂 hyperfeine Spaltung *f*
超精细结构 Hyperfeinstruktur *f*
超精细细胞分裂 hyperfeine Spaltung der Zelle *f*
超净工作台 supersauberer Arbeitstisch *m*
超净生物层流架 laminares Strom-Regal *n*
超聚焦 Superfokussierung *f*, Superfokus *m*
超卷曲 Superhelix *f*
超抗原 Superantigen *n*(Sag)
超抗原基序 Superantigenmotiv *n*
超可变点 hypervariabler Genort *m*
超可变区 hyper-variable Region *f*
超空间系统 Hyperraumsystem *n*
超快速磁共振成像(超快速 MR 成像) ultraschnelle Magnetresonanztomographie *f*, ultraschnelle MRT *f*
超快修复 super-schnelle Reparatur *f*
超宽带电磁脉冲 elektromagnetischer UWB-Impuls *m*, elektromagnetischer Ultra-Breitband-Impuls *m*
超力型 Typ mit Superkraft *m*
超链接 Hyperlink *m*, Querverweis *m*
超量补偿 Überkompensierung *f*
超量灌注 übermäßige Perfusion *f*
超量营养法 Mastkur *f*, Hyperalimentation *f*, Überernährung *f*
超量原子百分数 Atomprozent-Exzess *m*
超临界萃取 überkritische Fluid-Extraktion(SFE) *f*
超临界流体 überkritisches Fluid *n*, überkritisches Wasser *n*, überkritische Flüssigkeit *f*
超临界流体萃取法 überkritische Fluid-Extraktion(SFE) *f*
超临界流体色谱法 überkritische Fluidchromatographie *f*
超临界温度液层析 überkritische Flüssigkeitschromatographie *f*, Supercritical fluid chromatography(SFC) <engl.>
超临界压力 superkritisierender Druck *m*
超螺线管 Supersolenoid *n*
超螺旋 Superhelix *f*
超螺旋的 super-gewunden
超螺旋管 Supersolenoid *n*
超滤 Ultrafilterung *f*
超滤泵 Ultrafilterung-Pumpe *f*
超滤过[法] Ultrafiltration *f*
超滤监测器 Ultrafilterung-Einheit *f*
超氯量 überdosierte Chlorung *f*
超滤膜 Ultrafiltrationsmembran *f*
超滤器 Ultrafilter *m*
超滤液 Ultrafiltrierung *f*
超滤作用 Ultrafiltration *f*
超媒体 Hypermedia *f*, Hypermedialität *f*
超免疫 Hyperimmunität *f*
超免疫法 Hyperimmunisierung *f*
超免疫性 Hyperimmunität *f*
超免疫血清 Hochimmunserum *n*, Hyperimmunserum *n*
超免疫状态 Hyperimmunzustand *m*

超敏C反应蛋白 hochempfindliches C-reaktives Protein *n*
超敏反应 hypersensibele Reaktion *f*, Hypersensibilisierung *f*, Hypersensibilität *f*, Hypersensitivität *f*
DNaseⅠ超敏感位点 DNase I-hypersensitive Stelle *f*
超敏感位点 hypersensitive Stelle *f*
超敏感型 anaphylaktischer Typ *m*
超敏感性 Überempfindlichkeit *f*, Hypersensibilisierung *f*, Hypersensibilität *f*, Hypersensitivität *f*
超敏感性细胞 hypersensibiliserte Zell *f*
超敏前列腺特异性抗原 ultrasensitives prostataspezifisches Antigen *n*
超敏性 Hypersensitivität *f*
超敏性脉管炎 Hypersensitivitätsangitis *f*
超男性 supermännlich, Supermann *m*
超扭曲 Superdeformierung *f*
超女性 superweiblich, Superfrau *f*
超排卵 Superovulation *f*
超前进位 Carry-Lookahead <engl.> *n*
超前凝聚染色体 vorzeitig kondensiertes Chromosom *n*
超前镇痛 präemptive Analgesie *f*
超强刺激物 überstarker Stimulus *m*
超亲分离 übertretende Segregation *f*
超亲遗传 übertretende Vererbung *f*(od. Erbschaft *f*)
超曲面 Hyperoberfläche *f*
超然沉思法 transzendentale Meditation(TM) *f*
超热力学法 extrathermodynamische Methode *f*
超热蒸汽 Heißdampf *m*
超热中子 Epithermisches Neutron *n*
超溶血危险 hyperhämolytische Krise *f*
超软X线 überweiche Röntgenstrahlung *f*
超三倍体 hypertriploid
超射 Überschuß *m*
超深 Extratiefe *f*
超生 zusätzliche Geburt *f*, unsichere Geburt *f*
超声 Ultraschall *m*, Supraschall *m*
超声(波)发生器 Ultraschallgenerator *m*
超声[波]测量 Ultraschall-Messung *f*, Ultraschall-Meßverfahren *n*
超声[波]的 ultraakustisch, Ultraschall-, superakustisch
超声[波]负离子发生器 Ultraschall-Anion-Generator *m*
超声[波]换能器 Ultraschallveränderer *m*
超声[波]机头 Ultraschall-sonde *f*, Ultraschallkolpf *m*
超声[波]计 Ultrasonoskop *n*
超声[波]检查 Ultraschalluntersuchung *f*, Ultrasonographie *f*
超声[波]检查法 Ultrasonographie *f*, Ultraschalluntersuchung *f*
超声[波]洁牙器 Ultraschalldentalgerät *n*, Ultraschallzahnsteinentferner *n*
超声[波]洁牙器械 Ultraschallzahnsteinentfernungs-Apparat *m*
超声[波]洁治术 Ultraschallreinigung *f*, Ultraschallscaling *f*
超声[波]疗法 Ultraschalltherapie *f*
超声[波]疗法 Ultrasonotherapie *f*, Ultraschall-Therapie *f*, Ultraschallbehandlung *f*
超声[波]灭菌法 Ultraschallsterilisation *f*
超声[波]扫描术 Ultrasonographie *f*
超声[波]碎石术 Ultraschall-Lithotripsie *f*
超声[波]损伤 Ultraschallverletzung *f*
超声[波]胎盘定位法 Plazentalokalsation mit Ultraschall *f*
超声[波]探头 Ultraschallsonde *f*
超声[波]图 Ultrasonogramm *n*
超声[波]雾化器 Ultraschallvernebler *m*
超声[波]物位计 Ultraschall-Stadium-Messung *f*
超声[波]洗涤器 Ultraschallwaschapparat *m*
超声[波]心动描记术(心回波描记术) Ultraschallkardiographie *f*, Ultraschall(echo) kardiographie *f*, Echokardiografie *f*, Echokardiographie *f*
超声[波]牙钻 Ultraschallzahnbohrer *m*, Ultraschallbohrer *m*
超声[波]药物透入疗法 声泳 Phonopherese *f*
超声[波]仪 Ultraschallgerät *n*, Ultraschall-Meßgerät *n*
超声[波]振动粘度计 Ultraschall-vibrierendes Viskosimeter *n*
超声[波]治疗 Ultraschallbehandlung *f*
超声[波]作用 Ultraschallwirkung *f*
超声[回波]图 Ultraschallechogramm *n*
超声X线断层照相术 Ultraschalltomographie *f*
超声白内障乳化治疗仪 Ultraschallkatarakt-Emulgierer *m*(od. -Emulgator *m*)
超声白内障治疗仪 Ultraschallkatarakt-Therapiegerät *n*
超声背向散射 Ultraschall-Rückstreuung *f*
超声背向散射积分 integrierte Ultraschallrückstreuung *f*
超声波 Ultraschall *m*(U-Schall od. US), Überschall *m*
超声波白内障粉碎性吸出仪 ultrasonic cataract crushing extracting apparatus <engl.>
超声波对肝脏的作用 Ultraschallhandlung zur Leber *f*
超声波发生器 Ultraschallgenerator *m*
超声波风速表 Ultraschallanemometer *n*
超声波检查法 Ultraschalluntersuchung *f*, Ultrasonographie *f*
超声波洁牙 Ultraschall-Scaling *n*, Ultraschall-Zahnsteinentferung *f*
超声波洁牙机 Ultraschall-Zahnsteinentferner *m*, Ultraschallsscaler *m*
超声波离子导入机 Ultraschall-Iontophoresegerät *n*
超声波疗法 Ultraschalltherapie *f*
超声波脉冲 Ultraschallimpuls *m*
超声波清洗器 Ultraschallreiniger *m*
超声波色差 Aberration des Ultraschalls *f*
超声波衰减 Ultraschalldämpfung *f*
超声波损伤 Verletzung durch Ultraschall *f*
超声波图像[术] Ultrasonographie *f*
超声波学 Ultraschallehre *f*, Lehre vom Ultraschall *f*
超声波药物透入疗法 Phonopherese *f*, Ultraschalltherapie mit einer Arzneimittelpenetration *f*
超声波治疗仪 Ultraschallbehandlungsapparat *m*
超声测厚仪 Ultraschalldickemesser *n*
超声测量 Ultraschallmessung *f*
超声成像[法] Ultraschallbilderzeugung *f*
超声成像照相机 Ultraschallbildkamera *f*
超声处理 Sonifikation *f*, Verklanglichung *f*, Ultraschallbehandlung *f*
超声处理抽提液 im Ultraschallbad behandelndes Extrakt *n*
超声处理机 Ultraschallprozessor *m*
超声刀 Ultraschallskalpell *n*, Ultraschallmesser *n*
超声导盲器 Ultraschalldetektor für Sehbehinderte *m*
超声的 Ultraschall-, ultraakustisch
超声的帧频 Bildfrequenz der Sonographie *f*
超声-低频电疗法 Ultraschalltherapie mit einer Niederfrequenz-Elektrotherapie *f*
超声电疗法 Ultraschalltherapie mit einer Elektrotherapie *f*
超声电子计算机切面显像[术] Ultraschallcomputertomographie *f*
超声断层图像传输 ultraschalltomographische Imagetransmission *f*, Imagevermittlung *f*
超声对比剂 Ultraschallkontrastmittel *n*
超声多普勒法 Ultraschall Doppler* Methode *f*
超声多普勒换能器 Ultraschall-Doppler-Veränderer *m*
超声多普勒技术 Ultraschall Doppler* Technik *f*
超声多普勒效应 (Ultraschall) Doppler* Effekt *m*
超声多普勒诊断仪 Ultraschall Doppler* Diagnostikapparat *m*
超声发生器 Ultraschallgenerator *m*
超生反应 supravitale Reaktion *f*, Supravitalreaktion *f*
超生反应试验 Test für supravitale Reaktion *m*
超声放射照相术 Sonoradiographie *f*
超声非线性传播参量B/A Ultraschall-nichtlinearer Propagation-

sparameter B/A *m*
超声粉碎仪 Ultraschallbrechmaschine *f*
超声辐射 Ultraschallradioaktivität *f*
超声辅助吸脂 ultraschallunterstützte Fettabsaugung *f*, ultraschallunterstützte Liposuktion *f*
超声腹腔镜 Ultraschalllaparoskop *n*
超声骨矿含量测量 sonographische Bestimmtheit *f*, Vermessung des Knochen-Mineral-Gehalts *f*
超声换能器 Ultraschallveränderer *m*
超声回波脑照相术 Echoenzephalographie *f*
超声混合器 Ultraschallmixer *m*, Ultraschallmischer *m*
超生活力突变 supervitale Mutation *f*
超生活力突变型 supervitaler Mutant *m*
超声技术 Ultraschalltechnik *f*, Ultraschallverfahren *n*
超声计算机断层扫描装置 Ultraschall-computerisierter Tomograph *m* (UCT)
超声计算机断层摄影术 Ultraschallcomputer-Tomographie *f*
超声计算机体层成像 Ultraschall-computerisierte Tomographie *f* (UCT)
超声计算机体层摄影术 Ultraschall-Computertomographie *f*
超声间动电疗法 Ultraschalltherapie mit diadynamischem Strom *f*
超声检测 Ultraschall-Inspektion *f* (od. -Messung *f*, od. -überwachung *f*)
超声洁治器 Ultraschallscaler *m*, Ultraschall-Zahnsteinentferner *m*
超声洁治术 Skalierung mit Ultraschall *f*
超声净化设备 Ultraschallreinigungsgerät *n*
超声快速扇形扫描仪 schneller Ultrasonosectorscanner *m*, Ultraschallrapidsectorscanner *m*
超声离心机 Ultrazentrifuge *f*
超生理现象 Psi-Phänomene *n pl*
超声联合 X 线定位 Steinlokalisation in Kombination aus Ultraschall und Fluoroskopie *f*
超声联合 X 线定位结石 Steinlokalisation in Kombination aus Ultraschall und Fluoroskopie *f*
超声疗法 Ultraschall-Therapie *f*
超声流量计 Strömungsdetektor *m*, Ultraschall-Flowmeter *n*, Ultraschall-Strömungsmesser *m*
超声颅内压图仪 Ultraschall-Hirudruckschreiber *m*, intrakranieller Ultraschalldruckschreiber *m*
超声录像仪 Ultrasonovideorekorder *m*, Ultraschall-Videorekorder *m*
超声滤波器 Ultraschallfilter *m*
超声内[窥]镜 Ultraschallendoskop *n*
超声内窥镜诊断 Ultraschallendoskopie *f*, Endosonographie *f*, endoskopischer Ultraschall *m*
超声能 Ultraschallenergie *f*
超声喷雾器 Ultraschallsprühvorrichtung *f*
超声喷雾吸入法 Ultraschallvernebelung *f*
超声破碎 Ultrasonikation *f*
超生期 supravitale Periode *f*, supravitaler Zeitraum *m*
超声切面显像 Ultraschalltomogramm *n*
超声切面显像[术] Ultrasonotomographie *f*
超声切面诊断仪 Ultraschalltomograph *m*
超声清洗器 Ultraschallreiniger *m*
超声去脂减肥仪 ultraschall-lipolytisches Abnehmegerät *n*
超声全息[术] Ultraschall-Holographie *f*
超声全息技术 akustische holographische Technik *f*
超声乳化分块技术 Fraktur-Technik der Phakoemulsifikation *f*
超声乳化器 Ultraschall-Emulgator *m*
超声乳化热灼伤 Verbrennung bei der Phakoemulsifikation *f*
超声乳化仪 Phakoemulgator *m*
超声三功仪 Triplexer *m*
超声扫描(视) Ultraschallabtastung *f*, Ultraschallscanning *n*
超声扫描照相术 Ultraschallskanographie *f*
超声生物显微镜检查 biologische mikroskopische Ultraschalluntersuchung *f*
超声示波诊断法 Ultrasonoskopie *f*
超声试验 Ultraschalltest *m*
超声手术刀 Ultraschalloperationsmesser *n*
超声手术器械 ultraschall-chirurgische Instrumente *n pl*
超声束 Ultraschallstrahl *m*
超声衰减 Ultraschallabschwächung *f*
超声双功仪 Duplex *m*
超声碎石术 Ultraschallnierensteinzertrümmerung *f*
超声碎石系统 Ultraschall-Lithotripsie *f*
超声损伤 Ultraschallverletzung *f*
超声胎儿心搏探测装置 Ultraschall-Fetalherzschlag-Detektor *m*
超声胎儿心率法 Ultraschall-Fetalherzfrequenz-Detektor *m*
超声胎儿心率计 Ultraschall fetale Rate-Detektor *m*
超声胎头测量法 Ultraschall-Fetalschädelmessung *f*, Ultraschall-Zephalometrie des Fetus *f*
超声探测[法] Ultraschalldetektion *f*, Ultraschallfeststellung *f*, Ultraschallnachweis *m*
超声探头 Ultraschallsonde *f*
超声体层成像 Ultraschalltomographie *f*
超声体层成像仪 ultraschalltomographische Ausstattung *f*
超声体成像 Ultraschall-Volumenbildgebung *f*
超声体模 Ultraschall-Gewebephantom *n*
超声调制中频电疗法 Ultraschall-modulierte Mittelfrequenz-Elektrotherapie *f*
超声透镜 Ultraschalllinse *f*
超声透入疗法 Phonophorese *f*
超声图记录仪 Ultrasonograph *m*
超声图像 Ultrasonobild *n*
超声图像复印仪 Echokopierer *m*
超声图像后处理 Image-Nachbearbeitung vom Ultraschall *f*
超声图像记录 Bildaufnahme vom Ultraschall *f*
超声图像检查 Ultrasonographie *f*
超声图像前处理 Image-Vorbearbeitung vom Ultraschall *f*
超声图像直方图 Histogramm vom Ultraschall *n*
超声图像质量 Image-Qualität vom Ultraschall *f*
超声外科刀 ultraschallchirurgisches Messer *n*
超声外科吸引器 ultraschallchirurgischer Aspirator *m*
超声卫生防护 gesundheitlicher Ultraschall-Schutz *m*
超声雾化器 Ultraschallvernebler *m*
超声雾化吸入疗法 Inhalationstherapie mittels Ultraschallvernebelung *f*
超声物理学 Ultraschallphysik *f*
超声吸引器 Ultraschallsaugapparat *m*
超声吸脂 Fettabsaugung mit Ultraschall *f*
超声洗手器 Ultraschallhändewaschenapparat *m*
超声洗手装置 Ultraschall-Handwaschapparat *m*
超声纤维导光腹腔镜 Laparoskop-Ultrasonographie-System *n*
超声纤维导光胃镜 System gastroskopischer Ultrasonographie *n*
超声纤维结肠镜 System kolonoskopischer Ultrasonographie *n*
超声显示装置 Ultraschallanzeigegerät *n*
超声显微镜 Ultraschallmikroskop *n*
超声显像法 Ultrasonographie *f*
超声显像术 Ultraschalluntersuchung *f*, Ultrasonographie *f*
超声心动[描记]器 Ultraschallkardiograph *m*, Echokardiograph *m*
超声心动描记术 Echokardiographie *f*, Ultraschallkardiographie *f* (UCG)
超声心动图 Ultraschallkardiogramm *n*, Echokardiogramm *n*
超声心动图描记术(法) Echokardiographie *f*
超声心动图学 Echokardiographie *f*
超声心动图仪 Ultrasonokardiograph *m*, Echokardiograph *m*
超声心脏综合诊断仪 Universal-Ultrasonokardioscop *n*

超声信号的对数压缩 logarithmische Kompression vom Ultraschallsignal *f*
超声信号的加权 Bewertung vom Ultraschallsignal *f*
超声旋律 Ultrasonication *f*
超声学 Ultraschalltechnik *f*, Lehre vom Ultraschall *f*
超声穴位疗法 Ultraschall-Akupunkturtherapie *f*
超声穴位治疗仪 Ultraschallpunkttherapiegerät *n*
超声血管检测法 Ultraschallblutgefäßdetektion *f*
超声血管检测仪 Ultraschallblutgefäßdetektor *m*
超声血管图像术 Ultraschall-Angiographie *f*
超声血流计 Ultraschall-Blutdurchflußmesser *m*
超声血流量诊断仪 diagnostisches Gerät von Ultraschall-Volumenstrom- Quantifizierung *n*
超声血流流速描记法 Ultrasonographie der Blutströmungsgeschwindigkeit *f*, Ultraschallplethysmographie *f*, Ultraschall-Doppler* Methode *f*
超声血压计 Ultraschall-sphygmomanometer *n*. Ultraschallhäm(at)omanometer *n*
超声牙钻 Ultraschalldentalbohrer *m*
超声医学 Ultraschallmedizin *f*
超生龈上洁治术 supragingivales Ultraschallscaling *n*, supragingivale Zahnsteinentferung mit Ultraschall *f*
超声引导肠套叠水压灌肠复位 ultraschallgesteuerte hydrostatische Reposition einer intestinalen Invagination *f*
超声引导的细针穿吸肾活组织检查 Ultraschall-geführte Feinnadelbiopsie der Niere *f*
超声引导刮宫 ultraschallgesteuerte Kürettage *f*, ultraschallgesteuerte Ausschabung der Gebärmutter *f*
超声引导关节腔穿刺 ultraschallgesteuerte Gelenkpunktion *f*
超声引导经皮胆囊造瘘术 ultraschallgesteuerte perkutane Cholezystostomie *f*
超声引导经直肠盆腔脓肿引流 ultraschallgesteuerte transrektale Abszessdrainage im Beckenbereich *f*
超声引导囊性淋巴管畸形硬化治疗 ultraschallgesteuerte Sklerotherapie der Lymphzyste *f*
超声引导前列腺癌近距离治疗 ultraschallgesteuerte Brachytherapie des Prostatakarzinoms *f*
超声引导绒毛取样 ultraschallgesteuerte Chorionzottenbiopsie *f*
超声引导锁骨下臂丛神经阻滞 ultraschallgesteuerte infraklavikuläre Plexusanästhesie *f*
超声引导微波消融 ultraschallgesteuerte Mikrowellenablation *f*
超声引导下耻骨上膀胱穿刺造瘘术 ultraschallgeführte suprapubische Zystostomie *f*
超声引导下耻骨上膀胱造口术 ultraschallgeführte suprapubische Zystostomie *f*
超声引导下的系统次肝段切除术 ultraschallgeführte systematische Subsegmentektomie der Leber *f*
超声引导下经皮肾造瘘术 ultraschallgeführte perkutane Nephrostomie *f*
超声引导下前列腺穿刺术 ultraschallgeführte Prostatabiopsie *f*
超声引导下腔静脉滤器置放 ultraschallgesteuerte Platzierung eines Filters in der Vena cava inferior *f*
超声引导心内膜心肌活检 ultraschallgesteuerte endomyokardiale Biopsie *f*
超声引导胰腺假性囊肿穿刺引流 ultraschallgesteuerte Pankreaspseudozystendrainage *f*
超声造影剂 Ultraschallkontrastmittel *n*
超声照相机 Ultraschallkamera *f*
超声针刺治疗仪 Ultraschallakupunktur-Therapieapparat *m*
超声诊断 Ultraschall-Diagnose *f*
超声诊断法 Ultraschall-Diagnostik *f*
超声诊断学 Ultraschalldiagnostik *f*(USD)
超声诊断仪 Ultraschall-Diagnostikapparat *m*, Ultraschalldiagnostikgerät *n*
超声诊断仪器 Ultrasonoskop *n*
超声振荡 Schallschwingung *f*
超声振荡器 Ultraschallgenerator *m*, Ultraschallgerät *n*
超声振动 Ultraschallschwingung *f*
超声振动器 Ultraschallschwinger *m*, Ultraschallvibrator *m*
超声治疗设备 Ultraschalltherapievorrichtung *f*
超声治疗仪(机) Ultraschalltherapieapparat *m*
超声肿瘤加热治疗机 Ultraschall-Heizapparat für Tumorbehandlung *m*
超声助行仪 Ultraschallgehhelfer *m*
超生组织定性 Ultraschall-Gewebecharakterisierung *f*
超时 Überstunde *f*, Verlängerung *f*
超视镜 Ultravisuskop *n*
超视粒 Amikronen *n pl*
超视微粒 Aphan(t)obionten *m pl*
超数精核 außerplanmäßiges(od. überzähliges)Nuklein *n*
超数排卵 Superovulation *f*, überdurchschnittliche Eibildung *f*
超数染色体 Extrachromosom *n*, überzähliges Chromosomen *n*
超双胸蛋白 Ultrabithorax-Protein *n*(od. -Eiweiß *n*)
超顺磁性 superparamagnetisch
超顺磁氧化铁 superparamagnetisches Eisenoxid *n*
超顺磁珠 superparamagnetische Mikroperle *f*
超死亡数 Exzess-Sterblichkeitrate *f*, Exzess-Sterbziffer *f*
超速 Uberschnell *n*, Ultraschnell *n*, Ultrarapid *n*
超速离心[法] Ultrazentrifugierung *f*
超速离心机 Ultrazentrifuge *f*
超速抑制 Übersteurungsunterdrückung *f*
超调变作用 Transmodulation *f*
超同步放电机制 hypersynchronisierte Entladung *f*
超同步化 Supersynchronisierung *f*
超突变 Supermutation *f*
超脱 Loslösung *f*
超微病理学 ultrastrukturelle Pathologie *f*
超微滴定器 Ultramikrotitrierapparat *m*
超微电极 Ultramikroelektrode *f*
超微观 ultramikroskopische Ansicht *f*
超微结构 ultramikroskopische Struktur *f*, Ultrastruktur *f*
超微结构病理学 ultrastrukturelle Pathologie *f*
超微结构的 ultrastrukturell
超微结构细胞化学 ultrastrukturelle Zytochemie *f*
超微粒 Ultramikronen *n pl*, Submikronen *n pl*
超微粒的 ultramikroniziert
超微粒[型]灰黄霉素 mikronisiertes Griseofulvin *f*
超微粒子大小分析仪 Analysenapparat ultrafeiner Partikel *m*
超微量分光光度计 Ultramikrospektralphotometer *n*
超微量分析 Ultramikroanalyse *f*
超微量化学 Ultramikrochemie *f*
超微量技术 Ultramikrotechnik *f*
超微量天平 Ultramikrowaage *f*
超微量吸管 Ultramikropipette *f*
超微量荧光光度计 Ultramikro-Fluorophotometer *n*
超微滤膜 Ultra-Membranfilter *m*
超微弱发光 ultraschwache Lumineszenz *f*
超微生物 Submikrobien *f pl*
超微体 Ultrasom *n*, Ultramikrosom *n*
超微细的 ultramikrofein
超微小胃癌 superminimales gastrisches Karzinom *n*
超文本标记语言 Hypertext-Auszeichnungssprache *f*, Hypertext Markup Language(HTML)<engl.>
超文化测验 Kultur-frei-Test *m*
超我 Über-Ich *n*, Uberich *n*, Super-Ego *n*
超我缺陷 Mangel des Superegos *m*
超无菌的 ultrasteril
超细颗粒[物] ultrafeine Partikel *f*, ultrafeines Teilchen *n*

超细纤维 ultrafeine Faser *f*
超显微[镜]粒 ultramikroskopische Granula *n pl*
超显微镜 Ultramikroskop *n*
超显微镜的 ultravisibel, ultramikroskopisch
超显微镜检查 Ultramikroskopie *f*
超显微生物 ultramikrosiopische Organismen *m pl*
超显微术 Ultramikroskopie *f*
超显性 Supervorherrschaft *f*, Übervorherrschaft *f*
超显性的 überdominant
超显性假说 Übervorherrschaft-Hypothese *f*
超限抑制 prohibitive Inhibition *f*
超小型化 Subminiaturisation *f*
超小型计算机 Super-Mini-Computer *m*
超效等位基因 Hypermorph *m*
超心理系统 Psi-System *n*
超心理学 元心理学 Metapsychologie *f*
超性 Supersex *m*
超雄 Supermännlichkeit *f*
超雄性 Übermännchen *n*, Supermaskulinität *f*
超雄性化 Hypermaskulinization *f*
超选择性导管化疗术 superselektive kathetervermittelte Chemotherapie *f*
超选择性动脉内溶栓 superselektive intraarterielle Thrombolyse *f*
超选择性动脉造影 superselektive Arteriographie *f*
超选择性迷走神经切断术 ultraselektive Vagotomie *f*
超压 Überdruck *m*
超压肠杆菌 Enterobacter nimipressualis *m*
超氩结构 transargonomische Struktur *f*
超掩蔽 Kreuzmaskierung *f*
超验自我 transzendentes Ego *n*
超氧化(超氧负离子) Superoxyd *n*
超氧化氮阴离子 Peroxinitrit Anion *n*
超氧化物 Superoxid *n*, Hyperoxid *n*
超氧化物歧化酶 Superoxiddismutase *f*
超氧歧化酶 Superoxyd-Dismutase *f*(SOD)
超氧阴离子 Superoxidanion *n*
超咬合 Extrusion *f*
超抑制基因 Super-Unterdrücker *m*
超易感性 Hypersuszeptibilität *f*
超意识 Transbewusstsein *n*
超音速飞机 Superschallflugzeug *n*
超音速跳伞 Superschallfallschirmspringen *n*
超硬石膏 Superhartgips *m*
超铀元素 Transuran *n*
超诱导 Superinduktion *f*
超诱导突变型 superableitbarer Mutant *m*
超越某一种文化界限的,多种文化的 interkulturell, multikulturell
超越需要 Bedürfnis nach Transzendenz *n*
超载 Überladung *f*, Überlastung *f*
超扎法 Ultraligatur *f*
超长插入镊 extrem-lange Insertionspinzette *f*
超长方案 ultralanges Programm *n*, ultralange Konzeption *f*
超致死[剂量]照射 supraletale(od. superletale) Bestrahlung *f*
超致死量的 supraletal, superletal
超重 Extragewicht *n*, Hypergravitation *f*, Übergewicht *n*
超重错觉 G-Exzess-Illusion *f*(GEI)
超重力 Überschwerekraft *f*
超重效应 Hypergravitationseffekt *m*
超重振 Überverstärkung *f*
超柱 Hypersäule *f*
超子 Hyperon *n*
超自然的 übernatürlich
超自然力 Manna *n*, supernatürliche Kraft *f*
超阻遏 superunterdrückt, superbenachteiligt
超阻遏突变型 superunterdrückter Mutant *m*
超最大刺激 supramaximale Reizung(od. Stimulation) *f*
超最大值的 supramaximal

cháo 晁巢朝嘲潮

晁模酸 holzartige Säure *f*
巢菜(箭豌豆) Futterwicke *f*, Saatwicke *f*, Vicia sativa *f*
巢蛋白 Nidogen *f*
巢居 horsten, nisten
巢栖型 Horstentyp *m*
巢生状的 nidulate <engl.>, nestförmig
巢式 PCR Nested-PCR *f*, geschachtelte PCR *f*
巢式病例对照研究 verschachtelte Fall-Kontroll-Studie *f*
巢搜血革螨 Haemogamasus nidi *m*
巢状的 nestförmig
朝天[辣]椒 Capsicum annum fasciculatum *n*
朝天鼻 Himmelfahrtsnase *f*
朝鲜出血热(流行性出血热) Korean hämorrhagisches Fieber *n*
朝鲜蓟 Artischocke *f*, Cynara scolymus *m*
朝鲜蝲蛄 Cambaroides similis *m pl*
朝鲜伊蚊 Aedes koreicus *m*
朝向反射 Einstellungsreflex *m*
朝向反应 Orientierungsreaktion *f*
朝向运动 Orientationsbewegung *f*
嘲笑恐怖症 Katagelophobie *f*
潮的 feucht
潮[流]气量 Atemvolumen *n*, Atemzugvolumen *n*
潮红 Erubeszenz *f*, Aestus *m*, flammende Röte *f*
潮红反应 Quaddelbildung *f*
潮间带 Zone zwischen Ebben und Fluten *f*, Küstenland *n*
潮解 Deliquescieren *n*, Zerfließen *n*, Zerschmelzen *n*
潮解[作用] Zergehen *n*, Zerfließen *n*, Zerfliessung *f*
潮解的 zerfliessend
潮解性 Zerfließbarkeit *f*, Zerfließlichkeit *f*
潮流气 Atemhubvolumen *n*, Atemzugvolumen *n*
潮流影响 Bandwageneffekt *m*, Mitläufereffekt *m*
潮霉素 Hygromycin *n*, Homomycin *n*
潮气 Feuchtigkeit *f*, Feuchte *f*
潮气(呼气)末 CO_2(呼气末二氧化碳) endexspiratorisches Kohlendioxid *n*
潮气量 Gezeitenvolumen *n*, Luftfeuchtigkeitsvolumen *n*(VT)
潮气末二氧化碳分压 endexspiratorischer Kohlendioxidpartialdruck($petCO_2$) *m*, endtidaler CO_2-Partialdruck($petCO_2$) *m*
潮气容积 Atemzugvolumen(AZV) *n*, Tidalvolumen *n*
潮热 fliegende Hitze *f*, Wallung *f*, Febris hectica *f*
潮热的 hektisch
潮湿 Feuchtigkeit *f*
潮湿的 feucht, naß, madescens, madeszent, madidans, humid (-us, -a, -um)
潮湿恐怖症 Hygrophobie *f*
潮湿链霉菌 Streptomyces hygroscopicus *m*
潮湿气体流量计 Feuchtigkeitsflußmesser *m*, Feuchtmengenmeßgerät *n*
潮湿引起的 Feuchtigkeit-induziert, naßinduziert
潮式腹膜透析 Tidal-Peritonealdialyse(TPD) *f*
潮式呼吸 periodische Atmung *f*, Cheyne*-Stokes* Atmung *f*
潮式引流法 Tidaldränage *f*, Überlaufdränage *f*, Ebbe und Flut-Dränage *f*
潮汐带 Küstenland *n*, intertidalzone<engl.>

chǎo 吵

吵架 Rauferei *f*, Schlägerei *f*, Streiterei *f*

CHE 车彻撤

chē 车

车间 Werkstatt *f*, Werkhalle *f*
车间散热量 Wärmeablage der Werkstätte *f*
车间散热强度 wärmestreuungsintensitätenstärke der Werkstatt *f*
车间余热量 überschüssige Wärme der Werkstatt *f*, wärmerest der Werkstatt *m*
车辆痕迹 Fahrzeugspur *f*
车辆尾气 Fahrzeugabgas *n*
车轮虫属 Trichodina *f*
车轮式沙眼镊 Rollenpinzette *f*
车轮型 Wagenrad-Muster *n*
车轮辗伤 Radverletzung *f*
车前甙 Plantagin *n*
车前二糖 Planteobiose *f*
车叶草甙 Asperulosid *n*
车闸 Bremse *f*
车轴关节 Rotationsgelenk *n*, Radgelenk *n*, Articulatio trochoidea *f*

chè 彻撤

彻底甲基化 vollständiges (od. gründliches) methylieren *n*, gründliche Methylierung *f*
撤光效应 off-effect <engl.>
撤离 Evakuierung *f*
撤退性出血 Abbruchblutung *f*, Entzugsblutung (hormonale) *f*
撤销 Rückzug *m*
撤销案件 Falllösung *f*
撤销注册规定 Streichung- (od. Absage-) Politik *f*
撤药症状 Entzugserscheinung *f*

CHEN 尘沉陈晨衬

chén 尘沉陈晨

尘[埃] Staub *m*
尘埃测定器 Staubmesser *m*, Konimeter *n*
尘埃传播 Staub-Verbreitung *f*
尘埃传播的 staubübertragend
尘埃传染 Staubinfektion *f*, Stäubcheninfektion *f*
尘埃计 Aeroskop *n*
尘埃计算器 Koni(o)meter *n*
尘埃镜 Koniskop *n*
尘埃粒子测定仪 Staubpartikel-Zähler *m*
尘埃性哮喘 Staubasthma *n*
尘埃学 Koniologie *f*
尘斑 Staubfleck *m*
尘肺 Pneumonokoniose *f*, Pneumoconiosis *f*, Koniose *f*, Staubinhalationskrankheit *f*, Staublunge (nkrankheit) *f*
尘肺X线诊断标准 radiographische Kriterien für Diagnose der Pneumokoniose *n pl*
尘肺病理诊断 pathologische Diagnose der Pneumokoniose, Staublunge *f*
尘肺患者劳动能力鉴定 Arbeitsfähigkeit-Beurteilung für Patienten mit Pneumokoniose *f*
尘粉分级仪 Staubpartikel-Klassifizierer *m*
尘含量 Staubgehalt *m*
尘螨 Hausstaubmilbe *f*, Dermatophagoides *m*
尘螨性哮喘 Milbenasthma *n*
尘细胞 Staubzellen *f pl*, Rußzellen *f pl*
尘源 Staubquelle *f*
尘源性慢性支气管炎 staub-induzierte chronische Bronchitis *f*
沉淀 Sedimentation *f*, Ablagerung *f*, Abscheidung *f*, Präzipitieren *n*, Ausfällung *f*
沉淀[法] Absetzverfahren *n*
沉淀[素]原 Präzipitinogen *n*
沉淀白垩 gefällte (od. niedergeschlagene) Kreide *f*
沉淀池 Absetzbecken *n*, Klärraum *m*, Fällungsbecken *n*, Klärteich *m*
沉淀的 sedimentär, praecipitat (-us, -a, -um)
沉淀反应 Fällungsreaktion *f*, Sedimentationsreaktion *f*, Präzipitationsreaktion *f*
沉淀孵化法 Sedimentation-Ausbrütungsmethode *f*
沉淀管 Ablagerungsröhre *f*, Präzipitationsröhre *f*
沉淀过程 Sedimentierungsvorgang *m*, Präzipitationsvorgang *m*
沉淀计 Präzipitationsgerät *n*, Niederschlagsapparat *m*
沉淀剂 Präzipitiermittel *n pl*, Klärungsmittel *n pl*, Niederschlagsmittel *n pl*, Fällungsmittel *n pl*
沉淀结核菌素 Präzipitationstuberkulin *n*, Calmette* Tuberkulin *n*
沉淀可见度 Präzipitationssichtbarkeit *f*, Sichtbarkeit der Präzipitation *f*
沉淀量 Präzipitationskapazität *f*
沉淀硫磺 gefällter (od. niedergeschlagener) Schwefel *m*
沉淀膜 gefällte (od. niedergeschlagene) Membrane *f*
沉淀膜电极 Niederschlagsmembran-Elektrode *f*
沉淀曲线 gefällte (od. niedergeschlagene) Kurve *f*
沉淀染料 Pigment *n*
沉淀热 Präzipitationswärme *f*
沉淀设备 Niederschlagsgerät *n*
沉淀试验 Präzipitationstest *m*
沉淀素 Präzipitin *n*
沉淀素反应 Präzipitinreaktion *f*
沉淀素反应带 Prezipitin-Reaktionszonen *f pl*
沉淀素曲线 Prezipitin-Kurve *f*
沉淀素试验 Präzipitinprobe *f*
沉淀素血清 Präzipitinserum *n*
沉淀碳酸钙 präzipitiertes Kalziumkarbonat *n*
沉淀物 Niederschlag *m*, Sediment *n*, Präzipitat *n*, Magisterium *n*, Sedimentum *n*
沉淀洗涤 Präzipitations waschen *n*
沉淀性抗体 Niederschlagsantikörper *m*
沉淀抑制现象 gefällte (od. niedergeschlagene) Unterdrückungsphänomen *n*
沉淀作用 Präzipitation *f*, Sedimentation *f*
沉钙作用 Kalzifikation *f*, Kalzifizierung *f*
沉积 Auflagerung *f*, Absatz *m*, Ablagerung *f*, Deposition *f*, Sedimentierung *f*
沉积[物] Absatz *m*, Sediment *n*, Sinkstoff *m*, Niederschlag *m*
沉积法 Sedimentation *f*, Ablagerung *f*
沉积平衡 Sedimentationsgleichgewicht *n*
沉积天平 Sedimentationswaage *f*
沉积作用 Sedimentation *f*, Deposition *f*
沉寂子 Schalldämpfer *m*, Dämpfer *m*, Dämpfelement *n*
沉降 Sedimentation *f*, Ablagerung *f*
沉降常数 Sedimentationskonstant *f*
沉降滴定 Sedimetrie *f*, Sedimentationsanalyse *f*
沉降[法] Senkung *f*, Sedimentation *f*, Sedimentierung *f*
沉降反应 Senkungsreaktion *f* (SR), Sedimentationsreaktion *f*
沉降管 Sedimentationspipette *f*, Sedimentationsrohr *n*
沉降后 Nachabstieg *m*
沉降后休克 Nachabstiegsschock *m*
沉降灰 Sedimentierstaub *m*, fall-out <engl.>
沉降率 Sedimentationsrate *f*
沉降平衡 Sedimentationsgleichgewicht *n*
沉降期尸斑 Totenflecke in der Senkungsphase *f*
沉降前停滞时间 Standzeit vor der Sedimentation *f*
沉降时间 Absetzzeit *f*, Sedimentationszeit *f*
沉降速度 Senkungsgeschwindigkeit *f*, Sedimentationsgeschwi-

ndigkeit *f*
沉降速度计 Sedimentometer *n*
沉降速率 Sedimentationsrate *f*, Senkungsgeschwindigkeit *f*
沉降特性 Sedimentation-Eigenschaften *f pl*
沉降物监测 falloutmonitoring<engl. >
沉降物收集器 Präzipitationssammler *m*
沉降物掩蔽所 Präzipitationsschutzhütte *f*
沉降系数 Sedimentationskoeffizient *m*
沉降系数单位 Svedberg-Einheit *f*
沉降休克后的气泡 Blasen im Nachabstiegsschock *f pl*
沉降作用 Sedimentation *f*, Sedimentierung *f*, Fällung *f*
沉静 Ruhe *f*, Stille *f*
沉静型 ruhiger Typ *m*, stiller Typ *m*
沉没成本 gesunkene Kosten *f*
沉默的 stumm
沉默等位基因 ruhiges Allel *n*
沉默儿童 sich langsam erwärmendes Kind *n*
沉默基因 ruhiges Gen *n*, Silencer *m*
沉默区 stille Region *f*
沉默突变 stille Mutation *f*
沉默子 Silencer *m*
沉凝式过滤器 Präzipitationsfilter *m*
沉砂池 Sandfang *m*, Sandfänger *m*
沉睡 Hypersomnie *f*
沉思观念 nachdenkliche Vorstellung *f*
沉思疗法 Meditationstherapie *f*
沉思默想 Nachdenken *n*
沉思姿态 nachdenkende Geste *f*
沉痛 Qualen *f pl.*, Leiden *n pl*
沉香醇 Linalool *n*
沉香螺萜醇 Agarospirol *n*
沉香素 agaru <engl.>
沉香萜醇 Agarol *n*
沉箱 Sinkkasten *m*, Senkkasten *m*, Schwimmkasten *m*, Caisson *m*
沉箱病 Kaissonkrankheit *f*, Caissonkrankheit *f*, Preßluftkrankneit *f*, Hoppe* Krankneit *f*
沉箱病泡沫性血液 schaumiges Blut aus Caissonkrankheit *n*
沉箱病气压 Luftdruck bei der Caissonkrankheit *f*
沉箱病事故 Unfall der Caissonkrankheit *m*
沉箱效应 Caissoneffekt *m*
沉渣 Sedimentum *n*, Sediment *n*, Bodensatz *m*
沉着[物] Niederschlagen *n*, Aufspeicherung *f*, Ablagerung *f*, Deposition *f*
沉着病 Stapelungsdystrophie *f*, Thesaurismose *f*, Speicherungskrankheit *f*, Speicherkrankheit *f*, Speicherretikulose *f*
沉重的 ernst, schwer
沉重感 Schweregefühl *n*
沉醉 Trunkenheit *f*
陈恩氏病(疑病) Cheyne* Krankheit *f*
陈化 Altern *n*, Alterung *f*
陈旧[性]脱位 veraltete (od. obsolete) Luxation *f*, Luxatio inveterata *f*
陈旧的 obsolet, verschleppt, alternd, veralt, altmodisch
陈旧梗塞 alter (od. veralteter) Infarkt *m*
陈旧性髌腱断裂 veralte Patellarsehnenruptur *f*, alter Patellarsehnenriss *m*
陈旧性髌腱断裂重建术 Rekonstruktion der veralteten Patellarsehnenruptur *f*
陈旧性尺侧副韧带断裂 alte Ruptur des ulnaren Kollateralbandes *f*, alter ulnarer Seitenbandriss *m*
陈旧性出血 alte (od. veraltete) Blutung *f*
陈旧性动脉损伤 obsolete Arterienverletzung *f*
陈旧性跟腱断裂 veralte Achillessehnenruptur *f*
陈旧性跟腱断裂修复术 Reparation der veralteten Achillessehnenruptur *f*
陈旧性宫外孕 veralte Extrauteringravidität *f*
陈旧性股四头肌腱断裂 alte Quadrizepsruptur *f*, alter Quadrizepssehnenriss *m*
陈旧性股四头肌腱断裂修补术 Prothesis der alten Quadrizepsruptur *f*
陈旧性骨折 veralte Fraktur *f*
陈旧性会阴裂伤 veralter Dammriß *m*
陈旧性会阴裂伤修补术 Naht des veralten Dammrißes *f*
陈旧性脊髓损伤 alte Rückenmarkverletzung *f*
陈旧性脑挫伤黄斑 alte Hirnkontusionen als gelbe Plaketten *f*
陈旧性心肌梗塞 alter kardialer Infarkt *m*, alter Herzinfarkt *m*
陈旧性压缩性骨折 veralte Kompressionsfraktur *f*
陈旧性阴道裂伤 veralter Vaginalriß *m*
陈旧性子宫颈裂伤 veralter Zervixriß *m*
陈列(排列) Array *n*, Aufstellung *f*
陈-施喘息(心源性哮喘) Cheyne*-Stokes* Atmung *f*, Cheyne*-Stokes* Atemmuster bei chronischer Herzinsuffizienz *m*
陈-施二氏呼吸 Cheyne*-Stokes* Atmung *f*, periodische Atmung *f*
陈-施二氏精神病 Cheyne*-Stokes* Psychose *f*
陈-施呼吸(潮式呼吸,切施征) Cheyne*-Stokes* Atmung *f*
陈述 Angabe *f*, Darlegung *f*
陈述记忆 deklaratorische Erinnerung *f*
陈述性 ausdrücklich, deutlich
陈述性表征 deklaratorische Repräsentation *f*
陈述性记忆 deklaratorische Erinnerung *f*
陈述性知识 deklaratorische Kenntnis *f*
陈诉 Klage *f*
晨[起腹]泻 Morgendurchfall *m*, Morgendiarrhoe *f*
晨间护理 Morgen-Pflege *f*
晨间检查 Morgenuntersuchung *f*
晨间麻痹 Morgenlähmung *f*, Morgenparalyse *f*
晨僵 Morgensteifheit *f*, Morgenstarrheit *f*
晨眠 Morgenschlaf *m*
晨尿 Morgenharn *m*, Morgenurin *m*
晨吐 Morgenerbrechen *n*, Vomitus matutinus *m*
晨醒性癫痫 Aufwachepilepsie *f*

chèn 衬

衬垫 Unterfütterung *f*, Einlage *f*, Futter *n*, Unterlage *f*
衬洞剂 Unterfüllungsmaterial *n*
衬里 Futter *n*, Einlage *f*
衬细胞 littoral cell<engl. >

CHENG 称撑成呈诚承城乘盛程惩澄橙秤

chēng 称撑

称[量] Wiegung *f*, Wiegen *n*, Wägung *f*
称量[方]法 Wiegemethode *f*, Wiegetechnik *f*, Wägensmethode *f*
称量滴定管 Wägebürette *f*
称量瓶 Wägeglas *n*, Wägegläschen *n*, Wägeflasche *f*
称量校正 Eichung der Wägung *f*
称量移液管 Wägepipette *f*
称名不能 Anomie *f*
称名恐怖 Onomatophobie *f*
称名量表 nominale Skala *f*
称名癖 Onomatomanie *f*
称名失能症 Anomie *f*
称名失语症 nominale Aphasie *f*
称瓶重量 Tara *f*
称勺 Wiegelöffel *m*
称重 wiegen
称重法 Wägemethode *f*, Wiegeverfahren *n*

称重量 Wiegung *f*, Wägung *f*
称重试验 Wägetest *m*, Wägungsprobe *f*
撑肩试验 shoulder bracing test<engl.>
撑开牵引术 Distraktion *f*
撑开性关节成形术 Distraktionsarthroplastik *f*

chéng 成呈诚承城乘盛程惩澄橙

BOLD 成像 BOLD-Bilderzeugung *f*
CT 成像 CT-Bilderzeugung *f*
HLA-A 成本分析 HLA-A-Kostenanalyse *f*
M 成形术 M Angioplastie *f*
RNA 成熟酶 RNA reifes Ferment *n* (od. Enzym *n*)
SOS 呈色测验 SOS-Chromotest *m*
W 成形术 W-Gestaltung *f*
Z 成形术 Z-Gestaltung *f*
成(起)疱 Vakuolisierung *f*, Vakuolenbildung *f*, Vesikation *f*, Vesikulation *f*
成(起)疱的 vakuolär, vesikulär
成[骨]髓细胞瘤 Knochenmarkblastom *n*
成[年]人 Erwachsene(r) *m/f*, Adult(us) *m*
成[神经]胶质细胞 Glioblast *m*, Neurospongioblast *m*
成癌 Kanzerisierung *f*
成白红细胞性贫血 leukoerythroblastische Anämie *f*, Leukoerythroblastenanämie *f*
成白红细胞增多病 Leukoerythroblastose *f*
成白细胞 Leukoblast *m*, Myeloblast *m*
成孢子细胞 Sporoblast *m*
成本差异分析 Kostenvarianzanalyse *f*
成本差异调查 Untersuchung der Kostenvarianz *f*
成本的可控制性 Kontrollierbarkeit der Kosten *f*
成本的可追踪性 Rückverfolgbarkeit der Kosten *f*
成本-复杂度 Kosten-Komplexität *f*
成本函数 Kostenfunktion *f*
成本加成定价法 Kostenaufschlagsmethode *f*
成本效果分析 Kosten-Leistung-Aanalyse *f*
成本效益分析 Kosten-Nutzen-Analyse *f*
成本效益好 kosteneffektiv
成本效用比 Kosten-Nutzen-Verhältnis *n*
成本效用分析 Kosten-Nutzen-Aanalyse *n*
成本最小化分析 Analyse der Kostenminimierung *f*
成本-作用 效应,效果,功效 Kosten-Wirksamkeit *f*
成比例的 proportional, verhältnismäßig, angemessen, anteilig
成比例辅助通气 PAV-Beatmung *f*, proportionale Druckunterstützung *f*, proportional druckunterstützte Beatmung *f*
成层[作用] Schichtung *f*, Stratification *f*
成层胶 Ausgleichs-Gel *n*
成齿质细胞 Odontoblast *m*
成虫 Vollkerf *m*, Imago *f*, voll entwickelktes Insekt *n*
成虫的 imaginar, imaginat(-us, -a, -um), imaginal, imaginal(-is, -is, -e)
成虫化 Imagonation *f*, Vollentwicklung der Insekten *f*
成虫盘 Diskette vollentwickeltes Insekts *f*
成虫期 Adultstadium *n*, vollentwickelles Stadium *n*
成虫性蝇蛆病 Myiasis imaginosa *f*
成虫滞育 imaginale Diapause *f*
成初乳小体 Galaktoblast *m*
成串 Kette *f*
成串期前收缩 salvenfrühzeitiger Schlag *m*
成簇性眶周粉刺 gruppierte periorbitale Komedonen *m* (od. Akne *f*, Mitessern *m*)
成甙异构物 Anomere *m pl*
成带的 zonenförmig, ringförmig, kreisförmig
成单核细胞 Monoblast *m*, Monozytoblast *m*
成单核细胞瘤 Monoblastoma *n*
成洞 Kavernisierung *f*
成堆分生的 verklumpen, zusammenballen
成对 Paarung *f*
成对 Ig 样受体 B gepaarter Ig-ähnlicher Rezeptor B *m*, gepaarter Immunglobulin-ähnlicher Rezeptor B *m*
成对刺激 Paarstimulation *f*
成对的 paar, gepaart, bigemin(-us, -a, -um)
成对电子 gepaarte Elektronen *n pl*
成对明带线粒体 gepaartes I-Bande-Mitochondrium *n*
成对期前收缩 Reimpaar-frühzeitiger Schlag *m*
成对起搏器 gepaarter (Herz-) Schrittmacher *m*, paired pacemaker<engl.>
成方 fertiges Rezept *n*
成分 Komponente *f*, Element *n*, Ingredients *n*, Ingrediens *n*, Komposition *f*
成分分析 Bestandteilanalyse *f*
成分分析仪器 analytisches Instrument chemischer Zusammensetzung *n*
成分混合 Komponentenmischung *f*
成分熔点 kongruenter Schmelzpunkt *m*, Kongruenzschmelzpunkt *m*
成分输血 Bestandteiltransfusion *f*
成高铁红细胞 Sideroblast *m*
成功感 Gefühl des Erfolgs *n*
成功恐惧 Angst (od. Furcht *f*) des Erfolgs *f*
成功率 Rate des Erfolges *f*, Erfolgsrate *f*
成功体验 Erfolgserfahrung *f*, Erfolgserlebnis *n*
成功预测 Erfolgsprophezeiung *f*
成骨 Knochenbildung *f*, Osteogenese *f*
成骨[性]的 ossifizierend, osteoblastisch, osteogen, osteoplastisch
成骨不全[症] Osteogenesis imperfecta *f* (od. exhausta *n*), Shaw*-Reade* Syndrom *n*
成骨蛋白-1 osteogenetisches Protein-1 *n*
成骨分化 osteogene Differenzierung *f*
成骨骨肉瘤 osteoplastisches Sarkom *n*
成骨过程 osteogener Prozeß *m*
成骨区 osteogene Zone *f*
成骨生长肽 osteogenes Wachstumspeptid *n*
成骨髓细胞瘤 Myeloblastom *n*
成骨外膜芽 Periostknospe *f*
成骨细胞 Osteoblast *m*, Knochenmutterzelle *f*, Skeletoblast *m*, Osteoplast *m*
成骨细胞骨再生 Knochenneubildung durch Osteoblasten *f*, Knochenregeneration durch Osteoblasten *f*
成骨细胞瘤 Osteoblastom(a) *n*
成骨细胞肉瘤 Osteoplastisches Sarkom *n*, osteogenes Sarkom *n*
成骨性癌 osteoplastic cancer<engl.>
成骨性改变 osteoblastische Veränderung *f*
成骨性肌病 osteoblastische Myopathia *f*
成骨性肿瘤 osteoplastischer Tumor *m*
成骨性转移瘤 osteoblastische Metastase *f*
成骨性转移性骨肿瘤 osteoblastische Knochenmetastase *m*
成骨样 MG63 细胞 osteoblastenähnliche MG-63-Zelle *f*
成骨作用 Osteogenese *n*
成冠(戴帽)(成冠现象) Abdecken *n*, Deckelbildung *f*
成果措施 Ergebnismaßnahme *f*
成核 Kernentstehung *f*
成核时间 Keimbildungszeit *f*
成核细胞 Karyoblast *m*
成黑素细胞 Melanoblasten *m pl*
成黑素细胞瘤 Melanozyto(blasto) *m n*, Melanoblastom *m*
成黑素细胞增多病 Melanoblastose *f*, Melanoblastosis *f*, melanoblastische Hyperplasie *f*
成横纹肌细胞瘤 Rhabdomyoblastom *n*

成红细胞 Hämonormoblast *m*, Erythroblast *m*
成红细胞[溶血]性贫血 Erythroblastenanämie *f*
成红细胞瘤 Erythroblastom *n*
成红细胞瘤病 Erythroblastomatose *f*
成红细胞血小板单核细胞增多病 Erythrothrombomonoblastose *f*
成红细胞血症 Erythroblast(h)ämie *f*
成红细胞增多病 Erythroblastose *f*, Erythroblastosis *f*
成红细胞骤增 akute Erythroblastose *f*, Erythroblastenschub *m*
成红血细胞 Erythroblasten *m pl*.
成花激素 Florigen *n*, Pflanzenhormon *n*
成环试验 Ringtest *m*
成环作用(环化) Ringbildung *f*, Cyclisierung *f*
成回声斑 echogenetischer Fleck *m*
成回声带 echogenetische Band *f*
成回声点 echogenetische Punkte *m pl*
成回声环 echogenetischer Ring *m*
成回声区 echogenetischer Bereich *m*
成活率 Uberlebensrate *f*
成肌蛋白因子 6 力蛋白 Muskelaufbau-Proteinfaktor 6 *m*, Kraftprotein *n*
成肌细胞 Myoplast *m*, Myoblast *m*, Sarkoplast *n*, Sarkoblast *m*
成肌细胞瘤 Myoblastom *n*, Myoblastenmyom *n*, Abrikossoff* Tumor *m* (od. Geschwulst *f*)
成肌细胞样细胞 myoblastgleiche Zellen *f pl*
成脊索细胞瘤 Chordoblasto(a) *n*
成季碱反应 quartäre Basenbildung *f*
成绩 Leistung *f*, Verwirklichung *f*, Erlangung *f*, Erreichung *f*
成绩测量 Leistungsmessen *n*
成绩测验 Leistungsprüfung *f*
成绩测验组 Leistungsbatterie *f* (od. -testreihe *f*)
成绩低劣 Unterleistung *f*
成绩商数 Leistungsquotient *m*
成绩优异 Überleistung *f*
成碱食物 basenbildendes Nahrungsmittel *n*
成碱性食物 basenbildendes Lebensmittel *n*
成见 Aureole *f*, Nimbus *m*
成键的 bindend
成键电子对 Bindungselektronenpaar *n*
成键电子对-弧电子对排斥作用 Bindungselektronpaareinsames-Elektronpaar-Repulsion *f*
成键轨道 Bindungsorbital *n*, bindendes Orbital *n*, Bindungsbahn *f*
成键轨函数 Bindungsorbitalfunktion *f*
成键能力 Bindungskraft *f*, Bindungsvermögen *n*
成浆细胞 Plasmoblast *m*
成交感神经胶质细胞瘤 Sympathoglioblastom *n*
成交感神经细胞 Sympathetoblast *m*, Sympathoblast *m*, Sympathikoblast *m*, Sympathogonie *f*, Sympathikogonie *f*
成交感神经细胞瘤 Sympathiko(gonio)blastom *n*, Sympathogoniom *n*, Sympathoblastom(a) *n*, Neuroblastoma sympathicum *n*
成交感细胞 sympathetische Bildungszelle *f*, Sympathoblast *m*
成胶质 Kollagen *n*
成胶质细胞 Spongioblast *m*, Kollagenoblast *m*
成胶质细胞瘤 Spongioblastom *n*, Spongioblastoma *n*
成胶质细胞瘤(恶性胶质瘤) Glioblastom *n*
成角 Winkelbildung *f*
成角不良 schlechte Angulation *f*, Dysangulation *f*
成角畸形 winkelbildende Deformität *f*
成角截骨术 Angulationsosteotomie *f*
成角移位 winkelbildende Verlagerung *f*, Dislocatio ad axim *f*
成角质区 keratogene (od hornhautbildende) Zone *f*
成节 reifer (od. erwachsener, entwickelter) Proglottid *m*
成结缔[组]织细胞 Inoblast *m*
成精子囊素 Antheridiogen *n*
成就 Leistung *f*
成就测验 Leistungsprüfung *f*
成就动机 Leistungsmotivation *f*, Leistungsmotiv *n*, Motibation-Leistung *f*
成就感 Erfolgserlebnis *n*
成就感降低 Erfolgsgefühlsreduktion *f*
成就年龄 Leistungsalter *n* (AA)
成就商数 Leistungsquotient *m*
成就水平 Leistungsniveau *n*
成就需求[要] Leistungsmotivation *f*, Leistungsbedürfnis *f*
成就需要 Leistungsbedürfnis *n*, Bedürfnis nach Leistung *n*
成就需要理论 Leistungsmotivationstheorie *f*
成巨核细胞 Megakaryoblast *m*
成巨核细胞瘤 Megakaryoblastom *n*
成聚团颗粒的 sparitisch, spatig
成颗粒状斑块着色的 koccochromatisch
成块 Konglobat *n*, Konglobation *f*, Ballung *f*
成痨(痨病发生) Phthisiogenesis *f*
成粒器 Granulator *m*
成粒细胞 Granuloblast *m*, Myeloblast *m*
成粒细胞增多症 Granuloblastose *f*, Leukämie *f*
成列的 Reihen-, Serien-
成淋巴的 lymphogen
成淋巴细胞 Lymphozytoblast *m*, Lymphoblast *m*, Löwit* Lymphozyt *m* (od. Zelle *f*)
成淋巴细胞的 lymphoblastisch
成淋巴细胞瘤 Lymphozytoblastom *n*, Lymphoblastom(a) *n*
成淋巴细胞瘤疹 Lymphoblastomid *n*
成淋巴细胞性红皮病 Erythrodermia leucaemica (s. lymphoblastica) *f*
成淋巴细胞增多症 Lymphoblastose *f*
成瘘 Fistelbildung *f*
成卵黄细胞 Lecithoblastus *m*
成卵细胞 Ooblast *m*
成帽反应 Anwürgen von Hand *n*
成帽现象 Überkappungsphänomen *n*
成迷芽细胞瘤 Choristoblastom *n*, Christom(a) *n*
成免疫细胞 Immunoblast *m*
成免疫细胞的 immunoblastisch
成膜体 Phragmoplast *m*
成囊 Aussackung *f*, Absackung *f*
成内皮细胞瘤 Endothelioblastom *n*, Endoblasttumor *m*
成年 Erwachsener *m*
成年(人)核 erwachsener Kern *m*
成年(人)期 Erwachsenenalter *n*, Aetas pubertatis *f*
成年慢性近端型脊肌萎缩型 chronische proximale spinale Muskelatrophie bei Erwachsenen *f*
成年男子急死综合征 plötzlicher Erwachsenentod von Männern *m*
成年期前的 vor dem Erwachsenalter
成年人脐疝修补术 Nabelhernienoperation des Erwachsenen *f*
成年人综合矫治 umfassende kieferorthopädische Erwachsenenbehandlung *f*, umfassende Behandlung in der Erwachsenenkieferorthopädie *f*
成年身高 adulte Körpergröße *f*
成年晚期 späteres Erwachsensein *n*
成年心理学 Erwachsenenpsychologie *f*
成年型多囊肾 adulte polyzystische Niere *f*
成年型颗粒细胞瘤 adulter Granulosazelltumor *m*, Granulosazelltumor vom adulten Typ *m*
成年型糖尿病 Erwachsenendiabetes *m* (MOD)
成年异食症 Appetit auf Ungenießbares (od. Pica *f*) im Erwachsenenalter *m*
成年早期 frühes Erwachsensein *n*
成年中期 mittleres Erwachsenenalter *n*
成泡[作用] Blasenbildung *f*, Physallisatio *f*

成胚区 Embryoblast *m*
成胚细胞 Embryoblast *n*, Embryozelle *f*
成批 Stapel *m*, zusammenbündeln
成坯卵黄 Bildungsdotter *m*, Bildungsplasma *n*
成皮 Hautbildung *f*
成皮细胞 Dermoblast *m*, Dermatom *n*
成脾细胞 Splenoblast *m*
成品 Endprodukt *n*, Fertigprodukt *n*
成品冠桩 fertige Stiftzahn *m*
成品托盘 Ready-Made-Tablett *n*, Konfektionstablett *n*
成品无缝冠 fertige nahtlose Zahnkrone *f*
成平滑肌瘤 Leiomyoblastom *n*
成平滑肌细胞瘤 Leiomyoblastom *n*
成脐形 Nabel *m*, nabelförmig, nabelartig
成腔 Kavernisierung *f*, Kavitation *f*, Coelosis *f*
成球团的 kugelförmig
成球形红细胞 Sphäroblast *n*
成群的 gruppiert, sich versammelt, angehäuft
成人[性]早老[症] Progeria adultorum *f*
成人T细胞白血病淋巴瘤 Blutkrebslymphom erwachsener T-Zelle *n*
成人残疾 erwachsene Behinderte
成人迟发性自身免疫性糖尿病 verzögert auftretender, autoimmun bedingter Diabetes beim Erwachsenen *m*, LADA (late-onset autoimmune diabetes in the adult) <engl.>
成人的依恋 Erwachsenenbindung *f*, Bindung an Erwachsene *f*, Adult Attachtment <engl.>
成人多葡聚糖体病 adulte Polyglucosankörper-Erkrankung *f*, adult polyglucosan body disease (APBD) <engl.>
成人发病近视 Erwachsenenmyopie *f*
成人发展 Erwachsenenentwicklung *f*
成人发展理论 Erwachsenenentwicklungstheorie *f*
成人非淋球菌性关节炎 nichtgonorrhoische Arthritis bei Erwachsenen *f*
成人肺炎球菌多糖菌苗 Pneumokokkenpolysaccharidvakzine für Erwachsene *f*
成人腹泻轮状病毒 Rotavirus als Ursache von Durchfällen bei Erwachsenen *n*
成人佝偻病 Erwachsenenrachitis *f*, Rachitis adultorum *f*
成人股骨头坏死 Femurkopfnekrose des Erwachsenen *f*
成人股骨头缺血性坏死 ischämische Nekrose des Femoruskopfes des Erwachsenen *f*
成人骨坏死 Erwachsenenosteonekrose *f*
成人骨髓炎 Myelitis beim Erwachsenen *f*
成人呼吸窘迫症 Atemnot des Erwachsenen *f*, Respiratory-Distress des Erwachsenen *n*
成人呼吸窘迫综合征 Respiratory-Distress-Syndrom des Erwachsenen *n*
成人化脓性关节炎 eitrige Arthritis beim Erwachsenen *f*
成人黄色肉芽肿 adultes Xanthogranulom *n*
成人疾病的胎源说 Hypothese vom fetalen Ursprung von adulten Erkrankungen *f*
成人脊柱侧凸 Skoliose des Erwachsenen *f*, adulte Skoliose *f*
成人脊柱畸形 adulte Wirbelsäulenmissbildung *f*
成人脊柱损伤 Wirbelsäulenverletzung beim Erwachsenen *f*, adulte Wirbelsäulenverletzung *f*
成人教育 Erwachsenenbildung *f*
成人巨结肠症 Megakolon des Erwachsenen *n*
成人可缩性睾丸经阴囊睾丸固定术 skrotale Orchidopexie für erwachsenen-einziehbaren Hoden *f*
成人口腔正畸学 Erwachsenenkieferorthopädie *f*
成人老年智能 erwachsene gerontologische Intelligenz *f*
成人类风湿性关节炎 rheumatoide Arthritis des Erwachsenen *f*, adulte rheumatoide Arthritis *f*
成人淋球菌性关节炎 gonorrhoische Arthritis beim Erwachsenen *f*
成人毛[发] Terminalhaar *n*, Sekundärhaar *n*
成人期 Erwachsensein *n*
成人脐疝 Nabelhernie des Erwachsenen *f*
成人丘疹性肢端皮炎 erwachsene pickelige Akrodermatitis *f*
成人日间照顾中心 Erwachsenentagesstätte *f*
成人软组织肉瘤 Weichteilsarkom des Erwachsenen *m*, adultes Weichteilsarkom *n*
成人神经系铅中毒 Bleivergiftung erwachsenes Nervensystems *f*
成人肾上腺生殖器综合征 erwachsenes adrenogenitales Syndrom *n*
成人视力康复 Vision-Rehabilitation für Erwachsene *f*
成人头颈桩支撑架 Kopf-Halswirbelsäule-Stütze für Erwachsenen *f*
成人退变性脊柱侧凸 degenerative Skoliose des Erwachsenen *f*, adulte degenerative Skoliose *f*
成人维持需要量 erwachsene Erhaltungsforderung *f*
成人胃幽门肥厚性狭窄 hypertrophische Pylorusstenose des Erwachsenen *f*
成人峡部型脊柱滑脱症 isthmische Spondylolisthese beim Erwachsenen *f*
成人下呼吸道感染 untere Atemwegsinfektion bei Erwachsenen *f*
成人先天性心脏病 angeborener Herzfehler im Erwachsenenalter *m*, Erwachsene mit angeborenen Herzfehlern *m*
成人心理学 erwachsene Psychologie *f*
成人型葡萄糖脑苷脂贮积病 Gaucher disease Ⅰ型 Gaucher* Krankheit Typ Ⅰ *f*, lysosomale Zerebrosidlipidose *f*, Morbus Gaucher* *m*
成人型神经节苷脂贮积病 adulte GM2-Gangliosidose *f*
成人型主动脉缩窄 erwachsene Aortenisthmusstenose *f*
成人学习者 erwachsener Lernender *m*
成人腰椎侧凸 Lumbalskoliose des Erwachsenen *f*, adulte Lumbalskoliose *f*
成人医学教育 erwachsene medizinische Bildung *f* (od. Erziehung *f*)
成人胰岛移植 Inseltransplantation bei Erwachsenen *f*
成人隐匿性自身免疫糖尿病 versteckter Autoimmundiabetes bei Erwachsenen *m*
成人硬皮病 Scleroderma adultorum *n*, Schwelldarre *f*
成人原发结核感染 erwachsene primäre tuberkulöse Infektion *f* (od. Ansteckung *f*)
成人早老症 erwachsene Progerie *f*, Progerie vom Erwachsenen *f*
成人早老综合征(维尔纳综合征) Werner Syndrom *n*
成人造血 adulte Hämopoese *f*
成人正畸治疗 kieferorthopädische Erwachsenenbehandlung *f*, Kieferorthopädie für Erwachsene *f*
成人智力 Erwachsenenintelligenz *f*
成人椎间隙感染 Infektion des Intervertebralraumes beim Erwachsenen *f*
成人自杀意念问卷 Fragebogen für adulte Suizidgedanken *m*, Adult Suicidal Ideation Questionnaire (ASIQ) <engl.>
成软骨细胞 Knorpelmutterzelle *f*, Chondroplast *m*, Chondroblast *m*
成软骨细胞瘤 Chondroblastom (a) *n*, Codman* Tumor *m*
成色素细胞 Chromatoblasten *m pl*, Chromoblasten *m Pl*
成少突胶质细胞 Oligobaumblast *n*
成少突神经胶质细胞 Oligoblast *m*
成少突神经胶质细胞瘤 Oligodendroblastom *n*
成神经管细胞 Medulloblast *m*
成神经管细胞瘤 Medulloblastom (a) *n*
成神经胶质细胞 Glioblast *m*, Neurospongioblast *m*
成神经节细胞 Ganglioblast *m*
成神经节细胞瘤 Ganglioblastom *n*, Ganglioneuroblastom (a) *n*
成神经膜细胞 Lemnoblast *m*
成神经膜细胞瘤 Lemnoblastom (a) *n*

成神经鞘细胞 Lemnoblast *m*
成神经细胞 Neuroplast *m*, Medulloblast *m*, Neuroblast *m*
成神经细胞瘤 Neuroblastom(a) *n*, Medulloblaston(a) *n*
成神经周围性麻痹 periphere Gesichtslähmung *f*
成肾组织 Nierengewebe *n*
成石[性]胆汁 lithogene Galle *f*
成石危险因素 Risikofaktor der Urolithiasis *m*
成视网膜细胞瘤 Retinoblastom(a) *n*
成视细胞 Optoblast *m*
成室管膜细胞 Ependymoblast *m*
成室管膜细胞瘤 Ependymoblastom *n*
成嗜铬细胞 Chromaffinoblast *m*, Phäochromoblast *m*
成嗜铬细胞瘤 Chromaffinoblastoma *n*, Phäochromoblastom *n*
成嗜曙红细胞 Eosinoblast *m*
成熟 Maturitas *f*, Maturität *f*, Reife *f*, Pepansis *f*, Pepasmus *m*, Maturatio(n) *f*
成熟 B 细胞 reife B-Zelle *f*
成熟 DC reife dendritische Zelle *f*
成熟 RNA reife RNA *f*
成熟白内障 Reifungskatarakt *f*
成熟瘢痕 reife Narbe *f*
成熟病毒粒子 reifes Virion *n*
成熟成红细胞 definitiver(od. reifer) Erythroblast *m*
成熟池 Reifungspool *m*
成熟初始 B 细胞 reife naive B-Zelle *f*
成熟储存池 reifer Vorratspool *m*
成熟促进因子 Reifung-Förderfaktor *m*(MPF)
成熟的 reif, matur(-us, -a, -um)
成熟的前倾 Vorreife *f*
成熟度 Reifegrad *m*
成熟儿 reifes Kind *n*
成熟分裂 Reifungsteilung *f*, Reifeteilung *f*, Meiose *f*, Meiosis *f*(M)
成熟过度的 überreif
成熟红细胞核片 Howell*(-Jolly*) Körper *m*(od. Körperchen *n*)
成熟黄体 reifer Gelbkörper *m*, Corpus luteum maturum *n*
成熟节片 Reifungssegment *n*, reifes Proglottid *n*
成熟淋巴细胞肿瘤 reife lymphatische Neoplasie *f*
成熟卵 Reifei *n*
成熟卵核 Metanukleus *m*
成熟卵泡 Reiffollikel *m*, Eibläschen *n*
成熟酶 reifes Ferment *n*, Enzym *n*
成熟免疫 Reifungsimmunität *f*
成熟面 reifes Gesicht *n*
成熟囊性畸胎瘤 reifes zystisches Teratom *n*, reifes Zystoteratom *n*
成熟评定 Reifen-(od. Erwachsensein-) Bewerten *n*
成熟期 Reifungsperiode *f*, Altersreife *f*, Maturitas *f*, Maturität *f*
成熟期卵核 Metanukleus *m*
成熟前期 frühreife(od. prämature) Periode *f*
成熟前有丝分裂 premeiosische Kernteilung *f*
成熟区 Reifungszone *f*, Reifungsbereich *m*
成熟缺陷突变型(噬菌体) Reifung-defekter Mutant *m*
成熟受阻 Anakmese *f*, Anakmesis *f*, Reifungsblock *m*
成熟树突状细胞 reife dendritische Zelle *f*
成熟肽 reifes Peptid *n*
成熟细胞 reife Zelle *f*
成熟型急性髓系白血病 reife akute myeloische Leukämie *f*, reife AML *f*
成熟型囊性畸胎瘤 reifes zystisches Teratom *n*
成熟性细胞 Genoblast *m*, Genoblastus *m*
成熟因子 Reifungsstoff *m*, Reifungsregulator *m*
成熟障碍综合征 Dysmaturitätssyndrom *n*
成熟指数 Reifeindex *m*, Reifungsindex *m*
成束 Faszikulation *f*
成束的 faszikulär, fascicular(-is, -is, -e), fasciculat(-us, -a, -um), fasciculos(-us, -a, -um)
成束假设 Bündelhypothese *f*
成束素 Fasciculin *m*
成双 Verdoppelung *f*, Zwillingsbildung *f*
成松果体细胞瘤 Pinealoblastom *n*
成酸分裂 Säurespaltung *f*
成酸食物 säurebildendes Nahrungsmittel *n*
成酸性利尿剂 säurebildende Diuretika *n pl*
成酸性食物 säurebildende Nahrungsmittel *n*
成酸氧化物 Acidifizierungsoxide *n pl*
成酸元素 säurebildendes Element *n*
成髓 Pulpatio *f*, Pulpabildung *f*
成髓细胞 Myelozytoblast *m*, Myeloblast *m*
成髓细胞的 knochenmarkblastig
成髓细胞瘤 myeloblastische Geschwulst *f*, Cushing* Medulloblastom *n*
成髓细胞瘤病 Myeloblastomatose *f*
成髓细胞性白血病(原始粒细胞性白血病) myeloische Leukämie *f*, Myeloblastenleukämie *f*
成髓细胞血症 Myeloblastämie *f*
成髓细胞血症 Myeloblastose *f*, Myeloblastämie *f*
成套测验 Batterie von Test *f*, Testbatterie *f*
成套体操棒 Set aus Gymnastikstäben *n*
成套哑铃 Hantelset *n*
成套用具 Ausstattung *f*, Ausrüstung *f*
成体干细胞 erwachsene Stammzelle *f*
成体配合 Makrogamie *f*, Hologamie *f*
成田菌素 Naritheracin
成酮水解作用 Ketohydrolysierung *f*, Ketohydrolyse *f*
成团 Ballung *f*, Konglobat *n*, Konglobation *f*
成团的 konglobiert, congiobat(-us, -a, -um)
成团反应 Konglobat(ion) sreaktion *f*
成团泛菌(草生欧文菌) Pantoea agglomerans *n*, P. agglomerans *f*
成为溃疡 Ulzerieren *n*, Ulzeration *f*
成为溃疡的 ulzeriert
成为原因的 kausativ
成纤维细胞 Fibroplast *m*, Fibroblast *m*, Inoblast *m*, Desmozyt *m*
成纤维细胞的 fibroblastisch
成纤维细胞 - 肺细胞因子 Fibroblasten-Pneumozyten-Faktor *m*
成纤维细胞瘤 Fibroblastentumor *m*, Fibroblastom *n*, Desmozytom *n*
成纤维细胞培养 Fibroblast-Kultur *f*(od. -Züchtung *f*)
成纤维细胞生长因子 Fibroblastenwachstumsfaktor(FGF) *m*
成纤维细胞生长因子 Fibroblast-Wachstum-Faktor *m*(FGF)
成纤维细胞生长因子 -2 Fibroblastenwachstumsfaktor-2 *m*
成纤维细胞生长因子家族 Familie der Fibroblasten-Wachstumsfaktor *f*, FGF-Familie *f*
成纤维细胞性风湿病 fibroblastischer Rheumatismus *m*
成纤维细胞性巨细胞 fibroblastige riesige Zelle *f*
成纤维细胞性纤维瘤 Fibroblastom *n*, Fibroblastentumor *m*
成纤维细胞样细胞 fibroblasten-ähnliche Zelle *f*, fibroblastoide Zelle *f*
成纤维性纤维瘤 desmoplastisches Fibrom *n*
成纤维样 fibroblasten-ähnlich, fibroblastoid
成线法 Ausrichtung *f*, Bißregulierung *f*
成腺细胞 Adenoblast *m*
成像 Bildgebung *f*, Bilderzeugung *f*
成像板 Bilderzeugungsplatte *f*(IP)
成像范围 Bildausmaß *n*
成像幻觉 Phantom *n*, Bilderzeugung *f*
成像剂量 Bildgebungsdosis *f*
成像间隔 Bildintervall *n*
成像模式 Bildgebungsmodalität *f*

成像时间 Bildgebungszeit *f*
成像协议 Bildgebungsprotokoll *n*
成像抑制 Unterdrückung der Bildgebung *f*
成小丛的 subcaespitose
成心细胞 Kardioblast *m*, Cardioblastus *m*
成星形胶质细胞 Astrozytoblast *n*, Astroblast *n*
成星形细胞 Astroblast *m*
成星形细胞瘤 Astroblastom *n*
成星形纤维细胞瘤 Astrafibroblastom *n*
成形便(粪) geformte Stühle *m pl*
成形不全 Aplasie *f*, Unterentwicklung *f*
成形的 plastisch, plastic(-us, -a, -um)
成形技工钳 Kontourzange *f*
成形剂 Plastifikator *m*, Plastizierer *m*, Constituenas *n*
成形金属丝 plastischer Metalldraht *m*
成形粒 Plastiden *n pl*
成形片 Matrix *f*
成形片固定夹 Matrizenzurückhalter *m*
成形片夹 Matrixhalter *m*
成形片镊 Matrixklemme *f*
成形钳 Kontourzange *f*
成形手术 plastische Operation *f*, Plastik *f*
成形外科 plastische Chirugie *f*
成形外科学 plastische Chirurgie *f*
成形外科医师 plastischer Chirurg *m*
成形物质 formende (od. gestaltende) Substanz *f*
成形性胸膜炎 proliferative (od. plastische) Pleuritis *f*, Pleuritis proliferans (s. productiva) *f*
成形修复 reparative Plastik *f*
成形质充填器 plastischer Stopfer *m*
成形治疗 Formen *n*
成形治疗[疗法] Formenbehandlung *f*
成性腺细胞瘤 Gonadoblastom *n*
成穴 Kavernisierung *f*, Kavernenbildung *f*
成血的 häm(at)oplastisch
成血管层 Blutgefäßkruste *f*
成血管内皮细胞瘤 Hämangioendothelioblastom *n*, Haemangioendothelioblastoma *n*
成血管索 Angioblastenstrang *m*
成血管细胞 Angioplast *m*, Hämangioblast *m*, Angioblast *m*
成血管细胞瘤 Angioblastom *n*, Hämangioblastom *n*
成血管组织 blutgefäßblastisches Gewebe *n*
成血细胞 Hämozytoblast *m*, Hämatogonie *f*, Hämozytoblast *m*
成血细胞瘤 Hämozytoblastom *n*
成血细胞综合征 hämohistoblastisches Syndrom *n*, Retikuloendotheliose *f*
成血小板 Thromboblast *m*, Megakaryozyt *m*
成血小板物质 Thrombon *n*
成血血管细胞 Hämangioblast *m*, Angioblast *m*, Angioplast *m*
成牙[本]质细胞 Odontoblast *m*, Dentinoblast *m*
成牙[本]质细胞突 Odontoblastenfortsatz *m*
成牙本质细胞层空泡性变 hohle Entartung der Schicht vom Zahnkeim *f*
成牙本质细胞空泡性变 vakuoläre Degeneration der Odontoblasten *f*
成牙本质细胞突 Prozeß vom Zahnkeim *m*, Tomes Prozeß *m*
成牙本质细胞突起 Odontoblastenfortsatz *m*
成牙本质细胞突周间隙 periodontoblastischer Raum *m*
成牙骨质细胞 Zementoblast *n*
成牙质细胞 Odontoplast *m*, Odontoblast *m*, Dentinzelle *f*, Dentinoblast *m*
成牙质细胞瘤 Dentin(o)blastom *n*, Odontoblastom *n*
成盐的 in Salz verwandelbar
成羊膜细胞 Amnioblast *n*, amniogenetische Zelle *f*
成药 fertiges medizinisches Präparat *n*, pharmazeutisch hergestellte Arznei *f*
成胰岛细胞 Nesidioblast *m*
成胰岛细胞瘤 Nesidioblastom *n*
成瘾 Habituatio(n) *f*, Suchtstoffabhängigkeit *f*
成瘾行为 süchtig machendes Verhalten *n*
成瘾精神病学 Suchtpsychiatrie *f*
成瘾人格 süchtig machende Persönlichkeit *f*
成瘾物质 Suchtmittel *n*
成瘾性 Süchtigkeit *f*
成瘾性药物 Suchtmittel *n*, Suchtdroge *f*, Suchtstoff *m*
成瘾性治疗 Suchtbehandlung *f*
成瘾药 süchtige Droge *f*
成瘾医学 Suchtmedizin *f*
成瘾者 Süchtige(r) *f*(*m*)
成蛹 Puppa *f*, Verpuppung *f*
成釉蛋白 Ameloblastin *n*
成釉器 Emailorgan *n*
成釉细胞 Emailloblast *m*, Ameloblast *m*
成釉细胞癌 ameloblastiges Karzinom *n*
成釉细胞癌-原发型 primäres amelobastisches Karzinom *n*
成釉细胞瘤 Ameloblastom *n*, Adamantoblastom(a) *n*
成釉细胞肉瘤 Ameloblastosarkom *n*, ameloblastisches Sarkom *n*
成釉细胞纤维瘤 ameloblastisches Fibrom *n*
成釉细胞纤维肉瘤 ameloblastiges Fibrosarkoma *n*
成釉细胞纤维牙本质瘤 ameloblastisches Fibrodentinom *n*
成釉细胞纤维牙瘤 ameloblastisches Fibroodontom *n*
成釉细胞纤维-牙瘤 ameloblastisches Fibroodontom *n*
成釉细胞纤维-牙肉瘤 ameloblastisches Fibroodontosarkom *n*
成釉细胞牙瘤 ameloblastiges Odontom *n*
成釉细胞牙肉瘤 ameloblastiges Odontosarkoma *n*
成釉质细胞 Ameloblast *m*, Emailloblast *m*
成语 Idiom *n*
成语表达式 idiomatischer Ausdruck *m*
成员 Mitglied *n*, Mitgliedschaft *f*
成员特性 Mitgliedschaft-Charakter *m*
成圆形 (sich) zusammenballen
成圆形的 kugelförmig
成粘液细胞 Myxoblast *m*, Muzinoblast *m*
成粘液细胞瘤 Myxoblastom *n*
成长 Wachstum *n*
成长动机 Wachstumsmotiv *n*
成长度 Wachstumsausmaß *n*
成长受阻 Blühstörung *f*, Gedeihstörung *f*
成长需要 Wachstumsbedürfnisse *n pl.*
成长与发展 Wachstum und Entwicklung *n*
成长原则 Wachstumsprinzip *n*
成脂细胞 Steatoblast *m*, Lipoblast *m*, Lipoplast *m*
成脂细胞瘤 Lipoblastom *n*
成脂作用 Adipogenese *f*
成中心细胞 Zentroblast *m*
成组通信 paketierende Kommunikation *f*
成组织细胞 Histioblast *m*
呈递抗原细胞 Antigen-Vorstellung *f*, Überreichung-Zelle *f* (APC)
呈现 Präsentation *f*
诚实 Treue *f*
诚实测验 Ehrlichkeitstest *m*
承(雷)病 Gargoylismus *m*, Lipochondrodystropie *f*, v. Pfaundler*-Hurler* Syndrom *n* (od. Krankheit *f*)
承保能力 Versicherungskapazität *f*
承担指数 Verpflichtung-Index *m*
承诺 Verpflichtung *f*, Versprechung *f*
承认 Zustimmung *f*, Bestätigung *f*, Anerkennung *f*

承受客体 tragendes Objekt *n*
承压病 Taucherkrankheit *f*, Caissonkrankheit *f*
承压水 gespanntes Wasser *n*
城市道路系统 städtisches Straßennetz *n*
城市地段保健 Gesundheitsversorgung für städtische Sektoren *f*
城市防灾 städtischer Katastrophenschutz *m*
城市废物 Stadtmüll *m*, Siedlungsabfall *m*
城市废物处理 Stadtentsorgung *f*
城市格局 Stadtgefüge *n*
城市公共安全 stadtöffentliche Sicherheit *f*
城市公用事业 öffentliche Dienstleistungseinrichtungen der Stadt *f pl*
城市功能分区 funktionelles Gebiet der Stadt *n*
城市规划 Stadtplanung *f*, Städtebau *m*
城市规划卫生 Stadtplan-Sanierung *f*, Sanitärversorgung *f*
城市规划卫生措施 Sanierungsmaßnahme der Stadtplanung *f*
城市规模 Stadtgröße *f*
城市化 Verstädterung *f*, Urbanisation *f*
城市环境卫生 Stadtumwelthygiene *f*, Umwelthygiene der Stadt *f*, Kommunalhygiene *f*
城市环境卫生措施 Stadt(umwelt)hygiene-Maßnahme *f*, Stadtgesundheitspflege *f*
城市基层卫生防疫服务 Grundniveau-Gesundheitsversorgung in den Städten *f*
城市交通 städtischer Transport *m*, städtischer Verkehr *m*
城市街道规划卫生 Straßenplanung-Sanitärversorgung in der Stadt *f*
城市景观 Stadtlandschaft *f*
城市径流 Stadtabfluss *m*
城市空间 städtische Landschaft *f*
城市扩张 Zersiedelung *f*
城市垃圾 Stadtabfall *m*, Stadtmüll *m*
城市绿地系统 städtische Grünanlage *f*
城市绿化 Stadtaufforstung *f*
城市排水 Stadtdrainage *f*, Stadtentwässerung *f*
城市气候 Stadtklima *n*
城市气体中毒 Stadt-Gasvergiftung *f*
城市热岛 städtische Wärmeinsel *f*
城市热岛效应 städtischer Wärmeinseleffekt *m*
城市社区 Stadtgemeinde *f*, Stadtgesellschaft *f*
城市生态系统 städtisches Ökosystem *n*
城市生态学 städtische Okologie *f*, Stadtökologie *f*
城市危险源 Quelle der gefährlichen Schadstoffen von Städten *f*
城市卫生 Stadthygiene *f*, Stadtgesundheit *f*
城市卫生保健工作 städtische Gesundheitsdienstleistung *f*
城市卫生行政[管理] Stadtgesundheitsverwaltung *f*
城市污水处理厂 städtischer Abwasserbetrieb *m*
城市污水系统 kommunales Abwassersystem *n*
城市污水消毒 kommunale Abwasserdesinfektion *f*
城市下水道 Stadtabwasserkanal *m*, städtisches Abwassersystem *n*
城市小气候 städtisches Mikroklima *n*
城市型黄热病 städtisches Gelbfieber *n*
城市噪声 städtischer Lärm *m*
城市噪声控制 kommunale Lärmkontrolle *f*
城市准备性测验 Metropolische-Bereitschaft *f*, Spontanität-Test *m*
城乡差异 städtische und ländliche Differenz *f*, Stadt-Land-Unterschied *m*
城乡规划 Stadt-und Landplanung *f*
城镇居民个人现金卫生支出 Barauszahlung von Stadtbewohnern für persönliche Gesundheitsvorsorge *pl*
城镇垃圾 Kommuneabfall *m*, Kleinstadtabfall *m*, Stadtgemeindeabfall *m*
城镇污水 Kleinstadtabwasser *n*
城镇职工基本医疗保险 grundlegende Krankenversicherung für städtische Arbeitnehmer *f*
乘车恐怖 Amaxophobie *f*
乘车性眩晕 Fahrschwindel *m*
乘法定理 Multiplikationstheorem *n*
乘法器 Multiplizierer *m*, Multiplikator *m*, Multipliziereinrichtung *f*
乘积定律 Produktregel *f*
乘客个人通风装置 Frischluft-Ventilation *f*
乘性噪声 multiplikatives Rauschen *n*
乘员生命保障设备 Mannschaft-Unterstützung-Ausstattung *f* (CSE)
乘员脱险系统 Mannschaft-Flucht-System *n*
乘员限动系统 Okkupant-Zurückhaltung-System *n*
乘晕宁 Theohydramin *n*, Dramamin *n*
盛抗体棕色玻瓶 braune Flasche für Antikörper *f*
程度 Niveau *n*
程度和结构 Ausmaß und Konfiguration
程控刺激 programmierte elektrische Stimulation *f*(PES)
程控电刺激 programmierte Elektrostimulation *f*
程控额外刺激 programmierte Extrastimulation *f*
程控扫描 programmiertes Scannen *n*
程序 Prozeß *m*, Prozedur *f*, Programm *n*, Verfahren *n*
程序包 Programmpaket *n* (od. -Packung *f*)
程序编制 Programmierung *f*
程序编制器 Programmierungsgerät *n*, Programmierer *m*
程序编制者 Programmbaumeister *m*
程序编制自动化 automatische Programmierung *f*
程序变更通知 Programm-Veränderung-Nachricht *f*(PCN)
程序变量 verfahrensmäßige Variable *f*
程序变流气相色谱法 programmierte Flußgas-Chromatographie *f*
程序表 Programmierblatt *n*, Programmliste *f*, Programm *n*
程序定序 Programm-Sequenzierung *f*
程序法 Verfahrensrecht *n*, Prozessrecht *n*
程序复合文件 programm-komplexe Datei *f*(PCF)
程序改变 Umprogrammierung *f*
程序管理计划 Programm-Management-Plan *m*(PMP)
程序行 Programmlinie *f*
程序化快速的实验室调查 programmierte beschleunigte Laboruntersuchung *f*(PALI)
程序化社会交际 programmierte soziale Interaktion *f*
程序化细胞死亡 programmierter Zelltod *m*(PCD)
程序记忆 verfahrensmäßige Erinnerung *f*
程序教学 programmierter Unterricht *m*
程序可移植性 Transportfähigkeit vom Programm *f*
程序控制 Programmfolge *f*, Programmsteuerung *f*, Programmfolgesteuerung *f*, Zeitplanregelung *f*
程序控制计算机 programmkontrollierter Computer *m*
程序评价 Programmbewertung *f*
程序设计 Programmgestaltung *f*, Programmierung *f*
程序设计环境 Programmierungsumgebung *f*
程序设计语言 Programmierungssprache *f*
程序设计者 Programmdesigner *m*
程序设计周期 Zyklus der Programmierung *m*
程序升温 Temperaturprogramm *n*
程序升温气相色谱法 Programmierte Temperatur-Gaschromatographie *f*
程序式X线摄影 programmatische Radiographie *f*
程序式计算器 Programmierungsrechner *m*
程序衰老 programmierte Senilität *f*, programmiertes Altern *n*
程序说明书 Programmspezifikation *f*
程序体 Prosoma *m*
程序外DNA合成 ungeplante DNA-Synthese *f*(UDS)
程序外DNA合成试验 Test ungeplanter DNA-Synthese *f*, UDS-Test *m*
程序系统 Programmierungssystem *n*

程序性 DNA 合成　planmäßige DNA-Synthese *f*
程序性活检(计划性活检)　Protokollbiopsie *f*, Planungsbiopsie *f*
程序性死亡(蛋白)-1　programmierter Zelltod-1 (PD-1) *m*
程序性死亡(蛋白)-1 配体　programmierter Zelltod 1-Ligand-2 *m*
程序性死亡分子-1 的配体-2　programmierter Zelltod 1-Ligand-2 *m*
程序性细胞死亡(凋落,凋亡)　programmierter Zelltod *m* (PCD), Zelltod-Uhr *f*, Apoptose *f*
程序性细胞死亡 -1　programmierter Zelltod-1 (PD-1) *m*
程序性知识　verfahrensmäßige Kenntnis *f*
程序学说　programmierte Theorie *f*
程序学习　programmiertes Lernen *n*
程序语言　Programmierungssprache *f*, Programmsprache *f*
程序重排　Neuprogrammierung *f*, Reprogrammierung *f*
惩罚　Strafe *f*, Bestrafung *f*, Züchtigung *f*
惩罚　Züchtigung *f*, Bestrafung *f*, Strafe *f*
惩罚系统　Bestrafungssystem *n*
惩罚需要　Bestrafungsbedarf *m*, Strafbedürfnis *n*
惩罚训练　Straftraining *n*
惩罚与顺从取向　Straf- und Gehorsamsorientierung *f*
惩罚中枢　Strafzentrum *n*
惩罪　punitive Sanktion *f*
澄解酶　klares Ferment *n* (od. Enzym *n*)
澄明的　klar
澄明度　Klarheit *f*
澄明度检查装置　Klarheit-Messung-Apparat *m*
澄清　Klärung *f*, Aufhellung *f*, Abläutern *n*, Abläuterung *f*
澄清池　Klärteich *m*, Absetzbecke *n n*, Klärbecken *n*
澄清的　klärend, rein
澄清剂　Klärungsmittel *n*, Aufhellungsmittel *n*, weißschöner *m*
澄清裂解液　bereinigte Lysat *n*
橙镉色　Orange-Kadmium *n*
橙红　Orangerot *n*
橙花醇　Nerol *n*
橙花醛　Neral *n*
橙花叔醇　Nerolidol *n*
橙花叔醇焦磷酸　Nerolidyl-Pyrophosphat *n*
橙花油　Neroli *m*
橙黄　Aurantia *f*, Orange *f*
橙皮　Orangenschale *f*, Flavedo Aurantii amari *f*
橙皮甙　Hesperindin *n*, Aurantiamarin *n*
橙皮酊　Tinctura Aurantii *f*
橙皮素　Hesperetin *n*, Hesperitin *n*
橙皮糖浆　Sirupus Aurantii *m*, Pomeranzensirup *m*
橙皮油　Oleum Aurantii *n*
橙皮油素　Aurapten *n*
橙桑黄酮　Pomiferin *f*
橙色　Orange *f*
橙色的　orange, aurantiac (-us, -a, -un), citre (-us, -a, -um)
橙色剂(脱叶剂)　Agent Orange *n*
橙色素　Citraurin *n*
橙色血质　Hämatoidin *n*
橙色战剂　Agent Orange *n*
橙酮　Auron *n*

chèng　秤

秤　Waage *f*

CHI　吃答痴池弛迟持匙尺呎齿耻斥赤翅

chī　吃答痴

吃半固体食物　Verzehr der halbfesten Nahrung *m*
吃固体食物　Verzehr der Festnahrung *m*
吃食本能　alimentärer Instinkt *m*
吃食反射　Freßreflex *m*
吃食过量　exzessiver Nahrungsverzehr *m*
吃食异常　Essstörung *f*
吃土疗疾　Geophagie *f*
笞刑的　prügelstrafend
痴呆　Fatuität *f*, Blödsinn *m*, Demenz *f*, Verblödung *f*, Dementia *f*, Schwachsinn *m*
　阿尔茨海默氏痴呆　Alzheimer* Demenz *f* (od. Dementia *f*, od. Krankheit, f od. Sklerose *f*, od. Syndrom *n*)
痴呆的行为和精神症状　verhaltensbezogene und psychologische Symptome der Demenz *n pl*
痴呆的行为和心理症状　verhaltensbezogene und psychologische Symptome der Demenz *n pl*
痴呆的诊断　Demenzdiagnose *f*
痴呆型　Demenztyp *m*
痴呆者　demente Person *f*
痴呆症　Demenz *f*, Dementia *f*
痴迷　Torheit *f*, Blödsinn *m*, Dummheit *f*
痴笑　Gelasmus *m*, hysterisches Lachen *n*
痴笑样癫痫　gelastische Epilepsie *f*
痴愚　Imbezillität *f*, Imbecillitas *f*, Oligophrenia apathica *f*
痴愚的(痴愚者)　schwachköpfig, dumm

chí　池弛迟持匙

池　Zisterne *f*, Zysterne *f*, Cisterna *f*
池浴　Teichbad *n*
池状的　zisternal
弛缓　Relaxation *f*, Entspannung *f*, Erschlaffung *f*, Chalasie *f*, Atonie *f*
弛缓不能　Achalasie *f*, Achalasia *f*
弛缓的　atonisch, flaccid (-us, -a, -um), retard (-us, -a, -um)
弛缓剂　Relaxans *n*, Relaxant *n*, Erschlaffungsmittel *n*
弛缓时间　Entspannung *f*, Relaxation-Zeit *f*
弛缓素　Relaxin *n*
弛缓性便秘　atonische Obstipation *f*
弛缓性出血　atonische Hämorrhagie *f*
弛缓性麻痹　schlaffe Lähmung *f*, Paralysis flaccida *f*
弛缓性膀胱　atonische Harnblase *f*
弛缓性偏瘫　schlaffe Hemiplegie *f*, Hemiplegia flaccida *f*
弛缓性瘫痪　Paralysis flaccida *f*, schlaffe Lähmung *f*
弛缓性下睑外翻　schlaffes Ektropium *n*, Ektropium flaccidum *n*
弛缓药　Entspannungsmittel *n*, Relaxant *n*, Relaxans *n*, Synkritikum *n*
弛缓因子　Erschlaffungsfaktor *m*
弛肌碘　Gallamini triethiodidum *n*, Relaxan *n*
弛豫　Relaxation *f*
弛豫时间　Relaxationszeit *f*
弛豫时谱　Relaxation-Spektrum *n*
弛张热　Febris hectica (s. remittens) *f*
弛张温度　remittierende Temperatur *f*
迟报率　Rate des verspäteten Referates *f*
迟动症　langsame Fortbewegung *f*
迟钝　Torpidität *f*, Trägheit *f*, Stupidität *f*, Hebetudo *f*
迟钝爱德华菌　Edwardsiella tarda *f*
迟钝白细胞综合征　faules Leukozyten-Szndrom *n*
迟钝波　inaktives Echo *n*
迟钝的　torpid, träge, obtus (-us, -a, -um)
迟钝反应　torpide Reaktion *f*, träge Reaktion *f*
迟钝性痴子　torpider Idiot *m*
迟钝性精神障碍　apathische Verrücktheit *f*
迟钝性忧郁症　stuporöse Melancholie *f*, Melancholia attonita *f*
迟钝谵妄　stuporöses Delir (ium) *n*, Delirium blandum *n*
迟钝真杆菌　Eubacterium lentum *n*
迟发　später Angriff *m* (od. Anfang *m*)

迟发[性]佝偻病 Spätrachitis *f*, Rachitis tarda *f*
迟发超敏反应 T 细胞 Initiator-T-Zelle der verzögerten Hypersensibilisierung *f*
迟发的 verzögert, tardiv, tard (-us, -a, -um), tordiv (-us, -a, -um)
迟发毒性效应 verzögerte toxische Wirkung *f*
迟发反应 späte Reaktion *f*
迟发过敏性 verzögerte Überempfindlichkeit *f*
迟发进展型放射性脊髓病 verzögerte progressive Strahlenmyelopathie *f*
迟发溺死 Verzögerungsertrinken *n*, verzögertes Ertrinken *n*
迟发热 Verzögerungswärme *f*
迟发显性 verzögerte Dominanz *f*
迟发效应 verzögerter Effekt *m*
迟发型 Spättyp *m*
迟发型(性)运动障碍 tardive Dyskinesie *f*, Spätdyskinesie *f*, Dyskinesia tarda *f*
迟发型变态反应 verzögerte Allergie (od. Hypersensibilisierung) *f*
迟发型超敏 T 淋巴细胞 DTH-T-Lymphozyt *m*, Hypersensibilität vom verzögerten Typ vermittelter T-Lymphozyt *f*
迟发型超敏反应 Spättyp *m*, verzögerte Überempfendlichkeitsreaktion *f*
迟发型超敏感性 verzögerte Hypersensibilisierung *f*
迟发型尺神经麻痹 verzögerte Ulnarislähmung *f*, verzögerte N. ulnaris-Lähmung *f*, verzögerte Ulnarisparese *f*
迟发型毒作用 verzögerte toxische Wirkung *f*
迟发型过敏反应 verzögerte Allergie (od. Hypersensibilisierung) *f*
迟发型脊髓型肌萎缩 verzögerte spinale Muskelatrophie *f*
迟发型皮肤超敏试验 Hauttest für verzögerte Hypersensibilitätsreaktion *m*
迟发型皮肤反应 verzögerte Hautreaktion *f*
迟发型皮肤试验 verzögerte Reaktionstypen der Hautprobe *m pl*
迟发型软骨营养不良 verzögerte Chondrodystrophie *f*
迟发型子孢子 Bradyzoit *m*
迟发性超敏反应 verzögerte Überempfindlichkeitsreaktion *f*, verzögerter Typ Überempfindlichkeit (DTH) *f*
迟发性超敏感性 verzögerte Überempfindlichkeit *f*
迟发性成骨不全 Osteogenese-unvollständig-Verzögerung *f*
迟发性尺神经炎 verzögerte Ulnaris-Neuritis *f*
迟发性癫痫 verzögerte Epilepsie *f*
迟发性毒性效应 verzögerte toxische Wirkung *f*
迟发性二期梅毒 Syphilis sekundärer Verzögerung *f*
迟发性二期梅毒疹 Syphilid sekundärer Verzögerung *n*
迟发性反应 verzögerte Reaktion *f*
迟发性反应 T 细胞 verzögerte reaktive T-Zelle *f*
迟发性感音神经性聋 verzögerte sensorische Taubheit *f*
迟发性佝偻病 späte Rachitis *f*
迟发性过敏症 verzögerte Überempfindlichkeit *f*
迟发性坏死 verzögerte Nekrose *f*
迟发性及持久性皮肤划痕症 verzögerte und ausdauernde Dermographie *f*
迟发性家族性冷性荨麻疹 verzögerter familiärer kalter Nesselausschlag *m*
迟发性结核菌素型反应 verzögerte Tuberkulin-Typ-Reaktion *f*, Reaktion vom verzögerten Tuberkulin-Typ *f*
迟发性进行性聋 verzögerte progrediente Taubheit *f*, verzögerte progressive Schwerhörigkeit *f*, verzögerte progredienter Hörverlust *m*
迟发性颈髓损伤 verzögert auftretende zervikale Rückenmarksverletzung *f*
迟发性颈椎骨骺发育不良 verzögerte Epiphysendysplasie des Halswirbels *f*
迟发性胫骨内翻 verzögert auftretende Tibia vara *f*
迟发性空气栓塞 verzögerte Luft-Embolie *f*
迟发性淋巴水肿 verzögertes Lymphödem *n*
迟发性膜迷路积水 verzögerter Endolymphhydrops *m*, verzögerter endolymphatischer Hydrops *m*
迟发性溺死 verzögertes Ertrinken *n*
迟发性皮肤卟啉症 Porphyria cutanea tarda *f* (PCT)
迟发性皮肤超敏反应试验 verzögerte Überempfindlichkeit-Haut-Test *m*
迟发性皮肤超敏试验 Hauttest für verzögerte Hypersensibilitätsreaktion *m*
迟发性皮肤划痕症 verzögerte Dermatographie *f*
迟发性溶血性输血反应 verzögerte hämolytische Transfusionsreaktion *f*
迟发性色素沉着 verzögerte Bräunung *f*, verzögerte Pigmentierung *f*, verzögerte Pigmentation *f*
迟发性神经病变 Organophosphat-induzierte verzögerte Neuropathie (OPIDN) *f*, Organophosphat-induzierte verzögerte Polyneuropathie (OPIDP) *f*
迟发性神经毒性 verzögerte Giftigkeit für die Nerven *f*
迟发性神经毒作用试验 verzögerter Neurotoxizität-Text *m*
迟发性胎传梅毒 angeborene verzögerte Syphilis *f*
迟发性外伤大脑内出血 verzögerte traumatische intrakranielle Hämorrhagie *f*
迟发性外伤性大脑内出血 verzögerte traumatische intrazerebrale Blutung *f*
迟发性外伤性脊椎炎 verzögerte traumatische Spondylitis *f*
迟发性外伤性颅内出血 verzögerte traumatische intrakranielle Hämorrhagie *f*
迟发性外伤性颅内血肿 verzögertes traumatisches intrakranielles Hämatom *n*
迟发性外伤性脑出血 verzögerte traumatische Hirnblutung *f*, verzögerte posttraumatische intrazerebrale Hämorrhagie *f*
迟发性压力性荨麻疹 verzögerter Druck-Nesselausschlag *m*
迟发性压迫性荨麻疹 verzögerte Druckurtikaria *f*
迟发性羊水栓塞 verzögerte Fruchtwasserembolie *f*
迟发性遗传梅毒 Syphilis hereditaria tarda *f*, Syphilis congenita (connata) tarda *f*
迟发性异种移植物排斥反应 verzögerte Xenotransplantatabstoßung *f*
迟发性应激反应 verzögerte Stressreaktion *f*
迟发性运动障碍 späte Diskinese *f*, tardive Dyskinesie *f*, Spätdyskinesie *f*, Dyskinesia tarda *f*
迟发性症状 verzögertes Symptom *n*, Spätsymptom *n*
迟发性窒息死 verzögerter asphyktischer Tod *m*, verzögerter Erstickungstod *m*
迟发性转白现象 verzögertes Bleichen-Phänomen *n*
迟发性转移 verzögerte Metastase *f*
迟发幼稚 regressiver (od. reversiver od. tardivet) Infantilismus *m*, Späteunuchoidismus *m*
迟发幼稚型 Juvenilismus *m*
迟发症状 verzögertes Symptom *n*, Spätsymptom *n*
迟发中毒 verzögerte Vergiftung *f*
迟复制 späte Nachbildung *f*
迟复制 X 染色体 spätes nachbildendes X-Chromosom *n*
迟后除极 späte Depolarisierung *f*
迟缓 langsam, Verzögerung *f*, Verlangsamerung *f*
迟缓反应物质 verzögertes Reaktionsmaterial *n*
迟缓期 verzögende Phase *f*
迟缓嗜血杆菌 Haemophilus segnis *m*
迟缓受精 verzögerte Befruchtung *f*
迟缓性扁平足 verzögerter Plattfuß *m*
迟缓性麻痹 Schlaffe Lähmung *f*
迟缓性瘫痪 verzögerte Lahmheit *f*
迟缓性运动困难 späte Diskinese *f* (TD)
迟缓真杆菌 Eubacterium lentum *n*

迟季的 serotinus, spät auftretend (od. erscheinend)
迟脉 retardierter (od. verzögerter) Puls *m*, Pulsus infrequens (s. rarus) *m*
迟萌 verzögerter Ausbruch vom Zahn *m*
迟熟者 späte (r) Erwachsene (r) *f* (m)
迟现抗原 sehr spät ausgebildetes Antigen *n*, sehr spät exprimiertes (very late) Antigen *n*, Very Late Antigen (VLA) <engl.>
迟现抗原 -1 sehr spät ausgebildetes Antigen 1 *n*, sehr spät exprimiertes Antigen-1 *n*, VLA-1 *n*
迟现抗原 -2 sehr spät ausgebildetes Antigen 2 *n*, sehr spät exprimiertes Antigen-2 *n*, VLA-2 *n*
迟现抗原 -3 sehr spät ausgebildetes Antigen 3 *n*, sehr spät exprimiertes Antigen-3 *n*, VLA-3 *n*
迟现抗原 -4 sehr spät ausgebildetes Antigen 4 *n*, sehr spät exprimiertes Antigen-3 *n*, VLA-4 *n*
迟现抗原 -5 sehr spät ausgebildetes Antigen 5 *n*, sehr spät exprimiertes Antigen-5 *n*, VLA-5 *n*
迟现抗原 -6 sehr spät ausgebildetes Antigen 6 *n*, sehr spät exprimiertes Antigen-6 *n*, VLA-6 *n*
迟牙 Weisheitszahn *m*, Dens serotinus *m*
迟延 Verzögerung *f*, Verschleppung *f*
迟延反应 verzögerte Reaktion *f*
迟延性休克 verzögerter Schock *m*
迟延性言语不清 Alalia prolongata *f*, Alalia cophica
迟语症 Bradyarthrie *f*, Bradylalie *f*, Bradyglossie *f*
迟滞 Verzögerung *f*
迟滞比较器 Komparator mit Hysterese *m*
迟滞反应 verzögerte Aktion *f*
迟滞期 Lag-Phase *f*
迟滞性抑郁 retardierte Depression *f*
持(延)续生命支持 verlängerte Lebensunterstürzung *f* (PLS)
持棒钳 Haltstangenschraubstock *m*
持肠镊 Darm (faß) klemme *f*, Darm (faß) zange *f*
持灯管 Lampengestell *n*, Lampenträger *m*, Lampenhalter *m*
持肺钳 Lungen (faß) zange *f*
持钢丝钳 Draht (faß) zange *f*, Drahtspannzange *f*
持钩钳 Hakenhalter *m*
持骨钳 Knochen (faß) zange *f*
持海绵器 Tupferklemme *f*
持海绵钳 Koruzange *f*, Schwamm (faß) zange *f*
持会厌器 Epiglottishalter *m*
持肌腱钳 Sehnesklemme *f*, Sehnenfaßzange *f*
持家基因 Haushaltungsgen *n*
持夹镊 Klemmhalter-Forzeps *f*, Klip (p) faßklemme *f*
持夹器 KliP (P) klemme *f*
持久 Dauer *f*
持久(续)性痉挛 Fixierspasmus *m*, fixierter Spasmus *m*
持久标本 permanentes Präparat *n*, Dauerpräparat *n*, Permanente Probe *f*
持久的 dauerhaft, haltbar
持久的躯体形式疼痛障碍 hartnäckige (od. ausdauernde Somatoform-Schmerzstörung) *f*
持久反应性精神病 prolongierte reaktive Psychose *f*
持久力 Ausdauer *f*
持久隆起性红斑 Erythem elevatum diutinum *n*, fortbestehendes E. mit Bildung hell-, später lividroter, in Kreissegmenten oder Girlanden gruppierter glatter Papeln mit eingesunkenem Zentrum an Stamm u. Gliedmaßen *n*
持久饰变 Daueranpassung *f*, Dauerveränderung *f*
持久试验 Ausdauertest *m*
持久托牙 Dauerprothese *f*
持久妄想性障碍 permanente wahnhafte Störung *f*
持久性 Ausdauer *f*
持久性斑疹性毛细血管扩张症 Telangiectasia macularis eruptiva perstans *f*
持久性变色红斑 Erythema chronicum figuratum melanodermicum *n*
持久性的 hartnäckig, ausdauernd, andauernd, pedantisch
持久性豆状过度角化病 Hyperkeratosis lenticularis perstans *f*
持久性豆状角化过度 linsenförmige dauerhafte Hyperkeratose *f*, Flegel* Krankheit *f*
持久性毒剂 andauernd wirkendes Agens *n*
持久性发疹性斑状毛细血管扩张 fleckige eruptive dauerhafte Kapillarerweiterung *f*
持久性光反应 hartnäckige Lichtreaktion *f*
持久性光反应者 hartnäckiger Lichtreaktor *m*
持久性红斑 Erythema perstans *n*
持久性黄红皮病 Xantho-erythroderma perstans *n*
持久性回状红斑 Erythema figuratum perstans *n*
持久性扩张 andauernde Dilatation *f*, irreversible Dilatation *f*
持久性隆起性红斑 Erythema elevatum (et) diutinum *n*, Bury* Krankheit *f*
持久性免疫 dauerhafte Immunität *f*
持久性脓疱性汗疱疹 hartnäckige Pustel-Pompholyx *f*
持久性浅表性皮炎 hartnäckige oberflächliche Dermatitis *f*
持久性色素异常性红斑 Erythema dyschromicum perstans *n*
持久性色素障碍性红斑 Erythema dyschronicum perstans *n*
持久性生物蓄积毒物 andauernde Bioakkumulation von Gift *f*
持久性收缩 Dauerkontraktion *f*
持久性手足脓疱病 hartnäckige Pustulose von Händen und Füßen *f*
持久性胎斑 hartnäckiger fötaler Fleck *m* (od. Mutterfleck) *m*
持久性外耳炎 hartnäckige äußere Ohrenentzündung *f*
持久性有毒污染物 persistenter toxischer Schadstoff *m*
持久性有机污染物 persistenter organischer Schadstoff *m*
持久性掌跖脓疱病 persistente palmoplantare Pustulose *f*
持久性震颤 Dauertremor *m*, persistierender Tremor *m*
持久性肢皮炎 Akrodermatitis perstans *f*
持久性植物状态 Wachkoma *n*, apallisches Syndrom *n*, ständiger vegetativer Zustand *m*
持久抑郁反应 länger andauernde depressive Reaktion *f*
持卷棉子钳 Tupferklemme *f*
持瘤钳 Tumorfaßzange *f*
持螺丝钳 Schraubehalter *m*
持气囊钳 Ballon-anlegen-Klemme *f*
持前列腺叶钳 Faßzange für Prostatalappen *f*, Young* Prostatafaßzange *f*
持续(久)性痉挛 fixisrter Spasmus *m*, Fixierspasmus *m*
持续[发热]型间日疟 Biduotertiana *f*
持续被动运动 持续被动活动 kontinuierliche passive Bewegung *f*
持续比较法 ständiger Vergleich *m*
持续病毒学应答 anhaltende virologische Ansprechrate (SVR) *f*
持续不卧床腹膜透析 fortlaufende, kontinuierliche ambulante Bauchfelldialyse *f* (CAPD)
持续出血 Dauerblutung *f*
持续传染源流行 dauernde-Quelle-Epidemie *f*
持续的 nachhaltig, ständig
持续的情感障碍 hartnäckige affektive Störung *f*
持续的躯体形式的疼痛障碍 hartnäckige (od. ausdauernde) Somatoform-Schmerzstörung *f*
持续低流量给氧 fortlaufende (od. kontinuierliche) Sauerstoffgabe bei niedrigem Strom *f*
持续骶管麻醉 Dauersakralanästhesie *f*
持续动作 Perseveration *f*
持续烦恼 Belästigung *f*
持续负压排气 kontinuierliche Unterdruckentlüftung *f*
持续负压吸引 kontinuierliches Negativ-Druck-Saugen *n*

持续改进 andauernde Verbesserung *f*
持续感染 Dauerinfektion *f*
持续高过载 dauerhafte Überlastung *f*
持续活性 Daueraktivität *f*, kontinuierliche Aktivität *f*
持续加压呼吸 fortlaufende (od. kontinuierliche) Druck-Atmung *f*
持续空中活动 nachhaltige Flugoperationen *f pl.*
持续扩张 kontinuierliche Dilatation *f*
持续理论 Kontinuitätstheorie *f*
持续力 Erhaltungskraft *f*
持续疗法 Dauerbehandlung *f*
持续氯化消毒 kontinuierliche Chlorierung *f*
持续氯消毒法 dauernde Chlorierung *f*
持续麻醉法 Dauernarkose *f*
持续麻醉性睡眠 Dauerschlaf *m*
持续灭菌法 kontinuierliche Sterilisation *f*
持续皮下胰岛素输注 kontinuierliche subkutane Insulin-Infusion *f*
持续期 Dauerperiode *f*
持续期间 Dauer *f*
持续气道正压 fortlaufender (od. kontinuierlicher) positiver Luftwegdruck *m* (CPAP)
持续牵引复位 Dauerextension *f*, permanente Extension *f*
M-F 持续牵引与间歇牵引 kontinuierliche und intermittierende Traktion *f*
持续伸张 verlängerte Strecke *f*
持续生命支持 persistente Lebensunterstützung *f*
持续时间 Dauer *f*
持续时间和频率 Anhaltszeit und Frequenz
持续饰变 hartnäckige (od. ausdauernde) Anpassung *f* (od. Veränderung *f*, Daueranpassung *f*, Dauerveränderung *f*)
持续输氧器 Dauersauerstoffzufuhrgerät *n*, kontinierlicher Oxygenator *m*
持续输注 kontinuierliche Infusion *f*
持续输注半衰期 kontextsensitive Halbwertzeit *f*, kontextsensitive Halbzeit *f*
持续睡眠[法] Dauerschlaf *m*
持续胎儿循环 kontinuierlicher fetaler Kreislauf *m*, kontinuierlicher Fetalkreislauf *m*
持续完全缓解 andauernde vollständige Remission *f*
持续无排卵 chronische (od. andauernde) Abwesenheit des Eisprunges *f*
持续型间日疟 Biduotertiana *f*
持续性[肌阵挛性]癫痫 fortlaufende, kontinuierliche Epilepsie *f*
持续性被动运动 kontinuierliche passive Bewegung *f*
持续性变应性鼻炎 persistente allergische Rhinitis *f*
持续性病毒感染 persistierende Virusinfektion *f*
持续性勃起 Priapismus *m*, Dauererektion *f*
持续性不卧床腹膜透析 kontinuierliche ambulante Peritonealdialyse *f*
持续性大疱性角膜病变 persistente bullöse Keratopathie *f*
持续性癫痫 kontinuierliche Epilepsie *f*
持续性服务 Kontinuität der Versorgung *f*
持续性感染 hartnäckige (od. ausdauernde, od. persistierende) Infektion *f*
持续性高加速度 hoch-nachhaltige Beschleunigung *f*
持续性骨溃疡 kontinuierliche Karies *f*
持续性关节被动活动 kontinuierliche passive Gelenkbewegung *f*
持续性冠状动脉灌注 fortlaufende, kontinuierliche Koronarbegießung *f*
持续性灌注 kontinuierliche Perfusion *f*
持续性环式腹膜透析 kontinuierliche zyklische Peritonealdialyse *f* (CCPD)
持续性加速度 nachhaltige Beschleunigung *f*
持续性角膜上皮缺损 persistierender Hornhautepitheldefekt *m*
持续性颏后位 verschleppte hintere Kinnlage *f*
持续性逆行脑灌注 kontinuierliche retrograde zerebrale Perfusion *f*
持续性强直 tonische Perseveration *f*
持续性缺氧 verlängerter Sauerstoffmangel *m*
持续性渗血 kontinuierliche Sickerblutung *f*
持续性顺行脑灌注 kontinuierliche antegrade zerebrale Perfusion *f*
持续性胎儿循环 hartnäckige (od. ausdauernde) fötale Zirkulation *f* (PFC)
持续性胎儿循环综合征 Syndrom der persistierenden fetalen Zirkulation *n*, PFC-Syndrom *n*
持续性胃液分泌过多 Gastrosukkorrhö *f*, Gastrosuccorrhea *f*, Reichmann* Syndrom *n* (od. Krankheit *f*)
持续性无病存活率 längeres krankheitsfreies Überleben *n*
持续性吸气 Dauereinatmung *f*
持续性心搏过速 permarente Tachykardie *f*
持续性心房颤动 persistierendes Vorhofflimmern *n*
持续性心境障碍 hartnäckige (od. ausdauernde) Stimmungsstörung *f*, hauptsächliche Stimmungsstörung *f*
持续性心律失常 A (r) rhythmia perpetua *f*
持续性血液净化疗法 kontinuierliche Blutreinigungstherapie *f*
持续性异位妊娠 länger andauernde ektope Schwangerschaft *f*, Persistenz der Ektopie während der Schwangerschaft *f*
持续性硬膜外镇痛 kontinuierliche Periduralanästhesie *f*
持续性枕横位 verschleppte quere Hinterhauptlage *f*
持续性枕后位 persistente okzipitoposteriore Lage *f*, vetschleppte hintere Hinterhauptslage *f*
持续性震颤 fortlaufendes (od. kontinuierliches) Zittern *n*
持续性肢皮炎 Akrodermatitis perstans (s. continua) *f*
持续性植物状态 ständiger vegetativer Zustand *m*, Wachkoma *n*, apallisches Syndrom *n*
持续血尿 persistente Hämaturie *f*
持续血液透析滤过 kontinuierliche Hämodiafiltration *f*
持续循环腹膜透析 kontinuierliche zyklische Peritonealdialyse (CCPD) *f*
持续言动 Perseveration *f*
持续言语 anhaltende Sprache *f*, Konservierung der Sprache *f*
持续浴 dauerndes Untertauchen *n*
持续正压呼吸 fortlaufende (od. kontinuierliche) positive Druck-Atmung *f* (CPPB)
持续正压通气 kontinuierliche Überdruckbeatmung *f* (CPPV)
持续正压通气模式 andauernder positiver Atmosphärendruck *m*, CPAP-Beatmung *f*
持续正压通气治疗 andauernder positiver Atmosphärendruck *m*, CPAP-Beatmung *f*
持续症 Perseveration *f*
持续指令(辅助、控制)通气 kontinuierliche, vollständig mechanische Beatmung *f*, CMV-Beatmung *f*
持续质量改进 andauernde Qualitätsverbesserung *f*
持续治疗 Therapieeinhaltung *f*, Therapietreue *f*
持续注意 nachhaltige Aufmerksamkeit *f*
持有者 Halter *m*, Besitzer *m*
持针镊 Nadel-Halter-Zange *f*
持针器 Nadelhalter *m*, Acutenaculum *n*
持针钳 Nadelhalter *m*, Acutenaculum *n*
持组织镊 Hakenpinzette *f*, chirurgische Pinzette *f*
持钻头器 Bohrenhalter *m*, Bohrerschaft *f*, Handstück *n*
匙 Löffel *m*
匙突 Processus cochleariformis *m*
匙形刮治器 scharfer Löffel *m*, Vollöffel *m*
匙形洁治器 löffelartiger Zahnsteinentferner *m*, spoon scaler <engl.>
匙形形甲 Hohlnagel *m*, Schüsselnagel *m*, Zölonychie *f*, Crocker* Nagel *m*
匙形牙刮器 scheibenförmiger Scaler *m*

chǐ 尺呎齿耻

尺(蠖)蛾 Motte *f*, Nachtfalter *m*
尺侧带 zur Elle gehördendes kollaterales Band *n*
尺侧的 ulnar, ulnal(-is, -is, -e)
尺侧多指(趾)畸形 ulnare Polydaktylie *f*
尺侧返动脉 Arteria recurrens ulnaris *f*
尺侧副韧带 Ligamentum collaterale ulnare *n*
尺侧副韧带重建术 Rekonstruktion des Ligamentum collaterale ulnare *f*
尺侧滑囊 Bursa ulnaris *f*
尺侧滑囊炎 ulnare Bursitis *f*
尺侧面 Facies ulnaris *f*
尺侧偏斜 zur Elle gehörende Deviation *f*
尺侧上幅动脉 Arteria collateralis ulnaris superior *f*
尺侧腕管综合征 zur Elle gehörendes Karpaltunnelsyndrom *n*
尺侧腕屈肌 Musculus flexor carpi ulnaris *m*
尺侧腕屈肌肌瓣 Lappen des Musculus flexor carpi ulnaris *m*, Lappen des ellenseitigen Handbeugers *m*, Flap des ulnaren Handbeugers *m*
尺侧腕伸肌 Musculus extensor carpi ulnaris *m*
尺侧腕伸肌腱鞘 Vagina tendinis musculi extensoris carpiulnaris *f*
尺侧下副动脉 Arteria collateralis ulnaris interior *f*
尺侧缘 Margo ulnaris *m*
尺侧掌骨点 zur Elle gehörende Mittelhand *f*(MU)
尺侧支 Ramus ulnaris *m*
尺侧纵行缺陷 ulnaris longitudinaler Defekt *m*
尺寸 Einteilung *f*, Zuteilung *f*, Rationierung *f*, Maß *n*
尺寸(容量,大小) Größe *f*, Ausmaß *n*
尺寸排阻色谱法 Größenausschlusschromatographie *f*
尺寸效应 Dimensionseffekt *m*
尺动脉 Arteria ulnaris *f*
尺动脉逆行岛状皮瓣 retrograder Arteria-ulnaris-Insellappen *m*
尺动脉皮瓣 Arteria-ulnaris-Lappen *m*
尺动脉栓塞症 Thrombose der A. ulnaris *f*
尺度 Dimension *f*, Maß *n*
尺度 L 估计量 L-Schätzer der Skala *m*
尺度 R 估计量 R-Schätzer der Skala *m*
尺度函数 Skalierungsfunktion *f*
尺度图分析 Skalegramm-Analyse *f*
尺骨 Ellenbogenbein *n*, Elle *f*, Ulna *f*
尺骨[头]环状关节面 Circumferentia articularis capitis ulnae *f*
尺骨背侧入路 dorsaler Zugang zu Ulna *m*
尺骨变异 Ulnavarianz *f*
尺骨粗隆 Tuberositas ulnae *f*
尺骨短缩术 Ulnaverkürzung *f*
尺骨骨(膜)瓣 Knochenlappen aus der Ulna *m*, Periostlappen der Ulna *f*, Knochenhautlappen der Ulna *m*
尺骨骨瓣 Knochenlappen aus der Ulna *m*
尺骨骨干最小周长 kleinster Umfang von dem Schaft(od. von der Elle) *m*
尺骨骨间嵴 Crista interossea ulnae *f*, Crista interossea der Ulna *f*, Knochenkante der Elle *f*
尺骨骨膜瓣 Periost-Flap der Ulna *m*, Periostlappen der Ulna *f*, Knochenhautlappen der Ulna *m*
尺骨骨折 Ulnafraktur *f*, Fractura ulnae *f*
尺骨冠突 Ellenkronenfortsatz *m*, Processus corocoideus ulnae *m*
尺骨畸形连接 Fehlvereinigung der Ulna *f*
尺骨急性骨髓炎 akute Osteomyelitis der Ulna *f*, akute Knochenmarkentzündung der Ulna *f*
尺骨近端骨不连接 Nichtvereinigung des proximalen Frakturendes der Ulna *f*, Pseudarthrose der proximalen Ulna *f*
尺骨茎突 Processus styloideus ulnae *m*
尺骨茎突点 Ellen-Griffelfortsatz *m*
尺骨茎突点高 Ellen-Griffelfortsatz-Höhe *f*
尺骨茎突骨折 Fraktur des Processus styloideus ulnae *f*
尺骨茎突狭窄性腱鞘炎 Stenosen-Sehnenscheidenentzündung vom Ellen-Griffelfortsatz *f*
尺骨慢性骨髓炎 chronische Knochenmarkentzündung der Ulna *f*, chronische Knochenmarkentzündung der Ulna *f*
尺骨缺损 ulnarer Defekt *m*, Ulnadefekt *m*
尺骨生理长度 physiologische Länge von der Elle *f*
尺骨体 Corpus ulnae *n*
尺骨头 Caput ulnae *n*
尺骨头环状关节面 Circumferentia articularis capitis ulnae *f*
尺骨头切除术(Darrach 手术) Exzision des Ulnakopfes nach Darrach *f*, Darrach* Verfahren *n*
尺骨延长术 Ulnaverlängerung *f*
尺骨鹰嘴 Olecranon ulnae *n*
尺骨鹰嘴骨牵引 Extension durch Olecranon ulnae *f*
尺骨鹰嘴骨折 Olekranonfraktur *f*
尺骨鹰嘴牵引 Ziehen des Ellenbogens *n*
尺骨远端骨不连接 Nichtvereinigung des distalen Frakturendes der Ulna *f*, Pseudarthrose der distalen Ulna *f*
尺骨远端切除术 Resektion des distalen Endes der ulna *f*
尺骨长厚指数 Kaliber-Index von der Elle *m*
尺骨撞击综合征 ulnares Impingement-Syndrom *n*
尺骨纵向缺损 longitudinaler Ulnadefekt *m*
尺骨最大长 maximale Länge von der Elle *f*
尺管综合征 Ulnartunnelsyndrom *n*, Ulnartunnel-Syndrom *n*, Radfahrerlähmung *f*
尺蠖蛾 Geometrienmotte *f*
尺箕 Schleife von der Elle *f*
尺箕状纹 Schleife von der Elle *f*
尺静脉 Venae ulnares *f pl*
尺量法 Bandmaß-Methode *f*, Bandmaß-Messung *f*
尺切迹 Incisura ulnaris *f*
尺倾角 ulnarer Neigungswinkel *m*
尺桡骨的 ulna-radial
尺桡骨二型骨性联接 Ulna-Radius Typ Ⅱ-knöcherne Vereinigung *f*, knöcherne Verbindung zwischen Radius und Ulna vom Typ Ⅱ *f*
尺桡骨干双骨折 Ulna- und Radiusschaftfraktur
尺桡骨骨性联接 radioulnare Synostose *f*, knöcherne Verbindung zwischen Radius und Ulna *f*
尺桡骨融合 radioulnare Synostose *f*, knöcherne Verbindung zwischen Radius und Ulna *f*
尺桡骨一型骨性联接 Ulna-Radius Typ i-knöcherne Vereinigung *f*, knöcherne Verbindung zwischen Radius und Ulna vom Typ I *f*
尺神经 Nervus ulnaris *m*
尺神经病 Nervenleiden von der Elle *n pl*
尺神经封闭 Ulnarisblockade *f*, Nervus ulnaris-Blockade *f*
尺神经沟 Sulcus nervi ulnaris *m*
尺神经管 Ulnartunnel *m*
尺神经交通支 Ramus communicans cum nervo ulnari *m*
尺神经卡压 Ulnariseinklemmung *f*, Ulnarisrinnensyndrom *n*, Einklemmung des Ulnanervs *f*
尺神经麻痹 Ulnarislähmung *f*
尺神经前移术 Ulnarisvorverlagerung *f*
尺神经浅支 Ramus superficialis nervi ulnaris *m*
尺神经深支 Ramus profundus nervi ulnaris *m*
尺神经手背支 Ramus dorsalis manus nervi ulnaris *m*
尺神经损伤 Ulnarisverletzung *f*
尺神经显露法 Ulnarisfreilegung *f*, Freilegung des nervus ulnaris *f*
尺神经移位[术] Ulnarisverlagerung *f*
尺神经掌皮支 palmarer Hautast des Nervus ulnaris *m*
尺神经阻滞 Nervenblock von der Elle *m*

尺神经阻滞麻醉 Blockade des *N.* ulnaris *f*, Nervus-ulnaris-Blockade *f*
尺腕的 ulnokarpal
尺腕负荷 ulnokarpale Belastung *f*
尺腕角 ulnokarpaler Winkel *m*
尺腕嵌塞 ulnokarpale Impaktion *f*
尺腕掌侧韧带 Ligamentum ulnocarpeum palmare *n*
尺腕撞击综合征 ulnokarpales Impingementsyndrom *n*
尺月骨的 ulnolunär
尺月韧带 ulnolunäres Ligement *n*
呎 Fuß *m*
齿 Zahn *m*
齿阿米醇 Visamminol *n*
齿阿米素 Visnagin *n*
齿槽间隔 trennende Interalveole *f*
齿槽面角 alveolarer Profil-Winkel *m*, alveolare Prognathie *f*
齿槽浓溢 Alveolarpyorrhoe *f*, Pyorrhea alveolaris *f*
齿槽平面 alveolare Ebene *f*
齿的 dental, dental (-is, -is, -e)
齿窦 dentaler Sinus *m*
齿根长 Länge von der dentalen Wurzel *f*
齿弓形状 Formen von dem dentalen Bogen *f pl*
齿弓指数 Index von dentalem Bogen *m*
齿冠厚 labiozungenförmiger Diameter von der dentalen Krone *m*, zungenförmiger Diameter von der dentalen Krone *m*
齿冠宽 mesialer und von der Zahnmitte abgewandter Diameter von der dentalen Krone *m*
齿核橄榄束 Tractus dentatoclivaris *m*
齿颈厚 labiozungenförmiger Diameter von dem dentalen Nacken *m*
齿颈宽 mesialer und von der Zahnmitte abgewandter Diameter von dem dentalen Nacken *m*
齿科学 Zahnheilkunde *f*
齿列(牙列) Dentition *f*
齿轮泵 Zahnpumpe *f*
齿轮呼吸音 zahnradartiges Geräusch bei der Atmung *n*
齿轮现象 Sperradphänomen *n*, Zahnradphänomen *n*, Negro* Phänomen (od. Zeichen) *n*
齿轮样强直 zahnradartige Steifigkeit *f*
齿轮状[性]强直 Zahnradrigidität *f*
齿轮状呼吸 sakkadierte Atmung *f*, unterbrochene Atmung *f*
齿面描记器 Odontograph *m*
齿乳头 Zahnpapille *f*, Papilla dentis *f*
齿双歧杆菌 Bifidobacterium dentium *n*
齿突 Processus dentalis (s. alveolaris) *m*
齿突凹 Fovea dentis *f*
齿突不连 Os odontoideum *n*, kongenitale Verknöcherungsanomalie des Odontoids an der Apex des Dens axis *f*
齿突发育不良 Fehlentwicklung des Zahnfortsatzes *f*
齿突分离 Spalte des Zahnfortsatzes *f*
齿突固定术 Fixation des Zahnfortsatzes *f*
齿突畸形 Missbildung des Zahnfortsatzes *f*
齿突尖 Apex dentis *m*
齿突尖韧带 Ligamentum apicis dentis *n*
齿突切除术 Resektion des Zahnfortsatzes *f*
齿突缺如 Abwesenheit des Zahnfortsatzes *f*
齿突先天性异常 kongenitale Anomalie des Zahnfortsatzes *f*, angeborene Fehlbildung des Zahnfortsatzes *f*
齿突悬韧带 Suspensorium des Zahnfortsatzes *n*
齿形 Zahnformen *f pl*
齿叶乳香树 Boswellia serrata *f*, Weihrauch *m*
齿音发音不清 lispeln
齿龈肥大 gingivale Hyperostose *f*, Hyperostose des Zahnfleisches *n*
齿龈内阿米巴 Entamoeba gingivalis *f*
齿龈纤维瘤病 gingivale Fasergeschwulst *f*, gingivales Fibrom *n*
齿龈增生 Gingivahyperplasie *f*
齿龈组织改变 gingivale Gewebeänderungen *f pl*
齿印 Abdruck von Zähnen *m*
齿指数 dentaler Index *m*
齿状 gezahnt
齿状层 Stratum dentatum *n*
齿状的 gezahnt, dentat (-us, -a, -um)
齿状缝合术 gezahnte Naht *f*, Sutura dentata (s. pinnata) *f*
齿状核 Nucleus dentatus (cerebelli) *m*
齿状核(小脑) Nucleus dentatus *n*, gezahnter Kern *m*, Zahnkern *m*, Nucleus lateralis cerebelli *m*
齿状核高血压性出血 überspannte Hämorrhagie in gezahntem Kern *f*
齿状核红核苍白球吕伊斯体萎缩症 dentato-rubral-blaß-Luysian-Atrophie *f* (DRPLA)
齿状核门 Hilus nuclei dentati *m*
齿状红核束 Tractus dentatorubralis *m*
齿状红核纤维 Fibrae dentatorubralis *f pl*
齿状回 Gyrus dentatus *m*, Fascia Tarini *f*, Tarin* Faszie *f*
齿状丘脑束 Tractus dentatothalamicus *m*
齿状丘脑纤维 dentatothalamische Fasern *f pl*, Fibrae dentatothalamicae *f pl*
齿状韧带 Ligamentum denticulatum *n*, Zackenband *n*
齿状突分离 Spalte des Zahnfortsatzes *f*
齿状突畸形 Missbildung des Zahnfortsatzes *f*
齿状突游离骨(枢椎齿状突) Os odontoideum *n*, kongenitale Verknöcherungsanomalie des Odontoids an der Apex des Dens axis *f*
齿状线 Kryptenlinie *f*, Linea dentata *f*
耻感文化 Scham-basierte Kultur *f*
耻垢分枝杆菌 Mycobacterium smegmatis *n*
耻股韧带 Ligamentum pubofemorale *n*, Schienbeinschenkelband *n*
耻骨 Schambein *n*, Schoßbein *n*, Pubis *f*, Os pectinis (s. pubis) *n*
耻骨成形术 Pubioplastik *f*, Pelvio-plastik *f*
耻骨的 Schambein betreffend
耻骨弓 Schambogen *m*, Arcus pubis *m*
耻骨弓测量器 Pelvimeter für Schambogen *m*
耻骨弓角度 Schambogen (-Winkel) *m*, Angulus subpubicus *m*
耻骨弓上的 suprapubisch
耻骨弓状韧带 Ligamentum arcuatum pubis *n*
耻骨宫颈韧带 Ligamentum pubocervicale *n*
耻骨骨髓炎 Myelitis pubis *f*
耻骨骨炎 Ostitis pubis *f*
耻骨后间隙 Spatium retropubicum *n*
耻骨后膀胱颈悬吊术 Marshall*-Marchetti*-Krantz* (MMK) Verfahren *n*, Operation nach Marshall*-Marchetti*-Krantz* *f*, MMK-Methode *f*, Suspension vom Blasenhals an die Symphyse *f*
耻骨后膀胱尿道悬吊固定术 Marshall*-Marchetti*-Krantz* (MMK) Verfahren *n*, Operation nach Marshall*-Marchetti*-Krantz* *f*, Suspensionsplastik mit Periostfixation *f*, Suspension von Harnröhre und Blasenhals an die Symphyse *f*
耻骨后膀胱前前列腺切除术 retropubische (od. prävesikale) Prostatektomie *f*
耻骨后探查术 Erforschung der retropubischen Region *f*
耻骨后隙 Cavum Retzii *n*, Spatium Retzii *n*, Spatium retropubicum *n*, Retzius* Raum *m*
耻骨肌 Kammuskel *m*, Musculus pectineus *m*
耻骨肌线 Linea pectinea *f*
耻骨脊 Crista pubica *f*
耻骨间盘 Discus interpubicus *m*
耻骨角 Angulus pubis *m*, Schamwinkel *m*

耻骨结节 Tuberculum pubicum *n*
耻骨筋膜 Fascia pectinea *f*, Cowper* Band (od. Ligament) *n*
耻骨静脉 Schambeinvene *f*, Schamvene *f*, Vena pudenda *f*
耻骨联合 Schamfuge *f*, Schambeinfuge *f*, Symphysis pubica *f*
耻骨联合点 Punkt der Symphysis (od. Symphyse pubica) *m*
耻骨联合分离 Symphysendehiszenz *f*, Symphysendeh-nung *f*, Separation der Schamfuge *f*, Schamfugeseparation *f*
耻骨联合缝合术 Symphyseo(r)rhaphie *f*, Symphysiorrhaphie *f*
耻骨联合高 Höhe der Symphyse an Ischium und Pubes (od. Höhe der Symphysis pubica) *f*
耻骨联合后的 retrosymphysial (-is, -is, -e)
耻骨联合面 Facies symphysialis *f*
耻骨联合腔 Cavum der Symphysis pubica *n*, Cavum symphysiale *n*
耻骨联合切除术 Symphysektomie *f*
耻骨联合切开术 Schamfugenschnitt *m*, Symphyseotomie *f*, Symphysiotomie *f*, Galbiati* Operation *f*
耻骨联合软骨 Symphysenknorpel *m*, Symphysis cartilaginea *f*
耻骨联合上的 suprasymphysär
耻骨联合上缘 Oberrand der (Schambein-) Symphyse *m*
耻骨联合松解术 Symphyseolyse *f*
耻骨联合下缘 Unterrand der (Schambein-) Symphyse *m*
耻骨囊韧带 Ligamentum pubocapsulare *n*
耻骨膀胱宫颈筋膜 Fascia pubo-vesico-cervicalis *f*
耻骨膀胱宫颈韧带 Ligamentum pubovesicocervicale *n*
耻骨膀胱肌 Musculus pubovesicalis *m*
耻骨膀胱韧带 Ligamentum pubovesicale *n*
耻骨前列腺肌 Musculus puboprostaticus *m*
耻骨前列腺韧带 Ligamentum puboprostaticum *n*, Denonvilliers* Brand *n*
耻骨前韧带 Ligamentum pubicum anterius *n*
耻骨切开术 Hebeosteotomie *f*, Hebo(steo)tomie *f*, Pubeotomie *f*, Pelveotomie *f*, Pelvitomie *f*, Schambeinspaltung *f*
耻骨韧带 Ligamentum pubofemorale *n*
耻骨疝 pubische Hernie *f*
耻骨上穿刺尿 Urin aus suprapubischer Punktion *m*
耻骨上经膀胱前列腺切除术 suprapubische transvesikale Prostatektomie *f*
耻骨上膀胱切开取石 suprapubische Lithotomie *f*, Sectio alta *f*
耻骨上膀胱切开取石术 suprapubische Zystolithotomie *f*, Sectio alta *f*
耻骨上膀胱切开术 Epicystotomia *f*, Cystotomia suprapubica *f*, Sectio alta (s. suprapubica) *f*
耻骨上膀胱造瘘[口]术 suprapubische Zystostomie *f*
耻骨上膀胱造瘘术 suprapubische Zystostomie *f*, suprapubische Fistel *f*
耻骨上前列腺切除术 suprapubische Prostatektomie *f*
耻骨上切石术 suprapubische Lithotomie *f*, Sectio alta *f*
耻骨上区轻叩法 Klopfen auf suprapubische Region *n*
耻骨上区痛 Suprascham-Schmerz *m*
耻骨上韧带 Ligamentum pubicum superius *n*
耻骨上支 Ramus superior ossis pubis *m*
耻骨梳 Schambeinkamm *m*, Pecten ossis pubis *m*
耻骨梳韧带 Ligamentum pectineale *n*
耻骨疼 Schambeinschmerz *m*
耻骨体 Corpus ossis pubis *n*
耻骨下股疝 Hernia pectinea *f*, Hernia femoralis pectinea *f*
耻骨下角 Angulus subpubicus *m*
耻骨下支 Ramus inferior ossis pubis *m*
耻骨小腹切开术 Pubetrotomie *f*
耻骨炎综合征 pubisches Ostitis Syndrom *n*, Syndrom der Ostitis pubis *n*, Pierson* syndrom *n*
耻骨阴道肌 Musculus pubovaginalis *m*
耻骨长 Schambeinlänge *f*
耻骨征 Zeichen vom Schambein *n*
耻骨支 Ramus pubicus *f*
耻骨支骨折 Knochenbruch vom Schambein-Zweig *m*
耻骨直肠肌 Musculus puborectalis *m*, Braune* Muskel *m*
耻骨直肠肌综合征 schambeinrektales Syndrom *n*
耻骨指数 Schambein-Index *m*
耻区 Schamgegend *f*, Pubes *f pl*, Regio pubica *f*
耻辱 Demütigung *f*, Erniedrigung *f*, Beschämung *f*
耻尾肌 Musculus pubococcygeus *m*
耻阴虱 Pthirus pubis *m*, Phthirus pubis *m*, Schamlaus *f*, Filzlaus *f*

chì 斥赤翅

斥电子基 Elektronenabstoßungsgruppe *f*
斥力 Abstoßung *f*, Repulsion *f*
赤潮 rote Flut *f*
赤道(平)面 Aquatorialebene *f*
赤道段 Äquatorialssegment *n*
赤道葡萄肿 Aquatorialstaphylom *n*
赤道热 sodanite<engl.>
赤地衣素 Erythrin *n*
赤豆 Phaseolus angularis *m*, kleine dunkelrote Bohne *f*
赤豆螺 Bithynia fuchsiana *f*
赤颊黄鼠 Citellus erythrogenys *m*
赤脚医生 Barfuß-Arzt *m*
赤脚足印特征 Eigenschaft vom Barfußabdruck *f*
赤精酸 erythrogene Säure *f*, Erythrogensäure *f*
赤裸区 bares (od. nacktes) Gebiet *n*
赤霉病麦 Gibberella saubinetii *f*, infizierter Weizen *m*
赤霉病麦食物中毒 Nahrungsmittelvergiftung durch von Gibberella saubinetii infizierte Weizen *f*
赤霉低酸 Gibberellinsäure *f*
赤霉菌毒素 Toxin der Gibberella saubinetii *n*
赤霉属 Gibberella *f*
赤霉素 Gibberellin *n*
赤霉素 A3 Gibberellin A3 *n*
赤霉素酮 Gibberellinketon *n*
赤霉素烷 Gibberellan *n*, Gibban *n*
赤霉芬 Gibberene *f*
赤霉烯酸 Gibberellinsäure *f*
赤泥 roter Schlamm *m*
赤葡糖醇 Erythritol *n*
赤色氧化铁 Ferrum oxydatum rubrum *n*
赤松素 Pinosylvin *n*
赤铁矿 Hämatit *m*
赤尾麻蝇 Sarcophaga haemorrhoidalis *f*
赤尾胃蝇 Gasterophilus haemorrhoidalis *m*
赤鲜糖醇 Erythrit *n*
赤藓[糖]构型 Erythro-Konfiguration *f*
赤藓素 Erythrit *n*
赤藓糖 Erythrose *f*
赤藓酮糖 Erythrulose *f*
赤血盐 Kaliumierrizyanid *n*, rotes Blutlaugensalz *n*, Kalium ferricyanatum *n*
翅瓣 Squama *f*, Schuppe *f*
翅果 Samara *f*, Flügelfrucht *f*
翅果形 flügelfruchtförmig, Flügelfruchtform *f*
翅脉 Ader *f*

CHONG 冲充茺虫崇重宠

chōng 冲充茺

冲淡 Verdünnung *f*, Dilution *f*
冲淡剂 Abschwächer *m*, Diluent *n*, Verdünnungsmittel *n*
冲淡热 abgeschwäche Hitze *f*, Verdünungswärme *f*

冲动 Erregung *f*, Impuls *m*, Impetus *m*, Anreiz *m*, Trieb *m*, Nisus *m*
冲动传导 Erregungsleitung *f*, Impulsleitung *f*
冲动的 impulsiv
冲动发放[状态] Entladung(szustand) der Impulse *f/m*
冲动发作 impulsiver Raptus *m*
冲动行为 impulsive Aktion *f*, impulsives Verhalten *n*
冲动阶段 impulsive Stufe *f*
冲动控制 Impuls-Kontrolle *f*
冲动控制障碍 Impulskontrollstörung *f*
冲动力 Impetus *m*, Stoß *m*, Schwung *m*
冲动排放论 Salventheorie von Nervenimpulse *f*
冲动频率论 Frequenztheorie von Nervenimpulse *f*
冲动破坏 Berserker *m*
冲动人格 impulsive Personalität *f*
冲动型[认识]风格 impulsiver Stil *m*
冲动型人格障碍 impulsive Personalitätsstörung *f*
冲动性 Unüberlegtheit *f*, Leidenschaftlichkeit *f*, Lebhaftigkeit *f*
冲动性[行为]障碍 Impuls-Störung *f*
冲动性[人格]障碍 Impuls-Störungen *f pl*
冲动性抽搐 tic impulsif <frz.>
冲动性动作 Imperativakt *m*
冲动性行为 Imperativakt *m*
冲动性精神病 impulsives Irresein *n*, Triebpsychose *f*
冲动性强迫症 impulsive Obsession *f*, Zwangsvorstellung *f*
冲动性人格 Impuls-Personalität *f*
冲动性人格障碍 Persönlichkeitsstörung vom impulsiven Typ *f*
冲动性神经功能病 impulsive Neurose *f*
冲动性神经症 impulsive Neurose *f*, impulsive Störung(en) *f pl*
冲动序列 Ordnung vom Impuls *f*
冲动障碍 Impuls-Störung *f*
冲灌针 Spülnadel *f*
冲昏头脑 Betörung *f*, benebelt, berauscht
冲击 Iktus *m*, Stoß *m*, Ictus *m*
冲击波 Stoßwelle *f*, Schockwelle *f*
冲击波杀伤区 Ausbruch-Gebiet *n*
冲击波损伤 Explosionsverletzung *f*
冲击触诊[法] Ballotement *n*, Stoßpalpation *f*
冲击挫伤 Coup-Quetschungen *f pl*
冲击防护 Shock Protection *f*, Stoßschutz *m*, Stoßsicherung *f*
冲击负荷 Schock-Ladung *f*
冲击加速度 Anprall-Beschleunigung *f*, Schock-Beschleunigung *f*
冲击疗法 Puls-Therapie *f*
冲击脉冲 Schock-Puls *m*
冲击模拟器 Anprall-Simulator *m*
冲击耐力 Anprall-Toleranz *f*
冲击器 Schläger *m*, impactor <engl.>
冲击伤 Anprallverletzung *f*, Stoßverletzung *f*
冲击式免疫法 Ictus immunisatorius *m*
冲击式吸收管 ballistisches Absorption-Rohr *n*
冲击试验 Anprall-Test *m*
冲击试验塔 Anprall-Turm *m*
冲击损伤 Schock-Schaden *m*
冲击塔 Tropfturm *m*, vertikaler Verlangsamer *m*
冲击性脑挫伤 Hirnkontusion durch Krafteinwirkung *f*
冲击性损伤 Aufprallverletzung *f*, Stoßverletzung *f*
冲击性载荷 Anprall-Ladung *f*
冲击研磨机 Stoßmühle *f*
冲击运动 ballistische Bewegung *f*
冲击噪声 Schlagschall *m*, Trittschall *m*
冲浪者结节 Surfer* Knötchen *n*
冲力 Impuls *m*, Stoß *m*
冲量 Impuls *n*, Momentum *n*
冲量矩 Moment vom Impuls *n*
冲蚀 Abrasion *f*, Unterspülung *f*
冲刷试验 Durchbruch-Test *m*
冲突 Konflikt *m*
冲突 Widerspruch *m*, Konflikt *m*
冲突和不一致性 Konflikt und Disparität
冲洗 Dusche *f*, Klysis *f*
冲洗法 Irrigation *f*, Spülung *f*
冲洗法细胞学检查[术] Spülung-zytologische Untersuchung *f*
冲洗敷料盒 Spülverbandstoffbehälter *m*
冲洗剂 Spülmittel *n*
冲洗减压器具 Bewässerung- und Dekompression-Apparat *m*
冲洗器(机) Irrigator *m*
冲洗桶 Waschtank *m*, Irrigator *m*
冲洗头 Bewässerung-Rhorende *n*
冲洗针 Spülungsnadel *f*
冲洗针头 Nadelspülung *f*
冲压 Staudruck *m*
冲压空气 Stauluft *f*
冲撞伤 Anprall-Verletzung *f*
充氮保藏法 Konservierung durch Stickstofffüllung *f*
充电 (auf)laden
充电电流 Ladestrom *m*, elektrischer Ladestrom *m*, Ladestromstärke *f*
充电过度 überladung *f*
充电器 Ladegerfät *n*
充电设备 Ladegerät *n*
充分病因 hinreichende Ursache *f*
充分发展的 voll aufgeblüht, voll ausgebildet, voll entfaltet, vollgeblasen
充分进气 voller Eintritt *m*
充分统计量 genügende Statistik *f*
充分透析 ausreichende Dialyse *f*
充满的 turgeszent, angeschwollen
充满黑素的 vollladend mit Melanin
充满液滴的 guttulose
充满脂质的 Fett-gefüllt
充能 Ermächtigung *f*, Bevollmächtigung *f*
充气 Gas-Ladung *f*, gasgefüllt, Inflation *f*
充气X线体层照相术 Pneumotomographie *f*
充气背心 pneumatische Weste *f*
充气的 aufgeblassen
充气电磁阀(气流开关) Füllmagnetventil *n*
充气垫 Luftmatte *f*
充气感受器 Insufflationsrezeptor *m*
充气光电二极管 Photodiode *f*
充气过度 Hyperinflation *f*
充气加压服 aufgeblasener(od. luftgefüllter) Druckanzug *m*
充气夹板 aufblasbare Schiene *f*
充气救生背心 pneumatische Weste, Luftdruckweste *f*
充气救生船 pneumatisches Rettungsboot *n*, Dinghi *n*, Beiboot *n*, Schlauchboot *n*
充气救生衣 Schwimmweste *f*
充气尿道镜 Aerourethroskop *n*
充气尿道镜检查 Aerourethroskopie *f*
充气膀胱镜 Aerozystoskop *n*
充气膀胱镜检查 Aerozystoskopie *f*
充气器 Luft-laden-Apparat *m*
充气乳腺造影术 Aeromammographie *f*
充气设备 Ladegerät *n*
充气式电离射线检测器 Luft-Ionisierung-Strahlen-Detektor *m*
充气式矫形器 pneumatische Orthese *f*
充气式颈托 pneumatische Cervical-Orthese *f*
充气试验 Luftfüllungsprobe *f*
充气造影片 Aerogramm *n*
充气造影术 Aerographie *f*, Pneumo(radio)graphie *f*

充气造影相片 Pneumo(röntgeno)gramm *n*
充气止血带 pneumatische Blutsperre *f*
充实 Völle *f*
充实环境 angereicherte(od. bereicherte)Umwelt *f*
充实体 Füllkörper *m*, Füllmittel *n*, Obturator *m*
充填 Füllung *f*, Auffüllung *f*, Plombe *f*, Obturation *f*
充填材料 Füllmittel *n*
充填材料用磨头 Schleifspitzen für Füllungsmaterial *f pl*
充填片段 Füll-Bruchstück *n*
充填器 Stopfer *m*, Obturator *m*
充填术 Plombierung *f*
充填体 Füllkörper *m*
充填细胞 Puffer-Zelle *f*
充填粘结材料 Füllung- und Adhäsion-Material *n*
充血 Blutfülle *f*, Gefäßinjektion *f*, Hyperämie *f*, Kongestion *f*
充血带(充血区) Hyperämiezone *f*, Kongestionszone *f*
充血单位 Hyperämie-Einheit *f*
充血的 hyperämisch, infiziert, kongestiv, blutstrotzend
充血环 Hyperämie-Ring *m*
充血疗法 Hyperämisierung *f*, Hyperämiebehandlung *f*
充血期 kongestives Stadium *n*
充血试验 Hyperämietest *m*, Moszkowicz* Test *m*
充血型心肌病 kongestive Kardiomyopatie *f*(CCM)
充血性出血 kongestive Blutung *f*
充血性肝硬化(变) kongestive(Leber-)Zirrhose *f*
充血性寒战 kongestiver Schüttelfrost *m*
充血性红斑 kongestives Erythem *n*, Erythema simplex *n*, Erythema congestivum *n*
充血性阑尾炎 kongestive Appendizitis *f*
充血性皮脂溢 Seborrhoea congestiva *f*, Lupus erythematodes chronicus *m*
充血性脾[肿]大 kongestive Splenomegalie *f*, Opitz* Krankheit *f*(od. Symptomenkomplex *m*)
充血性脾[肿]大综合征 kongestive Splenomegalie-Syndrom *n*, Opitz* Symptomenkomplex *m*(od. Krankheit *f*)
充血性青光眼 kongestives Glaukom *n*, Glaucoma congestivum *n*
充血性痛经 kongestive Dysmenorrhoe *f*
充血性头痛 hyperämische(od. kongestive)Koplschmerzen *m pl*
充血性心力衰竭 kongestive Herzinsuffizienz *f*
充血性心衰致骨病 Knochenerkrankung bei kongestiver Herzinsuffizienz *f*
充血性卒中 kongestive Apoplexie *f*, Apoplexia congestiva *f*
充氧 Oxygenierung *f*, Sauerstoffsätigung *f*, Sauerstoffbeladung *f*
充氧[作用] Oxygenierung *f*, Oxygenation *f*, Sauerstoffbeladung *f*
充氧的 oxygeniert, sauerstoffsättigend
充氧活门 Sauerstoff-Füllung-Ventil *n*
充氧晶体心肌麻痹液 oxydierte kristallische Kardioplegia-Flüssigkeit *f*
充氧晶体心脏停搏液 oxygenierte kristalloide Kardioplegielösung *f*
充氧器 Oxygenator *m*
充以硅胶冻的乳房假体 mit Silikon gefüllte Brustprothese *f*
充盈 Füllung *f*, Turgor *m*, Abundantio *f*
充盈量 Füllung-Volumen *n*
充盈期 Einfüllungszeit(des Herzens)*f*, Füllungsphase *f*
充盈期膀胱内压测定 Füllung-Zystometrie *f*
充盈缺损 Aussparung *f*, Fiillungsdefekt *m*
充盈性尿失禁 Überlauf-Inkontinenz *f*
充盈压 Füllungsdrnck *m*
充裕的 reichlich
充注式乳房假体 aufblasbare(od. aufblähbare)Brust-Prothese *f*
充足的 genügend, völlig, reichlich
充足睡眠 ausreichender Schlaf *m*
茺蔚子 Fructus Leonuri *m*

chóng 虫崇重

虫 Wurm *m*, Vermis *m*
虫白蜡 Chinawachs *n*
虫病 Verminose *f*, Verminosis *f*, Wurmkrankheit *f*, Helminthose *f*, Wurmerkrankung *f*
虫病的 helmintisch
虫草属 Kernkeule *f*
虫草素 Cordycepin *n*
虫草酸 Cordyceps-Säure *f*
虫传病毒 Arbovirus *n*, ARRO(R)-Virus *n*
虫的 wurmbezüglich, verminos(-us, -a, -um)
虫光素 Luciferin *n*
虫光素酶 Luciferase *f*
虫荷 Würmebelastung *f*, Parasitenbelastung *f*
虫胶 Lackharz *n*, Lac *n*, Schellack *m*, Gummilacca *f*, Stocklack *m*
虫胶板 Schellack-Basis *f*
虫胶红(紫胶红) Schellackrot *n*, Stocklack-Rot *n*
虫胶色素 Schellackfarbe *f*
虫卵发育素 Corpus allatum hormones *n*
虫卵肉芽肿 Ei-Granulom *n*
虫绿蛋白 Insectoverdin *n*
虫螨威 Carbofuran *n*
虫媒 Insektenüberträger *m*
虫媒[传染]病 Entomiasis *f*, Vektorkrankheit *f*
虫媒病 insekten-übertragene Krankheit *f*, Entomogamie-Krankheit *f*
虫媒病毒 Arthropod-Borne-Virus *n*, ARBO(R)-Virus *n*, Arbovirus *n*
虫媒病毒病 Arboviruskrankheit *f*
虫媒病流行 Insekt-getragene(od. geduldete)Epidemie *f*
虫媒传播 Entomogamie *f*, arthropod-borne <engl.>
虫媒的 entomophil
虫媒花 Insektenblüter *m*
虫媒疾病 Insekt-getragene(od. geduldete)Krankheit *f*, Arthropoden-getragene(od. -geduldete)Krankheit *f*
虫漆[胶]酚 Laccol *n*
虫漆蜡酸 Laccersäure *f*
虫漆脂 niin
虫上寄生的 entomoentwickelnd
虫生植物 Entomopflanze *f*
虫蚀性甲 Nagelgrübchen *n*
虫蚀样 mottenzerfressen
虫蚀样边缘 erodierte Kante *f*
虫蚀状充盈缺损 motten-zerfressender Füllungsdefekt *f*, wurmförmige Füllungsdefekt *f*
虫蚀状痤疮 vermoulante Akne *f*
虫蚀状萎缩性皮病 Atrophoderma vermiculatum *n*
虫蚀状纤维 mottenzerfessene Faser *f*
虫兽皮肤寄生妄想 Dermatozoen-Wahn *m*
虫体寄生的 entomoparasitär, entomoparasitisch
虫体抗原 körperliches Antigen *n*
虫体生的 wurmvorös
虫体阴影 Wurmschatten *m*
虫牙学说 Kariestheorie *f*
虫咬 Insektenbiß *m*, Insektenstich *m*
虫咬皮炎 Insektendermatitis *f*
虫咬小鼠 von Motten aufgefressene Maus *f*
虫咬性肉芽肿 Insektenstich-Granulom *n*
虫荧光素酶 Leuchtkäfer-(od. Glühwürmchen-)Luziferase *f*
虫蜇 Stich *m*
虫主关系 Wirt-Parasitensbeziehung *f*
虫蛀的 mottenzerfressen
虫蛀样秃发 mottenzerfressene Alopezie *f*

崇拜 Kult *m*, Verehrung *f*, Anbetung *f*
崇拜,货物 Cargo-Kult *m*, Cargokult *m*
重[复]肾 Doppel-Niere *f*
重[新]调定 Wiederstellung *f*
重瓣胃 vielfältiger (od. mannigfaltiger, od. vervielfältiger) Magen *m*
重棒眼 Doppel-Barren-Auge *n*
重绷带结 Rekombinationsknötchen *n*
重搏波 dikrote Welle *f*
重搏脉 Doppelschlägigkeit *f*, Dikrotie *f*, Dikrotismus *m*, Pulsus dicrotus *m*
重搏切迹 dikroter Einschnitt *m*
重插管[法] Reintubation *f*
重衬 Neufutterung *f*
重氮苯甲酰羟甲基纸 Diazobenzyloxymethyl-Papier *n* (DBM-Papier)
重氮化 Diazotierung *f*
重叠 überlappen *n*, überlagerung *f*, Duplikation *f*, Superposition *f*
重叠的 überlagert
重叠缝合[术] überlappungsnaht *f*, Paletotnaht *f*
重叠感染 Überinfektion *f*
重叠基因 überlapp(ung)sgene *n pl*
重叠畸形 überlapp(ung)smißbildung *f*
重叠结缔组织病 überlappende (od. überschneidende, od. verbindende) Bindegewebskrankheit *f*
重叠密码 überlappender (od. überschneidender) Code *m*
重叠式 Deckungsform *f*, ekliptische Form *f*, Verfinsterungsform *f*
重叠式构象 Deckungsstellung *f*, verfinsterte Stellung *f*, Verfinsterungsstellung *f*
重叠效应 Bedeckungseffekt *f*
重叠序列 überlappende (od. überschneidende) Sequenz *f*
重叠综合征 Überlappungssyndrom *n* (OS)
重定中心 Rezentrierung *f*
重读法 Methode von wiederholtem Lesen *f*
重读症 Catalexia <engl.> Form der Legasthenie *f*, Katalexis *f*
重返系统 Wiedereintritt-System *n*, Reentrance-System *n*, Reentry-System *n*
重返现象 Wiedereintritt-phänomen *n*, Reentrance-Phänomen *n*, Reentry-Phänomen *n*
重复 Wiederholung *f*, Duplikation *f*, Tautologie *f*
重复 DNA wiederholende (od. repetierende) DNA *f*
重复 X 线[照]片 Doppelaufnahme *f*, diplogram <engl.>
重复膀胱 Verdoppelung der Blase *f*
重复测量 wiederholte Messung *f*
重复测量设计 wiederholtes Messungen-Design *n*
重复肠梗阻 Ileus duplex *m*
重复程序设计 Re-Programmierung *f*
重复出现 Wiederkehr *f*
重复唇 Doppellippe *f*
重复刺激试验 wiederholter Stimulationstest *m*
重复的 wiederholend, repetierend
重复定量滴管 volumette <engl.>
重复动作 Palikinesie *f*, Palipraxie *f*
重复度 Reproduktivitätsfähigkeit *f*
重复感染 Reinfektion *f*, Superinfektion *f*
重复呼叫 Wiederruf *m*
重复呼吸面罩 Wiederatmung-Maske *f*
重复基因 repetierendes Gen *n*
重复畸形 Doppel-Mißbildung *f*
重复畸形 Vervielfältigung *f*, Duplizierung *f*
重复记忆缺损 reduplizierte Paramnesie *f*
重复教育 rotiertes Lehren *n*
重复律 Wiederholungsgesetz *n*
重复尿道 Harnröhre-Duplikation (od. Vervielfältigung, od. Verdoppelung) *f*
重复偏瘫(双偏瘫) doppelte Hemiplegie *f*
重复频率激光器 repetitive Frequenzlaser *m*
重复强迫 Wiederholungszwang *m*
重复妊娠 Epicyesis *f*
重复神经刺激 wiederholte Nervenstimulation *f*
重复神经电刺激 wiederholte Nervenstimulation *f*
重复肾盂输尿管 Verdoppelung des Pyelons und der Harnleiter *f*
重复时间 wiederholte Zeit *f*, Wiederholungszeit *f*, Zeit der Wiederholung *f* (TR)
重复视(持续后像) Palinopsie *f*
重复试验 wiederholungstest *m*, widerholter Test *m*, Verdoppelungstest *m*
重复书写 Paligraphie *f*
重复输精管 Verdoppelung der Samenleiter *f*
重复输尿管 Harnleiter-Duplikation (od. Vervielfältigung, Verdoppelung) *f*
重复顺序 wiederholende (od. repetierende) Sequenz *f*
重复诵读 Palilexie *f*, wiederholtes Vortragen *n*
重复损伤 wiederholtes Trauma *n*
重复探测 wiederholte Detektion *f*
重复无意义音 Lallatio *f*, Lallen *n*, fehlerhafte Aussprache des R als L *f*
重复吸入麻醉 Rückatmungs-Anästhesie (od. Narkose, Betäubung) *f*
重复(现)结果 reproduzierbares Resultat *n*
重复性 Wiederholbarkeit *f*, Reproduzierbarkeit *f*
重复性检验 wiederholte Untersuchung *f*
重复性强迫 Wiederholungszwang *m*
重复性脱氧核糖核酸 Replikations-DNA *f*, repetierende DNA *f*
重复序列长度多态性 Polymorphismus von wiederholten Sequenzlängen *m*
重复序列探针 wiederholte Sequenzierungsprobe *f*
重复学习 Relernen *n*
重复训练 wiederholtes Training *n*, Repetitionstraining *n*
重复言语 Paliphrasie *f*, Palilalia *f*, Kataphasie *f*, Verbigeration *f*
重复阴茎 Diphallie *f*
重复诱导 Superinduzierung *f*, wiederholte Induzierung (od. Induktion) *f*
重复诱导加深法 Wiederholtes induziertes vertiefendes Gesetz *n*
重复语言 Wiederholte Sprache *f*
重复造影术 Polysographie *f*
重复子 Replikon *n*
重复子宫 Doppeluterus *m*, Uterus duplex *m*
重复自语 Autoecholalie *f*
重构 Rekonstruktion *f*, Rekonstruierung *f*, Wiederherstellung *f*
重构抗体 umbildeter Antikörper *m*
重合 Koinzidenz *f*, zufälliges Ereignis *n*
重合记录法 überlagerungsregistrierung *f*, Uberlagerungsaufzeichnung *f*, Uberlagerungsredord *m*
重婚[罪] Bigamie *f*
重获物 Wiedereinnahme *f*
重寄生[现象] Hyperparasitismus *m*
重寄生的 hyperparasitisch
重寄生物 Hyperparasit *m*
重睑成形术 Verfahren des doppelten Augenlid *n*
重睑皱襞 Augenlidfalte *f*
重建参数 Rekonstruktionsparameter *m*
重建法 Rekonstruktionsmethode *f*
重建接钢板 Rekonstruktion-Stalplatte *f*
重建术 Rekonstruktionstechnik *f*
重建条件反射 Rekonditionierung *f*
重建外科手术 rekonstruierte chirurgische Prozedur *f*
重建性截骨术 Rekonstruierte Osteotomie *f*

重建性直肠结肠切除术 Rekonstruierte Proktokolektomie *f*
重建作用 Restrukturierung *f*, Umstrukturierung *f*
重接 Wiederverbindung *f*
重结晶[作用] Rekristallisation *f*
重聚合 Reaggregation *f*
重脉波 dikrote Welle *f*, Dikrotie *f*
DNA 重排 DNA-Umarrangierung (od. -Umordnung) *f*
重排 Umordnung *f*, rearrangement <engl.>
重排反应 Rearrangement-Reaktion *f*
重排与转录调控 DNA-Umarrangierung *f* (od. Umordnung) und transkriptionale Regelung *f*
重染 neu bemalen, neu streichen
重肾 Doppelniere *f*, Ren duplicatus *m*
重述 Wiederholung *f*, Reflexion *f*
重吸收[作用] Rückresorption *f*, Reabsorption *f*
重现法 Reproduktionsmethode *f*
重现性 Replikation *f*, Wiederauftauchen *n*, Wiedererscheinung *f*
重新表达 Neuausdruck *m*
重新程序化 Reprogrammierung *f*
重新传入信息 reafferente Nachricht *f*
重新定位健康服务 Neuorientierung von Gesundheitsdiensten *f*
重新环化 Rezirkulierung *f*
重新鉴定 Wieder-Expertise *f*
重新进入联系 wiedereintretende Verbindung *f*
重新聚合的细胞培养 Kultur wiederzusammengefügter Zelle *f*
重新开始 Wiederaufnahme *f*
重新密封 wieder versiegeln
重新评定 neue Abschätzung *f*
重新评价 Neubewertung *f*
重新设置参数 Reparametrization *f*
重新形成髓鞘 Myelinscheidenneubildung *f*
重新应用 Wiederapplikation *f*
重新整理 Rearrangieren *n*
重新组合物 Wiederzusammensetzung *f*
重新组织 Umordnong *f*, Wiederordnung *f*, Wiedereinrichtung *f*
重演 Rekapitulation *f*
重演发育的 paligenetisch
重演论 Theorie der Rekapitulation *f*, Rekapitulationstheorie *f*
重演律 Rekapitulationsrecht *n*
重演性发生 Palingenese *f*
重演性发生的 palingenetisch, palindromisch
重演性隔代遗传 palingenetische Reversion *f*
重演学说 Theorie der Rekapitulation *f*, Rekapitulationstheorie *f*
重演再生 palingenetische Regeneration *f*
重折光质 anisotrope Substauz *f* (od. Stoff *m*)
重振试验[法] Rekruitment-Test *m*
重蒸馏 Redestillation *f*
重蒸馏水 Aqua bidestillata (s. bistillata s. redestillata) *f*
重整作用 Wiedereingliederung *f*
重正规结合 doppel-legitimierte Kombination *f*
重组 Reorganisation *f*
重组(CHO 细胞)乙型肝炎疫苗 Impfstoff gegen Hepatitis B durch rekombinante DNA-Techniken in CHO-Zellen hergestellt *m*
重组(酵母)乙型肝炎疫苗 Impfstoff gegen Hepatitis B durch rekombinante DNA-Techniken in der Hefe *m*
重组[作用] Rekombination *f*, Umkombination *f*
重组 DNA rkombinierte DNA *f*
重组 DNA 工艺学 rekombinierte DNA-Technologie *f*
重组 DNA 顾问委员会 Beratungskomitee für rekombinierte DNA *n* (RAC)
重组DNA技术 Technik (od. Technologie) von rekombinierter DNA *f*
重组 EPO rekombinantes EPO *n*
重组 RNA rekombinierte RNA *f*
重组表达 cDNA 克隆的血清学分析技术 serologische Analyse der rekombinanten exprimierten Klons *f*
重组病毒质粒载体 rekombinierter Virus-Plasmid-Vektor *m*
重组蛋白质 rekombinantes Protein *n*
重组点 rekombinante Bindestelle *f*
重组干扰素 rekombinantes Interferon, r-IFN *n*
重组工程 Rekombination *f*
重组合 Rekombination *f*
重组活化基因 Rekombination aktivierenden Gens, RAG *f*
重组基因 Rekombinationsgen *n*
重组激活基因 Rekombination aktivierenden Gens *n*
重组结 Rekombinationsknoten *m*
重组近交系 rekombinanter Inzuchtstamm *n* (RI Stamm)
重组抗原疫苗 rekombinantes Impfstoffantigen *n*
重组克隆 rekombinanter Klon *m*
重组率 Rekombinationsfraktion *f*
重组酶 Rekombinationsenzym *n*
重组酶基因 rekombinantes aktivierendes Gen, RAG *n*
重组免疫印迹法 rekombinanter Immun-Blot-Assay *m*
重组频率 Rekombinationsfrequenz *f*
重组期 Rekombinationsstufe *f*
重组染色体 rekombinantes Chromosom *n*
重组热点 rekombinante, besonders aktive Stelle *f*
重组人肾红细胞生成素(红细胞生成素) Erythropoietin *n*
重组融合蛋白质 Rekombinanten Fusion Protein *n*
重组体 Rekombinanten *m pl*, DNA-wiederkombiniert DNA *f*
重组体 DNA 共转化 rekombinante DNA-Cotransformation *f*
重组体 DNA 构建 rekombinante DNA-Konstruktion *f*
重组体 DNA 技术定位 Mapping der rekombinanten DNA-Technologie *n*
重组体 DNA 检测 rekombinante DNA-Test *m*
重组体 DNA 转导 rekombinante DNA-Übertragung *f*
重组体 DNA 转化 rekombinante DNA-Transformation *f*
重组体 DNA 转染 rekombinante DNA-Transfektion *f*
重组体粒细胞巨噬细胞菌落刺激因子 rekombinanter Granulozyten-Makrophagen-Kolonie-stimulierender Faktor *m*
重组体粒细胞菌落刺激因子 rekombinanter Granulozyten-Kolonie-stimulierender Faktor *m*
重组系 Rekombinanter-Stamm *m*
重组细胞 Rekonstitutionszelle *f*
重组腺相关病毒 rekombinanter adeno-assoziierter Virus *m*
重组小节 Rekombinationsknötchen *n*
重组信号序列 Rekombination-Signalsequenz, RSS *f*
重组信号序列 Wiederkombinationssignalfolge *f*
重组修复 Rekombinationsreparation *f*
重组循环 PCR Rekombinationszyklus PCR (Polymerase-Kettenreaktion) *m* (重组循环聚合酶链式反应)
重组亚单位疫苗 rekombinanter Subunit-Impfstoff *m*
重组乙型肝炎疫苗 rekombinanter Impfstoff gegen Hepatitis B *m*
重组异倍性 Rekombination-Heteroploid *m*
重组疫苗 rekombinanter Impfstoff *m*
重组疫苗载体 rekombinierter Vakzinvektor *m*
重组载体疫苗 rekombinanter Vektor-Impfstoff *m*
重组值定位 Rekombinationswert-Mapping *n*
重组质粒 rekombinantes Plasmid *n*
重组蛛丝蛋白 rekombinantes draglines Protein *n*
重组子 Rekon *n*, Recon *n*
重组组织纤溶酶激活物 rekombinanter Gewebe-Plasminogen-Aktivator *m*
重组组织纤溶酶原激活剂(艾通立) rt-PA Actilyse *f*
重组组织型纤溶酶原激活物 Rekombinanter Gewebe-Plasminogen-Aktivator *m*
重组组织因子 rekombinanter Gewebefaktor *m*

chǒng 宠

宠坏的儿童 verwöhntes Kind *n*

CHOU 抽仇稠愁筹踌丑臭

chōu 抽

抽查 selektive Untersuchung *f*
抽出 Ausziehung *f*, Abstraktion *f*, Entziehung *f*
抽出[的]空气 aufgezogene Luft *f*
抽出式缝合 Ausziehnaht *f*
抽出术 Exhärese *f*, Exhairese *f*, Exaeresis *f*
抽出物 Auszug *m*, Aspirat *n*
抽搐 Aufzuckung *f*, Konvulsion *f*, Convulsio *f*
抽搐病 Zuck-Störungen *f pl*
抽搐的(性) konvulsiv(isch)
抽搐发作 Krampfanfall *m*
抽搐后的 nachkonvulsiv(isch)
抽搐后木僵 epileptische Erstarrung *f*
抽搐疗法 Krampf-Therapie *f*
抽搐前的 vorkonvulsiv(isch)
抽搐性 krampfhaft, convulsiv(-us, -a, -um)
抽搐性麻痹 (habitueller) Tic *m*
抽搐性舞蹈病 Tic-Chorea *f*, Zuck-Chorea *f*
抽动(性运动或发声性)障碍 chronische motorische oder vokale Ticstörung *f*, Tic-Störung *f*
抽动[症] Tick *m*, Zuck *m*, Ruck *m*, Kniff *m*
抽动秽语综合征 Gilles de la Tourette* Syndrom *n*
抽动性障碍 Ticstörung *f*, Tic-Störung *f*
抽动障碍 Zuck-Störung *f*
抽风(气) Gasableitung *f*, Luftabzug *m*, Entlültung *f*
抽空 Evakuierung *f*, Abpumpen *n*, Entlüftung *f*
抽空采血器 Vakuumblutsammler *m*
抽滤管 Saugrohr *n*, Saugröhre *f*
抽滤瓶 Saugflasche *f*
抽气泵 Luftpumpe *f*
抽气法 Luftabsaugvorrichtung-Schröpfen *n*
抽气管 Aspirator *m*
抽泣样呼吸 schluchzende Atmung *f*
抽取 Entziehung *f*, Entnahme *f*, Entzug *m*
抽水马桶 Wasserklosett *n*, Spülklosett *n*
抽髓针 Räumnadel *f*
抽提结晶 extraktive Kristallisation *f*
抽屉试验 Schubladenphänomen *n*
抽筒固定螺旋 Fixierschraubeder Beobachtungsröhre *f*
抽吸 Aspiration *f*, Saugen *n*
抽吸采样细胞学检查 zytologische Untersuchung durch Aspirationsbiopsie *f*
抽吸器 Absauggerät *n*, Aspirator *m*, Absaugapparat *m*, Aspirationsapparat *m*
抽象 Abstraktion *f*
抽象表示法 abstrakte Repräsentation *f*
抽象程度 Niveau der Abstraktion *n*
抽象分析法 Methode von abstrakter Analyse *f*
抽象概念 abstraktes Konzept *n*, abstrakte Konzeption *f*
抽象观念 abstrakte Idee *f*
抽象过程 Abstraktion-Prozeß *m*
抽象行为 abstraktes Verhalten *n*
抽象能力 abstrakte Fähigkeit *f*
抽象驱力 abstrakter Treib *m*
抽象神经元 abstraktes Neuron *n*
抽象数据类型 abstrakter Datentyp *m*(ADT)
抽象思维 abstrakter Gedanke *m*
抽象态度 abstrakte Haltung *f*
抽象推理 abstrakte Beweisführung *f*
抽象系统 abstraktes System *n*
抽象信号 Abstraktionssignal *n*
抽象信息 abstrakte Information *f*
抽象学习 abstraktes Lernen *n*
抽象因素 Abstraktion-Faktor *m*, A-Faktor *m*
抽象运算 abstrakte Operation *f*
抽象智力 abstrakte Intelligenz *f*
抽象智力测验 Test auf abstrakte Intelligenz *m*
抽象作用 Abstraktion *f*
抽象作用实验 Abstraktion-Experiment *n*
抽血 Blutentnahme *f*, Blutaspiration *f*, Haemospasia *f*
抽血的 haemospastic(-us, -a, -um)
抽血器 Blutentnahmegerät *n*
抽血注射预防[反应]法 Exohämophylaxie *f*
抽血装置 Blutentnahmegerät *n*
抽样 Auswahl *f*, Stichprobe *f*
抽样 Probenahme *f*
抽样[方]法 Stichprobenmethode *f*
抽样变异 Variation bei Probenahme *f*
抽样分布 Probedistribution *f*
抽样偏倚 Fehler bei Probenahme *m*
抽样偏倚 Probebias *n*
抽样频率 Auswahlsatz einer Stichprobe *m*
抽样调查 Stichprobenerhebung *f*
抽样误差 Stichprobenfehler *m*
抽样误差 Stichprobenfehler *m*, Stichprobenabweichung *f*
抽样研究 Probenahmestudie *f*
抽样总体 Population von Proben *f*
抽液加药注射法 Barbotage *f*
抽真空成形 Vakuumformen *n*
抽真空形成 Vakuumformen *n*

chóu 仇稠愁筹踌

仇恨 Feindseligkeit *f*, Feindschaft *f*
稠度 Konsistenz *f*
稠度计 Konsistometer *n*, Viskosimeter *n*
稠合的 kondensiert
稠环 Kondensationskern *m*, kondensierter Ring *m*
稠环烃 Kondensationsring-kohlenwasserstoff *m*
稠密大气层 dichte Atmosphäre *f*
稠密度 Dichte *f*
稠密染色体 kondensiertes Chromosom *n*
稠脓 dicker Eiter *m*, Pus caseosum *n*
稠乳 dicke Milch *f*
稠液[液体]比重计 Aräometer *n*, Aräopyknometer *n*, Dens(it)ometer *n*
稠杂环系统 kondensiertes Ringsystem *n*
愁眉苦脸 Grimasse *f*, eine bekümmerte Miene machen, ein Gesicht wie drei Tage Regenwetter machen
愁容 besorgter Ausdruck *m*, düstere Miene *f*
愁容满面 extrem besorgt
筹码 Spielmarke *f*, Chip *m*, Zeichen *n*
筹码强化物 Zeichen-Verstärker *m*
筹资保障 finanzielle Absicherung *f*
筹资策略 Finanzierungsstrategie *f*
筹资方式 Finanzierungsweise *f*
筹资结构 Finanzierungsstruktur *f*
筹资来源 Finanzierungsquelle *f*
踌躇 Unschlüssigkeit *f*, Unentschlossenheit *f*

chǒu 丑

丑角样鱼鳞癣 Harlekin-Ichthyose *f*
丑陋面容 häßliches(od. scheußliches) Gesicht *n*

丑胎 Harlekin *m*
丑态 Clownismus *m*

chòu 臭

臭 Foetor *m*, Stinken *n*, Geruch *m*
臭鼻[症] Ozäna *f*, Rhinitis foetida *f*, Stinknase *f*, atrophische Rhinitis *f*
臭鼻的 ozänös
臭鼻克雷白杆菌 Klebsiella ozaenae *f*
臭鼻克雷白氏杆菌 Bacillus mucosus ozaenae *m*, Klebsiella ozaenae *f*, Abel* -Loewenherg* Bazillus *m*
臭鼻性喉症 Ozaena laryngis *f*
臭鼻亚种 Klebsiella pneumoniae subspecies ozaenae *f*
臭虫 Hauswanze *f*, Bettwanze *f*
臭虫属 Cimex *m*, Acanthia *f*
臭虫痒症 Cimicosis *f*
臭虫咬 Wanze beißt
臭椿属 Ailanthus *f*
臭蛋味 Geruch des putriden Eies *m*
臭的 stinkend
臭豆碱 Anagyrin *n*
臭甘菊 Maruta cotula *n*
臭汗 stinkender(od. übelriechender) Schweiß *m*, stinkender Schweiß *m*
臭汗[症] Stinkschweiß *m*, Brom(h)idrosis *f*, Kak(h)idrosis *f*, Osmi(h)drosis *f*, Bromohidrosis *f*
臭汗恐怖 Bromhidrosiphobie *f*, Angst vor dem Körpergeruch *f*
臭气 Dysodie *f*, Mephitis *f*, Fetor *m*, Gestank *m*
臭气恐怖 Osphresiophobie *f*
臭气中毒 Mephitis *f*, Mephitismus *m*
臭腺 Duftdrüsen *f pl*, Glandulae sudorferae majores *f pl*
臭氧 Ozon *n*(O3), Trisaurestoff *m*
臭氧测定术 Ozonometrie *f*
臭氧测量器 Ozonomesser *m*, Ozonoskop *n*
臭氧层 Ozonosphäre *f*
臭氧层顶 Ozonopause *f*
臭氧层耗竭 Ozonabbau *m*
臭氧层厚度 Ozonschichtdicke *f*
臭氧层破坏 Zerstörung der Ozonschicht *f*
臭氧层上限 Ozonopause *f*
臭氧层损耗物质 ozonvernichtender Stoff *m*
臭氧产出率 Ozonproduktionsrate *f*
臭氧的 ozonisch
臭氧毒性 Ozontoxizität *f*
臭氧发生器 Ozonerzeuger *m*, Ozonentwickler *m*
臭氧分解 Ozonolyse *f*
臭氧分析仪 Ozonometer *n*
臭氧化器 Ozoniseur *m*, Ozonisator *m*, Ozonisiermaschine *f*
臭氧化物 Ozonide *n pl*
臭氧计 Ozonometer *n*, Ozonmesser *m*
臭氧空洞 Ozonloch *n*
臭氧潜能值 Ozonabbaupotenzial *n*
臭氧污染 Ozon-Verunreinigung *f*, Ozon-Verschmutzung *f*
臭氧消毒法 Ozondesinfektion *f*

CHU 出初除雏锄处杵储楚畜搐触

chū 出初

出版商提供的记录 vom Verlag geliefertes Zitat *n*
出版物名称 Publikationsname *m*
出胞 Exozytose *f*
出胞作用 Exozytose *f*
出波 Endecho *n*
出管 Ausgang-Rohr *n*
出汗 Schwitzen *n*, Schweißausbruch *m*, Persiratio(n) *f*, Idrosis *f*, Schweißabsonderung *f*
出汗不良 Dyshidrose *f*
出汗不良性湿疹 Dyshidrose-Ekzem *n*, dyshidrotisches Ekzem *n*
出汗不良症 Dyshidrose *f*, Dyshidrie *f*, Dys(h)idrosis *f*
出汗不能的 adiaphoretisch
出汗的 schwitzig, perspiratorisch, sudoripar(-us, -a, -um), sudorifer(-us, -a, -um)
出汗过多 Desudatio(n) *f*
出汗假人 schwitzende Gliederpuppe *f*
出汗量 Schwitzvolumen *n*
出汗率 Schwitzrate *f*
出汗期 Schwitzstadium *n*, Stadium sudoris *n*
出汗试验 Sweat-Test *m*, Schwitzprobe *f*
出汗速度 Schwitzgeschwindigkeit *f*
出汗紊乱 Schweißstörung *f*
出汗性外胚叶发育不良 hidrotische Ektoderm-Displasie *f*
出汗性血管瘤 perspiratorisches Hämangiom *n*
出汗阈 Schwitzschwelle *f*
出汗障碍 Dyshidrose *f*, Dyshydrie *f*, Dyshydrose *f*
出菌率 Effizienz von Plattieren *f*(EOP), Plattieren-Effizienz *f*
出口 Ausgang *m*, Tod *m*, Abtreten *n*, Ablauf *m*
出口斑 Ausgangsmarken *f pl*
出口测量器 Beckenausgangsmesser *m*, Beckenausgangszirkel *m*
出口产钳 Beckenausgangszange *f*
出口横径 Diameter transversa(s. tuberalis) *f*
出口后矢状径 hinterer, nachpfeilförmiger Diameter vom Ausgang *m*
出口检疫 Exportquarantäne *f*
出口平面 Becken-Ausgang-Fläche *f*
出口物品卫生检验 Gesundheitsinspektion der Ausfuhrwaren *f*
出球微动脉 Arteriola efferens *f*, Vas efferens *n*
出球小动脉 Arteriola glomerularis efferens *f*
出入量 Volumen der Wasser-Einnahme und Ausgabe *n*
出鳃动脉 Arteria branchialis efferens *f*
出射粒子 Austrittspartikel *f*
出神 Absenz *f*, Aphelxie *f*, Absentia *f*
出神和附体障碍 Trance- und Besitz-Störung *f*
出神障碍 Trance-Störung *f*
出生 Geburt *f*
出生创伤 Geburtstrauma *n*
出生次序 Geburtsordnung *f*, Folge *f*
出生存活率 Geburtsüberlebensrate *f*, überlebensrate der Geburt *f*
出生大小 Geburtsgröße *f*
出生登记 Geburtsanzeige *f*
出生登记区 Registriergebiet der Geburt *n*
出生地[点] Geburtsort *m*
出生队列 Geburtskohorte *f*
出生队列分析 Geburtskohorte-Analyse *f*
出生队列分析法 Geburtskohortenanalyse *f*
出生队列效应 Geburtskohorteneffekt *m*
出生后的 postnatal
出生后发育 postnatale Entwicklung *f*
出生后免疫 postnatale Immunität *f*
出生后神经发生 postnatale Nervengenesis *f*
出生后生活 Extrauterinleben *n*, extrauterines Leben *n*
出生率 Geburtenrate *f*, Geburtenhäufigkeit *f*, Geburtenziffer *f*, Geborenenziffer *f*, Geburtsziffer *f*
出生率降低 Denatalität *f*, Rückgang der Geburtenziffer *m*
出生率调整 Fertilität-Regelung *f*
出生秘密 Geburtsverborgenheit *f*
出生期望寿命 Lebenserwartung bei der Geburt *f*
出生前的 antenatal, pränatal
出生前发育 pränatale Entwicklung, embryonale Entwicklung *f*

出生前普检 Pränataldiagnostik *f*, pränatales Screening *n*
出生前缺陷 angeborenes Problem *n*
出生前生活 Intrauterinleben *n*
出生缺陷 Geburtsdefekt *m*
出生缺陷发生率 Inzidenz von Geburtsdefekten *f*
出生缺陷监测 Überwachung von Geburtsdefekten *f*
出生时的 connatal
出生死亡比率 Geburt-Tod-Verhältnis *n*, Vitalindex *m*
出生损伤 Geburtsverletzung *f*
出生体重 Geburtsgewicht *n*, Neugeborenengewicht *n*
出生统计 Geburtenstatistik *f*
出生婴儿性别比 Verhältnis der Geschlechter bei der Geburt *n*
出生再登记 Geburtsregistrierung *f*
出生证 Geburtsbescheinigung, Geburtsschein *m*
出声思维 lautdenken
出丝 Exflagellation *f*
出庭 Erscheinen vor Gericht *n*
出庭作证 Erscheinen vor Gericht als Zeuge *n*
出现 Erscheinung *f*, Vorkommen *n*
出现期 Erscheinungsstadium *n*, Offenstehen *n*
出血 Blutung *f*, Hämorrhagie *f*, Haemorrhagia *f*, Exsanguinatio (n) *f*, Blut (aus) fluß *m*
出血斑 Blutfleck *m*, Ekchymose *f*, Ekchymosis *f*
出血部位 Blutungsstelle *f*, Blutungsort *m*
出血的 hämorrhagisch, blutend, haemorrhagic (-us, -a, -urn)
出血点 Blutpunkt *m*, Petechie *f*
出血毒素 Hämorrhagie-Toxin *n*
出血毒素单位 Hämorrhagin-Einheit *f*
出血后的 posthämorrhagisch, posthaemorrhagic (-us, -a, -um)
出血激素 Blutungshormon *n*
出血量 Blutungsmenge *f*
出血倾向 hämorrhagische Diathese *f*, Blutungsneigung *f*
出血热 hämorrhagisches Fieber *n*
出血热病毒 Virus des hämorrhagischen Fiebers *n*
出血渗出性红斑 hämorrhagisches exsadatives Erythem *n*
出血时间 Blutungszeit *f*
出血时间试验 Blutungszeit-Test *m*, Blutungszeitprohe *f*
出血素质 hämorrhagische Diathese *f*, Hämorrhagophilie *f*, Haemorrhaphilia *f*, Blutungsübel *n*, Blutungsbereitschaft *f*
出血型大脑梗死 hämorrhagischer Hirninfarkt *m*
出血性白细胞缺乏症 maligne Thrombozytopenie *f*, Aleukia haemorrhagica *f*
出血性肠炎 hämorrhagische Enteritis *f*
出血性大肠杆菌(出血性大肠埃希菌) enterohämorrhagische Escherichia coli *f* (EHEC)
出血性大泡疱性鼓膜炎 hämorrhagische Myringitis bullosa *f*
出血性大疱 hämorrhagische Blase *f*
出血性带状疱疹 Zoster haemorrhagicus *m*
出血性胆囊炎 Haemocholecystitis *f*
出血性的 hämorrhagisch, haemorrhagic (-us, -a, -um)
出血性多发性特发性肉瘤 Multiplex-Hämorrhagikum-Sarkom-Idiopathie *f*, klassisches Kaposi-Sarkom *n*
出血性多肌炎 Polymyositis haemorrhagica *f*
出血性耳炎 Otitis haemorrhagica *f*
出血性肺炎 hämorrhagische Pneumonie *f*
出血性腹膜炎 Peritonitis haemorrhagica *f*
出血性肝炎 Hepatitis haemorrhagica *f*
出血性梗塞(死) hämorrhagischer Infarkt *m*, roter Infarkt *m*
出血性梗塞形成 hämorrhagische Infarzierung *f*
出血性佝偻病 hämorrhagische Rachitis *f*, infantiler Skorbut *m*
出血性骨膜炎 Periostitis haemorrhagica *f*
出血性骨髓炎 Osteomyelitis haemorrhagica *f*
出血性关节 Blutergelenk *n*, Arthropathia haemorrhagica *f*
出血性关节病 hämorrhagische Arthrose *f*
出血性关节炎 hämorrhagische Arthritis *f*
出血性黑蒙 hämorrhagische Amaurose *f*
出血性红斑 hämorrhagisches Erythem *n*
出血性坏死 hämorrhagische Nekrose *f*
出血性黄疸 hämorrhagischer Ikterus *m*, Icterus hämorrhagicus *m*
出血性黄疸热 icterohämorrhagisches Fieber *n*, Weil* Krankheit *f*
出血性疾病 hämorrhagische Krankheit *f*, Morbus haemorrhagicus *m*
出血性脊髓空洞[症] hämorrhagische Syringomeyelie *f*
出血性脊髓炎 Hämatomyelitis *f*, Myelitis haemorrhagica *f*
出血性浆液性中耳炎 hämorrhagische Otitis media serosa *f*
出血性结肠炎 hämorrhagische Kolitis *f*
出血性结膜炎 hämorrhagische Konjunktivitis *f*
出血性溃疡 hämorrhagisches Ulus *n*
出血性麻疹 hämorrhagische Masern *pl*, Morbilli haemorrhagici *pl*
出血性脉络膜上脱离 hämorrhagische suprachoroidale Ablösung *f*
出血性毛细管中毒 hämorrhagische Kapillartoxikose *f*
出血性迷路炎 hämorrhagische Labyrinthitis *f*, hämorrhagische Entzündung des Innenohrs *f*
出血性囊肿 hämorrhagische Zyste *f*
出血性脑白质病 hämorrhagische Leuko-Enzephalopathie *f*
出血性脑灰质炎 Polioencephalitis haemorrhagica *f*
出血性脑上部灰质炎 Polioencephalitis haemorrhagica superior *f*
出血性脑炎 Flohstichenzephalitis *f*, Encephalitis haemorrhagica *f*
出血性脑卒中(颅内出血) hämorrhagischer Schlaganfall *m*, hämorrhagischer Hirninfrakt *n*, Hirnblutung *f*
出血性内痔 blutende innere Hämorrhoiden *n pl*
出血性脓肿 hämorrhagischer Abszeß *m*
出血性膀胱炎 hämorrhagische Zystitis *f*
出血性贫血 Blutungsanämie *f*
出血性青光眼 hämorrhagisches Glaukom *n*, Glaucoma haemorrhagicum *n*
出血性肉瘤样间皮瘤伴有石棉样纤维 hämorrhagisches sarkomatoides Mesotheliom mit Asbest-ähnlichen Fasern *n*
出血性软化 hämorrhagische Erweichung *f*
出血性伤寒 hämorrhagischer Typhus *m*
出血性肾变病肾炎 hämorrhagische Nephrosonephritis (od. Nephrose) *f*
出血性肾上腺综合征 Waterhouse-Friderichsen-Syndrom *n*
出血性肾炎 Flohstichniere *f*, Nephritis haemorrhagica *f*
出血性肾盂炎 hämorrhagische Pyelitis *f*
出血性胂凡纳明脑炎 hämorrhagische Arsphenamin Enzephalitis *f*
出血性十二指肠炎 hämorrhagische Duodenitis *f*
出血性视网膜炎 Retinitis haemorrhagica *f*
出血性输卵管炎 Salpingitis haemorrhagica *f*
出血性鼠疫 schwarze Pest *f*
出血性水痘 hämorrhagische Varizella *f*
出血性苔癣 hämorrhagischer Lichen *m*, Lichen haemorrhagicus *m*
出血性天花 schwarze Pocken *pl*, Variola haemorrhagica *f*, Variola nigra *f*
出血性天疱疮 Pemphigus haemorrhagicus *m*
出血性外痔 blutende äußere Hämorrhoiden *n pl*
出血性胃肠炎 hämorrhagische Gastroenteritis *f*, Gastroenteritis haemorrhagica *f*
出血性胃炎 hämorrhagische Gastritis *f*
出血性胃液缺乏 Achylia gastrica hämorrhagica *f*
出血性息肉 blutender (od. hämorrhagischer) Polyp *m*
出血性细胞性平滑肌瘤 hämorrhagisches zelluläres Leiomyom *n*
出血性小肠结肠炎 hämorrhagische Enterokolitis *f*
出血性小肠炎 hämorrhagische Enteritis *f*
出血性心包炎 hämorrhagische Perikarditis *f*, Pericarditis hämorrhagica *f*

出血性猩红热 hämorrhagischer Scharlach *m*, Scarlatina haemorrhagica (s. petechialis) *f*
出血性胸膜炎 Pleuritis hämorrhagica (s. sanguinolenta) *f*
出血性休克 hämorrhagischer Schock *m*
出血性血管[肌层]透明变性 Angiohyalinosis hämorrhagica *f*
出血性血小板增多症 hämorrhagische Thrombozythämie *f*, Epstein* (-Goedel*) Syndrom *n*
出血性荨麻疹 Urticaria hämorrhagica *f*, Purpura urticans *f*
出血性炎症 hämorrhagische Entzündung *f*
出血性胰腺炎 hämorrhagische Pankreatitis *f*
出血性胰腺炎急死 plötzlicher Tod von hämorrhagischer Pankreatitis *m*
出血性遗传性毛细血管扩张 hereditäre hämorrhagische Teleangiektasie *f*
出血性缢沟 hämorrhagische hängende Rille *f*
出血性阴茎异常勃起 Stymatosis *f*
出血性硬脑(脊)膜炎 Pachymeningitis hämorrhagica *f*
出血性硬脑膜内层炎 Pachymeningitis hämorrhagica interna *f*
出血性疹 hämorrhagisches Exanthem *n*, Exanthema hämorrhagicum *n*
出血性痔 blutenden Hämorrhoiden *n pl*
出血性子宫内膜炎 Endometritis haemorrhagica *f*
出血性紫癜 thrombopenische Purpura *f*, Purpura haemorrhagica *f*
出血性卒中 Apoplexia haemorrhagica (s. haematica) *f*
出血灶 Blutungsherd *m*, hämorrhagischer Fokus *m*
出血疹 blutender Ausschlag *m*
出血指数 Blutungsindex *m*
出牙 Zahndurchbruch *m*, Zahnen *n*, Dentitio (n) *f*, Odontose *f*, Odontosis *f*
出牙不良 Dysodont (os) ie *f*, Dysodontiasis *f*
出牙过早 vorzeitige Dentition *f*, Dentitio praecox *f*
出牙痉挛 Dentifionsspasmus *m*
出牙困难 Dentitio dificilis *f*, Dysodont (os) ie *f*, Dysodontiasis *f*
出牙囊肿 Dentitionszyste *f*
出牙紊乱 Störung der Dentition *f*
出牙延迟 Spätdentition *f*, Dentitio tarda *f*
出芽 Gemm (ul) ation *f*, Germination *f*, Knospung *f*, Keimung *f*
出芽的 germinativ (-us, -a, -um)
出芽酵母 Hefesprossung *f*, Gemmation der Here *f*
出芽生殖 Keimen *n*, Keimung *f*
出于本能精神发泄 instinktive Katharsis *f*
出于心理理由渲染躯体症状 Ausarbeitung von körperlichen Symptomen aus psychologischen Gründen *f*
出语困难 Mogilalie *f*
出语障碍 Paralalie *f*
出院 Entlassung *f*
出院处 Entlassungsbüro *n*
出院后保健 Nach-Krankenhaus-Pflege *f*, Nach-Entlassung-Pflege *f*
出院环境 Entlassungsumfeld *n*
出院计划 Entladungsplan *m*
出院记录 Entlassungsnotiz *f*
出院就业 Entlassungsbeschäftigung *f*
出院清单档 Entlassung-Listen-Datei *f*
出院摘要 Entlassung-Zusammenfassung *f*
出诊 Hausbesuch *m*, Besuch *m*, Krankenbesuch *m*
出诊包 Arzttasche *f*
出诊护理器械包 Pflegeinstrumentarium für Hausbesuch *n*
出诊箱 Arzttasche *f*
出疹期 Floreszenzstadium *n*, Stadium eruptionis (s. floritionis) *n*
出疹前期 präeruptives Stadium *n*
初[步]筛[选试验] primärer Siebtest (od. Screeningtest) *m*
初癌 Präkarzinom *n*
初癌状态 Vorkrebs *m*, Präkanzerose *f*
初卟啉 Protoporphyrin *n*, Atioporphyrin *n*

初步处理 vorläufige (od. primäre) Behandlung *f*
初步的 vorläufig, primär
初步教育 Propädeutik *f*
初步教育的 propädeutisch
初步科学程序 präliminäres wissenschaftliches Programm *n*
初步评估 primäre Schätzung *f*
初步评价 Vorbewertung *f*
初步筛查(初筛)时间 primäre Screeningzeit *f*, primäre Siebzeit *f*
初步设计审查 Prüfung präliminäres Designs *f*
初步调查 präliminäre Untersuchung *f*
初步消化 Protopepsie *f*
初步诊断 Erstdiagnose *f*, Primärdiagnose *f*
初产 Erstgeburt *f*
初产的 erstgebärend
初产妇 Erstgebärende *f*, Primipara *f*, Unipara *f*
初产蚴 neugeborene Larve *f*
初潮 Menarche *f*, Initialblutung *f*, erste Regelblutung *f*
初潮年龄 Lebensalter der Menarche *n*, Initialblutungsalter *n*
初潮期 Menarche *f*
初次访视 erster Hausbesuch *m*
初次感染 Erstinfektion *f*, Primärinfektion *f*, Primoinfektion *f*
初次交谈 initiales Interview *n*
初次抗体应答 primäre Antikörper-Reaktion *f*
初次免疫 Basisimpfung *f*
初次免疫应答 primäre Immunantwort *f*
初次排斥反应 Erstabatoßungs-Reaktion *f*, first set rejection <engl.>
初次评估 erste Evaluation *f*, Initialbewertung *f*
初次妊娠的 primigravid, erstschwanger
初次[移植物]反应 erste Transplantat-Reaktion *f*
初锉 initiale apikale Feile *f*
初读数 Erstablesen *n*, Initiallesung *f*
初发刺激性皮炎 primäre irritative Dermatitis *f*
初发的 inzipient, naszierend, incipiens, nascens, primordial
初发腭 primärer Gaumen *m*
初发感染 erster Infektion *f*, isolierte Infektion *f*
初发情绪 protopathische Emotion *f*
初发热 Initialwärme *f*
初发雅司疹 Frambösiom *n*, Mutterframbösie *f*
初犯 Ersttäter *m*
初肝间质 prehepaticus <engl.>
初级(次级)关联 primäre (und sekundäre) Assoziation *f*
初级保健医师 Hausärzt *m*
初级变态 primäre Metamorphose *f*
初级不分离 primäre Nicht-Disjunktion *f*
初级传入 primäre Hinleitung *f*
初级传入[纤维]去极化 primäre hinleitende Depolarisierung *f* (PAD)
初级传入纤维 primäre afferente Faser *f*
初级创伤 primäre Wunde *f*
初级代谢产物 Primärmetabolit *m*
初级胆汁酸 primäre Gallensäure *f*, Primärgallensäure *f*
初级的 elementar, primär
初级腹膜腔 primäres Cavum peritonei *n*, primäre Peritonealhöhle *f*, primärer Peritonealraum *m*, primäre Bauchhöle *f*
初级干绒毛 primäre Stammzotte *f*
初级弓 primärer Arcus *m* (od. Arkade *f*)
初级骨单位 primäres Osteon *n*
初级骨化中心 primäres Ossifikationszentrum *n*
初级骨髓 primäres Knochenmark *n*
初级骨髓腔 primäre Knochenmarkhöhle *f*
初级骨小梁 primäre Knochenbälkchen *n pl*
初级骨组织 primäres Knochengewebe *n*
初级过程 primärer Prozess *m*

初级护理 primäre Pflege *f*
初级护士 primäre Krankenschwester *f*
初级肌间神经丛 primärer Auerbach-Plexus *m*
初级集合管 primäre Sammelröhre *n pl*
初级记忆 primäre Erinnerung *f*
初级接头褶 primäre Bindungsfalte *f*
初级晶状体纤维 primäre Linsenfaser *f*
初级精母细胞 Spermatozyte l. Ordnung *f*
初级精原细胞 primäres Spermatogonium *n*
初级聚合灶 B 细胞 B-Zelle aus dem Primärfokus *f*
初级颗粒 primäres Korn *n*
初级口腔卫生保健 primäre Mundgesundheitspflege *f*
初级淋巴滤泡 primärer lymphoider Follikel *m*
初级淋巴器官 primäres lymphatisches Organ *n*
初级淋巴小结 primäres lymphatisches Knötchen *n*
初级淋巴组织 primäres lymphatisches Gewebe *n*
初级卵黄囊 primäre Dottersack *m*
初级卵母细胞 primäre Oozyte *f*, Oozyte erster Ordnung *f*
初级卵泡 Primärfollikel *m*, Folliculi ovarici primarii *m pl*
初级卵泡期 primäre follikulare Phase *f*
初级滤泡 Primärfollikel *m*
初级滤器 primärer Filter *m*
初级卵黄囊 primärer Dottersack *m*
初级免疫应答 primäre immune Antwort *f*
初级内胚层或初级上胚层 primaeres Entoderm *n* od. primärer Hypoblast *m*
初级培养物 primäre Kultur *f*
初级皮质 primäre Rinde *f*
初级评价 primäre Einschätzung *f*, primärer Bewertung *f*
初级绒毛 Primärzotten *f pl*
初级绒毛干 primäre Stamm-Zotte *f*
初级溶酶体 Primärlysosom *n*
初级乳头 primäre Papille *f*
初级生殖母细胞 Primärgonozyt *m*
初级试样 primäres Muster *n* (od. Probe *f*)
初级视泡 primäres Augenbläschen (od. Augenblase *f*) *n*
初级同宗配合 primärer Homothallismus *m*
初级突起 primärer Fortsatz *m*
初级推理 naive Spekulation *f*
初级退变 primäre Degeneration *f*
初级外胚层 primäres Ektoderm *n*, primärer Epiblast *m*
初级弯曲 primäre Krümmung *f*
初级卫生保健 Basisgesundheitsversorgung *f*, primäre Gesundheitspflege *f* (PHC)
初级卫生保健费用 primäre Gesundheitskosten *f*
初级细胞 primäre Zelle *f*
初级像差 Aberration in erster Stufe *f*, Aberration im Raw-Konverter *f*
初级消费者 primärer Verbraucher *m*, primärer Konsument *m*
初级小结 Primärknötchen *n*, primäres Knötchen *n*
初级性比 primäres Verhältnis der Geschlechter *n*
初级性索 primärer Seil der Geschlechter *m*
初级胸膜腔 primäre Pleurahöhle *f*, primärer Pleuraraum *m*, primäres Cavum pleurae *n*
初级循环反应 primäre kreisförmige Reaktion *f*
初级循环反应阶段 kreisförmige Primärreaktion *f*
初级医护病房 primäre Pflege-Einheit *f*
初级医护计算机应用 primäre Pflege-Berechnung *f*
初级医护系统 System primärer Pflege *n*
初级医护支持 Unterstützung primärer Pflege *f*
初级医疗保健 primäre Gesundheitsversorgung *f*
初级医生 Primärarzt *m*, Hausarzt *m*
初级缢痕 primäre Einengung (od. Konstriktion) *f*
初级有丝分裂 Prophase *f*
初级宇宙线 primäre kosmische Strahlung *f*
初级原始红细胞 primitiver Erythroblast *m*
初级支气管 primäre Bronchien *f pl*.
初级止血反应 primäre blutungsstillende Antwort *f*
初级转录本(物) primäre Abschrift *f*
初剂量 Anfangsdosis *f*, Initialdosis *f*
初浆袢 Archoplasmaschlinge *f*
初浆泡 Archoplasmabläschen *n*
初经过早 vorzeitige Menstruation *f*, Menstruatio praecox *f*
初经前期 Prämenarche *f*
初经前期的 prämenarchial
初经延迟 verzögerte Menarche *f*, Menstruatio farda *f*
初看缩短 Vorderabkürzung *f*
初老忧郁症 Melancholia praesenilis *f*, Dementia praesenilis *f*, präsenile Melancholie *f*
初恋的四个阶段 vier Phasen der Jugendliebe, vier Phasen bei erster Liebe
初恋激发阈 Erregungsschwelle der ersten Liebe *f*, Erregungsschwelle der Jugendliebe *f*
初恋心理 Psyche bei erster Liebe *f*
初馏物 Initialfraktion *f*, Anfangsfraktion *f*
初模型 präliminäres Muster *n*
初浓度 Anfangskonzentration *f*
初期 Anfangsstadium *n*, Prodromalstadium *n*, Initialstadium *n*, initiales Stadium *n*
初期[白]内障 Cataracta incipiens *f*
初期疮 primäre Wunde *f*
初期的 initial initial (-is, -is, -e), primär, primitiv, primitiv (-us, -a, -um)
初期的中枢神经系统 primäres zentrales Nervensystem *n*, primäres ZNS *n*
初期毒素 primäres Toxin *n*
初期泛化 initiale Verallgemeinerung *f*
初期肺结核[病] Phthisis (pulmonum) incipiens *f*, Praephthisis *f*
初期奋进 initialer Spurt *m*
初期缝合[术] Primärnaht *f*
初期复苏 lebensrettende Sofortmaßnahme (LSM) *f*
初期关节融合术 primär Gelenkfussion *f*
初期脊椎前移 Präspondylolisthesis *f*
初期结果 primärer Endpunkt *m*, primäres Ergebnis *n*
初期流产 drohender Abort *m*, beginnender Abort *m*
初期麻醉 Initialanästhesie *f*, beginnende Anästhesie *f*
初期梅毒 Syphilis I *f*, primäre Syphilis *f*
初期内障 Cataracta incipiens *f*, inzipiente Katarakt *f*
初期屈曲角度 initiale Flexion *f*
初期脱位 primäre Luxation *f*
初期心内膜炎 Endocarditis incipiens *f*
初期洋地黄化 Initialdigitalisierung *f*, beginnende Digitalisierung *f*
初期谵妄 Initialdelir (ium) *n*
初热 ① Initialfieber *n* ② Initialwärme *f*
初乳 Kolostrum *n*, Erstmilch *f*, Neogala *n*, Colostrum *n*, Vormilch *f*
初乳[斑]检验 Kolostrum-Nachweis *m*
初乳病 Kolostration *f*
初乳激肽 Kolostrokinin *n*
初乳检验 Kolostrafleckuntersuchung *f*, Kolostrum-Nachweis *m*
初乳球 Kolostrumkörperchen *n*
初乳细胞 Kolostrumkörperchen *n*
初乳小体 Kolostrumkörperchen *n pl*, Galaktoblasten *m pl*, Corpuscula colostri *n pl*
初乳性肠炎 Kolostrum-Enteritis *f*, Enteritis colostralis *f*
初乳溢 Kolostrorrhoe *f*
初筛时间 primäre Screeningzeit *f*, primäre Siebzeit *f*
初生[态]氢 naszierender Wasserstoff *m*
初生[态]氧 naszierender Sauerstoff *m*

初生包被 primäre Peridie *f*
初生壁 Primärwand *f*
初生担子 primäre Basidie *f*, Basidium *n*
初生的 naszierend, nascens
初生儿 Neugeborenes *n*
初生分生组织 primäres Meristem *n*
初生构造 primäre Struktur *f*
初生菌丝体 primäres Myzelium *n*
初生木质部 primäres xylem *n*
初生韧皮部 primäres Phlo ë m *n*
初生态 naszierender Zustand *m*
初生外菌幕 primärer universaler Schleier *m*, subuniversaler Schleier *m*
初生线 neonatale Linie *f*
初始 B 细胞 naive B-Zelle *f*, initiale B-Zelle *f*
初始 T 细胞 naive T-Zelle *f*, initiale T-Zelle *f*
初始反应(初次应答) primäre Antwort *f*, erste Reaktion *f*, initiale Reaktion *f*
初始估计值 erste Schätzung *f*, initiale Schätzung *f*
初始淋巴管 initiales Lymphgefäß *n*
初始淋巴细胞 naiver Lymphozyt *f*
初始耐药 erste Resistenz *f*
初始配准 anfängliche Ausrichtung *f*, initiale Ausrichtung *f*
初始认同 primäre Identifikation *f*
初始条件 initiale Kondition *f*
初始型 T 细胞 initiale T-Zelle *f*, naive T-Zelle *f*
初始血尿 initiale Hämaturie *f*
初始知觉 originale Empfindung *f*
初始值 Anfangswert *m*, Initialwert *m*, Ausgangswert *m*
初始治疗 Erstbehandlung *f*, Anfangstherapie *f*
初始状态 initialer Zustand *m*
初始作用 Initialwirkung *f*
初速度(率) Ausgangsgeschwindigkeit *f*, Initialgeschwindigkeit *f*, initiale Schnelligkeit *f* (od. Geschwindigkeit *f*)
初态 initialer Zustand *m*, Anfangszustand *m*
初相位 Anfangsphase *f*, Initialphase *f*
初选 erste (od. primäre) Auswahl *f*
初血尿 initiale Hämaturie *f*
初压 Initialdruck *m*
初牙 Vorgänger *m*
初羊水 Vorwasser *n*
初印模 präliminärer Eindruck *m*, primärer Eindruck *m*
初原肠胚 Haubenkeim *m*, Depula *f*
初原生质 Archoplasma *n*, Archiplasma *n*
初原纤维 Protofaser *f*
初孕的 erstschwanger
初孕妇 Erstschwangere *f*, Primigravida *f*, Unigravida *f*
初长度 Anfangslänge *f*, Initiallänge *f*
初诊 erster Besuch *m*
初诊检查 Untersuchung beim Erstbesuch *f*
初值 initialer Wert *m*
初质 Archiplasma *n*, Archoplasma *n*
初种反应 Erstimpfungsreaktion *f*
初种失败 primäres Impfversagen *n*

chú 除雏锄

除(去)极化 Depolarisation *f*, Depolarisierung *f*
除斑术 Emaculatio *f*
除饱和作用 Desättigung *f*
除冰 Enteisung *f*
除草(莠)剂 Unkrautvernichtungsmittel *n*, Unkrautbekämpfungsmittel *n*
除草剂 Herbizide *n pl*, Defoliantien *f pl*
除草剂污染 Beschmutzung durch Herbizide *f*, Pollution durch Horbizide *f*
除草醚 Nitrofen *n*
除颤 Defibrillation *f*, Herzdefibrillation *f*, Entflimmerung *f*
除颤器 Defibrillator *m*
除颤阈值 Defibrillationsschwelle *f*
除尘 Entstaubung *f*
除尘净化 Säuberung (od. Reinigung) durch Entstaubung *f*
除尘器 Entstauber *m*, Staubsauger *m*, Entstäuber *m*, Entstaubungsapparat *m*
除尘设备 Entstaubungsgerät *n*
除虫 Entwesung *f*
除虫粉 Insektenpulver *n*, Insektengift *n*
除虫精(氯菊酯) Insektizid *n*
除虫菊 Pyrethrom *n*, kaukasische (od. persische) Insektenblüten *f*, Allethrum *n*, Chrysanthemum cinerariifolium *n*
除虫菊醇酮 Pyrethrin *n*
除虫菊黄色 Pyrethrum-Gelb *n*
除虫菊属 Pyrethrine *n*
除虫菊酮 Pyrethron *n*
除虫菊酯[素] Pyrethrine *n pl*
躇踌步态 stotternder Schritt *m*
除臭 Desodorierung *f*
除臭[作用] Desodorisierung *f*, Entgeruchung *f*
除臭的 desodorierend
除臭剂 Geruchsverbesserungsmittel *n*, Deodorant *n*, Desodorans *n*, Deodorizer *m*, Desodorierungsmittel *n*, Desodorisationsmittel *n*
除臭剂皮炎 Deodorant-Dermatitis *f*
除臭卫生尿布 Deodorant-sanitäre-Windel *f*
除臭液 Desodorantlösung *f*
除胆甾醇[作用] Entcholesterinisierung *f*, Entcholesterinisieren *n*
除毒气 Entgasung *f*
除法器 Teilergerät *n*, Teiler *m*
除鲠 Schlundsonde *f*
除鲠器 Schlundstößer *m*, Schlundsonde *f*, Defrusorium *n*
除垢(除锅垢) Entkrustung *f*
除垢剂 Reiningungsmittel *n pl*, Detergentien *f pl*
除冠器 Kronenentferner *m*
除害 Entlausung (od. Befreien *m*) von Ungeziefer *f*
除害灭病 Schädliches entfernen und Krankheiten bekämpfen
除害威 Allyxycarb *n*
除极 Depolarisierung *f*, Depolarisation *f*
除极幅度 Depolarisierung-Amplitude *f*
除极过程 Depolarisationsvorgang *m*
除极化型肌松药 depolarisierendes Muskelrelaxans *n*
除极期 Depolarisationsphase *f*
除甲状腺功能 Dethyreoidisierung *f*, Dethyreoidismus *m*
除箭毒[作用] Dekurarisation *f*, Dekurarisierung *f*
除蜡法 Dezeration *f*, Deceratio *f*
除离子作用 Entionizierung *f*, Deionization *f*
除磷 Entphosphorung *f*
除氯剂 Antichlormittel *n*, Antichlor (um) *n*
除毛的 decalvans
除酶 Entfermentieren *n*
除沫[法] Entschäumung *f*, Entschäumen *n*
除脑桥[法] Depontination *f*
除能 Decapacitation *f*
除胼 Antheloticum *n*
除胼胝药 Ektillotikum *n*, Ektylotikum *n*
除气 Entgasung *f*
除铅疗法 Entbleientherapie *f*, Entbleiungstherapie *f*
除去 Entfernung *f*, Beseitigung *f*, Detraktion *f*
除蠕虫的 wurmtötend
除砷 Arsenentfernung *f*

除神经法 Entnervung *f*
除神经支配 Denervierung *f*, Denervation *f*
除神经支配法 Denervierung *f*, Denervation *f*
除湿 Entfeuchtung *f*
除湿机 Entfeuchtungs-Einheit *f*
除湿器 (Luft) Entfeuchter *m*
除石灰质[作用] Entkalkung *f*, Kalkentziehung *f*, Dekalzifikation *f*, Dekalzifizierung *f*
除石器 Scaler *m*
除鼠 Deratisation *f*, Entrattung *f*
除霜 Entfrosten *n*
除套管[法] Kanülenentfernung *f*, Dekanülierung *f*, decanulement <frz.>
除外诊断法 Exognose *f*, Exognosis *f*, Diagnosis per exclusionem *f*
除胃蛋白酶[作用]的 depepsiniert
除污染 Entverseuchung *f*
除雾器 Entnebler *m*, Demister *m*
除纤颤 Defibrillation *f*, Entflimmerung *f*
除纤颤器 Defibrillator *m*
除纤维蛋白综合征 Defibrinationssyndrom *n*, Defibrinierungssyndrom *n*
除涎 Desalivation *f*
除性征[法] Desexuatierung *f*, Desexualisation *f*
除血 Blutentzug *m*
除胰腺 Pankreatektomie *f*
除抑制[作用] Derepression *f*
除油池 Entölungstank *m*, Olentfernungstank *m*
除莠剂 Herbizide *n pl*, Phytozide *n pl*, Unkrautvertigungsmittel *n pl*, Unkrautbekämpfungsmittel *n pl*
除莠剂中毒 Herbizidvergiftung *f*
除脏术 Devisceration *f*, Exenteration *f*
除脂抗原 entfettetes Antigen *n*
除皱术 Rhytidektomie *f*
除阻遏 Aufhebung der Repression
雏囊 Bruttasche *f*, Brutkapsel *f*
锄形刮(洁)治器 Hoe-Scaler *m*, hakenförmiger Scaler *m*, hakenförmiger Schaber *m*, hakenförmiger Zahnsteinentferner *m*

chǔ 处杵储楚

处方 Arzneiformel *f*, Rezept *n*, Heilformel *f*, Arzneiverordnung *f*, Verschreiben *n*
处方标记 Rezepturanweisung *f*, überschrift *f*
处方核对 Rezept-Überprüfung *f*
处方集 Dispensatorium *n*
处方事故监测 Überwachung der unerwünschten Ereignisse verschiedenern Arzneimittel *f*
处方天平 Rezepturwaage *f*, Apothekerwaage *f*
处方头 Recipe (R, Rec., Rp.), Rezepturanweisung *f*
处方药 Rezeptmedikament *n*, Rezepturarzneimittel *n*
处方医嘱录入系统 Rezept-Ordnung-Eingang-System *n*
处方正文 Inscriptio *f*, Inskription *f*, Rezepturbestandteil *m*
处境性精神病 Situationspsychose *f*
处境性性高潮抑制 situative Inhibition des sexuellen Höhepunkts *f*
处理 Behandlung *f*
处理程序 Prozessor *m*
处理过的粪便 behandelter Kot *m*
处理机 Prozesser *m*
处理机存储器 Prozessorspeicher *m*
处理技巧模型 Modell der Bewältigungsstrategie *n*
处理结果 Behandlungserfolg *m*, Behandlungsergebnis *n*
处理权 Dispositionsrecht *n*
处理尸体 Ablagerung der Leiche *f*
处理顺序 Prozeßsequenz *f*
处理因素 Behandlungsfaktor *m*
处理原则 Behandlungsprinzip *n*
处理者 Handler *m*
处理子系统 Prozeßsubsystem *n*
处女 Jungfrau *f*, Jungfer *f*, Virgo *f*, Virgo intacta *f*
处女的 iungfräulich, virginell
处女恶病质 Chlorose *f*, Chlorosis *f*, Parthenosis *f*, Cachexia virginum *f*
处女科学 Parthenologie *f*
处女恐怖 Parthenophobie *f*, Angst vor Jungfrau oder jungen Mädchen *f*
处女淋巴细胞 Jungfraulymphozyt *m*, virgin lymphocyte <engl.>
处女膜 Jungfernhäutchen *n*, Scheidenklappe *f*, Hymen *m*, Claustrum virginale (s. virginitatis) *n*
处女膜闭锁 Hymen (a1) atresie *f*, Atresia hymenalis *f*
处女膜成形术 Hymenplastik *f*
处女膜缝合(修补)术 Hymenorrhaphie *f*
处女膜缝合术 Hymennaht *f*
处女膜痕 Hymenalkarunkel *f pl*, Hymenalknötchen *n pl*, Carunculae hymenales *f pl*
处女膜环 Hymenring *m*
处女膜类型 Hymentypen *m*
处女膜裂伤 Hymenzerreißung *f*, Hymenrißwunde *f*
处女膜囊肿 Hymenzyste *f*
处女膜破裂(损) Defloration *f*, Devirgination *f*
处女膜切除术 Hymenektomie *f*
处女膜切开术 Hymenotomie *f*
处女膜完好 unbeschädigtes Hymen *n*
处女膜无孔(闭锁) Hymenalatresie *f*, Atresia hymenalis *f*
处女膜息肉 Hymenopolypus *m*, Hymenpolyp *m*
处女膜形态 Form des Hymens *f*, Form des Jungfernhäutchens *f*
处女膜炎 Hymenitis *f*
处女型 B 细胞 jungfräuliche B-Zelle *f*
处女型 T 细胞 jungfräulicher T-Lymphozyt *m*, jungfräuliche T-Zelle *f*, naive T-Zelle *f*
处死刑 Exekution *f*, Hinrichtung *f*
处所环境 institutionelle Umgebung *f*
处置 Intervention *f*, Behandlung *f*
处置耐受性 dispositionelle Toleranz *f*
杵 Stößel *m*, Mörserkeule *f*, Pistill *n*
杵臼关节 Napfgelenk *n*, Nußgelenk *n*, Articulatio cotylica *f*
杵臼关节炎 Entzündung des Napfgelenks *f*
杵针 Stößel-Nadel *f*
杵状变 keulenförmig
杵状的 keulenförmig
杵状指(趾) Trommelfinger *m pl*, Schlägelfinger *m pl*, Tromelschlegelfinger *m pl*, Trommelschlegelzehe *f pl*, keulenförmige Fingerkuppen *f*
储[备溶]液 Stammlösung *f*
储[存]器 Reservoir *n*, Speicher *m*
储备 Reserve *f*
储备力 Reserve *f*, Reservekraft *f*
储备时间极限 nützliches Bewußtsein *n*, Erkenntnis-Grenze *f*
储备受体 Reserverezeptor *m*
储藏蛋白 Speicher-Protein *n* (od. -Eiweiß *n*)
储藏细胞 Speicherungszelle *f*, Speicherzelle *f*
储存 Speicherung *f*
储存颗粒 Speicher-Körnchen *n* (SG)
储存囊泡 Reserve-Bläschen *n*
储存宿主 Reservewirt *m*, Reservoirwirt *m*
储存阈值 Lagerungsschwelle *f*
储存脂肪 Reservefett *n*, Speicherfett *n*
储存佐剂 Speicher-Formierung-Adjuvans *n*, Hilfsmittel *n*
储金窟 Reservoir *n*

储精囊 Samenblase *f*, Samenbläschen *n*
储能 gespeicherte Energie *f*
储气 Reservoir *n*
储气瓶 Akkumulator-Tank *m*
储热器 Wärmespeicher *m*
储铁缺乏 Eisenmangel *m*
储蓄(保虫)宿主(保虫宿主) Reservoirwirt *m*
储液器 Reservoir *n*
储雨水池 Regenwasserbehälter *n*
储脂 Speicherfett *n*, Depotfett *n*
楚克坎德尔体 Zuckerkandl* Körper *m*(主动脉分叉附近的副交感神经节)
楚瓦什红细胞增多症 Tschuwaschien-Polyzythämie *f*, Chuvash* Polyzythämie *f*

chù 畜搐触

畜粪 Mist *m*
搐搦 Tetanie *f*, Clonus *m*
触 Palpieren *n*, Berührung *f*, Tasten *n*
触(知)觉 taktile Perzeption *f*, Wahrnehmung *f*
触棒迷津 Griffel-(od. Abtaster-) Verwirrung *f*, Labyrinth *n*
触变 Thixotropie *f*
触变性 Thixotropie *f*, Thixotropia *f*
触错觉 Tast-Illusion *f*, haptische Illusion *f*
触点 Tastpunkt *m*
触电 elektrischer Schlag *m*
触电电流斑 Stromflecken durch elektrischen Schlag *n*
触电事故 Unfall für Stromschlag *m*, Stromschlag-Unfall *m*
触电死 Elektrokution *f*, Elektrothanasie *f*
触电危险 elektrische Gefahr *f*, Stromgefahr *f*
触电自杀 Selbstmord durch elektrischem Schlag *m*
触垫 taktiles Polster *n*, taktile Unterlage *f*
触发 Triggern *n*
触发点 Trigger *m*, Auslöserpunkt *m*
触发电极 Triggerelektrode *f*, Auslöschelektrode *f*
触发电路 Triggerkreis *m*, Triggerschaltung *f*
触发电位 Erregungspotential *n*
触发动作 Trigger-(od. Auslöser-) Aktion *f*
触发活动 getriggerte Aktivität *f*
触发机制 Trigger-(od. Auslöser-) Mechanismus *m*
触发激动 auslöste Aktivität *f*
触发开关 Trigger *m*
触发灵敏度 Triggerempfindlichkeit *f*
触发脉冲 Triggerimpuls *m*, Zündstoß *m*, Zünd(steuer)-impuls *m*
触发器 Trigger *m*
触发器官 Triggerorgan *n*
触发区 Triggerzone *f*
触发受体 auslösender Rezeptor *m*
触发所见 Triggerfund *m*
触发信号 Auslösesignal *n*
触发型起搏 ausgelöste Stimulation *f*
触发因素 auslösender Faktor *m*, triggernder Faktor *m*
触感 Berührung *f*
触幻觉 taktile Halluzination *f*, Dermatozoenwahn *m*
触角 Antenne *f*, Tentakel *f*, Tentaculum *n*, Fühler *m*, Taster *m*, Palpum *n*, Palpus *m*
触角凹(窝) Antennengrube *f*, Fossa antennae *f*
触角毛 Fühierhaare *n pl*, Tasthaare *n pl*
触觉 Tastsinn *m*, Berührungssinn *m*, Gefühl *n*, Getast *n*. Berührungsempfindung *f*, Tastempfindung *f*, Sensatio tactilis *f*
触觉[性]语[音震]颤 fühlbarer Stimmfremitus *m*
触觉编码 taktile Codierung *f*
触觉辨别 taktile Diskrimination *f*
触觉测量法 Ästhesiometrie *f*
触觉测量器 Ästhesiometer *n*, Sensorimeter *n*, Esthesiometer *n*, Empfindungsmesser *m*, Haptometer *n*, Sensibilitätsinstrument *n*
触觉测试 Touch-Test *m*
触觉迟钝 Amblyophie *f*, Amblyophia *f*, taktile Unterempfindlichkeit *f*, Hypopselaphesie *f*, Dysaphie *f*
触觉刺激物 Tastreiz *m*, Berührungsreiz *m*
触觉倒错 Parapsis *f*
触觉的 tastbar, berührbar, tactil(is, -is, -e)
触觉定位 taktile Lokalisierung *f*
触觉定位测试 taktiler Lokalisationstest *m*
触觉反射 Berührungsreflex *m*
触觉分辨障碍 taktile Diskriminierungsstörung *f*
触觉分析器 taktiler Analysator *f*
触觉感受器 Berührungsrezeptor *m*
触觉感受野 Berühren-rezeptives-Feld *n*
触觉骨导 taktile Knochenleitung *f*
触觉过敏 taktile Hyperästhesie *f*, Hyperaphie *f*
触觉计 Asthesiometer *n*, Haptometer *n*, Tasterzirkel *m*, Tastzirkel *m*, Sensorimeter *n*
触觉减退 Hypoästhesie *f*
触觉亢进 taktile Überfunktion *f*
触觉空间样本配对测验 taktil-räumlicher Match-to-Sample-Test *m*
触觉隆凸 Tastballen *m pl*, Toruli tactiles rn *pl*
触觉毛盘 Tastborstenscheibe *f*
触觉敏度 taktile(Sinnes) Schärfe *f*
触觉敏锐 taktile Hyperästhesie *f*, Berührungsüberempfindlichkeit, taktile Überempfindlichkeit *f*
触觉区 taktiles Feld *n*(od. Sphäre *f*), Tastsinnfeld *n*
触觉缺失 taktile Amnesie(od. Ataktilie) *f*, Tastanästhesie *f*, Ataktilie *f*, Ataktilia *f*, Anaphia *f*
触觉缺失的 tast-empfindungslos
触觉乳头 Tastpapillen *f pl*, Papillae tactiles *f pl*
触觉锐敏 taktile Hyperästhesie *f*, Oxyaethesia *f*
触觉失认[症] taktile Agnosie *f*
触觉失痛 Schmerzlosigkeit beim Stechen *f*, Unfähigkeit, Stichschmerz wahrzunehmen *f*
触觉细胞 Tastzellen *f pl*
触觉显示 taktiles Display *n*(od. Anzeichen *n*)
触觉显示器 taktiler Anzeiger *m*
触觉消失 Anaphie *f*, Tastsinnverlust *m*
触觉小体 Tastkörperchen *n pl*, Tastkugeln *f pl*, Corpusecula tactus *n pl*, Wagner* Körperchen *n pl*
触觉小珠 Toruli tactiles *m pl*
触觉性认识不能 taktile Agnosie *f*
触觉性失语 taktile Aphasie *f*
触觉性震颤 Fremitus tactilis *m*
触觉性知觉障碍 Störung der Tastwahrnehmung *f*
触觉学 Haptik *f*
触觉异常 Parästhesie *f*
触觉阈 Tastschwelle *f*, haptische Schwelle *f*
触觉圆顶 Tastkuppel *f*
触觉障碍 Tastsinnstörung *f*, Parapsis *f*, Dysaphie *f*, Haphonosus *m*
触觉震颤 taktiler Fremitus *m*
触觉中枢 Tastzentrum *n*, taktiles(od. haptisches) Zentrum *n*
触觉助听器 teletactor <engl.>
触叩诊 Tastperkussion *f*, palpatorische Perkussion *f*
触毛 Tastborsten *f pl*, Spürhaare *n pl*, Sinushaare *n pl*, Pili tactiles *m pl*
触酶 Katalase *f*
触酶活性 Katalase-Aktivität *f*
触酶试验 Katalase-Test *m*

触摸 Berührung *f*, Tasten *n*, Touch *m*
触摸操作测验 taktiler Leistungstest *m*, taktile Leistungsprüfung *f*
触盘 Tastscheibe *f*, Menisci tactus *m*
触器 Tentaculum *n*, Tentakel *f*, Organum tactus *n*
触染性毛囊角化病 kontagiöse folliculäre Keratose *f*, Keratosis follicularis contagiosa *f*
触染性脓疱病 Impetigo contagiosa *f*
触染性软疣 Sebumwarze *f*, Molluscum contagiosum *n*, Neisser* Epitheliom *n*, Bateman* Krankheit *f* Ache sebacea molluscum *f*, Dellwarze *f*
触染性须疮 Sycosis contagiosa *f*, Tinea barbae *f*
触杀剂 Kontaktgift *n*, Kontaktinsektizid *n*, Füßchengift *n*
触杀杀虫药(剂) Kontaktgift *n*, Kontaktinsektizide *n pl*, Füßchengifte *n pl*
触杀作用 Kontaktinsektizidwirkung *f*, Kontaktgiftwirkung *f*
触手 Tentakel *m*(n)
触听联觉 Synästhesie von Tasten und Hören *f*
触痛 Haphalgesie *f*, Druckschmerz *m*
触痛的 druckempfindlich
触物感痛 Dysästhesie *f*
触物癖 Berührungslust an Gegenstände *f*, Delir de Toucher *n*
触物失认 Astereognosie *f*
触细胞 Tast(sinn-)Zellen *f pl*, Tastkörperchen *n pl*, Tastkugeln *f pl*
触须 Palpe *f*, Antenne *f*, Taster *m*, Tentaculum *n*, Tentakel *f*, Palpum *n*, Palpus *m*
触须样免疫性肾小球病 immunotaktoide Glomerulopathie *f*
触须样纤维 antennenähnliche Faser *f*
触须状 tentakelförmig
触诱发痛(异常性疼痛,疼痛倒错) Allodynie *f*
触诊 Palpation *f*, Touchieren *n*, Abtasten *n*, Abtastung *f*
触诊方法 Palpationsmethode *f*
触诊器 Palpatorium *n*
触诊性蛋白尿 (reno)palpatorische Albuminurie *f*, Palpationsalbuminurie *f*
触知觉 taktile Perzeption *f*(od. Wahrnehmung *f*)
触珠蛋白 Haptoglobin *n*, Haptoglobulin *n*(Hp)

CHUAI 揣

chuǎi 揣

揣测 Erraten *n*, Mutmaßung *f*, Schätzung *f*, Vermutung *f*

CHUAN 川氚穿传船喘串

chuān 川氚穿

川贝母碱 Fritimin *n*
川陈皮[黄]素 Nobiletin *n*
川德伦堡征(特伦德伦堡氏征) Trendelenburg* Zeichen *n*
川狼毒素 Stellerin *n*
川楝树 Melia toosendan *f*
川楝素 Toosendanin *n*
川崎氏病 Kawasaki* Krankheit *f*, Mucokutanes-lymphnodales-Syndrom *n*
川穹嗪(四甲基吡嗪) Tetramethylpyrazin *n*
川蜷螺 Melania libertina *f*
川蜷螺属 Melania *f*
川芎 Ligustrazine *f*
川芎内酯 Ligustilid *n*
川芎嗪 Ligustrazin *n*
氚 Tritium *n*(T, 3H)
氚标记氨基酸 3H-Markierungsaminosäure *f*, 3H-Aminosäure *f*
氚标记的 3H-markiert
氚标记化合物 3H-markierte Verbindung *f*
氚标记腺苷 tritiiertes Adenosin *n*
氚标记胸腺嘧啶核苷 tritiiertes Thymidin *n*
氚-蛋氨酸 3H-Methionin *n*
氚核 Triton *n*
氚化 Tritiierung *f*, 3H-Markierung *f*
氚化胸腺嘧啶核苷 Tritium-Thymidin *n*, 3H-TdR *n*
氚-菊[糖]粉 3H-Inulin *n*
氚秋水仙素 3H-Kolchizin *n*
氚水 3H-Wasser *n*
穿胞通道 transzytoplasmatischer Kanal *m*
穿胞作用 Transzytose *f*
穿刺 Parazentese *f*, Punktion *f*, Punktur *f*
  布-辛穿刺(气管食管穿刺) Blom*-Singer* Punktion *f*, Luftröhre-Speiseröhre-Punktion *f*
穿刺部位 Punktionsstelle *f*
穿刺冲洗法 Punktion und Spülung(od. Irrigation)*f*
穿刺抽液术 Flüssigkeitsabsaugung durch Punktion *f*
穿刺刀 Einstichmesser *n*, Parazentesemesser *n*
穿刺点 Stelle der Punktion *f*, Punktionsstelle *f*
穿刺法 Punktionsmethode *f*, Punktionstechnik *f*, Punktion *f*, Punktion *f*
穿刺反应 Punktionsreaktion *f*
穿刺放液 Punktieren *n*, Paracentese *f*
穿刺放液法 Paracentese *f*, Abzapiung *f*
穿刺骨折 Lochfraktur *f*
穿刺活检 Drillbiopsie *f*, Nadelbiopsie *f*, Aspirationsbiopsie *f*
穿刺接种法 Stichkultur *f*, Stichimpfung *f*
穿刺培养 Stich-Kultur *f*
穿刺器 Punktiergerät *n*
穿刺取卵 Eizelle Abholung *f* Entnahme der Eizellen durch Punktion *f*
穿刺术 Punktion *f*, Punktur *f*, Paracentesis *f*, Punktierung *f*
  伯纳尔氏穿刺术 Bernard* Punktion *f*, Bernard* Zuckerstich *m*
穿刺术的 punktierend
穿刺探头 Punktion-Sonde *f*
穿刺通过扩张法 Punktion durch Dilatation *f*
穿刺吸除血肿 Absaugen des Hämatoms durch Punktion *n*
穿刺腺 penetrierende Drüse *f*
穿刺性糖尿病 Zuckerstich *m*
穿刺液 Punctat(um)*n*, Punktat *n*
穿刺液涂片 Punktatabstrich *m*
穿刺针 Punktionskanüle *f*, Punktionsnadel *f*, Acus probatoria *f*
穿刺针置入 Einbringen der Punktionsnadel *n*
穿戴式技术 tragbare Technologie *f*
穿戴式医疗仪器 tragbares Medizingerät *n*
穿动脉 Arteriae perforantes *f pl*
穿骨种植体 transossäres Implantat *n*
穿鼓膜电极 transtypanische Elektrode *f*
穿过的 durchgebohrt, durchgedrungen
穿静脉 Venae perforantes *f pl*
穿掘脓肿性毛囊[周]炎 Folliculitis abscedens et suffodiens *f*
穿掘性上皮瘤 exophytischer Tumor *m*
穿掘状上皮瘤 Eepithelioma cuniculatum *n*
穿孔 Perforatio(n)*f*, Durchbruch *m*, Fenestration *f*, Fensterung *f*
穿孔病 Durchbruchsloch *n*, Schrotschusskrankheit *f*
穿孔创 perforierte Wunde *f*
穿孔带 Habenula perforata *f*, Zona perforata *f*
穿孔蛋白 Perforin *n*
穿孔的 perforiert, durchbohrt, perforat(-us, -a, -um), foraminat(-us, -a, -um), foraminos(-us, -a, -um)
穿孔缝[合]术 (Naht-)Verschluß der Perforation *m*
穿孔骨折 Perforation-Fraktur *f*
穿孔机 Perforiermaschine *f*, Punchgerät *n*

穿孔卡 Lochkarte *f*
穿孔卡片 perforierte Karte, gelöcherte Karte *f*
穿孔器 Perforator *m*, Pfriem *m*
穿孔器官 Perforierungsorgan *n*, Intrusion *f*
穿孔素 Perforin *n*
穿孔素 Perforin *n*
穿孔速度 Durchbohrungsgeschwindigkeit *f*
穿孔性的 perforierend, perforat(-us, -a, -um)
穿孔性腹膜炎 Peritonitis perforativa *f*, Perforationsperitonitis *f*
穿孔性巩膜软化[症] Scleromalacia perforans *f*
穿孔性骨折 Perforationsfraktur *f*
穿孔性溃疡 Ulkus perforans *n*
穿孔性阑尾炎 Perforationsappendizitis *f*, Appendicitis perforans *f*
穿孔性外伤 Perforationswunde *f*, perforierende Wunde *f*
穿孔折叠记录纸 perforiertes und gefaltetes Aufnahmepapier *n*
穿孔纸带记录器 Lochstreifenrekorder *m*
穿孔钻 Drillbohrer *m*
穿孔钻头 Perforierbohrer *m*
穿孔作用 Perforation *f*
穿裂的 perrumpent
穿颅器 Kraniotom *n*, Perforatorium *n*
穿颅术 Kraniotomie *f*, Kephalotomie *f*, Zephalotomie *f*, Transforation *f*, Perforatio(n) *f*
穿膜转运 transmembraner Transport *m*
穿内皮性管 transendothelialer Kanal *m*
穿内皮性小管 transendothelialer Kannal *m*
穿皮给药法 transdermale Verabreichung von Arzneistoffen *f*
穿皮潜蚤 Sandfloh *m*, Wüstenfloh *m*, Dermatophilus penetrans *m*, Tunga penetrans *f*
穿皮神经 Nervus cutaneus perforans *m*
穿破创伤 perforierende Wunde *f*, Perforationswunde *f*
穿入 Penetration *f*, Eindringen *n*
穿速度 Penetranz *f*
穿髓 Perforation der Pulpahöhle *f*
穿髓龋 Pulpa-penetrierende Karies *f*
穿梭机制 Pendel-Mechanismus *m*
穿梭运动 Pendeln *n*
穿梭载体(双功能载体) Pendel-Vektor *m*, bifunktionierter Vektor *m*
穿梭载体法 Pendel-Vektor-Methode *f*
穿梭质粒 Pendel-Plasmid *n*
穿堂风 Zugluft *f*, Zug *m*, Durchzug *m*
穿通 Kanalisation *f*
穿通[通]路 durchdringende Bahn *f*, durchdringender Weg *m*, durchdringender Pfad *m*(PP)
穿通病 Malum perforans *n*
穿通创 durchdringende Wunde *f*
穿通的 perforans
穿通骨折 Perforation-Fraktur *f*
穿通管(Volkmann 管) durchdringender Kanal *m*, Volkmann* Kanäle *m pl*
穿通纤维(骨纤维,沙比纤维) durchdringende Faser *f*, Sharpey* Fasern *f*
穿通性癌 penetrierendes Karzinom *n*
穿通性鼻部毛囊炎 perforanse Nasenlöcher-Haarbalgentzündung *f*
穿通性弹力纤维瘤 perforierendes Elastom *n*
穿通性弹力纤维性假黄瘤 durchdringendes elastisches Pseudoxanthom *n*
穿通性钙化性弹力纤维病 durchdringende kalkhaltige Elastosis *f*
穿通性骨瘤 perforanse Knochengeschwulst *f*
穿通性环状肉芽肿 durchdringendes ringförmiges Granulom *n*
穿通性角化过度病 penetrante Hyperkeratose *f*
穿通性类风湿结节 durchdringendes rheumatisches Knötchen *n*
穿通性毛囊炎 Folliculitis perforans *f*
穿通性脑炎 Purencephalitis *f*
穿通性龋 durchdringende Karies *f*
穿通性乳头内弹性瘤 Elastoma intrapapillare perforans *n*
穿通性损伤 Perforationswunde *f*, perforierende Wunde *f*
穿通性眼外伤 penetrierende Verletzung *f*
穿通支原体 Mycoplasma penetrans *n*
穿透[的] durchdringend
穿透[术] Penetration *f*, Penetratio *f*
穿透促进剂 Penetrationsverstärker *m*
穿透度 Penetranz *f*
穿透力 Durchdringungsfähigkeit *f*, Durchdringungsvermögen *n*
穿透能力 Penetrationsfähigkeit *f*, Penetrationskraft *f*
穿透式超声诊断仪 Transmission-Ultrasonoskop *m*
穿透式电子显微镜 Transmission-Elektronenmikroskop *m*
穿透式听觉脑干植入 auditorisches Hirnstammimplantat mit penetrierenden Elektroden *n*
穿透速率 Penetrationsgeschwindigkeit *f*
穿透系数 Penetrationskoeffizient *m*
穿透性 Penetrabilität *f*, Permeabilität *f*
穿透性的 penetrierend, penetrans
穿透性角膜成形术 penetrierende Keratoplastik *f*
穿透性角膜移植术 durchgreifende Keratoplastik *f*, penetrierende Keratoplastie *f*
穿透性溃疡 penetrierendes Ulkus *n*, Ulcus penetrans *n*
穿透性胎盘 durchdringende Plazenta *f*
穿透性头部损伤 durchdringende Kopfverletzungen *f pl*
穿透性吻合口溃疡 penetrierendes Anastomosengeschwür *n*
穿透性心脏创伤 durchdringendes Herztrauma *n*
穿透性主动脉溃疡 penetrierendes Aortenulkus *n*
穿透支原体 Mycoplasma penetrans *n*
穿下颌种植体 Unterkiefer-Implantat *n*
穿线孔缝合针 Fädelöhrnadel *f*
穿心莲黄酮 Andrographin *n*, Andrographon *n*
穿心莲内酯 Andrographolid(um) *n*
穿心莲组培内酯 A Paniculid A *n*
穿心佩兰 boneset <engl.>
穿粘膜种植体 Transschleim-Implantat *n*
穿支 Rami perforantes *m pl*
穿支皮瓣 Perforatorlappen *m*

chuán 传船

传病媒介 Vektor *m*
传播(布) Ubertragung *f*, Grassation *f*, Transmissio(n) *f*, Propagatio(n) *f*, Fortpflanzung *f*, Verbreitung *f*
传播的 transmissiv
传播方式 Ubertragungsmodus *m*, Ubertragungsweise *f*
传播概率 Übertragungswahrscheinlichkeit *f*
传播关系 Kommunikationsbeziehung *f*, Übertragungsbeziehung *f*
传播过程 übertragungsprozeß *m*
传播霍乱的 choleratransmissiv, choleraübertragend
传播机理 Transmissionsmechanismus *m*, Mechanismus der Transmission *f*
传播机制 Übertragungsmechanismus *m*
传播疾病的 morbiphor
传播技巧 Kommunikationsfähigkeit *f*, Kommunikationsfertigkeit *f*
传播结构 Kommunikationsstruktur *f*
传播媒介 überträger *m*
传播模式 Kommunikationsmodell *n*
传播渠道 Kommunikationskanal *m*, Übertragungskanal *m*
传播圈 Diffusion-Kreis *m*
传播体 disseminierter Träger *m*
传播途径 Übertragungsweg *m*, Übertragungskanal *m*, Route der Transmission *f*

传播效果 Kommunikationswirkung *f*, Kommunikationseffekt *m*
传播性搏动 transmisive (od. fortgeleitete) Pulsation *f*
传播性家族失眠症 disseminierte familiäre Schlaflosigkeit *f*, disseminierte familiäre Insomnie *f*
传播性血栓 fortgesetzter Thrombus *m*
传播休止期 Ruhestadium der Infektion *n*
传播因素 Transmissionsfaktor *m*, Ausbreitungsfaktor *m*, Faktor der übertragung *m*
传播阈值 Übertragungsschwelle *f*
传出 Ausfluß *m*, Ausführung *f*, Ausleitung *f*
传出摆动 zentrifugales Schwingen *n*
传出冲动 Efferenz *f*
传出的 efferens, efferent
传出功能 Efferenzfunktion *f*, efferentation <engl.>
传出径路切断状态 Deefferentierungszustand *m*
传出淋巴管 herausziehendes lymphatisches Gefäß *n*, Lymphgefäß *n*
传出神经 efferenter (od. zentrifugaler) nerv *m*
传出神经系统 herausziehendes Nervensystem *n*
传出神经纤维 efferente Nervenfaser *f*
传出神经元 efferentes Neuron *n*
传出系统 efferentes System *n*
传出纤维 efferente Faser *f*
传出小管 Ausgangsröhrchen *n*, Ausflußkanal *n*
传出性突触 efferente Synapse *f*
传出运动神经元 efferentes Motoneuron *n*
传出支 efferenter Ast *m*
传出支封闭 efferenter Astblock *m*
传出指令的拷贝 Efferenzkopie *f*
传出阻滞 efferenter Block *m*
传代 Überlieferung *f*, Durchgang *m*
传代培养 Subkultivierung *f*, Subkultur *f*
传代培养号 Subkultur-Nummer *f*
传代培养间隔 Subkultur-Abstand *m*
传代时间 Generationszeit *f*, Passierungszeit *f*
传代数 Überlieferung- (od. Durchgang-) Nummer *f*
传代细胞 kontinuierte Zelle *f*
传代细胞系或株 passagierte Zell-Linie *f*, passagierter Zellstamm *m*
传导 Leitung *f*, Konduktion *f*, Transmissio (n) *f*
传导比例 Leitungsverhältnis *n*
传导不可逆性 Unabänderlichkeit der Leitung *f*
传导电流 Leitungsstrom *m*
传导动脉 Leitungsarterien *f pl*
传导方向 Leitungsrichtung *f*
传导感觉的 empfindungsträchtig, empfindungswirksam
传导率 Leitfähigkeit *f*, Leitfähigkeitsvermögen *n*
传导麻醉 Leitungsanästhesie *f*
传导热 Leitungswärme *f*
传导热传递 leitende (od. konduktive) Wärmeübertragung *f*
传导热疗法 konduktive Wärmetherapie *f*
传导失语 Leitung-Aphasie *f*
传导速度 Leitungsgeschwindigkeit *f*
传导体 Leiter *m*
传导通路 Leitung-Pfad *m* (od. -Bahn *f*, -Weg *m*)
传导无痛法 Leitungsanalgesie *f*
传导系统 Leitungssystem *n*
传导系统发育不全 Unterentwicklung des Leitungssystems *f*
传导系心肌纤维 Herzmuskelfaser des Erregungsleitungssystemes *f*
传导性 Konduktivität *f*, Leitungsvermögen *n*, Leit (ungs) -fähigkeit *f*
传导性耳聋 konduktive Schwerhörigkeit *f*, Leitungstaubheit *f*
传导(音)性耳聋 Schalleitungsschwerhörigkeit *f*
传导性聋 konduktive Schwerhörigkeit *f*, Leitungstaubheit *f*
传导性失语[症] Leitung-Aphasie *f*
传导阻滞 Leitungsunterbrechung *f*, Leitungsstörung *f*, Blockierung *f*
传导阻滞麻醉 Leitungsanästhesie *f*, Leitungsblockade *f*
传递 übertragung *f*, Transmissio (n) *f*
传递不平衡检验 Transmission-Disequilibrium-Test (TDT) <engl.> *m*, Test auf Übertragung von Unausgeglichenheiten *m*
传递蛋白 Transferrin *n*
传递方式 Transmissionsmodus *m*, Transmissionsweise *f*, übertragungsmodus *m*
传递函数 übertragungsfunktion *f*
传递核糖核酸 transfer-RNS *f* (t-RNS), Transfer-RNS *f* (T-RNS)
传递器 Transmitter *m*, überträger *m*
传递损失 Übertragungsverlust *m*
传递透镜 Übertragungslinse *f*
传递途径 Übertragungsweg *m*, Übertragungskanal *m*
传递细胞 Transfer-Zelle *f*
传递性疲劳 Transmissionsmüdigkeit *f*
传递者 Überträger *m*
传递质 Transmitter *m*, Mediator (substanz *f*) *m*
传动 Trieb *m*, Antrieb *m*, Getriebe *n*
传动比 Zahnrad-Verhältnis *n*
传毒者 Transvektor *m*
传粉 Befruchtung *f*
传感基因 Sensor-Gen *n*
传感器 Sensor *m*, Meßfühler *m*, transducer <engl.>
传感器背心 Sensorweste *f*
传感器测试 Sensortest *m*
传感器阵列 Sensoranordnung *f*
传力器 Macht-Übertrager *m*
传能线密度 linear-Energie-Transfer *m* (LET)
传票 Vorladung *f*, Zwangsvorladung *f*
传染 Infektion *f*, Ansteckung *f*, Ubertragung *f*, Transmissio (n) *f*, Infekt *m*
传染病 Infektionskrankheit *f*, übertragbare (od. ansteckende) Krankheit *f*, Infekt *m*
传染病报告 Infektionskrankheitsmeldung *f*, Infektionskrankheitsanzeige *f*
传染病的 Infektionskrankheit betreffend, zymotisch
传染病防治监督 Beaufsichtigung von Vorbeugung und Behandlung der Infektionskrankheiten *f*
传染病防治院 Zentrum für Infektionskrankheiten *n*, antiepidemisches Institut *n*
传染病管理 Infektionskrankenkontrolle *f*
传染病后痴呆 postinfektiöse Demenz *f*
传染病后的 nachinfizierend, nachansteckend
传染病后精神病 postinfektiöse Psychose *f*
传染病后脑炎 postinfektiöse Enzephalitis *f*
传染病后心搏徐缓 postinfektiöse Bradykardie *f*
传染病后虚弱状态 postinfektiöser asthenischer Zustand *m*
传染病后遗忘症 postinfektiöse Amnesie *f*
传染病科 Abteilung für infektionskrankheiten *f*
传染病恐怖症 Epidemie-Phobie *f*
传染病流行病学 Epidemiologie von Infektionskrankheiten *f*
传染病流行区(疫区) infiziertes Gebiet *n*
传染病室 Infektionsabteilung *f*
传染病学 Loemologie *f*
传染病[医]院 Klinik für ansteckende Krankheit *f*, Infektionskrankenhaus *n*
传染病预测 Prognose einer Infektionskrankheit *f*
传染病预警 Frühwarnung von Infektionskrankheiten *f*
传染病源 Infektionserreger *m*
传染病源性聋 Schwerhörigkeit durch Infektionskrankheiten *f*

传染病院 Klinik für Infektionskrankheiten *f*, Infektionskrankenhaus *n*, Infektionshospital *n*
传染的 infektiös, ansteckend, infectios (-us, -a, -um)
传染度 Infektiosität *f*
传染方式 Infektionsmodus *m*
传染过程 infektiöser Prozess *m*, infektiöser Vorgang *m*
传染后的 postinfektiöls, postinfectios (-us, -a, -um)
传染后精神病 postinfektiöse Psychose *n*
传染来源 Infektionsquelle *f*, Infektionsursprung *m*
传染力 Infektionstüchtigkeit *f*, Virulenz *f*, Infektionskraft *f*, Ansteckungsfähigkeit *f*, Ansteckungskraft *f*, Infektivität *f*
传染率 Infektionsrate *f*
传染门户 Infektionsptorte *f*
传染免疫 infektionsgebundene Immunität *f*, Prämunität *f*, Prämunition *f*
传染期 Ansteckungsphase *f*, Stadium contagii *n*, Ansteckungsperiode *f*, Infektionsperiode *f*
传染前期 präinfektiöses Stadium *n*
传染入口 Infektionseingang *m*, Infektionseintrittspforte *f*
传染途径 Infektionsweg *m*, Infektionsroute *f*
传染妄想 Delusion (od. Wahrvorstellung *f*) der Kontagion *f*
传染物 Ansteckungsstoff *m*
传染性 Ansteckungsfähigkeit *f*, Infektiosität *f*
传染性变态反应 infektiöse Allergie *f*
传染性病毒性痴呆 virusübertragene Demenz *f*
传染性病原体 Infektionserreger *m*
传染性痴呆病 infektiöse Demenz *f*
传染性唇皮炎 infektiöse labiale Dermatitis *f*
传染性单核[白]细胞增多[症]病毒 Virus der Monomucleosis infektiosa *n*, Virus der Angina monocytotica *n*
传染性单核细胞增多症 Mononucleosis infectiosa *f*, Angina monocytotica *f*, Pfeiiffer* Krankheit *f* (od. Drüsenfieber *n*), infektiöse Mononukleose *f*, Monozytenangina *f*
传染性单核细胞增多症病毒 Epstein-Barr-Virus für infektiöse Mononukleose *n*, infektiöse Mononukleose auslösendes EB-Virus *n*
传染性单核细胞增多症肝炎 Hepatitis bei der infektiösen Mononukleose *f*
传染性单核细胞增多症鉴别试验 Differenzierungstest auf infektiöse Mononukleose *m*
传染性单核细胞增多症试验 Mononukleose-Test *m*, Mononukleose-Schnelltest *m*, Paul*-Bunnell* Test *m*
传染性单核细胞增多症嗜异性抗体反应 Paul*-Bunnell* Reaktion *f*, Agglutination von Schaferythrozyten durch heterophile Antikörper, die bei Mononucleosie infectiosa im Serum der Patienten auftreten *f*, heterophile Antikörperreaktion bei infektiöser Mononukleose *f*
传染性单核细胞增多症受体 Rezeptor der infektiösen Mononukleose *m*
传染性单核细胞增多症疫苗 Vakzine gegen das Pfeiffersche Drüsenfieber *f*, Impfstoff gegen das Pfeiffersche Drüsenfieber *m*
传染性单核细胞增多综合征 infektiöse Mononukleose-Syndrom *n* (IMS)
传染性单细胞增多症嗜异性抗体 Paul*-Bunnell* Antikörper *m*, heterophiler Antikörper bei infektiöser Mononukleose *m*
传染性蛋白粒子(朊粒) infektiöse Proteinteilchen *n*, infektiöse Prion-Protein *n*, proteinartige infektiöse Partikel *f*
传染性的 infektiös
传染性貂脑病 transmissible Mink-Enzephalopathie (TME) *f*, übertragbare Nerz-Enzephalopathie (TME) *f*
传染性多[发性]神经炎 infektiöse Polyneuritis *f*, Poly-neuritis infectiosa *f*, Beriel*-Devie*-Alajouanie* Syndrom *n*
传染性多发性神经根炎 infektiöse Polyneuroradikulitis (od. Polyradikulitis) *f*
传染性法氏囊病 infektiöse Bursalkrankheit *f*
传染性飞沫 infektiöses Tröpfchen *n*
传染性非典型性肺炎(严重急性呼吸综合征) infektiöse atypische Pneumonie *f*, Lungenentzündung *f*, schweres akutes Atemnotsyndrom (SARS) *n*
传染性肺结核 infektiöse pulmonäre Tuberkulose *f*
传染性肝炎 infektiöse Hepatitis *f*, Hepatitis infectiosa *f*, Botkin* Hepatitis *f*
传染性肝炎病毒 Infektiöses-Hepatitis-Virus *n*
传染性肝炎相关抗原 Serum-Hepatitis-assiziertes-Antigen *n*, epidemic hepatitis associated antigen (EHAA) <engl.>
传染性感染疾病 übertragbare Infektionskrankheit *f*
传染性海绵状脑病 übertragbare spongiforme Enzephalopathie *f*, übertragbares schwammartiges Hirnleiden *n*, transmissible spongiforme Enzephalopathie *f*
传染性红斑 Erythema infectiosum (acutum) *n*, Kinderrotlauf *m*, Hutinel* Erythem *n*
传染性红斑病(施提克尔病) Stickersche Krankheit *f*, Sticker* Krankheit *f*, Erythema infectiosum *n*, Ringelröteln *n*
传染性黄疸 infektiöse Gelbsucht *f* (od. Ikterus *m*), Icterus infectiosus *m*
传染性肌炎 infektiöse (od. interstitielle) myositis *f*
传染性疾病 infektiöse Störung *f*
传染性结肠炎 infektiöse Kolitis *f*, infektiöse Enteritis *f*, infektiöse Magen-Darm-Grippe *f*, infektiöser Durchfall *m*
传染性结膜炎 infektiöse Konjunktivitis *f*, infektiöse Bindehautentzündung *f*
传染性口角炎 Faulwinkel *m*, Faulecke (nsyndrom *n*) *f*, Stomatitis angularis infectiosa *f*
传染性粒状阴道炎 kontagiöse granuläre Vaginitis *f*
传染性臁疮 Ecthyma contagiosum *n*, ansteckende Pustulardermatitis *f*
传染性淋巴细胞增多 (akute) infektiöse Lymphozytose *f*
传染性淋巴细胞增生症 infektiöse Lymphozytose *f*
传染性流产 Abortus infectiosus *m*, Abortus Bang* *m*
传染性免疫 infektiöse Immunität *f*
传染性耐受 infektiöse Toleranz *f*
传染性脑灰质炎 infektiöse Polioencephalitis *f*
传染性脾大 infektiöse Splenomegalie *f*
传染性犬肝炎病毒 canines infektiöses Hepatitis-Virus *n*, infektiöses Virus von der Hundehepatitis *n*
传染性软疣 absteckende Molluske *f*
传染性软疣病毒 Molluscum-contagiosum-Virus *n*, Dellwarzenvirus *n*
传染性软疣性结膜炎 Konjunktivitis durch Molluscum contagiosum *f*, Konjunktivitis bei der Dellwarze *f*, Bindehautentzündung bei der Dellwarze *f*
传染性上皮瘤 kontagiöses Epitheliom *n*, Epithelioma contagiosum *n*
传染性神经元炎 infektiöse Neuronitis *f*, Guillain*-Barre*-(-Strohl*) Syndrom *n*
传染性湿疹样皮炎 infektiöse ekzematoide Dermatitis *f*
传染性水貂脑病 transmissible Mink-Enzephalopathie (TME) *f*, übertragbare Nerz-Enzephalopathie (TME) *f*
传染性水疱病 infektiöse vesikuläre Krankheit *f*
传染性水肿 infektiöses Odem *n*
传染性脱脚病病毒(鼠传染性缺肢畸形病毒) infektiöses extremitätenloses Virus *n/m*
传染性网状内皮组织增殖 infektiöse Retikuloendotheliose *f*
传染性小汗腺炎 infektiöse ekkrinische Hidradenitis *f*, Entzündung der Schweißdrüsen *f pl*
传染性小鼠脱脚病病毒 Infektiöse-Ektromelie-Virus *n*, Mauspocken-Virus *n*
传染性心内膜炎 infektiöse Endokarditis *f*

传染性血栓形成 infektiöse Thrombose *f*
传染性因子 Infektion-Agent *m*（od. -Faktor *m*）
传染性粘液瘤 Myxoma infectiosum *n*, Myxomatosis cuniculi *f*
传染原因 Ursache der Infektion *f*
传染源 Infektionsquelle *f*, Ansteckungsquelle *f*
传染源隔离 Quellenisolierung *f*
传染灶 Infektionsherd *m*, Infektionsfokus *m*
传热 Wärmeleitung *f*, thermische Leitung *f*
传热介质 Wrmeleitungsmedium *n*
传热面 Wärmeleitungsfläche *f*
传热系数 Wärmetransportzahl *f*, Wärmetransportskoefficient *m*, Wärmeleitungskoeffizient *m*
传人动物病 Zoonose *f*
传入 Einschleppung *f*, Afferenz *f*, Introduktion *f*
传入侧支性抑制 afferent-kollaterale Inhibition *f*
传入冲动 afferenter Impuls *m*
传入刺激作用 afferenter Anreiz *m*
传入的 afferent, afferens
传入淋巴管 afferentes Lymphgefäß *n*
传入路径 afferenter Weg *m*
传入期 afferente Phase *f*
传入神经 afferenter Nerv *m*
传入神经接替站 Relaisstation afferentes Nervs *f*
传入神经末梢 afferente Nervenendigung *f*
传入神经纤维 Afferenz *f*, afierente Nervenfaser *f*
传入神经元 afferentes Neuron *n*
传入神经阻滞 Deafferentierung *f*
传入纤维 afferente（Nerven-）fasser *f*
传入性嗅觉缺失 afferente Anosmie *f*, afferenter Riechverlust *m*, afferente Geruchsblindheit *f*
传入支 afferenter Ast *m*
传入支封闭 afferenter Astblock *m*
传入阻滞 Eingang-Block *m*
传声（音）器 Mikrophon *n*, Schallempfänger *m*, Schalleitungsapparat *m*
传声（音）装置 Schalleitungsapparat *m*, schalleitender Apparat *m*
传声介质 Sound-tragendes Medium（od. Mittel *n*）*n*
传声器互易校准装置 Vorrichtung zur Reziprozitätskalibrierung von Mikrofonen *f*
传声器校准装置 Vorrichtung zur Mikrofonkalibrierung *f*
传输 Transmission *f*
传输特性测量仪 Fernseher-Transmission-Leistungsprüfer *m*
传输协议 Übertragungsprotokoll *n*, Transferprotokoll *n*
传输性咽下困难 Transferdysphagie *f*, Transportdysphagie *f*
传输压力 Lieferung-Druck *m*
传送 Transmission *f*
传送控制协议 Transmission-Kontroll-Protokoll *n*（TCP）
传送能力 Transfer-Fähigkeit *f*
传送时间 Transmission-Zeit *f*
传送系数 Transfer-Koeffizient *m*
传统定向 Tradition-gerichtete Orientierung *f*
传统方法 traditioneller Ansatz *pl*, traditionelle Methode *f*
传统放射学 konventionelle Radiologie *f*
传统分类法 klassische Einteilung *f*
传统经胫假肢（传统小腿假肢）konventionelle transtibiale Prothese *f*
传统脾肾分流术 konventioneller splenorenaler Shunt *m*
传统启动途径 klassischer Aktivierung-Weg *m*
传统人口再生产类型 traditioneller Typ der Bevölkerung-Reproduktion *m*
传统式髋关节离断假肢 traditionelle Hüftexartikulationsprothese *f*
传统式小腿假肢 traditionelle Unterschenkelprothese *f*
传统通路 klassische Leitungsbahn *f*, traditionelle Leitungsbahn *f*
传统透热治疗机 traditioneller Diathermieapparat *m*
传统型骨肉瘤 traditioneller Osteosarkom *n*
传统延迟假肢安装 verzögerte prothetische Versorgung *f*
传统医学 traditionelle Medizin *f*
传统中医疗法 traditionelle chinesische Medizin（TCM）Therapie *f*
传统中医学诊断 TCM-Diagnose *f*
传闻证据 Zeugenaussage, die auf Hörensagen beruht *f*, Zeuge vom Hörensagen *m*
传心术 Telepathie *f*, Gedankenübertragung *f*
传讯 Anklagen *n*
传音功能 schalleitende Funktion *f*, Schalleitungsfunktion *f*
传音性耳聋 Schallleitungsschwerhörigkeit *f*
传音性聋 Schallleitungsschwerhörigkeit *f*
传真 Faksimile *f*, FAX *n*
传真电报测量仪器 FAX-Telegraf-Prüfer *m*
传真通信 FAX-Kommunikation *f*
传真网络系统 FAX-Netzwerk-System *n*
传质面积系数 Stoffübertragungskoeffizient *m*, Koeffizient der Stoffübertragungsfläche *m*
传质系数 Massenübergangszahl *f*, Austauschzahl *f*, Stoffaustauschzahl *f*, Stoffübergangszahl *f*
传质阻力 Widerstand zur Stoffübertragung *f*
船骨状的 kielförmig
船热 Schiffsfieber *n*, Schiffstyphus *m*, Gelbfieber *n*
船式 Bootform *f*
船式构象 Schiffskonformation *f*
船坞蛋白质 Docking-Protein *n*（od. -Eiweiß *n*）
船形的（舟状的）länglich, bootförmig, kahnähnlich
船员踝肿 Schiffsmanusfußödem *n*
船员坏血病 Scorbutus nauticus *m*, Schifferskorbut *m*, Seeskorbut *m*

chuǎn 喘

喘定 Glyphyllinum *n*, Dyphyllin *n*, Diprophyllinum *n*
喘呼吸 asthmoide Atmung *f*
喘咳宁 Orthoxin *n*, Methoxyphenamin *n*
喘鸣 pfeifendes Atmen *n*, Stridor *m*
喘鸣性的 stridorös, stridulös, stridul（-us, -a, -um）
喘鸣性喉痉挛 Laryngismus stridulus *m*, Cantus galli *m*, Millar* Asthma *n*
喘气 Keuchen *n*, Kurzatmigkeit *f*
喘式呼吸 keuchende Atmung *f*
喘速宁 Tretoquinolum *n*, Trimethoquinol *n*
喘息 Keuchen *n*, Kurzatmigkeit *f*
喘息定 Isoprenalin *n*, Isoprolerenol *n*
喘息呼吸 asthmoide Atmung *f*
喘息性呼吸音 asthmatisches Atmungsgeräusch *n*
喘息中枢 Schnappatmungszentrum *n*
喘炎宁 Protokatechusäure *f*

chuàn 串

串 Bund *m*
串行并行独立加工模型 seriell-parallel-unabhängiges（SPI）Modell *n*
串行处理 serielle Verarbeitung *f*
串行存取 Serienweiser Zugriff *m*
串行端口 serieller Anschluß（od. Port *m*）*m*
串行分布网络 Netzwerk serieller Verteilung *n*
串行加工 serielle Verarbeitung *f*
串行口 serielle Schnittstelle *f*
串行通信端口 Port serieller Kommunikation *m*
串行终端 serieller Terminal *m*
串联 Reihe *f*, Serie *f*, Reihenschaltung *f*, serienschaltfung *f*
串联倒位 Tandem-Inversion *f*

串联的 Tandem-
串联电路 Serienkreis *m*
串联反馈式 Serienfeedback *n*
串连过滤 serieller Filter *m*
串联排列 Tandem-Anordnung *f*
串联试验 Serienprüfung *f*
串联谐振 Reihenresonanz *f*, Spannungsresonanz *f*, Serienresonanz *f*
串联性突触 serielle Synapsen *f pl*
串联性增生 serielle Hyperplasie *f*
串联易位 Tandem-Translokation *f*
HLA-A 串联质谱法 Tandem-Massenspektrometrie *f*
HPLC- 串联质谱仪 HPLC-Tandem-Massenspektrometer *m*, Massenspektrometer mit einer HPLC-Anlage *m*
串联质谱仪 Tandem-Massenspektrometer *m*, Tandem-MS *m*
串联重复 Tandem-Wiederholung *f*, Tandem-Dupöokation *f*
串连重复 DNS Tandem-wiederholte DNS-Sequenz *f*
串联重复基因 Tandem-Wiederholung-Gen *n*
串联重复序列 Tandem-Wiederholung-Sequenzen *f pl*
串连重复子 Tandem-Wiederholung *f*
串脉冲 Reihenimpuls *m*, Serienimpuls *m*
串扰 串线 Übersprechen *n*, Nebensprechen *n*, Wortgefecht *n*, Überschneidung *f*
串生 verknüpfen, verketten
串珠 Rosenkranz *m*, Perlenschnur *f*, Perlenkette *f*
串株镰刀菌素 Moniliformin *n*
串珠镰刀菌素 Moniliformin *n*, Semiquadratsäure *f*
串珠试验 Tropfentest *m*
串珠样小体 perlenartiges Körperchen *n*
串珠状的 perlschnurartig
串珠状结节 Rosenkranzknoten *m*
串珠状肋骨 perlschnurartige Rippe *f*, Rosenkranzrippe *f*
串状的 kettenförmig
串状囊腔 kettenförmige Zyste *f*

CHUANG 创疮窗床闯创

chuāng 创疮窗

创(愈)伤酸 Traumatin (säure *f*) *n*, Traumatsäure *f*
创必龙 Triburon *n*, Triclobisonii chloridum *n*
创壁 Wundwand *f*, Wundrand *m*
创底 Wundbett *n*
创端 Wunde-Ende *n*
创管 Wunde-Trakt *m*
创角 Wundwinkel *m*
创口冲洗器 Wundspritze *f*
创口哆开 Spalt (od. Klaffen *n*) von der Wunde *m*
创口缝合术 Wundnaht *f*, Wundverschluß *m*
创口夹 Wunde-Klemme *f*
创口愈合 Wunde-Heilung *f*
创面 Wundfläche *f*
创面闭合 Wundverschluss *m*
创面电灼术 Wundelektrokauterisation *f*, Wundelektrokaustik *f*, Wundverschorfung *f*
创面覆盖物 Wundauflage *f*
创面坏死斑 Nekrosenflecke *f*
创面菌群 Wundflora *f*
创面修复 Wundheilung *f*
创面愈合 Wundheilung *f*
创面蒸发(创面失水) Wundtrocknung *f*
创面止血 Wundhämostase *f*
创面重塑 Rekonstruktion der Wundoberfläche *f*
创腔 Wunde-Höhle *f*
创伤 Trauma *n*, Wunde *f*, Verletzung *f*
创伤病 Traumatopathie *f*
创伤出口 Ausgang von Wunden *m*
创伤弹道学 Wunde-Ballistik *f*
创伤的 traumatisch, traumatic (-us, -a, -um)
创伤感染 Wundinfektion *f*
创伤感染法 Wunde-Infektion *f*
创伤后变量 posttraumatische Variable *n*
创伤后髌股关节炎 posttraumatische Patella-Femur-Arthritis *f*
创伤后髌骨软骨软化 posttraumatische Knorpelerweichung der Patella *f*
创伤后痴呆 posttraumatische Demenz *f*
创伤后的 nach-traumatisch
创伤后癫痫 nach-traumatische Epilepsie *f* (PTE)
创伤后肺水肿 nach-traumatisches pulmonäres (od. pulmonales) Ödem *n*
创伤后干预 posttraumatische Intervention *f*
创伤后骨关节炎 posttraumatische Osteoarthritis *f*
创伤后骨坏死 posttraumatische Knochennekrose *f*
创伤后骨髓炎 posttraumatische Myelitis *f*
创伤后骨萎缩 posttraumatische Knochenatrophie *f*
创伤后骨营养不良 posttraumatische Knochendystrophie *f*
创伤后骨质溶解 posttraumatische Osteolyse *f*
创伤后关节积血 posttraumatische Hämarthrose *f*
创伤后脊髓空洞症 posttraumatische Syringomyelie *f*
创伤后脊柱后凸 posttraumatische Wirbelsäulenkyphose *f*
创伤后脊柱畸形 posttraumatische Wirbelsäulenmissbildung *f*, posttraumatische Wirbelsäulenverformung *f*
创伤后假性紧张症 nach-traumatische Pseudokatatonie *f*
创伤后紧张症 posttraumatische Belastungsstörung *f*
创伤后精神病 nach-traumatische Psychose *f*
创伤后胫外翻 nach-traumatische Schienbein-Ausstülpung *f* (od. Verdrehung *f*)
创伤后慢性骨髓炎 posttraumatische chronische Myelitis *f*
创伤后慢性脊髓炎综合征 posttraumatisches chronisches Myelitis-Syndrom *n*
创伤后人格改变 posttraumatische Persönlichkeitsveränderung *f*
创伤后人格障碍 posttraumatische Persönlichkeitsstörung *f*
创伤后头痛 posttraumatischer Kopfschmerz *m*
创伤后下肢不等长 posttraumatische Beinlängendifferenz *f*
创伤后心理障碍 nach-traumatische psychologische Störung *f*
创伤后遗忘症 nach-traumatische Amnesie *f*
创伤后应激反应(创伤后应激障碍,创伤后机体反应) posttraumatische Belastungsstörung *f*, posttraumatische Stressreaktion *f*, nach-traumatische Belastung-Störung *f*
创伤后谵妄 nach-traumatisches Delirium *n*
创伤后综合征 posttraumatisches Syndrom *n*
创伤弧菌 Vibrio vulniicus *m*
创伤弧菌感染 Infektionen mit Vibrio vulnificus *f*
创伤激素 Wundhormon *n*, Traumatsäure *f*
创伤计分 Punktzahl bei Trauma *f*
创伤记忆缺失 nach-traumatische Amnesie *f*
创伤睑下垂 traumatische Ptosis des Oberlides *f*
创伤控制处置 Kontrollverfahren von Verletzungen *n*
创伤木栓 Wundkork *m*
创伤前变量 prätraumatische Variable *f*
创伤前人格 vortraumatische Personalität *f*
创伤入口 Eingang von Wunden *m*
创伤事件的认知反应 kognitive Reaktion auf traumatisches Ereignis *f*
创伤形成层 Wundkambium *n*, traumatisches Kambium *n*, traumatische Kambiumschicht *f*
创伤形成时间 Alter von Wunden *n*
创伤性 traumatische (od. traumatogene) Okklusion *f*
创伤性白痴 traumatische Idiotie *f*

创伤性髌前滑囊炎 traumatische Bursitis präpatellaris *f*
创伤性出血 traumatische Blutung *f*
创伤性大出血 starke traumatische Hämorrhagie *f*
创伤性弹道损伤 ballistisches Trauma *n*
创伤性癫痫 traumatische Epilepsie *f*
创伤性动脉瘤 traumatisches Aneurysma *n*, Aneurysma traumaticum *n*
创伤性窦道 traumatische Wund (fistel) tasche *f*
创伤性耳聋 Stimulation-Taubheit *f*
创伤性反应 traumatische Reaktion *f*
创伤性复发性肩关节后脱位 traumatische rezidivierende Luxatio humeri posterior *f*, traumatische rezidivierende posteriore Schultergelenkluxation *f*
创伤性复发性肩关节前脱位 traumatische rezidivierende Luxatio humeri anterior *f*, traumatische rezidivierende anteriore Schultergelenkluxation *f*
创伤性复发性肩关节脱位 traumatische rezidivierende Luxatio humeri *f*, traumatische rezidivierende Schultergelenkluxation *f*
创伤性腹膜炎 traumatische Peritonitis *f*
创伤性腹主动脉瘤 traumatisches abdominales Aneurysma *n*, Aneurysma abdominalis traumaticum *n*
创伤性睾丸炎 traumatische Orchitis (od. Hodenentzündung) *f*
创伤性隔疝 traumatische Zwerchfellhernie *f*
创伤性膈疝修补术 Reparatur der traumatischen Diaphragmahernie *f*
创伤性骨骺分离 traumatische Epiphysentrennung *f*
创伤性骨骺阻滞 traumatische Epiphyse-Blockade *f*
创伤性骨化 traumatische Ossifikation *f*
创伤性骨化性肌炎 traumatische verknöcherte Muskelentzündung *f*
创伤性骨膜炎 traumatische Periostitis *f*
创伤性骨囊肿 traumatische Osteozyst *f*
创伤性骨髓炎 traumatische Myelitis *f*
创伤性骨弯曲 traumatische Kyphose *f*, traumatische Kyphosis *f*
创伤性骨折 traumatische Fraktur *f*
创伤性关节炎 traumatische Arthritis *f*
创伤性合并症 traumatische Komplikation *f*
创伤性滑膜炎 traumatische Synovitis *f*
创伤性踝关节炎 traumatische Knöchel-Arthritis *f*
创伤性脊髓空洞症 traumatische Syringomyelie *f*
创伤性脊柱滑脱 traumatische Spondylolisthese *f*, traumatische Spondylolisthesis *f*
创伤性脊椎病 traumatische Spondylopathie *f*
创伤性脊椎前移 traumatische Spondyloptosis *f* traumatische Spondyloptosis *f*
创伤性脊椎软化 traumatische Spomdylomalazie *f*
创伤性脊椎炎 traumatische Spondylitis *f*
创伤性肩关节不稳 traumatische Schultergelenkinstabilität *f*
创伤性肩关节后脱位 traumatische Luxatio humeri posterior *f*, traumatische posteriore Schultergelenkluxation *f*
创伤性肩关节滑膜炎 traumatische Schultergelenksynovitis *f*
创伤性肩关节前脱位 traumatische Luxatio humeri anterior *f*, traumatische rezidivierende anteriore Schultergelenkluxation *f*
创伤性肩关节脱位 traumatische Luxatio humeri *f*, traumatische Schultergelenkluxation *f*
创伤性腱鞘炎 traumatische Sehnenscheidenentzündung *f*
创伤性精神病 traumatische Psychose *f*
创伤性颈脑综合征 traumatisches zervikokraniales Syndrom *n*
创伤性颈椎管狭窄症 traumatische zervikale Wirbelkanalverengung *f*, traumatische zervikale Spinalkanalstenose *f*
创伤性颈椎间盘突出 traumatischer zervikaler Bandscheibenvorfall *m*, traumatische zervikale Diskushernie *f*
创伤性口炎 traumatische Stomatitis *f*, Stomatitis traumatica *f*
创伤性髋关节滑膜炎 traumatische Hüftgelenksynovitis *f*
创伤性髋关节炎 traumatische Hüftgelenkentzündung *f*, traumatische Coxarthritis *f*
创伤性溃疡 traumatischer Ulkus *m*
创伤性淋巴水肿 traumatisches Lymphödem *n*
创伤性聋 traumatische Taubheit *f*
创伤性颅内出血 traumatische Hämorrhagie im Schädelinneren *f*
创伤性颅内积气 traumatische kraniale Luftgeschwulst *f*
创伤性颅内血肿 traumatisches intrakranielles Hämatom *n*
创伤性脑出血 traumatische zerebrale Hämorrhagie *f*
创伤性脑干出血 traumatische Hirnstamm-Hämorrhagie *f*
创伤性脑水肿 traumatisches zerebrales Ödem *n*
创伤性脑损伤 traumatische Gehirnverletzung *f*, traumatische Hirnverletzung *f*
创伤性脓毒症 traumatische Sepsis *f*
创伤性皮肤钙质沉着症 traumatische Calcinosis cutis *f*
创伤性皮炎 traumatische Dermatitis *f*, Dermatitis traumatica *f*
创伤性破伤风 traumatischer Tetanus *m*
创伤性气急 Traumatopnoe *f*
创伤性气胸 traumatischer Pneumothorax *m*
创伤性强迫症 traumatische Obsession *f* (od. Zwangsvorstellung *f*)
创伤性热 Wundfieber *n*
创伤性神经病 traumatische Neuropathie *f*
创伤性神经瘤 traumatisches Neurom *n*
创伤性神经衰弱 Traum (neur) asthenie *f*
创伤性神经症 traumatische Neurose *f*
创伤性湿肺 traumatische feuchte Lunge *f*
创伤性食管穿孔 traumatische Speiseröhre-Perforationen *f pl*
创伤性枢椎前脱位 traumatische vordere Luxation der Axis *f*
创伤性枢椎脱位 traumatische Luxation der Axis *f*
创伤性水肿 traumatisches Odem *n*
创伤性糖尿 traumatische Glukosurie *f*
创伤性糖尿病 traumatischer Diabetes *m*
创伤性头痛 traumatische Kopfschmerzen *m pl*
创伤性脱位 traumatische Luxation *f*
创伤性胃瘘 traumatische Magenfistel *f*
创伤性文身 traumatische Tätowierung *f*
创伤性膝关节滑膜炎 traumatische Kniegelenksynovitis *f*
创伤性膝关节炎 traumatische Kniegelenkentzündung *f*, traumatische Gonarthritis *f*, traumatische Gonitis *f*
创伤性膝关节异常 traumatische Anomalie des Kniegelenks *f*
创伤性下肢异常 traumatische Anomalie der unteren Extremität *f*
创伤性胸椎管狭窄症 traumatische thorakale Wirbelkanalverengung *f*, traumatische thorakale Spinalkanalstenose *f*
创伤性胸椎间盘突出［症］ traumatischer thorakaler Bandscheibenvorfall *m*, traumatische thorakale Diskushernie *f*
创伤性休克 traumatischer Schock *m*, Wundschock *m*
创伤性休克防止法 Primum nil nocere *n*, in erster Linie nicht schaden
创伤性血腹 traumatisches Hämobauchfell *n*
创伤性血流动力学监测 invasiver hämodynamischer Monitor *m*
创伤性血泡(创伤性溃疡，黏膜血疱) traumatische Ulzeration *f*
创伤性血胸 traumatischer Hämothorax *m*
创伤性腰椎间盘突出 traumatische lumbale Diskushernie *f*, traumatischer lumbaler Bandscheibenvorfall *m*
创伤性癔病 traumatische Hysterie *f*
创伤性癔症 traumatische Hysterie *f*
创伤性龈炎 traumatische Gingivitis *f*
创伤性营养不良 traumatische Dystrophie *f*
创伤性直肠炎 traumatische Proktitis *f*, Anus- und Mastdarmentzündung *f*
创伤性窒息 traumatische Asphyxie (od. Erstickung) *f*
创伤性窒息综合征 Traumatoasphyxie-Syndrom *n*
创伤性肘关节炎 traumatische Ellenbogen-Arthritis *f*

创伤性蛛网膜下出血 traumatische subarachnoide Hämorrhagie *f*
创伤性主动脉剥离 traumatisches Aorten-Zerschneiden *n*
创伤性椎管狭窄症 traumatische Rücken-Kanal-Stenosis *f*
创伤性紫癜 traumatische Purpura *f*
创伤修复(愈合) Wunde-Heilung *f*
创伤休克 Wunde-Schock *m*
创伤学 Traumatologie *f*
创伤严重度评分 Skala der Verletzungsschwere *f*, Injury Severity Score(ISS) <engl.> *m*
创伤药 Wundmittel *n*
创伤愈合 Wundheilung *f*
创伤指数 Traumaindex *m*
创伤治疗法 Behandlung von Traumen *f*
创伤治疗学 Traumatologie *f*, traumatische Heilkunde *f*, Unfallheilkunde *f*
创伤中心带 Wunde-zentrales Band *n*
创伤周围带 Wunde-umgebendes Band *n*
创伤最小的胆囊切除术 minimalinvasive Cholezystektomie *f*
创缘 Wundrand *m*
创缘夹 Wundrandklip(p) *m*, Wundklammer *f*
创缘夹缝拆钳 Klammeranlege- und Entfernungszange *f*
创缘夹缝合镊 Wundnahtpinzette *f*, (Wund-) Klippanlegepinzette *f*
创缘夹缝合钳 Klammeranlege- und Nahtzange *f*
创缘夹联合钳 Klipp-anlege-und entfernungsklemme *f*
创缘夹折除钳 (Wund-) Klippentferneklemme *f*
创缘剪 Wundrandschere *f*
疮 Geschwür *n*
疮痂 (Geschwür-) Kruste *f*, Schorf *m*
疮疹净 Dendrid *n*
窗 Fenster *n*, Fenestra *f*
窗地面积比值 Verhältnis von Fensterfläche zur Wohnfläche *n*
窗格状的 benetzt, vergittert
窗孔 Fenster *n*, Fenestra *f*
窗口方法 Fenster-Haube-Methode *f*
窗口截除 Fenster abschneiden
窗口期 Zeitfenster *n*
窗口入路二尖瓣手术(匙孔二尖瓣手术) port-access mitral operation *f*, Operation an der Mitralklappen nach Port-Access-Technik *f*
窗口入路三尖瓣手术(匙孔三尖瓣手术) port-access tricuspid operation *f*, Operation an der Trikuspidalklappen nach Port-Access-Technik *f*
窗口入路体外循环下冠状动脉旁路移植术(匙孔体外循环下冠状动脉旁路移植术) Koronararterienbypassoperation mit über Leistenkanülierung angeschlossener extrakorporaler Zirkulation *f*
窗前裂 Fissula ante fenestram *f*
窗式空调器 Fenster-Typ-Klimaanlage *f*
窗位处理 Fenster-Höhe-Verarbeitung *f*
窗位处理 Verarbeitung in der Fensterlage *f*
窗吸收 Fensterabsorption *f*
窗样缺损的强荧光 Hyperfluoreszenz bei Fenstereffekt *f*

chuáng 床

床 Bett *n*
床边(旁)检验 Bedside-Test *m*, Labor-Untersuchung am Patientenbett *f*
床边[护士]站 Krankenbett-(od. Bettseite-) Station *f*
床边护理信息系统 Krankenbett-(od. Bettseite-) Pflege-Information-System *n*
床边即时检测 Bedside-Test *m*, Labor-Untersuchung am Patientenbett *f*
床边监护器 Monitor am (Kranken-) Bett *m*, bedside monitor <engl.>
床边摄片 Bettaufnahme *f*
床边视野计 Bett-Gesichtfeldmesser *m*
床边微机系统 Krankenbett-(od. Bettseite-) Mikrocomputer-Terminal *m*
床边智能终端 Krankenbett-(od. Bettseite-) Intelligenz-Terminal *m*
床车 Räderbett *n*, Bettfahre(r) *f*, Rollbett *n*, fahrbares Bett *n*
床单 Bettuch *n*, (Bett-) laken *n*, Tages(bett) decke *f*
床单位消毒 Desinfektion von Betteinheit *f*
床垫 Matratze *f*
床护架 Bettbarre *f*
床架 Bettstatt *f*, Bettgestell *n*, Bettstelle *f*, Bettlade *f*
床靠背 Bettrückenlehne *f*
床旁监测仪 Bettseite-Monitor *m*
床旁检验 Bedside-Test *m*, Labor-Untersuchung am Patientenbett *f*
床旁血液净化 Bedside-Blutreinigung *f*, Blutreinigung am Krankenbett *f*
床日成本核算 Kostenrechnung pro Tag und Bett *f*
床上擦浴 Waschen im Bett *n*
床上翻身 Umdrehen im Bett *n*
床上活动 Bettaktivität *f*, Bettmobilität *f*, Bewegung im Bett *f*
床上梳头 Haarkämmen im Bett *n*
床上洗头 Shampoonieren im Bett *n*, Haarwaschen im Bett *n*
床上支架 Bettgalgen *m*
床上桌 Überbett-Tisch *m*
床头卡 Krankenbettkarte *f*
床头牵引架 Bett-Ende-Ziehen-Rahmen *m*
床突间韧带骨化 Verknöcherung des Zwischenklinoid-Ligamentums *f*
床位管理 Bett-Management *n*
床位控制 Bett-Kontrolle *f*
床位占用率 Bett-Belegung-Rate *f*
床位周转率 Bett-Rotation-Rate *f*
床移 Bettverschiebung *f*
床移动范围 Bereich der Bettverschiebung *m*
床浴 Bettbad *n*

chuǎng 闯

闯祸后逃跑 Fahrerflucht *f*, Unfallflucht *f*

chuàng 创

创建引文报告 Erstellen eines Zitierungsberichts *n*
创建者效应 Gründer-Effekt *m*
创始(起源) Genese *f*
创新 Innovation *f*
创新观点倡导者 Innovation-Meinung-Leiter *m pl* (IOL)
创新过程 Innovation-Prozeß *m*
创新精神活性物质 neuartige psychoaktive Substanz *f*
创新扩散 Innovationsdiffusion *f*
创新扩散理论 Innovation der Diffusionstheorie *f*
创新霉素 Creatmycin *n*
创新心理疗法 innovative Psychotherapie *f*
创新治疗手段 Behandlungsinnovation *f*, innovative Behandlung *f*, neuartige Behandlung *f*
创造 Kreation *f*
创造冲动 kreativer Impuls *m*
创造的脑机制 Hirnmechanismus für die Schöpfung *m*
创造动机说 Theorie der Kreativmotivation *f*
创造对健康的支持性环境 Schaffung unterstützender Umwelten für die Gesundheit *f*
创造幻想 kreative Fantasie *f*
创造进攻性 kreative Aggression *f*, kreativer Angriff *m*
创造力 Kreativität *f*

创造力测量 Kreativität-Messung *f*
创造能力 kreative Fähigkeit *f*
创造情结 kreativer Komplex *m*
创造心理学 kreative Psychologie *f*
创造型儿童的特征 Merkmal der kreativen Kinder *n*
创造性 Schöpferkraft *f*, Schaffenskraft *f*, Kreativität *f*
创造性的 kreativ, produktiv
创造性攻击疗法 kreative Aggressionstherapie *f*
创造性记忆 produktive Erinnerung *f*
创造性人格 kreative Personalität *f*
创造性思维 kreativer Gedanke *m*, produktiver Gedanke *m*
创造性问题解决 kreative Problem-Lösung *f*
创造性物品用途测验 Test ungewöhnlicher Benutzungen *m*
创造性想象 produktive (od. imaginäre, kreative) Imagination *f*
创造性性格 produktiver Charakter *m*
创造性游戏 kreatives Spiel *n*
创造性自我 kreatives Selbst *n*
创造性综合 kreative Synthese *f*
创造艺术 kreative Kunst *f*
创造欲 kreativer Impuls *m*
创造哲学心理学 kreative philosophische Psychologie *f*
创造支持性环境 Schaffung einer unterstützenden Umgebung *f pl*

CHUI 吹炊垂槌锤

chuī 吹炊

吹玻壳机 Glasbläser-Maschine *f*, Glasbiernegebläse *f*
吹玻璃工肺气肿 Glasbläseremphysem *n*
吹玻璃工人内障 Feuerstar *m*, Glasbläserkatarakt *f*, Glasbläserstar *m*
吹出 Ausblasen *n*, Abblasen *n*
吹除 Waschung *f*
吹粉器 Pulverbläser *m*, Pulvergebläse *f*
吹风(气)样杂音 blasendes Geräusch *n*
吹风冷却 Windabkühlung *f*
吹风样杂音 blasendes Geräuch *n*
吹管 Lötrohr *n*, Blasrohr *m*
吹管机 Lötrohrgebläse *n*
吹号者疣 Trompeter* Warze *f*
吹口哨 pfeifen, pfeifend
吹口哨面容 pfeifendes Gesicht *n*
吹口哨面容风车翼样手综合征 pfeifendes Gesicht und Windmühlenflügeln-Hand-Syndrom *n*, Whistling face-windmill vane hand syndrome <engl.>
吹口哨面容综合征 pfeifendes Gesichtssyndrom *n*, freier Mann*-Sheldon* Syndrom *n*
吹气 Blasen *n*, Hauchen *n*
吹气捕集法 Purge-and-Trap-Technik *f*, Methode der dynamischen Headspace-Technik *f*
吹气机 Bläser *m*, Gebläse *n*
吹气性杂音 blasendes (od. anämisches) Geräusch *n*
吹气样呼吸音 blasende Atmung *f*, Bronchialatmung *f*
吹入法 Einblasung *f*, Insufflatio (n) *f*
吹入剂 Insufflation *f*
吹入麻醉 Insufflationsnarkose *f*, Insufflationsanästhesie *f*
吹入器 Insufflator *m*
吹焰器 Schweißbrenner *m*
吹音 blasender Ton *m*
吹张法 Aufblasung *f*, Einblasung *f*, Inflation *f*
炊事人员 Küchenpersonal *n*

chuí 垂槌锤

垂唇 Hypostom *n*
垂滴法 hängender Tropfen (-Methode *f*) *m*
垂耳 Hängeohr *n*
垂肩 fallende Schulter *f*
垂茄碱 Demissine *f*
垂熔玻璃过滤器 verschmolzenes Glasfilter *m*
垂熔玻璃漏斗 Sinterglastrichter *m*
垂熔玻璃滤棒 Sinterglasfilterstab *m*
垂熔玻璃滤器 Sinterglasfilter *m/n*
垂熔玻璃滤球 Sinterglasfilterbirne *f*
垂熔玻璃砂芯棒 Sandstab aus verschmolzenem Glas *m*
垂肉 Wamme *f*
垂石松碱 Lycocernuin *n*
垂死的 sterbend, moribund
垂死挣扎 verzweifelte Anstrengungen machen
垂体 Hypophyse *f*, Pituitaria *f*, Hirnanhang (sdrüse *f*) *m*, Glandula pituitaria *f*
α 垂体胺 α-Hypophamin *n*
β 垂体胺 ß-Hypophamin *n*
垂体(重力)性水肿 Gravitationsödem *n*
垂体[分泌]缺乏的 hypophyseopriv
垂体[瘤]性假脊髓痨 Pseudotabes pituitaria *f*
垂体柄中断综合征 Syndrom der Unterbrechung des Hypophysenstiels *n*
垂体部脓肿 Abszess der Hypophyse *m*
垂体出血 Hypophysenapoplexie *f*
垂体促生长磷脂 Tethelin *n*
垂体促性腺激素 hypophysäres Gonadotropin *n*, Prolan *n*
垂体的 hypophysär, pituitär, pituitös, pituitari (-us, -a, -um), hypophysial (-is, -is, -e)
垂体蝶骨综合征 Hypophysen-Sphenoidal-Syndrom *n*
垂体恶性腺瘤 malignes Hypophysenadenom *n*
垂体梗塞 Hypophyseninfarkt *m*
垂体功能 Hypophysenfunktion *f*
垂体功能不全 Hirnanhangsdrüse-Insuffizienz *f*
垂体功能不全性肥胖症 hypophysäre Fettsucht *f*
垂体功能检查 Untersuchung der Hypophysenfunktion *f*
垂体功能减退 Hypopituitarismus *m*, Hypophysenvorderappensyndrom *n*
垂体功能减退性恶病质 Kachexia hypophyseopriva *f*
垂体功能减退症 Hypopituitarismus *m*, Unterfunktion der Hirnanhangsdrüse *f*
垂体功能亢进 Hyperpituitarismus *m*
垂体功能缺失 Apituitarismus *m*
垂体功能障碍 Dyshypophysie *f*, Pituitarismus *m*
垂体刮匙 Hypophysenkürette *f*
垂体管 Hypophysengang *m*
垂体管囊肿 Zyste des Hypophysengangs *f*
垂体管肿瘤 Hypophysengangtumor *m*
垂体后叶 Hypophysenhinterlappen *n* (HHL), Lobus pos-terior hypophyses *m*, Pars nervosa hypophyseos *f*
垂体后叶催产素 α-Hypophamin *n*, Oxytozin *n*
垂体后叶的 Nachhirnanhangsdrüse-, Späterhirnanhangsdrüse-
垂体后叶粉 Hypophysenhinterlappenpulver *n*
[垂体]后叶激素 Hypophysenhinterlappenhormon *n*, Hypophen *n*
[垂体后叶]加压素 Pitrescin *n*, Pitressin *n*, Vasopressin *n*
[垂体后叶]生长抑制素 Amicin *n*
垂体后叶素 Hypophysin *n*, Pituitrin *n*
垂体后叶物质 Hypophysenhinterlappen-Substanz *f*, Hypophxsenhinterlappen-Prinzip *n*
垂体后叶细胞 Pituizyt *m*
垂体后叶腺 Nachhirnanhangsdrüse *f*
垂体后叶注射液 Injectio Pituitarii posterioris *f*
垂体坏死 Hypophysennekrose *f*

垂体混合瘤 Hypophysenmischtumor *m*
垂体机能减退侏儒症 Hypohirnanhangsdrüse-Zwergenhaftigkeit *f*(od. Minderwuchs *m*)
垂体机能亢进 Hyperpituitarismus *m*
垂体激乳腺素 Prolacin *n*, Mammotropin *n*
垂体激素 Hypophysenhormone *n pl*
垂体结核 Hypophysentuberkulose *f*
[垂体]结节部 Pars tuberalis *f*
垂体茎 Hypophysenstiel *m*
垂体窥镜 Hirnanhangsdrüse-Spekulum *n*
垂体冷冻外科治疗 Hypophysenkryotherapie *f*
垂体瘤 Hypophys(e)om *n*
垂体瘤剥离器 Hirnanhangsdrüse-Tumor-Raspatorium *n*
垂体瘤镊 Hirnanhangsdrüse-Tumor-Forceps *m*
垂体瘤切除 Resektion des Hypophysentumors *f*
垂体瘤性假脊髓痨 Pseudotabes pituitaria *f*
垂体漏斗 Infundibulum hypophyseale *n*
垂体门静脉 Pfortader der Hypophyse *f*
垂体门静脉系统 hypophysioportales System *n*
垂体门脉系统 Hypophysenpfortadersystem *n*
垂体门脉循环 Hypophysenpfortaderkreislauf *m*
垂体泌乳素腺瘤 Prolaktin-sezernierendes Hypophysen-Adenom *n*
垂体囊肿 Hypophysenzyste *f*
垂体泡 Hypophysentasche *f*, Rathke* Tasche *f*
垂体憩室 Hypophysendivertikel *n*, Rathke* Tasche *f*
垂体前叶 Prähypophyse *f*, Hypophysenvorderlappen *m*(HVL), Lobus anterior hypophysis *m*, Pars glandularis hypophyseos *f*
垂体前叶促性腺激素 Hypophysenvorderlappengonadotropin *n*
垂体前叶的 prähypophysär
垂体前叶功能低下 Hypophysenvorderlappen-Hypofunktion *f*
垂体前叶功能减退 Hypophysenvorderlappeninsuffizienz *f*
垂体前叶功能减退征(西蒙氏综合征) Hppophysenvorderlappeninsuffizienz *f*, Simmond* Syndrom *n*
垂体前叶功能亢进 Hypophysenvorderlappen-Hyperfunktion *f*
垂体前叶激素 adenohypophysäre Hormone *n pl*, Hypophysenvorderlappenhormone *n pl*
垂体前叶嗜碱性细胞瘤 Hypophysenvorderlappen-Basophilzellentumor *m*, Hypophysenvorderlappen-Basophilom *n*
垂体前叶腺 vordere Hirnanhangsdrüse *f*
垂体前叶样物质 hypophysenvorderlappenähnliche Substanz *f*, hypophysenvorderlappenähnliches Prinzip *n*
垂体前叶致糖尿病因子 diabetogenes Hypophysenvorderlappenprinzip *n*
垂体前叶中间部 Pars intermedia der Hypophysenvorderlappen *m*
垂体前叶肿瘤 Hypophysenvorderlappentumor *m*
垂体钳 Pituitariazange *f*, Laminektomiezange *f*
垂体切除术 Hypophysektomie *f*, Pituitektomie *f*
垂体肉芽肿 Hypophysengranulom *n*
垂体软骨 hypophysischer Knorpel *m*
垂体上动脉 Arteria hypophysialis superior *f*
垂体神经部 Neurohypophyse *f*, Hypophysenhinterlappen *m*, Pars nervosa hypophyseos *f*, Lobus posterior hypophyseos *m*
垂体神经部的 neurohypophysär
垂体神经性激素 neurohypophysisches Hormon *n*
垂体神经部 Neurohypophyse *f*, Neurohirnanhangdrüse *f*
垂体肾上腺皮质功能低下 hypophysäre Nebennierenrindeninsuffizienz *f*, hypophysäre NNR-Insuffizienz *f*, hypophysäre adrenokortikale Insuffizienz *f*
垂体肾上腺系统 Hirnanhangsdrüse-Nebennieren-System *n*
垂体肾上腺轴 Hirnanhangsdrüse-Nebennieren-Achse *f*
垂体生长激素腺瘤 Wachstumshormon-produzierendes Hypophysenadenom *n*
垂体石 Hypophysenstein *m*, Hypophysenkern *m*
垂体嗜碱[性细胞]腺瘤 basophiles Adenom der Hypophyse *n*, basophiles Hypophysenadenom *n*
垂体嗜碱细胞增殖 basophiler Pituitarismus *m*
垂体嗜碱性细胞 basophile Hypophysenzelle *f*, basophile Zelle der Hirnanhangsdrüses *f*
垂体嗜酸细胞腺瘤 azidophiles Hypophysenadenom *n*
垂体嗜酸性细胞 azidophile Hypophysenzelle *f*, azidophile Zelle des Hirnanhangsdrüses *f*
垂体损伤 Hypophysenverletzung *f*
垂体糖蛋白亚基 alpha-Untereinheit des Glykoproteinhormons der Hypophyse *f*
垂体体质 Pituitotropismus *m*
垂体体质者 Pituitotrope *f*
垂体退化 Hypophyseninvolution *f*
垂体危象 hypophysäre Krise *f*
垂体萎缩 Hypophysenatrophie *f*, Hypophyseninvolution *f*
垂体窝 Hypophysengrube *f*, Fossa hypophysialis *f*
垂体细胞 Hirnanhangsdrüse-Gliazelle *f*
垂体下动脉 Arteria hypophysialis inferior *f*
垂体先天性发育不全 kongenitale Hypophysenhypoplasie *f*
垂体嫌色细胞腺瘤 chromophobes Hypophysenadenom *n*, Hauptzellenadenom *n*
垂体腺 Hypophyse *f*, Glandula pituitaria *f*
垂体腺癌 Hirnanhangsdrüse-Drüsenkrebs *m*
垂体腺苷环化酶激活肽 Hirnanhangsdrüse-Adenylatzyklase-Auslösung-Peptid *n*
垂体腺苷酸环化酶激活肽 Hypophysen-Adenylatcyclase aktivierendes Peptid(PACAP) *n*
垂体腺瘤 Hypophysom(a) *n*, Hypophysenadenom *n*, Hypophyseoma *n*
垂体前叶 Vorderlappen der Hirnanhangsdrüse *m*
垂体性恶病质 Kachexia hypophysalis s. pituitaria *f*, Asthenia gravis hypophyseogenea *f*, Simmonds* Krankheit *f*(od. Syndrom *n*)
垂体性经闭 hypophysäre(od. pituitäre) Amenorrhoe *f*
垂体性巨大发育 hypophysärer Gigantismus(od. Riesenwuchs) *m*
垂体性巨人症 hypophysärer Riesenwuchs *m*(od. Gigantismus *m*)
垂体性巨人症及肢端肥大症 hypophysärer Riesenwuchs mit Akromegalie *m*
垂体性尿崩症 Hypophyse-bedingte Diabetes insipidus *f*
垂体性糖尿 hypophysäre Glukosurie *f*
垂体性无睾症 hypophysärer Eunuchoidismus *m*
垂体性幼稚型 hypophysärer Infantilismus *m*
垂体性粘液水肿 hypophysäres Myxödem *n*
垂体性侏儒 Ateleiosis *f*, hypophysärer Zwerg *m*
垂体性侏儒症 hypophysärer Zwergwuchs *m*, Nanosomia pituitaria *f*
垂体炎 Hypophysitis *f*
垂体炎症 Hypophysitis *f*
垂体异常 Hypophysenanomalie *f*
垂体釉质细胞瘤 hypophysäres Adamantinom *n*, adamantinomatöses Kraniopharyngiom *n*
垂体远侧部 Pars distalis hypophyseos *f*
垂体孕细胞 hypophysäre Schwangerschaftzellen *f pl*
垂体增生 Hypophysenhyperplasie *f*
垂体摘除 Pituitektomie *f*, Hypophysektomie *f*, Hypophysenexstirpation *f*
垂体障碍 Hirnanhangsdrüse-Störung *f*
[垂体]中叶素 Intermedin *n*, Intermedium *n*
垂体肿瘤 Hypophysentumor *m*, Hypophysengeschwulst *f*
垂体肿瘤切除术 Resektion des Hypophysentumors *f*, Hypophysentumorresektion *f*
垂体综合征 Dystrophia adiposogenitalis *f*, Fröhlich* Syndrom *n*
垂体卒中 Hypophysenapoplexie *f*, Hirnanhangsdrüse-Apoplexie *f*
垂头病 Kubisagari: in Japan vorkommende Form der GEELIER-

Krankheit *f*(日本流行的麻痹性眩晕)
垂头仰卧位 Trendelenburg* Lage (od. Position) *f*
垂腕[畸形] Hängehand *f*, Carpoptosis *f*
垂危 tödlich krank, sterbenskrank
垂涎 Speichelfluß *m*
垂直 vertikal, senkrecht
垂直[向]键 axiale Taste *f*
垂直板电泳 Platte-Elektrophorese *f*
垂直半喉切除术 vertikale Hemilaryngektomie *f*
垂直层流 vertikaler laminarer Strom *m*
垂直层流洁净工作台 mit vertikalem laminarem Luftstrom gereinigte Werkbank *f*
垂直尺度 Vertikaldimension *f*
垂直传播(递) Vertikaltramsmission *f*
垂直传递 vertikale Übertragung *f*
垂直倒视 vertikal-umgekehrte Vision *f*
垂直的 senkrecht, vertikal, vertical (-is, -is, -e), perpendikular, perpendikulär, perpendicular (-is, -is, -e), erect (-us, -a, -um)
垂直电泳仪 vertikale Elektrophorese *f*
垂直定向 vertikale Orientierung *f*
垂直断层 X 线机 Vertikalröntgentomograph *m*, Vertikalröntgenstratigraph *m*
垂直分布 Vertikalverteilung *f*
垂直分离性偏斜 dissoziierte Vertikaldivergenz (DVD) *f*, dissoziiertes Höhenschielen *n*
垂直复视 vertikale Diplopie *f*, Diplopia verticalis *f*
垂直感染 Vertikalinfektion *f*
垂直沟通 vertikale Kommunikation *f*
垂直后缩综合征 vertikales Retraktionssyndrom *n*
垂直肌链 vertikale Muskelkette *f*
垂直加速度 vertikaler Beschleuniger *m*
垂直减速器 vertikaler Verlangsamer *m*
垂直径 Vertikaldurchmesser *m*
垂直静脉 vertikale Vene *f*
垂直距离 Vertikaldistanz *f*
垂直距离测定 Bestimmung der Vertikaldistanz *f*
垂直力中心 Zentrum vertikaler Kraft *n*
垂直路径 Vertikaldurchmesser *m*
垂直面 Vertikalebene *f*
垂直凝视 vertikaler Blick *m*
垂直偏斜 vertikale Abweichung *f*
垂直平行流 vertikaler laminarer Strom *m*
垂直起落 vertikales Starten und Landen *n*
垂直切口 Vertikalschnitt *m*, Längsschnitt *m*
垂直融像转动 vertikale fusionale Vergenz *f*
垂直褥式缝合 Vertikalmatrazennaht *f*
垂直视性眩晕 Vertikalschwindel *m*, Vertikalvertigo *f*
垂直书写试验 Vertikalschreibprobe *f*
垂直条纹状砂纸甲 vertikale gestreifte Sandpapier-Nägel *m*
垂直跳跃计 Vertikalsprungmeter *n*
垂直投光管 vertikaler Illuminator *m*
垂直脱位 aufrechte Verrenkung *f*
垂直温差 vertikale Temperaturdifferenz *f*
垂直温度递减率 vertikale Temperatur-Abstieg *m* (od. degressive-Rate *f*)
垂直线 Einfall(s)lot *n*, Vertikale *f*, Senkrechte *f*
垂直向松弛切口翻瓣术 Klappe mit vertikalem lockerem Einschnitt *f*
垂直向隐斜视 Anisophorie *f*, Anisophoria *f*
垂直斜射照明器 Auflichtilluminator *m*, Auflichtbeleuchtung *f*
垂直性视动性眼球震颤 vertikaler optokinetischer Nystagmus *m*
垂直性斜视 Höhenschielen *n*, Vertikalschielen, *n*, Strabismus verticalis *m*
垂直性眼[球]震[颤] Vertikalnystagmus *m*
垂直性隐斜视 vertikale Heterophorie *f*
垂直压力 vertikaler Druck *m*
垂直压缩损伤 vertikale Kompressionsverletzung *f*
垂直运动 vertikale Bewegung *f*
垂直照度 Vertikalillummation *f*, Direktillumination *f*
垂直照明 Auflichtbeleuchtung *f*, Vertikalillumination *f*
垂直知觉 vertikale Empfindung *f*
垂直中线错觉 Illusion für vertikaler Zentrallinie *f*
垂直轴 Vertikalachse *f*
垂直柱 vertikale Säule *f*
垂直转头 vertikaler Rotor *m*
垂直转向 vertikale Vergenz *f*
垂直阻生 vertikaler Einschlag *m*
垂直坐位头靠 aufrechte Sitzlagekopfstütze *f*
垂周壁 antiklinale Wand *f*
垂周的 antiklinal
垂足 Fuß-Fall *m*, Lot (fußpunkt) *n* (m)
垂足步态 fußfallender Gang *m*
槌(锤) Stampfer *m*, Holzhammer *m*, Poloschläger *m*, Hammer *m*
槌骨 Hammer *m*, Hammerknöchelchen *n*
槌骨器 Holzhammer für Rücken *m*
槌骨头剪 Hammerknöchelchen-Schere *f*, Hammerknöchelchen-Kopf-Zange *f*
槌状 Stößel- (od. Pistill-) form *f*
槌状指畸形 Mallet-Finger *m*
锤(槌) Hammer *m*, Stößel *m*
锤(槌)状指 Hammerfinger *m*, Klumpfinger *m*
锤(槌)状趾 Hammerzehe *f*, Klumpzehe *f*
锤骨 Hammer *m*, Malleus *m*
锤骨柄 Hammergriff *m*, Manubrium mallei *n*
锤骨短突 Processus brevis mallei *m*, Processus lateralis mallei *m*
锤骨后襞 Plica mallearis posterior *f*
锤骨颈 Collum mallei *n*
锤骨前襞 Plica mallearis anterior *f*
锤骨前韧带 Ligamentum mallei anterius *n*
锤骨钳 Hammerzange *f*
锤骨上韧带 Ligamentum mallei superius *n*
锤骨头 Caput mallei *n*
锤骨头钳 Hammerkopfzange *f*
锤骨外侧韧带 Ligamentum mallei laterale *n*, Achsenband *n*
锤骨长突 Processus longus mallei *m*, Processus anterior mallei *m*
锤击 Hammer-Schlag *m*
锤击伤 Hammerverletzung *f*
锤击式粉碎机 Hammer-Stil-Pulverisator *m*
锤磨机 Hammermühle *f*
锤头缝合针 Knopfnadeln *f pl*
锤凸 Hammerfortsatz *m*, Processus mallei *m*, Prominentia malle(ol)aris *f*
锤纹 Stria mallearis *f*
锤造冠 geschmiedete Krone *f*
锤造金属全冠 geschmiedete Vollmetallkrone *f*
锤造器 Küvette-presse *f*, dentalswager <engl.>
锤造全冠 bearbeitete (od. geschmiedete) Vollkrone *f*
锤状趾 Hammerzehe *f*, Digitus malleus *m*

CHUN 春纯唇鹑醇

chūn 春

春孢子(锈孢子) Aecispore *f*
春孢子器(锈孢子器) Aecium (pl Aecie) *n*
春化作用 Vernalisation *f*
春天 Frühling *m*
春季 Frühjahr *n*
春季肺水肿 Frühjahrsödem der Lunge *n*

春季结膜炎 Frühjahrskonjunktivitis *f*, perikeratitische Hypertrophie *f*, Conjunctivitis vernalis *f*, vernale Konjunktivitis *f*
春季卡他 Frühjahrskatarrh *m*, Catarrhus vernalis *m*
春季卡他性眼炎 Frühjahrskonjunktivitis *f*, Conjunctivitis vernalis *f*
春季脑炎 Frühjahr-sommerenzephalitis *f*, Encephalitis vernalis *f*
春季森林脑炎 Frühjahr-Waldenzephalitis *f*
春季相 Frühlingsphase *f*
春雷(日)霉素 Kasugamycin *n*
春药 sexuales, sexuelles Stimulans *n*, (od. Liebestrank *m*, Zaubertrank *m*, Aphrodisiakum *n*)

chún 纯唇鹑醇

纯 γ 放射性核素 reines γ-Radionuklid *n*
纯苯胺紫色 reine Malvenfarbe *f*
纯词聋 reine Worttaubheit *f*
纯词哑(言语不能) reine Wortstummheit *f*
纯粹经验 reine Erfahrung *f*, reines Erlebnis *f*
纯粹心理学 reine Psychologie *f*
纯蛋白衍化物 gereinigtes Eiweißderivat *n*, Holoproteinderivat *n*
纯的 rein, absolut, absolut(-us, -a, -um)(abs.)
纯度 Reinheit *f*, Reinheitgrad *m*
纯度校核 Reinheitskontrollieren *n*, Reinheitssteuerung *f*
纯感觉性 Guillain-Barre 综合征 reines sensorisches Guillain*-Barre* Syndrom *n*
纯感觉性卒中 rein sensorischer Schlaganfall *m*
纯关键词查找 Suche nach reinem Schlüsselwort *f*
纯合[子]隐性基因 homozygot-rezessives Gen *n*
纯合的 homozygotisch
纯合的分型细胞 homozygotische eingeteilte Zelle *f*
纯合体(纯合子,同型接合体) Homozygot *m*, Homozygotie *f*
纯合性 Homozygosis *f*
纯合性别 homozygotischer Sex *m*
纯合性作图 Homozygotie *f*
纯合子丢失 homozygoter Verlust *m*
纯红色 reines Rot *n*
纯红细胞性贫血 Nur-Erythrozytenanämie *f*
纯红细胞再生障碍 reine Erythrozytenaplasie *f*
纯红细胞再生障碍性贫血 isolierte aplastische Anämie *f*, Erythroblastopenie *f*, Pure Red Cell Aplasia(PRCA) <engl.>, Aplasie der roten Blutkörperchen *f*
纯化 Reinigung *f*, Klärung *f*
纯化病原抗原 gereinigtes pathogenes Antigen *n*
纯化蛋白衍生物 Holoprotein *n*, purified protein derivative(PPD) <engl.>
纯化的 gereinigt, depurat(-us, -a, -um)
纯化鸡胚细胞疫苗 Impfstoff aus gereinigten Hühnerembryo-Zellen *m*, Vakzine aus gereinigten Hühnerembryo-Zellen *f*
纯化剂 Reinigungsmittel *n*
纯化视网膜神经节细胞 Retinalganglionzelle *f*
纯化学激光器 reiner chemischer Laser *m*
纯化作用 Reinigung *f*
纯洁 ①rein ②sauber und ehrlich
纯洁人群 jungfräuliche(od. reine) Bevölkerung *f*
纯结核菌素 gereinigtes Tuberkulin *n*, Tuber purum *n*
纯净 Reinheit *f*
纯净萃 absolute extract <engl.>
纯净蜂蜜 Mel depuratum(s. despumatum) *n*, Mellitum simplex *n*
纯净培养 Reinkultur(verfahren *n*) *f*
纯净气体 Reingas *n*
纯净水 gereinigtes Wasser *n*
纯酒精 absoluter Alkohol *m*
纯锯齿形 Kerbung *f*
纯锯齿形的 gekerbt
纯培养[物] Reinkultur *f*
纯培养系 reine Kultur *f*
纯青霉素 G Purapen G *n*
纯乳酸酵解 homolactische Fermentation *f*
纯色 Reinfarbe *f*
纯色情狂综合征(德科勒拉姆鲍特氏综合征) De Clerambault* Syndrom *n*, Paranoia erotica *f*, Liebeswahn *m*
纯失读不伴失写 reine Alexie ohne Agraphie *f*
纯失写 reine Agraphie *f*
纯数 reine Nummer *f*
纯水 Reinwasser *n*, Aqua pura *f*
纯水的制备 Vorbereitung von reinem Wasser *f*
纯水器 Wasserreinigungsgerät *n*
纯水清除率 Eliminationsrate des Reinwassers *f*
纯臀先露 reine Beckenendlage *f*, einfache Steißlage *f*
纯系 reine Linie *f*, Klon *m*, Stamm *m*
纯系的 klonal, kloniert
纯系动物 Tier von reinrassigem Stamm *n*
纯系繁育 reine Fortpflanzung *f*(od. Aufzucht *f*)
纯系说 Theorie der Reinlinie *f*
纯系型 Klonotyp *m*
纯细胞群 reine Zellpopulation *f*
纯性交感神经原细胞瘤 Sympathogonioma purum *n*
纯性腺性发育不良 reine Dysgenese der Geschlechtsdrüse *f*, reine Gonaden-Dysgenese *f*
纯血 Reinblut *n*
纯氧 Reinsauerstoff *m*
纯音 reiner Ton *m*, Reinton *m*
纯音测听法 Reintonaudiometrie *f*
纯音发生器 Reintongenerator *m*
纯音骨导听阈测试 Reinton-Knochenleitungs-Schwellenaudiometrie *f*
纯音筛选测听[法] Screening-Reinton-Audiometrie *f*, pure tone screening audiometry <engl.>
纯音筛选测听仪 Reintonsiebaudiometer *n*
纯音听觉倒错 Reintonparakusis *f*
纯音听力计 Reintonaudiometer *n*
纯音听阈均值 Reinton-Hörschwellenmittelwert *m*
纯音听阈图(听力曲线) Reintonaudiogramm *n*, Tonschwellenaudiogramm *n*, audiometrische Kurve *f*
纯育 reine Fortpflanzung *f*, reinrassig
纯缘蜱病 Ornithodoriasis *f*
纯运动性轻偏瘫 reine motorische Hemiparese *f*
纯蒸汽灭菌 Reindampfsterilisation *f*
纯种 reine Linie(od. Rasse) *f*
纯种移植 Isotransplantat *n*, isograft <engl.>
唇 Lippe *f*, Labium *n*, Labrum *n*, Labium oris *n*
唇癌 Lippenkarzinom *n*
唇凹 Lippe(n)-Grube *f*
唇瘢痕挛缩 Narbenkontraktur der Lippen *f*
唇板 Lamina labialis *f*
唇瓣 Labellum *n*
唇闭合不全 Lippenspalte *f*
唇边缘沟 Rinne vom Lippenrand *f*
唇鞭毛虫病 Chilomastigiasis *f*
唇鞭毛虫属 Chilomastix *f*
唇表皮化 Epidermis der Lippe *f*
唇部保养品 lippenschonendes Produkt *n*
唇部分切除整形修复术 Teilresektion der Lippen mit Lippeplastik *f*
唇部缺损 Defekt der Lippe *m*
唇侧翼缘 labialer Flansch *m*
唇侧龈 Gingiva labialis *f*
唇成形术 Lippenplastik *f*, Labioplastik *f*, Cheiloplastik *f*
唇齿槽皱襞 Labioalveolarfalte *f*

唇齿沟 Sulcus labiodentalis *m*
唇出血 Lippenblutung *f*
唇疮 Lippenherpes *m*, Herpes labialis *m*
唇单纯疱疹 labialer einfacher Herpes *m*
唇挡 Lippe(n)-Stoßstange *f*
唇的 labial
唇的厚度 Dicke der Lippe *f*
唇读 Lippenlesen *n*, Mundabtesen *n*
唇读法 Lippenlesen *n*, vom Mund ablesen *n*
唇腭裂与先天性唇瘘综合征 Van der Woude-Syndrom *n*, dominant erbliche Spalte mit Unterlippenfisteln *f*
唇发育不全 Atelocheilie *f*
唇肥厚 Pachych(e)ilie *f*
唇缝合术 Cheilorrhaphie *f*, Lippennaht *f*
唇杆 labiale Stange *f*
唇干裂 Cheilosis *f*
唇干燥 Xorocheilie *f*
唇膏 Lippenstift *m*
唇弓 labiale Wölbung *f*, Cupid* Bogen *m*
唇弓矫正器 Lippenbogenkorrektor *m*
唇沟 Lippenrinne *f*, Philtrum *n*
唇沟板 Lippe(n)-Furche-Band *n* (od. Platte *f*)
唇颌腭裂[畸形] Lippen-Kiefer-Gaumenspalte *f*, Wolfsrachen *m*, Cheilognatho-palatoschisis *f*, Cheilognathouranoschisis *f*, Cheiloschisis complicata *f*
唇颌裂[畸形] Cheilognathoschisis *f*, Lippen-Kieferspalte *f*
唇颌面裂[畸形] Cheilognathoprosoposchisis *f*
唇红 Zinnober *m*, Zinnoberrot der Lippe *n*
唇红瓣 Lappen des Lippenrots *m*
唇红部皲裂 Lippenrotrhagade *f*
唇红缺损 Defekt des Zinnobers (od. Zinnoberrots) *m*
唇红游离复合移植术 Transplantation von Lippenrot durch eine freie Kompositionstechnik *f*
唇红缘 Prolabium *n*, Lippenrotsaum *m*
唇后连合 Commissura labiorum posterior *f*
唇话(语) Lippensprache *f*
唇肌痉挛性口吃 Labiochorea *f*
唇基 Clypeus *m*
唇尖 Procheilon *n*, Tuberculum labii superioris *n*
唇键 Lippe(n)-Taste *f*
唇角 Lippenwinkel *m*
唇角裂 Goniocheiloschisis *f*
唇结节 Procheilon *n*, Tuberculum labii superioris *n*
唇颈嵴 labiozervikale Leiste *f*, Labiozervikalwulst *m*
唇镜检查 Cheiloskopie *f*
唇皲裂 Lippenrhagade *f*, Rhagas labialis *f*
唇口成形术 Cheilostomaplastik *f*
唇联合 Commissura labiorum *f*
唇裂[畸形] Cheiloschisis *f*, Hasenscharte *f*, Lippenspalte *f*, Labium fissum *n*
唇裂缝合术 Hasenscharten operation *f*, Cheilorhaphie *f*, Naht der Lippenspalte *f*, Naht der Hasenscharte *f*
唇裂手术器械 Cheiloplastiksinstrumentarium *n*, Lippenplastisinstrumentarium *n*
唇裂术后继发性畸形 sekundäre Deformität von der Kluft-Lippe *f*
唇裂修复术 Cheiloplastik *f*
唇裂序列征 Kluft-Lippe-Sequenz *f*
唇裂针 Hasenschartennadel *f*
唇瘤 Lippentumor *m*
唇瘘 Lippenfistel *f*
唇面 Facies labialis *f*
唇面[龋]洞 Labialkavität *f*
唇内翻 Lippenentropion *n*
唇脓肿切开引流术 Inzision und Dränage des Lippenabszeßes *f*
唇疱疹 Lippenherpes *m*, Herpes Labialis *m*
唇片式氧气示流器 Blinker *m*
唇牵开器 Lippenhalter *m*, Lippenhaken *m*
唇前连合 Commisura labiorum anterior *f*
唇缺损 Lippendefekt *m*
唇缺损修复术 Lippenplastik *f*
唇舌的 labiolingual (-is, -is, -e)
唇舌弓矫治器 labiozungenförmiger Apparat *m*
唇舌粘连 Zungenlippenadhäsion *f*
唇舌系带延长术 Verlängerung des Lippen-und Zungenbändchens *f*
唇舌咽麻痹 Glossolabialpharyngeus-Lähmung *f*, Glossolabialpharyngeus-Paralyse *f*
唇撕裂 Lippenriss *m*
唇损害 Cheilosis *f*, aufgerissene Lippen *f*
唇损伤 Lippenverletzung *f*
唇痛 Lippenbrennen *n*, Lippenschmerz *m* Cheilalgie *f*, Cheilalgia *f*
唇外翻 Lippenektropion *n*, Cheilektropion *n*, Eklabium *n*
唇完全裂 vollständige Lippenspalte *f*
唇纹 Lippenabdrücke *m pl*
唇纹鉴定 Lippenabdruck-Gutachten *n*
唇舞病 Lippenchorea *f*, Labiochorea *f*
唇习惯 Lippenangewohnheit *f*
唇系带 Lippenbändchen *n*, Frenulum labii *n*
唇系带畸形 Lippenbändchendeformität *f*
唇系带切除术 Lippenbändchenresektion *f*
唇系带修整术 Lippenbändchenkorrektur *f*
唇下垂 Lippenptose *f*, Lippenptosis *f*
唇腺 Lippendrüsen *f pl*, Glandulae labiales *f pl*
唇腺癌 Lippenadenokarzinom *n*
唇向错位 Labioversio(n) *f*, labiale Neigung *f*
唇形的 lippenförmig, labiform (-is, -is, -e)
唇形科 Labiatae *f pl*, Lippenblütler *m pl*
唇血管镜检查 Angiocheiloskopie *f*, Cheiloangioskopie *f*, Lippenangioskopie *f*
唇炎 Cheilitis *f*, Lippenentzündung *f*
唇咬伤 Lippen-Biß *m*
唇翼 Lippenflügel *m*, Lippenflansch *m*
唇淫 Lippen-Erotik *f*
唇龈板 labiogingivaler Schild *m*
唇龈沟 labiogingivale Rille *f*
唇龈切口 labiogingivaler Einschnitt *m*
唇痈 Lippenkarbunkel *m*
唇缘 Lippensaum *m*
唇缘点(唇红缘) Prolabium *n*, Lippenrotsaum *m*
唇运动学 Labiologie *f*
唇粘连 Ankyloch(e)ilie *f*, Synch(e)ilie *f*, Synchilia *f*
唇针[术] Lippenakupunktur *f*
唇真菌病 Labiomycosis *f*, Lippenmykose *f*
唇肿瘤 Lippentumor *m*, Lippengeschwulst *f*
唇周青紫 periorale Zyanose *f*
唇状处女膜 Hymen Lobatus *n*
唇状瘘 Lippenfistel *f*
唇状突出 Randwulstbildung *f*
唇足虫病 Chilopodiasis *f*
唇足纲 Chilopoda *pl*
鹑鸡肠杆菌 Enterobacter gallinarum *m*
醇 Alcohol *m*, Alkohol *m*, Geist *m*
醇[类]中毒 Alkoholvergiftung *f*, Alkoholismus *m*, Alkoholintoxikation *f*
醇胺 Hydramin *n*
醇的 alkoholisch, alcoholic (-us, -a, -um)
醇定量法 Alkoholometrie *f*, Alkoholmessung *f*
醇定量器 Alkoholmesser *m*, Alkoholometer *n*, Alcometer *n*

醇毒性昏迷 Coma alcoholicum *n*
醇毒性弱视 Alkoholamblyopie *f*, Amblyopia alcoholica *f*
醇酚 (Äthyl-) Alkoholphenol *n*
醇化物 Alkoholat *n*
醇化[作用] Alkoholisation *f*
醇基 Alkoholgruppe *f*, Alkoholrest *m*
醇解作用 Alkoholyse *f*
醇类 Alkohole *m pl*
醇类消毒剂 Alkoholdesinfektionsmittel *n*
醇酶 Alkoholase *f*
醇醚 Alkoholäther *m*
醇钠 Natriumalkoholat *n*
醇尿 Alkoholurie *f*
醇凝胶 Alkogel *n*
醇醛酸 Hydroxyaldehydsäure *f*
醇溶蛋白 Prolamin *n*, alkohollösliches Protein *n*
醇溶谷蛋白 alkohollösliches Glutelin *n*
醇溶胶 Alkosol *n*
醇溶性浸出物 alkohollöslicher Extrakt *m*
醇溶液 Alkohollösung *f*
醇式羟基 Alkoholhydroxyl *n*
醇酸 Alkoholsäure *f*
醇酸树脂 Alkydharz *n*
醇酮 Alkoholketon *n*
醇酮雌激素 Ketohydroxyestrin *n*, Ketooxyoestrin *n*
醇酮缩合[作用] Benzoinkondensation *f*
醇脱氢酶 Alkoholdehydrogenase *f*
醇胃试验 Alkoholfrühstückprobe *f*
醇烯聚合物 Äthylenalkohol-Polymer *n*, alfin polymer <engl. >
醇性兴奋剂 alkoholische Stimulantia (od. Reizmittel) *n pl*
醇血症 Alkoholämie *f*
醇盐 Alkoholat *n*, Alkoxid *n*
醇氧化酶 Alkoholoxidase *f*
醇值 Alkoholzahl *f*
醇制酊[剂] Alkoholtinktur *f*, alkoholische Tinktur *f*
醇中毒 Alkoholvergiftung *f*, Alkoholismus *m*
醇中毒性截瘫 Paraplegia alcoholica *f*
醇中毒性麻痹 Paralysis alcoholica *f*

CHUO 戳

chuō 戳

戳记 Stempel *m*
戳伤(创) Stich *m*, Stichwunde *f*
戳眼睛 Augen-Stoß *m*

CI 词茨瓷慈磁雌次刺

cí 词茨瓷慈磁雌

词分布统计 Wort - Verteilungsstatistiken *f pl*
词汇[表] Wortschatz *m*, Glossar *n*
词汇测验 Wortschatzprobe *f*, Wortschatztest *m*
词汇分解 lexikalische Zerlegung *f*
词汇封闭 lexikalische Schließung *f*
词汇流畅性 Wortflüssigkeit *f*
词汇确定法 lexikalische Entscheidung *f*
词汇数据库 lexikalische Datenbank *f*
词汇信息 lexikalische Information *f*
词汇性失语 verbale Aphasie *f*
词汇学 Lexikologie *f*
词汇自动转换 automatisches Term-Mapping *f*
词句重组测验 umgeordnet-Satz-Test *m*
词库 Thesaurus *m*
词联想测验 Wort-Association-Test *m*
词聋 Wort-Taubheit *f*
词盲 Text-Blindheit *f*, Alexie *f*
词频效应 Wort-Frequenz-Effekt *m*, Wort-Häufigkeit-Wirkung *f*
词素 Morphem *n*
词条检索 Stichwortsuche *f*
词性遗忘 verbale Amnesie *f*
词哑 Wort-Stummheit *f*
词义含糊 Äquivokation *f*, Mehrdeutigkeit *f*
词优效应 Wort-Superiorität *f*, Überlegenheit-Effekt *m*
词语表象 Wortpräsentation *f*
词语错乱 verbale Paraphasie *f*
词语的流畅性和输出量 Wortflüssigkeit und -ausgabe *f*
词语逻辑记忆(意义记忆) wortlogisches Speichern *n*
词语性失语 verbale Aphasie *f*, verbale Amnesie *f*, Wortfindungsstörung *f*
词族表 hierarchische Liste von Thesaurusbegriffen *f*
茨醇 Bornylalkohol *m*, Kamphol *n*
茨醇基 Bornyl
茨维特氏法 Tswett* Methode *f*, Chromatographie *f*
茨文格氏试验 Zwenger* Probe *f* (od. Test *m*)
茨烯 Kampfen *n*, Kamphen *n*, Camphen *n*
瓷板 Porzellanplatte *f*
瓷充填 Porzellanfüllung *f*
瓷胆囊 Porzellan-Gallenblase *f*
瓷粉充填器 Porzellanstopfer *m*
瓷粉调板 Porzellanplatte *f*
瓷粉调刀 Porzellanspatel *m*
瓷坩埚 Porzellantiegel *m*
瓷基体 Porzellanbasalkörper *m*
瓷[料] Porzellan *n*
瓷漏斗 Porzellantrichter *m*
瓷面 Porzellanfacette *f*
瓷器样胆囊 Porzellangallenblase *f*
瓷嵌体 Porzellangußfüllung *f*, porcelain inlay <engl. >
瓷乳钵 Porzellan-Mortar *m*
瓷三角架 Porzellandreieck *n*
瓷套冠 Porzellanjacketkrone *f*, Porzellanmantelkrone *f*
瓷贴面 Porzellanveneer *n*
瓷托 Porzellanplatte *f*
瓷托托牙 Porzellanbasis (zahn) prothese *f*
瓷牙 Porzellanzahn *m*
瓷牙面 Porzellanfacette *f*
瓷牙制作术 Porzellanzahntechnik *f*, Odontokeramiktechnik *f*
瓷研钵 Porzellanmörser *m*
瓷[样]的 Porzellan-, porzellanen
瓷釉 Porzellanglasur *f*, Porzellanschmelz *m*
慈爱 Limerenz *f*, liebevoll
慈菇 Pfeikraut *n*, Sagittaria sagittifolia *f*
慈善医院 philantropisches (od. wohltätiges) Hospital *n*
磁按摩器 magnetisches Massagegerät *n*
磁信号 Magnet-Signal *n*
磁层 Magnetosphäre *f*
磁场 magnetisches Feld *n*, Magnetfeld *n*
磁场测量仪器 Magnetfeldmessgerät *n*
磁场发生装置 Magnetfeldgenerator *m*
磁场疗法 Magnetfeldtherapie *f*
磁场强度 magnetische Feldintensität (od. Feldstärke) *f*
磁沉积物 magnetische Ablagerung *f*
磁畴 Domäneugröße *f*, Domanengrenzfläche *f*, magnetischer Bereich *m*
磁带 Magnetband *n*, Magnettonband *n*
磁带编辑 Magnetband-Redakteur *m*
磁带记录器 Magnetbandregist (i) erwerk *n*
磁带记录式心电图机 ECG-Magnetband-Rekorder *m*

磁带录像 Magnetbandaufzeichung *f*
磁带录像机 Videorekorder *m*, Videobandgerät *n*, Magnetbildbandanlage *f*
磁带录音 Magnetton *n*, Tonbandaufnahme *f*
磁带驱动器 Magnetband-Treiber *m*
磁带消磁器 Band-Entmagnetisierer *m*
磁导 Magnetleitung *f*
磁导航 magnetische Navigation *f*
磁导率 magnetische Leitfähigkeit (od. Permeabilität od. Durchlässigkeit) *f*
磁导式气体分析器 Magnet-Leitfähigkeit-Gasanalysator *m*
磁道 Magnettonspur *f*, Magnetspur *f*
磁电电流 magnetoelektrischer Strom (wert) *m*
磁定向 magnetischer Orientierung *f*
磁感应 Magnetinduktion *f*, magnetische Induktion *f*
磁感应强度 magnetische Induktionsintensität *f*
磁感应热疗 magnetische Hyperthermie *f*
磁感应式流量计 Magnetinduktionsflußmesser *m*
磁感应线 magnetische Induktion-Linie *f*
磁各向异性 magnetische Anisotropie *f*
磁共振 magnetische Resonanz *f*
磁共振表面线圈 Oberflächen-Coil *n*, Drahtspule MR *f*
磁共振波普成像 Magnetresonanzspektroskopie *f* (MRS)
磁共振波谱分析 Magnetresonanz-Spektro Analyse *f*
磁共振波谱学 magnetische Resonanzspektroskopie *f*
磁共振成像(MRI) Magnetresonanztomographie *f*, Magnetresonanzbildgebung *f*, bildgebende Kernspintomographie *f*, Kernspintomographie *f*
磁共振成像[术] Magnetresonanztomographie *f* (MRT/MR)
磁共振成像扫描 Magnetresonanztomographie *f*, Magnetresonanzbildgebung *f*, bildgebende Kernspintomographie *f*, Kernspintomographie *f*
磁共振成像血管造影 Magnetresonanzangiographie *f* (MRA), MR-Angiographie *f*
磁共振胆道造影 Magnetresonanzcholangiographie *f* (MRCP), MR-Cholangiographie *f* (MRCP)
磁共振胆胰管成像 Magnetresonanz-Cholangiopankreatikographie *f* (MRCP)
磁共振胆胰管造影术 Magnetresonanz-Cholangiopankreatikographie *f* (MRCP)
磁共振断层扫描 MRT Magnetresonanztomografie *f*
磁共振对比剂 Magnetresonanz-Kontrastmittel *n*
磁共振仿真内镜 virtuelle MRT-Endoskopie *f*, virtuelle Magnetresonanztomographie-Endoskopie
磁共振分光术 Kern-Magnetresonanz-Spektroskopie *f*
磁共振功能性成像 funktionelle Magnetresonanztomographie *f* (fMRT/fMR)
磁共振共轭成像(核磁共振成像术) Zeugmatographie *f*
磁共振骨关节炎 Magnetresonanztomographie der Osteoarthritis *f*
磁共振骨肿瘤 Magnetresonanztomographie des Osteotumors *f*
磁共振关节造影术 MR-Arthrographie *f*, Magnetresonanz-Arthrographie *f*
磁共振肌肉软组织病变 Magnetresonanztomographie von Weichteilerkrankungen *f*
磁共振脊髓 Magnetresonanztomographie des Rückenmarks *n*
磁共振脊柱 Magnetresonanztomographie der Wirbelsäule *f*
磁共振静脉成像 Magnetresonanzvenographie *f*, MR-Venographie *f*
磁共振脑成像技术 zerebrale Magnetresonanztomographie *f*
磁共振尿路造影 Magnetresonanzurographie *f* (MRU), MR-Urographie *f* (MRU)
磁共振频谱 Magnetresonanzspektroskopie *f* (MRS)
磁共振缺血性骨关节病变 Magnetresonanztomographie der ischämischen Osteoarthropathie *f*
磁共振扫描仪 Kernspintomograpf *m*, MRI-Scanner *m*
磁共振四肢大关节炎 Magnetresonanztomographie der Arthritis bei großen Extremitätengelenken *f*
磁共振血管成像 Magnetresonanz-Angiographie *f* (MRA)
磁共振血管造影 MRA Magnetresonanzangiographie *f*
磁共振胰胆管成像 MRCP Magnetresonanz-Cholangiopankreatikographie *f* (MRCP)
磁共振胰胆管造影 Magnetresonanz-Cholangiopankreatikographie *f* (MRCP)
磁共振引导超声聚焦热消融 Magnetresonanztomographie-gesteuerter fokussierter Ultraschall für thermische Ablation *m*, thermische Ablation mit MRT-gesteuerter fokussierter Ultraschall *f*
磁共振引导聚焦超声 Magnetresonanztomographie-gesteuerter fokussierter Ultraschall *m*, Magnetresonanz-gesteuerter fokussierter Ultraschall *m*
磁共振肿瘤样病变 magnetische Onkose *f*
磁鼓 Magnettrommel *f*
磁光学 Magnetooptik *f*
磁含式流量计 magnetischer Flußmesser *m*
磁化 Magnetisierung *f*
磁化传递成像 Magnetisierung-Transfer-Tomographie *f* (MTI)
磁化率 Magnetisierfähigkeit *f*, Magnetisierbarkeit *f*, magnetische Suszeptibilität *f*
磁化曲线 Magnetisierungskurve *f*, Magnetisierungslinie *f*, Magnetisierungskennlinie *f*
磁[化]滞[后] Magnetisierungsverzögerung *f*, Magnetisierungsverzug *m*
磁极 Magnetpol *m*, magnetischer Pol *m*
磁极点穴针 magnetischer Pol digitaler Akupunktur-Punkt *m*
磁极透镜 Pol-Stück-Linse *f*
磁极针灸针 magnetische Akupunkturnadel *f*
磁记录仪 magnetischer Rekorder *m*, magnetisches Aufnahmegerät *n*
磁记时器 Magnetochronograph *m*, magnetischer Chronograph *m*
磁搅拌器 Magnetorührer *m*, Magnetorührapparat *m*
磁介质 magnetisches Medium *n*
磁矩 magnetischer Moment *m*
磁聚集 magnetischer Fokussierung *f*, Konzentrierung *f*
磁卡 magnetische Karte *f*
磁控管 Magnetron *n*, Magnetfeldröhre *f*
磁力 Magnetismus *m*, magnetische Kraft *f*
磁力搅拌 Magnetoumrühren *n*, magnetisches Umrühren *n*
磁[力]疗法 Magnetotherapie *f*
磁力线 magnetische Feldlinie *f*, Magnetfeldlinie *f*
磁量子数 magnetische Quantenzahl *f*, Achsenquantenzahl *f*
磁疗设备 magnetische Therapie Instrument *n*
磁疗仪 magnettherapeutisches Gerät *n*
磁流体力学的 magnetohydrodynamisch
磁录音机 Magnetophon *n*
磁路 Magnetkreis *m*, Magnetkreislauf *m*
磁麻苷 Cymarin *n*
磁麻糖 Cymarose *f*
磁敏感 magnetische Suszeptibilität *f*, Magnetempfindlichkeit *f*
磁敏感加权成像 suszeptibilitätsgewichtete Bildgebung *f* (SWI), Susceptibility-Weighted. Imaging (SWI) <engl.>
磁敏元件参数测量仪 parametrisches Messinstrument des magnetosensitiven Elements *n*
磁墨水字符读出器 Magnetschriftleser *m*
磁凝固法 magnetische Koagulation *f*, magnetische Aggregation *f*
磁偶极子 magnetischer Dipol *m*
磁盘 Diskette *f*
磁盘存储[器] Diskette-Speicher *m*

磁盘存储容量 Diskette-Speicherkapazität *f*
磁盘驱动器 Diskette-Treiber *m*
磁盘容量 Diskette-Kapazität *f*
磁盘杀手病毒 Diskette-Mörder-Virus *n/m*
磁盘数据装置 Diskette-Daten-Vorrichtung *f*(DDU)
磁盘文件 Diskette-Datei *f*
磁偏转质谱计 Massenspektometer für magnetische Deflektion *n*
磁片(磁珠) magnetische Platte *f*
磁频率 Magnet-Rate *f*
磁强计 Magnetometer *n*
磁生物学 Magnetobiologie *f*
磁体 Magnet *m*
磁体种植体 magnetisches Implantat *n*
磁天平 magnetische Balance *f*, magnetisches Gleichgewicht *n*
磁铁 Magnet *m*, Magneteisen *n*
磁铁矿 Magnetit *m*
磁铁吸出术 Magnetextraktion *f*
磁铁吸金属异物术 Magnetoperation *f*
磁通量 magnetischer Fluß *m*, Magnetfluß *m*
磁通势 magnetomotorische Kraft *f*
磁头 magnetischer Kopf *m*, Magnetkopf *m*
磁透镜 magnetische Linse *f*
磁纹卡 Magnetstreifenkarte *f*
磁系 Magnetsystem *n*
磁小体 Magnetosom *n*
磁效应 magnetischer Effekt *m*
磁心 Magnetkern *m*
磁心板 Magnetkernblech *n*
磁心存储器 Magnetkernspeicher *m*, Kernspeicher *m*
磁心器件 Core Facility *f*
磁心体 Magnetkernkörper *m*
磁[性]饱和 magnetische Sättigung (od. Saturation) *f*
磁性材料参数测量仪 parametrischer Tester magnetischer Materialien *m*
磁性材料元件参数测量仪 parametrisches Messinstrument magnetischer Materialien *n*
磁性持针钳 magnetischer Nadelhalter *m*
磁性固位 magnetische Retention *f*
磁性光盘 magneto-optische Diskette *f*
磁性降压带 magnetische Hypertension-herunter-Gurt *m*
磁性搅拌器 magnetischer Rührer *m* (od. Rührwerk *n*), Magnetrührer *m*
磁性控释制剂 Arzneipräparat mit magnetisch-kontrollierter Dosierung *n*
磁性免疫酶测定 magnetischer immunenzymatischer Assay *m*
磁性刷 magnetische Bürste *f*
磁性微球 magnetisches Mikrokügelchen *n*
磁性微球剂 magnetisches Mikrokügelchen *n*
磁性微球疗法(射靶疗法) Therapie mit Magnetkugeln *f*, Targettherapie *f*
磁性药物制剂 magnetisches Medizinpräparat *n*
磁旋比 magnetogyrisches Verhältnis *n*, gyromagnetisches Verhältnis *n*
磁氧分析仪 magnetischer Sauerstoff-Analysator *m*
磁针 Magnetnadel *f*
磁致伸缩 Magnetostriktion *f*
磁致伸缩换能器 magnetostriktiver Veränderer *m*
磁致伸缩效应 magnetostriktiver Effekt *m*
磁滞曲线 Hysteresiskurve *f*, magnetische Hysteresekurve *f*
磁珠 magnetische Pille *f*, magnetische Platte *f*, Magnetkugel *f*
磁子 Magneton *n*
  玻尔氏磁子 Bohr* Magneton *n*
磁子午圈 magnetischer Meridian *m*
磁阻 magnetischer Widerstand *m*

雌孢子 Gynäspore *f*
雌柄 Gynäphor *f*
雌[大]配子体 Makrogametozyt *m*
雌二醇 Estradiolum *n*, Ostradiol *n*, Oestradiolum *n*
β-雌二醇 Beta-Estradiol *n*, Östradiol *n*
雌二醇受体 Östradiolrezeptor *m*
雌二醇同源物 Estradiol-Kongener *m*
雌核 Thelykaryon *n*
雌核发育 Gynägenese *f*
雌核卵块发育 Gynämerogonie *f*
雌黄 Chinagelb *n*, Operment *n*, Rauschgelb *n*
雌激素 östrogenes Hormon *n*, Ostrushormon *n*, Ostrogen *n*, Östrin *n*
雌激素撤退试验 Östrogenentzugstest *m*
雌激素单位 Östrogeneinheit *f*, Butenandt* Einheit *f*
雌激素高脂血症 östrogenetische Hyperlipidämie *f*
雌激素过多 Hyperöstrinismus *m*, Hyperöstrogenismus *m*
雌激素过多血症 Hyperöstrogenämie *f*
雌激素拮抗剂 Östrogenantagonist *m*
雌激素疗法 Östrogentheraple *f*
雌激素酶 Östrinase *n*
雌激素试验 Östrogen-Test *m*
雌激素受体 Östrogenrezeptor *m*
雌激素受体 α Östrogenrezeptor alpha *m* (ERa)
雌激素受体测定 Östrogenrezeptor-Bestimmung *f*, Assay für Östrogenrezeptoren *m*
雌激素受体蛋白 Östrogen-Rezeptor *m*
雌激素受体调节剂 Östrogenrezeptormodulator *m*
雌激素受体调制剂 Östrogenrezeptor-Modulator *m*
雌激素受体应激 Stress von Östrogenrezeptoren *m*
雌激素水平 Östrogen-Spiegel *m*, Östrogen-Niveau *n*
雌激素水平低落 niedriges Östrogen-Niveau *n*, Hypoöstrogenismus *m*
雌激素替代疗法 Östrogenersatztherapie *f*
雌激素依赖型 Östrogenabhängigkeit *f*
雌激素引发的 von Estrogen ausgelöst
雌激素与肌酐比值 Östrogen-Kreatinin-Verhältnis *n*
雌马促性腺激素 Pferde-Gonadotropin *n*
雌莫司汀 Estramustin *n*
雌配囊球 Gonosphäre *f*
雌配子 Gynogamet *m*, Oogame t *m*
雌配子体 weiblicher Gametozyt *m*
雌蕊 Stößel *m*, Gynoecium *n*, Pistill *n*
雌蕊柄 Gynophorum *n*, Gynophore *f*
雌[蕊]花 weibliche Blüte *f*, Pistillatblüte *f*
雌蕊群 Gynoecium *n*, Gynaeceum *n*
雌蕊形 Stempelform *f*, Griffelform *f*
雌三醇 Estriol *n*, Trihydroxyestrin *n*, Oestriolum *n*, Östriol *n*
雌三醇葡[萄]糖醛酸 Östriolglukuronsäure *f*, Östriolglukuronat *n*
雌三醇葡萄糖苷酸 Östriol-Glukuronid *n*
雌酮 Estrol *n*, Estrone *n*, Östron *n*, Folliculin (um) *n*
雌酮尿 Follikulinurie *f*
雌烷 Östran *n*
雌烷二醇 Östranediol *n*, 3, 17-dihydroxy-östran *n*
雌烯三醇 Östrenol *n*
雌细胞结合 Parthenozyto-Verbindung *f*
雌性 Weib *n*, Femininum *n*
雌性不育突变体 weiblich-steriler Mutant *m*
雌性的 weiblich, feminin, feminin (-us, -a, -um)
雌[性]激素 Östrin *n*, Östrogen *n*, weibliche Keimdrüsenhormon *f*
雌性交配素 Gynogamone *f*
雌性菌株 weiblicher Stamm *m* (od. Bakterienstamm *m*)
雌[性]配子 weiblicher Gamet *m*

雌性[生物] Weibchen *n*
雌性生殖系统 weibliches Reproduktions-System *n*
雌性先熟 Protogynie *f*
雌性性征 weibliche Geschlechtsmerkmale *n pl*
雌[性原]核 Thelyblast *m*, Thelykaryon *n*
雌性原核 weiblicher Vorkern *m*, weiblicher Pronucleus *m*
雌雄间 Zwischengeschlecht *n*
雌雄间体 Intersex *m*, Intersexus *m*
雌雄间性 Intersex *m*, Intersexus *m*
雌雄嵌体 Gynander *m*, Gynandromorph *m*
雌雄蕊合体的 gynandrisch
雌雄同丝的 androgyn, zwitterartig, Monözie *f*
雌雄同体 Gynandromorph *m*, Androgynismus *m*, Hermaphrodit (ismus) *m*, Zwitter *m*
雌雄同体的 hermaphroditisch, monözisch, monoic (-us, -a, -um)
雌雄同体人 Hermaphrodit *m*, Zwitter *m*, Ziwtterwesen *n*, Intersextupus *m*
雌雄同体性 Hermaphroditimus *m*, Gynandrismus *m*, Gynandromorphismus *m*
雌雄同株 Androgyrie *f*, Androgynismus *m*
雌雄异熟 Dichogamie *f*
雌雄异体 Diözie *f*, Geschlechtstrennung *f*, Gonochorismus *m*, Heterothalie *f*
雌雄异体的 getrenntgeschlechtlich, diözisch
雌雄异株 Geschlechtstrennung *f*
雌雄异株的 getrenntgeschlechtlich
雌雄组合生殖 Gynandromorphie, gynandromorphe Sexualität *f*
雌异配的 diagynisch
雌诱素 Sirene *f*
雌原核 weiblicher Pronukleus *m*, Thelyblast *m*, Thelykaryon *n*
雌孕激素替代疗法 Hormonersatztherapie mit Östrogen und Progesteron *f*
雌[甾]二醇 Estradiol *n*, Östradiol *n*
雌[甾]激素 Estrogen *n*, Östrogen *n*
雌[甾]三醇 Estriol *n*, Östriol *n*
雌[甾]酮 Estron *n*, Östron *n*
雌甾烷 Östran *n*
雌质 Thelyplasmon *n*

cì 次刺

次(二)级 sekundär
次半球 minore (od. nebensächliche) Hemisphäre *f*
次卟啉 Deuteroporphyrin *n*
次侧 sekundärer Aspekt *m*
次大风子油酸 Hydnokarpussäure *n*, Acidum hydnocarpicum *n*
次代培养物 Tochterkultur *f*, Subkultur *f*
次代细胞培养 sekundäre Zellkultur *f*
次对叶百部碱 Hypotuberostemonin *n*
次发性骨骺骨软骨病 sekundäre epiphysäre Osteochondrose *f*
次副模式 Hypoparatyp *m*
次高铁血红素 Kopratin *n*, Deuterohämin *n*
次睾吸虫属 Metorchis *m*
次鼓膜 Sekundärtrommelfell *f*, Membrana tympani secundaria *f*
次黄苷三磷酸 Inosine-Triphosphat *n* (ITP)
次黄苷三磷酸(三磷酸肌苷) Inosin-Triphosphat *n*
次黄苷三磷酸焦磷酸酶 Inosin-Triphosphat-Pyrophosphatase *f*
次黄苷酸 Inosinsäure *f*
次黄核苷酸酶 Inosinase *f*
次黄嘌呤 Hypoxanthin *n*
次黄嘌呤核苷(甙) Karnin *n*, Inosin *n* (I, Ino, ISN)
次黄嘌呤核苷(甙)酸 Acidum inosi (ni) cum *n*
次黄嘌呤-鸟嘌呤转磷酸核糖基酶 Hypoxanthin-Guanin-Phosphoeribosyltransferase *f*
次黄[嘌呤]脱氧核苷 Hypoxanthin-desoxyribosid *n*
次黄芩苷(甙) Wogonosid *n*
次黄芩素 Wogonin *n*
次磺酸 Sulfensäure *f*
次肌浆球[蛋白]胗 Deuteromyosinose *f*
次级[间质]细胞 sekundäre (od. interstitielle) Zelle *f*
次级变态 Sekundärmetamorphose *f*
次级变性 sekundäre Degeneration *f*, wallersche Degeneration *f*
次级不分离 sekundäre Nicht-Trennung *f*, Non-Disjunktion *f*
次级侧突 Processus lateralis secundarius *m*
次级成红细胞 definitiver Erythroblast *m*
次级代谢产物 Sekundärmetabolit *m*
次级代谢物分析 Analyse von Sekundärmetaboliten *f*
次级胆汁酸 sekundäre Gallensäure *f*
次级电离 Sekundärionisation *f*
次级电子 Sekundärelektronen *n pl*
次级反应 Sekundärreaktion *f*
次级放射 Sekundärstrahlung *f*
次级肺小叶 Sekundärlungenläppchen *n*, Lubulus pulmonis secundarius *m*
次级辐射 Sekundärstrahlung *f*, Zusatzstrahlung *f*, sekundäre Strahlung *f*
次级苷(甙) Sekundärglykoside *n pl*
次级干绒毛 sekundäre Stammzotte *f*
次级沟通 sekundäre Kommunikation *f*
次级骨单位 sekundäres Osteon *n*
次级骨化中心 Zentrum sekundärer Ossifikation *n*
次级骨髓 sekundäres Knochenmark *n*, sekundäre Medulla ossium *f*
次级骨髓腔 sekundäre Markhöhle *f*
次级骨小梁 Sekundärknochenbälkchen *n*, sekundäres Knochenbälkchen *n*
次级骨组织 sekundäres Knochengewebe *n*
次级过程 sekundärer Prozess *m*
次级集合管 sekundäres Sammelröhrchen *n*
次级记忆 sekundäre Erinnerung *f*
次级甲状腺免疫球蛋白 sekundäres Immunglobulin der Schilddrüse *n*
次级腱索 sekundäre Chordae tendineae *f pl*
次级接头褶 sekundäre Verbindungsfalte *f*
次级晶状体纤维 sekundäre Linsenfaser *f*
次级精母细胞 Präsperm (at) ide *f*, sekundäre Spermatozyt *f*, Spermatozyt II. Ordnung *f*, Deutospermatoblast *m*
次级精原细胞 sekundäres Spermatogonium *n*
次级颗粒 sekundäres Körnchen *n*
次级颗粒缺陷 Defizienz (od. Mangel *m*) von sekundärem Körnchen *f*
次级控制 sekundäre Kontrolle *f*
次级粒子 sekundäre Partikel *f*
次级淋巴滤泡 sekundärer Lymphfollikel *m*
次级淋巴器官 sekundäres lymphatisches Organ *n*
次级淋巴小结 Sekundärknötchen *n*, Sekundärfollikel *n*
次级卵黄囊 sekundärer Dottersack *m*
次级卵母细胞 sekundäre Oozyte *f*, Oozyte zweiter Ordnung *f*
次级卵泡 Sekundärfollikel *m pl*
次级卵泡期 sekundäre follikuläre Phase *f*
次级卵原细胞 Sekundärovogonium *n*, sekundäres Oogonium *n*
次级滤泡 Sekundärfollikel *m*
次级膜状骨 sekundärer membranöser Knochen *m*
次级培养物 sekundäre Kultur *f*
次级皮质 Sekundärkortex *m*, sekundäre Rinde *f*
次级评价 sekundäre Einschätzung *f*, sekundäre Bewertung *f*
次级强化 sekundäre Verstärkung *f*
次级强化物 sekundärer Verstärker *m*
次级绒毛 Sekundärzotten *f pl*

次级绒毛干 sekundärer Zotte-Stamm *m*
次级溶酶体 Sekundärlysosom *n*
次级乳头 sekundäre Papille *f*, Sekundärpapille *f*
次级射线 Sekundärstrahlen *m pl*
次级生殖母细胞 Sekundärgonozyt *m*
次级生殖素 Sekundärgenitalstrang *m*
次级视泡 sekundäre Augenblase *f*
次级收益 sekundärer Gewinn *m*
次级丝 sekundärer Faden *m*, sekundäres Filament *n*
次级同宗配合 sekundärer Homothallism *m*
次级突起 sekundärer Fortsatz *m*
次级退变 sekundäre Degeneration *f*, Waller* Degeneration *f*
次级弯曲 sekundäre Krümmung *f*
次级细胞 sekundäre Zelle *f*
次级小结 Sekundärknötchen *n*, Sekundärfollikel *m*
次级小叶 sekundärläppchen *n*
次级性比 sekundäres Geschlechtsverhältnis *n*
次级性索 sekundäres Geschlechtsseil (od. kortikales Seil *n*) *n*
次级需要 sekundäres Bedürfnis *n*
次级样本 Subprobe *f*
次级缢痕(副缢痕) sekundäre Konstriktion *f*
次级营养素 Sekundärnährstoffe *m pl*
次级宇宙线 sekundäre kosmische Strahlung *f*
次级支气管 sekundäre Bronchien *f pl*
次极量收缩训练 submaximale Belastung *f*
次极限量测验 submaximaler Test *m*
次甲[基]氯地孕酮 l6-Methylenchlormadinoacetat *n*
次甲优降宁 Deprenyl *n*
次尖 Hypokonus *m* (HY) (上磨牙的远中舌尖)
次巨大肺栓塞 submassive Lungenembolie *f*
次苦参黄素 Kuraridin *n*
次裂 Fissura sekunda *f*
次磷酸 hypophosphorige (od. unterphosphorige) Säure *f*
次磷酸铵 Anmoniumhypophosphit *n*
次磷酸钙 Kalziumhypophosphit *n*
次磷酸钾 Kaliumhypophosphit *n*, Kalium hypophosphorosum *n*
次磷酸镁 Magnesiumhypophosphit *n*
次磷酸钠 Natriumhypophosphit *n*
次磷酸铁 Eisen (III) -hypophosphit *n*, Ferrihypophosphit *n*
次氯酸 hypochlorige Säure *f*, Acidum hypochlorosum *n*
次氯酸钙 Kalziumhypochlorit *n*, Calcium hypochlorosum *n*
次氯酸钾 Kaliumhypochlorit *n*, Kalium hypochlorosum *n*
次氯酸锂 Lithiumhypochlorit *n*
次氯酸钠 Natriumhypochlorit *n*, Natrium hypochlorosum *n*
次氯酸钠发生器 Hypochlor-Natrium-Generator *m*
次氯酸钠消毒净水物 Javelle-Lauge *f*, Javelle-Wasser *n*, Liquor kalii hypochlorosi *m*
次氯酸盐 Hypochlorite *n pl*
次氯酸盐-苔黑酚试验 Hypochlorit-Orcinprobe *f*
次氯血红素 Deuterohämin *n*, Kopratin *n*
次没食子酸铋 Bismutum subgallicum *n*
次末级的 vorletzt
次强亲和毒素 Deuterotoxin *n*
次桥基 sekundäre Grenze *f*, helfende Grenze *f*
次全鼻再造术 subtotale Nasenrekonstruktion *f*
次全的 subtotal
次全脊柱截骨术 subtotale Osteotomie der Wirbelsäule *f*
次全切除[术] subtotale Resektion *f*, Subtotalektomie *f*
次胂酸 Arsinigsäure *f*
次生孢子 sekundäre Sporen *f*
次生壁 sekundäre Wand *f*
次生的 sekundär
次生分生孢子 sekundäre Konidie *f*
次生分生组织 Sekundärmeristem *n*
次生构造 Sekundärstruktur *f*
次生核燃料 sekundärer Nukleobrennstoff *m*
次生环境 sekundäre Umwelt *f*
次生菌丝体 sekundärer Myzelium *m*, sekundäres Myzel *n*
次生矿物 Sekundäres Mineral *n*, Begleitmineral *n*
次生木质部 Sekundärxylem *n*
次生囊 Sekundärzyste *f*
次生皮层 Sekundärkortex *m*, Sekundärrinde *f*
次生韧皮部 Sekundärphlo ë m *n*
次生生长 Folgewald *f*, Sekundärwachstum *n*
次生同工酶 sekundäres Isoenzym *n*
次生夏孢子堆 sekundäres Uredium *n*
次声 Infrasound *m*, Infraschall *m*
次声[频]的 infraakustisch, infrasonik
次声波 infrasonike Welle
次声测定 Bestimmung von Infraschall *f*
次声健康效应 gesundheitliche Auswirkung durch Infraschall *f*, gesundheitlicher Infraschalleffekt *m*
次数分配表 Tabelle von Frequenz-Verteilung *f*
次数律 Gesetz der Frequenz *n*
次水杨酸铋 Bismutum subsalicylicum *n*
次碳酸铋 Bismutum subcarbonicum *n*
次微子 Submikronen *n pl*, Hypomikronen *n pl*
次文化理论 Subkulturtheorie *f*
次乌头碱 Hypaconitin (um) *n*
次硝酸铋 Bismutum subnitricum *n*, Bismutum nitricum basicum *n*
次谐波的 subharmonisch
次溴酸 hypobromige Säure *f*
次溴酸钠 Natriumhypobromit *n*
次溴酸盐 Hypobromit *n*
次[亚]甲蓝 Methylenblau *n*
次要补体 nichtdominantes Komplement *n*
次要过程 sekundärer Prozeß *m*
次要疾病基因组 Genom von Folgeerkrankungen *n*
次要抗原 Minorantigen *n*
次要倾向 sekundäre Disposition *f* (od. Neigung *f*)
次要死因 sekundäre Todesursache *f*
次要特征 peripherer (od. nebensächlicher) Charakterzug *m*
次要同一性 sekundäre Identifizierung *f*
次要症状 nebensächliches Symptom *n* (od. Zeichen *n*)
次要组成部分 sekundärer Bestandteil *m*
次要组织相容性复合体 Minorhistokompatibilitätskomplex *m*
次要组织相容性抗原 Antigen nebensächlicher Histokompatibilität *n*
次要组织相容性抗原 Minorhistokompatibilitätskomplex *m*
次要组织相容性抗原基因座位 Platz nebensächlicher Histokompatibilität *m*
次意识 Infrabewußtsein *n*
次缢痕 sekundäre Konstriktion (od. Einschnürung) *f*
次优问题 Problem mit niedriger Priorität *n*
次皂苷(甙)元 Prosapogenine *n pl*
次致死量 subletale Dosis *f*
次重力 Subgravitation *f*
次最适度 Suboptimum *n*
次最优数据 suboptimale Daten *f pl*
刺 Spiculum *n*, Stich *m*
刺孢囊霉 Echinosporangium transversale *n*
刺孢囊霉属 Echinosporangium *n*
刺孢青霉酸 spiculisporische Säure *f*
刺杯的 echinocupulus <engl.>
刺鼻臭味 stechender Geruch *m*
刺出口 Ausstichwunde *m*
刺穿 Aufspießen *n*, Festnageln *n*, Durchbohren *n*, Durchdrin-

gen *n*
刺创 Stichwunde *f*
刺创道 Punktion *f*, Punktion-Kanal *m*
刺创的 X 射线检查 Röntgenstrahlen von Stichwunden *m pl*
刺创的并发症 Komplikationen bei/aus Stichwunden *f*
刺创的凶器鉴定 Identifizierung von Stichwunden Waffen *f*
刺创管 Stichwundekanal *m*
刺刀造成的创口 Wunden, die durch Bajonette produziert werden *f pl*
刺的 stach(e)lig
刺儿茶 Cirsium segetum *n*
刺耳的 grell, quietschend, knarrend
刺耳的声音 Schärfe *f*, Härte *f*
刺感 Stechen *n*
刺骨针 Knochennadeln *f pl*
刺红细胞 Akanthozyt *m*, Stachelzelle *f*
刺槐毒蛋白 Robinie *f*
刺槐毒素 Robin *n*
刺[槐]苷(甙) Robinin *n*, Acaciin *n*
刺槐[黄]素 Acacetin *n*, Robinetin *n*
刺槐乙素 Robinetin *n*
刺激 Erregung *f*, Reizung *f*, Stimulus *m*, Reiz *m*, Exzitation *f*
刺激/响应 Stimulus-Response-Modell *n*
刺激编码 Stimulus (od. Anregung) -Kodierung *f*
刺激变量 Stimulus (od. Anregung) -Variation *f* (od. Variable *f*)
刺激辨别 Stimulus (od. Anregung) -Diskriminierung *f* (od. Unterscheidung *f*)
刺激标准 Stimulus (od. Anregung) -Standard *m*
刺激波 Reizwelle *f*
刺激剥夺 Stimulusdeprivation *f*
刺激参数 Stimulus (od. Anregung) -Parameter *m*
刺激超负荷理论 Stimulus (od. Anregung) -Überlasten-Theorie *f*
刺激呈现法 Stimulus (od. Anregung) -Präsentation-Methode *f*
刺激持续时间 Stimulus (od. Anregung) -Dauer *f*
刺激传入 Zufluß vom Stimulus *m* (od. der Anregung), Zustrom vom Stimulus (od. der Anregung) m
刺激词 Stimulus (od. Anregung) -Wort *n*
刺激的 erregbar, irritabel, aufreizend, irritativ
刺激的需要 Bedürfnis nach Stimulation *n*
刺激电极 Reizelektrode *f*, aktive (od. indifferente) Elektrode *f*
刺激多余性 Stimulus (od. Anregung) -Redundanz *f*
刺激法 Stimulus (od. Anregung) -Methode *f*
刺激反射 Reizreflex *m*, Irritationsreflex *m*
刺激反应 Stimulus (od. Anregung) -Antwort *f* (S-R)
刺激反应关系 S-R Relation *f*
刺激反应理论 S-R Theorie *f*
刺激反应律 S-R Gesetz *n*
刺激反应相容性 Stimulus (od. Anregung) -Antwort-Kompatibilität *f*
刺激反应心理学 Stimulus(od. Anregung) -Antwort-Psychologie *f* (S-R Psychologie *f*)
刺激泛化 Stimulus (od. Anregung) -Verallgemeinerung *f*
刺激泛化梯度 Gradient der Stimulus (od. Anregung) -Verallgemeinerung *m*
刺激分泌的 sekretionsfördernd
刺激复合 Stimulus (od. Anregung) -Zusammensetzung *f*
刺激感受性 Irritabilität *f*, Exzitabilität *f*
刺激隔离器 Reizisolator *m*, Stimulationsisolator *m*
刺激过分选择性 Stimulus (od. Anregung) -Überselektivität *f*
刺激痕迹 Stimulus (od. Anregung) -Spur *f*
刺激红细胞生成 Stimulierung der Erythropoese *f*
刺激机体反应律 Stimulus-Organismus-Response-Gesetz *n*, S-O-R Gesetz *n*
刺激剂 Reizstoff *m*, Irritantia (remedia) *f*
刺激间距 Stimulustntervall *n*, Anregungsintervall *n*
刺激减缩法 Stimulus (od. Anregung) -Reduktion (od. Reduzierung) -Methode *f*
刺激键 Stimulus (od. Anregung) -Taste *f*
刺激结构 Stimulus (od. Anregung) -Struktur *f*
刺激抗体 V 型反应 Typ-V-Reaktion von stimulierenden Antikörpern *f*
刺激控制 Stimulus (od. Anregung) -Kontrolle *f*
刺激控制法 Technik für Reizsteuerung *f*
刺激类化 Stimulus (od. Anregung) -Verallgemeinerung *f*
刺激疗法 Aktivierungstherapie *f*, Reizbehandlung *f*, Reiz-(körper) therapie *f*, ergotrope Therapie *f*
刺激模式 Stimulus (od. Anregung) -Modalität *f*, Stimulus (od. Anregung) -Pattern *n*
刺激排卵 provozierte (od. induzierte) Ovulation *f*
刺激配子的 gametokinetisch
刺激频率耳声发射 Stimulusfrequenz-otoakustische Emission *f* (SFOAE)
刺激期疲劳 Müdigkeit in der Stimulationsphase *f*
刺激器 Stimulator *m*
刺激强度动力说 Stimulus (od. Anregung) -Intensität-Dynamik *f*
刺激情境 Stimulus (od. Anregung) -Situation *f*
刺激热 Irritationsfieber *n*
刺激生热的 wärmefördernd, wärmegebend, wärmeerzeugend
刺激释放 Stimulus (od. Anregung) -Freilassung *f*, Freilassung der Stimuli *f*
刺激素 Stimuline *n pl*, Stimulantia *n pl*
刺激替代 Stimulus (od. Anregung) -Ersetzung *f*, Substituierung *f*
刺激调节性 G 蛋白 Reize-regulatorisches G-Protein *n*
刺激伪迹 Stimulusartifakt *m*, n
刺激味 stechender Geschmack *m*
刺激物 Reizkörper *m*, Reizmittel *n*, Reizstoff *m*, Stimulus *m*
刺激物质 Exzitation- (od. Aufreger-) Substanz *f*
刺激误差 Stimulus (od. Anregung) -Fehler *m*
刺激细胞 irritative Zelle *f*, Türk* Reizungsform der Plasmazelle *f*, Reizung-Zelle *f*
刺激型 G 蛋白(激活型 G 蛋白) stimulatorisches G-Protein *n*, aktiviertes G-Protein *n*
刺激[性] Erregbarkeit *f*, Exzitation *f*, Irritation *f*, Stimulation *f*
刺激性髌前滑囊炎 irritierte Bursitis präpatellaris *f*
刺激性的 irritativ, irritierend, reizend
刺激性毒 reizendes Gift *n*
刺激性毒剂中毒 Reiz-Giftvergiftung *f*
刺激性毒物 aufreizendes Gift *n*
刺激性耳聋 Stimulation-Taubheit *f*
刺激性放射疗法 Reizbestrahlung *f*
刺激性腹泻 Diarrhoea irritativa *f*
刺激性感受器 aufreizender Rezeptor *m*
刺激性滑囊炎 irritierte Bursitis *f*, gereizte Schleimhautbeutelentzündung *f*
刺激性激素受体 stimulierender Hormonrezeptor *m*
刺激性腱鞘炎 irritierte Peritendinitis *f*
刺激性接触性皮炎 reizende aufreizende Dermatitis *f*
刺激性颈交感神经麻痹 irritative zervikale Sympathikuslähmung *f*
刺激性咳嗽 Reizhusten *m*
刺激性老年疣 gereizte senile Warze *f*
刺激性利尿剂 stimulierende Diuretika *n pl*, Quecksilberdiuretika *n pl*
刺激性膀胱 Reizblase *f*
刺激性皮炎 irritierende (od. provozierte) Dermatitis *f*
刺激性疲劳 Stimulationsmüdigkeit *f*, Reizungsmüdigkeit *f*
刺激性期外收缩 forcierte Extrasystole *f*
刺激性气体 Reizgase *n pl*

刺激[性]气体中毒 Reizgase-Vergiftung *f*
刺激性食品 krankmachende Lebensmittel *n pl*
刺激性瞳孔缩小 Reizungsmiosis *f*
刺激性泻剂 irritierendes(od. reizendes) Abführmittel *n*
刺激性牙本质 Irritationsdentin *n*
刺激性烟雾 reizender Smog *m*, irritierender Dunst *m*
刺激性炎 irritative Entzündung *f*
刺激性饮料 stimulierendes Getränk *n*
刺激性饮食 reizende Nahrung *f*
刺激性脂溢性角化病 irritierte seborrhoische Keratose *f*
刺激血管的 gefäß-stimulierend, vasostimulant <engl.>
刺激寻求需要 Stimulus-Motiv *n*
刺激眼 primäres(od. sympathisierendes) Auge *n*
刺激异步呈现 Stimulus-Asynchronismus-Präsentation *f*(od. Anfang *m*)
刺激因素 Anreger *m*
刺激浴 stimulierendes(od. reizendes) Bad *n*
刺激阈 Schwelle *f*, Reizschwelle *f*
刺激阈浓度 Schwelle-Konzentration der Irritation *f*
刺激阈限 Stimulus-Schwelle *f*
刺激障碍物 Stimulus-Barriere *f*
刺激整体 Stimulus-Pool *m*
刺激值 Stimulus-Wert *m*
刺激指数 Stimulation-Index *m*(SI)
刺激质 Stimulator *m*
刺激周期 Stimulationszyklus *m*
刺激作用 Irritatio(n) *f*, Stimulation *f*, Anregung *f*
刺激作用带 irritierende Effekt-Zone *f*
刺蒺藜 Tribulus terrestris *m*
刺剪创 Stich-Scherendewunde *f*
刺墨针 tätowierende Nadel *f*
刺囊针 Parazentese-Nadeln *f pl*
刺皮螨属 Allodermanyssus *m*
刺皮试验 Stich-Haut-Test *m*
刺器 Stich-Instrument *n*
刺鞘 Stachel-Scheide *f*
刺切创 Stich-Schnittwunde *f*
刺切器 Stich-Inzision-Instrument *n*
刺曲霉素 Spinulosin *n*
刺染 Tätowierung *f*, Tattoo *m*
刺扰伊蚊 Aedes vexans *m*
刺入口 Einstich *m*
刺伤 Stichwunde *f*, Lanzade *f*
刺舌蝇 Glossina morsitans *f*
刺鼠螨 Milbe der Stachelratte *f*
刺丝囊[胞]Nematozyste *f*(见于腔肠动物刺细胞)
刺[胎]膜导管 Blasensprengungskatheter *m*, Smythe* Katheter *n*, Punktur-Membrane-Katheter *m*, Durchstechen-Membrane-Katheter *m*
刺桐定[碱] Erysodin *n*
β-刺桐碱 β-Erysopin *n*, β-Erythroidin *n*
刺痛 stechender Schmerz *m*
刺痛的 beißend, stechend
刺突(病毒表面结构) Spike *m*
刺突(波锋) Spike *m*, Stachel *m*(示波图中)
刺突蛋白 Spike-Protein *n*
刺猬 Igel *m*
刺纹身 Tätowierung *f*
刺五加甙 Eleutherosid *n*
刺细胞 Cnidokeim *m*, Stich-Zelle *f*
刺形 Stachelform *f*
刺血针 Lanzette *f*
刺痒的 juckend
刺样膨大 dornige Exkreszenz *f*(od. Wucherung *f*, Auswüchse *m pl*)
刺蜇 Stich *m*, Beißen *n*
刺状的 stachelig, dornig
刺状红细胞增多 Akanthozytose *f*

CONG 聪葱枞从丛

cōng 聪葱枞

聪阿试验 Zondek-Aschheim-Test *m*(检妊娠)
聪明程度 Helligkeit *f*, Klarheit *f*
聪明的(漂亮的) elegant, pfiffig
聪明儿童 begabtes Kind *n*
聪明因素 Klugheit-Faktor *m*, K-Faktor *m*
葱皮样 zwiebelschalenförmig
葱皮样综合征 Zwiebelschalensyndrom *n*
枞树脂 Abietin *n*

cóng 从丛

从犯 Mitschuldige(r) *f*(*m*)
从基向上变色的 hysterochromatisch
从命自动症 Befehl-Automatismus *m*
从生活中学习 Lernen vom Leben *n*
从事者 Praktiker *m*
从属补体 Subordinationskomplement *n*, untergeordnetes Komplement *n*
从属概念 untergeordnetes Konzept *n*
从属感觉 untergeordnetes Gefühl *f*
从属基因 Sklave-Gen *n*
从属框架 untergeordneter Rahmen *m*
从属细胞 abhängige Zelle *f*
从属性 Zugehörigkeit *f*
从头(从新,新发生的) de novo, von Anfang an
从头合成 de-novo-Synthese *f*
从性基因 Sex-bedingtes Gen *n*
从性显性 Geschlechtsbeeinflussungsdominanz *f*, geschlechtsgebundene Dominanz *f*
从性显性遗传 Sex-beeinflußte dominante Vererbung *f*
从性性状 Geschlechtsbeeinflussungscharakter *m*, geschlechtsgebundenes Merkmal *n*
从性遗传 geschlechtsgebundener(od. geschlechtsgekoppelter) Erbgang *m*, Geschlechtsbeeinflussungserbgang *m*
从站立位到蹲位 vom Stehen zum Hocken
从众 Konformität *f*
从众行为 Konformität-Verhalten *n*
丛 Geflecht *n*, Plexus *m*
丛(指神经,血管的) Plexus *m*
　埃克斯纳丛(分子丛) Exner* Plexus *m*(接近大脑皮质表面的一层神经纤维)
　巴特森丛(椎静脉丛) Batson* Plexus *m*
　赫勒丛 Heller* Plexus *m*(肠粘膜下层内动脉网)
　克吕韦耶丛 Cruveilhier* Plexus *m*(①颈部神经丛 ②静脉曲张瘤样丛)
　拉施科夫丛(牙乳头丛) Raschkow* Plexus *m*
　迈斯纳丛(粘膜下丛) Meissner* Plexus *m*, Plexus submucosus *m*
　麦斯纳氏丛 Meißner* Plexus *m*, Plexus submucosus *m*
　帕尼扎丛 Panizza* Plexus *m*(包皮系带外侧窝内的两个淋巴管丛)
　圣托里尼丛 Santorini* Plexus *m*(①前列腺丛 ②前列腺静脉丛,阴部静脉丛 ③下颌神经丛)
　特罗拉尔丛 Trolard* Plexus *m*(舌下神经管[静脉]网)
丛鞭毛 Geißelbüschel *m*
丛鞭毛的 lophotrichiate
丛梗孢科 Moniliaceae *f*

丛梗孢性肉芽肿 Monilia-Granulom *n*
丛集性头痛 Büschel-Kopfschmerz *m*
丛林 Dschungel *m*(n)
丛林斑疹伤寒 Dschungelbfieber *n*, Buschfleckfieber *n*
丛林溃疡 Dschungel-Geschwür *n*
丛毛 Haarbüschel *n*
丛毛单胞菌属 Comamonas *f*
丛毛细胞 Büschelzelle *f*
丛毛状 Haarbüschel-Form *f*
丛密绒毛膜 Chorionfrondosum *n*
丛生蛋白 Clusterin *n*, Apolipoprotein *n*
丛生的 wuchernd
丛生口蘑 wuchernder Ritterling *m*
丛状层 Stratum plexiforme *n*, Lamina plexiformis *f*
丛状的 geflechtartig, plexiform, plexiform(-is, -is, -e)
丛状黄色瘤 plexiformes Xanthom *n*
丛状神经瘤 Rankenfibrom *n*, Rankenneurom *n*, Verneuli* Neurom *n*
丛状神经鞘瘤 plexiformes Neurilemmom *n*, plexiformes Schwannom *n*
丛状神经纤维瘤 plexiförmige(od. geflechtartige) Neurofibrome *n*
丛状型造釉细胞瘤 plexiformiges Ameloblastom *n*
丛状血管瘤 plexiformiges Angiom(od. Hämangiom) *n*
丛状肿瘤 plexusartiger Tumor *m*, geflechtartiger Tumor *m*

CU 粗促猝酢醋簇

cū 粗

粗 rauh, grob, krud, roh
粗[糙]微粒体 rauhes, rohes Mikrosom *n*
粗暴的 schroff, barsch, ruppig
粗糙 Rauheit *f*, Grobheit *f*, Furche *f*, Schroffheit *f*
粗糙带 raue Zone *f*
粗糙的 grob, rauh, asper(-us, -a, -um)
粗糙呼吸音 rauhes Atmungsgeräusch *n*, bronchovesikuläres Atmeu *n*
粗糙菌落 Rauhform *f*(R-Form), R-Kolonie *f*, R-Stämme *m*
粗糙口蘑 rauher Ritterling *m*
粗糙食物 unverdauliche Nahrungsbestandteile *f*, Grobstoff *m*
粗糙型 Rauhform *f*, Grobtyp *m*, rauher Typ *m*
粗糙型菌落(R 型菌落) raue Kolonie *f*
粗糙型抗原 Rauh-Antigen *n*(R-Antigen)
粗糙型内质网 rauhes endoplasmatisches Retikulum *n*, netzförmiges Gefüge *n*, RER *n*
粗糙型微粒体 rauhes, rohes Mikrosom *n*(RM)
粗出生率 Allgemeingeburtziffer *f*
粗大菌丝体 Makrofaden *m*
粗大纤维震颤 grobes Flimmern *n*(od. Zappeln *n*)
粗大运动弛缓 Verzögerung in grobmotorischen Entwicklung von Fähigkeiten *f*
粗大运动的发展 Entwicklung der Grobmotorik *f*
粗大运动发展指标 Meilenstein in grobmotorischer Entwicklung *m*
粗大运动功能评定量表 Beurteilungsskala zur Grobmotorik *f*
粗大运动技巧 grobmotorische Geschicklichkeit *f*
粗大震颤 Wackelzittern *n*, grobschlägiger Tremor *m*
粗蛋白质 krudes Eiweiß(od. Protein *n*)
粗的 grob, groblich, rauh
粗电极 Makroelektrode *f*
粗动作(粗大动作) Grobmotorik *f*
粗短刺状 stechende, clavusate
粗短拇指 Stumpf-Daumen *m*
粗短体型 pyknischer Typ *m*, Hadrosomatismus *m*
粗榧碱 Harringtonin *n*
粗榧科 Cephalotaxaceae *pl*
粗分 Rohwert *m*, Rohscore *m*
粗粉 Grobpulver *n*
粗感觉 protopathische Sensibilität *f*
粗钢针牵引器 Traktor mit dickem Draht *m*
粗骨锉 Knochenraspel *f*
粗颌病 Actinomycosis cervicotacialis *f*
粗化 Verdickung *f*
粗肌丝 dickes Filament *n*
粗脚粉螨 Acarus siro *m*, Mehlmilbe *f*
粗脚粉螨 Mehlmilbe *f*, Aleurobius farinae *m*, Acarus siro *m*, Tyroglyphus farinae *m*
粗糠状的 paleaceous
粗颗粒 Grobkörnchen *n*
粗颗粒管型 grobgranulierter zylinder *m*
粗粮 Grobgetreide *n pl*, grobe Getreidearten *f pl*
粗隆 Tuberositas *f*
粗隆间的 intertrochanterisch, intertrochanteric(-us, -a, -um)
粗隆间截骨术 intertrochanterische Osteotomie *f*
粗隆间径 Diameter vom Inter-Oberschenkelhals *m*
粗隆性软骨病 Chondropathia tuberosa *f*
粗隆移位 Tuberositas-Verlagerung *f*, Verlagerung des Ansatzpunktes *f*
粗鲁态度 Rauheit *f*, Schroffheit *f*
粗鲁外貌 grobes Aussehen *n*
粗略的 skizzenhaft
粗面内质网 rauhes endoplasmatisches Retikulum *n*
粗面内质网池减少 Reduktion von Zisternen des rauen endoplasmatischen Retikulums *f*
粗面内质网池增多 Vermehrung von Zisternen des rauen endoplasmatischen Retikulums *f*
粗面内质网空泡化 Vakuolisierung des rauen endoplasmatischen Retikulums *f*
粗面内质网碎裂 Fragmentierung des rauen endoplasmatischen Retikulums *f*
粗面内质网增生 Hyperplasie des rauen endoplasmatischen Retikulums *f*
粗皮病 Schorf *m*, Schuppen *m*
粗品 grob hergestelltes Produkt *n*, Rohprodukt *n*
粗球孢子菌 Coccidioides immitis *m*, Blastomyces coccidioides *m*
粗涩杂音 reibendes Geräusch *n*, Rauhgeräusch *n*
粗湿啰音 grobblasiges feuchtes Rasselgeräuch *n*
粗食 Grobkost *f*
粗丝 dickes Filament(um) *n*
粗丝切断钳 schwere abgemessene Seitenklemme *f*
粗死亡率 rohe Sterblichkeitsquote(od. Mortalität) *f*
粗提物 Rohextrakt *m*
粗调[整] Grobregelung *f*, Grobregulierung *f*, Grobstrieb *m*, Grobeinstellung *f*
粗纹区 Gebiet mit dicken Streifen *n*
粗纤维饮食 rohfaserreiche Ernährung *f*
粗线 Linea aspera *f*
粗线[丝]期 Pachytän *n*, Pachynema *n*
粗心 Nachlässigkeit *f*, Unaufmerksamkeit *f*
粗野的 grausam, wild, barbarisch
粗杂呼吸音 rauhes Atmungsgeräusch *n*, bronchovesiku-läres Atem *n*
粗再生产率 krude Reproduktion-Rate *f*
粗再生育率 Brutto-Reproduktionsziffer *f*, Bruttoreproduktionsziffer *f*
粗针持针钳 Nadelhalter für Dicknadeln *m*
粗脂肪 krudes Fett *n*
粗制的 krud

粗制煤焦油 kruder Kohlenteer *m*
粗皱状的 faltenförmig
粗壮口蘑 robuster Ritterling *m*

cù 促猝酢醋簇

促癌物 Promotor *m*
促癌因子 karzinogener Faktor *m*, Promotor *m*, auxokanzerogener Faktor *m*
促白细胞血清 leukozytogenes Serum *n*
促白细胞增多因子 Leukozytose-fördernder-Faktor *m*, leucocytosis promoting factor (LPF) <engl.>
促肠动的 enterokinetisch
促肠活动素 Enterocin *n*
促肠液激素 Enterokrinin *n*, enterales Hormon *n*
促成法 Aufforderung-Methode *f*
促成根素 Rhizocaline *f*
促成茎素 Caulocaline *f*
促成熟因子 Reifung-Aufforderung-Faktor *m*, Aufforderung-reif-Faktor *m* (PMF)
促成叶素 Phyllocaline *f*
促成因素 ermöglichender Faktor *m*
促创口愈合的 wundheilungsfördernd
促垂体激素 hypophys(e)otropes Hormon *n*
促雌素 Gynäkogen *n*
促大肠杆菌素因子 Colicinogen *n*
促代谢的 excitometabolisch
促代谢型 metabotrophisch
促代谢型受体 metabotroper Rezeptor *m*
促胆囊排空的 cholezystagog, gallenflußfördernd
促胆囊收缩的 cholezystokinetisch
促胆酸盐生成的 cholanopo(i)etisch
促胆汁分泌的 choleretisch
促蛋白合成类固醇 anabol(isch)es Steroid *n*
促蛋白合成甾类 anabol(isch)es Steroid *n*
促蛋白质成糖激素 Protein-Karbohydrathormon *n*
促淀粉酶 Auxano-Amyiase *f*, Auxo-Amylase *f*
促凋亡基因 proapoptotisches Gen *n*
促凋亡肽 proapoptotisches Peptid *n*
促动 Motivierung *f*
促动的 kinetogen
促动剂 Prokinetikum *n*
促动作用 Aktivierung *f*
促发癫痫的 Epilepsie-anregend
促发惊厥的 Epilepsie-anregend
促发因素 beschleunigender Faktor *m*
促分解代谢的 excitokatabol(isch)
促分裂素 Mitogen *n*
p38-促分裂原活化蛋白激酶 Mitogen-aktivierten Proteinkinase p38 *f*
促分泌的 sekretionsfördernd
促分泌剂 Sekretagogum *n*
促分泌素 sekretagog *m*
促肝泌素 Hepatocrinin *n*
促肝细胞生长因子 Hepatozytenwachstumsfaktor *m*
促[睾丸]间质细胞激素 stimulierendes Hormon interstitieller Zelle *n* (ICSH)
促骨痂形成的 porotisch, kallusfördernd
促骨折愈合的 konsolidationsfördernd
促过敏作用 (Hyper-) Sensibilisierung *f*, Hypersensibilität *f*
促合成代谢的 excitoanabol(isch)
α-促黑激素 α-Melanozyten-stimulierendes Hormon *n*, α-MSH *n*
促黑激素 Melantropin *n*, Melanozyten-stimulierendes Hormon (MSH) *n*
促黑激素释放激素 Melanozyten-stimulierendes Hormon-releasing-Hormon *n* (MSHRH)
促黑[激]素释放素 Melanoliberin *f*
促黑激素释放抑制因子 Melanozyten-stimulierendes Hormon-release-inhibiting-Faktor *m*
促黑激素释放因子 melanophore-stimulating hormone releasing factor (MRF) <engl.>
促黑激素抑制素 Melanostatin *n*
促黑素细胞激素 Intermedin *n*, Melanotropin *n*, melanophorenstimulierendes Hormon *n*, melanozytenstimulierendes Hormon *n*
促黑[素细胞]激素释放抑制激素 melanocyte-stimulating hormone release-inhibitory hormone (MRIH) <engl.>
促黑[素细胞]激素释放因子 melanophore-stimulating hormone releasing factor (MRF) <engl.>
促黑[素细胞激]素调节激素 Regulationshormon des Melanozyten-stimulierendes Hormons *n*
促黑[素细胞]激素细胞 Melanotropin *n*
促黑[素细胞]激素抑制激素 Melanozyten-stimulierendes Hormon-inhibiting-Hormon *n*
促黑[素细胞]激素抑制因子 Melanozyten-stimulierendes Hormon-inhibiting-Faktor (MIF) *m*, MSH-inhibiting-Faktor (MIF) *m*
促红素原 Erythropoietinogen *n*
促红细胞生成活性 erythropoietische Aktivität *f*
促红细胞生成素 Erythropoietin *n*, Hämatopoetin *n*, EPO *n*
促红[细胞生成]素 erythropo(ii)etisches Hormon *n*, Erythropo(i)esefaktor *m*, Erythropoietin *n*
促红细胞生成素受体超家族 Erythropoietin-Rezeptorsuperfamilie *f*, Hämatopoetin-Rezeptor-Superfamilie *f*
促红[细胞生成]素原 Erythropoitinogen *n*
促红[细胞生成]因子 Erythropoietin *n*, erythropoietischer Faktor *m*
促黄体的 luteotrop
促黄体激素 Luteotropin *n*, luteo(mammo)trop(h)es Hormon *n*
促黄体生成激素 Metakentrin *n*, Prolan B *n*, luteinisierendes Hormon *n*
促黄体[生成]激素释放因子 luteinizing hormone releasing factor <engl.>, Gelbkörper produzierendes Hormon freilassender Faktor *m*, LHRF *m*
促黄体生成素 luteinisierendes Hormon (LH) *n*
促黄体素释放素试验 Gonadotropin-Releasing-Hormon-Test *m*, GnRH-Test *m*, LH-RH-Test *m*, LHRH-Test *m*
促恢复的 wiederherstellend
促肌蛋白合成[作用] myotropische Aktivität *f*
促激素 Tropin *n* (T), tropes Hormon *n*
促甲状旁腺素 parathyreotropes Hormon *n*
促甲状腺[激]素放射免疫测定试验 Radioimmunotest zur Bestimmung von Thyrotropin *m*
促甲状腺[激]素受体抗体 TSH-Rezeptor-Antikörper *m*, Antikörper gegen den Rezeptor des Thyreoidea-stimulierenden Hormons *m*
促甲状腺的 thyreotrop
促甲状腺激素 thyreotropes Hormon *n*, Thyrotrophinum *n*, thyroid-stimulating hormone (TSH) <engl.>
促甲状腺激素 Thyroidea-stimulierendes Hormon *n*, Thyreotropin *n*, thyreotropes Hormon *n*
促甲状腺激素分泌瘤致甲亢 Hyperthyreose infolge TSH-sekretions-Tumors *f*
促甲状腺激素释放激素 Thyreoliberin *n*, Thyreotropin-Releasing-Hormon (TRH) *n*
促甲状腺激素释放激素 thyrotropin-releasing hormone (TRH) <engl.>
促甲状腺激素释放激素受体 Thyreotropin-Releasing-Hormon-Rezeptor *m*
促甲状腺激素释放因子 thyrotropin releasing factor (TRF)

<engl. >, thyreotropin-freisetzender Faktor *m*, Thyroliberin *n*
促甲状腺激素释放因子兴奋试验 Stimulationstest des Thyrotropin-freisetenden Faktors *m*
促甲状腺激素受体抗体 Thyrotropin-Rezeptor-Antikörper *m*
促甲状腺激素受体自身抗体 Thyreotropin-Rezeptor-Autoantikörper *m*, TSH-Rezeptor-Autoantikörper *m*
促甲状腺激素受体阻断抗体 blockierender Antikörper gegen TSH-Rezeptor *m*
促甲状腺激素细胞 Thyreotropin-Zelle *f*
促甲状腺激素细胞垂体腺瘤 TSH-produzierendes Hypophysenadenom *n*
促甲状腺激素血清浓度测定 Bestimmung der TSH-Serumkonzentration *f*
促甲状腺释放激素 thyreotropin-releasing-hormone <engl. >
促甲状腺素瘤 Thyrotropinom *m*
促甲状腺素释放激素 Thyroliberin *n*, Thyreotropin-freisetzendes Hormon (TRH) *n*
促甲状腺素释放素 Thyroliberin *n*
促甲状腺素释放素试验 Thyreotropin-Releasinghormon-Test *m*, TSH-Test *m*
促甲状腺素释放兴奋试验 TSH-Stimulationstest *m*, Thyreotropin-Releasing-Hormon-Stimulationstest *m*
促甲状腺素受体抗体 Thyrotropin-Rezeptor-Antikörper *m*
促甲状腺素细胞腺瘤 TSH-produzierendes Adenom *n*, thyreoideastimulierendes Hormon sezernierendes Adenom *n*
促甲状腺素兴奋试验 Thyreotropin-Stimulation (stest *m*) *f*
促甲状腺素性突眼 Thyreotropin-Exophthalmus *m*, thyreotroper Exophthalmus *m*
促甲状腺素性突眼症 thyrotropischer Exophthalmus *m*
促甲状腺细胞 thyreotrope Zelle *f*
促甲状腺细胞腺瘤 TSH-produzierendes Adenom *n*, thyreoideastimulierendes Hormon sezernierendes Adenom *n*
促间质细胞激素 zwischenzellstimulierendes Hormon *n*, interstitialzellstimulierendes Hormon *n*, luteinisierendes Hormon *n* (LH)
促结缔组织生成(长)的 desmoplastisch, kallusfördernd, desmoplastic (-us, -a. -um)
促结缔组织增生的 desmoplastic (-us, -a, -urn)
促结缔组织增生髓母细胞瘤 desmoplastisches Medulloblastom *n*
促结缔组织增生型成釉细胞瘤 desmoplastisches Ameloblastom *n*
促结缔组织增生性毛上皮瘤 desmoplastisches Trichoepitheliom *n*
促结缔组织增生性神经节神经胶质瘤 desmoplastisches Gangliogliom *n*
促结缔组织增生性小圆细胞肿瘤 desmoplastischer kleinzelliger Rundzelltumor *m*
促结缔组织增生性婴儿神经节胶质瘤 desmoplastisches infantiles Gangliogliom *n*
促进 Förderung *f*, Acceleratio *f*
促进瘢痕形成的 epulotisch
促进技术 Förderungstechnik *f*, Moderationstechnik *f*
促进剂 Beschleuniger *m*, Akzelerator *m*, Accelerator *m*, Cyclator *m*
促进健康的 heilend, heilsam, heilkräftig
促进健康行为 gesundheitsförderndes Verhalten *n*
促进健康模式 Gesundheitsförderungmodell *n*
促进紧张 Tonisierung *f*
促进扩散 erleichterte Diffusion *f* (od. Verbreitung *f*)
促进律 Gesetz der Erleichterung *n*
促进毛发生长的 trichogen
促进伤口愈合 Förderung der Wundheilung *f*
δ-促进睡眠因子 Delta-antreibender Schlaf-Faktor *m* (DISF)
促进突起分支的因子 Zweig-Förderung-Faktor *m*
促进突起延伸的因子 Verlängerung-Förderung-Faktor *m*
促进性抗体 Verstärkungs-Antikörper *m*
促进运送 geförderter Transport *m*
促进作用 Auxo-wirkung *f*, fördernde Wirkung *f*, auxetische Wirkung *f*
促流泪素 Lacrimalin *n*
促瘤生长[现象] Tumor-Vergrößerung *f*
促卵泡[成熟激]素 follikelstimulierendes Hormon (FSH) *n*, Follitropin *n*
促卵泡[成熟激]素释放激素 freisetzendes Hormon des follikelstimulierenden Hormons *n*, follicle-stimulating hormone releasing hormone (FSHRH) <engl. >
促卵泡激素 gonadotroper Epithelfaktor *m*, Brunsthormon *n*, follikelstimulierendes Hormon *n* (FSH)
促卵泡激素释放因子 Folliberin *n*, follicle-stimulating hormone releasing factor (FSHRF, FRF) <engl. >
促滤泡素释放素 Folliliberin *n*, follikelstimulierendes Hormon Releasing-Hormon (FSH-RH) *n*
促脉 Pulsus celer *m*, schnellender Puls *m*
促男性化的 virilisierend
促黏液[分泌]剂 Mucigoqum *n*
[促]尿钾排泄的 kaliuretisch
[促]尿氯排泄的 chloruretisch
促尿氯排泄药 Chloruretika *n pl*
[促]尿钠排泄的 natriuretisch
促尿钠排泄药 Natriuretika *n pl*
[促]尿食盐排泄的 saluretisch
[促]尿食盐排泄药 Saluretika *n pl*
[促]尿锶排泄 Strontiurese *f*
[促]尿锶排泄的 strontiuretisch
促凝的 koagulierend
促凝[固]的 koagulativ, koagulierend
促凝剂 Koagulans *n*
促凝酶 Koagulase *f*
促凝物质 koagulierender Stoff *m*
促凝血的 thromboplastisch
促凝血酶原激酶 Thromboplastin *n*
促凝血酶原激酶原 Prothromboplastin *n*, Thromboplastinogen *m*
促凝血酶原激酶原因子 prothromboplastischer Faktor *m*
促凝血球蛋白 Accelerator-Globulin *n*
促凝血球蛋白原 Proakzelerin *n*, Faktor V *m*
促凝血素 A2 Thromboxan A2 *n*
促凝[血]药 Prokoagulantien *n pl*, Koagulanse *n pl*
促排剂 Depletiva *pl*, n Ekkritika *n pl*
促排灵 Diäthylentriaminpentaessigsäure *f* (DTPA)
促排卵 Ovulationsinduktion *f*
促排泄的 ekkrin, ekkritisch, depletorisch
促配子活动的 gametokinetisch
促皮脂的 sebifer (-us, -a, -um)
促皮脂激素 Sebotropin *n*
促皮质激素释放激素 Kortikotropin-freilassendes Hormon *n* (CRH)
促皮质激素样中叶肽 Corticotropin-like intermediate lobe peptide (CLIP) <engl.>
促皮质释放激素 Kortikotropin-Releasing-Hormon *n*
促皮质素 Adrenokortikotropin *n*, kortikotropes Hormon *n*, adrenocorticotropic hormone (ACTH) <engl. >
促皮质素释放因子 corticotropin releasing factor (CRF) <engl. >
促皮质素锌注射液 Kortikotropin-Zink-Injektion *f*
促前胸腺激素 vorbrust-tropisches Hormon *n* (PTTH)
促球状带因子 Adreno-glomerulotropin *n*
促绒毛膜生长激素 chorionic somatotropin <engl. >
促溶[解]的 löslichkeitsfördernd
促溶[解]素 Auxilysin *n*

促融剂 fusogen
促乳激素 laktogenes(od. laktotropes) Hormon n, Prolactin n, Prolaktin n
促乳素释放素 Prolaktoliberin f
促乳素抑制素 Prolaktostatin f
促软骨激素 Wachstumshormon n, chondrotropes Hormon n
促肾上腺的 adrenalotrop, adrenotrop
促肾上腺皮质[激]素样中间肽 Corticotropin-like-Intermediate n
促肾上腺皮质的 kortikotrop, adrenokortikotrop
促肾上腺皮质多肽 adrenokortikotropes Polypeptid n
促肾上腺皮质激素 adrenokortikotropes Hormon(ACTH) n
促肾上腺皮质激素 Kortikotropin n, Adreno(kortiko)tropin n, kortikotropes Hormon n
促[肾上腺]皮质[激]素 Kortikotropin n, Adrenokortikotropin (ACTH) n, adrenokortikotropes Hormon(ACTH) n
促[肾上腺]皮质[激]素释放[激]素 Corticoliberin n, Kortikoliberin n, Corticotropin-Releasing-Hormon(CRH) n, Corticotropin-Freisetzungshormon n
促肾上腺皮质激素[刺激]试验 Adrenocorticotropin-Stimulationstest m, ACTH-Test m, ACTH-Stimulationstest m
促肾上腺皮质激素单独缺乏综合征 isolated ACTH deficiency syndrome <engl.>
促肾上腺皮质激素非依赖性大结节样肾上腺增生 ACTH-unabhängige makronoduläre Nebennierenhyperplasie f (AIMAH)
促肾上腺皮质激素释放激素 Kortikotropin-Releasing-Hormon n
促肾上腺皮质激素释放因子 Kortikotropin-Releasing-Faktor m(CRF)
促肾上腺皮质激素细胞 (Adreno-)Kortikotropin-Zelle f
促肾上腺皮质激素细胞垂体腺瘤 ACTH-produzierendes Hypophysenadenom n
促肾上腺皮质激素细胞瘤 Kortikotroph-Adenom n
促肾上腺皮质激素腺瘤 ACTH-produzierendes Adenom n
促肾上腺皮质激素兴奋试验 Adrenokortikotropin-Stimulationstest m
促肾上腺皮质素 Adrenocorticotropin n, Adrenocorticotropes Hormon n
促肾上腺皮质素瘤 Kortikotropintumor m
促肾上腺皮质素释放素试验 Corticotropin-Releasing-Hormon-Test m
促肾上腺皮质肽 adrenokortikotropes Peptid n
促肾上腺髓质的 adrenomedullotrop
促肾上腺髓质激素 adrenomedullotropisches Hormon n
促[肾上腺]小球激素 Glomerulotropin n
促肾上腺性 Adrenotropismus m
促升[压]剂量 treibende Dosis f
促生育素 Menotrop(h)in n, human follicle-stimulating hormone <engl.>, humanes Follikel-stimulierendes Hormon n
促生长的 somatotrop
促生长激素 Somatotropin n
促生长[激]素释放素 Somatoliberin f
促生长激素神经肽 Galanin n
促生长激素抑制释放因子 Somatotropin freilassender unterdrückender Faktor m(SRIF)
促生长[激]素抑制素 Somatostatin f
促生长效应 wachstumsfördernder Effekt m
促生长因子 Wuchsfaktor m, Somatomedin n
促使骨折愈合的 konsolidationsfördernd
促衰变因子 zerfallsbeschleunigender Faktor m
促水化作用 hydrotrope Wirkung f
促丝裂素 Mitogen n
促髓细胞形成的 myelopoetisch
促糖皮质激素 Glukokortiko(stero)id n
促铁吸收氨基酸 geförderte Eisen-Absorption-Aminosäure f
促突眼激素 exophthalmotropes Hormon n
促吞噬肽 Tuftsin n
促脱皮甾酮 Ekdyson n
促胃肠动力药 Prokinetikum n
促胃蛋白酶分泌的 pepsinsekretionsfördermd
促胃动素 Motilin n, Peptidhormon des Gastrointestinaltraktes n
促胃泌素 Gastrin n, Polypeptid n
促胃泌素释放肽 Gastrin-Releasing-Peptid n(GRP)
促胃液素瘤 Gastrinom n, Zollinger*-Ellison*(-Strom*) Syndrom n(ZE-Syndrom)
促吸收的 absorbierend, absorptionsfördernd,
促细胞分裂剂 Mitogenes Mittel n
促垂体区 hypophyseotrope Area(od. Zone) f
促消炎介质 proinflammatorischer Mediator m, proinflammatorische Mediatorsubstanz f
促效药 Agonist m, Synergist m
促心动的 kardiokinetisch
促性腺催乳[激]素 gonadotropisches Prolaktin n
促性腺的 gonadotrophisch, gonadotropisch
促性腺活动的 gonadokinetisch
促性腺[激]素 gonadotrope Hormone n pl, Gonadotropine n pl, Gonadostimuline n pl, Gonadotropin I(od. A) n
促性腺激素测定 Gonadotropinbestimmung f
促性腺激素分泌不足的 hypogonadotrophisch
促性腺激素分泌不足性性腺功能减退症 hypogonadotroper Hypogonadismus m
促性腺激素功能低下型性腺功能减退症 hypogonadotroper Hypogonadismus m
促性腺激素释放激素 Gonadotropin-Releasing-Hormon(GnRH) n, Gonadotropin-Freisetzungshormon n, gonadotrop(h) inreleasing hormone(GRH)<engl.>
促性腺激素释放激素激动剂 Gonadotropin-Releasing-Hormon (GnRH)-Agonist m, Gonadoliberin-Agonist m, GnRH-Agonist m
促性腺激素释放激素拮抗剂 Gonadotropin-Releasing-Hormon-Antagonist m
促性腺[激]素释放素 Gonadoliberin f
促性腺激素细胞 gonadotrope Zelle f
促性腺激素细胞腺瘤 gonadotropes Adenom n
促性腺[激]素抑制激素 gonadotropin-hemmende Hormone n pl, gonadotropin inhibiting hormone(GN-IH)<engl.>
促性腺[激素]细胞 gonadotrope Zelie f
促性腺素瘤 Gonadotropintumor m
促胸腺激素 Thymotropin n, thymotropes Hormon n
促旋酶 Gyrase f
促血管的 vasotrop
促血管舒缩的 vasomotorisch
[促]血栓素 Thromboxan n
促血小板生成素 Thrombopoietin n
促炎介质 proinflammatorischer Mediator m, proinflammatorische Mediatorsubstanz f
促炎症细胞因子 proinflammatorisches Zytokin n
促盐排泄 Salurese f
促盐排泄药 Saluretika n pl
促胰[腺]的 pankreotrop
促胰[腺]素 Pankreotropin n
促胰岛激素 pankreotropes(od. insulinotropes) Hormon n
促胰岛素 胰岛素调理素 Insulinotropin n
促胰的 pankreotropisch
促胰酶素 Pancreozymin n
促胰酶素 - 促胰液素试验 Sekretin-Pankreatikozymin-Test m
促胰酶素 - 胰泌素联合试验 Sekretin-Pankreatikozymin-Test m
促胰凝乳蛋白酶原释放素 Chymodenin n
促胰液素 Sekretin n
促月经的 menstruationsfördernd, catomenogen

[促]有丝分裂原(剂) Mitogen *n*
促长肽 Strepogenin *n*
促脂肪动用[作用] lipotropische Aktion *f*
促脂肪动用激素 lipotropisches Hormon *n*
促脂解素 Lipotropin *n*, lipotropes Hormon *n*
β-促脂解素 β-Lipotropin *n*(β-LPH)
促脂素 Lipotropin *n*, lipotropisches Hormon *n*(LPH)
促组织化生的 histometaplastisch
猝变 Umwälzung *f*, Umsturz *f*, Katastrophe *f*
猝出血性视网膜炎 Apoplexia retinalis *f*
猝倒 Kataplexie *f*, Kataplegie *f*
猝倒样状态 kataplektischer Zustand *m*
猝倒症 Kataplexie *f*, Umfallkrankheit *f*
猝发声 Sound-Burst *f*
猝发疹 Exanthema subitum *n*
猝灭 Löschen *n*
猝灭浓剂 Löschkonzentrationsagent *m*
猝灭校正 Quenchkorrektion *f*, Quenchkorrektur *f*
猝灭装置 Löschvorrichtung *f*
猝死 Exitus subitus *m*, Sideratio *f*, plözlicher Tod *m*, Moris subita (nea) *f*
酢浆草 Oxalis corniculata *f*
醋 Essig *m*, Acetum *n*
醋(乙)酸纤维 Celluloseazetat *n*
醋氨酚 Azetaminophen *n*, Paracetamolum *n*
醋的 essig, acetic(-us, -a, -um)
醋碘苯酸钠 Urokon *n*, Natriumazetrioat *n*
醋丁洛尔 Acebutolol *n*
醋呋三嗪 Panfuran *n*, Dihydroxymethyfuratrizin *n*
醋酐 Azetanhydrid *n*, Essigsäureanhydrid *n*, Acidum aceticum anhydricum *n*
醋磺己脲 Acetohexamid *n*
醋剂 Essig *m*, Acetum *n*
醋甲胆碱 Methacholin *n*
醋母 Mutter vom Essig *f*
醋炔诺酮 Norlutat *n*, Norethis teronacetat *n*, Norethindronacetat *n*
醋溶性白蛋白 acetolösliches Albumin *n*, Patein* Albumin *n*
醋乳 Essigmilch *f*
醋酸 Essigsäure *f*, Äthansäure *f*, Acidum aceticum *n*
醋酸[比重]测定法 Azetometrie *f*, Acetometrie *f*
醋酸[比重]计 Azetometer *n*, Essigmesser *m*, Essigsäuremesser *m*, Acetometer *n*, Acetimeter *n*
醋酸-4-氯睾丸素 4-Chlorotestosteron-azetat *n*
醋酸铵 Azetamid *n*, Ammoniumazetat *n*, Essigsalmiak *m*, Ammonium aceticum *n*
醋酸苯胺试纸 Anilinazetatpapier *n*
醋酸苯汞 Phenylmercuriazetat *n*
醋酸苯汞中毒 Phenylmercuriazetat-Vergiftung *f*
醋酸丙酯 Essigsäure-n-propylester *m*(od. Propylacetat *m*)
醋酸的 essigsauer, acetic(-us, -a, -um)
醋酸地塞米松 Dexamethasonazetat *n*, Dexame thasonum aceticum *n*
醋酸定量法 Acetometrie *f*
醋酸肤轻松 Fluocinolonacetonidacetat *n*
醋酸氟美松 Dexamethasonacetat *n*
醋酸氟氢可的松 Fludrocortonacetat *n*, Fludrocortisonacetat *n*, Fludrocortisonum aceticum *n*
醋酸氟孕酮 Fluorgesteron-Acetat *n*
醋酸钙不动杆菌 Acinetobacter calcoaceticus *m*
醋酸酐 Acetanhydrid *n*
醋酸杆菌 Acetobacter aceti *m*, Bazillus aceticus *m*
醋酸杆菌属 Acetobacter *n*, Essigbakterie *f*
醋酸格拉默 Glatirameracetat *n*
醋酸镉 Kadmiumazetat *n*, cadmium aceticum *n*
醋酸根检验 Azetatnachweis *m*
醋酸汞 Merkuriacetat *n*, Mercurius aceticus *m*
醋酸化[作用] Azetifizierung *f*
醋酸甲地孕酮 Megestrolazetat *n*, Megestrol(um) *n*
醋酸甲羟孕酮 Medroxyprogesteronazetat(MPA) *n*, Medroxyprogesteron *n*
醋酸钾 Kaliumazetat *n*, Kalium aceticum *n*, Sal diureticum *n*
醋酸间甲酚酯 Meta-Kresol-Acetat *n*, Cresatin *n*
醋酸可的松 Azetylkortison *n*, Cortisonazetat *n*, Cortisonnm aceticum *n*
醋酸可的松滴眼液 Azetylkortison-Augentropfen *m pl*, Cortisonazetat-Augentropfen *m pl*
醋酸联苯胺 Benzidin-azetat *n*, Benzidinum aceticum *n*
醋酸铝 essigsaure Tonerde *f*, Aluminium aceticum *n*
醋酸镁 Magnesiumazetat *n*
醋酸钠 Natriumazetat *n*, Natrium aceticum *n*
α-醋酸萘酚酯酶 alpha-Naphthol-Acetat-Esterase *f*, α-NAE *f*
α 醋酸萘基酯酶 Naphthyl-Acetat-Esterase *f*
醋酸泼尼松 Prednisolonazetat *n*, Prednisolonum aceticum *n*
醋酸普兰林肽 Pramlintidacetat *n*
醋酸铅 neutrales Bleiazetat *n*, essigsaures Blei *n*, Bleiazetat *n*, Acetum Saturni (s. Plumbi) *n*, Plumbum aceticum *n*, Sal Plumbi *n*
醋酸铅培养基 Bleiazetat-Medium *n*, Bleiazetat-Nährboden *m*
醋酸铅中毒 Bleiazetat-Vergiftung *f*
醋酸强的松龙 Prednisolonazetat *n*, Hydroprednisonazetat *m*
醋酸氢化可的松 Hydrocortisonum aceticum *n*, Hydrokortisonazetat *n*
醋酸氢化泼尼松 Hydroprednisonazetat *n*, Prednisolonazetat *n*
醋酸去(脱)氧皮质[甾]醇 Desoxykortikosteronazetat *n*
醋酸去炎松 Triamcinolonazetonidazetat *n*
醋酸生成酶 Azetolase *f*
醋酸生育酚 D-α-Tocopherolacetat *n*
α 醋酸生育酚 α-Tokopherolacetat *n*, dl-α-Tokopherol *n*
醋酸十六[烷]酯 Cetylacetat *n*
醋酸叔丁基氢化可的松 Hydrokortison-tertiäres-Butylazetat *n*
醋酸双氧铀 Uranazetat *n*, Uran(yl) azetat *n*
醋酸特丁酯 tertiäres Butylazetat *n*, tert-Butylacetat *n*
醋酸特戊酯 tertiäres Pentylazetat *n*, tert-Pentylacetat *n*
醋酸铜 Kupferazetat *n*, Cuprum aceticum(basicum) *n*, Aerugo crystallisata *f*
醋酸脱氧皮质酮 Desoxykortikosteronazetat *n*, Desoxycorticosteronum aceticum *n*
α 醋酸维生素 E α-Tokopherolacetat-E *n*, dl-α-Tokopherol-E *n*
醋酸洗必泰 Habitanacetat *n*, Chlorhexidincetat *n*
醋酸纤维薄膜 Azetatfolie *f*, Cellulose-Azetatfolie *f*(CAF)
醋酸纤维膜电泳 Azetatfolien-elektrophorese *f*, Zellstoff-Acetat-Membrane-Elektrophorese *f*
醋酸纤维素 Azetylzellulose *f*
醋酸纤维素薄膜 Zelluloseacetatmembran *f*
醋酸纤维素膜 Acetyl-Zellstoff-Membrane *f*
醋酸纤维素凝胶 Zellogel *n*
醋酸纤维素橡皮胶 Azetylzellulose-Adhäsivpflaster *n*
醋酸锌 Zinkazetat *n*
醋酸亚汞 Merkuroazetat *n*, Quecksilberoxydulacetat *n*
醋酸盐 Acetas *n*, Acetat *n*, Azetat *n*, Essigsalz *n*
醋酸乙酯 Essigäther *m*, Essigester *m*, Essigsäureäthylester *m*, Athylazetat *n*
醋酸银 Silberazetat *n*, Argentum aceticum *n*
醋酸铀锌法 Uranylzinkacetat *n*
醋酸注射治疗 Therapie mit Essigsäureinjektion *f*
醋酸钴 Kobalt(II)-azetat *n*, Cobaltum aceticum *n*
醋糖 Weinlose *f*
醋硝香豆素(新抗凝) Sintrom *n*, Acenocumarol *n*

醋制流浸膏 flüssiges essigsaures Extrakt *n*, fluid-acetextract <engl. >
醋唑磺胺 Azetazolamid *n*, Acetazolamidum *n*
簇 Gruppe *f*, Haufen *m*, Menge *f*
簇虫 Gregarinen *f pl*
簇虫目 Gregarinida *pl*
簇虫属 Gregarinen *f*
簇发放 Burst *f*, Bruch *m*, Büschel *n*
簇分化抗原 Cluster-Differenzierungsantigen *n*
簇合物 Clusterverbindung *f*
簇集前状态 vorversammelter Zustand *m*
簇集素 Clusterin *n*, Apolipoprotein J *n*, Komplementlyseinhibitor *m*
簇集性毛囊炎 zusammengezogene Haarbalgentzündung *f*
簇晶 Kristallgruppe *f*
簇生的 caespitos, versammelt, büschelförmig
簇状 bündelförmig
簇状的 areat(-us, -a, -um)

CUI 催脆萃淬毳翠

cuī 催

催产的 ekbolisch, oxytozisch
催产剂 Oxytocicum *n*, Oxytozikum *n*, Odinagogum *n*, Parturientium *n*
催产加压素 Oxypressin *n*
催产素 Ozytozin *n*, Pitocin *n*, Oxytocin(um) *f*, Oxytozin *n*
催产素[点滴]引产 Oxytozin i. v. Dauertrophinfusion zur Geburtseinl eitung *n*
催产素激惹试验 Oxytozin-(Empfindlichkeits-) Test *m*
催产素酶 Oxytozinase *f*
催产药 Ecbolicum *n*, Ekbolikum *n*, Oxytocicum *n*, Oxytozikum *n*
催分泌素 Sekretagogum *n*, sekretionsanregendes Mittel *n*
催汗的 sudomotorisch
催化 Katalyse *f*, Katalysis *f*
催化[作用] Katalyse *f*, Katalysis *f*, Kontaktwirkung *f*
催化部位 katalytische Stelle *f*
催化残基 katalytisches Residuum(od. Rückstand *m*) *n*
催化常数 katalytische Konstante *f*
催化的 katalytisch
催化毒物 katalytisches Gift *n*, Katalysator-Gift *n*
催化反应 katalytische Reaktion *f*
催化分解 katalytische Zersetzung(od. Zerfallung) *f*
催化还原 katalytische Reduktion *f*
催化活性 katalytische Aktivität *f*
催化剂 Katalysator *m*, Reaktionsbeschleuniger *m*
催化剂表面 Katalysatoroberfläche *f*
催化剂再生 Katalysatorregeneration *f*
催化剂中毒 Katalysatorvergiftung *f*
催化抗体 katalytischer Antikörper *m*
催化疗法 Katalysator-Therapie *f*
催化裂化 katalytisches Kracken *n*
催化酶 Kinase *f*
催化模型 katalytisches Modell *n*
催化氢化 katalytische Hydrogenierung(od. Hydrierung) *f*
催化氢解 katalytische Hydrogenolyse *f*
催化区(催化域) katalytische Domäne *f*
催化脱水[作用] Katalytische Dehydration *f*
催化型受体 katalytischer Rezeptor *m*
催化亚单位 katalytische Untereinheiten *f pl*
催化亚基 katalytische Untereinheit *f*
催化异构化 katalytische Isomerisierung *f*
催激素的 Hormonagogum *n*
催激素剂 Hormonagoga *n pl*
催泪的 tränentreibend, lakrimogen
催泪毒气 Tränengase *n pl*, Weißkreuz-Kampfstoffe *m pl*
催泪毒气中毒 Tränengasevergiftung *f*
催泪剂 tränentreibendes Agens *n*
催泪气 Tränengas *n*
催泪气皮炎 durch Tränengas verursachte Dermatitis *f*
催淋巴剂 Lymphagoga *n pl*
催眠 Hypnogenese *f*, Hypnose *f*
催眠暗示 hypnotische Suggestion *f*
催眠暗示疗法 hypnotische suggestive Therapie *f*, Hypnosetherapie *f*
催眠的 hypnogen, hypnotisch, dormitiv
催眠点 hypnotischer Punkt *m*
催眠毒素 Hypnotoxin *n*
催眠分析 Hypnoanalyse *f*
催眠分析疗法 therapeutische Hypnoanalyse *f*
催眠感受性量表 Skala für hypnotische Suszeptibilität *f*
催眠管制法 Hypnose in der Strafverfolgung *f*
催眠后暗示 posthypnotische Suggestion *f*
催眠后的 posthypnotisch
催眠后深度睡眠 Trance-Koma *n*
催眠后效应 posthypnotischer Effekt *m*
催眠后遗忘 posthypnotische Amnesie *f*
催眠后作用 posthypnotischer Effekt *f*, posthypnotische Wirkung *f*
催眠幻觉 hypnagogische Halluzination *f*
催眠剂 Schlafmittel *n*, Hypnotikum *n*
催眠剂使用 Nutzung von Hypnotika *f*
催眠剂中毒 hypnotische Intoxikation *f*(od. Vergiftung *f*)
催眠[精神]分析 Hypnoanalyse *f*
催眠理论 Theorie der Hypnose *f*, Hypnose-Therapie *f*
催眠疗法 Hypnosetherapie *f*, Hypnotherapie *f*
催眠麻醉 Hypnonarkose *f*
催眠麻醉法 Hypnonarkose *f*
催眠麻醉分析 Hypnonarkoanalyse *f*
催眠梦行症 künstlicher(od. artefizieller) Somnambulismus *m*
催眠年龄倒退法 Alterregression in Hypnose *f*, hypnotische Alterregression *f*
催眠区 hypnotische Zone *f*
催眠时相 hypnotische Phase *f*
催眠疏泄 Hypnokatharsis *f*
催眠术 Hypnotismus *m*, Hypnosie *f*, Hypnosis *f*, Neurohypnotismus *m*, Braidismu, m
催眠术者 Hypnotiseur *m*
催眠松弛状态 hypnotischer entspannter Zustand *m*
催眠现象 hypnotisches Phänomen *n*
催眠相 hypnotische Phase *f*
催眠相幻觉 hypnotische Halluzination *f*, Halluzination durch Hypnose *f*
催眠想象法 Hypnosemethode mit der Imagination *f*
催眠象征心理疗法 Psychotherapie mit hypnotischen Symbolen *f*
催眠心理训练 hypnotisches Mentaltraining *n*
催眠性暗示行动 Ideodynamik *f*, Ideodynamismus *m*
催眠性返童现象 hypnotische Alterregression *f*
催眠性行动 Ideodynamismus *m*
催眠性恍惚状态 hypnotische Trance *f*
催眠性昏迷 Trance-Koma *n*
催眠性昏睡 lethargischer Hypnotismus *m*, Hypnotismus lethargicus *m*
催眠性僵直 hypnotische Rigidität *f*(od. Starrheit *f*)
催眠性迷睡 hypnotische Trance *f*
催眠性木僵 hypnotische Rigidität *f*(od. Starrheit *f*)
催眠学 Hypnologie *f*
催眠学家 Neurohypnologist *m*
催眠训练方法 Trainingsmethode in Hypnose *f*

催眠演戏 Hypnodrama *n*
催眠样癔症 Hypnoidhysterie *f*
催眠样状态 Hypnoidie *f*, Hypnoidisation *f*
催眠药 Hypnagoga *n pl*, Hypnotika *n pl*, Somnifika *n pl*, Somnifera *n pl*
催眠药使用障碍 Nutzungsstörung von Hypnotika *f*
催眠药中毒 Hypnotika-Vergiftung *f*
催眠易感性 hypnotische Empfänglichkeit *f*, Empfänglichkeit für Hypnose *f*
催眠易感性测验 Test auf hypnotische Empfänglichkeit *m*
催眠诱导 hypnotische Induktion *f*, hypnotisches Induzieren *n*
催眠者 Hypnotiseur *m*
催眠直接暗示治疗 Hypnosetherapie durch direkte Suggestion *f*
催眠状态 Hypnotismus *m*, Hypnose *f*, Hypnosie *f*, Hypnosis *f*
催眠状态下教育 Hypnopädie *f*, Schlaflernmethode *f*
催眠作用 Syngignoszismus *m*
催脓剂 Eiterungs (fördernd) mittel *n pl*
催情的 erogen
催情性 Erogenität *f*
催情药 Sexualtonika *n pl*, Aphrodisiaka *n pl*
催乳 Stimulation der Laktation *f*
催乳的 laktagog, galaktagog, milchfördernd, milchtreibend
催乳激素 laktogenes (od. laktotropes) Hormon *n*, Prolaktin *n*, mammogenes (od. mammotropes) Hormon *n*
催乳激素释放激素 prolactin releasing hormone <engl. >
催乳激素释放抑制激素(催乳素抑制激素) Prolaktin-Releasing-Inhibiting-Hormon (PRIH) *n*
催乳激素释放抑制因子 prolactin-releasing-inhibiting factot <engl. >
催乳激素释放因子 prolactin releasing factor <engl. >
催乳激素细胞 Prokaktin-zelle *f*, Zelle des laktotropen Hormones *f*
催乳激素抑制因子 prolactin inhibitory factor <engl. >
催乳剂 Galaktogogum *m*
催乳素分泌细胞 Laktotropin *n*
催乳素过高症 Hyperprolaktinämie *f*
催乳素瘤 Prolaktinom *n*
催乳素释放激素 Prolaktin-freilassendes-Hormon *n* (PRH)
催乳素释放肽 Prolaktin-Releasing-Peptid (PrRP) *n*
催乳素释放抑制激素 Prolaktin-hemmendes Releasing-Hormon *n* (PRIH, PIH)
催乳素释放抑制因子 prolactin release inhibitory factor <engl. >
催乳素释放因子 Prolaktin-Releasing-Faktor *m*
催乳素细胞腺瘤 Laktotropin-Adenom *n*
催乳素抑制因子 Prolaktinhemmer *m*
催乳物质 laktogener Stoff *m*
催乳药(剂) Laktagogum *n*, Galaktagogum *n*, Lactagogum remedium *n*
催乳液的 laktagog, galaktogog
催乳因子 laktotroper (od. galaktogener) faktor *m*
催嚏毒气中毒 Vergiftung des Niesen fördernden Gas *f*, Niesgas-Vergiftung *f*
催嚏剂 Niesmittel *n pl*, Sternutatoria *n pl*, Sternutamenta *n pl*
催吐的 erbrechenerregend, emetic (-us, -a, -um)
催吐毒气 Brechgas *n*, Chlorpikrin *n*
催吐化学感受区(化学感受器触发区,延髓呕吐中枢) Chemorezeptortriggerzone *f* (CTZ)
催吐剂 Brechmittel *n*, Emetikum *n*
催吐药 Emetikum *n*, Brecharznei *f*, Vomitivum *n*, Brechmittel *n*
催吐药物学 Emetologie *f*
催吐作用 Brechwirkung *f*
催涎的 sialogen
催涎肽 speichelanregendes Peptid *n*
催涎药(剂) Ptyalagoga *n pl*, Sialogene *n pl*, Sialagoga *n pl*, Salivantia *n pl*
催泻 Purgatio *f*, Purgieren *n*
催泻的 purgativ, purgans
催欲的 entätig
催欲药 Aphrodisiakum *n*, Erotikum *n*

cuì 脆萃淬毳翠

脆的 zerbrechlich, fragil (-is, -is, -e)
脆度 Zerbrechlichkeit *f*, Sprödigkeit *f*, Bruchigkeit *f*, Flaglität *f*
脆发 fragile (od. spröde) Haare *n pl*
脆发[症] Haarbrüchigkeit *f*, Fragilitas crinium *f*
脆骨症 Osteopsathrose *f*, Osteopsathyrosis *f*, Osteogenesis imperfecta *f*, Fragilitas ossium *f*
脆骨质的 knorplig
脆甲 spröder Nagel *m*
脆甲症 Onychorrhexis *f*
脆弱 Fragilitas *f*, Fragilität *f*
脆弱的 zerbrechlich, vulnerable, schwach, verwundbar
脆弱类(拟)杆菌 Bacteroides fragilis *m*
脆弱性骨硬化 Osteopoikilie *f*, Osteopoiciliosis *f*
脆双核阿米巴 Dientamoeba fragilis *f*
脆碎性 Bröckligkeit *f*, Zerbrechlichkeit *f*, Brüchigkeit *f*
脆碎性测定器 Fragilitätsprüfer *m*
脆碎性试验 Fragilitätstest *m*, Erythrozytenresistenztest *m*
脆性 Fragilitas *f*, Fragilität *f*
脆性 X 染色体 fragiles X-Chromosom *n*
脆性 X 染色体综合征 fragiles X-Syndrom *n*
脆性部位 fragile Stelle *f*
脆性骨炎 fragile Osteitis *f*, Entzündung von brüchigen Knochen *f*
脆性骨质硬化症 Marmorknochenkrankheit *f*, Osteopetrosis fragilis *f*
脆性红细胞 Fragilozyt *m*
脆性红细胞增多 Fragilocytosis *f*, Fragilozytose *f*
脆性试验 Fragilitätstest *m*, Erythrozytenresistenztest *m*
脆性位点 fragile Stelle *f*
脆性哮喘 Brittle-Asthma *n*, schwieriges Asthma *n*
萃(提)取 Extraktion *f*, Extrahieren *n*
萃取百分率 prozentuale Extraktion *f*
萃取层 Extraktionsschicht *f*
萃取分光光度法 Extraktion-spektrophotometrische Methode *f*
萃取器械 Extraktor *m*
萃取色谱法 Extraktionschromatographie *f*
萃取蒸馏 Extraktionsdestillation *f*, extrahierende Destillation *f*
萃取重量法 Extraktionsgravimetrie *f*
萃余液 Raffinat *n*
淬火装置 Quenchingeinheit *f*
毳毛 Lanugo *f*, Vellushaar *n*, Flaum *m*
翠菊苷 Callistephus *m*, Callistephin *n*
翠绿宝石激光器 Alexandritlaser *m*
翠雀[草]属 Delphinium *n*, Rittersporn *m*
翠雀苷 Delphinin *n*
翠雀碱 Delphinin *n*
翠玉绿色 Smaragd-Grün *n*

CUN 村存

cūn 村

村镇功能分区 Ortschaftteilung für funktionale Region *f*
村镇规划卫生标准 Gesundheitsstandard für Ortschaftsplanung *m*

cún 存

存储保护 Speicherschutz *m*
存储单元 speicherelement *n*, Speicherwerk *n*

存储格式 Speicherformat *n*
存储更新与检索作业 Speicheraktualisierung und Abrufung
存储和维护 Speichern und Pflegen
存储卡 Speicherkarte *f*
存储控制器 Speicherkontroller *m*
存储培养 Stammkultur *f*
存储器 Speicher *m*, Speicherraum *m*
存储器变量 Speicher-Variable *f*
存储器结构 Speicherstruktur *f*
存储容量 Speicherkapazität *f*
存储深度 Speichertiefe *f*, Lagerungstiefe *f*
存储示波器 speicheroszillograph *m*
存储式同步示波器 storascope <engl.>
存储特性 Speichereigenschaft *f*
存储宿主 Reservewirt *m*, Reservoirwirt *m*
存储装置 Speichergerät *n*
存档管理 Archiv-Management *n*
存档介质 Archiv-Medium *n*
存德林伯征 Trendelenburg* Zeichen *n*
存放期 Lagerungsdauer *f*
存活 Überleben *n*
存活比 Überlebensrate *f*
存活分数 Überlebensfraktion *f*
存活链 Überlebenskette *f*, Rettungskette *f*
存活率 Überlebensquote *f*
存活率分析 Analyse der Überlebensrate *f*
存活能力 Lebensfähigkeit *f*, Viabilität *f*
存活曲线 Überlebenskurve *f*
存活时间 Überlebenszeit *f*
存活数据 Überlebensdaten *n pl*
存活素 Survivin *n*
存活突变型 Überlebensmutant *m*
存活指数 Überlebensindex *m*
存货控制 Inventarkontrolle *f*
存留 Retention *f*
存留体积 Retentionsvolumen *n*
存取 Zugriff *m*
存取代码 Zugriffskode *m*
存取控制 Zugriffskontrolle *f*
存取设备 Zugriffsgerät *n*（AD）
存取周期 Zugriffsperiode *f*
存在 Sein *n*, Entität *f*, Existenz *f*
存在的 existential, existentiell
存在分析 existentiale（od. existentielle）Analyse *f*
存在感觉 Coenaesthesia *f*, Zönästhesie *f*
存在感觉减退 Hypocoenaesthesia *f*
存在-人本主义心理治疗 humanistisch-existentielle Psychotherapie *f*
存在心理学 existentiale（od. existentielle）Psychologie *f*
存在性神经症 existentielle Neurose *f*
存在性危机 existentielle Krise *f*
存在主义 Existentialismus *m*, Existentialphilosophie *f*
存在主义精神病学 existenzialistische Psychiatrie *f*
存在主义疗法 existenzialistische Therapie *f*
存在主义心理学 existenzialistische Psychologie *f*
存在主义心理治疗 existenzialistische Therapie *f*

CUO 搓磋痤挫措锉错

cuō 搓磋

搓捏法 Knetung *f*, Kneten *n*, Knetmassage *f*
搓丸样 Pillendrehen *n*, Pillendrehen-Phänomen *n*, Münzenzähler-Tremor *m*, Geldzähl-Tremor *m*
磋商期 Phase der Tarifverhandlung *f*

cuó 痤

痤疮 Akne *f*, Acne *f*, Finne *f*
痤疮瘢痕 Aknenarbe *f*
痤疮棒状杆菌 Corynebacterium acnes *n*, Bacillus acnes *n*
痤疮丙酸杆菌 Propionibacterium acnes *n*
痤疮后疤痕 Aknenarbe *f*
痤疮炎 Aknitis *f*, papulonekrotisches Tuberkulid *n*
痤疮样的 akneförmig, akneähnlich
痤疮样梅毒疹 akneförmiges Syphilid *n*
痤疮样脓疱 akneförmige Pustel *f*
痤疮样疹 akneförmige Eruption *f*, akneförmiger Ausschlag *m*
痤疮样疹诱发因子 akneförmige Eruption induzierter Faktor *m*
痤疮样痣 akneartiger Nävus *m*, Naevus acneiformis *m*
痤疮原的 aknegenetisch

cuò 挫措锉错

挫创 Quetschwunde *f*
挫裂创 Rißwunde *f*, Zerreißen *n*, Lazeration *f*, Fleischwunde *f*
挫入性脱位 Intrusive Luxation *f*
挫伤 Kontusion（sverletzung）*f*, Abquetschung *f*, Quetschwunde *f*, Conquassatio *f*, Contusio *f*
挫伤边缘出血 marginale Hämorrhagie in Kontusionen *f*
挫伤边缘出血带 marginale Hämorrhagie in der Kontusionszone *f*
挫伤出血点 Ekchymose bei der Kontusion *f*
挫伤和肌炎 Kontusion und Myositis
挫伤后脑病 Enzephalopathie nach der Kontusion *f*
挫伤轮 Kontusionsring *m*, Kontusionsbalken *m*, contusion collar <engl.>
挫伤皮下出血 subkutane Blutung bei der Kontusion *f*
挫伤性肺炎 Kontusionspneumonie *f*
挫伤性骨折 Kontusionsfraktur *f*
挫伤性虹膜睫状体炎 gequetschte Iridozyklitis *f*
挫伤性脉络膜损伤 Kontusionsverletzung der Choroidea *f*
挫伤性内障 Kontusionsstar *m*, Kontusionskatarakt *f*
挫伤性撕裂 quetschender Riss *m*
挫伤指数 Kontusion-Index *m*
挫折 Frustration *f*, Frust *m*
挫折倒退假说 Frustrations-Regressionshypothese *f*
挫折攻击假说 Frustration-Aggression-Hypothese *f*
挫折容忍力 Frustrationstoleranz *f*
挫折应对 Reaktion auf Frustration *f*
措施 Maßnahme *f*, Mittel *n*
锉 Feile *f*
锉锯状喘鸣 Stridor serraticus *m*
锉碎机 Zerkleinerer（od. Mahlanlage *f*）für Aktenmappen *m*
锉屑 Feilspäne *m pl*
锉牙 Brygmus *m*, Stridor dentium *n*, Zähneknirschen *n*
错[误]参[入] Fehlinkorporation *f*, Fehleingliederung *f*
错[误]配[对] Fehlanpassung *f*
错[误知]觉 falsche Empfindung *f*
错别字 Rechtschreibfehler *m*, falsches Zeichen *n*
错别字心理 Psychologie der Tippfehler *f*
错插 Falscheinschub *m*
错抄 Fehlkopierung *f*, falsches Kopieren *n*
错定位 falsche Lokalisierung *f*, Lokation *f*
错读 Falschlesen *n*
错读[症] Paralexie *f*, Lesestörung *f*, Verwechslung der gelesenen Wörter *f*
错分类 Mißklassifikation *f*
错分裂 Mißdivision *f*, Fehlteilung *f*
错构 Paramnesie *f*
错构的（tumorartige Gewebe-Fehlbildungen）fehlbildend

错构瘤 Hamartom *n*
错构瘤病 Hamarto(mato)sis *f*
错构瘤蛋白 Hamartin *n*
错构瘤的 tumorartig, fehlbildend
错构瘤性息肉 tumorartiger fehlbildender Polyp *m*
错构胚细胞瘤 Hamartoblastom *n*
错构损害 fehlbildende Wunde *f*
错构性肿瘤(错构瘤) Hamartom *n*
错后条件反射 hinter konditioniertem Reflex *m*
错畸形 Malokklusion *f*, Zahnfehlstellung *f*
错觉 Fallacia *f*, Täuschung *f*, Illusion *f*, Palleidolie *f*
错觉的 illusionär
错觉性知觉 illusionäre Empfindung *f*
错觉运动 illusorische Motion *f*, illusorische Bewegung *f*
错开切断 versetztes Abschneiden *n*
错乱 Aberration *f*, Verwirrung *f*
错模拟矫治架 Typodonten *n*, Plastikmodell mit künstlichen oder echten Zähnen besetzt *n*
错配 Fehlanpassung *f*, Mißpaarung *f*
错配的化学切割 chemische Fehlanpassung Spaltung *f*(CMC)
错配矫正酶 Korrekturenzym für Reparatur einer Fehlpaarung *n*
错配修复 Mismatch-Reparatur *f*, Reparatur von der Fehlpaarung *f*
错配修复系统 Fehlanpassung Reparatur System *n*
错认 Fehl-Identifizierung *f*
错认人 persönliches Mißverständnis *n*
错认综合征 Capgras* Syndrom *n*
错视 Gesichtsillusion *f*, Paralepsie *f*, Phantasma *n*
错听 Gehör(s)täuschung *f*, Otosis *f*, Paracusis *f*, Fallacia auditoria *f*
错位 Fehlstellung *f* Stellungsfehler *m*, Transpositio(n) *f*, Malposition *f*
错位的 versprengt
错位卵巢 ektopischer Eierstock *m*
错位牙 verlangerter Zahn *m*
错位咬合 Malokklusion *f*, Zahnfehlstellung *f*
错位愈合(畸形愈合) Pseudathrose *f*
错误 Vitium *n*, Fehler *m*, Irrtum *m*
错误报告 Fehlerreport *m*
错误编码 Fehlkodierung *f*
错误待决文件 Fehler-schwebende-Datei *f*
错误的 fehlerhaft, falsch
错误的知觉 Fehlempfindung *f*
错误定向 fehlerhafte Orientierung *f*
错误动作 falsche Aktion *f*(od. Handlung *f*)
错误反应 falsche Reaktion *f*
错误分类偏倚 Fehlsortierung-Ablenkung(od. Abweichung *f*) *f*
错误分析 Fehler-Analyse *f*
错误复制 Fehlreplikation *f*, Fehlnachbildung *f*
错误观察 Mißbeobachtung *f*
错误归因技术 Mißzuschreibung-Technik *f*
错误行为 Miß-Aktion *f*
错误恢复 Fehler-Erholung *f*, Genesung *f*
错误记录 Fehler-Rekorde *m*
错误检测 Fehler-Detektion *f*
错误率 Fehler-Rate *f*
错误排除 falscher Ausschluß *m*
错误确信 falsches Positiv *n*, falsche Sicherheit *f*
错误认定 falsche Identität *f*
错误认同 Mißidentifizierung *f*
错误投射 anomale Projektion *f*
错误相关 illusorische Korrelation *f*
错误心理学 Psychologie der Fehler *f*
错误学说 Fehler-Theorie *f*
错误一致性 falscher Konsens *m*, falsche Übereinstimmung *f*
错误用药 Medikationsfehler *m*
错误折叠的 fehlgefaltet
错向眼球震颤 Falschrichtungsnystagmus *m*
错写 Paragraphie *f*
错义 Fehlsinn *m*
错义密码子 Fehlsinn-Codon *n*
错义突变 Fehlsinn-Mutation *f*
错义突变 Missence-Mutation *f*, Fehlsinn-Mutation *f*, Fehlsinnmutation *f*
错义突变型 Fehlsinn-Mutant *m*
错义抑制 Fehlsinn-Unterdrückung *f*
错义抑制基因 Fehlsinn-Suppressor *m*
错义抑制因子 Fehlsinn-Suppressor *m*
错译 Fehlkodierung *f*, Falschlesen *n*, Fehlübersetzung *f*
错语[症] Paraphasie *f*, Paralalie *f*
错语失语症(杂乱性失语) Jargonaphasie *f*
错载 Fehlbelastung *f*
错综脉 konplizierter Puls *m*, Komplikationspuls *m*

D

DA 搭达哒打大

dā 搭

搭桥 Brücke *f*

dá 达哒

达-包二氏螺旋体 Dutton* Spirochaete *f*, Spirochaeta duttoni *f*, Borrelia duttonii *f*
达贝(阿加曲班注射液) Argatroban-Injektion *f*
达贝泊丁 Darbepoetin *n*
达比加群 Dabigatran *n*
达泊西汀 Dapoxetin *n*
达布飞龙(非甾体抗炎药) Darbufelon *n*
达布尼氏流行性感冒 Dabney* Grippe (od. Influenza) *f*, epidemische Pleurodynie *f*, Pleurodynia epidemica *f*
达到认同状态 Identität-Errungenschaft *f*
达德利氏手术 Dudley* Operation *f*
达顿氏包柔氏螺旋体 Borrelia duttonii *f*, Spirochäta duttonii *f*
达顿氏病 Dutton* Krankheit *f*, afrikanische Trypanosomiasis *f*, afrikanische Schlafkrankheit *f*
达顿氏回归热 Dutton* Fieber *n*, afrikanisches Zeckenfieber *n*, Zeckenrückfallfieber *n*
达顿氏膜 Dutton* Membran *f*
达而丰 Darvon *n*, Dextropropoxyphen (um) *n*
达尔道夫氏试验 Dalldorf* Methode *f* (od. Test *m*)
达尔克舍维奇核 Darkshevich* Nukleus *m* (大脑灰质体导水管末端的神经核)
达尔林普尔病 Dalrymple* Krankheit *f* (睫状体角膜炎)
达尔林普尔氏征 Dalrymple* Zeichen *n*
达尔文表情说 Darwin* Ausdruckstheorie *f*
达尔文反射 Darwin* Reflex *m*
达尔文情绪说 Darwin* Emotionstheorie *f*
达尔文氏结节 Darwin* Höcker *m*, Apex auriculae (Darwini) *f*
达尔文氏突变 Darwin* Mutation *f*
达尔文学说 Darwin* (Selektions-) Theorie *f*
达尔文主义 Darwinismus *m*
达法诺氏硝酸钻染色法 Da Fano* (Kobaltnitrat-Imprägnations-) Methode *f*
达非那新 Darifenacin *n*
达菲血型 Duffy* Blutgruppe *f*
达菲血型父权试验 Vaterschaftstest der Duffy* Blutgruppe *m*
达菲血型系统 Duffy* Blutgruppensystem *n*
达菲血型遗传 Vererbung der Duffy* Blutgruppe *f*
达菲血型座位 Ort der Duffy* Blutgruppe *m*
达·芬奇 Leonardo de Vinci
达峰时间 Gipfelzeit *f*
达福普汀 Dalfopristin *n*
达肝素(抗凝药) Dalteparin *n*
达金氏防腐剂 Dakin* (Wund-) Antiseptikum *n*, Natriumhypochlorit-Lösung *f*
达金氏溶液 Dakin* (-Carrel*) Lösung *f*, Natriumhypochlorit-Lösung *f*, Liquor Natrii hypochlorosi *m*
达靳脉搏描记器 Dudgeon* Sphygmograph *n*
达卡巴嗪(氮烯咪胺) Dacarbazin *n* (抗肿瘤药)
达-卡二氏法 Dakin*-Carrel* Methode *f*, antiseptische Wundbehandlung mit Dakin* (-Carrel*) Lösung *f*
达凯斯手术 Damus-Kaye-Stansel* Operation *f* (应用补片覆盖肺动脉缺口和室间隔缺损的手术)
达科斯塔综合征(战争精神官能症) Da Costa* Syndrom *n*, neurozirkulatorische Asthenie *f*
达克林氏试验 Daclin* Test *m*
达克罗宁 Dyclonin (um) *n*, Dyclocain (um) *n*
达克罗宁盐酸盐 Dycloninhydrochlorid *n*, Dyclonium hydrochloridum *n*
达克罗宁液 Dyclonin-Lösung *f*, Dyclocain-Lösung *f*
达克沃思氏征 Duckworth* Phänomen (od. Zeichen) *n*
达克谢维奇核 Darkschewitsch* Kern *m*
达拉克手术 Darrach* Operation *f* (尺骨远端切除术)
达拉姆氏培养基 Durham* Kulturmedium *n*, Durham* Nährboden *m*, inositfreie Bouillon *f*
达拉匹林 Daraprim *n*, Pyrimethamin (um) *n*
达拉斯标准 Dallas* Standard *m*
达拉斯氏手术 Dallas* Operation *f*
达腊尼伊氏试验 Darányi* Test *m*
达里埃氏病 Darier* Krankheit *f*, Keratosis follicularis *f*
达里埃征 Darier* Zeichen *n* (摩擦色素性荨麻疹所出现的肿痒症状)
达[林]氏按蚊 Anopheles darlingi *m*
达林氏病 Darling* Krankheit *f*, Histoplasmose *f*
达卢生坦 Darusentan *n*
达罗哌丁苯 Droperidol *n*
达罗肉样瘤(皮下类肉瘤) Darier Roussy* Sarkoid *n*, Darier Roussy* Syndrom *n*
达马二烯醇乙酸酯 Dammaradienylazetat *n*
达马托氏试验 D' Amato* Test *m*
达马托氏征 D' Amato* Zeichen *n*
达玛烷 Dammaran *n*
达玛烯二醇 Dammarendiol *n*
达玛脂酸 Dammarsäure *f*
达玛脂涂剂 Dammarlack *m*
达麦肩关节进路 Darrach Mclaugblin* Schulteransatz *m* (肩关节经肩峰进路)
达美格雷 Dazmagrel *n*
达敏硬蜱(鹿蜱) Damin Ixodes Hirschzecke *f*
达姆弹 Dumdum-Geschosse *n pl*
达哌啶醇(达罗哌丁醇) Droperidol *n*
达普松 Dapson *n*, Diaphenylsulfon (um) *n*
达如那韦 Darunavir *n*
达沙替尼 Dasatinib *n*
达舒平 Disopyramid (um) *n*
达松伐疗法 D'Arsonval* Therapie *f*
达特肝素钠 Dalteparin* Natrium *n*
达托霉素 Daptomycin *n*
达瓦氏手术 Davat* Operation *f*
达维多夫氏细胞 Davidoff* Zelle *f*, Paneth* Körnerzelle *f*
达维尔氏手术 Daviel* Operation *f*
达维逊氏反射 Davidsohn* Reflex *m*
达维逊氏推定试验 Davidsohn* Test *m*
达维逊氏征 Davidsohn* Zeichen *n*
达文波特氏镀银染色法 Davenport* (Silberimprägnations-) Methode *f*
达依泊汀-α Darbepoetin-alfa *n*
达因 Dyn *n*, Großdyn *n*

达珠单抗 Daclizumab *m*
达最大尿流率时间 Zeit bis zum maximalen Harnfluss *f*
达唑氧苯 Dazoxiben *n*
哒嗪 Pyridazin *n*
哒嗪基 Pyridazinyl *n*
哒嗪酮 Pyridazinon *n*

dǎ 打

打保龄球 Bowling spielen v
打耳光 Ohrfeige *f*
打嗝 Aufstoßen *n*, Rülpsen *n*
打官司 Rechtsstreit *m*, Prozess *m*
打光机 Poliermaschine *f*
打鼾 Schnarchen *n*
打哈欠 Gähnen *n*
打昏 Betäuben *n*
打击法 Klopfung *f*, Tapotement *n*
打结 Knoten *n*
打结工作 Vverknüpfen *n*, Binden *n*
打捞 Rettung *f*, Bergung *f*, Treibgutsammlung *f*
打猎反应 Jagd* Reaktion *f*
打磨膏 Polierpaste *f*
打气止血带 pneumatische Staubinde *f*
打(发)信号 Signalisierung *f*
打样膏 Abdruckmasse *f*
打折扣效应 Wirkung der Diskontierung *f*
打针锤 Perkussionshammer *m*
打字文件鉴定 Identifizierung des Typoskripts *f*
打字员痉挛 Daktylographenkrampf *m*

dà 大

大艾松 Diason *n*
大白肾 große weiße Niere *f*
大孢子 Megaspore *f*, Makrospore *f*, Macrosporium *n*
大孢子发生 Megasporogenese *f*
大孢子菌病 Adiaspiromykose *f*
大孢子囊 Makrosporangium *n*, Megasporangium *n*
大孢子叶 macrosporophyll <engl.>
大便 Stuhl *m*, Kot *m*
大便不通 Stuhlverstopfung *f*, Obstipation *f*
大便采集器 Stuhl-Kollektor *m*
大便虫卵采集器 Wurm(eier)-Kollektor *m*
大便困难 Dyschezie *f*
大便潜血 okkultes Blut in Stuhl *n*
大便失禁 Darminkontinenz *f*, Stuhlinkontinenz *f*, Incontinentia faecalis *f*, Incontinentia alvi *f*
大便停滞 Kotstauung *f*, Koprostase *f*, Coprostasis *f*
大便通畅 ungehinderter Stuhlgang *m*
大便习惯 Gewohnheit des Stuhlgangs *f*
大便隐血试验 Test auf okkultes Blut im Stuhl *m*, fäkaler okkulter Bluttest *m*
大便坐椅 Nachtstuhl *m*, Klosettstuhl *m*, Zimmerklosett *n*
大波斯菊甙 Cosmosin *n*
大不列颠 Großbritannien *n*
大部切断术 subtotale Amputation *f*
大部小肠综合征 massives Dünndarmsyndrom *n*
大仓鼠 Hamster *m*, Cricetus-triton *m*
大肠 Dickdarm *m*, Intestinum crassum *n*
大肠埃(艾)希菌 Escherichia coli *f*
[大肠]埃希菌(大肠杆菌) Escherich* Bakterium *n*, Escherichia coli *m*
大肠埃希菌感染 Escherichia coli-Infektion *f*
大肠埃希菌食物中毒 Escherichia coli-Lebensmittelvergiftung *f*
大肠埃希菌性肠毒血症 Escherichia coli Enterotoxämie *f*
大肠埃希菌致败血病 Escherichia coli verursachte Septikämie *f*
大肠埃希菌致肠道感染 Escherichia coli verursachte Darm-Infektion *f*
大肠埃希菌致肺炎 Escherichia coli induzierte Pneumonie *f*
大肠埃希菌致关节炎 Escherichia coli induzierte Arthritis *f*
大肠埃希菌致急性出血性结肠炎 Escherichia coli-induzierte akute hämorrhagische Kolitis *f*
大肠埃希氏杆菌 Escherich* Bakterium *n*, Escherichia coil *f*
大肠埃希氏杆菌食物中毒 Lebensmittelvergiftung durch Escherichia coli *f*, alimentäre Intoxikation durch Escherichia coli *f*
大肠癌 Dickdarmkarzinom *n*
大肠癌 Dukes 分期 Dukes-Inszenierung von Darmkrebs *f*
大肠癌缺失基因 gelöschtes Kolorektalkarzinom-Gen *n*
大肠艾希菌 Escherichia coli *f*, E.coli *f*
大肠产气杆菌群 Koli-Aerogenes-Gruppe *f*
大肠丁菌噬菌体 Coliphage *m*
大肠杆菌 Kolibazillus *m*, Kolibakterium *n*, Bacillus coli *m*, Bacterium coli *n*
大肠杆菌败血症 Koli-Sepsis *f*
大肠杆菌病 Kolibazillose *f*, Colibacillosis *f*
大肠杆菌毒素 Colitoxin(um) *n*
大肠杆菌毒素中毒 Colitoxicosis *f*
大肠杆菌毒血症 Koli-Toxämie *f*, Colitoxaemia *f*
大肠杆菌鉴定 Identifikation des Kolibazillus *f*
大肠杆菌 poly A 聚合酶 Koli-Poly(A)-Polymerase *f*
大肠杆菌菌血症 Kolibazillämie *f*, Kolibakteriämie *f*, Colibacillaemia *f*
大肠杆菌酪氨酸转移核糖核酸基因 Koli-Tyrosin-Transfer-Ribonukleinsäure-Gen *n*
大肠杆菌 - 痢疾杆菌噬菌体 Koli-Dysenterie-Phagen *m pl*
大肠杆菌 DNA 连接酶 Koli-DNA-Ligase *f*
大肠杆菌脑脊膜炎 Koli-Meningitis *f*
大肠杆菌尿 Koliurie *f*, Coliuria *f*
大肠杆菌群 Koli-Gruppe *f*
大肠杆菌染色体基因组 Koli-Chromosom-Genom *n*
大肠杆菌溶素 Colilysinum *n*
大肠杆菌噬菌体 Koli-Phagen *m pl*
大肠杆菌素 Kolizine *n pl*
大肠杆菌素产生因子 colicinogener Faktor *m*, Colicinfaktor *m*, Faktor Ib *m*
大肠杆菌素分型 Kolizin-Typisierung *f*
大肠杆菌素生成因子 colicinogener Faktor *m*
大肠杆菌性肺炎 Koli-Pneumonie *f*
大肠杆菌[性]感染 Koli-Infektion *f*
大肠杆菌性结肠炎 Kolikolitis *f*
大肠杆菌性脓毒病 Koli-Sepsis *f*, Colisepsis *f*
大肠杆菌性脓尿 Koli-Pyurie *f*, Colipyuria *f*
大肠杆菌性膀胱肾盂炎 Koli-Zystopyelitis *f*, Colicystopyelitis *f*
大肠杆菌性膀胱炎 Koli-Zystitis *f*, Colicystitis *f*
大肠杆菌性肾炎 Koli-Nephritis *f*, Colinephritis *f*
大肠杆菌性肾盂炎 Koli-Pyelitis *f*, Colipyelitis *f*
大肠杆菌值 Koli-Titer *m*, Koli-Zahl *f*
大肠杆菌指数 Koli-Index *m*
大肠杆菌质粒载体 Koli-Plasmid-Überträger *m*
大肠杆菌状的 koliform
大肠梗阻 Dickdarmverschluss *m*
大肠黑变病 Darmmelanose *f*
大肠菌群 coliforme Bakterien *f pl*
大肠菌群计数 Zahl der coliformen Bakterien *f*
大肠菌群数(大肠菌指数) Koli-Index *m*
大肠菌群值 Wert der coliformen Bakterien *m*
大肠菌群指数 Index der coliformen Bakterien *m*
大肠菌群最近似数 wahrscheinliche Malzahl der coliforme

Bakterien *f*
大肠菌素 Kolicin *n*
大肠菌值 Coliforme-Wert *m*
大肠孤立淋巴滤泡 Solitärfollikel des Dickdarms *m pl*, Folliculi lymphatici solitarii intestini crassi *m pl*
大肠瘘 Dickdarmfistel *f*, Kolonfistel *f*, Fistula colica *f*
大肠弯曲菌 Campylobacter coli *n*
大肠型化生 intestinale Meteplasie *f*
[大]肠运动 Darmbewegung *f*
大肠子宫内膜异位症 Endometriose des Dickdarms *f*
大车轮 großes Rad *n*
大成红细胞 Makroerythroblast *m*, Macroerythroblastus *m*
大出血 Massenblutung *f*
大粗隆髂前上棘连线 Trochanter major-Spina iliaca anterior superior-Linea *f*
大粗隆下楔形截骨术 Whitmann* Operation *f*
大粗隆下移术 Trochanter major- Unterverschiebung *f*
大错敏感度 Empfindlichkeit gegen grobe Fehler *f*
大单核细胞 Monozyt *m*, Monocytus *m*
大胆管阻塞 Obstruktion großer Gallengänge Obstruktion der großen Gallengänge *f*
大的 groß, magn(-us, -a, -um)
大动脉 große Arterie *f*
大动脉错位 Fehlstellung der großen Arterien *f*, Transposition der großen Arterien *f*
大(主)动脉的 aortal
大动脉关系正常 nomotope Arterie *f*
大动脉回缩 Rückprall der großen Arterie *m*
大动脉瘤 Makroaneurysma *f*
大动脉内压 Innendruck der großen Arterie *m*
大动脉弹性 Elastizität der großen Arterie *f*
大动脉调转术 arterielle Switch-Operation *f*
大动脉血管内重建术 Gefäßrekonstruktion *f*
大动脉炎 Aorto-Arteritis *f*
大动脉异位 Fehlstellung der großen Arterien *f*(FGA)
大动脉转位 Transposition der großen Arterien *f*(TGA)
大豆 Soja-Bohne *f*, Glycine soja *f*
大豆甙[苷]元 黄豆甙[苷]元 Daidzein *n*
大豆分离蛋白 isoliertes Sojabohnen-Protein *n*
大豆黄酮 Daidzein *n*
大豆[黄酮]甙 Daidzin *n*
大豆磷脂 Phosphatid aus Sojabohnen *n*
大豆凝集素 Sojabohnenagglutinin *n*(SA)
大豆浓缩蛋白 Sojaproteinkonzentrat *n*
大豆球蛋白 Glyzinin *n*
大豆胰蛋白酶抑制剂 Sojabohnen-Trypsin-Inhibitor *m*(SBTI)
大豆皂甙 Soja-Saponin *n*
大豆胀气因素 Flatulenzfaktor aus Sojabohnen *m*
大豆组织蛋白 texturiertes Sojaprotein *n*
大段损伤 große Fragmentation-Schaden *m*
大多核白细胞 Makropolyzyt *m*, Macropolycytus *m*
大多角骨 Multangulum majus *n*, Os multangulum majus *n*, Os trapezium *n*
大多角骨结节 Tuberculum ossis trapezii *n*, Tuberculum ossis multanguli majoris *n*
大尔泰 Dartal *n*
大耳 Makrotie *f*
大爆发 Massenausbruch *m*
大发作 Grand-mal *n*
大发作性癔病 grande Hysterie *f*, Hysteria major *f*
大范围绒毛周围纤维蛋白沉积 massive peri-zottige Fibrinabscheidung *f*
大范围运动 große Körperbewegung *f*
大方 Generosität *f*
大[分]裂球 Makromeren *m pl*
大分子 Makromolekül *n*, Riesenmolekül *n*, Macromolecula *f*
大分子的 makromolekular, macromolecular(-is, -is, -e)
大分子淀粉酶 Makroamylase *f*
大分子构型 makromolekulare Konfiguration *f*, Makromolekül-Konfiguration *f*
大分子构造 Makromolekülstrukture *f*, Makromolekülbau *m*
大分子化合物 makromolekulare Verbindung *f*
大分子霉素 Macromomycin(um) *n*, Macromycin *n*
大分子微扰学说 makromolekulare Störungstheorie *f*
大分子物质 makromolekulare Substanz *f*
大分子疫苗 makromolekulares Impfstoff *m*
大风子甙 Gynocardin *n*
大风子油 Chaulmoograöl *n*, Gynocardiaöl *n*, Oleum Gynocardiae *n*
大风子油酸 Chaulmoograsaüre *f*, Acidum chaulmoogricum *n*
大风子油酸乙脂 Äthylchaulmoograt *n*
大风子油烯酸 Gorli(n)saüre *f*
大风子油注射液 ChaulmoograÖl-Ignjektion(slösung) *f*
大腹拉钩(腹部拉钩) Bauchdeckenhaken *m*
大隔离圈 großes Sperrgebiet *n*
大功率密度 Hochleistungsdichte *f*
大宫之人 Persönlichkeit der dagong-Modus *f*
大沟 große Furche *f*
大骨节病 Osteoarthrosis deformans endemica *f*, Kaschin*-Beck* Krankheit *f*
大骨节病二级预防 sekundäre Prävention von KBD *f*
大骨节病家庭聚集性 familiäre Häufung der KBD *f*
大骨节病软骨损害 Knorpelschaden der KBD *m*
大骨节病三级预防 Tertiärprävention von KBD *f*
大骨节病 X 线分型 KBD Röntgen Typisierung *f*
大骨节病 X 线检出率 KBD X-ray-Erkennungsrate *f*
大骨节病一级预防 Primärprävention von KBD *f*
大骨节病综合性预防 umfassende Präventionsmaßnahme der KBD *f*
大骨盆 großes Becken *n*, Pelvis major *f*
大规模 großer Maßstab *m*
大规模集成电路 hochintegrierte Schaltung *f*
大规模数据发送工具 Großdatenübertragungswerkzeug *n*
大汗 Hidrorrhoe *f*
大汗腺 apokrine(Knaüel-) Drüsen *f pl*, Duftdrüsen *f pl*, Glandulae sudoriferae majores *f pl*
大汗腺癌 Karzinom der apokrinen Drüse *n*, apokrines Karzinom *n*
大汗腺单位 Einheit der apokrinen Drüse *f*
大汗腺分化 apokrine Differenzierung *f*
大汗腺汗管病 apokrine Schweißkanalkrankheit *f*
大汗腺化生 apocrine Metaplasie *f*
大汗腺囊瘤 Syringozystadenom(a) *n*, Hidradenoma cysticum *n*
大汗腺囊腺瘤 apokrines Zystadenom *n*
大汗腺粟粒疹 apokrine Miliaria *f*, Fox-Fordyce-Krankheit *f*
大汗腺纤维腺瘤 apokrines Fibroadenom *n*
大汗腺腺病 apokrine Adenose *f*
大汗腺[腺]囊瘤 apokrines Hidrozystom *n*
大汗腺炎 apokrine Adenitis *f*
大汗腺样癌 apokrines Karzinom *n*
大汗腺痣 apokriner Nävus *m*
大汗腺潴留性囊肿 Retentionszyste der apokrinen Drüse *f*
大核 Riesenkern *m*, Makronukleus *m*, Meganucleus *m*
大红色 Kirschrot *n*
大红肾 große rote Niere *f*
大红细胞 Makrozyt *m*
大红细胞的 makrozytär
大红细胞性贫血 makrozytäre Anämie *f*
大红细胞性色素过多 makrozytäre hyperchromatose *f*, hyperchromatische Makrozythämie *f*

大红细胞性胃液缺乏性贫血 makrozytäre achylische Anämie *f*
大红细胞症 Makrozytose *f*, Makrozythämie *f*
大花金鸡菊甙 Leptosin *n*
大花金鸡菊素 Leptosidin *n*
大花洋地黄 großblütiger Fingerhut *m*, Digitalis ambigua *f*, Digitalis grandiflora *f*
大环化合物 makrozyklische Verbindung *f*
大环路 großer Stromkreis *m*, macrocircuit <engl.>
大环内酯 Macrolid *n*
大环内酯类,大环内酯族 Makrolid *n*
大茴香醇 Anisylalkohol *m*
大茴香酸 Anissäure *f*
大戟甙 Euphorbon *n*
大戟二萜醇 Phorbol *n*
大戟甲烯醇 Euphorbol *n*
大戟科 Euphorbiaceae *f pl*
大戟烷 Euphan *n*
大戟[甾]醇 Euphol *n*
大戟中毒 Euphorbismus *m*
大剂量地塞米松抑制试验 Hochdosis-Dexamethason-Hemmungstest *m*
大剂量急性照射 akute Grossdosenbestrahlung *f*
大剂量脱敏作用 Massendosis-Desensibilisierung *f*
大剂量维生素 C 静脉注射 intravenöse Injektion hoher Dosen von vitamin C *f*
大剂量维生素 C 疗法 Therapie von massive Dosis von Vitamin C *f*
大剂量维生素疗法 Vitaminstoßtherapie *f*
大家庭 Großfamilie *f*
大胶质细胞 Makroglia *f*
大焦点 großer Fokus *m*, Großfokus *m*
大角 Cornu majus ossis hyoidei *n*
大角膜 Makrokornea *f*, Megalokornea *f*
大角之人 Persönlichkeit der dajiao-Modus *f*
大结节 großer Höcker *m*, Tuberculum majus *n*
大结节嵴 Crista tuberculi majoris *f*
大结节型肝硬化 makronoduläre Zirrhose *f*, makronoduläre Leberzirrhose *f*
大结节性肝硬化 makronoduläre (Leber-)Zirrhose *f*
大静脉 große Blutader *f*, große Vene *f*
大具窍蝮蛇 Labaria *f*, Bothrops atrox *m*, Lachesis lanceolatus *m*
大卡 große Kalorie *f*, Kilokalorie *f*
大颗粒 große Granula *f*, großes Körnchen *n*
大颗粒淋巴细胞 groß granulärer Lymphozyt *m*
大颗粒淋巴细胞白血病 große granuläre Lymphozyten-Leukämie *f*
大颗粒淋巴细胞增多症 große granuläre Lymphozytose *f*
大颗粒囊泡 groß granuläres Vesikel *n*
大颗粒人血清聚清蛋白 menschliches Makroaggregatsserumalbumin *n*
大孔 Foramen magnum *n*
大孔胶 großporiges Gel *n*
大孔树脂 makroporöses Harz *n*
大孔型离子交换树脂(大孔型离子交换剂) makroretikuläres Ionenaustauscherharz *n*
大口标本瓶 weitmündige Probeflasche *f*
大口畸形 Makrostomie *f*
大口瓶 Glas *n*
大口试剂瓶 Weithals-Reagenzflasche *f*
大口试剂瓶 weitmündige Reagensflasche *f*
大块 Masse *f*
大块的 massiv (-us, -a, -um)
大块腹壁缺损 massiver Bauchwanddefekt *m*
大块骨溶解 massive Osteolyse *f*
大块骨溶解症 Massivknochenlösungszeichen *n*
大块坏死 massive Nekerose *f*
大块溶骨症 massive Osteolyse *f*
大块萎陷 massiver Kollaps *m*
大块性肝坏死 massive Lebernekerose *f*
大老地特 Dilaudid *n*
大理石 Marmor *m*
大理石骨病(骨硬化病,阿尔伯斯 - 尚堡病) Marmorknochenkrankheit *f*, Osteopetrose *f*, Morbus Albers*-Schönberg* Krankheit *f*
大理石样(状)骨病 Marmorknochenkrankheit *f*, Osteopetrosis fragillis *f*
大理石样皮肤 marmorrierte Haut *f*
大理石状的 marmorn
大理石状纹理 Marmorierung *f*
大丽菊 Dahlia pinnata *f*
大丽菊紫 Dahliaviolett *n*, Hofmann* Violett *n*
大丽菊紫试纸 Dahlienpapier *n*
大连接体 großer Stecker *m*
大蠊属 Periplaneta *f*
大量出汗 profuser Schweiß *m*
大量的 kopiös, massiv (-us, -a, -um), prof (-us, -a, -um)
大量繁殖 Massenvermehrung *f*
大量灌肠法 Massenklystier *n*
大量静脉滴注疗法 massive intravenöse Tropfeninfusionstherapie *f*
大量快速输血 massive Schnelltransfusion *f*
大量灭菌疗法 Therapia magna sterilisans *f*
大量培养 Massenkultur *f*, Kultur in großer Menge *f*
大量失血 hoher Blutverlust *m*, massive Blutung *f*
大量输血 massive Bluttransfusion *f*
大量数据 Massendaten *n pl*
大量维生素疗法 Vitaminstoßtherapie *f*
大量元素 Makro-Element *n*
大量注水法 Massenspülung *f*
大劣按蚊 Anophelesmücke *f*
大裂殖子 Makromerozoit *m*, Megamerozoit *m*
大淋巴细胞 Makrolymphozyten *m pl*
大淋巴细胞增多 Makrolymphozytose *f*
大菱形肌 Musculus rhomboideus major *m*
大龄未婚心理 ältere unverheiraite Psychologie *f*
大流量采样器 großvolumiger Probenehmer *m*
大流行 Massenepidemie *f*, Pandemie *f*, Pandemia *f*
大流行病 pandemische Krankheit *f*
大流行的 pandemisch
大流行情况 Pandemicitas *f*
大流行性霍乱 pandemische Cholera *f*
大流行性流感 pandemische Crippe *f*, Influenza pandemica *f*
大隆 Brodifacoum *n*
大陆漂移 Kontinentalverschiebung *f*, Kontinentaldrift *f*
大陆气候 Landklima *n*, kontinentales Klima *n*, Kontinentalklima *n*
大陆人群种族 kontinentale Bevölkerungsgruppe *f*
大陆性气候 kontinentales Klima *n*
大卵裂细胞 große Furchungszelle *f*
大仑丁 Dilantin *n*, Phenytoinum natrium *n*
大仑新 Darenthin *n*
大裸鼠 nackte Ratte *f*
大麻 Haschisch *n*, Hanf *m*, Cannabis sativa *f*
大麻病毒 Cannabis-Virus *n*
大麻醇(大麻酚) Cannabinol *n*
大麻甙 Cannabiscitrin *n*
大麻二醇 Cannabidiol *n*
大麻二醇酸 Cannabidiolsäure *f*
大麻二酚 Cannabidiol *n*

大麻酚 Cannabinol *n*
大麻检验 Cannabisbestimmung *f*
大麻碱 Cannabin *n*
大麻类使用 Gebrauch von Cannabinoide *m*
大麻类使用障碍 Gebrauch-Erkrankung von Cannabinoide *m*
大麻类中毒 Intoxikation von Cannabinoide *f*
大麻隆,奈比隆,庚苯吡酮 Nabilon *n*
大麻癖(瘾) Kannabinomanie *f*, Kannabismus *m*, Haschischsucht *f*, Hashischismus *m*
大麻仁(子) Hanfsamen *m*, Fructus Cannabis *m*, Hanfsamen-Vergiftung *f*, Hanfvergiftung *f*
大麻属 Cannabis *f*
大麻素 Cannabin *n*
大麻素受体 Cannabinoid-Rezeptor *m*
大麻瘾者 Haschischsüchtiger *m*
大麻制剂 Haschisch *n*
大麻中毒 Hanfvergiftung *f*, Kannabismus *m*
大麻子食物中毒 Lebensmittelvergiftung durch Hanfsamen *pl*
大麻子油 Hanfsamenöl *n*
大麦醇溶蛋白 Hordein *n*
大麦麦芽浸膏 Gerstenmalzextrakt *m*
大麦芽碱 Hordenin *n*
大(洪)脉 voller Puls *m*, Pulsus plenus *m*
大牻牛儿内酯 Germacranolid *n*
大牻牛儿酮 Germacron *n*
大牻牛儿烯 Germacren *n*
大米饭培养基 Reismedium *n*, Reisnährboden *m*
大面积 γ、β 检查仪 großflächiger γ, β Funkerfassung *f*
大面积裂伤 ausgedehnte Rißwunde *f*, ausgedehnte Zerreißung *f*
大面积烧伤 ausgedehnte Verbrennung *f*
大脑 Großhirn *n*, Zerebrum *n*
大脑白质 Substantia alba cerebri *f*
大脑半球 Gehirnhemisphäre *f*, Großhirnhemisphäre *f*, Großhirnhälfte *f*, Hemisph(a)erium cerebri *n*
大脑半球切除术 Hemisphärektomie *f*
大脑半球神经胶质瘤切除术 Exzision des (Gehirn-) Hemisphärenglioms *f*
大脑半球凸面蛛网膜炎 zerebrale konvexe-hemisphäre Arachnoiditis *f*
大脑半球肿瘤 Tumor der Gehirnhemisphäre *m*
大脑半球专门化 hemisphärische Spezialisierung *f*
大脑半球转移瘤 metastatischer Tumor der Gehirnhemisphäre *m*
大脑边缘系统 zerebrales limbisches System *n*
大脑病 Enzephalopathie *f*
大脑部 Pars cerebralis *f*
[大]脑出血 Hirbblutung *f*, Haemorrhagia cerebralis *f*
大脑出血急死 plötzlicher Tod durch Hirnblutung *m*
大脑出血水肿 Hirnblutung mit Hirnödem *f*
大脑传出的 zerebrifugal
[大脑]垂体 Hypophyse *f*, Hypophysis cerebri *f*
大脑卒中 Apoplexia cerebri *f*, Gehirnschlag *m*
大脑挫伤 zerebralen Prellungen *f pl*
大脑大静脉 Vena cerebri magna *f*
大脑大静脉池 Cisterna venae magnae cerebri *f*
大脑大静脉扩张 Dilatation der Vena cerebri magna *f*
大脑大静脉瘤(大脑大静脉动脉瘤样血管畸形) Tumor der großen Zerebralvenen *m*
大脑大静脉曲张 Varikose (od. Varizen *f*, od. Krampfader *m*) der Vena cerebri magna (Galen* Vene) *f*, zerebrale große Varize *f*
大脑代谢率 zerebrale Umsatzrate *f*
大脑胆固醇沉着病 zerebrale Cholesterinose *f*
大脑导水管 Aquaeductus cerebri *m*
大脑导水管狭窄 zerebrale Aquäduktstenose *f*
大脑导水管粘连 Adhäsion des Aquädukts *f*
大脑的 zerebral, cerebral (-is, -is, -e)
大脑等功性 Äquipotentialität des Gehirns *f*
大脑低氧 zerebrale Hypoxie *f*
大脑电沉默 hirnelektrische Inaktivität *f*, hirnelektrische Stille *f*
大脑淀粉样血管病 zerebrale Amyloidangiopathie *f*
大脑定位作用 zerebrale Lokalisation *f*
大脑动脉淀粉样变性病 zerebrale arterielle Amyloidose *f*
大脑动脉环 Circulus arteriosus cerebri *m*, Willis* Arterienkreis *m*
大脑动脉空气栓塞 zerebrale arterielle Luftembolie *f*
大脑动脉瘤 Aneurysma der Hirnarterien *n*, zerebrales Aneurysma *n*
大脑动脉瘤破裂中风 Schlaganfall durch zerebrale Aneurysmen *m*
大脑动脉栓塞 Embolie der Hirnarterie *f*
大脑动脉外伤 traumatische Verletzung der Hirnarterien *f*
大脑多发性异常 multiple Hirnanomalie *f*
大脑轭 Juga cerebralia *n pl*
大脑发育不全 Gehirnunterentwicklung *f*, zerebrale Dysgenesie *f*, zerebrale Agenesie *f*
大脑发育过速 zerebrale Hyperplasie *f*
大脑梗死(塞) Hirninfarkt *m*
大脑梗死急死 plötzlicher Tod durch Hirninfarkt *m*
大脑梗死液化期 Phase der Liquefaktion vom Hirninfarkt *f*
大脑梗死中风 Schlaganfall durch Hirninfarkt *m*
大脑弓状纤维 Fibrae arcuatae cerebri *f pl*
大脑功能区 funktionelles Feld des Gehirns *n*
大脑功能暂时紊乱 zerebrale vorübergehende Funktions-störung *f*
大脑沟 Hirnfurchen *f pl*, Sulci cerebri *m pl*
大脑贯通伤 zerebrale durchdringende Wunde *f*
大脑横裂 Fissura transversa cerebri *f*
大脑后动脉 Arteria cerebri posterior *f*
大脑后动脉梗塞 posteriorer zerebraler Arterieninfarkt *m*
大脑后动脉瘤 Aneurysma der posterioren zerebralen Arterie *n*
大脑化学刺激 chemische Hirnstimulation *f*
大脑黄斑变性 zerebromakuläre Degeneration *f*
大脑回 Großhirnwindungen *f pl*, Gyri cerebri *m pl*
[大脑机能]定位学说 Lokalisierungstheorie *f*
大脑脚 Hirnschenkel *m*, Großhirnschenkel *m*, Pedunculus cerebri *m*
大脑脚病灶综合征 Hirnschenkel- Läsion- Syndrom *n*
大脑脚底 Hirnschenkelfuß *m*, Basis pedunculi cerebri *f*, Crus cerebri *n*
大脑脚底症候群 Weber* Syndrom *n*
大脑脚盖 Hirnschenkelhaube *f*, Tegmentum pedunculi cerebri *n*
大脑脚静脉 Venae pedunculares *f pl*
大脑脚内侧沟 Sulcus medialis cruris cerebri *m*
大脑脚外伤 traumatische Verletzungen des Hirnstiels *f*
大脑脚支 Rami pedunculares *m pl*
大脑脚综合征(韦伯综合征) Hirnschenkelsyndrom *n*, Weber* Syndrom *n*
大脑脚纵静脉 Vena pedunculus cerebri longitudinalis *f*
大脑紧张型 Zerebrotonie *f*, Cerebrotonia *f*
大脑痉挛性麻痹 Diplegia spastica cerebralis *f*, Little* Krankheit *f*
大脑静脉 Hirnvenen *f pl*, Venae cerebri *f pl*
大脑静脉血栓形成 Hirnvenenthrombose *f*, zerebrale Thrombophlebitis *f*
大脑局部缺血 umschriebene Hirnschämie *f*
大脑空气栓塞 zerebrales Aeroembolismus *n*, zerebrale Luftembolie *f*
[大脑]联合中枢 Assoziationszentrum *n*
大脑连合 Gehirn- Kommissur *f*
大脑镰 Hirnsichel *f*, Großhirnsichel *f*, Falx cerebri *f*
大脑镰裂伤 Lazeration der Hirnsichel *f*
大脑镰脑膜瘤 Großhirnsichel-Meningeom *n*
大脑镰疝 Großhirnsichel-Leistenbruch *m*
大脑镰撕裂 Lazeration der Großhirnsichel *f*
大脑两半球 Gehirnhälften *f pl*, Hemisphären *f pl*

[大脑]两半球并合畸胎 Cyclencephalus *m*, Zyklozephalie *f*, Cyclencephalia *f*
大脑两半球机能不对称 funktionelle Asymmetrie der Hirnhälften *f*
大脑瘤 Gehirntumor *m*
大脑麻痹 Zerebralparese *f*
大脑梅毒 zerebrale Syphilis *f*
大脑面 Facies cerebralis *f*
大脑囊肿 zerebrale Zysten *f pl*
大脑内部结构 innerliche Struktur des Gehirns *f*
大脑内部损伤 inneres zerebrales Trauma *n*
大脑内出血 intrazerebrale Blutung *f*, Hirnblutung *f*
大脑内静脉 Venae cerebri internae *f pl*
大脑内血肿清除术 Ausraümung des intrazerebralen Hämatoms *f*
大脑内肿瘤 intrazerebraler Tumor *m*
大脑颞叶脓肿 Abszeß des Temporallappens *m*
大脑脓肿 zerebraler Abszeß *m*, Hirnabszeß *m*, Gehirnabszeß *m*
大脑脓肿穿刺吸引术 Punktion und Aspiration des Hirnabszeßes *f*
大脑泡 Hirnbläschen *n*, Hemisphärenbläschen *n*
大脑皮层 Großhirnrinde *f*, Cortex cerebri *m*
大脑皮层分析器 Analysator der Großhirnrinde *m*
大脑皮层静脉梗塞 Infarkt der kortikalen Venen *m*
[大脑]皮层内脏病理学 kortiko-viszerale Pathologie *f*
大脑[皮层]性共济失调 zerebrale Ataxie *f*
[大脑]皮层性盲 kortikale Blindheit *f*
大脑皮质 Hirnrinde *f*, Großhirnrinde *f*, Substantia corticalis cerebri *f*
[大]脑皮质剥除[术] Dekortizierung *f*
皮质的 pallial(-is,-is,-e)
大脑皮质的功能重组 Reorganisation der Großhirnrinde *f*
大脑皮质癫痫 kortikale Epilepsie *f*
大脑皮质反应测听计 Audiometer der corticocerebralen Antwort *n*
大脑皮质梗死 Infarkt in der Großhirnrinde *m*
大脑皮质功能区 Funktionfelder der Großhirnrinden *n*
[大脑]皮质性聋 kortikale Taubheit *f*
大脑皮质性脑炎 kortikale Enzephalitis *f*
大脑皮质性瞳孔反射 Hirnrindenreflex der Pupille *m*, Haab* Reflex *m*
大脑皮质抑制 kortikale Inhibition *f*
大脑皮质缘 Limbus corticalis *m*
大脑皮质运动区 Zona rolandica *f*, Rolando* Zone *f*
大脑皮质指数 Großhirnrinde-Index *m*
大脑皮质中枢(皮质) Kotex *m*
大脑疲惫 Gehirnermüdung *f*, zerebrale Ermüdung *f*
大脑疲劳 geistige Erschöpfung *f*
大脑贫血性梗死 anämischer Hirninfarkt *m*
大脑器质性精神病 zerebrale organische Psychose *f*
大脑前动脉 Balkenarterie *f*, Arteria cerebri anterior *f*
大脑前动脉梗塞 anteriorer zerebraler Arterieninfarkt *m*
大脑前动脉瘤 Aneurysma der anterioren zerebralen Arterie *n*
大脑前静脉 Vena cerebri anterior *f*
大脑浅静脉 Venae cerebri superficiales *f pl*
大脑枪弹创 zerebrale Schussverletzungen *f pl*
大脑切除 Dezerebration *f*, Dezerebrierung *f*, Exzerebration *f*, Excerebratio *f*
大脑切除僵直 Dezerebrationssyndrom *n*
大脑缺血 zerebrale Ischämie *f*
大脑缺氧症 zerebrale Hypoxie *f*
大脑软化 Enzephalomalazie *f*, Hirnerweicherung *f*, Malacia cerebri *f*
大脑扫描术 brain scanning <engl.>
大脑疝 zerebraler Leistenbruch *m*
大脑疝形成 zerebrale Herniation *f*
大脑上静脉 Venae cerebri superiores *f pl*
大脑深部灰质刺激 tiefe Hirnstimulation *f*
大脑深静脉 Venae cerebri profundae *f pl*
大脑生理学 Zerebrophysiologie *f*
大脑视网膜变性 zerebroretinale Degeneration *f*, zerebromakuläre Degeneration *f*
大脑受压 zerebrale Kompression *f*, Kompression des Großhirns *f*
大脑栓塞 Hirnembolie *f*
大脑栓子 zerebrale Emboli *f*
大脑水管 Aquaeductus cerebri *m*
大脑水肿 Hirnödem *n*, Enzephalödem *n*
大脑水肿伴梗死 Hirnödem mit Hirninfarkt *n*
大脑死亡 Hirntod *m*, Gehirntod *m*, zerebraler Tod *m*
大脑髓质 Hirnmarksubstanz *f*
大脑损伤 zerebrale Läsion *f*, Hirntrauma *n*
大脑损伤的外伤性半影 traumatische Penumbra im inneren Hirntrauma *f*
大脑损伤后综合征 zerebrales posttraumatisches Syndrom *n*
大脑凸面脑膜瘤 Meningiom der konvexen Großhirnoberfläche *n*
大脑外侧裂 Fissura cerebri lateralis Sylvii *f*
大脑外侧窝 Fossa lateralis cerebri *f*
大脑外侧窝池 Cisterna fossae lateralis cerebri *f*
大脑威利斯环(威利斯动脉) Willis* Kreis *m*
大脑萎缩 Hirnatrophie *f*
大脑下静脉 Venae cerebri inferiores *f pl*
大脑纤维降路 Decursus fibrarum cerebralium *m*
大脑腺癌 zerebrales Adenokarzinom *n*
大脑小脑裂 Fissura cerebrocerebellaris *f*
大脑新皮层 zerebraler Neokortex *m*
大脑型小儿麻痹症 zerebrale Kinderlähmung *f*
大脑兴奋剂 zerebrales Stimulans *n*
[大]脑性肥胖[症] Adipositas cerebralis *f*
大脑性感觉过敏 zerebrale Hyperästhesie *f*
大脑性呼吸 Corrigan* Atmung *f*
大脑性痉挛 zerebraler Spasmus *m*, Spasmus cerebralis *m*
大脑性巨人症 zerebraler Riesenwuchs *m*
大脑性聋 zerebrale Taubheit *f*, Rindentaubheit *f*
大脑性麻痹 Zerebrallähmung *f*, Paralysis cerebralis *f*
大脑[性]盲 zerebrale Blindheit *f*, Sehrindenblindheit *f*
大脑性呕吐 zerebrales Erbrechen *n*
大脑性偏身麻木 zerebrale Hemianästhesie *f*, Hemianaesthesia cerebralis *f*
大脑性轻瘫 zerebrale Parese *f*, Paralysis incompleta cerebralis *f*
大脑性双瘫 zerebrale Diplegie *f*, Diplegia cerebralis *f*
大脑[性]瘫痪 zerebrale Lähmung *f*
大脑性糖原贮积病 zerebrale Glykogenspeicherkrankheit *f*
大脑性休克 zerebraler Schock *m*
大脑性眩晕 zerebraler Schwindel *m*, Vertigo cerebralis *f*
大脑性运动不能 zerebrale Akinesie *f*
大脑血管[疾]病 zerebrovaskuläre Erkrankung *f*, zerebrale Gefäßerkrankung *f*
大脑血管意外 zerebrovaskulärer Unfall *m*
大脑血流量 Hirndurchblutung *f*
大脑血栓形成 Gehirnthrombose *f*
大脑血肿 zerebrale Hämatome *f*
大脑压迫 Kompression des Großhirns *f*
大脑炎 Encephalitis *f*, Cephalitis *f*, Cerebritis *f*
大脑叶 Großhirnlappen *m pl*, Lobi cerebri *m pl*
大脑一侧性 Lateralität des Gehirns *f*
大脑抑制药 zerebrale Inhibitoren *m pl*
大脑硬化症 Hirnsklerose *f*, Encephalosclerosis *f*, Cerebrosclerosis *f*
大脑优侧化 Lateralisierung des Gehirns *f*
大脑优势 zerebrale Dominanz *f*

大脑瘀斑(点) zerebrale Petechien *f*
大脑运动区 motorischer Bereich des Großhirns *m*
大脑震荡 Gehirnerschütterung *f*
大脑镇静剂 zerebrale Sedativa *n pl*
大脑整合作用 zerebrale Integration *f*
大脑脂沉积症性痴呆 Demenz bei zerebraler Lipidose *f*
大脑中动脉 Arteria cerebri media *f*
大脑中动脉动脉瘤 mittleres zerebrales arterielles Aneurysma *n* (MCAA)
大脑中动脉梗塞 mittlerer zerebraler Arterieninfarkt *m*
大脑中动脉瘤 Aneurysma der Vena cerebri magna *n*
大脑中帆 Velum interpositum cerebri *n*
大脑中风动脉 Hirnschlag-Arterie *f*
大脑中静脉 Vena cerebri media *f*
大脑中浅静脉 Vena cerebri media superficialis *f*
大脑中深静脉 Vena cerebri media profunda *f*
大脑[中枢]定位 zerebrale Lokalisation *f*
大脑中心学说 Cerebralismus *m*
大脑中央沟 Rolando* Fissur *f*
大脑肿瘤 Hirntumor *m*
大脑肿胀 zerebrale Schwellung *f*
大脑纵裂 Mantelspalte *f*, Fissura longitudinalis cerebri *f*
大脑作用 Gehirntätigkeit *f*
大内淋巴管内淋巴囊综合征 Syndrom des erweiterten Ductus und Saccus endolymphaticus *n*
大泡(疱) Bulla *f*
大泡性表皮松解症 Epidermolysis bullosa *f*
大泡性(型)肺气肿 bullöses Lungenemphysem *n*, Emphysema bullosum *n*
大泡(疱)性鼓膜炎 Myringitis bullosa *f*
大泡性角膜炎 Keratitis bullosa *f*
大泡性气肿 Emphysema bullosum *n*
大炮音 Kanonenton *m*
大疱触染性脓疱病 Impetigo contagiosa bullosa *f*
大疱(泡)的 bullös, bullos (-us, -a, -um)
大疱型(性)表皮松解症 Epidermolysis bullosa *f*, Koebner* Krankheit *f*
大疱型鱼鳞病状红皮病 kongenitale bullöse ichthyosiforme Erythrodermie *f*
大疱性扁平苔藓 Lichen planus bullosus *m*
大疱性表皮坏死溶解 bullöse epidermale Nekrolyse *f*
大疱性表皮松解 Epidermolysis bullosa *f* (EB)
大疱性达里埃病 bullöse Darier* Krankheit *f*
大疱性带状疱疹 bullöser Zoster *m*
大疱性淀粉样变性病 bullöse Amyloidose *f*
大疱性冻疮 Pernio bullosus *m*
大疱性多形性红斑 Erythema multiforme bullosum *n*
大疱性鼓膜炎 bullöse Myringitis *f*
大疱性红斑 bullöses Erythem *n*
大疱性角膜病变 bullöse Keratopathie *f*
大疱性接触性皮炎 bullöse Kontaktdermatitis *f*
大疱性类天疱疮 bullöses Pemphigoid *n*
IgA 大疱性类天疱疮 IgA bullöse Pemphigoid *f*
大疱性脓疱病 Impetigo bullosa *f*
大疱性皮肤松解 bullöse Dermatose *f*
大疱性皮炎 Dermatitis bullosa *f*
大疱性天疱疮 bullöser Pemphigus *m*
大疱性显性遗传先天性鱼鳞病样红皮病 bullöse dominante kongenitale ichthyosiforme Erythrodermie *f*
大疱性荨麻疹 Urticaria bullosa *f*
大疱性银屑病 bullöse Psoriasis *f*
大疱性硬皮病 bullöse Sklerodermie *f*
大疱性鱼鳞病样红皮病 bullöse ichthyosiforme Erythrodermie *f*
大疱性鱼鳞病样角化过度 bullöse ichthyosiformen Hyperkeratose *f*
大疱样型 bullöser Typ(us) *m*
大培养 Makrokultur *f*
大配子 Makrogamet *m*
大配子母细胞 Makrogametozyt *m*
大配子囊 Makrogametangium *n*
大配子体 Megagametophyt *m*, Makrogametozyt *m*
大片肺萎病 massiver Lungenkollaps *m*
大平并殖吸虫 Paragonimus ohirai *m*
大屏幕示波器 Oszilloskop mit Großbildschirm *n*
大气 Atmosphäre *f*, atmosphärische Luft *f*
大气爆发性损伤 atmosphärisches Explosionstrauma *n*, atmosphärische Explosionsverletzung *f*
大气采样 atmosphärische Probenahme *f*
大气采样方法 atmosphärisches Probenahmeverfahren *n*
大气采样器 Luftprobennehmer *m*
大气层 atmosphärische Schicht *f*, Atmosphärenschicht *f*, Luftraum *m*
大气层核试验 atmosphärischer Kernwaffenversuch *m*, Kernversuch in der Atmosphäre *m*
大气成分 Zusammensetzung der Atmosphäre *f*
大气垂直结构 vertikale Struktur der Atmosphäre *f*
大气的 atmosphärisch
大气分层 atmosphärische Schichtung *f*
大气辐射 atmosphärische Strahlung *f*
大气固定污染源 stationäre atemosphärische Schadstoffquelle *f*
大气候 Makroklima *n*, Großklima *n*, Großraumklima *n*
大气化学组成 chemische Komposition der Atmosphäre *f*
大气环境 atmosphärische Umwelt *f*
大气环境质量标准 atmosphärische Umweltqualitätsnorm *f*
大气环流模型 globales Zirkulationsmodell *n*
大气监测 atmosphärische Überwachung *f*, Überwachung der Luftqualität *f*
大气监测车 atmosphärisches Überwachungsauto *n*, atmosphärischer Überwachungswagen *m*
大气监测网 Luftmessnetz *n*
大气监测系统 atmosphärisches Überwachungssystem *n*
大气监测仪 atmosphärisches Überwachungsinstrument *n*, atmosphärisches Überwachungsgerät *n*
大气监测站 Luftbeobachtungsstation *f*
大气监测指标 atmosphärischer Überwachungsindikator *m*
大气减速能力 atmosphärische Bremsfähigkeit *f*
大气结构 atmosphärische Struktur *f*
大气颗粒物质 atmosphärisches körniges Material *n*
大气扩散基本规律 Grundprinzip der atmosphärischen Diffusion *n*
大气扩散模式 atmosphärische Dispersionsmodell *n*
大气离子测量仪 atmosphärischer Ionenmeter *m*
大气疗法 Aerotherapie *f*
大气流动污染源 atmosphärische fließfähige Schadstoffquelle *f*
大气逆温 atmosphärische Inversion *f*
大气排放标准 Luftemissionsnorm *f*
大气气态污染物 atmosphärischer gasförmiger Schadstoffe *m*
大气铅污染 atmosphärische Bleiverschmutzung *f*
大气圈 atmosphärische Sphere *f*, Aerosphäre *f*
大气人为污染源 atmosphärische anthropische Schadstoffquelle *f*
大气生物学 Aerobiologie *f*
大气湿度 Luftfeuchte *f*
大气透明度 atmosphärische Transparenz *f*
大气湍流 atmosphärische Turbulenz *f*
大气微生物污染 mikrobielle Verunreinigung der Atmosphäre *f*
大气卫生 atmosphärische Hygiene *f*
大气卫生标准 Gesundheitsstandard der Atmosphäre *m*
大气卫生监测 sanitäre Überwachung der Luft *f*, hygienische

Überwachung der Luft *f*
大气卫生监测站 lufthygienische Überwachungsstation *f*, Lufthygienekontrollstelle *f*
大气卫生状况 sanitärer Zustand der Lutt *m*
大气温度 Atmosphärentemperatur *f*
大气稳定度 atmosphärische Stabilität *f*, atmosphärischer Stabilitätsgrad *m*
大气污染 Luftverschmutzung *f*, Luftverunreinigung *f*, atmosphärische Verpestung *f*
大气污染调查 Luftbelastung-Umfrage *f*
大气污染防治设备 atemosphärisches Umweltschutzgerät *n*
大气污染急性危害 akute Gefahr der Luftverschmutzung *f*
大气污染监测车仪表装置 Gerät des Überwachungsautos zur Überwachung der Luftverschmutzung *n*
大气污染监察器 Luftverschmutzungsmonitor *m*
大气污染监测网 Luftmessnetz *n*
大气污染监测装置 Gerät für Überwachung der Luftverschmutzung *n*
大气污染警报 Luftverschmutzungsalarm *m*
大气污染控制 Luftreinhaltung *f*
大气污染慢性危害 chronische Gefährdung der Luftverschmutzung *f*
大气污染模式 Luftbelastungsmodell *n*
大气污染排放 Emission von Luftschadstoffen *f*
大气污染事件 Luftverschmutzungsunfall *m*, Luftverschmutzungsepisode *f*
大气污染物 atmosphärischer Verschmutzer *m*, atmosphärischer Verunreiniger *m*, Immission *f*
大气污染物扩散 Disffusion von Luftschadstoffen *f*
大气污染物排放高度 Emissionshöhe von Luftschadstoffen *f*
大气污染预报(空气污染预报) Prognose zur Luftverschmutzung *f*
大气污染源 Luitverschmutzungsquelle *f*
大气污染指数 Luftverschmutzungsindex *m*
大气污染中毒事件 Vergiftungsunfall der Luftverschmutzung *m*
大气污染综合指数 komplexer Index der Luftverschmutzung *m*
大气无机污染物 anorganischer Luftschadstoff *m*
大气物理性状 physikalische Eigenschaft der Luft *f*
大气效应 atmosphärischer Effekt *m*
大气性白视 atmosphärischer Whiteout *m*
大气压 Atmosphäre *f*, Norm(al)atmosphäre *f*
大气压化学离子化 Atmosphärendruck- chemische Ionisation *f*
大气压力 atmosphärischer Druck *m*, Atmosphärendruck *m*, Luftdruck *m*
大气压应激反应 barometrischer Stress *m*
大气正常组成 normale Zusammensetzung der Luft *f*
大气质量标准 Luftqualitätsstandard *m*
大气质量基准 Luftqualitätsnorm *f*
大气质量指数 Luftqualitätsindex *m*
大气致癌物质 atmosphärischer krebserregender Stoff *m*
大气中多环芳烃类 polycyclische aromatische Kohlenwasserstoffe (PAK) in der Luft *f*
大气中有害物质 schädliche Stoffe in der Luft *pl*
大气自动采样器 automatischer Luftprobennehmer *m*
大气自净作用 atmosphärische Selbstpurifikation *f*, Auswascheffekt *m*
大气自然污染源 natürliche Quelle der Luftverschmutzung *f*
大气棕色云团 atmosphärische braune Wolke *f*
大前庭水管 erweiterter Aquaeductus vestibuli *m*
大前庭水管综合征 Syndrom des erweiterten Aquaeductus vestibuli *n*
大前 B 细胞 große Prä-B-Zelle *f*
大钳 Forceps major *f*
大强度 Hochintensität *f*
大切片刀 Makrotom *n*
大球形颗粒(丹氏颗粒) großes kugelförmiges Teilchen *n*
大群体 große Gruppe *f*
大染色体 Macrochromosoma *n*
大容积溶解度 voluminöse Löslichkeit *f*
大容量存储器 Massenspeicher *m*
大容量输送 voluminöser Transport *m*
大容量数字存储介质 digitales Speichermedium mit hoher Kapazität *n*
大扫除 Großreinemachen *n*
大沙[土]鼠 Rhombomys opimus *m*
大舌病 Glossozele *f*
大神经胶质 Makroglia *f*
大神经胶质细胞 Makrogliazelle *f*
大神经内分泌细胞 magnozelluläre neuroendokrine Zelle *f*
大视场工作仪 Instrument mit einem großen Gesichtsfeld *n*
大嗜酸粒细胞 Onkozyt *m*, Pyknozyt *m*
大嗜酸粒细胞瘤 Onkozytom *n*, Hürtle-Zell-Tumor *m*
大嗜酸粒细胞增多症 Onkozytose *f*, Onkozytenmetaplasie *f*
大收肌 Musculus adductor magnus *m*
大手术 große Operation *f*, Operatio major *f*
大鼠 Ratte *f*
B/B 大鼠 B/B-Ratte *f*
大(家)鼠属 Gattung der Ratten *f*
大鼠血压测定仪 Ratte-Blutdruckmessgerät *n*
大鼠咬伤 Bisswunde von Ratten *f*
大数法 Massen-Methode *f*
大数法则 Gesetz der großen Zahl *n*
大水泡音 großblassige Rasselgeräusche *n pl*
大丝裂原活化蛋白激酶 große mitogenaktivierte Proteinkinase *f*
大苏打 Natriumthiosulfat *n*
大蒜 Knoblauch *m*
大蒜氨酸 Alliin *n*
[大]蒜[辣]素 Allicin *n*
大蒜素 Garlicin *n*
大蒜味 knoblauchartiger Geruch *m*, aliumbezüglicher Odor *m*
大损伤 Makroläsion *f*
大糖脂 Makroglykolipide *f*
大体标本 makroskopisches Präparat *n*
大体标本制作 Präparation der makroskopischen Präparate *f*
大体病理学 Makropathologie *f*
大体功能评定量表 allgemeine Funktionsbewertungsskala *f*
大体解剖学 makroskopische Anatomie *f*
大体主肺侧支动脉 Bruttoprimärlungen-Kollateralarterie *f*
大田鼠 Hamster *m*
大同运动 millenaristische Bewegung *f*
大头棒打击 prügeln v
大头畸形 Großköpfigkeit *f*, Makrozephalie *f*
大头金蝇 Chrysomya megacephala *f*
大头鱼 Hypophthalmichthys nobilis *m*
大头针压痛试验 Stift Druckschmerzhaftigkeitstest *m*
大突变 Großmutation *f*
大图像 γ- 照相机 Gamma-Kamera mit großem Bildfeld *f*
大腿 Oberschenkel *m*
大腿部气囊 Blase am Oberschenkel *f*
大腿长 Oberschenkellänge *f*
大腿长围指数 Index der Länge und des Umfangs vom Oberschenkel *m*
大腿的雷击纹 Blitzdruck am Oberschenkel *m*
大腿厚 Oberschenkeldicke *f*
大腿夹板 Beinschiene *f*
大腿假肢(经股截肢假肢) Oberschenkelprothese *f*
大腿假肢膝关节 Kniegelenke der Oberschenkelprothese *f*
大腿矫形器 Oberschenkelprothese *f*

大腿矫形器膝铰链 Kniegelenke der Oberschenkelprothese *n pl*
大腿矫形器膝铰链锁 Kniegelenk-Sperre der Oberschenkelprothese *f*
大腿截肢术 Beinamputation *f*
大腿宽 Oberschenkelbreite *f*
大腿美容术 kosmetische Chirurgie für Oberschenkel *f*
大腿上臂长度指数 Index für Oberarm-und Oberschenkellänge *m*
大腿四头肌训练器 Trainingstisch für vierköpfiger Oberschenkelmuskel *m*
大腿中部围 Mid-Oberschenkelumfang *m*
大腿最大围 maximaler Oberschenkelumfang *m*
大腿最小围 minimaler Oberschenkelumfang *m*
大吞噬细胞 Makrophagen *m pl*, Macrophagocyten *f pl*
大吞饮泡 makropinozytäres Bläschen *n*, Makropinozytosebläschen *n*
大唾液腺 große Speicheldrüsen *f pl*, Glandulae salivariae majores *f pl*
大外科 große Chirurgie *f*
大弯 große Kurvatur *f*
大丸剂 Bolus *f*, Bissen *m*
大网膜 großes Netz *n*, Darmnetz *n*, Omentum majus *n*
大网膜 - 肠系膜黏液样错构瘤 Omentum-Mesenterialen myxoides Hamartom *n*
大网膜恶性混合性苗勒氏瘤 maligne Müllersche Mischtumoren des großen Netzes *m pl*
大网膜梗死 Infarkt des großen Netzes *m*, Infarkt des Omentum majus *m*
[大]网膜固定术 Omentopexie *f*
大网膜颅内移植术 intrakranielle omentalis Transplantation *f*
大网膜囊肿 epiploische Zyste *f*
大网膜囊肿切除术 Entfernung der Omentum-majus-Zyste *f*
大网膜扭转 Netztorsion *f*
大网膜血运障碍 Blutversorgungsstörung des großen Netzes *f*
大网膜移植 Transplantation des großen Netzes *f*, Transplantatio omentalis *f*
大网膜移植术 Plantation des Omentum majus *f*
大网膜粘连综合征 Omentumadhäsionssyndrom *n*
大网膜肿瘤 Netzgeschwulst *f*, Tumor des Omentum majus *m*
大网膜轴型皮瓣 axialer Hautlappen des Omentum majus *m*
大网膜综合征 epiploisches Syndrom *n*
大微生子 Macrogonidia *n pl*
大卫生观念 großer Konzept der Hygiene *m*
大无核裂细胞 Lymphozyt mit großen nichtgekerbten Kernen *m*
大五模型 5-Faktor-Modell *n*
大舞蹈病 Chorea major *f*, Chorea magna *f*
大 B 细胞 große B-Zell *f*
大细胞癌 großzelliges Karzinom *n*
大细胞部 Pars magnocellularis *f*
大细胞核群 magnocellulare Nuclei *m pl*
大细胞棘皮瘤 Großzellenakanthom *n*
大细胞神经内分泌癌 großzelliges neuroendokrines Karzinom *n*
大细胞性贫血 makrozytäre Anämie *f*
大腺瘤 Makroadenom *n*
大响尾蛇 Crotalus atrox *m*
大消化腺 große Verdauungsdrüsen *f pl*
大小 Größe *f*
大小编码 Größenkodierung *f*
大小辨别 Größendiscrimination *f*
大、小便辅助器具 Hilfsmittel beim Toilettengang *n*
大小不均 Anisozytose *f*
大小肠炎 Koloenteritis *f*, Colo-enteritis *f*
大小常性 Größenkonstanz *f*
大小错觉 Größentäuschung *f*
大小的注意值 Beachtungswert von Größe *m*
大小恒常性 Konstanz der Größe *f*
大小距离错觉 Größen- und Distanztäuschung *f*
大小距离恒常 Größen- und Distanzinvarianz *f*
大小距离知觉 Größen- und Distanzwahrnehmung *f*
大小腿长度指数 Index für Ober- und Unterschenkellänge *m*
大小原则 Größenprinzip *n*
大小知觉 Größenwahrnehmung *f*
大笑不能[症] Aphonogelia *f*
大心脏 vergrößertes Herz *n*
大囟 große Fontanelle *f*, Fonticulus major *m*, Fonticulus anterior *m*, Fonticulus frontalis *m*
大猩猩 Gorilla gorilla *m*
大形象视幻觉 makroptische Halluzination *f*
大型 großer Maßstab *m*
大型电磁吸铁器 Großelektromagnet *m*
大型分生孢子 Makrokonidium *n*, Makrokonidie *f*
大型共享数据库 große gemeinsame Datenbank *f*
大型滑动切片机 Großschlittenmikrotom *n*
大型垃圾 Großmüll *m*
大型离子透入器 großes Iontophoresegerät *n*
大型面向时间的临床数据库 große zeitorientierte klinische Datenbank *f*
大型气泡吸收管 großer Blasenbildungsabsorber *m*, large bubbling absorber <engl.>
大型热带利什曼原虫 Leismania tropica major *f*
大型弱视镜测试 Major Amblyoskop-Test *m*
大型手术台 Großoperationstisch *m*
大型外科器械包 großes Operationsbesteck *n*
大型无绿藻 Prototheca segbwema *f*
大型细菌 L-Form des Bakteriums *f*
大型医院信息系统 großes Krankenhaus-Informations-System *n*
大型知识库 große Wissensbasis *f*
大学生护理教育 Pflegeausbildung für Studenten *f*
大学生人格问卷 Fragebogen für Students -Persönlichkeit *m*
大学生心理学 Psychologie der Studenten *f*
大学肄业生(未取得学位的大学生) Student *m*
大学医院 Universitätsklinik *f*
大血管病变 makrovaskuläre Komplikation *f*
大血管创伤 makrovaskuläres Trauma *n*
大血管疾病 makrovaskuläre Erkrankung *f*
大血管移位 Transposition der großen Gefäße *f*
大血管异物 Fremdkörper der großen Gefäße *m*
大血管易(错)位 Transposition der großen Gefäße *f*, makrovaskuläre Transposition *f*
大血管止血夹 hämostatische Klemme für große Gefäße *f*
大血管止血钳 hämostatische Zange für große Gefäße *f*
大循环 Körperkreislauf *m*, großer (Blut) Kreislauf *m*, Circulus sanguinis major *m*
大循环或系统循环 großer oder systemischer Kreislauf *m*
大亚基 große Untereinheiten *f pl*
大样本 große Stichprobe *f*
大样本检验 Großprobentest *m*
大叶桉 Eucalyptus robusta *f*
大叶千里光碱 Macrophyllin *n*
大叶小蘖碱 Berbamumin *n*
大叶性肺炎 lobäre Pneumonie *f*, Lobärpneumonie *f*, Lappenpneumonie *f*
大叶性肺炎红色肝样变期 Lobärpneumonie im Stadium der roten Hepatisation *f*
大叶性肺炎灰色肝样变期 Lobärpneumonie im Stadium der grauen Hepatisation *f*
大叶性肺炎急死 plötzlicher Tod von Lobärpneumonie *m*
大叶性肺炎肾病 Lobärpneumonie-Nephropathie *f*
大叶性肺炎型结核 lobär-käsige Tuberkulose *f*

大翼 Ala major *f*, Ala magna *f*
大翼大脑面 Facies cerebralis alae majoris *f*
大翼顶缘 Margo parietalis alae majoris *m*
大翼额缘 Margo frontalis alae majoris *m*
大翼鳞缘 Margo squamosus alae majoris *m*
大翼颞面 Facies temporalis alae majoris *f*
大翼软骨 Cartilago alaris major *f*
大翼上颌面 Facies maxillaris alae majoris *f*
大阴唇 große Schamlippe *f*, Labium majus pudendi *n*
大阴唇闭塞 Okklusion der Labium majus pubendi *f*
大阴影 große Verschattung *f*
大隐静脉 Vena saphena magna *f*
大隐静脉瓣功能不全 Klappeninsuffizienz der Saphena *f*
大隐静脉冲洗管 Spülröhre der großen Rosenader *f*
大隐静脉高位结扎术 hohe Ligatur Vena saphena magna *f*, hohe (Gefäß-) Ligatur der Saphena *f*, hohe Unterbindung der Saphena *f*
大隐静脉 - 颈外静脉转流术 Vena saphena magna-externe Halsschlagader-Shunt *m*
大隐静脉切除术 Saphenektomie *f*
大隐静脉曲张 Saphena-Varikose *f*
大隐静脉曲张结节 variköser Knoten der Saphena *m*, Varixknoten der Saphena *m*
大隐静脉栓子切除术 Embolektomie der Saphena *f*
大隐静脉移植[术] Transplantation der Saphena *f*
大隐静脉 - 阴茎海绵体分流术 Vena saphena magna-Penis-Shunt *m*
大于胎龄儿 groß für das Gestationsalter, LGA-Kind *n*
大羽之人 Persönlichkeit der dayu-Modus *f*
大原病(土拉菌病) Ohara* Krankheit *f*, Tularämie *f*
大圆点细胞 große Punkt-Zelle *f*
大圆肌 Teretiscapularis *f*, Musculus teres major *m*
大圆肌腱下囊 Bursa subtendinea musculi teretis majoris *f*
大圆上皮细胞 groß-rundliche Epithelzelle *f*
大圆头叩诊锤 Perkussionshammer mit einem großen Rundkopf *m*
大圆形细胞癌 groß-und rundzelliges Karzinom *n*
大猿类 Menschenaffenart *f*
大猿语言 Sprache von Menschenaffen *f*
大运动的发展 Entwicklung der Grobmotorik *f*
大运动活动 Aktivität der Grobmotorik *f*
大运动技巧 Fähigkeiten der Grobmotorik *f pl*
大运动量[负荷] Hochbelastung *f*
大灾祸 große Katastrophe *f*
大张自体游离皮片 Autotransplantat der großem freien Haut *n*
大折返 Makro-Wiedereintritt *m*
大针 große Nadel *f*
大致密核心囊泡 große dichte entkernten Vesikel *f*
大致致死量 annährende letale Dosis *f*, annährende Lebaldosis *f*
大中小学能力测验 Leistungstest von Schulen und Hochschulen *m*
大众传播 Massenkommunikation *f*
大众传播与性别差异 Massenkommunikation und geschlechtsspezifische Unterschiede *f*
大众传媒 Massenmedium *m*
大众沟通 Massenkommunikation *f*
大众文化 Populärkultur *f*
大众宣传 Publizität *f*
大转子 Trochanter major *m*
大转子点 Höhepunkt des großen Rollhügels *m*
大转子点间宽 Breite zwischen dem linken und dem rechten Höhopunkt des großen Rollhügels *f*
大转子高 Höhe des großen Rollhügels *f*
大转子滑囊炎 Schleimbeutelentzündung des großen Rollhügels *f*
大转子下移术 Trochanter major- Unterverschiebung *f*
大锥椿 Triatoma megista *f*, Panstrongylus megistus *m*
大锥体细胞 große Pyramidenzelle *f*
大锥体细胞层 Area giganto-pyramidalis *f*, Lamina pyramidalis interna *f*
大锥状颗粒肌病 groß kegelförmige körnige Myopathie *f*
大自噬 Makroautophagieweg *m*
大字课本 Bücher in Großdruck *n pl*
大组意识训练 Wahrnehmungstraining in einer großen Gruppe *n*

DAI 呆傣逮大代甙玳带待袋戴

dāi 呆

呆木 Dumpfheit *f*
呆小病(克汀病) Kretinismus *m*
呆小病患者 Kretin *m*
呆小病样骨软骨病 Kretinoides Osteochondrose *f*
呆小病样水肿 kretinoides Ödem *n*
呆滞 Trägheit *f*
呆滞的 starr, träge

dǎi 傣

傣肌松 Hayatinmethiodid *n*, Cissampelosinmethiodid *n*

dài 逮大代甙玳带待袋戴

逮捕 Verhaften *n*
大夫 Doktor *m*, Arzt *m*
大黄酊 Rhabarbertinktur *f*, Tinctura Rhei (aquosa) *f*, Abführtropfen *m*
大黄酚 Chrysophanol *n*
大黄酚甙 Chrysophanein *n*
大黄蜂 Hornisse *f*
大黄蜂叮咬 Bissen und Stich von Hornissen *m*
大黄根酚(大黄根酸) Chrysophanol *n*, Chrysophansäure *f*
大黄黄色 Rhabarbergelb *n*
大黄黄色的 rhabarbergelb
大黄浸膏 Rhabarberextrakt *m*, Extractum Rhei *n*
大黄流浸膏 Rhabarberfluidextrakt *m*, Extractum rhei liquidum *n*
大黄属 Rhabarber (Gattung) *m*
大黄素 Rheum-Emodin *n*
大黄素蒽酮 Emodin-Anthron *n*
大黄素甲醚 Physcion *n*, Emodinmonomethyläther *m*
大黄素甲醚葡糖甙 Physcionmonoglucosid *n*
大黄酸 Rhein *n*
大黄碳酸氢钠合剂 Rhabarber-Natriumhydro (gen)-karbonat-Mixtur *f*
代 Generation *f*, Linie *f*
代币奖励 Token-Wirtschaft *n*
代币奖赏 Spielmarke als Belohnung *f*
代币学习 Token-Lernen *n*
代币制 Token-Programm *n*
代表 Repräsentation *f*
代表性 Repräsentativität *f*
代表性差别分析 repräsentative Differenzanalyse *f* (RDA)
代表性设计 repräsentativer Design *m*
代表性特征 besonderes Merkmal *n*
代表性推断 Repräsentativitätsheuristik *f*
代表性样品 repräsentative Stichprobe *f*
代表性元素 repräsentatives Element *n*
代表样本 repräsentative Stichprobe *f*
代表值 zentraler Wert *m*
代表株 repräsentativer Stamm *m*
代偿 Kompensation *f*
代偿背心 kompensatorische Weste *f*, Druckweste *f*, Druckatmung-Jacke *f*, Druckjacke *f*

代偿的 kompensatorisch, compensatori (-us, -a, -um), vikariierend
代偿反应 kompensatorische Reaktion *f*
代偿范围 kompensatorische Zone *f*
代偿服 Kleidung gegen Druck *f*, kompensatorischer Anzug *m*
代偿服扁平充气囊 Anzugsblase *f*
代偿服调节器 Steuerung des Druckanzugs *f*
代偿服压力比调节器 Steuerung des Druckanzugs *f*
代偿功能不全 Inkompensation *f*
代偿过程 kompensatorischer Prozeß *m*, Kompensationsprozeß *m*
代偿和代替医学技术 komplementäre und alternative Medizin *f*
代偿机理 kompensatorischer Mechanismus *m*
代偿基因 Kompensator-Gen *n*
代偿间歇 kompensatorische Pause *f*
代偿能力 Entschädigung *f*
代偿期 kompensatorische Phase *f*
代偿失调 Dekompensation *f*, Versagenszustand *m*
代偿手套 Handschuhe des Druckanzugs *f*
代偿行为 kompensatorisches Verhalten *n*
代偿性鼻出血 vikariierende Nasenblutung *f*
代偿性策略 kompensatorische Strategie *f*
代偿性充血 kompensatorische Hyperämie *f*, Hyperaemia compensatoria *f*
代偿[性]的 kompensatorisch, kompensatori (-us, -a, -um), vikariierend
代偿性反射 kompensatorischer reflex *m*
代偿性反应 kompensatorische Reaktion *f*
代偿性肥大(厚) kompensatorische Hypertrophie *f*, Kompensationshypertrophie *f*, vikariierende Hypertrophie *f*
代偿性肺气肿 kompensatorisches Lungenemphysem *n*, vikariierendes Lungenemphysem *n*, kollaterales Lungenemphysem *n*
代偿性腹泻 vikariierende Diarrnoe *f*
代偿性红细胞增多 kompensatorische Erythrozytose *f*; kompensatorische Polyzythämie *f*, kompensatorische Polyglobulie *f*
代偿性呼吸 vikariierende Respiration *f*, vikariierende Atmung *f*
代偿性基因补偿 ausgegliche Genaddition *f*
代偿性畸形 kompensatorische Deformität *f*
代偿性脊柱侧凸 kompensatorische Skoliose *f*
代偿性甲状腺肿大 kompensatorische Thyreozele *f*
代偿性间隙 kompensatorische Pause *f*, postextrasystolische Pause *f*
代偿性碱中毒 kompensatorische Alkalose *f*
代偿性静脉曲张 kompensatorische Varikose *f*
代偿性咯血 Haemoptoe vicariosa *f*
代偿性抗炎反应综合征 kompensatorische Antientzündungsreaktionssyndrom *n*
代偿性扩张 kompensatorische Dilatation *f*
代偿性利尿 kompensatorische Diurese *f*
代偿性马蹄足畸形 kompensatorischer Spitzfuss *m*
代偿性脑积水 Hydrocephalus e vacuo *m*
代偿性气肿 kompensatorisches Emphysem *n*
代偿性收缩 kompensatorische Kontraktion *f*
代偿性酸中毒 kompensierte Azidose *f*
代偿性调节 kompensatorische Regulation *f*
代偿性萎缩 kompensatorische Atrophie *f*
代偿性心[脏]肥大 kompensatorische Herzhypertrophie *f*, Hypercardia compensatoria *f*
代偿性血管曲张 kompensatorischer Varix *m*
代偿性炎症反应综合征 kompensatorisches inflammatorisches Response-Syndrom *n*
代偿性眼震 kompensatorischer Nystagmus *m*
代偿性月经 vikariierende Regelblutung *f*, Komplementärblutung *f*, Menstruatio compensatoria *f*
代偿性增生 kompensatorische Hyperplasie *f*
代偿运动 Ersatzbewegung *f*
代偿装置 Kompensator *m*
代偿作用 Kompensation *f*
代尔斐[预测]法 Delphi* Methode *f*
代沟 Generationenkonflikt *m*
代际冲突 Generationenkonflikt *m*
代际关系 Generationenbeziehung *f*
代理 Agentur *f*
代理强化 stellvertretende Verstärkung *f*
代理人 Anwalt *m*, Stellvertreter *m*, Stellvertreter *m*
代理失灵 Agenturausfall *m*
代理终端 Surrogatendpunkt *m*
代列尔氏现象 D'Hérelle* Phaenomen *n*, D'Hérelle*-Twort* Phaenomen *n*
代-罗二氏综合征 Déjerine*-Roussy* Syndrom *n*, Thalamus-Syndrom *n*
代码 Kode *m*, Code *m*
代码编辑程序 Code-Editor-Programm *n*
代码查找程序 Code-Suche-Programm *n*
代码汉字转换文件 Konvertierungsdatei von Code zu chinesischen Schriften *f*
代尼惹氏试剂 Denigès* Reagens *n*
代尼惹氏试验 Denigès* Probe *f*
代热林病 Déjerine* Krankheit *f*(进行性肥大性神经病)
代热林-兰杜茨营养不良 Dejerine*-Landouzy* Mangelernährung *f*
代热林氏征 Déjerine* Zeichen *n*
代人受过者 Sündenbock *m*
代乳 Milchaustauscher *m*
代乳粉 Milchpulverersatz *m*
代乳品 Milchpulver-Ersatz *m*
代森硫 ethisul <engl.>
代森锰 manebe, manebgan <engl.>
代森钠 nabame <engl.>
代森锌 Zineb *n*
代诉人 Prokurator *m*
代-索二氏病 Déjerine*-Sottas* Krankheit *f*
代特氏[耳蜗]细胞 Deiters* (Phalangeal-) Zellen *f pl*, Stützzellen des Corti* 0rgans *f pl*
代特氏束 Deiters* Bündel *n*, Tractus vestibulospinalis *m*
代特氏指节 Deiters* Phalangen *f pl*
代替 Ersatz *m*, Substitution *f*
代替疗法 Substitutionstherapie *f*
代替论 Substitutionstheorie *f*
代替律 Gesetz der Substitution *n*
代替物 Ersatz *m*
代谢 Stoffwechsel *m*, Umsatz *m*, Umsetzung *f*, Metabolie *f*
代谢饱和 metabolische Sättigung *f*
代谢变化 metabolische Veränderung *f*
代谢病 Stoffwechselkrankheit *f*
代谢病学 Stoffwechsellehre *f*, Metabologia *f*
代谢部位 Stoffwechsellage *f*
代谢测定床 Grundumsatzbestimmungsbett *n*
代谢产物 Stoffwechselprodukt *n*, Metabolit *m*, Umsatzprodukt *n*, Metabolit *n*
代谢当量 metabolisches Äquivalent *n*
代谢的 metabolisch, metabol, metabolic (-us, -a, -um)
代谢毒理学 metabolische Toxikologie *f*
代谢毒性 Stoffwechseltoxizität *f*
代谢反应 Stoffwechselreaktion *f*
代谢废物 Stoffwechselschlacken *pl*
代谢改变 Stoffwechselveränderung *f*
代谢功能 metabolische Funktion *f*, Metabolismus *m*
代谢[功能]试验 metabolische Funktionsprobe *f*, metabolische Funktionsprüfung *f*
代谢过程 metabolischer Prozeß *m*, Stoffwechselprozeß *m*,

Stoffwechselvorgang *m*
代谢化学 metabolische Chemie *f*, Stoffwechselchemie *f*
代谢活化 metabolisierende Aktivierung *f*
代谢活化系统 stoffwechsel-aktivierendes System *n*
代谢记忆 Stoffwechselgedächtnis *n*
代谢减退 Hypometabolismus *m*
代谢拮抗剂(物) metabolischer Antagonist *m*, Antimetabolit *n*
代谢拮抗作用 metabolischer Antagonismus *m*
代谢亢进 Hypermetabolismus *m*, Tachytropismus *m*
代谢库(池) Stoffwechselpool *n*, Speicher *m*
代谢流行病学 metabolische Epidemiologie *f*
代谢笼 Stoffwechselkäfig *m*
代谢率 Umsatzrate *f*, Stoffwechselgrösse *f*
代谢率常数 Umsatzrate-Konstante *f*, Stoffwechselgrösse-Konstante *f*
代谢模拟 Stoffwechsel-Simulation *f*
代谢模型 metabolisches Model *n*
代谢耐受 Stoffwechseltoleranz *f*
代谢耐受[性] Stoffwechselentgiftung *f*
代谢能 metabolische Energie *f*
代谢偶联 metabolische Kopplung *f*
代谢平衡 Stoffwechselbilanz *f*, Stoffwechselgleichgewicht *n*
代谢期 metabolisches Stadium *n*, metabolische Periode *f*
代谢清除(廓清)率 metabolische Clearance-Rate *f*
代谢缺陷症 metabolischer Defekt *m*
代谢失活 metabolische Deaktivierung *f*
代谢失调 Stoffwechselstörung *f*
代谢水 Verbrennungswasser *n*
代谢弹性 metabolische Flexibilität *f*
代谢特性 metabolische Charakteristik *f*
代谢调节 metabolische Regulation *f*
代谢图 metabolische Karte *f*
代谢途径 metabolischer Weg *m*
代谢紊乱 Stoffwechselstörung *f*, Stoffwechselunordnung *f*
代谢物 Metabolite *n pl*
代谢物组学 Metabolomik *f*
代谢习服 metabolische Anpassung *f*
代谢系统 metabolisches System *n*
代谢效率 Stoffwechsel-Effizienz *f*
代谢型受体 metabotroper Rezeptor *m*
代谢性的 metabolisch, metabol, metabolic(-us, -a, -um)
代谢性多发性肌病 metabolische Polymyopathie *f*
代谢性发热 metabolisches Fieber *n*
代谢性肥胖 metabolische Fettleibigkeit *f*
代谢性谷氨酸受体 metabotroper Glutamatrezeptor *m*
代谢性骨病 metabolische Osteopathie *f*
代谢性和中毒性肌病 metabolische und toxische Myopathie *f*
代谢性疾病 Stoffwechselstörungen *f pl*
代谢性碱中毒 metabolische Alkalose *f*
代谢性[结]石 Stoffwechselstein *m*
代谢性解毒作用 metabolische Entgiftung *f*
代谢性经闭 Amenorrhoe infolge der Stoffwechselstörung *f*
代谢性老年聋 metabolische Altersschwerhörigkeit *f*, metabolische Presbyakusis *f*
代谢性颅病(症) Craniopathia metabolica *f*
代谢性皮肤病 metabolische Hauterkrankungen *f pl*
代谢性皮肤钙质沉着 metabolische Kalzinose der Haut *f*
代谢性色素 metabolisches Pigment *n*
代谢性神经病 metabolische Neuropathie *f*
代谢性酸中毒 metabolische Azidose *f*
代谢性损伤 metabolische Verletzung *f*
代谢性小腿溃疡 metabolisches Geschwür am Unterschenkel *n*
代谢性心包炎 metabolische Perikarditis *f*
代谢性心肌病 metabolische Kardiomyopathie *f*
代谢性心脏病 metabolische Herzkrankheit *f*, metabolische Kardiopathie *f*
代谢需要量 metabolisches Bedürfnis *n*, metabolisches Erfordernis *n*
代谢抑制 metabolische Hemmung *f*
代谢抑制试验 metabolischer Inhibitionsversuch *m*, metabolischer Hemmungstest *m*
代谢增毒 metabolische Giftung *f*
代谢障碍 Stoffwechselstörung *f*, Umsatzstörung *f*
代谢[障碍]性[白]内障 metabolischer Katarakt *m*
代谢正常 Eubolismus *m*
代谢支持 metabolische Unterstützung *f*
代谢终产物 metabolischer Endprodukt *m*
代谢钟 metabolische Uhr *f*
代谢转化 Stoffwechseltransformation *f*
代谢综合征 metabolisches Syndrom *n*
代谢组 Metabolomik *f*
代谢组学 Metabolom *n*
代谢作用 Metabolismus *m*
代型 Gußform *f*
代型包埋材料 Feingussmaterial *n*
代血浆 Plasmaersatz(mittel *n*) *m*
代言人及保护者 Verfechter und Beschützer *m*
代用 Substitution *f*
代用材料 Ersatzstoff *m*, Ersatzmaterial *n*
代用品 Ersatzmittel *n pl*, Substitia *n pl*
代用药 Drogensubstitution *f*
代孕母亲 Leihmutter *f*
代罪羔羊 Sündenbock *m*
甙 Glykoside *n pl*, Heteroside *n pl*
甙键 Glykosidbindung *f*
甙元 Aglykon *n*
玳瑁 echte Karettschildkröte *f*, Carapax eretmochelytis *m*, Eretmochelys imbricata *f*
带 Zone *f*, Gürtel *m*, Cingulum *n*
A-带 A-Bande *f*, A-Streifen *m*
C 带 C-Band *n* (用 C 带显带技术,可特别显示出染色体的结构异染色质 C 带)
G-带 G-Band *n*
H 带 H-Zone *f*, Hensen* Streifen *m*, Hensen* Diskus *m*
I-带 I-Bande *f*, I-Abschnitt *m*
J 带 J-Band *n*, isotrope Festplatte *f*(横纹肌明板)
M 带 M-Band *n*(肌原纤维节的 H 带中央的狭窄黑色带)
Q 带 Q-Band *n*(用阿的平染色显示出染色体的 Q 带)
R-带 R-Band *n*
T-带 T-Band *n*, Telomer-Band *n*
Z 带(Z 盘) Z-Band *n*, zwischenliegende Festplatte *f*, Krause* Membran *n*
带凹孔载物片 Hohlobjektglas *n*, Hohlobjektträger *m*, Loch-Objektträger *m*
带白色的 weißlich, alboide(-us, -a, -um)
带白色细球菌 Micrococcus candicans *m*
带半月板型假体 Meniskus-Lastprothese *f*
带瓣膜人造血管 Gefäßprothese mit Klappen *f*
带包囊者 Zyste-Träger *m*
带柄假体 Stielprothese *f*
带病毒者 Virusträger *m*
带病者 Kontaktperson *f*, Träger der Krankheit *m*
带槽透明扩张管 transparente Expansionsröhre *f*
带尺 Bandmaß *n*
带虫 Bandwurm *m*
带虫免疫 Prämunition *f*, Prämunität *f*
带虫者 parasitärer Träger *m*, Parasitenträger *m*
带锤音叉 Stimmgabel mit Hammer *f*

带刺拔髓针 Räumnadel *f*
Z- 带蛋白 z-zonales Eiweiß *n*, Z-Streifenprotein *n*
带蒂的 gestielt, pediculat(-us, -a, -um)
带蒂腓骨皮瓣 gestielte Fibula-osteokutane Lappen *f*
带蒂骨瓣融合术 gestielte knöcherne Lappen-Fusion *f*
带蒂骨软骨瘤 gestieltes Osteochondrom *n*
带蒂浆膜下肌瘤 gestielte subseröse Myom *n*
带蒂静脉皮瓣 gestielter venöser Lappen *m*
带蒂毛发移植 gestielte Haartransplantation *f*
带蒂粘膜下肌瘤 gestieltes submuköses Myom *n*, Myoma submucosum pediculatum *n*
带蒂皮瓣 gestielter Lappen *m*
带蒂皮瓣移植术 Insellappentransplantation *f*
带蒂乳头状瘤 gestielte Papillome *f*
带蒂神经移植 gestielte Nerventransplantation *f*
带蒂移植物 gestieltes Transplantat *n*
带电 Elektrifikation *f*, Elektrifizierung *f*
带电粒子 geladene Partikel *f*, geladenes Teilchen *n*, Ladungsteilchen *n*
带电粒子活化分析 Aktivierungsanalyse geladener Partikel *f*, Aktivierungsanalyse des geladenen Teilchens *f*
带电粒子检测器 Detektor der geladenen Partikel *m*, Detektor des geladenen Teilchens *m*
带钉牙面 Stiftfacette *f*
带毒素的 toxophor, toxophor(-us, -a, -um)
带毒体 Toxophor *n*
带杆菌者 Bazillenträger *m*, Bakterienträger *m*
带功能死亡 Tod mit Funktion *m*
带钩夹板固定法 Fixation mit Hakenschiene *f*, Fixierung mit Hakenschiene *f*
带黑色的 schwärzlich
带滑腻的 salbungsvoll
带化 Verbänderung *f*, Fasiziation *f*
带踝铰链的塑料踝足矫形器 Kunststoff-Knöchel-Fußorthese mit Knöchelgelenk *f*
带环 intrauterines Pessar *n*(IUP)
带环就位器 Band-Sitzer *m*
带环去除钳 Entfernungszange für Band *f*
带环妊娠 schwangerschaft mit intrauterinem Pessar *f*
带肌蒂骨瓣髋关节融合术 Davis* Arthrodese *f*
带肌蒂骨移植 gestielte muskulösa Knochentransplantation *f*
带基因者 Merkmalsträger *m*, Konduktor *m*, Träger *m*, carrier <engl.>
带剪持针钳 Nadelhalter mit Scheren *m*
带菌的 bakterientragend, keimtragend
带菌飞沫 (keimtragendes)Tröpchen *n*
带菌率 Keimträger-Rate *f*
带菌体(昆虫媒介者,载体) Vektor *m*
带菌体培养 Carrier-Kultur *f*, Trägerkultur *f*
带菌杂物 Infektionsträger *m*, Fomes *m*
带菌者 Träger *m*, Keimträger *m*, Bazillenträger *m*, Infektionsträger *m*
带菌状态 Träger-Zustand *m*
带可调膝铰链膝矫形器 Knieorthese mit verstellbaren Kniegelenks *f*
带刻度小便壶 graduiertes Harnglas *n*, graduierte Urinflasche *f*
带刻痕片剂 Schnitttabletten *f pl*
带孔的 perforiert, perforat(-us, -a, -um)
带宽 Bandbreite *f*
带棱镜半眼高凸透镜片 halb Augenhohe-Prismenlinse- Gläsern *f*
带瘤的 wurzelknötchentragend, noduliferous <engl.>
带氯菌素 Chlorophorin *n*
带轮步行器 Rollator *m*
带麻醉吸入管的开口器 Mundknebel mit Anästhesierohr *m*
带毛的 behaart, haarig
带模杆肠钳 längsgeriefte Darmklemme *f*
带囊导尿管 Ballonkatheter *m*
带囊尾蚴 Strobilocercus *m*
带配子体者 Gametozytenträger *m*
带气囊的气管内导管 Endotrachealkatheter mit Manschette *m*
带蚋 Simulium vittatum *n*
带式搅拌器 Bandrührer *m*
带锁凝胶衬套 abschließbar Gel-Buchse *f*
带锁膝铰链 Kniegelenk mit Schloss *n*
带[绦虫]科 Taeniidae *f*
带[绦虫]属 Taenia *f*
带听诊器血压表 Hämomanometer mit Stethoskop *m*
带通滤波电路 Bandpassfilterschaltung *f*
带通滤波器 Bandfilter *n*
带吻[绦虫]属 Taeniarhynchus *m*
带现象 Zonenphänomen *n*
带小孔角膜嵌体 Hornhaut-Inlay mit einem Apertur *n*
带斜面的射入口 abgeschrägte Eingang-Schusswunde *f*
带形记波[纹]器 Streifenkymograph *m*
带形突触 Bandsynapse *f*
带形图 Bandchart *f*
带形运动 Bandbewegung *f*
带型 Bandenmuster *n*
带袖加压背心 Druckjacke mit Ärmeln *f*
带血供同种异体骨移植 vaskularisierte Knochen-Allotransplantation *f*
带血管的游离真皮脂肪移植 vaskularisierte freie Stratum Corium-Fetttransplantation *f*
带血管蒂皮瓣 vaskularisierter Hautlappen *m*
带血管腓骨移植 vaskularisierte Fibulatransplantation *f*
带血管骨移植 vaskularisiertes Knochenverpflanzung *f*
带血管骨转移术 vaskularisierte Knochentransplantation *f*
带血管神经移植 vaskularisierten Nervenverpflanzung *f*
带血红蛋白的 haemoglobulinifer(-us, -a, -um)
带血痰 blutiger Auswurf *m*, Sputum cruentum *n*
带压素 Pherentasin *n*
带牙钳 gezähnte Klemme *f*
带氧体 Sauerstoffüberträger *m*
带样的 bandartig, bandähnlich, gürtelförmig, zonal(-is, -is, -e)
带移 Bandverschiebung *f*
带乙烯基的硅凝胶 Kieselgel mit Vinyl *n*
带翼静脉输液针 geflügelte intravenöse Infusionsnadel *f*
带有毛发的皮肤移植 behaarte Hautverpflanzung *f*
带有弱能的人 Menschen mit Behinderung, des PWD *m pl*
带有死亡结构域的 Fas 相关蛋白 Fas-assoziiertes Protein mit Todesdomäne *n*
带鱼 Haarschwanzfisch *m*, Degenfisch *m*
带照相机手术灯 Operationslampe mit Kamera *f*
带征 Band-Zeichen *n*
带支管蒸馏烧瓶 Fraktionskolben mit Seitenrohr *m*
带状 bandförmig
带状[白]内障 Cataracta zonularis *f*
带状擦伤 bandförmige Schürfwunden *f pl*
带状层 Lamina zonalis *f*, Stratum zonale *n*
带状的 bandförmig, bandähnlich, gürtelförmig
带状弓 bandförmiger Bogen *m*
带[状]光谱 Bandenspektrum *n*, Bänderspektrum *n*
带[状]光谱分析 Bandenspektrum-Analyse *f*
带状光[视网膜]检影镜 Strich-Retinoskop *n*
带状角膜炎 Bandkeratitis *f*
带状浸润 bandförmige Infiltration *f*
带状内障 ringförmige Katarakt *f*
带状排列 Zonierung *f*

带状疱疹 Zoster *m*, Herpes zoster *m*, Herpes zona *m*
带状疱疹病毒 Zostervirus *n*, Herpeszostervirus *n*
带状疱疹病毒脑炎 Herpes-zoster-Virus Enzephalitis *f*
带状疱疹病毒性脊髓炎 Herpes-zoster-Virus Myelitis *f*
带状疱疹病毒性脑炎 Herpes-zoster-Virus Enzephalitis *f*
带状疱疹[后]神经痛 postherpetische Neuralgie *f*
带状疱疹后神经痛 Postzosterschmerz *m*
带状疱疹脊髓炎 Zostermyelitis *f*
带状疱疹免疫球蛋白 Zosterimmun(o)globulin *n*
带状疱疹免疫血浆 Herpes zoster-Immunplasma *n*
带状疱疹神经痛 Zoster-Neuralgie *m*
带状疱疹-膝状神经节综合征(亨特综合征) Ramsay-Hunt-Syndrom *n*, Dyssynergia cerebellaris progressiva *f*
带状疱疹性虹膜睫状体炎 Herpes zoster-Iridozyklitis *f*
带状疱疹性脊髓炎 Herpes zoster-Myelitis *f*
带状疱疹性睑皮炎 Herpes zoster-Augenlid- Dermatitis *f*
带状疱疹性角膜结膜炎 Herpes zoster-Keratokonjunktivitis *f*
带状疱疹性角膜炎 Herpes zoster-Keratitis *f*
带状疱疹性神经[丛]炎和神经节炎 Herpes zoster- Entzündung des Plexus, Neuritis und Ganglionitis *f*
带状疱疹性神经痛 Herpes zoster-Neuralgie *f*
带状疱疹性树枝状角膜炎 Herpes zoster-dendritische Keratitis *f*
带状疱疹性眼炎 Zoster ophthalmicus *m*, okulärer Herpes zoster *m*
带状疱疹性龈口炎 herpetische Gingivostomatitis *f*, Zostergingivostomatitis *f*
带状疱疹眼疾病 Herpes zoster-Augenkrankheit *f*
带状疱疹样的 gürtelförmig
带状疱疹样雀斑样痣 gürtelförmiger lentiginöser Nävus *m*
带状皮病 zonale Hautkrankheit *f*
带状桥粒 Banddesmosom *n*
带状胎盘 Gürtelplazenta *f*, Placenta zonaria *f*
带状突触 Spaltverbindungssynapse *f*, ribbon synapse <engl.>
带状细胞 Bandzelle *f*
带状硬皮病 bandförmige Sklerodermie *f*, Morphaea linearis *f*
带阻滤波器 Bandsperren-Filter *m*
待(地)布卡因 Dibucain *n*
待产 ante partum, predelivery <engl.>
待产室 Entbindungsraum *m*, Kreißsaal *m*, Kreiszimmer *n*
待捷盼 Diazepam *n*, Valium *n*
待开拓作业 nicht-entwickelte Aufgabe *f*
袋 Sack *m*, Tasche *f*, Marsupium *n*, Hanstrum *n*
  巴恩斯袋 Barnes* Tasche *f*(子宫颈扩张袋)
  斑炎袋(湿敷袋) Bunyan Tasche *f*
  波利策咽鼓管吹气袋 Politzer* Tasche *f*
  哈格纳氏袋 Hagner*(Ballon-)Katheter *m*
  惠特莫尔袋 Whitmore* Tasche *f*(回肠造口袋,可并用于尿液引流)
  佩里袋 Perry* Tasche *f*(回肠造瘘袋)
  皮尔彻前列腺止血袋 Pilcher* Tasche *f*(附有导尿管)
  彼得森袋 Pertersen* Tasche *f*(直肠吹张袋)
  尚普捷·德里伯[子宫颈锥形扩张]袋 Champetier de Ribes* Tasche *f*
  沃里斯[子宫颈注水扩张]袋 Voorhees* Tasche *f*
袋深度 Taschentiefe *f*
袋式采样器 Taschen-Probenehmer *m*
袋式除尘器 Beutelstaubentferner *m*
袋式人工复苏器 Taschen-Beatmungsbeutel *m*
袋鼠腱结扎线 Känguruhnahtmaterial *n*
袋形成 Haustration *f*, Haustrierung *f*
袋形动物门 Schlauchwürmer *m*
袋形缝[合]术 Beutelnaht *f*, Marsupialisation *f*
袋形科 Bursaridae *f pl*
袋形虱螨皮炎 Dermatitis pediculoides ventricosus *f*
袋形胃 Sackmagen *m*, Beutelmagen *m*
袋状 Beutel-Form *f*
袋状瓣 Taschenklappe *f*
袋状的 beutelförmig
袋状内陷学说 Sackinvaginationstheorie *f*
袋状皮瓣 beutelartiger Hautklappen *m*, Taschenklappen *m*
戴-阿二氏综合征 Adair Dighton* Syndrom *n*
戴勃诺思考法 Edward De Bono* Denkmethode *f*
戴-布二氏贫血 Diamond*-Blackfan* Syndrom *n*, Diamond*-Blackfan* Anaemie *f*
戴顿氏综合征 Dighton* Syndrom *n*
戴恩颗粒 Dane* Partikel *f*, Dane* Granulat *n*(完整乙型肝炎病毒颗粒)
戴尔-福克斯结节 Dalen*-Fuchs* Knötchen *n*
戴尔原则 Dale* Prinzip *n*
戴镜验光 Über Lichtbrechung(Refraktion an Brillen tragendes Auge) *f*
戴帽 Überkappung *f*
戴蒙德氏玻片试验 Diamond* Schnelltest *m*, Diamond* Objektträger-Methode der Rh-Bestimmung *f*
戴面罩时间 Maskierungszeit *f*
戴特核(前庭神经外侧核) Deiter* Nukleus *m*, Nucleus vestibularis lateralis *m*
戴维宁定理 Thevenin* Theorem *n*
戴维氏病 David* Krankheit *f*
戴维氏试验 Davy* Probe *f*
戴维斯髋关节融合术 Davis* Arthrodese *f*(带肌蒂骨瓣关节融合术)
戴维斯皮片 Davis* Hauttransplantat *n*(点状皮片)
戴维斯氏征 Davis* Zeichen *n*
戴文氏杆菌 Davaine* Bazillus *m*, Bacillus anthracis *m*
戴伊氏试验 Day* Probe *f*

DAN 丹担单耽胆诞淡弹蛋氮

dān 丹担单耽

丹醇 Deanol *n*
丹迪沃克综合征 Dandy*-Walker* Syndrom *n*(由第四脑室正中孔和外侧孔阻塞引起的先天性脑积)
丹迪综合征 Dandy* Syndrom *n*(视觉和前庭功能障碍的疾病)
丹毒 Erysipel *n*, Erysipelas *n*, Hautrose *f*
丹毒抗毒素 Rotlauf-Antitoxin *n*, Erysipelas-Antitoxin *n*
丹毒链球菌 Erysipelstreptokokkus *m*, Stretococcus erysipelatis *m*, Fehleisen* Streptokokkus *m*
丹毒链球菌抗毒素 Erysipelstreptokokken-Antitoxin *n*
丹毒球菌 Erysipel(strepto-)kokkus *m*
丹毒丝菌属 Erysipelothrir *n*
丹毒性淋巴管炎 erysipelatöse Lymphangitis *f*
丹毒血清 Rotlaufserum *n*
丹毒样癌 Erysipel-Karzinom *n*
丹毒样的 erysipelförmig
丹毒样反应 Erysipelreaktion *f*
丹毒样癣菌疹 erysipelförmige Dermatophytie *f*
丹毒样药疹 Erysipelas medicamentosum *n*
丹佛发育筛查测验 Denver* Entwicklungsscreeningstest *m*(DDST)
丹佛发展筛选测验 Denver* Entwicklungsscreening-Test *m*(DDST)
丹佛体制 Denver-Klassifikation *f*
丹佛智能筛选检查 Denver* Intelligenzscreening-Test *m*
丹福恩氏征 Danforth* Symptom *n*, Danforth* Zeichen *n*
丹-胡二氏法 Danzer*-Hooker* Methode *f*
丹磺酰氯 Dansylchlorid *n*
丹吉尔病 Tangier-Krankheit *f*

丹拉普计时器 Dunlap* Zeitmesser *m*
丹-累二氏现象 Denys*-Leclef* Phänomen *n*
丹麦人群肺癌筛选试验 Danish-Lungenkrebs-Screening-Test *m*(DLCST)
丹内特氏饮食 Dennett* Diät *f*
丹尼摩根皱襞(眶下皱襞) Dennie-Morgan* Falte *f*, infraorbitale Falte *f*
丹尼什琼脂 Danish* Agar *m*(食品胶凝剂)
丹尼斯-布朗夹板 Denis*-Browne* Schiene *f*
丹尼斯-德拉施综合征 Denys*-Drash* Syndrom *n*(DDS)
丹尼斯氏法 Denis* Magnesiumnachweis *m*
丹尼线 Dennie* Linien *f pl*, Dennie-Morgan* Falte *f*
丹聂尔氏电池 Daniell* Element *n*, Daniell* Zelle *f*
丹宁 Tannin *n*, Gerbsäure *f*, Acidum tannicurm *n*
丹宁酸酶 Tannase *f*
丹皮甙 Paeonosid *n*
丹皮酚 Paeonol *n*
丹参酚 Salviol *n*
丹参醌 Tanshinon *n*
丹参醌酸 Tanshinonsäure *f*
丹参酮 Tanshinone *n pl*
丹参新酮 Miltiron *n*
丹氏颗粒 Dane* Partikel *f*(完整乙型肝炎病毒颗粒)
丹-沃二氏畸形 Dandy*-Walker* Deformität *f*, Dandy*-Walker* Deformierung *f*
丹沃畸形 Dandy*-Walker* Fehlbildung *f*(正中孔闭锁所致的先天性脑积水)
丹沃综合征 Dandy Walker* Syndrom *n*(第四脑室闭锁综合征)
担孢子 Basidiosporen *f pl*
担黑色素组织细胞 melaninbeladende Histiozyt *m*
担架 Krankentrage *f*, Tragbahre *f*, Trage *f*
担体 Träger *m*
担心 Sorge *f*
担子 Basidie *f*, Basidium *n*
担子柄 Sterigma *n*
担子菌纲 Basidiomycetes *m pl*
担子菌门 Ständerpilz *m*, Basidiomycota *f*
担子体 Basidiophore *f*, Basidiophora *f*
单(奇) azygos
单氨-单羧酸 Monoaminomonokarboxylsäure *f*
单氨氧化酶 Monoaminooxidase *f*
单胺 Mon(o)amine *n pl*
单胺能系统 monoaminerges System *n*
单胺氧合酶 Monoamin-Oxygenase *f*
单胺氧化酶 Monoamin(o)-oxidase *f*
单胺氧化酶测定 Bestimmung der Monoamin(o)-oxidase *f*, Monoamin(o)-oxidase-Bestimmung *f*
单胺氧化酶抑制剂 Monoamin(o)oxidase-Hemmer *m*(MH, MAOH), Monoaminoxidase-inhibitor *m*(MAOI)
单胺氧化酶B抑制剂 Monoaminoxidase-B-Inhibitor *m*
单瓣叶替换术 einziger Klappenersatz *m*
单孢分离 Trennung der Einzelspore *f*
单孢培养 Einzelsporenkultur *f*
单孢体 Monade *f*
单孢子 Monosporium *n*
单孢子的 monospor(-us, -a, -um)
单孢子菌病 Monosporiose *f*
单孢子菌属 Monosporium *n*
单孢子囊 Monosporangium *n*
单孢子培养法 Monosporenzüchtungsmethode *f*, Mono-sporen-kultivierungsmethode *f*
单胞虫(菌) Monade *f*, Urkörperchen *n*
单胞分离技术 Einzell-Technik *f*, single-cell technique <engl.>
单胞[原]虫(单胞[球]菌) Monade *f*
单饱和甘油酯 mono-gesättigte Glyceride *f*
单倍表型的 haplophänotypisch
单倍的 haploid, haploide(-us, -a, -um), monoploid
单倍二倍性 Haplodiploidie *f*
单倍孤雌生殖 haploide Parthenogenese *f*
单倍孤雌生殖的 haploid-parthenogenetisch
单倍菌丝体 haploides Myzel *n*, Haplomyzel *n*
单倍期 Haplophase *f*, haploide Phase *f*
单倍[染色体]数 Haploidzahl *f*
单倍体 Monoploid *n*, Haploid *n*
单倍体的 haplontisch
单倍体化 Haploidisierung *f*
单倍体数 haploide Zahl *f*
单倍体同一 Haploidentität *f*
单倍体细胞 haploide Zelle *f*
单倍体型 Haplotyp *m*
t-单倍体型 t-Haplotyp *m*
单倍体育种 haploide Zucht *f*
单倍细胞 monokaryote Zelle *f*, Mono-Karyozyt *m*, monocaryotic cell <engl.>
HLA-单倍型 HLA-Haplotyp *m*
单倍型(单元型) Haplotyp *m*
MNSs单倍型遗传 Vererbung von MNSs Haplotyp *f*
单倍性 Haploidie *f*
单倍子实体 haploider Fruchtkörper *m*
单鼻孔 einzelnes Nasenloch *n*
单臂畸胎 Monobrachie *f*
单臂卡环 einarmige Klammer *f*
单边带信号 Einseitenbandsignal *n*
单鞭毛的 eingeißelig, monomastigot
单鞭毛菌 Monotricha *n pl*
单变量 Einzelvariable *f*
单变量方差分析 univariate ANOVA *f*
单病例随机对照治疗试验 randomisierte kontrollierte Studie in den einzelnen Patienten *f*
单病例研究 einzige Fallstudie *f*
单波 Einzelwelle *f*, solitäre Welle *f*
单波脉 monokroter Puls *m*
单不饱和甘油酯 mono-ungesättigte Glyceride *f*
单不饱和脂肪酸 einfach ungesättigte Fettsäure *f*
单步突变 Mutation in einem einzigen Schritt *f*
单采血浆 Plasmapherese *f*
单侧表皮松解性角化过度 einseitige epidermolytische Hyperkeratose *f*
单侧搏动性突眼 einseitiger pulsierender Exophthalmus *m*
单侧采光 einseitige Beleuchtung *f*
单侧唇腭裂 einseitige Lippen-und Gaumenspalt *m*
单侧唇裂 einseitige Lippenspalte *f*, unilaterale Lippenspalte *f*, einseitige Hasenscharte *f*
单侧唇裂的修复 einseitige Lippenreparatur *f*
单侧的 einseitig, unilateral, monolateral
单侧电抽搐疗法 einseitige Elektrokrampftherapie *f*, einseitige Elektrokonvulsionsbehandlung *f*
单侧恶性突眼[症] einseitiger maligner Exophthalmus *m*
单侧腭裂 einseitige Gaumenspalte *f*
单侧二倍化 einseitige Diploidisierung *f*
单侧肺不发生 unilaterale pulmonale Agenesie *f*
单侧肺通气 unabhängige Lungenventilation *f*, ein-Lungen-Ventilation *f*
单侧概率/单尾概率 einseitige Wahrscheinlichkeit *f*
单侧睾丸附睾切除术 einseitige Hoden-Nebenhoden-Resektion *f*
单侧睾丸切除术 einseitige Orchiektomie *f*
单侧睾丸未降 einseitige Kryptorchidie *f*, einseitige Hoden-

retention *f*
单侧关节脱位 einseitige Gelenkluxation *f*
单侧颌骨肥大畸形 einseitige Kiefer-Hypertrophie *f*
单侧黑头粉刺样痣 Naevus unilateralis comedonicus *m*
单侧喉麻痹 einseitige Laryngoparalyse *f*, einseitige Kehlkopflähmung *f*
单侧骺骨干固定 einseitige Epiphysiodesis *f*
单侧化 Lateralisierung *f*
单侧脊髓麻醉 einseitige Spinalanästhesie *f*
单侧间歇性突眼 einseitiger intermittierender Exophthalmus *m*
单侧检验 einseitiger Test *m*
单侧咀嚼 einseitige Mastikation *f*, einseitiger Kauakt *m*
单侧髁状肥大 einseitige kondyläre Hypertrophie *f*
单侧卵巢囊肿切除术 einseitige Ovariozystektomie *f*, einseitige Oophorozystektomie *f*
单侧卵巢切除术 einseitige Ovar(i)ektomie *f*, einseitige Oophorektomie *f*
单侧卵巢楔形切除术 einseitige keilförmige Ovariektomie *f*, einseitige keilförmige Oophorektomie *f*, einseitige Keilresektion des Ovarium *f*
单侧面萎缩 Hemiatrophia facialis *f*
单侧脓胸 einseitiges Empyem *n*
单侧疱疹病毒肺炎 einseitige Herpesviruspneumonie *f*
单侧皮区性表浅毛细血管扩张 einseitige dermatomale oberflächliche Teleangiektasien *f*
单侧偏盲 einseitige Hemianopsie *f*, Hemianopsia unilateralis *f*
单侧平衡 einseitige Äquilibrierung *f*
单侧驱动轮椅 einseitig angetriebene Rollstuhl ohne Antrieb *m*
单侧驱动无动力轮椅 einseitig angetriebene Rollstuhl ohne Antrieb *m*
单侧肾 einseitige Solitärniere *f*, unilaterale Niere *f*
单侧肾多发性囊肿病 einseitige multizystische Nierendysplasie *f*
单侧肾阙如 einseitige Nierenagenesie *f*
单侧肾上腺增生 einseitige Nebennierenhyperplasie *f*
单侧视力丧失 einseitiger Sehverlust *m*
单侧视野测定法 einseitige Sichtbestimmung *f*
单侧输卵管成形术 einseitige Salpingoplastik *f*
单侧输卵管卵巢切除术 einseitige Salpingo-Ovariektomie *f*, einseitige Salpingo-Oophorektomie *f*
单侧输卵管切除术 einseitige Salpingektomie *f*
单侧顺行脑灌注 einseitige antegrade zerebrale Perfusion *f*
单侧条索状卵巢综合征 einseitige Eierstock-Schnur-ähnliches Syndrom *n*
单侧贴附植骨术 einseitige klebene Knochentransplantation *f*
单侧透明肺综合征 Syndrom der einseitig hellen Lunge *n*
单侧突眼 einseitiger Exophthalmus *m*
单侧脱位 einseitige Luxation *f*
单侧完全腭裂 einseitige totale Gaumenspalte *f*
单侧完全性唇腭裂 komplette einseitigen Lippen-und Gaumenspalt *m*
单侧萎缩 Hemiatrophie *f*
单侧无晶体眼 einseitige Aphakie *f*
单侧无知症状 seitliche Unwahnehmungssymptom *n*
单侧先天性鱼鳞病样红皮病 einseitige kongenitale ichthyosiforme Erythrodermie *f*
单侧线状硬斑病 Morphaea linearis unilateralis *f*
单侧小关节脱位 einseitige kleine Gelenkluxation *f*
单侧性幻觉 einseitige Halluzination *f*
单侧性脊髓损伤 einseitige Rückenmarkverletzung *f*
单侧性痣 Naevus unilateralis *m*
单侧胸廓 einseitiger Brustkorb *m*
单侧颜面萎缩 hemifaziale Atrophie *f*, Romberg* Krankheit *f*
单侧鱼鳞病样红皮病伴同侧畸形 einseitige ichthyosiforme Erythrodermie mit hemilateral Fehlbildung *f*
单侧支气管内麻醉 einseitige endobronchiale Narkose *f*, einseitige endobronchiale Anästhesie *f*
单侧痣 Naevus unilateralis *m*
单侧痣样毛细血管扩张 einseitige nävoide Teleangietasia *f*
单侧肘关节融合术 einseitige Ellenbogenfussion *f*
单侧椎骨体 einseitiger Wirbelköper *m*
单侧椎骨脱离 einseitige Wirbelköperluxation *f*
单层 Ein(zel)schicht *f*
单层扁平骨盆 einfach platt(rachitisch)es Becken *n*
单层扁平上皮 einfaches Pflasterepithel *n*, einschichtiges Plattenepithel *n*
单层的 einschichtig, monostich(-us, -a, -um)
单层(2维)和三维培养 Monolage(2-D) und 3-D-Kultur *f*
单层立方上皮 (einschichtig-) kubisches Epithel *n*
单层鳞状上皮 einschichtiges Plattenepithel *n*, einschichtiges Schuppenepithel *n*
单层面动态扫描 einstufiges dynamisches Scanning *n*
单层培养 Monoschichtkultur *f*
单层上皮 einschichtiges Epithel *n*
单层细胞 einschichtige Zelle *f*, Einschichtzelle *f*
单层[细胞]培养 Einschichtzellkultur *f*, Monolayer-Kultur *f*
单层[细胞]腺 einschichtige Drüse *f*
单层纤毛柱状上皮 einfache Flimmerepithel-Zylinderepithel *f*
单层柱状上皮 einschichtiges Zylinderepithel *n*
单层柱状纤毛上皮 einschichtig-zylindrisches Flimmerepithel *n*
单冲压片机 einzelne Durchschlags-Tablette-Presse-Maschine *f*
单冲撞击式压片机 Einzelstanze-Tablettiermaschine *f*, single-punch tablet machine <engl.>
单触突反射 monosynaptischer Reflex *m*
单传递 Einzelübertragung *f*
单纯癌 Carcinoma simplex *n*
单纯闭式引流术 einfache geschlossene Entwässerung *f*
单纯病例研究(病例研究) einzige Fallstudie *f*
单纯部分性发作 einfacher fokaler Anfall *m*
单纯超滤 isolierte Ultrafiltration *f*
单纯痴呆 reine Demenz *f*
单纯蛋白质 einfache Eiweiße *n pl*
单纯的 einfach, simplex, incomplicat(-us, -a, -um)
单纯的偏执状态 einfacher paranoider Zustand *m*
单纯低温保存 einfache hypotherme Lagerung *f*
单纯电子移换 Einfachelektronentransfer *m*
单纯毒素 einfaches Toxin *n*
单纯肺动脉瓣狭窄 einfache valvuläre Pulmonalstenose *f*
单纯肺动脉口狭窄 isolierte Pulmonalstenose *f*
单纯肺动脉扩张 einfache Pulmonalisektasie *f*, einfache Pulmonaliserweiterung *f*
单纯肝脂肪变性 einfache Steatosis hepatis *f*
单纯杆菌素 Simplexin *n*
单纯高弓足 einfacher Hohlfuß *m*
单纯骨折 einfache Fraktur *f*
单纯鼓室成形术 einfache Tympanoplastik *f*
单纯合剂 einfache Mixtur *f*
单纯红细胞性再生障碍性贫血 reine Erythrozytenanämie *f*, isolierte aplastische Anämie *f*
单纯环咽肌切开术 einfache krikopharyngeale Myotomie *f*
单纯环状挛缩带畸形 einfache Spiralkontrakturverband-Deformität *f*
单纯甲状腺肿 einfacher Kropf *m*
单纯结节性肥胖症 Adiposis tuberosa simplex *f*, Anders* Krankheit *f*
单纯精浆异常 isolierte Seminalplasma-Anomalie *f*
单纯糠疹 Pityriasis simplex *f*
单纯溃疡 Ulcus simplex *n*
单纯扩散 einfache Diffusion *f*

单纯类脂 einfaches Lipid *n*
单纯聋 erworbene Hörstörung *f*, adventitious deafness <engl.>
单纯滤泡囊肿 einfache Follikularzyste *f*
单纯慢性苔癣 Lichen chronicus simplex *m*
单纯内板骨折 einfacher Bruch des inneren Tabelle *m*
单纯内障摘除术 einfache Kataraktextraktion *f*
单纯脓疱 einfache Pustel *f*, einfaches Eiterbläschen *n*
单纯疱疹 Herpes simplex *m*
单纯疱疹病毒 Herpes simplex-Virus *n*, Herpes A-Virus *n*
单纯疱疹病毒 1 型 Herpes-Simplex-Virus-Typ Ⅰ *n*
单纯疱疹病毒Ⅱ型 Herpes- Simplex-Virus-Typ Ⅱ *n*
单纯疱疹病毒肺炎 Herpes- Simplex-Virus-Pneumonie *f*
单纯疱疹病毒核内包涵体 Herpes-Simplex-Virus-nuklearer Einschluß *m*
单纯疱疹病毒膜抗原 Herpes-Simplex-Virus-Membran-Antigen *n*
单纯疱疹[病毒]脑炎 Herpes-Simplex-Virus-Encephalitis *f*
单纯疱疹病毒属 Herpes-Simplex-Virus *n*
单纯疱疹病毒性角膜炎 Herpes- Simplex-Virus-Keratitis *f*
单纯疱疹[性]角膜炎(单疱病毒性角膜炎) Herpes-Simplex-Virus-Keratitis *f*
单纯疱疹病毒性脑炎 Herpes-Simplex-Virus-Enzephalitis *f*
单纯疱疹病毒性外阴炎 Herpes-Simplex-Virus-Vulvitis *f*
单纯疱疹病毒性子宫颈炎 Herpes-Simplex-Virus-Zervizitis *f*
单纯疱疹病毒疫苗 Herpes-Simplex-Virus-Impfstoff *m*
单纯疱疹病毒 - 肿瘤相关抗原 Herpes-Simplex-Virus-Tumor-assoziierte Antigen *n*
单纯疱疹病毒组 Herpes-Simplex-Virus-Gruppe *f*
单纯疱疹虹膜炎 Herpes-Simplex-Virus-Iritis *f*
单纯疱疹脑炎(单纯疱疹病毒脑炎) Herpes-Simplex-Virus-Encephalitis *f*
单纯疱疹性败血病 Herpes-Simplex-Virus-Septikämie *f*
单纯疱疹性病毒性面神经麻痹 Herpes-Simplex-Virus-Gesichtslähmung *f*
单纯疱疹性病毒性脑炎 Herpes-Simplex-Virus-Encephalitis *f*
单纯疱疹性虹膜睫状体炎 Herpes-Simplex-Virus-Herpetic Iridozyklitis *f*
单纯疱疹性角膜结膜炎 Herpes-Simplex-Virus-Keratokonjunktivitis *f*
单纯疱疹性角膜炎 Keratitis herpetica simplex *f*
单纯疱疹性结膜炎 Herpes-Simplex-Virus-Konjunktivitis *f*
单纯疱疹性脑膜脑炎 Herpes simplex-Meningoenzephalitis *f*
单纯疱疹性脑膜炎 Herpes-Simplex-Virus-Meningitis *f*
单纯疱疹性脑炎 Herpes simplex-Enzephalitis *f*, Encephalitis herpetica simplex *f*
单纯疱疹性视网膜炎 Herpes-Simplex-Virus-Retinitis *f*
单纯疱疹性外耳炎 Herpes-Simplex-Otitis externa *f*
单纯疱疹胸苷激酶基因 Herpes-simplex-Thymidinkinase-Gen *n*
单纯皮炎 Dermatitis simplex *f*, Haploderm(at)itis *f*
单纯球囊成形术 einfache Ballonangioplastie *f*
单纯雀斑样痣 Lentigo simplex *f*
单纯溶液 einfache Lösung *f*, Solutio simplex *f*
单纯乳房切除术 einfache Mastektomie *f*
单纯乳突切除术 einfache Mastoidektomie *f*
单纯乳突凿开术 einfache Mastoidotomie *f*, *Mastoidotomia simplex f*
单纯塞尔托利氏细胞综合征 Sertoli*-Zellen-Syndrom *n*
单纯散光 einfacher Astigmatismus *m*, Astigmatismus simplex *m*
单纯随机抽样 einfache Stichprobenerhebung *f*, einfache Zufallsstichprobe *f*
单纯随机分组 einfache Randomisierung *f*
单纯髓核摘除术 einfache Pulposusexstirpation *f*
单纯脱羧作用 einfache Dekarboxylierung *f*
单纯外板骨折 einfache Fraktur des äußeren Tabelle *f*
单纯外阴切除术 einfache Vulvektomie *f*, Vulvectomia simplex *f*
单纯外原性胃炎 einfache exogene Gastritis *f*
单纯萎缩型 einfacher atrophischer Typ(us) *m*
单纯相 Monophase *f*
单纯小红细胞性贫血 einfache mikrozytäre Anämie *f*
单纯泻剂 einfaches Abführmittel *n*
单纯型 einfache Form *f*
单纯型肺嗜酸细胞增多症 Eosinophilosis pulmonis (simplex) *f*
单纯型精神分裂性反应 einfache schizophrene Reaktion *f*
单纯型精神分裂性精神病 einfache schizoforme Psychose *f*
单纯型精神分裂症 Schizophrenia simplex *f*
单纯型肾病 einfache Nephrose *f*
单纯型肾病综合征 einfache nephrotisches Syndrom *n*
单纯型束颤电位 einfache Faszikulationspotentiale *n pl*
单纯型酸碱平衡紊乱 einfache Säure-Basen-Störung *f*
单纯型酸碱紊乱 einfache Säure-Base-Störung *f*
单纯型忧郁症 einfache Depression *f*
单纯性鼻窦息肉样变性 einfache Polypoidentartung der Nasennebenhöhle *f*, einfache Polypoiddegeneration der Nasennebenhöhle *f*
单纯性鼻炎 einfache Rhinitis *f*
单纯性扁[平]骨盆 einfach plattes Becken *n*
单纯性便秘 einfache Konstipation *f*, einfache Obstipation *f*
单纯性表皮坏死松解 Epidermolysis necroticans simplex *f*
单纯性表皮松解[症] Epidermolysis simplex *f*
单纯性髌骨半脱位 einfache Patella-Subluxation *f*
单纯性并指(趾) einfache Syndaktylie *f*
单纯性肠梗阻 einfacher Darmverschluß *m*
单纯性尘肺 einfache Pneumokoniose *f*
单纯性耻骨后前列腺切除术 einfache retropubische Prostatektomie *f*
单纯性唇炎 einfache Cheilitis *f*
单纯性大疱性表皮松解[症] Epidermolysis bullosa simplex *f*
单纯性胆固醇结石 einfacher Cholesteinstein *m*
单纯性蛋白尿 einfache Proteinurie *f*
单纯性的 einfach, simplex
单纯性地方性甲状腺肿 einfache endemische Struma *f*
单纯性腭裂 einfache Gaumenspalte *f*
单纯性非毒性甲状腺肿 einfache euthyreote Struma *f*
单纯性肥大 einfache Hypertrophie *f*, Hypertrophia simplex *f*
单纯性肥胖 einfache Fettsucht *f*, Obesitas simplex *f*
单纯性肺动脉瓣狭窄 (einfache)Pulmonalklappenstenose *f*, (einfache)valvuläre Pulmonalstenose *f*
单纯性肺动脉扩张 (einfache) Pulmonaliserweiterung *f*, (einfache) Pulmonalisektasie *f*
单纯性肺嗜酸细胞浸润症 einfache pulmonale Eosinophilie *f*, Löffler* Syndrom *n*
单纯性睾丸切除术 einfache Orchiektomie *f*
单纯性孤立性肾囊肿 einfache solitäre Nierenzyste *f*
单纯性骨结核 einfache Knochentuberkulose *f*
单纯性骨囊肿 einfache Knochenzyste *f*
单纯性关节软骨损伤 einfache Gelenkknorpelverletzung *f*
单纯性汗腺腺瘤 Hidroadenoma simplex *n*
单纯性喉粘液息肉 einfacher laryngealer Schleimpolyp *m*
单纯性滑膜结核 einfache Synovialtuberkulose *f*
单纯性踝关节脱位 einfache Knöchelgelenkluxation *f*
单纯性寰枢椎脱位 einfache atlantoaxiale Dislokation *f*
单纯性回状红斑 Erythem simplex gyratum *n*
单纯性稽留热 einfaches kontinuierliches Fieber *n*, Febris continua simplex *f*
单纯性脊柱结核 einfache Wirbelsäuletuberkulose *f*
单纯性家族性胆血症 Cholaemia familaris simplex *f*
单纯性甲状腺瘤 einfacher Schilddrüsentumor *m*
单纯性甲状腺肿 einfache Struma *f*, einfacher Kropf *m*
单纯性肩关节脱位 einfache Schultergelenkluxation *f*
单纯性腱鞘囊肿 einfaches Ganglion *n*

单纯性浆液性囊腺瘤 Cystadenoma serosum simplex *n*
单纯性浆液性囊性瘤 einfache seröser zystischer Tumor *m*
单纯性焦虑 einfache Angst *f*
单纯性近视散光 Astigmatismus myopicus simplex *m*
单纯性精神错乱 Amentia simplex *f*
单纯性颈椎不稳症 einfache Halswirbelinstabilität *f*
单纯性颈椎间盘切除术 einfache zervikale Diskektomie *f*
单纯性颈椎间盘突出症 einfacher zervikaler Bandscheibenvorfall *m*
单纯性酒戒断反应 einfacheAlkoholentzug-Reaktion *f*
单纯性恐怖[症] einfache Phobie *f*
单纯性髋关节脱位 einfache Hüftgelenkluxation *f*
单纯性溃疡 Ulcus simplex *n*
单纯性扩散 einfache Diffusion *f*
单纯[性]老年痴呆 einfache senile Demenz *f*
单纯性淋巴管瘤 einfaches Lymphangiom *n*
单纯性淋巴结增生病 einfache Hyperplasie des Lymphknotens *f*, einfache Lymphknotenhyperplasie *f*
单纯性脉络膜结核瘤 einfaches Chorioidealtuberkulom *n*
单纯性毛细管瘤 einfaches kapillares Hämangiom *n*
单纯性糜烂 Erosio simplex *f*
单纯性囊状淋巴管瘤 einfaches zystisches Lymphangiom *n*
单纯性粘液瘤 einfaches Myxom *n*
单纯性尿道炎 Urethritis simplex *f*
单纯性尿路感染 einfache Harnwegsinfektion *f*
单纯性脓胸 einfaches (Pleura-) Empyem *n*, einfacher Pyothorax *m*
单纯性膀胱切除术 einfache Zystektomie *f*
单纯性疱疹 Herpes simplex *m*
单纯性疱疹病毒 Herpes simplex-Virus *n*
单纯性疱疹性脑炎 Encephalitis herpetica simplex *f*
单纯性偏执状态 einfacher paranoiden Zustand *m*
单纯性气胸 einfacher Pneumothorax *m*, Pneumothorax simplex *m*
单纯性前列腺切除术 einfache Prostatektomie *f*
单纯性青光眼 einfaches Glaukom *n*, Glaucoma simplex *n*
单纯性雀斑样痣 Lentigo simplex *m*
单纯性桡骨头前脱位 einfache vordere Radiusköpfchenluxation *f*
单纯性桡骨头脱位 einfache Radiusköpfchenluxation *f*
单纯性乳房切除术 einfache Mammaamputation *f*, einfache Mastektomie *f*, einfache Mammektomie *f*
单纯性乳房早发育 einfache prämature Thelarche *f*
单纯性乳头[状]瘤 einfaches Papillom *n*, Papilloma simplex *n*
单纯性散光 einfacher Astigmatismus *m*, Astigmatismus simplex *m*
单纯性色情狂 einfache erotische Psychose *f*
单纯性神经元萎缩 einfache Nervenzellatrophie *f*
单纯性肾囊肿 einfache Zyste der Niere *f*
单纯性肾切除术 einfache Nephrektomie *f*
单纯性声带粘液息肉 einfacher Stimmband-Schleimpolyp *m*
单纯性糖尿病性视网膜病 Retinopathia diabetica simplex *f*
单纯性脱位 einfache Luxation *f*
单纯性外阴阴道假丝酵母菌病 einfache Vulvovaginalkandidose *f*
单纯性妄想狂 einfache Paranoia *f*, Paranoia simplex *f*
单纯性萎缩 einfache Atrophie *f*
单纯性胃炎 Gastritis simplex *f*
单纯性膝反张 einfaches überspannungsknie *n*
单纯性膝关节脱位 einfache Kniegelenkluxation *f*
单纯性纤维瘤 einfaches Fibrom *n*
单纯性腺病 einfache Adenose *f*
单纯性腺发育不全 reine Gonadendysgenesie *f*
单纯 XX 性腺发育不全 einfache XX-Gonadendysgenesie *f*
单纯 XY 性腺发育不全 einfache XY-Gonadendysgenesie *f*
46,XY 单纯性腺发育不全综合征 reine Gonadendysgenesie-Syndrom *n*
单纯性腺瘤 einfaches Adenom *n*
单纯性腺性唇炎 Cheilitis glandularis simplex *f*, Puente* Krankheit *f*
单纯性楔形压缩性骨折 einfache keilförmige Kompressionsfraktur *f*
单纯性心搏过速 einfache Tachykardie *f*, Tachycardia simplex *f*
单纯性心内膜炎 Endocarditis simplex *f*, Endocarditis serosa *f*
单纯性猩红热 Scarlatina simplex *f*
单纯性性腺发育障碍 einfache Gonadendysgenesie *f*
单纯性胸椎间盘突出症 einfacher thorakaler Bandscheibenvorfall *m*
单纯性血管瘤 Haemangioma simplex *n*
单纯性牙瘤 einfaches Odontom *n*
单纯性牙龈炎 Gingivitis simplex *f*
单纯性牙周炎 einfache Parodontitis *f*, Parodontitis simplex *f*
单纯性炎症 einfache Entzündung *f*, Inflammatio simplex *f*
单纯性痒疹 einfache Prurigo *f*
单纯性腰骶关节脱位 einfache Lumbosakralgelenkluxation *f*
单纯性抑郁症 einfache Depression *f*
单纯性龈缘炎 Gingivitis marginalis simplex *f*
单纯性远视散光 Astigmatismus hyperopicus simplex *m*
单纯性早初潮 einfache frühe Menarche *f*
单纯性躁狂症 einfache Mania *f*
单纯性增生 einfache Hyperplasie *f*
单纯性支气管炎 einfache Bronchitis *f*
单纯性脂肪组织坏死 einfache Fettgewebenekrose *f*
单纯性窒息性气体 einfaches erstickendes Gas *n*
单纯性肘关节脱位 einfache Ellenbogenluxation *f*
单纯性主动脉炎 einfache Aortitis *f*, Aortitis simplex *f*
单纯性椎板切除术 einfache Laminektomie *f*
单纯性椎间盘突出 einfacher Bandscheibenvorfall *m*
单纯性紫癜 Purpura simplex *f*
单纯性阻抑症 einfache Retardierung *f*
单纯性醉酒 einfache Betrunkenheit *f*, einfacher Rausch *m*
单纯血管瘤 einfaches Hämangiom *n*
单纯咽峡炎 Angina simplex *f*
单纯眼球摘除术 Enucleatio bulbi (simplex) *f*
单纯痒疹 Prurigo simplex *f*
单纯胰腺移植 Pankreas-Transplantation allein *f*
单纯疣 Verruca simplex *f*
单纯右位心 einfache Dextrokardie *f*, Dextrocardia simplex *f*
单纯鱼鳞病 einfache Ichthyosis *f*
单纯整群抽样 einfache Klumpenstichprobe *f*
单纯脂质 einfaches Lipid *n*
单纯自身二尖瓣心内膜炎 reine native Mitralendokarditis *f*
单词阶段 holophrastische Phase *f*
单词句 Einzelwort-Satz *m*
单词期 Einzelwort-Phase *f*
单词优势效应 Einzelwort-Überlegenheitswirkung *f*
单雌蕊 Pistillum simplex *n*
单次颤搐 Einzelstimulation *f*
单次发作 einzelne Episode *f*
单次给药(单次剂量) Einzeldosis *f*
单次给药刺激 Bolusdosis *f*
单次呼吸法 Einzelatemzug-Technik *f*
单次激发半傅里叶采集快速自旋回波序列 Halbe-Fourier-Akquisition-Einzel-Anregung-Turbo-Spin-Echo-Sequenz *f*
单次激发弛豫增强快速采集 Single-Shot-schnelle Erfassung Relaxationserhöhung *f*
单次激发快速自旋回波 Single-Shot-Fast-Spin-Echo (SSFSE) *n*
单次快速注射用药 einzeler Bolusinjektion-Drogenkonsum *m*
单次量 Einzeldosis *f*
单簇受体 Unizeptor *m*
单代表的 monotypisch
单刀多掷 einpolige Mehrstufige *f*

单道γ分光仪 Einkanal-γ-Spektrometer *n*
单道分析器 Einzelkanal-Analysator *m*
单道勒沟 einzige Einschnürungskerbe *f*
单道脉象仪 1-Kanal-Sphygmograph-Instrument *n*
单道心电图机 1-Kanal-Elektrokardiograph *m*
单道缢沟 einzige hängende Kerbe *f*
单(奇)的 azygisch, azygos, azyg(-us, -a, -um)
单点刺激 punktuelle Stimulation *f*
单点突变 Einzelpunktmutation *f*
单碘酪氨酸 Monojodtyrosin *n*
单电震 Einzelelektroschock *m*
单电子键 Einelektron(en)bindung *f*
单独(孤独) Alleinsein *n*
单独的 singulär, singular(-is, -is, -e)
单独废水样 individuelle Abwasserprobe *f*
单独效应 separater Effekt *m*
单端孢毒烯族化合物 Trichothecene *n pl*
单端孢菌素 Trichothecin *n*
单端孢属 Trichothecium *n*
单端点终止细胞 einzelne angehaltene Zelle *f*
单端固定桥 Freienbrücke *f*, Anhängerbrücke *f*
单对称的 monosymmetrisch
单对等位基因遗传 monomerer Erbgang *m*, monofaktorieller Erbgang *m*
单对核配合 Monokaryogamie *f*
单对核配合的 monokaryogamisch
单耳的 einohrig, monotisch, uniaural(-is, -is, -e), monaural (-is, -is, -e)
单耳经食管胸腔听诊器 einohriges Ösophagus-Brust-Stethoskop *n*
单耳聋 monaurale Taubheit *f*, monauraler Hörverlust *m*
单耳听觉 monaurales Hören *n*
单耳听诊器 uniaureales Stethoskop *n*, monaurales Stethoskop *n*
单耳响度平衡试验 Monaural-Loudness-Balance *f*
单发浆细胞瘤 solitäres Plasmazytom *n*
单发结节 solitäres Knötchen *n*, Nodulus (lymphaticus) solitarius *m*
单发瘤 solitärer Tumor *m*
单发性的 solitär, solitar(-us, -a, -um), singulär, singular-(-is, -is, -e)
单发性骨浆细胞瘤 solitäres Plasmozytom im Knochen *n*
单发性骨囊肿 solitäre Knochenzyste *f*
单发性骨软骨瘤 solitäres Osteochondrom *n*
单发性骨髓瘤 solitäres Myelom *n*
单发性肌炎 solitäre Myositis *f*
单发性浆细胞骨髓瘤 solitäres Plasmazellenmyelom *n*
单发性囊肿 solitäre Zyste *f*
单发性内生软骨瘤 solitäres Enchondrom *n*
单发性软骨瘤 solitäres Osteochondrom *n*
单发性生殖器平滑肌瘤 solitäres Genitalbereich-Leiomyom *n*
单(散)发血友病 sporadische Hämophilie *f*
单方同性恋和双方同性恋 unilaterale und bilaterale Homosexualität *f*
单房 einzelne Kavität *f*
单房的 einzeln gekammert, monolokular, unilokulär
单房棘球蚴 unilokuläre Echinokokkuszyste *f*
单房性的 monolokulär, monolokular, unilocular(-is, -is, -e)
单房性骨囊肿 einkammerparlamente Knochenzyste *f*
单房性囊肿 monolokuläre Zyste *f*, Cystis uniocularis *f*
单房性脓疱 unilokuläre Pustel *f*
单放机 Kassettenspieler *m*
单肺麻醉 Ein-Lungen-Anästhesie *f*
单肺通气 Einzellungenventilation *f*
单肺移植 einzelne Lungentransplantation *f*
单分散系 monodisperses System *n*
单分散[性] monodispers
单分体 Monade *f*
单分支管状腺 Einzel-Zweig-Rohrverschraubung *f*
单分支泡状腺 Einzelzweig-Bläschendrüse *f*
单分子层 monomolekulare Schicht *f*, Einfachschicht *f*, Monoschicht *f*
单分子的 unimolekular, monomolekular, monomer, monomolecular(-is, -is, -e)
单分子反应 unimolekulare Reaktion *f*, monomolekulare Reaktion *f*
单分子过程 unimolekularer Prozeß *m*
单分子碱性水解 unimolekulare basische Hydrolyse *f*, monomolekulare basische Hydrolyse *f*
单分子历(进)程 unimolekularer Mechanismus *m*, monomolekularer Mechanismus *m*
单分子膜 monomolekularer Film *m*
单分子亲核取代反应 unimolekulare nukleophile Substitution *f*
单分子酸催化水解 unimolekulare säurekatalysierte Hydrolyse *f*
单分子消除 unimolekulare Elimination *f*, monomolekulare Eliminierung *f*
单分子自动催化 monomolekulare Autokatalyse *f*
单酚氧化酶 Monophenol-Oxidase *f*
单峰 einfacher Spike *m*
单峰分配 unimodale Verteilung *f*
单(一)氟化苯 Monofluorbenzol *n*
单(一)氟羧酸 Monofluorkarboxylsäure *f*
单氟烃 Monofluorkohlenwasserstoff *m*
单氟酮 Monofluorketon *n*
ω-单氟烷基硫醇 ω-Monofluoralkylmerkaptan *n*
ω-单氟烷基醚 ω-Monofluoralkyläther *m*
ω-单氟硝基烷烃 ω-Mono-fluor-ω-nitroalkan *n*
单辐射免疫扩散 einzelne radiale Immunodiffusion *f*
单负链 RNA 病毒 Negativ-Strang (od. Minus-Strang)-RNA-Viren *n/m pl*
单杠前臂卷缠骨折 Spiralfraktur des Oberarms bei Reckturnen *f*, horizontal bar coiling fracture of the forearm <engl.>
单睾[吸虫]属 Haplorchis *m*
单睾症 Monorch(id)ie *f*, Monoorchismus *m*
单隔镰刀菌 Fusarium dimerum *n*
单个代码 Einzelcode *m*
单个单位平滑肌 Einheit der glatten Muskulatur *f*
单个的 einzeln, vereinzelt, sigulär, singular(-is. -is, -e)
单个电刺激 singuläre elektrische Reizung *f*, einzelner elektrischer Reiz *m*
单个粒子结合能 Bindungsenergie pro Teilchen *f*, Bindungsenergie pro Partikel *f*
单个瘘 solitäre Fistel *f*, Solitärfistel *f*
单个肾单位肾小球滤过率 Einzel-nephron-glomeruläre Filtrationsrate *f*
单个型 Einzelbaumuster *n*, Einzelbauart *f*
单个 A 型精原细胞 einzelne A-spermatogonie *f*
单根横向白线 Mee Linien *f*
单根静脉插管 einzelnes intravenöses Kanülen *n*
单根牙 einwurzeliger Zahn *m*
单功能反馈 unifunktionelles Feedback *n*
单功能抗原 monofunktionelles Antigen *n*
单股(链)DNA 结合蛋白质 Einzelstrang-DNA-bindendes-Protein *n*, SSB Protein *n*
单骨脚 Crus osseum simplex *n*
单骨性骨纤维异样增殖症 fibröse Hyperplasie des Monknochens *f*
单骨炎 Monostitis *f*
单关节 Articulatio simplex *f*
单关节骨剪 mon(o)artikuläre Knochenschere *f*

单关节滑膜炎 Monarthrosynovitis *f*
单关节化脓性关节炎 septische Einzelgelenkarthritis *f*
单关节肌 Einfachgelenkmuskel *m*, Musculus articularis simplex *m*
单关节疾病 Monarthrose *f*
单关节痛风 mon(o)artikuläre Gicht *f*
单关节性关节炎 Einzelgelenkarthritis *f*
单关节炎 Monarthritis *f*, Monoarthritis *f*
单关节咬骨钳 mon(o)artikuläre Knochenklemme *f*
单官能团 monofunktionelle Gruppe *f*, einfachfunktionelle Gruppe *f*
单官能团分子 monofunktionelles Molekül *n*
单管泡状腺 einfache tubuloalveoläre Drüse *f*, Glandula tubuloalveolaris simplex *f*
单管腺 einfache tubulöse Drüse *f*, Glandula tubularis simplex *f*
单管型 monoröhr(ch)enförmiger Typ(us) *m*, monotubu-löser Typ(us) *m*, monoröhr(ch)enförmige Form *f*, mono-tubulöse Form *f*
单管蒸馏头 Destillationsaufsatz *m*
单管状腺 einfache tubulöse Drüse *f*, Einzelrohrverschraubung *f*
单光束分光光度计 Einstrahlspektrophotometer *n*
单光子 einzelnes Photon *n*
单光子发射 CT Single-Photon-Emissionscomputertomographie *f*
单光子发射电子计算机断层扫描 Einzelphotonen-Emissionscomputertomographie *f*(SPECT)
单光子发射电子计算机体层摄影 Einzelphotonen-Emissionscomputertomographie *f*(SPECT)(单光子发射计算机断层照相术,单光子发射型电子计算机断层扫描)
单光子发射断层扫描术 Single-Photon-Emissionscomputertomographie *f*
单光子发射计算机断层扫描 Single-Photon-Emissionscomputertomographie *f*(SPECT)
单光子发射计算机照相机 Einzelphotonen-Emissionscomputertomographie *f*(SPECT)
单光子发射计算体层摄影 SPECT *f*
单光子发射体层成像 Single-Photon-Emissionscomputertomographie *f*(SPECT)
单光子发射型计算机断层显像 Single-Photon-Emissionscomputertomographie *f*
单光子骨密度计 Einzel-Photon-Knochen-Densimeter *m*
单光子吸收测量 Ein-Energie-Photonen-Absorptiometrie *f*
单光子吸收法 Single-Photon-Absorptiometrie *f*(SPA)
单果 Fructus simplex *m*
单合子的 monozygot, eineiig
单核 Monokaryon *n*
单核单倍菌丝体 Monokaryophyt *m*
单核的 einkernig, mononukleolär, uninuclear(-is, -is, -e), mononuclear(-is, -is, -e)
单核苷酸 Mononukleotid *n*
单核苷酸多态性 Einzelnukleotid-Polymorphismus *m*
单核 - 巨噬细胞 Mono(nukleolär)-Makrophage *m*
单核巨噬细胞系统 mononukleäres Phagozytensystem *n*
单核菌丝体 monokaryotisches Myzel *n*
单核络合物 mononukleolärer Komplex *m*
单核[糖核]蛋白体 Monosom *n*
单核糖体 Monoribosom *n*, Monosom *n*
单核吞噬细胞 mononukleärer Phagozyt *m*
单核细胞 Monozyt *m*
单核细胞产生的中性粒细胞趋化因子 Monozyten abgeleiteter chemotaktischer Faktor für Neutrophile *m*
单核细胞的 monozytär
单核细胞发生 Monozytopoese *f*
单核细胞减少症 Monozytopenie *f*, Monopenie *f*
单核细胞巨噬细胞细胞系 Monozyten-Makrophagen-Zellinie *f*
单核细胞谱系细胞 monozytäre Linie-Zelle *f*
单核细胞趋化蛋白 Monozyten-Chemoattraktives Protein *n*, monozytäres chemotaktisches Protein *n*
单核细胞趋化和激活因子 monozytärer chemotaktischer und aktivierter Faktor *m*
单核细胞趋化性缺陷 fehlerhafte Monozytenchemotaxis *f*
单核细胞趋化因子 chemotaktischer Faktor des Monozytes *m*
单核细胞生成 Monocytopoiesis *f*
单核细胞系 monozytäres System *n*
单核细胞型类白血病反应 monozytäre leukämoide Reaktion *f*
单核细胞性白血病 Monozytenleukämie *f*, Leukaemia monocytotica *f*
单核细胞性吞噬细胞 monozytärer Phagozyt *m*
单核细胞性咽峡炎 Monozytenangina *f*, monozytäre Angina *f*, Angina monocytotica *f*
单核细胞样细胞 monozytoide Zelle *f*
单核细胞增多[病] Mononukleose *f*
单核细胞增多性李[司忒]氏菌 Listeria monocytogenes *f*
单核细胞增多性李斯特菌 Mononukleose- Listeriose *f*
单核细胞增多样综合征 Mononukleose-ähnliches Syndrom *n*
单核样网状细胞 mononukleäre Retikulumzelle *f*, mononuclear reticular cell <engl.>
单核样组织细胞 mononukleärer Histiozyt *m*
单核因子 Monokini *n*
单核子实体 monokaryotischer Fruchtkörper *m*
单颌固定术 monomaxilläre Fixation *f*
单颌全口义齿 einzige Totalprothese *f*
单环闭锁式死套 einzige geschlossene Schlaufe mit festen Knoten *f*
单环单萜烯类 monozyklische Monoterpene *n pl*, einrin-gige Monoterpene *n pl*
单环的 monozyklisch
单环 β 内酰胺抗生素 monocyclische β-Lactamantibiotika *f pl*
单回波 SE(自旋回波)序列 Einzelecho-Spinecho-Sequenz *f*
单婚配性二价结合物 monogame Zweiwertigkeit *f*
单活塞式压力真空计 Einzel-Kolbendruck-Vakuummeter *m*
单击多靶学说 Single-Hit Multi-Target-Theorie *f*
单肌颤搐 Einzelmuskelzuckung *f*, einzelne Muskelzuckung *f*
单肌颤搐曲线 Einzelmuskelzuckungskurve *f*
单基桥 Freiendbrücke *f*
单基因的 monogen
单基因[疾]病 monogene Krankheit *f*, Single-Gen-Erkrankung *f*
单基因性状 monogene Eigenschaft *f*
单基因遗传 monofaktorieller Erbgang *m*, monogener Erbgang *m*, monomerer Erbgang *m*
单基因遗传病 monogenen Krankheit *f*, Einzelgenkrankheit *f*
单基因杂种 Monohybride *f*
单基因座探针 Single-Locus-Sonde *f*
单极成神经细胞 Unipolare Nervenzelle *f*
单极导程(联) einpolige Ableitung *f*, unipolare Ableitung *f*, monopolare Ableitung *f*
单极的 monopolar, monopolar(-is, -is, -e), unipolar, einpolig
单极电凝镊 monopolare Koagulationsklemme *f*
单极电凝[术] monopolare Elektrokoagulation *f*
单极电凝组织钳 monopolare Elektrokoagulation-Pinzette *f*
单极电外科 monopolare Elektrochirurgie *f*
单极电灼[术] monopolarer(elektrischer) Kauter *m*
单极分裂 monozentrische Division *f*
单极固定频率起搏器 unipolarer Festfrequenzschrittmacher *m*
单极加压肢体导联 vergrösserte unipolare Extremitätenableitungen *f pl*, augmented unipolar limb leads <engl.>
单极起搏器 unipolarer Schrittmacher *m*
单极情感性精神病 unipolare affektive Psychosen *f*
单极神经细胞 unipolare Nervenzelle *f*
单极神经元 unipolares Neuron *n*
单极松解术 unipolare Lyse *f*

单极细胞 unipolare Zelie *f*
单极消融 unipolare Ablation *f*
单极心(胸)前导联 unipolare(EKG-)Brustwandableitung *f*, monopolare präkardiale Ableitung *f*
单极心室抑制起搏器 unipolarer ventrikulär-gehemmter Schrittmacher *m*, unipolar ventricular inhibited pacemaker <engl.>
单极性 Unipolarität *f*
单极性触电 monopolarer Stromschlag *m*
单极性障碍 unipolare Störung *f*
单极胸导联 unipolare(EKG-)Brustwandableitung *f*
单极肢体导联 unipolare Extremitätenableitung *f*
单剂量法 Einzeldosis-Methode *f*
单寄生 monoxener Parasit(ismus) *m*
单寄生的 monoxenisch
单加氧酶 Monooxygenase *f*
单加氧酶体系 Monooxygenase-System *n*
单甲臜 Monoformazan *n*
单甲基胂酸 Monomethylarsonsäure *f*
单甲脒 Monoformamidin *n*
单价 Monovalenz *f*, Univalentia *f*, Einwertigkeit *f*
单价的 einwertig, monovalent, univalent
单价菌(疫)苗 univalenter Impfstoff *m*, monovalenter Impfstoff *m*
单价抗体 univalenter Antikörper *m*, monovalenter Antikörper *m*
单价抗血清 monovalentes Antiserum *n*, univalentes Antiserum *n*
单价染色体 monovalentes Chromosom *n*, univalentes Chromosom *n*
单价特异性抗血清 monospezifisches Antiserum *n*
单价体 Univalente *n pl*
单价血清 monovalentes Serum *n*, univalentes Serum *n*
单价疫苗 monovalenter Impfstoff *m*
单价元素 monovalentes Element *n*, univalentes Element *n*, einwertiges Element *n*
单尖冠齿 haplodonter Zahn *m*
单尖牙 einhöckrischer Zahn *m*, Dens unicuspidatus *m*
单间病室 Einzelkrankenzimmer *n*, seperates Krankenzimmer *n*
单间室关节成形术 Einzelzimmergelenkplastik *f*
单间室膝关节置换术 Einzelzimmerskniearthroplastik *f*
单间室膝植入物 Einzelzimmersknietransplantat *n*
单睑 einschneidiges Augenlid *n*
单筒直管显微镜 Mikroskop mit monokularem Geradetubus *n*
单键 einfache Bindung *f*, Einfachbindung *f*
单角子宫 Uterus unicornis *m*
单脚 Crus simplex *n*
单节段脊柱融合术 monosegmentale Rückenmarksfussion *f*
单节绦虫 monozoische Band-würmer *m pl*
单结合胆红素 einzeleskonjugiertes Bilirubin *n*
单结节型 einknotiger Typ(us) *m*, mononodaler Typ(us) *m*, uninodöser Typ(us) *m*
单晶 Monomorphe *f*
单晶硅 monokrystallisches Silikon *n*, Einkristall-Silikon *n*
单晶膜电极 Einkristallmembranelektrode *f*
单晶体 Einkristall *m*, Monokristall *m*
单晶 X 射线衍射仪 Einkristall-Diffraktometer *m*
单精 Monospermie *f*
单精子卵细胞浆内注射 intrazytoplasmatische Spermieninjektion *f*
单颈双角子宫 Uterus bicornis unicollis *m*
单菌裂解实验 Einzelburst-Experiment *n*
单菌丝体的 monomyzelial
单菌性传染 Monoinfektion *f*
单抗原决定簇 Epitope *n pl*
单拷贝 Einzelkopie *f*
单拷贝 DNA Einzelkopie-DNA *f*
单拷贝基因 Einzelkopie-Gen *n*
单拷贝脱氧核糖核酸 Einzelkopie-Desoxyribonukleinsäure *f*
单髁骨折内固定术 Innenfixation der einseitigen Kondylenfraktur *f*, Innenbefestigung der einseitigen Kondylenfraktur *f*
单克隆丙种球蛋白病 monoklonale Gammopathie *f*
单克隆蛋白 monoklonales Protein *n*
单克隆蛋白研究 monoklonales Protein-Studie *f*
单克隆[的] monoklon
单克隆的 B 淋巴细胞增多 monoklonale B Lymphozytose *f*
单克隆抗体 monokloner Antikörper *m*
单克隆抗体胶体金法 monoklonaler Antikörper- kolloidales Gold- Verfahren *n*
单克隆抗体治疗剂 therapeutischer monokloner Antikörper *n*
单克隆免疫球蛋白 monoklones Immunglobulin *n*
单克隆免疫球蛋白 G monoklones Immunglobulin G *n*
单克隆免疫球蛋白血症 monoklonale Gammopathie *f*
单克隆免疫球蛋白异常病 monoklone Immunglobulinopathie *f*
单克隆位点 monoklone Stelle *f*
单孔 Foramen singulare *n*
单孔腹腔镜 Single-Port-Laparoskopie *f*
单孔目 Ursäuger *pl*
单口内瘘 innere blinde Fistel *f*
单狂 Monomanie *f*, Monopsychose *f*
单狂者 Monomane *m*
单离子检测 Einzelionendetektion *f*
单粒 Einzelkorn *n*
单恋心理 Psychologie der unerwiderten Liebe *f*
单恋综合征 Syndrom der unerwiderten Liebe *n*
单链 einzelne Kette *f*, Einkette *f*
单链 Fv einkettiges Fv *n*
单链病毒 einkettiges Virus *n*
单链 DNA 病毒 Einzelstrang-DNA-Virus *n*
单链 RNA 病毒载体 ssRNA-Virusvektoren *pl*
单链的 einzelsträngig
单链断裂 Einzelstrangbruch *m*
单链 RNA 复制 einzelsträngige RNA-Replikation *f*
单链构象(型)多态性 Einzelstrang-Konformations-Polymorphismuss *m*(SSCP)
单链构象特异性一聚合酶链反应 PCR-Einzelstrang-Konformationspolymorphismus, PCR-SS-CP *m*
单链核糖核酸 einsträngige Ribonukleinsäure *f*, einzelsträngige DNA *f*
单链环状 DNA einzelsträngige zyklische DNA *f*
单链 DNA 结合蛋白 Einzelstrang-DNA-bindendes-Protein *n* (SSB)
单链抗体 einkettiger Antikörper *m*
单链可变区片段 einkettiges variables Fragment *n*
DNA 单链酶 DNA-Helikase *f*
单链尿激酶纤溶酶原激活物 einkettiger Urokinase-Plasminogen-Aktivator *m*, scu-PA *m*
单链尿激酶样纤溶酶原激活物 Einzelketten-Urokinase-Plasminogen-Aktivator *m*(scuPA)
单链 DNA 探针 Einzelketten-DNA-Sonde *f*
单链探针反向杂交试验 einsträngiger Sonde-reverser Hybridisierungstest *m*
单链突出端 Überhang *m*
单链脱氧核糖核酸 einsträngige Desoxyribonucleinsäure *f*, einzelsträngige DNA *f*
单链脱氧核糖核酸 einsträngige Desoxyribonukleinsäure *f*
单链线状 DNA einzelsträngige lineare DNA *f*
单链 DNA 植物病毒载体 ssDNA-Pflanzenvirusvektor *m*
单列的 einreihig, uniseriat(-us, -a, -um)
单列毛 einreihiges Haar *n*, uniseriates Haar *n*
单磷酸酶 Monophosphatase *f*
单磷酰糖脂 -A Monophosphorylglykolipid-A *n*

单卵的 eineiig, uniovular (-is, -is, -e), uniovulat (-us, -a, -um)
单卵多胎 eineiige Mehrlingsschwangerschaft *f*, monozygote Mehrlingsschwangerschaft *f*
单(同)卵接合子鉴别 monozygote Differenzierung *f*
单卵孪生 eineiige Zwillinge *m pl*, monozygote Zwillinge *m pl*
单卵孪生儿 monozygote Zwillingen *f* (MZ)
单卵排卵 eineiige Ovulation *f*, Uniovulation *f*
单卵双生 monozygote Zwillinge *f*, eineiige Zwillinge *f*
单卵双生儿 eineiige Zwillinge *m pl*, erbgleiche Zwillinge *m pl*
单卵双胎儿 monozygote Zwillinge *f*, eineiige Zwillinge *f*
单螺旋的 unispiral (-is, -is, -e)
单麻木 Mono-anaesthesia *f*
单脉冲方式 Ein(im)pulsart *f*, Einzelimpulsart *f*
单脉冲激光器 Einzelimpulslaser *m*
单盲法 EinzelBlind-Methode *f*
单盲方式 Einzelblindsweise *f*
单盲实验 EinzelBlind-Experiment *n*
单毛菌 Monotrichate *f*
单免疫扩散 einzige Immundiffusion *f*
单面镜 einflächiger Spiegel *m*
单面窝洞 einfache (Zahn)Kavität *f*
单膜脚 Crus membranaceum simplex *m*
单目生物显微镜 monokulares biologisches Mikroskop *n*
单囊双腔肠导管 Einzelballon-Doppelhohlräumen-Magen-Darm-Katheter *m*
单囊型成釉细胞瘤 unizystisches Ameloblastom *n*
单能电子束 monoenergetisches Elektronenbündel *n*
单能干细胞 unipotente Stammzelle *f*, monopotentiale Stammzelle *f*
单能光子 monoenergetisches Photon *n*
单能X线吸收法 Einzel-Energie-Röntgen-Absorptiometrie *f*
单能性 Unipotenz *f*
单宁酸 Gerbsäure *f*, Tannin *n*
单偶氮染剂 Monoazofarbstoffe *m pl*
单盘药物天平 einschalige pharmazeutische Waage *f*
单泡脂肪细胞 univakuoläre Fettzelle *f*
单泡状腺 einfache alveoläre Drüse *f*
单胚叶瘤 Monodermom(a) *n*
单片存储器 Monochip-Speicher *m*
单片电路 monolithischer Chip *m*
单片集成 monolithische Integration *f*
单片双焦点透镜 einteilige Bifokalbrille *f*
单片[微]机 Einchip-Mikrocomputer *m*
单瓶装粘结系统 Ein-Flaschen-(Dentinadhäsiv-) System *n*
单葡糖甘油二酯 Monoglucosyldiglyceride, MGDG *f*
单栖 Monoxenie *f*
单栖的 monoxenisch
单脐动脉脐带 singuläre Umbilikalarterie *f*, singuläre Nabelschnurarterie *f*
单脐联胎 Omphalomonodidymus *m*, Omphalopagus *m*
单[潜]能细胞 unipotente Zelle *f*
单腔肠导管 Einzelhohlräumen-Magen-Darm-Katheter *m*
单腔的 unicameral (-is, -is, -e)
单腔骨囊肿 unikamerale Osteozyste *f*
单腔管 einlumige Tube *f*
单腔空肠代胃术 Ersatzmagen mit einläufigem Jejunum *m*
单腔支气管导管 einlumiger Endobronchialtubus *m*
单腔支气管隔离系统 einlumiges bronchiales Isolationssystem *n*
单切口筋膜切开术 Einzelschnitt-Fasziesinzision *f*
单亲 Alleinerziehende *f/m*
单亲纯合子 uniparentale Homozygote *f*
单亲二体 uniparentale Disomie *f*
单亲二体病 alleinerziehende Disomie-Krankheit *f*
单亲二体型 alleinerziehender Zweikörpertyp *m*
单亲家庭 Alleinerziehendenfamilie *f*
单亲生殖 monogenetische Reproduktion *f*
单亲双体型 uniparentale Disomie *f*
单球面折射 Brechung an einer einzelnen Kugelfläche *f*
单巯基氨基酸 Monosulfhydrylaminosäure *f*
单区(域)抗体 Einzeldomänenantikörper *m*
单屈褶痕 einzelne Beugefalte *f*
单曲管状腺 Einzelrohrverschraubung *f*
单取代物 monosubstituiertes Produkt *n*
单圈式金属节育环 Einzelring-Metall-Pessar *n*
单染剂 Einzelfarbstoff *m*, Einzelfärbemittel *n*
单染色法 Einfachfärbung *f*
单染色体 Monosom *n*
单[染色]体交换 monosom(al)er Austausch *m*
单人双目手术显微镜 Einzelperson-beide-Augen-Operationsmikroskop *n*
单刃刺器 einseitiges Bajonett *n*
单绒毛膜双胎 monochoriale Zwillingsschwangerschaft *f*
单乳头肾 unipapilläre Niere *f*
单乳头状肾 unipapilläre Niere *f*
单软膏 Unguentum simplex *n*
单锐钩 scharfer Einzinkerhaken *m*
单色 einfache Farbe *f*, Einfarbe *f*
单色的 einfarbig, monochrom(atisch)
单色辐射 monochromatische Bestrahlung *f*
单色辐射本领 monochromatisches Emissionsvermögen *n*
单色光 monochromatisches Licht *n*
单色光治疗 monochromatische Lichttherapie *f*
单色化 Monochromatisierung *f*
单色记录器 monochromatisches Register *n*
单色器 Monochromator *m*
单色X射线 homogener Röntgenstrahl *m*
单色视觉 Monochromasie *f*
单色视者 Monochromat *m*
单色吸收率 monochromatisches Absorptionsvermögen *n*
单色性 Einfarbigkeit *f*, Monochromie *f*, Monochrmatizität *f*
单色[性]视[觉] Monochromasie *f*, Monochromatopsie *f*
单色仪[器] Monochromator *m*
单身复制 unidirektionale Replikation *f*
单身母亲 Junggesellin *f*, alleinerziehende Mutter *f*
单神经病 Mononeuropathie *f*
单神经炎 Mononeuritis *f*
单神经元模拟 Einzel-Neuron-Modellierung *f*
单肾 Solitärniere *f*, einseitige Niere *f*
单生的 einsam, einzeln
单生分类 monthetische Klassifizierung *f*
单生棘 einziger Stachel *m*, Spina singularis *f*
单生殖中心的 monogenozentrisch
单声道自动分析仪 automatischer Einkanalanalysator *m*
单(偏)食 Monophagismus *m*, Monophagie *f*
单食性 Monophagie *f*
单食性的 monophag
单式的 unimodal
单式显微镜 einfaches Mikroskop *n*
单视 Haplopie *f*
单视力 Monovision *f*
单室 Einzelzimmer *n*
单室性骨囊肿 Einzelzimmersosteozyste *f*
单收缩 Einzelzuckung *f*, einzelne Kontraktion *f*
单手操纵轮椅 Rollstuhl für Einhandbedienung *m*
单手触诊 unimanuelle Palpation *f*
单手的 einhändig
单手扼死 einhändige Strangulierung *f*
单手性 Unidextralität *f*
单顺反子 mRNA Monocistrans-mRNA *f*, monocistronische

mRNA *f*
单顺反子功能 Mono-cis-trans-Funktion *f*, Mono-cis-trans-Effekt *m*
单丝 Einzelfaden *m*, Monofilament *n*
单丝聚丙烯(纶)缝合线 einfädige Polypropyrennahtmaterial *n*, Monofilament-Polypropyrennaht material *n*
单丝聚酰胺缝合线 einfädiges Polyamidnahtmaterial *n*
单丝尼龙缝线 einfädiges Nylonnahtmaterial *n*
单丝试验 Monofilament-Test *m*
单酸甘油酯 Monoglyzeride *n pl*
单胎妊娠 Monokyese *f*, Monocyesis *f*
单态(形)的 monomorph
单态现象 Monomorphismus *m*
单态性 Monomorphie *f*, Monomorphismus *m*
单肽链毒素 einkettiges Toxin *n*
单瘫 Monoplegie *f*, Monoplegia *f*
单瘫性婴儿大脑性轻瘫 monoplegische infantile Zerebralparese *f*, monoplegische infantile zerebrale Lähmung *f*
单探测器平移旋转系统 Einzeldetektor-Translation-Rotation-System *n*
单糖 Monosaccharide *n pl*, Monosen *f pl*
单糖发酵试验 Monosaccharid-Gär(ungs)probe *f*
单糖浆 Sirupus simplex *m*, Sirupus albus *m*
单套牙的(恒牙) monophyodont
单特异性抗血清 monospezifisches Antiserum *n*
单体 Monomer *n*
单体的 monomer
单体化 Haplochromatisierung *f*
单体两性生殖 Amphitokie *f*
单体酶 monomeres Enzym *n*
单体三磷酸鸟苷结合蛋白 monomere GTP-bindenden Proteinen *n pl*
单体添加 Monomerzugabe *f*
单体型 Haplotyp *m*
单体型分析 Haplotypisierung *f*
单体性 Monosomie *f*, Monogenie *f*
单体性染色体 X Monosomie X *f*
单体雄蕊 monadelphisches Staubblatt *n*
单体综合征 Monosom-Syndrom *n*
单条染色体基因文库 unichromosomale Genbibliothek *f*
单调时间变换 monotone zeitliche Zuordnung *f*
单调推理 monotone Begründung *f*
单调作业 langweilige Arbeit *f*, monotone Arbeit *f*
单萜 Monoterpene *n pl*
单萜类 Monoterpen *n*
单通道电流 Einkanal-Strom *m*
单筒式肺功能测定仪 Einzelhülse-Lungenfunktion-Messgerat *f*
单筒显微镜 monokulares Mikroskop *n*
单筒斜管显微镜 Mikroskop mit monokularem Schrägtubus *n*
单头的 monokephalisch
单突触反射 monosynaptischer Reflex *m*
单突触环路 einzelsynaptische Schleife *f*
单突磨牙 haplodonter Zahn *m*
单臀位 einfache Steißlage *f*, reine Steißlage *f*
单臀先露 einfache Steißvorlagerung *f*, einfache Steißeinstellung *f*
单脱碘酶 Monodejodinase *f*
单脱噬菌体 einsträngige DNS-Phagen *m pl*, monodnabactivirus <engl.>
单唾液酸四己糖神经节苷脂 Einzelsialinsäure-vier Hexose-Gangliosid *n*
单烷基磷酰化胆碱酯酶 monoalkylphosphorylierte Cholinesterase *f*
单微管 Einzelmikrotubuli
单维的 eindimensional
单尾检验 einseitiger Test *m*
单位 Einheit *f*
艾多单位(鼠单位) Allen Doisy* Einheit *f*, Maus-Einheit *f*, Ratteneinheit *f*
安斯巴赫尔氏单位 Ansbacher* Einheit *f*
本肯单位 Behnken* Einheit *f*(X 线的接触单位)
博丹斯单位 Bodansky* Einheit *f*(磷酸酶效能单位)
费尔顿氏单位 Felton* Einheit *f*
费洛里单位(牛津单位) Florey* Einheit *f*, Oxford-Einheit *f*(青霉素剂量)
哥伦比亚单位 Columbia* Einheit *f*(杆菌肽单位)
国际单位 internationale Einheit *f*(IE), Internationale Einheitensystem *n*
汉普森单位 Hampson* Einheit *f*(X 线剂量单位,相当于 1/4 红斑量)
汉森单位 Hanson* Einheit *f*(甲状旁腺提出物的生物鉴定单位)
豪恩斯菲尔德单位 Hounsfield* Einheit *f*(X 射线衰减单位,用于 CT 扫描)
霍尔茨克内希特氏单位 Holzknecht* Einheit *f*
金伯克单位 Kienböck* Einheit *f*, X-ray-Einheit *f*(X 线剂量单位,相当于 1/10 红斑量)
金氏单位(金阿单位) King-Armstrong* Einheit *f*
卡尔门单位 Karmen* Einheit *f*(测氨基转移酶的量)
康艾单位 Corner Allen* Einheit *f*(孕激素剂量单位)
科利普单位 Collip* Einheit *f*(甲状旁腺浸膏的剂量单位
克劳贝格单位 Clauberg* Einheit *f*(孕激素单位)
马谢单位 Mache* Einheit *f*(镭射气浓度单位)
美国药厂协会单位 Association-Einheit der amerikanischen pharmazeutischen Fabrik *f*(相当于斯延博克单位的 1/10)
美国药典单位 Pharmakopöe-Einheit der Vereinigten Staaten *f*
努恩花粉单位 Noon* Pollen-Einheit *f*(过敏反应试验单位)
塞多单位 Thayer Doisy* Einheit *f*(维生素 K 单位)
绍莫吉单位 Somogyi* Einheit *f*(检血浆、血清或尿的淀粉酶活性)
舍布单位 Sherman Bourquin* Einheit *f*(维生素 B2 单位)
舍芒单位 Sherman-Munsell* Einheit *f*(维生素 A 鼠生长单位)
斯韦德贝里单位 Svedberg* Einheit *f*(表示大分子沉淀系数的单位)
斯韦德贝里漂浮单位 Svedberg* Flotationseinheit *f*(表示大分子负沉淀系数的单位)
伍德单位 Wood* Einheit *f*(外周阻力单位)
英制热量单位 Britische Wärmeeinheit *f*
单位冲激响应 einzelne Impulsantwort *f*
单位点探针 Einzel-Locus-Sonde *f*
单位电荷 Einheitsladung *f*, elektrische Elementarladung *f*
单位格子 Einheitszelle *f*, einheitliche Zelle *f*, Elementarzelle *f*
单位活动性 Einheitsaktivität *f*
单位晶格 Elementarzelle *f*, Einheitszelle *f*
单位码 Einheitscode *m*
单位膜 Elementarmembran *f*, Einheitsmembran *f*
单位内相关 innerbetriebliche Korrelation *f*
单位浓度 einheitliche Konzentration *f*
单位容(体)积 Einheitsvolumen *n*
单位矢量 Einheitsvektor *m*
单位丝 Einheitsfaser *f*
单位特性 einheitlicher Charakter *m*
单位体表面积 Körperoberflächeninhalt pro Einheit *m*
单位增益带宽 Unity-Gain-Bandbreite *f*
单位重量 Einheitsgewicht *n*
单纹孔 simpler Tüpfel *m*
单稳多谐振荡器 Univibrator *m*, Monovibrator *m*
单舞蹈病 Monochorea *f*

单烯脂肪酸 Monoen-Fettsäure *f*
单系致病性 Solopathogenität *f*
单细胞 Einzelzelle *f*, Monoplast *m*
单细胞变异体 Einzelzellen-Variante *f*
单细胞层 Einschicht der Zelle *f*
单细胞纯系化选择 Monozelle-Reinlinie-Auswahl *f*
单细胞蛋白质 Einzellerprotein *n*, Einzellereiweiß *n*, Single-cell-Protein *n*, SCP <engl.>
单细胞的 einzellig, unicellular (-is, -is, -e)
单细胞分离 einzellige Isolation *f*, einzellige Isolierung *f*
单细胞毛 einzelliges Haar *n*
单细胞凝胶电泳 Einzelzell-Gelelektrophorese *f*
单细胞凝胶电泳试验 Einzelzell-Gelelektrophorese *f*
单细胞凝胶检测 Single-Cell-Gel-Assay, SCG *m*
单细胞培养 Ein-Zell-Kultur *f*
单细胞生物 Einzeller *m pl*
单细胞生物体 einzelliges Organismus *n*
单细胞微生物 Keim *m*, Germen *n*
单细胞系丙种球蛋白病 monoklone Gamma (globulin)- opathie *f*
单细胞腺 einzellige Drüse *f*, Glandula unicellularis *f*
单纤毛的 monociliat (-us, -a, -um)
单纤维肌电图学 Einzelfaser-Elektromyographie *f*
单(半)酰胺 Halbamid *n*
单酰基甘油脂肪酶 Monoacylglycerin-Lipase *f*
单显性组合 Simplex *n*
单线 Einfachlinie *f*, Singulett *n*
单线数据 eingleisige Daten *n pl*
单线态 Singulett *n*
单线态氧 Singulett-Sauerstoff *m*
单线遗传 lineare Vererbung *f*
单腺 einfache Verschraubung *f*
单向传播 Einwegleitung *f*
单向传导 einseitige Leitfähigkeit *f*, irreziproke Leitung *f*
单向传导性 irreziproke Konduktivität *f*
单向传递 einseitig gerichtete Leitung *f*
单向导电 einseitige (od unilaterale) Konduktion *f*
单向导电率 unilaterale Leitfähigkeit *f*
单向导电性 einseitige Konduktivität *f*, einseitige Konduktanz *f*, einseitige Leitfähigkeit *f*
单向的 einseitig gerichtet
单向电路 Einwegleitung *f*, Einwegschaltung *f*, Leitung für gerichteten Verkehr *f*
单向动作电位 monophasisches Aktionspotential *n*
单向多次展开 einwegige mehrgradige Entwicklung *f*, unidirectional multiple development (UMD) <engl.>
单向阀 Rückschlagventil *n*
单向阀门 Einwegeventilanordnung *f*
单向方差分析 Einweg-Analyse der Varianz *f* (ANOVA)
单向放线形免疫扩散沉淀反应 Fällungsreaktion der einfachen radialen Immunodiffusion *f*
单向分类的方差分析 Einweg-Klassifikation *f*
单向辐射扩散试验 einfacher radialer Diffusion-Test *m*
单向辐射免疫扩散试验 einfacher radialer Immun (o) diffusion-Test *m*
单向复制 unidirektionale Replikation *f*
单向观察窗 Einwegspiegel *m*
单向环状(辐射)[免疫]扩散试验 einfacher radialer Immun (o) diffusion-Test *m*, single radial immunodiffusion test <engl.>
单向活瓣 Einwegventil *n*
单向活门 Rückschlagventil *n*
单向火箭免疫电泳 eindimensionale Raketen-Immunelektrophorese *f*
单向扩散 einfache Diffusion *f*, eindimensionale Diffusion *f*
单向扩散试验 Einzel-Diffusions-Test *m*
单向免疫扩散 einfache radiale Immundiffusion *f*
单向免疫扩散试验 einfacher Immunodiffusionstest *m*
单向琼脂扩散 einfacher Agar-Diffusion *f*, eindimensionaler Agar-Diffusion *f*
单向琼脂扩散试验 einfacher Agar-Diffusionstest *m*, eindimensionaler Agar-Diffusionstest *m*
单向热电偶辐射计 einseitig gerichtetes Thermopaar-Ra-diometer *n*
单向式肝腹水引流管 Aszites-Drainage-Schlauch *m*
单向视幕 Einwegschirm *m*
单向型口咽通气管 Einweg-Guedeltubus *m*
单向性心传导阻滞 (einseitig) gerichteter Herzblock *m*
单向血管造影 Ein-Ebenen-Angiographie *f*
单向转变的 monotropisch
单向转变[现象] Monotropie *f*
单向转运 Einwegstransfer *m*
单向阻滞 (einseitig) gerichteter Block *m*
单项扩散试验 Einzel- Diffusionstest *m*
单项筛检 einziges Screening *n*
单相 Einphase *f*, Monophase *f*
单相变异 monophasische Variation *f*
单相传导 monophasische Leitung *f*, Einphasenleitung *f*
单相的 einphasig, monophasisch
单相动作电流 monophasischer Aktionsstrom *m*
单相动作电位 monophasisches Aktionspotential *n*
单相反应 monophasische Reaktion *f*
单相曲线 monophasische Kurve *f*
单相全波整流 X 线机 monophasischer Vollweggleichrichtungsröntgenapparat *m*
单相热 einphasige Wärme *f*
单相体系 homogenes System *n*
单相型 monophasischer Typ *m*
单相型滑膜肉瘤 monophasisches Synovialsarkom *n*
单相型基础体温 monophasische Basaltemperatur *f*
单相性的 einphasig, monophasisch
单相性情感性精神病 einpolige Affektpsychose *f*
单相性梭形细胞型滑膜肉瘤 monophasisches spindelzelliges Synovialsarkom *n*
单相异步电动机 Einphasen-Asynchronmotor *m*
单相抑郁症 monopolare Depression *f*, unipolare Depression *f*
单小叶 Lobulus simplex *m*
单斜晶 monokliner Kristall *m*
单斜[晶]硫 monokliner Schwefel *m*
单斜晶系 monoklines (Krystall-) System *n*
单心房 Cor monoatriale *n*, Cor triloculare uniatriosum *n*, single atrium <engl.>
单心室 Monoventrikulie *f*, Cor triloculare biatriatum *n*, single ventricle <engl.>
单心室分隔手术 Separation der Monoventrikulie *f*
单心室分型 Klassifikation der Monoventrikulie *f*
单星体 Monaster *m*, Mutterstem *m*
单形的 monomorph
单形核白细胞 monomorphonuklearer Leukozyt *m*
单形核细胞 Monozyt *m*
单形类杆菌 Bacteroides uniformis *m*
单形淋巴瘤 monomorphes Lymphom *n*
单形[态]的 monomorph, monomorphic (-us, -a, -um)
单形性 Monomorphismus *m*
单形性腺瘤 monomorphes Adenom *n*
单形性中等大小细胞的外周 T 细胞淋巴瘤 peripheres T-zell-lymphom bestanden aus monomorphen mittelgrossen T-lymphozyten *n*
单型 Monotypus *m*
单型的 monomorph, monotypisch
单型培养 monotypische Kultur *f*

单型现象 Monomorphismus *m*
单性的 unisexuell, monosexual, monosexuell
单性发育 parthenogenetische Entwicklung *f*
单性核配 Parthenokaryogamie *f*, Parthenogamie *f*
单性花 unisexuelle Blume *f*, unisexuelle Blüte *f*, eingeschlechtige Blüte *f*
单性接合孢子 Azygospore *f*
单性卵孢子 Parthenospermie *f*, Parthenospore *f*
单性生殖 Parthenogenese *f*, Monogenie *f*, Monogenese *f*
单性生殖的 parthenogenetisch, thelykaryotisch, parthenogenetic (-us, -a, -um)
单雄发育 Ephebogenese *f*
单雄受精的 monandrisch
单循环 Monocyclicus *m*, single circulation <engl.>
单循环的 monocyclisch
单牙牙科植入物 Einzelzahn-Implantate *pl*
单眼 Ozelle *f*, Ocellus *m*
单眼(侧)的 monokular, unilateral
单眼短暂视力丧失 monokulare vorübergehender Sehverlust *m*
单眼复视 Monodiplopie *f*
单眼交替遮盖试验 monokularer alternierender Deckungstest *m*
单眼上转缺陷 monokulare elevationale Störung *f*
单眼深度线索 Monokulare Hinweise auf Tiefe *f*
单眼失真 monokulare Verzerrung *f*
单眼视差 monokulare Parallaxe *f*
单眼视觉 monokulares Sehen *n*, Monokularsehen *n*, monokulare Vision *f*
单眼视力下降 monokulare Sehschärfe reduzierung *f*
单眼视物变形 monokulare Verzerrung *f*
单眼视野 monokulares Gesichtsfeld *n*
单眼视[症] Monoblepsie *f*, Monoblepsia *f*
单眼调节 Monokulare Akkommodation *f*
单眼无光感 monokulare keine Lichtwahrnehmung *f*
单眼无晶状体 einseitige Aphakie *f*
单眼细胞 monokulare Zelle *f*
单眼线索 Monokulare Hinweise *f*
单眼信息 monokulare Information *f*
单眼[性]复视 einäugige Diplopie *f*, monokulare Diplopie *f*, Monodiplopie *f*, Monodiplopia *f*
单眼性复视 monokulare Diplopie *f*
单眼性斜视 Strabismus monocularis *m*, Strabismus monolateralis *m*
单眼眼球运动 monokulare Augenbewegung *f*
单眼优势 Augendominanz *f*
单眼[用]的 monokular, monokulär
单眼罩 einäugige Augenklappe *f*, monokulare Augenklappe *f*
单羊膜囊双胎 monoamniote zwillingsschwangerschaft *f*, monoamniotische Zwillingsschwangerschaft *f*
单阳性 einzelpositiv
单阳性 T 细胞 einzelpositive T-Zelle *f*
单阳性细胞 einzelpositive Zelle *f*
单阳性胸腺细胞 einzelpositiver Thymozyt *m*
单氧酶 Mono-oxygenase *f*
单样本 t 检验 t-Test der Einstichprobe *m*
单摇病床 einseitiger Schaukelbett *m*
单叶 ①Lobulus simplex *m* ②einfaches Blatt *n*
单一 einzeln, singulär, singular (-is, -is, -e)
单一刺激 Einzelreiz *m*, einzelne Reizung *f*
单一刺激法 Einzelreiz-Methode *f*
单一弹性 einheitliche Elastizität *f*
单一的 singulär, singular (-is, -is, -e), unpaar (ig), unitär
单一电刺激 einzelne elektrische Reizung *f*
单一动脉干完全矫正术 vollständige Korrektur des Trun-cus arteriosus communis *f*
单一房室模型 einzelnes Kompartiment-Modell *n*
单一观念 Monoideismus *m*
单[一接]触 Einzelberührung *f*
单一抗原决定簇 einzelne antigene Determinante *f*
单一恐惧症 einfache Phobie *f*
单一耐药 einziger Widerstand *m*
单一凝聚层 einfache Koazervation *f*
单一染色体基因文库 unichromosomale Genbibliothek *f*
单一溶剂 singuläres Lösungsmittel *n*, singuläres Solvens *n*
单一溶剂[提取]法 einfache Solvensextraktionsmethode *f*
单一溶剂提取 Extraktion des singulären Lösungsmittels *f*
单一溶剂洗脱 Einzellösungsmittel-Elution *f*
单一数据库医院信息系统 Einzel-Datenbank-Krankenhaus-Informations-System *n*
单一[特异性]抗血清 monospezifisches Antiserum *n*
单一文化的 monokulturell
单一性垂体前叶功能不全 isolierter Mangel an vorderen Hypophyse *m*
单一性促黄体素缺乏症 isolierter luteinisierender Hormonmangel *m*
单一性促甲状腺素缺乏症 isolierter Thyreotropin-Mangel *m*
单一性促卵泡素缺乏症 isolierter Thyreotropin-Mangel *m*
单一性促肾上腺皮质素缺乏症 isolierter Corticotropin-Mangel *m*
单一性促性腺素缺乏症 isolierten Gonadotropinmangel *m*
单一性骨囊肿 einzelne Osteozyte *f*
单一性骨与关节损伤 einzelne Knochen und Gelenkverletzung *f*
单一性生长素缺乏症 isolierter Wachstumshormonmangel *m*
单一序列 einzigartige Sequenz *f*
单一序列 DNA einzigartige Sequenz-DNA *f*
单一药物麻醉 einzelneMedikament-Anästhesie *f*
单一语言 Einsprachigkeit *f*
单一元酸 einbasige Säure *f*
单一支抗 Einzelverankerung *f*
单一种纯净培养 Cultura pura *f*
单一撞击理论 Ein-Schlag-Theorie *f*
单一祖细胞 einzige Vorläuferzelle *f*
单翼托槽 Single-Bracket *n*
单因素 singularer Faktor *m*, Ein (zel) faktor *m*, Monofaktor *m*
单因素方差分析 monofaktorielle Varianzanalyse *f*
单因素分析 monofaktorielle Analyse *f*
单音 Monotonie *f*
单音的 monoton
单音调 monophon
单音调言语 monotone Sprache *f*
单音症 Monotonie *f*, Monotonia *f*
单硬脂酸丙二醇 Propylenglycolmonostearat *n* (PGMS)
单硬脂酸甘油酯 Glyzerinmonostearat *n*
单硬脂酸聚氧乙烯 Polyoxyäthylenmonostearat *n*
单硬脂酸铝青霉素 Penicillin-Aluminium-Monostearat *n*
单硬脂酸盐 Monostearat *n*
单用接骨螺钉 Einmalgebrauch-Knochenschraube *f*
单用听诊器 Einzel-Stethoskop *n*
单游的 monoplanetisch
单游现象 Monoplanetismus *m*
单语症 Monophasie *f*, Monophasia *f*
单元操作 Einheitsoperation *f*, unit operation <engl.>
单元成本 Stückkosten *f pl*
单元词语言 Uniterm (Indexing-System) *n*
单元(源)的 monophyletisch
单元(源)发生 Monophylesis *f*
单元(源)说 monophyletische Theorie *f*
单元世代 haploide Generation *f*, monoploide Generation *f*
单元体 Haploidie *f*
单元型 Haplotyp *m*

单元研究设计 Ein-Fach-Forschungsdesign *n*
单源化手术 Unifokalizationsoperation *f*
单源种 monophyletische Gruppe *f*
单皂甙 monodesmosidisches Saponin *n*
单爪牵开器 Einzinkerretraktor *m*, Zinke-Retraktor *m*
单爪子宫颈钳 einzinkige Portiozange *f*, uterine Tenakulumzange *f*
单折射 Isotropie *f*
单着丝粒的 monozentrisch
单蒸馏水器 einfacher Destillierapparat *m*, Einfachdestillierapparat *m*
单正链 RNA 病毒 positives Einzelstrang-RNA-Virus *n*
单症状 Monosymptom *n*
单症状的 monosymptomatisch
单支链烃 einverzweigter Kohlenwasserstoff *m*, monobranched hydrocarbons <engl.>
单只的 einzeln
单肢感觉异常 Monoparästhesie *f*
单肢骨骺发育不良 Dysplasie hemimelica epiphysealis *f*
单肢轻瘫 Monoparese *f*
单肢[手足]徐动症 Monathethose *f*
单肢投掷症 Monoballismus *m*
单肢硬骨质生成 Monoosteosklerose *f*
单直管状腺 einfache tubulöse Drüse *f*
单值估计 einwertige Schätzung *f*
单指纹联合分析 Kombinationsanalyse einzelnes Fingerabdruckes *f*
单指纹学 einfingige Daktylographie *f*
单指指纹法 einfingige Daktylographie *f*
单酯酶 Monoesterase *f*
单质的 monoplasmatisch
单质气体 elementares Gas *n*
单中心的 monozentrisch, monotop
单种的 monotypisch
单种属 monotypische Gattung *f*
单种性 Monotypismus *m*
单种真菌的 einzeln-pilzartig
单轴 Monopodium *n*
单轴的 einachsig, einaxig, monopodial (-is, -is, -e)
单轴计 Haploskop *n*
单轴假脚 einachsige Fußprothese *f*
单轴晶体 einaxiger Kristall *m*, einachsiger Kristall *m*
单株丙种球蛋白病 monoklonale Gammopathie *f*
单株高丙种球蛋白血[症] monoklonale Hypergammaglobulinämie *f*
单株高免疫球蛋白血症 monoklonale Hyperimmunoglobulinemie *f*
单株异型[球]蛋白血[症] monoklonale Paraproteinämie *f*
单主假设 einzige führende Hypothese *f*
单转运(单传递) Uniport *m*
单转运体 Uniporter *m*
单椎间 Einzelband *m*
单椎体结核 Einzelwirbel-Tuberkulose *f*
单着丝点染色体 monozentrisches Chromosom *n*
单子宫 Uterus simplex *m*
单子叶植物 Monokotyledone *f*
单子叶植物感染 einkeimblätterige Infektion *f*
单子叶植物纲 Einkeimblättrige Pflanzen *f pl*, Monocotyledonen *f pl*
单紫杉烯 Aplotaxen *n*
单足独立征 Trendelenburg-Zeichen *n*
单足畸胎 Monopus *m*, Monopos *m*, Monopodus *m*
单足站立试验 Trendelenburg-Test *m*
单组染色体 Einfach(kopplungs)gruppe des Chromosoms *f*
单作用子 Monocistron *n*
单座座舱 einsitzige Kabine *f*
耽于声色 Sinnlichkeit *f*

dǎn 胆

胆胺 Athanolamin *n*, Kolamin *n*
胆苯烯胺 Cholestyramin (um) *n*
胆茶碱 Cholinophyllin (um) *n*
胆肠架桥术 Galle-Darm-Überbrückung *f*
胆肠内引流术 Galle-Enterostomie *f*
胆肠吻合术 Choledochojejunostomie *f*
胆翠质 Biliprasin (um) *n*, Choleprasin *n*
胆道 Gallenwege *m pl*
胆道包虫病 Biliary Echinokokkose *f*
胆道闭锁 Gallenwegsatresie *f*
胆道冲洗管 Gallenwegsspülkanüle *f*, Gallenwegsspülkatheter *m*
胆道冲洗器 Gallenwegsspülinstrument *n*, Gallenwegsirrigator *m*
胆道出血 Hämobilie *f*, Haemobilia *f*
胆道创伤 Gallenwegsverletzung *f*
胆道恶性肿瘤 maligne Gallenwegstumoren *m pl*, bösartige Gewächse der Gallenwege *n pl*
胆道感染 Gallenwegsinfektion *f*, Infektion der Gallenwege *f*
胆道梗阻 Verschluß der Gallenwege *m*, Gallenwegsverschluß *m*
胆道功能紊乱 Funktionsstörung des Gallenwegs *f*
胆道功能障碍综合征 Gallenweg-Dyskinesie-Syndrom *n*
胆道蛔虫病 Askariasis des Gallenweges *f*, Gallenweg-Askariasis *f*, Biliary Ascariasis *f*
胆道畸形 Gallenwegsdeformität *f*
胆道寄生虫病 parasitäre Krankheit der Gallenwege *f*
胆道寄生虫感染 parasitische Infestation der Gallenwege *f*
胆道贾第虫病 Giardiasis der Gallenwege *f*, Lambliasis der Gallenwege *f*
胆道姜片虫病 Biliary Fasciolopsiasis *f*
胆道结石 Gallenstein *m*
胆道镜检查 Choledochoskopie *f*
胆道口括约肌 Musculus sphincter ampullae (hepatopan-creaticae) *m*, Sphincter Oddi *m*
胆道口括约肌狭窄 Stenose des Oddi* Sphinkters *f*
胆道口括约肌炎 Odditis *f*
胆道扩张器 Gallengang-Dilatator *m*
胆道良性肿瘤 gutartiger Gallenwegstumor *m*, gutartige Geschwulst der Gallenwege *f*
胆道瘘缝合术 Verschluß der Gallenfistel *m*
胆道内-外引流术 extern-interne Gallenwegsdrainage *f*
胆道蠕虫病 Helmenthiasis der Gallenwege *f*, Choleverminosis *f*
胆道闪烁成像 Gallen-Szintigraphie *f*
胆道损伤 Verletzung der Gallenwege *f*, Gallenwegsverletzung *f*
胆道探查术 Exploration der Gallenwege *f*, Gallenwegsexploration *f*
胆道探子 Gallenwegssonde *f*
胆道外科手术器械包 chirurgische Instrumente für Gallengang *n pl*
胆道吸虫病 Trematodiasis der Gallenwege *f*
胆道狭窄 Gallenwegsstenose *f*
胆道炎症 Entzündung der Gallenwege *f*
胆道异物 Fremdkörper in Gallenwege *m*
胆道引流管 zystischer Katheter *m*
胆道引流管攀状胆道引流管 Galengangs-Drainageschlauch *m*
胆道运动障碍 Dyskinesie der Gallenwege *f*, Gallenwegsdyskinesie *f*
胆道运动障碍综合征 Gallenwegsdyskinesie-Syndrom *n*
胆道再次手术 Nachoperation der Gallenwege *f*, Gallenwegsnachoperation *f*
胆道(管)支架 Gallenstent *m*

胆道肿瘤 Tumor der Gallenwege *m*, Gallenwegstumor *m*
胆道阻塞 Gallenwegsverschluß *m*
胆的 biliär, biliar(-is, is, -e)
胆毒鱼 gall-poisonous fish <engl.>
胆蒽 Cholanthren *n*
胆矾 Blaustein *m*, Blauvitriol *n*
胆钙化醇 Cholecalciferol(um) *n*, Vitamin D3 *n*
胆钙化[甾]醇 Vitamin D3 *n*, Cholecalciferol *n*
胆骨化醇 Cholecalciferol(um) *n*, Vitamin D3 *n*
胆骨化醇(维生素 D3) Cholecalciferol *n*, Vitamin D3 *n*
胆固醇(胆甾醇) Cholesterin *n*
胆固醇饱和度 Cholesterin-Sättigung *f*
胆固醇饱和指数 Cholesterin-Sättigungsindex *m*
胆固醇层状结晶 kristallines Cholesterin *n*
胆固醇沉积病(胆固醇沉着病) Cholesterolosis *f*
胆固醇传感器 Cholesterinsensor *m*
胆固醇代谢缺陷症 Cholesterinstoffwechsel-Mangel *m*
胆固醇单水结晶 Cholesterin-Monohydrat Kristall *n*
胆固醇单氧酶 Cholesterin-Monooxygenase *f*
胆固醇肺炎 Cholesterin-Pneumonie *f*
胆固醇过饱和 Cholesterinübersättigung *f*
胆固醇结晶栓塞 Cholesterinkristall-Embolisation *f*
胆固醇结石 Cholesterinstein *m*, Calculus cholesterinosus *m*
胆固醇脓胸 Cholesterinempyem *n*
胆固醇肉芽肿 Cholesterin-Granulom *n*
胆固醇石 Cholesterinstein *m*
胆固醇栓子 Cholesterin-Embolie *f*
胆固醇碳链裂解酶 Cholesterindesmolase *f*
胆固醇息肉 Cholesterinpolyp *m*
胆固醇性胆石 Cholesterinstein *m*
胆固醇性腹膜炎 Cholesterinperitonitis *f*
胆固醇性肉芽肿 Cholesteringranulom *n*
胆固醇性渗出液 Cholesterin-Exsudat *n*
胆固醇性心包炎 Cholesterinperikarditis *f*
胆固醇性胸腔积液 Cholesterin-Pleuraerguss *m*
胆固醇血症 Cholesterinämie *f*
胆固醇脂转移蛋白 Cholesterylinester-Transfer Protein *n*
胆固醇酯酶 Cholesterinesterase *f*
胆固醇贮积病 Cholesterosis *f*
胆固醇酯贮积病(沃尔曼病) Cholesterinester-Speicherkrankheit *f*, Morbus Wolman* Krankheit *f*
胆固醇酯转移蛋白 Cholesterinester-Transferprotein *n*(CETP)
胆固醇酯转运蛋白 Cholesterylinester-Transfer Protein *n*
胆管 Gallengänge *m pl*
胆管癌 Gallengangskarzinom *n*
胆管癌病理学定期 pathologische Inszenierung von Gallengangskarzinom *f*
胆管拔除术 Extubation *f*
胆管病 Cholangiopathie *f*, Cholepathia *f*
胆管测压术 Druckmessung am Gallengang *f*
胆管插管 Gallengangskanüle *f*
胆管刀 Gallengangsmesser *n*
胆管动脉 Ductus arteriosus *m*
胆管肝细胞瘤 Cholangiohepatom(a) *n*
胆管肝炎 Cholangiohepatitis *f*, cholangiolitische Hepatitis *f*
胆管梗阻 Gallengangobstruktion *f*
胆管结扎钳 Gallengangsligaturenzange *f*
胆管痉挛 Cholepathia spastica *f*
胆管镜 Choledochoskop *n*
胆管空肠吻合术 Cholangiojejunostomie *f*
胆管溃疡 Gallengangsgeschwür *n*, Gallengangsulkus *n*
胆管扩张 Gallengangsdilatation *f*, Cholangiektasie *f*
胆管良性狭窄 benigne Gallenwegsstenose *f*
胆管良性肿瘤 gutartiger Tumor der Gallenwege *m*
胆管瘤 Cholangiom(a) *n*
胆管囊性扩张[症] zystische Gallengangsdilatation *f*, zystische Dilatation der Gallenwege *f*
胆管囊肿 Gallengangszyste *f*
胆管内生长型 Wuchsform im Gallengang *f*
胆管内压力 Druck in den Gallengängen *m*
胆管内置管扩张[术] Gallenstent-Dilatation *f*
胆管粘液腺 Glandulae mucosae biliosae *f pl*
胆管破裂 Ruptur des Gallengangs *f*, Gallengangsruptur *f*
胆管憩室 Divertikel des Gallengangs *n*, Gallengangsdivertikel *n*
胆管钳 Gallengangsklemme *f*
胆管切开术 Cholangiotomie *f*, Cholangiotomia *f*
胆管上端癌根治性切除术 radikale Resektion der proximale Gallengangskarzinom *f*
胆管上端癌引流术 Entwässerung von proximale Gallengangskarzinom *f*
胆管上皮癌 cholangiozelluläres Karzinom *n*, Carcinoma cholangiocellulare *n*
胆管上皮细胞 biliäre Epithelzelle *f*
胆管十二指肠吻合术 Cholangioduodenostomie *f*
胆管刷检 Gallengang Pinsel Biopsie *f*
胆管探条 Gallengangsbougie *f*, Gallengangssonde *f*
胆管胃吻合术 Cholangiogastrostomie *f*, Cholangiogastrostomia *f*
胆管细胞癌 cholangiozelluläres Karzinom *n*, Carcinoma cholangiocellulare *n*
胆管细胞性肝癌 cholangiozelluläres Karzinom der Leber *n*
胆管狭窄带蒂空肠瓣修复术 gestielte Leerdarmklappen-Reparatur von Gallenwegsstonse *f*
胆管腺癌 Adenokarzinom des Gallengangs *n*
胆管腺瘤 Adenom des Gallengangs *n*, Gallengangsadenom *n*
胆管消失综合征 Syndrom der verschwindenden Gallengänge *n*
胆管小肠吻合术 Cholangioenterostomie *f*, Cholangioenterostomia *f*
胆管性肝炎 Cholangiohepatitis *f*, cholangiolitische Hepatitis *f*
胆管炎 Cholangitis *f*
胆管炎性胆汁性肝硬变 cholangitische biliäre Leberzirrhose *f*
胆管炎性肝硬变 cholangitische Leberzirrhose *f*
胆管造口术 Cholangiostomie *f*, Cholangiostomia *f*
胆管造口[引流]术 Hepatocholangiostomie *f*, Hepatocholangiostomia *f*
胆管造影术 Cholangiographie *f*, cholangiographia *f*, Angiocholographie *f*
胆管造影照片 Cholangiogramm *n*
胆管支架 Gallenstent *m*
胆管肿瘤 Gallengangstumor *m*, Tumor des Gallengangs *m*
胆管周围门脉系统 peribiliäres Portal-System *n*
胆管周围血管丛 peribiliären Gefäßplexus *pl*
胆管周围炎 Pericholangitis *f*
胆管铸型综合征 Gallenguss-Syndrom *n*
胆褐素 Bilifuszin *n*
胆红素(胆红质) Bilirubin *n*, Cholepyrrhin *n*
胆红素比色计 Bilirubinometer *n*
胆红素测定 Bilirubinbestimmung *f*
胆红素测量计 Bilirubin-Detektor *m*
胆红素代谢 Bilirubinstoffwechsel *m*
胆红素代谢[功能]试验 Funktionsprüfung für Bilirubinstoffwechsel *f*
胆红素单葡糖醛酸酯 Bilirubinmonoglukuronid *n*
胆红素定性试验 qualitative Bestimmung von Bilirubin *f*
胆红素二葡糖苷酸 Bilirubin-Diglucuronide *f pl*
胆红素钙结晶 Bilirubinkalk-Kristall *m*
胆红素钙[结]石 Bilirubinkalkstein *m*
胆红素概念 Bilirubin-Konzept *n*
胆红素管型 Bilirubin-Guss *m*

胆红素结晶 Bilirubinkristall *m*
胆红素廓清试验 Bilirubinclearance-Test *m*
胆红素硫酸酯 Bilirubinsulfat *n*
胆红素脑病(核黄疸) Bilirubin-Enzephalopathie *f*, Kernikterus *m*
胆红素尿 Bilirubinurie *f*, Bilirubinuria *f*
胆红素尿核苷二磷酸葡萄糖醛酸移换酶 Bilirubin-Uridindiphosphat-Glukuronsäure-Transferase *f*
胆红素葡萄糖醛(苷)酸 Bilirubinglukuronide *n pl*
胆红素葡萄糖醛酸酯 Bilirubinglukuronat *n*
胆红素色素 Bilirubin-Pigment *n*
胆红素双葡[萄]糖醛(苷)酸 Bilirubindiglukuronide *n pl*
胆红素性梗塞 Bilirubininfarkt *m*
胆红素性脑病 Bilirubinenzephalopathie *f*, Bilirulbinhirnschaden *m*
胆红素血症 Bilirubinämie *f*, Hyperbilirubinämie *f*
胆红素盐 Bilirubinat *n*
胆红杂素 Bilipyrrhin *n*
胆黄褐素 Bilifulvin *n*
胆黄素 Bilixanthin *n*, Choletelin *n*
胆碱 Cholin *n*, Bilineurin *n*
胆碱激酶 Cholin-Kinase *f*
胆碱疗法 Cholin-Behandlung *f*, Cholin-Therapie *f*
胆碱磷酸化酶 Cholin-Phosphorylase *f*
胆碱磷酸酶 Cholin-Phosphatase *f*
胆碱模拟药 cholinmimetisches Arzneimittel *n*
胆碱能的 cholinergisch, cholinergic(-us, -a, -um)
胆碱能递质 cholinergischer Transmitter *m*
胆碱能分化因子 cholinerger Differenzierungsfaktor *m*(CDF)
胆碱能介质 cholinerger Übermittler *m*
胆碱能神经 cholinergischer Nerv *m*
胆碱能神经节 cholinergisches Ganglion *n*
胆碱能[神经]纤维 cholinergische Nervenfaser *f*
胆碱能神经元 cholinergisches Neuron *n*
胆碱能神经支配 cholinergische Innervation *f*
胆碱[能]受体 cholinergischer Rezeptor *m*
胆碱能受体拮抗剂 Cholin-Rezeptoren-Antagonist *m*
胆碱能受体兴奋药 cholinergisches Rezeptorstimulans *n*
胆碱能受体阻滞药 cholinergisches rezeptorblockierendes Arzneimittel *n*
胆碱能危象 cholinergische Krise *f*
胆碱能纤维 cholinergischer Faser *m*
胆碱能性荨麻疹 cholinergische Urtikaria *f*
胆碱能药物 cholinergisches Arzneimittel *n*
胆碱能制剂 cholinerges Mittel *n*
胆碱受体 Cholinozeptor *m*
M-胆碱受体 M-cholinergischer Rezeptor *m*, muskarincholinergischer Rezeptor *m*
N-胆碱受体 N-cholinergischer Rezeptor *m*, nikotincholinergischer Rezeptor *m*
M-胆碱受体激动药 M-cholinergischer Rezeptor-Agonist *m*
N-胆碱受体激动药 N-cholinergischer Rezeptor-Agonist *m*
M-胆碱受体兴奋药 M-cholinergisches Rezeptor-Stimulans *n*
N-胆碱受体兴奋药 N-cholinergisches Rezeptor-Stimulans *n*
M-胆碱受体阻断 M-cholinergische Rezeptor-Blockade *f*
N-胆碱受体阻断 N-cholinergische Rezeptor-Blockade *f*
M-胆碱受体阻断药 Blockade der Muskarin-Rezeptoren *f*, M-Cholinozeptor-Blocker *f*
N-胆碱受体阻断药 N-cholinergisches rezeptorblockierendes Arzneimittel *n*
胆碱脱氢酶 Cholindehydrogenase *f*
胆碱性危象 cholinergische Krise *f*
胆碱氧化酶 Cholinoxidase *f*
胆碱乙酰化酶 Cholinazetylase *f*
胆碱乙酰基转移酶 Cholinazetyrltransferase *f*
胆碱乙酰转移酶 Cholinacetyltransferase *f*
胆碱酯 Cholinester *m*
胆碱酯酶 Cholinesterase *f*
胆碱酯酶复活药 Cholinesterase-Reaktivierungsmittel *n*
胆碱酯酶复能剂 Cholinesterase-Reaktivierungsagent *m*
胆碱酯酶活性 Cholinesterase-Aktivität *f*
胆碱酯酶抑制剂 Cholinesterasehemmer *m*
胆碱酯酶痣 Cholinesterase-Naevus *m*
胆碱转乙酰酶 Cholintransazetylase *f*
M-胆碱阻断药 Muskarin-Cholinlytikum *n*
N-胆碱阻断药 Nikotin-Cholinlytikum *n*
胆绞痛 Gallenkolik *f*
胆结石 Gallenstein *m*, Cholelith *m*, Calculus biliaris *m*
胆橘黄素 Bilipyrrhin *n*
胆蓝青素 Bilizyanin *n*, Cholezyanin *n*
胆瘘 Gallenfistel *f*, Fistula biliaris *f*
[胆]瘘管肠吻合术 Fistuloenterostomie *f*(胆瘘小肠造口术)
胆漏 Galleaustritt *m*
胆绿蛋白 Choleglobin *n*
胆绿素 Gallengrün *n*, Biliverdin *n*
胆绿素还原酶 Biliverdinreduktase *f*
胆绿素盐 Biliverdinat *n*
胆绿素珠蛋白 Biliverdin-globulin *n*, Verdoglobin *n*
胆迷管 aberrierender Gallengang *m*
胆囊 Gallenblase *f*, Cholecystis *f*, Vesica fellea *f*
胆囊癌 Gallenblasenkarzinom *n*
胆囊瓣修复术 Gallenblase-Klappenprothese *f*
胆囊表面解剖 oberfläche Anatomie der Gallenblase *f*
胆囊病 Cholezystopathie *f*, Cholecystopathia *f*
胆囊部分切除及黏膜烧灼 Gallenblase-Teilresektion und Schleimhautablation *f*
胆囊肠瘘 cholecystointestinale Fistel *f*
胆囊弛缓 Cholezystatonie *f*, Cholecystatonia *f*
胆囊触痛检查法 Druckschmerzuntersuchung der Gallenblase *f*
胆囊穿刺法 Gallenblasenpunktion *f*
胆囊穿刺套管针 Gallenblasentrokar *m*
胆囊穿刺置管术 Katheterisierung der Gallenblase *f*
胆囊穿孔 Gallenblasenperforation *f*
胆囊床 Gallenblasenbett *n*
胆囊胆道恶性肿瘤 bösartige Tumoren der Gallenblase und Gallenwege *m pl*
胆囊胆固醇沉着症 Gallenblase-Cholesterosis *f*
胆囊胆甾醇沉着[症] Cholesteatose der Gallenblase *f*, Cholesteatosis vesicularis *f*
胆囊胆甾醇性息肉 Cholesterinpolyp der Gallenblase *m*
胆囊胆汁 Blasengalle *f*, B-Galle *f*
胆囊的 zystisch, cystic(-us, -a, -um)
胆囊底 Gallenblasengrund *m*, Fundus vesicae felleae *m*
胆囊点 Gallenblasenpunkt *m*
胆囊动脉 Gallenblasenarterie *f*, Arteria cystica *f*
胆囊动脉三角 Calot* Dreieck *n*
胆囊反射 Gallenblasenreflex *m*
胆囊分叉 Bifurkation der Gallenblase *f*, Gallenblasengabelung *f*
胆囊钙化 Verkalkung der Gallenblase *f*
胆囊肝三角 Calot* Dreieck *n*
胆囊固定术 Cholezystopexie *f*, Cholecystopexia *f*
胆囊管 Gallenblasengang *m*, Ductus cysticus *m*
胆囊管部分梗阻综合征 (partielles) Ductus cysticus-Obstruktion-Syndrom *n*
胆囊管残留综合征 Gallenblasengang-Rest-Syndrom *n*
胆囊管梗阻 Zystikusverschluß *m*
胆囊管[结]石 Zystikusstein *m*
胆囊管螺旋襞 GallenblasenkanalßWickelfalz *m*, Plica spiralis *f*, Heister* Klappe *f*

胆囊管综合征 Ductus cysticus-Syndrom *n*
胆囊虹吸症 Siphonopathie der Gallenblase *f*
胆囊壶腹 Gallenblase-Ampulle *f*
胆囊坏疽 Gallenblasengangrän *f*
胆囊肌织膜 Tunica muscularis vesicae felleae *f*
胆囊积脓 Gallenblasenempyem *n*, Empyema vesicae felleae *n*
胆囊积气 Pneumatose der Gallenblase *f*
胆囊积水 Gallenblasenhydrops *m*
胆囊积血 Haemocholecystis *f*
胆囊积液(水) Gallenblasenhydrops *m*, Hydrops vesicae felleae *m*
胆囊畸形 Deformität der Gallenblase *f*
胆囊浆膜 Tunica serosa vesicae felleae *f*
胆囊浆膜下组织 Tela subserosa vesicae felleae *f*
胆囊结肠瘘 Cholezystokolonfistel *f*, Fistula cholecystocolica *f*
胆囊结肠切开术 Cholezystokolotomie *f*, Cholecystocolotomia *f*
胆囊结肠吻合术 Cholezystokolostomie *f*, Cholecystocolostomia *f*
胆囊结核 Tuberkulose der Gallenblase *f*, Gallenblasentuberkulose *f*
胆囊结石 Gallenblasenstein *m*, Cholecystolithiasis *f*
胆囊颈 Gallenblasenhals *m*, Collum vesicae felleae *n*
胆囊颈螺旋瓣 Plica spiralis *f*, Heister* Klappe *f*
胆囊静脉 Vena cystica *f*
胆囊镜检查[术] Cholecystoskopie *f*
胆囊空肠襻式吻合术 schleife Cholecystoenterostomie *f*
胆囊空肠吻合口缝[合]术 Cholezystojejunostomie *f*, Cholecystoiejunostomia *f*
胆囊空肠吻合术 Cholezystojejunostomie *f*, Cholecystojejunostomia *f*
胆囊叩击痛 Klopfschmerz der Gallenblase *m*
胆囊溃疡 Gallenblasenulkus *n*, Gallenblasengeschwür *n*
胆囊良性肿瘤 gutartiger (od. benigner) Tumor der Gallenblase *m*, gutartige Geschwulst der Gallenblase *f*
胆囊淋巴结 Nodus lymphaticus cysticus *m*
胆囊瘤 Cholecystoncus *m*
胆囊瘘 Gallenblase-Fistel *f*
胆囊囊腺瘤 Zystadenom der Gallenblase *n*
胆囊囊肿 Cholecystocele *f*
胆囊粘膜 Gallenblasenschleimhaut *f*, Tunica mucosa vesicae felleae *f*
胆囊粘膜襞 Plicae tunicae mucosae vesicae felleae *f pl*
胆囊黏膜上皮乳头状增生 papilläre Hyperplasie der Gallenblasen-Schleimhaut *f*
胆囊粘液囊肿 Mukozele der Gallenblase *f*
胆囊粘液性腺癌 muköses Adenokarzinom der Gallenblase *n*
胆囊扭转 Gallenblasenvolvulus *m*
胆囊浓缩功能 Konzentrationslunktion der Gallenblase *f*
胆囊破裂 Gallenblasenruptur *f*
胆囊憩室 Divertikel der Gallenblase *n*
胆囊钳 Gallenblasen (faß)zange *f*
胆囊切除钳 Cholezystektomie-Faßzange *f*
胆囊切除术 Cholezystektomie *f*, Cholecystectomia *f*
胆囊切除术后综合征 Postcholezystektomie-Syndrom *n*
胆囊切迹 Incisura vesicae felleae hepatis *f*
胆囊切[开取]石术 Cholezystolithotomie *f*
胆囊切开术 Cholezystotomie *f*, Cholecystotomia *f*
胆囊切开引流术 Inzision und Dränage der Gallenblase *f*
胆囊缺如 Defekt (Agenesie) der Gallenblase *m*
胆囊阙如 Abwesenheit von Gallenblase *f*
胆囊肉瘤 Gallenblasensarkom *n*
胆囊三角 Calot* Dreieck *n*
胆囊神经瘤病 Neuromatose der Gallenblase *f*
胆囊肾盂吻合术 Cholezystopyelostomie *f*
胆囊十二指肠瘘 Cholezystoduodenalfistel *f*, Fistula cholecystoduodenalis *f*
胆囊十二指肠吻合术 Cholezystoduodenostomie *f*, Duodenocholezystostomie *f*
胆囊石病 Cholecystolithiasis *f*
胆囊[实验]瘘 Fistula amphibolica *f*
胆囊收缩功能 Kontraktionsvermögen der Gallenblase *n*
胆囊收缩素 Cholezystokinin *n*
胆囊收缩素-促胰酶素 Cholezystokinin-Pankreozymin *n*
胆囊水囊肿 Hydrozele der Gallenblase *f*, Gallenblasenhydrozele *f*
胆囊碎石术 Cholezystolithotripsie *f*, Cholecystolithotripsia *f*
胆囊损伤 Gallenblasenverletzung *f*
胆囊体 Gallenblasenkörper *m*, Corpus vesicae felleae *n*
胆囊痛 Cholecsytalgie *f*
胆囊胃瘘 Fistula cholecystogastrica *f*
胆囊胃吻合术 Cholezystogastrostomie *f*, Cholecystogastrostomia *f*
胆囊窝 Fossa vesicae felleae *f*
胆囊息肉 Gallenblasen-Polyp *m*
胆囊息肉和腺瘤 Gallenblasepolyp und Adenom *m*
胆囊息肉样病变 polypoide Läsion der Gallenblase *f*
胆囊下垂 Cholezystoptose *f*, Cholecystoptosis *f*
胆囊纤维肌腺瘤 Fibromyoadenom der Gallenblase *n*
胆囊腺癌 Adenokarzinom der Gallenblase *n*, Gallenblasenadenokarzinom *n*
胆囊腺肌瘤 Adenomyom der Gallenblase *n*
胆囊腺瘤 Adenom der Gallenblase *n*, Gallenblasenadenom *n*
胆囊小肠缝术 Cholezystoenterorrhaphie *f*, Cholecystoenterorrhaphia *f*
胆囊小肠吻合术 Cholezystoenterostomie *f*, Cholezystoenteroanastomose *f*
胆囊小结石病 Mikrolithiasis der Gallenblase *f*
胆囊压痛点 Druckschmerzpunkt der Gallenblase *m*
胆囊炎 Cholecystitis *f*, Gallenblasenentzündung *f*
胆囊炎伴有淋巴样组织增生 Cholezystitis mit lymphoider Hyperplasie *f*
胆囊炎合并穿孔 Cholezystitis mit Perforation *f*, Cholezystitis perforata *f*
胆囊移位 Verlagerung der Gallenblase *f*
胆囊郁积 Cholestase der Gallenblase *f*
胆囊运动障碍 Gallenblasendyskinesie *f*
胆囊造口术 Cholezystostomie *f*, Cholecystostomia *f*
胆囊造影剂 Kontrastmittel für Cholezystographie *n*, cholezystographisches Kontrastmittel *n*
胆囊造影术 Cholezystographie *f*
胆囊肿大 Gallenblasenvergrößerung *f*
胆囊肿瘤 Gallenblasentumor *m*
胆囊周[围]脓肿 pericholezyst (it)ischer Abszeß *m*
胆内瘘 interne Gallenfistel *f*
胆泥 Gallenschlamm *m*
胆泥形成 Gallenschlammbildung *f*
胆青素 Bilizyanin *n*, Cholezyanin *n*
胆色素 Gallenpigment *n*, Gallenfarbstoff *m*
胆色素结石 Gallenfarbstoffstein *m*
胆色素颗粒 Granula der Gallenfarbstoffe *m pl*
胆色素原 Porphobilinogen *n*
胆色素原脱氨酶 Porphobilinogen-Deaminase *f* (PBG-D)
胆色素原脱水酶 Porphobilinogendehydratase *f*
胆沙 Gallensand *m*, Gallengrieß *m*
胆沙病 Coniasis *f*
胆石 Gallenstein *m*, Gallenkonkrement *n*, Cholelith *m*
胆石病(症) Cholelithiasis *f*
胆石测听仪 Cholelithophon *n*, Cholelithoskop *n*
胆石匙 Gallensteinlöffel *m*
胆石绞痛 Gallensteinkolik *f*, Gallenkolik *f*, Gallenkrampf *m*, Colica cholelithiatica *f*

胆石钳 Gallensteinzange *f*
胆石嵌顿 Gallensteineinklemmung *f*, Inkazeration des Gallensteins *f*
胆石切除术 Cholelithotomie *f*, Cholelithotomia *f*
胆石探子 Gallensteinsonde *f*
胆石(甾)烷酮 Cholestanon *n*
胆石性肠梗阻 Gallensteinileus *m*
胆石性肠梗阻绞痛 Kolik infolge Gallensteinileus *f*
胆栓 Gallenthrombus *m*, Gallenzylinder *m*
胆素原肠肝循环 enterohepatischer bilinoger Zyklus *m*
胆酸 Cholsäure *f*, Cholalsäure *f*, Acidum cholacicum *n*
胆酸钠 Natriumcholat *n*
胆酮酸 Cholonsäure *f*
胆土素 Bilihumin *n*
胆烷 Cholan *n*
胆烷环 Cholan-Ring *m*
胆烷酸 Cholansäure *f*, Biliansäure *f*
胆维丁 Cholekalziferol *n*
胆维他 Anetholtrithion *n*, Felviten *n*
胆小管 Gallenkanälchen *n pl*, Canaliculi biliferi *m pl*
胆小管病 Cholangiolia *f*
胆小管极 Gallenkanälchenspol *m*, biliärer Pol *m*
胆小管上皮 Gallenkanälchen-Epithel *n*
胆小管性肝炎 cholangiolitische Hepatitis *f*
胆小管炎 Cholangiolitis *f*
胆心反射 Galle Herz-Reflex *m*
胆心综合征 Gallenblase-Herz-Syndrom *n*
胆血色素原 Cholehaemochromogen *n*
胆血性肾病 cholämische Nephrose *f*
胆血胸 Cholehaemothorax *m*
胆血症 Cholämie *f*, Cholaemia *f*
胆盐 Gallensalze *n pl*
[胆盐]肠肝循环 enterohepatischer Kreislauf *m*
胆盐的肠-肝循环 enterohepatischer Gallensalzkreislauf *m*
胆盐培养基 Gallensalz-Nährboden *m*
胆盐微胶粒 Gallensalz-Micellen *f pl*
胆胰管阻塞的双吻合手术 Doppelanastomose für Gallengangaufstau *f*
胆影葡胺 Biligrafin *n*, Megluminum jodipamidum *n*
胆影酸 Iodipamide *n*
胆硬脂酸 Acidum cholesterinicum *n*
胆原性腹泻 biliogene Diarrhoe *f*, biliogener Dutchfall *m*
胆源性胰腺炎 Gallensteinpankreatitis *f*
胆甾(固)醇 Cholesterin *n*
胆甾醇病 Cholesterin(speicher)krankheit *f*
胆甾醇测定 Cholesterinbestimmung *f*
胆甾醇测定用离心管 Zentrifugenglas für Cholesterinbestimmung *n*
胆甾醇沉着病(症) Cholesteatose *f*, Cholesteatosis *f*, Cholesterinsteatose *f*, Cholesterinsteatosis *f*
胆甾醇代谢失调 Cholesterinstoffwechselstörung *f*
胆甾醇胆红素钙混合[结]石 Cholesterinpigmentkalkstein *m*
胆甾醇结晶[体] Cholesterinkristall *m*
胆甾醇[结]石 Cholesterinstein *m*
胆甾醇毛地黄皂甙化物 Cholesterindigitonid *n*
胆甾醇尿 Cholesterinurie *f*
胆甾醇肉芽肿 Cholesterin-Granulom(a) *n*
胆甾醇[性]肺炎 Cholesterin-Pneumonie *f*
胆甾醇[性]结石 Cholesterinstein *m*
胆甾醇性水胸 Cholesterohydrothorax *m*
胆甾醇性心包炎 Cholesterin-Perikarditis *f*
胆甾醇性胸腔积液 Cholesterohydrothorax *m*
胆甾醇性脂肪变性 Cholesteatose *f*, Cholesteatosis *f*
胆甾醇胸膜炎 Cholesterinpleuritis *f*
胆甾醇血 Cholesterinämie *f*, Cholesterinaemia *f*
胆甾醇酯 Cholesterinester *m*, Estercholesterin *n*
胆甾醇酯测定 Bestimmung des Cholesterinesters *f*, Cholesterinester-Bestimmung *f*
胆甾醇酯酶 Cholesterase *f*, Cholesterinesterase *f*
胆甾醇贮积 Cholesterinspeicherung *f*
胆甾酮 Cholestron(um) *n*
胆甾烷 Cholestan *n*, Cholan *n*
胆甾烷醇 Cholestanol *n*
胆甾烷三醇 Cholestantriol *n*
胆[甾]烷酸 Cholansäure *f*
胆甾烷酮 Cholestanon *n*
胆甾烯 Cholesten *n*
胆甾烯醇 Cholestenol *n*
胆甾烯酮 Cholestenon *n*
胆甾-4-烯-3-酮 Cholest-4-en-3-on *n*
胆汁 Galle *f*, Bills *f*, Fel *n*
 A 胆汁 A-Galle *f*
 B 胆汁 B-Galle *f*
 C 胆汁 C-Galle *f*
胆汁氨酸 Felinin *n*
胆汁胆管 Gallengang *m*
胆汁的 gallig, biliär, biliös, bilios(-us, -a, -um)
胆汁二烯 Bilidiene *n pl*
胆汁反流 Gallenregurgitation *f*, Gallereflux *m*
胆汁反流性口炎 Gallenregurgitation-Stomatitis *f*
胆汁反流性胃炎 Gallenregurgitationsgastritis *f*, Gallerefluxgastritis *f*
胆汁反流性吻合口炎 Gallenregurgitationsstomatitis *f*
胆汁分泌 Gallensekretion *f*, Bilifikation *f*
胆汁分泌促进物质 Choleretika *n pl*
胆汁分泌过多 Polycholie *f*, Hypercholie *f*
胆汁分泌器 Gallensekretionsapparat *m*
胆汁粪 galliger Stuhl *m*, biliärer Stuhl *m*
胆汁过少 Hypocholie *f*, Oligocholie *f*
胆汁湖 Gallensee *m*
胆汁脊液 Bilirhachie *f*
胆汁菌苗 Galle-Vakzine *f*
胆汁疗法 Choletherapie *f*, Choletherapia *f*
胆汁流出 Cholerrhagie *f*, Cholerrhagia *f*
胆汁瘘 Biliärfistel *f*
胆汁囊泡 bile Vesikel *f*
胆汁逆流性胃炎综合征 Gallenrückflußgastritis-Syndrom *n*, Cholegastritis-Syndrom *n*
胆汁粘稠综合征 biliäres Hyperviskositätssyndrom *n*
胆汁尿 Biliuria *f*, Cholurie *f*, Choluria *f*
胆汁浓缩综合征 Gallenverdichtung-Syndrom *n*
胆汁排泄(除) Cholekinese *f*
胆汁排泄障碍性黄疸 lcterus acathecticus *m*
胆汁培养基 Gallenährboden *m*
胆汁溶解度试验 Gallelöslichkeitstest *m*
胆汁塞 Gallenpfropf *m*
胆汁塞(块)综合征 Gallenpfropfsyndrom *n*
胆汁三烯 Bilitrien *n*, Bilinum *n*
胆汁色素 Gallenpigment *n*, Gallenfarbstoff *m*
胆汁生成 Gallenbildung *f*, Cholepoiese *f*, Cholepoiesis *f*
胆汁素质 Diathesis biliosa *f*
胆汁酸 Gallensäure *f*
胆汁酸螯合剂 Gallensäure-Chelatbildner *m*
胆汁酸池 Gallensäurenpool *m*
胆汁酸的肠肝循环 enterohepatischer Kreislauf der Gallensäure *m*
胆汁酸和盐 Gallensäure und Salze *f*
胆汁酸盐 Gallensalz *n*
胆汁烯 Biliene *n pl*

胆汁消化 Gallensaftverdauung *f*
胆汁性腹膜炎 Gallenperitonitis *f*, biliäre Peritonitis *f*, gallige Peritonitis *f*, Choleperitonitis *f*
胆汁性肝炎 Hepatitis biliaris *f*
胆汁性肝硬变(化) biliäre Leberzirrhose *f*, Cirrhosis biliaris *f*
胆汁性脑病 biliäre Enzephalopathie *f*
胆汁性呕吐 galliges Erbrechen *n*, Galleerbrechen *n*, Cholemesis *f*
胆汁性瘙痒症 biliärer Juckreiz *m*
胆汁性渗出液 galliges Exsudat *n*
胆汁性糖尿病 biliärer Diabetes *m*, Diabetes biliarius *m*
胆汁性消化不良 biliäre Dyspepsie *f*
胆汁性脂肪痢 galliger Fettstuhl *m*, biliäre Stearrhoe *f*
胆汁胸 Cholethorax *m*, Cholothorax *m*
胆汁循环 Gallenkreislauf *m*
胆汁盐 Gallensalz *m*
胆汁盐肉汤 Gallensalzbrühe *f*
胆汁溢 Cholerrhagie *f*, Cholorrhoea *f*
胆汁引流 biliäre Drainage *f*, Galle(n)drainage *f*
胆汁淤积性肝病 cholestatische Lebererkrankung *f*
胆汁淤积性肝炎 cholestatische Hepatitis *f*
胆汁淤积性黄疸 cholestatischer Ikterus *m*
胆汁淤滞 Galle(n)stauung *f*, Cholestase *f*, Cholestegnosis *f*
胆汁淤滞性肝硬变 cholestatische Leberzirrhose *f*
胆汁淤滞性黄疸 cholestatischer Ikterus *m*
胆汁郁积 Stagnation der Galle *f*, Cholestase *f*, Cholestegnosis *f*
胆汁郁积的 cholestatisch
胆汁正常 Eucholie *f*, Eucholia *f*
胆汁质 cholerisches Temperament *n*
胆汁质的 biliös, cholerisch, bilios(-us, -a, -um), choleric(-us, -a, -um)
胆汁滞留 Gallenstauung *f*, Stagnation der Galle *f*, Cholestase *f*
胆脂瘤 Cholesteatom *n*
胆脂瘤刮匙 Cholesteatom-Kürette *f*
胆脂瘤型慢性中耳炎 chronische Otitis media mit Cholesteatom *f*
胆脂瘤性鼻炎 Cholesteatom-Rhinitis *f*
胆紫素 Cholehämatin *n*, Bilipurpurin *n*
胆总管 Hauptgallengang *m*, Choledochus *m*, Ductus choledochus *m*
胆总管癌 Hauptgallengangskarzinom *n*, Choledochuskarzinom *n*, Karzinom des Choledochus *n*
胆总管部分切除术 Choledochektomie *f*, Choledochectomia *f*
胆总管肠瘘 Gallengangs-Fistel *f*
胆总管成形术 Choledochusplastik *f*, Choledochoplastia *f*
胆总管对端吻合术 Choledcho-choledochostomie *f*
胆总管缝术 Choledochorrhaphia *f*
胆总管肝管吻合术 Choledochohepatostomie *f*, Choledochohepatostomia *f*
胆总管回肠吻合术 Choledochoileostomie *f*, Choledochoileostomia *f*
胆总管[结]石 Choledochusstein *m*, Choledocholithus *m*
胆总管结石病 Choledocholithiasis *f*
胆总管空肠吻合术 Choledochojejunostomie *f*
胆总管扩张 Choledochectasia *f*, Choledochusdilatation *f*, Choledochuserweiterung *f*
胆总管括约肌 Sphincter choledochus *m*, Boyden* Sphinkter *m*
胆总管括约肌痉挛 Spasmus des Choledochussphinkters *m*
胆总管囊性扩张[症] zystische Choledochusdilatation *f*
胆总管囊肿 Choledochuszyste *f*
胆总管囊肿空肠吻合术 Choledochocystojejunostomie *f*
胆总管囊肿切除术 Exzision der Choledochuszyste *f*
胆总管囊肿十二指肠吻合术 Anastomose der Choledochuszyste *f*
胆总管膨出 Choledochus-Ausbeulen *n*
胆总管钳 Gallenkanal-Klemmzange *f*
胆总管切[开取]石术 Choledocholithotomie *f*, Choledocholithotomia *f*
胆总管切开术 Choledochotomie *f*, Choledochendysis *f*
胆总管切开探查和引流术 Choledochotomie mit Exploration und Drainage *f*
胆总管切开探查术 Probecholedochotomie *f*
胆总管切开引流术 Choledochotomie und Choledochusdränage *f*
胆总管十二指肠吻合术 Choledochoduodenostomie *f*, Choledochoduodenostomia *f*
胆总管石病 Gallengangssteinleiden *n*
胆总管石切除术 Choledocholithotomie *f*, Choledocholithotomia *f*
胆总管碎石术 Choledocholithotripsie *f*, Choledocholithotripsia *f*
胆总管探查造口术 explorative choledochostomie *f*
胆总管探条 Choledochussonde *f*
胆总管胃吻合术 Choledochogastrostomie *f*, Choledochogastrostomia *f*
胆总管狭窄整形术 Gallengangsstenose-Plastik *f*
胆总管下端的壶腹部癌 ampulläres Karzinom unteren Choledochus *n*
胆总管小肠吻合术 Choledochoenterostomie *f*, Choledochoenterostomia *f*
胆总管炎 Choledochitis *f*
胆总管异常扩张 Megacholedochus *m*
胆总管造口(瘘)术 Choledochostomie *f*, Choledochostomia *f*
胆总管造口术合并 T 管引流术 Choledochostomie mit TR öhrendränage *f*
胆总管造影术 Choledochographie *f*, Choledochographia *f*

dàn 诞淡弹蛋氮

诞生牙 Natalzahn *m*
淡薄的环状强化 Schwache Ring-Enhancement *n*, Ring-Kontrastverstärkung *f*
淡度 Verdünnung *f*
淡粉红色 blassrosa
淡褐色的 bräunlich
淡黑色的 schwärzlich
淡红[色]的 blaßrot, hellrot, rosa
淡化 Entsalzen *n*, Salzentzug, *m*, Desalinatio *f*
淡化矛盾型[认知]风格 Nivellierungssatz *m*
淡化水 Entsalzungswasser *n*
淡黄病容 fahlgelbliches Gesicht *n*, fahlgelbliches Aussehen *n*
淡黄赫刺螨 Hirstonyssus isabellinus *m*
淡黄绿色 schwach gelblich-grün
淡黄色 hellblond
淡黄[色]的 gelblich, fahlgelb, hellgelb, luteol(-us, -a, -um)
淡黄[色]黄疸 Flavinikterus *m*
淡灰[色]的 hellgrau
淡酒 leichter Wein *m*
淡蓝的 blaßblau, hellblau
淡炼乳 Kondensmilch *f*
淡绿氧化铬色 Hellgrün *n*, Chromoxid-Grün *n*
淡漠 Indifferenz *f*, Apathismus *m*, Affektlosigkeit *f*
淡漠的 indifferent, apathisch, apathic(-us, -a, -um)
淡漠面容 apathisches Aussehen *n*, apathischer Gesichtsausdruck *m*
淡漠无情 Apathie *f*, Apathia *f*, Aspontaeiät *f*
淡漠型 apathisch
淡漠型甲[状腺功能]亢[进] apathischer Hyperthyreoidismus *m*, apathische Hyperthyreose *f*
淡漠性痴呆 apathische Demenz *f*
淡漠性欣快 gleichgültige Euphorie *f*
淡漠性休克 apathischer Schock *m*
淡漠性抑郁症 apathische Depression *f*, Depressio apathetica *f*, Acedia *f*
淡尿 Polyhydrurie *f*, Polyhydruria *f*
淡染 unterfärben

淡染的 hypochrom
淡染细胞 hypochrome Zelle *f*
淡色的 hypochrom
淡色的 hypochromisch, hell, blaß
淡色库蚊 Culex pipiens pallens *m*
淡色拟薄壁组织皮层 Parakortex *m*
淡色效应 hypochromer Effekt *m*
淡水 Süßwasser *n*
淡水甲壳 Süßwasserkrustazee *f*
淡水螺 Süßwasserschnecke *f*
淡水溺死 Süßwasserertrinken *m*
淡水生物学 Limnologie *f*
淡水虾 FIußkrebs *m*
淡水蟹 Süßwasserkrabbe *f*
淡水淹溺 Süßwasser-Ertrinken *n*
淡水鱼 Süßwasserfisch *m*
淡水(浸)浴 Süßwasserbad *n*
淡紫色发绀 Cyanosis heliotropa *f*
淡足舌蝇 Glossina pallidipes *n*
弹擦伤 Streifschuß *m*, Tangentialschuß *m*
弹仓 Magazin *n*
弹创 Schusswunden *f pl*
弹道的 ballistisch
弹片定位器 Kugelsucher *m*, Kugelfinder *m*, Splittersucher *m*
弹片伤 (Geschoß-)Splitterverletzung *f*
弹射式 katapultierend
弹射死亡事故 tödlicher Unfall vom Schuss *m*
弹射损伤 Schussverletzung *f*
A.B. 弹式测热计 Atwater-Berthelot-Bombenkalorimeter *n*
弹头动能 kinetische Energie des Geschoßes *f*
弹头鉴定 Identifikation des Geschoßes *f*, Identifizierung des Geschoßes *f*
弹头栓塞 Geschoßembolie *f*
弹丸状乳腺 Schrotkugelbrust *f*
弹状病毒科 Niederlassung der Rhabdovirus *f*
蛋 Ei *n*, Ovum *n*
蛋氨酸 Methionin
蛋氨酸脑啡肽 Methionin-Enzephalin *n*
蛋氨酸缺乏 Methioninmangel *m*
蛋氨酸吸收障碍综合征 Methionin-Maloasorptionssyndrom *n*, Smith*-Strang* Syndrom *n*
蛋(甲硫)氨酸循环 Methionin-Zyklus *m*
蛋氨酸转移核糖核酸连接酶 Methionin-tRNA-Synthetase *f*
蛋氨酰赖氨酰缓激肽 Methionyl-lysyl-bradykinin *n*
蛋白 Eiweiß *n*, Protein *n*
AA 蛋白 AA(Amyloid A)-Protein *n*(淀粉样 A 蛋白)
AK 蛋白 AL(Amyloid-Light-Kette)-Protein *n*(淀粉样轻链蛋白)
C- 蛋白 C-Protein *n*(维生素 K 依赖的抗凝血蛋白)
CAD 蛋白 CAD(Carbamoyl-Phosphat-Synthase, Aspartat-Carbamoyltransferase, Dihydroorotase)-Protein *n*(含氨甲酰磷酸合成酶、天冬氨酸转氨甲酰酶、二氢乳清酸酶的酶活性催化位点)
cI 蛋白 cI-Protein *n*
D 蛋白 D-Protein *n*
E 蛋白 E-Protein *n*
E12 蛋白 E12-Protein *n*
E47 蛋白 E47-Protein *n*
F 蛋白 F-Protein *n*
G 蛋白 G-Protein, Guanin-Nukleotid-bindendes Protein *n*
GC 蛋白 GC-Protein *n*
Gm 蛋白 Gm-Protein *n*
HIV 蛋白 HIV(Humanes Immundefizienz-Virus)-Proteine *n pl*(人类免疫缺陷病毒蛋白)
HMG 蛋白 High-Mobility-Group-Protein *n*, HMG-Protein *n*
HU 蛋白 HU-Protein *n*
LA 蛋白 Leukozytenadhäsion-Protein *n*(LAP)
LexA 蛋白 LexA-Protein *n*
M 蛋白 M-Protein *n*
N 蛋白 N-Protein *n*
Opa 蛋白 Opa-Protein *n*
P 蛋白 P-Protein *n*
por 蛋白 Porin-Protein *n*
Q 蛋白 Q-Protein *n*
R 蛋白 R-Protein *n*(电泳中快速运动的蛋白)
Ras 蛋白 Ras-Protein *n*
S 蛋白 S-Protein *n*(补体系统调节蛋白)
S-100 蛋白 S-100-Protein *n*
SAA 蛋白 SAA(Serumamyloid A)-Protein *n*(血清淀粉样 A 蛋白)
Ss 蛋白 Ss-Protein *n*
TH 蛋白 Tamm-Horsfall-Protein(Uromodulin)*n*(塔霍粘蛋白)(亨利襻升支细胞所产生,为正常尿液及管型的成分)
T-H 蛋白 T-H Protein *n*
Toll 蛋白 Toll- Protein *n*
X 蛋白 X-Protein *n*
Y 蛋白 Y-Protein *n*
Z 蛋白 Z-Protein *n*
甄清蛋白 Legumelin *n*
蛋白的 albuminös, eiweißhaltig
蛋白 / 多肽序列仪 Protein-/Peptid-Sequenzer *m*
蛋白 -C Protein-C *n*
蛋白 C 抗原 Protein C-Antigen *n*
蛋白 C 抑制物 Protein C-Inhibitor *m*
蛋白 -S Protein-S *n*
蛋白 Z 依赖蛋白酶抑制物 Protein-Z-abhängiger Protease Inhibitor *m*(ZPI)
蛋白变性 Proteindenaturierung *f*
蛋白沉积症 Proteinose *f*
蛋白沉降分析 Sedimentationsanalyse von Protein *f*
蛋白胆汁症 Albuminocholie *f*, Albuminocholia *f*
蛋白 - 蛋白相互作用 Protein-Protein-Interaktion *f*
蛋白氮 Eiweißstickstoff *m*
蛋白的 proteinhaltig
[蛋白的]熔球态 geschmolzener kugelförmiger Zustand *m*
蛋白电泳 Protein-Elektrophorese *f*
蛋白[电泳]谱 Serumelektrophorese *f*
蛋白定性试验 qualitative Eiweißbestimmung *f*
蛋白丢失肠病 eiweißverlierende Enteropathie *f*
蛋白丢失性胃肠病 eiwei ßverlierende Gastroenteropathie *f*
蛋白胨 Pepton *n*
蛋白胨溶液 Peptonlösung *f*
蛋白胨乳 peptonisierte Milch *f*
蛋白胨水 Peptonwasser *n*
蛋白胨荨麻疹 Pepton-Urtikaria *f*
蛋白胨盐 Peptonat *n*
蛋白多糖 Proteoglykan *n*
蛋白二硫化物异构酶 Protein-Disulfid-Isomerase *f*
蛋白二硫键异构酶 Proteindisulfidisomerase *f*
蛋白反应热 Eiweißfieber *n*
蛋白分解毒质 Aporrhegmen *n pl*
蛋白分解率 Protein-Abbaurate *f*
蛋白分(水)解学说 proteolytische Theorie *f*
蛋白分解[作用] Proteolyse *f*
蛋白分泌细胞 proteinsezernierende Zelle *f*
蛋白甘油 Eiweißglyzerin *n*
蛋白工程 Proteintechnik *f*
蛋白供给量 Eiweißzufuhrsmenge *f*

蛋白固定 Proteopexie *f*
G 蛋白关联受体 G-Protein-gekoppelter Rezeptor *m*
蛋白管型 Protein-Besetzung *f*
蛋白过多 Hyperproteose *f*
蛋白合成 Eiwei ßsynthese *f*
蛋白合成抑制药 Proteinsynthesehemmstoffe *pl*, Inhibitor der Proteinsynthese *m*
蛋白黑素 Melanoidine *n pl*
蛋白化汞 Quecksilber-Albuminat *n*
蛋白黄色反应 Xanthoproteinreaktion *f*
蛋白基因产物 Protein-Genprodukt *n*
蛋白激酶 Proteinkinase *f*
蛋白激酶 A Proteinkinase A *f*(PKA)
蛋白激酶 B Proteinkinase B *f*
蛋白激酶 C Proteinkinase C *f*(PKC)
蛋白激酶 Cι Proteinkinase Cι *f*
蛋白激酶 M Proteinkinase M *f*(PKM)
蛋白激酶 -R Proteinkinase-R *f*
蛋白激酶抑制剂 Proteinkinase-Inhibitor *m*
蛋白激素 Proteohormone *n pl*
蛋白加合物 Proteinaddukte *f*
Rh 蛋白家族 Rh-Protein-Familie *f*
蛋白价 protein score <engl.>
蛋白碱血 Leucomainaemia *f*
蛋白接种 Eiweißvakzination *f*
蛋白结构 Proteinstruktur *f*
蛋白结合 Proteinbindung *f*
蛋白结合测定[法] eiweißgebundene Erprobung *f*, proteingebundene Erprobung *f*, protein binding assay <engl.>
蛋白结合碘 eiweißgebundenes Jod *n*, proteingebundenes Jod *n*
蛋白结合 ^{131} 碘测定 eiweißgebundene^{131}J-Bestimmung *f*
蛋白结合己糖 proteingebundene Hexose *f*
蛋白浸出物 Eiweiß-Extrakt *m*
蛋白精氨酸 N 甲基转移酶 Protein-Arginin-N-Methyltransferase *f*
蛋白聚糖(蛋白多糖) Proteoglykan *n*(PG)
蛋白聚糖水解 Hydrolyse des Proteoglykans *f*
蛋白卡营养不良 Protein-Kalorien-Mangelernährung *f*
蛋白颗粒收钙素 Proteinpartikel-Calcium *n*
蛋白酪氨酸激酶 Proteintyrosinkinase *f*
蛋白酪氨酸激酶类 Protein-Tyrosin-Kinasen *f*
蛋白酪氨酸激酶抑制剂 Proteintyrosinkinase-Inhibitor *m*
蛋白酪氨酸磷酸酶 Proteintyrosinphosphatase *f*
蛋白酪氨酸磷酸酶样蛋白 Protein-Tyrosin-Phosphataseähnliches Protein *n*
蛋白酪氨酸磷酯酶 Protein-Tyrosin-Phosphatasen *f pl*(PTPs)
蛋白酪氨酸试验 Protein-Tyrosin-Test *m*
蛋白疗法 Eiweißtherapie *f*, Proteintherapie *f*
蛋白磷酸化酶 Proteinphosphorylase *f*
蛋白磷酸酶 2B Proteinphosphatase-2B *f*
蛋白酶 Proteinenzym *n*, Proteinferment *n*, Protease *f*
IgA 蛋白酶 IgA-Proteinase *f*
蛋白酶抗性蛋白 Proteinase-resistente Protein *n*
蛋白酶类 Proteinasen *f pl*
蛋白酶连接素 Protease-Verbindung-Hormon *n*
蛋白酶体 Proteasom *n*
26S 蛋白酶体 26S-Proteasom *n*
蛋白酶体途径 Proteasom-Weg *m*
蛋白酶体 β 亚单位 B-Untereinheit des Proteasoms *f*
蛋白酶体抑制 Proteasomhemmung *f*
蛋白酶体抑制因子 Proteasom-Inhibitor *m*
蛋白酶抑制物 Prolease-Inhibitor *m*
α2- 蛋白酶抑制物 α2-Proteinase Inhibitor *m*
蛋白酶 - 抑制物复合物 Prolease-Inhibitor-Komplex *m*
蛋白酶抑制因子 Proteinasenhemmer *m pl*, Proteaseninhibitoren *m pl*
蛋白密码学 Protein-Kryptographie *f*
蛋白免疫印记 Western Blot *m*
蛋白膜 Eiweiss-Mantel *m*
蛋白囊 Eiweißsack *m*
蛋白能量营养不良 Eiweiß-kalorie-Malnutrition *f*
蛋白能量营养不良症 Protein-Energie-Mangelernährung *f*
蛋白尿 Proteinurie *f*
蛋白尿性多尿[症] Diabetes albuminuricus *m*
蛋白尿性黑蒙 albuminurische Amaurose *f*, Amaurosis albuminurica *f*
蛋白尿性肾炎 Nephritis albuminosa *f*
蛋白尿性视网膜炎 Retinitis albuminurica *f*
蛋白尿[症] Proteinurie *f*, Albuminurie *f*
G 蛋白偶联受体 G-Protein-gekoppelter Rezeptor *m*
G 蛋白偶联受体激酶 G-Protein-gekoppelter Rezeptor-Kinase *f*
G 蛋白偶联受体系统 G-Protein-gekoppelte Rezeptor-System *n*
蛋白胚乳 Albumen *n*, Albumin *n*
蛋白拼接 Proteinspleißen *n*
C 蛋白缺陷 Protein-C-Mangel *m*
蛋白溶解酶 proteolytisches Enzym *n*
蛋白溶菌素 Proteidin *n*
蛋白肉汤 Ei(-albumin)bouillon *f*
蛋白乳 Eiweißmilch *f*, Albuminmilch *f*
蛋白丧失胃肠综合征 eiweißverlierende Gastroenteropathie *f*
蛋白丧失性胃肠病 eiweißverlierende Gastroenteropathie *f*
蛋白摄食过多 Hyperproteose *f*
蛋白食恐怖 Proteinophobia *f*
蛋白脎 Albumose *f*, Albuminose *f*, Proteose *f*
蛋白水解的 proteolytisch
蛋白[水解]酶 proteolytisches Ferment *n*, proteolytisches Enzym *n*
蛋白水解素 Proteolysine *n pl*
蛋白水解[作用] Proteolyse *f*
蛋白顺式结合 cis-Bindung *f*
蛋白丝 Protein-Faser *f*
蛋白特异分析法 proteinspezifische Analyse *f*
Ras 蛋白调节因子 Ras-Protein regulierter Faktor *m*
蛋白消化 Proteopepsis *f*
蛋白芯片 Protein-Chip *m*
蛋白性多尿[症] albuminöse Polyurie *f*
蛋白性骨膜炎 albuminöse Periostitis *f*
蛋白性水肿 albuminöses Ödeme *n*
蛋白序列分析 Proteinsequenzanalyse *f*
蛋白血[症] Proteinämie *f*, Proteinaemia *f*
M 蛋白血症 M-Hyperproteinämie *f*
蛋白样变性 albuminöse Degeneration *f*, albuminoide Degeneration *f*, trübe Schwellung *f*
蛋白样的 albuminös, albuminic(-us, -a, -um)
蛋白样痰 albuminoides Sputum *n*, Expectoratio albuminosa *f*
蛋白异常血症 Dysproteinämie *f*
蛋白异常血症性紫癜 Purpura-Hyperglobulinämie *f*
蛋白银 Silberproteinat *n*, Silberalbuminat *n*, Argentum proteinicum *n*
蛋白印迹分析 Western Blot-Analyse *f*
蛋白印迹试验(法) Western-Blot-Technik *f*
蛋白营养粉 Tropon *n*
蛋白原[的] proteinogen
蛋白脂 Proteolipin(um) *n*, Proteolipid *n*
蛋白脂蛋白 Proteolipidprotein *n*
蛋白脂质体 Proteoliposom *n*
蛋白质 Eiweiß *n*, Protein *n*
本斯·琼斯氏蛋白质 Bence-Jones* Proteine *n pl*
海-克-威三氏蛋白质 Hektoen*-Kretschmer*-Welker* Protein *n*

tau 蛋白质(类) Tau-Protein *n*
蛋白质 - 蛋白质相互作用 Protein-Protein-Interaktion *f*
蛋白质 A Protein A *n*(葡萄球菌 A 蛋白)
蛋白质 C Protein C *n*(维生素 K 依赖的抗凝血蛋白)
蛋白质 -DNA 复合物 Protein-DNA-Komplex *m*
X 蛋白[质] Y-Protein *n*
Z 蛋白[质] Z-Protein *n*
S 蛋白[质]S Protein S *n*(具维生素 K 依赖性能通过激活蛋白 C 而抑制血液凝固的血浆蛋白)
蛋白质变性 Eiweißdenaturierung *f*
蛋白质表达 Proteinexpression *f*
蛋白质表观消化率 scheinbare Verdaulichkeit(sV) der Proteine *f*
蛋白质不均一性 Verschiedenartigkeit der Proteine *f*
蛋白[质]餐 Eiweißdiät *f*
蛋白质超负荷 Eiweißüberlastung *f*
蛋白质沉淀法 Proteinfällung-Verfahren *n*
蛋白质沉积[症] Proteinose *f*
蛋白[质]促生长肽 Strepogenin *n*, Streptogenin *n*
蛋白质存留率 Effizienz der Proteinretention *f*
蛋白质错误折叠循环放大 Proteinfehlfaltung-Verstärkung *f*
蛋白质代谢 Eiweißstoffwechsel *m*, Eiweißumsatz *m*, Proteometabolismus *m*
蛋白质代谢[功能]试验 Eiweißstoffwechsel-Funktionsprüfung *f*, Proteinstoffwechsel-Funktionsprüfung *f*
蛋白质代谢紊乱 Eiweißstoffwechselstörung *f*, Proteinstoffwechselstörung *f*
蛋白质蛋白质相互作用 Protein-Protein-Wechselwirkung *f*
蛋白质的等电点 isoelektrischer Punkt von Proteinen *m*
蛋白质的腐败作用 Korruption des Proteins *f*
蛋白质的凝固作用 Eiweißkoagulation *f*
蛋白质的组成 Zusammensetzung des Proteins *f*
蛋白质定量检查 quantitative Eiweißbestimmung *f*
蛋白质定性检查 qualitative Eiweißbestimmung *f*
蛋白质动力学 Proteindynamik *f*
蛋白质分泌细胞 Protein-sekretierende Zelle *f*
蛋白质分析 Eiweißanalyse *f*
蛋白质分子 Eiweißmolekül *n*
蛋白质分子模型数据库 molekulare Modellierungsdatenbank *f*
蛋白质腐败[作用] Eiweißfäulnis *f*
蛋白质负平衡 negativer Eiweißausgleich *m*, negative Proteinbilanz *f*
蛋白质工程 Proteintechnik *f*
蛋白质功能芯片 funktioneller Protein-Chip *m*
蛋白质功能域 funktionelle Proteindomäne *f*
蛋白质功效比值 Protein-Wirkungsgrad *m*
蛋白质构象 Proteinkonformation *f*
蛋白质合成 Eiweißsynthese *f*, Proteinsynthese *f*
蛋白质合成促进因子 befördernder Faktor der Eiweißsynthese *m*
蛋白质合成抑制剂 Inhibitor der Eiweißsynthese *m*, Inhibitor der Proteinsynthese *m*,
蛋白质互补作用 Ergänzungswirkung des Eiweißes *f*, komplementäre Wirkung des Eiweißes *f*
蛋白质换算系数 Protein-Umrechnungsfaktor *m*
蛋白质饥饿 Proteinhunger *m*
蛋白质家族 Proteinfamilie *f*
蛋白质检测芯片 Proteinnachweis-Chip *m*
蛋白质交联 Proteinquervernetzung *f*
DNA- 蛋白质交联物 DNA-Protein-Vernetzung *f*
蛋白质节约(省)作用 Protein-sparende Maßnahme *f*
蛋白质结构 Proteinstruktur *f*
蛋白质结构分类数据库 Proteinstruktur- Klassifikationsdatenbank *f*
蛋白质结构基因 Strukturgen des Proteins *n*
蛋白质结构数据库 Proteinstrukturdatenbank *f*
蛋白质结构域 Proteinstrukturdomäne *f*
蛋白质结合钙 eiweißgebundener Kalk *m*
蛋白质结晶 Eiweißkrystall *m*
蛋白质结絮作用 Flockung des Proteins *f*
蛋白质截短实验 Protein-Abschneiden-Test *m*
蛋白质净比值 Netto-Eiweiß-Verhältnis *n*
蛋白质净利用[率] Nettp-Protein-Auslastung *f*
蛋白质净利用率 Netto Proteinverwendung *f*, Net Protein Utilization *f*
蛋白[质]抗原 Proteinantigen *n*
蛋白质颗粒 Proteinkörner *n pl*, Eiweißgranula *n pl*
蛋白质酪氨酸激酶(JAK-2) Proteintyrosinkinase *f*, Januskinase 2 *f*
蛋白质类 Proteine *n pl*
蛋白质类构架拓扑同源家族的结构分类数据库 Proteinstruktur- Klassifikationsdatenbank der Homologie-Familie *f*
蛋白质类激素 Proteinhormon *n*
蛋白质磷酸[酯]酶 Proteinphosphatase *f*
蛋白质磷酸化 Proteinphosphorylierung *f*
蛋白质膜 albuminöse Membran *f*
蛋白质内含子 Protein-Intron *n*
蛋白质能量比 Protein-Energieverhältnis *n*
蛋白质 - 能量营养不良 Protein-Energie-Mangelernährung *f*
蛋白质平衡 Proteinbilanz *f*, Eiweißbilanz *f*
蛋白质缺乏状态 Eiweißmangel-Zustand *m*
蛋白质热量比 Protein-Energieverhältnis *n*
蛋白质热能缺乏病 Eiweißenergie-Malnutrition *f*, Eiweißenergie-Mangelkrankheit *f*
蛋白质 - 热能营养不良 Eiweiß-Kalorie-Malnutrition *f*, Eiweiß-Kalorie-Mangelernährung *f*
蛋白质三级结构 Tertiärstruktur der Proteine *f*
蛋白质丧失 Eiweißverlust *m*
蛋白质膳食供给量 Tagesdosis an Protein *f*
蛋白质生物合成 Eiweißbiosynthese *f*
蛋白质生物合成自[身调]控 Autoregulation der Proteinbiosynthese *f*, Selbstkontrolle der Proteinbiosynthese *f*
蛋白质生物价 biologische Eiweißwertigkeit *f*
蛋白质生物学价值 biologische Wertigkeit eines Proteins *f*
蛋白质数据库 Proteindatenbank *f*
蛋白质水解途径 proteolytischer Weg *m*
蛋白质水解物 Proteinhydrolysate *n pl*, Eiweißhydrolysate *n pl*
蛋白质顺序测定 Proteinsequenzierung *f*
蛋白质顺序仪 Proteinsequenzer *m*
蛋白质顺序种系测定 Proteinsequenz-Phylogenese *f*
蛋白质糖基化 Glykosylierung von Proteinen *f*
蛋白质通路和相互作用 Protein-Signalweg und Wechselwirkung *f*
蛋白质同种异型 Protein-Allotypen *m pl*
蛋白质突变数据库 Protein-Mutationsdatenbank *f*
蛋白质外显子 Protein-Exon *n*
蛋白质线性聚合 lineare Polymerisation von Proteinen *f*
蛋白质消化率 Verdaulichkeit des Eiweißes *f*
蛋白质芯片 Protein-Chip *m*
蛋白质信息资源库 Protein-Informationen-Ressourcenbibliothek *f*
蛋白质休克疗法 Eiweißschocktherapie *f*, Eiweißschockbehandlung *f*
蛋白质需要量 Eiweißbedarf *m*
蛋白质亚单位 Proteinuntereinheit *f*
蛋白质异戊二烯化 Protein-Farnesylierung *f*
蛋白质印迹 Proteinblot *m*
蛋白[质]印迹法 Westernblot *m*, Immunblot *m*
蛋白质营养 Proteinernährung *f*
蛋白质营养不良 Eiweißunterernährung *f*, Eiweißmangeler-

nährung *f*
蛋白质杂交 Western-Hybridisierung *f*
蛋白质真消化率 wahre Verdaulichkeit des Proteins *f*
蛋白质知识库 UniProt-Knowledgebase *f*
蛋白质转换 Proteinwechsel *m*
蛋白质自杀机制 Protein-Selbstmord-Mechanismus *m*
蛋白质组 Proteom *n*
蛋白质组成 Komposition des Eiweißes *f*, Zusammensetzung der Proteine *f*
蛋白质组学 Proteomik *f*
蛋白致敏 Sensibilisierung der Proteine *f*
蛋白转导域 Proteintransduktionsdomäne *f*
蛋粉 Eipulver *n*, Eierpulver *n*, Trockenei *n*
蛋红素 Oorhodein(um) *n*
蛋黄 Eidotter *m*, Eigelb *n*
蛋黄反应 Eigelbreaktion *f*
蛋黄酱 Mayonnaise *f*
蛋黄平板 Eigelbplatte *f*, Eidotterplatte *f*
蛋黄乳 Eierpunsch *m*
蛋酒 Eierpunsch *m*
蛋壳 Eierschale *f*, Testa ovi *f*
蛋壳样钙化 Eierschalenverkalkung *f*, Eierschalenkalzifikation *f*
蛋壳样矽肺 Eierschalensilikose *f*
蛋类食品 Eierspeise *f*
蛋清 Eiklar *n*, Eierklar *n*
蛋清清蛋白 Eieralbumin *n*, Ovalbumin *n*
蛋肉培养基 Eierfleisch-Kulturmedium *n*, Eierfleisch-Nährboden *m*
蛋水 Eierwasser *n*
氮 Stickstoff *m*, Nitrogen *n* (N, OZ 7)
氮饱和 Stickstoffsättigung *f*
氮丙啶 Aziridin *n*
氮测定 Stickstoffbestimmung *f*
氮测定器 Nitrometer *n/m*, Azotometer *n/m*
氮迟滞 Stickstoffverzögerung *f*
氮川三乙酸 Nitrilotriessigsäure *f*, Komplexon Ⅰ *n*
氮醇酯酶 Azol-esterasen *f pl*
氮簇转移酶 Transferase der stickstoffhaltigen Gruppe *f*
氮代谢 Stickstoffumsatz *m*
氮定量器 Nitrometer *n/m*, Azotometer *n/m*, Stickstoffmesser *m*
氮肥 Stickstoffdünger *m*
氮分压 Stickstoffpartialdruck *m*
氮分子激光疗法 Stickstoff-Laser-Therapie *f*
氮分子激光器 Stickstoffmolekularer Laser *m*
氮负平衡 negative Stickstiffbilanz *f*
氮化 Azotierung *f*
氮化钙 Calciumnitrid *n*, Stickstoffkalzium *n*
氮化铝 Aluminiumnitrid *n*
氮化三锂 Lithiumnitrid *n*, Stickstofflithium *n*
氮化[三]钠 Natriumnitrid *n*, Stickstoffnatrium *n*
氮化三银 Silbernitrid *n*, Stickstoffsilber *n*
氮化物 Stickstoffverbindungen *f pl*, Nitride *n pl*
氮化细菌 Nitrobakterie *f*, Bacillus azotobacter *m*
氮化[作用] Azotierung *f*
氮激动素 Azakinetin *n*
氮甲 N-formylsarcolysin *n* (N-F)
氮芥 Chlormethin(um) *n*, nitrogen mustard <engl.>
氮芥(恩比兴) Stickstofflost-Verbindung *f*
氮芥中毒 Nitrogenmustard-Vergiftung *f*
氮蓝四唑 Nitroblautetrazolium *n*, Nitro-BT
氮蓝四唑染色试验 Nitroblautetrazolium(NBT)-Farbtest *m*
氮类[肾上腺]皮质激素 Nitrogenkortikoid *n*
氮量测定计 Stickstoffmesser *m*, Azotometer *n/m*, Nitrometer *n*
氮磷检测器 Stickstoff-und Phosphor-Detektor *m*
氮麻醉 Stickstoffnarkose *f*
氮霉素 Azomycin *n*
氮鸟嘌呤 Azaguanin *n*
8-氮鸟嘌呤 8-Azaguanin *n*
氮尿 Azoturie *f*
氮尿嘧啶 Aza-urazil *n*
氮尿性糖尿病 Diabetes azoturicus *m*, Stickstoffdiabetes *m*
氮排泄 Stickstoffausscheidung *f*
氮平衡 stickstoffgleichgewicht *n*, Stickstoffbilanz *f*
氮平衡试验 Stickstoffbilanzversuch *m*
氮平衡指数 Stickstoffbilanz-Index *m*
氮气除饱和 Stickstoff-Entsättigung *f*
氮气混合气 Stickstoffgemisch *n*
氮气量管 Stickstoffmessbürette *f*
氮气球 Stickstoffbestimmungsbulbe *f*, Stickstoffbestimmungsröhre *f*
氮溶解指数 Stickstofflöslichkeitsindex *m* (NSI)
氮丝氨酸 Azaserin *n*
氮素同化作用 Stickstoff-Assimilation *f*
氮糖分进饮食 Trenndiät *f*, Trennkost *f*
氮脱饱和[作用] Stickstoffentsättigung *f*, Stickstoffdesaturierung *f*
氮烯唑胺 Dacarbazine *n pl*
氮洗出 Stickstoff-Auswaschen *n*
氮性肝[性]昏迷 nitrogen-bedingtes Leberkoma *n*
氮胸苷 Azathymidine *n pl*
氮胸腺嘧啶 Azathymin *n*
氮血热 Azothermie *f*
氮血性尿毒症 azotamische Urämie *f*, Uraemia azotaemica *f*
氮血[症] Azotämie *f*, Nitraemia *f*
氮血[症]性肾炎 azotämische Nephritis *f*, Nephritis azotaemica *f*
氮循环 Stickstoffzyklus *m*, Stickstoffkreis *m*
氮氧化合物中毒 Vergiftung mit Stickoxiden *f*
氮氧化物 Stickstoffoxid *n*
氮氧化物污染 Verschmutzung des Stickstoffoxides *f*, Verunreinigung des Stickstoffoxides *f*
氮氧化物中毒 Stickstoffoxidvergiftung *f*
氮氧甲基 Uret *n*
氮溢 Azotorrhöe *f*
氮源 Stickstoffquelle *f*
5-氮[杂]胞苷 5-Azacytidin *n*
氮杂蒽 Akridin *n*
氮杂环丙烯 Aziridine *n pl*, Azacyclopropane *n pl*
氮杂环丁烷 Azetidine *n pl*
氮杂类甾醇 Azasteroid *n*
8-氮杂鸟嘌呤 8-Azaguanin *n*
6-氮[杂]尿苷 6-Azauridin *n*
氮杂丝氨酸 Azaserin *n*, Diazoazetylserin *n*
9-氮杂芴 9-Karbazol *n*
氮杂革 Azepin *n*, Azapetin *n*, Azepine *n*
氮质过多症 Azotenesis *f*
氮质血[症] Azotämie *f*, Nitraemia *f*
氮[质]血症 Azotämie *f*
氮质血[症]期 azotämisches Stadium *n*
氮质血症性骨营养不良 azotämische Knochendystrophie *f*
氮[质]血[症]性肾小球肾炎 azotämische Glomerulonephritis *f*, Glomerulonephritis azotaemica *f*
氮[质]潴留 Stickstoffretention *f*
氮草斯汀 Azelastin *n*
氮草脒青霉素 Mecillinam *n*
氮草脒青素素双酯 Pivmecillinam *n*
氮自由基 Stickstoff-Radikal *n*

DANG 当挡档

dāng 当

当-埃二氏综合征 Ehlers*-Danlos* Syndrom *n*
当代重大环境问题 zeitgenössisches großes Umweltproblem *n*
当归浸膏 Extrakt der Radix angelicae sinensis *n*, Extractum angelicae *n*
当归内酯 Angelikon *n*
当归属(白芷属) Engelwurz *f*
当归素 Angelikon *n*
当归酸 Angelicasäure *f*, Acidum angelicum *n*
当量 Äquivalentgewicht *n*, Äquivalenz *f*, Äquivalent *m*, Gegenwert *m*
当量的 äquivalent, normal
当量点 Äquivalenzpunkt *m*
当量电导 äquivalente Konduktanz *f*
当量电导率 Äquivalentleitfähigkeit *f*
当量电荷 Äquivalentladung *f*
当量甘汞电极 Normalkalomelelektrode *f*
当量浓度 Äquivalentkonzentration *f*, Äquivalenzkonzentration *f*, Normalität *f*
当量溶液 normale Lösung *f*, Normallösung *f*
当量吸附 Äquivalentadsorption *f*
当量质量 äquivalente Masse *f*
当洛斯氏综合征 Danlos* Syndrom *n*
当前记录 aktueller Datensatz *m*
当前心理体验 momentan psychologisch
当药 Herba swertiae *f*
当药醇 Swertianol *n*
当药[醇]甙 Swertianolin *n*
当药[黄]素 Swertisin *n*

dǎng 挡档

挡风玻璃损伤 Verletzung durch Fenster-Schild *f*
挡开性骨折 Parierfraktur *f*
档案 Archiv *n*
档案资料 Profile *n*

DAO 刀氘导岛捣倒祷倒到盗道稻

dāo 刀氘

刀 Messer *n*
巴克刀 Buck* Messer *m*(口腔手术用)
贝尔氏刀 Beer* Starmesser *n*
布莱尔刀 Blair* Messer *m*(皮肤移植用)
伽马刀(γ 刀) Gamma* Messer *m*, Gamma*Einheit *m*(γ 射线束产生颅内损害,用于定向性放射外科)
格雷费刀(线状内障刀) Graefe* Messer *m*(用于白内障手术)
古福刀 Goldman Fox* Messer *m*(牙周手术用)
亨拜刀 Humby* Messer *m*(皮肤移植用滚筒刀)
柯克兰刀 Kirkland* Messer *m*(牙周手术用)
利斯顿氏刀 Liston* Messer *n*
梅里菲尔德刀 Merrifield* Messer *m*(切除牙龈用)
约瑟夫刀 Joseph* Messer *m*(鼻成形术用双叶刀)
X 刀 X-Messer *n*
刀槽 Messerrinne *f*
刀叉模型 Messer-Gabel-Modell *n*
刀穿通性刺创 vom Messer durchstechende Stichwunden *f pl*
刀创 Messerstiche *f pl*
刀豆 Jackbohne *f*
刀豆氨酸 Canavanin *n*
刀豆氨酸琥珀酸 Canavaninosukzinsäure *f*
刀豆氨酸[基]琥珀酸 Canavaninosukzinsäure *f*
刀豆氨酸酶 Canavanase *f*
刀豆蛋白 Concanavalin *n*
刀豆蛋白 A Concanavalin A *n*(Con A)
刀豆[球]蛋白 Canavalin *n*
刀豆球蛋白 A Concanavalin A *n*
刀豆素 A Concanavalin A *n*(Con A)
刀锋(尖)恐怖 Aichmophobie *f*, Azerophobie *f*
刀割样[疼]痛 lanzinierender Schmerz *m*
刀痕 Messerschramme *f*
刀口(刃) Messerschneide *f*, Messerklinge *f*
刀片 Rasierklinge *f*
刀片夹 Klingenhalter *m*
刀片夹持器 Messerhalter *m*
[刀]切 Schnitt *m*
刀切法 Jackknife-Verfahren *n*
刀伤 Schnittwunde *f*
刀晕 traumatische Synkope *f*
刀针 Messernadel *f*
刀状的 messerförmig
氘(重氢) Deuterium *n*
氘标记的 deuterium-markiert, deuterium-gezeichnet
氘灯 Deuteriumlampe *f*
氘灯校正法 Deuteriumlampe-Korrektur *f*
氘核 Deuteron *n*, Deuton *n*, Diplon *n*

dǎo 导岛捣倒祷

导 Leitung *f*, Anleitung *f*
导肠气法 Deflation mit Darmrohr *f*
导程 Ableitung *f*
导出单位 abgeleitete Einheit *f*
导磁系数 magnetische Permeabilität *f*
导磁性 Permeabilität des Magnetes *f*
导带 Leitungsband *n*
导弹医学 Projektilmedizin *f*, Flugkörper-Medizin *f*, missile medicine <engl.>
导电 elektrische Leitung *f*
导电池 Leitfähigkeitszelle *f*, Leitfähigkeitsmeßzelle *f*
导电度 elektrische Leitfähigkeit *f*
导电纺织面料 stromleitende Textilien *pl*
导电膏 elektroleitende Paste *f*
导电率 elektrische Leitfähigkeit *f*, spezifischer Leitwert *m*, spezifisches Leitvermögen *n*
导电水 Leitfähigkeitswasser *n*
导电体 Konduktor *m*, Leiter *m*
导电性 elektrische Leitfähigkeit *f*, elektrisches Leitvermögen *n*
导管 Katheter *m*, Ductus *m*
安普莱茨冠状动脉导管 Amplatz* Koronarkatheter *m*(冠脉造影时用)
博氏导管 Bozeman* Katheter *m*
布拉希球囊导管 Braasch* Ballonkatheter *m*(尖端呈球状的导管,用于输尿管内径的扩张和测定)
布罗肯伯勒穿通间隔导管 Brockenbrough* Transseptalkatheter *m*(能穿通房间隔的心脏专用导管)
菲力普导管(丝状导管) Phillips* Katheter *m*(尿道导管,有一丝状管芯)
弗里奇导管(双腔子宫导管) Fritsch* Katheter *m*, Bozeman Fritsch* Katheter *m*
福利导管 Foley* Katheter *m*(留置在膀胱内的导管)
格林齐希球囊导管 Gruentzig* Ballonkatheter *m*(用于动脉狭窄的扩张)
根西尼冠脉导管 Gensini* Koronarkatheter *m*(用于冠状动脉造影的未预先塑形的导管)
古利氏导管 Gouley* Katheter *m*

加尔齐奥导管 Garceau* Katheter *m*（圆锥形导管）
贾金斯冠状动脉导管 Judkins* Koronarkatheter *m*
贾金斯猪尾状左[心]室造影术导管 Judkins Zopf* Linksventrikulographie-Katheter *m*
卡斯蒂略导管 Castillo* Katheter *m*
库尔兰德导管 Cournand* Katheter *m*（常用于右心测压）
罗宾森导管 Robinson* Katheter *m*（引流直导管）
玛莱考特导[尿]管 Malecot* Katheter *m*（用于女性）
梅西耶导管 Mercier* Katheter *m*（用于前列腺肥大病人）
内拉通氏导管 Nélaton*（Weichgummi-）Katheter M
欧氏管导管 Tubenkatheter（otol.）*m*
施勒特尔氏导管 Schrötter* Dilator *m*
斯甘导管 Swan Ganz* Katheter *m*（前端带气囊可随血流引导的心导管）
斯基恩导管 Skene* Katheter *m*（女用玻璃留置导尿管）
斯快尔氏导管 Squire* Katheter *m*
索恩斯冠状动脉导管 Sones*Koronarkatheter *m*
坦克霍夫导管 Tenckhoff* Katheter *m*（腹膜透析用）
导管癌 duktales Karzinom *n*, Kanal Karzinom *m*
导管插入[术] Katheterisation *f*
导管穿刺针 duktale Punktionsnadel *f*
导管吹张法 Inflation mittels Katheterisation *f*
导管电极 Katheter-Elektrode *f*
导管发育异常 Entwicklungsanomalie der Kanälen（Gängen）*f*
导管法 Katheterisation *f*, Katheterisierung *f*
导管后型主动脉缩窄 postduktale Aortenisthmusstenose *f*
导管护理 Katheterpflege *f*
导管扩张 Duktektasie *f*
导管流功能障碍 Katheter-Flow-Dysfunktion *f*
导管内癌 intraduktales Karzinom *n*
导管内乳头状瘤 intraduktales Papillom *n*
导管内乳头状瘤伴纤维化 intraduktales Papillom mit Fibrose *n*
导管内乳头状瘤病 intraduktale Papillomatose *f*
导管内乳头状黏液性肿瘤 intraduktales papilläres Myxoma *n*
导管内嗜酸性细胞乳头状肿瘤 intraduktaler onkozytärer papillärer Tumor *m*
导管内印戒细胞癌 intraduktales Siegelringzellkarzinom *n*
导管尿 Katheterurin *m*
导管前型主动脉缩窄 präduktale Aortenisthmusstenose *f*
导管鞘 Katheterhülle *f*
导管溶栓 CDT Katheterthrombolyse *f*
导管乳头状瘤 duktales Papillom *n*
导管上皮内瘤变 duktale intraepitheliale Neoplasie *f*
导管调换 Katheterwechsel *m*, Katheteraustausch *m*
导管相关感染 Katheter-assoziierte Infektion *f*
导管相关血流感染 Katheter-assoziierten Infektionen der Blutbahn *f*
导管消毒器 Katheter-Sterilisator *m*
导管消融术 Katheterablation *f*
导管型原位癌 duktales Carzinoma in situ *n*
导管源性鳞状细胞癌 Katheter-abgeleitetes Plattenepithelkarzinom *m*
导管直接溶栓 CDT direkte Katheterthrombolyse *f*
导管周乳腺炎伴巨细胞性上皮样细胞肉芽肿 periduktale Mastitis mit riesenzellhaltigem Epitheloidzellgranulom *f*
导管转移 Katheter-Transfer *m*
导光纤维 optische Faser *f*
[导光]纤维鼻镜 Faserrhinoskop *n*, Fiberrhinoskop *n*
[导光]纤维鼻咽镜 Fasernasopharyngoskop *n*, Fibernasopharyngoskop *n*
[导光]纤维喉镜 Faserlaryngoskop *n*, Fiberlarygoskop *n*
导光纤维激光止血器 fibroptischer Laserhämostat *m*
[导光]纤维食管镜 Faserösophagoskop *n*, Fiberösophagoskop *n*
[导光]纤维支气管镜 Fiberbronchoskop *n*
导航可视化 Navigationsvisualisierung *f*
导航运动 Navigation *f*
导静脉 Emissarium *n*, Vena emissaria *f*
导乐 Doula *f*
aVF 导联 aVF Ableitung *f*（正极置左腿）
aVL 导联 aVL Ableitung *f*（正极置左臂）
aVR 导联 aVR Ableitung *f*（正极置右臂）
导联 Ableitung *f*
Ⅰ导联 Ableitung Ⅰ *f*（电极置于右臂和左臂）
Ⅱ导联 Ableitung Ⅱ *f*（电极置于右臂和左腿）
Ⅲ导联）Ableitung Ⅲ *f*（电极置于左臂和左腿）
XYZ 导联 XYZ Ableitung *f*
导联连接 Ableitungsverbindung *f*
导联系统 Ableitungssystem *n*
导联轴 Ableitungsachse *f*
导率系数 Leitföhigkeitskoeffizient *m*
导盲器 Blindführung *f*
导眠能 Gluthimid（um）*n*, Doriden *n*
导眠能安眠药 hypnotisches Doriden *n*
导眠能检验 Glutethimid-Bestimmung *f*
导眠能中毒 Glutethimid-Vergiftung *f*
导面 Leitebene *f*
导纳 Admittanz *f*
导尿 urethrale Katheterisation *f*
导尿管 Harnröhrenkatheter *m*
导尿管插入辅助器 Harnröhrenkatheter-Einführungshelfer *m*
导尿管导引器 Katheterführungsrohr *n*
导尿管通管丝 Harnröhrenkatheter-Stylet *n*
导尿管通条 Harnröhrenkatheter-Stylet *n*, Harnröhrenkatheter-Mandrin *m*
导尿术 Katheterisation *f*, Katheterisierung *f*, Blasenkatheterismus *m*
导平面 Führungsebene *f*
导气管 Luftweg *m*
导热体 Wärmleiter *m*
导热系数 Wärmeleitungskoeffizient *m*, Wärmeleitzahl *f*, Wärmedurchgangszahl *f*
导热性 thermische Leitfähigkeit *f*, Wärmeleitfähigkeit *f*
导入管 Eintrittsrohr *n*, Einflußrohr *n*
导入极化效应 importierter Polarisationseffekt *m*
导入效应 importierter Effekt *m*
导声性 akustische Leitfähigkeit *f*
导数 Derivat *n*
导数光谱法 Ableitungsspektren-Verfahren *n*
导数极谱 derivatives Polarogramm *n*
导数矩阵 Ableitungsmatrix *f*
导水管狭窄 Aquäduktstenose *f*
导水管周围灰质 periaquäduktales Grau *n*, zentrales Höhlengrau *n*
导丝 Führungsdraht *m*
导肽 Targetingsequenz *f*
导体 Konduktor *m*, Leiter *m*
导线 Ableitungsdraht *m*, Leiter *m*
导线利用 Drahteinsatz *m*
导线天线 Drahtantenne *f*
导线粘着 Draht-Adhäsion *f*
导向蛋白质 Pilot-Protein *n*
CT 导向腹腔神经节和内脏神经松解术 CT-gestützte Bauchhöhlenganglion- und Eingeweide-Neurolyse *f*
CT 导向肝囊肿抽吸与硬化治疗 CT-gestützte Sklerosetherapie und Absaugung der Leberzystenflüssigkeit *f*
CT 导向活检三角定位法 Triangulationsverfahren für CT-Biopsie *n*
导向机构 Portmapper *m*, Portplaner *m*
CT 导向肌肉骨骼活检 CT-gestützte Muskel-Skelett-Biopsie *f*
CT 导向经皮穿刺活检 CT-gestützte Perkutanbiopsie *f*

导向气管导管 Endotrachealtubus *m*
导向系统 Führungssystem *n*
导向线 Führungslinie *f*
导泻 Katharsis *f*, Purgatio *f*
导血管 Emissarium *n*
导液 Dränage *f*, Gränierung *f*
导液法 Drainage *f*, Hydrocenosis *f*
导引探子 Leitsonde *f*
导针 Führungsdraht *m*, Führungsspieß *m*
导针器 Akuduktor *m*
导[子] Führungsrinne *f*, Rillensonde *f*
岛 Insel *f*, Insula *f*
HTF 岛 HTF-Inseln *f pl*(Hpa Ⅱ酶切小片段岛)
卡耶哈氏岛 Calleja*(Geruch-)Inselchen *n*
赖尔氏岛 Reil* Insel *f*
郎格罕氏岛 Langerhans* Insel *f*
潘德尔氏血岛 Pander*(Blut-)Insulae *f pl*
岛部 Pars insularis *f*
岛长回 Gyrus longus insulae *m*
岛动脉 Arteriae insulares *f pl*
岛短回 Gyri breves insulae *m pl*
岛盖 Operculum insulae *n*
岛盖部 Pars opercularis *f*
岛环状沟 Sulcus circularis insulae *m*
岛回 Inselwindungen *f pl*, Gyri insulae *m pl*
岛回癫痫 Inselepilepsie *f*
CpG 岛基因组中富含 CpG 的单拷贝非甲基化基因座 CpG-Insel *f*
CpG 岛甲基化表型 CpG-Insel methylator Phänotyp *m*
岛静脉 Venae insulares *f pl*
岛青霉毒素 Islanditoxin *n*
岛叶 Insellappen *m*, Lobus insularis *m*
岛阈 Limen insulae *n*
岛中央沟 Sulcus centralis insulae *m*
岛周晕轮 perinsulärer Halo *m*
岛状肌皮瓣 Insel-Myokutanlappen *m*
岛状类癌 inselartiges Karzinoid *m*
岛状颞筋膜瓣移植术 Temporalis-Faszien-Insellappen-Transplantation *f*
岛状皮瓣 Insellappen *m*
岛状皮瓣嵌置尿道延长术 Insellappen-Einlegen-Harnröhrenerweiterung *f*
捣碎 Zermalmen *n*, Zerschmettern *n*, Zerstampfen *n*
倒霉之旅 Horrortrip *m*
倒塌性肾小球病 kollabierte Nephropathie *f*
倒坍 Zusammenbruch *m*
祷词 Mantra *n*

dào 倒到盗道稻

倒凹的 unterschneidend, undercut <engl.>
倒凹区 Hinterschnittbereich *m*
倒齿状的 schrotsägeförmig
倒垂的 invers
倒错 Perversion *f*
倒错动作 Fehlhandlung *f*
倒错反射 paradoxer Reflex *m*
倒错性踝反射 paradoxer Fußgelenkreflex *m*
倒错性屈肌反射 Gordon* Reflex *m*
倒错性三头肌反射 paradoxer Trizepsreflex *m*
倒错性瞳孔反射 paradoxer Pupillenreflex *m*
倒错性膝反射 paradoxer Patellar(sehnen)reflex *m*
倒错性行为反应 paradoxe Verhaltensreaktion *f*
倒错眼球震颤 perverser Nystagmus *m*
倒读 Rückwärtslesen *n*
倒飞错觉 Inversion-Illusion *f*
倒钩 Widerhaken *m*
倒钩拔髓针 Räumnadel *f*
倒钩卡环 Umkehr-Hakenverschluss *m*
倒钩髓针 Nervnadel *f*
倒行联合 Rückwärtsassoziation *f*
倒行联想 Rückwärtsassoziation *f*
倒行条件作用 inverse Bedingung *f*
倒行掩蔽 Rückwärtsmaskierung *f*
倒 T 技术用于缩小术 umgedrehte T-Technik zur Reduzierung *f*
倒睫 Trichose *f*, Trichiasis *f*
倒睫拔除法 Illaqueation *f*
倒睫电解术 Elektrolyse für Trichose *f*
倒睫矫正器 Illaqueator *m*
倒经 Erfüllungsgehilfen-Menstruation *f*(代偿性月经)
倒梨形 inverse Birnenform *f*
倒梨形的 verkehrt birnenförmig
倒立姿势 Handstandshaltung *f*
倒卵形的 verkehrt eiförmig
倒披针形的 verkehrt lanzettlich
倒千里光碱(惹碱) Retrorsin *n*(一种有毒的生物碱)
倒千里光裂碱(惹裂碱) Retronecin *n*
倒求法 Umkehrverfahren *n*
倒人字形的 hypsiloid
倒三角形的 verkehrt deltaförmig
倒摄干扰 rückwirkende Störung *f*
倒摄溃变 retrograde Degeneration *f*
倒摄遗忘 retrograde Amnesie *f*
倒摄抑制 rückwirkende Hemmung *f*
倒生胚珠 Ovulum anatropum *n*
倒声影 Reversschatten *m*
倒视 visuelle Inversion *f*
倒数加深法 Vertiefung durch rückwärts zählen *f*
倒闩牙 verriegelter Zahn *m*
倒退 Regression *f*
倒陀螺状的 verkehrt spiralförmig
倒弯肌[肉]钩 gebogener Muskelhaken *m*
倒位 Inversion *f*
倒位重复顺序 invertierte Wiederholungssequenz *f*
倒位环 Umkehrschleife *f*
倒位杂合子 Inversions-Heterozygote *f*
倒 T 型 umgedrehten T
倒 Y 型输尿管 umgekehrter Y Harnleiter *m*
倒 U 形曲线 umgekehrte U-Kurve *f*
倒相 Phaseninversion *f*
倒相放大器 Amplifier-Inverter *m*
倒相器 Inverter *m*
倒向 Inversion *f*
倒向重复 Rückwärtswiederholung *f*
倒向的 invertiert
倒向棱镜 Umkehrprisma *n*
倒像 umgekehrtes Bild *n*, Kehrblid *n*
倒象检眼镜 umgekehrtes Ophthalmoskop *n*
倒楔形的 verkehrt keilförmig
倒心形 verkehrt herzförmig
倒悬琼脂 hängende Agarkultur *f*
倒易格子 reziprokes Gitter *n*
倒圆锥形的 verkehrt kegelförmig
倒置 Inversion *f*
倒置伪影 umgekehrter Artefakt *m*
倒置温度计 umgekehrtes Thermometer *n*
倒置显微镜 umgekehrtes Mikroskop *n*, Umkehrmikro-skop *n*
倒置相差显微镜 invertiertes Phasenkontrast-Mikroskop *n*
倒置性毛囊角化症 invertierte follikulare Keratose *f*

倒置阻生 invertierte Impaktion *f*
倒转 Reversion *f*
倒转的 invertiert, umgekehrt, verkehrt
倒转术 Wendung *f*, Konversion *f*, Version *f*, Versio *f*
倒状上腹壁成形术 invertierte obere Bauchwand-Plastik *f*
倒锥[形]钻 umgekehrter kegelförmiger Bohrer *m*
倒锥型牙钻 umgekehrter Kegelbohrer *m*, invertierter Kegelbohrer *m*
倒钻形的 verkehrt pfriemförmig
到处求医癖(明肖森综合征) Münchhausen* Syndrom *n*, artifizielle Störung *f*
盗汗 Nachtschweiß *m*, Sudor noeturnus *m*
盗摄抑制 rückwirkende Hemmung *f*
盗尸 Leichendiebstahl *m*
盗贼恐怖症 Harpaxophobie *f*
道 Weg *m*, Passage *f*, Meatus *m*
道巴恩氏征 Dawbarn* Zeichen *n*
道比法 Kanalverhältnismethode *f*
道德 Moral *f*
道德败坏 Demoralisierung *f*
道德榜样 moralisches Vorbild *n*
道德辨别 ethische Diskriminierung *f*
道德冲突 moralischer Konflikt *m*
道德的 moralisch, ethisch
道德动机 moralische Motivation *f*
道德发展 moralische Entwicklung *f*, Moralentwicklung *f*
道德发展理论 Moralentwicklungstheorie *f*
道德方面 moralisch
道德风险 Risiko der Moral *n*
道德概念 moralisches Konzept *n*
道德概念的发展 Entwicklung der Moralvorstellungen *f*
道德感 moralisches Gefühl *n*
道德观念 Moralbegriff *m*
道德规范 Moralkodex *m*
道德规则 moralische Regel *f*
道德和工程生物伦理 Ethik und Bioethik-Projekt *f*
道德健康 moralische Gesundheit *f*
道德焦虑 moralische Unruhe *f*
道德两难法 ethische Dilemma *f*
道德两难选择情景 moralisches Dilemma *n*
道德敏感性 moralische Sensibilität *f*
道德模式 ethisches Modell *n*
道德内化 moralische Internalisierung *f*
道德判断 ethischer Urteil *m*, moralischer Urteil *m*
道德判断的发展 Entwicklung des moralischen Urteils *f*
道德品质 moralische Eigenschaft *f*
道德情操 moralisches Gefühl *n*
道德情感的发展 Entwicklung moralischer Gefühle *f*
道德缺乏 moralische Defizienz *f*
道德认知 moralische Erkenntnis *f*
道德上的低能 moralischer Schwachsinn *m*
道德神经症 moralische Neurose *f*
道德受虐欲 moralischer Masochismus *m*
道德推理 moralisches Denken *n*
道德现实性 moralische Realität *f*
道德信念 moralische Überzeugung *f*
道德行为 moralisches Verhalten *n*
道德行为的发展 Entwicklung des Moralverhaltens *f*
道德行为的负反馈 negative Rückkopplung des Moralverhaltens *f*
道德行为的正反馈 negative Rückkopplung des Moralverhaltens *f*
道德行为反馈 Rückkopplung des Moralverhaltens *f*
道德行为反馈效率 Rückkopplungseffizienz des Moralverhaltens *n*
道德行为方式 Moralverhalten *n*
道德行为习惯 ethisches Verhalten *n*
道德性焦虑 moralischen Unruhe *f*
道德亚健康 moralische Sub-Gesundheit *f*
道德意识 moralisches Bewusstsein *n*
道德意志 moralischer Wille *m*
道德愚蠢 moralisches Wahnsinn *n*
道德原则 moralisches Prinzip *n*
道尔顿 Dalton *n*(质量单位)
道尔顿氏定律 Dalton* Gesetz *n*
道尔顿氏分压定律 Dalton* Gesetz der Partialdrücke *n*
道尔顿症 Daltonismus *m*(①红绿色盲 ②色盲)
道格拉斯半月线 Douglas* halbmondförmige Linie *f*
道格拉斯袋 Douglas* Tasche *f*(测劳动代谢的集气袋)
道格拉斯·麦格雷戈 Douglas McGregor
道格拉斯氏襞 Douglas* Falte *f*, Plica rectouterina *f*
道格拉斯氏脓肿 Douglas* Abszeß *m*
道格拉斯氏线 Douglas* Linie *f*, Linea semicircularis *f*
道格拉斯氏陷凹 Douglas* Raum *m*, Excavatio rectouterina *f*
道古霉素 Dalbavancin *n*
道乐赛-李德氏细胞 Dorothy Reed* Zellen *f pl*, Sternberg*-Reed* Zellen *f pl*
道路交通事故 Verkehrsunfall *m*
道路交通事故损伤 Verkehrsunfall-Verletzung *f*
道南氏[膜]平衡 Donnan* Gleichgewicht *n*
道塞尔氏疗法 Dancel* (Entfettungs) Diät *f*
道森脑炎(亚急性硬化性全脑炎) Dawson* Enzephalitis *f*, subakute sklerosierende Panenzephalitis *f*
道上棘 Spina suprameatica *f*
道上三角区 suprameatales Dreieck *n*
道上小凹 Foveola suprameatica *f*
道辛氏浴 Dowsing* Bad *n*
道义 Moral *f*
稻[白]米病 Reisesser-Krankheit *f*, Beriberi *f*
稻草 Stroh *n*
稻丰宁 Rabkon *n*, Rabcon *n*, Pentaehlorphenylazetat *n*
稻丰散(爱乐散,益尔散) Phenthoat *n*
稻脚青 Zinkmethanarsonat *n*
稻米 Reis *m*
稻宁 Kalziummethanarsonat *n*, Calcium methanarsonicum *n*
稻农皮炎 Reisbauer-Dermatitis *f*
稻皮假单胞菌 Pseudomonas oryzihabitans *m*
稻田皮炎 Reisfeld-Dermatitis *f*
稻田热 Reisfeld-fieber *n*
稻瘟净 Kitazin *n*

DE 的得锝德

dē 的

DNA 的 3′末端标记 3′-Endmarkierung von DNA *f*
RNA 的 3′末端标记 3′-Endmarkierung von RNA *f*
DNA 的 5′末端标记 5′-Endmarkierung von DNA *f*
IgM 的相关性肾病(全称 IgM 抗肾小球基底膜抗体) IgM-assoziierte Nephropathie *f*
ABO 的血清试验 ABO-Serumprüfung *f*

dé 得锝德

得宝松 Diprospan *n*
得失假设 Gewinn-Verlust-Hypothese *f*
得失理论 Gewinn-Verlust-Theorie *f*
得失模型 Gewinn-Verlust-Modell *n*
得益 Gewinn *m*
锝 Technetium *n*, (TC, OZ 43), Masurium *n*(Ma)
99m 锝 99mTechnetium *n*(99m Tc)

99m 锝标记红血细胞 technetium-99m-markierte Erythrozyten *f pl*
99m 锝 - 博来霉素 Technetium-99m-bleomycin *n*
99m 锝 - 大颗粒白蛋白 technetium-99m-makroaggregiertes Albumin *n*
99m 锝 - 二甲基甲氨酰基亚胺二醋酸 Technetium-99m-2, 6-dimethylkarbamyl-iminodiessigsäure *f*
99m 锝二丁硫琥珀酸 Technetium-99m-Dimercaptobernsteinsäure *f*
99m 锝 · 二巯基琥珀酸 Technetium-99m-dimerkaptobernsteinsäure *f*
99m 锝 - 二乙三铵五醋酸 Technetium-99m-diäthylentriaminopentaessigsäure *f*
99m 锝二乙亚氨基乙酰乙酸 Technetium-99m-Diethyliminodiacetic-Säure *f*
99m 锝 - 甘露[糖]醇 Technetium-99m-mannitol *n*
99m 锝 - 肌醇六磷酸钠 Technetium-99m-natriumphytat *n*
99m 锝胶体 Technetium-99m-kolloid *n*
99m 锝 - 焦磷酸盐 Technetium-99m-pyrophosphat *n*
99m 锝利多苯宁 Technetium-99m-Lidofenin *n*
99m 锝 - 葡糖酸钙 Technetium-99m-kalziumglukonat *n*
99m 锝 - 四环素 Technetium-99m-tetrazyklin *n*
99m 锝 - 亚甲基二磷酸钠 Technetium-99m-methylennatriumdiphosphat *n*
德拜温度 Debye* Temperatur *f*
德拜 - 休克尔方程式 Debye*-Hückel* Gleichung *f*
德勃夫错觉 Delboeuf* Illusion *f*
德博夫氏病 Debove* Krankheit *f*, Splenomegalie *f*
德博夫氏膜 Debove* Membran *f*
德布雷氏现象 Debré* Methode *f*, Debré's phenomenon <engl.>
德布罗意氏波 de Broglie* Wellen *f pl*
德布罗意氏假说 de Broglie* Hypothese *f*
德得来因氏杆菌 Döderlein* Bazillen *m pl*
德 - 杜二氏吸入麻醉 Drain*-Dumenil* Anästhesie *f*
德尔卑沙门菌 Salmonella derby *f*
德尔北希氏脓肿 Delpech* Abszeß *m*
德尔贝氏征 Delbet* Zeichen *n*
德尔菲法 Delphi* Methode *f*
德尔肯氏病 Dercum* Syndrom *n*, Adipositas dolorosa Dercum* *f*
德尔里奥·霍特加氏镀银染色法 Hortega* (Silberkarbonatimprägnierungs-) methode *f*
德佛札氏病 Devergie* Krankheit *f*, Pityriasis rubra pilaris *f*
德符里氏学说 De Vries* Theorie *f*, Mutationstheorie (De Vries*) *f*
德 - 福二氏试验 Dwight*-Frost* Test *m*
德戈棘皮瘤 Degos* Akanthom *n* (苍白细胞棘皮瘤)
德戈综合征 Degos* Syndrom (Krankheit *f*) *n*, maligne atrophische Papulose *n* (恶性萎缩性丘疹病)
德格纳氏试验 Degener* Indikator *m*
德国风疹 deutsche Masern *f*
德国麻疹病毒属 Rubella-Virus *n*
德国慕尼黑蛋白质序列信息中心 Proteinsequenz-Informationszentrum in München, Deutschland *n*
德国小蠊 Blattella germanica *f*, Phyllodromia germanica *f*
德国药典 Pharmacopoea Germanica *f* (P.G.), Deutsches Arzneibueh *n*
德国医学文献信息学和统计学会 Deutsche Gesellschaft für Medizinische Dokumentation, Informatik und Statistik *f* (GMDIS)
德行 Tugend *f*
德卡综合征 De-Sanctis-Cacchione* Syndrom *n* (着色性干皮病神经病变综合征)
德 - 康二氏培养基 Drigalski*-Conradi* Nährboden *m*
德 - 康二氏石蕊钠酪蛋白琼脂 Drigalski*-Conradi* Agar *n*, Lackmus-Laktose-Agar *n*
德 - 柯二氏复苏[术] Drinker*-Collins* Resuszitation *f*, Drinker*-Collins* Wiederbelebung *f*
德克萨斯蛔虫 Ascaris texana *f*
德克萨斯蜱热(布里斯军营热,立克次体病) Bullis-Fieber *n*
德克萨斯热(牛梨浆虫病,牛二联巴贝虫病) Texas-Fieber *n*
德克型麻痹 Dejerine-Klumpke* Lähmung *f*, Dejerine-Klumpke* Syndrom *n* (产伤所致下臂丛神经麻痹)
德奎尔万病 De Quevain* Krankheit *f* (骨茎突狭窄性腱鞘炎)
德奎尔万甲状腺炎(急性非化脓性甲状腺炎) De Quervain* Thyreoiditis *f*
德拉菲尔德氏[周定]液 Delafield* Fixierflüssigkeit *f*
德拉菲尔德氏苏木精染剂 Delafield* Hämatoxylin *n*, Delafield* Reagens *n*
德拉蒙德氏征 Drummond* Zeichen *n*
德腊根道夫氏试验 Dragendorff* Reaktion *f*
德腊西尔 Deracil *n*, Thiourazil *n*
德莱尔氏结核菌素 Dreyer* Tuberkulin *n*, Dreyer* Vakzine *f*
德莱斯戴尔氏小体 Drysdale* Körperchen *n*
德兰格综合征 De-Lange-II-Syndrom *n*, Bruck-de-Lange-Syndrom *n* (严重性先天性肌营养不良综合征)
德兰吉氏综合征 de Lange* Syndrom *n*
德勒包涵体 Döhle-Einschlusskörper *m*, Döhle-Körperchen *n*, Einschlüsse in den Leukozyten *m pl* (见于猩红热等病的中性多形核细胞内的球状小体)
德雷尔氏结核菌素 Dreyer* Vakzin *n*, Dreyer* Tuberkulin *n*
德雷尔氏菌苗 Dreyer* Vakzine *n pl*
德雷斯巴赫氏贫血 Dresbach* Anämie *f*, Elliptozytenanämie *f*
德雷斯勒氏病 Dressier* Krankheit *f*, intermittierende Hämoglobulinurie *f*
德雷斯勒综合征 Dressler* Syndrom *n* (心肌梗死后综合征)
德累斯顿手术方法 Dresden* Technik *f*
德李导管 Delee* Katheter *m* (吸新生儿咽部分泌物)
德李氏改良式产钳 (De)Lee* Zange *f*
德里疖 Delhi* Furunkel *m* (皮肤利什曼病)
德利马手术 De Limas* Operation *f*
德林克氏人工呼吸器 Drinker* Respirator *m*
德罗辛氏体位 Drosin* Körperlage *f*, Drosin* Stellung *f*
德罗综合征 Dejerine Roussy* Syndrom *n* (丘脑综合征)
德米阿诺夫氏征 Demianoff* Zeichen *n*
德米西氏点 (de) Mussy* Punkt *m*
德米西氏征 (de) Mussy* Zeichen *n*
德谬塞氏征 (de) Musset-Zeichen *n*
德摩根氏斑 (De) Morgan* Flecken *m pl*
德姆杜姆热(黑热病) Dumdum-Fieber *n*
德纳(贝前列素钠片) Beraprost-Natrium-Tablette *f*
德内克氏螺菌 Deneke* Spirillum *n*, Vibrio tyrogenus *m*
德农维利叶氏筋膜 Denonvilliers* Faszie *f*
德农维利叶氏韧带 Denonvilliers* Band *n*
德诺斯氏病 Desnos* Krankheit *f*, Splenopneumonie *f*
德帕季氏位置 Depage* Lagerung *f*
德 - 帕氏抗原反应 Debre-Paraé* Antigenreaktion *f*
德普松 Dapsone *n pl*
德乔治综合征 Di George* Syndrom *n* (先天性第三、第四咽囊发育不良综合征)
德热里纳·克隆普克麻痹(克隆普克麻痹) Dejerine Klumpke* Lähmung *f*, Klumpke* Lähmung *f* (产伤致下臂丛麻痹)
德热里纳鲁西综合征 Dejerine Roussy* Krankheit *f* (丘脑综合征)
德热里纳索塔斯病 Dejerine Sottas* Krankheit *f* (进行性肥大性神经病)
德萨利氏线 De Salle* Linie *f*, Linea nasalis *f*
德尚针 Deschamps* Nadel *n* (深部动脉缝扎针)

德氏乳杆菌 Lactobazillus delbrueckii *m*
德斯导管 Drew Smythe* Katheter *m*(引产器械,用于人工破膜)
德斯密氏膜 Descement* Membran *f*, Lamina elastiea posterior *f*
德斯平氏征 d'Espine* Zeichen *n*
德特烟氏小体 Deetjen* Körper *m*, Thrombozyte *f*
德瓦达氏合金 Devarda* Legierung *f*
德瓦尔鼓泡式氧合器 De Wall* Blase-Oxygenator *m*
德韦加瓣膜成形术 De Vega* Klappenplastik *f*
德韦克尔氏剪 de Wecker* Schere *f*
德维根 Devegan *n*
德维克氏病 Devic* Syndrom *n*, Neuromyelitis optica *f*
德温特创新索引 Derwent Innovations Index *m*
德文特氏骨盆 Deventer* Becken *n*
德文特氏直径 Deventer* Diameter *f*, Diameter Obliqua *f*
德银游码 Reitergewicht *n*, Reiter aus Deutsch-silber *n*
德育 moralische Erziehung *f*

DENG 灯登蹬等邓镫

dēng 灯登蹬

灯 Lampe *f*
埃格灯 Eldridge* Grüne Lampe *f*(检查色觉用)
古尔斯特兰德裂隙灯 Gullstrand* Spaltlampe *f*, Spaltlampe *f*(与角膜显微镜配合,观察眼部各种组织的特殊形态和变化)
芬-雷二氏灯 Finsen*-Reyn* Lampe *f*
芬森氏弧光灯 Finsen* Bogenlampe *f*
克罗迈尔灯 Kromayer* Lampe *f*(水银石英灯,放出紫外线)
伍德灯 Wood* Lampe *f*(水银弧灯,用于诊断皮肤病)
耶吉奥内克灯 Jesionek* Lampe *f*(人工日光浴用灯)
灯室 Lampengehäuse *n*
灯刷染色体 Lampenbürstenchromosom *n*
灯丝 Filament *n*, Lampenfaden *m*
灯丝变压器 Glühfaden-Transformator *m*
灯丝电流 Heizfadenstrom *m*
灯塔远视力测试 Leuchtturm-Fernsehschärfetest (für niedriege Vision) *m*
灯头 Lampenfassung *f*
灯罩 Lampenschirm *m*
登革病毒 Dengue-Virus *n*
登革出血热 Dengue-hämorrhagische Fieber *n*
登革热 Dengue-Fieber *n*, Denguero *n*, Knöchelfieber *n*
登革热病毒 Dengue(-Fieber)-Virus *n*
登革休克综合征 Dengue-Schock-Syndrom *n*(DSS)
登记报告制度 Registrier-und Melde-regime *n*
登记处 Registrierstelle *f*, Registrierstand *m*
登记号手册 Registriernummer-Handbuch *n*
登记号索引 Registriernummernindex *m*
登记护士 Registrierkrankenschwester *f*, registrierte Krankenschwester *f*
登记率 Registrierungsrate *f*
登记系统 Registersystem *n*
登克尔手术 Denker* Operation *f*(上颌窦手术)
登鲁普氏牵引 Dunlop* Extension *f*
登录 Einloggen *n*
登录实时事件 Einloggen-Echtzeit-Ereignis *n*
登曼氏式自然旋出 Denman* Selbstentwicklung *f*
登攀活动 Erhebungsübung *f*
蹬车运动试验 Fahrradergometer-Versuch *m*

děng 等

等板高度 Trennstufenhöhe *f*, theoretische Trennstufenhöhe *f*
等孢球虫病 Isosporiasis *f*
等孢子虫属 Isospora *f*
等比 Gleichverhältnis *n*
等比级数 geometrische Progression *f*, geometrische Reihe *f*
等比例白细胞增多 Isoleukozytose *f*
等比例白细胞正常 Isonormozytose *f*, Dinormozytose *f*
等比重溶液 Solutio normobarica *f*
等臂染色体 Isochromosom *n*
等边的 gleichseitig, äquilateral
等标污染负荷 gleiche Regel für Schadstoffbelastung *f*
等差级数 arithmetische Progression *f*, arithmetische Reihe *f*
等差相关 Rangkorrelation *f*
等产量线 gleiche Produktlinie *f*
等成本线 gleichwertige Kosten-Kurve *f*
等长传感器 isometrischer Wandler *m*
等长的 isometrisch
等长收缩 isometrische Kontraktion *f*, isometrische Zuckung *f*
等长收缩期 Anspannungszeit *f*, Verschlußzeit *f*
等长舒张 isometrische Relaxation *f*, isometrische Erschlaffung *f*
等长舒张期 isometrische Relaxationszeit *f*, isometrische Erschlaffungszeit *f*
等长调节 isometrische Regulation *f*
等长性收缩 isometrische Kontraktion *f*
等长训练 isometrisches (Kraft-)Training *n*
等长运动 Isometrisches Training *n*
等待状态 Wartezustand *m*
等当点 Äquivalenzpunkt *m*
等当点电位变化 Potentialveränderung bei Äquivalenzpunkt *f*
等当点寻找法 Methode zur Lokalisation des Äquivalenzpunktes *f*
等当区(带) Äquivalenzzone *f*
等第量表 Verdienstorden-Stufe *f*
等第评定量表 Einstufungstabelle *f*
等电沉淀[作用] isoelektrische Fällung *f*
等电的 isoelektrisch
等电点 isoelektrischer Punkt *m*
等电点-道尔顿双向电泳 isoelektrischer Punkt-Dalton* dimensionale Elektrophorese *f*
等电[点]聚焦电泳 isoelektro-fokussierende Elektrophorese *f*
等电点聚焦电泳 isoelektrische Fokussierung-Elektrophorese *f*
等电聚焦 isoelektrische Fokussierung *f*
等电聚焦免疫固定法 Isoelektrofokussierung-Immunfixation-Verfahren *n*
等电谱 isoelektrisches Spektrum *n*
等电区 isoelektrische Zone *f*
等电位(势) isoelektrisches Potential *n*
等电位(势)的 isopotential
等电位线 Isopotentiallinie *f*
等电状态 isoelektrischer Zustand *m*
等动测力计 isokinetisches Dynamometer *n*
等动力梯度 isokinetischer Gradient *m*
等动练习 isokinetische Ausübung *f*
等分 Hälfte *f*
等分部分(可分量) Nenner *m*
等分法 Gleichverteilungsverfahren *n*
等分子的 äquimolekular
等幅波 ungedämpfte Welle *f*
等幅射分析(法) isobolographische Analyse *f*
等幅中频电疗法 IF Amplitude-Elektrotherapie *f*
等概率区间 Intervalle gleicher Wahrscheinlichkeit *f*
等感受性 gleich empfindlich
等高曲线 Kurve gleicher Steigung *f*
等高线 Konturlinie *f*
等高线色谱图 Kontur-Chromatogramm *n*
等高线图 Konturdiagramm *n*
等功 Äquipotential *n*
等弧端端吻合法 Bogenende-Anastomose *f*

等基因的 isogen
等级 Grad *m*, Klasse *f*, Rang *m*, Stufe *f*
等级尺度 Rangskala *f*
等级次序 Rangordnung *f*, Rangfolge *f*, Rangliste *f*
等级次序相关 Rangfolge-Korrelation *f*
等级递阶 Hierarchie *f*
等级法 Klassifizierungsmethode *f*
等级分布 Stufenverteilung *f*
等级辅助器 Grads-Hilfsmittel *n*
等级规范 Klassifizierungsnorm *f*
等级衡量法 Beurteilungsskala *f*
等级化 Hierarchisation *f*
等级量表 Klassifizierungstabelle *f*
等级排列法 Ranking-Methode *f*
等级评定 Klassifizierung *f*
等级评定法 Klassifizierungsverfahren *n*
等级相关 Rankkorrelation *f*
等级相关系数 Rankkorrelationskoeffizient *m*
等级资料 Klassifizierungsdatei *f*
等剂量线 Isodosenkurve *f*
等加速度 konstante Beschleunigung *f*
等价 Gleichwert *m*, Äquivalenz *f*
等价测验 Äquivalenztest *m*
等价带(区) Äquivalenzzone *f*
等价反应 Äquivalenzreaktion *f*
等价区 Äquivalenz-Zone *f*
等价温度 Äquivalenttemperatur *f*, Äquivalenztemperatur *f*
等价系数 Äquivalenzkoeffizient *m*
等价信念 gleichwertiger Glaube *m*
等价治疗 gleichwertige Behandlung *f*, therapeutische Äquivalenz *f*
等角的 gleichwinklig
等径的 isodiametrisch
等距变量 äquidistante Variable *f*
等距的 isometrisch, äquidistant
等距法 Isometrie-Verfahren *n*, Gleichintervall-Verfahren *n*
等距量表 Isometrie-Tabelle *f*, Gleichintervall-Tabelle *f*
等距量表法 gleiche erscheinende Intervallskala *f*
等可能(等可能事件) gleichwahrscheinliches Ereigniss *n*
等离点 isoionischer Punkt *m*
等离子 Plasma *n*
等离子低温射频消融术 Niedertemperatur-Plasma-Radiofrequenzablation *f*
等离子发射光谱仪 Plasmaemission-Spektrograph *m*
等离子气体 Plasmas *n*
等离子体 Plasma *n*
等离子体激光器 Plasma-Laser *m*
等离子体[加速]器 Plasmatron *n*
等离子体解析质谱[法] Plasmadesorptions-Massenspektrometrie *f*
等离子体色谱法 Plasmachromatographie *f*
等离子体物理学 Plasmaphysik *f*
等力酶 isodynamisches Enzym *n*, isodynamisches Ferment *n*
等量活动 äquivalente Aktivität *f*
等裂 adäquale Furchung *f*, äquale Furchung *f*
等流量容积 Volumen-Isoflow *m*
等密度的 isopyknisch
等密度离心 isopyknische Zentrifugierung *f*
等面叶 Folium isobilaterale *n*
等模式 Isotyp *m*
等浓比色法 Nesslerisation *f*
等排的 isoster
等排体 Isostere *f*
等强度曲线 Isointensitätskurve *f*
等亲和性化学反应 isoaffinität-chemische Reaktion *f*, isoaffinity chemical reaction <engl.>
等氢离子的 isohydrisch
等氢离子反应 isohydrische Reaktion *f*
等氢离子浓度 isohydrische Konzentration *f*
等氢离子溶液 isohydrische Lösung *f*
等氢离子转移 isohydrische Verschiebung *f*
等倾干涉条纹 Linie gleicher Inklination *f*
等热量食物 isodynamisches Nahrungsmittel *n*
等热量营养食品 isodynamische Nährstoffe *m pl*
等热能膳食 äquikalorische Diäten *pl*
等容过程 isochorer Prozess *m*, isochorer Vorgang *m*
等容量性低钠血症 isovolämische Hyponatriämie *f*
等容量性高钠血症 isovolämische Hypernatriämie *f*
等容收缩 isovolumetrische Kontraktion *f*
等容收缩期 isovolumetrische Kontraktionsphase *f*
等容收缩时间 isovolumetrische Kontraktionszeit *f*
等容收缩相 isovolumetrische Kontraktionsphase *f*
等容舒张期 isovolumetrische Ruhephase *f*
等容舒张时间 isovolumetrische Relaxationszeit *f*
等容舒张相 isovolumetrische Erschlaffungsphase *f*
等容线 Isochore *f*
等容性舒张期 isovolumetrische Erschlaffungsphase *f*
等色的 gleichfarbig, isochromatisch, isochrom
等熵变化 isentrope Änderung *f*
等熵的 isentropisch, isentrop
等深扫描显象技术 Isobath-Szintigraphie *f*, gleichtiefe Abtastendarstellungstechnik *f*
等深线 Konturlinie *f*
等渗当量 isoosmotisches Äquivalent *n*
等渗的 iso(o)smotisch, isotonisch, isosmotic(-usa, -um), isotonic(-us, -a, -um)
等渗氯化钠溶液 isotonische Natriumchloridlösung *f*
等渗尿 Isosthenurie *f*, Isosthenuria *f*
等渗溶液 isotonische Lösung *f*
等渗[生理]盐水 isotonische Kochsalzlösung *f*
等渗调节 isoosmotische Anpassung *f*
等渗系数 isotonischer Koeffizient *m*
等渗性 Isotonie *f*, Isotonia *f*
等渗性低钠血症 normovolämische Hyponatriämie *f*
等渗性高钠血症 normovolämische Hypernatriämie *f*
等渗性回吸收 isotonische Reabsorption *f*
等渗性缺水 isotonische Dehydratation *f*
等渗性脱水 isotone Dehydra(ta)tion *f*
等渗性重吸收 isotonische Reabsorption *f*
等渗压 isosmotischer Druck *m*
等渗眼溶液 isotonische Augenspülflssigkeit *f*
等渗液 isotonische Lösung *f*
等时节律 isochroner Rhythmus *m*
等时图 isochronische Karte *f*
等时性 Isochronismus *m*
等式 Gleichung *f*
等势 Äquipotentialität *f*
等势的 gleichpotentiell
等势(位)面 Äquipotentialfläche *f*
等势原理 Prinzip der Äquipotentialität *m*
等速电泳 Isotachophoresis *f*
等速肌力测试 isokinetischer Muskeltest *m*
等速肌力计 isokinetisches Dynamometer *n*
等速肌力检查 isokinetischer Muskeltest *m*
等速肌肉活动 isokinetische Muskelarbeit *f*
等速抗阻训练 isokinetisches Widerstandstraining *n*
等速运动(法) isokinetische Übung *f*
等同的 identisch, gleich
等同文件 Identitätsdatei *f*

等同性 Äquivalenz *f*, Identität *f*
等位的 allelisch
等位基因 Allel *n*, alleles Gen *n*, Anlagenpartner *m*
等位基因丢失 Allelverlust *m*
等位基因分型标准物 Allelleiter *m*
等位基因共有法 Allel-Sharing-Verfahren *n*
等位基因互补 allelische Komplementation *f*
等位基因互斥 allelischer Ausschluß *m*
等位基因互作 allelische Interaktion *f*
等位基因间重组 interallelische Rekombination *f*
等位基因间互补 interallelische Komplementation *f*
等位基因连锁分析 allelische Kopplungsanalyse *f*
等位基因酶 Allozym *n*
等位基因内相互作用 intrallelische Interaktion *f*
等位[基因]排斥 Allelausschluss *m*
等位基因排除 allelischer Ausschluß *m*
等位基因频率 Allelfrequenz *f*
等位基因特异的寡核苷酸 allelspezifische Oligonukleotidhybridisierung *f*(ASO)
等位基因特异的寡核苷酸探针 allelspezifische Oligonukleotidsonde *f*
等位基因特异性寡核苷酸分析 Allel-spezifische Oligonukleotid-Analyse *f*(ASO-Analyse)
等位基因特异性寡核苷酸印迹 allelspezifische Oligonukleotid-Blot *f*
等位基因特异性扩增 Allel-spezifische Amplifikation *f*
等位基因脱扣 Allel-Drop-out *n*
等位基因相对强度比值 Allelkennziffer *f*
等位基因型 Allelotyp *m*
等位基因异质性 allelische Heterogenität *f*
等位基因专一的寡核苷酸 allelspezifische Oligonukleotidhybridisierung *f*(ASO)
等位排斥 allelischer Ausschluß *m*
等位片段(等位基因) Allel *n*
等位染色单体断裂 Isochromatidbruch *m*
等位染色单体缺失 isochromatiddeletion *f*
等位特异性 PCR allelspezifisches PCR *n*
等位特异性寡核苷酸印迹 allelspezifische Oligonukleotid-Blot *f*
等位(势)线 Äquipotentiallinie *f*, Isopotentiallinie *f*
等位性 Allelismus *m*, Allelomorphismus *m*
等位性试验 Allel-Test *m*
等位异质性 allelische Heterogenität *f*
等温变化 isotherme Änderung *f*
等温不变点 isothermer invarianter Punkt *m*
等温的 isotherm(isch), isothermal, synthermal
等温电传导 isothermischer elektrischer Leitwert *m*
等温法 isothermes Verfahren *n*
等温分析仪 isothermischer Analysator *m*
等温滚环扩增 isothermische Abweichung-Amplifikation *f*
等温过程 isothermischer Prozeß *m*
等温线 wämegleiche *f*, Isotherme *f*, Isothere *f*
等温指数 isothermischer Index *m*
等吸收点 isobestischer Punkt *m*
等显性(共显性) Kodominanz *f*
等显性基因 kodominantes Gen *n*
等显性遗传 kodominante Vererbung *f*
等响度线 Linie gleicher Lautstärke *f*
等响曲线 Kurve gleicher Lautstärke *f*
等响线 Linie gleicher Lautstärke *f*
等消光点 isobestischer Punkt *m*
等效本信度 äquivalente Zuverlässigkeit *f*
等效电导[率] Äquivalentleitfähigkeit *f*
等效电路 äquivalente Schaltung *f*, Ersatz(strom)kreis *m*
等效电路模型 Ersatzschaltbild-Modell *n*
等效电阻 Äquivalentwiderstand *m*, Ersatzwiderstand *m*
等效高度 äquivalente Höhe *f*
等效径 Äquivalentdurchmesser *m*
等效连续 A 声级 äquivalenter kontinuierlicher A-Schalldruckpegel *m*
等效年用量 äquivalenter jährlicher Verbrauch *m*
等效肾尿素清除 äquivalente renale Harnstoff-Clearance *f*
等效声级 äquivalenter Schallpegel *m*
等效温度 gleiche effektive Temperatur *f*
等效稳态清除 äquivalente homöostatische Clearance *f*
等效压力 äquivalenter Druck *m*
等效异位基因 polymeres Gen *n*
等效(当量)噪声输入 Ersatzgeräuschpegel-Eingang *m*
等信号强度 IsosignalIntensität *f*
等性杂化[作用] äquivalente Hybridisation *f*
等序回归概率 Wahrscheinlichkeit der isotonischen Regression *f*
等压变化 isopiestische Änderung *f*
等压的 isopiestisch
等压点 gleicher Druckpunkt *m*
等压法 isopiestische Methode *f*
等压过程 isopiestischer Prozeß *m*
等压吸附线 Adsorptionsisobare *f*
等压线 Gleichdrucklinie *f*, Isobarenlinie *f*
等音曲线 isophonische Kurve *f*
等噪 gleicher Lärm *m*
等噪度曲线 Kontur vom gleichen Lärm *f*
等张比容 Parachor *m*
等张传感器 isotonischer Wandler *m*
等张锻炼 isotonisches Triining *n*
等张扩张 isotonische Expansion *f*
等张溶液 isotonische Lösung *f*
等张收缩 isotonische Kontraktion *f*
等张握力运动 isometrischer Griffkraftsport *m*
等张性 Isotonie *f*, Isotonia *f*
等张[性]的 isotonisch
等张性低氧血症 isotonische Hypoxämie *f*
等张性肌力 isotonische Muskelkraft *f*
等张性缺氧 isotonische Hypoxie *f*
等张训练 isotonisches Training *n*, isotonische Übung *f*
等张液 isotonische Lösung *f*
等张运动 isotonische(Muskel-)Übung *f*
等直线 Konturlinie *f*
等值的 äquivalent
等值法 äquivalentes Verfahren *n*
等值复本 äquivalente Formen *f pl*
等质子 pH isoprotischer pH-Wert *m*
等轴的 isometrisch
等轴晶系 reguläres(Kristall)System *n*, kubisches(Kristall) System *n*
等浊滴定法 Gleichtrübungstitration *f*
等组法 Verfahren gleichwertiger Gruppe *n*, Äquivalent-Gruppe-Methode *f*

dèng 邓镫

邓恩三关节融合术 Dunn* Triple-Arthrodese *f*(常规三关节融合术)
邓克尔解决问题模型 Duncker* Problemlösen- Modus *m*
邓肯病(综合征) Duncan* Krankheit(Syndrom) *f*(伴性[X 染色体]淋巴增生综合征)
邓肯多重范围检验 Duncan* Mehrbereichstest *m*
邓肯法 Duncan* Verfahren *n*(自体疗法)
邓肯机理 Duncan* Mechanismus *m*(胎盘排出时其粗糙面朝向外阴)

邓肯氏襞 Duncan* Falten *f pl*
邓肯胎盘 Duncan* Plazenta *f*(胎盘娩出时绒毛膜面朝外)
邓肯室 Duncan* Ventrikel *m*, Cavum septi pellucidi([脑]透明隔腔)
邓肯位置 Duncan* Position *f*(胎盘)
邓洛普牵引 Dunlop* Traktion *f*(上肢牵引法)
镫反射计 Stapes-Reflexionsmesser *m*, Steigbügel-Reflexionsmesser *m*, Steigbügel-Reflexometer *m*
镫骨 Stapes *m*, Steigbügel *m*
镫骨安装钳 Stapes-Pinzette *f*
镫骨襞 Plica stapedis *f*
镫骨成形术 Stapesplastik *f*
镫骨底 Basis stapedis *f*
镫骨底板钩 Haken des Steigbügelschenkels *m*
镫骨底板显微凿 Mikromeißel der Steigbügefußplatte *m*
镫骨底板折断术 Osteoklasie der Stapesfußplatte *f*
镫骨底板钻 Stapesfußplattenperforator *m*
镫骨撼(松)动术 Stapesmobilisation *f*, Fußplattenmobilisation *f*, Stapedolyse *f*
镫骨后脚 Crus posterius stapedis *n*
镫骨环状韧带 Ligamentum annulare stapedis *n*
镫骨活动术 Stapesmobilisation *f*, Fußplattenmobilisation *f*, Stapediolyse *f*
镫骨肌 Steigbügelmuskel *m*, Musculus stapedius *m*
镫骨[肌]反射 Stapediusreflex *m*
镫骨肌功能测试仪 Stapes-Funktionstester *m*
镫骨肌腱刀 Stapediotenotomie-Messer *n*
镫骨肌切断术 Stapediotenotomie *f*
镫骨肌神经 Nervus stapedius *m*
镫骨肌声(听)反射 akustischer Stapediusreflex *m*
镫骨肌声反射衰减试验 akustischer Stapediusreflex-Ermüdungstest *m*
镫骨肌支 Steigbügelmuskelast *m*
镫骨膜 Membrana stapedis *f*
镫骨前脚 Crus anterius stapedis *n*
镫骨切除钳 Stapedektomie-Zange *f*
镫骨切除术 Stapedektomie *f* Steigbügelabtragung *f*
镫骨神经 Stapediusnerv *m*
镫骨手术 Stapeschirurgie *f*
镫骨手术刀包 stapeschirurgisches Instrumentenbesteck *n*
镫骨头 Kopf der Steigbügels *m*
镫骨[小]头 Capitulum stapedis *n*, Caput stapedis *n*
镫骨针 Stapesnadel *f*
镫骨支 Ramus stapedius *m*
镫骨足板部分切除术 partielle Stapedektomie *f*
镫骨足板切除术 Stapedektomie *f*
镫骨足板造孔术 Stapedotomie *f*
镫骨足板钻孔术 Stapesfußplattenperforationsoperation *f*
镫井喷 Steigbügel-Springquelle *f*
镫形绷带 Stapesverband *m*

DI 低滴镝狄迪敌涤笛抵底骶地帝递第蒂缔碲

dī 低滴镝

低氨酸血[症] Hypoaminoacidaemia *f*
低白蛋白血[症] Hypoalbuminämie *f*, Hypoalbuminaemia *f*
低白细胞性咽峡炎 leukozytopenische Angina *f*
低倍 schwache Vergrößerung *f*
低倍接物镜 schwaches Objektiv *n*
低倍镜 (1icht) schwaches Objektiv *n*
低倍聚光镜 schwachvergrößernder Kondensor *m*
低倍目镜 schwachvergrößerndes Okular *n*
低倍视野 schwachvergrößerndes Gesichtsfeld *n*
低倍显微镜 schwachvergrößerndes Mikroskop *n*
α 低本底测量仪 alpha Niederhintergrund-Radiometer *n*
低本底计数器 Niederhintergrundzähler *m*
低本底 α、β 计数装置 Niederhintergrund-alpha und beta-radioactiver Zähler *m*
低本底 γ 闪烁谱仪 Niederhintergrund-gamma-Szintillationsspektrometer *m*
低苯丙氨酸饮食 low-Phenylalanin-Ernährung *f*
低鼻 Low-Nase *f*
低比率白血病 niedrigprozentige Leukämie *f*
低比重尿 Hyposthenurie *f*, Hyposthenuria *f*
低比重溶液 hypobare lösung *f*
低变应原的 hypoallergen
低丙种球蛋白血[症] Hypogammaglobulinämie *f*, Gammahypoglobulinämie *f*
低补体血性肾小球肾炎 hypocomplementemische Glomerulonephritis *f*
低补体性肾炎 hypokomplementäre Nephritis *f*
低补体血[症] Hypokomplementämie *f*, Hypocomplementaemia *f*
低补体血症性血管炎症性荨麻疹综合征 hypocomplementemisches vaskulitisches Urtikaria-Syndrom *n*
低补体血症荨麻疹性血管炎 Hypokomplementämie-Urtikaria-Vaskulitis *f*
低残毒 Niederrestgift *n*
低侧壁乳房假体 Niederprofil-Brustplantat *m*
低层大气 untere Atmosphäre *f*
低常的 subnormal
低常儿童 subnormales Kind *n*
低常期 subnormale Periode *f*
低常态 Unterdurchschnitt *m*
低常增生(发育不全,再生不良) Hypoplasie *f*
低场磁共振胰胆管成像 Niederfeld-Magnetresonanz-Cholangiopankreatikographie *f*
低成本 niedrigen Kosten *f pl*
低成就者 leistungsschwache Person *f*
低出生率 niedrige Geburtenrate *f*, niedrige Geburten-häufigkeit *f*, Oligonatalitas *f*
低出生体重 niedriges Geburtsgewicht *n*
低出生体重儿发生率 Inzidenz des niedrigen Geburtsgewichts *f*
低垂 Hängender M
低雌激素血[症] Hypöstrogenämie *f*, Hypoestrinaemia *f*
低促性腺激素性性功能减退症 hypogonadotroper Hypogonadismus *m*
低促性腺激素症 Hypogonadotropismus *m*
低促性腺素性闭经 hypogonadotrope Amenorrhoe *f*
低促性腺素性功能减退症 hypogonadotroper Hypogonadismus *m*
低代谢率 niedrige Umsatzrate *f*, niedrige Stoffwechselrate *f*
低带耐受 Low-zone-Toleranz *f*
低胆固醇膳食 Diät mit niedrigem Cholesteringehalt *f*
低胆固醇血[症] Hypocholesterinämie *f*
低胆固醇饮食 Diät mit niedrigem Cholesteringehalt *f*
低胆红素血[症] Hypobilirubinämie *f*
低胆碱酯酶性素质 Hypoesterase-Diathese *f*
低胆汁尿 Hypocholuria *f*
低蛋白型营养不良 Kwashiorkor *f*
低蛋白血[症] Hypoproteinämie *f*, Hypoproteinaemia *f*
低蛋白饮食 eiweißarme Diät *f*, eiweißarme Kost *f*
低氮尿 Hypazoturie *f*, Hypazoturia *f*
低氮尿性肾病 hypoazoturische Nephropathie *f*
低氮血 Hyponiträmie *f*
低的 niedrig, tier
低等动物的 niedertierisch
低等细菌 niedrige Bakterien *f pl*

低等真菌 niedere Pilze *f*
低电解质血[症] Hypoelektrolytämie *f*
低电压 Niedervoltage *f*, Niederspannung *f*
低电压触电死 Niederspannungs-Stromschlag *m*
低电压接触[X线]治疗 Niederspannungs-Kontakttherapie *f*
低电压境界线 Niederspannungs-Grenzstrahlen *m pl*
低电压[X线]治疗 Niederspannungs-Röntgentherapie *f*
低电子密度 niedrige Elektronendichte *f*
低调干啰音 sonores trockenes Rasselgeräusch *n*
低调呼吸音 tieftonisches Atemgeräusch *n*
低调杂音 tieftonisches Geräusch *n*
低动力 Hypokinese *f*
低动力型休克 hypodynamischer Schock *m*
低动力性 Hypokinesie *f*, Hypokinesia *f*
低动力性缺氧 hypokinetische Hypoxie *f*
低动脉压 arterielle Hypotonie *f*, Hypotensio arterialis *f*
低毒性 niedrige Giftigkeit *f*, Hypotoxicitas *f*
低度重复DNA序列 niedrige wiederholende DNA-Sequenz *f*
低度恶性多形性腺癌 polymorphes niedriggradiges Adenokarzinom *n*
低度恶性淋巴瘤 niedrigmalignes Lymphom *n*
低度恶性囊性间皮瘤 niedrigmalignes zystisches Mesotheliom *n*
低度恶性潜能的尿路上皮乳头状肿瘤 niedrigmaligner papillärer Urotheltumor *m*
低度恶性潜能的乳头状肿瘤 niedrigmaligner papillärer Tumor *m*
低度恶性软骨肉瘤 niedrigmalignes Chondrosarkom *n*
低度恶性髓内骨肉瘤 niedrigmalignes intramedulläres Osteosarkom *n*
低度恶性腺鳞癌 niedrigmalignes adenosquamöses Karzinom *n*
低度恶性中心型骨肉瘤 niedrigmalignes zentrales Osteosarkom *n*
低度发育 Unterholz *n*
低度近视 geringgradige Myopie *f*
低度淋巴瘤(结外边沿区B细胞淋巴瘤,黏膜相关淋巴组织淋巴瘤) niedrig-malignes Lymphom *n*, extranodales Marginalzonen-B-Zell-Lymphom von MALT-Typ *n*
低度鳞状上皮内病变 geringgradige intraepithelialen Läsion *f*
低度鳞状上皮细胞内病变 geringgradige intraepithelialen Läsion *f*
低度潜在恶性瘤 geringbösartig potenzierendes Karzinom *n*
低度相关 geringe Korrelation *f*
低[度]真空 niedriges Vakuum *n*
低二氧化碳血[症] Hypokapnie *f*
低发年 niedriges Inzidenzjahr *n*
低分辨率 niedrige Auflösung *f*
低分化 geringe Differenzierung *f*
低分化癌 schlecht differenziertes Karzinom *n*
低分化间皮瘤 schlecht differenziertes Mesotheliom *n*
低分化(肉瘤样)颗粒细胞瘤 schlecht differentierter sarkomatoider Granulosazelltumor *m*
低分化鳞状细胞癌 geringdifferenzjertes Plattenepithel karzinom *n*
低分化腺癌 schlecht differenziertes Adenokarzinom *n*
低分化型滑膜肉瘤 schlecht differenziertes Synovialsarkom *n*
低分化型软骨肉瘤 geringdifferenziertes Chondrosarkom *n*
低分化中央型成骨肉瘤 schlecht differenziertes zentrales Osteosarkom *n*
低分钟通气量 niedriges Atemminutenvolumen *n*
低分子肝素 niedermolekulares Heparin *n*
低分子量多肽 niedermolekulares Polypeptid *n*
低分子量多肽或巨大多功能蛋白酶 niedermolekulares Polypeptid order große Multifunktions Protease *n*
低分子量肝素 niedermolekulares Heparin *n*
低分子量化合物 Verbindung mit niedrigem Molekulargewicht *f*
低分子量激肽原 niedermolekulares Kininogen *n*
低分子量双链尿激酶 niedermolekulare Urokinase *f*
低分子葡聚糖 niedermolekulares Dextran *n*, niedrigmolekulares Dextran *n*
低分子右旋糖酐 niedermolekulares Dextran *n*, niedrigmolekulares Dextran *n*
低分子右旋糖酐(右旋糖酐40) niedermolekulares Dextrin (Dextrin 40) *n*
低氟砖茶 niedriger Fluor-Ziegelstein-Tee *n*
低负荷 Niederbelastung *f*
低负荷生物滤池 niedrigbelastetes Biofiter *n*
低钙低草酸盐饮食 Ernährung mit niedrigem Kalzium und niedrigem Oxalat *f*
低钙击面征(沃斯特克征) Chvostek* Zeichen *n*(弹指试验)
低钙尿[症] Hypokalziurie *f*
低钙乳 Milch mit niedrigem Kalzium *f*
低钙束臂征(特鲁索征) Trousseau* Zeichen *n*
低钙性抗维生素D佝偻病 Vitamin-D-Mangel-Rachitis *f*
低钙血性[白]内障 hypokalzämische Katarakta *f*
低钙血[症] Hypokalz(i)ämie *f*, Hypocalcaemia *f*
低甘油三脂血[症] Hypotriglyceridaemia *f*
低共熔点 eutektischer Punkt *m*
低共熔混合物 eutektische Mischung *f*, eutektisches Gemisch *n*
低共熔态 eutektischer Zustand *m*
低共熔温度 eutektische Temperatur *f*
低灌流状态下的急性胰腺炎 akute Pankreatitis im niedrigen Flow-Zustand *f*
低灌注 Hypoperfusion *f*
低灌注学说 Hypoperfusion-Teorie *f*
低过氧化氢酶血[症] Hypokatalasämie *f*
低唤醒状态 niedriger Erregungszustand *m*
低回波 Niederecho *n*, niedriges Echo *n*
低活性区 niedrigaktive Area *f*, geringaktive Area *f*, schwachaktive Area *f*
低肌张力-低智能-性腺发育低下-肥胖综合征 Prader*-Willi* Syndrom *n*
低级别鳞状上皮内病变 niedriggradige intraplattenepitheliale Läsion *f*
低级的 elementar, rudimentär, geringgradig
低级神经活动 niedere Nerventätigkeit *f*
低级物 niederes Mitglied *n*
低级脂肪酸单甘油酯 niedriggradiges Fettsäuremonoglycerid *n*
低级酯 niedriger Ester *m*, lower ester <engl.>
低级中枢 niedriges Zentrum *n*
低剂量暴露的生物效应 biologische Auswirkung der Expositionen niedrig dosierter Strahlung *f*
低剂量刺激效应(毒物兴奋效应) Hormesis *f*
低剂量辐射 Niedrigdosisstrahlung *f*
低剂量螺旋CT Niederdosis-Spiral-CT *f*
低剂量耐受(低区耐受) Low-Zone-Toleranz (Niederdosis-Toleranz) *f*
低剂量耐受性 Niederdosis-Toleranz *f*
低剂量扫描 Niederdosis-Scran *m*
低甲基化 Hypomethylierung *f*
低甲状腺素血症 Hypothyroxinämie *f*
低钾型周期性麻痹 periodische hypokaliäme Paralyse *f*
低钾性碱中毒 hypokaliämische Alkalose *f*
低钾性肾病 hypokaliämische Nephrose *f*
低钾性周期性麻痹 hypokaliämischer periodischer Paralyse *f*
低钾[血]性昏迷 hypokaliämisches Koma *n*, Coma hypokaliaemicum *n*
低钾[血]性碱中毒 hypokaliämische Alkalose *f*
低钾[血]性碱中毒综合征 Syndrom der hypokaliämischen Alkalose *n*
低钾[血]性周期性瘫痪 hypokaliämische periodische Lähmung *f*

低钾血[症] Hypokaliämie *f*
低钾血症肾病 hypokaliämische Nephropathie *f*
低价 niedrige Valenz *f*
低角度射击 niedrige Winkelaufnahme *f*
低角型 1 Niederwinkel 1 *m*
低接触接骨板 niedriges Kontaktplatt *n*
低界面张力 niedrige Grenzflächenspannung *f*
低枸橼酸尿症 Hypozitraturie *f*
低枸橼酸血[症] Hypoziträmie *f*, Hypocitraemia *f*
低聚半乳糖 Galakto-Oligosaccharide *n pl*
低聚蛋白 Oligoproteinum *n*
低聚果糖 Fructooligosaccharid *n*
低聚合度化合物的食品卫生 Lebensmittelhygiene von Niederpolymerisationsgrad-Verbindungen *f*
低[聚]核苷酸 Oligonucleotide *n pl*
低聚木糖 Xylooligosaccharid *n*
低聚-1,6-葡糖甘酶 Oligo-1,6-Glukosidase *f*
低聚糖 Oligosaccharide *n pl*
低聚体 Oligomer *m*, niedermolekulares Polymer *n*
低聚原花青素 oligomeres Proanthocyanidin *n*
低拷贝重复 Low-Copy-Wiederholung *f*
低拷贝数质粒 Low-Copy-Number-Plasmid *n*
低拷贝质粒载体 Low-Copy-Plasmidvektor *m*
低空 geringe Höhe *f*
低离子强度 niedrige ionische Stärke *f*
低离子强度方法 Niederionenstärke-Verfahren *n*, LIS- Verfahren *n*
低离子强度溶液 Lösung mit niedriger Ionenstärke *f* (LISS)
低离子强度溶液方法 LISS-Verfahren *n*
低离子强度溶液交叉配血方法 LISS-Kreuzprobe-Verfahren *n*
低离子饮食 niedrige ionische Diät *f*, Keith* Diät *f*
基思氏低离子饮食 Keith* Diät *f*
低量程β测量仪 beta Meßgerät mit geringem Messbereich *n*
低磷酸血症骨病 hypophosphatämische Knochenerkrankung *f*
低磷酸盐 Hypophosphat *n*
低磷酸盐尿[症] Oligophosphaturie *f*, Hypophosphaturie *f*
低磷酸盐性佝偻病 Phosphatasemangelrachitis *f*
低磷酸盐性关节病 hypophosphalämische Arthrose *f*
低磷酸盐性软骨病 hypophosphatämische Chondropathie *f*
低磷[酸盐]血性骨软化症 hypophosphatämische Osteomalazie *f*
低磷酸盐血性骨软化症 hypophosphalämische Osteomalazie *f*
低磷酸盐血性家族性佝偻病 hypophosphalämische familiäre Rhachitis *f*
低磷酸盐血[症] Hypophosphatämie *f*
低磷酸盐血症性脊柱病 hypophosphatämische Spondylopathie *f*
低磷酸盐饮食 Ernährung mit niedrigem Phosphat *f*
低磷酸酯酶症 Hypophosphatasie *f*
低磷性佝偻病 hypophosphalämische Rhachitis *f*
低流量呼吸暂停通气量 Low-Flow-Apnoe Ventilation *f*
低流量瘘 niedervoluminöse Fistel *f*
低流量麻醉 Low-Flow-Anästhesie *f*
低流量血液透析 Niederdurchfluss-Hämodialyse *f*
低颅压性头痛 Kopfschmerz infolge intrakranieller Hypotension *m*
低氯尿[症] Hypochiorurie *f*, Hypochloruria *f*
低氯尿性肾病 hypochlorurische Nephrose *f*
低氯性氮质血症综合征 Blum* Syndrom *n*
低氯性昏迷 hypochlorämisches Koma *n*, Coma hypochloraemicum *n*
低氯性碱中毒 Hypochlorämaische Alkalose *f*
低氯血症 Hypochlorämie *f*, Hypochloraemia *f*
低镁尿症 Hypomagnesiurie *f*
低镁血症 Hypomagnesiämie *f*
低镁血症高尿钙综合征 Hypomagnesiämie-Hyperkalziurie-Syndrom *n*
低密度 niedrige Dichte *f*
低密度聚乙烯食品卫生 Lebensmittelhygiene vom Polyvinylchlorid mit niedriger Dichte *f*
低密度培养选择 Kulturauswahl niedriger Dichte *f*
低密度脂蛋白 Lipoproteine niedriger Dichte *n pf* low density lipoproteins <engl.>
低密度脂蛋白胆固醇 Lipoprotein niedriger Dichte-Cholesterol *n*
低密度脂蛋白受体 Rezeptor für Lipoproteine niedriger Dichte *m*
低密度脂蛋白受体基因 Rezeptor-Gen für Lipoproteine niedriger Dichte *n*, LDL-Rezeptor-Gen *n*
低密度脂蛋白受体途径 Lipoprotein niedriger Dichte-Rezeptor-Signalweg *m*
低密度脂蛋白受体相关蛋白质 Lipoprotein niedriger Dichte-Rezeptor-verwandtes Protein *n*
低IgM免疫缺陷 Immundefizienz mit Hypo-IgM *f*
低免疫性 Hypoimmunität *f*
低敏感性 Hyposensibilität *f*
低敏青霉素 G Purapen G *n*
低摩擦人工关节置换术 niedrige Reibung Arthroplastik *f*
低钠尿[症] Hyponatriurie *f*
低钠膳食 Diät mit niedrigem Natrium *f*
低钠血[症] Hyponatriämie *f*, Hyposodaemia *f*
低钠血症脑病 Hyponatriämische Enzephalopathie *f*
低钠[血症]综合征 (Koch-) Salzmangelsyndrom *n*, Hyponatriämie-Syndrom *n*
低能 Leistungsschwäche *f*, Minderfähigkeit *f*, Schwach-sinnigkeit *f*, Debilitas mentalis *f*
低能儿 geistesschwaches Kind *n*
低能儿学校 Lehranstalt für geistesschwache Kinder *f*
低能辐射仪 Niedrigenergie-Radiometer *n*
低能感觉 niedrige Sensation *f*
低能见度 schlechte Sichtbarkeit *f*
低能键 energiearme Bindung *f*
低能量氦氖激光血管内照射治疗 Niedrig-Energie-Helium-Neon-Laser intravaskulären Strahlentherapie *f*
低能[量]粒子 energiearmes Teilchen *n*
低能者 Idiot *m*
低粘稠度 schwache Viskosität *f*, wenige Zähigkeit *f*
低粘液细胞 oligomuköse Zelle *f*
低尿酸尿 Hypurikurie *f*, Hypouricuria *f*
低凝血酶原血[症] Hypoprothrombinämie *f*, Hypopro-thrombinaemia *f*
低凝状态 Hypokoagulabilität *f*
低疟区 hypoendemische Area der Malaria *f*
低排高阻 low-output and high-resistance <engl.>
低排高阻型休克 low-output and high-resistance-shock <engl.>
低排血量心力衰竭 Herzinsuffizienz mit verkleinertem Minutenvolumen *f*, low-ontput (heart) failure <engl.>
低排血量综合征 low-ontput syndrome <engl.>
低(心)排血量综合征 verringerter Herzleistung-Syndrom *n*
低嘌呤饮食 Diät mit niedrigem Purin *f*
低频重组 Niederfrequenz-Rekombination *f*
低频的 niederfrequent
低频电疗法 Niederfrequenz-Reizstromtherapie *f*, Niederfrequenz-Stromtherapie *f*
低频电疗机 Niederfrequenz-Reizstromtherapiegerät *n*
低频(音频)电压表 Niederfrequenz-Voltmeter *n*
低频感受性聋[症] perzeptive Schwerhörigkeit im Tieffrequenzbereich *f*
低频[率] Niederfrequenz *f*
低频率抗原 Niederfrequenz-Antigen *n*, low-frequency antigen <engl.>
低频脉冲电流疗法 Niederfrequenzimpuls-Elektro-therapie *f*
低频脉冲治疗机 Niederfrequenz-Puls-Therapie-Geräte *n pl*

低频信号发生器 Niederfrequenz-Signalgenerator *m*
低频血型 niederfrequente Blutgruppe *f*
低频[血型]抗原 niederfrequente Antigene *f*, niederfrequente Blutgruppenantigene *f*
低频杂音 Niederfrequenz-Geräusch *n*
低频治疗仪 Niederfrequenzstrom-Therapiegerät *n*
低频转导 niederfrequente Transduktion *f*
低平面脊髓麻醉 niedrige Spinalanästhesie *f*
低气道压 niedriger Atemwegsdruck *m*
低气压 Unterdruck *m*
低气压病[症] Hypobarismus *m*, Cyclonosis *f*
低气压的 hypobarisch
低气压症状群 Alpinismus *m*
低强度激光 geringer Intensität-Laser *n*
低亲和力受体 Rezeptor mit geringer Affinität *m*
低亲和性神经生长因子受体 Nervenwachstumsfaktor-Rezeptor mit geringer Affinität *m*
低球策略 Niderkugel-Strategie *f*
低球程序 Niderkugel-Verfahren *n*
低γ球蛋白血症 Hypogammaglobulinämie *f*
低球方法 niedrige Kugel-Verfahren *n*
低区耐受 niedrig-Zone-Toleranz *f*
低区域图(高低区域图) High-Low-Diagramm *n*
低驱动电压 niedrige Ansteuerspannung *f*
低醛甾酮血[症] Hypoaldosteronaemia *f*
低醛甾酮症 Hypoaldosteronismus *m*
低醛甾酮综合征 Hypoaldosteronismus-Syndrom *n*
低热量饮食 kaloriearme Kost *f*
低热灭菌[法] Pasteurisation *f*, Pasteurisierung *f*
低热能饮食 kalorienarme Ernährung *f*
低热烧伤 geringe thermische Verbrennung *f*
低热综合征 subfebriles Syndrom *n*, low fever syndrome <engl.>
低容量性低钠血症 hypovolämische Hyponatriämie *f*
低容量性高钠血症 hypovolämische Hyponatriämie *f*
低融点琼脂糖 Agarose mit niedrigem Schmelzpunkt *f*
低三碘甲状腺氨酸(T3)综合征 Hypotriiodothyronin-Syndrom *n*
低色氨酸α-糖蛋白 α-Glycoprotein mit niedriger Tryp-tophagehalt *n*
低色素性贫血 hypochrome Anärnie *f*, Hypochromämie *f*
低色小红细胞性贫血 hypochrome mikrozytäre Anäimie *f*
低色效应 hypochrome Wirkung *f*
低(减)色性 Hypochromasie *f*
低色[指数]性贫血 Hypochromämie *f*, Hypochromaemia *f*
低烧 subfebrile Temperatur *f*, leichtes Fieber *n*
低射 Unterschreitung *f*
低肾上腺素血[症] Hypoadrenalinämie *f*, Hypoadrenali-naemia *f*
低肾素高血压 low renin hypertension <engl.>
低肾素活性高血压 low renin hypertension <engl.>
低肾素性醛固酮减少症 Low-Renin-Hypoaldosteronismus *m*
低渗的 hypoosmotisch
低渗尿 Hyposthenurie *f*, Hyposthenuria *f*
低渗尿低荧光强度网织红细胞 Hyposthenurie-niederiger Fluoreszenzretikulozyt *m*
低渗(张)溶液 hypotonische Lösung *f*, Solutio hypotonica *f*
低渗溶液 hypotonische Lösung *f*
低渗透压 Hypoosmolalität *f*
低渗性 Hypotonizität *f*
低渗[性]的 hypoto *n*(isch)
低渗性低钠血症 hypovolämische Hyponatriämie *f*
低渗性缺(脱)水 hypotone Dehydratation *f*
低渗[性]膨胀 hypotonische Expansion *f*
低渗性少尿 hypotonische Oligourie *f*
低渗性收缩 hypotonische Kontraktion *f*
低渗性脱水 hypotone Dehyra(ta)tion *f*
低渗肿胀试验 hypoosmotischer Quellungstest *m*
低生活力突变 subvitale Mutation *f*
低生活力突变型 subvitaler Mutant *m*
低生育力 Subfertilität *f*
低声波 Infraschallwelle *f*
低声能连续式非爆破成像 zerstörungsfreier niedrigen Schallleistungsdauerbetrieb *m*
低湿度计 niedriges Hygrometer *n*, niedriger Feuchtemes-ser *m*
低视力辅助器 Sehhilfe *f*
低视力评估 Low-Vision-Bewertung *f*
低视力眼镜 Low-Vision-Brille *f*
低视力助视辅助器 Lesehilfe für Sehbehinderte *f*
低视力助写板 Low-Vision-Schreibtafel *m*
低输出激光系统 niedrigausführendes Lasersystem *n*, low output laser system <engl.>
低输出量性心[力]衰[竭] hypokinämische Herzinsuffizienz *f*
低死亡率 niedrige Mortalität *f*
低速冷冻离心机 langsamlaufende Kühlzentrifuge *f*, Kühlzentrifuge mit niedriger Umdrehungsgeschwindigkeit *f*
低速离心机 langsamlaufende Zentrifuge *f*, Zentrifuge mit niedriger Umdrehungsgeschwindigkeit *f*
低速增感屏 Verstärkerfolie mit niedriger Geschwindigkeit *f*
低酸罐头的食品卫生 Lebensmittelhygiene vom Konserven mit niedrigem Säuregehalt *f*
低碳酸血性呼吸衰竭 hypokapnische respiratorische In-suffizienz *f*
低碳酸血[症] Hypokapnie *f*, Hypokarbie *f*
低糖血症 Hypoglykämie *f*
低体温 niedrige Körpertemperatur *f*, Hypothermie *f*
低体温意外 akzidentelle Hypothermie *f*(AH)
低体重 Untergewicht *n*
低体重[出生]儿 Neugeborenes von niedrigem Geburtsge-wicht *n*
低通滤波 Tiefpaßfilterung *f*
低通滤波电路 Tiefpassfilterschaltung *f*
低通滤波器 Tiefpaßfilter *m*
低通气综合征 Hypopnoe-Syndrom *n*
低通数字滤波 Tiefpaß-Digitalfilter *m/n*
低铜血[症] Hypokuprämie *f*, Hypocupraemia *f*
低危前列腺癌 Prostatakarzinom mit niedrigem Risiko *n*
低危型 HPV Niederrisiko-Typen-HPV *m*, LR-HPV-Typen *m*
低微笑 nieder-lächelnd
低位 niedrig angesetzt
低位髌骨 tiefe Patella *f*
低位产钳分娩 Zangengeburt im Beckenausgang *f*
低位产钳术 Beckenausgangszangenoperation *f*
低位肠闭锁 tiefe Darmatresie *f*
低位肠梗阻 Low-Darmverschluß *m*
低位尺神经麻痹 tiefe Ulnarislähmung *f*
低位耳 tief angesetzte Ohren *n pl*
低位肛瘘 tiefe Analfistel *f*
低位灌肠法 tiefer Einlauf *m*
低位勒沟 tiefe Einschnürungskerbe *f*
低位脑干 tiefliegender Hirnstamm *m*
低位气管镜检查 Tracheoscopia inferior *f*
低位气管切开术 Tracheotomia inferior *f*
低位钳 Beckenausgangszange *f*
低位胃肠道功能障碍 Dysfunktion des unteren Gastrointestinaltrakts *f*
低位小肠梗阻 tiefer Dünndarmileus *m*
低位心 Bathykardie *f*, Hypokardie *f*
低位性骨盆 tiefes Becken *n*
低位性隐睾症 niedriger Kryptorchismus *m*
低位牙 offener Biss *m*
低位液面报警器 Sensor für niedriges Flüssigkeitsniveau *m*

低位缢沟 tief hängende Kerbe *f*
低位正中神经麻痹 niedrige mittlere Nervenlähmung *f*
低温 Hypothermie *f*, Hypothermia *f*
低温保藏 Tieftemperaturlagerung *f*
低温报警 Niedertemperatur-Alarmierung *f*
低温冰箱 Tiefgefrierschrank *m*
低温舱 Tieftemperatur-Kammer *f*
低温的 lauwarm, hypothermisch, kühlend
低温冻伤 Erfrierung durch Hypothermie *f*
低温防护剂 Gefrierschutzmittel *n*
低温分离器 Tieftemperatur-Separator *m*
低温干燥法 Kryotrockung *f*
低温灌注保存 hypotherme Perfusionskonservierung *f*
低温恒温器 Kryostat *m*
低温环境 Tieftemperatur-Umgebung *f*
低温灰分试验炉 Tieftemperaturaschenprüfofen *m*
低温计 Kryometer *n*, Frigorimeter *n*
低温浸泡 hypothermische Immersion *f*
低温精馏塔 Tieftemperaturfraktionierkolonne *f*, Tieltem-peraturfraktionierturm *m*
低温聚合 Tieftemperaturpolymerisation *f*
低温麻醉 Hypothermieanästhesie *f*, hypothermische Anästhesie *f*
低温灭菌法 Sterilisation unter niedriget Temperatur *f*, Tieftemperatur-Sterilisation *f*
低温培养箱 Tieftemperatur-Inkubator *m*
低温 α 谱仪 Tieftemperatur-Alpha-Spektrometer *n*
低温气候 kaltes Klima *n*
低温热塑板 Niedertemperatur- thermoplastische Folie *f*
低温热塑板材 Niedertemperatur-Thermoplast *n*
低温热塑料矫形器 Niedertemperatur- thermoplastische Orthese *f*
低温热塑注射法 Niedertemperatur-thermoplastischen Injektionsverfahren *n*
低温生存限值 Tieftemperatur-Überlebensgrenze *f*
低温生物化学 Kryobiobiochemie *f*
低温生物学 Kryobiologie *f*
低温湿度箱 Tieftemperatur-Feuchtigkeitskammer *f*, Tiertemperatur-Feuchtigkeitsschrank *m*
低温试验 Niedrigtemperaturprüfung *f*
低温试验箱 Tieftemperatur-Prüfkammer *f*
低温损伤 Tieftemperatur-Verletzung *f*, Verletzung durch niedrige Temperatur *f*
低温外科 Kryochirurgie *f*
低温下氧耗定律 Niedertemperatur-Sauerstoffverbrauch-Gesetz *n*
低温心搏停止[法] Kryokardioplegie *f*, Cryocardiopiegia *f*
低温心脏直视手术 Herzoperation unter direkter Vision mit Hypothermie *f*
低温兴奋减弱 Hypothermie mit einer verminderten Reizbarkeit *f*
低温兴奋增强 hypothermische Reizbarkeit *f*
低温性反射阻断 hypothermischer Reflexblock *m*
低温性房颤 hypothermisches Vorhofflimmern *n*
低温性室颤 hypothermisches Kammerflimmern *n*
低温性酸中毒 hypothermische Azidose *f*
低温性胰腺炎 hypothermische Pankreatitis *f*
低温性意识障碍 hypothermische Bewusstlosigkeit *f*
低温性周围神经麻痹 hypothermische Lähmung der peripheren Nerven *f*
低温学 Kryologie *f*
低温氧等离子体灰化法 Sauerstoffplasmaveraschung *f*
低温氧化 Tieftemperatur-Oxidation *f*
低温营养 Niedrigtemperatur-Ernährung *f*
低温有机溶剂沉淀法 Niederschlagsverfahren des organi-schen Solvens unter niedriger Temperatur *n*, hypother-misches Niederschlagsverfahren des organischen Solvens *n*
低温浴槽 Niedrigtemperatur-Wasserbad *n*
低温浴锅 hypothermisches Bad *n*
低温蒸馏 Tieftemperaturdestillation *f*, hypothermische Destillation *f*
低温症 Hypothermie *f*, Hypothermia *f*
低温制冷机 Tieftemperaturkältemaschine *f*, Tieftempe-raturkühlmaschine *f*
低温治疗 hypothermische Therapie *f*, Kryotherapie *f*, Frigotherapie *f*
低温治疗器 Krymotherapie-Anlage *f*
低温作业 Arbeit in kalter Umgebung *f*
低硒地带 niedrige Selen-Zone *f*
低细胞性白血病 hypozelluläre Leukämie *f*
低纤[维蛋白]溶酶原血[症] Hypoplasminogenaemia *f*
低纤维蛋白原血症 Hypofibrinogenämie *f*
低限 untere Grenze *f*
低限效应 Floor-Effekt *m*
低相对分子质量双链尿激酶 niedermolekulare zwei Ketten-Urokinase *f*, LMW tcu-UK *f*
低效过滤器 Vorfilter *m/n*
低效消毒剂 ineffizientes Desinfektionsmittel *n*
低效性呼吸型态 ineffektive Atmungsmuster *n*
低心排(血)出量 niedriges Herzzeitvolumen *n*
低心排量综合征 niedriges Herzzeitvolumen-Syndrom *n*
低心输出量 Hypokinämie *f*
低锌血症 Zinkmangel *m*
低信号强度 niedrige Signalintensität *f*
低型称量瓶 Messflasche niedriger Form *f*, wägeflasche niedriger Form *f*, Wägeglas niedriger Form *n*
低型烧杯 Becher von niedriger Form *m*
低醒觉状态 Hypowachheitszustand *m*
低血钙性抗维生素 D 佝偻病 hypocalciämische Vitamin D-resistente Rachitis *f*
低血钙[症] Hypokalziämie *f*, Hypocalcaemia *f*
低血红蛋白血 Hypohämoglobinämie *f*
低血钾性碱中毒 hypokaliämische Alkalose *f*
低血钾性碱中毒综合征 Syndrom der hypokaliämischen Alkalose *n*
低血钾性肾病 hypokaliämische Nephrose *f*
低血钾[症] Hypokaliämie *f*
低血浆素原血[症] Hypoplasminogenaemia *f*
低血磷性抗维生素 D 佝偻病 hypophosphalämische Vitamin D-resistente Rachitis *f*
低血流性缺氧 ischämische Hypoxie *f*
低血镁[症] Hypomagnesiämie *f*, Hypomagnesaemia *f*
低血镁综合征 Magnesiummangelsyndrom *n*
低血钠[症] Hyponaträmie *f*, Hyponatraemia *f*
低血容量 Hypovolämie *f*, Hypovolaemia *f*
低血容量性休克 hypovolämischer Schock *m*
低血容量症 Hypovolämie *f*
低[血]色素性贫血 hypochrome Anämie *f*, Hypochromämie *f*
低血糖 Hypoglykämie *f*, Hypoglycaemia *f*
低血糖病(症) Hypoglykämose *f*, Hypoglycaemosis *f*
低血糖的 hypoglykämisch
低血糖反应 hypoglykämische Reaktion *f*
低血糖昏迷 hypoglykämisches Koma *n*, Coma hypoglycaemieum *n*
低血糖疗法 hypoglykämische Therapie *f*, hypoglykämische Behandlung *f*
低血糖性低氧症 hypoglykämische Hypoxidose *f*
低血糖[性]脑病 hypoglykämische Enzephalopathie *f*
低血糖休克 hypoglykämischer Sehock *m*
低血糖休克疗法 hypoglykämische schockbehandlung *f*, hypoglykämische Schocktherapie *f*

低血糖晕厥 hypoglykämische Bewußtlosigkeit *f*
低血糖指数饮食 Hypoglykämischer Index-Diät *f*
低血糖综合征 hypoglykämisches Syndrom *n*, Hypoglykämie-Syndrom *n* Blutzuckermangel-Syndrom *n*
低血压-低血氧性脑病 Hypotonie-hypoxämische Enzephalopathie *f*
低血压性视网膜病 hypotonische Retinopathie *f*, Retinopathia hypotonica *f*
低血压[症] Hypotension *f*, Hypotonie *f*, Hypopiesia *f*
低血氧试验 Hypoxietest *m*
低血液动力性缺氧 hypokinetische Hypoxie *f*
低压 Niederdruck *m*, Unterdruck *m*
低压舱 Unterdruckkammer *f*, Dekompressionskammer *f*, hyperbarische Kammer *f*
低压大气 hypobarische Atmosphäre *f*
低压的 hypobar, hypotensiv
低压电损伤 elektrischer Niederspannungsschaden *m*
[低压]冻干垂体前叶 lyophilisiertes Hypophysenvorder-lappen *n*
[低压]冻干器 lyophilisches Gerät *n*
低压灌肠 Niederdruck-Einlauf *m*, Niederdruck-Enema *n*
低压减压病 Unterdruck-Dekompressionskrankheit *f*, Unterdruck-Dekompression *f*
低压减压器 Niederdruck-Reduzierventil *n*
低压力性脑积水 Niederdruckhydrozephalus *m*
低压脉 hypotonischer puls *m*
低压耐力 Unterdruck-Toleranz *f*
低压脑积水 Niederdruckhydrozephalus *m*
低压缺氧 hypobarische Hypoxie *f*
低压室 Unterdruckkammer *f*
低压套囊 Niederdruckcuff *m*
低压系统 Niederdrucksystem *n*
低压性青光眼 Glaukom ohne Hochdruck *n*, hypotonisches Glaukom *n*
低压[压]力障碍症(低气压病) Hypobarismus *m*
低压盐水灌肠 Kochsalzlösungseinlauf unter niedrigem Druck *m*, Kochsalzlösungsklistier unter niedrigem Druck *n*, low pressure saline enema <engl.>
低压氧 niedrige Sauerstoffspannung *f*
低压液相层析仪 Niederdruck-Flüssigkeits-Chromatograph *m*
低压制备层析 Niederspannungs-präparative Chromatographie *f*
低压状态 hypotonischer Zustand *m*
低亚硫酸钠 Natriumhydrosulfit *n*
低盐血[症] Hyposalämie *f*
低盐饮食 (koch)salzarme Diät *f*
低盐综合征 Kochsalzmangelsyndrom *n*
低眼压性青光眼 Niederdruckglaukom *n*
低氧 Hypoxie *f*, Hypoxia *f*
低氧分压(张力) niedrige Sauerstoffspannung *f*
低氧环境 hypoxische Umwelt *f*
低氧混合气 sauerstoffarmes Mischgas *n*
低氧敏感性 hypoxische Empfindlichkeit *f*
低氧适应 hypoxische Adaptation *f*
低氧通气反应 hypoxische Atemantwort *f*
低氧习服 Gewöhnung an Hypoxie *f*
低氧性呼吸衰竭 hypoxämisches Atemversagen *n*
低氧性脑病 hypoxische Enzephalopathie *f*(HE)
低氧性缺血 hypoxische Ischämie *f*
低氧性缺氧 hypoxische Anoxie *f*
低氧性酸中毒 hypoxämische Azidose *f*
低氧血性低氧症 hypoxämische Hypoxidose *f*
低氧血[症] Hypoxämie *f*, Hypoxaemia *f*
低氧血症型呼吸衰竭 hypoxämische Atmungsinsuffizienz *f*, hypoxämisches Lungenversagen *n*
低氧血[症]性呼吸衰竭 hypoxämische Atmungsinsuffizienz *f*
低氧血症性缺氧 hypoxämische Hypoxie *f*
低氧诱导因子 Hypoxie-induzierter Faktor *m*
低氧诱导因子-1 Hypoxie-induzierter Faktor-1 *m*
低氧诱导因子-1α Hypoxie-induzierter Faktor--1α m
低氧诱导因子1α亚单位 Untereinheit von Hypoxie-induzierter Faktor-1α *f*
低氧症 Hypoxydose *f*
低胰岛素血[症] Hypoinsulinämie *f*, Hypoinsulinaemia *f*
低音聋 Baßtaubheit *f*
低营养条件 unterernährte Bedingung *f*, Untererährungsbedingung *f*
低应力环境 spannungsarmes Umfeld *n*
低优先级 niedrige Priorität *f*
低于机体需要量 weniger als Anforderungen des Körpers *f*
低于人类的 untermenschlich
低于正常状态 Unterdurchschnitt *m*
低阈 niedrige Schwelle *f*, minimale Schwelle *f*
低增生性急性白血病 hypoplastische akute Leukämie *f*
低张的 hypotone
低张力十二指肠造影术 hypotone Duodenographie *f*
低张力性小儿 hypotonischer Infans *m*
低张尿 hypotoner Urin *m*
低张(渗)溶液 hypotonische Lösung *f*, Solutio hypotonica *f*
低张十二指肠造影 hypotonische Duodenographie *f*
低张[性]的 hypoton, hypotonisch
低张性低氧血症 hypotonische Hypoxämie *f*
低张性宫缩乏力 hypotonische Uterusatonie *f*, hypotonische Metratonie *f*
低张性缺氧 hypotone Hypoxie *f*
低张状态 hypotonischer Zustand *m*, hypotonischer Status *m*
低真空 Niedervakuum *n*
低振幅 niedrige Amplitude *f*
低振幅电位 Potential von niedriger Amplitude *n*
低脂肪蛋白血症 Hypolipoproteinämie *f*
低α-脂蛋白血[症] Hypoalphalipoproteinämie *f*, Hypo-α-lipoproteinämie *f*
低β-脂蛋白血[症] Hypobetalipoproteinämie *f*, Hypo-β-lipoproteinämie *f*
低脂肪饮食 fettarme Kost *f*
低脂类脂蛋白 Hypolipoproteinämie *f*
低脂血症 Hypolipidämie *f*
低致病性禽流感 niedrigpathogene aviäre Influenza *f*
低置胎盘 tiefliegende Plazenta *f*
低中频治疗仪 Niederfrequenztherapiegerät *n*
低(亚)重力 Subgraviditas *f*
低重力的 hypogravitationell
低转铁蛋白血 Hypotransferrinämie *f*
低T3综合征 Low-T3-Syndrom *n*
低T4综合征 Low-T4-Syndrom *n*
低自旋 Niederspin *m*
低阻力小道 niederohmiger Nebenweg *m*, niederohmiger Nebenschluß *m*
低阻连接 niederohmige Verbindung *f*
滴 Tropfen *m*, Gutta *f*
2,4-滴 2,4-Diehlorphenoxyessigsäure *f*(2,4-D)
2,4,5-滴 2,4,5-Trichlorphenoxyessigsäure *f*(2,4,5-Tr)
滴鼻[法] Naseneinträufelung *f*, Rhinenchysis *f*, Rhinenchysia *f*
滴鼻剂 Nasentropfen *m pl*, Guttae nasales *f pl*
滴虫 Trichomonaden *f pl*
滴虫病 Trichomoniasis *f*
滴虫感染 Trichomonadeninfektion *f*
滴虫性包皮阴茎头炎 Trichomonadenbalanoposthitis *f*
滴虫性尿道膀胱炎 Trichomonadenurethrozystitis *f*

滴虫性前列腺炎 Trichomonadenprostatitis *f*
滴虫性肾盂炎 Trichomonadenpyelitis *f*
滴虫性外阴炎 Trichomonadenvulvitis *f*
滴虫性阴道炎 Trichomonadenkolpitis *f*, Colpitis trichomonadis *f*
滴答音 Tick-Tack-Rhythmus *m*
滴滴涕 Dichlordiphenyltrichloräthanum *n*,（DDT), Chlorophenothanum technicum *n* Dicophan（um）*n*
2,4-滴丁酯 2,4-dichlorphenoxyessigsauerer Butylester *m*
滴定 Titration *f*, Titrierung *f*
滴定标准 titrimetrischer Standard *m*, Urtiter *m*
滴定测水法 Aquametrie *f*
滴定电极 Titrationselektrode *f*
滴定电量计 Titrationscoulometer *n*
滴定度 Titer *m*, Titrierzahl *f*, Verdünnungsstufe *f*
滴定法 Titrationsverfahren *n*, Titriermethode *f*
滴定法步骤 titrimetrische Prozedur *f*
滴定法测定 titrimetrische Bestimmung *f*
滴定法鉴定抗体 Titrationsmethode zur Antikörperidentifizierung *f*
滴定分析步骤 titrimetrische Prozedur *f*
滴定分析法 Titrimetrie *f*, Titrationsanalyse *f*, Titrieranalyse *f*
滴定汞电极 Quecksilbertropfelektrode *f*
滴定管 Bürette *f*, Meßröhre *f*
滴定管浮标 Bürettenschwimmer *m*
滴定管夹 Bürettenhalter *m*, Bürettenklemme *f*
滴定管架 Bürettenstativ *n*, Bürettengestell *n*
滴定管刷 Bürettenbürste *f*
滴定管弯液面读镜 Bürettenmeniskusableselupe *f*
滴定过的溶液 titrierte Lösung *f*
滴定计 Titrimeter *n*, Titriermesser *m*
滴定计分 Titer-Punktzähler *m*
滴定计数器 Tropfenzähler *m*, Stalagmometer *m*
滴定剂 Titrans *n*
滴定率（度）Titrierzahl *f*, Titer *m*
滴定曲线 Titrationskurve *f*
滴定误差 Tropfenfehler *m*
滴定仪器 Titrierapparat *m*, Titerapparat *m*
滴定[用]溶液 volumetrische Lösung *f*, Titrationsflüßigkeit *f*
滴定照明 Illumination für Titration *f*
滴定指数 Titrierexponent *m*
滴定终点 Titrationsendpunkt *m*
滴度 Titer *m*
滴耳剂 Ohrentropfen *m pl*, Auristillae *f pl*
滴汞电极 Quecksilbertropfelektrode *f*
滴汞阴极 Quecksilbertropfkathode *f*
滴骨验亲 Abstammungsuntersuchung durch Bluttropfen auf die Knochen *f*
滴管 Tropfer *m*, Tropfenzähler *m*, Tropfröhrchen *n*, Pipette *f*
墨菲氏滴管 Murphy* Tropfer *m*
滴过终点 übertitration *f*
滴计数器 Tropfen-Zähler *m*
滴剂 Tropfen *m*, Gutta *f*
滴加 tropfenweise
滴酒法 Alkohol-Titrier-Verfahren *n*
滴酒精装置 Alkohol-Titriervorrichtung *f*, Alkohol-Titrier-apparat *m*
滴落 Tropfen *m*
滴落血痕 Tropfenblutspur *f*
滴滤池 Tropfkörper *m*
滴瓶 Tropffläschchen *n*, Tropfglas *n*, Pipettenfläschen *n*, Vitrum guttatorium *n*
滴入 Instillieren *n*, Einträufelung *f*
滴入法 Tröpfchenmethode *f*, Tropfenverfahren *n*
滴数计 Tropfenzähler *m*, Tropfenmesser *m*, Stalagmometer *n*
滴丸剂 Pille *f*
滴误差 Tropfenfehler *m*
滴下 tröpfeln vt
滴牙剂 Zahntropfen *m pl*
滴眼[法] Augeneinträpfelung *f*
滴眼剂 Augentropfen *m pl*, Guttae ophthalmicae *f pl*
滴眼瓶 Tropfenfläschchen *n*
滴液漏斗 Tropftricbter *m*
滴重法 Tropfengewichtsmethode *f*
滴注[法] Eintäufelung, *f*, Instillation *f*
墨菲氏滴注法 Murphy*（Tropf-）Einlauf *m*, Proktoklyse *f*
滴注记录单 Tropfinfusionsprotokoll *n*
滴注疗法 Infusionstherapie *f*
滴注器 Instillator *m*
滴注输液[法] Tropftransfusion *f*
滴注性肝体层摄影 Infusions-Hepatotomographie *f*
滴状的 tropfenförmig, guttat（-us, -a, -um）
滴状类牛皮癣 Parapsoriasis guttata *f*
滴状类银屑病 Psoriasis guttata *f*
滴状梅毒疹 tropfenförmiges Syphilid *n*
滴状牛皮癣 Psoriasis guttata *f*
滴状银屑病 Psoriasis guttata *f*
滴（点）状硬斑病 Morphaea guttata *f*
滴状硬皮病 tropienförmige Sklerodermie *f*
镝 Dysprosium *n*（Dy, OZ 66）
157 镝 Dysprosium-157 *n*（157Dy）
159 镝 Dysprosium-159 *n*（159Dy）

dí 狄迪敌涤笛

狄奥宁 Dionin *n*, Aethylmorphinum hydrochloricum *n*
狄奥普特灵 Diopterin *n*, Pteroyl-Υ-glutamyl-glutamin-säure *f*
狄奥生 Diothan *n*, Diperodon *n*
狄布卡因 Dibukain *n*, Nupercain *n*
狄尔斯-阿尔德反应 Diels*-Alder* Reaktion *f*
狄高[克]辛 Digoxin（um）*n*
狄吉丁 Digitin *n*, Digitonin *n*
狄吉福林 Digifolin *n*
狄吉他林 Digitalin（um）*n*
狄吉糖 Diginose *f*
狄克氏法 Dick* Methode *f*
狄克氏反应 Dick* Probe *f*, Dick* Reaktion *f*
狄克氏[抗]猩红热血清 Dick* Serum *n*, Dochez* Serum *n*
狄克氏试验 Dick* Test *m*（od. Probe od. Reaktion *f*）
狄诺塞麦 Denosumab *n*
狄帕可 Diparcol *n*, Diethazin（um）*n*
狄帕克辛 Dipaxin *n*
狄帕腊伦 Di-paralen *n*
狄珀洛东 Diperodon *n*
狄氏剂 Dieldrin（um）*n*
狄氏间隙 Diasse* Raum *m*
狄氏膜前角膜营养不良 Diasse* Prä-Descemet-Hornhautdystrophie *f*
迪阿脊[髓性]肌萎缩 Duchenne-Aran* spinale Muskelatrophie *f*
迪阿莫克斯 Diamox *n*, Azetazolamid *n*
迪阿型脊髓病性肌萎缩病 Duchenne-Aran* myelopathische Muskelatrophie *f*
迪埃戈血型 Diego* Blutgruppen *f pl*
迪[地]吉糖 Diginose *f*
迪厄多内氏碱性血[液]琼脂基 Dieudonné* Agar *m*
迪厄多内氏培养基 Dieudonnè* Boden *n*
迪厄尔丁 Dieldrin（um）*n*
迪厄拉富瓦糜烂 Dieulafoy* Erosion *f*（胃单纯性溃疡）
迪厄拉富瓦氏溃疡 Dieulafoy* Ulkus *n*, Ulcus simplex Dieulafoy* *n*

迪厄拉富瓦氏三征 Dieulafoy* Trias *f*
迪厄拉富瓦吸引器 Dieulafoy* Aspirator *m*（双管吸引器）
迪厄拉富瓦学说 Dieulafoy* Theorie *f*（阑尾阻塞学说）
迪厄拉富瓦血管性畸形（溃疡）Dieulafoy* vaskuläre Malformation（Ulkus）*f*（发生于食管、胃交接部的胃肠粘膜缺损）
迪恩氏试验 Deen* Probe *f*
迪恩斯特氏试验 Dienst* Probe *f*
迪尔克结 Dürck* Knoten（锥虫病的大脑皮质内血管周围肉芽肿性浸润）
迪尔克氏肉芽肿 Duerck* Granulome *n pl*
迪尔克氏原纤维 Dirck* Fibrillae *f pl*
迪尔森氏切开[术] Dührssen* Inzisionen *f pl*
迪范弥漫性皮质与脑膜血管瘤病 Divry und Van Bogaert* diffuse korticomeningeale Angiomatose *f*
迪范综合征 Divry-Van Bogaert* Syndrom *n*, diffuse korticomeningeale Angiomatose *f*（皮质脑膜弥散性血管瘤）
迪格奥尔格综合征 DiGeorge* Syndrom *n*（先天性第三、四咽囊发育不良综合征）
迪克逊氏结核菌素 Dixon* Tuberkulin *n*
迪克逊手术 Dixon* Operation *f*（经腹腔直肠切除术）
迪梅迪昂 Dimedion *n*
迪米特里氏病 Dimitri* Krankheit *f*, nävoide Amentia *f*
迪默尔氏角膜炎 Dimmer* Keratitis *f*, Keratitis nummula-ris *f*
迪默氏法 Demme* Therapie *f*
迪皮特朗疾病 Diepertlang* Krankheit *f*
迪皮特朗骨折（腓骨下端骨折）Dupuytren* Fraktur *f*
迪皮特朗挛缩松解术 Diepertlang* Kontrakturslyse *f*
迪皮特朗征 Diepertlang* Zeichen *n*
迪皮特伦骨折 Dupuytren* Fraktur *f*（踝部外翻形骨折）
迪皮特伦腱膜（掌腱膜）Dupuytren* Faszie *f*, Palm-Aponeurose *f*
迪皮特伦挛缩症 Dupuytren* Kontraktur *f*（掌腱膜挛缩症）
迪乔治综合征 DiGeorge* Syndrom *n*, DiGeorge* Thymushypoplasie *f*（先天性免疫缺陷综合征之一型）
迪塞普妥 B Diseptal B *n*, Neo-Uliron *n*
迪塞氏间隙 Disse* Raum *m*
迪射反应 Dische* Reaktion *f*（二苯胺反应，脱氧核糖核酸的颜色反应）
迪氏病 Di Guglielmo* Krankheit *f*（急性或慢性骨髓恶性增生性红白血病）
迪氏挛缩 Dupuytren* Kontraktur *f*, Dupuytren* Kontraktur-Syndrom *n*（掌筋膜挛缩综合征）
迪氏综合征 Di Ferrante* Syndrom *n*, Mukopolysaccharidose *f*（粘多糖[贮积]病）
迪斯科手指 disco fingers <engl.>
迪斯帕内阿米巴 Entamoeba dispar *f*
迪特尔姆氏法 Diethelm* Methode *f*
迪特尔氏危象 Dietl* Krise *f*
迪特里希塞（栓子）Dittrich* Stöpsel *m*（见于肺坏疽及腐败性支气管炎时）
迪特里希氏狭窄 Dittrich* Stenose *f*
迪威斯氏征 Dewees* Zeichen *n*
迪韦尔内骨折（髂前上棘骨折）Duverney* Fraktur *f*
迪维尔氏窗 Deaver* Fenster *n*
迪维尔氏拉钩 Deaver* Haken *n*
迪维尔氏拉钩 Deaver* Retraktor（od. Haken）*m*
迪维尔氏切口 Deaver* Inzision *f*
迪谢内埃尔布综合征 Duchenne-Erb* Syndrom *n*, Duchenne-Erb* Lähmung *f*（臂麻痹的上丛型）
迪谢内肌营养不良 Duchenne* Muskeldystrophie *f*（病因未明的伴性隐性遗传疾病）
迪尤尔手术 Dewar* Operation *f*（副神经功能重建术）
迪尤氏法 Dew* Mehtode *f*
敌胺 Antistin *n*, Antazolinhydrochlorid *n*
敌百虫 Dipterex *n*, Trichlorphon *n*
敌百虫中毒 Dipterex-Vergiftung *f*, Dipterex-Intoxikation *f*
敌稗 Propanil *n*
敌草隆 Diuron *n*
敌敌畏 Dichlorphos *n*, Dichlorvos *n*（DDVP）
敌敌畏中毒 Dichlorvos-Vergiftung *f*, DDVP-Vergiftung *f*
敌对 Feindseligkeit *f*
敌对性冲突 feindseliger Konflikt *m*
敌对性攻击 feindliche Aggression *f*
敌咳 dicough <engl.>
敌拿鼠（溴氰菊酯）Difenacoum *n*
敌鼠 Diphacin *n*, Diphacinone *n*
敌鼠钠盐中毒 Diphacinone Na-Salz- Vergiftung *f*
敌鼠中毒 Diphacin-Vergiftung *f*
敌退咳 Clofedanol *n*, Clofedanolum *n*, Detigon *n*
敌意 Feindseligkeit *f*
涤纶 Terylen *n*
涤纶补片（达可龙补片）Dacron-Stärkungsmittel *n*
涤纶缝合线 Teflon-Naht（faden *m*）*f*
涤纶人造血管 Dacron-Gefäßprothese *f*
涤纶线 Dacronleine *f*
涤棉麻混纺[外科手术]缝线 Dacron（naht *f*）*n*
笛口样导管 Flötenschnabelkatheter *m*
笛音 Pfeifen *n*, Giemen *n*, Rhonchus sibilans *m*

dǐ 抵底骶

抵触 widersprüchlich
抵抗（力）Widerstand *m*
抵抗标记 Verteidigungsmarke *f*
抵抗的 resistent, widerstandsfäahig
抵抗感 Widerstandsempfindung *f*
抵抗基因 Resistenzgen *n*
抵抗力 Abwehrfähigkeit *f*, Resistenz *f*
抵抗力（阻力，电阻，抗药性）Widerstand *m*
抵抗力低 geringer Widerstand *m*
抵抗力因子 Resistenzfaktor *m*（RF）, R-Faktor *m*
抵抗期 Widerstandsstufe *f*
抵抗伤 Verteidigungswunden *f pl*
抵抗素结合肽 Resistin-Bindungspeptid *n*
抵抗线 Widerstandslinie *f*
抵抗性卵巢综合征 beständiges Ovarsyndrom *n*
抵消 Ausgleich *m*
抵销作用 Widerrufe *m*
抵制 Ablehnung *f*
底 Basis *f*, Fundus *m*
底板 Bodenplatte *f*
底波 Basiswelle *f*
底部 Grundteil *m*, Boden *m*, Pars basilaris *f*
底部结点 Unterknoten *m*
底部切除术 Fundektomie *f*, Fundusektomie *f*
底层 Grundschicht *f*, Basalschicht *f*, Stratum basale *n*
底层培养 Tiefenkultur *f*, Submerskultur *f*
底层细胞 Basalzellen *f pl*
底动离心机 Zentrifuge mit unterem Antrieb *f*
底段上静脉 Vena basalis superior *f*
底段下静脉 Vena basalis inferior *f*
底段总静脉 Vena basalis communis *f*
底粉 Körperpuder *m*
底极 Funduspol *m*
底胶[漆]（底涂剂）Primer *m*
底面 Unterseite *f*
底面酵母 Unterhefe *f*
底泥 Substratschlamm *m*
底片 Negativ *n*
底栖动物 benthisches Tier *n*

底栖生物 Benthos *m*
底栖植物 benthische Pflanzen *f pl*
底丘脑 Subthalamus *m*, Hypothalamus *m*
底丘脑核 Nucleus subthalamicus *m*
底丘脑切面 Sectiones subthalami *f pl*
底丘脑束 Fasciculus subthalamicus *m*
底色 Hintergrund *m*
底数 Basiszahl *f*, Nullpegel *m*, Nulleffekt *m*
底特律认字测验 Detroit-Worterkennung-Test *m*
底蜕膜 Decidua basalis *f*
底蜕膜坏死 Nekrose der Decidua basalis *f*
底蜕膜血肿 ende dezidualen Hämatom *n*
底物 Substrat(um) *n*
底物标记荧光免疫测底物标记荧光免疫测定 Substrat-etikettierter Fluoreszenzimmunoassay *m*
底物常数 Substrat-Konstante *f*
底物蛋白 Substrat-Protein *n*, Substrat-Eiweiß *n*
底物耗尽期 Substrats-Depletion-Phase *f*
底物酶相互作用 wechselwirkung des Substratenzyms *f*, Interaktion des Substratfermentes *f*
底物水平磷酸化[作用] Substratkettenphosphorylierung *f*
底物调节酶 homotropes Enzym *n*
底物循环 Substrat-Zyklus *m*
底物诱导物 Substrat-Induktor *m*
底物粘连分子 Substrat-Adhäsionsmolekül *n*
底细胞 Basalzellen *f pl*
底线 Basislinie *f*, Grundlinie *f*
底向外棱镜试验 Test mit äussen basiertem Prism *m*
底着的 basifix
底质 Substrat(um) *n*
底质采样方法 Substrat-Probenahmeverfahren *n*
底质采样器 Sedimentstichprobennehmer *m*
底质污泥 Sedimentschlamm *m*
底质污染 Substrat-Verschmutzung *f*, Substrat-Verun-reinigung *f*
骶斑 Steißfleck *m*, Mongolenfleck *m*
骶部缺损 Kreuzbeindefekt *m*
骶部压疮 Sakraldekubitus *n*
骶耻径 Kreuzbein-Schambeindistanz *f*, Diameter sacropu-bica *f*
骶耻内径 Conjugata diagonalis *f*, Diameter diagonalis *f*
骶耻上径 sakrosuprapubischer Diameter *m*, sakrosupra-pubischer Durchmesser *m*
骶耻外径 Conjugata extema *f*
骶丛 Hüftgeflecht *n*, Kreuzbeingeflecht *n*, Plexus sacralis *m*
骶丛麻醉 Kreuzbeingeflecht-Auästhesie *f*, Sacriplex-Anäs-thesie *f*
骶粗隆 sakrale Tuberositas *f*
骶段骨髓 Sakralmark *m*
骶5段脊髓缺血症 5-Sakraleirbel spinale Ischämie *f*
骶副交感核 Nuclei parasympathici sacrales *m pl*
骶骨 Kreuzbein *n*, Sakrum *n*, Os sacrum *n*
骶骨斑 Steißfleck *m*
骶骨长宽指数 Länge-Breite-Index des Kreuzbeins *m*
骶[骨]粗隆 Tuberositas sacralis *f*
骶骨的 sakral, sacral(-is, -is, -e)
骶骨底 Sakralbasis *f*, Basis ossis sacri *f*
骶骨动脉瘤样骨囊肿 aneurysmstische Kreuzbeinzyste *f*
骶骨发育不良 Kreuzbeindystrophie *f*
骶骨骨折 Kreuzbeinfraktur *f*
骶骨管 Sakralkanal *m*, Kreuzbeinkanal *m*, Canalis sacralis *m*
骶骨化 Sakralisation *f*
骶骨畸胎瘤 sakrales Teratom *n*
骶骨嵴 Crista ossis sacri *f*
骶[骨]岬 Promontorium ossis sacri *n*
骶骨岬角 Promontorium des Kreuzbeins *n*
骶骨尖 Apex ossis sacri *f*
骶骨减压术 Sakraldekompression *f*
骶骨角 Sakralwinkel *m*
骶骨角发育异常 Sakralwinkel-Dysplasie *f*
骶骨结核病灶清除术 sakrale tuberkulöse Dissektion *f*
骶骨裂孔 Hiatus sacralis *f*
骶骨囊肿 Kreuzbrinzyste *f*
骶骨切除术 sakrale Resektion *f*
骶骨倾斜 sakrale Inklination *f*
骶骨融合 sakrale Fussion *f*
骶骨三角 sakrales Dreieck *n*
骶骨痛 Hieralgie *f*, Sakralgie *f*, Sacralgia *f*
骶骨脱位 Kreuzbeinluxation *f*, Luxatio ossis sacri *f*
骶骨血管瘤 sakrales Hämangiom *n*
骶骨支撑架 Kreuzbeinstütze *f*
骶骨纵弯曲指数 Längskrümmung-Index des Kreuzbeins *m*
骶骨最大弧高 maximale Bogenhöhe des Kreuzbeins *f*
骶关节嵴 Crista sacralis articularis *f*
骶关节结核 Sakroiliakalgelenk-Tuberkulose *n*
骶管 Sakralkanal *m*, Kreuzbeinkanal *m*, Canalis sacralis *m*
骶管穿刺术 Sakralkanalpunktion *f*
骶管裂孔 Hiatus sacralis *m*
骶[管]麻醉 Sakralanästhesie *f*, Kaudalanästhesie *f*, Hiatusanästhesie *f*
骶管阻滞(骶管麻醉) Kaudalanästhesie *f*
骶横棘突 transversale Dornfortsatz der Crista sacralis *m*
骶横位 (dorso)transversale Steißlage *f*
骶后孔 Foramina sacralia posteriora *n pl*
骶后位 hintere Steißlage *f*, Positio sacroposterior *f*
骶会阴肛门成形术 sakroperineale Sphinkterplastik *f*
骶棘固定 sakrale Wirbelsäule-Fixation *f*
骶棘肌 Musculus sacrospinalis *m*
骶棘肌反射 Musculus sacrospinalis-Reflex *m*
骶棘肌痉挛 Musculus sacrospinalis-Spasmus *m*
骶棘肌萎缩 Musculus sacrospinalis-Atrophie *f*
骶棘减压 Musculus sacrospinalis-Dekompression *f*
骶棘韧带 Stachelkreuzband *n*, Ligamentum sacrospinale *n*
骶棘融合 Musculus sacrospinalis-Fussion *f*
骶岬淋巴结 Lymphknoten am Promontorium *m*
骶角 Cornu sacrale *n*
骶结节韧带 Ligamentum sacrotuberale *n*, Ligamentum sacrotuberosum *n*
骶静脉丛 Plexus venosus sacralis *m*
骶髋关节炎 Kreuzbein-Hüftgelenkarthritis *f*
骶髋臼径 sacrocotyrloider Diameter *m*, sacrocotyloider Durchmesser *m*
骶裂孔 Hiatus sacralis *m*
骶淋巴结 Nodi lymphatici sacrales *m pl*
骶内脏神经 Nervi splanchnici sacrales *m pl*
骶(低)凝状态 hypokoagulierbarer Zustand *m*
骶旁麻醉 parasakrale Anästhesie *f*, Parasakralanästhesie *f*
骶髂背侧韧带 Ligamenta sacroiliaca dorsalia *n pl*
骶髂腹侧韧带 Ligamenta sacroiliaca ventralia *n pl*
骶髂骨间韧带 Ligamenta sacroiliaca interossea *n pl*
骶髂关节 Kreuzbein-Darmbeingelenk *n*, Sakroiliakalge-lenk *n*, Articulatio sacroiliaca *f*
骶髂关节半脱位 Kreuzbein-Darmbeingelenksubluxation *f*
骶髂关节病变 Kreuzbein-Darmbeingelenk- Arthrose *f*
骶髂关节分离 Kreuzbein-Darmbeingelenkseparation *f*
骶髂关节感染 Kreuzbeindarmbeingelenkentzündung *f*
骶髂关节固定术 Iliosakralgelenkarthrodese *f*
骶髂关节关节病 Kreuzbein-Darmbeingelenk-Arthrose *f*
骶髂关节化脓性关节炎 eitrige Kreuzbein-Darmbeingelenkentzündung *f*
骶髂关节结核 Iliosakralgelenktuberkulose *f*

骶髂关节劳损 iliosakrale Überanstrengung *f*, Iliosakralgelenküberanstrengung *f*
骶髂关节类风湿性关节炎 Kreuzbein-Darmbeingelenk- rheumatoide Arthritis *f*
骶髂关节扭转试验 Gaenslen* Test *m*(根斯伦试验)
骶髂关节切除术 Kreuzbein-Darmbeingelenkresektion *f*
骶髂关节融合术 Iliosakralgelenkarthrodese *f*
骶髂关节损伤 Kreuzbein-Darmbeingelenkverletzung *f*
骶髂关节脱位 Iliosakralgelenkluxation *f*
骶髂关节炎 Sacroiliitis *f*, Iliosakralarthritis *f*, Arthritis sacroiliaca *f*
骶髂关节致密性骨炎 Kreuzbein-Darmbeingelenk-pyknotische Ostitis *f*
骶髂关节综合征 Kreuzbein-Darmbeingelenksyndrom *n*
骶髂后短韧带 Ligamenta sacroiliaca dorsalia brevia *n*
骶髂后韧带 Ligamenta sacroiliaca dorsalia *n pl*
骶髂后长韧带 Ligamenta sacroiliaca dorsalia Longa *n*
骶髂矫形器 Sakroiliakal-Orthese *f*
骶髂前韧带 Ligamenta sacroiliaca ventralia *n pl*, Liga-menta sacroiliaca anteriora *n pl*
骶髂韧带 Ligamenta sacroiliaca *n*
骶前孔 Foramina sacralia anteriora *n pl*
骶前麻醉 präsakrale Anästhesie *f*
骶前神经 Nervus praesacralis *m*
骶前神经切除术 präsakrale Neurektomie *f*
骶前位 vordere Steißlage *f*, Positio sacroanterior *f*
骶前肿物 präsakraler Tumor *m*
骶区 Kreuzbeingegend *f*, Regio sacralis *f*
骶神经 Sakralnerven *m pl*, Nervi sacrales *m pl*
骶神经根囊肿 Sakralnerven-radikuläre Zyste *f*
骶神经节 Ganglia sacralia *n pl*
骶髓反射潜伏期 sakraler Reflexlatenz *m*
骶外侧动脉 Arteriae sacrales laterales *f pl*
骶外侧嵴 Crista sacralis lateralis *f*
骶外侧静脉 Venae sacrales laterales *f pl*
骶外侧支 Ramus sacralis lateralis *m*
骶尾背侧肌 Musculus sacrococcygeus dorsalis *m*
骶尾背侧浅韧带 Ligamentum sacrococcygeum dorsale superficiale *n*
骶尾背侧深韧带 Ligamentum sacrococcygeum dorsale profundum *n*
骶尾部畸胎瘤切除术 Resektion des Sakrokokzygealte-ratoms *f*
骶尾窦 Pilonidalsinus *m*
骶尾发育异常综合征 sakrokokzygealesDysplasie-Syndrom *n*
骶尾腹侧肌 Musculus sacrococcygeus ventralis *m*
骶尾腹侧韧带 Ligamentum sacrococcygeum ventrale *n*
骶尾骨 Sacrococcyx *m*
骶尾骨畸胎瘤 Sakrokokzygealteratom *n*
骶尾骨缺损 sakrokokzygealer Defekt *m*, Sakrokokzygeal-defekt *m*
骶尾骨痛 Sakrokoxalgie *f*, Sacrocoxalgia *f*
骶尾关节 Sakrokokzygealgelenk *n*, Articulatio sacrococ-cygea *f*
骶尾关节脱位 Sakro-Kokzygeal-Gelenkes-Luxation *f*
骶尾后浅韧带 Ligamentum sacrococcygeum dorsale superficiale *n*
骶尾后深韧带 Ligamentum sacrococcygeum dorsale profundum *n*
骶尾肌 Musculus sacrococcygeus *m*, Sacrococcygeus *m*
骶尾脊索瘤 sakrokokzygeales Chordom *n*
骶尾联合 Symphysis sacrococcygea *f*
骶尾膜 sakrokokzygeale Membran *f*
骶尾袢 Ansa sacrococcygica *f*
骶尾前韧带 Ligamentum sacrococcygeum anterius *n*
骶尾区 sakrokokzygealer Bereich *m*
骶尾融合 sakrokokzygeale Fusion *f*
骶尾退化综合征 sakrokokzygeales Degenerationssyndrom *n*
骶尾外侧韧带 Ligamentum sacrococcygeum laterale *n*
骶瓮面 Facies sacropelvina *f*
骶型感觉障碍 sakrale Sensibilitätsstörung *f*
骶翼 Kreuzbeinflügel *m*, Ala sacralis *f*
骶硬脊膜韧带 Ligamentus dura mater Sakralspinalis *f*
骶右横[位] rechte dorsotransversale Beckenendlage (od. Steißlage) *f*, Positio sacrotransversa dextra *f*
骶右后[位] rechte dorsolaterale posteriore Becken-endlage (od. Steißlage) *f*, Positio sacroposterior dex-tra *f*
骶右前[位] rechte dorsolaterale anteriore Beckenend-lage (od.Steißlage) *f*, Positio sacroanterior dextra *f*
骶正中动脉 Arteria sacralis mediana *f*, Beckenaorta *f*
骶[正]中嵴 Crista sacralis mediana *f*
骶正中静脉 Vena sacralis mediana *f*
骶中间嵴 Crista sacralis intermedia *f*
骶中静脉 Vena sacralis media *f*
骶椎 Sakralwirbel *m pl*, Kreuzwirbel *m pl*, Vertebrae sac-rales *f pl*
骶椎发育不良 Sakralwirbeldystrophie *f*
骶椎干性痛 Schmerz des Sakralwirbelkörper *m*
骶椎根性痛 Schmerz des Sakralwirbelwurzel *f*
骶椎固定 Sakralwirbelfixation *f*
骶椎角 Sakralwinkel *m*
骶椎结核 sakrale Tuberkulose *f*
骶椎融合 sakrale Fusion *f*
骶椎稳定性 sakrale Stabilität *f*
骶椎腰化 Lumbalisation des Kreuzbeins *f*
骶子宫韧带 uterosakrales Ligament *n*
骶左横[位] linke dorsotransversale Beckenendlage (od. Steißlage) *f*, Positio sacrotransversa sinistra *f*
骶左后[位] links dorsolaterale posteriore Becken-endlage (od.Steißlage) *f*, Positio sacroposterior si-nistra *f*
骶左前[位] links dorsolaterale anteriore Beckenendlage (od. Steißlage) *f*, Positio sacroanterior sinistra *f*
骶坐骨韧带 Ligamentum sacroischiadicum *n*

dì 地帝递第蒂缔碲

地奥酚 Diosphenol *n*, Buccokampfer *m*
地巴唑 Dibazo1 *n*
地百合素 Helonin *n*
α- 地板监测仪 Alpha-Fußboden-Funkmonitor *m*
β- 地板监测仪 Beta-Fußboden-Partikelkontamination-Monitor *m*
地板效应 Boden-Effekt *m*
地贝卡星 Dibekacin *n*
地苯那明 Dibenamin *n*
地标识别 Wahrzeichen-Diskriminierung *f*
地表径流 Oberflächenabfluss *m*
地表水 oberflächenwasser *n*
地表水环境质量标准 Umweltqualitätsnormen für Oberflächengewässer *pl*
地表水卫生标准 Gesundheitsstandard des Oberflächenwassers *m*
地表水污染 Verschmutzung von Oberflächengewässern *f*
地表微波 Oberflächenmikrowelle *f*
地鳖虫 chinesischer Bodenkäfer *m*, Eupolyphaga sinensis *f*
地层结构 Erdschicht-Struktur *f*
地磁场 erdmagnetisches Feld *n*, Erdmagnetfeld *n*
地磁赤道 erdmagnetiseherÄquator *m*, geomagnetischerÄquator *m*
地磁的 geomaguetisch
地磁要素 magnetisches Element *n*, Magnetelement *n*
地带 Zone *f*, Zona *f*
地点 ort *m*, Platz *m*, Stelle *f*
地点定向 Orientierung des Ortes *f*
地点法 Loci-Methode *f*, Ortsmethode *f*
地段保健医师 Bezirksfürsorgearzt *m*
地段护士 Gemeindeschwester *f*
地段医师 Bezirksarzt *m*

地段医院 Bezirkshospital *n*
地尔硫䓬(钙拮抗药) Diltiazem *n*
地方变种 lokale Varietät *f*
地方病 Endemie *f*, einheimische Krankheit *f*, Ortsseuche *f*
地方病防治 Prophylaxie und Behandlung der endemischen Krankheit *f*
地方病流行指数 endemischer Index *m*
地方病学 Endemiologie *f*
地方的 regional, lokal, örtlich
地方流行性 Endemizität *f*
地方排放标准 lokale Abgasnorm *f*
地方气候 Lokalklima *n*, Ortsklima *n*
地方兽疫性肝炎 Riftalfieber *n*, Hepatitis enzootica *f*
地方卫生机构 lokale Gesundheitsorganisation *f*, örtliche Gesundheitsorganisation *f*
地方性 Endemizität *f*
地方性矮小病 endemischer Zwergwuchs *m*
地方性斑疹伤寒 endemisches Fleckfieber *n*, Typhus endemieus, *m*
地方性斑疹伤寒立克次氏体 Rickettsia typhi *f*, Rickettsia murina *f*, Rickettsia mooseri *f*
地方性斑疹伤寒立克次体 Rickettsia typhi *f*
地方性变形性骨关节病 Osteoarthritis deformans endemica *f*, Kaschin*-Beck* Krankheit *f*(od. Syndrom *n*)
地方性呆小病 endemischer Kretinismus *m*
地方性单纯性非毒性甲状腺肿 endemische euthyreole Struma *f*
地方性的 endemisch, einheimisch, endemic(-us, -a, -um)
地方性多神经炎 Neuritis multiplex endemica *f*, Poly-neuritis endemica *f*, Beriberi *f*
地方性氟病 endemische Fluorose *f*, Fluorosis endemica *f*
地方性氟骨症 endemische Skelettfluorose *f*
地方性氟中毒 endemische Fluorvergiftung *f*
地方性氟中毒病区划分标准 Aufteilungstandard der endemischen Fluorose-Bereichen *m*
地方性氟中毒病区控制标准 Kontrollstandard der endemischen Fluorose-Bereichen *m*
地方性氟中毒监测 Überwachung für endemische Fluorose *f*
地方性高碘甲状腺肿 endemische Struma überschüssige Jod *f*
地方性跟骨肥大 endemische Fersenbeinhypertrophie *f*
地方性骨关节炎 endemische Osteoarthritis *f*
地方性急性钡中毒 endemische akute Bariumvergiftung *f*
地方性疾病 Endemie *f*
地方性甲状腺肿 endemische Strmna *f*, endemischer Kropf *m*
地方性甲状腺肿伴慢性淋巴细胞甲状腺炎 endemischen Struma mit chronische lymphozytäre Thyreoiditis *f*
地方性甲状腺肿囊性变 endemische Struma mit der Zystenbildung *f*
地方性结节性非毒性甲状腺肿 endemische euthyreole knötige Struma *f*
地方性精索炎 Funiculitis endemica *f*
地方性克汀病 endemischer Kretinismus *m*
地方性流感 endemisehe Influenza *f*, Influenza endemica *f*
地方性流行的 endemo-epidemisch
地方性聋哑 endemisehe Taubstummheit *f*
地方性麻痹性眩晕 endemische Schwindellähmung *f*, Vet-tigo endemica paralytica *f*, Gerlier* Krankheit *f*
地方性梅毒 endemische Syphilis *f*
地方性蔷薇疹热 Febris endemica cum roseola *f*, Dengue-Fieber *n*
地方性砷中毒 endemische Arsenvergiftung *f*
地方性砷中毒监测 Überwachung für endemische arsenism *f*
地方性砷中毒轻病区 mildes Gebiet der endemische Arsenvergiftung *n*
地方性砷中毒中等病区 moderates Gebiet der endemische Arsenvergiftung *n*
地方性砷中毒重病区 schweres Gebiet der endemische Arsenvergiftung *n*
地方性兽疫 Enzootie *f*
地方性硒中毒 endemische Selenvergiftung *f*
地方性先天性甲低 endemische angeborene Hypothyreose *f*
地方性腺热 Hugli-Fieber *n*
地方性心肌病 endemische Myokardiopathie *f*
地方性血尿 endemische Hämaturie *f*, Haematuria ende-mica *f*
地方性荨麻疹 Urticaria endemica *f*
地芬硫䓬 Diltiazem *n*
地氟烷(地斯氟醚) Desfluran *n*(麻醉药)
地氟烷汽化器 Desfluran-Verdampfer *m*
地高(戈)辛 Digoxin(um) *n*
地高辛 Digoxin *n*
地高辛标记的核酸探针 Digoxin-markierte Nucleinsäure-Sonde *f*
地高辛精 Digoxigenin *n*
地红霉素 Dirithromycin *n*
地黄素 Rebmannin(um) *n*
地吉尼甙元 Diginigenin *n*
地吉普甙 Digiprosid *n*
地(迪)吉糖 Diginose *f*
地加瑞克 Degarelix *n*
地窖 Keller *m*
地卡因 Pantocain *n*, Dicain *n*
地拉罗斯 Deferasirox *n*
地拉普利 Delapril *n*
地拉韦啶 Delavirdin *n*
地拉䓬 Dilazep *n*
地蜡 Erdwachs *n*, Ozokerit *n*
地来洛尔(降压乐) Dilevalol *n*
地里纤恙螨 Leptotrombidium deliensis *n*
地里恙螨 Trombicula deliensis *f*
地理病理学 geographische Pathologie *f*, Geopathologie *f*
地理多态现象 geographischer Polymorphismus *m*
地理分布 geographische Verteilung *f*, geographische Dis-tribution *f*
地理隔离 geographische Isolation *f*, geographische Iso-lierung *f*
地理环境 geographisehe Umwelt *f*
地理寄生虫学 geographische Parasitologie *f*
地理昆虫学 geographische Entomologie *f*
地理流行病学 geografische Epidemiologie *f*
地理区 geographische Region *f*, *geographische Area* *f*
地理蠕虫学 geographische Helminthologie *f*
地理心理学 Geopsychologie *f*
地理信息系统 geographisches Informationssystem *n*(GIS)
地理型物种形成 geographische Artbildung *f*
地理医学 Geomedizin *f*, Krankheitsgeographie *f*
地理族 geographisehe Rasse *f*
地仑丁 Dilantin *n*, Diphenylhydantoin *n*
地仑丁牙龈纤维增生 dilantinbedingte gingivale fibröse Hyperplasie *f*
地氯雷他定 Desloratadin *n*
地(土)霉素 Geomycin *n*
地霉病(地丝菌病) Geotrichose *f*
地美环素 Demeclocyclin *n*
地面 Erde *f*
地面沉降 Oberflächensenkung *f*
地面发现 bodennaher Befund *m*
地面反作用力 Bodenreaktionskraft *f*
地面空气调节 Boden-Luftkonditionierung(Kabine) *f*
地面空调车 Boden-Klimagerät *n*
地面容许浓度 zulässige Bodenkonzentration *f*
地面水 Oberflächenwasser *n*

地面水采集 Probenahme von Oberflächenwasser *f*
地面水环境质量标准 Umweltqualitätsnorm von Oberflächenwasser *f*
地面水水质卫生标准 Gesundheitsstandard der Qualität des Oberflächenwassers *m*
地面水水质卫生要求 hygienische Forderung an das Oberflächenwasser *f*
地面水卫生 Oberflächenwasser-Hygiene *f*
地面遥测装置 Geländefernmeßausrüstung *f*
地面晕厥 Boden-Synkope *f*
地灭通 Dimeton *n*, Systox *n*
地诺前列素 Dinoprost *n*
地诺前列酮 Dinoproston *n*
地勤人员 Bodenpersonal *n*
地球 Erde *f*
地球表面 Erdoberfläche *f*
地球大气 Erdatmosphäre *f*
地球化学 Geochemie *f*
地球化学性疾病 geochemische krankheit *f*
地球环境 globale Umwelt *f*
地球生物化学 Geobiochemie *f*
地球生物性疾病 geobiologische Krankheit *f*
地[球]外的 extraterrestrisch
地球周围的大气层 Erdatmosphäre *f*
地区 Bezirk *m*, Area *f*, Region *f*, Zone *f*, Gebiet *n*
地区抽样 Flächenstichprobenverfahren *n*
地区(域)分布 geographische Verteilung *f*
地区聚集性 endemische Clusterbildung *f*
地区迁徙 geografische Mobilität *f*
地区群体样本 lokales Populationsprobestück *n*
地区为基础的调查 Bereich-basierte Umfrage *f*
地区卫生局 Bezirksgesundheitsamt *n*
地区性 Endemizität *f*
地区性的 endemisch
地区性流行 regionale Epidemie *f*
地区医疗规划 regionaler medizinischer Betreuungsplan *m*
地区医院 Bezirkshospital *n*, Bezirkskrankhaus *n*, Kreis-krankenhaus *n*
地区移动 geografische Mobilität *f*
地区专化性 topologische Spezialisierung *f*
地热水和温泉高氟水地区 Thermalwasser und Thermalquellenhohe Fluoridwasserflächen *pl*
地瑞拉韦 Darunavir *n*
地塞米松 Dexamethason(um) *n*
地塞米松磷酸钠 Dexamethason-Natriumphosphat *n*
地塞米松抑制试验 Dexamethason-Suppressionstest *m*, Dexamethason-Inhibitionsversueh *m*
地上的 epigäisch
地上生的 terrikol, bodenbewohnend
地(仓)鼠 Hamster *m*, Cricetus cricetus *m*
地鼠 Erdhörnchen *n*
地丝菌病 Geotrichose *f*
地松鼠肝炎病毒 Erdhörnchen-Hepatitis-Virus *n*
地毯甲虫皮炎 Teppichkäfer-Dermatitis *f*
地特胰岛素 Insulin-Detemir *n*
地图舌 Landkartenzunge *f*
地图舌(游走性舌炎) gutartige wandernde Glossitis *f*
地图样角膜溃疡 ulcus corneae geographicum *n*, kartemässiges Hornhautgeschwür *n*
地图样舌 geographische Zunge *f* Landkartenzunge *f*, Lingua geographica *f*
地图状银屑病 Psoriasis geographica *f*
地外辐射 extraterrestrische Strahlung *f*
地外生命 außerirdisches Leben *n*
地外生物学 Exobiologie *f*
地位 Status *m*
地位(社会经济地位) sozioökonomischer Status *m*
地位人格 Statuspersönlichkeit *f*
地位象征 Statussymbol *n*
地西卢定 Desirudin *n*
地西泮(安定) Diazepam *n*(镇静催眠药,抗焦虑药)
地西他滨 Decitabin *n*
地昔帕明 Desipramin *n*
地下的 untergründig, unterirdisch
地下过滤 unterirdische Filtration *f*, unterirdisehe Filtrie-rung *f*
地下生的 hypogäisch, unterirdisch
地下水 Grundwasser *n*, Bodenwasser *n*, unterirdisches Wasser *n*
地下水补给区 Grundwasserneubildung *f*
地下水出水量 Grundwasserergebnis *n*, Grundwasseraus-beute *f*
地下水位 Grundwasserspiegel *m*, Grundwasserstand *m*
地下水污染 Grundwasserverschmutzung *f*
地下水资源 Grundwasserressourcen *pl*
地下通风 unterirdische Ventilation *f*
地形学 topographische Wissenschaft *f*, Topographie *f*
地痒疹 Boden Juckreiz *f*
地衣 Lichen *m*, Flechte *f*
地衣[多糖]酶 Lichenase *f*
地衣共生菌 Mycobionten *m pl*
地衣聚糖 Lichenin *n*, Flechtenstärke *f*
地衣[聚糖]酶 Lichenase *f*
地衣类 Lichenes *m pl*, Flechten *f pl*
地衣门 Lichenes *m pl*
地衣酸 Usninsäure *f*
地衣形[的] licheniform
地衣学 Lichinologie *f*
地衣芽孢杆菌 Bacillus licheniformis *n*
地衣硬酸 Lichesterinsäure *f*
地衣状菌素 A Licheniformin A *n*
地域病理学 regionale Pathologie *f*
地域卫生支援 lokale medizinische Unterstützung *f*
地域要素 Territorium *n*
地震 Erdbeben *n*
地芰普内酯 Digiprolactone *n pl*, Loliolide *n pl*
地植物学 Geobotanik *f*
地址素 Addressin *n*
地中海斑点热 Mittelmeerfleckfieber *n*
地中海病 Mittelmeerkrankheit *f*, Thalassämie *f*, Cooley* Anämie *f*
地中海弛张热 remittierendes Mittelmeerfieber *n*
地中海登革热 Mittelmeer-Denguefieber *n*
地中海黄热 Spirochaetosis icterohaemorrhagica *f*, Weil* Krankheit *f*
地中海淋巴瘤 Mittelmeer-Lymphom *n*
α- 地中海贫血 α-Thalassämie *f*
β- 地中海贫血 β-Thalassämie *f*
δ- 地中海贫血 δ-Thalassämie *f*
地中海贫血性小腿溃疡 Beingeschwür in Thalassämie *n*
地中海贫血综合征 Mittelmeeranämie-Syndrom *n*
地中海热 Mittelmeerfieber *f*(①布氏杆菌病 ②南欧斑疹热)
地中海[性]贫血 Mittelmeeranämie *f*, mediterrane Anä-mie *f*, Thalassämie *f*, Cooley* Anämie *f*
地中海[性]贫血 Mittelmeeranämie *f*, Thalassämie *f*, Cooley-Anämie *f*
地中海血红蛋白 E 病 Hämoglobin E-Thalassämie *f*
地中海沿岸热 Mittelmeerküste-Fieber *f*(热带泰累尔梨浆虫病)
地中海疹热 Mittelmeerfleckfieber *n*, Boutonneuse-Fieber *n*
地佐辛 Dezocin *n*
帝纹布鲁线虫(帝纹丝虫) Kaiser Muster Bruce C. elegans

（Kaiser Muster）Filarien
帝汶丝虫病 timoresische Filariose *f*
递归事件 wiederkehrende Ereignisse *f*
递减 Degression *f*
递减传导 Dekrementleitung *f*
递减次序 absteigende Reihenfolge *f*
递减反应 Dekrement-Reaktion *f*
递减口服[法] degressive orale Verabreichung *f*
递减量 Verminderung *f*
递减系列 absteigende Reihe *f*
递减型杂音 Dekrescendogeräusch *n*
递降分解作用 Degradation *f*
递交期限 Lieferfrist *f*
递氢体 Wasserstoffüberträger *m*
递氢体系 Wasserstoffüberträger-System *n*
递升次序 aufsteigende Reihenfolge *f*
递送系统 Liefersystem *n*
递体 Träger *m*
递推过程 rekursiver Prozeß *m*
递推滤过减影 rekursive Filterung-Subtraktion *f*
递氧体 Sauerstoff（über）träger *m*
递增型 Krescendo *n*
递增递减系列 aufsteigend-absteigende Reihe *f*
递增递减型杂音 Crescendo-Decrescendo-Geräusch *n*
递增度 Gradient *m*
递增剂量 inkrementeller Dosis *m*
递增系列 aufsteigende Reihe *f*
递增型 Crescendo-Typ *m*
递增型杂音 Krescendogeräusch *n*
递质 Transmitter *m*, Aktionssubstanz *f*
递质共存 Neurotransmitter-Koexistenz *f*
递质共同释放 gemeinsame Neurotransmitterfreisetzung *f*
递质量子 Quanten *pl*
第八脑神经 Oktavus *m*, Nervus octavus *m*, Hirnnerv Ⅷ *m*, Ⅷ（=achter）Hirnnerv *m*
第八因子 Faktor Ⅷ *m*, antihämophiler Faktor A *m*（AHF A）
第八因子缺乏症 Faktor Ⅷ-Mangel *m*
第八因子相关抗原 Faktor-Ⅷ-relevantes Antigen *n*
第二胺 sekundäre Amine *n pl*
第二变声期 sekundäre Mutation *f*
第二产程 zweites Geburtsstadium *n*, Austreibungspe-riode *f*
第二成熟分裂 Meiose Ⅱ *f*（M Ⅱ）
第二穿动脉 Arteria perforans secunda *f*
第二醇 sekundärer Alkohol *m*
第二次打击 Doppelschlag *m*
第二次减数分裂 zweite Reifeteilung *f*
第二次受移植者 zweiter Empfänger *m*
第二代 HIV/AIDS 监测 sekundäre Generation Überwachung *f*（SGS）
第二代包蚴 sekundäre Generation der Sporozyste *f*
第二代雷蚴 sekundäre Generation der Radie *f*
第二代试管婴儿技术 sekundäre Generation des Retortenbaby *f*
第二带水层 sekundäre wasserführende Schicht *f*
第二电离能 sekundäre Ionisationsenergie *f*
第二动机 sekundäre Motivation *f*
第二度房室传导阻滞 atrioventrikulärer Block Ⅱ Grades *m*, Atrioventrikulärblock Ⅱ Grades *m*, av-Block Ⅱ Grades *m*
第二度裂伤 Lazeration Ⅱ Grades *f*
第二度消化 sekundäre Verdauung *f*, sekundäre Digestion *f*
第二反应 sekundäre Reaktion *f*, Sekundärreaktion *f*
第二房间隔 Septum secundum atriorum *n*, zweites Vorhofseptum *n*
第二房间隔缺损 sekundärer Vorhofseptumdefekt *m*
第二房间孔 Foramen secundum *n*
第二峰 zweite Spitze *f*
第二辐射热源 Quelle sekundärer Wärmestrahlung *f*
第二肝门 zweite Leberpforte *f*
第二隔 Septum secundum *n*
第二鼓膜 Membrana Tympani secundaria *f*, Scarpa* Membran *f*
第二恒磨牙 zweiter bleibender Molar *m*, zweiter bleiben-der Mahlzahn *m*
第二级感觉神经元 sekundäres sensorisches Neuron *n*
第二级记忆 sekundäre Memoria *f*, sekundäres Gedächt-nis *n*
第二级受体 sekundärer Rezeptor *m*
第二级死骨[片] sekundärer Sequester *m*
第二级血压波动 Blutdruckschwankung zweiter Ordnung *f*
第二级预防 sekundäre Prävention *f*
第二极体 sekundäres Polkärperchen *n*
第二焦点 sekundärer Brennpunkt *m*
第二焦距 sekundäre Brennweite *f*
第二节点 sekundärer Nodalpunkt *m*
第二节指骨 Fingermittelglied *n*, Phalanx secunda *f*, Pha-lanx media *f*
第二臼齿 zweite Mahlzähne *m pl*, zweite Molares *m pl*, zweite Backzähne *m pl*
第二抗体（抗 - 抗体）Anti-Antikörper *m*
第二孔型[心]房间隔缺损 Seknndum-Defekte des Vorhofseptums *m pl*
第二肋 zweite Rippe *f*, Costa secunda *f*
第二肋骨剪 Shömaker* Rippenschere *f*
第二肋间后动脉 Arteria intercostais posterior secunda *f*
第二类错误 Fehler-Typ Ⅱ *m*
第二类基因 Klasse Ⅱ-Gen *n*
第二类抗体 Antikörper zweiter Ordnung *m*
第二类受体 Rezeptor Ⅱ.Ordnung *m*
第二类误差 Fehler zweiter Art *m*
第二类永动机 Perpetum mobile zweiter Art *n*
第二卤代烷 sekundäres Alkylhalogenid *n*
第二螺旋板 Lamina spiralis secundaria *f*, zweite Spiralplatte *f*
第二苗勒系统病变 Läsionen des sekundären Müllerschen Systems *f*
第二磨牙 zweite Mahlzähne *m pl*
第二脑神经 Hirnnerv Ⅱ *m*, Nervus opticus *m*
第二脑室 Hirnkammer Ⅱ *f*, Hirnventrikel Ⅱ *m*, Ventriculus cerebri Ⅱ *m*
第二内脏灰质 Substantia grisea visceralis secundaria *f*
第二偏斜角 sekundärer Schiefwinkel *m*
第二期愈合 Sekundärheilung *f*, Restitutio per secundam intentionem *f*
第二气体效应 zweiter Gas-Effekt *m*
第二前磨牙 zweiter Prämolar *m*
第二驱力 Sekundärantrieb *m*
第二躯体感觉区 sekundäres somatosensorisches Rindenfeld *n*
第二躯体运动区 sekundäre Körper- Bewegungsbereich *m*
第二乳磨牙 zweite Milchmahlzähne *m pl*
第二腮弓 zweiter Kiemenbogen *m*
第二鳃弓 Hyoidbogen *m*, Arcus hyroideus *m*
第二色弱 Deuteranomalopie *f*, Deuteranomalie *f*
第二闪烁体 sekundärer Szintillator *m*, Szintillator Ⅱ *m*
第二神经元 Sekundärneuron *n*
第二视区 senkundäres Sehrindenfeld *n*
第二属性 sekundäre Eigenschaften *f pl*
第二双尖牙 zweiter Prämolar *m*
第二胎位 Ⅱ Lage *f*, Positio Ⅱ *f*
第二天性 zweite Natur *f*
第二听觉区 sekundäres auditosensorisches Feld *n*
第二现场 sekundäre Szene *f*
第二线抗结核药 zweite Antituberkulotika *n pl*, Tuberku-lotika

zweiter Ordnung *n pl*
第二相反应 Reaktion der Sekundärphase *f*
第二向量 Vektor Ⅱ *m*
第二楔骨 Os cuneiforme intermedium *n*
第二心音 Klappenton *m*, zweiter Herzton *m*
第二心音分裂 Spaltung des zweiten Herztons *f*
第二心音固定分裂 feste Aufteilung des zweiten Herztons *f*
第二心音亢进 Akzentuation des zweiten Herztons *f*
第二心音逆分裂 paradoxe Spaltung des zweiten Herztons *f*
第二信号 zweites Signal *n*
第二信号系统 zweites Signalsystem *n*
第二信使 zweiter Botschafter *m*, Botschafter zweiter Ordnung *m*
第二信使系统 Sekundärsignal-System *n*
第二型甲状旁腺功能亢进 sekundärer Hyperparathyreoidismus *m*
第二型色盲 Deuteranop(s)ie *f*, Grünblindheit *f*
第二型粘多糖病 Mukopolysaccharidose Ⅱ *f*, Hunter* Syn-drom *n*
第二性征 sekundäre Geschlechtsmerkmale *n pl*, Charac-teres sexuales secundarii *m pl*
第二性质(第二属性) sekundäre Eigenschaften *f pl*
第二需要 Sekundärbedürfnis *n*
第二序列弯曲 Kurve zweiter Ordnung *f*
第二因子 Faktor Ⅱ *m*, Prothrombin *n*
第二语言获得 Zweitspracherwerb *m*
第二知识结构 sekundäre Wissensstruktur *f*
第二跖骨 Ossa digitorum pedis Ⅱ *m*
第二趾背内侧神经 Nervus digiti secundi dorsalis medialis *m*
第二趾骨 Ossa digitorum pedis Ⅱ *m*
第二趾甲瓣 zweite Zehennagel-Klappe *f*
第二中间宿主 sekundärer Zwischenwirt *m*, sekundärer intermediärer Wirt, *m*
第二(代理)中枢 zweites Zentrum *n*
第二主成分 zweite Hauptkomponente *f*
第二主点 sekundärer Kardinalpunkt *m*
第二主平面 sekundäre Hauptebene *f*
第古格里尔摩氏综合征 Di Guglielmo* Krankheit *f*, Erythroleukaemia *f*
第九脑神经 Hirnnerv Ⅸ *m*, Nervus glossopharyngeus *m*
第九因子 Faktor Ⅸ *m*, antihämophiler Faktor B *m* (AHF B)
第九因子基因 Faktor Ⅸ -Gen *n*
第六病 sechste Krankheit *f*, Exanthema subitum *n*
第六觉 sechster Sinn *m*, sechstes Gemeingefühl *n*
第六秒用力呼气容积 forciertenexspiratorisches Volumen in 6 Sekunden *n*
第六脑神经 Hirnnerv Ⅵ *m*, Nervus abducens *m*
第六脑室 Ventriculus sextus *m*, Verga* Ventrikel *m*
第六性病 sechste Geschlechtskrankheit *f*, Lymphogranuloma venereum *f*(性病性淋巴肉芽肿)
第六因子 Faktor Ⅵ *m*, Akzelerin *n*, Accelerin *n*
第七颈神经根综合征 Syndrom der Wurzel C7 *n*
第七觉 Sinn Ⅶ *m*, Viszeralempfindung *f*
第七脑神经 Hirnnerv Ⅶ *m*, Nervus facialis *m*
第七因子 Faktor Ⅶ *m*, Prokonvertin *n*
第七因子缺乏[症] Faktor Ⅶ -Mangel *m*, Hypoprokonvertinämie *f*
第三胺 tertiäre Amine *n pl*
第三玻璃体 tertiärer Glaskörper *m*
第三产程 Nachgeburtsperiode *f*, Plazentarperiode *f*
第三穿动脉 Arteria perforans tertia *f*
第三醇 tertiärer Alkohol *m*
第三代测序技术 Sequenzierungstechnologie der dritten Generation *f*
第三代促甲状腺刺激素 Thyeotropin der dritten Generation *n*
第三代试管婴儿技术 tertiäre Generation des Retortenbaby *f*
第三的 tertiär, terti(-us, -a, -um), tertian(-us, -a, -urn)
第三度裂伤 Lazeration Ⅲ.Grades *f*, (Darm)Riß Ⅲ Gfades *m*
第三方付费 Zahlung von Dritten *f*
第三方付款人 dritter Zahler *m*
第三方组织 非政府组织 Nichtregierungsorganisation *f*
第三腓骨肌 Musculus peroneus tertius *m*
第三腓骨肌腱鞘炎 Tenosynovitis des Musculus peroneus tertius *f*
第三肝门 dritte Leberpforte *f*
第三级记忆 tertiäres Gedächtnis *n*, tertiäre Memoria *f*
第三级汽车撞击损伤 tertiäre Automobil-Aufprallverletzungen *f pl*
第三级死骨[片] tertiärer Sequester *m*
第三级预防 tertiäre Prävention *f*
第三间隙 dritter Raum *m*, Transzellulärraum *m*
第三间隙液体丢失 Flüssigkeitsverlust von dritten Raum *m*
第三睑 Palpebra tertia *f*
第三节指骨 Phalanx tertia *f*
第三臼齿 tertiäre Mahlzäne *m pl*, Dentes molares Ⅲ *m pl*
第三括约肌 Plicae transversales recti *f pl*
第三类腹膜炎 tertiäre Peritonitis *f*
第三类基因 Klasse Ⅲ-Gen *n*
第三类受体 Rezeptor Ⅲ Ordnung *m*
第三卤代烷 tertiäres Alkylhalogenid *n*, tertiäres Alkyha-loid *n*
第三秒用力呼气容积 forciertenexspiratorisches Volumen in 3 Sekunden *n*
第三磨牙 Weisheitszahn *m*, Dens serotinus *m*, Dens sapientiae *m*
第三磨牙组织牵开器 Gewebshaken der dritten Molaren *m*
第三脑神经 Hirnnerv Ⅲ *m*, Nervus oculomotorius *m*
第三脑室 Ventriculus tertius cerebri *m*
第三脑室超声血流计 Ultraschallhämosträmsmesser des dritten Ventrikels *m*
第三脑室胶体囊肿 Kolloidzysten des dritten Ventrikels *f pl*
第三脑室脉络丛 Diaplex(us) *m*, Plexus choroideus ventriculi tertii *m*
第三脑室脉络丛支 Rami choroidei veutriculi tertii *m pl*
第三脑室脉络组织 Tela choroidea ventriculi tertli *f*, Diatela *f*
第三脑室[内]病变综合征 Syndrom des dritten Hirnventrikels *n*
第三脑室室管膜瘤 Ependymom des dritten Ventrikels *n*
第三脑室造瘘术 dritte Ventrikulostomie *f*
第三期的 tertiär, terti(-us, -a, -um)
第三期牙本质(修复性牙本质,反应性牙本质) Tertiärdentin *n*
第三期愈合 Restitutio per tertiam intentionem *f*
第三色弱 Tritanomalopie *f*, Tritanomalie *f*
第三视区 drittes Sehrindenfeld *n*
第三噬菌体 dritte Bakteriophagen *m pl*
第三收缩 dritte Peristaltik *f*
第三、四咽囊[发育缺陷]综合征(迪乔治综合征) DiGeorge* Syndrom *n*
第三胎位 Positio Ⅲ *f*
第三向量 Vektor Ⅲ *m*
第三楔骨 Os cuneiforme tertium *n*, Ektocuneiforme *n*
第三心理治疗 dritte geistige Therapeutik *f*
第三心音 dritter Herzton *m*
第三心音奔马律音(S3 奔马律音) S3-Galoppton *m*
第三信使 dritter Bote *f*
第三型胶质细胞 Gliazelle vom dritten Typ *f*
第三型色盲 Tritanopie *f*, Tritanopia *f*
第三型色盲者 Tritanopen *m/f pl*
第三性征 dritten Geschlechtsmerkmale *n pl*
第三序列弯曲 Kurve dritter Ordnung *f*
第三循环反应 tertiäre Kreislaufreaktion *f*
第三眼睑 Palpebra tertia *f*, Membrana nictitans *f*
第三腰椎横突过长综合征 Ueberlängesyndrom des dritten lumbalwirbelquerfortsatz *n*

第三腰椎横突综合征 drittes lumbalwirbelquerfortsatzsyndrom *n*
第三医学 dritte Phase der medizinischen Versorgung *f*
第三因子 Faktor Ⅲ *m*, Gewebsthromboplastin *n*, Gewebs thrombokinase *f*
第三枕神经 Nervus occipitalis tertia *m*
第三跖骨 Ossa digitorum pedis Ⅲ *n*
第三趾骨 Ossa digitorum pedis Ⅲ *n*
第三转子 Trochanter tertius *m*, dritter Rollhüger *m*
第三子代 dritte Filiageneration *f*, Generatio filialis tertia *f*
第十二脑神经 Hirnnerv Ⅻ *m*, Nervus hypoglossus *m*
第十二因子 Faktor Ⅻ *m*, Hageman-Faktor *m*, Ober-flächenfaktor *m*
第十脑神经 Hirnnerv Ⅹ *m*, Nervus vagus *m*
第十三因子 Faktor ⅩⅢ *m*, fibrinstabilisierender Faktor *m*(FSF)
第十三因子缺乏症 Faktor ⅩⅢ-Mangel *m*
第十一脑神经 Hirnnerv Ⅺ *m*, Nervus accessorius *m*
第十一因子 Faktor Ⅺ *m*, Rosenthal-Faktor *m*, antihämo-philer Faktor C *m*
第十因子 Faktor X *m*, Stuart(-Prower)-Faktor *m*
第四病 Vierte Krankheit *f*, Morbus quartus *m*
第四产程 Geburtsstadium Ⅳ *n*, viertes Geburtsstadium *n*
第四穿动脉 Arteria perforans Ⅳ *f*
第四代过程语言 prozedurale Sprache der vierten Generation *f*
第四代计算机语言 NATURAL
第四代试管婴儿技术 vierte Generation des Retortenbaby *f*
第四导程 Ableitung Ⅳ *f*
第四磨牙 vierte Mahlzähne *m pl*, vierte Molaren *m pl*
第四脑神经 Hirnnerv Ⅳ *m*, Nervus trochlearis *m*
第四脑室 Ventriculus quartus cerebri *m*
第四脑室闭锁综合征(丹沃综合征) Dandy-Walker* Syndrom *n*(先天性脑积水)
第四脑室病变综合征 Syndrom des vierten Ventrlkels *n*
第四脑室带 Ligula *f*, Taenia ventriculi quarti *f*
第四脑室带静脉 Vene taenia ventriculis quartis *f*
第四脑室盖 Tegmen ventriculi quarti *n*
第四脑室梗阻综合征 Bruns* Zeichen(od.Syndrom)*n*
第四脑室棘球蚴病 Symptomenkomplex bei freiem Zys-tizerkus im vierten Ventrikel *m*, Bruns* Syndrom *n*
第四脑室脉络丛 Plexus choroideus ventriculi quarti *m*
第四脑室脉络丛支 Ramus choroideus ventriculi quarti *m*
第四脑室脉络组织 Tela choroidea ventriculi quarti *f*
第四脑室室管膜瘤 Ependymom im vierten Ventrikel *n*
[第四脑室]髓纹 Striae medullares ventriculi quarti *f pl*
第四脑室外侧孔 Apetura lateralis ventriculi quarti *f*, Luschka* Foramen *n*(od. Offnung *f*)Key*-Retzius* Fora-men *n*
第四脑室外侧隐窝 Recessus lateralis ventriculi quarti *m*
第四脑室外侧隐窝静脉 Vena recessus lateralis ventriculi quarti *f*
第四脑室正中沟 Sulcus medianus ventriculi quarti *m*
第四脑室正中孔 Apetura mediana ventriculi quarti *f*, Foramen arachnoideum *n*, Magendie* Foramen *n*
第四脑室正中孔粘连 Adhäsion des Foramen Magendii *f*, Verwachsung des Foramen Magendii *f*
第四期睡眠 Tiefschlaf *m*
第四视区 viertes Sehrindenfild *n*
第四碳原子 quateruäres Kohlenstoffatom *n*
第四胃(皱胃) vierter Magen *m*
第四向量 Vektor Ⅳ *m*
第四心音 vierter Herzton *m*
第四心音奔马律音(S4 奔马律音) S4-Galoppton *m*
第四型过敏反应 Überempfindlichkeitsreaktion vom verzögerten Typ *f*
第四型色盲 Tetartanopsie *f*, Tetartanopsia *f*
第四型色盲者 Tetartanopen *m/f pl*
第四性病 vierte Geschlechtskrankheit *f*
第四性征 vierten Geschlechtsmerkmale *n pl*
第四医学 vierte Phase der medizinischen Versorgung *f*
第四因子 Faktor Ⅳ *m*
第四跖骨 Ossa metatarsale Ⅳ *n*
第四趾骨 Ossa digitorum pedisquartum Ⅳ *n*
第四跖趾关节 viertes Zehengrundgelenk *n*
第五病 fünfte Krankheft *f*, Erythema inlectiosum acutum *n*
第五代计算机 Computer der fünften Generation *m*
第五脑神经 Hirnnerv Ⅴ *m*, Nervus trigeminus *m*
第五脑室 Ventriculus quintus cerebri *m*, Cavum septi pellucidi *n*
第五染色体短臂缺失综合征 Delektionssyndrom des kur-zen Armes des fünften Chromosoms *n*
第五性病 fünfte Geschlechtskrankheit *f*, Lymphogranulo-ma venereum *n*
第五牙尖(卡氏尖) Carabellihöcker *m*, Tuberculum carabelli *n*
第五腰椎骶化 Sakralisation des fünften Lendenwirbelkörpets *f*
第五因子 Faktor Ⅴ *m*, Proaccelerin *n*, labiler Faktor *m*
第五因子缺乏病 Faktor Ⅴ-Mangel *m*
第五跖骨粗隆 Tuberositas ossis metatarsalis quinti *f*
第五跖骨干骨骺骨化病 Knochenepiphyseverknöcherung des fünften Mittelfussknochen *f*
第五跖骨干近段骨折 Fraktur des proximalen Teils des Schaftes des fünften Metatarsales *f*
第五跖骨基底骨折 Fraktur der Basis des fünften Metatar-sales *f*
第五跖骨基底牵拉性骨骺炎 Extensionsepiphysitis des fünften Metatarsea plantares *f*
第五跖趾关节 fünftes Zehengrundgelenk *n*
第五跖趾关节成形术 fünfte Zehengrundgelenkeplastik *f*
第一胺 primäre Amine *n pl*
第一背侧骨间肌 erste Rückenmuskel interossea *f*
第一产程 erstes Geburtsstadium *n*, Eröffnungsperiode *f*
第一成熟分裂 Meiose Ⅰ *f*
第一醇 primärer Alkohol *m*
第一穿动脉 erste Arteria perforantis *f*
第一次成熟分裂 erste Reifeteilung *f*
第一次分裂分离 erste Reduktionsteilung *f*
第一次减数分裂 erste meiotische Teilung *f*
第一次[减数]分裂不分离 erste Teilung ohne Disjunktion *f*
第一次受移植者 primärer Empfänger *m*
第一次投影 erste Projektion *f*
第一代包蚴 erste Generation der Sporozyste *f*, Mutter-sporozyste *f*
第一代雷蚴 erste Generation der Redia *f*
第一代试管婴儿技术 erste Generation des Retortenbaby *f*
第一带水层 erste wasserhaltende Schicht *f*, erste wasser-führende Schicht *f*
第一等当点 erster Aquivalenzpunkt *m*
第一电离能 erste Ionisationsenergie *f*
第一度 erster Grad *m*
第一度裂伤 (Damm)Riß Ⅰ. Grades *m*
第一度消化 primäre Verdauung *f*, primäte Digestion *f*
第一、二鳃弓综合征 ersten und zweiten Kiemenbogen-Syndrom *n*
第一泛音 erster Oberton *m*
第一房间隔 Septum primum atriorum *n*, Mitstromseptum *n*, erstes Vorhofseptum *n*
第一房间孔 Foramen primum atriorum *n*
第一峰 erster Gipfel *m*, erste Spitze *f*
第一弓综合征 erstes Bogen-Syndrom *n*
第一(跖)骨粗隆 Tuberositas des ersten Mittelfußknochens *f*, tuberositas ossis metatarsulis primi
第一关卡效应 first pass effect <engl.>
第一恒磨牙 erste Mahlzähne *m pl*
第一级感觉神经元 afferentes Neuron erster Ordnung *n*, sens-

ibles Neuron erster Ordnung *n*
第一级记忆 primäre Memoria *f*
第一级亲属 primäre Familienangehörigen *m*/*f pl*
第一级死骨[片] primärer Sequester *m*
第一级原子 primäres Atom *n*
第一极体 erstes Polkörperchen *n*, primäre Polozyte *f*, erste Polzelle *f*
第一焦点 primärer Brennpunkt *m*
第一焦距 primäre Brennweite *f*
第一节点 primärer Nodalpunkt *m*
第一节指骨 Phalanx prima *f*, Phalanx proximalis *f*
第一近似值 erster Näherungswert *m*
第一臼齿 erste Mahlzähne *m pl*
第一抗体 erster Antikörper *m*, Antikörper erster Ordnung *m*
第一孔未闭型房间隔缺损 Septum primum-Defekt *m*
第一孔型[心]房间隔缺损 Primumdefekt des Vorhofseptums *m*
第一肋 erste Rippe *f*, Costa prima *f*
第一肋骨剪 erste Rippenschere *f*, Rippenschere für erste Rippe *f*
第一肋骨切除术 Resektion der ersten Rippe *f*
第一肋骨综合征 Syndrom der ersten Rippe *n*
第一肋间后动脉 Arteria intercostalis posterior prima *f*
第一肋胸肋结合 Synchondrosis sternocostalis costae primae *f*
第一类错误(第一类误差) Typ Ⅰ-Fehler *m*
第一类基因 Klasse Ⅰ-Gen *n*
第一类抗体 Antikörper erster Ordnung *m*
第一类受体 Rezeptor erster Ordnung *m*
第一类误差 Fehler erster Art *m*
第一类永动机 Perpetuum mobile erster Art *n*
第一卤代烷 primäres Alkylhalogenid *n*, primäres Alkylhaloid *n*
第一秒时间肺活量 forcierte exspiratorische Einsekundenkapazität *f*
第一秒用力呼气量 Atemstoß in erster Sekunde *m*
第一秒用力呼气容积 expiratorisches Volumen in einer Sekunde *n*
第一秒最大呼气量 maximales Atemsekundenvolumen in erster Sekunde *n*
第一目击者 Ersthelfer *m*
第一脑神经 Hirnnerv Ⅰ *m*, Nervus olfactorius *m*
第一脑室 Ventriculus lateralis cerebri *m*
第一偏斜角 primärer Schiefwinkel *m*
第一期愈合 Restitutio per priman intentionem *f*
第一前磨牙 erste Prämolaren *m pl*, erste Prämolarzähne *m pl*
第一躯体感觉区 primäre somatosensorische Zentren *f*, primäres somatosensiorisches Rindenfeld *n*
第一躯体运动区 primäres somatomotorisches Rindenfeld *n*
第一人格 primäre Persönlichkeit *f*
第一乳磨牙 erste Michmahlzähne *m pl*
第一鳃弓 erster Kiemenbogen *m*
第一鳃弓综合征 Syndrom des ersten Kiemenbogens *n*
第一鳃裂瘘 erste Branchialfistel *f*
第一闪烁体 erster Szintillator *m*
第一双尖牙 erster Bikuspidat *m*, erster Prämolarzahn *m*
第一四分位数 erstes Quartil *n*
第一视区 primäres Sehzentrum *n*
第一听觉区 erstes anditosensorisches Feld *n*, primäres Hörzentrum *n*
第一现场 primäre Szene *f*
第一线抗结核药 Tuberkulostatika ersten Ordnung *n pl*
第一线治疗 Erstlinientherapie *f*
第一相反应 Reaktion der ersten Phase *f*
第一向量 Vektor I *m*
第一楔骨 Entocuneiforme *n*, Os cuneiforme primum *n*, Os cuneiforme mediale *n*
第一斜视角 primärer Deviationswinkel *m*
第一心音 Herzanspannungston *m*, erster Herzton *m*, erster Herzschall *m*
第一心音分裂 Spaltung des ersten Herztons *f*
第一信号 erstes Signal *n*
第一信号系统 erstes Signalsystem *n*
第一信使 erster Botschafter *m*
第一型粘多糖病 Mukopolysaccharidose I *f*, Hurler* Syn-drom *n*
第一性征 primäre Geschlechtsmerkmale *n pl*
第一性质 primäre Eigenschaften *f pl*
第一胸肋结合 Synchondrosis sternocostalis costae primae *f*
第一需要 Grundbedürfnis *n*
第一序列弯曲 Kurve erster Ordnung *f*
第一因子 Faktor I *m*, Fibrinogen *n*, Pyridoxin *n*
第一印象 primärer Eindruck *m*, erster Eindruck *m*
第一语言习得 Erstspracherwerb *m*
第一掌背动脉 Arteria metacarpea dorsalis prima *f*
第一掌背动脉皮瓣 erste Rückenmittelhandarterie-Klappe *f*
第一掌骨基底骨折脱位 Bennet* Fraktur *f*, Boxerfraktur *f*
第一掌骨拇指化 Phalangization der ersten Mittelhandknochen *f*
第一蹠(跖)骨粗隆 Tuberositas ossis metatarsalis primi *f*
第一跖背动脉 A. metatarsea dorsalis prima *f*
第一跖骨 primärer Mittelfußknochen *m*
第一跖骨粗隆 Tuberositas ossis metatarsalis Ⅰ *f*
第一跖骨短缩 Verkürzung des ersten Mittelfussknochen *f*, Verkürzung des 1. Mittelfußknochens *f*
第一跖骨高位 erster hoher Mittelfussknochen *m*
第一跖骨近端截骨术 proximale Osteotomie des ersten Mittelfussknochen *f*
第一跖趾关节 Großzehengrundgelenk *n*
第一跖足底总动脉 A. metatarsea plantaris communis Ⅰ *f*
第一趾蹼皮瓣 erster Intermetatarsalraum Lappen *m*
第一中间宿主 erster Zwischenwirt *m*, erster intermediärer Wirt *m*
第一主成分 erste Hauptkomponente *f*
第一主点 erster Hauptpunkt *m*
第一主平面 erste Hauptebene *f*
蒂 Stiel *m*, Pediculus *m*, Pedunculus *m*
蒂巴因 Thebain(um) *n*, Paramorphin *n*
蒂宾根屈髋矫形器 Tübinger Orthese mit einer Hüftflexion *f*
蒂策氏病 Tietze* Syndrom *n*
蒂策综合征 Tietze* Syndrom *n*(①自发性肋软骨疼痛肿胀 ②白化病)
蒂德曼神经 Tiedemann*Nerv *m*(围绕视网膜中央动脉的神经丛,起自睫状神经)
蒂尔施手术 Thiersch* Operation *f*(用刀片切割皮移植片)
蒂尔施移植物 Thiersch* Transplantat *n*(皮移植用)
蒂费试验 Timbrill-Fischer* Test *m*(小腿旋转试验)
蒂林手术 Tikhoff-Linberg* Operation *f*(肱骨近侧端骨肉瘤的一种截肢法)
蒂内尔征 Tinel* Zeichen *n*(蚁走感征)
蒂扭转 Stieltorsion *f*, Stieldrehung *f*
蒂钳 Stielklemme *f*
蒂生成 Stielbildung *f*, Pediculation *f*
蒂状移植片 Stiellappen *n*, Stieltransplantat *n*
蒂佐尼氏抗毒素 Tizzoni* Antitoxin *n*, Tetanus-Antitoxin *n*
蒂佐尼氏试验 Tizzoni* Probe *f*
缔合 Assoziation *f*, Associatio *f*
缔合常数 Assoziationskonstante *f*
缔合蛋白 Verknüpfen protein *n*
缔合分子 Übermolekel *f*, Übermolekül *n*, Assoziations-komplex *m*
缔合作用 Assoziation *f*
碲 Tellurr(ium) *n*(Te, OZ 52)
碲化镉探测器 Cadmiumtellurid(CdTe)-Detektor *m*
碲化氢 Tellurwasserstoff *m*

碲酸 Tellursäure *f*, Acidum telluricum *n*
碲酸钾 Kaliumtellurat *n*, Katium telluricum *n*
碲酸钠 Natriumtellurat *n*, Natrium telluricum, *n*
碲酸盐 Tellurate *n pl*
碲盐培养基 Tellurat-Nährboden *m*
碲中毒 Tellurvergiftung *f*

DIAN 滇颠巅癫典点碘电玷垫淀奠靛

diān 滇颠巅癫

滇乌碱 Yunaconitin *n*
颠簸 Schwanken *n*, Rütteln *n*, Schütteln *n*
颠簸方法 Schüttelverfahren *n*, Rüttelverfahrent *n*
颠簸疗法 Schüttelbehandlung *f*, Rüttelbehandlung *f*
颠倒 Reversion *f*, Umkehren *n*
颠倒性遗忘 Retroanteroamnesie *f*, Retroanteroamnesia *f*
颠换 Transversion *f*
颠换型突变 Transversion-Mutation *f*
颠茄次碱 Belladonnin *n*
颠茄酊 Tinctura Belladonnae *f*
颠茄碱 Atropin(um) *n*
颠茄流浸膏 Extractum Belladonnae liquidum *n*
颠茄属 Tollkirsche *m*, Atropa belladonna *f*
颠茄栓 Suppositorium Belladonnae *n*
颠茄叶 Folia Belladonnae *n pl*
颠茄叶中毒 Tollkirschenvergiftung *f*
颠茄硬膏 Emplastum Belladonnae *n*
颠茄[制剂] Belladonna *f*
巅值 Gipfelwert *m*, Scheitelwert *m*
癫狂的 verrückt, insan(-us, -a, -urn)
癫痫 Epilepsie *f*, Epilepsia *f*
  布-杰二氏癫痫 Bravais* -Jackson* Epilepsie *f*
  布朗·塞卡尔氏癫痫 Brown* -Sèquard* Epilepsie *f*
  杰克逊氏癫痫 Jackson* Epilepsie *f*, Rindenepilepsie *m*it Jackson* Anfällen *f*
癫痫变异型 epileptische Variante *f*
癫痫病人康复 Rehabilitation von Epilepsie *f*
癫痫持续状态 Grand mal-Status *m*, Satatus epilepticus *m*
癫痫猝死 plötzlicher unerwarteter Tod bei Epilepsie *m*
癫痫大发作 Grand-mal(-Epilepsie *f*) *n*, Morbus magnus *m*, Morbus major *m*
癫痫大鼠 Ratte mit Elipesie *f*
癫痫的 epileptisch, epileptic(-as, -a, -urn)
癫痫的生物反馈治疗 Biofeedback-Therapie für Epilepsie *f*
癫痫等位发作 epileptische Äquivalenz *f*
癫痫等位发作性朦胧状态 klarer Dämmerzustand *m*
癫痫等值(位)症 epileptisches Aquivalent *n*, Anfalls-äquivalent *n*
癫痫断续发作 serielle Epilepsie *f*
癫痫发作 Epilepsieanfall *m*, epileptischer Anfall *m*, Ictus epilepticus *m*
癫痫发作分类 Klassifizierung epileptischer Anfälle *f*
癫痫发作后的 postepileptisch
癫痫发作后朦胧状态 post-epileptischer Dämmerzustand *m*
癫痫[发作]前的 präepileptisch
癫痫发作先兆 Vorzeichen für epileptische Anfälle *n*
癫痫后朦胧状态 postepileptischer Dämmerzustand *m*
癫痫后瘫痪 toddsche Lähmung *f*
癫痫后自动症 postepileptische Automatie *f*
癫痫患者 Epileptiker *m*
癫痫连续状态 kontinuierlicher Zustand der Epilepsie *m*
癫痫朦胧状态 epileptischer Dämmerzustand *m*
癫痫缺氧 Hypoxie für Epilepsie *f*
癫痫杀人狂 epileptische Homizidomanie *f*
癫痫特征 epileptischer Charakter *m*
癫痫先兆 epileptische Aura *f*
癫痫小发作 Petit-mal-Epilepsie *f*, Pyknoepilepsie *f*
癫痫型抽搐 epileptiforme Konvulsion *f*
癫痫型人格 epileptische Persönlichkeit *f*
癫痫性痴呆 epileptische Demenz *f*, epileptischer Schwachsinn *m*
癫痫性抽搐 epileptischer Anfall *m*
癫痫性格 epileptischer Charakter *m*
癫痫性喊叫 epileptischer Schrei *m*
癫痫性精神病 epileptische Psychose *f*, Epilepsiepsychose *f*, Epileptose *f*
癫痫性精神病态素质 epileptische psychopathische Konstitution *f*
癫痫性精神错乱 epileptische Manie *f*
癫痫性精神分裂症 epileptische Schizophrenie *f*
癫痫性精神障碍 epileptische Psychogenie *f*
癫痫性模糊状态 epileptischer Dämmerzustand *m*
癫痫性木僵 epileptischer Stupor *m*
癫痫性人格 epileptoide Persönlichkeit *f*, epileptische Persönlichkeit *f*
癫痫性人格改变 epileptische Persönlichkeitsveränderung *f*
癫痫性神游 epileptische Fuge *f*
癫痫性眩晕 epileptischer Schwindel *m*
癫痫性[意识]模糊状态 epileptischer getrübter Zustand *m*
癫痫性躁狂 epileptische Manie *f*, Mania epileptica *f*, Furor epilepticus *m*
癫痫性谵妄 Delirium epilepticum *n*
癫痫性谵妄状态 epileptischer Delirium-Zustand *m*
癫痫性智能减退 epileptischer Schwachsinn *m*
癫痫性自动症 epileptische Automatie *f*, epileptischer Automatismus *m*
癫痫学 Epileptologie *f*, Krisenlehre *f*
癫痫学家 Epileptologe *m*
癫痫样波型 epileptiformer Muster *m*
癫痫样的 epileptiform, epileptoid
癫痫样惊厥 epileptiforme Konvulsion *f*
癫痫样色情发作 erotische Attacke *f*
癫痫样震颤 epileptoider Tremor *m*
癫痫灶 epileptischer Fokus *m*
癫痫状发作 erotische Attacke *f*
癫痫自动症 epileptischer Automatismus *m*

diǎn 典点碘

典型 Typ(us) *m*, Muster *n*, Modell *n*
典型变性性视网膜劈裂症 typische degenerative Retinoschisis *f*
典型病例 typischer Fall *m*, klassischer Fall *m*
典型的 typisch
典型的平滑肌肉瘤 typisches Leiomyosarkom *n*
典型的周边囊样变性 typische periphere zystoide Degeneration *f*
典型调查 typische Untersuchung *f*
典型发作 typischer Anfall *m*
典型法医条例 typische gerichtsmedizinische Gesetze *f*
典型肺炎 typische Lungenentzündung *f*
典型分裂手 typische Spalthand *f*
典型父权指数 typischer Vaterschaftsindex *m*
典型化模块 Typisierungsmodul *n*
典型结构 typische Struktur *f*
典型精原细胞瘤 typisches Seminom *n*
典型菌株 Typstamm *m*
典型类癌 typisches Karzinoid *n*
典型裂手 typische Spalthand *f*
典型卵泡膜瘤 typischer Theka-Tumore *m*
典型麻疹 typische Masern *pl*
典型溺死 typischer Ertrinkungstod *m*
典型偏头痛 klassische Migräne *f*
典型枪弹创 typische Schusswunde *f*

典型人格 typische Persönlichkeit *f*
典型髓质瘤 typischer Medullatumor *m*
典型位缢死 typisches Erhängen *n*
典型相关分析 kanonische Korrelationsanalyse *f*
典型心绞痛 typische Angina pectoris *f*, typische Brustenge *f*
典型性 Typizität *f*
典型异尖线虫 typische Anisakis *f*
典型缢死 typisches Erhängen *n*
典型元素 typisches Element *n*
典型症状 typisches Symptom *n*
典型中心性骨肉瘤 typisches zentrales Osteosarkom *n*
典型株 typischer Stamm *m*
点 Punkt *m*, Punctum *n*
阿累氏点 Halle* Punkt *m*
巴克氏点 Barker* Punkt *m*
保利氏点 Pauly* Schmerzpunkt *m*
博阿斯氏点 Boas* Druckpunkt *m*
博尔顿氏点 Bolton* Ebene *f*
布鲁尔氏点 Brewer* Punkt *m*
代雅丹氏点 Desjardins* Punkt *m*
德米西氏点 de Mussy* Punkt *m*
伏格特氏点 Vogt*(-Hueter*)Punkt *m*
高斯氏点 (Gauss*)Hauptpunkt *m*, Knotenpunkt *m*
格雷氏点 Gray* Zeichen *n*(od.Punkt *m*)
基恩氏点 Keen* Punkt *m*
卡农氏点 Cannon* Punkt *m*
卡普隆氏点 Capuron* Kardinalpunkte *m* Pl
坎梅尔氏点 Kümmell* Punkt *m*
柯赫尔氏点 Kocher* Punkt *m*
柯普氏点 Cope* Punkt *m*
科瓦氏点 Cova* Punkt *m*
克拉多氏点 Clado* Punkt *m*
拉蒙氏点 Ramond* Punkt *m*
拉维塔斯氏点 Lavitas* Punkt *m*
兰茨氏点 Lanz* Punkt *m*
利安氏点 Lian* Punkt *m*
伦茨曼氏点 Lenzmann* Punkt *m*
罗布逊氏点 Robson* PUnkt *m*
罗特氏点 Roth* Punkt *m*
洛特利森氏点 Lothlissen* Punkt *m*
麦[克伯尼]氏点 McBurney* Punkt *m*
麦肯齐氏点 Mackenzie* Punkt *m*
麦丘恩氏点 McEwen* Punkt *m*
孟罗氏点 Munto* Punkt *m*
摩里斯氏点 Morris* Punkt *m*
欧勃氏点 Erb* Punkt *m*
帕涅洛氏点 Pagniello* Punkt *m*
皮尔素尔氏点 Piersol* Punkt *m*
齐姆森氏运动点 Ziemssen* motorische Punkte *m pl*
特鲁素氏棘突压痛点 Trousseau* Punkt *m*
瓦尔米埃氏点 Voillemier* Punkt *m*
瓦雷氏点 Valleix* Punkt *m*
肖法尔氏点 Chauffard* Punkt *m*
点变量 Punktvariable *f*
点彩 Tüpfelung *f*, Stippchen *n*, Stippe *f*, Punktierung *f*
点彩红细胞 getüpfelter Erythrozyt *m*
点彩甲 getüpfelter Nagel *m*
点彩型 getüpfelter Muster *m*
点触温度计 Kontaktthermometer *n*
点刺试验 Pricktest *m*
点滴板 Tüpfelplatte *f*
点滴定性分析 tropfenförmige qualitative Analyse *f*
点滴法 Tüpfelmethode *f*, Tröpfchenmethode *f*, Tropfenverfahren *n*
点滴反应 Tüpfelreaktion *f*
点滴反应纸 Tupfreaktionspapier *n*, Tupfreagenzpapier *n*
点滴分析 Tüpfelanalyse *f*, Fleckanalyse *f*
点滴管 Tropfpipette *f*
点滴技术 Topftechnik *f*
点滴静脉输液法 venöse Tropfinfusion *f*
点滴试验 Tüpfelprobe *f*, Tropfprobe *f*, Fleckenprobe *f*
点滴试验法 Tropfenverfahren *n*, Tropfmethode *f*, Tüpfelmethode *f*
点滴形 Tropfenform *f*
点滴形的 tropfenfömig, guttat(-us, -a, -um)
点滴指示剂 tropfenfömiger Indikator *m*, Tropfen-Indika tor *m*
点[滴]状的 punktfömig, punktuell, punctat(-us, -a, -nm) punctiform(-is, -is, -e)
点滴状菌落 punktfömige Kolonie *f*
点滴状排尿 Harnträufeln *n*
点滴状银屑病 Psoriasis guttata *f*
点滴状硬皮病 Sklerodermie guttate *f*
点点对应 korrespondierende Punkte *m pl*, korrespondierende (Netzhaut-) Stellen *f pl*
点电荷 Punktladung *f*, punktförmige Ladung *f*
点放射源 Punktquelle *f*, punktförmige(Strahlungs-) Quelle *f*
点估计 Punktschätzer *m*
点光源 Punktquelle *f*
点火 Zündung *f*, Entzünden *n*, Ignitio *f*
点火剂 Ignitor *m*
点火器 Ignitor *m*
点角 Zielwinkel *m*, Raumwinkel *m*
点接触二级管 Punktkontaktdiode *f*, Spitzendiode *f*, Punktdiode *f*
点接触晶体管 spitzenkontakttransistor *m*, Punktkontakltransistor *m*, Punktkontakttriode *f*
点接触型二极管 Punktkontakt-Diode *f*
点量表 Punkte-Skala *f*
点磨法 Einebnung der Höcker *f*
点片 Zielaufnahme *f*
点片射线照相术 Zielaufnahme *f*
点片照相机 Zielkamera *f*
点片装置 zielvorrichtung *f*, Zielgerät *n*
点双列相关 punktbiseriale Korrelation *f*
点弹性 Punktelastizität *f*
点头 Nicken *n*, Kopfnicken *n*
点头运动 Nickbewegung *f*
点头状抽搐 Nickkrampf *m*, Salaam-Krampf *m*, Salaam-Tic *m*, Salaam-Attaeke *f*
点头[状]痉挛 Nickkrampf *m*, Salaam-Krampf *m*, Salaam-Tic *m*, Salaam-Attacke *f*
点突变 Punktmutation *f*, punktförmige Mutation *f*
点图测验 Spotmuster-Test *m*
点污染源 punktförmige Verschmutzungsquelle *f*, punkt-förmige Kontaminationsquelle *f*
点隙 Grube *f*
点隙裂沟封闭剂 Zahnfissur-Siegellack *m*
点隙龋 Grübchen-und Fissuren-Karies *f*
点穴催眠法 Hypnose bei Akupunktur *f*
点药玻璃杯 Tropf-Arzneiglas *n*, Tropf-Medizinflächen *n*
点异质性 Punkt-Heterogenität *f*
点印记 Punkt-Marke *f*
点源 Punktquelle *f*
点源流行 Punktepidemie *f*, Punktquelle-Epidemie *f*
点源污染 Verschmutzung durch Punktquellen *f*
点阵 Gitter *n*
点阵常数 Gitterkonstante *f*
点阵间距 Gitterabstand *m*
点阵缺陷 Gitterdefekt *m*, Gitter(bau)fehler *m*
点值 Punktwert *m*
点值估计 Punktschätzung *f*

点状 punktförmig
点状凹陷 Lochfraß *m*
点状凹陷甲 Tüpfelnagel *m*, Lochfraß-Nagel *m*
点状白甲 punktförmige Leukonychie *f*, Leukonychie punctata *f*
点状[白]内障 Punktstar *m*, Cataracta punctata *f*
点状出血 Petechialblutung *f*, Petechie *f*, Haemorrhagia punctata *f*
点[状]放射源 punktförmige Strahlungsquelle *f*, punktartige Strahlungsquelle *f*
点状钙化 punktförmige Verkalkung *f*, punktförmige Kalzifikation *f*
点状感觉 punktförmige Sensibilität *f*
点状骨骺发育不良 Dysplasia epiphysalis punctata *f*
点状光源 Punktlichtquelle *f*, punktförmige Lichtquelle *f*, punktartige Lichtquelle *f*
点状坏死 Einzelzellnekrose *f*
点状或灶状坏死 Einzelzellnekrose oder Fokusnekrose *f*
点状甲 Tüpfelnagel *m*, Tupfennagel *m*, Onychia punctata *f*
点状角化病 Keratosis punctata *f*
点状角膜炎 Keratitis punctata *f*
点状角皮病 punktförmiges Keratoderma *n*
点状流行 punktförmige Epidemie *f*, Punktepidemie *f*
点状脉 ardent pulse <engl.>
点状毛细血管痣(瘤) punktförmiger kapillarer Nävus *m*
点状梅毒疹 tropfenförmiges Syphilid *n*, guttate syphilid <engl.>
点状皮片 Davis*Hauttransplantation *f*
点状皮片移植 punktförmige Hauttransplantation *f*
点状[皮下]出血 petechiale Hämorrhagie *f*, Haemorrhagia punctata *f*
点[状]桥粒 fleckchenförmiges Desmosom *n*, punktför-miges Desmosom *n*, spot desmosome <engl.>
点状软骨发育不良 Conradid* Krankheit *f*, Conradid* Syndrom *n*
点状软骨营养障碍 punktförmige Knorpelernährungsstörung *f*
点状散在分布 punktförmige diffuse Verteilung *f*
点状色素性疣状乳头瘤病 punktförmige pigmentierte verruköse Papillomatose *f*
点状视网膜炎 Retinitis punctata *f*
点状外渗 punktförmige Extravasation *f*
点状物质 punktförmiger Stoff *m*
点状银屑病 Psoriasis guttata *f*, Psoriasis punctata *f*
点(滴)状硬斑病 Morphaea guttata *f*
点状掌跖角皮病 punktförmige Palmoplantarkeratose *f*
碘 Jod *n* (J, oz 53)
125 碘 Jod-125 *n* (125J)
131 碘 Jod-131 (131J)
碘 125 125I
碘阿芬酸 Jodalphionsäure *f*, Acidum iodoalphionicum *n*
131 碘 - 白蛋白 131Jod-Serumalbumin *n*
碘苯 Jodbenzol *n*
碘苯丙酸 Jodalphionsäure *f*, Pheniodolum natricum *n*
碘苯酚 Jodphenol *n*
碘苯甲酸 Jodbenzoesäure *f*
碘苯十一[烷]酸乙酯 Neurotrast *n*, Jofendylat (um) *n*
碘苯酯 Jofendylat (um) *n*, lophendylat (um) *n*
碘泵 Jodpumpe *f*
碘吡啦啥 Jodopyracet *n*, lodopyracet *n*, Diodrast *n*
碘吡啦啥注射液 Jodopyracet-Injektion (slösung) *f*, Diod-rast-Injektion (slösung) *f*
碘吡清除率 Iodopyracet-Entfernung *f*
碘丙叉甘油 Organidin *n*
碘铂酸 Jodplatinsäure *f*
碘铂酸钾 Kaliumjodplatinat *n*
碘处理蛋白 iodierte Proteine *f*
碘司特廓清率 Diodrast-Clearance *f*
碘催化砷铈氧化还原反应 Sandell-Kolthoff-Reaktion *f pl*
131 碘 - 大颗粒白蛋白 131J-makroaggregiertes Albumin *n*
碘代苯 Jodobenzol *n*
碘代环烃 Jodeyclo-kohlenwasserstoif *m*
碘[代]尿嘧啶 Joduracil *n*
碘代酸 Jodsäure *f*
碘代烃 Jodkohlenwasserstoff *m*
碘代烷 Jodalkyl *n*
131 碘胆甾(固)醇 131Jod-Cholesterin *n*
碘蛋白 Jodeiweiß *n*, Albumen jodatum *n*
碘的有机化 Jod-Organisation *f pl*
碘迪平 Jodipin *n*
131 碘 -6- 碘胆固(甾)醇 131J-6-Jodeholesterin *n*
碘碘化钾试剂 Wagener* Reagenz *n* (检隐血)
131 碘 - 碘马尿酸钠 131J-Hippuran *n*
碘 - 淀粉 Jodstärke *f*, Jodmehl *n*
碘淀粉反应 Jodstärkereaktion *f*
碘淀粉试验 Jod-Stärke-Test *m*
碘酊 Jodtinktur *f*, Tinctura Jodi *f*
碘[定]量法 Jodometrie *f*, jodometrische Methode *f*
131 碘豆甾醇法 131J-Stigmasterinmethode *f*
碘对比剂 Jod-Kontrastmittel *n*
碘对比剂副反应 Nebenwirkung des Jod-Kontrastmittels *f*
碘多啥 Pyelectan *n*, Uroseleetan *n*, Jodoxyl *n*
131 碘 - 二碘荧光素 131J-Dijod-fluorescein *n*
131 碘 - 二氯二苯二氯乙烷 131J-Dichlordiphenyldichloäthan *n*
碘番酸 Jodopansäure *f*, Acidum io (do) panoicum *n*
碘仿 Jodoform *n*, Trijodmethan *n*, Jodoformium *n*
碘仿反应 Jodoformreaktion *f*
碘仿糊剂 Jodoformpaste *f*
碘仿纱条(布) Jodoformgaze *f*, Jodolormmull, *m*, Tela Jodotormii *f*
碘仿试验 Jodoiormprobe *f*
碘仿引流条 Jodoformgazedrän *m*
碘仿中毒 Jodoformvergiftung *f*, Jodoformismus *m*
碘放射性同位素 Radioisotop der Joden *n*
碘酚 Jodphenol *n*
碘酚酞钠 Jodophthalein-Natrium *n*, Jodophthaleinum natrium *n*
碘酚透热法 Jodoform-Diathermie *f*, Jodoform-Thermo-penetration *f*
碘伏 Iodophor *m*
碘附 Iodophore *pl* (碘与载体如聚乙烯吡咯烷的化合物)
碘甘油 Jodglyzerin *n*, Glycerinum jodatum *n*
碘苷 Idoxuridin (um) *n* (IDU)
碘汞酸钾 Kaliumquecksilberjodid *n*
碘过量 Jod-Überdosierung *f*
碘过敏 Jodüberempfindlichkeit *f*, Jodallergie *f*
碘过敏试验 iodallergiseher Test *m*, Jodallergietest *m*
碘化铵 Jodammonium *n*, Ammoniumjodid *n*, Ammonium jodatum *n*
碘化白蛋白 Jodalbumin *n*
碘化苯汞 Phenylquecksilberjodid *n*
碘化铋钾 Bismutum-Kalium iodatum *n*
碘化丙啶 Propidiumiodid *n*
碘化碘钾结晶试验(弗洛伦斯结晶试验) Kaliumiodid-Jod-Kristallisationsversuch *m*
碘化淀粉 Jodstärke *f*, Amylum jodatum *n*
碘化锇 Osmiumjodid *n*
碘化锇锌 Osmiumzinkjodid *n*
碘化二甲基汉防已碱 Jod-dimethyl-tetrandrin *n*
碘化二甲糠基铵 Furfuryltrimethylammoniumjodid *n*
碘化二噻扎宁 Dithiazaminjodid *n*
碘化二乙氧膦酰硫胆碱 Echothiopatjodid *n*, Jodecho-thiopat *n*
碘化钙 Jodkalzium *n*, Kalziumjodid *n*, Calcium jodatum *n*
碘化钙注射液 Kalziumjodid-Injektion *f*

碘化锆 Zirkoniumjodid *n*
碘化镉 Kadmiumjodid *n*
碘化镉钾试剂 Marme* Reagenz *n*(检隐血)
碘化汞 Jodquecksilber *n*, Quecksilber(Ⅱ)-jodid *n*
碘化汞钾 Kaliumquecksilberjodid *n*
碘化汞钾试剂 Meyer* Reagenz *n*
碘化汞砷溶液 wäßerige Lösung von Arsen-Quecksilber-und Kaliumjodid *f*, Donovan* Lösung *f*
碘化汞探测器 Quecksilberjodid-Delektor *m*
碘化甲腺原氨酸脱碘酶 iodothyronine Deiodinase *f*
碘化甲状腺素 Jodothyrin *n*
碘化甲状腺素中毒 Jodothyrinvergiftung *f*, Thyroiodinismus *m*
碘化钾 Kaliumjodid *n*, Jodkalium *n*, Kalium iodatum *n*
碘化钾[淀粉]试纸 Kaliumjodid-Stärkepapier *n*, Jodkalium-Stärkepapier *n*
碘化钾合剂 Kaliumjodid-Mixtur *f*
碘化钾软膏 Kaliumjodidsalbe *f*
碘化酪氨酸的偶联 Koppel des Iodtyrosin *f*
碘化酶 Jodinase *f*
碘化钠 Natriumjodid *n*, Jodnatrium *n*, Natrium iodatum *n*
碘化钠(铊)闪烁体 Natrium-Jodid(-Thallium) Szintillator *m*
碘化钠晶体 Natriumjodid-Kristall *m*, Jodnatrium-Kristan *m*
碘化铅 Bleijodid *n*, Jodblei *n*, Plumbum iodatum *n*
碘化噻唑青胺 Dithiazaniniodid *n*, Dithiazanini iodidum *n*
碘化三乙基没食子铵 Gallamintriäthyljodid *n*, Gallamini triethiodidum *n*
碘化铯 Cäsiumjodid *n*
碘化铯(铊)闪烁体 Cäsium-Jodid(-Thallium) Szintillator *m*
碘化麝香草酚 Thymoljodid *n*
碘化砷 Arsenjodid *n*, Jodarsen *n*
碘化十甲季铵 Decamethoniumiodid *n*
碘化十烃季铵 Decamethoniumiodid *n*
碘化食盐 iodiertes Speisesalz *n*, Jodsalz *n*
碘化四甲基铵 Tetramethylammoniumjodid *n*
碘化物 Jodide *n pl*
碘化物-碘系统 Jodid-Jodsystem *n*
碘化物排泄 Jodidausscheidung *f*
碘化锌电解液 Zinkjodid-Elektrolytlösung *f*, Jodzink-Elek-trolytlösung *f*
碘化锌淀粉 Jodzinkstärke *f*
碘化氧 Jodwasserstoff *m*
碘化银 Silberjodid *n*, Jodsilber *n*, Argentum iodatum *n*
碘化罂粟油 iodiertes Schlafmohnsamenöl *n*
碘[化]油 Jodöl *n*, Oleum iodatum *n*
碘化钴 Kobaltjodür *n*
碘化作用 Jodierung *f*, Jodination *f*, Jodisation *f*
碘环试验 Jodring-Test *m*
131 碘-磺溴酞钠 131J-Natriumbromsulfalein *n*
碘剂 Jodierungsmittel *n*, Jodpräparat *n*
碘剂疗法 Iodotherapie *f*
碘剂脑室造影术 Jodoventrikulographie *f*
碘甲苯 Jodtoluol *m/n*, Benzyljodid *n*
碘甲烷 Jodmethan *n*, Methyljodid *n*
碘甲腺氨酸钠 Triiodthyronin *n*
碘甲状腺功能减退症 Jod-Hypothyreose *f*
碘甲状腺机能亢进 Jod-Hyperthyreose *f*
碘甲状腺球蛋白 Jodthyreoglobulin *n*
碘价 Jodzahl *f*
碘解磷定 Pralidoximi iodidum *n*, Pyridin-2-aldoximme-thyl-jodid *n*
碘金酸钾 Kaliumaurijodid *n*
碘酒 Jodtinktur *f*, Tinctura iodi *f*
碘酒缸 Jodtinktur-Gefäß *m*
碘酒精 Jodspiritus *m*, Spiritus iodi *m*
131 碘聚合蛋白 131J-aggregiertes Eiweiß *n*
碘菌素 Jodinin *n*
3-碘酪氨酸 3-Iodtyrosin *n*
碘酪氨酰偶联缺陷 Jodtyrosyl-Koppelungsdefekt *m*
碘酪蛋白 Iodocasein(um) *n*
碘离子透入疗法 Jodiontophorese *f*
碘量[滴定]法 Jodometrie *f*, iodometrische Methode *f*
碘量法基准物质 iodometrisches Standardmittel *n*
碘氯喹啉 Jodchloroxychinolin *n*, Vioform *n*
碘马尿酸 Jod-Hippursäure *f*
131 碘马尿酸钠 131J-Hippuran *n*
131 碘-孟加拉玫[瑰]红 131J-Bengalrosa *n*
131 碘孟加拉玫[瑰]红排泄试验 131J-Bengalrosa-Ausscheidung-Test *m*
碘耐量试验 Jodtoleranztest *m*
碘耐受 Jodtoleranz *f*
5-131 碘尿嘧啶 5-131J-Jodurazil *n*
5-碘尿嘧啶 5-Jodurazil *n*
碘潘诺酸 Jopansäure *f*, Acidum iodopanoicum *n*
碘瓶 Jodflasche *f*
7-碘-8-羟基喹啉-5-磺酸 7-Jod-8-Hydroxychinolin-5-sulfonsäure *f*
5-碘去氧尿苷 Idoxuridin(um) *n*(IDU), Joddesoxyuridin *n*
碘缺乏 Jodmangel *m*
碘缺乏病病区 IDD-Bereich *m*
碘缺乏病非病区 Nicht-IDD-Bereich *m*
碘缺乏病谱带 Spektrum der Jodmangelkrankheiten *n*
碘缺乏症 Jod-Mangel-Krankheit *f*
131 碘-人血清白蛋白 131J-humanserumalbumin *n*
碘溶液 Jodlösung *f*
卢戈尔氏碘溶液 Lugol* Lösung *f*, Solutio Jodi Lugol *f*
碘[三]油酸甘油酯 131J-Triolein *n*
碘摄取 Jod-Aufnahme *f*, Jodzufuhr *f*
碘摄入不足 unzureichende Jodzufuhr *f*
碘试验 Schiller* Jodprobe *f*
碘曙红 Jodeosin *n*
碘水气双重造影 Doppelkontrastuntersuchung mit Jodlösung und Luftfüllung *f*
碘水造影 Radiographie mit Jodlösung *f*
碘司特 Diodrast *n*
碘酸 Jodsäure *f*.Acidum iodicum *n*
碘酸铵 Ammoniumjodat *n*
碘酸钡 Bariumjodat *n*
碘酸铋 Wismutjodat *n*
碘酸钙 Kalziumjodat *n*, Kalzium jodicum *n*
碘酸镉 Kadmiumjodat *n*
碘酸汞 Quecksilberjodat *n*
碘酸钴 Kobaltjodat *n*
碘酸钾 Kaliumjodat *n*, Kalium jodicum *n*
碘酸镁 Magnesiumjodat *n*
碘酸钠 Natriumiodat *n*, Natrium jodicum *n*
碘酸铅 Bleijodat *n*
碘酸氢钾 jodwasserstoffsaures Kalium *n*, Kalium hydrojodatum *n*
碘酸锶 Strontiumjodat *n*
碘酸铜 Kupferjodat *n*
碘酸锌 Zinkjodat *n*
碘酸亚汞 Quecksilberjodür *n*
碘酸盐 Jodate *n pl*
碘酸铟 Indiumjodat *n*
碘酸银 Silberjodat *n*
碘酞葡胺 Megluminum jothalamicum *n*
碘同位素 Jod-Isotop *n*
碘[脱氧尿]苷 Joddesoxyuridin *n*, Idoxuridin(um) *n*(IDU)
5-碘脱氧尿嘧啶核苷 5-Joddesoxyuridin *n*

5-2-碘 2-脱氧尿嘧啶核苷(疱疹净) Idoxuridin *n*
131 碘吸收试验 131J-Absorptionsversuch *m*
碘性巴塞多氏病 Jodbasedow *m*
碘性甲状腺毒症 Jodthyreotoxikose *f*
碘性甲状腺功能亢进 Jodbasedow *m*
131 碘-溴磺酞钠 131J-(Natrium)sulfobromophthalein *n*, 131J-Bromsulphalein *n*, 131J-BSP, 131J-Bromsulfalein *n*
碘盐 Iodsalz *n*
碘盐防治计划 Jodsalzprogramm *n*
碘盐覆盖率 Abdeckung von jodiertem Salz *f*
碘盐合格率 qualifizierte Rate von jodiertem Speisesalz *f*
碘盐监测 Überwachung von jodiertem Salz *f*
碘氧化铋 Bismutum oxyjodatum *n*
碘氧疗法 jod-oxygenierte Behandlung *f*
碘伊红 Jodeosin *n*
碘乙酸 Jodessigsäure *f*
碘乙酰胺 Jodazetamid *n*
碘营养 Jod-Ernährung *f*, Jod-Nutrition *f*
碘营养监测 Überwachung von Jod-Ernährungszustand *f*
碘油 Iodöl *n*
碘油 CT Jodöl-CT *f*
125 碘油酸 125J-Oleinsäure *f*
131 碘油酸 131J-Oleinsäure *f*
碘油造影 Lipiodol-Röntgenographie *f*
碘油注射器 Lipiodolinjektionsspritze *f*, Lipiodol-Spritze *f*
碘有机化功能缺陷 Jodinationsdefekt *m*, Jodierungsdefekt *m*
碘萮树酸钙 jodbehensaures Kalzium *n*
碘源性甲状腺功能亢进 Jodbasedow *m*
125-碘沾污测量仪 Jod-125-Kontaminationsmeßgerät *n*
碘疹 Jododerm *n*, Jododerma *n*
碘值 Jodzahl *f*
碘质营养 Jodernährung *f*
131 碘治疗 131J-Behandlung *f*, 131J-Therapie *f*
131 碘治疗甲状腺功能亢进 Behandlung der Hyperthyreose mit 131J *f*
131 碘治疗转移性甲状腺癌 Behandlung des metastatischen Schilddrüsenkazinoms mit 131J *f*
碘致性甲状腺功能减退 jodinduzierte Hypothyreose *f*
碘致性甲状腺功能亢进 jodinduzierte Hyperthyreose *f*
碘中毒 Jodvergiftung *f*, Jodismus *m*

diàn 电玷垫淀奠靛

电安全 elektrische Sicherheit *f*
电按摩法 Elektromassage *f*, elektrische Massage *f*
电按摩器 elektrischer Masseur *m*, elektrisches Massage-gerät *n*
电报式言语 telegrafische Sprache *f*
电报通信测试仪 Telekommunikationsprüfer *m*
电鼻镜 Elektrorhinoskop *n*
电鼻咽镜 elektrisches Nasopharyngoskop *n*
电鼻咽镜检法 elektrische Nasopharyngoskopie *f*
电表 Strommesser *m*, Elektromeßgerät *n*
电冰箱 elektrischer Kühlschrank *m*, Elektrokühlschrank *n*
电病理学 Elektropathologie *f*
电波 elektrische Welle *f*, Elektrowelle *f*
电测听 elektrische Audiometrie *f*
电测听计 elektrisches Audiometer *n*
电测压计 Elektromanometer *n*
电测验 elektrischer Test *m*
电测验器 elektrisches Meß gerät *n*, elektrischer Meßapparat, *n*
电场 elektrisches Feld *n*
电场刺激 elektrische Stimulation *f*
电场强度 elektrische Feldstärke *f*
电场致双折射 elektrische Doppelbrechung *f*
电沉[着] elektrische Abscheidung *f*, Elektrodeposition *f*
电沉积 elektrolytische Abscheidung *f*
电池 Element *n*, Batterie *f*
丹尼尔氏电池 Daniel* Element *n*
电池常数 Zellkonstante *f*
电池电动势 Zellpotential-Meßvorrichtung *f*
电池驱动式颅骨钻 zellgetriebener Kraniobohrer *m*
电池组 Batterie *f*
电抽搐疗法 Elektrokonvulsionsbehandlung *f*, Elektro-schock-behandlung *f*, Elektroschocktherapie *f*
电抽搐治疗 Elektrokonvulsionstherapie *f*
电畴 ferroelektrische Domäne *f*
电除颤 Elektrodefibrillation *f*
电除颤器 Elektrodefibrillator *m*
电触觉计 elektrischer Ästhesiometer *m*
电穿孔 Elektroporation *f*
电穿孔法(术) Elektroporation *f*
电穿孔和电融合 Elektroporation und Elektrofusion *f*
电传 Telex-Kommunikation *f*
电传递 elektrische Transmission *f*, elektrischeÜbertragung *f*
电[传递]突触 elektrische Synapse *f*
电传照相[术] Telephotographie *f*
电锤 elektrischer Hammer *m*, Elektrohammer *m*
电磁 Elektromagnetismus *m*
电磁标 elektromagnetische Marke *f*, magnetisches Signal *n*
电磁波 elektromagnetische Welle *f*
电磁波辐射 elektromagnetische Strahlung *f*
电磁波谱 elektromagnetisches Spektrum *n*
电磁场 elektromagnetisches Feld *n*
电磁场效应 elektromagnetische Feld-Effekt *f*
电磁的 elektromagnetisch
电磁辐射 elektromagnetische Radiation *f*, elektromagnetische Strahlung *f*, Wellenstrahlung *f*
电磁感 elektromagnetische Empfindlichkeit *f*
电磁感应 elektromagnetische Induktion *f*
电磁干扰 elektromagnetische Interferenz *f*
电磁跟踪 elektromagnetische Tracking *f*
电磁激励 elektromagnetische Anregung *f*
电磁加热搅拌器 magnetischer Heizung-Rührer *m*
电磁(相容)兼容 elektromagnetische Verträglichkeit *f*
电磁搅拌高压釜 elektromagnetischer Rührautoklav *m*
电磁搅拌器 elektromagnetisches Rühtwerk *n*, elektromagnetischer Rührer *m*
电磁疗法 elektromagnetische Therapie *f*, elektromagnetische Behandlung *f*
电磁疗机 elektromagnetischer Apparat *m*
电磁流量计 Magnetisch-induktiver Durchflussmesser(Menge) *m*
电磁流速计 elektromagnetisches Durchfluß(mengen)meßgerät *n*
电磁密度计 elektromagnetisches Densimeter *n*
电磁浓度计 elektromagnetisches Dichtemessgerät *n*
电磁屏蔽 elektromagnetische Abschirmung *f*
电磁示波器 elektromagnetisches Oszilloskop *n*
电磁式耳机 elektromagnetisches Hörgerät *n*
电磁探针 elektromagnetische Sonde *f*
电磁体 Elektromagnet *m*
电磁天平 elektromagnetisehe Waage *f*
电磁透镜 elektromagnetisehe Linse *f*
电磁吸盘 elektromagnetischer Saugnapf *m*
电磁吸引器 elektromagnetische Dränagepumpe *f*
电磁[系]单位 elektromagnetische Einheit *f*
电磁相容性 elektromagnetische Verträglichkeit *f*
电磁效应 elektromagnetischer Effekt *m*, elektromagnetische Wirkung *f*
电磁性噪声 elektromagnetisches Rauschen *n*
电磁学 Elektromagnetismus *m*

电磁血液流量计 elektromagnetischer Blutflußmesser *m*
电磁引流器 elektromagnetische Drainagepumpe *f*
电磁振荡 elektromagnetische Schwingung *f*
电刺激 elektrische Reizung *f*, elektrischer Reiz *m*, Elektrostimulation *f*
电刺激器 elektrischer Stimulator *m*
电刺激射精 Elektroejakulation *f*
电刺激术 Elektrostimulation *f*
电刺激痛阈 Schmerzschwelle bei elektrischer Stimulation *f*
电刺激效应 elektrischer Reizungseffekt *m*
电刺激诱导射精 Elektroejaculation *f*
电刺激治疗 Reizstromtherapie *f*
电刺(针)术 Galvanopunktur *f*
电促细胞融合 Elektrozellfusion *f*
电促转化 Elektrotransformation *f*
电当量 elektrisches Äquivalent *n*
电刀 elektrisches Messer *n*, Etektrotom *n*, Elektroschneidgerät *n*
电刀阑尾切除术 Elektroappendektomie *f*
电导 elektrischer Leitwert *m*
电导测定 Leitwert-Determination *f*, Leitwert-Bestimmung *f*
电导测定法 Konduktometrie *f*
电导[测定]器 Leitfähigkeitsmeßgerät *n*, Leitfähigkeitsmesser *m*
电导池 Leitfähigkeitsmeßzelle *f*
电导池常数 Konstante der Leitfähigkeitsmeßzelle *f*
电导滴定[法] konduktometrische Titration *f*, Leitungsfähigkeitstitration *f*, Konduktometrie *f*
电导滴定法 konduktometrische Titration *f*
电导滴定缸 konduktometrisches Titriergefäß *n*
电导电极(池) Leitfähigkeitselektrode (Zelle) *f*
电导[定量]滴定 konduktometrische Titration *f*, Leltfähigkeitstitration *f*
电导[定量]分析 konduktometrische Analyse *f*
电导度 elektrische Leitfähigkeit *f*, elektrisches Leitver-mögen *n*
电导法 Leitfähigkeitsmethode *f*
电导分析法 konduktometrische Analyse *f*
电导混合 konduktometrischer Misch *m*
电导检测器 Detektor der elektrischen Leitfähigkeit *m*
电导率(度) elektrische Leitfähigkeit *f*, Leitfähigkeit *f*
电导[试]池 Leitfähigkeitszelle *f*
电导式二氧化硫分析仪 Leitfähigkeits-SO2-Analysator *m*
电导式分析仪器 konduktometrischer Analysator *m*
电导式硫酸浓度计 Leitfähigkeits-Schwefelsäure-Meßgerät *n*
电导式气体测定器 Leitwert-Gasdetektor *m*
电导式水分仪 elektrischer Leitfähigkeits-Wassergehaltsmesser *m*
电导式水质测定仪 Leitfähigkeits-Wasserqualitätsmesser *m*
电导式微量二氧化碳分析仪 Leitfähigkeits-Mikro-Kohlendioxidanalysator *m*
电导式微量一氧化碳分析仪 Leitfähigkeits-Mikro-Kohlenmonoxidanalysator *m*
电导水 Leitfähigkeitswasser *n*
电导型电化学传感器 konduktometrischer elektrochemischer Sensor *m*
电导性 elektrische Leitfähigkeit *f*
电导仪 Leitfähigkeitsmessgerät *n*, Konduktometer *n*, Leitfähigkeitsmesser *m*
电导/阻抗生物传感器 Leitfähigkeit / Impedanz-Biosensor *m*
电滴定 Elektrotitration *f*
电动按摩健身器 Elektro-Massage-Gerät *n*
电动拔罐治疗仪 Elektro-Schröpfen-Gerät *n*
电动产床 elektrisches Gebärbett *n*
电动抽气唧筒 elektrische SaugPumpe *f*
电动锤 Elektrohammer *m*
电动等加速度回转椅 elektriseher Drehstuhl mit gleich-förmiger Beschleunigung *m*
电动电势(位) elektrokinetisches Potential *n*, Zeta-Poten-tial *n*
电动断层X线机 motorgetriebener Tomograph *m*
电动儿童手术台 elektrischer Operationstisch für Kinder *m*
电动阀 elektrodynamischer Ventil *n*
电动风向风速仪 elektrischer Flügelradanemometer *m*
电动高压注射器 motorisierter Hochdruckinjektor *m*
电动骨钢丝牵引器 elektrische Drahtextensionsvorrichtung *f*, elektrisches Drahtextensionsgerät *n*
电动骨锯 elektrische Knochensäge *f*
电动骨科手术器械包 elektrisches Knochenoperationsbes-teck *n*
电动骨科手术台 Elektro-Operationstisch für orthopädische Eingriffe *m*
电动骨钻 elektrischer Knocbenbohrer *m*
电动鼓膜按摩器 elektrisches Trommefellmassagegerät *n*, elektrischer tympanaler Masseur *m*
电动过滤器 elektrisches Filtergerät *n*
电动混色仪 Motorfarbenkreisel *m*
电动混色仪 motorisierter Farbmischer *m*
电动活塞滴定管 motorgetriebene Absperrhahn-Bürette *f*
[电动]记波[纹]器 Elektrokymograph *m*
电动假手 elektrische künstliche Hand *f*
电动假肢 Elektroprothese *f*
电动减重器 betriebene Körpergewicht-Stützvorrichtung *f*
电动搅拌机 motorisierter Rührer *m*
电动近点视力计 Nahpunktselektrooptometer *n*
电动精密药物粉碎机 elektrische Präzisionszerkleinerungsmaschine *f*
电动开颅器 elektrisches Schädelöffnungsinstrument *n*
电动口腔科设备 elektrische zahnärtzliche Ausrüstung *f*
电动离心机 elektrisehe Zentrifuge *f*
电动离心铸造机 elektrozentrifugale Gußmaschine *f*
电动流产吸引器 elektrisches Abtreibung-Sauggerät *n*
电动颅骨钻 elektrischer Trepan *m*
电动轮椅 Elektrorollstuhl *m*
电动气压止血带 elektro-pneumatische Aderpresse *f*
电动切割器 Elektromesser *n*
电动切皮机 Elektro-Dermatom *n*
电动取皮刀 Elektromesser um die Haut zu nehmen *n*
电动取皮机 Elektrodermatom *n*
电动上肢假肢 Elektroarm *f*
电动尸体解剖锯 elektriscbe Autopsie-Säge *f*
电动石膏剪 Elektro-Gipsschere *f*
电动石膏锯 elektrische Gipssäge *f*
电动式手术台 elektrischgetriebener Operationstisch *m*
电动势 elektromotorisehe Kraft *f*, Urspannung *f*, elektrodynamisches Potential *n*
电动势序 elektromotorische Spannungsreihe *f*
电动视力检查装置 elektrogetriebenes Sehprüfungsgerät *n*
电动手术器械 motorgetriebenes chirurgisches lnstrument *n*
电动手术台 elektrischer Operationstisch *m*
电动剃须刀 Elektrorasierer *m*
电动雾化器 elektrischer Vernebler *m*
电动吸引器 elektrischer Saugapparat *m*, elektrischer Extraktor *m*
电动胸骨锯 elektrische Sternumsäge *f*
电动序 elektromotorisehe Reihe *f*
电动压片机 elektrische Tablettenmaschine *f*
电动牙科椅 elektrischer Zahnarztstuhl *m*
电动牙钻机 elektrische Bohrmaschine *f*
电动遥控病床 elektrisches Fernsteuerkrankenbett *n*
电动药筛 elektrisches Sieb *n*
电动振动器 elektriseher Vibrator *m*, elektrischer Rüttler *m*
电动植皮刀 elektrisches Dermatom *n*
电动注射器 motorgetriebene Spritze *f*
电动自动恒温显影桶 elektrisches automatisches thermostati-

sches Entwicklungsgefäß *n*, elektrischer automatischer thermostatischer Entwicklungseimer *m*
电度表 Wattstundenzähler *m*
电镀 Elektroplattieren *n*, Galvanisieren *n*, Galvanisation *f*
电镀厂 Elektroplattierungsfabrik *f*
电镀厂废水 Elektroplattierungsfabrik-Abwasser *n*, Galvanisierwerkstattsabwasser *n*
电镀车间 Galvanikwerkstatt *f*
电镀废水 galvanisches Abwasser *n*
电镀废水污染 galvanische Abwasserbelastung *f*
电镀工人 Galvaniseur *m*
电镀工业废水 metallplattierte gewerbliche Abwässer *n pl*
电额带反光镜 elektriseber Stirnreflektor *m*
电额灯(电头灯) elektrische Stirnlampe *f*
电额镜 elektrischer Stirnreflektor *m*
电耳镜 elektrisehes Auriskop (od. Otoskop) *n*
电耳镜检查法 Untersuchungsmethode mit elektrischen Otoskop *f*
电发热法 Elektropyrexie *f*, Kurzwellenhyperthermie *f*
电反应测听[法] Audiometrie zur elektrischen Reaktion *f*
电反应测听仪 Audiometer zur elektrisehen Reaktion *n*
电反应试验 Versuch für elektrische Reaktion *m*
电反应听力计 Audiometer zur elektrisehen Reaktion *n*
电[反应]诊断[法] Elektrodiagnostik *f*
电放射学 Elektroradiologie *f*
电分散[作用] elektrische Dispersion *f*, EIektrodispersion *f*
电分析化学 elektroanalytische Chemie *f*
电风动牙钻机 Luftturbine-Dentalmaschine *f*
电风扇用定时器 elektrischer Kurzzeitmesser für Ventilator *m*
电负的 elektronegativ
电负度(性) Elektronegativität *f*
电负性标度 Elektronegativltät-Skale *f*, Elektronegativität-Skala *f*
电负性差 elektronegative Differenz *f*
电负[性]的 elektronegativ
电复律 Elektrokonversion *f*, Elektroreduktion *f*, Elektro-Kardioversion *f*
电干燥法 Elektrodesikkation *f*
电干燥针 Elektroaustrockungsnadel *f*
电干燥治疗机 Elektroaustrockungsanlage *f*
电感 Induktanz *f*, Induktivität *f*
电感电桥 Induktivitätsbrücke *f*
电感觉 Elektrosensibilität *f*, elektrische Empfindlichkeit *f*
电感耦合等离子体 induktives gekoppeltes Plasma *n*
电感耦合等离子体原子发射光谱法 induktive gekoppelte Plasma-Atom-Emissionsspektrometrie *f*
电感耦合高频等离子体发射光谱法 induktiv gekoppelte Plasma-Emissionsspektrometrie *f*
电感耦合器件 Ladungstransport-Speicher *m*
电感耦合等离子体 induktives gekoppeltes Plasma *n*
电感耦合等离子体原子发射光谱法 induktive gekoppelte Plasma-Atom-Emissions-Spektroskopie *f*
电感器 Induktor *m*
电感式传感器 Induktivgeber *m*
电感受器 elektrischer Rezeptor *m*, Elektrorezeptor *m*
电感元件参数测量仪 parametrisches Meßgerät für Induktivitätselement *n*
电膈呼吸 elektrophrenische Respiration *f*
电罐法 elektrisches Schröpfen *n*
电[光]鼻镜 elektrisches Nasoskop *n*, elektrisehes Rhinoskop *n*
电光喉镜 Elektrolaryngoskop *n*
电光疗法 Elektrophototherapie *f*
电光膀胱镜 Elektrozystoskop *n*
电光膀胱镜检查 Elektrozystoskopie *f*
电光谱描记术 Elektrospektrographie *f*
电光谱图 Elektrospektrogramm *n*
电光天平 Elektrophotobalance *f*
电光性眼炎 Ophthalmia photoelectrica *f*, Photophthalmia electrica *f*
电光性结膜炎 Conjunctivitis Photoelectrica *f*
电光性盲 photoelektrische Blindheit *f*
电光性皮炎 photoelektrische Dermatitis *f*
电光浴 elektrisches Lichtbad *n*
电光浴疗法 Lichtbadekur *f*, Lichtbadetherapie *f*
电光浴器 Lichtkasten *m*, Lichtbaderhitzer *m*
电焊工尘肺 Elektroschweißerlunge *f*
电焊工铁尘肺 Elektroschweißerlunge *f*
电焊工铁末沉着[症] Siderose des Elektroschweißers *f*
电荷 Belastung *f*, elektrische Ladung *f*
电荷传递 Ladungstransfer *m*, Ladungsüberführung *f*
电荷放大器 Ladungsverstärker *m*
电荷分布 Ladungsverteilung *f*
电荷分散 Ladungsdispersion *f*, Ladungsstreuung *f*, Ladungszerteilung *f*
电荷共轭 Ladungskonjugation *f*
电荷交换 Umladung *f*, Ladungsaustausch *m*
电荷灵敏度 Ladungsempfindlichkeit *f*
电荷密度 Ladungsdichte *f*
电荷耦合器件 Charge-Coupled-Devices *n pl*
电荷屏障 Ladungsbarriere *f*
电荷守恒 Ladungserhaltung *f*, Erhaltung der elektrischen Ladungf
电荷守恒定律 Ladungserhaltungssatz *m*, Erhaltungssatz der elektrischen Ladung *m*
电荷数 Ladungszahl *f*
电荷选择屏障 selektive elektrische Barriere *f*
电[荷]重心 Ladungsschwerpunkt *m*
电荷转移 Ladungstransfer *m*, Ladungstransport *m*
电荷转移复合物 Ladungstransport-Komplex *m*
电荷转移光谱 Charge-Transfer-Spektrum *n*
电荷转移络合物 Ladungstransport-Komplexverbindung *f*
电恒温箱 elektrischer Inkubator *m*, elektrischer Brutapparat *m*
电烘箱 elektrischer Ofen *m*, Elektrobackgerät *n*
电弧 elektrischer Bogen *m*, Lichtbogen *m*, Bogenlicht *n*
电弧放电 Bogenentladung *f*
电弧烧伤 Verbrennung durch Lichtbogen *f*
电花 elektrischer Funke *m*, Elektrofunke *m*
电化常数 elektroehemische Konstante *f*
电化当量 elektrochemischesÄquivalent *n*
电化分析 elektrochemische Analyse *f*
电化腐蚀 elektrochemische Korrosion *f*
电化教育 audiovisueller Unterricht *m*, audiovisuelles Unterrichtsprogramm *n*, audiovisuelles Lehrprogramm *n*
电化平衡 elektrochemisches Gleichgewicht *n*
电化序 elektrochemische Spannungsreihe *f*
电化学 Elektrochemie *f*
电化学测定 elektrochemische Determination *f*, elektrochemische Bestimmung *f*
电化[学]电位 elektrochemisches Potential *n*
电化学电位梯度 elektrochemischer Potentialgradient *m*
电化学发光 elektrochemische Lumineszenz *f*
电化[学]法 elektrochemische Methode *f*, elektrochemisches Verfahren *n*
电化学法一氧化碳测定仪 elektrochemisches CO-Messgerät *n*
电化学分析法 elektrochemische Analyse *f*
电化学极化 elektrochemische Polarisation *f*
电化学监测器 elektrochemischer Detektor *m*
电化学检测器 elektrochemischer Detektor *m*
电化学疗法 elektrochemische Therapie *f*, elektrochemische Behandlung *f*
电化[学]平衡 elektrochemisches Gleichgewicht *n*, elektrochemiches Aquilibrium *n*

电化学屏障 elektrochemische Abschirmung *f*
电化学驱动力 elektrochemische Triebkraft *f*
电化学生物传感器 elektrochemischer Biosensor *m*
电化学式分析仪器 elektrochemischer Analysator *m*
电化学式氧气分析器 elektrochemischer Sauerstoffanalysator *m*
电化学梯度 elektrochemischer Gradient *m*
电化氧化 elektrochemische Oxidation *f*
电话测试仪 Telefonprüfer *m*
电话会谈 Telefon-Interview *n*
电话调制调解器 Telefonmodem *m*
电话调制微型计算机 Mikrocomputer *m*
电话相关计算机 telefonrelevanter Computer *m*
电话心电监护系统 Telefon-Elektrokardiograph *m*
电话学说 Telephontheorie *f*
电话音量增大器 Volumenvergrößerungegerät des Telefons *n*
电话咨询 telefonische Beratung *f*
电坏死 Elektronekrose *f*
电还原 Elektroreduktion *f*
电昏睡法 Elektrokoma *n*, Elektroschlaf *m*
电活动 elektrische Aktivität *f*
电击 elektrischer Schlag *m*
电击后遗症 Nachkrankheit des Stromschlags *f*
电击疗法 Sideration *f*, Fulguration *f*
电击皮肤金属化 elektrische Metallisierung der Haut *f*
电击皮肤炭化 elektrische Verkohlung der Haut *f*
电击伤 Elektrotrauma *n*, Stromunfall *m*
电击伤白内障 Katarakt durch elektrische Verletzungen *m*
电击伤程度评定 Stufenauswertung elektrischer Verletzungen *f*
电击伤的动脉损伤 Arterienverletzung durch Stromschlag *f*
电击伤坏死 Nekrose durch elektrische Läsion *f*
电击伤细胞伸长 Verlängerung von der elektrischer Läsion *f*
电击死 Elektrokution *f*, Elektrothanasie *f*, Sideratio *f*
电击所致心肌麻痹 myokardiale Paralyse durch Stromschlag *f*
电击纹 Blitz-Mark *f*
电击舞蹈病 Elektrolepsie *f*, Chorea electrica *f*
电击心跳停止 elektrischer Herzstillstand *m*
电击型脑炎 Encephalitis siderans *f*
电击性[白]内障 Elektrizitätsstar *m*, Blitzstar *m*, Cataraeta electrica *f*
电击性呼吸肌麻痹 Atemmuskelparalyse durch Stromschlag *f*
电击性呼吸衰竭 Atemstillstand durch Stromschlag *m*
电击性呼吸停止 elektrischer Atemstillstand *m*
电击性心肌麻痹 Herzmuskellähmung durch Stromschlag *f*
电击性心室纤颤 Herzkammerflimmern durch Stromschlag *n*
电击性心跳骤停 Herzstillstand durch Stromschlag *m*
电击样(状)痛 lanzinierender Schmerz *m*, blitzartiger Schmerz *m*
电击窒息 elektrische Asphyxie *f*
电击状的 fulgurant, lanzinierend, blitzartig
电击状鼠疫 Pestis siderans *f*
电击足底 Fussschok *m*
电机驱动的 motorisch
电机驱动装置 Motorantrieb *m*
电机械分离 elektromechanische Dissoziation *f*
电机械收缩时间 elektromechanische Kontraktionszeit *f*
电机械收缩脱节综合征 elektromechanisches Dissozia-tions-syndrom *n*
电基因治疗 electrogene Therapie *f*
电激法 Elektrisation *f*
电激活[作用] elektrische Aktivierung *f*
电激注入法 Elektroinjektion *f*
电极 Elektrode *f*
电极板 Elektrodenbeech *n*
电极表面 Elektrodenfläche *f*
电[极]沉积 Elektrodeposition *f*
电极电位(势) Elektrodenpotential *n*, Elektrodenspan-nung *f*
电极电位计 Elektrodenpotentiometer *n*
电极法微量血[液]气[体]分析 Mikroaerometrie mit der Elektrodenmethode *f*
电极反应 Elektrodenreaktion *f*
电极糊 Elektrodenpaste *f*
电极极化 Polarisation *f*
电极条 Elektrodenstift *m*, Elektrodenstreifen *m*
电极兴奋 Elektrodenexcitation *f*, Elektrodenerregung *f*
电计算机断层扫描 Computertomographie-Scanning *n*
电记波摄影 Elektrokymographie *f*
电记波摄影术 Elektrokymyografie *f*
电记波照片 Elektrokymogramm *n*
电记波照相器 Elektrokymograph *m*
电记波照相术 Elektrokymographie *f*
电加热服 elektrisch beheizte Kleidung *f*
电加温[飞行]服 elektrisch beheizte Kleidung *f*
电价 Elektrovalenz *f*
电价键 elektrovalente Bindung *f*, Elektrovalenzbindung *f*
电煎药机 Elektro-Dampfkochtopf *m*
电检查 elektrische Examination *f*, elektrische Examinierung *f*
电检定生死法 Elektrobioskopie *f*
电检眼镜 elektrisches Ophthalmoskop *n*
电检眼镜灯 elektrisehe ophthalmoskopische Lampe *f*
电键 Schalter *m*
电交替 elektrischer Alteruans *m*
电接触烧伤 elektrische Kontaktverbrennungen *pl*
电接点水银气压表 Kontakt-Quecksilberbarometer *n*
电接点压力表 Elektro-Kontaktmanometer *n*
电接风向风速仪 Elektro-Flügelradanemometer *n*
电解 Elektrolyse *f*
电解拔毛法 Enelectrolysis *f*
电解步骤 elektrolytische Prozedur *f*
电解测定 elektrolytische Determination *f*, elektrolytische Bestimmung *f*
电解池 Elektrolyseur *m*
电解电流 Elektrolysestrom *m*
电解法 elektrolytischer Prozeß *m*, elektrolytische Methode *f*
电解分离[法] elektrolytische Dissoziation *f*, etektrolytische Trennung *f*
电解分析 Elektroanalyse *f*, elektrolytische Analyse *f*
电解分析仪 elektrolytischer Analysator *m*
电解还原 elektrolytische Reduktion *f*, Elektroreduktion *f*
电解精炼 elektrolytische Raffination *f*
电解疗法 Elektrolyse-Therapie *f*
电解抛光 elektrolytische Polierung *f*, elektrolytische Politur *f*, elektrolytisches Glänzen *n*
电解抛光机 elektrolytische Poliermaschine *f*
电解平衡 elektrolytisches Äquilibrium *n*, elektrolytisches Gleichgewicht *n*, Elektrolytgleichgewicht *n*
电解迁移法 elektrolytischer Transport *m*
电解溶液 Elektrolytlösung *f*, Elektrolytflüssigkeit *f*
电解溶液压常数 Konstante der elektrolytischen Lösungstension *f*, Konstante des elektrolytischen Lösungsdrucks *f*
电解渗入法 Dielectrolysis *f*
电解损伤 elektrolytische Läsion *f*
电解物 Elektrolyt *m*
电解效应 elektrolytische Wirkung *f*
电解氧化 elektrolytische Oxidation *f*, Electruoxidation *f*
电解[液]槽 Elektrolysierbad *n*, Elektrolysenbad *n*
电解针 Elektrolysennadel *f*, Elektrolysiernadel *f*
电解质 Elektrolyt *m*
电解质代谢 Elektrolythaushalt *m*
电解质代谢皮质激素 Mineralkortikoid *n*

电解质代谢紊乱 Elektrolyt-Stoffwechselstörungen *pl*
电解质导电性 elektrolytische Leitfähigkeit *f*
电解质电离 elektrolytische Dissoziation *f*
电解质电容器 elektrolytischer Kondensator *m*, Elektrolytkondensator *m*
电解质分析仪 Elektrolytanalysator *m*
电解质类 Elektrolyte *f*
电解质平衡 Elektrolytgleichgewicht *n*
电解质平衡失调 Elektrolytungleichgewicht *n*
电解质平衡液 ausgewogene Elektrolytlösung *f*
电解质缺乏综合征 Elektrolytmangelsyndrom *n*
电解质溶液 Elektrolytlösung *f*
电解质失衡 Elektrolytentgleisung *f*
电解质紊乱 Elektrolytstörung *f*
电解质转移 Elektrolytverschiebung *f*
电解作用 Elektrolyse *f*
电介质(体) Dielektrikum *n*
电介质的极化 dielektrische Polarisation *f*
电介质电泳 Dielektrophorese *f*
电介质击穿 dielektrischer Durchschlag *m*
电紧张 Elektrotonus *m*, Galvanotonus *m*
电紧张传播 elektrotonische Ausbreitung *f*
电紧张电位 elektrotonisches Potential *n*
电紧张耦联 elektrotonische Kopplung *f*
电紧张突触 elektrotonische Synapse *f*
电紧张性扩延 elektrotonische Ausbreitung *f*, elektrotonische Fortpflanzung *f*
电惊厥 Elektrokrampi *m*, Elektrokonvulsion *f*
电惊厥的 elektrokonvulsiv
电惊厥疗法 Elektrokrampftherapie *f*, Elektrokonvulsionsbehandlung *f*
电惊厥休克 Elektrokrampfschock *m*
电惊厥治疗 Elektrokrampftherapie *f*
电警棍损伤 Verletzungen durch elektrischen Schlagstock *f pl*
电镜放射自显影术 elektronenmikroskopische Autoradiographie *f*
电镜细胞化学 Elektronenmikroskopie-Zytochemie *f*
电镜细胞化学术 Elektronenmikroskop-Zytochemie *f*
电绝缘 elektrische Isolierung *f*
电开关 elektrischer Schalter *m*
电抗[物] Reaktanz *f*
电抗[有感电阻] Reaktanz *f*
电恐惧 Electrophobie *f*
电扩音听诊器 Elektrostethophon *n*
电缆电视 Kabelfernsehen *n*
电缆电视系统 Kabelfernsehensystem *n*
电缆故障检测仪 Kabelfehlerortungsgerät *n*
电缆式神经移植术 Kabe-Nerventransplantation *f*
电缆状神经移植 Nerven(kabel)transplantation *f*
电烙刀 Elektrokauterisationsmesser *n*
电烙法(术) Elektrokauterisation *f*, Elektrokaustik *f*
电烙器 Elektrokauter *m*, Galvanokauter *m*
电了气 Elektronengas *n*
电离 Ionisation *f*
电离本领 Ionisierungsvermögen *n*, Ionisierungsfähigkeit *f*
电离比值 spezifische Ionisierung *f*, spezifische Ionisation *f*
电离层 Ionosphäre *f*, Ionisationsschicht *f*
电离常数 Ionisationskonstante *f*, Dissoziationskonstante *f*
电离电流 lonisationsstrom *m*
电离(电)势(位) Ionisationsspannung *f*, Ionisationspotential *n*
电离度 Ionisationsgrad *m*, Ionisierungsgrad *m*
电离辐射 ionisierende Strahlung *f*
电离辐射巴氏消毒法 Radio-Pasteurisierung *f*
电离辐射的生物学效应 biologische Wirkung ionisierender Strahlung *f*
电离辐射量 ionisierende Strahlendosis *f*
电离辐射灭菌 Sterilisation durch ionisierende Strahlen *f*
电离辐射灭菌剂量公式 quantitative Formel ionisierender Strahlungssterilisation *f*
电离辐射强度 ionisierende Strahlungsintensität *f*
电离辐射杀菌法 Radicidation *f*
电离辐射损伤 ionisierender Strahlenschaden *m*
电离辐射性白内障 Katarakt durch die ionisierende Strahlung *f*
电离辐射性皮炎 ionisierende Radiodermatitis *f*, ionisierende Strahlendermatitis *f*
电离辐射原发效应 primäre Wirkung ionisierender Strahlung *f*
电离干扰 Ionisationsstörung *f*
电离过程 lonisations Drozeß *m*
电离剂 Ionisator *m*, Ionisierungsmittel *n*
电离截面检测器 IonisierungsquerSchnitt-Detektor *m*
电离密度 Ionisationsdichte *f*
电离能 Ionisationsenergie *f*, Ionisierungsenergie *f*
电离平衡 Ionisatjonsgleichgewicht *n*, lonisierungsgleich-gewieht *n*
电离平衡常数 Ionisations(gleichgewicht)konstante *f*
电离器 Elektro-Ionisator *m*
电离倾向 lonisierungstendenz *f*
电离热 Ionisationswärme *f*, lonisierungswärme *f*
电离势 Ionisationsspannung *f*, Ionisierungsspannung *f*
电离室 Ionisationskammer *f*, lonisierungskammer *f*
电离室计数器 Ionisationskammerzähler *m*, Ionisierungs-kammerzähler *m*
电离室剂量计 Ionisationskammerdosimeter *n*, Ionis-ierungskammerdosimeter *n*
电离室剂量仪 Ionisationskammerdosimeter *n*
电离室型个人剂量计 Ionisationskammer-Personendosimeter *n*
电离箱 Ionisationskammer *f*
电离效应 Ionisationsefiekt *m*, Ionisationswirkung *f*, ionisierendes Ereignis *n*
电离序 Ionisationsreihe *f*, Ionisierurlgsreihe *f*
电离异构 Ionisationsisomerie *f*
电离指数 Index der elektrolytischen Dissoziation *m*, Ionisationsexponent *m*
电离子导入疗法 elektro-ionische Therapie *f*
电离子放射性皮炎 ionisierende Radiodermatitis *f*
电离子透入疗法 Iontophorese *f*, Ionentherapie *f*, Elektrovektion *f*
电离[作用] Ionisation *f*, Ionisierung *f*, elektrolytische Dissoziation *f*
电力 Elektrizität *f*
电力除尘 elektrische Staubabscheidung *f*, elektrische Entstaubung *f*
电力除尘器 elektrischer Abscheider *m*, Elektroabscheider *m*
电力体操法 Elektrogymnastik *f*
电力线 Starkstromleitung *f*
电量 Elektrizitätsmenge *f*
电量滴定 potentiometrische Titration *f*, coulometrische Titration *f*
电量法 elektrometrische Methode *f*, coulometrische Methode *f*
电量分析 coulometrische Analyse *f*, Elektrogravimetrie *f*
电量计 Coulombmeter *n*, Coulombmesser *m*, Voltameter *n*, Voltamesser *m*
电量检测器 coulometrischer Detektor *m*
电量决策支持 quantitative Entscheidungsunterstützung *f*
电疗法 Elektrotherapie *f*, Elektrisation *f*, Elektrisiemng *f*
电疗室 elektrotherapeutisches Zimmer *n*
电疗学 Elektrotherapie *f*
电疗学家 Elektrotherapeut *m*
电疗仪器 Elektro-Therapie-Instrument *n*
电流 (elektrischer)Strom *m*
电流斑 elektrische Marke *f*, Strommarke *f*
电流并联 Strom-Shunt *m*

电流测定 Strommessung *f*
电流测定法 Galvanometrie *f*
电流重合[选取]法 Auswahl mittels Koinzidenzströmen *f*
电流出口 Stromausgang *m*
电流出口烧伤 Stromausgang-Verbrennung *f*
电流串联 Strom-Serie *f*
电流刺激器 elektrischer Stimulator *m*
电流滴定[法] amperometrische Titration *f*
电流[电]压特性曲线 Stromspannungskennlinie *f*
电流放大 Stromverstärkung *f*
电流分析法 amperometrische Analyse *f*
电流跟随器 Stromfolger *m*
电流回路 Stromschleifen *f pl*
电流计 Galvanometer *n*, Stromesser *m*
艾因托文氏电流计 Einthoven* Galvanometer *n*
电流径路 Strompfad *m*
电流开关 Stromschalter *m*
电[流]恐怖 Elektrophobie *f*
电流灵敏度 Stromempfindlichkeit *f*
电流密度 Stromdichte *f*
电流频率 Stromfrequenz *f*
电流强度 (elektrische) Stromstärke *f*
电流入口 Stromeingang *m*
电流入口烧伤 Stromeingang-Verbrennung *f*
电流烧伤 elektrische Verbrennung *f*
电[流]睡眠 Elektroschlaf *m*
电流损伤 Elektrotrauma *n*
电流调节器 Stromregulator *m*
电流危险强度 gefährliche elektrische Stromstärke *f*
电流效应 Wirkung des elektrischen Stroms *f*
电流型电化学传感器 amperometrischer elektrochemischer Sensor *m*
电流性昏睡 elektrische Lethargie *f*
电流性水肿 elektrisches Ödem *n*
电流性眩晕 galvanischer Schwindel *m*, Vertigo galvanica *f*, Vertigo voltaica *f*
电流性窒息 elektrische Asphyxie *f*
电流源 Stromquelle *f*
电炉 Elektroofen *m*, Elektrokocher *m*
电路 Schaltung *f*, (elektrischer)Stromkreis *m*
电路模型 Schaltungsmodell *n*
电路系统 Stromkreissystem *n*
电路元件 Schaltungselement *n*
电麻醉 Elektronarkose *f*, elektrische Narkose *f*, Elektroanästhesie *f*
电麻醉疗法 Elektronarkose *f*
电码 Code *m*
电脉冲 Elektroimpuls *m*
电脉冲刺激 elektrische Impolsanregung *f*
电脉冲刺激器 elektrischer lmpuls-Stimulator *m*
电脉冲频率 elektrische lmpulsfrequenz *f*, elektrische Pulsfrequenz *f*
电脉冲指标 elektrischer Impulsindex *m*
电鳗 elektrischer Fisch *m*, Zitteraal *m*, Gymnotus electricus *m*
电毛细[管]现象 Elektrokapillarität *f*
电免疫扩散法 elektrisehe Immunodillusion *f*, Elektroim-munodiltusion *f*
电脑刀(射波刀) CyberKnife *n*
电脑断层尿路造影(CT 尿路造影) CT-Urographie *f*
电脑验光仪 Autorefraktometer *m*
电脑中频疗法 computergesteuerte mittlere Frequenz-Therapie *f*
电脑自闭症 Computer-Autismus *m*
电内渗 Elektroendosmose *f*
电能 elektrische Energie *f*, Elektroenergie *f*
电凝[固疗]法 Elektrokoagulation *f*
电凝固 Elektrokoagulation *f*
电凝集法 elektrisches Koagulationsverfahren *n*
电凝结箱 elektrischer Kondenser *m*
电凝镊 Elektrokoagulationspinzette *f*
电凝器 Elektrokoagulator *m*
电凝钳 elektrische Koagulationsklemme *f*
电凝止血 Elektrokautik *f*
电偶(双)层 elektrisehe Doppelschicht *f*, Dipolschicht *f*, Dipolzone *f*
电偶极矩 elektrisches Dipolmoment *n*
电偶极子 elektrischer Dipol *m*
电偶联 elektrische Kopplung *f*
电偶学说 Dipoltheorie *f*
电偶中心 Dipol-Zentrum *n*
电偶轴 Dipol-Achse *f*
电耦联 elektrische Kopplung *f*
电培养 Elektrokultur *f*
电喷雾电离质谱 Elektrospray Ionisations-Massenspektrometrie *f*
电喷雾离子化 Elektrosprayionisation *f*, Elektrospray-Ionisation *f*
电喷雾质谱测定法 Elektrospray- Massenspektrometrie *f*
电喷雾质谱技术 Elektrosprayionisation-Massenspektrometrie *f*
电皮肤反应 galvanische Hautreaktion *f*
电偏压 elektrische Vorspannung *f*
电平表 Pegelmesser *m*
电平记录仪 Pegelschreiber *m*
电屏[蔽] elektrisehe Abschirmung *f*
电气超低温培养箱 elektrischer Ultratieftemperatur-lnkubator *m*
电气恐怖症 Elektrophobie *f*
电气视力测验器 elektrisches Sehprüfungsgerät *n*
电气浴治疗仪 Therapieapparat für elektrisches Luftbad *m*
电器制造协会 National Electrical Manufacturers Association *f*(NEMA)
电桥 Brücke *f*
电桥控制 Kontrolle der Brücke *f*, Brückenkontrolle *f*
电切除 Elektroexzision *f*, Elektroresektion *f*
电切除膀胱镜 Resektoskop *n*
电切除术 Elektroexzision *f*, Elektroresektion *f*
电切镜 Resektoskop *f*
电切术 Elektrotomie *f*, Funkenschnitt *m*
电热 Elektrowärme *f*
电热板 elektrische Heizplatte *f*
电热冲洗液瓶 Elektrothermospülflasche *f*
电热的 elektrothermiseh
电热垫 Heizkissen *n*
电热飞行服 Elektroheizfegerkleidung *f*
电热敷加热器 Erhitzer der elektrothermischen Packung *m*
电热敷器 elektrischer Wickel-Apparat *m*
电热服 elektrischer Anzug *m*, elektrothermischer Anzug *m*
电热腹腔洗涤器 Elektrothermoabdominospfüapparat *m*
电热干燥箱 elektrothermischer Trockenschrank *m*
电热高效凝固器 elektrischer hochwirksamer Koagulator *m*
电热鼓风干燥箱 elektrothermischer wehender Trockenschrank *m*
电热恒温干燥箱 elektrothermischer thermostatischer Trockens-chrank *m*
电热恒温培养箱 elektrothermischer thermostatischer Bruts-chrank *m*
电热恒温水浴箱 elektrothermisches thermostatisches Wasserbad *n*
电热疗法 Elektrothermotherapie *f*
电热偶温度计 elektrisches paares Thermometer *n*
电热气浴 elektrisches Heißluftbad *n*
电热器 Elektroerhitzer *m*, Elektroheizer *m*
电热熔蜡器 elektrothermischer Paraffinschmelzer *m*
电热烧灼器 galvanokaustischer Brenner *m*
电热毯 Heizdecke *f*
电热衣 elektrothermischer Anzug *m*
电热浴 elektrothermisches Bad *n*

电热原子化 elektrothermische Atomisierung *f*
电热针 elektrische Nadel *f*
电热真空干燥箱 elektrothermischer Vakuumtrocknerschrank *m*
电热蒸馏水器 elektrothermischer Destiltationsapparat *m*, elektrothermischer Destillierapparat *m*
电热煮沸消毒器 elektrischer Kochsterilisator *m*
电容 Kapazitanz *f*, Kapazität *f*
电容反馈 kapazitive Rückkopplung *f*
电容放电疗法 Kondensatorentladungstherapie *f*
电容放电式X线诊断机 kondensatorentladung-röntgendiagnostische Maschine *f*
电容检测法血细胞计数器 Zellzähler mit elektrostatischer Kapazitätsmessung *m*
电容[量] elektrische Kapazität *f*, Kapazität *f*
电容电抗 kapazitive Reaktanz *f*, Kapazitätswiderstand *m*
电容耦合 kapazitive Kopplung *f*
电容器 Kondensor *m*, Kondenser *m*, elektriseher Kondensator *m*
电容式传感器 Kapazitätssensor *m*
电容式流量计 kapazitiver Durchflussmesser *m*
电容式水分仪 Elektrokapazität-Feuchtigkeitsmesser *m*
电容式微加速度计 kapazitiver Mikrobeschleunigungsaufnehmer *m*
电容式血压计 Kapazitätsmanometer *m*
电容位置传感器 kapazitiver Positionssensor *m*
电融合法 Elektrofusionsverfahren *n*
电融合技术 Elektrofusionsverfahren *n*
电色谱法 Elektrochromatographie *f*
电烧伤 elektrische Verbrennung *f*
电烧灼法 Elektrokauterisation *f*
电烧灼术 Elektrokaustik *f*, Elektrokauterisation *f*
电渗 Elektroosmose *f*
电渗流 elektroosmotischer Fluss *m*
电渗透 Elektroosmose *f*
电渗析 Elektrodialyse *f*
电渗析纯水装置 elektrischer Dialysator *m*
电渗析法 Elektrodialyse *n*
电渗现象 Elektroosmose *f*
电生理刺激仪 elektrophysiologischer Stimulator *m*
电生理的 elektrophysiologisch
电生理功能 elektrophysiologische Funktion *f*
电生理监测数据库系统 Datenbanksystem für elektrophysiologisches Monitoring *n*
电生理检查 elektrophysiologische Untersuclmng *f*, elektrophysiologische Examinierung *f*
电生理示波器 elektrophysiologische Oszilloskop *f*
电生理学 Elektrophysiologie *f*
电生物学 Elektrobiologie *f*
电声测试仪 elektroakustischer Prüfer *m*
电声功率放大器 elektroakustischer Leistungsverstärker *m*
电声滤波器 elektroakustischer Filter *m*
电声门描记法 Elektroglottografie *f*
电声门图 Elektroglottogramm *n*
电声用放大器 elektroakustischer Verstärker *m*
电声用前置放大器 elektroakustischer Vorverstärker *m*
电湿度计 elektrisches Hygrometer *n*
电石 Kalziumkarbid *n*
电势(位) elektrisches Potential *n*, Potential *n*
电势测定[法] potentiometrische Bestimmung *f*, Potentiometrie *f*
电势差 elektrische Potentialdifferenz *f*, Potentialdifferenz *f*
电势差法微量分析 potentiometrisehe Mikroanalyse *f*
电势差示滴定法 potentiometrische Differentialtitration *f*, poteutiometrische Differentialtitrierung *f*
电势滴定[法] potentiometrische Titration *f*
电势滴定装置 potentiometriseher Titrierapparat *m*
电势叠加原理 Prinzip der Superposition des elektrischen Potentials *m*
电势分析 potentiometrisehe Analyse *f*
电势计 Potentiometer *n*
电势降落 Potentialabfall *m*, Potentialfall *m*
电势能 elektrische Potentialenergie *f*
电势梯度矢量 Potentialgradient *m*
电势微量测定 potentiometrische Mikrobestirnmung *f*
电视[辅助]胸腔镜手术 videoassistierte Operation *f*
电视癫痫 Fernseh-Epilepsie *f*
电视电话 Fernsehen-Telefon *n*
电视分析器 Fernseh-Analysator *m*
电视辅助手术 videoassistierte Operation *f*
电视辅助胸腔镜下冠状动脉旁路移植术 videoassistierte thorakoskopische koronare Bypass-Operation *f*
电视监视仪 Fernseh-Monitor *m*
电视教学 Video-Anleitung *f*
电视雷达导航仪 Flugnavigation mit Radar und Fernsehen *f*
电视疗法 Videotherapie *f*
电视录像倒置显微镜 Videoaufzeichnung-inverses Mikroskop *f*
电视录像尿流动力学 Video-Urodynamik *f*
电视录像尿流动力学测定 video-urodynamische Bewertung *f*
电视录像系统 elektronisches Videoaufzeichnungssystem *n*
电视内窥镜 Videoendoskop *n*
电视频闪喉镜 Videostroboskopie *f*
电视摄像机 Fernsehkamera *f*
电视示波器 Fernseh-Oszilloskop *n*
电视透视机 Fernsehdurchleuchtungsgerät *n*
电视腿 Fernseh-Bein *n*, television leg <engl>
电视显微镜 Femsehmikroskop *n*
电视信号发生器 Fernseh-Signal-Generator *m*
电视胸腔镜辅助下心房粘液瘤切除术 Exzision von Vorhof-Myxome unter videoassistierte Thorakoskopie *f*
电视胸腔镜下二尖瓣成形术 Reparatur von Mitralvalvuloplastie unter videoassistierte Thorakoskopie *f*
电视胸腔镜下二尖瓣手术 Mitralklappen-Operation unter videoassistierte Thorakoskopie *f*
电视胸腔镜下二尖瓣置换术 Reparatur von Vorhofseptumdefekt unter videoassistierte Thorakoskopie *f*
电视胸腔镜下房间隔缺损修补术 Mitralklappen-Operation unter videoassistierte Thorakoskopie *f*
电视胸腔镜下三尖瓣成形术 Reparatur von tricuspid Valvuloplastie unter videoassistierte Thorakoskopie *f*
电视胸腔镜下三尖瓣手术 Mitralklappen-Operation unter videoassistierte Thorakoskopie *f*
电视胸腔镜下三尖瓣置换术 tricuspid Austausch unter videoassistierte Thorakoskopie *m*
电视胸腔镜下室间隔缺损修补术 Reparatur von Ventrikelseptumdefekt unter videoassistierte Thorakoskopie *f*
电视胸腔镜下未闭动脉导管夹闭术 Schließung des offenen Ductus arteriosus unter Videoassistierte Thorakoskopie *f*
电视胸腔镜下心包开窗术 Perikardiotomie unter videoassistierte Thorakoskopie *f*
电视胸腔镜下血管环结扎切断术 Schließung und die Aufteilung der Gefäßring unter videoassistierte Thorakoskopie *f*
电视引导机器人辅助手术 videoassistierte Roboterchirurgie *f*
电视用测量仪器 Fernseh-Messgeräte *n pl*
电视游戏 Videospiele *n pl*
电视诊断 Telediagnosis *f*
电视支气管镜 TV Bronchoskopie *f*
电视综合参数测试仪 Fernseh-synthetischer parametrischer Prüfer *m*
电收缩 elektrische Kontraktion *f*, elektrische Systole *f*
电手术器械 elektrochirurgischer Apparat *m*

电双(偶)层 elektrische Doppelsehicht *f*
电双折射 elektrische Doppelbrechung *f*
电水浴疗法 elektrische Hydrotherapie *f*, Elektrohydrotherapie *f*, hydroelektrische Badekur *f*
电睡眠 Elektroschlaf *m*
电睡眠机 elektrohypnotischer Stimulator *m*
电睡眠疗法 Elektroschlai *m*, Elektroheilschlat *m*
电碎石术 elektrische Lithotritie *f*, elektrische Lithotripsie *f*
电损伤 Elektrotrauma *n*
电损伤的坏疽 Gangrän elektrischer Verletzung *n*
电损伤的神经改变 neurologische Veränderungen in elektrischen Verletzungen *f pl*
电损伤性昏睡 Narkolepsie in elektrischen Verletzungen *f*
电损伤中金属化 Metallisierung in elektrischen Läsionen *f*
电毯 Heizdecke *f*
电梯度 elektrischer Gradient *m*
电体操疗法 electrogymnastische Therapie *f*
电体温计 elektrisches Thermometer *n*, Elektrothermometer *n*
电通量 elektrischer Fluß *m*
电透析 Elektrodialyse *f*
电透析培养 elektrodialysierte Kultur *f*
电透药法 Elektromedikation *f*
电突触 elektrische Synapse *f*
电外科 Elektrochirurgie *f*
电外科器械 Elektrochirurgiegerät *n*
电外科学 Elektrochirurgie *f*
电网络模型 elektrische Netzmodell *n*
电围栏 Elektrozaun *m*
电位 elektrisches Potential *n*
Z-电位 Z-Potential *n*
电位(势) Potential *n*, elektriches Potential *n*
电位差 elektrische Potentialdifferenz *f*, Potentialunterschied *m*
电位差滴定计 Potential-Titrimeter *n*
电位差计 Potentiometer *n*
电位(势)滴定 potentiometrische Titration *f*, elektrometrische Titration *f*
电位滴定测定 potentiometrische Determination *f*, potentiometrische Bestimmung *f*
电位滴定法 potentiometrische Methode *f*, elektrometri-sche Methode *f*
电位法 Potentiometrie *f*
电位分析 potentiometrische Analyse *f*
电位分析法 Potentiometrie *f*
电位固定[法] Spannungsklemmung *f*
电位计 Potentiometer *n*
电位降落 Potentialfall *m*, Potentialgefälle *n*
电位偏转 potentielle Deflektion *f*, Potentialdeflektion *f*
电位器 Potentiometer *n*
电位器参数测量仪 Potentiometer-Parameter-Messgerät *n*
电位溶出法 potentiometrische Stripping-Analyse *f*
电位溶出分析法 potentiometrische Stripping-Analyse *f*
电位式分析仪器 potentiometrischer Analysator *m*
电位梯度 Potentialgradient *m*
电位型电化学传感器 potentiometrischer elektrochemischen Sensor *m*
电位移矢量 elektrischer Verschiebungsvektor *m*
电味觉测定法 Elektrogustometrie *f*
电味觉测定仪 Elektrogustomesser *m*
电吻合术 Elektroanastomose *f*
电涡流测力计 elektrisches Wirbelstrom-Ergometer *n*
电涡流式传感器 Wirbelsensor *m*
电线插塞 Netzkabelanschluss *m*
电线电压选择开关 Netzkabel-Spannungswahlschalter *m*
电心缩 elektrische Systole *f*
电刑处死 Elektrokution *f*
电兴奋 elektrische Erregung *f*
电兴奋机 elektrischer Stimulator *m*
电兴奋疗法 Elektrostimulation *f*
电[性]突触 elektrische Synapse *f*
电性窒息 Elektroasphyxie *f*, Asphyxia sideratorum *f*
电休克 Elektroschock *m*, elektrischer Schock *m*
电休克机 Elektrokonvulsion *f*
电休克疗法 Elektrokonvulsionstherapie *f*
电休克样惊厥 Elektroschock-Konvulsion *f*
电休克治疗 Elektrokrampftherapie *f*, Elektrokonvulsionstherapie *f*, Elektroschocktherapie *f*(EKT)
电休克治疗仪 elektroschocktherapeutischer Apparat *m*
电穴 elektrisches Loch *n*, elektrische Senke *f*
电学 Elektrizitätslehre *f*, Electricitas *f*
电血压计 Elektrosphygmomanometer *n*
电讯诊断 Telognosis *f*
电压 Spannung *f*, elektrische Spannung *f*
电压表 Voltmeter *n*, Spannungsmesser *m*
电压并联 Spannungs-Shunt *m*
电压串联 Spannungs-Serie *f*
电压导程 Spannungsableitung *f*
电压感知器 Spannungssensor *m*
电压跟随器 Spannungsfolger *m*
电压固定实验 Spannungsklammer-Experiment *n*
电压灵敏度 Spannungsempfindlichkeit *f*
电压脉冲 Spannungsimpuls *m*, Spannungsstoß *m*
电压门控钾离子通道抗体 spannungsgesteuerter Kaliumkanal *m*
电压门控离子通道 Spannung-Ionenkanal *m*
电压门控离子通道受体 Spannungs-Rezeptor-Ionenkanal *m*
电压门控性通道 spannungsgesteuerter Kanal *m*
电压频率变换器 Spannungs-Frequenz-Wandler *m*
电压钳 Spannungsklemme *f*
电压箝位法 Voltage-Clamp-Methode *f*, Spannungsklammet-Methode *f*
电压调控性通道 betrieber Kanal *m*
电压依赖性钙通道 spannungsabhängiger Calciumkanal *m*
电压依赖性钾通道 spannungabhängiger Kaliumkanal *m*
电压源 Spannungsquelle *f*
电(动)研钵 elektrischer Mörser *m*
电眼球震颤描记法 Elektro-Nystagmographie *f*
电眼压计 Elektroophthalmotonometer *n*
电鳐 Torpedo *m*
电钥 elektrischer Schalter *m*
电移效应 Elektromerieeffekt *m*, Mesomerieeffekt *m*
电影 MRI Film-Magnetresonanztomographie *f*(电影核磁共振成像)
电影放映脑外伤 Hirntrauma der Kinematographie *n*
电影冠状动脉造影术 Kinekoronalarteriographie *f*
电影回放法 Filmwiedergabe-Methode(Technik)*f*
电影胶片 Kinofilm *m*
电影内窥镜 Kineendoskop *n*
电影摄影倒置显微镜 inverses Mikroskop für Filmfotografie *n*
电影手术显微镜 Kineoperationsmikroskop *n*
电影显示 Kinoanzeige *f*
电影心血管造影[术] Kineangiokardiographie *f*
电影荧光图照相术 Kinefiuorographie *f*, Filmfluorographie *f*
电泳 Elektrophorese *f*, Elektromigration *f*
电泳槽 elektrophoretische Zelle *f*, elektrophoretisches Bad *n*
电泳单向运送体 elektrophoretisches unidirektionales Transportmittel *n*
电泳的 elektrophoretisch
电泳分析 elektrophoretische Analyse *f*
电泳恒温槽 elektrophoretischer Thermostat *m*

电泳缓冲液 Laufpuffer *m*
电泳记录积分仪 elektrophoretischer Registrierintegrator *m*
电泳胶 Elektrophorese-Gel *n*
电泳力 elektrophoretische Kraft *f*
电泳疗法 Elektrophorese-Therapie *f*
电泳率 elektrophoretische Mobilität *f*
电泳密度计 elektrophoretisches Densitometer *n*
电泳免疫扩散[法] Elektroimmunodiffusion *f*
电泳迁移 elektrophoretische Migration *f*
电泳迁移率 elektrophoretische Mobilität *f*
电泳迁移率变换试验 Electrophoretic Mobility Shift Assay *m* (EMSA)
电泳数据中心 elektrophoretisches Datenzentrum *n*
电泳淌度 Mobilität *f*
电泳图 Elektropherogramm *n*
电泳图型 elektrophoretisches Muster *n*
电泳仪 elektrophoretischer Apparat *m*
电泳仪附属装置 Elektrophoresezubehör *n*
电泳纸带 elektrophoretisches Papierband *n*
电泳转移印迹 Westernblot *m*
电油膏加温台 elektrischer Salbenerwärmentisch *m*
电诱发听性脑干反应 elektrische evozierte Hirnstamm-Reaktion *f*
电预后法 Electroprognosis *f*
电源 Elektrizitätsquelle *f*, Stromquelle *f*
电源变换 Source-Transformation *f*
电源隔离监视器 Leistung-Isolationswächter *m*
电源故障 Stromausfall *m*
电源接地 Leistungsmasse *f*
电源滤波器 Netzfilter *m/n*
电源线 Elektrizitätsquellenkabel *n*, Stromquellenkabel *n*
电源组 Netzteil *m*
电针 elektrische Nadel *f*
电针刺 Elektroakupunktur *f*
电针疗法 Galvanoakupunktur *f*
电针麻醉 Gaivanoakupunktur-Anästhesie *f*
电针神经松解术 Elektroneurolyse *f*
电针术 Elektroakupunktur *f*, Galvanopunktur *f*
电针仪 Elektropunktur-Apparat *m*
电针镇痛 Elektroanalgesie *f*
电针治疗仪 Elektro-Akupunktur-Behandlung-Instrument *n*
电真空器件参数测量仪 parametrischer Prüfer für Elektronenröhre *m*
电真空吸引人工流产术 elektrische Vakumsuktion für künstliche Fehlgeburt *f*
电诊断[法] Electrodiagnosis *f*
电诊断评价 elektrodiagnostische Evaluation *f*
电诊断试验 elektrischer Diagnosetest *m*
电诊断学 Elektrodiagnostik *f*
电震颤按摩器 elektrischer Vibromasseur *m*
电正性 Elektropositivität *f*
电支式负载步行装置 Elektrorollstuhl *m*
电止血法 Elektrohämostase *f*
电致发光 Elektrolumineszenz *f*
电致钠泵 elektrogene Natriumpumpe *f*
电致伸缩 Elektrostriktion *f*
电中性 Elektroneutralität *f*
电中性原理 Elektroneutralitätsprinzip *n*
电钟 elektrische Uhr *f*
电轴 elektrische Achse *f*
电轴偏向 Deviation der elektrischen Achse *f*, Achsendeviation *f*
电轴右偏 Rechtstyp *m*
电轴左偏 Linkstyp *m*
电助听器 elektrisehes Hörgerät *n*, elektrisches Audiphon *n*
电助听训练器 Hörtrainergerät *n*, Zünd-Butguet* Apparat (us) *m*
电转化 Electrotransformation *f*
电灼 elektrische Kauterisation *f*, Sideratio *f*
电灼疗法 Elektrokauterie, elektrische Kauterisation *f*, Fulguration *f*
电灼器 Elektrokauter *m*, Galvanokauter *m*
电灼伤 elektrische Verbrennung *f*
电灼治疗 elektrische Kauterisation *f*, Fulguration *f*
电子 Elektron *n*
康普顿氏反冲电子 Compton-Rückstotß-Elektron *n*
电子按摩手杖 Elektromassage-Stock *m*
电子倍增器 Elektronenvervielfacher *m*
电子鼻 elektronische Nase *f*
电子笔记本 elektronisches Notebook *n*
电子表 elektronische Uhr *f*
电子病案 elektronische Patientenakte *f*
电子病历(案) elektronische Patientenakte *f*
电子波 Elektronenwelle *f*
电子捕获检测器 Elektroneneinfangdetektor *m*
电子参数 Elektronenparameter *m*
电子层 Elektronenschale *f*, Elektronenhülle *f*
电子称 elektronische Waage *f*, Elektronenwaage *f*
电子处方 elektronische Rezepte *f*
电子传递 Elektronentransport *m*, Elektronenübertragung *f*
电子传递黄素蛋白 Elektronentransfer-Flavoprotein *n*
电子传递链 Elektronentransport-Kette *f*
电子传递体 Elektronenübertrager *m*, Elektronenträger *m*
电子传递体系 Eleklronentransport-System *n*
电子传递系统 Elektronentransport-System *n*
电子传感器 elektronischer Sensor *m*, elektronischer Transducer *m*
电子传输 elektronische Übermittlung *f*
电子刺激器 elektronischer Stimulator *m*
电子催产仪 elektronischer oxytozischer Apparat *m*, elektronischer wehenanregender Apparat *m*
电子导体 Elektronenleiter *m*
电子等排 Isostere *f*
电子等排的 isoster
电子电荷 Elektronenladung *f*
电子电器设备中限制使用某些有害物质指令 elektrische und elektronische Geräte Richtlinie zur Beschränkung der Verwendung bestimmter gefährlicher Stoffe *f*
电子-电子双共振 Elektron-Elektron-Doppelresonanz *f*
电子定时器 elektronischer Zeitgeber *m*
电子动能碎石 elektrokinetische Lithotripsie *f*
电子动能碎石术 elektrokinetische Lithotripsie *f*
电子动物秤 elektrische animalische Waage *f*
电子对 Elektronenpaar *n*
电子对(偶) Elektronenpaar *n*, Elektronenpaarung *f*
电子对键 Elektronenpaarbindung *f*
电子对抗 elektronische Gegenmaßnahmen *f pl* (EloGM)
电子对生成 Elektronenpaar-Produktion *f*
电子对生成效应 Elektronenpaar-Generationseffekt *m*
电子多道记录器 elektronischer Mehrkanalmeßschreiber *m*, elektronisches Mehrkanalschreibgerät *n*, elektronischer Vielkanalmeßschreiber *m*, elektronisches Vielkanalschreibgerät *n*
电子耳蜗 elektronische Schnecke *f*, elektronische Coch-lea *f*
电子发射 Elektronenemission *f*, Elektronenstrahlung *f*
电子发射器 Elektronenstrahler *m*
电子反射光度计 elektronisches Reflektophotometer *n*
电子反应 elektronische Reaktion *f*
电子反应平衡式 Gleichgewichtsgleichung der elektronischen Reaktion *f*
电子放大镜 elektronischer Verstärker *m*
电子肺活量计 elektronisches Spirometer *n*, Elektrospirometer *n*
电子分配函数 Elektronenverteilungsfunktion *f*

电子伏［特］Elektronenvolt *n*（eV，eVolt）
电子俘（捕）获检测器 Elektronenfänger-Detektor *m*
电子俘获 Elektroneneinfang *m*
电子感应［回旋］加速器 Betatron *n*，Elektroneninduktionsbeschleuniger *m*
电子感应加速 Betatronbeschleunigung *f*
电子给［予］体 elektronischer Donator *m*，Elektronendonator *m*
电子公告牌 elektrokinetisches Anschlagbrett *n*
电子供体 elektronischer Donator *m*，Elektronendonator *m*
电子构型 elektronische Konfiguration *f*，Elektronenkonfiguration *f*
电子管 Elektronenröhre *f*，Vakuumröhre *f*
电子管伏特计 Röhrenvoltmeter *n*，Röhrenspannungsmesser *m*
电子管式心［动］电［流］描记器 Röhrenelektrokardiograph *m*
电子管振荡式电刀 Elektrotom mit Elektronenröhrenpendel *n*，Elektrotom mit Vakuumröhrenoszillator *n*
电子光谱 Elektronenspektrum *n*
电子光谱化学分析（ESCA）Elektronenspektroskopie für Chemische Analyse *f*（ESCA）
电子光学 Elektronenoptik *f*
电子光学内镜录像装置 elektronisches endoskopisches VTR-System *n*
电子光学系统 elektronenoptisches System *n*
电子光学仪器 elektronische optische Geräte *n pl*
电子硅微镜乳胶 elektronenmikroskopische Emulsion *f*
电子轨道 Elektronenkreisbahn *f*，Elektronenlaufbahn *f*
电子-核双共振 Elektron-Kern-Doppelresonanz *f*
电子恒温热循环器 elektronischer thermostatischer Wärmezirkulator *m*
电子轰击 Elektronenaufschlag *m*，Elektronenbombardement *n*
电子轰击离子源 Elektronenstoß-Ionisationsquelle *f*
电子轰击源 Elektronenstoß-Quelle *f*
电子喉 Elektrolarynx *m*
电子喉动态镜检查 Elektrolaryngostroboskopie *f*
电子喉镜 elektronisches Laryngoskop *n*
电子呼吸记录器 Elektropneumograph *m*
电子呼吸器 elektrischer Respirator *m*，elektrisches Beatmungsgerät *n*
电子回旋半径 Zyklotronradius des Elektrons *m*
电子回旋加速器 Betatron *n*，Mikrotron *n*
电子激发 elektronische Aktivierung *f*，elektronische Anregung *f*，elektronische Erregung *f*
电子激发态 elektronischer Erregungszustand *m*
电子极化 elektronische Polarisation *f*
电子极化度 elektronische Polarisierbarkeit *f*，Elektro-nenpolarisierbarkeit *f*
电子计算机 Komputer *m*，Elektronengehirn *n*
电子计算机处理控制的超声显像仪 Computerkontrolle-Ultraschallbildgerät *n*
电子计算机断层扫描 Computertomographie-Skann *n*，computertomographisches Scanning *n*
电子计算机断层X射线摄影 Computer-Tomographie *f*（CT）
电子计算机辅助分析 elektronische rechnergestützte Analyse *f*
电［子计算机］化的 computergestützt
电子计算机体层 Computertomographie *f*（CT）
电子计算机体层扫描 Computertomographie-Scan *m*
电子计算机体层照相术 Computer-Tomographie *f*（cT），Tomometrie *f*
电子计算机纸带 Computer-Band *n*
电子计算机轴性断层扫描 achsiges Computertomographie-Scanning *n*
电子计算技术 Computer-Technik *f*
电子记录器 elektronischer Rekorder *m*，elektronischer Schreiber *m*，elektronisches Registriergerät *n*
电子加速器 Elektronenbeschleuniger *m*，Elektronenschleuder *f*，Rheotron *n*
电子假人 elektronische Puppe *f*
电子监测器（电子监控程序）elektronischer Monitor *m*
电子监护系统 elektronisches Monitor-System *n*
电子减肥仪 elektrone Abnehmen Maschine *f*
电子教科书 elektronisches Lehrbuch *n*
电子接受体 Elektronenakzeptor *m*
电子节拍器 elektronisches Metronom *n*
电子结肠镜 elektronisches Koloskop *n*
电子结构 elektronische Struktur *f*
电子金属探测器 elektronischer Metalldetektur *m*
电子镜 Elektronenspiegel *m*
电子聚焦 elektronische Fokussierung *f*
电子开关 Elektronikschalter *m*
电子控制间断式牵引器 elektronkontrolliertes intermittierendes Extensionsgerät *n*
电子冷凝水搅拌器 elektronischer Kodenswasser-Rührer *m*
电子冷热针灸治疗仪 Multi-Temperatur-Elektro-Akupunkturgerät *n*
电子流 Elektronenstrom *m*，Elektronenfluß *m*
电子流程图 elektronisches Flussdiagramm *n*
电子［流］轰击 Elektronenbombardement *n*，Elektronenbeschuß *m*，Elektronenbeschießung *f*
电子［电］流 Elektronenstrom *m*
电子颅内血压计 elektronischer Koplblutdnlckmesser *m*，elektronisches Cephalohaemometrum *n*
电子录像机 elektronischer Videorekorder *m*
电子脉力计 elektronisches Sphygmometer *n*
电子密度 Elektronendichte *f*
电子密度低 Niederelektronendichte *f*
电子密度高 hohe Elektronendichte *f*
电子密度图 elektronendichte Bilder *n pl*
电子秒表 elektronische Stoppuhr *f*
电子灭菌法 Elektronensterilisation *f*
电子模拟 elektronische Simulation *f*，elektronische Modellierung *f*，elektronische Nachbildung *f*
电子模拟装置 elektronischer Simulator *m*
电子模型 elektronisches Modell *n*
电子目录 elektronisches Verzeichnis *n*
电子内镜 elektronisches Endoskop *n*
电子内镜检查术 elektronische Endoskopie *f*，Videoendoskopie *f*
电子能谱 Elektronenspektrum *n*
电子偶（对）Dublett *n*，Elektronenpaar *n*
电子排布 Elektronenverteilung *f*，Elektronenkonfiguration *f*，elektronische Kontiguration *f*
电子排斥 elektronische Repulsion *f*
电子配对法 ElektronenDaarungsmethode *f*
电子气功治疗仪 elektronisches Qi-gong-Therapieinstrument *n*
电子迁移 Elektronenmigration *f*，Elektronenwanderung *f*
电子迁移率检测器 Elektronenbeweglichkeitsdetektor *m*
电子枪 Elektronenstrahler *m*，Elektronenkanone *f*
电子亲合力 Elektronenaifinität *f*
电子亲合势（性）Elektronenaffinität *f*
电子燃烧炉 elektronischer Verbrennungsofen *m*
电子染色［法］elektronische Färbung *f*
电子人工喉 elektronischer künstlicher Kehlkopf *m*
电子扫查 elektronische Abtastung *f*
电子扫描式瞳孔计 Elektronenraster-Pupillometer *n*，Elektron-Scanning-Pupillometer *n*
电子扫描显微镜 Rasterelektronenmikroskopie *f*
电子闪光灯 elektronische Blitzlampe *f*，elektronischer Blitz *m*
电子设备 Elektronikteil *m*
电子申请单 elektronische Bewerbung *f*
电子生物反馈疗法 elektronisches Biofeedback-Therapie *f*

电子十二指肠镜 elektronisches Duodenoskop *n*
电子食管镜 elektronisches Ösophagoskop *n*
电子示波器 Oszilloskop *n*
电子式 Etektronenformel *f*
电子视频记录器 elektronischer Videoschreiber *m*
电子释放 Elektronenbefreiung *f*
电子受体 Elektroneuakzeptor *m*
电子束 Elektronenstrahl *m*, Elektronenbündel *n*
电子束 CT 扫描机 Elektronenstrahl-CT-Scanner *m*
电子束聚焦 Elektronenstrahlfokussierung *f*, Elektronenbündelfokussierung *f*
电子束疗法 Elektronenstrahl-Therapie *f*
电子束扫描 CT electronische Strahlabtastung-CT *f*
电子数 Elektronenzahl *f*
电子数据处理 elektronische Datenverarbeitung *f*(EDV)
电子数据处理技术 EDV-Technologie *f*
电子数据处理系统 elektronisches Datenverarbeitungssystem *n*
电子数据库 elektronische Datenbank *f*
电子数字计算机 elektronischer Digitalrechner *m*, elektronische Digitalrechnenmaschine *f*
电子数字式血压表(计) elektronisches Digitalhamatomanometer *n*
电子顺磁共振 elektronenparamaguetische Resonanz *f*
电子顺磁共振波谱 elektronenparamagnetisches Resonanzspektrum *n*
电子探针 Elektronensonde *f*
电子探针 X 射线显微镜分析仪 Elektronensonde-Röntgenmikroskop-Analysator *m*
电子探针微量分析 Elektronenstrahlmikroanalyse *f*
电子探针微量分析仪 Elektronenstrahlmikroanalysator *m*
电子体温计 elektronisches Thermometer *n*
电子体温平衡仪 elektronischer Körpertemperaturausgleicher *m*
电子天平 elektronische Waage *f*
电子听力计 elektronisches Audiometer *n*
电子听诊器 elektronisches Stethoskop *n*
电子透镜 Elektronenlinse *f*
电子图表 elektronisches Diagramm *n*
电子图书馆 elektronische Bibliothek *f*
电子图像录制系统 elektronisches Videoaufzeichnungssystem *n*
电子微电极 X 线分析仪 elektronischer Mikroelektrodenröntgenanalysator *m*
电子微量泵 elektronische Mikropumpe *f*
电子微探针 Elektronenmikrosonde *f*
电子位极 elektronisches Niveau *n*, Elektronenniveau *n*
电子位移 Elektronenverschiebung *f*, Elektronenverlagerung *f*
电子胃镜 elektronisches Gastroskop *n*
电子温度计 elektronisches Thermometer *n*
电子涡轮喷射器 elektrischer Turbinenejektor *m*
电子吸脂 Elektronik - Fettabsaugung *f*
电子系统 Elektronensystem *n*
电子显示器 elektronische Anzeige *f*
电子显微[镜]照片 elektronenmikroskopisches Bild *n*, Elektronenmikrogramm *n*
电子显微[镜]自动放射照相术 elektronenmikroskopische Autoradiographie *f*, elektrouenmikroskopische Radioautographie *f*
电子显微镜 Elektronenmikroskop *n*
电子显微镜标本渗透器 Penetrator des elektronenmikroskopischen Probestücks *m*
电子显微镜标本自动处理机 Autoprozessor des elektronenmikroskopischen Probestücks *m*
电子显微镜标木聚合器 Polymerizer des elektronenmikroskopischen Probestücks *m*
电子显微镜放射自显影 elektronische Mikroautoradiographie *f*
电子显微镜技术 elektronenmikroskopische Technik *f*
电子显微镜检术 Elektronenmikroskopie *f*
电子显微镜照相 Elektronenmikroskopaufnahme *f*
电子显微镜诊断 elektronenmikroskopische Diagnostik *f*
电子显微图 Elektronenmikroskopaufnahme *f*
电子显像管 Kineskop *n*, Fernsehbildröhre *f*
电子像 Elektronenbild *n*, EIektronenabbiIdung *f*
电子效应 elektronischer Effekt *m*, elektronische Wirkung *f*
电子心脏起搏器 elektronischer Herzschrittmacher *m*
电子信息处理机 elektronischer Prozessor *m*
电子型呼吸器 elektronischer Ventilator *m*
电子型文献 elektronisches Dokument *n*
电子胸腔镜 elektronisches Thorakoskop *n*
电子旋转 elektronische Rotation *f*, elektronische Drehung *f*
电子学 Elektronik *f*, Elektronenlehre *f*
电子[学]说 Elektronentheorie *f*
电子血细胞计数分析仪 elektronischer Blutzellenzähler und Analysator *m*
电子血压计 elektronisches Manometer *n*
电子血压计(表) Elektromanometer *n*, elektronisches Manometer *n*
电子血压计换能器 Elektromanometer-Transducer *m*
电子压力计 Elektromanometer *n*
电子衍射 elektronische Diffraktion *f*, Elektronenstreuung *f*, Elektronenbeugung *f*
电子衍射图 Elektronenbeugungsbild *n*, Elektronenbeugungsaufnahme *f*
电子眼压计 elektronisches Tonometer *n*
电子页面图像 elektronisches Seitenbild *n*
电子医疗记录,电子病历 elektronische Patientenakte *f*
电子移动效应 elektromerer Effekt *m*, Elektromerieeffekt *m*
电子[移动]异构[现象] Elektromerie *f*
电子乙状结肠镜 elektronisches Sigmoidoskop *n*
电子异构变化 elektromere Anderung *f*, elektromere Veränderung *f*
电子异构迁移 elektromere Migration *f*, elektromere Wanderung *f*
电子异构体 Elektromer *m*
电子音乐钟 elektronische Spieluhr *f*
电子邮差 Bote *m*
电子邮递 elektronische Mail *f*, E-Mail *f*
电子邮递软件 E-Mail-Software *f*
电子邮递通用程序设计 allgemeine Programmierung für E-Mail *f*
电子邮递系统 elektronisches Mailsystem *n*
电子邮递业务 Elektropostdienst *m*
电子邮件 elektronische Mail *f*, E-Mail *f*
电子跃迁 Elektronensprung *m*
电子云 Elektronenwolke *f*
电子云膨胀效应 Elektronenwolkenexpansionsefiekt *m*, Expansionseffekt der Elektronenwolke *m*
电子云霞叠 Überlappung der Elektronenwolke *f*, Überdeckung der Elektronenwolke *f*
电子运动状态 Elektronenbewegungszustand *m*
电子杂化[作用] etektronische Hybridisation *f*, elektronische Hybridisierung *f*
电子载体 Elektronenträger *m*
电子载体系统 Elektronenträger-System *n*
电子噪音 elektronisches Rauschen *n*
电子诊断仪 elektronische Diagnosemaschine *f*
电子诊断仪器 elektrodiagnostisches Gerät *n*, elektroni-sches Diagnostikgerät *n*
电子支气管镜 elektronische Bronchoskopie *f*
电子致密带 Elektrondichtenzone *f*
电子致密的 elektronendicht
电子致密溃变 Degenerierung der Elektronendichte *f*, Degeneration der Elektronendichte *f*
电子致密物沉积 elektronendichte Ablagerung *f*

电子致密小体 Elektrondichtenkörper *m*
电子致密星状小体 elektronischer dichter sternförmiger Körper *m*
电子置换 elektronischer Ersatz *m*
电子钟 elektronische Uhr *f*
电子转移黄素蛋白 Elektronentransferierendes Flavoprotein *n* (ETF)
电子自动控制通用测试机 Universalprobemaschine mit elektroautomatischer Kontrolle *f*
电子自动平衡显示仪 elektronisches Auswuchten-Anzeigegerät *n*
电子自动血细胞计数器 elektronischer automatischer Blutzellzähler *m*
电子自旋(转) Elektronenspin *m*
电子自旋共振 Elektronenspinresonanz *f* (ESR)
电子自旋共振成像 ESR-Bildgebung *f*
电子自旋共振谱学 ESR-Spektroskopie *f*
电子综合温度计 elektronisches universelles Thermometer *n*
电足部开关 elektrischer Fußschalter *m*
电足综合征 Burning Feet Syndrom *n*
电阻 Resistenz *f*, Widerstand *m*
电阻测量仪器 Widerstandsmessgerät *n*
电阻检测法血细胞计数器 Zellzähler mit Widerstandsnachweismethode *m*
电阻抗成像 elektrische Impedanztomographie *f*
电阻抗断层成像[技术] elektrische Impedanztomographie *f*
电阻抗肌动描记法(EIM) elektrische Impedanz-Myographie *f* (EIM)
电阻抗扫描 elektrisches Impedanz-Scanning *n*
电阻抗特征 dielektrische Eigenschaften *f pl*
电阻抗体层成像术 elektrische Impedanztomographie *f*
电阻抗图 Widerstandsdiagramm *n*
电阻抗原理 Prinzip der elektrischer Impedanz *n*
电阻率 spezifischer Widerstand *m*
电阻耦合 Widerstand-Kopplung *f*
电阻器 Widerstandsgerät *n*, Rheostat *m*
电阻器参数测量仪 Widerstandsparameter-Meßgerät *n*
电阻器误差分选仪 Widerstandsfehler-Sortierer *m*
电阻湿度计 Widerstand-Hygrometer *n*
电阻式传感器 Widerstandsfühler *m*
电阻式流量计 Mengenmesser der Resistenz *m*, Strömungsmengenmesser der Resistenz *m*
电阻温度探测器 Widerstands-Temperaturfühler *m* (RTD)
电阻温度系数 Widerstandstemperaturkoeffizient *m*
电阻系数 Widerstandskoeffizient *m*
电阻弦 elektrische widerstandssaite *f*
电阻线圈 Widerstandsspule *f*, Widerstandswindung *f*
电阻箱 Widerstandskasten *m*, Rheoatat *m*
电阻应变片 Dehnungsmeßstreife *f*
电阻计 Ohmmeter *n*, Widerstandsmanometer *n*
电钻 Elektrobohrer *m*
玷污层(污染层) Schmierschicht *f*
垫 Polster *n*
垫板 Teller *m*
垫底材料 Unterfüllungsmaterial *n*
垫底术 rebasing <engl.>
垫高法 Polsterung *f*
垫料 Bettwäsche *f*, Polsterung *f*
垫圈 Unterlegscheibe *f*, Dichtungsring *m*
垫状膨大 Kropf *m*
垫状膨大的 kropfartig, skrofulös
垫状爪间突 wulstförmiges Empodium *n*
垫子 Kissen *n*
淀粉 Stärke *f*, Stärkemehl *n*, Amylum *n*
淀粉板电泳 Stärke-Elektrophorese *f*
淀粉绷带 Stärkeverband *m*, Stärkebinde *f*
淀粉变Ⅰ型 Amyloidose-Ⅰ *f*, familiäre Amyloidpolyneuropathie *f*
淀粉不溶素 unlösliche Amidine *n pl*
淀粉代血浆(羟乙基淀粉) Hydroxyethylstärke *f* (HES)
淀粉的 stärkehaltig, Stärke-
淀粉碘化钾试法 Stärke-Jodkaliumprobe *f*
淀粉碘化物 Jodamylum *n*
淀粉-碘化物法 Jodamylum-Methode *f*, Jodstärke-Me-thode *f*
淀粉-碘化物反应 Jodstärkereaktion *f*
淀粉-碘化物试验 Jodstäketest *m*
淀粉-碘化物试验(淀粉酶试验) Stärke-Iodid-Test *m*
淀粉-碘化物试纸 Jodstärkepapier *n*
淀粉-碘吸附复合体 Jodstärkeadsorptionskomplex *m*, Jodamyiumadsorptionskomplex *m*
淀粉发酵[法] Stärkegärungsverfahren *n*, Stärkefermenta-tion *f*
淀粉分解 Amylolyse *f*, Stärkespaltung *f*
淀粉分解的 amylolytisch, amylolytic (-us, -a, -urn)
淀粉分解酶 amylolytisches Enzym *n*, amylolytisches Ferment *n*
淀粉分解[作用] Amylolyse *f*
淀粉分支酶 Q-Enzym *n*
淀粉杆菌 Amylobacter *n*
淀粉海绵 Stärke-Schwamm *m*, Stärke-Spongia *f*
淀粉合成酶 Amylosynthetase *f*
淀粉核 Pyrenoides *f pl*
淀粉糊精 Amylodextrin *n*
淀粉-1,4糊精酶 Amylo-1,4-dextrinase *f*
淀粉胶浆 Mucilago Amyli *f*
淀粉颗粒 Stärkegranulum *n*
淀粉[颗]粒 Stärkekorn *n*, Stärkekörnchen *n*
淀粉老化 Stärke-Alterung *f*
淀粉粒纤维素 Stärkezellulose *f*
淀粉磷酸[酯]酶 Amylophosphatase *f*
淀粉磷酸化酶 Amylophosphorylase *f*
淀粉麦芽糖酶 Amylomaltase *f*
淀粉酶 Amylase *f*, Diastase *f*, amylolytisches Verdauungsenzym *n*
α-淀粉酶 α-Amylase *f*
β-淀粉酶 β-Amylase *f*
淀粉酶测定法 Amylasebestimmungsmethode *f*
淀粉酶测定装置 Amylasebestimmungsgerät *n*
淀粉酶多态性 Amylase-Polymorphismus *f*
淀粉酶活力 Amylase-Aktivität *f*
淀粉酶肌酸酐廓清率 Amylasekreatininclearance *f*
淀粉酶肌酸酐清除率之比 Amylase-Kreatinin-Clearance-Verhältnis *n*
淀粉酶解[作用] Amylorrhexis *f*
淀粉酶尿 Amylasurie *f*, Amylasuria *f*, Diastasurie *f*, Diastasuria *f*
淀粉酶试验 Amylase-Test *m*
淀粉酶胃蛋白酶胰酶片 Diastase-Pepsin-und Pankreatin-Tablette *f*
淀粉酶制剂 Diastase-Präparat *n*, Amylase-Präparat *n*
淀粉酶组分 Amylase durch Fraktionierung *f*
淀粉耐量试验 Stärketoleranz-Test *m*
淀粉尿 Amylurie *f*, Amyluria *f*, Amylosuria *f*
淀粉凝固酶 Amylokoagulase *f*
淀粉凝胶 Stärke-Gel *n*
淀粉凝胶电泳 Stärkegel-Elektrophorese *f*
淀粉培养法 Stärkenährboden *m*
淀粉培养基 Stärke-Nährmedium *n*
淀粉-1,6-葡糖苷酶(糊精内切6-α-D-葡糖水解酶) Alphadextrin endo-1,6-alpha-glucosidase *f*
淀粉琼脂 Stärke-Agar *n*
淀粉琼脂平板培养法 Stärke-Agar-Plattennährboden *m*, Stärke-Agar-Plattenkulturmedium *n*
淀粉溶素 Amidine *n pl*
淀粉溶质 Amylogen *n*

淀粉肉芽肿 Stärke-Granulom *n*
淀粉试纸 Stärkepapier *n*
淀粉水解 Amylohydrolyse *f*
淀粉素 Amylin *n*
淀粉糖 Stärke-Saccharid *n*
淀粉糖化活性 Stärke-Saccharifizierurlgsaktivität *f*
淀粉(质)体 Amyloplast *m*
淀粉消化不良 Stärkedyspepsie *f*, Amylodyspepsie *f*
淀粉性肉芽肿 Amylum-Ggranulom *n*
淀粉血[症] Amylämie *f*, Amylaemia *f*
淀粉样变[性] Amyloiddegeneration *f*, Amyloidentartung *f*, Amyloidose *f*
淀粉样变性病 Amyloidose *f*
淀粉样变性病、耳聋、荨麻疹、肢痛综合征 Amyloidose-Schwerhörigkeit-Urtikaria-Schenkelpain-Syndrom *n*
淀粉样变性神经病 Amyloid-Degeneration Neuropathie *f*
淀粉样变性肾小球病 Amyloidglomerulopathie *f*
淀粉样病 Amyloidopathie *f*
淀粉样(状)蛋白 Amyloid *n*
淀粉样蛋白 P Amyloid-P *n* (AP)
淀粉样蛋白弹力纤维病 Amyloid-Elastose *f*
淀粉样蛋白多神经病 Amyloidpolyneuropathie *f*
淀粉样蛋白环 Amyloid-Ringe *m pl*
淀粉样蛋白血[症] Banyloidämie *f*
淀粉样的 amyloid, amylace (-us, -a, -urn)
淀粉样肝 Amyloidleber *f*, Speckleber *f*, Hepar amyloi-deum *n*
淀粉样肌病 Amyloid-Myopathie *f*
淀粉样结膜变性 konjunktivale Amyloiddegeneration *f*, amyloide Degeneration der Konjunktiva *f*
淀粉样浸润 amyloide Infiltration *f*
淀粉样类病变 Amyloid-Läsion *f*
淀粉样瘤 Amyloidtumor *m*
淀粉样脾 Amyloidmilz *f*, Speckmilz *f*
淀粉样前蛋白分泌酶 Amyloid-Vorläuferprotein-Sekretase *f*
淀粉样神经病 Amyloid-Neuropathie *f*
淀粉样肾 Amyloidniere *f*, Speckniere *f*
淀粉样肾病 Amyloid-Nephropathie *f*
淀粉样体 Amyloidkörper *m pl*, Corpora amylacea *n pl*
淀粉样物质 Amyloid *n*
淀粉样物质沉积 Amyloid-Ablagerung *f*
淀粉样物质沉着 amyloide Ablagerung *f*
淀粉样小体 Amyloidkörper *m*
淀粉样性多神经炎 amyloide Polyneuritis *f*, Amyloidpolyneuritis *f*
淀粉样转甲状腺素蛋白 Amyloidtransthyretin *n*
淀粉蔗糖酶 Amylosucrase *f*, Amylosaccharase *f*
淀粉状 β 蛋白前体 Amyloid-β-Protein-Vorläufer *m*
淀粉状蛋白 β 肽 Amyloid-β-Peptid *n*
淀粉状蛋白储积症(淀粉样变) Amyloidose *f*
淀积电位(势) Abscheidungspotential *n*
淀(沉)积[作用] Deposition *f*, Abscheidung *f*, Präzipitation *f*
淀(沉)积电位(势) Abscheidungspotential *n*
淀帚 policeman <engl.>
奠基者效应 Gründereffekt *m*
靛 Indigo *m*
靛白 Indigoweiß *n*, Leukoindigo *m*
靛酚 Indophenol *n*
靛酚蓝 Indophenolblau *n*
靛酚试验 Indophenolprobe *f*
靛酚氧化酶 Indophenol-Oxidase *f*
靛红 Isatin *n*, Indigorot *n*
靛红尿 Indirubinuria *f*
靛磺酸[盐]培养基 Indigosulfonat-Nährboden *m*
靛卡红 Indigokarmin *n*
靛卡红试验 Indigokarminprobe *f*
靛蓝 Indigoblau *n*, Indigotin *n*
靛蓝二磺酸盐 Indigotindisulfonat *n*, Indigoblaudisulfonat *n*
靛蓝磺酸 Indogosulfonsäure *f*
靛蓝磺酸盐 Indigosulfonat *n*
靛蓝尿 Indigurie *f*, Indigouria *f*
靛蓝色的 indigoblau
靛蓝胭脂红 Indigokarmin *n*
靛蓝一磺酸盐 Indigomonosulfonat *n*
靛青绿滞留试验 Indozyaningrün-Retentionsprobe *f*
靛氰绿 Indozyaningrün *n*
靛胭脂 Indigokarmin *n*
靛胭脂试验 Indigokarminprobe *f*
靛玉红 Indirubin *n*
靛原(白) Indigogen *n*
靛紫红 Indigopurpurin *n*

DIAO 凋雕吊调

diāo 凋雕

凋落的 abfallend
凋落小体 apoptotischer Körper *m*
凋亡 Apoptose *f*
凋亡蛋白酶 Caspase *f*
凋亡蛋白抑制因子 Inhibitor der Apoptose-Protein *m*
凋亡复合体 apoptotischer Komplex *m*
凋亡耐受 Apoptoseresistenz *f*
凋亡素 Apoptin *n*
凋亡调节蛋白 Apoptose-regulierendes Protein *n*
凋亡小体 Apoptosekörper *m*
凋亡效应因子 apoptotischer Effektor *m*
凋亡性损伤 apoptotische Läsion *f*
凋亡抑制蛋白 Apoptose-hemmendes Protein *n*
凋亡诱导受体 Apoptose-induzierender Rezeptor *m*
凋亡诱导因子 Apoptose-induzierender Faktor *m*
凋亡执行 Ausführung der Apoptose *f*
凋亡指数 apoptotischer Index *m*
雕刻刀 Stichel *m*
雕刻家 Bildhauer *m*
雕刻器 Schnitzer *m*
雕纹 Skulptur *f*

diào 吊调

吊舱 Korb *m*
吊床 hängendes Bett *n*, Hängematte *f*
吊床形 Hängemattenform *f*
吊床形的 hängemattenförmig
吊床形二尖瓣 Hängematte Mitralförmigen *f*, hängemattenartige Mitralklappe *f*
吊床样 Hängemattenform *f*
吊带 Suspensorium *n*, Schlinge *f*
吊死(缢死) Aufhängen *n*
吊桶 Brunneneimer *m*, Schöpfeimer *m*
吊袜带 Strumpfband *n*
吊腕带 Armbinde *f*
吊网椅 Hängemattenstuhl *m*
吊椅 Hängestuhl *m*, cacolet <engl.>
调查 Untersuchung *f*, Nachforschung *f*, Investigatio *f*, Recherche *f*
调查标志 Untersuchungsbezeichnung *f*
调查表 Fragebogen *m*
Minnesota(明尼苏达)多项人格调查表 Minnesota-Multiphasic-Personality-Inventory *m* (MMPI)
调查测验 Untersuchungstest *m*
调查单位 Untersuchungseinheit *f*, Erhebungseinheit *f*

调查对象 Untersuchungsgegenstand *m*
调查法 Untersuchungsmethode *f*, Erhebungsmethode *f*
调查反馈 Untersuchung-Feedback *n*
调查工具 Erhebungsinstrument *n*
调查偏倚 Untersuchungsbias *n*
调查问卷 Fragebogen *m*
调查研究 Untersuchung *f*, Umfrageforschung *f*
调查员变异 Interviewer Variabilität *f*
调查者 Forscher *m*
调查者偏倚 Beobachtersbias *n*, Interviewer Bias *n*
调度模块 Ablaufplanungsmodul *n*

DIE 跌迭叠碟蝶

diē 跌

跌倒 Umfall *m*, Sturz *m*
跌倒发作 Sturzattacke *f*
跌伤 Fallwunde *f*

dié 迭叠碟蝶

迭代 Iteration *f*
迭代广义最小二乘法 iterative generalisierten kleinste Quadrate *f*
迭盖综合征 Overlap-Syndrom *n*, Überlappungssyndrom *n*
叠板反应器 Stapelplatte-Reaktor *m*
叠层(片) Lamination *f*
叠氮化钡 Bariumazid *n*
叠氮化[合]物 Triazoverbindung *f*, Azid *n*
叠氮化钾 Kaliumazid *n*
叠氮化钠 Natriumazid *n*
叠氮化钠试法 Natriumazid-Test *m*
叠氮化银 Silberazid *n*
叠氮磺胺 Sulfazid *n*, Sulfanilylazid *n*
叠氮青霉素 Azidocillin(um) *n*
叠氮酸 Stickstoffwasserstoffsäure *f*
叠氮头孢菌素 IV Azidocephalosporin IV *n*
叠氮胸苷 Azidothymidin *n*
叠宫[绦虫]属 Spirometra *f*
叠合的 überlagert
叠加 Superposition *f*, Überlagerung *f*
叠加刺激 überlagerte Reize *f*
叠加星状毛 Kandelaber-Haar *n*, candelabra hair <engl.>
叠加仪 Überlagerungsgerät *n*, Superpositionsgerät *n*
叠加诱发电位 überlagertes evoziertes Potential *n*
叠连群 Contig *n*
叠瓦癣 Schuppenringwurm *m*, Oune *f*, Tinea imbricata *f*
叠瓦状细胞 imbricate Zelle *f*
碟 Tellerchen *n*
碟片式分离机 Scheibenzentrifuge *f*
碟片式氧合器 Disc-Oxygenator *m*
碟式离心机 Scheibenzentrifuge *f*
碟形 Scheibenform *f*
碟形凹陷 Saucerisatio *f*
碟形瓣 Scheibenventil *n*
碟形的 scheibenförmig
碟形手术 Saucerisatio *f*
碟状的 scheibenförmig
蝶鞍 Keilbeinsattel *m*, Türkensattel *m*, Sella turcica *f*
蝶鞍点 Türkensattel *m*
蝶鞍扩大 Erweiterung der Sella turcica *f*, Sellaexkavation *f*
蝶鞍内的 intrasellär
蝶鞍旁囊肿 paraselläre Zyste *f*
蝶鞍区 Türkensattelregion *f*, Sellagegend *f*
蝶鞍区正侧位平片 anterior-posteriore und laterale Lee-rauinahme der Sella turcica *f*
蝶鞍区肿瘤 Tumoren der Sellagegend *m pl*
蝶鞍容积测量 Kapazitätsbestimmung der Sella turcica *f*
蝶鞍上的 suprasellär, suprasellar(-is, -is, -e)
蝶鞍上囊肿 supraselläres zystisches Kraniopharyngeom *n*
蝶鞍上脑膜瘤 supraselläres Meningiom *n*
蝶顶窦 Sinus sphenoparietalis *m*
蝶顶缝 Sutura sphenoparietalis *f*
蝶顶指数 sphenoparietaler Index *m*
蝶啶 Pteridin *n*
蝶窦 Keilbeinhöhle *f*, Keilbeinzelle *f*, Sinus sphenoidalis *m*
蝶窦冲洗术 Keilbeinhöhlenirrigation *f*, Keilbeinhöhlenspülung *f*, Keilbeinhöhlenausspülung *f*
蝶窦骨折 Keilbeinhöhlenfraktur *f*
蝶窦灌洗管 Spülröhrchen für Keilbeinhöhle *n*
蝶窦开放术 Sphenoidostomie *f*
蝶窦口 Apertura sinus sphenoidalis *f*
蝶窦切除术 Sphenoidektomie *f*
蝶窦切开术 Keilbeinhöhleneröffnung *f*, Sphenoidotomie *f*
蝶窦手术 Keilbeinhöhlenoperation *f*
蝶窦手术刀包 Keilbeinhöhlenoperationsbesteckkasten *m*
蝶窦探针 Keilbeinhöhlensonde *f*
蝶窦挖匙 Keilbeinhöhlenkürette *f*
蝶窦炎 Keilbeinhöhlenentzündung *f*, Sphenoiditis *f*, Sinusitis sphenoidalis *f*
蝶窦咬骨钳 Keilbeinhöhlenhohlmeißelzange *f*, Keilbeinhöhlenknabberzange *f*
蝶窦中隔 Septum sinuum sphenoidalium *n*
蝶额缝 Sutura sphenofrontalis *f*
蝶轭 Jugum sphenoidale *n*
蝶腭动脉 Arteria sphenopalatina *f*
蝶腭[骨]的 sphenopalatin(-us, -a, -am)
蝶腭[节]神经痛 Sluder* Neuralgie *f*, Neuralgia sphenopalatina *f*
蝶腭静脉 Vena sphenopalatina *f*
蝶腭孔 Formen sphenopalatinum *n*
蝶腭切迹 Incisura sphenopalatina *f*
蝶腭神经 Nervi sphenopalatini *m pl*, Nervi pterygopalatini *m pl*
蝶腭神经节 Ganglion sphenopalatinum *n*
蝶腭神经节切除术 Keilbein-Gaumen-Ganglionektomie *f*
蝶腭神经节神经痛 Neuralgie des Ganglion pterygopalatinum *f*
蝶腭神经节试验 Prfifung des Ganglion sphenopalatinum *f*
蝶腭神经节痛 Ganglia sphenopalatina-Schmerzen *pl*
蝶腭神经痛 Sphenopalatinum-Neuralgie *f*
蝶腭窝综合征 Flügelgaumengrube-Syndrom *n*
蝶盖线 Überlappungslinien *f pl*
蝶骨 Keilbein *n*, Flügelbein *n*, Flügelknochen *m*, Os sphenoidale *n*
蝶骨鞍结节 Tuberculum sellae turcicae *n*
蝶骨部 Pars sphenoidalis *f*
蝶骨大翼 großer Keilbeinflügel *m*, Ala major ossis sphenoidalis *f*
蝶骨的 sphenoidal(-is, -is, -e), sphenoid(-us, -a, -um)
蝶骨电极 sphenoidale Elektrode *f*
蝶骨骨髓炎 Esosphenoiditis *f*
蝶骨嵴 sphenoidaler Grat *m*
蝶骨嵴脑膜瘤 Keilbeinflügelmeningeom *n*
蝶骨嵴内 1/3 inneres Drittel des sphenoidalen Grats *n*
蝶骨嵴疝 Keilbeinkamm-Hernie *f*
蝶骨嵴外 1/3 äußeres Drittel des sphenoidalen Grats *n*
蝶骨嵴中 1/3 mittleres Drittel des sphenoidalen Grats *n*
蝶骨脊脑膜瘤 Keilbeinflügelmeningeom *n*
蝶骨裂感觉运动性眼球麻痹症 sphenoidalfissurale sensorische und motorische okuläre Lähmung *f*
蝶骨裂视神经管综合征 Fissura sphenoidalis-Canalis opticus-Syndrom *n*
蝶骨鞘突 Processus vaginalis ossis sphenoidalis *m*

蝶骨体 Keilbeinkörper *m*, Corpus ossis sphenoidalis *n*
蝶骨小翼 kleiner Keilbeinflügel *m*, Ala minor ossis sphenoidalis *f*
蝶骨翼突 Keilbeinfortsatz *m*, Flügelfortsatz *m*, Processus pterygoideus ossis sphenoidalis *m*
蝶骨翼突窝 Fossa pterygoidea ossis sphenoidalis *f*
蝶骨与枕骨连接 Keilbein-Hinterhaupt-Verbindung *f*, Sphenoid-Occiput-Verbindung *f*
蝶颌缝 Sutura sphenomaxillaris *f*
蝶棘 Keilbeinstachel *m*, Spina ossis sphenoidalis *f*
蝶嵴 Keilbeinleiste *f*, Crista sphenoidalis *f*
蝶甲 Keilbeinmuschel *f*, Concha sphenoidalis *f*
蝶犁缝 Sutura sphenovomeris *f*
蝶鳞缝 Sutura sphenosquamosa *f*
蝶呤 Pterine *n pl*
蝶颧缝 Sutura sphenozygomatica *f*
蝶筛的 sphenoethmoidal
蝶筛缝 Sutura sphenoethmoidalis *f*
蝶筛结合 sphenoethmoidale Synchondrose *f*, Synchon-drosis sphenoethmoidalis *f*
蝶筛气房 Recessus sphenoethmoidalis *m*
蝶筛隐窝 Recessus sphenoethmoidalis *m*
蝶疝 sphenoidale Herniation *f*
蝶上颌缝 Sutura sphenomaxillaris *f*
蝶上筛房 Onodi 气房 obere suprasphenoidale Siebbeinzelle *f*
蝶式棉块 Schmetterlingswatte *f*, schmetterlingmuster-hafte Watte *f*
蝶酸 Pteroinsäure *f*
蝶突 Processus spheooidalis *m*
蝶下颌韧带 Ligamentum sphenomandibulare *n*
蝶酰多谷氨酸水解酶 pteroylpolyglutamate Hydrolase *f*(PPH)
蝶酰二谷氨酸 Diopterin *n*
蝶酰谷氨酸 Pteroylglutaminsäure *f*(PGA)
蝶小舌 Lingula sphenoidalis *f*
蝶囟 Keilbeinfontanelle *f*, Fonticulus sphenoidalis *m*
蝶形瓣 Absperrklappe *f*
蝶形的 schmetterlingshaft
蝶形骨折 Schmetterlingsbruch *m*
蝶形红斑 Schmetterlingserythem *n*
蝶形皮疹 Schmetterling-Ausschlag *m*
蝶形切口 Schmetterlingsschnitt *m*
蝶形肾上腺 Schmetterlingsnebenniere *f*
蝶形疹 Schmetterlingsilechte *f*
蝶岩结合 Synchondrosis sphenopetrosa *f*
蝶岩裂 Fissura sphenopetrosa *f*
蝶枕缝 Sutura sphenooccjpjtalis *f*
蝶枕结合 Synchondrosis sphenooccipitalis *f*
蝶枕[软骨]结合 Synchondrosis spheno-occipitalis *f*
蝶状狼疮 Schmetterlingslupus *m*
蝶嘴 Rostrum sphenoidale *n*

DING 丁钉叮盯耵酊顶订定锭

dīng 丁钉叮盯耵酊

丁氨苯丙酮 Bupropion *n*
丁氨苯硫脲 Thiambutosin *n*
丁氨二酸 Asparaginsäure *f*, Acidum asparaticum *n*
丁胺 Butylamin *n*
丁胺苯丙酮 Bupropion *n*
丁胺卡那霉素 Amikacin(um) *n*
丁苯那嗪 Tetrabenazin *n*
丁苯羟酸 Bufexamac *n*
丁苯橡胶(丁二烯苯乙烯橡胶) Styrol-Butadien-Kautschuk *m* (SBR)
丁苯氧酸 Bumetanid *n*
丁丙诺非 Buprenorphin *n*
丁醇 Butanol *n*, Butylalkohol *m*
丁醇铝 Aluminiumbutanol *n*
丁达尔散射 Tyndall* Streuung *f*
丁二胺 Butandiamin *n*
丁二醇[-1,2] Butylenglykol [-1,2] *n*
丁二腈 Butandinitril *n*, Sukzinodinitril *n*
丁二醛 Butandial *n*, Succindialdehyd *n/m*
丁二酸 Butandiolsäure *f*, Acidum succinicum *n*
丁二酸铵 Ammoniumsuccinat *n*
丁二酸苄酯钠 Mobenate *n pl*
丁二酸二己酯磺酸钠 Bis(1-methylamyl-)natriumsulfosuccinat *n*
丁二酸二辛酯磺酸 Dioctyl-Sulfobernsteinsäure *f*
丁二酸二辛酯磺酸钠 Dioctylnatriumsulfosuccinate *n pl*, Natrii dioctylis sulfosuccinas *n pl*
丁二酸酐 Bernsteinsäureanhydrid *n*
丁二酸钠 Natriumsukzinat *n*, Natrium succinicum *n*
丁二酸盐 Sukzinat *n*, Succinat *n*
丁二酸乙酯 Äthylsukzinat *n*, Äthylsuccinat *n*
丁二酮肟 Dimethylglyoxim *n*, Diazetyldioxim *n*
丁二酮肟络钴 Dimethylglyoximatokobalt *n*
丁二肟镍 Dimethylglyoximnickel *n*
丁二肟亚铁 Ferrodimethylglyoxim *n*
丁二烯 Butadien *n*
1,3-丁二烯 Butadien-1,3 *n*, Divinyl *n*
丁二烯橡胶 Butadienkautschuk *m/n*
丁二烯中毒 Butadienverginung *f*
丁二酰胺 Butandiamid *n*, Bersteinsäurediamid *n*
丁二酰胆碱(琥珀酰胆碱,司可林) Succinylcholin *n*
丁二酰磺胺噻唑 Succinylsulfathiazol *n*, Sulfasuxidin *n*
丁二酰亚胺 Sukzinimid *n*
丁二酰亚胺高汞 Quicksilbersukzinimid *n*, Hydrargyrum succinimidatum *n*
丁酚胺 Bamethan(um) *n*
丁呋心安 Bufetolol *n*
丁硅烷 Tetrasilane *n pl*
丁基 Butyl-
丁基苯肼 Butylphenylhydrazin *n*
丁基胆碱酯酶 Butyrylcholinesterase *f*
丁基化羟基茴香醚 Butylhydroxyanisol *n*
丁基羟基茴香醚 Butylhydroxyanisol *n*
丁腈橡胶食品卫生 Lebensmittelhygiene aus Nitril-Kautschuk *f*
丁卡因 Pantocain *n*
丁硫醇 Butylmerkaptan *n*
丁硫甲青霉素 Butyrlmerkaptomethylpenizillin *n*, Penizillin BT *n*
丁螺环酮 Buspiron *n*
丁萘酮心安 Bunolol *n*
丁萘酰胺 Bunaftine *n pl*, Bunaphtine *n pl*, Bunaphtide *n pl*
丁内酰胺 Butyrolactam *n*
丁内酯 Butyrolacton *n*
γ-丁内酯 γ-Butyrolacton *f*(GBL)
丁哌卡因 Bupivacain(um) *n*
丁氢萘心啶 Butidrin(um) *n*
丁醛 Butylaldehyd *n/m*
丁醛肟 Butyraldehydoxim *n*
丁炔二醇 Butindiol *n*
丁炔二酸 Acetylendicarbonsäure *f*
丁炔醛 Tetrolaldehyd *n/m*
丁炔酸 Tetrolsäure *f*
丁肾素 Butanephrin *n*
丁四醇四硝酸酯 Erythritum tetranitricum *n*
丁酸 Buttersäure *f*, Butansäure *f*, Acidum butyricum *n*
丁酸苯酯类 Buttersäurebenzylester *m*
丁酸甘油酯 buttersaures Glyzerid *n*

丁酸酐 Buttersäureanhydrid *n*
α-丁酸萘基酯酶 α-Naphthyl-Butyrat-Esterase *f*(α-NB)
丁酸氢化考的松 Hydrocortisonbutyrat *n*
丁酸盐 Butyrat *n*
丁酸盐非特异性酯酶染色 Butyrat-unspezifische Esterasenfärbung *f*
丁酸乙酯 Buttersäureäthylester *m*, Aether butyricus *m*, Äthylazetat *n*
丁酸乙酯试验 Äthylazetat-Test *m*, Äthylbutyrat-Test *m*
丁酸酯 Buttersäureester *m*
丁糖 Tetrose *f*
丁糖醇 Tetrosenalkohol *m*
丁糖酮酸 Tetr(a)uronsäure *f*
丁酮 Butanon *n*
丁酮酸 Butanonsäure *f*
丁烷 Butan *n*
丁烯 Butylen *n*, Buten *n*
丁烯醇 Butenol *n*
丁烯二酸 Butendisäure *f*
丁烯磷 Crotoxyphos *n*
丁烯羟酸内酯 Butenolid *n*
丁烯醛 Krotonaldehyd *n/m*
丁烯酸 Krotonsäure *f*
丁烯酸酐 Krotonsäureanhydrid *n*
丁烯酸内酯 Butenolid *n*
丁烯橡胶 Divinylkautschuk *m/n*, Butylenkautschuk *m/n*
丁烯乙二醇 Butylenglykole *f pl*
丁细胞 Delta-Zellen *f pl*, D-Zellen *f pl*
丁酰胺 Butyramid *n*
丁酰苯 Butyrophenon *n*, Phenylpropylketon *n*
丁酰苯类 Butyrophenon *n*
丁酰胆碱酯酶 Pseudocholinesterase *f*, Butyrylcholinesterase *f* (BCHE)
丁酰辅酶A Butyryl-Koenzym A *n*, butyryl-Co A <engl>
丁酰辅酶A脱氢酶 Butyryl-CoA-dehydrogenase *f*
丁酰苷(甙)菌素 Butyrosin(um) *n*
丁酰拉嗪 Butyrylperazin *n*, Butaperazin(um) *n*
丁酰氯 Butyrylchlorid *n*
丁香 Nelken *f pl*, Flores caryophylli *m pl*
丁香醇 Caryophylien-Alkohol *m*
丁香定 Syringidin *n*
丁香酚 Eugenol(um) *n*
β-丁香酚 β-Eugenol(um) *n*
丁香醛 Syringaldehyd *n*, Syringaaldehyd *n*
丁香汕酚氧化锌粘固粉 Zinkoxideugenol-Zement *m/n*
丁香属 Syringa *f*
丁香酸 Syringasäure *f*
丁香亭 Syringetin *n*
丁香烷 Caryophyllane *n pl*
丁香烯 Caryophylien *n*
丁香油 Nelkenöl *n*, oleum Caryophyllorum *n*
丁香油酚 Eugenol *n*, Eugensäure *f*
丁香油酚粘固粉 Eugenol-Zement *m*
丁香油皮炎 Nelkenöl-Dermatitis *f*
丁心定 Butidrin(um) *n*
丁型病毒性肝炎 Hepatitis-D *f*
丁型肝炎 Hepatitis D *f*
丁型肝炎病毒 Hepatitis D-Virus *n* (HDV)
丁型血友病 Hämophilie D *f*
丁氧普鲁卡因 Oxybuprocain *n*
丁字尺 (Hand-)Reißschiene *f*
丁字带 T-Verband *m*
丁字毛 T-förmiges Haar *n*
丁字形的 T-förmig

钉 Nagel *m*, Stift *m*
钉板测验 Nagelbrett-Test *m*
钉洞 Stiftloch *n*
钉螺属 Oncomelania *f*
钉嵌体 stiftinlay <engl.>
钉头果[糖]苷(甙) Gomphosid *n*, Comphotin *n*
钉住 Pfählung *f*
钉状门齿 Stiftschneidezahn *m*
钉状牙 Stiftzahn *m*
钉子枪 Bolzenschussgerät *n*
叮嘱疗法 Flooding-Technik *f*, Überflutung-Therapie *f*
耵聍钩 ohrenschmalzhäkchen *n*
盯住[一点] fixierte Aufmerksamkeit *f*
耵聍 ohrenschmalz *n*, Zerumen *n*, Sordes aurium *f*
耵聍分泌过多 Ceruminosis *f*
耵聍钳 Zeruminalpinzette *f*
耵聍嵌(栓)塞 Zeruminalpfropf *m*, Cerumen obturans *n*
耵聍溶解 Ceruminolysis *f*
耵聍栓塞 Ohrenschmalz-Embolie *f*
耵聍腺 Zeruminaldrüsen *f pl*, Ohrenschmalzdrüsen *f pl* Glandulae ceruminosae *f pl*
耵聍腺瘤 Ceruminoma *n*
耵聍腺腺癌 Zeruminaldrüsen-Adenokarzinom *n*
耵聍性聋 zeruminöse Taubheit *f*
酊[剂] Tinktur *f*, Tinctura *f*

dǐng 顶

顶 Dach *n*, Scheitel *m*, Vertex *m*
顶板 Deckplatte *f*
顶部 Oberteil *m*, Spitze *f*, Pars capularis *f*
顶部的 apikal, spitz
顶部开颅术 parietale Kraniotomie *f*
顶导静脉 Vena emissaria parietalis *f*
顶点 Scheitelpunkt *m*, Vertex *m*
顶垫 apikales Kissen *n*
顶端表面上皮细胞膜 apikale oberflächliche Membran *f*
顶端分生组织 apikales Meristem *n*
顶端螺旋瘤 Akrospirom *n*
顶端膜 apikaler Membran *m*
顶端细胞 Scheitelzelle *f*
顶端滋养细胞 apotrophische Zelle *f*
顶而观 Norma verticalis *f*
顶峰层 oberste Schicht *f*, Top-Level-Schicht *f*
顶峰结论 Spitzen-Fazit *n*
顶峰体验 Gipfelerlebnis *n*
顶复门 Apicomplexa *f*
顶盖 Dach *n*, Laquear *n*, Tectum *n*
顶盖板 Lamina tecti *f*
顶盖脊髓束 Haubenrückenmarksbahn *f*, Tractus tectospinails *m*, Löwenthal* Bündel *n*
顶盖前核 Nucleus pr(a)etectalis *m*
顶盖前区 Area praetectalis *f*
顶盖延髓束 Tractus tectobulbaris *m*
顶骨 Scheitelbein *n*, Wandbein *n*, Os parietale *n*
顶骨间径 parietale Schädelbreite *f*, Diameter biparietalis *f*
顶骨孔 Foramen parietale *n*
顶骨矢状弧 parietaler Bogen *m*
顶骨矢状弦 parietale Sehne *f*
顶核 Dachkern *m*, Nucleus fastigii *m*
顶后板障静脉 Vena diploica temporalis posterior *f*
顶后动脉 Arteria parietalis posterior *f*
顶后静脉 Vena parietalis posterior *f*
顶后内侧静脉 Vena parietalis posterior medialis *f*
顶嵴 又称项嵴 apikaler Wulst *m*

[顶]极期 Höhepunkt *m*
顶尖波 Kirchturm-Welle *f*, vertex sharp wave <engl>
顶间沟 Sulcus intraparietalis *m*, Pansch* Fissur *f*
顶间骨 interparietaler Knochen *m*
顶间骨化中心 interparietales Zentrum der Verknöcherung *n*
顶浆分泌 apokrine Sekretion *f*
顶[浆分]泌的 apokrin, apocrin(-us, -a, -urn)
顶浆分泌汗腺囊肿 Zyste apokriner Schweißdrüse *f*
顶[浆分]泌细胞 apokrine Zellen *f* pf
顶[浆分]泌腺 apokrine Drüse *f*, Glandula apocrina *f*
顶浆分泌腺 apokrine Drüse *f*
顶浆小管 apikales Kanälchen *n*
顶浆小泡 apikales Bläschen *n*
顶交 oberstes Kreuz *n*
顶角 Angulus parietalis *m*
顶节点 oberster Knoten *m*
顶结节 Tuber parietale *n*
顶静脉 Venae parietales *f pl*
顶空分析 Kopfraum-Analyse *f*
顶空分析法 Kopfraumanalyse *f*
顶空气相色谱法 Headspace-Technik in der Gaschromatographie *f*
顶孔 parietales Loch *n*
顶裂 Sulcus intraparietalis *m*
顶裂静脉 Vena fissure parietalis *f*
顶盲端 Caecum cupulare *n*
顶泌汗腺 apokrine Schweißdrüsen *f pl*
顶内沟 Sulcus intraparietalis *m*
顶颞部皮瓣 parieto-temporale Klappe *f*
顶颞桥束 Tractus parietotemporopontinus *m*
顶颞桥纤维 Fibrae parietotemporopontinae *f pl*
顶蓬原则 Decke-Prinzip *n*
顶器 parietales Organ *n*
顶前板障静脉 Vena diploica parietales anteriores
顶前动脉 Arteria parietalis anterior *f*
顶前静脉 anteriore parietale Vene *f*
顶前内侧静脉 anteromediale parietale Vene *f*
顶切迹 Ineisura parietalis *f*
顶区 Parietalfeld *n*, Regio parietalis *f*
顶乳缝 Sutura parietomastoidea *f*
顶乳突缝 Sutura parietomastoidea *f*
顶上[小]叶 Lobulus parietalis superior *m*
顶上区 parietaler superiorer Bereich *m*
顶生孢子 endständige Spore *f*
顶生的 endständig
顶尖富贵草碱 Terminaline *n pl*
顶体 Akrosom *n*
顶体蛋白 Akrosin *n*
顶体反应 Akrosomreaktion *f*, akrosomale Reaktion *f*
顶体后环 postacrosomaler Ring *m*
顶体颗粒 Akrosomgranula *n pl*
顶体粒 Akrosomgranula *f*
顶体[帽] Akrosom *n*, akrosomale Kappe *f*
顶体酶 acrosomales Enzym *n*, Akrosin *n*
顶体囊泡 Akrosombläschen *n*, acrosomal vesicle <engl.>
顶体内膜 innere Membran des Akrosoms *f*, inner acro-somal membrane <engl.>
顶体泡 Akrosombläschen *n*
顶体素(顶体蛋白,精子酶,精虫头粒蛋白) Akrosin *n*
顶休[小]泡 Akrosombläschen *n*, acrosomal vesicle <engl.>
顶体外膜 äußere Membran des Akrosoms *f*, outer acrosomal membrane <engl.>
顶体下间隙 Spalte des Unterakrosom *f*
顶替色谱法 Verdrängungschromatographie *f*
顶突 Rostellum *n*
顶突腺 Rostellum-Drüse *f*
顶臀长 Scheitel-Steiß-Länge *f*, Sitzhöhe *f*
顶臀长度 Scheitel-Steißlänge *f*, Kopf-Steißlänge *f*
顶下沟 Sulcus subparietalis *m*
顶下区 parietaler inferiorer Bereich *m*
顶下小叶 Lobulus parietalis inferior *m*
顶先露 Scheitelbeinlage *f*, Scheitelbeineinstellung *f*
顶叶 Scheitellappe *n*/m, Lobus parietalis cerebri *m*
顶叶病变综合征 Parietalhirn-Syndrom *n*, Symptomkom-plex bei Läsion des Lobus parietalis *m*
顶叶癫痫 Scheitellappenepilepsie *f*
顶叶静脉 Vena lobus parietalis *f*, Scheitellappenvene *f*
顶叶支 parietaler Ast *m*
顶叶综合征 Scheitellappen-Syndrom *n*, Parietalhirn-Syndrom *n*, Bianchi* Syndrom *n*
顶缘 Margo parietalis *m*
顶针 Fingerhut *m*
顶枕的 parieto-occipitalis
顶枕动脉 Arteria parieto-occipitalis *f*
顶枕沟 Sulcus parieto-occipitalis *m*
顶枕裂 Fissura parieto-occipitalis *f*
顶枕桥束 Tractus parietoocciptopontinus *m*
顶枕桥纤维 Fibrae parietoocciptopontlles *f pl*
顶枕支 Ramus parieto-occipitalis *m*
顶正波 spitze positive Welle *f*
顶支 Ramus parietalis *m*
顶质分泌的 apokrin
顶质分泌腺 apokrine Schweißdrüse *f*
顶踵长 Scheitel-Fersenlänge *f*
顶踵长度 Scheitel-Fersenlänge *f*
顶椎 Topwirbel *m*
顶坐高 Sitzhöhe *f*

dìng 订定锭

订正表 Korrekturtabelle *f*
定比 konsistante Proportion *f*, konstantes Verhältnis *n*
定比定律 Gesetz konstanter Proportionen *n*
定比强化 Festverhältnis-Verstärkung *f*
定比强化时间表 Festverhältnis-Zeitplan *m*
定比重吸收 konstanter Bruchteil-Reabsorption *f*
定标 Kalibrierung *f*
定标电路 Untersetzerschaltung *f*
定标器 Untersetzer *m*
定标试验 Kalibrierungsprobe *f*
定标型探测器 Untersetzungsdetektor *m*
定步长 fester Schritt *m*
定氮球管 Stickstoffbulbe *f*, nitrogen bulb <engl.>
定氮烧瓶 nitrometrischer Kolben *m*
定氮仪 Nitrometer *n*
定点表示法 Fixpunkt-Darstellung *f*
定点采样 feste Probeentnahme *f*
定点的 ortsspezifisch
定点计算机 Fixpunkt-Computer *m*
定点区域采样 Flächenstichprobenverfahren *n*
定点探测 Punktdetektion *f*
定点诱变 ortsgerichtete Mutagenese *f*
定碘量分析 iodometrische Analyse *f*
定碘烧瓶 Jodbestimmung-Kolben *m*
定电位电解式气体测定器 Steuer-Potenzial der Elektrolyse-Gasdetektor *m*
定额抽样 Quotenauswahl *f*
定额或定向补助 feste oder orientierte Subvention *f*
定分度 Kalibrierung *f*
定积分 bestimmtes Integral *n*

定基比 Verhältnis mit bestimmter Basis *n*
定价控制 Preiskontrolle *f*
定界 Limitation *f*
定界叩诊 topographisehe Perkussion *f*
定景凝胶扩散试验 Fahey*-McKelvey* quantitativer Geldilfusionstest *m*
定居 Kolonisation *f*
定居寄生物 Oikosit *n*
定居巨噬细胞 Kolonisation-Makrophage *m*
定居因子 Faktor der Kolonialisierung *m*
悉生生物学 Gnotobiologie *f*, gnotobiotics <engl.>
定菌形成 Gnotophoresis *f*
定菌[作用] Bakteriopexie *f*
定口径 Kalibrierung *f*
定理 Theorem *n*
定粮 Ration *f*
定量 festgelegte Menge *f*, Quantum *n*
定量变量 quantitative Variable *f*
定量病理学 quantitative Pathologie *f*
定量步行 quantitativer Spaziergang *m*
定量彩色多普勒 quantitative Farbdoppler *m*
定量测定 quantitative Bestimmung *f*, Quantitätsbestimmung *f*
定量沉淀试验 quantitative Ausfällungsprüfung *f*
定量沉淀物反应 quantitative Präzipitatreaktion *f*
定量单向凝胶扩散试验(曼西尼试验) Mancini* Test *m*
定量的 quantitativ
定量动态模型 quantitatives dynamisches Modell *n*
定量[方]法 quantitative Methode *f*
定量反应 quantitative Reaktion *f*
定量放射自显影 quantitative Autoradiographie *f*
定量分析 quantitative Analyse *f*
定量分析纸 quantitatives Filterpapier *n*
定量构-效关系 quantitative Struktur-Wirkungs-Beziehung *f*
定量关系 quantitative Relation *f*
定量化学分析 quantitative chemische Analyse *f*
定量计算机断层摄影 quantitative Computertomographie *f* (QCT)
定量加液器 flüssige Zuführflasche *f*
定量加液筒 flüssiger Zuführzylinder *m*
定量检测下限 untere Bestimmungsgrenze *f*
定量抗体变量抗原滴定 Dean*-Webb* Methode (od. Titration) *f*
定量抗体测定 quantitative Antikörperbestimmung *f*
定量滤纸 quantitatives Filterpapier *n*
定量描述 quantitative Beschreibung *f*
定量模型 quantitatives Modell *n*
定量逆转录多聚酶链式反应 quantitative reverse Transkriptase-Polymerase-Kettenreaktion *f*
定量披尔奎氏反应 quantitative Pirquet* Reaktion *f*
定量评测 quantitative Bewertung *f*
定量评价 quantitative Auswertung *f*
定量取样器 proportionaler Probeentnehmer *m*
定量溶液 volumetrische Lösung *f*
定量实时荧光 quantitative Echtzeit-Fluoreszenz *f*
定量实时荧光 PCR quantitative Real-Time *f* (PCR)
定量试验 quantitativer Test *m*, quantitative Probe *f*
定量视觉 quantitative Vision *f*
定量文献 quantitative Literatur *f*
定量雾化吸入器 Dosierinhalator *m*
定量吸入器 Dosieraerosol *n*
定量系统评价 quantitative Systembewertung *f*
定量细胞光度测定法 quantitative Zytophotometrie *f*
定量显微镜 quantitatives Mikroskop *n*
定量显微镜检查 quantitative Mikroskopie *f*
定量限 Bestimmungsgrenze *f*
定量心动电流图 quantitative Elektrokardiographie *f*
定量心理学 quantitative Psychologie *f*
定量信息 quantitative Information *f*
定量性质 quantitative Eigenschaft *f*
定量药理学 quantitative Pharmakologie *f*
定量药物脑电图 quantitatives Pharmako-EEG *n* (QPEEG)
定量药物设计 quantitatives Arzneimittelprojekt *n*
定量预报 quantitative forecast *f*
定量诊断 quantitative Diagnose *f*
定量值输入 quantitative Werteingabe *f*
定量资料 quantitative Daten *f pl*
定量自体放射照相[术] quantitative Autoradiographie *f*
定裂 fixierte Spalte *f*, fixierte Fissur *f*
定硫器 Schwefel-Bestimmung-Gerät *n*
定论 abschließbendes Urteil *n*, endgültige Beurteilung *f*
定律 Gesetz *n*
阿伏伽德罗氏定律 Avogadro* Gesetz *n* (od. Hypothese *f*)
贝尔[氏]定律 Beer* Gesetz *n*
贝林格氏定律 Behring* Gesetz *n*
贝-马二氏定律 Bell*-Magendié* Regel *f*
贝-特二氏定律 Bergoniè*-Tribondeau* Gesetz *n*
波义尔氏定律 Boyle* Gesetz *n*
博代氏定律 Bordet* Gesetz *n*
布丹氏定律 Boudin* Gesetz *n*
布喇格定律 Bragg* Gesetz *n*
布鲁斯特定律 Brewster* Gesetz *n*
查理氏定律 Charles* Gesetz *n*
达-莫二氏定律 Dastre*-Morat* Gesetz *n*
道尔顿氏定律 Dalton* Gesetz *n*, Gesetz der Partialdrücke *n*
道-亨二氏定律 Henry*-Dalton* Gesetz *n*
东德氏定律 Donders* Gesetz *n*
杜-波二氏定律 Dulong*-Petit* Regel *f*
法拉第氏定律 Faraday* Gesetz *n*
菲克扩散定律 Fick* Diffusionsgesetze *n pl*
菲兹氏定律 Fitz* Gesetz *n*
费-波二氏定律 Ferry*-Porter* Regel *f*
费希内氏定律 Fechner* Gesetz *n*
弗罗里普氏定律 Froriep* Gesetz/*n*
弗洛朗氏定律 Flourens* Gesetz *n*
格-瓦二氏定律 Guldberg*-Waage* Gesetz *n*, Gesetz der-chemischen Massenwirkung *n*
亨利氏定律 Henry* Absorptionsgesetz *n*
华勒氏定律 Waller* Gesetz *n*
凯麦勒氏定律 Camerer* Regel *f*
门捷列夫氏定律 Mendelléef* Periodengesetz *n*
孟德尔氏定律 Mendel* Gesetze *n pl*
牛顿氏定律 Newton* Gesetz *n*, Gravitationsgesetz (yon Newton) *n*
欧姆氏定律 Ohm* Gesetz *n*
普劳斯特氏定律 Proust* Gesetz *n*
斯塔林氏定律 Starling* (Herz-) Gesetz *n*
斯托克斯定律 Stokes* Gesetz *n* (od. Regel *f*)
魏尔啸氏定律 Verchow* Gesetz *n*
定脉率起搏器 festfrequenter Schrittmacher *m*
定浓冲淡热 differeutielle Lösungswärme *f*
定频[率]起搏器 Festfrequenzherzschrittmacher *m*
定期采样 regelmäßige Probenahme *f*
定期复查 regelmäßige Nachprüfung *f*
定期健康检查 periodische GesundheItsuntersuchung *f*
定期健康体检 regelmäßige Vorsorgeuntersuchung *f*
定期门诊随访 regelmäßige ambulante Verlaufsuntersuchungen *pl*
定期筛检 regelmäßige Vorsorge *f*
定期体检 turnusmäßige körperliche Untersuchungen *f pl*

定期透析 regelmäßige Dialyse *f*
定群研究 Kohortenstudie *f*
定容呼吸机 volumengesteuertes Beatmungsgerät *n*
定容模式 Kapazitätsmodell *n*
定时崩解 Zeitzerfall *m*, timed disintegration <engl.>
定时的 regulär, periodisch
定时电路 Zeitregelungsschaltung *f*, Zeitsteuerschalcung *f*
定时法 feste Zeittest *m*
定时呼吸机 zeitgesteuertes Beatmungsgerät *n*
定时继电器 Zeitschalter *m*, Zeitnehmer *m*
定时器 Zeitplangeber *m*, Zeitwächter *m*
定时取集的样品 Zeitprobestück *n*, grab sample <engl.>
定时释放的 zeitfreigesetzt, timed-release <engl.>
定时显微电影摄影术 Zeitraffermikrokinematographie *f*
定时显微摄影术 Zeitraffermikrophotographie *f*
定时信号发生器 Zeitgeber *m*
定时性蛋白尿 zyklische Albuminurie *f*
定时障碍 Dyschronismus *m*
定时装置 Zeitplangeber *m*, Zeitwächter *m*, Zeitwerk *n*, Taktgerät *n*
定态 stationärer Zustand *m*
定体[积]比热 spezifische Wärme bei konstantem Volu-men *f*
定位 Ortbestimmung *f*, Lokalisierung *f*, Einstellung *f*, Orientierung *f*
定位,局限 Lokalisierung *f*
定位规律 Orientierungsgesetz *n*
定位规则 Orientierungsregel *f*
定位觉障碍 Dyschiasia *f*
定位偏倚 Ort Bias *f*
定位平面 Orientierungsebene *f*
定位器 Ortungsgerät *n*, Ortungsinstrument *n*
定位 ROC 曲线 location-ROC-Kurve *f*(LROC)
定位 X 线照射装置 LokalisationsrOntgenapparat *m*, Loka-lisationsrOntgengerät *n*
定位效应 Orietierungseffekt *m*
定位仪 Ortungsgerät *n*, Ortungsinstrument *n*
定位因素 orientierungsfaktor *m*
定位诊断 Niveaudiagnostik *f*
定位治疗 Positionierung-Behandlung *f*
定位转移 Translokation *f*
定位(向)作用 Orientierung *f*, Lokalisierung *f*
定向 Orientierung *f*
定向表达 gezielte Expression *f*
定向测验 Orientierungsversuch *m*
定向的 direktional
定向点诱变 direktionale Punktmutagenese *f*
定向发射 orientierte Emission *f*
定向发育 gerichtete Fortpflanzung *f*, gezielte Aufzucht *f*
定向法则 orientierungsregel *f*
定向干细胞 determinierte (Blut-)Stammzelle *f*
定向骨祖细胞 Richtungsknochenvorläuferzelle *f*
定向合成 orientierte Synthese *f*
定向极化率 Orientierungspolarisierbarkeit *f*
定向聚合 orientierte Polymerisation *f*
定向力 Orientierungsvermögen *n*, Orientierung *f*
定向力丧失 Unorientierung *f*
定向力消失 Disorientation *f*
定向[力]障碍 Desorientierung *f*, Desorientiertheit ,Disorientation *f*, Orientierungsstörung *f*
定向力障碍 Orientierungsstörung *f*
定向能力 Orientierungskapazität *f*
定向排列 orientierte Einordnung *f*, Orientierungsarrangement *n*
定向取代基 Orientierungssubstitutionsgruppe *f*
定向任务训练 aufgabenorientiertes Training *n*
定向筛选 orientierte Durchsiebung *f*, Orientierungs-durchsiebung *f*
定向生骨前体细胞 determinierte osteogene Präkursorzelle *f*
定向特性 Richtungscharakteristik *f*
定向听诊器 symballophone <engl.>
定向突变 gerichtete Mutation *f*, Orthomutation *f*
定向突触 gerichtete Synapse *f*
定向位置 Richtungsposition *f*
定向细胞 Richtungszelle *f*
定向效应 orientierungseffekt *m*, Einflußder Orientierung *m*
定向性 Orientierung *f*
定向药物制剂 gerichtetes pharmazeutisches Präparat *n*
定向仪 orientometer *m/n*, stereotaktischer Apparat *m*
定向[造血]干细胞 hämatopoetische Stammzelle *f*
定向造血肝细胞 engagierte Hämatopoetische Leberzelle *f*
定向障碍 Disorientation *f*
定形的 liguriert, figurat(-us, -a, -um)
定型 Stereotyp *m*, Stereotypie *f*
定型成红细胞 definitive Erythroblasten *m pl*
定型的原红细胞 definitive Original roten Blutkörperchen *n*, endgültige Original Erythrozyten *n*
定型细胞 definitive Zelle *f*, determinierte Zelle *f*
定型性造血 definitive Hämatopoese *f*
定型祖细胞 engagierte Vorläuferzelle *f*
定性测定 qualitative Bestimmung *f*
定性的 qualitativ
定性反应 qualitative Reaktion *f*
定性分析 qualitative Analyse *f*
定性分析滤纸 Filterpapier für qualitative Analyse *n*
定性[化学]分析 qualitative chemische Analyse *f*
定性检验 Qualitätsbeurteilung *f*, Qualitätsprüfung *f*
定性叩诊 qualitative Perkussion *f*
定性滤纸 qualitatives Filterpapier *n*
定性试验 qualitativer Test *m*
定性药理学 qualitative Pharmakologie *f*
定性诊断 qualitative Diagnose *f*
定性资料 qualitative Daten *pl*
定压比热 spezifische Wärme bei konstantem Druck *f*
定压呼吸机 druckgesteuertes Beatmungsgerät *n*
定义和发病机理 Definition und Pathogenese *f*
定义和分类 Definition und Kategorie *f*
定义和命名法 Definition und Nomenklatur *f*
定因 determinierende Ursache *f*
定音向不能 Richtungsgehörstörung *f*
定影 Fixierung *f*, Fixation *f*
定影剂 Fixiermittel *n pl*
定影液 Fixierflüssigkeit *f*, Fixierungsflüssigkeit *f*, Fixans *n*
定域分子轨道 lokalisiertes Molekülorbital *n*, lokalisierte Molekularbahn *f*
定域轨道 Lokalisiertes Orbital *n*
定域[化] Lokalisierung *f*
定域激子 Lokalisiertes Exziton *n*
定植 Kolonisation *f*
定植因子抗原 Kolonisation Faktor Antigen *n*
定质视觉 qualitative Vision *f*
定子 Determinanten *m pl*
定群研究 Panel-Studie *f*
定罪的 verurteilt
锭剂 Arzneikügelchen *n pl*, Pastillen *f pl*, Pastilli *m pl*, Täfelchen *n pl*

DIU 铥

diū 铥

铥 Thulium *n*(Tu od. Tm, OZ 69)

DONG 东冬氡懂动冻胨恫洞

dōng 东冬氡

东北贯众素 Dryocrassin *n*
东北蝲蛄 Cambaroides dauricus *m*
东喘宁 Scoparon *n*, Dimethoxycoumarin *n*
东喘平 Taloximin(um) *n*
东德氏环 Donders* Ringe *m pl*
东德氏青光眼 Donders* Glaukom *n*, Glaucoma simplex atrophicum *n*
东德氏试验 Donders* Versuch *m*
东德氏压力 Donders* Druck *m*
东方次睾吸虫 Metorchis orientalis *m*
东方胆小管肝炎 orientale Cholangiohepatitis *f*
东方红色 Orientrot *n*
东方霍乱 Cholera orientalis *f*
东方疖 Orientbeule, Orientfistel *f*, Orientgeschwür *n*, Leishmaniasis furunculosa *f* Furunculosis orientalis *f*
东方口疮 Aphtha orientalis *f*
东方库蚊 Culex orientalis *m*
东方立克次氏体 Rickettsia orientalis *f*, Rickettsia nipponica *f*
东方利什曼病 orientale Leishmaniase *f*
东方蠊 Kakerlake *m*, Küchenschabe *f*, Blatta orientalis *f*
东方马脑脊髓炎 östliche Pferdeenzephalomyelitis *f*
东方马脑脊髓炎病毒 Eastern Equine Encephalomyelitis-Virus *n*
东方马脑炎 Eastern Equine Encephalomyelitis *f*, Eastern Equine Encephalitis *f*
东方马脑炎病毒 Eastern Equine Encephalitis-Virus *n*
东方毛圆线虫 Trichostrongylus orientalis *m*
东方体[属] Orientia *f*
东方筒线虫 Oströhre-Wurm *m*
东方医学 orientalische Medizin *f*
东非睡眠病 Afrikanische Schlafkrankheit *f*, Afrikanische Trypanosomiasis *f*
东格恩氏试验 Dungern* Test *m*
东莨菪苷(甙) Skopolin *n*
东莨菪碱 Skopolamin *n*, Hyoszin *n*
东莨菪碱滴眼剂 Skopolaminaugentropfen *n*, Hyoszinau-gentropfen *n*
东莨菪碱眼膏 Hyoszin-Augensalbe *f*, Oculentum hyoscinae *n*
东莨菪碱氧溴酸盐 Scopolaminum hydrobromicum *n*
东莨菪碱中毒 Scopolaminismus *m*, Skopolamin-Vergiftung *f*
东莨菪内酯 Scopoletin *n*
东莨菪素 Skopoletin *n*
东乡[氏]伊蚊 Aedes togoi *m*
东乡伊蚊 Aedes togoi *m*
冬虫夏草菌素 Cordycepin *n*
冬季飞行服 schwerer Fluganzug *m*
冬季飞行裤 Winter-Flughose *f*
冬季型 Wintertyp *f*
冬季性关节炎 Arthritis hiemalis *f*
冬季运动 Wintersport *m*
冬季最小日照时数 Mindestdauer vom Sonnenschein im Winter *f*
冬令的 Winter-
冬令红斑角质松解 Erythrokeratolyse hiemalis *f*
冬令皮肤干燥 trockene Haut im Winter *f*
冬令皮炎 Winterdermatitis *f*, Dermatitis hiemalis *f*
冬令瘙痒 Winterjucken *n*, Pruritus hiemalis *m*, Duhring* Pruritus *m*
冬令荨麻疹 Urtikaria hiemalis *f*
冬令痒疹 Prurigo hiemalis *f*
冬令肢皮炎 Akrodermatitis hiemalis *f*
冬绿[树] Wintergrün *n*
冬绿苷(甙) Gaultherin *n*
冬绿油 Wintergrünöl *n*, Gaultheriaöl *n*, Oleum Gaulthe-riae *n*
冬眠 Hibernation *f*, Hibernisation *f*, Winterschlaf *m*
冬眠合剂 lytischer Cocktail *m*
冬眠疗法 Winterschlaftherapie *f*
冬眠[疗法] Winterschlaf *m*
冬眠灵 Chlorpromazin(um) *n*, Promazil *n*
冬眠瘤 Hibernom(a) *n*
冬青 Ilex pedunculosa *f*, Ilex chinensis *f*
冬青虫 Kermes *m*, Coccus ilicis *m*
冬青黄嘌呤 Ilexanthine *n pl*
冬青科 Aquifoliaceae *pl*
冬青属 Ilex *m*
冬青素 Ilicin(um) *n*
氡 Radon *n* (Rn, OZ 86), Niton *n* (Nt)
氡放射源植入器 Radon seed-Implantationsgerät *n*
氡含量 Radoninhalt *m*
氡气 Radongas *n*
氡容器 Radon-Kontainer *m*, Radon-Behälter *m*
氡射气 Radonemanation *f*
氡[射]线照片 Curiegramm *n*
氡钍分析器 Radon-und Thorium-Analysator *m*
氡逸出区 Radon-gefährdete Bereich *m*
氡子体 Radon-Tochter *f*

dǒng 懂

懂多种语言 Mehrsprachigkeit *f*
懂多种语言者 mehrsprachig

dòng 动冻胨恫洞

动鞭纲 Zoomastigina *f*
动槽气压表 dynamisches Bad-Barometer *n*
动槽式水银气压计 Gefäßbarometer *n*
动磁场疗法 dynamische Magnetfeldtherapie *f*
动蛋白(发动蛋白) Dynamin *n*, Kinesin *n*
动的 kinetisch
动电位 elektrokinetisches Potential *n*
动电现象 elektrokinetisches Phänomen *n*, elektrokinetische Erscheinung *f*
动度测量计 dynamisches Messgerät *n*
动感情的 emotional, emotionell
动关节 Abarthrose *f*, Abarthrosis *f*, Diarthrose *f*
动合子 Ookinet *m*
动核 Kinetonucleus *m*, Kinetoplast *m*
动幻觉 kinesthetic hallucination *f*
动机 Motiv *n*, Intention *f*
动机本能论 Instinkttheorie der Motivation *f*
动机层次 Hierarchie der Motive *f*
动机冲突 Motivationskonflikt *m*
动机的精神分析理论 psycholoanalytische Theorie der Motivation *f*
动机的认知理论 kognitive Motivationstheorie *f*
动机行为 Motivationsverhalten *n*
动机强度与活动效率 Motivation-Intensität und Aktivität-Effizienz *f*
动机缺乏症状群 amotivationales Syndrom *n*
动机水平 Motivationsebene *f*
动机梯度 Gradient der Motivation *m*
动机享乐说 hedonische Theorie der Motivation *f*
动机性选择 motivierte Selektivität *f*
动机性遗忘 motiviertes Vergessen *n*
动机周期 Motivationszyklus *m*
动基裂纲 Kinetofragminophorea *f*
动基体 Kinetoplast *m*
动基体目 Kinetoplastida *f*

动觉 Kinästhesie *f*, kinästhetische Wahrnehmung *f*, kinästhetische Empfindung *f*
动觉冲动 kinesthetischer Impuls *m*
动觉错觉 kinästhetische Illusion *f*
动觉反馈 kinästhetisches Feedback *m*
动觉后效 kinästhetische Nachwirkung *f*
动觉幻想 kinästhetische Illusion *f*
动觉计 Kinästhesiometer *m/n*
动觉记忆 kinästhetisches Gedächtnis *n*
动觉显示 kinästhetisches Display *m*
动觉线索 kinästhetisches Cue *n*
动觉象 kinästhetische Vorstellung *f*
动觉增强 kinästhetische Verstärkung *f*
动景镜 Anorthoskop *n*
动景器 Stroboskop *n*
动景现象 Stroboskop-Phänomen *n*
动静结合原则 Prinzip der Bewegung in Verbindung mit der Ruhe *n*, principle of combination of movement and immobilization <engl>
动静结合原则 Prinzip der Kombination von Bewegung und Immobilisierung *m*
动静脉穿刺切开与插管术 arteriovenöse Stichinzision und Katheterisierung *f*
动静脉的 arteriovenös, arteriovenos (-us, -a, -urn)
动静脉短路 arteriovenöse Kopplung *f*
动静脉分流[术] arteriovenöser Shunt *m*
动静脉畸形 arteriovenöse Malformation *f*, arteriovenöse Mißbildung *f*
动静脉交叉 arteriovenöse Kreuzung *f*
动静脉局部缩窄 lokale arteriovenöse Konstriktion *f*
动静脉扩张 Arteriophlebektasie *f*, Phlebarteriektasie *f*
动静脉瘤 Aneurysma arterio-venosum *n*, Aneurysma intervasale *n*
动静脉瘤性静脉曲张(波特动脉瘤) aneurysmatischer Varix *m*, Pott* Aneurysma *n*
动静脉瘘 arterio-venöse Fistel *f*, Fistula arteriovenosa *f*
动静脉瘘管性肾炎 arterio-venös-fistulöse Nephritis *f*
动静脉瘘切除术 Resektion des arteriovenöse Fistel *f*
动静脉瘘四头结扎术 Vierend-Ligatur für arteriovenöse Fistel *f*
动静脉瘘修补术 Verschluß der arteriovenösen Fistel *m*
动静脉内瘘 interne arteriovenöse Fistel *f*
动静脉切开术 Arteriophlebotomie *f*
动静脉外瘘 externe arteriovenöse Fistel *f*
动静脉吻合[术] arteriovenöse Anastomose *f*, Anastomosis arteriovenosa *f*
动静脉吻合支 arteriovenöser Anastomosenasl *m*
动静脉系统 arteriell-venöses System *n*
动静脉型血管瘤 arteriovenöses Hämangiom *n*
动静脉性血管畸形 arteriovenöse Gefäßfehlbildung *f*
动静脉性血管瘤(蔓状血管瘤) arteriovenöses Hämangiom *n*
动静脉血氧分压差 arteriovenöse Sauerstoffdifferenz *f*
动-静脉血氧含量差 arteriovenöse Sauerstoffdifferenz *f*
动静脉血氧合 arteriovenöse Sauerstoffversorgung *f*
动静脉血液透析 arteriovenöse Hämodialyse *f*
动静脉血液透析滤过 arteriovenöse Hämodiafiltration *f*
动静脉氧差 arteriovenöse Sauerstoffdifferenz *f*
动力 Motilität *f*, Kraft *f*, Kinesis *f*
动力病原论 Dynamismus *m*
动力测验[法] Dynamoskopie *f*
动力测验器 Dynmnoskop *n*
动力蛋白(达因蛋白,纤毛蛋白) Dynein *n*
动力蛋白臂 Dyneinarm *m*
动[力]的 dynamisch, kinetisch, dynamic (-us, -a, -um), kinetic (-us, -a, -um)
动力定型 dynamische Stereotypie *f*
动力辅助静脉回流 Energie-unterstützter venöser Blutrückfluss *m*
动力格 dynamisches Gitter *n*
动力锅炉 Kraftwerkskessel *m*
动力肌 dynamischer Muskel *m*, kinetischer Muskel *m*
动力加压接骨板 dynamisches Kompressionsplatt *n*
动力结构复[合]体 dynamischer struktureller Komplex *m*, dynamischer Struktnrkomplex *m*
动力精神病学 dynamische Psychiatrie *f*
动力空气采样器 dynamischer Luftkeimsammler *m*
动力立体定型 dynamischer Stereotyp *m*
动力喷雾器 Kraftzerstäuber *m*, Kraftvernebler *m*
动力平衡 dynamisches Gleichgewicht *n*, kinetisches Gleichgewicht *n*
动力缺失 Adynamie *f*, Adynamia *f*
动力式夹板 dynamische Schienung *f*
动力试验 dynamisehe Prüfung *f*, Motilitätsprftifung *f*, Motilitätsprobe *f*
动力试验培养基 Motilitätsprüfungsmedium *n*
动力腕手指矫形器 dynamische Handgelenk-Hand-Finger-Orthese *f*
动力稳定性 dyrnamische Stabilität *f*
动力心理学 dynamische Psychologie *f*
动力性(动态)手指矫形器 dynamische Finger-Orthese *f*
动力性肠梗阻 dynamischer neus *m*, funktioneller lleus *m*
动力性黄疸 dynamischer lkterus *m*
动力性加压钢板 dynamisches Kompressionsplatt *n*
动力性练习 dynamische Übung *f*
动力性拇内翻 dynamischer Hallux varus *m*
动力性尿路梗阻 dynamischer Verschluß des Harnwegs *m*
动力性疲劳 dynamische Ermüdung *f*
动力性斜视 dynamisches Schielen *n*, Strabismus dynamicus *m*
动力性心肌成形术 dynamische Kardiomyoplastik *f*
动力性悬吊 dynamische Suspension *f*
动力性训练 dynamisches Training *n*
动力性杂音 dynamisches Geräusch *n*
动力学 Dynamik *f*, Kinetik *f*
动力学拆分 kinetische Auflösung *f*
动力学法 kinetischer Assay *m*
动力学方向的短程心理治疗(动力导向的短程心理治疗) psychodynamische Kurzzeitpsychotherapie *f*
动力学理论 kinetische Theorie *f*, Dynamotheorie *f*
动力学试验 dynamischer Test *m*, dynamische Prüfung *f*
动力学途径 dynamischer Ansatz *m*
动力学氧化试验 dynamischer Oxidationstest *m*
动力学原理 kinetisches Prinzip *n*, Dynamoprinzip *n*
动力噪声 kinetischer Geräusch *m*
动力粘度 kinematische Viskosität *f*
动力障碍 Dyskinesie *f*
动力障碍型消化不良 Motilitätsstörungen-Dyspepsie *f*
动力支具 dynamische Orthese *f*
动力指示法 Dynamophanie *f*
动力转向的电动轮椅 Elektrorollstuhl mit Servolenkung *m*
动力装置 Kraftinstallation *f*
动力作业 Bewegungsarbeit *f*
动力(态)作业 dynamische Arbeit *f*
动粒 Kinetochor *n*
动联觉 Synkinese *f*
动量 Momentum *n*
动量定理 Momentensatz *m*
动量矩 Imputsmoment *n*, Drehimpuls *m*
动量守恒定律 Impulserhaltungssatz *m*
(动)卵囊 Oozyste *f*
动脉 Schlagader *f*, Pulsader *f*, Arterie *f*
动脉泵 arterielle Pumpe *f*

动脉闭塞 Arterienverschluß *m*
动脉闭塞性坏疽 Arterienverschließungsgangrän *f*
动脉[壁]变性 Arteriasis *f*
动脉壁夹层 arterielle Dissektion *f*
动脉壁内中膜厚度 IMT Intima-Media-Dicke *n*
动脉[壁]周丛 Plexus periarterialis *m*
动脉病 Arteriose *f*, Arteriopathie *f*
动脉波 Arterienpulswelle *f*
动脉搏动 Arteriopalmus *m*, Arterienpuls *m*
动脉搏动过度 Exzeß des Arterienpulses *m*
动脉搏动声 Arterienpuls(ations)ton *m*
动脉搏描记法(术) Arteriographie *f*
动脉搏描记器 Arteriograph *m*
动脉搏描记图 Arteriogramm *n*
动脉插管 arterieller Katheter *m*
动脉插管术 arterielle Katheterisierung *f*
动脉成形术 Arterienptastik *f*
动脉弛缓 Arterienschlaffung *f*, Arteriochalasis *f*
动脉重建性手术 Rekonstruktion der Arterie *f*, Arterienre-konstruktion *f*
动脉出血 Arterienblutung *f*, Arteriorrhagie *f*
动脉穿壁封闭术 Arterioplegmus *m*, Perplikation *f*
动脉穿刺 Arterienpunktion *f*
动脉穿刺导管 Arterienkatheter *m*
动脉刀 Arteriotom *n*
动脉导管 Ductus arteriosus *m*
动脉导管闭合时间 Zeitpunkt der Schließung des Ductus arteriosus *m*
动脉导管缝合器 Nahtinstrument des Ductus arteriosus *n*
动脉导管结扎术 Duktusligatur *f*
动脉导管开放 Öffnung des Ductus arteriosus *f*
动脉导管切断缝合术 Durchtrennung und Umstechungs-naht des Ductus arteriosus persistens *f*, Durchtrennung und Umstechungsnaht des oifenen Ductus arteriosus Botalli *f*
动脉导管三角 Dreieck des Ductus arteriosus *n*
动脉导管索 Chorda ductus arteriosi *f*, Botalli-Ligament *n*
动脉导管未闭 oftener Ductus arteriosus Botalli *m*, Ductus arteriosus persistens *m*
动脉导管未闭切断缝合术 Offenen Ductus arteriosus Schneiden und Nähen *f*
动脉导管压缩 Verengung des Ductus arteriosus *f*
动脉的 arteriell, arterial(-is, -is, -e), arterios(-us, -a, -um)
动脉狭窄 Arterienverengerung *f*
动脉 - 动脉栓塞 arterielle Embolisation *f*
动脉二氧化碳分压 Partialdruck des arteriellen Kohlendioxid-Partialdruck von arteriellen Kohlendioxid *m*(PaCO2)
动脉二氧化碳含量 Inhalt des arteriellen Kohlendioxids *m*
动脉二氧化碳压力 Druck des arteriellen Kohlendioxids *m*
动脉二氧化碳张力 Spannung des arteriellen Kohlendioxids *f*
动脉发育过度 Arterioperissia *f*
动脉分解术 Arteriodialysis *f*
动脉分离 Arteriodiastasis *f*
动脉缝术 Arteriennaht *f*, Arteriorrhaphie *f*
动脉钙(骨)化 Arterienverkalkung *f*, Arteriosteogenesis *f*, Arteriostosis *f*
动脉干 Truncus arteriosus *m*
动脉干分隔不均 ungleiche Verteilung des Truncus arteriosus *f*
动脉干嵴 First des Truncus arteriosus *m*
动脉干永存 Persistenz des Truncus arteriosus *f*, Truncus arteriosus persistens *m*
动脉供血不足 arterielle Insuffizienz *f*
动脉沟 Sulci arteriosi *m pl*
动脉管路滤器 arterieller Netzfilter *f*
动脉冠 Vasokorona *f*, Vasocorona *f*
动脉化静脉皮瓣 arterialisierter venöser Lappen *m*
动脉坏死 Arterionecrosis *f*
动脉环 Circus arteriosus(cerebri) *m*
动脉肌瘤病 Arteriomyomatosis *f*
动脉畸形 Arteriomißbildung *f*
动脉疾病 arterielle Krankheit *f*
动脉夹 Arterienklemme *f*
动脉结核 arterielle Tuberkulose *f*
动脉结石 arterielle Lithiasis *f*
动脉紧张 arterielle Spannung *f*, Arterienspannung *f*, arterieller lonus *m*
动脉痉挛 Arteriospasmus *m*
动脉 - 动脉反搏 arterio-arterielle Gegenpulsation *f*
动脉 - 静脉血氧含量差 arteriovenöse Sauerstoffgehaltsdifferenz *f*
动脉静脉血氧含量差(动脉静脉氧分压差) arterio-venöse Sauerstoffgehaltsdifferenz *f*
动脉静脉转流 arteriovenöse Bypass *f*
动脉空气栓塞 arterielle Luftembolie *f*
动脉口径计 Arteriometer *n*
动脉扩张 Arteriektasie *f*, Arterieetasia *f*
动脉瘤 Aneurysma *n*
动脉瘤包裹术 Einwickeln des Aneurysmas *n*
动脉瘤的跨壁压 transmuraler Druck *m*(TMP)
动脉瘤底 Aneurysmafundus *m*
动脉瘤缝合术 Aneurysmorrhaphie *f*
动脉瘤附壁血栓 wandständiger Thrombus im Apexaneurysma *m*
动脉瘤孤立术 isolierte Aneurysmachirurgie *f*
动脉瘤急死 plötzlicher Tod durch Aneurysma *m*
动脉瘤夹 Aneurysmaclip *m*
动脉瘤夹用钳 Aneurysma-Anlegeklemme *f*
动脉瘤颈 Aneurysma-Nacken *m*
动脉瘤颈夹闭[结扎]术 Aneurysma-Hals-Ausschnitt oder Ligation *f*
动脉瘤内缝[合]术 Endoaneurysmorrhaphie *f*
动脉瘤内缝术 Endoaneurysmorrhaphie *f*, Matas* Operation *f*
动脉瘤腔内修复术 endovaskuläre Aneurysma-Reparatur *f*
动脉瘤切除术 Aneurysmektomie *f*
动脉瘤手术器械包 Aneurysmaoperationsbesteck *n*
动脉瘤素质 aneurysmatische Diasthesie *f*
动脉瘤体 Aneurysma-Körper *m*
动脉瘤性骨囊肿 aneurysmatische Knochenzyste *f*
动脉瘤性甲状腺肿 Struma aneurysmatica *f*
动脉瘤性咳 aneurysmatischer Husten *m*
动脉瘤性蛛网膜下腔出血 aneurysmatische Subarachnoidalblutung *f*
动脉瘤血栓形成 Aneurysma-Thrombose *f*
动脉瘤夹 Aneurysmaklip(p) *m*
动脉瘤样骨囊肿 aneurysmatische Knochenzyste *f*, Cystis aneurysmatica ossium *f*
动脉瘤样肌囊肿 aneurysmatische Muskelzyste *f*
动脉瘤样血肿 Haematoma aneurysmale *n*
动脉瘤杂音 Aneurysmageräusch *n*
动脉瘤针 Aneurysmanadel *f*
动脉瘤震颤 aneurysmatisches Schwirren *n*
动脉瘤周围腹膜后纤维化 peripheres Aneurysma-Retroperitonealfibrose *f*
动脉[脉]搏 arterieller Puls *m*, Arterienpuls *m*
动脉毛细管的 arteriokapillär
动脉毛细管纤维变性 arteriokapilläre Fibrose *f*
CT 动脉门静脉造影术 computertomographische Arteriographie und Portographie *f*
动脉囊 Aorta-Beutel *m*
动脉内[给药] intraarteriell
动脉内的 intraarteriell, intraarterial(-is, -is, -e)

动脉内膜病 Endarteriopathie *f*
动脉内膜剥除(离)术 Endarteriektomie *f*
动脉内膜切除术 Endarteriektomie *f*
动脉内膜炎 Endarteri(i)tis *f*
霍伊布内氏梅毒性动脉内膜炎 Heubner* Endarteriitis *f*, Endarteriitis luetica *f*
动脉内膜硬化 Intima-Arteriosklerose *f*
动脉内外膜炎 Endoperiarterjitis *f*
动脉逆行插管[法] retrograde arterielle Katheterisierung *f*
动脉扭转 Arterientorsion *f*
动脉扭转术 Arteriotrepsie *f*, Arteriotrepsis *f*
动脉喷血描记法 Hämautographie *f*
动脉皮瓣 arterieller Hautlappen *m*
动脉皮瓣移位术 arterielle Hautlappen-Verlagerung *f*
动脉破裂 Arteriorrhexis *f*
动脉期 arterielle Phase *f*
动脉气栓 arteriellen Luftembolie *f*, arterielle Gasembolie *f*(AGE)
[动脉]前驱硬化 Präsklerose *f*
动脉钳 Arterienklemme *f*
动脉腔内低温成形术 C-PTA Angioplastie bei arteriellem Lumen *f*
动脉桥 arterielle Brücke *f*
动脉切并术 Arteriotomie *f*
动脉切除术 Arteriektomie *f*
动脉球 Bulbus arteriosus *m*
动脉缺损 arterieller Defekt *m*
动脉缺氧 arterielle Hypoxie *f*
动脉缺氧血[症] arterielle Anoxämie *f*, arterielle Anoxy-(h)ämie *f*
动脉瘤夹用钳 Aneurysma-Anlegeklemme *f*
动脉瘤破裂 Aneurysmaruptur *f*
动脉热交换器 arterieller Wärmetauscher *m*
动脉韧带 Ligamentum arteriosum *n*, Botalli-Ligament *n*
动脉韧带淋巴结 Lymphknoten des Ligamentum arteriosum *m*
动脉软化 Arteriomalazie *f*, Arteriomalacia *f*
动脉升压化疗灌注 arterielle Hypertonie-Chemotherapie *f*
动脉生成 Arteriogenesis *f*
动脉石 Arterienstein *m*, Arteriolith *m*
动脉收缩 arterielle Systole *f*
动脉输血[法] arterielle Bluttransfusion *f*
动脉树 arterieller Baum *m*
动脉栓塞 arterielle Embolie *f*
动脉栓子 arterielle Embolie *f*
动脉栓子切除术 arterielle Emboektomie *f*
动脉顺应性 arterielle Compliance *f*
动脉套管 arterielle Kanüle *f*
动脉痛 Arteralgie *f*, Arteralgia *f*
动脉退缩 Arteriodiastasis *f*
动脉臀弹力计 sphygmotonometer *n*
动脉外层剥除术 arterielle Dekortication *f*
动脉外膜炎 Exarteriitis *f*, Periarteriitis *f*, Ektoarteriitis *f*
动脉网 Rete arteriosum *n*
动脉危象 arterielle Krise *f*
动脉吻合 arterielle Anastomose *f*
动脉系统 Arteriensystem *n*
动脉狭窄手术钳 Arteriostenosenklemme *f*
动脉下的 hyparteriell
动脉纤维变性 Arteriofibrosis *f*
动脉腺(球) Bulbus arteriosus *m*, arterial gland <engl.>
动脉相 arterielle Phase *f*
动脉型肺动脉高压 arterielle Pulmonalhypertension *f*
动脉性充血 arterielle Hyperämie *f*
动脉性出血 arterielle Blutung *f*
动脉性动脉瘤 arterielles Aneurysma *n*
动脉性畸形 arterie Mißbildung *f*
动脉性溃疡 Ulcus arteriosum *n*
动脉性门静脉造影 arterielle Portographie *f*
动脉性脓毒病(症) arterielle Sepsis *f*
动脉性缺氧 arterielle Anoxie *f*
动脉性外渗 arterielle Extravasation *f*
动脉性阳痿 arteriogene Impotenz *f*
动脉性阴茎异常勃起栓塞术 Embolisation für arteriogene Peniserektion *f*
动脉修补术 Arteriorrhaphie *f*
动脉学 Arteriologie *f*
动脉血 arterielles Blut *n*
动脉血标本采集 arterielle Blutentnahme *f*
动脉血氮分压(张力) arterielle Stickstoffspannung *f*
动脉血二氧化碳分压 Partialdruck des Kohlendioxydes im arteriellen Blut *m*
动脉血肺泡气氮分压差 arteriell-alveolare N2-Differenz *f*
动脉血 - 肺泡气氮分压差 Arterien-alveolärer Partialdruck des Stickstoffgases *m*
动脉血 - 肺泡气二氧化碳分压差 Arterien-alveolärer Partialdruck von Kohlendioxid *m*
动脉血气 arterielle Blutgase *f*
动脉血气分析 arterielle Blutgasanalyse *f*
动脉血气体分压(张力) arterielle Blutgasspannung *f*
动脉血缺氧 arterielle Anoxämie *f*
动脉血色素 Arterin *n*, Oxyhaemoglobin(um) *n*
动脉血栓内膜剥除术 Thromboendarterectomia *f*
动脉血栓栓塞 arterielle Thrombembolie *f*
动脉血栓形成 arterielle Thrombose *f*, Arterienthrombose *f*
动脉血压 Arteriendruck *m*, arterieller Druck *m*, arterieller Blutdruck *m*
动脉血氧饱和度 arterielle Sauerstoffsättigung *f*
动脉[血]氧分压 arterieller Sauerstoffpartialdruck *m*
动脉血氧含量 arterieller Sauerstoffgehalt *m*
动脉压 arterieller Druck *m*, arterieller Blutdruck *m*
动脉压监测 arterielle Drucküberwachung *f*
动脉压力曲线 Arteriendruckkurve *f*
动脉压脉搏描记器 Tonoscillograph *m*
动脉压迫试验 Arteriendruckversuch *m*, artery compression test <engl.>
动脉炎 Arterienentzündung *f*, Arteriitis *f*
动脉氧饱和 arterielle Sauerstoffsättigung *f*
动脉氧[分]压 arterieller Sauerstoffdruck *m*
动脉氧含量 sauerstoffgehalt des arteriellen Blutes *m*
动脉氧容量 arterielle Sauerstoff-Kapazität *f*
动脉氧张力 arterielle Sauerstoffspannung *f*
动脉移植术 Arterienersatz *m*, Arterientransplantation *f*
动脉移植物 Arterientransplantat *n*
动脉异位 Arteriektopie *f*, Arteriectopia *f*
动脉音描记法 Phonoarteriographie *f*
动脉硬化 Arteriosklerose *f*, Arteriosclerosis *f*, Sclerosis arterialis *f*
动脉硬化的 arteriosklerotisch, arteriosclerotic(-us, -a, -um)
动脉硬化性闭塞 arteriosklerotische Obliteration *f*, arteriosklerotisehe (Ab-) Schließung *f*
动脉硬化性痴呆 arteriosklerotische Demenz *f*, Dementia arteriosclerotica *f*
动脉硬化性冠心病 arteriosklerotische koronare Herzkrankheit *f*
动脉硬化性坏疽 arteriosklerotische Gangrän *f*
动脉硬化性精神病 arteriosklerotische Psychose *f*
动脉硬化性溃疡 arteriosklerotisches Ulkus *n*
动脉硬化性肾 arteriosklerotische Niere *f*
动脉硬化性肾衰竭 arteriosklerotisches Nierenversagen *n*
动脉硬化性肾损伤 arteriosklerotische Nierenschädigung *f*
动脉硬化性肾硬化 arteriosklerotische Nephrosklerose *f*
动脉硬化性视网膜病 Retinopathia arteriosclerotica *f*

动脉硬化性小腿溃疡 arteriosklerotisches Ulkus cruris *n*
动脉硬化性心脏病 arteriosklerotische Herzkrankheit *f*
动脉硬化性眩晕 arteriosclerotischer Schwindel *m*
动脉硬化指数（Gofman*）atherogener Index *m*
动脉圆锥 Conus arteriosus *m*, Infundibulum cordis *n*
动脉圆锥支 Ramus coni arteriosi *m*
动脉杂音 Arteriengeräusch *n*, arterielles Geräusch *n*, Arteriensausen *n*
动脉造影 Arteriographie *f*
动脉造影术 Arteriographie *f*, Arteriographia *f*
CT 动脉造影术 computertomographische Angiographie *f*（CTA）
动脉［造影］照片 Arteriogramm *n*
动脉张力 Arterienspannung *f*
动脉张力测量法 arterielle Tonometrie *f*
动脉止血法 Arteriodiplopiesmus *m*
动脉止血器 arterielles hämostatisches Instrument *n*, Tourniquet *n*
动脉置管 arterieller Katheter *m*
动脉中层钙化 Mediaverkalkung *f*, Mediakalzinose *f*
动脉中层炎 Mesarteriitis *f*
动脉中层硬化 Mediasklerose *f*, Arteriosclerosis medialis *f*
动脉周［围］垫 periarterielles Potster *n*
动脉周［围］交感神经切除术 periarterielle Sympathektomie *f*
动脉周［周］淋巴鞘 periarterielle Lymphscheide *f*
动脉周［围］炎 Periarteriitis *f*
动脉粥样化 Atherose *f*, Atherosis *f*
动脉粥样化栓子 Atheromembolie *f*
动脉粥样化形成 Atherogenesis *f*
动脉粥样化指数 atherogener Index *m*, Gofman* Index *m*
动脉粥样硬化 Atherosklerose *f*, Atherosclerosis *f*
动脉粥样硬化斑块 atheromatöser Plaque *m*
动脉粥样硬化患者 Patient mit Arteriosklerose *m*
动脉粥样硬化性 arteriosclertisch
动脉粥样硬化性斑块 atherosklerotische Plaque *f*
动脉粥样硬化性闭塞 atherosklerotische Okklusion *f*
动脉粥样硬化性动脉瘤 atherosklerotisches Aneurysma *n*
动脉粥样硬化性坏疽 atherosklerotische Gangrän *f*
动脉粥样硬化［症］Atherosklerose *f*, Atherosclerosis *f*
动脉注射器 arterielle Sprite *f*
动脉转换术 Arterioversion *f*
动脉自旋标记法 arterielle Spinmarkierung *f*
动脉阻断钳 Arterienblockierklammer *f*
动脉阻塞性疾病 arterielle Verschlußkrankheit *f*
动脉阻滞化疗 Arterienstauung-Chemotherapie *f*
动能 kinetische Energie *f*
动平衡试验 Test des dynamischen Gleichgewichtes *m*
动气功 Qi Gong-Bewegung *f*
动情 Brunstin *f*, Östruation *f*, Oestrum *n*, Oestrus *m*
动情后期 Metöstrus *m*, Postöstrus *m*, Metestrum *n*
动情间期 Brunstpause *f*, Anestrus *m*, Anöstms *m*
动情间期排卵 Ovulation bei Anestrus *f*
动情力 Östrogenizität *f*, estrogenicity <engl.>
动情期 Oestrus *m*, Oestrum *n*
动情期［变］化 Östrinisation *f*, estrinization <engl.>
动情前期 Proöstms *m*, Vorbrunst *f*
动情性 Östrogenizität *f*, estrogenicity <engl.>
动情周期 Brunstzyklus *m*, Östruszyklus *m*, östrischer Zyklus *m*
动生电动势 motionale elektromotorische Kraft *f*
动时震颤 kinetischer Tremor *m*
动式染毒 Giftstoffexposition in dynamischen System *f*
动式吸入染毒 dynamische Inhalationsexposition *f*
动视野 aktives Sichtfeld *n*
动手术 Operieren *n*
动数量测量计 Tachymeter *m*
动态 dynamischer Zustand *m*
动态操作 dynamischer Betrieb *m*
动态成分 dynamisches Element *n*
动态催眠 dynamische Hypnose *f*
动态存储器 dynamische Speicherzuordnung *f*
动态的 dynamisch
动态点阵 dynamisches Gitter *n*
动态电阻 dynamischer Widerstand *m*
动态定标器 dyrnamischer Untersetzer *m*
动态短对掌矫形器 dynamischen Kurz rechte Handfläche-Orthese *f*
动态队列 dynamische Kohorte *f*
动态法 dynamische Methode *f*
动态反应 Dynamik *f*
动态范围 dynamischer Umfang *m*, dynamischer Bereich *m*
动态范围压缩处理 Kompressor（Signalverarbeitung）*m*
动态肺顺应性 dynamische Compliance der Lunge *f*
动态肺顺应性频率依赖性 frequenzabhängige dynamische Lungencompliance *f*（FDC）
动态分布 dynamische Verteilung *f*
动态分析 dynamische Analyse *f*
动态分析法 dynamische Analyse-Methode *f*
动态分析仪 dynamischer Analysator *m*
动态改变 dynamische Veränderung *f*
动态干扰电疗法 dynamische Interferenz-Elektrotherapie *f*
动态功能检查装置 dynamische tunktionelle Untersuchungsausrüstung *f*
动态共轭效应 dynamischer konjugierter Effekt *m*, dynamische konjugierte Wirkung *f*
动态观察 dynamische Beobachtung *f*
动态过度通气 dynamische Hyperinflation *f*（DH）
动态喉镜 dynamisches Laryngoskop *f*
动态踝足矫形器 dynamische Knöchel-Fußorthese *f*
动态监护仪 Dynamik-Monitor *m*
动态精神病学 dynamische Psychiatrie *f*
动态镜 Phantoskop *n*, Stroboskop *n*, Zoeskop *n*
动态镜检查［法］Stroboskopie *f*
动态聚焦 dynamische Fokussierung *f*
动态勘查 dynamische Untersuchung *f*
动态可逆性 dyrnamische Reversibilität *f*
动态可视化 dynamische Visualisierung *f*
动态空间重建机 dynamische räumliche Rekonstruktionsmaschine *f*
动态控制 dynamische Steuerung *f*
动态扩散 dynamische Diffusion *f*
动态流量计 dynamischer Strömungsmengenmesser *m*
动态轮廓模型 dynamisches Konturmodell *n*
动态轮廓眼压测量 dynamische Konturtonometrie *f*
动态模型 dynamisches Modell *n*
动态脑电图仪 dynamisches Elektroenzephalogramm *n*
动态尿动力学检查 ambulante Urodynamik *f*
动态配气法 dynamische Gasaufbereitung *f*
动态频率扫描 dynamische Frequenz-Scanning *f*
动态（力）平衡 dynamisches Gleichgewicht *n*
动态平衡 dynamisches Gleichgewicht *n*
动态牵张反射 dynamischer Dehnungsreflex *m*
动态前房角镜 dynamische Gonioskopie *f*
动态人口统计学 dynamische Demographie *f*
动态人口统计 Statistik der dynamischen Bevölkerung *f*
动态人群 dynamische Bevölkerung *f*
动态扫描 dynamischer Scan *m*
动态筛选分子模型 dynamisches Screening mit molekularer Modellierung *n*
动态生物化学 dynamische Biochemie *f*
动态视觉 kinetische Vision *f*
动态视力（动态视敏度）dynamische Sehschärfe *f*

动态收缩 dynamische Kontraktion *f*
动态受体 dynamischer Rezeptor *m*
动态数列 dynamische Serie *f*, dynamische Reihe *f*
动态随机分组 dynamische Randomisierung *f*
动态碎裂 MEN-Ⅱb 型 dynamischer Bruch *m*
动态特性 dynamische Eigenschaften *f pl*
动态瞳孔异常 dynamische pupilläre Anomalie *f*, dyna-mische Pupillenanomalie *f*
动态突变 dynamische Mutation *f*
动态图示显示器 dynamischer grafischer Bildschirm *m*
动态团注增强 CT dynamischer Bolus-Kontrastmittel-CT *m*
动态腕手矫形器(桡神经麻痹用弹性夹板) dynamische Handgelenk-Handorthese *f*
动态卫生计划 dynamisches Gesundheitsprogramm *n*
动态系统 dynamisches System *n*
动态显示 dynamische Anzeige *f*
动态响应 dynamische Reaktion *f*
动态校准 dynamische Kalibrierung *f*
动态哮喘记录盒 dynamischer Asthma-Monitor *m*
动态心电图 dynamisches Elektrokardiogramm *n*
动态心电图监测 dynamische EKG-Überwachung *f*
动态心电图监护 Holter* (Eleklrokardiographie-) Monitor *m*
动态心电图仪 dynamisches Elektrokardiogramm *n*
动态信息 dynamische Information *f*
动态形变 dynamische Verformung *f*
动态性外阻力训练法(抗阻训练法)dynamische externe Widerstand-Trainingsmethode *n*
动态选择 dynamische Auswahl *f*
动态[学]模型 Dynamics-Modell *f*
动态学习 dynamisches Lernen *n*
动态血糖监测系统 kontinuierliche Blutzuckerüberwachung-System *n*
动态血压监测 ambulante Blutdrucküberwachung *f*
动态异构体 dynamisches Isomer *n*
动态异构现象 dynamische Isomerie *f*, dynamischer Isomerismus *m*
动态因果知识 dynamisches kausales Wissen *n*
动态诱导效应 dynamischer induzierter Effekt *m*, dyna-misehe induzierte Wirkung *f*
动态再生 dynamische Regeneration *f*
动态增强 MRA kontrastverstärkte MRA *f*
动态增强磁共振血管成像 dynamische kontrastverstärkte Magnetresonanzangiographie *f* (MRA)
动态粘滞度 dynamische Viskosität *f*
动态振荡器 dynamischer Oszillator *m*
动态知识 dynamisches Wissen *n*
动态姿势描记法 dynamische Posturographie *f*
动体 Kinetosom *n*
动弯杆菌 Mobiluncus *m*
动物 Tier *n*
奥赛氏动物 Houssay* Tier *n*
动物求救电话 Tier-Notruf *m*
动物爱好 Zoophilie *f*
动物保护试验 animalischer Schutzversuch *m*
动物鞭毛虫纲 Zooflagellata *n pl*
动物标本剥制者 Tierpräparator *m*
动物病毒 animalisches Virus *n*
DNA 动物病毒 tierisches DNA-Virus *n*
RNA 动物病毒 tierisches RNA-Virus *n*
动物病理学 Zoopathologie *f*, Pathologia animata *f*
动物病预防法 Zooprophylaxie *f*
动物舱 animalische Kabine *f*
动物肠衣 tierische Wursthaut *f*
动物沉淀素 Zoopräzipitin *n*
动物传染病 Zoonosen *f pl*
动物传染性感染 zoonotische Infektion *f*
动物传染源 tierische Herkunft *f*
动物磁力(性) tierischer Magnetismus *m*, animaler Magnetismus *m*
动物磁性说 animaler Magnetismus *m*
动物催眠 Tierhypnose *f*
动物代谢笼 metabolischer Käfig *m*
动物单亲生殖 tierische Parthenogenese *f*
动物单细胞培养 tierische einzige Zellkultivierung *f*
动物蛋白 animales Protein *n*, tierisches Protein *n*, animalisches Eiweiß *n*, tierisches Eiweiß *n*
动物蛋白因子 animal protein Factor (APF) <engl.>
动物导航行为 tierisches Navigationsverhalten *n*
动物地理学 Zoogeographie *f*, Zoogeographia *f*
动物地域性行为 örtliches tierisches Navigationsverhalten *n*
动物淀粉 tierische Stärke *f*, Dextrinum animalis *n*, Zooamylum *n*
动物冬眠 Winterschlaf *m*
动物毒素 Zootoxine *n pl*
动物毒性试验 tierischer Toxiziätstest *m*, animaliseher Toxizitätstest *m*
动物断头器 tierischer Enthaupter *m*
动物对尸体损伤 Tierkadaver-Verletzungen *f pl*
动物发生 Zoogenie *f*, Zoogenesis *f*
动物发声 tierische Vokalisierung *f*
动物繁殖 animalisehe Propagation *f*, tierische Fortpflanzung *f*
动物分类学 animalische Taxologie *f*, animale Taxonomie *f*
动物粪便 animalischer Kot *m*
动物肝脏中毒 Intoxikation der animalen Leber *f*, Vergiftung der animalen Leber *f*
动物隔离器 Tierisolator *m*
动物固定器 tierischer Fixateur *m*
动物过敏原 zooanaphylaktogen *n*
动物红素 Zoonerythrin *n*
动物化 Animalisation *f*
动物化石 Zoolithen *m pl*
动物幻视 Zoopsie *f*, Zoopsia *f*
动物黄色素 Uranidin *n*
动物基因工程 tierische Gentechnik *f*
动物基因工程载体 Träger der tierischen Gentechnik *m*
动物激酶 Zookinase *f*
动物激素 Zoohormon *n*
动物极 animal (isch) er Pol *m*
动物疾病分类学 Zoonosologie *f*
动物寄生虫 Zooparasiten *m pl*, parazoon <engl.>
动物寄生菌 zoobiotic <engl.>
动物碱 tierische Basen *f pl*
[动物]交际素 Pheromon *n*
动物交配行为 tierisches Paarungsverhalten *n*
动物交往 Tier-Kommunikation *f*
动物胶 tierischer Leim *m*, Tierleim *m*, Gelatina animalis *f*
动物接种[法] tierische Inokulation *f*
动物接种诊断 Xenodiagnosis *f*
动物解剖 Zootomie *f*, Anatomia animata *f*
动物解剖器械包 tierisches Präparierbesteck *n*, animal (i-sch) es Präparierbesteck *n*
动物解剖台 tierischer Operationstisch *m*, animal (isch) er operationstisch *m*
动物界 Tierreich *n*
动物疥疮 tierische Krätze *f*
动物进攻性行为 tierisches aggressives Verhalten *n*
动物进化 Zoogenie *f*, Zoogenesis *f*
动物抗毒素 animal (isch) es Antitoxin *n*, tierisches Antitoxin *n*
动物恐怖 Tierphobie *f*, Zoophobie *f*, Zoophobia *f*

动物蜡 animal(isch)es Wachs *n*, tierisches Wachs *n*
动物来源的抗血清 Antiserum tierischen Ursprungs *n*
动物疗法 Zootherapie *f*
动物传染病 Epizootie *f*, Epizootia *f*
动物传染病的 epizootisch
动物流行病学 Epizoo(tio)logie *f*, Epizootiologia *f*
动物笼子 Tierkäfig *m*
动物螺旋体科 Zoospirochaetaceae *f pl*
动物毛 Tierhaar *n*
动物酶 tierisches Ferment *n*
动物迷津 Tier-Labyrinth *n*
动物模拟试验 Tiersimulationstest *m*
动物模型 animal(isch)es Modell *n*, tierisches Modell *n*
动物内生的 endozoisch
动物凝集素 Zooagglutinin *n*
动物虐待狂(动物施虐癖) Zoosadismus *m*
动物配子生殖 animale Gamogonie *f*
动物品系 Tierart *f*
动物器官培养 tierische Organkultur *f*
动物区系 Fauna *f*
动物群落 Zoozönose *f*
动物社会生物学 Tiersoziobiologie *f*
动物社会学 Tiersoziologie *f*
动物生理学 animale Physiologie *f*
动物生态学 animale Ökologie *f*
动物生物节律 tierischer biologischer Rhythmus *m*
动物生长因子 Auxone *n*
动物生殖学 Theriogenotogie *f*
动物施虐狂 Tierquälerei *f*
动物实验 Tierexperiment *n*, Tierversuch *m*
动物实验舱 tierexperimentelle Kabine *f*
动物实验性糖尿病 experimenteller Diabetes des Tiers *m*
动物实验用加压舱 tierexperimentelle Druckkammer *f*
动物试验法 Tierversuchesmethode *f*
动物试验模型 Tierversuchsmodell *n*
[动物]守土行为 konventionelles Verhalten *n*
动物睡眠 animaler Schlaf *m*
动物睡眠时间试验 animaler Schlaldauer-Test *m*
动物饲料 Futtermittel *n pl*
动物饲料加工装置 Futtermittelanlage *f*
动物炭 Tierkohle *f*, Carbo animalis *m*
动物踢伤 Hufschlag *m*
动物体表寄生的 epizoisch
动物体温 animale Temperatur *f*
动物天然毒素 Toxin der animalen Herkunlt *n*
动物统治等级 Dominanzhierarchien bei Tieren *f pl*
动物救援电话 Tier-Notruf *m*
动物习性学 Tierethologie *f*
动物细胞 Zooblasten *m pl*
动物细胞半连续培养 halbkontinuierliche Kultur der tierischen Zellen *f*
动物细胞分批培养 diskontinuierliche Kultur der tierischen Zellen *f*
动物细胞工程 Tierzellentechnik *f*
动物细胞基础培养基 Minimalmedium der tierischen Zelle *n*
动物细胞连续培养 kontinuierliche Kultur der tierischen Zellen *f*
动物细胞流加式培养 Fed-Batch-Kultur der tierischen Zellen *f*
动物细胞培养 Tierzellkultivierung *f*
动物细胞培养产物 Produkt durch Tierzellkulturen *n*
动物细胞培养基 Medium für Tierzelle *n*
动物细胞融合 Tierzell-Fusion *f*
动物细胞生长因子 Wachstumsfaktor der tierischen Zelle *m*
动物细胞系 Tierzellinie *f*
动物细胞悬浮培养 Suspensionskultur von tierischen Zellen *f*
动物香豆素 Zookumatin *n*
动物心理学 Tierpsychologie *f*, Zoopsychologia *f*
动物性(原)病 Zoosis *f*
动物性传染病 Zoonose *f*
动物性蛋白[质] animales Eiweiß *n*, tierisches Eiweiß *n*
动物性淀粉酶 animale Diastase *f*, tierische Diastase *f*
动物性粉尘 animaler Staub *m*
动物性感染 zoogene Infektion *f*
动物性功能 animale Funktion *f*
动物性行为 tierisches Sexualverhalten *n*
动物性内寄生物 Endozoobios *n*
动物性生物碱 tierische Alkaloide *n pl*
动物性食品 Tiernahrung *f*
动物性食物 animale Kost *f*
动物性食物中毒 Zootrophotoxismus *m*
动物性外寄生物 tierischer Ektoparasit *m*, Ektozoon *n*
动物宿主 animaler Wirt *m*
动物学 Zoologie *f*, Zoologia *f*
动物学家 Zoologe *m*
动物血型 Tier-Blutgruppen *f pl*
动物驯养术 Domestikation des Tiers *f*, Zooteehnik *f*
动物研究 Tierversuch *m*
动物咬痕 tierische Bisswunde *f*
动物咬伤 Tierbiß *m*
动物药剂学 Zoopharmazie *f*
动物药理学 zoophamarkologie *f*, zoopbarmacologia *f*
动物遗传学 Tiergenetik *f*
动物疫苗 Tierimpfstoff *m*
动物疫源性疾病 durch Tiere übertragene Krankheit *f*
动物营养的 zootrophisch, zootrophic(-us, -a, -urn)
动物油 tierisches Öl *n*, Tieröl *n*
动物育儿行为 parentales Verhalten von Tieren *n*
动物原疾病 Zoosis *f*
动物源性疾病 Zoonose *f*
动物源性寄生虫病 parasitäre Zoonose *f*
动物源性人兽共患病 Anthropozoonose *f*
动物甾(固)醇 Zoosterine *n pl*
动物脂肪 Talg *m*, Schmalz *n*
动物治疗学 Zootherapie *f*
动物致癌试验 karzinogenes Experiment im Tiere *n*
动物致癌物 Tier-karzinogene Substanz *f*
动物智能 tierische Intelligenz *f*
动物自发性糖尿病 spontaner Diabetes des Tiers *m*
动物组织成形术 Zooplastik *f*
动物组织浸出物疗法 Sarkotherapie *f*
动物组织培养 Gewebekultur vom Tier *f*
动物组织培养基 Tiergewebe-Kulturmedium *n*
动物组织移植术 Zoogreffe *f*
动物组织疫苗 Tiergewebesimpfstoff *m*
动物最大无作用量 animale maximale unwirksame Dosis *f*
动纤毛 Kinocilien *n pl*
动(倾)向 Trend *m*
动性迷路 kinetisehes Labyrinth *n*
动压 dynamischer Druck *m*
动眼错觉 tierische Illusion *f*
动眼反射 okulomotorischer Reflex *m*
动眼反应 okulomotorische Reaktion *f*
动眼[副交感]根 Radix oculomotoria parasympathica *f*
动眼痉挛 okulogyraler Spasmus *m*
动眼神经 okulomotorius *m*, Nervus oculomotorius *m*
动眼神经副核 Nucleus oculomotorius accessorius *m*
动眼神经根 okulomotorischer Nervenwurzel *f*
动眼神经沟 Sulcus nervi oculomotorii *m*
动眼神经核 Nucleus nervi oculomotorii *m*

动眼神经交叉性偏瘫 Hemiplegia altemans oculomotorica *f*, Weber* Lähmung *f*, Weber* Syndrom *n*
动眼神经麻痹 Okulomotoriusldihmung *f*, Okulomotoriusparese *f*
动眼神经损伤 okulomotorischer Schaden *m*
动眼神经危象 okulogyre Krise *f*, Crisis oculogyris *f*
动眼神经支 Ramus nervi oculomotorii *m*
动眼危象 okulomotorische Krise *f*
动摇敏感综合征 Bewegungsempfindlichkeit-syndrom *n*, motion sensitivity syndrome <engl.>
动摇期 amphiboles Stadium *n*
动因 Agens *n*, Causa movens *f*
动用 mobilisieren
动欲区 性感区 erogene Zone *f*
动员(用) Mobilisierung *f*
动员(用)能力 Fähigkeit der Mobilisation *f*, Mobilisations-fähigkeit *f*
动原粒(着丝点) Zentromer *n*, Kinetochor *n*
动照动物 Kontrolltier *n*
动诊 Bewertung der Mobilität *f*
动质(浆) Ergastoplasma *n*, Kinoplasma *n*, Kinetoplasma *n*
动质网 ergastoplasmatisches Retikulum *n*
动作 Aktion *f*
动作单元 Aktionseinheit *f*
动作倒错 Parapraxie *f*, Kinesia paradoxa *f*
动作电流 Aktionsstrom *m*, Tätigkeitsstrom *m*
动作电位 Aktionspotential *n*, Erregungspotential *n*
动作电位幅度 Aktionspotentialamplitude *f*
动作电位时间 Aktionspotentialzeit *f*
动作定势 Aktion-Set *n*
动作定向 Handlungsorientierung *f*
动作发展 Aktionsentwicklung *f*
动作范型 Handlungsmuster *n*
动作分析 Bewegungsanalyse *f*
动作感觉 Bewegungsgefühl *n*
动作过程 Handlungsablauf *m*
动作过速 Tachypragia *f*
动作过头 Hyperpraxie *f*
动作行为障碍 Verhaltens- und Bewegungsstörung *f*
动作记录器 Aktograph *m*
动作记忆 Aktionspeicher *m*
动作困难(运动障碍) Dyskinesie *f*
动作理论 Handlungstheorie *f*
动作灵活性 Geschicklichkeit der Aktion *f*
动作流 Aktionstrom *m*
动作模式 Handlungsmuster *n*
动作评定 Aktbeurteilung *f*
动作缺陷症 Action-Mangel *m*
动作深度效应 Aktion-Tiefenwirkung *f*
动作失调 Koordinationsstörung *f*
动作时间 Aktionszeit *f*
动作示范 Aktionsmodellierung *f*
动作思维 Aktionsdenken *n*
动作特殊能量 aktionsspezifische Energie *f*
动作系统 Aktionssystem *n*
动作心理学 Aktpsychologie *f*
动作性表象 Wirkung der Darstellung *f*
动作性[肌]痛 Kinesalgie *f*
动作性震颤 kinetischer Tremor *m*
动作徐缓 Bradypragie *f*, Bradypraxie *f*
动作序列 motorische Sequenz *f*
动作学习 motorisches Lernen *n*
动作研究 Bewegungsstudie *f*
动作引发的语言 aktionsausgelöste Sprache *f*
动作有限集 endliche Menge der Aktion *f*
动作躁狂症 muskulöse Manie *f*
动作增多 Hyperaktivität *f*
动作正常 Eukinesie *f*
动作重复 Palikinesie *f*
冻疮 Perfrigeration *f*, Frostbeule *f*, Erythema pernio *n*
冻疮红斑 Frosterythem *n*, Erythema pernio *n*, Erythema a frigore *n*
冻疮样的 frostbeulenförmig
冻疮样红斑性狼疮 Chilblain-Lupus erythematosus *m*
冻疮样狼疮 Lupus pernio *m*, Lupus erythematodes pernio *m*, Chilblain-Lupus *m*
冻存 Kryokonservierung *f*
冻干 Gefriertrockung *f*, Trockengefrieren *n*, Kryodesikkation *f*
冻干补体 lyophilisiertes Komplement *n*
冻干布鲁氏活菌苗 lyophilisierte lebende Brucella-Vakzine *f*
冻干法 Lyophilisation *f*, Lyophilisierung *f*, Lyophiltrockung *f*, Kryotrockung *f*
冻干黄热病活疫苗 lyophilisierte lebende Gelbfieber-Vakzine *f*
冻干机(器) Lyophilisator *m*
冻干精制白喉抗毒素 lyophilisiertes raffiniertes Diphtherie-Antitoxin *n*
冻干精制破伤风抗毒素 lyophilisiertes raffiniertes Tetanus-Antitoxin *n*
冻干狂犬病疫苗 gefriertrocknete Tollwut-Vakzine *f*, lyophilisierte Tollwut-Vakzine *f*
冻干麻疹活疫苗 lyophilisierte lebende Masern-Vakzine *f*
冻干凝血酶原复合物 lyophilisierter Prothrombinkomplex *m*
冻干牛痘苗 lyophilisierte Pocken-Vakzine *f*
冻干器 Gefriertrockner *m*
冻干切片术 gefriertrocknete Mikrotomie *f*, lyophilisierte Mikrotomie *f*
冻干人纤维蛋白原 lyophilisiertes Fibrinogen *n*
冻干鼠疫活菌苗 lyophilisierte lebende Pest-Vakzine *f*
冻干硬脑膜(介入放射学用栓塞材料) lyophilisierte Dura mater *f*
冻干制品 Lyophilisat *n*
冻肩 gefrorene Schulter *f*, Duplay* Syndrom *n*, Periarthritis humeroscapularis *f*, frozen shoulder <engl.>
冻僵 Froststarre *f*
冻结 Gefrierung *f*, Erstarrung *f*
冻[结]肩 schmerzhafte Schultersteife *f*, Periarthritis humeroscapularis *f*, Duplay* Syndrom *n*
冻结肩(肩周炎,粘连性肩关节炎) gefrorene Schulter *f*
冻结器 Gefriergerät *n*, Gefrierapparat *m*
冻结手 gefriere Hand *f*
冻结手畸形矫正术 Orthose des gefrieren Hand *f*
冻结显示 Standbild *n*
冻结性冻疮 einfrierende Erfrierung *f*
冻结样骨盆 gefrorenes Becken *n*, frozen pelvis <engl.>
冻链球菌 Gefrier-Streptococcus *m*
冻凝点 Erstarrungspunkt *m*
冻伤 Gefrierung *f*, Erfrierung *f*, Kälteschaden *m*
冻伤 kalte Verletzung *f*, Erfrierung *f*, Erstarrung *f*
冻伤大疱 Bulla a frigore *f*
冻伤四级分类法 Klassifizierung von Erfrierungen in vier Grade *f*
冻伤性坏疽 Gangrän durch Erfrierungen *n*
冻伤性皮炎 Dermatitis congelationis *f*
冻蚀法 Gefrierätzung *f*, Gefrierabdruckmethode *f*
冻死 Erfrierungstod *m*, Kältetod *m*
冻死事故 tödlicher Unfall vor Kälte *m*
冻下卡介苗 gefriertrocknete BCG-Vakzine *f*, lyophilisierte BCG-Vakzine *f*
胨 Pepton *n*
胨毒素 Peptotoxin *n*
胨分解[作用] Peptolyse *f*

胨甘露醇麦芽糖琼脂 Pepton-Mannit-Maltose-Agar *n*
胨化食物 peptonisierte Kost *f*
胨化[作用] Peptonisation *f*, Peptonisierung *f*
胨抗凝血素 Peptozym *n*
胨链球菌属 Peptostreptococcus *m*
胨酶 peptolytisches Ferment *n*
胨尿 Peptonurie *f*, Peptonuria *f*
胨水培养基 Peptonwassernährboden *m*
胨血浆 Pepton-Plasma *n*
胨血症 Peptonämie *f*
胨盐 Peptonat *n*
恫吓 Einschüchterung *f*, Bedrohung *f*
恫吓反射 Drohungsreflex *m*
洞 Kavität *f*, Kaverne *f*, Öffnung *f*
洞壁 Kavernenwand *f*
洞察 Einblick *m*
洞察力 Scharfblick *m*, Scharfsinn *m*
洞衬料 Kavitätauskleidung *f*
洞穿性缺损 zerrissener Defekt *m*
洞底 Kavernengrund *m*
洞角 Kavitäten(flächen)winkel *m*
洞巾 Lochtuch *n*
洞面 Cavo-Oberfläche *f*
洞面角 Cavo-Oberflächenwinkel *m*
洞形 Höhlenform *f*
洞形骨折 lochförmige Fraktur *f*
洞穴(挖掘的) Ausschachtung *f*
洞穴的 höhlenartig
洞面 Kavitätenfläche *f*
洞缘 Kavitätenrand *m*

DOU 斗陡豆逗痘窦

dǒu 斗陡

斗 Eimer *m*
斗形纹 Hautreliefwirbel *m*, Wirbel *m*
斗争本能 Kampfinstinkt *m*
斗争逃避反应 Fight-flight-Reaktion *f*
陡度 Gradient *m*
陡急高血糖 Oxyhyperglycaemia *f*

dòu 豆逗痘窦

豆氨酸 Conavanin *n*
豆腐 Solakäse *m*
豆腐干 getrockneter Sojakäse *m*
豆钩韧带 Ligamentum pisohamatum *n*
豆固醇 Stigmasterin *n*
豆核纹状体动脉 Arteria lenticulostriata *f*, Arteria stria-tolentieularis *f*, Charcot* Ader *f*
豆核性张力障碍 Dystonia Ienticularis *f*
豆荚 Stangenbohne *f*
豆浆 Sojamilch *f*, Bohnenmilch *f*
豆科 Leguminoseae *f pl*
豆科植物 leguminöse Pflanze *f*
豆蔻 Muskat *m*
豆蔻酊 Kardamom-Tinktur *f*, Tinctura cardamomi *f*
豆蔻醚 Myristicin *n*
豆蔻酸甘油酯(肉豆蔻酯) Trimyristin *n*
豆类 Hfilsenfrüchte *f pl*
豆[类]制品 Sojaprodukt *n*, Bohnenprodukt *n*
豆螺属 Bjthynia *f*
豆球蛋白 Legumin *n*
豆薯 Pachyrhizus erosus *m*
豆薯子中毒 Pachyrhizus erosus-Vergiftung *f*
豆纹动脉 lentikulostriatale Arterie *f*
豆形 bohnenförmig
豆血红蛋白 Leghämoglobin *n*
豆油 Sojabohnenöl *n*, Oleum Solae *n*
豆甾(固)醇 Stigmasterin *n*
豆甾(固)烷醇 Stigmastanol *n*
豆[甾]烷醇 Stigmasterin *n*, Stigmastanol *n*
豆[甾]烯醇 Stigmastenol *n*
豆掌韧带 Ligamentum pisometacarpeum *n*
豆制代乳粉 Sojabohnenmilchpulver *m*, Sojabohnen-Trockenmilch *f*
豆状癌 Carcinoma lenticulare *n*
豆状骨骨折 bohnenförmiger Knochenbruch *m*
豆状核 Linsenkern *m*, Nucleus lentiformis *m*, Lenticula *f*
豆状核变性 Linsenkemdegeneration *f*
豆状核的 Lenticularis-
豆状核后部 Pars retrolentiformis *f*
豆状核囊 Capsula nuclei lentilormis *f*
豆状核纹状体[性]震颤 lenticulostriater Tremor *m*
豆状核下部 Pars sublentiformis (capsulae internae) *f*
豆状核性麻痹 ientikuläre Paralyse *f*
豆状核性失语 lentikuläre Aphasie *f*
豆状淋巴结 Glandulae lenticulares *f pl*
豆状梅毒疹 Lentikulärsyphilid *n*
豆状囊尾蚴 Cysticercus pisiformis *m*
豆状袢 Linsenkernschlinge *f*, Ansa lenticularis *f*
豆状袢核 Nucleus ansae lenticularis *m*
豆状皮肤纤维瘤 Dermatofibroma lenticulare *n*
豆状丘疹性梅毒疹 linsenförmiges pickeliges Syphilid *n*
豆状乳头 Papillae lenticulares *f pl*
豆状神经节 Ganglion lenticulare *n*
豆状束 Lentiformisbündel *m*
豆状绦虫 Taenia pisiformis *f*
豆状突 Linsenknöchelchen *n*, Processus lenticularis *m*
逗点状的 kommaförmig
痘 Pocken *f pl*
痘病 Pockenkrankheit *f*
痘病病毒 Pockenvirus *n*
痘病毒 Poxvirus *n*
痘病毒疾病 Pockenvirus-Erkrankungen *f pl*
痘病毒科 Poxviridae *f*
痘疮 Variola *f*
痘疮热 Febris variolosa *f*
痘疮样的 pockenförmig
痘疮样类银屑病 Parapsoriasis varioliformis *f*
痘疮样水疱 Hyrdroa vacciniformis *f*, Hidroa vaccinilormis *f*
痘疮样胃炎 Gastritis varioliformis *f*
痘的 variolär, variolar (-is, -is, -e)
痘痕 Pockennarbe *f*
痘苗 Pockenvakzine *f*, Schutzpoekenlymphe *f*, Pockenimpfstoff *m*, Variola-Vakzine *f*
痘苗病毒 Vakzine-Virus *n*, Vaccinia-Virus *n*
痘苗病毒载体 Vacciniavirusvektor *m*
痘疱 Pockenpustel *f*
痘疱杆菌 Bacterium variolae *n*
痘样痤疮 Akne varioliformis *f*
痘疹 Pockenexanthem *n*, Exanthema variolosum *n*
痘疹样类牛皮癣 Parapsoriasis variolilormis *f*
痘疹样类银屑病 Parapsoriasis varioliformis *f*
痘状(样)痤疮 Acne varioliformis *f*
窦 Sinus *m*, Antrum *n*, Krypte *f*
福塞尔窦(胃窦) Forsell* Sinus *m*, Sinus ventriculi *m*
盖兰窦 Guérin* Sinus *m* (尿道舟状窝襞后的憩室)
海默尔氏窦 Highmore* Antrum *n*, Sinus *maxillaris* *m*

亨勒菱形窦 Henle* Rhomboid-Sinus *m*（脊髓终室）
罗 - 阿二氏窦 Rokitansky*-Aschoff* Sinus *m*
迈耶窦 Meyer* Sinus *m*（外耳道凹）
莫尔加尼窦 Morgagni* Sinus *m*（①肛窦，直肠窦 ②主动脉窦 ③喉室）
瓦尔萨尔瓦窦（主动脉窦）Valsalva* Sinus *m*, Sinus aortae *m*, Aortensinus *m*
威利斯窦（幽门窦）Willis* Höhle *f*
窦岸细胞血管瘤 Littoralzellangiom *n*
窦比氏层 Dobie* Linie *f*, Dobie* Membran *f*
窦比氏小体 Dobie* Globulus *m*
窦部间隔 Sinusintervall *n*
窦穿刺术 Sinuspunktion *f*
窦穿刺针 sinuspunktionsnadel *f*
窦刀 Antrotom *n*
窦道 Fistelgang *m*
窦道造影（瘘管造影）Fistulographie *f*
窦的 antral
窦反射 Sinus-Reflex *m*
窦房[性传导]阻滞 Sinusvorhofsblock *m*, sinuaurikulärer Block *m*
窦房瓣 Sinusklappe *f*
窦房传导 sinuatriale Leitung *f*
窦房传导时间 sinuatriale Leitungszeit *f*
窦房传导阻滞 sinuatrialer Block *m*
窦房干扰 sinuaurikuläre Interferenz *f*
窦房结 Sinusknoten *m*, Sinuatrjalknoten *m*, Sinus sinuat-rialis *m*
窦房结病变综合征 Sinusknoten-Syndrom *n*
窦房结怠惰综合征 träges Sinusknoten-Syrndrom *n*, lazy sinus syndrome <engl.>
窦房结动脉 Sinusknoten-Arterie *f*
窦房结功能失调（障碍）Sinusknotendysfunktion *f*
窦房结功能衰竭 Sinusknotenversagen *n*, sinus node failure <engl.>
窦房结恢复时间 Erholungszeit des Sinusknotens *f*
窦房结机能不全 Sinusknoten-insuffizienz *f*
窦房结交界部游走节律 wandering pacemaker between node and AV junction <engl.>
窦房结内游走心律 wandering pacemaker within sinoatrial node <engl.>
窦房结起搏电位 SA-Knoten-Herzschrittmacher-Potenzial *n*
窦房结性心搏停止 Sinusknotenarrest *m*
窦房结支 Ramus nodi sinuatrialis *m*
窦房孔 sinoatriale Öffnung *f*
窦房神经节 Ganglion sinoauriculare *n*, Remak* Ganglion *n*
窦房性晕厥 sinuaurikuläre Synkope *f*
窦房折返性心动过速 sinoatriale Reentrytachykardie *f*
窦房阻滞 sinuaurikulärer Block *m*
窦隔 Sinusseptum *n*
窦管的 sinutubular
窦管交界 Sinus-Rohr-Verbindungsstelle *f*
窦后阻塞 Dostsinusoidaler Block *m*
窦汇 Sinus conflnens *m*, Confluens sinum *m*
窦结节 Sinustuberkel *m*, Müller* Tuberkel *m*
窦孔 Apetura sinus *f*
窦孔钳 Sinus-Forzeps *f*
窦口 Eröffnung des Sinus *f*
窦口鼻道复合体 ostiomeataler Komplex *m*
窦口[腔]瘘 antro-orale Fistel *f*
窦勒氏包涵体 Doehle*（Einschluß-)Körperchen *n*
窦勒氏病 Doehle* Krankheit *f*, Aortitis syphilitica *f*
窦勒氏主动脉炎 Doehle* Krankheit *f*, Aortitis syphilitica *f*
窦林格氏腱环 Dö11inger* Ring *m*
窦[螺]旋纤维 sinospirale Faser *f*
窦囊 antraler Sack *m*
窦内皮细胞 Sinusendothelzelle *f*
窦内心室 Ventrikel im Sinus *m*
窦旁脓肿 perisinuöser Abszeß *m*
窦膀束 Keith* Bündel *n*
窦前卵泡 präantraler Follikel *m*
窦前阻塞 präsinusoidaler Block *m*
窦腔 X 线照相术 Sinographie *f*
窦切除术 Antrektomie *f*
窦切开器 Antrotom *n*
窦切开术 Antrotomie *f*, Antrotomia *f*, Sinusotomie *f*, Sinuotomie *f*
窦神经 Sinusnerv *m*
窦室传导 sinuventrikuläre Leitung *f*
窦室的 sinuventrikulär, sinuventricular (-is, -is, -e)
窦痛 Antrodynia *f*
窦透照器 Antroskop *n*
窦透照术 Antroskopie *f*
窦 - 魏二氏综合征 Doan*-Wiseman* Syndrom *n*
窦性传导阻滞 Sinusblock *m*
窦性过早搏动 Sinusextrasystole *f*
窦性激动 Sinusexzitation *f*, Sinuserregung *f*
窦性节律 Sinusrhythmus *m*
窦性静止 Sinusstillstand *m*, Sinusarrest *m*
窦性停搏 Sinusstillstand *m*, Sinusarrest *m*, Sinuslähmung *f*
窦性胃炎 Antrumgastritis *f*
窦性心（节）律 Sinusrhythmus *m*
窦性心动（搏）过（徐）缓 sinusbradykardie *f*, sinöse Brady *f*
窦性心动（搏）过速 Sinustachykardie *f*
窦性心动（搏）停止 sinus (herz) stillstand *m*
窦性心动过缓 Sinusbradykardie *f*
窦性心动过速 Sinustachykardie *f*
窦性心律不齐 Sinusarrhythmie *f*
窦性心律失常 Sinusarrhythmie *f*
窦性组织细胞增生 Sinushistiozytose *f*
窦性组织细胞增生病伴巨大淋巴结病 Sinus-Histiozytose mit massiver Lymphadenopathie *f*
窦炎 Sinusitis *f*, Sinuitis *f*, Antritis *f*
窦样管 Vas sinusoideum *n*
窦抑素 antrales Chalon *n*
窦造口术 Antrostomie *f*
窦周（迪塞）隙 Disse*Raum *m*
窦周间隙 perisinusoidaler Raum *m*
窦周炎 Perisinusitis *f*
窦状动脉吻合 sinusoidoarterielle Anastomose *f*
窦状静脉吻合 sinusoidovenöse Anastomose *f*
窦状口 sinusoidales Ostium *n*, Sinusoidalöffnung *f*
窦状卵泡 Antralfollikel *m*
窦状毛细血管 sinusförmige Kapillare *f*
窦状隙 sinusförmiger Raum *m*
窦状隙毛细管 sinusoidale Kapillaren *f pl*
窦组织细胞增生伴巨快淋巴结病 Sinushistiozytose mit massiver Lymphadenopathie *f*, Rosai*-Dorfman* Krankheit *f*

DU 都毒独读堵赌杜肚妒度渡镀

dū 都

都柏林假丝酵母菌（都柏林念珠菌）Candida dublinniensis *f*
都柏林沙门菌 Salmonelle dublin *f*
都可喜 Duxil *n*
都市化 Urbanisierung *f*, Verstädterung *f*

dú 毒独读

毒 Gift *n*
毒胺 toxisches Amin *n*

毒八角茴香 Sikimiffucht *f*, Illicium anisatum *n*
毒八角茴香中毒 Illicium anisatum-Vergiftung *f*
毒白蛋白 Toxalbumin *n*, Toxoprotein *n*
毒白细胞血清 leukotoxisches Serum *n*
毒扁豆 Kalabarbohne *f*, Physostigma venenosum *n*
毒扁豆胺碱 Eseramin *n*
毒扁豆碱 Eserin(um) *n*, Physostigmin(um) *n*
毒扁豆碱中毒 Physostigminvergiftung *f*, Physostigminismus *m*, Eserismus *m*
毒草安 Propachlor *n*
毒簇 toxophore Gruppe *f*
毒[代]动力学 Toxikokinetik *f*
毒[蛋白]胨 Toxopeptone *n pl*
毒蛋白[质] giftiges Eiweiß *n*, Toxoprotein *n*
毒的 giftig, venennos(-us, -a, -um), venenat(-us, -a, -um), methystic(-us, -a, -um)
毒饵 Giftspeisen *f pl*
毒饵箱 Köderbox *f*
毒分类 Giftklassifizierung *f*
毒粉 Giftpulver *n*
毒葛皮炎 Giftefeu-Dermatitis *f*
毒葛[叶](野葛[叶]) Toxicodendron *m*
毒海蛇 Hydrophis ierdoni *f*
毒害白细胞的 leukotoxisch
毒害量 giftige Dosis *f*, giftige Dosierung *f*
毒胡萝卜 Thapsia *f*, Thapsia garganica *f*
毒黄后木 Cocobolo, Dalbergia retusa *f*
毒黄素 Toxoflavin *n*
毒茴 Conium maculatum *n*
毒茴类毒草 Schierling *m*, Hemlock *m*
毒茴类植物中毒 Schierlingsvergiftung *f*
毒剂 giftige Substanz *f*, Giftstoff *m*, Toxikum *n*
毒剂侦检 Erkundung des Giftstoffs *f*, Detektion des Gift-stoffs *f*
毒椒皮病 arevareva <engl.>
毒菌溶血苷(甙) Phallin *n*
毒奎宁 Chinotoxin *n*
毒藜碱 Anabasin *n*
毒藜素 Aphylline *n pl*
毒理病理学 toxikologische Pathologie *f*
毒理基因组学 Toxikogenomik *f*
毒理计量学 toxikologische Metrik *f*
毒理学 Toxikologie *f*, Giftkunde *f*, Giftlehre *f*
毒理学的 toxikologisch
毒理学家 Toxikologe *m*
毒理学评价 toxikologische Bewertung *f*
毒理学评价程序 toxikologisches Auswertungverfahren *n*
毒理学情报联机数据库 Toxikologie-Information-Online *f*
毒理学试验 toxikologischer Test *m*
毒理学数据库 Toxikologie-Datenbank *f*
毒理学网 Toxnetz *n*
毒理学学会 Gesellschaft für Toxikologie *f*
毒理学研究 toxikologische Untersuchung *f*
毒理学终点 toxikologischer Endzeitpunkt *m*
毒理遗传学 Toxikogenetik *f*, toxikologische Genetik *f*
毒力 Virulenz *f*, Toxizität *f*
毒力减弱 Attenuierung der Virulenz *f*, Abschwächung der Virulenz *f*
毒力抗原 Virulenz-Antigen *n*, Vi-Antigen *n*, Antigen Vi *n*
毒力试验 Virulenztest *m*, Toxizitätstest *m*
毒力因子 Virulenzfaktor *m*
毒力指数 Toxizitätsindex *m*
毒厉螨 Laelaps echidninus *m*
毒痢 toxische Ruhr *f*
毒瘤 bösartiger Tumor *m*, bösartige Geschwulst *f*
毒卵磷脂 Toxolecithin *n*
毒马钱 Strychnos lethalis *f*
毒马钱碱 Toxiferin *n*
毒麦 Schwindelhafer *m*, Schwindelkorn *n*, Lotium temulentum *n*, Taumelhafer *m*
毒麦腥黑粉菌 Tilletia lolii *f*
毒麦中毒 Lolismus *m*, Temulismus *m*, Taumelkrankheit *f*
毒毛 Gilthaare *n pl*
毒毛带 Gifthaar-Zone *f*
毒毛花甙 K k-Strophanthidin *n*
毒毛旋花[子]甙 Strophanthin(um) *n*
毒毛旋花[子]甙元 Strophanthidin *n*
毒毛旋花[子]二糖 Strophanthobiose *f*
毒毛旋花苷 Strophanthin *n*
毒毛旋花苷配基 Strophanthidin *n*
毒毛旋花属 Strophanthus *m*
毒毛旋花子 Semen strophanthi *n*
毒毛旋花子醇 Strophanthidol *n*
毒毛旋花子甙 G G-Strophanthin *n*, G-Strophanthosid *n*
毒毛旋花子甙 K K-Strophanthin *n*
毒毛旋花子素 K K-Strophanthin *n*
毒酶 toxisches Ferment *n*, toxisches Enzym *n*
毒霉素 Toximycin *n*
毒蘑菇 giftiger Pilz *m*, Gittpilz *m*
毒品柜 Giftschrank *m*
毒品危害 Drogen-Schaden *m*
毒品相关死亡 drogenbedingter Todesfall *m*
毒气 Giftgas *n*
毒气报警器 Gasalarm *m*
毒气弹 Gasbombe *f*
毒气的吸收 Absorption des Giftgases *f*
毒气萜 Toxapben *n*
毒气中毒 Gasvergiftung *f*
毒芹 Wasserschierling *m*, gefleckter Schierling *m*, Cicuta virosa *f*
毒芹[毒]素 Cicutoxin *n*
毒芹碱 Cicutinum *n*, Koniin *n*
毒芹属 Wasserschierling *m*, Cicuta virosa *f*
毒芹中毒 Koniinvergiftung *f*, Cicutismus *m*
毒球蛋白 Toxoglobulin *n*
毒伞毒素(蝇蕈毒素) Amatoxin *n*
毒伞食物中毒(杀蕈食物中毒) Lebensmittelvergiftung durch Grüner Knollenblätterpilz(Amanita phalloides) *f*
毒伞肽 Amatoxine *n pl*
毒杀 Giftmord *m*
毒杀芬(毒杀酚) Toxaphen *n*
毒蛇咬伤 GiRschlangen-Biß *m*
毒参茄 Mandragora officinalis *f*
毒参茄碱 Mandragorin *n*
毒鼠杆菌 Bacillus rattus *m*
毒鼠磷 Phosazetim *n*
毒鼠强 Tetramin *n*
毒鼠强中毒 Tetramin-Vergiftung *f*
毒鼠药 Rattengift *n*, Ratizid *n*
毒树脂 Toxiresin *n*
毒死蜱(杀虫药) Chlorpyrifos *n*
毒素 Toxin *n*, Toxinum *n*
  Vero 毒素(志贺毒素) Vero-Toxin *n*
  狄克氏毒素 Dick* Toxin *n*
  希克试验毒素 Schick* Test-Toxin *n*(白喉毒素试验)
  志贺菌毒素 Shiga* Toxin *n*(Ⅰ型痢疾志贺菌产生的外毒素)
  F2-毒素 F2-zestrogenes Mykotoxin *n*
  T-2-毒素 T-2-Toxin *n*
毒素单位 Gifteinheit *f*, Toxin-Einheit *f*

毒素[感]染病 Toxiinfektion *f*
毒素抵抗素 Toxophylaxin(urn) *n*
毒素抗毒素 Toxin-Antitoxin *n*
毒素抗毒素反应 Toxin-Antitoxin-Reaktion *f*
毒素抗毒素合用法 Toxin-Antitoxin-Methode *f*
毒素抗毒素接种 Toxin-Antitoxin-Vakzination *f*
毒素抗毒素免疫 Toxin-Antitoxin-Immunität *f*
毒素-抗毒素絮凝作用 Toxin-Antitoxin-Flockung *f*
毒素类毒素[合剂] Toxin-Toxoid *n*
毒素免疫 Toxin-Immunität *f*
毒素免疫作用 Immunisierung gegen Toxine *f*
毒素破坏素 Toxosozin *n*
毒素谱 Toxin-Spektrum *n*
[毒素]亲胞体簇 Cytotrochine *n pl*
毒素溶液 Toxin-Lösung *f*
毒素受体 Toxin-Rezeptor *m*, Toxoreceptor *m*
毒素协同调节菌毛 Toxin-koreguliert Pili *pl*
毒素[性]病 Toxonose *f*, Toxinose *f*
毒[素]原的 toxogen
毒素治疗 Toxintherapie *f*, Toxitherapie *f*
毒素中毒 Toxin-Vergiftung *f*, Toxin-Intoxikation *f*
毒素中和试验 Toxin-Neutralisationstest *m*
毒素中和作用 Toxoneutralisation *f*
毒肽 Phallotoxin *n*
毒唾液的 venomosalivar(-is, -is, -e)
毒瓦斯 Kamplgas *n*, Kriegsgas *n*, Giftgas *n*
毒莴苣 Giftlattich *m*, Stinksalat *m*, Sausalat *m*, Lactuca virosa *f*
毒莴苣醇 Lactucerol *n*
毒莴苣素 Lactucerin(um) *n*
毒物 Gift *n*, Toxicum *n*, Toxikon *n*, Venenum *n*
毒物[代谢]动力学 Toxikokinetik *f*
毒物[代谢]动力学试验 toxikokinetischer Test *m*
毒物暴露 Gift-Exposition *f*
毒物标签 Giftstoff-Unterschrift *f*
毒物纯化 Giftreinigung *f*
毒物代谢 Stoffwechsel des Giftstoff *m*
毒物代谢动力学 Toxikokinetik *f*
毒物蛋白组学 Proteomik in der Toxikologie *f*
毒物当量 Toxizitätsäquivalenzfaktor und Toxizitätsäquivalent *m*
毒物的 toxisch, toxic(-us, -a, -um), giftig
毒物的纯化 Gift-Reinigung *f*
毒物的代谢 Giftstoff-Stoffwechsel *m*
毒物的分离 Gift-Isolation *f*
毒物动力学 Toxikokinetik *f*
毒物动力学相 toxikokinetische Phase *f*
毒物分布 Verteilung von Giften *f*
毒物分类 Klassifizierung von Gift *f*
毒物分离 Isolierung des Giftstoffs *f*
毒物分析 toxikologische Analyse *f*
毒物分析的免疫学方法 immunologische Methoden der toxikologischen Analyse *f pl*
毒物分析的色谱法 chromatographische Methoden der toxikologischen Analyse *f pl*
毒物和药物性肝硬化 medikamentös-toxische Leberzirrhose *f*
毒物化学 toxikologische Chemie *f*
毒物化学分析 chemische Analyse des Giftes *f*
毒物基因组学 Toxikogenomik *f*
毒物及药物性肝损伤 medikamentös-toxische Lebershädigung *f*
毒物监测 Uberwachung des Giftes *f*
毒物鉴定 Identifizierung des Giftes *f*
毒物接触试验 Giftstoff-Exositionstest *m*
毒物进入途径 Eintrittsroute des Giftstoffs *f*
毒物恐惧 Toxophobie *f*
毒物控制信息 Gift-Kontrollinformation *f*
毒物控制中心 Gift-Kontrollzentrum *n*
毒物来源 Quelle des Giltes *f*
毒物浏览 toxikologisches Screening *f*
毒物埋植染毒 Giftimplantate-Exposition *f*
毒物浓度测定 Bestimmung der Giftkonzentration *f*
毒物排出途径 Exkretionsroute des Giftstoffs *f*
毒物清除 Beseitigung von Giftstoffen *f*
毒物染毒 Gift-Exposition *f*
毒物生物活化 Bioaktivierung des Giftstoffs *f*
毒物-受体复合物 Giftstoff-Rezeptorkomplex *m*
毒物体内分布 Verteilung des Giftstoffs *f*
毒物体内负荷 Körperbelastung von Giften *f*
毒物卫生标准 hygienischer Standard für toxische Substanz *m*
毒物吸收 Absorption des Giftes *f*
毒物兴奋效应 Hormesis *f*
毒物兴奋效应的 hormetisch
毒物性骨化性骨骨膜炎 Osteoperiostitis ossificans toxica *f*
毒物性精神病 toxischer Wahnsinn *m*
毒物性肾硬化 toxische Nephrosklerose *f*
毒物蓄积 Kumulierung von Giften *f*
毒物蓄积库 Lagerhalle von Giften *f*
毒物学 Giftkunde *f*, Giftlehre *f*, Toxikologie *f*
毒物学家 Giftkundige *m*, Toxikologe *m*
毒物瘾 Toxikomanie *f*, Giftgewöhnung *f*, Gifthunger *m*
毒物原的 toxogen
毒物中和 Toxicopexis *f*
毒物注册 Giftregistrierung *f*
毒蜥 Gilatier *n*, Heloderma suspectum *n*
毒细胞 Giftzelle *f*
毒涎的 venomosalivar(-is, -is, -e)
毒腺 Giftdrüse *f*
毒效学 Toxikodynamik *f*
毒效应 Giftwirkung *f*
毒效应谱 Spektrum der toxischen Wirkungen *n*
毒性 Giftigkeit *f*, Toxizität *f*, Virulenz *f*
毒性表皮坏死松解 toxische epidermale Nekrolyse *f*, Lyell-Syndrom *n*(TEN)
毒性测定 Toxizitätsbestimmung *f*, Giftigkeitsbestimmung *f*
毒性测定法 Toxikometrie *f*
毒性出血症杆菌 Bacillus haemorrhagicus veoenosus *m*
毒性传染 Toxinfektion *f*, Toxiinfektion *f*
毒性簇 toxophore Gruppe *f*
毒性痤疮 Akne venenata *f*, Kontaktakne *f*
毒性当量 toxiscbes Äquivalent *n*
毒性当量系数 TE-Wert(Toxizitäts-Äquivalent) *m*
毒性的 virulent, venenös
毒性反应 toxische Reaktion *f*, toxiscbe Antwort *f*
毒性分级 Grad der Toxizität *m*, Toxizitätsgrad *m*
毒性分级表 Tabelle des Toxizitätsgrades *f*
毒性分类 Klassifikation der Toxizität *f*
毒性分析 Toxizitätsanalyse *f*
毒性肝综合征 toxische Leberkrankheit *n*
毒性感染 Toxinfektion *f*, Toxiinfektion *f*
毒性红斑 toxisches Erythem *n*
毒[性]黄素 Toxoflavin *n*
毒性基团 Toxophor *n*
毒性甲状腺瘤 toxisches Adenom der Schilddrüse *n*, Adenoma toxicum thyreoideum *n*
毒性甲状腺肿 Struma toxica *f*, Basedow-Struma *f*
毒性鉴定 Toxizitätsgutachten *n*
毒性角膜炎 toxische Keratitis *f*
毒性结节性甲状腺肿 Struma nodosa toxica *f*, toxische noduläre Struma *f*
毒性结膜炎 toxische Konjunktivitis *f*

毒性巨结肠 toxisches Megakolon *n*
毒性菌 virulentes Bakterium *n*
毒性颗粒 toxische Granula *f pl*
毒性空泡 toxische Vakuole *f*
毒性口炎 Stomatitis venenata *f*
毒性弥漫性甲状腺肿 Struma diffusa toxica *f*, Struma basedowificata *f*
毒性皮炎 Dermatitis venenata *f*
毒性贫血 toxische Anämie *f*
毒性评价 Toxizitätsbewertung *f*
毒性驱肠(蠕)虫药 venöse Anthelminthica *n*
毒性驱蠕虫药 venöse Anthelminthica *n*
毒性上限 obergrenze der Toxizität *f*
毒性舌炎 Glossitis venenata *f*
毒性试验 Toxizitätstest *m*, Giftigkeitstest *m*
毒性试验程序 Toxizität-Prüfreihenfolge *f*
毒性视网膜病 toxische Retinopathie *f*
毒性噬菌体 virulente Bakteriophagen *m pl*
毒性透明蛋白 toxisches Hyalin *n*
毒性物质与疾病登记管理 Agentur für giftige Substanzen und Erfassung von Erkrankungen *f*
毒性下限 Untergrenze der Toxizität *f*
毒性限度试验 begrenzter Toxizitätstest *m*
毒性休克综合征 toxisches Schocksyndrom *n*, Tamponkrankheit *f*(TSS)
毒性休克综合征毒素 1 toxisches Schocksyndrom-Toxin-1 *n*
毒性药品 giftige Droge *f*
毒性因子 toxische Agenzien *pl*
毒性指数 Toxizitätsindex *m*
毒性终点 toxischer Endpunkt *m*
毒性作用 toxische Wirkung *f*, Giftwirkung *f*
毒性作用带 Giftwirkungszone *f*
毒血性败血病(症) toxämische Septikämie *f*, Septicaemia toxaemia *f*
毒血症(病) Toxämie *f*, Toxikämie *f*
毒血症的 toxämisch
毒血症型肺炎 toxämische Pneumonie *f*
毒血症性精神性脑病 Cerebropathia toxaemica psychiea *f*, Korsakow* Psyehose *f*
毒血症性休克 toxämischer Schock *m*
毒血症状 toxämisches Syndrom *n*
毒蕈 Giltpilze *m pl*
毒蕈(伞菌)(蕈状毒菌) Giftpilz *m*
毒蕈碱 Muskarin *n*
毒蕈碱受体 Muskarin-Rezeptor *m*
毒蕈碱受体拮抗剂 Muskarin-Rezeptor-Antagonist *m*
毒蕈碱效应 Muskarin-Wirkung *f*
毒蕈碱型胆碱受体 cholinerger Rezeptor von Muskarin-Typ *m*
毒蕈碱型乙酰胆碱受体 Muscarin-Acetylcholin-Rezeptor *m*
毒蕈碱样 Muskarin *n*
毒蕈碱样症状 muskarinartiges Syndrom *n*
毒蕈碱样作用 Muscarin-ähnliche Wirkung *f*
毒蕈碱症状 Muskarin-Symptom *n*
毒蕈碱中毒 Muskarin-Vergiftung *f*, Muskarinismus *m*
毒蕈碱作用 Muskarin-Wirkung *f*
毒蕈绛素 Muscarufin *n*
毒蕈肽 Phallotoxin *n*
毒蕈中毒 Coprinusvergittung *f*
毒牙 Giftzahn *m*
毒药 Gift *n*, Giftstoff *m*, Methysticum *n*
毒药标记 sub signa veneni
毒[药]片剂 Toxicotabella *f*, Toxitabella *f*
毒液 venom <engl.>
毒隐翅虫皮炎 Paederusdermatitis *f*
毒隐翅虫属 Paederus *m*
毒瘾 Toxikomanie *f*
毒蝇碱 Muskarin *n*
毒蝇伞 Fliegenpilz *m*
毒蝇酸 Muskarinsäure *f*
毒蝇蕈食物中毒 Lebensmittelvergiftung von Fliegenpilzen *f*
毒鱼刺伤 Giftfisch-Schaden *n*
毒鱼藤 又称鱼藤 giftiges Rotenon *n*
毒甾(固)醇 Toxistrin *n*, Toxinsterol *n*
毒[甾]醇 Toxisterol *n*
毒粘蛋白 Toximucin(um) *n*
毒种 viral Spezies *f*
毒蛛病 Tarentismus *m*, Tarantulismus *m*
毒蛛属 Echte Witwe *f*, Latrodectus *f*
毒蛛中毒 Latrodektismus *m*
毒作用 toxische Wirkung *f*, giftige Wirkung *f*, Giftwirkung *f*
毒作用带 Zone der Giftwirkung *f*
毒作用范围 Spielraum der Giftwikung *m*
毒作用机理 Mechanismus der Giftwirkung *m*
毒作用相 toxikodynamische Phase *f*
毒作用效应谱 Spektrum der toxischen Wirkung *n*
独白 Monolog *m*
独创性 Originalität *f*
独断主义 Dogmatismus *m*
独立 Unabhängigkeit *f*
独立步行 unabhängiges Gehen *n*
独立带 Taenia libera *f*
独立的 unabhängig
独立分量分析 unabhängige Komponentenanalyse *f*
独立分配 unabhängige Verteilung *f*
独立护理系统 unabhängiges Pflegesystem *n*
独立计算机 unabhängiger Computer *m*
独立驾车 unabhängiges Fahren *n*
独立可执行的 unabhängig ausführbar
独立可执行的程序 unabhängig ausführbares Programm *n*
独立练习 selbstständige Praxis *f*
独立领域系统 Domain-unabhängiges System *n*
独立期 Phase des Loslassens *f*
独立人格 unabhängige Persönlichkeit *f*
独立任务 selbstständige Aufgabe *f*
独立审判 unabhängige Justiz *f*
独立生活 unabhängiges Leben *n*
独立生活计划 unabhängiges Lebensprogramm *n*
独立生活模式 unabhängiges Lebensmodell *n*
独立生活能力 selbstständige Lebensfähigkeit *f*
独立生活指导 selbständige Lebensführung *f*
独立生活中心 unabhängiges Lebenszentrum *n*
独立式的主动脉根部置换术 freistehende Aortenwurzel-Endoprothetik *f*
独立噬菌体 unabhängige Bakteriophagen *m pl*
独立微型计算机 unabhängiger Mikrocomputer *m*
独立性 Unabhängigkeit *f*
独立性检验 Unabhängigkeitstest *m*
独立研究 unabhängige Studie *f*
独立缘 Margo liber *m*
独立诊察台 unabhängiger Bedienungstisch *m*
独立专家系统 unabhängiges Expertensystem *n*
独立组设计 unabhängige Gruppe-Design *n*
独立作用 unabhängige Wirkung *f*
独生子 einziger Sohn *m*
独生子女 einziges Kind *n*
独生子女领证率 Zertifizierungsrate des Einzelkinds *f*
独生子女率 Einzelkindrate *f*
独[视]眼 Zyklopenauge *n*

独特的 eigentümlich, distinkt, sui generis
独特核融合现象 Kamat* Phänomen *n*
独特假说 Ad-hoc-Hypothese *f*
独特位 einzigartige Position *f*
独特型 Idiotyp *m*
独特型变异 idiotypische Variation *f*
独特型-抗独特型网络 idiotypisches und anti-idiotypisches Netzwerk *n*
独特型抗独特型学说 Idiotyp-Antiidiotyp-Theorie *f*
独特型抗原决定簇 idiotypische Determinanten *n pl*
独特型网络 idiotypische Netzwerk *n*
独特性 Eigenschaft *f*
独特性学习 sonderbares Lernen *n*
独特肿瘤抗原 einzigartiges Tumorantigen *n*
独星蜱传热(布里斯军营热,立克次体病) Bullis-Fieber *n*
独眼[畸形] Zyklopie *f*
独有决定簇 private Determinante *f*
独有特异性 private Spezifität *f*
独语 Monolog *m*
独自游玩 einsames Spiel *n*
读标 Skalenablesung *f*
读出 ablesen, lesen
读出电路 Ausleseschaltung *f*
读出放大器 Leseverstärker *m*
读出器 Leser *m*, Ableser *m*, Lesegerät *n*
读出信息 Lesespannung *f*
读出装置 Lesegerät *n*
读唇 Lippenlesen *n*
读法测量 Lesevermessung *f*
读框 Leseraster *m*
读框移位 Verschiebung des Leserasters *f*
读码 Leseraster *m*
读(看)片灯 Negatoskop *n*
读书困难 Leseschwäche *f*
读书疗法 Bibliotherapie *f*
读数 Ablesen *n*, Anzeige *f*
读数放大器 Leseglas *n*, Ableselupe *f*
读数误差 Lesefehler *m*, Ablesefehler *m*, Anzeigefehler *m*, parallaktischer Fehler *m*
读数显微镜 Ablesemikroskop *n*
读数装置 Ablesegerät *n*, Ableser *m*
读数准确度 Ablesegenauigkeit *f*
读写磁头 Schreib-Les(magnet)kopf *m*
读写能力 Lese- und Schreibfähigkeit *f*
读写姿势 Lesen- und Schreibenhaltung *f*
读心术(测心术) Gedankenlesen *n*
读心症 Gedankenlesen *n*
读字不能 Alexie *f*, Alexia *f*

dǔ 堵赌

堵耳骨导试验 Knochenleitungsprüing mit Verdeckung *f*
堵耳试验 Sullivan* Okklusionstest *m*
堵截 blockieren v
堵塞 obstruktion *f*, Verstopfung *f*, Aufstauen *n*
堵塞呼吸道窒息 Drosselung *f*
堵塞口鼻部窒息死(捂死) ersticken v
堵塞口鼻窒息自杀 Ersticken-Selbstmord *m*
堵塞性肠梗阻 Darmverschluss *m*, Ileus *m*, obturationsileus *m*, Obstruktionsileus *m*, Ileus occlusus *m*
堵塞性肺动脉高压 okklusiver Lungenhochdruck *m*
堵塞性窒息 obstruktive Asphyxie *f*
堵塞性窒息 obstruktive Asphyxie *f*, Obstruktionsasphyxie *f*
赌博(病理性) Spiel *n*
赌博行为 Spielverhalten *n*
赌徒谬误 Spielerfehlschluss *m*

dù 杜肚妒度渡镀

杜-阿二氏病 Duehenne*-Aran* Syndrom *n*
杜-阿二氏肌萎缩 Duchenne*-Aran* Atrophie *f*
杜安氏试验 Duane* Probe *f*
杜安氏综合征 Duane* Syndrom *n*
杜邦氏试验 Dupont* Probe *f*
杜贝尔氏溶液 Dobell* Lösung *f*
杜宾-约翰逊综合征 Dubin*-Johnson* Syndrom *n*
杜宾约翰逊综合征 Dubin-Johnson* Syndrom *n*(慢性特发性黄疸)(家族性慢性非溶血性黄疸)
杜-波二氏定律 Dulong*-Petit* Regel *f*
杜波衣斯氏公式 Dubois* Formel *f*
杜波组织胞浆菌病 Histoplasmose duboisii *f*
杜博氏培养基 Dubos* Nährboden *m*
杜布瓦氏法 Dubois* Methode *f*
杜布瓦氏脓肿 Dubois* Abszesse *m pl*
杜布瓦氏组织胞浆菌 Histoplasma duboisii *n*
杜布瓦兹综合征 Duvowitz* Syndrom *n*
杜顿巨细胞 Touton* Riesenzelle *f*(巨型泡沫细胞)
杜佛内氏孔 Duverney* Foramen *n*, Foramen epiploicum *n*
杜佛氏散 Dover* Pulver *n*, Pulvis Doveri *m*
杜盖氏溃疡[形成] Duguet* Ulkus *n*
杜-格二氏病 Duchenne*-Griesinger* Krankheit *f*, spinale progressive Muskelatrophie *f*
杜霍氏线 Duhot* Linie *f*
杜加斯氏试验 Dugas* Test *m*
杜加斯氏征 Dugas* Zeichen *n*
杜鹃醇 Rhododendrol *n*
杜鹃毒素 Rhodotoxin *n*
杜鹃红素 Azafrin *n*
杜鹃花醇 Matteucinol *n*
杜鹃花醇苷(甙) Matteucinin *n*
杜鹃花科 Ericaceae *f pl*
杜鹃黄苷(甙) Azalein *n*
杜鹃黄素 Azeleatin *n*
杜鹃素 Farrerol *n*
杜鹃酮 Germacron *n*
杜克法(试验) Duke* Verfahren(Test *m*) *n*(检出血时间)
杜克雷氏[嗜血]杆菌 Ducrey* Bazillus *m*, Bacillus Ducrey* *m*, Haemophilus ducreyi *m*
杜克氏病 Dukes* Krankheit *f*
杜克氏法 Duke* Blutungszeitbestimmung *f*
杜克氏试验 Duke* Blutungszeitbestimmung *f*
杜拉卡因 Durakain *n*
杜拉西林 Duracillin *n*
杜朗德氏药 Durande* Mittel *n*
杜朗氏病 Durand* Krankheit *f*
杜朗特氏病 Durante* Krankheit *f*, Fragilitas ossium *f*
杜朗特氏疗法 Durante* Behandlung *f*
杜勒小体 Döhle* Körperchen *n*
杜雷氏损害 Duret* Blutnng *f*
杜冷丁(哌替啶,度冷丁,唛啶) Dolantin *n*
杜林氏病 Duhring* Krankheit *f*, Dermatitis herptiformis Duhring* *f*
杜伦氏试剂 Tollen* Reagens *n*
杜罗济埃氏病 Duroziez* Krankheit *f*, kongenitale MitralsteHose *f*
杜[罗济埃]氏两期血管杂音 Duroziez*(Doppel-)Geräusch *n*
杜罗济埃氏双重杂音 Duroziez* Zeiehen *n*, Duroziez* Doppel-Geräusch *n*
杜罗济埃氏征 Duroziez* Zeichen *n*
杜马氏法 Dumas* Methode *f*

杜蒙帕利埃氏试验(反应) Dumontpallier* Reaktion *f*
杜蒙帕利埃氏子宫托 Dumontpallier* Pessar *n*
杜灭芬 Domiphen *n*
杜莫夫军团菌 Legionella dumoffii *f*
杜诺凡病(腹股沟肉芽肿) Donovan* Krankheit *f*
杜[诺凡]利什曼(原)虫(杜氏利什曼原虫) Leishmania donovani *f*
杜[诺凡]氏利什曼[原虫] Donovan*-Leishman* Körperthen *n*, Leishmania donovani *f*
杜诺凡氏溶液 Donovan* Lösung *f*, Donovan* Liquor arsenicalis *m*
杜[诺凡]氏体 Donovan* Körperchen *n*
杜诺凡体 Donovan* Körper *m*, Klebsiella granulomatis *f*(肉芽肿鞘杆菌属)
杜诺凡小体 Donovan* Körper *m*
杜诺于尼氏试验 Donogany* Blutnachweis *m*
杜普累氏粘液囊炎 Duplay* Bursitis *f*, Bursitis subdelto-idea *f*
杜普累氏综合征 Duplay* Syndrom *n*
杜普累手术 Duplay* Operation *f*(尿道成形术)
杜普伊氏插管 Dupuis* Kanüle *f*, zweiteilige T-förmige Trachealkanüle *f*
杜普伊特伦氏缝术 Dupuytren* Naht *f*
杜普伊特伦氏挛缩 Dupuytren* Kontraktur *f*
杜柔双重杂音 Duroziez* Doppelgeräusch *n*
杜-尚二氏综合征 Dubreuil*-Chambardel* Syndrom *n*
杜什库铵 Dushku-Ammonium *n*
杜氏病 Dieulafoy* Läsion *f*
杜氏颚口线虫 Gnathostoma doloresi *f*
杜氏肌营养不良 Duchenne* Muskeldystrophie *f*(DMD)
杜氏利什曼原虫 Leishmania donovani *f*
杜氏型肌营养不良 Muskeldystrophie des Typs Duchenne *f*
杜松[萜]烯 Kadinen *n*
杜松素 Juniperin *n*
杜松烷 Cadinane *n pl*
杜松油 Kadeöl *n*, Oleum cadinum *n*, oleum Juniperi *n*
杜松子酒 Gin *m*
杜通螺旋体 Borrelia duttonii *n*
杜通疏螺旋体 又称达氏疏螺旋体 Borrelia duttoni *n*
杜威 John Dewey *m*
杜威十进制分类法 Dewey* Dezimalklassifikation *f*
杜韦日埃氏缝术 Duvergier* Naht *f*
杜文海病毒(杜文黑基病毒) Duvenhage* Virus *n*
杜兴氏病 Duchenne* Krankheit *f*. ①spinale progressive Muskelatrophie *f* ②Bulbärparalyse *f* ③Tabes dorsalis *f*
杜兴氏型 Duchenne* Typ(der Dystrophia musculorum progressiva hypertrophica) *m*
杜兴氏姿势 Duchenne* Haltung *f*
杜-约二氏综合征 Dubin*-Johnson* Syndrom *n*
肚脐 Nabel *m*, Umbilicus *m*, Omphalus *m*
肚子 Bauch *n*, Abdomen *n*
肚子痛 Bauchschmerz *m*, Abdominalgie *f*
妒忌 Neid *m*
度 Grad *m*
360度绩效评价 360°-Feedback *n*
度冷丁 Dolantin *n*, Pethidin(um) *n*
度量[法] Ausmessung *f*, Messverfahren *n*
度量显微镜 Meßmikroskop *n*
度洛西汀 Duloxetin *n*
度米芬 Domiphen *n*
度最衡学 Maß-und Gewichtskunde *f*, Metrologie *f*
渡过时间 Transitzeit *f*
镀铂 Platinierung *f*
镀铬 Chromieren *n*
镀金 Vergoldung *f*
镀金的 vergoldet
镀金砝码 goldplattierendes Gewicht *n*
镀金色 Vergoldung *f*, Deauratio *f*
镀镍 Verniekelung *f*
镀镍表带 vernickeltes Armband *n*
镀镍的 vernickelt
镀锌 Verzinkung *f*
镀银 Versilberung *f*, Silberplattieren *n*
镀银卡他温度计 versilberter Katathermometer *m*, silberplattierter Katathermometer *m*
镀银染色[法] Versilberung *f*
镀银压肠板 versilberter Abdominalspatel *m*, silberplattierter Abdominalspatel *m*

DUAN 端短段断缎椴煅锻

duān 端

端 Endigung *f*, Stumpf *m*, Terminatio *f*
端壁 terminale Sprossenwand *f*, Endsprossenwand *f*
端部缺失 terminale Delizienz *f*
端部缺失 Terminal-Mangel *m*
端部着丝粒染色体 telozentrisches Chromosom *n*
端侧缝合 End-zu-Seit-Anastomose *f*
端侧降落伞缝合 End-zu-Seit als Parachute *m*
端侧连续缝合 End-zu-Seit mittels fortlaufender Naht *m*
端侧门腔静脉分流术 End-zu-Seit-Hohlvene-Shunt *m*
端侧吻合术 End-Zu-Seit-Anastomose *f*, terminolaterale Anastomose *f*
端丛毛菌类 Lophotrichea <engl.>
c-Jun N 端蛋白激酶 C-terminale Proteinkinase *f*
端-端缝合 End zu End Anastomose *f*
端端间断缝合 End-zu-End als Einzelknopfnahttechnik *f*
端端连续缝合 mittels Distanznaht *m*
端端吻合法 End-zu-End-Anastomose *f*
端端吻合器 End-to-End-Anastomose Hefter *m*
端端吻合术 End-ZU-End-Anastomose *f*, terminoterminale Anastomose *f*, Anastomosis terminoterminalis *f*
端端植入法 End-ZU-End-Implantation *f*, terminoterminale Implantation *f*
端化 Terminalisierung *f*
端化作用 Terminalisierung *f*
端黄卵 Ovum telolecithale *n*
端基 Endgruppe *f*, endständige Gruppe *f*
端基滴定 Endgruppentitration *f*
端基分析 Endgruppenanalyse *f*
端极染色法 Polfärbung *f*
3′端剪接点 3′-Spleißstelle *f*
5′端剪接点 5′-Spleißstelle *f*
端键 terminale Bindung *f*
端口地址 Port-Adresse *f*
端粒 Telomer *m*, Telochromomer *m*
端粒[末端转移]酶 Telomerase *f*
端粒带 T-Band *n*
端粒酶 Telomerase *f*
端粒酶逆转录酶 Telomerase-Reverse-Transkriptase *f*(TERT)
端粒侵蚀 Telomeren-Erosion *f*
端粒小卫星 Telomer-Minisatellite *f*
端脑 Endhirn *n*, Telencephalon *n*, Hemisphärenhirn *n*
端脑曲 Endhimbeuge *f*
端片 Endstück *n*
端视图 Endansicht *f*
C-端肽 C-Telopeptid *n*
端细胞 Teloblast *m*
端缘 ora terminalis *f*

端着丝点 terminales Zentromer *n*
端着丝粒染色体 telozentrisches Chromosom *n*
端坐呼吸 orthopnoe *f*, Orthopnoea *f*
端坐呼吸位 Orthopnoe-Position *f*, orthopnöische Lage *f*
端坐位 Sitzstellung *f*

duǎn 短

短摆法 Kurzschwingungsmethode *f*
短半衰期 Kurzhalbwertzeit *f*, Kurzhalbwertdauer *f*, Kurzhalbwertperiode *f*
短半衰期核素 kurzlebiges Nuklid *n*
短孢子的 brachyspor
短鼻 Brachvrhinia *f*
短鼻短上颌 Brachyrhynchus *m*
短臂 kurzer Arm (des Chromosoms) *m*
短柄吸引管 Saugrohr mit kurzem Griff *n*
短波 Kurzwellen *f pl*
短波长 kurze Wellenlänge *f*
短波电疗 Kurzwellenelektrotherapie *f*, Kurzwellen-Therapie *f*
短波电疗机 kurzwellenelektrotherapeutischer Apparat *m*
短波电疗仪 Kurzwellentherapiegerät *n*
短波电台综合测试仪 Kurzwellen-Radiosender-synthetischer Tester *m*
短波辐射 Kurzwellenbestrahlung *f*
短波透热电疗机 Kurzwellendiathermiegerät *n*
短波透热[疗]法 Kurzwellendiathermie *f*
短波透热治疗机 kurzwellendiathermischer Apparat *m*
短波治疗 Kurzwellentherapie *f*
短波治疗机 kurzwellentherapeutischer Apparat *m*
短波紫外线 kurzwelliges Ultraviolett *n*
短补丁修复 short-patch-Reparatur *f*
短肠 kurzer Darm *m*
短肠综合征 Kurzdarmsyndrom *n*
短程 kurze Reichweite *f*, Kurzstrecke *f*
短程化学疗法 Kurzbahn-Chemotherapie *f*
短程精神分析心理治疗 kurzzeitige psychoanalytische Psychotherapie *f*
短程心理治疗 kurzfristige paychische Therapie *f*, shortrange psychic therapy <engl.>
短程治疗 Brachytherapie *f*
短绌脉 Pulsdefizit *n*, Pulsus deficiens *m*
短串连重复序列 Short-Tandem-Repeat-(STR) *f*
短串联重复序列多态性 Short-Tandem-Repeat-Polymorphismus *m*
短唇 Brachycheilie *f*
短发 Haarstoppel *f*
短反馈 kurze Rückkopplung *f*
短方案 Kurzprogramm *n*
短杆菌 Kurzstäbchen *n*, Bacillus brevis *m*, Bacterium brevis *n*
短杆菌酪肽 Tyrocidin *n*
短杆菌属 Brevibacterium *n*
短杆菌素 Tyrothriein (um) *n*
短杆菌肽 Gramicidin (um) *n*
短共用重复序列 kurze geteilte repetitive Sequenz *f*
短沟蜷螺属 Semisulcospira *f*
短骨 kurzer Knochen *m*, Os breve *n*
短骨骨干结核 kurze Knochenschafttuberkulose *f*
短骨结核 kurze Knochentuberkulose *f*
短颌 Brachygnathie *f*, Kurzkielrigkeit *f*
短环反馈 kurze Rückkopplung *f*
短黄杆菌 Flavobacterium breve *n*
短恢复时间反转恢复序列 kurze Erholungszeit-Inversion-Recovery-Sequenz *f*
短肌 Brachymyonie *f*, Musculus brevis *m*
短焦镜头 Linse mit kurzer Brennweite *f*
短角果 Silicula *f*
短脚 kurzer Schenkel *m*, Crus breve *n*
短节段脊柱融合术 kurze Wirbelfussion *f*
短节段融合术 Kurzesfussion *f*
短颈畸形 Klippel-Feil* Syndrom *n*, kongenitale Halswirbelsynostose *f*
短颈畸形综合征 Klippel-Feil-Syndrom *n*
短颈烧瓶 Kurzhalskolben *m*
短颈综合征(先天性颈蹼综合征) Klippel-Feil-Syndrom *n*
短[距离]跑 Kurzstreckenlauf *m*, Sprint *m*
短髋 kurz Hüfte *f*
短链诺卡菌 Nocardia breuicatena *f*
短链脂肪酸 kurzkettige Fettsäure
短链脂肪酸中毒学说 Theorie her kurzkettigen Fettsäure Intoxikation *f*
短龄淋巴细胞 kurzlebiger Lymphozyt *m*
短路 Kurzschluß *m*, Nebenschluß *m*, Shunt *m*
短路电键 Kurzschlußschalter *m*
短路电流 Kurzschlußstrom *m*, Shuntstrom *m*
短路电阻 Kurzschlußwiderstand *m*, Shuntwiderstand *m*
短路假说 Kurzschluss-Hypothese *f*
短路[手]术 Shuntoperation *f*, Bypass-Operation *f*
短路血管 Shunt Gefäß *n*
短路形成 Kurzschlußbildung *f*, Bypassbildung *f*
短路循环 Nebenschlußkreislaui *m*
短路植骨术 Kurz-Knochentransplantation *f*
短裸甲藻毒素 Brevetoxin *n*
短脉 Pulsus celer *m*
短毛圆线虫 Trichostrongylus brevis *m*
短面综合征 kurz Gesicht-Syndrom *n*
短命的 kurzlebig
短膜虫试验 crithidia test *m*
短膜虫属 Crithidia *f*
短膜壳绦虫 Zwergbandwurm *m*, Taenia minima *f*, Taenia nana *f*, Hymenolepis nana *f*
短膜壳绦虫病 Hymenolepiasis nana *f*
短膜期 Crithidia-Stadium *n*
短膜型(期) Crithidia-Form *f*
短拇指 Kurzdaumen *m*
短纽 Vinculum breve *n*
短期 kurze Zeit *f*, Kurzzeit *f*
短期波动 kurzzeitige Fluktuation *f*
短期测试系统 kurzfristiges Testsystem *n*
短期初筛试验 kurzzeitiger Vorsiebversuch *m*
短期动态治疗 kurzfristige dynamische Therapie *f*
短期毒性试验 kurzfristiger Toxizitätstest *m*
[短期后]复发 Rezidiv *n*
短期计划 kurzfristiger Plan *m*
短期记忆 Kurzzeitgedächtnis *n*
短期家庭咨询 kurzfristige Familienberatung *f*
短期焦点家庭治疗 kurzzeitige Familienfokaltherapie *f*
短期焦虑诱发心理治疗 kurzzeitige angstbesetzte Psychotherapie *f*
短期课程 Kurzkurs *m*
短期疗法 Kurzzeittherapie *f*
短期目标 kurzfristige Ziele *n pl*
短期培养 kurzfristige Kultur *f*
短期评价 Kurzzeitbeurteilung *f*
短期生物学筛选试验 kurzefristige biologische Probenaufnahme *f*
短期栓塞材料 kurzfristige Embolisationsmaterialien *n pl*
短期卫生计划 kurzfristiger Gesundheitsplan *m*
短期效应 Kurzzeiteffekt *m*
短期心理治疗 kurzzeitige Psychotherapie *f*

短期荨麻疹 Urticaria evanida *f*
短期应急限值 kurzzeitige Notgrenzwert *n*, short-term emergency limit (STEL) <engl.>
短期致癌实验 kurzfristiger krebserregender Test *m*
短期致癌试验 Kurzzeitversuch der Krebsentstehung *m*
短潜伏期脑干听觉诱发电位 früher Latenz-akustisch evozierte Hirnstamm-Potentiale *pl*
短潜伏期躯体感觉诱发电位 kurze Latenz-somatosensorisches evoziertes Potentiale *pl*
短缺 Defizit *n*
短刃折线剪 Fadenschere mit kurzer Klinge *f*
短散在核元件 kurzes eingestreutes Kernelement *n*
短声 kurze Töne *f pl*
短声 kurzer Klick *m*
短石膏靴 kurzer Gipsstiefel *m*
短石细胞 brachysclereid <engl.>
短时[程]记忆 Kurzzeitgedächtnis *n* (STM)
短时程加强 Kurzzeitpotenzierung *f* (STP)
短时存储 Kurzzeit-Speichern *n*
短时傅立叶变换 Kurzzeit-Fouriertransformation *f*
短时记忆 Kurzzeitgedächtnis *n* (KZG)
短时记忆广度 Kurzzeitgedächtnisspanne *f*
短时记忆系统 Kurzzeitgedächtnissystem *n*
短时间加速度 kurzzeit-Beschleunigung *f*
短时间接触容许浓度 zulässige Konzentration von Kurzzeit-Exposition *f*
短时间接触阈限值 Kurzzeitgrenzwert-Schwelle *f*
短时性肿胀 fugitive Schwellung *f*
短时治疗 Kurzzeittherapie *f*
短食管 Brachyösophagus *m*
短食管型食管裂孔疝 Brachyösophagus mit axialer Hiatushernie *m*
短收肌 Musculus adductor brevis *m*
短寿[命]同位素 kurzlebiges Isotop *n*
短双歧杆菌 Bifidobacterium breve *n*
短四肢畸形 Tetraphokomelie *f*
短缩 Crispation *f*, Crispatura *f*
短缩病 Brachynose *f*, Brachyrnosis *f*
短缩反应 Verkürzungsreaktion *f*
短缩畸形 Verkürzungsdeformität *f*
短缩截骨术 Verkrzungsosteotomie *f*
短缩术 Abkürzung *f*
短缩楔形关节融合术 crispationskeilförmige Gelenkfussion *f*
短缩移位 Verkürzung-Verschiebung *f*
短通滤片 kurzer Tiefpassfilter *m*
短头的 brachyzephal
短头[畸形] Kurzköpfigkeit *f*, KurzkopI *m*, Breitkopf *m*, Brachyzephalie *f*, Brachyzephalus *m*
短突神经胶质细胞 Oligodendrogliazelle *f*
短腿假肢 kurze Beinprothese *f*
短文翻译 Prosa-Übersetzung *f*
短文生成程序 Prosa-Generator *m*
短纤维复合材料 Kurzfaserverbundwerkstoffe *f*
短项链 Halsband *n*
短小棒[状]杆菌 Corynebacterium parvum *n*
短小步态 kleinschrittiger Gang *m*, Brachybasis *f*
短[小]肠综合征 Kurzdarmsyndrom *n*
短小的 verkümmert
短小附红细胞体 E.Paruum *n*
短小绦虫 Hymenolepis nana *f*
短小芽胞杆菌 Bacillus pumilus *m*
短形 Brachymorphie *f*, Brachytypus *m*
短循环的 microzyklisch
短腰畸形 kurzlumbale Deformität *f*
短音 kurzer Ton *m*
短语表 Phrase-Liste *f*
短语结构 Phrasenstruktur *f*
短语结构语法 Phrasenstrukturgrammatik *f*
短语结构约束 Konstituentenstruktur-Beschränkung *f*
短暂表达 transiente Expression *f*
短暂的 vorübergehend, ephemerisch, ephemer
短暂干预 Kurzintervention *f*
短暂精神病性障碍 kurze psychotische Störung *f*
短暂免疫 flüchtige Immunität *f*
短暂器质性精神状态 transienter organischen psychischen Zustand *m*
短暂热 ephemeres Fieber *n*, Febris ephemera *f*
短暂性抽动障碍 vorübergehende Ticstörung *f*
短暂性骨质疏松 vorübergehende Osteoporose *f*
短暂性呼吸急促 transiente Tachypnoe *f*
短暂性精神病发作期 vorübergehende psychotische Episode *f*
短暂性脑缺血 vorübergehende Hirnischämie *f*
短暂性尿失禁 vorübergehende Harninkontinenz *f*
短暂性缺血性发作 transitorische ischämische Attacke *f*
短暂性缺血性发作 vorübergehender ischämischer Anfall *m*
短暂性神经综合征 transientes neurologisches Symptom *n* (TNS)
短暂性嗜酸性肺炎 transiente Eosinophilenpneumonie *f*
短暂抑郁反应 kurze depressive Reaktion *f*
短暂阻断动脉血流 kurze blockierten Arterie- Durchblutung *f*
短增量敏感指数试验 short increment sensitivity index test <engl.>, SISI test <engl.>
短阵快速脉冲刺激 Burst-Stimulation *f*
短阵快速起搏 Burst-Stimulation *f*
短肢畸形 Kurzgliedrigkeit *f*, Phokomelie *f*, Phokomelus *m*
短肢侏儒 phokomeier Zwergwuchs *m*
短指(趾)骨 Brachyphalangie *f*
短指(趾)畸形 Kurzfingrigkeit *f*, Brachydaktylie *f*
短指畸形 Brachydaktylie *f*
短指手(望远镜手) Lorgnettenhand *f*
短趾畸形 Brachydaktylie *f*
短中节指骨 Brachymesophalangie *f*
短中央动脉 kurze Zentralarterie *f*
短中指(趾)畸形 Brachymesophalangie *f*
短轴 kleine Achse *f*, Brachyachse *f*
短轴观 kurzachsiger Blick *m*
短轴素细胞 Neuropodium *n*
短 PR 综合征(朗甘莱综合征) kurzes P-R-Syndrom *n*, Lown-Ganong-Levine* Syndrom *n* (变异型预激症候群,心电图 PR 缩短)
短钻 kurzer (Drill-) Bohrer *m*

duàn 段断缎椴煅锻

段 Segment *n*, Segmentum *n*
  PR 段(心电图) P-R-Segment *n*
  R(S)T 段(心电图) R(S)-T-Segment *n*
  S-T 段 S-T-Segment *n*, S-T-Strecke *f*
  Ta 段(心电图) Ta-Segment *n*
段间部 intersegmentaler Teil *m*
段落 Absatz *m*
段内部 Pars intrasegmentalis *f*
段间裂 intersegmentale Spalte *f*
段下部 Pars infrasegmentalis *f*
断层附加装置 tomographische Anlage *f*
断层解剖学 Schnittanatomie *f*
断层黏膜片 Schleimhaut-Schicht *f*
断层皮片 Spalthaut *f*
断层切片 Querschnitt *n*
断层扫描器 tomographischer Scanner *m*

断层摄影 Laminagraphie *f*, Laminographie *f*, Tomographie *f*
断层照片 Laminagramm *n*, Toinogramm *n*
断层照相术 Laminagraphie *f*, Laminographie *f*, Tomographie *f*
断除症状 Entziehungserscheinung *f*, Abstinenzsyndrom *n*
断点 Bruchpunkt *m*, Unterbrechurlgsstelle *f*
断[电]路 oftener Stromkreis *m*, Ausschaltung *f*
断电震 Öffnungsschock *m*, break shock <engl.>
断端神经瘤 Stumpfneurom *n*
断发 gebrochene Haare *f pl*
断发毛癣菌 Trichophyton purpureatum *n*
断发癖 Trichoclasmania *f*, Trichorrhexomanie *f*, Trichokryptomanie *f*
断发癣菌 Trichophyrton tonsurans *n*
断环 gebrochener Ring *m*
断绝 Entwöhnen *n*
断开 Unterbrechung *f*
断肋器 Rippenschere *f*
断链[作用] Kettenspaltung *f*, chain scission <engl.>
断裂 Fragmentation *f*, Fragmentierung *f*
断裂孢子 Fragmentationsspore *f pl*
[断裂]重接 Wiedervereinigung *f*
断裂第一假设 Bruch-erste Hypothese *f*
断裂点簇集区 Haltepunkt Cluster-Region *f*(BCR)
断裂基因 Spalt-Gen *n*
断裂剂 Klastogen *n*
断裂启动子 Spalt-Promotor *m*
断裂热点 Bruch-Hotspot *m*
断裂 - 融合 - 桥 Bruch-Fusion-Brücke *f*
断裂融合桥循环 Bruch-Vereinigung-Brücke-Zyklus *m*
断裂试验 Zerreißversuch *m*
断裂性心肌炎 Myokardfragmentation *f*
断裂愈合假说 Bruch- und Wiedervereinigungs-Hypothese *f*
断流术 Devaskularisation *f*
断毛癖 Trichotillomanie *f*
断面超声心动图 Querschnittsultrasdhallkardiogramm *n*
断面成像 Tomographie *f*
断奶(乳) Laktationshemmung *f*, Ablaktation *f*, Absäu-gung *f*
断奶时间 Entwöhnungszeit *f*
断奶食品 Beikost *f*
断片 Fragment(urn) *n*
断脐术 Nabelschnurabtrennung *f*, Abnabelung *f*, Ompha-lotomie *f*
断气 Exspiration *f*
断乳后至学龄前儿童 Abstillen-zu-Kind im Vorschulalter *n*
断食 Nahrungsenthaltung *f*, Nahrungsentziehung *f*, Jeju-nitas *f*
断[胎]头钩 Braun* Haken *m*, Schliisselhaken zur geburtshilflichen Dekaptation *m*
断[胎]头器 Dekapitator *m*
断[胎]头术 Dekapitierung *f*, Detrunkation *f*, Decapitatio *f*
断头分泌 Dekapitationssekretion *f*
断头钩 Dekapitationshaken *m*
断头剪 DekaDitationsschere *f*
断头术 Dekapitation *f*, Dekapitierung *f*
断腕再植术 Replantation von gebrochenem Handgelenk *f*
断续刺激 unterbrochene Reizung *f*, intermittierende Reizung *f*
断续带型 diskontinuierliches Bandenmuster *n*
断续电泳 diskontinuierliche Elektrophorese *f*
断续供氧混合系统 verdünntes Sauerstoff-Demand-System *n*
断续供氧系统 Sauerstoff-Demand-System *n*
断续排尿 Harnträufeln *n*, Harnstottem *n*
断续器 Interrupter *m*, Unterbrecher *m*
断续系列 gebrochene Serie *f*
断续性呼吸音 intermittierendes Atmungsgeräusch *n*
断 续 言 语 Skandieren *n*, skandierende Sprache *f*, abgehackte Sprache *f*
断续直流电疗法 intermittierende Galvanotherapie *f*
断崖回避反射 Klippen-Vermeidung-Reflex *m*
断言 Behauptung *f*
断言结果谬误 Trugschluss der Behautung für die Konsequenz *m*
断言清晰度 Behauptungsklarheit *f*
断肢再植[术] Replantation einer abgetrennten Extremität *f*, Wjedereinpflanzung einer abgetrennten Extremität *f*
断指(趾)再植 Replantation eines abgetrennten Fingers *f*
断指再植[术] Replantation eines abgetrennten Fingers *f*
缎木树 Chloroxylon swietenia *n*
缎木[树]碱 Chloroxylonioe *n pl*
椴木碱 Chloroxylonioe *n*
椴树花 Lindenblüten *f pf*
椴藤碱 Tiliacorine *n pl*
煅汞 gebrannter Merkur *m*
煅明矾 gebrannter Alaun *m*, Alumen ustum *n*
煅烧 Kalzination *f*, Kalzinierung *f*
煅石膏 gebrannter Gips *m*, Gypsum ustum *n*
煅制海绵 Spongia usta *f*
锻炼 Übung *f*, Abhärtung *f*
锻铁 gehämmertes Eisen *n*, Schmiede-Eisen *n*, Schwei-ßeisen *n*
锻制硅藻土 gehämmerte Kieselgur *f*
锻制合金 gehämmerte Legierung *f*
锻钴铬合金卡环丝 kalzinierte Klammerdraht aus Kobalt-Chromlegierung *f*

DUI 堆队对

duī 堆

堆 Haufen *m*
堆肥 Kompostdünger *m*, Kompostierung *f*, Mist *m*
堆肥材料 Kompostdünngemittel *n*
堆肥场 Kompostierungsstelle *f*, Kompostierungsplatz *m*
堆肥法 Kompostmethode *f*, Kompostierungsmethode *f*
堆肥温度 Kompost-Temperatur *f*
堆肥效果评价 Auswertung der Kompostierungswirkung *f*
堆积 Konglomerat *n*, Akkumulation *f*
堆积的 gehäuft
堆积物 Akkumulation *f*
堆集 Stapel *m*
堆集[的] angehäuft
堆集状 Häufungsform *f*
堆心菊内酯 Helenalin *n*

duì 队对

队列 Kohorte *f*, Trupp *m*
队列发病率 Kohorte-Inzidenz *f*
队列寿命表 Kohortensterbetafel *f*
队列效应 Kohorteneffekt *m*
队列研究(定群研究,纵向研究) Kohortenstudie *f*
对氨苯甲酸钾 Kalium-Paraaminobenzoesäure *f*
对氨苯乙酮 p-Aminoazetophenon *n*
对氨基[苯]酚 Paraamidophenol *n*
对氨基苯磺酸 Sulfanilsäure *f*
对氨基苯磺酰胺(氨苯磺胺) Sulfanilamid *n*
对氨基苯磺酰丁脲 Carbutamid(um) *n*
对氨[基]苯甲酸 Paraaminobenzoesäure *f*
对氨基苯甲酸丙酯 P-Aminobenzoesäurepropylester *m*, Propaesin *n*
对氨基苯乙醚 P-Phenetidinfurn *n*
对氨基苯乙酮 P-Aminoazetophenon *n*
对氨基二苯胺 p-Aminodiphenylamin *n*
对氨基酚 Paraamidophenol *n*
对氨[基]甲基苯甲酸 Acidum para-aminomethylbenzoi-cure

n(PAMBA)
对氨基联苯 P-Aminobiphenyl *n*, P-Phenylanilin *n*
对氨基麻黄碱 P-Aminoephedrin *n*
对氨基马尿酸 P-Aminohippursäure *f*(PAH), Acidum para-aminohippuricum *n*
对氨基马尿酸机制 Paraaminohippursäure-Mechanismus *m*
对氨基马尿酸清除试验 Paraaminohippursäure-Clearance-Test *m*
对氨基马尿酸试验 Paraaminohippursäureprobe *f*
对氨基马尿酸最大排泄率试验 Aminohippursäure-Exkretionsrate-Test *m*
对氨基偶氮苯 p-Aminoazobenzol *n*
对氨基水杨酸 p-Aminosalizylsäure *f*(PAS), Acidum P-aminosalicylicum *n*
对氨基水杨酸苯酯 Phenyl-PAS *f*, Fenamisal(um) *n*
对氨[基]水杨酸反应 P-Aminosalizylsäure-Reaktion *f*
对氨基水杨酸钙 Calcium-p-aminosalicylicum *n*, PAS-Calcium *n*
对氨[基]水杨酸钠 Natrium-P-aminosalizylat *n*, PAS-Na-trium *n*, Natrium-p-aminosalicylicum *n*(pxs-Na)
对氨基酸 p-Aminosäure *f*
对半卡环 halb-und-halb-Spange *f*
对半两色甲 halb-und-halb-Nägel *m pl*
对苯二胺 P-Phenylendiamin *n*
对苯二胺皮炎 Paraphenylendiamin-Dermatitis *f*
对苯二胺中毒 Paraphenylendiamin-Vergiftung *f*
对苯二胺中毒致死时间 Letalzeit von Paraphenylendiamin-Vergiftungen *f*
对苯二酚 P-Dihydroxybenzol *n*, Hydrochinon *n*
对苯[基]醌氯亚胺 P-Chinonchlorimid *n*
对苯[基]溴化苯乙酮 P-Phenylphenacylbromid *n*
对比 Vergleichen *n*, Kontrast *m*, Kontrastdarstellung *f*
对比测验 Vergleichstest *m*
对比错觉 Kontrast-Illusion *f*
对比的区别 Gegensatz *m*, Unterscheidung *f*
对比动态时间分辨采集 Kontrast-dynamische zeitaufgelöste Akquisition *f*
对比度 Kontrastgradient *m*
对比对照 Paarungskontrolle *f*
对比感度 Kontrastempfindlichkeit *f*
对比灌肠 Kontrasteinlauf *m*
对比机制 Kontrastmechanismus *m*
对比剂 Kontrastmittel *n*
CT-对比剂 CT-Kontrastmittel *n pl*
MRI-对比剂 MRT-Kontrastmittel *n pl*
对比剂的副反应 Nebenwirkung von Kontrastmitteln *f*
对比剂增强(增强扫描) Kontrastverstärkung *f*
对比荆 Kontrastmittel *n pl*, Kontrastierurlgsmittel *n pl*
对比联想 Kontrastassoziation *f*
对比灵敏度 Kontrastempfindlichkeit *f*
对比率 Kontrastverhältnis *n*
对比律 Kontrastgesetz *n*
对比滤色镜 Kontrastfilter *m/n*
对比敏感度 Kontrastempfindlichkeit *f*
对比敏感度测试 Kontrastempfindlichkeitstest *m*
对比染剂 Kontrastfarbstoff *m*
对比染色[法] Kontrastfärbung *f*, Gegenfärbung *f*
对比色 Kontrastfarbe *f*
对比色学说 Gegenfarbtheorie *f*
对比视野检查法 Gegenüberstellungsgesichtsfeldtest *m*, confrontation visual field test <engl.>
对比味觉 Kontrastgeschmacksinn *m*
对比系数 Kontrastkoeflizient *m*
对比效应 Kontrasteffekt *m*
对比谐波成像 Contrast-Harmonic-Imaging *n*
对比阈限 Kontrastschwellenwert *m*
对比增强 MRA Kontrastverstärkter MRA *m*
对比增强的 kontrastverstärkt
对苄氧基苯酚 P-Benzyloxyphenol *n*
对表演的考虑(顾及) Rücksicht auf Darstellbarkeit *f*
对侧 gegenübe rliegende Seite *f*, entgegengesetzte Seite *f*
对侧的 gegenseitig, kontralateral, heterolateral, contra-lateral (-is, -is, -e)
对侧反射 kontralateraler Reflex *m*
对侧感觉 Allochirie *f*, Allocheiria *f*, Heterochirie *f*
对侧内收性膝反射 gekreuzter Adduktorenreflex *m*
对侧伤 Gegenstoß *m*, contrecoup <frz.>
对侧肾积水 kontralaterale Hydronephrose *f*
对侧收缩 kontralaterale Kontraktion *f*
对侧偏瘫 kontralaterale Hemiplegie *f*, Hemiplegia contralateralis *f*
对侧同向偏盲 kontralaterale gleichnamige Hemianopsie *f*
对侧膝反射 MacCormac* Reflex *m*
对侧性触痛 kontralateraler Druckschmerz *m*
对侧性水肿 kontralaterales Ödem *n*
对侧眼研究组 Untersuchungsgruppe des gegenseitigen Auges *f*
对侧直腿抬高试验 kontralaterales Anheben des gestreckten Beins-Test *m*
对策 Gegenmaßnahme *f*
对称白斑舌 (stark) belegte Zunge *f*, filmy tongue <engl.>
对称苯肼羰基偶氮苯 symmetrisehes Diphenylkarbazon *n*
对称点 Symmetriepunkt *m*
对称点(眼) entsprechende Punkte *f*
对称二苯胍 symmetrisches Diphenylguanidin *n*
对称二苯肼基羰 symmetrisches Diphenylcarbazid *n*
对称二苯联苯胺 symmetrisches Diphenylbenzidin *n*
对称分布 symmetrische Verteilung *f*
对称分配 symmetrische Verteilung *f*
对称分子 symmetrisches Molekül *n*
对称化合物 symmetrische Verbindung *f*
对称环 symmetrischer Ring *m*
对称节面 symmetrische Knotenebene *f*
对称禁阻 Symmetrie-Verbieten *n*
对称口外弓 1 symmetrischer Gesichtsbogen-1 *m*
对称面 Symmetrieebene *f*
对称容许 Symmetrie-Erlaubnis *f*
对称三相电源 symmetrische Drehstromquelle *f*
对称三相负载 symmetrische dreiphasige Last *f*
对称三硝基苯 symmetrisches Trinitrobenzol *n*
对称伸缩振动 symmetrische elastische Vibration *f*
对称双胎 Verwachsungszwilling *m*, Duplicitas symmetros *f*, Stereodymus *m*
对称[现象] Symmetrie *f*
对称[性] Symmetrie *f*
对称性白甲 symmetrische Leukonychie *f*
对称[性]的 symmetrisch
对称性骨缺损 symmetrischer Knochendefekt *m*
对称性关节炎 symmetrische Arthritis *f*
对称性关联 symmetrische Association *f*
对称性和大小 Symmetrie und Größe *f*
对称性坏疽 symmetrische Gangrän *f*
对称性脊椎融合术 symmetrische Spondylodese *f*
对称性紧张性颈反射 symmetrischer tonischer Nackenreflex *m*
对称性进行性白斑病 symmetrische progressive Leukopathie *f*
对称性进行性红斑角化病 symmetrische progressive Erythrokeratodermie *f*
对称性联系 symmetrische Verbindung *f*
对称性弥漫性脂肪过多症 Lipomatosis diffusa symmetrica *f*
对称性偏盲 kongruente Hemianopsie *f*, Hemianopsia equilateralis *f*
对称性色素异常病 symmetrische Dyschromatose *f*

对称性突触 symmetrische Synapse *f*
对称性涡状纹 symmetrische Schleife *f*
对称性掌跖角化病 symmetrische Palmoplantarkeratose *f*
对称性窒息 symmetrische Asphyxie *f*
对称性转录 symmetrische Transkription *f*
对称性因子 Symmetriefaktor *m*
对称直线[型]结构 symmetrische lineare Struktur *f*
对称中心 Symmetriezentrum *n*
对称轴 Symmetrieachse *f*
对冲挫伤 Contrecoup-Kontusion *f*
对冲骨折 Abscherfraktur *f*, scherungsfraktur *f*, Contrecoup-Fraktur *f*
对冲伤 Contrecoup-Verletzung *f*
对冲[伤]骨折 Contrecoup-Fraktur *f*
对冲伤骨折 Fraktur durch Contrecoup *f*
对冲性出血 Contrecoup-Blutung *f*
对冲性脑挫(撕)裂伤 Contrecoup-Lazeration des Hirns *f*
对冲性脑挫裂伤 Contre-coup-Hirnkontusion *f*
对冲性脑挫伤 Contrecoup-Kontusion des Hirns *f*
对冲性脑撕裂刨 Contrecoup-Lazeration des Hirns *f*
对冲[性损]伤 Gegenstoß *m*
对冲性损伤 Contre-coup-Verletzung *f*
对处罚不服的选择 Wahl, wenn jemand sich nicht mit der verwaltungsstrafe abfindet *f*
对刺激的反应 Reaktion auf Reize *f*
对错测验 X-O-Test *m*
对氮蒽猩红 Indulin-Scharlachrot *n*
对等交换 reziprokes Crossing-over *n*
对等接触 gleichberechtiger Kontakt *m*
对碘苯磺酰氨基酸 p-iodophenylsulfonyl-Aminosäure *f*
对顶带 vertikales diagonales Band *n*
对毒素 Contratoxin *n*
对端吻合术 End-zu-End-Anastomose *f*, terminoterminale Anastomose *f*
对对四甲基二氨基二苯基甲烷 P, P-Telramethyldiaminodiphenylmethan *n*
对耳轮 Anthelix *f*
对耳轮横沟 Sulcus anthelicis transversus *m*
对耳轮角 Steigungswinkel *m*
对耳轮脚 Crura anthelicis *n pl*
对耳轮上脚 oberer Schenkel der Anthelix *m*
对耳轮弹力纤维性结节 elastotisches Knötchen der Anthelix *n*
对耳轮窝 Fossa anthelicis *f*
对耳轮下脚 inferiorer Schenkel der Anthelix *m*
对耳屏 Antitragus *m*
对耳屏耳轮裂 Fissura antitragohelicina *f*
对耳屏肌 Musculus antitragicus *m*
对二氨基联苯 P-Bezidin o
对二氮己环 Piperazin *n*
对二氮[杂]苯酰胺 Pyrazinamid(um) *n*
对二甲氨基苯胺 P-Dimethylaminoanilin *n*
对二甲氨基苯甲罗丹宁 P-Dimethylaminobenzalrhodanin *n*
对二甲氨基苯甲醛 P-Dimethylaminobenzaldehyd *m*
对二甲氨基偶氮苯 P-Dimethylaminoazobenzol *n*
对二甲氨基偶氮苯胂酸 P-Dimethylaminoazophenylarson-säure *f*
对二甲氨基肉桂醛 P-Dimethylaminocinnaldehyd *m/n*
对二甲苯酚蓝 P-xylenolblau *n*
对二硫杂环己烷 Dithian *n*
对二氯苯 P-Dichlorbenzol *n*
对二氯基氨磺酰苯甲酸 Halazon *n*, P-Dichlorsulfamyl-benzoesäure *f*
对二硝基苯偶氮萘酚 P-Dinitrobenzolazonaphthol *n*
对二氧杂环己烷 P-Dioxan *n*
对非风险提供优待 Vorzugsbehandlung für Nicht-Gefahr *f*
对分 Zweiteilung *f*
对工作承受性(作业耐容性) Arbeit-Toleranz *f*
对光反射 Lichtreflex *m*
对光反应 Lichtreaktion *f*
对光敏感的 lichtempfindlich
对合点 identischer Punkt *m*
对合牙 Antagonist *m*, Gegenzahn *m*
对话 Dialog *n*, Übersprechen *n*, Gegensprechen *n*
对话按钮 Dialogtasten *f pl*
对话法 Dialogverfahren *n*
对话式程序设计语言 Microtext *m*
对话系统 Dialogssystem *n*
对话心理治疗 Psychotherapie im Dialog *f*
对拾伸延 Verlängerung des Antagonistes *f*, Elongation des Antagonistes *f*
对甲苯胺 P-Toluidin *n*
对甲苯酚 p-Cresol *n*
对甲苯磺酸 P-Toluolsulfonsäure *f*, Acidum P-Toluolsulfo-nicum *n*
对甲苯磺酸甲酯 Methyl-p-Toluolsulfonat *n*
对甲苯磺酰L苯丙氨酸[基]氯甲酮 p-Tosyl-L-Phenylalanin-Chlorketon *n*
对甲苯磺酰[基] Tosyl *n*
对甲苯磺酰L赖氨酸[基]氯甲酮 p-Tosyl-L-Lysin-Chlorketon *n*
对甲苯磺酰氯 Para-Toluolsulfonylchlorid *n*, P-Toluolsui-fonylchlorid *n*
对甲氧苯酚 P-Methoxyphenol *n*
对甲氧基安非他明 p-Methoxyamphetamin *n* (PMA)
对甲氧[基]苯丙氨酸 p-Methoxyphenylalanin *n*
对甲氧基苯胺硫酸盐 P-Anisidinsulfat *n*
对甲氧基偶氮苯 P-Methoxyazobenzol *n*
对健康的支持性环境 unterstützende Umwelt für die Gesundheit *f*
对角电泳技术 diagonale elektrophoretische Technik *f*
对角动脉 diagonale Arterien *f pl*
对角加权最小二乘法 diagonal-gewichtete kleinste Quadrate *f*
对角径 Diagonalkonjugata *f*, Conjugata diagonalis *f*
对角线 Diagonale *f*
对接[头] Stumpfstoß *m*
对聚伞花素 P-Cymen *n*, P-Cymol *n*
对抗 Antagonismus *m*
对抗病的 enantiopathisch
对抗措施 Gegenmaßnahme *f*
对抗的 antagonistisch
对抗点 antagonistischer Punkt *m*
对抗反射 antagonistischer Reflex *m*
对抗共生 antagonistische Symbiose *f*
对抗过程理论 Gegenprozesstheorie *f*
对抗行为 antagonistische Aktion *f*
对抗肌 Antagonist *m*, antagonistischer Muskel *m*
对抗剂 Antagonist *m*, antagonitische Substanz *f*
对抗疗法 Allopathie *f*, Allotherapia *f*, Heteropathie *f*
对抗牵伸术 Kontraextension *f*, Gegenextension *f*
对抗牵引 Gegenzug *m*, Gegenextension *f*, Kontraextension *f*
对抗色理论 Gegenfarbtheorie *f*
对抗社会人格障碍 soziopathische Persönlichkeitsstörung *f*
对抗社会型人格 antisoziale Persönlichkeit *f*
对抗社会性反应 antisoziale Reaktion *f*
对抗生物 Antibioten *m pl*
对抗心理 psychologische Konfrontation *f*
对抗性髋外展试验 antagonistischer Hüfteabduktionstest *m*
对抗性卵巢综合征 resistenter Ovarialsyndrom *n*, redo syndrome <engl.>
对抗性条件作用 Gegenkonditionierung *f*
对抗血清 antagonistisches Serum *n*

对抗压[力] Gegendruck *m*
对抗药 Antagonist *m*, Antagonisticum *n*
对抗[作用] Antagonismus *m*
对口 Gegenöffnung *f*
对口的 aboral
对口切开 Kontrainzision *f*, Gegeninzision *f*
对醌结构 para-chinoide Struktur *f*
对立 Antagonismus *m*
对立的 antagonistisch
对立的两面(对立的双方) Paar der Gegensätze *n*
对立等位基因 oppositionelle Allel *f*
对立色学说 Theorie der Gegenfarben *f*
对立色应答密码 opponierter Antwortkode *m*
对立事件 antagonistisches Ergebnis *n*
对立思想 gegensätzliche Idee *f*
对立违抗性障碍 oppositionelles Trotzverhalten *n*
对立转化 Enantiodromie *f*
对裂 Contrafissura *f*
对裂的 bifid(-us, -a, -um)
对流 Konvektion *f*, Konvektionsstrom *m*
对流层 Troposphäre *f*
对流层顶 Tropopause *f*
对流电泳 Gegenstromelektrophorese *f*, Überwanderungs-elektrophorese *f*
对流电泳法 Gegenelektrophorese *f*
对流冷却 Konvektionskühlung *f*
对流冷却通风服 Konvektionskühlung-belüftete Anzüge *m pl*
对流免疫电泳 Gegenstromimmumelektrophorese *f*, Überwan-derungsimmumelektrophorese *f*
对流免疫电泳法 Gegenstromimmumelektrophorese-Methode *f*
对流免疫电泳试验 Gegenimmunoelektrophorese-Test *m*
对流喷射研磨机 Sprühmühle *f*
对流热传递 Konvektionswärmeübertragung *f*
对流溶质清除 konvektiven Gelösteclearance *f*
对流散热 Wärmeverlust durch Konvektion *f*
对流治疗模式 konvektive Behandlungsmode *f*
对硫磷 Parathion *n*, Nitrostigmin *n*
对硫磷中毒 Parathionvergiftung *f*
对氯苯胺 Parachloroanilin(um) *n*
对氯苯丙氨酸 Para-chlorphenylalanin *n*
对氯苯丙胺 para-Chloroamphetamin *n*, 4-Chloroamphetamin *n*(PCA)
对氯苯酚 p-Chlorphenol *n*
对氯苯氧异丁酸乙酯 Äthyl-p-Chlorophenoxyisobutyrat *n*
对氯[高]汞苯甲酸 4-Chlormercuribenzoesäure *f*
对氯甲苯 P-Chlortoluol *m/n*
对氯甲酚 P-Chlorkresol *n*
对氯间二甲苯酚 Parachlormetaxylenol *n*
对氯邻甲苯胺 p-Chlor-o-toluidin *n*
对氯邻甲苯酚 p-Chlor-o-kresol *n*
对氯硝基苯 P-Chlornitrobenzol *n*
对盲肠线虫 Contracaccum *n*
对盲囊线虫属 Blindsack- Nematodengattungen *n*
对内反应系统 interofektives System *n*
对内反应作用 Interofektion *f*
对年龄的歧视 Altersdiskriminierung *f*
对脲苯基胂酸 Carbarson *n*, P-Ureidophenylarsonsäure *f*
对偶比较 Paarvergleich *m*
对偶比较法 Paarvergleichsverfahren *n*
对偶空间图 Dualraum-Bildung *f*
对偶联合 Paarassoziation *f*
对偶联想法 Paarassoziationsverfahren *n*
对偶起搏 gekoppelter Schrittmacher *m*, coupled pacing <engl.>
对偶学习 Paarassoziationslernen *n*
对胚极 abembryonaler Pol *m*
对评价的理解 Verständnis der Auswertung *n*
对齐 Justierung *f*
对牵疝带 Gegenextensionsbruchband *n*, Gegenzug-Bruchband *n*
对羟苯丙氨酸 p-Hydroxyphenylalanin *n*
对羟苯丙酮酸羟化酶 P-Hydroxyphenylpyruvat-hydroxy-lase *f*
对羟苯基丙酮酸双加氧酶 4- 4-Hydroxyphenylpyruvat-Dioxy-genase *f*(HPPD)
对羟苯甲酸 p-Hydroxybenzoesäure *f*
对羟苯乙醇胺 Parahydroxyphenyläthanolamin *n*
对羟苄基青霉素 P-Hydroxybenzylpenizillin *n*, Penizillin X *n*
对羟福林 Synephrin *n*
对羟基苯 P-Hydroxybenzol *n*
对羟基苯丙胺 Paradrinum *n*
对羟基苯甲醇 P-Hydroxybenzylalkohol *m*
对羟基苯甲醛 P-Hydroxybenzaldehyd *n/m*
对羟基苯甲酸安替比林 P-Hydroxybenzoesäure-Antipyrin *n*
对羟基苯甲酸丙酯 Propylhydroxybenzoat *n*, Propylparaben *n*
对羟基苯甲酸丁酯 Butylparaben *n*, Butyl-p-hydroxybenzoat *n*
对羟基苯甲酸甲酯 Methylparaben *n*, P-Hydroxybenzoe-säure-ester *m*, Nipagin *n*
对羟基苯甲酸乙酯 Äthylparaben *n*, Nipagin A *n*
对羟基苯甲酸酯 Paraben *n*
对羟基苯甲酸酯类 parabens <engl.>
对羟基苯氯化汞 P-Hydroxyphenylquecksilberchlorid *n*
对羟基苯乙酮 P-Hydroxyacetophenon *n*
对羟基甲醇 p-Hydroxybenzylalkohol *m*
对羟基联苯 P-Hydroxydiphenyl *n*
对羟基偶氮苯 P-Hydroxyazobenzol *n*
对羟基肉桂酸 P-Hydroxycinnamsäure *f*
对切 Hemisection *f*
对人格诽谤 üble Nachrede *f*
对人恐怖(人群恐怖) Anthropophobie *f*
对人知觉 Person-Perzeption *f*
对刃 Ende-zu-Ende-Okklusion *f*, Kante-an-Kante-Okklusion *f*
对刃殆 Zangenbiss *m*
[对]三联苯 P-Terphenyl *n*
对生的 opponiert
对生物战防御 biologische Verteidigung *f*
对生牙瘤 Odentoma geminatum *n*
对视 Auge in Auge
对视觉缺陷感知障碍 visuelle Wahrnehmungsstörungen *f pl*
对手 Gegner *m*, Rivale *m*
对叔丁基苯酚 p-tert-Butylphenol *n*
对数 Logarithm *m*, Logarithmus *m*
对数变换 logarithmische Transformation *f*
对数标准差 logarithmische Standarddeviation *f*, logarithmische Standardabweichung *f*
对数表 Logarithmentafel *f*
对数尺度 logarithmische Skala *f*
对数放大器 Logarithmierverstärker *m*
对数计算器 logarithmischer Kalkulator *m*
对数剂量 Logarithm der Dosis *m*
对数减少期 verminderte logarithmische Phase *f*
对数平均数 logarithmischer Mittelwert *m*
对数期 logarithmische(log) Phase *f*
对数曲线 logarithmische Kurve *f*
对数生存曲线 logarithmische Überlebenskurve *f*
对数生长期 logarithmische Wachstumsphase *f*
对数视力表 logarithmische Sehprobentafel *f*
对数视力表 logarithmische Sehtafel *f*
对数视力表灯 logarithmische Testchart mit Lampe *f*
对数线性模型 logarithmische Transformation *f*
对数项 Logarithmenterm *m*

对数压缩 logarithmische Kompression *f*
对数正态代换 logarithmische normale Transformation *f*
对数正态分布 logarithmische normale Verteilung *f*, logarithmischnormale Verteilung *f*
对饲法 Paarfüttern *n*
对酸敏感交联剂 säureempfindlicher Vernetzer *m*
对羧基苄胺 Acidum para-aminomethyl-benzoicum *n*
对羧基苄胺 p-Aminomethylbenzoesäure *f*
对特丁基甲苯 P-Tert-Butyltoluol *m/n*
对外反应系统 exterofektives System *n*
对外反应作用 Exterozeption *f*
对外投资 Auslandsinvestition *f*
对位 Para-Stellung *f*, P-Stellung *f*
对[位]氨基苯磺酰胺 P-Aminobenzolsulfonamid *n*
对位不良的缺损 Fehlstellung-Defekt *m*
对位定向基 Para-Orientierungsgruppe *f*
18-对位氟苯丙氨酸 18F-p-Fluorphenylalanin *n*
对位化合物 Para-Verbindung *f*, P-Verbindung *f*
对位交义式 Parakreuzungsform *f*
对位良好 gute Anlagerung *f*
对位取代基 Para-Substitutionsgruppe *f*
对位衍生物 Para-Derivat *n*
对位异构体 Para-Isomer *n*
对吻溃疡 Abklatschulkus *n*
对吻支架置放术 küssen Stents-Pflanzung *f*
对物知觉 Objektwahrnehmung *f*
[对]物[透]镜 Objektivglas *n*
对系膜缘 antimesenterische Grenze *f*
对系统的分析 Systemanalyse *f*
对虾 orientalische Geißelgarnele *f*, Penaeus orientalis *m*
对线 Alignement *n*
对线不良 Fehlstellung *n*
对向 oppositio(n) *f*
对向的 opponens, entgegengerichtet
对向肌 Opponens *m*, Musculus opponens *m*
对向世代交替 antithetisch
对向式滚环复制 Replikation des gegenüberliegenden rollenden Kreises *f*
对向运输 Antiport *m*
对象 Objekt *n*, Subjekt *n*
对象标记 object-Tag *m*
对象关系 Objektbeziehung *f*
对象选择 Objektwahl *f*
对硝基苯胺 P-Nitroanilin *n*
对硝基苯酚 P-Nitrophenol *n*
对硝基苯甲醛 P-Nitrobenzaldehyd *m*
对硝基苯肼 P-Nitrophenylhydrazin *n*
4-对硝基苯偶氮-1-萘酚 4-(p-Nitrophenyl-azo)-1-Naphthol *n*
对硝基苯偶氮间苯二酚 P-Nitrobenzolazoresorcin *n*
对硝基苯异氰酸酯 P-Nitrophenylisocyanat *n*
对硝基二苯胺 P-Nitrodiphenylamin *n*
对硝基酚 P-Nitrophenol *n*
对硝基酚钠 P-Nitrophenolnatrium *n*
对硝基磺胺噻唑 P-Nitrosullathiazol(um) *n*
对硝基四氮唑蓝 Nitroblautetrazolium *n*
对心肺功能的影响 Effekt auf kardiopulmonaren Funktion *m*
对型 Antityp *m*
对溴苯磺酰氯 P-Brombenzolsulfonylchlorid *n*
对溴苯甲酰基溴 P-Bromphenacylbromid *n*
对亚硝基二甲基苯胺 P-Nitrosodimethylanilin *n*
对氧氮己环 Morpholin *n*
对氧磷 Paraoxon *n*(E 600)
对氧敏感的 oxysensitiv, oxysensibel
对叶百部碱 Tuberostemonin *n*
对移动的厌恶反应 aversive Reaktion auf Bewegung *f*
对乙酰氨基二苯胺 P-Acetylaminodiphenylamin *n*
对乙酰氨基酚 P-Acetaminophen *n*, Paracetamol(um) *n*
对异丙基甲苯 P-Isopropyltoluen *n*, P-Isopropyltoluol *n*
对异丁基苯异丙酸 Ibuprofen(um) *n*
对异氰酸联苯 P-Xenylisocyanat *n*
对因治疗 ätiologische Therapie *f*, ätiologische Behandlung *f*
对阴极 Antikathode *f*
对婴儿施虐欲 infantiler Sadismus *m*
对应 Korrespondenz *f*
对(相)应点 korrespondierende Punkte *m pl*
对应物 Seitenstück *n*, homologer Tell *m*
对应性 Korrespondenz *f*
对应因子分析 Korrespondenz-Faktorenanalyse *f*
对应原理 Korrespondenzprinzip *n*
对映[结构]体 Antimeren *n* pt, Antipoden *m pl*
对映结晶 enantiomorpher Kristall *m*
对映现象 Enantiotropie *f*
对映异构体 Spiegelbildisomer *n*
对运动的控制 Mobilsteuerung *f*
对运动的厌恶反应 Mobil-Ekelreaktion *f*
对掌功能 Opposition *f*
对掌功能重建 Opponensplastik *f*
对掌肌 Musculus opponens *m*
对掌运动 Opposition *f*
对照 Kontrast *m*, Kontrolle *f*, Gegensatz *m*
对照测验 Matching-Test *m*
对照电极 Bezugselektrode *f*, Vergleichselektrode *f*
对照法 Matching-Verfahren *n*
对照分析 Kontrastanalyse *f*, vergleichende Analyse *f*
对照品 Referenzsubstanz *f*
对照色 Kontrastfarbe *f*, Gegenfarbe *f*
对照实验 Kontrollversuch *m*, Kontrollprobe *f*, vergleichende Untersuchung *f*
对照试验 Kontrollversuch *m*, Leerversuch *m*, Leertest *m*
对照物 Vergleichssubstanz *f*, Kontrolte *f*
对照液 Vergleichslösung *f*, Vergleichsflüssigkeit *f*
对照资料文献 Kontrastmittel-Dokumentation *f*
对照组 Kontrollgruppe *f*, vergleichende Gruppe *f*
对照组事件发生率 Ereignisrate in der Kontrollgruppe *f*
对正 Ausrichtung *f*
对症疗法 Heterotherapie *f*, Heteropatllie *f*
对症治疗 symptomatische Behandlung *f*, symptomatiscbe Tberaple *f*
对植物有毒的 phytotoxisch
对指试验 Fingerspitzenversuch *m*
对峙反应 Gegenreaktion *f*
对重氮苯磺酸 p-Diazosulfanilsäure *f*
对准 Ausrichtung *f*

DUN 吨蹲钝盾顿遁

dūn 吨蹲

吨 Tonne *f*
蹲踞试验 Hocktest *m*, Hockversuch *m*
蹲位 Hockstellung *f*, Kauerstellung *f*
蹲走试验 Hocktest *m*

dùn 钝盾顿遁

钝剥离 stumpfe Dissektion *f*
[钝]挫伤 Kontusion *f*

钝的 stumpf
钝耳钩 stumpfes Ohrhäckchen *n*
钝钩 stumpfer Haken *m*
钝化 Deaktivierung *f*, Inaktivierung *f*
钝化带 Passivierungszone *f*
钝化酶 modifiziertes Enzym *n*
钝化作用 Inaktivierung *f*
钝角 stumpfer Winkel *m*
钝锯齿形 Kerbzahn *m*
钝力性心损伤 stumpfe Verletzung des Herzens *f*
钝力作用 stumpfe Krafteinwirkung *f*
钝末端 stumpfes Ende *n*
钝[脑]解剖钩 stumpfer Sezierhaken *m*
钝器 stumpfes Instrument *n*
钝器解剖法 stumpfes Präparieren *n*
钝器伤的嫌疑凶器 verdachte Waffe der stumpfen Verletzung *f*
钝器损伤 stumpfe Verletzung *f*
钝器撞击 stumpfe Krafteinwirkung *f*
钝匙 stumpfer Löffel *m*
钝双齿牵开器 stumpfer zweizinkiger Haken *m*
钝态(性) Passivität *f*
钝态的 passiv
钝痛 dumpfer Schmerz *m*
钝头缝合针 stumpfspitze chirurgische Nadel *f*
钝头苔癣 Lichen obtusus *m*
钝形决明素 Obtusin *n*
钝性损伤 stumpfe Trauma *n*
钝抑心肌 fassungsloses Myokard *n*
钝缘静脉 stumpfe Randvene *f*
钝缘蜱属 Ornithodorus *m*
盾 Schild *m*
盾形 schildförmig
盾形的 schildförmig, scutiform (-is, -is, -e)
盾状的 schildförmig
盾状鳞 scutiforme Schuppe *f*, Squama placoidea *f*
盾状毛 schildförmiges Haar *n*, scutiformes Haar *n*
盾状牛皮癣 Aspidiopsoriasis *f*
盾状体 Schildform *f*
盾状胸 Schildbrust *f*, schildförmige Brust *f*
顿挫 Abortieren *n*, Kupieren *n*
顿挫的 ektrotisch, abortiv (-us, -a, -um)
顿挫感染 abortive Infektion *f*
顿挫疗法 Abortivbehandlung *f*, Abortivkur *f*, Ektrosis *f*
顿挫型 Abortivform *f*, forme abortive <frz.>
顿挫型带状疱疹 abortiver Gürtel *m*
顿挫型(性)感染 abortive Infektion *f*
顿挫型伤寒 abortiver Typhus *m*, Abortivtyphus *m*
顿挫性癫痫 Epilepsia abortiva *f*
顿挫性肺炎 abortive Pneumonie *f*, Abortivpneumonie *f*
顿挫性核分裂 abortive Mitose *f*
顿挫性脊髓痨 abortive Tabes *f*, Tabes abortiva *f*
顿挫性结核 abortive Tuberkulose *f*, Tuberculosis abortiva *f*
顿挫性偏执狂 abortive Paranoia *f*
顿挫性妄想狂 abortive Paranoia *f*
顿挫肢皮炎 abortive Acrodermatitis *f*
顿服药(剂) Arzneitrank *m*, Trank *m*
顿悟 Einsicht *f*
顿悟测验 Einsicht-Test *m*
顿悟说 Einsicht-Theorie *f*
顿悟体验 Aha-Erlebnis *n*
顿悟学习 Einsichtlernen *n*
顿悟学习法 Lernen durch Einsicht *f*
顿足步态 Stampfgang *m*
遁入疾病 Flucht in Krankheiten *f*

DUO 多哆夺朵躲堕惰

duō 多哆

多(U) Poly(U) *n*
多(A)RNA Poly(A)-RNA *f*
多胺 Polyamine *n pl*
多巴 3,4-Dihydroxyphenylalanin *n* (DOPA)
多巴胺 Dopamin *n*, 3,4-Dihydroxy-β-phenäthylamin *n*
多巴胺能的 dopaminerg
多巴胺能神经元 dopaminergisches Neuron *n*
多巴胺能受体阻滞剂 dopaminergischer Rezeptorenblocker *m*
多巴胺能制剂 dopaminergisches Präparat *n*
多巴胺激动剂 Dopamin-Agonist *m*
多巴胺 β-羟化酶 Dopamin-β-hydroxylase *f*
多巴胺羟化酶 Dopamin-Hydroxylase *f*
多巴胺摄取抑制剂 Dopamin-Wiederaufnahmehemmer *m*
多巴胺受体 Dopamin-Rezeptor *m*
多巴胺受体激动剂 Dopamin-Rezeptor-Agonist *m*
多巴胺质膜转运蛋白质类 Dopamin-Plasma-Membrantransportprotein *n*
多巴胺转运蛋白 Dopamin-Transporter *m*
多巴反应 DOPA-Reaktion *f*
多巴酚丁胺 Dobutamin *n*
多巴酚丁胺超声心动图 Dobutamin-Echokardiographie *f*
多巴羟化酶 DOPA-Hydroxylase *f*
多巴色素 Dopachrom *n*
多巴脱羧酶 DOPA-dekarboxylase *f*
多巴阳性黑素细胞 Dopa-positive Melanozyten *f pl*
多巴氧化酶 DOPA-oxidase *f*
L-多巴荧光 L-Dopa-Fluoreszenz *f*
多靶存活曲线 Multitarget-Überlebenskurve *f*
多靶点酪氨酸激酶抑制剂 Multitarget Rezeptor-Tyrosinkinase-Inhibitor *m*
多斑 Polymacula *f*
多斑按蚊 Anopheles maculatus *m*
多斑点的 fleckig
多邦通氏角 Daubenton* Winkel *m*
多邦通氏平面 Daubenton* Ebene *f*
多邦通氏线 Daubenton* Linie *f*
多孢体 Polyad *n*
多孢微孢子虫属 Multi-Sporen Nosema *n*
多胞的 mehrzellig
多贝尔氏溶液 Dobell* Lösung *f*
多倍的 polyploid, multiplex, vielfach, mehrfach
多倍体 Polyploid *n*
DNA 多倍体 DNA-Ploidie *f*
多倍体复合体 polyploider Komplex *m*
多倍体系 polyploide Serie *f*
多倍体细胞 polyploide Zelle *f*
多倍体细胞系 polyploide Zelllinie *f*
多倍体育种 polyploide Zucht *f*
多倍体缘 polyploider Rand *m*
多倍体综合征 polyploides Syndrom *n*
多倍性 Polyploidie *f*
多鼻窦切除术 Polysinusektomie *f*
多鼻窦炎 Polysinusitis *f*, Multisinusitis *f*
多[鼻]窦炎 Multisinusitis *f*
多边的 polyedrisch, vielflächig
多边图 Polygonabbildung *f*
多边形 Vieleck *f*, Polygon *n*
多边形扁平细胞 vieleckige squamöse Zelle *f*

多鞭毛的 polytrichat(-us,-a,-um), multiflagellat(-us,-a,-um)
多变反应 abwechslungsreiche Reaktion *f*
多变量 Multivariable *f*
多变量分析 mehrdimensionale Analyse *f*
多变量计算机 Multivariable-Computer *m*
多变量间的等级相关 Rangkorrelation zwischen multivariablen *f*
多变量控制系统 multivariables Kontrollsystem *n*
多变量数据 multivariate Daten *f pl*
多变量数据分析 multivariate Datenanalyse *f*
多变量统计学 multivariate Statistik *f*
多变量自由度 Freiheit der Multivariable *f*
多变性 Variabilität *f*
多变专一表面糖蛋白 variantspecifisches Oberflächenglykoprotein *n*
多表位疫苗 Polytopimpfstoff *m*
多髌骨畸形 multipartite Patella *f*
多并指 Polysyndaktylie *f*
多并指畸形伴特殊颅形 Polysyndaktylie mit einer besonderen Schädelform *f*
多病因理论 polyätiologische Theorie *f*
多病灶脉络膜炎和全葡萄膜炎综合征 multifokale Choroiditis und Panuveitis-Syndrom *n*
多不饱和的 mehrfach ungesättigt
多不饱和脂肪酸 mehrfach ungesättigte Fettsäure *f*
多步癌变 mehrstufige Karzinogenese *f*
多步正选择 mehrstufige positive Selektion *f*
多部门合作 Multi-Sektor-Zusammenarbeit *f*
多部位椎板切除术 Mehrsitewirbelresektion *f*
多操作测量法 Multipel-Operationalismus-Strategie *f*
多层 Mehrschicht *f*
多层重叠薄块采集技术 mehrere überlappende Dünnbrammen-Aufnahmetechnik *f*(磁共振成像技术之一)
多层次 B 样条 Multilevel B-Spline *f*
多层次描述 multiple hierarchische Beschreibung *f*
多层次性交谈 multiple Ebenen des kognitiven Diskurses *f pl*
多层代谢途径 mehrstufiger Stoffwechselweg *m*
多层的 mehrschichtig
多层断层摄影装置 mehrschichtiges Tomographiegerät *n*
多层感知 mehrschichtige Wahrnehmung *f*
多层聚合电解质吸收 Multilayer-Polyelektrolyt-Absorption *f*
多层螺旋 CT Mehrschicht-Spiral-CT *f*
多层面成像 Mehrschicht-Bildgebung *f*
多层膜 Mehrschicht(en)film *m*
多层膜法 Multilayer-Methode *f*
多[层]压[制]片 Schichttabletten *f pl*
多层[蒸馏]柱 Bodenkolonne *f*
多叉分支的 polychotomisch
多产妇 Mehrgebärende *f*, Multipara *f*
多 Z 成形术 multiple Z-Plastik *f*
多程指示剂 Mehrbereichsindikator *m*
多重 Multiplex *m*
多重 PCR(多重聚合酶链式反应) Multiplex-PCR(Polymerase-Kettenreaktion) *f*
多重比较 multiple Vergleiche *f pl*
多重标记 mehrfache Markierung *f*
多重标记化合物 multiple markierte Verbindung *f*
多重标记技术 mehrfache Markierungstechnik *f*
多重冲击疗法 multiple Schocktherapie *f*
多重处理 Multiprozessorbetrieb *m*, Mehrrechnerbetrieb *m*
多重处理机 Multiprozessor *m*
多重[种]对照 multiples Steuerelement *n*
多重放电点 Multi-Entladungspunkt *m*
多重复活 mehrere Auferstehung *f*
多重概念 multipler Konzept *m*
多重感染 Multiinfektion *f*
多重回归 multiple Regression *f*
多重回归模型 multiples Regressionsmodell *n*
多重回声 Nachhallecho *n*
多重集落刺激因子 Multi-Kolonie-stimulierender Faktor *m*
多重寄生生活 Multiparasitismus *m*
多重键 Mehrfachbindung *f*, Vielfachbindung *f*
多重扩增探针杂交 Multiplex amplifizierbares Sondenhybridisierung *f*
多重连接依赖性探针扩增 Multiplex ligation dependent probe amplification *f*(MLPA)
多重耐药 Multiarzneimittelresistenz *f*
多重耐药结核菌 multiresistenter Tuberkulose *f*
多重耐药菌 multiresistente Bakterie *f*
多重内障 Reduplikationskatarakt *f*
多重谱线 Multiplett *n*, Linienkomplex *m*
多重情欲亢进 multipler Orgasmus *m*
多重趋-避式动机冲突 Multi-Annäherungs-Vermeidungs-Konflikt der Motivation *f*
多重人格 alternierende Persönlichkeit *f*
多重人格 multiple Persönlichkeit *f*
多重人格病 multiple Persönlichkeitsstörung *f*
多重任务 Multiaufgabe *f*
多重神经支配 multiple Innervation *f*
多重时间假设 multiple zeitliche Hypothese *f*
多重识别单受体模型 multiidentifiziertes Einzelrezeptorsmodell *n*
多重水凝胶 superporöses Hydrogel *n*
多重态度自杀倾向量表 Multi-Haltung Selbstmordtendenz-Kala *f*
多重相关系数 Koeffizient der multiplen Korrelation *m*
多重性 Multiplizität *f*, Vielfachheit *f*
多重选项 Mehrfachantwort *f*
多重选择调查表 Auswahlantwort-Fragebogen *m*
多重移植 multiple Transplantation *f*, multiple Verpflanzung *f*
多重荧光原位杂交 Multiplex-Fluoreszenz-in-situ-Hybridisierung *f*
多重原发癌 multiples primäres Karzinom *n*
多重杂交水凝胶 superporöses Hybrid-Hydrogel *n*
多重障碍者 Mehrfachbehinderung *f*
多尺度 Multiskalen *f pl*
多尺度几何分析 Multiskalen-Geometrieanalyse *f*
多齿镊 Augenlid-Pinzette *f*
多愁善感 Sentimentalität *f*
多臭汗症 Bromohyperhidrosis *f*
多处刺创 multiple Stichwunden *f pl*
多处骨折 multiple Fraktur *f*, Mehrfachfraktur *f*
多处砍创 multiple Hiebwunden *f pl*
多处理系统 Multiprocessor-System *n*
多处切断术 multiple Amputation *f*
多处痛觉 Polyalgesia *f*
多穿孔的 vieldurchlöchert
多词逻辑组配检索 logische Gruppe mit Multi-Wortfindung *f*
多雌性(多雌配合) Polygynie *f*
多状[曝光]X 线照相术 Polysiographie *f*
多次发表偏倚 multipler Publikationsbias *m*
多次反射 Vielfachreflexion *f*
多次复发 mehrmaliges Rezidiv *n*
多次冠状动脉旁路移植术 mehrere koronare Bypass-Reoperation *f*
多次换牙的 polyphyodont
多次击中靶 Mehrtreffer *m*
多次击中存活曲线 Mehrtreffer-Überlebenskurve *f*
多次量 haüfige Dosen *f pl*
多次起源说 Polychronismus *m*

多次妊娠 Mehrlingsschwangerschaft *f*
多次散射 Vielfachstreuung *f*
多次吞咽 mehreres Schlucken *n*
多次小睡潜伏时间试验 multipler Schlaf-Latenz-Test *m*
多次展开(层析) Mehrfachentwicklung *f*
多次展开法 Mehrfachentwicklungsmethode *f*
多刺的 stachelig
多刺曼陀罗 Datura ferox *f*
多存储模型 Multi-Speicher-Modell *n*
多单位平滑肌 mehreinheitlicher glatter Muskel *m*, multiunit smooth muscle <engl.>
多弹孔 mehrere Einschusslöcher *n pl*
多蛋白体系 Multiprotein-System *n*
多蛋白饮食 eiweißreiche Diät *f*
多氮化合物 Polyazin *n*
多导记录器 polygraphische Aufnahme *f*
多导描记技术 Polygraphie *f*
多导[生理记录]仪 Polygraph *m*
多导睡眠描记仪 Polysomnographie *f*
多导睡眠脑电图 Polysomnographie *f*
多导睡眠图 Polysomnographie *f*(PSG)
多道程序设计 Mehrfachprogrammierung *f*
多道电生理记录 Multi-Channel-Elektrophysiologische Ableitung *m*
多道分析器 Vielkanalanalysator *m*, Mehrkanalanalysator *m*
多道光谱仪 Vielkanalspektrometer *n*, Mehrkanalspektrometer *n*
多道肌电图机 Vielkanalelektromyograph *m*
多道记录 Vielkanalschreiben *n*, Vielkanalregistrierung *f*
多道记录仪 Vielkanalschreiber *m*, Mehrkanalschreiber *m*
多道勒沟 multiple Einschnürungskerbe *f*
多道生化分析仪 biochemischer Vielkanalanalysator *m*
多道生理仪 Polygraph *m*, Vielschreiber *m*
多道心电图机 Vielkanalelektrokardiograph *m*
多道缢沟 multiple hängende Kerbe *f*
多道原子吸收火焰光度计 Vielkanalatomabsorptionsfla- mmenphotometer *n*
多等位基因 multiple Allele *f pl*
多点测温仪 Mehrpunkt-Thermometer *n*
多点突变 multiple Mutation *f*
多电极开关 multipler Elektrodenschalter *m*
多电子峰 multiple geladener Gipfel *m*
多动 Hyperaktivität *f*, Hyperkinese *f*
多动[性]障碍 hyperkinetische Störung *f*
多动脉炎 Polyarteritis *f*
多动脉炎肾病 Polyarteritis-Nephropathie *f*
多动腿 Anxietas tibiarum *f*, restless legs <engl.>
多动腿综合征 Syndrom der unruhigen Beine *n*, restless legs syndrome <engl.>
多动性反应 hyperkinetische Reaktion *f*
多动障碍 hyperkinetische Störung *f*
多动症 Hyperkinese *f*
多动综合征 hyperkinetisches Syndrom *n*, Hyperaktivitätssyndrom *n*
多窦炎 Polysinusitis *f*, Multisinusitis *f*
多端扫描 Vielfachabtastung *f*, Multple-Scanning *n*
多段取样法 mehrstufige Probenahme *f*
多对夫妇疗法 multiple Paartherapie *f*
多(I)多(C) Poly(I)Poly(c) *n*
多尔德氏试验 Dold* Trübungsreaktion *f*
多尔诺氏射线 Dorno* Strahlung *f*
多尔特门德沉淀池 Dortmundbecken *n*
多尔西氏合剂 Dorsey* Mixtur *f*
多耳[畸形] Polyotie *f*
多发(多毛) Behaartheit *f*
多发病 häufig auftretende Krankheit *f*
多发病因学 multiple Ätiologie *f*
多发成骨肉瘤 mutiples Osteosarkom *n*
多发的 multipel, multiplex
多发梗塞性痴呆(多发梗死性痴呆) Multi-Infarkt-Demenz *f*
多发黄体 multipler Gelbkörper *m*
多发肌炎 Polymyositis *f*
多发结石(Werner 综合征) multiple Steine *m pl*
多发瘤 multipler Tumor *m*
多发内分泌肿瘤 -Ⅲ型 multiple endokrine Neoplasie Typ Ⅲ *f*
多发内分泌肿瘤 -Ⅱ型(Sipple 综合征) multiple endokrine Neoplasie Typ Ⅱ *f*, Sipple* Syndrom *n*
多发内分泌肿瘤 -Ⅰ型 multiple endokrine Neoplasie Typ Ⅰ *f*, Werner* Syndrom *n*(囊性肾发育异常)
多发内生软骨瘤(软骨发育不全,Ollier 病)Ollier* Krankheit *f*
多发软骨瘤病 multiple Chondromatose *f*
多发伤 multiple Verletzungen *f pl*
多发神经纤维瘤 mutiple Neurofibrome *f*
多发肾盏结石 multipele Steine des Calyces renales *m pl*
多发透明细胞棘皮瘤 multiples klarzelliges Akanthom *n*
多发性癌 multple Kanzer *m pl*
多发性成骨不全 multiple Osteogenesis imperfecta *f*
多发性成年期息肉病 erwachsene multiple Polyposis *f*
多发性抽动与秽语综合征 Tourette* Syndrom *n*
多发性出血性肉瘤 Sarcoma idiopathicum multiplex haemorrhagicum *n*, Kaposi* Sarkom *n*
多发性促结缔组织增生性毛发上皮瘤 multiples desmoplastisches Trichoepitheliom *n*
多发性错构瘤 Hamartomatosis *f*
多发性错构瘤综合征 multiples Hamartom-Syndrom *n*, Cowden* Syndrom *n*
多发性错构瘤综合征 Cowden-Syndrom *n*
多发性大动脉炎 multiple Aorto-Arteriitis *f*
多[发性单]神经炎 Mononeuritis multiplex *f*
多发性单神经炎 Mononeuritis multiplex *f*
多发性动脉瘤 multiples Aneurysma *n*
多发性对称性脂肪瘤病 multiple symmetrische Lipomatose *f*
多发性恶性淋巴肉瘤 Lymphosarcoma malignum multiplex *n*
多发性发疹性粟粒疹 multiple eruptive Milien *f pl*
多发性肺囊肿 Zystenlunge *f*, polyzystische Lunge *f*
多发性粉碎性颅骨骨折 zerkleinerte und multiple Schädelfrakturen *f pl*
多发性肝脓肿 multipler Leberabszeß *m*
多发性梗死性痴呆 Multi-Infarkt-Demenz *f*
多发性骨端异样增殖症 multiple abnormale Epiphysehyperplasie *f*
多发性骨发育障碍 Dysostosis multiplex *f*
多发性骨干硬化症 multiple Diaphysesklerose *f*
多发性骨关节损伤 multiple Knochen und Gelenkverletzung *f*
多发性骨骺发育不良 Dysplasia epiphysalis multiplex *f*, Barrie* Syndrom *n*
多发性骨软骨瘤 multiple Osteochondrom *n*
多发性骨软骨瘤病 multiple Osteochondromatose *f*
多发性骨髓瘤 multiples Myelom *n*
多发性骨髓瘤 multiples(Plasmazellen-)Myelom *n*, Myeloma multiplex *n*, Kahler* Krankheit *f*
多发性骨髓瘤病 multiples Myelom *n*
多发性骨髓炎 multiple Osteomyelitis *f*
多发性骨纤维发育不良 polyostotische fibröse Dysplasie *f*
多发[性]骨折 Mehrfachfraktur *f*
多发性关节痛 multiple Arthrodynie *f*
多[发性]关节炎 Polyarthritis *f*
多发性汗腺脓肿 muitipler Abszeß der schweißdrüse *m*
多发性黑痣综合征 Syndrom der multiplen Lentigines *n*

多发性骺发育不良 multiple epiphysäre Dysplasie *f*
多发性骺发育异常症 multiple epiphysäre Dysplasie *f*
多发性黄素化卵泡囊肿 multiple luteinisierende Follikel zysten *f pl*
多发性肌瘤 Polymyoma *n*
多发性肌炎 Polymyositis *f*
多发性肌阵挛 Polyclonia *f*, Paramyoclonus multiplex *m*
多发性畸形 multiple Mißbildungen *f pl*
多[发性]脊神经根炎 multiple Radikulitis *f*, Polyradikulitis *f*
多发性脊神经根炎 multiple Radikulitis *f*
多发性脊柱损伤 multiple Rückenmarkverletzung *f*
多发性家族性息肉病 (multiple)familiäre Polypose *f*
多发性浆膜炎 Polyserositis *f*
多发性浆细胞瘤 mutiples Plasmazytom *n*
多发性角化棘皮瘤 multiples Keratoakanthom *n*
多发性结肠息肉 multiple Dickdarmpolypen *m pl*, Dickdarmpolyposen *f pl*
多发性结节 multiple Knoten *m pl*
多发性结节性动脉炎 Polyarteritis nodosa *f*
多发性结节性淋巴管瘤 multiples knotiges Lymphangiom *n*, Lymphangioma tuberosum multiplex *n*
多发性结节状血管内皮瘤 Haemangioendothelioma tuberosum multiplex *n*
多发性静脉血栓形成 multiple Phlebothrombose *f*
多发性口周纤维性组织细胞瘤 multiple periorale fibröse Histiozytome *n pl*
多发性溃疡 multiples Geschwür *n*
多发性良性囊性上皮瘤 Epithelioma benignum multiplex cysticum *n*
多发性良性肉样瘤 multiples benignes Sarkoid *n*
多发性良性幼年黑素瘤 multiples gutartiges juveniles Melanom *n*
多发性淋巴瘤 multiple Lymphome *n pl*
多发性颅内血肿 multiples intrakranielles Hämatom *n*
多发性卵泡膜黄体囊肿 multiple Theca-luteinzyste *f*
多发性麻痹 Paralysis multiplex *f*
多发性脉络膜炎 multipele Choroiditis *f*
多发性慢性少年期关节炎 multiple chronische juvenile Arthritis *f*
多发性毛发上皮瘤 multiples Trichoepitheliom *n*
多发性毛囊周围性纤维瘤 multiples perifollikuläres Fibrom *n*
多发性毛盘状瘤 multiples Trichodiskom *n*
多发性毛外根鞘瘤 multiples Trichilemmom *n*
多发性面部异常 multiple Gesichtsanomalien *f pl*
多发性脑梗死性痴呆，多发性脑梗塞性痴呆 Multi-Infarkt-Demenz *f*(MID)
多发性脑脊髓硬化 multiple zerebrospinale Sklerose *f*
多发性脑脊髓硬化症 multiple Sklerose *f*
多发性脑膜瘤 multiples Meningiom *n*
多发性脑神经麻痹 multiple Hirnnervenlähmungen *f pl*
多发性脑硬化 multiple Zerebralsklerose *f*
多发性内分泌腺瘤 multiples endokrines Adenom *n* (MEA)
多发性内分泌腺瘤ⅡA 型 multiple endokrine Neoplasie Typ ⅡA *f*
多发性内分泌腺瘤病 (multiple)endokrine Adenomatose *f*
多发性内分泌腺瘤综合征 Wermer* Syndrom *n*, TypⅠder MEA *m*, TypⅠder multiplen endokrinen Adenomatose *m*, multiple endocrine adenoma syndrome <engl.>
多发性内分泌肿瘤 multiple endokrine Neoplasie *f* (MEN)
多发性内分泌肿瘤综合征 Sipple* Syndrom *n*, Typ Ⅱ der MEA, multiple endocrine neoplasm syndrome (MENS) <engl.>
多发性内生软骨瘤病 mutiple Enchondromatose *f*
多发性内生软骨瘤病综合征(卡斯特综合征，软骨发育不全) mutiple Enchondromatose *f*, Kast* Syndrom *f*
多发性黏膜神经瘤 multiples Mukosaneuroma *n*
多发性脓肿 multiple Abszesse *m pl*
多发性皮肤平滑肌瘤 mulitples kutanes Leiomyom *n*
多发性皮肌炎 multiple Dermatomyositis *f*
多发性皮脂囊肿 Steatocystoma multiplex *n*, Steatom multiplex *n*, multiple Talgzyste *f*
多发性丘疹样毛发上皮瘤 Trichoepithelioma papulosum multiplex *n*
多发性乳头状瘤 multiples Papillom *n*, Papilloma diffusum *n*
多发性软骨病 multiple Chondropathie *f*
多发性软骨瘤 multiples Chondrom *n*
多发性神经病变 Polyneuropathie *f*
多发性神经根神经病 Polyradikuloneuropathie *f*
多发性神经瘤 multiples Neurom *n*
多发性神经纤维病 mutiple Neurofibromatose *f*
多发性神经纤维瘤 multiple Neurofibrome *n pl*
多发性神经纤维瘤病 (multiple) Neurofibromatose *f*
多发性神经炎 Polyneuritis *f*
多发性神经炎型遗传性共济失调 Polyneuritis-erbliche Ataxie *f*
多发性神经炎型遗传性共济失调昼盲 Polyneuritis-erbliche Ataxie-Hemeralopie *f*
多发性神经炎性精神病 Psychosis polyneuritica *f*, Korsakow* Psychose *f*
多发性肾囊肿 multiple Nierenzysten *f pl*
多发性栓塞性痴呆 Multi-Infarkt-Demenz *f*(MID)
多发性损伤 Mehrfachtrauma *n*
多发性特发性出血性肉瘤 multiples idiopathisches hämorrhagisches Sarkom *n*
多发性外生骨疣 multiple Exostose *f*, Exostosis multiplex *f*
多发性外生骨赘(骨干性续连症) multiple Exostose *f*
多发性微指状角化过度症 digitale Hyperkeratose *f*
多发性胃息肉 multiple Magenpolyen *m pl*
多发性息肉 multiple Polypen *m pl*
多发性下疳 multiple Schanker *m*
多发性先天性关节强直 angeborene multiple Gelenkstarre *f*, Arthrogryposis multiplex congenita *f*
多发性纤维毛囊瘤 multiple Fibrofollikulome *n pl*
多发性纤维上皮增生 multiple fibroepitheliale Hyperplasie *f*
多发性纤维性肌发育异常 Myodysplasia fibrosa multiplex *f*
多发性腺体功能不全综合征 polyglanduläre Insuffizienz-Syndrom *n*
多发性心肌坏死灶 multifokale Myokardnekrose *f*
多发性心室过早收缩 multiple ventrikuläre Extrasystole *f*
多发性血管瘤 Haemangiomatosis *f*
多发性血管球瘤 multiples Glomangiom *n*, multipler Glomustumor *m*
多发性血管纤维瘤 multiples Angiofibrom *n*
多发性血肿 multiple Hämatome *f*
多发性胰[腺]囊肿病 polycystic disease of pancreas <engl.>
多发性异位激素分泌综合征 multiple ektope hormonelle Syndrome *n pl*
多发性龈脓肿 multiple Gingivalabszeße *m pl*
多发性硬化[症] multiple Sklerose *f*, Sclerosis multiplex *f*
多发性硬化性痴呆 Demenz bei Multipler Sklerose *f*, multiple sklerotische Demenz *f*
多发性硬化症 multiple Sklerose *f*
多发性圆柱瘤 Zylindrom multiplex *n*
多发性晕痣 multipler Halonävus *m*
多发性灶状出血 multiple fokale Blutung *f*
多发性粘膜神经瘤 multiples mukosales Neurom *n*
多发性粘液瘤病 Myxomatose *f*
多发性脂肪瘤 multiples Lipom *n*
多发性脂肪肉瘤 multiples Liposarkom *n*
多发性种痘 multiple Vakazination *f*
多发性子宫平滑肌瘤 multiple Uterusleiomyome *n pl*

多发性自愈性上皮瘤 multiples selbstheilendes Epitheliom *n*
多发硬化症 multiple Sklerose *f*
多发育不良性大疱性表皮松解症 mutiple dysplastische Epidermolysis bullosa *f*
多发症 Hypertrichosis *f*
多反应监测 Multiple-Reaction-Monitoring *n*(MRM)
多反应性 Polyreaktivität *f*
多方反应法 Multiple-Response-Test *m*
多方面的 vielfältig
多方向截骨术 multidirektionale Osteotomie *f*
多方向看图放射图像 Mehrfachansicht-Röntgenbild *n*
多房的 multilokular
多房棘球绦虫 Echinococcus multilocularis *m*
多房棘球蚴病(泡型包虫病,泡球蚴病) multilokuläre Echinokokkose *f*
多房室模型 Multi-Kompartiment-Modell *n*
多房性腹膜包涵囊肿 multilokuläre peritoneale Inklusionszyste *f*
多房性棘球绦虫 Echinococcus multilocularis *m*
多房性棘球蚴 Echinococcus alveolaris *m*
多房性棘球蚴病 multilokuläre Hydatidose *f*
多房性囊尾蚴 Cysticercus multilocularis *m*
多房性囊性肾瘤 multilokuläres zystisches Nephrom *n*
多房性囊肿 multilokuläre Zyste *f*
多房性囊肿性肾瘤 multilokulares zystisches Nephrom *n*
多房性脓胸 multilokulärer Pyothorax *m*
多房性膀胱 multilokuläre Harnblase *f*
多房性肾囊性变(多囊性肾发育异常) multizystische Nierendysplasie *f*
多房性肾囊性变(睾丸支持细胞瘤) multizystische Nierendysplasie *f*
多房性肾囊肿 multilokuläre Nierenzyste *f*
多房性水疱 multilokuläres Bläschen *n*
多非利特 Dofetilide *n*
多分辨率分析 Multiresolution-Analye *f*
多分叉的 mehrverzweigt
多分隔的 multi-geteilt
多分裂 multiple Spaltung *f*
多分泌功能细胞腺瘤 multisekretorisches Adenom *n*
多分区层次结构 mehrspartige Hierarchie *f*
多分散的 polydispers
多分散体系 polydisperses System *n*
多分散性 Polydispersität *f*
多分支的 mehrverzweigt
多分子层 mehrfachmolekulare Schicht *f*, polymolekulare Schicht *f*
多分子的 multimolekular, polymolekular
多分子反应 polymolekulare Reaktion *f*
多分子膜 multimolekularer Film *m*, multimolekulares Häutchen *n*
多酚 Polyphenol *n*
多酚氧化酶 Polyphenoloxidase *f*
多份拷贝表格 Multi-Kopieform *f*
多粪[症] Polykoprie *f*
多峰智力说 multimodale Theorie der Intelligenz *f*
多夫制 Polyandrie *f*(多雄性,一卵多精现象)
多氟代醚 Polyfluoräther *m*
多氟啶酸(三氟沙星,托磺沙星,妥舒沙星,妥苏沙星) Tosufloxacin *n*
多氟化苯 Polyfluorbenzol *n*
多氟烃 Polyfluorkohlenwasserstoff *m*, polyfluorohydrocarbon <engl.>
多氟烃基硫化物 Polyfluoralkylsulfid *n*
多幅照相机 Multi-Kamera *f*
多腐生带 Polysaprobienzone *f*
多感觉缺陷性眩晕 multisensorischer Schwindel *m*
多感觉神经元 polysensorisches Neuron *n*

多睾[畸形] Polyorchidie *f*, Polyorchidismus *m*
多睾症 Polyorchi(di)e *f*, Polyorchidismus *m*
多隔孢子 Phragmospore *f*
多隔胆囊 multiseptierte Gallenblase *f*
多隔膜的 multiseptal(-is, -is, -e)
多个 Z 形改形术 multiple Z-Plastik *f*
多[个]牙锁牙合 mehrzähniger geschlossener Biß *m*
多根牙 mehrwurzeliger Zahn *m*
多工作站(多工作岗位) Multiarbeitsplatz *m*
多功能程控 Multiprogrammierbarkeit *f*
多功能程控心脏起搏参数测试仪 Schrittmachersystem-Analysator *m*
多功能蛋白聚糖 Versican *n*
多功能的 multifunktional
多功能服 Schadensbegrenzungsanzug *m*
多功能骨骺分离肢体延长器械 Multifunktions-Epiphysentrennung Extremitätserweiterung-Gerät *n*
多功能加氧酶 multifunktionelle Oxygenase *f*
多功能酶 multifunktionelles Enzym *n*
多功能美容机 kosmetisches Multifunktionsinstrument *n*
多功能蠕动泵 Multifunktions-winden Pumpe *f*
多功能生物传感器 multifunktionale Biosensor *m*
多功能睡眠记录仪(多导睡眠描记法) Polysomnographie *f*
多功能体外程控起搏器 Multiprogrammierbarkeit-Herzschrittmacher *m*
多功能团分子 multifunktionelles Molekül *n*
多功能卫生信息系统 multifunktionale Gesundheitsinformationssystem *n*
多功能显示器 multifunktionale Anzeige *f*
多功能显微诊断仪 multifunktionales mikroskopisches Diagnostikinstrument *n*(MDI)
多功能 X 线胶片观片装置 Multifunktions-Filmbetrachter *m*
多功能氧化 multifunktionelle Oxidation *f*
多功能仪 Multifunktions-Messgerät *n*
多功能治疗罐 multifunktionale therapeutische Dose *f*
多功能转椅 multifunktionaler Drehstuhl *m*
多供方环境 Multilieferant-Umgebung *f*
多供方捐赠 Multilieferant-Spende *f*
多股丝 mehrdrähtige Litze *f*
多骨的 polyostotisch
多骨骺发育异常 mutiple epiphysäre Dysplasie *f*
多骨畸形 mutiple Knochendeformität *f*
多骨膜炎 Polyperiostitis *f*
多骨性纤维性结构不良 Dysplasia polyostotica fibrosa *f*
多关节的 polyartikulär, polyarticular(-is, -is, -e)
多关节强直 multiple Gelenksteife *f*
多关节痛 Polyarthralgie *f*
多关节痛风 polyartikuläre Gicht *f*
多关节弯曲 multiple Anthrogrypose *f*
多关节型(类风湿因子阳性幼年特发性)关节炎 polyartikulärer positiven Rheumafaktor *f*
多关节炎 Polyarthritis *f*, Amarthritis *f*
多关系查询 Multi-Beziehung-Abfrage *f*
多官能团 polyfunktionelle Gruppen *f pl*, multifunktionelle Gruppen *f pl*
多管听诊器 Stethopolyskop *n*
多轨道断层装置 Mehrfachbahnentomograph *n*, multiorbit tomograph <engl.>
多轨道倾斜床自动控制断层摄影装置 Mehrfachbahnenschrägbett mit Selbststeuerungstomograph *n*, multiorbit tilting automatic control tomograph <engl.>
多轨迹体层摄影 Multi-Planigraphie *f*
多轨迹[X 线]体层摄影 Multi-Planigraphie *f*, multiorbittomography <engl.>

多孩率 mehr-Kinder-Rate *f*
多汗 - 皮肤色素沉着 - 毛囊 - 角化病 - 牙釉质发育异常 Hyperhidrose-Pigmentierung der Haut-Reibeisenhaut-Schmelzdysplasie *f*
多汗[症] Hyper(h)idrose *f*, Hyper(h)idrosis *f*, Polyhidrose *f*, Polyhidrosis *f*
多汗症的离子电渗治疗 iontophoretischen Behandlung der Hyperhidrose *f*
多核白细胞 polymorphkernige Leukozyte *m pl*
多核孢子 Zönospore *f*
多核的 multinukleär, multinuclear (-is, -is, -e), polynukleär, vielkernig
多核芳[香]烃 polynukleärer aromatischer Kohlenwasserstoff *m*
多核苷酸 Polynukleotid *n*
多核苷酸 5′ 羟基激酶 Polynukleotid-5′-Hydroxyl-Kinase *f*
多核苷酸合成酶 Polynukleotid-Synthase *f*
多核苷酸核苷酰转移酶 Polynukleotid-Nukleotidyltransferase *f*
多核苷酸激酶 Polynukleotid-Kinase *f*
T4 多核苷酸激酶 T4 Polynukleotidkinase *f*
多核苷酸连接酶 Polynukleotid-Ligase *f*
多核苷酸磷酸化酶 Polynukleotid-Phosphorylase *f*
多核苷酸酶 Polynukleotidase *f*
多核苷酸腺苷转移酶 Polynukleotid-Adenylyltransferase *f*
多核苷酸转核苷酰酶 Polynukleotid-Phosphorylase *f*, Polyribonukleotid-nukleotidyltransferase *f*
多核合胞体块 vielkernige Synzytium-Masse *f*
多核合子 Zönozygote *f*
多核化合物 polynukleäre Verbindung *f*
多核环 polynukleärer Ring *m*
多核间质巨细胞 mehrkernige interstitielle Riesenzelle *f*
多核巨红细胞 vielkerniger Megalozyt *m*, polynukleärer Megalozyt *m*, Polynukleärmegalozyt *m*
多核巨网状细胞 polynukleäre Riesenretikulumzelle *f*
多核巨细胞 mehrkernige Riesenzelle *f*
多核巨型组织细胞 polynukleärer Riesenhistiozyt *m*
多核菌丝 zönozytische Hyphen *f pl*
多核菌丝体 zönozytisches Myzel *n*
多核瘤巨细胞 mehrkernige Geschwulstriesenzelle *f*
多核络合物 polynukleärer Komplex *m*
多核泡沫细胞 multinukleäre Schaumzelle *f*
多核配子 Zönogamet *m*
多核配子囊 Zönogametangium *n*
多核仁的 polynukleolär
多核[糖核]蛋白体 Polyribosom *n*, Polysom *n*
多核糖核苷酸核苷酸转移酶 Polyribonucleotid-Nukleotidyltransferase *f*
多核糖核酸酶 multiple Ribonuclease *f*
多核糖体 Polyribosom *n*, Polysom *n*, Ergosom *n*
多核体增殖 Zönogonie *f*
多核细胞 polynukleäre Zelle *f*, mehrkernige Zelle *f*, Polykaryozyt *m*
多核细胞的 zönozytisch
多核形白细胞浸润 Infiltration der polymorphkernigen Leukozyten *f*
多核异物巨细胞 polynukleäre Fremdkörperriesenzelle *f*, mehrkernige Fremdkörperriesenzelle *f*
多花水仙碱 Tazettin *n*, Ungernin *n*
多滑膜炎 Polysynovitis *f*
多环 polyzyklisch
多环芳烃类化合物 polycyclische aromatische Kohlenwasserstoffe *m pl* (PAK)
多环芳香烃 polyzyklische aromatische Kohlenwasserstoffe *m pl*
多环芳香烃污染 Pollution des polyzyklischen aromatischen Kohlenwasserstoffes *f*, Verschmutzung des polyzyklischen aromatischen Kohlenwasserstoffes *f*
多环基质 polyzyklische Base *f*
多环烃 polyzyklischer Kohlenwasserstoff *m*
多环状的 polyzyklisch
多黄卵 Ovum megalecithale *n*
多回波 SE 序列 Multi-Echo-Spinecho-Sequenz *f*
多回脑 Polygyria *f*
多肌瘤 Myomatose *f*, Myomatosis *f*, Myoma multiplex *n*
多肌麻痹 Polyplegia *f*
多肌痛 Polymyalgie *f*, Polymyalgia *f*
多肌型的 polymyarian <engl.>
多肌炎 Polymyositis *f*
多肌阵挛 Polyklonie *f*, Polyclonia *f*
多基物腐生的 polysaprobisch
多基线设计 Multiple-Baseline-Design *n*
多基因 Polygene *n pl*
多基因病 polygene Erkrankung *f*
多基因的 polygen, polygenomatisch
多基因疾病 multigenetische Krankheit *f*, polygene Erkrankung *f*
多基因家族 Multigenfamilie *f*
多基因平衡 polygene Bilanz *f*, polygenes Gleichgewicht *n*
多基因特质 polygene Eigenschaft *f*
多基因系统 polygenes System *n*
多基因信使 RNA polygene mRNA, polygene Boten-RNA *f*
多基因性高胆固醇血症 polygene Hypercholesterinämie *f*
多基因性高脂蛋白血症 polygene Hyperlipoproteinämie *f*
多基因性格特征 polygene Eigenschaften *f pl*
多基因性状 polygener Charakter *m*
多基因学说 polygene Theorie *f*
多基因遗传 polygener Erbgang *m*, polymerer Erbgang *m*, plurifaktorieller Erbgang *m*
多基因遗传病 polygenetische (multigene) Störung *f*
多基因阈疾病 polygene Schwellenkrankheit *f*
多基因组合 polygene Kombination *f*
多基因座探针 Multi-Locus-Sonde *f*
多激素性胰腺内分泌肿瘤 multihormonaler pankreatoendokriner Tumor *m*
多激素胰岛细胞腺瘤 multihormonales Inselzelladenom *n*
多级表示法 Multilevel-Darstellung *f*
多级抽样 mehrstufige Probenahme *f*
多级放大电路 Mehrstufenverstärker *m*
多级放大器 mehrstufiger Verstärker iiMehrstufenverstärker *m*
多级控制结构概念 Multilevel-Kontrollstruktur-Konzept *n*
多级螺旋模型 Mehrfachschrauben-modell *n*
多级筛检 mehrphasige Prüfung *f*
多级生物处理法 mehrstufige biologische Behandlung *f*, mehrstufige biologische Verarbeitung *f*
多级专家系统 Multilevel-Expertensystem *n*
多极 multipolar
多极电凝[术] multipolare Elektrokoagulation *f*
多极神经细胞 multipolare Nervenzelle *f*
多极神经元 multipolares Neuron *n*
多极性 Pluripolarität *f*
多极性核分裂 multipolare Kernteilung *f*, multipolare Mitose *f*
多极有丝分裂 multipolare Mitose *f*
多棘单睾吸虫 Haplorchis yokogawai *m*
多棘慢综合波 Polyspike und langsame Welle *f*
多集电极三极管 Multikollektor-Transistor *m*
多脊柱畸形 multiple Wirbelsäulendeformität *f*
多纪尔氏小体 Dogiel* Körperchen *n pl*
多剂量给药 Multidosis *f*
多剂量函数 Mehrfachdosis-Funktion *f*
多寄生现象 Polyparasitismus *m*

多(三)迹示波器 Multi(drei)-Strahl-Oszilloskop *n*
多家庭治疗 multiple Familientherapie *f*
多甲藻[黄]素 Peridinin *n*
多价 Multivalenz *f*
多价螯合剂 Chelatbildner *m*
多价半抗原 mehrwertiges Hapten *n*
多价的 mehrwertig, multivalent, polyvalent, plurivalent
多价精制气性坏疽抗毒素 polyvalentes raffiniertes Gasgangrän-Antitoxin *n*
多价菌(疫)苗 Mehrfachvakzine *f*, Mehrfachimpfstoff *m*
多价抗体 polyvalenter Antikörper *m*, multivalenter Antikörper *m*
多价抗血清 polyvalentes Antiserum *n*, multivalentes Antiserum *n*
多价抗原 polyvalentes Antigen *n*, multivalentes Antigen *n*
多价染色体 plurivalente Chromosomen *n pl*
多价噬菌体 polyvalente Bakteriophagen *m pl*, multivalente Bakteriophagen *m pl*
多价体 mehrwertig
多价性 Multivalenz *f*
多价血清 polyvalentes Serum *n*, multivalentes Serum *n*
多价疫(菌)苗 Mehrfachimpfstoff *m*, polyvalenter Impfstoff *m*, multivalenter Impfstoff *m*
多价阻遏 multivalente Repression *f*
多尖牙 Multicuspidati *m pl*
多碱 Polybase *f*
多碱[基]的 polybasisch
多腱滑囊炎 Polytendinobursitis *f*
多腱炎 Polytendinitis *f*
多浆膜炎 Polyserositis *f*, Polyrhomenitis *f*
多焦渐进片 progressive multifokale Brille *f*
多焦视诱发电位 multifokales visuell-evoziertes Potential *n*
多角的 mehrwinkelig
多角度偏振光散射技术 Multi-Angle-polarisierte Lichtstreuung Technik *f*
多角恋 polygonale Liebe *f*
多角体病 Polyhedrosis *f*
多角体病毒 Polyhedrosisvirus *n*
多角形 Vieleck *f*, Polygon *m*
多角形的 polygonal, mehrkantig, vieleckig
多角形细胞 polygonische Zelle *f*, vieleckige Zelle *f*
多觉型痛感受器 polymodaler Nozizeptor *m*
多阶段抽样(多级抽样) mehrstufiges Stichprobenverfahren *n*
多阶段型 multiples Stufenmuster *n*, vielstufiges Muster *n*
多接头 Polybinder *m*
多节段胸椎管狭窄 multisegmentale Brustwirbelkanalstenose *f*
多节段椎板切除术 multisegmentale Laminektomie *f*
多节段椎弓楔形截骨术 keilförmige Osteotomie des multisegmentalen Wirbelbogen *f*
多节段椎体次全切除术 subtotale Resektion-multisegmentale Wirbelkörper *f*
多节段椎体切除术 multisegmentale Wirbelkörperresektion *f*
多节环 vielgliedriger Ring *m*
多节亚纲 Eucestoda <engl.>
多结节甲状腺肿 Knoten(multi-) Struma *f*
多结节型 multinodulär, multinodular(-is, -is, -e), multinod(-us, -a, -um)
多结节型肝细胞癌 multinoduläres Leberzellkarzinom *n*, multinodulärer Leberzellkrebs *m*
多结节性腹膜恶性间皮瘤 multinoduläres peritoneales malignes Mesotheliom *n*
多结节性甲状腺肿 multinoduläre Struma *f*
多解 mehrere Lösungen *pl*
多晶的 polykristallin
多晶硅 polykristallines Silikon *n*
多晶膜电极 polykristalline Membranelektrode *f*
多晶片电子扫描仪 polykristalliner Scanner *m*, polykristalliner Abtaster *m*
多晶片探头 polykristalliner Tastkopf *m*
多晶体 Polykristall *m*, Vielkristall *m*, Mehrkristall *m*
多晶体超声检查 polykristalline Ultraschallexamination *f*
多晶体心内心动电流描记法 polykristallines Endokardiogramm *n*
多晶型现象 Polymorphie *f*, Polymorphismus *m*, Heteromorphose *f*
多精入卵 Polyspermie *f*
多精受精 Polyspermie *f*, Mehrfachbefruchtung *f*
多精受精卵 Polyspermie-Eizelle *f*
多精子的 polysperm(-us, -a, -um)
多精子症 Polyspermus *m*
多聚半乳糖醛酸 Polygalakturonsäure *f*
多[聚]半乳糖醛酸酶 Polygalakturonase *f*
多聚鞭毛蛋白 polymerisiertes Flagellin *n*, Polyflagellin *n*
多聚(U)玻璃纤维 Poly(U)-Glasfaser *f*
多聚不饱和酸 mehrfach ungesättige Säure *f*
多聚次黄嘌呤(胞嘧啶苷酸) Polyinosin-Polycytidylsäure *f*
多聚蛋白 Polyprotein *n*
多聚电解质 Polyelektrolyt *m*
多聚(A)多聚酶 Poly(A)-Polymerase *f*
多聚复合物 Polykomplex *m*
多聚甘氨酸 Polyglyzin *n*
多(A)聚合酶 Poly(A)-Polymerase *f*
多[聚]核苷酸 Polynukleotid *n*
多聚核苷酸激酶(T4 多聚核苷酸激酶) T4-Polynukleotidkinase *f*
多聚核糖核苷酸 Polyribonucleotid *n*
多聚核糖体 Polysom *n*, polyribosom *n*
多聚肌苷(甙)酸多聚胞苷(甙)酸 Polyinosinsäure-Polycytidylsäure *f*
多聚肌苷酸 Polyinosinsäure *f*
多聚肌苷酸多聚胞苷酸 Polyinosinsäure-Polycytidylsäure (Poly I-C) *f*
多聚甲醛 Paraformaldehyd *m*, Paraformalin *n*
多聚甲醛失活剂 Paraformaldehyd-Devitalisierungsmittel *n*
多聚接头 Polybinder *m*
多聚赖氨酸 Polylysin *n*
多聚赖氨酸硅藻土 Polylysin-Kieselgur *f*
多聚两性电解质 Polyampholyt *m*
多[聚]磷酸 Polyphosphate *n pl*, Polyphosphorsäuren *f pl*
多聚酶 Polymerase *f*
  DNA 多聚酶 DNA-Polymerase *f*
  RNA 多聚酶 RNA-Polymerase *f*
  T4-DNA 多聚酶 T4-DNA-Polymerase *f*
  T7-DNA 多聚酶 T7-DNA-Polymerase *f*
  Taq-DNA 多聚酶 Taq-DNA-Polymerase *f*
多聚酶Ⅰ PolymeraseⅠ*f*
  DNA- 多聚酶Ⅰ DNA-Polymerase Ⅰ*f*
  多聚酶Ⅰ大片段 Klenow-Fragment *n*(Klenow 片段, Klenow 酶)
多聚酶链反应 Polymerase-Kettenreaktion *f*(PCR)
多聚 - 免疫球蛋白 A 受体 Poly-Ig-Rezeptor *m*
多聚免疫球蛋白受体 Polyimmunglobulinrezeptor *m*
多[聚]尿苷酸 Polyuridylsäure *f*
多聚醛 - 制霉菌素钠 Polyaldehydnystatinnatrium *n*
多聚人血清清蛋白 Poly-Humanserumalbumin *n*(PHSA)
多聚 -IgA 受体 Poly-IgA-Rezeptor *m*
多聚糖 Polysaccharid *n*
多(聚)糖抗体 Polysaccharid-Antikörper *m*
多聚体 Polymer *n*
多聚脱氧核苷酸 Polydesoxyribonukleotid *n*
多聚脱氧核糖核苷酸 Polydesoxyribonukleotid *n*

多聚脱氧核糖核苷酸合成酶 Polydesoxyribonukleotid-Synthase *f*
多聚脱氧胸[腺嘧啶氧核]苷 Polydesoxy-Thymidin *n*
多聚(A)尾 Poly(A)-Schwanz *m*
多聚腺苷二磷酸核糖聚合酶类 Poly(ADP-Ribose)-Polymerase *f*
多聚腺苷化作用 Polyadenylierung *f*
多[聚]腺苷酸 Polyadenylsäure *f*, Poly-A
多聚腺苷(甙)酸聚合酶 Poly-A-Polymerase *f*
多聚腺苷酸聚合酶 Poly(A)-Polymerase *f*
多聚腺苷酸尾 Polyadenylatschwanz *m*
多聚腺嘌呤核苷酸 Poly(A) *n*
多聚阳离子 Polykation *n*
多聚乙酰 Polyketid *n*
多聚乙酰神经氨[糖]酸 Colominsäure *f*
多聚异戊二烯 Polyisopren *n*
多聚阴离子 Polyanion *n*
多菌传染 Multi-infektion *f*
多看效应 Mere-Exposure-Effekt *m*, Effekt des bloßen Kontakts *m*
多拷贝 Mehrfachkopie *f*
多拷贝基因 Multikopie-Gen *n*
多科治疗 interdisziplinäre Behandlung *f*
多颗粒性早幼粒细胞性白血病 polygranulozytäre promyelozytäre Leukämie *f*
多克隆 polyklonal
多克隆丙种球蛋白病 polyklonale Gammaglobulinopathie *f*
多克隆的 polyklonal
多克隆多位点 multiple Klonierungsstelle *f*(MCS)
多克隆发育区 polyklonales Kompartiment *n*
多克隆活化因子 polyklonaler Aktivator *m*
多克隆激活剂 polyklonaler Aktivator *m*
多克隆抗体 polyklonaler Antikörper *f*
多克隆抗体 polyklonaler Antikörper *m*
多克隆免疫球蛋白 polyklonales Immunoglobulin *n*
多克隆免疫球蛋白病 polyklonale Immunoglobulinopathie *f*
多克隆位点 multiple Klonierungsstelle *f*(MCS)
多克氏试餐 Dock* Probemahlzeit *f*
多孔板 poröse Platte *f*
多孔壁 poröse Wand *f*
多孔玻璃 poröses Glas *n*
[多孔]玻璃滤器 Sinterglasfilter *m*
多孔层空心毛细管柱 Poröse Schicht- Hohl Kapillarsäule *f*
多孔层空心柱 porös-schichtige Hohlsäule *f*, porous layer open tubular column <engl.>, PLOT column <engl.>
多孔瓷漏斗 poröser Porzellantrichter *m*, Büchner* Trichter *m*
多孔瓷圆锥 poröse Porzellansäule *f*
多孔的 porotisch, porig, poros(-us, -a, -um)
多孔动物门 Schwamm *m*
多孔聚乙烯 poröses Polyethylen *n*
多孔聚乙烯义眼眶植入物 poröse Polyethylen- Orbitaimplantat *n*
多孔菌属 Polyporus *m*
多孔菌素 Polyporin *n*
多孔菌酸 Polyporsäure *f*
多孔塞 poriger Stöpsel *m*
多孔陶瓷 poröse Keramik *f*
多孔细胞或微皱褶细胞 poröse Zelle order Mikrofoldzelle *f*
多孔性 Porosität *f*
多孔[性]滤板 porige Filterplatte *f*
多孔圆瓷片 Lochporzellanscheibe *f*, perforated porcelaindisc <engl.>
多拉德-米勒人格理论 Dollard*-Miller* Persönlichkeitstheorie *f*
多拉司琼 Dolasetron *n*
多-兰二氏试验 Donath*-Landsteiner* Versuch *m*
多兰抗体 Dona*-Landsteiner* Antikörper *m*
多兰斯手术 Dorrance* Operation *f*
多乐宝灵 Durabolin *n*
多勒洛氏管 Dorello* Kanal *m*
多泪 Hyperdakryose *f*, Hyperdakryosis *f*
多类寄生虫感染 Polyparasitismus *m*
多离子检测 Multiple-Ionendetektion *f*, Multiple-Ionendetektierung *f*
多利培南 Doripenem *n*
多链丝菌素 Polymycin *n*
多列的 multiserial
多列毛 multiseriales Haar *n*
多列杂交 polyallelisches Kreuz *n*
多裂髌骨 Multifidus Patella *f*
多裂的 zerteilt
多裂肌 Musculus multifidus *m*
多裂肌三角综合征 Multifidus-Dreieck-Syndrom *n*
多灵论 Polypsychismus *m*
多领域知识库 Multi-Domain-Wissensbasis *f*
多硫化铵 Ammoniumpolysulfid *n*
多硫化合物 Polysulfide *n pl*
多硫化钠 Natriumpolysulfid *n*
多硫酸戊聚糖酯 Pentosanpolysulfat *n*
多瘤病毒 Polyomavirus *n*
多瘤病毒科 Polyomavirus-Familie *f*
多瘤病毒属相关肾病 Polyomavirus-assoziierte Nephropathie *f*
多卤化物 Polyhalogenid *n*
多卤烃 Polyhalogenkohlenwasserstoff *m*
多路 Multiplex *m*
多路存取 Mehrfachzugriff *m*
多路存取检索系统 Multiple-Access-Retrieval-System *n*(MARS)
多路全息存储系统 multiplex-holographisches Speichersystem *n*
多路设备控制器 Multiplex-Geräte-Kontroller *m*
多路调制器 Multiplexer *m*
多氯[代]二苯并[对]二噁英 polychlorodibenzo-p-Dioxin *n* (PCDD)
多氯[代]二苯并[对]呋喃 polychlorierte Dibenzofuran *n* (PCDF)
多氯联苯 Polychlorobiphenyl *n*
多氯联苯醚 polybromierter Diphenylether(PBDE) *m*
多氯联苯污染 Pollution des Polychlorobiphenyls *f*, Verschmutzung des Polychlorobiphenyls *f*
多氯联苯污染物 Polychlorobiphenyl-Schmutzstoff *m*
多氯尿 Polychlorurie *f*, Polychloruria *f*
多卵巢综合征 Polyzystische Ovar-Syndrom *n*
多卵多胎 mehreiige Plurifötation *f*
多[卵]排卵 Polyovulation *f*
多轮的 polyzyklisch
多螺旋的 multispiral(-is, -is, -e)
多滤泡性囊肿 multiple follikuläre Zyste *f*
多滤平 Doxepiu(um) *n*
多滤平(多塞平) Doxepin *n*(抗抑郁药)
多马克氏法 Domagk*(Färbungs-) Methode *f*
多麦生 Dormison *n*, Methylpentynol(um) *n*
多毛 Überbehaarung *f*
多毛的 pilos(-us -a, -um), hirsut(-us, -a, -um), krinös
多毛颈 haariger Hals *m*
多毛皮肤 hirsute Haut *f*
多毛细胞性白血病 Haarzellenleukämie *f*(HCL)
多毛阴茎 behaarter Penis *m*
多毛真菌酸 hirsutische Säure *f*
多毛[症] Pilose *f*, Hypertrichose *f*, Hirsuties *f*
多毛症 Hirsutismus *m*(尤指妇女多毛症)
多毛肘 haariger Ellenbogen *m*
多毛肘综合征 Behaarte-Ellenbogen-Syndrom *n*
多梅毒疹 Polysyphilid *n*

多媒体 Multimedia *n*
多媒体通信 MultiMediakommunikation *f*
多酶复合物 Multienzymkomplex *m*
多酶体系 Multienzym-System *n*
多酶系统 Multienzym-System *n*
多米尼西管(用于镭的银管) Dominici*Rohr *n*
多米尼西氏染剂 Dominici* Farbstoff *m*
多嘧啶序列结合蛋白 Polypyrimidintrakt-bindendes Protein *n*
多面体 Polyeder *n*, Polyedron *n*
多面体的 vielflächig, polyedrisch
多面体型 Polyhedra *n*
多面体衣壳 polyedrisches Capsid *n*
多面形上皮细胞 polyedrirische Epithelzelle *f*
多面形细胞 polyedrische Zelle *f*
多灭磷 Methamidophos *n*, Tamaron *n*
多民族的 multiethnisch
多敏感的 mehrsensibel
多敏感性 Multisensitivität *f*
多模式神经元 polymodales Neuron *n*
多模态可视化 Multimodalität-Visualisierung *f*
多膜电渗 multimembranöse Elektroosmose *f*
多膜电渗倾滗 Multimembranelektrodekantation *f*
多纳克辛 Donaxine *n pl*
多纳特氏现象 Donath* Kältehämoglobinurie *f* (od. Phänomen *n*)
多(高)钠饮食 natriumreiche Diät *f*, kochsalzreiche Diät *f*
多奈哌齐 Donepezil *n*
多耐药 Multiresistenz *f*
多耐药结核病 multiresistente Tuberkulose *f*
多耐药性相关蛋白 2 Multidrug-Resistance-Associated Protein-2 *n* (MRP)
多囊病 Polyzystose *f*
多囊的 polyzystisch
多囊肺 polyzystische Lunge *f*, Zystenlunge *f*
多囊肝 polyzystische Leber *f*, Zystenleber *f*
多囊瘤 Polyzystom *n*, Polykystom *n*
多囊卵巢 polyzystisches Ovar *n*
多囊卵巢病 polyzystische Ovariopathie *f*, Stein*-Leventhal* Syndrom *n*
多囊卵巢综合征 Stein*-Leventhal* Syndrom *n*
多囊肾 polyzystische Niere *f*, Zystenniere *f*
多囊肾病 polyzystische Nieren *f*, polyzystische Nierenerkrankung *f*
多囊肾结石 polyzystischer Nierenstein *m*
多囊体 multivesicularer Körper *m*
多囊性肝病 polyzystische Leberkrankheit *f*
多囊性肾病 polyzystische Nephropathie *f*
多囊性肾脏发育不良 polyzystische Nierendysplasie *f*
多囊状膀胱 sackförmiges Blasendivertikel *n*, Pseudodivertikelblase *f*
多瑙河地区流行性肾病 Donau-Epidemie-Nephropathie *f*
多瑙河弧菌 Vibrio danubicus *m*
多讷氏芽胞染剂 Dorner* Sporenfärbungsmittel *n*
多内分泌腺瘤病 multiple endokrine Adenomatose *f*
多内氏小体 Donne* (Kolostrum-) Körperchen *n*
多能病毒 pluripotentes Virus *n*, multipotentes Virus *n*
多能的 pluripotent, multipotentiell
多能干细胞 pluripotente Stammzelle *f*, multipotente Stammzelle *f*
多能式中药提取罐 Multi-Sammlungsdose für Traditionelle Chinesische Medizin *f*
多能细胞 pluripotente Zelle *f*
多能血清 polyerg <engl.>
多能造血干细胞 pluripotente hämatopoietische Stammzelle *f*
多年生的 perennial, perennierend, perenn (-is, -is, -e)
多年生植物 perennierende Pflanze *f*
多黏基质蛋白 multiadhesives Matrixprotein *n*
多粘菌素(多黏菌素) Polymyxin *n*
多粘菌素 B Polymyxin B *n*
多粘菌素 E Polymyxin E *n*, Colistin *n*
多粘菌素 e 甲磺酸钠(粘菌素甲磺钠) Polymyxin E (Colistimethat-Natrium) *n*
多粘菌素 E 硫酸盐 Polymyxin E-Sulfat *n*
多粘菌素 E 硫酸盐片 Polymyxin E-Sulfat-Tablette *f*
多粘菌素类 Polymyxine *pl*
多粘芽胞杆菌 Bacillus polymyxa *m*
多黏糖蛋白 Mukopolysaccharide-Eiweiß *n*
多尿 Hyperdiurese *f*, Diurese *f*, Diuresis *f*
多尿苷 Polyuridin *n*
多尿期 Polyurie-Phase *f*
多(利)尿期 Polyurie-Stadium *n*
多尿试验 Polyurie-Test *m*, Albarran* Test *m*
多尿症 Polyurie *f*, Hyperurese *f*
多凝集性 Polyagglutinabilität *f*
多凝集性红细胞 polyagglutinable Erythrozyten *pl*
多 X 女性 Poly-X-Femininum *n*
多诺霍氏综合征 Donohue* Syndrom *n*
多诺拉烟雾事件 Donora Smog *m*
多排 mehrreihig
多排探测器 mehrreihiger Detecter *m*
多潘 Dopan *n*
多潘立酮(吗丁林,胃得灵) Domperidon *n* (止吐药)
多判别分析 Multiple-Diskriminanzanalyse *f*
多泡沫的 schaumig
多泡体 multivesicularer Körper *m*
多泡[小]体 multivesicularer Körper *m*
多泡脂肪细胞 plurivakuoläre Fettzelle *f pl*
多胚 Polyembronie *f*
多胚繁殖 polyembryonale Zucht *f*
多胚瘤 Polyembryom *n*
多胚现象 Polyembryonie *f*
多胚性 Polyembryonie *f*
多胚性双胎 polyembryonale Zwillinge *m pl*
多培沙明 Dopexamin *n*
多配偶 Polygamie *f*
多脾综合征 Syndrom der Polysplenie *n*
多匹配层探头 Multi-Anpaß-Schicht-Sonde *f*
多片切片机 Polymikrotom *n*
多频探头 Multifrequenzsonde *f*
多频同时发射 Mehrfrequenz-gleichzeitige Übertragung *f*
多频稳态诱发电位 Mehrfrequenz-Gehör stationären hervorgerufene Reaktione *f*
多平面融合 multiplanare Integration *f*
多平面相控阵食管探头 multiplane transösophageale Array-Ultraschallsonde *f*
多平面重建 multiplane Reformation *f*
多平面椎板切除术 multiplane Laminektomie *f*
多葡萄糖苷(甙)醇 Polyglukosid-Alkohol *m*
多普勒 Doppler
多普勒超声 Doppler* Ultraschall *m*
多普勒超声波检查 Doppler* Ultraschallexamination *f*
多普勒超声[技]术 Ultraschall-Doppler-Methode *f*, Doppler* Ultraschalltechnik *f*
多普勒超声检测法 Doppler* Ultraschalldetektionsmethode *f*
多普勒超声流速曲线 Doppler* Ultraschallgeschwindigkeitskurve *f*
多普勒超声心动描记仪 Doppler* Ultraschall-Echokardiograph *m*
多普勒超声心动图法 Doppler* Echokardiographie *f*
多普勒超声血管检查 vaskuläre Doppler-Ultraschall-Untersuchung *n*

多普勒超声血管显像仪 Doppler* Ultraschall-Angiograph *m*
多普勒超声遥测 Doppler* Ultraschall-Telemetrie *f*
多普勒超声诊断仪 Doppler* Ultraschall-Diagnostikapparat *m* Doppler* Ultraschall-Diagnostikgerät *n*
多普勒成像 Doppler* Bildgebung *f*
多普勒激光血流量仪器 Laser-Doppler-Durchflussmesser *m*
多普勒激光血流探测仪 Doppler-Laser Blutstromdetertor *m*
多普勒可探微气泡 Doppler* nachweisbares Mikrobläschen *n*
多普勒流量计 Doppler-Durchflussmesser *m*
多普勒流速计 Doppler* Fließmesser *m*
多普勒频谱分析 Doppler* Spektrum-Analyse *f*
多普勒频谱分析仪 Doppler-Spektrumanalysator *m*
多普勒频移 Doppler* Verschiebung *f*
多普勒频移的解调 Demodulation der Doppler*Verschiebung *f*
多普勒氏手术 Doppler* Operation *f*, Sympathikusdiaphtherese *f*
多普勒氏现象 Doppler* Phänomen *n*, Doppler* Effekt *m*
多普勒胎儿探测仪 Doppler-Fetal-Detektor *m*
多普勒胎心检测仪 Doppler* Ultraschall-Fetalherzton-Detektor *m*
多普勒探头 Doppler Ultraschallsonde *f*
多普勒效应 Doppler* Effekt *m*, Doppler* Phänomen *n*
多普勒[效应] Dopplereffekt *m*
多普勒心动描记图 Doppler* Kardiogramm *n*
多普勒心动图仪 Doppler* Echokardiograph *m*
多普勒血管显像 Doppler* Angiosono-Visualisation *f*
多普勒血流计 Doppler* Blutflussmeter *m*
多普勒血流监示仪 Doppler* Blutströmmungsmonitor *m*, Doppler bloodflow monitor <engl.>
多普勒血流遥测仪 Doppler* Ultraschall-Blutstromfern-messungsgerät *n*, Doppler velocimeter telemeter <engl.>
多普勒血压计 Doppler*Blutdruckmessgerät *n*
多普勒展宽 Dopplerverbreiterung *f*
多普勒装置 Doppler* Ausrüstung *f*
多妻制 Polygynie *f*
多栖 Polyxenia *f*, polyxeny <engl.>
多气体监测仪 Multi-Gas-Monitor *m*
多器官功能衰竭 Multiorganversagen *n* (MOF)
多器官功能衰竭综合征 Multiorgandysfunktionssyndrom *n*
多器官功能紊乱综合征 Multiorgandysfunktionssyndrom *n* (MODS)
多器官功能障碍综合征(多脏器功能不全) Multiorganversagen-Syndrom *n*
多器官衰竭 Multiorganversagen *n* (MOF)
多器官衰竭综合征 Multiorgandysfunktionssyndrom *n* (MODS)
多器官系统衰竭 Multiorgansystemversagen *n*
多器官移植 Multiorgantransplantation *f*
多潜能干细胞 multipotente Stammzelle *f*
多[潜]能细胞 pluripotente Zelle *f*
多潜能性 Multipotenz *f*, Pluripotenz *f*
多腔磁控[电子]管 Mehrkammermagnetron *n*, Vielkammermagnetron *n*
多腔的 plurilokulär, multilokulär, multilocular (-is, -is, -e)
多羟[的] polyhydrisch
多羟基的 polyhydrisch
多羟基化合物 Polyhydroxyverbindung *f*
多羟基化合物通路 Polyol-Weg *m*
多羟基醚 Polyhydroxyäther *m*
多羟基醛 Polyhydroxyaldehyd *n/m*
多羟基酮 Polyoxyketon *n*
多羟糖醇乙酸酯 Alditolacetat *n*
多切氏抗毒素 Dochez* Antitoxin (od. Serum) *n*
多亲和理论 Polyaffinität-Theorie *f*
多区域角膜切削术 Keratektomie auf multipalen Zonen *f*
多取代 Polysubstitution *f*
多取代的 polysubstituiert
多龋牙 polykariöse Zähne *m pl*
多染色体杂种 Polygenom-Hybrid *m*
多染色体组 Polygenom *n*
多染[色]性 Polychromatophilie *f*, Polychromasie *f*
多染[色]性变性 polychromatophile Degeneration *f*
多染色[性]细胞增多症 Polychromatozytose *f*
多染色质的 polysom
多染性成红细胞 polychromatophiler Erythroblast *m*
多染性红细胞 polychrom (atisch) er Erythrozyt *m*
多人共览显微镜 Multiviewing-Mikroskop *n*
多人宇宙飞行器 multimenschliches Raumfahrzeug *n*
多刃刺创 Multiple-Flanken-Stichwunde *f*
多柔比星 Doxorubicin *n*
多柔比星敏感性 Empfindlichkeit des Doxorubicines *f*
多柔比星脂质体制剂 Doxorubicin-Liposomen *n*
多肉的 fleischig
多乳腺症 Polymastie *f*, Polymazie *f*, Hypermastie *f*, überzählige Brustdrüse *f*
多乳房畸形 Polymastie *f*
多乳房症 überzählige Brüste *f pl*
多乳头 überzählige Brustwarzen *f pl*
多乳头[状]瘤 Polypapillom (a) *n*
多乳头症 überzähligen Brustwarzen *f pl*, Polythelie *f*
多软骨炎 Polychondritis *f*
多塞平 Doxepin *n*
多塞平(多虑平) Doxepin *n* (抗抑郁药)
多塞特氏蛋培养基 Dorset* (Eier-) Nährboden *m*
多散点图分析 Analyse des Muti-Streuungsdiagramms *f*
多扫描回声心动图 Multiscan-Echokardiogramm *n*
多色的 polychrom, polychromatisch, ple (i) ochrom
多色记录器 Mehrfachfarbenschreiber *m*
多色假单胞菌 Pseudomonas polycolor *f*
多色染色法 Mehrfachfärbung *f*
多色染色剂 polychromatischer Farbstoff *m*
多色细胞瘤 Phäochromozytom *n*
多色[现象] Pleochroismus *m*
多色性角化不全 Parakeratosis variegata *f*
多色亚甲蓝 polychromatisches Methylenblau *n*
多色仪 Polychromator *m*
多色荧光染色体显带 Analyse des Muti-Streuungsdiagramms *f*
多色荧光原位杂交 Multicolor-Fluoreszenz-in situ-Hybridisierung *f* (M-FISH)
多杀巴斯德菌(多杀杆菌) Pasteurella multocida *f*
多杀杆菌 Bacterium multocidum *n*
多杀菌素 Pleocidin *n*
多沙普仑(吗林吡咯酮) Doxapram *n* (中枢兴奋药)
多沙唑嗪 Doxazosin *n*
多神经病 Polyneuropathie *f*, Polyneuropathia *f*
多神经根神经病 Polyradikuloneuropathie *f*
多神经根神经炎 Polyradikuloneuritis *f*
多神经肌炎 Polyneuromyositis *f*
多神经痛 Polyneuralgie *f*, Polyneuralgia *f*
多神经炎 multiple Mononeuritis *f*, Polyneuritis *f*, Neuritis multiplex *f*
多神经炎型遗传性共济失调(雷佛素姆病) Refsum* Krankheit *f*
多神经炎性精神病 polyneuritische Psychose *f*
多生分类 polythetische Klassifizierung *f*
多生肋骨 supernumerate Rippe *f*
多生性脑[脊]膜瘤 Meningiomatose *f*
多生牙 Supplementärzähne *m pl*
多时相 Mehrphase *f*
多食 Polyphagie *f*
多食性 Polyphagie *f*
多食性的 polyphag

多食症 Esssucht *f*
多式反映原则 Prinzip der Mehrfachreaktor *n*
多试管组合架 Mehrfachröhrenträger *m*, multi-tube carrier <engl.>
多室的 multilokulär
多手[畸形] Polycheiria *f*
多受体 Polyceptor *m*
多受体作用药 Multi-Rezeptor-Medikament *n*
多梳组蛋白 Polycomb-Gruppe-Protein *n*
多属性模型 Multimerkmalmodell *n*
多属性效用分析 Multimerkmal-Nutzwertanalyse *f*
多数刺创 multiple Stichwunden *f pl*
多数的 multipel, multiplex
多数小脑回 Mikropolygyrie *f*
多数易消失白点综合征 multipele verschwindende weisse Tupfen-Syndrom *n* (MEWDS)
多水合物 Polyhydrat *n*
多水平模型 hierarchisches Modell *n*
多顺反子 Polyzistron *n*
多顺反子 mRNA polycistronische mRNA *f*
多顺反子操纵子 polycistronisches Operon *n*
多顺反子信使 polycistronischer Botschafter *m*
多顺反子信息 polycistronische Botschaft *f*
多顺反子转录 polycistronische Transkription *f*
多丝合生的 symphogenetisch
多丝正比计数器 Proportionalzählrohr mit mehreren Zähldrähten *n*
多丝正比探测器 Proportionaldetektor mit mehreren Zähldrähten *m*
多丝正比照相室 Proportional(ionisations)kammer mitmehreren Zähldrähten *f*
多-苏二氏试验 Dorn* Sugarman* Test *m*
多苏试验 Dorn* -Sugarman* Test *m*(判断胎儿性别)
多塑性细胞 polyplastische Zelie *f*
多缩左旋糖 Levulin *n*
多索茶碱 Doxofyllin *n*
多胎 Plurifötation *f*
多胎产 Mehrlingsgeburt *f*, Multiparitas *f*
多胎儿 multiple Fetusse *f pl*
多胎分娩 Mehrlingsgeburt *f*
多胎妊娠 mehrfache Schwangerschaft *f*, multiple Schwangerschaft *f*, Graviditas multiplex *f*
多胎早产儿 multipares Frühgeborenes *n*
多态特性 polymorpher Charakter *m*
多态现象 Polymorphie *f*, Polymorphismus *m*
多态型 Polymorphismus *m*
DNA 多态性 DNA-Polymorphismus *m*
多态性 Polymorphie *f*, Polymorphismus *m*
多态性标记 polymorphe Marke *f*
多(形)态性上皮黏蛋白 polymorphes epitheliales Muzin *n*
多态性同工酶 Polymorphismus-Isoenzym *n*
多态性信息含量 Polymorphismus-Informationsgehalt *m* (PIC)
多肽 Polypeptid *n*
多肽胺 Peptamin(um) *n*
多肽分泌细胞 Polypeptid-sezernierende Zelle *f*
多肽合成仪 Peptidsynthesizer *m*
多肽激素 Polypeptidhormone *n pl*
多肽假说 Polypeptid-Hypothese *f*
多肽[类]激素 Polypeptidhormon *n*
多肽类抗生素 Polypeptid-Antibiotika *n pl*
多肽链 Polypeptidkette *f*
多肽酶 Polypeptidase *f*
多肽脑脊液症 Polypeptidorrhachia *f*
多肽顺序仪 Aminosäuresequenz *f*, Peptidsequenz *f*
多肽-MHC 四聚体 Peptid-MHC-Tetramer *n*
多肽性上皮黏蛋白 polymorphes epitheliales Mucin *n*
多肽血[症] Polypeptidaemia *f*
多肽疫苗 Polypeptidvakzin *n*, Polypeptidimpfstoff *m*
多肽装载复合物 Peptidbeladung-Komplex *m*
多探测器 CT Multidetektor-Computertomographie *f*
多探测器平移旋转系统 Multi-Detektoren-Translation-Rotation-System *n*
多探头扫描仪 Multitransducer-Scanner *m*, Multitransducer-Abtaster *m*
多糖(类) Polysaccharide *n pl*
多糖包被 Glykokalyx *f*
多糖蛋白质复合物 Glykokalyx *f*
多糖[基]N 脂酰鞘氨醇 Polyglykosylceramid *n*
多糖抗原 Polysaccharidantigene *n pl*
多糖[抗原]决定簇 Polysaccharid-Determinante *f*
多糖类 Polyosen *f pl*, Glykane *n pl*
多糖酶 Polysaccharidasen *f pl*, Polysaccharasen *f pl*
多糖酶反应蛋白 C-polysacharidase-reaktives Protein *n*, C-polysaccharidase-reaktives Eiweiß *n*
多糖醛酸苷(甙) Polyuronid *n*
多糖伤寒疫苗 Typhus-Polysaccharid-Impfstoff *m*
多糖识别区 Kohlenhydraterkennungsdomäne *f*
多糖外被 Glykokalyx *f*
多糖转肽酶 Polysaccharid-Transpeptidase *f*
多套牙的 polyphyodont
多特异性 Polyspezifität *f*
多特质测量 Multitrait-Messung *f*
多特质多方法矩阵 Multitrait-Multimethod-Matrix *f*
多体 polysomatisch
多体畸胎 Polysoma *n*
多体素 Multi-Voxel *n*
多体添加 Polysomzusatz *m*
多体性 Polysomie *f*
多体雄蕊 polysomatisches Staubblatt *n*, polysomatischer Stamen *m*
多体遗传 polysomatische Vererbung *f*, polysomatischer Erbgang *m*
多体中柱 Polystele *f*
多跳测距算法 Hop-Count-basiertes System *n*
多萜醇 Poly-terpenol *n*
多萜[烯] Polyterpene *n pl*
多酮尿[症] Hyperketonurie *f*, Hyperketonuria *f*
多瞳 Polykorie *f*, Polycoria *f*
多头的 polykephal
多头腹带 mehrköpfige Bauchbinde *f*, mehrköpfige Leibbinde *f*
多头绦虫蚴 Coenurus *m*
多头[绦虫]蚴病 Coenurosis *f*, Coenuriasis *f*, Zönurose *f*
多头蚴 Coenurus *m*
多头蚴病 Coenurose *f*
多突触反射 polysynaptischer Reflex *m*
多途径反射伪影 Artefakt aus Mehrwegereflexion *n*
多危险因素干预试验 Mehrere Risikofaktoren-Interventions-studie *f*
多微孔的 mikroporös
多维层次结构 multidimensionale Hierarchie *f*
多维多方疗法 multimodale Therapie *f*
多维多项式 multidemensionales Polymon *n*
多维分析 Multidimensionale Analyse *f* (MDA)
多维空间系统 Hyperraum-System *n*
多维量表法 multidimensionale Skalierung *f* (MDS)
多维列联表通用模型 LOGLINEAR(loglineares Modell für mehrdimensionale Kontingenztabellen) *n*
多维曲面 Hyperfläche *f*
多维信号 mehrdimensionales Signal *n*

多(A)尾 Poly(A)-Schwanz *m*
多位点测序分型 Multilocus-Sequenz-Typisierung *f*
多位点酶电泳分析 Multilocus-Enzym-Elektrophorese *f*(MEE)
多位点探针 Multi-Locus-Sonde *f*
多稳态知觉 multistabile Wahrnehmung *f*
多污带生物 Organismus in der polysaprobischen Zone *m*
多西环素(脱氧土霉素) Doxycyclin *n*
多西拉敏(抗敏安) Doxylamin *n*
多西他赛 Docetaxel *n*
多烯大环内酯类抗生素 Polyen-Makrolid-Antibiotika *pl*
多烯类抗菌素 Polyen-Antibiotika *n pl*
多烯色素 Polyenfarbstoffe *m pl*
多烯酸 Polyensäuren *f pl*
多烯[烃](聚烯) Polyen *n*
多烯[烃]类 Polyen-Kohlenwasserstoff *m*
多烯系统 Polyen-System *n*
多系的 polyklonal
多系集落刺激因子 Multi-Kolonie-stimulierender Faktor *m*
多系统 Multisystem *n*
多系统疾病 Multisystemerkrankung *f*
多系统器官功能衰竭 Multisystemorganversagen *n*
多系统器官衰竭 Multisystem-Organversagen *n*(MSOF)
多系统萎缩[症] Multisystematrophie *f*
多系统性甘油三酯贮积性疾病(Chanarin 病) Multisystem-Triglycerid-Speicherkrankheit *f*
多细胞层 zellreiche Zone *f*
多细胞的 multizellulär, vielzellig, mehrzellig
多细胞毛 multizelluläres Haar *n*
多细胞区 zellreiche Region *f*
多细胞生物 multizellulärer Organismus *m*
多细胞体 multicell <engl.>
多细胞腺 vielzellige Drüse *f*, Glandula multicellularis *f*
多细胞株丙种球蛋白病 polyklonale Gammopathie *f*
多纤维瘤病 Polyfibromatose *f*
多纤维总和 Mehrfachfasersummen *n*
多涎 Speichelsturz *m*, Hypersalivation *f*, Hyperptyalismus *m*
多线 Mehrlinie *f*, Viellinie *f*
多线程 Multithreading *n*
多线期 Polytänphase *f*
多线染色体 polytänes Chromosom *n*
多线[染色体]核 polytäner Kern *m*
多线示波器 Mehrschleifenoszillograph *m*
多线性 Polytänie *f*
多线[性]的 polytän
多线性化 Polytänisation *f*
多线正比计数器 Multi-Wire-Proportionalzähler *m*
多腺病 Polyadenopathie *f*, Polyadenosis *f*
多腺苷酸化信号 Polyadenylierungssignal *n*
多腺苷酸化作用 Polyadenylierung *f*
多腺共济失调 pluriglanduläre Inkoordination *f*, polyglanduläre Inkoordination *f*
多腺瘤 Polyadenom(a) *n*
多腺瘤病 Polyadenomatose *f*, Polyadenomatosis *f*
多腺性综合征 pluriglanduläres Syndrom *n*, polyglanduläres Syndrom *n*
多腺炎 multiple Drüsenentzündung *f*, Polyadenitis *f*, Polyglandulitis *f*
多相催化 heterogene Katalyse *f*, Heterokatalyse *f*
多相催化反应 heterogene katalytische Reaktion *f*
多相的 mehrphasig, polyphas
多相动作电位 polyphases Aktionspotential *n*, polyphase Aktionsspannung *f*
多相反应 heterogene Reaktion *f*, mehrphasige Reaktion *f*
多相分布 heterogene Verteilung *f*
多相健康检验 mehrphasiger Gesundheitstests *m*
多相聚合 heterogene Polymerisierung *f*, heterogene Polymerisation *f*
多相平衡 heterogenes Gleichgewicht *n*
多相区带电泳 mehrphasige Zonenelektrophorese *f*
多相[体]系 heterogenes System *n*
多相性 Heterogenität *f*
多相自动血清化学分析 mehrphasige automatisierte Serumchemieanalyse *f*
多向分化潜能 multipotentes Differenzierungspotential *n*
多向干细胞 mutipotente Stammzelle *f*
多向量表法 multidimensionale Skalierung *f*(MDS)
多向色性 Pleochroismus *m*
多向性不稳定 multidirektionale Instabilität *f*
多向性抗药(多药耐药) Multiarzneimittelresistenz *f*
多项辨别学习 Mehrfachdiskriminierung-Lernen *n*
多项测验 mehrphasiger Test *m*
多项分布 polynomische Verteilung *f*, Polynomialverteilung *f*, Multinomialverteilung *f*
多项分类的方差分析 Mehrfachklassifizierung-Varianzanalyse *f*
多项分类树 multinomialer Klassifikationsbaum *m*
多项记录器 polygraphischer Rekorder *m*, Polygraph *m*
多项能力倾向测验 Multiple-Eignungsprüfung *f*
多项筛检 multiples Screening *n*
多项式 Polynom *n*
多项式回归 polynomische Regression *f*
多项式近逼值 Polynomapproximation *f*
多项式曲线 polynomische Kurve *f*
多项式曲线拟合 Polynom-Kurvenanpassung *f*
多项选择测验法 Multiple-Choice-Testverfahren *n*
多项选择实验 Multiple-Choice-Experiment *n*
多小波 Multiwavelet *n*
多小脑回 Mikropolygyrie *f*
多小脑回畸形 Polymikrogyrie *f*
多小室的 plurilokulär
多小叶性肝硬变 multilobuläre Zirrhose *f*
多效提取 multiple Extraktion *f*
多效性 Pleiotropie *f*
多效蒸发 Mehrfachverdampfung *f*
多效蒸发器 Mehrfachverdampfer *m*
多效蒸馏水器 Multi-Effekt-Destille *f*
多谐调制器 multipler Modulator *m*, multiples Modulationsgerät *n*
多谐振荡器 Multivibrator *m*
多心畸形 Multiplicitas cordis *f*
多信道 Mehrkanal *m*
多形 Vielförmigkeit *f*
多形变态 Polymorphie *f*, Polymorphismus *m*
多形层 Lamina multiformis *f*
多形的 polymorph, vielgestaltig, multiform, multiform(-is, -is, -e)
多形痘 polymorphe Pocken *f pl*
多形核 polymorpher Kern *m*
多形核白细胞 polymorphkerniger Leukozyt *m*
多形核白细胞浸润 polymorphkernige(Leukozyten-)Infiltration *f*
多形核白细胞趋化因子 chemotaktischer Faktor des polymophkernigen Leukozytes *m*
多形核白细胞增多[症] Polynukleose *f*
多形核的 polymorphkernig, polynukleär
多形核粒细胞 polymorphkerniger Granulozyt *m*
多形核嗜中性白细胞 polymorphkerniger Neutrophilozyt *n*
多形核细胞 polymorphkernige Zelle *f*
多形核[中性]粒细胞 polymorphkerniger neutrophiler Leukozyt *m*
多形红斑型药物[性]皮炎 Dermatitis erythematosa medica-

mentosa multiformis *f*
多形类杆菌 曾称多形拟杆菌 Bacteroides thetaiotaomicron *m*
多形[裂殖]菌 Bacillus pleomorphus *m*, Bacillus multiformis *m*
多形糜烂性红斑 Erythema exsudativum multiforme *n*, Stevens*-Johnson* Syndrom *n*
多形渗出性红斑 exsudative Erythema multiforme *f*
多形式(性)变态 polymorphe Perverse *f*
多形噬细胞 Polyblast *m*
多形态 Vielgestaltigkeit *f*, Polymorphie *f*, Polymorphismus *m*
多形态的 pleomorph, polymorph
多形态性 pleomorph
多形微小杆菌 Bacteroides funduliformis *m*
多形细胞 polymorphe Zelle *f*
多形细胞层 Lamina multiformis *f*
多形细胞肉瘤 polymorphzelliges Sarkom *n*, Sarcoma polymorphosum *n*
多形细胞型网织细胞肉瘤 polymorphzelliges Retikulumzell(en)sarkom *n*
多形腺瘤 pleomorphes Adenom *n*
多形小泡 pleomorphes Bläschen *n*
多形型光照性皮炎 polymorphe Photodermatitis *f*
多形性 Polymorphie *f*, Polymorphismus *m*
多形性癌 polymorphes Karzinom *n*
多形性成胶质细胞瘤 Glioblastoma multiforme *n*
多形性低度恶性腺癌 polymorphes niedrig malignes Adenokarzinom *n*
多形性恶性胶质瘤(多形性成胶质细胞瘤) Glioblastoma multiforme *f*(GBM)
多形性光线疹 polymorphes Lichtexanthem *n*(PMLE)
多形性海绵细胞瘤 Spongioblastoma multiforme *n*
多形性汗腺腺瘤 pleomorphes Schweiß-Adenom *n*
多形性横纹肌肉瘤 pleomorphes Rhabodomyosarkom *n*
多形[性]红斑 Erythema multiforme *n*
多形性黄色星形细胞瘤 pleomorphes Xanthoastrozytom *n*
多形性胶质母细胞瘤 Glioblastom(a multiforme) *n*
多形性胶质母细胞瘤 Glioblastoma multiforme *n*
多形性角膜后层营养不良 hintere polymorphe Hornhautdystrophie *f*(PPCD)
多形性泪腺腺瘤 pleomorphes Tränendrüsenadenom *n*
多形性类天疱疮 pleomorphes Pemphigoid *n*
多形性模仿菌和阴道海雷菌感染 Mima-Herellea-Infektion *f*
多形性日光疹 polymorphes Lichtexanthem *n*
多形性肉芽肿 Granuloma multiforme *n*
多形性伤害性感受器 polymodaler Nozizeptor *m*
多形性神经胶质瘤 polymorphes Gliom *n*, Glioma multiforme *n*
多形性室性心动过速 polymorphe ventrikuläre Tachykardie *f*
多形性网状细胞增生病 polymorphe Retikulose *f*
多形性妄想 Wahnvorstellungen der polymorphen Natur *f pl*
多形性细胞癌 Carcinoma polymorphocellulare *n*
多形性 T 细胞淋巴瘤 pleomorphes T-Zell-Lymphom *n*
多形性纤维组织细胞瘤 polymorphes fibröses Histiozytom *n*
多形性腺瘤 pleomorphes Adenom *n*
多形性腺瘤内癌 Karzinom in einem pleomorphen Adenom *n*
多形性疹 pleomorpher Ausschlag *m*
多形性脂肪肉瘤 pleomorphes Liposarkom *n*
多型 Polytyp(us) *m*
多型的 polytypisch, polytypic(-us, -a, -um)
多型核白细胞 polymorphkernige Leukozyten *f pl*(PMN)
多型红斑 Kokardenerythem *f*, Scheibenrose *f*
多型培养物 pleomorphe Kultur *f*
多型伤害性感受器 polymodale Nozizeptoren *m pl*
多型性 Polytypie *f*, Allotypus *m*
多性性胶质母细胞瘤 Glioblastoma multiforme *n*(GBM)
多雄受精的 polyandrisch
多雄性 Polyandrie *f*
多溴代二苯并二噁英 polybromiertes Dibenzo-p-dioxin *n* (PBDD)
多溴代二苯并呋喃 polybromierte Dibenzofuran *n*
多溴代联苯醚化合物 polybromierter Diphenylether(PBDE) *m*
多溴联苯 polybromiertes Diphenyl *n*
多溴联苯醚 polybromierter Diphenylether(PBDE) *m*
多须 Pogoniasis *f*
多选题式问题 Frage mit Mehrfachwahl *f*
多学科病例摘要 multidisziplinäre Zusammenfassung des Falles *f*
多学科方法 interdisziplinäre Behandlung *f*
多学科工作方法 multidisziplinärer Ansatz *m*
多学科讨论会 interdisziplinäre Konferenz *f*
多学科卫生保健事业 interdisziplinäres Gesundheitswesen *n*
多学科研究 multidisziplinäre Studie *f*
多学科治疗 multidisziplinäre Behandlung *f*
多血的 sanguinisch, sanguine(-us, -a, -um)
多血管 Vaskularität *f*
多血管吻合 Synanastomosis *f*
多血管性骨不连 multivesikuläre Nonunion *f*
多血扇头蜱 Braune Hundezecke *f*
多血体型 plethorischer Habitus *m*, Plethosomia *f*
多血性着色 plethorische Coloration *f*
多血[症] Polyämie *f*, Hämatoplethora *f*, Plethora *f*
多血质 sanguinisches Temperament *n*
多血痣 Blutgefäßmal *n*, Naevus sanguineus *m*
多牙 Hyperodontie *f*, Polyodontia *f*, Polyodontie *f*
多芽胞 Plurispore *f*
多言癖 Logorrhoe *f*
多言症 Logorrhoe *f*, Logodiarrhoe *f*
多氧菌素 Polyoxin *n*
多样反应原则 Prinzip der mehrfachen Reaktion *n*
多样化 Vielfalt *f*
多样恐怖症 Polyphobie *f*
多样控制图 Mehrfachproben-Regelkarte *f*
多样神经反应记录器 Polygraph *m*
多样 T 型排列迷津 Mehrfach-T-Labyrinth *n*
多样性 Vielfalt *f*
多样性的产生 Diversitätserzeugung *f*
多样性基因 vielfaltes Gen *n*
多样性类银屑病 Parapsoriasis variegata *f*
多药分析 Multidrug-Analyse *f*
多药抗药性相关蛋白 Multidrug Resistance-Related Protein *n*
多药滥用 Multi-Drogenmissbrauch *m*
多药滥用者 Multi-Drogenabhängige *m*
多药耐药(多向性抗药) Multiarzneimittelresistenz *f*
多药使用 Multidrogenkonsum *m*
多叶核性弥漫大 B 细胞淋巴瘤 diffuses großzelliges B-Zell-Lymphom mit multilobären Zellen *n*
多叶胎盘 Placenta multilob(ul)ata *f*, Placenta multipartita *f*
多叶遮光器 Lamellenkollimator *m*
多伊奇氏手法 Deutsch* Handgriff *m*
多医院数据库 Multikrankenhausdatenbank *f*
多疑癖 Zweifelsucht *f*
多义刺激 ambigue Reize *f*
多义的 mehrdeutig
多义密码子 ambigues Kodon *n*
多因单果 multiple Ursache / single-Effekt *f*
多因多果 multiple Ursache / multiple-Effekt *f*
多因素 multipler Faktor *m*
多因素病因[学] multifaktorielle Ätiologie *f*
多因素分析 multifaktorielle Analyse *f*
多因素判别分析 multifaktorielle Diskriminanzanalyse *f*

多因素试验 multifaktorieller Versuch *m*, multifaktorielles Experiment *n*
多因素遗传 multifaktorielle Vererbung *f*
多因素因果联系 Mehrfachverursachung *f*
多因性发育不全 multiple Hypoplasie *f*
多因一效 multigenetische Wirkung *f*
多因子 multipler Faktor *m*
多因子病 multifaktorielle Erkrankung *f*
多因子的 multifaktoriell
多因子分析 multiple Faktorenanalyse *f*
多因子疾病 multifaktorielle Erkrankung *f*
多因子假说 multifaktorielle Hypothese *f*
多因子能力倾向测验 multifaktorielle Eignungsprüfung *f*
多因子设计 Multifaktor-Design *m*
多因子遗传 multifaktorielle Vererbung *f*
多引物 Multiprimer *m pl*
多饮 Polydipsie *f*
多英氏家族性蜂窝状脉络膜炎 Doyne* Chorioiditis *f*, honigwabinartige Chorioiditis *f*
多英氏脉络膜炎 Doyne* Chorioiditis *f*
多用刺激显示仪 Universalinstrument für Reizdemonstration *n*
多用电极 Universalelektrode *f*
多用高频治疗机 Polyhochfrequenztherapiegerät *n*
多用户操作系统 Mehrbenutzersystem *n*
多用户地宫 Rollenspiel im Internet *n*
多用户临床数据系统 multiuser-klinisches Datensystem *n*
多用户同时通信系统 multiuser-gleichzeitiges Kommunikationssystem *n*
多用户系统 Multiuser-System *n*
多用夹板 multifunktionale Schiene *f*
多用扩音听诊器 universelles Stethoskop *n*, Mehrzweckstethoskop *n*
多用离心机 Mehrzweckzentrifuge *f*
多用麻醉机 universeller Narkoseapparat *m*
多用凝胶 Multi-gel *n*
多用牵开器 Mehrzweckhaken *m*
多用生理记录仪 Universalpolygraph für physiologischen Zweck *m*
多用套[管]针 universaler Trokar *m*
多用途的 Allzweck-, Mehrzweck-
多用途弓 Utilitybogen *m*
多用途监视记录装置 universales Überwachungs(meß)gerät *n*, Mehrzweck-Monitor *m*
多用途叩诊锤 Mehrzweck-Perkussionshammer *m*
多用途手术显微镜 Mehrzweck-Operationsmikroskop *n*
多用途显微镜 Mehrzweck-Mikroskop *n*
多用自动记录分光光度计 mehrzweck-autoregistrierender Spektrophotometer *m*
多游的 polyplanetisch
多游现象 Polyplanetismus *m*
多余胞质 residuales Zytoplasma *n*
多余参数(讨厌参数) Störparameter *m*
多余的 überzählig, akzessorisch, epaktal, epactal (-is, -is, -e)
多余度作用 Rolle der Redundanz *f*
多余行为 überschussiges Verhalten *n*
多余卵巢 akzessorischer Eierstock *m*, Ovarium accessorium *n*
多余乳头 überzählige Brustwarzen *f pl*
多羽[状]肌 Musculus multipennatus *m*
多语 wortreich
多语癖 Logorrhö *f*
多语言操作系统 mehrsprachiges Betriebssystem *n*
多语言存取 mehrsprachiger Zugang *m*
多语争辩[癖] Schwatzhaftigkeit *f*
多语症 Logorrhoe *f*, Logodiarrhoe *f*, Polylogia *f*
多语种医学研究位图工作站 Bitmap-Workstation für mehrsprachige medizinische Forschung *f*
多育的 produktiv, fruchbar
多育率 Geburtenüberschuß *m*, above-quota birth rate <engl.>
多元 T 分布 Multivariate T-Verteilung *f*
多元超声扫描术 Multielementabtastung mit Ultraschall *f*, multielement scanning by ultrasound <engl.>
多元醇 mehrwertiger Alkohol *m*
多元醇代谢通路 Polyol-Weg *m*
多元大学 Multiversität *f*
多元(源)的 mehrbasisch, mehrbasig, mehrwertig
多元的 polyphyletisch
多元发生 Polygenesis *f*, Polyphyletismus *m*
多元分析 multivariate Analyse *f*
多元酚 polyhydrisches Phenol *n*
多元共变数 multiple Kovarianz *f*
多元化 Pluralismus *m*
多元化干预 Multielement-Intervention *f*
多元回归 multivariate Regression *f*
多元回归法(映像因子法) multiples Regressionsverfahren *n*
多元回归分析 multivariate Regressionsanalyse *f*
多元混合物 Mehrkomponentenmixtur *f*, Multikomponentengemisch *n*
多元碱 polysäurige Base *f*
多元决策树 multivariater Entscheidungsbaum *m*
多元(源)论 Polyphyletismus *m*, Pluralismus *m*
多元(源)论者 Polyphyletist *m*
多元说 Pluralismus *m*
多元酸 mehrbasische Säure *f*, polybasische Säure *f*
多元酸中和 Neutralisation der mehrbasischen Säure *f*, Neutralisierung der mehrbasischen Säure *f*
多元探索 multidimensionale Exploration *f*
多元统计分析 multiple statistische Analyse *f*
多元文化 kulturelle Vielfalt *f*
多元文化的 multikulturell
多元线性回归 multiple lineare Regression *f*
多元线性相关 multiple lineare Korrelation *f*
多元相关 mehrfache Korrelation *f*, Mehrfachkorrelation *f*
多元相关系数 multipler Korrelationskoeffizient *m*
多元协方差分析 Multivariabelanalyse der Kovarianz *f*
多元性 Polyphylie *f*
多元诊断法 polydimensionale Diagnose *f*
多原型 Polyarch *n*
多源发生说 Polygenismus *m*
多源性房性心动过度 multifokale Vorhoftachykardie *f*, multifokale atriale Tachykardie *f*
多源性心动过速 multifokale Tachykardie *f*
多源性心律 multifokaler Rhythmus *m*
多云状态 Trübung *f*, Bewölkung *f*
多匝绳套 multizirkuläre Schleife *f*
多脏器功能衰竭 Multiorganversagen *n*
多脏器功能障碍综合征 Multiorgandysfunktionssyndrom *n*
多灶性出血性白质脑病 multifokale hämorrhagische Leukoenzephalopathie *f*
多灶性的 polynesisch, multifokal
多灶性过早搏动 multifokale Extrasystole *f*
多灶性默克尔细胞瘤 multifokaler Merkel* Zell-Tumor *m*
多灶性萎缩性胃炎 multifokale atrophische Gastritis *f*
多灶性细菌性肾炎 multifokale bakterielle Nephritis *f*
多灶性纤维性骨炎 multifokale Osteitis fibrosa *f*
多灶性运动神经元病 multifokale motorische Neuropathie *f*
多掌骨[畸形] Polymetacarpie *f*
多支链 hochverzweigte Kette *f*
多支链化合物 hochverzweigte Verbindung *f*, Mehrkettenver-

bindung *f*
多支泡状腺 verästelte azinöse Drüse *f*, verästelte alveoläre Drüse *f*
多支型肾动脉 mehrere Nierenarterien *f*
多肢畸胎 Polymelus *m*
多肢［畸形］Polymelie *f*, Polymelia *f*
多脂的 adipös, fettleibig, fettsüchtig
多脂性糖尿病 lipoplethorischer Diabetes *m*
多脂饮食 fettreiche Kost *f*
多值映射 mehrwertige Abbildung *f*
多指(趾)［畸形］Polydaktylie *f*, Polydactylia *f*, Vielfingerigkeit *f*, Hyperdaktylie *f*
多指(趾)切除术 Resektion der Polydaktylie *f*
多指(趾)症 Mehrfingerigkeit *f*, Polydaktylie *f*, Polydactylia *f*
多中心癌 multizentrisches Karzinom *n*
多中心的 polyzentrisch, multizentrisch
多中心巨细胞网状组织细胞增生病 multizentrische Riesenzell-Retikulohistiozytose *f*
多中心卡斯特莱曼病 multizentrische Castleman* Krankheit *f*(MCK)
多中心试验 Multizenterstudie *f*
多中心网络 multizentrisches Netzwerk *n*
多中心网状组织细胞增多［症］polyzentrische Retikulohistiozytose *f*, multizentrische Retikulohistiozytose *f*
多中心性 Multizentrizität *f*
多中心性斑 multizentrischer Fleck *m*
多中心性骨源(成骨)性肉瘤 multizentrisches osteoplastisches Sarkom *n*
多中心性特发性骨溶解 multizentrische idiopathische Osteoauflösung *f*
多中心性网状组织细胞增生病 multizentrische Retikulohistiozytose *f*
多中心血管滤泡淋巴结增生(卡斯尔曼病) multizentrische angiogollikuläre Lymphknotenhyperplasie *f*, Castleman* Krankheit *f*
多中心与多时相胃癌 multizentrisches und mehrphasiges Magenkarzinom *n*
多种辨别法 multiple Diskriminanz-Technik *f*
多种多样的 vielfältig
多种惰性气体清除(排出)技术 multiple Inert-Gas-Eliminations-Technik *f*
多种发育不良 Polydysplasie *f*
多种反应学习 Multiple-Reaktions-Lernen *n*
多种放射疗法 Polyradiotherapie *f*
多种肺结节 mehrere Lungenrundherden *m pl*
多种分泌的 heterokrin
多种分泌障碍 Pluridyscrinia *f*, Polydsyscrinia *f*
多种钙 Polycalcium *n*
多种感染 multiple Infektion *f*
多种激素细胞腺瘤 plurihormonales Adenom *n*
多种抗原 multiples Antigen *n*
多种硫酸酯酶缺乏症 multiple Sulfatasedefizienz *f*(MSD)
多种密码子识别 Multiple-Codon-Erkennung *f*
多种免疫 Panimmunität *f*
多种耐药结核 multiresistente Tuberkulose *f*
多［种］内分泌腺腺瘤病 endokrine Adenomatose *f*, Polyendocrinoma *n*
多种态度 multiple Attitüde *f*
多种微生物的 polymikrobisch
多种微生物合并感染 Mischinfektion von mehreren Organismen *f*
多种［维生素］缺乏 Multivitaminmangel *m*
多种维生素缺乏病 Polyavitaminose *f*, Polyhypovitaminose *f*
多种药物使用 Multidrogenkonsum *m*
多种语言材料 mehrsprachige Daten *f pl*
多种语言处理 mehrsprachige Verarbeitung *f*
多种增生不良型大疱性表皮松解 Epidermolysis bullosa polydysplastica *f*
多种主诉综合征 multiples Beschwerde-Syndrom *n*
多种族主义 Multirassismus *m*
多种组织的 pluritissulär
多种作用细胞 pluripotente Zelle *f*, multipotente Zelle *f*
多轴编码 Multiple-Achsen-Kordierung *f*
多轴的 multaxial, mehrachsig
多轴假脚 Multi-Achsen-Prothesenfuß *m*
多轴命名法 mehrachsige Nomenklatur *f*
多轴突反射 polysynaptischer Reflex *m*
多轴突［神经］细胞 polyneuritische Zelle *f*, polyneuritische Nervenzelle *f*
多轴膝关节 polyaxiales Kniegelenk *n*
多轴诊断系统 multiaxiales System *n*
多皱的 runzelig
多株高丙种球蛋白血［症］polyklone Hypergammaglobulinämie *f*
多株性丙种球蛋白病 polyklonale Gammopathie *f*
多株性高免疫球蛋白血症 polyklonale Hyperimmunoglobulinämie *f*
多株性有丝分裂原 polyklonales Mitogen *n*
多着丝粒染色体 polyzentrische Chromosomen *n pl*
多足虫 myriapod <engl.>
多足虫病 Myriapodiasis *f*
多足纲 Tausendfüß(l)er *pl*, Myriapoda *pl*
多足［畸形］Polypodie *f*
多组法 Multiple-Gruppen-Methode *f*
多组份催化剂 Mehrstoffkatalysator *m*
多组份的 polynär
多作用子 Polycistron *n*
多座救生船 multisitziges Rettungsfloß *n*
哆开骨折 komplizierte Fraktur *f*, offene Fraktur *f*
哆嗦 Zittern *n*, Frösteln *n*, Schauern *n*

duó 夺

夺获 Ergreifung *f*, Fangen *n*

duǒ 朵躲

朵贝尔氏溶液 Dobell* Lösung *f*
朵比癣 Wäscherkrätze *f*, dhobie itch <engl.>
躲避动机 Vermeidungsmotiv *n*
躲避反应 Vermeidungsreaktion *f*
躲避行为 Vermeidungsverhalten *n*
躲避条件反射 Vermeidung-Bedingungsreflexes *f*
躲避学习 Vermeidungslernen *m*
躲避训练 Vermeidungsausbildung *f*

duò 堕惰

堕胎 Abortieren *n*, Fruchtabtreibung *f*
堕胎 kriminelle Abtreibung *f*, Abortizid *n*, künstliche Abtreibung *f*
堕胎法令 Abtreibungsregeln *f pl*
堕胎药 Abortivmittel *n pl*, Abtreibungsmittel *n pl*, Abtreibemittel *n pl*
堕胎用的催产药 Wehenmittel bei Abtreibung *n pl*
堕胎者 Abtreibungsarzt *m*, Abtreibungsärztin *f*, Abtreibungshelfer *m*, Abtreibungshelferin *f*
惰［蛋白］胨 Dyspepton *n*
惰胨 Dysalbumose *f*
惰性 Trägheit *f*, Inertie *f*
惰性的 träge, inert
惰性电子偶效应 inerter Paarungseffekt *m*

惰性粉尘 inerter Staub *m*
惰性基因 inerte Gene *n pl*
惰性结晶陶瓷 inerte kristalline Keramik *f*
惰性淋巴瘤 inertes Lymphom *n*
惰性律 Trägheitsgesetz *n*
惰性气体 inertes Gas *n*, Inertgas *n*, Edelgas *n*
惰性气体激光 Edelgas-Laser *m*
惰性气体麻醉 Edelgas-Narkose *f*
惰性气体脱饱和 Entsättigung vom Inertgas *f*
惰性气体吸入法 Inertgas-Inhalationsverfahren *n*
惰性染色质 inertes Chromatin *n*
惰性溶剂 inertes Solvens *n*
惰性型 Trägheitstyp *m*, inerter Typ *m*
惰性载体 inerter Träger *m*

E

E 阿俄娥峨莪锇鹅蛾额恶厄呃扼轭恶饿鄂萼遏腭颚鳄

ē 阿

阿胶 Ejiao *n*, Eselhautgelatin *n*, Colla Corii Asini *f*

é 俄娥峨莪锇鹅蛾额

俄狄浦斯情结(恋母情结) Ödipuskomplex *m*
俄国羔皮斑点热 Astrakhan-Fleckfieber *n*, nordasiatischer Typhus *m*
俄亥俄病毒 Ohio-Virus *n/m*
俄亥俄职业兴趣调查表 Erhebungsbogen des Karriereinteresses in Ohio *m*
俄赖翁沙门氏菌 Salmonella orion *f*
俄罗斯春夏型脑炎 Frühsommer-Meningoenzephalitis (FSME) *f*, Frühsommer-Meningitis *f*
俄罗斯春夏型脑炎(俄罗斯远东型脑炎) russische Frühjahr-Sommer-Enzephalitis (RSSE) *f*
俄罗斯春夏型脑炎病毒 FSME-Virus *n*
俄罗斯蜱传脑炎 russische Frühsommer-Enzephalitis *f*
俄罗斯秋季脑炎(日本乙型脑炎) Japan-B-Enzephalitis *f*
俄罗斯远东型脑炎 Frühsommer-Meningoenzephalitis (FSME) *f*, Frühsommer-Meningitis *f*
俄那里蒙沙门氏菌 Salmonella onarimon *f*
俄斯忒林 Ostelin *n*, Calciferol *n*, Ergocalciferol (um) *n*, Vitamin D2 *n*
俄妥仿(俄妥卡因) Orthoform (um) *n*, Orthocain *n*
俄歇电子 Auger-Elektron *n*
俄歇效应 Auger-Effekt *m*
娥眉凿(圆凿) Hohlmeißel *m*
峨嵋野连 Coptis omeiensis *f*
莪术 Curcuma Zedoaria *f*
莪术醇 Curcumenol *n*
莪术酮 Curzerenon *n*
莪术烯 Curcumen *n*, Curzeren *n*
锇 Osmium *n* (OS, OZ 76)
锇处理 Osmiumfixierung *f*
锇的 Osmig
锇酸 Acidum osmicum *n*, Osmiumsäure *f*
锇酸钾 Kaliumosmiat *n*
锇酸盐 Osmat *n*
鹅包柔氏螺旋体 Borrelia anserina (s. gallinarum) *f*
鹅步[态] Gänsegang *m*
鹅疮 Erpelfolie *f*
鹅胆酸 Anthropodesoxycholsäure *f*, Chenodesoxychossäure *f*
鹅耳枥黄花棯 Sida carpinilolia *f*
鹅杆菌 Bacterium cygni *n*
鹅膏毒素(蝇蕈毒素) Gift des Knollenblätterpilzes *n*
鹅膏素(蝇蕈素) Amanitin *n*
鹅膏属(捕蝇蕈属) Knollenblätterpilz *m*
鹅冠麦角碱 Ergoclavin *n*
鹅肌肽 Anserin *n*
鹅颈畸形 Schwanenhalsdeformität *f*
鹅颈密苏里导管 missouri-Schwanenhals-Katheter *m*
鹅口疮 Mundsoor *m*, Soor (mykose *f*) *m*, Pilzchen *n*, Stomatitis oidica *f*
鹅口疮杆菌 Bacterium aphthosus *n*
鹅口疮菌 Soorpilz *m*, Monilia candida *f*
鹅卵石舌 Plastersteinzunge *f*
鹅螺菌 Spirillum anserum *n*, Borrelia anserina *f*
鹅螺旋体 Spirochaeta anserina *f*, Borrelia anserina *f*
鹅牛磺胆酸 Chenotaurocholsäure *f*
鹅皮 Gänsehaut *f*, Horrida cutis *f*, Cutis anserina *f*
鹅皮(样)皮肤 Gänsehaut *f*
鹅皮样变 Kutisanserine *f*
鹅头钉安装器 intertrochantärer Nagelfixateur *m*
鹅头接骨钉 Laschennagel *m*, McLaughlin* Kombinationsnagel *m*
鹅头接骨螺钉 intertrochantäre Knochenschraube *f*
鹅脱(去)氧胆酸 Chenodesoxycholsäure *f*, Anthropodesoxycholsäure *f*
鹅脱氧胆酸盐 Chenodesoxycholat *n*
鹅鸣样咳 gänserischer Husten *m*
鹅掌样病 Anserin-Krankheit *f*
鹅脂 Gänsefett *n*, Adeps anserinus *m*
鹅趾囊 Bursa anserina *f*
鹅足 Gänsefuß *m*
蛾 Motte *f*
蛾虫性眼炎 Raupenhaarophthalmie *f*, Ophthalmia nodosa *f*
蛾茧皮炎 Mottenkokon-Dermatitis *n*
蛾皮炎 Motten (mücken) dermatitis *f*
蛾蝇 Mottenfliege *f*, Mottenmücke *f*
蛾蛹 Chrysalis *f*, Mottenpuppe *f*
额 Stirn *f*, Frons *f*, Front *f*, Metopium *n*
额板 Frontplatte *f*
额板障静脉 Vena diploica frontalis *f*
额鼻的 frontonasal
额鼻缝 Sutura frontonasalis *f*
额鼻管 Ductus nasofrontalis *m*
额鼻角 Frontonasalwinkel *m*
额鼻隆起 frontonasaler Prominenz *f*
额鼻突 Stirn-Nasenfortsatz *m*
额部 Pars frontalis *f*
额部痤疮 Akne frontalis *f*
额部带状疱疹 Zoster frontalis *m*
额部电极 frontale Elektrode *f*, Frontalelektrode *f*
额部发缘脱发 Alopecia liminaris frontalis *f*
额部进路 frontaler Zugang *m*
额部开颅术 Frontal-Kraniotomie *f*
额部隆起 frontale Schwellung *f*
额部皮瓣 Klappe *f*
额部皮肤扩张术 Expansion von der Stirnhaut *f*
额部倾斜度 frontale Schiefe *f*
额侧的 frontal, frontal (-is, -is, -e)
额侧角Ⅰ frontaler Winkel Ⅰ *m*
额侧角Ⅱ frontaler Winkel Ⅱ *m*
额成形术 Vorderhauptplastik *f*, Stirn (lappen) plastik *f*
额带反光镜 Stirnreflektor *m*
额的 frontal
额灯 Stirnlampe *f*
额底 Basis frontalis *f*, Sutura fronto sphenoidalis (s. sphenofrontalis) *f*
额蝶缝 Sutura sphenofrontalis *f*
额蝶突 Processus frontosphenoidalis *m*

额顶[骨]的 frontoparietal
额顶岛盖 Operculum frontoparietale *n*
额顶缝 Kranznaht *f*, Sutura coronalis (s. frontoparietalis) *f*
额顶横度指数 transversaler Frontoparietalindex *m*
额定标度 Rating-Skala *f*
额定电流 Bemessungsstrom *m*
额定电压 Nennspannung *f*
额定功率 Nennleistung *f*
额定值 Bewertung *f*, Einschätzung *f*
额动脉 Arteria frontalis *f*
额豆[状]核性失语 frontolentikuläre Aphasie *f*, Kommissuren-Aphasie *f*
额窦 Stim(bein)höhie *f*, Stirnsinus *m*, Stirnhöhle *f*, Sinusfrontalis *m*
额窦单纯切开术 einfache Sinusotomie *f*
额窦根治术 Stirnhöhlen-Radikaloperation *f*
额窦骨瘤 Osteom des Stirnsinus *n*, Stirnhöhlen-Osteom *n*
额窦骨折 Stirnhöhlenfraktur *f*
额窦后壁骨折 Fraktur der hinteren Wand der Stirnhöhle *f*
额窦环钻术 Trepanation der Stirnhöhle *f*, Stirnhöhl entrepanation *f*
额窦口 Apertura sinus frontalis *f*
额窦切开术 frontale Sinusotomie *f*
额窦痛 Stirnhöhlenschmerz *m*
额窦炎 Stirnhöhlenentzündung *f*, Sinusitis frontalis *f*
额窦粘液囊肿 Mukozele des Stirnhöhle *f*
额窦中隔 Septum sinuum frontalium *n*
额窦钻孔术 Stirnsinus-Trepanation *f*, Trepanation der Stirnhöhle *f*
额发 Stirnhaar *n*
额[发缘]梅毒疹 Stirnband der Venus *n*, Corona Veneris *f*
额缝 Frontalnaht *f*, Stirnnaht *f*, Suturn frontalis (s.metopica) *f*
额弓 Frontalbogen *m*, Arcus frontalis *m*
额骨 Stirnbein *n*, Os frontale *n*
额骨骨髓炎 Stirnbeinosteomyelitis *f*, Osteomyelitis des Stirnbeines *f*
额骨盲孔 Foramen caecum ossis frontalis *n*
额骨间的 interfrontal
额骨内板增生症 Hyperostosis frontalis interna *f*
额骨内侧骨肥厚症 Hyperostosis frontalis interna *f*
额骨内侧孔 Foramen frontale *n*
额骨曲度指数 frontaler Kurvenindex *m*
额骨曲高 Frontal subtense <engl.>
额骨矢状弧 frontaler Bogen *m*
额骨矢状弦 frontale Chorda *f*
额骨最大宽 maximale Stirnbreite *f*
额颌缝 Sutura frontomaxillaris *f*
额横位 frontotransversale Lage *f*, Positio frontotransversalis *f*, quere Stirnlage *f*
额横指数 frontaler Transversalindex *m*
额后位 Positio frontoposterior *f*, hintere Stirnlage *f*
额回脚的 pedunculofrontal
额肌 Stirnmuskel *m*, Musculus frontalis *m*
额迹孔 Foramen frontale *n*
额极 Polus frontalis *m*
额嵴 Crista frontalis *f*
额角 Angulus frontalis *m*, Cornu frontale *n*
额角穿刺 Punktion des eornu frontale *f*
额结节 Stirnhöcker *m*, Tuber frontale *m*
额静脉 Venae frontales *f pl*
额镜 Stirnreflektor *m*
额镜带 Stirnreif *m*
额剧痛 heftige Stirnschmerzen *m pl*
额颏的 frontomental
额颏径 frontomentaler Durchmesser *m*
额孔 Fotamen frontale *n*
额泪缝 Sutura frontolacrimalis *f*
额鳞 Stirnbeinschuppe *f*, Stirnschuppe *f*, Squama frontalis *f*
额鳞的 squamofrontal
额面 Frontalebene *f*
额面痤疮 Acne frontalis (s. varioliformis) *f*
额面高度指数 Frontal-Gesichts-Index *m*
额面观 Norma facialis *f*
额面区 Kiefer- und Gesichtsregion
额面向量环 frontale Vektorschleife *f*
额内侧动脉 Arteria frontalis medialis *f*
额内侧回 Gyrus frontalis medialis *m*
额颞点 Frontotemporale *n*
额颞缝 frontotemporale Naht *f*, Sutura frontotemporalis *f*
额皮质性失语 frontokortikale Aphasie *f*
额[平]面 Frontalebene *f*
额前静脉 Venae praefrontales *f pl*
额前皮质 präfrontaler Kortex *m*
额前位 Positio frontoanterior *f*, vordere Stirnlage *f*
额前叶 Lobus praefrontalis *m*
额桥束 frontale Brückenbahn *f*, Tractus frontopontinus *m*, Arnold* Bündel *n*
额桥纤维 Fibrae frontopontinus *f pl*
额切迹 Incisura frontalis *f*
额切面 Frontalschnitt *m*, frontaler Schnitt *m*
额区 Regio frontalis *f*
额颧[骨]的 frontomalär
额颧缝 Sutura frontozygomatica *f*
额三角 frontaler Dreieck *m*
额筛缝 Sutura frontoethmoidalis *f*
额筛孔 Foramen frontoethmoidale *n*, Foramen ethmoidalis ossis frontalis *n*
额上沟 Sulcus frontalis superior *m*
额上颌的 frontomaxillär
额上颌缝 Sutura frontomaxillare *f*
额上回 Gyrus frontalis superior *m*
额上裂 Sulcus frontalis superior *m*
额神经 Nervus frontalis *m*
额痛 Metopodynie *f*, Stirnschmerz *m*
额外侧动脉 Arteria frontalis lateralis *f*
额外刺激 Extrareiz *m*
额外的 überzählig, epactal(-is, -is, e), supernumerat(-us, -a, -um)
额外根 überzählige Wurzel *f*
额外环 Extraschleife *f*
额外甲状旁腺 zusätzliche Nebenschilddrüse *f*
额外睑 Epiblepharon *n*, Polyblepharon *n*
额外肋 überzählige Rippe *f*
额外卵巢 zusätzlicher Eierstock *m*
额外密码子 Extracodon *n*
额外拇指 Präpollex *m*
额外染色体 Extrachromosom *n*
额外乳房 Mammae supernumerariae *f pl*, akzessorische Milchdrüsen *f pl*, Mammae aberrans *f pl*
额外乳头 überzählige Brustwarze *f*
额外肾 überzählige Niere *f*
额(期)外收缩 Extrasystole *f*
额外输尿管 zusätzliche Harnröhre *f*
额外梯度 Extragradient *m*
额外听骨 überzählige Hörknöchelchen *n pl*, Ossicicula auditus *n pl*
额外心音 Extraton *m*
额外牙 Supplementarzahn *m*, überzähliger Zahn *m*, Mesiodens *m*, Mesiodont *m*, Dens supernumeratus *m*
额外音 Extraton *m*
额外指 überzähliger Finger *m*

额外趾 überzählige Zehe *f*
额纹 Stirnfalte *f*
额下部 Pars subfrontalis *f*
额下沟 Sulcus frontalis inferior *m*
额下回 Gyrus frontalis inferior *m*
额下裂 Sulcus frontalis inferior *m*, Fissura frontalis inferior *f*
额先露 Stirnvorlagerung *f*
额囟 Fonticulus frontalis (s. major) *m*, große Fontanelle *f*
额眼区 frontales Augenfeld *n*
额叶 Lobus frontalis *m*, Frontallappen *m*, Stirnfontanelle *f*, Stirnlappen *m*
额叶白质切断术 Frontal(lappen)leukotomie *f*, Frontotomie *f*
额叶岛盖 Operculum frontale *f*
额叶癫痫 Frontallappenepilepsie *f*
额叶功能不良 Dysfunktion des Frontallappens *f*
额叶共济失调 Ataxie des Frontallappens *f*
额叶眶沟 Sulci orbitales lobi frontalis *m pl*
额叶脑回切除术 Topektomie *f*, Frontalgyrektomie *f*
额叶脓肿 Frontal(lappen)abszeß *m*, frontaler Abszeß *m*
额叶皮质局部切除术 Topektomie *f*, Frontalgyrektomie *f*
额叶前部的 präfrontal
额叶前部脑白质切断术 präfrontale (od.frontopolare) Lobotomie *f*, Leukotomie *f*
额叶前皮质 präfrontaler Cortex *m*
额叶切断术 präfrontale (od. frontopolare) Lobotomie *f*
额叶失读症 frontale Alexie *f*
额叶下的 subfrontal
额叶性共济失调 frontale Ataxie *f*
额叶眼球运动区 frontales okulomotorisches Feld *n*
额叶综合征 Frontallappensyndrom *n*
额隐窝 Recessus frontalis *m*
额缘 Margo frontalis *m*
额蚤属 Frontopsylla *f*
额枕的 frontookzipital
额枕径 Frontookzipitaldurchmesser *m*
额枕束 Fasciculus frontooccipitalis *m*
额枕下束 Fasciculus frontooccipitalis inferior *m*
额整形术 Stirnplastik *f*
额指数(额顶宽度指数) Frontalindex *m*
额中部的 mediofrontal
额中点 Metopion *n*
额中缝 Stirnnaht *f*, metopische Sutur *f*
额中回 Gyrus frontalis medius *m*
额轴 Axis frontalis *m*
额鬃 Stirnborste *f*, Frontalborste *f*
额最小宽 minimale Stirnbreite *f*

ě 恶

恶心 Ekel *m*, Brechneigung *f*, Übelkeit *f*, Brechreiz *m*, Nausea *f*
恶心的 ekelig, ekelhaft, übel
恶心性祛痰药 Expectorantia nauseosa *f*
恶心药 Übelkeitsmittel *n pl*, Brechmittel *n pl*, Nauseosa remedia *n pl*, Übelkeit verursachende Mittel *n pl*

è 厄呃扼轭恶饿鄂萼遏腭颚鳄

厄贝沙坦 Irbesartan *n*
厄多司坦 Erdostein *n*
厄尔特尔氏疗法 Oertel* Kur *f*, Terrainkur *f*
厄勒克特拉情结(恋父情结) Elektra-Komplex *m*
厄洛替尼 Erlotinib *n*
厄他培南 Ertapenem *n*
呃逆 Singultus *m*, Schluckauf *m*, Phrenoklonus *m*
呃逆的 schlucksend
呃逆和咳嗽 Schluckauf und Husten
扼痕 manueller Strangulationsstreifen *m* (od. Strangulationsmarke *f*)
扼流圈 Drossel *f*
扼死(掐死) Erwürgung *f*, Erdrosselung *f*, Strangulationstod *m*, Strangulierung *f*
扼死点状出血 petechiale Hämorrhagie (od. Blutung) bei der Strangulation *f*
扼死颈部指甲痕 Nagelspur am Hals bei der Strangulation *f*
扼死面部充血 Gesichtshyperämie durch Strangulation *f*
轭合残留 konjugierte Residuen *m pl*
轭合葡萄糖醛酸盐试验 Konjugiertes-Glykuronat-Probe *f*, Konjugiertes-Glukuronat-Test *m*
轭合物 Konjugat *n*
轭状的 jochförmig
恶变 bösartige (od. maligne) Entartung *f*, bösartige Um wandlung (od. Degeration) *f*
恶变前的 prämaligne
恶变前淋巴样增生 prämaligne Lymphohyperplasie *f*
恶变前皮肤纤维上皮瘤 prämalignes Fibroepitheliom der Haut *n*
恶病(液)质 Kakochylie *f*, Dyskrasie *f*, Kakochymie *f*, Cachexia *f*
恶病质 Auszehrung *f*, Kachexie *f*
格腊维次氏恶病质 Grawitz* Kachexie *f*
恶病质阿米巴 Amoeba cachexica *f*
恶病质痤疮 Acne cachecticorum *f*
恶病质的 kachektisch, cachectic (-us, -a, -um)
恶病质反应 kachektische Reaktion *f*, Brieger* Reaktion *f*
恶病质骨折 kachektische Fraktur *f*
恶病质热 kachektisches Fieber *n*
恶病质视网膜病 Retinopathia cachecticorum *f*
恶病质素 Kachektin *n*, Tumornekrosefaktor *m*
恶病质性褐黄斑 Chloasma cachecticorum *n*
恶病质性黑皮病 Melanoderma cachecticorum *n*, kachektisches Melanoderma *n*
恶病质性口疮 kachektische Aphthen *f pl*, Cardarelli* Aphthen *f pl*
恶病质性水肿 kachektisches Ödem *n*
恶病质性脱发 Alopecia cachectica *f*
恶病质性幼稚型 kachektischer Infantilismus *m*
恶臭 Foetor *m*, Fetor *m*, Gestank *m*, Kakosmie *f*, Kakosmia *f*
恶臭[假细胞]氧还蛋白 Putidaredoxin *n*
恶臭埃希氏杆菌 Bacterium foetidus ozaenae *n*, Bacillus foetidus ozaenae *n*
恶臭的 jauchig, aasartig, fötid, putrid (-us, -a, -um)
恶臭杆菌 Bacillus foetidus (s. dysodes) *m*, Bacterium putridum *n*
恶臭公害 Geruchsbelästigung *f*
恶臭化合物 riechende Verbindung *f*
恶臭假单胞菌 Pseudomonas putida *f*
恶臭气体 fauliges (od. putreszentes) Gas *n*
恶臭沙门氏菌 Salmonella foetida *n*, Perez* Bazillus *m*
恶臭味 fauliger (od. putreszenter od. übler) Geruch *m*, Foetor *m*, Kakosmie *f*, übler Geruch *m*
恶臭污染 fötide Verschmutzung *f*
恶臭物质 fötide (od. übelriechende) Substanz *f*
恶臭细球菌 Micrococcus foetidus *m*, Streptococcus foetidus (s. putridus) *m*
恶的 bösartig, böse, grausam, brutal
恶毒的 bösartig, schädlich, unheilvoll, niederträchtig
恶寒期 Stadium algidum (s. frigoris) *n*
恶寒战栗 Schüttelfrost *m*, Kältezittern *n*
恶化 Exacerbation *f*, Verschlechterung *f*, Aggravatio (n) *f*, Depravatio (n) *f*
恶化的 verschlechtert, depravat (-us, -a, -um)
恶疾 maligne (od. bösartige) Krankheit *f*

恶劣环境 aggressive (od. feindliche, od. raue) Umgebung *f*
恶劣天气 ungünstiges Wetter *n*
恶劣味觉 Kakogeusie *f*
恶劣心境 Dysthymie *f*
恶劣心境障碍 Dysthymie *f*
恶露 Scheidenlochia *f*, Lochialsekret *n*, Wochenfluß *m*, Lochia *f*
恶露斑 Lochialfleck *m*
恶露斑检验 Lochialfleckuntersuchung *f*
恶露不绝 Loch (i) orrhoe *f*, Loch (i) orrhagie *f*
恶露过多 Loch (i) orrhagie *f*, Loch (i) orrhoe *f*
恶露淋漓不断 Lochiorrhoe *f*, Lochiorrhagie *f*
恶露细胞 Loch (i) ozyt *m*
恶露障碍 Dyslochia *n pl*
恶露潴留 Loch (i) ostasis *f*, Lochienstauung *f*, Loch (i) oschesis *f*
恶梦 Nachtmahr *m*, Ephialtes *m*, Skolioneiresis *f*, Paroniria *f*
恶癖 schlechte Sucht (od. Gewohnheit) *f*, Laster *n*, Kakoethes *n*
恶嗪 Oxazin *n*
恶丝虫病 Dirofilariasis *f*
恶丝虫属 Dirofilaria *f*
恶味 Kakogeusie *f*
恶习 üble (od. schlechte) Gewohnheit *f*
恶性 Malignität *f*, Bösartigkeit *f*
恶性白喉 maligne Diphtherie *f*, Diphtheria gravis (s. maligna) *f*
恶性白细胞减少 maligne (od. perniziöse) Leukopenie *f*
恶性斑疹伤寒 maligner Flecktyphus *m* (od. Fleckfieber *n*)
恶性瘢痕 maligne (od. bösartige) Narbe *f*
恶性病 maligne Erkrankung (od. Krankheit) *f*
恶性病测验器 Malignometer *n*
恶性勃勒纳瘤 bösartiger Brenner* Tumor *m*
恶性成釉细胞瘤 malignes Ameloblastom *n*
恶性弛张热 perniziöses remittierendes Fieber *n*
恶性垂体瘤 malignes Hypophysenadenom *n*
恶性促结缔组织增生性黑素瘤 malignes desmoplastisches Melanom *n*
恶性丹毒 Erysipelas malignum *n*
恶性的 bösartig, maligne, perniziös
恶性多形性腺瘤 malignes pleomorphes Adenom *n*
恶性发作 maligner Anfall *m*
恶性房性心律失常 maligne Vorhofarrhythmie *f*, maligne atriale Arrhythmie *f*
恶性肥大细胞白血病 maligne Mastzellenleukämie (od. Mastzell-Hyperleukozytose) *f*
恶性肥大细胞网状细胞增生病 maligne Mastzellenretikulose *f*
恶性肺高血压症 maligne Pulmonalhypertension *f*
恶性腹股沟淋巴结炎 maligner Bubo *m*
恶性肝簇虫 Hepatozoon perniciosum *n*
恶性高苯丙氨酸血症 mangel des Tetrahydrobiopterins, maligne Hyperphenylalaninämie *m*, *f*
恶性[高]热 malignes (od. bösartiges) (Hoch-) Fieber *n*
恶性高热苍白综合征 Autoerythrophagozytose *f*, Malin* Syndrom *n*
恶性高热综合征 malignes Hyperthermie-Syndrom *n*
恶性高血压 maligne Hypertonie *f*
恶性骨巨细胞瘤 malignes Riesenzell (en) tumor *n*
恶性骨淋巴瘤 malignes Knochenlymphom *n*
恶性骨膜炎 maligne Periostitis *f*
恶性骨髓瘤 malignes Myelom *n*
恶性骨髓肉瘤 malignes Myesarkom *n*
恶性骨髓炎 maligne Osteomyetitis *f*
恶性骨肿瘤 maligner Knochentumor *m*
恶性汗腺瘤 malignes Hidradenom *n*
恶性合胞体瘤 Synzytioma malignum *n*, Deciduoma malignum *n*, Chorioepitheliom *n*
恶性合体细胞瘤 Synzytioma malignum *n*, Deciduoma malignum *n*, Chorioepitheliom *n*
恶性黑棘皮病 maligne Akanthosis nigricans *f*
恶性黑[色素]瘤 malignes Melanom *n*, Melanomalignom *n*
恶性黑素瘤 schwarzer Hauttumor *m*, malignes Melanom *n*
恶性红细胞增多 maligne Erythrozytose *f*
恶性滑膜瘤 malignes Synoviom *n*
恶性化 maligne Entartung *f*
恶性黄疸 maligne (od. bösartige) Gelbsucht *f*
恶性黄色肉芽肿 malignes Xanthogranulom *n*
恶性混合性苗勒氏管肿瘤 maligner Müller* Mischtumor *m*
恶性获得性黑变病 maligne erworbene Melanose *f*
恶性霍乱 maligne Cholera *f*, Cholera asiatica *f*
恶性畸胎瘤 malignes Teratom *n*, Teratoblastom (a) *n*
恶性急性天疱疮 Pemphigus acutus malignus *m*
恶性甲床炎 Onychia maligna *f*, Wardrop* Krankheit *f*
恶性甲状腺肿 maligne (od. bösartige) Struma *f*, Struma maligna *f*
恶性间皮瘤 malignes Mesotheliom *n* (od. Mesotheltumor *m*)
恶性间日疟 malignes Dreitagefieber *n*
恶性间歇热 interkurrentes Fieber *n*, Febris comitata (s. intermittens) *f*
恶性间叶瘤 malignes Mesenchymom *n*
恶性间叶组织肿瘤 maligner Mesenchymaltumor (od. Mesenchymtumor) *m*
恶性腱鞘巨细胞瘤 maligner tenosynovialer Riesenzelltumor *m*
恶性浆细胞病 maligne Plasmazellerkrankung *f*
恶性胶质瘤 Glioblastom *n*, Spongioblastom *n*
恶性脚气病 maligne Beriberi *f*
恶性紧张症 perniziöse Katatonie *f*
恶性近视 maligne (od. bösartige) Myopie *f*
恶性精神病 Cacopathia *f*
恶性卡他热病毒 malignes Influenza-Virus *n*
恶性颗粒细胞瘤 maligner Granularzelltumor *m*
恶性克隆 malignes Clone *n*
恶性口疮 maligne Aphthen *f pl*
恶性溃疡 malignes Geschwür *n*
恶性蓝痣 malignes blaues Muttermal *n*
恶性类风湿性关节炎 maligne rheumatische Arthritis *f*
恶性痢疾 Dysenteria maligna *f*
恶性淋巴瘤 malignes Lymphom *n*, Lymphoma malignum *n*
恶性淋巴肉芽肿 maligne Lymphogranulomatose *f*, Lymphogranuloma malignum *n*, Hodgkin* Krankheit *f* (od. Syndrom *n*)
恶性淋巴肉芽肿病 Lymphogranulomatosis maligna *f*
恶性瘤 bösartiger Tumor *m*, Malignom *n*
恶性颅咽管瘤 malignes Kraniopharyngiom *n*
恶性卵巢勃勒纳氏瘤 maligner Brenner* Tumor *n*
恶性脉络丛乳头[状]瘤 malignes Chorioideapapillom *n*, malignes Papillom der Chorioidea *n*
恶性脉络膜黑[色素]瘤 malignes Melanom der Chorioidea *n*
恶性梅毒 Syphilis maligna *f*
恶性苗勒管混合瘤 maligner Müller* Mischtumor *m*
恶性木僵 maliger Stupor *m*
恶性脑膜瘤 malignes Meningiom *n*
恶性酿脓链球菌 Streptococcus pyogenes malignus *m*
恶性脓疱 Pustula maligna *f*, Hautmilzbrand *m*
恶性脓皮病 maligne Pyodermie *f*
恶性疟[疾] Herbstfieber *n*, Perniziosa *f*, Febris perniciosa *f*, Malaria perniciosa *f*
恶性疟疾 Falciparum malaria *f*
恶性疟原虫 Falciparum *n*, Plasmodium falciparum *n*
恶性皮肤混合瘤 maligner kutaner Mischtumor *m*
恶性皮肤淋巴瘤 malignes Lymphom der Haut *n*
恶性皮肤网状细胞增生病 maligne kutane Retikulose *f*
恶性皮炎 maligne Dermatitis *f*
恶性贫血 perniziöse Anämie *f*, Anaemia maligna (s. per niciosa)

f, Perniciosa *f*, Biermer*(-Addison*-Ehrlich*) Anämie *f*
恶性平滑肌母细胞瘤 malignes Leiomyoblastom *n*
恶性葡萄胎 destruierende Blasenmole *f*, Chorioadenoma destruens *n*
恶性气球状细胞黑素瘤 malignes ballonzellartiges Melanom *n*
恶性青光眼 Glaucoma malignum *n*
恶性曲霉菌 Eurotium malignum *n*
恶性趋向 maligne Neigung *f*, Neigung zur malignen Entartung *f*
恶性雀斑 maligne Sommersprossen *f pl*
恶性雀斑样痣 Dubreuilh*-Hutchinson* Krankheit *f*, Lentigo maligna *f*
恶性雀斑样痣黑素瘤 Lentigo maligna melanoma *f*
恶性绒[毛]膜瘤 malignes Choriom *n*, Chorioma malignum *n*
恶性绒[毛]膜上皮瘤 malignes Chorionepitheliom *n*
恶性肉芽肿 malignes Granulom *n*
恶性肉芽肿病 maligne Granulomatose *f*
恶性乳头状瘤 malignes Papillom *n*
恶性乳头状囊腺瘤 Papilläres Zystadenokarzinom *n*
恶性软骨样汗管瘤 malignes chondroides Syringom *n*
恶性上皮性肿瘤 maligner epithelialer Tumor *m*
恶性上皮组织肿瘤 malignes Epizytom *n*, maligner epithelialer Tumor *m*
恶性少枝胶质细胞瘤 bösartiges Oligodendrogliom *n*
恶性神经瘤 malignes Neurom *n*
恶性神经鞘瘤 malignes Neurinom (od. Schwannom) *n*
恶性神经纤维瘤 bösartiges Neurofibrom *n*
恶性肾炎 maligne Nephritis *f*
恶性肾硬变[病] maligne Nephrosklerose *f*, Fahr*(-Volhard*) Nephrosklerose *f*
恶性生长 malignes Wachstum *n*
恶性施万瘤 malignes Schwannom *n*
恶性适应 maligne Adaptation *f*
恶性水疱 malignes Bläschen *n*
恶性水肿 malignes Ödem *n*, Oedema malignum *n*
恶性水肿杆菌 Ödembazillus *m*, Bacillus oedematis maligni *m*
恶性水肿梭状芽胞杆菌 Clostridium oedematis maligni *n*
恶性髓样肉瘤 malignes myeloides Sarkom *n*
恶性太田痣 malignes Ota-Nävus *m*
恶性炭疽 Anthrax malignus *m*
恶性天花 Variola maligna (s. nigra) *f*
恶性天疱疮 Pemphigus malignus *m*
恶性透明细胞顶端螺旋瘤 malignes hellzelliges Akrospirom *n*
恶性透明细胞汗腺瘤 bösartiger hellzelliger Schweißdrüsentumor *m*
恶性突眼症 maligner Exophthalmus *m*
恶性蜕膜瘤 malignes Deciduom *n*, Deciduoma malignum *n*
恶性脱发 Alopecia maligna *f*
恶性外耳道炎 maligne externale Otitis *f*, maligne Gehörgangsentzündung *f*
恶性外周神经鞘膜瘤 maligner peripherer Nervenscheidentumor *m pl*
恶性外周神经肿瘤 bösartiger Tumor peripherer Nerven *m*
恶性网状细胞病 maligne Retikulose *f*, Reticulosis maligna *f*
恶性网状细胞红皮病 malignes Retikuluumzellerythroderma *n*
恶性网状细胞肉瘤 malignes Retikulosarkom *n*
恶性网状细胞血症性红皮病 maligne retikuläre Erythrodermie *f*
恶性网状细胞血症性综合征 malignes retikuläres Erythrodermie-Syndrom *n*
恶性网状细胞增多(生)[症] maligne Retikulose *f*
恶性网状细胞增多病(恶性网状细胞增生症) maligne Retikulose *f*
恶性网状组织细胞增多病 maligne Retikulohistiozytose *f*
恶性萎缩丘疹病 maligne atrophische Papulose *f*, Papulosis atrophicans maligna *f*
恶性息肉 maligner Polyp (us) *m*
恶性细胞瘤 Malignom *n*, Malignocytoma *n*
恶性 α- 细胞瘤 maligner Alpha-Zell-Tumor *m*
恶性β- 细胞瘤 maligner Beta-Zell-Tumor *m*
恶性纤维瘤 malignes Fibrom *n*
恶性纤维肉瘤 malignes Fibrosarkom *n*
恶性纤维性黄色瘤 malignes fibröses Xanthom *n*
恶性纤维组织瘤 malignes fibröses Histiozytom *n*
恶性纤维组织细胞瘤 malignes fibröses Histiozytom *n*
恶性腺瘤 malignes Adenom *n*, Adenokarzinom *n*
恶性腺纤维瘤 malignes Adenofibrom *n*, Adenokarzinofibrom *n*
恶性小汗腺汗孔瘤 maglines ekkrines Porom *n*
恶性小汗腺螺旋腺瘤 maglines ekkrines Spiradenom *n*
恶性小痣 (prä) maligne Lentigo *f*, Lentigo maligna *f*
恶性心内膜炎 Endocarditis maligna *f*
恶性星形细胞瘤 bösartiges Astrozytom *n*
恶性猩红热 Scarlatina fulminans (s. maligna) *f*
恶性胸腔积液 maligne Pleuraergüsse *m pl*
恶性血管内皮[细胞]瘤 malignes Hämangioendotheliom (od. Angioendotheliom) *n*
恶性血管内皮细胞瘤 malignes Hämangioendotheliom *n*
恶性血管外皮[细胞]瘤 malignes Hämangioperizytom *n*
恶性血管外皮细胞瘤 malignes (Hämangio-) Perizytom *n*
恶性血管肿瘤 malignes Hämangiom *n*, maligner Gefäßtumor *m*
恶性血小板减少[症] maligne Thrombozytopenie *f*
恶性循环 Circulus vitiosus *m*
恶性咽峡炎 Angina maligna *f*
恶性眼病 maligne Ophthalmopathie *f*, Cacophthalmia *f*
恶性样的 bösartig, pernicious (-us, -a, -um)
恶性胰岛细胞瘤 maligner Pankreasinselzelltumor *m*
恶性营养不良病 malignes Unterernährungssyndrom *n*, Kwashiorkor *n*
恶性痈 Milzbrandkarbunkel *m*, Cacanthrax *m*, Carbunculus malignus *m*
恶性圆柱瘤 maligne Zylindrom *n*
恶性孕吐 Hyperemesis gravidarum *f*
恶性造釉细胞瘤 malignes Ameloblastom *n*
恶性增生 maligne Hyperplasie *f*
恶性增生性血管内皮瘤病 proliferierende maligne Angioendotheliomatose *f*
恶性增生性血管内皮细胞瘤病 proliferierende maligne Angioendotheliomatose *f*
恶性蛰伏脂瘤 malignes Hibernom *n*
恶性中性白细胞减少 Granulocytopenia maligna *f*, Agranulozytose *f*, maligne (od. idiopathische) Neutropenie *f*
恶性[肿]瘤 maligne (od. bösartige) Geschwulst *f*
恶性肿瘤胸膜转移 pleurale Metastasierung von bösartigen Tumoren *f*
恶性肿细胞增多 Polycythaemia *f*
恶性周围神经鞘瘤 maligner peripherer Nervenscheidentumor *m*
恶性滋养细胞疾病 maligne Trophoblastkrankheit *f*
恶性滋养细胞肿瘤 malignes Trophoblastom *n*, maligner trophoblasttumor *m*
恶性紫癜 maligne Purpura *f* Purpura fulminans (s. cachecticorum) *f*
恶性组织细胞病 maligne Histozytose *f*
恶性组织细胞瘤 malignes Histiozytom *n*
恶性组织细胞增多(生)症 maligne Histiozytose *f*
恶血症 Cacaemia *f*
恶血质 Blutdyskrasie *f*
恶液(病)质 Dyskrasie *f*, Kachexie *f*, Kachexia *f*, Cachexia *f*
恶质体素 Auszehrung *f*, Kachexie *f*
恶阻 Hyperemesis gravidarum *f*, pernicious vomiting <engl.>
恶作剧 Schadenfreude *f*, Schädlichkeit *f*, Übeltätigkeit *f*, Vers-

chmitztheit *f*
饿感缺失 Aphagie *f*
饿死 Hungertod *m*
鄂姆斯克出血热(急性病毒传染病) Omsk hämorrhagisches Fieber *n*
萼 Kelch *m*, Calyx *m*
萼片 Kelchblatt *n*
萼片样的 sepaloide(-us, -a, -um)
萼状病毒 Calicivirus *n*
遏抑 Suppression *f*, Suppressio *f*, Unterdrückung *f*
遏抑物 Suppressor *m*, Unterdrücker *m*
遏抑药 unterdrückendes Mittel *n*, Unterdrückungsmittel *n*
遏止性呼吸 einschränkende(od. unterdrückende)Atmung *f*
遏制 Zurückhaltung *f*, Beschränkung *f*, Hemmung *f*
腭 Gaumen *m*, Palatum *n*
腭(悬雍)垂 Gaumenzäpfchen *n*
腭[连接]杆 palatale Zahnregulierungsklammer *f*, palatal bar <engl.>
腭[前]乳头 Gaumenwarze *f*
腭[正]中缝 Sutura palatina mediana *f*
腭凹 palatinale Grube *f*, Fovea palatina *f*
腭板 Gaumenplatte *f*
腭鼻的 palatonasal
腭扁桃体 Gaumentonsille *f*, Gaumenmandel *f*, Tonsilla palatina *f*
[腭]扁桃体旁的 paratonsillär
腭扁桃体切除术 (Gaumen*)Tonsillektomie *f*
腭扁桃体原基 Primordium der Tonsilla palatina *n*, Organanlage der Gaumenmandel *f*
腭病损局部切除术 lokale Exzision der Gaumenläsion *f*
腭部贯通伤 Perforationswunde des Gaumens *f*
腭部混合瘤 Mischtumor(od. Mischgeschwulst *f*)des Gaumens *m*
腭部鳞状细胞瘤 Plattenepithelkarzinom des Caumens *n*
腭部牵开器 Gaumenhaken *m*, Gaumenhalter *m*
腭部粘膜下纤维化 submuköse Fibrose des Gaumens *f*
腭部粘液腺腺瘤 Schleimdrüsenadenom der Gaumens *n*
腭侧根 palatinale Wurzel *f*, Palatinalwurzel *f*
腭长 Gaumenlänge *f*, Palatallänge *f*
腭成形的 gaumenplastisch
腭成形术 Gaumenplastik *f*, Palatoplastik *f*
腭穿孔 Gaumenperforation *f*
腭垂 Gaumenzäpfchen *n*, Uvula *f*
腭垂腭咽成形术 Uvulopalatopharyngoplastik *f*
腭垂肌 Musculus uvulae *m*
腭大动脉 Arteria palatina major *f*
腭大沟 Sulcus palatinus major *m*
腭大管 Canalis palatinus major *m*
腭大孔 Foramen palatinum majus *n*
腭大孔注射法 lnjektion des Foramen palatinum majus *f*
腭大神经 Nervus palatinus major *m*
腭的 palatinal, palatal, palatin(-us, -a, -um)
腭动描记器 Palatograph *m*
腭动描记术 Palatographie *f*
腭发生 Palatogenese *f*
腭帆 Gaumensegel *n*, Velum palatinum *n*, Gaumenvorhang *m*, Kehlkopfdiaphragma *n*
腭帆缝合术 Gaumensegelnaht *f*, Velosynthesis *f*, Staphylorrhaphie *f*
腭帆提肌 Musculus levator veil palatini *m*
腭帆提肌痉挛 palataler Nystagmus *m*, Nystagmus palatinus (s. pharyngei) *m*
腭帆张肌 Gaumensegelspanner *m*
腭帆张肌改路术 Shuntoperation des Gaumensegelspanners *f*
腭帆张肌囊 Bursa musculi tensoris vele palatini *f*
腭帆张肌神经 Nervus musculi tensoris veil palatini *m*
腭反射 Gaumenreflex *m*
腭缝 Gaumennaht *f*, Sutura palatina *f*, Gaumenleiste *f*
腭缝[合]术 Palato(r)rhaphie *f*, Gaumennaht *f*
腭盖高拱 gotischer(od. hoher od. ogivaler)Gaumen *m*
腭杆 palatale Zahnregulierungsklammer *f*, palatal bar <engl.>
腭高 Gaumenhöhe *f*
腭弓 Gaumenbogen *m*, Arcus faucium(s. palatini) *m*
腭弓过高者 cyrturanus <engl.>
腭沟 Gaumenfurche *f*, Sulcus palatini *m*
腭骨 Gaumenbein *n*, Os palatinum *n*
腭骨鼻嵴 Crista nasalis(ossis palatini) *f*
腭骨瘤 Gaumenosteom *n*, Osteom des Gaumens *n*
腭骨水平板 Lamina horizontalis ossis palatini *f*
腭骨翼腭沟 Sulcus pterygopalatinus *m*
腭骨锥突 Processus pyramidalis *m*
腭颌缝 Sutura palatomaxillaris *f*
腭横襞 Gaumenfalten *f pl*, Plicae palatinae transversae *f pl*
腭横缝 Sutura palatina transversa *f*
腭后的 postpalatal, postpalatinal
腭后点 Staphylion *n*
腭后管 Canales palatini posteriores *m pl*
腭后神经 Nervus palatinus posterior *m*
腭护板 Gaumenplatte *f*
腭混合瘤切除术 Exzision des Gaumenmischtumors *f*
腭活组织检查 Gaumenbiopsie *f*
腭肌阵挛 palataler Myoklonus *m*, Gaumenmyoklonus *m*
腭基底细胞癌 Basalzellen-Karzinom des Gaumens *n*
腭棘 Spinae palatinae *f pl*
腭嵴 Gaumenleiste *f*, Crista palatina *f*
腭腱膜 Gaumenaponeurose *f*, Aponeurosis palatina *f*
腭降动脉 Arteria palatina descendens *f*
腭结节 Gaumentuberkel *m*
腭静脉 Vena palatina *f*
腭口[线]虫属 Gnathostomata *n pl*, Kiefermäuler *n pl*
腭宽 Gaumenbreite *f*
腭连接杆 Gaumenbügel *m*, Palatinalbügel *m*
腭裂 Gaumenspalte *f*, Palatoschisis *f*, Uranoschisis *f*
腭裂哺乳帆 Gaumenobturator *m*, Gaumenplatte für Säugen *f*
腭裂岛[状]瓣修复术 Insellappen-Gaumenplastik *f*
腭裂的 Gaumenspalte betreffend
腭裂缝合术 Palato(r)rhaphie *f*, Staphylorrhaphie *f*
腭裂手术器械 Instrumente für Palatoplastik *n pl*
腭裂修补手术刀包 Instrumentarium für Palatorrhaphie *n*
腭裂修复[手]术 Palato(r)rhaphie *f*, Gaumenspaltenplastik *f*
腭裂语音(声) Gaumenspaltensprache *f*
腭淋巴肉瘤 Lymphosarkom des Gaumens *n*
腭隆凸 Gaumenwulst *m*, Torus palatinus *m*
腭颅咽管瘤 Kraniopharyngiom des Gaumens *n*
腭麻痹 Gaumenlähmung *f*
腭面 Gaumenfläche *f*, Facies palatina *f*
腭膜 Gaumenmembran *f*, palatinale Membran *f*
腭囊肿剜除术 Gaumenzystenenukleation *f*, Enukleation der Gaumenzyste *f*
腭脓肿 Palatinalabszeß *m*, Gaumenabszeß *m*
腭脓肿切开引流术 Inzision und Dränage des Gaumenabszeßes *f*
腭平面 palatinale Fläche *f*
腭前的 prhäpalatal
腭前管 Canalis palatinus anterior *m*
腭前神经 Nervus palatinus anterior *m*
腭前神经麻痹 Anästhesie des Nervus palatinus anterior *f*
腭前神经阻滞麻醉 Leitungsanästhesie des N. palatinus major anterior *f*
腭鞘[突]沟 Sulcus palatinovaginalis *m*
腭鞘[突]管 Canalis palatovaginalis(s.pharyngeus) *m*

腭鞘沟 Sulcus palatinovaginalis *m*
腭鞘管 Canalis palatinovaginalis *m*
腭缺损 Gaumendefekt *m*
腭肉瘤 Gaumensarkom *n*
腭肉芽肿 Gaumengranulom *n*
腭乳头囊肿 Zyste der Papilla palatina *f*
腭乳头状瘤 Gaumenpapillom *n*, papillärer Tumor des Gaumens *m*
腭软骨瘤 Gaumenchondrom *n*, Chondroma palatinum *n*
腭筛缝 Sutura palatoethmoidalis *f*
腭上颌的 palatomaxillär
腭上颌管 palatomaxillärer Kanal *m*
腭舌的 palatogloss(-us, -a, -um)
腭舌杆 palatoglossale Zahnregulierungsklammer *f*, palatal lingual bar <engl.>
腭舌弓 Arcus palatoglossus *m*, Arcus palatinus anterior *m*, Vorderer Gaumenbogen *m*
腭舌肌 Musculus palatoglossus *m*
腭深 Gaumentiefe *f*
腭神经 Nervi palatini *m pl*
腭升动脉 Arteria palatina ascendens *f*
腭损伤 Gaumenverletzung *f*
腭瘫 Gaumenparalyse *f*, Gaumenlähmung *f*
腭痛 Palatodynie *f*
腭突 Processus palatinus *m*
腭外生骨疣 Exostose des Gaumens *f*
腭纤维瘤 Gaumenfibrom *n*, Palatinalfibrom *n*
腭涎腺型混合瘤 Speicheldrüsentyp der Gaumen-Mischgeschwulst *m*
腭腺 Gaumendrüsen *f pl*, Glandulae palatinae *f pl*
腭腺癌 Gaumenadenokarzinom *n*
腭腺瘤 Gaumenadenom *n*
腭小凹 foveola palatina *f*, Gaumengrübchen *n*
腭小动脉 Arteriae palatinae minores *f pl*
腭小房 Cellula palatina *f*
腭小管 Canales palatini minores *m pl*
腭小孔 Foramina palatina minora *f*
腭小神经 Nervi palatini minores *m pl*
腭-心-面综合征 Velo-Cardio-Faziales(VCF) Syndrom *n*
腭形的 gaumenähnlich
腭修补术 Palato(r)rhaphie *f*, Gaumennaht *f*
腭悬雍垂成形术 Uranostaphyloplastik *f*, Gaumenzäpfchenplastik *f*
腭悬雍垂肌 Palatostaphylinus *m*
腭血管瘤 Gaumenhämangiom *n*
腭咽闭合 velopharyngealer Verschluss *m*
腭咽闭合不全 palatopharyngeale(od. velopharyngeale) Insuffizienz *f*
腭咽成形术 Uvulopalatopharyngoplastik *f*
腭咽的 palatopharyngeal
腭咽缝合术 Staphylopharyngo(r)rhaphie *f*
腭咽弓 Arcus palatopharyngeus *m*, hinterer Gaumenbogen *m*
腭-咽-喉麻痹 palatopharyngolaryngeale Paralyse (od. Lähmung) *f*
腭咽机能不全 palatopharyngeale Insuffizienz *f*
腭咽肌 Palatopharyngeus *m*, Musculus palatopharyngeus *m*
腭咽括约肌 velopharyngealer Sphinkter *m*
腭咽粘连 palatopharyngeale Verwachsung(od. Adhäsion) *f*
腭炎 Palatitis *f*, Uranitis *f*
腭翼的 palatopterygoide(-us, -a, -um), pterygopalatin(-us, -a, -um)
腭圆枕 Torus palatinus *m*
腭圆柱瘤 Zylindrom des Gaumens *n*
腭震颤 Gaumennystagmus *m*, Nystagmus palatinus *m*
腭正中缝 mittlere Gaumennaht *f*, Sutura palatina mediana *f*
腭正中囊肿 mediane Gaumenzyste *f*
腭指数 Gaumenindex *m*
腭中囊肿 mediane Gaumenzyste *f*
腭皱 Rugae palatinae *f pl*
腭皱襞 Gaumenfalte *f*
颚骨的年龄推断 Altersschätzung des Kieferknochens *f*
颚基 Gnathobase *f*
颚基窝 camerostome <engl.>
颚口线虫病 Gnathostomiasis *f*
颚口[线虫]属 Gnathostoma *n*
颚口线虫蚴病 Hautmaulwurf *m*, creeping disease <engl.>
颚平面 Kieferebene *f*
颚体 gnatosoma <engl.>
鳄泪征 Krokodilstränen-Zeichen *n*, Krokodilstränenphänomen *n*
鳄梨糖醇 Persitol *n*
鳄皮状鳞癣 Sauriasis *f*
鳄牙钳 Alligator-Zange *f*
鳄[鱼]泪综合征 Krokodilstränen syndrom *n*, Krokodilstränenphänomen *n*, Bogorad* Syndrom *n*

EN 恩蒽摁

ēn 恩蒽

恩丹西酮 Ondansetron *n*
恩度 Endostar *n*
恩夫韦肽 Enfuvirtid *n*
恩氟烷 Enfluran *n*
恩格勒氏烧瓶 Engler* Kolben *m*
恩格曼氏病 Engman* Syndrom *n*, Dyskeratosis congenita *f*
恩拉霉素 Enramycin *n*
恩-雷二氏病 Engel*-v. Recklinghausen* Krankheit *f*, Ostitis fibrosa cystica generalisata *f*
恩镰孢菌素 Enniatin *n*
恩镰孢菌素 A Enniatin A *n*
恩罗特氏征 Enroth* Zeichen *n*
恩墨律(投射后象或遗觉象定律) Emmert'sches Gesetz *n*
恩曲他滨 Emtricitabin *n*
恩氏粘度计接受瓶 Flasche des Engler* Viskosimeters *f*
恩他卡朋 Entacapon *n*
恩替卡韦 Entecavir *n*
蒽 Anthracen *n*
蒽二酚 Anthrahydrochinon *n*, Anthrahydroquinon *n*
蒽酚 Anthranol *n*
蒽环类抗生素 Anthracyclin *n*
蒽环类药物 Anthrazyklin *n*
蒽醌 Anthrachinon *n*
蒽醌-1-磺酸 Anthraclinon-1-sulfo(n)säure *f pl*
蒽醌甙 Anthrachinonglykosid *n*
蒽醌染料 Anthrachinonfarbstoffe *m pl*
蒽林 Anthralin *n*
蒽酮 Anthron *n*

èn 摁

摁贝素(酸) Embeliasäure *f*, Embelin *n*

ER 儿尔耳铒二

ér 儿

儿茶 Katechu *n*, Catechu *n*, Catechu nigrum *n*, Acacia catechu *f*
儿茶酚 Brenzkatechin *n*, Katechol *n*, Pyrokatechin *n*, Pyrokatechol *n*
儿茶酚-O-甲基转移酶 Katechol-O-Methyltransferase *f*
儿茶酚 O 甲基转移酶抑制剂 Catechol-O-Methyltransferase-Hemmer(COMT-Hemmer) *m*

儿茶酚胺 Katecholamin *n*
儿茶酚胺代谢产物 Katecholamin-Metabolit *m*
儿茶酚胺类 Katecholamine *n pl*
儿茶酚胺类[物质] Katecholamin *n*
儿茶酚胺能的 katecholaminerg, catecholaminerg
儿茶酚胺能神经元 katecholaminerges Neuron *n*
儿茶酚胺氧位甲基转移酶 Catechol-O-Methyltransferase *f*(COMT)
儿茶酚酶 Katecholase *f*
儿茶酚氧化酶 Katecholoxidase *f*
儿茶酚氧位甲基移位酶抑制剂 Catechol-O-Methyltransferase-Hemmer(COMT-Hemmer) *m*
儿茶酚氧位甲基转移酶 Catechol-O-Methyltransferase *f*
儿茶素(酸) Katechin(säure *f*) *n*, Catechin *n*, Acidum catechinicum *n*
儿茶素胺 -3- 没食子酸 Epigallocatechin-3-Gallat *n*
儿茶酸 Catechin *n*
儿科 Abteilung der Kinderheilkunde *f*
儿科[学]的 pädiatrisch
儿科病史 pädiatrische Krankengeschichte *f*
儿科病预防学 vorbeugeude(od. pnophylaktische) Kinderheilkunde(od. Pädiatrie) *f*
儿科的 pädiatrisch
儿科缝合针 pädiatrische Nähnadel *f*
儿科护理学 Kinderkrankenpflege *f*
儿科检查床 pädiatrischer Untersuchungstisch *m*
儿科临床试验 pädiatrische klinische Studie *f*
儿科危重病学 pädiatrische Intensivmedizin *f*
儿科学 Kinderheilkunde *f*, Pädiatrie *f*
儿科学家 Pädiater *m*, Kinderarzt *m*, Facharzt für Kinderheilkunde *f*
儿科研究所 Institut für Kinderheilkunde *n*
儿科医师 Kinderarzt *m*
儿科用埋入器材 eingepflanztes(od. implantiertes) Gerät für Pädiatrie *n*
儿科用腔静脉钳 Hohlvenenklemme für Pädiatrie *f*
儿科用咬骨钳 Greifzange für Pädiatrie *m*
儿科用组织夹持钳 gewebkneifende Klemme für Pädiatrie *f*
儿科用组织剪 Gewebsschere für Pädiatrie *f*
儿女(子孙,后代) Nachwuchs *m*
儿童 Kind *n*
儿童[期]精神病 Kinderpsychose *f*
儿童[期]精神分裂症 Schizophrenie in der Kindheit *f*
儿童[期]神经症 Neurose in der Kindheit *f*
儿童[行为]指导诊所 Beratungsstelle für Kindererziehung *f*
儿童 20 个指甲营养不良 20-Nägel-Dystrophie in der Kindheit *f*
儿童 IgA(免疫球蛋白 A)线状沉着性皮肤病 lineare IgA-Dermatose *f*
儿童安全教育 Kindersicherheitserziehung *f*
儿童拔牙钳 Zahnzange für Kinder *f*
儿童保健 Kinderbetreuung *f*
儿童保健门诊 Kinderfürsorgenambulanz *f*, Kinderfürsorge-Poliklinik *f*
儿童鼻窦炎 Sinusitis bei Kindern *f*
儿童变性近视 progressive Myopie bei Kindern *f*
儿童病床 Kinderkrankenbett *n*
儿童不良习惯 schlechte Kindergewohnheit *f*
儿童创造性活动 kreative Aktivität von Kindern *f*
儿童痤疮 Kinderakne *f*
儿童大脑缺氧症 zerebrale Hypoxie bei Kindern *f*
儿童大疱性类天疱疮 bullöses Pemphigoid in der Kindheit *n*
儿童胆汁性肝硬变 biliäre(od. biliöse) Zirrhose der Kinder *f*
儿童读物 Kinderbücher *n pl*
儿童多动症 hyperkinetisches Syndrom *n*
儿童多发性骨折 multiple Frakturen bei Kindern *f pl*
儿童发育 Entwicklung der Kinder *f*
儿童发育迟缓 Entwicklungsverzögerung der Kinder *f*
儿童防护设备 Ausrüstung zum Kinderschutz *f*
儿童肥胖 Kindesfettleibigkeit *f*, Kinderadipositas *f*, Übergewicht bei Kindern *n*
儿童分离性焦虑障碍[症] Störung mit Trennungsangst bei Kindern *f*
儿童分析 Kinderanalyse *f*
儿童福利 Kinderwohlfahrt *f*
儿童妇女比 Kinder-Frauen-Ratio *f*
儿童个性调查表 Persönlichkeitsinventar des Kindes *n*
儿童孤独症 frühkindlicher Autismus *m*
儿童股骨头坏死 Legg*-Perthes* juvenile Hüftkopfnekrose *f*
儿童骨科手术台 orthopädischer Operationstisch für Kinder *m*
[儿童]过度依赖父母 Klammern *n*, Anschmiegen *n*
儿童和青少年社交功能障碍 Kommunikationsstörung der Kinder und Jugendliche *f*
儿童呼吸音 pueriles Atmen *n*
儿童忽视 Kinderverwahrlosung *f*
儿童挥鞭样损伤 Peitschenhiebtrauma des Kindes *n*
儿童急死 Sekundentod der Kinder *m*
儿童急性喉炎 akute Kinderlaryngitis *f*
儿童疾病综合管理 integriertes Management von Kinderkrankheiten(IMCI) *n*
儿童计划免疫接种率 Impfrate bei Kindern *f*
儿童记忆的发展 Gedächtnisentwicklung bei Kindern *f*
儿童间相互作用 Kind-Kind-Interaktion *f*
儿童监护 Sorgerecht für Kinder *n*
儿童健康 Kindergesundheit *f*
儿童健康服务 Kindergesundheitsdienst *m*
儿童健康教育 Gesundheitserziehung bei Kindern *f*
儿童焦虑症 Kindheitsangst *m*
儿童教养所(院) Kinderheim *n*
儿童精神病 Kinderpsychose *f*
儿童精神病学 Kinderpsychiatrie *f*, Kinderpsychose *f*, infantile(od. kindliche) Psychose *f*
儿童精神分裂症 Kinderschizophrenie *f*
儿童看管 Sorgerecht für Kinder *n*
儿童恐怖症 Kinderphobie *f*, Pädiophobie *f*
儿童恐惧 Kindesfurcht *f*, Kinderphobie *f*
儿童恐惧症 phobische Störung des Kindesalters *f*
儿童口腔医学 Pädodontie *f*
儿童口腔正畸学 pädiatrische Kieferheilkunde *f*
儿童类风湿病 Kinderrheumatoide *n pl*
儿童类风湿性关节炎 juvenile(od. infantile) Rheumatoidarthritis *f*
儿童良性慢性大疱性皮肤病 gutartige chronische bullöse Dermatose der Kinder *f*
儿童疗养院 Kinderkuranstalt *f*, Kinderheilstätte *f*
儿童淋浴 Bad von Kindern *n*
儿童颅骨生长性骨折 wachsende Schädelfraktur im Kindesalter *f*
儿童慢性大疱性皮肤病 chronische bullöse Dermatitis der Kinder *f*
儿童慢性关节炎 juvenile chronische Arthritis(JCA) *f*
儿童慢性肉芽肿病 chronische granulomatöse Erkrankung in der Kindheit *f*
儿童美术创造心理 Psychologie der kindlichen Kunsterschaffung *f*
儿童免疫 Kinderimpfung *f*
儿童脑性巨人症 zerebrales Gigantismus der Kinder *m*
儿童尿路感染 Harnwegsinfektion bei Kindern *f*
儿童虐待 Kinderschänderei *f*
儿童盘状红斑性狼疮 diskoider Lupus erythematodes im Kind-

esalter *m*
儿童皮肤烟头烧伤 Zigarettenverbrennung der Kindeshaut *f*
儿童皮肌炎 Dermatomyositis bei Kindern *f*
儿童期 Kindesalter *n*, Kindheit *f*
儿童期进行性脑病 progressive Enzephalopathie in der Kindheit *f*
儿童期恐怖性焦虑障碍 phobische Angststörung im Kindesalter *f*
儿童期恐怖症 Kindheitsphobie *f*
儿童期脑病(人类免疫缺陷病毒伴发的) Enzephalopathie der Kindheit *f*
儿童期缺铁贫血 Eisenmangelanämie im Kindesalter *f*
儿童期确诊精神障碍 im Kindesalter diagnostizierte psychische Störung *f*
儿童期乳腺 Brustdrüse im Kindesalter *f*
儿童期神经系铅中毒 Bleivergiftung des Nervensystems in der Kindheit *f*
儿童期喂养与进食障碍 Ernährung-und Essstörung im Kindesalter *f*
儿童期问题行为 problematisches Verhalten in der Kindheit *n*
儿童强迫症 Kindheitszwangsidee *f*, Kinderzwangsvorstellung *f*
儿童丘疹性肢端皮炎 Gianoti*-crosti* Syndrom *n*, Acrodermatitis papulosa eruptiva infantilis *f*, infantile papulöse Akrodermatitis *f*
儿童丘疹性肢痛 Gianoti*-crosti* Syndrom *n*, Acrodermatitis papulosa eruptiva infantilis *f*, infantile papulöse Akrodermatitis *f*
儿童躯体虐待 Missbrauch des Kinderkörpers *m*
儿童全身性红斑性狼疮 systemischer Lupus erythematodes in der Kindheit *m*
儿童权利公约 Kinderrechtskonvention *f*
儿童人格问卷 Persönlichkeitsfragebogen für Kinder *m*
儿童软组织肉瘤 juveniles Weichteilsarkom *n*
儿童少年期的情绪障碍 emotionale Störungen des Kindes- und Jugendalters *f*
儿童少年期心理卫生 Psychohygiene in der Kindheit und Präadoleszenz *f*
儿童少年生长发育 Wachstum und Entwicklung von Kindern und Jugendliche *n*
儿童少年卫生学 Hygiene für Kinder und Adoleszenten *f*
儿童少年作息制度 Tagesablauf bei Kindern und Jugendlichen *m*
儿童神经官(机)能症 Kinderneurose *f*
儿童神经衰弱 Kinderneurasthenie *f*
儿童神经症 Kinderneurose *f*
儿童神经质 Kindernervosität *f*
儿童肾上腺皮质癌 adrenokortikales Karzinom bei Kindern *n*, Nebennierenrindenkarzinom im Kindesalter *n*
儿童生存 Kindesleben *n*
儿童湿疹 Ekzem in der Kindheit *n*
儿童视力表 Sehtafel für Kinder *f*
儿童手淫 Masturbation in der Kindheit *f*
儿童思维的发展 Entwicklung des kindlichen Denkens *f*
儿童死亡率 Kindersterblichkeit *f*
儿童损伤 Kindesverletzung *f*
儿童烫伤综合征 Verbrühungs-Syndrom der Kinder *n*
儿童烫死 Verbrühungstod in der Kindheit *m*
儿童特发性脊柱侧凸 juvenile idiopathische Skoliose *f*
儿童特种症状 spezifisches Symptom in der Kindheit *n*
儿童体表面积计算 Berechnung der Körperoberfläche des Kindes *f*
儿童体格 Kinderkonstitution *f*, Kindergestalt *f*
儿童统觉测验 Kinder-Apperzeptionstest *m*
儿童图书 Kinderbuch *n*
儿童退缩行为 Rückzugsverhalten der Kinder *n*
儿童玩具漆层 Beschichtung des Kinderspielzeuges *n*
儿童危重监护病房 pädiatrische Intensivstation (PICU) *f*
儿童卫生 Kinderhygiene *f*, Kindergesundheit *f*
儿童卫生机构 Gesundheitsservice für Kinder *n*
儿童文娱 Unterhaltungsspiel für Kinder *n*
儿童吸入食物 Aspiration von Lebensmitteln (od. Nahrungsmitteln) bei Kindern *f*
儿童先天性多毛症 Hypertrichose der Kinder *n*
儿童消瘦 Pädatrophie *f*
儿童心理病理学 Kindespsychopathologie *f*
儿童心理年龄特征 Charakteristika von geistigem Alter eines Kindes *n pl*
儿童心理卫生 Kindespsychohygiene *f*
儿童心理学 Kinderpsychologie *f*
儿童心理治疗 Kinderpsychotherapie *f*
儿童行为 Kinderverhalten *n*, Kinderbenehmen *n*
儿童行为指导 Erziehungsberatung *f*
儿童型精神分裂样精神病 schizophrenieforme Kinderpsychose *f*
儿童性虐待 sexueller Missbrauch der Kinder *m*
儿童性早熟 frühzeitige Pubertät *f*
儿童学 Pädologie *f*
儿童血尿 Kinderhämaturie *f*
儿童牙科保健 Zahnpflege für Kinder *f*
儿童牙科学 Pädodontie *f*
儿童牙科医生 Pädodontologe *m*, Zahnarzt für Kinder *m*
儿童言语的发展 kindliche Sprachentwicklung *f*
儿童言语发展理论 Theorie der kindlichen Sprachentwicklung *f*
儿童研究 Kindesstudie *f*
儿童样痴呆 Moria *f*, kindliche Demenz *f*
儿童医院 Kinderhospital *n*, Kinderkrankenhaus *n*
儿童抑郁症 Kinderdepression *f*
儿童意志的发展 Willensentwicklung der Kinder *f*
儿童癔症 Kindheitshysterie *f*
儿童营养 Ernährung der kindheit *f*, Kinderernährung *f*
儿童用膀胱取石钳 Kinderblasensteinzange *n*
儿童躁郁症 manischdepressive Psychose del Kindheit *f*
儿童致死性肉芽肿病 fatale granulomatöse Erkrankung *f*
儿童智力[量]表 Wechsler* Test *m*, Wechsler* Intelligenzskala *f*
儿童智力的发展 Intelligenzentwicklung der Kinder *f*
儿童中风 Kinderschlaganfall *m*
儿童中期 mittlere Kindheit *f*
儿童中枢神经系统原始神经外胚层瘤 primitiver neuroektodermaler Tumor des zentralen Nervensystems *m*
儿童中心教育 kindzentrierte Erziehung *f*
儿童重病后综合征 Vulnerable-Phase-Syndrom der Kinder *n*
儿童主题统觉测验 thematischer Apperzeptionstest der Kinder *m*
儿童住院症 Hospitalismus bei Kindern *m*
儿童注意的发展 Entwicklung der kindlichen Aufmerksamkeit *f*
儿童自闭(孤独)症 infantiler Autismus *m*
儿童自评量表 Selbstbeurteilungsskala für Kinder *f*
儿头变形 Konfiguration des Fötalkopfes *f*
儿头初露 Einschneiden *n*
儿头冠状缝 Sutura coronalis *f*
儿头内回转 ①innere Drehung des Fötalkopfs *f*, ②innere Wendung des Fötalkopfes *f*
儿头矢状缝 Sutura sagittalis des Fötalkopfes *f*
儿头下降 Tiefertreten des Fötalkopfes *m*
儿头衔接 Eintreten des Kopfes *n*
儿头着冠 Durchschneiden *n*

ěr 尔耳铒

尔大锥蝽属 Eratyrus *m*
尔格 Erg *n*
耳 Ohr *n*, Auris *f*

耳按摩 Otomassage *f*
耳白霉菌病 Otomukormykose *f*
耳板 Ohrplakode *f*
耳被囊 Ohrkapsel *f*
耳鼻的 aurikulo-nasal
耳鼻喉科 Hals-Nasen-Ohren-Abteilung *f*, Abteilung für Hals-Nasen-Ohren *f*, otorhinolaryngologische Abteilung *f*
耳鼻喉科的 otorhinolaryngologisch, hals-nasen-ohrenärztlich
耳鼻喉科检查 otolaryngologische Untersuchung *f*
耳鼻喉科器械包 chirurgisches Besteck für HNO *n*
耳鼻喉科烧灼器 Hals-Nasen-Ohrenkauter *m*, HNO-Kauter *m*
耳鼻喉科手术器械 Hals-Nasen-Ohren-Instrumenten *n pl*, HNO-Instrumenten *n pl*
耳鼻喉科手术台(床) Hals-Nasen-Ohren-Operationstisch *m*, HNO-Operationstisch *m*
耳鼻喉科学 Hals-Nasen-Ohrenheilkunde *f*, Otorhinolaryngologie *f*
耳鼻喉科学家 Hals-Nasen-Ohrenarzt *m*, Otorhinolaryngologe *m*, Facharzt für Hals-Nasen-Ohrenheilkunde *f*
耳鼻喉科医师 Hals-Nasen-Ohrenarzt *m*, Otorhinolaryngologe *m*
耳鼻喉科用成套器械 chirurgisches Instrumentenset für HNO *n*
耳鼻喉科用手术剪 Schere für HNO-Operation *f*
耳鼻喉科用显微剪 Mikroschere für HNO-Operation *f*
耳鼻喉科组织夹持钳 gewebkneifende Klemme für HNO *f*
耳鼻科开口器 Mundknebel für Otorhinolaryngologie *m*
耳鼻科学 Nasen-Ohrenheilkunde *f*, Otorhinologie *f*, Ohren-Nasenheilkunde *f*
耳鼻咽喉疾病 HNO-Erkrankung *f*
耳鼻咽喉科手术 Hals-Nasen-Ohren-Operation *f*, HNO-Operation *f*
耳鼻咽喉科学 Otorhinolaryngologie *f*
耳鼻咽喉 - 头颈外科 Hals-Nasen-Ohren-, Kopf- und Halschirurgie *f*
耳表皮样癌 Epidermoidkarzinom des Ohres *n*
耳病 Otopathie *f*, Otopathia *f*
耳病损局部切除术 Lokalexzision der Ohrläsion (od. der Veränderung) *f*
耳病性神经衰弱 Otoneurastheuie *f*
耳病性眩晕 Otikodinie *f*, Otikodinose *f*, Ohr(en)schwindel *m*
耳病治疗学 Otiatrie *f*
耳部爆震伤 Explosionstrauma der Ohren *n*
耳部春季疹 Ohren-Effloreszenz im Frühling *f*, Frühlingseruption am Ohr *f*
耳[部]带状疱疹 Zoster oticus *m*
耳部分切除术 Teilexzision des Ohres *f*
耳部神经痛 Neuralgie des ganglion geniculi *f*, Neuralgia otica *f*
耳部湿疹 Ohrenekzem *n*
耳部弹力纤维性结节 elastotisches Knötchen des Ohres *f*
耳部蒸气按摩[法] Oto-Vapomassage *f*
耳测热计 Otokalorimeter *n*
耳超荷试验 Belastungstest des Ohres *m*
耳成形术 Auroplastik *f*, Ohrplastik *f*, Otoplastik *f*
耳匙 Ohr(en)löffel *m*
耳出血 Ohrblutung *f*, Otorrhagie *f* Othämorrhoe *f*
耳垂 Ohrläppchen *n*, Lobulus auriculae *m*
耳垂电极 Ohrläppchenelektrode *f*
耳垂肥大 Hypertrophie des Ohrläppchens *f*
耳垂类型 Typus der Ohrläppchen (od. des Lobus auricula) *m*
耳垂裂 Ohrläppchen-Kolobom *n*, Coloboma lobuli *n*
耳垂缺失 fehlendes Ohrläppchen *n*
耳垂缺损 Ohrläppchendefekt *m*
耳垂缺损修复术 Prothetik des Lobusverlustes *f*
耳[垂]水瘤 Othygrom *n*
耳垂线 aurikulare Linie *f*
耳垂整形术 Ohrläppchenplastik *f*
耳[刺]蜱 Ornithodoros megnini *m*
耳大神经 Nervus auricularis magnus *m*
耳道 Gehörgang *m*, Antrum auris *n*, Meatus acusticus *m*
耳道板 Gehörgangsplatte *f*
耳道闭合 Gehörgangsatresie *f*
耳道成形术 Meatoplastik *f*
耳[道]点 Aurikularpunkt *m*
耳道管 Gehörgangsstrang *m*
耳道内助听器 Im-Ohr-Hörgerät *n*
耳道排液 Gehörgangsausfluss *m*, Otorrhoe (ö) *f*,
耳道皮肤骨衣剥离器 Dissektor für Meatus-Lappen und Periost *m*
耳道上棘 Spina suprameatica *f*
耳的 aural, aurikulär, auditiv (-us, -a, -um), auricular (-is, -is, -e) otic (-us, -a, -um)
耳底骨 Albrecht* Belegknochen *m*
耳点(外耳门上缘中点,切牙管后缘中点) Porion *n*
耳点间宽 biaurikuläre Breite *f*
耳电针器 elektronisches Ohren-Akupunkturinstrument *n*
耳顶幅指数 Aurikuloparietal-Index *m*
耳窦 aurikulärer Sinus *m*
耳毒性 Ototoxizität *f*
耳毒性聋 ototoxische Gehörlosigkeit *f*
耳反射 Aurikularreflex *m*, Ohr(en) reflex *m*
耳防护器 Ohr(en) schutzer *m*
耳肥厚 Pachyotie *f*
耳缝[合]术 Ohr(en) naht *f*
耳幅高指数 Aurikularindex *m*
耳杆剂 Aurinarium *n*
耳感染 Ohr(en) infektion *f*
耳功能测试屏蔽装置 abgeschirmtes Gerät für Ohrenfunktionstest *n*
耳垢 Cerumen *n*, Cerea *f*, Ohrschmalz *n*, Zerumen *n*
耳骨链 Gehörknöchdchenkettef
耳骨泡 Bulla ossea *f*
耳骨桥咬骨钳 Rougeur (od. Greifzang *f*) für Ohrenoperation *n*
耳鼓 Trommelfell *n*, Trommel *f*
耳鼓膜 Trommelfellsmembran *f*, Trommelfell *n*
耳鼓膜刀 Membranmesser des Trommelfells *n*
耳刮匙 Ohrkürette *f*
耳郭(廓) Ohrmuschel *f*, Auricula *f*, Pinna *f*, Ala auris *f*
耳郭丹毒 Erysipel der Ohrmuschel *n*
耳郭反射 Ohrmuschelreflex *m*
耳郭附件 aurikulärer Anhang *m*, Ohranhängsel *n*
耳郭钙化 Ohrmuschelkalzifizierung *f*
耳郭感染 Ohrmuschelinfektion *f*
耳郭横肌 Musculus transversus auriculae *m*
耳郭后沟 Sulcus aurculae posterior *m*
耳郭后韧带 Ligamentum auriculare posterius *n*
耳郭后水肿 postaurikuläres Odem *n*
耳郭化学灼伤 Verätzung der Ohrmuschel *f*
耳郭坏疽 Ohrmuschelgangrän *f*
耳郭肌 Musculus auricularis *m*
耳郭畸形 Ohrmuschelmißbildungen *f pl*
耳郭假性囊肿 Ohrmuschelpseudozyste *f*
耳郭尖 Apex auriculae *f*, Darwin* Höcker *m* (od. Ohrspitze *f*)
耳郭浆液性软骨膜炎 seröse Ohrmuschelperichondritis *f*
耳郭降凸 Ohrmuschelprominenz *f*
耳郭结节 Aurikularhöcker *m*, Tuberculum auriculae *n*, Woolner* Spitze *f*
耳郭冷疮 Frostbeule der Ohrmuschel *f*, Ohrmuschelfrost-Beule *f*
耳郭裂 Ohrläppchenkolobom *n*, Ohrläppchenspalte *f*
耳郭淋巴管瘤 aurikuläres Lymphangiom *n*, Lymphangiom des Ohrmuschels *n*

耳郭瘘 aurikuläre Fistel *f*, Ohrmuschelfistel *f*
耳郭脓肿 Ohrmuschelabszeß *m*
耳郭前沟 Sulcus auriculae anterior *m*
耳郭前瘘 Fistula praeauricularis *f*
耳郭前韧带 Ligamentum auriculare anterius *n*
耳郭切开引流术 Inzision und Dränage des Ohrmuschels *f*
耳郭缺失 Fehlen des Ohrläppchens *n*
耳郭热灼伤 Verbrennung des Ohrmuschels *f*
耳郭韧带 Ligamenta auricularia *n pl*
耳郭软骨 Cartilago auriculae *f*, Ohrmuschelknorpel *m*, Muschelknorpel *m*
耳郭软骨膜炎 Ohrmuschelperichondritis *f*
耳郭软骨内积液 intrakartilaginöser Erguß der Ohrmuschel *m*
耳郭三角 auriculäres Dreieck *n*
耳郭上韧带 Ligamentum auriculare superius *n*
耳郭神经纤维瘤 Neurofibrom der Ohrmuschel *n*
耳郭损伤 Ohrmuschelverletzung *f*
耳郭萎缩 Ohratrophie *f*
耳郭下的 subaurikulär
耳郭先天性畸形 kongenitale Ohrmuschelmißbildungen *f pl*
耳郭斜肌 Musculus obliquus auriculae *m*
耳郭血管瘤 Hämangiom der Ohrmuschel *n*
耳郭血肿 Ohrhämatom *n*, Haematoma auris (s. auriculate) *n*
耳郭移位 Ohrverlagerung *f*
耳郭整形术 Auroplastik *f*, Ohrmuschelepithese *f*
耳郭锥状肌 Musculus pyramidalis auriculae *m*
耳海绵症 Otospongiose *f*
耳号钳(夹) Ohrenmarker-Zange *f*
耳喉科学 Otolaryngologie *f*
耳后的 retroaurikulär
耳后点 Postaurale *n*
耳后动脉 Arteria auricularis posterior *f*
耳后骨膜下脓肿 retroaurikulärer subperiostaler Abszeß *m*
耳后肌 Musculus auricularis posterior *m*
耳后静脉 Vena auricularis posterior *f*
耳后淋巴结 Lymphoglandulae auriculares posteriores *f*
耳后瘘管 retroaurikuläre Fistel *f*
耳后神经 Nervus auricularis posterior *m*
耳后突 postauditory process <engl.>
耳后皱襞 retroaurikuläre Falte *f*
耳后助听器 Hinter-dem-Ohr-Hörgerät *n*
耳弧 Arcus (bin)aurikularis *m*, (bin) aurikulärer Bogen *m*
耳化脓 Othelcosis *f*, Eiterung aus dem Ohr *f*
耳坏死组织切除术 Otonekrektomie *f*
耳环 Ohrring *m*
耳活组织检查 Ohrenbiopsie *f*, Ohrbiopsie *f*
耳机 Kopfhörer *m*
耳机橡皮套 Schutzkapsel des Hörgerätes *f*
耳肌无力性听力减退 Otomyasthenie *f*
耳积水 Hydrotis *f*
耳基部长 Ohr(en)implantationslänge *f*
耳基底细胞癌 Basalzellenkarzinom des Ohres *n*
耳畸形 Ohrdeformität *f*, Ohrmißbildung *f*
耳挤压伤 Quetschungsverletzung des Ohres *f*
耳甲 Concha auriculae *f*
耳甲开大肌 Dilatator conchae *m*
耳甲隆起 Eminentia conchae *f*
耳甲腔 Cavum conchae *n*, Muschelhöhle *f*
耳甲艇 Cymba conchae *f*
耳甲周的 periconchal (-is, -is, -e)
耳假囊肿 aurikuläre Pseudozyste *f*
耳间轴 Axis binauricularis *m*
耳检查鉴定 Docimasia auricularis *f*, Wreden* Zeichen *n*
耳睑反射 akustischer Lidreflex (od. Reflex) *m*, Kehrer* Reflex *m*, Ohr-Lid (schlag) reflex *m*
耳件 Hörmuschel *f*, Hörer *m*
耳疖 Ohrfurunkel *m*
耳疖刀 Ohrfurunkelmesser *n*, Ohrfurunkulotom *n*
耳结核 Ohrtuberkulose *f*
耳结节 Ohrhöcker *m*
耳结节点 Ohr(en)tuberculum *n*, Tuberculum auriculae *n*
耳界切迹 Incisura terminalis auris *f*
耳颈动脉的 aurikulokarotid
耳颈神经反射 Snellen* Reflex *m*
耳镜 Otoskop *n*, Ohrtrichter *m*, Ohr(en)spekulum *n*, Ohr(en)spiegel *m*, Auriskop *n*
耳镜架 Otoskopgestell *n*, Ohrspiegelgestell *n*
耳镜检查 Ohrenspiegelung *f*, Otoskopie *f*
耳卡他 Otitis catarrhalis *f*
耳科[学] Otologie *f*
耳科手术刀包 Ohrbesteck *n*
耳科手术器械 Ohr(operations)instrument *n*
耳科手术显微镜 Mikroskop für otologische Operation *n*
耳科微形刀 otologisches Mikromesser *n*
耳科显微镫骨测量器 otologisches Mikro-Messgerät für Stapedius *n*
耳科显微镫骨肌腱刀 otologisches Mikromesser für Tendo musculi stapedii *n*
耳科显微开窗刀 otologisches Mikromesser zur Ostomie *n*
耳科显微手术器械包 ohrmikrochirurgisches Besteck *n*
耳科显微直切口刀 otologisches Mikromesser für geraden Einschnitt (od. gerade Inzision) *n*
耳科学 Otologie *f*, Ohrenheilkunde *f*, Otiatrie *f*
耳科学的 otologisch, otiatrisch
耳科学家 Otologe *m*, Otiater *m*, Aurist *m*, Ohrenarzt *m*
耳科医师 Aurist *m*, Otologe *m*, Ohrenarzt *m*, Otiater *m*
耳科诊断技术 Technik für otologische Diagnostik *f*
耳壳 Ohrmuschel *f*, Concha auriculae *f*
耳窥器 Ohr(en)spekulum *n*, Ohr(en)spiegel *m*, Otoskop *n*
耳溃疡 Othelcosis *f*
耳廓 Pinna *f*, Ohrmuschel *f*, Auricula *f*
耳廓多毛症 Hypertrichose (od. Hypertrichosis) der Pinna *f*, Hypertrichosis pinnae auris *f*
耳廓发育不全 mikrotie, Hypoplasie einer Ohrmuschel *f*
耳廓附件 aurikulärer Anhang *m*, Ohranhängsel *n*
耳廓缺损 aurikulärer Defekt *m*
耳廓软骨膜炎 Ohrmuschelperichondritis *f*
耳廓烧伤 Verbrennung der Ohrmuschel *f*
耳廓神经纤维瘤 aurikulares Neurofibrom *n*
耳廓损伤 Ohrmuschelverletzung *f*
耳廓缩小整形术 reduzierende Otoplastik *f*
耳廓外伤 Ohrmuscheltrauma *n*
耳廓血肿 aurikulares Hämatom *n*
耳廓整形术 Ohr-plastische Chirurgie *f*
耳蜡 Cerumen *n*, Ohrenschmalz *n*, Zerumen *n*
耳裂 Ohr(läppchen)spalte *f*, Kolobom *n*, Coloboma *n*
耳淋巴[液]溢 Lymphotorrhoe *f*, Lymphotorrhoea *f*
耳聋 Taubheit *f*
耳聋的分级 Klassifikation der Schwerhörigkeit *f*
耳聋甲状腺肿综合征(彭德雷德综合征) Pendred* Syndrom *n*
耳聋-蓝巩膜-骨脆综合征 Adair*-Dighton* Syndrom *n*, Van der Hoeve* Syndrom *n*
耳聋糖尿病综合征 Hognestad* Syndrom *n*
耳聋者 Hörgeschädigter *m*
耳聋侏儒视网膜萎缩综合征(科凯恩综合征) Weber*-Cockayne* Syndrom *n*, Neill*-Dingwall* Syndrom *n*
耳漏 Otorrhoe *f*
耳瘘 Ohrfistel *f*

耳瘘管 Ohrfistel f
耳颅 Otocranium n
耳轮 Helix f, Ohrleiste f, Ohrkrempe f, Ohrmuschelleiste f
耳轮大肌 Musculus helicis major m
耳轮的 helicae(-us, -a, -um), helice(-us, -a, -um), helicin(-us, -a, -um)
耳轮棘 Spina helicis f
耳轮脚 Crus helicis n
耳轮脚沟 Sulcus cruris helicis m
耳轮结节性软骨皮炎 Chondrodermatitis nodularis helicis f, Winkler'sche Krankheit f
耳轮慢性结节性软骨皮炎 Chondrodermatitis nodularis chronica helicis f
耳轮切迹肌 Musculus incisurae helicis m
耳轮软骨皮炎 Chondrodermatitis helicis f
耳轮痛性小结节 schmerzempfindliches Ohrknötchen n
耳轮尾 Cauda helicis f
耳轮小凹 Ohrgrube f
耳轮小肌 Musculus helicis minor m
耳轮状的 helicoides, helicoidal(-is, -is, -e)
耳螨病 Oto(a)cariasis f, parasitische Ohr(en)entzündung f
耳螨属 Notoedres-Milben f pl
耳毛 Tragi pili m pl, Barbulae hirsi f pl
耳霉菌病 Otomykose f, Otomycosis f
耳霉属 Conidiobolus m
耳门上点(外耳门上缘中点,切牙管后缘中点) Pirion n
耳弥漫性结核 diffuse Tuberkulose der Ohres f
耳迷路 Labyrinthus acusticus m, Ohrlabyrinth m
耳迷路动脉 Arteria labyrinthi f
耳鸣 Ohr(en)sausen n, Ohrgeräusch n, Ohr(en)brausen n, Tinnitus aurium m
耳鸣量表 Tinnitus-Skala f
耳鸣图 Tinnitogramm n
耳鸣问卷 Tinnitusfragebogen m
耳鸣掩蔽器 Tinnitus-Masker m
耳鸣抑制 Tinnitushemmung f
耳鸣再训练疗法 Tinnitus-Retraining-Therapie(TRT) f
耳形 Ohrform f
耳内的 endaural, entotisch, intraaural
耳内肌 intraaurikuläre Muskeln m pl
耳内镜 Endotoskop n, Otoskop n
耳内镜检查法 Ohrendoskopie f
耳内切口 endauraler Schnitt m
耳内助听器 Im-Ohr-Hörgerät n
耳囊 Statozyste f
耳脑脊液溢 zerebrospinaler Ohrenfluß m (od. Otorrhoe f)
耳镊(钳) Ohrpinzette f
耳颞神经 Aurikulotemporalis m, Nervus auriculotemporalis m
耳颞神经交通支 Ramus communicans cum nervo auriculotemporali m
耳颞神经综合征 aurikulotemporales Syndrom n, Frey* (-Baillarger*) Syndrom n
耳颞综合征 aurikulotemporales Syndrom n
耳脓溢 Blennotorrhoe f, Otopyorrhoe f
耳旁的 parotisch
耳旁间隙 parotischer Raum m
耳泡 Gehörbläschen n
耳皮切开引流术 Inzision und Dränage der Ohrhaut f
耳蜱病 Otiobiasis f, Otiobiosis f, Otobiosis f
耳屏 Tragus m, Ohrklappe f, Bock m
耳屏板 Lamina tragi f
耳屏的 tragic(-us, -a, -um)
耳屏点 Tragion n
耳屏点额部弧长 frontaler Bogen zwischen beiden Tragionen m, Bitragion frontal arc <engl.>
耳屏点高 Tragionhöhe f
耳屏点冠状弧长 koronaler Bogen zwischen beiden Tragionen m, Bitragion coronal arc <engl.>
耳屏点间颌下弧长 submandibularer Bogen zwischen beiden Tragionen m, Bitragion submandibular arc <engl.>
耳屏点间枕部弧长 okzipitaler Bogen zwischen beiden Tragionen m, Bitragion occipital arc <engl.>
耳屏肌 Musculus tragicus m
耳屏间距 Abstand des Tragus m
耳屏间切迹 Incisura intertragica f
耳屏上结节 Tuberculum supratragicum n
耳气压[损]伤 Aerotrauma n
耳气压伤 Ohrbarotrauma n
耳气压损伤 otitisches Barotrauma n
耳前凹 präaurikuläres Ohrgrübchen n
耳前部 Vorderseite des Ohres f
耳前的 präaurikulär, präaurikular
耳前点 Präaurikularpunt m
耳前动脉 Arteriae aurikulares anteriores f pl
耳前窦 Sinus praeauricularis m
耳前肌 Musculus auricularis anterior m
耳前肌节 preotisches Myotom n
耳前静脉 Venae praeauriculares f pl, Venae auriculares anteriores f pl
耳前淋巴结 Lymphoglandulae auriculares anteriores f pl
耳前瘘管 präaurikuläre Fistel f
耳前切迹 Incisura anterior auris f
耳前神经 Nervi auriculares anteriores m pl
耳前体节 präaurikulärer Somit m
耳前庭迷路切开术 Vestibularlabyrinthotomie f, Labyrinthotomie des Vestibulums f
耳前庭切开术 Vestibulotomie f
耳前支 Rami auriculares anteriores m pl
耳前赘 präaurikulares(od. präaurikuläres) Ohranhängsel n
耳切除术 Exzision des Ohres f, Otektomie f
耳切开术 Ototomie f
耳切开引流术 Inzision und Dränage des Ohres f
耳区 Regio auricularis f
耳曲霉菌 Aspergillus auricularis m
耳曲霉菌病 Aspergillosis auralis f
耳蛆病 Auromyiasis f, Otomyase f, Ohrmadenfraß m
耳全部切除术 Totalexzision des Ohres f
耳肉瘤 Ohr(en)sarcoma n
耳乳突炎 Otomastoiditis f
耳软骨瘤 Ohr(en)chondrom n
耳软骨膜炎 Ohr-Perichondritis f
耳软骨峡 Isthmus cartilaginis auris m
耳软骨整形术 Ohrknorpelplastik f
耳塞 Ohrstöpsel m
耳三角窝隆起 Eminentia fossae triangularis f
耳瘙痒[症] Ohr(en)pruritus m, Pruritus des Ohres m
耳[色素]痣 Pigmentnävus des Ohres m
耳砂 Otolith m, Otokonie f, Hörsand m, Gehörsand m
耳上的 supraaurikulär, epiotic(-us, -a, -um)
耳上点 Supraaurikularpunkt m, Supraaureale n, Superaurale n
耳上骨 Epioticum n
耳上肌 Musculus auricularis superior m
耳上基点 Otobasion superius n
耳上颅高器 Auricular head spanner <engl.>, Messgerät zur Höhemessung von oberhalb der Ohren bis zur Kopfspitze n
耳深动脉 Arteria auricularis profunda f
耳神经节 Ganglion oticum(s. auriculare) n, Arnold* Ganglion n
耳神经节交感根 Radix sympathica ganglii otici f

耳神经衰弱 Otoneurasthenie *f*
耳神经痛 Ohrneuralgie *f*
耳神经外科学 Otoneurochirurgie *f*
耳神经学 Otoneurologie *f*
耳声发射 Otoakustische Emission *f*
耳声探针 akustische Sonde *f*
耳石 Hörsteine *m pl*, Otokonien *f pl*, Otolithen *m pl*, Statokonien *f pl*
耳石病 Otolithiasis *f*
耳石功能检查 Otolithfunktionstest *m*
耳石膜 Statokonienmembran *f*, Otokonienmembran *f*, Membrana statoconiorum macularum *f*
耳石器官 Otolithorgan *n*
耳石诱发电位 otolithische evoziertes Potential *n*
耳手协调 Ohr-Hand-Koordination *f*
耳水瘤 Otohygrom *n*
耳探条 Ohrbougie *f*
耳探子 Ohrsonde *f*
耳套 Ohrenschutzer *m*
耳痛 Otodynie *f*, Ohrneuralgie *f*, Ohrenschmerz *m*, Otalgie *f*, Otalgia *f*
耳痛风石 aurikulärer Tophus *m*, Ohrtophus *m*
耳痛阈 Ohrschmerzschwelle *f*
耳外科手术 Otochirurgie *f*
耳外科医师 Otochirurg *m*, Facharzt für Ohrchirurgie *m*
耳外生骨疣 Otoexostose *f*, aurale Exostosis *f*
耳蜗 Kochlea *f*, Ohrschnecke *f*, Schnecke *f*, Apparatus cochlearis *m*
耳蜗[电极]埋植[法] Kochlearis(-Elektrode-)Implantation *f*
耳蜗颤噪效应 Cochlea-Mikrofonie(od. -Mikrophonie) *f*
耳蜗导水管 Aquaeductus cochleae *m*, Ductus perilymphatici *m*
耳蜗的 kochlear, kochleär, cochlear(-is, -is, -e), cochleat(-as, -a, -um)
耳蜗镫骨肌反射 Kochleostapediusreflex *m*
耳蜗电描记器 Elektrocochleograph *m*
耳蜗电图 Elektrocochleogramm *n*
耳蜗电图机 Elektocochleograph *m*
耳蜗电位 Cochlear-Potential *n*, Potential der Ohrschnecke *n*
耳蜗毒性 Kochleotoxizität *f*
耳蜗放大器 Cochlea-Verstärker *m*
耳蜗覆膜 Tectorium *n*, Membrana tectoria ductus cochlearis *f*, Corti* Membran *f*
耳蜗功能 Kochleafunktion *f*
耳蜗功能障碍 Kochleadysfunktion *f*
耳蜗管 Ductus cochlearis *m*
[耳]蜗管膜 Membrana ductus cochlearis *f*
耳蜗核 Nucleus cochlearis *m*
耳蜗后疾病 retrokochleäre Krankheit *f*
耳蜗基底膜 Grundmembran *f*
耳蜗力学 Cochlea-Mechanik *f*
耳蜗埋植[电极] Cochlea-Implantat *f*/*n*(耳蜗植入物 - 假耳)
耳蜗毛细胞 Kochlea(r)haarzelle *f*
耳蜗迷路切开术 Ohrlabyrinthotomie *f*
耳蜗内电位 endokochleäres Potential *n*
耳蜗内直流电位 Intrakochleargleichstrompotential *n*
耳蜗前庭壁 Paries vestibularis ductus cochlearis *m*
耳蜗前庭的 vestibulocochleär
[耳]蜗前庭的 kochleovestibulär
耳蜗前庭综合征 Cogan* Syndrom *n*
耳蜗球囊造瘘术 Cochleosacculotomie *f*, cochleosacculotomy <engl.>
[耳]蜗区 Area cochleae *f*
耳蜗神经 Hörnerv *m*
耳蜗神经核 cochleärer Nucleus *m*
耳蜗神经损害 Kochlearisschädigung *f*, Kochlearisläsion *f*
耳蜗损伤 Kochleaverletzung *f*
耳蜗微音[器]电位 Kochlea(r)mikrophonpotential *n*
耳蜗微音[器]效应 Kochlea(r)mikrophoneffekt *m*
耳蜗性耳硬化症 kochleäre Otosklerose *f*
耳蜗性聋 kochleäre Taubheit *f*
耳蜗压力损伤 Kochleadruckverletzung *f*
[耳]蜗炎 Cochl(e)itis *f*, Kochleitis *f*
[耳]蜗眼睑反射 kochleopalpebraler Reflex *m*
耳蜗移植(耳蜗植入) Kochlea-Implantation *f*
耳蜗隐窝 Recessus cochlearis *m*
耳蜗支 Ramus cochleae *m*
耳蜗植入术 kochleäre Implantation *f*
耳蜗植入物 - 假耳 Cochlea-Implantat *f*/*n*(耳蜗埋植[电极])
耳[小]骨的 gehörknöchern
耳息肉 Ohrpolyp *m*, auraler(od. aurikulärer) Polyp *m*
耳息肉剪 Ohrpolypschere *f*
耳息肉绞断器用钢丝 Ohrpolypschlinge *f*
耳息肉勒除器 Ohrpolypschnürer *m*
耳息肉钳 Ohrpolypzange *f*
耳息肉圈断器 Ohrpolypschlinge *f*, Ohrpolypschnürer *m*
耳下的 infraaurikulär, infraauricular(-is, -is, -e), subaural
耳下颈深部脓肿 infraaurikulärer Tiefenhalsabszeß *m*
耳下区 Regio subauricularis *f*
耳纤维瘤 Ohrfibrom *n*
耳纤维肉瘤 Ohrfibrosarkom *n*
耳显微镜 Otomikroskop *m*
耳显微外科 Otomikrochirurgie *f*
耳腺癌 Ohradenokarzinom *n*
耳腺瘤 Ohradenom *n*
耳形态长 morphologische Ohrlänge *f*
耳形态宽 morphologische Ohrbreite *f*
耳形态指数 morphologischer Ohrenindex *m*
耳性咳 Ohrhusten *m*
耳性青光眼 aurikuläres Glaukom *n*
耳性眩晕病 Morbus Ménière* *m*, Ménière* Krankheit *f*, auditiver(od. akustischer) Schwindel *m*
耳性眩晕病 Vertigo auricularis *f*, Vertigo ab aure laesa *f*, Ménière* Krankheit *f*
耳癣 Tinea auricularis *f*
耳穴探测治疗仪 detektives therapeutisches Instrument des Otoakupunktes *n*
耳血管炎 Angiotitis *f*
耳血肿 Blutohr(geschwulst *f*) *n*, Ohrhämatom *n*, Ot(o)hämatom *n*, Ohrgeschwulst *f*
耳压计 Ohrmanometer *n*
耳压实验 Ohrdruckprüfung *f*
耳咽的 otopharyngeal
耳咽管 Tuba auditiva(Eustachii) *f*
耳咽管[检查]镜 Salpingoskop *m*
耳咽管插管术 Tubenkatheterismus *m*
耳咽管导管 Tubenkatheter *m*
耳咽管探条 Tubenbougie *f*
耳咽管途径异常 abnormaler Verlauf der Tuba Eustachii *m*
耳炎 Otitis *f*, Ohrcen) entzündung *f*
耳炎的 otitisch
耳炎性脑膜炎 Otitische(od. otogene) Meningitis *f*
耳氧饱和度仪 Ohroxymetrie *f*
耳氧测定仪 Ohroximeter *n*
耳液溢 Otorrhoe *f*
耳移植再建术 Ohrrekonstruktion mit Transplantation *f*
耳异物锐匙 Ohrkürette *f*
耳隐窝炎 Atticitis *f*, Entzündung des Recessus epitympanicus *f*
耳蝇蛆病 Ohrmyiasis *f*, Myiosis *f*, Ohrmadenfraß *m*, Aurimyiosis *f*
耳硬化[症] Otosklerose *f*, Otospongiose *f*, Sclerosis aurium *f*

耳硬化症合并圆窗闭塞 Otosklerose mit Verschluß des Foramen rotundum *f*
耳用剥离子 Ohrelevatorium *n*
耳用耵聍钩 Ohrenschmalz-Haken *m*
耳用耵聍钳 Ohrenschmalzzange *f*
耳用敷料镊 Ohrendressingspinzette *f*, Ohrapplikationspinzette *f*
耳用钩 Ohrhäkchen *n*
耳用骨锤 Ohrknochenhammer *m*
耳用骨刮(剥离器) Ohrraspatorium *n*
耳用骨凿 Ohrenknochenmeißel *m*
耳用鼓气球 Ohrenluftsack *m*
耳用刮匙 Ohrkürette *f*
耳用卷棉子 Ohrapplikator *m*
耳用皮肤镊 Ohrhautzange *f*
耳用探针 Ohrsonde *f*
耳用微型剥离器 Mikrodissektor für Ohren *m*
耳用膝状镊 kniefömige Ohrenzange *f*
耳用显微剥离器 Mikroelevatorium für Ohren *n*
耳用显微镫骨底板钻 Mikrobohrer zur Perforation der Stapesfußplatte *m*
耳用显微刮匙 Mikro-Kürette für Ohren *f*
耳用显微精细镊 feine Mikroklemme für Ohren *f*
耳用显微开窗匙 otologische Mikrokürette zur operativen Ostomie *f*
耳用显微钳 Mikro-Ohrenzange *f*
耳用显微手术剪 Mikro-Ohrschere *f*
耳用显微手术器械包 mikrochirurgische Instrumente für Ohren *n pl*
耳用显微吸引管 Mikro-Saugrohr für Ohren *n*
耳用显微凿 Mikro-Ohrmeißel *m*
耳用显微组织镊 Mikro-Gewebepinzette für Ohren *f*
耳用异物钳 Ohrfremdkörperzange *f*, Fremdkörperzange des Ohres *f*
耳用针 Mikronadel für Ohren *f*
耳用止血钳 Arterienklemme für Ohren *f*
耳语 Flüstersprache *f*, Vox clandestina *f*, Flüstern *n*
耳语测听[法] Audiometrie bei Geflüster *f*
耳语试验 Flüsterprobe *f*
耳语响 Flüsterresonanz *f*
耳语胸语音 Flüsterpektoriloquie *f*, geflüsterte Pektoriloquie *f*
耳语音 Flüsterton *m*
耳语支气管音 Flüsterbronchophonie *f*
耳原性的 otogen
耳原性咳 otogener (od. aurikulärer) Husten *m*
耳原性面瘫 otogene Fazialisparalyse (od. Fazialislähmung) *f*
耳原性脑积水 otischer (od. otogener) Hydrozephalus *m*
耳原性脑[脊]膜炎 otogene (od. otische) Meningitis *f*
耳原性脑脓肿 otogener (od. otischer) Hirnabszeß *m*
耳原性脑炎 otogene Enzephalitis *f*
耳原性脓毒症 otogene Pyämie *f*
耳原性眩晕 otogener Schwindel *m*
耳原性眼球震颤 otogener Nystagmus *m*
耳原性硬脑膜外脓肿 otogener extraduraler Abszeß *m*, otogener Extraduralabszeß *m*
耳原性硬脑膜下脓肿 otogener subduraler Abszeß *m*, otogener Subduralabszeß *m*
耳原性晕厥 otogene Synkope *f*
耳源性迷路炎 otogene Labyrinthitis *f*
耳源性脑膜炎 otogene Meningitis *f*
耳再建术 Rekonstruktion des Ohres *f*
耳再植 Replantation des Ohres *f*, Ohrreplantation *f*
耳粘液溢 Otoblennorrhoe *f*, Ohr(en)fluß *m*
耳胀 Ohrschwellung *f*
耳胀满感 Druck- und Völlegefühl im Ohr
耳罩 Ohrmuff *m*
耳针 Ohrnadel *f*
耳针疗法 Ohrakupunktur *f*
耳针疗法和反射疗法 Aurikulotherapie und Reflexzonenmassage
耳真菌病 Otomycosis *f*, Otomykose *f*
耳真菌属 Otomyces *m*
耳整形术 Otoplastik *f*
耳支 Ramus auricularis *m*
耳脂肪瘤 Ohrlipom *n*
耳[肿]瘤 Ohrgeschwulst *f*, Otoncus *m*
耳中毒[病] Ototoxikose *f*, Ohrvergiftung *f*
耳舟 Scapha *f*, Skapha *f*, Fossa helicis *f*
耳舟隆起 Eminentia scaphae *f*
耳周的 periaurikulär, periauricular (-is, -is, -e)
耳周囊 periaurikuläre Kapsel *f*
耳周软骨 periaurikulärer Knorpel *m*
耳周围骨 Perioticum *n*, Os perioticum *n*
耳周围肌 periaurikuläre Muskeln *m pl*
耳注射器 Ohrspritze *f*
耳状的 ohrförmig
耳状[关节]面 Facies auricularis *f*
耳组织切除术 Otektomie *f*
铒 Erbium *n* (Er, OZ, 68)
铒激光器 Erbiumlaser *m*

èr 二

二(双)相性的 zweiphasig, biphasisch
3,6-二氨吖啶 Proflavin *n*, 3,6-Diaminoacridin *n*
二氨二苯砜 Diaminodiphenylsulfon *n*
3,6-二氨基吖啶 3,6-Diamino-Akridin *n*, 3,6-Diaminoakridin *n*, Proflavin *n*
二氨基吖啶原黄素 Proflavin *n*
二氨基苯并噻嗪 Diaminophenothiazin *n*
2,6-二氨基吡啶 2,6-Diaminopyridin *n*
二氨基单羧酸 Diamino-Monocarbonsäure *f*
2,4-二氨基二苯胺 2,4-Diaminodiphenylamin *n*
二氨[基]二磷脂 Diaminodiphosphatid *n*
二氨基吩噻嗪 Diaminophenothiazin *n*
二氨基庚二酸 Diaminopimelinsäure *f*
二氨基己酸 Diaminokapronsäure *f*
二氨基联苯 Benzidin *n*
二氨基联苯胺 Diaminobenzidin (DAB) *n*
二氨基嘌呤 Diaminopurin *n*
二氨基双磷脂 Diaminodiphosphatid *n*, Assurin *n*
二氨基顺丁烯二腈 Diaminomaleinonitril *n*
二氨基酸 Diaminosäure *f*
2,7-二氨基芴 2,7-Diaminofluoren *n*
二氨基戊酸 Diaminovaleriansäure *f*
二氨基-[元]羧酸 Diaminomonocarboxylsäure *f*
二氨联苯胺四盐酸 Diaminobenzidintetrahydrochlorid *n*
二氨尿嘧啶核苷 Dihydrouridin *n*
二氨偶氮猩红 Diaminoazoscharlachrot *n*
二氨新蝶呤 Dihydroneopterin *n*
二胺 Diamin *n*
二胺尿 Diaminurie *f*
二胺氧化酶 Diaminoxidase *f*
2,6-二溴苯酚靛酚钠 2,6-Dibromphenol-indophenol-Natriumsalz *n*
二八进制变换 Binär-Oktal-Konvertierung *f*
二斑蓝带蚊 Uranotaenia bimaculata *f*
二瓣化 Bicuspidalisation *f*
二半乳糖 Digalactosyl *n*
二杯试验 Zweigläsprobe *f*, Thompson* Probe *f*
二倍的 diploid

二倍核 Diploidnukleus *m*, diploider Nukleus (od. Kern) *m*
二倍化 Diploidisierung *f*
二倍化菌丝体 diploides Myzel *n*
二倍减一染色体 Monosom *n*
二倍减一染色体的 monosom
二倍卵片发育 diploide Merogonie *f*
二倍期 Diplophase *f*, Zygophase *f*, 2-X-Phase *f*, diploide Phase *f*
二倍体 Diploid *n*, Diplont *m*
二倍体的 diplontisch
二倍体孤雌生殖的 diplo-parthenogenetisch
二倍体阶段 Diplophase *f*
二倍体菌丝体 Diplomyzel *n*
二倍体细胞 diploide Zelle *f*
二倍体细胞系 diploide Zellinie *f*
二倍体细胞株 Diploidzellenstamm *m*, diploide Zellinie *f*
二倍体子实体 diploider Fruchtkörper *m*
二倍稀释 zweifache Verdünnung *f*
二倍细胞 diploide Zellen *f pl*
二倍性 Diploidie *f*
二苯[并]吡喃醇 Xanthydrol *n*
二苯[并]蒽 Dibenzanthrazen *n*
二苯[基]乙二酮 Benzill *n*
二苯[氯]化胂 Diphenylarsinchlorid *n* Clark I *n*
二苯氨基甲酰氯 Diphenylkarbamylchlorid *n*
二苯胺 Diphenylamin *n*
二苯胺磺酸 Diphenylaminosulfonsäure *f*
二苯胺磺酸钡 Bariumdiphenylaminosulfonat *n*
二苯胺磺酸钠 Natriumdiphenyiaminosulfonsäure *f*
二苯胺联苯 Diphenylbenzidin (um) *n*
二苯胺硫酸法 Diphenylaminschwefelsäure-Methode *f*
二苯胺氯胂 Diphenylaminchlorarsin *n* (DM), Chlorarsinkampfstoff *m*, Adamsit *n*
二苯胺羧酸 Diphenylaminkarboxylsäure *f*
二苯胺衍生物 Diphenylaminderivat *n*
1,3-二苯丙烷 Diphenylpropan *n*
二苯对苯二胺 Diphenyl-p-phenylendiamin *n*
二苯蒽 Dibenzanthrazen *n*
二苯二丁蒽夹二酚 Dibenz-Dibutyl-Anthrachinon *n*
二苯砜 Diphenylsulfon *n*
二苯胍 Diphenylquanidin *n*
二苯基 Diphenyl *n*
二苯基甲醇 Diphenylcarbinol *n*, Benzhydrol *n*
二苯基联苯胺 Diphenylbenzidin *n*
二苯基硫卡巴腙 Dithizon *n*, Diphenylthiokarbazon *n*
二苯基脯氨醇 Diphenyl-2-pyrrolidinmethanol *n*
二苯基氧 Diphenyloxid *n*, Phenyläther *m*
2,5-二苯基唑 2,5-Diphenyloxazol *n*
二苯甲基化合物 Benzhydryl-Derivat *n*
二苯甲酮 Benzophenon *n*, Diphenylketon *n*
二苯甲烷 Diphenylmethan *n*, Ditan *n*
二苯甲烷类 Diphenvlmethane *n pl*
二苯甲酰芪 Dibenzoylstilben *n*
4-[2-二苯甲氧基乙基]吗啉 4-[2-(Benzyloxy)äthyl]-morpholin *n*
二苯肼 Diphenylhydrazin *n*
二苯卡巴肼(二苯卡巴腙) Diphenvlkarbazid *n*
二苯拉林 Diphenylprolinol *n*
二苯联苯胺磺酸 Diphenylbenzidinsulfonsäure *f*
二苯硫卡巴腙 Diphenylthiokarbazon *n*, Dithizon *n*
二苯硫脲 Diphenylthioharnstoff *m*, Thiambutosin *n*
二苯醚 Diphenyloxid *n*, Phenyläther *m*
二苯脲 Diphenylurea *f*, Diphenylharnstoff *m*
二苯哌啶甲醇(氮杂环醇) Azacyklonol *n*
二苯羟丁酸奎宁酯 Chinuclidinylbenzilat *n*
二苯氰[化]胂 Diphenylarsinzyanid *n*, Clark II *n*
二苯碳酰二肼(二苯卡巴肼) Diphenylcarbazid *n*
二苯替氨甲酰氯 Diphenylcarbamylchlorid *n*
二苯亚砜 Diphenylsulfoxid *n*
二苯氧[杂]芑胺 Pyronin *n*
二苯氧氮杂类 Dibenzoxazepine *n pl*
二苯乙醇酮 Benzoin (um) *n*
二苯乙内酰脲 Diphenylhydantoin *n*
1,2-二苯乙烷 Diphenyläthan *n*
二苯乙烯 Diphenyläthylen *n*, Stilben *n*, Toluylen *n*
二苯乙烯脒 Stilbamidin *n*
二苯茚二酮 Diphenadion (um) *n*
2,5-二苯唑 2,5-Diphenyloxazol *n*
二吡咯色素尿 Dipyrro (1) urin *n*
二苄胺 Diphenyiamin (um) *n* (DPA)
二变量相关 bivariate Korrelation *f*
二丙酸倍氯米松 Beclomethasondipropionat *n*
二丙酸氯地米松 Beclometasondipropionat *n*, Propaderm *n*
二丙烯巴比妥 Allobarbital *n*
二丙烯基衍生物 Diallyl-Derivat *n*
二波[脉]的 dikrot, dicrot (-us, -a, -um)
二波脉 Dikrotie *f*
二波脉现象 Dikrotismus *m*
二步法 indirekte Methode *f*
二部组成的 dimer
二层的 zweiblätterig, bilaminar (-is, -is, -e)
二层胚盘 bilaminares (od. zweiblätteriges) Blastoderm *n*
二层外胚层 Zweischichten-Ektoderm *n*
二叉的 dichotomisch, gegabelt
二叉分支 Dichotomie *f*
二叉式检索表 dichotomischer Schlüssel *m*
二叉树 Binärbaum *m*
二产 Zweitgebärende *f*, Sekundipara *f*
二产妇 Deut (er) ipara *f*, Bipara *f*, Duipara *f*, Sekundipara *f*
二程延长 verlängertes zweites Geburtsstadium *n*, vetlängerte Austreibungsperiode *f*
二丑中毒 Choisy-Vergiftung *f*
二[穿]孔的 zweigelocht
二醇脱水酶 Dialdehydrase *f*
二次出牙 zweite Dentition *f*
二次打击 zweiter Schlag *m*
二次电切 zweite transurethrale Resektion *f*
二次反应(再次应答) Sekundärreaktion *f*
二次肺小叶 sekundäres Lungenläppchen *n*
二次辐射 Sekundärstrahlen *m pl*, S-Strahlen *m pl*, Sekundärstrahlungen *f pl*
二次辐射源 Quelle der Sekundärstrahlung *f*
二次供水 sekundäre Wasserversorgung *f*
二次骨化中心 sekundäres Ossifikationszentrum *n*
二次观察剖腹探查术 Second-look-Laparotomie *f*
二次近似 quadratische Näherung *f*
二次抗体应答 sekundäre Antikörperantwort *f*
二次离子质谱 Sekundär-Ionen-Spektrometrie *f*
二次离子质谱法 Sekundärionen-Massenspektrometrie (SIMS) *f*
二次滤片 sekundärer Filter *m*, Sekundärfilter *m*
二次滤色镜 sekundärer Filter *m*, Sekundärfilter *m*
二次免疫 Zweitimmunisierung *f*
二次免疫接种 Zweitimmunisierung *f*
二次免疫应答 sekundäre Immunantwort *f*, Sekundärantwort *f*
二次排斥 Zweitabstoßung *f*
二次曲线 Sekundärkurve *f*
二次射入创 Sekundärwunde *f*, sekundäre Schusswunde *f*
二次生长曲线 sekundäre (Wachstums-) Kurve *f*
二次同化 Sekundärassimilation *f*

二次突变假说 Knudson* Hypothese *f*, Zweitmutationshypothese *f*
二次文献 Sekundärliteratur *f*
二次污染 Sekundärverschmutzung *f*
二次污染物 Sekundärschmutzstoff *m*
二次消退 sekundäre Auslöschung *f*
二次修补 sekundäre Rekonstruktion *f*
二次研究 Sekundärstudie *f*
二次研究证据 Sekundärforschungsergebnis *n*
二次[移植物]反应 Zweittransplantat-Reaktion *f*, second set reaction <engl.>
二次荧光 Sekundärfluoreszenz *f*
二次中毒 sekundäre Vergiftung *f*
二醋吗啡 Diamorphin *n*
二醋酸藨草镰刀菌烯醇 Diacetoxyscirpenol (DAS) *n*
二醋酸去炎松 Triamcinolondiacetat *n*
二醋酸酯荧光素 Diacetate-Fluorescein *n*
二带[原]虻 Tabanus ditaneniatus (s. fasciatus s. gratus) *m*
二代发病率 Sekundärerkrankungsziffer *f*, Zweit-Anfallrate *f*
二带喙库蚊 Culex bitaeniorhynchus *m*
二代罹患率 Sekundärerkrankungsziffer *f*, Zweit-Anfallrate *f*
二代磷酸钠 Dinatriumhydrogenphosphat *n*
二氮[杂]苯 Diazine *n pl*
二氮蒽 Phenazin *n*
[二]氮化[三]钙 Kalziumnitrid *n*
[二]氮化[三]汞 Quecksilber-Nitrid *n*
[二]氮化[三]镁 Magnesiumnitrid *n*
[二]氮化[三]锌 Zinknitrid *n*
二氮嗪 Diazoxid *n*
二氮嗪(速降平,低压唑,降压嗪,氯甲苯噻嗪) Diazoxid *n*
二氮杂呋喃 Diazofuran *n*
二氮杂类 Diazepine *n pl*
二氘[代]乙烯 Dideuteroäthylen *n*
二导程记录纸 Zweikanalregistrierpapier *n*
二碘 β-萘酚 Dijod-β-Naphthol (um) *n*
二碘苯胺 Dijodanilin *n*
二点辨别觉 Zweipunkt-Diskrimination *f*
二点步 2-Punkte-Gang *m*
二点测交 Zwei-Punkte-Test *m*
二碘仿 Dijodoform *n*
二碘酚 Phenoldijodid *n*
二碘酚磺酸 Sozojodol (säure *f*) *n*
二碘酚磺酸汞 Quecksilbersozojodol *n*
二碘化铂 Platinum dijodatum *n*
二碘化汞 Quecksilberdijodid *n*
二碘化硅 Siliciumdijodid *n*, Silicium dijodatum *n*
二碘化锰 Manganjodür *n*
二碘化钯 Palladiumdijodit *n*, Palladium dijodatum *n*
二碘化物 Dijodid *n*
二碘甲烷 Methylendijodid *n*, Dijodmethan *n*
3,5-二碘甲腺原氨酸 3,5-Dijodthyronin *n*
二碘咔唑 Dijodcarbazol *n*
二碘喹 Dijodoquin *n*, Diodoquin *n*
二碘酪氨酸 Dijodtyrosin *n*
二碘羟基丙烷 Dijodhydroxypropan *n*, Jopropan *n*, Jothion *n*
二碘羟基喹啉 Diiodohydroxyquinolinum *n*, Diiodohydroxyquime *n*
二碘萨罗 Dijodsalol *n*
二碘三氯化磷 Phosphodijodtrichlorid *n*
二碘曙红 Dijodeosin *n*
二碘水杨酸汞 Quecksilberdijodsalicylat *n*
二碘荧光素 Dijodfluoreszein *n*
二叠体 Bigeminum *n*
二丁二硫代氨基甲酸锌 Zink-Dibutyldithiokarbamat *n*
二丁基羟基甲苯 Butylhydroxytoluol *n*, Dibutylhydroxytoluol *n*
二丁酸脱氢酶 Dibutyl-Dehydrogenase *n*
二(双)丁酰环磷酸腺苷 Dibutyryl-Cyrcloadenosinmonophosphat *n*
二顶骨的 biparietal (-is, -is, -e)
二定点缝合法 Zweifixpunkt-Naht *f*
二度I型传导阻滞(文氏现象) Wenckebach* Phänomen *n*
二度房室传导阻滞 subtotaler atrioventrikulärer Block *m* (II°Av-Block)
二度红斑 Erythema II. Grades *n*
二度烧伤(II°烧伤) Verbrennungen zweiten Grades *f*
二对甲氧三苯甲基氯 Dimethoxy-Tritylchlorid *n*
二噁烷 Dioxan *n*
二噁英类化学物质 dioxinähnliche Chemikalien (DLCs) *f pl*
二噁英类似物 dioxinähnliche Verbindung *f*
二恶茂 Dioxol *n*
二恶烷 Dioxan *n*
二二二 Dichlordiphenyldichloräthan *n* (DDD)
二二氢睾[丸]酮 Dihydrotestosteron *n*, Stanolon *n*
二二三 Dichlordiphenyltrichloroäthan (um) *n* (DDT)
二二三中毒 DDT-Vergiftung *f*
二房三腔心 Cor triloculare biatriatum *n*
二分 Dichotomie *f*
二分变量 dichotome Variale *f*
二分髌骨 bipartite Patella *f*
二分的 dichotom, dichotomisch
二分法 Dichotomie *f*
二分隔的 bisept (-us, -a, -um)
二分裂 Zweiteilung *f*, binäre Spaltung *f*
二分裂法 binäre Spaltung *f*
二分式透视 dichotome Perspektive *f*
二分体 Bivalent (-Verband *m*) *n*, Dyade *n*
二分子的 dimolekular
二峰生长曲线 zweistufige (Wachstums-)Kurve *f*
二氟二苯膏 Difluordiphenyl *n*
二氟二氯甲烷 Dichlordifluormethan *n*
二氟化铂 Platinumdifluorid *n*
二氟化锰 Mangandifluorid *n*
二氟化钯 Palladiumdifluorid *n*
二氟化氧 Sauerstoffdifluorid *n*
二氟尼柳 Diflunisal *n*
[二]氟氧化硒 Selenoxidfluorid *n*
二氟一氯甲烷 Chlordifluormethan *n*
二腹[小]叶 Lobulus biventer *m*
二腹肌 Digastricus *m*, Biventer *m*, Musculus digastricus *m*
二腹肌沟线 digastrische Sulcuslinie *f*
二腹肌后腹 Venter posterior musculi digastrici *m*
二腹肌三角 Trigonum submandibulare *n*, Digastrikusdreieck *n*
二腹肌窝 Fossa digastrica *f*
二腹肌下脓肿 sub-digastrischer Abszeß *m*
二腹肌支 Ramus digastricus *m*
二腹小叶 Lobulus biventer *m*
二高辛可宁 Dihomocinchonin *n*
二格的 bilokulär, bilocular (-is, -is, -e)
二根分叉部 Bifurkation *f*
二合(齿)配位体 zweizähniger Ligand *m*
二(双)核苷酸 Dinukleotide *n*, Dinukleotid *n*
二核苷酸重复序列 Dinukleotidwiederholung *f*
二环的 bizyklisch
二环己基碳二亚胺 Dizyklohexylkarbodiimid *n* (DCC)
二环己[基]脲 Dizyklohexylurea *f*, Dizyklohexylharnstoff *m*
二环类抗抑郁药 Antidepressivum *n*
二环杂环化合物 heterocyclische Verbindung *f*
二极 Dipol *m*
二级波 sekundäre Welle *f*, Sekundärwelle *f* (s-Well)

二级处理(污水)(Abwasser-)Nachbehandlung *f*
二级的 sekundär
二级电离 Sekundätrionisation *f*, sekundäre lonisation *f*
二级电离常数 sekundäre Ionisationskonstante *f*
二级反射 Sekundärreflex *m*, sekundärer Reflex *m*
二级反应 sekundätre Reaktion *f*
二级防御 Sekundärprävention *f*
二级弓 sekundärer Bogen *m*
二极管 Diode *f*
二极管 V-I 特性 V-I-Kennlinie einer Diode *f*
二极管检波器 Diodendetektor *m*
二极管小信号模型 Kleinsignalmodell einer Diode *n*
二极管直流电阻 Gleichstromwiderstand der Diode *m*
二级光谱标准 sekundär-spektroskopischer Standard *m*
二级肌间丛 sekundäre Komponente des myenterischen Plexus *f*
二级结构 sekundäre Struktur *f*
tRNA 二级结构(转移 RNA 二级结构) tRNA-Sekundärstruktur *f*
mRNA 二级结构与翻译调控(信使 RNA 二级结构与翻译调控) mRNA-Sekundärstruktur und translationale Regulation *f*
二级克隆 Subklonen *n*, Sub-Klon *m*
二级里膜瘤 Lepidom der Ⅱ. Ordnung *n*
二级淋巴器官 sekundäres Lymphoidorgan *n*
二级目标人群 sekundäre Zielgruppe *f*
二级评价 sekundäre Bewertung *f*
二级强化物 generalisierter Verstärker *m*
二级亲属 Verwandte zweiten Grades *m pl*
二级溶剂 sekundäres Lösungsmittel *n*
二级索引 Sekundärindex *m*
二级特性(隐性遗传) Sekundärmerkmal *n*
二级梯运动试验 Zwei-Schritte-Test *m*, Zwei-Stufen-Test *m*, Master* Test *m*
二级条件反射 sekundärer bedingter Reflex *m*
二级图式协调阶段 Koordination der sekundären Schemata *f*
二极网 bipolares Netzwerk *n*
二极型 diarch <engl.>
二级循环反应 sekundäre kreisförmige Reaktion *f*
二级预防 Sekundärprävention *f*
二级转变 Umwandlung zweiter Ordnung *f*
二棘血蜱 Haemaphysalis bispinosa *f*
二甲氨基苯甲醛 Dimethylaminobenzaldehyd *m* (DMAB)
二甲氨基丙吩[噻]嗪 Promazin(um) *n*, Dimethylaminopropylphenothiazin *n*
二甲氨基二硫代羧酸铁 ferbam *n*
二甲氨基偶氮苯 Dimethylaminoazobenzol *n* (DAB), Buttergelb *n*
二甲氨乙醇 Deanol *n*
二甲氨异莰 Dimethylaminoisocamphan *n*, Dimekamin *n*
二甲胺 Dimethylamin *n*
二甲胺四环素 Minocyclin *n*
二甲胺四环素色素沉着 Minozyklinepigmentation *f*
二甲苯 Dimethylbenzol *n*, Xylol(um) *n*
二甲苯胺 Dimethylanilin *n*, Xylidin *n*
二甲苯蓝 Xylencyanol *n*
二甲苯中毒 Dimethybenzol-Vergiftung *f*, Xylol-Vergiftung *f*
二甲丙烯基转移酶 Dimethylallyl-transferase *f*
二甲川中胆色素 mesobiladiene <engl.>
二甲次胂酸 Kakodylsäure *f*
二甲醋酰胺 Dimethylacetamid *n*
二甲菲 Dimethylphenanthren *n*
二甲酚橙 Xylenolorange *n*
二甲砜 Dimethylsulfon *n*
二甲胍 Dimethylguanidin *n*
二甲胍基乙磺酸 Asterrubin *n*
二甲花翠苷 Malvin *n*
二甲花翠素 Malvidin *n*
二甲磺胺异唑 Dimethylsulfanilamidoisoxazol *n*, Isoxamin *n*
二甲磺酸丁酯 1,4-Dimethansulfonoxybutanmyleran *n*, Busulfan(um) *n*
二甲磺酸赖右苯丙胺 Lisdexamfetamin *n*
二甲基 Dimethyl *n*
二甲[基]氨基重氮苯异硫氰酸 4-N, N-Dimethylaminoazobenzol-4-Isothiozyanat *n*
N,N'- 二甲基苯胺 N,N'-Dimethylanilin *n*, N,N'-Xylidin *n*
二甲基苯并蒽 Dimethylbenzanthracen(DMBA) *n*
二甲[基]苯并咪唑核苷磷酸 Dimethylbenzimidazol-Ribosidphosphat *n*
二甲[基]苯二胺 Dimethylphenylendiamin *n*
2,5- 二甲基苯醌 2,5-Dimethylbenzochinon *n*, Phloron *n*
二甲基吡啶 Lutidin *n*, Dimethylpyridin *n*
N,N- 二甲基苄胺 N,N-Dimethylbezylamin *n*
二甲基丙烯焦磷酸酯 Dimethylallylpyrophosphat *n*
γ,γ- 二甲基丙烯焦磷酸酯 γ,γ-Dimethylallylpyrophosphat *n*
O-β,β- 二甲基丙烯酰紫草素 O-β,β-Dimethylakrylshi-konin *n*, O-β,β-Dimethylakryialkanin *n*
二甲基丙烯转移酶 Dimethylallyltransferase *f*
1,3- 二甲肌醇 1,3-Di-o-Methylmyoinositol *n*
N,N- 二甲基代 -1- 萘胺 N,N-Dimethyl-1-naphthylamin *n*
二甲[基]胆胺 Dimethyläthanolamin *n*
二甲基对苯二胺 Dimethyl-p-phenylendiamin *n*
二甲基二氨基联苯 O-Tolidin *n*, Dimethylbenzidin *n*
二甲基二氯硅烷 Dimethyldichlorsilan *n*
二甲基二烷 Dimethyldioxan *n*
二甲基二乙三胺五醋酸钆 Gadolinum-Diethylentriaminpentaessigsäure *f*, Bismethylamin *n*
二甲基酚藏红 Dimethylphenosafranin *n*
二甲基汞 Dimethylquecksilber *n*
二甲[基]胍 Dimethylguanidin *n*
二甲基硅油 Dimethiconum *n*
二甲基黄 Dimethylxanthin *n*
3,7- 二甲[基]黄嘌呤 3,7-Dimethylxanthin *n*
1,7- 二甲[基]黄嘌呤 Paraxanthin *n*
N,N'- 二甲基甲苯酰胺 N,N'-Dimethyltoluamid *n*
二甲基甲酮 Dimethylketon *n*
二甲基甲酰胺 Dimethylformamid *n* (DMF)
二甲基甲酰胺中毒 Dimethylformamid-Vergiftung *f*
二甲基精氨酸 Dimethylarginin *n*
1,1- 二甲基肼 1,1-Dimethylhydrazin *n*
1,2- 二甲基肼 1,2-Dimethylhydrazin *n*
N,N'- 二甲基 -γ,γ'- 联吡啶 N,N'-Dimethyl-γ,γ'-dipyridin *n*
3,3'- 二甲基联萘胺 3,3'-Dimethylnaphthidin *n*
二甲基吗啡 Dimethylmorphin *n*, Thebain *n*
5,8- 二甲基母育酚 5,8-Dimethyltocol *n*
2,2- 二甲基鸟嘌呤 2,2-Dimethylguanin *n*
二甲基嘌呤 2-N-Dimethylpurin *n*
N- 二甲[基]-5- 羟色胺 N-Dimethylserotonin *n*
二甲基去甲那可汀 Dimethylnornarcotin *n*
二甲基色胺 Dimethyltryptamin *n*
二甲基胂酸 Dimethylarsinsäure *f*
β- 二甲基酮 beta-Ketopropan *n*
二甲基酮 Dimethylketon *n*, Azeton *n*
γ,γ- 二甲[基]烯丙基焦磷酸 γ,γ-Dimethylallylpyrophosphat *n*
二甲[基]烯丙基转移酶 Dimethylallytransferase *f*
二甲基腺嘌呤 Dimethyladenin *n*, Dimethyl-6-Aminopurin *n*
二甲[基]亚砜 Dimethylsulfoxid *n*
二甲基亚硝胺 Dimethylnitrosamin *n*, N-Nitrosodimethy-lamin *n*
二甲基乙醇胺 Dimethyläthanolamin *n*
二甲基乙二肟 Dimethylglyoxim *n*

N,N-二甲基乙酰胺 n,N-Dimethylacetamid *n*
二甲基异丁酰氯 Dimethylisobutyrylchlorid *n*
6,7-二甲基异咯嗪 6,7-Dimethylisoalloxazin *n*
2,7-二甲基荧光黄 Kresorcin *n*
二甲聚硅氧烷 Dimethylpolysiloxan *n*
二甲蓝 Dimethylan *n*
二甲锍氨酸 3-Amino-3-Carboxy-Propyldimethylsulfonium *n*
二甲吗喃 Dimemorfan *n*
二甲醚 Dimethyläther *m*
二甲哌啶 2,6-Dimethylpiperidin *n*,Nanolin *n*
二甲胂 Kakodyl *n*,Dimethylarsin *n*
二甲胂基氯 Kakodylchlorid *n*
二甲胂腈 Kakodylzyanid *n*
二甲胂酸 Kakodylsäure *f*
二甲胂酸钠 Natriumkakodylat *n*
二甲胂酸铁 Eisen(Ⅲ)-kakodylat *n*,Ferrum kakodylicum *n*
二甲双胍 1,1-Dimetbylbiguanid *n*,Melbin *n*
二甲双胍(二甲双胍盐酸盐,立克糖,迪化糖锭,美迪康,降糖片,盐酸二甲双胍) Metformin *n*
2-N-二甲腺嘌呤 2-N-Dimethyladenin *n*
二甲亚胺 Dimethylenimin *n*,Athylenimin *n*
二甲氧[基]苯青霉素 Methicillin *n*
1,4-二甲氧苯 1,4-Dimethoxybenzol *n*
二甲氧苯青霉素 methicillin *n*
二甲氧苯青霉素钠 Dimethoxyphenylpenicillin Natrium *n*,Dimethyoxypenicillin-Natrium *n*
3,4-二甲氧苯乙胺 3,4-Dimethoxyphenyläthylamin *n*(DMPE)
二甲氧基琥珀酸 Dimethoxybernsteinsäure *f*
二甲氧旗去甲麻黄碱 Dimethoxynorephedrin *n*,Methoxa-min *n*
二甲氧香豆素 Dimethoxykumarin *n*,Dimethoxycoumarin *n*
二甲异喹 Dimethisoquine *n*
二甲胂酸盐 Kakodylat *n*
二甲胂酸氧化物 Kakodyloxid *n*
二价 Divalenz *f*,Bivalenz *f*
二价的 divalent,diatomistisch,bivalent
二价段生长 Diauxie *f*
二价钴的 kobaltisch
二价基 Dyade *f*
二价金属螯合物 zweiwertige Metallionkomplex *m*
二价镍[的]nickelhaltig
二价气性坏疽抗毒素 zweiwertiges Gasgangrän-Antitoxin(od. Gasödemserum) *n*
二价染色体 Bivalent-Verbände *m pl*,bivalente Chrmosomen *n pl*,Gemelli *m pl*
二价体 zweiwertig,bivalent
二价元素 Dyade *f*,zweiwertiges Element *n*
二尖瓣 Bikuspidalis *f*,Bikuspidaklappe *f*,Mitralklappe *f*
二尖瓣[分离]手术刀 Mitralkommissurotom *n*,Mitralvalvulotom *n*
二尖瓣[交界]分离术 Mitral(klappen)kommissurotomie *f*
二尖瓣[连合处]分离术 Mitral(klappen)kommissurotomie *f*
二尖瓣瓣环 Mitralannulus *m*
二尖瓣瓣膜扩张器 Mitralklappendilatator *m*
二尖瓣瓣叶 Mitralsegel *n*
二尖瓣瓣叶交界 Kommissurensegel der Mitralklappe *n*
二尖瓣闭锁 Mitral(klappen)atresie *f*
二尖瓣闭锁不全 Mitralinsuffizienz *f*,Mitralklappeninsuffizienz *f*
二尖瓣闭锁不全修补术 Rekonstruktion bei Mitral(klappen) jnsuffizienz *f*
二尖瓣病 Mitral(klappen)vitium *n*,Mitral(klappen)fehler *m*
二尖瓣病面容 Mitralgesicht *n*,Mitralbäckchen *n*,Facies mitralis (s. mitrotricuspidata) *f*
二尖瓣病素质 Mitralismus *m*
二尖瓣成形术 Mitral(valvulo)plastik *f*
二尖瓣大瓣 größeres Segel der Mitralklappe *n*
二尖瓣的 mitral(-is,-is,-e)
二尖瓣反流(二尖瓣返流) Mitralinsuffizienz *f*,Mitralklappeninsuffizienz *f*
二尖瓣复合体 Mitralkomplex *m*
二尖瓣梗阻 Mitral(klappen)stenose *f*
二尖瓣固定术 Mitralkommissuropexie *f*
二尖瓣关闭不全 Mitral(klappen)insuffizienz *f*
二尖瓣关闭不全和狭窄 Mitralinsuffizienz und -stenose
二尖瓣后尖 Cuspis posterior(valvulae bicuspidalis) *f*,Cuspis posterior valvae atrioventricularis sinistrae *f*
二尖瓣环 Mitralanulus *m*
二尖瓣环成形术 Mitralvalvuloplastie *f*,Mitralanuloplastik *f*
二尖瓣环钙化 Mitralannulusverkalkung *f*,ringförmige Mitralklappenverkalkung *f*
二尖瓣环钙化病 Mitralannuluskalzifizierung *f*,Mitralannulus verkalkungskrankheit *f*
二尖瓣回流 Mitralregurgitation *f*
二尖瓣夹持钳 Mitralklappenhaltezange *f*,Haltezange der Mitralklappen *f*
二尖瓣降落伞状畸形 fallschirmartige Deformität der Mitralklappen *f*
二尖瓣开瓣(放)[拍击]音 Mitralöffnungston *m*(MOT). Mitraleröffnungston *m*,Wachtelschlagton *m*
二尖瓣孔(口) Mitra(klappen)öffnung *f*
二尖瓣口钮孔状缩窄 knopflochförmige Mitralstenose *f*,Knopflochmitralstenose *f*
二尖瓣扩张器 Dilatator der Mitralklappen *m*
二尖瓣漏斗 Mitral-Trichter *m*
二尖瓣面容(二尖瓣[病]面容) Mitralgesicht *n*,Facies mitralis *f*
二尖瓣器 Mitral(klappen)apparatur *f*
二尖瓣前尖 Cuspis anterior valvae atrioventricularis *f*,Cuspis anterior(valvulae bicuspidalis) *f*
二尖瓣切除器 Mitralkommissurotom *n*
二尖瓣切开术 Mitralvalvulotomie *f*,Mitralkommissurotomie *f*
二尖瓣区 Bicuspidalklappe-Area *f*,Mitral(klappen)gebiet *n*
二尖瓣上环形狭窄 supravalvuläre Stenose *f*
二尖瓣听诊区 Auskulationsgebiet der Mitralklappen *n*
二尖瓣脱垂 Mitralsegelprolaps *m*
二尖瓣脱垂综合征 Mitralsegelprolaps-Syndrom *n*,Barlow* Syndrom *n*
二尖瓣狭窄 Mitral(klappen)stenose *f*
二尖瓣狭窄开瓣锐声 schnappender Eröffnungs-Ton bei Mitral (klappen)stenose *f*
二尖瓣狭窄扩张分离术 Mitralklappensprengung *f*
二尖瓣小瓣 Cuspis posterior valvae atrioventricularis sinistrae *f*,Cuspis posterior(valvulae bicuspidalis) *f*
二尖瓣型P波 Mitral-P-Welle *f*,P(od. P-mitral)-Welle *f*
二尖瓣型心 Mitralherz *n*
二尖瓣修补术(二尖瓣叶修复术) Plastikoperation der Mitralinsuffizienz *f*,Rekonstruktion der Mitral(klappen)insuffizienz *f*,Reparatur der Mitralklappen *f*
二尖瓣与主动脉瓣置换 Mitralklappenersatz mit Aortenklappen *m*
二尖瓣杂音 Mitral(klappen)geräusch *n*
二尖瓣置换术 Mitralklappenersatz *m*
二尖瓣阻塞 Mitral(klappen)obstruktion *f*
二尖的 bicuspidal(-is,-is,-e),bicuspidat(-us,-a,-urn)
二肩峰的 bisakromial
二碱的 zweibasig
二阶导数 zweite Ableitung *f*
二阶运动试验 Zwei-Stufen-Test *m*,Zwei-Schritt-Test *m*
二进位数 Bit *n*,Binärziffer *f*,Binärstelle *f*,Dualziffer *f*

二进制 binäres System *n*, Zweizahlensystem *n*
二进制编码符号 binärkodierter Charakter *m*
二进制标度 binäre Skala *f*
二进制测量 binäre Messung *f*
二进制的 binär
二进制二维输出表 binäre zweidimensionale Output-Tabelle *f*
二进制计算机 Binärkomputer *m*, Rechner *m*
二进制卡片 binäre Karte *f*
二进制信息 binäre Information *f*
二肼苯哒嗪 Dihydralazin(um) *n*
二聚[作用] Dimerisation *n*
二聚化 Dimerisierung *f*
二聚水 Dihydrat *n*
二聚水分子 Hydrol *n*
二聚体(物) Dimere *n pl*
二聚体形成(二聚作用) Dimerisierung *f*
二聚胰岛素 Di-Insulin *n*
二聚作用 Dimerisierung *f*
二口烧瓶 Zweihalskolben *m*
二眶的 biorbital
二醌类 Dichinon *n*
二类错误(β错误) Typ-II-Fehler *m*
二联 Bigeminie *f*
二联[体]微管 Dublette *f*
二联巴贝虫 Babesia bigemina *f*, Apiosoma bigeminum *n*
二联搏动 Pulsus bigeminus *m*
二联的 bigemin(-us, -a, -um)
二联等孢子球虫 Isospora bigemina *f*
二联梨浆虫 Piroplasma bigeminum *n*
二联律 Bigeminie *f*, Bigeminus *m*, Herzbigeminie *f*
二联脉 Bigeminie *f*, Bigeminus *m*, Pulsus bigeminus(s.pulsans) *m*, Traube-Puls *m*
二联体 Didymus *m*
二联微电极 Doppelmikroelektrode *f*
二联微管 Dublette *n*
二联心律 Blgeminie *f*
二联性精神病 Folie à deux <fr.>
二裂瓣的 zweilappig
二裂鼻 zweiteilige Nase *f*
二裂的 binäre Spaltung *f*, zweiteilig
二列的 biserial, biseriat
二裂舌 zweiteilige Zunge *f*
二裂输尿管 zweiteiliger Ureter *m*
二列相关 biseriale Korrelation *f*
二裂阴茎 zweiteiliger Penis *m*
二磷酸 Diphosphat *n*
二磷酸-2-甲基-1,4-萘氢醌 Diphospho-2-Methyl-1,4-Naphthohydrochinon *n*
二磷酸胞苷 Zytidindiphosphat *n*, Cytidindiphosphat *n*(CDP)
二磷酸胞苷二酰基甘油丝氨酸 Diacylglycerol-Serin *n*
二磷酸胞苷二酰基甘油丝氨酸-O-磷脂转移酶 Diazylglyzerol-serine-O-phosphatidyltransferase *f*
二磷酸吡啶核苷酶 Diphosphopyridinnukleotidase *f*
二磷酸吡啶核苷酸合成酶 Diphosphopyridinnukeotid-Synthetase *f*
二磷酸多萜醇 Diphosphopolyprenol *n*
1,3-二磷酸甘油醛 1,3-Diphosphoglyzeraldehyd *m*, Glyzeraldehyd-1,3-diphosphat *n*
2,3-二磷酸甘油酸 2,3-Diphosphoglycerinsäure *f*, 2,3-Diphosphoglycerat *n*, 2,3-DPG *n*
二磷酸甘油酸 Diphosphoglycerinsäure *f*
1,3-二磷酸甘油酸 1,3-Diphosphoglyzerinsäure *f*, Glyzerinsäure-1,3-Diphosphat *n*
二磷酸甘油酸变位酶 Diphosphoglyzerat-Mutase *f*
二磷酸甘油酸支路 2,3-Diphosphoglyzeratshunt *m*
2,3-二磷酸甘油酯 2,3-Diphosphoglyzeride *f pl*
1,6-二磷酸果糖 1,6-Diphosphofruktose *f*, Fruktose-1,6-Diphosphat *n*
二磷酸果糖磷酸酶 Diphosphofruktose-phosphatase *f*
二磷酸果糖醛缩酶 Diphosphofruktose-Aldolase *f*
1,6-二磷酸果糖醛缩酸 1,6-Diphosphofruktose-Aldolase *f*
二磷酸核苷激酶 Nukleosid-diphosphat-kinase *f*
1,4-二磷酸肌醇 1,4-Diphosphoinositol *n*
二磷酸肌醇 Diphosphoinositol *n*
二磷酸肌醇磷脂 Diphosphoinosic-phosphatide *n pl*
二磷酸肌醇酯 Myoinositol-diphosphat *n*, Inositoldiphosphat *n*
二磷酸己糖 Hexosediphosphat *n*
二磷酸硫胺 Thiamin-Diphosphat *n*
二磷酸硫胺素 Thiamindiphosphat *n*(TDP)
二磷酸酶 Diphosphatase *f*
二磷酸鸟苷 Guanosindiphosphat *n*(GDP)
二磷酸尿苷 Uridindiphosphat *n*(UDP)
二磷酸尿核苷((UDP)-葡萄糖醛酸基转移酶) UDP-Glucuronyltransferase *f*
二磷酸脱氧核苷 Desoxyribonukleosid-diphosphat *n*
二磷酸脱氧胸苷 Desoxy-thimidindiphosphat *n*(dTDP)
二磷酸腺苷 Adenosin-diphosphat *n*, Adenosindiphosphorsäure *f*, (ADP)
二硫赤藓[糖]醇 Dithioerythrit(ol) *n*
二硫代氨基甲酸 Dithiokarbamidsäure *f*
二硫代氨基甲酸酯类 Dithiocarbamate *n*(DCS)
二硫代乙二酰胺 Ditllioxamid *n*
二硫谷胱甘肽 Glutathiondisulfide *n*
二硫化铂 Platindisulfid *n*
二硫化二钾 Kaliumdisulfid *n*
二硫化二砷 Arsenicum sulfuratum rubrum *n*, Arsen(ik)-rubin *n*, Realgar *m*
二硫化钴 Kobaltdisulfid *n*
二硫化硅 Siliziumdisulfid *n*
二硫化钯 Palladiumdisulfid *n*
二硫化四乙基秋兰(蓝)姆 Teträthylthiuram-disuliid *n*, Disultiram(um) *n*
二硫化碳 Kohlen(stoff) disulfid *n*, Carboneum sulfuratum *n*
二硫化碳中毒 Kohlen(stoff) disulfid-Vergiftung *f*
二硫化铁 Pyrit *m*, Eisendisuliid *n*
二硫化物 Bisulfid *n*, Disultid *n*
二硫化锡 Zinndisuliid *n*
二硫[基]丙醇磺酸 Dimercaptopropansulfonsäure *f*, Unithiol *n*, Dimaval *n*
二琉基丙酸钠 Dimercaptopropionsaures-Natrium *n*, Natrium-Dimercaptpropionat *n*
二硫键 Disulfidbrücke *f*, Disulfidbindung *f*, Disulfidbrückenbindung *f*
二硫键形成 Disulfidbrückenformation *f*
二硫卡钠 natriumdiethyldithiocarbamat *n*
二硫链 Disulfidbindung *f*
二硫桥 Disulfidbrücke *f*
二硫氢基丙醇 Dimercaprolum *n*, Dimerkaprol *n*, britishantilewisite(BAL)<engl.>
二硫苏糖醇 Dithiothreitol *n*
二硫辛酰胺脱氢酶 Dihydrolipoyl-Dehydrogenase *f*(DLDH)
二硫辛酰胺转乙酰酶 Dihydrolipoyl-Transacetylase *f*(DLT)
二硫[正]辛酸 Dithi0-n-Oktansäure *f*
6,8-二硫正辛酸 6,8-Dithio-n-octansäure *f*
二路普雷沃菌 Prevotella bivia *f*
二卵双生 zweieiige Zwillinge *m pl*
二卵双生儿 binovuläre(od. dizygote od. zweieiige) Zwillinge *m pl*

二卵种 biovuläre Species *f*
二轮生的 bivertizillat
二氯[苯]磺胺 Dichlorphenamid *n*
二氯 -N- 甲基异石榴皮碱 Dihydro-N-Methylisopelletierin *n*
二氯胺 -T Dichloramin-T *n*
二氯苯 Dichlorbenzol *n*
二氯苯[基]二甲脲 3-(3,4-Dichlorphenyl)-1,1-dimethylharnstoff *m*
二氯苯酚 Dichlorphenol *n*
二氯苯胂 Dichlorphenarsin(um) *n*, Dichlorphenarsini hydrochloridum *n*
二氯苯氧醋酸 Dichlorphenoxyessigsäure *f*
2,4- 二氯苯氧乙酸 2,4-Dichlorophenoxyessigsäure *f*
二氯苯乙酰胍 Guanfacin *n*
二氯丙醇 1,3-Dichloropropylalkohol *n*
1,2- 二氯丙烷 1,2-Dichlorpropan *n*, Propylendticnlorid *n*
二氯醋酸 Dichloressigsäure *f*
二氯胆红素 Dihydrobilirubin *n*
2,6- 二氯靛酚 2,6-Dichlorphenol-indophenol *n*
2,6- 二氯靛酚钠 2,6-Dichlorphenol-indophenol-Natrium *n*
二氯二苯二氯乙烯 Dichlordiphenyldichlorethylen(DDE) *n*
二氯二苯三氯乙烷 Dichlordiphenyltriehloräthanum *n* (DDT)
二氯二氟甲烷 Dichlordifluormethan *n*, Freon *n*
二氯二甲酚 Dichloro-m-Xylenol *n*
二氯二氧化铬 Chromylchlorid *n*, Chromoxychlorid *n*
二氯二氧化硫 Sulfurylchlorid *n*
二氯酚 Dichlorophen *n*
2,6- 二氯酚靛酚 2,6-Dichlorphenolindophenol *n*
二氯呋利 Diclofurim *n*
6,7- 二氯核黄素 6,7-Dichlorriboflavin *n*
二氯化铂 Platinum dichloratum *n*, Platindichlorid *n*
二氯化二氨[合]钯 Palladodiaminchlorid *n*
二氯化汞 Hydrargyrum bichloratum(cot rosivum) *n*, Sublimat *n*
二氯化硫 Schwefeldichlorid *n*, Sulfur dichloratum *n*
二氯化锰 Marnganochlorid *n*, Manganchlorür *n*
二氯化钼 Molybdändichlorid *n*
二氯化钯 Palladiumchlorür *n*, Palladiumdichlorid *n*
二氯化钛 Titandichlorid *n*, Titanium chloride(s.dichloride) *n*
二氯化乙烯 Dichloräthylen *n*, Aethylenum(di) chloratum *n*
二氯甲苯 Toluoldichlorid *n*
二氯甲二乙胺 Mechlorethamin *n*, Chlorethazinum *n*, Mustargen *n*, Chlormethin(um) *n*
二氯甲烷 Dichlormethan *n*, Methylenum chloratum *n*
二氯卡宾 Dichlorocarben *n*
二氯醌氯亚胺 Dichlorehinonchlorimid *n*
3,3′- 二氯联苯胺 3,3′-Dichlorbenzidin *n*
二氯嘧啶酶 Dihydropyrimidinase *f*
二氯尼特 Diloxanid *n*
二氯散 Diloxanid(um) *n*
二氯四氟乙烷 Dichlortetrafluorethan *n*
二氯硝基苯 Dichlornitrobenzol *n*
二氯亚砜 Thionylchlorid *n*
二氯亚砜中毒 Thionylchlorid-Vergiftung *f*
二氯氧化锆 Zirconiumoxychlorid *n*
二氯乙醚 Dichloräthyläther *m*
二氯乙酸 Dichloressigsäure *f*, Acidum dichloraceticum *n*
二氯乙烷 Dichloräthan *n*
二氯乙烷中毒 Dichloräthan-Vergiftung *f*
二氯异丙醚 Dichlorisopropyläther *m*
二氯异氰脲酸 Dichlorisocyanursäure *f*
二氯异氰尿酸钾 Kaliumdichlorisocyanurat *n*
二氯异氰尿酸钠 Natriumdichlorisocyanurat *n*
二氯荧光素 Dichlorfluorescein(um) *n*
二氯酯氯亚胺 Dichlorchinonchlorimid *n*
二茂[络]铁 Ferrocen *n*
二霉素 Ambomycin *n*
二脒那秦 Diminazen *n*
二名法 binomiale Nomenklatur *f*
二名制 binominales System *n*
二囊的 bikapsulär
二年生的 biennal, zweijährig, bienn(-is, -is, -e)
二年生植物 zweijährige Pflaaze *f*
二胚层的 diploblastisch, diaderm
二胚层胚 Diaderm(a) *n*, Diblastula *f*
二胚层胚盘 zweischichtiger Becherkeim *m*
二胚虫类 Dicyemina *pl*
二胚虫属 Dicyema *n*
二棚毒性 biphasische Toxizität *f*
二硼化钨 Wolframdiborid *n*
二硼烷 Diboran *n*
二期毒素 Sekundärtoxin *n*
二期肺结核 Phthisis confirmata *f*
二期缝合术 sekundäre Naht *f*
二期骨愈合 sekundäre Knochenheilung *f*
二期梅毒 sekundäre Syphilis *f*, Sekundfärsyphilis *f*
二期梅毒疹 sekundäres Syphilid *n*
二期切断术 sekundäre Amputation *f*
二期融合 sekundäre Fussion *f*
二期手术 sekundäroperation *f*, sekundäre Operation *f*
二期修补术 sekundäre(Reparations-)Plastik *f*
二期愈合 sekundäre Heilung *f*, per secundam(intentionem) *f*
二期愈合前庭成形术 Vestibulumplastik mit sekundärer Epithelisation *f*
二期植骨 sekundäre Knochentransplantation *f*
二髂嵴的 bisiliac <engl.>
二腔观 Zweikammerblick *m*
二腔心 bilokuläres Herz *n*, Cor biloculare *n*
二强雄蕊 Stamina didynama *f*
二羟[基] Dihydroxy *n*
2,5- 二羟[基]苯丙酮酸 2,5-Dihydroxyphenylpyruvinsäure *f*
3,4- 二羟[基]苯乙二醇 3,4-Dihydroxyphenylglykol *n*
二羟[基]廿[烷]酸 Dihydroxyarachidinsäure *f*
3,4- 二羟[基]杏仁酸 3,4-Dihydroxymandelsäure *f*
二羟苯丙氨酸 Dihydroxyphenylalanin *n* (DOPA, Dopa)
二羟苯乙二醇 Dihydroxyphenylglycol(DHPG) *n*
二羟苯乙酰胺 Dopacetamid *n*
二羟扁桃酸(二羟苯乙醇酸) Dihydroxy-Mandelsäure *f*
二羟丙[基]茶碱 Diprophyllin(um) *n*, Dyphyllin *n*, 1,2-Dihydroxypropyl-theophyrllin *n*
二羟丙茶碱 Diprophyllin *n*
二羟丙硫醇 Thioglycerin *n*
二羟丙酮 Dihydroxyazeton *n*
二羟丙酮磷酸 Phosphodihydroxyaceton *n*
二羟醇 dibasischer(od. dihydroxischer)Alkohol *m*
20,22- 二羟胆甾醇碳链裂解酶 20,22-Dihydroxycholesterol-Desmolase *f*, 20,22-Dihydroxycholesterin-Desmolase *f*
1,25- 二羟胆钙化[甾]醇 1,25-Dihydroxycholecalciferol *n*
20,22- 二羟胆固[甾]醇碳链裂解酶 20,22-Dihydroxycholesterol-Desmolase *f*
3,7- 二羟胆酸 3,7-Dihydroxycholsäure *f*
1,4- 二羟蒽醌 (1,4-) Chinizarin *n*
1,4- 二羟蒽醌磺酸 Chinizarin-sulfonsäure *f*
二羟蒽林 Dihydroxyanthralin *n*
二羟二氨合钯 Palladodiaminhydroxid *n*
二羟二苯并蒽 Dihydroxydibenzanthrazen *n*
二羟花生酸 Dihydroxyarachi(di)nsäure *f*
5,7- 二羟黄酮 5,7-Dihydroxyflavon *n*
3,5- 二羟基 -3- 甲基戊酸 Acidum mevalonicum *n*

2,6-二羟基-4-甲氧基二苯甲酮 2,6-Dihydroxy-4-Methoxybeazophenon *n*, Cotoin *n*
1-［3,4-二羟基苯基］-丙醇胺 1-(3,4-Dihydroxyphenyl)-2-Aminopropanol *n*, Corbasil *n*, Corbadtin *n*, Cobefrin *n*
2,4-二羟基苯乙酮 2,4-Dihydroxyazetophenon *n*, Resazetophenon *n*
二羟基胆烷酸 Dihydroxycholansäure *f*
二羟基的 dihydrisch, dihydratisch, dihydroxisch, Dihydroxy1,
2-二羟基蒽醌 Dihydroxyanthrachinon *n*, Alizarin *n*
二羟基酒石酸脎钠 Natrium-Dihydroxytartratosazon *n*, Natrium-dihydroxyweinsäureosazon *n*
1,3-二羟基萘 1,3-Dihydroxynaphtalin *n*
1,8-二羟基萘-3,6-二磺酸 Chromotropsäure *f*
6,7-二羟基香豆素 6,7-Dihydroxykumarin *n*, Askuletin *n*
二羟芪脒 Hydroxystilbamidin *n*
二羟酸 Dikarbonsäure *f*, Dicarbonsäure *f*
二羟酞酚酮 Dihydroxyphthalophenon *n*
1,25-二羟维生素 D3 1,25-Dihydroxy-Vitamin D3 *n*
二羟香豆素乙酸乙酯 Tromexan *n*, Athylbiscoumacetat *n*
3,4-二羟杏仁酸 3,4-Dihydroxymandelsäure *f*
N 二羟乙［基］甘氨酸 Bicin *n*
二羟硬酯酸 Dihydroxystearinsäure *f*
二嗪 Diazine *n pl*
二嗪农 Diazinon *n*
二氢(β-)刺桐碱 Dihydro-(β)-Erytroidine *n pl*
二氢-［4］-羧基尿嘧啶 Dihydro-(4)-carboxyuracil *n*
二氢［神经］鞘氨醇 Dihydrosphingosin *n*
二氢埃托啡(镇痛药) Dihydroetorphin *n*
二氢吡啶类 Dihydropyridin *n*
二氢吡啶类钙通道阻滞剂 Dihydropyridin *n*
二氢吡啶敏感受体 empfindlicher Dihydropyridin-Rezeptor *m*
二氢吡咯羧酸 Pyrrolincarbonsäure *f*
二氢卟酚 Chlorin *n*
二氢查尔酮 Dihydrochalkon *n*
二氢刺桐啶 Dihydroerythroidin *n*
二氢胆固(甾)醇 Dihydrocholesterin *n*, Dihydrocholesterol *n*
二氢胆甾醇 Dihydrocholesterin *n*
二氢蝶啶还原酶缺乏型 Dihydropteridinreduktase-defiziente Form *f*
22-二氢豆甾醇 22-Dihydrostigmasterin *n*
二氢二氮蒽基甲酰胺 Dihydrophenazin-α-carbonamid *n*
二氢辅酶 Dihydrokodehydrase *f*, Dihydrocoenzym *n*, Dihydrokodehydrogenase *f*
1,25-二氢骨化醇 1,25-Dihydrocalciferol *n*, 1,25-Dihydrocalciferol(um) *n*
二氢广水香内酯 Dihydrocostunolid *n*
二氢汉黄芩素 Dihydrowogonin *n*
二氢核黄素 Dihydroriboflavin *n*
二氢黄酮 Flavanon *n*
二氢黄酮醇 Flavanonol *n*
二氢姜酚 Dihydrogingerol *n*
二氢抗坏血酸 Dehydroascorbat *n*
二氢抗坏血酸盐 Dihydroascorbat *n*
二氢柯楠因 Dihydrocoryanathein *n*
二氢可待因酮 Dihydrokodeinon *n*, Eukodal *n*
二氢可力丁 Dihydrocolidin *n*
二氢雷琐辛 Dihydroresorcin *n*
二氢链霉素 Dihydrostreptomycin *n*, Dihydrostreptomycinnm *n*
2,4-二氢邻苯二甲酸酐 2,4-Dihydrophthalsäureanhydrid *n*
二氢硫辛酸脱氯酶 Dihydroliponsäuredehydrogenase *f*
二氢骆驼蓬碱 Harmalin *n*
二氢氯噻 Dihydrochlorothiazid *n*
二氢马萘雌［甾］酮 Dihydroequilenin *n*
二氢吗啡 Dihydromorphin *n*
二氢吗啡酮 Dihydromorphinon(dihydrochlorid) *n*
二氢麦角胺 Dihydroergotamin(um) *n* (DHE)
二氢麦角碱 Dihydroergotoxin *n*
二氢麦角隐亭 Dihydroergokryptin *n*
22-二氢麦角甾醇 22-Dihydroergosterin *n*
二氢嘧啶脱氢酶 Dihydropyrimidin-Dehydrogenase *f*
二氢萘醌二乙酸酯 Menadioldiacetat *n*
二氢尿苷 Dihydrouridin *n*
二氢尿嘧啶 Dihydrouridin *n*
二氢尿嘧啶臂 Dihydrouridin-Arm *m*
二氢尿嘧啶核苷 Dihydrouridin *n*
二氢尿嘧啶环 Dihydrouridin-Loop *m*, Dihydrouridin-Schleife *f*
二氢七叶甙原 Escorcin(ol) *n*
二氢羟［基］链霉糖 Dihydrostreptose *f*
二氢鞘氨醇 D-Sphinganin *n*
二氢青蒿素 Dihyroartemisinin *n*
二氢青霉素 F Dihydro-F-Penicillin *n*
二氢柔红霉素 Dihydrodaunomycin *n*, Rubidomycin *n*
二氢乳清酸 Dihydroorotsäure *f*
二氢乳清酸酶 Dihydroorotase *f*
二氢乳清酸脱氧酶 Dihydroorotatdehydrogenase *f*, Dihydroorotsäuredehydrogenase *f*
二氢软珊瑚素 Dihydrosinularin *n*
7,8-二氢生物蝶呤 7,8-Dihydrobiopterin *n*
二氢生物蝶呤 Dihydrobiopterin *n*
二氢速甾醇 Dihydrotachysterol(um) *n*, Dihydrotachysterin *n*
二氢脱水维生素 A Dihydroanhydrovitamin A *n*
二氢脱氧可待因 Dihydrodesoxykodein *n*
二氢脱氧吗啡 Disomorphin(um) *n*, Dihydrodesoxymorphin *n*
二氢缬草三酯 Dihydro-Valepotriat *n*
二氢溴酸奎宁 Chinindihydrobromid *n*
二氢叶酸 Dihydrofolsäiure *f*
二氢叶酸还原酶 Dihydrofolatreduktase *f*, Dihydrofolsäurereduktase *f*
二氢叶酸还原酶基因 Dihydrofolsäurereduktase-Gen *n*, Dihydrofolatreduktase-Gen *n*
二氢叶酸还原酶基因选择 genetische Selektion des DHFR-Gens *n*
二氢叶酸合成酶 Dihydrofolsäuresynthetase *f*
二氢异黄酮 Isoflavanon *n*
二氢孕酮 Dihydroprogesteron(um) *n*, Dihydroprogestin *n*
二氰胺 Dicyanamid *n*
二巯［基］丙醇 Dimercaprol(um) *n*, Dimerkaprol *n*, Dikaptol *n*, Antilewisit *n*
二巯丙磺钠 DMPS-Natrium *n*
二巯丁二酸 Succimer *n*
二巯琥钠 Natrium-Dimercaptosuccinat *n*
二巯基丙醇磺酸钠 Natrium-Dimerkaprolsulfonat *n*
二巯基丁二［酸］钠 Natrium-Dimerkaptosukzinat *n*
二巯基丁二酸 Dimerkaptosukzinsäure *f*
二巯基化物 Dithiol *n*
二巯基噻二唑 Dimerkaptothiodiazol *n*
二人用内窥镜 Beobachterendoskop *n*, Lehrendoskop *n*
二软脂酰卵磷脂 Dipalmityllecitin *n*, Dipalmityl-Phosphatidylcholin *n*
二蕊紫苏(供强身利尿用) Collinsonia canadensis *f*
二蕊紫苏属 Collinsonia *f*
二色觉(视)者 Dichromat *m*
二色视 Dichroma(top)sie *f*, Dichromatismus *m*
二色视觉 Zweifarbensehen *n*, Dichromasie *f*
二色型 Dichromasia *f*
二色性 Dichroismus *m*, Dicbroma(top)sie *f*, Dichromatismus *m*
二色性的 dichromatisch
二色性红细胞 dichromatischer Erythrozyt *m*

二色性色觉(盲) Dichroma(top)sie *f*, Dichromatismus *m*
二十八烷醇 Octacosanol *n*
二十二[烷]酸 Behensäure *f*
二十二碳六烯酸 Docosahexaensäure *f*
二十二碳四烯酸 Docosatetraensäure *f*
二十二碳[烷]醇 Docosanol *n*
二十二碳五烯酸 Docosapentaensäure *f*
二十进制 binärkodiertes Dezimalsystem *n*
二十进制变换 Binär-Dezimal-Umsetzung *f*, Binär-Dezimalkonvertierung *f*
二十进制记数法 binärkodierte Notierung(od. Schreibweise) *f*
二十面体 Ikosaeder *m*
二十面体的 ikosaedrisch
二十四碳 4,8,12,15,18,21 六烯酸 Nisinsäure *f*
二十四碳单烯酸(神经酸) Nervonsäure *f*
二十四碳烷酸 Tetracosansäure *f*
二十四碳烯酸 Tetracosensäure *f*
二十四烷 Lignocerin *n*
二十四烷酸 Lignocerinsäure *f*, Tetracosansäure *f*
二十四酰[神经]鞘氨醇 Lignocerylsphingosin *n*
二十四小时节律 circadianer Rhythmus *m*
二十碳 9 烯酸 Gadoleinsäure *f*
二十碳二烯酸 Eicosadiensäure *f*
二十碳鞘氨醇 Eicosasphingenin *n*
二十碳五烯酸 Eicosapentaensäure *f*, Timnodonsäure *f*
二十烷醇 Eicosanol *n*
二十(廿)烷酸 Arachinsäure *f*
二十五烷 Pentacosan *n*
二十一世纪人人享有卫生保健 Gesundheit-für-alle-Politik für das 21. Jahrhundert *f*
二室的 zweikammerig, bilokulär, biventrikulär, bilocular(-is, -is -e)
二室模型 Zweikammer-Modell *n*
二室三腔心 Cor triloculare biventricular *n*
二室性心电图 biventrikuläres Elektrokardiogramm *n*, bicardiogram <engl.>
二手目 Bimana *f*, *pl*, Bimanen *f pl*
二手烟草烟雾 Tabakqualm beim Passivrauchen *m*
二水合物 Dihydrat *n*
二水焦磷酸钙 Calciumpyrophosphat-Dihydrat *n*
二酸 Disäure *f*
二羧基氨基酸尿 Dikarbonaminoazidurie *f*
二羧酸 Dikarbonsäure *f*, Dikarboxylsäure *f*
二胎率 zweitrangige Geburtenrate *f*
二胎现象(双胎生成) Zwillingsphänomen *n*, Zwillingsbildung *f*
二肽 Bipeptid *n*, Dipeptid *n*
二肽[基]肽酶Ⅰ Dipeptidylpeptidase Ⅰ *f*
二态的 dimorph
二肽基肽酶Ⅳ Dipeptidylpeptidase-Ⅳ *f*
二肽基肽酶Ⅳ抑制剂 Dipeptidylpeptidase-Ⅳ-Inhibitor *m*
二肽类 Dipeptid *n*
二肽酶 Dipeptidasen *f pl*
二态模型学说 Zwei-Status-Theorie *f*
二态生活的 dimorphobiotisch
二肽酰基肽酶 4 抑制剂 DPP-4-Inhibitor *m*
二态性 Dimorphismus *m*
二(双)糖 Disaccharid *n*
二糖不耐[症] Disaccharid-Intoleranz *f*
二糖尿 Disaccharidurie *f*
二糖吸收不良 Disaccharid-Malabsorption *f*
二体 Disomie *f*
二体添加 disome Addition *f*
二体雄蕊 Stamina diadelpha *f*
二体雄蕊的 diadelph(-us, -a, -um)
二萜 Diterpen *n*
二萜烯 Diterpen *n*
二烃基汞 Quecksilberdialkyl *n*
二酮 Diketone *n pl*
二酮吡嗪 Diketopiperazin *n*
2,3- 二酮古洛糖酸 2,3-Diketogulonsäure *f*
二酮古洛糖酸 Diketogulonsäure *f*
二酮哌嗪 Diketopiperazin *n*
二头的 biceps, bikephalisch, bicipital(-is, -is, -e)
二头肌 Bizeps *m*, Biceps *m*, Musculus bicep *m*
二头肌的 bizipital, bicipital(-is, -is, -e)
二头肌反射 Bizeps(sehne)reflex *m*
二头肌腱远端断裂 distale Bizepssehneruptur *f*
二头肌结节 Tuberositas radii *f*, Eminentia bicipitalis *f*
二头肌长头裂伤 Bizepsriß(od. Bizepsruptur *f*) des langen Bizepskopfs *m*
二头肋 bizipitale Rippe *f*, Costa dichocephali *f*
二烷 Dioxan *n*, Diäthylendioxid *n*
二维超声心动描记法 2D-Echokardiographie *f*
二维超声心动描记术(二维超声心动图,切面超声心动图) 2D-Echokardiogramm *n*, zweidimensionale Echokardiographie *f*
二维超声心动图法 zweidimensionale Echokardiographie *f*
二维超声心动图检查 zweidimensionale Echokardiographie *f*
二维的 zweidimensional
二维电泳 zweidimensionale Elektrophorese *f*
二维骨密度仪 2D-Knochendichtemesser *n*
二维模型 zweidimensionales Modell *n*
二维数组 2D-Array *n*
二维投影追踪 Verfolgung der 2D-Projektion *f*
二维图像 2D-Bild *n*
二维图像处理 2D-Bildverarbeitung *f*
二维信息 zweidimensionale Information *f*(od. Signal *n*)
二烯 Dien *n*
二烯丙基二硫化物 Diallyldisulfid *n*
二烯丙基一硫化物 Diallylsulfid *n*
二烯合成 Dien-Synthese *f*
二烯烟碱 Nikotyrin *n*
二酰甘油 Diacylglycerin *n*
二酰基甘油(二乙酰基甘油,甘油二酯,二脂酰甘油) Diacylglycerol(DAG) *n*
二酰基甘油激酶 Diacylglycerol-Kinase *f*
二相变异 diphasische Variation *f*, zweiphasige Variante *f*
二相动作电流 diphasischer Aktionstrom *m*
二相动作电流 zweiphasige Aktionsstrom *m*
二相毒性 zweiphasige Giftigkeit *f*
二相反应 biphasische Reaktion *f*, Zweiphasen-Reaktion *f*
二相抗原 diphasisches Antigen *n*
二相抗原 zweiphasiges Antigen *n*
二相气雾剂 diphasisches Aerosol *n*
二相气雾剂 zweiphasiges Aerosol *n*
二相系统 Zweiphasensystem *n*
二相系统 Zweiphasen-System *n*
二(双)糖酶 Disaccharidase *f*
二(双)相性真菌 dimorpher Pilz *m*
二项方差 binomiale Varianz *f*
二项分布 Binomialverteilung *f*
二向色性 Dichroismus *m*
二向色性比 dichroitisches Verhältnis *n*
二向色性的 dichro(it)isch
二项式定理 Binomialsatz *m*, Binomialtheorem *n*, binomischer Lehrsatz *m*
二象性 Dualität *f*
二硝基苯 Dinitrobenzol(um) *n*

2,4-二硝基苯胺 2,4-Dinitroanilin *n*
2,4-二硝基苯酚 2,4-Dinitrophenol *n*(DNP)
二硝基苯酚中毒 Dinitrophenol-Vergiftung *f*
2,4-二硝基苯磺酸 Dinitrobenzolsulfonsäure *f*
二硝基苯基化 Dinitrophenylation *f*
2,4-二硝基苯甲酸 2,4-Dinitrobenzoesäure *f*
2,4-二硝基苯肼 2,4-Dinitrophenylhydrazin *n*
2,4-二硝基苯腙环乙酮 Cyclohexanon-2,4-Dinitrophenylhydrazon *n*
2,4-二硝基苄基氯 2,4-Dinitrobenzylchlorid *n*
二硝基酚 Dinitrophenol *n*
2,4-二硝基酚 2,4-Dinitrophenol *n*
二硝基氟苯 2,4-Dinitro-1-fluorbenzol *n*(DNFB)
2,4-二硝基-1-氟苯 1-Fluor-2,4-dinitrobenzol *n*
2,4-二硝基氯苯 2,4-Dinitrochlorbenzol *n*,2,4-Binitrochlorbenzol *n*
二硝基氯苯 Dinitrochlorbenzol *n*
二硝基氯苯皮[肤]试[验] Dinitrochlorbenzol-Hautprobe *f*, NNCB-Hautprobe *f*
2,4-二硝基间苯二酚 2,4-Dinitroresorcin *n*
二硝酸异山梨醇(消心痛) Isosorbiddinitrat *n*
二硝酸异山梨醇酯 Isosorbiddinitrat *n*
二硝酸异山梨糖醇 Isosorbiddinitrat *n*
二形(双形,双态) Dimorphismus *m*
二形[性] Dimorphie *f*,Dimorphismus *m*
二形的 dimorph
二型误差 Typ Ⅱ-Fehler *m*
二性畸形 Hermaphroditismus *m*,Intersexualität *f*
二性霉素 Amphotericin(um) *n*
二性霉素 B Amphotericin B *n*
二性人 Bisexualität *f*
二宿主性寄生物 diheteroxener Parasit *m*
二溴百里酚磺肽 Dibromthymolsulfonphthalein *n*
二溴苯 Dibrombenzol *n*
二溴丁酮 Dibrombutanon *n*
二溴酚 Dibromphenol *n*
二溴化二氨合钯(Ⅱ) Palladodiaminbromide *n pl*
二溴化钯(Ⅱ) Palladiumbromür *n*,Palladium-(Ⅱ)-dibromid *n*
二溴化乙烯 Athylendibromid *n*,Dibromäthall *n*
3,5-二溴酪氨酸 3,5-Dibromtyrosin *n*
二溴扇形海绵素 Dibromphakellin *n*
二溴卫矛醇 Dibromdulcitol *n*
5,7-二溴-8-氧化喹啉 5,7-Dibrom-8-Oxychinolin *n*
二溴乙烷 Dibromäthan *n*,Athylen-dibromid *n*
二溴荧光黄[素] Dibromfluoreszein *n*
二溴嵛树酸钙 Calciumdibrombehenat *n*,Sabromin *n*
二选一的(备择的) alternativ
二亚硫酸盐 Bisulfit *n*
二烟酰鸟氨酸 Dinicotinoylornithin *n*
二盐酸奎宁 Chinindihyrdrochlorid *n*
4,4-二盐酸联吡啶 4,4-Dipyridin-dihydrochlorid *n*
二盐酸乙二胺 Ethylenediamin *n*,Dihydrochlorid *n*
二眼上翻 Sursum-duktion *f*,Sursumvergenz *f*
二演甘露醇 Dibrommannitol *n*
二氧丙嗪 Dioxopromethazin *n*
二氧钙化甾醇 Dihydrocalciferol *n*
二氧化铂 Platindioxid *n*
二氧化氮 Stickstoffdioxid *n*
二氧化碲 Tellurdioxid *n*,Tellur(Ⅳ)-Oxid *n*
二氧化钒 Vanadindioxid *n*
二氧化锆 Zirkondioxid *n*
二氧化硅 Siliziumdioxid *n*,Kieselerde *f*
二氧化硫 Schwefeldioxid *n*,Clayton* Gas *n*
二氧化硫监测仪 Schwefeldioxid-Monitor *m*
二氧化硫排放标准 Emissionsstandard für Schwefeldioxid *m*
二氧化硫污染 Verunreinigung(od. Verschmutzung od. Kontamination) durch Schwefeldioxid *f*
二氧化硫熏蒸法 Räucherung mit Schwefeldioxid *f*
二氧化硫中毒 Schwefeldioxidvergiftung *f*
二氧化氯 Chlordioxid *n*
二氧化氯消毒法 Chlordioxid-Desinfektion *f*
二氧化锰 Mangandioxid *n*,Mangansuperoxid *n*,Braunstein *m*
二氧化钼 Molybdäindioxid *n*
二氧化钯 Palladiumdioxid *n*
二氧化铅 Bleisuperoxid *n*,Bleiperoxid *n*,Bleibraun *n*,Bleidioxid *n*
二氧化钛 Titan(um)dioxid *n*
二氧化碳 Kohlendioxid *n*,Carboneum dioxydatum *n*
二氧化碳半融雪(干冰) Kohlendioxid-Schneematsch *m*
二氧化碳测(定)量器 Kohlendioxidmeter *n*
二氧化碳储留 Kohlendioxidretention *f*
二氧化碳电极 Kohlendioxid-Elektrode *f*
二氧化碳定量法 Karbometrie *f*
二氧化碳排放量 Kohlendioxidausstößung *f*,Kohlendioxidausflußmenge *f*
二氧化碳分析器 CO_2-Analysator *m*,Kohlendioxidanalysator *m*
二氧化碳分压 CO_2-Partialdruck *m*,Kohlendioxidspannung *f*
二氧化碳分压测定仪 Kohlensäurespannungsmeter *m*
二氧化碳还原 CO_2-Reduktion *f*,Kohlendioxid-Reduktion *f*
二氧化碳含量 Kohlendioxidgehalt *m*
二氧化碳昏迷 CO_2-Narkose *f*
二氧化碳激光[器] Kohlendioxid-Laser *m*,CO_2-Laser *m*
二氧化碳激光刀 CO_2- Lasermesser *n*,Kohlendioxid-Lasermesser *n*
二氧化碳激光疗法 Kohlendioxid-Laser-Therapie *f*
二氧化碳激光手术器 chirurgischer Kohlendioxid-Laser *m*
二氧化碳激光针灸仪 CO_2-Laser-Akupunkturgerät *n*
二氧化碳激光治疗仪 Kohlendioxid-Therapielaser *m*
二氧化碳计 Kohlendioxidmesser *m*
二氧化碳监测仪(计) Kapnometer *n*
二氧化碳结合力 Kohlendioxidbindungsvermögen *n*,Kohlendioxidbindungsvermögen *n*,CO_2-Bindungsvermügen *n*, Alkalireserve *f*
二氧化碳结合曲线 Kohlendioxidbindungskurve *f*
二氧化碳解离量 Kohlendioxiddissoziation(smenge) *f*
二氧化碳解离曲线 Kohlendioxiddissoziationskurve *f*
二氧化碳累积 CO_2-Ansammulung *f*,Kohlendioxid-Anhäufung *f*
二氧化碳冷冻机 Kohlendioxidgefrierapparat *m*,CO_2-Gefrierapparat *m*
二氧化碳冷冻切片机 Kohlendioxid-Gefriermikrotom *n*,CO_2-Gefriermikrotom *n*
二氧化碳疗法 Kohlendioxid-Therapie *f*
二氧化碳麻醉 CO_2-Narkose *f*,Kohlendioxid-Narkose *f*, Kohlendioxidnarkose *f*
二氧化碳描记图 Kapnogramm *n*
二氧化碳浓度 CO_2-Konzentration *f*,Kohlendioxidkonzentration *f*
二氧化碳排出量 Kohlendioxidausstößung *f*,Kohlendioxidausflußmenge *f*
二氧化碳净化系统 Kohlendioxid-Reinigungssystem *n*
二氧化碳培养箱 CO_2-Inkubator *m*
二氧化碳皮下气肿 CO_2-Emphysem *n*
二氧化碳气瓶 CO_2-Flasche *f*
二氧化碳气体培养箱 Kohlendioxid-Gasinkubator *m*
二氧化碳清除 CO_2-Beseitigung *f*,Entfernung von Kohlendioxid *f*
二氧化碳曲线图 Kapnogramm *n*
二氧化碳容量 Kohlendioxidkapazität *f*,CO_2-Kapazität *f*
二氧化碳生成量 Produktion von Kohlendioxid *f*
二氧化碳受体 Kohlendioxidrezeptor *m*,CO_2-Rezeptor *m*

二氧化碳栓塞 Kohlendioxid-Embolie *f*
二氧化碳水混合器 Kohlendioxidwassermischer *m*
二氧化碳 - 碳酸氢盐 Kohlendioxid-Bicarbonat *n*
二氧化碳图 Kapnographie *f*
二氧化碳污染 Kohlendioxid Verunreinigung *f*, CO2-Vetschmutzung *f*
二氧化碳吸附剂 Kohlendioxid-Adsorbens *n*
二氧化碳吸收 CO_2-Aufnahme *f*, CO2-Absorption *f*
二氧化碳吸收罐 CO_2-Kanister *m*
二氧化碳吸收剂 Kohlendioxidabsorbens *n*
二氧化碳吸收麻醉 Kohlendioxid-Absorptionsnarkose *f*
二氧化碳吸收器 CO_2-Absorber *m*
二氧化碳细胞培养箱 Kohlendioxid-Zellinkubator *m*, Kohlensäure-Zellinkubator *m*
二氧化碳性酸中毒 Kohlendioxidazidose *f*
二氧化碳休克治疗 Kohlendioxid-schocktherapie *f*
二氧化碳蓄积 Akkumulation von Kohlendioxid *f*
二氧化碳雪 CO_2-Schnee *m*, Kohlendioxid-Schnee *m*
二氧化碳张力 Kohlendioxidspannung *f*, CO2-Spannung *f*
二氧化碳中毒 Kohlendioxidintoxikation *f*, Kohlendioxid-Vergiftung *f*
二氧化碳潴留 Kohlendioxidretention *f*
二氧化碳总量 GesamtKohlendioxid *f*, Gesamtkohlendioxid *n*
二氧化钍 Thoriumdioxid *n*
二氧化钨 Wolframdioxid *n*
二氧化物 Dioxide *n pl*, Dioxyde *n pl*
二氧化硒 Selendioxid *n*
二氧化锡 Stannidioxid *n*, Zinndioxid *n*
二氧化铀 Urandioxid *n*
二氧六环 Dioxan *n*
二氧嘧啶 Uracil *n*
二氧尿嘧啶脱氢酶 Dihydrourazildehydrogenase *f*, Dihy dropyrimidindehydrogenase *f*
2,4- 二氧四氢蝶啶 Lumazin *n*
二氧杂环已烷 Dioxan *n*, dläthylendioxid *n*
二叶的 bilobär, bilobar (-is, -is, -e), bilobat (-as, -a, -um), diphyll (-us -a, -um)
二叶化成形术 bikuspide Plastik *f*
二液界面 Grenzflächen zwischen zwei Flüßigkeiten *f pl*
二叶气管扩张钳 bilobärer Bronchodilator *m*
二叶式主动脉瓣 bikuspidale Aortenklappe *f*
二叶性囊胚 Diblastula *f*
二叶主动脉瓣 bikuspidale Aortenklappe *f*
N, N′- 二乙[基]苯胺 N, N′-Diäthylanilin *n*
二乙[基]汞 Diäthylquecksilber *n*
二乙氨基二硫代甲酸钠 Natriumdiethyldithiocarbamat *n*
二乙氨基二硫代甲酸银 Silberdiethyldithiocarbamat *n*
二乙氨基乙醇 Diäthylaminoäthanol *n*
二乙氨乙基 Diäthylaminoethyl *n*
二乙氨乙基纤维素 Diäthylaminoethylcellulose *f*
二乙胺 Diäthylamin *n*
二乙胺苯丙酮 Diäthylpropion *n*
二乙胺基二硫代甲酸盐 Diethyldithiocarbamat *n*
二乙胺基乙基葡聚糖凝胶 DEAE-Dextran-gel *n*
二乙胺四乙酸二钠钙 Calciumdinatriumedetat *n*
二乙胺乙基葡聚糖转染 Diäthylaminoethyl-Dextran-Transfektion *f*, DEAE-Dextran-Transfektion *f*
二乙胺乙基纤维素 Diäthylaminoethylcellulose *f*, DEAE - Cellulose *f*
二乙基 Diäthyl *n*
二乙基丙二酸酯 Diäthylmalonat *n*
二乙基二苯脲 Diäthyldiphenylharnstoff *m*
二乙基二硫代氨基甲酸锌 Zinkdiäthyldithiocarbamat *n*
二乙基二硫代氨基甲酸银 Silber-Diätbyldithiokarbamat *n*
二乙基己烯雌酚 Diethylstilbestrol *n*
二乙基甲苯酰胺 Diethylmethylbenzamid *n*
二乙基硫代氨基甲酸钠 Natrium-Diäthyldithiokarbamat *n*, Natriumdiethyldithiocarbamat *n*
二乙基亚硝胺 Diäthylnitrosamin *n*
二乙甲苯酰胺 Diethyltoluamid (DEET) *n*
二乙硫巴比土酸 Diäthylthiobarbitursäure *f*, Thiobarbital (urn) *n*
二乙吗啡 Diamorphin *n*
二乙麦角酰胺 LSD *n*
二乙三胺五醋酸钆 Gadolinum-Diethylentriaminpentaessigsäure *f*
二乙烯 Divinyl *n*
二乙烯基苯(二乙烯苯) Divinylbenzol *n*
二乙烯三胺五乙酸 Diäthylentriaminpentaessigsäure *f*, diethylene triamine pentaacetic acid (DTPA) <engl.>
二乙烯酮 Diketen *n*
二乙酰[二]酚靛红 Diazetyldiphenolisatin *n*, Isophenin (um) *n*, Biastin *n*
二乙酰氨苯砜 Diacethyldiaminodiphenylsulfon *n* (DADDS), Acedapson *n*
二乙酰氨基三碘苯甲酸甲基葡胺 Megluminum diatriazoictlm *n*, Urografin *n*
二乙酰氨基三碘苯甲酸钠 Natrii amidotrizoas *n*, Hypaque *f*, Diatrizoate *n*
二乙酰氨基三碘苯甲酸盐 Diatrizoate *n*, Hypaque *f*, Natrii amidotrizoas *n*
二乙酰吗啡 Heroin *n*, Diacetylmorphin *n*
二异丙酚 Propofol *n*
二异丙基氟磷酸 Diisopropylfluorphosphat *n* (DFP)
二异丙基乙胺 Diisopropyläthylamin *n*
二翼[对叶盐蓬]碱 Dipterin *n*
二翼肛门窥镜 Anoskop mit zwei Hüftflügel *m*
二阴[电荷]的 binegativ, zweinegativ
二因子杂种 Diheterozygote *m*
二噁英 Dioxin *n*
二硬脂酸甘油酯 Glycerindistearat *n*
二用压舌板(角形压舌板) eckiger Zungenspatel *m*
二元(基)取代物 Disubstitutionsverbindung *f*
二元醇 zweiwertiger Alkohol *m*
二元的 binfär
二元酚 zweiwertiges Phenol *n*
二元化合物(二元复合物) binäre Verbindungen *f pl*, binärer Komplex *m*
二元混合物 binäre Mixtur *f*
二元论 Duplizitäitstheorie *f*, Dualismus *m*
二元论的 dualistisch
二元论者 Dualist *m*
二元逻辑回归 binäre logistische Regression *f*
二元溶液 binäre Lösung *f*
二元视学说 Duplizitätstheorie *f*
二元酸 Disäure *f*, zweibasige Säure *f*
二元酸酯 zweibasischer Säureester *m*
二元物系 binäres System *n*, Zweistoffsystem *n*
二元学说 dualistische Theorie *f*
二元因果关系 binärer Kausalzusammenhang *m*, dyadischer Kausalzusammenhang *m*
二元直线回归 zweidimensionelle Linearregression *f*
二原子的 diatomisch
二原子分子 diatomisches Molekül *n*
二[原子]金属的 dimetallisch
二择一测验 alternativer Test *m*
二正[原子]价的 bipositiv
二支的 biramos (-us, -a, -um)
二脂黄质 Dilipoxanthin *n*

二脂酶 Diesterase *f*, Phosphodiesterase *f*
二脂酸甘油脂 Diglyzeride *n pl*
二脂酰[基]甘油 Diacylglyzerol *n*
CDP 二脂酰甘油 CDP-Diacylglyzerol *n*
CDP 二脂酰甘油酯(胞苷二磷酸二脂酰甘油酯) CDP-diglyzerid *n*, Cytidin-diphosphat-Diglycerid *n*
二值图像 Binärbild *n*
二值形态学 binäre Morphologie *f*
二指(趾)畸形 Didaktylie *f*, Zweifingrigkeit *f*
二酯吗啡(海洛因,二乙酰吗啡,海洛英) Heroin *n*
二酯酶 Diesterase *f*
二重的 binär, dual, doppelt, zweifach
二重电疗法 doppelte Elektrotherapie *f*, Duplextherapie *f*
二重对称轴 zweizählige Symmetrieachse *f*
二重感染 Doppelinfektion *f*, Hyperinfektion *f*, Superinfektion *f*
二重工作系统 duales Arbeitssystem *n*
二重染剂 Doppelfarbstoff *m*
二重染色法 Doppelfärbung *f*
二重痛觉 Doppelschmerzempfindung *f*
二重心理学 Dualpsychologie *f*
二重性 Doppelcharakter *m*, Doppelnatur *f*, Dualität *f*, Ambiguität *f*
二重学说 Duplex-Theorie *f*, Doppeltheorie *f*
二重血清 Doppelserum *n*
二轴突的 dineurisch
二轴突细胞 diaxon *n*
二猪屎豆碱 Dikrotalin *n*
二珠酯 Dimargarin *f*
二转子的 bitrochanteric (-us, -a, -um)
二足动物 Bipes *m*
二唑 Oxdiazol *n*

F

FA 发乏伐罚阀法发珐

fā 发

发表偏倚 Publikationsbias *m*
发病 Invasion *f*, Erkranken *n*
发病报告疾病 meldepflichtige Krankheiten *f pl*
发病的 pathogenetisch, nosogenetisch
发病机理 Pathogenese *f*, Krankheitsentstehung *f*, Krankheitsentwicklung *f*, Nosogenese *f*, Pathomechanismus *m*
发病基础 pathologische Grundlage *f*
发病力 pathogenetischer Gewalt *m*
发病率 Erkrankungshäufigkeit *f*, Morbidität *f*, Inzidenz *f*, Inzidenzrate *f*
发病率调查 Morbiditätsuntersuchung *f*
发病率计算法 Nosometrie *f*
发病[率]统计 pathogenetisches Statistik *n*
发病率统计 Morbiditätsstatistik *f*
发病率研究 Inzidenzstudie *f*
发病密度比值 Inzidenzdichtesverhältnis *n*
发病前的 prämorbid
发病曲线 Morbiditätskurve *f*
发病数 pathogenetische Nummer *f*
发病学 Pathogenese *f*
发病研究 Inzidenzstudie *f*
发病因素 pathogenetische Faktoren *m pl*
发病诱因 Drädisponierende Faktoren *m pl*
发病预后 pathogenetische Prognose *f*
发病原理 Pathogenese *f*
发赤 Erubeszenz *f*, Erröten *n*
发赤剂 Rubefacientia *n pl*
发臭的 stinkend
发出(进化,进展,发展) Evolution *f*
发电厂 Elektrizitätswerk *n*, Kraftwerk *n*
发电厂废水 Kraftwerksabwasser *n*
发电机 elektrischer Generator *m*
发动机噪声 Motorlärm *m*
发抖 Zittern *n*
发放 Entlassung *f*, Entladung *f*
发放类型 Entladungstyp *m*, Entladungsform *f*
发放区 Entladungszone *f*
发疯的 verrückt, wütend, toll
发否氏病 Pfeiffer* Krankheit *f*, infektiöse Mononukleose *f*
发否氏反应 Pfeiffer* Reaktion *f*
发否氏杆菌 Pfeiffer* Bazillus *m*
发否氏现象 Pfeiffer* Phänomen *n*
发绀 Zyanose *f*, Cyanosis *f*
发绀病 Zyanopathie *f*
发绀的 zyanotisch
发绀型先天性心脏病 zyanotische kongenitale Herzfehler *m pl*
发绀型心绞痛 hyperzyanotische Angina (pectoris) *f*
发绀性心脏病 zyanotische Herzerkrankungen *f pl*
发绀性窒息 Asphyxia livida *f*, blauer Scheintod *m*
发给试剂许可证 Erlaubnis des Reagenz *f*
发光 Photogenese *f*, Lumineszenz *f*
发光[细]菌 Leuchtbakterien *f pl*, photogene Bakterien *f pl*
发光的 leuchtend, lumineszent, photogen
发光二极管 lichtemittierende Diode *f*
发光杆菌属 Photobacterium *n*
发光光谱 Lumineszenzspektrum *n*
发光基团 Luminophor *m*
发光计 Luminometer *n*
发光假蜜环菌 Photohallimasche *f*
发光菌 Leuchtbakterien *f pl*, photogene Bakterien *f pl*
发光菌落 photogene (od. fluoreszierende) Kolonie *f*
发光菌属 Photobakterium *n*
发光率 Leuchtdichte *f*, Flächenhelligkeit *f*
发光免疫测定(分析) Lumineszenzimmunoassay *m*
发光尿 Photurie *f*
发光器 Lumileszenzgerät *n*
发光强度 Leuchtstärke *f*, Leuchtkraft *f*
发光色 Lumileszenzfarbe *f*
发光生物 Leuchtlebewesen *n*
发光体 Luminophor *m*, Leuchtkörper *m*
发光显微镜 Lumineszenzmikroskop *n*
发光中心 Lumineszenzzentrum *n*
发汗 Diaphorese *f*, Schwitzen *n*
发汗的 diaphoretisch, hidrotisch, sudomotorisch
发汗法 Schwitzkur *f*, Diaphorese *f*
发汗机能 diaphoretische Funktion *f*, schweißtreibende Wirkung *f*
发汗剂 Diaphoretika *n pl*, schweißtreibende Mittel *n pl*
发汗量 diaphoretische Menge *f*, Schwitzmenge *f*
发汗试验 Schwitzprobe *f*, Schweißprobe *f*
发汗浴 Schwitzbad *n*, Balneum laconicum *n*
发汗正常 Eudiaphorese *f*
发汗中枢 Schweißzentrum *n*
发红 Erröten *n*, Gesichtsrötung *f*, Rubeosis (faciei) *f*
发红的 rötend, hautrötend
发红面具 Gesichtsrötungsmaske *f*
发慌的 unruhig, aufgeregt
发昏 Schwindel *m*
发火药(引物) Anzündhütchen *n*
发酵 Gärung *f*, Vergärung *f*, Fermentation *f*
发酵病 Zymosis *f*, zymotische Krankheit *f*
发酵病的 zymotisch
发酵测定器 Gärungsmesser *m*
发酵大豆制品 zymotische Sojaprodukte *f*
发酵的 zymotisch
发酵对食品质量影响 Einfluss von Fermentation auf Lebensmittelsqualität *f*
发酵法 Gärmethode *f*, Gärprozeß *m*, Gärungsverfahren *n*
发酵分解 Zymolyse *f*
发酵工程 Fementationstechnik *f*
发酵管 Gärrühre *f*, Gärröhrchen *n*
发酵罐 Fermenter *m*, Gärtank *m*
发酵过程 Gärungsverlauf *m*, Gärungsprozeß *m*
发酵计 Gärungsmesser *m*
发酵酒 Gärungswein *m*, Gärwein *m*
发酵菌 Zymophyte *f*
发酵能力 Gärungsfähigkeit *f*
发酵牛奶 gegorene Milch *f*
发酵培养基 Fermentationsmedium *n*
发酵热 Gärwärme *f*
发酵食品 gegorene Nahrung *f* (od. Lebensmittel *n*)

发酵试验(Hefe-) Fermentationstest *m*, Gärungsprobe *f*
发酵同化作用 fermentative Assimilation *f*
发酵性酵母 fementative Hefen *f*
发酵性丝孢酵母 fementative Trichosporon *f*
发酵样的 gärähnlich
发酵液 zymotische Flüßigkeit *f*
发酵己糖 Zymohexose *f*
发酵己糖酶 Zymohexase *f*
发酵支原体 Fermentation Mycoplasma *n*
发酵支原体无名株 Fermentation Mycoplasma namenloser Stamm *m*
发酵作用 Vergärung *f*, Fermentation *f*
发厥药(惊厥剂) Krampfmittel *n*, Krampfgift *n*
发狂 Delirium *n*, Verrücktheit *f*
发狂的 frenetisch, verrückt
发冷 erkalten
发冷期 Stadium algidum (od. frigoris) *n*
发亮的 glanzend
发麻 Kribbeln *n*, Parästhesie *f*
发霉的 schimm(e)lig
发面酵母 fermentative Hefen *f*
发明 erfinden
发明妄想 inventorischer Wahn *m*, Erlinderwahn *m*
发怒 erzürnen
发泡剂 Schaumbildner *m*, Schaummittel *n*
发疱的 vesikulär
发疱药 Vesicantium *n*, Vesikatorium *n*, ableitendes Mittel *n*
发脾气 Wutausbruch *m*
发情 Brunst *f*
发情后期 Metöstrus *m*, Nachbrunst *f*
发情季节 Brunst *n*
发情间期 Diöstrus *m*
发情期(Hoch-) Brunst *f*, Oestrus *m*
发情前期 Proöstrus *m*, Vorbrunst *f*
发情周期 Brunstzyklus *m*
发热 Fieber *n*, Febris *f*
发热的 fiebrig, fieberhaft, febril
发热反应 Fieberreaktion *f*
发热后的 postfebril
发热后神经炎 postfebrile Neuritis *f*
发热后休止期脱发 postfebriler Telogeneffluvium *m*
发热激活物 pyrogener Aktivator *m*
发热恐怖 Fieberphobie *f*
发热量 Brennwert *m*, Wärmemenge *f*, Kalorienwert *m*
发热疗法 Fiebertherapie *f*, Fieberbehandlung *f*, Pyretotherapie *f*
发热门诊 Fieberambulatorium *n*
发热疱疹 Fieberherpes *n*
发热期 Stadium caloris *n*, Fieberstadium *n*, Hitzestadium *n*
发热期间 febre durante (Feb.dur.) <frz.>
发热器 Heizkörper *m*
发热前的 antefebril
发热软垫 Wärmepolster *n*
发热时 adstante febre (Adst.feb.) <frz.>
发热性蛋白尿 febrile Albuminurie *f*
发热性的 fieberhaft, febril
发热性精神病 febrile Psychose *f*
发热性溃疡坏死性穆-哈病 febriles nekrotisches Geschwür nach Mucha*-Habermann*
发热性疱疹 Fieberbläschen *n*, Herpes febrilis *f*
发热性头痛 fieberhalter Kopfschmerz *m*
发热因素 thermischer Faktor *m*
发热原因不明 fever of undetermined origin (FUO) <engl.>
发热谵妄 Fieberdelir *n*, Fieberwahn *m*
发散 Divergenz *f*, Zerstreuung *f*
发散思维训练 Training des divergenten Denkens *n*
发散透镜 Zerstreungslinse *f*
发散透镜 Zerstreuungslinse *f*
发散线条错觉 Illusion divergierender Linien *f*
发色剂 Farbeagenten *m*
发色母体 Farbenbase *f*
发色团 Chromophore *m pl*
发烧 Fieber *n*
发烧的 fieberhaft, febril
发烧的非溶血性反应 febrile unhämolytische Reaktion
发烧输血反应 febrile Transfutionsreaktion *f*
发射 ①Emission *f*, Aussendung *f* ②Abschießen *n*
发射本领 Emissionsvermögen *n*
发射的 abschießend
发射分光镜 Emissionsspektroskop *n*
发射光谱 Emissionsspektrum *n*
发射光谱测定法 Emissionsspektrometrie *f*
发射光谱分析 Emissionsspektralanalyse *f*
发射光谱学 optische Emissionsspektroskopie *f*
发射机 Hochfrequenzgenerator *m*, Sender *m*, Transmitter *m*
发射极[板] Emitter *m*, Emissionselektrode *f*
发射极电流 Emissionsstrom *m*
发射极结 Emitterübergang *m*
发射极区 Emitterzone *f*
发射计算机体层成像 Emissions-Computertomographie, ECT *f*, Emissionscomputertomografie *f*
发射剂 Treibstoff *m*
发射角 Emissionswinkel *m*
发射率 Emissionsvermögen *n*
发射频率 Emissionstrequenz *f*
发射谱线 Emissionslinie *f*
发射强度 Emissionsvermögen *n*, Emissionsstärke *f*
发射区 Emitterzone *f*
发射射频控制器 Emissionsfrequenz-Kontroller *m*
发射探头 Transmittersonde *f*
发射体 Emittent *m*, Emitter *m*
发射天线 Sendeantenne *f*, Emissionsantenne *f*
发射物 Rakete *f*
发射物弹道学 Raketenballistik *f*
发射型电子计算机断层扫描 Emissions-Computertomographie *f*
发射型计算机断(体)层摄影 Emissions-Computertomographie *f*
发射型计算机体层成像术 Emissionscomputertomographie *f*
发育过早 Frühreife *f*
发育期痤疮 Pubertätsakne *f*
发育期癫痫 Pubertätsepilepsis *f*
发神经 neugorische Verwirrung *f*
发生 Genesis *f*, Genesie *f*, Genese *f*, Vorkommnis *n*
发生场 Vorkommenisfeld *n*
发生次序 Genesesequenz *f*
发生的 generativ, zeugend
发生法 Genese *f*, Veranlassung *f*, Occurrenz *f*, Okkurrenz *f*
发生机制 Pathogenese *f*
发生基因 Produktionsgene *n pl*
发生论 Genesium *n*
发生率 Inzidenz (rate) *f*
发生率,发病率 Inzidenzrate *f*, Inzidenz *f*
发生率研究 Inzidenzstudie *f*
发生频度 Frequenz *f*, Häufigkeit *f*
发生器 Generator *m*
发生器电位 Generatorpotential *n*
发生雀斑 Sommersprosse *f*
发生认识论 genetische Epistemologie *f*
发生数 einfallende Nummer *f*
发生说 genetische Theorie *f*

发生心理学 genetische Psychologie *f*
发生遗传学 Entwicklungsgenetik *f*
发生窒息的 erstickend, asphyktisch
发声 Phonation *f*
发声不能[症] Aphonie *f*
发声过强 überenergetische Phonation *f*
发声过弱 subenergetische Phonation *f*
发声机能 Vokalfunktion *f*
发声困难 Disphonation *f*
发声能力 Phonationsfähigkeit *f*
发声器官 Apparatus vocalis *m*, Stimmapparat *m*
发声中枢 Vokalzentrum *n*
发送 schicken
发送机 Sendeanlage *f*
发送者操作特点 Betätigungscharakter des Versenders *m*
发酸味 Säure *f*, Säuerlichkeit *f*
发现 herausfinden
发现的 herausfindend
发现过程 Entdeckungsvorgang *m*
发现模块 Entdeckungsmodul *n*
发现学习 Entdeckungslernen *n*
发泄 Abreaktion *f*
发薪日病毒 Tageslohnsvirus *n*
发芽 Sprossung *f*, (Aus-)Keimung *f*
发芽大豆食品 Sojakeimprodukte *f*
发芽马铃薯 ausgeschlagene Kartoffel *f*
发芽马铃薯食物中毒 Lebensmittelsvergiftung durch ausgeschlagene Kartoffel *f*
发芽马铃薯中毒 Vergiftung durch ausgeschlagene Kartoffel *f*
发烟硫酸 rauchende Schwefelsäure *f*, Acidum sulfuricum fumans *n*
发烟燃烧 Rauchverbrennung *f*
发炎 Entzündung *f*, Inflammation *f*
发炎的 entzündlich, inflammatorisch
发炎因子 entzündlicher Faktor *m*
发样采集和洗涤 Sammlung und Reinigung der Haareprobe *f*
发音 Stimmerzeugung *f*, Phonation *f*
发音不能[症] Aphonie *f*
发音不清 Mogiarthrie *f*, Dysarthrie *f*
发音倒错 aussprachliche Pervertion *f*
发音动作 Artikulation *f*
发音管手术 phonisehe Fisteloperation *f*
发音过强 Hyperphonie *f*
发音过弱 Hypophonie *f*
发音肌麻痹 phonische Lähmung *f*
发音痉挛 phonischer Krampf *m*, Spasmus phonatorius *m*
发音困难 Dysphonie *f*, Dysarthosis *f*
发音器官 Stimmapparat *m*, Tonerzeugungsapparat *m*, Artikulationsorgan *n*
发音器官麻痹 Logoplegie *f*
发音清晰 Lamprophonie *f*
发音清晰度 Artikulation *f*
发音清晰语言 artikulierte Sprache *f*
发音无力 Stimmschwäche *f*, Phonasthenie *f*
发音协同不能 Vokalasynergie *f*, syllabare Dysarthrie *f*
发音音域 Vokalgebiet *n*
发音障碍 Dysphonie *f*, Lautbildungsstörung *f*
发音正常 Orthophonie *f*
发荧光的 fluoresziert
发荧光的黑光灯管 fluoreszierte schwarze Kompaktleuchtstofflampe *f*
发荧光的日光灯管 fluoreszierte Solarkompaktleuchtstofflampe *f*
发育 Wachstum *n*, Entwicldung *f*
发育孢子 Auxospore *f*
发育标志 Entwicklungszeichen *n*
发育标准 Entwicklungsstandard *m*
发育标准表 Entwicklungsdiagramm *m*
发育不良 Fehlentwicklung *f*, Dysplasie *f*
发育不良的 fehlentwickelt
发育不良体型 dysplastischer Typ(us) *m*, Status dysplasticus *m*
发育不良性表皮角化病 fehlentwickelte Epidermalkeratosen *f pl*
发育不良性脊柱后凸 hypoplastische Wirbelsäulenkyphose *f*
发育不良性脊柱滑脱 hypoplastisches Wirbelsäuleausrutschen *n*
发育不良性脊椎前移 hypoplastische Wirbelvorverlagerung *f*
发育不良性皮肤骨瘤病 fehlentwickeltes Osteosarkom *n*
发育不良性痣 fehlentwickelter Muttermal *m*
发育不良性痣综合征 fehlentwickeltes Nävus-Syndrom *n*
发育不良性侏儒骨盆 hypoplastisches Zwergwuchsbecken *n*
发育不全 Unterentwicklung *f*, Aplasie *f*, Hypoplasie *f*
发育不全(缺如) Agenesis *f*
发育不全的 unterentwickelt
发育不全器官 unterentwickeltes Organ *n*
发育不全性矮小 hypoplastischer Zwergwuchs *m*, Nanosomia hypoplastica *f*
发育不全性关节炎 hypogenetische Arthritis *f*
发育不全性畸形 Peroplasie *f*, Hemmungsmißbildung *f*
发育不全性软骨营养障碍 hypoplastische Chondrodystrophie *f*
发育不全性肾炎 hypogenetische Nephritis *f*
发育不全性侏儒 hypoplastischer Zwergwuchs *m*, Nanosomia hypoplastica *f*
发育成熟 Reifung *f*, Maturation *f*
发育成熟的损害 Reifenschäden *m pl*
发育迟缓 verzögerte Entwicklung *f*, Wachstumsrückstand *m*
发育迟缓者 Wachstumsrückstander *m*
发育的 entwickelt
发育低下性侏儒骨盆 hypoplastisches Zwerghecken *n*
发育毒理学 Entwickelungstoxikologie *f*
发育毒物 Entwicklungstoxizität *f*
发育毒性 Entwicklungstoxizität *f*
发育毒性试验 Prüfung auf Entwicklungstoxizität *f*
发育儿科学 Entwicklungskinderheilkunde *f*, Wachstumskinderheilkunde *f*
发育分隔 Entwicklungssegregation *f*
发育沟 Entwicklungsfurche *f*
发育过度 Uberentwicklung *f*, Hypergenesis *f*
发育过度性畸形 hypergenetische Teratose(od. Mißbildung) *f*
发育过早 Frühentwicklung *f*
发育畸形 Entwicklungsmißbildung *f*, Entwicklungsanomaile *f*
发育疾病 Entwicklungskrankenheit *f*
发育间隙 Entwicklungslücke *f*
发育阶段 Wachstumsperiode *f*, Wachstumsphase *f*
发育解剖学 Entwicklungsanatomle *f*
发育精神病理学 Entwicklungspsychopathologie *f*
发育均匀 Eurhythmie *f*
发育良好的 gut entwickelt
发育量表 Entwicklungsplanen *n*
发育率 Entwicklungsrate *n*
发育免疫毒理学 Entwicklungsimmuntoxikologie *f*
发育免疫学 Entwicklungsimmunologie *f*
发育模型 Entwicklungsmodell *n*
发育能力 prospektive Potenz *f*
发育年龄 Entwickiungsalter *n*
发育年龄评定法 Schätzung des Entwicklungsalters *f*
发育评价 Bewertung des Wachstums und der Entwicklung *f*
发育期 Wachstumszeitraum *m*
发育潜伏期 Latenzperiode des Wachstums *f*
发育[潜能]梯度 protenzialer Entwicklungsgradient *m*
发育情况 Entwicklungszustand *m*, Gedeihzustand *m*
发育缺陷 Entwicklungsfehler *m*

发育筛查 Entwicklungsscreening *n*
发育神经毒理学 Entwicklungsneurotoxikologie *f*
发育生物体死亡 Tod des sich entwickelnden Organismen *m*
发育生物学 Entwicklungsbiologie *f*
发育水平 Entwicklungsstufe *f*
发育速度 Entwicklungsgeschwindigkeit *f*
发育调查 Wachstumsforschung *f*, Untersuchung der Körperentwicklung *f*
发育停顿 Entwicklungsstillstand *m*
发育停顿性畸形 Stasimorphie *f*
发育同源蛋白 entwickeltes homologes Protein *n*
发育同源序列 entwickelte homologe Folge *f*
发育完全的 endgültig
发育稳态 Entwickelungsdauernzustand *m*
发育性白痴 Entwicklungsidiotie *f*
发育性[白]内障 Entwicklungskatarakt *f*
发育性鼻畸形 Entwicklungsdeformität der Nase *f*
发育性残疾 Entwickelungsbehinderung *f*
发育性读书困难 Entwicldungsdyslexie *f*
发育性发音障碍 Entwicklungsdysphonie *f*
发育性骨盆异常 Entwicklungsbeckenanomalie *f*
发育性脊椎管狭窄 Entwicklungswirbelkanalstenose *f*
发育性脊椎滑脱 Entwicklungswirbelausrutschen *n*
发育性计算不能 Entwickelungsdyskalkulie *n*
发育性肩关节不稳 Entwicklungsschultergelenkinstabilität *f*
发育性颈椎椎管狭窄 Entwicklungshalswirbelstenose *f*
发育性颈椎椎管狭窄症 Entwicklungshalswirbelstenose Zeichen *n*
发育性髋关节脱位 Entwicklungshüftluxation *f* Entwicklungshüftgelenksluxation *f*
发育性髋内翻 Entwicklungs-Coxa vara *f*
发育性囊肿 Entwicklungszyste *f*, Epidermiszyste *f*
发育性失认症 Entwickelungsagnosie *f*
发育性失语[症] Entwickelungsaphasie *f*(言语困难)
发育性诵读困难 Entwickelungslegasthenie *f*
发育性胸椎管狭窄症 Entwicklungsbrustwirbelkanalstenose *f*
发育性学习障碍 entwickelte Lernschwierigkeit *f*
发育性学校技能障碍 entwickelte Schulkenntnissessstörung *f*
发育性腰椎椎管狭窄症 Entwicklungslumbalwirbelkanalstenose Zeichen *n*
发育性语言不能 Entwicklungsaphasie *f*
发育性语言障碍 Entwicklungssprachstörung *f*
发育性语音学的障碍 Entwickelungsphonetikbehinderung *f*
发育性阅读困难 Entwicklungsdyslexie *f*
发育性运动不良 Entwicklungsdyskinesie *f*
发育性运动障碍 Entwicklungsdyspraxie *f*
发育性运用障碍 Entwicklungsdyspraxie *f*
发育[性]障碍 Entwicklungsstörung *f*
发育性照顾 Entwicklungspflege *f*
发育性椎板肥厚 Entwicklungswirbelplatthypertrophie *f*
发育性椎管狭窄症 Entwicklungswirbelkanalstenose Zeichen *n*
发育徐缓 Retardation (od. Verspätung) der Entwicklung *f*, Bradygenesis *f*
发育学 Auxologie *f*, Wachstumslehre *f*
发育药理学 Entwicklungspharmakologie *f*
发育遗传学 Phänogenetik *f*, Entwicklungsgenetik *f*
发育异常 Entwicklungsanomalie *f*, Bildungsanomalie *f*
发育抑制素 Bildungshemmungsmittel *n*, Entwicklungshemmer *m*
发育甾(固)醇 Auxemasterol *n*
发育障碍 Entwicklungsstörung *f*, Gedeihstörung *f*
发育障碍病 Dysgenopathie *f*
发育障碍性低能 Entwicklungsverwirrhheit *f*
发育中心 Entwicklungszentrum *n*
发育周期 Wachstumszyklus *n*
发晕的 schwindlig
发展 entwicklung *f*
发展(育)年龄 Entwicklungsalter *n*
发展测验 Entwicklungstest *m*
发展常模 Entwicklungsnorm *f*
发展迟滞 Entwicklungshysterese *f*
发展的原则 Entwicklungsprinzip *n*
发展个人技能 entwickelnde Persönlichkeitskompetenz *f*
发展规律 Gesetz der Entwicklung *n*
发展加速现象 Beschleunigungsphänomen der Entwicklung *n*
发展渐进说 Entwicklungsprogression *f*
发展阶段 Entwicklungsphase *f*
发展里程碑 Entwicklungsmarkstein *m*
发展连续性 Entwicklungskontinuität *f*
发展量表 Entwicklungsmaßstab *m*
发展零点 Entwicklungsnullpunkt *m*
发展落后 Entwicklungshysterese *f*
发展能力 Entwicklungsfähigkeit *f*
发展年龄 Entwicklungsalter *m*
发展任务 Entwicklungsaufgabe *f*
发展商数 Entwicklungsquotient *m*
发展式教学 entwickeltes Unterrichtsmodel *n*
发展水平 Entwicklungsniveau *n*
发展速率 Entwicklungsgeschwindigkeit *f*
发展停顿 Entwicklungsstillstand *m*
发展危机 Entwicklungskrise *m*
发展心理学 Entwicklungspsychologie *f*
发展性教学 Entwicklungsunterricht *m*
发展性危机 Entwicklungskrise *f*
发展性照顾 Entwicklungspflege *f*
发展研究中的攻击 Aggression in der Entwicklungsforschung *f*
发展诊断 Entwicklungsdiagnostik *f*
发胀 ①Schwellung *f* ②Vollgefühl *n*
发疹 Eruption *f*, Exanthesis *f*, Ausschlag *m*, Effloreszenz *f*
发疹期 Eruptionsstadium *n*, Floritionsstadium *n*, Stadium floritionis *n*
发疹前的 voreruptiv
发疹全身性透明细胞汗管瘤 eruptiv systemisches klarzelliges Syringom *n*
发疹热 Febris eruptiva *f*
发疹型皮肤结核病 Eruptionsauttuberkulose *f*
发疹性传染病 eruptive Infektionskrankheit *f*
发疹性毳毛囊肿 eruptive Vellushaarezysten *f pl*
发疹性汗管瘤 Eruptionssyringom *n*
发疹性汗腺瘤 Eruptionshidradenom *m*
发疹性红斑 Eruptionserythem *n*
发疹性黄[色]瘤 Eruptionsxanthoma *n*, Xanthoma eruptivum *n*
发疹性疾病 Exanthemkrankheit *f*
发疹性角化棘皮瘤 Eruptionskeratoakanthom *n*
发疹性角质病 Eruptionskeratodermie *f*
发疹性血管瘤 Eruptionsadergeschwulst *f*
发疹性脂肪纤维瘤 Eruptionslipofibromatose *f*
发疹性脂溢性角化病 eruptive Seborrhoische Keratose *f*
发疹性痣细胞痣 Eruptionsnävuszellnävus *m*
发疹性组织细胞瘤 Eruptionshistiozytom *n*
发作 Anlall *m*, Attacke *f*, Paroxysmus *m*
发作波 Krampfwelle *f*
发作的 paroxysmal, anfallsweise
发作后的 postiktal
发作期 Anfallsstadium *n*
发作强度 Anfallsintensität *f*
发作史 Anfallsgeschichte *f*, Anfallsanamnese *f*
发作性丛集性头痛 episodischer Cluster-Kopfschmerz *m*
发作性的 iktal

发作性放电 Anfallsentladung *f*
发作性肌球蛋白尿[症] paroxysmale Myoglobulinurie *f*
发作性肌张力障碍 paroxysmale Dystonie *f*
发作性咳 paroxysmaler Husten *m*, Hustenparoxysmus *m*
发作性控制不良综合征 episodic dyscontrol syndrome <engl>
发作性口渴 Hydrodipsomanie *f*, Hydromanie *f*
发作性淋巴细胞减少伴淋巴细胞毒素 paroxysmale Lymphozytopenie mit Lymphotoxin-α *f*
发作性全面性遗忘症 paroxysmale vollständige Amnesie *f*
发作性失控综合征 episodisches Kontrollverlustsyndrom *n*
发作性睡病 Narkolepsie *f*, Morbus hypnoticus *m*
发作性睡眠 Narkolepsie *f*
发作性舞蹈手足徐动症 paroxysmale Choreoathetose Krankheit *f*
发作性眩晕 paroxysmaler Schwindel *m*

fá 乏伐罚阀

乏极化电极 unpolarisierbare Elektrode *f*
乏拉昔洛韦 Valaciclovir *n*
乏力 Asthenie *f*, Hypodynamie *f*, körperliche Schwäche *f*
乏力的 hypodynamisch, kraftlos
乏色曼氏反应 Wassermann* Reaktion *f*
乏色曼氏试验 Wassermann* Probe *f*
乏晰(模糊的,失真的) unscharf
乏细胞区 zellarme Region *f*
乏氧[症] Anoxie *f*
乏氧保护装置 anaerober Beschützer *m*
乏氧补偿 anaerobe Kompensation *f*
乏氧呼吸 anaerobe Atmung *f*
乏氧混合气 anaerobes Gasgemisch *n*
乏氧生活 Anaerobiose *f*
乏氧性缺氧 hypoxische Hypoxie *f*
乏氧氧化 anaerobe Oxidation *f*
乏氧诱导因子 Hypoxie-induzierbarer Faktor *m*
伐仑克林 Vareniclin *n*
伐木者 Holzfäller *m*
伐尼克兰 Vareniclin *n*
伐司朴达 Valspodar *n*
伐昔洛韦 Valaciclovir *n*
罚金 Geldstrafe *f*
阀[门] Ventil *n*

fǎ 法

法 Methode *f*, Verfahren *n*
ABC 法 ABC-Method *f*, Avidin-Biotin-Komplex-Methode *f*
阿格法 Altmann*-Gersh* Methode *f*(用冰冻干燥法准备组织,供组织学研究)
阿斯肯斯特德法 Askenstedt* Methode *f*(检尿蓝母)
埃林格尔法 Ellinger* Method *f*(测定尿蓝母)
埃斯巴赫法 Esbach* Methode *f*(尿白蛋白定量试验)
埃斯巴赫氏法 Esbach* Methode *f*
艾迪氏法 Addis* Methode *f*, Addis* Test *m*
艾维法 Ivy* Methode *f*(测定出血时间)
爱泼斯坦法 Epstein* Methode *f*(测定血糖)
爱泼斯坦氏法 Epstein* Methode *f*
安格尔氏[错]船分类法 Angle* Klassifikation *f*
奥尔法 Orr* Methode *f*, Orr* Behandlung *f*(复杂骨折和骨髓炎的清创、复位、引流、固定的综合治疗)
奥-范法 Austin*-Van Slyke* Methode *f*(检全血氯化物)
奥-芬法 Autenrieth*-Funk* Methode *f*(检胆固醇)
奥-格法 Orsi*-Grocco* Methode *f*(心脏的触叩诊)
奥-克法 Ogino*-Knaus* Methode *f*(安全期避孕法)
巴甫洛夫氏法 Pawlow* Methode *f*
巴杰法 Barger* Methode *f*(通过蒸气压测定渗透压)
巴勒奎尔法 Barraquer* Methode *f*(晶[状]体吸出术)
巴斯蒂阿内利氏法 Bastianelli* Methode *f*
班氏法 Bang* Methode *f*(①微量血生化检测 ②检尿糖)
贝尔法 Baer* Methode *f*(用无菌油注入已固定关节内,预防发生粘连)
贝戈尼埃[疗]法 Bergonié* Methode *f*(减肥疗法)
贝特朗氏法 Bertrand* Methode *f*
本尼迪特氏法 Benedict* Methode *f*
比尔法(静脉麻醉法) Bier* Methode *f*
比文疗法 Bivine* Methode *f*(用水合氯醛治士的宁中毒)
波利泽尔法 Politzer* Methode *f*, Methode von Eustachische Röhre Inflation *f*(咽鼓管吹张)
博巴思法 Bobath* Methode *f*(治疗中枢神经系统疾患的医疗体操)
博-本法 Bock*-Benedict* Methode *f*(①测乳中乳糖 ②检总氮)
博格法 Bogg* Methode *f*(测乳中蛋白质)
布安法 Brandt*-Andrew* Methode *f*, Brandt* Manöver *n*(胎盘压出法)
布莱克法 Black* Methode *f*(检尿 β-羟丁酸)
布雷默法 Brehmer* Methode (od. Behandlung) *f*(肺结核的饮食及物理疗法)
布-佩-艾法 Bloor*-Pelkan*-Allen* Methode *f*(检脂肪酸和胆固醇)
茨维特氏法 Tswett* Methode *f*
达-卡二氏法 Dakin*-Carrel* Methode *f*, Carrel* Behandlung *f*
丹-胡二氏法 Danzer*-Hooker* Methode *f*
丹尼斯氏法 Denis* Methode *f*
德-柯二氏复苏[术] Drinker*-Collins* Resuszitation *f*
登曼法 Denman* Methode *f*, Denman* Evolution *f*(自然旋出,横产倒转术)
邓肯氏法 Duncan* Methode *f*
迪金森法 Dickinson* Methode *f*(通过腹壁握住整个子宫,提出盆腔并压向脊柱,控制产后出血)
迪默氏法 Demme* Methode *f*
迪特尔姆氏法 Diethelm* Methode *f*
杜布瓦氏法 Dubois* Methode *f*
杜克氏法 Duke* Methode *f*
杜马氏法 Duma* Methode *f*
多马克氏法 Domagk* Methode *f*
高尔基氏法 Golgi* Methode *f*
高斯氏法 Gauss* Methode *f*
格罗塔氏法 Gerota* Methode *f*
给·吕萨克氏法 Gay-Lussac* Methode *f*
古特蔡特法 Gutzeit* Methode *f*(检砷化物)
哈德尔氏[疗]法 Hartel* Behandlung *f*
哈默施拉格氏法 Hammerschlag* Methode *f*
哈特氏法 Hart* Methode *f*
哈-晏二氏法 Hagedorn*-Jensen* Mehtode *f*
哈-詹法 Hagedorn*-Jensen* Methode *f*(测定血糖)
海因茨法 Heintz* Methode *f*(测定尿酸)
汉密尔顿法 Hamilton* Methode *f*(产后止血法)
亨-索法 Henriques*-Sorensen* Methode *f*(测定氨基酸氮)
怀特霍恩氏法 Whitehorn* Methode *f*
惠普尔法 Whipple* Methode *f*(用肝制剂治疗恶性贫血)
霍尔法 Hall* Methode *f*(测定总嘌呤氮)
霍尔格·尼尔森法(人工呼吸) Holger Nielsen* Methode *f*
基尔施泰因法 Kirstein* Methode *f*(直接检喉法)
基耶达法 Kjeldahl* Methode *f*(测定有机物含氮量)
吉福德氏法 Gifford* Methode *f*
吉文斯法 Given* Methode *f*(检测消化力)
金氏法 King* Methode *f*
卡尔-弗休氏法 Karl-Fischer* Methode *f*
卡拉汉法 Callahan* Methode *f*(①根管充填法 ②根管酸

处理法)
卡雷尔法 Carrel* Method *f*(①血管端对端缝合法 ②清创[疗]法③确定何时可行创口二期缝合)
卡-迈法(卡迈存活曲线) Kaplan*-Meier* Methode *f*, Kaplan*-Meier* Überlebenskurve *f*
卡斯塔内达法 Castaneda* Methode *f*(立克次体的涂片染色法)
卡特兰法 Cathelin* Methode *f*(经骶尾韧带将麻醉药注入硬膜外腔)
凯施法 Kety*-Schmidt* Methode *f*(检测脑组织血液灌流量)
凯泽林法 Kaiserling* Methode *f*(保存标本天然颜色)
康弗斯法 Converse* Methode *f*(用局部皮瓣再造耳廓方法)
科-丹法 Corley*-Deni* Methode *f*(测定组织钙)
科赫尔法 Kocher* Methode *f*(牵引回旋肩关节前脱位复位法)
科里法 Corris* Methode *f*(测定组织乳酸)
科罗特科夫法 Korotkoff* Methode *f*(用听诊法测定血压)
克巴法 Klüver*-Barrera* Methode *f*(神经组织染色法)
克-科法 Clark*-Collip* Methode *f*(检血清钙及血中尿素)
克劳森法 Clausen* Methode *f*(测血中乳酸和尿中乳酸)
克勒德氏法 Credé* Methode *f*
克雷德法 Credé* Methode *f*(①用手在腹壁子宫底上方压出胎盘法 ②用手在腹外挤压膀胱排尿法 ③用 2% 硝酸银滴眼以预防新生儿眼炎)
寇氏法 Kärber* Methode *f*
拉博德法 Laborde* Methode *f*(节律性牵拉舌头以刺激呼吸中枢,治疗窒息患者)
拉梅泽法 Lamaze* Methode *f*(准备分娩的一种精神预防产痛术)
莱博耶法 Leboyer* Methode *f*(分娩技术)
莱恩法(直接离心浮集法) Lane* Methode *f*, Methode von direkter Zentrifuqualkraftsflotation *f*(检查钩虫卵)
累恩氏法 Lane* Methode *f*
里奇甲醛乙醚法 Ritchie* Formaldyhyd-Äther-Methode *f*(检原虫包囊及蠕虫卵)
里特根法 Ritgen* Methode *f*, Ritgen* Manöver *n*(避免胎头过快娩出造成产妇外阴裂伤)
里-沃法 Rideal*-Walker* Methode *f*(检消毒剂杀菌力)
林德曼氏法 Lindemann* Methode *f*
鲁德方法 Rood* Methode *f*
罗曼诺夫斯基法 Romanovsky*(Romanowsky*) Methode *f*(疟原虫对比染色法)
罗曼诺夫斯基氏法 Romanowsky* Methode *f*
马方氏法 Marfan* Methode *f*
马拉色法 Malassez* Methode *f*
麦卡拉氏法 McCullagh* Methode *f*
麦克阿瑟氏法 McArther* Methode *f*
麦克鲁登氏法 McCrudden* Methode *f*
蒙特·卡罗法 Monte Carlo* Methode *f*(概率估算法)
莫尔氏法 Mohr* Methode *f*
墨菲氏法 Murphy* Methode *f*
尼尔森法 Nielsen* Methode *f*, Trinker* Methode *f*(人工呼吸)
尼基弗罗夫法 Nikiforoff* Methode *f*(用纯酒精、纯乙醚或等量酒精与乙醚固定血片)
欧文氏法 Irving* Methode *f*
佩特兹氏法 Perthes* Methode *f*
齐-尼二氏法 Ziehl*-Neelsen* Methode *f*
齐-尼法 Ziehl*-Neelsen* Methode *f*(染结核杆菌)
奇马法 Chick*-Martin* Methode *f*(用以评价消毒剂实际使用时的效果)
恰乔法 Ciaccio* Methode *f*(细胞内脂质固定染色)
钱德勒法 Chandler* Methode *f*(测定纤维蛋白原)
屈伊内法 Cuignet* Methode *f*(视网膜镜检查)
萨利方法 Sahli* Methode *f*(测定血红蛋白)
萨姆纳法 Sumner* Methode *f*(测定尿糖)
塞恩法 Thane* Methode *f*([大脑]中央沟定位)
斯卢德法 Sluder* Methode *f*, Sluder* Operation *f*(扁桃体挤切术)
斯梅利法 Smellie* Methode *f*, Mauriceau* Manöver *n*(胎头后出时的娩胎法)
索莫吉法 Somogyi* Methode *f*(①检血葡萄糖 ②检血清淀粉酶活性)
索莫吉氏法 Somogyi* Methode *f*
特里氏法 Terry* Methode *f*
特鲁塔法 Trueta* Methode *f*, Trueta* Behandlung *f*(开放性骨折处理的原则和步骤)
韦尔克法 Welker* Methode *f*(测全血量)
韦林法 Waring* Methode *f*(地表下灌溉污水处理)
韦斯特格伦法 Westergren* Methode *f*(检测血沉)
韦斯特格伦氏法 Westergreen* Mehtode *f*
温法 Wynn* Methode *f*(双侧唇裂修复法)
温特罗布法 Wintrobe* Methode *f*(测红细胞沉降率)
沃尔特氏法 Wolter* Methode *f*
西费特法 Siffert* Methode *f*(胆囊容积计算)
希尔施贝格法 Hirschberg* Methode *f*(斜视测量)
肖-佩二氏法 Shohl*-Pedley* Methode *f*
谢菲尔法 Schafer* Methode *f*(人工呼吸法)
谢弗氏法 Shaffer* Methode *f*
延-格法 Jendrassik*-Grof* Methode *f*(①测定结合胆红素 ②测定总胆红素)
法(佛)石松碱 Fawcettiin *n*
法[理]学 Rechtswissenschaft *f*, Rechtsprechung *f*
法安综合征 Fabry*-Anderson* Syndrom *n*, Fabry*-Syndrom *n*(X 染色体连锁溶酶体贮积病,广泛侵犯心血管系统及肾脏)
法伯病(纤维细胞性异常粘多糖病) Farber* Krankheit *f*, fibrocytische Dysmukopolysaccharidose *f*
法伯尔(费伯)贫血 Faber* Anämie *f*(胃液缺乏性贫血)
法伯尔氏贫血 Faber* Anämie *f*
法伯尔氏综合征 Faber* Syndrom *n*, achlorhydrische Anämie *f*
法伯尔脂肪肉芽肿病 Farber* Lipogranulomatose *f*
法伯尔综合征 Faber* Syndrom *n*, Faber* Anämie *f*, Hypochromie-Anämie *f*(低色素性贫血)
法布里病(综合征) Fabry* Krankheit *f*(X 染色体连锁溶酶体贮积病)
法布里齐奥囊(腔上囊) Bursa fabricii *f*
法德克法 Dehn*-Clark* Methode *f*(测定氯化物)
法登操作 Faden*-Betätigung (posteriore Fizationsnaht) *f*(后固定缝线)
法典 Gesetzbuch *n*, Kode *f*, Kodex *m*
法典制定人 Gesetzgeber *m*
法定保密信息的沟通 privilegierte Kommunikation *f*
法定报告疾病 meldepflichtige Infektionskrankheit *f*
法定标准 offizieller Standard *m*
法定测量 Standardmaß *n*, Normalmaß *n*
法定尘肺 gesetzliche Pneumokoniose *f*
法定处方 Formulae officinales *f pl*, offizinalformeln *f pl*
法定传染病 meldepflichtige (od. anzeigepflichtige) Infektionskrankheiten *f pl*
法定代理人 gesetzlicher Vertreter *m*
法定的 gesetzlich, rechtlich
法定高点 legale Rauschmittel *n pl*
法定继承 gesetzliche Erfolge *m pl*
法定继承人 gesetzlicher Erbe *m*
法定盲 gesetzliche Blindheit *f*
法定权力 legitime Autorität *f*

法定食品的定型包装定义 gesetzliche Definition von signierter Lebensmittelverpackung *f*
法定食品容器定义 gesetzliche Definition von Lebensmittelgefäß *f*
法定试验 amtliche Prüfung *f*
法定压力 zugelassender Druck *m*
法定样品 amtliche Muster *f*
法定药 offizielle Medikamente *n pl*
法恩佛斯-孟塞尔 100 色调测试 Farnsworth*-Munsell* 100 Farbtontest *m*
法恩佛斯色盘 D-15 测试 Farnsworth*-Panel*-D-15 Test (für Achromatopsie) *m*(色盲测试)
法尔杜鹃素 Farrerol *n*
法尔雷氏循环性精神病 Falret* zirkuläre Psychose *f*
法尔氏技术 Farr* Technik *f*
法尔氏结节 Farre* Tuberkel *m*
法尔氏线 Farre* Linie *f*
法-福二氏病 Fahr*-Volhard* Krankheit *f*, maligne Nephrosklerose *f*
法官 Richter *m*
法官的 richterlich
法官审判 Gericht *n*
法官席 Tribunal *n*
法规 Gesetz *n*, Verordnung *f*
法国紫色 französisches Violett *n*
法警 Gerichtsvollzieher *m*
法科学 Forensik *m*
法科学家 Forensiker *m*
法科学文献 forensische Literatur *f*
法科学学会 Institut für Forensische Wissenschaften *n*
法拉第常数 Faraday* Konstante (od. Zahl) *f*
法拉第电磁感应定律 elektromagnetische Induktion von Faraday* Gesetze *f*
法拉第定律 Faraday* Gesetz *n*
法拉第笼 Faraday* Käfig *m*(遮蔽外电波的护架)
法腊布夫氏手术 Farabeuf* Operation *f*
法兰克福水平面 Frankfurt* Horizontalebene *f*
法乐(洛)病(综合征) Fallot* Krankheit *f*(od.Syndrom *n*)(先天性紫绀四联症)
法乐氏三联症 Fallot* Trilogie (od. Triade) *f*
法乐氏三联症矫正术 Korrektur der Fallot* Trilogie *f*
法乐氏四联症 Fallot* Tetralogie (od. Tetrade) *f*
法乐氏四联症根治术 radikale Korrektur der Fallot* Tetralogie *f*
法乐氏四联症矫正术 Korrektur der Fallot* Tetralogie *f*
法乐氏五联症 Fallot* Pentalogie *f*
法-雷二氏综合征 Favre*-Racouchot* Syndrom *n*
法力珠单抗 Farletuzumab *m*
法利伍法 Fahraeu* Methode *f*(测定红细胞沉降速度)
法利伍氏反应 Fahraeus* Reaktion *f*
法令 Verordnung *f*
法伦按蚊 Anopheles pharoensis *m*
法伦按蚊 pharoensische Anophelesmücke *f*
法罗培南 Faropenem *n*
法洛四联症伴肺动脉闭锁 Fallot*-Tetralogie mit Pulmonalatresie *f*
法洛四联症伴肺动脉缺如 Fallot*-Tetralogie mit fehlenden Pulmonalklappe Absentia *f*
法洛四联症矫治术 Fallot*-Tetralogie Korrektur Chirurgie *f*
法律 Jura *m*, Gesetz *n*
法律地位 rechtlicher Status *m*
法律和规则取向 Orientierung an Recht und Ordnung
法律监督 Rechtsaufsicht *n*
法律鉴定 legale Identifikation *f*
法律解释 juristische Interpretierung *f*
法律精神病 legale Psychopathie *f*
法律精神病学 legale Psychiatrie *f*
法律能力 Rechtskompetenz *f*
法律上的 juristisch
法律事务所 gesetzlicher Handelskonor *m*
法律体系 Rechtssystem *n*
法律效力 Geltung des Rechts *f*
法律心理学 Rechtspsychologie *f*
法律性 Legalität *f*
法律性精神错乱 legaler Wahnsinn *m*
法律依据 Rechtsgrund *m*
法律预防 rechtliche Prävention *f*
法律责任 Haftungsverpflichtung *f*
法律责任能力 Haftungsverpflichtungsfähigkeit *f*
法律证据 legaler Beweis *m*
法律制裁 rechtliche Sanktion *f*, gesetzliche Sanktion *f*
法律状态 rechtlicher Status *m*
法玛丽枸橼酸杆菌 citrobacter farmeri *n*
法莫替丁 Famotidin *n*
法呢醇 Farnesol *n*
法呢醇 X 受体 Farnesol-X-Rezeptor *m*
法呢[基] Farnesyl *n*
法尼基转移酶 Farnesyltransferase *f*
法尼基转转移酶 Farnesyltranstransferase *f*
法尼焦磷酸 Farnesylpyrophosphat *n*
法-帕二氏小体 Vater*-Pacini* Körperchen *n pl*, Corpuscula lamellosa *n pl*
法帕小体 Vater*-Pacini* Körperchen *n*, lamelletiertes Körperchen *n*(感受压力刺激的环层小体)
法齐奥隆德综合征 Fazio*-Londe* Syndrom *n*(儿童进行性球麻痹)
法人 juristische Person *n*
法沙吉尔[氏]神经痛(三叉神经痛) Trigeminusneuralgie *f*
法沙吉尔氏神经痛 Fothergill* Schmerz *m*(od. Neuralgie *f*)
法沙内纳-塞尔法操作 Fasanella*-Servat* Operation (Tarso-Konjunktivo-Müllermuskel-Resektion) *f*(睑板结膜 müller 肌切除术)
法氏囊 Bursa Fabricii *f*
法舒地尔 Fasudil *n*
法特壶腹梗塞症(库泰[二氏]综合征) Courvoisier*-Terrier*-Syndrom *n*
法特氏壶腹 Vater* Ampulle (od. Papille) *f*, Ampulla Vateri *f*, Papilla Vateri *f*
法特氏壶腹癌 Karzinom der Vater* Ampulle *n*
法特氏壶腹部肿瘤 Tumor der Vater* Ampulle *m*
法特氏壶腹周围恶性肿瘤 maligner Tumor in der Umgebung der Vater* Ampulle *m*
法特氏小体 Vater* Körperchen *n pl*
法庭孢粉学 forensische Palynologie *f*
法庭的 gerichtlisch
法庭科学 forensische Wissenschaft *f*
法庭昆虫学 forensische Entomologie *f*
法庭植物学 forensische Botanik *f*
法西亭碱 Fawcettiin *n*
法向加速度 normale Beschleunigung *f*
法学 Rechtswissenschaft *f*
法医 Gerichtsarzt *m*
法医 DNA 分型 forensische DNA-Typisierung *f*
法医 DNA 数据库 forensische DNA-Datenbank *f*
法医病理学 gerichtliche (od. forensische) Pathologie *f*
法医病理学家 gerichtlicher Pathologe *m*
法医齿(牙)科学 gerichtliche (od. forensische) Zahnheilkunde *f*
法医的 gerichtsmedizinisch, forensisch
法医的作用 Rolle von Gerichtarzt *f*
法医毒理学 gerichtliche (od. forensische) Toxikologie *f*
法医毒物动力学 forensische Toxikokinetik *f*

法医毒物分析 gerichtliche toxikologische Analyse *f*
法医毒物分析信息系统 Informationssystem der forensischen toxikologischen Analyse *n*
法医毒物鉴定 gerichtliche toxikologische Identifikation *f*
法医毒物学家协会 Verein gerichtlicher Toxikologe *m*
法医顾问团 medikolegales Kabinett *n*
法医化学 gerichtliche (od. forensische) Chemie *f*
法医机构 gerichtsmedizinische Organisation *f*
法医检定法 gerichtliche (od. forensische) Analyse *f*
法医鉴定 gerichtsmedizinisches Gutachten *n*
法医鉴定局 forensisches Identifikationsbüro *n*
法医鉴定人 medizinischer Gutachter *m*
法医解剖(司法解剖) forensische Autopsie *f*, gerichtsmedizinische Autopsie *f*
法医精神病学 gerichtliche (od. forensische) Psychiatrie *f*
法医精神病学鉴定 forensische psychiatrische Expertise *f*
法医局 medizinisches Gutachtersbüro *n*
法医昆虫毒理学 forensische toxikologische Entomologie *f*
法医昆虫学 forensische Entomologie *f*
法医临床 forensische Klinik *f*
法医免疫学 gerichtliche (od. forensische) Immunologie *f*
法医剖验 gerichtliche Autopsie *f*
法医人类学 gerichtliche (od. forensische) Arthropologie *f*
法医神经病理学 forensische Neuropathologie *f*
法医生物学 forensische Biologie *f*
法医兽医学 gerichtliche (od. forensische) Tierheilkunde *f*
法医死亡学 forensische Thanatologie *f*
法医外科 gerichtliche (od. forensische) Chirurgie *f*
法医物证学 Wissenschaft der forensischen physischen Beweise *f*
法医系统 gerichtsmedizinisches System *n*
法医学 Gerichtsmedizin *f*, Reehtsmedizin *f*, forensische (od. gerichtliche) Medizin *f*
法医学的 gerichtsmedizinisch
法医学活体检查 gerichtsmedizinische Untersuchung am Lebenden *f*
法医学检查(验) gerichtsmedizinische Untersuchung *f*
法医学鉴定 gerichtsmedizinisches Gutachten *n*
法医学鉴定人 gerichtsmedizinischer Gutachter *m*
法医学鉴定人的证明 Nachweis gerichtsmedizinischer Gutachter *m*
法医学鉴定书 gerichtsmedizinisches gutachtliches Beweisstfück *n*
法医学解剖 gerichtsmedizinische Zergliederung *f*
法医学尸体检查 gerichtsmedizinische Leichenbeschau *f*
法医学尸体解剖 forensische Leicheneröffnung *f*, Legalsektion *f*, Sectio legalis *f*
法医学尸体解剖 gerichtsmedizinische Zergliederung *f*
法医学尸体解剖报告 gerichtsmedizinischer Zergliederungsvortrag *m*
法医学实践 gerichtsmedizinische Praxis *f*
法医学文证审查 gerichtsmedizinische Dokumentsinspektion *f*
法医学物证检查 gerichtsmedizinische Materialzeugnisse *n pl*
法医学物证检验 gerichtsmedizinische Untersuchung der materiellen Zeugnisse *f*
法医学系 forensische Fakultät *f*
法医学研究所 gerichtsmedizinisches Institut *n*, Institut für Gerichtliche Medizin *n*
法医学杂志 Zeitschrift für Rechtsmedizin *f*
法医血清学 forensische (od. gerichtliche) Serologie *f*
法医血型血清学 forensische Blutgruppenserologie *f*
法医牙科学 forensische Zahnheilkunde *f*
法医研究所 forensisches Forschungsinstitut *n*
法医遗传学 gerichtsmedizinische Erblehre (od. Genetik) *f*
法医职能 forensische Pflicht *f*
法医植物学 forensische Phytologie *f*
法医组织学 forensische (od. gerichtliche) Histologie *f*
法院 Gericht *n*
法院拘票 Gerichthaftbefehl *m*
法院系统 Justiz *n*
法则 Regelfall *m*
法则网 nomologisches Netzwerk *n*
法则学 Nomologie *f*
法制 Rechtssystem *n*
法制感 Rechtmäßigkeitsgefühl *n*
法制心理学 Rechtssystemspsychologie *f*

fà 发珐

发 Haar *n*, Capillus *m*, Pillus *m*, Thrix *f*
发(毛)癣菌属 Trichophyton *n*
发波洗剂 Haarwellmittel *n*
发部洗剂 Haarwasser *n*
发菜(龙须菜) Flagelliforme *f*
发根病 Haarwurzelkrankheit *f*
发根黑点病 Trichostasis spinulosa *f*, Ichthyosis thysanotrichica *f*
发根土壤杆菌 Agrobacterium Rhizogene *f*
发汞 Haarquecksilber *n*
发际 Haarlinie *f*, Haar grenze *f*
发际线 Haaransatz *m*
发际中点 Trichion *n*
发夹 Haarspang *n*
发夹环 Haarspangering *m*
发夹结构(U形转折) Haarnadelstruktur *f*, U-förmige Windung *f*
发胶 Haarspray *m*
发结节病 Trichonodose *f*, Trichorrhexis nodosa *f*
发径 Frauenhaar *n*
发菌 Trichocoma paradoxa *f*
发菌科 Trichocomaceae a *pl*
发菌属 Trichocomie *f*
发锰 Haarmangan *n*
发-脑综合征 Haar-Hirn-Syndrom *n*
发内的 endothrix
发内外感染 endo-und ektothrixes Infektion *n*
发内外型 endo-und ektothrix
发内外型毛癣菌 endo-und ektothrixes Trichophyton *n*
发内型 Endothrix *f*
发内癣菌孢子 Endothrixsporen *f pl*
发漂白剂 Haarbleichmittel *n*
发铅 Haarblei *n*
发砷 Arsengehalt im Haar *n*
发外孢子 Endothrixsporen *f pl*
发外的 ektothrix
发外发癣菌属 Ektotrichophyton *n*
发外感染 ektothrixe Infektion *f*
发外型 Ektothrix *n*
发外癣菌 Ektothrix *n*
发外癣菌孢子 Ektothrixsporen *f pl*
发硒 Selen-Level im Haar *n*
发形虫(捻转血矛线虫) Haarwurm *m*
发型 Frisur *f*, Haartracht *f*
发型轮廓 Haaransatz *m*
发型轮廓低下 niederiger Haaransatz *m*
发癣 Tinea tonsurans (f. capitis) *f*, Trichonosis furfuracea *f*
发癣菌 Härchenpilz *m*, Trichophyton *n*
发癣菌病 Trichophytie *f*, Trichophytose *f*
发癣菌类 Dermatophytose *f*
发癣菌肉芽肿 Granuloma trichophyticum *n*
发癣菌属 Trichophyton *n*, Achorin *n*
发癣菌素 Trichophytin *n*, Achoricin *n*
发癣菌疹 Trichophytid *n*
发癣霉 Trichophyton *n*

发癣退 Tinactin *n*, Tolnaftat *n*
发缘点(发际[前]中点) Trichion *n*
珐琅质发育不全 (Zahn-) Schmelzhypoplasie *f*

FAN 帆番翻凡矾钒烦繁反返犯饭泛范贩

fān 帆番翻

帆布 Leinwand *f*
帆状附着 Insertio velamentosa *f*
帆状胎盘 Placenta velamentosa *f*
帆状胎盘血管前置 Präviagefäße bei Placenta velamentosa *n pl*
番红 Safranin *m/n*
番红花 Safran *m*, Safron *m*, Krokus *m*
番红花黄色 Safrangelb *n*
番红花精 Krozin *n*
番红花苦甙(素) Pikrokrozin *n*
番红花属 Krokus *m*
番红花酸 Krozetin *n*
番红花糖 Crocose *f*, Krokose *f*
番红试验 Safraninprobe *f*
番荔枝碱 Auonain *n*
番荔枝属 Anona *f*
番麻皂素 Hecogenin *n*
番茉莉 Brunfelsia hopeana *f*, Manaca *f*, Franciscea hopeana *f*
番茉莉碱 Manacin *n*, Franciscein *n*
番茉莉属 Brunfelsia *f*, Franciscea *f*
番木鳖 Nux vomica *f*, Strychnos nux vomica *f*
番木鳖次碱 Vomizin *n*
番木鳖酊 Tinctura nucis vomicae *f*
番木鳖苷(甙) Loganin *n*
番木鳖碱(士的宁) Strychnin *n*, Brucin *n*(中枢兴奋药)
番木鳖碱中毒 Strychninvergiftung *f*
番木鳖辛 Strychnizin *n*
番木瓜 Carica papaya *f*
番木瓜[蛋白]酶 Caricin *n*, Papain *n*
番木瓜黑粉菌 Ustilago caricis-wallichiana *n*
番木瓜碱 Carpain *n*
番木瓜酶处理红细胞 Papain behandelte Erythrozyten *m pl*
番木瓜属 Carica *f*
番木瓜素 Carposid *n*
番木瓜汁 Papaya *f*
番木瓜自溶酶 Papainase *f*
番南瓜 Cucurbita maxima *f*
番茄 Tomate *f*, Lycopersicum esculentum *n*, Solanum lycopersicum *n*
番茄次碱 Tomatidin *n*
番茄丛矮病毒 Tomatenbusch behinderndes Virus *n*
番茄红色 tomatenrot
番茄红素 Lycopin *n*, Solanorubin *n*
番茄红素血 Lykopinämie *f*
番茄黄[色]素 lycoxanthin *n*
番茄黄质 Lycoxanthin *n*
番茄碱 Tomatin *n*
番茄酱 Ketchup *m*, Tomatensoße *f*
番茄酱样 tomatenmarkförmiger Fundus (bei diffuser choroidaler Hemangiome) *m*
番茄类胡萝卜素 Lycoxanthin *n*
番茄素 Lycopersicin *n*, Tomatin *n*
番茄烃(烯) Lycopin *n*
番茄萎凋素 Lycomarasmin *n*
番茄样瘤 Turbantumor *m*, Endothelioma cutis *n*, Spiegler* Tumor *m*
番茄汁 Tomatensaft *m*
番茄紫素 Lycophyll *n*
番石榴苷(甙) Guayaverin *n*
番石榴绿色 Guavegrün *n*
番泻苷(甙) Sennosid *n*
番泻实 Sennesbälge *m pl*, Sennesfrüchte *f pl*, Sennesschoten *f pl*
番泻叶 Sennesblätter *n pl*
番泻叶苦素 Sennapikrin *n*
番泻叶素 Sennatin *n*
番樱桃素 Eugenin *n*
番樱桃素亭 Eugenitin *n*
翻白草 Potentilla discolor *f*
翻瓣取根法 Entfernung des Zahnwurzelrestes durch Lappenoperation *f*
翻拍架 Abfotografierensstütze *f*
翻身 sich wälzen
翻身试验 Rollentest *m*, Drehentest *m*
翻译产物阻遏 Repression vom Übersetzungscluster *f*
翻译程序 Übersetzungsprogramm *n*
翻译错误 Übersetzungsfehler *m*
翻译的 translational
翻译法 Übersetzungsmethode *f*
翻译过程 Übersetzungsprozess *m*
翻译后加工 Bearbeitung nach Übersetzung *f*
翻译后控制 Kontrolle nach Übersetzung *n*
翻译后修饰 Verschönerung nach Übersetzung *f*
翻译后修饰[作用] Verschönerung nach Übersetzung *f*
翻译机 Übersetzungsmaschine *f*
翻译检测法 Übersetzungstesten *n*
翻译控制 Übersetzungskontrolle *f*
翻译扩增 Übersetzungsverstärkung *f*
翻译目录 Übersetzungsverzeichnis *n*
翻译偶联系统 Übersetzungskupplungssystem *n*
翻译起始 Übersetzungseinleitung *f*
mRNA 翻译起始调控 Regulation der mRNA-Übersetzungseinleitung *f*
翻译水平 Übersetzungsniveau *n*
翻译算法 Übersetzungsalgorithmus *m*
翻译序列 Übersetzungssequnz *n*
翻译移码 Übersetzungsrasterschub *m*
翻译抑制蛋白 translation inhibitory protein (TIP) <engl.>
翻译因子 Übersetzungsfaktor *m*
翻译终止 Übersetzungsterminierung *f*
翻译重编码 UmkodierungsÜbersetzung *f*
翻正反射 Stellreflex *m*
翻正反应 Stellereaktion *f*
翻转 Umwendung *f*, Umdrehung *f*
翻转电位 Umkehrpotential *n*
翻转法内镜检查[术] umgekehrte Methode der Endoskopie *f*
翻转角 Umdrehungsecke *f*
翻转皮瓣尿道下裂修复术 Flip Flap Hypospadie Reparatur *f*
翻转术 Umkipptechnik *f*, Umstülpung *f*
翻转效应 Flip-Effekt *m*
翻转运动 Flip-Flop *m*
翻转子宫复位术 Reinversio uteri *f*, Uterusinversion *f*

fán 凡矾钒烦繁

凡德他尼片 Vandetanib *n*
凡登白反应 van den Bergh* Reaktion *f*(检血清内胆红素)
凡登白偶(重)氮试剂 van den Bergh* Diazoreagenz *f*
凡登白氏反应 van den Bergh* Reaktion *f*
凡登白氏试验 van den Bergh* Test *m*
凡尔登消毒法 Verdunisierung *f*
凡尔生(依地酸) Versen *n*(重金属中毒解毒药)
凡科尼贫血 Fanconi*-Anämie *f*, fanconische Anämie *f*
凡科尼综合征 Abderhalden*-Fanconi*-Syndrom *n*, Fanconi*-

Abderhalden*-Syndrom *n*
凡拉蒙 Veramon *n*
凡拉西文胺 Veracevin *n*
凡罗纳(巴比妥) Veronal(Babital) *n*
凡眠特 Valmid *n*, Ethinamat *n*
凡-莫二氏综合征 Vermer*-Morrison* Syndrom *n*
凡尼林(香兰素,4-羟基-3-甲氧基苯甲醛) Vanillin *n*, 4-Hydroxy-3-methoxybenzaldehyd *m*
凡尼微小多孢子菌 Mikropolyspora faeni *f*
凡士林 Vaselin(um) *n*, Petrolatum *n*
凡士林皮炎 Vaselin-Dermatitis *f*
凡士林纱布 Vaselingaze *f*, Petrolatumgaze *f*
凡士林性疣状皮病 Vaselinoderma verrucosum *n*
矾 Alumen *n*, Alaun *n*, Vitriol *n*
矾水浴 Alaun(wasser)bad *n*
矾土 Alaunerde *f*, Tonerde *f*
矾土沉着病 Aluminose *f*, Aluminosis pulmonum *f*
矾土肺 Aluminosis pulmonum *f*
钒 Vanadium *n*(V, OZ 23), Vanad(in) *n*
钒酸 Vanadinsäure *f*
钒酸铵 Ammoniumvanadat *n*
钒酸铵硫酸试剂 Mandelinreagens *n*
钒酸钠 Natriumvanadat *n*
钒酸盐 Venadat *n*
钒污染 Verunreinigung von Vanadin *f*
钒中毒 Vanadismus *m*, Vanadinvergiftung *f*
烦咳性暴病(咳嗽晕厥综合症) Hustensynkope-syndrom *n*
烦咳性晕厥 Hustensynkope *f*, Hustanschlag *m*
烦渴 Polydipsie *f*, Durstsucht *f*
烦闷 Gedrücktheit *f*, Verdrießlichkeit *f*, Sorge *f*
烦恼 Kümmernis *f*, Sorge *f*
烦恼物 Kümmernis *n*
烦扰型人格障碍 lästige Persönlichkeitsstörung *f*
烦扰伊蚊 Aedes sollicitans *m*, Aedes vexans *m*
烦琐哲学 Scholastik *f*
烦躁[不安] Unruhe *f*, Dysphorie *f*
烦躁[不安]的 unruhig, dysphorektisch
烦躁不安 Dysphorie *f*
繁睾吸虫病 Achillurabainiasis *f*
繁睾吸虫属 Fan sinensis Fall *m*
繁缕属 Stellaria *f*
繁殖 Fortpflanzung *f*, Züchtung *f*, Zucht *f*
繁殖孢子 Auxosporen *f pl*
繁殖单元 Diasporen *f pl*
繁殖行为 Fortpflanzungsverhalten *n*
繁殖链 Siropodium *n*
繁殖率 Fortpflanzungsrate *f*
繁殖[能]力 Zeugungsfähigkeit *f*, Fortpflanzungsfähigkeit *f*, Fertilität *f*
繁殖期 Fortpflanzungsperiode *f*, Vermehrungsphase *f*
繁殖期杀菌剂 Bakterizide bei Fortpflanzungsperiode *n pl*
繁殖曲线 Vermehrungskurve *f*, Fortpflanzungskurve *f*
繁殖势(潜)能 Fortpflanzungsfähigkeit *f*, Reproduktionspotential *n*
繁殖势(潜)能 Fortpflanzungspotentia *n*
繁殖试验 Reproduktionsprobe *f*
繁殖体 vegetative Form *f*

fǎn 反返

反(反咬合) Kreuzbiss *m*, Kontrobiss *m*
反(逆)转录 reverse Transkription *f*
反(逆)转录酶 Reverse-Transkriptase *f*
反[感情]投注 Gegenbesetzung *f*
反[向]滴定 Rücktitration *f*
反∑超子 Antihyperon ∑ *n*
反-2-十一烯醛 Trans-2-Undecenal(dehvd) *n*
反骀 Kreuzbiß *m*, Mordes tortuosus *m*
反暗(密)码子 Antikodon *n*
反暗示 Gegensuggestion *f*
反暗示性 Kontrasuggerierbarkeit *f*
反奥狄帕斯情结(反恋母情结) Anti-Ödipus *m*
反巴士德效应 Crabtree* Effekt *m*
反比 umgekehrtes Verhältnis *n* (od. Proportion *f*)
反比例 umgekehrte Proportion *f*
反比通气 Vetilation umgekehrter Proportion *f*
反编码链 antikodierender Strang *m*
反病毒 Antivirus *n*
反搏[法] Gegenpulsation *f*
反搏疗法 Gegenpulsationstherapie *f*
反搏器 Gegenpulsationsvorrichtung *f*
反搏术 Gegenpulsation *f*
反步症 Retropulsion *f*, opisthoporeia <engl.>
反侧 Kontralateral *n*
反差 Kontrast *m*
反差测微计 Kontrastmikrometer *n*
反常 Anomalie *f*, Abnormalität *f*
pH 反常 pH-Paradoxon *n*
反常的 anomal, abnormal, pervers, paradox, paradox(-us, -a, -um)
反常分裂 paradoxe Aufspaltung *f*
反常感觉 anomale Sensation *f*
反常呼吸 paradoxe Atmung *f*
反常呼吸运动 paradoxe Atmung *f*
反常家庭 perverse Familie *f*
反常结构 anomale Struktur *f*
反常密度 abnormale Dichte *f*
反常偏侧 paradoxe Lateralisierung *f*
反常色散 anomale Dispersion *f*
反常授精 abnormale Befruchtung *f*
反常栓塞 paradoxe Embolie *f*
反常睡眠 paradoxer Schlaf *m*
反常瞳孔现象 paradoxe Pupillenreaktion *f*
反常脱衣 paradoxes Auskleiden *n*
反常脱衣现象 paradoxes Auskleidenphänomen *n*
反常现象 abnormales Phänomen *n*
反常相 paradoxe Phase *f*, Paradoxphase *f*
反常性碱性尿 paradoxer alkalischer Urin *m*
反常性空气栓塞 paradoxe Luftembolie *f*
反常性尿失禁 Inkontinentia urinae paradoxa *f*, Ischuria paradoxa *f*
反常性栓塞 paradoxe Embolie *f*
反常性酸性尿 paradoxe Azidurie *f*
反常言语 Allolalie *f*
反常眼球震颤 Nystagmus gegen die Regel *m*
反衬 Kontrast *m*
反冲 Rückschlag *m*, Rückstoß *m*, Rückprall *m*
反冲标记 Rückstoßmarkierung *f*
反冲波 Rückstoßwelle *f*
反冲电子 Rückstoßelektron *n*
反冲核 Rückstoßkern *m*
反冲粒子 Rückstoßteilchen *n*
反冲原子 Rückstoßatom *n*
反刍 Wiederkäuen *n*, Rumination *f*, Meryzismus *m*
反刍动物 Wiederkäuer *m*
反刍类 Wiederkäuer *m*
反刍胃 Wiederkäuermagen *m*, Blättermagen *m*, Psalterium *n*
反刍胃的 psalterial
反吹技术 Rückglühungstechnik *f*
反唇马兜铃 Aristolochia recurvilabra *f*
反磁屏蔽 diamagnetische Abschirmung *f*

反磁性 Diamagnetismus *m*
反刺激 Counterirritation *f*
反从众 Anti-Konformität *f*
反催化剂 Antikatalysator *m*
反带(R 带) umgekehrtes Band *n*
反弹的 elastisch
反盗血现象 umgekehrtes Steal-Phänomen *n*
反滴定 Rücktitration *f*
反电动势 gegenelektromotorische Kraft *f*, Gegen-EMK *f*
反丁烯二酸(富马酸) Fumarsäure *f*
反定[向]型 umgekehrte Gruppierung *f*, indirekte Typisierung *f*
反对称伸缩振动 antisymmetrische Streckungsschwingung *f*
反对独立期 Reaktion gegen die Unabhängigkeit *f*
反对数 Antilogarithmus *m*, Numerus *m*
反鹅颈状畸形 reverse Schwanenhalsdeformität *f*
反分化 Retrodifferenzierung *f*
反分泌 Anti-Sekretion *f*
反峰 negative Zacke *f*
反符合电路 Antikoinzidenzschaltung *f*
反辐射免疫扩散 umgekehrte radiale Immundiffusion *f*
反复 Iteration *f*, Wiederholung *f*
反复刺激 wiederholende Reizung *f*
反复的 wiederholt, wiederholend, iterativ
反复发作 wiederholte Anfälle *m pl* (od. Attacke *f*)
反复发作史 Geschichte der wiederholten Attacke *f*
反复发作性病毒感染 rekurrierende Virusinfektion *f*
反复发作性心动过速 rekurrierende Tachykardie *f*
反复发作性血尿 rekurrierende Hämaturie *f*
反复法 Iterationsmethode *f*
反复感染 wiederholte Infektion *f*
反复感染综合征 Syndrom der wiederholten Intektion *n*
反复咯血 wiederholte Hämoptyse (Hämoptoe) *f*
反复接触 mehrfacher Kontakt *m*, wiederholte Exposition *f*
反复结晶 wiederholte Kristallisation *f*
反复紧张性损伤 repetitive Belastungsverletzung *f*
反复流产 wiederholter Abort *m*
反复生殖 iterative Fortpflanzung *f*
反复无常 Launenhaftigkeit *f*
反复心律 reziproker Rhythmus *m*
反复型风湿症 wiederholter Rheumatismus *m*
反复兴奋 wiederholende Erregung (od. Exzitation) *f*
反复性忧郁症 Melancholia recurrens *f*
反复异位妊娠 wiederholte ektopische Schwangerschaft *f*
反覆殆 umgekehrter Überbiss *m*, umgekehrter Vorbiss *m*, umgekehrte Progenie *f*
反感 Antisympathie *f*, Antipathie *f*
反感的 antisympathisch, antipathisch
反工作因子 transwirkender Faktor *m*
反光检查器 Katoptroskop *n*
反光镜 Reflektor *m*
反光器具 reflektierendes Gerät *n*
反光强度 Intensität der Lichtreflexion *f*
反光细胞 brechende (od. refraktive) Zelle *f*
反规性散光 Astigmatismus inversus *m*, Astigmatismus gegen die Regel *m*
反颌 Anti-Backen *f pl*
反环配对 Kehrschleife Paarung *f*
反回力卡环 reverse Aktionspange *f*
反回性促通 recurrente Bahnung *f*
反回性抑制 recurrente Hemmung *f*
反回轴索侧突 rückläufige Kollateralen des Achsenzylinders *m pl*
反肌伸张反射 inverser myotatischer Reflex *m*, umgedrehter Muskeldehnungsreflex *m*
反基因组(互补基因组) Antigenom *n*
反箕 radiale Schleife *f*
反激动作用 inverser Agonist *m*
反极化 Kontrapolarisation *f*
反急跳 Kontersprung *m*
反甲 Koilonychie *f*, Löffelnagel *m*, Hohlnagel *m*
反键 Gegenbindung *f*, Antivalenz *f*
反键分子轨道 Antivalenz-Molekülbahn *f*
反键轨道 Antivalenzbahn *f*, spinabgesättigtes Orbital *n*
反键轨函数 Antivalenzbahnfunction *f*
反交 Rückkreuzung *f*
反角 Gegenwinkel *m*
反节律 Umkehrrhythmik *f*
反结 Schifferknoten *n*
反精神投入 Counterinvestition *f*
反精神专注 Antibesetzung *f*
反竞争性抑制 unkompetitive Inhibition *f*
反卷 Hemmung *f*
反卷的 hemmend
反抗搏动法(逆搏动作用,反搏法) Gegenpulsation *f*
反抗行为 Gegenvergalten *n*, Protestverhalten *n*, Rebellion *f*
反抗期 Widerstandsperiode *f*
反抗性理论 Reaktanztheorie *f*
反恐惧行为 kontraphobisches Verhalten *n*
反馈 Rückkoppelung *f*, Rückregulierung *f*
反馈放大电路 Rückkopplungsverstärker *m*
反馈分析[法] Feedbackanalyse *f*, Rückkopplungsanalyse *f*
反馈和增强 Feedback und Verbesserung
反馈环[路] Rückkoppelungsschlinge *f*, Rückkoppelungskreis *m*
反馈环稳定性 Rückkopplungsschleifestabilität *f*
反馈回路 Rückführkreis *m*
反馈机制 Rückkoppelungsmechanismus *m*, Feedback-Mechanismus *m*
反馈加深法 Vertiefung durch Feedbackmethoden *f*
反馈控制 Feedback-Kontrolle *f* Rückkoppelungskontrolle *f*, Rückkoppelungsregelung *f*
反馈控制环路 Rückkoppelungskontrolleschleife *f*
反馈控制系统 Rückkopplungssteuersystem *n*
反馈路线 Rückführkreis *m*
反馈调节 Feedback-Regulation *f*
反馈网络 Rückkopplungsnetzwerk *n*
反馈系统 Rückkoppelungssystem *n*
反馈信号 Feedbacksignal *n*
反馈信息 Rückmeldung *f*, Feedback-Informationen *f pl*
反馈性前向作用 Vorsteuerung *f*
反馈性抑制 Rückkopplungshemmung *f*
反馈学习 Feedback-Lernen *n*
反馈抑制 Rückkoppelungshemmung *f*, Feedback-Hemmung *f*
反馈抑制作用 Rückkopplungshemmung *f*
反馈阻遏 Rückkoppelungshemmung *f*
反馈作用 Rückkoppelungswirkung *f*
反离子 Gegenion *n*
反例 negatives Beispiel *n*, Gegenbeispiel *n*
反粒子 Antipartikel *m*, Antiteilchen *n*
反恋母情结 Anti-Ödipuskomplex *m*
反流 Reflux *m*, Rückfluß *m*, Regurgitation *f*, Gegenstrom *m*
反流分布法 Gegenstromverteilung *f*
反流分布仪 Gegenstromverteilungsapparat *n*
反流分数 Regugitationsbruchteil *m*
反流性喉炎 Refluxkehlkopfentzündung *f*
反流性碱性胃炎 alkalische Gastritis infolge Regurgitation *f*, gastrische Regurgitation *f*
反流性肾病 Refluxnephropathie *f*
反流性食管炎 Refluxösophagitis *f*

反流血流量 Regurgitationsblutfluss *m*
反垄断 Anti-Monopol *n*
反论 Paradox(on) *n*
反码 Radix-minus-one-Komplement *n*
反密码 Antikode *f*
反密码环 Antikodonschleife *f*
反密码子 Antikodon *n*
反密码子臂 Antikodonarm *m*
反密码子环 Antikodonschleife *f*
反面 Rückseite *f*
反面色泽 umgekehrte Farbe *f*
反模板 antitemplate <engl.>
反莫深曲线 Anti-Menson-Kurve *f*
反逆 Regurgitation *f*
反扭转 negative Torsion *f*, Detorsion *f*
反拗期 Refraktärzeit *f*
反频哪酮重排作用 Retropinacolinumlagerung *f*
反期望心理治疗技术 Gegenerwartungspsychotherapie *f*
反气旋 Antizyklon *n*
反迁移 Gegenübertragung *f*
反牵张反射 inverser Dehnungsreflex *m*, Anti-Dehnungsreflex *m*
反求遗传学 umgekehrte Genetik *f*
反屈 Rekurvation *f*, Rückwärtskrümmung *f*
反曲的 retrokurvend
反曲线 reverse Kurve *f*
反乳化剂 Demulgator *m* Demulgierungsmittel *n*
反乳化率 Demulsibilität *f*, Demulgierbarkeit *f*
反乳化性 Demulsibilität *f*, Demulgierbarkeit *f*
反乳化[作用] Demulgierung *f*, Demulsierung *f*
反锐化掩蔽 Unscharfmaskierung *f*
反三角缝合针 umgekehrte scharfe Nadel *f*
反散射因子 Rücksteuerungsfaktor *m*
反社会的 antisozial
反社会儿童 antisoziales Kind *n*
反社会行为 antisoziales Verhalten *n*
反社会化 Antisozialisierung *f*
反社会集团 antisoziale Gruppe *f*
反社会人格障碍 antisoziale Persönlichkeitsstörung *f*
反社会型人格障碍 antisoziale Persönlichkeitsstörung *f*
反社会性攻击行为 antisoziale Aggression *f*
反社会性人格 antisozielle Persönlichkeit *f*
反社会性人格障碍 antisoziale Persönlichkeitsstörung *f*
反射 Reflex *m*, Reflektierung *f*, Reflexion *f*
阿-罗二氏瞳孔反射 Argyll*-Robertson* Reflex *m*
阿施内氏反射 Aschner* Reflex *m*, Okulokardialreflex *m*
埃尔本氏反射 Erben* Reflex *m*
埃舍利希氏反射 Escherich* Reflex *m*
艾布勒姆斯氏肺反射 Abrams* Lungenreflex *m*
艾布勒姆斯氏心反射 Abrams* Herzreflex *m*, Herzreflex *m*
艾基利斯跟腱反射 Achilles* Sehnenreflex *m*, Achilles* Ruck *m*(正常反应为腓肠肌收缩,足向跖面屈曲)
奥本海姆氏反射 Oppenheim* Reflex *m*
巴彬斯奇氏反射 Babinski* Reflex *m*, Zehenreflex *m*
巴布金反射 Babkin* Reflex *m*(按压婴儿双手掌心,可致婴儿反射性张口)
巴尔杜齐氏反射 Balduzzi* Reflex *m*
巴甫洛夫[氏]反射 Pawlow* Reflex *m*
巴克曼氏反射 Barkman* Reflex *m*
巴斯德反应 Pasteur* Reaktion *f*, Pasteur* Effekt *m*(呼吸对发酵的抑制反应)
巴扎德氏反射 Buzzard* Reflex *m*
班布里季氏反射 Bainbridge* Reflex *m*
贝措尔德反射 Bezold* Reflex *m*, Bezold*-Jarisch* Reflex *m*(化学感受器受刺激引起的心血管反射)
别赫捷列夫深反射 Bekhterev* Tiefreflex *m*(皮质脊髓束损伤体征)
别赫捷列夫氏反射 Bechterew* Reflex *m*
别-孟二氏反射 Bechterew*-Mendel* Reflex *m*
布雷恩氏反射 Brain* Reflex *m*, Vierfüßler-Streckungsreflex *m*
布里索氏反射 Brissaud* Reflex *m*
布鲁金斯基氏反射 Brudzinski* Reflex *m*
查多克氏反射 Chaddock* Reflex *m*
达维逊氏反射 Davidson* Reflex *m*
厄尔本反射 Erben* Reflex *m*(屈颈和躯干强力前屈引起迷走神经兴奋,出现脉搏减慢)
盖格尔氏反射 Geigel* Reflex *m*, Inguinalreflex *m*
高尔特耳蜗眼睑反射 Gault* cochleopalpebraler Reflex *m*, cochleopalpebral Reflex *m*(指突来噪声刺激耳蜗引起眼轮匝肌收缩,瞬眼)
戈登氏反射 Gordon* Reflex *m*
戈尔特氏反射 Gault* Reflex *m*
格伦费尔德氏反射 Grünfelder* Reflex *m*
哈布氏[瞳孔]反射 Haab* Reflex *m*, Hirnrindenreflex *m*
赫-布二氏反射 Hering*-Breuer* Reflex *m*
赫希伯格氏反射 Hirschberg* Reflex *m*
霍夫曼氏反射 Hoffmann* Reflex *m*
基施氏反射 Kisch* Reflex *m*
吉福德反射 Gifford* Reflex *m*, Galassi* Phänomen *f*(闭眼瞳孔缩小反射)
贾斯特反射(手掌反射) Juster* Reflex *m*
卡普斯氏反射 Capps* Reflex *m*
柯赫尔氏反射 Kocher* Hodenreflex *m*
克勒尔氏反射 Kehrer* Reflex *m*, Auriculopalpebralreflex *m*
赖默氏反射 Reimer* Reflex *m*
雷马克氏反射 Remak* Reflex *m*, Femoralreflex *m*
李-谢二氏反射 Liddel*-Sherrington* Reflex *m*, Dehnungsreflex *m*
里多克氏总体反射 Riddoch* Massenreflex *m*
利韦拉托夫氏反射 Livierato* Reflex *m*
娄文氏反射 Loven* Reflex *m*
卢斯特反射 Lust* Reflex *m*(轻叩腓神经引起足外展)
鲁杰里氏反射 Ruggeri* Reflex *m*, Augapfel-Pulsreflex *m*
罗惹氏反射 Roger* Reflex *m*, Osophagus-Salivationsreflex *m*
罗索利莫氏反射 Rossolimo* Reflex *m*
马-德二氏颈反射 Magnus*-de Kleyn* Halsreflexe *m pl*
马-腊二氏反射 Marinesco*-Radovici* Reflex *m*, Pulmomentalreflex *m*
迈尔氏反射 Mayer* Reflex *m*
麦卡锡氏反射 McCarthy* Reflex *m*, supraorbitalreflex *m*
麦考马克氏反射 McCormac* Reflex *m*, gekreuzter Adduktorenreflex *m*
麦克道尔反射 McDowall* Reflex *m*(切断迷走神经使血压下降)
门-别反射 Mendel*-Bekhterev* Reflex *m*, tarsophalangealer Reflex *m*(叩击足背时,通但在某些器质性神经病变时,则引起足趾跖屈,常引起第2~5趾背屈)
蒙多内西氏反射 Mondonesi* Reflex *m*, bulbomimischer Reflex *m*
孟德尔氏反射 Mondel* Reflex *m*
莫利腹膜皮肤反射 Morley* peritoneocutaneouser Reflex *m*
莫罗氏反射 Moro* Umklammerungsreflex *m*
皮尔茨氏反射 Piltz* Reflex *m*, Aufmerksamkeitsreflex der Pupillen *m*
普赖厄氏反射 Preyer* Reflex *m*
普塞普氏反射 Puusepp* Reflex *m*
若夫鲁瓦反射 Joffroy* Reflex *m*(压迫痉挛性麻痹患者臀部时臀肌颤动)
舍费尔氏反射 Schäffer* Reflex *m*

施特吕姆佩尔氏反射 Strümpell* Reflex *m*
思罗克莫顿反射 Throckmorton* Reflex *m*（叩击足背引起的跖趾向背面翻屈，其他四趾分开）
斯内伦氏反射 Snellen* Reflex *m*
斯图基氏反射 Stookey* Reflex *m*
索马吉氏反射 Somagyi* Reflex *m*
特罗克摩顿氏反射 Throckmorton* Reflex *m*
韦斯特法尔氏闭眼瞳孔反射 Westphal* Pupillenreflex *m*
魏斯氏反射 Weiss* Reflex *m*
希尔施贝格反射（跖底反射）Hirschberg* Reflex *m*（由趾到足跟沿足的内侧面划痕时，该足可产生内收、内旋及轻微的跖屈，见于锥体束疾患时）
谢弗尔反射 Schäffer* Reflex *m*（器质性偏瘫时压迫跟腱则足及趾屈曲）
休斯氏反射 Hughes* Reflex *m*, viriler Reflex *m*
曾格尔反射 Saenger* Reflex *m*, Saenger* Zeichen *n*（脑梅毒患者的瞳孔对光反射消失时，患者进暗室之后，则瞳孔对光反射又可重新出现）
反射［测定］计 Reflexionsmesser *n*, Anacamptometer *n*
反射［平］面 Reflexionsebene *f*, Spiegelebene *f*
反射［显微］镜检术 Reflexionsmikroskopie *f*
反射［性］的 reflektorisch
反射按摩 Reflexmassage *f*
反射靶 Reflektionstarget *n*
反射波 reflektierte Welle *f*
反射波型 reflektierte Echoform *f*
反射波增强指数 Augmentationsindex *m*
反射测试仪 Reflektometer *n*
反射传导 Reflexleitung *f*
反射锤 Reflexhammer *m*
反射的 reflektorisch
反射的不动性 Immobilisierungsreflex *m*
反射灯 Reflektoskop *n*, Reflektor *m*
反射点 Reflexpunkt *m*, Stoßstelle *f*
反射定律 Reflexregel *m*
反射动作 Reflexbewegung *f*, Reflexhandlung *f*
反射分光光度计 Reflexionsspektralphotometer *n*
反射附加器 Reflexionsansatz *m*, Reflexionszusatzgerät *n*
反射光 reflektiertes Licht *n*
反射光度法 Reflexionsspektroskopie *f*
反射光学 Katoptrik *f*
反射光照明器 Reflexionsilluminator *m*
反射过强 Hyperreflexie *f*, Reflexsteigerung *f*
反射行为 Reflexverhalten *n*
反射弧 Reflexbogen *m*
反射环 Reflexschaltung *f*
反射回路 Reflexschaltung *f*
反射活动 reflektorische Aktivität *f*, reflexive Bewegung *f*
反射活动协调 Reflexkoordination *f*, Koordination der Reflextätigkeit *f*
反射机制 Reflexmechanismus *m*
反射积合 Reflexsummation *f*
反射计 Reflexometer *n*
反射减弱 Hyporeflexie *f*, Reflexabschwächung *f*, Reflexminderung *f*
反射交感性营养不良 reflektorische sympathische Dystrophie *f*, Reflexsympathikodystrophie *f*
反射角 Reflexionswinkel *m*
反射精神病 Reflexpsychose *f*
反射径路 Reflexbahn *f*
反射镜 Reflektor *m*
反射镜定中旋钮 reflektorischer Zentrierungsdrehknopf *m*
反射镜调焦旋钮 Reflektorsfokussierknopf *m*
反射聚光镜 Reflexionskondensator *m*
反射亢进 Hyperreflexie *f*, Reflexsteigerung *f*
反射亢进性鼻炎 hyperreflektorische Rhinitis *f*
反射控制 reflektorische Kontrolle *f*
反射扩散 Reflexirradiation *f*
反射力 Reflektivität *f*, Reflexionsfähigkeit *f*
反射链 Reflexkette *f*
反射疗法 Reflextherapie *f*
反射路 Reflexschaltung *f*
反射密度 Reflexionsdichte *f*
反射描记器 Reflexograph *m*
反射敏感化 Reflexsensibilität *f*
反射器 Reflektor *m*, Reflektorspiegel *m*
反射潜伏期 Reflexlatenzzeit *f*
反射强度 Reflexstärke *f*
反射缺失 Areflexie *f*
反射热线性 thermochroismisch
反射热线［作用］Thermochroismus *m*
反射神经官能病 Reflexneurose *f*
反射时 Reflexzeit *f*
反射束 Reftexbündel *m*
反射体 Reflexkörper *m*, spiegelnder Körper *m*
反射通路 Reflexweg *m*
反射痛 projizierter（od. übertragener）Schmerz *m*
反射紊乱 Parareflexie *f*
反射物 Reflektor *m*
反射系数 Reflexionskoeffizient *m*
反射显微镜 Reflexionsmikroskop *n*
反射线 Reflexstrahl *m*
反射象 Spiegelbild *n*
反射消失 Areflexie *f*, Reflexverlust *m*, Reflexlosigkeit *f*
反射兴奋 Reflexerregung *f*
反射性 Reflex *m*, Reflexivität *f*
反射性斑秃 Reflexalopezie *f*
反射性勃起 reflexogene Erektion *f*
反射性颤搐 reflektorische Zuckung *f*
反射性癫痫 Reflexepilepsie *f*
反射性耳痛 Otalgia reflectoria *f*
反射性反应 Reflexantwort *f*
反射性感觉 Reflexempfindung *f*, reflektorische Empfindung *f*
反射性膈痉挛 reflektorische Zwerchfellkrampf *m*, Reflexphrenospasmus *m*
反射性骨萎缩 reflektorische Knochenatrophie *f*
反射性黑蒙 Reflexamaurose *f*
反射性虹膜麻痹 Reflexiridoplegie *f*
反射性呼吸暂停 Reflexatemstillstand *m*
反射性幻觉 reflektorische Halluzination *f*, Reflexhalluzination *f*
反射性肌紧张 reflektorische Muskelspannung *f*, Reblexmyotonie *f*
反射性记忆 reflextorisches Gedächtnis *n*
反射性交感神经萎缩 sympathische Reflexdystrophie *f*
反射性交感神经性萎缩 Syndrom der reflektorischen sympathischen Atrophie *n*
反射性交感神经营养不良综合征 Syndrom der reflektorischen sympathischen Dystrophie *n*
反射性截瘫 Reflexparaplegie *f*
反射性紧张 Reflextonus *m*, reflektorischer Tonus *m*
反射性惊厥 Reflexkonvulsion *f*, Reflexektampsie *f*
反射性咳 Reflexhusten *m*
反射性麻痹 Reflexlähmung *f*
反射性尿失禁 Reflexinkontinenz *f*
反射性呕吐 Reflexerbrechen *n*
反射性排卵 Reflexeisprung *m*
反射性弱视 Reflexamblyopie *f*
反射性神经血管综合征 Reflexneurovascularsyndrom *n*
反射性收缩 Reflexkontraktion *f*, reflektorische Kontraktion *f*

反射性调节 reflektorische Regulation *f*
反射性头痛 reflektorischer Kopfschmerz *m*, Cephalgia reflexa *f*
反射性脱发 Reflexalopezie *f*, Jacquet* Krankheit *f*
反射性微笑 Reflexlächeln *n*
反射性无尿 Reflektorische Anurie *f*, Reflexanurie *f*
反射性消化不良 reflexive Dyspepsie *f*
反射性哮喘 Reflexasthma *n*
反射性斜颈 Reflextorticollis *f*, reflektorischer Schiefhals *m*
反射性心博停止 reflektierende Asystolie *f*
反射性心搏过缓 Reflexbradykardie *f*
反射性心搏过速 Reflextachykardie *f*
反射性心搏停止 Reflexherzblock *m*
反射性心绞痛 reflektorische Angina *f*, Reflexangina *f*
反射性兴奋 reflektorische Erregung *f*
反射性血管舒张 reflektorische Gefäßerweiterung *f*, Reflexvasodilatation *f*
反射性咽痉挛 reflektorischer Pharyngospasmus *m*
反射性抑制 reflektorische Hemmung *f*, Reflexdepression *f*
反射性意识丧失 reflextorische Bewusstlosigkeit *f*
反射性癔症 Reflexhysterie *f*
反射性幽门痉挛 reflektorischer Pylorusspasmus *m*
反射性运动 Reflexbewegung *f*
反射性增强 Reflexsteigerung *f*, Reflexverstärkung *f*
反射性支气管收缩剂 reflexiver Bronchokonstriktor *m*
反射学 Reflexologie *f*
反射样反应 reflexartige Reaktion *f*
反射抑制 Reflexhemmung *f*
反射易化 Reflexerleichterung *f*
反射运动 Reflexbewegung *f*
反射运动控制学说 Reflex-Motorsteuerung *f*
反射增进 Verstärkung des Reflexes *f*
反射照相 Reflexionsfotografie *f*
反射整合 Reflexintegration *f*
反射中枢 Reflexzentrum *n*
反射准备 Reflexreserve *f*
反身的角色扮演 reflexives Rollenübernehmen *n*
反渗透 negative Osmose *f*
反渗透法 Umkehrosmose *f*
反渗透膜 Umkehrosmose-Element *n*
反渗透压力器 Umkehrosmosegerät *n*
反生物战 antibiologischer Krieg *m*
反省 Reflexion *n*, Rückblick *m*
反省性思维 reflektorisches Denken *n*
反时针方向的 gegen den Uhrzeigersinn
反式 Transform *f*
反式构型 Trans-Konfiguration *f*
反式互补 Transkomplementation *f*
反式化合物 Trans-Verbindung *f*
反式激活[作用] Trans-Aktivierung *f*
反式激活作用 Transaktivierung *f*
反式加成 Trans-Addition *f*
反式剪接 Trans-Spleißen *n*
反式交换 Trans-Austausch *m*
反式类固醇 Trans-Steroid *n*
反式邻羟基桂皮酸 Trans-o-Hydroxyzimtsäure *f*
反式迁移作用 Trans-Migration *f*
反式十氢萘 Trans-Decalin *n*
反式消除(去) Trans-Elimination *f*
反式效应 Trans-Effekt *m*
反式衍生物 Trans-Derivat *n*
反式异构[现象] Trans-Isomerie *f*
反式异构体 Trans-Isomer *n*
反式因子 Trans-wirkender Faktor *m*
反式作用 Trans-Wirkung *f*
反式作用因子(跨域作用因子) Trans-Wirkungsfaktor *m*
反视黄醛 Trans-Retinen *n*
反顺从 Anti-Konformität *f*
反斯托克斯线 Anti-Stokes-Linie *f*, Antistokessche Linie *f*
反诉 Gegenklage *f*
反酸 saure Regurgitation *f*, saures Aufstoßen *n*
反调制器 Demodulator *m*, Gleichrichter *m*
反跳弹形成的枪创 Schussverletzungen durch Querschläger *f pl*
反跳角 Winkel von Ricochet *m*
反跳枪弹[创]伤 Rikoschettschuß *m*, Prallsclhußm
反跳枪弹创 abprallende Schusswunde *f*
反跳伤 Rebound-Verletzung *f*
反跳试验 Rückstosstest *m*
反跳痛 Loslaßschmerz *m*, Blumberg* Zeichen *n*
反跳现象 Rückstoßphänomen *n*, Rebound-Phänomen *n*
反跳性眼震 rebounder Nystagmus *m*
反投注 Gegenbesetzung *f*
反推法标准率 inversstandardisierte Rate *f*, inverse standardized rate (ISR) <engl.>
反位 Trans-Stellung *f*, Trans-Lagerung *f*
反位镜 Pseudoskop *f*
反位效应 Trans-Effekt *m*
反胃 (gastrische) Regurgitation *f*, Aufstoßen *n*
反乌头酸 Trans-Aconitsäure *f*
反相(向)被动血凝法 reverse passive hemagglutination (RPHA) <engl.>
反相层析 Umkehrphasenchromatographie *f*
反相多聚酶式反应 inverse PCR *f*
反相分配谱法 Umkehrphasenchromatographie *f*
反相分配色谱法 Umgekehrte-Phasen-Verteilungschromatographie *f*
反相关 inverse Beziehung *f*
反相恒组成溶剂洗脱 umgekehrte-Phasen-isokratische Elution *f*
反相间接血凝反应 umgekehrte indirekte Hämagglutination *f*
反相离子对层析 Reversed-Phase Ionenpaarchromatographie *f*
反相色谱法 Reversed-Phase-Chromatographie *f*
反相位的 gegenphasig
反相先天愚型 Antimongolismus *m*
反相显示 umgekehrtes Video *n*
反相柱 Umkehrphasensäule *f*
反响 Resonanz *f*, Nachhall *m*
反响的 widerklangend, widerhallend
反响过强 Hyperresonanz *f*
反响回路 Nachhallkreislauf *m*
反响性叩[诊]音 nachklingender (od. resonierender) Klopfschall *m*
反向 revers, invers, umgekehrt
反向斑点杂交 Umkehr-Dot-Blot *m*
反向饱和电流 Sperrsättigungsstrom *m*
反向被动血凝 ungekehrte passive Hämagglutination *f*
反向被动血凝反应 ungekehrte passive Hämagglutinationsreaktion *f*
反向被动血凝试验 umgekehrter passiver Hämagglutinationstest *m*
反向病毒 Retrovirus *n*
反向插入 inverses Einsetzen *n*
反向传播 Backpropagation *f*
反向刺激 adversative Stimulation *f*
反向点杂交 umgekehrter Punktfleck *m*
反向电流 Rückstrom *m*, Speerstrom *m*
反向电压 Speerspannung *f*
反向分型 umzukehrende Gruppierung *f*
反向过敏[反应] umgekehrte Anaphylaxie *f*
反向红细胞凝集法 umgekehrte Hämagglutination *f*
反向回路 Rückleitung *f*
反向间接凝集反应 umgekehrte indirekte Agglutination *f*
反向剪接 umgekehrtes Spleißen *n*

反向免疫印迹 Reverse-Immunoblot *m*
反向模式 Rückwärtsmodus *m*
反向偏斜 schiefe Abweichung *f*
反向偏置 Sperrvorspannung *f*
反向平行[的] antiparallel
反向散射 Rückstreuung *f*
反向散射体 Rückstreuer *m*, Rückstreuungsmaterial *n*
反向色谱法 Umkehrphasenchromatographie *f*
反向蚀斑试验 umgekehrte Plaqueprobe *f*
反向双螺旋 paranelle Spirale *f*
反向搜索 Rückwärtssuche *f*
反向条件作用 umgekehrter konditionierter Reflex *m*
反向调节 Rückregulation *f*
反向同位素稀释法 inverse Isotopenverdünnungsanalyse *f*
反向推理 Rückwärtsbegründung *f*
反向心理学 umgekehrte Psychologie *f*
反向形成 Reaktionsbildung *f*, Reaktionsformation *f*
反向移情 Gegenübertragung *f*
反向遗传学 reverse Genetik *f*
反向疫苗学 reverse Vakzinologie *f*
反向疫苗学策略 pangenomische Reverse-Vakzinologie *f*
反向银屑病 inverse Psoriasis *f*
反向阅读 Rückwärtslesen *n*
反向运动 adversative Bewegung *f*
反向运送 Antiport *m*
反向重复顺序 inverse Wiederholungssequenz *f*
反向重复[序列] inverse Wiederholung *f*
反向重复序列多聚酶链式反应 inverse PCR *f*, inverse Polymerase-Kettenreaktion *f*
反向轴移征 Rückaxialverschiebungszeichen *n*
反向转录 reverse Transkription *f*
反向转录酶 Reverse-Transkriptase *f*
反向转位 Rückdrehung *f*
反向转运 Antiport *m*
反向转运体 Antiporter *m*
反向作用(反向形成) Reaktionsformation *f*
反笑线 Antilachfalte *f*
反效[等位]基因 Antimorph *m*, antimorphes Gen *n*
反效应 Trans-Effekt *m*
反楔形截骨术 reverse keilförmige Osteotomie *f*
反修术 Transherstellung *f*
反絮凝剂 Deflockulierungsmittel *n*, Deflockungsmittel *n*
反絮凝[作用] Deflockulation *f*
反旋 Derotation *f*
反旋截骨术 Derotationsosteotomie *f*
反旋转错觉 Derotationsillusion *f*
反选择 Gegenselektion *f*
反压 Gegendruck *m*
反殆 Kreuzbiss *m*
反亚油酸 Linolelaidinsäure *f*
反咬合 Kreuzbiß *m*
反移情 Gegenübertragung *f*
反移情,文化的 kulturelle Gegenübertragung *f*
反义 DNA 链(DNA 反义链) Antisense-Gen-Kette *f*
反义 RNA Antisense-RNA *f*
反义 RNA 调控 Antisense-RNA-Regulation *f*
反义寡核(糖核)苷酸 Antisense-Oligoribonukleotide *f*
反义寡核苷酸 Antisense-Oligonukleotid *n*
反义核酸技术 Antisense-Ribonukleotid-Technik *f*
反义核糖核酸 Antisense-RNA *f*
反义基因 Antisense-Gen *n*
反义技术 Antisense-Technologie *f*
反异脂肪酸 Antieiso-Fettsäure *f*
反抑制 Kontrasuppression *f*
反抑制性 T[淋巴]细胞 Contrasuppressor-T-Lymphozyt *m*
反抑制性 T[淋巴]细胞 kontrasuppressive T-Lymphozyten *m pl*
反意义链 Antisense-Strang *m*
反意义链 Gegensinn-Kette *f*, antisense strand <engl.>
反意义链 RNA Antisense-RNA *f*
反应 Reaktion *f*
阿贝林氏反应 Abelin* Reaktion *f*, Arsphenaminreaktion *f*
阿布德豪登氏反应 Abderhalden* Reaktion *f*, Abwehrfermentreaktion *f*
阿尔蒂斯反应 Arthus* Reaktion *f*, Arthus* Phänomen *n* (以水肿、出血和坏死为特征的局部过敏性坏死现象)
阿斯科利氏反应 Ascoli* Reaktion *f*
阿-宋二氏反应 Aschheim*-Zondek* Reaktion *f*
阿图斯氏反应 Arthus* Reaktion *f*
埃尔利希甲醛反应 Ehrlich* Aldehydreaktion *f*(检尿胆原)
奥斯特赖克反应 Oestreicher* Reaction *f*, Xanthydrolreaktion *f*(黄嘌呤醇反应(见于尿毒症组织))
拜厄林克氏反应 Beyerinck* Reaktion *f*
保-邦反应(嗜异性抗体反应) Paul*-Bunnell* Reaktion *f*, Paul*-Bunnell* Test *m*(诊断传染性单核细胞增多症的嗜异性凝集试验)
保罗氏反应 Paul* Reaktion *f*
本斯·琼斯氏反应 Bence Jones* Reaktion *f*
比托夫反应 Bittorf* Reaction *f*(肾石发作时,压迫睾丸或卵巢引起向肾部反射痛)
别赫捷列夫反应 Bechterew* (Bekhterev*) Reaktion *f*(见于手足搐搦)
波西反应 Porter*-Silber* Reaktion *f*(检 17-OH)
伯-李二氏反应 Burchard*-Liebermann* Reaktion *f*
伯塞洛特反应 Berthelot* Reaktion *f*(测定尿中氨的比色试验)
博尔次氏反应 Boltz* Reaktion *f*
博-让反应 Bordet*-Gengou* Reaktion *f*, komplementäre Fixation *f*(补体结合反应)
布里格氏恶病质反应 Brieger* Kachexie-Reaktion *f*
布吕克氏硝酸反应 Brück* Salpetersäure-Reaktion *f*
布洛赫氏反应 Bloch* Reaktion *f*, Dopa-Reaktion *f*,
戴尔反应 Dale* Reaktion *f*, Schultz*-Dale* Reaktion *f*(豚鼠回肠、子宫角体外过敏试验)
德-帕二氏抗原反应 Debré*-Paraf* Antigenreaktion *f*
狄克氏反应 Dick* Reaktion *f*
迪克反应 Dick* Reaktion *f*, Dick* Test *m*(猩红热毒素试验,测定人体对猩红热有无免疫力的皮肤试验)
多纳吉奥氏反应 Donaggio* Reaktion *f*
[冯]披尔奎氏反应 von Pirquet* Reaktion *f*
高田氏反应 Takata*(-Ara*) Reaktion *f*
格-肥二氏反应 Gruber*-Widal* Reaktion *f*
格雷夫氏瘤反应 Greve* (Tumor-) Reaktion *f*
格鲁伯反应(维达尔反应,伤寒凝集反应) Gruber* Reaktion *f*, Widal* Reaktion *f*
格梅林氏反应 Gmelin* Reaktion *f*
格氏反应 Grignard* Reaktion *f*
光田反应 Mitsuda* Reaktion *f*(麻风菌素晚期反应)
郭霍氏反应 Koch* Reaktion *f*, Tuberkulin-Reaktion *f*
过碘酸雪夫氏反应 Perjodsäure-Schiff* Reaktion *f*
哈-扬二氏反应方程式 Harden*-Young* Gleichung *f*
汉勒氏反应 Henle* Reaktion *f*
赫-克二氏反应 Hirschfeld*-Klinger* Reaktion *f*, Koagulationsreaktion *f*
赫克斯海默尔反应(贾赫反应) Herxheimer* Reaktion *f*, Jarisch*-Herxheimer* Reaktion *f*
赫克斯海默氏反应 Herxheimer* Reaktion *f*
亨勒反应 Henle* Reaktion *f*(肾上腺髓质细胞用铬盐处理

染成暗褐色）
亨特氏反应 Hunt* Reaktion *f*, Azetonitrilreaktion *f*
华 - 康二氏反应 Wassermann*-Kahn* Reaktion *f*
华氏反应 Wassermann* Reaktion *f*
荒川氏反应 Arakawa* Reaktion *f*
霍 - 柯二氏反应 Hopkins*-Cole* Reaktion *f*
贾 - 赫反应 Jarisch*-Herxheimer* Reaktion *f*, Herxheimer* Reaktion *f*（治疗后梅毒加重反应）
局部施瓦茨曼反应 lokale Shwartzman* Reaktion *f*（局部内毒素出血性坏死反应）
卡米季氏反应 Cammidge* Reaktion *f*, Pankreasreaktion *f*
康尼扎罗反应 Cannizzaro* Reaktion *f*, aldehydische Reaktion *f*（醛反应）
康尼扎罗氏反应 Cannizzaro* Reaktion *f*, Aidehydreaktion *f*
康氏反应 Kahn* Reaktion *f*
科赫反应 Koch* Reaction *f*, tuberkulinische Reaktion *f*（结核菌素反应）
库兴氏体温反应 Cushing* Temperaturreaktion *f*
兰多反射 Landau* Reflex *m*（婴儿正常反应）
勒梅尔氏反应 Römer Reaktion *f*
里肯伯格氏反应 Rieckenberg* Reaktion *f*
里瓦尔塔反应（莫里茨反应）Rivalta* Reaktion *f*, Moritz* Reaktion *f*（鉴别渗出液与漏出液）
里瓦尔塔氏反应 Rivalta* Reaktion *f*
利 - 伯反应 Liebermann*-Burchard* Reaktion *f*（胆固醇和类固醇的比色法反应）
鲁索反应 Russo* Reaktion *f*（检伤寒）
罗森巴赫氏反应 Rosenbach* Reaktion *f*
洛布蜕膜反应 Loeb* Deziduareaktion *f*（黄体发育正常时，子宫内膜可因玻璃珠或其他刺激物的存在而形成小的蜕膜瘤）
洛曼反应 Lohmann* Reaktion *f*（肌肉中由肌酸激酶催化，ATP 高能磷酸键转移至肌酸形成磷酸肌酸的可逆反应）
马尔基反应 Marchi* Reaktion *f*（用锇酸处理神经纤维时不能使髓鞘变色的反应）
马沙多反应（马格反应）Machado* Reaktion *f*, Machado*-Guerreiro* Reaktion *f*（锥虫病补体结合反应）
马佐蒂反应 Mazzotti* Reaktion *f*（查旋盘尾丝虫）
迈尼克氏反应 Meinicke* Reaktion *f*
麦肯德里克氏反应 McKendrick* Reaktion *f*
曼德尔包姆氏反应 Mandelbaum* Reaktion *f*
芒图反应 Mantoux* Reaktion *f*（皮内结核菌素反应）
芒图氏反应 Mantoux* Reaktion *f*
米龙氏反应 Millon* Reaktion *f*
苗勒氏反应 Müller* Reaktion *f*, Ballungsreaktion *f*
莫利施反应 Molisch* Reaktion *f*, Molisch* Test *m*（检尿葡萄糖、尿蛋白质）
莫利施氏反应 Molisch* Reaktion *f*
莫罗氏反应 Moro* Reaktion *f*
纳迪反应 Nadi* Reaktion *f*, Oxydasereaktion *f*
纳格勒反应 Nagler* Reaktion *f*, Nagler* Test *m*（产气荚膜杆菌卵磷脂酶反应）
能斯脱方程［式］Nernst* Gleichung *f*（用于计算电化学反应所产生的电压）
尼 - 莫二氏反应 Neill*-Mooser* Reaktion *f*
尼穆反应（豚鼠阴囊肿胀反应）Neill*-Mooser* Reaktion *f*（诊断斑疹伤寒）
诺伊菲尔德反应 Neufeld* Reaktion *f*（荚膜肿胀反应，用于肺炎球菌的分型）
诺伊费尔德氏反应 Neufeld* Reaktion *f*, Kapselquel-lungstest *m*
欧利希氏重氮反应 Ehrlich* Diazoreaktion *f*
帕里希氏反应 Parish* Reaktion *f*
陪替氏反应 Petri* Reaktion *f*
披尔奎氏反应 Pirquet* Reaktion *f*
皮特罗夫斯基氏反应 Pietrowski* Reaktion *f*, Biuretreaktion *f*
普 - 屈二氏反应 Prausnitz*-Küstner* Reaktion *f*
鉴别反应 Identifizierung *f*, Identifikation *f*
琼莫反应 Jones*-Mote* Reaktion *f*（皮肤基底细胞超敏反应，一种弱迟发型超敏反应）
施特劳斯氏反应 Straus* Reaktion *f*
施瓦茨曼氏反应 Schwartzmann* Reaktion *f*
舒 - 查二氏反应 Schultz*-Charlton* Reaktion *f*, Auslöschphänomen *n*
舒 - 戴反应 Schultz*-Dale* Reaktion *f*（检过敏性）
斯特劳斯反应 Straus* Reaktion *f*（以含有马鼻疽杆菌的毒性物质接种至雄性豚鼠腹腔内，可产生阴囊损害）
宿主反应性晕 wirtsreaktiver Halo *m*
宿主防御 Host-Verteidigung *f*（反应）
宿主抗移植物反应 host versus graft reaction <engl.>, Graft-versus-Host-Reaktion *f*
特恩布尔蓝反应 Turnbull* graue Reacktion *f*（检铁）
特里布累氏反应 Triboulet* Reaktion *f*
外 - 斐二氏反应 Well*-Felix* Reaktion *f*
韦 - 费反应 Weil*-Felix* Reacktion *f*（斑疹伤寒血清凝集反应）
韦尼克反应 Wernicke* Reaction *f*, hemiopische Pupillenreaktion *f*（偏盲性瞳孔反应）
维达尔反应（伤寒凝集反应）Widal* Reaktion *f*（检伤寒）
魏斯氏反应 Weiss* Reaktion *f*
魏希布罗特氏反应 Weichbrodt* Reaktion *f*
沃 - 普反应 Voges*-Proskauer* Reaktion *f*（鉴别大肠杆菌与产气杆菌）
乌科氏反应 Ucko* Reaktion *f*
西格马反应 Sigma-Reaktion *f*
总反应 Gesamtreaktion *f*
锡克氏反应 Schick* Reaktion *f*
谢利瓦诺夫反应 Selivanoff* Reaktion *f*, Seliwanow* Reaktion *f*（检尿果糖）
谢利瓦诺夫氏反应 Selivanoff* Reaktion *f*
雅费反应 Jaffé* Reaktion *f*（检查肌酐的苦味酸反应）
雅 - 赫二氏反应 Jarisch*-Herxheimer* Reaktion *f*
约利反应 Jolly* Reaktion *f*（检肌无力）
id 反应 ID-Reaktion *f*（局限或泛化的继发性皮肤出疹）
SOS 反应 SOS-Reaktion *f*（大肠杆菌中酶类的协同诱导）
PAS 反应（过碘酸希（席）夫反应）Periodsäure-Schiff*-Reaktion *f*, Periodsäurefärbung *f*, PAS-Reaktion *f*
反应比速 spezifische Reaktionsgeschwindigkeit *f*, spezifische Reaktionsrate *f*
反应变量 Responsvariable *f*
反应辨别 Responsbenachteiligung *f*
反应标准 Reaktionsnorm *f*
反应不足的 hyporeaktiv, hypergisch, hypoergisch
反应测量 Responsmessung *f*
反应测试板 Reaktionstestplatte *f*
反应产物 Reaktionsprodukt *m*
反应程度 reaktionsgrad *m*
反应尺度 Antwortskala *f*
反应初速［度］Anfangsgeschwindigkeit der Reaktion *f*
反应促进 Responsrrleichterung *f*
反应代价 Responskosten *n*
反应代价法 Antwortkosten *f*
C 反应蛋白 C-reaktives Protein *n*（CRP）
C 反应蛋白抗血清 C-reaktives-Protein-Antiserum *n*（CRPA）
反应的 reaktiv
反应的精简反应定势 Vereinfachungsrespons *m*
反应定势 Responsset *n*
反应动力学 Reaktionskinetik *f*
反应堆 Reaktor *m*

反应泛化 Reaktionsgeneralisation *f*
反应范围 Reaktionsumfang *m*
反应方向 Reaktionsrichtung *f*
反应分裂 Schizokinese *f*
反应分散 Reaktionsdispersion *f*
反应分子数 Molekülzahl der Reaktion *f*
反应幅度 Reaktionsamplitude *f*
反应规范 Reaktionsnorm *f*
反应锅 Reaktionstopf *m*
反应过度 Hyperergie *f*
反应过度的 hyperergisch, hyperreaktiv
反应回路 Reaktionsschaltung *f*
反应活性氧类 reaktive Sauerstoffspezies *f*（ROS）
反应机制（理）Reaktionsmechanismus *m*
反应基［团］reaktive Gruppe *f*
反应级数 Ordnung der Reaktion *f*, Reaktionsordnung *f*
反应键 Reaktionsschlüssel *m*
反应阶段 Reaktionsstufe *f*
反应结构 Reaktionsstruktur *f*
反应界量 Limes reagens *m*
反应距 Reaktionsreichweite *f*
反应均势 Reaktionsgleichgewicht *f*
反应抗体 Reagin *n*, Reaginantikörper *m*, Prausnitz*-Küster* Antikörper *m*
反应类型 Reaktionstyp *m*
反应力 Reaktionskraft *f*
反应力正常 Normergie *f*
反应力正常的 normergisch
反应历程 Reaktionsmechanismus *m*, Reaktionsverlauf *m*
反应链形成 Reaktionskette *f*
反应量 Reaktionsdosis *f*
反应率 Reaktionsrate *f*
反应模式 Reaktionsmuster *m*
反应偏向 Reaktionsauslenkung *f*
反应期 Reaktionsstadium *n*
反应期 Reaktionszeit *f*, Reaktionsperiode *f*
反应气相色谱法 Reaktionsgaschromatographie *f*
反应器 Reaktor *m*
反应潜伏期 Reaktionsinkubationszeit *f*
反应潜能 Reaktionspotential *n*
反应强度 Responsintensität *f*
反应区 Reaktionszone *f*
反应区间 Reaktionsregion *f*
反应热 ①Reaktionswärme *f*, ②Reaktionsfieber *n*
反应烧瓶 Reaktionskolben *m*
反应时［间］Reaktionszeit *f*
反应时测试 Reaktionszeittest *m*
反应时间测试仪 Reaktionszeittester *m*
反应式 Reaktionsformel *f*, Reaktionsgleichung *f*
反应适当性 Reaktionsangemessenheit *f*
反应数据库 Reaktionsdatenbank *f*
反应素 Reagin *n*, Reaginantikörper *m*, Prausnitz-Küster* Antikörper *m*
反应素抗体 Reaktionsantikörper *m*
反应素性抗体 Reaginantikörper *m*
反应速度（率）Reaktionsschnelligkeit *f*, Reaktionsgeschwindigkeit *f*
反应速度（率）常数 Reaktionskonstante *f*
反应速率 Reaktionsrate *f*
反应速率决定步骤 geschwindigkeitsbestimmender Schritt der Reaktion *m*
反应特性 Reaktionscharakteristika *n pl*
反应体系 Reaktionssystem *n*
反应停 Thalidomid *n*
反应物 Reaktionsteilnehmer *m*, Reagens *n*
反应心理学 Reaktionspsycholigie *f*
反应形成 Reaktionsformation *f*
反应型 Responstyp *m*
反应型变态反应 responstypische Allergiereaktion *f*
反应性 Reaktivität *f*, Reaktionsfähigkeit *f*
反应［性］的 reaktiv
反应性充血 reaktive Hyperämie *f*
反应性出血 reaktive Blutung *f*
反应性穿通性胶原病 reaktive perforierte Kollagenose *f*
C-反应性蛋白 C-reaktives Protein *n*
反应性氮中间物 reaktive Stickstoffzwischenprodukte *n pl*
反应性低血糖 reaktive Hypoglykämie *f*
反应性癫痫 reaktive Epilepsie *f*
反应性骨关节炎 reaktive Osteoarthritis *f*
反应性骨膜增生 reaktive periostale Proliferation *f*
反应性滑膜炎 reaktive Synovitis *f*
反应性坏死毒性脑膜炎 Meningitis necrotoxica reaktiva *f*
反应性浆细胞增多症 reaktive Plasmozytose *f*
反应性精神病 reaktive Psychose *f*, Reaktionspsychose *f*
反应性精神分裂症 reaktive Schizophrenie *f*
反应性精神混乱 reaktive Konfusion（od. Verwirrung）*f*
反应性精神障碍 reaktive Störung *f*
反应性类偏执狂状态 reaktiver paranoider Zustand *m*
反应性麻风 reaktive Lepra *f*
反应性朦胧状态 reaktive Dämmerungszustand *m*
反应性木僵 reaktiver Stupor *m*
反应性偏执样精神病 reaktive Paranoidpsychose *f*
反应性偏执状态 reaktiver Paranoidzustand *m*
反应性强化 reaktive Verstärkung *f*
反应性神经胶质增生 reaktive Gliose *f*
反应性探究分 Antwort auf Testscore *f*
反应性胃病 reaktive Gastropathie *f*
反应性无丝分裂 Reaktionsmitose *f*
反应性细胞裂解 reaktive Lyse *f*, reaktive Lysis *f*
反应性小胶质细胞 reaktive Mikroglia（zelle）*f*
反应性心包炎 reaktive Perikarditis *f*
反应性星形细胞 reaktive Astrozyten *m pl*
反应性兴奋状态 reaktiver Erregungszustand *m*
反应性血管内皮瘤病 reaktive Angioendotheliomatose *f*
反应性血小板增多 reaktive Thrombozytose *f*
反应性氧中间物 reaktive Sauerstoff-Zwischenstufe *f*
反应性异常 Heteropathie *f*, Dysergie *f*
反应性抑郁［症］psychogene（od. reaktive）Depression *f*
反应性抑郁性精神病 reaktive Depressionspsychose *f*
反应性抑郁状态 reaktiver Depressionszustand *m*
反应性意识错乱（反应性意识模糊）reaktive Verwirrung *f*
反应性意识模糊状态 reaktiver Konfusionszustand *m*
反应性躁狂 reaktive Manie *f*
反应性躁狂状态 reaktiver manischer Zustand *m*
反应性增生性血管内皮瘤病 reaktive proliferative Angioendotheliomatose *f*
反应性组织细胞增多症 reaktive Histiozytose *f*
反应学 Reaktologie *f*
反应学习 Responslernen *n*
反应野 Reaktionsfeld *n*, Rückwirkungsfeld *n*
反应阈 Reaktionsfähigkeitsschwelle *f*
反应原 Reaktinogen *n*
反应原性 Reaktionogenität *f*
反应者 Reaktor *m*
反应质 Reaktionsstoff *m*, Adaptionsprodukt *n*
反应中间体 Reaktionsintermediärkörper *m*
反应中心 Reaktionszentrum *n*
反应状态 Reaktionszustand *m*
反应综合 Responsintegration *f*

反应组织 reaktives Gewebe *n*
反应坐标 Reaktionskoordinate *f*
反映 Reflexion *f*, Widerspieglung *f*
反映论 Reflexionstheorie *f*
反映性抽象 reflektive Abstraktion *f*
反映性静听 reflektives Hören *n*
反油酸 Elaidinsäure *f*, Acidum elaidicum *n*
反语症 Enantiolalie *f*, spöttische Rede *f*
反张胫骨 Antitonusschienbein *n*
反张膝 Antitonusknie *n*
反照率 Albedo *f*
反照率知觉 Albedowahrnehmung *f*
反折的 zurückgebogen
反折胎盘 Placenta reflexa *f*
反折头 Caput refluxum *n*
反正弦变换 Arkussinustransformation *f*
反证据 Gegenbeweise *f*
反质点 Antiteilchen *n*, Antipartikel *n*
反质子 Antiproton *n*
反智主义 Antiintellekturalismus *m*
反中微子 Antineutrino *n*
反中子 Antineutron *n*
反转 Inversion *f*, Umkehrung *f*
反转恢复脉冲序列 Invesion-Erholung Impulsfolge *f*
反转录 reverse Transkription PCR *f*
反转录 PCR differenzielle mRNA, Display RT-PCR, DDRT-PCR(mRNA 差别显示反转录 PCR)
反转录病毒 Retrovirus *n*
反转录多聚酶链式反应 reverse Transkription PCR *f*
反转录假基因 retropseudegen *m*
反转录酶素 Revistin *n*
反转录转座 Retroposition *f*
反转录转座子 Retroposon *m*, Retrotransposon *m*
反转录子 Retroposon *m*
反转韧带 Ligamentum reflexum *n*
反转现象 Flip-Flop-Phänomen *n*
反转线 Reversionslinie *f*
反转重复序列 invertierte Wiederholung *f*
反自立行为 Antiunabhängigkeitsverhalten *n*
反足细胞 Antipodenzelle *f*
反祖遗传 Atavismus *m*
反作用 Reaktion *f*, Gegenwirkung *f*, Rückwirkung *f*
反作用的 antagonistisch
反作用力 gegenwirkende Kraft *f*
返回大气层 Wiedereintritt *m*
返回行为 Referenzfahrtsverhalten *n*
返回抑制 wiederkehrende Inhibition *f*
返回原状 Wiederinkraftsetzung *f*
返老还童 Rejuvenation *f*, Verjüngung *f*
返流性肾病 Refluxnephropathie *f*
返流性食管炎 Refluxösophagitis *f*
返渗透 reverse Osmose *f*
返式作用因子 Transaktionensfaktor *m*
返童现象 Altersregression *f*
返幼 Verjüngung *f*
返祖畸形 atavistische Mißbildung *f*
返祖[现象] Atavismus *m*
返祖性的 atavistisch
返祖[性]再生 atavistische Regeneration *f*
返祖性组织变态 Reversionsmetamorphose *f*
返祖牙 atavistischer Zahn *m*
返祖遗传 Atavismus *m*, Reversion *f*
返座基因 Retrogen *n*
返座假基因 Retropseudogen *n*
返座子 Retroposon

fàn 犯饭泛范贩

犯法 Vergehen *n*
犯法堕胎 Abortus criminalis *m*, Kriminalabort (us) *m*
犯法死后伤 kriminelle postmortale Verletzungen *f pl*
犯重婚[罪]的 bigamistisch
犯重婚罪的人 Bigamist *m*
犯罪 Straftat *f*, Verbrechen *n*
犯罪的 kriminal
犯罪地点 Ort des Verbrechens *m*
犯罪动机 Kriminalmotiv *n*
犯罪多发地区 Delinquenzbereich *m*
犯罪堕落 kriminale Entartung *f*
犯罪儿童 delinquentes Kind *n*
犯罪感 Schuld *f*
犯罪工具 kriminalitätinstrument *n*
犯罪构成要素 konstitutive Elemente von kriminalität *n pl*
犯罪行为 Straftat *n*, Kriminalität *f*
犯罪集团 kriminelle Bande *f*
犯罪记录 Vorstrafenregister *n*
犯罪精神病 Kriminose *f*
犯罪精神病人 krimineler Geisterskranke *m*
犯罪精神病学 Kriminalpsychiatrie *f*
犯罪精神错乱(精神病) Kriminalwahnsinn *m*
犯罪恐怖 Anissophobie *f*, Peccatiphobie *f*
犯罪目的 Zweck eines Verbrechens *m*
犯罪倾向 schuldige Anfälligkeit *f*
犯罪人格 Kriminalpersönlichkeit *f*
犯罪人类学 kriminalanthropologie *f*
犯罪人体测量[学] Kriminalanthropometrie *f*
犯罪实验室 Krimilabor *n*
犯罪受害者 Krimiopfer *n*
犯罪死 krimineler Tod *m*
犯罪未遂 Kriminalversusche *f*
犯罪心理卫生 Kriminalpsycholgischehygiene *f*
犯罪嫌疑人 Verdächtiger *m*
犯罪现场 Tatort *m*
犯罪现场分析 Tatortanalyse *f*
犯罪心理痕迹 geistige Spur von Kriminalität *f*
犯罪心理机制 Mechanismus der kriminellen Psyche *m*
犯罪心理结构 Struktur der kriminellen Psyche *f*
犯罪心理结构的发展 Entwicklung der Struktur der kriminellen Psyche *f*
犯罪心理学 Kriminalpsychoiogie *f*
犯罪心理因素 Faktoren der kriminellen Psyche *m pl*
犯罪心理预测 psychologische Vorhersage der Kriminalität *f*
犯罪心理预防 psychologische Vorbeugung von Kriminalität *f*
犯罪性质 Kriminalwesen *n*
犯罪学 Kriminologie *f*
犯罪学上的 kriminologisch
犯罪意图 Kriminalabsicht *f*
犯罪意图表示 Kriminalabsichtsindikationen *f pl*
犯罪原因 Kriminalitätsursache *f*
犯罪责任能力 strafrechtliche Verantwortlichkeit *f*
犯罪者 Täter *m*
犯罪侦查 Kriminalinvestigation *f*
犯罪侦查学(刑事学) Kriminalistik *f*
犯罪主体 Gegenstand des Verbrechens *m*
饭后[服] nach dem Essen, post prandium (p.p.), post cibum (p.c.)
饭后期间 postprandiale Periode *f*
饭前[服] vor dem Essen, ante cibum (a.c.)
饭食反流 Regurgitation der Speise *f*

饭匙倩 Habuschlange *f*, Lachesis flavovilidis *m*(眼镜蛇)
饭匙倩属 Lachesis *m*
泛成孢子细胞 Pansporoblast *m*
泛醇 Ubichinol *n*
泛大西洋协作组织 Transatlantic Inter-Society Consensus *m*(TASC)
泛发的 allgemein, weitverbreitet
泛发淋巴组织细胞性浸润 allgemeine lymphohistiozytäre Infiltration *f*
泛发性 universal, generalisiert
泛发性扁平黄瘤 allgemeines Plattxanthom *n*
泛发性扁平疣 allgemeine Verrucaplana *f*
泛发性带状疱疹 allgemeiner Herpes zoster *m*
泛发性弹力纤维溶解 allgemeine Elastolyse *f*
泛发性多汗症 allgemeine Hyperhidrose *f*
泛发性恶性黑棘皮病 allgemeine maligne Acanthosis nigricans *f*
泛发性发疹性组织细胞瘤 allgemeines eruptives Histiozytom *n*
泛发性发疹性组织细胞增生病 allgemeine eruptive Histiozytose *f*
泛发性黑变病 allgemeine Melanose *f*
泛发性红斑 allgemeines Erythem *n*
泛发性红皮病 allgemeine Erythrodermie *f*
泛发性环状肉芽肿 allgemeines ringförmiges Granulom *n*
泛发性黄斑瘤 Xanthelasma *n*
泛发性急性粘膜皮肤单纯疱疹 allgemeiner akuter mukokutaner Herpes simplex *m*
泛发性角化棘皮瘤 allgemeines Keratoakanthom *n*
泛发性溃疡性肉样瘤病 allgemeine Colitis sarkoidose *f*
泛发性类天疱疮 allgemeiner Pemphigus *m*
泛发性淋巴组织细胞性浸润 allgemeine lymphohistiozytäre Infiltration *f*
泛发性毛囊错构瘤 allgemeines Hamartom des Haarfollikels *n*
泛发性毛细血管扩张 allgemeine Telangiectase *f*
泛发性牛痘 allgemeines Vaccinia *n*
泛发性脓疱型银屑病 allgemeine Psoriasis *f*
泛发性皮肤念珠菌病 allgemeine kutane Candidiasis *f*
泛发性皮肤松垂 allgemeine Dermatochalasis *f*
泛发性瘙痒症 allgemeiner Pruritus *m*
泛发性色素异常病 Dyschromatose universale *f*
泛发性神经性皮炎 allgemeine Neurodermitis *f*
泛发性湿疹 Eczema universale *n*
泛发性水痘样疹 allgemeine varicelliförmige Eruption *f*
泛发性特发性毛细血管扩张 allgemeine spezifische Telangiektasie *f*
泛发性萎缩性良性大疱性表皮松解 allgemeine atrophische gutartige Epidermolysis bullosa *f*
泛发性先天性静脉扩张 allgemeine genuine Phlebektasie *f*
泛发性银质沉着病 allgemeine Argyrie *f*
泛发性硬皮病 allgemeine Sklerodermie *f*
泛发性疣病 allgemeine Verrucosis *f*
泛发性粘液性水肿 allgemeines Myxödem *n*
泛发性正常脂血性扁平黄瘤 allgemeine normolipemische Ebenexanthomie *f*
泛发性痣样色素沉着 allgemeine naevoide Pigmentierung *f*
泛函关系 Funktionsbeziehung *f*
泛涵性思维 Overinclusionsgedanken *n*, overinclusive thinking <engl.>
泛化 Generalisation *f*, Generalisierung *f*
泛化递增度 Generalisierungsgradient *m*
泛化梯度 Generalisierungsgradient *m*
泛化消极主义 Allgemeinnegativismus *m*
泛化性自卑感 Generalinferiorität *f*
泛磺酸 Thiophanate *f*, Thiophansäure *f*
泛[激]素 Ubiquitin *n*
泛[激]素(泛肽) Ubiquitin *n*
泛焦虑症 Pan-Angst *f*
泛解酸 Pantoinsäure *f*
泛精神病学 Panpsychiatrie *f*
泛菌属 Pantoea *f*
泛醌 Ubichinon *n*
泛灵论 Panpsychismus *m*, Animismus *m*
泛耐药 Pan-Resistenz *f*
泛耐药菌 Pan-resistente Bakterie *f*
泛脑层次 Schädeldeckeniveau *n*
泛脑关系 Pan-Hirnbeziehung *f*
泛凝集[反应] Panagglutination *f*
泛强化物 generalisierter Verstärker *m*
泛色 Filmfarbe *f*
泛神论 Pantheismus *m*, Sufismus *m*
泛生的 pangenetisch
泛生论 Pangenesis *f*
泛生说 Pangenesistheorie *f*
泛嗜(向)的 pantrop, pantotrop
泛嗜性病毒 pantropes Virus *n*
泛素-蛋白酶体通路 Ubiquitin-Proteasom-Weg *m*
泛素-蛋白酶体系统 Ubiquitin-Proteasom-System *n*(UPS)
泛素化 Ubiquitinierung *f*
泛素降解系统 Ubiquitin-Abbau-System *n*
泛素羟基末端水解酶 Ubiquitin Carboxy-terminale Hydrolase *f*
泛素依赖途径 Ubiquitin-abhängiger Weg *m*
泛酸 Pantothensäure *f*, Acidum pantothenicum *n*
泛酸钙 Kalziumpantothenat *n*, Calcium pantothenicum *n*
泛酸盐 Pantothenat *n*
泛啼魔 Pandämonium *n*
泛文化精神病学 transkulturelle Psychiatrie *f*
泛昔洛韦 Famciclovir *n*
泛细支气管炎 Panbronchiolitis *f*
泛酰半胱氨酸 Pantothenoylzystein *n*
泛酰半胱氨酸合成酶 Pantothenoylzystein-Synthetase *f*
泛酰半胱氨酸脱羧酶 Pantothenoylzysteindekarboxylase *f*
泛酰巯[基]乙胺 Pantethein *f*, N-Dexpanthenol-β-amino-Ethylmercaptan *n*
泛心理论 Panpsychismus *m*
泛心论 Panpsychismus *m*
泛性论 Pansexualismus *m*
泛音 Oberton *m*
泛影葡胺 Megluminum diatriazoicum *n*, Urografin *n*
泛影酸 Acidum diatrizoicum *n*
泛影[酸]钠 Natrium diatrizoat *n*, Hypaque-Natrium *n*, Hypaque *f*
泛影酸盐 Diatrizoat *n*
泛应素,泛有素 Ubiquitin *n*
泛子 Pangen *n*
范-艾二氏病 van Creveld*-Ellis* Krankheit *f*, Chondroekdermaldysplasie *f*
范博盖尔特脑炎(亚急性硬化性全脑炎) van Bogaert* Enzephalitis, subakute sklerosierende Panenzephalitis *f*
范博盖尔特硬化性白质脑炎 Van Bogaert* sklerosierende Leukenzephalitis *f*
范畴 Katagorie *f*
范畴推理 katagorisches Denken *n*
范畴注释 Verwendungshinweis *m*
范畴组织 katagorische Organisation *f*
范茨-曼妮莎公式 Feiz*-Mannis* Formel(Rechtung der IOL-Brechkraft) *f*(人工晶体度数计算)
范德赫夫综合征 Van der Hoeve* Sydrom *n*(多发性遗传缺陷)
范德华氏键 van der Waals* Bindung *f*
范德华氏[吸引]力 van der Waals* Kraft *f*
范德华引力 Van der Waal* Gravitation *f*

范德斯皮格尔氏线 van der Spiegel* Linie *f*, Linea semilunaris *f*
范德瓦尔斯半径 Van der Waals* Radius *m*
范德瓦尔斯方程 Van der Waals* Gleichung *f*
范德瓦尔斯键 Van der Waals* Bindung *f*
范德瓦尔斯力 Van der Waals* Kräfte *f pl*
范德瓦尔斯氏方程 van der Waals* Gleichung *f*
范[德伍培]氏斑虻 Chrysops van der wulpi *f*
范登伯[格]氏反应 van den Bergh* Reaktion *f*
范登伯格氏法 Van den Bergh* Methode *f*
范登伯格氏反应 van den Bergh* Reaktion *f*
范登伯格氏试验 van den Bergh* Test *m*
范[登伯格]综合征 Van den Bosch* Syndrom *n*(疣状肢端角化病,无汗症,骨骼畸形,智力缺陷及无脉络膜)
范迪恩氏试验 van Deen*(-Weber*) Probe *f*
范第姆特氏方程式 van Deemter* Gleichung *f*
范格胡克滕法 van Gehuchten* Methode *f*(组织固定法)
范吉逊三硝基酚和酸性品红染液 Van*-Gieson* Solution des Trinitrophenols und Acidfuchsinflecks *f*(用于染结缔组织)
范吉逊氏染剂 van Gieson* Färbungsmittel *n*
范康尼-贝克尔综合征 Fanconi*-Bickel*-Syndrom *n*
范康尼全血细胞减少综合征 Fanconi* Panzytopeniesydrom *n*
范康尼氏贫血 Fanconi* Anämie (od. Panmyelopathie) *f*
范康尼氏综合征 Fanconi* Syndrom *n*
范可尼综合征 Fanconi* Syndrom *n*
范例 Paradigma *n*, Prototyp *m*
范罗亨综合征(原发性甲状腺功能低下闭经溢乳综合征) Van Wyk*-Ross*-Hene* Sydrom *n*
范奈克氏病 van Neck* Krankheit *f*, Osteochondritis ischiopubica *f*
范普拉夫字标命名法 Van Praagh* Konvention *f*
范式 Beispiel *n*
范斯莱克氨基氮测定[法] Van Slyke* Aminostickstoffmethode *f*
范斯莱克氏法 Van Slyke* Methode *f*
范斯莱克氏试验 van Slyke* Test *m*
范斯莱克茚三酮二氧化碳测定[法] Van Slyke* Ninhydrinmethode *f*
范托夫定律 van't Hoff* Gesetz *n*
范围 Bereich *m*, Rahmen *m*, Grenze *f*
范型 Muster *n*, Vorbild *n*, Form *f*
范型脱发 Alopezie (beim Mann) *f*, Haarausfall (bei der Frau) *m*
范兹实验箱 Fantz* experimentale Box *f*
贩毒 Drogenhandel *m*

FANG 方芳钫防房仿访昉纺放

fāng 方芳钫

方案 Schema *n* plan *m*, Programm *n*
方案评价 Bewertung des Programms *f*
方便食品 Instantlebensmittel *n*, Convenience-Foods *n*
方便样本 willkürliche Auswahl *f*
方冰(冰块) Eiswürfel *m*
方波刺激器 Rechteckimpulserzeuger *m*
方波电磁流量仪 rechteckiger-elektromagnetischer Flußmesser *m*
方波发生器 Rechteckgenerator *m*
方波光栅 Rechteckgitter *n*, Rechteckschwingungsgitter *n*
方波急跳 Rechteckruck *m*
方波脉冲电流疗法 Rechteckimpulsstromtherapie *f*
方波引产器 Rechteckwellenform-Stimulator für Geburtsleitung *m*
方波治疗机 Rechtecktherapieeinheit *f*
方部 Pars quadrata *f*
方差 Varianz *f*
方差不齐 Heterogenität der Varianzen *f*
方差分析 Varianzanalyse *f*
方差齐性 Varianzhomogenität *f*
方差齐性检验 Varianzhomogenitätsprüfung *f*
方差协方差矩阵 Varianzkovarianzmatrix *f*
方差元素估计 VARCOMP (Varianzkomponentenschätzung) *f*
方差最大正交旋转 Varimax orthogonale Rotation *f*
方程 Gleichung *f*
　阿列纽斯方程[式] Arrhenius* Gleichung *f*(描述反应速率常数与温度的依从关系)
方程式 Gleichung *f*
方法 Methode *f*
方法比较 Methodenvergleich *m*
方法和设备数据 Verfahren und Vorrichtung-Data
方法论 Basicmethodologie *f*
方法学 Methodik *f*
方法学行为主义 methodologischer Behaviourismus *m*
方格短沟蜷 Semisulcospira cancellata *f*
方格裂纹的 rissige Tessellation *f*
方格索引 Quadratindex *m*
方肩 Quadratschulter *f*(畸形)
方肩畸形 Quadrstschulterdeformität *f*
方结 Schifferknoten *m*
方解石 Kalkspat *m*, Kalzit *n*
方晶 prismatischer Kristall *m*
方均根速度 mittlere quadratische Geschwindigkeit *f*
方均根值 Effektivwert *m*, quadratischer Mittelwert *m*
方块字 Schriftbild *n*
方框(块) Block *m*
方框图 Blockschaltbild *n*
方框[线]图 Blockdiagramm *n*
方颅 Quadratschädel *m*, Caput quadratum *n*, Cephalus quadratus *m*
方马染剂 Fontana-Masson* Fleck *m*
方面 Dimension *f*
方盘量角器 Sphäre Platte Winkelmesser *m*
方石英嵌体包埋料 Cristobalit-Einbettungsmasse *f*
方氏腔 Fontana* Räume *n pl*, Spatia anguli iridocornealis *n pl*
方氏综合征 Fong* Syndrom *n*, Nagel*-Patella*-Winkel* Sydrom *n*
方式 Modus *m*, Art *f*, Weise *f*
方式快乐 Modefreude *f*
方丝弓矫治器 seitliches Gerät *n*
方坦手术 Fontan* Operation *f*(心脏的功能性矫正手术)
方体缝合针 vierkantige Nähnadel (od. Nahtnadel) *f*
方头蜱属 Boophilus *m*
方位 Lage *f*, Positio *f*, Richtung *f*
方位光阑 Azimutblende *f*
方位混淆 direktionale Verwirrung *f*
方位基点 Hauptpunkt *m*, Kardinalpunkt *m*
方位选择性神经元 orientierungsselektives Neuro *n*
方位因素 Richtungsfaktor *m*
方位运动觉察器 Orientierungsbewegungsmelder *m*
方位照相 Positionphotographie *f*
方位知觉 Orientierungswahrnehmung *f*
方向 Richtung *f*, Orientierung *f*
方向包围盒 orientierte Boundingbox *f*
方向辨别阈 Orientierungsschwelle *f*
方向不同的分离性眼球震颤 Disjunktionsnystagmus *m*
方向错觉 Orientierungsillusion *f*
方向错误 Anisotropie *f*
方向感 Richtungssinn *m*
方向盘损伤 Lenkradverletzung *f*
方向性 Orientierungsvermögen *n*, Orientierungsfähigkeit *f*
方向性多普勒流速描记器 gerichteter Doppler*-Geschwindigkeitsrekorder *m*
方向性多普勒流速描记器 Richtungskoppler Dopplergeschwindigkeit Rekorder *m*

方向异形 Anisotropie *f*
Z方向作用力 Z-Orientierungskraft *f*
方形波 Quadratwelle *f*, Rechteckwelle *f*
方形电表 quadratisches elektroinstrument *n*
方形弓丝 Flachdraht *m*
方形管 Rechtecktube *f*
方形肌 Musculus quadratus *m*
方形颅 quadratischer Kopf *m*
方形韧带 Ligamentum quadratum *n*
方形嗜黄鼠蚤松花江亚种 Citellophilus tesquorum sungaris *m*
方形丝 seitliche Wire *f*
方形小叶 Lobulus quadrangularis (cerebelli) *m*
方言推理 dialektischer Schluss *m*
方叶 ①Lobus quadratus (hepatis) *m* ②Lobulus quadrangularis (cerebelli) *m*
方阵 Matrix *f*
芳[香]烃受体 Ah-Rezeptor *m*
芳[族]环 aromatischer Ring *m*
芳草浴 Kräuterbad *n*
芳构化 Aromatisierung *f*
芳基 Aryl *n*
芳基胺 Arylamin *n*
芳基化剂 Arylierungsmittel *n*
芳基锂 Aryllithium *n*
芳基硫酸酯酶 Arylsulfatase *f*
芳基卤 Arylhalid *n*
芳基钠 Arylnatrium *n*
芳基胂酸盐 Arylarsonat *n*
芳基异羟肟胺类 Arylhydroxylaminen *pl*
芳姜黄酮 Artumeron *n*
芳腈 aromatische Nitrile *n pl*
芳卤烃 Arylhalid *n*
芳醛 aromatische Aldehyde *n pl*
芳炔 Aryne *n pl*
芳酸 aromatische Säure *f*
芳烃 aromatische Kohlenwasserstoffe *m pl*
芳烃基 Aryl *f*
芳烃羟化酶 Arylkohlenwasserstoff-Hydroxylase *f*
芳烃受体 Aryl-Hydrocarbon-Rezeptor *m*
芳烃受体抑制因子 Arylhydrocarbonrezeptor Inhibitor *m*
芳烷化剂 Alkylierungsmittel *n*
芳酰基化作用 Aroylierung *f*, Aroylation *f*
芳香 Aroma *n*
芳香[族]化合物 aromatische Verbindung *f*
L-芳香氨基酸脱羧酶抑制剂 aromatischer L-Aminosäure-Decarboxylaseinhibitor *m*
芳香氨酯 Spiritus ammoniae aromaticus *m*
芳香胺 aromatische Amine *n pl*, Arylamine *n pl*
芳香胺N-乙酰转移酶 Arylamin-N-Acetyltransferase *f*
芳香胺N转乙酰酶 arylaminische N-Acetyltransferase *f*
芳香胺染料 Arylamin-Farbstoff *m*
芳香胺转硫酶 arylaminische Sulfotransferase *f*
芳香伯胺 aromatisches Primäramin *n*
芳[香]醇 aromatischer Alkohol *m*
芳香的 aromatisch, aromatic (-us, -a, -um)
芳香化 Aromatisierung *f*
芳[香]基 Aryl *f*
芳[香]基4加单氧酶 aryl-4-Monooxygenase *f*
芳香基甲酰胺酶 Arylformamidase *f*
芳[香]基酯酶 Arylesterase *f*
芳香剂 Aromatika *n pl*
芳香酵母 Saccharomyceshefen *n*
芳香酶抑制剂 Aromatasehemmer *m*, Aromataseinhibitor *m*
芳香酸 aromatische Säure *f*
芳香烃 aromatische Kohlenwasserstoffe *m pl*
芳香烃胺氮位甲基转移酶 aromatische Alkylamin-N-Methyltransferase *f*
芳香烃羟化酶 Arylkohlenwasserstoff-Hydroxylase *f*
芳香维甲酸 Tigason *m*, Etretinat *m*
芳香系 aromatische Reihe *f*
芳香硝基化合物 aromatische Nitroverbindung *f*
芳香性 Aromatizität *f*
芳香性氨基酸 aromatische Aminosäure *f*
芳香性毛细血管周围蛋白 aromatisches Perikapillärprotein *n*
芳香亚硝基化合物 aromatische Nitrosoverbindung *f*
芳香族L氨基酸脱羟酶 aromatische Aminodecarboxylase *f*
芳香族氨基化合物 aromatische Aminoverbindung *f*
芳香族氨基酸 aromatische Aminosäuren *f pl*
芳香族氨基酸脱羧酶 aromatische Aminosaäure-Dekarboxylase *f*
芳香族环烃 aromatischer polyzyklischer Kohlenwasserstoff *m*
芳香族硝基化合物 aromatische Nitroverbindung *f*
芳香族硝基化合物 Nitroverbindung *f*
芳香族左旋氨基酸脱羧酶 aromatische Aminosäuredecarboxylase *f*
芳氧基 Aryloxy *n*
芳氧基化合物 Aryloxyverbindung *f*
芳樟醇 Linalool *n*
芳族 Aromatika *n*
芳族胺 aromatisches Amin *n*
钫 Francium *n* (Fr, OZ 87)

fáng 防房

防癌 Krebsprophyrlaxe *f*
防氨面罩吸收剂 Kupramit *n*
防摆器 Stoßstange *f*
防暴露服 Anti-Expositonsoverall *m*
防爆 explosionsgeschützt
防爆的 explosionssicher, antiexprosiv
防爆型电接点压力表 Kontaktmanometer von Explosionsschutzstrom *m*
防冰性能试验 Vereisungsperformancetest *m*
防潮的 feuchtigkeitsfest, feuchtigkeitsbeständig
防潮剂(干燥剂) Trocknungsmittel *n*
防尘 Staubschutz *m*, Staubbekämpfung *f*
防尘措施 Staubschutzmaßnahme *f*
防尘的 staubdicht
防尘面罩 Staubmaske *f*
防尘眼镜 Staub (schutz) brille *f*
防尘罩 Staubdeckel *m*, Staubschutzschirm *m*
防臭剂(药) Desodorantia *n pl*, Desodorationsmittel *n pl*
防磁 antimagnetisch
防弹背心 Panzerweste *f*
防冻 Frostschutz *m*, Vorbeugung gegen Erfrierung *f*
防冻剂 Frostschutzmittel *n*, Gefrierschutzmittel *n*
防毒 Giftschutz *m*, Gasschutz *m*
防毒口罩 Atemschutzmaske *f*
防毒面具 Gasmaske *f*, (Gift-) Schutzmaske *f*
防毒气服 gasdichte Kleidung *f*
防毒器材 Gasschutzausrüstung *f*
防毒衣 Schutzkleidung *f*
防辐射 Strahlungsschutz *m*
防腐 Antisepsis *f*, Antiseptik *f*, Präservation *f*
防腐的 antiseptisch, fäulnisverhütend
防腐法 Antisepsis *f*, Antiseptik *f*, Präservation *f*
防腐剂 Präservativ *n*, Antiseptikum *n*
　达金氏防腐剂 Dakin* Antiseptikum *n*, (od. Lösung *f*), verdünnte Natriumhypochloritlösung *f*

防腐力 antiseptische Wirkung *f*, Konservierungskraft *f*
防腐器械 antiseptische Instrumenten *n pl*
防腐溶液 antiseptische Lösung *f*, Liquor antisepticus *m*
防腐效力试验 Präservierungswirksamkeitstest *m*
防腐药 Antiseptikum *n*, Antiputridum *n*, Antizymotikum *n*
防腐作用 Präservierung *f*
防寒服 arktische Kleidung *f*
防护 Schutz *m*, Abwehr *m*, Defensio *f*
防护标准 Schutzstandard *m*
防护布帘 Gesichtsschutzblinde *f*
防护材料 Schutzmittel *n*, Schutzmaterial *n*
防护措施 Schutzmaßnahme *f*
防护的 protektiv, präservativ
防护服 Schutzkleidung *f*
防护规定 Schutzvorschrift *f*, Schutzverordnung *f*
防护林 Schutzwald *m*
防护绿地 Grünpuffer *m*
防护面罩 Schutzmaske *f*, Gesichtsschild *m*, Gesichtsschutzschirm *m*
防护面罩滤器 Schutzmaskenfilter *m*
防护屏 Schutzschild *m*
防护器 Schutzvorrichtung *f*, Schutzgerät *n*
防护铅玻璃 Schutz-bleiglas *n*
防护设备 Schutzausrüstung *f*
防护设施 Schutzmaßnahme *f*
防护手套 Schutzhandschuhe *m pl*
防护套 Verzögerung *f*
防护头盔 Schutzhelm *m*, Eimergehirn *n*
防护围裙 Schutzschürze *f*
防护效应 Schutzwirkung *f*
防护鞋 Schutzschuhe *m pl*
防护[性]酶 Abwehrfermente *n pl*
防护性屏障霜 Schutzbarrierecreme *f*
防护性装置 Schutzgerät *n*
防护眼镜 Schutzbrille *f*, Schutzglas *n*
防护衣 Schutzkleidung *f*
防护用品 Schutzartikel *m*
防护罩 Schutzschirm *m*
防护指南 Schutz-Ratgeber *m*
防护装备 Schutzgerät *n*, Schutzausrüstung *f*
防滑移接骨板 Antigleitplatte *f*
防化服 chemische Schutzbekleidung *f*
防化面罩 chemische Schutzmaske *f*
防化装备 chemische Schutzensemble *n*
防火 Brandbekämpfung *f*
防火墙 Brandmauer *f*
防激光层 Antilaserschicht *f*
防己科 Menispermaceae *pl*
防己诺林碱 Fangchinolin *n*
防结石药 Antilithikum *n*, Stelnprophylaktikum *n*
防空的 Luftabwehr *f*
防狂犬病药 Antirabikum *n*
防痨措施 antituberkulöse Maßnahme *f*, Tuberkulosebe-kämpfungsmaßnahme *f*
防痨疗养院 Präventorium *n*
防老[化]剂 Antioxidationsmittel *n*
防流产的 antiabortiv(-us, -a, -um)
防流产药 Antiabortivmittel *n*
防霉 Antischimmelpilz *m*, Schimmelfest *n*
防沫剂 gegenschäumendes Agens *n*, Entschäumungsmittel *n*
防碰撞头盔 Beuleschutzhelm *m*, Sturzhelm *m*
防气阀 Gasabsperrventil *n*
防龋的 antikariös
防龋牙膏 Kariesschutzpaste *f*
防龋药物 Kariesschutzmittel *n*
防染色的 fleckabweisend
防热服 thermische Schutzkleidung *f*
防热指数 thermischer Schutzindex *m*
防鲨物 Haifischabschreckungsmittel *n*
防晒膏 Sonnenbrandsalbe *f*
防晒指数(日光防护系数) Lichtschutzfaktor *m*
防闪光盲头盔 Flaschblendeschutzhelm *m*
防闪光面罩 Antiflaschmaske *f*
防湿服 Dampfsperrekleidung *f*
防湿胶布 Haftputz *m*
防暑 Hitzschlagvorbeugung *f*, Wärmeschutz *m*
防暑降温措施 Schutzmaßnahme bei Hitzearbeit *f*
防暑药 Hitzschlagvorbeugungsmittel *n*
防鼠板 Ratte-Wache *f*
防衰剂 Paratriptikum *n*
防水 wasserfest
防水布 Regenbekleidung *f*, wsssserdichtes Tuch *n*
防水的 wasserdicht
防水服 wasserdichte Kleidung *f*, wasserdichter Anzug *m*
防水键盘 wasserdichtes Keyboard *n*
防水性 Wasserfestigkeit *f*
防痛步态 Schongang *m*
防萎缩的 antatrophisch
防卫创 Defensionwunde *f*
防卫蛋白[质] Abwehrprotein *n*
防卫抵抗伤(抵抗伤) Verteidigungwunden *f pl*
防卫过度 übermäßige Verteidigung *f*
防卫机理 Abwehrmechanismus *m*
防卫机制 Abwehrmechanismus *m*
防卫伤 Abwehrverletzung *f*, Deckungsverletzung *f*
防卫素 Sozin *n*, Mycosozin *n*
防卫体力 Eignung für Verteidigen *f*
防卫细胞 Schutzzelle *f*
防卫性饮食 Schondiät *f*, Schutzdiät *f*
防蚊的 mückenbekämpft
防蚊剂 Antimückenmittel *n pl*, Mückenbekämpfungsmittel *n pl*
防蚊网 Moskitonetz *n*
防锈 Rostschutz *m*
防压疮[坐]垫 Sitzkissen für Dekubitusprophylaxe *n*
防烟防火罩 Rauch-und Flammeschutzhaub *m*
防烟面罩 Rauchmaske *f*
防异毒素 Allotoxin *n*
防疫 Epidemieschutz *m*, Entseuchung *f*
防疫措施 Epidemieschutzmaßnahme *f*
防疫队 Epidemic Prävention Team *n*
防疫站 Epidemieschutzstation *f*
防溢警报器 verschüttende Führung-Sirene *f*
防音器 Antiphon *n*
防御 Abwehr *f*, Defensio *f*, Phylaxis *f*, Verteidigung *f*
防御本能障碍 Abwehrinstinktsstörung *f*
防御传染 Abwehrinfektion *f*
防御蛋白 Abwehrproteine *n pl*
防御的 defensiv
防御反射 Abwehrreflex *m*
防御反应 Abwehrreaktion *f*
防御反应带 Verteidigungszone *f*
防御反应区 defensive Reaktionszone *f*, Verteidigungsbereich *m*
防御功能 Abwehrfunktion *f*
防御机制 Abwehrmechnismus *m*, Abwehrfunktion *f*
防御力 Abwehrfähigkeit *f*, Abwehrkraft *f*
防御力减退 Apophylaxie *f*
防御力减退的 apophylaktisch
防御素 Alexin *n*, Phylaxin *n*

防御系统 Abwehrsystem *n*, Abwehrapparat *n*
防御性 Abwehrhaltung *f*
防御性骨折 Abwehrfraktur *f*
防御性归因 defensive Zuordnung *f*
防御性呼吸反射 protektiver Atemreflex *m*, Abwehratemreflex *m*
防御性屈曲反射 Abwehrbeugereflex *m*
防御性神经症 Abwehrpsychoneurose *f*
防御性条件反射 defensiver bedingter Reflex *m*
防御性炎 Abwehrentzündung *f*
防御性癔症 Abwehrhysterie *f*
防原子 Antiatom *n*
防噪音耳塞 Ohrolive *f*, Ohrstöpsel *m*
防震 schockfest
防震玻璃电极 Stoßfestglaselektrode *f*
防震的 schockfest, stoßfest, erschütterungssicher
防震器 Antischocker *m*
防震头盔 Eimergehirn *n*
防蒸发服 Dampfsperreanzug *m*
防止化浓的 antipyogen (etisch)
防止接触传染的 antikontagiös
防止凝血的 antikoagulierend
防止溶血的 antihämolytisch
防止眩晕的 antidinisch
防止中风的 antiapoplektisch
防治 Prophylaxe und Behandlung *f*, Verhüttung und Bekämpfung *f*
防治措施 prophylaktiko-therapeutische Maßnahme *f*
防治碘缺乏病日 IDD-Steuerung Tag *m*
防治狂犬病的 antirabisch, antihydrophobisch
防治所 Prophylaxis-und-Behandlungsstelle *f*
防治脂肪肝的 lipotrop
防窒息 Antierstickung *f*
防窒息活门 Antierstickungsventil *n*
防皱 Antifalte *f*
防皱带 Antifaltenband *n*
防皱支撑物 Anstiegholding *f*
防撞衬垫 Stoßauskleidung *f*
防撞击 Antikollision *f*
防撞系统 Kollisionswarnsystem *n*
防撞装置 Antikollisionsgerät *n*
房颤 atriale Fesserung *f*
房颤外科治疗 chirurgische Behandlung des Vorhofflimmerns *f*
房窦停止 Sinusstillstand *m*
房化心室折叠术 atrialer Falteherzkammer *m*
房化右心室 atrialized rechtes Ventrikel *n*
房间分体式空调器 raumgeteilttypische Klimaanlage *f*
房间隔 Vorhofseptum *n*, Septum interatriale *n*
房间隔球囊撑开术 Ballonvorhofseptostomie *f*
房间隔缺损 Vorhofseptumdefekt *m*
房间隔缺损重建术 Rekonstruktion des Vorhofseptumdefekt-(e)s *f*
房间隔缺损缝合术 Naht des Vorhofseptumdefektes *f*
房间隔缺损合并动脉导管未闭 Vorhofseptumdefekt mit offenen Ductus arteriosus Botalli *m*
房间隔缺损合并二尖瓣裂 Vorhofseptumdefekt mit Spaltemitralklappe *m*
房间隔缺损合并二尖瓣狭窄(卢腾巴赫综合征) Vorhofseptumdefekt mit Mitralstenose *m*
房间隔缺损合并肺动脉高压 Vorhofseptumdefekt mit pulmonaler Hypertonie *m*
房间隔缺损合并室间隔缺损 Vorhofseptumdefekt mit Ventrikelseptumdefekt *m*
房间隔[缺损]修补术 Atrioseptoplastik *f*
房间隔缺损直接缝合术 Reparatur von Vorhofseptumdefekt mit direkter Naht *f*
房间隔性传导阻滞 Vorhofblock *m*, intraatrialer Herzblock *m*
房间沟 Sulcus interatrialis *m*
房间束 interatriales (od. interaurikuläres) Bündel *n*
房角退缩性青光眼 Winkelrezessionsglaukom *n*
房角支撑型前房型人工晶体 Winkel unterstützte Vorderkammer-Intraokularlinse *f*
房角支撑型有晶状体眼人工晶状体 Winkel unterstützte phakische Intraokularlinse *f*
房结区 atrionodales Feld *n*
房内阻滞 intraatrialer Block *m*
房扑(心房扑动) Vorhofflattern *n*
房腔连系 concameration <engl.>
房缺损 Vorhofdefekt *m*
房室[传导]阻滞 Atrioventrikularblock *m*, AV-Block *m*, av-Block *m*
房室[结性]节律 Atrioventrikularrhythmus, *m*, Knotenrhythmus *m*
房室[收缩]间期 Atrioventrikularintervall *n*, AV-Intervall *n*
房室瓣 Atrioventrikularklappen *f pl*
房室传导 atrioventrikuläre Leitung *f*
房室传导旁路 atrioventrikulare Nebenleitung *f*
房室传导阻滞 AV-Block *m*, atrioventrikulärer Block *m*
房室的 atrioventricular (-is, -is, -e), atrioventrikulär, aurikuloventrikulär
房室分离 atrioventrikuläre Dissoziation *f*, aurikuloventrikuläre Dissoziation *f*
房室隔 atrioventrikularseptum *n*, Septum at rioventriculare (cordis) *n*
房室隔缺损 atrioventrikulärer Septumdefekt *m*
房室隔十字 Kreuz des Herzens *n*
房室沟 Atrioventrikularfurche *f*
房室管 Atrioventrikularkanal *m*, Canalis atrioventricularis *m*
房室管修补术 Reparatur des Atrioventrikularkanals *f*
房室管续存 Persistenz des atrioventrikularkanals *f*
房室肌性夹层 AV-muskulöses Sandwich *n*
房室肌性间隔(肌性房室隔) AV-muskuläres Septum *n*
房室交界 Atrioventrikulargrenze *f*
房室交界区 AV-Übergangsbereich *m*
房室交界区性期前收缩 prematurer AV-Junctional-Beat *m*
房室结 Atrioventrikularknoten *m*, AV-Knoten *m*, Nodus atrioventricularis *m* Tawara* Knoten *m*
房室结动脉 atrioventrikulärere Knotenarterie *f*
房室结功能障碍 AV-Knoten-Dysfunktion *f*
房室结间皮瘤 Mesotheliom des Atrioventrikularknotens *n*
房室结内折返性心动过速 A-V Knotenpunkt Reentrytachykardie *f*
房室结区 atrioventrikulares nodales Feld *n*
房室结双径路 dualer AV Knotenpunktweg *m*
房室结性期外收缩 atrioventrikuläre Extrasystolie *f*, nodale Extrasystolie *f*
房室结性心搏过速 atrioventrikuläre Tachykardie *f* nodale Tachykardie *f*
房室结性逸搏 atrioventrikularer Ersatzschlag *m*, nodaler Ersatzschlag *m*
房室结折返 atrioventrikulärer Wiedereintritt *m*
房室结折返性心动过速 AV-Knoten-Reentrytachykardie *f* (AVNRT)
房室结支 Ramus nodi atrioventricularis *m*
房室静脉 Venae atrioventriculares *f pl*
房室口 Atrioventrikularostium *n*, Ostium atrioventriculare *n*
房室连接一致 AV-Anschluss Konkordanz *f*
房室连接异常 atrioventrikuläre diskordante Verbindung *f*
房室连接正常 atrioventrikuläre konkordante Verbindung *f*
房室模型 Kompartiment-Modell *n*

房室膜性间隔 AV-membranöses Septum *n*
房室内膜垫缺损 Defekt des atrioventrikulären Endokardkissens *m*
房室束 Atrioventrikularbündel *n*, Fasciculus atrioventricularis *m*, His* Bündel *n*
房室束电图 His*-Bündel-Elektrogramm *n*
房室束干 Truncus fasciculi atrioventricularis *m*, Bündelstamm *m*
房室束检查器 Atrioventrikulardetektor *m*
房室顺序心室按需型 DVI 起搏器 atrioventrikulärer sequentieller Schrittmacher *m*
房室顺序型起搏 atrioventrikuläre sequentielle Stimulation *f*
房室顺序型心脏起搏器 AV-sequentieller Schrittmacher *m*, atrioventrikulärer Sequenzschrittmacher *m*
房室延搁 atrioventrikuläre Verzögerung
房室折返性心动过速 A-V Rentry-Tachykardie *f*
房室阻滞 AV-Block *m*, artrioventrikulärer Block *m* (AVB)
房束旁道 atrioventrikulärer Traktat *m*, Brechenmacher-Traktat *m*
房水 Kammerwasser *n*, Humor aquosus *m*
房水 / 前房穿刺 Kammerwasser/Vorderkammer Parazentese *f*
房水错流 Fehlleitung des Kammerwassers *f*
房水分流(青光眼插管分流术) Implantation des Kammerwassersshunts *f*
房水静脉 Kammerwasservenen *f pl*, Laminarvenen *f pl*
房水流畅系数 Fazilitätskoeffizient (des Kammerwassers) *m*
房水流量 Kammerwasserausfluß (menge *f*) *m*
房水生成因子 Wachstumsfaktoren des Kammerwassers *m pl*
房水循环 Kammerwasserzirkulation *f*, Kammerwasserkreislauf *m*
房水引流植入物 Implantat für Shunt des Kammerwassers *n*
房性奔马律 Atrialgalopprhythmus *m*, Vorhofgalopp *m*
房性并行心律 Vorhofparasystolie-Rhythmus *m*
房性传导阻滞 Atrialblock *m*, Vorhofblock *m*
房性夺获 Vorhofeinfang *m*
房性反复心律 Vorhofreziprokalrhythmus *m*
房性期前收缩 atriale vorzeitige Kontraktion *f*
房性期外收缩 Vorhofextrasystolie *f*, atriale (od. aurikuläre) Extrasystolie *f*
房性融合搏动 Vorhofverschmelzunggsschlag *m*
房性纤颤 Vorhofzittern *n*
房性心动过速 Vorhoftachykardie *f*, atriale (od. aurikuläre) Tachykardie *f*
房性心律不齐 Vorhofarhythmie *f*
房性心律失常 Vorhofarrhythmie *f*
房性逸搏 Vorhofersatzschlag *m*
房性逸搏性心律 Vorhofersatzschlagsrhythmus *m*
房性早搏复合波 Vorhofvorkomplexe *f*
房中隔 Vorhofseptum *n*
房中隔形成术 Atrioseptoplastik *f*

fǎng 仿访昉纺

仿雕石螺 Lithoglyphosis aperta *f*
仿佛性格 als ob Charakter *m*
仿生耳 Bionikohr *n*
仿生的 biomimetisch
仿生计算机 Bionikkomputer *m*
仿生学 Bionik *f*
仿视眼(机) Visilog *m*
仿细胞内液型液 intrazelluläre Lösung *f*
仿细胞外液型液 extrazelluläre Lösung *f*
仿效 Emulation *f*
仿造的 Fälschung *f*
仿照人物 Identifikationsfigur *f*
仿真 Simulation *f*
仿真程序 Simulator *m*
仿真耳 Kunstohr *n*
仿真分析 Analog-Analyse *f*
仿真喉 Kunstkehle *f*
仿真假体视觉 künstliches Sehen *n*
仿真内镜 virtuelle Endoskopie *f*
仿真器 Simulator *m*
仿真器软件包 Emulator-Paket *n*
仿真情境测验 Simulationtest *m*
仿真乳突 Kunstmastoid *m*
仿真芯片 Emulator-Chip *m*
仿真嘴 Kunstmund *m*
仿制 Nachahmung *f*, Nachbildung *f*, Imitierung *f*
仿制品 Imitation *f*, Nachbildung *f*
访视护士 (Haus-) Besuchskrankenschwester *f*
访谈 Interview *n*
访谈法 Interviewmethode *f*
访谈者 Interviewer *m*
访谈者偏向(偏倚) Interviewerbias *n*
访问规约 Zugriffsprotokoli *n*
访问路径 Zufahrtsweg *m*
访问信息 Besuchsinformation *f*
昉 Phon *n*
纺锤波 Spindlewave *m*, Schlafspindel *f*
纺锤菌素 Netropsin *n*
纺锤剩体 Mitosoma *n*
纺锤丝 Spindelfasern *f pl*
纺锤体 Spindel *f*, Spindelapparat *m*
纺锤体纤维 Spindelfaser *f*
纺锤椭圆形 fusiform-elliptisch
纺锤小管 Sopindelröhrchen *n*
纺锤形 fusiform, spindelförmig, rapaähnlich, kambiförmig
纺锤形壁细胞 fusiforme Belegzelle *f*
纺锤形的 spindelförmig, fusiform (-is, -is, -e)
纺锤形菌落 fusiforme Kolonie *f*
纺锤着丝粒 Spindelfaserbefestigung *f*
纺锤状内障 Cataracta fusiformis *f*
纺棉工癌 Schlappenspinerkrebs *m*
纺织的 textil
纺织废水 Textilabwsasser *n*
纺织热 Spinnereifieber *n*

fàng 放

放(发)电器官 elektrisches Organ *n*
放出气 Fairlead *n*
放大 Vergrößerung *f*, Amplifikation *f*
放大倍数 Vergrößerungszahl *f*
放大测量 Meßung durch Vergrößerung *f*
放大尺 Pantograph *n*
放大的 vergrößert
放大电路 Verstärker *m*
放大耳镜 Vergrößerungsotoskop *n*
放大腹腔镜检查[术] Vergrößerungsglaslaparoskopie *f*
放大机 Vergrößerungsapparat *m*, Verstärker *m*
放大镜 Lupe *f*, Vergrößerungsglas *n*, Megaloskop *n*
放大镜镜头 Vergrößerungsglassehlinsen *f pl*
放大抗体法 Amplifikationsantikörpermethode *f*
放大率 Vergrößerungsfähigkeit *f*
放大脉搏压 Pulsdruck Amplifikation *f*
放大内镜检查[术] Vergrößerungsendoskopie *f*
放大器 Verstärker *m*, Amplifier *m*
放大摄影 Vergrößerungsphotographie *f*
放大系(因)数 Verstärkungsfaktor *m*
放大性 T 细胞 vergrößernde T Zelle *f*
放大照片 Vergrößerungsaufnahme *f*, Makroaufnahme *f*
放大照相术 Vergrößerungsphotographie *f*, Makrophotographie *f*
放荡的 orgiastisch

放电 Entladung *f*
放电管 Entladungsrohr *n*
放电频率 Entladungsfrequenz *f*
放电器 Entlader *m*
放火 verbrennen
放火犯 Brandstifter *m*
放火狂 Pyromanie *f*
放火癖 Pyromanie *f*
放火罪 Verbrechen von Brandstiftung *n*
放疗后脊柱畸形 postradiotherapeutische Wirbelsäuledeformität *f*
放疗后局部复发 Lokalrezidiv nach Strahlentherapie *n*
放疗后临床复发 klinisches Rezidiv nach Strahlentherapie *n*
放疗后生化复发 biochemisches Rezidiv nach Strahlentherapie *n*
放霉素 Emimycin *n*
放能[代谢]反应 exergonische Reaktion *f*
放能的 energieabgebend, exenergetisch, exergonisch
放能过程 exergonischer Prozeß *m*
放屁 Windlassen *n*, Flatulenz *f*
放漂 Aufblasen *n*, Anblasen *n*
放气 Deflation *f*
放气感受器 Deflationsrezeptor *m*
放气管 Gasfreisetzungsrohr *n*
放气开关 Luft-Reliefhahn *m*
放气瓶 Gasfreisetzungsflasche *f*
放气旋塞 Explosionshahn *m*
放气压力 Blutendruck *m*
放热变化 exotherme Veränderung *f*
放热的 exotherm(isch)
放热反应 exotherme Reaktion *f*
放热峰 thermopositive Spitze *f*
放热化合物 exothermische Verbindung *f*
放任教学方式 laxer Lehrstil *m*
放任气氛 laxe Athmosphäre *f*
放任式领导 Laissez-faire Führerschaft *f*
放任型父母 laxe Eltern *pl*
放任型家庭 laxe Familie *f*
放散 Irradiation *f*, Ausstrahlung *f*
放散痛(牵涉性痛) ausstrahlender Schmerz *m*
放射 Strahlung *f*, Ausstrahlung *f*
放射[性]分析 Radioanalyse *f*, radioassay <engl.>
放射[性]分析 Radioassay *m*, Radioanaklyse *f*
放射[性]元素 Radioelement *n*, radioaktives Element *n*
放射[血]循环描记术 Radiozirkuiographie *f*
放射X线摄影造影剂肾病 Röntgenkontrastmittel-induzierte Nephropathie *f*
放射安全 radiologische Sicherheit *f*
放射过敏原吸附试验 Radioallergosorbentstest *m*
放射过敏原吸附试验 Radio-Allergo-Sorbent-Test *m*
放射病 Strahlenkrankheit *f*, aktinische Krankheit *f*
放射病理学 Radiopathologie *f*, Strahlenpathologie *f*
放射-病理学相关性 radiologische pathologische Korrelation *f*
放射病前驱期 Prodromalstadium der Strahlungskrankheit *f*
放射病症状期 symptomatisches Stadium der Strahlenkrankheit *f*
放射波 radioaktive Welle *f*
放射测量 Radiometrie *f*
放射测量计 Elektroradiometer *n*
放射层 Radioschicht *f*
放射层析[法] Radiochromatographie *f*
放射产生的 radiogen
放射虫类 Radiolaria *f pl*
放射纯 Radioreinheit *f*, Strahlenreinheit *f*
放射单幅射状扩散 radioaktive Einfachradiärdiffusion *f*
放射的 strahlend
放射滴定 radiometrische Titration *f*
放射电生理描记器 Radioelektrophysiolograph *m*
放射电生理描记术 Radioelektrophysiolographie *f*
放射电生理描记图 Radioelektrophysiologramm *n*
放射电泳 Radioelektrophorese *f*
放射毒理学 Radiotoxikologie *f*
放射毒性 Radiotoxizität *f*
放射毒血症 Radiotoxemia *n*
放射对称 Strahlung-Symmetrie *f*
放射对流免疫电泳 radiocounter immunoelectrophoresis <engl.>
放射对流免疫电泳自显影法 autoradiography of counter immunoelectrophoresis <engl.>
放射发光 Radiolumineszenz *f*
放射法规 Röntgenverordnung *f*
放射反应 Strahlenreaktion *f*, Bestrahlungsreaktion *f*
放射防护 Bestrahlungsschutz *m*, Strahlenschutz *m*
放射防护原则 Strahlenschutzanforderung *f*
放射肺换气率测定法 Radiopulmographie *f*
放射分析法 radiometrische Analyse *f*
放射感受器 Radiorezeptor *m*
放射冠 Corona radiata *f*
放射过敏性 Radioanaphylaxie *f*, Strahlenallergie *f*
放射过敏原吸附试验 Radioallergosorbentstest *m*(RAsT)
放射核素稀释法 Radionuklidverdünnungsmethode *f*
放射后 Postradiation *f*
放射后的 nach der Bestrahlung
放射后恶性纤维组织细胞瘤 malignes fibröses Histiozytom nach Bestrahlung *n*
放射后肺纤维化 Lungenfibrose nach der Bestrahlung *f*
放射后喉狭窄 Larynxstenose nach der Bestrahlung *f*
放射后肉瘤 Sarkom nach Bestrahlung *n*
放射后纤维肉瘤 Fibrosarkom nach Bestrahlung *n*
放射化学 Radiochemie *f*, Strahlenchemie *f*
放射化学纯的 radiochemisch rein
放射化学纯度 radiochemische Reinheit *f*
放射化学分析法 radiochemische Analyse *f*
放射化学活度分析 radiochemische Aktivitätsanalyse *f*
放射化学检定 radiochemische Erprobung *f*
放射[化学]效应 radiochemischer Effekt *m*
放射环模型 radiales Loopmodel *n*
放射[活]化分析 Radioaktivitätsanalyse *f*
放射活性物质 radioaktive Substanzen *f pl*
放射火箭电泳 Radio-Rocket-Eiektrophorese *f*
放射肌电描记器 Radioelektromyograf *m*
放射剂量 Strahlendosis *f*
放射检查 Radioskopie *f*, Fluoroskopie *f*
放射检查排定系统 Ordnungssystem von Radiologieprüfung *n*
放射链头 radial link head <engl.>
放射链[源] radial link <engl.>
放射焦点 Radifokusführungsdraht *m*
放射焦点器 Radifokuseinführschleuse *f*
放射结合分析 radiobindingsassay *m*
放射金相学 Radiometallographie *f*
放射竞争分析 radiocompetitive assay(RCA) <engl.>
放射竞争性蛋白质结合分析 radiocompetitive proteinbinding assay <engl.>
放射镜 Radioskop *n*
放射菌病 Aktinomykose *f*
放射菌素 Actinomycin-D *n*
放射菌性食管炎 aktinomykotische Osophagitis *f*
放射科技术员 röntgenographischer Techniker *m*, radiographer <engl.>
放射科信息系统 Radiologie-Informationssystem *n*(RIS)

放射科医师 Röntgenologe *m*
放射恐怖 Radiophobie *f*
放射劳动卫生 Strahlungsarbeitshygiene *f*
放射烙术 Photokauterisation *f*
放射粒[子] Radion *n*
放射量测定器 Radiometer *n*, Strahlungs(fluß)messer *m*
放射量测定学 Radiometrie *f*
放射量计 Radiometer *n*, Dosimeter *n*
放射量探测器 Strahlenmonitor *m*
放射量学 Radiometrie *f*
放射疗法 Radiotherapie *f*, Strahlentherapie *f*
放射疗法的 radiotherapeutisch
放射疗法敏感性 Empfindlichkeit der Strahlentherapie *f*
放射率探测器 Dosisleistungsmesser *m*, Dosisleistungs schreiber *m*
放射酶 Radioenzym *n*
放射酶测定 Radioenzymassay *m*
放射酶学测定[法] radioenzymatische Erprobung *f*
放射免疫 Radioimmunität *f*
放射免疫测定(分析) Radioimmunassay *m* (RIA)
放射免疫测定[法] radioimmunoassay (RIA) <engl.>
放射免疫测量仪 Radioimmunitätsanalysator *m*
放射免疫沉淀[法] Radioimmunopräzipitation *f*
放射免疫沉淀测定法 radioimmunoprecipitation assay <engl.>
放射免疫沉淀反应 Radioimmunopräzipitation *f*
放射免疫电泳[法] Radioimmunelektrophorese *f*
放射免疫法 Radioimmunassay *m*
放射免疫分析 Radioimmunassay *m*
放射免疫分析法 Radioimmunassay *m*
放射免疫分析自动测量仪 automatische Radioimmunitätsanalysator *m*
放射免疫化学 Radioimmunchemie *f*
放射免疫扩散 Radioimmundiffusion *f*
放射免疫治疗 Radioimmuntherapie *f*
放射免疫试剂箱 radioimmunologischer Bestimmungsreagenzkasten *m*, radioimmunoassay-reagent-kit <engl.>
放射免疫吸附剂试验 Radioimmunosorbent-Test *m*
放射免疫吸附试验 Immunadsorptionstest *m*
放射免疫细胞化学 Radioimmunozytochemie *f*
放射免疫显(成)像 Radioimmunoimage *n*
放射免疫学 Radiationsimmunologie *f*
放射免疫治疗 Radioimmuntherapie *f*
放射免疫自显影 Autoradioimmunographie *f*
放射灭菌法 Strahlensterilisation *f*
放射敏感的 radiosensitiv, strahlenempfindlich
放射敏感性 Radiosensibilität *f*, Strahlensensibilität *f*, Strahlenempfindlichkeit *f*
放射耐受性 Strahlentoleranz *f*
放射脑电描记术 Radioelektroenzephalographie *f*
放射脑电图 Radioenzephalogramm *n*
放射能 Strahlungsenergie *f*, radioaktive Energie *f*
放射胚胎病 Radioembryopathie *f*
放射配体测定 Radioligandenbestimmung *f*, radioligand assay <engl.>
放射配体受体分析 Radioligandenrezeptorprüfung *f*, radioligand receptor assay (RRA) <engl.>
放射平衡 radioaktives Gleichgewicht *n*
放射器 Strahler *m*, Radiator *m*
放射热分析 Radiothermalanalyse *f*
放射热分析仪 Emanationsthermoanalysator *m*
放射色谱法 Radiochromatographie *f*
放射上层 gestreifte Oberschicht *f*, suprastriated layer <engl.>
放射烧伤 Röntgenverbrennung *f*
放射生理学 Radiophysiologie *f*, Strahlenphysiologie *f*
放射生态学 Strahlenökologie *f*, Radioökologie *f*
放射生物测定 radiobioassay <engl.>
放射生物化学 Radioaktionsbiochemie *f*
放射生物学 Radiobiologie *f*, Strahlenbiologie *f*
放射生物学家 Radiobiologe *m*
放射示踪 radioactives Tracing *n*
放射示踪剂 Radiotracer *m*, Radioindikator *m*
放射事故 Strahlungsunfall *m*
放射受体 Radiorezeptor *m*
放射受体测定[法] Radiorezeptorbestimmung *f*, radioreceptor assay <engl.>
放射受体显(成)像 Radiorezeptor-Imaging *n*
放射衰变 radioaktiver Zerfall *m*, Aktivitätsabfall *m*
放射衰变规律 Aktivitätsabfallgesetz *n*
放射死因学 Radiothanatologie *f*
放射损害(放射损伤) Strahlenschaden *m*
放射所致的 radiogen
放射探测器 Strahlenüberwachungsgerät *n*, Strahlenmonitor *m*
放射碳计时法 Radiokarbondatierung *f*
放射痛 projizierter (od. übertragener) Schmerz *m*, Ausstrahlungsschmerz *m*
放射突起 Strahlenfortsatz *m*
放射蜕变 radioactiver Zerfall *m*
放射外科学 Radiochirurgie *f*
放射微生物测定[法] radiomicrobiologische Bestimmung *f*
放射卫生 Strahlenhygiene *f*
放射物[质] Radiogen *n*
放射吸收剂量 Energiedosis *f*, radiation absorbed dose (rad) <engl.>
放射吸收性 Radiochroismus *m*
放射系[列] radioaktive Reihe *f*
放射细胞学 Radiozytologie *f*, Strahlenzytologie *f*
放射细胞遗传学 strahlenzytogenetik *f*
放射纤维 Fibrae radiales *f pl*
放射线 radioaktive Strahlen *m pl*
放射线防护设备 Strahlenschutzvorrichtung *f*
放射线胶片 Röntgenfilm *m*
放射[线]恐怖 Radiophobie *f*
放射线疗法 Strahlentherapie *f*, Radiotherapie *f*
放射线球管 Röntgenröhre *f*
放射线照相分析 radiographische Analyse *f*, Röntgenfilmanalyse *f*
放射线状的 aktinoid, strahlenförmig
放射心电描记法 Radiokardiographie *f*
放射心电描记术 Radioelektrokardiografie *f*
放射心电图 Radiokardiogramm *n*, Radioelektrokardiogramm *n*
放射信息系统 Radiologie-Informationssystem *n*
放射形菌落 strahlenförmige Kolonie *f*
放射性 Radioaktivität *f*
放射[性]的 radioaktiv
放射性癌 Strahlungskrebs *m*
放射性癌形成 Radiokarzinogenese *f*
放射性白内障 Strahlenkatarakt *m*, Cataractae radiatione *f*
放射性白血病病毒 radioaktiver Leukämievirus *m*
放射性半衰期 radioaktive (od. physikalische) Halbwertzeit *f*
放射性比活度 radioaktive spezifische Aktivität *f*
放射性变应性(原)吸附试验 Radio-Allergo-Sorbens-Test *m*
放射性标记 radioaktive Markierung *f*
放射性标记的 Radiomarkierung *f*
放射性标记分子 radiomarkierte Moleküle *n pl*
放射性标记化合物 radiomarkierte Verbindung *f*
放射性标记抗原 radiomarkiertes Antigen *n*
放射性标记物 radioaktiver Marker *m*
放射性标准[源] Radioaktivitätsstandard *m*
放射性表皮炎 Strahlenepidermitis *f*, Radioepidermitis *f*
放射性测量 radioaktive Messung *f*

α、β 放射性测量装置 Alpha、Beta radioaktiver Meter *m*
放射性产物 radioaktives Produkt *n*
放射性肠炎 Strahlenenteritis *f*, Enteritis radiologica *f*
放射性尘埃 radioaktiver Staub *m*
放射性沉降灰 radioaktive Abfälle *n pl*
放射性纯[度] radioaktive Reinheit *f*
放射性氮 Radiostickstuff *m*
放射性碲 Radiotellurium *n*
放射性碘 Radiojod *n*, radioaktives Jod *n*
放射性碘标记的抗体 markierter Antikörper mit radioaktivem Jod *m*
放射性碘化胆固醇肾上腺扫描照相 Radioaktivejod-Cholesterin Nebenniere Scan-Kamera *f*
放射性 131 碘孟加拉红试验 Radiojod-Rose-bengal-Test *m*, radioaktiver 131I-Rose-bengal-Test *m*
放射性碘闪烁照相法 Radiojodszintigraphie *f*
放射性电离检测器 Radioionisationsdetektor *m*
放射性毒素 Radiotoxin *n*
放射性毒血症 Radiotoxämie *f*, Aktinotoxämie *f*
放射性防护 Strahlenschutz *m*
放射性肺水肿 Strahlenlungenödem *n*
放射性肺纤维化 Strahlenlungenfibrose *f*
放射性肺炎 Strahlenpneumonitis *f*
放射性废水 radioaktives Abwasser *n*
放射性废物处理 radioaktive Abfallbeseitigung *f*, Atommüllentsorgung *f*
放射性废物管理 Atommüll-Management *m*
放射性废物排放对食品的污染 Essenverschmutzung durch radioaktive Abfällepapierentfernung *f*
放射性分布图谱 radioaktive Verteilung *f*
放射性复合伤 kombinierte radioaktive Verletzung *f*
放射性钙 Radiokalzium *n*, radioaktives Kalzium *n*
放射性骨坏死 Osteoradionekrose *f*
放射性骨髓炎 radioaktive Myelitis *f*
放射性钴 Radiokobalt *m*
放射性硅 Radiosilizium *n*
放射性核素 Radionuklid *n*
放射性核素成像 Radionuklidbildgebung *f*
放射性核素电子计算机断层扫描 Radionuklid-Komputer-Axialtomographie *f*
放射性核素多相显(成)像 Radionuklidmehrphasenbildgebung *f*
放射性核素发生器 Radionuklidgenerator *m*
放射性核素肺灌注显(成)像 Bildgebung von Radionuklidlungenperfusion *f*
放射性核素肺通气显(成)像 Bildgebung von Radionuklidlungenventilation
放射性核素肺肿瘤显(成)像 Bildgebung von Radionuklidlungentumor *f*
放射性核素敷贴器 Radionuklidapplikator *m*
放射性核素肝扫描 Radionuklid-Leber-Scan *n*
放射性核素骨扫描 Radionuklid-Knochen-Scan *n*
放射性核素骨髓显(成)像 Bildgebung von Radionuklidknochenmark *f*
放射性核素骨显像 Radionuklid-Knochen-Graphie *f*
放射性核素活度计 Radionuklidaktivitätsmeter *m*
放射性核素检查 Radionukliduntersuchung *f*
放射性核素静态显(成)像 statische Bildgebung von Radionuklid *f*
放射性核素局部脑血流体层显(成)像 regionale Hirndurchblutungstomographie *f*
放射性核素局部显(成)像 regionale Bildgebung von Radionuklid *f*
放射性核素淋巴瘤显(成)像 Bildgebung von Radionuklidlymphom *f*
放射性核素淋巴显(成)像 Bildgebung von Radionuklidlymphe *f*
放射性核素脑扫描 Radionuklidgehirnscan *m*
放射性核素脑室显(成)像 Radionuklidventrikulografie *f*
放射性核素脑显(成)像 Gehirnbildgebung von Radionuklid *f*
放射性核素脑血管造影 Radionuklid-Hirnangiographie *f*, Isotopen-Hirnangiographie *f*
放射性核素内污染 interne Kontamination der Radionukliden *f*
放射性核素内照射 interne Bestrahlung von Radionuklide *f*
放射性核素内照射量 interne Bestrahlungsdosis der Radionuklide *f*
放射性核素脾显(成)像 Milzbildgebung von Radionuklid
放射性核素平面显(成)像 planare Bildgebung von Radionuklid *f*
放射性核素全身显(成)像 Ganzkörperbildgebung von Radionuklid *f*
放射性核素扫描 Radionuklidscanning *n*
放射性核素扫描机 Radionuklidscanner *m*
放射性核素肾动态显(成)像 dynamische Nierebildgebung von Radionuklid *f*
放射性核素肾动态显(成)像 Radionuklid dynamische Niere Bildgebung *f*
放射性核素肾三相动态显(成)像 Drehstromnierebildgebung von Radionuklid *f*
放射性核素肾三相动态显(成)像 Radionuklid Dreiphasen renale Bildgebung *f*
放射性核素肾图 Radionuklidrenogramm *n*
放射性核素肾造影 Radionuklidrenographie *f*, Radio(isotopen) nephrographie *f*
放射性核素示踪术 Radioisotopen-Tracing *n*
放射性核素体层显(成)像 Abschnittbildgebung-Tomographie von Radionuklid *f*
放射性核素体外图像 Radionuklid-in-vitro-Bild *n*
放射性核素稀释法 Radionuklid-Verdünnungsmethode *f*
放射性核素显像 Radionuklid Darstellung *f*, Isotopendarstellung *f*
放射性核素心肌灌注显(成)像 Herzmuskelperfusionsbildgebung von Radionuklid *f*
放射性核素心室造影(放射性核素心室成像) Radionuklid ventrikuläre Bildgebung *f*
放射性核素心血池动态显(成)像 dynamische kardiale Blutspeicherbildgebung von Radionuklid *f*
放射性核素心血管动态显(成)像 dynamische Herz-Kreislaufbildgebung von Radionuklid *f*
放射性核素心血管显(成)像 kardiovaskuläre Bildgebung von Radionuklid *f*
放射性核素心血管血池显(成)像 kardiovaskuläre Blutspeicherbildgebung von Radionuklid *f*
放射性核素心血管造影术 Radionuklid-Angiokardiographie *f*, Radionuklid-Kardioangiographie *f*
放射性核素心血管造影装置 Radionuklid-Angiokardiograph *m*
放射性核素炎性灶显(成)像 Entzündungsherdebildgebung von Radionuklid *f*
放射性核素阴性显(成)像 negative Bildgebung von Radionuklid *f*
放射性核素脏器显(成)像 Eingeweidebildgebung von Radionuklid *f*
放射性核素治疗设备 ärztliche Behandlungsausrüstung von Radionuklid *f*
放射性核素蛛网膜下腔显(成)像 Liquorraumbildgebung von Radionuklid *f*
放射性颌骨骨髓炎 Strahlen-Kieferosteomyelitis *f*
放射性颌骨坏死 strahlenassoziierte Kiefernekrose *f*
放射性[化学]药品 Radiopharmazeutikum *n*, Radiopharmakon *n*
放射性坏死 Radionekrose *f*
放射性回降物 radioaktiver Ausfall *m*, radioactive fallout <engl.>
放射性活度 Radiationsaktivität *f*, Radioaktivität *f*
放射性活度计 Radioaktivitätsmeter *m*
放射性活化 Radioaktivierung *f*, Radioaktivation *f*
放射性活化分析 Radioaktivierungsanalyse *f*

放射性疾病 Strahlenkrankheit *f*
放射性脊髓病 Strahlenmyelopathie *f*
放射性脊髓炎 radioaktive Myelitis *f*
放射性计数 Radiozählung *f*
放射性镓 Radiogallium *n*
放射性甲状腺疾病 radioaktive Schilddrüsenerkrankung *f*
放射性甲状腺素 Radiothyroxin *n*
放射性甲状腺炎 Strahlenthyreoiditis *f*
放射性钾 Radiokalium *n*
放射性检测器 radioaktiver Detektor *m*
放射性鉴定[法] Radioerprobung *f*, radioassay <engl.>
放射性胶体 radioaktives Kolloid *n*, Radiokolloid *n*
放射性胶体金 Radio-Aurum colloidale *n*, radioaktives Kolloidalgold *n*
放射性胶体治疗 Radiokolloidtherapie *f*
放射性角化病 Radioationskeratose *f*
放射性结肠炎 Strahlenkolitis *f*
放射性金 Radiogold *n*
放射性抗体 radioaktiver Antikörper *m*
放射性抗体测定法 radioaktive Antikörpertest *m*
放射性抗原微量沉淀试验 Radioaktiv-Antigen-Mikropräzipitationstest *m*
放射性口炎(放射口腔性粘膜炎,放射治疗诱发性口腔粘膜病) Radio-Stomatitis *f*
放射性溃疡 Strahlungsulzeration *f*, Strahlungsulkus *n*
放射性疗法 Strahlentherapie *f*
放射性磷 Radiophosphor *m*
放射性硫 Radioschwefel *m*
放射性氯 Radiochlor *n*
放射性镁 Radiomagnesium *n*
放射性密度 Strahlungsdichte *f*
放射性免疫沉淀[测定]法 Radioimmunopräzipitation *f*
放射性敏感突变型 strahlungsempfindliche Mutante *f*
放射性母体 radioaktive Muttersubstanz *f*
放射性钠 Radionatrium *n*
放射性脑病 radioaktive Enzephalopathie *f*
放射性浓度 radioaktive Konzentration *f*
放射性排出物 radioaktiver Abfall *m*
放射性膀胱炎 Strahlenzystitis *f*, Radiozystitis *f*
放射性配体 Radioligand *n*
放射性配体测定 radioligand assay <engl.>
放射性皮肤病 radioaktive Dermatitis *f*
放射性皮肤损伤 Strahlungshautschäden *m pl*
放射性皮炎 Strahlendermatitis *f*, Radiodermatitis *f*
放射性气溶胶通气显(成)像 radioaktive Sprayventilationsbildgebung *f*
放射性气体 radioaktives Gas *n*
放射性气体通气显(成)像 Ventilationsbildgebung von Radgas *f*
放射性铅 Radioblei *n*
放射性嵌合体 Bestrahlungschimäre *f*
放射性强度 Strahlungsintensität *f*
放射性强度计 Radioaktivitätsmeter *m*
放射性缺损 Strahlungsdefekt *m*
放射性色谱法 Radiochromatographie *f*
放射性色谱扫描仪 Radiochromatographie-Scanner *m*
放射性色谱图 Radiochromatogramm *n*
放射性上皮炎 Radioepithelitis *f*
放射性烧伤 strahlende Verbrennung *f*
放射性神经损伤 Strahlennervenschädigung *f*
放射性神经炎 Strahlenneuritis *f*, Radioneuritis *f*
放射性肾病 Strahlennephropathie *f*
放射性肾炎 Strahlennephropathie *f*
放射性生态学 Radioökologie *f*
放射性生育障碍 strahlungsinduzierte Fruchtbarkeitstörung *f*, radioaktiver Geburtsfehler *m*
放射性食管炎 Strahlenösophagitis *f*
放射性示踪法 radioaktive Tracermethode *f*
放射性示踪化合物 Radiotracer-Verbindung *f*
放射性示踪剂 radioaktiver Tracer (od. Indikator) *m*
放射性示踪物 radioaktiver Tracer *m*
放射性示踪元素 Radiotracer-Element *n*
放射性事故 Strahlenunfall *m*
放射性试剂 radiologischer Kampfstoff *m*
放射性视网膜烧伤 radioaktive Netzhautverbrennung *f*
放射性视网膜损伤 radioaktiver Netzhautschaden *m*
放射性视网膜灼伤 Strahlenverbrennung der Netzhaut *f*
放射性受体测定[法] Radiorezeptorassay *m*
放射性衰变 radioaktiver Zerfall *m*
放射性水肿 radioaktives Ödem *n*
放射性锶 Radiostrontium *n*
放射性损害 Strahlenschaden *m*
放射性损伤 Strahlenschaden *m*
放射性探测 Radioaktivitätsdetektion *f*
放射性探针 radioaktive Probe *f*
放射性碳 Radiokarbon *n*, Radiokohlenstoff *m*
放射性填充 radioaktive Schüttung (od. Füllung) *f*
放射性铁 radioaktives Eisen *n*, Radioeisen *n*
放射性铁动态 Radioeisenkinetik *f*, Radioferrikinetik *f*, radioaktiver Eisenhaushalt *m*
放射性同位素 Radioisotop *n*, radioaktives Isotop *n*
放射性同位素 32 磷疗法 32P Radioisotoptherapie *f*
放射性同位素 32 磷衰变时间表 Radioisotop 32p Verfallliste *f*
放射性同位素 90 锶疗法 Radioisotopentherapie mit 90Sr *f*
放射性同位素动脉造影术 Radioisotopenarteriographie *f*
放射性同位素动态功能测定仪 Radioisotopen-dynamische-Funktions-Probengerät *n*
放射性同位素敷贴器 Radioisotopenapplikator *m*
放射性同位素脊髓造影术 Radioisotopenmyelographie *f*
放射性同位素检查 Radioisotopenuntersuchung *f*
放射性同位素淋巴造影术 Radioisotopenlymphangiographie *f*
放射性同位素脑池造影术 Radioisotopen-Zysternographie *f*
放射性同位素能电池 Radioisotopenbatterie *f*
放射性同位素扫描 Radioisotopen-Scanning *n*
放射性同位素深部治疗机 Radioisotopen-Tiefentherapieausrüstung *f*
放射性同位素肾图 Radioisotopenrenogramm *n*, Radioisotopennephrogramm *n*
放射性同位素肾造影术 Radioisotopennephrographie *f* (RIN), Radiorenographie *f*
放射性同位素示踪 Radioisotopen-Tracing *n*
放射性同位素示踪剂 Radioisotopentracer *m*
放射性同位素胎盘定位 Radioisotopen-Plazentalokalisation *f*
放射性同位素心血管造影术 Radioisotopen-Angiokardiographie *f*
放射性同位素远距疗法 Radioisotopen-Teletherapie *f*
放射性同位素诊断技术 Radioisotopdiagnosemethode *f*
放射性同位素诊断仪 Radioisotopen-Diagnostikgerät *n*
放射性同位素治疗 Radioisotopentherapie *f*
放射性统计学波动 radioaktive statistische Fluktuation (od. Schwankung) *f*
放射性突变 Radiomutation *f*
放射性钍 Radiothorium *n*
放射性蜕变 radioaktiver Zerfall *m*, radioaktive Disintegration *f*
放射性危害 radiologische Gefährdung *f*
放射性微粒回降 radioaktiver Ausfall *m*, radioactive fallout <engl.>
放射性位移定律 radioaktives Verschiebungsgesetz *n*
放射性污(沾)染 Verstrahlung *f*, radioaktive Kontamination (od. Verschmutzung) *f*

放射性污染探测计 Verstrahlungsdetektor *m*
放射性污染物 Radiokontaminant *n*, Radioverschmutzer *m*
放射性物质 radioaktive Substanz *f*
放射性物质污染 radioaktive Kontamination *f*
放射性物质应用 Aktinopraxis *f*
放射性纤维蛋白原试验 Strahlenfibrinogentest *m*
放射性纤维瘤病 Heizkörperfibromatose *f*
放射性显像剂 radioaktives Bildgebungsmittel *n*
放射性消毒 Strahlensterilisation *f*
放射性小肠炎 Strahlungsenteritis *f*
放射性心包炎 Strahlenperikarditis *f*
放射性性腺疾病 radioaktive gonadale Störung *f*
放射性药物（剂）Radiopharmakon *n*, Radiopharmazeutikum *n*
放射性原子 radioaktives Atom *n*
放射性原子核 radioaktiver Atomkern *m*
放射性云 radioaktive Wolke *f*
放射性杂质 radioaktive Verunreinigung *f*
放射性造影剂 Radiokontrastmedium *n*
放射性增升区 Zone mit der erhöhten Radioaktivität *f*
放射性沾染测量仪 Radioverschmutzungsmeter *m*
放射性指示剂 radioaktiver Indikator *m*, radiother <engl.>, radiothor <engl.>
放射性中毒 radioaktive Vergiftung *f*
放射性肿瘤 radioaktiver Tumor *m*
放射性子宫内膜缺失 radioaktives Fehlen des Endometriums *n*
放射性子体 radioaktive Tochtersubstanz *f*
放射性自吸收 radioaktive Selbstabsorption *f*
放射性自显影 Autoradiografie *f*, Autoradiografie *f*
放射学 Radiologie *f*, Röntgenologie *f*
放射学报告 Röntgenbefundbericht *m*
放射学家 Röntgenologe *m*, Radiologe *m*
放射学数据库 radiologische Datenbank *f*
放射学信息系统 radiologisches Informationssystem *n*
放射学自动化诊断 radiologische automatisierte Diagnose *f*
放射药剂学 Radiopharmazeutie *f*
放射药剂学的 radiopharmazeutisch
放射药物治疗 radiopharmazeutische Therapie *f*
放射医学 Strahlenheilkunde *f*, radiologische Medizin *f*
放射医学研究所 Institut für Radiomedizin *n*
放射遗传学 Strahlengenetik *f*
放射荧光 Radiolumineszenz *f*, Radiofluoreszenz *f*
放射荧光自显影 Radiofluorographie *f*
放射有效的 radioansprechbar
放射诱发性骨肉瘤 radioaktives Osteosarkom *n*
放射源 Strahlungsquelle *f*, radioaktive Quelle *f*
放射杂交（数据库）Radiation Hybrid Mapping *n*（Radiation Hybrid Datenbank *f*（RHdb））
放射增敏剂 Radiosensitizer *m*
放射照片 Radiogramm *n*, Röntgenogramm *n*
放射照相 Röntgenaufnahme *f*, Radiogramm *n*
放射照相测定 radiologische Messungen *f pl*
放射照相技术员 röntgenologischer Techniker *m*, radiographer <engl.>
放射照相鉴定 radiologische Identifikation *f*
放射照相扫描术 Radiophotoscanning *n*
放射照相术 Röntgenographie *f*, Radiographie *f*
放射诊断［术］Radiodiagnostik *f*, Röntgendiagnostik *f*
放射诊断剂 radiodiagnostisches Mittel *n*
放射诊断术 Radiodiagnostik *f*
放射诊断学 Diagnoseröntgenologie *f*
放射指示剂 Radioindikator *m*, radioaktiver Indikator *m*
放射治疗 Strahlentherapie *f*, Radiotherapie *f*
放射治疗管理 Strahlentherapieverwaltung *f*
放射治疗后甲状腺机能减退 Hypothyreoidismus postradiationem *m*
放射治疗后淋巴水肿 Lymphödem nach der Bestrahlung *n*
放射治疗计划 Bestrahlungsplanung *f*
放射治疗计划系统 Bestrahlungsplanungs system *n*
放射治疗剂量 Dosierung der Strahlentherapie *f*
放射治疗器 Bestrahlungsgerät *n*
放射治疗学家 Radiotherapeut *m*
放射致癌作用 Strahlenkarzinogenese *f*, Strahlenkanzerogenese *f*
放射致胎儿损伤 Fetusschaden infolge Bestrahlung *m*
放射肿瘤学 Radioonkologie *f*
放射状瘢痕 radiäre Narbe *f*
放射状层 strahlenförmige Schicht *f*
放射状的 strahlenförmig, radiär, radiat（-us, -a, -um）
放射状发育 radiale Entwicklung *f*
放射状沟 radiale Furche *f*, radiale Nut *f*
放射状骨折 Radiusfrakturen *f pl*
放射状胶质细胞 radiale Neurogliazelle *f*
放射状切口 Radiärschnitt *m*
放射状撕裂 strahlenförmiger Riss *m*
放射状线纹 Radiärstriae *f pl*
放射自显术 Autoradiografie *f*, Autoradiografie *f*
放射自显像 Autoradiogramm *m*
放射自显影 Autoradiografie *f*
放射自显影法 Autoradiographie *f*
放射自显影径迹 Laufbahnautoradiografie *f*
放射自显影术 Autoradiographie *f*, Radioautographie *f*
放射自显影照片 Autoradiogramm *n*
放射自显影照相机 Autoradiograph *m*
放射综合征 Bestrahlungssyndrom *n*
放射组织自显影［术］Radiohistographie *f*, Historadiographie *f*
放松 Relaxation *f*
放松催眠法 hypnotische Methode der Entspannung *f*
放松反应 Relaxationsreaktion *f*
放松技巧 Relaxationstechnik *f*
放松疗法 Relaxationstherapie *f*
放松训练 Relaxationstraining *n*
放松椅 Relaxsessel *m*
放松运动 Entspannungsübung *f*
放线杆菌病 Actinobacillus-Krankheit *f*
放线菌 Strahlpiltze *f*, Actinomycete *f*
放线菌孢子 Aktinosore *f*
放线菌病 Actinomycosis *f*, Aktinomykose *f*, Strahlenpilzkrankheit *f*
放线菌病的 aktinomycotisch
放线菌病肺炎 Aktinomykosen-Pneumonie *f*
放线菌的 aktinomycetisch
放线菌地衣 Aktinoflechte *f*
放线菌感染 Aktinomyzeteninfektion *f*
放线菌红素 Aktinorubin *n*
放线菌科 Actinocetaceen *f pl*
放线菌块 Actinomyces-Drusen *f pl*, ActinomycesKörner *n pl*, Drusen *f pl*
放线菌类 Actinomycete *f*
放线菌酶 Aktinozym *m*
放线菌目 Actinomycetaceen *f pl*
放线菌噬菌体 Aktinophage *m*
放线菌属 Aktinomyces *m*, Actinomyces *m*
放线菌丝素 Actinomycelin *f*
放线菌素 Actinomycin *n*
放线菌体素 Actinomycotin *n*
放线菌酮 Cycloheximid *n*
放线菌相克体 Actinomycete-Antagonist *m*
放线菌性骨髓炎 Aktinomykosen-Osteomyelitis *f*
放线菌性食管炎 Aktinomykosen-Ösophagitis *f*

放线菌性足分枝菌病 actinomycotisches Mycetom *n*, Actinomyceten Bakterien Fuß Niederlassung Bakterien Krankheit *f*
放线菌性足菌肿 actinomycotisches Mycetom *n*, Actinomycetom *n*
放线菌肿 Aktinomykom *n*
放线菌紫素 Actinorhodin *n*
放线噻唑酸 Aktithiazolsäure *f*
放线形的 actinomorphisch
放线壮观菌素 Aktinospektazin *n*, Spektinomyzin *n*
放血 Exsanguination *f*, Blutung *f*, Aderlass *m*
放血刀 Aderlaßlanzette *f*
放血法 Exsanguination *f*
放血[术] Aderlaß *m*, Phlebotomie *f*, Venaesectio *f*
放血性大出血 exzessive Blutungen Von Blutergießen *f pl*
放血针 Aderlaßkanüle *f*
放逸短沟蜷[川蜷] Semisulcospira libertina *n*(贝类动物)
放纵 Akrasie *f*, Akolasie *f*, Unmäßigkeit des Verhaltens *f*
放纵的 orgiastisch, nachsichtig

FEI 飞非菲绯鲱肥腓斐榧蜚吠肺狒废沸费痱镄

fēi 飞非菲绯鲱

飞镖效应 Boomerangeffekt *m*
飞船上的 weltraumgestützt
飞船生态系统 Luftschiffsökosystem *n*
飞点扫描 Flying-Spot-Abtaster *m*
飞点扫描器 Lichtfleckabtaster *m*, Lichtfleckscanner *m*
飞碟 Rundflugzeug *n*
飞行安全 Flugsicherheit *f*
飞行棒 Stabilisatorstange *f*
飞行保健 Fluggesundheitpflege *f*
飞行餐 Flugzeugessen *n*
飞行舱 Flugabteilung *f*
飞行错觉 Flugillusion *f*
飞行错觉模拟训练器 Schwindel *m*
飞行代偿失调综合征 fliegendes Dekompensationssyndrom *n*
飞行定向 Flugorientierung *f*
飞行反应动作错误 Flugkunstfehler *m*
飞行服 Flugkleidung *f*, obere Kleidung *f*
飞行服内温度 Anzugtemperatur *f*
飞行服务员 Flugdienstpersonal *n*
飞行负荷 Flugstress *m*
飞行后餐 Mahlzeit nach dem Flug *f*
飞行后救治 Gesundheitsfürsorge nach dem Flug *f*
飞行后适应 Adaption nach dem Flug *f*
飞行后医学监护 Gesundheitsfürsorge nach dem Flug *f*
飞行护士 Flugfahrtschwester *f*
飞行紧张 Flugstress *m*
飞行恐怖 Flugangst *f*, Luftscheu *f*, Aero(dromo)phobie *f*
飞行恐怖症 Flugphobie *f*
飞行恐惧 Flugangst *f*
飞行口粮 Flugration *f*
飞行帽 flexibles Ledermütze *f*, Flugmütze *f*, Kopfbedeckung *f*
飞行帽耳机 Kopfhörer *m*
飞行模拟器 Luftfahrtsimulator *m*
飞行能力 Flugleistungen *f*, Flugaptitude *f*
飞行疲劳 Luftfahrtermüdung *f*, Flugmattigkeit *f*
飞行器 Handwerk *n*
飞行前餐 Preflight-Mahl *n*
飞行前测试 Preflight-check-up *m/n*
飞行前检查 Preflight-prüfung *f*
飞行前进餐 Preflight-speisen *f*
飞行前适应 Preflight-Adaption *f*
飞行人员 Flugpersonal *n*
飞行人员富氧呼吸气 sauerausreichende Flugpersonalatemgas *n*
飞行人员活动 Flugpersonalsoperation *f*
飞行人员疲劳 Flugpersonalerschöpfung *f*
飞行人员生命保障设备 Flugpersonal Support Equipment *m*
飞行生涯 Flugkarriere *f*
飞行失能 Flugentmündigung *f*
飞行时差反应 Jetlag *m*
飞行时间质谱计 Laufzeitmassenspektrometer *m*
飞行时限 Flugzeitlimit *n*
飞行食物 Flugessen *n*
飞行事故 Luftfahrtunfall *m*
飞行事故病理学 Flugunfallpathologie *f*
飞行事故抢救 Flugunglückrettung *f*
飞行事故损伤 Flugunfallverletzung *f*
飞行事故心理学 Flugunfallpsychologie *f*
飞行试验 Testflug *m*
飞行适应性 Flugaptitude *f*
飞行损伤 Verletzung beim Fliegen *f*
飞行头盔 Flughelm *m*
飞行途中救治 Rettung während des Flugs *f*
飞行危险 Fluggefahr *f*
飞行卫勤保障 medizinische Unterstützung fürs Fliegen *f*
飞行信息中心 Fluginformationenszentrum *n*
飞行性盲 Flugblindheit *f*
飞行虚弱症 Flugasthenie *f*
飞行训练心理学 Flugtrainingspsychologie *f*
飞行医学 Flugmedizin *f*
飞行应激 Flugstress *m*
飞行用水 Flugswasser *n*
飞行员 Flieger *m*, Pilot *m*
飞行员舱 Pilotkompartiment *n*
飞行员操纵错误死亡事故 Pilotenfehlerfatalität *f*
飞行员差错 Pilotenfehler *m*
飞行员错觉 Pilotenfehlerwahrnehmung *f*, Pilotschwindel *m*
飞行员动作失误 Pilotenausfall *m*
飞行员防护服 Fliegerschutzanzug *m*
飞行员工作负荷 Pilotenarbeitsbelastung *f*
飞行员供氧调节器 Pilotversorgungsregulator *m*
飞行员精神衰弱 Aerasthenie *f*
飞行员康复疗养营 Flugrekonvaleszentendepot *m*
飞行员空间定向障碍 Pilotorientierungslosigkeit *f*
飞行员空中救生装置 Luftland Rückgewinnunggerät *n*
飞行员能力 Pilotleistung *f*
飞行员年度体检 jährliche medizinische Untersuchung von Piloten *f*
飞行员跑道映象 Piloten pisten-Abbilder *f pl*
飞行员疲劳 Fliegerermüdung *f*
飞行员人格 Pilotpersönlichkeit *f*
飞行员人格问卷 Persönlichkeitsfragebogen für Piloten *m*
飞行员人为因素 Pilotenfaktor *m*
飞行员膳食 Pilotenernährung *f*
飞行员神经官能病 Flugneurose *f*
飞行员神经机能病 Aeroneurose *f*, Fliegerneurose *f*
飞行员失误事故 Unfall wegen Pilotenfehler *m*
飞行员事故 Pilotenunfall *m*
飞行员适应性 Pilotenfitness *n*
飞行员体能 Pilotenfitniss *f*
飞行员限动系统 Pilotenrückhaltesystem *n*
飞行员眩晕 Fliegerschwindel *m*
飞行员训练 Pilottraining *n*
飞行员夜视系统 Piloten-Nachtsicht-System *n*
飞行员营养 Pilotennutrition *f*
飞行中队救护所 Staffelstation *f*
飞行中过度换气 Flughyperventilation *f*

飞行饮食 Flugernährung *f*
飞行中医学监护 Fluggesundheitsfürsorge *f*
飞行装备 flugequipmen *n*
飞行状态 Flugstatus *m*
飞行状态知觉 Verhaltensperzeption von Fluglage *f*
飞灰 fliegende Asche *f*
飞机安全 Flugzeuggsicherheit *f*
飞机恐惧 Flugzeugangst *f*
飞机失事的尸体解剖 Flugzeugabstürzeautopsie *f*
飞机失事救生船 Flugzeugrettungsboot *n*
飞机失事救助艇 Flugzeugrettungsboot *n*
飞机师 Flugzeuglührer *m*
飞机事故的损伤 Flugzeugunfallverletzungen *f pl*
飞机事故遇难者 Flugunfallopfer *n*
飞机损伤 Flugzeugverletzung *f*
飞机载运人数 zahl der Fugzeugträger *f*
飞机噪声 Fluglärm *m*
飞机中位置 Position im Flugzeug *f*
飞溅血痕 gespritzter Blutfleck *m*
飞箭音 Giemen *n*, Rhonchi sibilantes *m pl*
飞克(毫微微克) Fetogramm *n*
飞沫 Tröpfchen *n*
飞沫传播(布) Tröpfchenverschleppung *f*, Tröpfchenübertragung *f*
飞沫传染 Tröpfcheninfektion *f*
飞沫核 Tröpfchenkern *n*
飞蚊症 Flockensehen *n*, Flocci volitantes *m pl*, Mouches volantes *pl*
飞燕草甙 Delphinin *n*, Delphin *n*
飞燕草甙原 Delphinidin *n*
飞燕草碱 Delphinin *n*, Delkosin *n*
飞燕草灵碱 Delsolin *n*
飞燕草子 Rittersporn *m*
飞蝇幻视 Flocci volitantes *m pl*, Flocksehen *n*
非(肝)硬化性门脉高压 nichtzirrotische portale Hypertonie *f*, Pfortaderhochdruck *m*
非 GnRH 依赖性性早熟 GnRH-unabhängige vorzeitige Pubertät *f*
非 HLA 抗体 Non-HLA-Antikörper *m*
非 LTR 或 polyA 逆转录转座子 Non-LTR oder PolyA Retrotransposone *f pl*
非 MF、CD30+ 皮肤大 T 细胞淋巴瘤 Nicht-MF-CD31+ kutanes großes T-Zell-Lymphom *n*
非 MF、CD30- 皮肤多形性小或中等细胞的淋巴瘤 Non-MF-CD31-kutanes pleomorphes kleines oder mittleres Zell-Lymphom *n*
非 mRNA 小 RNA kleine nicht-messenger RNA *f*, snmRNA *f*
非 O1 群霍乱弧菌(不凝集弧菌) Non-O1 Vibrio cholera *f*
非 ST 段抬高型心肌梗死 Nicht-ST-Hebungs-Myokardinfarkt *m* (NSTEMI), Non-ST-Strecken-Hebung Infarkt *m*
非 T 细胞依赖性抗原(非胸腺依赖性抗原) T-Zell-unabhängiges Antigen *n*
非阿片类 Nichtopioid *n* (药物)
非阿片类镇痛药 Nichtopioid-Analgetika *n pl*
非氨基氮 Nichtaminostickstoff *m*
非凹陷的 nicht eindrijckbare
非凹陷性水肿 Nichtlochfraß Ödem *n*
非白血[病]性淋巴组织增生 aleukämische Lymphadenose *f*
非白血病性骨髓组织增生 aleukämische Myelose *f*
非白血性 aleukämisch
非白血性白血病 aleukämische Leukämie *f*
非白种人 farbige Bevölkerung *f*
非瘢痕的 nichtnarbig
非瘢痕性睑外翻矫正术 Korrektur des nichtnarbigen Ektropiums *f*
非板层骨 Nichtlamellenknochen *n*
非包在荚膜内的 unverkapselt
非保守力 nichtkonservative Kraft *f*
非暴力死 nichtgewaltiger Tod *m*
非暴力性死亡(自然死亡) nicht gewaltsamer Tod *m*
非暴力性窒息 gewaltlose Asphyxie *f*
非苯二氮类催眠药 nichtbenzodiazepine Hypone *f*
非苯二氮䓬类催眠药 nicht-Benzodiazepin-Schlafmittel *n*
非必需氨基酸 nichtessentielle Aminosäuren *f pl*
非必需微量元素 nicht essentielles Spurenelement *n*
非必需元素 nichtessentielle Elemente *n pl*
非必需脂肪酸 nichtessentielle Fettsäure *f*
非闭塞的 nichtokklusiv
非闭塞性肠梗死 nonokklusiver Darminfarkt *m*
非编码 RNA nichtkodierende RNA *f*
非编码氨基酸 unverschlüsselte Aminosäure *f*
非编码的 DNA 链 Encoding-DNA-Strang *m*
非编码基因 nichtkodierendes Gen *n*
非编码调控区 nichtkodierende Regulationsregion *f*
非编码序列 nichtkodierende Sequenz *m*
非变应性鼻炎 nichtallergische Rhinitis *f*
非变应性鼻炎伴嗜酸粒细胞增多综合征 nichtallergische Rhinitis mit Eosinophiliesyndrom *f*, eosinophile nichtallergische Rhinitis *f*
非变应性鼻炎伴嗜酸性粒细胞增多综合征 nichtallergische Rhinitis mit Eosinophilie-Syndrom *f*
非变应性的 nichtallergisch
非标定形容词 unmarkiertes Adjektiv *n*
非标记抗原 nichtmarkiertes Antigen *n*
非标准报表 nichtstandardisierter Bericht *m*
非标准碱基渗入 nichtstandardierte Basisdurchdringung *f*
非标准碱基修复 nichtstandardische Basisreparatur *f*
非并存前瞻性研究 nicht gleichzeitige Prospektivstudie *f*
非并存性队列研究 Nichtgleichzeitigkeitsergebnisse Kohortenstudie *f*
非并存性研究 nichtkonkukrrierende Untersuchung *f*
非并行环境 nichtparallele Umgebung *f*
非病毒载体 nicht virale Vektoren *m pl*
非病媒 Nonvektor *m*, Nichtträger *m*
非病原(因)学的 nicht-ätiologisch
非病原的 apathogen, nonpathogen
非病原菌 apathogene Bakterien *n pl*
非病原微生物 nicht-pathogener Mikroorganismus *m*
非伯基特淋巴瘤 nicht-Burkitt Lymphom *m*
非搏动性体外循环 nicht-pulsatiler kardiopulmonaler Bypass *m*
非哺乳动物胚胎 nichtsäugerischer Embryo *m*
非布索坦 Febuxostat *n*
非彩色 unbunte Farbe *f*
非参数标准法 nichtparametrische Idetifikation Methode *f*
非参数法 nichtparametrische Methode *f*
非参数检验 nichtparametrischer Test *m*, parameterfreier Test *m*
非参数统计 nichtparametrische Statistik *f*
非参数相关 nichtparametrische Korrelation *f*
非测量性状 nichtmetrisches Zeichen *m*
非产气的 anärogen
非产气细菌 anärogene Bakterien *n pl*
非产色菌 achromogene Bakterien *n pl*
非肠道接种 parenterale lmpfung *f*, parenterale Pfropfung *f*
非肠途径 parenterale Leitung *f*
非肠系膜血管阻塞性肠梗死 nichtverschlusser Mesenterialinfarkt *m*
非常[光]波 extraordinäre Welle *f*, ausserordentliche Welle *f*
非常光线 extraordinärer Strahl *m*, ausserordentlicher Strahl *m*
非常规 DNA 合成 außerplanmäßige DNA-Synthese *f*
非常规性、固有免疫样或过渡型 T 细胞 unkonventionelle、angeborene oder transitorische T-Zelle *f*
非常规指标 nichtregulärer Indikator *m*

非常规重组 illegitime Rekombination *f*
非常用途测验 Prüfung für ungewöhnliche Anwendung *f*
非常远距离转移 sehr ferne Metastase *f*
非常折射率 extraordinärer Refraktionsindex (od. Brechungsindex) *m*
非沉淀抗体 nichtkondensierender Antikörper *m*
非沉淀性抗体 nichtkondensierender Antikörper *m*
非陈述记忆 nichtdeklaratives Gedächtnis *n*
非陈述性 unausgesprochen
非陈述性记忆 nicht deklaratives Gedächtnis *n*
非成熟面孔 unreifes Gesicht *n*
非程序式命令 nichtprozessualer Befehl *m*
非程序性 DNA 合成 außerplanmäßige DNA-Synthese *f* (UDS)
非充血的 noncongestiv (-us, -a, -um)
非抽搐性电刺激治疗 nichtkonvulsive elektrische Reiztherapie *f*
非抽样误差 Nichtstichprobenfehler *m*
非出血性的 unblutig, nicht-hämorrhagisch
非除极化型肌松药 Nichtdepolarisationsmuskelrelaxantien *f pl*
非处方药 OTC-Arzneimittel *n*
非处方药物 rezeptfreies Medikament *n* (一般成药, 大众药)
非触痛的 unzärtlich
非穿壁性心肌梗塞 nichttransmuraler Myokardinfarkt *m*
非穿通性巩膜伤 nichtpenetrierende Wunde der Sklera *f*
非穿通性眼外伤 nichtpenetrierende Verletzung des Augapfels *f*
非穿透的 nichtdurchdrungt
非穿透性青光眼手术 nichtpenetrierende Glaukom-chirurgie *f*
非穿衣的 nichtbekleidet
非传染病 nichtinfektiöse Krankheit *f*
非传染性的 nichtinfektiös, nichtkontagiös
非传染性感染疾病 nicht übertragbare Infektionskrankheit *f*
非传统心理学 alternative Psychologie *f*
非创伤性关节病 nichttraumatische Arthrose *f*
非创伤性横纹肌溶解 untraumatische Rhabdomyolyse *f*
非创伤性血胸 nichttraumatische Hämatothorax *f*
非雌激素依赖型 non-Östrogen-abhängiger Typ *m*
非雌激素依赖性 östrogenunabhängig
非催化氢化 nichtkatalytische Hydrogenierung *f*
非达尔文进化 nichtdarwinsche Evolution *f*
非大疱性先天性鱼鳞病样红皮病 nichtbullöse Erythrodermia congenitalis ichthyosiformis Erythrodermie *f*
非大疱性显性先天性鱼鳞病样红皮病 nichtbullöse dominante Erythrodermia congenitalis ichthyosiformis Erythrodermie *f*
非代偿性碱中毒 unkompensierte Alkalose *f*
非代偿性酸中毒 unkompensierte Azidose *f*
非代偿性旋转性脊柱侧凸 unkompensierte rotatorische Skoliose *f*
非单音 nichtmonoton
非单着丝粒染色体 nichteuzentrischer Chromosom *m*
非胆碱能的 nichtcholinergisch
非弹性散射 nichtelastische Streuung *f*, unelastische Zerstreuung *f*
非弹性阻力 nichtelastischer Widerstand *m*, unelastischer Widerstand *m*
非蛋白氮 Nichtproteinstickstoff *m*, Reststickstoff *m*
非蛋白氮测定 Reststickstoff-Bestimmung *f*
非蛋白质 Nichtprotein *n*
非蛋白[质]呼吸商 Nichtroteinatmungsquotient *f*, Nonprotein-Atmungsquotient *m*
非蛋白质性的 nichtprotein
非氮性的 nichtstickstoffhaltig
非氮性肝性昏迷 Nichtstickstoff-Leberkoma *f*, nonnitrogene Leberkoma *f*
非导体 Nichtleiter *m*
非倒凹区 Nichthinterschnittbereich *m*, suprabulger Bereich *m*
非道德性 Amoralität *f*
非等位的 nichtallelisch
非等位基因 nonalleles Gen *n*, Nonallelengen *n*
非等位基因互作 nichtallelische Wechselwirkung *f*
非等位同源重组 Nicht-Allel homologe Rekombination *f* (NAHR)
非地方性的 ekdemisch
非典型 Atypie *f*, Atypismus *m*
非典型白血病 atypische Leukämie *f*
非典型暴发性紫癜 atypisches Purpurafulminans *n*
非典型病例 atypischer Fall *m*
非典型痴呆 atypische Demenz *f*
非典型的抗精神病药 atypische Antipsychotika *n pl*
非典型癫痫小发作 atypisches Petit mal *n*
非典型发作 atypische Absenzen *f pl*
非典型肺炎 atypische Pneumonie *f*
非典型分裂手 atypische Teilungshand *f*
非典型分枝杆菌 atypisches Mykobakterium *n*
非典型分枝杆菌病 atypische Mykobakteriose *f*
非典型分枝杆菌感染 atypische Mykobakterieninfektion *f*
非典型化脓性肉芽肿 atypisches pyogenes Granulom *n*
非典型回归热 atypisches Rekurrensfieber *n*
非典型假胆碱脂酶 atypische Pseudocholinesterase *f*
非典型结核 atypische Tuberkulose *f*
非典型精神病 atypische Psychose *f*
非典型精神分裂症 atypische Schizophrenie *f*
非典型抗体 atypischer Antikörper *m*, inkompletter Antikörper *m*
非典型颗粒状角膜营养不良 atypische granulare Hornhautdystrophie *f*
非典型类癌 atypisches Karzinoid *n*
非典型鳞状细胞 atypische Plattenepithel-Zelle *f*
非典型鳞状细胞意义不明确 atypische Plattenepithel-Zelle mit unklarer Bedeutung *f* (ASC-US)
非典型麻疹(异型麻疹) atypische Masern *f pl*
非典型面神经痛 atypische Fazialisneuralgie *f*
非典型脑膜瘤 atypisches Meningiom *n*
非典型溺死 atypisches Ertrinken *n*
非典型溶血性尿毒症综合征 atypisches hämolytisch-urämisches Syndrom *n*
非典型射入口 atypischer Eingang *m*
非典型神经性贪食 atypische Ess-Brech-Sucht *f*
非典型失神发作 atypischer Absenceanfall *m*
非典型位缢死 atypisches Erhängen *n*
非典型纤维黄瘤 atypisches Fibroxanthom *n*
非典型纤维黄色瘤 atypisches Fibroxanthom *n*
非典型纤维组织细胞瘤 atypische fibröse Histiozytom *f*
非典型腺瘤 atypisches Adenom *n*
非典型腺细胞 atypische Drüsenzelle *f*
非典型[性]的 atypisch, atypic (-us, -a, -um)
非典型性蛋白激酶 atypische Proteinkinase C *f* (aPKC)
非典型性谵妄 atypisches Delir (ium) *n*
非典型性肺炎 atypische Pneumonie *f*
非典型性分枝杆菌淋巴结炎 atypische mykobakterielle Lymphadenitis *f*
非典型性骨髓炎 atypische Myelitis *f*
非典型[性]三叉神经痛 atypische Trigeminusneuralgie *f*
非典型性(假肉瘤性)纤维黄色瘤 atypisches (pseudosarkomatöses) Fibroxanthom *n*
非典型性增生 atypische Hyperplasie *f*, Dysplasie *f*
非典型抑郁 atypische Depression *f*
非典型缢死紫绀 atypische Hängenzyanose *f*
非典型疣状心内膜炎 atypische verruköse Endokarditis *f*
非典型鱼鳞病样红皮病 atypische ichthyosiforme Erythrodermie *f*
非典型增生 atypische Hyperplasie *f*

非点状的 nichtpünktförmig
非碘盐率 Non-Jodsalz-Rate *f*
非电磁分子 nichtelektromagnetisches Molekül *n*
非电解质 Nichtelektrolyt *m*, Anelektrolyt *m*
非电解质溶液 Nichtelektrolytlösung *f*, Anelektrolytlösung *f*
非电离辐射 nichtionisierende Strahlung *f*
非电离辐射性白内障 nicht ionisierender Strahlungsabkühlung Katarakt *m*
非淀粉样蛋白 Nichtamyloid *n*
非丁 Phytin *n*
非定态 instabiler Zustand *m*
非定形的 amorph, gestaltlos
非动物化 Nichtbelebtheit *f*
非毒性的 nontoxisch, nichttoxisch
非毒性甲状腺腺瘤 nichttoxisches Schildrüsenadenom *n*
非毒性甲状腺肿 nichttoxischer Kropf *m*
非毒性结节性甲状腺肿 Struma nodosa nontoxica *f*
非端着丝粒染色体 Atelocentricchromosom *n*
非对称 Asymmetrie *f*
非对称的 asymmetrisch, dispar
非对称点 asymmetrischer Punkt *m*
非对称分布 asymmetrische Verteilung *f*
非对称钢丝间距 unsymmetrische Stahldrahtlücke *f*
非对称性关联 asymmetrischer Verein *m*
非对称性间隔肥厚 asymmetrische Septumhypertrophie *f*
非对称性紧张性颈反射 asymmetrischer tonischer Nackenreflex *m*
非对称性联胎 Heteropagus *m*, Heterodidymus *m*
非对称性脑积水 asymmetrischer Hydrocephalus *m*
非对称性梭形粟粒动脉瘤 asymmetrisches spindelförmiges miliares Aneurysma *n*
非对称性突触 asymmetriche Synapse *f*
非对称性心肌病 asymmetrische Kardiomyopathie *f*
非对映异构体(物) Diastereomer *n*
非恶性的 nichtbösartig, nonmalign(-us, -a, -um)
非恶性胸腔积液 unmaligner Pleuraerguß *m*
非二义性和典型表示法 eindeutige und kanonische Darstellung *f*
非发酵革兰阴性杆菌 nichtfermentative gramnegative Bakterie *f*
非发炎的 uninflamed
非发作性的 nonparoxysmal
非法 Unrechtmäßigkeit *f*
非法的 unecht
非法定的 inoffiziell
非法定方法 inoffizielle Methode *f*
非法定药 inoffizielle Medikamente *n pl*
非法堕胎 Krimineller Abort *m*, Abortus criminalis *m*
非法行医 illegale medizinische Praxis *f*
非法流产 krimineller Abort *m*
非法迁移 illegale Passage *f*
非法他杀死 Tod durch Mord
非法同居 Unzucht *f*
非法药物 illegale Droge *f*
非法终止妊娠(非法堕胎) illegale Abtreibung *f*
非翻译区 unübersetzte Region *f*, nichttranslationale Rigion *f*
3′非翻译区 3′-untranslatierter Bereich *m*
5′非翻译区 5′-untranslatierter Bereich *m*
非翻译序列 unübersetzte Abfolge *f*
非反应素的 nichtreaginisch
非反应素性过敏 nichtreaginische Allergie *f*
非放射探针 nichtradioaktive Sonde *f*
非放射性标记 nichtradioaktive Markierung *f*
非放射性[基因]探针 nichtradioaktive Sonde *f*
非肥胖性的 nichtdiabetisch
非分裂细胞 nicht teilende Zelle *f*
非分泌骨髓瘤 nicht sekretorisches Myeloma *n*
非分泌型 nichtsekretorisch
非分泌性囊肿 nicht sekretorische Zyste *f*
非分泌者 Nichtausscheider *m*, Nonsekretor *m*
非分型流感嗜血杆菌 typisierbare Haemophilus influenza *f*
非粉刺型导管内癌 intraduktales Non-Komedokarzinom *n*
非封闭的 nichtokklusiv
非蜂窝状[织]的 azellulär
非父排除率 Wahrscheinlichkeit ohne Vaterschaftstest *f*
非父权相对机会 relative Nichtvaterschaftchance *f*
非复吸入面罩 nonrebreathinge Gesichtsmaske *f*
非复杂病性糖尿病 unkomplizierte Diabetes *f*
非概率抽样 keine Zufallsstichprobe *f*
非肝性的 anhepatisch
非肝原性的 anhepatogen
非肝[原性]黄疸 anhepatogener Ikterus *m*, anhepatischer Ikterus *m*
非感觉的 nichtsensorisch
非感觉性共济失调 nichtsensorische Ataxie *f*
非感染性粗隆滑囊炎 nichtinfektiöse Tuberositasbursitis *f*
非感染性的 nichtinfektiös
非感染性发热 infektionfreies Fieber *n*, nichtinfektiöses Fieber *n*
非感染性腹泻 nichtinfektiöse Diarrhoe *f*
非感染性关节炎 nichtinfektiöse Arthritis *f*
非感染性红斑 nichtinfektiöses Erythem *n*
非感染性惊厥 nichtinfektiöse Konvulsion *f*
非感染性疱性疾病 nichtinfektiöse vesiculare Erkrankung *f*
非感染性肉芽肿 nichtinfektiöses Granulom *n*
非感染性肉芽肿性卵巢炎 nichtinfektiöse granulomatöse Oophoritis *f*
非感染性肉芽肿性胃炎 nichtinfektiöse granulomatöse Gastritis *f*
非感染性输卵管炎 nichtinfektiöse Salpingitis *f*
非感染性臀下滑囊炎 nichtinfektiöse Bursitis glutea inferior *f*
非感染性心内膜炎 nichtinfektiöse Endokarditis *f*
非感染性眼炎 nichtinfektiöse (autoimmune) okuläre Entzündung *f*
非干酪化 nichtverkäsen
非刚性 nichtrigid, unstarr
非刚性配准 nichtstarre Registrierung *f*
非高密度脂蛋白胆固醇 nicht-High-Density lipopmtein-Cholesterin *n*
非格司亭 Filgrastim *n*
非个人的 unpersönlich
非个人因果性 unpersönliche Kausalität *f*
非个人因素所致的疾病 unpersonalistische Krankheit *f*
非给予体化合物 Nichtspenderverbindungen *f pl*, Nondonatorverbindungen *f pl*
非给予体溶剂 Nichtdonorlösungsmittel *n*
非给予体溶剂 Nichtspenderlösungsmittel *n*
非给予体溶质 Nichtdonorsolute *f*
非给予体溶质 Nichtspender-Gelöstes *n*
非梗阻性的 nichtobstruktiv
非梗阻性肥厚型心肌病 nichtobstruktive hypertrophe Myokardopathie *f*
非梗阻性肥厚性心肌病 nichtobstruktive hypertrophische Kardiopathie (od. Myokardiopathie) *f*
非梗阻性黄疸 nichtobstruktives Ikterus *m*
非梗阻性肾盏结石 nichtobstruktiver Stein des Calyces renales *m*
非梗阻性无精子症 nichtobstruktive Azoospermie *f*
非工业的 nichtgewerblich
非工作侧 nichtarbeitende (od. nichttätige) Seite *f*
非工作侧髁道(侧方髁道) schwingender Kondylus *m*
非功能侧 nichtfunktionelle Seite *f*
非功能性抗原 nichtfunktionelles Antigen *n*
非共价键 nichtkonvalente Bindung *f*

非共生的 nonsymbiotisch, nichtsymbiotisch
非共生固氮[作用] nichtsymbiotische Stickstoffixierung *f*
非共同性斜视 Strabismus nonconcomitans *m*
非共同性斜视 Strabismus nonconcomitans *m*, Inkonkomitanz *f*
非共享电子对 nichtgemeinsames Elektronenpaar *n*
非共振荧光 nicht-Resonanzfluoreszenz *f*
非佝偻病性弓形腿 nichtrachitisches Bogenbein *n*
非骨化性纤维瘤 nichtossifizierendes Fibrom *n*, Fibroma nonosteogenes *n*
非骨膜下皮质缺损 nichtsubperiostaler Knochendefekt *m*
非骨水泥假体 Nichtzementeprothese *f*
非骨髓重度抑制疗法 nonmyeloablative Therapie *f*
非骨相氟中毒 kein Knochen Fluorose *f*
非固着依赖性细胞 nichtanheftungshängige Zelle *f*
非故意损伤 unbeabsichtigte Verletzung *f*
非关节骨软骨病 nichtartikuläre Osteochondrose *f*
非关节痛风 nichtartikuläre Gicht *f*
非官方心理学 inoffizielle Psychologie *f*
非贯通性心脏损伤 nichtdurchgehende Herzschädigung *f*
非惯性系 Nichtinertialsystem *n*
非光谱色 Nichtspektralfarbe *f*
非光照产色菌 Nichtphotochromogene *f*
非鬼伞型 Nichtcoprinustype *f*
非过敏性的 anallergisch
非过敏性血清 anallergisches Serum *n*
非还原端 nichtreduzierendes Ende *n*
非还原论 Nichtreduktionismus *m*
非还原糖 nichtreduzierender Zucker *m*
非寒战性产热 nonshiveringe Thermogenese *f*
非好即坏判断方式 Alles-oder-nichts-Denken *n*
非合成的 nichtsynthetisch
非合成培养基 nichtsynthetischer Nährboden *m*
非何杰金淋巴瘤 Non-Hodgkin*-Lymphom *n*
非核苷类反转录酶抑制剂 nicht-nukleosid-reverse-Transkriptase-Virus Inhibitor *m*
非核苷类逆转录病毒抑制剂 nicht-nukleosid-reverse-Transkriptase-Virus Inhibitor *m*
非核裂细胞 nichtgespaltete Zelle *f*, noncleaved cell <engl.>
非黑即白谬误 Schwarz-Weiß-Trugschluss *m*
非黑色素性黑素瘤 amelanotisches Melanom *n*
非红系细胞 nicht-erythroide Zelle *f*
非红细胞减少性贫血 negative Anämie *f*
非呼吸功能 Nichtatemfunktion *f*
非化脓性的 nonsuppurativ(-us, -a, -um), nichteittig
非化脓性脊柱感染 nichteitrige Wirbelsäuleinfektion *f*
非化脓性间质性肺炎 nichteitrige interstitielle Pneumonie *f*
非化脓性肋软骨炎 nichteitrige Costochondritis *f*
非化脓性肋软骨肿大 nichteitrige Costochondroschwellung *f*
非化脓性淋巴结炎 nichteitrige Lymphadenitis *f*
非化脓性炎 nichteitrige Entzündung *f*
非化脓性硬化性骨炎 nichteitrige Skleroosteitis *f*
非化脓性游走性多关节炎 nichteitrige migratorische Aielarthritis *f*
非化脓性中耳炎 nichteitrige Mittelohrentzündung *f*, Otitis media nonsuppurativa *f*
非化学性突触 nichtchemische Synapse *f*
非坏死性后葡萄膜炎 nichtnekrotisierende posteriore Uveitis *f*
非坏死性疱疹病毒性视网膜 nichtnekrotisierende Herpesretinitis *f*
非环式磷酸化 azyklische Phosphorylierung *f*
非幻觉的 wahrhaftig
非挥发酸 unvolatile Säure *f*
非挥发性的 nichtflüchtig, nonvolatil
非挥发性毒物 nichtflüchtiges Gift *n*
非挥发性化合物 nichtflüchtige Verbindung *f*
非挥发性酸 nichtflüchtige Säure *f*
非挥发性有机毒物 nichtflüchtige organische Gift *n*
非回归亲本 nichtwiederkehrende Eltern *pl*
非婚生子女 unehelich geborene Kinder *n pl*
非婚姻家庭 nichteheliche Familie *f*
非混合性传染 Monoinfektion *f*
非活动汗腺 inaktive Schweißdrüse *f*
非活动期 inaktives Stadium *n*
非活动性的 inaktiv
非活动性染色质 inaktives Chromatin *n*
非活动性携带者 inaktiver Träger *m*
非活体酶 nichtorganisiertes Ferment *n*
非活性抗体 nichtbegieriger Antikörper *m*
非活性染色质 inaktives Chromatin *n*
非活性碳原子羟化 Hydroxylierung des nichtaktivierten Kohlenstoffes *f*
非活性型受体 inaktiver Rezeptor *m*
非火器性颅脑开放伤 nichtschussbedingte offene Verletzung des Gehirns *f*
非霍杰金氏淋巴瘤 Non-Hodgkin* Lymphom *n* (NHL)
非霍奇金(何杰金)淋巴瘤 Non-Hodgkin*-Lymphom *n*
非霍奇金病 Non-Hodgkin* Krankheit *f*
非霍奇金淋巴瘤 Non-Hodgkin*-Lymphom *n*
非肌层浸润性膀胱癌 nicht-Muskel-invasiver Blasenkrebs *m*
非基因变异 nichtgenetische Variation *f*
非激发态 nichterregter Zustand *m*
非激光屈光性板层角膜切削术 nonlasere lamellare keratorefractive Chirurgie *f*
非激活的 nichtaktiviert
非激活状态 nichtaktivierter Zustand *m*
非极化电极 nichtpolarisierte Elektrode *f*
非极性的 apolar, nichtpolar, nonpolar
非极性分子 nichtpolares Molekül *n*
非极性化合物 nichtpolare Verbindung *f*
非极性基[团] nichtpolare Gruppe *f*
非极性键 nichtpolare Bindung *f*
非极性溶剂(媒) nichtpolare Lösungsmittel *n*
非极性双键 nichtpolare Doppelbindung *f*
非极性液体 nichtpolare Flüssigkeit *f*
非己抗原 Nichteigen-Antigen *n*
非技术性关系 nichttechnische Beziehung *f*
非季节性抑郁症 nonsaisionale Depression *f* (NSD)
非寄生虫病 nichtparasitäre Krankheit *f*
非寄生的 nichtparasitär, nichtparasitisch
非加性遗传方差 nichtadditive genetische Varianz *f*
非加压舱 drucklose Deckenkassette *f*
非家族性正常脂蛋白血症性黄瘤病 nichtfamiliäre Normalipoproteinämiexanthomatose *f*
非夹层性肾动脉瘤 nichtlaminiertes Nierenarterieaneurysma *n*
非甲非乙型肝炎 Non-A / Non-B-Hepatitis *f*
非甲非乙型肝炎病毒 non-A non-B Hepatitisvirus *m*, Hepatitis-E-Virus *m*
非甲基化特异性 PCR 法 Non-Methylation Spezifische PCR *f*
非甲戊型肝炎 Hepatitis bei nicht-klassischen Hepatitisviren A und E *f*
非甲状腺性病态综合征 Nonschilddrüsen-Krankheit Syndrom *n*
非键轨道 nichtbindendes orbit *m* (od. Umlaufbahn *f*)
非键轨函数 nichtbindendes Orbital *n*
非键盘输入 nichtmanuelle Programmeingabe *f*
非降解性小室 nichtabbauendes Kompartiment *n*
非交换[性]钠 nichtausgetauschtes Natrium *n*
非交替性抑制 nichtalternierende Suppression *f*
非交通性脊髓空洞症 unkommunizierende Syringomyelie *f*
非交通性脑积水 Nichtkommunikationshydrozephalus *m*
非胶筛分 Nongel Siebung *f*

非胶原糖蛋白 nonkollagenes Glucoprotein *n*, nicht-Kollagen-Glykoprotein *n*
非角化的复层扁平上皮 unverhorntes mehrschichtiges Plattenepithel *n*
非角化复层鳞状上皮 nichtverhornter geschichteter Plattenepithel *m*
非角化鳞状上皮 nichtverhorntes Plattenepithel *n*
非角化性鳞状细胞癌 nicht verhornendes Plattenepithelkarzinom *n*
非角质形成细胞 nichtverhornendes Plattenepithel *n*
非铰链式全肘关节置换术 nichtverbindene totale Ellenbogenarthroplastik *f*
非铰链式限制型假体 nichtverbindene restriktive Prothese *f*
非接触传染的 nichtkontagiös
非接触角膜感觉测量法 berührungslose Ästhesiometrie der Hornhaut *f*
非接触角膜内皮显微镜 nonkontakte Spiegelmikroskopie für Hornhautendotheluntersuchung *f*
非接触式 kontaktlos
非接触式角膜内皮显微照相术 berührungslose Spiegelmikroskopie (Photomikroskopie) *f*
非接触式轮廓测定法 berührungslose Profilometrie *f*
非接触式眼压计 berührungsloses Tonometer *n* (NCT)
非接触性(吹气)眼压计 berhrüungsloses (Luft-blasen) Tonometer *n*
非接触性诱导 kontaktlose Induktion *f*
非接合孢子 Azygospore *f*
非接合型质粒 nichtkonjungatives Plasmid *n*
非接合子 Azygospore *f*
非结构蛋白 Non-Strukturprotein *n*
非结构式观察法 unstrukturierte Beobachtung *f*
非结构性脊柱侧凸 Nichtstrukturskoliose *f*
非结合胆红素 unkonjugiertes Bilirubin *n*
非结合脱氢表雄酮 unkonjugiertes Dehydroepiandrosteron *n*
非结合型质粒 unkonjugatives Plasmid *n*
非结合性胆红素(非结合[性]胆红素) unkonjugierter Bilirubins *m*
非结核分枝杆菌病 non-tuberkulöse mykobakterielle Krankheit *f*
非结核分枝杆菌 nichttuberkulöse Mykobakterie *f* (NTM)
非结核性的 nichttuberkulös
非结核性分枝杆菌 nichttuberkulöser Mykobakterum *m*
非结核性分枝菌病 nichttuberkulöse Mykobakteriose *f*
非结晶性尿酸盐 nichtkristalliner Urat *m*
非睫状肌麻痹验光 nichtzykloplegische Refraktion *f*
非姐妹染色单体 Nicht-Schwester-Chromatide *n pl*, nonsister chromatids <engl.>
非解剖式牙 nichtanatomischer Zahn *m*
非解析定理求解 Nichtresolutionstheorem mit Erprobung *n*
非介入式信息采集 berührungsfreie Informationsbeschaffung *f*
非介入性测量 nichtinvasive Abmessung *f*
非介入性生理监测 nichtinvasives physiologisches Monitoring *n*
非介入性试验 nichtinvasiver Test *m*
非金属冠 Nichtmetallkrone *f*
非金属元素 nichtmetallisches Element *n*
非浸润的 nichteingeschleust
非浸润性癌 nichtinvasives Karzinom *n*
非浸润性导管癌(导管原位癌) nichtinvasives duktales Karzinom *n*
非浸润性乳头状癌 nichtinvasives papilläres Karzinom *n*
非浸润性突眼症 nichtinfiltrative Exophthalmie *f*
非经典Ⅰ类主要组织相容性复合体基因 nichtklassisches MHC-I-Gen *n*
非经典的 nichtklassisch
非经典碳正离子 nichtklassisches Carboniumion *n*
非经口[给药]的 paroral
非晶性的 amorph, nichtkristallin (isch)
非晶性磷 amorpher Phosphor *m*
非晶性磷酸盐 amorphes Phosphat *n*
非晶性尿酸盐 amorphes Urat *n*
非晶性血红蛋白 Eredosom *n*, amorphes Hämoglobin *n*
非精神病性精神障碍 nichtpsychotische psychische Störung *f*
非精神病性脑外伤后综合征 nichtpsychotisches post-traumatisches Gehirnsyndrom *n*
非精神性的 apsychisch, nichtpsychisch
非精原细胞瘤 Nichtseminom *m*
非精原细胞瘤性生殖细胞肿瘤 nicht-seminomatöser Keimzelltumor *m*
非颈静脉球瘤 Non-Glomus jugularer Tumor *m*
非痉挛性癫痫替代症综合征 nichtkonvulsives epileptisches Äquivalentsyndrom *n*
非痉挛性癫痫替代症综合征 Nonconvulsives-epileptisches-Aquivalent-Syndrom *n*
非竞争性的 nichtkompetitiv, nichtkonkurierend
非竞争性拮抗剂 nichtwettbewerblicher Antagonist *m*
非竞争性抑制 nichtkonkurrierende Hemmung *f*, nichtkompetitive Hemmung *f*
非酒精性 alkoholfrei
非酒精性单纯性脂肪肝 nichtalkoholische einfache Fettleberkrankheit *f*
非酒精性脂肪肝 nichtalkoholische Fettleber *f*
非酒精性脂肪坏死 nichtalkoholische Steatonekrose *f*
非酒精性脂肪性肝炎 nichtalkoholische Steatohepatitis *f*
非酒精性脂肪性肝硬化 nichtalkoholische Fettzirrhose *f*
非酒精中毒性精神病 nichtalkoholische Psychose *f*
非局限性膜病 nichtlokalisierte Membranerkrankung *f*
非巨大性先天黑素细胞痣 nicht gigantisches kongenitales angeborenes Muttermale *n*
非决定论 Indeterminismus *m*
非绝热的 nichtadiabatisch
非均相 heterogene Phase *f*
非均相(匀)体系 heterogenes System *n*
非均相催化 heterogene Katalyse *f*
非均相反应 heterogene Reaktion *f*
非均相酶免疫分析法 heterogener Enzymimmunassay *m*
非均一核 RNA heterogene Kern-RNA *f* (hnRNA)
非均一体系 nichterteiltes System *n*
非均匀的 heterogen, nichthomogen
非均匀温度差电效应 heterogener thermoelektrischer Effekt *m*
非均匀性 Heterogenität *f*
非均质电导率分布 inhomogene Leitfähigkeit *f*
非均质性 Heterogenität *f*
非开放性的 geschlossen, nichtoffen (liegend), undurchgängig
非开放性肺结核 geschlossene Lungentuberkulose *f*
非抗酸性 nichtsäurefest
非抗原性表面受体 nichtantigener Oberflächenrezeptor *m*
非抗原性的 nichtantigen
非颗粒型内质网 agranuläres endoplasmatisches Retiku-lum *n*
非颗粒状的 agranulär
非可逆性抑制作用 irreversible Hemmung *f*
非克尔氏反应 Ficker* Reaktion *f*
非孔源性视网膜脱离 nicht rhegmatogenöse Retinoschisis *f*
非快动眼睡眠相 Non-REM-Schlaf *m*
非快动眼相睡眠 non-rapid-eye-movement sleep <engl.>, non-REM sleep <engl.>, NREM-Schlaf *m*
非快速眼动睡眠 paradoxer Schlaf *m*, REM-Schlaf *m*
非快速眼球运动睡眠(非快动眼[相]睡眠) nicht schnelle Eyemovement Schlaf *m*, NREM Schlaf *m* (NREMS), orthodox Schlaf *m*

非溃疡性消化不良 Non-Ulkus Dyspepsie *f*
非扩散钙 nichtdiffundierendes Kalzium *n*
非劳力型心绞痛 Non-effort-Angina *f*
非类固醇[类]抗炎药 nichtsteroidales entzündungshemmendes Arzneimittel *n*
非类固醇的(非甾体的) nichtsteroidal
非类固醇抗炎药 nichtsteroidales entzündungshemmendes Arzneimittel *n*, nichtsteroidales Antiphlogistikum *n*
非类固醇性抗炎剂 nichtsteroidales AntirheumatikaMittel *n*
非类脂组织细胞增多症 Nichtlipid-Histiozytose *f*
非离子反应 nichtionische Reaktion *f*
非离子型 nichtionisch
非离子型对比剂 nichtionisches Kontrastmittel *n*
非离子型化合物 nichtionische Verbindung *f*
非理想气体 nichtideales Gas *n*
非理性的 irrational
非理性思维 irrationales Denken *n*
非理性型 irrationaler Typ *m*
非理性主义 Irrationalismus *m*
非连贯性 Nichtkontinuität *f*
非连续性 Nichtkontinuität *f*
非联想性学习 nichtassoziatives Lernen *n*
非链球菌感染后肾小球肾炎 nichtpoststreptococcale Glomerulonephritis *f*, nichtpoststreptokokke Glomerulonephritis *f*
非链球菌感染性肾炎 Non-Streptokokken-Glomerulonephritis *f*
非链球菌性肾炎 Nichtstreptokokken-Nephritis *f*
非临界部分 nichtkritischer Anteil *m*
非淋病性的 nichtgonorrhoisch
非淋病性尿道炎 nichtgonorrhoische Urethritis *f*
非淋菌性尿道炎 nichtgonorrhoische Urethritis *f*, Non-Urethritis *f*
非淋球菌的 nichtgonokokken
非流利性失语 nichtfließende Aphasie *f*
非流利性失语口语 nichtfließender Aphasie-Ausgang *m*
非瘘性颈动脉海绵状动脉瘤 nichtfistulöses Karotiskavernosusaneurysma *n*
非挛缩型瘢痕 Non-type Narbenkontraktur *f*
非逻辑性思维 unlogisches Gedanken *n*
非洛地平 Felodipin *n*
非氯化物 Nichtchlorid *n*
非麻风的 nichtaussätzig
非麻醉品药物的滥用 nichtnarkotischer Drogenabusus *m*
非麻醉药 nichtnarkotisch
非麻醉止痛药 nichtnarkotisches Analgetikum *n*
非玫瑰花结细胞 Nichtrosettezelle *f*
非梅毒性的 nichtsyphilitisch, nichtluetisch
非孟德尔式遗传 nichtmendelsche Vererbung *f*
非糜烂性反流病 nichterosinve Refluxkrankheit *f*
非密闭飞行帽 druckloser Helm *m*
非密螺旋体抗原试验 Non-Treponemen-Antigen-Test *m*
非密形的 apyknomorph
非免疫相关性溶血性输血反应 nichtimmunisierte vermittelte Hämolyse-Reaktion *f*
非免疫性的 nichtimmun
非免疫学的 nichtimmunologisch
非膜相结构 nichtmembranöse Struktur *f*
非那吡啶 Pygidium *m*(尿路镇痛药)
非那根 Phenergan *m*, Promethazinhydrochlorid *n*
非那西丁 Phenazetin *n*, Acetylphenatidin *n*
非那宗 Phenazon *n*
非那佐辛 Phenazocn *n*
非尼腊明 Pherinamin *n*
非黏附性乳腺球细胞 mammosphere Zelle *f*
非凝集型抗体 Nichtagglutinierungsantigen *n*
非凝血的 nichtgerinnend
非牛顿液体 nichtnewtonsches Fluid *n*
非诺贝特 Fenofibrat *m*(降血脂药)
非诺多泮[血管扩张药](非诺多巴) Fenoldopam *n*
非诺洛芬 Fenoprofen *n*
非耦联雌三醇 unkonjugiertes Estriol *n*(uE3)
非配比设计 unübertroffenes Design *n*
非皮肤病学的 nichtdermatologisch
非皮肤的 nichtkutan
非偏染的 ametachromophil, orthochromophil
非偏振的 nichtpolarisierend
非偏振光 unpolarisiertes Licht *n*
非平衡 pH 梯度电泳 nichtgleichgewichte pH Gradientenelektrophorese *f*
非平衡技术 Nichtgleichgewichtstechnik *f*
非平衡热力学函数 irreversible thermodynamische Funktion *f*
非平衡性 Nichtgleichgewicht *f*
非平衡状态 Nichtgleichgewichtszustand *m*
非破坏性分析 zerstörungsfreie Analyse *f*
非葡萄糖依赖性 nicht von der Glukose abhängig
非气密供氧面罩 offenmäßige Sauerstoffmaske *f*
非气密式面罩 offenmäßige unversiegelte Sauerstoffmaske *f*
非气密座舱 drucklose Kabine *f*
非器官特异性 nichtorganspezifisch
非器官特异性自身免疫性内耳病 nichtorganspezifische Autoimmunerkrankung des Innenohrs *f*
非器质性 anorganisch
非器质性病因失禁 nichtorganische Ursprungsinkontinenz *f*
非器质性肠梗死 nichtorganischer Infarkt *m*
非器质性精神病 anorganische Psychose *f*
非器质性身体不适 Somatisierungsstörung *f*
非器质性失眠 nichorganische Schlafstörung *f*
非器质性嗜睡 nichtorganische Hypersomnie *f*
非器质性性交疼痛 nichtorganische Dyspareunie *f*
非器质性眼科疾病的评价 Bewertung der nichtorganischen Augenerkrankung *f*
非器质性遗粪症 nichtorganische Ursprungsenkopresis *f*
非器质性遗尿症 nichtorganisch
非器质性杂音 anorganisches Herzgeräusch *n*
非强化 Nichtverstärkung *f*
非强化反应消失 operantes Aussterben *n*
非强求测量 unaufdringliches Maß *n*
非强制利他性自杀 optionaler altruistischer Selbstmord *m*
非侵入性正压通气 nichtinvasive Überdruckbeatmung *f*
非侵袭的(非侵害的) nichtinvasiv
非侵袭性生物标记 nichtinvasive Biomarker *m*
非侵袭性真菌性鼻-鼻窦炎 nichtinvasive fungöse (od. Fungoidese, od. mykotische) Sinusitis *f*
非亲代双型四分子 nichtparentale Ditypetetrade *f*
非球面(多焦点)同时视觉接触镜 asphärische (multifokale) Kontaktlinse für gleichzeitige (ferne und nähe) Vision *f*
非球面透镜 asphärische Linse *f*
非球形红细胞性溶血性贫血 nichtsphärozytäre hämolytische Anämie *f*(NSHA)
非去极化剂 Nichtdepolarisationsmittel *n*
非去极化型肌松药(竞争型肌松药) nichtdepolarisierendes Muskelrelaxans *n*
非去极化阻滞 nichtdepolarisierende Blockade *f*
非全口牙列瓷牙 Porzellanzahn inkompletter Dentition *m*
非全口牙列塑料牙 Kunstzähne inkompletter Dentition *m pl*
非全面调查 unvollständige Untersuchung *f*
非缺损的 unbeschädigt
非缺血性阴茎异常勃起(高流量性阴茎异常勃起) nichtischämischer Priapismus *m*
非缺血性肢体 nichtischämische Extremität *f*

非确证信息 unbestätigte Information *f*
非染色体的 nichtchromosomal
非染色体性遗传 extrachromosomale Vererbung *f*
非染色质 Achromatin *n*
非染色质的 achromatisch
非热带性口炎性腹泻 Nichttropensprue *f*, nichttropische Sprue *f*
非热能性消融 nichtthermische Ablation *f*
非热杀菌技术 nichtthermische Verarbeitung *f*
非热效应 nichtthermischer Effekt *m*
非人类来源 nichtmenschliche Quelle *f*
非绒毛膜促性腺激素 Nonchorion-Gonadotropin *n*
非容纳细胞 nichtpermissive Zelle *f*
非溶血反应性发热 fieberige nichthämolytische Reaktion *f*
非溶血系统 nichthämolytisches System *n*
非溶血性的 nichthämolytisch
非溶血性发热性输血反应 febrile hämolytische Transfusionsreaktion *f*(FNHTR)
非溶血性链球菌 nichthämolytischer Streptokokkus *m*
非溶血性输血反应 nichthämolytische Transfusionsreaktion *f*
非融合蛋白 Nichtfusionsprotein *n*
非融合强直 nichtkondensierter Tetanus *m*, Non-Fusion-Tonikum *n*
非如实观察 Nichtobservation *f*
非瘙痒的 nichtpruriginös
非色素上皮 Pigmentmangelepithel *n*
非色素性痣细胞性痣 nichtpruriginöses nevozytisches Muttermal *n*
非伤寒沙门菌感染 Non-Typhus-Salmonellen-Infektion *f*
非上皮细胞肿瘤 nichtepitheliale Geschwulst *f*
非上皮性肿瘤 nichtepithelialer Tumor *m*
非少尿急性肾功能不全 nonoligurische akute Niereninsuffizienz *f*
非少尿型急性肾功能衰竭 nonoligurisches akutes Nierenversagen *n*, nonoliguric ARF <engl.>
非少尿型肾功(机)能不全 nichtoligurische Niereninsuffizienz *f*
非少尿型肾机(功)能不全 nonoligurische Niereninsuffizienz *f*
非舍格伦综合征 nicht Sjögren* Syndrom *n*
非社会的 unsozial
非社会化攻击反应 unsozialisierte aggressive Reaktion *f*
非社交型人格障碍 unsoziale Persönlichkeitsstörung *f*
非神经源性膀胱 nichtneurogene Blase *f*
非肾上腺的 nichtadrenergen
非肾小球源性血尿 nichtglomeruläre Hämaturie *f*
非肾性氨基酸尿 nonrenaler Acidoaminuria *m*
非渗透性 Impermeabilität *f*
非生理的 unphysiologisch, nichtphysiologisch
非生理性高胆红素血症 unphysiologische Hyperbilirubinämie *f*
非生理性皮瓣 unphysiologischer Lappen *m*
非生理性眼功能障碍 unphysiologische Augendysfunktion *f*
非生理性致活因子 unphysiologischer Aktivierungsfaktor *m*
非生命的 leblos, unbelebt
非生物 lebloser Körper *m*, unbelebter Körper *m*
非生物起源 Abiogenese *f*
非生源说 Abiogenese *f*
非生殖细胞肿瘤 Nichtkeimzelltumor *m*
非时序主文件 nichtzeitsequentielle Hauptdatei *f*
非实验性研究 nichtexperimentelle Studie *f*
非食入的 Nichteinnahme *f*
非视觉帮助 nichtvisuelle Hilfe *f*
非视觉反射系统 nichtoptisches Reflex-system *n*
非视觉工作 nichtvisuelle Arbeit *f*
非视觉抑制 nichtvisuelle Unterdrückung *f*
非视觉助视器 nicht optische visuelle Hilfe *f*
非适宜[性]的 inadäquat
非适应性行为 nichtadaptives Benehmen *n*
非适应性进化 nonadaptive Evolution *f*, unadaptive Entwicklung *f*
非适应性免疫 nichtadaptive Immunität *f*
非适应性退化 nonadaptive Regression *f*, unadaptive Rückbildung *f*
非嗜铬性副神经节 nichtchromaffine Paraganglien *n pl*
非嗜铬性副神经节瘤 nichtchromaffines Paraganglioma *n*, Chemodektom *n*
非嗜色的 achromophil
非手术的 nichtoperativ
非手术疗法 nonoperative Behandlung *f*, nichtoperative Behandlung *f*
非栓塞性的 nichtembolisch
非双层脂质 Nichtdoppellipidschicht *f*
非水催化热滴定 nichtwässerige katalytische Thermotitrierung *f*
非水的 nichtwässerig, wasserfrei
非水滴定[法] nichtwässerige Titration *f*
非水介质 nichtwässeriges Medium *n*
非水泥全髋关节成形术 Nichtzement totale Hüftgelenkplastik *f*
非水溶的 wasserunlöslich
非水溶剂 nichtwässeriges Lösungsmittel *n*
非水溶剂滴定法 nichtwässerige Titration *f*
非水溶液 nichtwässerige Lösung *f*
非顺序四分子 nichteingeordnete Tetrade *f*
非丝虫性鞘膜乳糜囊肿 Nichtfilarienchylozele *f*, nichtfilariale Chylozele *f*
非丝虫性乳糜囊肿 nichtfilariale Chylozele *f*
非素质性的 adiathetisch, nichtdiathetisch
非酸性的 nichtsauer
非随机的 nonrandomisiert, unzufällig
非随机对照 nichtrandomisierte Kontrolle *f*
非随机同期对照研究 nichtrandomisierte Studie mit gleichzeitiger Kontrolle *f*
非随机误差 nichtzufälliger Fehler *m*
非随机性损害 unzufällige Verletzung *f*
非随机性效应 nichstochastische Wirkung *f*
非随机样本 nichtzufälliges Probestück *n*
非随即效应 nichtstochastischer Effet *m*
非随意肌 unwillkürliche Muskelkontraktion *f*
非损害作用 nichtnachteiliger Effekt *m*
非损伤性检查 noninvasive Untersuchung *f*, nichtinvasive Untersuchung *f*
非损伤性试验 nichtinvasiver Test *m*
非梭状芽孢杆菌的气性坏疽 clostridialees Gasgangrän *n*
非所望相互作用假设 unerwünschte Interaktionshypothese *f*
非索非那定 Fexofenadin *n*
非索罗定 Fesoterodin *n*
非抬举征 nichthebendes Zeichen *n*
非碳酸盐缓冲系 Nicht-Karbonat-Puffersystem *n*
非糖尿病 nichtdiabetisch
非糖物 Nichtzucker *m*
非特发性青年性骨质疏松症 unidiopathische juvenile Osteoporose *f*
非特殊刺激 unspezifische Reizung *f*
非特殊性抵抗力 unspezifischer Widerstand *m*
非特殊性口炎 unspezifische Stomatitis *f*
非特殊因素 unspezifischer Faktor *m*
非特异蛋白质疗法 unspezifische Eiweißtherapie *f*
非特异疗法 unspezifische Therapie *f*
非特异免疫性 unspezifische Immunität *f*
非特异投射核 unspezifischer Projektion-Nukleus *m*
非特异投射系统 unspezifisches Projektionssystem *n*
非特异系统 unspezifisches System *n*
非特异型消化不良 unspezifische Dyspepsie *f*
非特异性 T 细胞辅助因子 unspezifischer T-Helfer-Zellefaktor *m*

非特异性T细胞抑制因子 unspezifischer T-Zelle Entstörgliedfaktor *m*
非特异性肠炎 unspezifische Enteritis *f*
非特异性传入系统 unspezifisches afferentes System *n*
非特异性刺激疗法 unspezifisches Reiztherapie *f*
非特异性带 nichtspezifische Bande *f*
非特异性蛋白 unspezifisches Protein (od. Eiweiß) *n*
非特异性蛋白疗法 unspezifische Eiweißtherapie *f*
非特异性的 unspezifisch
非特异性动脉炎 unspezifische Arteriitis *f*
非特异性反应 unspezifische Reaktion *f*
非特异性反应性淋巴滤泡增生 follikuläre Hyperplasie unspezifische reaktive Lymphe *f*
非特异性防御机理 unspezifischer Abwehrmechanismus *m*
非特异性分枝杆菌 unspezifisches Mycobacterium *n*
非特异性附睾炎 unspezifische Epididymitis *f*
非特异性感染 unspezifische Infektion *f*
非特异性睾丸炎 unspezifische Orchitis (od. Hodenentzündung) *f*
非特异性关节炎 unspezifische Arthritis *f*
非特异性喉炎 unspezifische Laryngitis *f*
非特异性间质肺炎 unspezifische interstitielle Pneumonie *f* (NSIP)
非特异性间质性肾炎 unspezifische interstitielle Nephritis *f*
非特异性结核菌素反应 unspezifische Tuberkulinreaktion *f*
非特异性溃疡性结肠炎 unspezifische ulzerative Kolitis *f*
非特异性淋巴结炎 unspezifische Lymphadenitis *f*
非特异性淋巴结增大 unspezifische Lymphknotenvergrößerung *f*
非特异性慢性心包炎 unspezifische chronische Perikarditis *f*
非特异性慢性炎症 unspezifische chronische Entzündung *f*
非特异性免疫 unspezifische Immunität *f*
非特异性免疫刺激物 unspezifischer immunologischer Reizstoff (od. Stimulus) *m*
非特异性免疫应答 unspezifische Immunantwort *f*
非特异性尿道炎 unspezifische Urethritis *f*
非特异性凝集 unspezifische Agglutination *f*
非特异性凝集素 unspezifisches Agglutinin *n*
非特异性前列腺炎 unspezifische Prostatitis *f*
非特异性溶素 unspezifisches Lysin *n*
非特异性肉芽肿 unspezifisches Granulom *n*
非特异性肉芽肿性前列腺炎 unspezifische granulomatöse Prostatitis *f*
非特异性上行激动系统 unspezifisches aufsteigendes Aktivierungssystem *n*
非特异性食管动力障碍 unspezifische ösophageale Bewegungsstörung *f*
非特异性室内阻滞 unspezifische intraventrikuläre Leitungsstörung *f*, unspezifischer intraventrikulärer Block *m*
非特异性投射系统 unspezifisches Projektionssystem *n*
非特异性吞噬作用 unspezifische Phagozytose *f*
非特异性外阴炎 nichtspezifische Vulvitis *f*
非特异性细菌性结肠炎 unspezifische bakterielle Kolitis *f*
非特异性效应 unspezifischer Effekt *m*
非特异性心包炎 unspezifische Perikarditis *f*
非特异性炎症 unspezifische Entzündung *f*
非特异性炎症性脊椎病 unspezifische entzündliche Spondylopathie *f*
非特异性抑制性T细胞因子 unspezifischer zurückhaltender T-Zellefaktor *m*
非特异性因子 unspezifischer Faktor *m*
非特异性荧光 unspezifische Fluoreszenz *f*
非特异性有丝分裂原 unspezifisches Mitogen *n*
非特异性症状 uncharakterisches (od. unspezifisches) Symptom *n*
非特异性支气管哮喘 unspezifisches Bronchialasthma *n*
非特异性酯酶染色 unspezifische Lipasefärbung *f*
非特异性酯酶 unspezifische Esterase *f* (NSE)
非特异性主动免疫 unspezifische aktive Immunität *f*
非特异性子宫内膜炎 unspezifische Endometritis *f*
非特异性作用 unspezifische Wirkung *f*
非特异因子 unspezifischer Faktor *m*
非特征性症状 uncharakteristisches Symptom *n*
非特指的 nicht näher bezeichnet
非特指外周T细胞淋巴瘤 unspezifiziertes peripheres T-Zell-Lymphom *n*
非疼痛性瘢痕 non-schmerzhafte Narbe *f*
非体外循环冠状动脉旁路移植术 Off-Pump-koronaren Bypass-Operation *f*
非体外循环下冠脉搭桥术 Off-Pumpe CABG
非天然的 unnatürlich, artifiziell, artificial (-is, -is, -e)
非条件朝向反射 unbedingter Orientierungsreflex *m*
非条件刺激[物] unbedingter Reiz *m*
非条件反射 unbedingter Reflex *m*
非条件反射听力检查法 unbedingte Reflex-Audiometrie *f*
非条件防御反射 unbedingter Abwehrreflex *m*
非条件复合反射 unbedingter Komplexreflex *m*
非条件联系 unbedingte Verbindung *f*
非条件食物反射 unbedingter Nahrungsreflex *m*
非条件酸反射 unbedingter Säurereflex *m*
非条件型突变 nichtkonditionnale Mutation *f*
非条件抑制 unbedingte Hemmung *f*
非调和性异常视网膜对应 unharmonische abnormale retinale Korrespondenz *f*
非听觉性感觉反应 nichtauditive sensorische Reaktion *f*
非停机运行 durchgehender Lauf *m*
非同胞竞争 Nichtgeschwisterrivalität *f*
非同步的 asynchron
非同步化 Asynchronisierung *f*, Asynchronisation *f*
非同步心房起搏器 atrialer asynchroner Herzschrittmacher *m*
非同步心室起搏器 ventrikulärer asynchroner Herzschrittmacher *m*
非同步型房室顺序起搏 asynchrones atrioventrikuläres sequentielles Pacing *n*
非同步型起搏器 asynchroner Schrittmacher *m*
非同步型去颤器 asynchronisierter Defibrillator *m*
非同步性 Aussynchronität *f*
非同步性心脏电复律 asynchrone Elektrokonversion *f*, asynchrone elektrische Kardioversion *f*
非同期对照偏倚 nichtzeitgenössisches Bias *n*
非同位素标记 Nichtisotopenmarkierung *f*
非同一反应 Umsetzung von Nichtidentität *f*
非同义cSNP Nicht-Synonym-cSNP *m*
非同源末端连接 nichthomologe Endverknüpfung *f* (NHEJ)
非同源染色体 inhomogene Chromosomen *n pl*
非同源染色体的自由组合 unabhängige Auswahl von homologem Chromosom *f*
非同质异构 Anisomerie *f*
非铜蓝蛋白结合铜 Nicht-Coeruloplasmin gebundenes Kupfer *n*
非酮性高甘氨酸血症 nichtketotische Hyperglyzinämie *f*
非酮性高血糖症 nichtketotische Hyperglykämie *f* (NKH)
非酮症性高渗性糖尿病昏迷 nichtketotisches hyperosmotisches diabetisches Koma *n*
非投射性人格测量 nichtprojektive Persönlichkeitsmaßnahme *f*
非透壁性心肌梗塞 nichttransmuraler Myokardinfarkt *m*
非透析治疗 nichtdialytische Behandlung *f*
非突触性化学传递 nichtsynaptische chemische Übertragung *f*
非图像数据 Nichtbilddaten *n pl*, Nichtimagedaten *n pl*
非吞噬细胞的 nichtphagozytisch
非脱脂棉塞 nichtresorbierbarer Wattebausch *m*
非外科的 nichtchirurgisch

非外伤性大脑出血 nichttraumatische Hirnblutung *f*
非外伤性环枢椎脱位 atraumatische Atlantoaxialluxation *f*
非外伤性腱破裂 atraumatische Sehnenruptur *f*
非外伤性膀胱破裂 atraumatische Blasenruptur *f*
非外伤性蛛网膜下出血 nichttraumatische Subarachnoidalblutung *f*
非妄想性畸形恐怖 nichtwahrhafte Dysmorphophobie *f*
非微粒体氧化 nichtmikrosomale Oxidation *f*
非萎缩性肾切开取石术 anatrophische Nephrolithotomie *f*
非胃肠道感染 nichtparenterale Infektion *f*
非文字测验 nonverbaler Test *m*
非文字记忆 nonverbales Gedächtnis *n*
非文字学习 nonverbales Lernen *n*
非稳定性瘢痕 nichtstabilisierende Narbe *f*
非稳定性染色体畸变 nichtstabilisierende Chromosomenaberration *f*
非稳态 instabiler Zustand *m*, labiler Zustand *m*
非稳态功能 nichthomöostatische Funktion *f*
非稳态噪声 instationäres Geräusch *n*
非我 Nicht-Ich *n*
非我心理的 heteropsychologisch
非卧床腹膜透析术 kontinuierliche ambulatorische Peritonealdialyse *f*
非卧床式尿流动力学 ambulante Urodynamik *f*
非无菌区 nichtaseptischer Bereich *m*
非吸收性材料 nichtabsorbierendes Material *n*
非吸收性的 nichtabsorbierbar, nichtresorbierbar
非吸收性缝线 nichtresorbierbares Nahtmaterial *n*
非吸收性抗体 nichtabsorbierbarer Antikörper *m*
非吸血的 nichtblutsaugend
非息肉病性结肠癌综合征 Non-Polypose Darmkrebs Syndrom *n*
非习得 verlernt
非习得动机 verlerntes Motiv *n*
非习得行为 angeborenes Verhalten *n*
非习惯性含糊 illokutionäre Ambiguität *f*
非习惯性知识 illokutionäres Wissen *n*
非系统性的 asystematisch
非系统性妄想 unsystematisierfer Wahn *m*
非细胞的 azellulär, acellular (-is, is, -e)
非细胞毒性抗 CD4 单抗 nichtzytotoxischer monokloner Anti-CD4-Antikörper *m*
非细胞型微生物 azelluläre Mikroorganismen *m pl*
非细菌栓塞性心内膜炎 abakterielle thrombotische Endokarditis *f*
非细菌性的 nichtbakteriell, abakteriell
非细菌性膀胱炎 abakterielle Zystitis *f*
非细菌性前列腺炎 nichtbakterielle Prostatitis *f*
非细菌性血栓性心内膜炎 abakterielle thrombotische Endokarditis *f*
非细菌性咽炎 abakterielle Pharyngitis *f*
非细菌性赘疣状心内膜炎 abakterielle verruköse Endokarditis *f*
非显性感染 inapparente Infektion *f*
非现实 Irrealität *f*, Unwirklichkeit *f*
非现实感 Unwirklichkeit *f*, Gefühl der Unwirklichkeit *n*
非现实水平 Irrealitätebene *f*
非现实思维 nichteristisch
非现实性(空想癖) Dernismus *m*
非限制的 unbeschränkt
非限制区 nichteingeschränkter Bereich *m*
非限制性肩关节成形术 unrestriktive Schulterarthroplastik *f*
非限制性全肩关节置换术 unrestriktive totale Schultergelenksubstitution *f*
非线粒体生物氧化体系 biologisches Oxidationssystem der Nichtmitochondrien *n*
非限制[性]水解蛋白酶 unbegrenztes proteolytisches Enzym *n*
非线性变换 nichtlineare Transformation *f*
非线性表达[式] nichtlineare Expression *f*
非线性表位(非线性决定簇) nichtlineares Epitop *n*
非线性参数 nichtlinearer Parameter *m*
非线性超声 nichtlinearer Ultraschall *m*
非线性超声成像仪 nichtlinearer Ultraschallbildgebungsscanner *m*
非线性代数方程 nichtlineare algebraische Gleichung *f*
非线性的 nichtlinear
非线性动力学 nichtlineare Kinetik *f*
非线性毒物动力学 nichtlineare Toxikokinetik *f*
非线性反馈系统 nichtlineares Rückkopplungssystem *n*
非线性关系 nichtlineare Beziehung *f*
非线性回归 nichtlineare Regression *f*
非线性回归分析 nichtlineare Regressionsanalyse *f*
非线性集总参数控制系统 nichtlineares konzentriertes Parametersteuersystem *n*
非线性决定簇(非线性表位) nichtlineares Epitop *n*
非线性失真 nichtlineare Verzerrung *f*
非线性系统 nichtlineares System *n*
非线性相关 nichtlineare Korrelation *f*
非线性映射 nichtlineares Mapping *n*
非线性[直线]回归(曲线回归) nichtlineare Regressionsanalyse *f*
非腺性的 aglandulär, nichtdrüsig
非腺性毛 aglanduläre Haare *n pl*
非相倚强化 nichtbedingte Verstärkung *f*
非向表皮的 nichtepidermotropes
非橡胶 Nichtgummi *m*
非消除性免疫 nichtsterilisierende Immunität *f*
非小细胞癌 nichtkleinzelliger Krebs *m*
非小细胞肺癌 nonkleinzelliger Lungenkrebs *m*
非小细胞肺癌 nonkleinzelliger Lungenkrebs *m* (NSCLC)
非协调性异种移植 unkoordinierte Xenotransplantation *f*
非心源性肺水肿 nichtkardiogenes Lungenödem *n*
非新生血管性 nichtneovaskulär
非新生血管性年龄相关性黄斑变性 nichtneovaskuläre altersabhängige Makuladegeneration *f*
非信使 ScheinBotengänger RNA *m*
非性病性梅毒 Bejel *m* (见于中东、中亚、非洲)
非胸腺依赖区 thymusunabhängiger Bereich *m*
非胸腺依赖性抗体应答 thymusunabhängige Antikörperantwort *f*
非胸腺依赖性抗原 thymusunabhängiges Antigen *n*
非胸腺依赖性细胞 thymusunabhängige Zelle *f*, B-Lymphozyt *m*
非许可性宿主 nonpermissiver Wirt *m*
非选择溶剂 nonselektives Lösungsmittel *n*, neutrales Lösungsmittel *n*
非选择性标记 ungewählter Marker *m*, nichtwählerischer Marker *m*
非选择性蛋白尿 nichtselektive Proteinurie *f*
非血蛋白类 Nichtblut-Eiweiße *m pl*
非血管腔 nonvaskulär
非血红素铁 Nichthäm-Eisen *n*
非血红素铁蛋白 NichtHäm Eisenprotein *n*
非血糖过高性糖尿 nichthyperglykämische Glykosurie *f*, normoglykämische Glykosurie *f*
非血小板减少性紫癜 nicht-thrombozytopenische Purpura *f*
非血缘关系配型相合供体 abgestimmter Fremdspender *m*
非寻常光线 außerordentlicher Strahl *m*
非循环光合磷酸化 nichtcyclische Photophosphorylierung *f*
非循环磷酸化 azyklische Phosphorylisierung *f*
非压凹性水肿 Odem ohne Dellenbildung *n*
非压力依赖性(葡萄膜巩膜)房水引流 druckunabhängiger

uveaoskleraler Abfluss *m*
非牙原性的 nonodontogenetisch
非牙源性囊肿 nichtodontogene Zyste *f*
非芽生的 ablastemisch
非言语测验 nonverbaler Test *m*
非言语沟通 nonverbale Kommunikation *f*
非言语行为 nonverbales Verhalten *n*
非言语记忆 nonverbales Gedächtnis *n*
非言语交流 non-verbale Kommunikation *f*
非言语交往 non-verbale Kommunikation *f*
非言语心理治疗 nonverbale Psychotherapie *f*
非言语性交流 nonverbale Kommunikation *f*
非言语学习 nonverbales Lernen *n*
非言语智力 nonverbale Intelligenz *f*
非炎性的 aufhetzerisch, nichtntzündet
非炎性结膜血管异常 noninflammatorische konjunktivale vaskuläre Anomalie *f*
非炎性静脉病 Phlebosis *f*
非炎性阑尾病 Appendicosis *f*
非炎性水肿 nichtentzündliches Ödem *n*
非炎性心肌病 Myokardose *f*, Myokardiopathie *f*
非炎[症]性的 nichtentzündlich, noninflammatori (-us, -a, -um)
非炎症性积液 nichtentzündlicher Erguß *m*
非氧化的 nichtoxidativ, nichtoxidierend
非氧化脱氨基作用 nichtoxidative Desaminierung *f*
非氧化性脱氨[作用] nichtoxidative Deaminierung *f*
非液态压缩气体 nichtverflüssigtes Druckgas *n*
非一致知识表示法 uneinheitliche Wissensdarstellung *f*
非医疗性使用 nichtmedizinische Verwendung *f*
非医学处方药物应用 nichtmedizinischer verschreibungspflichtiger Drogenkonsum *m*, nichtmedizinische Verschreibung des Drogenkonsums *f*
非医学的 nichtmedizinisch
非医源性纠纷 noniatrogenischer medizinischer Streit *m*
T 非依赖抗原 T-eigenständiges Antigen *n*
非依赖性 unabhängig
非依赖性分化 unabhängige Differenzierung *f*, Selbstdifferentiation *f*
非胰岛素依赖型糖尿病 nicht insulinabhängiger Diabetes mellitus *m*
非胰岛素依赖性糖尿病 nicht Insulin-abhängiger Diabetes *m*
非胰腺性糖尿病 Diabetes innocens *m*
非移码突变 Nichtframemutation *f*
非遗传的 nichterblich
非遗传毒性致癌物 epigenetische Karzinogene *f*
非遗传性获得性感音性聋 erworbene, nichterbliche sensorineurale Schwerhörigkeit *f* (od. Perzeptionsschwerhörigkeit, od. Schallempfindungsstörung)
非遗传致癌物 nichtgenetisches Karzinogen *n*
非遗忘型轻度认知损害 nichtamnestische leichte kognitive Beeinträchtigung *f*
非异构[性]的 anisomer
非异构性 Anisomerie *f*
非易失性随机存取存储器 nichtflüchtiger Direktzugriffsspeicher *m*
非易性症的性身份障碍 nichttranssexuelle Geschlechtsidentitätsstörung *f*
非意识 unbewusst
非意识选择 unbewußte Auswählung (od. Selektion) *f*
非意愿性妊娠 ungewollte Schwangerschaft *f*
非抑制型离子色谱法鉴定 Nicht-suppressierter Ionenchromatognaphie-Identifizierung *f*
非银盐胶片 nichtsilberner Saltzfilm *m*
非饮料性酒精 nichtgetränklicher Alkohol *m*
非隐蔽抗原 zugängliches Antigen *n*, accessible antigen <engl.>
非瘾性药物滥用 suchtunabhängiger Medikamentenabusus *m*
非荧光辐射跃迁 Nichtfluoreszenz-Strahlungstransition *f*
非营利性医院 gemeinnütziges Krankenhaus *n*
非营养性吞噬作用 Athrophagozytose *f*, nichtnutritive Phagozytose *f*
非应答者 Nichtresponder *m*
非硬结的 nichtverhärtet
非用力呼气流量 eigenständiger Exspirationsflow *m*
非优势半球 nichtdominante Hemisphäre *f*
非语词(言)性沟通 nonverbale Kommunikation *f*, averbale Kommunikation *f*
非语言策略 nichtsprachliche Strategie *f*
非允许条件 nichtpermissive Bedingung *f*
非允许细胞 nichtpermissive Zelle *f*
非甾类的 nichtsteroidal
非甾体抗炎药 nichtsteroidale Antirheumatika *n pl*
非甾体抗炎药 nichtsteroidaler Entzündungshemmer *m*
非再生性传导 rückkopplungsfreie Übertragung *f*
非增生性骨关节炎 nichthypertrophische Osteoarthritis
非增压飞行帽 nichtruckfester Helmet *m*
非增殖性的 nonproliferativ
非增殖性镰状红细胞性视网膜病变 nichtproliferative Sichelzellenretinopathie *f*
非增殖性视网膜病变 nichtproliferative Retinopathie *f*
非增殖性糖尿病性视网膜病 nonproliferative diabetische Retinopathie *f*
非粘附细胞 nichtanhaftende Zelle *f*
非粘附依赖生长 verankerungsunabhängiges Wachstum *n*, Anchorage-unabhängiges Wachstum *n*
非粘连的 nichtadhärent, nichtklebend
非战斗[损]伤 nichtkampfbedingte Verletzung *f*
非战斗伤亡 nichtkampfbedingte Verletz *f*
非战栗产热 Non-Schüttelfrost Thermogenese *f*
非照射的 nichtbestrahlt
非折射的 nichtbrechend, nichtlichtbrechend
非摺叠的 nichtzusammengeklappt
非真菌的 nichtpilzartig
非真实感 Gefühl der Unwirklichkeit *n*, Unrealitätsgefühl *n*
非真实性花纹 nichrrichtiges Pattern *m*
非阵发性房性心动过速 nonparoxysmale Vorhoftachykardie *f*
非阵发性交界性心动过速 nichtparoxysmale Knotentachykardie *f*, nonparoxysmale Junktionstachykardie *f*
非阵发性室性心动过速 non-paroxysmale Ventrikeltachykerdie *f*
非阵发性心动过速 nichtparoxysmale Trytachykardie *f*
非蒸发散热 Nichtverdunstungswärmeverlust *m*
非整倍单倍体 Aneuhaploid *n*
非整倍的 aneuploid
非整倍配合 Aneugamie *f*
非整倍体 Aneuploid *n*
非整倍体定位 aneuploides Mapping *n*
非整倍体筛选 Präimplantationsscreening *n* (PGS)
非整倍体细胞系 aneuploide Zelllinie *f*
非整倍性 Aneuploidie *f*
非正常死亡(暴力性死亡) anormaler Tod *m*
非正交方差分析 nichtorthogonale Streungsanalyse *f*
非正式测验 informaler Test *m*
非正式传播 informelle Kommunikation *f*
非正式的 informal
非正式沟通 informelle Kommunikation *f*
非正式教学 informales Lernen *n*
非正式群体 informale Gruppe *f*
非正式组织 informelle Organisation *f*
非正视眼 Ametropie *f*

非正态曲线 anormale Häufigkeitskurve *f*
非正中 azentrische Okklusion *f*
非正中的 azentrisch
非正中关系 außermittige Relation *f*
非正中关系 azentrische Bißbeziehung *f*
非正中颌骨关系 außermittige Kieferbeziehung *f*
非正中间记录 exzentrischer interokklusaler Rekord *m*
非直线回归 nichtineare Regression *f*
非直线相关 nichtlineare Korrelation *f*
非指导性精神分析 ungerichtete Psychoanalyse *f*
非指导性疗法 ungerichtete Therapie *f*
非指示性咨询 nichtdirektive Beratung *f*
非指压性水肿 nichtdellenbildendes Odem *n*, Ödem Öhne Dellenbildung *n*
非酯化脂肪酸 unveresterte Fettsäure *f*
非酯型胆红素 nichtverestertes Bilirubin *n*
非酯型高胆红素血症 unveresterte Hyperbilirubinämie *f*
非志愿吸烟(非自愿吸烟) unfreiwilliges Rauchen *n*
非制约型全肩关节置换术 unrestriktive totale Schultergelenksubstitution *f*
非致病的 nichtpathogenen
非致病菌 nichtpathogene Bakterie *f*
非致病球菌 nichtpathogenes Coccus *n*
非致敏的 nichtsensibilisiert
非致命伤 nichttödliche Verletzung *f*
非致命伤 nonfatales Trauma *n*, nichttödliches Trauma *n*
非致命性蓄意自伤 nichttödliche vorsätzliche Selbstbeschädigung *f*
非致死性强奸 nichttödliche sexuelle Übergriffe *f*
非致依赖性物质的滥用 Missbrauch von nichtabhängig machenden Substanzen *m*
非致依赖性物质滥用 Missbrauch von keine Abhängigkeit erzeugenden Stoffen *m*
非智能计算机化信息系统 nichtintelligentes computergestütztes Informationssystem *n*
非痣样良性黑素上皮瘤 nichtnaevoides gutartiges Melanoepitheliom *n*
非中枢的 azentrisch
非中心分布 azentrische Verteilung *f*
非中心性 dezentriert
非[终]端(末)着丝的 atelomitisch
非肿瘤[性]的 nichttumorös
非肿瘤性增殖 nichtneoplastische Proliferation *f*
非重叠三联体 überlagerungsfreies Triplett *n*
非重复 nichtrepetitive DNA *f*
非周期性 Aperiodizität *f*
非周期性聚合物 unregelmäßiges Polymer *n*
非洲伯基特淋巴瘤 afrikanisches Burkitt* Lymphom *n*
非洲出血热 Afrika hämorrhagisches Fieber *n*
非洲儿童恶性淋巴瘤(伯基特淋巴瘤) afrikanisches Burkitt* Lymphom *n*
非洲防己 Columbo *n*, Chasmantera palmata *f*, Jateorrhiza palmata *f*
非洲防己碱 Columbamin *n*, Jateorrhizin *n*
非洲防己苦素 Columbin *n*
非洲分枝杆菌 Mycobacterium africanum *n*
非洲弓浆虫 Toxoplasma gondii *n*
非洲回归热 Afrikana wiederkehrende Febris *f*
非洲昏睡病 Lethargia africana *f*, afrikanische Schlafkrankheit *f*
非洲淋巴瘤 afrikanisches Lymphom *n*
非洲淋巴瘤病毒 Epstein*-Barr* Virus *n*, EB-Virus *n*
非洲淋巴细胞瘤病毒 Epstein-Barr-Virus *m*, EB Virus *m*
非洲罗得西亚热 Rhodesien-Fieber *n*, Ostafrika-Fieber *n*
非洲绿猴 Cercopithecus aethiops *n*(可经口感染副溶血性弧菌)
非洲脑膜炎 afrikanische Meningitis *f*
非洲皮肤型 Kaposi 肉瘤 afrikanisches kutanes Kaposi* Sarkom *n*
非洲蜱传热 afrikanisches Zeckenfieber *n*
非洲人血型频率 afrikanische negride Blutgruppefrequenz *f*
非洲睡眠病 afrikanische Schlafkrankheit *f*
非洲绦虫 Taenia africana *f*
非洲下肢溃疡症 Donda ndugu *n*
非洲小毒蛇 Aspisviper *f*, Vipera aspis *f*
非洲性病 Asab *n*
非洲眼线虫 Loa Loa *n*, (west) afrikanischer Augenwurm *m*
非洲裔美国人 Afroamerikaner *m*
非洲窄食单胞菌 Sphingomonas africana *m*, Stenotrophomonas africana *m*
非洲爪蟾(蛙) Afrika-Krallenfrosch *m*, Xanopus laevis *m*
非洲猪热症(蜱传病毒性疾病) afrikanische Schweinepest *f*
非洲锥虫病 afrikanische Trypanosomiasis *f*
非洲锥虫病 afrikanische Trypanosomiasis *f*, afrikanische Schlafkrankheit *f*
非洲组织胞浆菌病 afrikanische Histoplasmose *f*
非轴位扫描 Nichtaxisseitescan *m*
非住院手术(门诊手术) ambulante Operation *f*
非住院手术麻醉(门诊手术麻醉) ambulante Anästhesie *f*
非专利技术 nicht patentrechtlich geschützte Technologie *f*
非专业[精神]分析人员 Lay-Analyst *m*
非专业教育 nichtprofessionelle Ausbildung *f*
非专业人员 nichtprofessionell
非专业性 nichtprofessionell
非专业咨询者(朋辈咨询员) Peerberater *m*
非专一性核酸酶 unspezifische Nuclease *f*
非专职 APC nichtprofessionelle APC *f*
非专职巨噬细胞 nichtprofessioneller Makrophage *m*
非专职性抗原提呈细胞 nichtprofessionelle antigenpräsentierende Zelle *f*
非赘生性囊肿 nonneoplasmatische Zyste *f*, nichttumoröse Zyste *f*
非姊妹染色单体交换 Nichrschwesterchromatid-Austausch *m*
非紫绀型慢性支气管炎 Pinkpuffer-Typ der chronischen Bronchitis *f*
非紫绀型先天性心血管病 azyanotische kongenitale Kardiovaskular-Krankheit *f*
非紫绀型先天性心脏病 azyanotische kongenitale Herzkrankheit *f*
非自律性细胞 nonautonome Zellen *f pl*
非自然死 unnatürlicher Tod *m*
非自然死亡(暴力死) unnatürlicher Tod *m*, gewaltsamer Tod *m*
非自然推理策略 unnatürliche Begründungsstrategie *f*
非自然语言系统 nichtnatürliches Sprachesystem *n*
非自体免疫性溶血性贫血 nonautoimmune hämolytische Anämie *f*
非自愿入院 Zwangseinweisung *f*
非自愿吸烟(非志愿吸烟) unfreiwilliges Rauchen *n*
非自愿住院 unfreiwilligener Krankenhausaufenthalt *m*
非自主分化 abhängige Differenzierung *f*
非自主控制因子 nichtautonomes Stellglied *n*
非综合征性遗传性聋 nichtsyndromale erbliche Schwerhörigkeit *f* (od. Taubheit *f*)
非阻塞性肠系膜缺血 nichtokklusive mesenteriale Ischämie *f*
非阻塞性黄疸 nichtobstruktiver Ikterus *m*
非组蛋白蛋白质 Nichthiston-Eiweiß *n*, nonhistone protein <engl.>
非组蛋白调控 Nichthistonregulierung *f*
非组蛋白性染色体蛋白质 Nichthiston-Chromosomenprotein *n*
非组蛋白性酸性蛋白质 Nichthiston-Säureprotein *n*

非组织特异性抗原 nichtgewebespezifisches Antigen *n*
非罪行化 Entkriminalisierung *f*
菲 Phenanthren *n*
菲茨杰拉德氏因子 Fitzgerald* Faktor *m*
菲达米星 Fidaxomicin *n*
菲德勒病(钩端螺旋体性黄疸) Fiedler* Krankheit *f*, leptospriale Gelbsucht *f*
菲德勒氏心肌炎 Fiedler* Myokarditis *f* (od. Syndrom *n*), idiopathische Myokarditis *f*
菲啶(氮菲) Phenanthridin *m*
菲-多二氏法 Fishberg*-Dolin* Methode *f*
菲环 Phenanthrenring *m*
菲加里氏血抗毒素 Figari Hämoantitoxin *n*
菲柯尔(聚蔗糖) Fikoll *m*
菲克定律 Fick* Gesetz *n*
菲克尔氏反应 Ficker* Reaktion *f*
菲克尔氏诊断液 Ficker* Diagnostikum *n*
菲克法 Fick* Methode *f*(根据菲克原理,利用肺血流量测定心排血量的方法)
菲克法 Fick* Methode *f*, Fick* Prinzip *n*(间接测定心输出量的方法)
菲克公式 Fick* Formel *f*(菲克法中测定心排血量所用的公式)
菲克氏扩散定律 Fick* Diffusionsgesetz *n*
菲克原理 Fick* Prinzip *n*(某器官摄取或释放某物质的量,为该器官血流量乘以该物质在动-静脉中的浓度差)
菲克原理[重述质量守恒定律] Fick* Prinzip *n*
菲醌 Phenanthrenchinon *n*
菲勒本氏法 Fülleborn* Anreicherung *f*, Fülleborn* Methode *f*
菲-勒综合征 Feissinger*-Leroy* Syndrom *n*, Reiter* Krankheit *f*(表现为结合膜炎、关节炎与输尿管炎的一组病症)
菲利浦接触X线装置 Philip* Röntgenapparat *m*
菲利普淋巴结 Philip* Drüse *f*(指锁骨上淋巴肿大,常见于肺结核)
菲利普森氏反射 Philipson* Reflex *m*
菲利普氏淋巴结 Philip* Drüse *f*
菲伦氏试验 Fearon* Test *m*
菲律宾按蚊 Anopheles philippinensis *m*
菲律宾出血热(出血性登革热) hämorrhagisches Denguefieber *n*
菲律宾钉螺 Oncomelania quadrasi *f*
菲-迈二氏法 Pfiffner*-Myers* Methode (od. Blutquanidinbes timmung) *f*
菲迈法 Pfiffner*-Myer* Methode *f*(测定血中胍)
菲尼科夫疗法 Finikoff* Therapie *f*
菲涅耳衍射 Fresnel* Diffraktion *f*
菲斯克法 Fiske* Methode *f*(检总固定碱)
菲苏法 Fiske*-Subbarow* Methode *f*(检血中酸溶性磷及无机磷酸盐)
菲替染剂 Fite* Fleck *m*(染色抗酸杆菌,使成红色)
菲希伯格氏法 Fishberg* Methode *f*
绯红 Purpurrot *n*
绯红的 blühend
绯红色 Kardinalrot *n*
绯红素 Phönicit *m*
绯拟沼螺 Assiminea latericea *f*
鲱精胺 Agmatin *n*
鲱精蛋白 Klupein *n*, Clupein *n*

féi 肥

肥-阿二氏病(后天溶血性黄疸) Widal*-Abrami* Krankheit *f*, erworbener hämolytischer Ikterus *m*
肥达和威尔-费利克斯·抗原反应 Widal*-Weil-Felix* Antigenreaktion *f*
肥达氏反应 Widal* Reaktion *f*
肥达氏红细胞溶解危象试验 Widal* (hämoklastische) Krise *f*
肥达氏综合征 Widal* Syndrom *n*, Ikteroanämie *f*
肥达试验 Widal* Test *m*
肥大 Hypertrophie *f*, Hypertrophia *f*
肥大(肥厚) Hypertrophie *f*
肥大(厚)性鼻炎 hypertrophische Rhinitis *f*
肥大(厚)性酒渣鼻 Rhinophym *n*, Knollennase *f*, Rosacea hypertrophica *f*
肥大的 hypertrophisch, hypertrophic (-us, -a, -um)
肥大杆菌 Bacillus crassus *m*
肥大区 hypertrophische Zone *f*
肥大软骨细胞 hypertrophischer Chondrozyt *m*
肥大上皮细胞 hypertrophische Epithelzelle *f*
肥大舌 hypertrophische Zunge *f*, Zungenhypertrophie *f*
肥大双球菌 Diplococcus crassus *m*
肥大细胞 Mastzelle *f*, Mastozyt *m*
肥大细胞白血病 Mastzellleukämie *f*
肥大细胞病 Mastozytose *f*
肥大细胞恶性网状细胞增多 maligne Mastzellenretikulose *f*
肥大细胞瘤 Mastozytom *m*
肥大细胞膜稳定药 Stabilisator des Masteszellmembran *m*
肥大细胞生长因子1 Mastzellenwachstumsfaktor-1 *m*
肥大细胞生长因子2 Mastzellenwachstumsfaktor-2 *m*
肥大细胞脱颗粒 Mastzelldegranulation *f*
肥大细胞脱颗粒作用 Mastzellendegranulation *f*
肥大细胞性星形细胞瘤 gemistozytisches Astrozytom *n*
肥大细胞增生病 Mastozytose *f*
肥大细胞增生症 Mastozytose *f*
肥大细胞痣 Mastzellesmuttermal *n*
肥大性瘢痕 hypertrophische Narbe *f*
肥大性鼻炎 hypertrophische Rhinitis *f*
肥大性扁平苔癣 Lichen planus hypertrophicus *m*
肥大性唇炎 hypertrophische Cheilitis *f*
肥大性肺性骨关节病 Osteopathia hypertrophica (pneumatica) *f*, Bamberger*-(Pierre) Marie* Krankheit *f* (od. Syndrom *n*)
肥大性肝硬变 hypertrophische Leberzirrhose *f*, Cirrhosis hypertrophica *f*
肥大性骨不连 hypertrophische Nonunion *f*
肥大性骨关节病 hypertrophische Osteoarthropathie *f*
肥大性骨关节炎 hypertrophische Osteoarthropathie *f*
肥大性关节炎 hypertrophische Arthritis *f*
肥大性喉炎 hypertrophische Laryngitis *f*
肥大性滑膜炎 hypertrophische Synovitis *f*
肥大性脊柱炎 hypertrophische Spondylitis *f*
肥大性假关节 hypertrophe Pseudarthrose *f*
肥大性间质性神经根病 hypertrophe interstitielle Radiculoneuropathie *f*
肥大性间质性神经炎(进行性肥大性间质性神经病) hypertrophische interstitielle Neuritis *f*, Dejerine-Sottas Krankheit *f*
肥大性酒渣鼻 Rhinophym *n*, Knollennase *f*, Rosacea hypertrophica *f*, hypertrophe Rosazea *f*
肥大性神经炎 hypertrophische Neuritis *f*
肥大性湿疹 Eczema hypertrophicum *n*
肥大性苔癣 Lichen hypertrophicus *m*
肥大性外生骨疣 hypertrophe Exostose *f*
肥大性胃炎 Gastritis hypertrophica *f*
肥大性心肌病 hypertrophische Myokardopathie *f*
肥大性血管瘤 Angioma hypertrophicum *n*
肥大性龈炎 Gingivitis hypertrophicans *f*
肥大性硬脊膜炎 Pachymeningitis hypertrophica *f*
肥大胰岛素脂肪营养不良 hypertrophische Insulinlipodystrophie *f*
肥短型 Brevityp (us) *m*, pyknotischer Typ *m*
肥厚[性]的 hypertrophisch, hypertrophic (-us, -a, -um)

肥厚的 dick, verdickt, hypertrophisch
肥厚型梗阻型心肌病 hypertrophe obstruktive Myokardopathie *f*
肥厚型心肌病 hypertrophische Kardiomyopathie *f*
肥厚性瘢痕 hypertrophische Narbe *f*
肥厚性鼻炎 hypertrophische Rhinitis *f*
肥厚性扁平苔藓 Flechteplanus Hypertrophikus *m*
肥厚性痤疮 Acne hypertrophica *f*
肥厚性腹膜炎 Pachyperitonitis *f*
肥厚性睾丸鞘膜炎 Pachyvaginalitis *f*
肥厚性梗阻型心肌病 hypertrophische obstruktive Kardiomyopathie *f*
肥厚性梗阻型原发性心肌病 hypertrophische obstruktive Primärkardiomyopathie *f*
肥厚性骨发育不全 hypertrophe Knochen-Hypoplasie *f*
肥厚性骨膜病 Pachyperiostose *f*
肥厚性骨膜病性厚皮病 Pachydermie und pachyperiostosis
肥厚性骨膜炎 Pachyperiostitis *f*
肥厚性腱鞘炎 hypertrophe Sehnenscheidenentzündung *f*
肥厚性颈部硬脊膜炎 Pachymeningitis cervicalis hypertrophica *f*
肥厚性酒渣鼻 Rhinophym *n*, Knollennase *f*, Rosacea hypertrophica *f*
肥厚性盆腔腹膜炎 Pachypelviperitonitis *f*
肥厚性输卵管卵巢炎 Pachysalpingoothecitis *f*, Pachysalpingoovaritis *f*
肥厚性输卵管炎 Pachysalpingitis *f*
肥厚性胃炎 Gastritis hypertrophica *f*
肥厚性心肌病 hypertrophische Myokardopathie *f*
肥厚性胸膜炎 Pachypleuritis *f*
肥厚性阴道炎 Pachyvaginitis *f*, Pachykolpismus *m*
肥厚性硬脊膜炎 hypertrophische Duraentzündung *f*
肥厚性阻塞性心肌病 hypertrophische behindernde Kardiopathie *f*
肥厚状湿疹 Eczema hypertrophicum *n*
肥喙家蝇 Musca crassirostris *f*
肥料 Dünger *m*, Düngemittel *n*
肥螺菌 Spirillum crassum *n*
肥满体型 plethorischer (od. pyknischer) Habitus *m*
肥胖 Fettleibigkeit *f*, Korpulenz *f*, Obesitas *f*, Adipositas *f*
肥胖[症] Fettleibigkeit *f*, Fettsucht *f*, Adipositas *f*, Korpulenz *f*
肥胖病 Fettsucht *f*, Obesität *f*, Adipositát *f*
肥胖病学 Bariatrie *f*
肥胖病饮食 Fettsuchtdiät *f*
肥胖带[吻]绦虫(牛带(肉)绦虫) Adipositas mit [Kuss] Bandwurm *f*
肥胖带绦虫 Taenia Saginata *f*
肥胖的 fett, fettleibig, adipös, korpulent
肥胖低通气综合征 Adipositas-Hypoventilationssyndrom *n*
肥胖过度 Hyperadipositas *f*, Hyperadipositát *f*
肥胖基因 Adipositas-Gen *n*
肥胖倾向 Lipophilie *f*
肥胖生殖无能综合征 Frohlichsyndrom *n*
肥胖通气低下综合征 Adipositas-Hypoventilationssyndrom *n*
肥胖细胞 Gemistozelle *f*
肥胖细胞性星形细胞瘤 gemistozytisches Astrozytom *n*
肥胖下沉后休克 Fettleibigkeit und Post-Descensusschock *m*
肥胖型星形胶质细胞 gemistozytischer Astrozyt *m*
肥胖性低通气[量]综合征(匹克威克综合征) Adipositas-Hypoventilationssyndrom *n*, Pickwick*-Syndrom *n*
肥胖性端坐呼吸 Pimelorthopnoe *f*
肥胖性呼吸困难 Liparodyspnoe *f*
肥胖性生殖器的 adiposogenital, adiposogenital (-is, -is, -e)
肥胖性生殖器退化 Dystrophia adiposogenitalis *f*, Fröhlich* Syndrom *n*
肥胖性生殖器退化综合征 Dystrophia adiposogenitalis *f*, Fröhlich* Syndrom *n*
肥胖性生殖器营养不良 Dystrophia adiposogenitalis *f*
肥胖性生殖无能综合征 Dystrophia adiposogenitalis *f*
肥胖性糖尿病 Fettleibigkeitsdiabetes *n*, lipogenes Diabetes *n*
肥胖性萎黄病 Chlorosis gigantea (Schönlein*) *f*
肥胖性心脏病 adipöse Herzkrankheit *f*, Fettherz *n*
肥胖性抑郁症 Kummerspeck *m*
肥胖性营养不良 Dystrophia adiposa *f*
肥胖抑制素 Obestatin *n*
肥胖指数 Obesitätsindex *m*
肥胖治疗学 Bariatrik *f*
肥酸 Acidum adipinicum *n*, Adipinsäure *f*
肥沃的 fruchtbar
肥皂 Seife *f*, Sapo *m*
肥皂草甙 Saponarin *n*
肥皂草素 Saponaretin *n*
肥皂或香波之泡沫 Seifenschaum *m*
肥皂剂 Sapo medicinalis *m*
肥皂溶液 Seifenlösung *f*
肥皂水堕胎 Soapabtreibung *f*
肥皂水灌肠 Seifenwassereinlauf *m*, Seifenklystier *n*
肥皂性结肠炎 Soapcolitis *f*
肥皂样的 seifenartig
肥皂液样囊肿 Seifenwasserzyste *f*

fěi 腓斐榧蜚

腓侧半肢畸形 fibulare Hemimelie *f*
腓侧的 fibular, fibular (-is, -is, -e)
腓侧副韧带 Ligamentum collaterale fibulare *n*
腓侧副韧带撕脱 Riss der Ligamentum collateralen fibularen *m*
腓侧间隔区综合征 fibulares Abteilungssydrom *n*
腓侧筋膜室综合征 fibulares Faszienkammer-Syndrom *n*
腓侧痉挛性扁平足 fibularer spastischer Plattfuss *m*
腓侧面 Facies fibularis *f*
腓侧缘 Margo fibularis *m*
腓侧支持带 fibulares Retinaculum *n*
腓侧跖骨点 Wadenbeinmetatarsal *m*
腓肠 Wade *f*, Sura *n*
腓肠动脉 Arteriae surales *f pl*
腓肠肌 Musculus gastrocnemius *m*, Gastrocnemius *m*
腓肠肌瓣 Musculus-gastrocnemius-Lappen *m*
腓肠肌肌皮瓣 myokuyaner Flap von zweiköpfigem Wadenmuskelmyokuyaner *m*
腓肠肌挤压试验 Gastrocnemius-Drucktest *m*
腓肠肌挤压征 Gastrocnemius-Druckzeichen *n*
腓肠肌痉挛 Wadenkrampf *m*
腓肠肌挛缩 Gastrocnemiuskontraktur *f*
腓肠肌内侧头 Caput mediale musculi gastrocnemii *n*
腓肠肌内侧头肌皮瓣 mediales Gastronemius Musculocutaneus Lappen *m*
腓肠肌内侧头腱下囊 Bursa subtendinea musculi gastrocnemii medialis *f*, Brodie* Bursa *f* (od. Scleimbeutel *m*)
腓肠肌皮瓣 Gastrocnemius myokutaner Lappen *m*
腓肠肌外侧头肌皮瓣 seitliche Gastronemius Musculocutaneus Lappen *m*
腓肠肌外侧头腱下囊 Bursa subtendinea musculi gastrocnemii lateralis *f*
腓肠肌性马蹄足 Wadenkrumpfuss *m*
腓肠筋膜皮瓣(小腿后侧双蒂筋膜皮瓣) sural fasziokutaner Lappen *m*
腓肠静脉 Vena-Gastrovnemius *f*
腓肠内侧皮神经 Nervus cutaneus surae medialis *m*
腓肠皮瓣 suraler Lappen *m*
腓肠区 Wadengegend *f*, Regio suralis *f*

腓肠神经 Nervus suralis *m*
腓肠神经小隐静脉筋膜皮瓣 suraler neuro-veno-fasziokutaner Lappen *m*
腓肠神经阻滞 Wadennervenblockade *f*
腓肠外侧皮神经 Nervus cutaneus surae lateralis *m*
腓动脉 Arteria fibularis *f*
腓动脉皮瓣 A. fibularis Lappen *m*
腓反射 Wadenmuskelreflex *m*
腓骨 Fibula *f*, Wadenbein *n*
腓骨半肢畸形 fibulare Hemimelie *f*
腓骨部分切除术 fibulare partielle Nephrektomie *f*
腓骨第三肌 Musculus peroneus tertius *m*
腓骨短肌 Musculus peroneus brevis *m*
腓骨短肌腱 kurzes Wadenbein *n*
腓骨发育不良 fibulare Dysplasie *f*
腓骨干骨折 Fibulaschaftfraktur *f*
腓骨干骺端 fibulare Metaphyse *f*
腓骨骨不连接 fibulare Pseudarthrose *f*
腓骨骨干最小周长 kleinster Kreisumfang von Wadenbeinschaft *m*
腓骨骨间嵴 Interossea Wappen *n*
腓骨骨折 Fibulafraktur *f*
腓骨肌肌腱不稳 Charcot-Marie Tendon Instabilität *f*
腓骨肌肌腱断裂 Charcot-Marie Tendon Instabilität *f*
腓骨肌肌腱滑膜切除术 Charcot-Marie-Sehnen-Synovektomie *f*
腓骨肌肌腱疾病 Charcot-Marie-Sehnenerkrankung *f*
腓骨肌肌腱损伤 Charcot-Marie-Sehnenverletzung *f*
腓骨肌肌腱炎 Charcot-Marie Sehnenentzündung *f*
腓骨肌腱弹响 schnellende (od. schnappende) Peroneusehne *f*, schnappperoneussehne *f*
腓骨肌腱滑脱 Verrenkung von Peroneussehne *f*
腓骨肌腱脱位骨膜瓣修复术 Waterson*-Jone* Reparaturoperation *f*
腓骨肌腱外伤性脱位 traumatische Luxation der Peroneussehne *f*, traumatische Peroneussehnenluxation *f*
腓骨肌腱转位术 Peronealsehnenumsetzungschirurgie *f*
腓骨肌筋膜室综合征 fibulares myofasziales Kompartmentsyndrom *n*
腓骨肌痉挛 Charcot*-Marie*-Krampf *m*
腓骨肌痉挛性扁平足 Charcot-Marie-spastischer Plattfuß *m*
腓骨肌上支持带 Retinaculum musculorum peroneorum superius *n*
腓骨肌下支持带 Retinaculum musculorum peroneorum inferius *n*
腓骨肌支持带 Charcot-Marie-Vorband *f*
腓骨肌总腱鞘 Vagina tendinum musculorum peroneorum communis *f*
腓骨肌足底腱鞘 Charcot-Marie-plantar Sehnenscheide *f*
腓骨急性骨髓炎 fibulare akute Osteomyelitis *f*
腓骨假关节 Fibulapseudarthrose *f*
腓骨结构不良 Fibuladysplasie *f*
腓骨近端切除术 proximale Fibularesektion *f*
腓骨颈 Collum fibulae *n*
腓骨颈骨折 Fibulahalsfraktur *f*, Fractura colli fibularis *f*
腓骨慢性骨髓炎 fibulare chronische Osteomyelitis *f*
腓骨皮瓣 fibularer Hautlappen *m*
腓骨前嵴 fibulares vorderes Wappen *n*
腓骨切除 Fibularesektion *f*, Resektion der Fibula *f*
腓骨切除术 Fibularesektion *f*
腓骨缺失 Fibulaaplasie *f*, Fehlen der Fibula *n*
腓骨缺损 Fibuladefekt *m*
腓骨上端骨折 Fraktur des oberen Drittels der Fibula *f*
腓骨氏肌足底腱鞘 Vagina tendinis musculi peronei longi plantaris *f*
腓骨体 Fibulaschaft *f*, Corpus fibulae *n*
腓骨头 Capitulum fibulae *n*, Caput fibulae *n*, Fibulaköpfchen *n*, Fibulakopf *m*
腓骨头点 Caputfibulaepunkt *m*
腓骨头高 Caputfibulaehöhe *f*
腓骨头关节面 Facies articularis capitis fibulae *f*
腓骨头后韧带 Ligamentum capitis fibulae posterius *n*
腓骨头尖 Apex capitis fibulae *f*
腓骨头前韧带 Ligamentum capitis fibulae anterius *n*
腓骨外踝点 Fußknöchelfibulaepunkt *m*
腓骨外踝高 Lateralfußknöchelhöhe *f*
腓骨移植 Fibulatransfer *m*
腓骨应力性[疲劳性]骨膜炎 Streßperiostitis der Fibula *f*
腓骨应力性[疲劳性]骨折 Streßfraktur der Fibula *f*, Dauerfraktur der Fibula *f*
腓骨远端切除术 fibulare distale Resektion *f*
腓骨长肌 Musculus peroneus longus *m*
腓骨长肌腱沟 Sulcus tendinis musculi peronei longi *m*
腓骨长肌腱胫骨后肌腱联合胫骨悬吊术 Barroperation *f*
腓骨支持带 Fibulavorband *f*
腓骨中部最大径 Maximumdurchmesser von Wadenbein im Mittel *m*
腓骨中部最小径 Mindestdurchmesser des Wadenbeins in Mittel *m*
腓骨滋养动脉 Aeteria nutricia fibulae *f*
腓骨最大长 Maximallänge von Wadenbeine *f*
腓关节面 Facies articularis fibularis (tibiae) *f*
腓肌腱 Peronealsehne *f*
腓肌腱腱鞘注射 Peroneus Sehnenscheide Injektion *f*
腓肌腱损伤 Peronealsehnenverletzung *f*
腓肌腱移植 Peroneus-Sehnentransplantat *n*
腓肌型肌萎缩 Peronealtyp der Muskelatrophie *m*
腓静脉 Venae fibulares *f pl*
腓距关节融合术 fibulotalare Arthrodese *f*
腓淋巴结 Nodi lymphatici fibulares *m pl*
腓尼菌素 Phoenicin *n*
腓浅动脉 oberflächliche Fibularis *f*
腓浅神经 Nervus peroneus superficialis *m*
腓浅神经卡压综合征 Kompressionsydrom von oberflächlicher Wadenbeinnerv *n*
腓浅神经阻滞 oberflächlicher Wadenbeinnervblock *m*
腓切迹 Incisura fibularis *f*
腓深神经 Nervus peroneus profundus *m*
腓深神经卡压 Peroneus profundus Nerveneinklemmung *f*
腓神经 Wadenbeinnerv *m*
腓神经交通支 Ramus communicans peroneus *m*
腓神经麻痹 Peroneuslahmung *f*, Fibularislähmung *f*
腓神经瘫痪 Peroneus-Nervenlähmung *f*
腓神经现象 Fibularisphänomen *n*, Peroneusphänomen *n*, Lust* Phänomen *n* (od. Reflex *m*)
腓向弓状纹 Bogenwadenbein *n*
腓总神经 Nervus peroneus communis *m*
腓总神经缝[合]术 Nervennaht (od. Neurorrhaphie) des Nervus peroneus communis *f*
腓总神经卡压 Peroneus-Nerveneinklemmung *f*
腓总神经卡压综合征 Kompressionsydrom von üblichem Wadenbeinnerv *n*, Nerveneinklemmung-Syndrom des N. peroneus communis *n*
腓总神经麻痹 Peroneuslähmung *f*, Lähmung des Nervus peroneus communis *f*
腓总神经损伤 Peroneusverletzung *f*, Verletzung des Netvus peroneus communis *f*
腓总神经显露法 Freilegung des Nervus peroneus communis *f*
腓总神经压迫综合征 Kompression von Peroneus Nerven-Syndrom *f*
腓总神经阻滞 üblicher Wadenbeinnervblock *m*

斐克定律 Fick* Regel *m*
斐利克斯氏免疫血清 Felix* Vi-Serum *n*
斐林溶液 Fehling* Solution *f*(检尿糖用)
斐林氏试剂 Fehling* Reagenz *f*
斐氏着色芽生菌 Hormodendrum pedrosoi *n*
斐-外二氏反应 Felix*-Well* Reaktion *f*, Weil*-Felix*-Reaktion *f*
榧黄素 Kayaflavon *n*
榧双黄酮 Kayaflavon *n*
蜚蠊 Küchenschabe *f*
蜚蠊科 Blattidae *pl*
蜚蠊目 Blattaria *pl*
蜚蠊属 Blatta *f*

fèi 吠肺狒废沸费痱镄

吠样咳 bellender Husten *m*, trockener Husten *m*
肺 Lunge *f*, Pulmo *m*
肺X线[照]片 Lungen(-Röntgen)film *f*, Lungenaufnahme *f*
肺X线照相术 Lungen-Röntgenographie *f*
肺阿米巴病 Lungenamöbiasis *f*
肺阿米巴感染 Lungenamöbeninfektion *f*, Lungenamöbiasis *f*
肺阿米巴脓肿 Amöbenabszeß der Lunge *m*
肺癌 Lungenkarzinom *n*, Lungenkrebs *m*
肺癌TNM分级(恶性肿瘤国际临床病期分类) TNM (Primärtumor *m*, regionale Knoten *f pl*, Metastase *f*) Abstufung von Lungenkarzinom *f*
肺癌病 Lungenkarzinose *f*
肺癌副癌综合征 paraneoplastisches Sydrom von Lungenkrebs *n*
肺癌根治术 radikale Resektion des Lungenkarzinoms *f*
肺癌介入性治疗 Lungenkrebs-Interventionstherapie *f*
肺癌经皮肿瘤内射频治疗 perkutane intratumorale Radiofrequenz-Therapie von Lungenkrebs *f*
肺癌抑制基因1 Tumorsuppressor bei Lungenkrebs-1 *m*, TSLC1
肺癌支气管动脉化学栓塞术 bronchiale Hauptaderchemoembolisation für Lungenkrebs *m*
肺癌肿瘤阻抑基因1 Tumorsuppressor bei Lungenkrebs-1 *m*, TSLC1
肺瘢痕癌 Narbenkarzinom der Lunge *n*
肺包虫病 Lungenechinokokkose *f*
肺(囊型)包虫病 Echinokokkose der (zystischen) Lunge *f*
肺包虫囊肿 Hydatidblase der Lunge *f*
肺包虫囊肿内囊摘除术 Exzision der inneren Kapsel der Hydatidblase der Lunge *f*
肺孢子虫病 Pneumocystose *f*
肺孢子虫肺炎 Pneumocystis carinii *f*
肺孢子菌病(卡氏肺孢子虫肺炎) pneumocystische Krankheit *f*
肺孢子菌肺炎 Pneumocystis-Pneumonie *f*
肺孢子菌属 Pneumocystis *f*
肺孢子丝菌病 Lungensporotrichose *f*, Sporotrichose der Lunge *f*
肺爆震伤 blast injury of lung <engl.>
肺爆震伤 Lungenschädigung bei der Explosion *f*
肺钡尘沉着症 Baritose *f*
肺鼻疽 Lungenrotz *m*
肺变态反应 Lungenallergie *f*
肺表面标记 Oberflächenmarker von Lungen *m*
肺表面活性物质 Lungensurfactant *m*
肺表面活性物质结合蛋白 Surfactant-assoziiertes Protein *n*, Lungen-Surfactant-bindendes Protein *n*
肺并殖吸虫病 pulmonale Paragonimiasis *f*
肺病毒 Lung-Virus *n*
肺病毒属 Lung-Virus *n*
肺病毒属 Pneumovirus *n*
肺病毒亚科 Lung-Virus-Unterfamilie *f*
肺病学 Pneumologie *f*, Lungenheilkunde *f*
肺病治疗 Pneumotherapie *f*
肺不张 Atelektase *f*, Lungenatelektase *f*, Atelectasis pulmorum *f*
肺不张型呼吸衰竭 respiratorische Insuffizienz der Lungenatelektase *f*
肺不张性捻发音 Atelektaseknistern *n*
肺部并发症 pulmonale Komplikation *f*
肺部放线菌病 Lungenaktinomykose *f*
肺部分切除术 Lungenresektion *f*
肺部过多充气 Hyperinflation der Lunge *f*
肺部解剖镊 Lungenpräparierpinzette *f*
肺部良性肿瘤 gutartiger Tumor der Lunge *m*
肺部缺氧症 Pneumohypoxie *f*
肺部物理疗法 Lunge-Physiotherapie *f*
肺部肿瘤 Lungenneubildung *f*
肺部组织镊 Lungenhakenpinzette *f*
肺残气量 Residualvolumen der Lunge *n*
肺肠炎 Pneumoenteritis *f*
肺肠炎病毒 Pneumoenteritis-Virus *n*
肺尘埃病 Pneumokoniose *f*
肺尘埃沉着病 Pneumokoniose *f*, Staublunge *f*
肺尘埃沉着症 Pneumokoniose *f*, Staublungenkrankheit *f*
肺尘性纤维变性 Koniofibrose *f*
肺尘中毒症 Koniotoxikose *f*
肺沉默区 stumme Zone der Lunge *f*, Schweigensfeld der Lunge *n*
肺成熟障碍 Lungenreifungsstörung *f*, Dysmaturität der Lunge *f*
肺成纤维细胞 Lungen-Fibroblast *m*
肺充血 Lungenhyperämie *f*, Lungenkongestion *f*
肺出血 Lungenblutung *f*, Haemorrhagia pulmonalis *f*
肺出血肾病综合征抗体 Goodpasture-Antikörper *m*
肺出血肾炎综合征 Goodpasture* Syndrom *n*
肺出血性梗塞 hämorrhagischer Infarkt der Lunge *m*, hämorrhagischer Lungeninfarkt *m*
肺穿刺术 Pneumo(no)zentese *f*
肺创伤 Lungenverletzungen *f pl*
肺吹气法 Insufflatio pulmonis *f*
肺刺激性毒剂 Lungenreizgift *n*
肺丛 Plexus pulmonalis (nervi vagi) *m*
肺挫裂创 pulmonale Platzwunde *f*
肺挫伤 Lungenkontusion *f*, Kontusion der Lunge *f*
肺错构瘤 Lungenhamartom *n*
肺大块萎缩 massiver Lungenkollaps *m*
肺大泡 Bulla der Lunge *f*
肺大泡切除术 Lungenbullaektomie *f*
肺大泡外引流术 außenliegende Drainage von Lungenbullaektomie *f*
肺大细胞未分化癌 großer undifferenzierter Bronchialkarzinom *m*
肺大圆形细胞癌 Großrundzell(en)karzinom der Lunge *n*
肺代谢功能 pulmonale metabolische Funktion *f*
肺单孢子菌病 Lungensporiose *f*
肺弹力纤维 elastische Fasern der Lunge *f pl*
肺弹性 Lungenelastizität *f*
肺弹性回缩压 elastischer Lungenretraktionsdruck *m*
肺的 pulmonal(-is, -is, -e)
肺的间质纤维网 interstitielles Lungenfaserweb *n*
肺的气压损伤 Lungenbarotrauma *n*
肺底 Basis pulmonis *f*
肺底积液 Basalerguß *m*
肺底结核 Basaltuberkulose *f*, Tuberkulose der Lungenbasis *f*
肺底移动度 intrapulmonäres Beweggrad *n*
肺地丝菌病 Lungengeotrichose *f*
肺淀粉样变性 Lungenamyloidose *f*
肺淀粉样假瘤 amyloider Pseudotumor der Lunge *m*
肺淀粉样瘤 Amyloidtumor der Lunge *m*

肺动静脉畸形 pulmonale arteriovenöse Deformität *f*
肺动静脉瘤 Aneurysma arteriovenosum der Lunge *n*
肺动静脉瘘 arteriovenöse Fistel der Lunge *f*
肺动脉 Arteria pulmonalis *f*, Lungenarterie *f*
肺动脉半月瓣 Valva trunci pulmonalis *f*, Valvulae semilunares arteriae pulmonalis *f pl*
肺动脉半月瓣小结(莫尔加尼小结) Morgagni* Knoten *m*
肺动脉瓣 Pulmonalisklappe *f*, Valva pulmonaria *f*
肺动脉瓣瓣上狭窄 supravalvuläre Pulmonalstenose *f*
肺动脉瓣瓣下狭窄 subvalvuläre Pulmonalstenose *f*
肺动脉瓣闭锁 Pulmonalatresie *f*
肺动脉瓣闭锁不全 Pulmonal(is)klappeninsuffizienz *f*
肺动脉瓣成形术 Lungenvalvuloplastie *f*
肺动脉瓣刀 Pulmonal(is)valvutom *n*
肺动脉瓣第二音 zweiter Herzton von Pulmonaliston *m*
肺动脉瓣二叶瓣 Lungenbikuspidalklappe *f*
肺动脉瓣发育不良 Lungenklappendysplasie *f*
肺动脉瓣发育不全 Lungenbikuspidalklappeagenesie *f*
肺动脉瓣反流 Lungenregurgitation *f*
肺动脉瓣环 Lungenringraum *m*
肺动脉瓣交界切开术 Lungenbikuspidalklappkommissurotomie *f*
肺动脉瓣扩张器 Pulmonal(is)dilatator *m*
肺动脉瓣前右月瓣(右对瓣) rechter halbmondförmiger Höcker der Pulmonalklappe *m*
肺动脉瓣前左月瓣(左对瓣) linker halbmondförmiger Höcker der Pulmonalklappe *m*
肺动脉瓣切开术 Pulmonal(is)valvulotomie *f*
肺动脉瓣区 Pulmonalisareale *f*
肺动脉瓣区柔和舒张期杂音 Graham Steell Murmeln *n*
肺动脉瓣缺如综合征 Syndrom der abwesenden Pulmonalklappe *n*
肺动脉瓣上及其分子狭窄的手术治疗 operative Behandlung von Stenosen der supravalvuläre Lungenarterie und Filialen *f*
肺动脉瓣上狭窄 supravalvuläre Pulmonalstenose *f*
肺动脉瓣狭窄 Pulmonalis(klappen)stenose *f*, Pulmonalstenose *f*
肺动脉瓣下狭窄 subvalvuläre Pulmonalstenose *f*
肺动脉瓣移植 Pulmonalklappe-Translokation *f*
肺动脉瓣杂音 Pulmonalgeräusch *n*
肺动脉闭锁 Pulmonalatresie *f*
肺动脉杈 Bifurcation arteria pulmunalis *f*
肺[动脉]充血 Lungenanschoppung *f*
肺动脉带缩术 Lungenarteribändelung *f*
肺动脉导管(肺动脉漂浮导管) Pulmonalarterienkatheter *m*
肺动脉的 pulmonal
肺动脉第二音 zweiter Pulmonalton *m*, z.Pulmonalton *m* (P2)
肺动脉动脉瘤 Pulmonalisaneurysma *n*
肺动脉窦 Sinus trunci pulmonalis *m*, Sinus arteriae pulmonalis *m*
肺动脉段 Lungenarteriensegment *n*, Truncus pulmonalis *m*
肺动脉段膨出 Prominenz des Truncus pulmonalis *f*
肺动脉发育不全 Agenesie (od.Aplasie) der Lungenarterie *f*
肺动脉发育异常 Anomalie der Pulmonalarterie *f*
肺动脉干 Truncus pulmonalis *m*, Pulmonalarterienstamm *m*
肺动脉[干]瓣 Pulmonalklappe *f*, Valva trunci pulmonalis *f*
肺动脉[干]杈 Bifurcatio trunci pulmonalis *f*
肺动脉[干]窦 Sinus trunci pulmonalis *m*
肺动脉[干]口 Ostium trunci pulmonalis *n*
肺动脉高血压[症] pulmonale Hypertonie *f*, Pulmonalhypertension *f*, Lungenhochdruck *m*
肺动脉高压模型 Lungenhochdruck-Modell *n*
肺动脉高压危象 Krise der pulmonalen Hypertonie *f*
肺动脉弓 Pulmonalbogen *m*
肺动脉环束术 Pulmonalisbändelung *f*
肺动脉交界切开术 Pulmonalklappe Kommissurotomie Inzision *f*
肺动脉口 Lungenausgang *m*
肺动脉口狭窄 Pulmonal(is)stenose *f*
肺动脉扩张 Pulmonalisektasie *f*, Pulmonaliserweiterung *f*, Pulmonaldilatation *f*
肺动脉扩张器 Pulmonal(is)dilatator *m*
肺动脉脉搏 Pulmonalpuls *m*
肺动脉内膜炎 Pulmonalendoarteriitis *f*
肺动脉内隧道成形术 Innenrekonstruktionstunnel in Hauptlungenstamm *m*
肺动脉喷射性喀喇音 Pulmonalejektionsklick *m*, Pulmonalaustreibungston *m*
肺动脉漂浮导管(施万导管, Swan—Ganz 导管) Swan*-Ganz*-Katheter *m*
肺动脉平均压 Pulmonal(is)mitteldruck *m*
肺动脉钳 Pulmonalisklemme *f*
肺动脉球囊扩张术 pulmonales Ballondilatation Aufdehnen *n*
肺动脉韧带 Ligamentum arteriosum (arteriae pulmonalis) *n*
肺动脉溶栓术 Thrombolysetherapie für Lungenarterieverstopfung *f*
肺动脉收缩压 systolischer Pulmonalarteriendruck *m*
肺动脉收缩早期喷射音 protosystolischer Ejektionston (od. Austreibungston) der Lungenarterie *m*
肺动脉舒张压 diastolischer Pulmonalarteriendruck *m*
肺动脉束带松解和室间隔缺损修补术 Truncus pulmonalis Debanding und Reparation von Ventrikelseptumdefekt
肺动脉束带松解术 Lungenarterieentbändelung *f*
肺动脉栓塞 Lungenembolie *f*, Pulmonalembolie *f*
肺动脉栓塞清除术 pulmonale Thromboembolektomie *f*
肺动脉栓塞术 Lungenarterieembolisation *f*
肺动脉栓塞症 Lungenarteriaemboliesydrom *n*
肺动脉栓子切除术 Pulmonalembolektomie *f*
肺动脉栓子摘除术 Lungenarterieembolektomie *f*
肺动脉损伤 Lungenarterieverletzung *f*
肺动脉未发育 Agenesie (od. Aplasie) der Lungenarterien *f*
肺动脉吻合术 Anastomose der Lungenarterien *f*
肺动脉狭窄 Pulmonal(is)stenose *f*
肺动脉下圆锥 subpulmonaler Trichter *m*
肺动脉楔压 pulmonary wedge pressure (PWP) <engl.>
肺动脉楔压测量法 Lungenaterienverschlussdruckmessung *f*
肺动脉性高血压 pulmonale Hypertonie *f*, Pulmonalhypertension *f*
肺动脉血分流量占心排出量比值 Blutflussratio durch Shunt zu Blutfluss *f*
肺动脉血栓形成 Thrombose der Lungenarterie *f*
肺动脉压 Pulmonal(is)druck *m*
肺动脉炎 pulmonale Arteriolitis *f*, Arteriolenentzündung *f*
肺动脉异常起源或发育异常 abnormale Herkunft oder Entwicklungsstörung von Lungenarterie *f*
肺动脉易位 Transposition der Lungenarterien *f*
肺动脉硬化症 Pulmonalsklerose *f*, Arrilaga* Krankheit *f*
肺动脉圆锥 Infundibulum (pulmonalis) *n*, Pulmonalkonus *m*, pulmonaler Hypophysenstiel *m*
肺动脉造影 Pulmonal(is)angiographie *f*
肺动脉支狭窄症 Stenose der Pulmonalisäste *f*
肺动脉指数 Lungenarterie-Index *m*, Nakata-Index *m*
肺动态顺应性 dynamische Lungencompliance *f*
133Xe 肺动态显(成)像 133Xe dynamische Lungenbildgebung *f*
肺毒性 Lungentoxizität *f*
肺独立再灌注模型 isoliertes Lunge-Reperfusionsmodell *n*
肺段 Lungensegmente *n pl*
肺段呼吸 segmentale Atmung *f*
肺段切除术 Lungensegmentresektion *f*
肺段性[肺]膨胀不全 Segmentatelektasie *f*
肺段支气管 Segmentbronchi *m pl*, Bronchi Segmentales *m pl*, Segmentbronchus *m*

肺段支气管支 Rami bronchiales segmentorum *m pl*
肺钝器损伤 Lungengewalteinwirkung *f*
肺多形性癌 pulmonales pleomorphes Karzinom *n*
肺恶病质综合征 pulmonales Kachexie-Syndrom *n*
肺恶丝虫病 pulmonäre böse Filariose *f*
肺恶性肿瘤 bösartiger Tumor der Lunge *m*
肺发育不良 Lungenhypoplasie *f*
肺发育不全 Lungenagenesie *f*, Lungenaplasie *f*, Lungenhypoplasie *f*
肺放线菌病 Lungenaktinomykose *f*
肺非典型分枝杆菌病 atypische Mykobakteriose derLunge *f*
肺粉尘沉着症 Staublunge *f*, Pneumokoniose *f*
肺缝合术 Pneumorrhaphie *f*, Lungennaht *f*
肺浮扬试验 Lungenschwimmprobe *f*, Schreyer* Lungenprobe *f*
肺复张后肺水肿 Reexpansions-Lungenödem *n*
肺复张性肺水肿 Lungenödem nach Lungenreexpansion *n*
肺腹膜的 pulmonoperitoneal
肺腹膜瘘 Pulmoperitonealfistel *f*
肺肝的 pulmonohepatisch, hepatopulmonal
肺肝样变 pulmonale Hepatisation *f*
肺感染 Lungeninfektion *f*
肺咯血 Lungenbluthusten *m*
肺隔离囊肿 pulmonale Sequestrierungszyste *f*
肺隔离症 Lungensequestration *f*
肺根 Radix pulmonis *f*, Lungenwurzel *f*
肺梗塞[形成] Lungeninfarzierung *f*
肺梗塞性肺水肿 Infarktlungenödem *n*
肺梗死 Lungeninfarkt *m*
肺梗死后综合征 Lungeninfarkt-Syndrom *n*
肺弓形虫病 Lungentoxoplasmose *f*
肺功(机)能 Lungenfunktion *f*
肺功能测定仪 Lungenfunktionsprüfungsgerät *n*
肺功能分析仪 Lungenfunktion-Analysator *m*
肺功能计 Lungenfunktionmessgerät *n*
肺功能计算机 Lungenfunktionscomputer *m*
肺功能检查 Lungenfunktionstest *m*
肺功能试验 Lungenfunktionsprüfung *f*
肺功能衰竭 Lungenversagen *n*
肺沟 Sulcus pulmonalis *m*, Lungenrinne *f*
肺沟瘤 apikaler Sulkustumor *m*, Pancoast* Tumor *m*
肺钩虫病 Lungenancylostomatose *f*, Lungenancylostomiasis *f*
肺固定术 Pneumopexie *f*
肺贯通(穿)伤 penetrierende Wunde der Lunge *f*
肺灌气机 Pulmotor *m*, Lungenmotor *m*
肺灌洗 bronchoalveoläre Lavage *f*
肺灌注扫描 Lungenperfusionscan *n*
肺硅沉着症 Silikose *f*
肺过度透亮 überhellige Lunge *f*
肺过敏性脉管炎 Lungenhypersensibilitätsvasculitis *f*
肺过敏性肉芽肿 allergisches Granulom der Lunge *f*
肺含铁血黄素沉积(着)症 Lungenhämosiderose *f*
肺含铁血黄素沉着症 Lungenhämosiderose *f*
肺和支气管良性肿瘤 gutartiger Tumor von Lunge und Bronchien *m*
肺褐色硬化 pulmonale braune Stauungsinduration *f*
肺黑变病 Lungenmelanose *f*
肺横纹肌瘤 Rhabdomyom der Lunge *n*
肺横纹肌肉瘤 Lungenrhabdomyosarkom *n*
肺呼吸 Lungenatmung *f*, Lungenbelüftung *f*
肺滑石沉着病 Lungentalkose *f*
肺化[学]感[受组织]瘤 Lungenchemodektom *n*
肺化脓 Lungeneiterung *f*, Lungenvereiterung *f*
肺化学感受器瘤 Chemodektom der Lunge *n*
肺化学感受器肿瘤 Lungenchemorezeptortumor *m*
肺坏疽 Lungengangrän *f*
肺坏死性肉芽肿 gangränöses Granulom der Lunge *n*
肺换气 Lungenventilation *f*, Lungenluftwechsel *m*, Lungenlüftung *f*
肺换气不足 Hypoventilation *f*, Unterventilation *f*
肺蛔虫病 Lungenaskariasis *f*, Lungenaskaridose *f*
肺蛔蚴移行症 Larva migrans der Lunge *f*
肺活检 Lungenbiopsie *f*
肺活量 Vitalkapazität *f*, vitale Lungenkapazität *f*
肺活量测定 Spirometrie *f*, Pneumometrie *f*
肺活量测定程序包 Spirometriepackung *f*
肺活量计 Spirometer *n*, Pneumometer *n*
肺活量指数 Spiroindex *m*, Vitalindex *m*
.25 肺活量最大呼气流量 maximale Exspirationsflow in 25% Vitalkapazität *f*
.5 肺活量最大呼气流量 maximale Exspirationsflow in 50% Vitalkapazität *f*
肺活组织检查 Lungenbiopsie *f*
肺霍奇金病 Hodgkin* Erkrankung der Lunge *f*
肺肌性硬化 muskuläre Lungenzirrhose *f*
肺急性渗出型粟粒性结核病 akute exsudative Miliartuberkulose der Lunge *f*
肺急性增殖型粟粒性结核病 akute proliferative Miliartuberkulose der Lunge *f*
肺棘球蚴病 Lungenechinokokkose *f*
肺寄生虫病 Lungenparastiose *f*
肺荚膜组织胞浆菌病 pulmonale Histoplasmose *f*
肺假性淋巴瘤 pulmonales Pseudolymphom *n*
肺尖 Lungenspitze *f*, Apex pulmonis *f*
肺尖结核 Spitzentuberkulose *f*
肺尖萎陷术 Apikolyse *f*
肺尖纤维干酪性结核 apikale Tuberkulosefibroverkäsung *f*
肺尖肿瘤综合征 Lungenapextumorasydrom *n*
肺间质 Lungeninterstitium *n*
肺间质病变 interstitielle Lungenerkrankung *f*(ILD)
肺间质胶体渗透压 pulmonaler interstitieller kolloidosmotischer Druck *m*
肺间质静水压 pulmonaler interstitieller hydrostatischer Druck *m*
肺间质水肿 interstitielles Lungenödem *n*
肺间质纤维化 interstitielle Lungenfibrose *f*
肺间质性疾病 interstitielle Lungenkrankheit *f*
肺减容术 operative Lungenvolumenreduktion *f*
肺浆细胞肉芽肿 Plasmazellengranulom der Lunge *n*
肺胶样癌 Gallertkrebs der Lunge *n*, Kolloidkrebs der Lunge *n*
肺胶原病 Kollagenkrankheit der Lunge *f*, Lungenkollagenose *f*
肺结构简化 einfache Lungenstruktur *f*
肺结核 Lungentuberkulose *f*, Lungenphthise *f*
肺结核病 Lungentuberkulose *f*
肺结核病型分类 Klassifizierung der Lungentuberkulose *f*
肺结核病灶周围炎 perifokale Entzündung der Lungentuberkuloge *f*
肺结核咯血 Hämoptoe bei Lungentuberkulose *f*
肺结核合并空洞形成 Lungentubrtkulose mit Kavernenbildung *f*
肺结核化学疗法 Chemotherapie der Lungentuberkulose *f*
肺结核急死 plötzlicher Tod von Lungentuberkulose *m*
肺结核肋切除术 Wilm* Operation *f*
肺结核瘤 Tuberkulom der Lunge *n*, Lungentuberkulom *n*
肺结核球 pulmonales Tuberkulom *n*
肺结核体型 Habitus phthisicus *m*
肺结核外科治疗术 chirurgische Behandlung der Lungentuberkulose *f*
肺结核萎陷疗法 Tuberkulose Zusammenbruch Therapie *f*
肺结核性纤维化 tuberkulöse Lungenfibrose *f*
肺结核原发综合征 Primärkomplex der Lungentuberkulose *m*.

PK der Lungnetuberkulose *m*
肺结节病 Lungensarkoidose *f*
肺解剖分流量 anatomischer Lungenschut *m*
肺解剖学 Anatomie der Lunge *f*, Lungenanatomie *f*, Pneumographie *f*
肺静脉 Pulmonalvenen *f pl*, Venae pulmonales *f pl*
肺静脉闭塞性疾病 Lungenvenonerschlusskrankheit *f*
肺静脉闭塞症 pulmonale Venenokklusionskrankheit *f*
肺静脉高压 Pulmonal(is)hochdruck *m*, Pulmonalhypertension *f*, Pulmonalhypertonie *f*
肺静脉回流异常 abnormer Lungenvenenrückfluß *m*, Lungenvenenfehlmündung *f*
肺静脉畸形引流 anomaler venöser Lungenabfluss *m*
肺静脉畸形引流矫正术 Korrektur der Lungenvenenanomalie *f*, Korrektur der Lungenvenenfehlmündungen *f*
肺静脉口 Ostia venarum pulmonalium *n pl*
肺静脉狭窄 Lungenvenenstenose *f*
肺静脉压 Pulmonalvenendruck *m*, Lungenvenendruck *m*
肺静脉压增高 Lungenvenendruckerhöhung *f*
肺静脉异常接合 Lungenvenenfehlmündung *f*
肺静脉异位回流 ektopischer Rückfluß der Lungenvenen *m*
肺静脉异位连接 anomal venöse Lungenkonnektion *f*
肺静脉阻塞 Lungenvenenobstruktion *f*
肺巨噬细胞 Lungenmakrophage *m*
肺巨细胞癌 Riesenzellenkarzinom der Lunge *n*
肺空洞 Lungenkaverne *f*
肺空洞镜 Kavernoskop *n*
肺空洞镜检查 Kavernoskopie *f*, Speleoskopie *f*
肺空洞形成 Lungenkavernenbildung *f*
肺空洞造口术 Speleostomie *f*, Kavernostomie(der Lunge) *f*
肺空洞造影照片 Kavernogramm *n*
肺空气栓塞 Lungenluftembolie *f*
肺扩散容量 Lungendiffusionskapazität *f*
肺扩张 Lungendistension *f*
肺扩张反射 Inflationreflex *m*
肺朗格汉斯细胞组织细胞增多症(肺组织细胞增多症) pulmonale Langerhans-Zell-Histiozytose *f*
肺痨 Phthise *f*, Schwindsucht *f*
肺痨恐怖 Phthisiophobie *f*, Tuberkulophobie *f*
肺痨妄想 Tuberkulomanie *f*, Phthisiomanie *f*
肺良性肿瘤 gutartiger Lungentumor *m*
肺良性肿瘤局部切除术 Lokalexzision der gutartigen Lungentumoren *f*
肺良性肿瘤局部剜出术 Lokalenukleation der gutartigen Lungentumoren *f*
肺量测定法 Spirometrie *f*
肺量测定仪(肺量计) Spirometer *n*
肺量计 Spirometer *n*, Pneumonometer *n*
肺量描记器 Spirograph *m*
肺量图 Spirogramm *n*
肺裂伤修补术 Reparatur von Lungenrisswunde *f*
肺淋巴管瘤病 Lymphangiomyomatose der Lungen *f*
肺淋巴管平滑肌瘤病 pulmonale Lymphangioleiomyomatose *f*, LAM
肺淋巴组织样错构瘤 Lymphoid-Hamartom der Lunge *n*
肺鳞状上皮细胞癌 Plattenepithelkarzinom der Lunge *n*
肺流体静力学试验 hydrostatische Lungenprüfung *f*
肺流转 Lungenkreislauf *m*
肺漏斗打孔器 infundibular punch <engl.>
肺螨病 Akarinosis der Lunge *f*, Acari(di)asis der Lunge *f*, Lungendermatophagie *f*
肺毛(白)霉菌病 Lungenmukormykose *f*
肺毛滴虫 Trichomonas pulmonalis *f*
肺毛霉病 Lungenmukormykose *f*
肺毛霉菌病 pulmonale Mukormykose *f*
肺毛细管楔(嵌入)压 Lungenkapillarenverschlussdruck *m*
肺毛细血管胶体渗透压 pulmonalkapillärer kolloidosmotischer Druck *m*
肺毛细血管静水压 pulmonalkapillärer hydrostatischer Druck *m*
肺毛细血管旁感受器 juxtapulmonaler-kapillärer-Rezeptor *m*
肺毛细血管旁感受器 juxtapulmonalkapillärer Rezeptor *m*
肺毛细血管嵌顿压 Lungenkapillarverkeilungsdruck *m*
肺毛细血管通透性 pulmonale Kapillarpermeabilität *f*
肺毛细血管楔压 Lungenkapillardruck *m*, pulmonalkapillärer Verschlussdruck *m*(PAWP)
肺毛细血管血氧分压 pulmonalkapillärer Sauerstoffpartialdruck *m*
肺梅毒 Lungensyphilis *f*, Lungenlues *f*
肺霉菌病 Lungenmykose *f*, Pneumomykose *f*
肺门 Lungenhilus *m*, Hilus pulmonalis *m*, Lungenpforte *f*
肺门充血 Lungenhilusstauung *f*, Lungenhiluskongestion *f*
肺门动脉搏动 Hiluspulsation *f*, Pulsation der Hilusarterien *f*
肺门结核 Hilustuberkulose *f*
肺门淋巴结 Hilusdrüsen *f pl*, Hiluslymphknoten *m pl*
肺门淋巴结结核 Hiluslymphonodetuberkulose *f*
肺门缩小 Verkleinerung des Lungenhilus *f*
肺门舞蹈[征] Hilustanzen *n*
肺门炎 Hilitis(pulmonum) *f*
肺门移位 Verschiebung des Lungenhilus *f*, Hilusverschiebung *f*
肺门阴影 Hilusschatten *m*, Hiluszeichnung *f*
肺门淤血 Hilusstauung der Lunge *f*
肺门增大 Lungenhilusvergrößerung *f*, Hilusschwellung *f*
肺门周围浸润 perihiläre Infiltration *f*
肺门阻滞 Lungenportasblock *m*
肺弥漫性纤维变性 diffuse Lungenfibrose *f*
肺弥散 Lungendiffusion *f*
肺弥散功能 Diffusionswirkung der Lunge *f*
肺弥散量 Diffusionskapazität der Lunge *f*
肺棉屑沉着病 Lungenbyssinose *f*, Baumwoll(l)unge *f*
肺面 Facies pulmonalis(cordis) *f*
肺母细胞瘤 Lungenblastom *n*, Blastom der Lunge *n*
肺囊虫病 Pneumocystosis *f*
肺囊虫属 Pneumocystis *m*
肺囊虫性肺炎 Pneumozystispneumonie *f*
肺囊性纤维化 zystische Lungenfibrose *f*
肺囊肿 Lungenzyste *f*, Pneumozyste *f*
肺囊肿病 Zystenlunge *f*
肺囊肿切除术 Lungenzyste von Exzision *f*
肺囊肿引流术 Lungenzyste von Drainage *f*
肺囊状退变 zystische Degeneration der Lunge *f*
肺囊状硬化 zystische Lungenzirrhose *f*, Cirrhosis cystica der Lunge *f*
肺脑综合征 Pulmozerebralsyndrom *n*, Lungen-Hirnsyndrom *n*
肺内病变穿刺活检 Aspirationsbiopsie von Lungenherd *f*
肺内侧面脊柱部 Pars vertebralis faciei medialis pulmonis *f*
肺内侧面纵隔部 Pars mediastinalis faciei medialis pulmonis *f*
肺内的 intrapulmonär, intrapulmonisch, intrapulmonal(-is, -is, -e)
肺内分流 pulmonaler Shunt *m*
肺内钙化 Lungenkalzifikation *f*
肺内感受器 Lungenrezeotor *m*
肺内孤立结节 Lungeneinzelknötchen *n*
肺内畸胎瘤 Teratom(a)der Lungen *n*
肺内结节 Lungenkugel *f*
肺内空气 Lungenluft *f*
肺内空腔 intrapulmonärer lufthaltiger Raum *m*
肺内球形病灶 Lungenmünzeherd *m*
肺内渗出 Lungenausschwitzung *f*
肺内微小结节 Lungenmikromodul *n*
肺内血流 intrapulmonäre Durchblutung *f*

肺内压 Intrapulmonaldruck *m*
肺内异物 Lungenfremdkörper *m*
肺内造影注射器 intrapulmonäre Angiographiespritze *f*
肺内肿块 Lungenmass *n*
肺捻发音 Lungenkrepitation *f*, Lungenknisterrasseln *n*
肺念珠菌病 Candidosis pulmonalis *f*, Lungenmoniliasis *f*
肺扭转 Lungentorsion *f*
肺脓肿 Lungenabszeß *m*, Pulmonalabszeß *m*
肺脓肿引流术 Drainage von Lungenabszess *f*
肺诺卡菌病 pulmonale Nokardiose *f*
肺诺卡氏菌 Nocardia pulmonalis *f*
肺诺卡氏菌病 Lungennokardiose *f*
肺泡 Lungenalveolen *f pl*, Lungenbläschen *n pl*
肺泡[性呼吸]音 Vesikuläratmen *n*
肺泡Ⅰ型细胞 Alveolarzelle Typ Ⅰ *f*
肺泡Ⅱ型细胞 Alveolarzelle Typ Ⅱ *f*
肺泡X线照相术 Pneumoalveolographie *f*
肺泡表面活性剂 Lungenalveolensurfactant, Lungenalveolenoberflächenaktivator *m*
肺泡表面活性物质 Lungensurfactant *n*, Antiatelektase-Faktor *m*
肺泡表面张力 Alveolarsurfacetetion *f*
肺泡蛋白沉积(着)症 Alveolarproteinose der Lungen *f*
肺泡蛋白沉积(着)症 pulmonale alveoläre Proteinose *f*, Alveolarproteinose *f*
肺泡蛋白沉积症 Alveolarproteinose *f*
肺泡氮分压(张力) Alveolarstickstofftension *f*, Alveolarstickstoffpartialdruck *m*
肺泡的 alveolar
肺泡-动脉[血]氧分比差 alveoloarterieller Sauerstoffgradient *m*, alveoloarterielle Sauerstoff(partialdruck) differenz *f*
肺泡-动脉血氧分压差(肺泡-动脉梯度,A-a梯度) Alveolar-arterieller Gradient *m*
肺泡-动脉血氧分压差测定 Messung des alveoloarteriellen Sauerstoffdifferenz *f*
肺泡动脉血氧梯度 alveolarer arterieller Sauerstoffgradient *m*
肺泡动脉氧分压差 Lungenalveolus-artriale Sauerstoffdruckdifferenz *f*, alveolo-arteriale Sauerstoffdruckdifferenz *f*
肺泡二氧化碳分压 alveolärer Kohlendioxid-Partialdruck *m*, Kohlendioxid-Partialdruck in Alveolargas *m*
肺泡二氧化碳张力 alveoläre Kohlendioxidtension *f*
肺泡复张 Alveolenrekrutierungsrate *f*
肺泡隔 Alveolarseptum *m*
肺泡管 Alveolengang *m*
肺泡管膜 Alveolarohrmembran *f*
肺泡灌洗液 bronchoalveoläre Lavage-Flüssigkeit *f*
肺泡横纹肌肉瘤 alveoläres Rhabdomyosarkom *n*
肺泡呼吸音 vesikuläres Atmen *n*
肺泡换(通)气 alveoläre Ventilation *f*
肺泡换(通)气低下综合征 Syndrom der alveolären-Hypoventilation *n*
肺泡换(通)气灌注比率 alveoläre Ventilation-Perfusionsrate *f*
肺泡换(通)气过低 alveoläre Hypoventilation *f*
肺泡间孔 Interalveolarporen *f pl*, Kohn* Poren *f pl*
肺泡巨噬细胞 alveoläre Makrophagen *m pl*, Alveolarmakrophagen *m pl*
肺泡空洞呼吸音 vesikularkavernöse Atmung *f*
肺泡空洞性的 vesikularkavernös
肺泡孔 Alveolarporen *f pl*
肺泡扩张 Alveolarblähung *f*, Alveolarektasie *f*
肺泡啰音 vesikuläre Rasselgeräusche *n pl*
肺泡毛细管阻滞(断)综合征 Alveolarkapillarblocksyndrom *n*
肺泡毛细血管 Alveolarkapillaren *f pl*
肺泡毛细血管膜 alveolarkapilläre Membran *f*
肺泡毛细血管屏障 alveolarkapilläre Barriere *f*
肺泡毛细血管网 alveolarkapilläres Netz *n*
肺泡囊 Alveolensäckchen *n*, Sacculi alveolares *f*
肺泡内压 Intraalveolardruck *m*
肺泡内压力计 Intraalveolardruckmesser *m*
肺泡平台 Alveolar-Plattform *f*
肺泡气 Alveolarluft *f*
肺泡气动脉血氧分压差 Alveolar-Pulsader Sauerstoffdifferenz *f*, Alveolar-arterielle Sauerstoff-Differenz *f*
肺泡气体交换 Alveolaraustausch *m*, Alveolargasaustausch *m*
肺泡气体最低有效浓度 minimale alveoläre Konzentration *f*, MAC
肺泡气氧分压 alveolärer PO_2, alveolärer Sauerstoffpartialdruck *m*, PAO_2
肺泡前房 Atrium pulmonale *n*
肺泡融合 Verschmelzung der Alveolen *f*
肺泡上皮 Alveolarepithel *n*
肺泡上皮Ⅰ型细胞 Type Ⅰ Zelle von Alveolarwand *f*
肺泡上皮Ⅱ型细胞 Type Ⅱ Zelle von Alveolarwand *f*
肺泡上皮癌 Alveolarepithelkarzinom *n*
肺泡上皮细胞 Alveolarepithelzellen *f pl*
肺泡死腔 Alveolartotraum *m*
肺泡死腔[气]量 alveoläre Totraumkapazität *f*
肺泡损伤 Alveolarverletzung *f*
肺泡通气 Alveolarventilation *f*, alveoläre Ventilation *f*, Alveolenbelüftung *f*
肺泡通气不足 Alveolarhypoventilation *f*
肺泡通气过度 Alveolarhyperventilation *f*
肺泡通气量 Alveolarventilation *f*
肺泡通气与血流比例失调 Ventilation-Perfusionsgleichgewichtsstörung *f*
肺泡吞噬细胞 Alveolarphagozyten *m pl*
肺泡微结石症 Microlithiasis alveolaris pulmonum *f*
肺泡无效腔 Alveolartotraum *m*
肺泡细胞 Alveolarzelle *f*
肺泡细胞癌 Alveolarzellenkarzinom *n*
肺泡纤维化 alveolare Fibrose *f*
肺泡小管 Alveolargänge *m pl*, Ductuli alveolares pulmonis *m pl*
肺泡小囊 Alveolarsäckchen *n pl*, Sacculi alveolares *m pl*
肺泡型包虫病 pulmonale alveolare Echinokokkose *f*
肺泡型囊肿 Alveolarzyste *f*
肺泡性肺水肿 Alveolarödem *m*
肺泡性叩响 Lungenschall bei der Perkussion *m*
肺泡性气肿 alveoläre (od. vesikuläres) Lungenemphysem *n*
肺泡性哮喘 Asthma alveolare *n*
肺泡炎 Alveolitis *f*
肺泡氧等效高度 äquivalente Alveolarsauerstoffhöhe *f*
肺泡氧分压(张力) Alveolarsauerstofftension *f*
肺泡液体 Alveolarflüssigkeit *f*
肺泡有效通气 wirksame Alveolarvetilation *f*
肺泡支气管呼吸音 vesikobronchiales Atem *n*
肺泡支气管性的 vesikobronchial
肺胚胎性癌肉瘤 embryonales Karzinosarkom der Lunge *n*
肺胚细胞瘤 pulmonales Blastom *n*
肺膨出 Pneumatocele *f*, Pneumozele *f*
肺膨胀不全 Atelektase der Lunge *f*
肺膨胀不全的 atelektatisch
肺膨胀不全啰音 atelektatische Rasselgeräusche *n pl*
肺皮动脉 Lungenhauptarterien *f*
肺平滑肌瘤 Leiomyom der Lunge *n*, Lungenleiomyom *n*
肺平滑肌肉瘤 Leiomyosarkom der Lunge *n*
肺破裂 Lungenruptur *f*
肺奇叶 azygischer Lappen *m*, Azygolappen *m*
肺气量计 Spirometer *n*, Anapnometer *n*
肺气流 Lungenluftströmung *f*

肺气漏 pulmonale Luftleckage *f*, pulmonales Luftleck *n*
肺气泡栓塞 Luftembolie der Lunge *f*
肺气体交换 pulmonaler Gasaustausch *m*
肺气压伤 Barotrauma der Lunge *n*
肺气肿 Lungenemphysem *n*, Emphysema pulmonum *n*, Emphysem *n*
肺气肿大泡 Emphysemblase *f*
肺气肿性哮喘 Asthma emphysematicum *n*
肺气肿性胸膜下泡 subpleurale Emphysemblase *f*, emphysematöses Subpleurallungenbläschen *n*
肺牵张反射 Lungendehnungsreflex *m*, Hering*-Breuer* Reflex *m*
肺牵张感受器 Lungendehnungsrezeptoren *m pl*
肺切除钳 Lungenzange *f*, Pneumonektomiezange *f*
肺切除手术器械包 Instrumentenbesteck für Pneumonek-tomie *n*
肺切除术 Lungenresektion *f*, Pneum(on)ektomie *f*
肺切除术后并发症 postoperative Komplikation der Lungenresektion *f*
肺切除用动脉瘤针 Aneurysmanadel für Lungenresektion *f*
肺切开术 Pneum(on)otomie *f*, Lungenschnitt *m*
肺青霉病 Lungenpenizilliose *f*
肺球孢子菌病 Kokzidioidomykose der Lunge *f*
肺曲菌(霉)球 Lungenaspergillose *f*
肺曲菌病 Lungenaspergillose *f*
肺曲霉菌 Aspergillus pulmolaris *f*
肺曲霉球 pulmonales Aspergilloma *n*
肺缺如 pulmonale Agenesie *f*
肺缺失 Lungenaplasie *f*, Lungenagenesie *f*, Fehlen der Lunge *n*
肺缺血 Lungenischämie *f*
肺韧带 Ligamentum pulmonale *n*
肺[容]量 Lungenvolumen *n*
肺容量测定 Spirometrie *f*
肺[容]量计 Spirometer *n*
肺容量减低术(肺减容术) operative Lungenvolumenreduktion *f*
肺[容]量曲线 Kurve des Lungenvolumens *f*
肺肉瘤 Lungensarkom *n*
肺肉样瘤病 Lungensarkoidose *f*
肺肉质变 Lungenkarnifikation *f*
肺蠕虫 Lungenwürmer *m pl*
肺乳头[状]瘤 Lungenpapillom *n*
肺乳头状腺癌 papilläres Adenokarzinom der Lunge *n*
肺乳头状腺瘤 pulmonales papilläres Adenom *n*
肺软骨瘤 Lungenchondrom *n*
肺软骨瘤型错构瘤 chondromatöses Hamartom der Lunge *n*
肺软化 Pneumomalazie *f*, Lungenerweichung *f*
肺扫描 Lungenszintigraphie *f*, Thoraxszintigraphie *f*
肺筛状癌 kribriformes Karzinom der Lunge *n*, Carcinoma cribriforme der Lunge *n*
肺上沟瘤 apikaler Sulkustumor *m*, Pancoast* Tumor *m*
肺上界 Obergrenze der Lunge *f*
肺上静脉 Vena pulmonalis superior *f*
肺上皮 Lungenepithel *n*
肺上皮样血管内皮 pulmonales epithelioides Hämangioendotheliom *n*
肺烧伤 Lung-Verbrennung *f*
肺舌叶 Zungenlappe der Lungen *m*
肺神经丛 Lungennervenplexus *m*
肺神经纤维瘤 Neurofibrom der Lunge *n*
肺肾综合征 Goodpasture* Syndrom *n*
肺生并殖吸虫 Paragonimus pulmonanis *m*
肺生理分流量 physiologischer Lungenschunt *m*
肺石 Pulmolith *m*, Pneumolith *m*, Lungenstein *n*
肺石板屑沉着病 Schistose *f*
肺石病 Pneumolithiasis *f*
肺石末沉着病 Chalicosis pulmorum *f*, Pneumokoniosis chalicotica *f*
肺石墨沉着病 Graphitlunge *f*, Graphitpneumokoniose *f*
肺石屑病 Lithosis *f*
肺实变 Lungenkonsolidation *f*
肺实质 Lungenparenchym *n*
肺食管旁淋巴结 Nodi lymphatici juxtaösophageales pulmonales *m pl*
肺嗜曙红细胞增多 Eosinophilosis pulmonis *f*, Lungeneosinophilose *f*
肺嗜酸粒细胞增多症 pulmonale Eosinophilie *f*
肺嗜酸细胞增多[症] Eosinophilosis pulmonis *f*
肺嗜酸性粒细胞浸润症 pulmonale Infiltration mit Eosinophilie *f*(PIE)
肺嗜酸性肉芽肿 eosinophiles Granulom der Lunge *n*
肺匙 Lungenlöffel *m*
肺鼠疫 Lungenpest *f*, Pestis pulmonum *f*
肺栓塞 Lungenembolie *f*, Pulmonalembolie *f*
肺栓塞引起的急死 Lungenthrombembolie verursachter plötzlicher Tod *m*
肺栓子切除术 pulmonale Embolektomie *f*
肺双盘吸虫病 Distomiasis pulmonalis *f*
肺双盘吸虫病 Lungendistomiasis *f*, Parasitärbluthusten *m*, Lungenankerflügelerkrankung *f*
肺水肿 Lungenödem *n*, Oedema pulmonum *n*
肺顺应性 Lungencompliance *f*
肺丝虫病 pulmonale Filariose *f*
肺撕裂伤 Lungenlazeration *f*, Lazeration der Lunge *f*, Lungenzerreißung *f*
肺死亡 Lungentod *m*
肺松解术 Pneumolyse *f*
肺粟粒性结核病 Miliartuberkulose der Lunge *f*
肺损伤阈 Lungenschadenschwellenspannung *f*
肺缩小反射 Deflationreflex *m*
肺锁闭综合征 locked lung syndrome <engl.>
肺炭疽 Lungenmilzbrand *m*, Anthrax-Pneumonie *f*
肺炭末沉着病 Anthracosis pulmonum *f*
肺炭末石末沉着病 Anthrakosilikose *f*
肺特异性免疫反应 spezifische Immunantwort der Lungen *f*
肺-体循环分流 Rechts-Links-Shunt *m*
肺铁末沉着病 Pneumoconiosis siderotica *f*, Lungensiderose *f*, Eisenstaublunge *f*
肺通气 Lungenventilation *f*
肺通气/灌注显像 Lungenventilation / Perfusionsszintigraphie *f*
肺通气不足 Hypoventilation *f*
肺通气成像 Lungenventilation Bildgebung(Imaging) *f*(n)
肺通气功能检查 Ventilationsprüfung der Lunge *f*
肺通气功能障碍 Ventilationsstörung der Lunge *f*
肺通气灌流比值 Ventilation-Perfusionsverhältnis *n*
肺通气-灌流失衡 Ventilations-Perfusionsgleichgewichtstörung *f*
肺通气量 Ventilationsvolumen *n*, Ventilationsgröße(der Lunge) *f*
肺通气率 Atemventilationfrequenz *f*, Lungenventilationfrequenz *f*
肺通透性 pulmonale Permeabilität *f*
肺透明膜 Hyalinmembran der Lunge *f*
肺透明膜病 hyaline Membrankrankheit(der Lunge) *f*
肺透明细胞癌 hellzelliges Karzinom der Lunge *n*
肺透明细胞瘤(肺糖瘤) Lungenklarzelltumor *m*
肺突出 Pneumozele *f*, Lungenhernie *f*
肺外的 extrapulmonal
肺外固定术 Exopneumopexie *f*
肺外结核 zusätzliche Lungentuberkulose *f*
肺外结核[病] extrapulmonale Tuberkulose *f*
肺外科 Lungenchirurgie *f*

肺外器官结核病 extrapulmonale Tuberkulose *f*
肺外小细胞癌 extrapulmonäresvKleinzellkarzinom *n*
肺外性咳 extrapulmonaler Husten *m*
肺网状内皮增生症 Lungen-Retikuloendotheliose *f*
肺微瘤 tumorlet of lung <engl.>
肺微小瘤 kleiner pulmonaler Tumor *m*
肺韦格内氏肉芽肿病 Wegner* Granulomatosis der Lunge *f*, Wegner* Syndrom *n*
肺萎陷 Lungenkollaps *m*, Collapsus pulmonum *m*
肺萎陷反射 pulmonaler Deflationsreflex *m*, Atelektase-Reflexion *f*
肺萎陷疗法 Lungenkollapstherapie *f*
肺未分化癌 undifferentiertes Karzinom der Lunge *f*
肺未分化型细胞癌 undifferentiertes Zellenkarzinom der Lunge *n*
肺胃的 pneumogastrisch
肺纹[理] Lungenzeichnung *f*, Streifenzeichnung *f*
肺纹理 bronchovaskulärer Schatten *m*
肺纹理增粗 verstärkte Lungenzeichnung *f*
肺吸虫 Lungenegel *m pl*, Distomum pulmonale (s.pulmonum) *n*, Paragonimus *m*
肺吸虫病 Lungenegelkrankheit *f*, Paragonimiasis *f*
肺吸虫囊肿 Paragonimuszyste *f*
肺吸虫皮下结节 Paragonimusunterhautknötchen *n*
肺吸虫食品卫生 Lebensmittelhygiene von Paragonimus *f*
肺吸虫心包炎 Paragonismus-Perikarditis *f*
肺稀释曲线 Dilutionskurve der Lungengefäße *f*
肺锡末沉着病 Stannose *f*, Zinnstaublunge *f*
肺细胞 Pneumozyt *m*
肺下的 subpulmonal, infrapulmonal
肺下积液 infrapulmonaler Erguß *m*
肺下界 untere Lungengrenze *f*, Untergrenze der Lunge *f*
肺下静脉 Vena pulmonalis inferior *f*
肺先天性囊性腺瘤样发育异常 angeborene zystisch-adenomatoide Lungenfehlbildung *f*
肺先天性囊性腺瘤样畸型 angeborene zystisch-adenomatoide Malformation der Lungen *f*
肺纤毛菌 Leptothrix pulmonalis *f*
肺纤维变性 Lungenfibrose *f*
肺纤维化 Lungenfibrose *f*, Fibrosis pulmonum *f*
肺纤维瘤 Lungenfibrom *n*
肺纤维性黄色瘤 Fibroxanthom der Lunge *n*, Xanthofibrom derLunge *n*
肺纤维组织细胞瘤 fibröses Histiozytom der Lunge *n*
肺腺癌 Adenokarzinom der Lunge *n*
肺腺棘皮癌 Adenoakanthom der Lunge *n*
肺腺泡单位 Lungenazinus *m*, Azinuseinheit der Lunge *f*
肺腺泡结节 pulmonaler Azinus (Acinus) -Knoten *m*
肺小动脉 Lungenarteriole *f*
肺小动脉插管 Pulmonalarterienkatheter *m*
肺小动脉楔压(肺毛细血管楔压) pulmonaler arterieller Wedge-Druck *m*
肺小动脉硬化[症] Lungenarteriolosklerose *f*
肺小结节 intrapulmonales Knötchen *n*
肺小细胞[性]未分化癌 kleinzelliges undifferenziertes Lungenkarzinom *n*
肺小细胞神经内分泌癌 kleinzelliges neuroendokrines Bronchialkarzinom *n*
肺小细胞性癌 kleinzelliges Lungenkarzinom *n*
肺小叶 Lungenläppchen *n*, Lobulus pulmonum *m*
肺小叶不张 lobuläre Atelektase *f*
肺小叶周炎 Perilobulitis *f*
肺小圆形细胞癌 Kleinrundzellenkarzinom der Lunge *n*
肺楔形及局部切除术 Keil und lokale Resektion der Lunge
肺楔形切除术 keilförmige Resektion der Lunge *f*

肺斜裂 Lungenschrägfissur *f*
肺心包炎 Pneumoperikarditis *f*
肺心病 Cor pulmonale *n*
肺心的 pneumokardial
肺心功能代偿期 Stadium der Pulmokardialkompensation *n*
肺心功能失代偿期 Stadium der Pulmokardialdekompensation *n*
肺新形隐球菌病 Cryptococcosis neoformans der Lunge *f*, Lungentorulose *f*
肺型 Pulmonaltyp (us) *m*, pulmonale Form *f*
肺型 P 波 P-pulmonale
肺型急性高原病 pulmonale akute Bergkrankheit *f*, pulmonale AMS *f*
肺型疟疾 Pneumopaludismus *m*, Bruns* Krankheit *f*
肺型伤寒 Pneumotyphus *m*
肺型丝虫病 pulmonale Filariase *f*
肺型氧中毒 pulmonale Sauerstofftoxizität *f*
肺型组织胞浆菌病 Lungenhistoplasmose *f*
肺性 P 波 P pulmonale *n*
肺性发绀 Lungenblausucht *f*
肺性发绀 pulmonale Zyanose *f*
肺性肥大性骨关节病 hypertrophe pulmonale Osteoarthropathie *f*, Marie*-Bemberger* Sydrom *n*
肺性高血压症 Lungenbluthochdruck *m*
肺性高血压症 pulmonale Hypertonie (od.Hypertension) *f*, Lungenhochdruck *m*
肺性骨关节病 Lungenosteoarthropathie *f*, hypertrophe Osteoarthropathie *f*
肺性骨关节病 Pulmonalosteoarthropathie *f*
肺性骨营养障碍 pulmonale Osteodystrophie *f*
肺性脑病 Lungenenzephalopathie *f*
肺胸膜 Pleura pulmonalis *f*, Lungenfell *n*
肺胸膜壁层固定术 Pneumopleuroparietopexie *f*
肺胸膜炎 Pleuritis pulmonalis *f*, Pneumopleuritis *f*
肺学 Pneumologie *f*, Lungen-und Bronchialheilkunde *f*
肺血管[造影]照片 Pneumoangiogramm *n*
肺血管畸型 pulmonale Gefäßmißbildung *f*
肺血管疾病 Lungengefäßerkrankung *f*
肺血管结扎[法] Unterbindung der Lungengefäβe *f*
肺血管瘤 Lungenhämangiom *n*
肺血管外皮细胞瘤 Lungenhämangioperizytom *n*
肺血管血栓形成 Lungenvenenthrombose *f*
肺血管炎 pulmonale Vaskulitis *f*
肺血管造影术 Angiopneumographie *f*, Pneumoangiographie *f*
肺血管照相术 Angiopneumographie *f*
肺血管阻力 Lungengefäßwiderstand *m*
肺血减少 Lungenmangeldurchblutung *f*
肺血流分布 Verteilung der Lungendurchblutung *f*
肺血流量 Lungenblutdurchflußvolumen *n*, Durchblutung der Lunge *f*
肺血栓栓塞 Thromboembolie der Lunge *f*
肺血栓栓塞急死 plötzlicher Tod von Lungenthromboembolie *f*
肺血栓栓塞症 Lungenthromboembolie *f*
肺血吸虫病 Lungenschistosomiasis *f*
肺血增多(肺(动脉)+C5697 充血) Erhöhung des pulmonalen Blutflussvolumens *f*, Lungenstauung *f*
肺循环 Lungenkreislauf *m*, Pulmonalkreislauf *m*, kleiner Kreislauf *m*
肺循环高压 Lungenzirkulationshochdruck *m*
肺循环血量 Lungenkreislaufmenge *f*, zentrales Blutvolumen *n*
肺循环血流量 pulmonale Blutströmung *f*
肺循环淤血 Lungenkreislaufstauung *f*
肺循环障碍 Lungenkreislaufstörung *f*
肺循环阻力 Lungenkreislaufwiderstand *m*
肺压板 Lungenspatel *m*

肺压测定 Bestimmung des Pulmonaldruckes *f*
肺压计 Pneumometer *n*
肺芽 Lungenknospe *f*, Lungenwulst *m*
肺芽生菌病 Lungenblastomykose *f*
肺延髓的 pneumobulbär
肺炎 Pneumonie *f*, Pneumonitis *f*, Lungenentzündung *f*
布尔氏脱屑性肺炎 von Buhl* desquamative Pneumonie *f*, Pneumonia desquamativa (v.Buhl*) *f*
肺炎(链)球菌疫苗 Impfstoff gegen Streptococcus pneumoniae *m*
肺炎[克雷伯]杆菌 Klebsiella* pneumoniae *f*
肺炎败血病 Pneumosepsis *f*
肺炎丹毒 Pneumoerysipel *n*
肺炎肺囊虫 Pneumocystis carinii *f*
肺炎杆菌 Klebsiella pneumoniae *f*, Pneumobacillus *m*
肺炎杆菌素 Pneumobacillin *n*
肺炎宫川氏体 Miyagawanella pneumoniae *f*
肺炎后的 postpneumonisch, metapneumonisch
肺炎后肺脓肿 postpneumonische Abszeß *f*
肺炎后脓胸 metapneumonisches Empyem *n*
肺炎克雷白杆菌 Klebsiella pneumoniae *f*
肺炎克雷白杆菌肺炎 Klebsiella pneumoniae-Pneumonie *f*
肺炎克雷伯杆菌 C5723 Klebsiella* pneumoniae *f*
肺炎克雷伯菌 Klebsiella* pneumoniae *f*
肺炎克雷伯菌鼻硬结亚种 Klebsiella pneumoniae subsp. rhinoscleromatis *f*
肺炎克雷伯菌肺炎亚种 Klebsiella pneumoniae subsp. Pneumoniae *f*
肺炎链球菌 Streptococcus pneumoniae *m*
肺炎链球菌毒素 Pneumotoxin *n*
肺炎链球菌感染 Streptokokkus-pneumoniae-Infektion *f*
肺炎链球菌脑膜炎 Streptokokkus-pneumoniae Meningitis *f*
肺炎链球菌溶血素 Pneumolysin *n*
肺炎囊虫病(卡氏肺囊虫病) Pneumocystis-Pneumonie *f*
肺炎脑炎 Pneumoenzephalitis *f*
肺炎旁性胸腔积液 parapneumonische Effusion *f*
肺炎旁胸腔积液 parapneumonischer Erguss *m*
肺炎期脓胸 synpneumonisches (od. parpneumonisches) Empyem *n*
肺炎球菌 Pneumokokkus *m*
肺炎球菌[性]肺炎 Pneumokokkenpneumonie *f*
肺炎球菌败血病 Pneumokokkensepsis *f*, Pneumosepsis *f*
肺炎球菌病 Pneumokokkenerkrankungen *f pl*
肺炎球菌蛋白 Pneumoprotein *n*
肺炎球菌的 pneumokokken
肺炎球菌毒素 Pneumotoxin *n*
肺炎球菌多糖 Pneumokokkenpolysaccharid *n*
肺炎球菌多糖疫苗 Pneumokokkenpolysaccharidimpfstoff *m*
肺炎球菌肺炎 Pneumokokkenpneumonie *f*
肺炎球菌感染 Pneumokokken-Infektion *f*
肺炎球菌荚膜肿胀试验 Pneumokokken-Kapselschwellungstest *m*
肺炎球菌菌苗 Pneumokokkenbakterin *n*, Pneumokokkenvakzine *f*
肺炎球菌可溶性特异性物质 spezitische lösliche Substanz der Pnumokokken *f*
肺炎球菌脑膜炎 Pneumokokkenmeningitis *f*
肺炎球菌尿 Pneukokkenurie *f*
肺炎球菌溶解 Pneumokokkolyse *f*
肺炎球菌属 Pneumokokken *m pl*
肺炎球菌性蜂窝织炎 Pneumokokkeuphlegmone *f*
肺炎球菌性腹膜炎 Pneumokokkenperitonitis *f*
肺炎球菌性关节炎 Pneumokokkenarthritis *f*
肺炎球菌性脑膜炎 Pneumokokkenmeningitis *f*
肺炎球菌性脓胸 Pneumokokkenempyem *n*
肺炎球菌性脓肿 Pneumokokkenabszeß *m*
肺炎球菌性肾炎 Pneumokokkennephritis *f*
肺炎球菌性输卵管炎 Pneumokokkensalpingitis *f*
肺炎球菌血症 Pneumokokkämie *f*
肺炎球菌自溶酶 Pneumolysin *n*
肺炎伤寒 Pneumotyphus *m*, Typhuspneumonie *f*
肺炎嗜衣原体 Chlamydophila pneumonia *f*
肺炎双球菌 Diplococcus pneumoniae *m*, Pneumokokkus *m*
肺炎型流感 Pneumonie-Influenza *f*
肺炎性假瘤 entzündlicher Pseudotumor der Lunge *m*
肺炎性胸膜渗液 pneumonischer Pleuraerguß *m*
肺炎衣原体肺炎 Chlamydia pneumoniae Pneumonie *f*
肺炎衣原体感染 Chlamydia pneumoniae Infektion *f*
肺炎支原体 Mycoplasma pneumoniae *n*
肺炎支原体肺炎 Mycoplasma pneumoniae Pneumonie *f*
肺羊水栓塞 Lungenembolie durch Amnionflüssigkeit *f*
肺氧弥散量 Diffusionskapazität für Lungensauerstoff *f*
肺氧中毒 Sauerstoffvergiftung der Lunge *f*
肺野 Lungenfeld *n*
肺野结节性肺癌 nodulares Karzinom des Lungenfelds *n*
肺野透明度 Lungenfeld-Transparenz *f*
肺叶 Lungenlappen *m pl*
肺叶和肺段不张 lobäre und segmentale Atelektase *f*
肺叶间裂 Interlobärfissuer der Lungen *f*
肺叶接触面 Facies contactus loborum *f*
肺叶结核 Lappentuberkulose *f*
肺叶拉钩 Lungenhaken *m*
肺叶牵开器 Lungenhaken *m*
肺叶钳 Lungenfaßzange *f*
肺叶切除术 pulmonale Lobektomie *f*, Lobektomie der Lunge *f*
肺叶外型肺隔离症 extrapulmonäre Sequestration *f*
肺叶性[肺]膨胀不全 Lappenatelektase *f*
肺叶引流术 Lobostomie *f*
肺叶造口术 Lobostomie *f*
肺一氧化碳弥散量 Diffusionskapazität für Kohlenmonoxidvergiftung der Lunge *f*
肺移植 Lungentransplantation *f*
肺移植术 Lungentransplantation *f*
肺移植术后并发症 Komplikation der Lungentransplantation *f*
肺异物 Lungenfremdkörper *m*, Fremdkörper der Lunge *m*
肺异物栓塞 Fremdkörperembolie in den Lungen *f*
肺音 Lungen-Sound *m*
肺隐球菌病 Lungenkryptokokkose *f*
肺隐球菌肉芽肿 pulmonales Granulom vom cryptococcicus neoformans *n*
肺应变性 Lungencompliance *f*
肺硬化 Pulmosklerose *f*, Lungenverhartung *f*, Lungeninduration *f*
肺硬化性血管瘤 sklerosierender Lungenblutschwamm *m*
肺硬死 Lungeninfarkt *m*
肺淤血 Lungenstauung *f*
肺瘀点性出血 petechiale Hämorrhagie der Lungen *f*
肺余气量 Restvolumen (der Lunge) *n*, Residualluft *f*
肺鱼 Lungenfisch *m*
肺鱼亚纲 Dipnoi *m pl*
肺原发性恶性肿瘤 primärer bösartiger Tumor der Lunge *m*
肺原发综合征 Lungenprimarykomplex *m*
肺[原]性呼吸困难 pulmonale Dyspnoe *f*
肺[原]性脑病 pulmonale Enzephalopathie *f*
肺原性心脏病 Cor pulmonale *n*, pulmonale Herzkrankheit *f*
肺缘啰音 marginale Rasselgerausche *n pl*, Randrasseln *n pl*
肺再植术 pulmonale Reimplantation *f*
肺脏毒理学 Lungentoxikologie *f*
肺[脏疾]病 Pneumopathie *f*, Lungenerkrankung *f*
肺脏肉质变 Karnifikation der Lunge *f*
肺脏死 Lungentod *m*

肺脏压缩 Lungenkompression *f*, Lungenkollaps *m*
肺粘连镊 Lungenadhäsionspinzette *f*
肺粘液瘤 Myxoma der Lunge *n*, Lungenmyxom *n*
肺战伤 Kriegsverletzung der Lunge *f*
肺真菌病 Lungenmykose *f*
肺震伤 Commotio thoracis *f*, Lungenerschütterung *f*
肺支 Lungenast *m*, Rami pulmonales *m pl*
肺支气管切开术 Pneumobronchotomie *f*
肺支气管性囊肿 bronchogene Zyste der Lunge *f*
肺脂肪瘤 Lungenlipom *n*
肺脂肪栓塞 Fettembolie der Lunge *f*
肺中毒性呼吸 pneumotoxische Atmung *f*, pneumotoxische Respiration *f*
肺终芽 Pneumonere *m pl*
肺肿瘤 Lungentumor *m*
肺肿瘤栓塞 Geschwulstzellenembolie der Lunge *f*
肺主动脉中隔缺损 aortopulmonaler Septumdefekt *m*
肺转移瘤 metastatischer Tumor der Lunge *m*
肺转移性癌 metastatisches Karzinom der Lunge *n*
肺转移性钙化 pulmonale metastatische Verkalkung *f*
肺转移性肿瘤 metastatischer Tumor der Lungen *m*
肺锥虫 Castellanella pulmonalis *f*, Trypanosomiasis pulmonalis *f*
肺棕色硬变 braune Induration der Lunge *f*
肺总气量 totales Lungenvolumen *n*, Totallungenvolumen *n*
肺总容量 Totalkapazität der Lunge *f*, totale Lungenkapazität *f*
肺总阻力 totaler Lungenwiderstand *m*, totaler Atemwiderstand *m*
肺阻力 Lungenwiderstandsfähigkeit *f*
肺阻性充血 passive Hyperämie der Lunge *f*
肺组织 Lungengewebe *n*
肺组织胞浆菌病 Lungenhistoplasmose *f*
肺组织镊 Lungengewebepinzette *f*
肺组织实变 Lungenkonsolidation *f*
肺组织细胞增多症(肺朗格汉斯细胞组织细胞增生(多)症) Lungenhistiozytose *f*
狒狒 Pavian *n*
废胞 Schattenzelle *f*
废除 entfallen
废料 Abfall *m*, Abfallstoff *m*, Müll *n*
废料上生的 sporenbildend
废气 Abgas *n*, Abfallgas *n*, Abdampf *m*
废气分析器 Abgaseanalysator *m*, Abgasprüfgerät *n*
废气排放标准 Abgasemissionsstandard *m*
废气污染控制 Bekämpfung der Gas-Verschmutzung *f*
废弃麻醉气体 Abfallanästhesiegas *n*
废[弃]物 Abfallstoff *m*, Abfallmaterial *n*
废[弃]物处理 Abfallbehandlung *f*, Abfallbeseitigung *f*
废汽 Abdampf *m*, Abfalldampf *m*
废试剂 verbrauchte Reagenz *f*
废水 Abwasser *n*, Abfallwasser *n*
废水处理场 Abwasserklärplatz *m*, Abwasserbehandlungsstation *f*
废水处理池 Abwasserklärtank *m*, Abwasserreinigungsanlage *f*
废水处理系统 System zur Abwasserbehandlung *n*
废水回收利用 Rückgewinnung von Abwasser *f*
废水净化 Abwasserreinigung *f*
废水三级处理 drittrangige Abwasserreinigung *f*
废水渗透 Abwasserinfiltration *f*, Abwasserversickerung *f*
废水生化可能性 biochemische Möglichkeit des Wassers *f*
废水物理化学处理法 physikalisch-chemische Abwasseraufbereitung *f*
废水消毒 Desinfektion von Abwasser *f*
废水再利用 Abwasser aufbereiten
废物 DNA Schrott-DNA *f*
废物处理 Abfallbehandlung *f*
废物处理系统 Abfall-Management-System *n*
废物回收利用 Abfallrückgewinnung und-wiederverwendung
废液 flüssige Abfallstoffe *m pl*, verbrauchte Flüssigkeiten *f pl*
废用 Nichtgebrauch *m*
废用胎盘 Placenta obsoleta *n*
废用性骨质疏松症 Osteoporose durch Nichtnutzung *f*
废用性肌萎缩 Inaktivitätsmuskelatrophie *f*
废用性缺陷 Inaktivitätsfehler *m*
废用性弱视 Inaktivitätsamblyopie *f*
废用性萎缩 Inaktivitätsatrophie *f*
废用征候群 Nichtnutzungssyndrom *n*
废用综合征 Nichtnutzungssyndrom *n*
废渣 Schlacke *f*, Rückstand *m*
废渣处理 Schlackenbehandlung *f*, Schlackenbeseitigung *f*
废渣处理卫生要求 hygienische Forderung an die Abfallbehandlung *f*
废纸 Papierabfall *m*, Altpapier *n*
沸点 Siedepunkt *m*, Kochpunkt *m*(KP)
沸点测定器 Kochpunktmesser *m*, Siedepunktmesser *m*
沸点方法 Siedepunktmethode *f*
沸点计 Ebullioskop *n*, Ebulliometer *n*
沸点降低 Siedepunkterniedrigung *f*
沸点升高 Siedepunkterhöhung *f*
沸点升高常数 ebullioskopische Konstante *f*
沸点升高常数 ebullioskopischer Festwert *m*
沸点升高定律 Gesetz der Siedepunkterhöhung *n*
沸点升高法 ebullioskopische Methode *f*
沸点升高公式 ebullioskopische Gleichung *f*
沸点升高检查 Ebullioskopie *f*
沸石 Zeolith *n*, Siedesteinchen *n*
沸水 kochendes Wasser *n*, Aqua bulliens *f*, Siedewasser *n*
沸腾 Sieden *n*, Ebullieren *n*
沸腾范围 Siedebereich *m*, Siedepunktsintervall *n*
沸腾干燥[法] Eindampfung zur Trocknung *f*
沸腾制粒器 siedende Schneidmühle *f*
费奥德洛夫卫星状人工晶体 Fjodorow* Sputnik-IOL *m*
费-奥二氏法 Fell*-O'Dwyer* Methode *f*
费-波二氏定律 Ferry*-Porter* Regel *f*
费勃莱病 Fabry* Erkrankung *f*(X 染色体连锁溶酶体贮积病,广泛侵犯心血管系统及肾脏)
费城染色体 Philadelphia-Chromosom *n*
费城染色体 1 Philadelphia-Chromosom(Ph1) *n*
费代氏病 Fede* Krankheit *f*
费德里契氏征 Federici* Zeichen *n*
费尔德结构 Felder* Struktur *f*(肌纤维结构)
费尔蒂病(综合征) Felty* Erkrankung *f*, Felty* Sydrom *n*(慢性关节炎、脾大、白细胞减少及下肢皮肤色素沉着综合征)
费尔顿[免疫]麻痹 Felton* Paralyse *f*(在小鼠体内注射大剂量抗原引起对肺炎球菌多糖的免疫无反应性或免疫耐受性)
费尔顿氏单位 Felton* Einheit *f*
费尔顿氏血清 Felton* Serum *n*
费尔反射治疗 Fay*-Reflextherapie *f*
费尔南德斯反应 Fernandez* Reaktion *f*(皮内注射麻风菌素后的早期反应)
费尔普斯试验 Phelps* Test *m*(股薄肌挛缩试验)
费尔氏病 Feer* Krankheit *f*, Trophodermatoneurose *f*
费尔提氏综合征 Felty* Syndrom *n*
费格森法 Fergusson* Methode *f*(腹股沟疝修补术)
费赫利希综合征 Fröhlichs* Syndrom *n*
费克原理 Fick* Prinzip *n*
费拉拉环 Ferrara* Ring(intrastromale Hornhautringe) *m*
费拉塔氏细胞 Ferrata* Zelle *f*, Hämohistioblast *m*
费拉托夫病 Filatov*(Filatow*) erkrankung *f*, infektiöse

Mononukleose *f*(传染性单核细胞增多症)
费拉托夫氏斑 Filatow* Fleck *m*, Koplik* Fleck *m*
费[莱彻]氏纤恙螨 Leptotrombidium fletcheri *n*
费莱森氏链球菌 Fehleisen* Streptokokken *m pl*
费蓝氏带 Ferrein* Band (od. Ligament) *n* plica vocalis *f*
费蓝氏孔 Ferrein* Foramen *n*, Hiatus fallopii *m*
费-雷二氏 Rh 血型表 Fisher*-Race* Schema *n*
费力的(艰苦的) mühevoll
费利波维奇氏征 Filipowicz* Zeichen *n*
费林反应 Fehling* Reaktion *f*
费林氏溶液 Fehling* Lösung *f*
费林氏试剂 Fehling* Reagenz *n*
费米统计 Fermi Statistik *f*
费米子 Fermion *n*
费内尔氏病 Fernels* Krankheit *f*, Aortenaneurysma *n*
费森尤斯系统 Fresenius* System *n*
费舍-霍夫曼过程 Fischer*-Hoffman* Prozess *m*
费氏丙酸杆菌 Freudenreichii* Propionibacterium *n*
费氏反应 Fernandez* Reaktion *f*(皮内注射麻风菌素后的早期反应)
费氏角 Fisher*-Winkel *m*
费希尔 Z 转换 Fisher* Z Umwandlung *f*
费希尔检验 Fisher* Test *m*(检尿葡萄糖)
费希尔精确检验 Fisher* Exact Test *m*(统计学假设检验)
费希尔氏征 Fischer* Zeichen *n*
费希尔杂音 Fisher* Murmeln *n*(佝偻病患者头部或颈部所听到的收缩期杂音)
费希尔针 Fisher* Nadel *f*(用于人工气胸的针)
费希纳定律 Fechne* Gesetz *n*(感觉强度与刺激强度的对数成正比)
费歇尔投影式 Fischer* Projektionsformel *f*
费雪信息量 Fisher*-Information *f*
费用 Kosten *f*
费用 Preis *m*
痱子 Sudamen *n*, Miliaria *f*, Schweißfriesel *m*
痱子的 miliär, sudaminal, miliar (-is, -is, -e)
痱子粉 Frieselpulver *m*, Pulver gegen Hitzeausschlag *m*
痱子后少汗 postmiliariale Hypohidrose *f*
镄 Fermium *n*(Fm, OZ 100)

FEN 分芬吩酚焚鼢粉份奋粪愤

fēn 分芬吩酚

分班 Einstufung *f*
分斑虻 Chrysops dimidiata *f*
分半 Halbierung *f*
分半信度检验 aufgeteilte halbe Zuverlässigkeitsprüfung *f*
分孢子 Anteilspore *f*
分孢子囊 Anteilsporangium *m*
分贝表 Dezibelmesser *m*
分贝[耳] Dezibel *n*(dB, db)
分贝计 Dezibelmesser *m*
分臂卡环 Type Ⅱ Spange *f*, dividierter Doppelarmklammer *m*
分辨 Auflösung *f*, Resolution *f*
分辨本领 Auflösungsvermögen *n*
分辨宽度 Aufllösungsweite *f*, Aullösungsbreite *f*
分辨力 Auflösungsvermögen *n*
分辨率 Auflösungsvermögen *n*, Resolution *f*
分辨能力 Aufhebungsfähigkeit *f*, Resolutionsfähigkeit *f*
分辨时间 Auflösungszeit *f*
分辨限[度] Auflösungsgrenze *f*
分别分析 individuelle Analyse *f*
分别检验 getrennte Überprüfung *f*
分别教学 individualisierter Unterricht *m*
分别注意 geteiltene Aufmerksamkeit *f*
X^2 分布 Chi-Quadrat-Verteilung *f*
F 分布 F-Verteilung *f*(统计检验方法的函数分布)
t 分布 t-Verteilung *f*(统计检验方法的函数分布)
分布 Verteilung *f* Distribution *f*
分布半衰期 Halbwertszeit der Verteilung *f*
分布的复习 verteilte Repetition *f*
分布定律 Verteilungsgesetz *n*
分布范围 Baureihe für den Verteilerverkehr *n*
分布格局 Verteilungsmuster *n*
分布函数 F(x) verteilte Funktion F(x) *f*
分布密度 Verteilungsdichte *f*
分布器 Distributor *m*, Verteiler *m*
分布区 Verteilungsgebiet *n*
分布曲线 Verteilungskurve *f*
分布容积 Verteilungsvolumen *n*
分布失常 Fehlverteilung *f*, maldistribution <engl.>
分布时相 Distributionsphase *f*
分布式处理 verteilte Aufbereitung *f*
分布式计算机系统 verteiltes Computersystem *n*
分布式结点 verteilter Knoten *m*
分布式数据处理 verteilte Datenverarbeitung *f*
分布式数据库 verteilte Datenbank *f*
分布式数据录入系统 verteiltes Datenerfassungssystem *n*
分布式网络 verteiltes Netzwerk *n*
分布式网络协议 verteiltes Networkingsprotokoll *n*
分布式文件管理 verteilte Dateienverwaltung *f*
分布式文件结构 verteilte Dateistruktur *f*
分布式问题求解 verteilte Problemlösung *f*
分布式系统 verteiltes System *n*
分布式信息处理 verteilte Informationsbearbeitung *f*
分布式医院计算机程序 verteiltes Krankenhauscomputerprogramm *n*
分布式专家系统 verteiltes Expertesystem *n*
分布速率常数 Geschwindigkeitsverteilungskonstante *f*
分布速率常数 Verteilungsgeschwindigkeitskonstante *f*
分布无关性 / 免分布 Verteilungsfreie *m*
分布形状 Verteilungsform *f*
分布性白细胞增多 Verteilungsleukozytose *f*
分布性休克 distributiver Schock *m*
分布因数 Verteilungsfaktor *m*
分布优化 Vertriebsoptimierung *f*
分布域 Baureihe für den Verteilerverkehr *n*
分步(级)结晶 Fraktionierungskristallisation *f*, fraktionierte Kristallisation *f*
分步超滤法 Fraktionierungsultrafiltration *f*, fraktionierte Ultrafiltration *f*
分步沉淀 Fraktionierungspräzipitation *f*, fraktionierte Präzipitation *f*
分步传送 lokale Auslieferung *f*
分步合成 Stufensynthese *f*, stufenweise Synthese *f*
分步模型法 Schritt-Modell *n*
分步中和 Fraktionierungsneutralisation *f*, fraktionierte Neutralisation *f*
分部分离 Fraktionierung *f*
分部收集器 Fraktionssammler *m*
分部质谱法 Massefragmentografie *f*
分部质谱图 Massefragmentogram *m*
分侧肾功能试验 Split-Nierenfunktionsprüfung *f*
分侧肾静脉肾素测定 bilaterale Nierenvene Renin Bestimmung *f*
分测验 Subtest *m*
分层 Entmischung *f*, Schichtung *f*, Stratifikation *f*
分层采样 Trennschichtsabtastung *f*
分层测量概念 stratometrisches Konzept *n*

分层抽样 geschichtete Bemusterung *f*, geschichtete Probenahme *f*
分层抽样法 stratifizierte Stichprobe *f*
分层抵抗 Delaminierungsbeständigkeit *f*
分层点 Entmischungspunkt *m*
分层分析 geschichtete Analyse *f*
分层厚皮移植片 Spaltdicketransplantat *n*
分层结构 Schicht(en)aufbau *m*, Schicht(en)bau *m*, Lamellenstruktur *f*
分层结石 Schichtstein *n*, Schalenstein *n*
分层碾磨 Schleifen von Schicht auf Schicht *n*
分层皮移植片 Spalthautlappen *m*
分层皮质 Neokortex *m*, lamellöser Kortex *m*
分层取样 gestuftes Sampling *n*
分层随机 Stratifiziertes Random *n*
分层随机化 geschichtete Randomisierung *f*
分层随机取样 geschichtete Zufallsstichprobe *f*
分层随机样本 geschichtete Zufallsstichprobe *f*
分层现象 Schichtung *f*
分层血栓 Schichtthrombus *m*, Lamellenthrombus *m*
分层样本 geschichtete Stichprobe *f*
分叉的 gegabelt
分叉点 Gabelung *f*
分叉分化 Gabelaufspaltung *f*
分叉结扎把持钳 gabelförmiger Fadenführer *m*
分叉肋 Gabelrippe *f*
分叉舌 zweispaltige Zunge *f*
分叉输尿管 zweispaltiger Harnleiter *m*
分叉位置 Bifurkationsposition *f*
分叉形多指切除法 Resektion bei Gabelpolydaktylie *f*
分杈 Bifurkation *f*
分沉淀 fraktionierte Präzipitation *f*
分成方格的 würfelig, gewürfelt
分成小叶的 gelappt
分次放射疗法 fraktionierte Strahlentherapie *f*
分次分析法 fraktionierte Analyse *f*
分次剂量 fraktionierte Dosis *f*
分次灭菌疗法 Therapia sterilisans fractionata *f*
分次试验餐 fraktionierte Probemahlzeit *f*
分次照射 Strahlunsfraktionierung *f*
分代特征 Generationseigenschaft *f*
分带 Zonierung *f*
分带技术 Bändelungtechnik *f*
分等级 Einstufung *f*
分等级的 abgestuft
分度 Graduierung *f*
分度标 graduierte Skala *f*, Gradmesser *m*
分度光阑 Graduierungsblende *f*
分度画线仪 Diagraph *m*
分度盘 Teilplatte *f*, Teilscheibe *f*
分段 Halbierung *f*, Teilung *f*
分段策略 Partitionstrategie *f*
分段沉淀 fraktionierte Präzipitation *f*
分段电泳 Zonenelektrophorese *f*
分段法 Aufteilungsmethode *f*
分段法口服胆囊造影 fraktionierte Doesemundcholezystografie *f*
分段刮宫术 fraktionierte Kürettage *f*
分段截骨术 segmentäre Osteotomie *f*
分段聚焦 AusschnittfFokusing *n*
分段灭菌 fraktionierte Sterilisation *f*, intermittierende Sterilisation *f*
分段切除术 Segmentresektion *f*, Segmentektomie *f*
分段摄片器 untergeteilte photographische Einrichtung *f*
分段水解 Stufenhydrolyse *f*
分段条线图 untergeteiltes Säulendiagramm *n*
分段学习 fraktionelles Lernen *n*, Partlernen *n*
分段印模 eingeteilte Impression *f*
分段诊刮 fractionale Curettage *f*
分房[性]脓胸 multilokuläres Empyem *n*
分割数据集 Partitionierung des Datensatzs *m*
分格计数板 liniierte Zählkammer *f*
分隔 Septum *n*
分隔(间) Abteil *n*
分隔采尿器 Segregator *m*, Harnsegregator *m*, Harnseparator *m*
分隔分布 Segregationsverteilung *f*
分隔局限性阑尾炎 skip-appendicitis <engl.>
分隔连接 septierter Anschluss *m*
分隔器 Separator *m*
分隔索 Funiculus separans *m*
分根术 Hemisektion *f*, resektive Furkationstherapie *f*
分工 Arbeitsteilung *f*
分沟性舌炎 Glossitis dissecans *f*
分光辐射度计 Spektroradiometer *n*
分光光度测定法 Spektrophotometrie *f*
分光光度测定研究 spektrophotographische Untersuchung *f*
分光光度滴定 spektrophotometrische Titration *f*
分光光度法 Spektrophotometrie *f*
分光光度法测定 spektrophotometrische Bestimmung *f*
分光光度分析[法] spektrophotometrische Analyse *f*
分光光度计 Spektrophotometer *n*, Spektralphotometer *n*
分光光度型 Spektrotyp *m*
分光光度学 Spektrophotometrie *f*
分光计 Spektrometer *n*
分光检眼镜检查 Ophthalmophasmatographie *f*
分光镜 Spektroskop *n*, Spektralapparat *m*
分光镜分析[法] spektroskopische Analyse *f*
分光镜检查 Spektroskopie *f*
分光滤色镜 Spektralfilter *m*, Spektrofilter *m*
分光描记分析法 spektrographische Analyse *f*
分光偏振仪 Spektropolarimeter *n*
分光时间绘图 spectrotemporal Mapping <engl.>
分光术 Spektroskopie *f*
分光系统 Spektralsystem *n*
分光显微镜 Spektromikroskop *n*
分光旋光仪 Spektropolarimeter *m*
分规 Steckzirkel *m*, Stechzirkel *m*
分果 Schizokarpium *n*
分化 Differenzierung *f*, Differentiation *f*
分化不良型的 undifferenziert
分化程度低 gering differenziert
分化程度高 gut differenziert
分化刺激物 Differenzierungsstimulus *m*
分化蛋白 1 抑制因子 Inhibitor der Differenzierung Protein 1 *m*
分化的 differentiert
分化的细胞 differenzierte Zelle *f*
分化度 Differenzierungsgrad *n*
分化加工 Differential-RNA-Prozessierung *f*
分化抗原 Differentiationantigen *n*
分化抗原簇 Differenzierungshaufen *m*
分化理论 Differenzierungstheorie *f*
分化良好型的 gut differenziert
分化良好型乳头状间皮瘤 gut differenziertes papilläres Mesotheliom *n*
分化良好型软骨肉瘤 gut differenziertes Chondrosarkom *n*
分化良好型胎儿型腺癌 gut differenziertes fetales Adenokarzinom *n*
分化良好型脂肪肉瘤 gut differenziertes Liposarkom *n*
分化培养基 Differentiationsmedium *n*

分化期 Differenzierungsphase *f*
分化前期 Prophase der Differenzierung *f*
分化潜能 Differenzierungspotential *n*
分化群 Differenzierungscluster *m*
分化群 3 复合体 Differenzierungscluster-3-Komplex *m*
分化群分子 Differenzierungsclustermolekül *n*
分化群抗原 Differentiationshaufenantigen *n*
分化细胞 volldifferenzierte Zelle *f*, noble cells <engl.>
分化型 differenziert
分化型滑膜肉瘤 differenziertes Synovialsarkom *n*
分化型甲状腺癌 differenziertes Schilddrüsenadenokarzinom *n*
分化型淋巴细胞性淋巴肉瘤 differenziertes lymphozytäres Lymphosarkom *n*
分化型乳头状良性间皮瘤 differenziertes papilläres gutartiges Mesotheliom *n*
分化型髓母细胞瘤 differenziertes Medulloblastom *n*, differenziertes Glioma *n*
分化型网织细胞肉瘤 differenziertes Retikulosarkom *n*
分化型脂肪肉瘤 differenziertes Liposarkom *n*
分化性消退 Differentialabschwächung *f*
分化性遗忘 Differentialvergessen *n*
分化性抑制 Differenzierungshemmung *f*
分化抑制刺激物 Differenzierungshemmungs-Stimulus *m*
分化诱导剂 Differentiationanreger *m*
分化中心 Differenzierungszentrum *n*
分化注意 Differentialaufmerksamkeit *f*
ASA 分级 ASA-Klassifikation *f*(美国麻醉师协会分级)
分级 Graduierung *f*, grading <engl.>
分级(段)沉淀 fraktionierte Präzipitation *f*
分级电离 Stufenionisation *f*, fraktionierte Ionisierung *f*
分级电位 abgestuftes Potenzial *n*
分级锻炼 abgestufte Bewegung *f*
分级分离 Fraktionierung *f*
分级分离技术 Fraktionierungstechnik *f*
分级救治 Stufenbehandlung *f*, Stufenrettung *f*, rescue by stages <engl.>
分级冷凝器 fraktionierter Kondensator *m*
分级离心 fraktionelle Zentrifugation *f*
分级模式 hierarchisches Muster *n*
分级排泄 fraktionelle Ausscheidung *f*
分级培养法 fraktionierte Kultur *f*
分级燃烧 fraktionierte Verbrennung *f*
分级溶解 fraktionierte Auflösung *f*
分级索引 hierarchischer Index *m*
分级梯度洗脱 schrittweise Gradientenelution *f*
分级洗脱 schrittweise Elution *f*
分级限制 hierarchische Einschränkung *f*
分级运动试验 abgestufter Belastungstest *m*
分[级蒸]馏 fraktionierte Destillation *f*
分级组 hierarchische Gruppe *f*
分极镜 Polariskop *n*
分嵴 Kammdividend *m*
分剂放射 fraktionierte Bestrahlung *f*
分剂量 fraktionierte (od. geteilte) Dosis *f*
分间隔离治疗[法] Isolierungsbehandlung *f*, cubicle treatment <engl.>
分节 Metamerie *f*, Segmentation *f*
分节孢子 Arthrosporen *f pl*, Gliedersporen *f pl*
分节孢子杆菌 Arthrobakterium *n*
分节导管 Vertebral-Katheter *m*, Squire* Katheter *m*
分节段的 segmentiert
分节发音紊乱 Alalien *f*
分节反射 segmentaler Reflex *m*, regionärer Reflex *m*
分节机能 isomere Funktion *f*
分节式形成 Arthroaleurium arthroaleurien *m*
分节式形成的 arthrogen
分节现象 Metamerismus *m*
分节性的 segmentiert, segmental
分节性感觉缺失 Anaesthesia segmentalis *f*
分节性神经炎 segmentale Neuritis *f*, Segmentalneuritis *f*
分节运动 Segmentationsbewegung *f*
分解 Abbau *m*, Dekomposition *f*, Zersetzung *f*
QR 分解 QR-Zerlegung *f*
分解(离) Dissoziation *f*
分解[代谢]物 Katabolite *f*
分解[代谢]物阻遏 Kataboliterepression *f*
分解产物 Abbauprodukt *m*
分解常数 Dekompositionskonstante *f*, Zersetzungskonstante *f*
分解代谢 Abbaustoffwechsel *m*, Katabolie *f* Katabolismus *m*
分解代谢产物 Abbauprodukt *m*, Katabolit *m*
分解代谢的 katabol(isch)
分解代谢过程 katabolischer Prozeß (od. Vorgang) *m*
分解代谢过度 Hyperkatabolismus *m*
分解代谢基因活化蛋白 catabolite gene activation protein (CAP) <engl.>
分解代谢基因活化蛋白结合点(位点) CAP-Bindungsstelle *f*
分解代谢突变型 katabolischer Mutant *m*
分解代谢途径 katabolischer Weg *m*
分解代谢阻遏 Kataboliterepression *f*
分解点 Zersetzungspunkt *m*, Zerfalltemperatur *f*
分解电势(位) Zersetzungspotential *n*, Dekompositionspotential *n*
分解电压 Zersetzungsspannung *f*
分解淀粉的 amylolytisch, stärkespaltend
分解反应 Abbaureaktion *f*
分解过程 Abbauprozeß *m*
分解甲壳质的 chitinoklastisch
分解亢进低蛋白血症 hyperkatabolische Hypoproteinämie *f*
分解力 Auflösungsvermögen *n*
分解率 Abbaurate *f*
分解酶 klastische Enzyme *f*
分解器 Zersetzer *m*
分解热 Zersetzungswärme *f*, Auflösungswärme *f*
分解糖苷(甙)的 glukosidolytisch
分解网络 Auflösungsnetzwerk *m*
分解物基因激活蛋白 Zersetzung des Genaktivatorproteins *f*
分解物阻遏 Katabolitrepression *f*
分解物阻遏作用 Zersetzung von Repression *f*
分解性质粒 Kataboliteplasmid *n*
分解压[力] Zersetzungsdruck *m*
分解蒸馏 Zersetzungsdestillation *f*
分界 Abgrenzung *f*
分界电位 Demarkationspotential *n*, Verletzungspotential *n*
分界面 Grenzfläche *f*, Ubergangszone *f*
分界线 Grenzlinie *f*, Trennungslinie *f*, Demarkationslinie *f*
分界线性缺血性脑损害 wasserscheide ischämische Hirnschädigung *f*
分居 Segregation *f*
分卡测验 Kardesortierungstest *m*
分开 Trennung *f*, Abkoppelung *f*
分开的 geteilt
分开的脑控制系统的验证 Identifikation von getrenntem Gehirnsteuerungssystem *f*
分开和合并算法 Split-and-Misch-Algorithmusklassifikation *f*
分块编码 Blockenkodierung *f*
分了缔(联)合[现象] molekulare Assoziation *f*, Molekularassoziation *f*
分类 Klassifikation *f*, Klassifizierung *f*, Typisierung *f*, Sortierung *f*
分类(级)机 Klassifikator *m*, Sichter *m*

分类变量 kategoriale Variation *f*
分类操作 Klassifikationsprozedur *f*
分类测验 Sortierungstest *m*
分类程序 Klassierer *m*
分类抽样 geschichtete Stichprobe *f*
分类单位 Taxon *n*
分类的 systematisch
分类等级 Klassifizierungsgrad *n*, Taxonomiegrad *n*
分类定义相 Taxonomiedefinitionsphase *f*
分类法 Klassifikation *f*, Klassifizierung *f*
分类分析 Klassifikationsanalyse *f*
分类符 Klassierer *m*
分类关键字 Sortierkriterium *n*
分类和编码 Klassifikation und Codierung
分类和测量 Klassifizierung und Bewertung
分类和回归树[形] Klassifikation und Regressionbaum
分类计数 Differentialbild *n*
分类计算机 Rechen-Sortieren-Maschine *f*
分类检索语言 Retrievalsprachenklassifizieung *f*
分类结构 taxonomische Struktur *f*
分类进食 Trenndiät *f*, abgesonderte Diät *f*
分类卡片 Sortierungskarte *f*
分类模型 Klassifikationsmodell *n*
分类缺陷 taxonomisches Defizit *n*
分类群 Taxon *n*
分类树 taxonomischer Baum *m*
分类索引 klassifizierter Index *m*
分类特异性缺陷 spezifisches Kategoriedefizit *n*
分类提取单位 Clusteringeinheit *f*
分类提取率 Repetitionsverhältnis *n*
分类系统 Taxonomiesystem *n*, Klassifizierungssystem *n*
分类学 Taxonomie *f*, Taxologie *f*
分类学的 taxonomisch, taxologisch
分类学关系 taxonomische Relation *f*
分类学信息 taxonomische Information *f*
分类学知识成分 taxonomischer Wissensbauteil *m*
分类训练 spezifisches Prozesstraining *n*
分类语言 Klassifikationsprache *f*
分类注释 Taxahinweis *m*
分类组 Klassifikationgruppe *f*
分离 Separation *f*, Auftrennung *f*, Trennung *f*, Dissociation *f*
分离比偏差(离) Segregationratioverzerrung *f*
分离舱 abtrennbare Kabine *f*, Kapsel *f*
分离层 Stratumdisjunktum *m*
分离铲 Micro-Spatel *m*
分离的 separat(-us, -a, -um), getrennt
分离的细胞培养 getrennte Zellkultur *f*
分离定律 Spaltungsgesetz *n*
分离度 Trennungsgrad *n*, Resolution *f*
分离肺叶 getrennter Lappen *m*
分离负荷 Segregationladung *f*, segregationale Ladung *f*
分离过程 Trennungsgang *m*
分离痕迹 fragmentale Spur *f*
分离剂 Trenn(ungs)mittel *n*
分离胶 Trennugnsgel *n*
分离焦虑 Trennungsangst *f*
分离疗法 Trennungstherapie *f*
分离落后 segregationaler Rückstand *m*
分离律 Trennungsgesetz *n*, Segregationsgesetz *n*
分离麻醉 dissoziative Anästhesie *f*
分离麻醉剂 dissoziatives Anästhetikum *n*
分离膜 Isolation-Membran *f*(IM)
分离耐受 getrennte Toleranz *f*
分离培养[法] Isolationskulturierung *f*, isolierte Kultur *f*
分离器 Separator *m*, Trennungsapparat *n*
分离式电动手术台 trennbarer Elektrooperationstisch *m*
分离式少附架骨科牵引床 trennbares und rahmenloses Orthopädietraktionsbett *n*
分离术 Trennungsmethode *f*
分离速度 Trennungsgeschwindigkeit *f*
分离突变体 Segregationsmutante *f*
分离物 Isolat *n*
分离系数 Trennfaktor *m*
分离系统 Trennungssystem *n*, Separationssystem *n*
分离效率 Trennwirkungsgrad *n*, Trennungswirksamkeit *f*
分离型癔症 dissoziative Hysterietype *f*, dissoziative Hysterie *f*
分离性抽搐 dissoziative Schüttelkrampf *m*
分离性垂直斜视 dissoziierter vertikaler Strabismus *m*
分离性肺炎 Pneumonia dissecans *f*
分离性感觉麻木和感觉丧失 dissoziative Anästhesie und sensorischer Verlust
分离性感觉缺失 dissoziierte Anästhesie *f*
分离性感觉障碍 dissoziierte Empfindungsstörung *f*, Empfindungsdissoziation *f*
分离性干扰 Interferenzdissoziation *f*, Dissoziationsinterferenz *f*
分离性骨软骨炎 Osteochondritis dissecans *f*
分离性黄疸 Dissoziationsikterus *m*
分离性恍惚状态 dissoziative Trance *f*
分离性麻醉 dissoziative Anästhesie *f*
分离性漫游 dissoziative Fugue *f*
分离性木僵 dissoziativer Stupor *m*
分离性偏执狂 dissoziative Paranoia *f*
分离性神经症 dissoziative Neurose *f*
分离性损伤 dissoziierte Schädigung *f*
分离性天花 diskrete Pocken *pl*
分离性吸收 getrennte Resorption (od. Absorption) *f*
分离性眼运动 dissoziative Augenbewegung *f*
分离性眼震 dissoziativer Nystagmus *m*
分离性遗忘 dissoziative Amnesie *f*
分离性遗忘症 dissoziative Amnesie *f*, dissoziativer Gedächtnisschwund *m*
分离性癔症 Trennungshysterie *f*
分离性运动障碍 dissoziative Motorikstörung *f*
分离性障碍 Dissoziationsstörung *f*
分离性注视异常 dissoziierte Fixationsanomalie *f*
分离性[转换性]障碍 dissoziative Störung *f*
分离血浆 abgetrenntes Plasma *n*
分离因素 Trennfaktor *m*
分离育种法 separate Züchtung *f*
分离运动 diskrete Bewegung *f*
分离障碍(解离障碍) dissoziative Störung *f*, dissoziative Erkrankung *f*
分离症状 Trennungdsyptom *n*
分离值 Trenn(ungs)wert *m*
分离指 getrennter Finger *m*
分离趾 getrennter Fußzeh *m*
分离制备仪器 Trennung-und Präparatgerät *n*
分离状态 dissoziativer Zustand *m*
分离佐剂试验 aufgeteilter Adjuvans-Test *m*
分离作用 Dissoziation *f*
分力 Kraftkomponente *f*
分立 Trennung *f*
分列法 Schilderung in allen Einzelheiten *f*
分裂 ①Teilung *f*, Furchung *f* ②Spaltung *f*, Fission *f*
分裂板 Teilungsplatte *f*, split plate <engl.>
分裂髌骨 Split der Patella *n*
分裂产物 Spaltprodukt *n*
分裂池 mitotische Poolung *f*

分裂的 getrennt
分裂反应 Dissoziationsreaktion *f*
分裂骨盆 Spaltbecken *n*, Bonnet* Becken *n*
分裂过程 Dissoziation *f*
分裂核 segmentierter Kern *m*
分裂后期 Anaphase *f*
分裂后抑郁 postschizophrene Depression *f*
分裂间期 Interphase *f*
分裂模式 Schizotype *f*
分裂末期 Telophase *f*
分裂耐受[性] getrennte Toleranz *f*
分裂期 Teilungsphase (der Mitose) *n*
分裂气质者 Schizothymer *m*
分裂前期 Prophase *f*
分裂腔 Blastocele *f*, Blastocoel *n* Furchungshöhle *f*
分裂情感[性]障碍 schizoaffektive Störung *f*
分裂情感性[精神]障碍 schizoaffektive Störung *f*
分裂情感性精神病 schizoaffektive Psychose *f*
分裂球 Blastomeren *m pl*
分裂球丝 Teilungsspindel *f*, Kernspindel *f*
分裂人格 getrennte Personalität *f*, aufgelöste Personalität *f*
分裂手 Spalthand *f*
分裂素活化蛋白激酶 Mitogen-aktivierte Proteinkinase *f*, MAPK
分裂索 Mitogen *n*
分裂细胞 Furchungszelle *f*
分裂线 Spaltlinie *f*
分裂象 Mitosefigur *f*
分裂信号调节者 Regulator des mitogenen Signals *m*
分裂型[人格]障碍 schizotype Persönlichkeitsstörung *f*
分裂型病态人格 schizoider Typ (us) der psychopathischen Persönlichkeit *m*
分裂型人格 schizotype Persönlichkeit *f*
分裂型障碍 schizoide Störung *f*, schizotypische Störung *f*
分裂性格 schizoider Character *m*
分裂性健忘症 dissoziative Amnesie *f*
分裂性认同障碍 dissoziative Identitätsstörung *f*
分裂性神游症 dissoziative Fugue *f*
分裂性障碍 dissoziative Störung *f*
分裂样 schizoid
分裂样(型)人格障碍 schizoide Persönlichkeitsstörung *f*
分裂样的 schizophreniform
分裂样精神病 schizoforme Psychose *f*
分裂样人格 schizoide Persönlichkeit *f*
分裂样人格障碍 schizoide Persönlichkeitsstörung *f*
分裂样人格者 Schizothymie *f*
分裂样躁狂症 Schizomanie *f*
分裂原活化蛋白激酶 mitogenaktivierte Proteinkinase *f*, MAP-Kinase *f*
分裂指数 Divisionindex *m*
分裂中期 Metaphase *f*
分裂中心 Mitosezentren *n pl*
分裂装置 Mitoseapparat *m*
分裂准则 Splitkriterium *m*
分裂准则值描述 Beschreibung von Splitkriteriumswert *f*
分流 Strömungsteilung *f*
分流比 Splitverhältnis *n*
分流分数 Shuntfraktion *f*
分流管 Shunt *m*
分流进样 Split-Injektion *f*
分流量 Shuntvolumen *n*, Kurzschlußvolum *n*
分流器 Verzweiger *m*
分流[术] Shunt *m*, Bypass *m*, Umleitungsanastomose *f*
分流术后皮肤改变 Hautveränderung nach der Bypass-Operation *f*
分流系统 Teilstromsystem *n*
分流性高胆红素血[症] Shunt-Hyperbilirubinämie *f*
分流性肾炎 Schuntnephritis *f*
分流血管 Shuntgefäße *n pl*
分流制污水系统 Trennungssystem des Abwassers *n*
分流[作用] Rangieren *n*
分馏 Fraktionierung *f*, fraktionierte Destillation *f*
分馏[烧]管 Fraktionierrohr *n*
分馏[烧]瓶 Fraktionierkolben *m*, Fraktionierdestillationskolben *m*
分馏分析 fraktionierte Analyse *f*
分馏塔 Dephlegmator *m*, Fraktionierturm *m*
分馏柱 Dephlagmator *m*, Fraktionierkolonne *f*
分路 Bypass *m*, Shunt *m*, Umgehung *f*
分米波 Dezimeterwelle *f*
分米波疗法 Dezimeterwellentherapie *f*
分米波扫频信号发生器 Dezimeterwellen gefegt-frequenz Signalgeber *m*
分泌 Sekretion *f*
分泌[物] Sekretion *f*, Absonderung *f*
分泌[型]免疫球蛋白 A sekretorisches Immun (o) globulin A *n*
分泌[性]活动 Sekretionsaktivität *f*
分泌[性]食物反应 sekretorische Nahrungsreaktion *f*
分泌不足 Hyposekretion *f*
分泌部 Sekretionsteil, *m*, sekretorischer Teil *m*
分泌成分 Sekretionsbestandteil *m*
分泌单位 sekretorische Einheit *f*, sekretorische Maßeinheit *f*
分泌蛋白 sekretorisches Protein *n*
分泌道 Sekretrohr *n*
分泌的 sekretorisch, exkretorisch
分泌电流 sekretorischer Strom *m*, Sekretionsstrom *m*
分泌电位 sekretorisches Potential *n*
分泌段 sekretorisches Stück *n*
分泌反应 sekretorische Reaktion *f*
分泌功能障碍 sekretorische Funktionsstörung *f*
分泌管 Sekretrohr *n*
分泌过多 Hypersekretion *f*, Supersekretion *f*
分泌过多性青光眼 hypersekretorisches Glaukom *n*
分泌基因 sekretorisches Gen *n*
分泌亢进 Hypersekretion *f*
分泌抗体 sekretorischer Antikörper *m*
分泌抗体浆细胞 antikörpersezernierende Plasmazelle *f*
分泌抗体细胞 antikörpersezernierende Zelle *f*
分泌颗粒 Sekretgranula *n pl*
分泌量 sekretorisches Volumen *n*, Sekretionsmenge *f*
分泌毛 Sekretionshaar *n*
分泌免疫球蛋白的浆细胞 Immunglobulin-Sekretion Plasmazelle *f*
分泌面 Sekretionfläche *f*
分泌 - 排泄抗原 exkretorisches und sekretorisches Antigen *n*
分泌片(分泌成分) Sekretionsstück *n*
分泌期 Sekretionsphase *f*
分泌期子宫内膜 Sekretionsschleimhaut *f*, Sekretionsendometrium *n*
分泌腔 Sekretionshöhle *f*
分泌缺乏 Akrinie *f*, Acrinia *f*
分泌溶酶体 Krinolysosom *n*
分泌上皮 Sekretionsepithel *n*, sekretorisches Epithel *n*
分泌上皮细胞 sekretorische Epithelzellen *f pl*
分泌神经 sekretorischer Nerv *m*
分泌神经元 sekretorisches Neuron *n*
分泌肾素的球旁细胞瘤 renin-sekretierender juxtaglomerulärer Tumor *m*
分泌失调 Dyssekretose *f*

分泌素 Sekretin *n*
分泌素钝化酶 Sekretinase *f*
分泌吞噬 Krinophagie *f*
分泌唾液 Speichelfluss *m*
分泌紊乱 Parasekretion *f*
分泌物 Sekret *n*
分泌物刮匙 Sekretlöffel *m*, Sekretkürette *f*
分泌物试验 Sekretiontest *m*
分泌物潴留 Sekretverhaltung *f*, Ischesis *f*
分泌细胞 sekretorische Zelle *f*
分泌纤维 sekretorische Faser *f*
分泌腺 sekretorische Drüse *f*
分泌腺细胞 sekretorische Drüsenzelle *f*
分泌小泡 sekretorische Bläschen *n pl*(od. Vakuolen *f pl*)
分泌小体 sekretorisches Körperchen *n*
分泌小体缺陷 sekretorischerKörperdefizienz *f*
分泌信息素 Pheromon *n*
分泌型 Secretortyp *m*
分泌型 IgA sekretorisches Immunglobulin A *n*
分泌型成牙本质细胞 sekretorischer Odontoblast *m*
分泌型蛋白尿 sekretorische Proteinurie *f*
分泌型导管内原位癌 sekretorisches intraduktales Karzinom *n*
分泌型腹泻 sekretorische Diarrhoe *f*
分泌型免疫球蛋白 sekretiertes Immunoglobulin *n*
分泌型载体 Proteinurie *f*
分泌性 IgA(分泌型免疫球蛋白 A) sekretorisches Immunoglobulin A *n*, sekretorisches IgA *n*
分泌性白细胞蛋白酶抑制因子 sekretorischer Leukoproteaseninhibitor *m*
分泌性腹泻 sekretorische Diarrhöe *f*
分泌性脑膜瘤 sekretorisches Meningeom *n*
分泌性神经元 sekretorisches Neuron *n*
分泌性中耳炎 sekretorische Mittelohrentzündung *f*
分泌学 Crinologie *f*
分泌压 Sekretionsdruck *m*
分泌液 sekretorische Saft *f*
分泌液斑检验 Untersuchung der Sekretflecke *f*
分泌液潴留囊肿 Sekretverhaltungszyste *f*
分泌异常 Parasekretion *f*
分泌抑制综合征 sekretionhemmendes Syndrom *n*, frenosekretorisches Syndrom *n*
分泌油脂或皮脂的 talgartig
分泌载体 Exkretionsüberträger *m*
分泌粘液的 mucipar(-us, -a, -um), schleimbildend
分泌障碍 Dyskrinie *f*, Dyskrinismus *m*
分泌者 Secretor *m*
分泌脂性癌 sekretierender Lipidkarzinom *m*
分泌脂质的 sebace(-us, -a, -um)
分泌脂质性癌(分泌脂性癌) Lipid-sekretorisches Karzinom *n*, Lipid-reiches Karzinom *n*
分泌状态 Secretorstatus *m*
分泌状态检验 Secretorstatusprüfung *f*
分泌状态遗传 Erbschaft des Secretorstatuses *f*
分泌自噬 Nekrophagie *f*
分泌组织 sekretorisches Gewebe *n*
分娩 Geburt *f*, Entbindung *f*, Partus *m*
分娩(生产,除去) Lieferung *f*
分娩的 natal
分娩的心理调节 mentale Einstellung während der Geburt *f*
分娩动因 Geburtsauslösung *f*
分娩发作 Geburtsbeginn *m*
分娩后 post partum(p.p.)
分娩后的 postpartal
分娩机理 Geburtsmechanismus *m*
分娩机制 Mechanismus der Geburt *m*
分娩急速 Sturzgeburt *f*, überstürzte Geburt *f*
分娩记录器 Tokograph *m*
分娩监护器 Geburtsmonitor *n*
分娩恐怖 Tokophobie *f*
分娩恐怖症 Maieusiophobie *f*
分娩力[描记]图 Tokogramm *n*, Tokodynamogramm *n*
分娩力测量法 Tokoergometrie *f*, Tokometrie *f*
分娩力计 Tokodynamometer *n*
分娩力描记法 Tokographie *f*
分娩力描记器 Tokograph *m*, Tokodynamograph *m*
分娩期 Geburtsperiode *f*
分娩期保健 Gesundheitsvorsorge während der Geburt *f*
分娩期麻醉 Geburtsanästhesie *f*, Anästhesie unter der Geburt *f*
分娩前 ante partum
分娩前的 präpartal
分娩前后心肌病 präpartale und postpartale Myokardiopathie *f*
分娩前驱症状 Geburtsvorbote *m*, Zeichnen *n*
分娩日期规律 Rechnungsregel des Geburtstermins *f*
分娩日期计算表 Geburtsterminkalender *n*
分娩时出血 Haemorrhagia durante partu *f*
分娩时屏气 Atemanhalten bei Geburtswehen *n*, Atemanhaltung während der Geburt *f*
分娩室 Kreißsaal *n*, Kreißzimmer *n*
分娩损伤 Geburtstrauma *n*
分娩所致的损伤 traumatische Verletzung von der Geburt *f*
分娩痛 Geburtsschmerzen *m pl*, Labores parturientium *m pl*, Geburtswehen *f pl*
分娩卧位 geburtshilfliche Lage *f*
分娩性臂丛损伤 Brachial-Plexusverletzung während der Geburt *f*
分娩性卒中 gebärende Apoplexie *f*
分娩椅 Kreißenstuhl *m*, Kreißstuhl *m*
分娩异常 abnormale Geburt *f*, pathologische Geburt *f*
分模式 Merotzpe *f*
分摩 Zentimorgan *n*
分母 Denominator *m*
分凝[作用] Dephlegmation *f*, Teilkondensation *f*
分凝管 fraktioniertes Kondensationsrohr *n*, Teilkondensationsrohr *n*
分派 Absendung *f*
分配 Verteilung *f*, Distribution *f*
分配比[值] Verteilungsverhältnis *n*
分配层析[法] Verteilungschromatographie *f*
分配的(分布的) verteilend
分配等温线 Verteilungsisotherme *f*, Grenzisotherme *f*
分配定律 Verteilungssatz *m*
分配动脉 Verteilungsarterie *f*
分配工作前体检 Voraustauschsprüfung *f*
分配公正 Verteilungsgerechtigkeit *f*
分配理论 Partition-Theorie *f*
分配率 Verteilungsrate *f*, Verteilungsverhältnis *n*
分配容量 Verteilungskapazität *f*
分配色层法 Verteilungschromatographie *f*
分配色谱法 Verteilungschromatographie *f*
分配误差 Zuordnungsfehler *m*
分配系数 Verteilungskoeffizient *m*
分配系统 Verteilungssztem *n*
分配相 Partitionohase *f*
分配效应 Verteilungseffekt *m*
分配协商 Distributsverhandeln *n*
分配性分析 Verteilungsanalyse *f*
分配学习 Distributslernen *n*
分配血管 Verteilergefäß *n*
分配正义 Verteilungsgerechtigkeit *f*

分配注意 dividierte Achtung *f*
分批操作 Gruppenoperation *f*, diskontinuierliche Operation (od. Handlung) *f*
分批出现[皮疹] Feldfrüchte *f*
分批干燥器 Gruppentrockner *m*, diskontinuierlicher Trockner *m*
分批精馏 Gruppenrektifikation *f* diskontinuierliche Rektifikation *f*
分批培养 Batchkultur *f*
分批提取 Gruppenextraktion *f*, diskontinuierliche Extraktion *f*
分批循环培养 Batchrückführkultivation *f*
分批蒸馏器 Gruppendestillation *f*, diskontinuierliche Destillation *f*
分频听力计 Frequenzteilungsaudiometer *n*
分期动静脉转流术 Staging arteriovenöse Fistel *f*
分期分隔术 Raten getrennte operation *f*
分期肌腱重建术 Raten Sehnenrekonstruktionen Chirurgie *f*
分期性剖腹探查术 Staginglaparotomie *f*
分歧韧带 Ligamentum bifurcatum *n*
分区 Zoneneinteilung *f*
分区规划 Zoneneinteilungsplan *m*
分区性颈清扫术 selective neck dissection <engl.>
分区制 Zoneneinteilung *f*
分溶层析法 Verteilungschromatographie *f*
分散 Divergenz *f*, Dispersion *f*, Zerstreuung *f*
分散[物]系 disperses System *n*, Dispersionssystem *n*
分散[系]聚合[作用] Dispersionspolymerisation *f*
分散半胎盘 Semiplacenta diffusa *f*
分散本领 Zerstreuungsvermögen *n*, Dispergiervermögen *n*
分散的 dispers, dispers (-us, -a, -um), divergent, diskret
分散度 Dispersionsgrad *m*
分散法 Dispersionsmethode *f*
分散范围 Dispersionsbreite *f*, Dispersionsbereich *m*
分散分布染色质 dispergiertes Chromatin *n*
分散过强型外斜视 divergenzüberschüssige Exotropie *f*
分散活动 Stückwerkaktivität *f*
分散剂 Dispergens *n*, Dispergier (ungs) mittel *n pl*
分散胶体 Dispersionskolloide *n pl*, Dispersoide *n pl*, Phasenkolloide *n pl*
分散介质 Dispersionsmedium *n*
分散力 Dispersionskraft *f*
分散粒子 disperse Partikel *f*
分散淋巴样组织 diffuses Lymphgewebe *n*
分散式复制 dispersive Nachbildung *f*
分散式给水 Einzelwasserversorgung *f*
分散式供水 dezentrale Wasserversorgung *f*
分散式数据收集 dezentrale Datenerfassung *f*
分散式网络 dezentralisiertes Netzywerk *n*
分散式医院计算机程序 dezentralisiertes Krankenhauscomputerprogramm *n*
分散思维 divergentes Denken *n*
分散胎盘 Placenta diffusa *f*
分散体 Dispersionskolloide *n pl*, Dispersoide *n pl*
分散透镜 Divergenzlinse *f*, Zerstreuungslinse *f*
分散系数 Dispersionskoeffizient *m*
分散相 disperse Phase *f*, Dispersionsphase *f*, Dispersum *n*
分散性眼科手术粘弹剂 dispergierende ophthalmische chirurgische Viskoelastika *f*
分散学习 verteiltes Lernen *n*
分散重复序列 eingestreute Wiederholung *f*
分散注意力 ablenkend *adj*
分散组份 disperse Bestandteile *m pl*
分色测验 Farbenscheidentest *m*
分肾功能试验 ①Partial-Nierenfunktionsprüftung *f* ②seitengetrennte Nierenfunktionsprüfung *f*
分生孢子 Konidiospore *f*, Konidie *f*, Konidium *n*
分生孢子柄(梗) Konidienträger *m*, Konidiophore *f*
分生孢子的 konidial
分生孢子菌类 Konimycetes *pl*
分生孢子菌目 Konidiosporalen *pl*
分生孢子器 Pycnidium *n*
分生孢子球(瘤) Konidioma *f*
分生的 meristisch
分生体[细菌] Gonidie *f*
分生子菌落 Gonidialkolonie *f*
分生组织 Meristem *n*
分生组织培养 Meristemkultue *f*
分时溶解胶囊 spansule <engl.>
分室含晶细胞 gekammerte Kristallzelle *f*
分室综合征 Lokulationssyndrom *n*
分数 Punktzahl *f*
分数[剂]量 geteilte Dosis *f*, fraktionierte Dosis *f*
分双叉 Bifurkation *f*, Gebelung *f*
分水界(岭) Wasserscheide *f*
分水岭脑梗死 Wasserscheide Hirninfarkt *m*
分水岭算法 Wasserscheide-Algorithmus *m*
分速度 Geschwindigkeitskomponente *f*
分(切)碎 morcellement <frz.>
分碎术 Morcellation *f*, Morcellement *n*
分摊参数 Zuteilung-Parameter *m*
分体中柱 Meristele *f*
分瞳的 dioptrat
分析 Analyse *f*
Meta 分析 Meta-Analysie *f* (MA)
Ridit 分析 Ridit-Analyse *f*
分析步骤 analytisches Verfahren *n*
分析测量范围 analytischer Messbereich *m*
分析测量区间 analytisches Messintervall *n*
分析层析 Partitionchromatographie *f*
分析常规 analytische Routine *f*
分析超速离心 analytische Ultrazentrifugation *f*
分析超速离心机 analytische Ultrazentrifuge *f*
分析纯的 analytisch rein, analysenrein
分析的 analytisch
分析电镜 analytische Elektronenmikroskopie *f*
分析电子显微镜 analytisches Elektronenmikroskop *n*
分析毒理学 analytische Toxikologie *f*
分析法 analytische Methode *f*
分析砝码 analytisches Gewicht *n*
分析反应 analytische Reaktion *f*
分析范围 analytischer Bereich *m*
分析方案 analytisches Protokoll *n*
分析方法 Analyseverfahren *n*
分析杆 analysierender Stab *m*
分析干扰 analytische Interferenz *f*
分析过程 analytischer Prozeß *m*
分析化学 analytische Chemie *f*
分析活动 analytische Aktivität *f*
分析集 Analyseset *n*
分析结果 analytisches Resultat *n*
分析科学 analytische Wissenschaft *f*
分析流行病学 analytische Epidemiologie *f*
分析模型 Analysemodell *n*
分析器(仪) Analysator *m*, Analysor *m*
分析器中枢 Analysorzentrum *n*
分析试剂 analytisches Reagenz *n*
分析试样 analytische Probe *f*, Analysenprobe *f*
分析手续 Analysenverfahren *n*
分析特异性 analytische Spezifität *f*
分析天平 Analysewaage *f*

分析心理学 analytische Psychologie *f*
分析性家庭治疗 analytische Familientherapie *f*
分析性流行病学 analytische Epidemiologie *f*
分析性研究 vergleichende Studie *f*, analytische Studie *f*
分析旋光镜 Analysator-Polariskop *n*
分析因素 analytischer Faktor *m*
分析障碍 Analysenstorung *f*
分析质量规范 analytische Qualitysspezifität *f*
分析资料 Datenanalyse *f*
分析综合资料 Datenanalyse *f*
分析总误差 total analytischer Fehler *m*
分[线]规 Teilgerät *n*, Teiler *m*
分形分析 Fraktalanalyse *f*
DNA 分型 DNA-Typisierung *f*
分型法 Typisierung *f*, Typendfferenzierung *f*
分压 Partialdruck *m*.Patiärdruck *m*, Teildruck *m*
分压差 Partialdruckdifferenz *f*
分压定律 Gesetz der Partialdrücke *n*
分压力 Partialdruck *m*, Partiärdruck *m*
分压器 Potentiometer *n*, Spannungsteiler *m*
分牙器 Separator *m*
分叶肺 Lappenlunge *f*, gelappte Lunge *f*, Pulmo lobatum *n*
分叶肝 Lappenleber *f*, gelappte Leber *f*, Hepar lobatum *n*
分叶核白细胞 Lobozyt *m*, segmentkerniger (od. gelapptkerniger) Leukozyt *m*
分叶卵巢 Lappenovarium *n*, Ovarium lobatum *n*
分叶脾 gelappte Milz *f*, Lien lobatus *m*
分叶舌 Lappenzunge *f*, Lingua lobata *f*
分叶肾 gelappte Niere *f*, Ren lobatus *m*
分叶征 Lappensyndrom *n*
分叶状 lobuliert
分叶状的 gelappt, lappenförmig
分叶状纤维腺瘤 lappenoides Fibroadenom *n*
分液漏斗 Scheidetrichter *m*, Separiertrichter *m*
分域图 Topogramm *n*
分支 Verzweigung *f*, Ramifikation *f*, Arborisation *f*
分支氨基酸 verzweigtkettige Aminosäure *f*
分支巴斯德氏菌 Pasteuria ramosa *f*
分支孢子菌病 Cladosporiosis *f*
分支多糖链 verzweigte Polysaccharidkette *f*
分支杆菌病 Mykobakteriose *f*
分支杆菌生长素 Mycobactin *n*
分支杆菌属 Mykobakterien *n pl*
分支杆菌糖脂 Mykosid *n*
分支杆菌性关节炎 Mycobacterium Arthritis *f*
分支根 verzweigte Wurzel *f*
分支寡糖链 verzweigte Oligosaccharidkette *f*
分支技术 Zweig der Technik *f*
分支结构 verzweigte Struktur *f*
分支菌酸 Mykolsäure *f*
分支菌脂酸 Mykolipensaure *f*
分支链 verzweigte Kette *f*
分支毛 verzweigtes Haar *n*
分支酶 Verzweigungsenzym *n*
分支拟杆菌 Bacteroides ramosus *m*
分支舌 Spaltzunge *f*, Lingua bifida *f*
分支肾盂 Zweig-Nierenbecken *n*
分支衰变 Mehrfachzerfall *m*, (radioaktive) Verzweigung *f*
分支酸变位酶 Chorismatmutase *f*
分支细菌 Mykobakterium *f*, Mycobacterium *n*
分支血管技术 Zweiggefäß-Technologie *f*
分支栅栏细胞 verzweigte Palisadenzelle *f*, radioaktive Verzweigung *f*
分支状癌 ramÖses Karzinom *n*
分支状毛霉菌 Mucor ramosus *m*
分支状浅层角膜炎 Keratitis ramificata superficialis *f*
分枝孢菌病(孢子丝菌病) Sporotrichose *f*, Sporotrichosis *f*
分指板 Division-Griffbrett *n*
分质供水 duale Wasserversorgung *f*
分钟量 Minutenvolumen *n*
分钟指令通气 Minute-Beatmung *f*
分子 Molekül *n*, Molekel *n*
分子靶向治疗 molekulare Target-Therapie *f*
分子半径 Molekülradius *m*
分子伴侣介导的自噬 Chaperon vermittelte Autophagie *f*(CMA)
分子伴娘 molekulares Chaperon *n*
分子包容性 molekulare Flexibilität *f*
分子泵 Molekularpumpe *f*
分子标志物(分子标记) Molecularmarker *m*
分子表面能 molekulare Oberflächenenergie *f*, Molekularoberflächenenergie *f*
分子病 Molekularkrankheit *f*
分子病理学 Molekularpathologie *f*
分子不对称[性] Molekularasymmetrie *f*
分子层 Molekularschicht *f*, Zona (od. Lamina) molecularis *f*
分子层纹 Stria der Molekularschicht *f*
分子成像 Molecularbild *n*
分子呈现 molekulares Display *n*
分子串联理论 Vernetzungstheorie *f*
分子簇化 Molecularclusterung *f*
分子搭桥术 molekulare koronare Bypass-Operation *f*
分子大小 Molekulargröße *f*
分子导体 molekularer Leiter *m*, Molekularkonduktor *m*
分子的 molekular, molecular (-is, -is, -e)
分子电子器件 molekulares elektronisches Gerät *n*
分子电子学 molekulare Elektronik *f*
分子定(取)向 Molekularorientierung *f*
分子动力学 Moleküldynamik *f*
分子毒理学 Molekulartoxikologie *f*
分子反应 Molekularreaktion *f*
分子反应式 molekulare Gleichung *f*
分子仿生学 Molekularbionik *f*
分子分类学 Molekulartaxonomie *f*, Molekulartaxologie *f*
分子分散 Molekulardispersion *f*
分子分散溶液 Molekulardispersionslösung *f*
分子分散体 Molerkulardispersoid *n*
分子分型 Molecularklassifikation *f*
分子改造(变) Molekularmodifikation *f*
分子功能 moleculare Funktion *f*
分子构象 Molekularkonformation *f*
分子构型 Molekularkonfiguration *f*
分子光谱 Molekülspektrum *n*
分子轨函数 Molekülorbital *n*
分子轨函数法 Molekülorbitalmethode *f*
分子过滤器 Molekularfilter *m*
分子行为 Molekularverhalten *n*
分子化合物 Molekülverbindung *f*, Molekularverbindung *f*
分子机制 Molekularmechanismus *m*
分子极化 Molekularpolarisation *f*
分子几何形状 Molekulargeometrie *f*
分子剂量学 Molekulardosiologie *f*
分子寄生虫学 molekulare Parasitologie *f*
分子假说 Molekularhypothese *f*
分子间距[离] Intermolekularabstand *m*
分子间力 Intermolekularkraft *f*, zwischenmolekuläre Kraft *f*
分子间氢键 intermolekulare Wasserstoffbindung *f*
分子间缩合[作用] intermolekulare Kondensation *f*
分子间相互作用 intermolekulare Wechselwirkung *f*, Intermo-

lekularinteraktion *f*
分子间氧化作用 Intermolekularoxidation *f*
分子间重排[作用] Intermolekularumordnung *f*, Intermolekulartransposition *f*
分子间转移 intermolekulare Ubertragung *f*
分子键 Molekülbindung *f*
分子胶体 Molekülkolloid *n*
分子结构 Molekularstruktur *f*, Molekülaufbau *m*
分子解剖 molekulare Autopsie *f*
分子晶体 Molekülkristall *n*
分子静电势 molekulares elektrostatisches Potential *n*
分子扩散 Molekulardiffusion *f*
分子扩散系数 Molekulardiffusionskoeffizient *n*
分子扩增 molecular cloning <engl.>
分子离子 Molekülion *n*
分子离子峰 Molekülionengipfel *m*
分子力 Molekularkraft *f*
分子力场 Molekularkraftfeld *n*
分子力学 Molekularmechanik *f*
分子连接性 molekulare Bindigkeit *f*
分子链长 Molekülkettenlange *f*
分子量 Molekulargewicht *n*, Molmasse *f*
分子量测定器 Molekulargewichtsbest immungsapparat *m*
分子量分布 Molekulargewichtsverteilung *f*
分子流行病学 molekulare Epidemiologie *n*
分子免疫学 Molekularimmunologie *f*
分子模拟 Molekülsimulation *f*
分子模拟假说 Molekularmimikryhypothese *f*
分子模型 Molekularmodell *n*
分子内的 intramolekular
分子内还原作用 Intramolekularreduktion *f*
分子内剪接 Cis-Splicing *n*
分子内裂解酶 intramolekulare Lyase *f*
分子内络盐 innere Komplexverbindung *f*
分子内迁移[作用] intramolekulare Migration *f*
分子内氢键 intramolekulare Wasserstoffbindung *f*
分子内缩合 intramolekulare Kondensation *f*
分子内氧化还原酶 intramolekulare Oxidoreduktase *f*
分子内氧化还原作用 intramolekulare Oxidationsreduktion *f*
分子内重排作用 intramolekulare Transposition *f*, Intermolekularumordnung *f*
分子内转移 intramolekulare Wanderung (od. Ubertragung) *f*
分子内转移酶 intramolekulare Transferase *f*
分子拟态 Molekülmimikry *f*
分子浓度 Molekularkonzentration *f*
分子排阻层析 molekulare Exklusionschromatographie *f*, molekulare Ausschließungschromatographie *f*
分子排阻色谱法 molekulare Exklusionschromatographie *f*
分子胚胎学 Molekularembryologie *f*
分子契合 Molekularanpaßung *f*, molekulare Anpaßung *f*
分子取(定)向 Molekularorientierung *f*
分子热 Molekularwarme *f*, Molwärme *f*
分子热容 molekulare Wärmekapazität *f*
分子熔解 Molekularschmelzung *f*, molekulares Schmelzen *n*
分子散射 Molekularstreuung *f*
分子筛 Molekularsieb *n*, Molekülsieb *n*
分子筛层析法 Molekülsiebchromatographie *f*
分子筛产氧系统 Molekularsiebsauerstofferzeugungsszstem *n*
分子筛过滤 Molekularsiebfiltration *f*
分子筛色谱法 Molekülsiebchromatographie *f*
分子筛氧浓缩器 Molekularsiebsauerstoffeindickapparat *m*
分子筛氧气系统 Molekularsieberzeugungssystem *n*
分子设计 molecular design <engl.>
分子射线 Molekularstrahlen *m pl*
分子生物标志 molekularer Biomarker *m*
分子生物电子学 Molekularbioelektronik *f*
分子生物化学 Molekularbiochemie *f*
分子生物物理学 Molekularbiophysik *f*
分子生物学 Molekularbiologie *f*, molekulare Biologie *f*
分子生物学鉴定 Molekularbiologieprobe *f*
分子识别 Molekülanerkennung *f*
分子识别元件 Element zur molekularen Erkennung *n*
分子式 Molekularformel *f*
分子式索引 Formelindex *m*
分子事件 molekulare Veranstaltung *f*
分子数 Molekülion *n*
分子水平 Molekularniveau *n*
分子说 Molekularism *m*
分子死亡 Molekulartod *m*
分子速度分布 Verteilung der Molekulargeschwindigkeit *f*
分子损害 Molekularläsion *f*, Molekularschaden *m*
分子体积 Molekularvolumen *n*, Molekülvolumen *n*
分子团 Mizelle *f*, Micella *f*
分子脱节 Molekulardislokation *f*
分子拓扑 molekulare Topologie *f*
分子稳定性 Molekülstabilität *f*
分子间的 intermolekular, zwischenmolekular
分子吸附 Molekularadsorption *f*
分子吸附剂再循环系统 Molecular-Adsorbens-Rezirkulationsystem *n* (MARS)
分子吸收理论 Molekularabsorptiontheorie *f*
分子细胞学 Molekularzytologie *f*
分子细胞遗传学 Molekularzytogenetik *f*
分子下丛 Plexus submolecularis *m*
分子消光系数 molekulare Extinktionskoeffizient *m*
分子心理学 Molekülpsychologie *f*
分子信标 Molekularbake *f*
分子性状 Molekularität *f*
分子序列数据 Molekülsequenzdaten *pl*
分子序[数] molekulare Ordnungszahl *f*
分子旋光本领 Molekularrotationsvermögen *n*
分子压力计 Molekulardruckmesser *m*
分子药理学 Molekularpharmakologie *f*
分子药物流行病学 molekulare Pharmakoepidemiologie *f*
分子医学 Molekularmedizin *f*
分子遗传学 Molekulargenetik *f*
分子引力 Molekularanziehung *f*
分子印迹 Molekularengramm *n*
分子印迹生物传感器 molekularer geprägter Biosensor *m*
分子荧光光度法 molekulare Fluoreszenz *f*
分子营养学 molekulare Ernährungsforschung *f*
分子运动 Molekularbewegung *f*, molekuläre Bewegung *f*
分子运动方程式 molekularkinetische Gleichung *f*
分子运动假说 Hypothese der Molekularbewegung *f*
分子运动学说 Theorie der Molekularbewegung *f*
分子杂交 Molekularhybridisation *f*
分子杂交技术 Molekularhybridasationstechnik *f*
分子杂交探针 molekulare Hybridisationsprobe *f*
分子杂交仪 kreuzender Apparat *m*, HybridisationsbBrutapparat *m*
RNA 分子杂交印迹法 Northern Blot *m*
分子载体 Molekularträger *m*, molekulärer Träger *m*
分子展示 molekulares Display *n*
分子折射差率 Molekularrefraktivität *f*
分子折射度 Molekularrefraktion *f*
分子诊断 Moleculardiagnose *f*
分子振动 Molekularvibration *f*, molekuläre Schwingung *f*
分子蒸馏 Molekulardestillation *f*

分子支化 Molekularverzweigung *f*
分子质量 Molekularmasse *f*
分子重排 molekulare Neuordnung *f*, Molekularumstellung *f*, Molekülumlagerung *f*, Molekularrearrangement *n*
分子状态 Molekularzustand *m*
分子组成 Molekularkomposition *f*, molekuläre Zusammensetzung *f*
分子作用 Molekularwirkung *f*
分子作用球 Molekularaktionsradius *m*
分组 Gruppierung *f*, Stratifikation *f*
分组计算方差分析 ANOVA-Tabelle und Eta
分组交换网 gepacktes Vermittlungsnetz *n*
分组判别 Gruppe-Auflösung *f*
分组偏倚 Fehlklassifikationsbias *n*
分组平均 Mittelwert der Gruppe *m*
分组试剂 Gruppenreagenz *f*
分组算法 Gruppierungsalgorithmus *m*
分组误差 Gruppierungsfehler *m*
分组隐匿 Zuteilungsverdeckung *f*
分组资料 eingeordnete Unterlagen *f pl*, gruppierte Unterlagen *f pl*
分组资料 Gruppendaten *n pl*
芬布芬 Fenbufen *n*
芬芳 Wohlgeruch *m*, Aromastoff *m*
芬芳的 wohlduftend
芬氟拉明 Fenfluramin *n*(食欲抑制药)
芬氟拉明中毒(氟苯丙胺中毒) Fenfluramin-Vergiftung *f*
芬戈莫德 Fingolimod *n*
芬克尔斯泰因征 Finkelstein* Anzeichen *n*(握拳尺偏屈曲试验,桡骨茎突狭窄性腱鞘炎阳性体征之一)
芬克尔斯坦减乳糖哺法 Finkelstein* Fütterung *f*
芬克尔斯坦氏白蛋白乳 Finkelstein* Eiweißmilch *f*
芬克斯坦试验 FinkleStein* Experiment *n*
芬兰先天性肾病综合征 finnisches angeborenes nephrotisches Syndrom *n*, kongenitales nephrotisches Syndrom vom Finnischen Typ (od. familiäres nephrotisches Syndrom) *n*
芬硫磷 Penkpton *n*
芬麦特拉辛 Phenmetrazin *n*
芬那露 Chlormezanon *n*, Fenarol *n*
芬尼法 Finney* Methode *f*(幽门成形术)
芬尼氏手术 Finney* Operation (od. Pyloroplastik) *f*
芬尼幽门成形术 Finney* Operation *f*
芬-普二氏杆菌 Finkler*-Prior* Bazillus *m*
芬-普二氏螺菌 Finkler*-Prior* Spirillum *n*, Vibrio protetus *m*
芬森法 Finsen* Methode *f*(治寻常狼疮)
芬森氏[弧光]灯 Finsen* Lampe *f*
芬森浴 Finsen* Bad *n*, Bogenlichtbad *n*(弧光浴)
芬太尼 Fentanyl (um) *n*
芬托(妥)拉明 Phentolamin *n*
芬威克氏病 Fenwick* Krankheit *f*, idiopathische Magenatrophie *f*
芬香链丝菌 Streptothrix odorifera *f*
吩嗪 Phenazin *n*
吩噻嗪 Phenothiazin *n*
吩噻嗪猝死综合征 Phenothiazin plötzlicher Säuglingstod *m*
吩噻嗪类 Phenothiazine *n pl*
吩噻嗪类药物中毒 Phenothiazine Vergiftung *f*
酚 Phenol (um) *n*, Acidum carbolicum *n*, Acidum phen (o1) icum *n*
酚苄胺 Phenoxybenzamin *n*, Dibenzylin *n*
酚藏[花]红 Phenosafranin *n*
酚处理 Phenylierung *f*, Phenolisation *f*
酚的 phenolisch
酚碘酞钠 Phentetiothalein-Natrium *n*
酚甘油 Glycerinum carbolisatum *n*, Carbolglycerin *n*
酚红 Phenolrot *n*, Phenolsulfo (n) phthalein *n* (PSP)
酚红[排泌]试验 Phenolsulfo (n) phthalein-Probe *f* Phenolrotprobe, *f* (PSP-Probe)
酚红标准液 Phenolsulfo (n) phthalein-Standardlösung *f*
酚红排泌(泄)率 Phenolsulfo (n) phthalein-Ausscheidungsrate *f*
酚红排泄试验 Phenolrotausscheidungstest *m*
酚红试验 Phenolrottest *m*, Phenolsulfonphthaleintest *m*
酚红注射液 Phenolsulfo (n) phthalein-Injektionslösung *f*
酚磺酞 Phenolsulfo (n) phthalein *n* (PSP), Phenolrot *n*
酚磺酞试验 Phenolsulfo (n) phthalein-Probe *f*, PSP-Test *m*
酚类 Phenole *n pl*
酚类化合物污染 Phenolverschmutzung *f*, Verunreinigung durch Phenole *f*
酚-氯仿抽提法 Phenol-Chloroform-Extraktion *f*
酚酶 Phenolase *f*
酚醚 Phenoläther *m*
酚尿 Phenolurie *f*
酚羟基 Phenolhydroxyl *n*
酚醛 Phenolaldehyd *n*
酚醛树脂 Phenolharz *n*
酚醛树脂皮肤病 Phenol-Formaldehydharz Dermatose *f*
酚醛树脂食品卫生 Lebensmittelhygiene der Phenolharzen *f*
酚醛树脂塑化液 Phenolverharzungslösung *f*
酚醛塑料 Phenoplast *m*, Bakelit *n*
酚软膏 Karbolsalbe *f*
酚噻嗪类 Phenothiazine *n pl*
酚噻嗪类镇静药 Phenothiazineberuhigungsmittel *m pl*
酚式羟基 Phenolhydroxyl *n*
酚试剂 Phenolreagenz *f*
酚试剂法 Phenolreagenz-Methode *f*
酚四溴酞磺酸钠 Bromsulphalein *n*, Bromsulfalein *n*, (BSP) Natriumsulfobromophthalein *n*
酚酞 Phenolphthalein (um) *n*
酚酞试验 Phenolphthaleinprobe *f*
酚酞试纸 Phenolphthalein-Probierpapier *n*
酚酞指示剂 Phenolphthaleinindikator *m*
酚酮 Phenolketon *n*
酚妥拉明 Phentolamin (um) *n*, Regitin *n*
酚妥拉明试验 Phentolaminprobe *f*, Regitin-Test *m*
酚污染 phenolische Verschmutzung *f*
酚血[症] Phenolämie *f*
酚盐 Phenolat *n*
酚氧化酶 Phenoloxidase *f*
酚乙铵 Phenethium *n*, Bephenium *n*
酚樟脑 Phenolkampfer *m*
酚酯 Phenolester *m*
酚制碘溶液 Liquor Jodi phenolatus *m*, Boulton* Lösung *f*
酚中毒 Phenolvergiftung *f*

fén 焚鼢

焚化炉 Verbrennungsofen *n*
焚毁 Verbrennung *f*
焚木上生的 pyroxylophil
焚烧 Feuersbrunst *f*
焚烧法 Brennmethode *f*, Veraschung *f*
焚烧炉 Verbrennungsanlage *f*
焚尸灭迹 Kriminalität verschweigen durch Kadaververbrennung
鼢鼠 Myospalax *f*

fěn 粉

粉(风)化 Effloreszenz *f*
粉孢属 Oidium *n*
粉孢属状的 oidioid
粉孢子 Oidoien *f pl*, Oidiospore *f*
粉孢子梗 Oidiophore *f*

粉饼 Kompaktpuder *m*, Puderdose *f*
粉尘 Staub *m*
粉尘采样 Staubprobenahme *f*
粉尘采样器 Staubsampler *m*
粉尘测定仪 Luftüberwachungsanlage *f*
粉尘沉降室 Staubkammer *f*, Staubniederschlagskammer *f*
粉尘的空气动力直径 ärodynamischer gleichwertiger Diameter des Staubkorns *n*
粉尘的生物学效应 biologische Staubeffekte *m pl*
粉尘分级采样器 Staubeinstufungssampler *m*
粉尘分散度 Staubdispersität *f*
粉尘个体采样器 persönlicher Staubprobenehmer *m*
粉尘粒子荷电性 Staubkornladung *f*
粉尘螨 Dermatophagoides farinae *m*
粉尘浓度 Staubkonzentration *f*
粉尘皮炎 Staubdermatitis *f*
粉尘作业 Staubarbeit *f*, Arbeit in staubiger Umgebung *f*
粉刺 Komedo *m*, Mitesser *m*
粉刺拔出器 Komedoauswerfer *m*, Akneentferner *m*
粉刺型导管内癌 intraduktales Karzinom vom Komedotyp *n*
粉刺型导管原位癌 duktales Karzinom in situ vom Komedotyp *n*
粉刺性癌 Komedokarzinom *n*, Komedokrebs *m*
粉刺性痤疮 Aknekomedo *m*
粉刺性乳腺炎 Komedomastitis *f*
粉刺压出器 Komedoexpression *f*
粉刺样痣 Naevus comedonicus *m*
粉刺状乳腺癌 Comedocarcinom *n*
粉底霜 Fundationcream *f*
粉蝶霉素 apteridin A *n*
粉防已碱 Tetrandrin *n*
粉盒粉 Kompaktpuder *m*
粉红斑点 Pinkflecken *m pl*
粉红病 rosa Krankheit *f*
粉红单端孢内酯 Rosenlacton *n*
粉红颠倒凹用蜡 Rosa-Unterschnittwachs *m*, pink undercut wax <engl.>
粉红褐色 Devon *n*
粉红毛癣菌 Trichophyton Roseum *m*
粉红色 pfirsich, rosa
粉红色斑 lachsroter Patch *m*
粉红色的 blassrosa
粉红色泡沫状痰 rosaschäumiges Sputum *n*
粉红色人 der rosa Mann *m*
粉剂 Pulvern, Pulvis *m* (Pulv.)
粉粒体自动输机 automatishcer Mehlüberträger *m*
粉粒真空输送机 Luftleereüberträger *m*
粉瘤 Grützbeutel *m*, Atherom *n*, Atheroma *n*
粉瘤病 Atheromatosis *f*, Atheromatose *f*
粉瘤的 grützbeutelartig
粉瘤菌 Lycogalaepidentrum *m*
粉瘤菌属 Lycogala *f*
粉瘤囊肿 atheromatöse Zyste *f*
粉瘤性脓肿 atheromatöser Abszeß *m*
粉螨 Mehlmilbe *f*, Acarus siro *m*
粉螨科 Tyroglyphidae *pl*, Akaridae *pl*, Vorratsmilben *pl*
粉螨属 Tyroglyphus *m*
粉螨总科 Acaroidea *pl*
粉霉酸 Pulvillorinsäure *f*
粉末 Mehl *n*
粉末 X 射线衍射仪 Mehl X-Raydiffraktometer *m*
粉末法 Pulvermethode *f*
粉末分装板 Mehldividierer Packer-Flächen *f pl*
粉末分装器 Mehldividiererpacker *m*
粉末气雾剂 Pulveraerosol *n*
粉末显现法 Mehlentstehung *f*
粉末衍射法 Pulverdiffraktionsmethode *f*
粉扑 Puderquast *m*, Hauch *m*
粉茜草色 Krapplack *m*
粉青霉菌酸 pulvillorische Säure *f*
粉霜 Blüte *f*
粉碎 Zerbröckelung *f*, Pulverisierung *f*
粉碎凹陷骨折 zerbrochene depressive Fraktur *f*
粉碎的 zerstoßt
粉碎度 Feinheitsgrad *m*
粉碎机 Zerkleinerungsmaschine *f*, Schleifer *m*, Pulverizer *m*
粉碎染色体 pulverisiertes Chromosom *n*
粉碎性 zertrümmert, comminut (-us, -a, -um)
粉碎性骨折 Zertrümmerungsfraktur *f*, Trümmerfraktur *f*, Splitterbruch *m*
粉碎性颅骨骨折 Splitterfraktur des Schädels *f*
粉碎性鹰嘴骨折 Splitterfraktur des Olekranons *f*
粉状孢子 Aleuriospore *f*
粉状蚕丝 bestäubte Seide *f*
粉状的 pulverisiert
粉状二氧化硅 bestäubte Kieselerde *f*
粉状样品板 Pulvermusterplatte *f*

fèn 份奋粪愤

份 Teil *m*, Anteil *m*, Portion *f*
奋斗 Streben *n*
奋斗感 ergischer Affekt *m*
奋斗态度 ergische Attitüde *f*
奋力综合征 Effort-Syndrom *n*
奋乃静 Perphenazin (um) *n*
奋森氏杆菌 Vincent* Bazillus *m*, Bacteroides fusiformis *m*
奋森氏感染 Vincent* Infektion *f*
奋森氏口炎 Vincent* Stomatitis *f*
奋森氏螺菌 Vincent* Spirillum *n*
奋森氏螺旋体 Vincent* Spirochäte *f*
奋森氏咽峡炎 Vincent* Angina (od. Krankheit) *f*
奋森氏龈炎 Vincent* Gingivitis *f*
粪 Dünger *m*
粪便 Stuhl *m*, Fäzes *pl*, Kot *m*, Stercora *f*
粪便 ABO 型 ABO Gruppe in Fäkalienfleck *f*
粪便斑 Fäkalflecken *m pl*, Fäkalienfleck *m*
粪便斑检验 Untersuchung der Kotflecks *f*
粪便沉孵检查 Sedimentation und Ausbrütung des Stuhls *f*
粪便处理 Fäkalienbeseitigung *f*
粪便传播的 durch Stuhl übertragene
粪便的 fäkal, faecal (-is, -is, -e), sterkoral
粪便分析工作站 Werkstation für Kot-Analyse *f*
粪便管理 Fäkalkontrolle *f*, Überwachung der Fäkalbeseitigung *f*
粪便过滤器 Exkrementfilter *m*
粪便检查 Stuhluntersuchung *f*
粪便检视法 Skatoskopie *f*
粪便恐惧 Koprophobie *f*
粪便潜血 okkultes Blut im Stuhl *n*
粪便嵌顿(塞) Koteinklemmung *f*, Incarceratio stercoralis *f*
粪便嵌塞 Koteinklemmung *f*
粪便污染 Fäkalpollution *f*
粪便污染指示菌 fäkale Indikatorbakterie *f*
粪便污水 Fäkal (ien) abwasser *n*
粪便无害化[处理] Dekontaminierung der Fäkalien *f*
粪便无害化处理 Dekontamination der Fäkalien *f*
粪便无害化评价 Bewertung fäkaler Schuldlosigkeit *f*
粪便细胞象 Koprozytogramm *m*
粪便性呕吐 Koterbrechen *n*
粪便悬液 Kotsuspension *f*

粪便学 Skatologie *f*, Koprologie *f*
粪便隐血 Exkremente okkultes Blut *n*
粪便隐血试验 Kot-Okkultenbluttest *m*（FOBT）
粪便愈创木试验 Wurzelstock Guajakprobe *f*
粪卟啉 Koproporphyrin *n*, Stercoporphyrin *n*
粪卟啉检查 Koproporphyrinprobe *f*
粪卟啉尿 Koproporphyrinurie *f*
粪卟啉原 Koproporphyrinogen *n*
粪卟啉原岛（磷酸胞苷酰［基］鸟苷增密区）CpG（od. Cytidyl Phosphat Guanosin）Inseln *f pl*
粪卟啉原酶 Koproporphyrinogenase *f*
粪卟啉原氧化酶 corpproporphyrinoge Oxidase *f*（COPRO-O）
粪卟啉症 Koproporphyrie *f*
粪产碱杆菌 Bacterium faecale alcaligenes *n*, Bactillus faecalis alcaligenes *n*, Alcaligenes faecalis *m*
粪产碱杆菌亚型 Alcaligenes faecalis Typ Ⅱ *m*
粪池 Jauchegrube *f*, Abortgrube *f*
粪臭 fäkulenter Geruch *m*
粪臭基 Skatoxyl *n*
粪臭素 Skatol *n*
粪胆［色］素 Sterkobilin *n*
粪胆［色］素原 Sterkobilinogen *n*
粪胆［素］原 Sterkobilinogen *n*
粪胆汁 Galle in Stuhl *f*, bilifecia <engl.>
粪弹性蛋白酶 Kotelastase *f*, Kotproteinase *f*
粪道 Coprodaeum *n*, Koprodeum *n*
粪的 stuhler, fäkal
粪毒血症 Skatämie *f*
粪堆杆菌 Mycobacterium stercoris *n*, Mistbazillus *m*
粪肥 Mistdünger *m*, Jauche *f*
粪戈谢细胞 Pseudo-Gaucher* Zelle *f*
粪固（甾）醇 Koprostanol *n*, Koprosterin *n*
粪后胆色素原 Sterkobilinogen *n*
粪积性消化不良 Kotstauungsdyspepsie *f*
粪结 Faecaloma *n*, Stercoroma *n*, Skatom *n*, Koprom *n*
粪居的 koprophag, kotfressend
粪居植物 Koprophyte *f*
粪抗体 Koproantikörper *m*
粪坑 Abortgrube *f* Jauchegrube *f*
粪口传播 fäkal-orale Übertragung *f*
粪口途径 fäkal-orale Route *f*
粪口途径传播 fäkal-orale Verbreitung *f*
粪块 Kotballen *m*, Kotmasse *f*, Scybalum *n*
粪类圆线虫 Strongyloides stercoralis *m*, Zwergfadenwurm *m*
粪类圆线虫病 Strongyloidosis *f*, Strongyloidiasis *f*
粪链球菌 Streptococcus faecalis *m*
粪瘤 Skatom *n*
粪瘘 Kotfistel *f*, Fistula faecalis *f*, Fistula stercoralis *f*
粪镁 Kotmagnesium *n*
粪锰 Fäkalmangan *n*, Mangan im Kot *n*
粪内［寄］生物 Koprozoen *n pl*
粪内假变形杆菌 Proteus pseudovaleriei
粪尿混合贮藏处理 Behandlung der fäkalen Mischungsreserve *f*
粪脓肿 Kotabszeß *m*, Sterkoralabszeß *m*
粪球状嗜血支原体 fäkales sphärisches blutrünstiges Mykoplasma *n*
粪乳铁蛋白 Kotlaktoferrin *n*
粪渗透压 Kotsturgor *m*
粪生素 Koprogen *n*
粪失禁 Stuhlinkontinenz *f*
粪石 Kotstein *n*, Koprolith *m*, Fäkolith *m*, Sterkolith *m*
粪石性阑尾炎 sterkoralappendizitis *f*
粪素 Exkretin *n*
粪性肠梗阻 Sterkoralileus *m*, Fäkalileus *m*
粪样的 fäkulent, fäkal, faecal（-is, -is, -e）
粪溢 Koproplanesis *f*
粪原酵母 Saccharomyces coprogenus *m*
粪圆［线虫］科 Strongyloididae *pl*
粪圆［线虫］属 Strongyloides *m*
粪甾（固）醇 Koprosterin *n*
粪［甾］酮 Koprostanone *f*, Koprosteron *n*
粪甾烷 Koprostan *n*
粪甾烷醇 Koprostanol *n*
粪甾烷酮 Koprostanon *n*, Allocholestanon *n*
粪甾烯 Koprosten *n*
粪甾烯醇 Koprostenol *n*
粪甾烯酮 Koprostenon *n*
粪脂肪（脂质）Kotfett *n*
粪脂酸 Acidum excretolicum *n*
粪中毒症 Koprämie *f*
愤怒 Ärger *m*
愤怒背 ärgerlicher Rücken *m*, angeregtes Hautszdrom *n*
愤怒背综合征 ärgerlicher Rückenszdrom *n*
愤怒期 Ärgerphase *f*

FENG 丰风枫封砜疯峰葑锋蜂冯缝缝

fēng 丰风枫封砜疯峰葑锋蜂

丰度比［率］Häufigkeitsverhältnis *n*
丰富 mRNA reichliche mRNA *f*
丰富的 erfolgreich, umfanggreich
丰富动机 Füllemotivation *f*
丰富环境 bereicherte Umwelt *f*
丰富基因 redundantes Gen *n*
丰富培养基 reiches Medium *n*
丰加霉素 Toyocamycin *n*
丰塔纳氏间隙 Fontana* Kanal（od. Raum）, *m*, Spatiaanguli iridocornealis *f*
丰塔纳氏染色法 Fontana* Färbung *f*
丰塔纳氏条纹 Fontana* Bänderung *f*
丰余 DNA überflüssige DNA *f*
风车翼样手 Windmühlenflügelhand *m*
风传布 Anemochorie *f*
风传布的 anemochorisch
风挡 Windschutzscheibe *f* Windverschluß *m*
风动骨钻 Preßluftknochenbohrer *m*
风动锯（气动锯）pneumatische Säge *f*
风动开颅器 Preßluftkraniotom *n*
风动颅骨钻 Preßlufttrepan *n*
风动手术器械 Preßluftinstrumente *n pl*
风动涡轮牙钻 Preßluftturbinendentalmaschine *f*
风动胸骨锯 Wingbewegung Sternumsäge *f*
风动牙钻机 Preßluftdentalmaschine *f*
风干 Lufttrocknung *f*
风寒指数 frostiger Windindex *m*
风化 Effloreszenz *f*, Verwitterung *f*
风恐惧 Anemophobie *f*
风冷 frostiger Wind *m*
风冷指数 frostiger Windindex *m*
风冷作用 frostiger Wind *m*
风淋室 Luftdusche *f*
风毛菊碱 Saussurin *n*
风玫瑰图 Windrose *f*
风媒 Anemophilie *f*
风媒孢子 Anemospore *f*
风媒的 anemophil
风媒花 Windblüten *f pl*, anemogame Pflanzen *f pl*
风气 Ethos *n*

风湿[性]病变 rheumatische Veränderung(od. Läsion)*f*
风湿[性]小结 Rheumaknötchen *n pl*, rheumatische Knötchen *n pl*, Aschoff* Knötchen *n pl*
风湿[性]腰痛 rheumatisches Lumbago *n*
风湿病 Rheumatismus *m*, Rheuman, Rheumatose *f*
风湿病的 rheumatisch
风湿病患者 Rheumatiker *m*
风湿病会诊系统 AI(od. RHEUM) Consultantsystem *n*
风湿病链球菌 Streptococcus rheumaticus *m*
风湿病双球菌 Diplococcus rheumaticus *m*
风湿病性周围神经损害综合征 Syndrom der rheumatischen peripheren Neuropathie *n*
风湿病学 Rheumatologie *f*
风湿病学家 Rheumaologe *m*
风湿病样的 rheumatoid
风湿病样关节滑膜炎 Rheuma-Art Synovitis *f*
风湿病饮食 Rheumatikerdiät *f*
风湿关节炎 rheumatische Arthritis *f*
风湿活动 aktiver Rheumatismus *m*
风湿热 rheumatisches Fieber *n*
风湿热活动期 aktives Stadium des rheumatischen Fiebers *n*
风湿素质 Diathesis rheumatica *f*, rheumatische Diathese *f*
风湿痛 Rheumatalgie *f*
风湿细胞 Aschoff* Zelle *f*
风湿小结 Aschoff* Knötchen *n pl*, rheumatisches Knötchell *n pt*, RheumaknÖtchen *n pl*
风湿小体 rheumatischer Körper *m*
风湿心外膜炎 rheumatische Epicarditis *f*
风湿型伤寒 Arthrotyphus *m*
风湿性瓣膜病 rheumatische Ventilkrankheit *f*
风湿性边缘性红斑 Erythem Marginatum Rheumatismus *m*
风湿性的 rheumatisch, rheumatic(-us, -a, -um)
风湿性动脉炎 Arteriitis rheumatica *f*
风湿性多发性肌病 rheumatische Multi-myopathie *f*
风湿性多肌痛 Polymyalgia rheumatica *f*
风湿性二尖瓣关闭不全 rheumatische Mitralinsuffizienz *f*
风湿性肺炎 rheumatische Pneumonie *f*
风湿性睾丸炎 Orchitis rheumatica *f*
风湿性骨骨膜炎 rheumatische Osteoperiostitis *f*, Poulet* Krankheit *f*
风湿性骨膜炎 rheumatische Periostitis *f*
风湿性关节滑膜炎 rheumatische Arthrosynovitis *f*
风湿性关节炎 Arthritis rheumatica *f*
风湿性关节炎相关性心包炎 Perikarditis mit rheumatoider Arthritis *f*
风湿性冠状动脉炎 rheumatische Koronaritis *f*
风湿性红斑 Erythemrheumatismus *m*
风湿性滑膜炎 rheumatische Synovitis *f*, Synovitis rheumatica *f*
风湿性环形红斑 Erythema anulare rheumaticum *n*, Lehndorff*-Leiner* Erythem *n*
风湿性肌萎缩 rheumatische Muskelatrophie *f*
风湿性肌纤维织炎 rheumatische muskulöse Fibrositis *f*
风湿性疾病 rheumatische Krankheit *f*
风湿性脊柱侧凸 rheumatische Skoliose *f*
风湿性间质性肾炎 rheumatische interstitielle Nephritis *f*, Lancereaux* Nephritis *f*
风湿性结节 rheumatisches Kernstück *n*
风湿性精神病 rheumatische Psychose *f*
风湿性脉管炎 rheumatische Vaskulitis *f*
风湿性囊肿 rheumatische Zyste *f*
风湿性脑炎 Encephalitis rheumatica *f*
风湿性皮下结节 rheumatisches subkutanes Knötchen *n*
风湿性全心炎 rheumatische Pankarditis *f*
风湿性肉芽肿 rheumatisches Granulom *n*, Granuloma rheumaticum *n*
风湿性腮腺炎 rheumatische Parotitis *f*
风湿性神经炎 rheumatische Neuritis *f*, Neuritis rheumatica *f*
风湿性水肿 rheumatisches Odem *n*
风湿性疼痛综合征 rheumatisches Schmerzsyndrom *n*
风湿性痛风 rheumatische Gicht *f*
风湿性舞蹈病 Chorea rheumatica *f*
风湿性斜颈 Rheumatoidtorticollis *m*
风湿性心瓣膜病 rheumatische Herzklappenfehler *m pl*
风湿性心包炎 rheumatische Perikarditis *f*, Pericarditis rheumatica *f*
风湿性心肌炎 rheumatische Myokarditis *f*
风湿性心内膜炎 Endocarditis rheumatica *f*
风湿性心脏[瓣膜]病 rheumatische Herzklappenerkrankung *f*
风湿性心脏病 rheumatische Herzkrankheit *f*
风湿性心脏炎 rheumatische Karditis *f*
风湿性血管炎 rheumatische Vaskulitis *f*, rheumatische Angiitis *f*, rheumatische Gefäßentzündung *f*
风湿性牙痛 Rheumodontalgie *f*
风湿性咽峡炎 Angina rheumatica *f*
风湿性眼炎 Rheumophthalmie *f*, rheumatische Ophthalmie *f*
风湿性腰痛 rheumatische Lumbago *f*
风湿性硬化 rheumatische Sklerose *f*
风湿性主动脉瓣狭窄 rheumatische Aortenstenose *f*
风湿性主动脉炎 Aortitis rheumatica *f*, rheumatische Aortitis *f*
风湿性紫癜 Purpura rheumatica *f*, Peliosis rheumatica *f*, Henoch*-Schoenlein* Purpura *f*
风湿样尘肺综合征 Caplan*(-Colinet*) Syndrom *n*, Silikoarthritis *f*, Silikoarthrose *f*
风湿样的 rheumatoid
风湿疹 Rheumatid *n*
风湿症 Rheumatismus *m*
风蚀作用 Winderosion *f*
风俗 Brauch *m*
风俗习惯 Gewohnheit *f*
风俗学 Ethologie *f*
风速 Windgeschwindigkeit *f*
风速计 Anemometer *n*, Anemograph *m*, Windmesser *m*
风速仪 Anemometer *n*
风团 Quaddel *f*, Dollbord *n*
风险 Risiko *n*, Gefahr *n*
风险比 Risikoquotient *m*
风险管理 Risikomanagement *n*
风险决策 riskante Dezision *f*
风险率 Gefährdungsrate *f*
风险评定 Gefährdungsbeurteilung *f*
风险青少年 gefährdeter Jugendlicher *m*
风险水平 Risikoniveau *n*
风险胎儿 gefährdeter Fötus *m*
风险调整 Risikoadjustierung *f*
风险-益处比 Nutzen-Risiko-Verhältnis *n*
风向 Windrichtung *f*
风向标 Wetterfahne *f*, Wetterhahn *m*
风向频率 Windrichtungsfrequenz *f*
风向频率图 Windrose *f*
风压 Winddruck *m*
风油精 Essentialbalsam *m*
风障 Windschutz *m*
风疹 Rubeolae *f pl*, Rubellae *f pl*, Röteln *pl*
风疹病毒 Rötelnvirus *n*
风疹病毒活疫苗(风疹活疫苗,风疹活病毒疫苗) Röteln-Virus-Lebendimpfstoff *m*
风疹病毒属 Röteln-Virus *n*
风疹病毒致疾病 Röteln-Virus verursachte Krankheit *f*

风疹多次传代病毒疫苗 Röteln mehrmals passagierter Virus-Impfstoff *m*
风疹和腮腺炎病毒活疫苗 lebende Rubella-und Mumps-Virusvakzine *f*, lebender Rubella-und Mumps-Virusimpfstoff *m*
风疹后综合征 Röteln-Syndrom *n*, Postrubella-Syndrom *n*
风疹活病毒疫苗(风疹活疫苗,风疹病毒活疫苗) Rubella lebender Virus-Impfstoff *m*
风疹接种 Röteln-Impfung *f*
风疹块(风团) Quaddel *f*, Urtica *f*, Quaddeln *pl*
风疹-流行性腮腺炎病毒活疫苗 Röteln-Mumps-Virus-Lebendimpfstoff *m*
风疹-麻疹-腮腺炎疫苗 Röteln-Masern-Mumps-Impfstoff *m*
风疹免疫法 Rötelnimpfung *f*
风疹视网膜炎 Röteln-Retinitis *f*
风疹性白内障 Röteln-Katarakt *m*
风疹性关节炎 Röteln-Arthritis *f*
风疹性关节炎性退化骨 Röteln Arthritis degenerativer Knochen *m*
风疹性脑脊髓炎 Röteln-Enzephalomyelitis *f*
风疹性脑膜脑炎 Röteln-Meningoenzephalitis *f*
风疹性脑炎 Rötelnenzephalitis *f*
风疹性胚胎畸形 Röteln fetale Missbildung *f*
风疹性胚胎畸形综合征 Röteln sexuelles Embryos Fehlbildungssyndrom *n*
风疹性视网膜炎 Röteln-Retinitis *f*
风疹性心肌炎 Röteln-Myokarditis *f*
风疹疫苗 Röteln-Impfstoff *m*
风疹疫苗样病毒 Röteln-Impfstoff-ähnlicher-Virus *m*
风疹预防 Rötelnprävention *f*
风疹症候群 Rötelnsydrom *n*
枫 Ahorn *m*
枫糖浆病 Ahornsirupkrankheit *f*
枫糖浆尿病 Ahornsirupkrankheit *f*, Menkes* Syndrom *n*
枫糖尿症 Ahornsirupkrankheit *f*(MSUD), verzweigtkettige Ketoacidurie *f*
枫香属 Liquidambar *f*
枫香树 Liquidambar taiwaniana *f*
枫香树香脂 Liquidambarharz *n*
枫杨 Pterocarya stenoptera *f*
封包 Verschluss *m*
封包试验 Verschlusstest *m*
封包性斑贴试验 abgedeckter Patch-Test *m*
封包性聚乙烯手套 okklusiver Polyäthylenhandschuh *m*
封包性粟粒疹 Verschlussmiliaria *f*
封闭 Block *m*, Blockierung *f*, Blockade *f*
封闭[性]抗体 blockierender Antikörper *m*, Blockantikörper *m*
封闭[性]抗原 blockierendes Antigen *n*, Blockantigen *n*
封闭层 Siegelschicht *f*, geschlossene Schicht *f*
封闭的 geschlossen
封闭队列 geschlossene Kohorte *f*
封闭负压引流 geschlossene Unterdruckdrainage *f*, geschlossene Vakuumdrainage *f*
封闭复合物 blockierender Komplex *m*
封闭环状 DNA geschlossene Kreisfigur DNA *f*
封闭或半封闭生活环境 geschlossene oder halbgeschlossene Umgebung *f*
封闭搅拌器 geschlossene Rührvorrichtung *f*
封闭结构 geschlossene Struktur *f*
封闭抗体 blockierender Antikörper *m*
封闭疗法 Blockadentherapie *f*, Blockierungstherapie *f*
封闭群 geschlossene Kolonie *f*
封闭群动物 geschlossene Kolonie *f*
封闭人格 einschließte Personalität *f*
封闭式问题 geschlossene Frage *f*
封闭试验 blockierender Test *m*
封闭术 Blockierungstechnik *f*, Blocktechnik *f*
封闭索 geschlossener Strang *m*, sealing strand <engl.>
封闭细胞 blockierte Zelle *f*
封闭消化法 einengende Digestion *f*
封闭型人口 geschlosse Population *f*
封闭性包裹 okklusiver Wrap *m*
封闭性敷裹 okklusives Verbandanlegen *n*
封闭性环 geschlossene Schleife *f*
封闭性抗体 blockierender Antikörper *m*, Blockantikörper *m*
封闭性湿敷 geschlossenes nasses Verbandanlegen *n*
封闭性试验 blockierender Test *m*
封闭循环式麻醉机 Narkoseapparat mit geschlossenem Kreissystem *m*
封闭衣 hermetisch abgeschlossenes Kleid *n*
封闭因子 blockierender Faktor *m*
H1, H2 封闭因子 H1, H2 Absperrorgane *m pl*
封闭针 blockierende Nadel *f*
封顶效应 Deckeneffekt *m*
封堵器 Amplatzer *m*
封端蛋白 Abdeckungsprotein *f*
封固剂 Befestigungsmedium *n*
封口 Versiegeln *n*
封口机 Würgezange *f*
封帽 Verschlußdeckel *m*, Verschlußkappe *f*
封泥 Kitt *m*
封片 Eindecken *n*, Einschließen *n*
封锁 Blockade *f*, Absperrung *f*
封套抗原 Envelope-Antigen *n*
封装(包裹) Verkapselung *f*
封阻 Blockade *f*, Blockierung *f*
封阻抗体 blokierender Gegenkörper *m*, erhöhender Gegenkörper *m*
砜 Sulfon *n*
砜类 Sulfone *n pl*
砜类中毒 Sulfonevergiftung *f*
疯病院精神学 Asylpsychiatrie *f*
疯草 loco weed <engl.>
疯癫 Tollheit *f*, Wahnsinn *m*
疯癫的 toll, wahnsinnig
疯狗 toller Hund *m*
疯话 Raserei *f*
疯狂 Tollheit *f*, Wut *f*, Mania *f*, Manie *f*
疯狂病 Borna-Krankheit *f*
疯狂的 maniakalisch, maniac(-us, -a, -um)
疯狂恐怖 Maniaphobie *f*, Lyssophobie *f*
疯狂似的 wahnsinnig
疯牛病(牛海绵状脑病) Rinderwahn *m*, Bovine Spongiforme Encephalopathie *f*(BSE)(表现有进行性行走困难,迷路,全身肌肉颤抖与动作不协调,由一种称为普里安(prion)的蛋白质性的传染颗粒所感染引起,多由摄入被病畜内脏污染的饲料而传播。人的相对应疾病为克雅病(Creutzfeldt-Jakob disease),羊的相对应疾病为羊瘙痒症(scrape))
疯人院 Irrenhaus *n*, Irrenanstalt *f*, Tollhaus *n*
疯子 Irrer *m*, Wahnsinniger *m*
峰 Zacke *f*, Gipfel *m*, Spitze *f* Scheitel *m*
峰底峰宽 Peakbreite bei Peak Base *f*
峰电流 Scheitelstrom *m*, Spitzenstrom *m*
峰电位 Scheitelspannung *f*, Spitzenpotential *n*
峰电位间隔 Interspikenintervall *n*, Intervall zwischen Spitzenpotentialen *n*
峰度 Kurtosis *f*
峰度检验 Prüfung für Kurtosis *f*, Kurtosisprobe *f*
峰度系数 Kurtosiskoeffizient *m*

峰端削波失真 Peak-Clipping-Distorsion *f*
峰谷效应 Spitzen-und-Trog Effekt *m*
峰面积 Spitzenfläche *f*
峰浓度 maximum-Konzentration *f*
峰时间 Hauptbelastungszeit *f*
峰胃酸排泌量 Peak-Magensäure-Ausscheidung *f*(PAO)
峰效应 Peak-Effekt *m*
峰形 Zacke *f*, Spike *f*, Spitze *f*
峰压 Spitzendruck *m*
峰移位 Spitzenverschiebung *f*
峰值 Scheitelwert *m*, Spitzenwert *m*
峰值流量 Hochwasserspitze *f*
峰值吸收法 Peakabsorptionmethode *f*
峰值造影强度 Peak-Kontrastintensität *f*
葑醇 Fenchel *m*
葑酮 Fenchone *f*
锋刀 scharfes Messer *n*
锋面 Frontalfläche *f*, Front *f*
锋刃恐惧 Aichmophobie *f*
锋针 scharfe Nadel *f*
蜂巢 Bienenstock *m*, Wabe *f*
蜂巢蜡胶 Bienenharz *n*
蜂斗 Fukinon *n*
蜂斗菜酮 Fukinon *n*
蜂斗菜烷 Fukinan *n*
蜂毒 Bienengift *n*, Apisin *n*
蜂毒激肽 Polisteskinin *n*
蜂毒疗法 Melissotherapie *f*, Bienengifttherapie *f*
蜂毒明肽 Apamin *n*
蜂毒素 Apitoxin *n*, Melittin *n*, Bienengift *n*
蜂毒肽 Melittin *n*
蜂毒液中毒 Bienengiftvergiftung *f*, Apisinvergiftung *f*
蜂房 Kamm *m*
蜂房哈夫尼亚菌 Hafnia alvei *f*
蜂房型准直器(仪) Bienenwabenkollimator *m*
蜂房样的 bienenwabeartig
蜂后综合征 Bienenköniginsyndrom *n*
蜂花素 Myricin *n*
蜂花酸 Acidum melissicum *n*
蜂皇精(浆) Gelee royale *n*, Königinnenfuttersaft *m*, Wei-selfuttersaft *m*
蜂蜡 Cera *f*, Bienenwachs *n*
蜂蜡醇 Myricylalkohol *m*
蜂蜜 Honig *m*
蜂蜜中毒 Honigvergiftung *f*
蜂鸣器 Summpfeile *f*
蜂乳 Gelee royale *n*
蜂王浆 Königinnenfuttersaft *m*, Weiseliuttersaft *m*, Gelee royale *n*
蜂窝 Bienenwabe *f*, Honigscheide *f*
蜂窝[组]织炎 Phlegmome *f*, Cellulitis *f*
蜂窝肺 Wabenlunge *f*, Schwammlunge *f*
蜂窝哈夫尼亚菌 Hafnia alvei *f*
蜂窝菌属 Hexagonia *f*
蜂窝胃 Netzmagen *m*
蜂窝小孢子菌属 Glenosporella *f*
蜂窝型 Bienenwabetype *f*
蜂窝织炎 Phlegmone *f*, Cellulitis *f*
蜂窝织炎性的 phlegmonös, phlegmonos (-us, -a, -um)
蜂窝织炎性汗腺炎 phlegmonöse Hidrosadenitis *f*, Hidrosadenitis phlegmonosa *f*
蜂窝织炎性喉炎 Laryngitis phlegmonosa *f*, Kehlkopfphlegmone *f*
蜂窝织炎性睑炎 Blepharitis phlegmonosa *f*
蜂窝织炎性溃疡 phlegmonöses Geschwür *n*
蜂窝织炎性阑尾炎 Appendicitis phlegmonosa *f*
蜂窝织炎性泪囊炎 Dakryocystitis phlegmonosa *f*
蜂窝织炎性脓肿 Abscessus phlegmohosus *m*, phlegmonöser Abszeß *m*
蜂窝织炎性胃炎 Gastritis phlegmonosa *f*
蜂窝织炎性腺炎 Adenophlegmone *f*
蜂窝织增生 Hyperplasie des lockeren Bindegewebes *f*
蜂窝状 Foveolate *f*
蜂窝状的 wabenförmig, wabenartig
蜂窝状的小泡的 alveolar
蜂窝状脉络膜萎缩 honigwabenartige Chorioidalatrophie *f*
蜂窝状肉瘤 Sarcoma alveolare *n*
蜂窝状萎缩 Bienenwabeatrophie *f*
蜂窝状小窝 Alveole *f*
蜂窝组织 lockeres Bindegewebe *n*
蜂蝇属 Mistbiene *f*
蜂蜇(螫) Bienenstich *m*
蜂[蜇]毒 Apisin *n*
蜂蜇恐怖 Melissophobie *f*
蜂蜇伤 Bienenstichverletzung *f*
蜂蜇症 Hymenopterismus *m*, Asipination *f*
蜂蛰伤 Bienenstich *m*

féng 冯缝

冯·埃科诺莫脑炎(昏睡性脑炎) von Economo* Enzephalitis, lethargische Enzephalitis *f*
冯·罗森夹板(半软性髋矫形器) von Rosen* Schiene *f*
冯·维勒布兰德(von Willebrand)因子 von Willebrand* Faktor *m*
冯阿尔多尔氏试验 von Aldor* Probe *f*
冯-查二氏法 von Fürth*-Charnass* Methode *f*
冯弗里施试验 von Frisch* Probe *f*
冯格雷费征 Von Graefe* Zeichen *n*(甲状腺功能亢进的眼部症状)
冯赫姆霍兹角膜曲率计 von Helmholtz* Keratometer *n*
冯科萨氏法 von Kossa* Methode *f*
冯科萨氏染剂 von Kossa* Färbungsmittel *n*
冯-林二氏病 von Hippel*-Lindau* Krankheit *f*
冯罗森征 Von Graefe* Zeichen *n*(股骨头骺骨化前检查髋关节脱位的手段)
冯马施克氏试验 von Maschke* Probe *f*
冯-门二氏试验 von Zeynek*-Mencki* Probe *f*
冯帕尔氏试验 von Pall* Probe *f*
冯披尔奎氏反应 von Pirquet* Reaktion *f*
冯奇尔克症 von Gierke*-Krankheit *f*
冯氏伊蚊 Aedes fengi *m*
冯斯托卡特氏现象 von Stockert* Phänomen *n*
冯特错觉 Wundt* Illusion *f*
冯特声摆 Wundt* Soundpendel *n*
冯韦伯氏三角 von Weber* Dreieck *n*
冯维勒布兰德病(遗传性假血友病) von Willebrand* Krankheit *f*, erbliche Pseudohämophilie *f*
冯维勒布兰德氏病(血管性血友病) von Willebrand*-Jürgens*-Syndrom *n*, Angiohämophilie *f*
冯雅克什氏贫血 von Jaksch* Anämie *f*, Anaemia pseudoperniciosa *f*
缝合 Naht *f*
缝合术 Naht *f*, Nahtmethode *f*
阿波利托氏连续缝合术 Appolito* Naht *f*
阿尔伯特氏肠缝合术 Albert* Naht *f*
埃梅特氏缝合术 Emmet* Naht *f*
巴累氏缝合术 Pare* Naht *f*
贝尔氏缝合术 Bell* Naht *f*
波替氏肠缝合术 Petit* Naht *f*
博斯曼氏缝合术 Bozeman* Naht *f*

策尔尼氏缝合术 Czerny* Naht *f*
策-郎二氏缝合术 Czerny*-Lembert* Naht *f*
曾格尔氏缝合术 Saenger* Naht *f*
杜普伊特伦氏缝合术 Dupuytren* Naht *f*
杜韦日埃氏缝合术 Duvergier* Naht *f*
盖-阿二氏缝合术 Galliard*-Arlt* Naht *f*
古尔德氏褥式缝合术 Gould* Naht *f*
古森包厄氏缝合术 Gussenbauer* Naht *f*
哈里斯氏缝合术 Harris* Naht *f*
霍尔斯特德氏缝合术 Halstedt* Naht *f*
康奈尔氏肠缝合术 Connell* Naht *f*
库兴氏缝合术 Cushing* Naht *f*
腊姆多尔氏缝合术 Ramdohr* Naht *f*
莱德朗氏缝合术 Ledran* Naht *f*
郎贝尔氏缝合术 Lembert* Naht *f*
勒当屠氏缝合术 Le Dentu* Naht *f*
勒福尔氏缝合术 Le Fort* Naht *f*
里加尔氏缝合术 Rigal* Naht *f*
里提施氏缝合术 Ritisch* Naht *f*
里希特氏缝合术 Richter* Naht *f*
利特雷氏缝合术 Littre* Naht *f*
吕弗勒氏缝合术 Löffer* Naht *f*
曼塞尔氏肠系膜缘缝合术 Maunsell* Naht *f*
帕尔芬氏肠管缝合术 Palfyn* Naht *f*
潘科斯特氏缝合术 Pancoast* Naht *f*
惹利氏缝合术 Gely* Naht *f*
若贝尔氏缝合术 Jobert* Naht *f*
泰勒氏缝合术 Taylor* Naht *f*
魏斯勒氏缝合术 Wysler* Naht *f*
西蒙氏缝合术 Simon* Naht *f*, dreieckige Naht *f*
缝合材料 Nahtmaterial *n*, Nähmaterial *n*
缝合拆开 Nahtdiastase *f*
缝合钢丝切割钳 Drahtschneider *m*
缝合技术 Nahttechnik *f*
缝合夹 Wundklammer *f*
缝合伤口 Wundnaht *f*
缝合丝线 Nähseide *f*
缝合线 Nahtfaden *m*, Nahfäden *m*
缝合线消毒缸 Sterilisationstopf für Nähfaden *m*
缝合针 chirurgische Nadel *f*
缝匠肌 Musculus sartorius *m*
缝匠肌肌皮瓣 schneidermyokutaner Flap *m*
缝匠肌腱下囊 Bursae subtendineae musculi sartorii *f pl*
缝匠肌前移术 Sartorius vorne Chirurgie *f*
缝皮钉 Hautheftklammer *f*
缝线 Nähfaden *m*, Nahtmaterial *n*
缝线导子 Fadenführer *m*
缝线法重睑成形术 Nahtblepharoplastik *f*
缝线法重睑术 Naht für supranasale Konstruktionfalte *f*
缝线剪 Fadenschere *f*
缝线脓肿 Fadenabszeß *m*
缝线牵引夹 Drahtführer *m*
缝线肉芽肿 Fadengranulom *n*
缝线轴 Fadenspule *f*
缝针 chirurgische Nadel *f*, Acus sutoria *f*
缝状 Fissuriform *f*

fèng 缝

缝 (Knochen-) Naht *f*, Sutura *f*, Raphe *f*, Fuge *f*
缝[际] Rhaphe *f*
缝[间]骨 Schaltknochen *n pl*, Nahtknochen *n pl*, Ossa suturarum *n pl*
缝管隙连接 Nexus *m*, gap junction <engl.>
缝核 Leistekerne *f*, Leistekukleus *f*
缝际核 Kern der Rhaphe *m*
缝间膜 Intersuturalmembran *f*, Membrana intersuturalis *f*
缝裂的 rissig
缝裂孔口 Rima *m*
缝裂形 Hysteriform *f*, Hysterine *f*
缝隙超显微镜 Schlitzultramikroskop *n*
缝隙连接 Nexus *m*, gap junction <engl.>
缝隙连接通道 Gap Junction Kanal *m*
缝隙联结(连接) Gapjunktion *f*

FO 佛

fó 佛

佛-阿二氏综合征 Forbes*-Albright* Syndrom *n*
佛石松碱 Fawcettin *n*
佛氏征 Chvostek*-Zeichen *n*
佛手酚 Bergaptol *n*
佛手柑 Citrus medica *m*, Bergamotte *f*
佛手内酯 Bergapten *n*
佛手素 Bergaptin *n*
佛提素(黄栌色素) Fustin *n*
佛焰苞 Spatha *f*
佛焰花序 Spadix *n*

FOU 否

fǒu 否

否定 Verneinung *f*, Negation *f*
否定冲突 negativer Konflikt *m*
否定父权的累进机会 kumulative Chance von Vaterschaftausschluss *f*
否决细胞(抑制性细胞) Vetoyelle *f*
否认 Repudiation *f*, Ablehnung *f*
否认期 Verweigerungszeitraum *m*
否认妄想 Verneinungswahn *m*, Negationsdelirium *n*

FU 夫呋肤麸跗孵敷弗伏扶佛孚拂服茯氟俘浮符匐幅辐福抚斧俯辅腐父负妇附复副赋傅富腹缚蝮覆

fū 夫呋肤麸跗孵敷

夫妇的(婚姻的) ehelich
夫精人工授精 artifizielle Insemination von Ehemann *f*
夫拉平度 Alvocidib *n*
夫拉扎勃(去脂舒) Furazabol *m* (降血脂药)
夫琅禾费衍射 Fraunhofer* Diffraktion *f*
夫雷非班 Fradafiban *n*
夫妻的权势关系 Macht und Einfluss von Ehemann und Ehefrau
夫妻关系 Ehemann-Ehefrau-Beziehung *f*
夫妻关系的协调 Beziehungskoordination zwischen Mann und Frau *f*
夫妻互酬 gegenseitige Belohnung zwischen Ehemann und Ehefrau *f*
夫妻互动 Interaktion zwischen Ehemann und Ehefrau *f*
夫妻交往 Kommunikation zwischen Ehemann und Ehefrau *f*
夫妻交往艺术 Kunst der Kommunikation zwischen Ehemann und Ehefrau *f*
夫妻交往障碍 Kommunikationsstörung in Ehemann und Ehefrau *f*
夫妻角色期待 Erwartung der Rollen von Ehemann und Ehefrau *f*
夫妻亲密感 Intimität zwischen Ehemann und Ehefrau *f*
夫妻情爱的感受性 Liebessensitivität zwischen Ehemann und Ehefrau *f*

夫妻情爱的品质 Liebesqualität zwischen Ehemann und Ehefrau *f*
夫妻情爱的效能 Effizienz von Liebe zwischen Ehemann und Ehefrau *f*
夫妻情绪 Emotion von Ehemann und Ehefrau *f*
夫妻态度 Einstellung zueinander von Ehemann und Ehefrau *f*
夫妻态度转变 Änderung der Einstellung zwischen Ehemann und Ehefrau *f*
夫妻相像 Homogamie *f*(同配生殖,同型交配)
夫妻心理相容 geistige Kompatibilität zwischen Ehemann und Ehefrau *f*
夫妻幸福度 Grad des Glücklichseins zwischen Ehemann und Ehefrau *m*
夫妻治疗 Paartherapie *f*
呋苄青霉素 FuIrbenicillin *n*
呋哺二烯 Furanodien *n*
呋布西林 Furosemide *n*
呋氟尿嘧啶 Ftorafur *n*, FT-207
呋喃 Furan *n*
[呋喃型]阿[拉伯糖]腺[嘌呤核]苷 Arabinofuranosyladenin *n*
呋喃半乳糖 Galaktofuranose *f*
呋喃苯胺酸(呋噻米,速尿) Furosemid *n*(利尿药)
呋喃丙胺 Furapromidum *n*
呋喃丙烯醛 Furylacrolein *n*
呋喃丙烯酸 Furanakrylsäure *f*
呋喃呾啶 Furadantin *n*, Nitrofurantoin *n*
呋喃丹 Karbofuran *m*
呋喃二烯酮 Furanodienon *n*
呋喃果糖 Fruktofuranose *f*
呋喃果糖苷(甙) Fruktofuranosid *n*
呋喃核糖 Ribofuranose *f*
呋喃环 Furanring *m*
呋喃甲醇 Furancarbinol *n*
呋喃甲醛 Furfural *n*, Furfuraldehyd *m*
呋喃甲酸 Furoicsäure *f*
呋喃喹啉 Furochinolin *n*
呋喃葡糖 Glukofuranose *f*
呋喃葡烯糖5半乳糖苷 Lactal *n*
呋喃色酮 Furanochromon *n*, Furochromon *n*
α-呋喃羧酸 α-Furankarbonsäure *f*
呋喃糖 Furanose *f*
呋喃糖苷 Furanosid *n*
呋喃酮糖 Ketofuranose *f*
呋喃妥因(英) Nitrofurantoin(um) *n*, Furadantin *n*
呋喃西林 Nitrofurazon *n*, Furacin *n*, Furacillin *n*
呋喃西林溶液 Furacillinlösung *f*
呋喃[型]葡萄糖 Glucofuranose *f*
呋喃唑酮 Furazolidon(um) *n*
呋脲青霉素 Furbenicillin *n*
呋塞米(速尿) Furosemid *n*
呋肟头孢菌素 Cefuroxim *n*
呋烯苄青霉素 Propampicillin *n*
呋咱 Furazan *n*
呋咱并(b)吡啶 Furazano(b)pyridin *n*
呋咱并哒嗪 Furazano(b)pyridazin *n*
呋咱甲氢龙 Furazabol *n*, Furazanon *n*
肤 Haut *f*
肤觉 haptische Wahrnehmung *f*, Hautsensation *f*
肤觉学 Berührung *f*
肤浅的 superfiziell, superfizial(-is, -is, -e), oberflächlich
肤轻松 Fluocinoloni acetonidum *n*
肤蛆病 Myiasis cutis *f*, Hautmadenfraß *m*
肤色 Hautfarbe *f*, Hautkolorit *n*
[肤色]白晰的 hell
肤色的 hautfarbig
肤温 Hauttemperatur *f*
肤纹学 Dermatoglyphik *f*
肤蝇[类] Biesfliege *f*
肤蝇属 Genus Dermatobie *f*
麸 Kleie *f*
麸[谷]氨酸 Glutaminsßure *f*
麸的 kleiig
麸皮食品 Allkleieessen *n*
麸皮状的 kleienartig
麸曲 fermentative Kleie *f*, fermentierte Kleie *f*, Gärmittel aus Kleie *n*
麸朊(谷醇溶蛋白) Prolamin *n*, Gliadin *n*
麸纤维蛋白 Gluenfibrin *n*
麸质 Gluten *n*
麸质敏感性肠病(谷胶致敏性肠病) Gluten-sensitive Enteropathie *f*(GSE)
跗 Fußwurzel *f*, Tarsus *m*
跗斑库蚊 Culex tarsalis *m*
跗部三关节融合术 tarsale Arthrodese *f*
跗骨 Tarsalknochen *m pl*, Ossa tarsi *n pl*, Fußwurzelknochen *m pl*
跗骨背侧韧带 Ligamenta tarsi dorsale *n pl*
跗骨的 Fußwurzel-
跗骨窦 Sinus tarsi *m*
跗骨窦综合征 Tarsalsinussyndrom *n*
跗骨骨瓣 Fußwurzelknochenlappen *m*
跗骨骨间韧带 Ligamentum interossea tarsi *n*
跗骨骨折 Fußwurzelknochenfraktur *f*, Fraktur des Tarsus *f*
跗骨关节结核 Tuberkulose des Fußwurzelgelenkes *f*
跗骨间骨关节炎 tarsale Osteoarthritis *f*
跗骨间关节 Intertarsalgelenke *n pl*, Articulationes intertarseae *f pl*
跗骨间关节感染 Infektion des Fußwurzelgelenkes *f*
跗骨间关节结核 Tuberkulose des Fußwurzelgelenkes *f*
跗骨间关节脱位 Luxation der Intertarsalgelenke *f*
跗骨间韧带 Ligamenta tarsi interossea *n pl*
跗骨结核 Tuberkulose des Fußwurzelknochens *f*
跗骨截骨术 tarsale Osteotomie *f*
跗骨联合 tarsale Koalition *f*
跗骨联合畸形 tarsale Gelenkdeformierung *f*
跗骨切除术 Tarsektomie *f*
跗骨融合 tarsale Fusion *f*
跗骨髓质截骨术 tarsal Knochenmark Osteotomie *f*
跗骨脱位 Fußwurzelverrenkung *f*
跗骨周围融合术 rund um die tarsale Arthrodese *f*
跗骨足底韧带 Ligamenta tarsi plantaria *n pl*
跗关节感染 Infektion des Fußwurzelgelenkes *f*
跗关节骨关节病 tarsale Osteoarthritis *f*
跗关节骨性关节炎 tarsale Osteoarthritis *f*
跗关节化脓性关节炎 Fußwurzelgelenk septische Arthritis *f*
跗关节结核性关节炎 tuberkulöse Arthritis des Fußwurzelgelenkes *f*
跗关节类风湿性关节炎 rheumatoide Arthritis des Fußwurzelgelenkes *f*
跗关节痛风性关节炎 Gichtarthritis des Fußwurzelgelenkes *f*
跗关节血友病性关节炎 hämophile Arthritis des Fußwurzelgelenkes *f*
跗管综合征 Tarsaltunnelsyndrom *n*
跗横关节 Articulatio tarsi transversa *f*, Articulatio choparti *f*
跗横关节囊 transversale Tarsalgelenk Kapsel *f*
跗间关节离断术 Chopart* Operation(od. Exartikulation) *f*, Mediotarsalamputation *f*
跗间关节楔形截骨术 keilförmige Osteotomie des Sprunggelenkes *f*

跗节 Tarsus *m*
跗内侧动脉 Arteriae tarseae mediales *f pl*
跗旁组织 Paratarsium *n*
跗前综合征 Vortarsalsyndrom *n*
跗外侧动脉 Arteria tarsea lateralis *f*
跗线螨总科 Tarsonemidae *pl*
跗跖(蹠)关节 tarsometatarsale Keule *f*, tarsometatarsale Gelenke *f*
跗跖关节截肢术 Amputation des Tarsometatarsalgelenkes *f*
跗跖关节囊 Kapsel des Tarsometatarsalgelenkes *f*
跗跖关节融合术 Arthrodese des Tarsometatarsalgelenkes *f*
跗跖关节脱位 tarsometatarsale Verlagerung *f*, tarsometatarsale Keuleverlagerung *f*
跗跖韧带 metatarsales Ligamentum *n*
跗蹠背侧韧带 Ligamenta tarsometatarsea dorsalia *n pl*
跗蹠关节 Tarsometatarsalgelenke *n pl*, Articulationes tarsometatarseae *f pl*, Lisfranc* Gelenke *n pl*
跗蹠关节脱位 Tarsometatarsalgelenkverrenkung *f*
跗蹠足底韧带 Ligamenta tarsometatarsea plantaria *n pl*
跗舟骨骨软骨病 tarsale Kahnbein-Chondropathie *f*
跗舟骨骨软化病 tarsale Kahnbeinerweichung *f*
跗舟骨滑囊炎 tarsale Strahlbeinbursitis *f*
孵化 Brüten *n*, Inkubation *f*
孵化法 Inkubationsmethode *f*, Brütungsmethode *f*
孵化酶 Brutenzyme *f*
孵化器 Inkubator *m*, Brutkasten *m*
孵化液 Inkubationsflüssigkeit *f*, Brutflüssigkeit *f*
孵育 Inkubation *f*, Brut *f*
孵育期 Inkubationszeit *f*, Brutdauer *f*
孵育器 Brutkasten *m*
孵育器效应 Brutkasteneffekt *m*
孵育时间 inkubierte Zeit *f*
孵育箱 Inkubator *m*, Brutofen *n*, Brutschrank *m*
孵育摇床 gekühltes (beheiztes) Zitterbett *n*
敷布 Kompresse *f* Aufschlag *m*
敷擦法 Entripsis *f*, Einreibung *f*
敷垫 Dressingpad *n*
敷裹 Verband *m*
敷裹室 Verbandzimmer *n*
敷料 Verbandstoff *m*
敷料车 Verbandtisch *m*
敷料罐 Verbandtrommel *f*
敷料剪 Verbandschere *f*
敷料镊 Verbandpinzette *f*
敷料钳 Kornzange *f*
敷料箱(台) Verbandbehälter *m*, Verbandtrommel *f*
敷贴(用) Applikation *f*, Anlegung *f*, Umschlag *m*
敷贴法 Applikationsmethode *f*, Anlegungsmethode *f*
敷贴剂 Applikator *m*, Anlegungsmittel *n*
敷贴型裂头蚴病 Applikationsparganose *f*
敷涂器 Applikator *m*

fú 弗伏扶佛孚拂服茯氟俘浮符匐幅辐福

弗艾综合征 Flynn*-Aird* Sydrom *n*(常染色体显性遗传病,累及神经系统及外胚层结构)
弗-丹二氏手术 Foster*-Dandy* Operation *f*
弗恩氏肌浆球蛋白 Furth* Myosin *n*, Paramyosin *n*
弗-戈二氏试验 Frank*-Goldberger* Probe *f*
弗格森埃希菌 Escherichia fergusonii *f*
弗格森切口 Fergusson* Inzision *f*(用于上颌切除术)
弗-汉二氏试验 Friedmann*-Hamburger* Probe *f*
弗吉霉素 Vergimycin *n*
弗-卡二氏反应 Freund*-Kaminer* Reaktion *f*
弗-克共济失调 Fergusson*-Critchley* Ataxie *f*(见于30~45岁,类似多发性硬化的遗传性共济失调)
弗拉达斌 Fludarabin *n*
弗-拉二氏试验 Friedmann*-Lapham* Probe (od. Reaktion) *f*
弗拉格氏复苏[术] Flagg* Methode (od. Wiederbelebungsmethode) *f*
弗拉克结(窦房结) Flack* Knoten *m*, Sinuatrialknoten *m*
弗拉利综合征 Fraley* Syndrom *n*
弗拉亚尼氏病 Flajani* Krankheit *f*, Struma exophthalmica *f*
弗来明氏[组织固定]液 Flemming* Fixierungsflüssigkeit *f*
弗来明氏生发中心 Flemming* Keimzentrum *n*
弗来明组织固定液 Flemming* Fixierungsflüssigkeit *f*(含三氧化铬、四氧化锇、冰醋酸及水)
弗来舍尔氏角膜环 Fleischer* Ring *m*, Keratokonusring *m*
弗莱伯氏不全骨折 Freiberg* Infraktion *f*
弗莱伯氏催眠法 Freiburg* Methode *f*
弗莱彻氏因子 Flether* Faktor *m*
弗莱克斯富角膜内嵌体 Flexivue* Hornhautinlay *n*
弗莱克斯纳-温特施泰勒菊花型 Flexner*-Wintersteiner* Rosetten (bei Retinoblastom) *f pl*(见于视网膜母细胞瘤)
弗莱曼氏试验 Fleitmann* Methode *f*
弗莱明汉研究 Framingham*-Studie *f*
弗莱明[组织固定]液 Flemming* Lösung *f*
弗莱施尔氏反应 Fleischl* Reaktion *f*
弗莱施尔氏试验 Fleischl* Probe *f*
弗莱氏试验 Frei* Test *m*
弗莱氏综合征 Frey* Syndrom *n*
弗莱西格柱 Flechsig-Bündel *n*, Tractus spinocerebellaris dorsalis *m*(脊髓小脑后束)
弗赖伯格病 Freiberg* Krankheit *f*, Osteochondrose von zweitem metatarsalem Kopf *f*(第二跖骨骨软骨炎)
弗赖伯格不全骨折 Freiberg* Infraktion *f*
弗赖氏抗原 Frei* Antigen *n*
弗兰克尔矫治器 Frankel* Gerät *n*
弗兰克尔氏疗法 Frenkel* Therapie *f*
弗兰克尔试验 Frankel* Test *m*(体位引流法检查鼻窦炎)
弗兰克林氏眼镜 Franklin* Brille *f*
弗兰克氏纹 Francke* Striae *f pl*
弗兰克氏症状 Francke* Symptom (od. Phänomen) *n*
弗兰肯豪塞氏神经节 Frankenhäuser* Gangion *n*, Gang-lion cervicale uteri *n*
弗兰肯氏试验 Franken* Test *m*
弗[兰切斯凯蒂]综合征 Franceschetti* Sydrom *n*, Dysostosis mandibulofacialis *f*, Franceschetti*-Zwahlen*-Klein* Sydrom *n*(一种遗传缺损)
弗郎索瓦-雷登斑点状角膜营养不良 Francois*-Neetens* getüpfelte Hornhautdystrophie *f*
弗朗克氏刺血针 Francke* Nadel *f*(od. Schnäpper *m*)
弗朗鼠李大黄素 Frangula-Emodin *n*
弗[朗索瓦]综合征 Francois* Sydrom *n*, Hallermann*-Streiff* Sydrom *n*(家族性皮肤软骨角膜营养不良综合征)
弗朗西斯氏菌属 Francisella *f*
弗劳杰克氏因子 Flaujeac* Faktor *m*
弗勒德氏试剂 Fröhde* Reagens *n*
弗勒德氏试验 Fröhde* Test *m*
弗勒赫利希综合征 Frohlich* Sydrom *n*(肿瘤、炎症、外伤引起垂体功能低下、下丘脑功能改变的疾病)
弗勒克氏结 Flack* Knoten *m*, Nodus sinuatrialis *m*
弗勒克氏体力测验 Flack* Test *m*
弗勒利希氏综合征 Fröhlich* Syndrom *n*, Dystrophia adiposogenitalis *f*
弗雷德里克氏实验 Frédéricq* Experiment *n*
弗雷格氏试验 Fleig* Test *m*
弗雷利克氏液 Fralick* Flüssigkeit *f*
弗雷伊卡枕头夹 Frejka* Kissenschiene *f*(先天性髋关节脱

臼病人用)
弗雷泽综合征 Fraser*-Syndrom *n*, Kryptophthalmus-Syndrom *n*
弗雷综合征 Frey*-Baillarger*-Syndrom *n*, aurikulotemporales Syndrom *n*
弗累克斯讷氏杆菌 Bacillus flexneri *m*, Shigella flexneri *f*
弗累克斯讷氏菌痢 Flexner* Dysenterie (od.Ruhr) *f*, Bazillendysenterie *f*
弗累克斯讷氏血清 Flexner* Serum *n*, Antimeningokokkenserum *n*
弗累西氏区 Flechsig* Felder *n pl*
弗累西氏束 Flechsig* Bahn *f* (od. Bündel *n*), Tractus spinocerebellaris posterior *m*
弗里德赖希共济失调 Friedreich* Ataxie *f*
弗里德赖希氏病 Friedreich* Krankheit *f*
弗里德赖希氏共济失调 Friedreich* Ataxie *f*, hereditäre Ataxie *f*, familiäre Ataxie *f*
弗里德赖希氏痉挛 Friedreich* Myoklonie *f* (od. Spasmus *m*)
弗里德兰德氏[杆菌性]肺炎 Friedländer* Pneumonie *f*
弗里德兰德氏病 Friedländer* Krankheit *f*, Endangiitis obliterans *f*
弗里德兰德氏肺炎 Friedländer* Pneumonie *f*
弗里德兰德氏杆菌 Bacillus friedländeri *m*, Klebsiella pneumoniae *f*
弗里德兰德氏蜕膜细胞 Friedländer* Deziduazellen *f pl*
弗里德里克森氏试验 Friderichsen* Test *m*
弗里德曼氏试验 Friedmann* Test *m*
弗里德曼氏血管舒缩综合征 Friedmann* Vasomotorensyndrom *n*
弗里登伯格氏视力卡 Fridenberg* Tafel *f*, Sehprobetafel *f*
弗里克氏绷带 Fricke* Verband *n*
弗里希杆菌 Frisch* Bazillus *m* (鼻硬化症杆菌,革兰阴性荚膜杆菌)
弗林特氏杂音 Flint* Geräusch *n*, Austin-Flint* Geräusch *n*
弗林辛(芸香碱) Flindersin *n*
弗龙氏试验 Frohn* Test *m*
弗鲁安氏综合征 Froin* Syndrom *n*, Nonne*-Froin* Syndrom *n*, Lokulationssyndrom *n*
弗鲁里普氏硬结 Froriep* Induration *f*, Myositis fibrosa *f*
弗-鲁-威三氏法 Frame*-Russell*-Wilheim* Methode *f*
弗路曼氏试验 Fluhmann* Test *m*
弗伦克尔操 Frenkel*-Übung *f*
弗伦克尔氏试验 Fränkel* Test *m* (od. Zeichen, *n*)
弗伦克尔氏小结 Fräenkel* Knötchen *n pl*
弗伦克尔氏征 Fränkel* Zeichen *n*
弗伦克尔腺(声带腺) Fraenkel* Drüse *f*
弗罗芒纸征 Froment* Paperabzeichen *n* (用拇食二指夹纸片时拇指远侧屈曲,见于尺神经损害)
弗罗梅尔氏病 Chiari*-Frommel* Krankheit *f* (od. Syndrom *n*)
弗罗默尔氏试验 Frommer* Test *m* (od. Reaktion *f*)
弗罗默尔氏子宫颈扩张器 Frommer* Dilatator *m*
弗罗因德利奇吸附公式 Freundlich* Adsorptionsgleichung *f*
弗罗因德氏反应 Freund* Reaktion *f*, Freund*-Kaminer* Reaktion *f*
[弗罗因德氏]不完全佐剂 Freund* inkomplettesAdjuvans *n*
弗罗因德氏佐剂 Freund* Adjuvans *n*
弗罗因德手术 Freund* Operation *f* (先天性漏斗胸肋软骨切除术)
弗洛地辛 Forodesine *n*
弗洛拉氏反应 Flora* Reaktion *f*
弗洛朗斯氏反应 Florence* Reaktion *f*
弗洛朗斯氏试验 Florence* Reaktion *f*
弗洛里西 Florisil *m*
弗洛伊德[氏]学说 Freud* Theorie *f*
弗洛伊德氏疗法 Freud* Therapie *f*
弗洛伊德学派 Freud* Schule *f*
弗洛因氏综合征 Froin* Syndrom *n*
弗吕格氏定律 Pflügel* Zuckungsgesetz *n*, Gesetz der polaren Erregung *n*
弗-莫综合征 Verner*-Morrison* Syndrom *n*
弗纳-莫里森综合征 Verner*-Morrison* Sydrom *n* (水样腹泻低血钾无或低胃酸综合征,现称肠血管活性肽瘤)
弗南德氏麻疯菌素早期反应 Fernandez* Reaktion (od.-Leprominreaktion) *f*
弗尼斯弧菌 Vibrio furnissii *m*
弗-诺二氏试验 Frank*-Nothmann* Test *m*
弗氏不完全佐剂(不完全弗氏佐剂) incomplete Freund* Adjuvant *m* (IFA)
弗氏菌素 Fradicin *n*
弗氏痢疾杆菌 Flexner* Bazillus *m*, Shigella flexneri *f*
弗氏皮肤软骨角膜营养不良 Franscois dermochondrocorndale Dystrophie *f*
弗氏完全佐剂 Freund* Gesamtadjuvans *n*
弗氏型自愈性鳞状上皮瘤 Ferguson*-Smith* Typ von Selbstheilungsplattepitheliom *m*
弗氏志贺氏菌 Shigella flexneri *f*
弗氏综合征 Franceschettis* Syndrom *n*
弗氏佐剂 Freund* Adjuvans *n*
弗思肌浆球蛋白 Furth* Myosin *n*, Paramyosin *n*
弗斯特氏脉络膜炎 Foerster* Chorioiditis *f*
弗斯特氏眼色素层炎 Foerster* Uveitis *f*
弗-沃二氏天门冬素培养基 Fränkel*-Voge* Asparaginnährboden *m*
弗-谢二氏病 Flatau*-Schilder* Krankheit *f*, diffuse Hirnsklerose *f*
弗-谢二氏综合征 Freeman*-Sheldon* Syndrom *n*, Dystrophoa craniocarpotarsalis *f*
弗-谢综合征 Cranio-Carpo-Tarsal Dystrophie *f*, Freeman*-Sheldon* Syndrom *n* (颅腕跗骨发育不良)
弗-雅综合征 Franceschetti*-Jadassohn* Sydrom *n* (常染色体显性色素失调病,颌面骨发育不全)
弗-兹-克综合征 Franceschetti*-Zwahlen*-Klein* Syndrom *n*, Franceschetti* Sydrom *n*, Dysostosis mandibulofacialis *f* (下颌面骨发育不全)
伏安 Voltampère *n* (VA)
伏安[测量]法 Voltammetrie *f*
伏安分析法 Voltammetrie *f*
伏安分析仪 Votagestromanalysator *m*
伏安特性 Volt-Ampere-Charakteristik *f*
伏都死 Voodootod *m*
伏尔默氏试验 Vollmer* Probe *f*
伏尔特拉氏法 Volterra* Methode *f*
伏尔托利尼氏病 Voltolini* Krankheit *f*
伏尔希尼地方立克次氏体 Rickettsia wolhynica *f*, Rickettia quintana *f*
伏革菌科 Corticiaceen *f pl*
伏革菌群型 Urnigera Type *f*
伏革菌属 Corticium *m*
伏革菌素 Corticin *n*
伏格特氏点 Vogt* (-Hueter*) Punkt *m*
伏格特氏综合征 Vogt* Syndrom *n*
伏格特-小柳-原田综合征 Vogt*-Koyanagi*-Harade* Syndrom *n*
伏隔核 Nucleus accumbens Spetum *m* (脑内一多形细胞集合体)
伏核 Nucleus accumbens *m*
伏-赫二氏征 Voltolini*-Heryng* Zeichen *n*
伏季氏试验 Voge* Test *m*
伏-李二氏试验 Vogel*-Lee* Test *m*

伏立康唑 Voriconazol *n*
伏立诺他 Vorinostat *n*
伏马菌素 Fumonisin B *n*
伏-普二氏反应 Voges*-Proskauer* Reaktion *f*
伏-普二氏试验 Voges*-Proskauer* Reaktion *f*
伏氏环 Volta*-Ring *m*
伏特 Volt *n*(V)
伏特计 Voltmeter *n*
伏卧的 auf dem Bauch liegend
伏卧式多功能腰椎治疗床 Bauchlage Mehrfunktionslendenwirbel therapeutischer Bett *n*
伏卧位 Bauchlage *f*
伏-小柳二氏综合征 Vogt*-Koyanagi* Syndrom *n*
伏伊特氏界线 Voigt* Grenzlinie *f*
伏蝇 Phormina regina *f*
伏蝇属 Phormina *f*
扶车 Laufstuhl *m*
扶箕(扶乩) automatisches Schreiben *n*(一种沙盘写字的迷信活动)
扶桑 Hibiscus rosasinensis *f*
扶手 Armlehne *f*
扶杖 Spazierstock *m*
佛尔夫勒缝[合]术 Wölfler* Naht *f*(①肠管缝合术 ②肌腱缝合术)
佛尔夫勒氏征 Wölfler* Zeichen *n*
佛尔夫勒征 Wölfler* Zeichen *n*(葫芦状胃的体征)
佛兰克填图测验 Franck* Zeichenerfüllungstest *m*
佛罗拿 Veronal *n*
佛罗拿(巴比妥) Veronal *f*(镇静催眠药)
孚尔根反应法 Feulgenreaktion *f*
拂尘状的 traubenhyazintheartig
拂来星 Flexin *n*
服安眠药自杀 hypnotischer Selbstmord *m*
服草酸自杀 Selbstmord mit Kleesäure *m*
服从 Gehorsam *m*
服毒 Gift nehmen
服法 Verordnung *f*, Anwendung *f*
服甲醇自杀 Selbstmord mit Methanol *m*
服甲酚自杀 Kresolselbstmord *m*
服磷自杀 Selbstmord mit Phosphor *m*
服氰化物自杀 Cyanideselbstmord *m*
服水土 Akklimatisation *f*, Inklimatisation *f*
服务 Service *n*
服务对象 Kunde *m*
服务平均时间 Servicedurchschnittszeit *f*
服务器 Server *m*
服务员 Steward *m*
服务综合体 integriertes Service *n*
服硝酸自杀 Selbstmord mit Salpetersäure *m*
服刑能力 Kompetenz einer verbüßten Strafe *f*
服盐酸自杀 Selbstmord mit Chlorwasserstoffsäure *m*
服药 Medizin aufnehmen
服药过量 Überdosis *f*
服药幻觉 drogeninduzierte Halluzination *f*
服药量 Dosis *f*, Dose *f*, Dosage *f*
服药日程 Verabreichungsschema *n*
服装 Kostüm *n*, Kleidungsstücke *n pl*
服装保暖性 Wärmedämmung des Kostüms *f*
服装防卫机制 Abwehrmechanismus von Kleidung *m*
服装加压通风 Fremdkleidungsbelüftung *f*
服装染料性皮炎 Clothing Dye verwandte Kontaktdermatitis *f*
服装色彩的治疗 therapeutische Funktion von Kleidungsfarbe *f*
服装视错觉 visuelle Illusion der Kleidung *f*
服装压 Druckanzug *m*
服罪 Überzeugung *f*
茯苓[多]糖 Pachyman *n*, Pachymaran *n*
茯苓或雷丸的菌核 Indisches Brot *n*
茯苓酸 Pachymasäure *f*
氟 Fluor(um) *n*(f, OZ 9)
氟[化]氧 Oxyfluorid *n*, Sauerstoffdifluorid *n*
9-氟-16-甲基脱氢皮质醇 Dexamethason *n*(DXM)
氟2,4二硝基苯 Durchleuchtung-2,4-Dinitrobenzol *n*
氟安定 Flurazepam *n*
氟斑牙[症] Zahnfluorose *f*, Dentalfluorose *f*
氟斑牙指数 Dentalfluorose-Index *m*
氟斑釉症 Emaillefluorose *f*
5-氟胞嘧啶 5-Fluorzytosin *n*
氟胞嘧啶 Flucytosin *n*
氟苯丙胺 Fenfluramin *n*
氟苯类 Fluorbenzol *n*
氟苯氧丙胺 Fluoxetin *n*
氟比洛芬酯(凯纷) Flurbiprofen axetil *n*
氟病(氟中毒) Fluorose *f*
氟铂酸 Fluoplatinsäure *f*
氟处理 fluorieren
氟代醋酸钠 Natriumfluorazetat *n*
氟代磷酸二异丙酯 Diisopropylfluorphosphat *n*
氟代烷 Alkyfluorid *n*
氟电极 Fluorid-Elektrode *f*
氟毒性斑釉病 Dentalfluorose *f*, Zahnfluorose *f*
氟多潘 Fluordopan *n*
氟伐他汀 Fluvastatin *n*
氟非那嗪 Fluphenazin *n*, Anatensol *n*
氟芬合剂 Droperidol-Fentanyl *n*
氟奋乃静 Fluphenazin *n*, Anatensol *n*
氟伏沙明 Fluvoxamin *n*
2-氟甘露糖 2-Fluoromannose *f*
氟骨病 Knochenfluorose *f*, Fluorosteopathie *f*
氟骨症 Knochenfluorose *f*, Fluorosteopathie *f*
氟硅酸 Kieselfluorwasserstoffsäure *f*
氟硅酸铵 Ammoniumfluosilikat *n*
氟硅酸钙 Kalziumfluosilikat *n*
氟硅酸钾 Kaliumfluosilikat *n*
氟硅酸锂 Lithiumfluosilikat *n*
氟硅酸铝 Aluminiumfluosilikat *n*
氟硅酸镁 Magnesiumfluosilikat *n*
氟硅酸钠 Natriumfluosilikat *n*
氟硅酸钠中毒 Natriumfluosilikatvergiftung *f*
氟桂利嗪(氟脑嗪) Flunarizin *n*(扩张血管药)
氟含量测定器 Fluor Determinierungsgerät *n*
氟红霉素 Flurithromycin *n*
氟化铵 Ammoniumfluorid *n*
氟化钡 Bariumfluorid *n*
氟化的 fluoriert
氟化碘 Fluorjod *n*
氟化锇 Osmiumfluorid *n*
氟化钙 Kalziumfluorid *n*, Fluorkalzium *n*
氟化锆 Zirkonfluorid *n*
氟化镉 Kadmiumfluorid *n*
氟化铬 Chrom(ium) *f* luorid *n*
氟化汞 Quecksiiberfluorid *n*, Merkurifluorid *n*
氟化钴 Kobaltfluorid *n*
氟化合物 Fluorid *n*
氟化钾 Kaliumfluorid *n*, Kalium fluoratum *n*
氟化锂 Lithiumfluorid *n*
氟化硫 Schwelelfluorid *n*
氟化铝 Aluminiumfluorid *n*
氟化铝钠 Natriumaluminiumfluorid *n*

氟化麻醉剂 fluoridiertes Anästhetikum *n*
氟化镁 Magnesiumfluorid *n*
氟化钠 Natriumfluorid *n*, Natrium fluoratum *n*, Fluornatrium *n*
氟化钠甘油糊剂 Natriumfluoridglycerinpaste *f*
氟化钠中毒 Natriumfluoridvergiftung *f*
氟化镍 Nickelfluorid *n*
氟化硼 Borfluorid *n*
氟化皮质类固醇 fluoridiertes Corticosteroid *n*
氟化铅 Bleifluorid *n*
氟化氢 Fluorwasserstoff *m*
氟化氢铵 Ammoniumbifluorid *n*
氟化氢气体测量仪 Fluorwasserstoffmeter *m*
氟化氢中毒 Fluorwasserstoffvergiftung *f*
氟化乳剂 perfluorchemische Emulsion *f*
氟化水 fluoriertes Wasser *n*
氟化铁 Eisenfluorid *n*, Ferrifluorid *n*
氟化烃抛射剂 fluorierter Kohlenwasserstofftreibstoff *m*
氟化烷 Alkylfluorid *n*
氟化物 Fluoride *n pl*
氟化物污染 Fluoridverschmutzung *f*
氟化物中毒 Fluoridvergiftung *f*
氟化锌 Zinkfluorid *n*
氟化亚锡 Zinnfluorür *n*, Stannofluorid *n*
氟化银 Silberfluorid *n*, Fluorsilber *n*, Argentum fluoratum *n*
氟化[作用] Fluorisierung *f*, Fluoridierung *f*
氟甲睾酮 Fluoxymesteron *n*
α 氟甲基对位酪氨酸 α-Fluormethyl-p-Tyrosin *n*
α2 氟甲基多巴 α-Difluoromethyl Dopa *n*
α 氟甲基多巴 α-Fluormethyl Dopa *n*
α 氟甲基组氨酸 α-Fluormethyl Histidin *n*
氟甲强的松龙 Dexamethason *n* (DXM)
氟聚合物烟尘热 Fluorpolymer-Fieber *m*
氟卡尼 Flecainid *n*
氟康唑(氟苯吡唑) Fluconazol *n* (抗原虫药)
氟喹诺酮类 Fluorchinolon *n*
氟离子选择性电极 selektive Elektrode des Fluoridions *n*
氟里昂(氟氯烷) Freon *n*
氟利昂 Freon *n*, Dichlordifluormethan *n*
氟疗法 Fluortherapie *f*
氟磷灰石 Fluorapatit *m*
氟磷酸二异丙酯 Diisopropyl Fluorphosphat *n*
氟卤化钡 Bariumfluorohalide *f*
氟罗沙星 Fleroxacin *n*
氟氯青霉素 Flucloxacililn *n*, Floxacillin *n*
氟氯西林 Flucloxacillin (um) *n*
氟氯氧化硫 Thionylchlorfluorid *n*
氟氯唑青霉素 Fluoloxacillin *n*
氟马西尼 Flumazenil *n*
氟马泽尼 Flumazenil *n*
氟美松 Dexamethason *n* (DXM)
氟美松抑制试验 Dexamethason-Hemmtest *m*
氟灭酸 Acidum flufenamicum *n*
氟尼缩松 Flunisolid *n*
5- 氟尿嘧啶 5-Fluorourazil *n* (5-FU)
5- 氟尿嘧啶核苷酸 5-Fluorourazilnukleotid *n*
氟尿嘧啶脱氧核苷 Floxuridin (um) *n*, Fluordesoxyuridin *n*
氟脲苷(氟尿苷,氟脲嘧啶脱氧核苷,氟尿嘧啶脱氧核苷) Floxuridin *n*
氟哌丁苯 Haloperidol (um) *n*
氟哌啶醇 Haloperidol *n*
氟哌啶醇葵酸酯 Haloperidoldecanoat *n*
氟哌利多(氟哌啶) Droperidol *n* (抗精神病药)
氟哌噻吨 Flupentixol *n*
氟硼酸 Fluorborsäure *f*
氟硼酸铵 Ammoniumfluorborat *n*
氟硼酸钾 Kaliumfluorborat *n*
氟硼酸钠 Natriumfluorborat *n*
氟硼酸盐 Fluorborat *n*
9 氟皮质[甾]醇 Fluorocortison *n*
氟平衡 Fluorid-Gleichgewicht *n*
2 氟葡[萄]糖 2-Fluoroglucose *n*
氟强的松龙 6α-Fluorprednisolon *n*, Fluprednisolon (um) *n*
氟羟甲睾酮 Fluoxymesteron (um) *n*
氟羟脱氢皮质[甾]醇 Triamcinolon (um) *n*
氟轻松 Fluocinolonacetonid *n* (肾上腺皮质激素类药)
氟轻松醋酸酯 Fluocinonid *n*
氟氢可的松 Fluorhydrocortison (um) *n*, Fludrocortison *n*
氟氢可的松抑制试验 Fludrocortison-Hemmtest *m*
6 氟色氨酸 6-Flurotryptophan *n*
氟石 Flußspat *m*, Fluorit *m*
氟试剂分光光度法 Fluor-Reagenz Spektrophotometrie *n*
氟斯必灵 Fluspirilen *n*
氟索防龋 Fluor (karies) prophylaxe *f*
氟他胺 Flutamid *n*
5 氟脱氧尿苷 Floxuridin *n*, 5-Fluorodeoxyuridin *n* (5-FDUR)
5 氟脱氧尿苷酸 Fluorodeoxyuridylsäure *f*
氟烷 Halothan (um) *n*, Fluothan *n*
氟烷麻醉 Halothannarkose *f*, Fluothannarkose *f*
氟烷相关性肝炎(氟烷性肝炎) Halothan-Hepatitis *f*
氟维司群 Fulvestrant *n*
氟西泮(氟安定) Flurazepam *n* (抗焦虑药)
氟硝西泮 Flunitrazepam *n* (安定药)
氟性皮疹 Fluorohaut *f*
氟牙症 Dentalfluorose *f*, gefleckter Zahnschmelz *m*
氟氧苯丙胺 Fluoxetin *n*
氟氧化硒 Selenoxyfluorid *n*
氟氧头孢 Flomoxef *n*
氟乙酸 Fluoressigsäure *f*
氟乙酸钠 Natriumfluorazetat *n*
氟乙酸钠中毒 Natriumfluorazetatvergiftung *f*
氟乙酸盐 Fluoracetat *n*
氟乙烷 Fluorethyl *n*
氟乙烯醚 Fluroxen *m*
氟乙酰胺 Fluorazetamid *n*, Fussol *n*
氟乙酰胺中毒 Fluorazetamid-Vergiftung *f*
氟茚二酮 Fluindion *n*
氟营养 Fluorernährung *f*
氟中毒 Fluorvergiftung *f*
氟中毒牙齿表面指数 zahnoberflächer Index der Fluorose *m* (TSIF)
俘获 Einfang *m*
俘获反应 Einfangsreaktion *f*
浮 herbewegendes Knie *f*
浮标 Boje *f*, Schwimmer *m*
浮髌现象 Patellaluxationphänomen *n*
浮髌现象 Patellartanzen (phänomen) *n*, Tanzen der Patella *n*
浮尘 schwebender Staub *m*, Schwebeteilchen *n*
浮沉子 kartesianischer Taucher *m*
浮点 Gleitkomma *n*, Gleitpunkt *m*, gleitendes Komma *n*
浮点表示法 Gleitkommadarstellung *f*
浮点计算机 Gleitkomma-Komputer *m*
浮点加法器 Gleitkommaaddierglied *n*
浮点实数 Fließkomma reelle Zahl *f*
浮点数 Fließkommazahl *f*
浮雕 prägen
浮动 Motilität *f*
浮动的 fluctuans, wandernd
浮动肝 Wanderleber *f*

浮动拇指 flottierender Daumen *m*
浮动胸壁 flottierender Chest *m*
浮棘 herbewegende Wirbelsäule *f*
浮集法 Flotation *f*, Anreicherung *f*
浮肋 Costae fluctuantes *f pl*
浮力 Auftrieb *m*, Schwimmkraft *f*
浮力可调救生衣 flexibele Auftriebskraftschwimmweste *f*
浮力可调式救生背心 flexibele Auftriebskraftschwimmweste *f*
浮力密度 Schwimmdichte *f*
浮密度 Schwimmdichte *f*
浮囊 Windkessel *m*
浮泥 Schwimmschlamm *m*
浮球感 Ballotement *n*
浮球式液位计 flottierender Ballstandmeter *m*
浮石 Bimstein *n*, Lapis pumicis *m*
浮石粉 Bimsstein *m*
浮桶式转头[离心机] schwingender Schaufelrotor *m*
浮筒 Ponton *m*
浮筒式密度计 flottierendes Densitometer *n*
浮筒式液位计 flottierender Schalestandmeter *m*
浮箱 Luftkiste *f*, Lufttrimmtank *m*
浮选[法] Flotation *f*, Flotationsverfahren *n*
浮选剂 Flotationsmittel *n*
浮扬试验 (Lungen-) Schwimmprobe *f*
浮游髌[骨] tanzende Patella *f*
浮游担孢子 Piptospore *f*
浮游动物 Zooplankton *n*
浮游感情 Wanderemotion *f*
浮游肾 Wanderniere *f*, Ren mobilis *m*
浮游生物 Plankton *n*
浮游生物学 Planktologie *f*
浮游物 Flott *n*, Schwimmkörper *m*
浮游植物 Phytoplankton *n*
浮渣 Abschaum *m*, Schlacke *f*
浮肿 Ödem *n*, Gedunsenheit *f*
浮肿的 ödematös, gedunsen
浮子气压计 Floßbarograph *m*
符号 Symbol *n*
符号-格式塔理论 Gestalttheorie *f*
符号工具 symbolisches Werkzeug *n*
符号检测(验) Signalerkennung *f*
符号扫描机 Symbol-Scanner *m*
符号-数字测验 Symboldigitaltest *m*
符号-数字模式测验 Symbol-Ziffer-Modalitätstest *m*
符号学习 Signallernen *n*
符号语言 Symbolsprache *f*
符号运用失能 Asymbolie *f*
符号秩 Vorzeichen-Rang *m*
符合 Koinzidenz *f*, Übereinstimmung *f*
符合计数 Koinzidenzzählung *f*
符兹堡学派 Würzburger Schule *f*
匐滴虫病 Herpetomoniasis *f*
匐行 serpiginend
匐行[性]的 serpiginös, serpiginos (-us, -a, -um), serpens
匐行[性]红斑 Erythema serpens *n*
匐行恶丝虫 serpiginöser Herzwurm *m*
匐行性穿通性弹力纤维病 Elastosis Perforans Serpiginosa *n*
匐行性丹毒 Erysipelas serpens *n*
匐行性动脉瘤 Aneurysma serpentinum *n*
匐行性腹股沟淋巴结炎 serpiginöses Bubo *n*
匐行性回状红斑 Erythema gyratum serpens *n*
匐行性角膜溃疡 Ulcus corneae serpens *n*
匐行性溃疡 Ulcus serpens *n*
匐行性麻痹 creeping paralysis <engl.>
匐行性毛囊角化病 Keratosis Follikular Serpiginosa *n*
匐行性梅毒疹 serpiginöses Syphilid *n*
匐行性皮炎 Dermatitis repens *f*
匐行性脱发 Ophiasis *f*
匐行性血管瘤 Angioma serpinosum *n*
匐行性血栓形成 springende Thrombose *f*
匐行疹 Serpigo *f*
匐行疹型 Serpigotyp *m*
匐支青霉素菌 Statolon *n*
幅度 Amplitude *f*
幅度不同的分离性眼球震颤 dissoziierter Nystagmus *m*
幅度加法器 Amplitudenaddiator *m*
幅度失真 Amplitudenverzerrung *f*
幅度调制 Amplitudenmodulation *f*
幅频特性 Amplituden-Frequenz-Ansprechcharakteristik *f*
辐(放)射性骨坏死 Osteoradionekrose *f*
辐辏 Konvergenz *f*
辐辏的眼球运动神经网络控制系统 Vergence eye movement neuronale Steuerung *f*
辐辏反射 Konvergenzreflex *m*
辐辏过多 Konvergenzexzeß *m*
辐辏机能不全 Konvergenzinsuffizienz *f*, Konvergenzschwäche *f*
辐辏近点计 Ophthalmodynamometer *n*
辐辏痉挛(会聚痉挛) Konvergenzspasmus *m*, Konvergenzkrampf *m*
辐辏麻痹 Konvergenzlähmung *f*, Ohnmachtkonvergenz *f*
辐辏系统 Konvergenzsystem *n*
辐辏性眼球震颤 konvergierender Nystagmus *m*
辐合 Konvergenz *f*
辐合角 Konvergenzecke *f*
辐合率 Konvergenzrate *f*
辐合思维 konvergentes Denken *n*
辐肋 Strahl *m*
辐散 Divergenz *f*
辐散点 Divergenzpunkt *m*
辐射 Strahlung *f*, Radiatio *f*, Radiation *f*
γ-辐射 Gammaradiation *f*, γ-Strahlung *f*
辐射[剂]量 Strahlendosis *f*, Bestrahlungsdosis *f*
辐射[性]损伤 Strahlenschaden *m*
辐射[致]癌(辐射性癌) Radioaktivität-verursachter Krebs *m*
辐射癌 Strahlenkarzinom *n*, Röntgenkarzinom *n*
辐射保藏法 Strahlenkonservierung *f*
辐射暴露剂量 Strahlenbelastungsdosis *f*
辐射本领 Strahlungsvermögen *n*
辐射臂迷津 Radikalarmeirrgarten *m*
辐射标准 Strahlungsnorm *f*
辐射病理学 Radiopathologie *f*
辐射波 Strahlungswelle *f*
辐射测量 Strahlungsmessung *f*
辐射带 Strahlungszone *f*, Zona radiata *f*
辐射单位 Strahlungseinheit *f*, Strahleneinheit *f*
辐射的 radial, radiant, strahlend
辐射电流 Strahlungsstrom *m*
辐射毒性 Radiotoxizität *f*
辐射度 Ausstrahlung *f*, spezifische Ausstrahlung *f*
辐射对称 Radialsymmetrie *f*, Radiärsymmetrie *f*
辐射发光 Radiolumineszenz *f*
辐射反应 Strahlenreaktion *f*
辐射防护 Strahlenschutz *m*
辐射防护标准 Standard des Strahlenschutzes *m*
辐射防护剂 Strahlenschutzmittel *n*
辐射防护剂量学 Strahlenschutzdosimetrie *f*
辐射防护评价 Beurteilung des Strahlenschutzes *f*
辐射防护装置 Strahlenschutzeinrichtung *f*

辐射分解 Strahlenzersetzung *f*, Radiolyse *f*
辐射估定 Strahlenabschätzung *f*
辐射管 Radialkanal *m*
辐射管理 Strahlungskontrolle *f*
辐射冠 Corona radiata *f*, Stabkranz *m*
辐射光刺激 Radiophotostimulation *f*
辐射光致发光 Radiophotolumineszenz *f*
辐射过程 Strahlungsvorgang *m*
辐射过度 überstrahlung *f*
辐射化学 Strahlenchemie *f*, Radiochemie *f*
辐射激活 Radioaktivierung *f*
辐射级 Strahlenpegel *m*, Strahlenspiegel *m*
辐射级仪 Strahlenwertmeter *m*
辐射计(仪) Radiometer *n*
辐射计数器(管) Quantometer *n*, Strahlungszählrohr *n*
辐射剂量测定法 Strahlendosimetrie *f*
辐射剂量学 Strahlendosimetrie *f*
辐射剂量计 Strahlendosimeter *n*
辐射剂量指示器 Strahlendosierungsindikator *m*
辐射加热 Strahlungserwärmung *f*
辐射监测 Strahlungsüberwachung *f*
辐射监测器 Strahlenmonitor *m*, Strahlungsüberwachungsgerät *n*
辐射检测器 Strahlendetektor *m*
辐射接枝和光接枝 Strahlenpfropfen und Photopfropfung
辐射结节线虫 Oesophagostomum radiatum *n*
辐射距离 Strahlungslänge *f*, Strahlungseinheit *f*
辐射抗性 Strahlenresistenz *f*
辐射疗法 Strahlentherapie *f*, Radiotherapie *f*
辐射灵敏度 Strahlensensibilität *f*, Radiosensitivität *f*
辐射流行病学 Strahlenepidemiologie *f*
辐射炉 Radiatorofen *m*
辐射率 Strahlendichte *f*
辐射密度 Strahlungsdichte *f*
辐射灭活 Strahleninaktivierung *f*
辐射灭菌法 Strahlensterilisation *f*
辐射敏感性 strahlensensitivität *f* Strahlensensibilität *f*, Strahlungsempfindlichkeit *f*
辐射敏感中心 strahlungsempfindliches Zentrum *n*
辐射敏感组织 strahlungsempfindliches Gewebe *n*
辐射敏化作用 Strahlensensibilisierung *f*
辐射耐力 Radiationtoleranz *f*
辐射耐受性 Strahlungstoleranz *f*, Radiation Toleranz *f*
辐射能 Strahlungsenergie *f*
辐射能量衰减 Dämpfung der Strahlungsenergie *f*
辐射能敏感的 röntgensensibel, röntgenstrahlenempfindlich
辐射频率 Strahlungsfrequenz *f*
辐射屏蔽 Strahlenschutz *m*, Strahlenschild *m*
辐射谱 Strahlenspektrum *n*
辐射嵌合体 Strahlenchimäre *f*
辐射强度 Strahlungsintensität *f*, Strahlungsstärke *f*
辐射缺损 Strahldefekt *m*
辐射热 Strahlungswärme *f*, strahlende Wärme *f*
辐射热测量计 Bolometer *n*,
辐射热灯 Strahlungswärmelampe *f*
辐射热计 Bolometer *n*
辐射热疗法 (Wärme-) Strahlentherapie *f*
辐射热强度 Strahlungswärme-Intensität *f*
辐射杀伤 Strahlenschaden *m*
辐射生态学 Radioökologie *f*
辐射生物物理学 Strahlenbiophysik *f*, Radiobiophysik *f*
辐射生物效应 radiobiologischer Effekt *m* (od. Wirkung *f*)
辐射生物学 Radiobiologie *f*, strahlenbiologie *f*
辐射声阻抗 Schallstrahlungsimpedanz *f*
辐射式新生儿抢救台 radiologische Infantstation *f*
辐射事故 Strahlenunfall *m*
辐射衰变 Strahlenzerfall *m*
辐射水平 Dosisleistung *f*
辐射死亡 Strahlentod *m*
辐射损伤反应 Strahlenschadenreaktion *f*, Strahlenreaktion *f*
辐射损伤反应 Strahlenschädigungsreaktion *f*
辐射损伤敏感性 Strahlenschadenempfindlichkeit *f*
辐射损伤阈 Stahlenschadenschwelle *f*
辐射探测器 Strahlungsdetektor *m*
α 辐射探测仪 Alpharadiometer *m*
辐射特性 Strahlenart *f*, Strahlencharakteristik *f*
辐射体 Strahler *m*, Radiator *m*, Strahlungsquelie *f*
辐射通量 Strahlungsfluß *m*
辐射危害 Strahlenrisiko *n*
辐射危险 Strahlenrisiko *n*
辐射微热[量]计 Radiomikrometer *n*
辐射卫生学 Strahlenhygiene *f*, Strahlungshygiene *f*
辐射温度计 Strahlenthermometer *n*
辐射武器 Strahlenwaffe *f*
辐射误差 Strahlenfehler *m*
辐射吸收 Strahlungsabsorption *f*
辐射吸收量 Strahlungsabsortionsdosis *f*
辐射吸收率 Strahlungsabsorptionsgeschwindigkeit *f*
辐射细胞学 Strahlenzytologie *f*
辐射细胞遗传学 Strahlenzytogenetik *f*
辐射细丝 Radiärfilament *n*
辐射线 Strahl *m*, Strahlung *f*
辐射消毒的 strahlensterilisiert
辐射效率 Strahlungseffektivität *f*
辐射效应 Strahleneffekt *m*
辐射性白内障 Strahlenkatarakt *f*, Cataracta e radiatione *f*
辐射性肺炎 Raiopneumonitis *f*
辐射性视网膜病变 Radiationsretinopathie *f*
辐射性眼损伤 radioaktive Augenverletzung *f*
辐射性眼外伤 Strahlenschaden der Augen *m*
辐射学 Radiologie *f*, Strahlenlehre *f*, Strahlenkunde *f*
辐射氧化 radiolytische Oxidation *f*
辐射医学 Strahlenmedizin *f*
辐射仪 Strahlungsmesser *m*, Radiometer *n*
辐射遗传学 Strahlengenetik *f*
辐射荧光 Radiofluoreszenz *f*
辐射诱变 Strahlennmutagenese *f*
辐射诱导畸变 Strahlen induzierte Aberration *f*
辐射源 Strahlenquelle *f*, Strahler *m*
γ- 辐射源 γ-Strahlenquelle *f*
辐射远期效应 Spätstrahlenwirkung *f*, Spätstrahleneffekt *m*
辐射杂种细胞(连锁)图 Strahlenhybridemap *f*
辐射杂种细胞系 StrahlenHybridzelllinie *f*
辐射早期效应 Frühstrahleneffekt *m*, Frühwirkung der Strahlung *f*
辐射照度 Einstrahlung *f*
辐射质量 Strahlenqualität *f*
辐射致癌 Strahlenkanzerogenese *f*
辐射致癌作用 Strahlenkarzinogenese *f*
辐射致畸 strahlungsbedingte Teratogenese *f*
辐射致突变 strahlungsbedingte Mutation *f*
辐射中毒 Strahlenvergiftung *f*
辐射状胶质细胞 radiale Gliazellen *f pl*
辐射作用肺[改变] bestrahlungwirkende Lunge *f*
辐射作用肾 Bestrahlungsniere *f*
辐照度 Bestrahlungsstärke *f*
辐照食品 Bestrahlung von Lebensmitteln *f*
辐照猪皮 bestrahlte Schweinehaut *f*
辐状部 Pars radiata (corticis renalis) *f*, Markstrahl *m*

辐状纤维 Fibrae radiales *f pl*
福贝尔氏试验 Foubert* Test *m*
福 - 贝二氏法 Folin*-Bell* Methode *f*
福 - 贝二氏法 Folin*-Berglund* Methode *f*
福 - 本 - 迈三氏法 Folin*-Benedict*-Myer* Methode *f*
福 - 本 - 迈三氏法 Folin*-Benedict*-Myers* Methode *f*
福布斯病(Ⅲ型糖原贮积病) Forbes* Krankheit *f*, Forbes* Sydrom *n*
福代雷氏征 Fodéré* Zeichen *n*
福代斯斑(粒) Fordyce* Fleck *m*(od. Granulat *n*)(见于唇与龈上及颊粘膜内的异位皮脂腺,呈淡黄白色粟粒状)
福代斯[颗]粒(福代斯病) Fordyce* Granula *n pl*, Fordyce* Flecke *f*, Fordyce* Krankheit *f*(口腔粘膜内异位皮脂腺发炎,腋窝、阴阜顶泌腺慢性发炎)
福代斯氏病 Fordyce* Krankheit *f*(od. Zustand *m*)
福代斯血管角质瘤 Fordyce* Angiokeratom *n*
福 - 丹二氏法 Folin*-Denis* Methode *f*
福 - 丹二氏试验 Folin*-Denis* Test *m*
福德勒默氏结核菌素 Vaudremer* Tuberkulin *n*
福尔根反应(试验) Feulgen* Reaktion *f*(示去氧核糖核酸法)
福尔哈德氏试验 Volhard* Versuch *m*
福尔科维奇氏征 Volkovitsch* Zeichen *n*
福尔克曼膜 Volkmann* Membran *f*(结核性脓肿纤维包囊壁)
福尔克曼缺血性麻痹(局部缺血性麻痹) Volkmann* Lähmung *f*, ischämische Lähmung *f*
福尔克曼氏不全脱位 Volkmann* Subluxation *f*
福尔克曼氏管 Volkmann* Kanal *m*
福尔克曼氏畸形 Volkmann* Deformität *f*, kongenitale Subluxation im oberen Sprunggelenk *f*
福尔克曼氏拉钩 Volkmann* Haken *m*
福尔克曼氏挛缩 Volkmann* Kontraktur *f*, ischämische Kontraktur *f*
福尔克曼氏麻痹 Volkmann* Lähmung *f*, ischämische Lähmung *f*
福尔克曼氏综合征 Volkmann* Syndrom *n*, Volkmann* Kontraktur *f*
福尔克曼综合征(福尔克曼挛缩) Volkmann*-Syndrom *n*, Volkmann*-Kontraktur *f*
福尔马肼 Formazin *n*
福尔马林 Formalin *n*, Formaldehydlösung *f*
福尔马林岑克尔氏溶液 Formol-Zenker* LÖsung *f*
福尔马林固定 Formalinfixierung *f*
福尔马林色素 Formalinpigment *n*
福尔马林中毒 Formalinvergiftung *f*
福尔内氏环试验 Fornet* Ringprobe *f*, Fornet* Reaktion *f*
福 - 法二氏法 Folin*-Farmer* Methode *f*
福 - 法二氏法 Folin*-Farmer* Methode *f*, Farmer*-Folin* Methode *f*
福 - 弗二氏法 Folin*-Flander* Methode *f*
福 - 福二氏病 Fox*-Fordyce* Krankheit *f*
福格蒂取栓导管 Fogarty* Embolektomiekatheter *m*
福格特 - 小柳 - 原田氏综合征(葡萄膜大脑炎综合征) Vogt*-Koyanagi*-Harada* Syndrom *n*
福格特 - 小柳原田综合征 Vogt*-Koyanagi Harada* Sydrom *n*(症状为双侧葡萄膜炎伴虹膜睫状体炎,为炎症性的自身免疫病)
福格特小柳综合征 Vogt*-Koyanagi* Sydrom *n*(眼色素层脑膜炎的一型)
福格特栅 Vogt* Palisade(auf Limbus) *f*
福格特综合征(纹状体综合征) Vogt* Sydrom *n*, Sydrom von Corpus Striatum *n*(常因产伤所致)
福格逊氏窥器 Fergusson* Spekulum *n*
福建棘隙吸虫 Echinochasmus fujianensis *m*
福建马来溪蟹 Kabbe aus Fujian und Malay *f*
福克曼类型白内障 Volkmann*-Typ Katarakt(ein kongenitaler hereditärer Katarakt) *f*
福克曼氏畸形 Volkmann* Deformität *f*, kongenitale Subluxation im oberen Sprunggelenk *f*
福克斯虹膜异色性葡萄膜炎 Fuchs* irisheterochromatische Uveitis *f*
福克斯角膜内皮营养不良 Fuchs* Hornhautendotheldystrophie *f*
福克斯氏病 Fox*(-Fordyce*) Krankheit *f*
福克斯氏培养基 Fawcus* Nährboden *m*, BrilliantgrünGallensalzagar *m*
福克斯综合征(海绵窦综合征) Foix* Sydrom *n*, kavernöses Blutleitersydrom *n*
福库色素沉着过度 Hyperpigmentation von Fuldauer und Kuijpers *f*
福拉尼尼氏疗法 Forlanini*(-Murphy*) Behandlung *f*
福莱斯特氏热 Forrest* Fieber *n*
福 - 赖二氏法 Folin*-Wright* Methode *f*
福 - 勒二氏法 Volhard*-Löhlein* Methode *f*
福[勒]氏耐格里原虫 Naegleria fowleri *f*
福勒氏溶液 Fowler* Lösung *f*, Kaliumarsenitlösung *f*
福勒位 Fowler*-Position *f*
福雷尔交叉 Forel*-Decussation *f*(中脑的红脊髓束及红核网状束的被盖前交叉)
福雷斯蒂尔病 Forestiers* Krankheit *f*
福雷斯特图解 Forrester* Schaltbilder *n pl*
福利 YV 成形术 Foley* Y-V Plastik *f*
福利保障体系 Stütze-Sicherungssystem *n*
福利经济学 Wohlfahrtsökonomie *f*
福利型气囊导尿管 Ballonkatheter des Foley* Typs *m*
福利型三腔气囊导尿管 Dreiwegeballonkatheter des Foley* Typs *m*
福林氏测糖管 Folin* Zuckerglas *n*
福林氏法 Folin* Methode *f*
福林氏酸性钼酸盐试剂 Folin* Reagenz *n*
福林氏重量法 Folin* gravimetrische Methode *f*
福林 - 伍氏血糖管 Folin*-Wu* Blutzuckertube *f*
福 - 路二氏试验 Folin*-Looney* Probe *f*
福罗因综合征 Froin* Syndrom *n*
福马德氏肾 Formad* Niere *f*
福 - 麦二氏法 Folin*-Macallum* Methode *f*
福 - 麦二氏试验 Folin*-McEllroy* Test *m*(od. Reaktion *f*)
福美铁 Ferbam *n*
福美锌 Ziram *n*
福米诺苯 Fominoben *n*
福莫司 Fotemustin *n*
福莫特罗 Formoterol *n*
福尼奥氏溶液 Fonio* Lösung *f*
福尼奥液 Fonio* Flüssigkeit *f*(染血小板用)
福尼菲克斯弧菌感染 Foni Fikes* Vibrio-Infektion *f*
福 - 佩二氏法 Folin*-Peck* Methode *f*
福 - 佩二氏法 Folin*-Pettibone* Methode *f*
福奇征 Fouche* Zeichen *n*(膝关节检查方法)
福塞尔氏反应 Fauser* Reaktion *f*, Abderhalden*-Fauser* Reaktion *f*
福氏棘球绦虫 Echinococcus vogeli *m*
福氏痢疾杆菌 Shigella flexneri *f*
福氏耐格里阿米巴(原虫) Naegleria* Fowlerit *m*
福氏志贺菌 Shigella* Bakterie *f*
福寿草 Adonis amurensis *f*
福寿草醇 Adonit *n*, Adonitol *n*
福寿草甙 Adonisid *n*
福寿草毒甙 Adonitoxin *n*
福寿草毒甙元 Adonitoxigenin *n*
福寿草属(侧金盏花属) Adonis *m*(用作强心剂)

福寿螺 Pomacea canaliculata *f*
福寿糖醇 Adonit *n*
福 - 斯二氏法 Folin*-Svedberg* Methode *f*
福斯曼抗体 Forssman* Antikörper *m*
福斯曼氏颈动脉综合征 Forssman*(-Skoog*) Syndrom *n*
福斯曼氏抗原 Forssman* Antigen *n* (F-Antigen)
福斯曼糖脂 Forssman* Glykolipide *f*
福斯舒尔特手术 Vosschulte* Operation *f*(主动脉缩窄成形术)
福斯特·肯尼迪氏综合征(前颅底综合征) Foster Kennedy* Sydrom *n*, Kennedy* Sydrom *n*
福斯特 - 肯尼迪综合征 Foster*-Kennedy* Syndrom *n*
福斯特氏硫酸锌离心浮集法 Faust* Methode (od. Zinksulfatanreicherung) *f*
福斯特氏试验 Faust* Test *m*
福他布林 Fosbretabulin *n*
福 - 特二氏试验 Falk*-Tedesco* Test *m*
福维尔氏综合征 Foville* Syndrom *n* (od. Lähmung *f*)
福 - 吴二氏法 Folin*-Wu* Probe *f*
福 - 吴二氏接受管 Folin*-Wu* Blutsammelgefäß *n*
福 - 吴二氏试验 Folin*-Wu* Test *m* (od. Probe *f*)
福 - 吴二氏消化管 Folin*-Wu* blood digestion tube <engl.>
福 - 吴二氏血糖管 Folin*-Wu* (Blut-) Zuckerglas *n*
福 - 吴二氏血液分析法 Folin*-Wu* Blutanalyse *f*
福西乌斯晶状体环 Vossius* Ring *m*, Vossius* linsenförmiger Ring *m*
福夏尔氏病 Fauchard* Krankheit *f*, Periodontitis *f*
福 - 谢二氏法 Folin*-Shaffer* Methode *f*
福辛普利 Fosinopril *n*
福伊尔根反应 Feulgen* Reaktion *f*(检去氧核糖核酸)
福伊尔根氏反应 Feulgen* Reaktion *f* (od. Test *m*)
福伊尔根氏计数 Feulgen* Zählung *f*

fǔ 抚斧俯辅腐

抚养 Erziehung *f*
抚养系数 Quotient *f*
抚育共生 Nutricism *m*
抚育细胞 Pflegezelle *f*
斧 Axt *f*
斧背伤 Verletzung von hinter Axt *f*
斧形 beilförmig
斧形的 beilförmig
俯冲 Tauchen *n*
俯冲错觉 Tauchillusion *f*
俯垂的 nickend
俯伏加压法 Schafer* Methode *f*, künstliche Atmung *f*
俯屈 Krümmung *f*
俯视显示器 Kopftiefdiaplay *n*
俯卧 Bauchlage *f*
俯卧的 pronierend
俯卧屈膝试验 Beinhalteversuch *m*, Barre* Zeichen *n*
俯卧位 Bauchlage *f*
俯卧位头靠 Kopfstütze bei Bauchlage *f*
俯卧姿势 Bauchlage *f*
俯仰错觉 Pitchillusion *f*
辅触媒 Cocatalysator *m*, Kokatalysator *m*
辅催化剂 Cocatalysator *m*, Katalysator *m*
辅导 Nachhilfeunterricht *m*
辅导教学技术 Caochingbefehlstechnik *f*
辅肌动蛋白 Aktinin *n*
α 辅肌动蛋白 α Actionin *n*
β 辅肌动蛋白 β Actionin *n*
辅基 prosthetische Gruppe *f*, Agon *n*
辅基标记免疫测定 prosthetische Gruppe-markierte immunologische Bestimmung *f*
辅激活蛋白 Coaktivator-Protein *n*
辅激活因子 Coaktivator *m*
辅件 Hilfsmittel *n*
辅聚合酶 Kopolymerase *f*
辅磷酸[酯]酶 Kophosphatase *f*
辅酶 Koferment *n*, Koenzym *n*, Coenzym *n* (Co)
辅酶 Ⅰ Coenzym Ⅰ *n* (Co Ⅰ)
辅酶 Ⅰ 激酶 NAD Kinase *f*
辅酶 Ⅰ 焦磷酸化酶 NAD Pyrophosphorylase *f*
辅酶 Ⅱ Coenzym Ⅱ *n* (Co Ⅱ)
辅酶 Ⅱ 细胞色素 C 还原酶 Koenzym Ⅱ-Zytochrom-(c)-reduktase *f*
辅酶 Ⅱ 细胞色素 P450 还原酶 Koenzym Ⅱ-Zytochrom-P450-reduktase *f*
辅酶 A Koenzym A *n* (KoA, CoA)
辅酶 A 连接酶 Koenzym A Ligasen *f pl*
辅酶 A 转移酶 CoA-Transferase *f*, Thiophorase *f*
辅酶 B12(腺苷钴胺) Adenosylcobalamin *n*
辅酶 M Koenzym M *n*
辅酶 Q Koenzym Q *n*
辅酶 R Koenzym R *n*, Biotin *n*
辅尿管镜激光碎石术 ureteroscopische Laserlithotripsie *f*
辅起始因子 koausgelöster Faktor *m*
辅色素 Beipigment *n*
辅食 Beikost *f*
辅食添加 Zugabe von festen Lebensmitteln *f*
辅受体分子 Co-Rezeptor *m*
辅羧化酶 Cocarboxylasum *n*, Kokarboxylase *f*
辅脱氨酶 Kodesaminase *f*
辅脱氢酶 Kodehydrase *f*, Kodehydrogenase *f*
辅脱羧酶 Kodekarboxylase *f*
辅药 Adjuvans *n*, Unterstützungsmittel *n*, Hilfsmittel *n*
辅抑制物 Korepressor *m*
辅因子 Kofaktor *m*, akzessorischer Faktor *m*
辅诱导物 Koverursacher *m*
辅脂酶 Kolipase *f*
辅致癌物质 Kokarzinogen *n*
辅助 Subventionierung *f*, Beihilfe *f*
辅助 / 控制呼吸 Assist/Kontrollrespiration *f*
辅助 / 诱导性 T 细胞 Hilfer/Hervorrufer T Zelle *f*
T 辅助 / 诱导性细胞 T Hilfer/Hervorrufer Zelle *f*
辅助病毒 Helfervirus *n*
辅助步行 Hilfsgang *m*
辅助措施 verbundene Maßnahme *f*
辅助的 auxiliär, akzessorisch
辅助电极 auxiliare Elektrode *f*
辅助孵化 assistierte Ausbrütung *f*
辅助服务 Hilfservice *m*
辅助服务信息系统 Hilfservice Informationssystem *n*
辅助工具 Beiappliance *f*
辅助供气 Hilfsluftversorgung *f*
辅助供氧 Zusatzsauerstoff *m*
辅助合成反应 hilfreiche synthetische Reaktion *f*
辅助呼吸 Hilfsatmung *f*, assistierte Atmung *f*
辅助呼吸机 Hilfsrespirator *m*
辅助呼吸肌 Atemhilfsmuskulatur *f*
辅助肌 auxiliäre Muskeln *m pl*
辅助激素疗法 hilfreiche hormonale Therapie *f*
辅助检查 Nebenuntersuchung *f*, Ergänzungsuntersuchung *f*
辅助就业 unterstützte Beschäftigung *f*
辅助疗法 verbundene Behandlung *f*, adjuvante Behandlung *f*, Hilfsbehandlung *f*
辅助码 Servicekode *m*

辅助气瓶 Reservelusttank *m*
辅助器 Beihilfe *f*
辅助器官 akzessorisches Organ *n*
辅助区 assistierter Kortex *m*
辅助人员 nebenprofessionales Personal *n*, Begleiter *m*
辅助溶剂 Sekundärauflösungsmittel *n*
辅助设备 Mithelfer *m*, Beimittel *n*, Zusatzausrüstung *f*, Hilfsapparat *m*
辅助生育技术 Technik der assistierten Reproduktion *f*(ART)
辅助生殖技术 geholfene reproduktive Technik *f*
辅助噬菌体 Gehilfephage *m*
辅助受体 Korezeptor *m*, akzessorischer Rezeptor *m*
辅助输入设备 Hilfseingabegerät *n*
辅助死因 Zusatztodesursache *f*
辅[助]色素 Beipigment *n*
辅助替代疗法 assistierte Substitutionstherapie *f*
辅助通气 Hilfsbelüftung *f*
辅助喂养 Hilfs-Fütterung *f*
辅助稳压器 Hilfsstabilisator *m*
辅助系统 Reservesystem *n*, Beisystem *n*
辅助细胞 Helferzelle *f*
辅助细胞缺陷 Helferzelldefekt *m*
辅助显微镜 Hilfsmikroskop *n*
辅助性 B 细胞 Helfer B Zelle *f*
辅助性 T [淋巴]细胞 T-Helferlymphozyt *m*
辅 助[性]T 细 胞(Th 细 胞) Helfer T Zelle *f*, Th Zelle *f*, T Hilferzelle *f*, Hilfer T Lymphozyt *m*
辅助性 T 细胞 T-Helferlymphozyt *m*
辅助性 T 细胞表现型 Hilfer T Zelleerscheinungsform *f*
辅助性肝移植 Hilfslebertransplantation *f*
辅助性化疗[法] adjuvante Chemotherapie *f*
辅助性淋巴细胞 T-Helfer-Zelle *f*
辅助性配角 Hilfsnebenrolle *f*
辅助性肾切除术 verbundene Nephrektomie *f*
辅助性诊断法 akzessorische diagnostische Methode *f*, zusätzliche diagnostische Methode *f*
辅助性正畸治疗 adjuvante kieferorthopädische Behandlung *f*
辅助循环 Hilfskreislauf *m*
辅助药(剂) Adjuvans *n*, Unterstützungsmittel *n*, Hilfsmittel *n*
辅助医疗装置 Zusatzheilgerät *n*
辅助仪器 zusätzliches Instrument *n*, Hilfsinstrument *n*
辅助移植 auxiliäre Transplantation *f*
辅助因子 Kofaktor *m*
辅助运动区 Zusatzmotiorbereich *m*
辅助诊断软件 Auxiliary-Diagnose-Software *f*
辅助治疗模式 adjuvante therapeutische Modalität *f*
辅[助]致癌剂(物) Kokarzinogen *n*, Kokanzerogen *n*
辅[助]致癌作用 Kokanzerogenese *f*, Kokarzinogenese *f*
辅转氨酶 Kotransaminase *f*
辅阻遏物 Korepressor *m*
辅阻抑剂 Koinhibitor *m*
辅佐疗法 zusätzliche Behadlung *f*, adjuvante Behandlung *f*
辅佐细胞 Nebenzelle *f*, zusätzliche Zelle *f*, adjuvante Zelle *f*
辅佐药 Adjuvans *n*, Unterstützungsmittel *n*, Hilfsmittel *n*
腐[肉分]离 Schorf *m*, verdorbenes Fleisch *n*
腐[物寄]生动物 Saprozoiten *n pl*, Saprozoen *n pl*
腐[物寄]生物 Saprophagen *m pl*, Saprophyten *m pl*
腐胺 Putreszin *n*
腐败 Fäulnis *f*, Putrefaktion *f*, Putreszenz *f*
腐败表皮剥离 Epidermistrennung während Putreszenz *f*
腐败毒 Putromain *n*, Fäulnisgift *n*
腐败发酵 Fäulnisvergärung *f*
腐败过程 Putrefaktionverlauf *m*
腐败弧菌抗毒素 Antitoxinum vibriosepticum *n*
腐败坏死性口底蜂窝织炎 putride und nekrotische Mundbodenphlegmone *f*
腐败假单胞菌 Pseudomonas putrifaciens *n*
腐败浸软作用 aufweichende Putrefaktionaktion *f*
腐败静脉网 subkutanes Venengeflecht an fauler Leiche *n*
腐败气泡 subkutame Gasblase an fauler Leiche *f*
腐败气体形成 Putrefaktiongasformation *f*
腐败溶血性浸染 Putrefaktion aus hämolytische Färbung *f*
腐败舌伸出 Zungenprotrusion während Putrefaktion *f*
腐败尸体皮下静脉网 Unterhautvenennetz auf faulender Kadaver *n*
腐败水泡 putride(Wasser-)Blase *f*
腐败水泡形成 Putrefaktionblaseformation *f*
腐败梭状芽胞杆菌 Clostridium putrefaciens *n*
腐败细菌 Fäulnisbakterien *f pl*
腐败性 Fäulnis *f*, Fäule *f*
腐败性的 putrid(-us, -a, -um), jauchig
腐败性脓胸 putrider Pyothorax *m*
腐败性污水 Fäulnisabwasser *n*, septisches Abwasser *n*
腐败脂肪液化 verflüssigtes Fett während Putrefaktion *n*
腐败作用 Putrifaktion *f*, Fäulnis *f*
腐草霉素 Phleomycin *n*
腐臭 Foul *n*
腐骨钳 Sequesterzange *f*
腐黑酸(物) Huminsäure *f*, Humussäure *f*
腐化 Putreszenz *f*, Verwesung *f*, Fäulnis *f*
腐化的 saprogen, putreszent
腐寄生菌 Saproparasit *m*
腐解 Zersetzung *f*, Zerfall *m*, Dekomposition *f*
腐刻玻璃试剂 Atzmittel *n*
腐烂 Putrefaktion *f*, Fäulnis *f*, Faulen *n*
腐烂臭味 Fäulnisgeruch *m*, Modergeruch *m*
腐烂了的 kariös
腐烂青菜食物中毒 Lebensmittelvergiftung von verfault Gemüse *n*
腐霉科 Pottiaceen *f pl*(水中生活)
腐霉属 Pythium *n*
腐肉 Schorf *m*, verdorbenes Fleisch *n*
腐肉臭的 nidorose, nidose
腐肉碱 Putreszin *n*
腐肉形成 Schorfbildung *f*, Verschorfung *f*
腐肉中毒 Ptomainvergiftung *f*
腐生 Saprophytismus *m*
腐生的 saprophytär, saprophytisch
腐生菌 saprophytische Bakterien *n pl*, Saprophyten *m pl*
腐生链 saprophytische Ketten *f pl*
腐生螺旋体属 Saprospira *f*
腐生生活 Saprophytismus *m*, Saprophytie *f*
腐生物 Saprobiont *m*, Saprogen *n*, Saprophile *f*
腐生性钩端螺旋体 saprophytische Leptospira *f*
腐生营养 Metatrophie *f*
腐生植物 Saprophyt *m*
腐食酪螨 Tyrophagus putrescentiae *m*
腐食性 saprophag, saprozoisch
腐食性 saprozoisch
腐蚀 Beizung *f*, Erosion *f*, Verätzung *f*, Korrosion *f*
腐蚀标本 Korrosionspräparat *n*, Radierpräparat *n*
腐蚀的 korrosiv, reaktionsfreudig
腐蚀剂 Kaustikum *n*, Beizmittel *n*
腐蚀剂点棒 Stylus causticus *m*, Atzstift *m*
腐蚀剂损伤 korrosive Verletzungen *f pl*
腐蚀伤 Verätzung *f*
腐蚀[性]的 corrodens, corrosiv(-us, -a, -um), kaustisch
腐蚀性毒物 ätzendes Gift *n*, Atzgilt *n*
腐蚀性毒物休克 Schock aus Erosionen *m*

腐蚀性毒物中毒 korrosive Giftevergiftung *f*
腐蚀性关节炎 ätzende Arthritis *f*
腐蚀性龟头炎 korrosive Balanitis *f*
腐蚀性碱 korrosives Alkali *n*
腐蚀性溃疡 fressendes Geschwür *n*, Ulcus corrosivum *n*
腐蚀性食管炎 korrosive Osophagitis *f*, Oesophagitis corrosiva *f*
腐蚀性酸 korrosive Säuren *f pl*
腐蚀性损伤 korrosive Verletzung *f*
腐蚀性胃炎 Gastritis corrosiva *f*, Atzgastritis *f*
腐蚀性无机酸中毒 korrosive anorganische Säureverletzung *f*
腐蚀性灼伤 Verätzung *f*
腐蚀药 Atzmittel *n*, Kaustikum *n*, Beize *f*
腐蚀阻抑剂 Korrosionsinhibitor *m*
腐蚀作用 Atzen *n*, Atzung *f*, Beizen *n*
腐水霉属 Sapromyces
腐物动物源疾病 Saprozoonose *f*
腐物寄生 Saprophytismus *m*, Saprophytie *f*
腐物寄生的 saprophytär, saprophytisch
腐物寄生性污染菌 saprophytischer Kontaminant *m*
腐物寄生性真菌 saprophytische Pilze *m pl*
腐物上生的 saprogen
腐血症 Saprämie *f*
腐蝇属 Muscina *f*
腐鱼尸碱 Septicin *n*, Gadinin *n*
腐殖化 Humifikation *f*
腐殖酸 Huminsäure *f*, Humussäure *f*
腐殖土 Humus(boden) *m*
腐殖质 Humin *n*, Huminstoff *m*
腐殖质化 Huminfikation *f*, Humifizierung *f*
腐质 Detritus *m*
腐质霉属 Humicola
腐组织毒 Zymoid *n*

fù 父负妇附复副赋傅富腹缚蝮覆

父本 männliche(od. väterliche) Eltern *m pl*
父本植株 väterliche Pflanze *f*
父母 Eltern *m/n pl*
父母不和 parentale Friktion *f*
父母的过分保护 elterliche Überbeschützung *f*
父母对宝宝用语 Babysprache *f*
父母教育 Eltererziehung *f*
父母宽容 parentale Toleranz *f*
父母陪伴诱导 Muttergesellschaft Präsenz Induktion *f*
父母评定量表 Eltern-Rating-Skala *f*
父母态度研究表 parentales Meinungsforschunginstrument *n*
父母投入 parentales Investment *n*
父母训练 Elterdisziplin *f*
父母遗传 biparentale Vererbung *f*
父母应答 parentale Ansprechbarkeit *f*
父母与子女不和 Eltern-Kind-Friktion *f*
父女乱伦 Vater-Tochter-Blutschande *f*
父亲操持家务 Vater in Mutterrolle
父亲的 väterlich
父亲典范 Vater-Ideal *n*
父亲对宝宝用语 Vaterisch *n*
父亲服刑家庭 Nater-Gewahrsam-Familie *f*
父亲固恋 Vaterfixation *f*
父亲角色 Vaterrolle *f*
父亲年龄效应 väterlicher Alterseffekt *m*
父亲情结 Vaterkomplex *m*
父亲替代者 Vaterersatz *m*
父亲形象 Vaterfigur *f*, Vaterbild *n*
父亲依恋 väterliches Attachment *n*
父亲影响 väterlicher Einfluss *m*
父权 Vaterschaft *f*, Vaterrecht *m*
父权否定 Vaterschaftsausschluss *m*, Vaterschaftexklusion *f*
父权否定标准 Verneigungskriterium der Vaterschaft *n*
父权概率 Wahrscheinlichkeit einer Vaterschaft *f*
父权后概率 posteriore Wahrscheinlichkeit der Vaterschaft *f*
父权机会 Vaterschaftprobabilität *f*
父权纠纷案例 Vaterschaftkonfliktfall *m*
父权可能性 Vaterschaftwahrscheinlichkeit *f*
父权累积可能性 gesammelte Vaterschaftwahrscheinlichkeit *f*
父权累进机会 gesammelte Vaterschaftwahrscheinlichkeit *f*
父权排除概率 ausgenommene Wahrscheinlichkeit einer Vaterschaft *f*
父权试验 Vaterschaftstest *m*
父权相对机会 relative Chance von Vaterschaft *f*
父权指数 Vaterschaftsindex *m*
父权制家族 patriarchale Familie *f*
父式术 Vaterschaft *f*
父系 väterliche Linie *f*, Vaterschaft *f*
父系的 väterlich, väterlichseits
父系继承 Erbfolge in der männlichen Linie *f*
父系家庭系统 patriarchale Familiesystem *n*
父系家族 patriarchale Familie *f*
父系亲属 Verwandte väterlichseits *m*
父性特征 väterliche Eigenheit *f*
父性遗传 paterne Vererbung *f*, Patroklinie *f*
父源性出生缺陷 väterlicher Geburtsfehler *m*
父源性等位基因 väterliches Allel *n*
父子(女)关系 Vater-Kind-Beziehung *f*
父子关系 Vater-Kind-Beziehung *f*
父子家庭 Vater-Kind-Familie *f*
父子鉴定(亲子鉴定) Vaterschaftstest *m*
负(阴)碳离子 negatives Kohlenstoffion *n*
负 kappa 角 negativer Winkel kappa *m*
负 π 介子 negative π Mesonen *n pl*
负 π 介子治疗机 egatives π Mesion(Pion) therapiegerät *n*
负催化剂 negativer Katalysator *m*
负氮平衡 negative Stickstoffbilanz *f*
负的 negativ
负电 negative Elektrizität *f*
负电荷 negative Ladung *f*
负[电]极 negative Elektrode *f*
负电势(位) negatives Potential *n*
负二项分布 negative Binominalverteilung *f*
负反馈 negative Rückkoppelung *f*, negative Kontrolle *f*
负反馈放大器 negativer Rückkoppelungsverstärker *m*
负反馈控制环 negative Rückkopplungsschleife *f*
负峰 negative Spitze *f*, negativer Gipfel *m*
负辐射 negative Strahlung *f*
负干涉 negative nterferenz *f*
负功 negative Arbeit *f*
负固着 negative Fixation *f*
负号 Minuszeichen *n*
负荷 Belastung *f*
负荷词 Ladungswort *n*
负荷反射 ladungdreflex *m*
负荷剂量 Belastungsdosis *f*
负荷截面 Belastungsquerschnitt *m*
负荷伸展曲线 Spannungs-Dehnungskurve *f*
负荷试验 Belastungsprobe *f*
负荷速度关系 Beanspruchungs-Geschwindigkeits Beziehung *f*
负荷速度曲线 Belastungs-Geschwindigkens-Kurve *f*
负荷因子 Stressor *m*
负荷张力曲线 Belastungs-Spannungs-Kurve *f*
负后电位 negatires Nachpotential *n*

负后象 negatives Nachbild *n*
负后效 negative Folgeerscheinung *f*
负极 Kathode *f*, Katode *f*
负极的 kathodisch
负加速度 negative Beschleunigung (od. Akzeleration) *f*
负接目镜 negatives Okular *n*
负晶体 nagetiver Kristall *m*
负控制 negative Kontrolle *f*, negative Steuerung *f*
负控制系统 negatives Kontrollsystem *n*
负离子 Anion *n*, negatives lon *n*
负离子发生器 Aniongenerator *m*, negativer Iongenerator *m*
负离子间隙 Anionkluft *f*
负离子浓度测定器 Aniondensitometer *n*, Aniondensimeter *n*
负离子缺额 Anionlücke *f*
负链 Minusstrang *m*
负链 DNA Minusstrand DNA *f*(-DNA)
负链 RNA Minusstrand RNA *f*(-RNA)
负霉素 Negamycin *n*
负偏态 negative Schiefe *f*
负偏态分布 negative Verteilungsschleife *f*
负偏压 negatives Bias *n*
负偏压 negatives Bias *n*, negative Gittervorspannung *f*
负平衡 negative Bilanz *f*
负迁移 negative Übertragung *f*
负强化 negative Verstärkung *f*
负趋地性反射 negativer Geotaxisreflex *m*
负趋化作用 negative Chemotaxis *f*
负趋性 negative Taxis *f*
负确定因子 negativer Gewissheitfaktor *m*
负染色 negative Färbung *f*
负染色法 Negativfärbung *f*
负熵 negative Entropie *f*, Negentropie *f*
负时相 negative Phase *f*
负鼠 Opossum *n*
负数 negative Zahl *f*
β-负衰变 β-Minuszerfall *m*
负双折射 negative Doppelbrechung *f*
负调控 negative Regulation *f*
负调控序列 negative regulative Sequenz *f*
负透镜 Negativlinse *f*, Minusglas *n*, Konkavlinse *f*
负外部性 negative Externalität *f*
负温度系数热敏电阻 negativer Temperaturkoeffizienter Widerstand *m* (NTC)
负吸附[作用] negative Adsorption *f*
负线性相关 negative lineare Korrelation *f*
负相波 negative Phasenwelle *f*
负相关 negative Korrelation *f*
负相关系数 negativer Korrelationskoeffizient *m*
负[向]超螺旋 negative Supercoil *f*, negative Superhelix *f*
负向免疫调节 heruntengeregelte Immunreaktion *f*
负向趋化作用 negative chemotaktische Wirkung *f*
负向性 negativer Tropismus *m*
负向诱导 negative Induktion *f*
负象 negatives Bild *n*
负协同[性] negative Kooperativität *f*
负性暗点 negatives Skotom *n*
负性变传导效应 negative dromotrope Aktion *f*
负性变传导作用 negative dromotrope Wirkung *f*
负性变力(的) negativinotrop
负性变力效应 negative intrope Aktion *f*
负性变力作用 negative inotrope Wirkung *f*
负性变时作用 negative chronotrope Wirkung *f*
负性搏动 negative Pulsation *f*
负性的 negativ
负性肌力作用 negative Inotropie *f*
负性棘波 negative Spitze *f*, negative Zacke *f*
负性加速期 negative Beschleunigungsphase *f*
负性频率作用 negative Chronotropie *f*
负性期 negative Phase *f*
负性牵张反射 negativer Dehnreflex *m*
负性强化效应(作用)(厌恶) negative Verstärkung-Wirkung *f*
负性强化作用 negative verstärkende Wirkung *f*
负性生活事件 negative Lebensereignis *n*
负性心尖搏动 negativer Herzspitzenstoß *m*
负性造影 negativer Kontrast *m*
负性治疗反应 negative therapeutische Reaktion *f*
负选择 negative Auswahl *f*
负压 negativer Druck *m*
负压泵 negative Druckpumpe *f*
负压电效应 umgekehrter piezoelektricher Effekt *m*
负压肺水肿 Unterdruck-Lungenödem *n*
负压服 chibiser Anzug *m*
负压辅助脂肪去除术 Vakuum assistierte Fettabsaugung Chirurgie *f*
负压活门 Innenüberdruckventil *n*
负压力 negativer Drnck *m*
负压漏气试验(负压泄漏测试) Unterdruck-Dichtheitsprüfung *f*
负压上升时间 Anstiegszeit des Vakuums *f*
负压调节瓶 Flaschenaspirator *m*, negative Druckkontrolleflasche *f*
负压吸引 Unterdruckaspiration *f*, Vakuumaspiration *f*
负压吸引器 Vakuumsaugergerät *n*
负压吸引人工流产术 Unterdruck-Abtreibung *f*
负压性肺水肿 Unterdruck-Lungenödem *n*
负压置换疗法 Proetz* Therapie *f* (od. Verfahren *n*)
负移情 negative Übertragung *f*
负优生学 negative Eugenetik *f*
负有责任 Verantwortlichkeit *f*
负诱导 negative Induktion *f*
负诱因 negativer Anreiz *m*
负载(荷) Belastung *f*, Ladung *f*, Tragen *n*
负载电容 Lastkapazität *f*
负载介质 Trägermedium *n*, Stützmedium *n*
负载气体 Trägergas *n*, Schleppgas *n*
负载试验 Belastungsprobe *f*
负载线 Lastleitung *f*
负载阻抗 Eingangsimpedanz bei Sollabschluß *f*
负债 Verbindlichkeit *f*
负债结构 Schuldenstruktur *f*
负值 negativer Wert *m*
负重训练 Krafttragentraining *n*, Lasttraining *f*, Belastungstraining *f*
负柱镜 minus-Zylinder *m*
妇产缝[合]针 gynäkologische Nahtnadel *f*
妇产科 gynäkologische Abteilung *f*, Abteilung für Frauenheilkunde und Geburtshilfe *f*
妇产科护理学 geburtshilfliche und gynäkologische Pflege *f*
妇产科输尿管夹持钳 Ureterhaltezange für OB (od. GYN) *f*
妇产科学 Frauenheilkunde *f*, Gynäkologie *f*
妇产科学家 Gynäkologe *m*
妇产科医师 Frauenarzt *m*
妇产科医院 Frauenklinik *f* Frauenhospital *n*
妇产科诊断技术 geburtshilfliche und gynäkologische Diagnosetechniken *f pl*
妇产科专用手术器械包 OB/GYN Operationdinstrumentgeräte *n pl*, gynäkologische und geburtshilfliche Instrumenten *n pl*
妇科 Abteilung für Gynäkologie *f*, gynäkologische Abteilung *f*
妇科 X 线照相术 Gynäkographie *f*

妇科病 Frauenkrankheit *f* Gynäkopathie *f*
妇科病理学 gynäkologische Pathologie *f*
妇科分离钳 gynäkologischer Separator *m*
妇科缝合针 gynäkologische Nadeln *f pl*
妇科高频电熨器 Hochfrequenzkauter für Gynäkologie *m*
妇科高频电熨器 Hochfrequenzkauterisation für Gynäkologie *f*
妇科检查 gynäkologische Untersuchung *f*
妇科检查床 gynäkologisches Untersuchungsbett *n*
妇科轻便诊查床 gynäkologischer Untersuchungstisch von tragbarem Typ *m*
妇科手术器械 gynäkologische Operationsinstrumente *n pl*
妇科手术损伤 gynäkologische Operationsverletzung *f*
妇科手术用肠线 gynäkologischer Katgut *m*
妇科学 Gynäkologie *f*, Frauenheilkunde *f*
妇科学的 gynäkologisch
妇科学家 Gynäkologe *m*
妇科医生 Gynäkologe *m*, Frauenarzt *m*
妇科用椅 gynäkologischer Stuhl *m*
妇科诊察床(台) gynäkologischer Untersuchungstisch *m*
妇科治疗[学] gynäkologische Heilkunde *f*
妇科肿瘤灌注化疗栓塞术 gynäkologische Tumorinfusion und Chemoembolisation
妇科组织钳 gynäkologische Gewebepinzette *f*
妇女保健 Gesundheitsfürsorge für Frauen *f*
妇女保健学 Frauengesundheitswissenschaft *f*
妇女保健组织 Gesundheitsorganisation für Frauen *f*
妇女避孕套 weibliches (od. weiblicher) Kondom *n/m*
妇女病 weibliche Krankheit *f*
妇女多毛[症] Hirsutismus *m*
妇女健康 Gesundheit von Frauen *f*
妇女健康服务 Frauengesundheitsdienst *m*
妇女劳动保护 Arbeitsschutz für Frauen *m*
妇女劳动卫生 Arbeitsschutz für Frauen *m*
妇女慢性疲劳综合征 chronisches Müdigkeits-Syndrom von Frauen *n*
妇女弥漫性脱发 diffude weibliche Alopezie *f*
妇女糖尿病性胡须综合征 diabetische bärtige Frauensyndrom *n*
妇女卫生 Frauenhygiene *f*
妇女心理学 Frauenpsychologie *f*
妇女型骨盆 gynäkoides Becken *n*
妇女雄激素性脱发 androgenetische Frauenalopezie *f*
妇女营养 Frauenernährung *f*
妇女运动 Frauenbewegung *f*
妇外科 gynäkologische Chirurgie *f*
妇婴保健院 (Gesundheits-) *f* ürsorgestalle für Mütter und Säuglinge *f*, Mutterberatungszentrum *n*
妇幼保健 Gesundheitsfürsorge für Mütter und Kinder *f*
妇幼保健保偿制 Vertragssystem für Mutter-und Kinderbetreuung *n*
妇幼保健人员 Pflegepersonal für Frauen und Kinder *n*
妇幼保健统计 Gesundheitsstatistik der Mütter und Kinder *f*
妇幼保健网 Netz der Gesundheitsfürsorge für Mütter und Kinder *n*
妇幼保健医师 Gesundheitsärzte für Mütter und Kinder *m pl*
妇幼保健站(所) Mütterberatungsstelle *f*, Fürsorgestation für Mutter und Kind *f*
妇幼健康教育 Gesundheitserziehung für Frauen und kinder *f*
妇幼卫生 Gesundheitspflege für Mütter und Kinder *f*
附壁 Gehsteig *m*
附壁结节 Mural-Knötchen *n*
附壁血栓 wandständiger Thrombus *m*, Wandthlrombus *m*
附壁血栓急死 Wandthrombussekundentod *m*
附壁血栓形成 wandständige Thrombose *f*
附带阑尾切除术 beiläufige Appendektomie *f*
附带性心脏赘生物 monozytärer zufälliger kardialer Auswuchs *m*
附耳 Zubehörohr *n*
附睾 Nebenhoden *m*, Epididymis *m*
附睾窦 Sinus epididymidis *m*
附睾恶性肿瘤 bösartige Neubildung des Nebenhodens *f*
附睾附件 gestielte Hydatide *f*, Nebenhodenappendix *f*
附睾梗阻 Nebenhoden-Behinderung *f*
附睾管 Ductus epididymidis *m*
附睾活组织检查 Nebenhodenbiopsie *f*
附睾畸胎瘤 Nebenhodenteratom *n*
附睾结核 Nebenhodentuberkulose *f*, Epididymitis tuber culosa *f*
附睾结核合并窦道形成 Nebenhodentuberkulose mit Sinusbildung *f*
附睾精子肉芽肿 spermatisches Granulom des Nebenhodens *n*
附睾良性肿瘤 gutartiges Neoplasma des Nebenhodens *n*
附睾瘘 Nebenhodenfistel *f*
附睾梅毒 Nebenhodensyphilis *f*, Epididymitis syphilitica *f*
附睾囊肿 Nebenhodenzyste *f*
附睾内肾上腺异位 Nebennierende Ektopie im Nebenhoden *f*
附睾扭转 Epididymistoesion *f*
附睾脓肿 Nebenhodenabszeß *m*
附睾切除术 Nebenhodenresektion *f*
附睾切开引流术 Inzision und Drainage des Nebenhodens *f*
附睾缺如(额外肾) Abwesenheit des Nebenhodens *f*
附睾缺失 Fehlen des Nebenhodens *n*, Nebenhodenaplasie *f*
附睾肉瘤 Nebenhodensarkom *n*
附睾上韧带 Ligamentum epididymidis superius *n*
附睾神经纤维瘤 Neurofibrom des Nebenhodens *n*
附睾石 Nebenhodenstein *n*
附睾输精管切除术 Epididymovasektomie *f*, Epididymodeferentektomie *f*
附睾输精管吻合术 Epididymovasostomie *f* Vasoepididymostomie *f*
附睾丝虫病 Filariasis des Nebenhodens *f*
附睾损伤 Nebenhodenverletzung *f*
附睾体 Corpus epididymidis *n*
附睾头 Caput epididymidis *n*
附睾头睾丸不连接 Pseudarthrose des Caput epididymidis mit Hoden *f*
附睾头囊肿 Zyste des Caput epididymidis *f*
附睾尾 Canda epididymidis *f*
附睾下韧带 Ligamentum epididymidis inferius *n*
附睾纤维化 Nebenhodenfibrose *f*
附睾纤维瘤 Fibrom des Nebenhodens *n*
附睾腺癌 Adenokarzinom des Nebenhodens *n*
附睾腺瘤 Nebenhodenadenom *n*
附睾腺瘤样瘤 adenomatoider Tumor des Nebenhodens *m*
附睾小叶 Lobuli epididymidis *m pl*, Samenkegel *m pl*
附睾血管瘤 Hämangiom des Nebenhodens *n*
附睾血肿 Nebenhodenhämatom *n*
附睾炎 Nebenhodenentzündung *f*, Epididymitis *f*
附睾硬结 Nebenhodeninduration *f*
附睾圆锥 Coni epididymidis *m pl*, Haller* Kegel *m pl*
附睾造影 Epididymographie *f*
附睾支 Ramus epididymidis *m*
附睾脂肪瘤 Nebenhodenlipom *n*
附睾肿瘤 Nebenhodentumor *m*
附红细胞体病 Eperythrozoonose *f*
附红细胞体属 Eperythrozoon *n*
附加 Addition *f*, Apposition *f*, Anlagerung *f*
附加标准 zusätzlicher Standard *m*
附加参数 zusätzlicher Parameter *m*
附加单 Anschlussliste *f*
附加单倍体 haploide Addition *f*

附加的 zusätzlich, additiv
附加过程 Additivverfahren *n*
附加呼气阻力 äußerlicher Exspirationswiderstand *m*
附加基因 Nebengen *m*
附加剂 Additiv *n*, Zusatzstoff *m*, Zusatzstoff *m*
附加检查 zusätzliche Untersuchung *f*, weitere Untersuchung *f*
附加警告 zusätzliche Warnung *f*, weitere Warnung *f*
附加径路 Zusatzleitbahn *f*
附加滤色镜 Zusatzfilter *m*
附加旁路切断术 Berechung der Zusatzleitbahn *f*
附加肾 Zubehörniere *f*
附加肾切除术 Nephrektomie überzählige Niere *f*
附加手势 Plusgeste *f*
附加输出噪声 additives Outputgeräusch *n*
附加体 Episomen *n pl*
附加突变 Zusatzmutation *f*
附加系 Additionlinie *f*
附加刑罚 Zusatzbestrafung *f*
附加学习 Akkretionlernen *n*
附加压力 Zusatzdruck *m*
附加压强 Zusatzdruck *m*
附加疑问 Bestätigungsfrage *f*
附加音 Zusatzton *m*
附加饮食 Zusatzdiät *f*, Zusatznahrung *f*
附加运动区 Zusatzmotorbereich *m*
附加症状 Zusatzsymptom *n*
附尖 Zusatzcuspis *f*
附件 Adnexa *f*, Appendix *f*, Anhangsgebilde *n*
附件癌 Adnextumorkarzinom *n*
附件的 appendicular (-is, -is, -e), appendikulär
附件切除术 Adnexektomie *f*, Adenektomie *f*
附件腺癌 Adnextumoradenokarzinom *n*
附件箱 Zusatzkiste *f*
附件炎 Adnexitis *f*, Adnexentzündung *f*
附件与皮肤附件肿瘤 Adnextumor-und Hautanhangsgebilde *n pl*
附件痣 adnexaler Nävus *m*
附件肿物 Adnextumor *m*
附聚 Agglomeration *f*
附聚[作用] Agglomeration *f*, Agglomerierung *f*
附聚率 Agglomerationsrate *f*
附聚物 Agglomerat *n*
附卵巢 Epoophoron *n*
附卵巢纵管 Ductus epoophori longitudinalis *m*
附脐静脉 Venae parumbilicales *f pl*
附前轮式步行器 Lauflernwagen mit Vorderrad *m*
附生的 epiphytisch
附生植物 Aufsitzerpflanze *f*
附属的 akzessorisch, untergeordnet
附属霍乱肠毒素 akzessorisches Cholera-Enterotoxin *n*
附属机构 untergeordnete Institution *f*
附属内驱力 Vizemotivation *f*
附属品 Anhänglichkeit *f*
附属器 akzessorisches Organ *n*
附属设备 Anhänglichkeit *f*, Nebenaggregat *n*
附属生殖器 akzessorische Genitalien (od. Genitalorgane) *n pl*
附属丝 Anhängsel *n*
附属物 Anhängsel *n*
附属物质 akzessorische Stoffe *m pl*
附属腺 akzessorische Drüse *f*
附属消化腺 akzessorische Verdauungsdrüsen *f pl*
附属性器官 Zusatzdrüse *f*
附属性腺 Geschlechtzusatzgeschlechtsorgan *n*
附属性腺感染性不育 durch Infektion des angehörigen Sexorgans verursachte Unfruchtbarkeit *f*
附属医院 Universitätsklinik *f*
附属医院远程环境网络 affiliiertes Remoteumgebungnetzwerk *n*
附体(身) Besitz *m*, Maskoon *n*
附体(身)妄想 Besitzillusion *f*
附体(身)障碍 Besitzstörung *f*
附体(身)综合征 Besitzszdrom *n*
附体妄想(附身妄想) Besessenheitswahn *m*
附体综合征(附身综合征) Besessenheitssyndrom *n*
附图 angehängte Zeichnung *f*, angehängte Figur *f*, beigefügtes Bild *n*, Figur *f*
附言 Nachbemerkung *f*, Postskriptum *n*, Nachtrag *m*
附着 Ansatz *m*, Insertion *f*, Adhärenz *f*
附着板 Lamina affixa *f*, Haftplatte *f*
附着层 adhäsive Schichte *f*
附着点 Ansatzpunkt *m*
附着点炎 Enthesitis *f*
附着点炎相关性关节炎 Enthesitis-assoziierte Arthritis *f* (ERA)
附着力 Adhäsionskraft *f*
附着器 Anhangsgebilde *n*, Anhängsel *n*
附着丧失 Attachmentverlust *m*
附着上皮 inneres Saumepithel *n*, Gottlieb* Epithel *n*
附着式量角器 anfügbarer Goniometer *m*
附着水平 Attachmentlevel *n*
附着胎盘 Placenta apposita *f*
附着体 Anhangsgebilde *n*, Anhängsel *n*
附着位点 Attachmentsite *f*
附着[牙]龈 attached gingiva <engl.>
附着增加 Attachmentgain *n*
附着支 Hyphopode *f*, Hyphopodium *n*, Knotenzelle *f*
附支架病床 Galgenbett *n*, Hospitalgerüstbett *n*
附肢骨骼 appendizitischer Skeleton *m*, Skeleton appendiculare *n*
复(多)色现象 Polychroismus *m* pleochroismus *m*
复本 Kopie *f*
复本信度 alternative Form Zuverlässigkeit *f*
复壁螺旋冷凝器 Spiraledoppelmantelkondenser *m*
复变态 Hypermetamorphose *f*
复波 Komplexwelle *f*
复测 Fehlernachtest *m*
复层扁平(鳞状)上皮 mehrschichtiges Plattenepithel *n*
复层扁平(鳞状)上皮细胞 mehrschichtige Plattenepithelzelle *f*
复层扁平上皮 mehrschichtiges Plattenepithel *n*
复层扁平上皮细胞 mehrschichtiges Plattenepithel *n*
复层的 geschichtet
复层立方上皮 mehrschichtiges kubisches Epithel *n*
复层鳞状上皮 mehrschichtiges Plattenepithel *n*
复层上皮 mehrschichtiges Epithel *n*
复层柱状上皮 mehrschichtiges Zylinderepithel *n*
复查 Nachuntersuchung *f*, Nachbegutachtung *f*
复查现场 Tatortszene *f*
复聪 Rekruitment *n*
复聪现象 Rekruitmentphänomen *n*
复等位基因 multiple Allele *f*
复等位现象 Multipleallelismus *m*
复等位性 multiple Allelie *f*
复耳垂 Doppelohrläppchen *n pl*
复发 Relaps *m*, Rezidiv *n*, Rekrudeszenz *f*
复发的 rezidivierend
复发的,回归的 rückfällig, rezidivierend
复发的预防 Rückfallprävention *f*
复发坏死性粘膜腺周炎 Periadenitis mucosa necrotica recurrens *f*
复发缓解多发性硬化 schubförmig remittierende Multiple Sklerose *f* (RR.MS)
复发率 Rezidivrate *f*, Rezidivhäufigkeit *f*

复发肉芽肿性皮炎伴嗜酸性细胞增多 rezidivierende granulomatöse Dermatitis mit Eosinophilie *f*
复发危险率(性) Rezidivrisiko *n*, Rezidivgefahr *n*
复发现象 Reboundphänomen *n*
复发型疱疹性口炎 rezidivierende Herpesstomatitis *f*
复发性阿弗他口炎(复发性阿弗他溃疡) rezidivierende aphthöse Stomatitis *f*, Stomatitis aphthosa recurrens *f*
复发性阿弗他溃疡 rezidivierende Aphthe *f*
复发性疤痕性口疮 rezidivierende Vernarbungaphthe *f*
复发性斑疹伤寒 rezidivierender Typhus *m*, Brill*-Zinsse* Krankheit *f*, Brill* Krankheit *f*
复发性髌骨脱位 rezidivierende Patellaluxation *f*
复发性肠套叠 rezidivierende Darminvagination *f*
复发性出血 Haemorrhagia recurrens *f*, rezidivierende Blutung *f*, wiederholte Blutung *f*
复发性大疱性皮病 rezidivierende bullöse Dermatose *f*
复发性丹毒 rezidivierendes Erysipel *n*
复发性的 rezidiv, rezidivierend, rekurrent, rekurrierend
复发性短暂性肩关节半脱位(死臂综合征) rezidivierende vorübergehende Schulter-Subluxation *f*
复发性短暂抑郁障碍 wiederkehrende kurze depressive Störung *f*
复发性多软骨炎 rekurrierende Polychondritis *f*, Altherr*-Uehlinger* Syndrom *n*
复发性多形红斑 wiederkehrendes Erythema multiforme *n*
复发性二期梅毒 rezidivierende sekundäre Syphilis *f*
复发性非化脓性结节性脂膜炎 Panniculitis nodularis nonsuppurativa febrilis et recidivans *f*
复发性非淋球菌性尿道炎 rezidivierende Non-Urethritis *f*
复发性风湿病 palindromer Rheumatismus *m*
复发性骨溃疡 wiederkehrendes Knochenulkus *n*
复发性关节积血 wiederkehrende Hämarthrose *f*
复发性虹膜炎 rezidivierende Iritis *f*
复发性滑膜炎 wiederkehrende Synovitis *f*
复发性滑囊炎 wiederkehrende Bursitis *f*
复发性踝关节脱位 wiederkehrende Luxation des Sprunggelenkes *f*
复发性坏死性粘膜腺周炎 Periadenitis mucosa necrotica recurrens *f*
复发性环状红斑性银屑病 rezidivierende circinate Psoriasis *f*
复发性或持续性血尿 rekurrierende oder persistierende Hämaturie *f*
复发性假下疳 pseudochancre redux <frz.>
复发性肩关节后脱位 wiederkehrende hintere Schulterluxation *f*
复发性肩关节前脱位 wiederkehrende ventrale Schulterluxation *f*
复发性角膜糜烂 rezidivierende Hornhauterosion *f*
复发性结节性非化脓性脂膜炎 rezidivierende febrile kugelartige Eiterpannikulitis *f*, Weber*-Christian* Krankheit *f*
复发性颈椎间盘突出 wiederkehrender zervikaler Bandscheibenvorfall *m*
复发性口疮 rezidivierende Aphthen *f pl*
复发性口疮性口炎 rezidivierende aphthöse Stomatitis *f*
复发性口内单纯疱疹感染 rezidivierende Herpes-simplex-Infektion *f*
复发性口[腔]溃疡 rezidivierendes Geschwür des Mundes *n*
复发性溃疡 rezidivierendes Ulkus (od. Geschwür) *n*
复发性阑尾炎 rezidivierende Appendizitis *f*
复发性面部水肿、面瘫、沟状舌综合征 rezidivierendes Ödem des Face-Bell Lähmung-Linguasydrom *n*
复发性疱疹 rezidivierender Herpes *m*, Herpes rezidivus *m*
复发性前庭病 rezidivierende vestibuläre Erkrankung *f*
复发性妊娠期黄疸 rezidivierender Schwangerschaftsikterus *m*
复发性乳突炎 rezidivierende Mastoiditis *f*
复发性肾小球肾炎和肾病 rezidivierende Glomerulonephritis und Nephrose
复发性肾盂肾炎 rezidivierende Pyelonephritis *f*
复发性脱位 rezidivierende Luxation *f*
复发性外阴阴道假丝酵母菌病 wiederkehrende Vulvovaginalkandidose *f*
复发性膝关节脱位 wiederkehrende Dislokation des Knies *f*
复发性下疳 wiederbelebter Schanker *m*
复发性线状棘层松解性皮病 rezidivierende lineare akantholytische Dermatose *f*
复发性血栓性静脉炎 rezidivierende Thrombophlebitis *f*
复发性腰椎间盘突出 wiederkehrender Lumbarbandscheibenvorfall *m*
复发性胰[腺]炎 rezidivierende Pankreatitis *f*
复发性婴儿趾纤维瘤 wiederkehrendes Baby-Zehe Fibrom *n*
复发性掌部脱屑 wiederkehrende Schuppung der Palme *f*
复发性痣 wiederkehrender Nävus *m*
复发预防 Rezidivprophylaxe *f*
复发痣 rezidivierende Nävi *f*
复方 zusammengesetzte Verordnung *f*, Compositum *n*
复方 18- 甲基炔诺酮片 Tablettae Norgestroli compositae *f pl*
复方阿斯匹林片 Tablettae Aspirini compositae *f pl*
复方安乃近片 Tablettae Analgini compositae *f pl*
复方安息香酊 Tinctura Benzoes composita *f*
复方氨基比林片 Tablettae Amidopyrini compositae *f pl*
复方薄荷脑喷雾液 gemischter Mentholspray *m*
复方橙皮酊 Spiritus Aurantii compositus *m*, Pomeranzendspiritus *m*
复方醋酸甲地孕酮片 Tablettae Megestroli acetatis compositae *f pl*
复方大黄酊 Tinctura Rhei composita *f*
复方大黄散 Pulvis Rhei compositus *m*
复方胆碱胶囊 Capsulae Cholini compositae *f pl*
复方的 composit (-us, -a, -um)
复方碘[溶]液 Solutio Jodi composita *f*
复方甘草合剂片 Tablettae Liquiritiae compositae *f pl*
复方含氯石灰溶液 Solutio calcariae chloratae composita *f*
复方合剂 Medikamenten-Kombination *f*, Arzneimittelkombinationspräparat *n*
复方磺胺甲噁唑 Sulfamethoxazol *n*
复方甲地孕酮注射液 Compound Megestrol Injektion *f*
复方桔梗片 Tablettae Platycodi compositae *f pl*
复方咳必清糖浆 Syrupus Carbetapentani compositus *m*
复方可待因片 Tablettae Codeini compositae *f pl*
复方口服避孕药 kombiniertes orales Kontrazeptivum *n*
复方奎宁注射液 Injectio Chinini composita *f*
复方龙胆酊 Tinctura Gentianae composita *f*
复方芦丁片 Tablettae Rutini compositae *f pl*
复方氯化铵片 Tablettae Ammonii chlorati compositae *f pl*
复方氯化钾注射液 Injectio Kalii chlorati composita *f*
复方煤馏酚溶液 Liquor Cresolis compositus *m*
复方美蓝溶液 Solutio Methyleni coerulei composita *f*
复方硼砂溶液 Solutio Natrii borici composita *f*, Dobell* Lösung *f*
复方硼砂溶液片 Tablettae Natrii borici compositae *f pl*
复方炔诺酮片 Tablettae Norethisteroni compositae *f pl*
复方十一烯酸锌软膏 Unguentum Zinzi undecylenatis compositum *n*
复方水杨酸洗剂 Lotio Acidi salicylici composita *f*
复方水杨酸酯 Spiritus Acidi salicylici compositus *m*
复方碳酸亚铁丸 Pilulae Ferri carbonici compositae *f pl*
复方吐根散 Pulvis Ipecacuanhae compositus *m*, Dover* Pulver *n*
复方五味子片 Tablettae Schizandrae compositae *f pl*
复方五味子糖浆 Syrupus Schizandrae compositus *m*
复方腺嘌呤片 Tablettae Adenini compositae *f pl*
复方硝酸戊四醇[酯]片 Tablettae Pentaerythritoli tetranitratis compositae *f pl*
复方锌糊 Pasta Zinci composita *f*

复方新诺明 Cotrimoxazol *n*
复方[盐酸]氯丙嗪片 Tablettae Chlorpromazini hydrochlorati compositae *f pl*
复方氧化锌糊 Pasta Zinci oxidati composita *f*
复方药剂 Kombination *f*
复方乙酰水杨酸片 Tablettae Acidi acetyisalicylici compositae *f pl*
复方樟脑酊 Tinctura Camphorae composita *f*
复方制剂 Kombinationsprodukt *n*
复分解 Metathesis *f*
复分解反应 methathetische Reaktion *f*
复关节 Articulatio composita *f*
复管泡腺 Glandula acinotubularis composita *f*
复管泡状腺 Glandula acinotubularis composita *f*
复管腺 Glandula tubularis composita *f*
复管状腺 Glandula tubularis composita *f*
复光谱 komplexes Spektrum *n*
复果 Fructus multiplex *m*
复合 Kombination *f*, Zusammensetzung *f*
复合(皮质)感觉 Synästhesie *f*
复合[龋]洞 komplizierte Kavität (od. Karieshöhlung) *f*
复合 PCR Komplex-PCR
复合半抗原 Komplexhapten *n*
复合孢子 zusammengesetzte Spore *f*, Spermamultiplex *n*, Sporamultilocularis *n*
复合保健系统 Kombinationsgesundheitsfürsorgesystem *n*
复合吡咯丁胺 Co-Pyronil *m*, Kompositumpyrrobutamine *f*
复合表 Kreuztabelle *f*
复合病毒 Komplexvirus *n*
复合病因假说 multifaktorale ätiologische Hypothese *f*
复[合]波 Komplex *m*, Komplexwelle *f*
复合材料 Verbundmaterial *n*
复合成分 Kombinationskomponente *f*
复合充填树脂 Composites-Füllungsresina *f*
复合充填树脂液 Compositeslösung *f*
复合刺激物 komplexer Stimulus *m*
复合刺激物 Komplexstimulus *m*, Komplexreizmittel *n*
复合带瓣管道手术 Kombinationsklappeleitungsoperation *f*
复合蛋白[质] zusammengesetzes Eiweiß *m*
复合的 komplex, composit (-us, -a, -um), zusammengesetzt
复合电流 komplexer elektrischer Strom *m*
复合电流 Kompoundierungsstrom *m*
复合动态数学模型 Komplexdynamik mathematisches Modell *n*
复合动作电位 komplexes Aktionspotential *n*
复合对称型病毒 komplexes Symmetrie-Virus *n*
复合多位点变异 komplexe Multi-Site-Variante *f*
复合惰性气体消除技术(多种惰性气体消除技术) Multiple-Inertgas-Eliminierung-Technik *f*
复合反应时 komplexe Reaktionszeit *f*
复合峰 komplizierte Spike *f*
复合感觉 Synästhesie *f*
复合感觉 Synästhesie *f*, Begleitempfindung *f*
复合固定桥 komplexe befestige Brücke *f*
复合关节 zusammengesetztes Gelenk *n*
复合管电路(达林顿电路) Darlington*-Schaltung *f*
复合含铁小体 komplexe Siderosome *f*
复合核 Compoundkern *n*, Verbundkern *n*
复合活化[作用] Multiplizitätreaktivität *f*
复合结果(指标) kombinierter Endpunkt *m*
复合结核菌组 Mykobakteriumtuberkulose komplex *f*
复合结石 zusammengesetzter Stein *m*
复合近视散光 zusammengesetzte Myopie und Astigmatismus
复合决策 KomplexentscheidungsHerstellung *f*
复合砍创 zusammengesetzte Hiebwunde *f*
Rh 复合抗体 RH komplizierte Abwehrstoffe *m pl*
复合抗原 Komplexantigen *n*
Rh 复合抗原 RH kompliziertes Antigen *n*
复合颗粒小体 komplexes Granularkörperchen *n*
复合扩增 Multiplex-PCR *n*
复合理疗法 komplexe rationale Therapie *f*
复合粒子 Komplexpartikel *n*, zusammengesetztes Teilchen *n*
复合磷酸酯酶 Phosphatase-Komplex *n*, Phosphoesterasekomplex *n*
复合卵球 komplizierte Oosphäre *f*
复合麻醉 Mischnarkose *f*, Kombinationsnarkose *f*
复合模型 komplexes Modell *n*
复合膜 Verbundmembran *f*, Pellikelmembran *f*
复合奶 mischte Milch *f*
复合凝聚 komplexe Koazervation *f*
复合皮瓣 Komposithautflap *m*
复合前臂皮瓣游离移植术 ungebundene zusammengesetzte Vorderarmflaptransplantation *f*
复合情绪 komplexe Emotion *f*
复合染色法 Kombinationsfärbung *f*, Doppelfärbung *f*
复合溶剂 Doppellösungsmittel *n*, Doppelsolvens *n*
复合扫描 kompliziertes Scanning *n*, komplizierte Szenographie *f*
复合实验 Komplikatioexperiment *n*
复合事件 zusammengesetzte Veranstaltung *f*
复合视频信号 Bildaustastsynchronsignal *n*
复合视野计 zusammengesetztes Perimeter *n*
复合树脂 Composites *n*, Kompositionsresina *f*
复合树脂充填 Kompositesfüllung *f*, Kompositionsresinafüllung *f*
复合树脂充填材料 Composites (resina) *f* üllungsmaterial *n*
复合死因 komplexe Todesursache *f*
复合糖 kompliziertes Kohlehydrat *n*, Glycoconjugate *f*
H2 复合体 H2 Komplex *m* (鼠主要组织相容性复合体)
HLA 复合体 HLA Komplex *m*, Humanleukozytenantigenekomlpex *m* (人类主要组织相容性复合体)
复合体 Komplex *m*
LCM 复合体 LCM Komplex *m*, lymphozytärer Choriomeningitiskomplex *m* (砂粒病毒相关的一组抗原,包括淋巴细胞脉络丛脑膜炎和拉萨热病毒复合体)
Rh 复合体 Rh-Komplex *m*
复合透镜 Verbundlinse *f*, zusammengesetzte Linse *f*
复合突触 multiple Synapse *f*
复合突触排列 Anordnung der multiplen Synapse *f*
复合涂层 Verbundbeschichtung *f*
复合危险性 Multiplerisiko *n*
复合维管束 zusammengesetztes Gefäßbündel *n*
复合维生素 B Vitamin-B-Komplex *m*, B-Komplex *m*
复合问题求解任务 komplexe Problemlösenaufgabe *f*
复合窝洞 komplizierte Kavität *f*
复合污染 komplexe Kontamination *f*
复合物 Komplex *m*
复合系统模型 Komplexanlagenmodell *n*
复合先露 kombinierte Fruchtlage (od. Einstellung) *f*
复合显微镜 zusammengesetztes Mikroskop *n*
复合效应 zusammengesetzte Wirkung *f*
复合形成常数 Komplexbildungkonstante *f*
复合型国际诊断交谈检查表-核心版 Core Version des Composite International Diagnostic Interviews *f*
复合型踝关节脱位 zusammengesetzte Luxation des Sprunggelenkes *f*
复合型肩关节脱位 zusammengesetzte Schulterluxation *f*
复合型髋关节脱位 zusammengesetzte Hüftluxation *f*
复合型腕关节脱位 zusammengesetzte Handgelenk-Dislokation *f*
复合型膝关节脱位 zusammengesetzte Kniegelenksluxation *f*
复合型肘关节脱位 zusammengesetzte Ellenbogenluxation *f*
复合型转座(位)子 Komposittransposon *n*

复合性并指(复杂性并指) komplexe Syndaktylie *f*
复合性尘肺 komplexe Pneumokoniose *f*
复合性动静脉畸形 komplexe arteriovenöse Malformation *f*
复合性动脉瘤 Kombinationsaneurysma *n*
复合性关节软骨损伤 zusammengesetzte Gelenkknorpelschädigung *f*
复合性结石 zusammengesetzter Stein *m*
复合性局部疼痛综合征 Syndrom des zusammengesetzten örtlich begrennzten Schmerzen *n*
复合性青光眼 kombiniertes Glaukom *n*
复合性区域性疼痛综合征 komplexes regionales Schmerzsyndrom *n*
复合性损伤 komplizierte Verletzung *f*
复合性胃和十二指肠溃疡 kombinierte Magen-und Zwölffingerdarmgeschwüre
复合血管 zusammengesetztes Blutgefäß *n*
复合因素 kombinierter Faktor *m*
复合音 komplexe Töne *m pl*, Kombinationstöne *m pl*
复合应激 kombinierter Stress *m*
复合游离瓣移植术 Transplantation der kombinierten freien Lappen *f*
复合与混合肿瘤 komplexe und gemischte Neubildung *f*
复合远视散光 zusammengesetzter Hypermetropie-Astigmatismus *m*
复合杂合子 komplizierte Heterozygote *f*
复合镇痛 multimodale Analgesie *f*
复合支架 zusammengesetztes Gerüst *n*
复合知识表达法 komplexe Wissensdarstellung *f*
复合脂蛋白型高脂血症 multiple Lipoprotein-Type Hyperlipidämie *f*, familiäre kombinierte Hyperlipidämie *f*
复合植骨材料 kombiniertes Knochentransplantat *n*
复合指标 zusammengesetzter Index *m*
复合指示剂 Kombinationsindikator *m*
复合痣 Kombinationsnaevus *m*, Kompoundnnävus *m*
复合重复序列 zusammengesetzte wiederholte Zahlenreihe *f*
复合柱 kombiniertes Column *n*, komplexe Säule *f*
复合转录单位 komplexe Transkriptioneinheit *f*
复合组织瓣 zusammengesetzter Lappen *m*
复合组织移植术 komplizierte Transplantation *f*
复合组织游离移植术 freie Kombinationsgewebetransplantation *f*
复核 ① Nachprüfung *f*, Überprüfung *f* ② Compoundkern *n*, Verbundkern *n*
复核鉴定 Check-Up Expertise *f*
复红 Fuchsin *n*, Rubin *n*
复红色 Fuchsinrot *n*
复活 Revivifikation *f*, Reaktivierung *f*
复基因座同工酶 mehrere Genorte Isoenzym *n*
复极 Repolarisation *f*
复极过程 Repolarisationsvorgang *m*
复极化 Repolarisation *f*
复极速度 Repolarisationanschlagsstärke *f*
复交叉 Multiplesehnervenkreuzung *f*
复接种 Reinokulation *f*
复旧 Involution (des Uterus) *f*, Involutio uteri *f*
复旧不全 Subinvolutio uteri *f*
复孔[绦虫]属 Dipylidium *n*
复离子 Komplexion *n*
复利 Zinseszins *m*
复粒 zusammengesetzte Körner (der Stärke) *n pl*
复粒细胞 Verbindung Granularzelltumor *m*
复律 Kardioversion *f*
复面洞 komplexe Kavität *f*
复拇指 Daumenduplikation *f*
复拇[指]畸形 Daumenduplizierung *f*
复囊腺 Glandula sackartig composita *f*
复盘培养 Multitropzucht *m*
复泡腺 Glandula alveolaris composita *f*
复泡状腺 Glandula alveolaris composita *f*
复盆子红色 Himbeerrot *n*
复平衡 Multigleichgewicht *n*
复曲面结构 toroide Struktur *f*
复曲面人工晶体 torische Intraokularlinse *f*
复曲面软镜 torische weiche Linse *f*
复曲面软性隐形眼镜 torische weiche Kontaktlinse *f*
复曲面眼镜镜片 torisches Brillenglas *n*
复燃 Wiederaufleben *n*
复染剂 Nachfärbungsmittel *n*
复染色法 Nachfärbung *f*
复妊娠 kombinierte (od. heterotopische) Schwangerschaft *f*
复容 Gesichtszügerestaurierung *f*
复乳法 Doppelemulsionsverfahren *n*
复生寄生 heterogener Parasitismus *m*
复式 duplex, doppelt
复式结构 Doppelstruktur *f*
复式精馏柱 zusammengesetzte Retifikationssäule *f*
复式疗法 multiple Therapie *f*
复式脉冲技术 wiederholende gepulste Leistung-Technologie *f*
复式脉冲碎石技术 wiederholende gepulste Leistung-Technologie *f*
复式试剂 Mischreagens *n*, Komplexreagens *n*
复式体层照相术 Polytomographie *f*
复式显微镜 Kombinationsmikroskop *n*
复试 Post-Test *m*
复视 Doppelsehen *n*, Diplopie *f*
复视计 Diplopiometer *n*
复视试验 Doppelsehentest *m*
复述 Rezitation *f*, Wiederholung *f*
复数阻抗 komplexe Impedanz *f*
复苏 Wiederbelebung *f*, Resuszitation *f*
复苏的 anabiotisch
复苏器 Resuszitator *m*, Reanimator *m*
复苏时间 Reanimationzeit *f*
复苏[术] Belebungsverfahren *n*, Resuszitation *f*
复苏学 Belebungslehre *f*, Reanimatologie *f*
复苏药 Analeptika *n pl*, Belebungsmittel *n pl*
复胎盘 Nebenplazenta *f*
复体 Duplex *m*
复听 Doppelhören *n*, Diplacusis *f*
复位 Einrenkung *f*, Einrichtung *f*, Reposition *f*
复位不良 Malreposition *f*
复位关节成形术 zurücksetzende Arthroplastik *f*
复位截骨术 zurücksetzende Osteotomie *f*
复位器 Reduktor *m*, Repositor *m*
复位手术 Einrenkungschirurgie *f*
复位术 Reposition *f*, Einrenkung *f*
复温 Wiederaufwärmung *f*
复吸入面罩 Rückatmungsgesichtsmaske *f*
复现 Reproduktion *f*
复现的 reproduktiv
复腺 komplizierte Drüse *f*
复相 Heterogenität *f*, Rephasierung *f*
复相反应 heterogene Reaktion *f*
复相关 mehrfache Korrelation *f*, multiple Korrelation *f*
复相关系数 Multipelkorrelationskoeffizient *m*
复相平衡 heterogenes Gleichgewicht *n*
复消色差的 apochromatisch
复消色差物镜 Apochromat *n*
复效名称 revalidierter Name *m*

复兴 Aufschwung *m*
复兴运动 Revitalisierungsbewegung *f*
[DNA]复性 Renaturierung *f*
复性 Renaturierung *f*
复性动力学 Renaturierungsdynamik *f*
复性散光 Astigmatismus compositus *m*
复压片 mehrfach komprimierte Tabletten *f pl*
复盐 Doppelsalz *n*
复眼 Facettenauge *n*, Komplexauge *n*
复氧 Reoxygenation *f*
复叶 zusammengesetzte Blätter *n pl*
复抑制分析法 Multipleinhibitionanalyse *f*
复音 Diphonie *f*, Doppelstimme *f*
复印 Kopie *f*
复印文件 Dokumentkopieren *n*
复用属名 monadelphöses Homonym *n*
复原 Erholung *f*, Recuperation *f*, Rekonvaleszenz *f*
复原(能)作用 Reaktivierung *f*
复原剂 Analeptikum *n*
复原面容 rekonstruiertes Gesicht *n*
复原热 Wärmerückgewinnung *f*
复原商 Wiederherstellungsquotient *m*
复原室 Wiederherstellungszimmer *n*
复原糖 Revertose *f*
复原体 Restiformkörper *m*
复原子 Revertante *f*
复杂病性糖尿病 komplexe Form von Diabetes *f*
复杂玻璃体切割术 komplexe Vitrektomie *f*
复杂部分发作 komplexer Partialanfall *m*
复杂部分性发作 komplizierter Teilanfall *m*
复杂创伤 komplizierte Verletzung *f*
复杂的 kompliziert, complicat(-us, -a, -um), komplex
复杂的同种异型 komplexe Alootype *f*
复杂度 Komplexität *f*
复杂反应 Komplexreaktion *f*, komplexe Reaktion *f*, komplizierte Reaktion *f*
复杂骨折 komplizierte Fraktur *f*
复杂光谱 kompliziertes Spektrum *n*, komplexes Spektrum *n*
复杂环境混合物 Mischung komplexer Umgebungen *f*
复杂回路 Komplexringleitung *f*
复杂局部疼痛综合征 komplexes regionales Schmerzsyndrom *n*
复杂情况 Komplikation *f*
复杂事物谱 Komplexitätspektrum *n*
复杂细胞 Komplexzelle *f*
复杂先天性心脏病 komplexer angeborener Herzfehler *m*
复杂型黏液瘤 komplexes Unterhautödem *n*
复杂型增生 komplexe Hyperplasie *f*
复杂性 Komplexität *f* Kompliziertheit *f*
复杂性鞍鼻 komplexe Sattelnase *f*
复杂性瓣膜病 wiedergekehrte Herzklappenerkrankung *f*
复杂性并指(趾) komplizierte Syndaktylie *f*
复杂性骨关节损伤 Komplexe Knochen-und Gelenkverletzung
复杂性局部疼痛综合征 komplexes regionales Schmerzsyndrom *n*
复杂性尿路感染 Zuckerlandl 器 komplizierte Harnwegsinfektion *f*
复杂性外阴阴道假丝酵母菌病 Komplexität der Vulvovaginalkandidose *f*
复杂性牙周炎 komplizierte Parodontitis *f*
复杂性增生 komplexe Hyperplasie *f*
复杂性状 komplexe Eigenschaft *f*
复杂性醉酒 komplexe Trunkenheit *f*
复杂易位 komplexe Translokation *f*
复杂重复序列 komplexe Wiederholung *f*
复杂组合 komplizierte Kombination *f*
复诊 weitere Konsultation *f*, weitere Behandlung *f*
复诊检查 weitere Untersuchung *f*, Nachuntersuchung *f*
复征 Komplex *m*
复殖吸虫 digenetische Trematode *f*
复殖亚纲 Digeniae *pl*
DNA 复制 DNA Nachbildung *f*
复制 Duplikation *f*, Replikation *f*
RNA 复制 RNA Nachbildung *f*
复制叉 Replikationsgabel *f*, kopierende Gabel *f*
复制叉式复制 replikationsgabeltypische Replikation *f*
复制叉停滞和模板转换 Replikationsgabelstagnation und Vorlagenumwandlung
复制错误 Replikationsfehler *m*
复制带 Replikationband *f*
DNA 复制蛋白 DNA Replikationprotein *n*
复制的忠实性 Replikationwahr *f*
复制光栅 Gitterkopie *f*
DNA 复制过程 DNA Replikationprozess *m*
复制过程 Replikation *f*
复制后修复 Reparatur nach Instandsetzung *f*
复制滑动 Replikation-Schlupf *m*
复制基因 Wiederholangabe *f*
复制控制 Duplikatkontrolle *f*
复制疗法 Replikationtherapie *f*
复制酶 Replikase *f*, Duplikase *f*
RNA 复制酶 RNA Replicase *f*
Qβ 复制酶扩增试验 Q-beta-Replicase amplifizierter Assay *m*
复制片 Kopie *f*
复制品 Repliken *f pl*
复制起始 Replikationinitiation *f*
复制起[始]点 Replikationsursprung *m*, Ursprung *m*
复制起始识别复合体 Ursprungsanerkennungskomplex *m*
复制前 RNA präkopierte RNA *f*
复制设备 Kopiereinrichtung *f*, Replikationseinrichtung *f*
复制式培养 kopierende Zucht *f*
复制速率 Replikationquote *f*
复制体 Replisom *n*
复制物 Replikat *n*
复制型 Replikationsform *f*
复制型 DNA kopierte DNA *f*
复制性老化 replikative Seneszenz *f*
复制修复 replikationale Reparatur *f*
复制循环 Replikationszyklus *m*
复制延伸 Replikationelongation *f*
复制因子 Wiederholangabe *f*
复制予假说 Replikonhypothese *f*
复制中间体 replikatives Zwischenprodukt *n*
复制终止 Beendigung der Replikation *f*
复制周期 kopierter Zykel *m*
复制子 Replicon *n*, Replikon *n*
复质牙瘤 zusammengesetztes Odontom *n*, Odontoma compositum *n*
复治 Behandlungswiederholung *f*
复治方案 Behandlungswiederholungsrektion *f*
复种 Nachimpfung *f*
复种失败 sekundäres Impfversagen *n*
复主寄生 heteroxener Parasitismus *m*
复主寄生虫 heteroxener Parasit *m*
复壮 Verjüngung *f*
副 DNA zusätzliche DNA *f*
副阿拉伯胶素 Pararabin *n*
副埃可病毒属 Erbovirus *n*
副癌综合征 paraneoplastisches Syndrom *n*
副白(清)蛋白 Paralbumin *n*
副白蛋白血 Paralbuminämie *f*

副百日咳 Parapertussis *f*
副百日咳鲍特菌 Bordetella parapertussis *f*
副百日咳杆菌 Bacillus parapertussis *m*
副百日咳嗜血杆菌 Haemophilus parapertussis *m*
副半奇静脉 Vena hemiazygos accessoria *f*
副胞质包涵物 nebensächlicher zytoplasmatischer Einschluß *m*
副本 Duplikat *f*, Kopie *f*
副本信度 alternative Form der Verlässlichkeit *f*
副鼻窦癌 Nasennebenhöhler Krebs (Karzinom (a)) *m* (n)
副闭孔动脉 Arteria obturatoria accessoria *f*
副闭孔神经 Nervus obturatorius accessorius *m*
副鞭毛 Paraflagellum *n*
副变毛菌科 Paramoebidiaceen *pl*
副变态反应 parallergiscbe Reaktion *f*
副变[态反]应性 Parallergie *f*
副变形虫属 Paramoeba *f*
副变应原 Parallergin *n*
副标准 Sekundärstandard *m*, Sekundärnorm *f*
副标准氧化还原电势 Subsidiärstandard-Oxidationsreduktions potential *n*
副产物 Nebenprodukt *n*, Ausscheidungsprodukt *n*
副成浆细胞 Paraplasmablast *m*
副垂体 Parahypophyse *f*
副大肠杆菌 Bacillus paracoli *m*, Paracoli *m pl*
副大风子酸 hydnocarpische Säure *f*
副胆管 Nebengallengang *m*
副胆甾醇 Paracholesterin *n*
副蛋白 Paraprotein *n*
副蛋白血[症] Paraproteinämie *f*
副蛋白血症 Paraproteinämie *f*
副淀粉 Paraamylum *n*
副凋亡 Parapotose *f*
副动机 nebensächliche Motivation *f*
副痘 Parakuhpocken *m pl*
副痘病毒属 Parapoxvirus *n*
副痘苗病毒 Paravakzine-Virus *n*
副萼 Calyculus *m*, Caliculus *m*
副耳 Paranohren *n pl*, Nebenohr *n*
副耳廓 Paraaurikula *f*
副反应 Nebenreaktion *f*
副反转录病毒 Pararetrovirus *n*
副放线菌病 Paraaktinomykose *f*
副腓骨 Vize-Fibula *f*
副肺 Nebenlunge *f*
副肝管 Nebenlebergallengang *m*, Nebengallengang *m*
副肝右动脉 Vice Leber rechts Arterie *f*
副橄榄[下]核 Nucleus olivaris accessorius (od. inferior) *m*
副膈肌 Zwerchfell *n*
副膈神经 Nervi phrenici accessorii *m pl*
副根管 akzessorischer Kanal *m*
副骨 Nebenknochen *m*
副骨化中心 Nebenverknöcherungskern *m*
副还原碱 Parareducin *n*
副核 Nebenkern *m*, Paranucleus *m*, Nucleus accessorius *m*
副核白(清)蛋白 Paranucleoalbumin *n*
副核蛋白 Paranucleoprotein *n*
副核的 paranukleär
副核染质 Parachromatin *n*
副核仁 Paranukleolus *m*
副核素 Paranuklein *n*
副核酸盐 Paranukleinat *n*
副红细胞糖苷脂 Globosid *n*
副黄嘌呤 Paraxanthin *n*
副簧 Zusatzfeder *f*
副霍乱 Paracholera *f*
副肌 überzähliger Muskel *m*
副肌球蛋白 Paramyosin *n*
副肌球蛋白原 Paramyosinogen *n*
副基底层 Parabasalschicht *f*
副基粒 Parabasalkörper *m*
副基体 Parabasalkörper *m*, Parabasalapparat *m*
副基体门 Parabasalia *f*
副激素 Parahormon *n*
副脊索瘤 Parachordom *n*
副甲状腺 Glandulae thyreoideae accessoriae *f pl*
副甲状腺注射液 Injectio Parathyreoidieae *f*
副甲状腺组织 Nebenthyreoideagewebe *n*
副键 sekundäre Bindung *f*
副浆 Paraplasma *n*, Deuteroplasma *n*
副交感部 Pars parasympathica *f*
副交感传出纤维 parasympathische efferente Fasern *f pl*
副交感根 Radix parasympathica *f*
副交感根细胞 parasympathische Wurzelzellen *f pl*
副交感回弹 parasympathischer Rebound *m*
副交感神经 Parasympathicus *m*
副交感[神经]的 parasympathisch, parasympathic (-us, -a, -um)
副交感神经副神经节瘤 parasympathisches Paragangliom *n*
副交感神经过敏 Parasympathikotonie *f*
副交感神经节 Ganglion parasympathicum *n*, parasympathisches Ganglion *n*
副交感神经素 Parasympathin *n*
副交感神经系统 parasympathisches Nervensystem *n*
副交感神经性递质 parasympathischer Neurotransmitter *m*
副交感[神经]性癫痫 parasympathische Epilepsie *f*
副交感神经元 Parasympathikus *m*
副交感神经支配 parasympathische Dominanz *f*
副交感[神经]阻滞的 parasympathikolytisch
副交感神经阻滞药 Parasympathikolytikum *n*
副交感系 parasympathische Division *f*
副节 Paraganlion *n*
副节细胞瘤 Paragangliom *n*
副结核 Paratuberkulose *f*
副结核的 paratuberkulös
副结核分支杆菌 Mycobacterium paratuberculosis *n*, Bacillus paratuberculosis *m*
副晶形 Parakristall *m*
副精囊 Nebensamenbehälter *m*
副孔 akzessorisches Foramen *n*
副酪蛋白 Parakasein *n*
副酪蛋白钙 Calciumparacaseinate *f*
副肋 Nebenrippe *f*
副泪腺 Glandulae lacrimales accessoriae *f pl*, Wolfring* Drüsen *f pl*
副裂 Fissura accessoria *f*
副流感 Parainfluenza *f*
副流感病毒 Parainfluenza-Virus *n*, Myxovirus parainfluenzae *n*
副流感病毒肺炎 Parainfluenza-Virus Pneumonie *f*
副流感杆菌 Parainfluenza-Bazillus *m*
副流感嗜血[杆]菌 Haemophilus parainfluenzae *m*
副流感嗜血杆菌 Haemophilus Parainfluenza *f*
副流感性肺炎 Parainfluenza-Pneumonie *f*
副流行性感冒 Parainfluenza *f*
副瘤综合征 paraneoplastisches Syndrom *n*
副卵巢 nebensächlicher Eierstock *m*
副卵黄 akzessorischer Dotter *m*
副吗啡 Paramorphin *n*
副霉菌病 Paramykose *f*
副孟买[血]型 para-Bombay Blutgruppe *f*

副密码子 Paracodon *n*
副模式 Paratype *f*
副磨牙 Paramolar *m*
副脑膜炎球菌 Parameningokokkus *m*
副黏病毒科 Paramyxovirus *n*
副尿道 Paraurethra *f*
副凝［固］试验 Parakoagulationstest *m*
副凝［固］现象 Parakoagulation *f*
副凝固 Parakoagulation *f*
副凝集 Paraagglutination *f*, Gruppenagglutination *f*
副凝集素 Paraagglutinin *n*
副凝集现象 Paraagglutinationsphänomen *n*
副凝集原 Paraagglutinogen *n*, Partialagglutinogen *n*
副凝乳酶 Parachymosin *n*
副牛痘［疹］ Paravaccinia *f*
副牛痘病毒(假牛痘病毒) Vice Vaccinia-Virus *m*
副胚层 Parablast *m*, Nebenkeim *m*
副胚层瘤 Parablastom *n*
副皮质区 parakortikale Zone *f*, Nebenrindenfeld *n*
副脾 Lien accessorius *m*, accessorische Milz *f*
副脾切除术 Exstirpation der Nebenmilz *f*
副蔷薇苯胺 Pararosanilin *n*
副清蛋白 Paralbumin *n*
副球孢子菌 Paracoccidioides *f*
副球孢子菌病 Paracoccidioidomykose *f*, parakokzidioidales Granulom *n*
副球孢子菌性肉芽肿 parakokzidioidales Granulom *n*
副球蛋白 Paraglobutin *n*
副球蛋白尿 Paraglobulinulie *f*
副屈肌 Musculus flexor accessorius *m*
副醛 Paraldehyd *m*
副染色体 Nebenhromosom *n*, Extrachromosome *f*
副染色质 Parachromatin *n*
副韧带 Kollateralband *n*
副韧带撕裂 Vize-Bänderriss *m*
副溶血［性］弧菌(肠炎弧菌) Vibrio parahaemolyticus *m*
副溶血弧菌 Vibrio parahaemolyticus *m*
副溶血弧菌食物中毒 Vibrio parahaemolyticus bedingte Nahrungsvergiftung *f*
副溶血嗜血杆菌 Haemophilus parahaemolyticus *m*
副溶血嗜血菌 Haemophilus parahaemolyticus *m*
副溶血性弧菌 Vibrio parahaemolyticus *m*
副肉芽肿 Paragranuloma *n*
副乳房 überzählige Brustdrüse *f*, Nebenmamma *f*
副乳腺 akzessorische Mamma *f*
副乳腺癌 aberranter Brustkrebs *m*
副乳症 Furu Krankheit *f*
副腮腺 Glandula parotis accessoria *f*, Nebenohrspeicheldrüse *f*
副伤寒 Paratyphus (abdomialis) *m*
副伤寒丙 Paratyphus C *m*
副伤寒杆菌 Paratyphusbazillus *m*
伤寒甲 Paratyphus A *m*
副伤寒菌苗 Paratyphusvakzine *f*
副伤寒沙门菌 Paratyphus-Salmonelle *f*
副伤寒沙门氏菌 Salmonella paratyphi *f*
副伤寒沙门氏菌性肺炎 Salmonella paratyphi-Pneumonie *f*, Paratyphuspneumonie *f*
副伤寒血清 Paratyphusserum *n*
副伤寒乙 Paratyphus B *m*
副神经 Nervus accessorius *m*, Akzessorius *m*
副神经干 Truncus nervi accessorii *m*
副神经核 Nucleus nervi accessorii *m*
副神经脊髓核 Nucleus spinalis nervi accessorii *m*
副神经节 Paraganglion *n*
副神经节瘤 Paragangliom *n*
副神经麻痹 Akzessoriuslähmung *f*
副神经损伤 Akzessoriusverletzung *f*
副神经移位术 Nervus accessorius Transfer *m*
副神经元 Paraneuron *n*
副神经元性细胞 Paraneuronenzelle *f*, Paraneuralzelle *f*
副神经障碍 Akzessoriusstörung *f*
副肾上腺 akzessorische Nebenniere *f*, Glandulae suprarenales accessoriae *f pl*
副生物圈 Parabiosphäre *f*
副生殖器 Paragenitalis
副生殖器的 paragenital
副食品 behilfliche (od. subsidiäre) Lebensmittel *n pl*
副嗜沫嗜血杆菌 Haemophilus paraphrophilus *m*
副嗜泡沫嗜血杆菌 Vice süchtiger Schaum Haemophilus *m*
副手 Assistent *m*
副丝虫病 Vizefilariose *f*
副胎盘 Nebenplazenta *f* placenta accessoria (succenturiata) *f*
副头静脉 Vena cephalica accessoria *f*
副突 Processus accessorius vertebrae *m*, Parapophyse *f*
副突变 Paramutation *f*
副卫细胞 Subsidiärzelle *f*
副纤维 akzessorische Fasern *f pl*
副现象 Begleiterscheinung *f*
副现象论 Epiphänomenalismus *m*
副线圈 sekundäre Spule *f*
副腺 akzessorische Drüse *f*, Nebendrüse *f*, Glandula accessoria *f*
副型 Paratypus *m*
副型的 paratypisch
副性征 sekundäre Geschlechtsmerkmale *n pl*, Characteres sexuales secundarii *m pl*
副胸腺 akzessorischer Thymus *m*, Nebenthymus *m*
副胸腺小结 Noduli thymici accessorii *m pl*
副胸腺组织 Nebenthymusgewebe *n*
副血友病 Parahämophilie *f*
副牙 akzessorische Zähne *m pl*
副言语疗法 paraverbale Therapie *f*
副盐酸蔷薇苯胺 pararosanilines Hydrochlorid *n*
副叶胎盘 stellvertretende Blätter Plazenta *f*
副胰 Pancreas accessorium *n*, Nebenpankreas *n*
副胰导管 Ductus pancreaticus accessorius *m*, Santorini* Duktus (od. Gang) *m*
副胰动脉 stellvertretende Pankreas Arterie *f*
副胰管 Ductus pancreaticus accessorius *m*, Santorini* Duktus (od. Gang) *m*
副胰组织 Nebenpankreasgewebe *n*
副缢痕 sekundäre Einschnürung *f*
副隐静脉 Vena saphena accessoria *f*
副诱因 sekundärer Anreiz *m*
副语言 Körpersprache *f*
副原［始］浆细胞 Paraplasmablast *m*
副粘［液］病毒 Paramyxovirus *n*
副粘病毒科 Paramyxoviridae *pl*
副粘病毒属 Paramyxovirus *n*
副粘蛋白 Paramuzin *n*
副粘液病毒病 Paramyxoviruskrankheit *f*
副枕骨畸形 Vize-okzipitale Fehlbildung *f*
副整合 sekundäre Integration *f*
副症状 Nebensymptom *n*
副质 Paraplasma *n*, Deuteroplasma *n*
副中肾管 Ductus paramesonephricus *m*, Müller* Gang *m*
副中肾管存留综合征 persistentes Müller-Gangsydrom *n*
副中肾管囊肿 Zyste des Müller*-Ganges *f*
副肿瘤加压素(AVP)综合征 paraneoplastisches Vasopressin-

Syndrom *n*
副肿瘤内分泌综合征 paraneoplastisches endokrines Syndrom *n*
副肿瘤性低血糖症 paraneoplastische Hypoglykämie *f*
副肿瘤性高钙血症 paraneoplastische Hyperkalzämie *f*
副肿瘤性骨软化症 paraneoplastische Osteomalazie *f*
副肿瘤性红细胞增多症 paraneoplastische Polyzythämie *f*
副肿瘤性皮肤病 paraneoplastische Dermatose *f*
副肿瘤性神经病 paraneoplastische Neuropathie *f*
副肿瘤性天疱疮 paraneoplastischer Pemphigus *m*
副肿瘤性肢端角化病 paraneoplastische Acrokeratose *f*, Bazex* Sydrom *n*
副肿瘤综合征 paraneoplastisches Sydrom *n*
副舟骨 Vize-Kahnbein *n*(外胫骨,赘踇)
副舟状骨 Vize-Kahnbein *n*
副椎静脉 Vena vertebralis accessoria *f*
副作用 Nebenwirkung *f*
赋权(增权) Empowerment *n*
赋诗狂 Methomanie *f*
赋形剂 Hilfsstoff *m*(辅药)
赋形剂(药) Arzneiträger *m*, Vehiculum *n*, Constituens *n*
赋予的地位 zugeschrieber Status *m*
赋予地位 zugerechneter Status *m*
傅里叶变(转)换 Fouriertransformierte *f*(FT)
傅里叶变换波谱法 Fourier* Transformationsspektroskopie *f*
傅里叶变换红外分光光度计 Fourier*-Transformations-Infrarotspektroskopiespektralfotometer *n*/*m*
傅里叶变换离子回旋质谱计 Infrarotspektroskopie Ionzyklotronmesomerie Massenspektrometer *m*
傅里叶变换式 Fourier* Transformation *f*
傅里叶定律 Fourier* Gesetz *m*
傅里叶分解 Fourier* Zersetzung *f*
傅里叶分析 Fourier* Analyse *f*
傅里叶级数 Fourierreihe *f*
傅立叶变换红外光谱仪 Fourier*Transformations Infrarot-Spektrometer *n*
傅立叶反变换 inverse Fourier*-Transformation *f*
傅立叶级数 Fourierreihe *f*
傅瑞斯重排 Fries-Umordnung *f*, Fries-Verlagerung *f*
富 AT 序列 AT-reiche Sequenz *f*
富 GC 序列 GC-reiche Sequenz *f*
富氟岩矿高氟地区 High-Fluorid Bereich des mineralreichen Fluorids *m*
富甘油三酯脂蛋白 Triglycerid-Lipoprotein *n*(TGRLP)
富含半胱氨酸蛋白 Cystein-reiches Protein *n*
富含半胱氨酸结构域 cysteinreiche Domäne *f*
富含半胱氨酸结构域的清道夫受体 Scavenger-Rezeptor mit cysteinreicher Domäne *m*
富含钾的血心脏停跳液 Kalium angereichertes Kardioplegie Fluidum *n*
富含亮氨酸重复区 leucinreiche Wiederholung *f*(LRP)
富含亮氨酸重复序列 leucinreiche wiederholende(od. repetierende) Sequenz *f*
富集 Bereicherung *f*
富集培养基 Anreicherungsnährmedium *n*
富集培养系 Akkumulationzucht *f*
富集系数(浓集系数) Konzentrationskoeffizient *m*
富克斯葡萄膜炎综合征 Fuchs* Uveitis-Syndrom *n*(FUS)
富克斯浅层边缘性角膜炎 Fuchs* oberflächliche marginale Keratitis *f*
富克斯氏脉络膜缺损 Fuchs* Aderhautkolobom *n*
富克斯氏营养不良 Fuchs* Hornhaut(epithel)dystrophie *f*
富克斯氏综合征 Fuchs* Syndrom *n*
富克斯营养不良 Fuchs* Dystrophie *f*
富克斯隐窝 Fuchs* Krypte *f*(肛隐窝)
富兰克林病(γ重链病) Franklin* Krankheit *f*
富勒氏气喘(哮喘) fuller* Asthma *f*
富里酸 Fulvosäure *f*
富淋巴浆细胞性脑膜瘤 Lymphoplasmozyt-reiches Meningeom *n*
富马酸 Fumarsäure *f*, Acidum fumaricum *n*
富马酸酶 Fumarase *f*
富马酸铁 Eisen(Ⅱ)-fumarat *n*, Ferrum fumaricum *n*
富马酸亚铁 Eisenfumarat *n*
富马酰胺酸 Fumaramidsäure *f*
富马酰肼 Fumarhydrazid *n*
富尼埃坏疽 Fournier* Wundbrand *m*
富尼埃氏病 Fournier* Gangrän(od. Krankheit) *f*
富尼埃综合征 Fournier* Sydrom *n*, Fournier* Penisskrotumbrand *m*
富特氏染色法 Foot* Silberimprägnation *f*
富硒鸡蛋 Selen-reiches Ei *n*
富氧的 sauerstoffreich
富氧混合气 angereicherte Sauerstoffmixtur *f*, hoche Sauerstoffgehaltmixtur *f*, sauerstoffreiche Mixtur *f*
富营养的 eutroph, nährhaft
富营养湖 eutropher See *m*
富营养化 Eutrofikation *f*
富有弹性 elastisch
富有朗[格汉斯]氏细胞的 Langerhans* zelleangereichert
富有意义的 sinnvoll
富于T细胞的B-细胞淋巴瘤 T-Zell-reiches B-Zell-Lymphom *n*
富于幻想的 liebevoll-beachtet
富于巨细胞的骨肉瘤 Riesenzell-reichliches Osteosarkom *n*
富于糖原性癌 Glykogen-reiches Karzinom *n*
富于细胞的平滑肌瘤 zellenreiches Leiomyom *n*
富于细胞性神经鞘瘤 zelluläres Schwannom *n*
富于细胞性室管膜瘤 zelluläres Ependymom *n*
富于细胞性纤维瘤 zellenreiches Fibrom *n*
富于细胞性纤维组织细胞瘤 zelluläres Fibro-Histiozytom *n*
富于脂质性癌 Lipid-reiches Karzinom *n*, lipidsekretorisches Karzinom *n*
富于中性白细胞的间变性大细胞淋巴瘤 neutrophiles Granulozyten-reiches anaplastsches großzelliges Lymphom *n*
富脂质上皮样胶质母胞瘤 lipidreiches epithelioides Glioblastom *n*
富足 Reichtum *m*
富组氨酸糖蛋白 histidinreiches Glycopmtein *n*(HRG)
腹 Bauch *m*, Abdomen *n*, Venter *m*, Leib *m*
腹安酸 Furosemid(um) *n*
[腹]白线 Linea alba(abdominalis) *f*
腹板 Bauchplatte(der Insekten) *f*
腹板轴 dorsoventrale Achse *f*, Axis dorsoventralis *f*
腹孢子 Gasterospore *f*
腹壁 Bauchwand *f*, Banchdecke *f*
腹壁疤痕切除术 Exzision der Bauchdeckennarbe *f*
腹壁保留牵开器 Laparostat *m*, selbsthaltender Bauchdeckenhaken *m*
腹壁壁间疝 interparietale Hernie *f*
腹壁病损局部切除术 lokale Exzision der Bauchdeckenläsion *f*
腹壁成(整)形术 Bauchdeckenstraffung *f*
腹壁创伤 Bauchdeckenverletzung *f*
腹壁多脂症 Bauchadipositas *f*
腹壁反射 Bauchdeckenreflex *m*, Banchreflex *m*
腹壁缝[合]术 Bauchdeckennaht *f*
腹壁感染 Bauchdeckeninfektion *f*
腹壁股肋皮瓣一次完成阴茎再造 einstufige Pharoplastik mit abdominalem kosto-femoralem Hautflap *f*
腹壁固定术 Baucndeckenfixation *f*

腹壁后期缝[合]术 Sekundärnaht des Bauchdeckens *f*
腹壁肌层阙如 Aplasie der Bauchdeckenmuskulatur *f*
腹壁肌张力减弱 Hypomyotonia der Bauchwand *f*
腹壁肌张力异常 Abnormität der muskulären Verspannungen der Bauchwand *f*
腹壁肌张力增强 Hypermyotonia der Bauchwand *f*
腹壁间层疝 Hernia interparietalis *f*
腹壁间隙疝 interstitielle Hernie *f*
腹壁紧张 Bauchdeckenspannung *f*
腹壁静脉炎 Phlebitis des Bauchdeckens *f*
腹壁扩创术 Debridement des Bauchdeckens *f*
腹壁拉钩 Bauchdeckenhaken *m*, Banchdeckenhalter *m*
腹壁裂 Bauchwandriss *m*
腹壁瘘 Bauchdeckenfistel *f*, Fistula abdominalis *f*
腹壁脓肿切开引流术 Inzision und Drainage des Bauchdeckenabszeßes *f*
腹壁皮肤和脂肪切除术 Bauchdermolipectomie *f*
腹壁皮肤松弛 Hautschlaffheit von der Bauchwand *f*
腹壁皮肤松垂症 Bauchdermochalase *f*
腹壁皮肤脂肪切除术 Fettresektion der Haut von Bauchwand *f*
腹壁[皮下]静脉曲张 Varikose der Bauchdeckenvene *f*
腹壁牵拉钳 abdominale einfahrende Pinzette *f*
腹壁浅动脉 Arteria epigastrica superficialis *f*
腹壁浅静脉 Vena epigastrica superficialis *f*
腹壁切开 Bauchdeckenschnitt *m*, Inzision des Bauchdeckens *f*
腹壁切口 Bauchdeckenschnitt *m*
腹壁全裂 Hologastroschisis *f*
腹壁缺损修复 Bauchwanddefekt *m*
腹壁韧带状瘤 Banchdeckendesmoid *n*
腹壁柔韧 derbe Konsistenz des Bauchdeckens *f*
腹壁柔韧感 derbes Gefühl des Bauchdeckens *n*
腹壁软组织肿胀 Weichteilschwellung der Bauchwand *f*
腹[壁]疝 Hernia abdominalis *f*, Bauchwandbruch *m*, Bauchwandhernie *f*
腹壁上动脉 Arteria epigastrica superior *f*
腹壁上静脉 Venae epigastricae superiores *f pl*
腹壁松弛 Banchdeckenerschlaffung *f*
腹壁损伤 Bauchdeckenverletzung *f*
腹壁外侧动脉 Arteria epigastrica lateralis *f*
腹壁外监护 extraabdominale Überwachung *f*
腹壁外纤维瘤病 extra-abdominelle Fibromatose *f*
腹壁下动脉 Arteria epigastrica inferior *f*
腹壁下动脉襞 Plica epigastrica inferior *f*
腹壁下动脉穿支 tiefer inferiorer epigastrischer Perforator *m*
腹壁下动脉穿支皮瓣 A. epigastrica inferior Perforator Lappen *m*
腹壁下动脉阴茎背深动脉吻合术 Anastomose der inferioren epigastrischen Arterie mit dorsalen Arterien des Penis *f*
腹壁下动脉阴茎背深静脉吻合术 Anastomose der inferioren epigastrischen Arterie mit tiefen Dorsalvene des Penis *f*
腹壁下静脉 Vena epigastrica inferior *f*
腹壁下淋巴结 Nodi lymphatici epigastrici inferiores *m pl*
腹壁下浅静脉 oberflächliche inferiore epigastrische Vene *f*
腹壁下深动脉 tiefe inferiore epigastrische A. *f*
腹壁下深动脉穿支皮瓣 DIEAP(od. SIEA) Klappe *f*
腹壁纤维瘤病 abdominelle Fibromatose *f*
腹壁血肿 Bauchdeckenhämatom *n*
腹壁延期缝[合]术 verzögerte Naht des Bauchdeckens *f*
腹壁异物除去术 Fremdkörperentfernung des Bauchdeckens *f*
腹壁硬纤维瘤 desmoide Tumor der Bauchdecke *f*
腹壁整形手术 Abdominoplastik *f*
腹壁整形术 Bauchdeckenstraffung *f*
腹壁脂肪吸除整形术 Bauchdeckefettabsaugen *n*
腹壁肿瘤 Bauchdeckentumor *m*
腹壁重建 Wiederaufbau der Bauchdecke *m*
腹壁子宫固定术 Laparohysteropexie *f*, Antefixation des Uterus *f*
腹壁子宫内膜异位症 Endometriose in Bauchdecke *f*
腹壁自动拉钩 automatischer Bauchdeckenhaken *m*
腹壁自固定牵开器 Bauchdeckenhalter *m*
腹壁组织间积气 interstitielles Pneumomediastinum der Bauchwand *n*
腹病面容 Facies abdominalis (s.hippocratica) *f*
腹[部] Leib *m*, Bauch *m*, Abdomen *n*, Venter *m*
腹[部]的 abdominal, ventral
腹部[主动脉]脉搏 Aortenpuls *m*, Aortenpulsation *f*
腹部凹陷 abdominale Höhlung *f*, Bauch-Retraktion *f*
腹部包块 Intraabdominalmasse *f*
腹部冲击触诊[法] abdominales Ballotement *n*
腹部触诊 Bauchpalpation *f*
腹部创伤 Bauchverletzung *f*, Bauchtrauma *n*
腹部带状疱疹 Laparozoster *m*
腹部动脉瘤 abdominales Aneurysma *n*
腹部短时连续摄影 akute abdominale Serie *f*
腹部对抗压 Bauchgegendruck *m*
腹部放线菌病 Bauchaktinomykose *f*
腹部分区 Regiones abdominis *f pl*
腹部和盆腔淋巴管造影 abdominale und pelvische Lymphangiographie *f*
腹部花纹 Striae gravidarum *f pl*, Schwangerschaftsstreifen *m pl*
腹部会阴直肠切除术 Abdominoperinealresektion des Rektums *f*, Miles* Operation *f*
腹部疾病的肺部并发症 pulmonale Komplikation der abdominalen Krankheit *f*
腹部剪 Bauchschere *f*
腹部结核 Bauchtuberkulose *f*
腹部筋膜瓣 Bauch-Faszienlappen *m*
腹部拉钩 Bauchhaken *m*
腹部裂开 abdominale Dehiszenz *f*
腹部膨隆(胀) Bauchaufblähung *f*, Bauchauftreibung *f*, Meteorismus intestinalis *m*
腹部皮瓣 abdominaler Lappen *m*
腹部平片 Abdominalleeraufnahme *f*
腹部平片检查 Abdominalleeraufnahmeuntersuchung *f*
腹部气囊 Bauchblase *f*
腹部切口减张缝[合]术 Retentionnähte für Bauchdeckenschnitt *m pl*
腹部伤口裂开 Dehiszenz der Bauchwunde *f* platzbauch *m*
腹部深部拉钩 innerer Bauchdeckenhaken *m*
腹部手术 Bauchoperation *f*, Abdominaloperation *f*
腹部手术器械包 abdomimaler Operationapparateset *m*
腹部损伤 Abdomenverletzung *f*, Abdominalverletzung *f*
腹部外科 Bauchchirurgie *f*, Abdominalchirurgie *f*
腹部外科手术器械 Instrumente für Bauchchirurgie *n pl*
腹部外科用刀及支持器械 Knife und Holdingapparate für Abdominalchirurgie
腹部外科用组织夹持钳 Gewebe-Holdingpinzette für Bauchchirurgie *f*
腹部外科组织钳 Gewebepinzette für Bauchchirurgie *f*
腹部外伤 Abdominaltrauma *n*, Bauchverletzung *f*
腹部外形 Abdominalkonfiguration *f*
腹部选择性血管造影术 selektive Angiographie des Abdomens *f*
腹部血管鸣 Abdominalgefäßgeräusch *n*
腹部血管杂音 Abdominalgefäßgeräusch *n*
腹部压痛 Druckschmerz des Bauches *m*
腹部战伤 Kriegsverletzung des Bauches *f*
腹部脂肪堆积 abdominale Adipositas *f*
腹部肿块 Abdominaltumor *m*, Abdominalmasse *f*
腹部子宫切除术 Abdominalhysterektomie *f*

腹部综合征 Abdominalsyndrom *n*
腹部卒中 Bauchapoplexie *f*
腹侧[运动]根 Radix ventralis motoria *f*
腹侧板 Sternopleurit *n*, Brustseitenplatte *f*
腹侧被盖区(蔡氏腹侧被盖区) ventraler tegmentaler Bereich *m*, ventrales Tegmentum *n*
腹侧苍白球 ventrales Pallidum *n*
腹侧的 ventral, ventral(-is, -is, -e)
腹侧股 Fasciculus medialis (plexus brachialis) *m*
腹侧固有束 Fasciculi proprii ventrales *m pl*
腹侧核 Nucleus ventralis *m*
腹侧核复合体 ventraler Atomkomplex *m*
腹侧呼吸组 ventrale Atemgruppe *f*
腹侧角 Cornu ventrale *n*
腹侧联合 Commissura ventralis *f*
腹侧面 Facies costalis (scapulae) *f*, Facies anterior *f*
腹侧丘脑 Thalamus ventralis *m*, ventraler Teil des Thalamus *m*
腹侧丘脑切面 Schnitt des ventralen Teils des Thalamus *m*
腹侧束 Fasciculus ventralis *m*
腹侧索 Funiculus ventralis *m*
腹侧外弓状纤维 Fibrae arcuatae externe ventrales *f pl*
腹侧网状核 ventraler Retikulumkern *m*
腹侧纹体 ventrale Samtpappel *f*
腹侧正中裂 Fissura mediana anterior (medullae oblongatae) *f*
腹侧支 Ramus ventralis *m*
腹侧柱 Columna anterior *f*
腹侧纵柱 Columna anterior longitudinalis *f*
腹肠系膜 Mesenterium ventrale *n*
腹唇 Bauchlippe *f*
腹刺 ventraler Sporn (od. Dorn) *m*
腹带 Bauchbinde *f*, Leibbinde *f*, Bauchtuch *n*
腹的 ① zöliak ② ventral
腹垫 Abdominalkissen *n*
腹放线菌病 Darmaktinomykose *f*
腹根 ventrale Wurzel *f*
腹股沟[表皮]癣 Epidermophytieleistenbruch *m*
腹股沟[部] Leiste *f*, Leistengegend *f*, Schenkelbeuge *f*, Inguen *n*
腹股沟[部]淋巴结大块清除术 En-bloc-Resektion der inguinalen Lymphknoten *f*
腹股沟部结肠切开术 inguinale Kolotomie *f*, Allingham* Operation *f*
腹股沟的 inguinal(-is, -is, -e)
腹股沟反射 Leistenreflex *m*
腹股沟反转韧带 Ligamentum inguinale reflexum *n*
腹股沟腹膜前疝 Hernia inguinalis praeperitonealis *f*, Krönlein* Hernie *f*
腹股沟弓 Arcus inguinalis *m*, Leistenbogen *m*
腹股沟股疝 Hernia inguinofemoralis *f*, Holthouse* Hernie *f*
腹股沟管 Leistenkanal *m*, Canalis inguinalis *m*
腹股沟管腹环 Anulus inguinalis abdominalis *m*, Bauchring *m*
腹股沟管皮下环 Anulus inguinalis subcutaneus *m*
腹股沟管浅环 Anulus inguinalis superficialis *m*
腹股沟管深环 Anulus inguinalis profundus *m*, Abdominalring *m*, Bauchring *m*
腹股沟滑动性疝 Gleit(leisten)hernie *f*
腹股沟滑动性疝修补术 GleitenInguinalhernieoperation *f*
腹股沟环 Leistenring *m*
腹股沟腱膜镰 Falx aponeurotica inguinalis *f*
腹股沟联合腱 Tendo conjunctivus inguinalis *m*, Falx inguinalis *f*
腹股沟镰 Falx inguinalis *f*, Henle* Band *n*
腹股沟淋巴结 Nodi lymphatici inguinales *m pl*
腹股沟淋巴结病 Leistenlymphadenopathie *f*
腹股沟淋巴结清扫术 inguinale Lymphadenektomie *f*
腹股沟淋巴结曲张 variköse Leistendrüse *f*
腹股沟淋巴结鼠疫 Pestis bubonica *f*, Pestis inguinaria *f*
腹股沟淋巴结炎 (Leisten-) Bubo *m*, Lymphadenitis inguinalis *f*
腹股沟淋巴肉芽肿 Lymphogranuloma inguinale (s.venereum) *n*, Durand*-Nicolas*-Favre* Krankheit *f*
腹股沟淋巴肉芽肿性女阴象皮病 Esthesiomenus *m*
腹股沟内侧窝 Fossa inguinalis medialis *f*
腹股沟皮瓣 Leistenhautflap *m*, Leistenlappen *m*
腹股沟皮下环 Anulus inguinalis subcutaneus *m*
腹股沟浅(皮下)环 oberflächlicher Leistenting *m*
腹股沟浅淋巴结 Nodi lymphatici inguinales superficiales *m pl*
腹股沟浅疝 Hernia inguinosuperficialis *f*, Küster* Hernie *f*
腹股沟区 Regio inguinalis *f*, Leistengegend *f*
腹股沟韧带 Ligamentum inguinale *n*, Ligamentum Pouparti *n*, Leistenband *n*
腹股沟肉芽肿 Granuloma inguinale (s.venereum) *n*
腹股沟三角 Trigonum inguinale *n*, Leistendreieck *n*, Hesselbach* Dreieck *n*
腹股沟疝 Hernia inguinalis *f*, Leistenhernie *f*
腹股沟疝修补术 Inguinalherniehernioplastie *f*, Leistenhernioplastie *f*
腹股沟上[经腹股沟]股疝修补术 Femoralishernioplastie *f*
腹股沟上内侧浅淋巴结 Nodi lymphatici inguinales superomediales superficiales *m pl*
腹股沟上外侧浅淋巴结 Nodi lymphatici inguinales superolaterales superficiales *m pl*
腹股沟深(腹)环 innerer Leistenring *m*
腹股沟深淋巴结 Nodi lymphatici inguinales profundi *m pl*
腹股沟外侧窝 Fossa inguinalis lateralis *f*
腹股沟外环 externer Leistenring *m*
腹股沟下[经股部]股疝修补术 subinguinale Femoralishernioplastie *f*
腹股沟下闭孔疝修补术 subinguinale Obturatorhernioplastie *f*
腹股沟斜疝 indirekte Leistenhernie *f*, schräge Leistenhernie *f*, Hernia inguinalis indirecta *f*
腹股沟隐睾 inguinaler Kryptorchismus *m*
腹股沟游离皮瓣 freilicher Leistenhautflap *m*
腹股沟支 Rami inguinales (arteriae femoralis) *m pl*
腹股沟支撑架 Leistenstütze *f*
腹股沟直疝 direkte Leistenhernie *f*, gerade Leistenhernie *f*, Hernia inguinalis directa *f*
腹股癣 Wäscherkrätze *f*
腹鼓喙状的 ventrikose-schnabelartig
腹横肌 Musculus transversus abdominis *m*
腹横肌腱膜弓 Bauchquer aponeurotisches Bogens *m*
腹后核 Nuclei ventrales posteriores *m pl*
腹后内侧核 Nucleus ventralis posteromedialis *m*
腹后外侧核 Nucleus ventralis posterolateralis *m*
腹厚 Bauchtiefe *f*
腹环 Bauchring *m*
腹会阴肛门成形术 abdominoperineale Afterplastik *f*
腹肌 Bauchmuskulatur *f*
腹肌抵抗 Abwehrspannung der Bauchmuskulatur *f*, défense musculaire <frz.>
腹肌腹膜炎 Myoperitonitis *f*
腹肌收缩 Bauchmuskelkontraktion *f*
腹肌瘫痪 Bauchmuskellähmung *f*
腹肌痛 Abdominalmyalgie *f*, Bauchdeckenmyalgie *f*
腹肌炎 Laparomyositis *f*
腹茧症 Bauchkokon *m*
腹节 Abdominalsegment *n*, Uromere *f*
腹口针 ventrales Stylet *n*
腹口针 Ventralstylet *n*
腹块型 Abdominalmassentyp(us) *m*
腹肋 Bauchrippen *f pl*, Abdominalrippen *f pl*

腹裂[畸形] Gastroschisis *f*
腹面的 ventral
腹鸣 Kollern *n*, Gurren *n*, Borborygmus *m*
腹膜 Bauchfell *n*, Peritoneum *n*
腹膜癌 Peritonealkarzinom *n*
腹膜癌播散 Aussaat des Peritonealkarzinoms *f*
腹膜包囊虫病 Peritonealechinokokkose *f*
腹膜爆裂音 Peritonealkrepitus *m*
腹膜被覆术 Peritonisierung *f*, Peritonisieren *n*
腹膜壁层 parietales Peritoneum *n*, Peritoneum parietale *n*
腹膜病 Peritoneopathie *f*
腹膜播散性平滑肌瘤病 peritoneale-ausbreitete Leiomyomatose *f*
腹膜层 Peritonealschichten *f pl*
腹膜成形术 Peritonealplastik *f*
腹膜刺激征 Bauchfellirritationsscheinigung *f*
腹膜刺激征 Zeichen der Peritonealreizung *n*, Reizerscheinung des Bauchfells *f*
腹膜的 peritoneal, peritoneal (-is, -is, -e)
腹膜返折 Bauchfellumschlagsfalte *f*
腹膜蜂窝织炎 Peritonealphlegmone *f*
腹膜感染 Peritonealinfektion *f*
腹膜固定术 Peritoneopexie *f*
腹膜黑色素沉着症 peritoneale Melanosis *f*
腹膜后充气造影[术] retroperitoneale Pneumographie *f*
腹膜后出血 Retroperitonealblutung *f*
腹膜后的 retroperitoneal, retroperitoneal (-is, -is, -e)
腹膜后恶性肿瘤 bösartige Neubildung des Retroperitoneums *f*
腹膜后分离性(局灶性)血管炎 retroperitoneale isolierte-Vaskulitis *f*
腹膜后副节瘤 retroperitoneales Paragangliom *n*
腹膜后感染 Retroperitonealinfektion *f*
腹膜后固定术 retroperitoneale Fixation *f*
腹膜后黄色肉芽肿 Retroperitonealxanthogranulom *n*
腹膜后寄生胎 retroperitonealer (teratoider) Parasit *m*
腹膜后结核 Retroperitonealtuberkulose *f*
腹膜后良性囊肿 benigne retroperitoneale Zyste *f*
腹膜后良性肿瘤 gutartige Neubildung des Retroperitoneums *f*
腹膜后淋巴管发育不全 retroperitoneale Lymph-Dysplasie *f*
腹膜后淋巴结清除术 radikale Ausräumung der retroperitonealen Lymphknoten *f*
腹膜后淋巴囊 retroperitonealer Lymphebeutel *m*
腹膜后内胚层窦瘤 endodermales Sinustumor des Retroperitoneums *m*
腹膜后脓肿 Abscessus retroperitonealis *m*, Retroperitonealabszeß *m*
腹膜后气肿 Pneumoretroperitoneum *n*
腹膜后器官 retroperitoneale Organe *n pl*
腹膜后腔良性脂肪瘤样肿瘤 gutartige lipomatöse Neubildung des Retroperitoneums *f*
腹膜后曲张精索静脉结扎术 retroperitoneale Varikozelektomie *f*
腹膜后妊娠 Retroperitonealschwangerschaft *f*
腹膜后肉瘤 Retroperitonealsarkom *n*, Lobstein* Sarkom *n*
腹膜后软斑病 retroperitoneale Malakoplakie *f*
腹膜后疝 retroperitoneale Hernie *f*
腹膜后手术 retroperitoneale Operation *f*
腹膜后特发性纤维化 idiopathische retroperitoneale Fibrose *f*
腹膜后隙 Retroperitonealraum *m*, Spatium retroperitoneale *n*
腹膜后隙病损切除术 Resektion der Retroperitoneallläsion *f*
腹膜后隙积气 Pneumoretroperitoneum *n*
腹膜后隙切开引流术 Inzision und Drainage des Retroperitnealraums *f*
腹膜后隙探查术 Exploration des Retroperitonealraumes *f*
腹膜后纤维化 Retroperitonealfibrose *f*, Ormond* Syndrom *n*
腹膜后血肿 Retroperitonealhamätom *n*
腹膜后炎性假瘤 retroperitonealer inflammatorischer Pseudotumor *m*
腹膜后肿瘤 Retroperitonealtumor *m*
腹膜后肿瘤毁坏术 Zerstörung des retroperitonealen Tumors *f*
腹膜后肿瘤切除术 retroperitoneale Tumorenresektion *f*
腹膜后注气法 retroperitoneale Insufflation *f*
腹膜会阴筋膜 Fascia peritoneoperinealis *f*
腹膜甲状腺病 peritonealer Kropf *m*
腹膜假粘液瘤 Pseudomyxoma peritonei *n*, Gallertbruch *m*
腹膜间皮瘤 peritoneales Mesotheliom *n*
腹膜间皮细胞瘤 Mesothelioma peritoneale *n*, Peritonealmesotheliom *n*
腹膜间位器官 Interperitonealorgane *n pl*
腹膜间隙 Cavum peritonei *n*
腹膜浆液性交界性肿瘤 peritonealer seröser BorderlineTumor *m*
腹膜浆液性乳头状癌 peritoneales seröses papilläres Karzinom *n*
腹膜接入设备 peritoneales Zugangsgerät *n*
腹膜结核 Peritonealtuberkulose *f*
腹膜静脉分流 peritonealvenöser Shunt *m*
腹膜镜 Peritoneoskop *n*
腹膜摩擦感 Peritonealreibung *f*
腹膜摩擦音 Peritonealreibegeräusch *n*
腹膜内的 intraperitoneal, intraperitoneal (-is, -is, -e)
腹膜内膀胱破裂 intraperitoneale Ruptur der Blase *f*
腹膜内盆腔淋巴结切除术 intraperitoneale Lymphadenektomie der Beckenhöhle *f*
腹膜内妊娠 Intraperitonealschwangerschaft *f*
腹膜内位器官 Endoperitonealorgane *n pl*, Intraperitonealorgane *n pl*
腹膜黏液腺癌病 Peritonealdialyse muzinöse Adenokarzinom-Krankheit *f*
腹膜脓肿 Peritonealabszeß *m*
腹膜脓肿切开引流术 Bauchdeckenabszessinzision unddrainage *f*
腹膜平衡试验 peritonealer Äquilibriumstest *m*
腹膜前的 präperitoneal, praeperitoneal (-is, -is, -e)
腹膜钳 Peritonealklemme *f*
腹膜腔 Peritonealraum *m*, Cavum peritonei *n*, Peritonealhöhle *f*
腹膜腔积脓 Pyoperitoneum *n*
腹膜腔积气 Pneumatosis peritonei *f*
腹膜腔内给药 intraperitoneale Applikation *f*
腹膜腔内麻醉 intraperitoneale Anästhesie *f*
腹[膜]腔输液术 Peritoneoklyse *f*, intraperitoneale Infusion *f*
腹膜腔注射 intraperitoneale Injektion *f*
腹膜鞘突 Processus vaginalis peritonei *m*
腹膜切开术 Peritoneotomie *f*
腹膜神经胶质瘤 Glioma peritonei *n*, Peritonealgliom *n*
腹膜神经胶质瘤病 peritoneales Gliom *n*
腹膜渗出物 Peritonealexsudat *n*
腹膜痛 Peritonealgie *f*, Peritonealschmerz *m*
腹膜透析 peritoneale Dialyse *f*, Peritonealdialyse *f*
腹膜透析的动力学模型 dynamisches Modell der Peritonealdialyse *n*
腹膜透析管 Peritoneum alytische Tube *f*
腹膜透析能力 Kapazität der Peritonealdialyse *f*
腹膜外的 extraperitoneal, extraperitoneal (-is, -is, -e)
腹膜外间隙 extraperitonaeales Spatium *n*, lateraliser Bauchfellraum *m*
腹膜外膀胱破裂 extraperitoneale Ruptur der Blase *f*
腹膜外膀胱悬吊术 extraperitoneale Blasen (hals) suspension *f*
腹膜外盆腔淋巴结切除术 extraperitoneale Lymphadenektomie des Kleinbeckens *f*
腹膜外剖腹产术 extraperitonealer Kaiserschnitt *m*

腹膜外器官 exteraperitonaeales Organ *n*, lateralises Bauchfellorgan *n*
腹膜外十二指肠破裂 extraperitonealer ZwölffingerdarmBruch *m*
腹膜外位器官 extraperitoneale Organe *n pl*
腹膜外脂肪 extraperitoneales Fett *n*
腹膜下筋膜 Fascia subperitonealis *f*
腹膜心包的 peritoneoperikardial
腹膜心包疝 perikardial-peritoneale Hernie *f*
腹膜炎 Peritonitis *f*, Bauchfellentzündung *f*
腹膜液 Peritonealflüssigkeit *f*, Liquor peritonei *m*
腹膜隐窝疝 Hernia recessus peritonealis *f*
腹膜脏层 Peritoneum viscerale *n*, Darmfell *n*
腹膜造影术 Peritoneographie *f*
腹膜粘连 Peritonealadhäsion *f*
腹膜粘连分离术 Lösung yon Peritonealadhäsion *f*, Adhäsiolyse des Peritoneums *f*
腹膜粘液瘤 Myxoma peritonei *n*, Peritonealmyxom *n*
腹膜褶 Peritonealfalte *f* plica peritonealis *f*
腹膜肿瘤 Peritonealtumor *m*
腹膜种植 peritoneale Aussaat *f*
腹膜转移癌 metastatisches Karzinom des Bauchfells *n*
腹膜子宫内膜异位症 Endometriosis peritonealis *f*
腹内侧核 Nucleus ventromedialis (hypothalami) *m*
腹内侧下丘脑 ventromedialer Hypothalamus *m*
腹内出血 intraabdominale Hämorrhagie *f*
腹内的 intraabdominell, intraabdomial (-is, -is, -e)
腹内环显露 Freilegung des inneren Bauchrings *f*
腹内环修补术 Plastik des inneren Leistenrings *f*
腹内器官炎 Coelitis *f*
腹内疝 Hernia interna abdominalis *f*
腹内斜肌 Musculus obliquus internus abdominis *m*
腹内型异位睾丸 intraabdominale ektopische Hode *f*
腹内压 intraabdomineller Druck *m*, Abdominaldruck *m*, Bauchdruck *m*
腹内脏痛 Encoelialgie *f*
腹膀胱的 abdominovesikal
腹膨出 Bunogaster *m*, Bauchauftreibung *f*
腹劈肿瘤切除术 Exstirpation des Bauchdeckentumors *f*
腹皮下静脉 Venae subcutaneae abdominis *f pl*
腹平片 Abdomenübersichtsaufnahme *f*
腹鳍 Ventralfrosse *f*, Afterflosse *f*
腹前壁腹膜 Bauchfell der vorderen Bauchwand *n*
腹前核 Nucleus ventralis anterior *m*
腹前位 abdominoanterior
腹腔 Abdominalhöhle *f*, Bauchöhle *f*
腹腔病 Köliakie *f*, Morbus coeliacus *m*, (Gee*-) Herter*-Heubner* Syndrom *n*
腹腔冲洗术 Peritoneallavage *f*, Laparoklyse *f*
腹腔出血 abdominale Kavernenblutung *f*
腹腔穿刺术 Paracentesis abdominis *f*, Bauchpunktion *f*
腹腔穿刺套管针 abdominale Abdominalparazentese *f*
腹腔丛 Plexus celiacus (S.coeliacus) *m*, Solargeflecht *n*
腹腔胆汁渗入 Cholaskos *m*
腹腔的 celiac (-us, -a, -um), coeliac (-us, -a, -urn)
腹腔动脉 Arteria coeliaca *f* Zöliaka *f*, Tripus Halleri* *m*
腹腔动脉瘤 Aneurysma coelicum *n*
腹腔动脉瘤 Zöliakaneurysma *n*
腹腔动脉压迫综合征 Zöliaka-Kompressionssyndrom *n*
腹腔动脉造影 Zöliakografie *f*
腹腔动脉造影术 Zöliakographie *f*
腹腔分流术 Peritonealshunt *m*
腹腔分水岭 Wasserscheide des Abdomens *f*
腹腔干 Truncus celiacus (s.coeliacus) *m*
腹腔干动脉瘤 Aneurysma celiacum *n*
腹腔给药 abdominelle Verabreichung *f*, abdominelle Applikation (od.Anwendung) *f*
腹腔灌洗 Peritoneallavage *f*
腹腔和肠系膜纤维瘤病 abdominale und mesenteriale Fibromatose *f*
腹腔会阴切口 Abdominoperinealschnitt *m*
腹腔积气 Pneumoperitoneum *n*
腹腔积水(腹水) Aszites *m*, Hydroperitonie *f*
腹腔积血 Haemoperitoneum *n*, Haem (at) ocoelia *f*
腹腔积液 Hydroperitoneum *n*, Hydroabdomen *n*
腹腔间[隙]室综合征 abdominales Kompartmentsyndrom *n*
腹腔间隙综合征 abdominelles Kompartmentsyndrom *n*
腹腔降温 Peritonealabkühlung *f*
腹腔镜 Peritoneoskop *n*, Laparoskop *n*, Abdominoskop *n*
腹腔镜单侧肾切除术 laparoskopische einseitige Nephrektomie *f*
腹腔镜胆囊切除[术] laparoskopische Cholezystektomie *f*
腹腔镜胆囊造瘘 laparoskopische Kolostomie *f*
腹腔镜胆总管切开取石术 laparoskopische Chirurgie für Choledochus *f*
腹腔镜辅助自体睾丸移植术 laparoskopische assistierte Hoden-Autotransplantation *f* (LATA)
腹腔镜腹膜后淋巴结清扫术 laparoskopische retroperitoneale Lymphadenektomie *f*
腹腔镜肝囊肿开窗术 laparoskopische Fensterung für Leberzyste *f*
腹腔镜根治性膀胱切除术 laparoskopische radikale Zystektomie *f*
腹腔镜根治性前列腺切除术 laparoskopische radikale Prostatektomie *f*
腹腔镜根治性肾切除术 laparoskopische radikale Nephrektomie *f*
腹腔镜供者远端胰切取术 laparoskopische Spender Pankreaslinksresektion *f*
腹腔镜活体供胰切取 laparoskopische lebende Spender Pankreatektomie *f*
腹腔镜检查 Peritoneoskopie *f*, Laparoskopie *f*, Ventroscopie *f*
腹腔镜绝育术 laparoskopische Sterilisation *f*
腹腔镜膀胱部分切除术 laparoskopische partielle Zystektomie *f*
腹腔镜曲张精索静脉切除术 laparoskopische Varikozelektomie *f*
腹腔镜取石术 laparoskopische Stein-Entfernung-Chirurgie *f*
腹腔镜肾固定术 laparoskopische Nephropexie *f*
腹腔镜肾切除术 laparoskopische Nephrektomie *f*
腹腔镜肾输尿管切除术 laparoskopische Nephroureterektomie *f*
腹腔镜肾盂成形术 laparoskopische Pyeloplastik *f*
腹腔镜肾盂输尿管吻合术 laparoskopische Ureteroneozystotomie *f*
腹腔镜手术 laparoskopische Chirurgie *f*
腹腔镜输尿管成形术 laparoskopische Ureteroplastik *f*
腹腔镜输尿管[切开]取石术 laparoskopische Ureterolithotomie *f*
腹腔镜输尿管取石 laparoskopische Ureterolithotomie *f*
腹腔镜输尿管松解术 laparoskopische Ureterolyse *f*
腹腔镜探查 Laparoskopie *f*
腹腔镜下单侧肾切除术 laparoskopische einseitige Nephrektomie *f*
腹腔镜下根治性前列腺切除术 laparoskopische radikale Prostatektomie *f*
腹腔镜下根治性肾切除术 laparoskopische radikale Nephrektomie *f*
腹腔镜下膀胱部分切除术 laparoskopische partielle Zystektomie *f*
腹腔镜下膀胱根治性切除术 laparoskopische radikale Zystektomie *f*
腹腔镜下脐尿管病变切除术 laparoskopische Resektion des Urachus *f*
腹腔镜下肾固定术 laparoskopische Nephropexie *f*

腹腔镜下肾输尿管切除术 laparoskopische Nephroureterektomie *f*
腹腔镜下肾盂成形术 laparoskopische Pyeloplastik *f*
腹腔镜下肾盂输尿管吻合术 laparoskopische Pyeloureterostomie *f*
腹腔镜下输尿管成形术 laparoskopische Ureteroplastik *f*
腹腔镜下输尿管膀胱吻合术 laparoskopische Ureteroneozystostomie *f*
腹腔镜下输尿管切开取石术 laparoskopische Ureterolithotomie *f*
腹腔镜下输尿管松解术 laparoskopische Ureterolyse *f*
腹腔镜下隐睾切除术 laparoskopische Kryptorchismus-Ektomie *f*
腹腔镜下隐睾探查术 Laparoskopische Expleration des Hodenhochstands *f*
腹腔镜腰椎前路椎体间融合 laparoskopische anteriore Lendenwirbelfusion *f*
腹腔镜隐睾切除术 laparoskopische Kryptorchismus-Ektomie *f*
腹腔镜隐睾探查术 laparoskopische Expleration des Hodenhochstands *f*
腹腔镜用输卵管电凝钳 elektrokoagulierende Oviduktpinzette für Laparoskop *f*
腹腔镜治疗[术] therapeutische Laparoskopie *f*
腹腔淋巴丛 Plexus coeliacus lymphaticus *m*
腹腔淋巴结 Lymphoglandulae coeliaci *f pl*
腹腔淋巴瘤 Abdominallymphom *n*
腹腔麻醉 Intraperitonealanästhesie *f*
腹腔内常温灌注化疗 normotherme intraperitoneale Chemotherapie *f*
腹腔内出血 Intraperitonealblutung *f*
腹腔内大血管伤 Verletzung der großen Gefäßen der Bauchhöhle *f*
腹腔内的 intraperitoneal
腹腔内放射性胶体治疗 intraperitoneale Radiokolloidtherapie *f*
腹腔内感染 intraabdominelle Infektion *f*
腹腔内化疗 intraperitoneale Chemotherapie *f*
腹腔内接种 intraperitoneale Inokulation *f*
腹腔内脓肿 Intraabdominalabszeß *m*
腹腔内温热灌注化疗 Hyperthermie intraperitoneale Chemotherapie *f*
腹腔内压 Intraabdominaldruck *m*
腹腔内液体吸引器 Abdominalsaugapparat *m*, Abdominalaspirator *m*
腹腔内引流 Intraabdominaldrainage *f*
腹腔内隐睾 intraabdomineller Kryptorchismus *m*
腹腔内注射 Intraabdominalinjektion *f*
腹腔内左心辅助泵 abdominales linksventrikuläres Unterstützungssystem *n*（ALVAD）
腹腔脓肿 Abdominalabszeß *m*
腹腔脓肿引流术 Drainage des Abdominalabszeßes *f*
腹腔妊娠 Abdominalschwangerschaft *f*, Graviditas abdominalis (s.peritonealis) *f*
腹腔神经丛 Bauchplexus *m* plexus celiacus *m*, Zöliakus *m*
腹腔神经丛反射 Zöliakusreflex *m*
腹腔神经丛阻滞 Solarplexusblock *m*
腹腔神经节 Ganglion celiacum (s.coeliacum) *n*, Bauchganglion *n*
腹腔实质脏器破裂的血管造影诊断 Angiographische Diagnose der abdominalen soliden Organen-Ruptur *f*
腹腔束带综合征 Bauchgürtelsyndrom *n*
腹腔糖耐量实验 intraperitonealer Glukosetoleranztest *m*
腹腔吸虫病 Intraperitonealtrematodiasis *f*
腹腔吸引管 Abdominalsaugrohr *n*, Abdominalkatheter *m*
腹腔洗涤台 Abdominalirrigationsständer *m*
腹腔下神经阻滞 Zöliakie Nervenblockade *f*
腹腔异物 Bauchhöhlenfremdkörper *m*
腹腔游离气体 freie intraperitoneale Luft *f*
腹腔脏器损伤 Verletzung der Baucheingeweide *f*
腹腔脏器脱出 Eventeration *f*
腹腔造影术 Peritoneographie *f*, Laparographie *f*
腹腔支 Rami celiaci *m pl*, Rami coeliaci *m pl*
腹腔种植 Intraabdominalimplantation *f*
腹腔注氧 intraabdominale Sauerstoffinsufflation *f*
腹疝 Bauchhernie *f*
腹上部的 epigastrisch, epigastric (-us, -a, -um)
腹上行通路 Bauchaufsteigenbahn *f*
腹上角 Angulus epigastricus *m*
腹上区 Regio epigastrica *f*, Epigastrium *n*
腹上窝 Fossa epigastrica *f*
腹神经索 Bauchmark (der Insekten) *m*
腹式呼吸 Bauchatmung *f*, Abdominalatmung *f*
腹式剖腹产术 Abdominalkaiserschnitt *m*
腹式剖宫取胎术 Abdominalhysterotomie *f*
腹式切开子宫颈取儿术 Laparotrachelotomie *f*
腹式输卵管切开术 Gastrotubotomie *f*, Gastrosalpingotomie *f*
腹式阴道切开术 Gastroelytrotomie *f*
腹式子宫颈切开术 Gastrotrachelotomie *f*
腹式子宫切除术 Gastrohysterektomie *f*, Abdominouteroektomie *f*, Abdominalhysterektomie *f*
腹式子宫切开术 Gastrohysterotomie *f*, Abdominouterotomie *f*, Abdominalhysterotomie *f*
腹水 Ascites *m*, Aszites *m*, Aszitesflüssigkeit *f*, Bauchwassersucht *f*
腹水癌 Asziteskarzinom *n*
腹水穿刺套管针 Aszitestrokar *m*, Aszitestrokart *m*
腹水穿刺针 Abdominozentesenadel *f*
腹水回流管 Saftrückgewinnungskatheter *m*
腹水检查法 Untersuchung der Aszitesflüssigkeit *f*
腹水瘤 Ascites-Tumor *m*
腹水培养基 Aszitesnährboden *m*, Aszitesnährmedium *n*
腹水琼脂 Aszites-Agar *m*
腹水肉瘤 Aszitessarkom *n*
腹水型 Aszites-Typ (us) *m*
腹水征 Aszites-Zeichen *n*
腹痛 Bauchschmerz *m*, Abdominalschmerz *m*, Abdominalgie *f*
腹外侧核 Nucleus ventrolateralis (medullae spinalis) *m*
腹外侧视前区 ventrolateraler präoptischer Bereich *m*
腹外侧网状核 ventrolateraler retikulärer Kern *m*
腹外环 Anulus inguinalis subcutaneus *m*, äusserer Leistenring *m*
腹外疝 äussere Bauchhernie *f*, Hernia externa abdominalis *f*
腹外斜肌 Musculus obliquus externus abdominis *m*
腹外斜肌代臀肌术 externe Musculus obliquus im Namen des Gesäßmuskels Chirurgie *f*
腹外斜肌腱膜 Obliquushüftlochbauchaponeurosis *f*
腹外型异位睾丸 extraabdominelle ektopische Hode *f*
腹外用手压出胎盘法 Créde* Verfahren *n*, manuelle Plazentaexpression *f*
腹围 Bauchumfang *m*
腹位心 Ectocardia abdominalls (s.subthoracica) *f*
腹胃系膜 ventrales Mesogastrium *n*
腹吸盘 Acetabulum *n*, Azetabulum *n*, Ventralsaugnapf *m*
腹吸盘的 acetabularis (-is, -is, -e)
腹系膜 Bauchmesenterium *n*
腹下丛 Plexus hypogastricus *m*
腹下的 hypogastric (-us, -a, -um)
腹下动脉 Arteria hypogastrica *f*
腹下区 Regio hypogastrica *f*
腹下神经 Nervus hypogastricus *m*
腹线 Ventrallinie *f*
腹泻 Durchfall *m*, Diarrhoe *f*
腹泻便秘交替 Diarrhoe und Obstipation wechselnd
腹泻-低钾-无酸综合征 Waßerige DiarrhoeHypokaliämie-

Hyperglykämie-Anazidität-Syndrom *n*, WDHA-Syndrom *n*, WDHH-Syndrom *n*
腹(导)泻过度 Hyperkatharsis *f*
腹泻性消化不良 Lienterie *f*, lienterische Dyspepsie *f*
腹泻性综合征 diarrheogenisches Sydrom *n*
腹心反射 abdominokardialer Reflex *m*
腹心系膜 ventrales Mesokardium *n*
腹型癫痫 abdominale Epilepsie *f*, digestive Epilepsie *f*
腹型肥胖 abdominale Adipositas *f*
腹型过敏性紫癜 Purpura allergica abdominalis *f*
腹型流感 Abdominalinfluenza *f*, gastrointestinale Form der Influenza *f*
腹型偏头痛 abdominale Migräne *f*, Abdomialmigräne *f*
腹型紫癜 Purpura abdominalis *f*
腹性癫痫 Abdominalepilepsie *f*, Epilepsia abdominalis *f*, Bauchepilepsie *f*
腹性佝偻病 Zöliakie *f*, Morbus coeliacus *m*, (Gee*-) Herter*-Heubner* Syndrom *n*
腹性气喘 Asthma abdominale *n*
腹胸的 abdominothorakal, abdominothoracal (-is, -is, -e)
腹胸腔镜检查 Laparothorakoskopie *f*
腹血管 ventrale Gefäße *n pl*
腹压 Bauchpresse *f*, Abdominaldruck *m*
腹压漏尿点压 Bauch-Leck-Punkt-Druck *m*
腹胰 ventrales Pankreas *n*
腹胰管 Ductus pancreaticus ventralis *m*
腹胰芽 ventrale Pankreasknospe *f*
腹阴道的 abdominovaginal
腹阴囊的 abdominoskrotal
腹脏内伤 Bauchkontusion *f*
腹脏痛 Splanchnodynie *f*
腹脏突出 Eventration *f*
腹胀 Meteorismus *m*, Aufblähung *f*, Blähbauch *m*
腹正中裂 Fissura mediana ventralis *f*
腹正中切口 Bauchmedianschnitt *m*, Bauchdeckenmittelschnitt *m*
腹支囊 Abdominaldivertikulum *n*
腹直肌 Musculus rectus abdominis *m*, Rektus *m*
腹直肌分离 Rektusdiastase *f*
腹直肌后鞘 posteriore Hülse des geraden Musculusbauchs *f*
腹直肌肌瓣 Muskellappen des geraden Bauchmuskels *m*
腹直肌肌皮瓣 Hautlappen des geraden Bauchmuskels *m*
腹直肌腱划 Intersectio tendinea musculi recti abdominis *f*, Inscriptio tendinea musculi recti abdominis *f*
腹直肌旁切口 Pararektalschnitt *m*
腹直肌前鞘 anteriore geradere Hülse *f*
腹直肌鞘 Rektusscheide *f*, Vagina musculi recti abdominis *f*
腹直肌鞘瓣 Muskellappen der rektalen Muskelscheide *f*
腹直肌鞘血肿 gerader Bauchhülshämatom *n*
腹直肌切口 Rektusschnitt *m*
腹殖吸盘复合器 ventro-Genital-Sauger Komplex *m*
腹栉 ventraler Kamm *m*
腹中膈 ventraler septaler Bereich *m*
腹中积气 Meteorismus *m*
腹中间核 ventraler Zwischenkern *m*
腹中线 midabdominale Linie *f*
腹主-肠系膜上动脉搭桥术 Bauchaorta-Arteria mesenterica superior Bypass-Operation *f*, Aorta abdominalis-Arteria mesenterica superior Bypass-Operation *f*
腹主动脉 Bauchaorta *f*, Aorta abdominalis *f*
腹主动脉搏动 Aortenpuls *m*, Aortenpulsation *f*
腹主动脉丛 Plexus aorticus abdominalis *m*
腹主动脉瘤 abdominales Aneurysma *n*, Aneurysma abdominalis *n*
腹主动脉瘤腔内隔绝术 endovaskuläre Isolierung des Bauchaortenaneurysma *f*
腹主动脉瘤腔内修复术 endovaskuläre Reparation des Bauchaortenaneurysmas *f*, endovaskuläre abdominale aortale Rekonstraktion *f*
腹主动脉瘤十二指肠瘘 Bauchaortenaneurysma duodenale Fistel *f*
腹主动脉瘤下腔静脉瘘 Aorto-Kava-Fistel *f*
腹主动脉瘤杂交手术 Hybrid-Operation des abdominalen Aneurysmas *f*
腹主动脉-肾动脉造影 abdominale Aortographie und renale Arteriographie *f*
腹主动脉外侧淋巴结 Nodi lymphatici aortici laterales *m pl*
腹主动脉炎 Aortitis abdominalis *f*
腹主动脉造影 abdominale Aortographie *f*
腹主动脉造影术 abdominale Aortographie *f*, Abdominalaortographie *f*
腹主动脉阻断钳 Bauchaorta-Gefäßklemme *f*
腹主-腹腔动脉搭桥术 Bauchaorta-Zöliaka Bypass-Operation *f*, Aorta abdominalis-Arteria coeliaca Bypass-Operation *f*
腹足纲 Gastropoda *m pl*, Bauchfüßer *m pl*
腹足类 Gastropode *m*
缚线 Unterbindungsfaden *m*, Ligaturfaden *m*
蝮[蛇] Otter *f*, Agkistrodon halys *n*
蝮蛇毒素 Agkistrodotoxin *n*
蝮[蛇]止血素 Bothropase *f*
覆 Überbiß *m*
覆盖 Overjet *m*
覆盖骨盆 Pelvis obtecta *f*
覆盖闷死 Ersticken (durch Überdeckung) *n*
覆盖物 Mantel *m*
覆盖义齿 Deckgebiß *n*, Deckprothese *f*
覆膜 Deckmembran *f*, Membrana tectoria *f*
覆膜支架 Stent-Gefäßprothese *f*
覆霜状的 mit Reif bedeckt
覆瓦状的 schuppenartig, dachziegel
覆咬合 Überbiss *m*
覆有绒毛的 fluffig

G

GA 伽钆

gā 伽

伽马氨基丁酸A受体拮抗剂 GABA-A-Rezeptor-Antagonist *m*, Gamma-Aminobuttersäure-A-Rezeptor-Antagonist *m*
伽马氨基丁酸B受体激动剂 GABA-B-Rezeptor-Agonist *m*, Gamma-Aminobuttersäure-B-Rezeptor-Agonist *m*
伽马氨基丁酸拮抗剂 GABA-Antagonist *m*, Gamma-Aminobuttersäure-Antagonist *m*
伽玛刀 Gammamesser *n*, γ-Messer *n*, Gamma-Knife *n*
伽马刀放射外科 Gamma-Knife-Radiochirurgie *f*
伽玛分光计 Gammaspektrometer *n*, γ-Spektrometer *n*
伽玛辐射探测器 Gammastrahlendetektor *m*
伽玛辐射仪 Gamma-radiometer *n*, γ-Radiometer *n*
伽玛光子 Gammaphoton *n*, Gammaquant *n*
伽玛光子流 Strahl von Gammaphotonen *m*, γ-Photonstrahl *m*
伽玛能谱分析 Gamma-spektralanalyse *f*, γ-Spektralanalyse *f*
伽玛射线 Gammastrahlen *m pl*, γ-Strahlen *m pl*
伽玛射线活度计 Gammastrahlen-Aktivitätsmeter *n*
伽玛射线活化分析 Gammastrahlen-Aktivitätsanalyse *f*, γ-Strahlen-Aktivitätsanalyse *f*
伽玛射线立体定向全身治疗系统 stereotaktisches Ganzkörper-Strahlentherapiesystem *n*
伽玛射线立体定向头部治疗系统 stereotaktisches Strahlentherapiesystem des Kopfs *n*
伽玛射线能量 Gammastrahlen-Energie *f*, γ-StrahlenEnergie *f*
伽玛射线强度计 Gammastrahlen-Intensitätsmesser *m*
伽玛射线摄谱仪 Gammastrahlen-Spektrograph *m*
伽马校正 Gamma-Korrektur *f*
伽玛心功能仪 Gammastrahlen-Kardiometer *n*
伽玛照相机(仪) Gammakamera *f*, Szintillationskamera *f*
伽氏螺旋体(鸡包柔[氏]螺旋体) Garinii Spirochäten *f pl*, Borrelien Spirochäten *f pl*

gá 钆

钆 Gadolinium *n* (Gd, OZ 64)
钆螯合物 Gadoliniumchelat *n*

GAI 该改钙盖概

gāi 该

该隐情结(同胞兄弟之间敌对情绪) Kain-Komplex *m*

gǎi 改

改变 Modifikation *f*, Umstimmung *f*, Veränderung *f*
改变病情抗风湿药 langsamwirkende Antirheumatika *n pl*, langwirksame Antirheumatika *n pl* (慢作用抗风湿药)
改变抗原 modifiziertes Antigen *n*
改变意识的物质 bewusstseinsverändernde Substanz *f*
改变自身 Selbstveränderung *f*
改动 Alteration *f*, Veränderung *f*
改建 Rekonstruktion *f*, Wiederaufbauen *n*
改进(善) Melioration *f*, Verbesserung *f*
改进病人依从性的方法 Verbesserungsmethode der Patientenkomplianz *f*
改进成品测验 Produkt-Verbesserungstest *m*
改进的相对剂量反应试验 modifizierter relativer Dosis-Response-Test *m* (MRdr)
改进抗原捕获酶联免疫吸附试验 modifizierter Antigen-Capture-ELISA *m* (MACE)
改进型生物医学容器 verbesserte biomedizinische Kapsel *f*
改良 Modifikation *f*, Verbesserung *f*
改良 Ashworth 量表(评分) modifizierte Ashworth-Skala *f*
改良 Barthel 指数 modifizierter Barthel-Index *m*
改良 Blalock-Taussig 分流(改良锁骨下动脉与肺动脉分流术) modifizierter Blalock*-Taussig* Shunt *m* (od. Anastomose *f*), modifizierter Shunt zwischen A. subclavia und. A. pulmonalis *m*
改良 Damus-Kaye-Stansel 吻合术 modifizierte Damus*-Kaye*-Stansel* Anastomose *f*
改良 Epworth 嗜睡量表 modifizierte Epworth-Schläfrigkeitsskala *f*, Epworth Sleepiness Scale (ESS) <engl.>
改良 konno 手术 modifizierte Konno* Operation *f*
改良 Nikaidoh 手术 modifizierte Nikaidoh* Operation *f*
改良 Norwood 手术 modifizierte Norwood* Operation *f*
改良 Rasreli 手术 modifizierte Rastelli* Operation *f*
改良 Robicsek 法 modifizierte Robicsek* Methode *f*
改良 Simpson 法 modifiziertes Simpson* Verfahren *n*
改良 Widman 翻瓣术 modifizierte Widman*-Lappen-Operation *f*
改良巴氏染色 progressive Pap*-Färbung *f*
改良丙烯酸纤维 Modacrylfaser *f*
改良超滤 modifizierte Ultrafiltration *f*
改良单眼视 modifizierte Monovision *f*
改良的常规检查 modifizierte Routineuntersuchung *f*
改良电抽搐治疗 modifizierte elektrokonvulsive Therapie *f*
改良法 Modifizierung *f*, Verbesserung *f*
改良根治乳突切除术 modifizierte Radikalmastoidektomie *f*
改良根治术 modifizierte Radikaloperation *f*
改良吉姆萨(Diff-Quick)染色 modifizierte Giemsa* (Diff-Quick) Färbung *f*
改良加滕法(厚涂片透明法) modifizierte Katos* dicke Schmierschicht Technik *f*
改良肩胛骨下移位术(Woodward 手术) Woodward* Chirurgie *f*
改良颈部淋巴结廓清术 modifizierte zervikale Lymphadenektomie *f*
改良胫跟融合术 modifizierte Blair* Operation *f*
改良菌斑指数 modifizierter Plaque-Index *m*
改良凯斯勒缝合法 modifizierte Kessler* Sutur *f*
改良抗酸染色法 modifizierte Ziehl*-Neelsen*-Färbung *f*
改良抗原捕获酶联免疫吸附试验 modifizierter Antigeneinfang-ELISA *m*
改良炉灶 neue Herde mit Schornsteinen für die Ventilation *m pl*
改良谋森塔尔氏浓缩-稀释试验 modifizierte Mosenthal* Konzentration-und Verdünnungsprobe *f*
改良培根手术(脱出式直肠切除术) modifizierte Bacon* Operation *f*
改良琼斯氏还原器 modifizierter Jone* Reduktor *m*
改良乳房根治术 modifizierte Radikalmastektomie *f*, modifizierte radikale Mastektomie *f*
改良乳突根治术 modifizierte radikale Mastoidektomie *f*
改良式喉镜头位 modifizierte Kehlkopfspiegelungsstellung *f*
改良式箭头卡环 modifizierte Pfeilklammer *f*, Adams* Spange *f*
改良填塞法 modifizierte Plombierungmethode *f*

改良威德曼翻瓣术 modifizierte Widman* Lappenoperation *f*
改良韦[太姆]氏手术 modifizierte Wertheim* Operation *f*
改良吸收洗脱试验 modifizierter Absorptions-Elutions-Test *m*
改良性颈[淋巴结]清扫术 modifizierte Hals (lymphknoten) ausräumung *f*, modifizierte Hals (lymphknoten) dissection *f*
改良悬雍垂腭咽成形术 modifizierte Uvulopalatopharyngoplastik *f*
改良阴茎部分切除术 modifizierte partielle Penektomie *f*
改良龈沟出血指数 modifizierter Sulkusblutungsindex *m*
改炉改灶 Verbesserung der Herde *f*
改善 Verbesserung *f*, Verfeinerung *f*
改水 Verbesserung des Trinkwasser *f*
改水工程报废率 Schrottrate der Wasserverbesserungsprojekt *f*
改水工程的正常运转率 Operationsrate der Wasserverbesserungsprojekt *f*
改型 Nachrüstung *f*, Modifikation *f*
改形 Umgestaltung *f*, Umformen *n*
改型的 umgewandelt, konvertiert
改形抗体 umgestalteter Antikörper *m*, umgeformter Antikörper *m*
改性天然纤维 geänderte Naturfasern *f pl*
改造 Feform *f*, Umwandlung *f*, Umgestalten *f*
改造基因 Umgestaltungsgen *n*
改正 Korrektur *f*
改正公式 Korrekturformel *f*
改正因素 Korrekturfaktoren *m pl*
改制蛋白 Plastein *n*
改装 Nachrüstung *f*
改装的 umgewandelt

gài 钙盖概

钙 Calcium *n* (Ca), Kalzium *n* (Ca, OZ 20)
^{45}钙 Kalzium-45 *n*
钙 L 苏氨酸 Calcium-L-Threonin *n*
钙螯合蛋白 Kalsequestrin *n*, Calsequestrin *n*
钙斑[块] verkalkter Fleck *m* (od. Plaque *f*)
钙泵 Kulziumpumpe *f*
钙泵蛋白质 Kalziumpumpe-Protein *n*, KalziumpumpeEiweiß *n*
钙波 Calcium-Welle *f*
钙不足 Kalziummangel *m*, Hypokalzie *f*
钙测定用带球离心管 Zentrifugenröhrchen mit Kugel für Kalziumbestimmung *f*
钙超载 Kalziumüberlastung *f*
钙沉着 Kalziumdepot *n*
钙代谢 Kalziumstoffwechsel *m*
钙代谢紊乱 Kalziumstoffwechselstörung *f*, Störung des Kalziumstoffwechsels *f*
钙代谢障碍 Kalziumstoffwechselstörung *f*
钙胆红素胆结石 Calcium Bilirubinat Gallenstein *m*
钙胆汁 Kalkgalle *f*, Calcibilia *f*, Kalzium in der Galle *n*
钙的 kalkig
钙定量器 Kalzimeter *n*, Calcimeter *n*
钙动员激素 Kalzium-mobilisierungshormon *n*
钙反常 Calcium-Paradoxon *n*
钙负荷试验 Kalziuminfusionstest *m*
钙盖革计数器 Calcium-Zählrohr *n*
钙固定 Kalzipexie *f*, Kalkbindung *f*, Calcipexie *f*
钙硅沉着病 Kalzikosilikose *f*, Calcicosilicosis *f*
钙过少 Kalziummangel *m*, Hypokalzie *f*
钙恒稳态失调 Störung der Ca^{2+}-Homöostase *f*
钙化 Kalzifikation *f*, Kalzifizierung *f*, Verkalkung *f*, Verkreidung *f*
钙化不全 Hypokalzifizierung *f*, Hypokalzifikation *f*
钙化醇 Kalziferol *n*, Calciferol *n*, Vitamin D2 *n*
钙化的 verkalkt, calcificans
钙化防卫 Kalziphylaxie *f*, Calciphylaxis *f*
钙化防御 Kalziphylaxie *f*, Calciphylaxis *f*
钙化过度 Hyperkalzifikation *f*, Hyperkalzifizierung *f*
钙化甲状腺肿 Struma calculosa (s.calcificata) *f*
钙化期 Verkalkungsstadium *n*, Verkalkungsperiode *f* Kalzifikationsperiode *f*
钙化软骨 verkalkter Knorpel *m*
钙化上皮瘤 kalzifizierendes Epitheliom *n*
钙化上皮瘤 verkalkendes Epitheliom *n*, Pilomatrixom *n*, Epithelioma calcificatum *n*
钙化线(增积线,雷丘斯线) Akkretionslinie *f*, Retzius* Linie *f*
钙化性疤痕 verkalkte Narbe *f*
钙化性粗隆部肌腱炎 kalzifizierende trochantäre Sehnenentzündung *f*
钙化性冈上肌腱炎 verkalkte Sehnenentzündung des Supraspinatus *f*
钙化性滑膜肉瘤 kalzifizierendes Synovialsarkom *n*
钙化性滑囊炎 kalzifizierende Schleimbeutelentzündung *f*, verkalkte Schleimbeutelentzündung *f*
钙化性肌腱炎 Kalkschulter *f*, kalzifizierende Tendinitis *f*, Tendinosis calcarea *m*
钙化性腱膜纤维瘤 kalzifizierendes aponeurotisches Fibrom *n*
钙化性腱鞘纤维瘤 kalzifizierendes Fibrom der Sehnenscheide *n*
钙化性腱鞘炎 verkalkte Tendovagnitis (od. Tenosynovitis) *f*
钙化性结节 kalzifiziertes Knötchen *n*
钙化性尿道炎 Urethritis petrificans *f*
钙化性尿毒症性小动脉病 verkalkte urämische Arteriolopathie *f*
钙化性软骨营养障碍 verkalkte Knorpel-Ernährungsstörung *f*
钙化性膝关节周围炎 kalzifizierende periphere Kniegelenkentzündung *f*
钙化性纤维性假瘤 kalzifizierender fibröser Pseudotumor *m*
钙化性心包炎 Panzerherz *n*, Pericarditis calcarea (s. calculosa) *f*
钙化性牙瘤 verkalktes Odontom *n*
钙化性粘液囊炎 Bursitis calcarea *f*
钙化[性]主动脉瓣狭窄 verkalkte Aortenstenose *f*, Kalzifikationsaortenstenose *f*
钙化血栓 verkalkter Thrombus *m*, Phlebolith *m*
钙化牙源性囊肿 verkalkte odontogene zyste *f*
钙化牙源性上皮瘤 verkalktes odontogenes Epitheliom *n*
钙化影 Verkalkungensschatten *m*
钙化[甾]醇 Viosterol *n*
钙化[甾]醇转运蛋白 Transcalciferin *n*, Transkalziferin *n*
钙化作用 Kalzifikation *f*, Kalzifizierung *f*, Verkalkung *f*
钙黄绿素 Calcein (um) *n*
钙火花 Calcium-Funke *m*
钙饥饿 Kalk-Hunger *m*
钙-肌钙蛋白复合体 Kalzium-troponin-Komplex *m*
钙激活蛋白激酶 C Calcium-aktivierte Proteinkinase C *f*
钙激活中性蛋白酶 Calpain *n*
钙假说 Calcium-Hypothese *f*
钙拮抗剂(药) Kalziumantagonist *m*
钙结合蛋白 D28k Eiweißgebundenes Kalzium-D28k
钙结合蛋白 D9k Eiweißgebundenes Kalzium-D9k
钙结合蛋白质 Calcium-bindendes Protein *n*
钙结合蛋白[质] eiweißgebundenes Kalzium *n*, calciumbinding protein <engl.>
钙结合蛋白[质] Kalzium-bindendes Protein *n*
钙结合稳定蛋白 Oncomodulin *n*
钙介蛋白 Calcimedin *n*
钙库释放通道 Calcium-Speicher-Freisetzungskanal *m*
钙离子 Calcium-Ion *n*
钙离子对抗剂 Kalziumantagonist *m*, Kalziumantagonistikum *n*
钙离子释放通道 Calcium-Freisetzungskanal *m*
钙离子通道 Kalziumkanal *m*
钙离子透入疗法 Kalziumiontophorese *f*

钙离子载体 Calcium-Ionophor *m*
钙离子增敏剂 Sensibilisator von Calcium-Ionen *m*
钙粒蛋白 Kalgranulin *n*
钙联蛋白 Calnexin *n*
钙磷比例 Kalzium-Phosphor-Verhaltnis *n*, KalziumPhos-phor-Quotient *m*
钙磷乘积(CA * P) Kalzium-Phosphor-Produkt *n*, Produkt des Kalziums und Phospors *n*(Ca* p)
钙磷代谢 Kalzium-Phosphor-Stoffwechsel *m*
钙磷代谢障碍 Störung des Kalziumphosphor-Stoffwechsels *f*
钙磷平衡 Calcium-Phosphor-Bilanz *f*
钙磷酸盐沉积 Calcium-Phosphat-Deposition *f*
钙滤色镜 Kalziumfilter *m*
钙矛盾 Calcium-Paradoxon *n*
钙矛盾疾病 Calcium-Paradoxon-Krankheit *f*
钙镁试剂 Calcium-Magnesium-Reagens *n*
钙敏感受体 calciumsensitiver Rezeptor *m*
钙模拟物药物盐酸化物 Cinacalcet-Hydrochloride *n pl*
钙耐量试验 Calciumtoleranz-Test *m*
钙黏蛋白(钙黏着蛋白,钙依黏连蛋白,钙黏素) Cadherin *n*
钙尿 Kalziurie *f*, Kalkariurie *f*
钙尿性糖尿病 Kalkdiabetes *m*
钙平衡 Calcium-Gleichgewicht *n*
钙球 Kalkkugeln *f pl*, calcospherite <engl.>
钙球蛋白 Kalkglobulinspherit *n*, Kalkglobulin *n*, Calcoglobulinum *n*
钙缺失 Kalkmangel *m*, Hypokalziämie *f*, Kalzipriva *f*
钙(Von Kossa)染色 Calcium(Von Kossa)Färbung *f*
钙乳胆汁 Kalk(milch)galle *f*
钙三醇(1,25 二羟维生素 D3) Kalitriol *n*, Kalzitriol *n*, Calitriol *n*, Calcitriol *n*
钙神经素 Kalzineurin *n*, Calcineurin *n*
钙视网膜蛋白 Calretinin *n*
钙释放 Kalziumfreisetzung *f*
钙释放通道 Calcium-Freisetzungskanal *m*
钙受体 Calciumrezeptor *m*
钙瞬变 Calcium-Transienten *f*
钙调蛋白 Kalmodulin *n*(CaM), Calmodulin *n*
钙调蛋白依赖性激酶 calmodulinabhängige Kinase *f*(CaMK)
钙调蛋白依赖性激酶Ⅱ calmodulinabhängige Kinase Ⅱ *f*(CaMK Ⅱ)
钙调节蛋白(钙调节素,调钙蛋白) Calmodulin *n*
钙调节蛋白 -1 Calponin-1 *n*
钙调节物质 Calcium-regulierende Substanz *f*
钙调磷酸酶抑制剂 Calcineurin-Inhibitor *m*(CNL)
钙调磷酸酶抑制剂肾毒性 Calcineurin-Inhibitor-induzierte Nephrotoxizität *f*
钙调磷酸酶抑制剂致糖尿病 Calcineurin-Inhibitor-induzierter Diabetes *m*
钙调神经磷酸酶 Kalzineurin *n*, Calcineurin *n*
钙调素 Kalmodulin *n*(CaM), Calmodulin *n*
钙调素结合蛋白(钙结合蛋白) Caldesmon *n*
钙通道 Kalziumkanal *m*
钙通道拮抗剂 Calcium-Kanal-Antagonist *m*
钙通道阻滞药(剂) Calciumkanalblocker *m*
钙通宁 Kalzitonin *n*, Calcitonin *n*(CT), Thyreocalcitonin *n*(TCT)
钙网[织]蛋白 Calreticulin *n*
钙卫蛋白 Calprotectin *n*
钙稳态 Calcium-Homöostase *f*
钙稳态失衡 Calcium-Dyshomöostase *f*
钙霞石 Kankrinit *n*
钙小球 Kalkkugel *n*
钙小星 Calcium-Fünkchen *n*
钙泄漏 Calcium-Leck *n*
钙血 Kalzämie *f*
钙血症 Kalzämie *f*
钙盐 Kalziumsalz *n*
钙盐尿 Kalkariurie *f*
钙盐溶解 Kalziumsalz(auf)lösung *f*
钙样的 kalkartig
钙依赖细胞粘附分子 Kadherin *n*, Cadherin *n*
钙依赖性动作电位 Ca^{2+}-abhängiges Aktionspotential *n*
钙移动 Kalkmobilisierung *f*, Kalkmetastase *f*
钙营养 Kalziumernährung *f*
钙营养缺乏症 Kalziummangelkrankheit *f*
钙诱导钙释放 Calcium-induzierte Calcium-Freisetzung *f*
钙皂 Kalziumverseifung *f*
钙粘蛋白(E- 钙粘蛋白) Cadherin *n*
钙粘着蛋白 Cadherin *n*
钙粘着素 Kadherin *n*, Cadherin *n*
钙粘着糖蛋白 E-Cadherin *n*
钙振荡 Calcium-Oszillation *f*, Kalzium-Schwingung *f*
钙质沉积 Calciumdeposition *f*
钙[质]沉着病(症) Kalzinose *f*, Calcinosis *f*
钙质动用素 Kalzium-mobilisierendes Hormon *n*
钙质减少 Kalziummangel *m*, Kalzipenie *f*
钙质浸润 Kalziuminfiltration *f*
钙质缺乏 Kalziummangel *m*, Kalzium-Defizienz *f*
钙质营养需要量 Anforderung der Kalziumnahrung *f*
盖 Tegmen *n*, Operculum *n*, Tegmentum *n*
盖 - 阿二氏缝合术 Gaillard*-Arlt* Naht *f*
盖壁 Paries tegmentalis *m*, Dach der Paukenhöhle *n*
盖柄相连的 verbunden
盖[玻]片 Deckglas *n*
盖玻片测厚计 Deckglastaster *m*
盖的 opercular(-is, -is, -e), tegmental(-is, -is, -e)
盖度 Deckgrad *m*
盖顿 - 明可夫斯基潜在视力计 Guyton*-Minkowski* potentielles Schärfemessgerät *n*
盖恩斯伦试验(骶髂关节扭转试验) Gaenslen* Test *m*
盖尔氏公式 Gale* Formel *f*
盖复作用 Bedeckung *f*
盖革计数器 Geiger* Zählrohr *n*, Geiger*-Müller* Zählrohr *n*, Geigerzähler *m*
盖革区 Geiger* Region *f*(od. Zählungsgebiet *n*)
盖革氏[离子]计数器 Geiger* Zählrohr *n*
盖格尔氏反射 Geigel* Reflex *m*, Inguinalbauchreflex *m*
盖嵴 Crista tegmentalis *f*
盖嵴式桥体 Crista tegmentalis pontica *n*
盖库分类法 Gell*-Coombs* Klassifikation *f*
盖莱试验 Gellé* Versuch *m*(检听骨链活动性)
盖莱试验 Guelleh* Test *m*
盖兰骨折(双侧上颌横行骨折) Guérin* Fraktur *f*
盖·吕萨克定律 Gay*-Lussac* Gesetz *n*(恒压下定量气体的容积与温度成比例)
盖仑[氏]制剂 Galenika *n pl*, galenische Mittel *n pl*
盖仑氏静脉 Galen* Vene *f*, Vena cerebri magna *f*
盖仑氏学说 Galenismus *m*
盖伦池(大脑大静脉池、四叠体池) Galen* Zisterne *f*
盖伦神经 Galen* Nerv *m*(喉上、下神经的交通支)
盖面囊状体 Pileocystidium *n*, Pilocystidium *n*
盖苗[离子]计数器 Geiger*-Müller* Zählrohr *n*, Geigerzähler *m*
盖 - 苗二氏管 Geiger*-Müller* Zählrohr *n*(od. Röhre *f*)
盖膜 Membrana tectoria *f*
盖膜胶质 Membranschleimstoff *m*
盖诺德米西氏点 Gueneau de Mussy* Punkt *m*
盖片 Deckglas *n*
盖片钳 Deckglaspinzette *f*, Cornet* Pinzette *f*

盖塞尔发育测验 Geissel* Entwicklungs-Test *m*
盖氏骨折 Galeazzi*-Fraktur *f*
盖斯伯克氏病 Gaisböck* Krankheit *f*, Polycythemia hypertonica *f*
盖斯勒氏管 Geissler* Röhre *f*
盖斯勒氏钾碱球管 Geissler* Pottasche-Bime *f*
盖斯氏双缩脲试剂 Gies* Biuret-Reagens *n*
盖髓术 Pulpaüberkappung *f*
盖西氏咬合架 Gysi* Artikulatore *m pl*
盖细胞 Deckzellen *f pl*
盖形的 tectiform (-is, -is, -e)
盖亚尔氏缝合术 Gaillard* Naht *f*
盖亚尔氏综合征 Gailliard* Syndrom *n*
概观 Überblick *m*
概化理论 Generalisierbarkeitstheorie *f*
概括 Verallgemeinerung *f*
概括化强化物 generalisierter Verstärker *m*
概括能力 Generalisierbarkeit *f*, Generalisierung *f*
概览、提问、阅读、复述、复习五步阅读法 Fünf-Schritte-Methode *f*, 5S-Methode (od. Lesestrategie in 5 Schritten): Sichten, Sich fragen, Suchen, Schreiben, Sichern *f*, SQ3R-Technik *f*
概率 Wahrscheinlichkeit *f*, Probabilität *f*
概率抽样 Wahrscheinlichkeitsstichprobe *f*
概率单位 Wahrscheinlichkeitseinheit *f*, Probit *n*
概率单位法 Probitmethode *f*, Probittransformation *f*
概率单位加权法 gewogene Probitmethode *f*
概率的 wahrscheinlich, probabilistisch
概率分布 Wahrscheinlichkeitsverteilung *f*
概率分布分析器 Wahrscheinlichkeitsverteilung-Analysator *m*
概率密度 Wahrscheinlichkeitsdichte *f*
概率密度函数 Wahrscheinlichkeitsdichtefunktion *f*
概率模型 probabilistisches Modell *n*
概率思维 probabilistisches Denken *n*
概率图(P-P 图) Probability-Probability-Plot *n* (P-P-Plot)
概率推理 probabilistisches Reasoning *n*
概率相乘定律 Theorem über Multiplikation der Wahrscheilichkeit *n*
概率相加定律 Theorem über die Addition der Wahrscheinlichkeiten *n*, Multiplikationssatz der Wahrscheinlichkeiten *m*
概率性的 wahrscheinlich
概率值 Wert der Wahrscheinlichkeit *m*
概念 Vorstellung *f*, Begriff *m*, Konzept *n*
概念代码(概念证实代码) Concept-Code <engl.>
概念混乱 Verwirrung des Begriffes *f*
概念模型 konzeptionelles Modell *n*
概念思维 abstraktes Denken *n*
概念同化 Konzeptassimilierung *f*
概念形成 Konzeptualisierung *f*, Begriffsbildung *f*
概念形成前期 vorbegrifflich *f*
概念性幻觉 Halluzination der Vorstellung (od. des Begriffs) *f*, Begriffs-Halluzination *f*
概念性思维 konzeptionelles Denken *n*
概然速度 wahrscheinliche Geschwindigkeit *f*
概然误差 Probabilitätsirrtum *n*, wahrscheinlicher Fehler *m*
概算 Näherungsberechnung *f*, Näherungsrechnung *f*

GAN 干甘肝坩苷柑酐赶秆杆感橄干绀

gān 干甘肝坩苷柑酐

干板 Trockenkupplung *f*
干板 X 线摄影术 Xeroradiographie *f*
干板 X 线[照]片 Xeroradiograph *m*
干板 X 线照相 Xeroradiographie *f*, Xeroröntgenographie *f*
干板摄片 Xerograph *m*
干板摄影 Xerographie *f*
干冰 Kohlensäureschnee *m*, Trockeneis *n*
干冰冷冻疗法 Trockeneiskryotherapie *f*, Kohlensäureschneebehandlung *f*
干冰冷冻治疗头 Trockeneiskryotherapie-Applikator *m*, Kohlensäureschnee-Applikator *m*
干冰疗法 Trockeneis-Therapie *f*
干冰制冷器 Trockeneisfreezer *m*
干擦 Xerotripsis *f*
干槽换药 Verbandwechsel der Trockenalveolen *m*
干槽症 trockene Alveole *f*
干产 trockene Geburt *f*, Partus siccus *m*
干抽 trockener Hahn *m*
干垂体粉 trockenes (od. getrocknetes) Hypophysendrüsenpulver *n*
干的 trockend, abgewischt, getrocknet
干电池 Trockenbatterie *f*
干冻 Trockengefrieren *n*
干发病 Xerasie *f*
干法试验 Trockenanalyse *f*
干法压片 trockene Methode für Tablettenkompression *f*
干骨化中心 Ossifikationszentrum der Knochenschaft *n*
干寒气候 trocken-kaltes Klima *n*
干化 Xeransis *f*, Dehydration *f*, Entwässerung *f*
干灰法 Trockenveraschung *f*
干灰化法 Trockenvergärung *f*
干混法 Trockenverfahren *n*, Trockenmischung *f*
干甲状腺粉 Thyreoideum *n*, Thyreoidinum siccum pulveratum *n*
干甲状腺制剂 Thyreoideum *n*, Thyreoidinum siccum pulveratum *n*
干姜 Rhizoma Zingiberis *n*
干酵母 Trockenhefe *f*, Saccharomyces cerevisiae siccum *m*, Saccharomyces medicinalis *m*
干酵母片 Trockenhefetablett *n*
干菌素 Xerosin (um) *n*
干烤灭菌 Heißluftsterilisation *f*
干烤箱 Heißluft-Sterilisator *m*
干咳 Reizhusten *m*, trockener (od. unproduktiver) Husten *m*, Tussiculatio *f*, Brüllhusten *m*
干枯 Welkheit *f*, Welken *n*
干酪 Käse *m*
干酪化 Verkäsung *f*, Tyrosis *f*, käsige Degeneration *f*
干酪酵母 Saccharomyces tyrocola *f*
干酪菌属 Tyromyces *m*
干酪乳杆菌 Lactobacillus casei *m*
干酪乳[酸]杆菌因子 Lactobacillus-casei-Faktor *m*
干酪性鼻窦炎 Sinusitis caseosa *f*, Nasosinusitis caseosa *f*
干酪性鼻炎 Rhinitis caseosa *f*
干酪性(型)的 käsig, caseos (-us, -a, -um)
干酪性(样)肺炎 käsige Pneumonie *f*, Pneumonia caseosa *f*
干酪性(样)坏死 käsige Nekrose *f*, Verkäsung *f*
干酪性结核 verkäsende Tuberkulose *f*
干酪性肉芽肿 verkäsendes Granulom *n*
干酪样病灶 verkäsender Herd *m*
干酪样的 käsig, verkäsend
干酪样肺炎性结核 verkäsende (od. käsige) pneumonische Tuberkulose *f*
干酪样骨炎 käsige Ostitis *f*
干酪样结核性腹膜炎 käsige tuberkulöse Peritonitis *f*, Peritonitis tuberculosa caseosa *f*
干酪样脓肿 käsiger Abszeß *m*
干酪样物[质] käsige Substanz *f* (od. Material *n*)
干酪样灶溶解 casectomy <engl.>
[干]酪蝇食品卫生 Lebensmittelhygiene von Piophila casei *f*
干酪状结核瘤 verkäsendes (od. käsiges) Tuberkulom *n*

干馏 trockene Destillation *f*
干啰音 trockenes Rasselgeräusch *n*, Giemen *n*
干梅子状腹综合征 prune-belly-Syndrom *n*
干柠檬皮 getrocknete Zitronenschale (od. Zemonschale) *f*
干凝胶 Xerogel *n*
干牛血粉 Residuum rubrum *n*
干脓 käsiger Eiter *m*, Pus caseosum *n*
干脓肿 trocknener Abszess *m*
干呕 Würgen *n*, Dysemesis *f*
干皮病 Xeroderma *n*, Xerodermia *f*, Xerodermie *f*
卡波济氏干皮病 Kaposi* Xerodermie *f*, Xerodermia pigmentosum *n*
干皮病痴呆 xerodermische Idiotie *f*
干皮病的 xerodermisch
干皮病性白痴 xerodermische Idiotie *f*
干皮性白痴 xerodermische Idiotie *f*
干皮性痴呆综合征 xerodermisches Idiotie-Syndrom *n*, de Sanctis*-Cacchione* Syndrom *n*
干皮性骨化症 Xerodermosteose *f*
干皮性骨质增生 Xerodermosteose *f*
干气体计量器 Trockengasmesser *m*
干亲 fiktive Verwandtschaft *f*
干球温度 Trockentemperatur *f*
干球温度计 Trockenthermometer *n*
干扰 Interferenz *f*
RNA 干扰 RNA-Interferenz *f*
干扰波 Interferenzwellen *f pl*
干扰测量仪 Interferenzmesser *m*
干扰电[流]疗[法] Interferenz (elektro) stromtherapie *f*
干扰电疗法 Störungen-Elektrotherapie *f*, Nemec Therapie *f*
干扰电疗仪 Interferenz (elektro) stromapparat *m*
干扰电流治疗仪 Interferenz (elektro) stromapparat *m*
干扰分离 Interferenzdissoziation *f*
干扰光谱 Interferenzspektrum *n*
干扰核糖核酸 Kurzstörende RNA *n*
干扰理论 Interferenztheorie *f*
干扰滤除 Entstörung *f*
干扰滤色镜 Interferenz (farb) filter *m*
干扰谱带 Interferenzstreifen *m*
干扰色 Interferenzfarben *f pl*
干扰素 Interferon (urn) *n*
干扰素-β-1a Interferon-β-1a *n*
α-干扰素 Interferon-Alpha (α) *n*
β-干扰素 Interferon-Beta (β) *n*
干扰素-γ Interferon-γ *n*
γ-干扰素 Interferon-Gamma (γ) *n*
γ-干扰素 Interferon-γ *n* (IFN-γ)
γ-干扰素受体 Interferon-Gamma-Rezeptor *m*
γ-干扰素受体 Interferon-γ-Rezeptor *m*
λ-干扰素基因分型 λ-Interferon Genotypisierung *f*
干扰素产生细胞 Interferon-produzierende Zelle *f*
干扰素刺激基因 Interferon-stimuliertes Gen 15 *n* (ISG15)
干扰素基因刺激因子 Interferongenstimulator *m*
干扰素受体家族 Interferonrezeptorsfamilie *f*
α/β 干扰素受体 Interferon-α/β-Rezeptor *m*
干扰素调节因子 Interferon-regulatorischer Faktor *m*
干扰素诱导(生)剂 Interferon-Induktor *m*
干扰素诱导蛋白-10 Interferon-γ induzierbares Protein 10 *n* (IP-10)
干扰素诱导剂 Interferon-Induktor *m*
干扰物质 Interferenzsubstanz *f*, interferierende Substanz *f*
干扰误差 Interferenzfehler *m*
干扰现象 Interferenzerscheinung *f*
干扰效应 Interferenzeffekt *m*
干扰型 Interferenzmuster *n*
干扰型式 Interferenzmode *f*
干扰性房室分离 atrioventrikuläre Interferenzdissoziation *f*
干扰性房室脱节 atrioventrikuläre Interferenzdissoziation *f*
干扰性脱节(分离) Störungsdissoziation *f*
干扰性小 RNA kleines interferndes RNA *n*
干扰组分 Interferenzbestandteil *m*
干热 Heißluft *f*, trockene Hitze *f*
干热[空气]灭菌[法] Trockenluftsterilisation *f*, Heißluftsterillisation *f*
干热环境 trockene Hitze-Umwelt *f*
干热空气 trockene Wärmluft *f*, Trockenluft *f*
干热灭菌 Heißluftsterilisation *f*
干热灭菌法 Heißluftsterillisation *f*
干热灭菌器 Heißluftsterilisator *m*
干热消毒器 Heißluftsterilisator *m*
干热循环箱 Heißluftzirkulations (back) ofen *m*, Heißluftzirkulationsschrank *m*
干蠕孢菌素 Siccanin (um) *n*
干涩感 Trockengefühl *n*
干涉 Interferenz *f*, Eingriff *m*, Intervention *f*
干涉测量仪 Laser-Interferometer (für Bewertung der retinaler Funktion) *n*
干涉分光镜 Interferenzspektroskop *n*
干涉剂 Interferenzmittel *n*
干涉滤波器 Interferenz (licht) filter *n*
干涉滤光片 Interferenzfilter *n*
干涉滤光片的单色性 Monochromatismus der Interferenzfilter *m*
干涉条纹 Interferenzstreifen *m*
干涉图[样] Interferenzform *f*, Interferenzmuster *n*, Interferenzfigur *n*
干涉显微镜 Interferenzmikroskop *n*, Mikrointerferometer *n*
干涉显微镜术 Interferenzmikroskopie *f*, Mikrointerferometrie *f*
干涉现象 Interferenzphänomen *n*, Interferenzerscheinung *f*
干涉相差显微镜 Interferenzphasenkontrastmikroskop *n*
干涉象 Interferenzbild *n*, Interferenzfigur *f*
干涉仪 Interferenzmesser *m*
干尸 Mumie *f*
干尸化 Mumifikation *f*, Mumifizierung *f*, Mumificatio *f*
干尸化细胞 mumifizierte Zelle *f*
干尸化牙髓 mumifizierte Zahnpulpa *f*
干失热 Trockenwärmeverlust *m*
干湿球 Trocken-und Feuchtkugel *m*
干湿球温度计 Katathermometer *n*, Trocken-Feuchtkugelthermometer *n*
干食[法] Xerophagie *f*, Trockenessen *n*
干式除尘 Trockenentstaubung *f*
干式除尘器 Trockenstaubsauger *m*, Trockenstaubreiniger *m*, Trockenstaubsammler *m*, Trockenstaubsack *m*
干式抗浸服 Trockenanzug *m*
干试法 Trocken-Methode *f*, Trockentest *m*
干瘦 spindeldürr, knochig, mager
干瘦的 spindeldürr, knochig
干型 trockener Typ *m*
干型抗暴露服 Trockentauchanzug *m*
干型溺死 trockener Ertrinkungstod *m*
干性鼻炎 Rhinitis sicca *f*
干性发汗浴 trockenes Schwitzbad *n*, Suda (to) rium siccum *n*
干性骨疽 trockene Karies *f*, Caries sicca *f*
干性骨髓炎 trockene Osteomyelitis *f*, Osteomyelitis sicca *f*
干性骨疡 Karies sicca *f*, trockene Karies *f*
干性关节炎 trockene Arthritis *f*
干性喉炎 Laryngitis sicca *f*
干性滑膜炎 trockene Synovitis *f*

干性坏疽 mumifizierte Gangrän *f*, Mumifizierung *f*, Mumifikation *f*, Mumificatio *f*, Gangraena sicca *f*
干性霍乱 Cholera sicca (s.siderans) *f*
干性浆制备法 trockbehandete Blutplasma *f*, Herstellung des trockenen Blutplasma *f*
干性角膜结膜炎 Keratoconjunctivitis sicca *f*, trockene Keratokonjunktivitis *f*
干性脚气病 trockene Beriberi *f*
干性卡他性中耳炎 Otitis media sclerotica *f*
干性糠疹 Pityriasis sicca *f*
干性咳嗽 trockener Husten *m*
干性啰音 troekenes Rasselgeräusch *n*
干性溺死 trockenes Ertrinken *n*
干性皮脂溢 Seborrhoea sicea *f*, Acne sebacea crustosa *f*
干性皮脂溢出 trockener Talgfluss *m*, Seborrhoea sicea *f*
干性湿疹 trockenes Ekzem *n*, Ekzema siccum *n*
干性吸入器 trockener Inhalator *m*
干性心包炎 trockene Perikarditis (od. Herzbeutelendzün-dung) *f*, Pericarditis sicca *f*
干性胸膜炎 Pleuritis sicca *f*
干性油 trockendes Öl *n*, Firnis *m*
干[性月]经 Ersatzmenstruation *f*
干性掌部头状皮炎 Dermatitis palmaris sicca *f*
干性跖部皮炎 Dermatitis plantaris sicca *f*
干朽真菌属 Merulius *m*
干性(燥)综合征 Trockenheitssyndrom *n*, Sicca-Syndrom *n*, Sjögren* Syndrom *n*
干血浆制备法 Herstellung von getrocknetem Plasma *f*
干压包衣法 trockene Ummantelung unter Druck *f*, trockene Drucküberzugsmethode *f*
干眼病(症) Xerophthalmie *f*
干眼症眼底 Augenfundus mit Xerophthalmie *m* (gelb-weisse Flecke auf peripherem Netzhaut)
干椰子肉痒病 Krämerkrätze *f*
干预 Intervention *f*
干预变量 intervenierende Variable *f*
干预措施 intervenierende Maßnahme *f*
干预疗法 Interventionstherapie *f*
干预原因 intervenierende Ursache *f*
干预指数 Intervention-Index *m*
干燥 Austrocknung *f*, Verstopfung *f*, Trockenkeit *f*
干燥(性)综合征 Sicca-Syndrom *n*, Sjögren* Syndrom *n*
干燥闭塞性阴茎头炎 Balanitis xerotica obliterans *f*
干燥病 Exsikkose *f*, Xerosis *f*, Xerose *f*
干燥的 trocken, xerotisch, xerotic(-us, -a, -um), sicc(-us, -a, -um)
干燥法 Exsikkation *f*, Desikkation *f*
干燥粉 trockenes Pulver *n*, Xerium *n*
干燥复征 Sicca-Komplex *m*
干燥感 trockene Empfindung *f*
干燥管 Trockenrohr *n*
干燥剂 Trockenmittel *n pl*, Exsikkantia *n pl*, Desikkantia *n pl*, Sikkative *n pl*
干燥菌素 Xerosin *n*
干燥[烘]箱 trockener Ofien *m*, Trockenofen *m*
干燥[抗]白喉血清 trockener Diphtherie-Serum *n*, Serum antidiphthericum siceum *m*
干燥[抗]破伤风血清 trockenes Tetanus-serum *n*
干燥硫酸钙 ausgetrockenetes Kalciumsulfat *n*, Trockenkalziumsulfat *n*
干燥明钒 Trockenalumen *n*, ausgetroknetes Alumen *n*
干燥奈瑟氏菌 Neisseria sicca *f*
干燥瓶 Trockenflasche *f*
干燥器 Exsikkator *m*, Trockenapparat *m*, Desikkator *m*
干燥舌 trockene Zunge *f*, Trockenzunge *f*
干燥设备 Trockenanlage *f*
干燥失重 Trockenverlust *m*
干燥时间 Trocknungsdauer *f*
干燥试验 Trockenprobe *f*
干燥室 Trockenkammer *f*, Trockenraum *m*
干燥塔 Trockenkolonne *f*, Trockenkorb *m*, Trockenturm *m*
干燥天然气 Schwachgas *n*, trockenes Erdgas *n*
干燥物质 Trockensubstanz *f*
干燥系接物镜 trockenes Systemobjektiv *n*
干燥箱 Trockenschrank *m*
干燥性鼻炎 Rhinitis sicca *f*
干[燥]性封塞性龟头炎 Balanitis xerotica obliterans *f*, Stühmer* Krankheit *f*
干燥性骨软骨炎 trockene Osteochondrosis *f*
干燥性龟头炎 Balanitis xerotica obliterans *f*
干燥性喉炎 trockene Laryngitis *f*, Laryngitis sicca *f*
干[燥]性角膜结膜炎 Keratoconjunctivitis sicca *f*
干[燥]性角膜炎 Austrocknungskeratitis *f*, Keratitis sicca (s.xerotica) *f*
干燥性结膜炎 trockene Bindehautentzündung *f*, Konjunktivitis sicca *f*
干燥性湿疹 xerotisches Ekzem *n*
干燥性咽炎 Pharyngitis sicca *f*
干燥血浆 Trockenplasma *n*, Trockenblutkonserve *f*
干燥综合征肾损伤 Sjögren*-Syndrom (Sicca-Syndrom) mit Nierenverletzung *n*
干燥[作用] Trockenwirkung *f*, Austrocknung *f*
干重 trocknes Gewicht *n*
干皱 Kraurosis *f*, Kraurose *f*, Schrumpel *f*
干皱的 abgemagert, schrumpfig, marastisch
干装填充法 Trockenpackung *f*
甘氨胆[汁]酸 Glykocholsäure *f*
甘氨脒 Glycinamidin *n*
甘氨四环素 Glykocyclin *n*, Glyzinmethyltetracyclin *n*
甘氨酸 Glyzin *n*, Glykokoll *n* (Gly)
甘氨酸能神经元 glycinerges Neuron *n*
甘氨酸尿[症] Glyzinurie *f*
甘氨酸羟甲基转移酶 Glycine-hydroxymethyltransferase *f*
甘氨酸受体 Glyzinrezeptor *m*
甘氨酸血症 Glyzinämie *f*
甘氨酸转移核糖核酸连接酶 Glyzin-tRNS-Ligase *f*
甘氨酰[基] Glyzyl *n*
1-甘氨酰-5-磷酸核糖苷 1-Glycyl-5-phosphat-ribonukleotid *n*
1-甘氨酰-5-磷酸核糖苷合成酶 1-Glycyl-5-phosphat-ribonukleotid-Synthetase *f*
甘氨酰胺 Glyzinamid *n*
甘氨酰胺核苷酸 Glyzinamidribonukleotid *n*, Glyzinamidribonucleotid *n*
甘氨酰胺核[糖核]苷酸 Glyzinamidribonucleotid *n* (GAR)
甘氨酰胺核[糖核]苷酸合成酶 Glyzinamid-ribonucleotids-ynthetase *f*
甘氨酰氨肽酶 Glyzylaminopeptidase *f*
甘[氨酰]甘[氨酸]二肽酶 Glycylglycin-Dipeptidase *f*
甘氨酰甘氨酸尿症 Glyzylglyzinurie *f*
甘氨酰环素 Glycylcyclin *n*
甘氨酰色氨酸试验 Glyzyltryptophan-Probe *f*
甘丙素 Galanin *n*
甘丙肽 Galanin *n*
甘草 Süßholz *n*, Lakritze *f*, Glyzyrrhiza *f*
欧甘草(西班牙甘草) Spanische Lakritze *f*, Glyzyrrhiza glabra typica *f*
甘草[黄]甙 Liquiritin *n*
甘草[黄]索 Liquiritigenin *n*
甘草醇 Glycyrol *n*

甘草次酸 Glycyrrhetinsäure *f*
甘草甙 Liquiritin *n*
甘草甙元 Liquiritigenio *n*
甘草浸膏 Extractum Liquiritiae *n*
甘草流浸膏 Extractum Liquiritiae fluidum *n*, Succus Liquiritiae *m*
甘草酸 Glyzyrrhizin(säure *f*) *n*
甘草酸链霉素 Streptomycinglycyrrhizinat *n*
甘草酸双氢链霉素 Dihydrostreptomycin-Glycyrrhizinat *n*
甘草糖浆 Sirupus Liquiritiae *m*, Mel Liquiritiae *n*
甘草甜素 Glycyrrhizin *n*
甘草萜醇 Glycyrrhetol *n*
甘茶叶素 Phyllodulcin *n*
甘汞 Quecksilberchlorür *n*, Calomel *n*, Mercurius dulcis *f*
甘汞[标准]电极 Calomelelektrode *f*, Ostwald* Elektrode *f*
甘汞参考电极 Calomel-Referenz-Elektrode *f*
甘汞电池 Calomel-Zelle *f*
甘汞电极 Calomel-Elektrode *f*
甘幻味 Glykogeusie *f*
甘精胰岛素 Glargin *n*
甘菊环 Azulene *n pl*
甘露醇 Mannit *m*, Mannitol *n*
甘露醇(己六醇,木蜜醇) Mannitol *n*
甘露醇氮芥 Mannomustin(um) *n*
甘露二糖 Mannobiose *f*
甘露庚糖 Mannoheptose *f*
甘露庚酮糖 Mannoheptulose *f*
甘露聚糖 Mannan *n*
甘露[聚]糖结合蛋白 Mannose-bindendes Lektin *n*
甘露[聚]糖结合凝集素 Mannose-bindendes Lektin *n*
甘露[聚]糖结合凝集素[激活]途径 MBL-Lektinweg *m*
甘露聚糖酶 Mannase *f*
甘露糖 Mannitose *f*, Mannose *f*, Seminose *f*
甘露糖胺 Mannosamin *n*
甘露糖胺醇 Mannosaminitol *n*
甘露[糖]醇 Mannit *n*, Mannitol *n*, Mannazucker *m*
甘露糖苷 Mannosid *n*
甘露糖苷过多[症] Mannosidose *f*
甘露糖苷焦磷酸化酶 Mannose-Pyrophosphorylase *f*
甘露糖苷链霉索 Mannosidostreptomycin *n*
甘露糖苷酶 Mannosidase *f*
甘露糖苷贮积症 Mannosidose *f*
甘露糖[基]鼠李糖 Mannosylrhamnose *f*
甘露糖[基]转移酶 Mannosyltransferase *f*
GDP 甘露糖[基]转移酶 GDP-Mannosyltransferase *f*
α- 甘露糖 1 磷酸 α-Mannose-1-Phosphat *n*
甘露糖 6 磷酸 Mannose-6-Phosphat *n*
D 甘露糖 6 磷酸 D-Mannose-6-Phosphat *n*
甘露糖 - 磷酸多萜醇 Mannosyl-Monophosphopolyorenol *n*
甘露糖磷酸多萜醇 Mannosylphosphodolichol *n*
甘露糖磷酸肌醇 Mannophosphoinositol *n*
甘露糖磷酸视黄醇 Mannosyl-Phosphoretinol *n*
甘露糖 6 磷酸盐异构酶 Mannpose-6-Phosphatisomerase *f*
甘露糖磷脂酰肌醇 Mannosylphosphatidylinositol *n*
甘露糖敏感性血细胞凝聚 Mannose-empfindliche Hämagglutination *f*
甘露糖醛酸 Mannuronsäure *f*
甘露糖受体 Mannoserezeptor *m*
甘露糖酸内酯 Mannonolacton *n*
甘露糖 - 糖蛋白 mannosylierte Glykoprotein *n*
甘露糖 - 岩藻糖受体 Mannose-Fucoserezeptor *m*
甘露糖 N 脂酰鞘氨醇 Mannosylceramid *n*
甘 - 南二氏病 Gandy*-Nanta* Krankheit *f*, granulomatössiderotische Splenomegalie *f*
甘青青蓝 Herba dracocephali tangutici *f*
甘塞连合(下丘脑前交叉) Ganser* Kommissur *f*
甘塞氏神经节 Ganser* Ganglion *n*, Nucleus interpeduncularis *n*
甘塞氏症状 Ganser* Symptom *n*
甘塞氏综合征 Ganser* Syndrom *n* (od.Dammerzustand *m* od. Symptomenkomplex *m*), Ganser* Phänomen *n*
甘薯 Süßkartoffel *f*, Batate *f*
甘薯黑疤霉二酮 Ipomeanin *n*
甘薯黑疤霉酮 Ipomeamaron *n*
甘特里辛(磺胺异噁唑) Gantrisin *n*, Sulfisoxazol *n*
甘味症 Glykogeusie *f*
甘性凝固 Süßgerinnung *f*
甘[乙]醇酸 Glykolsäure *f*
甘油 Glyzerin *n*, Glycerol *n*, Glycerinum *n*
甘油茶碱 Glyphyllin(um) *n*, Diprophyllin(um) *n*
甘油单月桂酸酯 Glycerinmonolaurat *m*
甘油单酯 Monoglyzerid *n*
甘油二酯 Diglyzerid *n*
甘油二酯脂肪酶 Diglyzerid-Lipase *f*
甘油灌肠器 Glyzerineinlaufspritze *f*
甘油激酶 Glyzerin-kinase *f* (GK), Glyzerokinase *f* (GK)
甘油剂 Glyzerine *n pl*
甘油浸系接物镜 Glycerin-Immersionsobjektiv *n*
甘油磷酸 Glyzerinphosphorsäure *f*, Phosphoglyzerin *n*, Acidum glycerinophosphoricum *n*
甘油 3 磷酸 O 酰基转移酶 Glycerol-3-phosphat-O-Acyltransferase *f*
甘油磷酸[酯]酶 Glycerinphosphatase *f*
甘油磷酸钙 Calcium glycerinophosphoricum *n*
甘油磷酸激酶 Glyzerophosphokinase *f*
甘油磷酸酶 Glyzerinphosphatasen *f pl*
β- 甘油磷酸钠 Natrium β-glycerinophosphoricum *n*
甘油磷酸脱氢酶 Glycerinphosphat-Dehydrogenase *f*
α- 甘油磷酸循环 α-Glyzerinphosphatzyklus *m*
甘油磷酰胆碱 Glyzerrophosphorylcholin *n* (GPC)
甘油磷酰乙醇胺 Glyzerophosphoryläthanolamin *n* (GPE)
甘油磷脂 Glyzerinphosphatide *n pl*
甘油马铃薯培养基 Glycerin-Kartoffel-Nährboden *m*
甘油明胶 Glyzeringelatine *f*, Gelatina glycerinata *f*
甘油脑苷脂 Glyzerinzerebrosid *n*
甘油凝胶 Glyceringel *n*
甘油培养基 Glyzerinnährboden *m*
甘油醛 Glyzeraldehyd *m*
甘油醛 -3- 磷酸 Glyceraldehyd-3-phosphat *m*
甘油醛 -3- 磷酸脱氢酶 Glycerinaldehyd-3-phosphat-Dehydrogenase *f* (GAPDH)
甘油醛 -3- 磷酸脱氢酶 Glyzeraldehyd-3-phosphatdehydrogenase *f*
甘油醛磷酸 Glycerinaldehydphosphat *n*
甘油三芥酸脂 Erucin *n*
甘油三[酸]酯 Triglyzerid *n*
甘油三酯的合成代谢 Synthese-Metabolismus von Triglycerid *m*
甘油三酯脂肪酶 Triglyzeridlipase *f*
甘油试验 Glyzerinprobe *f*, Glyzerin-Test *m*
甘油栓 Glyzerinsuppositorium *n*
甘油水解酶 Glycohydrolase *f*
甘油酸 Glyzerinsäure *f*
甘油酸途径 Glyceratweg *m*
甘油糖磷脂 Glycoglycerophospholipid *n*
甘油糖脂 Glyceroglycolipid *n*
甘油血清培养基 Glyzerol-Serum-Nährboden *m*, GlyzerolSerum-Medium *n*
甘油一酯 Monoglyzeride *n pl*
甘油脂类 Glycerolipid *n*
甘油酯 Glyzerinester *m*, Glyzerid *n*

甘油注射器 Glycerinspritze *f*
甘蔗渣肺 Bagasse-staublunge *f*
肝 Leber *f*, Hepar *n*, Jecur *n*
肝(囊型)包虫病 Echinokokkose *f*
肝[性]白血病 Hepatische Leukämie *f*, Leberleukämie *f*
肝X线照相术 Hepatographie *f*
肝阿米巴病 Leberamöbenkrankheit *f*, Leberamoebiasis *f*
肝阿诺氏肝硬变 Leberzirrhose *f*
肝癌 Leberkarzinom *n*, Leberkrebs *m*
肝癌的消融疗法 Ablationstherapie für Leberkrebs *f*
肝癌动脉栓塞术 arterielle Embolisation für Leberkrebs *f*
肝癌功能性新基因 Hepatom-assoziiertes Antigen-18G *n*
肝癌骨转移 Leberkrebs Knochenmetastase *f*
肝癌合并癌栓切除术 Resektion von Leberkrebs mit Thrombus *f*
肝癌合并胆管癌栓的切除 Leberkarziom-Resektion mit Krebs-Gallengang-Thrombus *f*
肝癌合并门静脉癌栓的切除 Leberkarziom-Resektion mit Pfortader-Thrombus *f*
肝癌结节破裂 Leberknotenbruch *m*
肝癌经皮穿刺氩氦刀冷冻治疗术 perkutane Kryoablation für Leberkrebs *f*
肝癌经皮肝穿刺射频热凝术 perkutane Radiofrequenzablation für Leberkrebs *f*
肝癌经皮肝穿刺微波热凝术 perkutane Mikrowellen-Koagulation-Therapie gegen Leberkrebs *f*
肝癌开腹(术中)氩氦刀冷冻治疗 intraoperative Kryoablation für Leberkrebs *f*
肝癌跨膜性激酶 Hepatomtransmembrane-Kinase *f*
肝癌术中微波热凝治疗 Mikrowellen-Koagulation-Therapie gegen Leberkrebs in der Operation *f*
肝癌无水乙醇注射术 perkutane Ethanol-Injektion *f*
肝癌细胞系 Hepatom-Zelllinie *f*
肝癌显(成)像 Bildgebung vom Leberkrebs *f*
肝癌形成 Hepatokarzinogenese *f*
肝癌氩氦刀冷冻治疗术 Kryoablation für Leberkrebs *f*
肝癌源生长因子 hepatomgener Wachstumfaktor *m*
肝癌再次切除 Leberkrebsnachresektion *f*
肝癌治疗 Behandlung von Leberkrebs *f*
肝凹 Proktodäum *n*
肝斑 Chloasma (hepaticum) *n*, Macula hepatica *f*
肝斑痣 Lebersternchen *n*, Spinnenmal *n*, Spinnennävus *m*
肝板 hepatische Platte *f*
肝包虫病 Leberechinokokkose *f*
肝包虫囊肿 Echinokokkenblase der Leber *f*, Leberechinokokkuszyste *f*
肝包虫囊肿内囊摘除术 interne Kapsulektomie der hepatischen Echinokokkuszyste *f*
肝包膜 Leberkapsel *f*, Capsula fibrosa perivaskularis Hepatis *f*, Glisson* Kapsel *f*
肝包膜下出血 subkapsuläre Leberblutung *f*, subkapsuläre Blutung der Leber *f*
肝包膜下血肿 subkapsuläres Leberhämatom *n*, subkapsuläres Hämatom der Leber *n*
肝被膜下出血 subkapsuläres Leberhämatom *n*, subkapsuläres Hämatom der Leber *n*
肝表面解剖 äußerliche Leberantomie *f*
肝病 Hepatopathie *f*, Hepatopathia *f*, Hepatose *f*
肝[病]掌 Erythema palma hepatica *f*, Palmarerythem *n*
肝病患者 Leberkranke (r *m*) *f*
肝病痢疾 Hepatodysenterie *f*
肝病贫血 Anämie bei der Lebererkrankung *f*
肝病前期水肿 prähepatisches Ödem *n*
肝病性多神经病 hepatopathische Polyneuropathie *f*
肝病性发热 hepatisches (od. hepatogenes) fieber *n*
肝病性假血友病 hepatische Pseudohämophilie *f*
肝病性间歇热 intermittierendes Leberfieber *n*, Charcot* Fieber *n*
肝[病性口]臭 hepatischer Fetor *m*, Halitus hepaticus *m*
肝病性面容 Facies hepatica *f*
肝[病性]卟啉症 Porphyria hepatica *f*
肝病性肾病 hepatische Nephropathie *f*
肝病性水肿 hepatogenes (od. hepatisches) Odem *n*
肝病性眩晕 Leberschwindel *m*, hepatogener Schwindel *m*
肝波[反射] Leberecho *n*
肝搏动描记波 Hepatogramm *n*
肝搏动描记法 Hepatographie *f*
肝部分切除术 Leberresektion *f*, partielle Hepatektomie *f*
肝部浊音 Leberdämpfung *f*, Leberschall *m*
肝侧门静脉压 hepatischer Pfortaderdruck *m*
肝测量法 Hepatometrie *f*
肝肠循环 hepatointestinaler Kreislauf *m*
肝充血 Hepatohämie *f*, Leberhyperämie *f*
肝出血 Leberblutung *f*, Hepatorrhagie *f*
肝穿刺活检与抽脓 Leberbiopsie und Eiterdurchstich
肝穿刺活[组织]检[查] Leber-Nadelbiopsie *f*, Nadelbiopsie der Leber *f*
肝穿刺[术] Leberpunktion *f*
肝创伤 Lebertrauma *f*
肝丛 Plexus hepaticus *m*
肝促凝血酶原激酶试验 Hepaplastin-Test *m*
肝挫伤 Leber-Prellung *f*
肝错构 Hamartie der Leber *f*
肝错构瘤 Leberhamartom *n*, Hamarto (blasto) *m* der Leber *n*
肝大 Hepatomegalie *f*, Hepatomegalia *f*
肝单纯性囊肿 einfache Leberzyste *f*
肝单位 Hepaton *n*
肝-胆道化脓症 eitrige Erkrankung bei Leber-Gallengängen *f*
肝胆动态显象 hepatobiliäre dynamische Bildgebung *f*
肝胆功能障碍 hepatobiliäre Dysfunktion *f*
肝[胆]管 Lebergang *m*, Hepatocholangie *f*, Ductus hepaticus *m*
肝胆管结石 Hepatolith *m*
肝胆管结石合并肝胆管狭窄手术 Operation der hepatobiliärer Striktur mit intrahepatischer Lithiase *f*
肝胆管囊腺癌 Zystadenokarzinom des Lebergangs *n*
肝胆管囊腺瘤 Zystadenom des Lebergangs *n*
肝胆管探查术 Leber-und Gallengangexploration
肝胆管型肝癌 Cholangiokarzinom der Leber *n*
肝胆管[性]腺瘤 Cholangioadenom der Leber *n*
肝胆管炎 Hepatocholangitis *f*
肝胆管引流术 Drainage des intrahepatischen Gallengang-System *f*
肝胆管原位成形术 Cholangioplastie in situ *f*
肝胆疾病 Leber-Krankheit *f*
肝胆扫描剂 Scanning-agens für Leber und Gallenblase *n*
肝胆显(成)像 hepatobiliäre Bildgebung *f*
肝胆液(汁) Lebergalle *f*, A-Galle *f*, C-Galle *f*
肝岛 Leberinsel *f*
肝的 hepatisch, hepatic (-us, -a, -um)
肝蒂 Leberstiel *m*
肝淀粉 Glykogen *n*, Leberstärke *f*
肝淀粉样变 hepatische Amyloidose *f*
肝淀粉样变性 Amyloidose der Leber *f*
肝动脉 Leberarterie *f*, Hepatika *f*, Arteria hepatica *f*
肝动脉插管及灌注术 Kanülierung und Infusion von Leberarterie *f*
肝动脉插管治疗 Leberarterie-Katheterungstherapie *f*, Hepatika-Katheterungstherapie *f*
肝动脉成形术 hepatische Arterienplastik *f*
肝动脉导管灌注 Leberarterie-Katheterperfusion *f*, Hepatika-Katheterperfusion *f*

肝动脉盗血综合征 arterielles Steal-Syndrom *n*（ASS）
肝动脉发育不全综合征 Leberarterie-Hypoplasie-Syndrom *n*
肝动脉分支结扎术 Ligation（od. Unterbindung）der Aste der Arteria hepatica *f*
肝动脉灌注术 hepatische Arterieninfusion *f*
肝动脉灌注阳性 positive hepatische arterielle Perfusion *f*
肝动脉化疗栓塞 Leberarterielle-Chemoembolisation *f*
肝动脉缓冲反应 Arteriellen-Buffer-Response *f*
肝动脉假性动脉瘤 Leberarterie-Pseudoaneurysma *f*
肝动脉结节性动脉周围炎 Periarteritis nodosa der Arteriea hepatica *f*, Polyarteriitis nodosa der Arteria hepatica *f*
肝动脉结扎及栓塞术 Leberarterie-Ligation und Embolisation *f*
肝动脉结扎术 Ligatur（od.Unterbindung）der Arteria hepatica *f*
肝动脉瘤 Hepatikaaneurysma *n*
肝动脉溶栓术 hepatische Arterienthrombose *f*
肝动脉栓塞化疗 Transkatheter-arterielle Chemoembolisation *f*（TACE）
肝动脉栓塞术 Leberarterienembolisation *f*
肝动脉狭窄 Leberarterie-Stenose *f*
肝动脉血栓形成 Thrombose der Arteria hepatica *f*
肝动脉造影［术］Leberarteriographie *f*
肝豆状核变性［病］hepatolentikuläre（od. hepatozerebrale）Degeneration *f*, Leber-Gehirnkrankheit *f*, Wilson* Syndrom *n*, Kinnier*-Wilson* Syndrom *n*
肝豆状核变性痴呆 Demenz（od. Schwachsinn *m*）bei der hepatolentikulären（od. hepatozerebralen）Degeneration *f*, Wilson* Syndrom *n*
肝豆状核变性精神病 Hepatolentikuläre-Degenerationspsychose *f*, Wilson* Syndrom *n*
肝窦毛细血管化 Sinuskurve Kapillarisierung *f*
肝窦郁血 Lebersinusstauung *f*, Stase der hepatischen Sinusoide *f*
肝窦状隙 Lebersinusoid *n*, Lebersinus *m*
肝毒剂 Hepatotoxin *n*
肝毒素 Hepatotoxin *n*
肝毒性 Hepatoxizität *f*
肝毒性的 hepatotoxisch
肝短静脉 kurze Lebervene *f*
肝段 Lebersegment *n*, Segmentum hepatis *n*
肝段动脉栓塞术 segmentäre Leberarterienembolisation *f*,
肝断面处理及引流 Leberinzisionsbehandlung mit Drainage *f*
肝多发性再生肥大结节 multiple regenerative hyperplastische Knötchen der Leber *n pl*
肝多囊病 Zystenleber *f*, polyzystische Leber *f*
肝恶性间叶瘤 malignes Mesenchymom der Leber *n*
肝恶性细胞滋养层肿瘤 hepatisc!es bösartiges Zytotrophoblastom *n*
肝恶性纤维组织细胞瘤 hepatisches bösartiges fibröses Histiozytom *n*
肝恶性肿瘤 maligner Lebertumor *m*
肝二氧化碳充气照相术 Kapnohepatographie *f*
肝发育异常 Leberentwicklungsstörung *f*
肝放线菌病 Leberaktinomykose *f*
肝非贯通性损伤 nichtpenetrierende Verletzung der Leber *f*
肝非寄生虫性囊肿 nichtparasitische Leberzyste *f*
肝肥大 Megalohepatie *f*, Hepatomegalie *f*, Lebervergroßerung *f*
肝肺瘘 Leberlungenfistel *f*, Hepatopulmonal-Fistel *f*
肝肺吸虫病 Paragonimiasis der Leber *f*
肝肺综合征 hepatopulmonales Syndrom *n*
肝粉 Hepar siccatum *n*, Leberpulver *n*
肝缝合术 Hepatorrhaphie *f*, Lebernaht *f*
肝腹膜炎 Hepatoperitonitis *f*
肝膈间结肠间位 Interpositio coli hepatodiaphragmatica *f*
肝梗塞 Leberinfarkt *n*
肝功能 Leberfunktion *f*
肝功能表达图 Leberprofil *n*
肝功能病 Hepatose *f*
肝功能不全 Leberinsuffitienz *f*, Insufficientia hepatis *f*
肝功能测试装置 Leberfunktionsprobeausstaltung *f*
肝功能功能障碍 Leber-Dysfunktion *f*
肝功能检查 Leberfunktionsdiagnostik *f*, Leberfunktionstest *m*
肝功能减退 Unterfunktion der Leber *f*
肝功能亢进 Hyperfunktion der Leber *f*, Hyperhepatia *f*
肝功能缺陷 hepatische Dysfunktion *f*, Leberfunktionsstörung *f*
肝功能失常 Hepatopathie *f*, Leberfunktionsstörung *f*, hepatische Dysfunktion *f*
肝功能试验 Leberfunktionsdiagnostik *f*, Leberfunktionsprobe *f*
肝功能衰竭 Leberinsuffizienz *f*
肝功能衰退 Leberfunktion-Rückgang *m*
肝功能组合试验 Leberfunktion-Kombination-Test *m*
肝固定术 Hepatopexie *f*
肝固有动脉 Arteria hepatica propria *f*
肝固有毒素 intrinsisches Hepatotoxin *n*
肝固有淋巴结 Nodi lymphatici hepatici propriai *m*
肝管 Hepatikus *m*, Lebergang *m*, Ductus hepaticus *m*
肝管闭锁 Hepatikusatresie *f*, Atresie des Hepatikus *f*
肝管胆管空肠吻合术 Hepatikocholangiojejunostomie *f*
肝管空肠吻合术 Hepatiko（cholangio）jejunostomie *f*
肝管偏移 Hepaticus Offset *n*
肝管切开取石术 Hepatikolithotomie *f*
肝管切开术 Hepatikotomie *f*
肝管切开探查术 Explorationshepatikotomie *f*, Probehepatikotomie *f*
肝管十二指肠吻合术 Hepatiko（cholangio）duodenostomie *f*
肝管碎石术 Hepatikolithotripsie *f*
肝管胃吻合术 Hepatikogastrostomie *f*, Hepatocholangiogastrostomie *f*
肝管狭窄 Lebergangsstenose *f*, Stenose des Ductus hepaticus *f*, Hepaticusstenose *f*
肝管小肠吻合术 Hepatiko（cholangio）enterostomie *f*
肝管造口［引流］术 Hepatocholangiostomie *f*
肝管造口术 Hepatikostomie *f*
肝冠状韧带 Ligamentum coronarium hepatis *n*
肝海绵状血管瘤 höhlenartiges Hämangiom der Leber *n*
肝海绵状血管瘤缝扎术 Sutur des kavernösen Leberhämangioms *f*
肝核黄素 Hepatoflavin *n*
肝核因子 4 Lebernuclear-Faktor 4 *m*（HNF-4）
肝褐色的 hepatisch
肝褐质 Ferrin *n*
肝黑变病 Hepatomelanose *f*
肝黑色素瘤 Lebermelanom *n*
肝红细胞生成性卟啉症 hepatoerythropoietische Porphyrie *f*
肝后［性］的 posthepatisch
肝后性黄疸 posthepatischer Ikterus *m*（od. Gelbsucht *f*）
肝华支睾吸虫病 Clonorchiasis der Leber *f*
肝坏死 Lebernekrose *f*
肝黄质 Hepaxanthin *n*, Hepatoflavin *n*, Vitamin A epoxyd *n*
肝昏迷 Leberkoma *n*, Coma hepaticum *n*
肝混合瘤 gemischter Lebertumor *m*
肝混合性肝胆管细胞瘤 hholangiohepatoma *n*
肝活动组织快速穿刺 schnelle „1-Sekunde"-Nadelbiopsie aus der Leber *f*
肝活检 Leberbiopsie *f*
肝活体组织检查 Leberbiopsie *f*
肝机能失调 Leberinsuffizienz *f*
肝积脂病 Fettspeicherung der Leber *f*, Adiposis hepatis *f*
肝畸胎瘤 Leberteratom *n*
肝畸形 Mißbildung der Leber *f*

肝棘球蚴病 Leberechinokokkose *f*
肝棘球蚴囊肿 Zyste der Leberechinokokkose *f*
肝寄生虫病 parasitäre Krankheit der Leber *f*
肝间叶性错构瘤 mesenchymales Leberhamartom *n*
肝检查 Hepatoskopie *f*
肝浆膜结核 Leber-serosal-Tuberkulose *f*
肝浆膜炎 Serohepatitis *f*
肝绞痛 Leberkolik *f*, Colica hepatica *f*
肝结肠韧带 Hepatocolicum *n*, Ligamentum hepatocolicum *n*
肝结核[病] Lebertuberkulose *f*
肝结核瘤 Hepatisches Tuberkulom *n*
肝浸膏 Leberextrakt *m*
肝浸液 Leberextrakt *m*, Leberinfusion *f*
肝颈[静脉]回流[征] hepatojugulärer Reflux *m*
肝颈反(回)流 hepatojugulärer Reflux *m*
肝颈反射 hepatojugulärer Reflex *m*
肝颈静脉返流征 hepatojugular Rückfluss-Zeichen *n*
肝颈静脉回流征阳性 positiver hepatojugulärer Reflux *m*
肝静脉 Venae hepaticae *f pl*, Lebervenen *f pl*
肝静脉闭塞病 Lebervene-Verschlusskrankheit *f*
肝静脉闭塞性内膜炎 Endophlebitis obliterans hepatica *f*
肝静脉采样 Lebervenenblutes Probenahme *f*
肝静脉成形术 hepatische Venoplastie *f*
肝静脉梗阻 hepatische venöse Obstruktion *f*
肝静脉流出道梗阻 hepatischer venöser Verschluß *m*
肝静脉血栓形成 Lebervenenthrombose *f*, Thrombose der Lebervenen *f*
肝静脉压力梯度 Lebervene-Druck-Gradiant *m*
肝静脉炎 Hepatophlebitis *f*, Phlebehepatitis *f*, Phlebitis hepatica *f*
肝静脉异位连接到冠状窦 anomale Verbindung von hepatischen Vena Cava zu Koronarsinus *f*
肝静脉异位连接到左心房 anomale Verbindung von hepatischen Vena Cava zum linken Vorhof *f*
肝静脉造影 hepatische Phlebographie *f*
肝静脉造影术 Hepatophlebographie *f*
肝静脉阻塞 Lebervenenverschluss *m*
肝静脉阻塞病 hepatische Venenverschlusskrankheit *f*
肝静脉阻塞综合征 Lebervenenverschlußkrankheit *f*, Budd*-Chiari* Syndrom *n*
肝绝对浊音区 absolutes Leberdämpfungsgebiet (od. Leberdämpfungsfeld) *n*
肝空肠吻合术 Hepatojejunostomie *f*
肝乐 Diisopropylamindichlorazetat *n* (DADA)
肝类癌 Leberkarzinoid *n*
肝镰状韧带 Ligamentum falciforme hepatis *n*
肝良性畸胎瘤 gutartiges Teratom der Leber *n*
肝良性肿瘤 gutartiger Lebertumor *m*
肝裂 hepatische Fissura *f*
肝淋巴管瘤 Leberlymphangiom *n*
肝淋巴结 Nodi lymphatici hepatici *m pl*
肝淋巴肉瘤 Leber-Lymphadenosarkom *n*
肝淋巴血管瘤 Leberlymphohämangiom *n*, Lymphohämangiom der Leber *n*
肝磷酸化酶肝细胞生长因子 Leber-Phosphorylase Hepatozytenwachstumsfaktor *m*
肝流浸膏 Leber(fluid)extrakt *m*
肝-卵巢综合征 Hepatoovaviales Syndrom *n*
肝裸区 Area nuda hepatis *f*
肝麻风病 Lepra der Leber *f*, Leberlepra *f*
肝慢性阻性充血 chronische passive Leberstauung *f*
肝盲囊 Caecum hepaticum *n*
肝毛细线虫 Capillaria hepatica *f*
肝毛细线虫病 Capilariasis hepatica *f*, Hepaticoliasis *f*
肝梅毒 Leberlues *f*, Lebersyphilis *f*
肝梅毒复发 Rezidiv der Lebersyphilis *n*
肝门 Leberpforte *f*, Porta hepatis *f*, Hilus hepatis *m*
肝门[部]胆管癌(克拉茨金瘤) hepatisches Cholangiokarzinom im Hilus hepatis *n*
肝门板 Leber-Tür *f*
肝门部胆管癌 hiläres Cholangiokarzinom *n*
肝门部胆管成形术 Cholangioplastie an der Leberpforte *f*
肝门部肝胆管狭窄修复手术 Operation bei gutartiger hoher Gallengangstriktur an der Leberpforte *f*
肝门管 Lebet-Pfortekanal *m*
肝门管腺泡 Leberpforte-Rohr-Acinar *f*
肝门后动脉 Leberpforte-Arterie *f*
肝门静脉 Leberpfortader *f*
肝门空肠吻合术 Hepatojejunostomie *f*
肝门三连管 Leberpforte-Dreifach-Rohr *n*
肝迷走动脉 aberrierende Leberarterie *f*
肝母细胞瘤 Hepatoblastom *n*
肝囊腺瘤 Zystadenokarzinom *n*
肝囊肿 Leberzyste *f*
肝囊肿穿刺抽液乙醇注射术 Punktion-Entwässerung mit Alkohol-Einspritzung für Leberzyste *f*
肝囊肿穿刺引流术及穿刺置管引流术 Punktion-Entwässerung für Leber-Abszess *f*
肝囊肿袋形缝合术 Marsupialisation der Lebercyste *f*, Marsupialisation von Leberzyste *f*
肝囊肿袋形术 Marsupialisation der Leberzyste *f*
肝囊肿开窗术 Fenestrationsoperation der Leberzyste *f*
肝脑变性 leberzerebrale Degeneration *f*
肝脑疾患 hepatocerebrale Krankheit *f*
肝脑综合征 Hepato-zerebrales Syndrom *n*
肝内大胆管癌 Intrahepatischer Gallengang-Krebs *m*
肝内胆管 intrahepatische Gallengänge *m pl*
肝内胆管癌 Intrahepatisches Gallengangskarzinom *n*
肝内胆管闭锁 intrahepatische Gallengangsatresie *f*
肝内胆管结核 Intrahepatische Gallengang-Tuberkulose *f*
肝内胆管结石 Hepatolithiasis *f*
肝[内胆管结]石病 Hepatolithiasis *f*
肝内胆管结石清除术 Operation zur Entfernung von intrahepatischen Gallengangstein *f*
肝内胆管空肠吻合术 intrahepatische Cholangiojejunostomie *f*
肝内胆管细胞癌 Intrahepatisches Gallengangskarzinom *n*
肝内胆管炎 intrahepatische Cholangitis *f*
肝内胆囊 intrahepatische Gallenblase *f*
肝内胆小管梗阻性黄疸 intrahepatischer cholestatischer Ikterus *m*
肝内胆小管性肝炎 intrahepatische cholangiolitische Hepatitis *f*
肝内胆液 Lebergalle *f*
肝内胆汁淤滞(积) intrahepatische Cholestase *f* (od. Gallenstauung) *f*
肝内胆汁淤滞性肝硬变 intrahepatische cholestatische Zirrhose *f*
肝内胆汁淤滞性黄疸 intrahepatischer cholestatischer Ikterus *m*
肝内胆汁郁积 intrahepatische Cholestase (od. Gallenstauung) *f*
肝内的 intrahepatisch
肝内梗阻 intrahepatische Obstruktion *f*
肝内或肝外胆管闭锁 intra-oder extrahepatische Gallengangatresie *f*
肝内静脉分流术 Porta-kava-Shunt *m*
肝内首过代谢 First-Pass-Metabolismus vom Hepar *m*
肝内心管结石 intrahepatischer Hepatikusstein *m*
肝宁 Proheparin *n*
肝凝血酶 Hepatothrombin *n*
肝脓肿 Leberabszeß *m*, hepatischer Abszeß *m*, Abscessus hepatis *m*
肝脓肿袋形缝合术 Marsupialisation des Leberabszeßes *f*

肝脓肿切开引流[术] Inzision und Drainage des Leberabszeßes *f*
肝脓肿切开引流术 Inzision und Drainage vom Leberabszess
肝脓肿引流术 Drainage des Leberabszesses *f*
肝旁的 parahepatisch
肝泡沫样变 schaumige Umwandlung der Leber *f*
肝泡型包虫病 Leber-alveoläre Echinokokkose *f*
肝泡状棘球蚴病 alveoläre Hydatidenkrankheit *f*
肝胚胎性横纹肌肉瘤 embryonales Rhabdomyosarkom der Leber *n*
肝胚胎移植 Fötuslebertransplantation *f*
肝胚细胞瘤 Hepatoblastom *n*
肝脾 T 细胞淋巴瘤 hepatosplenales T-Zell-Lymphom *n*
肝脾 X 线照相术 Hepatosplenographie *f*, Hepatolienographie *f*
肝脾 γd 型 T 细胞淋巴瘤 hepatosplenisches gd T-zell-Lymphom *n*
肝脾 γδ 型 T 细胞淋巴瘤 hepatosplenisches γδ-T-Zell-Lymphom *n*
肝脾病 Hepatosplenopathie *f*
肝脾测量法 Hepatosplenometrie *f*
肝脾大 Hepatosplenomegalie *f*, Hepatosplenomegalia *f*, Leber-und-Milzvergrößerung *f*
肝脾联合扫描 kombinierte Lebermilzszintigraphie (od. Hepatosplenoszintigraphie) *f*
肝脾纤维化 hepatolienale Fibrose *f*
肝脾炎 Hepatosplenitis *f*
肝脾肿大 Hepatosplenomegalie *f*, Hepatosplenomegalia *f*, Leber-und-Milzvergrößerung *f*
肝片[形]吸虫 Hepatica [Form] Trematoden *pl*
肝片[形]吸虫病 Hepatica-Trematodiasis *f*
肝片吸虫 Fasciola hepatica *f*
肝片吸虫病 Fascioliasis (od. Fasciolosis) der Leber *f*, Leber-Fascioliasis *f*
肝平滑肌肉瘤 Leiomyosarkom der Leber *n*
肝破裂 Ruptura hepatis *f*, Leberruptur *f*, Hepatorrhexis *f*
肝葡萄糖苷酸[基]转移酶 hepatische Glucuronosyltransferase *f*
肝葡萄糖生成 hepatische Glukose-Produktion *f*
肝憩室 Leberbucht *f*, Diverticulum hepaticum *n*
肝前非溶血性黄疸 prähepatische hämolytische Gelbsucht *f* (od. Ikterus *m*)
肝前性黄疸 prähepatischer Ikterus *m*
肝钳 Leberzange *f*
肝腔静脉结合部肝癌切除术 Resektion des Liberkrebs in hapatocavalem Zusammenfluss *f*
肝切除 Hepatektomie *f*
肝切除术 Hepatektomie *f*
肝切开术 Hepatotomie *f*
肝青紫色萎缩 zyanotische Leberatrophie *f*
肝清创引流术 Debridement und Drainage der Leber Wunde *f*
肝清蛋白 Leberalbumin *n*
肝球蛋白 Leberglobulin *n*
肝区 Leberregion *f*, Leberzone *f*, Lebergegend *f*
肝区叩击痛 Kloptschmerzen der Lebergegend *f*
肝区叩音 Klopfschall der Lebergegend *f*
肝区疼痛 Leberschmerzen *m pl*
肝区血管杂音 Gefäßgeräusch über der Lebergegend *n*
肝区隐痛 dumpfer Schmerz in der Lebergegend *m*
肝曲 Flexura coli dextra (s.hepatica) *f*
肝曲结肠癌 Karzinom der Flexura coli dextra *n*
肝曲综合征 Chilaiditi-Syndrom *n*, Interposition der Flexura hepatica *f*
肝去动脉化(肝供血中断) Dearterialization der Leber *f*
肝去动脉疗法 Verödung der Leber *f*
肝缺血 Leberischämie *f*
肝韧带 Ligamentum hepaticum *n*
[肝]肉豆蔻样变 (Leber-)myristikation *f*
肝肉瘤 Lebersarkom *n*
肝肉芽肿 Lebergranulom *n*
肝软化 Hepatomalazie *f*
肝闰管 Hering-Kanälchen *n*
肝扫描 Leberszintigraphie *f*, Leberskan *m*
肝扫描图 Leberzintigramm *n*
肝色素 Leberpigment *n*
肝色素沉着 Leberpigmentation *f*, Pigmentleber *f*
肝闪烁图 Leberszintigramm *n*
肝上脓肿 suprahepatischer Abszeß *m*
肝上皮样血管内皮瘤 hepatisches epitheloides Hämangioendotheliom *n*
肝摄取率 hepatische Aufnahme *f*
肝肾大 Hepatonephromegalie *f*
肝 - 肾动脉吻合术 Hepato-Renale arterielle Anastomose *f*
肝 - 肾联合移植 kombinierte Leber-Nieren-Transplantation *f*
肝肾韧带 Ligamentum hepatorenale *n*, Hepatorenale *n*
肝肾糖原病 hepatorenale Glykogenose *f*
肝肾微粒体 -1 抗体 Leber-Nieren-Mikrosomen-1-Antikörper *m*
肝肾炎 Hepatonephritis *f*
肝肾隐窝 Recessus hepatorenalis *m*
肝 - 肾综合征 hepatorenales Syndrom *n*, Heyd* Syndrom *n*
肝十二指肠的 hepatoduodenal
肝十二指肠韧带 Ligamentum hepatoduodenale *n*, Hepatoduodenale *n*
肝十二指肠吻合术 Hepatoduodenostomie *f*
肝石 Leberstein *m*, Hepatolith *m*
肝石病 Hepatolithiasis *f* (全称肝内胆管结石病)
肝石切除术 Hepatolithektomie *f*
肝实音区 Leberdämpfungsgebiet *n*, Leberdämpfungsfeld *n*
肝实质 Leberparenchym *n*
肝实质结核 Leberparenchym-TB *n*
肝实质期 Leberparenchym-Phase *f*
肝实质性的 leberparenchymatös
肝实质性黄疸 parenchymatöser Ikterus *m*
肝实质造影 parenchymatöse Hepatographie *f*
肝首过效应 First-pass-Effekt vom Hepar *m*
肝受体显(成)像 Bildgebung des Leberrezeptors *f*
肝树突细胞 Kupffer*-Stern*-Zelle *f*
肝衰竭 Leberinsuffizienz *f*
肝素 Heparin (um) *n*
肝素[抗凝血药] Heparin *n*
肝素 N 硫酸酯酶 Heparin-N-Sulfatase *n*
肝素泵 Heparinpumpe *f*
肝素测定 Heparinbestimmung *f*
肝素测定系统 Heparin-assary-system <engl.>
肝素处理实验 Heparin-management-test <engl.>
肝素反跳 Heparin-Rebound <engl.>
肝素分解脂肪活力 post-Heparin-lipolytische-Aktivität *f* (PHLA)
肝素辅因子 Heparin-Kofaktor *m*, Cofaktor des Heparin *m*
肝素辅因子 A Heparin-Cofaktor A *m*
肝素辅因子Ⅱ Heparin-Cofactor Ⅱ *m*
肝素辅助因子Ⅱ Heparin-Cofactor Ⅱ *m*
肝素后 Postheparin *n*
肝素化 Heparinisierung *f*
肝素化和鱼精蛋白对抗 Heparinisierung und Protaminumkehrung
肝素拮抗剂 Heparin-Antagonisten *m pl*
肝素结合细胞因子 Midkine *n*
肝素结合样表皮生长因子 Heparin-bindender epidermaler Wachstumsfaktor *m* (HB-EGF)
肝素抗活化凝血因子 X Heparin aktivierter Gerinnungsfaktor X *m*

肝素裂解酶 Heparinlyase *f*
肝素酶 Leberheparinase *f*, Heparinase *f*
肝素钠 Heparinnatrium *n*
肝素钠(肝素) Heparin *n*
肝素涂层管道 Heparin-beschichteter Kanal *m*
肝素相关抗体 Heparin-assoziierter Antikörper *m*
肝素血[症] Heparinämie *f*
肝素盐[类] Heparinat *n*
肝素依赖性抗凝蛋白 Heparin-abhängiges Antikoagulans-Protein *n*
肝素诱导血小板减少 heparininduzierte Thrombozytopenie *f*
肝素诱导血小板减少抗体 heparininduzierter Thrombozytopenie-Antikörper *m*
肝素中毒 Heparinvergiftung *f*
肝粟粒性结核 Leber-Miliartuberkulose *f*
肝酸 Acidum jecoricum *n*
肝损伤 Leberschaden *m*
肝索 Leberbalken *m*
肝索离断 Fragmentation der Leberzellbalken *f*
肝泰乐 Glucuron *n*, Glucuro(no)lacton *n*, Glucoxy *n*
肝糖磷脂 Jecorin *n*
肝糖原 Leberglykogen *n*
肝糖原沉积症 Leberglykogenspeicherkrankheit *f*, Leberglykogenose *f*
肝糖原过多[症] Leberglykogenspeicherkrankheit *f*, Leberglykogenose *f*
肝糖原过多性肝大 Hepatomegalia glycogenica *f*, polykorische Hepatomegalie *f*
肝糖原累积病 Leberglykogenose *f*, Leberglykogenspei-cherkrankheit *f*, von Gierke* Krankheit *f*
肝特异性自身抗体 Leber-Autoantikörper *m*
肝填塞缝合术 Tamponierung der Leberwunde mit Sutur *f*
肝铁浓度 Lebereisenkonzentration *f*
肝铁指数 Leber-Eisen-Index *m*
肝铜蛋白 Hepatokuprein *n*
肝铜浓度 Leber-Kupferkonzentration *f*
肝痛 Hepatodynie *f*, Hepatalgie *f*, Hepatodynia *f*
肝透明细胞癌 Klarzellkarzinom der Leber *n*
肝突(膨)出 Hepatozele *f*
肝外[胆管]阻塞性胆汁性肝硬变 extrahepatische obstruktive biliäre Zirrhose *f*
肝外代谢 extrahepatischer Metabolismus *m*
肝外胆道肠道吻合术 Anastomose zwischen dem extrahepatischen Gallentrakt und Darmkanal *f*
肝外胆道梗阻 Extrahepatische biliäre Obstruktion *f*
肝外胆管癌 extrahepatisches Gallengangkarzinom *n*
肝外胆管闭锁 extrahepatische Gallengangsatresie *f*
肝外胆管空肠吻合术 extrahepatische cholangiojejunostomie *f*
肝外胆管阻塞性胆汁性肝硬变 Extrahepatische Gallenwegsobstruktion Gallenzirrhose *f*
肝外胆汁淤滞性黄疸 extrahepatischer Stauungsikterus *m*
肝外的 extrahepatisch
肝外梗阻 extrahepatische Obstruktion *f*
肝外梗阻性黄疸 extrahepatischer Obstruktionsikterus *m*, extrahepatischer Verschlussikterus *m*
肝外伤 Lebertrauma *n*
肝外生物转化 extrahepatische Biotransformation *f*
肝外血流量 extrahepatischer Blutfluss *m*
肝网织细胞肉瘤 Retikulumzell-Sarkom der Leber *n*
肝危象 Leberkrise *f*, hepatische Krise *f*
肝微粒体 Hepatomikrosomen *n pl*
肝微粒体酶 Hepatomikrosomen-Enzyme *n pl*
肝微粒体酶系统 mikrosomales Enzymsystem der Leber *n*
肝尾叶切除术 caudatus Lobektomie der Leber *f*
肝萎缩 Leberatrophie *f*
肝未分化肉瘤 undifferenziertes Lebersarkom *n*
肝胃的 hepatogastrisch
肝胃韧带 Ligamentum hepatogastricum *n*, Hepatogastricum *n*
肝胃素 Extralin *n*
肝胃系膜 hepatogastrisches Mesenterium *n*
肝胃炎 Hepatogastritis *f*
肝吸虫 Leberegel *m*, Leberwurm *m*, Lebertrematode *f*
肝吸虫病 Leberegelkrankheit *f*, Leberegelseuche *f*, Leberfäule *f*, Distomiasis hepatica(s.hepatis) *f*
肝细胞 Leberzelle *f*
肝细胞癌 Leberzellkarzinom *n*, Leberzellkrebs *m*, hepatocellulares Carcinoma *n*
肝细胞癌肿瘤标志物组合试验 Leberzellkarzinom-Tumormarker-Kombitest *m*
肝细胞板 Leberzellplatte *f*
肝细胞变性 Leberzelldegeneration *f*
肝细胞刺激因子 Leberzelle stimulierender Faktor *m*
肝[细胞]毒素 Hepatotoxin *n*
肝细胞分离 Leberzellenisolation *f*
肝细胞肝癌 hepatozelluläres Karzinom *n*
肝细胞核因子 Hepatocyten-Nuclear-Factor *m*
肝细胞核因子-1α基因突变糖尿病 Diabetes durch Genmutation von Hepatozyten-Nuklear-Faktor-1α *m*(MODY3)
肝细胞核因子-1α 转录因子-1 Hepatozyten Nuclearfactor-1α *m*, HNF-1α-Transcriptionsfactor-1α *m*
肝细胞核因子-1β Leber-Nuclearfactor-1β *m*
肝细胞核因子-1β基因突变糖尿病 Diabetes durch Genmutation von Hepatozyten-Nuklear-Faktor-1β *m*(MODY5)
肝细胞核因子-4α Hepatozyten-Nuclearfactor-4α *m*
肝细胞核因子-4α 基因突变糖尿病(MODY1) Hepatozyten-Nuclearfactor-4α Gen-Mutation Diabetes *m*(MODY1)
肝细胞坏死 Leberzellnekrose *f*
肝细胞黄疸 hepatozellulärer(od. hepatozytärer) Ikterus *m*
肝细胞瘤 Hepatom(a) *n*
肝细胞膜抗原 leberzellmembranes Antigen *n*
肝细胞培养 Leberzellen-Kultur *f*
肝细胞气球样变 ballonierende Degeneration der Leberzellen *f*
肝细胞溶解 Hepatolyse *f*
肝细胞融合性桥接坏死 konfluierender Brükennekrose der Hepatozellen *m*
肝细胞生长因子 hepatischer Wachstumsfaktor *m*, Hepatozyten-Wachstumsfaktor *m*
肝细胞生长因子受体 Hepatozyten-Wachstumsfaktor-Rezeptor *m*
肝细胞嗜酸性小体 acidophiles Körperchen in der Leberzellen *n*
肝细胞索 Leberzellbalken *m pl*
肝细胞特异性抗原 Leberzelle-spezifisches Antigen *n*
肝细胞腺瘤 hepatozelluläres Adenom *n*, Leberzelladenom *n*
肝细胞相关淋巴细胞 Leber assoziierter Lymphozyt *m*
肝细胞性的 hepatozellulär, hepatocellular(-is, -is, -e)
肝细胞性肝癌 Leberzellkarzinom *n*, Leberzellkrebs *m*, Carcinoma hepatocellulare *n*, hepatozelluläres Leberkarzinom *n*(od. Krebs *m*)
肝细胞性黄疸 hepatozellulärer Ikterus *m*
肝细胞性腺瘤 Leberzelladenom *n*
肝细胞移植 Hepatozytentransplantation *f*
肝细胞再生 Leberzellregeneration *f*
肝细胞粘合分子 Leberzelladhäsionsmolekül *n*
肝细棘球蚴病 Echinococcosis granulosus der Leber *f*
肝下垂 Lebersenkung *f*, Hepatoptose *f*, Hepatoptosis *f*, Hepar migrans(s.mobile) *n*
肝下阑尾 subhepatischer Appendix *m*
肝下盲肠 subhepatischer Blinddarm *m*
肝下脓肿 subhepatischer Abszeß *m*

肝下脓肿切开引流术 Inzision und Drainage des subhepatischen Abszesses *f*
肝下陷凹 Morison* Raum *m*
肝下隐窝 Recessus subhepatici *m*
肝夏科氏肝硬变 primäre biliäre Zirrhose *f*
肝纤维板层癌 Fibrolamelläres hepatozelluläres Karzinom *n*(FLC)
肝纤维多囊性病 fibropolyzystische Lebererkrankung *f*
肝纤维附件 Appendix fibrosa hepatis *f*
肝纤维化 Leberfibrose *f*
肝纤维瘤 Leberfibrom *n*
肝纤维囊 Leberkapsel *f*, Capsula fibrosa (Glissoni) *f*, Capsula fibrosa perivascularis (hepatis) *f*, Capsula Glissoni *f*, Glisson* Kapsel *f*
肝纤维肉瘤 Leberfibrosarkom *n*
肝显(成)像 Leberabbildungsverfahren *n*, Leberbildgebung *f*
肝腺瘤 Leberadenom *n*
肝腺瘤样增生 adenomatöse Leberhyperplasie *f*
肝腺泡 Leberazinus *m*
肝相对浊音 relative hepatische Dämpfung *f*
肝相对浊音区 relativer Leberdämpfungsgebiet *m*
肝小胆管癌 (Leber-) Gallenkanälchenkarzinom *n*
肝小叶 Leberläppchen *n*, Leberazinus *m*, Lobulus hepatis *m*
肝小叶广泛坏死 diffuse Leberläppchennekrose *f*, diffuse Läppchennekrose der Leber *f*
肝小叶间动脉 interlobulare Heparterie *f*
肝小叶间静脉 interlobulare Heparvene *f*
肝小叶中心坏死 zentrale Nekrose des Leberläppchens *f*, zentrale Leberläppchennekrose *f*
肝小叶周围性坏死 periphere Nekrose der Leberläppchen *f*
肝效率 Leber-Leistungsfähigkeit *f*
肝楔形切除术 keilförmige Leberresektion *f*, keilförmige Resektion der Leber *f*
肝心综合征 Hepato-kardiales Syndrom *n*
肝新生物(赘生物) Lebertumor *m*
肝星形细胞 Kupffer* Stern-Zellen *f pl*
肝星形细胞肉瘤 Leber-Kupferzellensatkom *n*, Kupfer* Zellensatkom der Leber *f*
肝星状细胞 hepatische Sternzelle *f*(HSCL), Lipozyt *m*, fettspeichernde Zelle *f*
肝性卟啉病 Porphyria hepatica *f*, hepatische Porphyrie *f*
肝性的 hepatisch
肝性肥胖症 Adiposis hepatica *f*
肝性骨营养障碍 hepatische Osteodystrophie *f*
肝性红细胞性卟啉症 hepatoerythrozytische Porphyrie *f*
肝性黄疸 Leberikterus *m*
肝[性]昏迷 Leberkoma *n*, Coma hepaticum *n*
肝[性]昏迷前期 Praecoma hepaticum *n*
肝性昏迷前期 Leber-Präkoma *f*
肝性脊髓病 Leber-Myelopathie *f*
肝性假血友病 Pseudohaemophilia hepatica *f*, hepatische (od. hepatogene) Pseudohämophilie *f*
肝性酪氨酸转氨酶 hepatische Tyrosinaminotransferase *f*
肝性脑病 hepatische Enzephalopathie *f*, Encephalopathia hepatica *f*
肝性肾小管性酸中毒 hepatische renale tubuläre Azidose *f*
肝性肾小球硬化 hepatische Glomerulosklerose *f*
肝性水肿 hepatogenes (od. hepatisches) Ödem *n*
肝性死亡 hepatogener Tod *m*, Lebertod *m*
肝性泻 Diarrhoea hepatica *f*
肝性胸腔积液 hepatischer Hydrothorax *m*
肝性休克 Leberschock *m*, hepatogeoer Schock *m*
肝性脂肪变性 Steatosis hepatis *f*
肝胸膜瘘 hepatopleurale Fistel *f*, Fistula hepatopleuralis *f*
肝血池扫描 Leberblutreservoir-Szintigraphie *f*
肝血池显(成)像 Leberblutpool-Szintigraphie *f*
肝血窦 Lebersinusoid *n*, Lebersimus *m*
肝血窦内皮细胞 Endothelzelle des Lebersinusoid *f*
肝血管瘤 Leberhämangiom *n*, Hämangiom der Leber *n*
肝血管瘤动脉栓塞术 Embolisierungstherapie für Leberhämangiom *f*
肝血管内皮瘤 Leberangioendotheliom *n*, Angioendotheliom der Lebet *n*
肝血管内皮细胞肉瘤 Hämangioendothelzellsarkom der Leber *n*
肝血管全埋入式药物输注装置植入术 subkutane Implantation von Liefersystem zur Lebergefäße *f*
肝血管肉瘤 Leberangiosarkom *n*
肝血管周围透亮影 perivaskuläre Leberaufhellung *f*
肝血流 Leberdurchblutung *f*
肝血流量 Leberdurchblutung *f*
肝血流量测定 geschätzte Leberdurchblutung *f*
肝血流图 Rheohepatogramm *n*
肝血流指数 hepatische Durchfluss-Index *m*
肝血色病 hepatische Hämochromatose *f*
肝血吸虫病 Schistosomiasis hepatica (s.hepatolienalis) *f*
肝血吸取术 Hepatophlebotomie *f*
肝芽 Leberknospe *f*, Diverticulum hepaticum *n*
肝炎 Hepatitis *f*, Leberentzündung *f*
肝炎病毒 Hepatitisvirus *n*
肝炎病毒科 Hepeviridae *f*
肝炎病毒属 Hepevirus *n*
肝炎肝硬化 Leberzirrhose nach chronischer Visrushepatitis *f*
肝炎后肝硬变(化) posthepatitische Zirrhose *f*
肝炎后肝硬化 posthepatitische Zirrhose *f*
肝炎后高胆红素血症 posthepatische Hyperbilirubinämie *f*
肝炎后黄疸 posthepatitischer Ikterus *m*
肝炎后综合征 Posthepatitis-Syndrom *n*
肝炎抗原 Hepatitis-Antigen *n*
肝炎抗原抗体复合物性肾炎 hepatitische Antigen-Antikörperkomplex-Nephritis *f*
肝炎相关病毒 Hepatitis-assoziiertes Virus *n*
肝炎相关抗原 hepatitis-associated antigen (HAA) <engl.>, Australia-Antigen *n*
肝炎协同抗原 hepatitis-associated antigen (HAA) <engl.>, Australia-Antigen *n*
肝炎知识库 Hepatitis-Wissensbasis *f*
肝样变 Hepatisation *f*
肝样腺癌 hepatoides Adenokarzinom *n*, hepatoides Karzinom *n*
肝叶 Leberlappen *m*, Lobus hepatis *m*
肝叶切除[术] Leberlobektomie *f*
肝液溢 Hepatorrhea *f*
肝胰岛素抵抗 hepatische Insulinresistenz *f*
肝胰管壶腹 Ampulla hepatopancreatica *f*
肝胰管壶腹括约肌 Muskulus sphincter ampullae hepatopancreaticae *m*
肝胰壶腹 Ampulla hepatopancreatica *f*
肝胰壶腹括约肌 Muskulus sphincter ampullae hepatopancreaticae *m*, Oddi* Sphinkter *m*, Sphinkter der hepatopancreatischen Ampulle *f*
肝移植术 Lebertransplantation *f*
肝抑素 Leberchalon *n*
肝硬变(化) Leberzirrhose *f*, Hepatozirrhose *f*, Cirrhosis *f*, Cirrhosis hepatis *f*
　克-鲍二氏肝硬变 Cruveilhier*-Baumgarten* Zirrhose *f*
　拉埃奈克氏肝硬变 Laennec* Zirrhose *f*, atrophische Leberzirrhose *f*
　托德氏肝硬变 Todd* Zirrhose *f*, Cirrhosis hypertrophica *f*
　夏科氏肝硬变 Charcot* Zirrhose *f*, primär-biliäreZirrhose *f* (PBZ)

肝硬变征象 Leberzirrhose-Zeichen *n*, Zirrhosezeichen *n*
肝硬化腹水 Aszites infolge Leberzirrhose *m*
肝硬结 Hepar induratum *n*
肝右半叶切除 Lobektomie der rechthälften Leber *f*
肝右动脉 Arteria hepatica propriae dextra *f*
肝右管 Ductus hepaticus dexter *m*
肝右后叶切除术 rechts-hintere Leberlobektomie *f*
肝右静脉 Vena hepatica dextra *f*
肝右三角韧带 Ligamentum triangulate dextrum (hepatis) *n*
肝右三叶切除术(扩大右半肝切除术) erweiterte Recht-Hepatektomie *f*
肝右叶 Lobus hepatis dexter *m*
肝右叶切除术 rechte Lappen-Hepatektomie *f*
肝淤血 Kongestion der Leber *f*, Stauungsleber *f*
肝原发性鳞状细胞癌 primäres Plattenepithelkarzinom der Leber *n*
肝原发性卵黄囊癌 primäres Dottersackkarzinom der Leber *n*
肝原发性粘液癌 primäre Mukoidkarzinom der Leber *f*, primäres Gallertkrebs der Leber *m*
肝原性的 hepatogen
肝原性毒血症 Hepatotoxämie *f*
肝原性感染 hepatogene Infektion *f*
肝原性黄疸 hepatischer (od. hepatogener) Ikterus *m*, Stauungsikterus *m*
肝原性脑病 hepatogene (od. hepatische) Enzephalopathie *f*
肝原性水肿 hepatogenes Odem *n*
肝原性血卟啉症 hepatogene Hämatoporphyrie *f*
肝圆韧带 Ligamentum teres hepatis *n*
肝圆韧带裂 Fissura des Ligamentum teres hepatis *f*
肝圆韧带切迹 Incisura ligamenti hepatis teretis *f*
肝再生 Leberregeneration *f*
肝脏 Leber *f*, Hepar *n*
肝脏 X 受体 Leber-X-Rezeptor *m* (LXR)
肝脏保存 Lebererhaltung *f*
肝[脏]病 Leberkrankheit *f*, Hepatopathie *f*, Hepatopathia *f*
肝脏病学 Hepatologie *f*
肝脏病学家 Hepatologe *n*, Facharzt für Leberkrankheit *m*
肝[脏]病状态 Hepatismus *m*
肝脏穿刺抽脓术 Leber-Abszess Punktion *f*
肝脏代谢 Leberstoffwechsel *m*
肝脏毒理学 Toxikologie der Leber *f*
肝脏毒物 Hepatotoxin *n*, Lebergift *n*
肝脏毒性 Hepatotoxizität *f*
肝脏恶性肿瘤 bösartiger Lebertumor *m*
肝脏非穿透性损伤 nichtpenetrierende Verletzung der Leber *f*
肝脏干细胞 Leberstammzelle *f*
肝脏果糖 1-6- 二磷酸酶缺乏症 Galaktose-1-6-diphosphatase-mangel der Leber *m*
肝[脏]海绵状血管瘤 kavernöses Hämangiom der Leber *n*
肝脏活体组织穿刺术 Lebemadelbiopsie *f*, Leberaspirationsbiopsie *f*
肝脏活体组织穿刺术 Leberbiopsie-Punktion *f*
肝脏活体组织穿刺针 Leberbiopsienadel *f*
肝脏活体组织检查 Leberbiopsie *f*
肝脏活体组织快速穿刺针 (schnelle) sekundenleberbiopsie-Nadel *f*, Menghini* Nadel *f*
肝脏局灶性结节增生 Hepatische fokale noduläre Hyperplasie *f*
肝脏叩诊 Leberperkussion *f*, Perkussion der Leber *f*
肝脏扩张性搏动 expansive Pulsation der Leber *f*, Expansivpuls der Leber *m*
肝脏类脂沉(累)积病 Leberlipoidose *f*
肝脏良性肿瘤 gutartiger Lebertumor *m*
肝脏牵开器 Leberhaken *n*
肝脏切取 Leberbeschaffung *f*
肝脏清除率 hepatische Clearance *f*
肝脏三维可视模型 dreidimensionales visuelles Modell der Leber *n*
肝脏衰竭 Leberversagen *n*
肝脏双期增强 biphasische Stärkung der Leber
肝脏体外灌注 extrakorporale Leberperfusion *f*
肝脏细胞再生 Hepatozyten-Wiederbesiedlung *f*
肝脏纤维多囊病 fibro-polyzystische Leberkrankheit *f*, Zystenleber *f*
肝[脏]移植[术] Lebertransplantation *f*
肝脏营养素 Hepatinika *n*
肝脏肿大(肝大) Hepatomegalie *f*
肝造口术 Hepatostomie *f*
肝造血期 hepatische Hämatopoese *f*, hepatische Blutbildung *f*
肝造血素 Anahämin *n*, Vitamin B12 *n*
肝造影术 Hepatographie *f*
肝增生萎缩复合征 hepatischer Hypertrophie-und Atrophiekomplex *m*
肝掌 Palmarerythem *n*
肝胀 Leberschwellung *f*
肝震颤 Leber-Tremor *m*
肝支 Rami hepatici *m*
肝支气管瘘 Fistula hepatobranchialis *f*
[肝]支睾吸虫病 Clonorch (i) osis hepatis *f*
肝脂肪变 Steatosis hepatis *f*, Leberfettdegeneration *f*
肝脂肪变性 Steatosis hepatis *f*, Fettdegeneration der Leber *f*, fettige Degeneration der Leber *f*
肝脂肪瘤 Lipom der Leber *n*, Leberlipom *n*
肝脂肪性浸润 Fettinfiltration der Leber *f*
肝脂质沉着症 Steatosis hepatica *f*, Fettleber *f*, Lipoidose der Leber *f*
肝止血带 hepatisches Tourniquet *n*
肝质疗法 Hepatotherapie *f*
肝蛭 Leberegel *m*, Opisthorchis *m*
肝中间静脉 mittlere Lebervene *f*
肝中静脉 Vena hepatica media *f*
肝中央静脉 Leberzentralvene *f*, Venae centrales hepatis *f*, Krukenberg* Vene *f*
肝中叶 mittlere Lappen der Leber *f*
肝中叶切除 Leber-Mitte Lobektomie *f*
肝肿大 Hepatomegalie *f*, Leververgrößerung *f*
肝肿瘤 Lebertumor *m*
肝周炎 Parahepatitis *f*, Perihepatitis *f*
肝珠蛋白 Hepatoglobin (um) *n*
肝珠蛋白血 Hepatoglobinaemia *f*
肝注射液 Leberinjektionsflüßigkeit *f*
肝转移癌 metastasierter Leberkrebs *m*
肝浊音区(界) Leberdämpfungszone *f*
肝浊音区界 Leberdämpfung-Bezirk *n*
肝浊音区缩小 Verkleinerung der Leberdämpfungszone *f*
肝紫斑症(肝紫癜) Purpura hepatis *f*
肝紫癜(肝紫斑症) Peliosis hepatis *f*
肝紫癜症 Peliosis hepatis *f*
肝自体中毒 Hepatargie *f*, Hepatargia *f*
肝总动脉 Arteria hepatica communis *f*
肝总管 Ductus hepaticus communis *m*
肝阻性充血 passive Hyperämie der Leber *f*
肝组织网状坏死 Netznekrose der Leberzelle *f*
肝左(右)管 linkes (rechtes) hepatisches Rohr *n*
肝左动脉 Arteria hepatica propria sinistra *f*
肝左管 Ductus hepaticus sinister *m*
肝左静脉 Vena hepatica sinistra *f*
肝左三角韧带 Ligamentum triangulare sinistrum (hepatis) *n*
肝左三叶切除术(扩大左半肝切除术) erweiterte linke Hepa-

tektomie *f*
肝左外侧叶切除术 linke laterale Leberlobektomie *f*, linkelaterale Lobektomie der Leber *f*
肝左外叶切除术 linke Seitenlappen-Hepatektomie *f*
肝左叶 Lobus hepatis sinister *m*
肝左叶切除术 linke Lappen-Hepatektomie *f*
坩埚 Tiegel *m*
坩埚盖 Tiegeldeckel *m*
坩埚片 Tiegelscheibe *f*
坩埚钳(夹) Tiegelzange *f*
坩埚[用]三角 Tiegel-Dreieck *n*
坩埚形成座 Tiegelformer *m*
坩埚座 Tiegelhalter *m*
苷(甙) Glykosid *n*, Glukosid *n*
苷蛋白 Glykosideiweiß *n*, Glykosidprotein *n*
苷基转移[作用] Transglykosidierung *f*
苷键 Glykosidbindung *f*
苷配基 Genin *n*, Aglykon *n*
苷树脂 Resinglykosid *n*
柑 Mandarin *n*, Orange *f*, Citrus sinensis *f*
柑果 Fructus Citri Reticulatae *m*, Frucht des Citrus reticulata *f*
柑桔[黄]甙 Naringin *n*
柑桔[黄]素 Naringenin *n*
柑桔甙元 Naringenin *n*
柑桔黄酮 Tangeritin *n*
柑桔球蛋白 Pomelin *n*
柑桔油(柠檬油) Citrusöl *n*
柑橘属 Zitrus *n*
柑皮 Orangenschale *f*
酐 Anhydride *n pl*
酐化[作用] Anhydrisierung *f*

gǎn 赶秆杆感橄

赶上生长 Aufholwachstum *n*
秆上生的 culmicole, culmicolous <engl.>
杆剂 Bougie *f*, Zäpfchen *n*, Suppositorium *n*
杆单元 Stabeinheit *f*
杆关节 Stabgelenk *n*
杆 Stab *m*
杆孢线黑粉菌 Filobasidiella bacillispora *f*
杆菌 Bacillus *m*, Bazillus *m*
　汉森氏杆菌 Hansen* Bazillus *m*, Mycobacterium leprae *n*
　惠特莫尔氏杆菌 Whitmore* Bacillus *m*, Pseudomonas pseudomallei *m*
　克-吕二氏杆菌 Klebs*-Löffler* Bazillus *m*, Corynebacterium diphtheriae *n*
　摩根氏[变形]杆菌 morgan* Bazillus *m*, Proteus morgani *m*
　穆赫氏杆菌 much* Bazillus *m*, Mycobacterium tuberculosis *n*
　尼科莱尔氏杆菌 nicolaier* Bazillus *m*, Clotridium tetani *n*
　普-诺二氏杆菌 Preisz* Nocard* Bazillus *m*, Corynebacterium pseudOtuberculosis *n*
　施米茨氏痢疾杆菌 Schmitz* Bazillus *m*, Shigella dysenteriatypus Ⅱ *f*
　魏尔希氏杆菌 Welch* Bazillus *m*, Clostridium perfringens *n*
　魏克塞尔包姆氏杆菌 Weichselbaum* Bazillus *m*, Neisseria meningitidis *f*
　新城型痢疾杆菌(弗氏志贺菌Ⅵ型,鲍氏88型) Newcastle-Manchester-Bazillus *m*, Shigella flexneri Typ Ⅵ, Boyd 88 *f*
　约内氏杆菌 Johne* Bazillus *m*, Mycobacterium paratuberculosis *n*
　志贺氏杆菌 Shiga* Bazillus *m*, Shigella dysenteriae typusl *f*
杆菌[性]痢疾 bakterielle Dysenterie *f*, Bazillenruhr *f*
杆菌病 Baeillosis *f*
杆菌毒霉素 Toximycin *n*
杆菌痢疾 Bakterienruhr *f*, Bazillenruhr *f*, bakterielle Dysenterie *f*
杆菌尿 Bazillurie *f*, Bakteriurie *f*
杆菌培养 Bakterienkultur *f*
杆菌溶素 Bacilysio *n*, Bakteriolysin *n*
杆菌属 Bacterium *n*, Bakterie *f*, Bacillus *m*
杆菌素 Baeillin *n*, Bacteriocin *n*
杆菌肽 Bacitracin(um) *n*
杆菌性的 bazillär
杆菌性肺炎 bakterielle Pneumonie *f*, Klebsella pneumoniae *f*
杆菌性痢疾 Shigellose *f*
杆菌性脑膜炎 bakterielle menigitis *f*
杆菌性血管瘤(病) bazilläre Angiomatose *f*
杆菌血症 Bakterämie *f*, Bazillämie *f*
杆菌镜检法 Bazilloskopie *f*, Bakterioskopie *f*
杆菌状巴尔通氏体 Bartonella bacilliformis *f*
杆菌状的 bazilliform
杆体全色盲 Säbchenachromatopsie *f*
杆体细胞 Stäbchenzelle *f*
杆体锥体层 Stäbchen-und Zapfenschicht *f*
杆小球 stabformiges Kügelchen *n*
杆形 stabförmig
杆形纲 Klasse Rhabditea *f*
杆形卡环 stabförmige Spange *f*
杆形目 Bestellen Rhabditida *f*
杆血症 Bandemia *f*
杆状 stabförmig
杆状白细胞 stabförmige(od. stabkernige) Leukozyt *f*
杆状病毒 Baculovirus *n*
杆状的 stabförmig
杆状核 stabförmiger Kern *m*
杆状核细胞 stabkernige Zelle *f*, Rhabdozyt *m*
杆状粒细胞 stabkernige Granulozyt *f*
杆状双极细胞 Bipolarestäbchenzelle *f*
杆状细胞 Stangenzelle *f*
杆状蚴 rhabditiforme Larve *f*
杆状中性白细胞 stabkernigeneutrophile Leukozyten *m pl*
感病的 empfänglich, anfällig
感病体 Empfänglichkeit *f*, Anfälligkeit *f*
感病性 Empfänglichkeit *f*
感官 Sinnesorgane *n pl*
感官残疾儿童 sensorisches behindertes Kind *n*
感官法 organoleptische methode *f*
感官检查 Sesorganprüfung *f*
感官性能的 organoleptiseh
感官学 Ästhesiologie *f*
感光 Photosensibilisierung *f*, Lichtempfindlichkeit *f*
感光板 photosensitives Papier *n*, lichtempfindliches Papier *n*
感光材料 photosensitives material *n*, lichtempfindliches material *n*
感光层 lichtempfindliche Schicht *f*
感光度 Photosensibilität *f*, Lichtempfindlichkeit *f*
感光[度]测量(定)法 Sensitometrie *f*
感光过度 Uberbelichtung *f*
感光黄素 6,7-Dimethylisoalloxazin *n*
感光剂 Photosensibilisator *m*
感光计 Sensitometer *n*
感光记录器 Aktinograph *n*
感光胶片 film *m*
感光膜 photosensorische Membran *f*
感光能力 Photowahrnehmungsvermögen *n*
感光色素 Photopigment *n*
感光受器 Photorezeptor *m*
感光细胞 photosensitive Zellen *f pl*
感光细胞间维生素A类结合蛋白 interphotorezeptorisches

Retinoid bindendes Protein *n*
感光细胞内节 inneres Segment der Photoreceptorzellen *n*
感光细胞营养不良 Photorezeptordystrophie *f*
感光性 Photosensibilität *f*
感光性卤化物 Photohalide *n pl*
感光纸 lichtempfindliches Papier *n*
感光作用 Photosensibilisierung *f*
感红光红敏色素 rotempfindliches Pigment *n*
感红视锥细胞 rotempfindliche Sehzapfenzelle *f*
感化教育 reformatorische Ausbildung *f*
感基 sensillary base <engl.>
感胶离子序 lyotrope Reihe *f*
感觉 Gefnhi *n*, Sinn *m*, Sinneswahrnehmung *f*, Empfindung *f*
感觉[障碍]性神经症 Esthesioneurose *f*
感觉板 sensorische Platte *f*
感觉棒 sensorische Keule *f*
感觉编码 sensorische Kodierung *f*
感觉辨别 sensorische Diskriminierung *f*
感觉辨别阈 photosensorischer Unterscheidungsschwellwert *m*
感觉病 Wahrnehmungkrankheit *f*
感觉剥夺 sensorische (od. sensorielle) Deprivation *f*
感觉补偿 sensorische Kompensation *f*
感觉材料 Sinnesdatum *n*
感觉超负荷 sensorische Überlastung *f*
感觉超敏度 Kryptästhesie *f*
感觉迟钝 Bradyästhesie *f*, Gefühlsstumpfheit *f*, Dysästhesie *f*, Dysaesthesia *f*, Defectio animi *f*, Hebetudo mentis (s.sensum) *f*
感觉迟钝测定器 Anästhesiometer *m*
感觉迟钝的 unempfindlich, gefühllos, unempfänglich
感觉冲突理论 sensorische Konflikttheorie *f*
感觉传导 Empfindungstransduktion *f*
感觉传导功能 sensorische Leitungsfunktion *f*
感觉传导路 sensorische Bahn *f*
感觉刺激 sensorische Stimulation *f*, Sinnesreiz *m*
感觉错乱 Sinnesverwirrung *f*, Sinnestäuschung *f*, Paraperzeption *f*
感觉单位 sensorische Einheit *f*
感觉倒错 Paraperzeption *f*, Parästhesie *f*
感觉道 sensorische Modalität *f*, Sinnesmodalität *f*
感觉道间的 intermodal
感觉得到的 wahrnehmbar
感觉的 sensorisch, perzeptorisch
感觉的空间相互作用 Interaktion der räumlichen Sinne *f*
感觉低下 Hypästhesie *f*
感觉点 Sinnespunkt *m*
感觉定侧不能 Allochirie *f*
感觉定位不能 Allochästhesie *f*
感觉对比 sensorischer Kontrast *m*
感觉发生 Empfindungsgenese *f*
感觉反常 pervertierte Empfindung *f*
感觉反馈 sensorisches Feedback *n*, sensorische Rückkopplung *f*
感觉分级 Klassifizierung der Sensibilität *f*
感觉分离 sensorische Dissoziation *f*
感觉分离现象 sensorisches Dissoziationsphänomen *n*
感觉分析 sensorische Analyse *f*
感觉丰富化 sensorische Bereicherung *f*
感觉复合 Sinneskomplex *m*
感觉隔绝 sensorische Isolation *f*
感觉根 Radix sensitiva (s. sensoria) *f*
感觉功能 sensorische funktion *f*
感觉功能评定 sensorische Funktionsbeurteilung *f*
感觉功能评估 Beurteilung der sensorischer Funktion *f*
感觉过程 Sinnesprozess *m*
感觉过度 Hyperpathie *f*
感觉过敏 Hyperästhesie *f*, Hyperaesthesia *f*
感觉过敏的 hyperästhetisch
感觉过敏区 hyperästhetische Zone *f*
感觉核 sensorischer Kern *m*
感觉机制 Sensorium *n*
感觉级 Empfindungsniveau *n*, Sensationslevel *n*
感觉急迫性尿失禁 sensorische Dranginkontinenz *f*
感觉集中训练法 Sensation-Fokus-Übung *f*
感觉计 Sensimeter *n*, Asthesiometer *n*
感觉记录器 sensorisches Register *n*
感觉记忆 sensorisches Gedächtnis *n*
感觉加工 sensorische Verarbeitung *f*
感觉间相通性 Intermodalität *f*
感觉间整合 intersensorische Integration *f*
感觉减退 Hypoästhesie *f*, Hypästhesie *f*, Hypaesthesia *f*, Sensibilitätsminderung *f*
感觉交叉 sensible Schleifenkreuzung *f*, Decusatio lemniscorum (sensoria) *f*
感觉结构试验 sensorische Organisationstest *m* (SOT)
感觉亢进 Oxyesthesia *f*, Oxyästhesie *f*
感觉孔 sensorische Pore *f*, Sinnespore *f*
感觉论 Sensualismus *m*
感觉麻痹 Anästhesie *f*
感觉麻痹性的 sensoparalytisch, anästhetisch
感觉毛 Sinneshaare *n pl*
感觉毛细胞 sensorische Haarzelle *f*
感觉描记法 Asthesiographie *f*
感觉敏锐 Hyperäthesie *f*, Hyperaethesia *f*
感觉囊 sensorische Kapsel *f*
感觉能力 Sensibilität *f*, Einfühlungsvermögen *n*
感觉皮瓣 sensorischer Lappen *m*
感觉皮层 sensibler Kortex *m*
感觉皮质区 Area sensoria *f*
感觉平面 sensorische Ebene *f*
感觉器[官] Organa sensuum *n pl*, Sinnesapparate *m pl*, Sinnesorgane *n pl*, Meßfühler *m pl*
感觉器官相互作用 Interaktion der Sinnesorgane *f*
感觉球 sensorisches Bulb *n*
感觉区 Empfindungskreis *m*, Sinnessphäre *f*, sensorische Sphäre *f*, sensibles Feld *n*
感觉缺失 Anästhesie *f*
感觉缺失(乏)的 gefühllos, anästhetisch
感觉缺失(分离性) dissoziative Anästhesie *f*
感觉缺失的 anästhetisch, anaesthetic (-us, -a, -um)
感觉融像 sensorische Fusion *f*
感觉锐敏 Oxyästhesie *f*
感觉丧失 Anästhesie *f*, Gefühllosigkeit *f*
感觉上皮 Sinnesepithel *n*
感觉上皮细胞 Sinnesepithelzelle *f*, sensorische Epithelzelle *f*
感觉神经 Sinnesnerv *m*, Gefühlsnerv *m*, sensibler (od.sensorischer) Nerv *m*
感觉神经病 sensorische Neuropathie *f*
感觉神经传导速度 sensorische Nervenleitgeschwindigkeit *f*
感觉神经的 neurosensorisch
感觉神经根神经病 sensorische radikuläre Neuropathie *f*
感觉神经节 sensorisches Ganglion *n*
感觉神经末梢 sensorische Nervenendigung *f*
感觉神经皮瓣 neurosensorischer Lappen *m*
感觉神经性耳聋症 sensorische Hörstummheit *f*
感觉神经元 sensibles Neuron *n*
感觉神经植入 sensorische Nervenimplantation *f*
感觉神经植入术 Implatation der sensorischen Nerven *f*, Sinnesnervenimplatation *f*
感觉生理学 Ästhophysiologie *f*

感觉适应 sensorische Adaptation *f*
感觉输入和精神意象会聚现象 Konvergenz von sensorischem Input und mentaler Vorstellung *f*
感觉特殊能力说 Gesetz der spezifischer Sensorenergie *n*
感觉特异能量 spezifische Energie der Sinnesempfindung *f*
感觉特征 Sinnesqualität *f*
感觉通道 sensorische Bahn *f*(od. Kanal *m*)
感觉统合失调 sensorisch intergrative Disfunktion *f*
感觉投射系统 sensorisches Projektionssystem *n*
感觉突 sensorischer Fortsatz *m*
感觉脱敏训练 Gefühl-Desensibilisierung-Ausbildung *f*
感觉温度 Empfindungstemperatur *f*
感觉窝 sensorische Grube *f*
感觉系统 Sinnessystem *n*, sensorisches System *n*
感觉纤维 Empfindungsfaser *f*
感觉现象 Empfindung *f*
感觉消(缺)失[症] Sensibilitätsverlust *m*, Anästhesie *f*
感觉信息 sensorische Information *f*
感觉信息处理 sensorische Informationsverarbeitung *f*
感觉信息改动 sensorische Informationsänderung *f*
感觉信息贮存 sensorische Informationsspeicherung *f*
感觉型人格 sensationstypische Persönlichkeit *f*
感觉形态 Sinnesmodalität *f*, sensorische Modalität *f*
感觉性 Sensibilität *f*
感觉性癫痫发作 sensorischer Anfall *m*
感觉性共济失调 sensorische Ataxie *f*
感觉性共济运动失调 sensorische Ataxie *f*
感觉性后发放 sensorische Nachentladung *f*
感觉性肌肉活动的 sensomuskulär
[感觉性]脊神经节 (sensibles) Spinalganglion *n*
感觉性精神错乱 Esthesiomanie *f*
感觉性老年聋 sensorische Altersschwerhörigkeit (od. Presbyakusis) *f*
感觉性神经节 sensorisches (od. sensibles) Ganglion *n*
感觉性失歌症 sensorische Amusie *f*
感觉性失算症 sensorische Akalkulie *f*
感觉性失语[症] Logamnesie *f*, sensorische (od. semantische) Aphasie *f*, Wernicke* Aphasie *f*
感觉性适应测试 Test auf sensorische Adaption (bei Suppression von Strabismus) *m*
感觉性言语中枢 sensorisches Sprachzentrum *n*, Wernicke* Area *f*(od. Feld *n* od. Zentrum *n*)
感觉性语言障碍 rezeptive Sprachstörung *f*
感觉性谵妄 sensorisches Delirium *n*
感觉性指导作用 Sinnesführung *f*, Sinnesleitung *f*
感觉性质改变 Sensorenänderung der Qualität *f*
感觉学 Ästhesiologie *f*
感觉学习 sensorisches Lernen *n*
感觉寻求 Sensationsgier *f*, Reizsuche *f*
感觉训练 sensorisches Training *n*
感觉言语中枢 sensorisches Sprachzentrum *n*
感觉异常 Gefühlsstörung *f*, Paraesthesia *f*, Parästhesie *f*, Empfindungsanomalie *f*, Dysästhesie *f*, Dysaesthesia *f*, Cacesthesia *f*
感觉异常的 parästhetisch
感觉异常性背痛 Notalgia paraesthetica *f*, parästhetische Rückenschmerzen *f pl*
感觉异常性股神经痛 Bernhardt*-Roth*-Syndrom *n*
感觉异常性股痛 Meralgia paraesthetica *f*, Roth*-Bernhardt* Syndrom *n* (od. Krankheit *f*)
感觉异常性股痛综合征 Meralgia paraesthetica *f*, Bernhardt*-Roth* Syndrom *n*
感觉抑制 sensorische Hemmung (od. Inhibition *f*), Hypoästhesie *f*
感觉易体 Transitivismus *m*
感觉印象 sensorischer Eindruck *m*
感觉游戏 sensorisches Spiel *n*
[感觉]阈上的 supraliminal
感觉阈限 sensorische Reizschwelle *f*
感觉阈[值] Empfindungsschwelle *f*
[感觉]域外幻觉 (extrasensorische) Halluzination *f*
感觉运动 Sensorimotor *m*
感觉运动的 sensomotorisch
感觉运动反应加深法 Vertiefung durch Nutzung der sensorisch-motorischer Reaktion *f*
感觉运动分离阻滞 Sensomotorik-Trennblock *m*
感觉运动弧 sensorimotorischer Bogen *m*
感觉运动节律 sensorimotorischer Rhythmus *m*
感觉运动期 sensormotorische Periode *f* (od. Zeitraum *m*), sensomotorische Phase *f*
感觉运动区 sensorimotorisches Feld *n* (od. Zone *f*)
感觉运动效能 sensorimotorische Leistungsfähigkeit *f*
感觉运动性卒中 Sensomotorik-Schlaganfall *m*
感觉噪声级 wahrgenommenes Geräuschniveau *n*
感觉增强 verstärkte Sensationsperzeption (od.SinnesEmpfindung) *f*
感觉障碍 Kakästhesie *f*, Empfindungsstörung *f*, Gefühlsstörung *f*, Sensibilitätsstörung *f*
感觉遮断实验 sensorisches Blockexperiment *n*
感觉正常 Euästhesie *f*
感觉指数评分 sensorischer Indexpunkt *m*
感觉质变 abnorme (od. verkehrte) Empfindung *f*
感觉中继核 sensorischer Relaiskern (od. Schaltkern) *m*
感觉中枢 Sensorium *n*, psychoästhetisches (od. sensibles) Zentrum *n*
感觉中枢的 sensorisch
感觉轴突 Empfindungsaxon *n*
感觉主义 Sensualismus *m*
感觉柱 Gefühl Spalte *f*
感觉综合 sensorische Integration *f*
感觉综合疗法 sensorische Integrationstherapie *f*
感觉阻断 sensorischer Block *m* (od. Blockade *f*)
感觉组织 sensorische Organisation *f*
感觉作用 Empfindung *f*, Sensation *f*
感蓝视锥细胞 blauempfindliche Zapfenzelle *f*
感冷 Psychroästhesie *f*
感流 Lnduktionsstrom *m*
感绿视锥细胞 grünempfindliche Zapfenzelle *f*
感冒 Erkältung (skrankheit) *f*, Coryza *f*
感冒综合征 Erkältungssyndrom *n*
感器基 sensillary Basis *f*
感情 Gemüt *n*, Affekt *m*, Fühlen *n*, Gefühl *n*
感情波动 Gefühlsschawankung *f*
感情剥夺 emotionale Deprivation *f*
感情迟钝 Abstumpfung des Gemüts *f*
感情冲动 Acrachoiia *f*, Gemütsbewegung *f*
感情的 affektiv
感情低落的 hypothym, hypothymergastrisch
感情反常 Gefühlsperversion *f*, Gemütsperversion *f*
感情激动 Gefühlsanfregung *f*, Gemütserregung *f*, Gemütsanfregung *f*
感情平淡 Apathie *f*
感情投资 Gefühlsinvestition *f*, Gemütsinvestition *f*
感情需要 affektives Bedürfnis *n*
感情移入 Empathie *f*
感染 Infekt *m*, Ansteckung *f*, Infektion *f*, Infestation *f*
TORCH 感染 TORCH* Infektionen (Toxoplasmose, andere Agenten, Röteln, Cytomegalovirus, herpe simplex) *f*(新生儿期的一组感染,由各病原体首字母组成)
感染鼻窦瘘 infektiöse Fistel des Nasesinus *f*

感染病 Infektionskrankheit *f*
感染程度 Gradienten-Infektion *f*
感染传播 Übertragung von Infektionen *f*
感染的潜隐期 Latenzzeit der Infektion *f*
感染点 Infektionsherd *m*
感染度 Infektiosität *f*, Kontagiosität *f*
感染方式 Infektionsmodus *m*
感染(传染)方式 infektionassoziertes Ritual *m*
感染分析和控制系统 Infektionsanalyse und Kontrollsystem
感染匐行性角膜溃疡 Ulcus corneae serpens infectiosa *m*
感染辅助物 infizierte Hilfsmittel *n*
感染复数 Multiplizität der Infektion *f*(MOI)
感染根管 Infektionswurzelkanal *m*, infektiöser Wurzelkanal *m*
感染骨折 infizierte Fraktur *f*
感染关节炎 infektiöse Gelenkentzündung *f*, Arthritis infectiosa *f*
感染过程 Infektionsverlauf *m*, Infektionsvorgang *m*
感染后扁桃体肥大 postinfektiöse Tosillenhypertrophie *f*
感染后精神病 postinfektiöse Psychose *f*
感染后免疫 postinfektiöse Immunität *f*
感染后脑病 postinfektiöse Enzephalopathie *f*, Encephalopathia postinfectiosa *f*
感染后脑积水 postinfektiöser Hydrozephalus *m*
感染后脑脊髓炎 postinfektiöse Enzephalomyelitis *f*, Encephalomyelitis postinfectiosa *f*
感染后脑炎 Encephalitis postinfectiosa *f*
感染后小肠瘘 postinfektiöse Dünndarmfistel *f*
感染坏死性结膜炎 Conjunctivitis necroticans infectiosa *f*
感染阶段 infektiöses Stadium *n*
感染菌 Infektiöse Bakterien *f pl*
感染力 Austeckungstüchtigkeit *f*, Virulenz *f*
感染链 Infektionskette *f*
感染率 Intektionsverhältnis *n*, Infektionsrate *f*
感染免疫 Infektionsimmunität *f*
感染免疫学 Infektionsimmunologie *f*
感染屏障 Infektionsbarrieren *f*, *pl*
感染谱 Infektionsmuster *n*, Infektionsform *f*
感染期 Infektionsstadium *n*
感染期卵 Infektionsstadium-Ei *n*
感染期蚴 Larve des Infektionsstadiums *f*
感染期幼虫 Infektionsstadium-Larve *f*
感染伤 infizierte Wunde *f*
感染伤口 infizierte Wunde *f*
感染试验 Infektionsexperiment *n*
感染说 Infektionstheorie *f*
感染梯度 Infektionsgradient *m*
感染途径 Infektionsweg *m*
感染脱位 infizierte Luxation *f*
感染细胞 Infektionszellen *f pl*
感染相关嗜血细胞综合征 infectionsassoziiertes hämophagozytisches Syndrom *n*
感染相关性急性间质性肾炎 Infektionsassoziierte akute interstitielle Nephritis *f*
感染相关性肾小球肾炎 Infektionsassoziierte Glomerulonephritis *f*
感染性 Infektiosität *f*
感染性瘢痕 Infektion-Narbe *f*
感染性半规管瘘 infizierte Fistel des canalis semicircularis *f*
感染性鼻窦瘘 infizierte Fistel des Nasennebenhöhle *f*, infizierte Fistel der Sinus paranasales *f*
感染性鼻窦肉芽肿 infektiöses Granulom der Sinus paranasalis *n*
感染性鼻畸形 infektiöse Nasendeformität *f*
感染性鼻溃疡 infektiöses Nasenulkus *n*
感染性鼻腔粘连 infektiöse Adhäsion der Nasenhöhle *f*
感染性鼻炎 infektiöse Rhinitis *f*
感染性鼻中隔偏曲 infektiöse Deviation des Nasenseptums *f*
感染性扁桃体肥大 infektiöse Tonsillenhypertrophie *f*
感染性扁桃体周围组织出血 infektiöse Blutung des pertitonsillären Gewebes *f*
感染性并发症 Infektiöse Komplikation *f*
感染性玻璃体炎 infektiöse Glaskörperentzündung *f*
感染性肠炎 infektiöse Enteritis *f*
感染性创伤 infizierte Wunde *f*
感染性垂体变性 infizierte Degeneration der Hypophyse *f*
感染性粗隆部滑囊炎 infektiöse Trochanter-Bursitis *f*
感染性单核细胞增多症 infektiöse Mononukleose *f*, Mononucleosis infectiosa *f*, Angina monocytotica *f*
感染性单核细胞增多症抗体组合试验 Infektiöser Mononukleose-Syndrom-Antikörper-Kombitest *m*
感染性的 infektiös, ansteckend, infectios (-us, -a, -um)
感染性动脉瘤 infektioses Aneurysma *n*
感染性多发性神经根炎 infektiöse Polyradiculitis *f*
感染性耳廓坏疽 infektiöse Gangrän der Ohrmuschel *f*
感染性耳廓畸形 infektiöse Ohr(en)deformität *f*
感染性肥厚性鼻炎 infektiöse hypertrophische Rhinitis *f*
感染性肺水肿 infektiöses Lungenödem *n*
感染性附睾瘘 infektiöse Fistel des Nebenhodens *f*
感染性附睾纤维化 infektiöse Fibrose des Nebenhodens *f*
感染性腹泻 infektiöser Durchfall(Diarrhö *f*) *m*
感染性腹泻后综合征 postinfektiöse Diarrhöe-Syndrom *n*
感染性腹主动脉瘤 infiziertes Aorta-Aneurysma *n*
感染性肛瘘 infektiöse Analfistel *f*
感染性肛门狭窄 infektiöse Analstriktur *f*
感染性睾丸变性 infektiöse Hodendegeneration(od. Hodenatrophie) *f*
感染性睾丸窦道 infektiöse Hodenfistel *f*
感染性睾丸破坏 infektiöse Hodendestruktion *f*
感染性梗塞 infiziertes Infarkt *n*
感染性骨疾病 Infektiöse Knochenerkrankung *f*
感染性关节病 infektiöse Arthropathien *f*
感染性关节炎 infektiöse Arthritis *f*, Infektarthritis *f*
感染性龟头炎 infektiöse Balanitis *f*, Balanitis infectiosa *f*
感染性核酸 infektiöse Nukleinsäure *f*
感染性喉狭窄 infektiöse Larynxstenose *f*
感染性呼吸系统疾病 infektiöse Krankheiten des respiratorischen Systems *f*
感染性滑囊炎(化脓性滑囊炎) infektiöse Bursitis *f*
感染性肌炎 infektiöse Myositis *f*
感染性疾病 Infektionskrankheit *f*
感染性脊椎炎 infektiöse Spondylitis *f*
感染[剂]量 Infektionsdosis *f*(I D), Dosis infectiosa *f*
感染性假性动脉瘤 infiziertes Pseudoaneurysma *n*
感染性甲状舌管囊肿 infektiöse Thyreoglossuszyste *f*
感染性甲状腺炎 infektiöse Thyreoiditis *f*
感染性间质性肾炎 septische interstitielle Nephritis *f*
感染性腱鞘(炎) septische Sehnenscheide *f*
感染性结膜炎 infektiöse Konjunktivitis *f*
感染性结石 Infektion-Stein *m*
感染性浸润性喉炎 infektiöse infiltrative Laryngitis *f*
感染性精囊纤维化 infektiöse Fibrose der Samenblase *f*
感染性精神病 infektiöse Psychose *f*
感染性口炎 infektiöse Stomatitis *f*
感染性髋关节炎 septische Hüftarthrose *f*
感染性溃疡 infektiöses Geschwür *n*
感染性淋巴管闭塞 infektiöse Okklusion des lymphatischen Kanals *f*
感染性淋巴管扩张症 infektiöse Lymphangiektase *f*
感染性淋巴管破裂 infektiöse Ruptur des lymphatischen Kanals *f*
感染性流产 infizierter Abort *m*, Abortus infectiosus *m*

感染性脑积水 infektiöser Hydrocephalus *m*
感染性脑肉芽肿 infektiöses Hirngranulom *n*
感染性尿道关节炎 infektiöse Uroarthritis *f*
感染性尿道狭窄 infektiöse Harnröhrenstriktur *f*
感染性脾大 infektiöse Splenomegalie *f*, Splenomegalia infectiosa *f*
感染性葡萄膜炎 infektiöse Uveitis *f*
感染性气喘 infektiöses Asthma *n*, Infektasthma *n*
感染性肉芽肿 infektiöses Granulom *n*
感染性肉芽肿病 infectiöse Granulomatose *f*
感染性肉芽肿性胃炎 infektiöse granulomatöse Gastritis *f*
感染性舌扁桃体肥大 infektiöse Hypertrophie der Zungenmandeln *f*
感染性神经元炎 infektiöse Neuronitis *f*
感染性肾动脉血栓形成 infektiöse Thrombose der Nierenarterie *f*
感染性肾上腺变性 infektiöse Nebennieren degenenation *f*
感染性声门梗阻性水肿 infektiöses obstruktives Glottisödem *n*
感染性食管炎 infektiöse Ösophagitis *f*
感染性视神经炎 infektiöse Optikusneuritis *f*
感染性输尿管瘘 infektiöse Ureterfistel *f*
感染性输尿管膀胱开口处挛缩 infektiöse Kontraktur der Uretermündung *f*
感染性输尿管狭窄 infektiöse Ureterstenose (od. Ureterstriktur) *f*
感染性栓塞 infizierte (od. infektiöse) Embolie *f*
感染性臀下滑囊炎 septische Hip-Bursitis *f*
感染性脱位 infektiöse Dislokation *f*
感染性萎缩性喉炎 infektiöse atrophische Laryngitis *f*
感染性胃肠炎 Gastroenteritis infectiosa *f*
感染性胃炎 Infektgastritis *f*, Gastritis infectiosa *f*
感染性哮喘 Infektasthma *n*
感染性心肌炎 infektiöse Myokarditis *f*
感染性心内膜炎 infektiöse Endokarditis *f*
感染性胸导管瘘 infektiöse Fistel des Ductus thoracicus *f*
感染性胸膜炎 infektiöse Pleuritis *f*
感染性休克 infektiöser Schock *m*, septischer Schock *m*
感染性休克(脓毒性休克) septischer Schock *m*, infektiöser Schock *m*
感染性嗅觉缺失 infektiöse Anosmie *f*
感染性血胸 infektiöser Hämothorax *m*
感染性咽鼓管狭窄 infektiöse Striktur der Tuba auditiva *f*
感染性咽粘连 infektiöse Pharynxadhäsion *f*
感染性眼部炎性疾病 infektiöse okuläre entzündliche Krankenheit *f*
感染性眼肌麻痹 infektiöse Ophthalmoplegie *f*
感染性蚴 infektiöse Larve *f*
感染性增殖腺肥大 infektiöse Adenoidhypertrophie *f*
感染性砧镫关节强硬 infektiöse Ankylosis incudostapedia *f*
感染性直肠狭窄 infektiöse Rektumstriktur *f*
感染性中毒性贫血 infektiöse toxische Anämie *f*
感染性椎间盘炎 infektiöse Diszitis (od. Bandscheibenentzündung) *f*
感染[学]说 Infektionstheorie *f*
感染牙本质 infiziertes Dentin *n*
感染因素 infektiöse Faktoren *m pl*
感染原 Infektionserreger *m*
感染源 Infektionsquelle *f*
感染灶 Infektionsherd *m*
感染者 infizierte Person *f* (od. Mensch *m*)
感染中毒性精神病 infektiöse toxische Psychose *f*
感染中毒性脑病 infizierte toxische Enzephalopathie *f*
感染中毒性心肌炎 infektiös-toxische Myokarditis *f*
感热性 Thermonastie *f*
感色区 chromatische Zone *f*
感生电动势 induzierte elektromotorische Kraft *f*
感生电荷 induzierte Ladung *f*
感生电流 Induktionsstrom *m*, induzierter Strom *m*
感生放射性 induzierte Radioaktivität *f*
感生偶极矩 induziertes Dipolmoment *n*
感受 Gefühl *n*, Empfindung *f*
感受的 rezeptiv
感受基因 sensor gene <engl.>
感受疗法 Gefühltherapie *f*
感受器 Rezeptor *m*
感受器场 Rezeptorstelle *f*
感受器电位 Rezeptorpotential *n*
感受器灵敏元件 Sensor *m*
感受器特异性 Rezeptorspezifität *f*, Spezifität des Rezeptors *f*
感受神经元 rezeptives Neuron *n*
感受态 Kompetenz *f*
感受态的 kompetent
感受态细胞 kompetente Zelle *f*
感受态因子 Kompetenzfaktor *m*
感受细胞 permissive Zelle *f*, permissive cell <engl.>
感受纤维 rezeptive Faser *f*
感受效应系统 Rezeptor-Effektor-System *n*
感受型 rezeptiver Typ *m*
感受性 Sensibilität *f*, Suszeptibilität *f*, Perzeptivität *f*, Empfänglichkeit *f*
感受性(态) Kompetenz *f*
感受性过强 Hypersuszeptibilität *f*
感受(音)性聋 Perzeptionstaubheit *f*, Wahrnehmungstaubheit *f*, Hörempfindungsstörung *f*
感受性木僵 rezeptives Stupor *n*
感受性曲线 Isosensitivitätskurve *f*
感受性失语 rezeptive Aphasie *f*
感受(觉)性失语(听语障碍,韦尔尼克失语症) Wernickesche*-Aphasie *f*, kortikale [totale] sensorische Aphasie *f*, Worttaupheit *f*
感受性失语症 rezeptive Aphasie *f*
感受性语言 rezeptive Sprache *f*
感受野 rezeptives Feld *n*
感受质 rezeptive Substanz *f*
感水性 Hydronastie *f*
感叹 Interjektion *f*
感悟的 bewußt
感性的 perzeptorisch
感性化 Perzeption *f*
感性认识 perzeptorische (od. sinnliche) Kenntnis *f*
感性知觉 sensorische Wahrnehmung (od. Perzeption) *f*, perzeptorisches Gefühi *n*
感药性 Chemonastie *f*
感音功能 Schallwahrnehmungsfunktion *f*
感音频率 Tonfrequenz *f*
感音神经性聋 sensorineurale Taubheit *f*, neurosensorische Taubheit *f*
感音性老年性聋 sensorineurale Presbyacusis *f*
感音装置 Schallwahrnehmseinrichtung *f*
感应(生) Induktion *f*
感应带 Induktionszone *f*
感应的 induziert
感应电刺激器 Induktionsstromstimulator *m*
感应电刺激物 Induktionsstromstimulus *m*
感应电动势 induzierte elektromotorische Kraft *f*
感应电疗 Faradotherapie *f*, Induktionselektrotherapie *f*
感应电疗法 Faradisation *f*, Induktionselektrotherapie *f*
感应电[流] Induktionsstrom *m*
感应电强直刺激 faradischer tetanischer Reiz *m*
感应电热疗法 Induktothermie *f*

感应电震 Induktionsschock *m*
感应力 Induktionskraft *f*
感应器 Induktor *m*, Induktorium *n*, Induktionsapparat *m*
感应热疗机 Induktionsthermoapparat *m*
感应热灭菌法 Induktionsheizungssterilization *f*
感应式电子加速器 Induktionselektronenbeschleuniger *m*
感应衰减 Induktionsabfall *m*
感应透热疗法 Induktothermie *f*, Induktodiathermie *f*
感应系数 Induktanz *f*
感应现象 Induktion *f*
感应[线]圈 Induktionsspule *f*
感应性 Induktivität *f*
感应性精神病 Induktionskrankhejt *f*, Induktionspsychose *f*, psychische Infektion *f*
感应性精神病 induzierte Psychose *f*
感应性偏执障碍 Induzierte paranoide Störung *f*
感应性头痛 Induktionskopfschmerz *m*, übertragener Kopfschmerz *m*
感应性妄想 Induzierte Delusion *f*(od. Wahn *m*)
感应运动 Telekinese *f*
感召 Berufung *f*
感知 Apperzeption *f*, Perzeption *f*, Wahrnehmung *f*
感知 Gefühl *n*, Wahrnehmung *f*
感知错误 Missverständnis *n*
感知发育 Wahrnehmungsentwicklung *f*
感知改变 sensorische Veränderung *f*, perzeptuelle Veränderung *f*
感知功能 Perzeptionsfunktion *f*, Wahrnehmungsfunktion *f*
感知觉 sensorische Wahrnehmung *f*, sensorische Perzeption *f*(SP)
感知觉心理学 Empfindungs-und Wahrnehmungspsychologie *f*
感知器 Perzeptron *n*
感知紊乱 Wahrnehmungsstörung *f*
感知心理学 kognitive Psychologie *f*
感知性精神病 Allopsychose *f*
感知性聋 Innenohrschwerhörigkeit *f*, Perzeptionstaubheit *f*
感知训练 Bewusstseinsübung *f*, Perzeptionsübung *f*, Wahrnehmungsübung *f*
感知阈值 Wahrnehmungsschwelle *f*
感知运动阶段 sensomotorische Phase *f*
感知障碍 Perzeptionsstörung *f*, Wahrnehmungsstörung *f*
感知者 Perzipient *m*
感知综合障碍 synthetische Perzeptionsstörung *f*, Störung der Perzeptionssynthese *f*, Störung der perzeptiven Synthese *f*
橄榄 Oliva *f*
橄榄耳蜗束 olivocochleares Bündel *n*
橄榄核 Olivenkern *m*, Dentoliva *f*, Nucleus olivaris *m*
橄榄核套 Amiculum olivare *n*
橄榄后沟 Sulcus retroolivaris *m*
橄榄后静脉 hintere Olivavene *f*
橄榄脊髓束 Tractus olivospinalis *m*, Helweg* Bündel *n* (od. Dreikantenbahn *f*)
橄榄绿色 olivgrün
橄榄霉素 Olivomycin(um) *n*
橄榄上静脉 obere Olivavene *f*
橄榄树脂素 Olivil *n*
橄榄体 Olivenkörper *m*, Oliva *f*, Nucleus olivaris *m*
橄榄体脑桥小脑萎缩 olivopontozerebellare Atrophie *f*, Oliven-Brücken-Kleinhirnatrophie
橄榄烷 Malian *n*
橄榄小脑束 Tractus olivocerebellaris *m*
橄榄小脑纤维 Fibrae-Olivocerebellaris *f*, Fibrae olivokleinhirnfaser *f*
橄榄形 olivenförmig
橄榄油 Olivenöl *n*
橄榄油酵母 Saccharomyces hienipiensis *m*
橄榄脂素 Olivil *n*

gàn 干绀

干[细胞]系 Stammlinie *f*
干骺端 Metaphyse *f*
干骺端[性]续连症 Metaphysenachalasie *f*
干骺端 X 线检出率 Metaphyse-Röntgen-Erkennungsrate *f*
干骺端的 metaphysär
干骺端动脉 Metaphysenarterien *f pl*
干骺端发育不良 metaphysäre Dysplasie *f*
干骺端骨发育不全 Dysostosis-metaepiphysaris *f*
干骺端骨发育不全施米德型 Dysostosis-metaepiphysaris-Schmid* *f*
干骺端骨发育不全斯帕-哈特曼型 Dysostosis-metaepiphysaris-Spahr*-Hartmann* *f*
干骺端骨发育不全詹森型 Dysostosis-metaepiphysaris-Jansen* *f*
干骺端骨质疏松 metaphysäre Osteoporose *f*
干骺端关节不连接 nicht-angeschlossenes metaphysäres Gelenk *n*
干骺端骺角 metaphysäre epiphysäre Winkel *f*
干骺端截骨术 metaphysäre Osteotomie *f*
干骺端皮质 Metaphysenrinde *f*
干骺端软骨发育不良 Metaphysenchondrodysplasie *f*
干骺端纤维性骨皮质缺损(非成骨性纤维瘤) nicht-ossifizierendes Fibrom *n*
干骺端纤维性缺损 fibröser Metaphysendefekt *m*
干骺端炎 Metaphysitis *f*
干骺骨端型 Art der Metaphyse und Bone-Seite *f*
干骺骨骺骨端型 Art der Metaphyse-Epiphyse und Bone-Seite *f*
干骺骨骺型 Art der Metaphyse-Epiphyse *f*
干骺型 Art von Metaphysik *f*
干髓糊剂 Mumifikationspaste *f*, Mumifizierungspaste *f*
干髓剂 Mumifikationsagens *n*, Mumifizierungsagens *n*
干髓术 Mumifikation(od. Mumifizierung) der Pulpe *f*
干托粉 Resinpulver *n*, Prothesenbasispulver *n*
干吸杯 trockener Schröpfkopf *m*
干细胞 Stammzelle *f*, Blutstammzelle *f*
干细胞恶性淋巴瘤 Stammzelllymphom *n*, undifferentiertes malignes Lymphom *n*
干细胞工程 Stammzellemechanik *f*
干细胞疾病 Stammzell-Krankheit *f*
干细胞淋巴瘤 Stammzell-Lymphom *n*
干细胞缺陷 Stammzellendefekt *m*
干细胞微环境(干细胞龛) Stammzell-Nische *f*(SCN)
干细胞性白血病 Stammzellenleukämie *f*
干细胞性恶性淋巴瘤 malignes Lymphom der Stammzellen *n*
干细胞移植 Stammzelltransplantation *f*
干细胞移植后特殊肺部并发症 spezifische pulmonale Komplikation nach der Stammzellentransplantation *f*
干细胞因子 Stammzellfaktor *m*
干下型室间隔缺损 subarterialer Ventrikelseptumdefekt *m*
干状动静脉瘘 trunkalarteriovenöse Fistel *f*
绀 Livor *m*, Fahlheit *f*, Blässe *f*
绀红皮病 Erythrocyanosis *f*, Erythrozyanose *f*
绀青细胞综合征 Seeblau-Histiozyten-Syndrom *n*
绀血症 Zynämie *f*

GANG 冈刚肛纲钢缸港岗杠

gāng 冈刚肛纲钢缸

冈比亚按蚊 Anopheles gambiae *m*
冈比亚锥虫 Trypanosoma gambiense *n*
冈盂切迹 Incisura spinoglenoidalis *f*
冈宁夹 Gunning* Schiene *f*(上颌、下颌骨折用,一种牙间夹)
冈崎片段 Okazaki-Fragment *n*

冈萨杆菌(败血梭菌) Ghon*-Sachs* Bazillus *m*, Clostridium septicum *n*
冈上肌 Supraspinatus *m*, Musculus supraspinatus *m*
冈上肌[肌]腱炎 Tendinitis supraspinatus *f*
冈上肌肌腱炎 Supraspinatus Sehnenentzündung *f*
冈上肌腱断(破)裂 Ruptur der supraspinatussehne *f*
冈上肌腱断裂 Supraspinatussehne Ruptur *f*
冈上肌腱钙化 Verkalkung der Supraspinatussehne *f*
冈上肌腱炎 Tendinitis supraspinatus *f*
冈上肌麻痹 Lähmung des Musculus supraspinatus *f*
冈上肌综合征 Supraspinatussyndrom *n*
冈上窝 Fossa supraspinata *f*
冈上窝形态宽 Breite der Fossa supraspinata *f*
冈上窝指数 Index der Fossa supraspinata *m*
冈氏病灶 Ghon* Herd *m*
冈氏[结核]灶 Ghon* Tuberkuloseherd *m*
冈氏复合病灶 Ghon* Komplex *m*(常见于小儿肺结核)
冈田绕眼果蝇 Amiota okadai *f*
冈下肌 Musculus infraspinatus *m*
冈下肌腱下囊 Bursa subtendinea musculi infraspinati *f*
冈下肌麻痹 Infraspinatus Muskellähmung *f*
冈下窝 Fossa infraspinata *f*
冈下窝形态宽 Breite der Fossa infraspinata *f*
刚地弓形虫 Toxoplasma gondii *f*
刚断奶婴儿 entwöhnter Säugling *m*, Abstillungssäugling *m*
刚果红 Kongorot *n*, Rubrum congoensis *n*
刚果红染剂 Kongorot-Farbstoff *m*
刚果红染色 Kongorot-Färbung *f*
刚果红色热 muriner Flecktyphus *m*, Rattenfleckfieber *n*
刚果红试(测)验 Kongorotprobe *f*, Paunz* Probe *f*
刚果红试纸 Kongopapier *n*, Kongorotpapier *n*
刚果蓝 Kongoblau *n*
刚果裂体吸虫 Schistosoma intercalatum *n*
刚果锥虫 Trypanosoma congolense *n*
刚果锥虫病 Afrikalinische Trypanosomiasis *f*, Kongofiebet *n*
刚好封闭容量 just-Dichtung Volumen *n*
刚健 Muskulösität *f*
刚毛 Seta *f*, Borste *f*
刚毛状 Borsteform *f*
刚毛状的 borstig
刚毛状囊状体 Setula *f*
刚塞综合征 Ganser* Syndrom *n*
刚砂 Korund *m*, Schmirgel *m*
刚砂布 Schmilrgeltuch *n*, Schmirgelleinen *n*
刚砂磨盘 Schmirgelscheibe *f*, Schmirgelrad *n*
刚性 Rigidität *f*
刚性的 rigid, steif
刚性分子 rigides Molekül *n*
刚性配准 starre Registrierung *f*
刚性平面 rigide Ebene *f*
刚玉 Korund *m*, Schmirgel *m*
肛凹(原肛) Proectoduem *n*
肛白线 Hiltonlinie *f*
肛板 Analplatte *f*
肛瓣 Valvulae anales *f pl*
肛表 Rektalthermometer *n*
肛表皮样癌 Epidermoidkazinom des Anus *n*
肛柄 anal Blütenstiel *n*
肛部癌 Anuskrebs *m*
肛部痛 Proktodynie *f*, Proctalgia *f*, Proktalgie *f*, Proktagra *f*
肛擦烂 Intertrigo ani *f*
肛侧板 Paraproctium *n*
肛测[体温]法 Rektaltemperatur-Messung *f*
肛肠学 Analogie *f*
肛出血 Analblutung *f*, Anusblutung *f*
肛道 Proktod(a)eum *n*, Proctodaeum *n*
肛道瓣 proctodaeal Ventil *n*
肛道内陷 proctodaeal Invagination *f*
肛道窝 proctodaeal Grube *f*
肛道腺 Proktodaealdrüse *f*
肛的 analis
肛动脉 Arteria analis *f*
肛窦 Sinus anales *m*
肛窦炎 Analsinusitis *f*, Kryptitis rectalis *f*
肛扉 Anal-Ventil *n*
肛附器 Anal-Anhängsel *n*
肛腹诊 rektoabdominale Untersuchung *f*
肛盖 anales Operculum *n*
肛沟 Analrinne *f*
肛孤立溃疡 solitäres Aftergeschwür *n*
肛管 Afterkanal *m*, Canalis analis *m*, Pars analis(recti) *f*
肛管 Analkanal *m*
肛管癌 Analkanalkarzinom *n*
肛管鞍板 Sattel *m*
肛管缝线除去术 Entfernen von Thierschem Draht oder Faden aus Analkanal *n*
肛管固有肌层 Muscularis propria des Analkanals *f*
肛管基底细胞样癌 Analkanalbasaloidzell-Karzinom *n*
肛管镜 Anoskop *n*
肛管镜检查 Anoscopie *f*
肛管扩张术 Analdehnung *f*
肛管括约肌 Sphincter ani *m*
肛管括约肌松弛 Erschlaffung des Analsphinkters *f*
肛管括约肌修补术 Reparatur des Analsphinkters *f*, Reparatur des Analschließmuskels *f*
肛管排气[法] Darmrohr zur Entlüftung *n*
肛管腔内异物除去术 Entfernen eines intraluminalen Fremdkörpers aus Anus *n*
肛管上皮内瘤形成 anale intraepitheliale Neoplasie *f*
肛管脱垂 Analkanal-Prolaps *m*
肛管狭窄 Stenose des Analkanals *f*, Striktur des Analkanals *f*
肛管腺癌 Adenocarcinoma des Analkanals *n*
肛管粘膜 Schleimhaut des Analkanals *f*
肛管粘膜肌层 Lamina muscularis der analen Schleimhaut *f*
肛管粘膜下层 Submukosa der Analkanal *f*
肛管直肠角 anorektale Angulation *f*
肛管直肠狭窄 Anorektalstenose *f*
肛管直肠周脓肿 perianaler und perirektaler Abszeß *m*, Perianorektalabszeß *m*
肛后板 postanale Platte *f*
肛后侧毛 postanalen seitlichen Borsten *f pl*
肛后肠 postanal Darm *m*, Schwanz* Darm *m*
肛后横沟 postanale Querrinne *f*
肛后脓肿 postanaler Abszess *m*
肛后消化道 postanaler Darm *m*
肛后中沟 postanalmediane Rinne *f*
肛后中毛 mittepostanalen analen Borsten *f pl*
肛环 Analring *m*
肛环刚毛 Analring seta *m*
肛节 Analsegment *n*
肛筋膜 Anal-Faszie *f*
肛静脉 Analvene *f*, Vena analis *f*
肛静脉丛 Zona hemorrhoidalis *f*
肛镜检查 Anoscopie *f*
肛孔 Anal-Pore *f*
肛括约肌手指扩张术 digitale Dilatation des analen Schließmuskels *f*
肛恋 Analität *f*, Analliebe *f*

肛[恋]期 Analphase *f*
肛恋色情 Analerotik *f*
肛恋性人格 Analcharakter *m*
肛裂 Analfissur *f*
肛裂 Analfissur *f*, Fissura in ano *f*, Fissura ani *f*, Ailingham* Ulkus *n*
肛裂畸形 Anoschisis *f*
肛裂切除术 Exzision der Fissura ani *f*
肛淋巴结 Lymphonodus analis *m*, analer Lymphknoten *m*
肛瘘 Analfistel *f*, Archosyrinx *f*, Hedrosyrinx *f*, Fistula ani *f*, Fistula in ano *f*
肛瘘(直肠灌注器) Analfistel *f*, Archosyrinx <engl.>
肛瘘癌 Analfistel Karzinom *n*
肛瘘闭合术 Schließung der Analfistel *f*
肛瘘切除缝合术 Analfistelexzision mit primärer Naht *f*
肛瘘切除术 Exzision der Aualfistel *f*
肛瘘切开术 Inzision der Analfistel *f*
肛瘘修复术 Reparatur der Analfistel *f*
肛[门] After *m*, Anus *m*
肛门(肛下板) Propygium *n*
肛门癌 Krebs des Anus *m*
肛门瓣 Analventil *n*
肛门闭锁 Atresia ani *f*, Analatresie *f*, Aproktie *f* Anus imperforatus *m*
肛门闭锁-虹膜缺损(猫眼综合征) Analatresie Kolobom iris *f*
肛门闭锁会阴瘘 Analatresie mit perineale Fistel *f*
肛门闭锁尿道瘘 Analatresie mit Harnröhrenfistel *f*
肛门闭锁前庭瘘 Analatresie mit vestibulärer Fistel *f*
肛门闭锁阴道瘘 Analatresie mit Scheidenfistel *f*
肛门表皮内癌 Intraepidermalkarzinom des Anus *n*
肛门表皮样癌 Epidermoidkarzinom *n*
肛门病损内窥镜切除术 endoskopische Exzision von Läsion des Anus *f*
肛门病损切除术 Exzision einer Läsion des Anus *f*
肛门病症 Analstörung *f*
肛门不发生 Analagenese *f*
肛门部 Regio analis *f*
肛门部分切除术 partielle Exzision des Anus *f*
肛门成形术 Afterplastik *f*, Anoplastik *f*
肛门出血 Archorrhagia *f*
肛门初期梅毒 primäre Syphilis anal *f*
肛门丛 Plexus ani *m*
肛门大汗腺腺瘤 apokrines Adenomdes Anus *n*
肛门袋 Anusbeutel *m*
肛门的 anal, anal(-is, -is, -e)
肛门的,近肛门的 anal
肛门电灼疗法 Fulguration des Anus *f*
肛门动脉 Arteria analis *f*
肛门窦 Anal-Nebenhöhle *f*, Analsinus *m*
肛门恶性黑色素瘤 malignes Melanom des Anus *n*
肛门二期梅毒 sekundäre Syphilis der Anus *f*
肛门反射 Analreflex *m*, Rektalreflex *m*
肛门蜂窝织炎 Anal-Zellulitis *f*
肛门缝术 Naht der Anus *f*
肛门干皱 Kraurosis des Anus *f*
肛门隔膜切开术 Inzision des Septums des Anus *f*
肛门功能 Anal-Funktion *f*
肛门功能异常 abnormale anale Funktion *f*
肛门刮除术 Kürettage des Anus *f*
肛门挂线或未列表的标记除去术 Entfernung von Seton anal oder nicht gelisteter Markierer *f*
肛门管 Anusrohr *n*
肛门含粪性溃疡 stercorales Geschwür des Anus *n*
肛门后方盆底括约肌修补术 postanale Reparatur des Beckenbodenschließmuskels(od. Beckenbodensphinkters) *f*
肛门后括约肌切开术 posterior anal Sphinkterotomie *f*
肛门呼吸 Anal-Atmung *f*
肛门化脓性汗腺炎 Hidradenitis suppurativa des Anus *f*
肛门环 Anal-Rande *f*
肛门环箍术 Anal-Verkabelung *f*
肛门环扎术 Anal-Cerclage *f*
肛门活组织检查 Biopsie der Anus *f*
肛门或直肠狭窄 anale oder rektale Stenose *f*
肛门疾病 Krankheit des Anus *f*
肛门脊髓的 anospinal
肛门尖锐湿疣 Condyloma acuminatum des Anus *n*
肛门检查 rektale Untersuchung *f*, Rekaluntersuchung *f*
肛门疖 Furunkel des Anus *m*
肛门疖病 Anal-Furunkulose *f*
肛门结核 Tuberkulose des Anus *f*
肛门痉挛 Anismus *m*, Anal Spasmus *m*
肛[门]静脉 Venae anales *f pl*
肛门镜 Anoskop *n*, Afterspiegel *m*
肛门镜(肛管镜) Anoskop *n*
肛门镜检查 Anoskopie *f*, Anoscop *n*, Analspiegelung *f*
肛门镜检查伴活组织检查 Anoscopie mit Biopsie *f*
肛门镜检查异物除去术 Anoscopie zur Entfernung von Fremdkörpern *f*
肛门镜检查用于多发息肉除去术 Anoscopie zur Entfernung von Polypen mehreren *f*
肛门镜检查用于息肉除去术 Anoscopie für die Entfernung von Polypen *f*
肛门皲 Analfissur *f*, Afterrhagade *f*
肛门孔 Culus *m*
肛门溃疡 Anal-Geschwür *n*
肛门括约肌镜 Anal-Sphincteroscop *n*
肛门扩张器 Prokteurynter *m*
肛门扩张术 Afterdehnung *f*, Prokteuryse *f*, Proktektasie *f*
肛门括约肌 Afterschließmuskel *m*, Mastdarmschnürer *m*, Sphincter ani *m*
肛门括约肌测量器 Schließmuskel-Kalibrierer *m*
肛门括约肌成形术 Analsphinkterplastik *f*, Sphinkterplastik des Anus *f*
肛门括约肌缝术 Anal-Sphincterorrhaphie *f*
肛门括约肌间沟 analintersphinktere Nut *f*
肛门括约肌痉挛 Afterschließmuskelkrampf *m*
肛门括约肌切除术 Anal-Sphincterectomie *f*
肛门括约肌切断(开)术 Sphinkterotomie *f*, anale Sphinkterotomie *f*
肛门括约肌切开术 Anal-Sphinkterotomie *f*
肛门括约肌失禁 Incontinenz des Sphinkter ani *m*
肛门括约肌撕裂伤 Zerreißung des Sphinkter ani *f*
肛门括约肌修复术 Reparatur des Sphinkter ani *m*
肛门括约肌再造术 Rekonstruktion des Afterschließmuskeles *f*
肛门拉钩 Analretraktor *m*
肛门裂 Analfissur *f*, Fissura ani *f*, Mastdarmschrunde *f*
肛门裂切除伴括约肌切开术 Fissurectomie mit Sphinkterotomie *f*
肛门临床操作 medizinisches Verfahren am Anus *n*
肛门淋病 Analgonorrhöe *f*, Gonorrhoe des Anus *f*
肛门鳞状细胞癌 Plattenepithelkarzinom des Anus *n*
肛门瘘 Analfistel *f*
肛门瘘管 Anus-Fistel *f*
肛门瘘切除术 Anal-Fissurectomie *f*
肛门囊 Vesicula analis *f*, Analvesikel *m*
肛门囊形病 sackförmige Erkrankung des Anus *f*
肛门内合(不通肛) Analatresie *f*
肛门内窥镜检查 Endoskopie des Anus *f*
肛门内括约肌 Muscuius sphincter ani internus *m*
肛门内括约肌切开术 interne Sphinkterotomie *f*

肛门内括约肌松弛 Lockerung der internen Analsphinkters *f*
肛门内异物 Fremdkörper im Anus *m*
肛门念珠菌病 Anal Candidiasis *f*
肛门排尿 urochesia *f*, urochesis *f*
肛门排气 Durchgang von Gas durch Anus *m*
肛门旁皮下脓肿 perianaler subkutaner Abszeß *m*
肛门膀胱的 anovesical
肛门皮肤 Haut des Anus *f*
肛门皮肤线 Anokutanlinie *f*, Pektinat Linie *f*
肛门皮脂溢性皮炎 seborrhöische Dermatitis des Anus *f*
肛门期 Analphase *f*
肛门期源人格 Analpersönlichkeit *f*, anale Persönlichkeit *f*
肛门气囊 Bardex *n*
肛门憩室切除术 Exzision des Divertikels von Anus *f*
肛门牵开器 Anal-Retraktor *m*
肛门前的 preanal
肛门钳 proktologische Klemme *f*, Rektalzange *f*
肛门腔口结核 tuberkulose orificialis des Anus *f*
肛门切开术 Inzision des Anus *f*
肛门切开异物除去术 Inzision und Entfernung des Fremdkörpers aus Anus
肛门区 Analbereich *m*
肛门圈缩小术 Thiersch* Operation *f*
肛门缺失 Fehlen des Anus *n*
肛门乳头 Analpapille *f*
肛门乳头肥大 Hypertrophie der Analpapillen *f*
肛门乳头切除术 Anal Papillektomie *f*
肛门乳头状瘤 Papilloma ani *n*
肛门瘙痒[症] Afterjucken *n*, Analpruritus *m*, Pruritus ani *m*
肛门上皮 Anoderm *n*
肛门烧灼术 Kauterisation des Anus *f*
肛门神经 Nervi anales *m pl*, Nervi rectales inferiores *m pl*
肛门生殖(器)区佩吉特病 Paget* Krankheit in Anogenitalregion *f*
肛门生殖的 anogenital
肛门生殖器区 Anogenitalregion *f*
肛门生殖器瘙痒 anogenitaler Pruritus *m*
肛门生殖器疣 anogenitale Warze *f*
肛门失禁 Analinkontinenz *f*, Copracrasia *f*
肛门失禁(遗失)(大便失禁) Stuhlinkontinenz *f*
肛门施虐期 Anal-sadistische Stufe (od. Phase) *f*
肛门湿疹 Analekzem *n*, Afterekzem *n*
肛门拭子 Anal-Tupfer *m*
肛门拭子法 Anal-Tupfer-Methode *f*
肛门手术 Operation am Anus *f*
肛门梳 Pecten des Analkanals *n*
肛门梳(栉,栉膜,疏膜) Pecten *m*
肛门梳切开术 Pectenotomie *f*
肛门梳炎 Pectenitis *f*
肛门梳硬结 Pectenosis *f*
肛门栓 rektales Suppositorium *n*, Rektalsuppositorium *n*
肛门栓剂 Suppositorien rectalia *f pl*
肛门栓剂模 Matrix (od. Gußform) für Rektalsuppositorium *f*
肛门栓剂模型 Rektalsuppositorium-Form *f*
肛门撕裂伤缝术 Naht der Platzwunde des Anus *f*
肛门探针 Anus (Anal) sonde *f*
肛门体温计 Thermometer zur rektaler Anwendung *n*, Anusthermometer *m*
肛门痛 Proctalgia *f*
肛门脱垂 Procidentia des Anus *f*
肛门脱垂手术复位术 operative Reduktion des Vorfalls des Anus *f*
肛门外翻 Ektopie cloacae *f*
肛门外结肠直肠吻合术 extraanale Kolorektostomie bei Megacolon *f*, Swenson* Operation *f*
肛门外括约肌 Musculus sphincter ani externus *m*
肛门外括约肌收缩 Kontraktion des externen analen Sphinkters *f*
肛门外括约肌松弛 Entspannung des externen analen Sphinkters *f*
肛门完全切除术 komplette Exzision des Anus *f*
肛门尾骨的 anococcygeal
肛门温度计 Rektalthermometer *n*
肛门窝 rektale Grube *f*
肛门息肉 Anal-Polyp *m*
肛门狭窄 Analstenose *f*, Analstriktur *m*, Ankyloproktie *f*, Archostenosis *f*
肛门下的 subanal
肛门下神经 subanaler Nerv *m*
肛门陷凹 Analkrypten *f*
肛门腺 Analdrüse *f*
肛门修复术 Reparatur des Anus *f*
肛门须 Anal-Cirrus *m*
肛门血管扩张 Hemangiectasis des Anus *f*
肛门炎 Afterentzündung *f*, Anitis *f*
肛门乙状结肠镜检查 Anosigmoidoscopie *f*
肛门乙状结肠镜检查的 anosigmoidoskopisch
肛门阴道闭锁 Atresia ani vaginalis *f*
肛门阴道的 anovaginal
肛门隐窝 Analkrypten *f*
肛门隐窝切开术 Analkryptectomie *f*
肛门痈 Karbunkel des Anus *f*
肛门疣 Analwarze *f*
肛门与生殖器间距离 Anogenitalabstand *m* (AGD)
肛门缘静脉 Konstantinovich-Vene *f*
肛门粘膜移行区 Übergangszone Analschleimhaut *f*
肛门粘液溢 Archorrhea *f*
肛门褶 Analfalte *f*
肛门直肠闭锁 anorektale Atresie *f*
肛门直肠壁活组织检查 Biopsie der anorektaler Wand *f*
肛门直肠壁活组织检查肛门进路 Biopsie der anorektaler Wand *f*
肛门直肠不发生 anorektale Agenesie *f*
肛门直肠测压 anorektale Manometrie *f*
肛门直肠的 anorektal
肛门直肠发育不全 anorektale Agenesie *f*
肛门直肠蜂窝织炎 anorektale Zellulitis *f*
肛[门]直肠管 Anorektalkana *m*
肛门直肠感染 anorektale (od. rektoanale) Infektion *f*
肛门直肠环 Anulus anorektalis *m*
肛门直肠肌部分切除术 anorektale Myomektomie *f*
肛门直肠畸形 anorektale Fehlbildung *f*
肛门直肠结肠的 anorektokolonisch
肛门直肠痉挛 anorektaler Spasmus *m*
肛门直肠淋巴结 anorektaler Lymphknoten *m*
肛门直肠瘘 Fistula anorectalis *f*
肛门直肠瘘闭合术 Schließung der anorektaler Fistel *f*
肛门直肠瘘修复术 Reparatur der anorektaler Fistel *f*
肛门直肠能动性 anorektale Motilität *f*
肛门直肠脓肿 anorektales Abszess *n*
肛门直肠缺失 anorektale Agenesie *f*
肛门直肠乳膏剂 anorektale Sahne *f*
肛门直肠软膏 anorektale Salbe *f*
肛门直肠狭窄 anorektale Striktur *f*
肛门直肠线 Linea anorectalis *f*
肛门直肠异常 anorektale Anomalie *f*
肛门直肠战伤 anorektale Kriegsverletzung *f*
肛门直肠指检 digitale anorektale Untersuchung *f*
肛门直肠制剂 anorektale Vorbereitung *f*
肛门直肛压 anorektale Druck *m*
肛门止血术 Kontrolle von Anusblutung *f*

肛门周区癣 Tinea der perianaler Region *f*
肛门周围的 perianal
肛门周围脓肿 perianales Abszess *n*
肛门周围腺 Glandulae circumanales *f pl*, Perianaldrüsen *f pl*
肛门周腺 Zirkumanaldrüse *f*
肛门柱 Anal-Spalte *f*
肛门锥 Anal-Kegel *m*
肛门组织移位术 Umsetzung der Gewebe des Afters *f*
肛门左外侧括约肌切开术 linke seitliche anal Sphinkterotomie *f*
肛膜 Analmembran *f*
肛膜(臀膜) Anal-Membran *n*
肛膜切开术 Inzision der Analmembran *f*
肛内陷 anale Einstülpung *f*
肛旁脓肿 paraanaler Abszeß *m*
肛皮线 Linea anocutanea (s.pectinata) *f*, Hilton* Linie *f*
肛前沟 preanale Nut *f*
肛前横沟 präanale Querrinne *f*
肛区 Analregion *f*
肛乳头 Analpapille *f*
肛乳头肥大 Hypertrophie der Analpapille *f*
肛乳头炎 Analpapillitis *f*
肛乳头[状]瘤 Papillom des Anus *n*
肛上板 suranale Platte *f*
肛上片 Anal-Oberschicht *f*
肛神经 Analnerv *m*, Nervus analis *m*
肛生殖道瘙痒症 anogenitale Pruritus *f*
肛施虐(肛欲期施虐欲) Analsadismus *m*
肛室 Anal-Kammer *f*
肛梳 Pecten ani *m*
肛提肌 Levator ani *m*, Afterheber *m*, Mastdarmheber *m* Musculus levator ani *m*
肛提肌锻炼 levator ani Übung *f*
肛提肌腱弓 Arcus tendineus musculi levatoris ani *m*
肛提肌上间隙 Supralevatorraum *m*
肛提肌收缩 Kontraktion des musculus levator ani *f*
肛提肌收缩力 Kontraktionsfähigkeit des Musculus levator ani *f*
肛突 Anal-Tuberkel *m*
肛脱 Hedrozele *f*
肛外缘 anale Rande *f*
肛尾白线 anococcygeal weiße Linie *f*
肛尾缝 Raphe anococcygea *f*
肛尾韧带 Ligamentum (ano) coccygeum *n*, Symington* Anokozygealkörper *m*
肛尾神经 Nervi anococcygei *m pl*
肛温(直肠温度) Rektaltemperatur *f*
肛窝 Anal-Grube *f*
肛吸盘 Analsaugnapf *m*, Analsaugscheibe *f*
肛隙 Analfalte *f*
肛下板 subanale Platte *f*
肛下刺 hypopygiale Wirbelsäule *f*
肛纤维瘤 Fibroma des Anus *n*, Analfibrom *n*
肛腺 Afterdrüsen *f pl*, Proktodealdrüsen *f pl*, Analdrüsen *f pl*, Glandulae anales *f pl*
肛腺癌 Analkarzinom *n*, Analadenokarzinom *n*, Anusadenokarzinom *n*
肛修复术 reparative Plastik des Anus *f*
肛悬韧带 Ligamentum suspensorium ani *n*
肛欲 Analliebe *f*
肛欲的 anal
肛欲期 anale Phase *f*
肛欲性格 analer Character *m*
肛直肠管 Anorektalkanal *m*
肛直肠连接 anorektaler Übergang *m*
肛直肠线 anorektale Linie *f*
肛周癌 Krebs von Analrand *m*
肛周鲍温病 perianale Bowen* Krankheit *f*
肛周博温病 perianaler Bowen* Morbus *m*
肛周大汗腺腺瘤 perianales apokrines Adenom *n*
肛周的 perianal
肛周反射 perianaler Reflex *m*
肛周感染 perianale Infektion *f*, Perianalinfektion *f*
肛周活组织检查 Biopsie des perianalen Gewebes *f*
肛周瘘 perianale Fistel *f*
肛周毛轮幼虫 paratrochal Larve *f*
肛周念珠菌病 perianale Candidose *f*
肛周脓肿 perianaler Abszeß *m*, Perianalabszeß *m*
肛周脓肿切开引流术 Inzision und Dränage des Perianalabszeßes *f*
肛周佩吉特病 perianale Paget* Krankheit *f*
肛周皮肤附属物切除术 Exzision von perianalen Haut-Tags *f*
肛周皮炎 perianale Dermatitis *f*
肛周皮赘 perianale Haut-Tags *f*
肛周区 Perianal *n*
肛周区皮肤 Haut des Perianalbereichs *f*
肛周瘙痒 perianaler Pruritus *m*
肛周围脓肿切开引流术 Inzision und Dränage des Perianalabszeßes
肛周疣 perianale Warze *f*
肛周组织 Perianales Gewebe *n*
肛周组织临床操作 medizinisches Verfahren auf perianales Gewebe *n*
肛周组织切开术 Incision von perianalen Gewebe *f*
肛周组织下部切开术 Unterbietung von perianalen Gewebe *f*
肛柱 Analfistel *f*
肛柱 Columnae anales *f pl*
纲 Klasse *f*, Classis *f*
纲要 Schema *n*
钢板 Stahlplatte *f*
钢板接骨术 Plattenosteosynthese *f*
钢板肋骨内固定术 interne (od. innere) Fixation der Rippen mit Stahlplatten *f*
钢板内固定术 interne (od. innere) fixation mit Stahlplatte *f*
钢钉固定术 Nagelosteosynthese *f*
钢钉牵引术 Nailtraktion *f*
钢发综合征 Stahlhaar-Syndrom *n*
钢化玻璃 Hartglas *n*
钢蓝色 stahlblau
钢琴键试验 Klavier-Schlüssel-Test *m*
钢琴键征 Klaviertasten-Phänomen *n*
钢色的 stahlfarbig
钢水烧伤 Geschmolzenerstahlverbrennung *f*
钢丝 Stahldraht *m*
基尔希纳氏钢丝 Kirschner* Draht *m*
钢丝缠扎钳 Drahtspanner *m*
钢丝穿孔器 Drahtlocher *m*
钢丝穿引针 Drahtführer *m*
钢丝导引器 Drahtführer *m*
钢丝垫子 Matratze *f*
钢丝缚扎器 Drahtspanner *m*
钢丝固定 Fixation mit Draht *f*, Drahtschienung *f*
钢丝环绕弯头器 Drahtbiegezange *f*
钢丝环绕旋紧器 Drahtziehzange *f*
钢丝环绕引丝钩 Führungshaken mit Drahtschlinge *m*
钢丝环扎法 Draht-Cerclage *f*
钢丝夹板 Drahtschiene *f*
钢丝剪 Drahtschere *f*
钢丝剪刀 Drahtschere *f*
钢丝结扎钳 Drahtligaturzange *f*

钢丝锯 Drahtsäge *f*
钢丝钳 Drahtzange *f*
钢丝刷 Drahtbürste *f*
钢丝刷外科 Drahtbürste-Chirurgie *f*
钢丝套圈 Drahtschlinge *f*
钢丝旋紧钳 Drahtziehzange *f*
钢丝针固定 Drahtschienung *f*
钢丝针芯 Drahtstylett *n*
钢铁定氮仪 eiserner Stickstoffbestimmer *m*
钢铁定硫吸收器 eiserner Schwefelbestimmer *m*
钢铁定碳仪 eiserner Kohlenstoffbestimmer *m*
钢铁工业废水 Abwasser der Stahlindustrie *n*
钢牙钻 Stahl(zahn)bohrer *m*
钢针 Stahlnadel *f*
钢针牵引弓 Needle-Zugbügel *m*
钢质刀口 Stahlmesserklinge *f*, Stahlmesserspitze *f*
缸 Topf *m*
缸水消毒 Desinfektion des Wassers im Topf *f*

gǎng 港岗

港归兽比翼线虫 Mammomongamus gangguiensis *m*
港口卫生 Hafenhygiene *f*
岗前培训 / 定位 Orientierung *f*

gàng 杠

杠杆率校正 Leveage-Korrektion *f*
杠柳甙 Periplocin *n*
杠柳甙元 Periplogenin *n*
杠柳毒苷配基 Periplogenin *n*
杠柳麻甙 Periplocymarin *n*
杠柳中毒 Periploca-Vergiftung *f*
杠钳 Stahlzange *f*, kräftige Zange *f*

GAO 高睾膏藁告锆

gāo 高睾膏

高氨基酸 Homoaminosäure *f*
高氨基酸尿[症] Hyperamin(o)azidurie *f*
高氨基酸血症 Hyperaminoazidämie *f*
高氨尿 Hyperammon(i)urie *f*
高安氏病 Takayasu* Krankheit *f*, Aortenbogen-Syndrom *n*
高安氏综合征 Takayasu*-Syndrom *n*
高氨血[症] Hyperamon(i)ämie *f*
高白屈菜碱 Homochelidonin *n*
高半胱氨酸 Homozystein *n*
高半胱氨酸尿症 Homocysteinuria *f*
高保真 große Naturtreue *f*, hohe Wiedergabetreue *f*, hohe Klangtreue *f*
高倍接物镜 stark vergrößerndes Objektiv *n*, Objektiv zur starken Vergrößerung *n*
高倍镜 Linse zur starken Vergrößerung *f*
高倍目镜 Okular zur starken Vergrößerung *n*
高倍视野 starke Vergrößerungsfeld *n*
高倍显微镜 Mikroskop zur starken Vergrößerung *n*, stark vergrößerndes Mikroskop *n*
高苯丙氨酸血[症] Hyperphenylalaninämie *f*
高本底污染 hohe Hintergrundbelastung *f*
高比重 hyperbar
高比重尿 Barurie *f*
高变环 hypervariabele Schleife *f*
高变区 Hochvariabilitätsbereich *m*
高(超)变区 hochvariables Gebiet *n*, Hochvariabilitätsbereich *m*
高表达免疫球蛋白样转录物 immunglobulinähnliches Transkript *n*
高表面成骨肉瘤 hohes Oberflächengütes Osteosarkom *n*
高槟榔碱 Homoarecolin *n*
高 β- 丙氨酸血[症] Hyper-β-alaninämie *f*
高丙球蛋白血症 Hyperglobulinämie *f*
高丙球蛋白血症性紫癜 hyperglobulinämischer Purpura *f*
高丙体六六六 verstärktes Benzolhexachlorid *n*
高丙种球蛋白血症 Hypergammaglobulinemia *f*, Hyper-γ-Globulinämie *f*
高波 Hochnecho *n*, Hochwelle-Echo *n*
高波幅慢波 Hochamplitude-langsame-frequenz-Welle *f*, δ-Welle *f*
高草酸尿[症] Hyperoxalurie *f*
高草酸尿症 I 型 Hyperoxalurie Typ-1 *f*
高侧壁乳房假体 hochkarätiges Mammaimplantat *n*
高侧壁心肌梗塞 hochlateraler Myokardinfarkt *m*
高侧壁心肌梗死 hochlateraler Myokardinfarkt *m*
高层大气 obere Atmosphäre *f*
高层建筑 Hochhaus *n*
高层空气 obere Luft *f*
高潮平台 Orgasmus-Plateau *f*
高处恐怖 Akrophobie *f*, Höhenangst *f*, Höhenfurcht *f*, Hypsophobie *f*, Hypsiphobie *f*
高处恐惧 Akrophobie *f*, Höhenangst *f*, Höhenfurcht *f*, Hypsophobie *f*, Hypsiphobie *f*
高纯锗探测器 hochreiner Germanium-Detektor *m*
高雌激素血[症] Hyperöstrogenämie *f*
高次谐波 höhere harmonische Komponente *f*, höhere Harmonie *f*
高促性腺激素血[症] Hyperprolanämle *f*
高促性腺素性闭经 hypergonadotrope Amenorrhö (Amenorrhoe) *f*
高促性腺素性功能减退症 hypergonadotroper Hypogonadismus *m*
高催乳素血症 Hyperprolaktinämie *f*
高大环柄菇 Parasolpilz *m*
高带(区)耐受 Hochzone-Toleranz *f*
高代谢率 Hochstoffwechselrate *f*, Hochstoffwechselgröße *f*
高代谢期 hypermetabolische Phase *f*
高代谢状态 Hypermetabolismus *m*
高胆固醇血[症] Hypercholesterinämie *f*
高胆红素血[症] Hyperbilirubinämie *f*
高蛋氨酸血症 Hypermethioninämie *f*
高蛋白小麦 Weizen mit höherem Proteingehalt *m*
高蛋白血[症] Hyperproteinämie *f*
高蛋白饮食 eiweißreiche Diät *f*, Eiweißdiät *f*
高氮尿[症] Hyperazoturie *f*
高弹性弓丝 superelastischer Bogendraht *m*
高氮血[症] Hyperazotämie *f*, Hyperniträmie *f*
高登氏征 Gordon* Zeichen *f* (od. Reflex *m*)
高等哺乳动物 höhere Säugetiere *n pl*
高等菌瘤 Batonom *n*
高等细菌 höhere Bakterien *f pl*
高等愚鲁 hochgradige Defekt *f*
高等真菌 höhere Pilze *m pl*, Mycomycetes *m*
高等植物 höhere Pflanze *f*
高滴度冷凝集素综合征 hochtiterisches Kälteagglutinin-Syndrom *n*
高低限效应 Decken-Boden-Effekt *m*
高低压氧仓 High-Niederdruck-Sauerstoff-Kammer *f*
高地(原)适应 Höhenanpassung *f*, Höhenakklimatisation *f*
高地疗法 Hypsotherapie *f*
高碘地区 Iodüberschuß Bereich *m*
高碘酸 Perjodsäure *f*, Uberjodsäure *f*
高碘酸钾 Kalium perjodicum *n*
高碘酸钠 Natrium perjodicum *n*

高碘酸希夫反应 Perjodsäure-Schiff* Reaktion *f*, Überjodsäure-Schiff* Reaktion *f*
高碘酸 - 希夫染色 Periodsäure-Schiff*-Färbung *f*
高碘酸 - 雪夫 Perjodsäure-Schiff* *f*
高碘酸盐 Perjodat *n*
高碘酸氧化法 Perjodatoxidation *n*
高碘性甲状腺肿 Jodidkropf *m*
高碘血[症] Hyperjodämie *f*
高淀粉酶血[症] Hyperamylasämie *f*
高电解质血[症] Hyperelektrolytämie *f*
高电子密度 höhere Elektronendichte *f*
高动力 Hyperkinese *f*
高动力型肺动脉高压 hyperkinetische pulmonale Hypertonie *f*
高动力型休克 hyperdynamischer Schock *m*
高动力性 β- 肾上腺能性循环状态 hyperdynamischer β-adrenergischer zirkulatorischer Zustand *m*
高动力性的 hyperkinetisch
高动力性循环 hyperkinetischer Kreislauf *m*, (od. Zirkulation *f*)
高动力性循环状态 hyperkinetischer Zirkulationszustand *m*
高动脉压 arterielle Hypertonie *f* (od. Hochdruck *m*)
高毒物质 hochtoxische Substanzen *f pl*
高毒性的 hochtoxisch
高度 Höhe *f*
高度变异区域 hypervariabele Region *f* (HVR)
高度地方性的 hyperendemisch
高度地方性疾病 hyperendemische Krankheit *f*
高度恶性表面骨肉瘤 hochwertiges oberfläches Osteosarkom *n*
高度恶性涎腺导管癌 hochmalignes Speicheldrüsengangkarzinom *n*
高度房室传导阻滞 hochgradiger atrioventrikulärer Block *m*
高度非球面凸透镜片 hochplus asphärische Linse *f*
高[度]分化的 hochdifferenziert
高度感染 Hyperinfektion *f*
高度脊柱滑脱 schwere Spondylolisthesis *f*
高度计 Altimeter *n*
高度记录器 Höhenmesser *n*
高度节律失常 Hypsarrhythmie *f*
高度节律失调 Hypsarrhythmie *f*
高度近视 hochgradige Myopie *f* (od. Kurzsichtigkeit)
高度酒 hochgradiges (od.alkoholisches) Getrank *n*, Schnaps *m*
高度可变的小卫星区 hypervariable Minisatellitenregion *f*
高度可变区 hypervariable Region *f*
高度可变区探针 Sonde der hypervariabler Region *f*
高度免疫[法] Hyperimmunisierung *f*
高度免疫注射 Hyperimmunisierung *f*
高度免疫状态 hyperimmun
高度排空 hochgradige Evakuierung *f*, Superevakuierung *f*
高度侵袭性淋巴瘤 hoch-aggressives Lymphom *n*
高度青紫的 hochgradig zyanotisch
高度糖基化终末产物受体 Rezeptor für hyperglycationsendprodukt *m*
高度修饰碱基 hypermodifizierte Base *f*
高度虚弱 Exinanition *f*
高度选择性迷走神经切除术 superselective Vagotomie *f*
高度远视 Hyperpresbyopie *f*
高度增生的 exuberans, exuberant
高度肿大 hochgradige Schwellung (od. Anschwellung) *f*
高度重复 hochrepetitive DNA *f*
高度重复 DNA 序列 hochrepetitive DNA-Sequenz *f*
高度重复序列 hochrepetitive Sequenz *f*
高度阻滞 hochwertiger Block *m*
高多聚物 Hyperpolymer *m*
高多肽血[症] Hyperpolypeptidämie *f*
高恶性骨表面骨肉瘤 hochmalignes Oberflächenosteosarkom *n*
高腭穹 hoch gebogener Gaumen *m*
高[分子]聚合化学 hochpolymere Chemie *f*
高尔顿棒 Galton* Bar *f*
高尔顿定律(遗传定律) Galton* Gesetz *n*
高尔顿分类法(指纹分类) Galton* Klassifikationssystem *n*
高尔顿回归定律 Galton* Gesetz der Regression *n* (有关亲代特征遗传的规律)
高尔顿三角(指纹三角) Galton* Delta *n*
高尔顿哨(笛)(检耳听觉) Galton* Pfeife *f*
高尔顿问卷法 Galton* Fragebogen *m*
高尔夫内侧钢板 innes Golfstahlblech *n*
高尔夫球洞样改变 Veränderung des Golf-Loches *f*
高尔基 I 型神经元 Golgi* Neuron Typ I *n*
高尔基 II 型神经元 Golgi* Neuron Typ II *n*
高尔基大囊泡 Golgi* Vakuolen *f pl*
高尔基带 Golgi* Zone *f*
高尔基复合体 Golgi* Komplex *m*
高尔基混合染色网体 Golgi* Apparat *m*
高尔基囊泡 Golgi* Vesikel *n*
高尔基器肥大 Golgi* Hypertrophie *f*
高尔基器萎缩 Golgi* Atrophie *f*
高尔基氏锇酸重铬酸钾溶液 Golgi* Osmiumbichromatlösung *f*
高尔基氏法 Golgi* Methode *f*
高尔基氏复合体(物) Golgi* Komplex *m*
高尔基氏附加体 Golgi* Anhängsel *n*
高尔基氏混合染色[法] Golgi* gemischte Färbemethode (od. Doppelimprägnierung) *f*
高尔基氏肌腱小体 Golgi* Körperchen *n*, Sehnenspindel *f*
高尔基氏腱器 Golgi* Sehnenrezeptor *m* (od. Sehnenspindel *f*)
[高尔基氏]内网器 Golgi* Apparat *m*, Diktyosom *n*
高尔基氏体(器) Golgi* Apparat *m*, Diktyosom *n*
高尔基氏体溶解 retisolution <engl.>
高尔基氏细胞 Golgi* Zellen *f pl*
高尔基氏学说 Golgi* Theorie *f*
高尔基树突 Golgi* Dendriten *m pl*
高尔基体膜 Golgi* Membran *f*
[高尔基体]扁平膜囊 Sacculus *m*, Sakkulus *m*
[高尔基体]转运小泡 Transitionsvesikel *n*
高尔基小泡 Golgi* Bläschen *n*
高尔基型 Golgi* Typ *m*
高尔斯溶液 Gowers* Lösung *f* (用于血细胞计数器镜检数红细胞前稀释血液)
高尔斯氏综合征 Gowers* Syndrom *n*, vagovasaler Anfall *m*
高尔斯束(脊髓小脑前束) Gowers* Trakt *m*
高尔斯征 Gowers* Zeichen *n* (①光刺激时，虹膜有间歇性迅速颤动，见于脊髓痨 ②假性肥性肌营养不良)
高二氧化碳血[症] Hyperkapnie *f*
高反应现象 hyperreaktives Phänomen *n*
高泛酰牛磺酸 Homopantoyltaurine *f*
高非结合胆红素血[症] unkonjugierte Hyperbilirubinämie *f*
高沸点 hoher Siedepunkt (od. Kochpunkt) *m*
高沸点烃类 hochsiedende Kohlenwasserstoffe *m pl*
高沸化合物 hochsiedende Verbindungen *f pl*
高分辨 hohe Auflösung *f*
高分辨 CT hochauflösende Computertomographie (CT) *f*
高分辨比较基因组杂交技术 hochauflösende vergleichsweise Genomhybridisierung *f*
高分辨程序 hochauflösendes Verfahren *n*
高分辨率 hochauflösend
高分辨率传输 hochauflösende Transmission *f*
高分辨率熔点分析技术 hochauflösende Schmelze *f*
高分辨率显微镜 Hochauflösendes Mikroskop *n*
高分辨显带 hochauflösende Bänderung *f*
高分辨显带技术 hochauflösende Bänderungstechnik *f*

高分辨液相色谱法 hochauflösende Flüßigkeitschromatographie *f*, Flüßigkeitschromatographie mit hoher Auflösung *f*
高分辨质谱测定法 hochauflösende Massenspektrometrie *f*
高分辨质谱计 hochauflösendes Massenspektrometer *n*
高分化癌 hochdifferenziertes Karzinom *n*
高分化表面成骨肉瘤 gutdifferenziertes oberfläches Osteosarkom *n*
高分化淋巴细胞型恶性淋巴瘤 hochdifferenziertes lymphozytisches malignes Lymphom *n*
高分化鳞状细胞癌 hochdifferenziertes Plattenepithelkarzinom *n*
高分化弥漫型淋巴细胞淋巴瘤 gutdifferenzierte Diffuse lymphatische Lymphome *f*
高分化肉瘤 hochdifferenziertes Sarkom *n*
高分化腺癌 hochdifferenziertes Adenokarzinom *n*
高分化型滑膜肉瘤 hochdifferenziertes Synovialsarkom *n*
高分化性滤泡状癌 gutdifferenziertes Follicular Carcinoma *n*
高分化脂(肪)肉瘤 gutdifferenziertes Liposarkom *n*
高分泌失调 Hypersekretion-Erkrankung *f*
高分钟通气量 hohes Atemminutenvolumen *n*
高分子 Makromoleküle *n pl*, Hochmoleküle *n pl*
高分子的 hochmolekular
高分子电解质 Polyelektrolyte *m pl*
高分子多孔微球 hochpolymere Porosität-Mikro-Kugel *f*
高分子化合物 Hochmolekularverbindung *f*
高分子激肽原 hochmolekulares Kininogen *n*
高分子聚合物 Hochpolymere *n pl*
高分子量 hohes Molekulargewicht *n*
高分子量激肽原 hochmolekulares Kininogen *n*
高分子纳米纤维 Polymer-Nanofaser *f*
高分子溶液 hochmolekulare Lösung *f*
高分子生物材料 polymeres Biomaterial *n*
高分子石膏绷带 Polymere Gipsbinde *f*
高分子水解塑料面罩 hochmolekulare Hydrolyse-Maske *f*
高分子物质的食品卫生 Lebensmittelhygiene der hochmolekularen Substanzen *f*
高分子性质 hochmolekulare Eigenschalt *f*
高分子絮凝剂 hochpolymeres Koagulans *n*
高分子支架 Polymergerüst *n*
高峰操作 Spitzenbedienung *f*
高峰泌酸量 Peak-Säure-Ausgang *m*
高峰期 Höhepunkt *m*, Akme *f*
高峰氏淀粉酶 Taka-Amylase *f*, Taka-Diastase *f*
高峰酸排出量 Peak-Säure-Ausgang *m*
高峰体验 Spitzenerfahrung *f*
高风险 Hochrisiko *n*
高钙尿[症] Hyperkalkurie *f*, Hyperkalz(i)urie *f*
高钙尿症 Hyperkalkurie *f*
高钙性肾病 hyperkalzämische Nephropathie *f*
高钙血[症] Hyperkalzämie *f*, Kalzämie *f*
高钙血性尿毒症 hyperkalzämische Urämie *f*
高钙血症 Hypercalcemia *f*
高钙血症肾病 hyperkalzämische Nephropathie *f*
高钙血症性肾病 Hyperkalzämische Nephropathie *f*
高甘氨酸尿症 Hyperglycinurie *f*
高甘氨酸血[症] Hyperglyzinämie *f*
高肝素血[症] Hyperheparinämie *f*
高甘油三酯血[症] Hypertriglyzeridämie *f*, Triglyzeridämie *f*
高甘油酯血[症] Hyperglyzeridämie *f*
高杠杆率点 Hoch-Ansatzpunkt *m*
高弓腭 hoher Gaumen *m*
高弓内翻足 hohe-Bögen-Varus-Fuß *m*
高弓足 Hohlfuß *m*, Pes arcuatus(s.cavus) *m*
高骨盆位 Trendelenburg* Lagerung *f*
高瓜氨酰氨[基]腺苷 Homo-Zitrullyl-Aminoadenosin *n*
高胍血[症] Hyperguanidinämie *f*
高胱氨酸 Homozystin *n*
高胱氨酸尿[症] Hyperzystinurie *f*, Homozystinurie *f*
高胱氨酸血[症] Homozystinämie *f*
高海拔肺水肿 Höhen-Lungenödem *n*(HAPE)
高胡萝卜素血[症] Hyperkarotinämie *f*
高胡萝卜素血症 Hyper-carotenemia *f*
高磺胺 Marfanil *n*, Homosulfanilamid *n*
高黄体激素血[症] Hyperlutämie *f*
高活性区 hochaktives Feld *n*
高级别鳞状上皮内病变 hochwertige intraepitheliale Läsion *f*
高级别神经胶质瘤 hochgradiges Gliom *n*
高级创伤生命支持 Advanced Trauma Life Support <engl.>
高级醇 Fettalkohole *m pl*
高级芳烃 höhere aromatische Kohlenwasserstoffe *m pl*
高级航空航天实验室 fortschrittliches Weltraumlabor *n*
高级护理 Advanced Nursing <engl.>
高级活动能力 erweiterte Aktivität des täglichen Lebens *f*
高级检索 erweiterte Suche *f*
高级科研组 fortschrittliche Forschungsgruppe *f*
高级染料 erstklassige Farbstoffe *m pl*, Qualifätsfarbstoffe *m pl*
高级日常生活能力 erweiterte Aktivität des Alltaglebens *f*
高级乳腺活检装置 fortgeschrittenes Brustkrebs-Biopsie-Instrument *n*
高级瑞文渐进推理测验 Raven* Advanced Progressive Matrices *pl*
高级神经活动 höhere Nervenaktivität *f*
高级神经活动反常相 paradoxische Phase der höherer Nervenaktivität *f*
高级神经活动规律 Gesetz der höheren Nerventätigkeit *n*
高级神经活动类型 Typ der höheren Nerventätigkeit *m*
高级神经活动学说 Theorie der höheren Nervenaktivität *f*
高级生命支持 ereweiterte Reanimationsmaßnahme *f*
高级视中枢 höheres Sehzentrum *n*
高级数据系统 fortschrittliches Datensystem *n*
高级条件作用 übergeordnete Konditionierung *f*
高级同系物 höheres Homolog *n*
高级协调目标 übergeordnetes Ziel *n*
高级心理过程 höherer mentaler Prozess *m*
高级衍生物 höheres Derivat *n*
高级氧化过程 erweiterter Oxidationsprozess *m*, Advanced Oxidation Process <engl.>(AOP)
高级医学信息服务 fortschrittlicher medizinischer Informationsdienst *m*
高级语言 Hochsprache *f*
高级脂肪酸 höhere Fettsäure *f*
高剂量化疗 Hochdosis-Chemotherapie *f*
高剂量耐受[性] Hochdosis-Toleranz *f*
高加索白蛉 Phlebotomus caucasicus *m*
高加索人[的] kaukasisch
高甲硫氨酸血[症] Hypermethioninämie *f*
高钾性周期性麻痹 hyperkaliämische periodische Paralyse *f*
高钾血[症] Hyperkaliämie *f*
高钾血性周期性瘫痪 hyperkaliämische periodische Paralyse *f*
高钾血症 Hyperkaliämie *f*
高甲状腺素血[症] Hyperthyroxinämie *f*
高价 hohe Valenz *f*
高价免疫血清疗法 Hyperimmunserum-Therapie *f*
高价铜 hochwertiges Kupfer *n*
高价乙肝免疫球蛋白 HBIg *n*
高肩胛[症] Scapula elevata *f*, Hodenhochstand Scapula *f*
高降钙素血症 Hyperkalzitoninämie *f*
高脚杯 Kelchglas *n*
高结合胆红素血症 konjugierte Hyperbilirubinämie *f*

高界面张力 hohe Oberflächenspannung *f*
高精氨酸 Homoarginin *n*
高精氨酸血症 Hyperargininämie *f*
高精度的 hochpräzis
高聚物 Hochpolymere *n pl*
高崛日光性白斑黑皮炎 Photoleukomelanodermatitis von Kobori *f*
高拷贝数质粒载体 multikopierender Plasmidvektor *m*
高可变区 hypervariable Region *f*
高空 Höhenlage *f*, obere Luft *f*
高空[组织]气肿 Höhenemphysem *n*
高空暴露 Höhenexposition *f*
高空病 Höhenkrankheit *f*, Aviatikerkrankheit *f*, Hypsonosus *m*
高空病防护 Schutz vor der Höhenkrankheit *m*
高空舱 Höhenkammer *f*
高空代偿服手套 Druckanzughandschuhe *m pl*
高空多氧症 Aerohyperoxie *f*
高空飞行 Höhenflug *m*
高空飞行服 Höhenkleidung *f*, Höhen(druck)anzug *m*
高空飞行帽 Höhenhelm *m*
高空肺水肿 Höhenlungenödem *n*
高空过度换气 Höhenhyperventilation *f*
高空过度换气性手足搐搦 Hyperventilationstetanie in der Höhe *f*
高空呼吸 Höhenatmung *f*
高空呼吸设备 Höhenatemgerät *n*
高空环境 Höhenumfeld *n*, Höhenumgebung *f*
高空环境模拟设备 Höhenanlage *f*
高空加压服 Höhendruckanzug *m*
高空碱尿[症] Höhenalkaliurie *f*
高空碱血[症] Höhenalk(i)ämie *f*, Höhenalkalose *f*
高空减压气室 Dekompressionsdrossel in der Höhe *f*
高空减压障碍 Höhendysbarismus *m*
高空减压症 Höhendekompressionskrankheit *f*
高空碱中毒 Höhenalkalose *f*
高空近视 Höhenmyopie *f*
高空痉挛 Höhenkrämpfe *m pl*
高空救生 Höhenrettung *f*
高空空气 Höhenluft *f*
高空恐怖 Höhenangst *f*, Hypsiphobie *f*, Dinophobie *f*, Luftscheu *f*, Aerophobie *f*, Höhenfurcht *f*
高空恐惧病 Aerophobie *f*
高空离机 Höhenflucht *f*
高空密闭服 Höhen(druck)anzug *m*
高空模拟 Höhensimulation *f*
高空模拟室 Höhenkammer *f*
高空耐力 Höhenertragbarkeit *f*, Höhenfestigkeit *f*
高空气候的 aeroklimatisch
高空气候学 Aeroklimatalogie *f*
高空气球 Höhenballon *m*
高空气肿病 Aeroemphysem *n*
高空缺氧 Höhenhypoxie *f*
高空缺氧症 Aerohypoxie *f*
高空神经官能病 Aeroa(e)sthenie *f*
高空生理影响 physiologische Wirkung der Höhenlage *f*
高空试验 Höhentest *m*
高空试验舱 Höhenkammer *f*
高空适应 Höhenadaptation *f*, Höhentauglichkeit *f*, Höhenanpassung *f*
高空手足抽搐 Höhentetanie *f*
高空体液沸腾 Höhenebullismus *m*
高空跳伞 Hochsprung *m*
高空胃结肠胀气 Höhenmeteorismus *m*
高空习服 Höhenakklimatisation *f*
高空性耳病 Barotalgie *f*
高空眩晕 Höhenschwindel *m*
高空压力 Höhendruck *m*
高空胀气 Höhenmeteorismus *m*
高眶者 Hypsikonche(r *m*) *f*
高赖氨酸血[症] Hyperlysinämie *f*
高赖氨酸玉米 Mais mit höherem Lysin *m*
高酪氨酸血[症] Tyrosinämie *f*, Hypertyrosinämie *f*
高离析液相色谱法 hochauflösende Flüßigkeitschromatographie *f*
高锂血[症] Hyperlithämie *f*
高丽槐素 maackiain <engl.>
高力心综合征 hyperkinetisches Herzsyndrom *n*
高丽伊蚊 Aedes koreicus *m*
高粱醇溶蛋白 Kafirin *n*
高粱红 Sorghumrot *n*
高良姜[黄]素 Galangin *n*
高亮度闪光视网膜电图 Hellblitzelectroretinogram *n*
高亮度荧光屏 fluoreszierender Schirm mit hoher Helligkeit *m*
高量负荷 Scheitelbelastung *f*
高磷[酸盐]血症肾病 hyperphosphatämische Nephropathie *f*
高磷酸化 Hyperphosphorylation *f*
高磷酸盐尿[症] Hyperphosphaturie *f*
高磷酸盐血[症] Hyperphosphatämie *f*
高磷酸酯酶 Hyperphosphatasie *f*
高磷血症 Hyperphosphatämie *f*
高灵敏度示波器 Oszilloskop mit hoher Empfindlichkeit *n*
高龄初产妇 ältere Erstgebärende *f*
高龄老年人 fortgeschrittenes Alter *n*
高岭石 Kaolinit *m*
高岭土 Kaolin *m*
高岭土尘肺 Kaolinlunge *f*, Kaolinosis pulmonum *f*, Kaolinose *f*
高流量透析器 Hochfluß-Dialyse *f*
高(过)硫酸铵试法 Ammoniumpersulphatprobe *f*
高(过)硫酸钾 Kaliumpersulphat *n*
高(过)硫酸盐法 Hypersulfatmethode *f*
高颅压性脑积水 Hydrocephalus mit hohem Hirndruck *m*
高氯[血]性酸中毒 hyperchlorämische Azidose *f*
高氯尿 Hyerchlorurie *f*
高氯酸 Perchlorsäure *f*(PCS), Überchlorsäure *f*, Acidum perchloricum *n*
高氯酸铵 Ammonium perchloricum *n*
高氯酸钡 Bariumperchlorat *n*
高氯酸吡啶 Pyridinperchlorat *n*
高氯酸汞 Mercuriperchlorat *n*
高氯酸钾 Kaliumperchlorat *n*, Kalium hyperchloricum (s. perchloricum) *n*
高氯酸镁 Magnesiumperchlorat *n*
高氯酸钠 Natriumperchlorat *n*, Natrium perchloricum *n*
高氯酸铅 Bleiperchlorat *n*
高氯酸铷 Rubidiumperchlorat *n*
高氯酸铯 Käsiumperchlorat *n*
高氯酸选择法 Perchlorsäure-Auswahl *f*
高氯酸盐 Perchlorate *n pl*
高氯酸银 Silberperchlorat *n*
高氯性代谢性酸中毒 hyperchlorämische metabolische Azidose *f*
高氯血[症] Hyperchlorämie *f*
高氯血[症](血氯过多) Hyperchlorämie *f*
高氯血症酸中毒 hyperchlorämische Azidose *f*
高氯乙烯 Perchloroethylen *n*
高-马小体(指端皮下组织内的触觉小体) Golgi*-Mazzini* Korpuskel (od. Corpusculum) *n*
高脉冲重复频率式多普勒 hoher Pulswiederholfrequenz-Doppler *m*

高帽变换 Hut-Transformation *f*
高镁血［症］ Hypermagnesiämie *f*
高锰酸 Übermangansäure *f*, Permangansäure *f*
高锰酸铵 Ammonium permanganicum *n*, Ammoniumpermanganat *n*
高锰酸钡 Bariumpermanganat *n*, Barium permangnicum *n*
高锰酸钾 Kaliumpermanganat *n*, Kalium permanganicum *n*
高锰酸钾［滴定］法 Kaliumpermanganat-Methode *f*
高锰酸钾试法 Kaliumpermanganat-Probe *f*
高锰酸钾试剂 Kaliumpermanganat-Reagens *n*
高锰酸钾漱口液 Kaliumpermanganat-Gurgelwasser *n*, Kaliumpermanganat-Mundspülwasser *n*
高锰酸钾浴 Kaliumpermanganat-Bad *n*
高锰酸钾中毒 Kaliumpermanganat-Vergiftung *f*
高锰酸钠 Natriumpermanganat *n*
高锰酸盐 Permanganat *n*
高锰酸盐值 Permanganatwert *m*, Permanganatzahl *f*
高密度 hohe Dichte *f*
高密度发酵 hohe Dichte Gärung *f*
高密度光盘 kompakte optische Platte *f*
高密度记录 Aufzeichnung (od. Aufnahme) mit hoher Dichte *f*
高密度聚乙烯食品卫生 Lebensmittelhygiene für hochdichte Polyethylente *f*
高密度气相色谱法 Dichtgaschromatographie *f*
高密度脂蛋白 high density lipoprotein (HDL) 〈engl〉
高密度脂蛋白胆固醇 HDL-Cholesterin *n*
高密度脂蛋白缺乏症 HDL (High-density-Lipoprotein)-Mangel *m*, Tangier* Krankheit *f*
高密度脂质缺乏［症］ High-density-Lipoidmangel *m*
高泌乳素血症 Hyperprolaktinämie *f*
高免疫球蛋白 M (IgM) 免疫缺损症 Hyper-IgM (Immunoglobulin M)-Immundefizienz *f*
高免疫球蛋白 E 血症综合征 Hyperimmunoglobulinämie E-Syndrom *n*
高免疫球蛋白症 Hyperimmunoglobulinämie *f*
高(过)钼酸 Permolybdänsäure *f*
高免疫性 Hyperimmunität *f*
高免疫状态 Hyperimmunisierung *f*
高灭磷 Orthen *n*
高敏 Hypersensitivität *f*
高敏［感］性 Hypersensibilität *f*
高敏反应 Überempfindlichkeitsreaktion *f*
高敏感性肺炎 Hypersensitivitätspneumonitis *f*
高敏感性脉管炎 Hypersensitivitätsvaskulitis *f*
高敏性 Hyperreaktion *f*, Überempfindlichkeit *f*
DNA 高敏位点 DNA-überempfindliche Stelle *f*
高钠膳食 natriumreiche Diät *f*
高钠血［症］ Hypernatriämie *f*
高钠［血症］综合征 Hypernatriämie *f*
高内皮微静脉 hochendotheliale Venule *f*
高内皮细胞小静脉 Hochendotheliovenule *f*
高能电子束 Hochenergie-Wahl *f*
高能放射治疗机 Hochenergieradiotherapie-Apparat *m*
高能辐(放)射 Hochenergiestrahlung *f*
高能核磁共振仪 Hochenergie-Kern-Magnet-Resonanz-Detektor *m*
高能键 energiereiche Bindung *f*
高能结合 Hochenergie-Kombination *f*
高能聚焦超声 Hochintensität-fokussierter-Ultraschall *m* (HIFU)
高能粒子 Hochenergiepartikel *f*
高能粒子摄影 Hochenergiepartikel-Radiographie *f*
高能量 Hochenergie *f*
高能磷酸化物 Hochenergie-Phosphateverbindung *f*, energiereiche Phosphatverbindung *f*
高能磷酸键 energiereiche Phosphatbindung *f*
高能硫酯键 energiereiche Thioesterbindung *f*
高能碰撞 hoher Aufprall *m*
高能射线 energiereiche Strahlung (od. Radiation) *f*
高能中子 energiereiches Neutron *f*
高年初产 ältere Gebärende *f*
高年初产［妇］ ältere Primipara (od. Gebärende) *f*
高鸟氨酸血［症］ Hyperornithinämie *f*
高尿钙症 Hyperkalziurie *f*
高尿蓝母血［症］ Hyperindikanämie *f*
高尿酸尿［症］ Hyperurik (os) urie *f*
高尿酸性肾病 hyperurikämische Nephropathie *f*
高尿酸血［症］ Hyperurik (os) ämie *f*
高尿酸血肾病(痛风肾) hyperurikämische Nephropathie *f*, Hansäurenephropathie *f*, Gichtniere *f*
高尿酸血症 Hyperurikämie *f*
高尿酸血症-智力发育不全(莱施-尼汉综合征) Hyperurikämie-Oligophrenie *f*
高凝［结］状态 Hyperkoagulabilität *f*
高柠檬酸 Homozitronensäure *f*
高凝血酶血［症］ Hyperthromb (oplast) inämie *f*
高凝血酶原血［症］ Hyperprothrombinämie *f*
高凝状态 Hyperkoagulabilität *f*
高浓度氧 hochkonzentrierter Sauerstoff *m*
高疟区 hyperendemische Gegend der Malaria *f*, hyperendemischer Bezirk der Malaria *m*
高排低阻型休克 high-output and low resistance type shock <engl.>
高排血量心力衰竭 high output heart failure <engl.>
高排血量综合征 hyperkinetisches Herz-Syndrom *n*, Gorlin* Syndrom *n*
高硼酸钠 Natrium perboricum *n*
高频 Hochfrequenz *f*
高频［血型］抗原 öffentliches Antigen *n*, öffentliches Blutgruppenantigen *n*
高频鼻用电凝器 nasaler elektrischer Koagulator *m*
高频扁桃体手术器 elektrochirurgische Einheit (ESU) für Tonsille *f*, ESU für Mandel *f*
高频变压器 Hochfrequenz-Transformator *m*
高频测定仪 Hochfrequenz-Tester *m*
高频场强 Feldstärke der Hochfrequenz *f*
高频超声诊断 Hochfrequenz-Ultraschall-Diagnose *f*
高频传导 Hochfrequenz-transduktion *f* (HFT)
高频的 hochfrequent
高频滴定法 Hochfrequenztitration *f*, HF-Titration *f*
高频滴定计 Hochfrequenztitrimeter *n*
高频电磁测定仪 hochfrequenter elektromagnetischer Tester *m*
高频电磁场 elektromagnetisches Feld der Hochfrequenz *n*
高频电磁场场强仪 hochfrequentes elektromagnetisches Feldstärke-Messgerät *n*
高频电刀 Diathermiemesser *n*, Hochfrequenzkauterisa-tionsgerät *n*
高频电刀设备 Hochfrequenz-Elektrochirurgie-Gerät *n*
高频电疗法 Hochfrequenztherapie *f*, Teslaisation *f*, Arsonvalisation *f*
高频电疗机 Hochfrequenztherapiemaschine *f*
高频电疗美容术 Hochfrequenz-Elektrotherapie Kosmetik *f*
高频电流离心铸造机 Hochfrequenz-Zentrifugalgußmaschine *f*
高频电流灭菌法 Hochfrequenzstrom-Sterilisation *f*
高频电美容仪 Hochfrequenz-kosmetisches Instrument *n*
高频电喷射通气 Hochfrequenz-Jet-Ventilation *f* (HFJV)
高频电透热法 Endothermie *f*
高频电针疗法 Hochfrequenztherapie mittels Elektroakupunktur *f*
高频电灼 Fulguration *f*, Hochfrequenzkauterisation *f*

高频感应加热 Hochfrequenz-Induktionsheizung f
高频光谱 Hochfrequenzspektrum n
高频呼吸机 Hochfrequenz-Respirator m
高频加强滤波 Hochfrequenz-Emphase-Filterung f
高频加热 Hochfrequenzerhitzung f
高频介质加热 Hochfrequenz-Medium-Heizung f
高频抗原 Hochfrequenzantigen n
高频离心铸造机 Hochfrequenz-Schleudergußmaschine f
高频率 Hochfrequenz f(HF)
高频率抗原 Hochfrequenzantigen n
高频脉冲发生器 (Im-)Pulshochfrequenzgenerator m, Hochfrequenz-Pulsgenerator m
高频密度计 Hochfrequenzdensimeter n
高频喷射呼吸机 Jet-Respirator mit Hochfrequenzimpulsen m
高频喷射通气 Hochfrequenz-Jet-Ventilation f
高频气流阻断 Hochfrequenz-Flussunterbrecher m
高频气流阻断通气 Hochfrequenzventilation durch Unterbrechung des Luftflusses f, high-frequency flow interruption ventilation (HFFIV)
高频前列腺切割器 Elektrochirurgische Einheit (ESU) für Prostata f
高频手术刀 Hochfrenzmesser n, Hochfrenz-Elektrotomie f
高频听力 Hochfrequenz-Anhörung f
高频通气 Hochfrequenzventilation f
高频息肉手术器 ESU (Elektrochirurgische Einheit) für Polyp m
高频心电图 Hochfrequenz-EKG f
高频信号发生器 Hochfrequenzsignalgenerator m
高频性聋 Hochfrequenztaubheit f
高频胸壁压迫 hochfrequente Brustwandkompression f
高频血型 öffentliche Blutgruppe f
高频血型抗原 Hochfrequenz-Antigen n
高频影响 Effekt (od. Beeinflußung) der Hochfrequenz f
高频噪声 Hochfrequenzlärm m
高频震荡 Hochfrequenzoszillation f(HFO)
高频振荡器 Generator m, Hochfrequenzvibrator m
高频振荡通气 Hochfrequenzoszillationsventilation f(HFOV)
高频正压通气 Hochfrequenz-Überdruckbeatmung f(HFPPV)
高频正压通气设备 Hochfrequenz-Überdruck-Belüftung f (HFPPV)
高频止血器 Hochfrequenz-Koagulator m
高频治疗机 Hochfrequenztherapie-Apparat f
高频重组 Hochfrequenzrekombination f
高频重组 hohe Frequenzrekombinante f
高频重组菌株 Hochfrequenzrekombinationsstamm m
高频铸造用钴铬合金 Kobatt-Chrom-Legierung für Hochfrequenzabguß f
高频转导 hochfrequente Transduktion f
高频转移 Hochfrequenztransfer m(HFT)
高频紫外线灯 Hochfrequenzultraviolettlampe f
高平面脊髓麻醉 hohe Spinalanästhesie f
高平面阻滞 hoher Block m
高坪状态 Plateauzustand m
高脯氨酸血[症] Hyperprolinämie f
高起 Elevation f
高起鱼鳞病 Hystrix f
高起鱼鳞癣 Hystrizismus m, Hystrix f, Hystriciasis f, Ichthyosis hystrix f
高气压 hoher Atmosphären Druck m
高气压[引起的]疾病 Hyperbaropathie f
高气压病 Hyperbarismus m
高气压神经综合征 Hochdrucknervensyndrom n
高气压障碍 Hyperbarismus m
高千伏摄影 Hochkilovolt-Radiographie f
高铅酸盐 Plumbat n
高迁移率族蛋白 Hochmobilitätsgruppenprotein n(HMG)
高迁移率组蛋白 1 Hochmobilitätsgruppenprotein-1 n
高前β-脂蛋白血[症] Hyperprä-β-lipoproteinämie f, essentielle Hyperlipoproteinämie Typ Ⅳ f
高嵌体 Onlay n
高强度 hohe Intensität f
高强度聚焦超声 hochintensiver fokussierter Ultraschall m
高强度聚焦超声波疗法 hochintensives fokussiertes Ultrasound n
高强度冷光源 Hochintensitätskaltlichtquelle f
高强度塑料镜片 hochgradige Stossgegenstehende plastische Linse f
高强聚焦超声 High Intensity Focused Ultrasound <engl.>
高亲和力胆碱运输系统 Cholintransportsystem mit hoher Affinität n
高亲和力受体 Rezeptor mit hoher Affinität m
高亲合力双链 DNA 抗体 hoche Avidität Doppelstrang-DNA Antikörper m
高亲和性 IgE 的 Fc 受体 Fc-Rezeptor des Hochaffinitäts-IgE m
高球蛋白 E 血症综合征 Hyperimmunglobulin-E-Syndrom n
高球蛋白血[症] Hyperglobulinämie f
高 γ-球蛋白血[症] Hypergammaglobulinämie f
高球蛋白血症性紫癜 Purpura hyperglobulinaemica f
高屈光力凸透镜片 Hochpluslinsen f pl
高区耐受 Hochzonentoleranz f
高醛皮质酮[症] Aldokortikosteronismus m
高醛甾酮尿[症] Hyperaldosteronurie f
高醛甾酮症 Hyperaldosteronismus m
高热(温)疗法 Hyperthermie f
高热焊条 Hochhitze-Lötmasse f
高热惊厥 hyperpyretische Konvulsion f
高热量饮食 hochkalorische Diät f, kalorienreiche Diät f
高热炭丝红外线灯 Thermolit n
高热性气促 Thermopolypnoe f
高热性日射病 Insolatio hyperpyrexalis f
高热症 Hyperpyrexie f, Hyperthermie f
高容量性低钠血症 hypervolämische Hypernatriämie f
高容量血液稀释 hypovolämische Hämodilution f
高熔铸金包埋料 hochschmelzendes Gußmetalleinbettungsmaterial n
高乳糜微粒血[症] Hyperchylomikronämie f, essentielle Hyperlipoproteinämie Typ Ⅰ f
高乳酸血症 Hyperlaktazidämie f
高三碘甲状腺原氨酸血[症] Hypertrijodthyroninämie f
高三尖杉酯碱 Homoharringtonin n
高三酸甘油酯血症 Hypertriglyzeridämie f
高色素性大红细胞症 hyperchrome Makrozythämie (od. Makrozytose) f
高色效应 hyperchromer Effekt m
高色[指数]性贫血 Hyperchromanämie f
高山(原)适应 Höhenanpassung f, Höhenakklimatisation f
高山(原)性肺水肿 Höhenlungenödem n
高山(原)性红细胞增多症 Höhenerythrozytose f
高山病 Bergkoller m, Bergkrankheit f, Acosta* Krankheit f, Höhenkrankheit f
高山带 Bergland n
高山的 alpin
高山反应 Höhenreaktion f
高山腹泻 Hochgebirgsdiarrhoe f
高山疗法 Orinotherapie f, Höhentherapie f
高山贫血 Hochgebirgsanämie f
高山区气候 Gebirgsklima n
高山缺氧 Hochgebirgshypoxie f
高山氏溶液 Takayama* Lösung f

高山太阳灯 (Alpen-) Höhensonne *f*
高山作用 Höheneffekt *f*
高烧 Hyperpyrexie *f*, hohes Fieber *n*
高身材 Person von hohem Wuchs *f*, langer Kerl *m*, Bohnenstange *f*
高砷地区 High-Level-Arsen Bereich *m*
高渗保藏 hypertonische Konservierung *f*
高渗的 hyperton, hypertonisch
高渗减压术 hypertonische Dekompression *f*
高渗氯化钠 hypertonisches Natriumchlorid *n*
高渗氯化钠溶液 hypertonisches Natriumchlorid *n*
高渗尿 Hypersthenurie *f*
高渗葡萄糖注射液 hypertonische Glukoseinjektion *f*
高渗溶液 hypertonische Lösung *f*
高肾上腺素血[症] Hyperadrenalämie *f*
高肾素性高血压 Hypertension (od. Hypertonie) mit hohem Reninaktivität *f*, Hochreninhypertonie *f*
高肾素血症 Hyperreninemia *f*
高渗透压浓度 Hyperosmolalität *f*
高渗性 ①Hyperasmolarität *f* ②hypertonisch
高渗性低钠血症 hypervolemische Hyponatremia *f*
高渗性非酮症昏迷综合征 hyperosmolares nonketotisches Koma-Syndrom *n*
高渗性非酮症糖尿病昏迷 hyperosmolares nichtketotisches diabetisches Koma *n*
高渗性非酮症性[糖尿病性]昏迷 hyperosmotisches nonketotisches diabetisches Koma *n*
高渗性昏迷 hyperosmotisches Koma *n*
高渗性缺水 hypertonische Dehydratation *f*
高渗性少尿 Hypersthenurie *f*
高渗[性]脱水 hypertonische (od. hypertone) Dehydra-(ta)tion *f*, Wassermangelexsikkose *f*
高渗压 hypertonischer (od. hyperosmotischer) Druck *m*
高渗盐水 Kochsalzinfusion *f*, Kochsalzinjektion *f*, hypertonische Kochsalzlösung *f*
高渗盐水静脉注射试验 Hickey*-Hare* Test *m*, Carter*-Robbins* Test *m*
高渗盐水试验 hypertonische Kochsalzlösung-Probe *f*
高渗盐水羊膜腔注射终止妊娠 intra-amniotische Injektion von Kochsalzlösung zur Schwangerschaftsunterbrechung *f*
高渗盐水注射 Injektion der hypertonischen Kochsalzlösung *f*
高渗液 hypertonische Lösung *f*
高渗状态 hyperosmotischer Zustand *m*
高声的 laut
高圣草素 Homoeriodictyol *n*
高湿度测试箱 Hoch-Feuchtigkeitsmeßkammer *f*
高石蒜碱 Homolycorin *n*
高铈的 zerisch
高氏脂肪萎缩 Gowers* Paratrophie *f*
高嗜酸性粒细胞综合征 hypereosinophiles Syndrom *n*
高输出激光系统 high output laser system <engl.>
高输出量心力衰竭 high output failure <engl.>
高输出心室起搏器 hyperkinetischer ventriculärer Schrittmacher *m*, Hochleistungsventrikulärschrittmacher *m*
高水平耐氨基糖苷类 hochrangiges Widerstand Aminoglykosid *n*
高斯 Gauß *n* (G)
高丝氨酸 Homoserin *n*
高斯定理 Gauss* Therorie *f*
高斯分布 Gauss* Verteilung *f*
高斯概率分布 Gauss* Wahrscheinlichkeitsverteilung *f*
高斯金字塔 Gauß* Pyramide *f*
高斯滤波器 Gauss* Filter *n*
高斯模型 Gauß* Modell *n*
高斯-牛顿增量 Gauss*-Newton* Inkrement *n*
高斯曲线 Gauss* Kurve *f*
高斯氏点 Gauss* Punkt *m*, Knotenpunkt *m*
高斯氏法 Gauss* Methode *f* (od. Dämmerschlaf *m*)
高斯氏征 Gauss* Zeichen *n*
高斯型的拉普拉斯算子 Laplace-Operator vom Gaußschen Typ *m*
高斯噪声 Gaußs* Rauschen *n*
高斯增量 Gauss* Inkrement *n*
高死亡率 hohe Mortalität *f*
高速 Hochgeschwindigkeit *f*
高速超微血比容离心机 Hochgeschwindigkeitsultramikrohämatokritzentrifuge *f*
高速飞行员综合征 Raumfahrer-Syndrom *n*
高速公路催眠事故 Autobahn-Hypnose-Unfall *m*
高速贯穿伤 High-Velocity Eindringen Verletzung *f*
高速缓冲存储 cache storage <engl.>
高速缓冲存储器 cache memory <engl.>
高速机头 Hochgeschwindigkeitshandstück *n*
高速计算 Hochgeschwindigkeitsrechnen *n*
高速搅拌器 Hochgeschwindigkeitsrührer *m*
高速离心的 ultrazentrifugal
高速离心机 Ultrazentrifuge *f*
高速连续流动离心机 Strömungs-Ultrazentrifuge *f*, Ultrazentrifuge unter kontinuierlicher Strömung *f*
高速滤池 Hochgeschwindigkeitsfilter *m*, Ultrafilter *m*
高速启动器 Hochgeschwindigkeitsstarter (od.-anlasser) *m*
高速气动手机 Hochgeschwindigkeitsdrucklufthandstück *n*
高速扫描器 Hochgeschwindigkeitsscanner *m*
高速闪烁放射自显影[术] Hochgeschwindigkeits-Szintillationsautoradiographie *f*
高速摄影机 Hochgeschwindigkeitskamera *f*
高速跳伞 Hochgeschwindigkeitsfallschirm *n*
高速通气法 rapide Belüftungsverfahren *n*
高速微型钻 Hochgeschwindigkeitsmikrobohrer *m*
高速消毒器 rapider Sterilisator *m*
高速液相色谱法 Hochgeschwindigkeitsflüßigkeitschromatographie *f*
高速液相色谱仪 Hochgeschwindigkeitsflüßigkeitschromatograph *m*
高碳钢 hochgekohlter Stahl *m*
高碳酸血[症] Hyperkapnie *f*, Hyperkarbie *f*
高碳酸血症[性]呼吸衰竭 hyperkapnische respiratorische Insuffizienz *f*
高碳酸血症后碱中毒 Hyperkapnie-Alkalose *f*
高碳酸血症型呼吸衰竭 hyperkapnisches Lungenversagen *n*
高碳血 Hyperpyraemia *f*
高糖类膳食 kohlenhydratreiche Diät *f*
高糖食物 hochzuckerhaltiges Produkt *n*
高糖血症 Hyperglykämie *f*
高糖饮食 kohlenhydratreiche Diät *f*
高提升滤波 High-Boost-Filterung *f*
高体温 Hyperpyrexie *f*
高天然本底辐射地区 hoher natürlicher Hintergrundsradiation-Bereich *m*
高田-荒二氏反应 Takata*-Ara* (-Jezler*) Reaktion *f*
高田-荒二氏试验 Takata*-Ara* Test *m*
高田氏反应 Takata* Reaktion *f*
高田氏试剂 Takata* Reagens *n*
高调干啰音(哨笛音) Hochkarätige Trockenes Rasselgeräusch *n*
高调呼吸音 hochtöniges Atmen *n*
高萜酸 Homoterpenylsäure *f*
高铁胆绿素 Verdohematin *n*

高铁红细胞 Siderozyt *m*, Sideroblast *m*
高铁环六肽 Ferrichrom *n*
高铁肌红蛋白 Met(a)hämoglobin *n*, Ferrhämoglobin *n*
高铁清蛋白 Methemalbumin *n*
高铁酸钾 Kaliumferrat *n*
高铁血 Hyperferrämie *f*, Siderosis *f*
高铁血红蛋白 Met(a)hämoglobin *n*, Hämiglobin *n*, Ferrhämoglobin *n*
高铁血红蛋白玻片洗脱试验 Methämoglobin-Elution-Test *m*
高铁血红蛋白还原酶 Met(a)hämoglobin-Reduktase *f*
高铁血红蛋白还原试验 Met(a)hämoglobin-Reduktionsprobe *f*
高铁血红蛋白还原系统 Met(a)hämoglobin-Reduktionssystem *n*
高铁血红蛋白血[症] Methämoglobinämie *f*, Hämiglobinämie *f*, Methämalbuminämie *f*
高铁血红素 Hämichrom *n*, Oxyhämin *n*, Fenihämochrom *n*, Ferrichrom *n*
高铁血红素白蛋白 Hämatinalbumin *n*
高铁血红素白蛋白试验 Methämoglobin-Test *m*
高铁血色原 Hämichrom *n*
高铁盐 Ferrisalz *n*
高铁原卟啉 Ferriporphyrine *n pl*
高通量透析 Hochüberfluß-Dialyse *f*
高通滤波电路 High-Pass-Filter <engl.>
高通滤波器 Hochpaßfilter *m*
高通气综合征 Hochventilation-Syndrom *n*
高通透性钙激活钾通道 Großleitfähiger Calcium-aktivierter Kaliumkanal *m*
高铜汞合金 Hochkupferamalgam *n*
高同型半胱氨酸 hoher Homocystein *m*
高同型半胱氨酸血症 Hyperhomocysteinämie *f*
高铜血[症] Hyperketonämie *f*, Hyperkuprämie *f*
高危 Hochrisiko *n*
高危策略 Hochrisikostrategie *f*
高危地区 Hochprävalenzgebiet *n*
高危地区监测 Überwachung von Bereichen mit besondershohen Risiken *f*
高危儿 Hochrisikokind *n*
高危个体 Risikoindividual *n*
高危人群 Hochrisikogruppe *f*
高危人群策略 Strategie auf einer Hochrisikogruppe *f*
高危妊娠 Hochrisikoschwangerschaft *f*
高危妊娠病房 Hochrisiko(schwangerschafts)krankenstation *f*
高危妊娠管理 Hochrisiko-Schwangerschaft-Management *n*
高危妊娠筛查 Hochrisiko-Schwangerschaft-Screening *n*
高危胎儿 Hochrisikofetus *m*
高危险家庭 Hochrisikofamilie *f*
高危险人群 Hochrisikogruppe *f*
高微笑 hohes Lächeln *n*
高危型人乳头瘤病毒 Hoch-Gefahr Typ *n* (HPV)
高危婴儿 Hochrisikobaby *n*
高危孕妇发生率 Inzidenz bei Hochrisikoschwangeren *f*
高维毛癣菌 Trichophyton gourvilii *n*
高位髌骨 hohe Kniescheibe *f*
高位产钳 hohe Zange *f*
高位产钳分娩 Hohezangengeburt *f*
高位肠闭锁 hohe Darmatresie (od. Dünndarmatresie) *f*
高位尺神经麻痹 hohe Ulnarislähmung *f*
高位胆管癌 proximales Gallengangskarzinom *n*
高胃蛋白酶尿[症] Hyperpepsinurie *f*
高胃蛋白酶血[症] Hyperpepsinämie *f*
高位肛瘘 hohe Analfistel *f*
高位骨盆 hohes Becken *n*
高位灌肠[法] Hocheinlauf *m*
高位肩胛骨畸形 Deformität des hohen Schulterblatt-Syndroms *f*
高位结扎术 Hochunterbindung *f*, juxtafemorale Ligatur der Vena saphena magna *f*
高位截肢 Hochamputation *f*
高位颈髓伤 obere zervikale Rückenmarksverletzung *f*
高位胫骨截骨术 hohe Tibiakopfosteotomie *f*
高位胫骨外翻截骨术 hohe tibiale Valgusosteotomie *f*
高位阑尾穿孔 hochgelegene Appendix-Perforation *f*
高位盲肠 Caecum altum (congenitum) *n*
高胃泌素血症 Hypergastrinämie *f*
高位气管镜检查 obere Tracheoskopie *f*
高位气管切开术 Tracheotomia superior *f*
高位钳 hohe Zange *f*
高位钳产术 hohe Zangeneinlegung *f*
高位缺损 hochgelegener Defekt *m*
高位胃肠道功能障碍 Dysfunktion des oberen Gastrointestinaltrakts *f*
高位胃溃疡 hohes Magenulkus *n*
高位小肠梗阻 hoher Ileus *m*
高位牙 Supraversion *f*
高位腰椎间盘突出症 hoher Bandscheibenvorfall *m*
高位隐睾 hoher Kryptorchismus *m*
高位正中神经卡压症 hohe Median-Nerveneinklemmungssyndrom *n*
高位正中神经麻痹 hohe Median-Nervenlähmung *f*
高温 Hitze *f*, Hyperthermie *f*, Hyperthermia *f*
高温巴氏灭菌法 Hochpasteurisierung *f*
高温包埋料 Hochtemperatureinbettung (smaterial *n*) *f*, Hochtemperaturinvestment *n*
高温保藏[法] Hochtemperaturkonservierung *f*
高温病 kalorische Erkrankung *f*
高温舱 Hochtemperaturkammer *f*, Hitzekammer *f*
高温测试箱 Hochtemperatur-Testkammer *f*
高温层析 thermische Chromatographie *f*
高温车间 Hochtemperaturwerkstätte *f*, Hitzebetrieb *m*
高温持续期 persistierende fieberhafte Periode *f*
高温低压舱 Hochtemperatur-Dekompressionskammer *f*
高温电离 thermische Ionization *f*
高温镀银卡他温度计 Versilberungskatathermometer *n*
高温短时巴氏灭菌法 Hochtemperatur-Kurzzeitpasteu-risation *f*
高温堆肥 Hochtemperatur-Kompostierung *f*
高温发酵 thermophile Vergärung *f*
高温废水 heißes Abwasser *n*
高温分解 Pyrolyse *f*
高温高空试验舱 Hochtemperaturkammer *f*
高温和高能等离子体处理法 Hochtemperatur-und Hochenergie-Plasmabehandlung *f*
高温环境 Hochtemperaturumwelt *f*
高温计 Pyrometer *n*, Luftpyrometer *n*
高温空气 Hochtemperaturluft *f*
高温蜡 Hochtemperaturwachs *n*
高温疗法(高热疗法) Hyperthermie-Therapie *f*
高温硫化型硅橡胶 Hochtemperatur-Silikonkautschuk *m*
高温卤素计数管 Hochtemperatur-Halogenzähler *m*
高温灭菌法 Hitze-Sterilization *f*
高温气候 heißes Klima *n*
高温热塑板 Hochtemperaturthermoplastplatte *f*
高温热塑板材 Hochtemperaturthermoplaste *f*
高温生活 Thermobiosis *f*
高温试验 Hochtemperaturtest *m*
高温试验箱 Hochtemperatur-Testkammer *f*
高温纤维[素]分解菌 thermophile zellulose-zersetzende Bakterien *f pl*
高温性水肿 Hitzeödem *n*

高温浴 hyperthermisches Bad *n*, Überwärmungsbad *n*
高温症 Hyperthermie *f*
高温植物 megistotherm <engl.>
高温[治疗](maligne) Hyperthermie *f*
高温作业 Hitzearbeit *f*
高温作业分级 Klassifizierung der Hitzearbeit *f*
高烯醇阴离子 Homoenolat-Anion *n*, Homoenolatanion *n*
高硒食品 Selen-reiches Lebensmittel *n*
高硒水 Selen-reiches Wasser *n*
高细胞因子血症 Hypercytokinemia *f*
高纤维蛋白溶酶血症 Hyperplasminämie *f*
高纤维素饮食 zellulosereiche Ernährung *f*
高限 Obergrenze *f*
高限年龄 Obergrenzenalter *n*
高限效应 Obergrenzeneffekt *m*
高香草酸 Homovanillinsäure *f*
高相关 hohe Korrelation *f*
高效薄层层析法 Hochleistungsdünnschichtchromatographie *f*
高效薄层色谱法 Hochleistungs-Dünnschicht-Chromatographie *f* (HPTLC)
高效过滤器 Reinraumfilter *m*, hoch effiziente Partikel-Luftfilter *m*, HEPA-Filter *m*
高效价低亲和力抗体 Antikörper mit hohem Titer und niedriger Avidität *m*
高效建模 Effizienz Modellierung *f*
高效抗逆(反)录病毒治疗 Hochaktive antiretrovirale Therapie *f* (HAART)
高效抗逆转录病毒疗法 hochaktive antiretrovirale Therapie *f*
高效离子排斥色谱法 Hochleistungs-Ionenausschlusschromatographie *f* (HPIEC)
高效滤器 Hochleistungsfilter *m*
高效率微粒空气过滤器 High Efficiency Particulate Air <engl.> (HEPA-Filter)
高效毛细管电泳 Hochleistungs-Kapillar-Elektrophorese *f* (HPCE)
高效能 Hochleistung *f*
高效微粒空气过滤器 hocheffizienter Partikel-Luftfilter *m*
高效消毒剂 Hocheffizienz-Desinfektionsmittel *n*
高效液相层析法 Hochleistungsflüssigkeitschromatographie *f*, Hochleistungs-Flüßigkeitschromatographie *f*
高效液相色谱电化学检测法 Hochleistungsflüßigkeitschromatographie-elektrochemischer Detektor *m*
高效液相色谱法 Hochleistungs-Flüßigkeitschromatographie *f*
高效液相色谱仪 Hochleistungsflüßigkeitschromatograph *m*
高效诱变剂 Supermutagen *n*
高歇氏病[症] Gaucher* Krankheit *f*, primäre Splenomegalie *f*
高歇氏细胞 Gaucher* (Riesen-) Zellen *f pl*
高缬氨酸血[症] Hypervalinämie *f*
高心排血量状态 Zustand mit großem Herzminutenvolumen *m*
高辛烷值汽油 Gasolin mit höherer Oktanzahl *n*
高信号强度 hohe Signalintensität *f*
高型称量瓶 hohe gewöhnliche Wägeflasche *f*
高型烧杯 hohes Becherglas *n*
高雄激素血症 Hyperandrogenaemia *f*
高(过)溴酸 Perbromsäure *f*
高选择性神经后跟切断术 hochselektive Amputation der hinteren Nervenwurzel *f*, hochselektive Vagotomie *f*
高选择性阴茎海绵体动脉栓塞术 superselektive Schwellkörperarteria-Embolisation *f*
高雪氏病 Gaucher* Krankheit *f*, Morbus Gaucher* *f*
高血氨[症] Hyperammonämie *f*
高血钙[症] Hyperkalz(i)ämie *f*
高血钙症性痴呆 Demenz bei Hyperkalzämie *f*
高血钙综合征 Hyperkalzämie-Syndrom *n*
高血红蛋白血[症] Hyperhämoglobinämie *f*
高血钾[症] Kaliämie *f*, Hyperkaliämie *f*
高血钾型肾小管性酸中毒 hyperkaliämische renaltubuläre Azidose *f*
高血钾性周期性瘫痪 Hyperkaliämie-periodische Paralyse *f*
高血磷[症] Hyperphosphatämie *f*
高血氯[症] Hyperchlorämie *f*
高血镁[症] Hypermagnesiämie *f*
高血钠[症] Hypernatriämie *f*
高血糖昏迷 hyperglykämisches Koma *n*
高血糖素 Glukagon *n*, hyperglykämisch-glykogenolytischer Faktor *m*
高血糖素分泌异常 Anomalie der Glukagonsekretion *f*
高血糖素瘤 Glucagonom *n*
高血糖素原 Proglukagon *n*
高血糖因素 hyperglykämischer Faktor *m*
高血糖因子 hyperglykämischer Faktor *m*
高血糖症 Hyperglycemia *f*
高血糖[症] Hyperglykämie *f*
高血糖指数 hyperglykämischer Index *m*
高血压 Hypertonie *f*, Hypertension *f*, Bluthochdruck *m*, Hochdruck *m*
高血压(病) Hypertonie *f*, Bluthochdruck *m*, Hypertonus *m*
高血压(血压过高,张力过高,压力过高) Bluthochdruck *m*
高血压病 Hypertonie *f*, Hypertension *f*, Bluthochdruck *m*, Hochdruck *m*
高血压病人数据库 hypertensive Patientendatenbank *f*
高血压蛋白 Hypertensin *n*, Angiotenin *n*
高血压蛋白酶 Hypertensinase *f*, Angiotoninase *f*
高血压蛋白原 Hypertensinogen *n*, Angiotensinogen *n*
高血压蛋白原酶 Renin *n*
高血压动脉瘤 hypertensives Aneurysma *n*
高血压动脉硬化性心脏病 hypertonische arteriosklerotische Herzkrankheit *f*
高血压合并妊娠毒血症 Hypertonie mit Schwangerschaftstoxikose *f*
高血压间脑综合征 hypertensives Zwischenhirn-Syndrom *n*
高血压健康教育 Gesundheitserziehung für Bluthochdruck *f*
高血压康复 Hypertensionsrehabilitation *f*
高血压颅内出血 hypertensive intrakranielle Blutung (od. Hämorrhagie) *f*
高血压脉络膜病变 hypertonische Choroidopathie *f*
高血压脑病 hypertensive Enzephalopathie *f*
高血压脑出血 hypertonische (od. hypertensive) Hirnblutung *f*
高血压脑内出血 hypertonische (od. hypertensive) Hirnblutung *f*
高血压脑症状 hypertonisches (od. hypertensives) Zerebral-Symptom *n*
高血压脑卒中 hypertensiver Gehirnapoplexie *m*
高血压前期 Prähypertension *f*
高血压视神经病变 hypertonische optische Neuropathie *f*
高血压素原 Angiotensinogen *n*, Hypertensinogen *n*
高血压危象 hypertensive Krise *f*
高血压心脏病 hypertensive Herzerkrankung *f*
高血压性出血 hypertensive Blutung (od. Hämorrhagie) *f*
高血压性出血中风 hypertensiver Schlaganfall mit Blutung *m*
高血压性大脑出血 hypertensive Hirnblutung *f*
高血压性的 hypertensiv, hypertonisch
高血压性红细胞增多症 hypertonische Polyglobulie *f*, Polycythaemia hypertonica *f*, Gaisböck* Syndrom *n* (od. Polyglobulie *f*)
高血压性局部缺血性溃疡 hypertensiv-ischämische Ulkus (od. Geschwür) *n*
高血压性壳核出血 hypertensive Putamenblutung *f*
高血压性溃疡综合征 Martorell* Syndrom *n*
高血压[性]脑病 hypertensive Enzephalopathie *f*

高血压性脑血管病 hypertensive zerebrovaskuläre Erkrankung *f*
高血压性肾病 hypertensive Nephropathie *f*
高血压性[视]乳头视网膜病 hypertensive Papilloretinopathie (od. Neuroretinopathie) *f*
高血压性视网膜病[变] Hypertonieretinopathie *f*, hypertensive Retinopathie *f*
高血压性视网膜动脉痉挛 hypertonischer Angiospasmus der Retina *m*
高血压性视网膜动脉硬化 hypertensive Arteriosklerose der Retina *f*
高血压性小血管疾病 hypertensive Kleingefäßerkrankung *f*
高血压性心脏病 hypertensive Herzerkrankung(od. Kardiopathie) *f*
高血脂[症] Hyperlipämie *f*
高压 hoher Druck *m*, hohe Spannung *f*
高压(效)液体色谱法 Hochdruck-Flüßigkeitschromatographie *f*
高压 X 线疗法 Hochvolt-Röntgentherapie *f*
高压瘢痕注射器 Hohe-Narbe-Spritze *f*
高压变换器 Hochspannungstransformator *m*
高压变压器 Hochspannungstransformator *m*
高压病 hyperbare Krankheit *f*, Hyperbarismus *m*
高压舱 Druckkammer *f*
高压舱治疗 Druckkammer-Therapie *f*
高压差制座舱 Hochdifferenzdruckkabine *f*
高压充气活门 Hochdruckfüllventil *n*
高压纯氧浸透法 hyperbare Sauerstoffdurchtränkung *f*
高压大气 hyperbare Atmosphäre *f*
高压的 hyperbar
高压低频脉冲电疗法 Hochspannung-Low-Puls-elektrische Therapie *f*
高压电 Hochspannungselektrizität *f*
高压电电击 Hochspannungsstromschlag *m*
高压电击伤 hochspannungselektrische Verbrennung *f*
高压电极 Hochdruckelektrode *f*
高压电镜 Hochspannungselektromikroskop *n*
高压电容器 Hochspannungskondensator *m*, HochvoltKondensator *m*
高压电烧伤 Hochspannungverbrennung *f*
高压电损伤 Hochspannungs-Elektro-Verletzung *f*
高压电泳 Hochspannungselektrophorese *f*
高压电子显微术 Hochspannungs-Elektronenmikroskopie *f*, Hochvolt-Elektronenmikroskopie *f*
高压负离子发生器 Hochvolt-Anion-Generator *m*
高压感受器 Hochdruck-Rezeptor *m*
高压汞灯 Hochspannungsquecksilberlampe *f*, Hochvolt-Quecksilberlampe *f*
高压灌注 hypertensive Perfusion *f*
高压锅 Schnellkochtopf *m*
高压过滤器 Hochdruck-Filter *n*
高压环境 hyperbare Umwelt *f*
高压回路 Hochdruckkreis *m*
高压火菌器温度指示管 Temperaturanzeiger der Hochdrucksterilisator *m*
高压继电器 Hochspannungsrelais *n*, Hochvolt-Relais *n*
高压交变电场疗法 Hochspannung-elektrisches Wechselfeld-Therapie *f*
高压进气 Hochdruck-Beaufschlagung *f*
高压静电治疗机 hochvoltstatischer Therapie-Apparat *m*
高压脉 Hochspannungspuls *m*, Pulsus altus *m*
高压毛细管粘度计 Hochdruckkapillarviskosimeter *m*
高压灭菌[法] Hochdruckdampfsterilisation *f*
高压灭菌器 Autoklav *m*, Schnellkochtopf *m*, Dampfkochtopf *m*, Dampfsterilisator *m*, Dampfsterilisierapparat *m*
高压气瓶 Hochdruckzylinder *m*, Druckbombe *f*
高压气相色谱法 Hochdruck-Gaschromatographie *f*
高压氢化 Hochdruck-Hydrogenierung *f*
高压容器 Druckbombe *f*
高压摄影 X 线机 hochspannungsradiographische Röntgenanlage *f*
高压室 Druckkammer *f*
高压示波器 Hochspannungs-Oszilloskop *n*
高压输液泵(蠕动输液泵) peristaltische Pumpe *f*
高压素 Hypertensin *n*, Angiotenin *n*
高压素酶 Hypertensinase *n*, Angiotonase *n*
高压素原 Hypertensinogen *n*
高压套囊 Hochdruckmanschette *f*
高压系统 Hochdrucksystem *n*
高压消毒器 Hochdrucksterilisator *m*, Dampf(druck)topf *m*
高压性脑积水 Hochdruckhydrozephalus *m*
高压性气胸 Spannungspneumothorax *m*
高压性神经综合征 Hochdruck neurologisches Syndrom *n*
高压性自发性气胸 spontaner Spannungspneumothorax *m*
高压氧 hyperbare Oxygenation *f*
高压氧舱 hyperbare Sauerstoffdruckkammer *f*
高压氧舱疗法 hyperbare Sauerstoffdruckkammertherapie *f*
高压氧合[作用] hyperbare Oxigenation *f*
高压氧疗 hyperbare Sauerstofftherapie *f*
高压氧疗法 hyperbare Sauerstoff-Therapie *f*
高压氧气系统 Hochdruck-Sauerstoffsystem *n*
高压氧危象 hyperoxische Krise *f*
高压氧引起的惊厥 von hyperbarem Sauerstoff induzierte Krampf *m*
高压氧治疗 hyperbare Sauerstofftherapie *f*
高压液体 Hochdruckflüssigkeit *f*
高压液相层析 Hochdruckflüßigkeitschromatographie *f*
高压液相色谱法 Hochdruck-Flüßigkeitschromatographie *f*
高压液相色谱注射装置 Injektionsvorrichtung für Hochdruckflüssigkeitschromatograph *f*
高压医学 hyperbare Medizin *f*
高压匀浆 Hochdruckhomogenisierung *f*
高压运放 Hochspannungsverstärker *m*
高压蒸锅 Hochdruck-Dampfkessel *m*
高压蒸汽 gespannter Dampf *m*
高压蒸汽灭菌器 Autoklav *m*
高压蒸汽消毒灭菌法 Autoklavieren *n*, Dampfdrucksterilisation *f*
高压蒸汽消毒器 Autoklav *m*, Dampfdrucksterilisator *m*
高压整流器 Hochspannungsgleichrichter *m*
高压注射器 Druckinjektionsgerät *n*, Druckspritze *f*
高烟囱排放 Emission aus hohen Schornsteinen *f*
高盐血 Hypersal(äm)ie *f*
高盐饮食 hohe Salzdiät *f*
高盐饮食负荷试验 hoher Natrium-Diät-Test *m*
高眼点接目镜 Okular bei hohem Augenpunkt *n*
高眼压 erhöhter Augeninnendruck *m*, okuläre Hypertension *f*, intraokularer Druck *m*
高眼压症 okuläre Hypertension *f*
高眼压治疗研究 Studie der Behandlung der okularer Hypertension *f*
高羊毛氨酸 Homolanthionin *n*
高氧 - 高通气试验 Hyperoxie-und Hyperventilationstest *m*
高氧含量 erhöhtes Sauerstoffgehalt *n*
高氧试验 Hyperoxie-Test *m*
高氧血 Hyperoxämie *f*
高氧血症 Hyperoxämie *f*
高氧症 Hyperosie *f*, Hyperoxämie *f*
高氧症 Hyperoxie *f*
高胰岛素血[症] Hyperinsulinämie *f*, Hyperinsulinismus *m*

高胰岛素原脂血症 hypersulinogene Hyperlipidämie *f*
高乙种脂蛋白血症 Hyper-Beta-Lipoproteinämie *f*
高异亮氨酸 Homoisoleuzin *n*
高异柠檬酸 Homoisozitronensäure *f*
高音喇叭 Hochtonlautsprecher *m*
高阴离子间隙酸中毒 hohe Anionenlücke-Azidose *f*
高音聋 Hochtontaubheit *f*
高音调 Hoch-Ton *m*
高音听诊器 Phonoselektoskop *n*
高荧光 Hyperfluoreszenz *f*
高营养 Überernährung *f*, Hyperalimentation *f*
高营养导管 Hyperalimentationssonde *f*
高应答个体 Hochresponder *m*
高应答品系 Hochresponder *m*
高优先级 hohe Priorität *f*
高原 Hochebene *f*, Plateau *n*
高原病 Bergkrankheit *f*, Höhenkrankheit *f*
高原低血压 Höhenhypotension *f*, Höhenhypotonie *f*
高原反应 Höhenreaktion *f*
高原肺水肿 Höhenlungenödem *n*
高原高血压 Höhenhypertension *f*, Höhenhypertonie *f*
高原红细胞增多症 Höhenerythrozytose *f*, Höhenpolyglobulie *f*
高原环境 Höhenumwelt *f*
高原昏迷 Höhenkoma *n*
高原昏迷 Höhenkoma *n*, Höhenbewusstlosigkeit *f*
高原耐性 Höhentoleranz *f*
高原脑水肿 Höhenhirnödem *n*
高原期 Plateauphase *f*
高原气候 Höhenklima *n*, Hochgebirgeklima *n*
高原生理学 Höhenphysiologie *f*
高原(地)适应 Höhenanpassung *f*, Höhenakklimatisation *f*
高原适应不全症 Bergdisadaptation *f*
高原氏综合征(过氧化氢酶缺乏症) Takahara* Syndrom *n*, Acatalasämie *f*
高原习服 Höhenakklimatisierung *f*
高原现象 Plateauphänomen *n*
高原[性]肺水肿 Höhenlungenödem *n*
高原[性]心脏病 Höhenherzkrankheit *f*, Höhenlage-Herzerkrankung *f* (HAHD)
高原血压异常 Höhenblutdruckanomalie *f*
高原训练 Höhentraining *n*
高原医学 Höhenmedizin *f*
高原营养 Plateauernährung *f*
高原晕厥 Höhenkollaps *m*
高原作业 Arbeiten in großer Höhe *n*
高孕酮血[症] Hyperlutämie *f*
高粘稠(滞)度综合征 Hyperviskositätssyndrom *n*, Hyperviskosität-Syndrom *n*
高粘滞综合征 Hyperviskositätssyndrom *n*
高张(盐)溶液 hypertone Salzlösung *f*
高张[力]性子宫功能异常 hypertonische Uterusfunktionsstörung *f*
高张力 Hypertonie *f*
高张性 Hypertonizität *f*
高张性的 hyperton, hypertonisch
高张性宫缩乏力 hypertonische Uterusdysfunktion *f*
高张性挛缩 hypertonische Kontraktur *f*
高张性膀胱 Überdruckblase *f* Harnblasenhypertonie *f*, hypertone Blase *f*
高张盐水 hypertonische Kochsalzlösung *f*
高真空 Hochvakuum *n*
高真空泵 Hochvakuumpumpe *f*
高真空计 Hochvakuummeßgerät *n*
高真空蒸馏 Hochvakuum-Destillation *f*
高振按摩机 hoher Amplitude Massor *m*
高振幅 Hochamplitude *f*
高脂蛋白血[症] Hyperlipoproteinämie *f*
高脂肪饮食 fettreiches Nahrungsmittel (od. -e Diat) *n*
高脂饲养 fettreiche Fütterung *f*
高脂血[症] Serumfettvermehrung *f*, Hyperlipidämie *f*, Hyperlipämie *f*
高脂血症性急性胰腺炎 Hyperlipidämie-bedingte akute Pankreatitis *f*
高脂质血[症] Hyperlipämie *f*
高直位 hoher Geradstand *m*
高植物性机能体型的 hypervegetativ
高值医用耗材 hochwertiges Verbrauchsmaterial *n*
高致病性病原微生物 hochpathogener Mikroorganismus *m*
高致病性禽流感 hochpathogene Aviäre-Influenza *f*
高重力 Hypergravitation *f*
高柱状细胞型乳头状癌 papilläres Karzinom im Hochzyten-Typ *n*
高转换性骨病 hochumwandelte Osteopathie *f*
高坠伤 Verletzung durch Sturz aus großer Höhe *f*
高自旋 hochspin
高自旋络合物 Normalkomplex *m*
高 IgD 综合征 Hyper-IgD-Syndrom *n*
高 IgM 综合征 Hyper-IgM-Syndrom *n*
高组胺血 Hyperhistaminämie *f*
高阻抗管道 Hochimpedanzrohr *n*
睾内脂 Testolactonum *n*
睾提肌 Kremaster *m*, Cremaster *m*, Musculus cremaster *m*
睾酮 Testosteron *n*, Testosteronum *n* (T)
睾酮-雌二醇结合球蛋白 Testosteron-Estradiol-bindendes Globulin *n* (TeBG)
睾酮反跳疗法 Testosteron-Rebound-Therapie *f*
睾丸 Testis *m*, Testikel *m*, Hoden *m*, Spermarium *n*, Orchis *m*, Testiculus *m*
睾丸癌 Hodenkarzinom *n*
睾丸白膜 Peridídymis *f*, Tunica albuginea testis *f*, Albuginea testis *f*
睾丸白血病 Testicular leukemia *f* (TL)
睾丸变性 Hodendegeneration *f*
睾丸表皮囊肿 Epidermoidzyste des Hodens *f*
睾丸病 Testopathie *f*
睾丸病变切除术 partielle Orchiektomie *f*
睾丸不成熟小管瘤 Knötchen der unreifen Samenkanälchen *n*
睾丸不发育 Hodenagenesie *f*
睾丸部分切除术 partielle Orchiektomie *f*
睾丸残余 Rest des Hoden *m*
睾丸成熟畸胎瘤 reifes Teratom *n*
睾丸成形术 Orchioplastik *f*
睾丸抽吸活检术 Nadelbiopsie des Hodens *f*
睾丸穿刺活检术 Nadelbiopsie des Hodens *f*
睾丸雌性化综合征 testikuläres Feminisierungssyndrom *n*
睾丸丛 Plexus testicularis *m*
睾丸挫伤 Hodenquetschung *f*
睾丸错向下降 Descensus paradoxus testis *m*
睾丸的 testikulär, testicular(-is, -is, -e), testiculat(-us, -a, -um)
睾丸动脉 Arteria testicularis *f*
睾丸窦道 Hodenfistel *f*
睾丸多胚瘤 Polyembryom des Hodens *n*
睾丸恶性支持细胞瘤 malignes Sertoli* Zelltumor des Hodens *n*
睾丸恶性肿瘤 bösartige Neubildung des Hodens *f*
睾丸发育不全 Hodenhypoplasie *f*, Hodenagenesie *f*, Hodenaplasie *f*, Testisdysgenesie *f*
睾丸放线菌病 Hodenaktinomykose *f*
睾丸非生殖细胞瘤 Nicht-Keimzellentumor des Hodens *n*

睾丸缝合术 Orchidorrhaphie *f*, Hodennaht *f*
睾丸附睾类肉瘤 Orchidoepididymosarkoide *f*
睾丸附睾切除术 Orchidoepididymektomie *f*
睾丸附睾炎 Orchidoepididymitis *f*, Orchiepididymitis *f*
睾丸附件 Hydatide *f*, ungestielte Hydatide *f*, Appendix testis *f*, Appendix Morgagnii *f*
睾丸附件扭转 Hydatidentorsion *f*
睾丸附件切除术 Exzision der Hydatide *f*
睾丸复位固定术 Detorsion und Orchidopexie des Hodens
睾丸复位术 Hodenreduktion *f*
睾丸腹肌反射 Kocher* Hodenreflex *m*, Hodenabdominalhautreflex *m*
睾丸功能不全 Hodeninsuffizienz *f*, Hypogonadismus *m*
睾丸功能减退 Hypoorchidismus *m*, Hypofunktion des Hodens *m*
睾丸功能亢进 Hyperorchidismus *m*
睾丸功能性肿瘤 funktioneller Tumor des Hodens *m*, funktioneller Hodentumor *m*
睾丸骨髓肉瘤 Testikelmarksarkom *n*
睾丸骨髓细胞瘤 Testikelmarkcytoma *m*
睾丸固定术 Orchidopexie *f*, Orchipexie *f*, Hodenfixation *f*
睾丸固有膜 Tunica propria testis *f*
睾丸固有鞘膜 Tunica vaginalis propria testis *f*
睾丸后倾 Retroversion des Hodens *f*, Hodenretroversion *f*
睾丸坏死 Hodennekrose *f*
睾丸混合性肿瘤 gemischter Hodentumort *m*
睾丸活组织检查 Hodenbiopsie *f*
睾丸肌瘤 Hodenmyom *n*
睾丸畸胎癌 Hodenteratokarzinom *n*
睾丸畸胎瘤 Hodenteratom *n*
睾丸畸形 Hodenmißbildungen *f pl*
睾丸激素 Hodenhormone *n pl*
睾丸集合管睾丸网腺癌 Hodenadenomkarzinom der Sammelkanälchen *n*
睾丸间介细胞功能缺失 Aleydigismus *m*, Leydig* Hypogonadismus *m*
睾丸间介细胞增殖 Proliferation der Leydig* Zelle *f*
睾丸间质 Hodenzwischengewebe *n*
睾丸间质细胞 interstitielle Hodenzellen *f pl*, Hodenzwischenzellen *f pl*, Leydig*(Zwischen)-Zellen *f pl*
睾丸间质细胞发育不全 Leydig*(Zwischen)-Zellenaplasie *f*
睾丸间质细胞功能缺失 Aleydigismus *m*, Leydig* Hypogonadismus *m*
睾丸间质细胞瘤 Leydig* Zell(en)-Tumor *m*
睾丸间质细胞增殖 Proliferation der Leydig* Zelle *f*
睾丸交叉异位 gekreuzte Hodenektopie *f*
睾丸结核 Hodentuberkulose *f*
睾丸精索鞘膜 Tunica vaginalis communis testis et funiculi spermatici *f*, Tunica funiculi spermatici et testis *f*
睾丸精原细胞瘤 Hodenseminom *n*
睾丸静脉 Hodenvene *f*, Vena testicularis *f*
睾丸静脉造影 Gonado-Venographie *f*
睾丸决定因子 Hodendeterminationsfaktor *m*
睾丸颗粒细胞瘤 Granulosazelltumor des Hodens *m*
睾丸良性支持细胞瘤 gutartiger Sertoli* Zelltumor des Hodens *m*
睾丸良性肿瘤 gutartige Neoplasma des Hodens *f*
睾丸淋巴瘤 testiculares Lymphom *n*
睾丸瘤 Orchiozele *f*, Orchidoncus *m*
睾丸卵黄囊瘤 / 内胚窦瘤 Dottersack-Tumor *m*
睾丸梅毒 Hodensyphilis *f*
睾丸囊状附件 vesikuläres Hodenanhängsel *n*
睾丸脑状瘤 Orchienzephalom *n*
睾丸内翻 Hodeninversion *f*
睾丸[内分泌]功能减退 Hyporchidie *f*
睾丸内梗阻 intratesticulare Behinderung *f*
睾丸扭转 Hodentorsion *f*, Torsio testis *f*
睾丸脓肿 Hodenabszeß *m*
睾丸脓肿切开引流术 Inzision und Dränage des Hodenabszeßes *f*
睾丸女性化[症] testikuläre Femin(is)ierung *f*
睾丸女性化综合征 Maxwell*-Goldberg* Syndrom *n*, Testikuläre-Feminisierungssyndrom *n*
睾丸旁的 paradidymal
睾丸胚胎性癌 Embryonalkarzinom des Hodens *n*
睾丸破坏 Zerstörung des Hodens *f*
睾丸鞘膜 Hodenhülle *f*, Tunica vaginalis testis *f*
睾丸鞘膜[低位]穿刺术 Hyposcheotomie *f*
睾丸鞘膜的 vaginal(-is, -is, -e)
睾丸鞘膜翻转术 (Jaboulay*-) Winkelmann* Operation der Hydrozele *f*
睾丸鞘膜积血 Hämatozele *f*, Haematocele *f*
睾丸鞘膜积液 Hydrozele *f*, Hydrocele testis *f*, Wasserbruch *m*
睾丸鞘膜积液抽吸术 hydrozele Aspiration *f*
睾丸鞘膜积液根治术 Radikaloperation der Hydrozele *f*
睾丸鞘膜切除及外翻术 Exzision und Eversion der Tunica vaginalis testis *f*, Bergmann* Operation *f*
睾丸鞘膜切除术 Vaginektomie *f*
睾丸鞘膜切开引流术 Exzision und Drainage der Tunica vaginalis testis
睾丸鞘膜水囊肿 Hydrocele testis *f*
睾丸鞘膜纤维瘤 Fibrom der Vagina testis *n*
睾丸鞘膜炎 Vaginalitis *f*, Periorchitis *f*
睾丸鞘突 Processus vaginalis peritonei *m*
睾丸切除 Orchiektomie *f*
睾丸切除术 Orchi(d)ektomie *f*, Testektomie *f*
睾丸切开术 Orchiotomie *f*, Orchitomie *f*, Orchidotomie *f*
睾丸切开探查术 Exploration des Hodens *f*
睾丸曲细精管 Hodenkanälchen *n pl*
睾丸缺失 Fehlen des Hodens *n*
睾丸融合症 Synorchismus *m*, Synorchidie *f*
睾丸绒毛膜[上皮]癌 Choriokarzinom des Hodens *n*, Chorioepithelioma testiculi *n*
睾丸绒毛膜癌 Choriokarzinom des Hodens *n*
睾丸神经痛 Orchioneuralgie *f*, Hodenneuralgie *f*
睾丸生殖母细胞性肿瘤 Hodengonozytom *n*, Goniom des Hodens *n*
睾丸实(主)质 Parenchyma testis *n*
睾丸实质 Parenchym des Hodens *n*
睾丸输出小管 Ductuli efferentes testis *m pl*, Graaf* Kanälchen *n pl*
睾丸树胶样肿 Hodengumma *n*
睾丸素 Testosteron *n*
睾丸髓样瘤 Hodenmyelom *n*
睾丸损伤 Hodenverletzung *f*
睾丸索 Hodenschnur *f*
睾丸同种移植 Testis-Allotransplantation *f*
睾丸突(膨)出 Orchiozele *f*
睾丸退化 Hodenregression *f*
睾丸退化综合征 testiculares Degenationssyndrom *n*
睾丸脱位 Hodenluxation *f*, Luxatio testis *f*
睾丸网 Rete testis *n*, Rete Halleri *n*, Hodennetz *n*
睾丸微石症 Hoden-Mikrolithiasis *f*
睾丸萎缩 Hodenatrophie *f*
睾丸未降 Retentio testis *f*
睾丸未降手术 Operation der Retentio testis *f*
睾丸系膜 Mesorchium *n*, Mesoorchium *n*
睾丸细针抽吸活检 Feinnadelpunktion des Hodens *f*
睾丸下垂 Orchidoptose *f*

睾丸下降 Hodendeszendenz *f*, Hodenabstieg *m*, Descensns testis *m*
睾丸下降不全 Maldescensus testis *m*, Descensus testis incompletus *m*
睾丸纤维瘤 Hodenfibrom *n*
睾丸腺癌 testikuläres Adenokarzinom *n*
睾丸腺瘤 Hodenadenom *n*
睾丸消失综合征 verschwindende Hoden-Syndrom *n*
睾丸小隔 Septulum testis *m*
睾丸小叶 Hodenläppchen *n pl*, Lobuli testis *m pl*
睾丸性休克 Hodenschock *m*
睾丸雄激素 Andrin *n*
睾丸修补术 Reparatur des Testises *m*
睾丸血管瘤 Hodenhämangiom *n*
睾丸血管膜 Tunica vasculosa *f*
睾丸血肿 Hodenhämatom *n*
睾丸炎 Orchitis *f*, Testitis *f*, Orchiditis *f*
睾丸炎球菌 Gonokokkus *m*, Orchiococcus *m*
睾丸移植 Testis-Transplantation *f*
睾丸异位 Hodendystopie *f*, Parorchidie *f*, Ektopia testis *f*, Dislocatio testis *f*
睾丸异种移植 Testis-Xenotransplantation *f*
睾丸阴囊疝 Orchioscheozele *f*
睾丸引带 Hodenleitband *n*, Gubernaculum testis *n*, Chorda gubernaculum *f*, Hunter* Gubernaculum *n*
睾丸硬变 Hodenzirrhose *f*, Hodenszirrhus *m*
睾丸粘连 Synorchidie *f*
睾丸针吸细胞学检查和流式细胞测定 Aspirationszytologie und Durchflusszytometrie der Hoden
睾丸支持细胞 Sertoli* Zelle *f*
睾丸支持细胞-间质细胞瘤 Arrhenoblastom des Hodens *n*, Sertoli*-Leydig* Zell-Tumor des Hodens *m*
睾丸支持细胞瘤 Stützelltumor des Hodens *m*, Sertoli* Zelltumor des Hodens *m*
睾丸脂肪瘤 Hodenlipom *n*
睾丸制剂疗法 Orchidotherapie *f*
睾丸肿瘤 Hodentumor *m*, Orchidom *n*
睾丸肿瘤外科治疗 chirurgische Behandlung des Hodenkrebses *f*
睾丸滋养细胞瘤 Trophoblastom des Hodens *n*
睾丸自体移植 Testis-Autotransplantation *f*
睾丸纵隔 Mediastinum testis *n*, Corpus Highmori *n*, Highmore* Körper *m*
[睾丸]足细胞瘤 Androblastom *n*, Sertoli* Zelltumor *m*, Fußzellentumor *m*
睾丸组织活检取样钳 Hodenbiopsiepinzette *f*
睾甾酮 T estosteron *n*
睾[甾]烷 Testan *n*
膏按摩 Massage mit Salbe *f*
膏料过滤器 Extraktfilter *m*

gǎo 藁

藁本内脂 Ligustilid *n*
藁本属 Nothosmyrnium *n*

gào 告锆

告尔酸 Gorlisäure *f*
告警信号灯 Signallampe *f*, Warnungslaterne *f*
锆 Zirkonium *n*(ZR, OZ 40)
锆肉芽肿 Zirkoniumgranulom *n*
锆酸铅 Bleizirkonat *n*
锆盐-茜素试剂 Zirconium-Alizarin-Reagenz *f*

GE 戈咯哥胳鸽搁割歌革格蛤隔膈骼镉葛个各铬

gē 戈咯哥胳鸽搁割歌

戈德堡-霍格内斯框 TATA-Box *f*, Goldberg*-Hogness* Box *f*(一段非编码 DNA 序列)
戈德布拉特肾 Goldblatt* Niere *f*(血流受阻造成肾性高血压的肾)
戈德布拉特氏高血压 Goldblatt* Hochdruck *m*
戈德曼镜 Goldmann* Linse *f*
戈德纳脊柱关节融合术 Arthrodese der Wirbelsäule *f*
戈德史坦人格理论 Goldstein* Persönlichkeitstheorie *f*
戈德思韦特梏具 Goldthwait* Klammer *f*(有 3 个革裹金属带的骨支架)
戈德韦特氏症状 Goldthwait* Symptom *n*
戈登病(蛋白丢失性胃肠病) Gordon* Krankheit *f*
戈登丘疹 Gottron* Papel *f*
戈登氏反射 Gordon* Reflex *m*(od. Zeichen *n*)
戈登氏征 Gordon* Zeichen *n*, Gordon* Syndrom *n*
戈尔茨坦病(遗传性出血性毛细血管扩张症) Goldstein* Krankheit *f*
戈尔茨坦氏咯血 Goldstein* Hämoptoe *f*
戈尔茨坦氏呕血 Goldstein* Hämatemesis *f*(od. Bluterbrechen *n*)
戈尔茨坦氏射线 Goldstein* Strahlen *m pl*
戈尔茨坦征 Goldstein* Zeichen *n*(趾与邻趾间距离增宽,见于呆小病等)
戈尔茨综合征(局灶性皮肤发育不良) Goltz* Syndrom *n*, ischämische Hauthypoplasie *f*
戈尔登哈综合征 Goldenhar* Syndrom *n*
戈[尔]顿氏鉴定制 Calton* System der Identifizierung *n*
戈尔核(薄束核) Gore-Nuklearen *n pl*(gracile Kern)
戈尔特氏反射 Gault* Reflex *m*, kochleopalpebraler Reflex *m*
戈尔柱核(薄束核) Nucleus der Goll'schen Säule *m*, Nucleus gracilis *m*
戈克尔曼方法(治疗银屑病) Goeckerman* Technik *f*, Goeckerman* Theapie *f*
戈拉碘铵 Gallamin *n*
戈勒姆病(骨消失综合征) Gorham* Krankheit(Syndrom *n*)*f*
戈雷氏方程 Golay* Gleichung *f*
戈雷氏柱 Golay* Säule *f*, Kapillarsäule *f*
戈雷氏柱 Golay* Columna *f*, Columna capillaries *f*
戈里阿耶夫氏划线 Goryaef* Lini(i)eren *n*
戈利木单体 Golimumab *m*
戈林综合征 Gorlin* Syndrom *n*(冠状动脉造影正常而发生的心绞痛)
戈瑟兰骨折(胫骨下端的叉状骨折) Gosselin* Fraktur *f*
戈[瑞] Gray *n*(Gy)(辐射吸收剂量单位)
戈舍瑞林 Goserelin *n*
戈氏放线菌 Actinomyces gerencseriae *m*
戈氏综合征(眼耳椎骨发育不全) Goldenhars* Syndrom *n*, okuloaurikulovertebrale Dysplasie *f*
戈特补植分流术 Gore-Tex-Einfügungsshunt *m*(Gore-Tex 是用于心血管外科的人工材料)
戈特分流 Gott* Shunt *m*(GS)
戈特龙综合征(对称性进行性红斑角皮病) Gottron* Syndrom *n*, symmetrische progressive Erythrokeratodermie *f*
戈维恩液 Gauvain* Flüssigkeit *f*(脓胸洗涤液)
戈维思氏液 Gauvain* Lösung zur Spülung des Pyothorax *f*
戈谢病 Gaucher* Krankheit(od. Splenomegalie)*f*(葡萄糖脑苷脂酶缺乏所引起的脂沉积症伴巨脾)
戈谢氏病(脑苷脂沉积病,葡萄糖脑酰胺沉积病) Zerebrosi-

dlipidose *f*, Glucosylceramidelipidose *f*
咯萘啶 Pyronaridin *n*
咯嗪(核黄素基本结构) Alloxazin *n*
哥白尼 Kopernikus *m*
哥伦比亚蜱传斑疹热 Colombian-Zeckenfieber *n*
哥罗米酚 Clomiphen *n*
哥氏前角囊吸虫 Procerovum calderoni *n*
哥氏原角囊吸虫 Procerovum calderoni *m*
哥斯达管圆线虫(脊形管圆线虫) Costa Angiostrongylus *f*
胳臂(膊) Arm *m*
鸽饲养者肺 Taubenzüchter-Lunge *f*
鸽尾固位形 Taubenschwanzform der Fixation *f*
鸽子血型 Blutgruppen der Tauben *f pl*
搁臂架 Armstütze *f*
搁脚 Schenkelstütze *f*
搁置寿命 Lagerungsdauer *f*
割毁 Ausrottung *f*
割裂基因 Spaltungsgen *n*
割裂脑 Spaltungskopf *m*
割[切]伤 Schnittwunde *f*
割痛 schneidender Schmerz *m*
歌[唱]者小结 Sängerknötchen *n*
歌手结节 Sängerknoten *m*
歌者声带炎 Chorditis cantorum *f*

gé 革格蛤隔膈骼镉

革螨 gamasid <engl.>
革螨类 Gamasides *pl*
革蜱属 Dermatocentor *m*
革新 Innovation *f*
革质(朊) Keratin *n*, Hornstoff *m*
革质的 lederartig
革状的 thelephoroid
革菌科 Thelephoraceae *pl*
革菌属 Thelephora *f*
革菌酸 Thelephorsäure *f*
革兰两染性的 gramamphophil
革兰染色尿道拭子 Gram-Färbung-Harnröhrenabstrich *m*
革兰氏碘染剂 Gram* Lugolfärbung *f*
革兰氏碘液 Gram* Lugolösung *f*
革兰氏两染性的 gramamphophil
革兰氏染料 Gram* Färbstoff *m*
革兰氏染色 Gram* Färbung *f*
革兰氏[染色]不定细菌 gramvariable Bacterien *f pl*
革兰氏染色法 Gram* Färbung *f*
革兰[氏][染色]阴性菌感染 gramnegative Infektion *f*
革兰氏阳性的 grampositiv
革兰氏阳性[细]菌 grampositive Bakterien *f pl*
革兰氏阳性厌氧菌 gram-positive-anaerobe Bacterien *f pl*
革兰氏阴性的 gramnegativ
革兰氏阴性菌增菌肉汤 gramnegatives Anreicherungsbomillon *n*
革兰阳性菌 grampositive Bakterie *f*
革兰阳性球菌 grampositive Kokke *f*
革兰阳性球菌败血症 grampositive Kokken-Septikämie *f*
革兰阳性需氧菌 grampositive Aerobierbakterie *f*
革兰阴性杆菌 gramnegativer Bazillus *m*
革兰阴性杆菌败血症 gramnegative Bakterien-Sepsis *f*
革兰阴性杆菌肺炎 gramnegative Bazillen-Lungenentzündung *f* (GNBP)
革兰阴性菌性毛囊炎 gramnegative Haarbalgentzündung *f*, gramnegative Folliculitis *f*
革兰氏阴[性]细菌 gramnegative Bakterien *f pl*
革兰阴性需氧菌 gramnegative aerobe Bakterie *f*
革兰阴性厌氧菌 gramnegative Anaerobierbakterie *f*
格 Gitter *n*
格-巴二氏综合征 Guillain*-Barre* (-Strohl*) Syndrom *n*, Radikuloneuritis *f*
格板 Gitter *n*
格斗或逃避 Kampf oder Flucht
格斗-逃避反应 Fighting-Flucht-Reaktion *f*
格斗性疱疹 Herpes gladiatorum *m*
格斗姿势 Kampfhaltung *f*
格尔森氏饮食 Gerson*-Herrmannsdorfer* Diät *f*, Tuberkulore-Diät *f*
格-肥二氏反应 Gruber*-Widal* (-Wright*) Reaktion *f*
格-肥 试 验 Gruber*-Widal* Test *m*, Widal* Reaktion *f*, Gruber* Reaktion *f*
格格手术(距跟关节关节外融合术) Grice*-Green* Operation *f*
格根包尔氏细胞 Gegenbaur* Zellen *f pl*, Osteoblasten *m pl*
格哈特氏试验 Gerhardt* Probe *f*
格哈特氏征 Gerhardt* Zeichen *n*
格[罕姆]氏丽蝇 Calliphora grahami *f*
格-赫二氏饮食 Gerson*-Herrmannsdorfer* Diät *f*
格-库二氏征 Griesinger*-Kussmaul* Zeichen *n*
格拉代尼果氏综合征 Gradenigo* Syndrom *n*
格拉赫环状腱(鼓膜纤维软骨环) Gerlach* Anulus *m*
格拉赫氏瓣 Gerlach* Klappe *f*, Valvula processus vermiformis *f*
格拉默 Glatiramer *m*
格拉尼特袢(环路) Granite*-Loop *m*
格拉司琼 Granisetron *n*
格拉斯哥昏迷指数 Glasgow*-Komaindex *m*
格拉斯哥昏迷计分表(评定神经受损患者对刺激反应的标准化方法) Glasgow* Komaskala *f*
格拉斯哥结局量表 Glasgow*-Prognoseskale *f*
格[拉斯哥]氏血厉螨 Haemolaelaps glasgowi *m*
格拉斯哥氏征 Glasgow* Zeichen *n*
格拉斯昏迷量表 Glasgow*-Komaskale *f*
格拉斯昏迷评分(量表) Glasgow*-coma-Scala *f* (GCS)
格拉威茨瘤(一种肾细胞癌) Glasgow Witts*-Tumor *m*
格腊塞氏征 Grasset* Zeichen *n*
格[腊提奥累]氏视放射 Gratiolet* Sehstrahlung *f*
格腊提奥累氏视放射 Gratiolet* Sehstrahlung *f*
格腊维次氏恶病质 Grawitz* Kachexie *f*
格腊维次氏睡眠细胞 Grawitz* Schlummerzelle *f*
格腊维次氏变性 Grawitz* Degeneration *f*
格腊维次氏瘤 Grawitz* Tumor *m*
格来弗德氏综合征 Klinefelter* Syndrom *n*, kongenitale Agenesie des Hodens *f*
格兰斯特勒姆氏征 Granström* Zeichen *f*
格[蓝肯]氏器 Grandjecan* Organ *n*
格朗歇氏三征 Grancher* Triade *f*
格-勒二氏三角 Grynfelt*-Lesshaft* Dreieck *n*, Trigonum lumbale superior *n*
格雷点(阑尾炎的压痛点) Gray* Punkt *m*
格[雷厄姆]氏库蠓 Gulicoides grahami *m*
格雷厄姆手术(十二指肠残端后壁溃疡覆盖术) Graham* Operation *f*
格雷厄姆·斯蒂尔杂音 Graham-Steell* Geräusch *n* (肺动脉高压所致肺动脉瓣相对关闭不全时听到舒张期杂音)
格雷费氏征 Graefe* Zeichen (od. Phänomen) *n*
格雷夫病(甲状腺机能亢进症) Basedow*-Krankheit *f*
格雷夫氏卵泡 Graaf* Follikel *m*, Folliculi graafi *m*, Vesicula Graafii (s. graafiana) *f*, Ovula Graafiana *n pl*
格雷夫斯氏病 Graves* Krankheit *f*
格雷夫斯眼病 Graefe' sches Syndrom *n*
格雷戈里氏散 Gregory* Pulver *n*
格雷格头及多并指(趾)综合征 Greig* Cephalopolysyndactylie-Syndrom *n*

格雷格综合征 Greig* Syndrom *n*(两眼距离过大)
格雷汉氏 α-萘酚派若宁染色法 Graham* Alphanaphtholpyronin *n*
格雷汉氏试验 Graham* Test(od. Versuch) *m*
格雷汉·斯蒂尔氏杂音 Graham Steell* Geräusch *n*
格雷氏点 Gray* Zeichen *n*(od. Punkt *m*)
格雷·特纳征 Grey*-Turner* Zeichen *n*, Turner* Zeichen *n*(急性出血性胰腺炎时,腰部皮肤呈紫色瘀斑)
格雷-特纳征 Grey*-Turner* Zeichen *n*
格雷西刮治器 Gracey* Kürette *f*
格累塞氏杆菌 Bacillus grisens *m*, Glaesser* Bacillus *m*, Samonella typhisuis *f*
格累氏细胞 Gley* Zellen *f pl*
格累氏腺 Gley* Drüsen *f pl*
格里费斯法 Griffith* Methode *f*(测马尿酸)
格里夫氏瘤反应 Greve* Tumorreaktion *f*
格里戈里氏散(粉) Gregory* Pulver *n*, Pulvis Rhei compositus *f*
格里津格氏病 Griesinger* Krankheit *f*, Ankylostomiase *f*
格里蒙沙雷菌 Serratia grimesii *f*
格里辛格征(症状) Griesinger* Zeichen(od. Symptom *n*) *n*(横窦血栓形成时乳突后肿胀)
格利森囊(肝血管周围纤维囊) Glisson* Kapsel, perivaskuläre Faserkapsel *f*
格利森氏病 Glisson* Krankheit *f*, Rachitis *f*
格利森氏囊 Glisson* Kapsel *f*, Capsula fibrosa *f*
格利森系统 Glisson* System *n*(肝内门静脉,肝动脉和肝胆管系统)
格利小棘状苔藓及脱发性毛囊炎 Graham*-Little* Lichenspinulosus et Folliculitis decalvans *n*, Graham*-Little* Syndrom *n*
格[利雅]氏反应 Grignard* Reaktion *f*
格[利雅]氏试剂 Grignard Reagenz *f*
格列本脲 Glibenclamid *n*
格列吡嗪(美吡达,灭糖尿) Glipizid *n*(降血糖药)
格列波脲 Glibornurid *n*
格列喹酮 Gliquidon *n*
格列齐特(甲磺吡脲) Gliclazid *n*(降血糖药)
格林巴利综合征 Guillain*-Barré* Syndrom *n*(GBS)(急性感染性多发性神经根神经炎)
格林-巴利综合征 Guillain*-Barre*-Syndrom *n*
格林费尔特疝 Grynfelt* Hernie *f*(先天性腰上三角疝)
格林费尔特氏三角 Grynfelt* Dreieck *n*
格林兰黄连 Coptis greenlandica *f*
格林模式(保健教育过程模式) PROCEED-Modell *n*(PRECEDE)
格林氏沉降器 Glen* Sedimentierungsapparat *m*
格林制剂 Galenika *n pl*, galenische Mittel *n pl*
格隆溴铵(胃长安) Glycopyrroniumbromid *n*
格鲁伯氏疝 Gruber* Hernia *f*
格鲁布 Krup(p) *m*, Kroup *m*, Croup *m*
格鲁布性鼻炎 kruppöse Rhinitis *f*, Rhinitis crouposa *f*
格鲁布性结膜炎 Conjunctivitis crouposa *f*
格鲁布性支气管炎 kruppöse Bronchitis *f*
格鲁米特(导眠能) Glutethimid *n*, Doriden *n*(镇静、催眠药)
格伦费尔德氏趾反射 Grünnfelder* Reflex *m*, Fontanelle-Reflex *m*
格伦手术(上腔静脉右肺动脉吻合术) Glenn* Operation *f*
格罗科氏三角 Grocco* Dreieck *n*, paravertebrales Dreieck *n*
格罗科氏征 Grocco* Zeichen *n*
格罗塔筋膜(肾周筋膜) Gerota* Faszie *f*
格罗塔氏法 Gerota* Methode *f*
格梅林氏反应 Gmelin* Reaktion(od. Probe) *f*
格纳血小板功能不全 Glanzmann*-Naegli* Thrombasthenie *f*
格帕沙星 Grepafloxacin *n*
格赛尔发展量表 Gesell* Entwicklungsskala *f*(测试婴儿发育状态的检查)
格氏链球菌 Streptococcus gordonii *m*
格氏血厉螨 Haemolaelaps glasgowi *m*
格式 Format *n*, Layout *n*
格式病毒 Formatvirus *m*
格式塔疗法 Gestalttherapie *f*
格式塔疗法(完形疗法) Gestalttherapie *f*
格式塔小组 Gestaltgruppe *f*
格式塔协同作用 Gestaltsynergie *f*
格思里-史密斯悬挂体操 Guthrie*-Smith-* Suspensionsübung *f*
格思里试验 Guthrie* Test *m*(检测尿中的苯丙酮酸)
格-斯二氏杂音 Graham*-Steell* Geräusch *n*
格-斯二氏综合征 Grönblad*-Strandberg* Syndrom *n*
格-斯二氏综合征 Gerstmann*-Sträussler*-Scheinker* Syndrom *n*
格斯塔尔特测验 Gestalt* Test *m*
格斯塔尔特场论 Gestalt* Feldtheorie *f*
格斯塔尔特疗法(心理治疗法) Gestalt* Therapie *f*
格斯塔尔特心理疗法 Gestalt* Psychotherapie *f*
格斯塔尔特心理学 Gestaltpsychologie *f*(宣传完形心理学,为现代心理学的一个派别)
格斯塔尔特学派 Gestalt* Schule *f*
格斯塔尔特学说(完形心理学) Gestalismus *m*, Gestalt* Theorie *f*
格斯塔尔特因子 Gestalt* Faktor *m*
格斯塔尔特组织原则 Gestalt* Ordnungsprinzip *n*
格斯特曼-斯特劳斯综合征 Gerstmann*-Straussler* Syndrom *n*(GSS)
格斯特曼综合征 Gerstmann* Syndrom *n*(因优势半球角回病灶所致的手指失认、左右失认、失写、失算,伴结构性失用)
格-斯综合征(弹性假黄瘤皮损伴眼底血管样条纹) Grnblad*-Strandlberg* Syndrom *n*
格斯综合征(双眼 Bruch 膜及全身弹力纤维组织广泛变性性病变) Gronblad*-Strandberg*-Syndrom(pathologische Veranderungen der Bruchmembran und elastische Fasern des gesamten Körpers) *n*
格特林氏指数 Göthlin* Index *m*
格特林试验 Gthlin* Test *m*(检毛细血管脆性试验)
格特曼征 Guttmann* Zeichen *n*(突眼性甲状腺肿时腺上下极有震颤和杂音)
格特内杆菌 Gärtner* Bazillus *m*, Salmonella enteritidis *f*
格特内氏杆菌 Gärtner* Bazillus *m*, Salmonella enteriti-dis *f* dis *f*
格特内氏现象 Gärtner* Phänomen *n*
格特内氏血压计 Gärtner* Tonometer *n*
格特隐球菌 Cryptococcus gattii *m*
格-瓦二氏定律 Guldberg*-Waage* Gesetz *n*
格瓦思米氏油醚[直肠]麻醉 Gwathmey* Öl-Äther-Anästhesie *f*
格栅 Raster *m*
格栅状切口 gitterartiger Einschnitt *m*
格子 Gitter *n*
格子细胞 Gitterzelle *f*
格子纤维 Gitterfaser *f*
格子线 Gitterlinie *f*
格子样变性 litterförmige Degeneration *f*
格子样的 gitterig
格子状角膜变性 gitterige Hornhautdystrophie *f*
格子状角膜变性 gitterige(Hornhaut-) Dystrophie *f*
格子状角膜营养不良 gittrige Hornhautdystrophie *f*
蛤 Muschel *f*
蛤贝 Muschel *f*
蛤贝充血毒[素] Mytilocongestin *n*
蛤贝毒 Mytilotoxin *n*
蛤贝肌醇 Mytilit *n*
蛤贝中毒 Mytilotoxismus *m*, Muschelvergiftung *f*
蛤蚧 Gecko *n*

蛤壳 Concha *n*
蛤蟆蕈氨酸 Muscazon *n*
蛤素 Mercenen *n*
隔[板] Diaphragma *n*, Blende *f*
隔瓣叶 septales Klappensegel *n*
隔胞 Zystidium *n*, Pollinarium *n*, Staubbeutel *m*
隔扁螺 Segmentina nitidella (s. schmackeri) *f*
隔舱 Kompartiment *n*, Teilraum *m*
隔侧乳头肌 septaler Papillarmuskel *m*
隔代遗传 Reversion *f*, Atavismus *m*
隔代诱发 Präinduktion *f*
隔代重现的 atavistisch
隔电装置 Faraday-Käfig *m*
隔光 lichtwiderstandsfähig
隔光器 Diaphragma *n*, Blende *f*
隔行扫描 Zeilensprungabtastung *f*
隔行扫描 Zeilensprungscanning *f*, Zwischenzeilenscanning *f*
隔核 Septumkern *m*
隔[尖]瓣 Cuspis septalis (s. posterior) *m*
隔间 Abteil *n*
隔绝 Entzug *m*, Deprivation *f*, Isolation *f*
隔绝抗原 Sequestrationsantigen *n*, sequestriertes Antigen *n*
隔绝性传导 isolierte Leitung *f*
隔离 Isolierung *f*, Isolation *f*
隔离病(医)院 Absonderungshaus *n*, Isolier (krank) haus *n*
隔离病室 Isolierstation *f*, geschlossene Abteilung *f*, Isolierzimmer *n*
隔离的注意值 Aufmerksamkeitswert von Isolation *m*
隔离电流 Diaphragmastrom *m*
隔离二烯烃 isolierte Diene *n pl*
隔离法 Isolierungsmethode *f*
隔离放大器 isolierter Verstärker *m*
隔离肺 sequestrierte Lunge *f*
隔离感 Gefühl der Isolation *n*
隔离技术 Isolationstechnik *f*
隔离抗原 sequestriertes Antigen *n*
隔离期限 Isolierungsperiode *f*
隔离器 Isolator *m*
隔离群 Isolierungsgruppe *f*
隔离式防护 Schutzisolierung *f*, protektive Isolierung *f*
隔离室 Isolierkammer *f*, Isolierbox *f*
隔离双键 Isolierdoppelbindung *f*
隔离物 Spacer *m*, Abstandshalter *m*
隔离性囊肿 Isolierzyste *f*, Sequestrationszyste *f*
隔离性失语症 isolierte Aphasie *f*
隔离衣 Schutzkittel *m*, Schutzmantel *m*
隔离影响 Isoliereffekt *m*
隔离肢体灌注 isolierte Extremitäten-Perfusion *f*
隔离种群 isolierte Population *f*
隔镰 Septumsichel *f*
隔瘘 Zwerchfenfistel *f*
隔面梗死 septaler Infarkt *m*
隔膜 Diaphragma *n*, Interseptum *n*
隔膜电池 Diaphragmenzelle *f*
隔膜电流 Diaphragmenstrom *m*
隔膜型二尖瓣狭窄 Diaphragmentyp der Mitralstenose *m*
隔膜型主动脉瓣下狭窄 membranöse subvalvuläre Aortenstenose *f*
隔膜状 Septumform *f*
隔旁肺气肿 paraseptales Emphysem *n*
隔片(板) Septum *n*
隔区 Isolationsgebiet *n*
隔区狂怒综合征 septales Rage-Syndrom *n*
隔热 Wärmeisolierung *f*, Wärmeschutz *m*
隔热措施 Wärmeisolierungsmaßnahme *f*
隔热服 wärmeisolierte Anzug *m*, Isolationsoverall *m*
隔热降温 Wärmeisolierung und Wärmekontrolle *f*
隔热值 Wärmedämmwert *m*
隔日 alternativer Tag *m*, nächster Tag *m*
隔日疗法 alternierende Therapie *f*
隔乳头肌 Musculi papillares septales *m pl*
隔声(音) Schallisolation *f*
隔声舱 schalldichte Kammer *f*, Schallisolierungskammer *f*
隔声器 Schallisolierungsapparat *m*
隔室 Abteilung *f*, Abteil *m*, Kammer *f*, Teilraum *m*
隔室间 interkompartmentell
隔室模型 Kammermodell *n*
隔束 septales Band *n*, Septumband *n*
隔外侧核 lateraler Septumkern *m*
隔细胞 Septumzelle *f*
隔音 schalldicht
隔音高空舱 schalldichte Höhenkammer *f*
隔音室 schalltoter Raum *m*, schalldichter Raum *m*, Camera silens *f*
隔缘肉柱 Trabecula septomarginalis *f*
隔缘束 Fasciculus septomarginalis *m*
隔栅 Barriere *f*, Sperre *f*, Absperrung *f*
隔振 Schwingungsisolation *f*
隔综合征 Septumssyndrom *n*
膈[肌] Diaphragma *f*, Zwerchfell *f*
膈[运动]征 Zwerchfell (bewegungs) zeichen *n*
膈癌 Zwerchfellkarzinom *n*
膈丛 Plexus phrenicus *f*
膈的 diaphragmatisch
膈动描记(写)器 Phrenograph *m*
膈副神经 Nervi phrenici accessorii *m pl*
膈腹支 Zwerchfell-Bauch-Ast *m*
膈高位 Zwerchfellhochstand *m*
膈功能紊乱 Funktionsstörung des Zwerchfelles *f*
膈壶腹 phrenic ampulle <engl.>
膈肌颤动 Diaphragmavibration *f*, Zwerchfellvibration *f*
膈肌痉挛 Zwerchfellkrampf *m*
膈肌裂孔 Bruchpforte der Zwerchfellschlitz *f*
膈肌麻痹 Paralysis diaphragmatica *f*
膈肌膨出 diaphragmatische Eventration *f*
膈肌破裂 Diaphragmaruptur *f*, Zwerchfellruptur *f*
膈肌起搏器 Zwerchfellschrittmacher *m*
膈肌损伤 Diaphragmaverletzung *f*, Zwerchfellverletzung *f*
膈肌折叠术 Plikation des Zwerchfells (od. Diaphragmas) *f*
膈肌肿瘤 Diaphragmastumor *m*
膈寄生虫病 parasitäre Krankheit des Zwerchfelles *f*
膈脚 Crus diaphragmatis *n*
膈结肠固定术 Phrenokolopexie *f*
膈结肠韧带 Ligamentum phrenicocolicum *n*
膈结核 Diaphragmentuberkulose *f*, Zwerchfelltuberkulose *f*
膈筋膜 Fascia diaphragmatis
膈痉挛 Zwerchfellspasmus *m*, Phrenospasmus *m*, Zwerchfellkrampf *m*
膈肋窦 Sinus phrenicocostalis *m*
膈肋膜炎 Pleuritis diaphragmatica (s. basalis) *f*
膈良性肿瘤 gutartiger Diaphragmatumor (od. Zwerchfelltumor) *m*
膈裂 Zwerchfellspalte *f*, Phrenoschisis *f*
膈淋巴结 Nodi lymphatici phrenici *m pl*
膈麻痹 Phrenikuslähmung *f*, Zwerchfellähmung *f*, Phre-noplegie *f*
膈面 Facies diaphregmatica *m*
膈面神经吻合术 Phrenikus-Fazialis-Anastomose *f*
膈膜型 Zwerchfelltyp *m*, diaphragmatischer Typ *m*, diaphragmatic type <engl.>
膈膜增厚型 Diaphragmaverdickungst *m*, hypertrophic diaphragm type <engl.>
膈膜粘连型 Adhäsivzwerchfelltyp *m*, Diaphragmaverwachsungstyp

m, adhesive diaphragm type <engl.>
膈脓肿 Abszeß des Zwerchfelles *m*
膈膨出 Zwerchfelleventration *f*, diaphragmatische Eventration *f*
膈膨升 Eventration des Zwerchfelles *f*, diaphragmatische Eventration *f*
膈膨升折术 Plikation der diaphragmatischen Eventration *f*, Phrenoplikatur *f*
膈脾韧带 Ligamentum phrenicolienale *n*
膈破裂 Diaphragmaruptur *f*, Zwerchfellruptur *f*
膈扑动 Zwerchfellflattern *n*, diaphragmatisches Flattern *n*
膈切除术 Phrenektomie *f*
膈穹窿 Fornix diaphragmaticus *m*
膈缺损 Zwerchfelldefekt *m*
膈疝 Diaphragmahernie *f*, Zwerchfellbruch *m*, Hernia diaphragmatica *f*
膈疝修补术（reparative）Operation der Zwerchfellhernie *f*
膈上动脉 Arteriae phrenicae superiores *f pl*, Brustzwerchfellschlagadern *f pl*
膈上静脉 Venae phrenicae superiores *f pl*
膈上淋巴结 Nodi lymphatici phrenici superiores *m pl*, supradiaphragmatische Lymphknoten *m pl*
膈上憩室 Diverticulum supradiaphragmaticum *n*
膈上食管憩室 Diverticulum oesophagi supradiaphragmaticum *n*
膈神经 Nervus phrenicus *m*
膈神经抽出术 Avulsio phrenici *f*, Phrenikusex(h)airese *f*
膈神经刺激器 Phrenikus-Stimulator *m*
膈神经丛 diaphragmatischer Nervenplexus *m*, diaphragmatisches Nervengeflecht *n*
膈神经核 Nucleus nervi phrenici *m*
膈神经节 Ganglia phrenica *n pl*
膈神经麻痹 diaphragmatische Paralyse *f*, Zwerchfelllähmung *f*, Zwerchfellparalyse *f*
膈神经切除钳 Phrenikektomieklemme *f*
膈神经切除术 Phrenikektomie *f*
膈神经切断术 Phrenikotomie *f*
膈神经损伤 Phrenikusverletzung *f*
膈神经痛 Zwerchfellschmerz *m*, Phrenikodynie *f*, Phrenikusneuralgie *f*, Neuralgia diaphragmatica *f*
膈神经压迫试验 Phrenikuskompressionsprobe *f*
膈神经压轧术 Phrenikusquetschung *f*, Phrenikotripsie *f*, Phrenemphraxis *f*
膈神经移位术 Transfer des N. phrenicus *m*
膈式呼吸 diaphragmatisches Atmen *n*, Zwerchfellatmung *f*
膈瘫痪 Zwerchfelllähmung *f*, Phrenoplegie *f*
膈痛 Diaphragm(at)algie *f*, Phrenikodynie *f*, Phrenalgie *f*, Phrenikusneuralgie *f*
膈突出 Zwerchfelleventration *f*
膈外伤 Verletzung des Zwerchfelles *f*
膈胃综合征 phrenogastrisches Syndrom *n*
膈无力与膈疲劳 Muskelschwäche und Ermüdung des Diaphragms (od. Zwerchfells)
膈下包虫病 subdiaphragmatische Echinokokkose *f*
膈下垂 Phrenoptose *f*
膈下动脉 Arteria phrenica inferior *f*
膈下间隙 Spatium subphrenicum *n*
膈下静脉 Venae phrenicae inferiores *f pl*
膈下淋巴结 Nodi lymphatici phrenici inferiores *m pl*
膈下脓肿 hypophrenischer (od. subphrenischer) Abszeß *m*, Abscessus subphrenicus *m*
膈下脓肿切开引流术 Inzision und Dränage des subphrenischen Abszeßes *f*
膈下脓肿引流术 Dränage des subphrenischen Abzeßes *f*
膈下隐窝 Recessus subphrenici *m*
膈下游离气体 subdiaphragmatische freie Luft *f*
膈现象 Zwerchfellphänomen *n*
膈心包炎 Phrenoperikarditis *f*
膈性腹膜炎 Peritonitis diaphragmatica *f*
膈性声门痉挛 Phrenoglottismus *m*
膈胸膜 Zwerchfellpleura *f* pleura diaphragmatica *f*
膈胸膜筋膜 Fascia phrenicopleuralis *f*
膈胸膜炎 Pleuritis diaphragmatica *f*
膈旋毛虫病 Trichinelliasis (od. Trichinose) des Zwerchfelles *f*
膈炎 Phrenitis *f*, Zwerchfellentzündung *f*
膈右脚 Crus dextrum (diaphragmatis) *n*
膈原发性恶性肿瘤 primärer bösartiger Tumor des Zwerchfelies *m*
膈粘连 Adhäsion des Zwerchfelles *f*
膈中心腱 Zentralsehne *f*, Centrum tendineum *n*
膈肿瘤 Zwerchfelltumoren *m pl*
膈重复 Duplikation des Zwerchfeues *f*, Verdoppelung des Zwerchfelles *f*
膈纵隔隐窝 Recessus phrenicomediastinum *m*
骼蛋白纤维 Skeletinfilament *n*
骼脱矿质 Knochendemineralisation *f*
镉 Kadmium *n*, Cadmium *n* (Cd, OZ 48)
镉标准电池 Kadmiumstandardzelle *f*
镉尘肺 Kadimiose *f*
镉电池 Kadmiumelement *n*
镉及其化合物中毒 Vergiftung von Cadmium und seinen Verbindungen
镉柠檬黄色 Kadmium-Zitronengelb *n*
镉肾病 Kadmium-Nephropathie *f*
镉污染 Kadmiumverunreinigung *f*
镉污染稻米 Reis durch Cadmiumverschmutzung *m*
镉吸收 Kadmium-Absorption *f*
镉中毒 Kadmium-Vergiftung *f*

gě 葛

葛根素 Puerarin *n*
葛缕薄荷酮 Carvomonthon *n*
葛缕醇 Carveol *n*
葛缕酮 Carvon *n*
葛属 Pueraria *f*

gè 个各铬

个案 Fall *m*
个案病例调查 Fallüberblick *m*, Epikrise *f*
个案法 Fallstudie *f*
个案管理 Fallmanagement *n*
个案管理员 Fallmanager *m*
个案护理 individuelle Pflege *f*
个案记录 Fallrekord *m*
个案史法 Anamnesenverfahren *n*
个案研究 Fallstudie *f*
个别测验 individueller Test *m*
个别差异 individueller Unterschied (od. Differenz *f*) *m*
个别催眠 Individuelle Hypnose *f*
个别的 individual, individuell
个别化 Individualisierung *f*, Individuation *f*
个别会谈 individuelles Gespräch *n*
个别婚姻治疗 Individuelle Ehetherapie *f*
个别角化细胞 individueller Keratinozyt *m*
个别教学 individualisierte Instruktion *f*
个别教育 individuelle Bildung *f*
个别精神疗法 individuelle Psychotherapie *f*
个别精神治疗 individuelle Psychothrapie *f*, Individualpsychotherapie *f*
个别量 diskrete Menge *f*
个别评定 individuelle Auswertung *f*

个别倾向性 individuelle Neigung *f*
个别试验 individueller Test *m*
个别试样 Individualmuster *n*, Individualprobe *f*
个别谈话 individuelle Beratung *f*
个别托盘 individuelles Tablett *n*
个别问题解决 individuelle Problemlösung *f*
个别细胞角化 individuelle Zellverhornung (od. Zellkeratinisierung) *f*
个别心理学 Individualpsychologie *f*, individuale Psychologie *f*
个别心理治疗 Individualpsychotherapie *f*, Adler* Psychotherapie *f*
个别性 Individualität *f*
个别牙错位 individueller verlagerter Zahn *m*
个别牙缺失 Hypodontie *f*
个别牙锁牙 individueller Zwangbiß *m*
个别液体样 individuelles Flüßigkeitsmuster *n*
个别正常 individuell normale Okklusion *f*
个别正常牙合 Normalbiss einzelner Zähne *m*
个别指导性教学 individuelle verordnete Anweisung *f*
个别治疗 individuelle Therapie *f*
个别智力测验 individueller Intelligenztest *m*
个别咨询 Individuelle Beratung *f*
个例调查 Falle der Untersuchung *f*
个人 Individuum *n*
个人、环境、作业活动模式 Person-Umwelt-Besatzung-Modell *n*
个人保健记录 persönliche Gesundheitsakte *n*
个人保健卡 persönliche Gesundheitskarte *f*
个人保健数据 persönliche Gesundheitsdaten *n pl*
个人保健数据管理系统 PHD-Managementsystem *n*, persönliches Gesundheitsdaten-Managementsystem *n*
个人保健信息系统 persönliches Gesundheitsinformationssystem *n*
个人操作特征 Manipulanda *f*
个人操作性特征 Merkmal der Persönlichen Funktionsfähigkeit *n*
个人察觉到的需要 wahrgenommener persönlicher Gefühlbrauch *m*
个人产品 persönliches Produkt *n*
个人筹资 individuelle Finanzierung *f*
个人档案 Persondokument *n*
个人的 persönlich
个人动机 persönliche Motivation *f*
个人反应 individuelle Reaktion *f*
个人防弹衣 persönliche Schutzausrüstung (PSA) *f*
个人防护 persönlicher Körperschutz *m*
个人防护设备 persönliche Schutzausrüstung *f* (PSA)
个人防护用品 persönlicher Körperschutzapparat *m*
个人访谈 persönliches Gespräch (od. Interview) *n*
个人概率 persönliche Wahrscheinlichkeit *f*
个人管理 persönliches Management *n*
个人行为 individuelles Verhalten *n*
个人和社会功能量表 Skala für personalen and socialen Beitrag *f*
个人计算机技术 PC-Technologie *f*
个人计算机系统 PC-System *n*
个人技能 persönliche Fähigkeit *f*
个人剂量报警仪 persönliches Alarmdosimeter *n*
个人剂量计 Personaldosimeter *n*
γ-X-个人剂量计 Gamma-Röntgenstrahlen-Personendosimeter *n*
个人剂量检查仪 persönliches Dosimeter *n*, Personendosimeter *n*
个人剂量仪 persönliches Dosimeter *n*, Personendosimeter *n*
个人间的信息传播 interpersonale Kommunikation *f*
个人间相互作用 Wechselwirkung (od. Interaktion) von Person zu Person *f*
个人建构理论 persönliche Konstruktionstherapie *f*
个人健康档案 persönliche Gesundheitsakte *f*
个人健康管理 persönliches Gesundheits-Management *n*
个人健康护理计划 persönlicher Gesundheitsplan *n*
个人鉴定 individuelle Identifikation *f*
个人结构说 persönliche Konstrukttheorie *f*
个人救生包 persönlicher Überlebenspack *m*
个人空间 persönlicher Raum *m*
个人理想 persönliches Orientierungsinventar *n*
个人利害 individuelles Interesse *n*
个人利益 Selbstinteresse *n*
个人内部冲突 interpersonaler Konflikt *m*
个人内部定向 innengerichtete Orientierung *f*
个人内部情况 interpersonaler Kontext *m*
个人判别性特征 individuelles Diskriminierungsmerkmal *n*
个人偏见 persönliches Vorurteil *n*
个人漂浮装置 Personenschwimmvorrichtung *f*
个人取向量表 persönliches Orientierungsinventar *n*
个人权力 persönliche Autorität *f*
个人权利 individuelles Recht *n*
个人认同 persönliche Identität *f*
个人身份[识别]数据 persönliche Identifikationsdaten *n pl*
个人身份受到限制 eingeschränkte persönliche Identität *f*
个人神话 persönliche Fabel *f*
个人生存装备 persönliche Überlebensausrüstung *f*
个人生命保障系统 persönliches Lebenserhaltungssystem *n*
个人识别 persönliche Identifikation *f*
个人识别能力 Diskriminierungsmacht *f*
个人史 Autoanamnese *f*, eigene Vorgeschichte *f*
个人数据管理系统 persönliches Datenmanagementsystem *n*
个人特性 persönliche Eigenschaft *f*
个人同一性 persönliche Identität *f*
个人透析能力 persönliche Dialysekapazität *f*
个人危险因素 persönlicher Risikofaktor *m*
个人卫生 Individualhygiene *f*, Körperpflege *f*
个人卫生保健 persönliche Gesundheitsversorgung *f*
个人卫生习惯 individuelle Gesundheitsgewohnheit *f*
个人心理学 Individualpsychologie *f*
个人需求 persönlicher Bedarf *m*
个人氧调节器 individueller Sauerstoffregulator (od.-regler) *m*
个人移动的辅助器具 Hilfsmittel für Personenmobilität *n*
个人意象 persönliches Image *n*
个人因素所致的疾病 personalistische Krankheit *f*
个人营救系统 persönliches Rettungssystem *n*
个人应急包 persönlicher Überlebenssack *m*
个人预防 individuelle Prophylax (i) e *f*
个人照射量计 Individualdosimeter *n*
个人主义 Individualismus *m*
个人资料表 Personaldatenblatt *n*, persönliches Datenblatt *n*
个体 Individuum *n*, Zooid *n*
个体暴露监测 individuelle Überwachung der Exposition *f*
个体暴露水平 individuelles Expositionsniveau *n*
个体变异 individuelle Variation (od. Verschiedenheit) *f*
个体采样 persönliche Probenahme *f*
个体测验 individuelle Probe *f*
个体差异 individuelle Verschiedenheit *f*
个体差异性 individueller Unterschied *m*
个体成长率 individuelle Wachstumsrate *f*
个体的 individuell
个体发生 Henogenesis *f*, Individuation *f*, Ontogenese *f*, Ontogenie *f*
个体发生的 ontogenetisch
个体发生心理学 ontogenetische Psychologie *f*
个体发生转折期 ontogenetischer kritischer Status *m*
个体发育 Henogenesis *f*, Ontogenese *f*, Ontogenie *f*
个体发育不良 Dysontogenese *f*, Dysontogenie *f*
个体发育的 ontogenetisch
个体发育的顺序 individuelle Entwicklungssequenz *f*
个体发育移行 ontogenetische Migration *f*

个体发展 ontogenetische Entwicklung *f*
个体发展比较 ontogenetischer Vergleich *m*
个体发展咨询 Entwicklungsberatung *f*
个体反射 individueller Reflex *m*
个体反应 individuelle Reaktion *f*
个体防护 individuale Protektion *f*, individualer Schutz *m*
个体粉尘采样器 persönlicher Staubprobennehmer *m*
个体过度占用群体资源 Tragik der Allmende *f*
个体化 Individualisierung *f*
个体化教育计划 individueller Bildungsplan *m*
个体化信息 individuierende Information *f*
个体化药物(疗法) individualisierte Medizin *f*
个体化医学 personalisierte Medizin *f*
个体基因型 Idiotyp *m*
个体基因型标记 idiotypischer Marker *m*
[个体]基因型抗体 idiotypischer Antikörper *m*
[个体]基因型抗原 idiotypisches Antigen *n*
个体剂量计 Personendosimeter *m*
个体间变异 interindividuelle Variation *f*, interindividuelle Schwankung *f*
个体监测 Individualmonitoring *n*
个体健康教育 individuelle Gesundheitserziehung *f*
个体接触量监测 Überwachung der persönlichen Exposition *f*
个体节律 individualer Rhythmus *m*
个体经验赋值 organische Bewertung *f*
个体空间 persönlicher Raum *m*
个体免疫 individuale Immunität *f*
个体敏感性 individuale Sensitivität *f*
个体耐受性 individuale Toleranz *f*
个体内变异 intraindividuelle Variation *f*
个体内的 intraindividuell
个体内的变化 intraindividuelle Variation *f*
个体匹配 individuelle Anpassung *f*
个体群密度 individuale Gemeinschaftsdichtheit *f*
个体社会化 individuelle Sozialisation *f*
个体生态学 Bionomik *f*
个体生物学 Idiobiologie *f*
个体死亡 individualer Tod *m*
个体特异性 individuale Spezifität *f*
个体特异性指纹 individuell spezifischer Fingerabdruck *m*
个体特征 persönliches Hauptmerkmal *n*
个体位 Idiotop *m*
个体误差 individualer Fehler *m*
个体心理的民族性 Nationalität der persönlichen Psychologie *f*
个体心理疗法 individuelle Psychotherapie *f*
个体心理学 Individualpsychologie *f*, persönliche Psychologie *f*
个体心身发展序列 epigenetische Sequenz *f*
个体型 Idiotyp *m*
个体型决定簇 idiotypische Determinante *f*
个体型网络学说 idiotypische Netzwerk-Theorie *f*
个体性 Individualität *f*
个体需要 individueller Bedarf *m*
个体选择 individuelle Auswahl *f*
个体遗传 individuale Erbschaft *f*
个体遗传标记 idiotypischer Marker *m*
个体遗传型(性)抗原 idiotypisches Antigen *n*, idiotypisches Markerantigen *n*
个体遗传型抗体 idiotypischer Antikörper *m*
个体遗传性抗原(个体遗传(基因)型抗原) idiotypisches Antigen *n*
个体意识 individuelles Bewusstsein *n*
个体与世界同在 In-der-Welt-sein *n*
个体执行功能训练 individuelle Ausbildung von Führungskräften *f*
个体指数(简单指数) individueller Index *m*, einfacher Index *m*
个体治疗 individuelle Therapie *f*
个体主义 Individualismus *m*
个体主义-集体主义维度 Individualismus-Kollektivismus-Dimension *f*
个体咨询 individuelle Beratung *f*
个性 Persönlichkeit *f*
个性变化 Persönlichkeitsveränderung *f*
个性标记 Persönlichkeitskennzeichnung *f*
个性测量 Persönlichkeitsmessung *f*
个性测验 Persönlichkeitstest *m*
个性的 individuell
个性动力学 Persönlichkeitsdynamik *f*
个性发展 Persönlichkeitsentwicklung *f*
个性发展过程 Individuation *f*
个性发展心理学 individuelle Entwicklungspsychologie *f*
个性改变 Persönlichkeitsveränderung *f*
个性化 Personalisierung *f*
个性化服务 persönliche Betreuung *f*
个性化心理护理 individualisierte Psychopflege *f*
个性化医疗方案 personalisiertes Gesundheitsprogramm *n*
个性记录表 Persönlichkeitsinventar *n*
个性鉴定 Persönlichkeitsbeurteilung *f*
个性结构 Persönlichkeitsstruktur *f*
个性类型 Persönlichkeitstyp *m*
个性理论 Persönlichkeitstheorie *f*
个性模型 Persönlichkeitsmodell *n*
个性品质 individualer Charakter *m*
个性倾向 Persönlichkeitstendenz *f*, Persönlichkeitstrend *m*
个性倾向性 individuelle Neigung *f*
个性说 Individualitätstheorie *f*
个性特征(质) Persönlichkeitsmerkmal *n* (od.-eigenschaft *f*)
个性调查表 Persönlichkeitsinventar *n*
个性心理特征 individuelle geistige Eigenschaft *f*
个性心理学 Persönlichkeits (od. Individual-) psychologie *f*
个性形成 Persönlichkeitsbildung *f*
个性障碍 Persönlichkeitsstörung *f*
个性整合 Persönlichkeitsintegration *f*
个性组织 Persönlichkeitsorganisation *f*
各半 zu gleichen Teilen, halb…… halb……
各级通用测验 klassenfreier Test *m*
各类血细胞减少 Panzytopenie *f*
各文化通用测验 kulturfreier Test *m*
各向同性[现象] Isotropie *f*
各向同性的 isotropisch
各向同性晶体 isotropischer Körper *m*
各向同性滤波器 isotroper Filter *m*
各向异性[现象] Anisotropie *f*
各向异性的 anisotropisch
各向异性电导率 anisotrope Leitfähigkeit *f*
各向异性化作用 Anisotropisation *f*
各向异性晶体 anisotropisches Kristall *n*
各向异性媒质 anisotropisches Medium *n*
各型血细胞变性 Panhämozytophthisis *f*
各型血细胞形成不全 Panhaemocytophthisis *f*
各种的 mannigfaltig
各种各样的 vermischt, vielseitig, verschieden
各种语言的 mehrsprachig
铬 Chromium *n* (Cr, OZ 24)
^{51}铬 Chromium-51 *n*
^{51}铬标记红细胞 Chromium-51-bezeichnete rote Blutkörperchen *n pl*, Chromium-51-markierte rote Blutkörperchen *n pl*
^{51}铬测量红细胞寿命 Messung des Erythrozytenlebenserwartung mit Chromium-51 *f*
^{51}铬红细胞 Chromium-51-Erythrozyten *n pl*

^{51}铬 - 人血清白蛋白 Chromium-51-Humanserumalbumin *n*
^{51}铬释放试验 ^{51}Cr-Freisetzungstest *m*
^{51}铬酸钠 51Cr-Natriumchromat *n*, Natrium chromicum *n*
^{51}铬 - 珠蛋白 Chromium-51-Globin *n*
铬[明]矾 Chromalaun *m*
铬氨络合物法 Chromium ammino-Komplex-Methode *f*
铬鼻病 Chromium-induzierte Nasenkrankheit *f*
铬变酸 Acidum chromotropicum *n*, Chromotropsäure *f*
铬肠线 Chromkatgut *n*
铬疮 Chromulkus *n*
铬疮疤痕 Chromulkusnarbe *f*
铬洞 Chromloch *n*
铬毒性溃疡 Chromulzeration *f*
铬酐 Chromsäureanhydrid *n*
铬合金 Chromlegierung *f*
铬黑 T Eriochromschwarz-T *n*
铬黄 Chromgelb *n*
铬黄色 Chromgelb *n*
铬钾矾 Chromkaliumsulf at *n*, Chromalaun *m*
铬溃疡 Chromulkus *n*
铬蓝黑 R Chromblauschwarz-R *n*
铬绿 Chromgrün *n*
铬皮炎 Chromium-Dermatitis *f*
铬鞣[革] chromgegerbt
铬色的 chromatisch
铬蚀性溃疡 Chromulkus *n*
铬释放试验 Chromfreisetzungsassay *n*
铬酸 Chromsäure *f*
铬酸铵 Ammoniumchromat *n*
铬酸钡 Bariumchromat *n*
铬酸混合液 Chromsäuremischung *f*
铬酸钾 Kaliumchromat *n*
铬酸铅 Bleichromat *n*
铬酸烧伤 Chromsäureverbrennung *f*
铬酸锶 Strontiumchromat *n*
铬酸雾 Nebel der Chromsäure *m*
铬酸锌 Zinkchromat *n*
铬酸盐 Chromat *n*
铬酸盐敏感的 Chromat-empfindlich
铬酸盐制造业工人肺癌 Lungenkarziom (od.-krebs *m*) des Chromatarbeiters *n*
铬酸银 Silberchromat *n*
铬酸制造工人肺癌 Lungenkarziom (od.-krebs *m*) des Chromatarbeiters *n*
铬酸中毒 Chromsäurevergiftung *f*
铬天青 S Chromazurin-S *n*
铬铁矿 Chromit *n*
铬污染 Verunreinigung des Chromiums *f*
铬酰氯 Chromylchlorid *n*
铬盐 Chromat *n*
铬颜料 Chrompigment *n*
铬营养 Chromiumernährung *f*
铬中毒 Chromvergiftung *f*

GEI 给

gěi 给

给电子基团 Elektronendonatorsgruppe *f*, Gruppe des elektronischen Donators *f*
给光效应 on-Effekt *m*
给·吕萨克氏法 Gay Lussac* Methode *f*
给水(供水) Wasserversorgung *f*
给水泵站 Pumpstation der Wasserversorgung *f*
给水处理 Wasserversorgungsbehandlung *f*
给水工程 Wasserversorgungsprojekt *n*
给水卫生 Hygiene der Wasserversorgung *f*
给水卫生审查 hygienische Beurteilung der Wasserversorgung *f*
给水系统 Wasserversorgungssystem *n*
给水站 Wasserwerk *n*, Wasserversorgungsstation *f*
给位 Donatorplatz *m*
给血者 Blutspender *m*, Spender *m*
给药 Administration *f*, Verordnung *f*
给药(施药) Arzneistoffgabe *f*
给药安排 Medikamentzeitplan *m*
给药方案 Dosierungsregime *n*, Regelungsform *f*
给药方案或给药速度 Dosierungsschema oder-geschwindigkeit *f*
给药方法 Medikation *f*, Applikationsform *f*
给药间隔 Dosierungsintervall *n*
给药量 Dosierung *f*
给药途径 Medikationsroute *f*, Applikationsweg *m*, Applikationsroute *f*

GEN 根跟

gēn 根跟

根 Radix *f*, Wurzel *f*, Radikal *n*
根癌土壤杆菌 Agrobacterium tumefaciens *n*
根癌诱导质粒 Ti-Plasmid *n*
根被 Velamen *n*
根本的 radikal, originari (-us, -a, -um), original
根本思想对立感 gegensätzliches Empfinden (od. Gefühl *n*) der Grundgedanke *n*
根本死因 Hauptursache des Todes *f*
根侧牙周囊肿 seitliche Periodontalzyste *f*
根除 Elimination *f*
根词 Wurzelwort *n*
根的 radikulär, radicular (-is, -is, -e)
根度病 Goundou <engl.>
根端部 Radicula *f*
根端囊肿 radikuläre Zyste *f*
根分叉病变 Furkation *f*, Bifurkation (einer Zahnwurzel) *f*
根分叉部 Wurzelfurkation *f*
根干(根柱) Wurzelpfeiler *m*
根固位体 radikulärer Halter *m*
根管 Wurzelkanal *m*
根管闭塞 Obturation (od. Abdichtung *f*) des Wurzelkanals *f*
根管侧穿修补术 Wurzelkanalreparatur *f*
根管侧支口 Wurzelseitenkanal *m*
根管测量仪 Endometer *n*
根管超声治疗仪 Ultraschallvorrichtung zur Wurzelkanalbehandlung *f*
根管超填术 Wurzelkanalübefüllung *f*
根管冲洗 Wurzelkanalspülung *f*
根管充填 Wurzelkanalfüllung *f*
根管充填材料 Wurzelkanalfüllmaterial *n*
根管充填糊剂 Wurzelkanalfüllungspasten *f pl*
根管充填剂 Wurzelkanalfüllmittel *n*
根管充填器 Wurzelkanalfüller *m*
根管锉 Wurzelkanalfeile *f*
根管分支 Wurzelkanalverzweigung *f*, Wurzelkanalverästelung *f*
根管封闭 Wurzelkanalabdichtung *f*
根管封闭剂 Wurzelkanalfüllungsmassen *f pl*, Wurzelka-nalblockerungen *f pl*
根管钙化 Wurzelkanalverkalkung *f*
根管干燥器 Wurzelkanaltrockner *m*
根管口 Wurzelkanalöffnung *f*
根管扩大针 Wurzelkanalerweiterer *m*
根管扩孔钻 Wurzelkanalerweiterer *m*

根管内封药 intrakanaläres Medikament *n*
根管内视镜 Wurzelkanalendoskop *n*
根管内植入体 endodontisches Implantat *n*
根管内种植术 endodontische Implantation *f*
根管内种植体 endodontisches Implantat (od. Transplantat *n*) *n*
根管偏移 Achsenverschiebung (od. Achsenabweichung) des Wurzelkanals *f*
根管切削器械 Wurzelkanal-Schneidevorrichtung *f*
根管清扫剂 Wurzelkanalreiniger *m*
根管塑化 flüßige Wurzelkanalfüllung *f*
根管塑化剂 Wurzelkanalverharzendes Mittel *n*
根管塑化术 verharzende Therapie des Wurzelkanals *f*
根管塑化液 verharzende Lösung für Wurzelkanal *f*
根管探针 Strikturensonde *f*
根管外科 endodontische Chirurgie *f*
根管洗净针 Wurzelkanalspüler *m*
根管细菌培养器 Kulturinkubator für Wurzelkanal *m*, Wurzelkanalkulturinkubator *m*
根管消毒 Wurzelkanaldesinfektion *f*
根管预备 Wurzelkanalaufbereitung *f*
根管长度测量器(规) Gerät für Messung der Wurzelkanaltiefe *n*
根管长度测量仪 Wurzelkanallängenmessvorrichtung *f*
根管治疗 Wurzelkanalbehandlung *f*
根管治疗术 Wurzelbehandlung *f*
根管钻 Wurzelkanalbohrer *m*
根冠 Wurzelkappe *f*
根轨迹技术 Wurzelortskurven-Verfahren *n*
根基需要 Wurzelnotwendigkeit *f*
根尖 Wurzelspitze *f*
根尖倒充填术 retrograde Füllung *f*
根尖分叉 apikale Gabelung *f*
根尖刮治术 periapikale Auskratzung *f*, periapikale Curettage *f*
根尖间脓肿 interapikaler Abszeß *m*
根尖孔 Foramen apicis dentis *n*
根尖瘘管 apikale Fistula *f*
根尖囊肿 radikuläre Zyste *f*
根尖脓肿 apikaler Abszeß *m*
根尖片 periapikaler Film *m*
根尖片平行投照技术(直角技术,长遮线筒技术,长焦距平行投照技术) Paralleltechnik *f*, Rechtwinkeltechnik *f*
根尖片投照技术 Technik der apikalen Radiographie *f*
根尖切除术 Apikoektomie *f*, Apikotomie *f*
根尖肉芽肿 Wurzelgranulom *n*
根尖梃 apikaler Elevator *m*
根尖挖取术 Exkavation der frakturierten Zahnspitze *f*
根尖下截骨术 subapikale Osteotomie *f*
根尖纤维 apikale Fibra *f*
根尖牙周炎 Parodontitis apicalis *f*
根尖炎 Apicitis *f*
根尖诱导成形术 Apexifikation *f*
根尖诱导形成术 Apexifikation *f*
根尖造口器 Apikostom *m*
根尖造口术 Apikostomie *f*
根尖止点(根尖基点) apikaler Ansatz *m*
根尖周病 periapikale Krankheit *f*
根尖周病变 periapikale Läsion *f*
根尖周的 periapikal
根尖周感染 periapikale Infektion *f*
根尖周囊肿 periapikale Zyste *f*
根尖周脓肿 periapikaler Abszeß *m*
根尖周肉芽肿 Wurzelgranulom *n*, periapikales Granulom *n*
根尖周围炎 apikale Periodontitis *f*
根尖周吸收 periapikale Resorption *f*
根尖周牙骨质异常增生 periapikale Zementdysplasie *f*
根尖周炎 periapikale Periodontitis *f*
根间截骨术 interradikuläre Osteotomie *f*
根间纤维 interradikuläre Faser *f*
根茎 Rhizoma *n*, Wurzelstock *m*
根据临床文献推理的诊断系统 Roundsman* System *n*
根据牙齿推断年龄 Alterschätzung durch Zähne *f*
根据药典的 nach Pharmakopöe
根均方(RMS)值 Quadratische Rauheit *f*, Root-mean-squared (RMS) <engl.>
根瘤 Wurzelknöllchen *n*
根瘤感染 Agroinfektion *f*
根瘤菌科 Rhizobiacae *pl*
根瘤菌属 Wurzelbakterium *n*
根瘤细菌 Wurzelknöllchenbakterien *n pl*
根毛 Wurzelhaar *n*
根毛层 Stratum piliferum *n*
根毛霉属 Rhizomucor *m*
根霉蝶呤 Rhizopterin *n*
根霉菌属 Rhizopus *m*, Wurzelschimmel *m*
根霉属 Rhizopus *m*
根面处理 Wurzekonditionierung *f*
根面锉 Wurzelfeile *f*
根面平整术 Wurzelglättung *f*
根内固位体 intraradikulärer Halter *m*
根培养 Wurzelkultur *f*, Wurzelzüchtung *f*
根皮甙 Phlori(d)zin *n*
根皮甙试验 Phlorizinprobe *f*
根皮甙糖尿病 Diabetes phlorinzinus *m*
根皮苷 Phlori(d)zin *n*
根皮素(酚) Phloretin *n*
根切断术 Wurzelamputation *f*
根龋 Wurzelkaries *m*
根龋指数 Wurzelkariesindex *m*
根伸长抑制法 Wurzel-Wachstumsretardierung *f*
根丝 Wurzelfäden *m pl*, Wurzelfasern *f pl*, Fila radicularia nervorum spinalium *n pl*
根丝体 Rhizoplasten *m pl*
根斯伦氏征 Gänsslen* Syndrom *n*
根梃 Wurzelelevator *m*
根痛 Wurzelschmerz *m*
根细胞 Cellulae radiculares *f pl*
根向复位瓣术 apikaler Verschiebelappen *m*
根性疼痛 radikulärer Schmerz *m*
根样的 wurzelähnlich
根质长圆盾状分生孢子器 Rhizothyrium *n*
根治 Dauerheilung *f*
根治[疗]法 radikale Behandlung *f*, Therapia sterilisans *f*, Therapia magna curans *f*
根治[手]术 Radikaloperation *f*
根治性[淋巴结]颈清扫术 radikale Hals (lymphknoten) dissektion *f*
根治性睾丸切除术 radikale Orchiektomie *f*
根治性肌瘤切除术 radikale Myomektomie *f*
根治性肌瘤切除术 Radikalmyomektomie *f*
根治性经腹股沟睾丸切除术 radikale inguinale Orchiektomie *f*
根治性颈部淋巴结廓清术 radikale zervikale Lymphadenektomie *f*
根治性颈淋巴清扫术 radikale Neck-Dissection (od. Halsdissektion, od. Halspräparation) *f*
根治性颈清扫术 radikale Halsdissektion *f*
根治性膀胱切除术 Radikalzystektomie *f*
根治性前列腺切除术 radikale Prostatektomie *f*, radikale Prostataexstirpation *f*
根治性前列腺切除术后复发 Rezidiv (od. Rückfall *m*) nach

radikaler Prostatektomie *n*
根治性切除术 radikale Operation *f*
根治性乳房切除术 radikale Mastektomie *f*, radikale Mammaamputation *f*
根治性肾切除术 radikale Nephrektomie *f*
根治性肾输尿管全切除术 radikale Nephroureterektomie *f*
根治性外阴切除术 Radikalvulvektomie *f*
根治性胰十二指肠切除术 radikale Pankreatikoduodenektomie *f*
根治性子宫切除术 Radikalhysterektomie *f*
根肿病 Kohlhernie *f* (Pflanzenwurzel betreffende Krankheit, bei der die Wurzel geschwollen und deformiert wird), Clubroot <engl.>
根肿黑粉菌属 Entorrhiza *n*
根周脓肿 pericementaler Abszeß *m*, periodontaler Abszeß *m*
根周龈炎 periapikale Gingivitis *f*
根柱 Wurzelstamm *m*
根状 wurzelförmig
根状的 rhizomähnlich, wurzelstockähnlich
根[状]茎 Rhizoma *n*, Wurzelstock *m*
根状菌丝 rhizoidartige Hyphen *f pl*
根状菌丝体 Rhizomyzelia *n pl*
根状延长的 verwurzelt
根足虫 Rhizopoda *pl*, Wurzelfüßler *m pl*
根足虫纲 Rhizopoda *n*
跟 Calx *f*
跟岸病毒脑炎 Negishi* Virusenzephalitis *f*
跟鼻口腔干燥综合征 Ophthalmorhinostomatoxerose *f*
跟部滑囊炎 Kalkanealbursitis *f*
跟点 Pterion *n*
跟腓韧带 Ligamentum calcaneofibulare *n*
跟腓韧带损伤 Verletzung des Ligamentum calcaneofibulare *f*
跟骨 Calcaneus *m*
跟骨部分切除术 partielle Entfernung des Fersenbeins *f*
跟骨持续骨牵引 kontinuierliche Knochentraktion des Calcaneus *f*
跟骨钢丝牵引 Fersentraktion mit Draht *f*
跟骨高宽指数 Höhe-Breite-Index des Calcaneus *f*
跟骨高压症 Hochdruck des Fersenbeins *m*
跟骨沟 Sulcus calcanei *m*
跟骨骨刺 Fersensporn *m*, Calcanearsporn *m*
跟骨骨骺骨软骨病 Osteochondrose der kalkanearen Epiphyse *f*
跟骨骨骺骨软化病 Osteochondrose der kalkanearen Epiphyse *f*
跟骨骨骺炎(Haglund 病) kalkaneale Epiphysitis *f*
跟骨[骨]骺炎 Sever* Krankheit *f*, Epiphysitis des Calcaneus *f*
跟骨骨软骨炎 kalkaneale Osteochondrosis *f*
跟骨骨突炎 Calcanei-Apophysitis *f*
跟骨骨折 Calcaneusfraktur *f*
跟骨后滑囊炎 retrokalkaneale Bursitis *f*
跟骨畸形 kalkaneale Fehlbildung (Mißbildung) *f*
跟骨结核 kalkaneale Tuberkulose *f*
跟骨结节 Tuber calcanei *m*
跟骨结节骨骺无菌性坏死 aseptische Epiphysennekrose des Kalkaneus-Tuberculums *f*
跟骨结节关节角 Böhler* Winkel *m*
跟骨结节内侧突 Processus medialis tuberis calcanei *m*
跟骨结节外侧突 Processus lateralis tuberis calcanei *m*
跟骨截骨术(德维尔手术) kalkaneare Osteotomie *f*
跟骨牵引术 transcalcaneare Traktion *f*
跟骨前结节 vorderer Fersenhöcker *m*, Tuber calcanei anterior *m*
跟骨前上突骨折 Fraktur des Processus calcaneus anterior superior *f*
跟骨体 Corpus calcanei *n*
跟骨外翻 Calcaneus valgus *m*, Pes valgus *m*, kalkaneare Eversion *f*
跟骨外翻足 Calcaneus valgus *m*, Pes valgus *m*, kalkaneare Eversion *f*
跟骨无菌性骨坏死 aseptische Knochennekrose des Calcaneus *f*
跟骨小结节 Tuberculum calcanei anterior *n*
跟骨楔形截骨术 keilförmige Osteotomie des Kalkaneus *f*
跟骨新月形截骨术 sichelförmige Osteotomie des Kalkaneus *f*
跟骨炎 Calcaneitis *f*
跟骨远端切骨术 distale Osteotomie des Kalkaneus *f*
跟骨载距突 Sustentaculum tali *n*
跟骨肿瘤 kalkanearer Tumor *m*
跟骨最大长 Maximallänge des Kalkaneus *f*
跟骨最小高 Mindesthöhe des Kalkaneus *f*
跟行足(仰趾足) Hackenfuß *m*
跟后骨骺骨软骨病 retrokalkaneale epiphyseale Osteochondrose *f*
跟后滑囊 retrokalkanealer Schleimbeutel *m*
跟后滑囊炎 retrokalkaneale Schleimbeutelentzündung *f*
跟后粘液囊炎 retrocalcaneare Bursitis *f*, Achillobursitis *f*
跟腱 Tendo calcaneus *m*
跟腱[粘液]囊炎 Achillobursitis *f*
跟腱部分断裂 partielle Ruptur der Achillessehne *f*
跟腱短缩 Verkürzung der Achillessehne *f*
跟腱断裂 Achillessehnenriß *m*, Ruptur der Achillessehne *f*
跟腱反射 Suralreflex *m*, Achillessehnenreflex *m*
跟腱反射时间 Achillessehnenreflexzeit *f*
跟腱缝合术 Achillessehnennaht *f*
跟腱固定术 Achilles-Sehnenfixierung *f*
跟腱滑液囊炎 Achillobursitis *f*
跟腱腱鞘炎 Peritendonitis der Achillessehne *f*
跟腱挛缩 Kontraktur der Achillessehne *f*, Achillessehnenkontraktur *f*
跟腱囊 Bursa achillea (profunda) *f*
跟腱切断术 Achillotomie *f*, Achillotenotomie *f*
跟腱切断延长术 Tenotomie-Verlängerungsoperation *f*
跟腱撕裂 Achillessehnenruptur *f*
跟腱撕裂修复术 Reparatur der zerrissenen Achillessehne *f*
跟腱损伤 Achillessehnenriss *m*
跟腱缩短术 Verkürzung der Achillessehne *f*
跟腱痛 Achillodynie *f*, Calcaneodynia *f*
跟腱修补术 Reparatur der Fersensehne *f*
跟腱延长术 Verlängerung der Achillessehne *f*
跟腱炎 Achillotendinitis *f*
跟腱止点末端病 Ansatzerkrankung der Achillessehne *f*
跟腱周围炎 Peritendonitis der Achillessehne *f*
跟结节 Tuber calcanei *m*
跟胫关节融合术 tibiokalkaneale Arthrodese *f*
跟胫韧带 Ligamentum calcaneo tibiale *n*
跟胫融合 tibiokalkaneale Fusion *f*, Rückfuß *m*
跟胫试验 tibiokalkanealer Test *m*
跟距骨桥 talokalkaneare Brücke *f*
跟距关节 Talokalkaneargelenk *n*
跟距关节外融合术 talokalkaneare artikuläre Fusion *f*
跟内侧支 Rami calcanei mediales *m pl*
跟皮下囊 Bursa subcutanea calcanea *f*
跟区 Regio calcanea *f*
跟随 nachfolgend
跟随反应 nachfolgende Reaktion *f*
跟随技术 Folgetechnik *f*
跟随试验 Verfolgungstest *m*
跟随运动 Verfolgungsbewegung *f*
跟随作业 Verfolgungsaufgabe *f*
跟痛症 Calcaneodynia *f*, Achillodynie *f*
跟骰半脱位 Subluxation im Kalkaneokuboidgelenk *f*
跟骰背侧韧带 Ligamentum calcaneocuboideum dorsale *n*
跟骰部 Pars calcaneocuboidea ligamenti bifurcati *f*
跟骰关节 Articulatio calcaneocuboidea *f*
跟骰关节囊 Kapsel des Kalkaneokuboidgelenks *f*
跟骰关节牵引融合术 Fusion des Kalkaneokuboidgelenkes mit

vorheriger Traktion *f*
跟骰关节切除融合术(Dillwyn-Evans 手术) Kalkaneokuboidgelenkresektion für Gelenkfusion *f*
跟骰关节融合术 Kalkaneokuboidgelenkfusion *f*
跟骰关节炎 Arthritis des Kalkaneokuboidgelenks *f*
跟骰韧带 Ligamentum calcaneocuboideum *n*
跟骰足底韧带 Ligamentum calcaneocuboideum plantare *n*
跟突 Processus calcanei *m*
跟臀试验(伊利氏试验) Ely* Test *m*
跟外侧支 Rami calcanei lateralis *m pl*
跟网 Rete calcaneum *n*
跟膝胫(跟-膝-胫)试验 Fersen-Knie-Schienbein-Test *m*
跟膝试验 Knie-Hackversuch *m*
跟下滑囊炎 Bursitis subcalcanei *f*
跟震 Fersenknarren *n*
跟支 Rami calcanei *m pl*
跟舟部 Pars calcaneonavicularis ligamenti bifurcati *f*
跟舟联合 kalkaneonavikulare Koalition(od. Synostose) *f*
跟舟联合畸形 Fersensporn-Strahlbein-Gelenkdeformität *f*
跟舟韧带 Ligamentum calcaneonaviculare *n*
跟舟融合 kalkaneonavikulare Arthrodese *f*
跟舟跖侧韧带 Ligamentum calcaneonaviculare plantare *n*, Pfannenband *n*
跟舟足底韧带 Ligamentum calcaneonaviculare plantare *n*
跟踪 Katamnese *f*
跟踪目标 Tracking *n*, Verfolgung
跟踪设备分析程序 Analyseprogramm des Trackers *n*
跟踪摄影 verfolgende Aufnahme *f*
跟踪算法 Tracking-Algorithmus *m*
跟踪系统 katamnestisches System *n*
跟踪子系统 Tracking-Subsystem *n*
跟足 Pes calcaneus *m*

GENG 更庚耕羹哽梗

gēng 更庚耕羹

更代细胞 substituierende Zellen *f pl*
更迭[对称]轴 alternierende Figurenachse *f*
更换 Ersetzung *f*
更换蒙片 Remasking *n*
更换尿布法 Windelnwechsel *m*
更年后的 postklimakterisch
更年期 Climax *f*, Klimakterium *n*, Wechseljahr *n pl*, kritisches Alter *n*
更年期保健 Gesundheit-Menopause *f*
更年期的 klimakterisch
更年期关节病 klimakterische Arthritis *f*
更年期精神病 Wechseljahrpsychose *f*
更年期类偏狂 Menopauseparanoid *n*
更年期类偏狂状态 involutiver Paranoidzustand *m*
更年期皮肤角化 Keratoderma climactericum *n*
更年期偏执 Menopauseparanoid *n*
更年期偏执状态 paranoisches Menopausezustand *n*
更年期神经症 klimakterische Neurose *f*
更年期妄想痴呆 klimakterische wahnhafte Schizophrenie *f*
更年期妄想症 klimakterische Delusion *f*
更年期卫生 klimakterische Hygiene *f*
更年期心理卫生 involutive Psychohygiene *f*
更年期性危机 involutionale Sexkrise *f*
更年期抑郁症 klimakterische Melancholie *f*
更年期忧(抑)郁症 klimakterische Melancholie *f*
更年期月经 klimakterische Menstruation *f*
更年期月经不调 klimakterische menstruale Irregularität *f*
更年期综合征 klimakterisches Syndrom *n*
更生霉素 Actinomycin D *n*, Dactinomycin *n*
更替(迭) Abwechslung *f*, Wechsel *m*
更替测验 alternativer Test *m*
更替反应 Wechselreaktion *f*
更昔洛韦 Ganciclovir *n*(GCV)
更新 Erneu(e)rung *f*
更新缓冲器 Bildwiederholpuffer *m*
更新率 Umsatzrate *f*
更新时间 Umsatzzeit *f*
更新数据 Datenaktualisierung *n*
庚巴比妥 Heptobarbitalum *n*
庚醇[1] Heptylalkohol *n*
庚醇-[1] Heptanol-[1] *n*
庚二酸 Pimelinsäure *f*
庚基 Heptyl-
庚醛 Heptal-dehyd *m*
庚醛糖 Aldoheptose *f*
庚炔 Heptin *n*
庚炔酸 Heptargylsäure *f*
庚酸 Acidum heptylicum *n*, Oenanthsäure *f*
庚酸炔诺酮 Norethisteron-enanthat *n*
庚糖醇 Heptitol *n*
庚酮 Heptanon *n*
庚酮糖 Altroheptulose *f*, Ketoheptose *f*
庚烷 Heptan *n*
庚烯 Hepten-
庚型病毒性肝炎 virale Hepatitis G *f*
庚型肝炎病毒 Hepatitis G-Virus *n*(HGV)
耕作防除 kulturelle Kontrolle *f*
羹匙 Eßlöffel *m*

gěng 哽梗

哽死 Ersticken *n*, Würgen *n*
梗红斑(巴赞病) Erythema induratum *n*, Bazin* Krankheit *f*
梗基 Metula *f*
梗节 Stielchen *n*
梗塞(死) Infarkt *m*, Anschoppung *f*
梗塞(阻)感 Obstruktionsgefühl *n*
梗塞疤痕 Infarktnarbe *f*
梗塞后心绞痛 postinfarktielle Angina pectoris *f*
梗塞面积 Infarktgröße *f*
梗塞前心绞痛 präinfarktielle Angina pectoris *f*
梗塞形成 Infarktion *f*, Infarzierung *f*
梗塞性肺水肿 infarktielles Lungenödem *n*, Infarktlungenödem *n*
梗塞灶 Infarktherd *m*
梗塞周围[传导]阻滞 periinfarktielle Block *m*, Periinfarktblock *m*
梗死机理 Infarktmechanismus *m*
梗噎感 Obstruktionsgefühl *n*, erstickendes Gefühl *n*
梗阻 Obstruktion *f*, Okklusion *f*, Verschluß *m*
梗阻(塞)感 Obstruktionsgefühl *n*
梗阻解除后利尿 postobstruktive Diurese *f*
梗阻型 Obstruktionstyp *m*
梗阻型心肌病 obstruktive Kardiomyopathie *f*
梗阻性病变 obstruktive Krankheit *f*
梗阻性的 obstruktiv
梗阻性肥厚性心肌病 obstruktive hypertrophische Kardiomyopathie *f*
梗阻性分娩 versperrte Entbindung *f*
梗阻性呼吸困难 obstruktive Dyspnoe *f*
梗阻性黄疸 obstruktiver Ikterus *m*
梗阻性结肠炎 obstruktive Kolitis *f*
梗阻性脑积水 Obstruktionshydrozephalus *m*, Verschlusshydrozephalus *m*
梗阻性尿路病 obstruktive Uropathie *f*

梗阻性肾病 obstruktive Nephropathie *f*
梗阻性痛经 mechanische Dysmenorrhoe *f*, obstruktive Dysmenorrhoe *f*
梗阻性吞咽困难 obstruktive Dysphagie *f*
梗阻性无精子症 obstruktive Azoospermie *f*(OA)
梗阻性紫癜 obstruktive Purpura *f*

GONG 工弓公功攻肱宫恭巩汞拱共贡供

gōng 工弓公功攻肱宫恭

工(功)效学 Ergonomie *f*
工厂安全卫生 Gesundheit und Sicherheit der Fabrik *f*
工厂安全卫生规程 Gesund-und Sicherheitsregulation der Fabrik *f*
工厂保健站 Betriebssanitätsstelle *f*
工厂急救包 Erste Hilfe-Kistchen der Fabrik *n*
工厂内训练 Training in der Industrie *n*
工厂排水 Fabrikentwässerung *f*, Fabrikabzugskanal *m*
工厂区 Fabrikbezirk *m*
工厂事故 Industrieunfall *m*
工厂试验 Fabriktest *m*
工厂医院 Werkkrankenhaus *n*, Betriebskrankenhaus *n*
工程聚合物 Technikpolymer *n*, technisches Polymer *n*
工程菌 Engineering-Bakterien *f pl*
工程人体测量学 Engineering-Anthropometrie *f*
工程心理学 Engineering-Psychologie *f*
工地卫生 Arbeitsplatzhygiene *f*
工间操 Pausengymnastik *f*
工间体操 Intervalltraining *n*
工间休息 Erholungspause *f*
工具 Medium *n*, Hilfe *f*, Werkzeug *n*
工具包 Werkzeugsatz *m*
工具避孕 Schutzwehrkontrazeption *f*
工具痕迹 Werkzeugmarke *f*
工具手 Geräte für Amputierte *pl*
工具显微镜 Werkzeugmikroskop *n*
工具型上肢假肢(工具手) Lastarm *m*
工具性 ADL instrumentelle Aktivität des alltäglichen Lebens *f*
工具性攻击 instrumentale Aggression *f*
工具性行为 instrumentales Verhalten *n*
工具性日常生活活动 instrumentelle Aktivität des alltäglichen Lebens *f*
工具性条件反射 instrumentale Konditionierung *f*
工具性学习 instrumentales Lernen *n*
工具主义 Instrumentalismus *m*
工疗 Berufsbehandlung *f*
工疗组 Berufsbehandlungsgruppe *f*
工龄 Arbeitsdauer *f*
工频 Netzfrequenz *f*
工人医生 Arbeiterarzt *m*
工人医院 Arbeiterkrankenhaus *n*
工伤 Dienstbeschädigung *f*
工伤保险 Arbeitnehmer-Verletzungen-Versicherung *f*
工伤事故 Dienstunfall *m*
工伤学 Tychastik *f*
工效模拟器 ergonomischer Simulator *m*
工效心理测量 Ergopsychometrie *f*
工效心理学 Ergonomie *f*
工效学实验室 ergonomisches Labor *n*
工形的 trägerförmig
工业[药物]性痤疮样疹 Berufsakne *f*
工业[意外]事故学 Tychastik *f*
工业暴露 Dienstbelichtung *f*
工业病 Berufskrankheit *f*
工业采光 industrielle Tageslichtnutzung *f*
工业残渣 Industrieabfall *m*, Industrierest *m*
工业纯[净] technisch rein
工业的 industriell
工业毒理学 Industrietoxikologie *f*, Gewerbetoxikologie *f*
工业毒物 gewerbliches Gift *n*
工业法规 Industriegesetzbuch *n*
工业废弃物 Industrieabfall *m*
工业废水 industrielles Abwasser *n*, gewerbliches Abwasser *n*
工业废水处理 Beseitigung des gewerblichen Abwassers *f*
工业废物 Industrieabfälle *m pl*
工业废渣 Industriereste *m pl*
工业废渣处理 Beseitigung der Industriereste *f*
工业废渣污染 Pollution durch Industriereste *f*
工业分析 technische Analyse *f*, Industrieanalyse *f*
工业工程 Industrieingenieurwissenschaft *f*
工业工作场所通风 Lüftung am Arbeitsplatz *f*
工业公害 Industrieplage *f*
工业固氮 technische Azotifikation *f*
工业管理 Industriemanagment *n*
工业锅炉 industrieller Kessel *m*
工业黑化现象 industrieller Melanismus *m*
工业级 technische Gradation *f*
工业精神病学 industrielle Psychiatrie *f*
工业酒精 industrieller Alkohol *m*
工业康复 Industrie-Rehabilitation *f*
工业培养物 industrielle Kultur (od. Züchtung *f*) *f*
工业皮肤病 Berufsdermatitis *f*
工业企业人工照明暂行标准 vorläufige Kriterien der künstlichen Beleuchtung für industrielle Betriebe *n pl*
工业企业卫生标准 Industriehygienestandard *n*
工业企业卫生防护距离 Gesundheitschutzzone für Industrieunternehmen *f*
工业区 industrieller Kreis *m*, industrielles Gebiet *n*
工业溶剂 industrielles Lösungsmittel *n*
工业三废 drei Industrieabfälle *m pl*
工业社会 Industriegesellschaft *f*
工业社会心理学 industrielle Sozialpsychologie *f*
工业损伤 Industrieverletzung *f*
工业天平 Industriegleichgewicht *n*
工业通风 industrielle Ventilation *f*
工业微生物学 industrielle Mikrobiologie *f*
工业卫生 Industriehygiene *f*
工业卫生化学 industrielle sanitäre Chemie *f*
工业卫生统计 industrielle gesundheitliche Statistik *f*
工业卫生学 industrielle Hygiene *f*
工业卫生组织 Organisation für Industriehygiene *f*
工业污染 industrielle Pollution *f*, industrielle Verunreinigung *f*
工业污水 industrielles Abwasser *n*, industrielles Kloakenwasser *n*
工业物质生物耐受限值 Toleranzwerte von biologischen Arbeitsstoffen (BAT-Werte) *m pl*
工业细菌学 industrielle Bakteriologie *f*
工业效率 industrielle Effizienz *f*
工业心理卫生 industrielle Psychohygiene *f*
工业心理学 industrielle Psychologie *f*
工业性氟病 industrielle Fluorose *f*
工业性皮肤病 industrielle Dermatosis *f*
工业性皮炎 industrielle Dermatitis *f*
工业性色素沉着过度 industrielle Hyperpigmentierung *f*
工业药剂学 Industrie-Apotheke *f*
工业医学 industrielle Medizin *f*, Industriemedizin *f*
工业用X线胶片 industrieller Röntgenstrahlenfilm *m*
工业灾害 industrielle Katastrophe *f*
工业噪声 industrieller Lärm *m*
工业照明 industrielle Beleuchtung *f*

工业真菌学 technologische Mykologie *f*
工业职业性皮肤病 industrielle Berufsdermatose *f*, industrielle Berufshautkrankheit *f*
工业中毒 industrielle Vergiftung *f*
工业钟 Industrieuhr *f*
工业咨询专家 industrieller Berater *m*
工业组织心理学 Psychologie der industriellen Organisation *f*
工艺参数 technologischer Parameter *m*
工艺治疗(疗法) Kunst-und Kunsthandwerk-Therapie *f*
工娱疗法 Erfrischungstherapie *f*
工娱治疗 Arbeits-und Erfrischungstherapie *f*
工字形 I-förmig
工作 Aufgabe *f*
工作安全 Arbeitssicherheit *f*
工作安置 Arbeitsvermittlung *f*
工作不满意 Arbeitsunzufriedenheit *f*
工作侧 Arbeitsseite *f*
工作场所的卫生和安全 Gesundheit und Sicherheit am Arbeitsplatz
工作场所健康促进 betriebliche Gesundheitsförderung *f*(BGF)
工作场所空气 Luft am Arbeitsplatz *f*
工作场所设计 Arbeitsplatzdesign *n*, Arbeitsplatzentwurf *m*
工作成熟度 Arbeitskenntnis *f*
工作道德 Arbeitsmoral *f*
工作地点 Arbeitsplatz *m*
工作电极 Arbeitselektrode *f*
工作电压 Operationsspannung *f*
工作定向 Aufgabenorientierung *f*
工作动机 Arbeitsmotivation *f*
工作多样化 Arbeitsvergrößerung *f*, Arbeiterweiterung *f*
工作分析 Arbeitsanalyse *f*
工作丰富化 Arbeitsbereicherung *f*
工作服 Arbeitsanzug *m*
工作负荷 Arbeitsbelastung *f*
工作负荷计算 Arbeitsbelastungsberechnung *f*
工作负荷评定 Arbeitsbelastungsbewertung *f*
工作复杂性 Aufgabenkomplexität *f*
工作环境 Arbeitsumwelt *f*
工作会议 Arbeitskonferenz *f*, Arbeitssitzung *f*
工作记忆 Arbeitsspeicher *m*
工作绩效 Arbeitsleistung *f*
工作假设 Arbeitshypothese *f*
工作间歇 Arbeitspause *f*
工作简单化 Arbeitsvereinfachung *f*
工作距离 Arbeitsabstand *m*
工作空间设计 Arbeitsraumdesign *n*
工作恐怖 Ergasiophobie *f*
工作狂 Arbeitstier *n*
工作量 Arbeitsmenge *f*
工作量评定 Arbeitsbelastungsbewertung *f*
工作疗法 Arbeitstherapie *f*, Beschäftigungstherapie *f*
工作满意[度] Arbeitszufriedenheit *f*
工作描述 Tätigkeitsbeschreibung *f*
工作模[型] Arbeitsmodel *m*
工作耐力 Arbeittoleranz *f*
工作能力 Arbeitsfähigkeit *f*, Arbeitskapazität *f*, Leistung *f*
工作能力鉴定 Arbeitsfähigkeitsbewertung *f*
工作能力因素 Arbeitsfähigkeitsfaktor *m*
工作能力指标 Leistungsindex *m*
工作偏倚 Aufarbeitungbias *n*
工作评定(价) Arbeitsbewertung *f*
工作强化 Arbeit-Stärkung *f*
工作区 Arbeitsbereich *m*
工作曲线 Arbeitskurve *f*
工作日期能量代谢率 Energiestoffwechselrate am Arbeitstag *f*
工作设计 Arbeitsdesign *n*, Aufgabendesign *n*
工作生产活动 Arbeit-und produktive Tätigkeiten *pl*
工作适应性 Aptitude vor der Arbeit *f*
工作适应性评价 Eignung für Pflichauswertung *f*
工作水平月 Working Level Month (WLM) <engl.>
工作台 Arbeitstisch *m*
工作台对线 Grundaufbau *m*
工作态度 Arbeitseinstellung *f*
工作条件 Arbeitsbedingung *f*
工作文件 Arbeitsdatei *f*
工作误差 Arbeitsfehler *m*
工作细胞 Arbeitszelle *f*
工作相关疾病 arbeitsbedingte Erkrankung *f*
工作相关损伤 arbeitsbedingte Verletzung *f*
工作效率 Arbeitseffizienz *f*
工作心肌细胞 myozyten *f*
工作心理学 Arbeitspsychologie *f*
工作性记忆 Arbeitsgedächtnis *n*
工作休假计划 Arbeitsurlaubprogramm *n*
工作选择 Arbeitsauswahl *f*
工作训练 Berufsausbildung *f*
工作压力 Betriebsdruck *m*, Arbeitsstress *m*
工作研究 Arbeitstudie *f*
工作样本测验 Arbeitsprobetest *m*
工作应激 Arbeitsstress *m*
工作有关疾病 arbeitsbedingte Krankheit *f*
工作与生产力 Arbeit und Produktivität
工作再设计 Arbeitsneugestaltung *f*
工作站 Arbeitsstation *f*
工作长度 Arbeitsdauer *f*
工作状态 Betriebszustand *m*
工作姿势 Arbeitshaltung *f*
工作组 Arbeitsgruppe *f*
弓 Arcus *m*
弓动脉(主动脉弓) Aortenbogen *m*
弓杆 bogenförmige Leiste *f*
弓蛔虫病 Toxokariasis *f*
弓蛔虫属 Toxokara *n*
弓间韧带 Ligamenta interarcualia *pl*
弓浆虫(形体)病 Toxoplasmosis *f*
弓浆虫病 Toxoplasmose *f*
弓浆虫属 Toxoplasma *n*
弓锯 Bogensäge *f*
弓峡部裂 bogenförmige Spondylolyse *f*
弓形 Verbogenheit *f*, Bogenform *f*
弓形(状)带 bogenförmige Zone *f*
弓形(状)动脉 Bogenarterie *f*
弓形(状)静脉 Venae arcuatae *f pl*
弓形暗点 Bogenskotom *n*
弓形成型器 Bogenformer *m*
弓形虫 Toxoplasma *n*
弓形虫病 Toxoplasmose *f*
弓形虫病性心肌炎 Toxoplasmosis-bedingte Myokarditis *f*
弓形虫科 Toxoplasmatidae *f*
弓形虫染色试验 Sabin*-Feldman* Farbtest *m*
弓形虫属 Toxoplasma *n*
弓形虫素皮内试验 Toxoplasmintest *m*
弓形的 bogenförmig, bogenartig
弓形动脉 Bogenarterie *f*
弓形杆 bogenförmige Barre *f*
弓形骨锯 bogenförmige Knochensäge *f*
弓形集合小管 Bogensammelröhrchen *n pl*
弓形静脉 bogenartige Vene *f*
弓形溃疡 bogenförmige Ulzeration *f*

弓形毛细血管扩张性紫癜 Purpura annularis telangiectodes *f*
弓形内翻畸形 bogenförmige Varusdeformität *f*
弓形内翻足 Hohlfuß *m*
弓形韧带 bogenförmiges Ligamentum *n*
弓形上唇 Cupid* Bogen *m*
弓形神经纤维有关的视野缺损 von bogenförmigen Nervenfasern assoziierter Gesichtfelddefekt *m*
弓形体病 Toxoplasmose *f*
弓形体病(弓浆虫病) Toxoplasmose *f*
弓形体病性淋巴结炎 Toxoplasmose-bedingte Lymphadenitis *f*
弓形体病性葡萄膜炎 Toxoplasmose-bedingte Uveitis *f*
弓形体属 Toxoplasma *n*
弓形体素 Toxoplasmin *n*
弓形体性葡萄膜炎 toxoplasmische Uveitis *f*
弓形腿 O-bein *n*, Genu varum *n*
弓形外翻畸形 bogenförmige Valgusdeformität *f*
弓形外翻足 Knickhohlfuß *m*
弓形纹 Bogenlinie *f*, bogenförmige Linie *f*
弓形下窝 Fossa subarcuata *f*
弓形肢体 gebeugte Gliedmaßen *f pl*
弓形趾 erworbene Klauenzehe *f*
弓形子宫 Uterus arcuatus *m*
弓形足 Hohlfuß *m*, Talipes arcuatus *m*, Pes cavus *m*, Pes excavatus *m*
弓形钻 Bohrer mit bogenförmigem AnsMz *m*
弓形钻架 Bogenbohrer *m*, kreissegmentförmiger Bohrer *m*
弓型原虫脑炎 toxoplasmische Enzephalitis *f*
弓状核 Nuclei arcuati *m pl*
弓状集合小管 bogenförmige Sammeltubuli *m pl*
弓状嵴 Crista arcuata *f*
弓状隆起 Eminentia arcuata *f*
弓状皮肤红斑 bogenförmiges Hauterythem *n*
弓状纹 Bogenlinie *f*
弓状下窝 Hiatus subarcuatus *m*
弓状纤维 Fibrae arcuatae *f pl*
弓状线 Linea arcuata *f*
弓状中韧带 Ligamenta intraarcualia *n pl*
公费医疗[制度] System der kostenfreien medizinischen Behandlung *n*
公分母 gemeinsamer Nenner *m*
公共变异 häufige Variante *f*
公共厕所 Bedürfnisanstalt *f*, gemeine Toilette *f*
公共产品 öffentliches Gut *n*
公共场所 öffentliche Orte *m pl*
公共场所通风换气 Belüftung am öffentlichen Ort *f*
公共场所卫生监督 Gesundheitsüberwachung an öffentlichen Orten *f*
公共场所消毒 Desinfektion am öffentlichen Ort *f*
公共场所需求量 Bedarf nach öffentlichen Plätzen *m*
公共筹资 öffentliche Finanzierung *f*
公共的 gemeinschaftlich, öffentlich
公共度/共性方差 öffentlicher Aufmerksamkeitsgrad *m*, gemeinsame Varianz *f*
公共反应 populäre Reaktion *f*
公共方差 gemeinsame Varianz *f*
公共福利 gemeinschaftliche Wohlfahrt *f*
公共供水 öffentliches Wassersystem *n*
公共回归系数 gemeinsame Regressionskoeffizient *m*
公共健身设施 öffentliche Fitnesseinrichtung *f*
公共距离 öffentlicher Abstand *m*
公共抗原 öffentliches Antigen *n*
公共领域软件 Public-Domain-Software *f*
公共食堂 Kantine *f*, öffentliche Kantine *f*
公共特性 gemeinsames Merkmal *n*
公共特异性 öffentliche Spezifität *f*
公共卫生 öffentliche Gesundheitspflege *f*, Gesundheitswesen *n*, öffentlicher Gesundheitsdienst *m*
公共卫生筹资 Finanzierung des öffentlichen Gesundheitswesens *f*
公共卫生服务 öffentlicher Gesundheitsdienst *m*
公共卫生服务体系 öffentliches Gesundheitsdienst-System *n*
公共卫生干预 gesundheitspolitische Intervention *f*
公共卫生工程 sozialhygienische Technik *f*
公共卫生护理 öffentlicher Gesundheitsdienst *m*
公共卫生护士 sozialhygienische Pflegerin *f*
公共卫生监测 Monitoring der öffentlichen Gesundheit *n*
公共卫生检验室 sozialhygienisches Laboratorium *n*
公共卫生教育 Volksgesundheiterziehung *f*
公共卫生投入 Investition in die öffentliche Gesundheit *f*
公共卫生细菌学 sozialhygienische Bakteriologie *f*
公共卫生项目 Programm von öffentlicher Gesundheit *n*
公共卫生学家 Gesundheitsfürsorger *m*
公共卫生眼科学 Ophthalmologie der öffentliche Gesundheit *f*
公共卫生医师 sozialhygienischer Arzt *m*
公共卫生政策 öffentliche Gesundheitspolitik *f*
公共卫生支出 öffentliche Gesundheitsausgabe *f*
公共下水道 gemeinschaftliche Abwasserkanäle *m pl*, gemeinschaftliche Abwasserableitungen *f pl*
公共营养 öffentliche Ernährung *f*
公共营养师 öffentlicher Ernährungsberater *m*
公共浴池卫生 öffentliche Badhygiene *f*
公共浴室 gemeinschaftliches Badezimmer *n*
公害 gemeinschaftliche Katastrophen *f pl*, Umweltschäden *m pl*
公害病 gemeinschaftliche katastrophale Krankheit *f*
公害事件 Umweltschadeninzidenz *f*, Inzidenz der gemeinschaftlichen Katastrophe *f*
公斤天平 Kilogrammwaage *f*
公开的 öffentlich, exoterisch
公开审判 offene Studie *f*
公理 Axiom *n*, Theorem *n*, Satz *m*
公立医院 öffentliches Krankenhaus *n*
公路安全 Autobahnsicherheit *f*
公率 Allgemeinratio *f*
公牛眼 Bulleauge *n*
公平 Gerechtigkeit *f*, Fairness *f*
公平心 Gerechtigkeitsgefühl *n*
公社卫生所 Kommune-Sanitätsstation *f*
公社卫生院 Kommune-Sanitätsstation *f*
公式 Formel *f*
公式翻译程序语言 Formelübersetzung *f*
公式化 Formulation *f*
公式生成 Formelproduktion *f*
公诉案件 Fall der öffentlichen Klage *m*
公诉心理学 Psychologie bei der strafrechtlichen Verfolgung (od. Prosekution) *f*
公钥基础设施 Public Key-Infrastruktur *f*
公用变元 Allgemeinargument *n*
公用分组交换网络 öffentliches Paketvermittlungsnetz *n*
公用检索词库 öffentliches Itempool *n*
公用事业 öffentliche Dienstleistungseinrichtungen *f pl*
公用数据网 öffentliches Datennetz *n*
公用信息业务 öffentlicher Nachrichtendienst *f*
公用针头 Nadelteilen *n*
公有抗原 gemeisames Antigen *n*, gemeinschaftliches Antigen *n*
公正 Gerechtigkeit *f*
公正规范 Gerechtigkeitsnorm *f*
公正理论 Gerechtigkeitstheorie *f*
公正原则 Prinzip der Gerechtigkeit *n*
公众法 Öffentlichkeitsgesetz *n*

公众健康 öffentliche Gesundheit *f*
公众援助项目 Sozialhilfeprojekt *n*
功(机)能 Funktio *f*, Funktion *f*
功函数 Austrittsarbeit *f*, Helmholtz*-Funktion *f*
功利主义 Utilitarismus *m*, Nützlichkeitsprinzip *n*
功率 Leistung *f*, Kapazität *f*
功率超声 Leistungsultraschall *m*
功率放大 Leistungsamplifikation *f*
功率放大电路 Leistungsverstärker *m*
功率放大器 Leistungsverstärker *m*
功率管 Verstärkerröhre *m pl*
功率计 Kraftmesser *m*, Dynamometer *m*
功率脚踏车 Fahrradergometer *n*
功率脚踏车试验 Tretmühletest *m*
功率密度 Leistungsdichte *f*
功率谱 Wiener* Spektrum *n*, Powerspektrum *n*
功率谱密度 Wavelet-Transformation *f*
功率曲线 Leistungskurve *f*
功率信号发生器 Leistungssignalgenerator *m*
功率型彩色血流成像(彩色能量多普勒) Power-Farbdopplersonographie *f*, Power Color Flow Mode <engl.>
功率因数 Leistungsfaktor *m*
功率因数补偿 Power-Faktor-Kompensation *f*
功率因素 Leistungsfaktor *m*, Wirkfaktor *m*
功率源 Leistungsquelle *f*
功能表现 funktionale Leistung *f*
功能病史 funktionale Krankengeschichte *f*
功能不良 Dysfunktion *f*
功能不全 Insuffizienz *f*
功能残疾(与酒或药物相关的) von Alkohol oder Arzneimitteln abhängige funktionale Behinderung *f*
功能残疾,与酒或药物相关的 alkohol-oder drogenbedingte Funktionsbehinderung *f*
功能残气量 funktionelle Restkapazität *f*
功能层 funtionelle Schichte *f*
功能成分 funtioneller Bestandteil *m*
功能成像 funktionelle Bildgebung *f*
功能池 funktioneller Teich *m*
功能代偿 funktionelle Kompensation *f*
功能单位 funktionelle Einheit *f*
功能蛋白 funktionelles Protein *n*
功能的 funtional (-is, -is, -e), funtionell
功能低下 Hypofunktion *f*
功能丢失突变 Funktionsverlustmutation *f*, Loss-of-Function-Mutation *f*
功能独立性测量 Messung für funktionale Unabhängigkeit *f*
功能独立性评测(评定) funktionale Unabhängigkeit-Messung *f*
功能独立性评定法 Bewertung der funktionalen Unabhängigkeit *f*
功能独立性评定量表 Bewertungsskala der funktionale Unabhängigkeit *f*
功能独立性评定[量表] funktionelle unabhängige Ratingskala *f*
功能锻炼 funtionelle Übung *f*
功能复位 funktionelle Reposition *f*
功能固着 funktionelle Gebundenheit *f*
功能合胞体 funktionelles Synzytium *n*
功能核磁 funktionelle Magnetresonanztomographie *f*
功能恢复 Funktionserholung *f*
功能活用性 Funktionsverfügbarkeit *f*
功能获得突变 Funktionszugewinnmutation *f*
功能基[团] Funktionalgruppe *f*
功能基因 funtionelles Gen *n*
功能基因组学 funktionelle Genomik *f*
功能家庭 funktionale Familie *f*
功能检测 Funktionstest *m*
功能检查[法] funktionelle Untersuchung *f*
功能减退 Hypofunktion *f*
功能键 Funktionstaste *f*
功能拮抗[作用] funktioneller Antagonismus *m*
功能解剖学 funktionelle Anatomie *f*
功能距离 Funktionsabstand *m*
功能亢进 Hyperfunktion *f*
功能克隆法 funktionelle Klonierung *f*
功能块 Modul *m*
功能连接 funktionelle Konnektivität *f*
功能灵活性 funtionelle Mobilität *f*
功能率 Effizienz *f*
功能码 Funktionskode *m*
功能描述 Funktionsbeschreibung *f*
功能膜子 membron <engl.>
功能目标 funktionales Ziel *n*
功能耐受性 funktionale Toleranz *f*
功能能力 Funktionsfähigkeit *f*
功能能力评估 funktionelle Kapazitätsevaluation *f*
功能评定 Funktionserprobung *f*
功能评估 funktionelle Evaluation *f*
功能区 Domäne *f*
功能区假说 Domänehypothese *f*
功能缺失 Funktionslosigkeit *f*
功能缺失的 unfunktionell
功能神经外科 funktionelle Neurochirurgie *f*
功能生物化学 funktionelle Biochemie *f*
功能失调 Dysfunktion *f*
功能失调性下丘脑性闭经 funktionelle hypothalamische Amenorrhoe *f*
功能失调性子宫出血 dysfunktionelle Gebärmutterblutung *f*
功能失调性子宫出血(功血) dysfunktionale Uterusblutung *f*
功能失调性子宫出血[病] dysfunktionelle Uterusblutung *f*
功能史和检查 funktionale Anamnese und Untersuchung
功能试验 Funktionstest *m*
功能适应性 funktionelle Anpassung *f*
[功能]水平调定系统 Pegeleinstellungssystem *n*
功能特点 funtionelle Charaktere *m pl*
功能调节器 Funktionsregulator *m*
功能团 Funktionsgruppe *f*
功能团保留指数 Funktionsverhaltungsindex *m*
功能网络 funktionierendes Netzwerk *n*
功能位 Funktionsstellung *f*
功能位石膏 Gipsverband in Funtionsstellung *m*
功能紊乱 Dysfunktion *f*
功能问卷 funktioneller Aktivitäten-Fragebogen *m*
功能现象 funktionales Phänomen *n*
功能型 Funktionsform *f*
功能性MRI(磁共振成像) funktionelle Magnetresonanztomographie *f*
功能性半脱位 funktionelle Subluxation *f*
功能性[鼻]内镜鼻窦手术 funktionell-endoskopische Nasennebenhöhlenchirurgie *f*
功能性变化 funtionelle Veränderung *f*
功能性便秘 funktionelle Verstopfung *f*
功能[性]残(余)气量 funktionelle Residualkapazität *f*
功能性出口梗阻性便秘 Austritt-obstruktive Verstopfung *f*
功能性出血 funktionelle Blutung *f*
功能性磁共振成像 funktionelle Magnetresonanztomographie *f*, funktionelle Magnetresonanz-Bildgebung *f*
功能性磁共振成像术 funktionelle Magnetresonanztomographie *f*(FMRI)
功能性磁共振脑成像技术 funktionelle Magnetresonanztom-

ographie *f*
功能性蛋白尿 funktionelle Proteinu rie *f*
功能性的 funtionell
功能性低血糖症 funktionelle Hypoglykämie *f*
功能性电刺激 funktionelle Elektrostimulation *f*
功能性电刺激疗法 Funktionelle Elektrostimulation *f*
功能性电刺激器 funktioneller elektrischer Stimulator *m*
功能性短路 funktioneller Kurzschluss *m*
功能性二尖瓣反流 funktionale Mitralklappe-Regurgittation *f*
功能性肥大 funktionelle Hypertrophie *f*
功能性分流 funktioneller Shunt *m*
功能[性]复位 funtionelle Reposition *f*, funktionelles Reset *n*
功能性腹泻 funktionelle Diarrhoe *f*
功能性肝肾综合征 funktionales hepatorenales Syndrom *n*
功能性梗阻 funktionelle Obstruktion *f*
功能性骨折矫形器 funktionale Fraktur-Orthese *f*
功能性关节置换术 funktionelle Arthroplastik *f*
功能性合胞体 funktionelle Synzytium *n*
功能性呼吸困难 funktionelle Dyspnoe *f*
功能性幻觉 funktinelle Illusion *f*, funktionelle Halluzination *f*
功能性肌瓣 funktioneller Muskellappen *m*
功能性疾病 funktionelle Krankheit *f*
功能性脊柱侧凸 funktionelle Skoliose *f*
功能性家庭治疗 funktionelle Familientherapie *f*
功能性健康型态 funktionales Muster der Gesundheit *n*
功能性交流治疗 funktionelle Kommunikationstherapie *f*
功能性矫形器 funktionelle Orthese *f*
功能性矫治器 funktionelle Apparatur *f*
功能性解剖 funktionelle Anatomie *f*
功能性精神病 funktionelle Psychose *f*
功能性精子浓度 functionelle Spermienkonzentration *f*
功能性颈淋巴结清扫术 funktionelle Neck-Dissektion *f*
功能性抗体缺陷 funktionelle Antikörperdeflzienz *f*
功能性抗原 Funktionalantigen *n*
功能性括约肌失调 funtionelle Inkoordination des Sphinkters *f*
功能性连结 funktionelle Konnektivität *f*
功能性聋 funktionelle Taubheit *f*
功能性麻痹 funktionelle Paralyse *f*
功能性能力评估 funktionelle Kapazitätsevaluation *f*
功能性膀胱容量 funktionelle Blasenkapazität *f*
功能性青春期前阉割综合征 funtionelles präpubertäres Kastrationssyndrom *n*
功能性日常生活能力 funktionelle Aktivität des täglichen Lebens *f*
功能性舌再造 funktionelle Zungenrekonstruktion *f*
功能性神经肌肉刺激 funktionelle neuromuskuläre Stimulation *f*
功能性肾上腺皮质癌 funktionelles Nebennierenrindes Karzinom *n*
功能性肾上腺肿瘤 funktioneller Tumor in der Nebenniere *m*
功能性肾衰 funktionelles Nierenversagen *n*
功能性失声(音)[症] funktionelle Aphonie *f*
功能性视力丧失 funktioneller Sehverlust *m*
功能性收缩期杂音 funtionelles systolisches Geräusch *n*
功能性死腔 physiologischer Totenraum *m*, funktionelles Totraumvolumen *n*
功能性瘫痪 funktionelle Lähmung *f*
功能性疼痛 funktioneller Schmerz *m*
功能性痛经 funktionelle Dysmenorrhoe *f*
功能性头痛(疼) funktioneller Kopfschmerz *m*
功能性胃肠病 funktionelle gastrointestinale Störung *f*
功能性腺瘤和非功能性腺瘤 funktionelles und nicht funktionelles Adenom(a) *n*
功能性消化不良 funktionelle Dyspepsie *f*
功能性血尿 funktionelle Hämaturie *f*
功能性腰背痛 funktionelle Lumbago *f*
功能性胰岛细胞腺瘤 Funktionalinsulom *n*
功能性胰腺内分泌肿瘤 funktioneller pankreatischer endokriner Tumor *m*
功能性遗尿 funktionelle Enuresis *f*
功能性余(残)气量 funktionelle Residualkapazität *f*
功能性余气 funktionelle Restluft *f*
功能性月经失调 dysfunktionelle Uterusblutung *f*
功能性运动量表 funktionelle Bewegungsskala *f*
功能性杂音 funtionelles Geräusch *n*
功能性杂音(生理性杂音,无害杂音) funktionelles Murmeln *n*
功能性早搏 vorzeitiger Herzschlag *m*
功能性粘膜 Funktionalmukosa *f*
功能性肘矫形器 funktionelle Ellbogen-Orthese *f*
功能性子宫出血 Metropathia hämorrhagica *f*
功能性作业治疗 funktionelle Ergotherapie *f*
功能蓄积 funktionelle Akkumulation *f*
功能异常 Dysfunktion *f*
功能用矫形器 funktionelle Orthese *f*
功能原理 Prinzip der Transformation zwischen Arbeit und Energie *n*
功能障碍 Dysfunktion *f*
功能障碍评定量表 Unfähigkeitsbewertungsskala *f*
功能障碍性吞咽困难 funktionelle Dysphagie *f*
功能[障碍]性子宫出血 dysfunktionelle Uterusblutung *f*
功能诊断 Funktionsdiagnostik *f*
功能整体性护理 ganzheitliche Pflege *f*
功能正常的 normalfunktionierend
功能制护理 funktionelle Pflege *f*
功能重组 funktionelle Reorganisation *f*
功能主义 Funktionalismus *m*
功能柱 funktionelle Säule *f*
功能状况指数 Index für den Funktionszustand *n*
功能状态 funktioneller Status *m*
功能自主性 Steuerungsfähigkeit *n*
功能自主性结节 autonomer Knoten *m*
功效 Leistungsvermögen *n*, Leistungsfähigkeit *f*
功效比值 Effizienzrate *f*, relativer Nutzeffekt *m*
攻击 angreifen
攻击本能 aggressiver Trieb *m*
攻击挫折假说 Aggressions-Frustrations-Hypothese *f*
攻击单位 herausfordernde Einheit *f*
攻击反射 offensiver Reflex *m*
攻击反应 aggressive Reaktion *f*
攻击行为 aggressives Benehmen *n*
攻击剂量 herausfordernde Dosis(od. Injektion) *f*
攻击掠夺性病态人格 aggressiv räuberische Psychopathie *f*
攻击驱力 aggressiver Drang *m*
攻击素 Aggressine *n pl*, Angriffsstoffe *m pl*
攻击素原 Aggressinogen *n*
攻击型人格 aggressive Personalität *f*
攻击性 Aggressivität *f*
攻击性冲动 aggressiver Impuls *m*
攻击性的 aggressiv
攻击性的性别差异 geschlechtlicher Unterschied bei der Aggression *m*
攻击性行为 aggressives Verhalten *n*
攻击性人格障碍 aggressive Persönlichkeitsstörung *f*
攻击性先天驱力论 Theorie über angeborenen Aggressionstrieb *f*
攻击转移 verdrängte Aggression *f*
攻膜复合物 Membranangriffskomplex *m*
攻膜复合物的非致死效应 nichtletale Wirkung des Membranangriffskomplexes *f*
攻膜复合物抑制因子 Inhibitionsfaktor des Membranangriffskomplexes *m*
肱尺关节 Humeroulnargelenk *n*

肱的 brachial(-is,-is,-e)
肱动脉 Arteria brachialis *f*
肱二头肌 Musculus biceps brachii *m*
肱二头肌断裂 Ruptur des Musculus biceps brachii *f*
肱二头肌反射 Bicepsreflex *m*
肱二头肌功能重建术 Seddon* Operation *f*
肱二头肌滑液鞘 Vagina synovialis bicipitalis *f*
肱二头肌肌腱 Bizepssehne *f*
肱二头肌肌腱炎 Tendinitis des Musculus biceps brachii *n*
肱二头肌腱断裂 Ruptur der Tendo biceps brachii *f*
肱二头肌腱沟 Sulcus bicipitalis *m*
肱二头肌腱腱鞘炎 Tenovaginitis des Musculus biceps brachii *f*, Tenosynovitis des Musculus biceps brachii *f*
肱二头肌腱膜 Aponeurosis musculi bicipitis brachii *f*
肱二头肌腱脱位 Dislokation des Tendo biceps brachii *f*
肱二头肌腱炎 Tendinitis des Musculus biceps brachii *f*
肱二头肌内(尺)侧沟 Sulcus bicipitalis medialis(ulnaris) *m*
肱二头肌内侧头 Caput mediale musculi biceps brachii *n*
肱二头肌桡骨[滑液]囊 Bursa bicipitoradialis *f*
肱二头肌外(桡)侧沟 Sulcus bicipitalis lateralis *m*
肱二头肌外侧沟 Sulcus bicipitalis lateralis *m*
肱二头肌外侧头 Caput laterale musculi biceps brachii *n*
肱二头肌远端肌腱固定术 distale Sehne-Fixierung des Musklus Bizeps *f*
肱二头肌长头 Caput longum musculi biceps brachii *n*
肱二头肌长头肌腱鞘炎 Tenosynovitis des Caput longum musculi biceps brachii *f*
肱二头肌长头腱断裂 Bizepssehnenruptur *f*
肱二头肌长头腱悬吊术(尼克尔法) Langer Kopf der Bizepssehne Aussetzungchirurgie *f*
肱二头肌长头腱炎 Bizepstendinitis *f*
肱二头肌阻抗试验(雅阁逊征,叶加森试验) Yergason* Test *m*
肱股指数 Humerofemoralindex *m*
肱骨 Oberarmknochen *m*, Humerus *m*
肱骨大结节骨折 Fraktur des Tuberositas major humeri *f*
肱骨大结节结核 Tuberkulose des Tuberculum majus humeri *f*
肱骨大结节撕脱骨折 Abrißfraktur des Tuberositas major humeri *f*
肱骨干骨折 Humerusschaftfraktur *f*
肱骨干骨折 Humerusschaftfraktur *f*, Fraktur des Corpus humeri *f*
肱骨干骨折内固定术 interne Fixation der Humerusschaftfraktur *f*
肱骨干骨折小夹板固定术 kleiner Schienenverband für Humerusschaftfraktur *m*
肱骨骨瓣 humeraler Knochenlappen(od. Periostlappen) *m*
肱骨骨不连接 Humeruspseudarthrose *f*
肱骨骨干最小周长 mindester Umfang der Humerusdiaphyse *m*
肱骨骨骺骨折分离 obere Humerusepiphysenfrakturablösung *f*
肱骨骨折 Oberarmfraktur *f*, Humerusfraktur *f*
肱骨滑车 Trochlea humeri *f*
肱骨肌管 Canalis humeromuscularis *m*
肱骨肌管综合征 humeromuscular-Tunnel-Syndrom *n*
肱骨解剖颈骨折 Fraktur des Collum anatomicum humeri *f*
[肱骨]结节间沟 Sulcus intertubercularis humeri *m*
肱骨近端骨折 proximale Humerusfraktur *f*
肱骨近端骨肿瘤 Knochentumor(od. Osteom *n*) des proximalen Humerus *m*
肱骨近端锁定钢板 Proximal-Humerus-Sperrplatte *f*
肱骨颈骨折 Humerushalsfraktur *f*
肱骨髁 Condylus humeri *m*
肱骨髁 Y 型骨折 Y-förmige Fraktur der Humeruskondylen *f*
肱骨髁骨折 kondyläre Humerusfraktur *f*
肱骨髁间骨折 interkondyläre Humerusfraktur *f*
肱骨髁上骨折 suprakondyläre Humerusfraktur *f*
肱骨髁上棘突综合征 suprakondyläres Dornfortsatzsyndrom *n*
肱骨髁上截肢术 suprakondyläre Amputation *f*
肱骨髁上近端截肢术 suprakondyläre proximale Amputation *f*
肱骨慢性骨髓炎 chronische Osteomyelitis des Humerus *f*
肱骨内髁骨折 Fraktur des Condylus medialis humeri *f*
肱骨内上髁骨软骨病 Osteochondrose des medialen Epicondylus *f*
肱骨内上髁骨折 Fraktur des Epicondylus medialis humeri *f*
肱骨内上髁骺骨折分离 mediale epikondyläre Epiphysenablösung des Humerus *f*
肱骨内上髁炎 Epicondylitis humeri ulnaris *f*
肱骨扭转角 Torsionswinkel am Humerus *m*
肱骨前外侧入路 anterolateraler Zugang des Humerus *m*
肱骨上端骨骺分离 epiphysäre Trennung vom oberen Ende des Oberschenkelknochens *f*
肱骨上端急性骨髓炎 akute Osteomyelitis des oberen Ende des Humerus *f*
肱骨上端宽 Breite der proximalen Epiphyse des Humerus *f*
肱骨体 Corpus humeri *n*
肱骨头 Oberarmkopf *m*, Humeruskopf *m*, Caput humeri *n*
肱骨头粉碎骨折 zersplitterte Fraktur des Humeruskopfs *f*
肱骨头骨关节炎 Osteoarthritis des Humeruskopfes *f*
肱骨头骨骺分离 Humeruskopfepiphysenablösung *f*
肱骨头骨骺滑脱 Epiphysenlösung des Humeruskopfes *f*
肱骨头骨折 Fractura capitis humeri *f*, Humeruskopffraktur *f*
肱骨头结核 Tuberkulose des Humeruskopfes *f*
肱骨头置换术 Arthroplastik des Humeruskopfes *f*
肱骨头最大横径 maximaler transversaler Durchmesser des Humeruskopfs *m*
肱骨头最大矢状径 maximaler sagittaler Durchmesser des Humeruskopfs *m*
肱骨投掷骨折 Schleuderbruch des Humerus *m*
肱骨外科颈骨折 Fraktur des Collum chirurgicum humeri *f*
肱骨外科颈骨折内固定术 interne Fixation der Fraktur des Collum chirurgicum humeri *f*
肱骨外髁骨折 laterale kondyläre Fraktur des Humerus *f*
肱骨外髁骺骨折分离 laterale condyläre Epiphysenablösung des Humerus *f*
肱骨外髁上嵴 Humerales Laterales suprakondyläres Wappen *n*
肱骨外上髁骨折 Fractura epicondylus radialis humeri *f*
肱骨外上髁切除术 Epicondylus des Oberarms Resektion *f*
肱骨外上髁炎 laterale Humerusepikondylitis *f*
肱骨下端骨骺分离 untere Humerusepiphysenablösung *f*
肱骨下端骨折内固定术 innere Fixation der Fraktur des distalen Humerusendes *f*
肱骨下端骨折内固定术 interne Frakturfixation des unteren Ende des Humerus *f*
肱骨小头 Oberarmköpfchen *n*, Capitulum humeri *n*
肱骨小头剥脱性骨软骨炎 Osteochondrosis dissecans des Condylus medialis humeri(OCD) *f*, Knorpelablösung am innen liegenden Rollhöcker des Oberarmknochens
肱骨小头骨骺炎 Epiphysitis des Capitulum humeri *f*, Humerusköpfchenepiphysitis *f*
肱骨小头骨软骨病 Panner* Krankheit *f*
肱骨小头骨软骨骨折 osteochondrale Fraktur des Capitulum humeri *f*
肱骨小头骨软骨炎 Osteochondritis des Capitulum humeri *f*, Humerusköpfchenosteochondritis *f*
肱骨小头骨折 Humerusköpfchenfraktur *f*
肱骨远端关节内畸形愈合 distale Humerus-Fehlstellung *f*
肱骨远端骺 distale Humerusepiphyse *f*
肱骨远端全骨骺分离 Lösung der distalen Humerusepiphyse *f*
肱骨中段骨折 Bruch des mittleren Humerus *m*
肱骨滋养动脉 Arteria nutriciae humeri *f*
肱骨最大长 maximale Humeruslänge *f*
肱横韧带 Ligamentum transversum humeri *n*

肱肌 Musculus brachialis *m*
肱肌下端骨折内固定术 intere Frakturfixation des distalen Humerusendes *f*
肱肩胛关节周围炎 Periarthritis humeroscapularis *f*
肱胫骨钉 Humerus-und Tibianagel *f*
肱静脉 Venae brachiales *f pl*
肱淋巴结 Nodus lymphaticus brachialis *m*, brachialer Lymphknoten *m*
肱浅动脉 Arteria brachialis superficialis *f*
肱桡骨粘液囊炎 brachioradialis Bursitis *f*
肱桡关节 Humeroradialgelenk *n*
肱桡关节融合 humeroradiale Arthrodese *f*
肱桡滑囊炎 Bursitis bicipitoradialis *f*
肱桡肌 Musculus brachioradialis *m*, Brachioradialis *m*
肱桡肌肌瓣 Muskellappen des M. brachioradialis *m*
肱桡瘙痒症 Juckreiz des M. brachioradialis *m*
肱三头肌 Musculus triceps brachii *m*
肱三头肌断裂 Ruptur des Musculus triceps brachii *f*
肱三头肌反射 Trizeps(sehnen)reflex *m*
肱三头肌腱断裂 Oberarmtricepssehnenruptur *f*, Tendoruptur des Musculus triceps brachii *f*
肱三头肌腱撕脱骨折 Abrißfraktur des Musculus triceps brachii *f*
肱三头肌腱下囊 Bursa subtendinea musculi tricepitis brachii *f*
肱三头肌末端病 Ansatzerkrankung des Musculus triceps brachii *f*
肱三头肌前置术 Trizeps nach vorne Operation *f*
肱三头肌长头断裂 Ruptur des Caput longum musculi bicipitis brachii *f*
肱深动脉 Arteria profunda brachii *f*
肱外侧肌间隔 Septum intermusculare brachii laterale *n*
肱下端宽 Breite der distalen Epiphyse des Humerus *f*
宫底高度 Fundushöhe *f*
宫角妊娠 Hornschwangerschaft *f*
宫颈 Cervix uteri *f*
宫颈[管]消失 cervicale Auslöschung *f*
宫颈癌 Cervicalkarzinom *n*, Zervikalkarzinom *n*
宫颈癌骨转移 Knochenmetastase des Zervixkarzinoms *f*
宫颈癌前病变 präkanzeröse Veränderung(od. Läsion) der Cervix uteri *f*
宫颈癌预防联盟 Zervikaler Krebs verhindert das Bündnis *m*
宫颈白斑 Leukopathia der Cervix uteri *f*
宫颈瘢痕狭窄 Narbenstenose der Cervix uteri *f*
宫颈不典型增生 Zervixdysplasie *f*
宫颈残端切除术 Exzision des zervikalen Stumpfes *f*
宫颈成形术 Zervixplastik *f*
宫颈大型楔状切除术 zervikale Konisation *f*
宫颈单纯性糜烂 einfache Zervixerosion *f*
宫颈恶性瘤 malignanter Cervicaltumor *m*, malignanter Zervikaltumor *m*
宫颈非典型增生 atypische Cervicalhyperplasie *f*
宫颈肥大 Cervixhypertrophie *f*
宫颈功能不全 Zervixnichtzuständigkeit *f*
宫颈刮片 Zervixabstrich *m*
宫颈管储备细胞增生 Hyperplasie der endozervikalen Reservezellen *f*
宫颈管刮片 endozervikaler Abstrich *m*
宫颈管扩张器 Zervixdilatator *m*
宫颈管涂片 Zervixkanalabstrich *m*
宫颈管粘液栓 endozervikale muköse Ausstopfung *f*
宫颈过长 Elongatio portionis *f*
宫颈横韧带 Ligamentum tranversalis colli *n*
宫颈环扎术 Cervixcerclage *f*
宫颈活检 Zervixbiopsie *f*
宫颈活组织检查 Zervixbiopsie *f*
宫颈机能不全 Zervixinsuffizienz *f*
宫颈尖锐湿疣 zervikales Kondyloma acuminatum *n*
宫颈僵硬 Rigidität der Zervix *f*
宫颈节育器 intrauterines kontrazeptives Gerät *n*
宫颈结核 Zervixtuberkulose *f*
宫颈浸润癌 invasives Karzinom der Zervix *n*
宫颈痉挛 zervikaler Spasmus *m*
宫颈扩张袋 Hystereurynter *m*
宫颈扩张器 zervikaler Dilatator *m*
宫颈扩张术 Zervixdilatation *f*
[宫颈]扩张[子宫]刮术 Dilatation und Curettage *f*
宫颈良性瘤 gutartiger Zervixtumor *m*
宫颈裂伤 Laceratio cervicis *f*
宫颈裂伤缝合术 Hysterotrachelorrhaphie *f*
宫颈糜烂 Erosion der Zervix *f*
宫颈糜烂愈复 Heilung der zervikalen Erosion *f*
宫颈难产 zervikale Dystocia *f*
宫颈内口松弛 Inkompetenz des inneren Muttermunds *f*
宫颈内膜细胞 endozervikale Zellen *f pl*
宫颈黏膜炎 Endozervizitis *f*
宫颈旁淋巴结 parazervikale Lymphknoten *m pl*
宫颈旁阻滞 parazervikaler Block *m*
宫颈旁阻滞术 parazervikaler Block *m*
宫颈膀胱瘘 Zervikovesikofistel *f*
宫颈前唇 Labium anterius(orificii externi uteri) *f*
宫颈钳 Zervixklemme *f*
宫颈切除术 Zervixamputation *f*, Zervixentfernung *f*
宫颈切开[术] Discissio cervicis *f*, Hysterocervicotomie *f*
宫颈妊娠 Zervikalschwangerschaft *f*
宫颈乳头[状]瘤 Zervikalpapillom *n*
宫颈乳头状糜烂 papilläre Erosion der Zervix *f*
宫颈上皮内瘤样病变 zervikale intraepitheliale Neoplasie *f*
宫颈烧灼术 Kauterisation der Zervix *f*
宫颈视诊 zervikale Inspektion *f*
宫颈涂片 zervikaler Abstrich *m*
宫颈外侧韧带 Ligamentum cervicales lateralis *n*, laterales cervikales Ligament *n*
宫颈微浸润癌 mikroinvasives Karzinom der Zervix *n*
宫颈息肉 Zervikalpolyp *m*
宫颈息肉切除术 Excision des Zervikalpolyps *f*
宫颈腺囊肿 Naboth-Zyste *f*
宫颈腺体囊肿 Naboth* Zysten *f pl*, Naboth* Follikel *m pl*
宫颈修补术 Zervixreparatur *f*
宫颈炎 Zervizitis *f*
宫颈原位癌 Karzinoma in situ der Cervix uteri *n*
宫颈早期浸润癌 frühes invasives Zervixkarzinom *n*
宫颈粘膜碘试验(希勒试验) Schiller* Test *m*(检子宫颈癌)
宫颈粘液 Zervixschleim *m*
宫颈粘液检查 Zervixschleimuntersuchung *f*
宫颈粘液精液相合试验(米-库试验) Miller*-Kurzrok* Test *m*, Kurzrok*-Miller* Test *m*
宫颈粘液席-胡二氏试验 Sims*-Huhner* Test des Zervixschleims *m*
宫颈粘液羊齿 Farnkrautbild des Zervixschleims *n*
宫颈粘液羊齿状结晶 Farnenkristallisation des Zervixschleims *f*
宫颈潴留囊肿 Naboth* Zysten *f pl*
宫颈锥形切除术 Konisation der Zervix *f*
宫内避孕器 intrauterines Gerät *n*, intrauterine contraceptive device(IUCD) <engl.>
宫内避孕器放置(入)术 Insertio der IUCD *f*
宫内避孕器钳闭 Inkarzeration der IUCD *f*
宫内避孕器取出术 Entfernung der IUCD *f*
宫内避孕器脱落 Expulsion der IUCD *f*
宫内避孕器异位 Verstellen der IUCD *n*, Versetzen der IUCD *n*
宫内发育迟缓 intrauterine Wachstumsretardierung *f*

宫内感染 intrauterine Infektion *f*
宫内节育(避孕)器 intrauterine Kontrazeptiva-Gerät *n*
宫内节育器 intrauterine contraceptive device(IUCD)<engl.>
宫内膜样囊腺瘤 endometrioides Zystadenom *n*, endometriumartiges Zystadenom *n*
宫内膜样腺瘤 endometrioides(od. endometriumartiges)Adenom *n*
宫内膜样腺纤维瘤 endometrioides (od. endometriumartiges) Adenofibrom *n*
宫内期 intrauterine Periode *f*
宫内人工授精 intrauterine Insemination *f*(IUI)
宫内妊娠 uterine Schwangerschaft *f*
宫内生长受限 intrauterine Wachstumsretardierung *f*
宫内死胎 intrauteriner Fruchttod *m*
宫内死亡 intrauteriner Tod *m*
宫内诊断 intrauterine Diagnose *f*
宫内窒息 intrauterine Asphyxie *f*
宫旁淋巴结 parazervikale Lymphknoten *m*
宫[崎]氏并殖吸虫 Paragonimus miyazaki *m*
宫腔 Uterushöhle *f*
宫腔冲洗液诊断 Diagnose der Infusionsflüßigkeit der Uterushöhle *f*
宫腔镜 Hysteroskop *n*
宫腔镜检查 Hysteroskopie *f*
宫腔内人工授精 intrauterine Befruchtung *f*
宫腔内授精 intrauterine Insemination *f*
宫腔填塞纱布术 intrauteriner Tampon mit Gaze *m*, in-trauteriner Gazetampon *m*
宫腔填塞术 intrauterine Tamponade *f*
宫腔吸取标本 Aspirationsbiopsie vom Uteruskavum *f*
宫腔粘连症 intrauterine Adhäsion *f*, Ashermann* Syndrom *n*
宫缩 Wehen *f pl*, Geburtswehen *f pl*
宫缩素引产术 Induktion der Entbindung durch Oxytozikum *f*
宫缩无力 Atonia uteri *f*
宫缩应激试验 Kontraktionsstresstest *m*
宫外生长迟缓 extrauterine Wachstumsretardierung *f*
宫外孕 Extrauterin-Gravidität *f*, Extrauterinschwangerschaft *f*
宫脂线虫 Hysterothylacium *n*
宫脂线虫属 Hysterothylacium Nematoden der Gattung *pl*
恭敬行为 ehrerbietiges Verhalten *n*

gǒng 巩汞拱

巩[膜]角膜的 sklerokorneal
巩固 Konsolidierung *f*
巩固记忆痕迹 Konsolidierung der Gedächtnisspur *f*
巩固理论 Konsolidierungstheorie *f*
巩固期 Konsulidierung *f*, consulidation <engl.>
巩固性化疗 Konsolidierungschemotherapie *f*
巩固治疗 Nachbehandlung *f*
巩角膜 Sklerokornea *f*
巩角膜葡萄肿 Sklera-und Hornhaut-Staphylom *n*
巩节 Sklerotom *n*
巩膜 Augenweiß *n*, Sklerotika *f*, Sklera *f*, Albuginea oculi *f*
巩膜板 sklerale Lamina *f*
巩膜变性 sklerale Degeneration *f*
巩膜表(外)层炎 Episkleritis *f*
巩膜成形术 Skleroplastik *f*
巩膜穿刺术 sklerotikapunktion *f*
巩膜穿孔软化 Perforante-Scleromalacie *f*
巩膜穿通伤 Perforationswunde der Sklera *f*
巩膜创伤 Wunde der Sklera *f*, Skleraverletzung *f*
巩膜挫伤 sklerale Kontusion *f*
巩膜刀 Sklerotom *n*, Sklerektom *n*
巩膜的 skleral
巩膜沟 Sklerarinne *f*, Sulcus sclerae *m*
巩膜固定镊 Sklerafixationspinzette *f*
巩膜固有质 Substantia propria sclerae *f*
巩膜虹膜切除术 Sklerekto-Iridektomie *f*
巩膜虹膜切开术 Iridosklerotomie *f*
巩膜虹膜炎 Skler-iritis *f*
巩膜化角膜 Sklerophthalmie *f*, Sklerophthalmus *m*
巩膜环钻 Trepan für Sklerotomie *m*
巩膜环钻术 Sklera(l) trepanation *f*, Elliot* Trepanation *f*
巩膜黄染 ikterische Sklera *f*
巩膜剪 Skleraschere *f*
巩膜角膜部 Pars corneoscleralis *f*
巩膜角膜虹膜炎 Sklerokeratoiritis *f*
巩膜角膜炎 Sklerokeratitis *f*
巩膜接触镜 Sklera-Kontaktlinse *f*
巩膜结膜的 sklerokoniunktival
巩膜结膜炎 Sklerokoniunktivitis *f*
巩膜静脉 Venae sclerales *f pl*
巩膜静脉窦 Sinus Schlemmii* *m*, Sinus venosus sclerae *m*
巩膜静脉窦切开术 venöse Sinusotomie der Sklera *f*
巩膜距 Sklerasporn *m*, sclera spur <engl.>
巩膜溃疡 Ulkus der Sklera *n*, Sklera(l) ulcus *n*
巩膜瘘 Fistula der Sklera *f*
巩膜脉络膜炎 Sklerochorioiditis *f*
巩膜内血管环(Zinn-Haller 环) Zinn-Haller-Ring *m*
巩膜脓肿 Abszeß der Sklera *m*
巩膜膨胀 Sklerektasie *f*
巩膜破裂 Ruptur der Sklera *f*
巩膜破裂缝合术 Zunähen der Skleralruptur *n*
巩膜葡萄膜引流 uveosklerale Drainage *f*
巩膜葡萄肿 Skleralstaphylom *n*, Staphyloma sclera *n*
巩膜切除虹膜分离术 Sklerekto-Iridodialyse *f*
巩膜切除术 Sklerektomie *f*
巩膜切开放血术 Skleralincision zur Dränage des Blutes *f*
巩膜切开剪 Sklerotomie-Schere *f*
巩膜切开术 Sklerotomie *f*
巩膜切开引流术 Skleraincision und Dränage der interretinalen Flüssigkeit *f*
巩膜肉芽肿 Granuloma der Sklera *n*
巩膜软化[症] Scleromalacie *f*, Skleromalazie *f*
巩膜色素斑 episklerale Pigmentflecken *m*
巩膜色素细胞 Skleralmelanozyt *m*
巩膜色调异常 Skleraldiscoloration *f*
巩膜筛板 Lamina cribrosa sclerae *f*
巩膜筛区 Area cribriformis sclerae *f*
巩膜上(外)动脉 Arteriae episclerales *f pl*
巩膜上(外)静脉 Episkleralvenen *f pl*
巩膜上静脉(血)压 Episkleralvenendruck *m*
巩膜上腔 Episkleralraum *m*
巩膜烧伤 Verbrennung der Sklera *f*
巩膜烧灼术 Sklera(l) kauterisation *f*
巩膜视神经的 sklerooptisch
巩膜缩短术 Skleralverkürzung *f*
巩膜突 Sklera(l) sporn *m*
巩膜外(表)层炎 Episkleritis *f*
巩膜外层 Episclera *f*, Episklera *f*
巩膜外动脉 Arteriae episclerales *f pl*
巩膜外静脉 Episkleralvenen *f pl*
巩膜外隙(腔) Spatium episclerale *f*
巩膜下巩膜切除术 subsklerale Sklerektomie *f*
巩膜下巩膜咬切术 subsklerale Sklerektomie *f*
巩膜型透气性角膜接触镜 sklerale gasdurchlässige Kontaktlinse *f*
巩膜炎 Albuginitis *f*, Scleratitis *f*, Scleritis *f*
巩膜眼[症] Skler-ophthalmie *f*

巩膜咬切器 Skleralstanze *f*
巩膜移植术 Skleraltransplantation *f*
巩膜异物 Fremdkörper in Sklera *m*
巩膜造口术 Sklerostomie *f*
巩膜植入术 Implantation der Sklera *f*
巩膜灼烙术合并周边虹膜切除术 Kauterisation der Sklera mit peripherischer Iridektomie *f*
巩膜棕黑层 Lamina fusca sclerae *f*, Lamina suprachoroidea *f*
巩膜钻板镊 Diskuspinzette *f*
汞 Quecksilber *n*, Hydrargyrum *n*(Hg, OZ 80)
汞(水银) Quecksilber *n*
汞卟啉 Merphyrin *n*
汞测压计 Quecksilbermanometer *n*
汞池电极 Quecksilber-Pool-Kathode *f*
汞的 mercurial(-is, -is, -e)
汞的络合物 Quecksilberkomplex *m*
汞滴电极 Quecksilber-Tropfelektrode *f*
汞碘醛离心沉淀法 Merthiolat-Iod-Formaldehyd-Zentrifugation *f*
汞电极 Quecksilberelektrode *f*
汞毒性多涎 Hydrargyrosialorrhoea *f*
汞毒性口炎 Quecksilberstomatitis *f*
汞毒性溃疡 Ulkus mercuriale *n*
汞毒性脑病 Quecksilberenzephalopathie *f*
汞毒性震颤 Tremor mercurialis *m*, Quecksilberzittern *n*
汞封的 merkurversiegelt
汞合成压缩器 Amalgamkondensator *m*
汞合金 Amalgam *n*
汞合金充填器 Amalgam-Stopfer *m*
汞合金雕刻器(刀) Amalgam-Modellierinstrument *n*
汞合金搅拌机 Amalgamator *m*
汞合金匙 Amalgamlöffel *m*
汞合金输送器 Amalgam-Träger *m*
汞合金调制器 Amalgamator *m*
汞合金纹身 Amalgamtätowierung *f*
汞合金型片 Amalgam-Matritze *f*
汞合金研棒 Amalgammörserkeule *f*
汞合金研钵 Amalgammörser *m*
汞合金研光器 Amalgam-Polierinstrument *n*
汞弧灯 Quecksilberdampflampe *f*, Quecksilberbogenlampe *f*
汞化 Merkurialisation *f*
汞化剂 Merkurialisationsmittel *n*
汞化物 Quecksilberverbindung *f*
汞及其化合物中毒 Quecksilber-und seine Verbindungenvergiftung *f*
汞利尿剂(药) Quecksilberdiuretika *n pl*
汞量滴定法 mercurimetrische Titration *f*
汞量法 Merkurimetrie *f*
汞络合物 Quecksilberkomplex *m*
汞皮炎 Quecksilberdermatitis *f*
汞齐 Amalgam *n*
汞齐化法 Amalgamation *f*
汞气灯 Quecksiberlampe *f*, Quecksilberdampflampe *f*
汞醛碘 Mercurius-Jod-Formaldehydlösung *f*(MJF-Lösung)
汞醛碘沉淀法 MJF-Präzipiationsmethode *f*
汞醛碘浓集法 MJF-Konzentrationsverfahren *n*
汞撒利 Salyrgan *n*, Mersalylum *n*, Mercusalum *n*
汞撒利茶碱 Mersalylum und Theophyllin *n*
汞色素沉着 Quecksilberpigmentierung *f*
汞体内最大蓄积量 maximale Akkumulation von Quecksilber im Körper *f*
汞丸 Pilulae hydrargyri *f pl*
汞温度计 Quecksilberthermometer *n*
汞污染 Quecksilberpollution *f*
汞吸收 Quecksilberabsorption *f*
汞新醇 Quecksilberneohydrin *n*
汞溴红 Merbromium *n*, Mercurochrom *n*
汞盐 Quecksilbersalz *n*
汞蒸气测定仪 Quecksilberdiffusionsrmeter *n*, Quecksilberdampfmeter *n*
汞蒸汽灯 Quecksilberdampflampe *f*
汞制剂 Merku(i)alien *n pl*
汞中毒 Mercurialismus *m*, Quecksilbervergiftung *f*, Hydrargyrose *f*, Hydrargyrosis *f*
汞中毒肾脏 Quecksilberniere *f*
汞中毒性精神病 Quecksilberwahnsinn *m*
汞中毒性口炎 Quecksilberstomatitis *f*
汞中毒性震颤 Quecksilbertremor *m*
汞柱 Quecksilbersäule *f*
汞柱式 Quecksilbersäule-Typ *m*
汞自垩 Merkur mit Kreide *m*
拱垂的 reklinat
拱顶 Gewölbe *n*
拱形接骨板 Arched-Plates *pl*
拱状的 gewölbt, kuppelig
拱状腭 gewölbter Gaumen *m*

gòng 共贡供

共倍体型(补体单元型) Komplotyp *m*
共变法 Methode der gleichzeitigen Änderungen *f*
共变数分析 Analyse der Kovariauz *f*
共变原则 Kovariationsprinzip *n*
共病 Komorbidität *f*
共沉淀 Kopräzipitation *f*
共沉淀反应 Kopräzipitation *f*
共成帽反应(共帽化) Ko-Capping *n*
共处 Koexistenz *f*
共刺激 Kostimulation *f*
共刺激分子(协同刺激分子) kostimulatorisches Molekül *n*, Kostimulator *m*
共刺激信号(协同刺激信号) kostimulatorisches Signal *n*
共存 Koexistenz *f*, Kompatibilität *f*
共存的 gleichzeitig mitwirkend
共存递质 Kotransmitter *m*
共存疾病 Komorbidität *f*, Begleiterkrankung *f*
共代谢 Kometabolismus *m*
共等名 Synisonym *n*
共轭 Konjugat *n*
共轭层 konjugierte Schichte *f*
共轭雌激素类 konjugierte Östrogenen *n pl*
共轭的 konjugiert
共轭对称 konjugierte Symmetrie *f*
共轭二烯 konjugiertes Dien *n*
共轭化合物 konjugierter Komplex *m*
共轭基 konjugiertes Radikal *n*
共轭碱 konjugierte Base *f*
共轭键 konjugierte Bindung *f*
共轭[焦]点 konjugierter Fokus *m*
共轭控制 Jochkontrolle *f*
共轭链 konjugierte Kette *f*
共轭面 konjugierte Area *f*
共轭能 Energie der Konjugation *f*
共轭偶(对) konjugiertes Paar *n*
共轭偏侧眼动 konjugiert-laterale Augenbewegung *f*
共轭溶液 konjugierte Lösung *f*
共轭三元溶液 konjugierte Dreifachlösung *f*
共轭双键 konjugierte Doppelbindung *f*
共轭双键系统 konjugierte Doppelbindungssystem *n*
共轭酸 konjugierte Säure *f*

共轭酸碱 konjugierte Säure und Base *f*
共轭酸碱偶(对) konjugiertes Säure-Base-Paar *n*
共轭[体]系统 konjugiertes System *n*
共轭烃 konjugiertes Hydrokarbür *n*
共轭物(体) Konjugat *n*
共轭相 konjugierte Phase *f*
共轭效应 konjugierter Effekt *m*
共轭液偶 konjugiertes Liquorpaar *n*
共轭作用 Konjugation *f*
共遏蛋白 Korepressor *m*
共发射极截止频率 Emitter-Cutoff-Frequenz *f*
共翻译分泌 kotranslationale Sekretion *f*
共犯 Komplize *f*
共犯关系 Mittäterschaft *f*
共沸的 azeotrop
共沸点 azeotrope Punkt *m*
共沸点变换 azeotrope Transformation *f*
共沸过程 azeotroper Prozeß *m*
共沸混合物 azeotrope Mixtur *f*
共沸[性] Azeotropie *f*
共沸蒸[馏] azeotrope Destillation *f*
共付保险 Mitversicherung *f*
共付方式 Zuzahlung *f*
共感染 Koinfektion *f*
共(同)感性瞳孔反射 konsensueller Pupillenreflex *m*
共关系 Öffentlichkeitsbeziehung *f*
共合酶 Synzym *n*
共合体 Cointegrat *n*
共混 Mischung *f*
共活化物 Koaktivator *m*
共基极截止频率 Basisschaltung Grenzfrequenz *f*
共激活因子 Koaktivator *m*
共济 Koordination *f*
共济失调 Inkoordination *f*, Ataxia *f*, Ataxie *f*
马利氏共济失调 Marie* Ataxie *f*, Marie* Syndrom Ⅱ *n*, hereditäre cerebellare Ataxie *f*
门泽尔共济失调(成人遗传性橄榄桥脑小脑萎缩) Menzel* Ataxie *f*
桑-布共济失调 Sanger*-Brown* Ataxie *f*, spinocerebellare Ataxie *f*(橄榄体、桥脑、小脑变性病的一种类型)
共济失调(性)毛细血管扩张综合征 Ataxie-Teleangiektasie *f* (AT)
共济失调[性]步态 ataktischer Gang *m*
共济失调-白内障-侏儒综合征 Syndrom von Ataxie, Katarakt und Kleinwuchs *n*
共济失调-白内障综合征 Ataxie-Katarakt-Syndrom *n*
共济失调步态 ataktischer Gang *m*
共济失调的 ataktisch, ataxisch
共济失调毛细血管扩张 Ataxia teleangiectatica *f*
共济失调毛细血管扩张症 Ataxia teleangiectatica *f*
共济失调描记器 Ataxiagraph *m*
共济失调性步行不能 Abasia atactica *f*
共济失调性呼吸 ataktische Atmung *f*
共济失调性截瘫 Paraplegia atactica *f*
共济失调性轻偏瘫 ataktische Hemiparese *f*
共济失调性言语 ataktische Rede *f*
共济运动 koordinierte Bewegung *f*
共济运动检查 Untersuchung der koordinierten Bewegung *f*
共济运动失调恐怖 Ataxiophobie *f*
共价 Bindigkeit *f*, Bindungswertigkeit *f*
共价半径 kovalenter Radius *m*, (kovalenter) Atomradius *m*
共价闭合环状 DNA kovalent geschlossene zirkuläre (ccc-) DNA *f*
共价闭合开环 DNA kovalent geschlossen offen zirkuläre DNA *f*
共价闭合松弛 DNA kovalent geschlossene entspannte DNA *f*, covalently closed relaxed DNA <engl.>
共价闭环 kovalent geschlossener Kreis *m*
共价闭环 DNA kovalent geschlosse zirkuläre DNA *f*
共价电子 Bindigkeitselektron *n*
共价化合物 Atomverbindung *f*, kovalente Verbindung *f*
共价键 kovalente Bindung *f*
共价键饱和性 Gesättigung der Atombindung *f*
共价键方向性 Orientierung der kovalenten Bindung *f*
共价键结合 kovalente Bindung *f*
共价型氢化物 Kovalenzhydrogenat *n*
共浆体 Zönozyt *m*
共焦激光 konfokaler Laser *m*
共聚 Kopolymerisation *f*
共聚[作用] Kopolymerisation *f*
共聚合[作用] Copolymerisation *f*
共聚焦激光扫描显微镜 konfokales Laser-Scanning-Mikroskop *n*
共聚焦激光荧光显微镜 konfokales Laser-Fluoreszenz-Mikroskop *n*
共聚焦显微镜 Konfokalmikroskop *n*
共聚体 Kopolymer *n*
共聚物(体) Kopolymer *n*
共聚作用 Kopolymerisation *f*
共扩增系统 Koamplifikationssystem *n*
共(交)联[键] cross-linking <engl.>
共联体 Kointegrat *n*
共漏组态 gemeinsame Drain-Konfigurstion *f*
共霉素 Synnematin *n*
共鸣 Mitschwingung *f*, Resonanz *f*, Konsonanz *f*, Beiklang *m*
共鸣火花 Schallresonanzfunken *m*
共鸣器(箱) Resonator *m*
共鸣器官 Resonanzorgan *n*
共鸣性沟通 Resonanz-Kommunikation *f*
共鸣学说 Resonanztheorie *f*
共鸣障碍 Resonanzdysfunktion *f*
共模式 Kotyp *m*
共模信号 Gleichtaktsignal *n*
共模抑制比 Gleichaktunterdrückungsverhältnis *n*, Common-mode rejection ration <engl.>
共凝集素 Koagglutinin *n*
共凝集[作用] Koagglutination *f*
共培养 Kokultur *f*
共培养法 Kokultivierungsverfahren *n*
共平面性 Koplannarität *f*
共栖 Metabiose *f*, Kommensalismus *m*, Symbiose *f*, Symbiosis *f*
共栖关系 Kommensalismus *m*
共栖生物 Mutualismus *m*
共栖体 Mutualismus *m*, Kommensalismus *m*
共栖现象 Kommensalismus *m*
共情(同理心) Empathie *f*
共缺失定位 Kodeletionskartierung *f*
共生 Symbiose *f*, Symbiosis *f*, Mitessertum *n*
共生的 symbio(n)tisch
共生固氮 symbiotische Stickstofffixierung *f*
共生固氮作用 symbiotische Nitrogenfixation *f*
共生关系 Symbiose *f*
共生互患现象 Symbiosis *f*
共生生物 Symbiont *m*
共生噬菌体 symbiotische Bakteriophagen *m pl*
共生体 Kommensale *m*, Symbiont *m*
共生微生物 symbiotische Mikrobe *f*
共生细菌 saprophytische Bakterien *pl*
共生现象 Symbiose *f*
共生小鼠 kommensale Maus *f*

共生效应 Symbioseeffekt *m*
共生性精神病 symbiotische Psychose *f*
共生学说 Symbiosetheorie *f*
共生牙 zusammenwachsende Zähne *m pl*
共生营养 Symbiotropismus *f*
共生状态 Symbiose *f*
共生作用 Symbiose *f*
共时理论 synchronische Theorie *f*
共时式 synchronisches Modell *n*
共时语言学 synchronische Linguistik *f*
共识 Konsens *m*, Übereinstimmung *f*
共适应 Koanpassung *f*
共受体 Korezeptor *m*
共水解作用 Kohydrolyse *f*
共同参与模式 gemeinsames Beteiligungsmodell *n*
共同沉淀 Kopräzipitation *f*
共同传递 Kosender *m*
共同代码理论 bekannte Kodiertheorie *f*
共同的 allgemein
共同递质 Gemeinsame Neurotransmitter *n*
共同发生的医学事件 gleich auftretende medizinische Ereignisse *n pl*
共同发生的医学问题 gleich auftretendes medizinisches Problem *n*
共同房室瓣 gemeinsame Atrioventrikularklappe *f*
共同房室瓣口 gemeinsames atrioventrikuläres Orifizium *n*
共同房室通道 gemeinsamer Atrioventrikularkanal *m*
共同分担风险 Mitversicherung *f*
共同感觉 Synesthesie *f*, Synesthesia *f*
共同干细胞 gemeinsame Stammzelle *f*
共同干预 Kointervention *f*
共同规划 gemeinsame Planung *f*
共同规划目标 gemeinsames Planungziel *n*
共同激活效应 Koaktivierungseffekt *m*
共同进化 Koevolution *f*
共同径路 gemeinsamer Weg *m*
共同决策模式 gemeinsames Entscheidungsmodell *n*
共同菌体抗原 konkomitierendes somatisches Antigen *n*, gemeinsames somatisches Antigen *n*
共同抗体 gemeinsamer Antikörper *m*
共同抗原 gemeinsames Antigen *n*
共同抗原表位 gemeinsame Epitope *n pl*
共同离子 gemeinsames Ion *n*
共同离子效应 Effekt des gemeinsamen Ions *m*
共同淋巴样前体［细胞］gemeinsamer lymphoider Präkursor *m*
共同媒介传播 gemeinsame Medienverbreitung *f*
共同媒介物流行 Infektion durch allgemeine Mediator *f*
共同命运 gemeinsames Schicksal *n*
共同命运因素 Faktor des gemeinsamen Schicksals *m*
共同黏膜免疫系统 gemeinsames Mukoimmunitätssystem *n*
共同培养 Kokultur *f*
共同培养技术 Co-Kultur-Technik *f*
共同生活 Symbiose *f*, Karpose *f*
共同生长 Syntrophismus *m*, Syntrophie *f*
共同释放 Kofreisetzung *f*
共同诉讼 Koprozess *m*
共同特质 gemeinsame Eigenschaft *f*
共同调控 gemeinsame Kontrolle *f*
共同通道学说 gemeinsame Kanal-Theorie *f*
共同途径蛋白 Gleichkanal-Protein *n*
共同威胁 gemeinsame Bedrohung *f*
共同心房 gemeinsamer Vorhof *m*
共同心室 gemeinsamer Ventrikel *m*
共同性 Gemeinsamkeit *f*
共同性垂直斜视 konkomitierendes vertikales Schielen *n*（od. Strabismus *m*）
共同（转）性内斜视 konkomitierende Esotropie *f*
共同（转）性外斜视 konkomitierende Exotropie *f*
共同（转）性斜视 konkomitierendes Schielen *n*
共同要素 gemeinsames Element *n*
共同要素说 Theorie über identische Elemente *f*
共同意志 allgemeiner Wille *m*
共同运动 Synergiebewegung *f*, Begleitbewegung *f*
共同值 gemeinsamer Wert *m*
共同中间代谢产物 konkomitierendes Produkt des Zwischenstoffwechsels *n*
共同中介说 gemeinsame Mediation-Theorie *f*
共同肿瘤抗原 gemeinsames Tumorantigen *n*
共头霉科 Syncephalastraceae *pl*
共卫生条例 sozialhygienische Verordnung *f*
共显性 Kodominanz *f*
共显性的 kodominant
共显性遗传 kodominante Vererbung *f*
共现分析 Kookkurrenzanalyse *f*
共线性密码 kolinearer Kode *m*
共享 Poolung *f*
共享电子 Gemeinschaftselektron *n*, Beteiligungselektron *n*
共享社会系统 gemeinsame Gesellschaftsordnung *f*
共享型医疗系统 gemeinsames Medizinsystem *n*
共信号分子 Kosignalmolekül *n*
共性 gemeinsamer Charakter *m*
共性方差（公共因子方差）gemeinsame Varianz *f*
共性化心理护理 gemeinsame Psychopflege *f*
共性因子 gemeinsamer Faktor *m*
共氧化 Cooxidieren *n*
共意识 Interbewusstsein *n*
共用电子对 Gemeinschaftselektronenpaar *n*, Beteiligungselektronenpaar *n*
共用通路 gemeinsamer Weg *m*
共用心室 komplizierter Ventrikel *n*
共用针头 Nadeltaschu *m*, Spitzentausch *m*
共有决定簇 gemeinsame Determinante *f*
共有顺序 Konsensussequenz *f*
共有特异性 allgemeine Spezifität *f*
共有序列 Konsensussequenz *f*
共源流行 Epidemie mit gemeinsamer Quelle *f*
共源组态 Common-Source-Konfiguration *f*
共运输 Symport *m*
共栅组态 gemeinsamen Gate-Konfiguration *f*
共振 Resonanz *f*
共振（鸣）Resonanz *f*
共振峰 Formant *m*
共振空间阻碍 sterische Inhibition der Resonanz *f*
共振能 Resonanzenergie *f*
共振频率 resonante Frequenz *f*
共振［谱］线 Resonanzlinie *f*
共振吸收 Resonanzabsorption *f*
共振吸脂辅助系统 Hilfesystem für Fettabsaugung durch Resonanz *n*
共振［现象］Resonanz *f*
共振线 Resonanzlinie *f*
共振效应 Resonanzeffekt *m*
共振学说 Resonanztheorie *f*
共振样损伤 Resonanzbeeinträchtigung *f*
共振荧光 Resonanzfluoreszenz *f*
共振杂化分子 Resonanzhybrid *m*
共振杂化体 Resonanzhybrid *m*
共振转移 Resonanztransfer *m*

共脂肪酶 Kolipase *f*
共质 Symplasma *n*
共质态 symplasmatischer Zustand *m*
共质体 Symplasma *n*
共轴的 koaxial
共轴球面系统 koaxiales System *n*
共[同]轴性 Koaxialität *f*
共著者 Koautor *m*
共转(同)性内斜视 konkomitierende Esotropie *f*
共转(同)性外斜视 konkomitierende Exotropie *f*
共转(同)性斜视 konkomitierender Strabismus *m*, Strabismus concomitans *m*
共转变 Kokonversion *f*
共转导 Koübertragung *f*
共转化 Kotransformation *f*
共转换 Kokonversion *f*
共转染 Kotransfektion *f*
共阻遏物 Korepressor *m*
共祖系数 coancestry coefficient <engl.>, Verwandschaftskoeffizient *m*
共祖效应 coancestry effect <engl.> Verwandschaftseffekt *m*
贡氏复合征(冈氏复合病灶) Ghon* Komplex *m*(常见于小儿原发性肺结核)
贡献率 Beitragssatz *m*
供[血]者 Spender *m*, Blutspender *m*
供电子 Elektronendonor *m*
供电子基 Elektronendonatorgruppe *f*, elektronspendende Gruppe *f*
供电子取代基因 elektronspendender Substituent *m*, Elektronendonatorsubstituent *m*
供电子体 Elektronenspender *m*, Elektronendonator *m*, Elektronendonor *m*
供额肌悬吊的库存阔筋膜 Konservenfascialata für Stirnmuskelaufhängung *f*
供方(提供者) Anbieter *m*
供给 Versorgung *f*, Lieferung *f*, Spende *f*
供给弹性 Angebotselastizität *f*
供给过剩 Angebotsüberschuss *m*
供给函数 Supply-Funktion *f*
供给矿质[法] Mineralisierung *f*, Mineralisation *f*
供给量 zugeteilte Menge *f*
供给曲线 Angebotskurve *f*
供给者诱导需求 Anbieter-induzierte Nachfrage *f*(SID)
供精人工授精 künstliche Befruchtung *f*
供精者精液人工授精 künstliche Befruchtung mit Spendersamen *f*
供抗体测定用酶 Enzym für Antikörpernachweis *n*
供卵 Spenderei *n*
供胚者 Embryospender *m*
供气 Luftversorgung *f*, Luftzufuhr *f*, Gasversorgung *f*
供气控制台 Bedienungsfeld(od. Konsole) für Gasversorgung
供气系统 Luftzufuhrsystem *n*, Gasversorgungssystem *n*
供氢体 Hydrogendonator *m*, Hydrogenspender *m*, Wasserstoff-Spender *m*
供区 Spenderstelle *f*
供认 Bekenntnis *n*, Geständnis *n*
供膳 Nahrungsversorgung *f*
供水 Wasserversorgung *f*, Wasserzufuhr *f*
供水控制系统 Wassermanagementsystem *n*
供水率 Wasserversorgungsrate *f*, Wasserzufuhrrate *f*
供水源 Wasserversorgungquelle *f*
供体(者) Donator *m*, Spender *m*, Spender *m*, Donor *m*, Donator *m*
供体(者)选择 Donatorselektion *f*, Spenderselektion *f*, Donorauswahl *f*
供体部位 Spenderstelle *f*, Donatorlage *f*
供体角膜 Spenderhornhaut *f*
供体接受体复合 Donor-Akzeptor-Komplex *m*
供体菌 Spender *m*
供玩赏动物(宠物) Haustier *n*
供选假设 alternative Hypothese *f*
供血 Blutversorgung *f*
供血动脉结扎术 Versorgungsarterienligatur *f*
供血者 Blutspender *m*
供盐过多 Hyperchloridation *f*
供氧 Sauerstoffversorgung *f*
供氧点 Sauerstoffpunkt *m*
供氧接头 Sauerstoffkonnektor *m*
供氧密闭头盔 Sauerstoffhelm *m*
供氧面罩 Sauerstoffmaske *f*
供氧能力 Sauerstofflieferfähigkeit *f*
供氧系统 Sauerstoffversorgungssystem *n*
供氧装置 Sauerstoffversorgungsvorrichtung(od.-ausrüstung) *f*, Sauerstoffzuführungsvorrichtung *f*, Oxygenversorgungsapparat *m*
供液壶 Wasserkrug *m*
供移植用脏器保存 Konservierung der transplantierenden Organe *f*, Konservierung der Organe bei Transplantation *f*, Organkonservierung für die Transplantation *f*
供应 Lieferung *f*, Versorgung *f*
供应纯氧 Reinsauerstoffversorgung *f*
供应管理 Versorgungsmanagement *n*
供应人员 Versorgungsmitarbeiter *m*
供应商评价 Bewertungssystem von Lieferanten *n*
供应室 Versorgungszimmer *n*, Vorratsraum *m*
供者 Spender *m*, Donor *m*, Donator *m*
供者淋巴细胞输注 Spenderlymphozytinfusion *f*
供者脉搏 Spenderimpuls *m*
供者-受者遗传关系 genetische(od. erbliche) Verwandtschaft zwischen Spender und Empfänger *f*
供者特异性抗体 donorspezifischer Antikörper *m*
供者特异性输血 donorspezifische Transfusion *f*

GOU 勾佝沟钩狗枸构购垢

gōu 勾佝沟钩

勾兑剂 Kongener *m*
勾销测验 Ausstreichtest *m*
佝偻病 Rhachitis *f*, Rachitis *f*, Glisson* Krankheit *f*, englische Krankheit *f*
佝偻病串珠 rachitischer Rosenkranz *m*
佝偻病串珠样征 Rachitis-Rosenkranz *n*
佝偻病骨盆 Rachitis-Becken *n*
佝偻病手[足]镯 Rachitis-bedingte Hand(Fuß) kranz *f*
佝偻病体质 Rachitismus *m*
佝偻病性扁平骨盆 rachitisch plattes Becken *n*
佝偻病性串珠 rachitischer Rosenkranz *m*
佝偻病性骨膜炎 rachitische Periostitis *f*
佝偻病性骨盆 Pelvis rachitica *f*
佝偻病性骨质疏松 rachitische Osteoporose *f*
佝偻病性肌病 rachitische Myopathie *f*
佝偻病性脊柱侧凸 rachitische Skoliose *f*
佝偻病性侏儒骨盆 rachitisches Zwergbecken *n*
佝偻病胸 rachitischer Brustkasten *m*
佝偻病龈炎 rachitische Gingivitis *f*, rachitische Zahnfleischentzündung *f*
沟 Sulcus *m*, Furche *f*
　哈里逊氏沟 Harrison* Furche(od. Grube, od. Linie) *f*
　利伯麦斯特沟 Liebermeister* Furche(od. Grube, od. Linie) *f*(肝脏表面前后行走的沟,因肝脏不规则生长而形成)
　韦尔加泪沟 Verga* Grube *f*(鼻泪管下口向下延伸之沟)

西布森沟 Sibson* Furche *f*(胸大肌下缘之沟)
沟(裂,裂隙) Fissur *f*
沟道长度调制效应 Wirkung von Kanallängenmodulation *f*
沟管系统 Kanalsystem *n*
沟后部 Pars sulcus posterioris *f*
沟迹梭杆菌 Fusobacterium sulci *n*
沟裂(纹)舌 Furchenzunge *f*
沟裂龋 Fissurenkaries *f*, kariöse Fissura *f*
沟前部 Pars presulculis dorsum lingua *f*
沟渠 Wasserleitung *f*
沟鼠 Wanderratte *f*, Rattus norvegicus *m*
沟通 Kommunikation *f*
沟通、信息及信号辅助器具 Hilfsmittel für die Kommunikation, Informationen und Signalisierung *n*
沟通的触发体 Gesprächstrigger *m*
沟通工具 Kommunikationsmittel *n*
沟通公理 Kommunikationsaxion *f*
沟通过程 Kommunikationsprozess *m*
沟通交流 Kommunikation *f*
沟通渠道 Kommunikationskanal *m*
沟通网络 Kommunikationsnetz *n*, Kommunikationsnetzwerk *n*
沟通者 Kommunizierer *m*, Kommunikator *m*
沟纹舌 rissige Zunge *f*
沟纹舌(阴囊舌,脑回舌,皱褶舌) Lingua plicata *f*
沟缘束 Fasciculus sulcomarginalis *m*
沟状溃疡 Grabengeschwür *n*, grabenförmiges Ulkus *n*
沟状枪创 Dachrinne-Wunde *f*
沟状枪弹创 Dachrinne-Schusswunde *f*
沟状舌 zerfurchte Zunge *f*
钩 Hamulus *m*, Klammer *f*, Uncus *m*
洛克南钩(前列腺切除用) Loughnane* Haken *m*
马尔盖涅钩(髌钩) Malgaigne* Haken *m*
帕若[胎儿断头]钩 Pajot* Haken *m*
提勒尔氏钩 Tyrrell* Haken *m*
钩[虫]蚴 Hakenwurmlarve *f*
钩虫 Hakenwurm *m*, Ancylostoma *n*
钩虫[病]性贫血 Hakenwurmanämie *f*
钩虫[性]皮炎 Hakenwurmdermatitis *f*
钩虫病 Hakenwurmkranheit *f*, Ankylostomiasis *f*, Schachtenkrankheit *f*
钩虫病(性)贫血 Aucylostoma-anämie *f*
钩虫病的 hakenwürmisch
钩虫病防治所(站) Zentrum für Prophylaxe und Behandlung der Ankylostomiasis *n*
钩虫传(感)染 Hakenwurminfektion *f*
钩虫感染 Hakenwurminfektion *f*
钩虫卵 Hakenwurmeier *n pl*
钩虫皮炎 Sumpfkrätze *f*, Ankylostoma-Dermatitis *f*, Chauffie *f*
钩虫皮[痒]病(着地痒) Hakenwurmhauterkrankung *f*
钩虫性的 ankvlostomatisch
钩虫性匐行疹 kriechende Eruption durch Hakenwurm *f*
钩虫痒病 Jucken bei Ankylostomiasis *n*
钩虫疫苗 Hakenwurmimpfstoff *m*
钩刺状的 lappaceous <engl.>
钩端螺体属 Leptospira *f*
钩端螺旋体 Leptospira *f*
钩端螺旋体病 japanisches Herbstfieber *n*, Erntefieber *n*, Leptospirosis *f*, Leptospirose *f*
钩端螺旋体病免疫期 Immunphase der Leptospirose *m*
钩端螺旋体病性关节炎 leptospirale Arthritis *f*
钩端螺旋体病眼色素膜炎 Uveitis bei Leptospirose *f*
钩端螺旋体感染 leptospirale Infektion *f*
钩端螺旋体黄疸(黄疸螺旋体病) Leptospirose-Ikterus *m*
钩端螺旋体抗血清 Antiserum gegen Leptospiren *n*
钩端螺旋体脑膜炎 Leptospirenmeningitis *f*
钩端螺旋体尿 Leptospirenurin *m*
钩端螺旋体凝集溶解试验 Leptospira-Agglutination-Dissolutiontest *m*
钩端螺旋体葡萄膜炎(钩端螺旋体眼色素膜炎) Leptospirose-Auge-Uveitis *f*
钩端螺旋体溶素 Leptospira-Lysin *n*
钩端螺旋体肾病 leptospirale Nephropathie (od. Nierenkrankheit) *f*
钩端螺旋体属 Leptospira *f*
钩端螺旋体性黄疸 lcterus leptospiralis *m*, Leptospirengelbsucht *f*
钩端螺旋体性脑动脉炎 Leptospira-zerebrale Arteriitis *f*
钩端螺旋体性葡萄膜炎 leptospirale Uveitis *f*
钩端螺旋体疫(菌)苗 Leptospirose-Epidemie (Bakterien) Jungpflanzen *pl*
钩端螺旋体疫苗 Leptospiroseimpfstoff *m*
钩骨 Hamatum *n*
钩骨钩 Uncus ossis hamati *m*, Hamulus ossis hamati *m*
钩骨钩骨折 Fraktur des Hamulus ossis hamati *f*
钩回 Gyrus uncinatus *m*, Uncus gyri fornicati *m*
钩回发作 uncinater Anfall *m*
钩回静脉 Vena gyrus uncinate *f*
钩回疝 unkale Herniation *f*
钩棘单睾吸虫 Haplorchis pumilio *m*
钩甲 Onychogrypose *f*
钩甲(甲弯曲) Onychogryphosis *f*
钩甲畸形 Krummnagel *m*, Krallennagel *m*
钩甲脊髓空洞症 Onychogryphosis-Syringomyelie *f*
钩静脉 Vena unci *f*
钩口科 Ancylostomatidae *pl*
钩毛蚴 Coracidium *n*
钩球蚴 Korazidium *n*, Oncosphaera *f*, Onkosphäre *f*, Flimmerlarve *f*
钩束 Hakenbündel *n*, Fasciculus uncinatus *m*, Bogenbündel *n*
钩藤碱 Rhynchophyllin *n*
钩体病(钩[端螺旋]体病) Leptospirose *f*
钩突 Processus uncinatus *m*
钩突骨质增生 hakenförmige Knochenhyperplasie *f*
钩吻 Gelsemium elegans *n*
钩吻碱[甲] Gelsemin *n*
钩吻碱丁 Koumicin *n*
钩吻碱戊 Koumidin *n*
钩吻碱乙 Gelsemicin *n*
钩吻碱子 Koumin *n*, Koumicin *n*
钩吻中毒 Gelsemismus *m*
钩口[线虫]病 Ancylostomiasis *f*
钩口[线虫]属 Ancylostoma *n*, Ankylostoma *n*
钩形 hakenförmig
钩形(状)的 unciform
钩形缝合针 fischhakenförmige Nadel *f*
钩形能育丝(孢梗) Sichel *f*
钩型胃 Hakenmagen *m*, Angelhakenform des Magens *f*
钩压法 Uncipressura *f*
钩蚴 Hakenwurmlarve *f*
钩蚴培养法 Kultur für Hakenwürmerlarve *f*
钩蚴性皮炎 durch Hakenwürmer-Larven verursachte Dermatitis *f*
钩针 Hakennadel *f*
钩状的 hakenartig, hakig, hakenförmig
钩状骨骨折 hakenförmiger Knochenbruch *m*
钩状假手 Haken *pl*
钩状效应 hakenförmiger Effekt *m*
钩状字形视力表 Snellen Sehtabella *f*
钩椎关节 Luschka* Gelenk *n*, Vorratsraum *m*
钩椎关节病 Uncovertebralis-Arthropathie *f*
钩椎关节骨刺 Uncovertebralis-Gelenk-Knochensporne *f*
钩椎关节孔扩大术 Uncovertebralis-Gelenk-Loch-Vergrößer-

ung *f*

gǒu 狗枸

狗布鲁菌 Brucella canis *f*
狗耳朵 Eselsohr *n*
狗固定器 Hundhalter *m*
狗疥螨 Sarkoptes caninis *m*
狗莫拉菌属 Moraxella osloensis *f*
狗舌草次碱 Platynecin *n*
狗舌草碱 Platyphyllin *n*
狗头固定器 Fixator des Hundkopfs *m*
狗咬伤 Hundbiß *m*
枸橘甙 Poncitrin *n*

gòu 构购垢

构(发)音器官 Artikulationsorgan *n*
构(发)音区 Artikulationsstelle (od.-zone) *f*
构(发)音障碍 Dysarthria *f*, Dysarthrie *f*, Artikulationsstörung *f*
构巢曲霉菌属 Aspergillus nidulans *m*
构成 Zusammensetzung *f*, Konstruierung *f*
构成比 Bestandteilenverhältnis *n*
构成部分 Bestandteil *m*
构成活性 konstitutive Aktivität *f*
构成阶段 Produktionsphase *f*
构成图(饼图) Kreisdiagramm *n*
构成文化的 kulturelle Formulation *f*
构成柱状图 Prozentual-Histogramm *n*
构架学说 Rahmentheorie *f*
构件(象)变动诱变因素 Konformationsperturbationsmutagen *n*
构件分子 Bestandteilmolekül *n*
构建体(物) Muster *n*, Konstrukt *n*
构建性穿透性角膜移植 penetrierende aufbauende Keratoplastik *f*
构念效度 konstrukture Gültigkeit *f*
构思 Entwerfen *n*, Konstruieren *n*
构思障碍 Dyssymbolie *f*
构图 Komposition *f*
构文不能 syntaktische Aphasie *f*
构想 Konstrukt *n*
构想可及性 Konstruktzugänglichkeit *f*
构想系统 Konstruktsystem *n*
构想效度 Konstruktvalidität *f*
构象 Konformation *f*
构象表位 Konformationsepitop *n*
构象分析 Konformationsanalyse *f*
构象干扰作用 Konformationsperturbation *f*
构象决定簇 Konformationsdeterminante *f*
构象体 Konformer *m*
构象异构体 Rotamer *m*, Konformer *m*, Konformationssomer *m*
构效关系 Beziehung der Strukturaktivität *f*
构型 Architektonik *f*, Konfiguration *f*
R 构型 R-Konfiguration *f*
β 构型 β-Konfiguration *f*
构型变化 Konfigurationsveränderung *f*
构型学说 Konfigurationstheorie *f*
构因素 strukturelles Agens *n*
构音不良 Dysarthria *f*, Dysarthrie *f*
构音不能 Alalie *f*
构音不全 Anarthrie *f*
构音倒错 Paralalia literalis *f*
构音困难 Dyslalie *f*
构音困难手笨拙综合征 Dysarthria-Clumsy-Hand-Syndrom *n*, Dysarthrie und Feinmotorikstörung der Hand
构音器官 Artikulationsorgan *n*, Artikulator *m*
构音障碍 Dysarthrie *f*, Dysarthria *f*
构音障碍手笨拙综合征 Dysarthrie-plumpen-Hand-Syndrom *n*
构造 Tektonik *f*, Aufbau *m*, Architektonik *f*, Organisation *f*
构造论 Konstruktivismus *m*
构造心理学 Strukturpsychologie *f*
构造性游戏 konstruktives Spiel *n*
构造主义 Strukturalismus *m*
构造转换 Umstrukturierung *f*
构筑段块(指程序) Bestandteil *m*, Baustein *m*
购买动机冲突 Kaufmotivationskonflikt *m*
购买行为 Kaufverhalten *n*
购买行为类型 Kaufverhaltenstyp *m*
购买癖 Kauflust *f*
购买意识 Kaufsinn *m*
购买意图 Kaufabsicht *f*, Kaufintention *f*
垢性龈炎 Zahnsteingingivitis *f*

GU 估咕姑孤菁箍古谷股骨钴鼓固故顾痼

gū 估咕姑孤菁箍

估定 Bestimmung *f*, Schätzung *f*
估计 Bestimmung *f*, Abschätzung *f*
估计暴露量 geschätzte Expositionsdosis *f* (EED)
估计标准误 Standardfehler der Schätzung *m*
估计的人群效应阈值 geschätzte Schwelle des Bevölkerungseffektes *f*
估计法 Methode der Bestimmung *f*, Methode der Abschätzung *f*
L 估计量 L-Schätzer *m*
P 估计量 P-Schätzer *m*
W 估计量 W-Schätzer *m*
估计平均需要量 geschätzte durchschnittliche Bedarfmenge *f*, Estimated Average Requirement <engl.>
估计人口 Schätzung der Population *f*
估计肾小球滤过率 geschätzte glomeruläre Filtrationsrate *f*
估计寿命 Lebenserwartung *f*
估计误差 Schätzungsfehler *m*
估计误差均方(均方误差估计) geschätzter mittlerer quadratischer Fehler *m*
估计值 Schätzungswert *m*
估价 Einschätzung *f*
估算肾小球滤过率 Schätzung der glomerulären Filtrationsrate *f*
咕吨酮 Xanthon *n*
咕啉(可啉) Corrin *n* (四吡咯环系统)
咕噜声 Gurgeln *n*
咕噜音 Gluckern *n*
姑息护理照护 Palliativpflege *f*
姑息剂 palliative Medizin *f*
姑息疗法 palliative Behandlung *f*
姑息性的 palliativ
姑息性肺叶切除术 palliative Lobektomie der Lunge *f*
姑息性分流手术 palliativer Shunt *m*
姑息性康复 palliative Rehabilitation *f*
姑息性肾切除术 palliative Nephrektomie (od. Nierenentfernung) *f*
姑息[性]切除[手]术 palliative Excision *f*
姑息[性]手术 palliative Operation *f*
姑息胸廓放射线疗法 palliative thorakale Strahlentherapie *f*
姑息照护 Palliativpflege *f*
姑息治疗 palliative Behandlung *f*
孤雌发育 Androgenese *f*, Parthenogenese *f*
孤雌核配 Parthenogamie *f*
孤雌两核融合 Parthenomixis *f*
孤雌生殖 Parthenogenese *f*
孤雌生殖细胞 Parthenogonidie *f*
孤雌型担子 Godfrinia* Basidie *f*
孤电子 Ion-Elektron *n*

孤电子对 einsames Elektronenpaar *n*, freies Elelktronenpaar *n*
孤独 Einsamkeit *f*
孤独的 einsam, einzeln
孤独感 Alleinsein *n*
孤独和反常儿童的行为评定工具 Verhaltensevaluationsinstrument für autistische und atypische Kinder *n* (BRIAAC)
孤独基因 Orphon *m*
孤独恐怖 Autophobie *f*, Eremophobie *f*
孤独恐怖症 Eremophobie *f*
孤独恐惧 Autophobie *f*
孤独癖 Autismus *m*
孤独性 Autismus *m*
孤独性精神病 autistische Psychose *f*
孤独性精神病态 autistische Psychopathie *f*
孤独性障碍 autistische Störung *f*
孤独意想 Monoideismus *m*
孤独症 autistische Störung *f*, Autismus *m*
孤独症,非典型的 atypischer Autismus *m*
孤独症,童年 Kindheitsautismus *m*
孤独症谱系障碍 Autismusspektrumsstörung *f*
孤独症性迟滞 autistische Behinderung *f*
孤对电子 einsames Elektronenpaar *n*, freies Elelktronenpaar *n*
孤儿 Waise *f*, Waisenkind *n*
孤儿病毒 Waisenvirus *m*
孤儿受体 Orphan-Rezeptor *m*
孤儿抑郁状态 anaklitische Depression *f*
孤儿院 Waisenhaus *n*
孤儿院致病 Hospitalismus *m*
孤立 Isolation *f*
孤立病灶 solitärer Herd *m*
孤立儿童 isoliertes Kind *n*
孤立机制 Isolationsmechanismus *m*
孤立淋巴结 solitärer Lymphknoten *m*
孤立淋巴[小]结 solitärer Lymphknoten *m*
孤立淋巴滤泡 solitärer Lymphfollikel *m*
孤立肾 Solitärniere *f*
孤立肾切除术 Entfernung der solitären Niere *f*
孤立双键 isolierte Doppelbindung *f*
孤立系统(隔离系统) isoliertes System *n*
孤立效应 Isolierungswirkung *f*, Isolierungseffekt *m*
孤立心理缺陷 Isolationsdemenz *f*
孤立性扁平苔藓 solitärer Lichen planus *m*
孤立性单纯性骨囊肿 solitäre einfache Knochenzyste *f*
孤立性蛋白尿 isolierte Proteinurie *f*
孤立性非感染性肉芽肿 solitäres nicht-infektiöses Granulom *n*
孤立性非特异性溃疡 isoliertes unspezifisches Geschwür *n*
孤立性肥大细胞瘤 isoliertes (od. Solitäres) Mastozytom *n*
孤立性肝囊肿 solitäre Leberzyste *f*
孤立性骨囊肿 solitäre Knochenzyste *f*
孤立性骨髓瘤 solitäres Myelom *n*
孤立性后腹膜血管炎 isolierte retroperitoneale Vaskulitis *f*
孤立性黄体囊肿 solitäre Corpus luteum-Zyste *f*
孤立性基底细胞瘤 solitäres Basalzellkarzinom *n*
孤立性脊椎转移癌 isolierte spinale Metastase *f*
孤立性浆细胞瘤 solitäres Plasmazytom *n*
孤立性角化棘皮瘤 solitäres Keratoakanthom *n*
孤立性结节状肺淀粉样物质沉着 solitäre noduläre pulmonale Amyloidetose *f*
孤立性良性导管内乳头状瘤 solitäres benignes intraduktales Papillom *n*
孤立性良性许旺氏细胞瘤 solitärer benigner Schwann* Tumor *m*
孤立性卵巢脓肿 isolierter Ovarialabszess *m*
孤立性卵泡囊肿 solitäre Follikelzyste *f*
孤立性脉络膜结核病 solitäres Tuberkulom der Aderhaut *n*
孤立性脉络膜结核瘤 solitäres Tuberkulom der Chorioidea *n*
孤立性毛发上皮瘤 solitäres Trichoepitheliom *n*
孤立性毛囊性角化不良 isolierte follikuläre Dyskeratose *f*
孤立性毛囊周围性纤维瘤 solitäres perifollikuläres Fibrom *n*
孤立性毛外根鞘瘤 solitäres Trichilemmom *n*
孤立性内生软骨瘤 isoliertes Enchondrom *n*
孤立性皮肤平滑肌瘤 solitäres kutanes Leiomyom *n*
孤立性髂动脉瘤 isoliertes Aneurysma der A. iliaca *n*
孤立性IgA(免疫球蛋白A)缺乏 isolierte IgA(Immunglobulin A)-Mangel *f*
孤立性IgM(免疫球蛋白M)缺乏 isolierte IgM(Immunglobulin M)-Mangel *f*
孤立性神经纤维瘤 solitäres Neurofibrom *n*
孤立性肾囊肿 solitäre Nierenzyste *f*
孤立性肾血管炎 Vaskulitis der Solitärnieren *f*
孤立性生殖器平滑肌瘤 solitäres genitales Leiomyom *n*
孤立性食管血管炎 isolierte Vaskulitis der Speiseröhre *f*
孤立性嗜酸性肉芽肿 solitäres eosinophiles Granulom *n*, Langerhanszell-Histiozytose *f*
孤立性苔藓样日光性角化病 solitäre flechtenartige Sonnenkeratose *f*
孤立性腕骨脱位 isolierte Karpal-Dislokation *f*
孤立性胃底静脉曲张 isolierte Fundusvarize *f*
孤立性先天性结节性钙化 solitäre kongenitale noduläre Kalzifizierung *f*
孤立性纤维瘤 solitäres Fibrom *n*
孤立性纤维性肿瘤 solitärer fibröser Tumor *m*
孤立性心肌炎 idiopathische Myokarditis *f*
孤立性血管角化瘤 solitäres Angiokeratom *n*
孤立性血管平滑肌瘤 solitäres Angioleiomyom *n*
孤立性血尿 isolierte Hämaturie *f*
孤立性血尿或蛋白尿 isolierte Hämaturie oder Proteinurie *f*
孤立性右位心 isolierte Dextrokardie *f*
孤立性原发性IgM缺乏 isolierter primärer IgM-Mangel *m*
孤立性圆形病灶 solitärer Rundherd *m*
孤立性直肠溃疡综合征 einzelnes rektales Ulkus-Syndrom *n*
孤立性左位心 isolierte Levokardie *f*
孤立语 isolierte verbale Einheit *f*
孤立作用 Isolierungseffekt *m*
孤僻 ungesellig und exzentrisch
孤僻的 autistisch
孤僻儿童 autistisches Kind *n*
孤僻人格 unsoziale Persönlichkeit *f*
孤僻思想 autistisches Denken *n*
孤身恐怖 Monophobie *f*
孤束 Solitärbündel *n*, Tractus solitarius *m*, Krause* Bündel *n*, Allen* Bündel *n*
孤束核 Nucleus tractus solitarii *m*
孤双链 Idependenz-Doppelbindung *f*
孤雄生殖 Patrogenese *f*
菁葖状的 follikulär
箍力 Umfangsfestigkeit *f*
箍趾病 Dactylolysis spontanea *f*

gǔ 古谷股骨钴鼓

古(格)特曼培养基(盐类及氨基酸组成) Guttman* Medium *n*
古(格)特曼试验(检查喉上神经麻痹) Guthrie* Test *m*
古(旧)皮质 Paläokortex *m*, Archikortex *m*
古(旧)皮质系统 paläokortikales System *n*
古(旧)运动区系统 paläokinetisches System *n*
古布勒麻痹(交叉性偏瘫) Gubler* Lähmung *f*, Millard*-Gubler* Syndrom *n*, kreuzende Hemiplegie *f*
古茨曼综合征 Gerstmann* Syndrom *n*
古代的 antik

古德帕斯彻氏染色法 Goodpasture* Färbung *f*
古德帕斯彻氏综合征 Goodpasture* Syndrom *n*
古德塞尔法则（肛瘘内外口关系的归纳）Goodsall* Gesetz *n*
古德依诺哈里斯画人测验 Goodenough-Harries* Zeichnungstest *m*
古德依诺画人测验 Goodenough* drawing-a-man-Test *m*
古德综合征（伴胸腺瘤的免疫缺陷）Good* Syndrom *n*, Thymom mit Immundefekt *n*
古典 Bartter 氏综合征 klassisches Bartter* Syndrom *n*（CBS）
古典的 klassisch
古典法电诊断仪 klassischer Elektrodiagnostikapparat *m*
古典肝小叶 klassisches Leberläppchen *n*
古典剖宫产术 klassischer Kaiserschnitt *m*, körperlicher Kaiserschnitt *m*
古典生物型霍乱弧菌 Vibrio cholerae des klassischen Biotypus *m*
古典式剖腹产术 klassischer Kaiserschnitt *m*
古典心理学 klassische Psychologie *f*
古动物学 Paläozoologie *f*
古豆醇碱 Hygrolin *n*
古尔病（甲状腺萎缩伴有粘液水肿）Gull* Krankheit *f*
古尔德氏褥式缝合术 Gould* Naht *f*
古怪的 eigentümlich, eigenartig
古怪人格 fantastische Persönlichkeit *f*
古豪斯综合征（干燥性角膜结膜炎）Gougerot-Houwers-Sjgren* Syndrom *n*, Sjgren* Syndrom *n*
古柯 Koka *f*
古柯膏 Kokapaste *f*, Pasta de coca <span.>
古柯间二酸 Truxillsäure *f*
古柯碱 Cocain *n*
古柯碱（可卡因）Kokain *n*
  盐酸古柯碱（盐酸可卡因）Kokainhydrochlorid *n*
古柯邻二酸 Truxinsäure *f*
古柯叶（麻醉药）Kokablätter *n pl*
古利氏导管 Gouley* Katheter *m*
古鲁紫癜 Gougerot-Ruiter* Purpura *f*
古罗糖 Gulose *f*
古罗糖醛酸（L）-Guluronsäure *f*
古洛糖酸 Gulonsäure *f*
古洛糖酸内脂 Gulonlakton *n*
古脑皮 Archikortex *m*
古脑皮层 Paläokortex *m*
古皮质 Archikortex *m*
古皮质多形［细胞］层 polymorphe Zellschicht des Archicortex *f*
古皮质分子层 Molekularschicht（od. Stratum moleculare *n*）des Archicortex *n*
古皮质锥体［细胞］层 Pyramidenzellschicht（od. Stratum pyramidale *n*）des Archicortex *f*
古奇氏坩埚 Gooch* Tiegel *m*
古奇氏滤器 Gooch* Filter *m*
古热罗结节性真皮过敏疹 Gougerot* noduläre Hautallergide *f*
古人类学 Paläanthropologie *f*
古人类学家 Paläanthropologe *m*
古森包厄氏缝合术 Gussenbauer* Naht *f*
古生代的 paläozoisch
古生菌纲 Archimyzeten *m pl*
古生菌类 Archimyzeten *m pl*
古生物化学 Paläobiochemie *f*
古生物生理学 Paläophysiologie *f*
古生物学 Paläontologie *f*
古尸 alte Leiche *f*
古氏坩埚 Gooch* Schmelztiegel *m*
古氏漏斗 Gooch* Trichter *m*
古氏滤器 Gooch* Filter *m*
古思利测验 Guthrie* Test *m*（检测尿中的苯丙酮酸）
古斯曼综合征（优势半球角回损害）Gerstmann* Syndrom *n*
古塔［波］胶 Guttapercha *f*
古糖酯 防石多糖 sulfatierte Polysaccharide *pl*, Verhindern Stein Polysaccharid *pl*
古特曼氏征 Guttmann* Symptom *n*
古铜色 Bronze *f*
古铜色的 kupferfarbig
古微生物学 Mikropaläontologie *f*
古纹状体粗核 Nucleus robustus archistriatalis *n*
古细菌 Archaea *f*
古小脑 Archicerebellum *n*, Urkleinhirn *n*
古心理学 Paläopsychologie *f*
古芸烯 Gurjunene *n*
古芸香脂 Gurjunbalsam *m*
古植物学 Paläobotanik *f*, Phytopaläontologie *f*
谷 Vallecula *f*
谷［氨酸］丙［酮酸］转氨酶 Glutamat-pyruvat-transaminase *f*（GPT）
谷［氨酸］草［酰乙酸］转氨酶 Glutamat-Oxalazetat-Transaminase *f*（GOT）
谷［甾］醇葡糖苷 Sitosteringlukosid *n*, Sitosterolglukosid *n*
谷氨酸 Acidum glutamicum *n*
谷氨酸（2- 氨基戊二酸）Glutaminsäure *f*
谷氨酸半醛 Glutaminsäure-halbaldehyd *n*
谷氨酸 γ 半醛 Glutaminsäure-γ-semialdehyd *n*
谷氨酸 - 丙氨酸转氨酶 Glutaminsäure-Alanintransaminase *f*
谷氨酸 - 草酰乙酸盐 Glutamat-Oxalacetat-Acetat *n*
谷氨酸钙 Calcii Glutamas
谷氨酸钾 Kaliumglutamat *n*
谷氨酸钠 Natriumglutamat *n*
谷氨酸 -γ- 醛 Glutaminsäure-γ-aldehyd *n/m*
谷氨酸摄入过量综合征 Glutaminsäure-Infusionsüberdosis-Syndrom *n*
谷氨酸受体 Glutamatrezeptor *m*
谷氨酸 / 天冬氨酸受体 Glutamat / Aspartat-Rezeptor *m*
谷氨酸受体抗体 Glutamatrezeptor-Antikörper *m*
谷氨酸受体调节器 Glutamat-Rezeptor-Modulatoren *m pl*
谷氨酸脱氢酶 Glutamat-dehydrogenase *f*
L 谷氨酸脱氢酶 L-Glutamat-Dehydrogenase *f*
谷氨酸脱羧酶抗体 Glutaminsäuredecarboxylase-Antikörper *m*
谷氨酸脱羧酶自身抗体 Glutaminsäuredecarboxylase-Autoantikörper *m*（CADA）
谷氨酸微球菌 Micrococcus glutamicus *m*
谷氨酸兴奋毒性 Glutamatexzitotoxizität *f*
谷氨酸盐 Glutaminat *n*
谷氨酸盐（酯，根）Glutamat *n*
谷氨酸盐半胱氨酸连接酶 Glutamat-Zystein-Ligase *f*
谷氨酸盐转移核糖核酸连接酶 Glutamat-tRNA-Ligase *f*
谷氨酰氨基丙腈 β-N-（γ-Glutamyl）-Aminopropionitril *n*
谷氨酰［基］Glutamyl *n*
γ- 谷氨酰氨基酸 γ-Glutamylaminosäure *f*
γ- 谷氨酰半胱氨酸 γ-Glutamylzystein *n*
γ- 谷氨酰半胱氨酸合成酶 γ-Glutamylzystein-Synthetase *f*
γ- 谷氨酰甘氨酸 γ-Glutamyl-Glyzin *n*
谷氨酰［基］循环 Glutamylzirkulation *f*
γ- 谷氨酰基循环 γ-Glutamyl-Zyklus *m*
γ- 谷氨酰基转移酶 γ-Glutamyltransferase *f*, γ-Glutamyl-Transferase *f*
γ- 谷氨酰转肽酶 γ-Glutamyltranspeptidase *f*
谷氨酰胺 Glutamin *n*
谷氨酰胺富含区 Glutamin-reiche Domäne *f*
谷氨酰胺 - 谷氨酰转移酶 Glutaminsäure-Glutamyltransferase *f*
谷氨酰胺果糖 6 磷酸转氨酶（同分异构化）Glutamin-Fructose-6-Phosphat-Transaminase *f*

谷氨酰胺合成酶 Glutaminsynthetase *f*
谷氨酰胺酶 Glutaminase *f*
谷氨酰胺酰[基] Glutaminyl *n*
谷氨酰胺转氨酶 Glutamintransminase *f*
谷氨酰环化转移酶 Glutamyl-Zyklotransferase *f*
谷氨酰循环 Glutamylzyklus *m*
谷氨酰转肽酶 Glutamyltranspeptidase *f*
谷氨酰转肽酶测定 Determination der Glutamyltranspeptidase *f*
谷氨酰转移酶 Glutamyltransferase *f*
谷丙转氨酶 Glutamat-Pyruvat-Transaminase *f*(GPT), Alanin-Aminotransferase *f*(AAT)
谷草转氨酶 Glutamat-Oxalacetat-Transaminase *f*(GOT)
谷草转氨酶型 Glutamat Oxalacetat Transaminase Gruppe *f*
谷尘肺 Getreidestaublunge *f*
谷蛋白 Kleberprotein *n*, Gluten *n*, Glutelin *n*
谷蛋白肠病 Gluten-Enteropathie *f*
谷蠹 Rhizopertha dominica *f*
谷粉 Farina *f*
谷固醇血症 Sitosterolämie *f*
谷胱甘肽还原酶 Glutathionreduktase *f*
谷胱甘肽 Glutathion *n*
谷胱甘肽 -S- 环氧化物转移酶 Glutathion-S-zyklooxid-transferase *f*
谷胱甘肽 S- 转移酶 Glutathion-S-Transferase *f*(GST)
谷胱甘肽 S- 转移酶 2 Glutathion S-Transferase 2 *f*
谷胱甘肽 S 转移酶 A1 GSTA1 *n*
谷胱甘肽过氧化物酶 Glutathion-peroxidase *f*
谷胱甘肽还原酶 Glutathionsreduktase *f*
谷胱甘肽还原酶缺乏症 Glutathion-reduktase-defizienz *f*
谷胱甘肽合成酶 Glutathion-Synthetase *f*
谷胱甘肽硫转移酶 Glutathion-S-Transferase *f*
谷胱甘肽稳定试验 Glutathiostabilitätstest *m*
谷胱甘肽血[症] Glutathionämie *f*
谷胱甘肽 - 胰岛素转氢酶 Glutathion-Insulin-transhydrogenase *f*
谷胱甘肽转移酶 Glutathion-Transferase *f*
α- 谷胱甘肽转移酶 Alanine-Aminopeptidase *f*
谷胶 Gluten *n*, Kleber *m*
谷胶致敏性肠病 glutensensitive Enteropathie *f*
谷精草 Eriocaulaceae *f pl*
谷酒 Reiswein *m*
谷乐生 Pestizide *n pl*
谷类(物) Getreide *n pl*, Cerealien *n pl*
谷类发酵 Getreidefermentation *f*
谷类胚芽 Getreidekeim *m*
谷粒 Korn *n*, Getreide *n*
谷粒状 körnig
谷硫磷 Guthion *n*, Gusathion *n*
谷螨 Kornmilbe *f*
谷尼色创[止吐药](格兰塞群,康泉) Granisetron *n*
谷皮 Silberzwiebeln *pl*
谷热 Talfieber *m*
谷氏菌素 Gougerotin *n*
谷维素 Oryzanolum *n*
谷物热 Kornfieber *m*
谷物哮喘 Getreideasthma *n*
谷物营养价值 Getreidenährwert *m*
谷酰胺 Glutamin *n*
谷象 Sitophilus oryzae *m*
谷痒症 Getreide(korn)dermatitis *f*, Getreidekrätze *f*
谷甾醇 Sitosterin *n*, Sitosterol *n*
α1- 谷甾醇 Citrostadienol *n*
β- 谷甾醇 β-Sitosterol *n*
β- 谷甾醇血症 β-Sitosterolämie *f*
谷甾烷 Sitostan *n*
股 Femur *n*
股[骨] Schenkelbein *n*, Femur *n*
股白肿 Phlegmasia alba dolens *f*, Leukophlegmasie *f*, Milchbein *n*
股薄肌 Musculus gracilis *m*
股薄肌瓣 gracilis Muskellappen *m*
股薄肌肌皮瓣 Gracilis musculocutaneus Lappen *m*
股薄肌肌皮瓣 myokutane Klappe des Musculus gracilis *f*
股薄肌挛缩试验 Phelps* Test *m*
股部大隐静脉剖开术 Inzision des Femoralsegmentes der Vena saphena magna *f*
股丛 Plexus femoralis *m*
股的 femoral(-is, -is, -e)
股动脉 Schenkelarterie *f*, Oberschenkelarterie *f*, Beinhauptschlagader *f*, Arteria femoralis *f*
股动脉插管 Femoralarterie-Intubation *f*
股动脉剖开术 femorale Arteriotomie *f*
股动脉枪击音 Pistolenschußphänomen *n*, Duroziez* Geräusch *n*
股动脉栓塞 Arteria femoralis Embolie *f*
股动脉压 Oberschenkelarterie-Druck *m*
股动脉造影 femorale Arteriographie *f*
股二头肌 Musculus biceps femoris *m*
股二头肌断裂 Ruptur des Musculus biceps femoris *f*
股二头肌肌皮瓣 biceps femoris musculocutaneus Lappen *m*
股二头肌腱下囊 Bursa subtendinea musculi bicipitis femoris inferior *f*
股二头肌腱延术 Sehnenverlängerung des Biceps femoris *f*
股二头肌囊 Bursa musculus bicipitis femoris *f*
股二头肌上囊 Bursa musculi bicipitis femoris superior *f*
股二头肌下囊 Bursa musculi bicipitis femoris inferior *f*
股反射 Femoralisreflex *m*, Remak* Reflex *m*
股方肌 Musculus quadratus femoris *m*
股方肌神经 Nervus quadratus femoris *m*
股骨柄 Hüftschaft *f*
股骨粗隆部截骨术 Trochanterosteotomie *f*
股骨粗隆间骨折 intertrochantäre Femurfraktur *f*
股骨粗隆间内移截骨术 McMurray* Osteotomie *f*
股骨粗隆间切骨术 intertrochantäre Osteotomie des Femurs *f*
股骨粗隆下切除术 subtrochantäre Osteotomie des Femurs *f*
股骨粗壮指数 Robustheitsindex des Femurs *m*
股骨大粗隆滑囊炎 Bursitis trochanterica *f*
股骨大粗隆结核 Trochanter-Tuberkulose *f*
股骨大转子骨软骨病 Trochanter-Osteochondrose *f*
股骨大转子骨折 Fraktur des Trochanter major femoris *f*
股骨大转子间径 intertrochantärer Diameter(od. Durchmesser) *m*
股骨单髁骨折 monokondyläre Fraktur des Femurs *f*
股骨的 femoral(-is, -is, -e)
股骨短缩截骨术 femorale Verkürzungsosteotomie *f*
股骨发育不良 femorale Dysplasie *f*
股骨翻修术 femorale Revisionsoperation *f*
股骨肥大 Femurhypertrophie *f*
股骨干短缩术 femorale Verkürzung-Chirurgie *f*
股骨干骨折 Schenkelschaftfraktur *f*
股骨干骨折内固定术 innere Fixation der Schenkelschaftfraktur *f*
股骨干骨折小夹板固定术 Fixation der Schenkelschaftfraktur mittels kleiner Schiene *f*
股骨干骺端 Femurmetaphyse *f*
股骨干骺端截骨延长术 metaphysäre Oberschenkelverlängerung-Osteotomie *f*
股骨干延长术 Verlängerung der Femurschaft *f*
股骨骨瓣 Periostlappen *m*
股骨骨不连接 femorale Pseudarthrose *f*
股骨骨骺分离 Epiphysenlösung des Femurs *f*, Epiphysiolysis femoris *f*
股骨 - 骨盆复合体 Becken-Oberschenkel-Komplex *m*

股骨骨盆融合术 Femur-und Becken-fusion *f*
股骨骨髓炎 femorale Osteomyelitis *f*
股骨骨折 Oberschenkelfraktur *f*, Fractura femoris *f*
股骨骨质疏松症 Femur-Osteoporose *f*
股骨骺滑脱 Spondylolisthese der Femurepiphyse *f*
股骨后倾 rückwärts Oberschenkelknochen *m*
股骨后外侧进路 posterolateraler Zugang des Femurs *m*
股骨后旋 Retrorotation des Oberschenkelknochens *f*
股骨滑车剥脱性骨软骨炎 Trochlearis Osteochondrosis dissecans *f*
股骨畸形 femoral Fehlstellung *f*
股骨急性骨髓炎 akute Osteomyelitis des Oberschenkelknochens *f*
股骨嵴 Crista femoris *f*
股骨嵴指数 Pilasterindex des Femurs *m*
股骨假体 Femurprothese *f*
股骨截骨术 Femurosteotomie *f*
股骨近端骨骺骨软骨炎 proximale Femurepiphyse-Osteochondrosis *f*
股骨近端骺脱离 proximale femorale Epiphysenfuge-Ablösung *f*
股骨近端截骨术 proximale Femurosteotomie *f*
股骨近端局灶性缺损 proximales Femur lokale Defekte *pl*
股骨近端切除术 Resektion des proximalen Femurs *f*
股骨近端转子间截骨术 intertrochantäre Osteotomie des proximalen Femurs *f*
股骨近端纵行生长骺板 LGP proximalfemorale Längenwachstums-Epiphysenfuge *f*
股骨颈 Schenkelhals *m*, Femurhals *m*, Collum femoris *n*
股骨颈板 femorale Platte *f*
股骨颈干角 collodiaphysealer Winkel des Femurs *m*
股骨颈干角 Schenkelhalswinkel *m*, Kollodiaphysenwinkel *m*, Collum-Diaphysen-Winkel *m*
股骨颈骨折 Femurhalsfraktur *f*
股骨颈骨折 Schenkelhalsfraktur *f*, Fractura colli femoris *f*
股骨颈骨折的加登分型 Garden* Klassifizierung der Schenkelhalsfraktur *f*
股骨颈骨折手术器械包 Instrumentenbesteck für Schenkelhalsfraktur *n*
股骨颈基底部 Femurhalsbasis *f*, Basis des Femurhalses *f*
股骨颈截骨术 Schenkelhalsosteotomie *f*
股骨颈峡部骺板 schenkelhalslandenge Wachstums-Epiphysenfuge *f*
股骨颈楔形截骨术 Schenkelhalsosteotomie *f*
股骨距 Femursporn *m*
股骨髁 Condylus femoris *m*
股骨髁骨折 Femurkondylenfraktur *f*
股骨髁间骨折 interkondyläre Fraktur des Femurs *f*
股骨髁间指数 interkondylärer Index des Femurs *m*
股骨髁上骨牵引术 knöcherne Extension durch das suprakondyläre Gebiet des Femurs *f*
股骨髁上骨折 suprakondyläre Fraktur des Femurs *f*
股骨髁上骨折内固定术 innere Fixation der suprakondylären Fraktur des Femurs *f*
股骨髁上横形截骨术 suprakondyläre Querosteotomie *f*
股骨髁上截骨术 suprakondyläre Osteotomie *f*
股骨髁上截肢术 suprakondyläre Amputation des Femurs *f*
股骨髁上切骨术 suprakondyläre Osteotomie des Femurs *f*
股骨髁上缩短术 suprakondyläre Verkürzung *f*
股骨髁上楔形截骨术 suprakondyläre Keilosteotomie *f*
股骨螺钉 femorale Schraube *f*
股骨内侧髁高 Höhe des medialen Kondylus des Femurs *f*
股骨内侧髁长 Länge des medialen Kondylus des Femurs *f*
股骨内翻 Femurvarus *n*
股骨内上髁 Epicondylus medialis femoris *m*
股骨扭转畸形 Femoralis-Torsions-Deformität *f*
股骨扭转角 Torsionswinkel des Femurs *m*
AO 股骨牵引器 AO(Arbeitsgemeinschaft für Osteosynthesefragen)-Femurdistraktor *m*
股骨前外侧进路 Thompson* Zugang *m*
股骨切骨术 Osteotomie des Femurs *f*
股骨缺损 femoraler Defekt *m*
股骨上端骨骺分离 Epiphysenlösung der oberen femoralen Epiphyse *f*
股骨上端骨骺滑脱移位 Abrutschen der oberen femoralen Epiphyse *n*
股骨上端截骨术 Osteotomie des proximalen Femurs *f*
股骨上端内翻截骨术 Varus-Osteotomie des proximalen Femurs *f*
股骨上端旋转截骨术 drehende Osteotomie des proximalen Femurs *f*
股骨上髁宽 epikondyläre Breite des Femurs *f*
股骨体 Corpus femoris *n*, Femurschaft *m*
股骨头 Schenkelkopf *m*, Oberschenkelkopf *m*, Hüftkopf *m*, Caput femoris *n*
股骨头凹 Fovea capitis femoris *f*
股骨头骨骺分离 Epiphysiolysis capitis femoris *f*, Hüftkopfepiphysenlösung *f*
股骨头骨骺骨软骨病 Osteochondrose der Hüftkopfepiphyse *f*
股骨头骨骺骨软骨炎 Osteochondritis der Hüftkopfepi-physe *f*
股骨头骨骺滑脱症 Epiphysiolyse des Hüftkopfs *f*, Epiphysiolysis capitis femoris *f*
股骨头骨骺滑移(脱)症 Epiphysiolyse des Hüftkopfs *f*, Epiphysiolysis capitis femoralis *f*
股骨头骨骺无菌性坏死(佩尔特斯三氏症候群) Legg*-Calve*-Perthes* Krankheit *f*
股骨头骨软骨病 Osteochondrose des Femurkopfes *f*
股骨头骨折 Hüftkopfbruch *m*
股骨头骺滑脱 Femurepiphyseschlupf *m*
股骨头滑移 Hüftkopfschlupf *m*
股骨头缺血性坏死 ischämische Nekrose des Schenkelkopfs *f*
股骨头韧带 Pfannenband *n*, Ligamentum capitis femoris *n*
股骨头软骨无血管性坏死 avaskuläre Knorpelnekrose des Hüftkopfs *f*
股骨头塌陷 Schenkelkopfkollaps *m*
股骨头无菌性坏死 aseptische Hüftkopfnekrose *f*
股骨脱位 femorale Dislokation *f*
股骨外侧髁高 Höhe des Condylus lateralis femoris *f*
股骨外侧髁长 Länge des Condylus lateralis femoris *f*
股骨外翻 femorale Valgus *f*
股骨外上髁 Epicondylus lateralis femoris *m*
股骨下端骨骺分离 Ablösung der unteren Epiphyse des Femurs *f*, Epiphysiolyse des distalen Endes des Femurs *f*
股骨下端骨折内固定术 innere Fixation der Fraktur des distalen Endes des Femurs *f*
股骨下端牵引[术] knöchere Extension des distalen Endes des Femurs *f*
股骨下方前内侧入路 Femurs unterhalb des anteromedial Vorgang *m*
股骨小转子骨折 Fraktur des Trochanter minor *f*
股骨旋转截骨术 Femoral drehende Osteotomie *f*
股骨延长术 Verlängerung des Oberschenkelknochens *f*
股骨移植 Femur-Transplantation *f*
股骨异体植骨 femorales Allotransplantat *n*
股骨远端骨骺分离 Epiphysiolyse des distalen Femurendes *f*
股骨远端骨骺损伤 Verletzung der distalen Femurepiphyse *f*
股骨远端截骨术 Osteotomie des distalen Femurs *f*
股骨远端内翻截骨术 distale Femur-Varusosteotomie *f*
股骨远端切除术 Resektion des distalen Femurs *f*
股骨远端移植 distale Femur-Transplantation *f*
股骨远端隐匿性萨尔特骨折 Salter* Fraktur *f*
股骨长围指数 Länge-Umfang-Index des Femurs *m*

股骨植入假体 Femurimplantat-Prothese *f*
股骨逐步延长术 schrittweise Ausweitung des Oberschenkelknochens *f*
股骨转子间骨折 intertrochantäre Femurfraktur *f*
股骨转子间径 intertrochantäre Diameter *f*, Diameter bitrochanterica *f*
股骨转子外髁长 Länge des Trochanter-Außenkondylus *f*
股骨转子下骨折 subtrochantäre Fraktur des Femurs *f*
股骨转子下缩短术 subtrochantäre Verkürzung *f*
股骨滋养动脉 Arteria nutricia femoris *f*
股骨最大长 Femur-Maximallänge *f*
股骨坐骨移植术 ischiofemorale Transplantation *f*
股管 Schenkelkanal *m*, Femoralkanal *m*, Canalis femoralis *m*
股腘的 femoropopliteal(-is, -is, -e), femoropoplite(-us, -a, -um)
股腘静脉 Vena femoropoplitea *f*
股后肌肌皮瓣 Muskelhautlappen am hinteren Oberschenkel *m*
股后筋膜皮瓣 fasziokutaner Lappen am hinteren Oberschenkel *m*
股后皮神经 Nervus cutaneus femoris posterior *m*
股后区 Regio femoris posterior *f*
股后外侧皮瓣 posterolateraler Oberschenkel-Lappen *m*
股环 Schenkelring *f*, Femoralring *m*, Anulus femoralis *m*
股环隔 Septum femorale *n*, Cloquet* Septum *n*
股间的 interfemoral, interkrural
股节 Femur(des Insektes) *n*
股胫的 femorotibial(-is, -is, -e)
股胫关节 tibiofemorales Gelenk *n*
股静脉 Vena femoralis *f*
股静脉插管 femorale venöse Kanülen *pl*
股静脉穿刺 Schenkelvenenpunktion *f*
股静脉-股动脉转流 femoralis zur Femoralarterie Bypass *m*
股静脉鞘 Femoralvenenscheide *f*
股静脉血栓静脉炎 Thrombophlebitis der Vena femoralis *f*
股髋撞击综合征 Femoralis-Hüfte-Impingement-Syndrom *n*
股蓝肿 blaue Phlegmasie *f*, Phlegmasia cerulea dolen *n*
股内侧肌 Musculus vastus medialis *m*
股内侧肌肌皮瓣 Medialer femoris musculocutaneus Lappen *m*
股内侧肌间隔 Septum intermusculare femoris mediale *n*
股内侧肌神经阻滞 Vastus medialis Nervenblockade *f*
股内侧肌萎缩 Muskelatrophie des Musculus vastus medialis *f*
股内侧肌支 Ramus masculus femoris medialis *m*
股内侧浅静脉 Vena superficialis femoris medialis *f*
股内侧区 Regio femoris medialis *f*
股内肌 Musculus vastus medialis *m*
股髂的 femoroiliac(-us, -a, -um)
股前内侧皮瓣 anteromedialer Oberschenkel-Lappen *m*
股前皮静脉 Vena cutaneus femoris anterior *f*
股前区 Regio femoris anterior *f*
股前外侧皮瓣 anterplaterale femorale Hautklappe *f*, anterolateraler Oberschenkel-Lappen *m*
股浅动脉 Arteria superficialis femoris *f*
股浅静脉 Vena superficialis femoris *f*
股鞘 Vagina femoris *f*
股青肿(蓝色静脉炎) blaue Phlegmasie *f*, Phlegmasia cerulea dolen *n*
股三角 Schenkeldreieck *n*, Trigonum femorale *n*
股疝 Femoralhernie *f*, Hernia femoralis *f*
股疝修补术 femorale Herniorrhaphie *f*
股深动脉 Arteria profunda femoris *f*
股深静脉 Vena profunda femoris *f*
股神经 Schenkelnerv *m*, Oberschenkelnerv *m*, Nervus femoralis *m*
股神经病 femorale Neuropathie *f*
股神经缝合术 Neuro(r)rhaphie des Oberschenkelnervs *f*, Neurorrhaphie des Nervus femoralis *f*
股神经卡压综合征 Femoralis Entrapment-Syndrom *n*
股神经麻痹 N. femoralis Lähmung *f*
股神经牵拉试验 (Ober-)Schenkelnervendehnungstest *m*
股神经损伤 (Ober-)Schenkelnervenverletzung *f*
股神经痛 Aktien-Neuralgie *f*
股神经移植术 Transplantation des Oberschenkelnervs *f*
股神经阻滞 Oberschenkelnervenblock *m*
股神经阻滞麻醉 (Ober-)Schenkelnervenblock-Anästhesie *f*
股生殖神经 Nervus genitofemoralis *m*
股四头肌 vierköpfiger Schenkelstrecker *m*, Quadrizeps *m*, Musculus quadriceps femoris *m*
股四头肌成形术 Myoplastie der Quadrizeps femoris *f*
股四头肌挫伤 Quadrizepsquetschung *f*
股四头肌等长收缩 isometrischer Quadriceps *m*
股四头肌断裂 Quadrizepsruptur *f*, Ruptur des Musculus quadriceps femoris *f*
股四头肌反射 Quadriceps-Reflex *m*
股四头肌骨化性肌炎 Myositis ossificans des Quadrizeps *f*
股四头肌腱断裂 Ruptur der Quadrizepssehne *f*
股四头肌腱膜 Quadriceps-Aponeurose *f*
股四头肌腱损伤 Quadrizepssehnenverletzung *f*
股四头肌筋膜 Quadriceps Faszie *f*
股四头肌挨伤 Quadrizepsverstauchung *f*, Verstauchung des Quadrizeps *f*
股四头肌挛缩 Quadriceps-Kontraktur *f*
股四头肌麻痹移植术 Transplantation für Paralyse des Quadrizeps *f*
股四头肌韧带 Quadriceps-Ligamentum *f*
股四头肌瘫痪 Quadrizepsparalyse *f*, Paralyse des Quadrizeps *f*
股四头肌萎缩 Quadrizepsatrophie *f*, Atrophie des Quadrizeps *f*
股四头肌下血肿 Subquadrizeps-Hämatom *n*
股四头肌主动收缩试验 Quadrizeps-aktive-Kontraktion-Test *m*
股痛 Meralgia *f*
股外侧肌 Musculus vastus lateralis *m*
股外侧肌肌皮瓣 muskulokutaner Lappen am äußeren Oberschenkel *m*
股外侧肌嵴 Rückgrat des äußeren Oberschenkelmuskels (od. Musculus vastus lateralis) *n*
股外侧肌间隔 Septum intermusculare femoris laterale *n*
股外侧皮神经 Nervus cutaneus femoris lateralis *m*
股外侧皮神经病 Neuropathie des Nervus cutaneus femoris lateralis *f*
股外侧皮神经卡压综合征 Entrapmentsyndrom(od. Poplitea-kompressionssyndrom) des Nervus cutaneus femoris lateralis *n*
股外侧皮神经卡压综合征 Kompressionssyndrom des Nervus cutaneus femoris lateralis *n*
股外侧皮神经痛 Neuralgie des Nervus cutaneus femoris lateralis *f*
股外侧皮神经炎 Neuritis nervi cutanei femoris lateralis *f*
股外侧皮神经阻滞 Blockade des Nervus cutaneus femoris lateralis *f*
股外侧浅静脉 Vena superficialis femoris lateralis *f*
股外静脉 Vena femoris lateralis *f*
股癣 Dermatomycosis marginata *f*, Tinea cruris *f*
[股]血管后疝 retrovaskuläre Hernie *f*, retrovaskulärer Leistenbruch *m*
股血管前疝 prevaskuläre Hernie *f*, prevaskulärer Leistenbruch *m*
股支 Ramus femoralis *m*
股直肌 Musculus rectus femoris *m*
股直肌肌皮瓣 myokutane Klappe des Musculus rectus femoris *f*
股直肌腱 Sehne des geraden Muskels des Oberschenkels (od. des M. rectus femoris) *f*
股直肌挛缩 Kontraktur des geraden Muskels des Oberschenkels (od. des M. rectus femoris) *f*
股直肌皮瓣 Hautlappen des geraden Oberschenkelmuskels

(od. des M. rectus femoris) *m*
股直肌鞘 Scheide des geraden Oberschenkelmuskels (od. des M. rectus femoris) *f*
股中间肌 Musculus vastus intermedius *m*
骨 Knochen *m*, Os *n*
骨癌 Knochenkrebs *m*, Osteocarcinoma *n*
骨把持器 Knochenhalteklammer *f*
骨斑纹症 Knochen-Markierungen-Krankheit *f*
骨板 Knochenlamelle *f*, Lamella ossea *f*, Tabula *f*
 哈佛氏骨板 Havers* Platte *f*
骨板接合钉 Stiftzahnstift *m*
骨半规管 Bogengänge *m pl*, Canales semicirculares ossei *m pl*
骨半规管 Canales semicirculares ossei *m pl*
骨瓣开颅［术］Kraniotomie mit knöchernem Lappen *f*
骨瓣开颅血肿清除术 Hämatomentfernung durch Kraniotomie mit knöchernem Lappen *f*
骨包虫病 ossäre Echinokokkose *f*, Knochenechinokokkose *f*
骨包虫囊肿 Knochenechinokokkuszyste *f*
骨包壳 knochige Schale *f*
骨保护素 osteoprotegerin *n* (OPG)
骨鼻中隔 Septum nasi osseum *n*
骨标记物 bone markers *pl*
骨表面骨肉瘤 Osteosarkom der Knochenoberfläche *n*
骨表皮样囊肿 Epidermoidzyste des Knochens *f*
骨病 Osteonose *f*, Osteopathie *f*
骨病理学 Osteopathologie *f*, Osteopathologia *f*
骨不连接(合) Fehlvereinigung des Knochens *f*, Nonunio *f*
骨不愈合 Pseudarthrose *f*
骨部 Pars ossea *f*
骨擦音 Knochenreiben *n*
骨测量 Knochenmessung *f*
骨测量法 Osteometrie *f*
骨产道 knöchernes Becken *n*
骨产道异常 Anomalie des knöchernen Beckens *f*
骨成纤维发生不全 inkomplette Fibrogenese des Knochens *f*
骨成形瓣 osteoplastische Klappe *f*
骨成形术 Osteoplastik *f*
骨成形性死骨切除术 osteoplastische Nekrotomie *f*
骨成形胸廓成形术 osteoplastische Thorakoplastik *f*
骨充血 Knochen-Hyperämie *f*
骨出血 Knochenblutung *f*, Osteorrhagia *f*
骨穿刺术 Knochenpunktion *f*, Osteostixis *f*
骨传导 Knochenleitung *f*, Osteoakusis *f*, Osteophonie *f*
骨［传］导助听器 Knochenhörer *m*
骨锤 Knochenhammer *m*
骨刺 Sporn *m*, Knochensporn *m*
骨刺形成 Spornbildung *f*, Spornentstehung *f*
骨脆症(病) Fragilitas ossium *f*, Glasknochenkrankheit *f*
骨挫伤 Knochenprellung *f*
骨锉 Knochenraspel *f*, Raspel *f*, Knochenfeile *f*
骨打孔凿(器) Knochenstanze *f*
骨代谢 Knochenmetabolie *f*
骨代谢单位 Knochenmetabolieeinheit *f*
骨单位 Osteon *n*
骨单位骨板 Havers* Lamelle *f*
骨刀 Osteotom *n*
骨导 Knochenleitung *f*
骨导比较试验(骨导偏向试验,韦伯试验) Weber* Versuch *m*, Weber* Stimmgabelversuch *m* (鉴别耳聋的类型)
骨导对比试验 Schwabach* Versuch *m*
骨导偏向试验 Weber* Versuch *m*
骨导听力图 Knochenleitungs-Audiogramm *n*
骨导音检查法 Osseosonometrie *f*, Knochenleitungsprüfung *f*
骨导音检查器 Osseosonometer *n*
骨导助听器 Knochenhörer *m*
骨岛 Knocheninsel *f*
骨岛和硬斑病 Knocheninsel und Morphea
骨的 knochig, ossär, ossal (-is, -is, -e), knöchern
骨的电流损伤 elektrische Läsion des Knochens *f*
骨的钝器伤 Verletzung des Knochens durch stumpfe Gewalt *f*
骨的鉴定 Knochenidentifizierung *f*
骨的可塑性 Plastizität des Knochens *f*
骨的嗜酸性肉芽肿 eosinophiles Granulom des Knochens *n*
骨的纤维性结构不良 fibröse Dysplasie des Knochens *f*
骨电刺激 elektrische Stimulation von Knochen *f*
骨碟形手术 Muldenplastik *f*
骨钉切断钳 pin forceps <engl.>
骨钉植入术 Implantation von Knochenschrauben *f*
骨丢失 Knochenschwund *m*
骨端 Epiphyse *f*
骨端病 Krankheit der Knochenenden *f*
骨端坏死 Nekrose der Knochenenden *f*
骨端 X 线检出率 Capitulum-Röntgen-Erkennungsrate *f*
骨端型 Art der Bone-Seite *f*
骨端"烟头征" brennende Zigarette Spitze in der Sub-Gelenkfläche *f*
骨端炎 Entzündung der Knochenenden *f*
骨短缩 Knochen Verkürzung *f*
骨短缩术 Verkürzung der Knochenchirurgie *f*
骨断端 Knochenstumpf *m*
骨断开 Knochenunterbrechung *f*
骨多细胞单位 vielzellige Einheit des Knochens *f*
骨恶性黑［色素］瘤 malignes Melanom des Knochens *n*
骨恶性巨细胞瘤 maligner Riesenzelltumor des Knochens *m*
骨恶性淋巴瘤 malignes Lymphom des Knochens *n*
骨恶性纤维组织细胞瘤 malignes fibröses Histiozytom des Knochens *n*
骨腭 knöcherner Gaumen *m*, Palatum osseum *n*
骨发生 Osteogenese *f*
骨发生组织 osteogenes Gewebe *n*
骨发育不良性老年状皮肤 Gerodermia osteodysplastica *f*, osteodysplastische Gerodermie *f*
骨发育不全 Dysostose *f*
骨发育不全性骨折 Fractura agenetica *f*
骨发育过度 übermäßige Knochenentwicklung *f*
骨发育异常 Dysostose *f*, Dysostosis *f*
骨发育障碍 Dysostose *f*, Dysostosis *f*
骨反射 Knochenreflex *m*
骨放线菌病 Knochenaktinomykose *f*
骨非霍奇金淋巴瘤 Knochenlymphangiom *n*, Lymphröhrengeschwür *n* (发生于骨的淋巴管瘤)
骨肥大静脉曲张性痣 Naevus varicosus osteohypertrophicus *n*, Klippel-Trénaunay-Parkes-Weber Syndrom *n*
骨肥大鲜红斑痣 Naevus flammeus bei Hyperostose *m*
骨肥大性静脉曲张痣 Naevus varicosus osteohypertrophicus *n*, Klippel-Trénaunay-Parkes-Weber Syndrom *n*
骨肥厚 Hyperostose *f*
骨分开 Knochenunterbrechung *f*
骨分离 Osteodiastasis *f*, Osteodiastase *f*
骨风湿病 Knochen-Rheuma *n*
骨缝合术 Knochennaht *f*, Osteorrhaphie *f*, Osteosynthese *f*, Osteosynthesis *f*
骨缝离合 Dissoziation des Nahtmaterials *f*
骨缝离合性骨折 diastatische Schädelbruch *m*
骨缝愈合 Nahtverschluß *m*, Nahtobliteration *f*
骨氟中毒 Knochen-Fluorvergiftung *f*
骨钙蛋白 Osteocalcin *n*
骨钙素 Osteocalcin *n*

骨[钙]质缺乏 Osteohalisteresis *f*
骨钙质缺乏 Knochen-Calcium-Mangel *m*
骨感觉缺失 Osteoanästhesie *f*
骨感染 Knocheninfektion *f*, Infektion des Knochens *f*
骨感受性 Knochensensibilität *f*
骨干 Knochendiaphyse *f*, Knochenschaft *m*, Diaphyse *f*, Diaphysis *f*
骨干的 diaphysär, diaphysial
骨干发育异常 Dysplasie der Hauptkette *f*
骨干骨骺融合术 Hauptkette-Epiphysen Fusion *f*
骨干骨化中心 Diaphyse-Verknöcherung-Zentrum *n*
骨干横形截骨术 Querosteotomie der Hauptkette *f*
骨干骺融合术 diaphysial-epiphysiale Fusion (od. Vereinigung) *f*
骨干结构不良 diaphysäre (od. diaphyseale) Dysplasie *f*, Engelmann* (-Camurati*) Krankheit *f*
骨干结核 Tuberkulose der Hauptkette *f*
骨干截骨术 Osteotomie der Hauptkette *f*
骨干曲度高测量器 Perigraph *m*
骨干缺损 Defekt der Knochenschaft *m*
骨干[性]续连症 Diaphysenaklasie *f*, diaphysäre Aklasie *f*
骨干续连症(多发性软骨外生骨疣,遗传性畸形软骨发育不良) multiple hereditäre Exostose *f*
骨干炎 Diaphysitis *f*
骨干异样增生 abnorme Proliferation der Hauptkette *f*
骨钢丝剪 Drahtschneidezangen *f pl*
骨杠杆 Knochenhebel *m*
骨骼 Skelett *n*, Skeleton *n*
骨骼变化 skeletale (od. knöcherne) Veränderung *f*
骨骼标志 knochiges Kennzeichen *n*, knochige Landmarke *f*
骨骼 Paget 病 Paget* Krankheit *f*
骨骼蛋白 Fodrin *n*
骨骼的 skeletbezüglich, skeletal (-is, -is, -e)
骨骼的鉴定 Knochenidentifizierung *f*, Knochenidentifikation *f*
骨骼发育不良 Skelettdysplasie *f*
骨骼发育不全 Agenesie des Skeletts *f*
骨骼发育紊乱 Entwicklungsstörung des Skeletts *f*
骨骼发育异常 Skelettdysplasie *f*
骨骼肥大综合征 Skelett-Hypertrophie-Syndrom *n*
骨骼功能解剖学 Knochen-funktionelle Anatomie *f*
骨骼固定 knöcherne Fixation (od. Immobilisation) *f*
骨骼化脓 Knocheneiterung *f*
骨骼肌 Skelet(t)muskulatur *f*, Musculus skeleti *m*
骨骼肌病 Skelettmuskelerkrankungen *f pl*
骨骼肌电损伤 elektrische Läsionen der Skelettmuskulatur *f pl*
骨骼肌放射性损伤 Strahlenläsion der Skelettmuskulatur *f*
骨骼肌分解综合征 muskulöses zersetztes Syndrom *n*
骨骼肌疾病 Skelettmuskelkrankheit *f*
骨骼肌枪创 Schusswunde der Skelettmuskulatur *f*
骨骼肌松弛药 Relaxans der Skelet(t)muskulatur *n*
骨骼肌细胞 Skelettmuskelzelle *f*
骨骼肌纤维 Skelettmuskelfaser *f*
骨骼[肌]心[肌]抗体 Skelett-und Herzmuskel-Antikörper *m*
骨骼畸形 knöcherne Deformität *f*
骨骼检查 Skelettuntersuchung *f*
骨骼检验 Untersuchung des Skeletts *f*
骨骼年龄 Skelet(t)alter *m*, Knochenalter *n*
骨骼牵引 knöcherne Extension *f*
骨骼缺损修补材料 Reparaturmaterial der Skelettmangel *n*
骨骼缺陷 Knochendefekt *m*, skeletaler Defekt *m*
骨骼生长因子 Skelett-Wachstumsfaktor *m* (SGF)
骨骼石(硬)化症 Osteopetrose *f*, Osteopetrosis *f*, Knochensklerose *f*
骨骼式假肢(内骨骼式假肢) endoskeletale Gliedmaßenprothese *f*
骨骼系统 Skelet(t)system *n*
骨骼系统损伤 Verletzung des Skelettsystems *f*
骨骼显(成)像 Skelettbildgebung *f*
骨骼形成 Skelettierung *f*
骨骼学 Osteologie *f*, Skeletologie *f*, Skeletographie *f*
骨骼学家 Osteolog *m*
骨骼遗骸 Skelettrest *m*
骨骼肢体缺损 skeletale Gliedmaßendefekte *pl*
骨梗塞 Knocheninfarkt *m*
骨孤立性浆细胞瘤 Einzelnes Plasmozytom des Knochens *n*
骨谷氨酰[基]蛋白 Glutamyl-Knochenprotein *n* (BGP)
骨刮 Raspatorium *n*, Knochenschaber *m*
骨刮除术 Knochenkürettage *f*
骨刮匙 Knochenexkavator *m*, Knochenlöffel *m*
骨关节病 Osteoarthropathie *f*
骨关节端切除术 Osteoarthrotomie *f*
骨关节畸形 Knochen-und Gelenkdeformität *f*
骨关节面重建术 Rekonstruktion der Gelenkfläche *f*
骨关节囊关节成形术 Arthroplastik des Knochen-und Gelenkkapseln *f*
骨关节缺失 Knochen-und Gelenkdefekt *m*
骨关节损伤 osteoartikuläre Verletzung *f*
骨关节痛 Knochen-und Gelenkschmerz *m*
骨关节系统 Knochen-und Gelenk-System *n*
骨关节型 Art der Knochen-Gelenk *f*
骨关节性强直 Knochen-und Gelenkankylose *f*
骨关节炎 Osteoarthritis *f*
骨关节炎清创术 Debridement von Osteoarthritis *n*
骨关节炎研究协会 Osteoarthritis-Forschungsverein *m*
骨关节移植 Transplantation von Knochen-und Gelenkserkrankungen *f*
骨骸(骷髅,骨架) Skelett *n*
骨海绵状血管瘤 kavernöses Knochenhämangiom *n*, Haemangioma cavernosum des Knochens *n*
骨和关节改变 Knochen-und Gelenkveränderung *f*
骨黑[色素]瘤 Melanom des Knochens *n*
骨黑素母细胞瘤 Melanoblastom des Knochens *n*
骨横纹肌肉瘤 Rhabdomyosarkom des Knochens *n*
骨骺 Knochenepiphyse *f*, Osteoepiphyse *f*
骨骺板(盘) Epiphysen-Platte *f*, Epiphysen-Scheibe *f*, Epiphysenfuge *f*
骨骺板挤压性损伤 Kompressionsverletzungen der Epiphysenfuge *f pl*
骨骺板损伤 Salter-Harris-Typisierung *f*
骨骺闭合 Epiphysenschluss *m*
骨骺病 epiphyseale Krankheit *f*
骨骺部 Osteoepiphysenteil *m*
骨骺点状发育不良(康拉迪病,斑点骨骺,胎儿钙化软骨营养障碍) punzierte Epiphyse *f*, Fetal-verkalkte Knorpel-Ernährungsstörung *f*, Epiphyse-gepunktete-Dysplasie *f*
骨骺端融合术 Wachstumsfugen *f pl*
骨骺发育不良 Epiphysendysplasie *f*, epiphysäre Dysplasie *f*
骨骺发育不全 Epiphysenaplasie *f*, Aplasie der Epiphyse *f*
骨骺发育异常 epiphysäre Dysplasie *f*
骨骺分离 Epiphysiolyse *f*, Epiphysenlösung *f*
骨骺干骺端截骨术 epiphysäre metaphysäre Osteotomie *f*
骨骺骨软骨病 Perthes* Krankheit *f*
骨骺骨软骨瘤 epiphysäres Osteochondrom *n*
骨骺骨折 Epiphysenfraktur *f*
骨骺过度增生 epiphysäre Hyperplasie *f*
骨骺过早融合 vorzeitige Wachstumsfugen *pl*
骨骺滑脱 abgeglittene Epiphyse *f*, slipped epiphysis <engl.>
骨骺联合 Epiphysenvereinigung *f*
骨骺内骨切除术 Knochenresektion der Epiphyse *f*
骨骺内截骨术 Osteotomie der Epiphyse *f*

骨骺牵引延长术 Epiphysen-Traktion-Verlängerung-Chirurgie *f*
骨骺缺如 Abwesenheit der Epiphyse *f*
骨骺缺血性坏死 epiphyseale ischämische Nekrose *f*
骨骺软骨 Epiphysenfuge *f*
骨骺软骨瘤 Osteochondrom *n*
骨骺生长 Wachstumsfugen *pl*
骨骺生长停止 haltende Wachstumsfugen *pl*
骨骺撕脱 epiphysärer Abriß *m*, Epiphysenabriß *m*
骨骺碎裂 Fragmentierung-Osteoepiphysis *f*
骨骺损伤 Epiphysenverletzung *f*, epiphysäre Verletzung *f*
骨骺损伤分型法 epiphysäre traumatische Typen *m pl*
骨骺脱(分)离 Epiphysenlösung *f*
骨骺脱离 Epiphysiolyse *f*
骨骺外生骨疣 epiphyseale Exostose *f*
骨骺线 Epiphysenlinie *f*
骨骺型 Art der Epiphyse *f*
骨骺炎 Epiphysitis *f*
骨骺炎综合征 Epiphysitis-Syndrom *n*
骨骺早期闭合 vorzeitiger Epiphysenschluss *m*
骨骺增生 epiphyseale Hyperplasie *f*
骨骺植骨封闭术 Schließoperation für epiphyseales Knochentransplantat *f*
骨骺植骨融合术 epiphyseale Knochentransplantation *f*
骨骺阻滞术 Epiphysiodese-Chirurgie *f*
骨壶腹 Ampullae osseae *pl*
骨滑膜炎 Osteosynovitis *f*
骨化 Ossifikation *f*, Verknöcherung *f*
骨化醇 Calciferol(um) *n*, Vitamin D2 *n*
骨化的 ossifizierend, ossificans
骨化点 Ossifiktionspunkt *m*, Punctum ossificationis *n*
骨化二醇 Calcifediol *n*
骨化过度 Pleonosteose *f*
骨化核出现延迟 verzögertes Auftreten von Ossifikationszentrum *n*
骨化核缺如 verschwindes Ossifikationszentrum *n*
骨化核再现 Wiedererscheinen des Ossifikationszentrums *n*
骨化脓 Knochenvereiterung *f*, Ostempyesis *f*
骨化软骨 Verknöcherung des Knorpels *f*
骨化软骨膜 ossifiziertes Perichondrium *n*
骨化三醇 Calcitriol *n*
骨化生 Metaplasie des Knochens *f*
骨化纤维瘤 Osteofibrom *n*
骨化型肌炎 ossifizierte Myositis *f*
骨化性癌 ossifizierender Krebs *m*
骨化性的 ossifizierend
骨化性骨炎 Ostitis ossificans *f*
骨化性肌炎 Myositis ossificans *f*
骨化性纤维瘤 Fibroma ossificans *n*, ossifizierendes Fibrom *n*
骨化性纤维黏液样肿瘤 ossifizierender fibromyxoider Tumor *m*
骨化性纤维粘液瘤 ossifizierendes Fibromyxom *n*
骨化性炎症 ossifizierende Entzündung *f*
骨化性脂膜炎 ossifizierende Pannikulitis *f*
骨化异常 Osthexia *f*
骨化脂瘤 ossifizierendes Lipoma *n*
骨化中心 Ossifikationszentrum *n*
骨化中心发育 Ossifikationszentrum-Entwicklung *f*
骨化[作用] Verknöcherung *f*, Ossifikation *f*
骨坏死 Knochennekrose *f*, Osteonekrose *f*, Osteonecrosis *f*
骨环带(骨领) periostaler Knochenkragen *m*
骨灰 Knochenasche *f*
骨活检 Knochenbiopsie *f*
骨基质 Knochenmatrix *f*
骨基质矿化 mineralisierte Knochenmatrix *f*
骨棘球蚴病 Knochenhydatidose *f*, Osteohydatidosis *f*
骨痂 Kallus *m*, Callus *m*
骨痂成熟阶段 Reifungsstadium des Kallus *n*
骨痂形成 Kallusbildung *f*
骨痂形成不全 Hypoporose *f*
骨痂形成期 Stadium der Kallusbildung *n*, (Knochen-)Kallusbildungsstadium *n*
骨夹 Knochenklemme *f*
骨甲发育不良 Osteo-Onychodysplasie *f*
骨架 Skeleton *n*, Knochengerüst *n*
骨架蛋白 Skeletin *n*
骨架菌丝 Skeletthyphen *f pl*
骨架区 Gerüstregion *f*, framework region (FR) <engl.>
骨间板 Lamelle interossea *f*
骨间背侧动脉 Arteria interossea dorsalis *f*
骨间背侧动脉逆行岛状皮瓣 inverser Insellappen der Arteria interossea posterior *m*
骨间背侧肌 Musculi interossei dorsales *m pl*
骨间背侧腱膜 Aponeurosis interossis dorsalis *f*
骨间背侧神经卡压征 Interossea posterior Kompression von Nerven-Syndrom *f*
骨间背侧神经麻痹 Lähmung des Nervus interosseus dorsalis *f*
骨间背侧神经压迫综合征 Kompressionssyndrom des Nervus interosseus dorsalis *n*
骨间背侧神经综合征 Syndrom des Nervus interosseus dorsalis *n*
骨间返动脉 Arteria interossea recurrens *f*
骨间后动脉 Arteria interossea posterior *f*
骨间后神经压迫综合征 Kompressionssyndrom des Nervus interosseus posterior *n*
骨间肌 Musculi interossei *m pl*
骨间肌功能重建术 Funktionsrekonstruktion des Musculus interosseus *f*
骨间嵴 Crista interossea *f*
骨间结扎法 interosseale Unterbindung *f*
骨间膜 Membrana interossea *f*
骨间前动脉 Arteria interossea anterior *f*
骨间前静脉 Vena interossea anterior *f*
骨间前神经受压综合征 Kompressionsyndrom des Nervus interosseus anterior *n*
骨间外侧韧带 Ligamentum interosseum lateralis *n*
骨间掌侧动脉 Arteria interossea volaris *f*
骨间掌侧肌 palmarer Zwischenknochenmuskel *m*
骨间掌侧筋膜 palmare Zwischenknochenfaszie *f*
骨间掌侧神经压迫综合征 palmare interossea Kompression von Nerven-Syndrom *f*
骨间总动脉 Arteria interossea communis *f*
骨间足底肌 Musculi interossei plantares *m pl*
骨减少 Osteopenie *f*
骨剪 Knochenschere *f*
骨腱鞘囊肿 Sehnenscheidenzyste des Knochens *f*
骨胶 Knochenleim *m*
骨胶纤维 kollagene Knochenfaser *f*
骨胶原 Ossein *n*, Osteokollagen *n*
骨胶原性纤维 kollagene Knochenfaser *f*
骨脚 Crura ossea *f*
骨结构 Knochenstruktur *f*
骨结核 Knochentuberkulose *f*
骨结核病 Knochentuberkulose *f*
骨结核刮匙 Knochentuberkulose-Kürette *f*
骨筋膜室综合征 osteofasziales Kompartmentsyndrom *n*
骨[静脉]血栓形成 Knochenthrombose *f*, Osteothrombosis *f*
骨静脉血栓形成 Knochen-Venenthrombose *f*
骨静脉炎 Osteophlebitis *f*
骨臼 Knochenpfanne *f*
骨疽 Karies *f*, Caries *f*
骨巨大畸形 Knochenriesenwuchs *m*, Knochengigantismus, *m*

骨巨细胞瘤 Osteoklastom *n*, Riesenzelltumor des Knochens *m*
骨巨细胞瘤(破骨细胞瘤) Riesenzelltumor *m*, Osteoklastom *n*
骨巨细胞瘤切除术 Exzision des Knochenriesenzelltumors *f*
骨剧痛 Osteocope *f*
骨锯 Knochensäge *f*
骨科 Orthopädie *f*
骨科病人大便斗 Stechbecken für orthopädische Patienten *n*
骨科缝合针 orthopädische Nadel *f*
骨科钢丝牵引器械包 Instrumentenbesteck für Drahtextension *n*
骨科手术台 orthopädischer Operationstisch *m*
骨科延长器 osteoplastischer Ausbreiter *m*
骨科医生 Orthopäde *m*
骨科植入器械 orthopädische Implantaten *pl*
骨科植入物 orthopädische Implantaten *pl*
骨库 Knochenbank *f*
骨矿含量半定量检查 semiquantitative Bestimmung des Knochenmineralgehalts *f*
骨矿含量测定 Bestimmung des Knochenmineralgehalts *f*
骨矿密度 Knochendichte *f*
骨[矿物质]密度 Knochendichte *f*
骨矿物质密度 Knochenmineraldichte *f*(BMD)
骨矿质含量 Knochenmineralgehalt *m*
骨溃疡 Knochen-Ulkus *n*
骨蜡 Knochenwachs *n*
骨痨 Knochentuberkulose *f*
骨[类]粘蛋白 Orosomucoid *n*
[骨]连接不正 schlechte(Knochen-)Vereinigung *f*
骨连接蛋白 Osteonectin *n*
骨连接素 Osteonectin *n*
骨连结 Knochenvereinigung *f*
骨量减少 Osteopenie *f*
骨淋巴管瘤 Knochenlymphangiom *n*, Lymphgefäßgeschwür *n*
骨淋巴肉瘤 Lymphosarkom des Knochens *n*
骨淋巴细胞瘤 Knochen-Lymphom *n*
骨磷灰石 Osteolith *n*
骨鳞状上皮细胞癌 Plattenepithelkarzinom des Knochens *n*
骨龄 Knochenalter *n*
骨龄落后 Verspätung des Knochenalters *f*, Retardation des Knochenalters *f*
骨领 periostaler Knochenkragen *m*
骨瘤 Osteom(a) *n*
骨瘤病 Osteomatose *f*
骨瘤切除术 Exzision(od. Ausschneidung) des Osteoms *f*
骨瘤样病损 Osteoma-ähnliche Läsionen *pl*
骨隆凸(突) Knochenvorsprung *m*
骨隆凸修整术 Knochenvorsprungsplastik *f*
骨瘘 Knochenfistel *f*
骨颅 Osteocranium *n*
骨螺钉螺栓器械包 Instrumentenbesteck für Knochenschraube und-bolzen *n*
骨螺栓 Knochenschrauben *f pl*, Knochenbolzen *m pl*
骨螺旋板 Lamina spiralis ossea *f*
骨螺旋板缘 Limbus laminae spiralis osseae *m*
骨螺旋管 Canalis spiralis osseae *m*
骨慢性损伤 chronische Knochenverletzung *f*
骨毛玻璃现象 Mattglasphänomen des Knochens *n*
骨锚式助听器 knochenverankertes Hörgerät *n*
骨梅毒 Knochensyphilis *f*
骨迷路 Labyrinthus osseus *m*
骨密度保护剂 Knochen-Dichte-Konservierungsmittel *n*
骨密度测定法 Osteodensitometrie *f*
骨密度测量 Knochendichtebestimmung *f*
骨密质 kompakter Knochen *m*
骨免疫学 Osteoimmunologie *f*
骨面 Knochenoberfläche *f*
骨膜 Beinhaut *f*, Skelet(t)haut *f*, Periost *n*
骨膜瓣 Periostlappen *m*
骨膜剥(分)离器 Schabeisen *n*, Periostschaber *m*, Schrotmeißel *m*, Raspatorium *n*
骨膜刀 Periostmesser *n*, Periostom *n*
骨膜的 periostal, periostal(-is, -is, -e)
骨膜断裂 Periostealer Bruch *m*
骨膜反射 Periostreflex *m*, Knochenreflex *m*, periostaler Reflex *m*
骨膜反应 Periostreaktion *f*
骨膜骨滑囊炎 periosteale Knochen-Bursitis *f*
骨膜骨化 periostale Ossifikation *f*
骨膜骨肉瘤 periostales Osteosarkom *n*
骨膜骨髓炎 Periost-Osteomyelitis *f*
骨膜骨炎 periosteale Osteitis *f*
骨膜骨赘 periostaler Osteophyt *m*, Periosteophyt *m*
骨膜骨赘形成 periosteale Osteophytenbildung *f*
骨膜滑囊炎 Periost-Bursitis *f*
骨膜瘤 Periosteom *n*, Periosteophyma *n*
骨膜内种植体 periosteale Implantat *f*
骨膜起子 Periostelevatorium *n*
骨膜切开术 Periostschlitzung *f*
骨膜软骨瘤 periostales Chondrom *n*
骨膜软骨肉瘤 periosteales Chondrosarkom *n*
骨膜三角 Codman* Dreieck *n*
骨膜上浸润法 supraperiostale Infiltration *f*
骨膜上浸润麻醉 supraperiostale Infiltrationsanästhesie *f*
骨膜水肿 periosteales Ödem *n*
骨膜脱离 Periosteolyse *f*, Diastasis periostalis *f*
骨膜外成骨 periosteale Osteogenese *f*
骨膜外成骨肉瘤 periostealer Osteosarkom *n*
骨膜外骨化 extraperiostale Ossifikation *f*
骨膜外面的 parosteal(-is, -is, -e)
骨膜外肉瘤 parosteales Sarkom *n*
骨膜外生骨疣 periosteale Exostose *f*
骨膜外组织骨化 Ossifikation der externenen Periostorganisation *f*
骨膜下的 subperiostal(-is, -is, -e)
骨膜下骨化 Ektostose *f*, Ectostosis *f*
骨膜下骨折 subperiostale Fraktur *f*
骨膜下间隙 subperiostale Lücke *f*
骨膜下浸润麻醉 subperiostale Infiltrationsanästhesie *f*
骨膜下脓肿 subperiostaler Abszeß *m*
骨膜下皮质缺损 subperiostaler kortikaler Defekt *m*
骨膜下血肿 subperiostales Hämatom *n*
骨膜下植入桥基 subperiostaler Implantatabutment *m*
骨膜下种植体 subperiostales Implantat *n*
骨膜纤维瘤 Fibrom der Knochenhaut *n*
骨膜纤维肉瘤 periostales Fibrosarkom *n*
骨膜新骨 periosteale Knochenneubildung *f*
骨膜型骨肉瘤 periostales Osteosarkom *n*
骨膜型软骨肉瘤 periosteales Chondrosarkom *n*
骨膜芽 periostale Knospe *f*
骨膜炎 Osteoperiostitis *f*
骨膜炎 Periostitis *f*
骨膜硬纤维瘤 periostealer Desmoid *m*
骨膜增生 periostale Proliferation *f*
骨摩擦感 Knochen-Reibempfindlichkeit *f*
骨摩擦音 Knochenkrepitation *f*
骨磨片 Knochenschliff *m*
骨母细胞 Osteoblast *m*, Osteoplast *m*
骨母细胞瘤 Osteoblastom *n*
骨母细胞型成骨肉瘤 osteoblastisches Osteosarkom *n*, osteoplastisches osteogenes Sarkom *n*
骨囊瘤 Osteozystom *n*

骨囊性病变 zystische Läsionen des Knochens *pl*
骨囊性纤维化 zystische Osteofibromatose *f*, Osteofibromatosis cystica *f*
骨囊肿 Knochenzyste *f*
骨囊肿刮除植骨术 Auskratzung und Verpflanzung der Knochenzyste *f*
骨囊肿切除术 Resektion der Knochenzyste *f*
骨脑样瘤 Hirntumor-ähnliches Osteom *n*
骨内板 innere Knochenlamelle *f*
骨内表皮样囊肿 intraossäre Epidermoidzyste *f*
骨内袋 intraalveoläre Zahnfleischtasche *f*
骨内动脉瘤 Osteoaneurysma *n*, Knochenaneurysma *n*
骨内钙化 endostale Verkalkung *f*
骨内高度分化骨肉瘤 hochdifferenziertes Osteosarkom *n*
骨内骨肉瘤 intraossäres Osteosarkom *n*
骨内骨增殖症 intraossäre Knochenhyperplasie *f*
骨内腱鞘囊肿(骨内粘液囊肿) intraossäres Ganglion *n*
骨内静脉血栓形成 intraossäre Venenthrombose *f*
骨内静脉造影[术] intraossäre Venographie *f*
骨内静脉造影术 Ossovenographie *f*
骨内淋巴管瘤 intraossäres Lymphangiom *n*
骨内膜 Endosteum *n*, Endost *n*
骨内膜炎 Endostitis *f*
骨内皮细胞瘤 Endotheliom des Knochens *n*
骨内生瘤 knochenendogener Tumor *m*
骨内性骨增殖 intraossäre Knochenproliferation *f*
骨内瘀肿 intraossärer Bluterguß *m*
骨内整合性植入物 integriertes Knochenimplantat *n*
骨内脂肪瘤 intraossäres Lipom *n*
骨内种植术 endostales Implantat *n*, enossale Implantation *f*
骨黏附蛋白聚糖 Osteoadherin *n*
骨黏合剂 Knochenkleber *m*
骨黏连蛋白 Osteonectin *n*
骨脓肿 Knochenabszeß *m*
骨脓肿引流术 Dränage des Knochenabszeßes *f*
骨旁成骨肉瘤 parossales Osteosarkom *n*
骨旁骨瘤 parosteales(od. parossales) Osteom *n*
骨旁骨肉瘤 parosteales Osteosarkom *n*
骨胚细胞瘤 Osteoblastom(a) *n*
骨盆 Becken *n*, Pelvis *f*
基利安氏骨盆 Kilian* Becken *n*, Exostosebecken *n*
罗基坦斯基骨盆(脊柱滑出性骨盆) Rokitansky* Becken *n*, spondylolisthetisches Becken *n*, Wirbelgleitbecken *n*
骨盆背腹径 dorsoventraler Durchmesser des Beckens *m*
骨盆部分切除术 partielle Resektion des Beckenknochen *f*
骨盆部血管伤 Verletzung des Beckengefässes *f*
骨盆测量[法] Pelvimetrie *f*
骨盆测量计(器) Beckenmesser *m*, Pelvimeter *n*, Pelikometer *n*
马丁氏骨盆测量器 Martin* Pelvimeter *n* (od. Gleitzirkel *m*)
骨盆撑开器 Beckenretraktor *m*
骨盆成形术 Beckenplastik *f*, Pelvioplastik *f*
骨盆出(下)口 Beckenausgang *m*
骨盆出(下)口横径 Diameter tuberalis *f*, Diameter transversa des Beckenausgangs *f*
骨盆出(下)口后矢状径 Diameter sagittalis posterior des Beckenausgangs *f*, Diameter recta posterior des Beckenausgangs *f*
骨盆出(下)口平面 Ebene des Beckenausgangs *f*
骨盆出(下)口前后径 Diameter anteroposterior des Beckenausgangs *f*
骨盆出(下)口狭窄 Beckenausgangsverengung *f*
骨盆出口径测量计 Pelvimeter des Beckenausgangs *n*
骨盆出血 Blutung vom Becken *f*
骨盆丛 Plexus pelvinus *m*
骨盆底 Beckenboden *m*(BB)
骨盆底机能不全 Inkompetenz des Beckenbodens *f*
[骨]盆骶骨 Pelvisacrum *n*
骨盆吊带 Beckenhängematte *f*
骨盆恶性肿瘤 Malignom des Beckenbodens *n*
骨盆发育 Becken-Entwicklung *f*
骨盆分离试验 Beckentrennungtest *m*
骨盆[分]界线 Linea terminalis pelvis *f*
骨盆骨火器伤 Raketenverletzung des Beckens *f*
骨盆骨折 Beckenbruch *m*, Beckenfraktur *f*, Fractura pelvis *f*
骨盆骨折合并症 Komplikation der Beckenfraktur *f*
骨盆骨肿瘤样病变 Tumor-ähnliche Läsion des Beckenknochens *f*
骨盆横韧带 Ligamentum transversum pelvis *n*
骨盆后环损伤 posteriore Beckenringverletzung *f*
骨盆环 Beckenring *m*
骨盆环骨折 Beckenringfraktur *f*
骨盆环内固定术 innere Fixierung des Beckenring *f*
骨盆环破裂 Beckenringzerreißung *f*
骨盆回旋摇摆试验 Ausschwingtest des Beckens *m*
骨盆畸形 Beckendeformität *f*
骨盆挤压分离试验 Kompressions-und Separationstest des Beckens *m*
骨盆挤压试验 Kompressionstest des Beckens *m*
骨盆计 Pelvimeter *n*
骨盆结核 Tuberkulose des Beckens *f*
骨盆径 Beckendiameter *m*(f), Beckendurchmesser *m*
骨盆静脉曲张 Varicocele pelvica *f*
骨盆宽 Breite des Beckens *f*
骨盆扩大平面 weite Beckenebene *f*
骨盆类型 Beckenform *f*, Typ des Beckens *m*
骨盆良性肿瘤 gutartiger Tumor des Beckens *m*
骨盆漏斗韧带 Becken-Trichterbänder *pl*
骨盆描记器 Pelvigraph *m*
骨盆内径测量法 innere Pelvimetrie(od. Beckenmessung) *f*
骨盆内径测量计 inneres Pelvimeter *n*, innerer Beckenmesser *m*
骨盆内径测量器 inneres Pelvimeter *n*, innerer Beckenmesser *m*
骨盆[内外径]合并测量法 kombinierte Pelvimetrie *f*
骨盆内移截骨术 Chiari* Osteotomie des Beckens *f*
[骨]盆内粘连 pelvische Adhäsion(od. Verwachsung) *f*
骨盆扭转 Beckenverwringung *f*
骨盆脓肿 Beckenabszess *m*
骨盆平面 Beckenebene *f*
骨盆器官固定术 Pelvifixation *f*
骨盆器官热疗器 pelvitherm <engl.>
骨盆器械测量法 instrumentelle Pelvimetrie *f*
骨盆牵引 Beckenextension *f*
骨盆前环损伤 Beckenringverletzung *f*
骨盆腔 Beckenhöhle *f*, Cavum pelvis *n*
[骨]盆腔腹膜炎 Beckenbauchfellentzündung *f*, Pelveoperitonitis *f*
[骨]盆腔检查 Pelvi(o)skopie *f*
[骨]盆腔镜 Pelvi(o)skop *n*
骨盆腔肿块 pelvische Masse *f*
骨盆切开术 Beckenspaltung *f*, Pelveotomie *f*
骨盆[倾]斜[角]度 Beckenneigung *f*, Inclinatio pelvis *f*
骨盆区转移瘤 Metastasen im Becken *pl*
骨盆入口平面 Beckeneingangsebene *f*
骨盆三骨联合截骨术(Steel 截骨术) Steel-Osteotomie *f*
骨盆上(入)口 Beckeneingang *m*
骨盆上(入)口平面 Beckeneingangsebene *f*(BE-Ebene)
骨盆上(入)口前后径 Diameter anteroposterior des Beckeneingangs *m*
骨盆上(入)口狭窄 Verengung des Beckeneingangs *f*, Beckeneingangsverengung *f*
骨盆肾 Beckenniere *f*

骨盆手量法 manuelle Pelvimetrie *f*
骨盆损伤 Verletzung des Beckens *f*
骨盆胎头[X线]测量术 Pelvizephalographie *f*
骨盆痛 Pelycalgie *f*
骨盆托 Beckenstütze *f*, pelvische Stütze *f*
骨盆外测量器 äußeres Pelvimeter *n*, äußerer Beckenmesser *m*
骨盆外径测量法 äußere Pelvimetrie (od. Beckenmessung) *f*
骨盆外径测量计 externes Pelvimeter *n*
骨盆外矢状径 äußerer konjugierter Durchmesser *m*
骨盆[外形]X线检查器 Pelvioskop *n*
骨盆完全离断术 vollständige Pelvisexartikulation *f*
骨盆狭窄(小) Beckenverengung *f*, Beckenenge *f*
骨盆狭窄平面 Beckenmitte *f*
骨盆下(出)口 untere Beckenöffnung *f*, Beckenausgang *m*, Apertura pelvis inferior *f*
骨盆下(出)口平面 Beckenausgangsebene *f* (BA-Ebene)
骨盆下(出)口狭窄 Beckenausgangsverengung *f*
骨盆X线照片 Pelykogramm *n*
骨盆斜度 Beckenneigung *f*, Inclinatio pelvis *f*
骨盆斜度计 Klisiometer *n*, Pelviklisiometer *n*, Beckenneigungsmesser *m*, Obliquimeter *n*
[骨盆]斜径 Beckendiameter *f*, Diameter obliqua *f*
骨盆悬吊法 pelvische Suspension *f*
骨盆悬吊牵引 Suspensionsextension des Beckens *f*
骨盆旋转 Beckenrotation *f*
骨盆异常 Beckenanomalie *f*
骨盆粘连 Beckenadhäsionen *pl*
骨盆战伤 Kriegsverletzung am Becken *f*
骨盆支持结构弛缓 Relaxation der Beckenstütze *f*
骨盆支持结构松弛 Erschlaffung (od. Relaxation) der Beckenstütze *f*
骨盆支持器 Beckenstützapparat *m*
骨盆直肠瘘 retropelvikale (od. pelvirektale) fistel *f*, Pel-virektalfistel *f*
骨盆直肠脓肿 pelvirektaler Abszeß *m*
骨盆直肠脓肿切开引流术 Inzision und Drainage des pelvirektalen Abszesses
骨盆直径 Diameter conjugata *f*, Conjugata *f*
骨盆指量法 digitale Beckenmessung *f*, Pelycochirometresis *f*
骨盆肿瘤 Beckentumor *m*
骨盆轴 Beckenachse *f*, Beckenführungslinie *f*, Axis pelvis *f*
骨盆转移癌 Pelvic-Metastasen *pl*
骨盆纵向牵引 Längszug des Beckens *m*
骨盆最大高 maximale Höhe des Beckens *f*
骨盆最大宽 maximale Breite des Beckens *f*
骨膨胀 Knochenexpansion *f*
骨膨胀症 Knochenschwellungskrankheit *f*
骨皮瓣 osteokutaner Lappen *m*
骨皮质 Knochenrinde *f*
骨皮质骨生成 kortikale Knochenbildung *f*
骨皮质内成骨肉瘤 Innerhalb des kortikalen Knochensosteosarkom *n*
骨皮质脓肿 kortikaler Abszess im Knochen *m*
骨皮质新骨形成 neue Knochenbildung der Knochenrinde *f*
骨皮质硬纤维瘤 Desmoid des Knochenkortexes *n*
骨片 Knochenspan *m*
骨平滑肌肉瘤 Knochen-Leiomyosarkom *n*
骨牵引 Knochentraktion *f*
骨牵引器 Knochentraktor *m*
骨牵引[术] Skelet(t)extension *f*
骨钳 Knochenzange *f*
骨腔隙 Knochenlakune *f*, Howship* Lakune *f*
骨桥切除术 Knochenbrücke-Resektion *f*
骨撬 Knochenaufzug *m*
骨切除鼻成形术 Rhinoplastik mit Osteoektomie *f*
骨切除术 Osteoektomie *f*
骨切开术 Osteotomie *f*
骨侵蚀 Knochenabbau *m*
骨球孢子菌病 Knochen-Coccidioides-Bakterien-Krankheit *f*
骨球状囊肿 globulare Knochenzyste *f*
骨屈曲 Osteokampsis *f*
骨去矿质 Knochendemineralisation *f*
骨缺损 Knochendefekte *m pl*
骨缺血性坏死 ischämische Knochennekrose *f*
骨韧带状纤维瘤 Desmoid (-Fibrom) des Knochens *n*
骨溶解 Osteolyse-Syndrom *n*
骨肉瘤 Osteosarkom *n*
骨肉瘤[源]生长因子 Osteosarkom-abgeleiteter Wachstumsfaktor *m* (ODGF)
骨肉芽肿病 granulomatöse Erkrankung der Knochen *f*
骨肉样瘤病 Sarkoidose (od. Sarcoidosis) des Knochens *f*
骨软骨病 Osteochondrose *f*, Osteochondrosis *f*
骨软骨发育不良 Osteochondrodysplasie *f*
骨软骨发育不良性骨软骨炎 Dyschondroplasia-Osteochondrosis *f*
骨软骨发育障碍 Osteochondrodysplasie *f*
骨软骨骨刺 osteochondrale Sporen *f*
骨软骨骨赘 osteochondrale Osteophyten *f*
骨软骨关节炎 Osteochondroarthritis *f*
骨软骨化生 osteochondrale Metaplasie *f*
骨软骨嵴 osteochondrales Wappen *n*
骨软骨瘤 Osteochondrom *n*
骨软骨瘤(软骨性外生骨疣) Osteochondrom *n*, kartilaginäre Exostose *f*
骨软骨瘤病 Osteochondromatosis *f*
骨软骨瘤切除术 Exzision des Osteochondroms *f*
骨软骨黏液瘤 osteochondrales Myxom *n*
骨软骨缺损 osteochondraler Defekt *m*
骨软骨肉瘤 Osteochondrosarkom *n*
骨软骨损伤 osteochondrale Verletzung *f*
骨软骨痛风 osteochondrale Gicht *f*
骨软骨突起 osteochondrale Projektion *f*
骨软骨脱离 Osteochondrolyse *f*
骨软骨外生性骨疣 osteokartilaginäre (od. osteokartilaginöse) Exostose *f*
骨软骨纤维瘤 Osteochondrofibrom *n*
骨软骨性外生骨疣 osteokartilaginäre (od. osteokartilaginöse) Exostose *f*
骨软骨炎 Osteochondritis *f*
骨软骨炎综合征 Osteochondritis-Syndrom *n*
骨软骨移植 osteochondrale Transplantation *f*
骨软骨移植物 osteochondrale Transplantation *f*
骨软骨营养不良 Osteochondrodystrophie *f*
骨软骨游离体 osteochondraler freier Gelenkkörper *m*
骨软骨粘液瘤 osteochondrales Myxom *n*
骨软骨赘 Osteochondrophyt *m*
骨软化(骨钙缺乏) Halisterese *f*, Osteomalazie *f*
骨软化病(症) Osteomalazie *f*
骨软化的 osteomalazisch
骨软化性骨盆 Osteomalaziebecken *n*, Pelvis osteomalacica *f*
骨三相显(成)像 3-Phasen-Skelettszintigraphie *f*
骨扫描 Knochenabtastung *f*, Knochenszintigraphie *f*
骨扫描检查 Knochenszintigraphie *f*
骨闪烁测量 Knochen-Flickermessung *f*
骨闪烁法 Knochenszintigraphie *f*
骨闪烁扫描术 Knochenszintigraphie *f*
骨闪烁图 Knochenszintigramm *n*
骨上袋 supraalveoläre Tasche *f*

骨烧伤 Knochenverbrennung *f*
骨深静脉血栓形成 tiefe Venenthrombose vom Knochen *f*
骨神经干痛 neuraler Stammzeller-Knochenschmerz *m*
骨神经鞘瘤 Neurilemmom des Knochens *n*
骨神经痛 Osteoneuralgie *f*
骨神经纤维瘤 Neurofibrom des Knochens *n*
骨神经纤维肉瘤 Neurofibrosarkom des Knochens *n*
骨生成 Osteogenese *f*
骨生成不全 unvollkommene Osteogenese *f*
骨生成转化 Knochenbildung und Transformation
[骨]生长残痕 Metaphysenstreifen *m*
骨生长因子 Knochenwachstumsfaktor *m*
骨始基囊肿 Primordialzyste des Knochens *f*, primordiale Zyste des Knochens *f*
骨嗜酸细胞肉芽肿 eosinophiles Granulom des Knochens *n*
骨嗜酸性粒细胞肉芽肿 eosinophiles Knochengranulom *n*
骨嗜酸性肉芽肿 eosinophiles Granulom des Knochens *n*
骨嗜伊红肉芽肿 eosinophiles Granulom des Knochens *n*
骨匙 Knochenlöffel *m*
骨栓植骨 Prothesenzapfen-Transplantat *n*
骨水泥固定的股骨柄 zementfreie Femurschaft *f*
骨水泥固定髋臼假体 zementfreie Fixierung-Acetabulumprothese *f*
骨水泥全髋关节成形术 Knochenzement in der Hüftendoprothetik *m*
骨水泥全髋关节置换术 Knochenzement in der Hüftendoprothetik *m*
骨水泥全髋假体 Knochenzement in Hüfttotalprothese *m*
骨水泥填充 Knochenzementfüllung *f*
骨死因 Todesursache des Knochens *f*
骨松质 Substantia spongiosa ossium *f*
骨松质结核 Spongiosa-Tuberkulose *f*
骨松质移植块 Spongiosa-Transplantation-Block *m*
骨髓 Knochenmark *n*, Mark *n*, Medulla ossium *f*
骨髓病 Osteomyelopathie *f*, Myelopathie *f*, Myelopathia *f*
骨髓病的 myelopathisch
骨髓病性 myelopathisch
骨髓病性红细胞增多 Knochenmark-Krankheit-Polyzythämie *f*
骨髓病性贫血 myelopathische Anämie *f*, Anaemia myelopathica *f*
骨髓产生细胞 aus dem Knochenmark stammende Zelle *f*
骨髓抽吸 Knochenmarkaspirat *f*
骨髓储备池 Markreservoir *n*
骨髓穿刺活组织检查 Knochenmark-Biopsie *f*
骨髓穿刺术 Knochenmarkpunktion *f*
骨髓穿刺术及骨髓组织活检 Knochenmarkpunktion und Biopsie
骨髓穿刺套管针 Knochenmarktrokar(t) *m*
骨髓穿刺涂片 Markausstrich *m*
骨髓穿刺针 Markpunktionsnadel *f*
骨髓多核巨细胞瘤 Knochenmark-multinukleäre Riesenzelltumor *m*
骨髓多能干细胞 Knochenmark-Stammzelle *f*
骨髓恶性增生性红白血病(迪·古列尔莫病,红白血病) Di Guglielmo* Krankheit *f*
骨髓发育不良 Osteomyelodysplasie *f*
骨髓干细胞 Knochenmark-Stammzelle *f*
骨髓钢丝器械包 Marknagelungsbesteck *n*, Markdrahtungsbesteck *n*
骨髓功能不全 Knochenmarkinsuffizienz *f*, Markinsuffizienz *f*
骨髓[功能]衰竭 Knochenmarkversagen *n*
骨髓坏死 Knochenmarknekrose *f*
骨髓活检穿刺针 Knochenmarkbiopsienadel *f*
骨髓活体组织检查[术] Knochenmarkbiopsie *f*
骨髓活体组织检查术 Knochenmark-Biopsie-Chirurgie *f*
骨髓活组织检查 Knochenmarkbiopsie *f*
骨髓基质干细胞 Markstromazelle *f*
骨髓基质干细胞移植 Stromazellen des Knochenmarks Transplantation *f*
骨髓基质细胞 Knochenmark-Stromazelle *f*
骨髓疾病 Knochenmark-Krankheit *f*
骨髓胶状变性 gelatinöse Degeneration des Knochenmarks *f*
骨髓静脉造影 transossäre (od. ossäre) Phlebographie *f*
骨髓巨核细胞 Megakaryozyt *m*
[骨髓]巨核细胞缺乏症 Megakaryozytenphthise *f*
骨髓来源的肥大细胞 Knochenmark stammende Mastzellen *f pl*
骨髓来源的抑制细胞 knochenmarkabgeleitete Suppressorzelle *f*
骨髓痨 Osteotabes *f*
骨髓淋巴细胞 Myelolymphozyt *m*
骨髓瘤 Myelom *n*
骨髓瘤(骨髓浆细胞瘤) Myelom *n*, medulläres Plasmozytom *n*
骨髓瘤病 multiples Myelom *n*, Myelomatose *f*
骨髓瘤蛋白 Myelomprotein *n*
骨髓瘤管型肾病 Myelomzylinder-Nephropathie *f*
骨髓瘤轻链 Myelom-Leichtenkette *f*
骨髓瘤球蛋白 Myelomglobulin *n*
骨髓瘤肾病 Myelomnephropathie *f*
骨髓瘤肾小球病 Glomerulopathie beim Myelom *f*
骨髓瘤细胞 Myelomzelle *f*
骨髓瘤相关性肾病 Myelom-assoziierte Nephropathie *f*
骨髓瘤形成 Bildung von Myelom *n*, Myelose *f*
骨髓囊肿 Myelozyste *f*
骨髓内麻醉 intramedulläre Anästhesie *f*
骨髓内溶血 intramedulläre Hämolyse *f*
骨髓内注射 Knochenmarkinjektion *f*
骨髓培养 Knochenmarkkultur *f*
骨髓腔 (Knochen-) markhöhle *f*, Cavitas medullaris *f*
骨髓腔闭塞 Knochenmark Kavitätenverschluß *m*
骨髓腔骨化 Ossifikation der Knochenmarkshöhlung *f*
骨髓腔夹板 intramedulläre Schiene *f*
骨髓腔内插钉术 Marknagelung *f*, intramedulläre Nagelung *f*
骨髓腔肿瘤 Tumor der Knochenmarkshöhlung *m*
骨髓肉瘤 Knochenmark-Sarkoidose *f*
骨髓嗜多染红细胞 polychromatischer Erythrozyt *m*
骨髓输血[法] Knochenmarktransfusion *f*
骨髓输注 Knochenmarkinfusion *f*
骨髓衰竭 Knochenmarkversagen *n*
骨髓栓塞 Knochenmarkembolie *f*
骨髓水肿 Knochenmarködem *n*
骨髓髓细胞样化生 myeloide Metaplasie des Knochen-marks *f*
骨髓铁 Markeisen *n*
骨髓涂片 Knochenmarkausstrich *m*
骨髓涂片检查 Untersuchung des Knochenmarkausstrichs *f*
骨髓外骨髓瘤(骨髓外浆细胞瘤) extramedulläres Myelom *n*, extramedulläres Plasmozytom *n*
骨髓外浆细胞瘤 extramedulläres Plasmozytom *n*
骨髓外皮肤造血 kutane extramedulläre Hämatopoese *f*
骨髓外血生成 extramedulläre Hämatopoese *f*
骨髓外造血 extramedulläre Hämatopoese *f*
骨髓细胞 Knochenmarkzelle *f*
骨髓细胞分类[计数]象 Myelogramm *n*, Myelogramma *n*
骨髓细胞生成 Myelopoese *f*
骨髓纤维变性 Myelofibrose *f*
骨髓纤维化[症] Osteomyelofibrose *f*
骨髓纤维化症 Myelofibrose *f*
骨髓纤维性骨化 Knochenmark-Osteitis *f*
骨髓纤维性骨硬化 Osteosklerose der Myelofibrosis *f*
骨髓 X 线照相术 Osteomyelographie *f*

骨髓象 Myelogramm *n*
骨髓形成 Myelose *f*
骨髓性白血病 myeloide(od. myeloische) Leukämie *f*, Myelämie *f*
骨髓性骨病 myelogene Osteopathie *f*
骨髓性网状细胞增多 myeloische Retikulozytose *f*
骨髓血屏障 Knochenmark-Blut-Schranke *f*
骨髓血液淤滞 Knochenmark-Blut-Stase *f*
骨髓炎 Osteomedullitis *f*, Myelitis *f*, Osteomyelitis *f*
骨髓炎大块骨切除术 massive Knochenresektion für Osteomyelitis *f*
骨髓炎的 osteomyelitisch
骨髓炎窦道形成 Fistelbildung der Osteomyelitis *f*
骨髓炎骨骺端脓肿 Brodie* Abszeß der Osteomyelitis *m*
骨髓炎空洞形成 osteomyelitische Höhlenbildung (od. Kavernisierung) *f*
骨髓炎死骨形成 osteomyelitische Sequesterbildung *f*
骨髓炎引流术 Osteomyelitis-Entwässerung *f*
骨髓衍生淋巴细胞 aus Knochenmark abstammender Lymphozyt *m*, β-Lymphozyt *m*
骨髓衍生细胞 Knochenmark stammende Zelle *f*
骨髓样(组织)化生 myeloide Metaplasie *f*
骨髓液涂片 Knochenmarkausstrich *m*
骨髓液细胞分类计数 Knochenmark (sbl utausstrich) -Differentialzählung *f*
骨髓液有核细胞分类计数 Differentialzählung der kernhaltigen Zellen in dem Knochenmark *f*
HLA 骨髓移植评估 HLA Knochenmarktransplantation-Auswertung *f*
骨髓移植[术] Knochenmarktransplantation *f*, Myelose *f*
骨髓异常增生(骨髓增生性肿瘤) myelodysplastische (od. myeloproliferative) Neoplasie *f*
骨髓异常增生综合征 myelodysplastisches Syndrom *n*
骨髓抑制 Knochenmarkhemmung *f*
骨髓抑制性药物 Knochenmarkinhibitoren *m pl*
骨髓硬化[症] Myelosklerose *f*
骨髓硬化症 Myelosklerose *f*
骨髓造血期 medulläre Blutbildung *f*
骨髓造血期 medulläre Hämatopoese *f*
骨髓造血诱导微环境 Hämopose-Induktion-Mikromilieu des Knochenmark *m*
骨髓增生(殖)性疾病 myeloproliferative Krankheit *f*
骨髓增生的 myeloproliferativ
骨髓增生性疾病 myeloproliferative Krankheit *f*
骨髓增生性综合征 myeloproliferatives Syndrom *n*
骨髓增生异常(骨髓增殖)性肿瘤 myelodysplastische (myeloproliferative) Neoplasie *f*
骨髓增生异常综合征 myelodysplastisches Syndrom *n* (MDS)
骨髓增殖性肿瘤 myeloproliferatives Neoplasma *n* (MPN)
骨髓针 Marknagel *m*
骨髓针拔出器 Extraktor des Marknagels *m*
骨髓针打孔器械包 Knochenmarklochstanze-Besteck *n*
骨髓针打入器 Impaktor der Marknagelung *m*
骨髓针固定器械包 Marknagelungsbesteck *n*
骨髓中毒病 Knochenmark-Vergiftung-Krankheit *f*
骨髓中毒性 Myelotoxizität *f*
骨髓肿瘤 Knochenmarkgeschwülste *f pl*
骨髓转移性肿瘤 metastatischer Tumor des Knochenmarks *m*
骨髓组织 myeloides Gewebe *n*
骨髓组织生成 Myelopoese *f*
骨髓组织增生(殖) Myelose *f*, Myeloidose *f*
骨髓组织增殖 Proliferation der Knochenmarkgewebe *f*
骨碎裂 Osteomiosis *f*
骨碎片 Hobelspan *m*, Knochensplitter *m*
骨损伤 Knochenverletzung *f*
骨炭 Knochenschwarz *n*, Knochenkohle *f*, Spodium *n*
骨炭过滤法 Tierkohle-Filtrationsmethode *f*
骨探针 Knochensonde *f*
骨体 Knochenschaft *m*
骨挺 Knochenaufzug *m*
骨痛 Knochenschmerz *m*, Osteodynie *f*, Ostalgie *f*
骨突病 Apophyseopathie *f*
骨突炎 Apophysitis *f*
骨突折断 Apophysenfraktur *f*
骨脱钙 Knochenentkalkung *f*
骨唾液酸蛋白 Osteopontin *n*
骨唾液酸糖蛋白 Sialoglykoprotein *n*
骨外的 extraossär
骨外钙化 extraskelettale Verkalkung *f*
骨外骨肉瘤 extraossäres Osteosarkom *n*
骨外间叶性软骨肉瘤 extraossäres mesenchymales Chondrosarkom *n*
骨外间质软骨肉瘤 Chondrosarkom-Knochen-Stromatumor *m*
骨外浆细胞瘤 extraossäre Plasmozytom *n*
骨外科[手术] orthopädische Chirurgie *f*
骨外膜 Knochenhaut *f*
骨外膜骨痂 periostaler Kallus *m*
骨外黏(粘)液样软骨肉瘤 periostales myxoides Chondrosarkom *n*
骨外软骨瘤 extraossäres Chondrom *n*
骨外软骨肉瘤 extraossäres Chondrosarkom *n*
骨外尤因肉瘤 extraossäres Ewing-Sarkom *n*
骨外造釉细胞瘤 extraossäres Ameloblastom *n*, peripheres Ameloblastom *n*
骨弯曲 Knochenkurven *pl*
骨网织细胞肉瘤 Retikulosarkom des Knochens *n*
骨网[状]细胞肉瘤 Knochenretikulosarkom *n*
骨网状细胞肉瘤 Knochen-Retikulumzellsarkom *m*
骨萎缩 Knochenatrophie *f*
骨蜗管 knöcherner Ductus cochlearis *m*
骨无感觉 Osteoanästhesie *f*
骨无菌性坏死 aseptische Knochennekrose *f*
骨吸收性高钙尿症 Knochenresorption-Hyperkalzurie *f*
骨细胞 Osteozyt *m*, Knochenzelle *f*
骨细胞谱系 Stammbaum der Knochenzelle *m*
骨细胞性溶骨 osteozytische Osteolyse *f*
骨下袋 infraalveoläre Tasche *f*
骨下袋植骨术 Knochentransplantation für infraalveoläre Tasche *f*
骨纤维 Sharpey* Fasern *f pl*
骨纤维变性 Osteofibrose *f*
骨纤维变性症 fibrotische Erkrankung des Knochens *f*
骨纤维管 osteofibröser Kanal *m*, Canalis osteofibrosus *m*
骨纤维结构不良 Fibrodysplasie des Knochens *f*, fibröse Dysplasie des Knochens *f*
骨纤维结构不良 osteofibröse Dysplasie *f*
骨纤维瘤 Osteofibrom *n*, Knochenfibrom *n*
骨纤维瘤病 Osteofibromatose *f*, Osteofibromatosis *f*
骨纤维鞘管 knöcherne fibröse Scheide *f*
骨纤维肉瘤 Osteofibrosarkom *n*
骨纤维软骨肉瘤 Osteofibrochondrosarkom *n*
骨纤维隧道病 knöcherne faserige Tunnel-Krankheit *f*
骨纤维性发育不良 Fibrodysplasie des Knochens *f*, fibröse Dysplasie des Knochens *f*
骨纤维性发育异常 Fibrodysplasie des Knochens *f*, fibröse Dysplasie des Knochens *f*
骨纤维性结构不良 fibröse Dysplasie *f*
骨纤维异常增生(殖)[症] fibröse Hyperplasie des Knochens *f*
骨纤维异常增生殖症 fibröse Knochenhyperplasie *f*
骨纤维异常增殖症 fibröse Dysplasie *f*

骨纤维增生 fibröse Hyperplasie des Knochens *f*
骨纤维粘液瘤 fibröses Myxom *n*
骨纤维脂瘤 Osteofibrolipom *n*
骨涎蛋白 Bone-Sialoprotein *n*(BSP), Knochensialoprotein *n*
骨显像 Knochen-Bildgebung *n*
骨陷窝 Knochenlakune *f*
骨小管 Knochenkanälchen *n*, Knochenkanal *m*
骨小梁 Knochenbälkchen *n pl*
骨小梁断裂 Trabecularer-Knochenbruch *m*
骨小梁形成 Bälkchenbildung *f*
骨形成蛋白 knochenmorphogenetisches Protein *n*
骨形态发生蛋白 knochenmorphogenetisches Protein *n*
骨形态计量学 Knochenhistomorphometrie *f*
骨形态生成蛋白 knochenmorphogenetisches Protein *n*
骨形态形成蛋白 knochenmorphogenetisches Protein *n*(BMP)
骨形态学 Knochen-Geometrie-Morphologie *f*
骨型股骨大粗隆结核 Trochanter-Knochentuberkulose *f*
骨性半规管 Canales semicirculares ossei *m pl*
骨性鼻腔 Cavum nasi ossei *n*
骨性鼻中隔 Septum nasi osseum *n*
骨性并指 Skelett-Syndaktylie *f*, komplexen Syndaktylie *f*
骨性部 Pars ossea *f*
骨性侧隐窝 knöcherne seitliche Aussparung *f*
骨性的 knochig, ossär, ossal
骨性恶病质 Knochenkachexie *f*, knochige Kachexie *f*
骨性耳道闭锁 Atresie des Meatus acusticus osseus *f*
骨性耳道骨折 Fraktur des Meatus acusticus osseus *f*
骨性骨痂 knöcherner Knochenkallus *m*, Callus osseus *m*
骨性骨盆 knöchernes Becken *n*, Pelvis ossea *f*
骨性关节强硬(直) knöcherne Ankylose *f*
骨性关节炎 Osteoarthritis *f*
骨性碱性磷酸酶 alkalische Phosphatase aus Knochen *f*
骨性结(融)合 Synostose *f*, Synostosis *f*, Juncturae ossium *f pl*
骨性结合(骨性融合) Knochenfusion *f*
骨性联接 Synostose *f*, Synostosis *f*, Juncturae ossium *f pl*
骨性隆起切除术 Knochen-Ausbuchtung-Resektion *f*
骨性颞下颌关节强直 knöcherne od. knochige Ankylose vom tempomandibulären Gelenk *f*
骨性强直 knöcherne(od. Knochige) Ankylose *f*
骨性融合 Knochenfusion *f*
骨性疝 Osteozele *f*
骨性狮面 Leontiasis ossea *f*, Leontiasis cranii Virchow* *f*
骨性手术 Knochenchirurgie *f*
骨性撕脱 knochiger Ausriss *m*
骨性息肉 Knochen-Polypen *f*
骨性狭窄 knochige Stenose *f*
骨性胸廓 knöcherner Brustkorb *m*
骨性牙质 Osteodentin *n*
骨[性]愈合 knöcherne Vereinigung *f*
骨性愈合 Knochenheilung *f*
骨性粘连 knöcherne Verwachsungen *pl*
骨性椎管狭窄 knochige Rückenmarkskanalstenose *f*
骨血管钙化链接 Knochen-Gefäßverkalkung Link *n*
骨血管瘤 Knochenhämangiom *n*, Osteoangiom(a) *n*
骨血管内皮瘤 Knochenhämangioendotheliom *n*
骨血管肉瘤 Knochen-Angiosarkom *n*
骨血管外皮细胞瘤 Knochenhämangioperizytom *n*, Hämangioperizytom des Knochens *n*
骨血色素沉着症 Knochen-Hämochromatose *f*
骨血栓形成 Osteothrombose *f*, Knochenvenenthrombose *f*
骨血栓性静脉炎 Knochen-Thrombophlebitis *f*
骨血症 Knochen-Hyperlipidämie *f*
骨压缩器 Knochenkompressor *m*
骨压痛 Knochenzärtlichkeit *f*
骨牙粘连 ankylosierter Zahn *m*
骨牙质瘤 Osteodentinom *n*
骨芽生菌病 Knochen-Blastomykose *f*
骨炎 Ostitis *f*
骨盐 Knochensalze *n pl*
骨盐沉积 Knochenmineralisation *f*
骨衍生生长因子 Knochenwachstumsfaktor *m*
骨疡 Knochenkaries *f*
骨样的 osteoid, ossiform(-is, -is, -e)
骨样骨瘤 Osteoidosteom *n*
骨样骨瘤切除术 Exzision des Osteoma osteoideum *f*
骨样牙本质 osteoides Dentin *n*
骨样牙骨质 Osteozement *n*
骨样组织 Osteoidgewebe *n*
骨衣剥离器 Ohrraspatorium *n*(耳用骨衣刮剥离器,剥离乳突骨膜用)
骨移植减压术 Dekompressionsoperation durch Knochentransplantation *f*
骨移植片(物) Knochentransplantat *n*
骨移植[术] Knochenverpflanzung *f*, Knochentransplantation *f*
骨移植用骨凿包 Knochenverpflanzungsmeißel-Besteck *n*
骨异常发育囊肿 fehlentwickelte Knochenzyste *f*
骨异常活动 abnormale Knochenaktivität *f*
骨异位 Ostectopia *f*
骨隐球菌感染 Knochen-Cryptococcus-Infektion *f*
骨隐窝 Knochenkrypta *f*
骨营养 Knochenernährung *f*, Osteotrophia *f*
骨营养不良 Knochendystrophie *f*, Osteodystrophie *f*
骨营养不良性关节病 Osteodystrophie-bedingte Arthropathie *f*
骨营养代谢性疾病 Knochen-Ernährungs-und Stoffwechselkrankheit *f*
骨营养障碍 Osteodystrophie *f*
骨硬蛋白 Osseoalbumin *n*
骨硬化[病] Knochensklerose *f*, Osteosklerose *f*, Osteosclerosis *f*, Osteopetrose *f*
骨硬化性骨髓瘤 osteosklerotische Myelom *n*
骨硬化性骨髓纤维化 sklerosierende Knochenmarkfibrose *f*
骨硬化性贫血 osteosklerotische Anämie *f*
骨用丝锥 Drahtahle *f*
骨尤文氏肉瘤 Ewing* Knochensarkom *n*
骨有机质 organische Matrix *f*
骨诱导 Osteoinduktive *f*
骨诱导生长因子 osteoinduktiver Wachstumsfaktor *m*
骨与关节结核 Tuberkulose der Knochen und Gelenke *f*
骨愈合 Knochenheilung *f*
骨原发性恶性纤维组织细胞瘤 primäres malignes fibröses Histozytom des Knochens *n*
骨原发性横纹肌肉瘤 primäres Rhabdomyosarkom des Knochens *n*
骨原发性霍奇金病 primäre Hodgkin* Knochenerkrankung *f*
骨原发性平滑肌肉瘤 primäres Leiomyosarkom des Knochens *n*
骨原发性网状细胞肉瘤 primäres Retikulumzellsarkom des Knochens *n*
骨原始神经外胚瘤 Knochen primitiver neuroektodermaler Tumor *m*
骨原细胞 osteogene Zelle *f*
骨原性肉瘤 osteogenes Sarkom *n*
骨原性纤维瘤 osteogenes Fibrom *n*
骨圆针 Knochennagel *m*
骨源性颈椎病 Knochen-abgeleitete zervikale Spondylose *f*
骨源性生长因子 osteogener Wachstumsfaktor *m*
骨源性纤维瘤 osteogenisches Fibrom *n*
骨源性斜颈 knochenabgeleiteter Schiefhals *m*
骨运动学 Knochen-Kinematik *f*

骨运送 Knochentransport *n*
骨再生 Knochenregeneration *f*, Osteoanagenesis *f*
骨再折术 Refraktur *f*, Refrakturierung *f*
骨再植术 Knochen-Reimplantation *f*
骨凿 Knochenmeißel *m*
骨增多 Hyperostose *f*
骨增生病 Knochenhyperplasie *f*
骨粘合剂 Knochenzement *m*
骨粘合剂填充术 Knochenzementfüllung *f*
骨粘连蛋白 Osteonectin *n*
骨折 Fraktur *f*, (Knochen-)Bruch *m*
华格斯塔夫氏骨折 Wagstaffe* Fraktur *f*
加莱阿齐氏骨折 Galeazzi* Fraktur *f*
杰斐逊骨折(第一颈椎骨折) Jefferson* Fraktur *f*
科勒斯氏骨折 Colles* Fraktur *f*
奎尔万骨折(舟状骨骨折伴月状骨掌侧脱臼) Quervain* Fraktur *f*
勒福骨折(双侧上颌横行骨折) Le Fort* Fraktur *f*
蒙特吉亚氏骨折 Monteggia* Fraktur *f*
穆尔氏骨折 Moore* Fraktur *f*
钱斯骨折 Chance* Fraktur *f*(安全带骨折,因过度屈曲造成腰椎体及神经弓的水平向骨折)
琼斯骨折(第五跖骨干骨折) Jones* Fraktur *f*
施蒂达骨折(股骨内髁骨折) Stieda* Fraktur *f*
史密斯氏骨折 Smith* Fraktur *f*
斯基勒伦氏骨折 Skillern* Fraktur *f*
谢泼德骨折(距骨后突骨折) Shepherd* Fraktur *f*
骨折闭合复位术 geschlossene Reposition der Fraktur *f*
骨折病人大便斗 Steckbecken für Frakturpatienten *n*
骨折不愈合 Fractura non sanata *f*
骨折部充血 Staus der Frakturstelle *f*
骨折迟缓愈合 verzögerte Knochenvereinigung *f*
骨折床 Frakturbett *n*
骨[折]钉 Frakturnagel *m*
骨折端环扎术 Cerclage der Frakturstelle *f*
骨折二期愈合 sekundäre Heilung der Fraktur *f*
骨折分类 Einteilung (od. Klassifikatilon) der Fraktur *f*
骨折分离 Bruchtrennen *n*
骨折复位[术] Einrichtung *f*, Frakturreposition *f*
骨折复位梃子 Frakturrepositionshebel *m*
骨折钢钉固定 Fracture-Pinning *f*
骨折骨瘤 Osteoma fracturae *n*
骨折固定法 Fixation (od. Immobilisierung) der Fraktur *f*
骨折固定夹(器) Knochenfaßzange *f*
骨折固定术 Frakturfixation *f*
骨折合并异物 Fraktur mit Fremdkörper *f*
骨折畸形愈合 schlechte Vereinigung *f*
骨折急救 Erste Hilfe der Fraktur *f*
骨折夹板 Frakturschiene *f*
骨折接合器械包 Osteosynthese-(Instrument-) Besteck *n*
骨折临床愈合 klinische Vereinigung der Fraktur *f*
骨折内固定[术] innere Fixation der Fraktur *f*
骨折牵引丝 Extentjonsdraht für Fraktur *f*
骨折嵌入拔出钳 Auskeilungszange *f*
骨折切开复位钢板螺丝钉内固定术 operative Reposition und innere Fixierung des (Knochen-) Bruchs mit Platte und Schraube *f*
骨折切开复位术 blütige Knochen(bruch) reposition *f*
骨折切开髓内针固定术 Marknagelung durch blütige (od. operative) Knochen (bruch) reposition *f*
骨折水疱 Phlyktäne der Fraktur *f*, Knochenbruchblase *f*
骨折碎片持骨钳 Knochenhaltezange für Fraktursplitter *f*
骨折疼 Schmerz durch Knochenbruch *m*
骨折脱位 Luxationsfraktur *f*
蒙特吉亚氏骨折脱位 Monteggia* Luxationsfraktur *f*
骨折外固定 außere Fixation der Fraktur *f*
骨折线 Frakturlinie *f*
骨折镶片法 Plattieren *n*, Osteosynthese durch Plattenannagerung *f*
骨折性挫伤 Frakturkontusion *f*
骨折修补器 Knochenbruchtrimmer *m*
骨折血肿 Frakturhämatom *f*
骨折压力性垂体变性 Degeneration der Hypophyse infolge des Frakturdrucks *f*
骨折延迟愈合 verzögerte Heilung der Fraktur *f*
骨折一期愈合 primäre Heilung der Fraktur *f*, Intentio per primam der Fraktur *f*
骨折阈值 Frakturschwelle *f*
骨折愈合 Frakturheilung *f*
骨折整复 Frakturreposition *f*
骨折整复器械包 Knochenbruchrepositionsinstrument (en) besteck *n*
骨折支具 Frakturorthese *f*
骨针 Knochennadel *f*
骨珍珠 knöcherne Perle *f*
骨真菌感染 Knochenpilzinfektion *f*, fungöse Infektion des Knochens *f*
骨整形术 Osteoplastik *f*
骨正中囊肿 mediane Knochenzyste *f*
骨脂肪瘤 Lipom von Knochen *n*
骨脂[肪]肉瘤 Liposarkom des Knochens *n*
骨脂肪肉瘤 Liposarkom des Knochens *n*
骨脂瘤 Osteolipom (a) *n*
骨脂软骨瘤 Osteolipochnondrom *n*
骨植入式假肢(骨整合式假肢) osseo-integrierte Gliedmaßenprothese *f*
骨植入物 Knochenimplantat *n*
骨止血钩 hämostatischer Haken des Knochens *m*
骨止血器 Hämostat für Knochen *m*, Knochenhämostat *m*
骨止血咬骨钳 Hohlmeißelzange für Blutstillung *f*
骨质 Knochensubstanz *f*
骨质变薄 Knochenverdünnung *f*
骨质变形 Knochendeformation *f*
骨质沉积 Knochenablagerung *f*
骨质沉着性气管病 osteoplastische Tracheopathie *f*, Tracheopathia osteoplastica *f*
骨质沉着性气管支气管病 Osteodeposition-Tracheobronchopathie *f*
骨质齿 sklerotischer Zahn *m*
骨质坏死 Osteonekrose *f*
骨质减少 Osteopenie *f*
骨质减少性疾病 osteopenische Erkrankung *f*
骨质连接 knöcherne (od. knochige) Vereinigung *f*
骨质[量]丢失 Knochenschwund *m*
骨质破坏 Knochenabbau *m*, Osteoklasie *f*
骨质缺乏症 Osteopenie *f*
骨质缺损 (Knochen-) Defekt *m*
骨质溶解 Osteolyse *f*
骨质软化 Osteomalazie *f*
骨质生成 Osteose *f*, Osteosis *f*
骨[质]石化病 Osteopetrose *f*, Osteopetrosis *f*, Albers Schönberg* Krankheit *f*(od. Syndrom *n*)
骨质石化病 Osteopetrose-Krankheit *f*
骨质疏松伴结缔组织痣 Osteoporose mit Bindegewebsnaevus *f*
骨质疏松的 osteoporotisch
骨质疏松脊柱 osteoporotische Wirbelsäule *f*
骨质疏松[症] Osteoporose *f*, Osteoporosis *f*, Osteopenia *f*
骨质疏松症 Osteoporosis *f* (OP), Osteroporose *f*, Knochensc-

hwund *m*, Osteopenia *f*
骨质酥松症 Osteoporose *f*
骨质脱钙 Knochendemineralisation *f*
骨质吸收 Knochenabsorption *f*
骨质稀松 Osteoporose *f*
骨质象牙化 Eburnifikation *f*, Eburnisation *f*
骨质性关节强直 knochige Ankylose *f*
骨[质]营养不良 Osteodystrophie *f*
骨质营养不良 Mangelernährung des Knochens *f*
骨质硬化 Osteosklerose *f*
骨质增生 Hyperosteogenese *f*, Hyperosteogenesis *f*, Hyperosteogenie *f*
骨质增生性骨炎 hyperplastische Ostitis *f*, Ostitis ossificans *f*
骨质增生性颈椎病 Knochen-hyperplastische zervikale Spondylose *f*
骨肿瘤 Knochentumor *m*, Osteom *n*
骨肿瘤分期 Knochentumor-Stufe *f*
骨肿瘤 - 骨肿瘤 - 表皮样囊肿 - 息肉 Knochentumor-Epidermoidzyste-Polyposis *f*
骨肿瘤刮除植骨术 Auskratzung und Transplantation des Knochentumors
骨肿瘤切除术 Knochentumorexzision *f*
骨重建 Knochenumbau *m*
骨周软组织钙化或骨化 extraperiosteale Verkalkung oder extraperiosteale Verknöcherung *f*
骨周炎 Entzündung um den Knochen *f*
骨轴 Knochenachse *f*
骨珠 Knochenperle *f*
骨潴留囊肿 Retentionszyste des Knochens *f*
骨转换 Knochenumsatz *m*
骨转换标志物 biochemischer Marker des Knochenstoffwechsels *m*
骨转换生化指标 biochemischer Marker des Knochenstoffwechsels *m*
骨转位 Translokation des Knochen *f*
骨转移癌 metastatisches Karzinom des Knochens *n*
骨转移瘤 metastatischer Knochentumor *m*
骨转移肉瘤 Knochenmetastasen-Sarkom *n*
骨锥 Knochentreiber *m*
骨赘 Osteophyton *n*, Osteophyt *m*
骨赘病 Osteophytose *f*
骨赘化 Osteophyten *f*
骨赘切除 Resektion der Osteophyten *f*
骨赘形成 Osteophytenbildung *f*
骨赘增生 Osteophytose *f*, Proliferation des Osteophytes *f*
骨自溶症 Osteolyse *f*
骨阻滞术 Knochenblock-Technik *n*
骨组织 Knochengewebe *n*
骨组织工程 Tissue-Engineering vom Knochen *n*
骨组织缺血性坏死 ischämische Nekrose des Knochengewebes *f*
骨祖细胞 osteoprogenitor cell <engl.>
骨钻 Knochenbohrer *m*
钴 KobaltM(Co, OZ 27)
^{57}钴 - 博莱霉素 ^{57}Co-bleomycin *n*, Kobalt-57-bleomycin *n*
^{57}钴 - 氰钴胺 ^{57}Co-Cyanocobalamin *n*, Vitamin B12 *n*
^{60}钴针 Kobalt-60-Nadel *f*
^{60}钴治疗机 Kobalt-60-Gerät für Therapie *n*, ^{60}Co-Gerät für (Telegamma-) Therapie *n*
钴 γ 线 Kobalt-Gammastrahlen *m pl*
钴氨络合物 Kobalta(m)minkomplex *m*
钴胺[酰胺] Cobamid *n*
钴胺辅酶 Cobamid-Coenzym *n*
钴胺素 Kobalamin *n*
钴胺素(维生素 B12) Cobalamin *n* (Vitamin B12 *n*), Kobalamin *n*
钴胺素传递蛋白Ⅰ Transkobalamin Ⅰ *n*
钴胺素传递蛋白Ⅱ Transkobalamin Ⅱ *n*
钴胺素辅酶 Cobamid-Koenzym *n*
钴胺酸 Cobalaminsäure *f*
钴玻璃 Kobaltglas *n*
钴尘肺 Cobaltosis *f*
钴铬合金 Kobalt-Chrom-Legierung *f*
钴铬合金焊 Löten der Chrom-Kobalt-Legierung *n*
钴铬合金用砂石针 Schleifspitze für Chrom-Kobalt-Legie-rung *f*
钴铬植入物 Kobalt-Chrom-Implantat *n*
钴铬铸造合金 Kobalt-Chrom-Legierung *f*
钴基合金 Kobaltbasislegierungen *pl*
钴蓝色 Kobaltblau *n*
钴离子 Kobaltion *n*
钴啉胺酸 Cobyrinsäure *f*, Cobyrinamid *n*
钴啉醇酸 Cobinsäure *f*
钴啉醇酰胺 Cobinamid *n*
钴啉酸 Cobyrinsäure *f*
钴绿 Koblatgrün *n*, Türkisgrün *n*
钴炮(弹) Kobaltkanone *f*, Kobaltbombe *f*
钴皮炎 Kobalt-Dermatitis *f*
钴色的 kobalt
钴亚硝酸钾 Kaliumkobaltnitrit *n*
钴业硝酸钠试法 Natriumkobaltnitrit-Test *m*
钴营养 Kobalternährung *f*
鼓 Trommel *f*
鼓壁 Paries tympanicus *m*
鼓部 Pars tympanica *f*
鼓肠 intestinale Tympanie *f*, Tympanismus intestinalis *m*
鼓槌(锤) Trommelstock *m*, Trommelschlegel *m*
鼓槌体 Trommelstock *m*, Trommelschlegel *m*
鼓槌形的 trommelstockförmig
鼓唇缘 Labium limbi tympanicum *n*
鼓丛切断术 tympanische Neurektomie *f*
鼓大棘 Spina tympanica major *f*
鼓镫韧带联合 Syndesmosis tympanostapedia *f*
鼓动 Anstiftung *f*, Anzettelung *f*
鼓动疗法 Veranlassungstherapie *f*
鼓窦 Antrum mastoideum (s. tympanicum) *n*, Valsalva* Antrum *n*
鼓窦入口 Aditus ad antrum *m*
鼓窦上鼓室凿开术 Attikoantrotomie *f*
鼓窦隐窝切开术 Attikoantrotomie *f*
鼓房 Antrum tympanicum *n*
鼓风机 Gebläse *n*
鼓沟 Sulcus tympanicus *m*
鼓骨 Os tympanicum *n*
鼓环 Paukenring *m*, Anulus tympanicus *m*
鼓环咬骨钳 Hohlmeißelzange für Anulus tympanicus *f*
鼓岬 Promontorium tympani *n*
鼓岬电极 Elektrode am Promontorium *f*
鼓阶 Paukentreppe *f*, Scala tympani *f*
鼓励 Ermutigung *f*
鼓鳞裂 Fissura tympanosquamosa *f*
鼓膜 Trommelfell *n*, Paukenfell *n*, Myrinx *f*, Myringa *f*
鼓膜按摩 Ohr(en)massage *f*, Trommelfellmassage *f*
鼓膜爆震伤 Explosionsverletzung (od. Windstoßverletzung) des Trommelfells *f*, Explosionstrauma des Trommelfells *n*
鼓膜壁 Paries membranaceus *m*
鼓膜成形术 Trommelfellplastik *f*, Myringoplastik *f*
鼓膜穿刺术 Trommelfellschnitt *m*, Parazentese des Trommelfells *f*
鼓膜穿孔 Trommelfellperforation *f*, Perforatio membranae tympani *f*
鼓膜刀 Myringotom *n*

鼓膜光锥（Trommel-）Lichtkegel *m*
鼓膜后隐窝 Recessus membranae tympani posterior *m*
鼓膜后皱襞 Plica membranae tympani posterior *f*
鼓膜化学灼伤 chemische Verätzung des Trommelfells *f*
鼓膜检查镜 Myringoskop *n*
鼓膜紧张部 Pars tensa membranae tympani *f*, Membrana tensa *f*
鼓膜紧张部穿孔 Perforation der Membrana tensa *f*
鼓膜镜 Myringoskop *n*
鼓膜空气按摩法 Pneumomassage *f*
鼓膜霉菌病 Myringomykose *f*
鼓膜内陷 Otopiesis *f*
鼓膜破裂 Trommelfellruptur *f*
鼓膜脐(凸) Umbo membranae tympani *m*
鼓膜前隐窝 Recessus membranae tympani anterior *m*
鼓膜前皱襞 Plica membranae tympani anterior *f*
鼓膜切除术 Myringektomie *f*
鼓膜切开刀 Myringotom *n*
鼓膜切开术 Myringotomie *f*, Trommelfellinzision *f*
鼓膜上隐窝 Recessus membranae tympani superior *m*
鼓膜松弛部 Pars flaccida membranae tympani *f*, Rivinus* Membran *f*, Shrapnell* Membran *f*
鼓膜松弛部穿孔 Perforation der Shrapnell* Membran *f*
鼓膜透红症 Schwartze* Zeichen *n*
鼓膜外伤性穿孔 traumatische Perforation des Trommelfells *f*
鼓膜外伤性破裂 traumatische Ruptur des Trommelfells *f*
鼓膜温度 Trommelfelltemperatur *f*
鼓膜形成术 Tympanoplastik *f*
鼓膜修补 Trommelfellreparatur *f*
鼓膜炎 Trommelfellentzündung *f*, Myringitis *f*
鼓膜硬化 Tympanosklerose *f*, Paukensklerose *f*
鼓膜造孔术 Tympanostomie *f*
鼓膜粘膜层 Stratum mucosum membranae tympani *n*
鼓膜张肌 Salpingomalleus *m*, Musculus tensor tympani *m*, Eustachio* Muskel *m*
鼓膜张肌半管 Semicanalis musculi tensoris tympani *m*
鼓膜张肌反射测定仪 Reflexometer für Musculus tensor tympani *n*
鼓膜张肌神经 Nervus musculi tensoris tympani *m*
鼓膜照相机 Myringokamera *f*
鼓膜支 Ramus membranae tympani *m*
鼓泡结构 Blasenstruktur *f*
鼓泡式生物反应器 begaster Bioreaktor *m*
鼓泡式氧合器 Pumpe-Oxygenator *m*
鼓泡型氧合器 Blasenoxygenator *m*
鼓泡氧合人工心肺机 blasenoxydierte künstliche Herz-Lungen-Einheit *f*
鼓起的 erhöht
鼓气电耳镜 Elektro-pneumatische Otoskop *n*
鼓气耳镜 Pneumatoskop *n*, Siegle*（Ohr-）Trichter *m*
鼓气机 Gebläse *n*
鼓切迹 Incisura tympanica *f*, Rivinus* Inzisur *f*
鼓乳裂 Fissura tympanomastoidea *f*
鼓上隐窝 Epitympanon *n*, Epitympanum *n*, Recessus epitympanicus *m*
鼓舌骨 Tympanohyale *n*
鼓式取皮机 Trommel-Dermatom *n*
鼓式植皮刀(机) Dermatom nach Trommeltyp *n*
鼓室 Pauke *f*, Tympanum *n*, Cavum tympani *n*
鼓室丙烯酸酯成形术 Tympanoakryloplastik *f*
鼓室测量法 Tympanometrie *f*
鼓室成形器械包 Instrumentenbesteck für Tympanoplastik *m*
鼓室成形术 Tympanoplastik *f*
鼓室锤骨的 tympanomallear(-is, -is, -e)
鼓室唇 Labium tympanicum *n*
鼓室丛 Plexus tympanicus *m*, Jacobson* Plexus *m* (od. Geflecht *n*)
鼓室丛交通支 Ramus communicans cum plexu tympanico *m*
鼓室丛切除术 Tympanosympathektomie *f*
鼓室导抗图 Tympanogramm *n*
鼓室镫骨的 tympanostapedi(-us, -a, -um)
鼓室盖 Tegmen antri (s. tympani) *n*
鼓室后动脉 Arteria tympanica posterior *f*
鼓室肌反射测定仪 Apparat zur Messung des tympanischen Muskelreflexes *n*
鼓室积水 Hydrotympanon *n*
鼓室积血 Häm(at)otympanon *n*
鼓室检查 Paukenhöhlenuntersuchung *f*
鼓室交感神经切除术 Tympanosympathektomie *f*
鼓[室]阶 Paukentreppe *f*
鼓室静脉 Venae tympanicae *f pl*
鼓室鳞部的 tympanosquamös
鼓室迷路固定术 Tympanolabyrinthopexie *f*
鼓室颞骨的 tympanotemporal(-is, -is, -e)
鼓室前动脉 vordere Paukenhöhlenarterie *f*
鼓室切开术 Tympanotomie *f*, Myringotomie *f*
鼓室乳突的 tympanomastoide(-us, -a, -um)
鼓室乳突窦炎 Antrotympanitis *f*
鼓室乳突根治术 radikale Tympanomastoidektomie *f*
鼓室乳突炎 Tympanomastoiditis *f*
鼓室上动脉 Arteria tympanica superior *f*
鼓室上隐窝 Gipfelbucht der Paukenhöhle *f*, Attik(us) *m*, Atticus *m*, Recessus epitympanicus *m*
鼓室神经 Nervus tympanicus *m*, Jacobson* Nerv *m*
鼓室[神经]丛综合征 Jacobson* Tympanoplexus-Syndrom *n*
鼓室神经节 Ganglion tympanicum *n*
鼓室神经膨大 Intumescentia tympanica *f*
鼓室神经痛 Tympanum-Neuralgie *f*, Neuralgia tympanica *f*
鼓室试验 Trommelfell-Test *m*
鼓室探查 Probetympanotomie *f*
鼓室探针 Trommelfellsonde *f*
鼓室通气管 Metallöse *f*
鼓室图机 Tympanograph *m*
鼓室下动脉 Arteria tympanica inferior *f*
鼓室下颌的 tympanomandibular(-is, -is, -e)
鼓室小房 Cellulae tympanicae *f pl*
鼓室小管 Pauken(höhlen)röhrchen *n*, Canaliculus tympanicus *m*, Jacobson* Kanal *m*
鼓室小管上口 Apertura superior canaliculi tympanici *f*
鼓室小管下口 Apertura inferior canaliculi tympanici *f*
鼓室压力计 Pneumophon *n*, Tympanometer *m/n*
鼓室压图 Tympanogramm *n*
鼓室炎 Paukenhöhlenentzündung *f*, Tympanitis *f*
鼓室硬化[症] Tympanosklerose *f*
鼓室粘膜 Tunica mucosa cavi tympani *f*
鼓索 Chorda tympani *f*
鼓索襞 Plica chordae tympani *f*
鼓索交通支 Ramus communicans cum chorda tympani *m*
鼓索神经 Nervi chordae tympani *m pl*
鼓索神经切断术 Chorda Tympanektomie *f*
鼓索小管 Canaliculus chordae tympani *m*, Huguier* Kanal *m*
鼓索小管鼓室口 Apertura tympanica canaliculi chordae tympani *f*
鼓响的 tympanitisch
鼓响性 Tympanizität *f*
鼓小棘 Spina tympanica minor *f*
鼓形 tympaniform
鼓性叩响 tympanische Perkussionsresonanz *f*
鼓性浊音 tympanische Dämpfung *f*
鼓音 Tympanie *f*
鼓胀 Tympanismus *m*

鼓胀的 tympan(it)isch

gù 固故顾痼

固醇激素 Steroidhormone *n pl*
固醇调节元件结合蛋白 mit Sterol-regulatorischem Element bindendes Protein(SREBP)*n*
固氮细菌 Azotobakterien *pl*
固定成本 Fixkosten *m*
固定大气污染源 stationäre Quelle der Luftverschmutzung *f*
固定毒株 fester Stamm *m*
固定队列 feste Kohorte *pl*
固定二氧化碳 Kohlendioxidfixierung *f*
固定化细胞配体 Zellimmobilisierungsverfahren Liganden *pl*
固定剂量法 Festdosis-Verfahren *n*
固定角转头 fixierter Angle Rotor *m*
固定量单池 fixierte Volumen-Monozisterne *f*
固定量双池 fixierte Volumen-Doppelzisterne *f*
固定脑 festes Gehirn *n*
固定盘 Verankerungdisc *f*
固定群组追踪方法 Panel-Studie *f*
固定人群 stationäre Bevölkerung *f*
固定式肘关节矫形器 statische Ellenbogen-Orthese *f*
固定体积模型 fixiertes Volumen-Modell *n*
固定效应模型 fixiertes Effectmodell *n*
固定性半脱位 feste Subluxation *f*
固定性矫形器 statische Orthese *f*
固定性腕部矫形器 statische Handgelenkorthese *f*
固定性斜颈 fester Schiefhals *m*
固定肘矫形器 feste Ellenbogen-Orthese *f*
固定资产 Anlagevermögen *n*
固定资产更新率 Verbesserung für einen Gegenstand des Anlagevermögens *f*
固定资产折旧 Abschreibung auf Anlagevermögen *f*
固化深度 Einhärtetiefe *f*
固结 Fixierung *f*
固视丢失 Verlust der Fixierung *m*
固视目标 Fixerungszielobjekt *n*
固态压阻式传感器 Solid-State-piezoresistiver Sensor *m*
固体电解质 Festelektrolyt *m*
固体废弃物 feste Abfälle *pl*
固体废物处置 Festabfallentsorgung *f*
固体废物污染 Verschmutzung von Festabfällen *f*
固体硅橡胶隆鼻术 Festsiliconkautschuk Nasenkorrektur *f*
固体填充柱采样法 Feststoffadsorbens Probenahmeverfahren *n*
固体脂质微粒 Solides Lipidpartikel *n*
固体自由曲面制备 Solid-Freeform-Fabrication *f*
固位钩 Haltehaken *m*
固相(定)酶 immobilisiertes Enzym *n*
固相 pH 梯度 immobilisierter pH Gradient *m*
固相 pH 梯度 - 道尔顿双向电泳 immobilisiertes pH Gradient-Dalton* *n*
固相检测法 feste Phase-Detektion *f*
固相酶免疫测定 Festphase-Enzym-Immunassay *m*
固相免疫测定 Solidphasen-Immunoassay *m*
固相膜免疫测定 Festphase-Membranbasierter Immunassay *m*
固相微萃取[技术] Festphasenmikroextraktion *f*
固有侧副韧带 inhärentes Seitenband *n*
固有层淋巴细胞 Laminaproprialymphozyt *m*
固有抽样误差 inhärente Stichprobenfehler *f*
固有刺激 intrinsischer Anreiz *m*
固有免疫 angeborene Immunität *f*
固有免疫系统 angeborenes Immunsystem *n*
固有免疫应答 angeborene Immunantwort *f*
固有耐药 Intrinsic-Resistenz *f*
固有耐药[性] intrinsische Resistenz *f*
固有曲率 intrinsische Krümmung *f*
固有样淋巴细胞 Angeborener Lymphozyt *m*
固着性粘连牙 ankylosierter Zahn *m*
固(甾)醇 Sterine *n pl*, sterol <engl.>
固[甾]醇调节元件 -1(固醇反应元件 -1) Sterol-regulatorisches Element-1 *n*(SRE-1)
固[甾]醇调节元件结合蛋白 -1 Sterol-regulatorisches Element bindendes Protein-1 *n*(SREBP-1)
固[甾]醇调节元件结合蛋白裂解激活蛋白 SREBP-Spaltung-aktivierendes Protein(SCAP)*n*
故事法 Geschichten *pl*
故意中毒 absichtliche Vergiftung *f*
故障,破坏,缺乏,失败 Distanter Ausfall *m*
故障,缺乏,失败 Ausfall *m*
故障维修 Aufteilung-Wartung *f*
顾[阿尼尔]氏小体 Guarnieri*Einschlusskörperchen *n*
顾虑过度 Skrupulosität *f*
顾问医师 Konsiliararzt *m*, Konsiliarius *m*
痼疾 Makronosie *f*
痼习 starre(od.eingefleischte)Gewohnheit *f*

GUA 瓜刮胍寡

guā 瓜刮胍

瓜拉胶 Guargummi *m*
刮除脱屑法 Kürettage Skalierungsgesetz *n*
刮风膝 windige Knie *f*
刮骨术 Curettage des Knochens *f*
刮取活组织检查 Shave-Biopsie *f*
胍法辛(又称二氯苯乙酰胍) Guanfacin *n*
胍类化合物 Guanidinverbindung *f*

guǎ 寡

寡(dT) Oligodeoxythymidylsäure *f*, Oligo(dT)d
寡(dT)纤维素 Oligo(dT)-Zellulose *f*
寡(dT)纤维素亲和层析 Oligo(dT)-Zellulose-Affinitätschromatographie *f*
寡关节炎 Oligoarthritis *f*
寡核苷酸类 Oligonukleotid *n*
寡核苷酸序列分析 Analyse der Oligonukleotidsequenz *f*
寡核苷酸诱变 Oligonucleotid-Mutagenese *f*
寡核糖核苷酸 Oligoribonukleotid *n*
寡核糖酸阵列 Oligonukleotid-Array *n*
寡聚化 Oligomerisierung *f*
寡克隆 lgG 带 oligoklonales Band(OB)*n*
寡克隆区带 oligoklonales Band *n*
寡肽类 Oligopeptide *n pl*
寡突细胞 Oligodendrozyten *m pl*
寡脱氧胸苷酸纤维素 Oligo(dT)-Cellulose *f*
寡脱氧胸苷酸纤维素亲和层析 Oligo(dT)-Cellulose-Affinitätschromatographie *f*

GUAI 乖拐怪

guāi 乖

乖戾精神反应 Parergasie *f*
乖癖(戾) Distorsion *f*

guǎi 拐

拐杖类型 Krücke-Typen *pl*

guài 怪

怪异行为 bizarres Verhalten *n*

GUAN 关观官冠管贯惯盥灌

guān 关观官冠

关闭效应 Cutoff-Effekt *m*
关怀 Pflege *f*
关怀院 Hospiz *n*
关健事件应激报告 Stressbericht über kritische Ereignisse *m*
关键词 Stichwort *n*
关键词法 Schlüsselwortmethode *f*
关键词索引 Keywordindex *m*
关键点 Schlüsselpunkt *m*
关键控制措施 kritische Kontrollmaßnahme *f*
关键控制点 kritischer Kontrollpunkt *m*(CCP)
关键年龄 kritisches Alter *n*
关键期 kritische Periode *f*
关键事件法 Methode der kritischen Ereignisse *f*
关键限值 kritische Grenze *f*
关键效应 kritischer Effekt *m*
关键性蛋白质 kritisches Protein *n*
关键性物品 kritischer Artikel *m*
关键性研究 kritische Studie *f*
关节半月板病 Meniskuspathie *f*
关节被动活动范围 passiver Bewegungsumfang des Gelenkes *m*
关节闭锁 artikuläre Verriegelung *f*
关节襞 artikuläre Falte *f*
关节边缘撕裂 Riss der Gelenkkante *m*
关节变性疾病 degenerative Erkrankung von Gelenken *f*
关节表面成形术 Gelenkflächen-Ersatz-Endoprothetik *f*
关节表面重建植入物 Oberflächenersatzimplantat *n*
关节病型银屑病 Psoriasis arthropathica *f*
关节侧副韧带损伤 Kollateralbandverletzung *f*
关节侧块分离 laterale Gelenktrennung *f*
关节成角强直 eckige Ankylose *f*
关节成形牵引术 Arthroplastik mittels Traktion *f*
关节冲洗清理术 Gelenklavage *f*
关节充气术 Pneumarthrose *f*
关节充气照相术 Pneumarthrographie *f*
关节挫伤 Gelenkprellung *f*
关节的退行性改变 degenerative Veränderung des Gelenks *f*
关节垫 Gelenkunterlage *f*
关节发育不良 Gelenkdysplasie *f*
关节翻修成形术 Revisionsendoprothetik des Gelenks *f*
关节分离手法 Manipulationstechnik der Gelenkseparation *f*
关节附属运动 entsprechende Gelenkbewegung *f*
关节复杂性缺损 komplizierter Gelenkdefekt *m*
关节感染 Gelenkinfektion *f*
关节功能位 funktionelle Gelenkposition *f*
关节功能性不稳 funktionelle Gelenkinstabilität *f*
关节功能障碍治疗无效 uneffektive Behandlung von Gelenkdysfunktion *f*
关节功能障碍治疗显效 deutlich wirksame Behandlung von Gelenkdysfunktion *f*
关节功能障碍治疗有效 effektive Behandlung von Gelenkdysfunktion *f*
关节功能重建 Rekonstruktion der Gelenkfunktion *f*
关节骨、甲发育不良、髂骨角综合征 Arthro-osteo-Nageldysplasie-Darmbein Hörner Syndrom *n*
关节骨疽 Caries articulorum *f*, Gelenknekrose *f*
关节骨偏斜 artikuläre Schräglage des Knochens *f*
关节骨髓炎 Osteomyelitis *f*
关节骨性强直(关节强直) Ankylose *f*
关节骨 - 指甲发育不良 Arthro-und Nageldysplasie *f*
关节固定钳 Gelenkklammer *f*
关节灌洗清创术 Gelenklavage mit Debridement *f*
关节过度松弛 übermäßige Gelenklaxität *f*
关节后路融合术 Gelenkfusion über hinteren Zugang *f*
关节滑动手法 Manipulationstechnik für Gelenkgleiten *f*
关节滑膜结核 synoviale Tuberkulose *f*
关节滑囊炎 artikuläre Schleimbeutelentzündung *f*
关节滑液检查 Untersuchung der Gelenkflüssigkeit *f*
关节环扎术 artikuläre Cerclage(od. Umschlingung) *f*
关节活动度 artikuläre Tätigkeit *f*
关节活动度测量 Gelenkbewegungsmessung *f*
关节活动范围 Bewegungsumfang des Gelenks *m*
关节活动受限综合征 Syndrom der begrenzten Gelenksbewegung *n*
关节活动训练 Bewegungsumfangstraining *n*
关节积气 artikuläre Pneumatosis *f*
关节(骨)畸形矫正 Deformitätenkorrektur *f*
关节间隙疝 Gelenkspaltsbruch *m*
关节间隙痛 Schmerz am Gelenkspalt *m*
关节腱鞘囊肿 Gelenk-oder Sehnenscheiden-Ganglion *n*, Überbein *n*, Gelenk-(od. Sehnenzyste) *f*
关节僵硬性脊椎炎 gelenksteife Spondylitis *f*
关节角度变化 Gelenkwinkeländerung *f*
关节矫形术 artikuläre orthopädische Chirurgie *f*
关节镜半月板切除 arthroskopische Meniskusresektion *f*
关节镜辅助复位内固定 arthroskopisch-assistierte Reposition und interne Fixierung *f*
关节镜滑膜切开术 arthroskopische synoviale Incision *f*
关节(内窥)镜检查 Arthroskopie *f*
关节镜手术 arthroskopische Chirurgie(od. Operation) *f*
关节镜探查术 arthroskopische explorative Chirurgie *f*
关节镜下半月板囊肿减压术 arthroskopische Dekompression bei Meniskuszyste *f*
关节镜下半月板切除[术] arthroskopische Meniskusresektion *f*
关节镜下骨关节囊成形术 arthroskopische Gelenkkapselplastik *f*
关节镜下骨关节炎关节融合术 arthroskopisch-assistierte Arthrodese für die Arthrose *f*
关节镜下骨关节炎清理术 Arthrose-arthroskopisches Debridement *n*
关节镜下肩峰成形术 arthroskopische Akromioplastik *f*
关节镜下肩关节融合 arthroskopisch-assistierte Schulterarthrodese *f*
关节镜下髋关节融合 arthroskopisch-assistierte Hüftarthrodese *f*
关节镜下锁骨远端切除术 arthroskopische Resektion des distalen Claviculaendes *f*
关节镜下膝关节融合 arthroskopische Kniearthrodese *f*
关节镜下膝滑膜切除术 arthroskopische Kniesynovektomie *f*
关节镜下修复术 arthroskopische Reparatur *f*
关节镜下肘关节融合 arthroskopische Ellbogenarthrodese *f*
关节镜下椎间盘切除术 arthroskopische Bandscheibenresektion *f*
关节镜治疗 arthroskopische Behandlung *f*
关节溃疡 Gelenkgeschwür *n*
关节面刮除术 Kürettage der Gelenkfläche *f*
关节面切除 Gelenkflächenresektion *f*
关节面置换术 Gelenkflächenersatz *m*
关节面重建术 Rekonstruktion der Gelenkfläche *f*
关节囊剥除 chirurgische Exstirpation einer Gelenkkapsel *f*
关节囊成形术 Gelenkkapselplastik *f*
关节囊叠盖 Überlappung der Gelenkkapsel *f*
关节囊缝合术 Gelenkkapselnaht *f*
关节囊缝合术后关节炎 postoperative Arthritis nach der Gelenkkapselnaht *f*
关节囊固定术 Gelenkkapselfixierung *f*

关节囊滑膜切除术 Entfernung der Gelenkschleimhaut *f*, Synovektomie *f*
关节囊肌腱紧缩术 Straffungsoperation der Sehnen im Bereich der Gelenkkapsel *f*
关节囊扩张伴关节盘附着松弛 Kapselerweiterung mit Relaxation von Gelenkscheiben *f*
关节囊挛缩 Gelenkkapselkontraktur *f*
关节囊强硬 harte Gelenkkapsel *f*
关节囊切除 Gelenkkapselresektion *f*
关节囊韧带 Kapselband *n*
关节囊松解 Gelenkkapselrelease *f*
关节囊损伤 Gelenkkapselschaden *m* (od. Verletzung *f*)
关节囊外关节固定术 extrakapsuläre Arthrodese; extrakapsuläre Arthrodesis *f*
关节囊外关节强直(假性关节强硬) extrakapsuläre Ankylose *f*, Pseudoankylose *f*
关节囊外假关节 extrakapsuläre Pseud-arthrose; extrakapsuläre Pseud-arthrosis *f*
关节囊外结核病 extrakapsuläre Tuberkulose *f*
关节囊外距下关节固定术 extrakapsuläre untere Sprunggelenkarthrodese *f*
关节囊粘连 Gelenkkapselverwachsung *f*
关节囊折迭术 Kapselraffung *f*
关节囊折叠加固术 Stärkung der Gelenkkapselfalte *f*
关节囊支持组织 Stützgewebe der Gelenkkapsel *n*
关节囊周围截骨术 perikapsuläre Osteotomie *f*
关节囊周围髂骨截骨术(彭伯顿氏截骨术) perikapsuläre Osteotomie des Darmbeins *f*
关节囊转移术 Verlagerung der Gelenkkapsel *f*, kapsuläre Verlagerung *f*
关节内的 intraartikulär
关节内腐蚀 intraartikuläre Korrosion *f*
关节内骨折 intraartikuläre Fraktur *f*
关节内关节固定术 intraartikuläre Gelenkfixation *f*
关节内关节融合术 Arthrodese innerhalb der Gelenkkapsel *f*, intrakapsuläre Arthrodese *f*
关节内结构 intraartikuläre Struktur *f*
关节内结构损伤 Schaden der intrakapsulären Struktur *m*
关节内截骨术 intraartikuläre Osteotomie *f*
关节内镜检查 Endoskopie eines Gelenks *f*, Gelenkspiegelung *f*, Arthroskopie *f*
关节内窥镜检查 Arthroskopie *f*
关节内盘状韧带 intraartikuläres scheibenförmiges Ligamentum *n*
关节内强直 intrakapsuläre Ankylose *f*
关节内融合术 intraartikuläre Arthrodese (od. Fusion) *f*
关节内紊乱 intraartikuläre Erkrankung *f*
关节内膝关节融合术 intraartikuläres Kniearthrodese *f*
关节内造影 intraartikulärer Gegensatz *m*
关节内粘连 intraartikuläre Adhäsion *f*
关节内粘连松解术 intraartikuläre Adhäsionen-Lyse *f*
关节内重建 intraartikuläre Rekonstruktion *f*
关节内注射 intraartikuläre Injektion *f*
关节盘定位 Positionierung des Discus articularis *f*
关节盘炎 Entzündung der Gelenkscheibe (od. des Discus articularis) *f*
关节盘摘除术 Diskektomie *f*
关节旁钙化 paraartikuläre Verkalkung *f*
关节旁关节融合术 paraartikuläre Arthrodese *f*
关节旁黏液瘤 juxtaartikuläres Myxom *n*
关节旁异位骨化 paraartikuläre heterotope Ossifikation *f*
关节牵伸成形术 Arthroplastik mit Gelenkdistraktion *f*
关节牵引 Gelenktraktion *f*
关节牵引器 Gelenkdistraktor *m*
关节腔持续性灌洗 dauerhafte Gelenkknorpellavage *f*
关节腔充气法 Pneumathrosis *f*, Pneumoserosa <engl.>
关节腔灌洗 Gelenkhöhle-Lavage *f*
关节腔积脓 Gelenk-Empyem *n*
关节腔积血 Gelenkhöhle Blutung *f*
关节腔空气造影 X 线检查 Untersuchung der Gelenkhöhle mittels Pneumoröntgengraphie *f*
关节腔狭窄 Gelenkspalts *f*
关节腔注射 artikuläre Injektion *f*
关节切除成形术 Gelenkresektion für Arthroplastik *f*
关节切除融合术 Gelenkresektion für Arthrodese *f*
关节切除置换术 Gelenkresektion für Endoprothese (od. Gelenkersatz) *f*
关节清创术 Gelenkdebridement *n*, Gelenkspülung *f*
关节清理成形术 Gelenkdebridement bei Arthroplastik *f*
关节清理术 Gelenkdebridement *n*, Gelenkspülung *f*
关节韧带移植重建术 Tansplantation des Gelenkbandes mit Rekonstruktion *f*
关节软骨钙沉着症 Chondrocalcinosis articularis *f*
关节软骨瘤 Gelenkchondrom *n*, Gelenkknorpeltumor *m*
关节软骨面 Gelenkknorpeloberfläche *f*
关节软骨损伤 Gelenkknorpelschädigung *f*
关节软骨退变 Degeneration des Gelenkknorpels *f*
关节软骨性游离体 freier Gelenkkörper *m*
关节软化 Gelenkerweichung *f*
关节扫描术 Joint-Scanning *n*
关节扫描图 Joint-Scan *m*
关节神经炎 artikuläre Neuritis *f*
关节生理运动 physiologische Gelenkbewegung *f*
关节石(鼠) Gelenkstein *m*
关节松弛性扁平足 gelenklaxitätiger Plattfuß *m*
关节松动 Mobilisation *f*
关节松动Ⅲ级手法 Gelenkmobilisation mit Stufe Ⅲ *f*
关节松动Ⅱ级手法 Gelenkmobilisation mit Stufe Ⅱ *f*
关节松动Ⅳ级手法 Gelenkmobilisation mit Stufe Ⅳ *f*
关节松动Ⅰ级手法 Gelenkmobilisation mit Stufe Ⅰ *f*
关节松动技术 Gelenkmobilisation *f*
关节松动手法分级 Stufung der Gelenkmobilisation (od. manuelle Therapie) *f*
关节瘫痪性疾病 gelenklähmende Krankheit *f*
关节特异性问题 gelenkspezifisches Problem *n*
关节疼痛综合征 Gelenkschmerzsyndrom *n*
关节突关节神经剥除术 Facettengelenke neurologische Zystektomie *f*
关节突关节注射 Facettengelenkinjektion *f*
关节突畸形 Zygapophysealen-Fehlbildungen *pl*
关节退变 Gelenkverschleiß *n*
关节外骨软骨瘤 extraartikuläre Osteochondrom *n*
关节外固定器 externe Gelenkfixateur *m*, Gelenkfixateur externe *m*
关节外关节固定(融合)术 extraartikuläre Arthrodese *f*
关节外滑囊囊肿 extraartikuläre synoviale Zyste *f*
关节外加强 extraartikuläre Stärkung
关节外假结节 extraartikulärer Pseudoknoten *m*
关节外腱性结构 extraartikuläre Sehnenstruktur *f*
关节外结构损伤 extraartikuläre Bauschäden *pl*
关节外结核 extraartikuläre Tuberkulose *f*
关节外距骨下融合术 extraartikuläre subtalare Arthrodese *f*
关节外距下关节 extraartikuläre Subtalargelenk *n*, Articulatio subtalaris
关节外髋关节融合术 extraartikuläre Hüftarthrodese *f*
关节外切除术 extraartikuläre Resektion *f*
关节外韧带结构 extraartikuläre Bandstruktur *f*
关节外疼痛综合征 extraartikuläres Schmerzsyndrom *n*

关节外移植 extraartikuläres Körpergewebe *n*
关节外重建术 extraartikuläre Rekonstruktion *f*
关节弯曲症 Flexion-Krankheit *f*
关节位置觉 Gelenk-Position-Sinne *f*
关节纤维化 Arthrofibrose *f*
关节纤维粘连 Gelenk-Fibronektin *n*
关节小体 artikuläre Körperchen *n*
关节血管网 Circulus articuli vasculosus *m*, Rete vasculosum articulare *n*
关节炎(性)疾病 arthritische Erkrankung
关节炎基础 arthritische Grundlage *f*
关节炎支原体丝裂原 Mykoplasmen-Arthritis-Antigen *n*
关节炎组织疾病 Arthritis-Gewebserkrankungen *pl*
关节眼病 Arthro-Orbitopathie *f*
关节一眼病 Arthroophthalmopathie *f*
关节移植物 osteoartikuläres Allotransplantat *n*
关节引流法 Entwässerung des Gelenkes *f*
关节硬化症 Sklerose des Gelenkes *f*
关节盂表面重建术 Wiederaufbau der Glenoidfläche *m*
关节盂成形术 Gelenkpfannenrekonstruktion *f*
关节盂唇 Gelenkpfannenlippe *f*
关节盂软骨 Gelenkpfannenknorpel *m*
关节源性肌萎缩 arthrogene Amyotrophie *f*
关节运动觉 Gefühl der Gelenkbewegung *n*
关节造形术 Endoprothetik *f*
关节造影[术] Arthrographie *f*
关节重建术 Rekonstruktion des Gelenkes *f*
关节周脓肿 periartikuläre Abszess *m*
关节周围病 periartikuläre Erkrankung *f*
关节周围骨化 periartikuläre Ossifikation *f*
关节周围截骨术 periartikuläre Osteotomie *f*
关节主动活动度 aktiver Bewegungsumfang des Gelenks *m*
关节转子间距 artikulotrochantäre Distanz *f*
关节阻滞 Gelenkblock *m*
关联词学习匹配测验 gepaarter assoziierter Lerntest *m*
关联的测量 Messung in Vereins *f*
关联的合理性 Plausibilität des Vereins *f*
关联的可重复性 Replikation des Vereins *f*
关联的生物学可能性 biologische Plausibilität der beobachteten Assoziation *f*
关联的时间顺序 zeitliche Abfolge der Verein *f*
关联强度 Stärke des Zusammenhangs *f*
关联统计量 Verbandsstatistik *f*
关联系数 Vereins-Koeffizient *m*
关联一致性 Konsistenz des Vereins *f*
关 - 双极细胞 Schliesende bipolare Zellen *f pl*
关 - 双视网膜神经节细胞 schliesende retinale Ganglienzelle *f*
关税与贸易总协定 Allgemeines Zoll-und Handelsabkommen (GATT) *n*
关系,联系 Beziehung *f*
关系促进疗法 beziehungsverbessernde Therapie *f*
关系家庭 relationale Familie *f*
关心传递 Pflegelieferung *f*
观察偏倚 Beobachtungsbias *n*
观察期 Beobachtungszeitraum *m*
观察数据研究 Studie von Beobachtungsdaten *f*
观察学习理论 Theorie über Beobachtungslernen *f*
观察者间变异 Variation zwischen Beobachtern *f*
观察者内变异 Intra-Beobachter-Variation *f*
观察者误差 Beobachtervariation *f* (od.-fehler *m*)
观察指标 Beobachtungsindikator *m*
观察终点 Endpunkt der Beobachtung *m*
观念表象 Vorstellungsrepräsentanz *f*
观念的目标 Zweckidee *f*
观念性失用症 ideatorische Apraxie *f*
观念性运动性失用[症] ideomotorische-Apraxie *f*
官能 Funktion *f*, Sinn *m*
官能的 funktionell, funktional
官能团 funktionelle Gruppe *f*
官能团分析 funktionelle Gruppenanalyse *f*
官能团同分异构 funktionelleGruppenisomerie *f*
官能性[疾]病 funktionelle Krankheit *f*
官能性失语 funktionelle Aphasie *f*
官能性抑郁症 neurotische Depression *f*
官能症 funktionelle Krankheit *f*
3/4 冠 Dreiviertelkrone *f*
冠的(冠状的,冠状动脉) koronar
冠脉搭桥 Aortokoronare-Bypass-Operation *f*
冠脉动脉支架植入术 koronare Stentimplantation *f*
冠脉化学感受器 koronarer Chemorezeptor *m*
冠脉血流量 koronarer Blutfluss *m*
冠腔静脉分流术 Crown-Hohlraum-Shunt *m*
冠丝虫病 Crown-Filariose *f*
冠心病(冠状动脉(性)心脏病) koronare Herzkrankheit *f*
冠心病监护病房(装置) koronarkardiologische Intensivstation *f*
冠心病监护室 koronarkardiologische Intensivstation *f*
冠心病所致精神障碍 geistige Störungen wegen koronararteriosklerotischer Herzkrankheit *pl*
冠折 Kronenfraktur *f*
冠状病毒科 Coronaviridae *f*
冠状病毒科 Coronavirus-Niederlassung *f*
冠状病毒属 Coronavirus *m*
冠状层面 Koronar-Ebene *f*
冠状动脉(粥样)硬化 Koronararteriosklerose *f*
冠状动脉搭桥术 koronare Bypass-Operation *f* (CABG)
冠状动脉对角支 diagonaler Zweig der Koronararterie *m*
冠状动脉钝缘支 marginalis Koronararterie *f*
冠状动脉灌注压 koronarer Perfusionsdruck *m*
冠状动脉回旋支 koronare Arteria-Circumflexa *f*
冠状动脉肌桥 Koronararteriebrücke *f*
冠状动脉疾病(冠心病) koronare Herzkrankheit *f*
冠状动脉破裂 Ruptur der Koronararterie *f*
冠状动脉起源于肺动脉 anomaler pulmonaler Ursprung der Koronararterien *m*
冠状动脉性心脏病 koronare Herzkrankheit *f*
冠状动脉血吸引装置 koronare Saugvorrichtung *f*
冠状动脉直接灌注 direkte Perfusion der Koronararterien *f*
冠状缝早闭 Kranznahtsynostosis *f*
冠状沟后静脉丛 Retrocoronale-Plexus *m*
冠状静脉窦逆行灌注 retrograde Perfusion über Koronarsinus *f*
冠状静脉窦型房间隔缺损 Koronarsinus-Vorhofseptum-Defekt *m*
冠状轴 frontale Achse *f*, Hauptachse *f*, Koronasachse *f*, Kranio-Kaudale *f*

guǎn 管

管(导管) Leitung *f*
管鼓隐窝 Kuppelraum-Recessus *m*
管间侧支 Seitenast des Kanals *m*
管间交通支 Kanalanastomose *f* (管间侧支(吻合))
管理(管理学) Management *n*
管理基因 Management-Gen *n*
管理流行病学 Führungsaufgaben der Epidemiologie *f*
管理评价 administrative Evaluierung *f*
管理原理 Managementtheorie *f*
管理原则 Verwaltungsprinzip *n*
管理者 Manager *m*
管理者及协调者 Manager und Koordinator

管内段视神经 intrakanalikulärer Sehnervabschnitt *m*
管腔分泌 luminale Sekretion *f*
管腔器械 hohles Gerät *n*
管 - 球反馈 tubulo-glomeruläre Rückkopplung *f*(TGF)
管形颗粒 röhrenförmiger Partikel *m*
管形皮瓣 röhrenförmiger Lappen *m*
管型肾病 zylinder Nephropathie *f*
管制数据库 Zulassungsdatenbank *f*
管周毛细血管网 peritubuläres Kapillarsystem *n*
管周型纤维腺瘤 peritubuläres Fibroadenom *n*
管状或乳头状腺癌 tubuläres oder papilläres Adenokarzinom *n*
管状类癌 tubuläres Karzinoid *n*
管状绒毛状腺癌 tubulovillöses Adenokarzinom *n*
管状腺瘤 tubuläres Adenom *n*

guàn 贯惯盥灌

贯穿动作 Eindringvorgang *m*
贯通枪弹创 Perforieren-Schusswunde *f*
贯通性心脏损伤 durchdringende Herzschädigung *f*
贯序法 sequentielles Verfahren *n*
惯性碰撞 Impaktion *f*(空气过滤机理)
惯性阻力 Trägheitsresistenz *f*
盥洗习惯 Händewanschengewohnheit *f*
灌肠 Klysis *f*
灌流生物反应器 Durchflussbioreaktor *m*
灌流性肾病 Perfusionsnephropathie *f*
灌木林样胶质网 strauchartiges Glia-Netzwerk *n*
灌洗护理 Bewässerungspflege *f*
灌洗液 Spüllösung *f*
灌注不足(低灌注) Hypoperfusion *f*
灌注肺 Perfusion-Lunge *f*
灌注过多综合征 Luxus-Perfusion-Syndrom *n*
灌注技术 Perfusionstechnik *f*
灌注加权成像 Perfusion gewichteter Bildgebung *f*(PWI)
灌注系统 Perfusionssystem *n*
灌注限制室 Perfusion-begrenzte Fach *n*
灌注指数 Perfusionsindex *m*

GUANG 光胱广

guāng 光胱

光(视觉)传导(visuelle) Phototransduktion *f*
光爆裂效应 Licht-Burst-Effekt *m*
光变态反应 photoallergische Reaktion *f*
光产色菌 Photochromogen *n*
光传递函数 optische Transfer(od. Übertragungs-) funktion *f*
光刺激反应 Lichtstimulation *f*
光催化分解 photokatalysierter Abbau *m*
光导纤维透照器 faseroptischer Transilluminator *m*
光导纤维支气管镜 faseroptisches Bronchoskop *n*
光电倍增管 Photomultiplier *m*(PMT)
光电传感器 Lichtschranke *f*
光电离检测器 Fotoionisationsdetektor *m*
光电脉搏波 photoelektrische Pulswelle *f*
光电耦合器 Optokoppler *m*
光电扫描器 photoelektrischer Scanner *m*
光电子光谱法 Photoelektronenspektroskopie *f*
光反射迟钝 langsamer Lichtreflex *m*
光辐射疗法 Lichtstrahlentherapie *f*
光盖伞素 Psilocybin *n*
光感受器 Photorezeptor *m*
光感受器 / 节细胞比值 Verhältnis zwischen Photorezeptoren und Ganglionzellen *n*
光感受器外节 Außensegment des Photorezeptors *n*
光固化灯 Aushärtelampe *f*
光固化义齿基托树脂 lichthärtender Prothesenkunststoff *m*
光滑型菌落(S 型菌落) glatte Kolonie *f*
光化学空气污染 photochemische Luftverschmutzung *f*
光化学损伤 photochemischer Schaden *m*
光化学污染物 photochemische Schadstoff *m*
光激励发光 Photonensimulationslicht *n*(PLS)
光 - 近分离 Licht-Nähe-Dissoziation(der Pupillenreflex) *f*
光刻 Fotoätzen *n*
光离子化检测器 Foto-Ionisations-Detektor *m*(PID)
光敏场效应管 Foto FET *m*
光敏化降解 photosensibilisierter Abbau *m*
光敏降解 photosensibilisierter Abbau *m*
光敏三极管 Fototransistor *m*
光敏生物素标记的核酸探针 mit Photobiotin markierte Nucleinsäuresonde *f*
光能疗法(光动力(学)疗法,光敏疗法) photodynamische Therapie *f*
光平板印刷术 Lichtlithographie *f*
光谱半定量分析 semiquantitative Spektralanalyse *f*
光谱编辑 spektralen Bearbeitung *f*
光谱参数分析 Analyse von Spektralparametern *f*
光谱带共享 Band-Sharing *f*
光谱带飘移 Bandenverschiebung *f*
光谱定量分析 quantitative spektrometrische Analyse *f*
光谱定性分析 qualitative spektrometrische Analyse *f*
光谱分离 spektrale Separation *f*
光谱分析 Spektralanalyse *f*
光谱分析法 spektroskopische Analyse *f*
光谱能量分布 spektrale Energieverteilung *f*
光谱染色体核型分析 Spektralanalyse des Karyotyps *f*
光谱外色调(相) extraspektrale Farbton *f*
光气损伤 Verletzung durch Phosgen *f*
光驱动器 Lichttreiber *m*
光热发光 Photothermolumineszenz *f*
光热激光治疗 photothermale Lasertherapie *f*
光生物传感器 optischer Biosensor *m*
光声光谱学 photoakustischer Spektroskopie *f*
光田抗原(麻风菌素) Mitsuda* Antigen *n*
光稳定性 Lichtbeständigkeit *f*, Photostabilität *f*
光污染 Lichtverschmutzung *f*
光纤喉镜 fiberoptisches Laryngoskop *n*
光纤生物传感器 faseroptischer Biosensor *m*
光线性弹性组织变性 aktinische Elastose *f*
光线性角化病(日光性角化病,老年角化病) aktinische Keratose *f*(AK)
光相干分辨成像 optische Kohärenztomographie *f*
光修复酶 Photolyase *f*
光学测量 optische Messung *f*
光学成像 Abbildungsoptik *f*
光学传感器 optischer Sensor *m*
光学多道分析仪 optischer Multikanalanalysator *m*
光学反馈 optische Rückkopplung *f*
光学分辨率 optische Auflösung *f*
光学共轭 optische Konjugierung *f*
光学角膜厚度测量 optische Hornhautdicke *f*
光学介质 optisches Medium *n*
光学界面 optische Schnittfläche *m*
光学聚焦 optische Fokussierung *f*
光学密度 optische Dichte *f*
光学切片 optischer Schnitt *m*, optische Sektion *f*
光学区 optische Zone *f*
光学式气体测定器 optische Gasdetektor *m*
光学双像法 optische Verdoppelungsmethode *f*

光学探头 optische Sonde *f*
光学体积描记术 optische Plethysmographie *f*
光学系统 optisches System *n*
光学显微镜术 Lichtmikroskop *n*
光学相干断层成像 optische Kohärenztomographie *f*
光学相干断层成像术检查 optische Kohärenztomographie *f*
光学性能 optische Leistung *f*
光学性能退化 optische Degradation *f*
光学眼轴长生物测量 optische biologische Messung der axiale Augenlänge *f*
光应力恢复试验 Lichtstress-Erholungstest *m*
光诱导 X 射线荧光法 photo-induzierte Röntgenfluoreszenzanalyse *f*(RFA)
光源性癫痫 fotogene Epilepsie *f*
光晕 Halo *m*
光晕征 Halo-Abgabe *f*
光照不足 unzureichende Beleuchtung *f*
光治疗性角膜切削术 phototherapeutische Keratektomie *f*
光致电离反应 Photoionisation *f*
光致敏反应 Fotosensibilisierung *f*
光子疗法 Photonentherapie *f*
光子偏移 Photonenmigration *f*
胱氨酸尿症 Cystinurie *f*
胱硫酸 Cystathionin *n*
胱天(半胱氨酸天冬氨酸)蛋白酶激活因子 Caspase-aktivierender Faktor *m*
胱天蛋白酶 Caspase *f*
胱天蛋白酶原 Procaspase *f*
胱抑素 C Cycstatin-C *n*

guǎng 广

广场恐怖症 Kenophobie *f*
广动力域神经元 Wide-dynamic-range-Neuron *n*, WDR-Neuron *n*
广泛[性]发育障碍 tiefgreifende Entwicklungsstörung *f*
广泛侵犯型滤泡癌 breit-invasives follikuläres Karzinom *n*
广泛性瓣环钙化 massiven Verkalkung des Klappenrings *f*
广泛性焦虑 generalisierte Angststörung *f*
广泛性焦虑障碍 generalisierte Angststörung *f*
广泛性切除 weite Exzision *f*, Lumpektomie *f*
广泛性血管瘤病 generalisierte Hämangiomatose *f*
广泛性椎板切除术 umfangreiche Laminektomie *f*
广泛性椎弓切除术 extensive Wirbelbogenresektion *f*
广谱杀虫剂 breites Spektrum von Pestiziden *n*
广谱细胞角蛋白 Breitspektrum-Cytokeratin *n*
广谱肿瘤标志物 unspezifischer Tumormarker *m*
广义估计方程 generalisierte Schätzgleichung *f*(GEE)
广义日常生活活动评定 allgemeine Beurteilung über alltägliche Aktivitäten *f*
广义线性模型 verallgemeinertes lineares Modell *n*(GLM)
广义相加模型 generalisiertes additives Modell *n*(GAM)
广义最小二乘法 verallgemeinerte Methode der kleinsten Quadrate *f*
广域网 Weitbereichsnetz *n*
广州管圆线虫 Angiostrongylus cantonensis *m*

GUI 归龟规硅鲑轨鬼癸刽跪

guī 归龟规硅鲑

归巢 Homing *n*
归巢受体 Homingrezeptor *m*
归还作用 Rückgabe *f*
归属动机 Zugehörigkeitsmotivation *f*
归一化(标准化,规范化,正常化) Normalisierung *f*
归因 Zuschreibung *f*
归因比例 zurechenbarer Anteil *m*
归因的性别偏见 attributierter Geschlechtervorurteil *m*
归因分值 attributable Fraktion *f*(AF)
归因疾病负担比 zurechenbare Belastung *f*
归因人数 zuzurechnen Zahl *f*
归因危险度 zurechenbares Risiko *n*(AR)
归因危险度百分比(病因分值) zurechenbares Risikoprozent *n*(ARP, AR%), zurechenbarer Risikoanteil *m*
龟背甲 Schildkrötenplatt *n*
龟分枝杆菌龟亚种 Mycobacterium chelonei subsp. chelone *n*
龟分枝杆菌脓肿亚种 Mycobacterium chelonei subsp. abscessus *n*
龟征 Schildkröte-Zeichen *n*
规定日剂量频数(DDD 频数) Anzahl an definierten Tagesdosen *f*
规范训练 standardisierte Ausbildung *f*
规划 Programmierung *f*, Planung
规划环境影响评价 Auswirkungsbeurteilung von der Umweltplannung *f*
规模收益不变 konstanter Skalenertrag *f*
规模收益递减 abnehmender Skalenertrag *f*
规模收益递增 zunehmender Skalenertrag *f*
规则的致密结缔组织 reguläres dichtes Bindegewebe *n*
硅肺结核病 Silikotuberkulose *f*
硅肺性空洞 Kaverne der Lungensilikose *f*
硅胶假体 Silikon-Implantat *f*
硅胶膜 Silikongelfolie *f*
硅胶膜(硅凝胶膜) Sillikonmembran *f*
硅胶肉芽肿 Silikon-Granulom *n*
硅胶柱色谱法 Kieselgelsäulenchromatographie *f*
硅凝胶 Silikongel *n*
硅凝胶膜(硅凝胶膜) Silikonmembran *f*
硅凝胶乳房假体 Silikon-Brustimplantat *n*
硅水凝胶角膜接触镜 Galyfilcon-A-Kontaktlinse *f*
硅酮胶 Silikonkleber *m*
硅酮凝胶乳房植入体 Silikon-Brustimplantaten *f*
硅藻检验法 Methode zum Nachweis von Kieselalgen *f*
鲑鱼降钙素 Lachs-Calcitonin(Miacalcic) *n*

guǐ 轨鬼癸

轨道 Orbit *m*, Umlaufbahn *f*
轨道电子 Hüllenelektron *n*, Bahnelektron *n*
轨道的 extranuklear
轨道对称守恒 Erhaltung der extranuklearen(od.orbitalen) Symmetrie *f*
轨道对称性 extranukleare(od.orbitale) Szmmetrie *f*
轨道量子数 Nebenquantenzahl *f*, Bahnquantenzahl *f*
轨道相关图 extranukleares Wechselbeyiehungsdiagramm *n*
轨道杂化 extranukleare Hybridisation *n*
轨函数 Orbital *n/m*
轨迹 Ort *m*
轨域 Orbital *n*
鬼毒鲉毒液中毒 Vergiftung durch das Gift der Inimius japanicus *f*
鬼峰 Geistgipfel *m*
鬼箭羽碱 Alatamin *n*
鬼臼霉素 Podophyllotoxin *n*
鬼臼树脂 Podophyllin *n*, Podophzllinharz *n*
鬼影 Ghosting *n*
鬼影神经元 Ghosts-Neuron <engl.>
癸醛 Deczlaldehyd *m*
癸酸诺龙 Nandrolondecanoat *n*
癸烷 Decan *n*
癸酰乙醛 Decanoylacecanoat *n*
癸酰乙醛亚硫酸氢钠 Decanoylacetalldehyd-Natriumhydros-

ulfit *n*

guì 刽跪

刽子手 Schlacht *f*
跪膝假肢 Prothese für gebeugte Knie *f*

GUN 滚

gǔn 滚

滚动黏附 Rolling-Adhärenz *f*
滚动助行架 Rollator *m*
滚环扩增技术 Rollzyklus-Amplifikation *f*
滚筒式生物反应器 rotierender Bioreaktor *m*
滚雪球抽样 Schneeballstichprobe *f*

GUO 郭国腘果裹过

guō 郭

郭霍法则 Koch* Postulat *n*, Henle-Koch-Postulate *n pl*
郭霍氏浆苗 Koch* Lymphe *f*, Tuberkulin *n*
郭霍氏结核菌素 Koch* Tuberkulin *n*
郭-威二氏杆菌 Koch*-Week* Bazillus *m*, Hemophilus aegypticus *m*

guó 国腘

国际癌症研究机构 Internationale Agentur für Krebsforschung *f* (IARC)
国际癌症研究所 internationale Agentur für Krebsforschung *f* (IARC)
国际标准比值 Internationale Normalisierte Ratio *f* (INR)
国际标准连续出版物号 internationale Standardnummer für fortlaufende Sammelwerke *f*
国际标准品 internationale Standard-Substanz *f*
国际标准书号 internationale Standardbuchnummer *f*, International Standard Book Number (ISBN) <engl.>
国际病毒分类委员会 internationale Kommission für Virustaxonomie *f*
国际病损与残障分类 internationale Klassifikation der Funktionsfähigkeit, Behinderung und Gesundheit *f*
国际勃起功能评分 internationaler Index der erektilen Funktion *m*
国际勃起功能问卷表 internationale Umfrage über erektile Funktion *f*
国际勃起功能指数 internationaler Index der erektilen Funktion *m*
国际勃起功能指数问卷调查表 Fragebogen über Index der erektilen Funktion *m*
国际参考物 internationales Referenzpräparat *n*
国际残疾分类 internationale Klassifikation der Schädigungen, Behinderungen und Handicaps *f*
国际残损、活动和参与分类系统 internationale Klassifikation der Beeinträchtigung, Aktivität und Partizipation *f*
国际蛋白质序列信息中心 Proteinsequenz-Informationszentrum *n*
国际二噁英总毒性当量 Dioxin-toxische Äquivalente *pl* (TEQ)
国际法科学协会 internationale forensische wissenschaftliche Vereinigung *f*
国际法科学杂志 wissenschaftliches Magazin für Internationales Recht *n*
国际法庭遗传学会 Gesellschaft für Genetik des internationalen Gerichtshofs *f*
国际法医学会 internationale Vereinigung für Rechtsmedizin *f*
国际放射防护委员会 internationales Kommission für radioaktiven Schutz *f*
国际非电离防护委员会 internationale Kommission für Schutz vor nicht ionisierender Strahlung *f*
国际风湿病联盟 internationale Allianz für Rheumatologie *f* (ILAR)
国际风湿病委员会 internationaler Ausschuss für Rheumatismus *m* (ICR)
国际辐射单位测量委员会 Internationales Kommission für Radioeinheit und-messung *f*
国际辐射防护委员会 Internationale Kommission des Strahlenschutzes *f* (IKSS)
国际公约 internationale Konvention *f*
国际公制 metrisches Einheitssystem *n*
国际骨骼发育不良登记中心 internationales Registrationzentrum für Skelettdysplasie *n*
国际航空航天医学会 Internationale Akademie für Luft-und Raumfahrtmedizin *f* (IAASM)
国际合作口腔卫生发展项目 internationale collaborative Oral-Health-Development-Project *n*
国际红十字会 Internationales Rotes Kreuz *n* (IRK)
国际红十字会与红新月会联合会 internationales Rotkreuz und internationale Rothalbmond-Gesellschaft *f*
国际互联网 Internet *n*
国际互联网络信息中心 Internet-Netzwerk-Informationszentrum *n*
国际护理索引 internationaler Pflegeindex *m*
国际化社区评估模式 Bewertungsmuster zur Internationalisierung der Gemeinde *n*
国际环境流行病学学会 internationaler Verein für Umweltsepidemiologie *m*
国际急性主动脉夹层注册 internationales Register der akuten Aortendissektion *n* (IRAD)
国际疾病分类 Internationale Krankheitsklassifikation *f*
国际脊柱关节病评价组 internationale Spondylarthropathie-Evaluationsteam *n*
国际检疫 internationale Quarantäne *f*
国际健康促进与健康教育联盟 internationaler Verein für Gesundheitsförderung und-erziehung *m*
国际健康教育联合会 internationaler Verein für Gesundheitserziehung *m*
国际接触性皮炎组 Internationale Kontaktdermatitisgruppe *f*
国际抗癌联盟 Unio Internationalis Contra Cancrum (UICC)
国际跨文化心理学联合会 International Association of Cross-Cultural Psychology (IACCP) <engl.>
国际劳动组织 Internationale Arbeitsorganisation *f*
国际理论和应用化学联合会 internationale Vereinigung für theoretische und angewandte Chemie *f*
国际灵敏度指数 internationaler Sensibilität-Index *m* (ISI)
国际麻醉品管制局 internationales Narkotiksakontrolle-und Verwaltungsamt *n*
国际命名法 internationale Nomenklatur *f*
国际尿控协会 internationale Kontinenz-Verein *m*
国际欧姆 internationales Ohm *n*
国际前列腺症状评分 internationaler Prostata-Symptom-Score *m* (I-PSS)
国际人格障碍检查表 Checklist für internationale Persönlichkeitsstörungsuntersuchung *f* (IPDE)
国际人类基因组单体型图计划 Das International Human Genome Haplotype Map Projekt *n* (HapMap)
国际人类基因组组委会伦理委员会 Ethikkomitee der Internationalen Human-Genom-Organisation *n* (HUGO)
国际乳腺癌协作中心 internationale Brustkrebs-Mitarbeitmitte *f*
国际乳腺癌研究组 internationale Forschungsgruppe für Mammakarzinom *f*
国际生活质量评价 internationale Lebensqualitätsbeurteilung *f*
国际生命科学研究院 internationales Institut für Biowissenschaft *n*
国际生命伦理学学会 internationale bioethische Assoziation *f*
国际生命质量研究协会 internationale Gesellschaft für Lebensqualitätsforschung *f*

国际生物科学联盟 Internationale Vereinigung der biologischen Wissenschaft *f*, International Union of Biological Sciences (IUBS) <engl.>
国际生物制品标准 internationaler Standard der biologischen Produkte *m*
国际实验动物委员会 internationale Kommission für Labortiere *f*
国际食品数据系统网络 internationales Netzwerk vom Lebensmittel-Datensystem *n*
国际食用香料工业组织 Internationale Organisation der Würzenindustrie *f*
国际数据系统 System der internationalen Statistik *n*
国际数据转换方案 internationale Datentransferstrategie *f*
国际水平 internationaler Standard *m*
国际通用视力表 internationale universale Testkarte (od. Sehprobe, od. Augentabelle) *f*
国际卫生公约 Internationale Sanitätskonvention *f*
国际卫生条例 internationale Gesundheitsverordnung *f*
国际卫生条约 internationales Gesundheitsübereinkommen *n*
国际系统医学术语集 systematisierte Nomenklatur der Medizin-Clinical-Terms *f*
国际细胞生物学会联合会 Internationaler Verband für Zellbiologie *f*
国际心理科学联盟 Internationale Union für Psychologische Wissenschaft *f*
国际心理卫生委员会 Internationale Kommission der psychischen Hygiene *f*
国际心理学大会 Internationaler Psychologiekongress *m*
国际心脏病基金会 Internationale Kardiologie-Gründung *f*
国际心脏病学会 Internationale Gesellschaft für Kardiologie *f*
国际心脏学会 Internationale Gesellschaft für Kardiologie *f*
国际心脏学会联盟 Internationaler Gesellschaftsverband der Kardiologie *m*
国际信息处理联盟 Internationale Föderation für Informationsverarbeitung *f*
国际刑警组织 internationale Organisation für Kriminalpolizei *f*
国际血迹形态分析家学会 internationaler Blutflecken-Morphologie-Analysten-Verein *m*
国际血型 internationale Blutgruppe *f*
国际药典 Internationales Arzneibuch *n*, Pharmacopoea Internationalis *f*
国际药物滥用管制战略 internationale Strategie zur Bekämpfung des Drogenmissbrauchs *f*
国际药物协定 Internationale Drogenkonventionen *f pl*
国际医生职业协会 Internationale Ärzteassoziation *f*
国际医学操作分类 Internationale Klassifikation der Behandlungsmethoden (od. Prozeduren) in der Medizin *f*
国际医学符号编码 Internationale Kodierung der Medizinzeichen *f*
国际医学科学组织协会 Gesellschaft für internationale medizinwissenschaftliche Organisation *f*
国际医药信息学会 Internationale Gesellschaft für Medizinische Informatik *f*
国际营养科学联合会 internationaler Verein für Ernährung *m*
国际应用心理学会 Internationale Gesellschaft für Angewandte Psychologie *f*
国际遇险呼救频率 internationale Notfrequenz *f*
国际原子量 internationales Atomgewicht *n*
国际原子量表 internationale Atomgewicht-Tabelle *f*
国际照明委员会标准色度系统 CIE-Normvalenzsystem *n*
国际照明协会 internationale Kommission zur Beleuchtung *f*
国际正常化比值 internationale normalisierte Ratio *f*
国际职业安全与卫生信息中心 internationales Arbeitssicherheit-und Gesundheitsinformationzentrum *n*
国际肿瘤研究中心 internationales Krebsforschungszentrum *n*
国际专利分类 internationale Patentklassifikation *f*
国际专利学会 Internationales Patentinstitut *n*
国家保险型模式 nationale Sicherheitsmode *f*
国家标准 nationaler Standard *m*
国家标准方法 nationales Standardverfahren *n*
国家传染病中心 Nationales Zentrum für Infektionskrankheiten *n*
国家毒理基因组学研究中心 nationales Forschungszentrum für Toxikogenomie *n*
国家法 nationales Recht *n*, innerstaatliches Recht *n*
国家公费医疗 staatliche unentgeltliche medizinische Versorgung *f*
国家环境空气质量标准 nationaler Standard der Umgebungsluftqualität *m*
国家结核病规程 nationales Tuberkuloseprogramm *n*
国家精神卫生法案 nationales Recht der Mentale Fitness und Gesundheit *n*
国家临床检验中心 nationales Zentrum für klinische Laboruntersuchungen *n*
国家人类基因组研究所 National Human Genome Research Institute (NHGRI) <engl.>
国家认知实验室 staatliches Kognitionslabor *n*
国家食品消费监测 nationale Überwachung über Nahrungsmittel *f*
国家食品药品监督管理 staatliche Administration für Lebensmitteln und Medikamente *f*
国家卫生服务 nationaler Gesundheitsdienst *m*
国家卫生服务制度 System von nationalen Gesundheitsservice *n*
国家卫生核算 Gesundheitskostenrechnung vom Staat *f*
国家药物政策 staatliche Drogenpolitik *f*
国家医疗保健制度 nationaler Gesundheitsdienst *m*
国家医疗保险模式 Modell der staatlichen Krankenversicherung *n*
国家应急响应计划 nationales Notfallkonzept *n*
国境卫生检疫 territoriale Gesundheitsquarantäne *f*
国立癌症研究所 Nationales Krebsinstitut *n*
国立变态反应与传染病研究所 Nationales Institut für Allergien und Infektionskrankheiten *n*
国立补偿与变通医学中心 Nationales Zentrum für ergänzende und alternative Medizin *n*
国立儿童卫生与人类发育研究所 Nationales Zentrum für Kindergesundheit und Humanentwicklung *n*
国立关节炎与肌肉骨骼与皮肤病研究所 Nationales Institut für Arthritis und Muskel-Skelett-Erkrankungen sowie Hautkrankheiten *n*
国立护理学研究所 Nationales Institut für Pflegeforschung *n*
国立护士理事会 Nationaler Krankenschwesternrat *m*
国立环境卫生科学研究所 Nationales Institut für Umweltgesundheitswissenschaft *n*
国立精神卫生研究所 Nationales Institut für Psychische Gesundheit *n*
国立神经病与中风研究所 Nationales Institut für Neurologische Störungen und Vektor *n*
国立衰老研究所 Nationales Institut für Alterung *n*
国立卫生研究院 Nationales Institut für Gesundheit *n*
国立心肺血液研究所 Nationales Institut für Herz-Lungen-und Blut *n*
国立酗酒与酒精中毒研究所 Nationales Institut für Alkoholmissbrauch und Alkoholismus *n*
国立牙科颅面研究所 nationales Institut für dentale und kraniofaziale Forschung *n*
国立牙科研究所 nationales Institut für dentale Forschung *n*
国立牙科与颅面研究所 Nationales Forschungsinstitut für Dental und Gesichtsschädel *f*
国立研究资源中心 Nationales Zentrum für Forschungsressourcen *n*
国立眼科研究所 Nationales Augeninstitut *n*, nationales Institut für Ophthalmologie *n*

国立药物滥用研究所 Nationales Institut auf für Drogenmißbrauch *n*
国立医学图书馆 Nationale Medizinbibliothek *f*
国民 X 线剂量 nationale Röntgenstrahlendosis *f*
国民经济核算 nationale ökonomische Berechnung *f*
国民生产总值 Bruttosozialprodukt *n*
国民性 nationaler Charakter *m*
国民性研究 Nationalcharaktersstudie *f*
国有资产 staatseigenes Vermögen *n*
腘 Kniekehlfläche *f*, Facies poplitea *f*
腘的 popliteal
腘动脉 Poplitea *f*, Arteria poplitea *f*
腘动脉挤压综合征 popliteales Arterie-Druck-Syndrom *n*
腘动脉瘤 Popliteaaneurysma *n*
腘动脉栓塞 Arteria-poplitea-Embolization *f*
腘弓状韧带 Ligamentum popliteum arcuatum *n*
腘肌 Musculus popliteus *m*
腘肌沟 Sulcus popliteus *m*
腘[肌]腱 Knieflechse-Sehne *f*
腘肌囊 Bursa musculi poplitei *f*, Bursa des popliteralen Muskels *f*
腘肌损伤 Kniesehneverletzung *f*
腘肌下隐窝 subpopliteraler Recessus *m*, Recessus subpopliteus *m*
腘静脉 popliteale Vene *f*, Vena poplitea *f*
腘淋巴结 popliteraler Lymphknoten *m pl*, Nodi lymphatici poplitei *m pl*
腘面 Facies poplitea *f*
腘平面 Planum popliteum *n*
腘蹼综合征 popliteales Flügelfell-Syndrom *n*, facial-genito-popliteales Syndrom *n*, Fèvre-Languepin-Syndrom *n*, Popliteales Pterygiumsyndrom *n* (PPS)
腘浅淋巴结 superficiale popliteale Lymphknoten *m pl*, Nodi lymphatici popliteales superficiales *m pl*
腘深淋巴结 tiefe popliteale Lymphknoten *m pl*, Nodi lymphatici popliteales profundi *m pl*
腘神经 popliteraler Nerv *m*
腘绳肌腱挛缩膝 Kontraktur der Kniesehne *f*
腘绳肌腱损伤 Beschädigung der Kniesehne *f*
腘绳肌腱延长术 Expansion des Hamstrings *f*
腘绳肌麻痹 Lähmung der rückseitigen Oberschenkelmuskulatur *f*
腘绳肌群 Hamstrings *pl*, hintere Oberschenkelmuskeln *pl*, Muskulatur der Oberschenkelrückseite *f*
腘绳肌损伤 Verletzung der hinteren Oberschenkelmuskulatur *f*
腘窝 Kniekehle *f*, Fossa poplitea *f*
腘窝滑膜囊肿 popliteale synoviale Zyste *f*
腘窝滑囊炎 popliteale Bursitis *f*
腘窝囊肿(贝克氏囊肿) Baker* Zyste *f*
腘窝压迫试验 popliteraler Preßtest *m*
腘窝翼状赘蹼 popliteales Flügelfell *m*
腘窝翼状赘蹼综合征 popliteales Flügelfell-Syndrom *n*
腘窝粘液囊炎 Bursitis popliteales *f*, Baker* Zyste *f*
腘线 Popliteallinie *f*, Linea poplitea *f*
腘斜韧带 Ligamentum popliteum obliquum *n*, Bourgery* Band *n*, Winslow* Ligament *n*

guǒ 果裹

果被 Hüllapparat *m*
果导 Tab phenolphthaleinum
果断动作 entschlossenes Handeln *n*
果尔氏束 Goll* Bündel *n* (od. Strang *m*), Fasciculus gracilis *m*
果核 Kern *m*
果酱 Apfelmus *n*, Marmelade *f*
果胶 Obstpektin *n*, Pectinum *n*, Pektin *n*
果胶[甲]酯酶 Pektinesterase *f*
果胶糊 Pasta pectini *f*
果胶酶 Pektase *f*, Pektinenzym *n*, Pektinase *f*
果胶酸 Pektinsäure *f*
果胶糖 Pektinose *f*
果胶酯酸 Pektininsäure *f*
果酒食品卫生 Hygiene für Lebensmitteln aus Früchten und Alkohol *f*
果聚糖 Fruktosan *n*, Lävan *n*, Levan *n*
果莫里氏脂酶测定法 Gomori* Lipasenachweis *m*
果皮 Perikarp *n*, Peicarpium *n*
果肉 Fruchtfleisch *n*
果上生的 fructicole <engl.>
果实酵母 Saccharomyces fructuum *n*
果实培养 Obstkultur *f*
果实直感 Metaxenie *f*
果蔬脱皮剂 Schälmittel für Obst und Gemüse *n*
果酸 Fruchtsäure *f*
果糖 Fruchtzucker *m*, Fruktose *f*
果糖胺 Fructosamin *n*
果糖不耐[症] Fruktoseintoleranz *f*
果糖二磷酸酶 Fruktose-Diphosphatase *f*
果糖-1,6-二磷酸 Fruktose-1,6-diphosphat *n* (FDP, F-1,·P)
果糖-1,6-二磷酸酶 Fruktose-1,6-diphosphatase *f* (FDP-ase)
果糖-1,6-二磷酸酶缺乏症 Fructose-1,6-bisphosphatase-(FBP1-)Mangel *m*
果糖 2,6 二磷酸 Fruktose-2,6-bisphosphat *n*
果糖苷(甙) Fruktosid *n*
果糖苷(甙)酶 Fruktosidase *f*
果糖基转移酶 Transfructosylase *f*, Fructosyltransferase *f*
果糖激酶 Fruktokinase *f*
果糖己糖激酶 Fruktohexokinase *f*
果糖-6-磷酸 Fruktose-6-phosphat *n* (P-6-P)
果糖 6 磷酸 2 激酶 Fruktose-6-phosphat-2-Kinase *f*
果糖尿[症] Fruktosurie *f*, Levulosurie *f*
6 果糖 α 葡糖苷 Isomaltulose *f*
果糖脎 Levulosazon *n*
果糖酸钙 Calcium laevulinat *n*
果糖血[症] Fruktosämie *f*
果蝇 Fruchtfliege *f*, Drosophila melanogaster *f*
果蝇基因 Fruchtfliegengene *n pl*, Drosophilagene *n pl*
果汁 Obstsaft *m*, Most *m*, Fruchtsaft *m*
果子冻 Gelee *n*
果子狸 Paguma larvata *n*
裹法 Wickel *m*
裹伤巾 Verbandtuch *n*
裹伤站 Verbandplatz *m*

guò 过

过(高)溴酸 Perbromsäure *f*
过饱和 Übersättigung *f*
过饱和安全系数 Sicherheitskoeffizient der übersättigung *m*
过饱和空气 übersättigte Luft *f*
过饱和溶液 übersättigte Lösung *f*
过饱和现象 Übersättigung *f*
过饱和蒸气 übersättigter Dampf *m*
过饱和状态 übersättigter Zustand *m*
过饱性腹泻 übersättigte Diarrhoe *f*, Diarrhoea crapulosa *f*
过饱性绞痛 Colica crapulosa *f*
过苯[甲]酸 Perbenzoesäure *f*
过标现象 Hypermetrie *f*
过表达 überexpression *f*
过采样 Oversampling *n*
过程 Prozeß *m*
过程观察 Prozessbeobachtung *f*
过程检索 Prozessablauf *m*

过程控制 Prozesskontrolle *f*
过程控制特性 Prozesssteuerungseigenschaft *f*
过程理论 Prozesstheorie *f*
过程描述 Prozessrezept *n*
过程模型模拟 Prozessmodellsimulation *f*
过程评价 Ablaufsbewertung *f*
过程收益 Prozessgewinn *m*
过程顺序 Prozesssequenz *f*
过程损失 Prozessverlust *m*
过程信息 Prozessinformation *f*
过程型激励理论 Prozesstheorie der Motivation *f*
过程性质 Prozessnatur *f*
过程语言 Prozesssprache *f*, prozedurale Sprache *f*
过程指标 Ablaufskennziffer *m*
过程质量控制 Prozesskontrolle *f*
过程专门化 Prozessspezialisierung *f*
过冲 Overshoot *m*
过醋酸 Peressigsäure *f*
过大牙 Makrodentie *f*, Makrodontie *f*
过 ^{99m} 锝酸盐 ^{99m} Tc-Pertechnetat *n*
过(高)碘酸 Perjodsäure *f*
过碘酸钾试验 Kaliumperjodat-Test *m*
过碘酸钠 Natriumperjodat *n*
过碘酸 - 席夫反应(PAS 反应) Periodsäure-Schiff* Reaktion *f*, Periodsärefärbung *f*, PAS Reaktion *f*
过碘酸席夫染剂 Perjodsäure-Schiff-Reagenz *f*(PAS)
过碘酸席夫染色阳性沉积 Perjodsäure-Schiff* positive Ablagerung *f*
过碘酸席夫染色阳性的 Perjodsäure-Schiff*-positiv
过碘酸 - 雪夫氏反应 Perjodsäure-Schiff* Reaktion *f*
过碘酸 - 雪夫氏染色 Perjodsäure-Schiff* Färbung *f*
过碘酸盐 Perjodat *n*
过(超)电压 überspannung *f*
过度 überschuß *m*
过度包涵 überinklusion *f*
过度饱食 überessen *n*, überverzehr *m*
过度保护 überbehütung *f*, überprotektion *f*
过度补偿 überkompensation *f*
过度不全角化 Hyperparakeratose *f*
过[度成]熟[胎]儿 postmaturer Fötus *m*, überreifer Fötus *m*
过度成熟[现象] Postmaturität *f*, überreife *f*
过度充盈 überfüllen *n*
过度代偿 überkompensation *f*
过度弹性皮肤综合征 Ehlers*-Danlos* Syndrom *n*, Cutis hyperelastica *f*
过度弹性皮肤综合征(埃 - 当二氏综合征) Ehlers*-Danlos* Syndrom *n*(EDS)
过度的 übermäßig, immoderat(-us, -a, -um), prof(-us, -a, -um)
过度动机 übermotivation *f*
过度反应 überreaktion *f*
过度反应的 überreaktiv
过度分割 übermäßige Segmentierung *f*
过度负荷 überlastung *f*
过度灌注综合征 Hyperperfusionssyndrom *n*
过度呼吸 Hyperventilation *f*
过度换(通)气 Hyperventilation *f*
过度换(通)气性手足抽搐 Hyperventilationstetanie *f*
过度换(通)气综合征 Hyperventilationssyndrom *n*
过度换气综合征 Hyperventilation-Syndrom *n*
过度活动 Hyperaktivität *f*
过度活动型 hyperaktiver Typ *m*
过度活动综合征 Hypermotilitätssyndrom *n*
过度加热 übererhitzung *f*
过度焦虑 überangst *f*
过度角化 Hyperkeratose *f*, Hyperkeratosis *f*
过度紧张 überstreß *m*
过度警觉 überwachsamkeit *f*
过度决定 überbestimmung *f*
过度冷却现象 Superabkühlung *f*
过度敏感的 hyperempfänglich, hyperanfällig
过度拟合 überanpassung *f*
过度配比 überlassung *f*
过度膨胀 Hyperdistension *f*
过度膨胀综合征 überdehnung-Syndrom *n*
过度疲劳 übermüdung *f*
过度匹配 Zuanpassung *f*
过度牵引 Hypertraktion *f*
过度[情感]投注 übermäßige Objektbesetzung *f*
过度屈曲 Hyperflexion *f*
过度染色 überfärbung *f*
过度伸展 Hyperextension *f*
过度伸展型骨折 Hyperextensionsfraktur *f*
过度生长 überwachstum *n*
过度生长的肉芽组织 übermäßiges Granulationsgewebe *n*
过度嗜睡 übermäßige Narkolepsie *f*
过度收缩带 Hyperkontraktionsband *n*
过度手淫 übermäßige Masturbation *f*
过度通气 Hyperventilation *f*
过度投注 Hyperkathexie *f*
过度凸起的 hyperkonvex
过度外展试验 Wright* Test *m*
过度外展综合征 Hyperabduktionssyndrom *n*
过度弯曲型骨折 Hyperflexionsfraktur *f*
过度洗涤 überwaschen *n*
过度兴奋 übererregbarkeit *f*
过度宣传 exzessive Publizierung *f*
过度学习 überlernen *n*
过度训练 übertraining *n*
过度掩蔽 überschatten *n*
过度抑制 überhemmung *f*
过度饮酒 übermäßiger Alkoholkonsum *m*
过度营养 überernährung *f*
过度用力所致声带炎 Chorditis nodusa (od. tuberosa) durch überanstrengung *f*
过度语言能力 hypersprachliche Fähigkeit *f*
过度愈合 übermäßige Heilung *f*
过度增生 Hyperplasie *f*, Hyperplasia *f*
过度诊断偏倚 Overdiagnosis-Bias *m*
过度正角化 Hyperorthokeratosis *f*
过度重振 übermäßiges Rekruitment *n*
过度注意 übermäßige Aufmerksamkeit *f*
过度自我暴露 überoffenbarung *f*
过渡 Transition *f*, Abusus *m*, übergang *m*
过渡的 transient, passager, transitorisch
过渡点 übergangsstelle *f*
过渡寄[宿]主 übergangshost *m*
过渡阶段 übergangsperiode *f*, Stadium transitorium *n*
过渡结构 übergangsstruktur *f*, Transitionsstruktur *f*
过渡金属 Transitionsmetall *n*, Transitionselement *n*, übergangsmetall *n*
过渡菌丝 übergangshyphen *f pl*
过渡客体 übergangsobjekt *f*
过渡[类]型 übergangstyp *m*
过渡皮质 Mesokortex *n*, Peripaläokortex *n*
过渡区[带] übergangszone *f*
过渡软骨 transitorischer Knorpel *m*, übergangsknorpel *m*
过渡色 Intermediärfarbe *f*
过渡态 übergangszustand *m*

过渡态类似物 übergangszustand-Analog *m*
过渡位置 übergangsstelle *f*, Transitionsstelle *f*
过渡细胞 übergangsepithelzelle *n*
过渡纤维 Transitionalfaser *f*, übergangsfaser *f*
过渡型 übergangstyp *m*
过渡型脑膜瘤 transitionales Meningeom *n*
过渡型细胞 transitorische Zelle *f*, übergangszelle *f*
过渡型细胞癌 Carcinoma transitiocellulare *n*
过渡性 Transitivität *f*
过渡性多态现象 übergangspolymorphismus *m*
过渡性红斑性狼疮 transitorischer Lupus erythematodes *m*（LE）
过渡性精神分裂症 transitionale Schizophrenie *f*
过渡性葡萄胎 transitionale Mole *f*
过渡性鱼鳞病 transitorische Ichthyose *f*
过渡性综合征 Durchgangssyndrom *n*
过渡仪式 übergangsriten *f*
过渡元素 Transitionselement *n*, übergangselement *n*
过渡站 Halbweghaus *n*, Zwischenstation *f*
过渡周期 Transitionalperiode *f*, übergangsperiode *f*
过渡[状]态 Transitionszustand *m*, Transitional-Zustand *m*, übergangszustand *m*
过渡状态分子 übergangszustandsmolekül *n*, Transitionszustandmolekül *n*
过多 Abundantio *f*, Redundanz *f*, Luxus *m*
过多的 luxurians, luxurierend, abundant
过多线状的 hyperlinear
过[二]硫酸 Perschwefelsäure *f*, Acidum persulfuricum *n*
过[二]硫酸铵 Ammoniumpersulfat *n*, Ammonium persulfuricum *n*
过[二]硫酸钡 Bariumperoxydisulfat *n*
过[二]硫酸酐 Persulfatanhydrid *n*, Perschwefelsäureanhydrid *n*
过[二]硫酸钾 Kaliumpersulfat *n*, Kalium persulfuricum *n*
过[二]硫酸钠 Natriumpersulfat *n*, Natrium persulfuricum *n*
过[二]硫酸铅 Bleipersulfat *n*, Bleiperoxydisulfat *n*
过[二]硫酸盐 Persulfat *n*, Peroxydisulfat *n*
过肥症 Hyperpimelose *f*, Hyperadipose *f*
过分包涵 überinklusion *f*
过分保护 überbehütung *f*
过分操纵 überdomination *f*
过分的 luxurians, luxurierend, übermäßig, immoderat(-us, -a, -um)
过分泛化 überextension *f*
过分概括化 überverallgemeinerung *f*
过分活动 Hyperaktivität *f*
过分焦虑 überangst *f*
过分焦虑反应 überängstliche Reaktion *f*
过分矫正 überkorrektur *f*
过分肯定效应 überrechtfertigungswirkung *f*
过分控制综合征 übersteuerungssyndrom *n*
过分宽容的父母 übertolerante Eltern *f*
过分敏感的 überempfindlich
过分强调 überbetonung *f*
过分延伸 überextension *f*
过分依赖 übermäßiges Vertrauen *n*
过岗龙酸 Acidum entagenicum *n*
过高估计 überschätzung *f*
过高评价 überbewertung *f*
过高性高血糖 überhyperglykämie *f*, übermäßige Hyperglykämie *f*
过[高]溴酸 Perbromsäure *f*
过铬酸铵 Ammoniumperchromat *n*
过铬酸钾 Kaliumperchromat *n*
过铬酸钠 Natriumperchromat *n*
过(超)极化 Hyperpolarisation *f*
过继免疫 Adoptivimmunität *f*
过继耐受[性] Adoptivtoleranz *f*
过继输注 Adoptivinfusion *f*
过继性化学免疫疗法 adoptive Chemo-Immuntherapie *f*
过继性免疫 Adoptivimmunität *f*
过继性免疫治疗(继承性免疫治疗) Adoptivimmuntherapie *f*, Adoptivimmunitätstherapie *f*
过继性细胞免疫治疗 adoptive zelluläre Immuntherapie *f*
过继转移 Adoptivtransfer *m*
过甲酸 Peroxyformylsäure *f*
过角化(角化过度) Hyperkeratose *f*
过矫正 überkorrektur *f*
过客 DNA Passagier-DNA *f*
过客白细胞 Passagierleukozyt *m*
过客病毒 Passengervirus *n*
过劳 übermüdung *f*, Defastigatio *f*
过劳病 Eparsalgia *f*, Sterling* Schmerz *m*
过劳死 Kar ō shi *n*, Tod durch überarbeitung *m*
过劳损伤 Verletzungen durch überarbeitung *f*
过劳性麻痹 Zerrungslähmung *f*
过冷空气 überkühlte Luft *f*
过冷液[体] Superkühlflüssigkeit *f*
过量(给药过量) überdosierung *f*
过量(剩) überdosierung *f*, Luxus *m*
过量 DNA überflüssige DNA *f*
过量表达 überexpression *f*
过量的 abundant
过量氯消毒法 Super-Chlorierung *f*
过量期 überdosierungsstadium *n*
过量乳酸盐 übermäßiges(od. luxuriantes) Laktat *n*
过量运动 übermäßige Bewegung *f*
过量增压 Unterdrucksetzung *f*
过磷酸 Peroxyphosphorsäure *f*
过磷酸石灰 Peroxyphosphorkalk *m*
过硫代氰酸 Perthiocyansäure *f*
过硫化物 Persulfid *n*
过硫酸铵 Ammoniumpersulfat *n*
过路(客)白细胞 Fahrgastleukozyt *m*
过路菌(外籍菌) allochthone Flora *f*
过路细胞 Fahrgastzelle *f*
过氯酸钾 Kaliumperchlorat *n*
过氯酸钾释放试验 Kaliumperchlorat-Entlasungstest *m*
过氯酸盐排泌试验 Perchlorat-Ausscheidungstest *m*
过氯酸盐释放试验 Perchloratfreisetzungstest *m*
过氯酰氟 Perchlorylfluorid *n*
过氯乙烯漆食品卫生 Lebensmittelhygiene von Vinyl-Perchlorid *f*
过滤 Filterung *f*, Filtration *f*
过滤板 Filterplatte *f*
过滤泵 Filtrierpumpe *f*
过滤操作 Filteroperation *f*
过滤池 Filterzisterne *f*
过滤除尘法 Filtrationsentstäubung *f*, Filterabscheidung *f*
过滤除菌 Filtrationssterilisation *f*
过滤除菌法 Filtration *f*
过滤的 filtrabel, filtrierbar
过滤坩埚 Gooch* Tiegel *m*
过滤管 Filterrohr *n*
过滤机械 Filterungsvorrichtung *f*
过滤介质 Filtermedium *n*
过滤孔 Filtrationspore *f*
过滤孔膜 Filtrationsmembran *f*
过滤离心机 Filtrierzentrifuge *f*
过滤漏斗 Filtriertrichter *m*
过滤率 Filtrationsquotient *m*, Filtrationsrate *f*
过滤灭菌法 Sterilisation durch Filtration *f*
过滤母液 gefilterte Stammlösung *f*
过滤器 Filter *m*, Filtrum *n*, Abläuterungsapparat *m*

过滤器理论 Filtertheorie *f*
过滤器模型 Filtermodell *n*
过滤[烧]瓶 Filtrieflasche *f*
过滤式防毒面具 Gasfiltermaske *f*, Atemfilter *m*
过滤式分析 Filterungsanalyse *f*
过滤速度 Filtrationsgeschwindigkeit *f*, Filtergeschwindigkeit *f*
过滤吸管 Filtrierpipette *f*
过滤效率 Filterwirkungsgrad *m*, Filterleistung *f*
过滤性 Filtrierbarkeit *f*
过滤言语 gefiltertes Sprache *n*
过滤仪器 Filtrationsapparatus *m*
过滤噪音 gefiltertes Rauschen *m*
过滤作用 Filtration *f*
过锰酸钾 Kaliumpermanganat *n*
过锰酸钾漱口液 Kaliumpermanganat-Gurgelwasser *n*
过敏 überempfindlichkeit *f*, Allergie *f*
过敏测定 Allergometrie *f*
过敏毒素 Anaphylatoxin *n*, Proteotoxin *n*
过敏毒素灭活剂 Anaphylatoxininaktivator *m*
过敏毒素灭活因子 Anaphylatoxininaktivator *m*
过敏毒素性反应 Anaphylatoxinreaktion *f*
过敏毒素中毒 Anaphylatoxinvergiftung *f*
过敏反应 überempfindlichkeitsreaktion *f*, anaphylaktische Reaktion *f*, Anaphylaxie *f*, Allergie *f*
过敏反应迟缓反应物质 slow reacting substance in anaphylaxis <engl.>(SRS-A)
过敏反应的 anaphylaktisch
过敏反应的慢反应物质 langsam reagierende Substanz der Anaphylaxie *f*
过敏反应的诱发 Induktion der Anaphylaxie *f*
过敏反应发生 Anaphylaktogenese *f*
过敏反应嗜酸性粒细胞趋化因子 eosinophiler chemotaktischer Faktor der Anaphylaxie *m*, ECF-A *f*
过敏急死 anaphylaktischer Tod *m*
过敏抗体 anaphylaktischer Antikörper *m*
过敏史 allergische Geschichte *f*
过敏试验 Hypersensibilitätstest *m*
过敏素 Sensibilin *n*, Sensibilisin *n*, Anaphylaxin *n*, Anaphylaktin *n*
过敏素(体)质 anaphylaktische Diathese (od. Konstitution) *f*
过敏[性] überempfindlichkeit *f*, Anaphylaxie *f*, Anaphylaxia *f*, Hypersensibilität *f*
过敏性(样)的 anaphylaktoid
过敏性(样)紫癜 anaphylaktoide Purpura *f*, Purpura allergica *f*, Henoch*-Schönlein* Purpura *f*
过敏性鼻炎 allergische (od.hypersensibele) Rhinitis *f*
过敏性变态反应 anaphylaktische allergische Reaktion *f*
过敏性肠综合征 Reizdarmsyndrom *n*
过敏性猝死 allergischer plötzlicher Tod *m*
过敏性的 überempfindlich, anaphylaktisch, allergisch, hypersensibel
过敏性动脉炎 allergische Arteriitis *f*
过敏性[反应] Anaphylaxie *f*
过敏性反应 überempfindlichkeitsreaktion *f*, allergische Reaktion *f*, Allergie *f*, Anaphylaxie *f*
过敏性肺炎 Hypersensitivitätspneumonitis *f*
过敏性关节炎 anaphylaktische Arthritis *f*
过敏性间质性肾炎 allergische interstitielle Nephritis *f*
过敏性接触性皮炎 allergische Kontaktdermatitis *f*
过敏性结肠 erregbares Kolon *n*
过敏性结直肠炎 allergische Koloproktitis *f*
过敏性慢反应物质 langsam reagierende Substanz der Anaphylaxie *f*
过敏性脑脊髓炎 allergische Enzephalomyelitis *f*
过敏性皮炎 allergische Dermatitis *f*
过敏性前列腺炎 allergische Prostatitis *f*
过敏性曲菌病 allergische Aspergillose *f*
过敏性肉芽肿 anaphylaktisches Granulom(a) *n*, allergi-sche Granulomatose *f*
过敏性肉芽肿病 allergische Granulomatose *f*
过敏性食物 Allergielebensmittel *pl*
过敏性嗜酸性细胞趋化因子 eosinophiler chemotaktischer Faktor der Anaphylaxie *m*, ECF-A *f*
过敏性输血反应 anaphylaktische Transfusionsreaktion *f*
过敏性死亡 allergischer Tod *m*, Allergietod *m*
过敏性素质 allergische Prädisposition *f*, allergische Diathese *f*
过敏性体质 allergische Konstitution *f*
过敏性心肌炎 überempfindliche Myokarditis *f*
过敏性Ⅰ型反应 anaphylaktische Typ Ⅰ-Reaktion *f*
过敏性Ⅱ型反应 anaphylaktische Typ Ⅱ-Reaktion *f*
过敏性Ⅲ型反应 anaphylaktische Typ-Ⅲ-Reaktion *f*
过敏性Ⅳ型反应 anaphylaktische Typ-Ⅳ-Reaktion *f*
过敏性休克 anaphylaktischer (od. allergischer) Schock *m*
过敏性血管性紫癜 anaphylaktoide vaskuläre Purpura *f*
过敏性血管炎 allergische Angitis *f*, allergische Vaskulitis *f*, Hypersensitivitätsvaskulitis *f*
过敏性血清 allergisches Serum *n*
过敏性牙本质 überempfindliches Dentin *n*
过敏性样的 anaphylaktoid
过敏性药物反应 anaphylaktische Arzneireaktion *f*
过敏性诊断法 Anaphylodiagnosis *f*
过敏性支气管肺曲霉菌(变应性支气管肺曲菌病) allergische bronchopulmonale Aspergillose *f* (ABPA)
过敏性中毒 Anaphylatoxin-Vergiftung *f*
过敏性中性白细胞趋化因子 neutrophiler chemotaktischer Faktor der Anaphylaxie *m*
过敏性紫癜 allergische Purpura *f*
过敏性紫癜性肾血管病 Nephroangiopathie bei der allergischen Purpura *f*
过敏性紫癜性肾炎 Purpura-Schönlein-Henoch-Nephritis *f*
过敏牙本质 überempfindliches Dentin *n*
过敏样反应(假过敏性) anaphylaktoide Reaktion *f*, Pseudoanaphylaxie *f*
过敏抑制受体 allergieinhibitorischer Rezeptor *m*
过敏原 Anaphylaktogen *n*, Sensibiligen *n*, Sensibilisinogen *n*, anaphylaktisches Antigen *n*
过敏原的 allergenisch
过敏症 Anaphylaxie *f*, Anaphylaxia *f*
过(高)钼酸 Permolybdänsäure *f*
过硼酸钠 Natriumperborat *n*, Natrium perboricum *n*
过曝 überbelichten *n*
过期产 Spätgeburt *f*, Partus serotinus *m*
过期产儿 spätgeborener Infans *m*
过期产活婴 spätgeborener Infans *m*
过期分娩 verlängernde Schwangerschaft *f*, verzögernde Geburt *f*
过期流产 Fruchtverhaltung *f*, verhaltener Abort *m*, verhaltene Frühgeburt *f*
过期妊娠 übertragung *f*, verlängernde Schwangerschaft *f*
过期胎儿 postmaturer Fetus *m*
过强反响性叩诊音 Hyperresonanzperkussion *f*, hyperresonante Perkussion *f*
过桥恐怖症 Gephyrophobie *f*
过清音 Hyperresonanz *f*
过屈试验 Hyperflexionstest *m*
过屈性损伤 überflexorverletzung *f*
过去经验 Erfahrung aus der Vergangenheit *f*
过去生活疗法 Therapie mit Vergangenheitsleben *f*
过染 überfärbung *f*

过热 Supererhitzung *f*, Hyperpyrexie *f*, Hyperthermie *f*
过热温度界限 Temperatur-Grenze (od. Temperatur-Limitation) der Hyperpyrexie *f*
过热蒸气 supererhitzter Dampf *m*
过筛 screening <engl.>
过筛检查 Screening-Untersuchung *f*
过筛试验 Screening-Test *m*
过伸 Hyperextension *f*, überstreckung *f*, überdehnung *f*, Distraktion *f*
过伸性损伤 Hyperextensionsverletzung *f*
过伸性脱位 Hyperextensionsdislokation *f*
过剩行为 überschussverhalten *n*
过剩碱 Basenexzeß *m*
过失 Delinquenz *f*, Schuld *f*
过失拔牙 Fahrlässigkeit bei Zahnextraktion *f*
过失儿童 straffälliges Kind *n*
过失犯罪 fahrlässiges Verbrechen *n*
过失行为 Unprofessionalität *f*
过失恐怖 Hamartophobie *f*
过失人格 delinquente Persönlichkeit *f*
过失杀人罪 Straftat für fahrlässige Tötung *f*
过失事故 Fahrlässigkeitsunfall *m*, Nachlässigkeitsunfall *m*
过失误差 grober Fehler *m*
过时观念 antiquarische Idee *f*
过时设备 veraltete (od. altmodische) Einrichtung *f*
过时信息 veraltete Information *f*
过食性肥胖 über-Diet-Obesity *f*
过熟儿 postmaturer Infans *m*
过熟卵泡 überreifer Follikel *m*
过熟性白内障 Cataracta hypermatura *f*
过头牵引复位法 Overhead-Traktion-Reposition *f*
过外展综合征 Hyperabduktionssyndrom *n*
过晚收缩 Hysterosystole *f*
过膝外固定 kneeexterne Fixation *f*
过细的 übergenau, peinlich, sorgfältig
过小牙 Mikrodontie *f*
过氧苯甲酰 Benzoylperoxyd *n*, Benzoylsuperoxyd *n*
过氧草酸乙基特丁酯 Äthyl-t-butylperoxyoxalat *n*
过氧二碳酸双 -3- 甲基丁酯 Bis-3-Methylbutyl-Peroxydikarbonat *n*
过氧化钡 Bariumperoxid *n*, Bariumdioxid *n*
过氧化苯[甲]酰 Benzoylperoxyd *n*, Benzoylsuperoxyd *n*
过氧化苯甲酰凝胶 Benzagel *n*
过氧化反应 Peroxidation *f*
过氧化反应 Peroxydieren *n*
过氧化钾 Kaliumperoxyd *n*
过氧化酶 - 抗过氧化酶技术 Peroxidase-Antiperoxidase-Technik *f*
过氧化酶体障碍 peroxisomale Störung *f*
过氧化镁 Magnesiumsuperoxid *n*, Magnesium peroxydatum *n*
过氧化钠 Natriumperoxid *n*, Natriumsuperoxid *n*, Natrium peroxydatum *n*
过氧化铅 Bleiperoxyd *n*
过氧化氢 Wasserstoffperoxid *n*, Wasserstoffsuperoxid *n*, Hydroperoxid *n*, Hydrogenium peroxydatum *n*
过氧化氢酶 Hydroperoxidase *f*, Katalase *f*
过氧化氢酶叠氮物 Katalase-Azid *n*
过氧化氢酶活性 Katalase-Aktivität *f*
过氧化氢酶缺乏[症] Akatalasie *f*
过氧化氢酶试验 Katalase-Test *m*
过氧化氢酶阳性菌 katalasepositiver Organismus *m*
过氧化氢溶液 Hydroperoxid-Lösung *f*, Oxygenolum *n*, Liquor Hydrogenii peroxidii *m*
过氧化氢体(微体) Peroxisom (Minikörper *m*) *n*
过氧化特戊酸特丁酯 t-Butylperoxypivalat *n*
过氧化物 Hyperoxid *n*, Peroxid *n*, Peroxyd *n*, Superoxid *n*, Superoxyd *n*
过氧化物酶 Hydroperoxidase *f*, Peroxidase *f*
过氧化物酶(抗过氧化物酶法) Peroxidase-Anti-Peroxidase-Technik (PAP-Method) *f*
过氧化物酶标记 Peroxidase-Markierung *f*
过氧化物酶催化作用 Peroxidasenkatalyse *f*
过氧化物酶活性 Peroxidasenaktivität *f*
过氧化物酶结合法 Peroxidase-konjugierte Methode *f*
过氧化物酶抗过氧化物酶 Peroxidase-Antiperoxidase *f*
过氧化物酶抗过氧化物酶复合体(物)法 Peroxidase-Anti-Peroxidase-Komplex-Methode *f*
过氧化物酶抗过氧化物酶复合体(物) Peroxidase-Antiperoxidase-Komplex *m*
过氧化物酶抗过氧化物酶复合物法 Peroxidase-anti-Peroxidase-Komplex *m*
过氧化物酶抗过氧化物酶技术 Peroxidase-Antiperoxidase-Technik *f*
过氧化物酶抗过氧化物酶染色(PAP 染色) Peroxidase-Anti-Peroxidase-Färbung *f*
过氧化物酶平均指数 Durchschnittsperoxidase-Index *m*
过氧化物酶染色 Peroxidase-Färbung *f*
过氧化物酶染色法 Peroxidase-Färbung *f*, Goodpasture* Färbung *f*
过氧化物酶体 Peroxisom *n*
过氧化物酶体病 peroxisomale Krankheit *f*
过氧化物酶体膜 peroxisomale Membran *f*
过氧化物酶体氧化体系 Peroxsisomen-Oxidationssystem *n*
过氧化物酶体增生物激活受体 Peroxisomproliferator-aktivierter Rezeptor *m*
过氧化物酶体增殖剂激活受体 Peroxisomproliferator-aktivierter Rezeptor *m*
过氧化物酶体增殖物激活受体 α Peroxisom-Proliferator-aktivierter Rezeptor α *m*
过氧化物酶吞噬体 Peroxisome-Phagozytose *f*
过氧化物酶增殖激活受体 γ Peroxisomenproliferation-activierter Receptor γ *m* (PPAR)
过氧化物歧化酶 Superoxiddismutase *f*
过氧化物效应 Peroxideffekt *m*
过氧化锌 Zinksuperoxid *n*, Zinkperoxid *n*, Zinkperhydrol *n*
过氧化银 Silberperoxyd *n*
过氧化脂质 Lipidperoxid *n* (LPO)
过[氧]甲酸 Peroxyformalsäure *f*, Acidum peroxyformicarum *n*
过氧链 Peroxyd-Bindung *f*
过氧氢自由基 Hydroperoxydradikal *n*
过氧体 Peroxysom *n*
过氧体病 peroxisomale Krankheit *f*
过氧酰基硝酸酯 Peroxyacetylnitrat *n*
过氧亚硝基阴离子 Peroxynitrit *n* (ONOO)
过氧亚硝酸盐 Peroxynitrit *n*
过氧乙酸(过醋酸) Peressigsäure *f* (PES)
过氧乙烷 Äthanperoxyd *n*
过氧乙酰 Acetylperoxyd *n*
过夜 übernachtung *f*
过夜培养物 übernachtungskultur *f*
过一硫酸 Peroxyschwefelsäure *f*, Acidum peroxymonosulfuricum *n*
过一硫酸盐 Peroxymonosulfat *n*
过乙酸 Peressigsäure *f*, Acetylwasserstoffsuperoxyd *n*
过营养 überernährung *f*
过应化 Pathergization *f*
过应性 Pathergia *f*, Pathergie *f*
过应性的 pathergisch

过于劳累 übermüdung *f*, überanstrengung *f*
过载 überbelastung *f*, überanstrengung *f*
过再生性增生 übermäßig regenerative Hyperplasie *f*
过早搏动 prämaturer Schlag *m*, Extrasystole *f*(ES)
过早搏动间期 Intervall des prämaturen Schlags *n*
过早绝经 vorzeitige Menopause *f*
过早缺失 prämaturer Verlust *m*, prämaturer Ausfall *m*
过早溶菌现象 prämature Lyse (od. Lysis) *f*
过早收缩 Proiosystole *f*, Extrasystole *f*(ES), prämature Systole *f*
过早脱落 frühzeitiger Verlust *m*
过指试验 Barány* Zeigeversuch *m*
过重 übergewicht *n*
过重儿 übergewichtskind *n*

H

HA 哈铪蛤

hā 哈铪

哈胺青霉素类 Hydrabaminpenicillin V *n*
哈巴狗血管钳 Bulldogge-Zange *f*
哈伯曼病(急性痘状苔藓样糠疹) Habermann* Krankheit *f*, akute Pityriasis lichenoides *f*
哈伯因(石杉碱钾片) Huperzine A *n*
哈伯综合征 Haber* Syndrom *n*(伴表皮内表皮瘤的家族性酒渣鼻样疹综合征)
哈布磁铁 Haab* Magnet *m*(吸眼内异物用)
哈布氏[瞳孔]反射 Haab*(Hirn-)Rindenreflex *m*
哈布氏变性 Haab*(-Dimmer*)Degeneration(od. Hornhauttrübung)*f*
哈[代]-温[伯格]二氏定(规)律 Hardy*-Weinberg* Gesetz *n*(od. Formel *f*)
哈[代]-许[尔茨]二氏定律 Hardy*-Schultze* Regel *f*
哈德尔腺 Harder* Drüse *f*
哈迪斯提氏试验 Hardisty* Test *m*, Ruttan*(-Hardisty*) Test *m*
哈迪-温伯格平衡定律(遗传平衡定律) Hardy*-Weinberg* Gleichgewicht *n*, Hardy*-Weinberg* Prinzip *n*, Hardy*-Weinberg* Gesetz *n*, Hardy*-Weinberg* Theorem *n*
哈恩氏插管 Hahn* Kanüle *f*
哈恩氏征 Hahn* Zeichen *n*
哈尔班氏征 Halban* Zeichen *n*
哈尔变换 Haar* Transformation *f*
哈尔伯斯泰特氏体 Halberstädter*-Prowazek*(Einschluß-) Körperchen *n pl*, Trachomkörperchen *n pl*
哈尔碱(肉叶芸香碱) Harmine *n*(致幻剂)
哈尔斯坦氏病 Halstern* Krankheit *f*, endemische Syphilis *f*
哈尔瓦克氏效应 Hallwachs* Effekt *m*, lichtelektrischer Effekt *m*
哈尔宗病 Halsdistomatosis *f*
哈佛斯安骨重建 Harvard Louisiana* Knochenrekonstruktion *f*
哈佛希尔热 Haverhill-Fieber *n*, Erythema arthriticum epidemicum *n*
哈夫病 Haffkrankheit *f*
哈夫金氏疫苗 Haffkine* Vakzine *f*
哈夫尼亚菌属 Hafnia-Bakterien *f pl*
哈弗氏层 Havers* Lamelle(od. Platte)*f*
哈弗氏骨板 Havers* Platte *f*, Speziallamelle *f*
哈弗氏骨板系统 Havers* Lamellensystem *n*
哈弗氏管 Havers* Kanal *m*(od. Höhle *f*)
哈弗氏腔 Havers* Höhle *f*(od. Kanal *m*)
哈弗氏系统 Havers*(Lamellen-)System *n*
哈弗氏腺 Havers* Drüsen *f pl*, Glandulae synoviales *f pl*
哈弗斯骨板 Havers* Platte *f*, Speziallamelle *f*
哈弗斯管 Havers* Kanal *m*
哈弗斯系统 Havers* System *n*
哈弗希尔热(流行性关节红斑) Haverhill-Fieber *n*(od. -Krankheit *f*), Rattenbissfieber *n*, Erythema arthritikum epidemicum *n*(鼠咬热的一型)
哈格多恩扁头针 Hagedorn* Nadeln *f pl*
哈格曼因子 Hageman-Faktor *m*, Faktor Ⅻ *m*
哈-亨二氏体 Hassall*-Henle* Körper *m*(角膜内皮周边滴状小体)
哈-克二氏综合征 Hadfield*-Clarke* Syndrom *n*, Mukoviszidose *f*
哈拉宗 Halazon *n*
哈莱利保持器 Hawley* Retainer *m*(od. Retentionsgerät *n*, od. -platte *f*)(正牙器具,用于稳定某些移动后的牙齿)
哈勒环(视神经血管环) Haller* Arterienkreis *m*, Haller* Gefäßkranz *m*, Circulus arteriosus halleri *m*, Circulus arteriosus (vasculosus) nervi optici *m*
哈勒曼斯特雷夫综合征(眼下颌面综合征) Hallermann*-Streiff*-Francios* Syndrom *n*, okulomandibulofaziales Syndrom *n*
哈勒膜(脉络膜血管层) Haller* Membran *f*, Lamina vasculosa choroideae *f*
哈勒普病 Hartnup-Krankheit *f*, Hart* Syndrom *n*
哈勒氏迷管 Haller* Gang *m*, Ductulus aberrans superior epididymidis *f*
哈勒氏袢 Haller* Schlinge *f*, Ansa Halleri* *f*
哈勒氏器 Haller* Organ *n*
哈勒氏血管膜 Haller* Membran *f*, Tunica vasculosa bulbi *f*
哈勒氏爪甲 Haller* Unguis *m*, Calcar avis *n*
哈-雷二氏试验 Harris*-Ray* Test *m*
哈里斯髋关节评分 Harris* Hüftwert *m*
哈里斯偏头痛性神经痛 Harris* Migräneneuralgie *f*(丛集性头痛)
哈里斯氏分隔采尿器 Harris* Urinsegregator(od. Urinseparator)*m*
哈里斯氏缝术 Harris* Naht *f*
哈里斯氏苏木精染剂 Harris* Hämatoxylinreagens *n*
哈里逊氏沟 Harrison* Furche(od. Grube od. Linie)*f*
哈利氏病 Harley*(-Dressler*) Krankheit *f*(od. Syndrom *n*), paroxysmale Kältehämoglobinurie *f*
哈利斯测验 Harris* Test *m*, Harris*-Ray* Test *m*(测尿中维生素 C)
哈列测验 Halstead*-Reitan* Test *m*(具有高度鉴别能力的神经生理学检查方法)
哈[林顿]棒 Harringtonstab *m*(哈林顿器械中的硬金属棒)
哈林顿器械 Harrington* Instrumentierung *f*(一套金属钩和杆,用以治疗脊柱侧凸和其他畸形)
哈林顿氏溶液 Harrington* Lösnug *f*
哈林通碱 Harringtonin *n*
哈娄尔氏假说 Harrower* Hypothese *f*
哈罗-古德拜效应 Hallo*-Goodbye* Effekt *m*
哈罗普氏饮食 Harrop* Diät *f*
哈洛漂氏病 Hallopeau* Krankheit *f*
哈洛漂肢端皮炎(连续性肢端皮炎) Hallopeau* Krankheit *f*, Akrodermatitis suppurativa *f*
哈马林(二氢骆驼蓬碱) Harmalin *n*(致幻剂)
哈曼髋关节重建术 Harman* Hip Wiederaufbau *m*
哈[曼]氏内阿米巴 Entamoeba hartmanni *f*
哈梅灵 Harmalin *n*
哈霉素 Hamycin *n*, Primamycin *n*
哈门氏内阿米巴 Entamoeba hartmanni *f*
哈孟氏病 Hammond* Krankheit *f*(od. Syndrom *n*), Athetosis duplex *f*
哈密顿算符 Hamilton-Operator *m*
哈默施拉格氏法 Hammerschlag* Methode *f*
哈默氏反应 Hammer* Reaktion *f*
哈姆氏试验(酸化血清试验,酸溶血试验) Ham* Test *m*

哈姆试验 Ham* Test *m*
哈纳病(哈特纳普病) Hartnup-Syndrom *n* (Krankreit *f*) (angeborende Stoffwechselkrankheit *f*) (先天性代谢疾病)
哈瑙咬合关系组合图 Hanau* Artikulationsquint *f*
哈帕甙 Harpagid *n*
哈普斯堡型突颌 Hapsburg-Prognathie *f*
哈奇考克氏征 Hatchcock* Zeichen *n*
哈钦森斑块 Hutchinson* Plaque *f*
哈钦森齿(锯齿形牙) Hutchinson* Zähne *m pl*
哈钦森黑素性雀斑 Dubreuih*-Hutchinson* Krankheit *f*, melanotische Präkanzerose *f*, Melanosis circumscripta praecancerosa *f*
哈钦森三联征 Hutchinson* Trias *f*
哈钦森三征 Hutchinson* Trias *f*(弥漫性间质性角膜炎、耳迷路病、哈钦森牙,为先天梅毒特征)
哈钦森瞳孔 Hutchinson* Pupille *f*(一个瞳孔散大)
哈钦森夏令痒疹 Hutchinson* Sommerprurigo *f*
哈钦森新月形切迹(梅毒性牙) Hutchinson* sichelförmige Kerbe *f*
哈钦森综合征(①婴儿肾上腺肉瘤 ②哈钦森三征) Hutchinson* Syndrom *n*
哈萨布手术(贲门周围血管离断术) Hass* Operation *f*
哈塞尔巴克氏方程式 Hasselbalch* Gleichung *f*
哈塞尔氏小体 Hassall* Körperchen *n pl*, Corpuscula thymi *n pl*
哈桑病 Hagberg*-Santavuori* Krankheit *f*
哈氏棒手术 Harrington* Stab-Operation *f*
哈氏器 Haller* Orgel *f*
哈氏网(菌丝网) Hartig* Netz *n*
哈-斯二氏综合征(眼下颌面部综合征) Hallermann*-Streiff* Syndrom *n*
哈-斯-弗三氏综合征 Hallermann*(-Streiff*-Francois*) Syndrom *n*, mandibulookulofaziale Dysmorphie *f*
哈斯氏规律 Hasse* Regel *f*
哈特曼手术 Hartmann* Operation *f*(切除结肠直肠病变的手术)
哈特氏法 Hart* Methode *f*
哈廷氏小体 Harting* Körperchen *n pl*
哈-温二氏定(规)律 Hardy*-Weinberg* Gesetz *n* (od. Formel *f*)
哈西奈德(哈西缩松,氯氟轻松) Halcinonid *n*(肾上腺皮质激素类药)
哈辛氏征 Hassin* Zeichen *n*
哈辛征 Hassin* Zeichen *n*(颈交感神经病变患者耳翼外突及后倾)
哈-许二氏定律 Hardy*-Schultze* Regel *f*
哈-晏二氏法 Hagedorn*-Jensen* Methode (od. Blutzuckerbestimmung) *f*
哈-扬二氏反应方程式 Harden*-Young* Gleichung *f*
哈-扬二氏酯 Harden*-Young* Ester *m*, Fruktose-1,6-diphosphat *n*
铪 Hafnium *n*(Hf, OZ 72)

há 蛤

蛤蟆 Kröte *f*
蛤素 Mercenen *n*
蛤仔毒素 Venerupin *n*

HAI 孩骸胲海亥氦害

hái 孩骸

孩儿参属 Pseudostellaria *f*
孩子气 Puerilismus *n*
孩子气的 kindisch, kindlich
孩子身长 Kindergröße *f*
骸骨 Skelett(on) *n*

hǎi 胲海

胲 Hydroxylamin *n*
胲(羟胺) Hydroxylamin *n*
海岸的 maritim
海岸污染 Küstenverunreinigung *f*, Küstenkontamination *f*
海岸性甲状腺肿 Meeresufer-Struma *f*
海胺 Hyamin 10-X *n*
海巴明青霉素 G Hydrabamin-Penizillin G *n*
海巴明青霉素 V Hydrabamin-Penizillin V *n*
海拔 Meeresspiegel *m*, Meereshöhe *f*
海拔相关性疾病 Altitude-Krankheiten *f pl*
海豹手 Phokomelie *f*
海豹手畸形 Phokomelie *f*
海豹线虫 Seehundsnematoden *m pl*
海豹肢畸形 Phokomelie *f*, Phokomelus *m*
海豹状指 Seehund(s)flosse *f*
海贝皮炎 Dermatitis durch Kontakt mit Muschelschalen *f*
海滨疗养 Marinotherapie *f*, Erholung am Küstenstrich *f*
海滨疗养院 (See-)Küstensanatorium *n*, (See-)Küstenkurort *m*
海滨螺菌 Küstenspirile *f*, Spirillum litorale *n*
海滨气候 Meeresklima *n*
海滨治疗 Marinotherapie *f*, Meeresklimatherapie *f*
海波 Hypo *n*, Natriumthiosulfat *n*
海卜那 Hypnal *n*, Chloralantipyrin *n*
海布斯脊柱融合术 Hibbs* spinale Fusion *f*
海参 Seegurke *f*
海参毒素 Holotoxin *n*, Holothurin *n*
海草皮炎 durch Meeresalgen ausgelöste Dermatitis *f*
海草(藻)素 Algin *n*
海草(藻)酸 Alginsäure *f*, Acidum alginicum *n*
海蟾蜍毒素 Marinobufagin *n*
海常黄甙 Clerodendrin *n*
海常素 Clerodendrin *n*
海葱 Meerzwiebel *f*, Scilla maritima *f*
海葱甙 Scillaren *n*
海葱甙原 A Scillaridin A *n*
海葱酊 Tinctura Scillae *f*
海葱毒素 Scillitoxin *n*
海葱苷配基 Scillaridin *n*
海葱类素 Scillimarin *n*
海葱属 Urginea *f*
海葱素(因) Scillain *n*
海葱中毒 Meerzwiebelvergiftung *f*, Scillismus *m*
海带 eßbarer Seetang *m*, Laminaria japonica *f*
海带氨酸 Laminin *n*
海带聚(多)糖 Laminariose *f*, Laminarin *n*
海带科 Laminariaceae *pl*
海胆 Seeigel *m*, Echinus *m*
海胆刺伤 Seeigelsstachel *m*
海胆毒液中毒 Intoxikation durch Seeigelgift *f*
海胆灵 Echinulin *n*
海胆肉芽肿 Seeigelgranulom *n*
海胆色素 Echinochrom *n*
海胆损伤 Seeigelverletzung *f*
海胆烯酮 Echinenon *n*
海胆亚目 Echinacea *f*
海得琴 Hydergin *n*, Dihydroergotoxin *n*
海德堡人 Heidelbergmensch *m*, Praehomo europaeus heidelbergensis *m*
海德堡学派 Heidelbergschule *f*

海德归因理论 Heider* Attributionstheorie *f*
海德氏带(区) Head* Zone *f*
海的 Meeres-
海登堡沙门菌 Salmonella Heidelberg *f*
海登海因氏铁苏木精染色法 Heidenhain*(Eisenhämatoxylin-)färbeverfahren *n*
海登汉氏小胃 Heidenhain* Magentasche *f*
海登汉氏综合征 Heidenhain* Syndrom *n*
海底生物 Benthos *n*
海底实验室 untermeerischer Lebensraum *m*
海丁格尔刷 Haidinger* Büschel *n*
海窦病(梅毒性主动脉炎) Heller*-Doehle* Krankheit *f*(od. Syndrom *n*), syphilitische Aortitis *f*
海-窦二氏病 Heller*-Döhle* Krankheit *f*, Aortitis syphilitica *f*
海毒素 Meerestoxin *n*
海恩茨氏小体 Heinz*(Innen-)Körper *m pl*(od. Körperchen *n pl*)
海恩茨小体(异染粒) Heinz* Körper *m pl*(od. Granula *n pl*), Heinz*-Ehrlich* Körperchen *n pl*
海分枝杆菌 Mycobacterium marinum *m*
海弗利克极限 Hayflick* Grenze *f*(细胞在死亡前能进行分裂的最大数)
海港检疫 Seequarantäne *f*
海关 Zoll *m*
海龟 Meeresschildkröte *f*, Seeschildkröte *f*, Chelonid mydas *f*
海龟类的 chelonian <engl.>
海龟属 Chelonia *f*
海黄蜂 Seewespe *f*
海蛔虫 Ascaris meritima *f*
海加思结 Haygarths* Knoten *n*
海金沙科 Lygodiaceae *pl*, Schizaeaceae *pl*
海金沙素 Lygodin *n*
海韭菜甙 Triglochinin *n*
海军航空航天医学研究所 Marinforschungsinstitut für Luft- und Raumfahrtmedizin *n*
海军航空航天医学院 marine Hochschule für Luft- und Raumfahrtmedizin *f*
海军航空军医 Flugarzt der Marine *m*
海军航空医学院 aeromedizinische Hochschule der Marine *f*
海军航空医学中心 aeromedizinisches Zentrum der Marine *n*
海军航医 zur Marine gehörender Fliegerarzt *m*
海军空中救援勤务 Luftrettungsdienst der Marine *m*
海军医学 marine Medizin *f*
海军医学中心 medizinisches Zentrum der Marine *n*
海军医院 Marinehospital *n*
海可皂甙原 Hecogenin *n*
海克威蛋白(赫克韦蛋白) Hektoen*-Kretschmer*-Welker* Protein *n*(尿液中非血液蛋白质)
海-克-威三氏蛋白 Hektoen*-Kretschmer*-Welker* Eiweiß *n*
海空救援勤务 See- und Luftrettungsdienst *m*
海葵 Seeanemone *f*, Aktinie *f*
海葵刺伤 Stich der Seeanemone *f*
海葵毒[素] Actinocongestin *n*
海葵皮炎 Seeanemone Dermatitis *f*
海葵珊瑚皮炎 Seeanemonen-Korallen-Dermatitis *f*
海葵属 Actinaria *f*, Actinia *f*
海葵素 Aktinin *n*, Thalassin *n*
海葵正铁血红素 Actinohaematin *n*
海拉细胞(人宫颈癌传代细胞) HeLa* Zellen *f pl*
海蓝色 marineblau
海蓝色组织细胞增生病 meerblaues Histiozytssyndrom *n*
海蓝色组织细胞综合征 Syndrom der wasserblauen Histiozyten *n*
海蓝组织细胞增生症 Meerblauen-Histiozytose *f*
海勒氏手术 Heller* Operation *f*, Kardiomyotomie *f*
海勒综合征(儿童瓦解性[精神]障碍) Heller* Syndrom *n*
海狸碱 Castoramin *n*
海狸香 Castoreum *n*, Bibergeil *n*
海狸香素 Castorin *n*
海利氏固定液 Helly* Fixierflüssigkeit *f*
海利液 Helly* Flüssigkeit *f*(同岑克尔液而免去醋酸或代以等量福尔马林)
海龙 Seenadel *f*, Syngnathus *m*
海罗芬 Halothan *n*
海螺 Seemuschel *f*, Trompetenschnecke *f*, Tritonshorn *n*
海洛因 Heroin(hydroclorid) *n*
海洛因成瘾 Heroinsüchtige *m/f*
海洛因肺水肿 heroinbedingtes Lungenödem *n*
海洛因检验 Bestimmung von Heroin *f*
海洛因癖 Heroinsucht *f*
海洛因相关性肾病 Heroin-assoziierte Nephropathie *f*
海洛因瘾 Heroinsucht *f*, Heroinismus *m*
海洛因中毒 Vergiftung von Heroin *f*
海绿色 meergrün, blaugrün
海马(脑内结构) Hippocampus *m*, NA, BNA
海马[拉] Hippokampus *m*
海马 CA3 区 Hippokampus CA3 Region *f*
海马槽 Alveus hippocampi *m*
海马沟 Sulcus hippocampi *m*, Fissura hippocampi *f*
海马沟回疝 Herniation des Gyrus hippocampi *f*
海马回 Hakenwindung *f*, Gyrus hippocampi *m*
海马回脑疝 Herniation des Sulcus hippocampi *f*
海马回嗅觉小岛(卡耶哈岛) Calleja* Geruchinselchen *n*
海马结构 Hippokampusformation *f*
海马连合 Ammonshornkommissur *f*, Psalterium *n*, Commissura hippocampi *f*
海马连合的 psalterial
海马裂 Fissura hippocampi *f*, Sulcus hippocampi *m*
海马旁回 Gyrus parahippocampalis *m*
海马丘脑纤维 hippocampal-thalamische Fasern *f pl*
海马伞 Fimbria hippocmpi *f*
海马始基 Hippocampusrudiment *n*
海马细胞 Hippocampuszelle *f*
海马硬化 Hippocampussklerose *f*
海马综合征 Hippocampus-Syndrom *n*
海马足 Pes hippocampi *m*
海曼尔(六甲密胺) Altretamin *n*, Hexamethylmelamin *n*(抗肿瘤药)
海曼肾炎(膜性肾小球肾炎模型) Heymann* Nephritis *f*
海曼手术(跖骨内翻矫正术) Heyman* Operation *f*
海曼斯气质说 Heyman* Temperamenttheorie *f*
海曼抑制律 Heyman* Hemmungsgesetz *n*(视觉刺激阈的增高与抑制刺激的强度成正比)
海芒果毒素(海芒果苷[甙]) Cerberin *n*(有毒生物碱,强心剂)
海杧果甙 Cerberin *n*
海梅病(小儿麻痹症,脊髓灰质炎) Heine*-Medin* Krankheit *f*
海-梅二氏病 Heine*-Medin* Krankheit *f*, Poliomyelitis anterior acuta *f*
海-米二氏纵切横缝法 Heinecke*-Mikulicz* Operation (od. Pylroplastik) *f*
海米那 Hyminal *n*, Methaqualon *n*
海米纵切横缝法(海-米幽门成形术) Heineke*-Mikulicz* Operation *f*, Heineke*-Mikulicz* Pyloroplastik *f*
海绵 Schwamm *m*, Spongia *f*
海绵斑 Macula spongiosa *f*
海绵[擦]浴 Schwammbad *n*
海绵层 Stratum spongiosum *n*
海绵层水肿 Spongiozytom *n*

海绵刺伤 Schwamm(stich)verletzung *f*
海绵丛 Plexus cavernosus *m*
海绵垫 Shaumgummikissen *n*, Schaumgummipolster *n*
海绵动物 Schwamm *m*, Spongia *f*
海绵窦 Sinus cavernosus *m*, Kavernosus *m*
海绵窦动脉瘘栓塞法 Embolisation in Karotis-Sinus-cavernosus-Fisteln *f*
海绵窦化脓性血栓性静脉炎 eitrige Thrombophlebitis des Sinus cavernosus *f*
海绵窦间窦 nus intercavernosus *m*
海绵窦间后窦 Sinus intercavernosus posterior *m*
海绵窦间前窦 Sinus intercavernosus anterior *m*
海绵窦颈内动脉瘤的典型三联征 typische Triade des Carotis-interna-Aneurysmas im Sinus cavernosus *f*
海绵窦脑膜瘤 Meningeom im Sinus cavernosus *n*
海绵窦内动静脉瘘 arteriovenöse Fistel im Sinus cavernosus *f*
海绵窦内颈内动脉瘤 Carotis-interna-Aneurysma im Sinus cavernosus *n*
海绵窦外侧壁综合征 Syndrom der lateralen Wand des Sinus cavernosus *n*
海绵窦血栓形成 Kavernosusthrombose *f*
海绵窦[血栓形成]综合征 Sinus-cavernosus-(Thrombose-) Syndrom *n*, Kavernosus-(Thrombose-) Syndrom *n*
海绵窦血栓性静脉炎 Kavernosus-Throbophlebitis *f*
海绵窦支 Ramus sinus cavernosus *m*, Ast des Sinus cavernosus *m*
海绵窦综合征 Sinus-cavernosus-Syndrom *n*, Kavernosus-Syndrom *n*
海绵核苷 Spongosin *n*
海绵剂 Spongia *f*
海绵夹 Schwammhalter *m*, Schwammträger *m*
海绵间窦 Sinus intercavernousi *m*
海绵[棉花]球 Spongia *f*
海绵尿核甙 Spongouridin *n*
海绵皮炎 spongiotische Dermatitis *f*
海绵钳 Schwammzange *f*
海绵塞条 Schwammtampon *m*, Spongia compressa *f*
海绵肾肾结石 Stein der Schwammniere *m*
海绵体 Schwammkörper *m*, Corpus cavernosum *n*
海绵体白膜 Tunica albuginea corporum cavernosorum *f*
海绵体部 Pars cavernosa (urethrea virilis) *f*
海绵体恶性肿瘤 bösartige Neubildung des Schwellkörpers *f*
海绵体活检 Schwellkörper-Biopsie *f*
海绵体活组织检查 Schwellkörperbiopsie *f*
海绵体肌电图 Corpus cavernosum Myographie *f*
海绵体静脉 Venae cavernosae *f pl*
海绵体膜 Tunica albuginea corporum cavernosorum *f*
海绵体脑病 spongiforme Enzephalopathie *f*
海绵体炎 Schwammkörperentzündung *f*, Kavernitis *f*, Cavern (os) itis *f*
海绵体样结构 Spongium *n*, Spongiose *f*, spongoide Struktur *f*
海绵体硬结 Induration der Corpora cavernosa *f*
海绵体中隔 Septum corporum cavernosorum *n*
海绵体纵隔交叉穿孔 Schwellkörper-Mediastinum-Perforation *f*
海绵体组织 Schwellkörper *m*
海绵形成 Spongiose *f*
海绵形成的 spongiotisch
海绵形痣 Naevus cavernosus *m*
海绵型血管瘤 Cavernous Hämangiom *m*
海绵胸腺嘧啶 Spongothymidin *n*
海绵样变性 kavernöse Transformation *f*
海绵样病变 Kavernom *n*
海绵样的 schwammig, spongiös, spongios(-us, -a, -um), spongiotic (-us, -a, -um)
海绵样动脉瘤 Aneurysma spongiosum *n*
海绵样骨瘤 Osteoma spongiosum *n*
海绵样脑病 spongiforme Enzephalopathie *f*
海绵样皮肤水肿 Spongiose *f*
海绵移植物 Schwammprothese *f*
海绵硬蛋白 Spongin *n*
海绵质 Spongioplasma *n*
海绵质充塞的 vom Schwamm gefüllt
海绵质的 schwammig, schwammartig, spongiös
海绵肿 Fungus *m*, Fungosität *f*
海绵状蛋白 Clathrin *n*
海绵状的 schwammig, spongiös, cavernos(-us, -a, -um)
海绵状骨 spongiöser Knochen *m*
海绵状虹膜炎 Iritis spongiosa *f*
海绵状淋巴管瘤 Lymphangioma cavernosum *n*, Myxeurysma *n*
海绵状脑白质营养不良症 Cavernous Leukodystrophie *f*
海绵状脑病 spongiforme Enzephalopathie *f*
海绵状脓疱 spongiforme Pustel *f*
海绵状退行性变 schwammige Degeneration *f*
海绵状细胞瘤 Spongioblastoma cavernosum *n*
海绵状纤维瘤 Fibroma cavernosum *n*
海绵状血窦 kavernöses Sinusoid *n*
海绵状血管瘤 Kavernom *n*, Angioma cavernosum *n*, Haemangioma cavernosum *n*
海绵状组织 spongiöses Gewebe *n*
海默尔氏窦 Highmore* Antrum *n* (od. Höhle *f*), Sinus maxillaris *m*
海默尔氏体 Highmore* Körper *m*, Mediastinum testis *n*
海母帕(六甲基磷酰胺) Hempa *n*, Hexamethylphosphorsäuretriamid *n*, Hexametapol *n*
海姆氏液 Hayem* Lösung *f*
海纳数 Hehner* Zahl *f*(脂肪经蒸馏所得非挥发性脂肪酸的百分率)
海南粗榧内酯 Hainanolid *n*
海-欧二氏小体 Heinz*-Ehrlich* Körperchen *n pl*
海鸥鸣样杂音 Möwengeräusch *n*
海帕乌头碱 Hypaconitin *n*
海泡石 Meerschaum *m*, Sepiolith *m*
海螵蛸 Sepiaknochen *m pl*, Ossa Sepiae *n pl*, Tegmina Sepiae *n pl*
海普尔关节融合术 Hai Puer* Arthrodese *f*
海-普氏综合征(眼皮肤白化[病]) Hermansky*-Pudlak* Syndrom *n* (HPS)
海鞘目 Ascidiaceae *pl*
海群生 Hetrazan *n*, Diäthylkarbamazin *n*
海群生食盐 Hetrazan-Kochsalz *n*
海人草 Wurmmoos *n*, Helminthochorton *n*, Alsidium helminthochorton *n*
海人草酸 Kaininsäure *f*
海人酸 Kainat *n*, Kainsäure *f*
海人酸受体 Kainatrezeptor *m*
海人藻酸 Kainsäure *f*(KA)
海[塞尔巴赫]氏三角 Hesselbach* Dreieck *n*
海森伯格氏不确定原理 Heisenberg* Unschärferelation *f*(适用于原子和亚原子水平的测定)
海森立体阵 hessisches Array *n*
海上救生服 Seenotrettungsanzug *m*, Überlebensanzug *m*
海上漏油 Ölkatastrophe im Meer *f*
海上潜水服 Meerestauchanzug *m*
海上生存 Überleben auf dem Meer *n*
海上卫生 Seefahrthygiene *f*, maritime Hygiene *f*
海上医疗后送 seemedizinische Evakuierung *f*
海上营救 Seenotrettung *f*
海蛇 Seeschlange *f*, Laticauda semifasciata *f*

海蛇头 Caput Medusae *n*
海蛇头现象 Phänomen des Caput medusae *n*
海蛇头征 Caput medusae *n*
海石蕊紫 Roccellinviolett *n*
海氏三角 Hesselbach* Dreieck *n*, Hesselbach* trigonum *f*
海氏因子(接触因子,凝血因子Ⅻ) Hageman* Faktor *m*, Kontaktfaktor *m*, Faktor Ⅻ *m*
海水 Meerwasser *n*, Seewasser *n*, Aqua marina (s. maritima) *f*
海水[人造]血清 Serum marinum *n*
海水淡化 Entsalzung des Meerwassers *f*
海水淡化袋 Ausrüstung zur Meerwasserentsalzung *f*
海水滴定管 Meerwasser-Bürette *f*
海水疗法 Meerwassertherapie *f*
海水螺菌 Spirillum marinum *n*
海水皮炎 Dermatitis durch Meerwasser *f*
海水球拟酵母 Torulopsis maris *f*
海水生的 euryhalin
海水水质标准 Qualitätsstandard von Meerwasser *m*
海水太阳蒸馏包 Kit zur Solardestillation des Meerwassers *m/n*
海水脱盐剂 Meerwasserentsalzungsmittel *n*
海水浴 Meerwasserbad *n*, Meeresbad *n*, Balneum maris *n*
海水浴耳病 Meeresbadeotitis *f*, Otopathia maritima *f*
海水浴疗法 Thalassotherapie *f*
海水浴性白斑病 Leukoderm nach Meeresbad *n*, Leukodermia maritima *f*
海水浴荨麻疹 Urticaria maritima *f*
海水浴者疹 Eruption der Meerschwimmer *f*
海斯拉思手术 Heisrath* Operation *f*(治沙眼)
海斯特氏瓣 Heister* Klappe *f*
海松二烯 Pimaradien *n*
海索那林 Hexoprenalin *n*
海棠苷(金丝桃甙) Hyperin *n*
海特琴(氢[化]麦角[毒]碱) Hydergin *n*, Dihydroergotoxin *n*
海兔 Seehase *m*
海兔毒素 Aplysiatoxin *n*
海希希(大麻,印度大麻) Haschisch *n*, Cannabis *m*, Cannabis sativa *m*, Cannabis indica *m*
海蟹 Meerkrabbe *f*
海星 Seestern *m*
海星状角化病 Keratose von Seestern *f*
海牙亭碱 Hayatin *n*
海盐 Meersalz *n*, Sal marinum *n*
海洋放线菌 Marinen Actinomyceten *f pl*
海洋环境 Meeresumwelt *f*
海洋环境保护法 Meeresmweltschutzgesetz *n*
海洋抗病毒活性 antivirale Aktivität des Ozeans *f*(MAVA)
海洋气候 Meeresklima *n*
海洋生态系统 Marineoekosystem *n*
海洋生物 Halobios *m*
海洋生物学 Meeresbiologie *f*
海洋天然支架 marinen Naturstoffen Gerüst *n*
海洋调查 Untersuchung der Meere *f*
海洋微生物学 Meeresmikrobiologie *f*
海洋污染 Meeresverschmutzung *f*
海洋污染防止法规 Gesetz zur Vermeidung von Meeresverschmutzung *n*
海洋污染监测 Überwachung der Verschmutzung der Meere *f*
海洋细菌学 Meeresbakteriologie *f*
α-海洋性贫血 Amoebic Vaginitis *f*
海洋性贫血(地中海贫血,珠蛋白生成障碍性贫血) Mittelmeerfieber *n*, rekurrente Polyserositis *f*
海洋性气候 maritimes Klima *n*, Seeklima *n*
海洋学 Ozeanographie *f*
海洋浴 Ozeanbad *n*
海鳐鱼 Stachelrochen *m*
海鳐蜇伤 Stachelrochenstich *m*
海伊切断术 Hay* Amputation *f*
海异尖线虫 Anisakis marina *f*
海因(妥因,乙内酰尿素) Hydantoin *n*, Glyko(yl)harnstoff *m* (Antiepileptikum)(治癫痫)
海因茨颗粒(海欧体) Heinz* Granula *n pl*, Heinz*-Ehrlich* Körperchen *n pl*(红细胞内的异常球形包涵体)
海因茨体(变性珠蛋白小体) Heinz* Körper *m*
海因茨体贫血 Heinz* körpersanämie *f*(一组不同病因所致的溶血性贫血受累红细胞内有一个或更多的海因茨体)
海员皮肤 Seemannshaut *f*
海藻 Meeresalge *f*, Alge *f*, Alga *f*
海藻病 Algose *f*, Algosis *f*
海藻碘 Jod in Meeresalgen *n*
海藻皮炎 Meeresalgen-Dermatitis *f*
海藻酸 Alginsäure *f*
海藻酸钠 Natriumalginat *n*
海藻酸钠印模材料 Natriumalginat-Abdruckmaterial *n*
海藻酸盐牙科分离剂 Alginat-Dentalsequestierungsmittel *n*
海藻糖 Trehalose *f*
海藻糖胺 Mycosamin *n*, Trehalosamin *n*
海藻糖苷 Mycosid *n*
海藻糖酶(蕈密糖酶) Trehalase *f*
海藻糖糖脂 Trehalose-Glycolipid *n*
海藻浴 (Meeres-)Algenbad *n*
海蜇 Qualle *f*
海蜇毒液中毒 Intoxikation durch Quallengift *f*
海蜇皮炎 Quallendermtitis *f*
海蜇螯 Quallenstachel *m*

hài 亥氦害

亥俄辛 Hyoszin *n*, Scopolamin *n*
氦 Helium *n*(He, OZ 2)
氦电离检测器 Heliumionisationsdetektor *m*
氦镉激光疗法 Helium-cadmium-Laser-Therapie *f*
氦镉激光器 Helium-Kadmium-Laser *m*, He-Cd-LASER *m*
氦镉微光肿瘤探测仪 helium-cadmium thin light tumor detector <engl.>
氦昏厥 Heliumsynkope *f*
氦氖激光 Helium-Neon-Laser *m*, He-Ne-LASER *m*
氦氖激光器 Helium-Neon-Laser *m*, He-Ne-LASER *m*
氦氖激光照射器 He-Ne-Laser *m*
氦氖激光针灸仪 Instument für He-Ne-Laserakupunktur *n*
氦-氖激光治疗机 He-Ne-Lasertherapiegerät *n*
氦氖激光浊度计 He-Ne-Laser-Nephelometer *n*
氦[气性]语音 Heliumsprache *f*
氦氧大气 Helium-Sauerstoff-Atmosphäre *f*
氦原子核 Heliumkern *m*
害虫 Schädling *m*, Ungeziefer *n*
害怕 Angst *f*
害纤毛上皮毒素 Trichotoxin *n*

HAN 酣鼾含函焓涵韩寒罕喊锌焊汉汗旱焊颌

hān 酣鼾

酣睡 Tiefschlaf *m*, Sopor *m*
酣睡不能 Egregorsis *f*
鼾病 Schnarchkrankheit *f*
鼾声 Schnarchen *n*, Stertor *m*
鼾声呼吸 schnarehcndes (od. stertoröses) Atmen *n*
鼾睡 schnarchender Schlaf *m*
鼾性震颤 Schnarchfremitus *m*

鼾音 Schnurren *n*, Brummen *n*
鼾粘膜充血消除药 Nasensprays *m/n pl*
鼾症 Schnarchen *n*

hán 含函焓涵韩寒

含(有)氧的 sauerstoffhaltig, oxygenat(-us, -a, -um)
含 CARD 的凋亡相关微粒样蛋白 CARD-haltiges Apoptose-assoziiertes asapeckartiges Protein *n*
含薄荷脑的 mentholhaltig
含尘浓度 Partikelreinheitsklasse der Luft *f*
含齿囊肿 Dentitionsyste *f*
含臭氧的 ozonisch, ozonhaltig
含醇量测定 Bestimmung des Alkoholgehalts *f*
含胆固醇抗原 cholesterinhaltiges Antigen *n*
含氮废物 stickstoffhaltige Abfälle *m pl*
含氮废物蓄积 Akkumulation von stickstoffhaltigen Abfällen *f*
含氮碱 Stickstoffbase *f*
含氮量 Stickstoffgehalt *m*
含氘的 Deutero-
含碘的 jodhaltig
含淀粉螺菌 Aspirillum amylilferum *n*
含淀粉纤维素 Amylozellulose *f*
含胨的 peptonhaltig
含毒的 giftig
含酚废水 phenolhaltiges Abwsser *n*
含酚炉甘石洗剂 phenolhaltige Galmeilotion *f*
含呋喃香豆素 furocumarinhaltig
含呋喃香豆素的植物 furocumarinhaltige Pflanze *f*
含氟磨光糊剂 fluoridhaltige Polierpaste *f*
含钙的 calciumhaltig, kalkig, kalkerdig, kalkhaltig
含钙的磷酸盐结合剂 kalziumhaltiges Phosphat-Zement *n*
含钙结石 kalziumhaltiger Stein *m*
含钙肾结石 kalziumhaltige Nephrolithiasis *f*
含睾丸母细胞瘤 Arrhenoblastom(des Ovars) *n*
含锆玻璃 Zirkonglas *n*
含铬废水 chromhaltiges Abwasser *n*
含铬酸盐的 chromathaltig
含汞废水 Quecksilberhaltiges Abwasser *n*
含汞血清 quecksilberhaltiges Serum *n*
含黄色素细胞 Xanthophor *m*
含金牙板(背) Rückenplatte *f*
含晶纤维 kristallhaltige Faser *f*
含晶异细胞 kristallhaltiger Idioblast *m*
含酒精饮料 alkoholisches Getränk *n*
含酒石酸的 tartarsäurehaltig, tartarisiert
含颗粒的细胞 granulathaltige Zelle *f*
含空泡的 vakuolenhaltig, physalifer(-us, -a, -um)
含空气的 lufthaltig
含酪的 käsehaltig
含量 Gehalt *m*, Inhalt *m*
含量测定 Gehaltbestimmung *f*
含量均匀度 Gleichförmigkeit der Dosierungseinheiten *f*
含淋巴的 lymphhaltig, lymphatisch
含硫氨基酸 schwefelhaltige Aminosäure *f*, Schwefelaminosäure *f*
含硫氨基酸缺乏 Mangel an schwefelhaltigen Aminosaeuren *m*
含硫化物 Schwefelverbindung *f*
含硫钾 Schwefelkalium *n*, Kaliumsulfid *n*
含氯的 chloriert, chlorhaltig
含氯石灰 Chlorkalk *m*, Calcaria chlorata *f*
含氯消毒剂 chlorhaltiges Disinfektionsmittel *n*
含马拉松的喷雾剂 malathionhaltiger Spray *m*
含钼玻璃 Molybdänglas *n*
含囊的 zystisch
含囊尾蚴的 finnig, zistizerkusenthaltend
含尿的 urinös, urinos(-us, -a, -um)
含气骨 pneumatischer Knochen *m*, Os pneumaticum *n*
含气间隙 Luftzwischenraum *m*
含气 X 线管 lufthaltige Röntgenröhre *f*
含气小房 lufthaltige(od. pneumatische) Zelle *f*
含气支气管照相术 Luftbronchographie *f*
含铅玻璃 Bleiglas *n*
含铅汽油 Bleibenzin *n*, verbleites Benzin *n*
含铅橡胶 Bleigummi *m*
含氢醌的脱色霜 hydrochinonhaltige Bleichcreme *f*
含氰甙植物 zyanglykosidhaltige Pflanze *f*
含氰甙植物食物中毒 Lebensmittelvergiftung durch cyanhaltige Pflanzen *f*
含氰废水 zyanidhaltiges Abwasser *n*, Zyanidabwasser *n*
含氰苷 cyanogentisches Glykosid *n*
含氰化物废水 cyanidhaltiges Abwasser *n*
含染色质多的 hyperchromatisch
含染色质少的 hypochromatisch
含肉瘤样成分精母细胞性精原细胞瘤 spermatozytisches Seminom mit Sarkom *n*
含乳菌丝 Safthyphe *f*
含砂的 grobkörnig
含砷的 arsenhaltig, arsenical(-is, -is, -e)
含砷的喷雾剂 arsenhaltiger Spray *m*
含砷废水 arsenhaltiges Abwasser *n*
含石棉物质 asbesthaltiges Material *n*
含漱剂 Gargarisma *n*
含漱水 Mundwasser *n*
含水层 wasserführende Schicht *f*
含水的 wasserhaltig, wasserhaltend
含水硅酸铝 hydratisiertes Aluminiumsilikat *n*
含水硅酸镁 hydratisiertes Magnesiumsilikat *n*
含水酒精 wasserhaltiger Alkohol *m*
含水酒精的 hydroalkoholisch
含水量 Wassergehalt *m*, Feuchtigkeitsgehalt *m*
含水率 Wasserverhältnis *n*
含水醚 wasserhaltiger Äther *m*
含水软膏 wasserhaltige Salbe *f*
含水羊毛脂 wasserhaltiges Wollfett(od. Lanolin) *n*
含碳酸钙的 kalkhaltig
含糖的 zuckerhaltig, saccharat(-us, -a, -um), mellit(-us, -a, -um)
含糖量 Zuckergehalt *m*
含糖胃蛋白酶 Pepsinum saccharatum *n*
含铁蛋白的朗格罕细胞 ferritinhaltige Langerhans'sche Zelle *f*
含铁的 siderofer, ferrugine(-us, -a, -um), martial(-is, -is, -e)
含铁结节(加姆纳结节, 甘加结节) Gamna* Körperchen *n*, Gamna*-Gandy* Körperchen *n*
含铁细胞 Siderozyt *m*, Siderophor *m*
含铁小结 siderotices Knötchen *n*
含铁小体 Siderosom *n*
含铁血黄素 Hämosiderin *n*
含铁血黄素 Hämosiderin *n*, Siderin *n*
含铁血黄素沉积[症] Hämosiderose *f*, Haemosiderosis *f*
含铁血黄素沉着症(含铁血黄素沉着症) Hämosiderose *f*
含铁血黄素颗粒 Hämosideringranula *n pl*
含铁血黄素尿症 Hämosiderinurie *f*, Siderosis urinae *f*
含铁血黄素细胞 Ferrozyt *m*, Siderozyt *m*
含铁血黄素细胞 Hämosiderinzelle *f*
含铁血黄素组织细胞瘤 hämosiderotisches Histiozytom *n*
含硒的 selenhaltig
含硒酵母片 selenhaltige Hefe *f*
含细胞的 zellenhaltig
含羞草 Sinnpflanze *f*, Mimosa pudica *f*

含羞草氨酸 Leucenol *n*, Mimosin *n*
含羞草碱 Mimosin *n*
含羞草科 Mimosoideae *pl*
含羞草属 Mimosa *f*
含溴的 bromhaltig, bromic(-us, -a, -um)
含蓄 Begriffinhalt *m*, Nebenbedeutung *f*, Konnotation *f*
含血的 bluthaltig, sanguinolent(-us, -a, -um)
含牙囊肿 Dentitionszyste *f*, follikuläres Odontom *n*
含牙囊肿(滤泡囊肿) follikuläre Zyste *f*
含盐的 salzhaltig
含盐基质上生的 halophytisch
含羊毛脂的 lanolinhaltig
含阳者 Fellator *m*
含氧化镍的玻璃 nickeloxidhaltiges Glas *n*
含氧化物 Sauerstoffverbindung *f*
含氧酸 Sauerstoffsäure *f*, Oxysäure *f*
含氧盐 Sauerstoffsalz *n*, Oxysalz *n*
含氧杂环 sauerstoffhaltiger Heterozykluus *m*, Sauerstoffring *m*
含意 Bedeutung *f*, Andeutung *f*, Implikation *f*
含油的 ölhaltig, ölig, ölicht
含油废水 öliges Abwasser *n*
含油酵母 Saccharomyces olei *m*
含油囊状体 saftführende Zystide *f*, Saftzystide *f*
含油污染物 öliger Schmutzstoff *m*
含有毛发皮肤移植 haartragende Hauttransplantation *f*
含羽毛的 federhaltig
含真皮下血管网(丛)的游离皮片 freie Hauttransplantat mit subdermalem Gefäßplexus *f*
含脂肪的 fetthaltig, adipos(-us, -a, -um)
含脂螺菌 Spirillum lipoferum *n*
含植烷酸植物 phytansäurehaltige Pflanze *f*
含组织胺鱼肉中毒 Histamin-Fischvergiftung *f*
函数 Funktion *f*
函数表达法 Funktionsrepräsentation *f*
函数方法 Funktion-basierte Methode *f*
函数关系 funktionale Relation *f*
函数模块 Funktionsmodul *m*
函数数据模型 Modell der Funktionsdaten *n*
函数信号发生器 Funktionssignalgenerator *m*
函数映射 Funktionsmapping *n*
函数自变量 Funktionsargument *n*
焓 Enthalpie *f*, (verallgemeinter) Wärmeinhalt *m*
涵螺属 Alocinma *f*
韩蛙皮素 Bombesin *n*
寒带 kalte Zone *f*
寒觉 Kälteempfindung *f*, Kältesinn *m*, Psychroästhesie *f*
寒觉的 kältesinnlich, psychroästhetisch
寒冷 Kälte *f*. Algor *m*, Aligidität *f*
寒冷变态反应 Kälteallergie *f*
寒冷变应性 Kälteallergie *f*
寒冷病 Kryopathie *f*, Erkältungskrankheit *f*
寒冷的 kalt, frigefaciens, frigid(-us, -a, -um), algid(-us, -a, -um)
寒冷地区 kaltes Gebiet *n*
寒冷感 Psychroästhesie *f*
寒冷过敏症 Kälte-Allergie *f*
寒冷恐怖 Psychrophobie *f*, Cheimaphobie *f*
寒冷磷光杆菌 Bacillus phosphorescens gelidus *m*
寒冷耐性 Kälteresistenz *f*, Beständigkeit gegen Kälte *f*
寒冷期 Stadium algidum *n*
寒冷升压试验 Hines*-Brown* Test *m* (od. Kälteprüfung *f*), cold pressor test* <engl.>
寒冷适应 Kälteadaption *f*
寒冷损伤 Kälteschaden *m*, Erfrierung *f*
寒冷所致的过度换气 durch Kälte ausgelöste Hyperventilation *f*
寒冷型恶性疟 durch Kälte ausgelöstes perniziöses Fieber *n*
寒冷[型]抗体 Kälteantikörper *m*
寒冷型疟 Malaria algida *f*
寒冷性[血]凝集病 Kälte(häm)agglutinationskrankheit *f*
寒冷性刺激 Kältereizung *f*, Kältestimmulation *f*
寒冷性衰竭 Kälteerschöpfung *f*
寒冷性血红蛋白尿 Kältehämoglobinurie *f*, Haemoglobinuria e frigore *f*
寒冷性阵发性血红蛋白尿症 paroxysmale Kältehämoglobinurie *f*, Murri* Krankheit *f*
寒冷引起的血管扩张 kälteinduzierte Vasodilatation *f*
寒冷影响 Kälteeinwirkung *f*
寒冷应激 Kältestreß *m*
寒冷应激中枢 Kältestreßzentrum *n*
寒冷诱导的 RNA 结合蛋白 Kälte-induzierbares RNA-bindendes Protein *n*(CIRP)
寒区救生 Überleben auf der Kaltzone *n*
寒区生存 arktisches Überleben *n*
寒区营养 Ernährung bei Kälte *f*
寒暑表 Thermometer *n*
寒性溃疡 Kälteulkus *n*
寒性脓肿 kalter Abszeß *m*, Abscessus frigidus *m*
寒战 Kältezittern *n*, Schüttelfrost *m*, Algor *m*
寒战(战栗) Zittern *n*
寒战产热 Kältezitternsthermogenese *f*
寒战的 frosternd, phrictopathic <engl.>
寒战性产热 zitternde Thermogenese *f*

hǎn 罕喊铪

罕见血型 seltene Blutgruppe *f*
喊叫小结 Schreiknötchen *n*
喊叫者小结 Schreiknötchen *n*
铪 Hahnium *n*(Ha, OZ 105)

hàn 蔊汉汗旱焊颔

蔊菜素 Rorifon *n*
蔊菜酰胺 Rorifamid *n*
汉城[型]病毒 Seoul-Virus *m*
汉城伊蚊 Aedes seoulensis *m*
汉防己甲素 d-Tetrandrin *n*, Hanfangchin A *n*
汉防己碱 Tetrandrin *n*
汉防己乙素 Fangchinolin *n*, Hanfangchin B *n*
汉格罗斯皮肤试验 Hanger*-Rose* Hauttest *m*
汉格试验 Hanger* Test *m*(检肝细胞病)
汉-哈二氏方程式 Henderson*-Hasselbalch* Gleichung *f*
汉哈特氏侏儒症 Hanhart* Minderwuchs (od. Zwergwuchs od. Nanismus) *m*
汉哈特综合征(先天性症候群,颌、鼻、眼、指[趾]异常) Hanhart* Syndrom *n*
汉黄芩[黄]素 Wogonin *n*
汉黄芩甙 Wogonosid *n*
汉黄芩素 Wogonin *n*
汉肌松 Tetrandrinum dimethiodidum *n*
汉克氏三角 Henke* Dreieck *n*, Hesselbach* Dreieck *n*
汉口热(日本血吸虫病) Hankoe-Fieber *n*
汉勒窗膜(动脉内弹性膜) Henle* gefensterte Membran *f*
汉勒棘(道口上棘) Henle* Spina *f*, Spina suprameatica *f*(尤指尿道口上的)
汉勒括约肌 Henle* Sphinkter *m*, Musculus sphincter urethrae *m*
汉勒裂(心肌纤维间隙) Henle* Fissuren *f pl*
汉勒膜(脉络膜基底层) Henle* Membran *f*, Lamina basalis chorioideae *f*
汉勒韧带(腹股沟镰韧带) Henle* Ligament *n*
汉勒氏[神经]鞘 Henle* Scheide *f*, Endoneuralscheide *f*

汉勒氏层 Henle* Schicht *f*
汉勒氏反应 Henle* Reaktion *f*
汉勒氏壶腹 Henle* Ampulle *f*, Ampulla ductus deferentis *f*
汉勒氏壶腹 Henle*Ampulle *f* ①Ampulla ductus deferentis *f* ②Ampulla tubae uterinae *f*
汉勒氏袢 Henle* Schleife *f*
汉勒氏神经鞘 Henle* Scheide *f*, Endoneuralscheide *f*
汉勒氏纤维 Henle* Fasern *f pl*
汉勒氏纤维蛋白 Henle* Fibrin *n*
汉勒氏腺 Henle* Drüsen *f pl*
汉勒细胞（输精管大粒细胞）Henle* Zelle *f*
汉勒细小管（肾小管直部）Henle* Kanal *m*
汉-罗二氏综合征 Hench* -Rosenberg* Syndrom *n*, palindromischer Rheumatismus *m*
汉律 Gesetz der Han-Dynastie *n*
汉米尔顿抑郁量表 Hamilton* Depressionsskala *f*
汉密顿抑郁量表 Hamilton* Skala der depressiven Störung *f*, Hamilton* Angst-Skala *f*
汉密尔顿绷带（下颌带）Hamilton* Verband *m*
汉密尔顿假蜂窝织炎 Hamilton* Pseudophlegmone *f*（刺激性损伤引起的皮肤红肿）
汉密尔顿焦虑量表 Hamilton* Angstskala *f*
汉密尔顿试验 Hamilton* Test *m*（检肩关节脱位）
汉密尔顿抑郁量表 Hamilton* Depressionsskala *f*
汉明码 Hamming* Code *m*
汉诺弗中间膜（釉膜）Hannover* Zwischenmembran *f*, Schmelzmembran *f*（牙护膜）
汉普顿宫殿迷津 Hampton-Hof-Labyrinth *n*
汉-琼二氏病 Henderson*-Jones* Krankheit *f*, Osteochondromatosis articularis *f*
汉赛罗卡利马体 Rochlimaea henselae* Körper *m*
汉森病（麻风）Hansen* Krankheit *f*, Lepra *f*
汉森氏杆菌 Hansen* Bazillus *m*, Bacillus Hansen* *m*, Mycobacterum leprae *n*
汉氏巴尔通体 Bartonella henselae *f*
汉滩病毒属 Hantavirus *m*（汉滩河位于朝鲜）
汉坦病毒肺综合征 pulmonales Syndrom von Hantavirus *n*
汉坦病毒属 Hantavirus *n*
汉坦病毒心肺综合征 Hantavirus kardiopulmonales Syndrom *n*（HCPS）
汉希方程式 Hansch-Gleichung *f*
汉-许-克病 Hand*-Schüller*-Christian* Syndrom *n*
汉-许-克三氏病 Hand* -Schüller*-Christian* Krankheit *f*（od. Syndrom *n*）, Xanthomatosis idiopathica chronica *f*
汉逊酵母属 Hansenula *f*, Pichia *f*, Ogataea angusta *f*
汉语接口 Schnittstelle der chinesischen Sprache *f*
汉语失语检查法 Aphasie-Batterie des Chinesischen *f*
汉字处理 Verarbeitung der chinesischen Schriftzeichens *f*
汉字磁盘操作系统 Festplatten-Betriebssystem der chinesischen Schriftzeichens *n*（CCDOS）
汉字数据处理 Datenverarbeitung der chinesischen Schriftzeichens *f*
汉字硬卡 chinesische Hardwarekarte *f*
汗 Schweiß *m*, Sudor *m*
汗斑 Schweißfleck *m*, Lentigo aestiva *f*
汗闭 Ischidrosis *f*
汗闭性外胚叶发育不良 Dysplasia ectodermalis anhidrotica *f*
汗闭[症] An(h)idrose *f*, Anhydrosis *f*
汗分泌 Schweißsekretion *f*, Hidropoese, Hidropo(i)esis *f*
汗[分泌]过多 Hyperhidrose *f*, Polyhidrose *f*
汗[分泌]过少 Oligohidrose *f*, Oligohydria *f*
汗[分泌]异常 Parahidrose *f*, Parahidrosis *f*
汗管癌 Syringokarzinom *n*
汗管角化病（症）Sudokeratose *f*, Keratodermia excentrica *f*
汗管角化过度 Hyperkeratosis excentrica *f*, Porokeratosis *f*
汗管扩张症 Syringektasie *f*
汗管瘤 Syringom *n*
汗管囊瘤 Syringozystom *n*
汗管囊腺瘤 Syringozystadenom *n*
汗管腺瘤 Springadenom *n*
汗管样小汗腺癌 syringoides ekkrines Karzinom *n*
汗过多 Dermatorrhoe *f*, Sudorrhoe *f*
汗脚 Schweißfüße *m pl*
汗孔 Hautpore *f*, Porus sudoriferus *m*
汗孔汗管瘤 Porosyringom *n*, noduläres Hildradenom *n*
汗孔角化病 Porokeratose *f*, Keratodermia excentrica *f*
汗孔角化过度 poröse Hyperkeratose *f*
汗孔瘤 Porom *n*, Poroma *n*
汗孔周围炎及多发性汗腺脓肿 Periporitis und multiple Schweißdrüseabszeß
汗孔周炎 Periporitis *f*
汗毛 Körperhärchen *n pl*, feine Härchen *n pl*
汗疱 Hautfriesel *m*, Hydrosa *f*, Pompholyx *f*
汗疱疹 Pompholyx *f*, dyshidresiforme Eruption I
汗热病 Schweißfieber *n*, Sudor anglicus *m*, Ephemera britannica *f*
汗少症 Hypohidrose *f*
汗生成 Hidropoese *f*, Hidropo(i)esis *f*
汗湿透的 nassgeschwitzt, verschwitzt, schweißig
汗水测量 Messerung von Schweiß *f*
汗腺 Schweißdrüsen *f pl*, Glandulae sudoriferae *f pl*
汗腺[腺]癌 Schweißdrüsenkarzinom *n*, Syringokarzinom *n*
汗腺[腺]淋巴瘤 Adenolymphom der Schweißdrüse *n*
汗腺[腺]瘤 Hydradenom *n*, Syringom *n*, Adenoma sudoriparum *n*
汗腺癌 Schweißdrüsenkarzinom *n*, Syringokarzinom *n*, Carcinoma hydroglandulare *n*
汗腺暗细胞 dunkele Zelle *f*
汗腺病 Hydronose *f*, Hidronosis *f*
汗腺的 zur Schweißdrüse gehörend
汗腺分化性肿瘤 differenzierter Schweißdrüsentumor *m*
汗腺管 Ductus sudoriferns *m*
汗腺混合瘤 Mischtumor der Schweißdrüse *f*
汗腺肌上皮瘤 Myoepitheliom der Schweißdrüse *n*
汗腺孔 Hautspore *f*, Porus suderiferus *m*
汗腺明细胞 helle Zelle *f*
汗腺囊瘤 Hidrozystom *n*
汗腺囊瘤 Syringozystom *n*, Hidrocystoma *n*, Hidradenoma cysticum *n*
汗腺脓肿 Schweißdrüsenabszeß *m*
汗腺疲劳 Schweißdrüsenermüdung *f*
汗腺透明细胞上皮瘤 hellzelliges Myoepitheliom der Schweißdrüse *n*
汗腺腺癌 Hidradenokarzinom *n*
汗腺炎 Hidradenitis *f*, Hydradenitis *f*, Syrinadenitis *f*
汗腺样腺瘤 Adenoma hidradenoides *n*
汗[液] Schweiß *m*, Sudor *m*
汗液斑 Schweißfleck *m*
汗液斑检验 Untersuchung der Schweißflecken *f*
汗液手印 Handabdruck mit Schweiß *m*
汗疹 Schweißbläschen *n pl*, Sudamina *n pl*, Hautfriesel *m pl*
汗疹的 sudaminal
汗潴留综合征 Schweißretentionssyndrom *n*
旱生演替 Xerache *f*
旱生植物 Xerophyt *m*
旱獭 Murmeltier *n*, Marmota marmota *f*, Arctomys sibirica *f*
旱性结构的 xeromorphisch
焊[接]剂 Löte *f*, Lötmittel *n*, Flußmittel *n*
焊工[尘]肺 Schweißerlunge *f*
焊接 Lötung *f*, Verlötung *f*, Schweißen *n*

焊接膏 Lötpaste *f*, Schweißpaste *f*
焊接冠 Lötkrone *f*
焊接合金 Lötlegierung *f*
焊接镊 Lötklemme *f*
焊锡(药) Lötzinn *n*
颌颈粘连 Throated zervikales Adhäsionen *n*, Oberkiefer zervikale Verwachsung *f*

HANG 行杭航

háng 行杭航

行动导向事件模型 Event-Action-Modell *n*
行间转移 durchschiesslicher Transfer *m*
行列 Reihe *f*, Zeile *f*
行列式 Determinante *f*
行列式梯度 Gradienten der Determinante *f pl*
行频 Zeilenfrequenz *f*, Horizontalfrequenz *f*
行业标准 professioneller Standard *m*
杭纳氏溃疡 Hunner* Geschwür (od. Ulkus) *n*
杭纳氏狭窄 Hunner* (Ureter-) Striktur *f*
杭氏(亨氏)单位 Hounsfield* Einheit *f*
杭廷顿氏舞蹈病 Huntington* Chorea (od. Krankheit) *f*, Chorea degenerativa (s. chronica) *f*
杭廷顿氏征 Huntington* Zeichen *n*
航海坏血病 Seeskorbut *m*
航海呕吐 Vomitus marinus *m*, Morbus naviticus (s. nau-ticus) *m*
航海性恶心 Nausea marina *f*
航海医学 Schiflahrt(s) medizin *f*
航海医学研究所 Institut für Schifffahrtmedizin *n*, schifffahrtmedizinisches Institut *n*
航空鼻窦炎 Fliegersinusitis *f*, Aerosinusitis *f*
航空兵联队军医主任 Sanitätsoffizier des Luftwaffengeschwaders *m*
航空病 Luftkrankheit *f*, Flugkrankheit *f*, Fliegerkrankheit *f*
航空病理学 Luftfahrtpathologie *f*, Flugpathologie *f*
航空动力学 Aerodynamik *f*
航空毒理学 Luftfahrttoxikologie *f*, Flugtoxikologie *f*
航空耳科学 Flugotologie *f*
航空耳炎 Aviationsotitis *f*, Fliegerohr *n*
航空飞机控制 Flugzeugkontrolle *f*
航空飞机座舱 Pilotenkanzel des Flugzeugs *f*, Flugmaschine-Cockpit *n*
航空港医学 Flughafenmedizin *f*
航空工程心理学 Luftfahrttechnikpsychologie *f*
航空公司 Fluggesellschaft *f*
航空供氧系统 Sauerstoffversorgungssystem für Luftfahrt *n*
航空航天病理学 Luft- und Raumfahrtpathologie *f*
航空航天毒理学 Luft- und Raumfahrttoxikologie *f*
航空航天生理学 Luft- und Raumfahrtphysiologie *f*
航空航天生理学家 Raumfahrtphysiologe *m*
航空航天生理学训练队 raumfahrtphysiologische Trainingsgruppe *f*
航空航天生物化学 Weltraumbiochemie *f*
航空航天生物医学 Weltraumbiomedizin *f*
航空航天食物 Weltraumnahrung *f*
航空航天视听勤务 audiovisuelles Weltraumservice *n*
航空航天体检医生 Raumfahrtuntersuchungsarzt *m*
航空航天心理学 Luft- und Raumfahrtpsychologie *f*
航空航天心脏病学 Luft- und Raumfahrtkardiologie *f*
航空航天医学 Luft- und Raumfahrtmedizin *f*
航空航天医学会 Medizinverein für Luft- und Raumfahrt *m*
航空航天医学实验室 Laboratorium für Luft- und Raumfahrtmedizin *n*
航空航天医学研究所 Forschungsinstitut für Luft- und Raumfahrtmedizin *n*
航空航天医学院 Hochschule für Luft- und Raumfahrtmedizin *f*
航空和宇航心理学 Luft- und Raumfahrtpsychologie *f*
航空护目镜 Luftfahrsschutzbrille *f*
航空护士 Flugkrankenschwester *f*
航空计算机模拟 Computersimulation der Luftfahrt *f*
航空检疫 Luftfahrtquarantäne *f*
航空检疫站 Quarantänestation des Flughafens *f*
航空减压病 Fliegerdruckfallkrankheit *f*, Fliegerdekom-pressionskrankheit *f*
航空胶片 Luftfahrtsfilm *m*
航空精神病理学 Luftfahrtpsychopathologie *f*
航空救生 Luftfahrtlebensrettung *f*
航空救生船 Raumfahrt-Rettungsfahrzeug *n*
航空救生电子设备 Überlebensavionik *f*
航空军医 Luftwaffenarzt *m*
航空军医主任 Sanitätsoffizier der Luftwaffe *m*
航空恐怖 Flugphobie *f*, Flugangst *f*
航空临床测量 klinische Maßnahme zur Luftfahrt *f*
航空汽油 Flugbenzin *n*
航空器 Luftfahrzeug *n*
航空器噪声 Flugzeuglärm *m*
航空膳食 Flugnahrung *f*
航空生理学 Flugphysiologie *f*, Luftfahrtphysiologie *f*
航空生理学家 Luftfahrtphysiologe *m*, Flugphysiologe *m*
航空生物学 Aerobiologie *f*, Flugbiologie *f*
航空声学 Flugakustik *f*, Luftfahrtakustik *f*
航空事故 Luftfahrtunfall *m*
航空事故病理学 Unfallpathologie der Luftfahrt *f*
航空事故损伤 Verletzung von Luftfahrtsunfall *f*
航空体操 Flugreisenübung *f*
航空体格检查 ärztliche Luftfahrtsuntersuchung *f*
航空体检医生 Luftfahrtuntersuchungsarzt *m*
航空体育运动 Flugsport *m*
航空外耳炎 Aero-otitis externa *f*
航空卫生保障 aeromedizinische Unterstützung *f*
航空卫生学 Luftfahrthygiene *f*, Flughygiene *f*
航空温度表 Luftfahrtthermometer *n*
航空心理卫生 Luftfahrtpsychohygiene *f*
航空心理学 Luftfahrtpsychologie *f*, Flugpsychologie *f*
航空[性]牙痛 Aerodontalgie *f*
航空性鼻窦炎 Aerosinusitis *f*
航空性肺不张 Aeroatelektase *f*
航空性肺膨胀不全 Aeroatelektase *f*
航空性[副]鼻窦炎 Aerosinusitis (paranasalis) *f*
航空性关节痛 Aeroarthrose *f*
航空性疾病 Luftfahrtkrankheit *f*
航空性气肿 Aeroemphysem *n*
航空性神经官能症 Aeroneurose *f*, Fliegerneurose *f*
航空性胃肠胀气 Aerogastrokolie *f*
航空性中耳炎 Aerotitis media *f*, Fliegerohr *n*
航空牙科学 Luftfahrtzahnheilkunde *f*
航空牙痛 Aerodontalgie *f*
航空眼镜 Luftfahrtbrille *f*
航空眼科学 Luftfahrtophthalmologie *f*
航空夜视成像系统 Nachtsichtbildsystem *n*
航空医疗后送 aeromedizinische Evakuierung *f*
航空医疗勤务 medizinisches Luftfahrtservice *n*
航空医生 Fliegerarzt *m*
航空医学 Luftfahrtmedizin *f*, Flugmedizin *f*
航空医学处 Luftfahrtmedizinamt *n*
航空医学处置 aeromedizinische Disposition *f*
航空医学的 luftfahrtmedizinisch
航空医学飞行 aeromedizinischer Flug *m*

航空医学护理 aeromedizinische Pflege *f*
航空医学会 Verein für Aeromedizin *m*
航空医学会诊 aeromedizinisches Konsilium *n*
航空医学监测 aeromedizinische Überwachung *f*
航空医学监测控制装置 aeromedizinische Monitoring-Konsole *f*
航空医学检查 flugmedizinische Untersuchung *f*
航空医学科 Abteilung für Luftfahrtsmedizin *f*, Luftfahrtsmedizinservice *n*
航空医学联合会 Verband für Aeromedizin *m*
航空医学评定 aeromedizinische Beurteilung *f*
航空医学勤务 aeromedizinisches Service *n*
航空医学实验室 aeromedizinisches Laboratorium *n*
航空医学体检医生 Luftfahrtsuntersuchungsarzt *m*
航空医学训练 aeromedizinische Schulung *f*
航空医学研究所 Forschungsinstitut für Luftfahrtmedizin *n*
航空医学医务所 aeromedizinisches Zentrum *n*
航空医学院 Luftfahrtmedizinische Hochschule *f*
航空营救用具 Luftrettungsausrüstung *f*
航空宇宙医学 Luft-und Raumfahrtmedizin *f*
航空晕 Luftkrankheit *f*, Flugkrankheit *f*
航空噪声 Fluglärm *m*, Luftfahrtlärm *m*
航空站 Flughafen *m*
航空中耳炎 Aero-otitis media *f*
航天 (Welt-) Raumflug *m*
航天保健设备 Gesundheitseinrichtung der Raumfahrt *f*
航天病 Raumfahrtkrankheit *f*
航天病理学 Raumfahrtpathologie *f*
航天舱 Raumfahrtkapsel *f*
航天定向障碍 Raumorientierungsstörung *f*
航天毒理学 Raumfahrttoxikologie *f*, Kosmotoxikologie *f*
航天飞行错觉 Raumflugsillusion *f*
航天飞行膳食 Raumfahrtnahrung *f*
航天飞行试验膳食 Raumflug-Probekost *f*
航天飞机 Raumfahrzeug *n*, Raumtransporter *m*, Raumfähre *f*
航天服 (Welt-) Raumanzug *m*
航天服氧气瓶 Sauerstoffflasche des Raumanzugs *f*
航天供食 Raumflugsverpflegung *f*
航天骨矿物质脱失 Knochenmineralverlust bei Raumfahrt *m*
航天红细胞质量减少 Masseverlust der Erythrozyten bei Raumflug *m*
航天肌萎缩 Myoatrophie bei Raumflug *f*
航天技术 Raumfahrttechnik *f*, Raumfahrttechnologie *f*
航天救护船 Raumfahrt-Rettungboot *n*
航天救生 Raumflugsüberleben *n*
航天科技报告 wissenschaftlicher und technischer Weltraumreport *m*
航天口粮 Raumflug-Ration *f*
航天免疫学 Raumfahrtimmunologie *f*
航天疲劳 Raumfahrtermüdung *f*, Astroasthenie *f*
航天器 Raumschiff *n*, Raumfahrzeug *n*
航天器外工作手套 Außenbordhandschuhe *m pl*
航天器污染 Raumschiffverschmutzung *f*
航天器座舱大气 Kabineatmosphäre des Raumschiffs *f*
航天生理学 Raumfahrtphysiologie *f*
航天生物医学遥测 biomedizinische Raumfahrttelemetrie *f*
航天食品 Raumffahrtlebensmittel *n*
航天适应综合征 Weltraumanpassungssyndrom *n*, space adaptation syndrome <engl.>
航天心理学 Raumfahrtpsychologie *f*
航天心理因素 Psychofaktor bei Raumfahrt *m*
航天型膳食 Raumfahrtnahrung *f*
航天性骨质疏松 Osteoporose bei Raumfahrt *f*
航天学 Astronautik *f*, Raumfahrtwissenschaft *f*
航天药理学 Raumfahrtpharmakologie *f*
航天医学 Raumflugmedizin *f*, Raumfahrtmedizin *f*
航天医学工程 Raumfahrtmedizintechnik *f*
航天医学工程研究所 Forschungsinstitut für Raumfahrtmedizintechnik *n*
航天医学监测 medizinische Überwachung des Astronauten *f*
航天医学试验设备 medizinische Testanlage für Raumfahrt *f*
航天应激 Raumfahrtstress *m*
航天员 (Welt-) Raumfahrer *m*, Astronaut *m*, Kosmonaut *m*
航天员[心理]特性 (Psycho-) Eigenschaft der Astronauten *f*
航天员安全 Astronautensicherheit *f*
航天员工作负荷 Arbeitsbelastung von Astronauten *f*
航天员工作能力 Arbeitsfähigkeit der Astronauten *f*, Arbeitsleistung der Astronauten *f*
航天员可靠性 Zuverlässigkeit der Astronauten *f*
航天员心理学选拔 psychologische Astronautenauswahl *f*
航天员心理运动效能 psychomotorische Leistung der Astronauten *f*
航天员选拔 Astronautenauswahl *f*, Astronautenselektion *f*
航天员训练 Astronautentraining *n*
航天员训练模拟器 Trainingssimulator für Astronauten *m*
航天员药箱 Arzneikoffer für Astronauten *m*
航天员医务监督 medizinische Raumfahrerüberwachung *f*
航天员医学保障 medizinische Versorgung der Astronauten *f*
航天员作息制度 Ruhezyklus der Astronauten *m*
航天运动病 Bewegungskrankheit bei Raumfahrt *f*, Kinetose bei Raumflug *f*
航天再适应 Readaptation bei Raumfahrt *f*
航天噪声 Raumfluglärm *m*
航天站 (Welt-) Raumstation *f*
航天振动 Weltraumschwingung *f*, Weltraumvibration *f*
航天座舱内大气 Kabineatmosphäre der Raumfahrt *f*
航线 Fluglinie *f*
航线飞行员供氧面罩 Sauerstoffmaske der Airlin-Piloten *f*
航线卫生 Fluglinie-Hygiene *f*
航线卫生勤务 Medizinservice der Fluglinie *n*
航医 Flugarzt *m*
航医诊所 flugmedizinische Ambulanz *f*
航员常见精神疾病 bekannte geistige Störung von Seeleuten *f*
航运热 shipping fever <engl.>

HAO 蒿蚝毫豪嚎好郝号好耗

hāo 蒿

蒿淀粉 Artemose *f*
蒿甲醚 Artemether *n*
蒿属香豆素 Scoparon *n*

háo 蚝毫豪嚎

蚝中毒 Ostr(otox)ismus *m*, Ostre(otox)ismus *m*
毫安 Milliampere *n* (mA)
毫安[培]计 Milliamperemeter *n*
毫安表 Milliamperemeter *n*
毫安秒 Milliamperesekunde *f*
毫安秒表 Milliamperesekundenmeter *n*
50 毫安 X 线诊断机 Röntgendiagnostikgerät (50mA) *n*
1250 毫安心血管诊断 X 线机 Röntgendiagnostikgerät (1250mA) für kardiovaskuläre Untersuchung *n*
毫巴 Millibar *n* (mbar)
毫[超]微包囊法 Nanoeinkaps(e)lung *f*
毫[超]微囊剂 Nanokapsel *f*
毫当量 Milliäquivalent *n* (mäq), Millival *n* (mval)
毫当量的 milliäquivalent
毫法[拉] Millifarad *n* (mF)
毫分子[量] Millimol *n* (mmol)

毫伏[特] Millivolt *n*(mV)
毫伏[特]计 Millivoltmeter *n*
pH/毫伏计 pH/mV-Metrie *f*
毫居里 Millicurie *n*(mCi)
毫克 Milligramm *n*(mg)
毫克当量 Milliäquivalent *n*(mVal)
毫克分子[量] Millimol *n*(mmol)
毫克离子 Milligrammion *n*
毫克原子 Milligrammatom *n*
毫勒克司 Millilux *n*(mlx)
毫雷姆 Millirem *n*
毫伦琴 Millröntgen *n*(mR)
毫毛 Vellushaar *n*, Lanugo *f*
毫米 Millimeter *n*(mm)
毫米波 Millimeterwelle *f*
毫米波疗法 Millimeterwellen-Therapie *f*
毫米波扫频信号发生器 Millimeterwellen-Wobbelgerenator *m*
毫米波治疗仪 Millimeterwellentherapiegerät *n*
毫米汞柱 Millimeter der Quecksilbersäule *n pl*(mmHg, mmQS)
毫秒 Millisekunde *f*(ms)
毫渗克分子 Milliosmol *n*
毫渗量 Milliosmol *n*
毫渗透压克分子 Milliosmol *n*
毫升 Milliliter *n*(ml)
毫微法[拉] Nanofarad *n*(nF), Millimikrofarad *n*(m μ F)
毫微居里 Nanocurie *n*(nCi)
毫微米 Nanometer *n*(nm)
毫微秒 Nanosekunde *f*(ns)
毫微[秒]技术 Nanotechnologie *f*
毫微秒荧光光谱学 Nanosekunden-Fluoreszenzspektroskopie *f*
毫微微克 femtogramm *n*(fg, 10-15g)
毫微指令 Nanoindentation *f*
毫纤 Piko-(p-, l0-12)
毫针 fadenförmige Nadel *f*
豪顿亚种 Salmonella subsp. Houtenae *f*
豪-焦小体 Howell*-Jolly* Körperchen *n*
豪-罗二氏征 Howship*-V. Romberg* Syndrom *n*(od. Zeichen *n* od. Neuralgie *f*)
豪-若二氏体 Howwell*(-Jolly*) Körperchen *n pl*(od. Körper *m pl*)
豪氏变形杆菌 Proteus hauseri *m*
豪氏钳 How* Zange *f*
豪斯顿氏瓣 Houston* Klappen (od. Falten) *f pl*, Plicae transversales recti *f pl*
豪斯顿氏肌 Houston* Muskel *m*, Compressor venae dorsalis penis *m*
豪威尔氏体 Howell*(-Jolly*) Körper *m pl*(od. Körperchen *n pl*)
豪-谢二氏综合征(弥漫性轴周性脑炎) Heubner*-Schilder* Syrndrom *n*, Encephalitis periaxillaris diffusa *f*
豪伊综合征 Howel*-Evan* Syndrom *n*(5 ~ 15 岁间出现的弥漫性掌跖角化病,以后发生食管癌)
豪泽尔手术(胫骨结节移位术) Hauser* Operation *f*
豪猪 Stachelschwein *n*
豪猪状鱼鳞病 hystrixe Ichthyose *f*
嚎叫 Geheul *n*

hǎo 好郝

好孩子定向 histrionische Persönlichkeitsstörung *f*
好孩子取向 Orientierung für guten Jungen und schöned Girl *f*
好转 Besserung *f*, Dekrement *n*
好转期 Besserungszeit *f*, Stadium decrementi *n*
郝-古二氏综合征 Hutchinson*-Gilford* Syndrom *n*, Progerie *f*
郝秦生3征(弥漫性间质性角膜炎、耳迷路病、郝秦生牙,为先天梅毒特征) Hutchinson* Trias *f*(od. Zeichen *n*)
郝秦生黑素雀斑 Dubreuih*-Hutchinson* Krankheit *f*, melanotische Präkanzerose *f*
郝秦生氏瞳孔 Hutchinson* Pupille *f*
郝秦生氏型成交感神经细胞瘤 Hutchison* Typ *m*, Sympathikoblastom *n*
郝秦生氏牙 Hutchinson* Zähne *m pl*
郝秦生氏痒疹 Hutchinson* Prurigo (od. Sommereruption) *f*, Prurigo aestivalis *f*
郝秦生氏综合征 Hutchinson* Syndrom *n*
郝氏沟 Harrison* Nut *f*

hào 号好耗

D 号码 D-Nummer *f*
16号染色体(p13.3q22)倒位 Inversion des Chromosoms-16 *f*
5号染色体短臂缺失综合征(5P综合征,猫叫综合征) Katzenschrei-Syndrom *n*, Cri-du-chat-Syndrom *n*
好斗攻击型精神分裂症 aggressive Schizophrenie *f*
好发部位 Prädilektionsstelle *f*, Prädilektionssitz *m*
好女色 Philogynie *f*, Frauenfreundlichkeit *f*
好奇本能 Neugierinstinkt *n*
好奇驱力 Neugiertrieb *m*
好奇心 Neugierde *f*, Neugier *f*
好如临 Hodrin *n*
好色 Amativität *f*, Erotik *f*, Wollust *f*
好色的 lüstern, geil, wollüstig, unzüchtig
好色型 erotischer Typ *m*
好色者 Lustmolch *m*, Lüstling *m*, Wüstling *m*
好讼性偏执狂 Querulantenwahn *m*
好诉的 klagsüchtig, querulantisch
好诉讼的 prozessfreudig, streitsüchtig
好诉讼性偏执狂 Querulanten-Paranoia *f*
好问期 Fragenphase *f*
好氧处理 aerobische Behandlung *f*
好战性 Kriegerischkeit *f*
好争辩人格 Querulantenpersönlichkeit *f*
好争吵(论)的 streitsüchtig
好争吵(论)者 Querulant *m*
好争吵(癖) Streitsucht *f*
好争吵的(好争论的) strittig
耗电量 Stromverbrauch *m*, (Strom-) Leistungsaufwand *m*
耗竭 Aufbrauch *m*, Erschöpfung *f*, Exhaustion *f*
耗竭恢复试验 Test für Erschöpfung und Füllung *m*
耗竭期 Depletionszeit *f*, Erschöpfungsphase *f*
耗竭学说 Erschöpfungstheorie *f*
耗尽 Erschöpfung *f*, Entleerung *f*
耗尽区 Verarmungszone *f*
耗尽型场效应管 erschöpfender Feldeffekttransistor *m*
耗氯量 Chlorverbrauch *m*
耗能代谢 Energiestoffwechsel *m*
耗热量 Wärmeverbrauch *m*
耗散 Zerstreuung *f*, Dissipation *f*
耗散的 zerstreut
耗血 Blutverlust *m*, Haematocemia *f*
耗氧 Sauerstoffverbrauch *m*
耗氧过多性缺氧[症] Sauerstoffaufbrauchanoxie *f*
耗氧量 Sauerstoffverbrauch *m*, Sauerstoffzehrung *f*
耗氧量指示器 Sauerstoffverbrauchsgauge *n*
耗氧率 Sauerstoffverbrauchrate *f*
耗氧作用 Sauerstoffkonsumption *f*
耗脂[性]肉芽肿 Fettgewebsgranulom *n*, lipophages Granulom *n*

HE 呵禾合何和河荷核颌赫褐

hē 呵

呵欠 Gähnen *n*, Oszedo *f*, Oszitation *f*
呵欠的 gähnend

hé 禾合何和河荷核颌

禾胺 Gramin *n*
禾本科 Gramineae *pl*
禾本科上生的 krautartig
禾本科型 Gramineae-Typ *m*, Grastyp *m*
禾草碱 Gramin *n*
禾草碱甲氢氧化物 Graminmethohydroxyd *n*
禾草碱氧化物 Gramin-N6-Oxyd *n*
禾谷镰刀菌 Fusarium graminearum *n*
合瓣的 sympetal, gamopetal
合瓣花 sympetale Blume *f*
合瓣花冠 gamopetale Blumenkrone *f*, sympetale Korolle *f*
合瓣花类 Sympetalae *pl*
合瓣花亚纲 Metachlamydeae *pl*
合胞体 ①Synzytium *n* ②Plasmodium *n*
合胞体层 Synzytienschicht *f*, Stratum syncytiale *n*
合胞体的 synzytial, syncytial(-is, -is, -e)
合胞体毒素 Synzytiotoxin *n*
合胞体结 Synzytienknoten *m*
合胞体瘤 Synzytiom *n*
合[胞]体细胞 Synzytienzellen *f pl*
合胞体芽 Synzytienknospe *f*
合胞体样的 synzytoid
合胞体滋养层 Synzytiotrophoblast *m*, Plasmodi(o)trophoblast *m*
合并 Konsolidierung *f*, Vereinigung *f*, Zusammenlegung *f*
合并标准差 kombinierte Standardabweichung *f*
合并发风湿性瓣膜病冠状动脉移植术 koronare Bypass-Operation mit eheumatismal Ventil Krankheit kombiniert *f*
合并发颈动脉病变冠状动脉旁路移植术 koronare Bypass-Operation mit Carotis-Läsion kombiniert *f*
合并方差 kombinierte Varianz *f*
合并感染 Mischinfektion *f*, Simultaninfektion *f*
合并均数 kombinierter Durchmittelwert *m*
合并麻醉 Kombinationsnarkose *f*
合并梅毒的 extrasyphilitisch
合并伤 verbundene Verletzung *f*
合并文件 vereinigte Dateien *f pl*, zusammengefügte Files *n pl*
合并消毒 gemeinsame Desinfektion *f*
合并性失语 Kombinationsaphasie *f*
合并性硬化 vereinigte Sklerose *f*
合并血管畸形的动脉瘤 Aneurysma mit Gefäßmissbildung *n*
合并用药 Kombination von Medikamenten *f*
合并用药化学治疗(联合化疗) kombinierte Chemotherapie *f*
合并症 Komplkation *f*
合并症(并发症) Komplikationen *f pl*
合并主动脉弓中断永存动脉干矫正术 Reparatur von Truncus arterous mit unterbrochener Aortenbogen Korrektion *f*
合成 Synthese *f*, Synthesis *f*
合成氨 synthetisches Ammoniak *n*
合成表型 synthetischer Phänotyp *m*
合成材料 synthetisches Material *n*, synthetische Substanz *f*
合成产物 synthetisches Produkt *n*, Syntheseprodukt *n*
合成雌激素 synthetisches Estrogen *n*
合成催产素 Syntocinon *n*
合成代谢 konstruktiver Metabolismus *m*, Anabolismus *m*
合成代谢过程 Anabolismusprozeß *m*, anaboler Prozeß *m*
合成代谢突变型 anabolischer Mutant *m*
合成代谢途径 anabolische Leitung *f*
合成蛋白[质] synthetisches Eiweiß *n*
合成的 synthetisch
合成多聚核苷酸 synthetisches Polynukleotid *n*
合成方法 Synthese *f*, Synthetisierungsmethode *f*
合成分数 zusammengesetzte Punktzahl *f*
合成敷料 synthetischer Verband *m*
合成革(人造革) Kunststoffleder *n*
合成后间隙 postsynthetisches Intervall *n*
合成后期 postsynthetische Phase *f*
合成化学 synthetische Chemie *f*
合成胶水 synthetischer Klebstoff *m*
合成接头 Kunststoffbinder *m*
合成结晶牛胰岛素 synthetisches kristallinisches Rinderinsulin *n*
合成聚合物 synthetische Polymeren *n pl*
合成抗原 synthetisches Antigen *n*
合成可吸收聚合物支架 synthetische bioresorbierbare Polymerstützgerüste *n pl*
合成空气 synthetische Luft *f*, künstliche Luft *f*
合成孔径声成像 akustische Bildgebung mit synthetischer Blende *f*
合成率 Synthetisierungsverhältnis *n*
合成麻醉剂 synthetisches Narkotikum *n*
合成酶 Synthetase *f*, anaboles Enzym *n*
合成酶抗体 Synthetase-Antikörper *m*
合成免疫球蛋白的细胞 Immunoglobulin-aufbauende Zelle *f*
合成膜 synthetische Membran *f*
合成培养基 definiertes Medium *n*, synthetisches Medium *n*
DNA 合成期 DNA-Synthesephase *f*
合成期 Synthesephase *f*, S-Phase *f*, S-Periode *f*
合成前期 präsynthetische Phase *f*
合成染料 synthetischer Farbstoff *m*
合成乳化剂 synthetisches Emulsierungsmittel *n*
合成膳食 synthetische Diät *f*
合成麝香 künstlischer Moschus *m*
合成食用色素 synthetischer Speisefarbstoff *m*, Kunstspeisefarbstoff *m*
合成食用油 synthetisches Speisefett *n*, Kunstspeisefett *n*
合成树脂 synthetisches Harz *n*, Kunstharz *n*
合成树脂皮肤病 Kunstharz-Dermatose *f*
合成树脂皮炎 Kunstharz-Dermatitis *f*
合成树脂粘胶剂 Kunstharzkleber *m*
合成塔 Syntheseturm *m*
合成肽疫苗 synthetischer Peptidimpfstoff *m*
合成体系 Synthesesystem *n*
合成同位素 synthetisiertes Isotop *n*, künstlisches radioaktives Isotop *n*
合成文本 Synthesetext *m*
合成 IgM(免疫球蛋白 M)细胞 IgM(Immunoglobulin M) aufbauende Zelle *f*
合成洗涤剂 synthetisches Detergent *n*
合成洗涤剂污染 Verschmutzung durch synthetische Abwaschmitteln *f*
合成纤维 synthetische Faser *f*, Kunstfaden *m*
合成纤维滤材 Kunstfadenfiltrierstoff *m*
合成纤维织物 künstliche Textilfaser *f*
合成橡胶 Kunstgummi *n*, Kunstkautschuk *m*
合成橡胶废水 Kunstkautschuk-Abwasser *n*
合成橡胶食品卫生 Lebensmittelhygiene von synthetischem Kautschuk *f*
合成橡胶印模材料 elastomeres Abformmaterial *n*
合成效度 synthetische Validität *f*
合成性的 synthetisch
合成性质粒 synthetisches Plasmid *n*

合成雄性激素 synthetische Androgene *n pl*
合成药物 synthetisches Medikament *n*, Kunstheilmittel *n*
合成药物化学 Chemie der synthetischen Medikamente *f*
DNA 合成仪 DNA-Synthesizer *m*
合成营养素 synthetischer Nährstoff *m*
合成鱼腥草素 synthetisches Houttuynin *n*, Houttuynin natriumbisulfit *n*
合成语言机 synthetisches Sprachsystem *n*
合成载体 synthetischer Vektor *m*
合成自身调控 Syntheseselbstregelung *f*
合成作用 Synthese *f*, Synthetisierung *f*
合创伤 okklusales Trauma *n*
合点 Hagelschnur *f*, Chalaza *f*
合点受精 Chalazogamie *f*
合垫 okklusales Pad *n*
合二为一的父母 kombinierte Eltern *pl*
合二为一的父母形象 kombinierte Elternfigur *f*
合法的 legitim, gesetzmäßig, gerecht
合法儿童 legale Kinder *n pl*
合法化 Legalisierung *f*
合法流产 rechtmäßiger Abort *m*
合法命名 legitime Benennung *f*
合法使用 legale Nutzung *f*
合法他杀死 Tod durch Mord zu rechtfertigen *m*
合法性 Gesetzmäßigkeit *f*, Legalität *f*
合法药物 legale Droge *f*
合缝处 Naht *f*
合干扰 okklusale Interferenz *f*
合格 Annahme *f*, Akzeptanz *f*, Qualifikation *f*
合格的 gültig, stichhaltig, triftig, berechtigt
合格碘盐食用率 Anteil des Verbrauchs von qualifizierten Jodsalz *m*
合格父母 qualifizierte Eltern *pl*
合格家长 qualifizierte Eltern *pl*
合格考试 Zertifikatsprüfung *f*
合格评定 Konformitätsbewertung *f*
合格人群 berechtigte Bevölkerung *f*
合格者 Kennzeichner *m*, Abfragekriterium *n*, Qulifikant *m*
合格证[明] Konformitätsbescheinigung *f*
合格证书 Berechtigungsschein *m*, Befähigungsnachweis *m*
合关键 okklusaler Schlüssel *m*
合关系 Okklusion *f*
合规散光 mit-dem-Regel Astigmatismus *m*
合核 Synkaryon *n*
合核的 synkarzotisch
合核二倍细胞 synkaryotische Diploidzelle *f*
合核体 Synkaryon *n*
合核细胞 Synkaryozyt *m*
合欢氨酸 Albizziin *n*
合基因子 Syngenote *f*
合剂 Mixtur *f* (Mixt.), Mistura *f*, Kompositum *n*
　埃尔兹霍兹氏合剂 Elzholz* Mixtur *f*
　奥尔德里奇氏合剂 Aldrich* Mixtur *f*
　巴甫洛夫氏合剂 Pawlow* Mixtur *f*
　冈宁合剂(检尿氮合剂) Gunning* Mixtur *f*
　林格氏合剂 Ringer* Mixtur (od. Lösung) *f*
　迈尔氏甘油白蛋白合剂 Mayer* Glyzerin-Albumin-Mixtur *f*
　帕里希氏樟脑合剂 Parrish* Kamphormixtur *f*
　夏鲍氏合剂 Chabaud* Mixtur *f*
合剂, 混合物 Mischung *f*
ACE 合剂 ACE-Mixtur *f*, ACE mixture (ACE=alcohol, chloroform, ether) engl
合浆细胞样胸腺瘤 synzytoides Thymom *n*
合浆性团块 symplasmatische Masse *f*
合结 Verweilknoten *m*
合金 (Metal-) Legierung *f*
合金钉瓷牙 Porzellanzähne mit Legierungsstifte *m pl*
合金钢 Legierungsstahl *m*
合金片碾压机 (Legierungs-) Walzwerk *n*
合金嵌体 Legierungsgußfüllung *f*, alloy inlay <engl.>
合金牙板(背) Legierungsrückenplatte *f*
合金元素 Legierungselement *n*
合金助焊剂 Lötpaste *f*, Schweißpaste *f*
合理当量 Rationaläquivalent *n*
合理的 rational, rationell, legitim
合理行动理论 begründete Handlungstheorie *f*
合理化 Rationalisierung *f*
合理化作用 Rationalisierung *f*
合理力量 legitime Macht *f*
合理疗法 rationelle Behandlung *f*
合理模拟模型 angemessenes Simulationsmodell *n*
合理烹调 rationelles Kochen *n*
合理情绪疗法 rational-emotionale Therapie *f* (RET)
合理权利 legitimes Recht *n*
合理膳(饮)食 rationelle Diät *f*
合理社会管理 rationales Sozialmanagement *n*
合理识别方法 rationales Erkennungsverfahren *n*
合理性 Rechtfertigung *f*, Berechtigung *f*
合理药物设计 rationales Drugsdesign *n*
合理医疗可能性 angemessene medizinische Wahrscheinlichkeit *f*
合理医学 Rationalmedizin *f*
合理饮食 bewusste Ernährung *f*
合理营养 rationelle Ernährung *f*
合理原子量 rationelles Atomgewicht *n*
合理运动 angemessene Bewegung *f*
合理主义 Rationalismus *m*
合理注意的标准 angemessenes Vorsichtskriterium *n*
合力 Mittelkraft *f*, resultierende Kraft *f*, Resultante *f*
合流 Zusammenfluß *m*
合流菌丝 coenocytische Hyphen *f pl*
合流制污水系统 gemeinsame Abwasserführung *f*
合拢 Vereinigung *f*
合拢锁扣 Zangenschloß *m*, Schließen der Zange *n*
合酶 Synthetase *f*
合酶素 Syntomycin *n*
合酶素胶囊 Syntomycin-Kapsel *f*
合模式 Syntypus *m*, Syntyp *m*
合平面 Okklusionsebene *f*
合曲线 Okklusionskurve *f*
合取(心理学) Verbindung *f*, Konjunktion *f*
合取概念(心理学) konjunktives Konzept *n*
合群 Angliederung *f*, Zusammenschluss *m*
合群动机 affiliative Motivation *f*, Anschlussmotiv *n*
合群反应 affiliative Reaktion *f*
合群人格 gesellige Persönlichkeit *f*
合群性 Geselligkeit *f*
合群需要 Zugehörigkeitsbedürfnis *n*
合身服装 körperangepasste Kleidung *f*
合生 Symphyse *f*
合生的 angeboren
合生维管束 zusammengewachsene Bündel *n pl*
合[生]心皮[果]的 syncarp (-us, -a, -um)
合生叶 verbindendes Blatt *n*
合生元 Synbiotika *f*
合适的 geeignet, passend, gebührend
合适的标准 wünschenswertes Kriterium *n*
合速度 resultierende Geschwindigkeit *f*

合体飞行服 körperanliegende Fliegerbekleidung *f*
合体结节 Synzytialknoten *m*
合体细胞 Synzytienzellen *f pl*
合体细胞型(脑膜皮型)脑膜瘤 synzytiales (meningotheliales) Meningeom *n*
合体细胞性子宫内膜炎 synzytiale Endometritis *f*, Endometritis synzytialis *f*
合体细胞样 synzytiumartig
合体细胞滋养层细胞 Synzytiotrophoblast *m*, Plasmodi(o)trophoblast *m*
合体滋养层 Synzytiotrophoblast *m*, Plasmodi(o)trophoblast *m*
合同 Vertrag *m*, Vereinbarung *f*
合同学习 Lernen durch den Vertrag *n*
合同研究组织 Organisation der Vertragsforschung *f*
合位记录 Okklusionsprotokoll *n*
合线 Zygonema *n*
合线期 Zygotänstadium *n*
合象反射 Verschmelzungsreflex *m*, Fusionsreflex *m*
合议庭 stiftskirche Bank *f*
合音 Kombinationston *m*, Summationston *m*
合诱导 okklusionsinduziert
合指症 Syndaktylie *f*
合趾猿 Symphalangus syndactytus *m*
合趾猿属 Symphalangus *m*
合轴 Sympodium *n*
合轴的 sympodial
合子 Zygote *f*
合子核 Zygotenkern *m*
合子后隔离 postzygotische Isolation *f*
合子期 Zygophase *f*
合子突变 Zygotenmutation *f*
合子诱导 zygotische Induktion *f*
合子致死基因 Letalgen von Zygote *n*
合作度 Partnerschaft *f*
合作婚姻疗法 kollaborative Paartherapie *f*
合作小组 Koalition *f*
合作协同作用 koordinierter Synergismus *m*
合作性护理功能 interdependente Pflegefunktionen *pl*
合作性问题 Problem der Zusammenarbeit *n*, kollaboratives Problem *n*
合作医疗 genossenschaftliche medizinische Betreuung *f*
合作医疗站 genossenschaftliche medizinische Station (od. Sanitätsstelle) *f*
合作医疗制度 System von der genosenschaftlichen medizinischen Betreuung *n*
合作游戏 kooperatives Spiel *n*
合作职能 kollaborative Funktion *f*
合作转运 Ko-Transport *m*
何博礼现象 Hoeppli* Phänomen *n*
何慈氏手术 Hotz*(-Anagnostakis*) Operation *f*
何德毛结节菌 Piedraia hortae *f*
何尔登管 Haldane* Rohr *n*(采集肺泡气用)
何尔登室(器) Haldane* Kammer *f*(一种密封室,将动物置于其内进行代谢研究用)
何尔登效应 Haldane* Effekt *f*(高浓度的氧促进血红蛋白与氢离子和二氧化碳的解离)
何杰金氏病 Hodgkin* Krankheit *f*, maligne Lymphogranulomatose *f*
何杰金氏淋巴瘤 Hodgkin* Lymphom *n*
何杰金氏肉瘤 Hodgkin* Sarkom *n*
何杰金氏肉芽肿 Hodgkin* Granulom *n* (od. Krankheit *f*)
何杰金氏细胞 Hodgkin* Zellen *f pl*
何杰金氏综合征 Hodgkin* Syndrom *n* (od. Krankeit *f*)
何杰金细胞 Hodgkin* Zelle *f*
何克氏棒状杆菌 Corynebacterium hoagii *n*
何氏肠杆菌 Enterobacter hormaechei *m*
何氏血蜱 Haemaphysalis campanulata *f*
何首乌中毒 Vergiftung durch Polygonum multiforum *f*
和[厚]朴酚 Honokiol *n*
和常山碱 Orixin *n*
和常山酮碱 Orixinon *n*
和电位 Summationspotential *n*
和缓杆菌 Bacillus mitis *m*
和解 Kompromiss *m*, Ausgleich *m*
和睦 Annäherung *f*, Verständigung *f*
和时间相关的推理 zeitabhängige Argumentation *f*
和田测验(决定言语优势半球的试验) Wada-Test *m*
和线菌溶素 Actinolysin *n*
和谐 Harmonie *f*, Einklang *m*, Übereinstimmung *f*
和谐的 entsprechend, deckungsgleich, kongruent, übereinstimmend
和谐频率 Harmoniefrequenz *f*
和谐人格 abgestimmte Persönlichkeit *f*, syntonische Persönlichkeit *f*
和谐信度 kongruente Zuverlässigkeit *f*
和谐性 Verträglichkeit *f*, Kompatibilität *f*
和胸茶剂 Hustentee *m*, Species pectoralis *f*
和音 Übereinstimmung *f*
河川净化 Flußreinigung *f*
河床热 channel fever, land fever <engl.>
河弧菌 Vibrio fluvialis *m*
河口环境 Ästuar-Umgebung *f*
河狸(海狸) Biber *m*
河流生态系统 Flussoekosystem *n*
河流生物群 Fluss-Lebensraum *m*
河流污染 Flußverschmutzung *f*, Flußkontamination *f*
河马面 Hippopotamus-Gesicht *n*
河盲症 Onchozerkose *f*, Flussblindheit *f*
河霉素 Fluvomycin *n*, Riomycin *n*
河泥浴 Schlammbad *n*
河生肠杆菌生物群 1 Enterobacter aminigenus 1 *m*
河生肠杆菌生物群 2 Enterobacter aminigenus 2 *f*
河豚 Kugelfisch *m*, Tetrodon *m*, Fugu *m*
河豚毒素 Tetrodotoxin *n*, Fugugift *n*
河豚毒素(河豚[鱼]毒[素]) Tetrodotoxin (TTX) *n*, Fugugift *n*
河豚毒酸 Tetrodonsäure *f*
河豚[毒]中毒 Tetrodotoxismus *m*, Fuguvergiftung *f*
河豚肝毒素 Tetrodohepatotoxin *n*
河豚卵巢毒素 Tetrodo-ovariotoxin *n*
河豚属 Tetrodon *n*
河豚酸 Tetrodonsäure *f*
河豚[鱼]毒[素] Tetrodotoxin *n*
河豚[鱼]食物中毒 Lebensmittelvergiftung durch Fugu spp *f*
河豚[鱼]中毒 Tetrodonvergiftung *f*, Fuguvergiftung *f*, Tetrodotoxismus *m*
河豚中毒 Tetraodon Vergiftung *f*, kugelfische Vergiftung *f*
荷包缝合小肠插管造口术 Stamm* Enterostomie *f*
荷包口缝术 Tabaksbeutelnaht *f*, Schnürnaht *f*
荷包牡丹碱 Bicucullin *n*
荷尔美希沙门氏菌 Salmonella hormaechei *f*
荷尔蒙 Hormon *n*
荷花碱 Neferin *n*
荷兰医学文摘 Excerpta Media *f*(EM)
荷兰医学文摘网络数据库 Excerpta Medica Database *m* (Embase)
荷兰医学文摘主题词表 EMBASE (Excerpta Medica Database) <engl.>
荷兰猪(豚鼠) Meerschweinchen *n*, Cavia cobaya *f*

荷叶碱 Nuciferin *n*
核 Kern *m*, Nukleus *m*, Nucleus *m*, Karyon *n*
核白蛋白 Nukleoalbumin *n*
核白蛋白尿 Nukleoalbuminurie *f*
核白蛋白胨 Nukleoalbumose *f*
核板 Äquatorialplatte *f*, Metaphase (*n*) platte *f*
核爆污染食品特点 Eigenschaft der Lebensmittelsverschmutung durch Kernsexplosion *f*
核爆炸 Kernexplosion *f*
核爆炸冲击伤 Kernexplosionsstoßverletzung *f*, nuclear blast injury <engl.>
核爆炸复合伤 komplizierte Kernexplosionsverletzung *f*, nuclear blast combined injury <engl.>
核爆炸恐怖 Nukleomitophobie *f*
核爆炸散落物 Fallout der Kernexplosion *n*
核爆炸烧伤 Kernexplosionsverbrennung *f*
核被(包)膜 Kernhülle *f*, Kernmembran *f*
核被膜 Nuklearmembran *f*, Kernmembran *f*
核本(粒) Karyosom *n*
核变性 Kerndegeneration *f*
核表面张力 Kernoberflächenspannung *f*
核不均 -RNA heterogen-nukleäre RNS *f*(HnRNS)
核不均一性 RNA heterogene Kern-RNA *f*(hnRNA)
核层 Stratum nucleare *n*
核尘 Kernstäubchen *n pl*
核磁成像 Kernspinresonanztomografie *f*, NMR-Tomografie *f* (MRT)
核磁共振 Kernspinresonanz *f*, magnetische Kernresonanz *f*
核磁共振癌肿探测器 Kernspinresonanz-Krebsdetektor *m*
核磁共振测量 Kernspinresonanzmessung *f*, NMR-Messung *f*
核磁共振成像 NMR-Zeugmatographie, *f*, NMR-Bildgebung *f*
核磁共振电阻抗成像 Magnetresonanz elektrische Impedanz-Tomographie *f*
核磁共振光谱法 Kernspinresonanzspektroskopie *f*, NMR-Spektroskopie *f*
核磁共振谱 Kernspinresonanzspektrum *n*
核磁共振影像学 Kernspintomographie *f*
核磁共振治疗仪 Kernspinresonanz-Behandlungsapparat *m*
核粗粒体 Makrosom *n*
核袋纤维 Kernsackfaser *f*
核[弹]恐怖 Nukleophobie *f*
核蛋白 Kerneiweiß *n*, Nukleoproteid *n*, Nukleo protein *n*
核蛋白复合物 Kernprotein-Komplex *m*, Nukleokomplex *m*
核蛋白抗原 Nukleoproteid-Antigen *n*(NP-Antigen)
核蛋白体 Ribosom *n*
核蛋白体复合物 Ribonukleoprotein *n*
核蛋白体核糖核酸 ribosomale RNS *f*(rRNS)
核蛋白体结合位点 Ribosomenbindungsstelle *f*
核蛋白体灭活蛋白 Ribosomen-inaktivierendes Protein *n*
核蛋白体循环 Ribosomenzyklus *m*
核蛋白体亚单位 Ribosomen-Untereinheit *f*
核[蛋白]玷 Nukleose *f*
核蛋白注射疗法 Phlogetan-Therapie *f*
核的 nukleär, nuklear, nuclear (-is, -is, -e)
核点 Nucleolinus *m*
核电池 Kernbatterie *f*, Radionuklidbatterie *f*
核电站事故 Atomkraftwerksunfall *m*
核定 Genehmigung *f*, Bewilligung *f*, Bestätigung *f*, Zustimmung *f*
核定收支 überpüfung auf Einkommen und Ausgeben *f*
核定位信号 Kernlokalisierungssignal *n*
核毒类药物 kerngiftige Medikamente *n pl*, nukleotoxische Mittel *n pl*
核毒素 Kerngift *n*, Nukleotoxin *n*
核堆积 Kernakkumulation *f*
核对表 Checkliste *f*, Prüliste *f*, Kontrollliste *f*, Strichliste *f*
核对试验 Gegenprobe *f*, Kontrollprüfung *f*, Nachpüfung *f*, überprüfungstest *m*
核对样品 Nachprüfungsprobe *f*, Nachprüfungsprobestück *n*
核多面体病毒 Nucleopolyhedrovirus *m*
核多糖体 Ribosom *n*
核多形性 Kernpleomorphismus *m*
核反应堆 Kernreaktor *m*
核纺锤体 Kernspindel *f*
核飞船 Kernflugschiff *n*
核废物 Nuclearabfall *m*, Atommüll *m*
核分化 Kerndifferenzierung *f*
核分裂 Kernspaltung *f*, Kernteilung *f*, Kernzersplitterung *f*, Karyokinese *f*, Mitose *f*
核分裂池 mitotisches Pool *n*
核分裂活跃的平滑肌瘤 Leiomyom mit mitotischer Aktivität *n*
核分裂间期 Interkaryokinese *f*, Zwischenphase *f*
核分裂期 Karyokinesestadium *n*, Mitosephase *f*, Mitoseperiode *f*, M-Periode *f*
核分裂前期 Antephase *f*
核辐射 Kernstrahlung *f*
核辐射防护 Kernstrahlenschutz *m*
核辐射计数器 Kernstrahlenzählrohr *n*
核辐射损伤 Kernstrahlenschaden *m*
核甘酸激酶 Nukleosid-monophosphat-kinase *f*
核肝脏病学 Nuklearhepatologie *f*, Kernhepatologie *f*
核苷 Nukleosid *n*
核苷 5' 多磷酸 Nukleosid-5'-Polyphosphat *n*
核苷 5' 二磷酸 Nukleosid-5'-Diphosphat *n*
核苷二磷酸激酶 Nukleosid-diphosphat-kinase *f*
核苷二磷酸酶 Nukleosiddiphosphatase *f*
核苷激酶 Nukleosid-Kinase *f*
核苷类 Nukleosid *n*
核苷类似物 Nukleosidsanalogon *n*
核苷磷酸化酶 Nukleosid-phosphorylase *f*
核苷磷酸激酶 Nukleosid-monophosphat-kinase *f*
核苷酶 Nukleosidase *f*
核苷 5' 三磷酸 Nukleosid-5'-Triphosphat *n*
核苷三磷酸 Nukleosidtriphosphatase *f*
N- 核苷酸 N-Nukleosid *n*
P- 核苷酸 P-Nukleotid *n*
核苷酸 Nukleotid *n*
核苷酸多态性数据库 Einzelnukleotid-Polymorphismen-Datenbanksystem *n*
核苷酸基 Nukleotidyl-
核苷酸间键合 Internukleotid-Bindung *f*
核苷酸碱基 Nukleotidbase *f*
核苷酸焦磷酸酶 Nukeotid-pyrophosphatase *f*
核苷酸结合寡聚化结构域样受体家族 nukleotidbindende oligomerisierungsdomainähnliche Rezeptorsfamilie *f*
核苷酸结合寡聚域蛋白 1 Nukleotid-bindendes Oligomerisierung-Domäne enthaltendes Protein 1 *n*
核苷酸结合寡聚域样受体 Nukleotid-bindender Oligomerisierungsdomäne-like-Rezeptor *m*
核苷酸类似物 Nukleosidsanalogon *n*
5'- 核苷酸酶 5'-Nucleotidase *f*(5'-NT)
核苷酸酶 Nukleotidase *f*
核苷酸排列顺序 Nukleotidsequenz *f*
核苷酸切除修复 Nukleotidexzisionsreparatur *f*
核苷酸切除修复基因 Nukleotid-Entfernung-Reparatur-Gen *n*
核苷酸三联体 Nukleotidtriplet *n*
核苷酸三磷酸酶 Nukleotidtriphosphatase *f*
核苷酸顺序 Nukleotidsequenz *f*
核苷酸序列检索数据库 Nukleotidsequenzdatabank *f*

核苷酸转移酶 Nukleotidyl-transferase *f*
核骨架 Kernskelett *n*, Nukleoskelett *n*
核固缩 Kernpyknose *f*, Pyknosis *f*, Karyopyknose *f*
核冠 Kernkrone *f*, nukleäre Krone *f*
核果 Steinfrucht *f*, Nux *f*
核后盖 postnukleäre Krone *f*
核后环 postnukleärer Ring *m*
核呼吸因子 -1 Kernatemfaktor-1 *m*
核呼吸因子 -2 Kernatemfaktor-2 *m*
核化学 Kernchemie *f*
核环体 perinukleäre Körperchen *n pl*
核黄疸 Kernikterus *m*, Schmorl* Ikterus *m*
核黄素 Riboflavin *n*, Ovoflavin *n*, Vitamin B2 *n*
核黄素激酶 Riboflavinkinase *f*, Flavokinase *f*
核黄素 5' 磷酸 Riboflavin-5'-Phosphat *n*
核黄素缺乏[病] Ariboflavinose *f*, Alaktoflavinose *f*, Riboflavinmangel *m*
核黄素缺乏病 Ariboflavinose *f*
核基因 Kerngen *n*, Nukleogen *n*
核基因组 Kerngenom *n*
核基质 Kernmatrix *f*
核基质蛋白 22 Kernmatrix-22 *f*
核基质有丝分裂器 Kernmatrix Mitoseapparat *m*
核基质有丝分裂器蛋白 Kernmatrix Mitoseapparat Protein *n*
核加工[作用] Kernbearbeitung *f*, Kernverarbeitung *f*
核间的 internukleär, internclear (-is, -is, -e)
核间距[离] Kernabstand *m*
核间束 Tractus internuclearis *m*
核间性眼肌麻痹 Ophthalmoplegia internuclearis *f*
核浆 Karyoplasma *n*, Karyoenchym *n*, Karyolymphe *f*
核浆比 Kern-Zytoplasma-Rate *f*
核浆素 Nukleoplasmin *n*
核角蛋白 Nukleokeratin *n*
核结合能 Kernbindungsenergie *f*
核晶作用 Kernbildung *f*, Keimbildung *f*
核精蛋白 Nukleoprotamin *n*
核径迹 Kernspur *f*
核聚变 Kernverschmelzung *f*
核抗原 Kernantigen *n*
核(海)柯皂甙原 Hecogenin *n*
核壳体 Nukleokapsid *n*
核壳体蛋白 Nukleokapsidprotein *n*
核孔 Kernpore *f*
核孔复合体 Kernporenkomplex *m*, Nukleoporenkomplex *m*
核恐怖 Nukleophobie *f*
核恐怖症 Kernphobie *f*
核力 Kernkraft *f*
核粒 Nukleosom *n*, Karyosom *n*, Chromozentrum *n*
核粒梭[形杆]菌 Fusobacterium nucleatum *n*
核链孢酸 Fusidinsäure *f*
核链纤维 Kernkettenfaser *f*
核裂变 Kernspaltung *f*, Kernzersplitterung *f*, nukleäre Fission *f*
核裂产物 Sapalprodukt *n*
核裂细胞 kernteilende (od. gekerbte) Zelle *f*
核淋巴 Kernsaft *m*, Karyolymphe *f*
核磷蛋白 Nukleophosmin *n* (NPM)
核磷蛋白突变分析 Nucleophosmin-Mutationsanalyse *f*
核流现象 Strömung von Zellkernen *f*
核轮廓指数 Kernkontur-Index *m*
核帽 Kerndeckel *m*
核酶 Ribozym *n*
核霉素 Caryomycin *n*
核膜 Kernmembran *f*, Kernhülle *f*
核[膜]层蛋白 Lamin *n*
核膜孔 Kernpore *f*
核膜孔复合体 Kernporenkomplex *m*
核膜浓染 Hyperchromasie der Kernmembran *f*
核膜型 Nukleusmodell *n*
核膜增厚 Kernmembranverdickung *f*
核囊纤维 Kernsackfaser *f*
核内包涵体 endonuklearer Einschlußkörper *m*
核内包涵物 Zellkerneinschluß *m*
核内倍增 Endoduplikation *f*
核内不均核糖核酸 heterogene nukleäre RNA *f*, heterogene Kern-RNA *f* (hnRNA)
核内的 endonuklear, intranukleär, intranuclear (-is, -is, -e)
核内多倍性 Endopolyploidie *f*
核内纺锤体 im Kern gelegte Spindel *f*, intranukleäre Spindel *f*
核内分泌病学 Kernendokrinologie *f*
核内复制 Endoreduplikation *f*
核内核分裂 Endomitose *f*
核内核糖体 intranukleäres Ribosom *n*
核(环)内互变异构[现象] intraannulärer Tautomerismus *m*
核内寄生虫 karyozoischer Parasit *m*
核内寄生的 karyozoisch
核内晶体 intranukleärer Kristall *m*
核内神经元 intranukleäres Neuron *n*
核内受体 intranukleärer Rezeptor *m*
核内糖原包含体 intranukleärer Glykogen-Einschluß *m*
核内体 Endosom *n*
核内小核蛋白颗粒 kleines nukleares Nukleoproteinpartikel *n*
核内有丝分裂 Endomitose *f*, Endoschisis *f*
核内再复制 Endoreduplikation *f*, Endoreplikation *f*
核内脂质包涵体 intranukleäres Lipid-Einschluß *m*
核能 Kernenergie *f*, nukleäre Energie *f*
核浓(固)缩 Karyopyknose *f*, Pyknose *f*
核盘菌属 Sclerotinia *f*
核旁复合体 paranukleärer Komplex *m*, Paranuklearkomplex *m*
核胚细胞 Karyoblast *m*
核配 Karyogamie *f*
核配合 Karyogamie *f*
核膨胀 Kernschwellung *f*, Kernquellung *f*
核嘌呤 Nukleopurin *n*, Alloxin *n*
核破碎 Kernfragmentation *f*, Karyoklasie *f*, Karyo(r)rhexis *f*
核清蛋白 Nukleoalbumin *n*
核球 Karyophäre *f*
核燃料 Kernbrennstoff *m*
核燃料处理 Verarbeitung von Kernbrennstoffen *f*
核[染]色细胞 Karyochrom *n*
核染[色]质 chromatische Substanz *f*, Chromatin *n*, Mitoplasma *n*
核染色质改变 Veränderung des Kernchromatins *f*
核染质的 chromatisch
核染质粒体 Chromatinkörnchen *n pl*
核染质碎裂 Chromatino(r)rhexis *f*
核染质体 Chromatinkörper *m pl*
核染质屑 Chromatinstäubchen *n pl*
核染质溢出 Chromidiosis *f*
核仁 Kernkörperchen *n*, Nukleolus *m*, Mikronukleus *m*
核仁伴随染色质 nukleolus-assoziiertes Chromatin *n*, Plasmachromatin *n*
核仁边集 nukleoläre Margination *f*
核仁成分分离 Trennung der nukleolären Komponenten *f*
核仁的 nukleolär, nukleolar
核仁肥大 Nukleolushypertrophie *f*
核仁管[道]系统 nucleolar channel system (NCS) <engl.>
核仁颗粒区 nucleolar granular cortex <engl.>
核仁内粒 Nucleolinus *m*
核仁内粒不等 Anisonukleolinose *f*

核仁内小体 Endonukleolus *m*
核仁染色体 Nukleolarchromosom *n*
核仁染色体复合体 Nukleoluschromosomenkomplex *m*
核仁溶解 Pyrenolyse *f*
核仁生成器 Nukleolusbuilder *m*, Nucleolusgenerator *m*
核仁素 Nukleolin *n*, Pyrenin *n*
核仁随体 nukleolärer Satellit *m*
核仁退行性变 Nukleolus-Degeneration *f*
核仁［细］丝 Nukleolarfaden *m*, Nukleo(lo)nema *n*, Nucleo(lo)nema *n*
核仁纤维区 nucleolar fibrous core <engl.>
核仁线 Nukleolarfaden *m*, Nukleo(lo)nema *n*, Nucleo(lo)-nema *n*
核仁小斑 Nukleololus *n*
核仁小分子 snoRNA *f*
核仁小体 Entosthobtast *m*, Nukleolarkörperchen *n*
核仁形态学 nukleoläre Morphologie *f*
核仁型 nukleares Modell *n*
核仁样的 nukleoliform, nukleoloid
核仁增大 Nukleolusvergrößerung *f*
核仁组成带(区) N-Band *m*
核仁组织导体 Nukleolusorganisator *m*
核溶解 Kernauflösung *f*, Karyolyse *f*
核融合 Kernfusion *f*, Karyapsis *f*
核乳胶 Kernemulsion *f*
核杀菌素 Nucleocidin *n*
核上区 supranukleäres Feld *n*
核上性麻痹 supranukleäre Lähmung *f*, Paralysis supranuclearis *f*
核上性眼肌麻痹 supranukleäre Ophthalmoplegie *f*
核深染 nuklearer Hyperchromatismus *m* (od. Hyperchromatose *f*)
核神经病学 Kernneurologie *f*
核生成 Karyogenese *f*
核生化制剂 NBC-Agens *n*
核实 Validierung *f*
核事故 Kernunfall *m*, Nuklearkatastrophe *f*, Atomunfall *m*
核试验 Kerntest *m*, Kern(waffen)versuch *m*
核适应 Nukleoanpassung *f*, Kernadaptation *f*
核受体 Nuklearreeptor *m*, Kernrezeptor *m*
核衰变 Kernzerfall *m*
核丝 Linin *n*, Nukleohyaloplasma *n*
核素 Nuklein *n*, Nuklid *n*
核素发生器 Nuklidgenerator *m*
核素骨显像 Radionuklid *n*, Knochenszintigraphie *f*
核素计算机体层扫描 Nuklid-Komputer-Tomographscanning *n*
核素疗法 Nukleinotherapie *f*
核素闪烁扫描 Nuklid-Szintiscanning *n*
核素闪烁扫描器 Nuklid-Szintiscanner *m*
核素试剂 Nuklidreagens *n*
核素显像图 nukleare Szintigraphie Bildgebung *f*
核酸 Nukleinsäure *f*, Acidum nucleinicum *n*
核酸传感器 DNA/RNA-Sensor *m*
核酸电泳 DNA-Gelelektrophorese *f*
核酸二级结构 Sekundärstruktur der Nukleinsäure *f*
核酸分子探针 Nukleinsäuremolekül Probe *f*
核酸分子杂交 Kreuzung der Nukleinsäuremolekül *f*, Molekular-Hybridisierung *f*
核酸高级结构 höhe Struktur der Nukleinsäure *f*
核酸合成仪 Nukleinsäure Synthesizer *m*
核酸合成抑制剂 Nukleinsäure Synthese Hemmstoff *m*
核酸化学合成 chemische Synthese der Nukleinsäure *f*
核酸检测 Nukleinsäurestest *m*
核酸减少 Denukleination *f*
核酸胶酶 Nukleogelase *f*
核酸结构 Nukleinsäurestruktur *f*
核酸奎宁 Chininnukleinat *n*
核酸扩增技术 Nukleinsäure-Amplifikations-Technik *f*
PCR 核酸扩增仪 PCR-Amplifikation *f*
核酸磷酸酶 Nukleophosphatase *f*, Nukleotidase *f*
核酸酶 Nuklease *f*
S1 核酸酶 S1 Nuklease *f*
核酸酶 Bal-31 Nuklease Bal-31 *f*
核酸酶 P1 Nuklease P1 *f*
核酸酶 S1 Nuklease S1 *f*
核酸酶 A 切割 RNase A-Spaltung *f*
核酸酶 S1 图谱法(S1 核酸酶作图) Nuklease S1 Kartierung *f*, S1 Nuklease Kartierung *f*
核酸钠 Natriumnukleinat *n*, Natrium nucleinicum *n*
核酸内切酶 Endonuklease *f*
核酸内切酶 G Endonuklease G *f*
核酸人工合成 künstliche Synthese der Nukleinsäure *f*
核酸三级结构 Tertiärstruktur der Nukleinsäure *f*
核酸数据库 Nukleinsäure-Datenbank *f*
核酸顺序测定 Sequenzierung der Nukleinsäure *f*
核酸四级结构 Quartärstruktur der Nukleinsäure *f*
核酸探针 Nukleinsäure Probe *f*
核酸铜 Kupfernukleinat *n*
核酸脱氨酶 Nukleinsäuredeaminase *f*
3′→5′核酸外切编辑 3′→5′ exonucleolytic Editing *f*, 3′→5′ exonucleolytic Bearbeitung *f*
核酸外切酶 Exonuklease *f*
λ-核酸外切酶 λ-Exonuklease *f* (λ-Exo)
核酸外切酶Ⅲ Exonuklease Ⅲ(Exo Ⅲ)
核酸外切酶部分降解法 teilweise Hydrolysis-Method der Exonuclease *f*
核酸性质 Qualität der Nukleinsäure *f*
核酸序列扩增 ukleinsäuresequenz-basierte Amplifikation *f*
核酸序列数据库 Nukleotid-Sequenz-Datenbanken *f pl*
核酸序列依赖扩增 Nukleinsäure-Sequenzbasierte Amplification *f*
核酸盐 Nukleinat *n*
核酸一级结构 Primärstruktur der Nukleinsäure *f*
核酸疫苗(DNA 疫苗) DNA-Impfstoff *m*, Nukleovakzine *f*
核酸银 Silbernukleinat *n*
核酸原肌球蛋白 Nukleotropomyosin *n*
核酸杂交 Kreuzung der Nukleinsäure *f*
核酸杂交法 Nukleinsäure-Hybridisierungsverfahren *n*
核酸组蛋白 Nukleohiston *n*
核碎(核破裂) Karyorrhexis *f*, Kernfragmentation *f*
核碎裂 Karyo(r)rhexis *f*
核损伤 nukleärer Schaden *m* (od. Verletzung *f*)
核梭杆菌 Fusobacterium nucleatum *n*
核缩 Karyopyknose *f*
D 核糖 D-Ribose *f*
核糖 Ribose *f* (Rib, R)
核糖醇 Ribit(ol) *n*
核糖蛋白 Nukleoglukoprotein *n*
核糖苷 Ribosid *n*
核糖核蛋白 Ribonukleid *n*
［核糖］核蛋白体 Ribosom *n*
核糖核蛋白体板层复合体 Ribosome-lamelle Komplex *m*
核糖核蛋白体结合蛋白(核糖体受体蛋白) Ribophorin
核糖核蛋白体解聚 Ribosomen-Depolymerization *f*
核糖核蛋白体脱颗粒 Ribosomendegranulation *f*
核［糖核］苷 Ribonukleosid *n*, Ribosid *n*
核［糖核］苷二磷酸激酶 Ribonukleosid-diphosphatreduktase *f*
核糖核苷还原酶亚基 M1 Ribonukleotidreduktase-Untereinheit M1 *f*
核［糖核］苷水解酶 Ribosidhydrolase *f*
核糖［核苷］酸 Ribonukleotid *n*, Ribotid *n*

核[糖核]苷酸还原酶 Ribonukleotid-reduktase *f*
核糖核苷酸还原酶 1 Ribonucleotide Reductase 1 *f*(RRM1)
核糖核苷酸类 Ribonukleotiden *n pl*
核[糖核]苷酸酶 Ribonukleotid *n*
核糖核苷酸酶 Ribonukleotidase *f*
核糖核酸 Ribonukleinsäure *f*(RNS), Acidum ribonucleinicum *n*
核糖核酸编辑 RNA-Bearbeitung *f*
核糖核酸病毒 Ribonukleinsäure-Virus *n*(RNS-Virus), Ribovirus *n*
核糖核酸病毒感染 RNA Virus-Infektion *f*
核糖核酸参照标准 RNA Wettbewerbsreferenzstandard *m*
核糖核酸多聚酶Ⅲ抗体 RNA-Polymerase Ⅲ Antikörper *m*
核糖核酸复制酶 RNS-Replikase *f*
核糖核酸核苷酸转移酶 RNS-Nukleotidyl-transferase *f*
核糖核酸聚合酶 RNS-Polymerase *f*
核糖核酸裂解酶 RNA Ligasen *pl*
核糖核酸螺旋酶 RNA-Helikasen *pl*
核糖核酸酶 Ribonuklease(RN-ase) *f*
核糖核酸酶 A Ribonuklease A *f*(RNase A)
核糖核酸酶 H Ribonuklease H *f*(RNase H)
核糖核酸酶 N1 Ribonuklease N1 *f*(RNase N1)
核糖核酸酶 PhyI Ribonuklease PhyI *f*
核糖核酸酶 T1 Ribonuklease T1 *f*(RNase T1)
核糖核酸酶 U1 Ribonuklease U1 *f*(RNase U1)
核糖核酸酶保护测定 Ribonuklease-Schutztest *m*
核糖核酸探针 Riboprobe *f*
核糖核酸-脱氧核糖核酸杂交体 RNS-DNS-Hybrid *m*, RNS-DNS-Hybride *f*
核糖核酸稳定性 RNA Stabilität *f*
核糖核酸指导的脱氧核糖核酸聚合酶 RNA-gerichtete DNA-Polymerase *f*
核糖[基] Ribosyl-
ADP 核糖基化因子 ADP-Ribosylierungsfaktor *m*
核糖基化[作用] Ribosylierung *f*
核糖霉素(氨基糖苷类抗生素) Ribostamycin *n*
核糖霉素(威[斯]他霉素) Ribostamycin *n*
核糖尿嘧啶 Ribosyluracil *n*
核糖体(核糖核蛋白体) Ribosom *n*
核糖体 RNA ribosomale RNA *f*, Ribosomen-RNA *f*(rRNA)
核糖体蛋白合成的自身调控 Autoregulation der ribosomalen Proteinsynthese *f*
核糖体 P 蛋白抗体 ribosomaler P Protein-Antikörper *m*
核糖体蛋白质 ribosomales Protein *n*
核糖体核糖核酸 ribosomale RNA *f*, Ribosomen-RNA *f*(rRNA)
核糖体结合部位 Ribosomenbindungsstelle *f*(RBS)
核糖体结合位点(夏因达尔加诺序列) Ribosomenbindungsstelle, Shine*-Dalgarno*-Sequenz *f*(S-D Sequenz)
核糖体结合序列 Ribosomen-Bindungssequenz *f*(RBS)
核糖体识别位点 Ribosomerkennungsstelle *f*
核糖体释放因子 Ribosomen-Freisetzungsfaktor *m*
核糖体突变型 Ribosomenmutation *f*
核糖体脱氧核糖核酸 ribosomale DNA *f*(rDNA)
核糖体循环 Ribosomen-Zyklus *m*
核糖体亚单位 ribosomale Partikel *f*
核糖体亚基 ribosomale Untereinheit *f*
核糖体延伸因子 2 ribosomaler Elongationsfaktor-2 *m*
核糖体样颗粒 Ribosom-ähnliches Granulat *n*
核糖胸苷(胸腺嘧啶核糖核苷) Ribothymidin *n*
核糖胸腺嘧啶 Ribothymin *n*
核体(粒) Karyosom *n*
核铁质 Ferratogen *n*
核酮糖 Ribulose *f*
核酮糖-1,5-二磷酸 Ribulose-1,5-Diphosphat *n*
核酮糖-1,5-二磷酸羧化酶 Ribulose-1,5-Disphosphat Karboxylase *f*
核酮糖二磷酸盐羧化酶 Ribulosebisphosphat-Karboxylase *f*
核透明质 Nukleohyaloplasma *n*
核团 Kern *m*
核吞噬作用 Phagokaryose *f*
核外 DNA Exzess DNA *f*, extranukleäre DNA *f*
核外电子 Hüllenelektron *n*, Bahnelektron *n*, extranukleäres Elektron *n*
核外[电子]结构 extranukleäre(Elektron-) Struktur *f*
核外电子排布 Konfiguration des extranuklearen Elektrons *f*
核外染色假说 Chromidia-Hypothese *f*
核外染色粒 Chromidium *n*
核外染色期 chromidiale Phase *f*
核外染色质 extranukleäres Chromatin *n*, Chromidialkörper *m*
核外染色质溶解 Chromatolyse *f*
核外染色质网 Chromidiennetz *n*
核外小体 Ektosom *n*
核外性染色质 Idiochromidia *f*
核外遗传 extranukleäre Vererbung *f*
核外滋养染色粒 Trophochromatin *n*
核网 Kerngerüst *n*, Nukleoretikulum *n*, Karyoretikulum *n*
核网期 diktyotisches Stadium *n*
核网丝 Karyomit *n*, Karyomitom *n*
核微粒 Karyomikrosom *n*, Nukleomikrosom *n*
核微粒沾染 Kontamination durch radioaktiven Niederschlag *f*
核稳定 RNA stabile Kern-RNA *f*
核稳定性 Kernstabilität *f*
核武器热辐射烧伤 Kernwaffenstrahlenverbrennung *f*
核[武器]试验 Kernwaffentest *m*
核武器试验 Kernwaffentest *m*
核武器损伤 Kernwaffenschaden *m*
核袭击 Atomangriff *m*
核系 Karyonid *n*
核下区 infranukleäres Feld *n*, Regio infranuclearis *f*
核下瘫 infranukleäre Lähmung *f*
核纤层 Kernlamina *f*
核[纤]层蛋白 Lamin *n*
核象变化 Kernschicht *f*
核消耗 Karyophthise *f*
核小 RNA kleine Kern-RNA *f*
核小体 Nukleosom *n*, Nucleosoma *n*
核小体单位 nukleosomale Einheit *f*
核小体反应 Reaktion des Nukleosoms *f*
核小体核心颗粒 Nukleosomkernpartikel *n/f*
核效应 Nucleareffekt *m*
核心 Nukleus *m*, Kernpunkt *m*
核心部玻璃体切除 zentrale Vitrektomie *f*
核心部分 zentraler Kern *m*, Zentralteil *m*
核心窗口期 core window <engl.>
核心词串 Kern der Wortfolge *m*
核心的 nukleär, nuklear, nuclear(-is, -is, -e)
核心多糖 Kernpolysaccharid *n*
核心寡糖 Kernoligosaccharid *n*
核心家庭 Kernfamilie *f*
核心聚合酶 Kern-Polymerase *f*
核心粒 Kerngranulate *f*
核心酶 core enzyme <engl.>
核心期刊 Kernzeitschrift *f*
核心情结 Kerncomplex *m*
核心区 Kernteilchen *n*
核心人群 Kernpopulation *f*
核心设置 Kernsätze *m pl*
核心数据集 Kerndatensatz *m*
核心顺序 Kernsequenz *f*
核心特质 zentrales Merkmal *n*

核心温度 Kerntemperatur *f*
核心小组 Fokusgruppe *f*
核心信息 Kerninformation *f*
核心型精神分裂症 Schizophrenia nuclearis *f*
核心序列 Kernsequenz *f*
核心运动概念 führendes Kreis-Konzept *n*
核心脏病学 Nuklearkardiologie *f*
核心组蛋白 Kern-Histon *m*
核信号序列 Kernlokalisierungssignal *n*(NLS)
核星期 Karyaster *m*
核星体 Karyaster *m*
核形 Karyomorphismus *m*
核形态改变 morphologische Veränderung des Zellkerns *f*
核形态学 Karyomorphologie *f*
核型 Kerntyp *m*, Karyotyp *m*
核型多角体病毒 Kern-Polyeder-Virus *m*
核型分类学 Karyotaxonomie *f*
核型分析 Karyotypanalyse *f*
核型模式图 Idiogramm *n*, Karyogramm *n*
核型图 Karyogramm *n*
核型原子 Kernatom *n*
核性[白]内障 Kernstar *m*, Cataracta nuclearis *f*
核性白内障 Kernkatarakt *m*
核性别 Kerngeschlecht *n*
核性别鉴定 Kerngeschlechtsbestimmung *f*
核性麻痹 Kernlähmung *f*, Paralysis nuclearis *f*
核性瘫痪 Kernlähmung *f*, Paralysis nuclearis *f*
核性眼肌麻痹 Ophthalmoplegia nuclearis *f*
核学 Karyologie *f*
核血液[病]学 Nuklearhämatologie *f*
核芽 Kernknospe *f*
核眼科学 Nuklearophthalmologie *f*
核验原理 Verifikationsprinzip *n*
核样的 kernartig, kernförmig, nucleiform(-is, -is, -e)
核样体 Nukleoid *n*, Karyoid *n*
核液 Kernsaft *m*, Kern wasser *n*, Karyoenchym *n*, Karyolymphe *f*
核衣壳 Nukleokapsid *n*
核衣壳蛋白 Nucleocapsidprotein *n*
核衣细菌属 Caryophanon *n*
核医学 Nuklearmedizin *f*
核医学成像 nuklearmedizinische Bildgebung *f*
核医学数据处理装置 Nuklearmedizindaten-Verarbeitungssystem *n*
核医学数字图像处理 digitale Bildverarbeitung der Nuklearmedizin *f*
核仪器 Kerninstrument *n*
核移动 Kernverschiebung *f*(KV)
核移植 Kerntransplantation *f*, Kerntransfer *m*
核移植法 Kern-Transplantation *f*
核遗传学 Karyogenetik *f*
核异常 Kernanomalie *f*, Dyskaryose *f*
核异常的 kernanomal, dyskaryotisch
核异型 (Zell-)Kernatypie *f*
核异质 Dyskaryosis *f*
核因子-kappa B nuclear factor kappaB <engl.>(NF-kB)
核因子 κB nuklearer Faktor-kB *m*
核因子 κB 配体受体活化因子 Rezeptor-Aktivator des Nuclearfaktors Kappa-B Ligand *m*, receptor activator of nuclear factors-kappaB ligand <engl.>
核因子-κB 抑制亚基 Inhibitor der κB *m*(IκB)
核右移 Kernrechtsverschiebung *f*
核[与]质的 nukleozytoplasmatisch
核原浆 Nukleoplasma *n*
核原生生物界 Reich der Protisten *n*
核[原生]质 Nukleoplsma *n*
核匀化 Kernhomogenisation *f*
核增生 Nukleosis *f*
核汁 Nukleochylem *n*
核质 Nuklein *n*, Karyoplsma *n*
核质 RNA Kernplasma RNA *f*
核质比 Kern-Plasma-Verhältnis *n*
核质比率 karyoplasmatisches Verhältnis, nukleozytoplasmatisches Verhältnis, nukleoplasmatisches Verhältnis *n*
核质比率 Kern-Plasma-Relation *f*, nukleo-(zyto) plasmatisches (od. Karyo-plasmatisches) Verhältnis *n*
核质不亲和性 Kern-Zellplasma-Inkompatibilität *f*
核质互作 Kern-Plasma-Interaktion *f*
核质减少 Verminderung des karyoplasmas *f*
核质相互作用 Kern-Zellplasma-Interaktion *f*
核质杂种 Kern-Zytoplasma-Hybrid *m*
核质杂种细胞 Kern-Zellplasma-Hybridzelle *f*
核质指数 Kern-Plsma-Index *m*
核重建 Kernrekonstitution *f*
核周池 perinukleäre Zisterne *f*
核周的 perinukleär
核周[间]隙 Perinuklearspalte *f*
核周膜 Perinuklearmembran *f*
核周染粒 Perinuklearchromatin *n*
核周染色质粒 Chromatinkörnchen *n*
核周体 Perikaryon *n*
核周[围]的 perinukleär, perinuclear(-is, -is, -e)
核周隙 Perinuklearspalte *f*
核周型 perinukleär Typ *m*
核周型抗中性粒细胞胞浆抗体 perinukleare neutrophile cytoplasmatische Antikörper *m pl*
核周晕 Perinuklearhof *m*, Halo perinuclearis *m*
核周质 Perikaryon *n*
核周潴泡 Perinuklearzisterne *f*
核装置 Kernanlage *f*, Kerneinrichtung *f*
核状的 kernförmig, nucleiform(-is, -is, -e)
核状细球菌 Micrococcus nuclei *m*
核准 Ermächtigung *f*
核子 Nukleon *n*, Kernteilchen *n*
核子成像仪器 Nukleationsinstrument *n*
核[子]的 nukleonisch
核子及核辐射 Nukleon- und Kernstrahlung *f*
核子及核辐射剂量仪器 Dosimetrie-überwachungsvorrichtung für Nukleon- und Kernstrahlung *f*
核子学 Nukleonik *f*
核子仪器 Nukleonmeßgerät *n*
核自旋 Kernspin *m*
核组蛋白 Nukleohiston *n*
核组装 Kernmontage *f*
核左移 Kernlinksverschiebung *f*
颌跛行 Kiefer-Klaudikation *f*
颌动瞬目上睑下垂 Kiefer-Zwinkert-Ptosis-Syndrom *n*
颌动瞬目综合征 Umzug-Kiefer-blink-Syndrom *n*
颌骨放线菌性骨髓炎 aktinomykotische Osteomyelitis (der Kiefer) *f*
颌骨化学性坏死 chemische Kiefernekrose *f*
颌骨慢性化脓性骨髓炎 chronische eitrige Kieferosteomyelitis *f*
颌骨囊肿刮除术 Kürettage der Jaw-Zyste *f*
颌骨牵张成骨 Distraktionsosteogenese *f*
颌骨中心性血管瘤 zentrales Kieferhämangiom *n*
颌裂畸形 gespalter Kiefer *m*
颌面部美容术 Kiefer-kosmetische Chirurgie *f*
颌面骨发育不全综合征 akrofaziales Dysostose-Syndrom *n*
颌面骨结核 Tuberkulose im Kiefer und Gesichtsbereich *f*

颌面美容外科 Kiefer-kosmetische Chirurgie *f*
颌内力 intramaxilläre Kraft *f*
颌凸角 Konvexitätswinkel *m*
颌外力 extramaxilläre Kraft *f*
颌纵裂 Oberkiefer Diastema *m*

hè 赫褐

赫恩小体 Heinz* Körperchen *n*
赫尔克兰茨骨成形不全(绍伊塞勒综合征) Hull Krantz* Knochenshypoplasie *f*
赫尔勒综合征 Hurler* Syndrom *n*
赫尔曼埃希菌 Escherichia hermannii *f*
赫尔辛基宣言 Deklaration von Helsinki* *f*
赫里克泪道塞 Herrick lacrimaler* Stecker *m*
赫令体 Herring* Körper *m*
赫明滤器(借离心力将液体滤过) Hemming-Filter *m*
赫姆斯螺旋体 Borrelia hermsii *f*
赫姆斯疏螺旋体 Helms burgdorferi *n*
赫珀特病(多发性骨髓瘤) multiples Myeloma *n*
赫赛汀 Herceptin *n*
赫氏反应 Herxheimer* Reaktion *f*
赫氏沟 Harrison* Groove *n*, Harrison* Sulcus *m*
赫氏小体 Hassall* Körperchen *n*
赫斯屏 Hess* Schirm *m*, Test für Untersuchung der Diplopie *m*
赫特尔眼球突出测量器,突眼计 Hertel* Exophthalmometer *n*
赫特威系上皮根鞘 Hertwig* Epithelscheide *f*
赫特维希鞘(龈根鞘) Hertwig* Hülle *f*, Hülle von Hertwig *f*
赫希费尔德氏结核菌素 Hirschfelder* Tuberkulin *n*, Oxytuberkulin *n*
赫胥黎膜 Huxley* Membran *f*(毛发的近端及根鞘上的细胞膜)
赫兹曼墨迹技术 Holtzman* Inkblot Technik *f*(HIT)
赫兹体操 Herz* Gymnastik *f*
褐斑大蠊 Periplaneta brunnea *f*
褐家鼠 Wanderratte *f*
褐色脂肪组织 Braunes Fettgewebe *n*
褐云玛瑙螺 große Achatschnecke *f*

HEI 黑

hēi 黑

黑暗脉络膜 dunkle Aderhaut *f*
黑贝科 Pleuroceridae *f*
黑变病 Melanismus *m*
黑-伯反射 Hering*-Breuer* Reflex *m*
黑伯理论 Hebb* Theorie *f*
黑布腊氏糠疹 Hebra* Krankheit *f*, Pityriasis rubra *f*
黑恩氏滤[菌]器 Haen* Filter *m*
黑尔铁染色剂 Hale-Eisenfarbstoff *m*
黑尔维西氏束 Helweg* Bündel *n*, Tractus olivospinalism
黑港渠病毒 Drainage schwarzes Harbour-Virus *n*
黑格·费格森产钳 Haig* Ferguson-Zange *f*
黑果蝇 Drosophila melanogaster *f*
黑加氏子宫颈扩张器 Hegar* Dilatator(od. Stift) *m*, Zervixdilatator *m*
黑家鼠 Hausratte *f*
黑脚病 schwarzer Fuß *m*
黑框效应 Effekt der dunklen Frame *m*
黑里克氏贫血 Herrick* Anämie *f*, Sichelzellenanämie *f*
黑林错觉 Hering* Illusion *f*
黑瘤溶解性青光眼 melanomalytisches Glaukom *n*
黑矇家族性痴呆 Amaurose Familie Dementia *f*
黑尿热(溶血性尿毒综合症) Schwarzwasserfieber *n*
黑脓素 Pyomelanin *n*
黑皮质素 Melanocortin *n*
黑皮质素受体基因 Melanocortin-Rezeptor-Gen *n*
黑人遗传性雀斑样痣病 vererbte gemusterte Lentiginosis bei Schwarzen *f*
黑塞尔巴赫筋膜(卵圆窝筛状筋膜) Hesselbach* Faszie *f*
黑塞尔巴赫疝 Hesselbach Leistenbruch *m*(憩室筛筋膜疝)
黑色甲状腺 schwarze Schilddrüse *f*
黑色素斑-胃肠多发性息肉综合征 Peutz*-Jeghers* Syndrom *n*
黑色素角化病 Melanokeratose *f*
黑[色]素颗粒 Melaninkörnchen *n*
黑色素瘤抗体 Melanom-Antikörper *m*
黑色素瘤缺失因子 2 fehlender Faktor 2 im Melanom *m*
黑色素瘤相关排斥抗原 melanomverbundeter Rejektionsantikörper *m*
黑色素染色 Melaninfärbung *f*
黑色素神经外胚层瘤 Melanin neuroektodermaler Tumor *m*
黑[色]素体 Melanosom *n*, melaninenthaltende Organelle *f*
黑色素细胞刺激素细胞 melanotrophe Zelle *f*
黑色素细胞性的 melanozytisch
黑色素相关抗原 Melanin-assoziierte Antigene *n pl*
黑色素性神经鞘瘤 melanotisches Schwannom *n*
黑色素性室管膜瘤 melanotisches Ependymom *n*
黑色素性髓母细胞瘤 melanotisches Medulloblastom *n*
黑色素样色素 Melanin-ähnliches Pigment *n*
黑色消毒液 schwarzes Desinfektionsmittel *n*
黑氏疝 Hey* Hernie *f*, Hernia encystica *f*
黑素细胞刺激素 α Melanophorenhormon α *n*
黑素细胞刺激素 β Melanophorenhormon β *n*
黑素细胞刺激素 γ Melanophorenhormon γ *n*
黑素细胞刺激素释放激素 Melanoliberin *n*(MRH)
黑素细胞刺激素细胞 melanotrophe Zelle *f*
黑素细胞痣综合征 Melanophores-Nävussyndrom *n*
黑头粉刺痣(毛囊角化痣) comedo Nävus *f*
黑希特肺炎 Hecht* Lungenentzündung *f*, Riesenzellungenentzündung *f*(巨细胞性肺炎)
黑须污绳 Wohlfahrtia magnifica *f*
黑血技术 Schwarz-Blut-Technik *f*, Dark-lumen-Technik *f*
黑夜恐怖症 Nyktophobie *f*
黑质移植 Substantia nigra Transplantation *f*
黑质支 Ramus substantia nigra *m*, Ast der Substantia nigra (Nucleus niger) *m*
黑子(雀斑样痣) Lentigo *f*

HEN 痕很

hén 痕

痕迹性条件作用 verfolge Klimaanlage *f*
痕量(微)元素 Spurenelement *n*

hěn 很

很晚抗原 sehr spätes Antigen *n*

HENG 亨恒横

hēng 亨

亨得(德)拉病毒 Hendra* Virus *n*
亨丁顿舞蹈病 Huntington* Krankheit *f*
亨勒窗膜(比夏膜) gefensterte (elastische) Membran nach Henle* *f*, Bichat* Membran *f*(动脉的内弹性膜)
亨勒膜(脉络膜基底层) Henle* Membran *f*, Lamina basalis choroideae *f*
亨勒纤维层 Henle* Faserschicht *f*
亨利氏括约肌 Henle* Sphinkter *m*
亨尼帕病毒 Heng Nipa* Virus *n*
亨诺克氏紫癜 Henoch* Purpura *f*(od. Syndrom *n*), Purpura

fulminans (s.nervosa) *f*
亨诺克紫癜(神经性紫癜) Purpura Schönlein-Henoch *f*, Purpura nervosa *f*
亨森氏结 Hensen* Knoten *m*, Primitivknoten *m*
亨森氏盘 Hensen* Scheibe *f*, H Band *m*
亨舍紫癜(过敏性紫癜) Purpura anaphylactoides *f*, anaphylaktische Purpura *f*, Purpura Schönlein-Henoch *f*
亨氏(莫氏)舌炎 Hunter* Glossitis *f*, Möller-Hunter* Glossitis *f*
亨氏普罗威登菌(海氏普罗威登斯菌,亨巴赫普罗威登斯菌) Providencia heimbochae *f*
亨氏小体 Heinz* Körperchen *n*
亨特(Hunt)病 Hunt* Krankheit *f*
亨特神经痛 (膝状神经节神经痛)
亨特氏[肌]萎缩 Hunt* Atrophie *f*
亨廷顿病 Huntington* Krankheit *f*
亨廷顿病性痴呆 Demenz bei Chorea Huntington* *f*
亨廷顿舞蹈症 Huntingtonsche Chorea *f*, Huntington* Krankheit *f*
亨延顿病 Chorea Huntington* *f*
亨 - 舍二氏紫癜 Henoch*-Schönlein* Purpura *f*, Pur-pura anaphylactica (s.rheumatica) *f*

héng 恒横

恒电流库仑分析法 Coulometrie von konstantem Strom *f*
恒电位仪 Potentiostat *n*
恒定磁场 statisches Magnetfeld *n*
恒定刺激法 Verfahren des konstanten Stimulus *n*
恒定链 invariante Kette *f*
恒定内斜视 konstante Esotropie *f*
恒流源 Konstantstromquelle *f*
恒深度性 konstanter tiefer Modus *m*
恒牙氟斑牙 dentale Fluorose *f*
恒牙颌期 permanente Dentition *f*, zweite Dentition *f*
恒牙萌出顺序紊乱 veränderte Durchbruchsreihenfolge der permanenten Zähne *f*
恒牙龋失补牙[面]数 DMFS-Index *m*
横川后殖吸虫 Metagonimus yokogawai *m*
横窦沟微型硬膜外血肿 Mikroepiduralhämatom im Sinus transversus *n*
横渡 Überkreuzung *n*
横断面分析 querschnittliche Analyse *m*
横断面调查 Querschnitt-Umfrage *f*
横腭杆 Transpalatinalbogen *m*
横隔膜破裂 Membranbruch *m*
横过异位睾丸 transversaler ektopischer Testis *m*
横过异位肾 quere ektopische Niere *f*
横行骨折 Querfraktur *f*
横行肌腱切断术 quere Tenotomie *f*
横径狭窄(小)骨盆 Querdurchmesser des schmalen Beckens *n*
横流 querdurchfließen
横剖面调查(横向研究) Querschnittsstudie *f*
横桥周期 Querbrücke Zyklus *m*
横韧带损伤 Schäden des Ligamentum transversum *m pl*
横束 Tractus transversus *m*
横索 Quercommissura *f*
横突肥大发育不全性关节炎 hypoplastische Arthritis des Querfortsatzes *f*
横突关节面 Gelenkfläche des Querfortsatzes *f*
横突棘突综合征 Processus transversus-Processus spinosus-Syndrom *n*
横突间融合术 intertransverse Fusion *f*
横突内侧肌 Musculus lateralis interni des Querfortsatzes *m*
横突外侧肌 Musculus lateralis externi des Querfortsatzes *m*
横纹肌假肥大 Pseudohypertrophie des quergestreiften Muskels *f*
横纹肌瘤 Rhabdomyom *n*
横纹肌溶解[症] Rhabdomyolyse *f*
横纹肌软骨瘤 Rhabdomyochondroma *m*
横纹肌样瘤 Rhabdoidtumor *m*
横卧的 liegend
横向不透明白线 Muehrcke-Linien *f pl*
横向断裂 Querfraktur *f*
横向沟通 laterale Kommunikation *f*
横向截骨术 Querosteotomie *f*
横向灵敏度 Querempfindlichkeit *f*
横向增益补偿 lateral Gain Compensation *f*
横向转介 quere Befassung *f*
横胗曲线 transversale Okklusionskurve *f*, transversale Kompensationskurve *f*

HONG 烘红宏虹洪

hōng 烘

烘绑疗法 Bake-gebunde Therapie *f*

hóng 红宏虹洪

红斑结节性关节炎 erythematöse noduläre Arthritis *f*
红斑狼疮所致精神障碍 psychische Störung aufgrund von systemischem Lupus erythematodes *f*
红斑狼疮性心包炎 Lupus erythematodes Perikarditis *f*
红斑狼疮性血管炎 Lupus erythematodes Vaskulitis *f*
红斑性假狼疮 Pseudolupus erythematodes *m*
红宝石刀 Ruby-Messer *m*
红病毒属 Erythrovirus *n*
红唇交叉瓣 Abbe* Lappen mit Zinnober *m*
红光疗法 rote Lichttherapie *f*, Erythrodermie *f*
红核橄榄束 Tractus rubroolivaris *m*
红核前区 prerubrales Feld *n*
红核支 Ramus nucleus ruber *m*, Ast des rötlichen Kerns *m*
红核综合征 Benedikt* Syndrom *n*
红绿色 Rot-Grün *n*
红马多克斯杆 rote Maddox* Stange *f*
红脓素 Pyorubin *n*
红皮病 - 巨细胞性贫血 Erythrodermie-makrozytäre Anämie *f*
红皮病型结节病 erythrodermische Sarkoidose *f*
红色激光 roter Laser *m*
红色觉缺陷 protanopischer Defekt *m*
红色恐怖 Erythrophobie *f*
红色神经元 rotes Neuron *f*
红胎记 rotes Muttermal *n*
红外传感器 Infrarotsensor *m*
红外辐射温度计 Infrarot-Strahlungsthermometer *n*
红外鼓膜测量 infrarote Trommelfell-Messung *f*
红外期裂殖体 exoerythrozytärer Schizont *m*
红外热图 Infrarot-Thermografie *f*
红外线光谱法 Infrarot-Spektrometrie *f*
红外线气体测定器 Infrarotflossenstrahlgasse Detektor *m*
红外线透射 Transmission der Infrarot-Strahlung *f*
红外线消毒 Infrarote Desinfektion *f*
红系集落形成单位 erythroide koloniebildende Einheit *f*
红细胞 Erythrozyt *m*
红细胞变形性 Erythrozytenverformbarkeit *f*
红细胞表型抗原 Erythrozytsphänotyp *m*
红细胞卟啉 Erythrozytsporphyrin *n*
红细胞沉降率 erythrocyte sedimentation rate <engl.>, Sedimentationsrate von Erythrozyten *f*
红细胞单采[术] Ertthrozytapherese *f*
红细胞叠积 Erythrozytenaggregation *f*
红细胞分布宽度 Erythrozytenverteilungsbreite *f*
红细胞孵育渗透脆性试验 Erythrozytenfragilitätsprobe *f*

红细胞谷胱甘肽还原酶活性系数 Erythrozyten-Glutathion-Reduktase-Aktivitätskoeffizient *m*
红细胞疾病 Erythrozytskrankheit *f*
红细胞疾病引起的肺病变 Erythro(zyto)pathie-bedingte Lungenerkrankung *f*
红细胞集落形成单位 erythropoetische Zellkolonie *f*
红细胞碱性铁蛋白 erythrozytenalkalihaltiges Ferritin *n*
红细胞抗体筛检 Filtrierung der Erythrozytenantikörper *f*
红细胞抗原分型 Erythrozytenantugenstyp *m*
红细胞酶病 Erythrozyten-Enzymopathie *f*
红细胞缗钱状形成 Erythrozytengeldrollenbildung *f*
红细胞缗钱状形成(叠连) Geldrollenbildung von Erythrozyten *f*
红细胞缗线 Erythrozytensympexion *f*
红细胞膜蛋白电泳分析 Membranelektrophorese der Erythrozyten *f*
红细胞平均容积 mittleres Erythrozytenvolumen *n*
红细胞平均血红蛋白量 mittleres korpuskuläres Hämoglobin *n*
红细胞葡萄糖-6-磷酸脱氢酶 Glucose-6-phosphat-Dehydrogenase-Mangel *m*
红细胞容积分布宽度 Erythrozytenverteilungsbreite *f*
红细胞渗透脆性试验 Erythrozytenfragilitätsprobe *f*
红细胞生成缺铁期 Erythropoese bei Eisenmangel *f*
红细胞生成素 Erythropoietin *n*
红细胞生成素受体 Erythropoietinrezeptor *m*
红细胞生成素受体超家族 Erythropoietinrezeptor-Superfamilie *f*
红细胞输注 Erythrozytentransfusion *f*
红细胞酸性磷酸酶型 saure Erythrozyten-Phosphatase *f*
红细胞糖苷酯+GM2神经节苷脂 Globoside plus GM2 Ganglioside *f*
红细胞体积分布宽度 Erythrozyten-Volumenverteilung-Breite *n*
红细胞外期 exoerythrozytäres Stadium *f*
红细胞形态不整 Poikilozytose *f*
红细胞叶酸 Erythrozytenfolsäure *f*
红细胞异形症 Poikilozytose *f*
红细胞增多症 Erythrozytenhyperplasie *f*
红细胞转酮酶活性系数 Aktivitaetskoeffizient der transketolase des Erythrozytes *f*
红细胞祖细胞 Präkursorerythrozyten *m pl*
红指甲 roter Nagel *m*
红紫青霉 Purpurin Penicillium *n*
宏电极 Makro-Elektrode *f*
宏观放射自显影术 Makroautoradiographie *f*
宏观肌电图检查法 Makroelektromyographie *f*
宏观力学 Makromechanik *f*
宏量肉汤稀释法 Makroverdünnungstest *m*
宏量营养素 Makronährstoff *m*
宏量元素 Makroelement *n*
宏膜电流 Makromembranströme *m pl*
虹膜房角发育不良综合征 Irisgoniodysplasie-Syndrom *n*
虹膜高褶/虹膜高褶综合征 Plateauiris *n*, Plateauiris-Syndrom *n*
虹膜根部离断 Iridodialysis *f*
虹膜光圈/虹膜光圈式 Irisblende *n*, Iriblendmuster *n*
虹膜黑色素沉着病(黑变病) Melanosis der Iris *f*
虹膜红变 Rubeosis iridis diabetica *f*
虹膜红化 Rubeose der Iris *f*
虹膜后色素层 posteriore Pigmentschicht der Iris *f*
虹膜黄色瘤 Xanthom der Iris *n*
虹膜肌内环 intramuskuläre Kreis der Iris *f*
虹膜基质发育不全 Stromahypoplasie der Iris *f*
虹膜角膜内皮综合征(ICE综合征) endotheliales Iris-Hornhaut-Syndrom *n*
虹膜睫状体 Iris-Ziliarkörper *m*
虹膜-睫状体平滑肌 glatter Muskel des Iris-Ziliarkörpers *m*
虹膜卷轮 Iriskrause *f*
虹膜玫瑰疹 Roseola der Iris *f*
虹膜囊肿 Iriszyste *f*
虹膜平面 Ebene der Iris *f*
虹膜前缘层 vordere Irisfläche *f*
虹膜嵌顿 Iriseinklemmung *f*
虹膜丘疹 Irispapulöse *f*
虹膜雀斑 Sommersprosse der Iris *f*
虹膜乳头样突起 papilläre Fortsätze der Iris *f*
虹膜色素上皮 Irispigmentepithel *n*
虹膜上皮 Irisepithel *n*
虹膜松弛综合征 schlaffes Iris-Syndrom *n*
虹膜瞳孔膜 Kapselpupillarmembran *f*, Pupillarmembran *f*
虹膜瞳孔膜残留 residuale Pupillarmembran *f*
虹膜-牙发育不全综合征 Rieger-Syndrom *n*
虹膜引起闭角 Iris-induzierter Winkelschluss *m*
虹膜爪型有晶状体眼人工晶状体 Irisklauen fixierende phakische Intraokularlinse *f*
虹膜震颤 Iridodonesis *f*
虹膜支撑型前房型人工晶体 Iris-unterstützte Vorderkammer-Intraokularlinse *f*
虹膜痣 Nävus der Iris *f*
洪氏过滤改良计数法 Hung* modifizierte Filtrationszählmethode *f*

HOU 喉猴骺吼后厚候鲎

hóu 喉猴骺

喉癌 Kehlkopfkarzinom *n*, Larynxkarzinom *n*
喉部 Kehlkopf *m*
喉部疾病 Larynxkrankheit *f*
喉部肉芽肿 Kehlkopfgranulationstumor *m*
喉部神经阻滞 Larynxnervenblockade *f*
喉部血管瘤 Hämangiom des Kehlkopfs *n*
喉部与呼吸道烧伤 Verbrennung des Kehlkopfes und der Atemwege *f*
喉部脂肪瘤 Kehlkopflipom *n*
喉部肿瘤 Kehlkopftumor *m*
喉插管损伤 Verletzung wegen der Intubation des Kehlkopfs *f*
喉成形嗓音外科 laryngoplastische Phonochirurgie *f*
喉垂直部分切除术 vertikale partielle Laryngektomie *f*
喉弹性圆锥 Conus elasticus laryngis *m*
喉动态镜检查法 Laryngostroboskopie *f*
喉额侧部分切除术 frontolaterale partielle Laryngektomie *f*
喉返神经 Nervus (laryngeus) recurrens *m*
喉返神经不完全麻痹 unvollständige Recurrensparese *f*
喉返神经麻痹 Rekurrenslähmung *f*, Rekurrensparese *f*
喉返神经完全麻痹 vollständige Recurrensparese *f*
喉方膜 Membrana quadrangularis *f*
喉副神经节瘤 Larynx-Paragangliom *n*
喉感觉过敏 Kehlkopfhyperästhesie *f*
喉感觉麻痹 larnygeale Anästhesie *f*
喉隔 Kehlkopfdiaphragma *n*
喉功能 Larynx-Funktion *f*
喉厚皮病 Kehlkopfpachydermie *f*
喉结节点 Larynxpunkt *m*
喉痉挛 Laryngospasmus *m*
喉镜检查(法) Laryngoskopie *f*
喉镜片 Laryngoskopspatel *m/f*
喉扩大部分切除术 erweiterte vertikale partielle Laryngektomie *f*
喉裂开声带切除术 laryngofissure Chordektomie *f*
喉淋巴管瘤 Lymphangionma des Kehlkopfs *f*
喉鸣 Kehlkopfstridor *m*

喉母细胞瘤 Larynxblastom *n*
喉囊肿 Laryngozele *f*
喉气管软化 Laryngotrachealerweichung *f*, Laryngotrachealmalakie *f*, Laryngotrachealmalacia *f*
喉气管芽 Laryngotrachealknospe *f*
喉气管重建 laryngotrachealer Wiederaufbau *m*
喉前联合 Commissura anterior *f*
喉全切除术 totale Laryngektomie *f*, Billroth* Larynxresektion *f*
喉入口 Kehlkophseingang *m*
喉软斑病 Larynxmalakoplakie *f*
喉软骨瘤 Kehlkopfchondrom *n*
喉神经损伤 Nervus laryngeus-Verletzung *f*
喉声门上水平部分切除术 supraglottische horizontale partielle Laryngektomie *f*, supraglottische horizontale Kehlkopfteilresektion *f*
喉室带 ventrikuläres Band (des Kehlkopfs) *n*, Plica ventricularis *f*
喉室带性发音困难 Dysphonie Plica vestibularis *f*
喉室肌 Musculus ventricularis *m*
喉室小囊 Sacculus laryngis *m*
喉兽比翼线虫 Mammomonogamus laryngeus *m*, Syngamus laxyngeus *m*
喉头痉挛 Laryngospasmus *m*
喉透明细胞癌 Larynxklarzellkarzinom *n*
喉外压迫技术 externe Manipulation des Larynx *f*
喉狭窄 Kehlkopfstenose *f*, Laryngostenosis *f*
喉小细胞癌 Larynxkleinzellkarzinom *n*
喉咽部 Kehlkopfrachen *m*, Laryngopharynx *m*, Pars laryngea pharyngis *f*
喉咽恶性肿瘤 Bösartiger Tumor des Schlüsselpunktes *m*, bösartige laryngopharyngeale Geschwulst *m*
喉罩 Larynxmaske *f*
喉罩气道 Larynxmaske *f*
猴 Affe *m*
猴 T 细胞趋向性病毒 Simian-T-lymphotropes Virus *n*
Yaba 猴病毒病 Krankheit durch Yaba-Affen-Virus *f*
猴免疫缺陷病毒 Affen-Immunschwächevirus *n*
猴奈瑟菌 Neisseria macacae *f*
猴逆转录 D 型病毒 Simian Type D Retrovirus *n*
猴嗜 T 细胞病毒 Simian T-Lymphotropic Virus *n* (STLV)
骺板骨软骨病 Osteochondrose der Epiphysenfuge *f*
骺板生成障碍 Epiphysenfuge-erstellte Hindernisse *f*
骺板损伤 Epiphysenfuge-Schäden *m pl*
骺干固定术 Epiphysiodese *f*
骺固定术 epiphyseale Fixierung *f*
骺核歪斜 Ablenkung des Epiphysenkerns *f*
骺核硬化 Sklerose des Epiphysenkerns *f*
骺离骨折 epiphysäre Fraktur *f*
骺软骨炎 Epiphysenfuge Entzündung *f*
骺外生骨疣 epiphyseale Exostosen *pl*
骺线局限性融合 einschränkte Fusion der Epiphysenlinien *f*
骺线早期闭合 früher Abschluss der Epiphysenlinien *m*
骺阻滞术 epiphyseale Block-Technik *f*

hǒu 吼

吼猴疟原虫 Plasmodium simium *n*

hòu 后厚候鲎

后板层 posteriore Lamelle *f*
后半月板股骨韧带 hinteres meniskofemorales Ligament *n*
后鼻孔锁闭 Choanalatresie *f*
后鼻腔 hintere Rhinoskopie *f*, posteriore Rhinoskopie *f*, hintere Nasenspiegelung *f*
后部多形性角膜营养不良 hintere polymorphe Hornhautdystrophie *f*
后部角膜缺损 / 凹陷 posteriorer Hornhautdefekt *m*
后部视神经病变 posteriore Optikusneuropathie *f*
后侧弹性塑料踝足矫形器 posteriore Blattfeder Design Knöchel-Fuß-Orthese *f*
后侧肝脓肿切开引流术 Inzision und Drainage zur posterioren Leberabszeß *f*
后侧螺钉固定术 Rückseite-Schraubenfixatio *f*
后侧韧带损伤 Verletzung des hinteren Ligamentums *f*
后成说（论）（渐成说，后成论） Theorie von später Bildung *f*, Epigenese *f*
后处理 Nachverarbeitung *f*
后代测验 Test der Progenitur *m*
后代结点 konsequenter Knoten *m*
后代退化律 Gesetz der kindlichen Regression *n*
后带现象 Rückzonenphänomen *n*
后的 hinter, posterior, postic (-us, -a, -um)
后堤 hinterer Damm *m*
后滴门 Phylum Metamonada *n*
后底段 Segmentum basale posterius (pulmonis) *n*
后底段支气管 Bronchus segmentalis basalis posterior *m*
后底支 Ramus basalis poterior (arteiae pulmonalis) *m*
后电流 Nachstrom *m*
后电位 Nachpotential *n*
后蝶骨 Postsphenoid *n*
后顶联胎 Miodidymus *m*
后定术 Retrofixation *f*
后窦 Sinus posterior *m*
后段 Segmentum posterius *n*
后段动脉 posteriore Segmentarterie *f*
后段磨牙位置异常 abnormale Molarenposition *f*
后段支气管 Bronchus segmentalis posterior *m*
后[腭]弓 Arcus palatinus posterior *m*, Arcus palatopharyngeus *m*
后腭裂 Gaumenspalte posterior *f*
后发病 Nachkrankheit *f*
后发放 Nachentladung *f*
后发际低下 niedriger hinterer Haaransatz *m*
后发内障刀 Nachstarmesser *n*
后发内障剪 Nachstarschere *f*
后发内障咬切器 Nachstarstanze *f*
后发性白内障 Nachkatarakt *f*, Nachstar *m*
后发性遗忘 tardive Amnesie *f*
后方不稳定 hintere Instabilität *f*
后方回声增强 posteriore Echoaufbereitung
后方勤务 Rückservice *n*
后方医院 Etappenlazarett *n*
后房 Camera (oculi) posterior *f*
后房间隔缺损 posteriorer Vorhofseptumdefekt *m*
后房型人工晶体植入 intraokulare Linsenimplantation in die hintere Augenkammer *f*
后房有晶体眼的人工晶体 phake Intraokularlinse von Hinterkammerlinsen *f*
后放 Nachentladung *f*
后放电 nach der Entlassung *f*
后放反射 Nachentladung-Reflex *m*
后分裂池 postmitotige Bütte *f*
后付制 Postzahlung *f*
后负荷 Nachbelastung *f*
后副橄榄核 Nucleus olivaris accessorius dorsalis *m*
后腹 Venter posterior *m*
后盖 Tectum posterior *n*
后感觉 Nachgefühl *n*
后感觉 Nachgefühl *n*, Nachempfindung *f*
后睾[吸虫]属 Opisthorchis *m*

后睾科 Opisthorchiidae *pl*
后睾吸虫病 Opisthorchiasis *f*, Opisthorchosis *f*
后隔 Septum posticum *n*
后隔交界 posteroseptale Commissura *f*
后根 Hinterwurzel *f*, Radix dorsalis (s. posterior) *f*
后根电位 Hinterwurzelpotential *n*
后根动脉 hintere Wurzelnarterien *f pl*, Arteriae radiculares posteriores *f pl*
后根反射 Hinterwurzelreflex *m*
后根静脉 hintere Wurzelnvenen *f pl*, Venae radiculares posteriores *f pl*
后根神经节 Hinterwurzelganglien *n*
后根型感觉障碍 sensibilitätsstörung vom Hinterwurzeltyp *f*
后跟关节面 Facies articularis calcanea posterior *f*
后跟疼痛综合征 Haglund-Syndrom *n*
后弓性破伤风 Tetanus dorsalis *m*
后巩膜脉络膜炎 Sclerochor(i)oiditis posterior *f*
后巩膜葡萄肿 Hinterskleralstaphylom *n*
后巩膜切开术 hintere Sklerotomie *f*
后巩膜炎 Scleritis posterior *f*
后骨半规管 Canalis semicircularis posterior *m*
后骨壶腹 Ampulla ossea posterior *f*
后鼓室切开术 hintere Tympanotomie *f*
后固定 Postfixierung *f*
后固有束 Fasciculus posterior proprius *m*
后关节面 Facies articularis posterior *f*
后关节囊 hintere Kapsel *f*
后关节囊切开术 Inzision der posterioren Kapsel *f*
后关节融合术 Fusion der posterioren Kapsel *f*
后腘滑膜瘤 vessicnon, vessignon <frz.>
后果 Folge *f*, Konsequenz *f*, Nachwirkung *f*
后果论 Konsequentialismus *m*, Wirkungstheorie *f*
后含物 ergastische Substanz *f*
后核组 posteriore Kerngruppe *f*
后𬌗 Retrokklusion *f*, Posteri(o)okklusion *f*, Distalbiß *n*
后𬌗导 Distalbißführer *m*
后横径 hinterer Querdurchmesser *m*, posterotransversaler Diameter *m*
后壶腹神经切断术 hintere ampulläre Nervendurchtrennung *f*
后环曲面隐形镜片 hintere torische Kontaktlinse *f*
后寰枢膜 posteriore atlantoaxiale Membran *f*
后[灰]柱 Hintersäule *f*, Columna posterior *f*
后[基]底段 Segmentum basale posterior (pulmonis) *n*
后基底[脑膜炎]性凝视 postbasischer Blick (bei Meningitis) *m* (od. Blicklähmung *f*)
后基因组计划 Postgenom-Projekt *n*
后基因组时代 Postsgenomszeit *f*
后极化 Nachpolarisation *f*
后极性白内障 (Ophth) Cataracta *f*
后极性白内障 Cataracta polaris posterior *f*
后棘头虫纲 Klasse Metacanthocephala *f*
后脊髓损伤 Verletzung des posterioren Rückenmarks *f*
后脊髓损伤综合征 Syndrom von hinteren Rückenmarksverletzungen *n*
后脊髓综合征 Syndrom von hinteren Rückenmarksverletzungen *n*
后记 Nachschrift *f*, Nashwort *n*, Postskript (um) *n*
后继性(手术后)内斜视 Folgeerscheinungsesotropie *f*
后继性运动 Nachbewegung *f*, Kohnstamm* Phänomen *n*
后继性知觉 Nachempfindung *f*
后间壁心肌梗塞 Hinterwandinfarkt *m*, posteroseptaler Myokardinfarkt *m*
后减数分裂 Post-Reifeteilung *f*
后降支[动脉] Ramus descendens posterior *m*
后交叉韧带 Ligamentum cruciatum posterius genu(s) *n*
后交叉韧带保留型假体 hintere Kreuzband haltende Prothese *f*
后交叉韧带保留型全膝关节置换 hintere Kreuzband haltende Knieendoprothetik *f*
后交叉韧带撕裂 hinterer Kreuzbandriss *m*
后交叉韧带移植 hintere Kreuzband Transplantation *f*
后交叉韧带重建术 hintere Kreuzbandplastik *f*
后交感神经系统 metasympathetisches Nervensystem *n*
后交界腱索 hintere Kommissuren Chordae tendineae *f pl*
后交通动脉 Arteria communicans posterior *f*
后交通静脉 Vena communicans posterior *f*
后胶原层(角膜后纤维膜) posteriore Kollagenschicht *f*
后焦距 posteriore Brennweite *f*
后焦平面 posteriore Brennebene *f*
[灰质]后角 Hinterhorn *n*, Cornu posterius (substantiae griseae) *n*
后角 Hinterhorn *n*, Cornu posterius *n*
后角球 Bulbus cornu(s) posterior *m*
后角型感觉障碍 Sensibilitätsstörung vom Hinterhorntyp *f*
后觉 Nachsensation *f*
后结膜动脉 Arteriae conjunctivales posteriores *f pl*
后睫状动脉 posteriore Ziliararterien *f pl*
后睫状神经 posteriore Ziliarnerven *m pl*
后睫状体炎 posteriore Ziliarkörperentzündung *f*
后界层 Lamina limitans posterior *f*
后进生 Underachiever *m*
后精细胞 Deutospermatoblast *m*
后距关节面 Facies articularis talaris posterior *f*
后孔 Deuterostoma *n*, Metapore *f*
后阔头者 Europisozephalus *m*
后阔长头者 Dolichoeuroopisthozephalus *m*
后连合 Commissura posterior cerebri *f*
后连合纤维 Postkommissurenfasern *f pl*
后颅凹探查术 Explorationschirurgie der Fossa posterior *f*
后颅窝疾病 posterior Fossa Krankheit *f*
后路刺囊术 hintere Diszission *f*
后路骨阻挡术 posteriore Knochen-blockierende Technik *f*
后路固定缝合(法登操作) posterior Fixirungssutura *f*, Faden* Operation *f*
后路脊柱内固定 hintere Wirbelsäulenfixierung *f*
后路脊柱融合术 hintere Wirbelsäulenfusion *f*
后路脊柱楔形截骨术 hintere spinale Keilosteotomie *f*
后路颈椎融合术 posteriore zervikale Fusion *f*
后路颈椎椎体间融合 posteriore zervikale interkorporelle Fusion *f*
后路内固定术 hintere interne Fixation *f*
后路融合术 hintere Fusion *f*
后路显微内窥镜下椎间盘切除术 microendoseopische Diskektomie *f*
后路胸廓成形术 hintere Thorakoplastik *f*
后路胸椎椎间融合术 hintere thorakale interkorporelle Fusion *f*
后路腰椎椎间融合术 hintere lumbale interkorporelle Fusion *f*
后路椎体间融合术 hintere interkorporelle Fusion *f*
后马蹄形外瘘 hintere äussere Hufeisenfistel *f*
后马托品 Homatropin *n*
后马托品[抗胆碱药] Homatropin *n*
后马托品眼液 Homatropin-Augentropfen *n pl*
后迷路性眩晕 retrolabyrinthärer Schwindel *m*
后面 Facies posterior *f*
后面的 hinter, posterior, postic(-us, -a, -um)
后膜壶腹 Ampulla membranacea posterior *f*
后囊混浊 Hinterekapseltrübung *f*
后囊膜混浊 hintere kapsuläre Eintrübung *f*
后囊膜破裂 Ruptur der hinteren Kapsel *f*
后囊蚴 Metazerkarie *f*

后脑 Hinterhirn *n*, Metenzephalon *n*
后脑脊髓的 metenzephalospinal, metencephalospinal (-is, -is, -e)
后脑突出 Metenzephalie *f*, Notenzephalozele *f*
后脑突出畸胎 Notenzephalie *f*, Notenzephalus *m*
后内侧连合 posteromediale Kommissur *f*
后内侧乳头肌 posteromedialer Papillarmuskel *m*
后内侧入路 posteromediales Vorgehen *n*
后内侧松解术 posteromediale Release-Operation *f*
后内侧中央动脉 Arteria centralis posterior medialis *f*
后内抽屉征 hinteres Schubladen-Zeichen *n*
后内关节囊 posteriore Gelenkkapsel *f*
后内毛 posterointerne Borste *f*
后内柱 Columna posteromedialis *f*
后尿道瓣膜 hintere Harnröhrenklappe *f*, Valvula urethrae posterior *f*
后尿道瓣膜切除术 Resektion der hinteren Härnröhrenklappe *f*
后尿道加温器 Hinterharnröhrenerhitzer *m*
后尿道镜 Hinterurethroskop *n*
后尿道淋病 Hinterharnröhrengonorrhoe *f*, Gonorrhoea urethralis posterior *f*
后尿道破裂伤 Ruptur der hinteren Harnröhre *f*
后尿道损伤 hintere Verletzung der Harnröhre *f*
后尿道炎 Urethritis posterior *f*
后旁侧入路 posterolateraler Zugang *m*
后旁交界腱索 posterolaterale kommissurale Chorda tendinea *f*
后盆腔[脏器]除去术 Evisceratio pelvis posterior *f*
后破裂孔髁综合征 Collet*-Sicard* Syndrom *n*, Fcramen-jugulare-Syndrom mit Hemiplegia glossolaryngoscapulopharyngealis *f*
后葡萄膜出血综合征 Syndrom von hinterer uvealer Blutung *n*
后葡萄膜黑色素瘤 hinteres Aderhautmelanom *n*
后葡萄膜炎 Uveitis posterior *f*
后葡萄肿 Staphyloma posticum *n*
后期 Nachphase *f*, Anaphase *f*
后期[细胞分裂] Anaphase *f*, Nachphase *f*
后期迟延 Verzögerung der Anaphase *f*
后期蛋白 Spätprotein *n*
后期反应 Spätphasenreaktion *f*
后期复苏 späte Wiederbelebung *f*
后期基因 spätgen *n*
后期落后 zögernde Anaphase *f*
后期梅毒 Metasyphilis *f*, Postsyphilis *f*, Syphilis tardiva *f*
后期酶 Spätenzym *n*
后期潜隐体 Metakryptozoit *m*
后期染色体 Metachromosom *n*
后脐 Umbilicus posterior *m*
后气孔 Hinterspritzloch *n*, Spiraculum posterius *n*
后气孔亚目 Metastigmata *pl*
后前位 posterior-anteriore Stellung *f*, Positio posteroanterior *f*
后前位 posterior-anteriorer Strahlengang *m*
后前斜位 postero-anteriore Schieflage *f*
后腔静脉 hintere Hohlvene *f*
后倾 Retroversion *f*, Retroversio (uteri) *f*
后倾后屈 Retroversioflexion *f*
后倾曲(弯) Tip-back-Biegung *f*
后清蛋白 Postalbumin *n*
后穹[窿] hintere Gewölbe *f*, Fornix posterior *m*
后穹窿穿刺[术] Punktion der hinteren Gewölbe *f*, Kuldozentese *f*
后穹窿镜 Kuldoskop *n*
后穹窿镜检查 Kuldoskopie *f*
后穹窿切开引流术 Inzision und Drainage des Fornix posterior *f*
后穹窿吸取法 Aspiration von hinterer Vaginalgewölbe *f*
后丘脑 Metathalamus *m*
后屈 Retroflxion *f*, Rekurvation *f*
后屈束 Fasciculus retroflexus *m*, Meynert* Bündel *n*
后去极化 Nachdepolarisation *f*
后去极化电位 Nachdepolarisationspotential *n*
后韧带损伤 hintere Bandverletzung *f*
后溶酶体 Postlysosom *n*
后乳头肌 Musculus papillaris posterior *m*
后鳃体 ultimobranchialer (od. postbrachialer) Körper *m*
后鳃体细胞 ultimobranchiale Zelle *f*
后筛窦 Sinus ethmoidales posteriores *f pl*
后筛窦 Sinus ethmoidales posteriores *m pl*
后筛小[房]窦 Cellulae ethmoidales posteriores *f pl*
后筛小[房]窦 Cellulae ethmoidales posteriores *f pl*
后扇叶 posteriore Jakobsmuschel *f*
后上 posterosuperior
后上皮 hinteres Epithel *n*
后上牙槽动脉 Arteria alveolaris superior posterior *f*
后上牙槽管 Canales alveolares posteriores maxillae *m pl*
后设认知能力 Metakognition *f*
后伸、侧屈控制腰骶矫形器 lumbosakrale Orthese *f*
后伸截骨术 Verlängerungsosteotomie *f*
后神经孔 Neuroporus posterior *m*
后肾 Nachniere *f*, Metanephron *n*
后肾管 Metanephridien *n pl*
后肾胚基 metanephrogenes Blastem *n*
后肾腺瘤 metanephrogenes Adenom *n*
后肾小管 Nachnierenkanälchen *n pl*
后肾组织帽 metanephrische Gewebemembran *f*
后升支 Ramus posterior ascendens (arteriae pulmonalis) *f*
后生的,渐成说的 epigenetisch
后生动物 Metazoon *n*
后生动物的 metazoisch
后生隔膜 Metaseptum *n*
后生机制 epigenetisches Mechanismus *n*
后生木质部 metaxylem *n*
后生皮层 Metaderm *n*
后生植物 Metaphyt *n*
后生作用 Epigenese *f*
后十二指肠 Metaduodenum *n*
后十字韧带断裂 Ruptur des Ligamentum cruciatum posterius *f*
后视觉 Nachgesichtssinn *m*, Nachbildwahrnehmung *f*
后视图 Rückansicht *f*
后室间沟 Sulcus interventricularis posterior *m*
后室间支 Ramus interventricularis posterior *m*
后收缩 Nachkontraktion *f*, sekundäre Zuckung (od. Kontraktion) *f*
后受体 Postrezeptor *m*
后束 Fasciculus dorsalis (s. posterior) *m*
后送 Evakuierung *f*
后送医院 evakuiertes Krankenhaus *n*
后随链(延迟链) folgender Strang *m*
后髓帆 Velum medullare posterius *n*
后索 Hinterstrang *m*, Funiculus posterior (medullae spinails) *m*
后弹力层剥除自动化角膜内皮移植术 Descemet-ausschalende automatische Endothelkeratoplastie *f*
后弹力层向前膨出 Deszemetozele *f*
后弹力层营养不良 Descemetmembran-Dystrophie *f*
后弹力膜 Descemetmembran *f*
后弹性(力)层 Lamina elastica posterior *f*, Descemet* membran *f*
后弹性层突出 Descemetocele *f*, Keratozele *f*
后弹性层炎 Descemetitis *f*
后体腔 Metacoeloma *n*
后天白化病 Albinismus acquisitus *m*
后天病 erworbene Krankheit *f*

后天痴呆 Dementia acquisita *f*
后天的 erworben, acquisit(-us, -a, -um)
后天反射 erworbener(od. erlernter) Reflex *m*
后天获得性畸形足 erworbener Klumpfuß *m*
后天获得性椎管狭窄 erworbene Spinalstenose *f*
后天梅毒 Syphilis(s. Lues) acquisita *f*
后天免疫 erworbene Immunität *f*
后天免疫性群体 ambulante erworbene Gruppe *f*
后天免疫性群体肺炎 ambulante erworbene Pneumonie *f*
后天耐受性 erworbene Toleranz *f*
后天缺损 erworbener Defekt *m*
后天溶血性贫血 erworbene hämolytische Anämie *f*
后天散光 Astigmatismus acquisitus *m*
后天素因 erworbene Disposition *f*
后天素质 erworbene Prädisposition *f*
后天特性学 ctetology <engl.>
后天性表皮松解 Epidermolysis acquisita *f*
后天性丛状血管瘤 acquired tufted Angioma<Engl.>
后天性大疱性表皮松解症 Epidermolysis bullosa acquisita *f*
后天性的 erworben, acquisit(-us, -a, -um)
后天性癫痫 Epilepsia acquisita *f*
后天性腭裂 erworbene Gaumenspalte *f*
后天性肺动静脉瘘 erworbene pulmonale arteriovenöse Fistel (od. Anastomose) *f*
后天性弓形体病 erworbene Toxoplasmose *f*
后天性股骨短颈 erworbenes kurzhalsiges Femur *n*
后天性葫芦胃 erworbener Sanduhrmagen *m*
后天性畸形 erworbene Mißbildung(od. Deformität) *f*
后天性睑下垂 erworbene Blepharochalasis *f*
后天性精神病 erworbenes Irresein *n*
后天性髋关节畸形 erworbene Hüftgelenkdeformität *f*
后天性聋 erworbene Taubheit *f*
后天性梅毒 erworbene Syphilis *f*
后天性踇内翻 erworbener Hallux varus *m*
后天性踇外翻 erworbener Hallux valgus *m*
后天性脑积水 Hydrocephalus acquisitus *m*
后天性内翻 erworbener Hallux varus *m*
后天性偏执狂 erworbene Paranoia *f*
后天性平足 erworbener Plattfuß *m*
后天性疝 erworbene Hernie *f*
后天性肾性骨病 erworbene renale Osteodystrophie *f*
后天性食管闭锁 erworbene Osophagusatresie *f*
后天性食管过短症 erworbener Brachyösophagus *m*
后天性食管狭窄 erworbene Osophagusstriktur *f*
后天性输尿管憩室 erworbenes Ureterdivertikel *n*
后天性素质 erworbene Diathese *f*
后天性外翻 erworbener Hallux valgus *m*
后天性膝反屈 erworbenes Genu recurvatum *n*
后天性心血管病 erworbene kardiovaskuläre Erkrankung *f*
后天性心脏病 erworbene Herzerkrankung *f*
后天性胸廓畸形 erworbene Thoraxdeformität *f*
后天性阴道闭锁 erworbene Scheidenatresie *f*
后天性远心性白斑 Leukoderma centrifugum acquisitum *n*
后天性支气管食管瘘 erworbene Bronchoösophagusfistel *f*
后天性肢体短缩 erworbene Verkürzung der Gliedmaßen *f*
后天性主动脉瓣狭窄 erworbene Aortenklappenstenose *f*
后头 Hinterkopf *m*, Okziput *n*
后头盆倾势不均 Hinterscheitelbeinstellung *f*, Asynklitismus posterior *m*, Litzmann* Obliquität *f*
后头鬃 Hinterkopfborste *f*
后凸畸形 Kyphose *f*
后凸型脊柱侧凸 Kyphose Skoliose *f*
后推术 Push-back-Operation *f*
后腿基节 Hüfte des Hinterbeins *f*
后退 Retro(pro)pulsion *f*
后退法 Rückwärtselimination *f*
后退接触位 retrudierte Kontaktposition *f*
后脱位 Luxatio postica *f*, Luxatio coxae posterior *f*
后外侧复合体损伤 posterolaterale komplexe Verletzung *f*
后外侧沟 Sulcus posterolateralis *m*
后外侧骨移植 posterolaterale Knochentransplantation *f*
后外侧核 Nucleus lateralis posterior *m*, Nucleus dorsolateralis *m*
后外侧减压术 posterolaterale Dekompression *f*
后外侧开胸术 Thoracotomia posterolateralis *f*
后外侧裂 Fissura posterolateralis(cerebri) *f*
后外侧切口 posterolaterale Inzision *f*
后外侧融合术 posterolaterale Fusion *f*
后外侧入路 posterolaterale Vorgehensweise *f*
后外侧束 Lissauer-Trakt *m*
后外侧松解术 osterolaterale Release-Operation *f*
后外侧囟 hintere Seitenfontanelle *f*, Fonticulus posterolateralis *m*
后外侧旋转不稳定 posterolaterale rotatorische Instabilität *f*
后外侧旋转抽屉试验 posterolateraler rotatorischer Schubladentest *m*
后外侧腰骶融合术 posterolaterale lumbosakrale Fusion *f*
后外侧引流术 posterolaterale Entwässerung *f*
后外侧中央动脉 Arteria ventralis posterior lateralis
后外侧轴移试验 posterolateraler Pivot-Shift-Test *m*
后外侧椎间融合术 posterolaterale interkorporelle Fusion *f*
后外弓状纤维 Fibrae arcuatae externae posteriores *f pl*
后外关节囊 posterolaterale Gelenkkapsel *f*
后外柱 Columna posteroexternalis *f*
后网期 deutobroch <engl.>
后微动脉(动脉毛细血管) metarteriole *f*
后尾蚴 Metazerkarie *f*
后位内括约肌切断术 posteriore interne Sphinkterotomie *f*
后位子宫 Retropositio uteri *f*
后位坐姿 hintere Sitzhaltung *f*
后稳定型假体 posteriore stabilisierte Prothese *f*
后稳定型全膝关节成形术 posteriore stabilisierte Knieendoprothetik *f*
后窝 Fovea posterior *f*
后吸盘 hintere Saugscheibe *f*
后习俗道德期 postkonventionelle Ebene *f*
后习俗水平道德推理 postkonventionelle Ebene der moralischen Argumentation *f*
后下的 posteroinferior
后下关节囊移动 Abwärtsbewegung der Gelenkkapsel *f*
后下间隔破裂 posteriore untere septale Ruptur *f*
后陷凹镜(后穹隆镜) Kuldoskople *f*
后陷窝镜检术 Kuldoskopie *f*
后向衰竭 rückwärts Herzinsuffizienz *f*
后向性心力衰竭 rückwärtsgerichtes Herzversagen *n*
后像 Nachbild *n*
后像眼震 Nachnystagmus *m*
后小动脉 Metaarteriole *f*
后小房 Cellulae posteriores *f pl*
后小关节综合征 posteriores Facettensyndrom *n*
后效评价 Reevaluation *f*
后效抑制 Resthemmung *f*
后效[应] Nachwirkung *f*, Nacheflekt *m*
后斜角肌 Musculus scalenus posterior *m*
后囟 Hinterhauptsfontanelle *f*, Fonticulus posterior (s. triangularis) *m*
后胸 Metathorax *m*
后续 Folge *f*
后续复苏 Advanced Cardiac Life Support <engl.> ACLS
后续治疗 Follow-up-Gesundheitsvorsorge *f*

后循环梗死 posteriorer Zirkulation-Infarkt *m*
后压觉 Nachdrucksinn *m*
后牙 hintere Zähne *m pl*, Backzähne *m pl*
后牙的脉运循环 okklusale Auflage der Seitenzähne *f*
后牙桥体 hintere (Zahn-) Brücke *f*, Brückenersatz der hinteren Zähne *m*
后验分布 posteriore Verteilung *f*
后验概率 nachgeprüfte Wahrscheinlichkeit (od. Probabilität) *f*
后验信息 nachgeprüfte Information *f*
后仰 Hypsokinese *f*
后叶 Hinterlappen *m*, Lobus posterior *m*
后叶激素 Hinterlappenhormone *m pl*
后叶激素运载蛋白 Neurophysin *n*
后叶加[血]压素 Pitressin *n*, Vasopressin *n*, β-Hypophamin *n*
后叶素 Pituitrin *n*, Hypophysin *n*
后移 Retrusion *f*, Retroposition *f*
后遗神经痛 nachwirkende Neuralgie *f*
后遗效应[作用] Nacheffekt *m*, Nachwirkung *f*
后遗性妄想 Residualwahn *m*
后遗眼球震颤 Nachnystagmus *m*
后遗征 Folgezeichen *n*
后遗症 Nachkrankheit *f*, Folgekrankheit *f*
后抑制 Nachhemmung *f*
后裔(后代,子代) Nachkomme *m*
后音觉 Nachhören *n*
后蚓部 Vermis posterior *m*
后圆线虫病 Metastrongylose *f*
后圆线虫属 Metastrongylus *m*
后圆锥形角膜 Keratokonus posterior *m*
后缘 Margo posterior (s. dorsalis) *m*
后缘区 Hinterkantenbereich *m*
后粘连 Synechia posterior *f*
后枕补偿囊 dorsale Hinterhaupt-Blase *f*
后正中沟 Sulcus medianus postetior (s. dorsalis) *n*
后正中静脉 Vena posteromediana *f*
后正中线 Linea mediana posterior *f*, Vertebrallinie *f*
后支 Ramus posterior *m*
后知觉 Nachbild *n*
后肢 Hinterbeine *n pl*, hintere Extremitäten *f pl*
后肢芽 hintere Extremitätenknospe *f*
后职业生涯阶段 spätere Karrierephase *f*
后殖[吸虫]属 Metagonismus *m*, Loxotrem (un) a *n*
后殖吸虫病 Metagonimiasis *f*
后中间隔 Septum intermedium posterior *n*
后中间沟 Sulcus intermedius posterior *m*
后中央部圆锥角膜 hinterer zentraler Keratokonus *m*
后终静脉 Venae posteriores terminales *f*, hintere Endvenen *f*
后主静脉 Vena cardinalis posterior *f*
后柱 Hintersäule *f*, Columna posterior (medullae spinalis) *f*
后柱尖 Apex coruu posterioris (medullae spinalis) *f*
后柱性共济失调 hintere Säule-Ataxie *f*
后缀 Suffix *m*
后子宫旁炎 Parametritis posterior *f*
后纵隔 Mediastinum posterius *n*
后纵韧带 Ligamentum longitudinale posterius *n*
后纵韧带钙化 Verkalkung des Ligamentum longitudinale posterius *n*, Fabella nuchae *f*
后纵韧带撕裂 hinterer Bänderriss *m*
后纵韧带损伤 Verletzung des Ligamentum longitudinale posterius *f*
后足 Hinterfuß *m*
后足矫形器 Rückfuß Orthese *f*
后组神经损伤 Nervenverletzung der hinteren Nervengruppe *f*
后作用 Nachwirkung *f*, Nacheffekt *m*
厚孢子囊 Meiosporangium *n*
厚壁孢囊 Episporangium *n*
厚壁孢子(厚膜孢子) Chlamydospore *f*
厚壁孢子产生试验 Test auf Produktion von Chlamydosporen *m*
厚壁的 dickwandig
厚壁空洞 dickwandige Kaverne *f*
厚壁组织 Sclerenchyma *n*
厚髌骨征 dickes Kniescheibe-Zeichen *n*
厚层样品 Dickschichtprobe *f*
厚唇隆头鱼精蛋白(青鲈精蛋白) Crenilabrin *n*
厚的 dick
厚顶盘目 Ostropales *pl*
厚度 Verdickung *f*, Dicke *n*
厚度调节板 Dickenregelungsplatte *f*
厚分层皮移植片 Wolfe*-Krause* Kutislappen *m*
厚痂性疥疮 verkrustete Krätze *f*
厚甲(甲肥厚) Pachyonychia *f*
厚角组织 Collenchyma *n*
厚角组织层 Kollenchymschicht *f*
厚螺菌 Spirillum crassum *n*
厚膜 Pachymenie *f*, Dickfilm *m*
厚膜(壁)孢子 Chlamydospore *f*
厚膜孢子 Chlamydosporen *f pl*, Dauersporen *f pl*
厚膜孢子菌病 Chlamydosporen-Erkrankung *f*
厚膜的 pachyhymenal
厚膜试验 Dickfilmtest *m*, Ross* Test *m*
厚膜芽生菌病 Chlamydoblastomykose *f*
厚皮 Pachydermie *f*, Pachymenie *f*
厚皮的 pachydermal (-is, -is, -e)
厚皮性骨膜病 Pachydermoperiostose *f*
厚皮性骨膜增生病 Pachydermoperiostose *f*
厚片法 Dicker-Ausstrich-Methode *f*
厚朴酚 Magnolol *n*
厚朴箭毒碱 Magnocurarin *n*
厚苔舌 (dick) belegte Zunge *f*
厚透气服 dicke atmungsaktive Kleidung
厚涂片 dicker Ausstrich *m*
厚涂片透明法(改良加藤法) modifizierte Kato* dicke Schmierschicht Technik *f*
厚血管翳 Pannus crassus *m*
厚血膜 dicker Btutausstrich *m*
厚血膜法 Dicker-Blutaustrich-Methode *f*
厚硬性阴囊疝 Porozele *f*
候选分子 Molekularkandidat *m*
候选基因 Kandidaten-Gen *n*
候选者 Kandidat *m*
候诊单 Warteliste *f*
候诊单管理 Wartelistenmanagement *n*
候诊室 Wartezimmer *n*
鲎 Limulus polyphemus *m*
鲎变形细胞溶解物 Limulus-Amöbozyten-Lysat *n*
鲎凝集素受体 LPA-Rezeptor *m*
鲎[溶解物]试验 Limulus (-Lysaten) test *m*
鲎试剂 Limulus amöbozyten-lysat *m*
鲎试验 Limulustest *m*
鲎属 Limulus *m*
鲎细胞溶解物试验 Limulus Zelllysat Test *m*

HU 呼忽囫狐弧胡壶葫湖槲蝴糊虎琥互户护瓠

hū 呼忽

呼[吸]气象 Atmungsbild *n*
呼肠[孤]病毒科 Reoviridae *f*

呼肠病毒 Reovirus *m*
呼出 Ausatmung *f*, Exhalation *f*
呼出的 exhaliert
呼出活瓣(呼气阀) Exspirationsventil *n*
呼出气 Ausatmungsluft *f*
呼出气反压调节器 Abgasgegendruckregler *m*
呼出气冷凝液 Ausatmungsluft-Kondensationsflüssigkeit *f*
呼叫器 Piepser *m*
呼救信号器 Notrufsignalgerät *n*, Notsignalisator *m*
呼名 Benennung *f*
呼末二氧化碳分压 Endexspiratorischer Partialdruck von Kohlendioxid *m*
呼气 Ausatmung *f*, Exspiration *f*
呼气[终]末正压通气 positive endexspiratorische Überdruckbeatmung *f*
呼气储备量 Exspirationsreservevolumen(ERV) *n*
呼气的(吐气的) exspiratorisch
呼气阀 Ausatmungsventil *n*
呼气峰流量(呼气流量峰值) expiratorischer Spitzenfluss (PEF) *m*
呼气峰值流速 Peak-Flow-Variabilitätswert *m*
呼气呼吸袋 Ausatmungsatembeutel *m*
呼气活瓣 Ausatmungsventil *n*
呼气活门 Exspirationsventil *n*
呼气肌 Exspirationsmuskeln *m pl*
呼气肌辅助设备 exspiratorisches Muskeln-Hilfsmittel *n*
呼气困难 Ausatmungsdyspnoe *f*, exspiratorische Dyspnoe (od. Schweratmigkeit) *f*
呼气流量 exspiratorische Durchflußmenge *f*
呼气流速高峰 maximale exspiratorische Flußgeschwindigkeit *f*
呼气描记器 Expirograph *m*
呼气末 CO2 监测 endexspiratorisches CO2-Monitoring *n*
呼气末呼吸气压阳性 positiver endtidaler exspiratorischer Druck *m* (PEEP)
呼气末正压 end-exspiratorischer Positivdruck *m*
呼气末正压通气 positiver endexspiratorischer Druck *m*
呼气气流 Exspirationsluftstrom *m*
呼气软管 Exhalationsschlauch *m*
呼气呻吟 exspiratorisches Stöhnen *n*, exspiratorisches Ächzen *n*
呼气神经元 exspiratorisches Neuron *n*
呼气时胸围 Brustumfang bei Expiration *m*
呼气试验 Atemtest *m*
呼气停顿 exspiratorischer Stillstand *m*
呼气相 Exspirationsphase *f*
呼气相关神经元 mit der Exspiration verbundenes Neuron *n*
呼气象 Exspirationsbild *n*
呼气性喉鸣 exspiratorischer Stridor *m*
呼气性呼吸困难 Ausatmungsdyspnoe *f*, exspiratorische Dyspnoe (od. Schweratmigkeit) *f*
呼气性呼吸困难期 exspiratorische Dyspnoephase *f*
呼气压 Ausatmungsdruck *m*
呼气延长 verlängertes Exspirium *n*
呼气乙醇浓度 Atemalkoholgehalt *n*
呼气运动神经元 exspiratorisches Motorneuron *n*
呼气中期流速 midexspiratorische Flußgeschwindigkeit *f*
呼气中期时间 mittelexspiratorische Zeit *f*
呼气中枢 exspiratorisches Zentrum *n*
呼气周期 Atmungsperiode *f*
呼气阻力 exspiratorischer Widerstand *m*, Exhalationswiderstand *m*
呼吸 Atem *m*, Atmen *n*, Atmung *f*, Respiration *f*
呼吸(的) Atmung *f*
呼吸[作用] Atmung *f*, Respiration *f*
呼吸保护器 schützender Respirator *m*
呼吸保护装置 Respirationsschutzgerät *n*
呼吸爆发 Atmungsstoß *m*, respiratorischer Burst *m*
呼吸比率 Inspiration-Expsiration-Verhältnis *n*, I-E Verhältnis *n*
呼吸表浅 Hypopnoe *f*, oberflächliche Atmung *f*
呼吸波 Respirationswelle *f*
呼吸不规则 unregelmäßige Atmung *f*
呼吸不足 Hypopnoe *f*
呼吸部 respiratorische Region *f*
呼吸操练 Atemübung *f*
呼吸测定计 Messgerät für Respiration *n*
呼吸超敏反应 Respirationshypersensibilität *f*
呼吸迟缓 Oligopnoe *f*, verzögerte Atmung *f*
呼吸储备力 Atemreserve *f*, Ventilationsreserve *f*
呼吸传递 Respirationstransmission *f*
呼吸传感器 Respirationsaufnehmer *m*, Respirations transducer *m*
呼吸次数 Respirationsfrequenz *f*
呼吸刺激剂 Atemstimulans *n*
呼吸带 respiratorische Zone *f*
呼吸带跟踪采样 Sammlung innerhalb der Atmungszone *f*
呼吸袋(囊) Beatmungsbeutel *m*
呼吸袋测压表 Atembeutelbarometer *n*
呼吸单向阀 Absperrventil der Beatmung *n*
呼吸氮洗出试验 Stickstoff-Auswaschtest *m*
呼吸道 Atemwege *m pl*, Respirationstrakte *m pl*
呼吸道病毒感染 Virusinfektion der Atemwege *f*
呼吸道病原菌 pathogene Organismen der Atemwege *m pl*
呼吸道肠道孤儿病毒 respiratorisch-enterisches Orphan-Virus *n*
呼吸道传播 Atemweg *m*
呼吸道传染病 Infektionskrankheit der Atemwege *f*
呼吸道淀粉样变 Amyloidose der Atemwege *f*
呼吸道堵塞窒息死 Würgen *n*, Ersticken *n*, Erdrosseln *n*
呼吸道感染 Atemwegeninfektion *f*
呼吸道感染病毒 respiratorisches Virus *m*
呼吸道隔离 Respiratory-Isolation *f*
呼吸道梗阻 Atemwegenobstruktion *f*
呼吸道管理 Airway-Management *n*
呼吸道合胞病毒肺炎 RS-Virus-Pneumonie *f*, respiratory syncytial virus pneumonia <engl.>
呼吸道合胞病毒活野株 Wildstamm des Respiratory-Syncytial-Virus *m*
呼吸道合胞病毒融合蛋白质 Respiratory-Syncytial-Virus-Fusionsprotein *n*
呼吸道合胞病毒特异性分泌抗体 Respiratory-Syncytial-Virus-spezifischer sekretierender Antikörper *m*
呼吸道合胞病毒亚群 Respiratory-Syncytial-Virus-Subpopulation *f*
呼吸道合胞病毒疫苗株 Respiratory-Syncytial-Virus-Impfstamm *m*
呼吸道合胞体病毒 RS-Virus *n*, respiratory syncytial virus <engl.>
呼吸道瘘管 Fistel des Atemtrakts *f*
呼吸道内的烟灰 Ruß in die Atemwege *m*
呼吸道念珠菌病 Respiratory-Candidiasis *n*
呼吸道清理 Reinigung der Atemwege *f*
呼吸道合胞病毒感染 respiratorische synzytische Virusinfektion *f*
呼吸道肉芽肿 Granulom des Atemtrakts *n*
呼吸道烧伤 Verbrühung der Atemwege *f*
呼吸道通气术 Aeroporotomie *f*
呼吸道萎陷 Atemwegenkollaps *m*
呼吸道异常 Abnormalität des respiratorischen Systems *f*
呼吸道异物阻塞性窒息 chocking Asphyxie *f*
呼吸道硬结症 Skleroma respiratorium *n*
呼吸道粘膜 respiratorische Schleimhaut *f*
呼吸道正压力 positiver Druck in Atemwegen *m*

呼吸道症状 respiratorisches Symptom *n*
呼吸道肿瘤 Tumor der Atemwege *m*
呼吸道阻力 Widerstand der Atemwege *m*
呼吸道阻塞 Atemwegenobstruktion *f*
呼吸的 respiratorisch, respiratori(-us, -a, -um), pneumatisch
呼吸动力功能 respiratorische dynamische Funktion *f*
呼吸动力学 Pneumodynamik *f*
呼吸动作 Atemtbewegung *f*
呼吸毒理学 Inhalationstoxikologie *f*
呼吸毒理学研究 atemtoxikologische Studie *f*
呼吸毒性 Atemtoxikologie *f*
呼吸锻炼 Atemübung *f*
呼吸法肾盂造影术 Veratmungspyelographie *f*
呼吸反射 Atemreflex *m*
呼吸反应 Atemareaktion *f*
呼吸防护装置(备) atemschuetzende Ausruestung *f*
呼吸辅助装置 Atemhilfsapparate *m pl*
呼吸功 Atemarbeit *f*
呼吸功(机)能 Atemfunktion *f*
呼吸功能不全 Ateminsuffizienz *f*
呼吸功能常数 Atemfunktionskonstante *f*
呼吸功能的评定 Auswertung der Atemfunktion *f*
呼吸功能监测 Überwachung der Atemfunktion *f*
呼吸功能检查器 Atemfunktionsprüfer *m*, Atemfunktionsprüfgerät *n*
呼吸功能实验 respiratorischer Funktionstest *m*
呼吸功能障碍 respiratorische Dysfunktion *f*
呼吸管 Atemschlauch *m*
呼吸过大 große(od. übertriebene) Atmung *f*
呼吸过度 Hyperpnoe *f*
呼吸过度的 hyperpnoisch
呼吸过缓 langsame Respiration *f*
呼吸过慢 Bradypnoe *f*
呼吸过速(呼吸急促) Tachypnoe *f*
呼吸缓慢 Bradypnoe *f*, verminderte Atemfrequenz *f*
呼吸回路 Atmungzyklus *m*
呼吸回路系统 Atemkreislauf-System *n*
呼吸混合气 Atemmischung *f*
呼吸活瓣 Atemventil *n*
呼吸活门 respiratorisches Ventil *n*
呼吸机 Respirator *m*, Beatmungsgerät *n*
呼吸机撤除 Respiratorentzug *m*
呼吸机敏感度 Empfindlichkeit des Ventilators *f*
呼吸机脑 Respiratorgehirn *n*
呼吸机能控制失调 respiratorische Kontrollstörung *f*
呼吸机相关肺损伤 Respirator-assoziierte Lungenschädigung *f*
呼吸机相关肺炎(器械通气相关肺炎) Ventilator-assoziierte Pneumonie *f*
呼吸机相关性肺损伤 Ventilator-assoziierte Lungenschädigung *f*
呼吸肌 Atemmuskulatur *f*
呼吸肌感受器 Atemmuskelrezeptor *m*
呼吸肌力测定法 Bestimmung der Atemmuskelkraft *f*
呼吸肌疲劳 Atemmuskelermüdung *f*
呼吸唧筒 Respirationspumpe *f*
呼吸及麻醉监护仪 Ventilation- und Anästhesie-Monitor *m*
呼吸急促 Tachypnoe *f*, Polypnoe *f*, Kurzatmigkeit *f*
呼吸疾病监护病房 Respiratory Care Unit(RCU) <engl.>, respiratorische Intensivstation(RICU) *f*
呼吸计 Spirometer *n*
呼吸计数 Atmungszählung *f*
呼吸加热器 Atemlufterwärmer *m*
呼吸加深 vertiefte(od. verstärkte) Atmung *f*
呼吸加速 beschleunigte Atmung *f*
呼吸加速中枢 tachypnoisches Zentrum *n*
呼吸间断 Anaerose *f*
呼吸间歇 Atempause *f*, apnoische Pause *f*
呼吸监测 Atmungsüberwachung *f*
呼吸监护仪 Respirationsmonitor *m*
呼吸减少 Span(i)opnoe *f*
呼吸觉 Atemgefühl *n*, Atemsinn *m*
呼吸节律 Atemrhythmus *m*
呼吸节律和幅度 Atemrhythmus und -amplitude
呼吸痉挛 Atemkrampf *m*, Spasmus respiratorius *m*
呼吸窘迫 Atemnot *f*, respiratory distress <engl.>
呼吸窘迫综合征 Atemnot-Syndrom(ANS) *n*
呼吸均匀 Eupnoe *f*, regelmäßige Atmung *f*
呼吸科 Respirationsmedizin *f*
呼吸科监护病房 respiratorische Pflegeeinheit *f*
呼吸控制 Respirationskontrolle *f*
呼吸控制轮椅 Atem-kontrollierter Rollstuhl *m*
呼吸控制型心脏起搏器 atemfrequenzgesteuerter Herzschrittmacher *m*
呼吸困难 Dyspnoe *f*, Atemnot *f*
呼吸困难的 dyspno(et)isch
呼吸困难鉴别指数 Dyspnoe Differenzierung Index *m*(DDI)
呼吸困难综合征 Atemnot-Syndrom *n*(ANS)
呼吸类型 Atemtyp *m*, Respirationstyp *m*
呼吸力学 Atmungsmechanik *f*
呼吸链 Atmungskette *f*
呼吸量测定法 Spiro(ergo) metrie *f*, Pneum(at) ometrie *f*, Respirometrie *f*
呼吸量测定器 Pneum(at) ometer *n*
呼吸量测视法 Spiroskopie *f*
呼吸量计 Spirometer *n*
呼吸量检视器 Spiroskop *n*
呼吸量曲线 spirometrische Kurve *f*
呼吸疗法 Atemtherapie *f*
呼吸裂 Rima respiratoria *f*
呼吸流量计 respiratorischer Flußmesser *m*(od. Flowmeter *n*)
呼吸流速仪传感器 Pneumotachographtransducer *m*
呼吸率 Atemfrequenz *f*
呼吸麻痹 Atemlähmung *f*, Paralysis respiratoria *f*
呼吸慢深 verlangsamte vertiefte Atmung *f*
呼吸酶 Atmungsferment *n*, Atmungs enzym *n*
呼吸门控成像技术 Respiratory-Gated Image Technik *f*
呼吸面 Atmungsoberfläche *f*
呼吸面具 Atemmaske *f*, Atemschutzmaske *f*
呼吸描记法 Spirographie *f*, Pneumographie *f*
呼吸描记器 Spirograph *m*, Pneumograph *m*
呼吸描记图 Spirogramm *n*, Pneurogramm *n*
呼吸膜 respiratorische Membran *f*
呼吸末屏气(呼吸末停顿，吸气末平台) endexspiratorische Plattform *f*(EIP)
呼吸末正压[通气] positiver endexspiratorischer Druck *m*
呼吸囊 Beatmungsbeutel *m*
呼吸囊(呼吸器选择钮) Wahltaste des Beatmungsbeutels *f*
呼吸努力相关微觉醒 von Atemanstrengung abhängige Weckreaktion *f*
呼吸频率 Atemfrequenz *f*
呼吸期 Atemphase *f*
呼吸气 Atemluft *f*
呼吸气储气袋 Reservoirbeutel für Atemgase *m*
呼吸气量测定法 Pneum(at)ometrie *f*
呼吸气量测定器 Pneum(at)ometer *n*
呼吸气量计 Luftplethysmograph *m*
呼吸气量描记器 Luftplethysmograph *m*
呼吸气流 respiratorischer Luftstrom *m*
呼吸气流流速计 Pneumotachograph *m*

呼吸气流描记 Pneumotachographie *f*
呼吸气气源 Atemgaslieferung *f*
呼吸气体分析 Analyse von Atemgas *f*
呼吸气体分析 Atemgasanalyse *f*
呼吸气温度 Atemlufttemperatur *f*
呼吸气压速度描记器 Anapnograph *m*
呼吸器(机) Atemgerät *n*, Respirator *m*
呼吸器官 Atmungsorgane *n pl*, Atemapparate *m pl*
呼吸器脑 Respiratorgehirn *n*
呼吸器脑改变 Veränderung des Respiratorgehirns *f*
呼吸器死腔 Atemtotraum *m*
呼吸憩室 Atmungsdivertikel *n*
呼吸浅短 Brachypnoe *f*
呼吸浅快 oberflächliche beschleunigte Atmung *f*, Tachypnoe *f*
呼吸浅慢 oberflächliche verlangsamte Atmung *f*, Hypopnoe *f*
呼吸抢救设备 Atemrettungsgerät *n*
呼吸区 Regio respiratoria *f*
呼吸曲线 Atmungskurve *f*, Respirationskurve *f*
呼吸曲线记录器 Pneum(at)ograph *m*
呼吸热量计 Respirationskalorimeter *n*
呼吸容量 Atemkapazität *f*
呼吸软管 Exhalationsschlauch *m*
呼吸色素 Atmungspigment *n*
呼吸商 Atmungsquotient *m*, Respirationsquotient *m*(RQ)
呼吸上皮 Respirationsepithel *n*
呼吸上皮乳头状瘤 Respirationsepithelpapillom *n*
呼吸上皮腺瘤样错构瘤 Adenomatoides Hamartom des Respirationsepithels *m*
呼吸深度 Atemtiefe *f*
呼吸深快 vertiefte beschleuchnigte Atmung *f*, Hyperpnoe *f*
呼吸神经 Atemnerv *m*
呼吸神经元 respiratorisches Neuron *n*
呼吸生理 Atemphysiologie *f*
呼吸生理概念 respiratorische physiologische Vorstellung *f*
呼吸生理过程 respiratorischer physiologischer Prozeß *m*
呼吸生理现象 respiratorisches physiologisches Phänomen *n*
呼吸生理学 Atmungsphysiologie *f*
呼吸声门 Glottis respiratoria(s. intercartilaginea) *f*
呼吸失调 respiratorisches Leiden *n*, Atemkrankheit *f*
呼吸时相 respiratorische Phase *f*
呼吸试验 Atemtest *m*
呼吸束 Atembündel *n*, Krause* Respirationsbündel *n*, Fasciculus solitarius *m*
呼吸数 Respirationsfrequenz *f*
呼吸衰竭 Atemversagen *n*
 呼吸衰竭Ⅲ型 Typ Ⅲ Atemversagen *n*
 呼吸衰竭Ⅱ型 Typ Ⅱ Atemversagen *n*
 呼吸衰竭Ⅳ型 Typ Ⅳ Atemversagen *n*
 呼吸衰竭Ⅰ型 Typ Ⅰ Atemversagen *n*
呼吸衰竭指数 respiratorischer Insuffizienz-Index(RFI) *m*
呼吸睡眠暂停综合征 Schlaf-Apnoe-Syndrom *n*(SAS)
呼吸死 Atemtod *m*, respiratorischer Tod *m*
呼吸死腔有效容量 wirkungsvolles Volumen des respiratorischen Totraums *n*
呼吸速度描记器 Pneumotachograph *m*
呼吸速度描记图 Pneumotachogramm *n*
呼吸体征和症状 respiratorische Anzeichen und Symptome
呼吸调节中枢 pneumotaktisches Zentrum *n*
呼吸听力计 Respirationsaudiometer *n*
呼吸停止 Atemstillstand *m*, Apnoe *f*
呼吸停止期 Atemstillstandsphase *f*
呼吸通气率 respiratorische Ventilationsrate *f*
呼吸头盔 Atemschutzhelm *m*, Atemschutz haube *f*
呼吸味 Atemgeruch *m*
呼吸紊乱 Atemstörung *f*
呼吸无效区 Atemtotraum *m*
呼吸系并发症 Komplikation des Atmungssystems *f*
呼吸系病理学 Pathologie des Atmungssystems *f*
呼吸系数(商) Atmungsquotient *m*, Respirationsquotient *m*(RQ)
呼吸系统 Atmungssystem *n*
呼吸系统毒理学 Toxikologie des Atmungssystems *f*
呼吸系统感染 Infektion des Respirationssystems *f*
呼吸系统功能障碍 Atmungssystemstörung *f*
呼吸系统畸形 Mißbildung des Atmungssystems *f*
呼吸系统疾病 Krankheit des Atmungssystems *f*
呼吸系统结核病 Tuberkulose des Atmungssystems *f*
呼吸系统症状与体征 Krankheitszeichen und Symptome des Atmungssystems
呼吸系药物 Agenzien des respiratorischen Systems *n pl*
呼吸系诊断技术 diagnostische Technik des respiratorischen Systems *f*
呼吸相关神经元 exspiratorisches Neuron *n*(EN)
呼吸相关性肺损伤 Ventilator-induzierte Lungenschädigung *f*(VILI)
呼吸相关性肺炎 Ventilator-assoziierte Pneumonie *f*(VAP)
呼吸相自动控制胸片拍摄仪 Röntgenapparat für automatische Thoraxaufnahme in der respiratorischen Phase *n*
呼吸橡皮囊 Atembeutel *m*
呼吸消化道孤儿病毒 respiratorisches enterales Orphan-Virus *n*
呼吸形式 Beatmungsform *f*, Atmungsform *f*
呼吸兴奋剂 Atmungsstimulantia *n pl*, Atmungsanregungsmittel *n pl*
呼吸性 respiratorisch
呼吸性不整脉 respiratorische Arrhythmie *f*, Hering*-Lommel* Zeichen *n*
呼吸性抽搐 respiratorischer Tik *m*
呼吸性代偿 respiratorische Kompensation *f*
呼吸性的 respiratorisch, respiratori(-us, -a, -um)
呼吸性窦性心律不齐 respiratorische Sinusarrhythmie *f*(RSA)
呼吸性粉尘 respirabler Staub *m*
呼吸性过代偿 respiratorsche Uberkompensation *f*
呼吸性虹膜震颤 respiratorischer Hippus *m*, Hippus respiratorius *m*
呼吸性间歇脉 Pulsus respiratione intermittens *m*
呼吸性碱中毒 respiratorishe Alkalose *f*
呼吸性脉搏 Pulsus respiratorius *m*
呼吸性脑病 respiratorische Enzephalopathie *f*
呼吸性缺氧 respiratorische Hypoxie *f*
呼吸性死亡 respiratorischer Tod *m*
呼吸性酸中毒 respiratorische Azidose *f*, zentrogene Azidose *f*
呼吸性细支气管 Bronchioli respiratorii *m pl*
呼吸性细支气管炎 respiratorische Bronchiolitis *f*
呼吸性心律不齐 respiratorische Arrhythmie *f*, Hering*-Lommel* Zeichen *n*
呼吸性心律失常 respiratorische Arrhythmie *f*
呼吸性血压波动 respiratorische Blutdruckschwankung *f*
呼吸性杂音 Atemgeräusch *n*, Respirationsgeräusch *n*
呼吸胸围差 respiratorische Differenz des Brustumfangs *f*
呼吸徐缓 Bradypnoe *f*, Oligopnoe *f*
呼吸循环 Atemzirkulation *f*
呼吸压 Beatmungsdruck *m*
呼吸压力波动 Atemdruckschwankung *f*
呼吸氧气 Sauerstoffbeatmung *f*, Sauerstoffatmung *f*
呼吸遗忘 respiratorische Amnesie *f*
呼吸异常 abnormale Atmung *f*
呼吸抑制 Atemdepression *f*
呼吸音 Atemgeräusch *n*, Atmen *n*
呼吸音粗糙 rauhes Atmen *n*

呼吸音减弱 abgeschwächtes Atmen *n*, Hypophonesie *f*
呼吸音描记器 Respirophonograph *m*
呼吸音[描记]图 Respirophonogramm *n*
呼吸音消失 aufgehobenes Atmen *n*
呼吸音延长 verlängertes Atmen *n*
呼吸音增强 übertriebenes Atmen *n*
呼吸用低氧混合气 sauerstoffarme Atemgasgemisch *n*
呼吸用混合气 Atemgasmischung *f*
呼吸运动 Atembewegung *f*
呼吸运动计 Respirometer *n*
呼吸运动记录器 Pneum(at)ograph *m*
呼吸杂音 Atemgeräusch *n*, Respirationsgeräusch *n*
呼吸暂停 Apnoe *f*
呼吸暂停-低通气指数 Apnoe-Hypopnoe-Index *m*
呼吸暂停期 Apnoephase *f*
呼吸暂停试验 Apnoe-Test *m*
呼吸暂停显示装置 Apnoe-Anzeige *f*
呼吸暂停指数 Apnoe-Index *m*
呼吸增快 Tachypnoe *f*
呼吸增强 verstärkte Atmung *f*
呼吸粘膜 Atemschleimhaut *f*
呼吸障碍 Atemstörung *f*, respiratorische Störung *f*
呼吸障碍诊断 Diagnose von Atemstörungen *f*
呼吸振动 Atemschwingung *f*
呼吸镇静剂 Atmungssedativa *n pl*, Atmungs beruhigungsmittel *n pl*
呼吸正常 Eupnoe *f*, normale Atmung *f*
呼吸支持 pulmonaler Support *m*
呼吸指数 Spiroindex *m*
呼吸治疗科 Abteilung für Atemtherapie *f*
呼吸中枢 Atmungszentrum *n*, respiratorisches Zentrum *n*
呼吸中枢的化学敏感区 chemosensibles Areal des Atemzentrums *n*
呼吸周期 Atemphase *f*
呼吸贮备量 Atemreserve *f*
呼吸装置 Beatmungsapparat *m*
呼吸总量计算机 Pan-spiro-Computer *m*
呼吸阻抗 respiratorische Impedanz *f*
呼吸阻抗响应频率 respiratorische Impedanz-Resonanzfrequenz *f*
呼吸阻力 respiratorischer Widerstand *m*
忽略性横位 vernachlässige quere Hinterhauptslage *f*
忽视病 Morbus miseriae *m*
忽视儿童 Kindervernachlässigung *f*, Kinderverwahrlosung *f*

hú 囫狐弧胡壶葫湖槲蝴糊

囫囵吞咽 Psomophagie *f*
狐臭 Hirzismus *m*, Brom(h)idrosis *f*
狐类脑炎 Fuchsenzephalitis *f*
弧 Bogen *m*, Arcus *m*
弧弹性 Bogenelastizität *f*
弧度 Radiant *m*(rad)
弧弓曲率 Bogenradialkurvatur *f*
弧光 Bogenlicht *n*
弧光灯 Bogenlampe *f*
弧菌 Vibrio *m*, Kommabazilleus *m*
弧菌病 Vibriosis *f*
弧菌科 Vibrionaceae *f*
弧菌溶血素 Vibriolysin *n*
弧菌属 Vibrio *m*
弧菌素 Vibriocin *n*
弧菌性败血病 Vibrionenseptikämie *f*
弧曲延生的 gebogen, abwärts laufend
弧三角形 Sektor *m*
弧形 Bogen *m*
弧形暗点 Bogenskotom *n*
弧形柄杆菌 Caulobacter vibrioides *n*
弧形缝合针 gebogene Nadel *f*
弧形关节周围截骨术 Arc periartikuläre Osteotomie *f*
弧形截骨术 gebogene Osteotomie *f*
弧形茎菌 Caulobacter vibrioides *n*
弧形切口 Bogenschnitt *m*
弧形视野计 Bogenperimeter *n*
弧形髓内针 Ender* intramedullärer Nagel *m*
弧形纹 bogenförmiger (od. kurvenförmiger) Streifen *m*
弧形致密区 bogenförmiger (od. kurvenförmiger) Schatten *m*
弧影 Möndchen *n*, Lunula *f*
弧状菌 Vibrio *m*
胡[奥]赛动物 Houssay* Tier *n*(切除垂体和胰腺的动物)
胡薄荷酮 Pulegon *n*
胡伯-瓦勒测定碘价法 Hübl*-Waller* Jodzahlbestimmung *f*
胡尔勒病 Hurler* Krankheit *f*
胡尔勒氏病 Hurler* Krankheit *f*, Polydystrophie *f*
胡尔学习模型 Hull* Lernmodell *n*
胡蜂 Wespe *f*
胡蜂蜇伤 Wespenstich *m*
胡瓜 Gurke *f*, Salatgurke *f*
胡瓜醇 Gurkenalkohol *m*
胡黄连醇 Kutkinol *n*
胡黄连甙 Kutkin *n*, Pikrorrhizin *n*
胡黄连苦甙 Pikrosid *n*
胡黄连素 Kutkin *n*
胡黄连甾醇 Lutkisterol *n*
胡椒酚 Chavicol *n*
胡椒酚甲醚 Chavicolmethyläther *m*, Estragol *n*
胡椒碱 Piperin *n*
胡椒科 Piperaceae *pl*
胡椒嗪 Piperazin *n*
胡椒醛 Piperonal *n*, Heliotropin *n*
胡椒属 Piper *n*
胡椒酸 Piperinsäure *f*
胡椒酮 Piperiton *n*
胡椒味的 pfefferig
胡椒脂碱 Chavicin *n*
胡椒中毒 Pfeffervergiftung *f*, Piperismus *m*
胡拉毒素 Huratoxin *n*
胡勒病 Hurler*-Krankheit *f*
胡芦巴碱 Trigonellin *n*, Gynesin *n*
胡萝卜 Karotte *f*, Mohrrübe *f*
胡萝卜醇 Phytoxanthin *n*
胡萝卜红色 karottenrot
胡萝卜壳针孢 Septoria carotae *f*
胡萝卜属 Daucus *m*
α-胡萝卜素 alpha(α)-Carotin *n*
β-胡萝卜素 beta(β)-Carotin *n*
胡萝卜素 Karotin *n*
胡萝卜素[色素]沉着[症] Karotinose *f*
胡萝卜素病 Karotinose *f*
胡萝卜素黄皮病 Karotinodermie *f*, Mohrrübenikterus *m*
胡萝卜素加氧酶 Karotinoxygenase *f*
胡萝卜素酶 Karotinase *f*
胡萝卜素血[症] Karotinämie *f*, Xanthämie *f*
胡萝卜素血试验 Karotinämie-Test *m*, Xanthämie-Test *m*
β-胡萝卜酮 β-Karotinon *n*
胡萝卜烯醇 Karotenol *n*
胡萝卜烯类 Karotin *n*
胡萝卜形 Karottenform *f*
胡萝卜甾醇 Daucosterol *n*

胡萝卜子素 Daucarin *n*
胡麻油 Samenleinol *n*
胡蔓藤 Gelsemium elegans *n*
胡蔓藤中毒 Vergiftung durch Gelsemium elegans *f*
胡讷氏试验 Huhner*(-Sims*) Test *m*
胡宁病毒 Junin-Virus *n*
胡沙综合征 Hurler*-Scheie* Syndrom *n*(为Ⅰ型粘多糖沉积症的3种等位基病之一)
胡施克软骨(①鼻副软骨 ②小翼软骨) Kuschke* Knorpel *m*
胡施克氏瓣 Huschke* Klappe *f*, Plica lacrimalis *f*
胡施克氏管 Huschke* Kanal *m*
胡施克氏孔 Huschke* Foramen *n*
胡桃 Walnuβ *f*, Juglans regia *f*
胡桃毒素(黑栗素) Juglon *n*(杀真菌的抗生素)
胡桃苷(甙) Juglanin *n*
胡桃夹食管 Nussknackerösophagus *m*
胡桃夹综合征 Nussknacker-Syndrom *n*
胡桃科 Juglandaceae *pl*
胡桃醌 Juglon *n*
胡桃属 Juglans *f*
胡桃素 Juglandin *n*
胡桃酮 Juglon *n*
胡颓子碱 Elaeagnin *n*
胡须 Bart *m*
胡言乱语 wannsinnig, verrückt
胡言乱语症 Jargon *m*
壶 Kanne *f*, Kessel *m*
壶腹 Ampulle *f*, Ampulla *f*
壶腹[状]的 ampullenartig, ampullenförmig, ampullär, ampullar (-is, -is, -e)
壶腹癌 Ampullenkarzinom *n*
壶腹部 Ampulle *f*
壶腹顶 Cupula ampullaris *f*
壶腹沟 Sulcus ampullaris *m*
壶腹骨脚 Crura ampullaria (labyrinthi ossei) *n pl*, Crura ossea ampullaria *n pl*
壶腹嵴 Crista ampullaris *f*
壶腹嵴顶 Cupula cristae ampullaris *f*
壶腹嵴支持细胞 Stützzelle *f*
壶腹脚 Crura ampullaria (labyrinthi ossei) *n pl*
壶腹括约肌 Musculus sphincter ampullae hepatopancreaticae *m*, Oddi* Muskel (od. Sphinkter) *m*
壶腹瘤 Ampullentumor *m*
壶腹帽 Ampullenkuppel *f*, Cupula ampullaris *f*
壶腹膜 Membrana ampullaris *f*
壶腹膜脚 Crura membranacea ampullaria *f*
壶腹憩室 Ampullendivertikel *m*, Diverticula ampullae (ductus deferentis) *f*
壶腹切开术 Ampullectomie *f*
壶腹妊娠 Ampullenschwangerschaft *f*, Gravicitas ampullaris *f*
壶腹筛区 Area cribriformis ampullaris *f*
壶腹神经 Nervus ampullaris *m*
壶腹性老年性眩晕 ampullärer seniler Schwindel *m*
壶腹炎 Ampullitis *f*
壶腹周围癌 periampulläres Karzinom *n*
壶腹状动脉瘤 Aneurysma ampullare (s. sacciforme) *n*
壶菌门 Chytridiomycota *f*
壶菌属 Chytridium *n*
壶螺属 Ampullarius *m*
壶吸虫属 Stamnosoma *n*
壶形腹 Trommelbauch *m*
壶状 Kesselform *f*
壶状大腹 Bierbauch *m*, Kugelbauch *m*
葫芦 Flaschenkürbis *m*, Kalebasse *f*
葫芦[状]胃 Sanduhrmagen *m*
葫芦巴 Trigonella foenum-graecum *f*
葫芦科 Cucurbitaceae *f pl*
葫芦素[类] Cucurbitacin *n*
葫芦素 D Cucurbitacin D *n*
葫芦烷 Cucurbitan *n*
葫芦形 flaschenförmig, kürbisflaschenförmig
葫芦形胆囊 flaschenkürbisförmige Gallenblase *f*
葫芦状瘤 Sanduhrgeschwulst *f*
葫芦状收缩 Sanduhrkontraktion *f*
湖北钉螺 Oncomelania hupensis *f*
湖北钉螺带病亚种 Oncomelania hupensis nosophora *f*
湖北钉螺湖北亚种 Oncomelania hupensis hupensis *f*
湖北钉螺夸[兑斯]氏亚种 Oncomelania hupensis quadrasi *f*
湖北钉螺林杜亚种 Oncomelania hupensis lindoensis *f*
湖泊(水库)污染 See (Reservoir) verschmutzung *f*
湖水温度 Seetemperatur *f*, Wassertemperatur *f*
湖盐 Seesalz *m*
槲寄生 Mistel *f*, Stipes visci *m*, Viscum coloratum *n*
槲寄生毒素 Misteltoxin *n*
槲寄生素 Viscin (um) *n*
槲皮醇 Querzit *n*
槲皮甙 Querzitrin *n*
槲皮黄甙 Querzimeritrin *n*
槲皮[黄]素 Querzetin *n*
槲皮苦素 Quercin *n*
槲皮鞣仿 Querci (tanno) form *n*
槲皮鞣酸 Quercitannin *n*
槲皮素(栎精,槲皮黄素) Quercetin *n*
槲皮万寿菊苷(甙) Quercetagitrin *n*
槲属 Quercus *f*
蝴蝶 Schmetterling *m*
蝴蝶花 Schmetterlingsblüte *f*, Viola tricolor *f*
蝴蝶区 Schmetterlingsregion *f*
蝴蝶形 Schmetterlingsmuster *n*
蝴蝶形[面部]红斑 Schmetterlingsrötung *f*
蝴蝶形骨折 Schmetterlingsbruch *m*
蝴蝶形红斑 Schmetterlingserythem *n*
蝴蝶形疹 Schmetterlingsausschlag *m*
糊粉 Aleuron *n*
糊粉层 Aleuronschicht *f*
糊粉粒 Aleuronkörnchen *n*
糊剂 Paste *f*, Pasta *f*
糊精 Dextrin (um) *n*, Stärkegummi *n*
糊精化 Dextrinisierung *f*
糊精麦芽糖 Dextrimaltose *f*
糊精酶 Dextrinase *f*
糊精尿 Dextrinurie *f*
糊精糖 Dextrinose *f*, Isomaltose *f*
糊墙纸 Wandpapier *n*
糊涂 Trübung *f*
糊状 pastös, käsig, teigig, zähflüssig
糊状便 breiiger Stuhl *m*
糊状的 breiartig, breiig
糊状食品 pastöses Lebensmittel *n*

hǔ 虎琥

虎斑溶解 Tigrolyse *f*
虎斑小体 Tigroidkörperchen *n*, Nissl* Körperchen *n*
虎斑心 Tiger (fell) herz *n*
虎斑质 Tigroidsubstanz *f*, Nissl* Körperchen *n*
虎斑状的 tigroid
虎刺 Damnacanthus indicus *m*
虎刺醇 Damnacanthol *n*

虎刺醛 Damnacanthal *n*
虎耳草科 Grossulariaceae *pl*, Saxifragaceae *pl*
虎耳草素 Bergenin *n*
虎头钳 Schraubstock *m*
虎杖 Polygonum cuspidatum *n*
虎杖甙 Polydatin *n*, Cuspidatin *n*
琥珀 Bernstein *m*, Succinum *n*, Amber *m*, Ambergris *n*
琥珀[树]脂醇 Sukzinolresinol *n*
琥珀[酰]胆碱 Sukzinylcholin *n*, Suxamethonium *n*
琥珀白色 Bernsteinweiß *n*
琥珀胆碱相关性高钾血症 Succinylcholine Hyperkaliämie *f*
琥珀的 bernsteine(r) *n*, succinic(-us,-a,-um)
琥珀黄色 Bernsteingelb *n*
琥珀黄色的 bernsteingelb
琥珀磺酸二辛钠 Dioctylnatriumsulfosukzinat *n*
琥珀密码子 Amber-Codon *n*
琥珀明胶 succinylated Gelatine *f*
琥珀色 Bernstein *m*, Succinum *n*
琥珀色的 bernsteinfarbig
琥珀酸 Bernsteinsäure *f*, Sukzinylsäure *f*, Acidum succinicum *n*
琥珀酸铵 Ammoniumsukzinat *n*, Ammonium succinicum *n*
琥珀酸半醛 Bernsteinsäure-semialdehyd *m*, Sukzinatsemialdehyd *m*
琥珀酸半醛脱氢酶 Bernsteinsäure-Semialdehyd-Dehydrogenase *f*, Succinat-Semialdehyd-Dehydrogenase *f*
琥珀酸-泛醌氧化还原酶 Succinat-Ubichinon-Oxidoreduktase *f*
琥珀酸辅酶A连接酶 Bernsteinsäure-CoA-Ligase *f*
琥珀酸硫激酶 Sukzinatthiokinase *f*
琥珀酸氯霉素 Chloramphenikolsukzinat *n*
琥珀酸钠泼尼松龙 Prednisolonnatriumsukzinat *n*
琥珀酸脱氢酶 Sukzinatdehydrogenase *f*(SDH)
琥珀酸亚铁 Ferrosukzinat *n*, Ferrum succinicum *n*
琥珀酸盐 Sukzinat *n*, Succinat *n*
琥珀酸氧化呼吸链 Atmungskette der Sukzinatoxydation *f*
琥珀酸氧化酶 Sukzinatoxydase *f*
琥珀酸乙酰乙酸CoA转移酶 Bernsteinsäure-Acetoacetat-CoA-Transferase *f*
琥珀突变 Ambermutation *f*, UAG Mutation *f*
琥珀突变型 Ambermutante *f*
琥珀突变抑制基因 Amber-Suppressor *m*
琥珀脱氢酶 Succinatdehydrogenase *f*
琥珀酰丙酮 Succinylaceton *n*
琥珀酰辅酶A Sukzinylkoenzym A *n*, Succinyl-CoA *n*
琥珀酰辅酶A脱酰酶 Sukzinyl-CoA-deazylase *f*
琥珀酰CoA合成酶 Succinyl-CoA-Synthetase *f*
琥珀酰磺胺噻唑 Sukzinylsulfathiazol *n*, Sulfasuxidin *n*
琥珀酰CoA脱酰酶 Succinyl-CoA-Deacylase *f*
琥珀酰亚胺 Sukzinimid *n*
琥珀型三联体 Amber-Triplett *n*
琥珀型突变 Ambermutation *f*, UAG Mutation *f*
琥珀型抑制突变 Amber-Suppressormutation *f*
琥珀抑制基因 Amber-Suppressor *m*

hù 互户护瓠

互(同)感性光反射 konsensueller Lichtreflex *m*
互比定律 Gesetz der reziproken Proportionen *n*
互变 Interkonversion *f*, enantiotropische Umwandlung *f*
互变[异构]形式 tautomere Form *f*
互变透视 zweideutige Perspektive *f*
互变图形 zweideutige Figur *f*
互变现象 zweideutiges Phänomen *n*
互变异构[现象] Tautomerie *f*, Tautomerismus *m*, Enantiotropie *f*
互变异构的 tautomer(isch)
互变异构平衡 Tautomerie-Gleichgewicht *n*
互变异构式 tautomere Formel *f*
互变异构体 Tautomer *n*
互变异构性 Tautomerie *f*, Tautomerismus *m*
互变异构作用 tautomerischer Wechsel *m*
α互补 Alpha-Komplementierung *f*
互补 Komplementation *f*
cDNA(互补DNA,DNA副本)合成 cDNA-(komplementäre DNA od. DNA-Kopie-) Synthese *f*
互补DNA探针 komplementäre DNA-Probe *f*, cDNA-Probe *f*
互补DNA文库 komplementäre DNA-Bibliothek *f*, cDNA-Bibliothek *f*
互补测验 Komplementierungstest *m*
互补对称 komplementäre Symmetrie *f*
互补对称功率放大器 ergänzender Symmetrie-Leistungsverstärker *m*
互补分析 Komplementierungsanalyse *f*
互补基因 komplementäre(od. kooperative) Gene *n pl*
互补基因 Komplementärgen *n*
互补假设 Komplementaritätshypothese *f*
互补碱基 komplementäre Base *f*, Komplementbase *f*
互补碱基序(顺)列 Komplementbasen-Sequenz *f*
互补金[属]氧[化物]半导体 komplementärer Metalloxid-Halbleiter *m*
互补金[属]氧[化物]半导体处理器 CMOS(complementary metal-oxide-semiconductor) Microprozessor *m*
互补决定区 komplementaritätsbestimmende Region *f*
互补链 komplementärer Strand *m*
互补群 Komplementierungsgruppe *f*
互补色 komplementäre Farbe *f*, Ergänzungsfarbe *f*
互补试验 komplementäre Untersuchung *f*
互补顺序 komplementäre Sequenz *f*
互补脱氧核糖核酸 komplementäre DNS *f*
互补位(抗体结合副点) Paratop *n*
互补型复合管 komplementäre Darlingtonschaltung *f*
互补性 Komplementarität *f*
互补性决定区 Komplementarität-bestimmende Region *f*, Komplementarität-determierende Region *f*(CDR)
互补性原理 Prinzip der Komplementarität *n*
互补原则 komplementäres Prinzip *n*
互补载体 komplementärer Träger *m*, komplementärer Vektor *m*
互补转录 komplementäre Transkription *f*
互补转录物 komplementäres Transkript *n*
互补作用 Komplementation *f*, Kombinanzwirkung *f*
互斥现象 gegenseitige Abstoßung(od. Exklusion) *f*
互斥相 Abstoßungsphase *f*
互斥性 gegenseitige Exklusivität *f*
互导 Steilheit *f*
互导增益 Steilheitsverstärkung *f*
互动 Interaktion *f*
互动论 Interaktionsthorie *f*
互动要素 interaktives Element *n*
互感 Gegeninduktivität *f*
互感性对光反射 einvernehmliche Lichtreflex *m*
互隔交链孢霉 Altermaria alternata<lat.>
互换 Austausch *m*, Umsatz *m*
互换假说 Austauschhypothese *f*
互换位置 Umstellung *f*, Umsetzung *f*, Transposition *f*
互换性 Austauschbarkeit *f*, Kompatibilität *f*
互换注射器 auswechselbare Spritze *f*
互惠(利)共生[现象] Mutualismus *m*
互惠互生 Synergismus *m*
互交 Kreuzung *f*
互救 gegenseitige Hilfe *f*

互利共生 Mutualismus *f*
互联技术 Net-Konnektivität *f*
互联思维 biassoziatives Denken *n*
互生 Mutualismus *m*, Alternation *f*
互锁 Zugriffssperre *f*, Verriegelung *f*
互通 Interkommunikation *f*
互通性 Kommutierbarkeit *f*
互相帮助小组 Gruppe von gegenseitiger Hilfe *f*
互相独立 gegenseitige Unabhängigkeit *f*
互相对照 gegenseitige Kontrolle *f*
互相关 Kreuzkorrelation *f*
互相讲故事法 gegenseitige Erzähltechnik *f*
互相结合 Zusammenbindung *f*, Zusammenschaltung *f*, Kopplung *f*
互相需要治疗 Therapie von gegenseitigem Brauchen *f*
互相作用(交互作用) Aufeinanderwirkung *f*, Interaktion *f*, gegenseitige Beeinflussung *f*
互信息 gegenseitige Information *f*
互养 Syntrophie *f*, gegenseitige Ernährung *f*
互易感觉 Transitivismus *m*
互易性 Gegenseitigkeit *f*
互引相 Kopplungsphase *f*
互助共济 Beistandshilfe *f*
互助过程分析 Analyse des Interaktionsprozesses *f*
互助群体 Integritätsgruppe *f*
互助小组 Gruppe für gegenseitige Hilfe *f*
互阻增益 Transresistanz-Verstärkung *f*
户籍人口 Bevölkerung mit angemeldeten Wohnorten *f*
户山-铃木综合征 Toyama*-Suzuki* Syndrom *n*
户外行为 Verhalten im Freien *n*
户外环境 Außenwelt *f*
护(强)肝药 Leberschutzmittel *n pl*, Hepatika *n pl*
护床架 Bettgalgen *m*
护挡(栏) Schutz *m*
护耳器 Ohrenschützer *m*, Hörschützer *m*
护耳器 Ohrenschützer *m*, Ohrenmulde *f*, Hörschützer *m*
护发术 Kapillikultur *f*, Haarpflege *f*
护发素 Haarspülung *f*
护肤 Hautpflege *f*
护肤膏 Hautschutzpaste *f*, cold cream <engl.>
护肤剂 Hautcreme *f*
护肤霜 schonende Hautcreme *f*
护骨蛋白 Osteoprotegerin *n*
护患冲突 Krankenschwester-Patient-Konflikt *f*
护患沟通 Krankenschwester-Patient-Kommunikation *f*
护患关系 Pflegepersonal-Patient-Verhältnis *n*
护际关系 Verhältnis zwischen Pflegekräften *n*
护颈 Halspflege *f*
护理 (Kranken-) Pflege *f*
护理安全 Pflegesicherheit *f*
护理安全管理 Pflegesicherheitsmanagemen *n*
护理病历 Pflegeanamnese *f*
护理病人评价 Pflegekraft-Patient-Bewertung *f*
护理部主任 Direktor der Pflegeabteilung *m*
护理操作模拟 Interventionsmodell in der Pflege *n*
护理常规 Pflegealltag *n*
护理车 Pflegewagen *m*
护理成本 Pflegekosten *f*
护理成本管理 Pflegekostenmanagement *n*
护理程序 Pflegeprogramm *n*
护理存储卡 Pflege-Speicherkarte *f*
护理措施 Pflegeintervention *f*
护理道德 Pflegeethik *f*
护理道德范畴 pflegeethische Kategorie *f*
护理道德评价 pflegeethische Bewertung *f*
护理道德原则 pflegeethisches Prinzip *n*
护理对象 Pflegeempfänger *m*
护理法 Pflegegesetzgebung *f*
护理分类程序 Klassifikationsprogramm der Krankenpflege *n*
护理风险 Pflegerisiko *n*
护理服务 Pflegeservice *n*, Pflegedienst *m*
护理概念模型 konzeptionelles Pflegemodell *n*
护理工作报表系统 Berichtssystem der Pflegetätigkeit *n*
护理观察 pflegerische Beobachtung *f*
护理管理 Pflegeadministration *f*, Pflegeverwaltung *f*
护理和有关卫生科学文献累积索引 Index für ansammelnde Pflege- und Gesundheitsliteratur
护理机器人 Pflegeroboter *m*
护理计划 Pflegeplanung *f*
护理计划系统 Pflegeplanungssystem *n*
护理计算机系统 Pflegecomputer-System *n*
护理记录 Pflegerekord *m*
护理教育 Pflegepädagogik *f*, Pflegebildung *f*
护理决策 Pflegeentscheidung *f*
护理决策支持系统 Entscheidungsunterstützungssystem für Pflege *n*
护理科研伦理 pflegeethische Forschung *f*
护理类专业性工作 semi-professionelle Pflegearbeit *f*
护理理论 Pflegetheorie *f*
护理理念 Pflegekonzept *n*
护理力量 Pflegekraft *f*
护理联盟 Nationaler League für Krankenpflege *m* (NLN)
护理伦理 Pflegeethik *f*
护理伦理学 Pflegeethik *f*
护理美学 Pflegeästhetik *f*
护理模式 Pflegemodell *n*
护理模型 Pflegemodell *n*
护理目标 Pflegeziel *n*
护理排班表系统 Pflegeplanungssystem *n*
护理评估 Pflegeeinschätzung *f*
护理评价 Pflegeabschätzung *f*
护理强度测量系统 Messsystem der Pflegeintensität *n*
护理人际关系 zwischenmenschliche Pflegebeziehung *f*
护理人力资源管理 Pflegepersonalplanung *f*
护理人力资源规划 Pflegepersonalplanung *f*
护理人员 (Kranken-) Pflegepersonal *n*
护理人员心理素质量表 Inventar der psychologischen Qualität für Krankenschwestern *n*
护理人员拥护者 Befürworter der Krankenschwestern *m*
护理人员招聘 Stellenangebot für Krankenschwestern *n*
护理审美评价 ästhetische Pflegebewertung *f*
护理实践 Pflegepraxis *f*
护理实施 Pflegeumsetzung *f*
护理事业 Krankenpflegekarriere *f*
护理手段操作 Pflegeinterventionsmaßnahme *f*
护理手段评价 Einschätzung der Pflegeinterventionsmaßnahme *f*
护理数据 Pflegedaten *n pl*
护理数据库 Pflegedatenbank *f*
护理提供者 Pflegeperson *m*
护理推理 pflegerische Schlussfolgerung *f*
护理袜 pflegliche Socken *m*, *pl*
护理文献 Pflegeliteratur *f*
护理系统理论结构 Theorie der Pflegesystem *f*
护理系统医嘱 ärztliche Verordnung des Pflegesystems *f*
护理心理学 Pflegepsychologie *f*
护理信息系统 Pflegeinformationssystem *n*
护理学说 Pflegetheorie *f*
护理研究计算机处理 computerunterstützte Datenverarbeitung der Pflegeforschung *f*

护理院 Altersheim *n*, Pflegeheim *n*
护理院获得性肺炎 Pflegeheime erworbene Pneumonie *f* (NHAP)
护理札记 Pflegenote *f*
护理者 Pfleger *m*
护理诊断 Pflegediagnose *f*
护理知识 Pflegekenntnis *f*
护理知识库 Wissensdatenbank der Pflege *f*
护理职业路径 Karriereweg der Pflege *m*
护理质量 Qualität der Versorgung *f*
护理质量标准 Qualitätsstandard der Pflege *m*
护理质量管理 Qualitätsmanagement der Pflege *n*
护理质量缺陷 Qualitätsfehler der Pflege *m*
护理专业 Pflegeprofession *f*
护理专业形象 professionelles Image der Pflege *n*
护理专业性工作 professionelle Pflegearbeit *f*
护理资源 Pflegeressource *f*
护理最小数据集 Pflege-Mindestdatensatz *m*
护膜下的(表皮下的) subkutikulär
护目镜 Schutzbrille *f*
护色剂(发色剂) farbiger Fixateur *m*
护身符 Talisman *m*, Amulett *n*
护生 Schwesternschülerin *f*
护士 Krankenschwester *f*, Krankenpflegerin *f*, Krankenpfleger *m*
护士办公室 Schwesternbüro *n*, Stationszimmer *n*
护士病人相互作用 Interaktion zwischen Patienten und Pflegepersonal *f*
护士管理人员 Verwalter von Pflegepersonal *m*
护士行为 Handlung von Pflegekräften *f*
护士计算机相互作用 Pflegepersonal-Computer-Interaktion *f*
护士角色 Rolle der Krankenschwestern *f*
护士角色人格 Persönlichkeitsrolle von Krankenschwestern *f*
护士教育者 Pflegepädagogiker *m*
护士开业者 Pflegepraktiker *m*, praktischer Pfleger *m*
护士临床专家 klinische Fachkrankenschwester *f*
护士帽 Schwesternmütze *f*
护士期待 Erwartung von Pflegekräften *f*
护士审美修养 ästhetische Kultur der Krankenschwestern *f*
护士效率和质量 Effizienz und Qualität der Pflegekraft
护士鞋 Schwesternschuhe *m pl*
护士学校 Schwesternschule *f*, Krankenpflegeschule *f*
护士用住院病人观察量表 Observation-Skala zur Beschreibung des Verhaltens von hospitalisierten Patienten *f*
护士用住院患者观察量表 Skala für Beobachtung der stationären Patienten von Krankenschwestern *f*
护士长 Oberschwester *f*
护士长筒袜 Schwesternstrümpfe *m pl*
护士职业素质 professionelle Qualität der Krankenschwestern *f*
护手霜 Handcreme *f*
护膝 Knieschutz *m*
护胸 Brustschutz *m*
护胸甲样的 Kürass-ähnlich
护眼装置 Augenschutz *m*
护衣汗垫 Schweißblatt *n*
护幼活动 Kinderschutzaktin *m*
护指套 Fingerschutz *m*
护嘱 Pflegeverordnung *f*
瓠果 keulenförmiger Flaschenkürbis *m*, Lagenaria siceraria clavata *f*

HUA 花划华滑化画话桦

huā 花

花 Blume *f*, Blüte *f*, Flos *f*
花白的 grau, ergraut
花斑 buntes Flecken *n*, bunte Schecke *f*
花斑糠疹 Pityriasis versicolor *f*
花斑毛发病 Tricho(no)sis versicolor *f*
花斑嵌合体 bunt gemischte Chimäre *f*
花斑胎 Harlekinfetus *m*
花斑(型)位置效应 Positionseffekt der bunten Schecke *m*
花斑癣 Tinea versicolor *f*
花斑眼镜蛇 Naja versicolor *f*
花斑[状]的 (bunt)scheckig, versicolor
花瓣 Blumenblatt *n*, Kronblatt *n*
花瓣状的 kronblattartig, petaloid
花被 Perianth *n*, Perigon(ium) *n*
花边样骨折 Spitzenmuster-Fraktur *f*
花边状的 schnürbandartig
花草病毒属 Chlorogenus *n*
花草气喘 Heuasthma *n*, Heufieber *n*, Gräserfieber *n*
花茶 Dufttee *m*
花程式 Blütenformel *f*
花萼 Blütenkelch *m*, Calyx *f*
花粉 Pollen *m pl*, Blütenstäube *m pl*
花粉变应原 Pollenallergen *n*
花粉病 (Gras-)Pollenkrankheit *f*, Pollinose *f*
花粉超敏反应 Hypersensibilität gegen Pollen *f*
花粉毒素 Pollentoxin *n*
花粉管通道法 Verlauf durch den Pollenschlauch *m*
花粉过敏 Pollenüberempfindlichkeit *f*
花粉浸液 Pollenextrakt *m*
花粉抗毒素 Pollantitoxin *n*
花粉抗原 Pollenantigen *n*
花粉块 Pollinium *n*
花粉粒 Pollenkorn *n*
花粉滤器 Pollenfilter *m/n*
花粉敏感性 Pollensensitivität *f*
花粉囊 Staubbeutel *m*, Anther *m*
花粉内壁 Intine *f*
花粉培养 Pollenkultur *f*
花粉梳 Pollenkamm *m*
花粉外壁 Extine *f*
花粉性气喘 Pollenasthma *n*, Heufieber *n*, Heuasthma *n*
花粉引起的 pollenogen
花粉症 Pollinose *f*
花绀青色 Kobaltblau *n*
花梗 Blütenstiel *m*
花冠 Blumenkrone *f*, Korolle *f*
花冠期 Periode der Korollenbildung *f*
花冠状白内障 Kranzstar *m*, Cataracta coronaria *f*
花花公子 Verehrer *m*
E 花环形成细胞 E-Rosette bildende Zelle *f*(E-RFC)
花黄素 Anthoxanthin *n*
花[激]素 Florigen *n*, Blühhormon *n*
花椒 chinesischer Blütenpfeffer *m*, Zanthoxylum bungeanum *n*
花椒毒酚 Xanthotoxol *n*
花椒毒素 Xantho(to)xin *n*
花椒内酯 Xanthyletin *n*
花椒皮素甲 Xanthyletin *n*
花椒属 Xanthoxylum *n*, Zanthoxylum *n*
花椒树脂 Xanthopikrit *n*
花椒[油]素 Xanthoxylin *n*
花结形成细胞 Rosette bildende Zelle *f*
花葵苷 Pelargonin *n*
花葵素 Pelargonidin *n*
花蕾(芽) Knospe *f*
花栗鼠 Backenhörnchen *n*, Streifenhörnchen *n*
花柳病 venerische Krankheit *f*, Geschlechtskrankheit *f*

花蜜 Nektar *m*
花蜜酵母 Nektarhefe *f*, Nectaromycetes *m pl*
花蜜酵母科 Nectaromycetaceae *f pl*
花蜜酵母属 Anthomyces *pl*, Nectaromyces *pl*
花蜱属 Amblyomma *n*
花旗松属 Taxifolin *n*
花青 Zyanin *n*, Cyanin *n*
花青苷 Cyanin *n*
花青染剂 Zyaninfarbstoff *m*
花青素鼠李葡糖苷 Keracyanin *n*
花青酸性蓝 saures Zyaninblau *n*
花楸酸 Parasorbinsäure *f*
花荵 Polemonium liniflorum *n*
花荵属 Polemonium *n*
花蕊心石 Marmor serpentinatum *m*
花伞形梅毒疹 korymbiformes Syphilid *n*
花色(青)甙 Anthocyanin *n*, Anthozyanin *n*
花色苷尿 Anthocyaninurie *f*
花色苷血症 Anthocyaninämie *f*
花色(青)素 Anthocyanidin *n*, Anthozyanidin *n*
花色素类 Anthocyane *n pl*
花色素酶 Anthocyanase *f*
花生 Erdnuß *f*, Arachis hypogaea *f*
花生碱 Arachin *n*
花生凝集素 Erdnussagglutinin *n*
花生球蛋白 Arachin *n*
花生仁吸入性支气管炎 Bronchitis infolge Aspiration von Erdnußkern *f*
花生四烯酸 Arachidonsäure *f*
花生四烯酸 12-脂(肪)氧化酶 Arachidonat-12-Lipoxygenase *f*
花生四烯酸甘油酯 2-Arachidonylglycerol *n*
花生酸 Arachinsäure *f*, Acidum arachicum *n*
花生态学 Anthökologie *f*
花生油 Erdnussöl *n*
花生油烯酸 Arachidonsäure *f*
花束期 Bukettstadium *n*
花丝 Filament *n*, Staubfaden *m*
花图式 Blütendiagramm *n*
花托 Blütenboden *m*, Rezeptakulum *n*
花纹蜡 Musterwachs *n*
花香 blütenduftig
花序 Blütenstand *m*, Infloreszenz *f*
花序轴 Rhachis *f*
花药 Anther *m*
花药壁 Antherenwand *f*
花药黄质(表氧[化]玉米黄素) Antheraxanthin *n*
花药培养 Antherenkultur *f*
花椰菜 Blumenkohl *m*
花椰菜样赘疣 Blumenkohlauswuchs *m*
花椰菜状耳 Blumenkohlohr *n*
花蝇属 Blumenfliege *f*, Anthomyia *f*
花枝状终末 blütenzweigartige Endigung *f*
花轴 Blütenachse *f*
花柱 Griffel *m*, Stylus *m*
花状内障 Blütenstar *m*, Cataracta floriformis *f*

huá 划华滑

划船联系 Rundernsverbindung *f*
划船器 Rudergerät *n*
划分 Aufteilung *f*, Trennung *f*
划痕[法] Stichelung *f*, Skarifikation *f*
划痕刀 Ritzmesser *n*
划痕器 Skarifikator *m*
划痕试验 Skarifikationstest *m*, Kratztest *m*
划痕试验 Skarifikationstest *m*, Kratztest *m*
划界叩诊板 Plessigraph *m*
划界限 definieren, bestimmen, abgrenzen
划界线 abgrenzen, demarkieren
划皮现象 Autographie *f*, Autographismus *m*, Derm(at)ographie *f*, Derm(at)ographismus *m*
划破试验 Skarifikationstest *m*, Kratztest *m*
划圈步态 Kompass-Gang *m*
划时代性遗忘 epochale Amnesie *f*
划线 Strich *m*
划线分离 Srichkultivierung *f*
划线接种 Schnittimpfung *f*, Strichinokulation *f*
划线培养 Strichkultur *f*
划线培养平皿 Strich(kultur)platte *f*
划线平板 Strichplatte *f*
划线染色 Strichfärbung *f*
划消 Ausstreichung *f*, Löschung *f*
划消测验 Ausstreichtest *m*
划消能力 Stornierungsfähigkeit *f*
华[色曼]氏反应 Wassermann* Reaktion *f*
华[色曼]氏反应(试验) Wassermann* Reaktion *f*(od. Test *m*)(检梅毒)
华[特尔]氏位 Water* Position *f*
华伯氏测压计 Warburg* Manometer *m/n*
华伯氏辅酶 Warburg* Koenzym *n*
华伯氏呼吸酶 Warburg* Atmungsenzym *n*
华伯氏呼吸酶 Warburg* Atmungsferment *n*
华伯氏黄酶 Warburg* gelbes Enzym *n*
华伯氏黄酶 Warburg* gelbes Enzym *n*
华伯氏因子 Warburg* Faktor *m*
华伯通氏血蜱 Haemaphysalis warburtoni *f*
华蟾蜍毒素 Cinobufagin *n*, Cinobufotoxin *n*
华蟾蜍精醇 Cinobufaginol *n*
华蟾蜍素 Cinobufagin *n*
华蟾蜍它里定 Cinobufotalidin *n*
华蟾蜍它灵 Cinobufotalin *n*
华蟾酥毒基 Cinobufagin *n*
华顿管(下颌腺管) Wharton* Gang *m*
华顿氏管炎 Whartonitis *f*
华顿氏胶[质] Wharton* Sulze *f*
华尔孚氏管 Wolff* Gang *m*, Urnierengang *m*
华尔特氏溴化物试验 Walter* Bromidtest *m*
华法林 Warfarin *n*
华法灵钠 Warfarin-Natrium *n*
华法令 Warfarin(um) *n*
华法令钠 Warfarin-Natrium *n*
华防己碱 Sinoacutin *n*
华-佛二氏综合征 Waterhouse*-Friderichsen* Syndrom *n*
华-佛巨细胞 Warthin*-Finkeldey* Riesenzelle *f*
华-佛氏综合征 Waterhouse*-Friderichsen* Syndrom *n*
华格纳氏病 Wagner* Krankheit *f*
华格纳氏小体 Wagner* Körperchen *n pl*, Corpuscula tactus *f pl*
华格斯塔夫氏骨折 Wagstaffe* Fraktur *f*
华勒氏变性 Waller* Degeneration *f*
华丽曲霉 Aspergillus orantus *n*
华伦氏皮下脂肪柱 Warren* Fettsäulen *f pl*, Columnae adiposae *f pl*
华伦氏手术 Warren* Operation *f*
华虻 Tabanus mandarmus *m*
华森-克里克模型 Watson*-Crick* Modell *n*
华氏(沃勒)变性 Waller* Degeneration *f*
华氏补体结合试验 Wassermann* Komplementbindungsprobe *f*
华氏巨球蛋白血症肾病 Nierenerkrankung bei Waldenström* Makroglobulinänie *f*

华氏体温表 Fahrenheit-Thermometer *m/n*
华氏温[度]标 Fahrenheit-Skala *f*
华氏温度 Fahrenheit-Grad *m*
华氏温度计(表) Fahrenheit-Thermometer *m/n*
华特位片 Strahlengang nach Waters *m*
华滕伯格氏病 Wartenberg* Krankheit *f*
华滕伯格氏征 Wartenberg* Zeichen *n*, Daumenzeichen *n*
华通胶 Warton* Gelee *m/n*
华溪蟹属 Sinopotamon *n*
华支睾吸虫 chinesischer Leberegel *m*, Clonorchis sinensis *m*, Opisthorchis sinensis *m*, Distomum sinensis *n*
华支睾吸虫病 Clonorchiasis sinensis *f*
滑车 Trochlea *f*, Rolle *f*
滑车凹 Fovea trochlearis *f*
滑车的 trochleär, trochlear(-is, -is, -e)
滑车棘 Spina trochlearis *f*
滑车钳 Rollenzugklemme *f*
滑车切迹 Incisura trochlearis ulnae *f*
滑车缺损 trochlearis Defekt *m*
滑车上的 supratrochleär, supratrochlear(-is, -is, -e)
滑车上动脉 Arteria supratrochlearis *f*
滑车上静脉 Venae supratrochleares *f pl*
滑车上淋巴结 supratrochleäre Lymphknoten *m pl*, Sigmund* Drüsen *f pl*
滑车上神经 Nervus supratrochlearis *m*
滑车上神经阻滞 Block des N. supratrochlearis *m*
滑车神经 Augenrollnerv *m*, Nervus trochlearis *m*
滑车神经病 Augenrollnervenkrankheit *f*
滑车神经核 Nucleus nervi trochlearis *m*
滑车神经交叉 Decussatio nervorum trochlearium *f*
滑车神经麻痹 Trochlearislähmung *f*
滑车神经损伤 Trochlearisparese *f*
滑车神经支 Rollennervast *m*
滑车突 Processus trochlearis *m*
滑车窝 Fossa trochlearis *f*
滑车下神经 Nervus infratrochlearis *m*
滑车重建 Sehnenrollesrekonstruktion *f*
滑跌 Ausrutschen *n*
滑动睾丸 Gleiten-Testis *m*
滑动骨移植 schiebendes Knochentransplantat *n*
滑动腱 schiebende Sehne *f*
滑动肋 Gleitrippen *f pl*, Cristae fluctuantes *f pl*
滑动肋[骨]综合征 Tietze-Syndrom *n*
滑动链错配 Rutschte-Strang-Fehlpaarung *f*
滑动模型 Gleitmodell *n*
滑动平均滤波器 Gleitmittelungsfilter *m*
滑动牵引 Rollenzug *m*
滑动切片机 Schlittenmikrotom *n*
滑动箱 schwimmender Behälter *m*
滑动型裂孔疝 Hiatusgleitbruch *m*, gleitende Hiatushernie *f*
滑动性脉搏 glatter(od. gleitender) Puls *m*, Gleitpuls *m*
滑动性脑挫伤 rutschende Hirnprellung *f*
滑动性疝 gleitende Hernie *f*, Hernia extrasaccularis *f*
滑动性食管裂孔疝 gleitende Hiatushernie *f*
滑管 Gleitröhre *f*
滑行触诊法 Gleitpalpation *f*
滑行截骨术 Gleitosteotomie *f*
滑行皮瓣 Verschiebelappen *m*
滑环 CT 扫描机 Schleifring-CT-Scanner *m*
滑精 Samenfluß *m*, Spermatorrhoe *f*
滑轮(车)组 Flaschenzug *m*
滑轮板 skate-Board *n*
滑轮板体操 skate-Board-Gymnastik *f*
滑轮牵引架 Galgen mit Rollenträger *m*
滑落肩 Hängeschulter *f*
滑面内质网 glatte Form des endoplasmatischen Retikulums *f*
滑面内质网萎缩 Atrophie des glatten endoplasmatischen Retikulums *f*
滑面内质网增生 Proliferation des glatten endoplasmatischen Retikulums *f*
滑膜 Synovialmembran *f*, Gelenkmembran *f*, Synovialis *f*
滑膜[腔]内的 intrasynovial(-is, -is, -e)
滑膜[性]软骨瘤病 Chondromatosis synovialis *f*
滑膜襞 Synovialfalte *f*, Plica synovialis *f*
滑膜波形蛋白 Vimentin *n*
滑膜不连接 nicht-anschließende Synovial *f*
滑膜层 Stratum synoviale *n*
滑膜成纤维细胞 Synovioblast *m*
滑膜关节 Synovialgelenk *n*, Junctura synovialis *f*
滑膜化学切除术 synoviale chemische Inzision *f*
滑膜活检 Synovialbiopsie *f*
滑膜活组织检查 Synovialbiopsie *f*
滑膜疾病 synoviale Erkrankung *f*
滑膜假关节 synoviale Pseudarthrose *f*
滑膜间充质干细胞 Synovialis-abgeleitete mesenchymale Stammzelle *f*
滑膜结核 Synovialtuberkulose *f*, Synovialitis tuberculosa *f*
滑膜连结 Junctura synovialis *f*
滑膜瘤 Synovi(al)om *n*
滑膜囊 Bursa synovialis *f*
滑膜囊肿 Synovialzyste *f*
滑膜憩室 Diverticulum synoviale *n*
滑膜腔 Synovialhöhle *f*
滑膜鞘瘭疽 Panaritium synoviale *n*
滑膜切除术 Synovektomie *f*
滑膜绒毛 Synovialzotten *f pl*, Villi synoviales *m pl*
滑膜肉瘤 Synovialsarkom *n*
滑膜肉瘤伴大块骨化 synoviales Sarkom mit großer Ossifikation *n*
滑膜软骨瘤病 Chondromatosis synovialis *f*
滑膜突出 Synovialhernie *f*
滑膜细胞 Synovialzellen *f pl*
滑膜下囊肿 subsynoviale zyste *f*
滑膜性骨不连 synoviale Pseudarthrose *f*
滑膜性软骨化生 synoviale Knorpel-Metaplasie *f*
滑膜性软骨瘤病 synovialer Osteochondromatose *m*
滑膜血管瘤 synoviales Hämangiom *n*
滑膜血管形成 synoviale Angiogenese *f*
滑膜炎 Synovi(ali)tis *f*
滑膜液 Synovialflüssigkeit *f*
滑膜增厚 Verdickung der Synovial-membran *f*
滑膜照射治疗 Radio-Synoviorthese *f*
滑膜脂肪瘤 synoviales Lipom *n*
滑膜肿瘤 Synovialissarkom *n*
滑膜周炎 Perisynovitis *f*
滑膜皱襞 Synovialfalte *f*, Plica synovialis *f*
滑膜皱襞切除术 synoviale Plica-Resektion *f*
滑膜皱襞综合征 synoviale Plica-Syndrom *n*
滑囊 Bursa synovialis *f*
滑囊囊肿 Synovialzyste *f*, Ganglion synoviale *n*
滑囊切除术 Resektion der Bursa *f*
滑囊清理术 Bursadebridement *n*
滑囊型股骨大粗隆结核 tuberkulöse Bursa der femoralen Trochanter *f*
滑囊炎 Bursitis *f*
滑囊炎穿刺术 Bursitis Punktion *f*
滑囊炎造影术 Bursitis Angiographie *f*
滑囊引流术 Bursa Entwässerung *f*
滑囊造影术 Bursa Angiographie *f*

滑囊肿 schlüpfene Zyste *f*
滑润茶剂 Species emollientis *f*
滑润剂 Gleitmittel *n*, Lubrikant *m*
滑疝 Gleitbruch *m*, Gleithernie *f*, Hernia extrasaccularis *f*
滑石 Talk *m*, Talcum *n*, Steatit *m*
滑石斑 Talkumflecken *m*
滑石沉着 Talkumablagerung *f*, Talkose *f*
滑石肺 Talk(staub)lunge *f*, Steatitlunge *f*
滑石粉 Talk *m*, Talcum *n*, Rutschpulver *n*
滑石粉肉芽肿 Talkumgranulom *m*
滑丝模型 Rutschdrahtmodell *n*
滑膛枪创 Verwundung von Muskete *f*
滑膛枪子弹 Musketkugel *f*
滑脱 Ausrutschen *n*
滑脱复位术 chirurgische Wiederbefestigung der Luxation *f*
滑脱椎 wirbelgleitende Wirbelsäule *f*
滑液 Synovialflfüssigkeit *f*, Synovia *f*
滑液蛋白 Synovin *n*
滑液的 synovial, synovial(-is, -is, -e)
滑液检验 Synoviaanalyse *f*
滑液囊 Bursa synovialis *f*, Synovialbeutel *m*
滑液囊钙沉着 Kalkablagerung im Synovialbeutel *f*
滑液囊脓肿 Abszeß des Synovialbeutels *m*
滑液囊肿 synoviale Zyste *f*
滑液囊周炎 Parasynovitis *f*
滑液鞘 Synovialscheide *f*, Vagina synovialis *f*
滑液缺乏 Asynovia *f*
滑液腺 Synovialdrüsen *f pl*, Glandulae synoviales *f pl*
滑移嵌入植骨术 Schlüpfen-eingebettete Knochentransplantation *f*
滑泽皮 Leiodermie *f*, Leioderma *n*
滑泽绒(毛)膜 Chorion avillosum(s. 1aeve) *n*
滑椎症 Spondylolisthesis *f*
滑走切片机 Schlittenmikrotom *n*

huà 化画话桦

化白 Fossil *n*
化成公式(把…化成公式) über eine Formel ausdrücken, formulieren
化电流 galvanischer Strom *m*
化肥 chemisches Düngemittel *n pl*, Kunstdüngemittel *n pl*
化粪池 Jauchegrube *f*, Faulbecken *n*
化工 chemische Industrie *f*
化工厂 chemische Fabrik *f*
化工厂废物 Abfall der chemischen Industrie
化工废渣 Abfallrest der chemischen Industrie
化工废渣处理 Behandlung über Abfallrest der chemischen Industrie
化工原料 Grundstoffe für chemische Industrie *m pl*
化骨核 Ossifikationszentrum
化骨性肌炎 Myositis ossificans *f*
化骨中心 Ossifikationszentrum *n*
化合 Bindung *f*, Verbindung *f*, Kombination *f*
化合比例 Bindungsverhältnis *n*
化合价 Valenz *f*, Wertigkeit *f*
化合量 Verbindungsgewicht *n*
化合[能]力 Bindungsvermögen *n*, Verbindungskraft *f*
化合亲和势 Verbindungsaffinitäi *f*
化合区 Verbindungszone *f*
化合热 Bindungswärme *f*
化合水 chemischgebundenes Wasser *n*
化合体积 Verbindungsvolumen *n*
化合物 chemische Verbindung *f*
化合物(复合物,混合物) Verbindungen *f pl*
化合物 F 17-Hydroxykortikosteron *n*, Hydrocortison(um) *n*, compound F <engl.>
化合物 S Desoxykortikosteron *n*, Desoxycorticosteron(um) *n*, compound S <engl.>
化合物 a(11-脱氢皮质酮) Compound A *f*
化合性余氯 verbindete residualische Klorin *f*
化蜡箱 Wachsschmelze *f* Paraffinofen *m*
化疗 Chemotherapie *f*
化疗剂 Chemotherapeutika *n pl*
化疗免疫 chemotherapeutische lmmunität *f*
化疗性栓塞术 Chemoembolisation *f*
化疗指数 chemotherapeutischer Index *m*
化能自养 Chemoautotrophie *f*
化能自养菌 chemoautotrophe Bakterien *f pl*
化[能自]养生物 chemotroph <engl.>
化脓 Vereiterung *f*, Purul(esz)enz *f*, Suppuration *f*, Pyogenesis *f*
化脓棒状杆菌 Bacillus pyogenes *m*, Corynebacterium pyogenes *n*
化脓菌 pyogene Bakterien *f pl*
化脓期 Stadium suppurationis *n*
化脓前的 präsuppurativ
化脓热 Eiter(ungs)fieber *n*
化脓伤口 eitrige Wunde *f*
化脓性白肿 Tumor albus pyogenes *m*
化脓性鼻窦炎 Sinusitis suppurativa *f*, Pyosinus *m*
化脓性鼻炎 purulente Rhinitis *f*, eitrige Rhinitis *f*
化脓性扁桃体炎 Tonsillitis suppurativa *f*
化脓性髌前滑囊炎 eitrige prepatellare Bursitis *f*
化脓性玻璃体炎 Hyalitis suppurativa *f*
化脓性胆管炎 Cholangitis suppurativa *f*, eitrige Cholangitis *f*
化脓性的 eit(e)rig, pyogen(etisch), purulent(-us, -a, -urn), suppurativ(-us, -a, -um)
化脓性耳廓软骨膜炎 eitrige Perichondritis der Ohrmuschel *f*
化脓性肺炎 eitrige Pneumonie *f*, Pneumonia purulenta *f*
化脓性腹膜炎 Peritonitis purulenta(s. suppurativa) *f*
化脓性肝脓肿 pyogener Leberabszess *m*
化脓性肝炎 Hepatitis purulenta(s. suppurativa) *f*
化脓性感染 eitrige Infektion *f*
化脓性根尖周膜炎 Periodontitis apicalis suppurativa *f*
化脓性梗阻性胆管炎 Choangitis obstructiva suppurativa *f*
化脓性骨髓炎 Osteomyelitis purulenta *f*
化脓性骨炎 eitrige Osteitis *f*
化脓性关节炎 eitrige Arthritis *f*
化脓性关节炎清创 Debridement für septische Arthritis *n*
化脓性汗腺炎 Hidradenitis suppurativa *f*, apokrine Akne *f*
化脓性颌骨骨髓炎 eitrige Kieferosteomyelitis *f*
化脓性滑膜炎 Synovi(ali)tis purulenta(s. putrifica) *f*
化脓性滑囊炎 Bursitis suppurativa *f*
化脓性肌炎 Myositis purulenta *f*, Pyomyositis *f*
化脓性脊柱感染 pyogene spinale Infektion *f*
化脓性脊柱骨髓炎 pyogene Osteomyelitis der Wirbelsäule *f*
化脓性脊椎炎 purulente Spondylitis *f*
化脓性甲沟炎 pyogene Paronychie *f*, eitrige Nagelfalzentzündung *f*
化脓性甲沟炎切开引流术 Inzision und Drainage der eitrigen Paronychie *f*
化脓性间质性肺炎 eitrige interstielle Pneumonie *f*
化脓性腱鞘炎 eitrige Tendovaginitis *f*
化脓性角膜炎 eitrige Keratitis *f*
化脓性结膜炎 eitrige Konjunktivitis *f*
化脓性颈淋巴结炎 eitrige Halslymphadenitis *f*
化脓性静脉炎 eitrige Phlebitis *f*
化脓性口底蜂窝织炎 eitrige Mundbodenphlegmone *f*
化脓性髋关节炎 eitrige Hüftarthrose *f*
化脓性阑尾炎 eitrige Appendizitis *f*, Apendicitis purulenta *f*
化脓性肋软骨炎 Costochondritis suppurativa *f*

化脓性链球菌 Streptococcus pyogenic *m*
化脓性淋巴结炎 Lymphadenitis purulenta *f*
化脓性脉络膜视网膜炎 eitrige Chorioretinitis *f*
化脓性脉络膜脱离 eitrige Aderhautablösung *f*
化脓性脉络膜炎 eitrige Chorioiditis *f*
化脓性毛囊周炎 eitrige Perifollikulitis *f*
化脓性门静脉炎 eitrige Pylephlebitis *f*
化脓性迷路炎 eitrige Labyrinthitis *f*
化脓性脑脊膜炎 eiterige Meningitis cerebrospinalis *f*
化脓性脑膜脑炎 eitrige Meningoenzephalitis *f*
化脓性脑膜炎 eitrige (purulente) Hirnhautentzündung *f*
化脓性脑膜炎 eitrige Meningitis *f*
化脓性脑炎 pyogene Enzephalitis *f*
化脓性尿 pyogene Albumosurie *f*
化脓性破坏性汗腺炎 Hidradenitis destruens suppurativa *f*
化脓性气管炎 purulente Trachitis *f*
化脓性迁徙性病变 eitrige Migration-Läsion *f*
化脓性球菌 pyogenetische Kokken *pl*
化脓性屈肌腱鞘炎 eitrige Tenosynovitis der Flexorsehne *f*
化脓性肉芽肿 Granuloma pyogenicum *n*
化脓性肉芽肿伴多发性复发性卫星状损害 pyogenes Granulom mit multiplen rezidiven Satellitenläsionen *n*
化脓性乳腺炎 abszedierende Mastitis *f*, Mastitis suppurativa *f*
化脓性腮腺炎 eitrige Parotitis *f*
化脓性舌扁桃体炎 eitrige Zungenmandelentzündung *f*
化脓性肾炎 Nephritis suppurativa *f*, Pyonephritis *f*
化脓性肾盂炎 eitrige Pyelitis (od. Nierenbeckenentzündung) *f*
化脓性食管炎 Oesophagitis purulenta *f*
化脓性微生物 pyogene Mikroorganismen *m pl*
化脓性胃炎 eitrige Gastritis *f*
化脓性膝关节炎 eitrige Kniegelenkentzündung *f*
化脓性细球菌 pyogene Mikrokokken *m pl*
化脓性下颌关节炎 eitrige Kiefergelenkentzündung *f*
化脓性心包炎 Pericarditis purulenta *f*
化脓性胸膜炎 Pleuritis purulenta *f*
化脓性牙髓炎 Pulpitis purulenta *f*
化脓性牙周膜炎 eitrige Periodontitis (od. Pericementitis) *f*
化脓性炎 eitrige Entzündung *f*
化脓性炎症 eitrige Entzündung *f*, purulente Entzündung *f*
化脓性眼内炎 eiterige Endophthalmitis *f*
化脓性眼球囊炎 eitrige Tenonitis *f*
化脓性胰炎 eitrige Pankreatitis *f*
化脓性阴道炎 eitrige Vaginitis *f*
化脓性龈缘炎 Gingivitis marginalis suppurativa *f*
化脓性朊尿 pyogene Albumosurie *f*
化脓性粘液囊肿 eiterige Schleimzyste *f*
化脓性中耳炎 Otitis media suppurativa *f*
化脓性主动脉炎 Aortitis suppurativa *f*
化脓症 Vereiterung *f*, Pyosis *f*, Pyesis *f*
化生 Metaplasie *f*, Retromorphosis *f*, Umwandlung *f*
化生的 metaplstisch, metaplastic (-us, -a, -um)
化生区 metaplastische Zone *f* (od. Gebiet *n*)
化生型脑膜瘤 metaplastisches Meningeom *n*
化生型乳腺癌 metaplastisches Mammakarzinom *n*
化生性骨化 metaplastische Ossifikation *f*
化生性贫血 metaplastische Anämie *f*
化生性息肉 metaplastischer Polyp *m*
化石燃料 Fossilbrennstoffe *m pl*
化纤 Chemiefaser *f*, Kunstfaser *f*
化学 Chemie *f*
化学保护作用 chemische Schutzfunktion *f*
化学报警器 chemischer Alarm *m*
化学爆炸 chemische Explosion *f*
化学比重计 chemisches Hydrometer *m/n*
化学编码 chemische Codierung *f*
化学变化 chemische Veränderung *f*
化学病理学 chemische Pathologie *f*
化学玻璃 chemisches Glas *n*
化学剥脱 chemische Exfoliation *f*
化学不育(孕)剂 Chemosterilantien *n pl*,. chemische Sterilisationsmittel *n pl*
化学槽 chemischer Tank *m*
化学测定 chemische Bestimmung *f*
化学测序法 Maxam*-Gilbert* Methode *f*
化学产氧系统 chemisches Sauerstoffgenerierungssystem *n*
化学常数 chemische Konstante *f*
化学沉淀[作用] chemische Präzipitation (od. Ausfällung) *f*
化学成分 chemische Komposition (od. Zusammensetzung) *f*
化学澄清法 chemische Absetzung (od. Defäkation) *f*, chemisches Absetzverfahren *n*
化学除草剂 chemische Herbiziden *f*
化学传递 chemische Ubertragung (od. Transmission) *f*
化学传递说 chemische Transmissionstheorie *f*
化学传递突触 chemische Transmissionssynapse *f*
化学纯 chemischrein
化学辞典联机数据库 Datenbank des Online-Chemiewörterbuchs *f*
化学刺激法 chemische Stimulation *f*
化学刺激物 chemischer Reizstoff *m* (od. Stimulans *n*)
化学促活现象 Chemokinese *f*
化学促进[作用] Chemokinese *f*
化学猝灭剂 chemisches Löschmittel *n*
化学催化剂 chemischer Katalysator *m*
化学错配裂解 chemische Fehlpaarungsspaltung *f*
化学单位 chemische Einheit *f*
化学弹头 chemischer Sprengkopf *m*
化学当量 chemisches Aquivalent *n*
化学的 chemisch
化学抵抗 Chemoresistenz *f*
化学递质 chemischer Transmitter (od. Uberträger) *m*
化学电池 chemische Zelle *f*
化学电离源 chemische Ionisation *f* (CI)
化学动力学 chemische Kinetik *f*
化学毒剂 chemischer Giftstoff *m*
化学毒剂报警器 Gasalarm *m*
化学[毒剂]伤员 Chemieverletzte *m*
化学毒物 chemisches Gift *n*
化学镀[敷] chemische Plattierung *f*
化学钝性 chemische Passivitfät *f*
化学发光 Chemilumineszenz *f*, Chemolumineszenz *f*
化学发光反应 Chemilumineszenzreaktion *f*
化学发光酶免疫分析 Chemilumineszenz-Enzym-Immunoassay *m*
化学发光免疫测定(分析)法 Chemilumineszenzimmunoassay *n*
化学发光气体测定器 Detektor für Chemilumineszenzgasse *m*
化学发光式氮氧化物分析器 Nitrogenoxid-Chemilumineszenz-Analysator *m*
化学发光试验 Chemolumineszenztest *m*
化学发光自显影 chemilumineszente Autographie *f*
化学法 chemische Methode *f*
化学反射 Chemoreflex *m*
化学反应 chemische Reaktion *f*
化学[反应]方程式 chemische Reaktionsgleichung *f*
化学反应器 chemischer Reaktor *m*
化学反应式 chemische Gleichung (od. Reaktionsformel) *f*
化学反应性 chemischr Reaktivität *f*
化学防腐剂 chemisches Präservativ (od. Präservierungsmittel) *n*
化学防护 chemischer Schutz *m*

化学放大作用 chemische Verstärkung *f*
化学肥料 chemische Düngemittel *n pl*, Kunsfdüngemittel *n pl*
化学分部分离 chemische Fraktionierung *f*
化学分化 chemische Differenzierung *f*
化学分解 chemische Dekomposition (od. Zersetzung) *f*
化学分离法 chemische Aufteilung *f*, Fraktionierung *f*
化学分析 chemische Analyse *f*
化学分析的 chemoanalytisch
化学符号 chemisches Zeichen (od. Symbol) *n*
化学腐蚀 chemische Atzung (od. Korrosion) *f*, Chemokauterisation *f*
化学复合伤 chemische Kombinationsverletzung *f*
化学感觉 chemischer Sinn *m*, chemische Rezeption *f*
化学感受触发区 chemorezeptive Triggerzone *f*
化学感受呕吐触发区 chemorezeptive emetische Triggerzone *f*
化学感受器 Chemo(re)zeptor *m*
化学感受器触发带 Chemorezeptortriggerzone *f*
化学感受器触发区(催吐化学感受区,延髓呕吐中枢) Chemorezeptortriggerzone *f*
化学感受器反射 Chemorezeptorsreflex *m*
化学感受器瘤 Chemodektom *n*
化学感受神经元 chemisch-sensibles Neuron *n*
化学感受性反射 Chemischrezeptorreflex *m*
化学感受组织瘤 Chemodektom *n*, Rezeptom *n*
化学感受组织瘤切除术 Exzision des Chemodektoms
化学感应器 Chemo(re)zeptor *m*
化学感应区 Chemorezeptoren-Triggerzone *f*
化学干扰 chemische Interferenz *f*
化学工程 Chemotechnik *f*, Chemie-Ingenieur-Technik *f*, chemisches Ingineering *n*
化学工业 chemische Industrie *f*
化学公式 chemische Formel *f*
化学构筑 Chemoarchitektur *f*
化学固化型 chemische Verfestigung *f*
化学固化造牙粉 chemisches Haftpulver für Zahnprothesen *n*
化学光敏作用 chemische Photosensibilisierung *f*
化学过程减弱 Chemasthenie *f*
化学行为 chemisches Verhalten *n*
化学耗氧量 chmischer Sauerstoffverbrauch *m*
化学耗氧量测定仪 CSB-Messgerät *n*, Messgerät für Sauerstoffbedarf *n*
化学合成 chemische Synthese *f*, Chemosynthese *f*
化学[环境]恒定器 Chemostat *m*
化学混凝 chemische Koagulation *f*
化学活度 chemische Aktivilät *f*
化学机理 Chemismus *m*
化学激光[器] chemischer Laser *m*
化学计量器 Stöchiometer *n*
化学计量学 Chemometrik *f*
化学计算 chemische Rechnung (od. Kalkulation) *f*
化学记分 chemische Note *f*
化学剂 chemisches Agens *m/n*
化学寄生学说 chemikoparasitische Theorie *f*
化学加速[作用] chemische Beschleunigung *f*
化学家 Chemiker *m*
化学假同晶 chemische Pseudomorphose *f*
化学价 chemische Valenz (od. Wertigkeit) *f*
化学检验(查) chemische Untersuchung *f*
化学键 chemische Bindung *f*
化学键合固定相 chemische gebundende stationäre Phase *f*
化学键合型树脂 chemischgebundenes Harz *n*
化学搅拌器 chemischer Rührer *m*
化学觉 chemischer Sinn *m*
化学拮抗作用 chemischer Antagonismus *m*
化学结构 chemische Struktur *f*
化学结构式 chemische (Struktur-) formel *f*
化学解毒药 chemisches Antidot (od. Gegengift) *n*
化学介体 Vermittler *m*
化学介质 chemischer Mediator *m*
化学进化 chemische Evolution *f*
化学绝育 chemische Sterilisation *f*
化学绝育剂 chemische Sterilisationsmittel *n*, *pl*, Chemosterilantien *n pl*
化学抗癌药物 chemisches Antikarzinogen *n*
化学抗菌素 Chemoantibiotikum *n*
化学抗生素 chemisches Antibiotikum *n*
化学抗原 Chemoantigen *n*
化学离子化 chemische lonisation (od. lonisierung) *f*
化学力学耦联 chemomechanische Kopplung *f*
化学历程 Chemismus *m*
化学联接固定相 chemische gebundende stationäre Phase *f*
化学疗法 Chemotherapie *f*
化学流变学 Chemorheologie *f*
化学酶 chemisches Enzym (od. Ferment) *n*
化学门控离子通道 chemischer gesteuerter Ionenkanal *m*
化学门控通道 chemischgesteuerte Kanal *f*
化学免疫传感器 elektrochemischer Immunosensor *m*
化学免疫疗法 Chemoimmuntherapie *f*
化学免疫性 Chemoimmunität *f*
化学免疫学 Chemoimmunologie *f*
化学灭菌[法] chemische Sterilisation *f*
化学敏感的 chemosensitiv
化学敏感性 Chemosensitivität *f*
化学敏化剂 chemischer Sensibilisator *m*
化学摩擦术 chemische Reibung-Chirurgie *f*
化学耐抗力(化学抗性,药物抗性) Chemoresistenz *f*
化学能 chemische Energie *f*
化学凝固法 Chemokoagulation *f*
化学农药 chemisches Pestizid (od. Schädlingsbekämpfungsmittel) *n*
化学偶合(联) chemische Kopp(e)lung *f*
化学偶联学说 Theorie der chemischen Kopplung *f*
化学排斥物 chemisches Abwehrmittel *n*, Chemorepellent *n*
化学胚胎学 chemische Embryologie *f*
化学[品]性腹膜炎 chemische Peritonitis *f*
化学品种 chemische Rasse *f*
化学平衡 chemisches Gleichgewicht *n*
化学平衡常数 chemische Gleichgewichtskonstante *f*
化学评分 chemische Auswertung *f*
化学屏障 chemische Barriere *f*
化学切割错配法 chemische Spaltung von Fehlanpassung *f*
化学亲合(和)性 chemische Affinität (od. Verwandtschaft) *f*
化学亲和势(力) chemische Affinität *f*
化学去皮质术 chemische Dekortikation (od. Entrindung) *f*
化学染毒区 mit Chemikalien kontaminiertes Gebiet *n*
化学热袋疗法 chemische heißpackungstherapie *f*
化学热力学 chemische Thermodynamik *f*
化学溶石疗法 Therapie mit chemischer Steinauflösung *f*, chemische Cholelitholyse *f*
化学溶蚀 Chemolyse *f*
化学溶液 chemische Lösung *f*
化学杀菌剂 chemische Bakterizide *n pl*
化学烧伤 chemische Verbrennung *f*, Verätzung *f*
化学神经解剖学 chemische Neuroanatomie *f*
化学肾钙化 chemische Nephrokalzinose *f*
化学渗透假说 chemiosmotische Hypothese *f*
化学渗透学说 chemiosmotische Theorie *f*
化学渗透作用 Chemiosmosis *f*

化学生(致)癌作用 chemische Karzinogenese *f*, Chemokarzinogenese *f*
化学生理学的 chemophysiologisch
化学生物动力学 Chemobiodynamik *f*
化学生物群落学 chemische Biozönologie *f*
化学生物学 Chemobiologie *f*
化学生物学的 chemobiologisch
化学生长 chemisches bedingtes Wachstum *n*
化学实验 chemischer Versuch *m* (od. Experiment *n*)
化学式 chemische Formel *f*
化学式量 (chemisches) Formelgewicht *n*
化学式气体分析仪 chemischer Gasanalysator *m*
化学势(位) chemisches Potential *n*
化学事故 chemischer Unfall *m*
化学试剂 chemisches Reagens (od. Reagenz) *n*
化学试剂的等级标准 Standardklasse der chemischen Agenzien *f*
化学受精法 Chemicogenesis *f*
化学受体 Chemo(re)zeptor *m*
化学术语 chemische Terminologie *f* (od. Fachausdruck *n*)
化学塔 chemischer Turin *m*
化学特性 chemische Eigenschaft (od. Charakteristik) *f*
化学梯度 chemischer Gradient *m*
化学天平 chemische Waage *f*, Analysewage *f*
化学添加剂 chemisches Additiv *n*
化学调节剂 chemischer Regulator *m*
化学调味品 chemische Würze *f*
化学突触 chemische Synapse *f*
化学脱垢 chemische Reinigung (od. Klärung) *f*
化学脱叶剂 chemische Defoliantien *n pl*
化学外科 Chemochirurgie *f*
化学外科技术 chemochirurgische Technik *f*
化学位移 chemische Verschiebung *f*
化学位移成像 Chemical-Shift-Bildgebung *f*
化学位移伪影 Chemical-Shift-Aartefakt *n*
化学温度计 chemischer Thermometer *m/n*
化学文摘登记号 Chemical-Abstracts-Registernummer *f*
化学稳定剂 chemischer Stabilisator *m*
化学稳定性 chemische Stabilität *f*
化学污染物 chemischer Verschmutzer (od. Verunreiniger) *m*
化学武器 chemische Kampfstoffe *m pl* (od. Waffen *f pl* od. Kriegsmittel *n pl*)
化学物安全评价 Sicherheitsbewertung der Chemikalien *f*
化学物的可接受危险水平 akzeptables Risiko der Chemikalien *n*
化学物理的 chemophysikalisch
化学物理[学] Chemophysik *f*, chemische Physik *f*
化学物理学 chemische Physik *f*
化学物联合作用 Kombinationswirkung der Chemikalien *f*
化学物耐受性 Chemikalien-Toleranz *f*
化学物易感性 Chemikalienempfindlichkeit *f*
化学物诱变作用 chemische Mutagenese *f*
化学物质 chemisches Material *n*
化学[物]质病 Cheminose *f*, Cheminosis *f*
化学物质毒性作用注册联机数据库 Online-Registrierungsdatenbank für toxische Wirkungen von chemischen Substanzen *f*
化学物质过敏症 mutiple Chemikalienunvertraeglichkeit *f*
化学物质牵引 Index der chemischen Substanzen *m*
化学物致癌作用 chemische Karzinogenese *f*
化学物综合作用 Kombinationseffekt der Chemikalien *m*
化学吸附(着) Chemi(ad)sorption *f*, Chemosorption *f*
化学吸收 chemische Absorption *f*
化学吸收剂 chemisches Absorbens (od. Absorptionsmittel) *n*
化学吸引 chemische Anziehung (od. Attraktion) *f*
化学吸引素(化学趋向素,趋化因子) Chemotaxin *n*
化学细菌学说 chemisch-bakterielle Theorie *f*
化学纤维 Chemiefaser *f*, synthetische Faser *f*
化学纤维食品卫生 Lebensmittelhygiene für Chemiefaser *f*
化学显微术 chemische Mikroskopie *f*
化学显像法 chemische Entwicklung *f*
化学线粒体 Elektrosom *n*
化学线粒体学说 Elektrosom-Theorie *f*
化学消毒[法] chemische Desinfektion *f*
化学消毒剂 chemisches Desinfektinsmittel *n*, Chemosterilanz *f*
化学消融 chemische Lösung *f*
化学效应 chemischer Effekt *m*
化学信号 chemisches Signal *n*
化学信使 chemischer Botenstoff *m*
化学信息 chemische Information *f*
化学性胞质流动 Chemodynesis *f*
化学性爆炸 chemische Explosion *f*
化学性变态 Chemomorphose *f*
化学性病因 chemischer Agent *m*
化学性产热 chemische Wärmebildung (od. Wärmeproduktion) *f*
化学性传递 chemische Ubertragung (od. Transmission) *f*
化学性唇炎 chemische Cheilitis *f*, Cheilitis venenata *f*
化学性毒作用 chemotoxische Wirkung *f*
化学性肺水肿 chemotoxisches Lungenödem *n*
化学性肺炎 chemische Pneumonie *f*
化学性腹膜炎 chemische Peritonitis *f*
化学性肝病 chemische Leberkrankheit *f*
化学性肝损害 chemischer Leberschaden *m*
化学性感受器 Chemo(re)zeptor *m*
化学性坏疽 chemische Gangrän *f*
化学[性]降解 chemische Degradation *f*
化学性交感神经阻断术 chemische Sympathektomie *f*
化学性拮抗 chemischer Antagonismus *m*
化学[性]解毒剂 chemisches Antidot (od. Gegengift) *n*
化学性配合禁忌 chemische Inkompatibilität *f*
化学性皮肤灼伤 chemische Hautveraetzung *f*
化学性气管炎 chemische Bronchitis *f*
化学性色素减退 chemische Depigmentierung *f*
化学[性]烧伤 chemische Verbrennung *f*, Verätzung *f*
化学性舌烧伤 chemische Verbrennung der Zunge *f*
化学性神经炎 chemische Neuritis *f*
化学性食管烧伤 chemische Verbrennung des Osophagus *f*
化学性食管炎 chemische Osophagitis *f*
化学性食物中毒 chemische Nahrungsmittelvergiftung *f*
化学性损害 chemische Schaden *m pl*
化学性损伤 chemische Verletzung *f*
化学性糖尿病 chemischer Diabetes *m*
化学性体温调节 chemische Thermoregulation *f*
化学性体液调节 chemische humorale Regulation *f*
化学性秃发 chemischer bedingter Haarausfall *m*, Alopezie durch chemische Noxen *f*
化学[性]突触 chemische Synapse *f*
化学性危害 chemische Noxe (od. Schädlihkeit) *f*
化学性污染 chemische Beschmutzung *f*
化学[性]消化 chemische Verdauung (od. Digestion) *f*
化学性炎 chemische Entzündung *f*
化学性眼部灼伤 Augenverätzung *f*
化学性眼灼伤 chemische Verbrennung des Auges *f*
化学性移位 chemische Verschiebung *f*
化学性支气管肺炎 chemische Bronchopneumonie *f*
化学性质 chemische Eigenschaft *f*
化学性窒息 Erstickung durch Chemikalien *f*
化学性窒息性气体 chemisches asphyktisches Gas *n*
化学性子宫内膜破坏法 chemische Hysterektomie *f*
化学修饰 chemische Modifizierung (od. Modifikation) *f*

化学需氧量 chemischer Sauerstoffbedarf *m*
化学学说 chemische Theorie *f*
化学衍化 chemische Derivatisation *f*
化学[药]剂 chemische Agenzien *n pl*, Chemikalien *n pl*
化学药品 Chemikalien *n pl*
化学药物灭菌法 chemische Sterilisation *f*
化学[药物]预防 Chemoprophylax(i)e *f*, Chemoprotektion *f*
化学[药物]治疗 Chemotherapie *f*
化学医学的 iatrochemisch, chemiatrisch
化学医学家 latrochemiker *m*
化学医学[派] latrochemie *f*, Chemiatrie *f*
化学医学[派]的 iatrochemisch, chemiatrisch
化学异营菌 chemoheterotrophe Bakterien *f pl*
化学意义 chemische Bedeutung *f*
化学因素(子) chemischer Faktor *m*
化学因素病 Cheminose *f*, Cheminosis *f*
化学引诱物(化学吸引剂) Chemoatrraktanz *f*
化学荧光 Chemolumineszenz *f*, Chemilumineszenz *f*
化学营养 Chemotrophie *f*
化学营养的 chemotrophisch
化学应激性 chemische Reizbarkeit (od. lrritabilität) *f*
化学诱变 chemische Mutation *f*
化学诱变的 mutagenisch, mutationserzeugend
化学诱变剂 chemisches Mutagen *n*
化学诱变原 chemisches Mutagen *n*
化学诱导 chemische Induktion *f*
化学与生物战剂 chemischer und biologischer Kampfstoff *m*
化学浴[疗] chemisches Bad *n*
化学预防 Chemoprophylax(i)e *f*, Chemoprotektion *f*
化学预防[癌症] Chemoprävention *f*
化学预防药 Chemoprophylaktikum *n*
化学元素 (chemisches) Element *n*
化学原理 chemisches Prinzip *n*
化学原素 Element *n*
化学原子量 chemisches Atomgewicht *n*
化学约束 chemische Einschränkung (od. Beschränkung) *f*
化学灾害 chemische Katastrophe *f*
化学增活素 Chemokin *n*
化学增(激)活现象 Chemokinese *f*
化学增活性 Chemokinese *f*
化学战毒剂 chemischer Kampfstoff *m*
化学战剂 chemische Kampfmittel *n pl*
化学战争 chemischer Krieg *m*
化学诊断 chemische Diagnose *f*
化学直读法 chemische Objektenmethode *f*
化学止血剂 chemisches Hämostatikum (od. Styptikum) *n*
化学指标 chemischer Index *m*
化学制剂 chemisches Präparate *n pl*, Chemikalien *n pl*
化[学治]疗 Chemotherapie *f*
化[学治]疗的 chemotherapeutisch
化学治疗剂 Chemotherapeutika *n pl*
化[学治]疗增效剂 chemotherapeutischer Synergist *m*
化学治疗指数 chemotherapeutischer Index *m*
化学致癌 chemische Karzinogenese *f*
化学致癌物 chemischer Krebserreger *m*, chemisches Karzinogen *n*
化学致癌研究信息系统 Forschungsinformationssystem für chemische Kanzerogenese *n*
化学致癌因素 chemischer Karzinogenfaktor *m*
化学致癌原 chemisches Karzinogen *n*
化学致癌作用 chemische Karzinogenese *f*
化学致畸物 chemische Teratogene *f*
化学致冷袋 chemische Kühltasche *f*
化学致敏剂 chemischer Sensibilisator *m*
化学致敏物 chemisches Allergen *n*, chemischer Allergiestoff *m*
化学致敏原 chemisches sensibili(sino)gen *n*
化学致突变物 chemisches Mutagen *n*
化学致肿瘤作用 chemische Tumorigenese *f*
化学窒息剂 chemische Asphyxiant *f*
化学中毒 chemische Vergiftung (od. Intixikation) *f*
化学中毒学说 Theorie der chemischen Vergiftung *f*
化学灼伤 chemische Verbrennung *f*, Verätzung *f*
化学自营菌 chemoautotrophe Bakterien *f pl*
化学组成 chemische Komposition (od. Zusmmensetzung) *f*
化学作用 chemische Wirkung *f*
化验 chemische Untersuchung (od. Prüfung) *f*, Laboruntersuchung *f*
化验报告 Laborbericht *m*
化验单 Laborbericht *m*
化验检查 Laboruntersuchung *f*
化验检查所见 Laborbefund *m*
化验室 Laboratorium *n*
化验台 Testtisch *m*
化验显微镜 Labormikroskop *m*
化验员 Laborant *m*
化蛹 Verpuppung *f*, Pupation *f*
化蛹激素 Verpuppungshormon *n*
化妆品 Kosmetika *n*/pl, kosmetische Mittel *n pl*
化妆品安全性评价 Sicherheitsbewertung für Kosmetika *f*
化妆品变应性接触性皮炎 allergische Kontaktdermatitis durch Kosmetika *f*
化妆品变应性皮炎 allergische Berloquedermatitis *f*
化妆品刺激性接触性皮炎 irritative Kontaktdermatitis durch Kosmetika *f*
化妆品刺激性皮炎 kosmetische gereizte Dermatitis *f*
化妆品痤疮 Kosmetik-Akne *f*
化妆品分析 Kosmetikanalyse *f*
化妆品光变应性皮炎 photoallergische Dermatitis aus Kosmetika *f*
化妆品光感性皮炎 kosmetische Photosensibilisierung-Dermatitis *f*
化妆品光敏性皮炎 Dermatitis der photodynamische Sensibisierung *f*
化妆品皮肤病 Hauterkrankung durch Kosmetika *f*
化妆品皮炎 Dermatitis cosmeticea *f*, Berloque-Dermatitis *f*
化妆品微生物污染 kosmetische Mikrobiellpollution *f*
化妆品微生物学 kosmetische Mikrobiologie *f*
化妆品卫生标准 Hygienenstandard für Kosmetika *m*
化妆品卫生法规 kosmetisches Sanitaerrecht *n*
化妆品卫生管理 kosmetische Sanitaer-Kontrolle *f*
化妆品卫生监督标识 Hygieneaufsicht-Kennzeichen für Kosmetika *n*
化妆品卫生监督体系 Aufsichtssystem für Kosmetikhygiene *n*
化妆品卫生条例 Kosmetikhygieneverordnung *f*
化妆品性痤疮 Kosmetikakne *f*, Acne cosmetica *f*
化妆品性痤疮或酒渣鼻 Kosmetikakne *f*, Rosacea *f*
化妆品制造专家 Kosmetiker *m*
化装癣 unerkannte Tinea *f*, Tinea incognita *f*
画出轮廓 Skizzierung *f*
画房树人测验 Haus-Baum-Mann-Test *m*
画家绞痛 Malerkolik *f*, Bleikolik *f*
画人测验 Mensch-Test *m*, Menschzeichnung *f*, Mann-Zeichen-Test *m*
画图测验 Zeichen-Test *m*
画图讲故事测验 Make-A-Picture-Story Test, MAPST <engl.>
画图训练 Malentraining *n*
画线比较法 Vergleich von Strichzeichnungen *m*
画钟测验 Uhrentest *m*
话到嘴边现象 Zungenspitzenphänomen *n*, Wort-auf-der-

Zunge-Phänomen *n*, Tip-of-the-Tongue-Phänomen *n*, TOT-Phänomen (tip-of-the-tongue) *n*
话题分裂 Schizothemie *f*
话语分析 Diskursanalyse *f*
话语图式 Diskursschema *n*
桦焦油 Birkenteer *m*, Birkenpech *n*
桦酶 Betulase *f*, Gaultherase *f*
桦木醇 Betulol *n*
桦木萜醇 Betulaprenol *n*
桦木烯醇 Betulinol *n*
桦叶烯三醇 Betulafolienetriol *n*

HUAI 怀槐踝坏

huái 怀槐踝

怀尔德征(突眼性甲状腺肿的早期眼部症状) Wilder* Zeichen *n*
怀旧 Heimweh *n*, Nostaligie *f*, Sehnsucht nach Vergangenheit *f*
怀炉灼伤 Busenofen-Verbrennung *f*
怀胎 Schwangerschaft *f*, Gestation *f*
怀特肠折叠术 White* Plikation *f*
怀特红斑瘤 Whytt* Erythematumor *m*
怀特霍恩氏法 Whitehorn* Methode *f*
怀特氏病 Whytt* Krankheit *f*
怀特双腔管 White* doppellumige Röhre *f*
怀乡病 Heimweh *n*, Nostopathie *f*, Nostomanie *f*, Nostalgie *f*
怀乡性忧郁症 Heimwehdepression *f*, Melancholia nostalgica *f*
怀疑 Bedenken *n*, Misstrauen *n*, Verdacht *m*, Zweifel *m*
怀疑论 Skeptizismus *m*, Skepsis *f*
怀疑癖 Skeptismus *m*
怀孕 Schwangerschaft *f*, Gestation *f*
怀孕的 schwanger, gravid (-us, -a, -um)
怀孕期 Schwangerschaftsdauer *f*, Tragzeit *f*
怀孕期的心理变化 mentale Veränderung in der Schwangerschaft *f*
怀孕期间 Schwangerschaft *f*
怀孕心理 Geist von der Schwangerschaft *m*
槐 japanischer Schnurbaum *m*, Sophora japonica *f*
槐根碱 Sophocarpin *n*
槐花 Sophorenblüte *f*, Sauerschotenblüte *f*
槐花醇 Sophoranol *n*
槐[花]二醇 Sophoradiol *n*
槐黄素 Sophoranon *n*
槐黄素二糖甙 sophoricobiosid *n*
槐角 Schote des Schnurbaums *f*, Fructus Sophorae *f*
槐属甙 Sophoricosid *n*
槐属黄酮甙 Sophoraflavonolosid *n*
槐糖 Sophorose *f*
槐糖甙 Sophorosid *n*
槐叶苹 Salvinia natans (s. vulgaris) *f*
踝 Knöchel *m*, Kondylus *m*, Malleolus *m*
踝背屈运动范围 Bewegungsumfang der Dorsalflexion *m*
踝背伸试验 Homan* Test *m*
踝臂指数(踝肱指数) Knöchel-Arm-Index *m*
踝剥脱性骨软骨炎 Osteochondrosis dissecans des Sprunggelenks *f*
踝部大隐静脉剖开术 Venotomie der Vena saphena magna an Knöchelgegend *f*
踝部骨折分类 Klassifikation der Knöchelbrüche *f*
踝部腱鞘炎 Sehnenscheidenentzündung im Sprunggelenk *f*
踝部外翻型骨折 Dupuytren* Fraktur *f*
踝部阻滞 Kknöchelblock *m*
踝穿刺途径 Punktionszugang zum Knöchel *m*
踝创伤性滑囊炎 traumatische Bursitis der Knöchelgegend *f*
踝带 Knöchelmanschette *f*
踝蛋白 Talin *n*
踝的 malleolär, malleolar
踝反射 Achillessehnenreflex *m*
踝肱指数 Ankle-Brachial-Index *m*
踝肱指数 Fußknöchel/brachial Index *m*
踝沟 Sulcus malleolaris (tibiae) *m*
踝骨关节炎 Arthritis der Sprunggelenke *f*
踝骨折 Knöchelbruch *m*, Kondylenfraktur *f*, Fractura malleolaris *f*
踝关节 Knöchelgelenk *n*, oberes Sprunggelenk *n*, Articulatio talocruralis *f*
踝关节半脱位 Subluxation des Knöchelgelenks *f*
踝关节背伸试验 Dorsalextension des oberen Sprunggelenkstest *m*
踝关节成形术 Sprunggelenk-Endoprothetik *f*
踝关节穿刺术 Punktion des Sprunggelenkes *f*
踝关节复发性脱位肌腱固定术 Watson*-Jone* Operation *f*
踝关节感染 Sprunggelenk-Infektion *f*
踝关节功能评分 Punktesystem für Symptombewertung des Sprunggelenks *n*
踝关节骨关节病 Osteoarthrose im Sprunggelenk *f*
踝关节骨关节炎 Osteoarthritis des Sprunggelenkes *f*
踝关节骨软骨炎 Osteochondrosis des Sprunggelenkes *f*
踝关节骨性融合 Knochenfusion des Sprunggelenks *f*
踝关节骨折DW(丹韦)分类 Danis*-Weber* Klassifikation für Sprunggelenksfrakturen *f*
踝[关节]骨折脱位 Luxationsfraktur des Knöchelgelenks *f*
踝关节固定术 Arthrodese des Knöchelgelenks *f*
踝关节关节炎 Sprunggelenkarthritis *f*
踝关节后侧入路手术 Sprunggelenksoperation durch hinteren Zugang *f*
踝关节后关节囊切开术 Gelenkkapsel-Inzision des Sprunggelenks *f*
踝关节滑动植骨融合术 Verschiebungsknochentransplantation und Fusion des Knöchelgelenks *f*
踝关节滑膜结核 synoviale Tuberkulose des Sprunggelenkes *f*
踝关节化脓性关节炎 septische Arthritis des Sprunggelenkes *f*
踝关节继发性骨关节炎 sekundäre Sprunggelenksarthrose *f*
踝关节僵硬 Steifigkeit des Sprunggelenkes *f*
踝关节矫形器 Sprunggelenk-Orthese *f*
踝关节结核 Knöchelgelenktuberkulose *f*
踝关节结核性关节炎 tuberkulöse Arthritis des Sprunggelenkes *f*
踝关节截骨术 Osteotomie des Sprunggelenkes *f*
踝关节镜检查 Sprunggelenksarthroskopie *f*
踝关节镜手术 Sprunggelenksarthroskopie Chirurgie *f*
踝关节开放性滑膜切除术 Knöchel-öffne Synovektomie *f*
踝关节类风湿性关节炎 rheumatoide Arthritis des Sprunggelenkes *f*
踝关节离断术 Exartikulation im Sprunggelenk *f*
踝关节挛缩矫形器 Orthese für Sprunggelenkkontraktur *f*
踝关节内侧进路 Broomhead* Zugang *m*, König*-Schäfer-Zugang zum Sprunggelenk *m*
踝关节扭伤 Knöchelverstauchung *f*
踝关节强硬 Knöchelgelenkversteifung *f*
踝关节切除融合术 Sprunggelenk-Resektion-Fusion *f*
踝关节切开引流术 Inzision und Drainage des Knöchelgelenks *f*
踝关节球窝型假体 Kugelpfanne-Prothese des Sprunggelenkes *f*
踝关节韧带损伤 Bänderverletzung des Knöchelgelenks *f*
踝关节融合术 Fusion des Kuöchelgelenks *f*
踝关节软骨损伤 Knorpelverletzung des Sprunggelenkes *f*
踝关节塔门型骨折 pylonförmige Sprunggelenksfraktur *f*
踝关节痛风性关节炎 Gichtarthritis des Sprunggelenkes *f*
踝关节脱位 Knöchelgelenkluxation *f*
踝关节外侧韧带损伤 Verletzung des Lateralen Sprunggelenkes *f*
踝关节外侧入路手术 Sprunggelenksoperation durch lateraren Zugang *f*

踝关节完全离断术 komplette Abgliederung von Fußknöchel *f*
踝关节血友病性关节炎 hämophile Arthritis des Sprunggelenks *f*
踝关节跖屈挛缩矫正术 Plantarflexionskontrakturskorrektur des Sprunggelenkes *f*
踝关节重建术 komplette Exartikulation des Sprunggelenkes *f*
踝关节阻滞术 Sprunggelenk-Block-Technik *f*
踝管松解术 Tarsaltunnel-Release *f*
踝管综合征 Tarsaltunnelsyndrom *n*
踝后区 Regio malleolares posterior *f*
踝后缘骨折 Fraktur des hinteren Randes des Knöchels *f*
踝间的 intermalleolär, intermalleolar(-is, -is, -e)
踝间骨折 intermalleoläre Fraktur *f*
踝间距 Sprunggelenk Abstand *m*
踝间隆起骨折内固定术 innere Fixation der Fraktur der intermalleoldären Prominanz *f*
踝矫形器 Knöchelorthese *f*
踝内翻 Varusarthrose des Sprunggelenks *m*
踝前皮瓣 anteriorer malleolarer Lappen *m*
踝前区 Regio malleolares anterior *f*
踝前缘骨折 Fraktur des vorderen Rands des Knöchels *f*
踝切除术 Kondylektomie *f*
踝切离术 Malleotomie *f*
踝上横行截骨术 Knöchel-horizontale Osteotomie *f*
踝上截肢术 Amputatio supracondylaris *f*
踝上内翻去旋转截骨术 Varus Derotationsosteotomie des Sprunggelenkes *f*
踝上皮瓣 supramalleolärer Lappen *m*
踝外侧副韧带损伤 Verletzung des lateralen kollateralen Ligaments *f*
踝外侧副韧带重建术 Chrisman*-Snook* Operation *f*
踝外侧韧带 laterales Band des Sprunggelenkes *n*
踝外翻 Valgusarthrose des Sprunggelenks *m*
踝外翻畸形 Deformität bei Valgusarthrose des Sprunggelenks *f*
踝膝胫试验 Knöchel-Knie-Tibiatest *m*
踝阵挛 Fußklonus *m*, Knöchelklonus *m*
踝阵挛试验 Klonustest der Knöchel *m*
踝阵挛中枢 Futßklonuszentrum *n*
踝周径 Fußgelenkumfang *m*
踝撞击性骨疣 Impingemet-induzierte Exostose des Sprunggelenks *f*
踝足矫形器 Fußheberorthese *f*

huài 坏

坏疽 Brand *m*, Gangrän *f*, Gangraena *f*
坏疽崩蚀性溃疡 Ulcus phagedaenicum corrodens *n*
坏疽病 Gangraenosis *f*
坏疽痘 Vaccin(i)a gangraenosa *f*
坏疽化 Sphakelismus *m*, Sphakelation *f*
坏疽形成 Sphaketismus *m*, Sphakelation *f*, Gangränbildung *f*
坏疽性白喉 gangränöse Diphtherie *f*, Diphtheria gangraenosa *f*
坏疽性鼻炎 Rhinitis gangraenosa *f*
坏疽性带状疱疹 gangränöser Zoster *m*, Zoster gangraenosus *m*
坏疽性丹毒 Erysipelas gangraenosum *n*
坏疽性胆囊炎 Cholecystitis gangraenosa *f*
坏疽性的 brandig, gangränös, gangraenos(-us, -a, -um)
坏疽性蜂窝织炎 gangränöse Zellulitis *f*
坏疽性龟头炎 Balanitis gangraenosa *f*, Corbus* Krankheit *f*
坏疽性红斑 Erythema gangraenosum *n*
坏疽性睑炎 Blepharitis gangraenosa *f*
坏疽性疖 Furunculus gangraenosus *m*
坏疽性口腔炎 gangränöse Stomatitis *f*
坏疽性口炎 Stomatitis gangraenosa *f*, Noma *n*, Mundbrand *m*
坏疽性溃疡 Ulcus phagedaenicum *n*
坏疽性阑尾炎 Appendicitis gangraenosa *f*
坏疽性臁疮 gangränöses Ekthym *n*, Ecthyma gangraenosum *n*
坏疽性牛痘 Vaccin(i)a gangraenosa *f*
坏疽性牛痘疹 Vaccin(i)a gangraenosa *f*
坏疽性脓皮病 Pyodermia gangraenosa *f*
坏疽性脓肿 gangränöser Abszeß *m*
坏疽性皮炎 Dermatitis gangraenosa *f*
坏疽性气肿 Emphysema gangraenosum *n*
坏疽性肉芽肿 Granuloma gangraenosum *n*
坏疽性深脓疱 Ekthyma gangraenosum *n*, Malum terebrans *n*, Löcherkrankheit *f*
坏疽性水痘 Varicella gangraenosa *f*
坏疽性天疱疮 Pemphigus gangraenosus *m*
坏疽性外阴炎 Vulvitis gangraenosa *f*
坏疽性牙 gangränöser Zahn *m*
坏疽性牙髓炎 Pulpitis gangraenosa *f*
坏疽性咽峡炎 Angina gangraenosa *f*
坏疽性咽炎 Pharyngitis gangraenosa *f*
坏疽性直肠结肠炎 Rectocolitis gangraenosa *f*
坏疽性子宫内膜炎 Endometritis gangraenosa *f*
坏疽性紫癜 gangränöse Purpura *f*
坏疽血清 Gasödemserum *n*
坏名声 schlechter Ruf *m*, Schande *f*
坏人恐怖 Angst vor Banditen *f*
坏死 Nekrose *f*, Necrosis *f*, Thanatosis *f*
坏死斑 nekrotischer Flecken *m pl*
坏死带 nekrotische Zone *f*
坏死的 nekrotisch, necroticans, necrotic(-us, -a, -um)
坏死冻疮 nekrotisierte Frostbeule *f*
坏死毒素 Nekrotoxin *n*
坏死放线菌 Actinomyces necrophorus *m*
坏死钙化(保卫钙化) Nekroseverkalkung *f*, Trutzverkalkung *f*
坏死杆菌 Bacillus necrophorus *m*, Nekro(se)bazillus *m*
坏死杆菌病 Nekrobazillose *f*
坏死后的 postnekrotisch
坏死后肝硬化 postnekrotische Zirrhose *f*
坏死后性肝硬变 postnekrotische Zirrhose *f*
坏死后性肝硬化 postnekrotische Zirrhose *f*
坏死寄生菌 Nekroparasit *m*
坏死结节性皮炎 Dermatitis nodularis necrotica *f*
坏死菌素 Necrocitin *n*
坏死溃疡性龈炎 nekrotisierende ulzeröse Gingivitis *f*, Angina Plaut-Vincenti *f*
坏死溶解 Nekrolyse *f*
坏死松解性游走性红斑(胰高糖素瘤) nekrolytisches migratorisches Erythem *n*
坏死素 Nekrosin *n*
坏死梭杆菌 Fusobacterium necrophomm *n*
坏死梭形[杆]菌 Fusiformis necrophorus *m*
坏死物 Sphakelus *m*
坏死[物]切除术 Nekrotomie *f*, Sequesterotomie *f*
坏死[物质]囊肿 nekrotische Zyste *f*
坏死限(界)量 Limes necroticans *m*(Ln)
坏死性[肾]乳头炎 Papillitis necroticans *f*
坏死性痤疮 nekrotische Akne *f*, Acne necroticans *f*
坏死性的 nekrotisch, necroticans, necrotic(-us, -a, -um)
坏死性动脉炎 nekrotisierende Arteriitis *f*
坏死性肺炎 nekrotische Pneumonie *f*
坏死性肝炎 nekrotische Hepatitis *f*, Hepatitis necroticans (s. sequestrans)
坏死性骨软骨炎 nekrotische Osteochondritis *f*, Osteochondritis necroticans *f*
坏死性骨炎 nekrotische Osteitis *f*
坏死性龟头炎 nekrotisierene Balanitis *f*
坏死性红斑 nekrotisches Erythem *n*, Erythema necroticans *n*

坏死性脊髓炎 nekrotisierende Myelitis *f*
坏死性结肠炎 nekrotische Kolitis *f*
坏死性筋膜炎 nekrotisierende Fasciitis *f*
坏死性口炎 nekrotische Stomatitis *f*
坏死性溃疡性牙周炎 akute nekrotisierende ulzerierende Parodontitis *f*
坏死性淋巴结炎 nekrotisierende Lymphadenitis *f*
坏死性流感肺炎 nekrotische Grippepneumonie *f*
坏死性脉(血)管炎 nekrotisierende Vaskulitis *f*
坏死性迷路炎 Labyrinthitis necroticans *f*
坏死性脑白质病 nekrotisierende Leukencephalopathie *f*
坏死性脑炎 nekrotisierende Enzephalitis *f*
坏死性牛痘 nekrotische Kuhpocken *f pl*, Vaccinia necrosum *f*
坏死性膀胱炎 Cystitis gangraenosa *f*
坏死性皮炎 Nekrodermatitis *f*
坏死性龋 nekrotische Karies *f*
坏死性肉芽肿 Granuloma gangraenescens *n*
坏死性肉芽肿病 nekrotisierende Granulomatose *f*, Granumatosis necroticans *f*
坏死性肉芽肿性血管炎 nekrotische granulomatöse Vaskulitis *f*
坏死性肾变病 Nephrosis necroticans *f*
坏死性食管炎 nekrotische Ösophagitis *f*
坏死性损伤 nekrotische Läsion *f*
坏死性唾液腺化生 nekrotisierende Sialometaplasie *n*
坏死性外耳道炎 Otitis externa necroticans *f*
坏死性细动脉炎 nekrotisierende Arteriolitis *f*
坏死性涎管转化 nekrotisierende Sialometaplasie *n*
坏死性涎腺化生 nekrotisierende Sialometaplasie *f*
坏死性涎腺化生 nekrotisierende Sialometaplasie *n*
坏死性小肠炎 Enteritis necroticans *f*
坏死性小动脉炎 nekrotisierende Arteriolitis *f*
坏死性血管炎 nekrotisierende Angilitis *f*, nekrotisierende Vaskulitis *f*
坏死性血管炎伴肉芽肿 nekrotisierende Angilitis mit Granuloma *f*
坏死性牙髓 nekrotische Pulpa *f*
坏死性咽峡炎 Angina necroticans *f*
坏死性炎症 nekrotische Entzündung *f*
坏死性移行性红斑 nekrotisches Übergangserythem *n*
坏死性龈口炎 nekrotische Gingivostomatitis *f*
坏死性龈炎 nekrotische Gingivitis *f*
坏死性紫癜 Purpura necroticans *f*
坏死厌氧丝杆菌 Bacillus necrophorus *m*, Sphaerophorus necrophorus *m*, Nephrophorus *m*
坏死因子 Nekrosin *n*
坏死增生性淋巴结病 nekrotisierende hyperplastische Lymphadenopathie *f*
坏死组织 nekrotisches Gewebe *n*
坏死组织激素 Nekrohormon *n*
坏死组织清除术 nekrotische Gewebedissektion *f*
坏血病 Skorbut *m*, Scorbut(us) *m*
坏血病的 skorbutisch, scorbutic(-us, -a, -um)
坏血病贫血 Skorbutanämie *f*
坏血病素质 Skorbutdiathese *f*
坏血病性痤疮 Acne scorbutica *f*, Lichen scorbuticus *m* (s. lividus)
坏血病性佝偻病 Skorbutrachitis *f*, Skorbutosteopathie *f*
坏血病性溃疡性口炎 Stomatitis ulcerosa scorbutica *f*
坏血病性痢疾 Skorbutdysenterie *f*
坏血病性龈炎 Gingivitis scorbutica *f*
坏血病性紫癜 skorbutische Purpura *f*
坏账损失 als Verlust abgebuchte Forderung *f*

HUAN 欢獾还环寰缓幻换患

huān 欢獾

欢乐恐怖 Hedo(no)phobie *f*
欢笑疗法 Gelo(to)therapie *f*
獾棘口吸虫 Echinostoma melis *n*
獾硬蜱 Ixodes rasus *m*
獾油 Dachsfett *n*

huán 还环寰

还阳参油酸 Crepeninsäure *f*
还原 Reduktion *f*, Reduzierung *f*
还原胺化 Reduktaminierung *f*
还原测定 reduktive Bestimmung *f*, Reduktionsanalyse *f*
还原当量 Reduktionsäquivalent *n*
还原的 reduziert, reduktiv, reduct(-us, -a, -um)
还原电位 Reduktionspotential *n*
还原端 reduzierendes Ende *n*, reduzierender Termuns *m*
还原法 Reduktionsmethode *f*
还原辅酶 Dihydrokoenzym *n*
还原剂 Reduktor *m*, Reduktionsmittel *n*
还原碱 Reducin *n*
还原角蛋白 Keratein *n*
还原接种法 Retrovakzination *f*
还原论 Reduktionismus *m*
还原论者 Reduktionist *m*
α-还原酶 alpha-Reduktase *f*
还原酶 Reduktase *f*
还原酶结合和P450反应周期 Kopplung von Reduktase und P450 Reaktionszyklus
5-α 还原酶缺乏症 5-α-Reduktase-Mangel *m*
5-α-还原酶抑制剂 5-alpha-Reduktase-Inhibitor *m*
还原内毒素 reduzierte Endotoxin *n*
还原能力 Reduktionskraft *f*, Reduziervermögen *n*
还原尿睾酮 Etiocholanolon *n*
还原桑橙素 Machromin *n*
还原试验 Reduktionsprobe *f*
还原酸 Reduziersäure *f*
还原酞 Phenolphthalein *n*, Phthalein *n*
还原糖 reduzierender Zucker *m*
还原铁 reduziertes Eisen *n*, Ferrum reductum *n*
还原酮 Redukton *n*
还原脱氨基作用 reduktive Desamidierung (od. Desaminierung) *f*
还原物质 reduzierende Substanz *f*
还原小体 reduziertes Körperchen *n*
还原型谷胱甘肽 reduziertes Glutathion *n* (GSH)
还原型烟酰胺腺嘌呤二核苷酸 reduziertes Nikotinamidadenindinukleotid *n*
还原性二糖 reduzierendes Disaccharid *n*
还原性酸根 reduzierender Säurerest *m* (od. Säureradikal *n*)
还原性脱硫 reduktive Desulfurierung *f*
还原性脱卤 reduktive Dehalogenisierung *f*
还原性质 reduzierende Eigenschaft *f*
还原血 reduziertes Blut *n*
还原血红蛋白 reduziertes (od. desoxygeniertes) Hämoglobin *n*
还原血红素 reduziertes Häm *n*
还原疫苗 Retrovakzine *f*
还原转座子 Retrotransposon *n*
还原作用 Reduktion *f*, Reduktionswirkung *f*
环 ①Ring *m* ②Circulus *m* ③An(n)ulus *m*
环 Kreis *m*, Ring *m*
环 Ring *m*, Schleife *f*, Loop *m*
巴比阿尼环 Balbiani* Ring *m* (染色体的极度膨大在多线

染色体中形成的环状结构)
坎农环 Cannon* Ring *m*(右侧结肠的紧张性收缩环,见于钡餐 X 线片)
奥克斯纳环 Ochsner* Ring *m*(胰腺管向总胆管开口处的增厚粘膜环)
阿尔布尔环 Albl* Ring *m*(脑动脉瘤在 X 线片上环状阴影)
班都氏环 Bandl* Kontraktionsring *m*
比克尔环(瓦尔代尔扁桃体环,淋巴性咽环) Bickel* Ring *m*, Waldeyer* Rachenring *m*
弗莱舍尔环(角膜缘区金黄或绿色素环) Fleischer* Ring *m*
东德氏环 Donders* Ringe *m pl*
窦林格氏环 Döllinger* Ring *m*
杜朗环([人工]心脏瓣环) Duran* Ring *m*
菲米[双眼单视界]环 Vieth*-Müller* Kreis *m*
弗施环(凯弗环) Fleischer*-Strümpell* Ring *m*, Kayser*-Fleischer* Ring *m*(角膜外缘的绿色环,见于肝豆状核变性等)
卡伯特氏环 Cabot*(-Schleip*) Ring(od. Reif) *m*
凯-弗二氏环 Kayser*-Fleischer*Ring *m*
朗多尔环 Landolt* Ringe *m pl*(视力表中似 C 字母的不完全环)
利泽冈环 Liesegang* Ringe *m pl*(发生在肿瘤或其他病变,由钙沉积形成的同心圆层状结构)
洛厄环 Lower* Ring *m*(心纤维环)
洛伊环 Löewe* Ring *m*(视野环,视野中与黄斑有关的环)
马克斯韦尔环 Maxwell* Ring *m*(视野中与视网膜黄斑有关的较小色淡的环)
齐恩环 Zinn* Arterienkreis *m*, Zinn* Gefäßkranz *m*, Circulus vasculosus nervi optici *m*(视神经血管环)
齐恩环 Zinn* Ring *m*(总腱环)
沙茨基环 Schatzki* Ring *m*(食管环)
施瓦尔贝环 Schwalbe* Ring *m*(包绕角膜后界膜板外缘的环形嵴)
威利斯[动脉]环 Willis* Arterienkreis *m*, Circulus arteriosus cerebri *m*(脑动脉环)
维厄桑斯环(卵圆窝缘) Vieussens* Ring *m*
衍射环 Diffrationsring *m*
于吉埃环 Huguier* Ring *m*(左右子宫动脉在峡部的吻合)
泽梅林环 Sömmering* Ring *m*(瞳孔后晶体汽车轮胎形状残余物,见于白内障术后)
2μ 环 2μ Kreis *m*
QRS 环 QRS-Schleife *f*
R 环 R-Schleife *f*
环(核)内互变异构[现象] intraanuläre Tautomerie *f*
环(轮)生的 quirlig, quirlständig, verticillat(-us, -a, -um)
环(轮)生体 Verticillium *n*
环[的]方位 Richtung der Schleife *f*
环[的]封闭 Ringschluß, *m*
环[的]裂 Ringspaltung *f*, Ringsprengung *f*
环[化]腺苷酸 zyklisches Adenosinmonophosphat *n*(zAMP)
环[之]破裂 Ringspaltung *f*, Ringsprungung *f*
环[状]二聚物 zyklisches Dimer *n*
环[状]杆菌素 Circulin *n*
环[状]醚 zyklischer Ather *m*
环[状]缩合 zyklische Kondensation *f*
环[状软骨]后癌 Karzinom der postkrikoiden Gegend *n*
环[状软骨]气管的 krikotracheal, cricotracheal(-is, -is, -e)
环阿屯醇 Cycloartenol *n*
环氨基酸 zyklische Aminosäure *f*
环胺嘧啶银 Sulfadiazin-Silber *n*
环巴比妥 Zyklobarbital *n*, Cyclobarbital *n*
环斑按蚊 Anopheles an(n)ularis *m*
环板 Grundlamelle *f*, Generallamelle *f*
环孢[菌]素 Ciclosporin *n*, Cyclosporin *n*
环孢菌素(环孢霉素 A) Cyclosporin A *n*
环孢霉素 Zyklosporin *n*
环孢[霉]素 A(免疫抑制药) Ciclosporin A *n*
环孢霉素 A 中毒 Cyclosporin A Toxizität *f*
环孢素诱导的高尿酸血症与痛风 Cyclosporin-induzierte Hyperurikämie mit Gicht *f*
环孢素中毒性肾病 Cyclosporin-toxische Nephropathie *f*
环胞苷 Cyclocytidin *n*
环抱的 umgebend
环抱试验 Gürteltest *m*
环吡司胺(环吡酮胺) Ciclopiroxolamin *n*
T 环避孕器 T-förmiger Verhütungsring *m*
环扁桃酯 Cyclandelat *n*, Cyclospasmol *n*
环丙贝特(调节血脂药) Ciprofibrat *n*
环丙甲氧心安 Betaxolol *n*
环丙沙星(环丙氟哌酸) Ciprofloxacin *n*(抗生素)
环丙烷 Zyklopropan *n*, Cyclopropan(um) *n*
环丙烷酸 Cyclopropansäure *f*
环丙烷羧酸 Zyklopropankarbonsäure *f*
环丙烯基 Zyklopropenyl *n*
环丙孕酮(环丙氯地孕酮) Cyproteronacetat *n*(抗雄激素药)
环层 Stratum circulare *n*
环层细胞 Lamellenzellen *f pl*
环层小体 Lamellenkörperchen *n pl*, Pacini* Körperchen *n pl*, Corpuscula lamellosa *n pl*
环层小体神经瘤 Neurom des Vater-Pacini-Körperchen *n*
环层小体炎 Pacinitis *f*, Entzündung der Lamellenkörperchen *f*
环插入测试仪 Ringeinlegegerät *n*
环常绿黄杨碱 Cyclovirobuxin *n*
环沉率 Zirkumovalpräzipitationsrate *f*
环池 Cisterna ambiens *f*
环醇 Cyclitol *n*, Ringalkohol *n*
环带 ①anuläre Zone *f* ②Clitellum *n*
环的 ①zyklisch, cyclic(-us, -a, -um) ②an(n)ulär, an(n)ular(-is, -is, -e) ③zirkulär, circular(-is, -is, -e)
环蝶呤 Zyclopterin *n*
环丁甲羟氢吗啡 Nalidixinsäure *f*
环丁烷 Zyklobutan *n*
环丁烷(烯) Cyclobutan *n*
环二鸟苷酸 zyklisches Guanosinmonophosphat *n*
环封式麻醉 zirkuläre Anästhesie *f*, regionale Umspritzung *f*
环酐 zyklisches Anhydrid *n*
环肛腺 Glandulae circumanales *f pl*
环庚二烯 Zykloheptadien *n*
环庚酮 Zykloheptanon *n*
环庚烷 Zykloheptan *n*, Heptamethylen *n*
环庚烯 Zykiohepten *n*
环沟 Sulcus circularis *m*
环瓜氨酸肽 zyklisches Zitrullinpeptid *n*(CCP)
环管薄壁组织 vasizentrisches Parenchym *n*
环广豆根酮 Sophoradochromen *n*
环行[运动] Zirkumduktion *f*
环行肌 Ringmuskel *m*
环行葡萄肿 Staphyloma annulare *n*
环行运动学说 Zirkumduktionshypothese *f*, Zirkumduktionstheorie *f*
环合 Zyklisierung *f*
2′, 3′-环核苷酸 zyklisches Nukleotid-2′ *n*, 3′-phosphat *n*
环核苷酸门控阳离子通道 beta-1 von zyklischem Nukleotid gesteuerter Kationenkanal-beta-1 *m*
环后癌 postkrikoides Karzinom *n*
环后隙 postkrikoider Raum *m*

环后锥虫 Trypanosoma metacyclique nß-
环糊精 ß-Cyclodextrin *n*
γ- 环糊精 γ-Cyclodextrin *n*
环化加成 zyklische Addition *f*
环化水化酶 Zyklohydrase *f*
环化缩合 zyklische Kondensation *f*
环化脱氨酶 Zyklodesaminase *f*
环化脱水酶 Zyklodehydrase *f*
环化腺苷酸受体蛋白 zAMP-Rezeptorprotein *n*
环化一磷酸腺苷 zyklisches Adenosinmonophosphat *n*(zAMP), cyclic adenosine monophosphate(cAMP)<engl.>
环肌 Ringmuskel *m*
环极谱法(环形伏安测量法) Cyclovoltammetrie *f*
环己氨基磺酸钙 Kalziumzyklamat *n*, Calcium cyclamicum *n*
环己氨基磺酸钠 Natriumcyclamat *n*, Natrium cyclamicum *n*
环己胺 Zyklohexylamin *n*
环己巴比妥 Hexobarbital *n*, Hexobarbiton(um) *n*
环己丙甲胺 1-Zyklohexyl-2-methylaminopropan *n*, Propylhexedrin(um) *n*
环己醇 Zyklohexanol *n*, Hexalin *n*
环己六醇 Inosit *n*, Dambose *f*
环己酮 Zyklohexanon *n*, Pimelinketon *n*
环己酮肟 zyklohexanonoxim *n*
环己酮中毒 Zyklonhexanonvergiftung *f*
环己烷 Zyklohexan *n*, Hexamethylen *n*
环己烷基磺酸钠 Zyklamat *n*(甜蜜素)
环己烷羧酸 Zyklohexankarbonsäure *f*
环己烯 Zyklohexen *n*
环己烯胺头孢菌素 Cephradin *n*
环己烯醇 Zyklohexenol *n*
环己亚硝脲 Lomustin *n*, Chloräthyl-Cyclohexyl-Nitrosourea *f*(CCNU)
环加成 zyklische Addition *f*, Zykloaddition *f*
环加氧酶 zyklische Oxygenase *f*
环甲[软骨]的 krikothyreoid, cricothyreoide(-us, -a, -um)
环甲动脉 Arterie cricothyroidea *f*
环甲关节 Krikothyreoidgelenk *n*, Articulatio cricothyreoidea *f*
环甲关节囊 Capsula articularis cricothyreoidea *f*
环甲关节韧带 Ligamentum cricothyreoideum *n*
环甲后肌麻痹 Postikuslähmung *f*
环甲肌 Musculus cricothyreoideus *m*
环甲肌支 Ramus cricothyreoideus *m*
环甲膜 Membrana cricothyreoidea *f*
环甲膜穿刺 Thyreokrikozentese *f*
环甲膜穿刺气管内吸引 Punktion der Membrana cricothyroidea zur intratrachealen Aspiration *f*
环甲膜切开术 Thyreokrikotomie *f*
环甲韧带 Ligamentum cricothyreoideum *n*
环甲软骨切开术 Krikothyreotomie *f*
环甲正中韧 Ligamentum cricothyreoideum medinum *n*
环甲正中韧带 Ligamentum cricothyreoideum medinum *n*
环甲中韧带 Ligamentum cricothyreoideum medium *n*
环间的 interan(n)ulär, interannular(-is, -is, -e)
环间系膜增殖性肾小球肾炎 mesangiale proliferative Glomerulonephritis *f*
R 环检测法 R-Schleife-Test *m*
环节动物 Annelid *n*
环节动物纲 Annelida *f*
环节动物门 Phylum Annelida *n*, Segmentwürmer *m pl*
环介导等温扩增 ringvermittelte isothermale Verstärkung *f*
环介导等温扩增 schleifevermittelte isotherme Amplifikation *f*
环境 Umwelt *f*, Umgebung *f*, Milieu *n*
环境[空间]的 Umgebungs-, atmosphärisch
环境 γ 辐射监测仪 Umweltmonitor zur γ-Emissionsüberwachung *m*
环境 γ 辐射仪 Umweltmessgerät zur Bestimmung von Gammastrahlung *n*
环境保护 Umweltschutz *m*
环境保护标准 Standard des Umweltschutzes *m*
环境保护法 Umweltschutzgesetz *n*
环境背景值 Hintergrundswert der Umwelt *m*
环境本底 Hintergrund *m*, Umgebungshintergrund *m*
环境本底调查 Umfrage zum Umgebungshhintergrund *f*
环境变量 Umgebungsvariable *f*
环境变异 Umweltänderung *f*, Umweltvariation *f*
环境标准 Umweltstandard *m*
环境表观基因组学 Umweltsepigenomie *f*
环境病 Umwelterkrankung *f*
环境病毒学 Umweltsvirologie *f*
环境病理学 Umweltpathologie *f*
环境剥夺 Umwelt-Deprivation *f*
环境剥夺性综合征 Umweltdeprivation-Syndrom *n*
环境参数 Umgebungsparameter *m*
环境参与者交互作用 Umwelt-Teilnahme-Interaktion *f*
环境测量 Umweltmessung *f*
环境场 Umweltfeld *n*
环境尺度 Umweltskala *f*
环境雌激素 Umwelt-Östrogene *n*
环境刺激 Umweltstimulus *m*
环境挫折 umweltbedingte Frustration *f*
环境大气压力 Umgebungsluftdruck *m*
环境的 ökologisch, umgebungsmäßig
环境低温低硒综合生态效应说 ökologischer Effekt von niedrigem Temperaturs- und Seleniuimsniveau in Umwelt
环境地理学 Umweltgeographie *f*
环境氡监测仪 Radon-Monitor für Umweltüberwachung *m*
环境氡钍仪 Radon- und Thoriummessgerät für Umweltüberwachung *n*
环境毒理学 Umwelttoxikologie *f*
环境毒物 Umgebungsgift *n*
环境恶化 Verschlechterung der Umweltsituation *f*
环境法 Umweltsgesetz *n*
环境法规 Umweltsrecht *n*
环境范畴 Umweltkategorie *f*
环境方差 Umweltvarianz *f*
环境防护服 Umweltanzug *m*
环境放射性 Umweltradioaktivität *f*
环境放射性样品测量和分析系统 Mess- und Analysesystem für Radioaktivitätsbestimmung der Umweltproben *n*
环境分析质量控制 analytische Kontrolle der Umweltqualität *f*
环境风险评价 Begutachtung auf Umweltsrisiko *f*
环境辐射 Umweltsradiation *f*
环境负荷 Umweltsbelastung *f*
环境改良 Umweltverbesserung *f*
环境改造学 Ergonomie *f*
环境感染 Umgebungsinfektion *f*
环境工程 Umwelttechnik *f*, environmental engineering <engl.>
环境观测 Umweltbeobachtung *f*
环境管理 Umweltmanagement *n*
环境归宿 Umweltsschicksal *n*
环境规划 Umweltplanung *f*
环境化学 Umweltchemie *f*
环境化学污染物 chemische Umweltsbeschmutzung *f*
环境 - 机体的相互作用 Umwelt-Organismus-Zusammenhang *m*
环境基因组计划 Umwelt-Genomprojekt *n*
环境基因组学 Umwelt-Genomik *f*
环境基准 Umweltskriterium *n*
环境激素 Umweltshormon *n*

环境及效果 Umwelt und Wirkung
环境疾病 Umweltkrankheit *f*
环境监测 Umweltüberwachung *f*
环境监测系统 Umweltüberwachungssystem *n*
环境健康 Umweltgesundheit *f*
环境健康危险度管理 Verwaltung des Umweltsgesundheitsrisikos *f*
环境健康危险度交流 Mitteilung des Umweltsgesundheitsrisikos *f*
环境健康危险度评价 Einschätzung von Umwelt- und Gesundheitsrisiken *f*
环境健康影响评价 Begutachtung auf die Auswertung des Umweltgesundheits *f*
环境介质 Umweltsmedien *f*
环境紧张刺激 Umweltbelastung *f*, Umweltstress *m*
环境决定论 Umweltdeterminismus *m*
环境决定子 Umweltdeterminante *f*
环境抗雄激素 Antiandrogen in der Umwelt *n*
环境科学 Umweltwissenschaft *f*
环境空气 Umgebungsluft *f*
环境空气质量 Qualität der Umgebungsluft *f*
环境空气质量标准 Qualitätsstandard der Außenluft *m*
环境控制 Umweltkontrolle *f*
环境控制设备 Anlage für Umweltskontrolle *f*
环境控制系统 Umweltkontrollsystem *n*
环境立法 Umweltsgesetzgebung *f*
环境量表 Umweltskala *f*
环境疗法 Milieutherapie *f*, Umwelttherapie *f*, situative Therapie *f*
环境流行病学 Umweltepidemiologie *f*
环境流行病学调查 epidemiologische Umweltstudie *f*
环境论 Umweltschutz *m*, Umweltbewußtsein *n*
环境模拟 Umweltsimulation *f*
环境模拟舱 Umweltkammer *f*
环境模拟器 Umweltsimulator *m*
环境内分泌干扰物 endokriner Disruptor in der Umwelt *m*
环境农药污染 Umweltbelastung von Pestiziden *f*
环境贫乏 Umweltverarmung *f*
环境评估 Umweltbewertung *f*
环境评价 Umweltbewertung *f*
环境破坏 Umweltzerstörung *f*
环境气温 Umwelttemperatur *f*
环境情况 Umweltkondition *f*, Umweltbedingung *f*
环境容量 Umweltkapazität *f*
环境扫描电子显微镜 Rasterelektronenmikroskop *n*
环境肾毒素 Umweltnephrotoxin *n*
环境生理学 Umweltphysiologie *f*
环境生态学 Umweltökologie *f*
环境生物性污染 biologische Umweltsbeschmutzung *f*
环境生物学 Umweltsbiologie *f*
环境湿度 Umgebungsfeuchtigkeit *f*
环境实验室 Umweltlabor *n*
环境试验 Umwelttest *m*
环境适应 Umweltanpassung *f*, Umweltadaption *f*
环境适应能力 Umweltanpassungsfähigkeit *f*, Umweltanpassungskapazität *f*
环境水利医学评价 medizinische Begutachtung des Umwelthydrauliks *f*
环境水利医学调查 medizinische Untersuchung des Umwelthydrauliks *f*
环境水质 Qualität des Aussenwasser *f*
环境损害 Umweltschaden *f*, Umweltschädigung *f*
环境特点 Umweltcharakteristikum *n*, Umweltqualität *f*
环境条件 Umweltbedingung *f*, Außenumgebung *f*, Außenverhältnis *n*
环境调查 Umwelterserhebung *f*
环境调节 Umgebungskonditionierung *f*
环境调节用氧 Umgebungssauerstoff *m*
环境危害 Umweltnoxen *f pl*
环境危机 Umweltskrise *f*
环境微生物学 Umweltmikrobiologie *f*
环境卫生 Umwelthygiene *f*
环境卫生标准 Standard für Umwelthygiene *m*
环境卫生法律责任 Rechtsschuld des Umwelthygienengesetzes *f*
环境卫生法学 umwelthygienisches Recht *n*
环境卫生工程 umwelthygienische Technik *f*
环境卫生工作 Gesundheits- und Umweltdienst *m*
环境卫生管理 umwelthygienische Administration *f*
环境卫生行政执法 Ausfuehrung der Administration des Umwelthygienengesetzes *f*
环境卫生监测 umwelthygienische Uberwachung *f*, Umweltgesundheitsüberwachung *f*
环境卫生监督 umwelthygienische Aufsicht *f*
环境卫生立法原则 Prinzip der Umwelthygienengesetzgebung *n*
环境卫生学 Umwelthygiene *f*
环境温度 Umwelttemperatur *f*
环境温度试验 Prüfung der Umgebungstemperatur *f*
环境污染 Umweltverschmutzung *f*, Verunreinigung der Umwelt *f*
环境污染控制 Umweltverschmutzungskontrollierung *f*
环境污染物 Umweltverschmutzstoff *m*
环境污染性疾病 Umweltverschmutzungserkrankung *f*
环境污染源 Ressource der Umweltverschmutzung *f*
环境物理性污染 physische Umweltverschmutzung *f*
环境相关性疾病 umweltbeziehnde Erkrankung *f*
环境效益 Umwelteffizienz *f*
环境效应 Umwelteffekt *m*
环境心理学 Umweltpsychologie *f*
环境性急诊 Umwelt-Notfall *m*
环境性人格障碍 situative Persönlichkeitsstörung *f*
环境性吸烟 Tabakrauch in der Umwelt *m*
环境压力 Umweltdruck *m*, Umgebungsdruck *m*
环境压力源 Umweltstressor *m*
环境烟草烟雾 Passivrauch *m*
环境药理学 Umweltpharmakologie *f*
环境要求 situationelle Anforderung *f*
环境医学 Umweltmedizin *f*
环境医学地理 Umwelt-Medizin-Geographie *f*
环境意识 Umweltbewusstsein *n*
环境因素 Umweltfaktor *m*, Peristase *f*
环境影响 Umweltbeeinflussung *f*, Umweltauswirkung *f*, Umwelteffekt *m*
环境影响报告(书) Aussage zur Umweltwirkung *f*
环境影响评价 Abschätzung von Umweltbeeinflussungen *f*
环境影响限度 Grenze der Umweltauswirkung *f*
环境影响医学评价(工作) medizinische Begutachtung der Umweltwirkung
环境影响医学预测 medizinische Prognose von Umweltauswirkungen
环境影响预测 Prognose über Umweltbeeinflussung *f*
环境应答基因 umgebungreaktionbeziehendes Gen *n*
环境应激 Umweltbelastung *f*, Umweltstress *m*
环境应激物 Umweltstressor *m*
环境应激因素 Umweltstressor *m*
环境优生学 Umweltseugenetik *f*
环境诱变 Umweltmutagenese *f*
环境诱变物 Umweltsmutagen *n*
环境与公共卫生 Umwelt- und Gesundheitswesen
环境与资源保护法学 Recht des Umwelt-und Ressourcen-

schutz *n*
环境预测 Umweltsprognose *f*
环境再评价 Umwelt-Neubewertung *f*
环境噪声 Umweltlärm *m*, Umgebungsgeräusch *n*
环境噪声标准 Standard des Umweltlaerms *m*
环境增益 Umweltsanreicherung *f*
环境障碍 Umwelthindernis *n*
环境政策 Umweltspolitik *f*
环境支持 Umwelt-Unterstützung *f*
环境质量 Umweltqualität *f*
环境质量标准 Umweltqualitätsnorm *f*
环境质量评价 Bewertung der Umweltqualität *f*
环境质量预测 Prognose über Umweltqualität *f*
环境质量指数 Umweltqualitätsindex *m*
环境质量综合评价 zusammenfassende Bewertung der Umweltqualität *f*
环境治疗 Milieutherapie *f*, Situationstherapie *f*
环境致癌物 Umweltkarzinogen *n*
环境致癌因素 Umweltkarzinogenfaktor *m*
环境致癌作用 Umweltskarzinogenese *f*
环境致病因素 pathogenischer Umweltsfaktor *m*
环境致畸物 Umweltsteratogene *pl*
环境致畸原 Umweltteratogen *n*
环境致畸作用 Umweltteratogenese *f*
环境致突变物情报中心备份 Datensicherung in der Informationszentrale für Klimamutagene *f*
环境致突变作用 umwelterbgutveraendernder Effekt *m*
环境资料 Umweltinformation *f*, Umweltdata *n*
环境自净 Selbstreinigung der Umwelt *f*
环锯 Kreissäge *f*, Trepan *m*
环口苍白区 zirkumorale Blässe *f*
环棱螺属 Bellamya *f*
环链互变异构[现象] Ring-Ketten-Tautomerie *f*
环裂解酶 Zykloligase *f*, Cycloligase *f*
环裂开 Ringspaltung *f*, Ringsprengung *f*
环裂亚目 Cyclorrhapha *pl*
环磷[酸]腺苷 zyklische Adenosinmonophosphat *n* (zAMP), cyclic adenosine monophosphate (cAMP) <engl.>
环磷核糖基转移酶 Zyklophosphonukleosidyl-transferase *f*
环磷鸟苷(鸟苷一磷酸) cyclisches Guanosinmonophosphat *n*
环磷酸鸟苷 zyklische Guanosinmonophosphat *n* (zGMP), cyclic guanosine monophosphate (cGMP) <engl.>
环磷酰胺 Cyclophosphamid(um) *n*
环磷酰胺(安道生) Cyclophosphami *n*
环磷酰胺 A1 CYP1A1 *n*
环磷酰胺 B1 CYP1B1 *n*
环磷酰胺冲击疗法 Cyclophosphamid-Stoßtherapie *f*
环磷酰胺诱导 CYP-Induktion *f*
环磷腺苷(环腺一磷,环一磷酸腺苷) zyclisches Adenosinmonophosphat *n*
环磷腺苷竞争性结合分析法 zAMP-kompetitive Bindungsbestimmung *f*, cAMP competitive binding assay <engl.>
环六亚甲基四胺 Hexamethylentetramin(um) *n*, Hexamin *n*, Urotropin *n*
环路增益 Schleifenverstärkung *f*
环卵沉淀[反应]试验 Zirkumovalpräzipitationstest *m*
环卵沉淀物 Zirkumovalpräzipitat *n*
环卵反应 Zirkumovalpräzipitationsreaktion *f*
环氯胍 Cyclochloroguanid *n*
环氯素 Cyclochlorotin *n*
环鸟苷酸 zyklische Guanylsäure *f*, zyklische Guanosinmonophosphat *n* (zGMP), cyclic guanosine monophosphate (cGMP) <engl.>
环扭可控导丝 Ring-Drehmomentregelung-Führungsdraht *m*
环喷托酯 Zyclopentolat *n*
环破裂 Ringspaltung *f*, Ringsprengung *f*
环气管韧带 Ligamentum cricotracheale *n*
环钳 Ringpinzette *f*
环青霉素 Cyclacillin *n*
环球间隙 Spatium circumbulbare *n*
环曲回 Gyrus circumflexus *m*
环染细胞 gyrochrome Zelle *f*, Gyrochroma *n*
环噻嗪 Cyclothiazid *n*
环三次甲基三硝基酸 Zyklotrimethylentrinitramin *n*
环上取代[作用] Kernsubstitution *f*, Ringsubstitution *f*
环杓侧肌 Musculus cricoaryt(a)enoideus lateralis *m*
环杓关节 Articulatio cricoaryt(a)enoidea *f*
环杓关节固定 Fixierung der Articulatio cricoaryt(a)enoidea *f*
环杓关节囊 Ring-und Stellgelenkkapsel *f*
环杓关节强硬 Aryankylose *f*, Ankylose des Articulatio cricoaryt(a)enoidea *f*
环杓关节炎 Aryarthritis *f*, Krikoarytänoidarthritis *f*
环杓后肌 Musculus cricoaryt(a)enoideus posterior *m*, Postikus *m*
环杓后韧带 Ligamentum cricoaryt(a)enoideum posterius *n*
环蛇毒素 Bungarotoxin *n*
环十肽 zyklische Dekapeptid *n*
环食管腱 Tendo cricooesophageus *m*
环丝氨酸 Zykloserin *n*
环丝氨酸-头孢甲氧霉素-果糖-卵黄琼脂 Cycloserin-Cefoxitin-Fructose-Agar *m*
环丝霉素 Cycloserin *n*
环髓韧皮部 perimedulläres Phloëm *n*
环缩二氨酸 Diketopiperazin *n*
环糖 cyclose *f*
环烃 zyklischer Kohlenwasserstoff *m*, Zyklokohlenwas-serdtoif *m*, Napht(h)en *n*
环酮 Ringketon *n*, Zykloketon *n*
环外的 exozyklisch
环烷 Zykloparaffin *n*, Zykloalkan *n*, Napht(h)en *n*
环烷化 Zykloalkylierung *f*
环烷酸 Naphthensäure *f*
环烷烃 Zykloparaffin *n*, Zykloalkan *n*, Napht(h)en *n*
环烷系 Zykloparaffinreihe *f*, Naphthenreihe *f*
环尾症 Umschwanz *m*
环戊稠全氢化菲 Zyklopentanoperhydrophenanthren *n*
环戊醇 Zyklopentanol *n*
环戊二烯 zvklopentadien *n*
环戊氯噻嗪 Zyclopenthiazid *n*, Navidrax *n*
环戊噻嗪 Cyclopenthiazid *n*
环戊通 Cyclopentolat hydrochlorid *n*
环戊酮 Zyklopentanon *n*
环戊烷 Zyklopentan *n*
环戊烷多氢菲 Zyklopentanoperhydrophenanthren *n*
环戊烷羧酸 Zyklopentankarbonsäure *f*
环戊烯 Zyklopenten *n*
环烯[烃] Zyklen *n*, Zykloolefin *n*
环烯醚萜 Iridoid *n*
环烯醚萜苷(甙) lridoidglykosid *n*
环系索引 Index des Ringsystems *m*
环纤维 Ringfasern *f pl*, Fibrae anulares *f pl*
环酰胺 zyklisches Amid *n*
环腺苷二磷酸核糖 cyclische ADP-Ribose *f*
环腺苷酸 zyklisches Adenosinmonophosphat *n* (zAMP), cyclic adenosine monophosphate (cAMP) <engl.>
环腺苷酸反应元件结合蛋白 cAMP response element binding protein <engl> (CREB)
环腺苷一磷酸 zyklisches Adenosinmonophosphat *n* (zAMP), cyclic adenosine monophosphate (cAMP) <engl.>

环腺苷一磷酸受体蛋白 zAMP-Rezeptorprotein *n*
环香豆素 Cyclocumarin *n*
环小叶黄杨碱 A Cyclomicrophyllin A *n*
环辛季铵 Trimethidinmethosulfat *n*
环辛四烯 Cyclooctatetraen *n*
环形 ringförmig
环形癌 Carcinoma annulare *n*
环形暗点 Ringskotom *n*
环形瓣 zirkulärer Lappen *m*
环形绷带 Zirkulärverband *m*, Hobelspanverband *m*, Hobelspanbinde *f*
环形扁桃体切除刀 Tonsillektor *m*, Tonsillotom *n*
环形步态 Zirkumduktionsgang *m*, Helikopodie *f*
环形处女膜 Hymen annularis *m*
环形的 zirkulär, ringförmig, circinat(-us, -a, -um)
环形发癣菌病 Trichomycosis circinata *f*
TCP-1 环形复合物 TCP-1-Ring-Komplex *m*
环形杆状核粒细胞 ringörmiges Kerngranulozyt *n*
环形红斑 Erythema annulare (s. circinatum) *n*, Erythema iris *n*
环形焦痂 ringörmige Kruste *f*
环形角膜病变 ringförmige Keratopathie *f*
环形角膜溃疡 ringförmiges Hornhautgeschwür *n*
环形精神病 zykloide Psychose *f*
环形精神障碍 zyklothyme Störung *f*
环形菌落 zirkuläre Kolonie *f*
环形扩散管 fingförmiges Diffusionsrohr *n*
环形拉钩 kreisförmiger Wundhaken *m*
环形离心性红斑 Erythema annulare centrifugum *n*
环形脓肿 Ringabszeß *m*
环形疱疹 Herpes circinatus *m*
环形期 Ringstadium *n*
环形切断术 zirkuläre Amputation *f*, Amputatio circularis *f*
环形切口乳房缩小整形 mammaplastische Reduktion mit ringförmigem Einschnitt *f*
环形染色体 7 综合征(特纳氏综合征) Ringchromosom-7-Syndrom *n*
环形肉芽肿 Ringelflechte *f*, Granuloma annulare *n*
环形色谱法 Zirkularchromatographie *f*, Rundfilter-Chromatographie *f*
环形视力表 Landolt* Ring *m* (od. Sehprobe *f*)
环形视网膜病 Retinopathia circinata *f*
环形视网膜炎 Retinitis circinata *f*
环形胎盘 Ringplazenta *f*, Placenta annularis *f*
环形天疱疮 Pemphigus circinatus *m*
环形铁粒幼红细胞 fingförmiger Sideroblast *m*
环形狭窄 Strictura annularls *f*
环形纤维 Ringfasern *f pl*, Fibrae annulares *f pl*
环形心境 zyclothymische Stimmung *f*
环形袖带 Kreismanschette *f*
环形胰腺 ringförmige Bauchspeicheldrüse *f*
环形运动心动过速 Zirkumduktionstachykardie *f*
环形展开法 zlrkuläre Entwicklung *f*
环形疹 Exanthema circinatum *n*
环形征 ringförmiges Zeichen *n*
环形皱襞 zirkuläre Falten *f pl*, Plicae circulares *f pl*
环形柱 zirkuläre Säule *f*
环形子宫托 Ringpessar *n*, Scheidenring *m*, Mutterring *m*, Mntterkranz *m*
环性(形)心境 Zyklothymie *f*
环性[躁郁]气质 zyklothymisches Temperament *n*
环性精神障碍 Zyklothymie *f*
环须按蚊 Anopheles annulipes *m*
环旋末梢 anulospirale Endigungen *f pl*
环压止血法 Zirkumklusion *f*
环咽肌 Musculus cricopharyngeus *m*
环咽肌功能障碍 Dysfunktion des krikopharyngealen Muskels *f*
环咽肌痉挛 Krampf des krikopharyngealen Muskels *m*
环咽肌切断术 Durchtrennung des krikopharyngealen Muskels *f*
环咽肌切迹 Kerbe des krikopharyngealen Muskels *f*
环咽肌上三角区 supracricopharyngeales Dreieck *n*
环咽肌失弛缓症 Achalasie des krikopharyngealen Muskels *f*
环咽失迟缓症 krikopharyngeale Achalasie *f*
环咽性吞咽困难 krikopharyngeale Dysphagie *f*
2,3- 环氧 -1- 丙醇 2,3-Epoxy-1-propanol *n*, Glyzid(ol) *n*
2,3- 环氧丙醛 2,3-Epoxypropionaldehyd *n*, Glyzidaldehyd *n*
环氧丙烷 Epoxypropan *n*, Propylenoxid *n*
环氧丁烷 Epoxybutan *n*, Butylenoxid *n*
环氧合酶 Cyclooxygenase, COX *f*
环氧合酶 -1 Cyclooxygenase-1, COX-1 *f*
环氧合酶 -2 Cyclooxygenase-2, COX-2 *f*
环氧合酶Ⅱ抑制剂 COX Ⅱ Hemmstoff *m*
环氧胡萝卜素 Karotinepoxid *n*
环氧花生四烯酸 Epoxyeicosatriensäure *f*
环氧化酶 -2 Cyclooxygenase-2 *f*
环氧化物 Epoxid *n*, Epoxyverbindung *f*
环氧化作用 Epoxidierung *f* Epoxidation *f*
环氧氯丙烷 Epichlorhydrin *n*, Chlorpropylenoxid *n*
环氧树脂 Epoxidharz *n*, Epoxyharz *n*
环氧树脂衬 Epoxyharzfutter *n*
环氧树脂中毒 Epoxyharzvergiftung *f*
环氧溴苯 Epoxybrombenzol *n*
1,2- 环氧乙基苯 1,2-Epoxyäthylbenzol *n*
环氧乙烷 Epoxyäthan *n*, Athylenoxid *n*
环氧乙烷熏蒸法 Epoxyäthan-Begasung *f*
环氧长春碱 Leurosin *n*
环一磷酸鸟嘌呤 zyklische Guaninmonophosphat *n* (zGMP), cyclic guanine monophosphate (cGMP) <engl.>
环异构 Ringisomerie *f*, Ringisomerismus *m*
环异构酶 Zykloisomerase *f*
环蚴沉淀素试验 circumlarvaler Präzipitationstest *m*
环羽肌 zirkumgefiederter Muskel *m*
环扎[术] cerclage <frz.>
环枕窦 Sinus atlantooccipitalis *m*
环指 Ringfinger *m*, Digitus an(n)ularis *m*
环指残端拇化 Pollizisation des Ringfingerstumps *f*
环中心粒 Ringzentriol *n*
环转节律 Kreisrhythmus *m*
环转眩晕 Drehschwindel *m*, Vertigo rotatoria *f*
环状 ringförmig
环状 DNA zyklische Desoxyribonukleinsäure *f*, zyklische DNS *f*
环状暗点 Ringskotom *n*
环状斑 zirkulärer Fleck *m*, tache vierge <frz.>
环状板 Ringellamelle *f*, Lamella anulata *f*
环状襞 Plicae circulares *f pl*, Kerckring* Falten *f pl*
环状扁平苔癣 Lichen planus anulatus *m*
环状病毒 Orbivirus *m*
环状层 Ringschicht *f*, zirkuläre Schicht *f*, Stratum circulatre *n*
环状沉淀反应 zirkulierende Präzipitationsreaktion (od. Fällungsreaktion *f*) *m*
环状沉淀试验 Ringpräzipitationstest *m*
环状[出血性]损害 ring-wall lesion <engl.>
环状处女膜 Hymen anularis *m*
环状带 Spiralverband *m*, endloser Gürtel *m*, Leibebinde ohne Ende *f*
环状单股病毒细环病毒 Orbivirus *n*
环状单股脱氧核糖核酸 zirkuläre Einzelstrang-DNS *f*
环状弹力纤维溶解性巨细胞性肉芽肿 ringförmiges elastoly-

risches Riesenzellgranulom *n*
环状刀 Ringmesser *n*
环状的 ①zyklisch, cyclic (-us, -a, -um) ②an(n)ulär, an(n)ular (-is, -is, -e) ③zirkulär, circular (-is, -is, -e)
环状窦 Sinus circularis *m*
环状发 Ringelhaare *n pl*, Pili anulati *m pl*
环状缝[合]术 Zirkulärnaht *f*
环状肝硬变 anuläre (Leber-) Zirrhose *f*
环状巩膜炎 Skleritis anularis *f*
环状沟 Sulcus circularis *m*, Reil* Furche *f*
环状关节面 Circumferentia articularis *f*
环状核 Nucleus circularis *m*
环状横纹 zirkuläre Querstreifung *f*
环状后囊纤维 Fibrae orbiculoposterocapsulares *f pl*
环状化合物 Ringverbindungen *f pl*, zyklische Verbindungen *f pl*
环状角膜溃疡 ringförmiges Hornhautgeschwür *n*
环状角膜炎 Ringkeratitis *f*, Keratitis anularis *f*
环状接触法 zirkuläre Kontaktmethode *f*
环状接合 Ringverbindung *f*
环状结构 Ringstruktur *f*
环状睫状体纤维 Fibrae orbiculociliares *f pl*
环状浸润皮病 zirzinäre infiltrierende Dermatose *f*
环状静脉扩张 zirkuläre Venektasie *f*, zirkuläre Phlebektasie *f*
环状卷曲 zyklische Spule *f*
环状糠疹 Pityriasis circinata *f*
环状颗粒 anuläre Körnchen *n pl*
环状溃疡 Gürtelgeschwür *n*
环状狼疮 Lupus anularis *m*
环状隆起骨折 konzentrische wogende Fraktur *f*
环状挛缩带畸形(斯特里特发育不良症) Streeter* Dysplasie *f*
环状挛缩带综合征 ringförmiges konstriktives Band-Syndrom *n*
环状梅毒疹 anuläres Syphilid *n*
环状面 Zirkumferenz *f*, Circumferentia *f*
环状膜 Ringmembran *f*
环状牛皮癣 Psoriasis circinata *f*
环状排列片层 ringförmige angeordnete Lamelle *f*
环状疱疹 Herpes circinatus *m*
环状前囊纤维 Fibrae orbiculoanterocapsulares *f pl*
环状切除成形法 Zirkumzision mit Plastik *f*
环状染色体 Ringchromosom *n*
环状肉芽肿 Granuloma anulare *n*
环状软骨 Ringknorpel *m*, Cartilago cricoidea *f*
环状软骨[外]侧结节 Eminentia lateralis cartilaginis cricoideae *f*
环状软骨板 Ring(knorpel)platte *f*, Lamina cartilaginis cricoideae *f*
环状软骨弓 Arcus cartilaginis cricoideae *m*
环状软骨骨折 Ringknorpelfraktur *f*
环状软骨后区(环后区) Bereich der postkrikoiden Gegend *m*
环状软骨气管切开术 Krikotracheotomie *f*
环状软骨气管韧带 Ligamentum cricotracheale *n*
环状软骨切除术 Krikoidektomie *f*
环状软骨切开术 Krikotomie *f*
环状软骨上喉部分切除术 partielle Laryngektomie supracricoidea *f*
环状软骨舌骨固定术 Fixierung von Zungenbein und Ringknorpel *f*
环状软骨舌骨会厌固定术 Ringknorpel-Zungenbein-Kehldeckel-Fixierung *f*
环状软骨食管腱 Tendo cricooesophageus *m*
环状软骨痛 Krikodynie *f*, Cricodynia *f*
环状软骨咽韧带 Ligamentum cricopharyngeum *n*
环状肾 Kuchenniere *f*, Schildniere *f*, Ren scutulatus *m*
环状试验 Ringtest *m*
环状收缩 Ringkontraktion *f*
环状双股脱氧核糖核酸 zirkuläre Doppelstrang-DNS *f*
环状水肿(周期性水肿) zyklisches Ödem *n*
环状缩醛 ziklisches Azetal *n*
环状胎盘 Ringplazenta *f*, Placenta anularis *f*
环状苔癣 Lichen anularis (s. circinatus) *m*
环状泰累尔氏梨浆虫 Theileria anulata (s. dispar) *f*
环状体 Siegelringform *f*
环状同系现象 Ringhomologie *f*
环状突起 ringförmiger Vorsprung *m*
环状脱氧核糖核酸 zyklische Desoxyribosenukleinsäure *f*, zyklische DNS *f*
环状纤维 Ringfasern *f pl*, Fibrae circulares (musculi circularis)
环状酰脲 zyklisches Ureid *n*
环状线 Zirkulärlinie *f*
环状血管 anuläres Gefäß *n*
环状血栓 anulärer Thrombus *m*
环状芽胞杆菌 Bacillus circularis *m*
环状雅司疹 kreisförmige Frambösie *f*
环状亚单位 anuläre Untereinheit *f*
环状胰[腺] Pancreas anulare *n*
环状阴影 Ringschatten *m*
环状硬化 anuläre Sklerose *f*
环状有边糠疹 Pityriasis circinata et marginata *f*
环状[字形]视力表 Landolt* Ring *m* (od. Sehprobe *f*)
环状中间体 zyklischer Zwischenkörper *m*
环状皱襞 zirkuläre Falte *f*, Plica circularis *f*
环状子宫托 Ringpessar *n*
环椎 Atlas *m*
环椎后弓切除术 Resektion des hinteren Atlasbogens *f*
环子孢子蛋白 circumsporozoite Protein *n*
环钻 Trepan *m*
寰[椎]齿[突]的 atlanto-dental, atlanto-dental (-is, -is, -e)
寰齿后关节 Articulatio atlantodentalis dorsalis *f*
寰齿前关节 Articulatio atlantodentalis ventralis *f*
寰枢[椎]的 atlantoaxial
寰枢[椎]的 atlanto-axial, atlanto-axial (-is, -is, -e), atlanto-epistrophic (-us, -a, -um)
寰枢关节 Atlanto-axial-Gelenk *n*, unteres Kopfgelenk *n*, Atlas-Epistropheus-Gelenk *n*, Articulatio atlantoepistrophica *f*
寰枢关节半脱位 atlantoaxiale Subluxation *f*
寰枢关节不稳 atlantoaxiale Instabilität *f*
寰枢关节后路融合术 posteriore atlanto-axiale Arthrodese *f*
寰枢关节融合术 atlantoaxiale Arthrodese *f*
寰枢关节脱位 Dislokation des Kopfgelenkes *f*
寰枢关节旋转性半脱位 atlantoaxiale Rotationssubluxation *f*
寰枢关节旋转性脱位 rotatorische atlantoaxiale Dislokation *f*
寰枢横韧带 atlantoaxiales Ligamentum transversum *n*
寰枢后膜 Membrana atlanto-epistrophica dorsalis *f*
寰枢后融合术 atlantoaxiale Fusion *f*
寰枢内侧关节 atlantoaxiales Medialgelenk *n*
寰枢前膜 Membrana atlanto-epistrophica ventralis *f*
寰枢十字韧带 Ligamentum cruciforme atlantis *n*
寰枢外侧关节 Articulatio atlanto-axialis lateralis *f*
寰枢外侧关节囊 Atlantoaxiale laterale Gelenkkapsel *f*
寰枢正中关节 Articulatio atlanto-axialis mediana *f*
寰枢椎半脱位 Subluxation des atlanto-axialen Gelenks *f*
寰枢椎翻修融合术 atlantoaxiale renovierte Fusion *f*
寰枢椎关节 atlantoaxiales Gelenk *n*
寰枢椎后脱位 atlantoaxiale hintere Luxation *f*
寰枢椎脱位 Luxation des atlanto-axialen Gelenks *f*
寰枢椎稳定性 atlantoaxiale Stabilität *f*
寰枢椎先天畸形 atlantoaxiale angeborene Fehlbildung *f*
寰枢椎先天畸形性脱位 atlantoaxiale angeborene Fehlbildungen-Dislokation *f*

寰枢椎性斜颈 Torticollis atlanto-epistrophealis *m*
寰枢椎植骨融合术 atlantoaxiale interkorporelle Fusion *f*
寰枕部畸形 Fehlbildung des Atlantookzipitalgelenkes *f*
寰枕的 atlanto-okzipital, atlanto-occipital (-is, -is, -e)
寰枕骨性接合 Okzipitalisation *f*
寰枕关节 Alanto-okzipital-Gelenk *n*, oberes Kopfgelenk *n*, Articulatio atlanto-occipitalis *f*
寰枕关节半脱位 Subluxation des Atlantookzipitalgelenkes *f*
寰枕关节囊 Gelenkkapsel des Atlantookzipitalgelenkes *f*
寰枕关节伸展 atlantoaxiale Erweiterung *f*
寰枕关节脱位 Luxation des Atlantookzipitalgelenkes *f*
寰枕横韧带 Ligamentum transversum atlantis *n*
寰枕横韧带断裂 quer Bänderriss des Atlantookzipitalgelenkes *m*
寰枕后膜 Membrana atlanto-occipitalis posterior *f*
寰枕前膜 Membrana atlanto-occipitalis anterior *f*
寰枕融合 okzipitozervikale Fusion *f*
寰枕外侧韧带 Ligamentum atlanto-occipitalis lateralis *n*
寰椎 Trägerwirbel *m*, Atlas *m*
寰椎爆裂骨折 Jefferson* Fraktur *f*
寰椎侧块 Massa lateralis des Atlas *m*
寰椎横韧带 Ligamentum transversum atlantis *n*, Lauth* Ligament *n*
寰椎横韧带断裂 transversaler Bänderriss des Atlas *m*
寰椎后弓 Arcus posterior atlantis *m*
寰椎后弓缺如 Abwesenheit des hinteren Atlasbogens *f*
寰椎后关节 hinteres Gelenk des Atlas *n*
寰椎后结节 Tuberculum posterius atlantis *n*
寰椎联胎 Atlodidymus *m*, Atlantodidymus *m*
寰椎颅骨融合症 Atlas-Schädel-Fusion-Krankheit *f*
寰椎内侧关节面 mediale Gelenkfläche des Atlas *f*
寰椎内侧结节 mediales Knötchen des Atlas *n*
寰椎前弓 Arcus anterior atlantis *m*
寰椎韧带 Ligamentum atlantis *n*
寰椎十字韧带 Ligamentum cruciforme atlantis *n*
寰椎脱位 Atlasluxation *f*
寰椎枕骨并联 Atlasassimilation *f*
寰椎枕骨化 Atlasassimilation *f*, Occipitalisation des Atlas *f*
寰椎椎体裂开骨折 Längsfraktur des Atlaskörpers *f*

huǎn 缓

缓冲[溶]液 Pufferlösung *f*
缓冲沉淀试验 Pufferpräzipitationstest *m*
缓冲对(偶) Pufferpaar *n*
缓冲基因 Puffergen *n*
缓冲剂 Puffer *m*
缓冲间 Pufferraum *m*
缓冲碱 Pufferbase *f*
缓冲碱测定 Bestimmung der Pufferbase *f*
缓冲疗法 Puffertherapie *f*
缓冲能[力] Pufferkraft *f*, Pufferkapazität *f*, Pufferungsvermögen *n*
缓冲片 Puffersubstrattabletten *f pl*
缓冲器 Puffer *m*, Puffervorrichtung *f*, Stoßdämpfer *m*
缓冲器模型 Puffermodell *n*
缓冲容量 Pufferkapazität *f*
缓冲神经 Puffernerven *m*
缓冲体系 Puffersystem *n*
缓冲物质 Puffersubstanz *f*
缓冲系[统] Puffersystem *n*
缓冲盐溶液 Puffersalzlösung *f*
缓冲盐水 Pufferkochsalzlösung *f*
缓冲液 Pufferlösung *f*
缓冲值 Pufferwert *m*
缓冲指数 Pufferindex *m*
缓冲作用 Pufferung *f*, Pufferwirkung *f*
缓动层 Randstromschicht *f*, Poiseuille* Raum *m*
缓发型 verzögerter Typ *m*, Spättyp *m*
缓发性孢子体 Brady-Sporozoit *m*
缓腐梭状芽胞杆菌 Bacillus putrificus *m*, Clostridium lentoputrescens *n*
缓给法 Bradyadministration *f*, langsame Verabreichung *f*
缓和 Moderation *f*, Linderung *f*, Mitigation *f*, Milderung *f*
缓和(解)剂 Linderungsmittel *n*, Moderator *m*
缓和的 mild, mitigiert, mitigat (-us, -a, -um), dulc (-is, -is, -e)
缓和的(减轻的,限制的,改良的,修改的) geändert
缓和的(治标的) palliativ
缓和的血清阴性对称性滑膜炎伴凹陷性水肿综合征 milde seronegative symmetrische Synovitis mit eingedelltem Ödem *f* (RS3PE)
缓和醚 mitigierter Ather *m*
缓和器 Moderator *m*
缓和硝酸银 mitigiertes Silbernitrat *n*, Lapis mitigatus *m*
缓和泻剂 milde Abführmittel (od. Purgativa) *n pl*, Lenitiva *n pl*
缓和性利尿剂 milde Diuretika *n pl*
缓和药 Milderungsmittel *n pl*, Demulcentia (remedia) *n pl*, Emollientia *n pl*
缓激肽 Bradykinin *n*, Kallidin Ⅰ *n*
缓激肽 B2 Bradykinin B2 *n*
缓激肽原 Bradyrkininogen *n*
缓减 Linderung *f*, Nachlassen *n*
缓渐流行的 prosodemisch
缓解 Remission *f*, Abklingen *n*
缓解,自发 spontane Remission *f*
缓解的 remittens, remittierend, lytisch, lyteri (-us, -a, -um)
缓解毒素 Toxonoid *n*
缓解疾病的抗风湿类药物 krankheitsmilderndes Antirheumatikum *n*
缓解率 Remissionsrate *f*
缓解期 Remissionsstadium *n*, Katabasis *f*
缓解瘙痒 Juckreizlinderung *f*
缓解疼痛 Schmerzlinderung *f*
缓解型 Remissionsform *f*
缓进型的 langsam fortschreitend (od. progressiv)
缓进型高血压 benigne (od. chronische od. langsam fortschreitende) Hypertonie *f*
缓烙法 langsame Kauterisation *f*
缓脉 Pulsus tardus *m*
缓慢病毒 langsame Viren *n pl*, slow virus <engl.>
缓慢充盈期 Langsamfüllungsphase *f*
缓慢出血 langsame Blutung *f*
缓慢胆甾醇反应 Lentocholreaktion *f*
缓慢的 langsam, lenteszierend, lent (-us, -a, -um), tard- (iv) (-us, -a, -um)
缓慢反应物 langsam reagierende Substanz *f*
缓慢连续性超滤 langsame kontinuierliche Ultrafiltration *f*
缓慢连续性透析 langsame kontinuierliche Dialyse *f*
缓慢射血期 Langsamaustreibungsphase *f*
缓慢氧化 langsame Oxidation *f*, Eremacausis *f*
缓蚀剂 Korrosionshemmer *m*, Korrosionsinhibitor *m*
缓释部分 langsam freigesetzter Teil *m*, Slow-release-Teil *m*
缓释[放射]疗法 Brachytherapie *f*
缓释药物 kontrollierter freigebener Arzneistoff *m*
缓缩肌 langsamer (od. träger) Muskel *m*
缓退脉 Pulsus myurus *m*
缓泻药 milde Abführmittel (od. Purgativa) *n pl*, Lenitiva *n pl*
缓刑 Bewährung *f*
缓血酸胺 Trometamol *n*, Tromethamin *n* (THAM)
缓长期 Retardationsphase *f*

缓症链球菌 Streptococcus mitis *m*
缓殖子 Bradyzoit *n*

huàn 幻换唤患

幻触 taktile Halluzination *f*
幻触 Tasthalluzination *f*, taktile (od. haptische) Hallu-zination *f*
幻灯 Diaskop *n*, Zauberlaterne *f*
幻灯测听计 Diaskopaudiometer *m/n*
幻灯机 Diaskop *n*, (Dia-) Projektor *m*, Bildwerfer *m*
幻灯片 Diapositiv *n*, Lichtblid *n*
幻灯片合 Lichtbiderkassette *f*
幻灯片夹 Lichtbilderhalter *m*
幻觉 Halluzination *f*, Trugwahrnehmung *f*, Phantasma *n*
幻觉产生 Halluzinogenese *f*
幻觉的 halluzinatorisch, hallucinatori (-us, -a, -um)
幻觉性精神病 Mentismus *m*
幻觉性木僵 halluzinatorischer Stupor *m*
幻觉性偏狂状态 halluzinatorischer Paranoidismus *m*
幻觉原 Halluzinogen *n*
幻觉症 Halluzinose *f*, Mentalia *f*
幻觉症,酒精性 alkohlische Halluzinose *f*
幻觉症,器质性 organische Halluzinose *f*
幻觉状态 halluzinatorischer Zustand *m*
幻觉状态 Halluzinose *f*
幻视 Gesichtshalluzination *f*, visuelle (od. optische) Halluzination *f*
幻视器 Phantoskop *n*, Stroboskop *n*
幻听 Gehörshalluzination *f*, akustische Halluzination *f*
幻味 Geschmackshalluzination *f*, gustatorische Halluzination *f*
幻想 Phantasie *f*
幻想的 phantastisch, phantastic (-us, -a, -um)
幻想家(空想家) Fantast *m*
幻想瘤 Phantomgeschwulst *f*
幻想性错觉 Pareidolie *f*
幻想性谎言[癖] Pseudologia phantastica *f*
幻想性妄想痴呆 Paraphrenia phantastica *f*
幻想性虚构症 phantastische Konfabulation *f*
幻想性虚谈症 phantastische Konfabulation *f*
幻想者 Phantast *m*
幻想作用 Fantasie *f*
幻象 Phantom *n*, Scheinbild *n*, Trugbild *n*
幻象性错觉 Idol *n*
幻象学 Phantasmatologie *f*
幻嗅 olfaktive (od. olfaktorische) Halluzination *f*
幻嗅 olfaktorische Halluzination *f*
幻影 Phantasma *n*
幻肢 Phantomglied *n*
幻肢疼 Phantomschmerz *m*
幻肢痛 Phantomschmerz *m*, Gestaltschmerz *m*
幻肢痛感 Phantomschmerz *m*
换极连续波 Polumschaltungswelle *f*, anodischkathodische Welle *f*
换粮 Nahrungensumtausch *m*
换路定理 Schaltersgesetz *n*
换能测量装置 Energieumwandlungsmeßeinrichtung *f*
换能器 Energieumsetzer *m*, Energiewandler *m*, Transduktor *m*
换能作用 Energieumsetzung *f*, Energieumwandlung *f*
换片器 Kassettenwechsler *m*
换气 Ventilation *f*, Lüftung *f*
换气不足 Hypoventilation *f*, Unterventilation *f*
换气测量法 Ventilometrie *f*
换气肺炎 Ventilationspneumonitis *f*
换气功能障碍 Ventilationsfunktionsstörung *f*
换气灌注比率 Ventilations-Perfusions-Verhältnis *n*
换气过度 Hyperventilation *f*, Überventilation *f*
换气过度性碱中毒 Hyperventilationsalkalose *f*
换气过度综合征 Hyperventilationssyndrom *n*
换气量 Ventilationsvolumen *n*
换气试验 Ventilationstest *m*
换气指数 Ventilationsindex *m*
换算表 Umrechnungstabelle *f*
换算图表 Umrechnungskarte *f*
换算系数 Umrechnungskoeffizient *m*
换算因数 Umrechnungsfaktor *m*
换位[置]称法 Transpositionswägung *f*
换血[疗法] Blutaustausch *m*, Austauschtransfusion *f*
换牙期 Zahnwechselperiode *f*
换药 Verbandwechsel *m*
换羽 Federwechsel *m*, Mauserung *f*, Ekdysis *f*
唤起障碍 Erregungsstörung *f*
唤醒试验 Wecken-Test *m*
唤语困难 nominale Schwierigkeit *f*
患病的 krank, kränklich
患病老年人 kranke ältere Menschen *m pl*
患病率 Morbidität *f*, Morbilität *f*
患病率研究 Studie über die Vorherrschaft *f*
患病率研究偏倚 schiefe Studie über Vorherrschaft *f*
患部 erkrankter Körperteil *m*
患结核病的 tuberkulös
患气喘的 asthmatisch, asthmatic (-us, -a, -um)
患龋率 Karies-Prävalenzrate *f*
患蠕虫病的 helminthic (-us, -a, -um), verminos (-us, -a, -um)
患视物显大症的 Makropsie *f*
患者 Patient *m*, Kranker *m*, Kranke *f*
患者报告结果 Patient-Reported Outcome <engl.> (PRO), ausgewiesenes Ergebnis vob Patient *n*
患者单位 Krankeneinheit *f*
患者的总体评价 Populationsbewertung der Patienten *f*
患者合作程度预测 Prognose der Patienten-Kooperation *f*
患者健康教育 Patient-Gesundheitserziehung *f*
患者角色行为冲突 Rollenkonflikt des Patienten *m*
患者角色行为强化 Rollenintensivierung des Patienten *f*
患者角色行为缺失 Rollenknappheit des Patienten *f*
患者角色行为消退 Rollenreduzierung des Patienten *f*
患者日医院感染发病率 nosokomialer Infektionseinfall pro Patient-Tag *m*
患者隐私权 Privatsphäre von Patienten *f*
患者自控镇痛 Patienten-kontrollierte Analgesie *f*
患者自主权 Patientenautonomie *f*
患肢固定 Immobilisation der verletzten Extremität *f*
患肢运动法 Bürger* test *m*

HUANG 荒慌皇黄煌磺簧恍晃谎

huāng 荒慌

荒川 - 东二氏综合征 (Arakawa*-) Higashi* Syndrom *n*
荒川氏反应 Arakawa* Reaktion *f*
慌张步态 Trippelgang *m*, Propulsion *f*, Festination *f*

huáng 皇黄煌磺簧

皇冠钻 Trepan *m*, Schädelbohrer *m*
皇家病理学会 königliches pathologisches College
皇家法令 königliches Mandat *n*
皇紫 Königsviolett *n*
黄鹌菜素 Crepin *n*
黄柏甙 Phellamurin *n*
黄柏碱 Phellodendrin *n*
黄柏素 Phellamuretin *n*

黄柏酮 Obacunon *n*
黄斑 ①gelber Fleck (des Auges) *m*, Macula lutea *f*, Limbus luteus *m* ②Macula flava (laryngis) *f*
黄斑变性-脉络膜新生血管 Makula-Degeneration -choroidale Neovaskularisation *f*
黄斑病 Makulopathie *f*
黄斑病变 Makulopathie *f*
黄斑[部]变性 Makuladegeneration *f*, Makulopathie *f*
黄斑部囊肿 zystoide Makulopathie *f*
黄斑部囊状变性 zystoide Makuladegeneration *f*
黄斑部视网膜劈裂 Retinoschisis der Makula *f*
黄斑部星芒状改变 sternförmige Veränderung der Makula *f*
黄斑部樱桃红点 kirschroter Fleck in Makula *m*
黄斑部营养不良-聋哑综合征 Makuladystrophie-Taubstummheit-Syndrom *n*
黄斑的 makulär
黄斑梗死 Makulainfarkt *m*
黄斑功能测试 Makulafunktionstest *m*
黄斑回避 Flucht der Makula *f*
黄斑回避现象 Erscheinung der Makulasfucht *f*
黄斑激光凝固法 Makulalaserkoagulation *f*
黄斑孔前期病变 Degeneration des Makulalochs im Frühstadium *f*
黄斑裂孔(洞) Makulaloch *n*
黄斑瘤 Xanthelasma *n*
黄斑囊样水肿 zystoides Makulaödem *n*
黄斑囊样水肿血管造影 Angiographie des zystoiden Makulaödems *f*
黄斑盘状变性 Degeneratio disciformis maculae luteae *f*
黄斑盘状视网膜脉络膜病 Chorioretinopathia disciformis maculae *f*
黄斑前玻璃体液化囊 Glaskörperverflüssigungsbeutel vor Makula *m*
黄斑前膜 epiretinale Membran der Makula *f*
黄斑缺损 Makulakolobom *n*, Coloboma maculare *n*
黄斑缺血 Makulaischämie *f*
黄斑上小动脉 Arteriola macularis superior *f*
黄斑上小静脉 Venula macularis superior *f*
黄斑视神经视网膜病变 Makula-Sehnerv-Retinopathie *f*
黄斑视网膜前纤维化 präretinale Makulafibrose *f*
黄斑束 Makulabündel *n*
黄斑水肿 Makula-Ödem *n*
黄斑脱离 Makulaablösung *f*
黄斑萎缩 Maculaatrophie *f*
黄斑下小动脉 Arteriola macularis inferior *f*
黄斑下小静脉 Venula macularis inferior *f*
黄斑纤维化 Makulafibrose *f*
黄斑[与]脑的 makulozerebral, maculocerebral (-is, -is, -e)
黄斑[与]视乳头的 makulopapillär, maculopapillar (-is, -is, -e)
黄斑晕 Makulahalo *m*
黄斑中心凹 Fovea centralis maculae *f*
黄斑中心凹的锥体细胞 Zapfenzelle in der Fovea centralis der Makula lutea *f*
黄斑中心凹视网膜电流图 Elektroretinogramm der Fovea centralis der Macula lutea *n*
黄斑周的褶皱 perimaculare Falte *f*
黄斑皱褶 Falte der Makula *f*
黄变 Xanthochromie *f*, Xanthochromatose *f*
黄变米中毒 Vergiftung durch vergilbten Reis *f*
黄变症(皮肤黄染) Xanthochromie *f*
黄病毒科 Flaviviridae *n*
黄病毒属 Flavivirus *n*
黄草乌碱丙 Vilmorrianin C *n*
黄常山碱 Dichroin *n*
黄尘蝇 Auchmeromyia luteola *f*
黄丹 Bleigelb *n*
黄单胞菌属 Xanthomona *m*
黄胆红酸 Xanthobilirubinsäure *f*
黄疸 Ikterus *m*, Gelbsucht *f*
黄疸弛张疟 Malaria biliosa remittens *f*
黄疸出血型 ikterohämorrhagische Form *f*
黄疸出血型钩体病 Weilsche Krankheit *f*, Weil* Krankheit *f*, Leptospirosis icterohaemorrhagica *f*, Sielkrankheit *f*
黄疸的 ikterisch, gelbsüchtig
黄疸杆菌 Bacterium icterogenes *n*
黄疸后的 postikterisch
黄疸螺旋体 Spirochaeta icterogenes *f*
黄疸期 Ikterusstadium *n*
黄疸前期 Präikterusstadium *n*
黄疸型病毒性肝炎 ikterische Virushepatitis *f*
黄疸型回归热 biliöses Rückfallfieber *n* (od. Rekurrenstyphus *m*)
黄疸型胰腺癌 Pankreaskarzinom mit Ikterus *n*, Bauchspeicheldrüsekrebs mit Gelbsucht *m*
黄疸性肺炎 biliöse Pneumonie *f*
黄疸性肝炎 Ikterohepatitis *f*
黄疸性痰 Sputum icterium *n*
黄疸血红蛋白尿 Ikterohämoglobinurie *f*
黄疸血尿 Ikterohämaturie *f*
黄疸样的 ikteroid
黄疸指数 Ikterusindex *m*
黄疸指数试验 Ikterusindextest *m*
黄蛋白反应 Xanthoproteinreaktion *f*
黄蛋白酸 Xanthoproteinsäure *f*
黄蛋白[质] Xanthoprotein *n*
黄递酶 Diaphorase *f*
黄豆 Soyabohne *f*, Glycine soja *f*
黄发症 Flavismus *m*
黄凡士林 gelbes Vaselin *n*, Vaselinum flavum *n*
黄蜂 Wespe *f*
黄蜂毒 Wespengift *n*
黄蜂激肽 Wespenkinin *n*
黄[蜂]蜡 gelbes Wachs *n*, Cera flava *f*
黄蜂咬伤 Wespenstich *m*
黄蜂蜇伤 Wespenstich *m*
黄腹厕蝇 kleine Hundstagsfliege *f*, Fannia canicularis *f*
黄腹家蝇 Musca ventrosa *f*
黄苷酸 Xanthylsäure *f*
黄杆菌属 Flavobakterium *n*
黄根树 Xanthorrhiza apiifolia *f*
黄[骨]髓 gelbes Knochenmark *n*, Medulla ossium flava *f*
黄骨髓 gelbes Knochenmark *n*
黄瓜状胫 Tibia recurvata *f*
黄光碱性蕊香红 Rhodamin 6G *n*, Rosamin *n*, Brillantrosa *n*
黄光酸性红 Brillantrot *n*
黄光酸性绿 Eriogrün B *n*
黄褐斑 Chloasma *n*
黄褐色 Gelbbraun *n*
黄黑色鳞毛病 Trichomycosis flava nigra *f*
黄黑小斑蝥 Mylabris cichorii *f*
黄红皮肤 Xanthoerythrodermie *f*
黄花败酱甙 Scabiosid *n*
黄花蒿 Artemisia annua *f*
黄花黄芩 Scutellaria viscidula *f*
黄花夹竹桃甙 Thevetin *n*
黄花夹竹桃糖 Thevetose *f*
黄花龙牙草 Patrinia scabiosaefolia *f*
黄花乌头 Aconitum koreanum *n*
黄花萱草 Hemerocallis flava *f*
黄花洋地黄 Digitalis lutea *f*, gelber Fingerhut *m*

黄化 ①Vergilben *n* ②Xanthochromie *f*, Xanthochromatose *f*
黄化病 Xanthose *f*, Xanthosis *f*
黄化现象 Etiolation *f*
黄昏幻觉 Abendhalluzination *f*
黄昏盲 Dämmerungsblindheit *f*, Aknephaskopie *f*
黄夹次甙丁 Perusitin *n*
黄夹次甙甲 Peruvosid *n*
黄夹次甙乙 Neriifolin *n*
黄夹甙 Thevetin *n*
黄夹苷甲 Thevetin A *n*
黄夹苷乙 Thevetin B *n*
黄甲 gelber Nagel *m*
黄甲综合征 Yellow-nail-Syndrom *n* (YNS)
黄碱素 Flavon *n*
黄降汞 gelbes (Quecksilber-) Präzipitat *n*, Praecipitatum flavum *n*, Hydrarg yrum oxydatum flavum *n*
黄降汞软膏 gelbe Präzipitatsalbe *f*
黄降汞眼膏 gelbe Präzipitataugensalbe *f*
黄金比 goldener Schnitt *m*
黄金比例 goldener Schnitt *m*
黄金钉瓷牙 Porzellan-Zähne mit golden Stiften *m pl*
黄金分割 Goldsektion *f*
黄金鸡纳[树]皮 Cinchona calisaya *f*, gelbe Cinchona *f*
黄金律 goldes Gesetz *n*
黄金肾病 Gold-Nephropathie *f*
黄堇碱 Corypallin *n*
黄精醌 Polygonachinon *n*
黄蓝色盲 Gelb-Blau-Blindheit *f*, Axanthozyanopsie *f*
黄蓝视觉物质 Gelb-Blau-Sehsubstanz *f*
黄连 chinesische Coptis *f*, Coptis chinensis *f*
黄连次碱 Coptin *n*
黄连碱 Coptisin *n*
黄连流浸膏 Extractum Coptidis liquidum *n*
黄连术 Pistacia sinensis *f*
黄连素 Berberin *n*
黄链霉素 Xanthomycin *n*
黄链丝菌素 Streptolin *n*
黄楝树苦素 Samaderin *n*
黄楝树属 Samadera *f*
黄磷 gelber (od. farbloser) Phosphor *m*
黄瘤 Xanthom *n*, Rayer* Krankheit *f*
黄瘤病 Xanthomatose *f*, Xanthelasmatosis *f*, Rowland* krankheit *f*
黄瘤细胞 Xanthomzelle *f*
黄瘤细胞结节(黄色(斑)瘤) Xanthelasma *n*, Xanthom *n*
黄瘤样泡膜细胞性纤维瘤 Fibroma thecocellulare xanthomatodes *n*, Thekazelltumor *m*
黄龙胆 Magenwurzel *f*, Gentiana lutea *f*
黄龙葵 Urechites subberecta *f*
黄芦木碱 Berbamunin *n*
黄栌色素 Fustin *n*
黄卵黄 gelber Dotter *m*
黄绿色滤色镜 Gelbgrünfilter *m/n*
黄绿色葡萄球菌 Staphylococcus viridis flavescens *m*
黄绿荧光 Gelbgrünfluoreszenz *f*
黄毛鼠 Rattus losea *m*
黄酶[类] gelbe Enzyme *n pl*
黄米 (klebrige) Hirse *f*, Rispenhirse *f*, echte Hirse *f*
黄绵马酸 Flavaspidsäure *f*
黄尿酸尿症 Xanthurensäurenurie *f*
黄尿[烯]酸 Xanthurensäure *f*
黄脓皮病 Xanthopsydracia *f*
黄脓痰 gelbes eitriges Sputum *n*
黄皮症 Xanthodermie *f*, Xanthosis (cutis) *f*
黄嘌呤 Xanthin *n*, Xanthopterin *n*, 2, 6-Dihydroxypurin *n*
黄嘌呤核甙 Xanthosin *n* (x, Xao)
黄[嘌呤核]苷酸 Xanthylsäure *f*, Xanthylat *n*
黄嘌呤碱 Xanthinbasen *f pl*
黄嘌呤结石 Xanthinstein *m*
黄嘌呤尿 Xanthinurie *f*
黄嘌呤肾病 Xanthin-Nephropathie *f*
黄嘌呤试验 Xanthinprobe *f*
黄嘌呤脱氢酶 Xanthin-dehydrogenase *f*
黄嘌呤氧化还原酶 Xanthin-Oxidoreduktase *f*
黄嘌呤氧化酶 Xanthin-oxidase *f* (XOD), Xanthoxydase *f*
黄嘌呤氧化酶抑制剂 Xanthinoxidasehemmer *m*
黄芪甙 Astragalin *n*
黄芪多糖 Astragalan *n*
黄芪属 Astragalus *m*
黄潜蝇 Hippelates flavipes *m*
黄芩甙 Baicalin *n*
黄芩甙元 Baicalein *n*
黄芩素 Baicalein *n*
黄青霉素 Xanthocillin *n*
黄球蛋白 Xanthoglobulin *n*
黄曲霉[毒]素 Aflatoxin *n*
黄曲霉[毒素]中毒 Aflatoxikose *f*, Aflatoxicosis *f*
黄曲霉菌 Aspergillus flavus *n*
黄染 Xanthlochromie *f*
黄染料母醇 Xanthydrol *n*, Xanthenol *n*
黄热病 Gelgfieber *n*, Febris flava *f*
黄热病毒 Gelbfieber-Virus *n*
黄热病四联球菌 Tetracoccus febris flavae *m*
黄热病血清 Gelbfieberserum *n*, anti-amarillic serum <engl.>
黄热病疫苗 Gelbfieberimpfstoff *m*
黄热病隐球菌 Crytococcus xanthogenicus *m*
黄韧带 gelbes Band *n*, Ligamentum flavum *n*
黄韧带断裂 gelber Bänderriss *m*
黄韧带肥(增)厚 Hypertrophie des Ligamentum flavum *f*
黄韧带肥厚 Hypertrophie des gelben Band (e) s *f*
黄韧带钙化 Verkalkung des gelbe Band (e) s *f*
黄韧带骨钙化症 Knochenkalkbildungskrankheit des gelbe Band (e) s *f*
黄韧带损伤 Verletzung des Ligamentum flavum *f*
黄韧带增厚 Hypertrophie des Ligamentum flavum *f*
黄韧带椎管成形术 Laminoplastie des Ligamentum flavum *f*
黄肉芽肿病 Xanthogranulomatose *f*
黄软骨 gelber Knorpel *m*
黄桑 Morus tinctoria *f*
黄色蛋白试验 Xanthoproteinreaktion *f*
黄色[肝]萎缩 gelbe Leberatrophie *f*
黄色肝样变 gelbe Hepatisation *f*
黄色幻视 Xanthophose *f*
黄色结核[结]节 gelber (od. käsiger Tuberkel) *m*
黄色蜡状葡萄球菌 Staphylococcus cereus flavus *m*
黄色链霉菌 Streptomyces flavus *m*
黄[色]瘤 Xanthom *n*
黄色[斑]瘤(黄瘤细胞结节) Xanthom *n*, Xanthelasma *n*
黄色瘤病 Xanthomatose *f*, Lipoidgranulomatose *f*
黄色瘤细胞 Xanthomzelle *f*
黄色螺菌 Spirillum flavum *n*
黄色盲 Gelbblindheit *f*, Axanthopsie *f*
黄色奈瑟氏菌 Neisseria flava *f*
黄色皮脂溢 Stearrhoea flavescens *f*
黄色人种 gelbe Rasse *f*
黄[色]肉瘤 Xanthosarkom *n*
黄[色]肉芽肿 Xanthogranulom *n*
黄色肉芽肿肾盂肾炎 xanthogranulomatöse Pyelonephritis *f*
黄色肉芽肿性胆囊炎 xanthogranulomatöse Cholezystitis *f*

黄色肉芽肿性骨髓炎 xanthogranulomatöse Osteomyelitis *f*
黄色肉芽肿性输卵管炎 xanthogranulomatöse Salpingitis *f*
黄色曙红 gelbes Eosin *n*
黄色双球菌 Diplococcus flavus *m*
黄色素沉着症 Xanthopsis *f*
黄色素瘤 Xanthom *n*
黄色洗剂(液) Lotio flava *f*
黄色细胞 Xanthozyt *m*
黄色细杆菌 Microbacterium flavum *n*
黄色纤维瘤 gelbes Fibrom *n*
黄色小孢子菌病 Microsporosis flava *f*
黄色伊蚊 Aëdes flavescens *m*
黄色正铁血红素 Xanthämatin *n*
黄杉素 Taxifolin *n*
黄舌 gelbe Zunge *f*
黄视[症] Xanthopsie *f*, Xanthopie *f*
黄鼠 Citellus dauricus *m*
黄鼠李甙 Xanthorhamnin *n*
黄鼠鼠疫 Zieselpest *f*, Citelluspest *f*
黄鼠蚤 Citellophilus *m*
黄鼠蚤属 Citellophilus *m*
黄丝衣霉 Byssochlamys fulva *f*
黄素 Flavin *n*
黄素单核苷酸 Flavin-mononukleotid *n* (FMN)
黄素蛋白 Flavoprotein *n*
黄素蛋白类 Flavoprotein *n*
黄素蛋白荧光 Fluoreszenz des flavoproteins *f*
黄素激酶 Flavokinase *f*
黄素类 Flavin *n*
黄素酶 Flavinenzym *n*
黄素腺嘌呤二核苷酸 Flavin-adenin-dinukleotid *n* (FAD)
黄素馨中毒 Vergiftung durch gelbes Jasmin *f*
黄髓 gelbes (Knochen-) mark *n*, Medulla ossium flava *f*
黄髓瘤 Xanthomyelom *n*
黄檀 Dalbergia hupeana *f*
黄藤素 Fibrauretin *n*
黄藤素甲 Fibramin *n*
黄藤素乙 Fibraminin *n*
黄体 Gelbkörper *m*, Luteinkörper *m*, Corpus luteum *n*
黄体单位 Gelbkörper-Einheit *f*
黄体的 lute (-us, -a, -um)
黄体化[过程] Luteinisation *f*, Luteinisierung *f*
黄体化过度 Hyperluteinisierung *f*
黄体化激素 Gelbkörperbildungshormon *n*, Gelbkörperreifungshormon *n*, luteinisierendes Hormon *n*
黄体化激素释放因子 luteinisierendes Hormon-Releasing-Faktor *m*, luteinizing hormone releasing factor (LH-Rf, LRF) <engl.>
黄体机能亢进 Hyperluteoidismus *m*
黄体[激]素 Gelbkörperhormon *n*, Corpus-luteum-Hormon *n*, Luteohormon *n*
黄体瘤 Xanthofibroma thecacellulare *n*, Lute (in) om *n*
黄体膜囊肿 Theka-Luteinzyste *f*
黄体膜细胞 Theka-Luteinzellen *f pl*
黄体囊肿 Gelbkörperzyste *f*, Luteinzyste *f*
黄体内泌素类 Progestogen *n*
黄体破裂 Gelbkörperruptur *f*
黄体期 Gelbkörperphase *f*, Corpus-luteum-Phase *f*
黄体期缺陷 Gelbkörperphasedefekt *m*
黄体生成[激]素 Gelbkörperbildungshormon *n*, luteotropes Hormon *n* (LTH)
黄体生成素 luteinisierendes Hormon *n*
黄体生成素高峰 Peak von luteinisierenden Hormon *m*
黄体生成素释放激素 luteinisierendes Hormon-Releasing-Hormon *n*, luteinizing hormone releasing hormone (LH-RH, LRH) <engl.>
黄体生成素释放因子 luteinisierendes Hormon-Releasing-Faktor *m*, luteinizing hormone releasing hormone (LH-Rf, LRF) <engl.>
黄体素 Lutein *n*
黄体素细胞 Luteinzellen *f pl*
黄体酮 Progesteron *n*
黄体退化 Gelbkörperdegeneration *f*
黄体萎缩 Gelbkörperatrophie *f*
黄体萎缩不全 unvollständige Gelbkörperatrophie *f*
黄体细胞 Luteinzellen *f pl*
黄体形成 Gelbkörperbildung *f*, Luteini-sierung *f*, Luteinisation *f*
黄体学说 Gelbkörpertheorie *f*
黄体支持 gelbkörperphase Unterstützung *f*
黄铁矿 Pyrit *m*, Eisenkies *m*
黄铜色小体 Messingkörperchen *n pl*
黄铜屑眼 Chalcosis bulbi (s. oculi) *f*
黄铜屑眼炎 Chalcitis *f*, Chalcosis bulbi *f*
黄铜眼睑板 Messinglidplatte *f*
黄铜铸工寒战病 Messingfieber *n*, Messingmalaria *f*, Gelbgießerfieber *n*, Gelbgießerkrankheit *f*
黄铜铸工热病 Messingfieber *n*, Messingmalaria *f*, Gelbgießerfieber *n*, Gelbgießerkrankheit *f*
黄酮 Flavon *n*
黄酮醇 Flavonol *n*
黄酮类 Flavonoide *n pl*
黄酮类化合物 Flavenoid *n*
黄酮类似物 Flavonoide *n pl*
黄烷醇 Flavanol *n*
黄烷类 Flavanoide *n pl*
黄微绿链霉菌 Streptomyces flavovirens *m*
黄纤维 gelbe (od. elastische) Fasern *f pl*
黄纤维瘤 Xanthofibrom *n*, Fibroxanthom *n*
黄纤维软骨 gelber Faserknorpel *m*
黄香草木樨 gelber Süßklee *m*
黄[新彦]氏法 Huang Xinyan* Methode *f*, Wong* HbEisenbestimmung *f*
黄胸鼠 Rattus flavipectus *m*
黄癣 Favus *m*, Porrigo favosa *f*, Tinea favosa (s. ficosa s lupinosa s. vera) *f*
黄癣痂 Skutulum *n*, Favusskutulum *n*, Favusschuppe *f*, Favusscheibchen *n*
黄癣痂状鳞癣 Ichthyosis scutulata *f*
黄癣疹 Favid *n*
黄癣状的 favusartig
黄血盐 Blausalz *n*, Kalium-Eisen-(Ⅱ)-zyanid *n*, Kalium ferrocyanatum (flavum) *n*
黄牙的 xanthodont
黄杨 Buxus sempervirens *m*
黄杨碱 Buxin *n*
黄杨生物碱 Buxusalkaloide *n pl*
黄杨烯碱 G Buxenin G *n*, Norbuxamin *n*
黄氧化汞 gelbes Quecksilberoxid *n*, Hydrargyrum oxydatum flavum *n*
黄药子素甲 Diosbulbin A *n*
黄荧光杆菌 Bacillus flavescens *m*
黄荧光弧菌 Vibrio flavescens *m*
黄荧光螺菌 Spirillum flavescens *n*
黄油样粪 Butterstuhl *m*
黄油样囊肿 Butterzyste *f*
黄油样肿胀 butter (art) iger Tumor *m*
黄原酸 Xanthogensäure *f*
黄原酸盐 Xanthogenat *n*, Xanthoat *n*
黄樟醚 Safrol *n*

黄樟脑(素) Safrol *n*
黄脂肪组织 gelbes Fettgewebe *n*
黄脂瘤病 Altspeisefett Fibromatose *n*
黄脂增生病 Xanthomatose *f*
黄指甲 gelber Nagel *m*
黄[指]甲综合征 Syndrom der gelben Fingernägel *n*
黄质(黄嘌呤) Xanthin *n*
黄种 gelbe Rasse *f*
煌焦油蓝 Brillantkresylblau *n*
煌蓝 Brillantblau *n*
煌绿 Brillantgrüm *n*
煌绿胆盐培养基 Brillantgrün-Gallensalz-Nährboden *m*
煌绿胆盐琼脂 Brillantgrün-Gallensalz-Agar *m*
磺氨苄青霉素钠 Suncillin-Natrium *n*
磺胺 Sulfanilamid *n*, Sulfonamid *n*(SN)
4-磺胺-2,6-二甲氧嘧啶 Sulfadimethoxin *n*, Sulfadimethoxypyrimidin *n*(SDM)
磺胺-5-甲氧嘧啶 Sulfamethoxydiazin *n*(SMD)
磺胺-6-甲氧嘧啶 Sulfamonomethoxin *n*(SMM)
磺胺薄膜 Sulfanilamid-Film *m*, Sulfa-Film *m*
磺胺苯吡唑 Sulfaphenazol *n*(SPZ), Sulfaphenylpyrazol *n*(SPP)
磺胺苯沙明 Sulfabenzamin *n*
磺胺吡啶钠 Sulfapyridin-Natrium *n*
磺胺吡咯 Sulfapyrrol *n*
磺胺醋酰 Sulfacetamid *n*
磺胺醋酰钠 Sulfacetamid-Natrium *n*
磺胺醋酰钠眼液 Natriumsulfacetamid-Augentropfen *m*
磺胺胆 Sulfonamidocholie *f*
磺胺丁脲 Sulfabutylharnstoff *m*, Carbutamid *n*
磺胺二甲噁唑脒 Sulfaguanol *n*, Sulfadimethyloxazolylguanidin *n*
磺胺二甲[基]异嘧啶 Sulfadimetin *n*, Sulfadimezin *n*, Sul-f(a)-iso(di)midin *n*
磺胺二甲嘧啶 Sulfadimethylpyrimidin *n*(SM2), sulfadimidin *n*, sulfamethazin *n*, Sulfamezathin *n*
磺胺二甲异噁唑 Sulfafurazol *n*, Sulfisoxazol *n*(SIZ)
N-磺胺甘氨酸 N-Sulfanilylglycin *n*
磺胺琥珀酰胺钠 Sulfasuccinamid-Natrium *n*
磺胺剂疗法 Sulfonamidtherapie *f*
磺胺剂性贫血 Sulfonamidanämie *f*
磺胺剂性无尿 Sulfonamidanurie *f*
磺胺甲噁唑 Sulfamethoxazol *n*
磺胺甲基噁唑 Sulfamethoxazol *n*
磺胺甲基嘧啶 Sulfamerazin *n*(SM1), Methyldebenal *n*
磺胺甲基异噁唑 Sulfisomezol *n*, Sulfamethiazol *n*, Sulfamethoxazol *n*(SMZ)
磺胺甲基异噁唑 Cotrimoxazol *n*
磺胺甲基异噁唑 Sulfamethoxazol *n*
磺胺甲基异噻唑 Sulfasomizol *n*
磺胺甲氧吡嗪 Sulfamethoxypyrazin *n*(SMPZ)
磺胺甲氧嗪 Sulfamethoxypyridazin *n*(SMP)
磺胺奎宁 Sulfanilamidchinin *n*
磺胺喹噁啉 Sulfachinoxalin *n*
磺胺类药物 Sulfa-Präparate *n pl*, Sulfonamide *n pl*
磺胺类药物中毒 sulfonamide Vergiftung *f*
磺胺类中毒 Sulfonamidvergiftung *f*
磺胺硫脲 Sulfathioharnstoff *m*, Sulfathiokarbamid *n*
磺胺铝 Sulfonamid-Aluminium *n*
磺胺米隆 Sulfamylon *n*(SML), Marfanil *n*
磺胺米隆冷霜 Sulfamylon-Creme *m*, Sulfamylon-Krem *m*
磺胺脒(胍) Sulfamidin *n*, Sulfaguanidin *n*(SG)
磺胺嘧啶 Sulfadiazin *n*(SD), Sulfapyrimidin *n*
磺胺嘧啶结晶 Sulfadiazin-Kristale *m pl*
磺胺嘧啶钠 Sulfadiazin-Natrium *n*
磺胺嘧啶银[盐] Sulfadiazin-Silber *n*, Sulfadiazinum argentum *n*(SD-Ag)
磺胺灭脓 Sulfamylon *n*(SML), Marfanil *n*
磺胺尿 Sulfonamidurie *f*
磺胺噻二唑 Sulfathiadiazol *n*
磺胺噻唑 Sulfathiazol *n*(ST)
磺胺噻唑钠 Sulfathiazol-Natrium *n*
磺胺杀利定 Sulfathalidin *n*
磺胺酸铵 Ammoniumsulfamat *n*
磺胺血[症] Sulfonamidämie *f*
磺胺衍生物 Sulfonamidderiva *n*
磺胺药 Sulfa-Präparate *n pl*, Sulfonamide *n pl*
磺胺药物结晶 Sulfonamid-Kristalle *m pl*
磺胺乙基噻二唑 Sulfaaethylthiadiazol *n*, Sulfaethidol *n*, 5-äthyl-2-sulfanilamido-1,3,4-thiadiazol *n*
磺胺乙基噻唑酮 Sulfaethylthiazolon *n*, 5-äthyl-2-sulfanilamido-4-thiazolon *n*
磺胺乙内酰脲 Sulfanilamidohydantoin *n*
磺胺异噁唑 Sulfisoxazol *n*(SIZ)
磺胺异丙基噻二唑 Sulfaisopropylthiazol *n*, 5-isopropyl-2-sulfanilamido-1,3,4-thiazol *n*
磺胺增效剂 Trimethoprim *n*(TMP)
磺胺增效片A Bactrim *n*(SMZ-TMP, TMP/SMZ)
磺胺[中毒]性甲状腺肿 Sulfonamidstruma *f*
磺苄青霉素 Sulfocillin *n*, Sulbenicillin *n*
磺苄青霉素钠盐 Sulfocillin-Natrium *n*
磺苄西林 Methylbenzylalkohol *n*
磺醋酰胺 Sulfacetamid *n*
磺达肝素(癸)钠 Fondaparinux-Natrium *n*
磺化 Sulfonieren *n*, Sulfonierung *f*
磺化蓖麻油 sulfoniertes Rizinusöl *n*
磺化剂 Sulfonierungsmittel *n pl*
磺化沥青火棉胶 Kollodium des sulfonierten Bitumens *n*
磺化油 sulfoniertes Öl *n*
磺化作用 Sulfonierung *f*, Sulfonation *f*
磺基苯甲酸钠 sulfobenzoesaures Natrium *n*, Natrium sulfobenzoicum *n*
磺基蓖麻[油]酸钠 sulforizinolsaures Natrium *n*, Natrium sulforicinolicum *n*
磺基蓖麻酸 Sulforizinolsäure *f*, Acidum sulforicinolicum *n*
磺基丙氨酸 Zysteinsäure *f*, Acidum cysteicum *n*
磺基萘红 Sulfonaphthylrot *n*
磺基水杨酸 Sulfosalizylsäure *f*, Salizylsulfonsäure *f*, Acidum sulfosalicylicum *n*
磺基水杨酸法 Sulfosalicylsäuresmethode *f*
磺基水杨酸环六亚甲基四胺 Hexamethylentetraminsulfosalizylat *n*, Methenamin *n*, Hexal *n*
磺基乙酸 Sulfoessigsäure *f*, Acidum sulfoaceticum *n*
磺基鱼石脂酸锌 Zincum sulfoichthyolicum *n*
磺基转移酶 Sulfotransferase *f*
磺柳酸 Sulfosalizylsäure *f*, Acidum sulfosalicylicum *n*
磺脲类药 Sulfaharnstoff-Arzneimittel *n pl*
磺酸 Sulfo(n)säure *f*
磺酸金属盐 Metallsulfonat *n*
磺酸钠噻吩 Thiophennatriumsulfonat *n*
磺酸盐 Sulfonat *n*
磺酸酯 Sulfo(nsäure)ester *m*, Sulfonat *n*
磺酞 Sulfonphthalein *n*
磺酰胺 Sulfonamid *n*, Sulfamid *n*
磺酰胺化合物 Sulfonamidverbindung *f*
磺酰胺类 Sulfonamide *n pl*
S-磺酰半胱氨酸 S-Sulfozystein *n*
磺酰基 Sulfonyl *n*
磺酰氯 Sulfonylchlorid *n*

磺酰脲 Sulfonylharnstoff *m*
磺酰脲类除草剂 Sulfonylharnstoff-Herbizid *n*
磺酰亚胺 Sutfimid *n*
磺溴酞 Sulfobromphthalein *n*
磺溴酞钠 Sulfobromphthaleinnatrium *n*, Bromsulfalein *n*, Bromsulphalein *n*(BSP)
磺溴酞钠滞留试验 Bromsulfalein-Retentionsprobe *f*
磺乙酰胺 Sulfacetamid *n*
磺乙酰胺钠 sodium sulfacetamide
簧片式显微组织剪 micro tissue scissor with spring handle

huǎng 恍晃谎

恍惚 Schlaftrunkenheit *f*, Kapt(iv)ation *f*
恍惚的 schlaftrunken, benommen
恍惚性昏迷 Entrückungskoma *n*, Trance-Koma *n*
恍惚状态 Trance *f*, Somnolismus *m*
晃眼 Blenden *n*, Glänzen *n*
谎言[求医]癖 Münchausen* Syndrom *n*(od. Krankheit *f* od. Neurose *f*)

HUI 灰挥恢辉回茴蛔毁汇会荟绘彗秽惠喙

huī 灰挥恢辉

灰白的 blaß, aschfahl, incan(-us, -a, -um)
灰白结节 Tuber cinereum *n*
灰白色大便 acholischer(od. tonfarbiger) Stuhl *m*
灰白色杆菌 Bacterium linens *n*
灰斑热 bulpiss <engl.>
灰菜中毒 Chenopodium-album-Vergiftung *f*
灰尘 Staub *m*
灰尘病 Staubkrankheit *f*, Koniose *f*
灰尘计 Koni(o)meter *n/m*
灰导管 grauer Katheter *m*
灰的分析 Aschenanalyse *f*
灰地鼠 Cricetulus griseus *m*
灰度变换 Grauwert-Transformation *f*
灰度共生矩阵 Grauwertematrix *f*, gray level co-occurrence matrix(GLCM)(od. co-occurrence matrix) <engl.>
灰度共生矩阵法 Methode der Graustufen co-occurrence Matrix *f*
灰度级 Grauwert *m*
灰度梯度 grauer Gradient *m*
灰发 graues Haar *n*, Canities *f*
灰发症 Grauhaarigkeit *f*, Canities *f*, Trichonosis cana(s. discolor) *f*
灰分 Asche *f*, Aschengehalt *m*
灰分测定 Aschenbestimmung *f*
灰分定性测定 qualitative Aschenbestimmung *f*
灰分含量 Aschengehalt *m*
灰分试验 Aschentest *m*
灰分组成 Aschenbestandteil *m*, Aschenkomposition *f*
灰腹厕蝇 Fannia scalaris *f*
灰胡桃 Butternuß *f*
灰化[作用] Veraschung *f*, Kalzination *f*
灰黄霉素 Griseoflavin *n*, Sporostatin *n*
灰火 Aschenfeuer *n*, Eschenfeuer *n*
灰交通支 Ramus communicans griseus *m*
灰阶显示 Grauskalenanzeige *f*
灰结节 Tuber cinereum *n*
灰结节支 Ramus tuber cinereus *m*, Ast des Tubers cinereum *m*
灰菊素 Cinerin *n*
灰绿霉素 Griseoviridin *n*
灰绿曲霉 Aspergillus glaucus *m*
灰霉素 Grisein *n*, Grisemin *n*
灰泥角化症 Stuck(atur) keratose *f*
灰色的 grau, cinere(-us, -a, -um), grise(-us, -a, -um)
灰色放线菌 Actinomyces griseus *m*
灰色肝样变 graue Hepatisation *f*
灰色结核结节 grauer Tuberkel *m*
灰色浸润 graue Infiltration *f*
灰色链球菌 Streptococcus griseus *m*
灰色霉素 Griseomycin *n*
灰色内障 grauer Star *m*(od. Katarakt *f*)
灰色软化 graue Erweichung *f*
灰色萎缩 graue Atrophie *f*
灰色文献 graue Literatur *f*
灰色洗液 Lotio grisea *f*
灰色硬结 graue Induration *f*, Induratio grisea *f*
灰石沉着病 Kalzikose *f*, Calcicosis *f*
灰体 grauer Körper(od. Strahler) *m*
灰网状结构 graues Fasernetz *n*, Formatio reticularis grisea *f*
灰硒 graues Selen *n*
灰纤维 graue Fasern *f pl*
灰线 graue Linie *f*
灰像 Aschenbild *n*, Spodogramm *n*
灰小结节 Tuberculum cinereum *n*
灰叶素 Tephrosin *n*
灰翼 Ala cinerea *f*, Trigoum nervi vagi *n*
灰翼核 Nucleus alae cinereae *m*
灰婴综合征 Grau-Syndrom *n*, Grey-Syndrom *n*
灰质 graue Substanz *f*, Substantia grisea *f*, Cinerea *f*
灰[质]白质的 albocinere(-us, -a, -um)
灰质带 Taeniola cinerea *f*
灰质后连合 Commissura posterior grisea *f*
灰质角 graue Hörner *n pl*
灰[质]连合 Commissura grisea *f*
灰质前角 Vorderhorn *n*, Cornu anterius(substantiae griseae) *n*
灰质前连合 Commissura anterior grisea *f*
灰质软化 Tephromalazie *f*
灰质萎缩 Poliodystrophie *f*
灰质卫星细胞 Satellitenzellen der Substantia grisea *f pl*
灰质新月 grauer Halbmond *m*
灰质炎 Poliomyelitis *f*
灰质柱 Säule der grauen Substanz *f*
灰柱 Columnae griseae *f pl*
挥发法 Verflüchtigungsmethode *f*
挥发分类 flüchtige Einteilung *f*
挥发芥子油 flüchtiges Senföl *n*
挥发酸 flüchtige Säure *f*
挥发物筛检 Volatile Screening <engl.>
挥发物[质] flüchtige Substanz *f*
挥发杏仁油 flüchtiges Mandelöl *n*
挥发性 Flüchtigkeit *f*, Volatilität *f*
挥发性搽剂 flüchtiges Liniment *n*, Linimentum volatile *n*
挥发[性]的 flüchtig, volatil, aethere(-us, -a, -um)
挥发性毒物 flüchtiges Gift *n*
挥发性酚 flüchtiges Phenol *n*
挥发性碱 flüchtiges Alkali *n*
挥发性麻醉剂 flüchtiges Narkotikum *n*, flüchtiges Anästhetikum *n*
挥发性麻醉药 volatiles Anästhetika *n*
挥发性溶剂 flüchtiges Lösungsmittel *n pl*
挥发性三卤甲烷 fluechtiges Trihaloidemethan *n*
挥发性杀[昆]虫剂 flüchtiges Insektizid(od. Insektenmittel) *n*
挥发性生物碱 flüchtiges Alkaloid *n*
挥发性酸 flüchtige Säure *f*
挥发性液体 flüchtige Flüsslgkeit *f*
挥发性有机溶剂 flüchtiges organisches Lösemittel *f*
挥发性有机物 flüchtige organische Verbindung *f*(VOC)
挥发油 flüchtiges Öl *n*, Oleum aethereum *n*
挥发[作用] Verflüchtigung *f*

恢复 Erholung *f*, Genesung *f*, Konvaleszenz *f*, Rekonvaleszieren *n*, Restitution *f*
恢复常数 Erholungskonstante *f*
恢复率 Erholungsrate *f*
恢复期 Rekonvaleszenz *f*, Genesungsperjode *f*
恢复期病原携带者 Genesenderträger *m*
恢复期带菌者 Rekonvalezentenkeimträger *m*
恢复期患者 Rekonvaleszent *m*, Genesender *m*
恢复期疗法 Nachbehandlung *f*
恢复期[免疫]血清 Rekonvaleszentenserum *n*
恢复期曲线 Erholungskurve *f*
恢复期血清疗法 Isoserotherapie *f*
恢复期饮食 Rekonvalezentendiät *f*
恢复热 Erholungswärme *f*, Restitutionswärme *f*
恢复时间 Erholungszeit
恢复体力的 antasthenisch
恢复调整阶段 Regressionsphase und Anpassungsphase
恢复系数 Erholungskoeffizient *m*
恢复性(重建性)功能性外科 funktionelle rekonstruktive Chirurgie *f*
恢复性康复治疗 stärkende Rehabilitation *f*
恢复正常生活方式 zurückkehrung nach normalem Lebensstil *m*
恢复指数 Erholungsindex *m*
恢复周期 Erholungszyklus *m*
恢压敏 Wyamin *n*, Mephentermin *n*
辉度调制法 Helligkeitssteuerungsmethode *f*
辉光 Glimmen *n*, Glimmlicht *n*
辉光灯 Glimmlampe *f*, Glühlampe *f*
辉光放电管 Glimmentladungsröhre *f*
辉光放电检测器 Glimmentladungsdetektor *m*
辉钼矿 Molybdänit *m*, Molybdänglanz *m*

huí 回茴蛔

回 ①Zurückkommen *n*, Zurückkehren *n*, Zurückgehen *n* ②Gyrus *m*, Convolutio(n) *f*
回(返)滴定 Zurücktitrierung *f*
回避成功的动机 Motivation von Erforgvermeidung *f*
回避反应 Ausweichenreaktion *f*, Zurückweichenreaktion *f*, Vermeidenreaktion *f*
回避反应试验 Ausweichenreaktionstest *m*
回避行动 Ausweichenverhalten *n*
回避失败动机 Motivation von Fehlervermeidung *f*
回避试验 Ausweichentest *m*
回避型人格障碍 vermeidende Persönlichkeitsstörung *f*
回避学习 Vermeidungslernen *n*
回避学习法 Vermeidungslernmethode *f*
回波 Echo *n*, Echowelle *f*
回波反射式超声诊断仪 Impulsecho-Ultrasonoskop *n*
回波链 Echozug *m*
回波描记术 Echographie *f*
回波平面成像 echoplanare Sequenz *f*
回波时间 Echozeit *f*
回波式超声仪 Echosonoskop *n*
回波损耗 Rückflussdämpfung *f*
回采工作面 Abbauort *m*, Abbaustreb *m*
回肠 Ileum *n*, Krummdarm *m*
回肠绊造影摄片 Ileoloopogram *n*
回肠瓣 Ileum-Ventil *n*, Ostium ileocaecale *n*
回肠瓣开口 Ostium valvae ilealis *n*
回肠瓣系带 Frenulum valvae ilealis *n*
回肠闭锁 Ileum-Atresie *f*
回肠部分 Ileum-Segment *n*(IS)
回肠肠系膜对缘 antimesenteriale Grenze von Ileum *f*
回肠肠系膜缘 mesenteriale Grenze von Ileum *f*
回肠肠营养 Ileoentectropie *f*
回肠冲洗 Ileumirrigation *f*, Ileumausspülung *f*
回肠出血 Ileum-Blutung *f*
回肠储袋肛管吻合术(回肠贮袋肛管吻合术) ileoanale Pouch-Analanastomose *f*
回肠代输尿管术 Ileoureterosubstitution *f*
回肠代膀胱内镜检查 Endoskopie der Ileum-Conduit *f*
回肠代膀胱膀胱镜检查 Zystoskopie der Ileum-Conduit *f*
回肠代膀胱术 Blasenersatz mit Dünndarm *f*, Ileumblase *f*
回肠代输出道内镜检查术 endoskopische Untersuchung der Ileum-Conduit *f*
回肠代输尿管术 Uretterersatz mit Dünndarm *m*
回肠胆酸转运蛋白 Ileum-Gallensäure-Transporter *m*
回肠动脉 Arteriae ilei *f pl*
回肠窦憩室 antraler Divertikel des Ileums *m*
回肠缝[合]术 Ileorrhaphie *f*
回肠肛门吻合术 ileoanale Anastomose *f*
回肠梗阻 Ileocleisis *f*
回肠固定术 Fixation des Ileums *f*
回肠固有层 ileale Lamina propria *f*
回肠横结肠吻合术 ileotransverse Kolostomie *f*
回肠横结肠吻合术 Ileotransversostomie *f*
回肠后间隙 retroilealer Raum *m*
回肠后阑尾炎 retroileale Blinddarmentzündung *f*
回肠后位的 retroileal, retroieal(-is, -is, -e)
回肠坏疽 Ileum-Gangrän *n/f*
回肠回肠侧侧吻合术 Seit-zu-Seit-Ileoileostomie *f*
回肠回肠端侧吻合术 End-zu-Seit-Ileoileostomie *f*
回肠回肠端端吻合术 End-zu-End-Ileoileostomie *f*
回肠回肠吻合术 Ileoileostomie *f*
回肠结肠的 ileokolisch, ileocolic(-us, -a, -um)
回肠结肠端端吻合 Ende-für-Ende-Ileokolostomie *f*
回肠结肠镜 Ileo-Koloskop *n*
回肠结肠镜检查 Ileo-Koloskopie *f*
回肠结肠切除术 Ileo-kolektomie *f*
回肠结肠切开术 Ileokolotomie *f*
回肠结肠升动脉 aufsteigende ileocolische Arterie *f*
回肠结肠套叠 Invaginatio ileocolica *f*, Intussusceptio ileocolica *f*
回肠结肠吻合术 Ileokolostomie *f*
回肠结肠炎 Ileokolitis *f*, fleocolitis *f*
回肠近侧部 proximaler Abschnitt des Ileums *m*
回肠静脉 Ileum-Ader *f*
回肠镜 ileoskop *n*
回肠镜检查 Ileoskopie *f*
回肠镜检查的 ileoskopisch
回肠镜诊断 ileoskopische Diagnose *f*
回肠克罗恩病 Morbus Crohn* *m*
回肠空肠炎 Ileojejunitis *f*
回肠溃疡 Ileum-Geschwür *f*
回肠括约肌 Schließmuskel *m*
回肠阑尾窝疝 Hernia ileoappendicularis *f*
回肠临床操作 medizinisches Verfahren am Ileum *n*
回肠淋巴结 iliakales Lymphknoten *m*
回肠瘘闭合术 Schließung der Ileum-Fistel *f*
回肠盲肠套叠 Ileozäkalinvagination *f*, Invaginatio ileocaecalis *f*
回肠盲肠吻合术 Zäkoileostomie *f*, Ileozäkostomie *f*
回肠末端 Terminalileum *n*
回肠末端炎 Ileitis terminalis(s. regionalis) *f*, Crohn* Krankheit *f*
回肠内镜检查 Endoskopie des Ileums *f*
回肠扭结(转) Ileumabknickung *f*, Lane* Knick *m*
回肠纽结 Ileum-Knick *m*
回肠袢分离术 Isolierung von Ileum-Schleife *f*
回肠袢膀胱手术操作 ileal loop bladder procedure <engl.>
回肠袢造口术 Loop-Ileostomie *f*

回肠袢造影摄片 Ileoloopogramm *n*
回肠旁路 Ileumausschaltung *f*
回肠膀胱成形术 Ileozystoplastik *f*
回肠膀胱建造术 Ileozystoplastik *f*
回肠膀胱扩大术 Ileum-Augmentation-Zystoplastik *f*
回肠膀胱瘘修复术 Reparatur der Ileovesikofistel *f*
回肠膀胱尿流改道术 Ileum-Conduit-Umleitung *f*
回肠膀胱术 Ileumblase *f*
回肠膀胱修改术 Revision der Ileum-Conduit *f*
回肠膀胱造口 Ileum-Blase-Stoma *n*
回肠憩室 Divertikel des Ileum *n*, Meckel* Divertikel *m*
回肠憩室炎 Divertikulitis des Ileums *f*
回肠腔 Ileum-Lumen *n*
回肠切除 Ileumresektion *f*
回肠切除术 Ileumresektion *f*
回肠切开活组织检查 offene Biopsie von Ileum *f*
回肠切开术 Ileotomie *f*
回肠切开探查术 Inzision zur Exploration des Ileum *f*
回肠乳头 Papilla ilealis *f*, ileale Papille *f*
回肠软化斑 Malakoplakie von Ileum *f*
回肠上皮 Ileum-Epithel *n*
回肠十二指肠切开术 Ileoduodenotomie *f*
回肠手术 Operation am Ileum *f*
回肠手术性内窥镜检查 operative Ileoskopie *f*
回肠输尿管吻合术 Ileoureterostomie *f*
回肠输尿管吻合术伴回肠膀胱 Ileoureterostomie mit Ileum-Blase *f*
回肠套叠 Invagination des Ileums *f*, Invaginatio ilealis *f*
回肠停滞 Ileum-Stase *f*
回肠通道 Ileum-Verhalten *n*
回肠胃反射 ileogastrischer Reflex *m*
回肠系膜 Mesoileum *n*
回肠狭窄 Striktur des Ileums *f*
回肠新膀胱术 Ileum-Neoblase *f*, ileale Neoblase *f*
回肠炎 Ileitis *f*
回肠液 Ileum-Saft *m*
回肠胰吻合术 Ileopancreatostomie *f*
回肠乙状结肠的 ileosigmoidal
回肠乙状结肠瘘闭合术 Schließung der Fistel ileosigmoidal *f*
回肠乙状结肠吻合术 Ileosigmoideostomie *f*
回肠阴道肛门 präternaturaler ileovaginaler Anus *m*
回肠阴道肛门［畸形］Anus ileovaginalis praeternaturalis *m*
回肠阴道肛门畸形 präternaturaler ileovaginaler Anus *m*
回肠壅滞 Ileumstauung *f*, Ileumstase *f*
回肠与盲肠的连接处 ileocecale Verbindung *f*
回肠远侧部 distaler Abschnitt des Ileums *m*
回肠造口闭合术 Schließung der Ileostomie *f*
回肠造口除掉 Take-Down von Ileostomie *n*
回肠造口多余粘膜切除术 Exzision von redundanter Mukosa von Ileostomie *f*
回肠造口肛门袋 Ileum-Blase-Gerät *n*
回肠造口术 Ileostomie *f*
回肠造口术腹壁造口扩张术 Dilatation der Ileostomie-Stoma *f*
回肠造口术管理和护理 Pflege der Ileostomie *f*
回肠造口术和粘液瘘 Ileostomie und Schleimfistel
回肠造口术周围湿疹 circumileostomisches Ekzem *n*
回肠造口修复术 Reparatur der Ileostomie *f*
回肠造口修改术 Überarbeitung der Ileostomie *f*
回肠造口移植至新处 Ileostomie-Transplantation zu neuem Standort *f*
回肠造瘘袋 Ileostomiebeutel *m*
回肠粘膜 Ileum-Schleimhaut *f*
回肠粘膜下层 Ileum-Submukosa *m*
回肠直肠瘘 ileorektale Fistel *f*
回肠直肠瘘闭合术 Schließung der ileorektalen Fistel *f*
回肠直肠瘘修复术 Reparatur der ileorektalen Fistel *f*
回肠直肠吻合 ileorektale Anastomose *f*(IRA)
回肠直肠吻合术 Ileoproktostomie *f*
回肠中部 mittleres Teil des Ileums *n*
回肠终端部 terminales Ilium *n*
回肠周围的 peri-Ileum
回肠周组织 Peri-Ileum-Gewebe *n*
回春 Rejuvenation *f*
回弹 Rückprall *m*
回反绷带 Dolabra reversa *f*
回反感觉 rekurrente Empfindung *f*
回返放电 reversible Entladung *f*
回返抑制 rekurrente Hemmung *f*
回复［术］Apothesis *f*
回复突变 Rückmutation *f*
回顾分析 retrospektive Analyse *f*
回顾前瞻性研究 prospektive Studie am Rückblick *f*
回顾群组调查研究 retrospektitive Kohortenstudie *f*
回顾调查研究 retrospektive Studie *f*
回顾性巢式病例对照研究 retrospektive Studie an genisteten Erkrankungen *f*
回顾性抽样计划 retrospektiver Stichprobenplan *m*
回顾性队列研究 retrospektive Kohortenstudie *f*
回顾性分析 retrospektitive Analyse *f*
回顾性收集 retrospektive Sammlung *f*
回顾性调查 retrospektive Untersuchung *f*
回顾性歪曲 retrospektive Fälschung *f*
回顾性研究 retrospektive Studie *f*
回顾性药物使用评论 retrospektive Beurteilung über Medizinverwendung *f*
Logistic 回归 Cox* Regression *f*, logistische Regression *f*
回归 Regression *f*
回归的（复发的）wiederkehrend
回归发热性非化脓性结节性脂膜炎 Panniculitis nodularis non suppurativa febrilis et recidivans *f*, Pfeifer*-Weber*-Christian*Syndrom *n*
回归方程 Regressionsgleichung *f*
回归分析 Regressionsanalyse *f*
回归矩阵 Regressionsmatrix *f*
回归曲面 Regressionsfläche *f*
回归曲线 Regressionskurve *f*
回归热 Rekurrensfieber *n*, Rekurrens *m*, Rückfallfieber *n*
回归热（疏）螺旋体 Spirochaeta recurrentis *f*, Borrelia recurrentis *f*
回归热包柔［氏］螺旋体 Borrelia recurrentis *f*
回归热包柔氏螺旋体 Rekurrensspirochaete *f*, Spirochaeta recurrentis *f*, Borrelia (recurrentis) obermeieri *f*
回归热接种疗法 Rekurrenstherapie *f*
回归热螺旋体 Rekurrensspirochaete *f*, Spirochaeta recurrentis *f*, Borrelia (recurrentis) obermeieri *f*
回归热密螺旋体 Treponema recurrentis *f*
回归社会（融入社会）Rückkehr der Gesellschaft *f*, soziale Integration *f*
回归系数 Regressionskoeffizient *m*
回归线 ①Regressionslinie *f* ②Wendekreis *m*
回归诊断 Regressionsdiagnostik *f*
回归直线 Regressionsgerade *f*
回交 Rückkreuzung *f*
回交比率 Rückkreuzungsverhältnis *n*
回结肠襞 Plica ileocolica *f*
回结肠动脉 Arteria ileocolica *f*
回结肠静脉 Vena ileocolica *f*
回结肠淋巴结 Nodi lymphatici ileocolici *m pl*
回结肠新膀胱术 ileozökale Neoblase *f*

回流 Rückfluß *m*, Reflux *m*, Regurgitation *f*
回流加热 Rückflußerhitzung *f*
回流静脉 Rückfluss Vene *f*
回流冷凝器 Rückflußkühler *m*, Rücklaufkondensator *m*
回流受阻 Rückflußobstruktion *f*
回流速率 Rückflußgeschwindigkeit *f*
回流性黄疸 Regurgitationsikterus *m*
回流性杂音 Refluxgeräusch *n*, Regurgitationsgeräusch *n*
回流蒸馏 Rückflußdestilation *f*, wiederholte Destilation *f*
回路死腔 Totraum der Schaltung *m*
回路体积 Schaltungsvolumen *n*
回盲瓣 Ileozäkalklappe *f*, Valva ileocaecalis *f*
回盲瓣系带 Frenulum valvae ileocaecalis *n*
回盲瓣炎 Typhlodicliditis *f*
回盲瓣脂肪瘤病 Lipom der Ileozökalklappe *n*
回盲瓣脂肪组织增生 Lipohyperplasie der Ileozökalklappe *f*
回盲瓣综合征 Ileozäkalklappen-Syndrom *n*
回盲襞 Plica ileocaecalis *f*
回盲部旷置术 Ileozäkalausschaltung *f*
回盲部脓肿 ileocecaler Abszess *m*
回盲部切除术 Resektion des Ileozäkums *f*
回盲部升结肠切除术 Resektion des Ileocaecum und Colon ascendens *f*
回盲肠的 ileozäkal, ileoc(a)ecal(-is, -is, -e), ileocoecal(-is, -is, -e)
回盲[肠]括约肌 Sphincter ileocolicus *m*
回盲结肠口 Ostium ileocaecocolicum(s. ileocaecale) *n*
回盲口 Ostium ileocaecale *n*
回盲乳头 Papilla ileocaecale *f*
回盲上襞 Plica ileocaecalis superior *f*
回盲上隐窝 Recessus ileocaecalis superior *m*
回盲下襞 Plica ileocaecalis inferior *f*
回盲下隐窝 Recessus ileocaecalis inferior *m*
回奶 Abstillen *n*, Delaktation *f*
回乳剂 Laktifugum *n*, Galaktophygum *n*, Lactifugum remedium *n*
回闪效应 "Flashback"-Effekt *m*
回声 Echo *n*, Nachhall *m*
回声测定 Echolotung *f*
回声测距 Echolotung *f*, Echoentfernungsmessung *f*
回声轨迹 Echospure *f*
回声描记术 Echographie *f*, Echoverfahren *n*
回声脑部描记法 Echoenzephalographie *f*
回声听诊器 Echoskop *n*
回声显示器 Ultraschalldetektor *m*, (Ultraschall) Reflektoskop *n*
回声心动描记法 Echokardiographie *f*
回声征 Echozeichen *n*
回收 Rückgewinnung *f*, Zurückerhalten *n*
回收的 rückgewonnen
回收的溶剂 rückgewonnenes Lösungsmittel *n*
回收率 Rückgewinnung *f*
回收试验 Erholungstest *m*
回苏剂 Anregungsmittel *n pl*, analeptische Mittel *n pl*, Analeptika *n pl*
回缩 Retraktion *f*, Rückstoß *m*, Rückprall *m*
回缩球 Retraktionsbulbus *m*
回缩试验 Retraktionstest *m*
回缩现象 Rückstoßphänomen *n*, Holmes*(-Stewart*) Phänomen *n*
回位波 Rückstoßwelle *f*
回文序列 Palindrom *n*
回吸收 Rückresorption *f*
回吸液 Rekrement *n*
回心血量 Rückfluß(blut)volumen *n*, enddiastolisches Blutvolumen *n*
回旋 Rotation *f*, Konvolution *f*, Gyration *f*
回旋喉镜 Strobolaryngoskop *n*
回旋肌 Rotator *m*, Dreher *m*, Musculi rotatores *m pl*
回旋加速器 Zykrotron *n*, Kreisbeschleuniger *m*, Zirkularbeschleuniger *m*
回旋盘 Drehscheibe *f*
回旋枪创 umlaufende Schussverletzung *f*
回旋枪弹创 umlaufende Schusswunde *f*
回旋枪伤 Ringelschuß(wunde *f*) *m*, Konturschuß *m*
回旋形(脑回状)萎缩 kreisförmige Atrophie *f*
回旋状脉络脉萎缩 Atrophia gyrata chorioideae *f*
回旋状脉络膜萎缩症 kreisförmige Atrophie der Aderhaut *f*
回旋状牛皮癣 Psoriasis gyrata *f*
回旋状银屑病 Psoriasis gyrata *f*
回忆反应 anamnestische Reaktion *f*, Anamnesephänomen *n*
回忆偏倚 Erinnerungsbias *n*
回忆性神经痛 Reminiszenzneuralgie *f*
回忆应答 anamnestische Antwort *f*
回译 Rückübersetzung *f*
回游 Migration *f*, Wanderung *f*
回转床 rollendes Bett *n*
回转器 Gyroskop *n*
回状红斑 Erythema gyratum *n*
回状卵巢 Ovarium gyratum *n*
回状头皮 Cutis verticis gyrata *f*
茴拉西坦 Aniracetam *n*
茴芹内酯 Pimpinellin *n*
茴香 Fenchel *m*, Anis *m*, Foeniculum vulgare *n*
茴香醇 Anisalkohol *m*, Fenchol *n*
茴香甙 Foeniculin *n*
茴香霉素 Anisomycin *n*, Fragecidin *n*
茴香醚 Anisol *n*, Methylphenyläther *m*
茴香醛 Anisaldehyd *n*
茴香酸 Anissäure *f*, Acidum anisicum *n*
茴香油 Anisol *n*, Fenchelöl *n*, Oleum Foeniculi(aethereum) *n*
蛔虫 Spulwurm *m*, Askaris *f*, Ascaris lumbricoides(hominis) *f*
蛔虫病 Askaridose *f*, Ascari(di)asis *f*, Lumbricosis *f*
蛔虫残体 Rest der Askaris *m*
蛔虫肠梗阻 Askariden-Ileus *m*
蛔虫感染 Askariden-Infektion *f*
蛔虫科 Ascari(di)dae *pl*
蛔虫瘤 Spulwurm-Tumor *m*
蛔虫卵性肉芽肿 Ascariseier-Granulom *n*
蛔虫痧 Fadenwurm-Fieber *n*
蛔虫属 Ascaris *f*
蛔虫性肠梗阻 ascarisinduzierte Behinderung *f*
蛔虫性恶液质 ascarisinduzierte Kachexie *f*
蛔虫性肺炎 ascarisinduzierte Lungenentzündung *f*
蛔虫性阑尾炎 Askariden-Appendizitis *f*
蛔虫性脑病 ascarisinduzierte Enzephalopathie *f*
蛔虫性肉芽肿 ascarisinduziertes Granulom *n*
蛔虫性哮喘 Askariden-Asthma *n*
蛔虫阴影 Askariden-Schatten *m*
蛔毒素 Ascaron *n*
蛔蒿酮 Artemisieketon *n*
蛔科 Ascari(di)dae *pl*
蛔目 Ascaridata *pl*

huǐ 毁

毁坏型死后变化 destruktive postmortale Veränderung *f*
毁坏性毒物 destruktives Gift *n*
毁灭恐怖 Atephobie *f*
毁人容貌 Entstellung *f*
毁损性烧伤 zerstörte Verbrennung *f*

毁胎术 Embryotomie *f*
毁形性鼻咽炎 Rhinopharyngitis mutilans *f*, Gangosa *f*
毁血器官 blutzerfallendes Organ *n*

huì 汇会荟绘彗秽惠喙

汇管区 Portalfeld *n*
汇合部肝胆管空肠吻合术 Cholangiojejunostomie des Ductus hepaticus *f*
汇合的 zusammenfliesend, confluens, confert (-us, -a, -um)
汇入 Einfließen *n*, Einmündung *f*
会话交流的交互性 Gegenseitigkeit in Konversation des Austauschs *f*
会话教练 Gespräch-Trainer *m*
会话卡片 Gesprächskarte *f*
会结晶的 kristallisierbar, kristallisationsfähig
会聚的 konvergent, konvergierend
会聚[点] Konvergenzpunkt *m*
会聚幅度 Konvergenzamplitude *f*
会聚角 Konvergenzwinkel *m*
会聚射线 Konvergenzstrahl *m*
会聚投射学说 Konvergenzprojektionstheorie *f*
会聚透镜 Konvexlinse *f*, Sammellinse *f*
会聚性斜视 Strabismus convergens (s. internum) *m*
会聚性眼球震颤 konvergierender Nystagmus *m*
会刊 Tagungsband (Konferenzband) *m*
会扩散的 diffusionsfähig
会面心理治疗 Treffen-Psychotherapie *f*
会溶温度 kritische Lösungstemperatur *f*, Mischungstemperatur *f*
会谈[法] Interview *n*
会谈时行为表现 Verhalten beim Vorstellungsgespräch *n*
会心团体 Encountergruppe *f*
会厌 Kehldeckel *m*, Epiglottis *f*
会厌癌 Epiglottiskarzinom *n*
会厌擦伤 Epiglottisabrasion *f*
会厌垫 ①Epiglottisstiel *m* ②Epiglottiswulst *m*
会厌发育不全 Agenesis epiglottica *f*
会厌分叉 Epiglottis bifida *f*
会厌谷 Vallecula epiglottica *f*
会厌谷(溪) Vallecula epiglottica *f*
会厌畸形 epiglottische Fehlbildung *f*
会厌结节 Epiglottiswulst, Epiglottistuberkel *m*, Tuberculum epiglotticum *n*
会厌裂 Fissura epiglottica *f*
会厌囊肿 Epiglottiszyste *f*
会厌脓肿 Epiglottisabszeß *m*
会厌前的 präepiglottisch, praeepiglottic (-us, -a, -um)
会厌前间隙 präepiglottischer Raum *m*
会厌切除术 Kehlkopfdeckelresektion *f*, Epiglott (id) ektomie *f*
会厌缺失 abwesender Kehldeckel *m*
会厌热灼伤 thermische Epiglottisverletzung *f*
会厌软骨 Kehldeckelknorpel *m*, Cartilago epiglottica *f*
会厌软骨茎 Epiglottisstiel *m*, Petiolus epiglottidis *m*
会厌软骨前脂体 vorderer Fettkörper des Kehldekels *m*
会厌软骨切除钳 Epiglottisknorpel-Schneidezange *f*
会厌溪 Vallecula epiglottica *f*
会厌下的 subepiglottisch, subepiglottic (-us, -a, -um)
会厌炎 Epiglotti (di) tis *f*, Angina epiglottica *f*
会厌征 Vallekularzeichen *n*
会厌周围间隙 periepiglottischer Raum *m*
会议文献 Literatur der Konferenz *f*
会议信息 Information der Konferenz *f*
会议赞助商 Sponsor der Konferenz *m*
会议主题 Thema der Konferenz *f*
会阴 Damm *m*, Perineum *n*
会阴Ⅲ度撕裂伤修补术 Reparatur des Dammrisses dritten Grades *f*
会阴瘢痕 Perinealnarbe *f*
会阴保护法 Dammschutz *m*
会阴部护理 Perineumpflege *f*
会阴部皮瓣 perineale Klappe *f*
会阴部切开取石术 perineale Lithotomie *f*
会阴侧切 Perineotomia lateralis *f*
会阴成形术 Perineoplastik *f*, Dammplastik *f*
会阴的 perineal, perineal (-is, -is, -e)
会阴动脉 Arteria perinealis *f*
会阴缝 Raphe perinei *f*
会阴缝[合]术 Dammnaht *f*, Perinealnaht *f*, Perineorrhaphie *f*
会阴缝合用阴道牵开器 Scheidenhalter (od. Scheidenretraktor) für Perinealnaht *m*
会阴肛门成形术 Perineoanoplastik *f*
会阴肛三角 Trigonum anale perinei *n*
会阴横动脉 transverse perineale Arterie *f*
会阴横韧带 Ligamentum transversum perinei *n*
会阴肌 Musculi perinei *m pl*
会阴坚韧 Perinealrigidität *f*
会阴剪 Dammschere *f*
会阴筋膜 Dammbinde *f*, Fascia perinei superficialis *f*
会阴痉挛 Spasmus perinealis *f*
会阴静脉 Vena perinealis *f*
会阴裂伤 Dammriß *m*, Perineallazeration *f*
会阴裂伤修补术 Reparatur des Dammrisses *f*, Dammnaht *f*
会阴泌尿生殖三角 urogenitales Dreieck *n*, Trigonum urogenitale *n*
会阴膜 Membrana perinei *f*
会阴内的 intraperineal, intraperineal (-is, -is, -e)
会阴尿道切开术 perineale Urethrotomie *f*
会阴尿道下裂 perineale Hypospadie *f*
会阴尿道造口术 Perineo (urethro) stomie *f*
会阴破裂 Dammruptur *f*, Dammriß *m*
会阴牵开器 Dammhaken *m*, Dammretraktor *m*
会阴浅横肌 Musculus transversus perinei superficialis *m*
会阴浅筋膜 Fascia perinei superficialis *f*
会阴浅隙 Spatium perinei superficiale *n*
会阴切开[术] Dammschnitt *m*, Damminzision *f*, Perineotomie *f*
会阴曲 Flexura perinealis *f*
会阴疝 Dammbruch *m*, Perinealhernie *f*
会阴烧伤 perineale Brandwunde *f*
会阴深横肌 Musculus transversus perinei profundus *m*
会阴深筋膜 Fascia perinei profunda *f*
会阴深隙 Spatium perinei profundum *n*
会阴神经 Nervi perinei *m pl*
会阴收缩力计 Perineometer *n/m*
会阴撕裂 Dammriß *m*, Laceratio perinei *f*
会阴体 Dammzentrum *n*, Centrum tendineum perinei *n*
会阴外的 extraperineal, extraperineal (-is, -is, -e)
会阴外阴的 perineovulvär
会阴性阴道痉挛 Vaginismus perinei *m*
会阴血肿清除 Ausräumung des Perinealhämatoms *f*
会阴阴道的 perineovaginal, perineovaginal (-is, -is, -e)
会阴阴道瘘 Perineovaginalfistel *f*
会阴阴道直肠的 perineovaginorektal, perineovaginorectal (-is, -is, -e)
会阴阴道直肠肌瘤切除术 Perineokolporektomyomektomie *f*
会阴阴囊的 perineoskrotal, perineoscrotal (-is, -is, -e)
会阴正中切开术 medianer Dammschnitt *m* (od. Episiotomie *f*)
会阴支 Rami perineales *m pl*
会阴支器 Dammstütze *f*

会阴中侧切开术 mediolateraler Dammschnitt *m*（od. Episiotomie *f*）
会阴中心腱 Zentralsehne des Perineum *f*, Centrum tendineum perinel *n*
会诊 ärztliche Konsultation *f*, Konsilium *n*
会诊（咨询）Beratung *f*
会诊记录 Konsultationsprotokoll *n*
会诊-联络精神病学 Verbindung-Konsultation-Psychiatrie *f*
会诊-联络精神病学和心身医学组织 europäische konsiliarpsychiatrische Gesellschaft *f*
会诊医师 beratender Arzt *m*, Konsiliararzt *m*, Konsiliarius *m*
荟萃分析 Metaanalyse *f*
绘草图 Skizzierung *f*
绘人测验 Mann-Zeichen-Test *m*
绘图的 graphisch, zeichnerisch
绘图机 Zeichenmaschine *f*
彗星恐怖 Kometophobie *f*
彗星试验（单细胞凝胶电泳试验）Comet-Assay *m*
彗星尾伪影 Kometenschweif-Artefakt *m*
彗星细胞 Kometenzellen *f pl*
彗形象差 komatische Aberration *f*, Koma *n*, Coma *n*
秽亵行为 Kopropraxie *f*
秽亵言语 Koprophrasie *f*, Eschrolalie *f*
秽语症 Koprolalie *f*, Koprophemie *f*, Eschrolalie *f*
惠更斯氏原理 Huygens* Prinzip *n*
惠普尔氏病 Whipple* Krankheit *f*
惠普尔氏病性关节炎 Arthritis bei Whipple* Krankheit *f*
惠普尔氏手术 Whipple* Operation *f*, Pankreatoduodenektomie *f*
惠斯登平衡电桥（单臂电桥, Wheatstone 桥）Wheatstone-Brücke *f*
惠［特曼］氏白蛉 Phlebotomus whitmani *m*
惠特莫尔氏病 Whitmore* Krankheit *f*, Melioidose *f*, Malleoidosis *f*
惠特莫尔氏杆菌 Whitmore* Bazillen *m pl*
惠特莫尔氏热 Whitmore* Fieber *n*（od. Krankheit *f*）, Melioidose *f*, Malleoidosis *f*
惠-约二氏试验 Wheeler*-Johnson* Probe *f*
喙肱肌 Musculus coracobrachialis *m*, Coracobrachialis *m*
喙肱肌囊 Bursa musculi coracobrachialis *f*
喙肱韧带 Ligamentum coracohumerale *n*
喙肩弓 korakoakromialer Bogen *m*
喙肩韧带 Ligamentum coracoacromiale *n*
喙肩韧带切除术 korakoakromiale Band-Resektion *f*
喙肩韧带撕裂 korakoakromialer Bänderriss *m*
喙锁关节 korakoklavikuläres Gelenk *n*
喙锁关节缝合固定术 korakoklavikuläre Gelenk-Nahtmaterialhalterung *f*
喙锁韧带 Ligamentum coracoclaviculare *n*
喙锁韧带粗隆 Tuberositas ligamentum coracoclavicular *f*
喙锁韧带撕裂 korakoklavikulärer Bänderriss *m*
喙锁胸筋膜 Fascia coracocleidopectoralis *f*
喙突 Processus coracoideus *m*, Korakoid *n*
喙突骨髓炎 Osteomyelitis des Processus coracoideus *f*
喙突下脱位 Luxatio subcoracoidea *f*
喙突下撞击试验 korakoklavikuläre Stoßprüfung *f*
喙突下撞击征 korakoklavikuläres Stoßprüfung-Zeichen *n*
喙突炎 Korakoiditis *f*
喙突撞击综合征 korakoklavikuläres Stoßprüfung-Syndrom *n*
喙状鼻［畸形］Rhinozephalie *f*, Rhinenzephalie *f*
喙状鼻畸胎 Rhinozephalus *m*
喙状鼻畸胎 Rhinozephalus *m*, Rhinenzephalus *m*
喙状骨 Korakoid *n*
喙状骨盆 Schnabelbecken *n*, Pelvis rostrata *f*

HUN 昏婚浑混

hūn 昏婚

昏呆 Stupor *m*
昏倒 Ohnmacht *f*, Synkope *f*
昏糊痉挛 Narkospasmus *m*, Narkosomanie *f*
昏厥 Ohnmacht *f*, Synkope *f*
昏厥的 ohnmachtig, synkopal
昏迷 Koma *n*, Coma *n*, Benommenheit *f*, Bewußtlosigkeit *f*
昏迷的 bewußtlos, ohnmachtig, komatös, comatos（-us, -a, -um）
昏迷后遗症 komatöse Nachkrankheit（od. Folgeerscheinung）*f*
昏迷期 Komastadium *n*
昏迷前期 Präkoma *n*, Praecoma *n*
昏迷性疟 Malaria comatosa *f*
昏迷［兆］管型（Külz*）Komazylinder *m*
昏迷［状态］Koma *n*, Coma *n*, Exanimation *f*
昏睡 Schlafsucht *f*, Sopor *m*, Lethargie *f*
昏睡病 Lethargie *f*, Lethargus *m*
昏睡病，发作性睡眠 Narkolepsie *f*
昏睡的 soporös, lethargisch
昏睡期 lethargisches Stadium *n*
昏睡型脑炎 Schlafen-Enzephalitis *f*
昏睡性木僵 lethargischer Stupor *m*
昏睡性脑炎 Encephalitis lethargica *f*
昏睡状态 lethargischer Zustand *m*, Betäubungszustand *m*
昏眩 Schwindel *m*, Taumel *m*
婚飞 Begattungsausflug *m*, Hochzeitsflug *m*
婚后的 postmarital, postmarital（-is, -is, -e）
婚后的生活阶段 Lebensphase nach der Heirat *f*
婚后矛盾的消除 Entfernung von Kontradiktionen nach der Heirat *f*
婚后梅毒 Syphilis maritalis *f*
婚后弱视 postmaritale Amblyopie *f*, Burns* Amaurose *f*
婚后心理矛盾 geistige Kontradiktion nach der Heirat *f*
婚恋的心理卫生 psychische Gesundheit in der Ehe und Liebe *f*
婚龄 Ehemündigkeit *f*,（Mindest-）Heiratsalter *n*, Nubilität *f*
婚配的类型 Art der Ehe *f*
婚前保健 voreheliche Gesundheitspflege *f*
婚前检查 Prüfung vor der Hochzeit *f*
婚前卫生指导 vorehelicher Gesundheitsratgeber *m*
婚前卫生咨询 voreheliche Gesundheitsberatung *f*
婚前医学检查 voreheliche Vorsorgeuntersuchung *f*
婚外恋 Affäre *f*
婚姻法 Ehegesetz *n*
婚姻家庭 Ehe und Familie *f*
婚姻疗法 Eheberatung/Paartherapie *f*
婚姻潜力测验 Marriage Potential Test <engl.>（MPT）
婚姻史 Ehegeschichte *f*
婚姻统计 Ehestatistik *f*
婚姻治疗的类型 Art von Paartherapie *f*
婚姻咨询 Eheberatung *f*
婚育史 Geburtenanamnese *f*

hún 浑

浑浊 Trübung *f*, Opazität *f*
浑浊的 trübe, opak
浑浊度 Trübung *f*, Turbidität *f*
浑浊化 Opakifikation *f*, Opakifizierung *f*

hùn 混

混［合］晶 Mischkristall *m*
混雌激素 Amnestrogen *n*
混汞［合金］器 Amalgamator *m*

混合白细胞反应 gemischte Leukozytenreaktion f, mixed leucocyte reaction <engl.>
混合白细胞培养 gemischte Leukozytenkultur f, mixed leucocyte culture (MLC) <engl.>
混合斑 Mischfleck m
混合斑检验 Untersuchung des Mischflecks f
混合编程 gemischte Programmierung f
混合变性 Mischdegeneration f
混合变异 Mixovariation f, Amphimutation f
混合表型急性白血病 akute Leukämie mit gemischtem Phänotyp f
混合材料 hybrides Material n
混合参数 hyhrider Parameter m
混合槽 Mischgefäß n, Mischbecken n
混合成本 Mischkosten f
混合充血 gemischte Injektion (od. Kongestion) f
混合的正常人免疫球蛋白 gepooltes NormalHumanimmunglobulin n
混合电极 Mischelektrode f, gemischte Elektrode f
混合发酵 gemischte Gärung f
混合发作 gemischte Episode f
混合方法 hybrides Verfahren n
混合分流 komplexer Shunt m
混合复合材料 hybrider Verbundwerkstoff m
混合感染 Mischinfektion f, Polykontamination f, Multiinfektion f
混合功能氧化酶 Mischfunktionsoxidase f (MFO)
混合功能氧化酶系统 Mischfunktionsoxidasensystem n
混合供体血小板 gepoolter Thrombozyt m
混合管型 gemischter Zylinder m
混合冠 gemischte Krone f, Mischkrone f
混合光源 Mischlichtquelle f
混合锅 Mischkessel m
混合呼出气 gemischte abgelaufene Gasse f
混合婚姻疗法 kombinierte Paartherapie f
混合畸形 gemischte Malformation f
混合集落生成单位 gemischte kolonibildende Einheit f (CFU-MIX)
混合矫形器 hybride Orthese f
混合接触镜 hybride Kontaktlinse f
混合结缔组织病 Mischbindegewebskrankheit f
混合结石 Kombinationsstein m
混合精神病 mischbildhafte Psychose f, Mischpsychose f
混合精液人工授精 künstliche Befruchtung f
混合静脉血含氧量 Sauerstoffgehalt des gemischten Venenblutes m
混合静脉血氧饱和度(SvO2) gemischte venöse Sauerstoffsättigung (SvO2) f
混合静脉血氧张力 gemischte venöse Sauerstoffspannung im Blut f
混合酒中毒 Polyalkoholismus m
混合均匀 misce bene (m. b.)
混合菌(疫)苗 Mischvakzine f, Mischimpfstoff m, Kombinationsimpfstoff m
混合抗球蛋白反应 gemischte Antiglobulinreaktion f
混合口腔腺 gemischte Mundhöhlendrüse f
混合冷凝器 Mischkondensator m
混合疗法 Kombinationstherapie f
混合淋巴细胞反应 Mischlymphozytenreaktion f, mixed lymphocyte reaction (MIR) <engl.>
混合淋巴细胞反应(试验) Mischlymphozytenreaktion f
混合淋巴细胞培养 Mischlymphozytenkultur f, mixed lymphocyte culture (MLC) <engl.>
混合淋巴细胞试验 Mischlymphozytentest m
混合淋巴细胞相互作用 Mischlymphozyteninteraktion f, mixed lymphocyte interaction (MLI) <engl.>
混合淋巴细胞肿瘤细胞培养 Mischlymphozytentumorzellkultur f
混合瘤 Mischtumor m, Mischgeschwulst f, Kombinationstumor m
混合瘤摘除术 Exzision des Mischtumors f
混合麻风 Lepra mixta f
混合麻醉 Mischnarkose f, Narkosekombination f
混合醚 Mischäther m
混合免疫 gemischte Immunität f, Mischimmunität f
混合内障 Mischstar m, Mischkatarakt f
混合凝集反应 Mischagglutinationsreaktion f
混合培养[物] Mischkultur f
混合配位体络合物 Mischligandkomplex m
混合皮移植 gemischte Hauttransplantation f
混合气体检测 Gemischgasedetektion f
混合器 Mischer m
混合嵌合体 Mischchimärismus m
混合切断术 Mischamputation f
混合热 Mischungswärme f, Mischungsenthalpie f
混合溶剂 Mischlösungsmittel n Mischsolvens n
混合溶媒 Mischlösungsmittel n, Mischsolvens n
混合熔点 Mischschmelzpunkt m, Mischungsschmelzpunkt m
混合散光 gemischter Astigmatismus m, Astigmatismus mixtus m
混合色 Mischfarbe f
混合膳食 gemischte Diät (od. Kost) f, Mischdiät f
混合上皮 gemischtes Epithel n
混合神经 gemischter Nerv m, Nervus mixtus m
混合式心理治疗 kombinierte Psychotherapie f
混合试样 gemischter Prüfling m, Mischprobestück n
混合水源 Mischwasserquelle f
混合糖尿病 Diabetes compositus m
混合调制 gemischte Modulation f
混合烃 Kohlenwasserstoffgemisch n
混合酮 gemischtes Keton n
混合突触 gemischte Synapse f
混合脱位 Luxatio composita (s. complexa) f
混合喂养 gemischte Fütterung f, Mischfütterung f
混合物 Mixtur f, Mixtura f (mixt.), Mischung f, Gemenge n
混合物分层的区域 Entmischungsgebiet n, Entmischungszone f
混合系 Mischinzuchtstamm m
混合细胞培养 gemischte Zellkultur f, Kokultivierung f
混合细胞肉瘤 Mischzellsarkom n, polymorphes Sarkom n
混合细胞腺瘤 Mischzelladenom n
混合细胞型 Mischzelltyp m
混合细胞型恶性淋巴瘤 bösartiges mischzelliges Lymphom n
混合细胞型霍奇金淋巴瘤 klassisches Hodgkin* lymphom n
混合细胞型淋巴肉瘤 mischzelliges Lymphosarkom n
混合腺 gemischte Drüse f, Mischdrüse f
混合相 Mischphase f
混合型 Mischtyp m, Mischart f
混合型 Mischungstyp m, gemischter Muster m
混合(细胞)型癌 Mischzellkarzinom n
混合型卟啉病 Porphyria variegata f
混合型导管原位癌 duktales Karzinom in situ (mischzelltyp) n
混合型队列研究(双向性队列研究) bidirektionale Kohortenstudie f
混合型房间隔缺损 konfluenter Vorhofseptumdefekt m
混合型非胰岛细胞分泌腺瘤 Zöllinger*-Ellison*-(-Strom*) syndrom n, Mischtyp des nicht-Insulin-produzierenden Neoplasma der Delta-Zellen des Pankreas m
混合型肺气肿 gemischtes Lungenemphysem n
混合型氟骨症 gemischte Skelettfluorose f
混合型钙质牙瘤 gemischtes verkalktes Odontom n
混合型肝硬化 gemischte mikronoduläre Leberzirrhose f
混合型骨盆 Becken gemischten Typs n

混合型骨营养不良 Mischosteodystrophie *f*
混合型鼓室成形术 gemischte Tympanoplastik *f*
混合型何杰金氏病 Hodgkin* Krankheit vom Mischzelltyp *f*
混合型滑膜肉瘤 Mischtyp des Synovialsarkoms *m*
混合型畸形 gemischte Fehlbildung *f*, gemischte Malformation *f*
混合型间皮瘤 Mischmesotheliom *n*
混合型间皮肉瘤 Mischmesotheliosarkom *n*
混合型结缔组织病 Mischbindegewebskrankheit *f*
混合型精神病 Mischpsychose *f*, zykloide Psychose *f*
混合型颈椎病 gemischte zervikale Spondylose *f*
混合型抗炎反应综合征 gemischtes antiinflammatorisches Reaktionssyndrom *n*
混合型克汀病 gemischter Kretinismus *m*
混合型裂孔疝 gemischte Hiatushernie *f*
混合型慢性高原病(蒙赫病,慢性高原红细胞增多病) gemischte chronische Höheskrankheit *f*, Monge'sche Krankheit *f*, chronische Mountainpolyzythemie *f*
混合型膀胱破裂 gemischte Blasenruptur *f*
混合型鞘膜积液 Kombinationshydrozele *f*
混合型睡眠呼吸暂停 gemischtes Schlafapnoe-Syndrom *n*
混合型酸碱紊乱 gemischte Säure-Basen-Gleichgewichtsstörung *f*
混合型特定发育障碍 gemischte umschriebene Entwicklungsstörung *f*
混合型星形胶质细胞 Mischastrozyt *m*
混合型胸腺瘤 Mischthymom *n*, Mischtyp des Thymoms *m*
混合型血管瘤 Mischhämangiom *n*, Mischtyp des Hämangioms *m*
混合型压力性尿失禁(尿毒症获得性囊肿) gemischte Dranginkontinenz *f*
混合型营养不良 marantischer Kwashiorkor *m*
混合型躁狂抑郁症 gemischte manische Melancholie *f*, depressive Manie *f*
混合型支气管扩张 Mischtyp der Bronchiektase *m*
混合性表皮样和黏液分泌性癌 Mukoepidermoidkarzinom *n*
混合性勃起功能障碍 gemischte organische/psychogene erektile Dysfunktion *f*
混合性尘肺 Mischstaublunge *f*, Mischpneumokoniose *f*
混合性粗细结节性肝硬化 gemischte makro- und mikronoduläre Leberzirrhose *f*
混合性胆固醇结石 Kombinationscholesterinstein *m*
混合性蛋白尿 gemischte Albuminurie *f*
混合性动脉瘤 gemischtes Aneurysma *n*
混合性多胎 gemischte Multifoetation *f*
混合性耳聋 gemischte Taubheit *f*
混合性粉尘 Mischstaub *m*
混合[性]粉尘尘肺 Mischstaubpneumokoniose *f*, Mischstaublunge *f*
混合性肝硬变 gemischte Leberzirrhose *f*
混合性高甘油三酯血症 Mischhypertriglyceridämie *f*
混合性骨小梁 Mischknochenbälkchen *n*
混合性骨折 gemischte Fraktur *f*
混合性呼吸困难 gemischte Dyspnoe *f*
混合性呼吸音 gemischtes Atemgeräusch *n*
混合性坏疽 Mischgangrän *f*
混合性甲状腺滤泡—髓样癌 gemischtes follikuläres und medulläres Schilddrüsenkarzinom *n*
混合性甲状腺肿 gemischte Struma *f*
混合性碱中毒 Mischalkalose *f*
混合性胶质细胞瘤 Mischgliom *n*
混合性拮抗反应综合征 Mixed-Antagonistenreaktionssyndrome *n*
混合性结石 Kombinationsstein *m*
混合性近视 gemischte Kurzsichtigkeit *f*
混合性类癌腺癌 gemischtes Karzinoid-Adenokarzinom *n*
混合性瘘 Kombifistel *f*
混合性麻痹 Mischparalyse *f*
混合性脓胸 Mischempyem *n*
混合性散光 Astigmatismus mixtus *m*
混合性上皮癌 gemischtes epitheliales Karzinom *n*
混合性神经内分泌癌 gemischtes neuroendokrines Karzinom *n*
混合性神经元胶质肿瘤 gemischtes Neuron-Glia-Tumor *n*
混合性肾上腺病 adrenogenitales Salzverlustsyndrom *n*, Debre*-Fibiger* Syndrom *n*
混合性失语 Aphasia mixta *f*, gemischte Aphasie *f*
混合性睡眠呼吸暂停综合征 gemischtes Schlafapnoe-Syndrom *n*
混合性酸碱平衡失调 gemischte Säure-Basen-Gleichgewichtsstörung *f*
混合性酸碱平衡紊乱 gemischte Säure-Basen-Gleichgewichtsströung *f*
混合性酸中毒 Mischazidose *f*
混合性髓样滤泡型癌 gemischtes medullo-follikuläres Karzinom *n*
混合性损害 Mischläsion *f*, vermischter Schaden *m*
混合性通气功能障碍 gemischte lüftungfunktionsstörung *f*, gemischte Ventilationsdysfunktion *f*
混合性同性恋 gemischte Homosexualität *f*
混合性下疳 Mischschanker *m*, Rollet* Schanker *m*
混合性腺癌和神经内分泌癌 gemischtes Adenokarzinom und neuroendocrines Karzinom
混合性腺鳞癌 gemischtes adenosquamöses Karzinom *n*
混合性腺泡 Mischazinus *m*
混合性性功能障碍 gemischte sexuelle Dysfunktion *f*
混合性性腺发育不良症 gemischte Gonadendysgenesie *f*
混合性性腺发育障碍 gemischte Gonadendysgenesie *f*
混合性性腺发育障碍 verkomplizierte Gonadenentwicklungsstörungen *f*
混合性学校技能障碍 gemischte Störung der schulischen Fertigkeit *f*
混合性牙瘤 Mischodontom *n*
混合性牙源性肿瘤 Odontogener Mischtumor *m*
混合性胰腺导管癌 - 内分泌癌 gemischtes duktal-endokrines Karzinom des Pankreas *n*
混合性硬变 Mischzirrhose *f*
混合性肿瘤 Mischtumor *m*
混合性皱纹 Kombifalte *f*
混合性纵隔肿物 gemischter Mediastinaltumor *m*
混合血浆法(Bethesda 法) Bethesda* Methode *f*
混合血清 Mischserum *n*
混合血栓 gemischter(od. geschichter) Thrombus *m*
混合牙列 Mischgebiß *n*, provisorisches Gebiß *n*
混合盐 Mischsalz *n*
混合疫苗 Mischvakzine *f*
混合饮食 gemischte Diät (od. Kost) *f*, Mischdiät *f*
混合营养 gemischte Ernährung *f*
混合造血嵌合体 gemischter hämatopoetischer Chimärismus *m*
混合指示剂 Mischindikator *m*
混合痔 Mischhämorrhoide *f*, Mischform der Hämorrhoide *f*
混合痣 Kombinationsnävus *m*
混合柱 Mischsäule *f*
混化骨盆 Assimilationsbecken *n*
混晶 Mischkristall *m*
混流 gemischte Strömung *f*
混乱 Verwirrung *f*, Verworrenheit *f*, Konfusion *f*
混凝沉淀 Koagulierungspräzipitation *f*
混凝沉淀池 Koagulierungspräzipitationsbecken *m*
混凝沉淀法 Gerinnung-Niederschlag-Prozess *m*

混凝剂 Gerinnstoff *m*, Koagulans *n*
混凝试验 Gerinnungsexperiment *n*
混凝土灼伤 Betonverbrennung *f*, Betonverätzung *f*
混频管 Misch(oszillator)röhre *f*
混溶钙池 Teich für zumischendes Kalzium *m*
混色板 Farbenmischplatte *f*
混酸 Mischsäure *f*
混涎作用 Insalivation *f*
混响 Nachhall *m*, Reverberation *f*
混响回路 Reverberationsstromkreis *m*
混淆色 Verwechselungsfarbe *f*
混淆试验 Verwechselungsprobe *f*
混悬[浮]液 Suspension *f*
混悬的 suspendiert, suspens(-us, -a, -um)
混悬物[质] Suspensionssubstanz *f*
混旋氯(合)霉素 Syntomycin(um) *n*
混血儿 Mischling *m*, Bastard *m*, Halbblut *n*
混杂群动物 gemischtes Kolonientier *n*
混杂绦虫 Taenia confusa(s.bremneri) *f*
混杂性偏倚 Stichprobenverzerrung *f*
混杂因素 Zusatzfaktor *m*
混浊 Trübung *f*, Opacitas *f*
混浊的 trübe, opak, opalszent
混浊化 Opazifizierung *f*
混浊尿 trüber Harn *m*
混浊指示剂 Trübungsindikator *m*
混浊肿胀 trübe Schwellung *f*
混浊状态 Trübungszustand *m*

HUO 豁活火伙钬或货获惑霍

huō 豁

豁口技术 Gap-Technologie *f*

huó 活

活瓣 Ventil *n*
活瓣性气胸 Ventilpneumothorax *m*
活病毒 Virus animatum *n*
活产 Lebendgeburt *f*
活的 lebend, viv(-us, -a, -um)
活的触染物 lebendes Kontagium *n*, Contagium animatum (s, vivum) *n*
活动 Aktivität *f*, Tätigkeit *f*, Betätigung *f*
活动半月板假体 bewegliche Meniskus-Prothese *f*
活动保持器 abnehmbarer(Zurück-)Halter *m*
活动表现 berufliche Leistungsfähigkeit *f*
活动的 ①aktiv, activ(-us, -a, -um) ②mobil, mobil(-is, -is, -e) ③versatil, versatil(-is, -is, -e)
活动度 ①Aktivität *f* ②Mobilität *f*
活动法 Mobilisation *f*
活动范畴 Leistungsbereich *m*
活动改造 Aktivität-Adaption *f*
活动过度 Überaktivität *f*, Hyperaktivität *f*, Hyperkinesie *f*
活动过度的 überaktiv, hyperaktiv, hyperkinetisch
活动过强 Überaktivität *f*, Hyperaktivität *f*, Hyperkinesie *f*
活动汗腺 aktive Schweißdrüsen *f pl*
活动行为成分 Leistungskomponente *f*
活动行为范畴 Leistungsbereich *m*
活动和参与 Aktivität und Partizipation *f*
活动幻镜 Stroboskop *n*, Zoetrop *n*
活动集体治疗 Gruppentherapie der Aktivität *f*
活动夹 Gehschiene *f*
活动减退 Hypoaktivität *f*, Hypokinesie *f*
活动减退的 hypoaktiv
活动矫正器 abnehmbares orthodontisches Gerät *n*
活动矫治器 herausnehmbare Zahnspange *f*
活动精子百分率 Prozent der beweglichen Spermatozoen *n*
活动精子浓度 bewegliche Spermien-Konzentration *f*
活动亢进 Überaktivität *f*, Hyperaktivität *f*, Hyperkinesie *f*
活动靠背床 Gatch*-Bett *n*
活动空间 Aktionsraum *m*
活动力过强 Hyperenergasie *f*
活动力缺失 Anergasie *f*, Aktivitätsverlust *m*
活动滤线器 beweglicher Raster *m*, Bucky*Blende *f*
活动能力 Morbilität *f*
活动平板测力计 Tretkurbel-Ergometer *n*
活动平板运动试验 Tretkurbelübungsprobe *f*, Plattformübungstest *m*
活动期 aktives Stadium *n*
活动期望寿命 Aktivitaetslebenserwartung *f*
活动肾 Wanderniere *f*, Ren mobilis *m*
活动室 Tätigkeitszimmer *n*
活动调节 Regulierung der Tätigkeit *f*
活动无耐力 aktive Intoleranz *f*
活动细胞 Kinetozyt *m*, Edelmann* Zelle *f*
活动细胞减少 Kinetozytopenie *f*
活动细胞增多 Kinetozytose *f*
活动协调 Koordination der Tätigkeit *f*
活动型 aktiver Typ *m*
活动性 ①Aktivität *f* ②Mobilität *f*
活动性八叠球菌 Sarcina mobilis *f*
活动性病变 aktive Läsion *f*
活动性出血 aktive Blutung *f*
活动性大肠杆菌 Bacillus coli mobilis *m*
活动性脊柱侧凸 mobile Skoliose *f*
活动性结核 aktive Tuberkulose *f*
活动性染色质 aktives Chromatin *n*
活动性肾盂肾炎 aktive Pyelonephritis *f*
活动性消失 Deaktivation *f*
活动性携带者 aktiver Träger *m*
活动性休息 aktive Ruhe *f*
活动性椎体血管瘤 aktivitätes Wirbelkörper-Hämangioma *n*
活动训练[疗]法 Bewegungsübungen *f*, Bewegungsthe-rapie *f*
活动[眼]折射 dynamische Refraktion *f*
活动义齿 abnehmbare(Zahn-)Prothese *f*
活动义齿清洁液 Reinigungsflüssigkeit für abnehmbare Zahnprothese *f*
活动抑制 Immobilisation *f*
活动因素 aktiver Faktor *m*
活动印模托盘 verstellbarer Abdrucklöffel *m*
活动与残疾 Aktivität und Behinderung
活动与运动 Aktivität und Bewegung
活动增强 Überaktivität *f*, Hyperaktivität *f*, Hyperkinesie *f*
活动正畸器 abnehmbares orthodontisches Gerät *n*
活动指数 Aktivitätindex *m*
活动状态 aktiver Zustand *m*
活动锥虫 Trypanosoma vivax(s. uniforme) *n*
活动组合 Aktivität-Synthese *f*
活度 Aktivität *f*, Aktivierungsgrad *m*
活度常数 Aktivitätskonstante *f*
活度分析 Aktivitätsanalyse *f*
活度积 Aktivitätsprodukt *n*
活度系数 Aktivitätskoeffizient *m*
活度序 Aktivitätsserie *f*
活骨移植 Lebendes Knochentransplantat *n*
活化 Aktivierung *f*, Aktivation *f*
活化氨基酸 aktivierte Aminosäure *f*
活化部分凝血活酶时间 aktivierte partielle Thromboplastinzeit

f(APTT)
活化蛋白 1 Aktivatorprotein-1 n(AP-1)
活化蛋白 C aktiviertes Protein C n
活化蛋白 C 抵抗(APC 抵抗) aktiviertes Protein C Resistenz f
活化蛋白 C 敏感度比值 aktiviertes Protein C Empfindlichkeitsverhältnis n
活化蛋白酶受体 Protease-aktivierter Rezeptor m
活化的部分凝蛊活酶时间 partielle Thromboplastinzeit f
活化的部分凝血活酶时间 aktivierte partielle Thromboplastinzeit f(APTT)
活化的凝血时间 aktivierte Gerinnungszeit f
活化的吞噬细胞产生的 von aktivierten Phagozyten produziert
活化分析 Aktivierungsanalyse f
活化分子 aktiviertes Molekül n
活化基团 aktivierte Gruppe f
活化剂 Aktivator m, Aktivierungsmittel n, Aktionssub-stanz f
活化剂蛋白 -1 Aktivatorsprotein-1 n(AP-1)
活化阶段 Aktivationsphase f
活化巨噬细胞 aktivierte Makrophagen m pl
活化络合物 aktivierter Komplex m
活化酶 Kinase f
活化能 Aktivierungsenergie f
活化凝血活酶 Thromboplastin n, Thrombokinase f
活化凝血时间 aktivierte Gerinnungszeit f(ACT)
活化热 Aktivierungswärme f
活化熵 Aktivierungsentropie f
活化素 Aktivin n
活化同位素 Aktivierungsisotop n
活化外酶 S 的因子 Fas n
活化外酶 S 的因子配体 Fas-L n
活化污泥 aktivierter Schlamm m, Belebtsschlamm m
活化污水 aktiviertes Abwasser n
活化吸附 aktivierte Adsorption f
活化 T 细胞 aktivierte T-Zelle f
活化 T 细胞核因子 Kernfaktor der aktivierten T-Zelle m
活化 T 细胞自主死亡 autonomer Tod der aktivierten T-Zelle m
活化型 Aktivierte Form f
活化因子 Aktivierungsfaktor m
活化诱导的细胞死亡(激活诱导性细胞死亡) aktivierungsinduzierter Zelltod m
活化值 Aktivierungszahl f
活化中心 aktives Zentrum n, aktiviertes Zentrum n
活化转录因子 -2 aktivierter Transkriptionsfaktor-2 m (ATF2)
活化[状]态 aktivierter Zustand m
活化子蛋白 -1 Aktivator-Protein-1 n(AP-1)
活化子蛋白 -2 Aktivator-Protein-2 n(AP-2)
活检标本 Biopsieprobestück n
活检钳 Biopsiezange f
活检针 Biopsienadel f
活检抓取钳 greifende Biopsiezange f
活结(扣) Laufknoten m, Schlinge f
活镜筒 Ausziehrohr n
活菌计数 lebende Keimzählung f
活菌苗 Lebendvakzine f
活力 ①Aktivität f ②Vitalität f, Vis vitalis f
活力论 Vitalismus m
活粒 Bioblast m, Bioplast m, Altmann*Bioblast m
活门 Klappe f, Ventil n
活命器官 Vitalorgane n pl, lebenswichtige Organe n pl
活宁 Foran n
活泼的 lebendig, lebhaft, aktiv, versatil
活泼分子 aktives Molekül n
活泼好动型 lefhaftter mobiler Typ m
活泼氢 aktiver Wasserstoff m
活泼型 lebhafter Typ m
活染红 Vitalrot n
活塞 Sperrhahn m, Hahn m, Piston n
活塞滴定管 Sperrhahnbürette f
活塞记录器 Sperrhahnregistrator m
活塞状脉 pistonartiger Puls m
活栓润滑脂 Hahnschmiere f
活髓 Vitalpulpa f
活髓保存疗法 konservative Behandlung der Vitalpulpa f
活髓切断术 vitale Pulpaamputation (od. Pulpotomie) f
活髓牙 Lebendzähne m pl
活套疗法 Looper-Psychotherapie f
活体[显微]镜检(查)法 Biomikroskopie f, (Intra-) Vitalmikroskopie f
活体的诊察 Prüfung des lebenden Körpers f
活体动物体内光学成像 optische Bilderzeugung in lebendigem Tier f
活体供者 Lebendspender m
活体观察 Viviperzeption f
活体灌注 Viviperfusion f
活体检查 Biopsie f, Bioskopie f
活体鉴定 ①Bioskopie f ②bioassay <engl.>
活体解剖 Sentisektion f, Vivisektion f
活体解剖法 Vivisektion f, Biotomie f
活体解剖禁止论 Abolitionismus m
活体解剖室 Vivisektorium n
活体解剖者 Vivisektionist m
活体筋膜缝线 lebende Naht f
活体捐赠 Lebendspende f
活[体]扩散法 Vividiffusion f
活体酶 lebendes Ferment n
活[体]膜透析 Vividialyse f
活体内的 intravital
活体评价 Lebensbegutachtung f
活体剖检 Autopsie in vivo f
活体亲属供肝移植术 Lebertransplantation mit Spendeleber von einem lebenden Verwandten f
活体取样钳 Biopsiezange f, Alligator-Zange f
活体染剂 Vitalfarbstoff m
活体染色[法] Vitalf ärbung f, Lebendf ärbung f
活体研究 Viviperzeption f
活体移植 lebende Transplantation f
活体组织穿刺针 Biopsienadel f
活细胞 lebende Zelle f
活细胞成像 Bildgebung der lebendigen Zellen f
活细胞核 lebender Zellkern m
活细胞培养法 Lebendzellkultur f
活细胞趋性 Biotaxis f
活细胞染色 Supravitalfäbung f
活性 Aktivität f
活性[化]络合物 aktivierter Komplex m
活性部位 aktive Stelle f
活性测定 Aktivitätdsbestimmung f, Aktivitätsmessung f
活性簇 ergophore Gruppe f
活性单位 Aktivitätseinheit f
活性氮 reaktive Stickstoffverbindung f(RNS)
活性氮物质 reaktive Stickstoffspezies f
活性的 aktiv
活性点 aktive Stelle f
活性碘 aktives Jod n, Aktivjod n
活性宫内节育器 aktives Intrauterinpessar n
活性红 Vitalrot n
活性基[团] aktive Gruppe f
活性离子电解仪 Aktiv-Ion-Elektrolysator m

活性硫 aktiver Schwefel *m*
活性酶 aktives (od.organisiertes) Enzym *n*
活性氢 aktivierter Wasserstoff *m*
活性区 aktive Sektion (od.Region) *f*
活性醛类 reaktiver Aldehyd *m*
活性溶液 aktive Solution *f*
活性素受体 aktiver Rezeptor *m*
活性炭 aktivierte Kohle *f*, Aktivkohle *f*, Carbo activatus *m*
活性炭尘肺 Aktivkohlenstaublunge *f*, Aktivkohlenpneumokoniose *f*
活性炭氯仿萃取物 Aktivkohle-Chloroform-Extrakt *m*
活性填料 aktiver Füllstoff *m* (Füllungsmaterial *n*)
活性维生素 D aktiviertes Vitamin D *n*
活性污泥 aktivierter Schlamm *m*, Belebtschlamm *m*, Impfschlamm *m*
活性污泥处理 Behandlung des aktiven Schlamm *f*
活性污泥生物 Organismus bei aktiven Schlamm *m*
活性污泥消化[法] Belebtschlamm-Verdauung *f*, Belebtschlammverfahren *n*
活性物质 aktive Substanz *f*, lebendes Material *n*
活性吸附 aktivierte Adsorption *f*
活性系数 Aktivitätskoeffizient *f*
活性型受体 aktiver Rezeptor *m*
活性溴化合物 aktive Bromverbindung *f*
活性血清 aktives Serum *n*
活性氧 reaktive Sauerstoffspezies *f*
活性氧簇(类) reaktive Sauerstoffspezies *f*
活性氧代谢产物 reaktiver metabolischer Sauerstoff *m*
活性氧化铝 aktiviertes Alumina (od.Aluminiumoxid) *n*
活性氧化铝吸附过滤法 adsorbierte Filtration beim aktiven Aluminium *f*
活性氧类 reaktive Sauerstoffspezies *f* (ROS)
活性氧类物质检测 reaktive Sauerstoffspezies *f*
活性氧中间物 reaktive Sauerstoffspezies *f*
活性氧族 Aktivsauerstoff-Spezies *f*
活性胰酶 aktiviertes Pankreasenzym *n*
活性运转 aktiver Transport *m*
活性载体 aktiver Träger *m*
活性中心 aktives Zentrum *n*
活性状态 aktiver Zustand *m*
活性组分 aktive Komponente *f*
活疫苗 Lebendvakzine *f*, Lebendimpfstoff *m*
活跃理论 Aktivitätstheorie *f*
活跃期宫颈扩张延缓 aktive Phase der zervikale Dilatation-Verzögerung *f*
活跃期延长 Verlängerung der aktiven Phase *f*
活质 ①Bioplasma *n* ②lebende Substanz *f*
活质分子 Biomolekül *n*
活质化 Vivifikation *f*
活质粒 Biomonade *n pl*
活质粒团 Biomore *m pl*
活质体 Energide *n pl*
活组织 lebendes Gewebe *n*
活组织[显微]镜检查 Biomikroskopie *f*
活组织标本 Probestück des lebenden Gewebes *n*
活组织二氧化碳测定仪 Biometer *n*
活组织分光镜检查 Biospektroskopie *f*
活组织检查 Biopsie *f*
活组织检查技术 Biopsiestechnik *f*
活组织切片 Schnittpräparat des lebenden Gewebes *n*
活组织染色 Vitalfärbung *f*

huǒ 火伙钬

火车损伤 Eisenbahnverletzung *f*, Eisenbahnschaden *m*
火车性眼球震颤 Eisenbahnnystagmus *m*
火罐 Schröpfkopf *m*, Schröpfglas *n*
火罐式吸宫瓶 Schröpfkopf-Typ der Uterussaugflasche *m*
火花电离室 Funkenionisationskammer *f*
火花放电 Funkenentladung *f*
火花光谱 Funkenspektrum *n*
火花线圈 Funkeninduktor *m*
火化(葬) Kremation *f*, Feuerbestattung *f*, Einäscherung *f*
火鸡沙门菌 Salmonella meleagridis *f*
火激红斑 Erythema ab igne *n*
火箭 Rakete *f*
火箭电泳 Rocket-Elektrophorese *f*
火箭免疫电泳 Rocket-Immun (o) elektrophorese *f*
火烙术 Thermokauterisation *f*
火麻仁中毒 Vergiftung durch Cannabis sativa *f*
火棉 Kolloxylin *n*, pyroxylin *n*, Collodiumwolle *f*
火棉胶 Kollodium *n*, Celldion *n*, Celloidin *n*
火棉胶法 Kollodiumverfahren *n*
火棉胶滤器 Kollodiumfilter *m*
火棉胶膜 Kollodiummembran *f*
火棉胶片 Kollodiumhäutchen *n*
火棉胶切片 Kollodiumschnitte *f*
火棉胶 - 石蜡双重包埋法 Celloidin-Paraffin-Einbettung *f*
火棉胶样婴儿 collodion-baby <engl.>
火棉液 Celloidin *n*
火器骨折 Schußfraktur *f*
火器鉴定 Identifikation der Feuerwaffe *f*
火器伤 Schußverletzung *f*, Feuerwaffenverletzung *f*
火器损伤 Firearmverletzung *f*
火器性骨髓炎 Osteomyelitis durch Feuerwaffen *f*
火器性关节伤 Gelenkverletzung durch Feuerwaffen *f*
火器性颅脑开放伤 schusswaffenbedingte offene Hirnverletzung *f*
火器性颅脑损伤 schusswaffenbedingte Hirnverletzung *f*
火绒 Zunder *m*, Feuerschwamm *m*
火山口状溃疡 kraterförmiges Geschwür *n*, Ulcus crateri-forme *n*
火山口状切除术 kraterförmige Resektion *f*
火山口状血细胞 Chromokrater *m*
火石肝 Feuersteinleber *f*
火腿脾 Schinkenmilz *f*
火线抢救 Erste-Hilfe an der Front *f*
火眼 akute Konjunktivitis (od. Augenbindehautentzün-dung) *f*, pink-eye <engl.>
火焰 Flamme *f*
火焰的辐射 Flammenstrahlung *f*
火焰的形成 Flammenbildung *f*, Flammenentwicklung *f*
火焰灯 Flammenbogenlampe *f*
火焰电离检测器 Flammenionisationsdetektor *m* (FID)
火焰发射 Flammenemission *f*
火焰发射度 Flammenemissionsvermögen *n*
火焰锋 Flammenfront *f*
火焰辐射带 Flammenspektralbande *f*
火焰附加器 Flammenzusatzgerät *n*
火焰附件 Flammenzusatz *m*
火焰光度法 Flammenphotometrie *f*
火焰光度计 Flammenphotometer *n*
火焰光度检测器 Flammenphotometriedetektor *m*
火焰光谱 Flammenspektrum *n*
火焰光谱法 Flammenphotometrie *f*
火焰恐怖 Pyrophobie *f*
火焰离子化检测器(氢火焰离子化检测器) Detektor für ionisierende Flamme *m*
火焰面积 Flammenfläche *f*
火焰灭菌法 Flammensterisation *f*
火焰喷射 Flammenspritzen *n*, Flammenstrahlung *f*

火焰温度 Flammentemperatur *f*
火焰稳定器 Flammenstabilisator *m*
火焰细胞 Flammenzelle *f*
火焰原子化器 Flammenatomisator *m*
火焰状出血点 flammige Blutungsflecken *m pl*, flame spots <engl.>
火药 Schießpulver *n*
火药斑纹 Tätowierung mit Pulver *f*
火药残留物 Schießpulverrest *m*, Schießpulverresiduum *n*
火药沉着 Schießpulverablagerung *f*
火药粉黑斑 Stigmata nigra *n pl*
火葬 Kremation *f*, Feuerbestatung *f*, Einäscherung *f*
火葬场 Krematorium *n*, Feuerbestattungsanstalt *f*, Verhrennungshalle *f*
伙伴关系疗法 Partnerschafttherapie *f*
伙食 Kost *f*, Essen *n*, Verpflegung *f*
钬 Holmium *n* (Ho OZ 67)
钬激光器 Holmiumlaser *m*
钬激光碎石 Holmium-Laser-Lithotripsie *f*
钬-钇锂氟激光 Holmium-YLF-Laser *m*

huò 或货获惑霍

或门 ODER-Gatter *n*, OR-gate <engl.>
或然率 Wahrscheinlichkeit *f*
或然误差 wahrscheinlicher Fehler *m*
或战或逃反应 Kampf-oder-Flucht-Reaktion *f*
货币政策 finanzielle Politik *f*
货币资金 finanzielle Kapital *f*
获得(后天)梅毒 Holen* Syphilis *n*
获得[性]特性 erworbener Charakter (od. Eigenschaft *f*) *m*
[后天]获得的 erworben, embiontisch
获得电子 Elektroneneinfang *m*
获得性(继发性)免疫缺陷病 sekundäre Immundefizienz-Erkrankung *f*
获得性 C1 抑制因子缺乏症 erworbener C1-Inhibitor-mangel *m*
获得性摆动性眼球震颤 erworbener Pendelbewegungsnystagmus *m*
获得性鼻缺损 erworbene Nasendefizienz *f*
获得性扁平足 erworbener Plattfuß *m*
获得性部分[性]脂肪营养不良 erworbene partielle Lipodystrophie *f* (ALP)
获得性迟发性淋巴管水肿 Erworbenes verzögertes Lymphödem *n*
获得性穿通性皮肤病 erworbene penetrierende Dermatose *f*
获得性穿通性足部溃疡 erworbene schmerzlose Geschwürsbildung an der Fußsohle *m*
获得性的 erworben, acquisit (-us, -e, -um)
获得性低位髌骨 erworbene niedrige Kniescheibe *f*
获得性范可尼综合征 erworbenes Fanconi*-Syndrom *n*
获得性风疹 erworbenes Röteln *n*
获得性感觉神经根病 erworbene sensorische radikuläre Neuropathie *f*
获得性弓形虫病 erworbene Toxoplasmose *f*
获得性弓形体性视网膜炎 erworbene toxoplasmogene Retinitis *f*
获得性股四头肌纤维化 erworbene Fibrose der Quadrizepssehne *f*
获得性过敏症 erworbene Anaphylaxie *f*
获得性黑变病 erwobene Melanosis *f*
获得性黑病变 erworbene Melanose *f*
获得性或继发性免疫缺陷 erworbene od. sekundäre Immundefizienz *f*
获得性肌病 erworbene Myopathie *f*
获得性肌肉纤维化 erworbene Muskelfibrose *f*
获得性畸形足 erworbener Klumpfuß *m*
获得性脊椎崩裂 erworbener Wirbelsäuleriss *m*
获得性假性动脉瘤 erworbenes falsches Aneurysma *n*, erworbenes Pseudoaneurysma *n*
获得性截肢 erworbene Amputation *f*
获得性局限性脂肪营养不良(ALL) erworbene lokalisierte Lipodystrophie *f* (ALL)
获得性巨结肠 erworbenes Megakolon *n*
获得性聋 erworbene Taubheit *f*
获得性慢性髌骨脱位 erworbene chronische Patellaluxation *f*
获得性免疫 erworbene Immunität *f*
获得性免疫豁免部位 erworbener immuner privilegierter Ort *m*
获得性免疫耐受性 erworbene Immuntoleranz *f*
获得性免疫缺损 erworbene Immundefekt *m* (od. Immundefizienz *f*)
获得性免疫缺陷病 erworbene Immun(o)defizienzkrankheit *f*
获得性免疫缺陷综合征(艾滋病) erworbenes Immun(o)defizienzsyndrom *n*
获得性膜 erworbenes Schmelzoberhäutchen *n*
获得性拇内翻 erworbene Hallux-varus *f*
获得性耐药 erworbene Resistenz *f*
获得性囊性肾脏疾病 erworbene zystische Nierenkrankheit *f*
获得性脑损伤 erworbene Hirnschädigung *f*
获得性内斜视 erworbene Esotropie *f*
获得性凝血因子缺乏 erworbene Koagulationsfaktoren-mangel *m*
获得性潜伏梅毒 erworbenes latentes Syphilis *n*
获得性全身性脂肪营养不良 erworbene generalisierte Lipodystrophie *f* (AGL)
获得性热适应 erworbene Wärme-Anpassung *f*
获得性溶血性贫血 erworbene hämolytische Anämie *f*
获得性神经衰弱 erworbene Neurasthenie *f*
获得性肾病 erworbene Nephropathie *f*
获得性肾囊肿 erworbene renale zystische Krankheit *f*
获得性秃发 erworbene Alopezie *f*
获得性纤维蛋白原血症 erworbene Fibrinogenämie *f*
获得性斜颈 erworbene Schiefhals *f*
获得性斜视 erworbener Strabismus *m*
获得性心脏瓣膜病 erworbener Herzklappenfehler *m*
获得性眼球运动失用症 erworbene okulomotorische Apraxie *f*
获得性遗传 homotrope Vererbung *f*
获得性阅读不能 erworbene Dyslexie *f*
获得性再生障碍性贫血 erworbene aplastische Anämie erworbene aplastische Anämie *f*
获得性早发性淋巴水肿 erworbenes early-onset Lymphödem *n*
获得性痣 erworbener Nävus *m*
获得血流量 Blutströmungeinfang *m*
获得因素性不育 erworbene Sterilität (od. Unfruchtbarkeit) *f*
获能因子 Kapazitationsfaktor *m*
获取语言系统 Voraussetzungen für den Spracherwerb *f pl*
惑乱性精神病 Verwirtheitspsychose *f*
霍-比二氏法 Horowitz*-Beadle*Methode *f*
霍布卡拉特 hopcalite <engl.>
霍德森型肾盏朝向 Hodson* Typ Niere *f*
霍登产钳 Hawks*-Dennen* Zange *f* (用于前位的中位产钳)
霍顿氏试验 Houghton* Test *m*
霍顿氏头痛 Horton* Syndrom *n*, Horton* Neuralgie *f*, Histamin-Kopfschmerz *m*
霍顿氏综合征 Horton* Syndrom *n* (od. Neuralgie *f*), Histaminzeph(al)algie *f*
霍多林碱 Hordorin *n*
霍恩氏变性 Horn* Muskeldegeneration *f*
霍尔 Holle*
霍尔茨克内希特氏单位 Holzknecht* Einheit *f*
霍尔茨克内希特氏间隙 Holzknecht* Raum *m*, Retrokardialraum *m*

霍尔登氏标度 Haldane* Skala *f*
霍尔登效应 Haldane* Effekt *m*
霍尔斯特德氏缝[合]术 Halsted* Naht *f*
霍尔斯特德氏手术 Halsted* Operation *f*
霍尔特豪斯氏疝 Holthouse* Hernie *f*, Hernia inguinofemoralis *f*
霍尔特监护仪(动态心电图监护仪) Holter-Monitor *m*
霍尔元件 Hall* Element *n*
霍尔椎间关节融合术 Halle* interkorporelle Arthrodese *f*
霍尔兹马克变宽 Holtsmark* Verbreiterung *f*
霍法氏病 Hoffa* Krankheit *f*(od. Syndrom *n*)
霍费斯氏膜 Hovius* Membran *f*, Lamina choroidocapil-laris *f*
霍夫包尔氏细胞 Hofbauer* Zelle *f*
霍夫变换 Hough* Transformation *f*
霍夫曼编码 Huffman* Kodierung *f*
霍夫曼降解 Hofmann* Degradation *f*(od. Abbau *m*)
霍夫曼氏[棒状]杆菌 Hofmann Wellenhoff* Bacillus *m*, Corynebacterium pseudodiphtheriticum *n*
霍夫曼氏反射 Hoffmann* Reflex *m*
霍夫曼氏管 Hoffmann* Gang *m*, Ductus pancreaticus *m*
霍夫曼氏肌萎缩 Hoffmann* Muskelatrophie *f*
霍夫曼氏征 Hoffmann* Zeichen (od. Phänomen) *n*
霍夫曼重排 Hofmann* Umlagerung (od. Neuordnung) *f*
霍夫密斯特氏部分胃空肠吻合法 Hofmeister* Operation *f* (od. Gastrektomie)
霍弗分裂双光眼镜 Hoffer* gespaltene bifocale Brille *f*
霍-戈二氏综合征 Hoppe*-Goldflam* Syndrom *n*, Myasthenia gravis pseudoparalytica *f*
霍格特氏手法 Hoguet* Handgriff *m*
霍亨内格氏征 Hochenegg* Zeichen *n*
霍季氏[产科]手法 Hodge* Handgriff *m*
霍金夹 Hodgen* Schiene *f*(股骨骨折用)
霍-柯二氏反应 Hopkins*-Cole* Reaktion *f*
霍克辛格氏征 Hochsinger* Zeichen (od. Phänomen) *n*
霍拉病 Holla* Krankheit *f*
霍兰人格理论 Hollands* Persönlichkeitstheorie *f*
霍乱 Cholera *f*
霍乱[弧菌]毒素 Cholera-Toxin *n*
霍乱肠毒素 Cholera-Enterotoxin *n*
霍乱肠菌素 Choleragen *n*
霍乱初期 Cholerine *f*, asphyktisches Stadium *n*
霍乱红反应 Cholera-Rotreaktion *f*, Brieger* Nitroso-Indolreaktion *f*
霍乱红色素 Cholera-Rotfarbstoff *m*
霍乱红试验 Cholera-Rottest *m*
霍乱弧菌 Choleravibrio *m*, Vibrio cholerae (s. comma) *m*, Koch* Kommabazillus *m*
霍乱弧菌胞浆素 Choleraplasmin *n*
霍乱弧菌酶 Cholerase *f*
霍乱弧菌噬菌体 Choleraphagen *f pl*
霍乱菌毒素 Cholera-(Entero-) Toxin *n*
霍乱菌苗 Cholera-Vakzine *f*, Cholera-Impfstoff *m*
霍乱恐怖 Cholerophobie *f*
霍乱蓝色素 Cholera-Blaufarstoff *m*
霍乱螺菌 Spiillum cholerae *n*
霍乱灭活疫苗 inaktivierter Cholera-Impfstoff *m*, inaktivierte Cholera-Vakzine *f*
霍乱蔷薇疹 Roseola cholerica *f*
霍乱琼脂 Cholera-Agar *n*, Tourocholat-Tellurit-Gelatine-Agar *n* (TTGA)
霍乱热 Cholerafieber *n*
霍乱伤寒副伤寒甲乙混合菌苗 Cholera-und Typhus-Paratyphus A und B-Impfstoff *m*, T.A.B.-Cholera-Impfstoff *m*. Tetravakzine *f*
霍乱伤寒混合菌苗 Cholera-und Typhus-Kombinationsimpfstoff *m*
霍乱嘶哑音 Vox cholerica *f*
霍乱型副伤寒 Cholera nostras paratyphosa *f*, Gastroen-teritis paratyphosa *f*
霍乱血清 Anti-Cholera-Serum *n*
霍乱样的 choleriform (-is, -is, -e)
霍乱样腹泻 Choleradiarrhoe *f*
霍乱预防接种 Cholera-Schutzimpfung *f*
霍乱躁狂症 Choleromanie *f*
霍曼斯氏征 Homans* Zeichen *n*
霍-梅-欧三氏测抗坏血酸法 Hochberg*-Melnick*-Oser* Methode für Askorbinsäurebestimmung *f*
霍门氏综合征 Homen* Syndrom *n*
霍姆格伦氏试验 Holmgren* Test *m*
霍姆斯氏变性 Holmes* Degeneration *f*, primäre progressive zerebellare Degeneration *f*
霍姆斯氏现象 Holmes* (-Stewart*) Phänomen *n*, Rückstoßphänomen *n*
霍姆斯手术 Holmes* Operation *f* Holmes* Operation *f*
霍纳肌(眼轮匝肌泪部) Horner* Muskel *m*
霍纳氏上睑下垂 Horner* Ptose *f*
霍纳氏征 Horner* Zeichen *n*
霍纳氏综合征 Horner* Syndrom *n* (od. Trias *f*)
霍纳综合征 Horner* Syndrom *n*
霍妮疗法 Horney* Therapie *f*
霍普菲尔德神经网络 Hopfield* neuronales Netzwerk *n*
霍普金氏血管夹 Hopkin* Gefäßklemme *f*
霍奇金淋巴瘤(淋巴性肉芽肿病,霍奇金病) Hodgkin*-Lymphom *n*, Lymphogranulomatose *f*, Morbus Hodgkin* *m*
霍桑实验 Hawthorne* Forschung *f*
霍桑效应 Hawthorne* Effekt *m*
霍氏鲍特菌 Bordetella pertussis *f*
霍氏肠杆菌 Enterobacter hormäche *m*
霍-斯二氏现象 Holmes*-Stewart* Phänomen *n*, Rückstoßphänomen *n*
霍特加氏细胞 Hortega* Zelle *f*, Mikrogliazelle *f*
霍特加氏银染色法 Hortega* Färbung (od. Silbermethode) *f*
霍-韦二氏综合征 Hoffmann*-Werdnig* Syndrom *n* (od. Krankheit *f*), infantile spinale progressive Muskelatrophie *f*
霍维斯静脉丛 Hovius* Plexus *m* (眼内)
霍伊布内氏梅毒性动脉内膜炎 Heubner* Endarteriitis (od. Krankheit) *f*, Endarteriitis luetica *f*
霍伊塞氏膜 Heuser* Membran *f*

J

JI 几击饥机肌矶鸡唧积姬基畸箕稽激吉级极即急疾棘集蒺嵴嫉几己虮挤给脊戟麂计记技忌季剂荠既继悸寄寂绩稷

jī 几击饥机肌矶鸡唧积姬基畸箕稽激

几丁聚糖 Chitosan *n*
几丁质 Chitin *n*
几丁质壁 chitinöse Wand *f*
几(概)率 Wahrscheinlichkeit *f*, Probabilität *f*
几[乎]不溶的 fast unauflösbar, praktisch unlöslich
击 Schlag *m*, Schlagen *n*
击出性骨折 Blow-out-Fraktur *f*
击打法 Schlagen *n*
击键平均百分数 durchschnittlicher Prozentsatz für Trefferquote *m*
击入性骨折 Blow-in-Fraktur *f*
击水音 Plätschergeräusch *n*
击压法 Schlagmethode *f*
击鱼酸 Clupanodonsäure *f*
击中击不中变换 Hit-Miss-Transformation *f*
击中率 Hit-Rate *f*
饥饿 Hunger *m*, Fames *f*, Verhungern *n*, Inanitio(n) *f*
饥饿病 Hungerkrankheit *f*
饥饿部位刺激说 lokale Reiz-Theorie des Hungers *f*
饥饿的 hung(e)rig, nüchtern, famelic(-us, -a, -um)
饥饿感 Hungergefühl *n*, Hungerempfindung *f*
饥饿狂 Limophoitosis *f*, Limophoitas *f*
饥饿疗法 Hungerkur *f*, Hungerdiät *f*, Inanitionskur *f*, Limotherapie *f*
饥饿驱力 Hungertrieb *m*
饥饿热 Inanitionsfieber *n*
饥饿时肝脏[改变] Leber während Hungersnot *f*
饥饿试验 Hungerversuch *m*
饥饿收缩 Hungerkontraktion *f*
饥饿死 Hungertod *m*
饥饿痛 Nüchternschmerz *m*, Hungerschmerz *m*
饥饿吞噬细胞 Hunger-Makrophage *f*
饥饿胃[改变] Hunger-Magen *m*
饥饿效应 Hunger-Effekt *m*
饥饿性低血糖[症] Hungerhypoglykämie *f*
饥饿性骨病 Hungerosteopathie *f*
饥饿性精神病 Hungerpsychose *f*, Inanitionspsychose *f*
饥饿性水肿 Hungerödem *n*, Ernährungsödem *n*
饥饿性糖尿病 Hungerdiabetes *m*
饥饿性酮症 Hungerketose *f*
饥饿性萎缩 Hungeratrophie *f*
饥饿样不适感 Nüchternschmerz *m*, Hungerschmerz *m*
饥饿胰腺[改变] Hunger-Bauchspeicheldrüse *f*
饥饿中枢 Hungerzentrum *n*
饥饿舟状腹 boot-geformten Bauch vor dem Hungertod *m*
机(功)能 Funktion *f*, Functio *f*
机(功)能代偿 funktionelle Kompensation *f*
机场救护 Flughafen-Nothilfe *f*, Flughafen-Erste-Hilfe *f*, Flughafen-Rettungswesen *n*
机场卫生 Flughafenhygiene *f*
机动车废气排放 Abgasemission des Fahrzeugs *f*
机动车损伤 Autoverletzung *f*, Kraftwagenverletzung *f*
机动轮椅 motorgetriebener Rollstuhl *m*
机动性 Motilität *f*
机构 Mechanismus *m*, Maschinerie *f*, Institution *f*
机化 Organisation *f*
机化性淋巴 fibrinöse Lymphe *f*
机化血栓 Organisierter Thrombus *m*
机会成本 Gelegenheitskosten *f*
机会感染 opportunistische Infektion *f*
机会性的 opportunistisch
机会性感染艾滋病 AIDS-bezogene opportunistische Infektion *f*
机会性致病真菌 opportunistischer Pilz *m*
机会致病菌 opportunistische Bakterie *f*
机会致病性寄生虫 opportunistischer Parasit *m*, opportunistischer Schmarotzer *m*
机理 Mechanismus *m*
机率 Probabilität *f*, Wahrscheinlichkeit *f*
机率单位 Wahrscheinlichkeitseinheit *f*, Probit *n*, Probiteinheit *f*
机率单位对数剂量曲线 Probit-Log(arithmen)-Dosiskurve *f*
机率单位法 Probitmethode *f*, Wahrscheinlichkeitsme-thode *f*
机率对数图纸 Probit-Logarithmenpapier *n*
机密情报 vertrauliche Information *f*
机鸣杂音 Maschinengeräusch *n*, Gibson* Geräusch *n*
机能变化 Funktionswandel *m*, Metergie *f*, Funktions-veränderung *f*
机能病理学 funktionelle Pathologie *f*
机能不良 Dysfunktion *f*, Kakergasie *f*
机能不全 Insuffizienz *f*, Versagen(szustand) *m*, Insuffi-cientia *f*
机能不全的 insuffizient, inkompetent
机能层 Funktionalschicht *f*, Funktionalis *f*, Stratum functionale *f*
机能层次 Hierarchie der Funktion *f*
机能错乱 Parafunktion *f*
机能代偿(功能代偿) funktionelle Kompensation *f*
机能单位 Funktionseinheit *f*
机能的 funktionell, functional(-is, -is, -e)
机能定位 funktionelle Lokalisation *f*
机能定位论 Lokalisierungstheorie *f*
机能范型 Funktionsmuster *n*
机能核 Arbeitskern *m*
机能活动 funktionelle Aktivität *f*
机能疾病 funktionelle Erkrankung *f*
机能检查 Funktionsprüfung *f*, Funktionsprobe *f*
机能减弱(退) Unterfunktion *f*, Meiopragie *f*, Hypofunktion *f*, Hypoergasie *f*
机能解剖学 funktionelle Anatomie *f*
机能紧张 Molimen *n*
机能进化 Physiophylie *f*
机能亢进 Überfunktion *f*, Hyperfunktion *f*
机能快乐 Funktionsvergnügen *f*
机能类型 Funktionstyp *m*
机能理论 funktionale Theorie *f*
机能练习 funktionelle Übung *f*
机能灵活性 funktionelle Mobilität *f*
机能模式 Funktionsmuster *n*
机能皮层化 funktionelle Kortikalisierung *f*
机能偏侧化 funktionelle Lateralisierung *f*
机能期 funktionelle Phase *f*
机能缺失 Funktionlosigkeit *f*, Afunktion *f*

机能缺陷 funktioneller Defekt *m*
机能生物化学 funktionelle Biochemie *f*
机能失调 Dysfunktion *f*
机能实验 funktionales Experiment *n*
机能统一性 funktionelle Einheit *f*
机能紊乱 Dysergasie *f*
机能相关 funktionelle Korrelation *f*
机能镶嵌 funktionelles Mosaik *n*
机能协调 Koordination der Funktion *f*
机能心理学 funktionale Psychologie *f*
机能型 funktionale Kategorie *f*
机能型实验 funktionales Experiment *n*
机能性殆 funktionelle Okklusion *f*
机能性变化 funktionelle Veränderung *f*
机能性病 funktionelle Erkrankung *f*
机能性充血 funktionelle Hyperämie *f*
机能性出血 funktionelle Blutung *f*
机能性蛋白尿 transitorische Albuminurie *f*
机能性肥大 funktionelle Hypertrophie *f*
机能性合胞体 funktionelles Synzytium *n*
机能性幻觉 funktionelle Halluzination *f*
机能性黄疸 funktionelle Gelbsucht *f*, hämolytischer Ikterus *m*, Icterus haemolyticus *m*
机能性恢复 funktionelle Genesung (od. Gesundung) *f*
机能性疾病 funktionelle Krankheit *f*
机能性脊柱侧凸 funktionelle Skoliose *f*
机能性间隙保持器 funktioneller Zahnlückebehälter *m*
机能性精神病 Funktionspsychose *f*, funktionelle Psychose *f*, Dysphrenie *f*, Dysphrenia *f*
机能性痉挛 Spasmus functionalis *m*, Beschäftigungsneurose *f*
机能性聋 funktionelle Hörstörung *f*
机能性挛缩 funktionelle Kontraktur *f*
机能性麻痹 funktionelle Lähmung *f*
机能性盲 funktionelle (od. psychogene) Blindheit *f*, pithiatische Blindheit *f*
机能性失语 funktionelle Aphasie *f*
机能性损害 funktioneller Schaden *m*
机能性疼痛 funktioneller Schmerz *m*
机能性痛经 funktionelle (od. idiopathische) Dysmenor-rhoe *f*
机能性位置 Funktionsstellung *f*
机能性消化不良 funktionelle Dyspepsie *f*
机能性斜视 Strabismus mechanicus *m*
机能性心血管病 funktionelle kardiovaskuläre Krankheit *f*
机能性心杂音 funktionelles Herzgeräusch *n*
机能性阳痿 funktionelle Impotenz *f*
机能性应力 funktioneller Stress *m*
机能性月经过多 funktionelle Menorrhagie *f*
机能性杂音 funktionelles Geräusch *n*
机能[性]障碍 Funktionsstörung *f*, Dysfunktion *f*, Functio laesa *f*
机能性子宫出血病 Metropathia haemorrhagica *f*
机能蓄积 funktionelle Akkumulation (od. Ansammlung od. Anhäufung) *f*
机能循环 Funktionszyklus *m*
机能训练 funktionelles Training *n* (od. Übung *f*)
机能异常 Parafunktion *f*, Parasthenia *f*, Cacopragia *f*
机能异常的 parafunktionell
机能障碍 Funktionsstörung *f*
机能障碍性使用 dysfunktionaler Einsatz *m*
机能诊断 funktionelle Diagnostik *f*
机能正常的 eupraktisch
机能重组法 funktioneller Reorganisationsansatz *m*
机能主义 Funktionalismus *m*
机能状态 funktioneller Status *m*
机能自卑感 funktionelle Minderwertigkeit *f*
机能自主性 funktionelle Autonomie *f*
机能卒中 funktionelle Apoplexie *f*, Apoplexia nervosa *f*
机器翻译 maschinelle Übersetzung *f*
机器绞轧伤 Wringmaschinenverletzung *f*, wringer injury <engl.>
机器教学 Maschine-Lehre *f*
机器人辅助 Roboterunterstützung *f*
机器人辅助手术 Roboter-assistierte Chirurgie *f*
机器人辅助外科 Roboter-gestützte Chirurgie *f*
机器人辅助下二尖瓣成形术 roboterunterstützte Mitralvalvuloplastie *f*
机器人辅助下二尖瓣手术 roboterunterstützte Mitralklappenoperation *f*
机器人辅助下二尖瓣置换术 roboterunterstützter Mitralklappenersatz *m*
机器人辅助下三尖瓣成形术 roboterunterstützte trikuspidale Valvuloplastie *f*
机器人辅助下三尖瓣手术 roboterunterstützte trikuspidale Klappenoperation *f*
机器声样杂音 Maschinen-Geräusch *n*
机器无关的 Maschine-unabhängig
机器学习 maschinelles Lernen *n*
机器样杂音 maschinenartiges Murmeln *n*
机器语言 Maschinensprache *f*
机器智能 künstliche Intelligenz *f*
机巧板 Formbrett *n*
机上产氧 On-Bord-Sauerstofferzeugung *f*
机上厨房 Galeere *f*
机上食品柜 Küchenblock *m*
机上食物 Highlight-Essen *n*
机上氧气瓶 Sauerstoffflasche an Bord des Flugzeugs *f*
机体 Organismus *m*
机体成分分析 Analyse der Körperzusammensetzung *f*
机体抵抗力 Organismuswiderstand *m*
机体反应性 Reaktivität des Organismus *f*
机体肥胖 Körperfett *n*, Körperfettheit *f*
机体沸水烫伤 kochende Verbrühung des Körpers *f*
机体功能和结构 Körperfunktion und -struktur *f*
机体固有的 eigen, propri (-us, -a, -um)
机体内负荷 innere Belastung im Organismus *f*
机体热含量 Wärmeinhalt des Körpers *m*
机体适应性 Anpassung (od. Adaptation) des Organismus *f*
机体性综合征 organisches Syndrom *n*
机体因素 Körperfaktor *m*
机体组分 Körperzusammensetzung (od. -komponente) *f*
机头 Handstück *n*, Bug *m*
机误 Chancenfehler *m*
机械 Mechanismus *m*, Maschinerie *f*
机械瓣膜 mechanische Klappenprothese *f*
机械充气 mechanische Belüftung *f*
机械传播 mechanische Verbreitung *f*, mechanische Übertragung *f*
机械传播者 mechanischer Überträger (od. Transmitter) *m*
机械传布 mechanische Disseminierung (od. Ausstreu-ung) *f*
机械刺激物 mechanischer Stimulus (od. Reiz) *m*
机械刺激性荨麻疹 mechanische-Reizung-Urtikaria *f*
机械的 mechanisch, mechanic (-us, -a, -um)
机械电效应 mechanisch-elektrischer Effekt *m*
机械定时器 mechanischer Zeitplangeber *m*
机械法 mechanische Methode *f* (od. Mittel *n* od. Weg *m*)
机械分散法 mechanische Dispersionsmethode *f*
机械辅助呼吸 mechanische Lüftung *f*
机械辅助循环 mechanische Kreislaufunterstützung *f*
机械负压吸脂 mechanische Fettabsaugung mit Vakuum *f*
机械感受器 mechanischer Rezeptor *m*

机械功 mechanische Leistung(od. Arbeit)*f*, Gravitation-sarbeit *f*
机械灌注法 mechanische Füllungsmethode *f*
机械和物理性能 mechanische und physikalische Eigenschaft *f*
机械呼吸管理 mechanische Leitung(od. Kontrolle) der Atmung *f*
机械化 Mechanisierung *f*
机械计算机 mechanischer Computer *m*, mechanische Rechenmaschine *f*
机械记录器 mechanischer Schreiber(od. Rekorder)*m*, mechanisches Schreibgerät *n*
机械记忆 mechanisches Speicher *n*
机械假手 mechanische Hand *f*
机械搅拌 mechanisches Rühren *n*(od. Durchmischung *f*)
机械搅拌器 mechanischer Rührer *m*
机械拉伸 mechanische Beanspruchung *f*
机械力 mechanische Kraft *f*
机械疗法 Medikomechanik *f*, Mechanotherapie *f*
机械录音机 mechanischer Schreiber(od. Rekorder)*m*, mechanisches Schreibgerät *n*
机械论 Mechanismus *m*
机械论医学模式 mechanisches Medizinmodell *n*
机械媒介物 mechanischer Vektor(od. Uberträger)*m*
机械门控通道 mechanisch gesteuerter Kanal *m*
机械敏感性通道 mechano-sensitiver Kanal *m*
机械能 mechanische Energie *f*
机械能力 mechanische Fähigkeit *f*
机械能力倾向 mechanische Eignung *f*
机械能力倾向测验 mechanische Eignungsprüfung *f*
机械能效应 mechanisch-energischer Effekt *m*
机械屏障 mechanische Barriere *f*
机械牵拉力 mechanische Zugkraft *f*
机械切割 mechanische Schere *f*
机械取样 mechanische Probeentnahme *f*
机械热效应 mechanisch-kalorischer(od. mechanoka-lorischer) Effekt *m*
机械扫查 mechanisches Scannen *n*
机械筛除 mechanische Absiebung *f*
机械扇扫探头 mechanische Sektor-Sonde *f*
机械伤 mechanische Verletzung *f*
机械收缩 mechanische Systole(od. Kontraktion)*f*
机械手 mechanische Hand *f*
机械碎石 mechanische Lithotripsie *f*
机械损伤 mechanische Verletzung *f*
机械特性 mechanische Eigenschaft *f*
机械通风 mechanische Ventilation *f*
机械通气 mechanische Lüftung *f*
机械通气的撤离 Entwöhnung von künstlicher Beatmung *f*
机械消化 mechanische Verdauung(od. Digestion)*f*
机械效率 mechanischer Wirkungsgrad *m*(od. Effizienz *f*)
机械携带 mechanischer Vektor *m*
机械携带传播 mechanische Übertragung *f*
机械性保持器 mechanischer Retainer *m*
机械性并发症 mechanische Komplikation *f*
机械性肠梗阻 mechanischer Ileus *m*, Okklusionsileus *m*, Obstruktionsileus *m*
机械性充血 mechanische Kongestion (od. Hyperämie)*f*, Hyperaemia mechanica *f*
机械性传播 mechanische Übertragung(od. Transmission)*f*
机械性创伤 mechanisches Trauma *n*
机械[性]刺激物 mechanischer Reiz(od. Stimulus)*m*
机械性刺激感受器 Mechan(ik)orezeptor *m*
机械性脆性 mechanische Fragilität(od. Brüchigkeit)*f*
机械性痤疮 mechanische Akne *f*
机械性挫伤 mechanische Prellung *f*
机械性的 mechanisch, mechanic(-us, -a, -um)
机械性梗阻 mechanische Obstruktion *f*
机械性骨丢失 mechanischer Knochenverlust *m*
机械性关系 mechanische Beziehung *f*
机械性过负荷 mechanische Überladung *f*
机械性黄疸 mechanischer Ikterus *m*, Obstruktionsikterus *m*
机械[性]解毒药 mechanisches Antidot *n*
机械性睑内翻 mechanische Entropion *f*(od. Entropium *n*)
机械性睑外翻 mechanisches Ektropium *n*(od. Ektropion *f*)
机械性老年聋 mechanische Presbyakusis (od. Alter-schwerhörigkeit)*f*
机械性老年性聋 mechanische Presbyakusis(od. Altersschwerhörigkeit)*f*
机械性麻痹 mechanische Lähmung(od. Paralyse)*f*
机械性媒介物 mechanischer Vektor(od. Überträger)*m*
机械性尿路梗阻 mechanische Harnwegsobstruktion *f*
机械性偶联 mechanische Kopplung *f*
机械性屏障作用 mechanische Barrierefunktion *f*
机械性伤害感受器 mechanischer Nozizeptor *m*
机械性上睑下垂 mechanische Ptose(od. Ptosis)*f*, mechanische Lidptose *f*
机械性碎石洗出术 mechanische Litholapaxie *f*
机械性损伤 mechanische Verletzung *f*
机械性损伤的法医学鉴定 gerichtsmedizinische Expertise von mechanischen Verletzungen *f*
机械性瞳孔不等大 mechanische Anisokorie *f*
机械性痛经 mechanische(od. obstruktive) Dysmenorrhoe *f*
机械性外伤性白内障 mechanisch-traumatischer Star *m*(od. Katarakt *f*)
机械性萎缩 mechanische Atrophie *f*
机械性斜视 mechanischer Strabismus *m*
机械性携带者 mechanischer Träger *m*
机械性眼外伤 mechanische Verletzung des Augens *f*
机械性异物损伤 mechanisches Trauma durch Fremdkörper *f*
机械性噪声 mechanisches Geräusch *n*
机械性止血物 mechanische Blutstillungsmittel(od. Stytika)*n pl*
机械性窒息 mechanische Asphyxie(od. Erstickung)*f*
机械性紫癜 mechanische Purpurausschlag *f*
机制性阻塞性学说 mechanische obstruktive Theorie *f*
机械学 Mechanologie *f*
机械循环支持 mechanische Kreislaufunterstützung *f*
机械因素 mechanischer Faktor *m*
机械阈 mechanische Schwelle *f*
机械振动 mechanische Schwingung(od. Vibration)*f*
机械振动器 mechanischer Vibrator *m*
机械震颤按摩 mechanische Vibrationsmassage *f*
机械智能 mechanische Intelligenz *f*(od. Verstand *m*)
机械滞后 mechanische Hysterese *f*
机械助听器 mechanischer Hörapparat *m*(od. Hörhilfe *f*)
机械装配测验 mechanischer Montage-Test *m*
机械组织 mechanisches Gewebe *n*
机遇(机会) Chance *f*
机遇骨折 Chance-Fraktur *f*
机遇性 opportunistisch
机遇性肺部感染 gelegentliche (od. zufällige od. kausale) Lungeninfektion *f*
机遇游戏 Hasardspiel *n*
机载供氧系统 Onboard-Sauerstoff-System *n*
机载医疗所 lufttransportabele Apotheke *f*
机制(理) Mechanismus *m*
机制毒理学 mechanische Toxikologie *f*
机组人员安全系统 Sicherheitssystem für Flugzeugbesatzung *n*
肌 Muskel *m*, Musculus *m*(M)
肌安宁 Carisoprodat *n*, Carisoprodol *n*
肌安松 Paramyon(um)*n*

肌氨酸 Sarkosin *n*, Sarcosin *n*, Methyglykokoll *n*
肌氨酸(N-甲基甘氨酸) Sarkosin *n*
肌氨酸血症 Sarkosinämie *f*, Sarcosinaemia *f*
肌白(清)蛋白 Myoalbumin *n*
肌瓣 Muskellappen *m*
肌瓣移植术 Muskellappentransplantation *f*
肌包虫病 Echinokokkose in der Muskulatur *f*
肌泵[作用] Muskelpumpe *f*
肌壁间肌瘤 intramurales Myom *n*
肌壁间子宫肌瘤 intermurales Uterusmyom *n*
肌变性 Myodegeneratio(n) *f*, Muskeldegeneration *f*
肌丙抗增压素 Saralasin(um) *n*
肌病 Myopathie *f*, Myopathia *f*
肌病 Nemalinmyopathie *f*
肌病步态 myopathischer Gang *m*
肌病的 myopathisch, myopathic(-us, -a, -um)
肌病性关节挛缩 myopathische Arthrogrypose *f*
肌病性关节弯曲 Myopathie-bedingte Gelenkbeugung *f*
肌病性脊柱侧凸 myopathische Skoliose *f*
肌病性痉挛 Spasmus myopathicus *m*
肌病性面容 Sphinxgesicht *n*, Facies myopathica(s. myotonica) *f*
肌病性萎缩 myopathische(od. myogene) muskelatrophie *f*
肌病性子宫出血 myopathische Uterusblutung *f*
肌部 muskulärer Teil *m*, Pars muscularis *f*
肌[部分]切除术 Myektomie *f*, Resektion des Muskels *f*
肌部室间隔 muskulärer Anteil der ventrikulären Septum *m*
肌部室间隔缺损 muskulöser Ventrikelseptumdefekt *m*
肌层 Muskelschicht *f*, Muskularis *f*, Tunica muscularis *f*, Stratum musculare *n*
肌层浸润性膀胱癌 muskelinvasiver Blasenkrebs *m*
肌层内子宫肌瘤 intramurales Uterusmyom *n*, Myoma uteri intramurale *n*
肌颤 Muskelflimmern *n*, Fibrillation des Muskels *f*
肌颤搐 Muskelzuckung *f*
肌成纤维细胞 Myofibroblast(MF) *m*
肌成形术 Muskelplastik *f*, Myoplastik *f*
肌弛缓 Muskelerschlaffung *f*, Muskelrelaxation *f*, Myatonia *f*, Hypomyosthenie *f*, Amyotonie *f*
肌持久力 Ausdauer des Muskels *f*
肌醇 Inosit *n*, Myoinosit(ol) *n*
肌醇单酮 Inosose *f*
肌醇1磷酸合酶 myo-Inositol-1-Phosphat-Synthase *f*
肌醇磷脂 Lipositol *n*, Phosphoinositid *n*, Inosit-phosphatid *n*
肌醇磷脂酰转移酶 Inosit-phosphatidyl-Transferase *n*
肌醇六磷酸 Inosit-hexaphosphorsäure *f*
肌醇六磷酸钙镁 Phytin *n*
肌醇六磷酸酶 Phytase *f*
肌醇尿 Inositurie *f*, Inosurie *f*
肌醇三磷酸 Inositoltriphosphat *n*
肌醇血 Inositämie *f*, Inosämie *f*
肌磁图描记术 Magnetomyographie *f*
肌单位 Myon *n*
肌弹性的 muskelelastisch, myoelastisch
肌蛋白酶 Myopsin *n*
肌蛋白脲 Myoalbumose *f*
肌蛋白[质] Myoprotein *n*
肌刀 Myotom *n*
肌的 muskulös, muskulär, musculos(-us, -a, -um), muscular(-is, -is, -e)
肌抵抗 Abwehrspannung *f*, Bauchdeckenspannung *f*, défense musculaire <frz.>
肌电波描记法 Elektromyographie *f*(EMG, Emg)
肌电的 myoelektrisch
肌电反馈仪 EMG-Feedback-Instrument *n*
肌电积分图 Elektromyointegramm *n*
肌电积分仪 elektromyographischer Integrator *m*
肌电计 Myoelektrometer *n*
肌电假手 myoelektrische Hand *f*
肌电控制 myoelektrische Kontrolle *f*
肌电描记法 Elektromyographie *f*
肌电描记平衡 Bilanz der Elektromyographie *f*
肌电前臂假肢 myoelektrischer gesteuerter künstlicher Unterarm *m*
肌电生物反馈疗法 elektromyographische Biofeedback-Therapie *f*(EMGBFT)
肌电生物反馈训练 EMG-Biofeedback-Training *n*
肌电图 Elektromyogramm *n*
肌电图测量电极 elektromyographische Elektrode *f*
肌电图分析 EMG-Analyse *f*
肌电图机 Elektromyograph *m*
肌电图记录 Elektromyographie *f*(EMG)
肌电图监测 EMG-überwachung *f*
肌电图[描记法](肌电图检查) Elektromyographie(EMG) *f*
肌电图描记器 Elektromyogramm *n*
肌电图描记术 Elektromyographie *f*
肌电图学 Elektromyographie *f*
肌电图仪 Elektromyogramm *n*
肌电图诱发电位术中监测 intraoperatives Monitoring der EMG-evozierten Potentiale *n*
肌电位 myoelektrisches Potential *n*
肌电信号 myoelektrisches Signal *n*
肌电仪 myoelektrischer Apparat *m*
肌电诊断仪器 diagnostisches Elektromyoinstrument *n*
肌动蛋白 Aktin *n*, Actin *n*
肌动蛋白结合蛋白 aktin-bindendes Protein *n*
肌动蛋白葡聚糖 Aktin-Glykan *n*
肌动蛋白丝 Actinfilament *n*
肌动蛋白微粒 Aktin-Partikel *n*
肌动蛋白微丝 Aktinfilament *n*
肌动电流机 Elektromyograph *m*
肌[动]电[流]描记法 Elektromyographie *f*(EMG, Emg)
肌[动]电[流]描记器 Elektromyograph *m*
肌[动]电[流]图 Elektromyogramm *n*(EMG, Emg)
肌[动]反应延缓 Myautonomie *f*
肌动假肢 Vanghetti* Prothese *f*
肌[动]力描记器 Ergograph *m*
肌动力学 Myokinetik *f*, Myodynamik *f*
肌动描记法 Myographie *f*
肌动描记器 Myograph *m*
肌动描记图 Myo(kinesi)gramm *n*, Mechanogramm *n*
肌动器 Myodynamometer *m*
肌动球(凝)蛋白 Aktomyosin *n*
肌动时间测量器 Myochronoskop *n*
肌动图 Myogramm *n*
肌毒 Muskelgift *n*
肌断裂 Myo(r)rhexis *f*, Muskelriß *m*, Muskelruptur *f*
肌发生 Myogenese *f*
肌发生的 myogen, myogenetisch
肌发育不全 Muskelhypoplasie *f*, Amyoplasia *f*
肌发育异常 Myodysplasie *f*, Myodysplasis *f*
肌反射 Muskelreflex *m*
肌反应迟钝 Myobradie *f*
肌防御 Abwehrspannung *f*, défense musculaire <frz.>
肌肥大 Muskelhypertrophie *f*, Hypertrophia musculorum *f*
肌分离 Diastasis des Muskels *f*, myodiastasis <engl.>
肌风湿病 Muskelrheumatismus *m*, Myorheuma *n*, Rheumatismus musculorum *m*
肌蜂窝织炎 Muskelphlegmone *f*
肌缝合术 Muskelnaht *f*, Myo(r)rhaphie *f*

肌附着 Muskelansatz *m*, Insertio musculi *f*
肌附着线 Lineae musculares *f pl*
肌腹 Muskelbauch *m*, Myogaster *f*, Venter musculi *f*
肌钙蛋白 Troponin *n*
肌钙蛋白 I Troponin I *n*
肌钙蛋白 T Troponin T *n*
肌苷(次黄[嘌呤核]苷) Inosin *n*
肌苷(甙) Inosin *n* (I, Ino, ISN), Hypoxanthosin *n*
肌苷(甙)磷酸化酶 Inosinphosphorylase *f*
肌苷(甙)磷酸钠 Inosin-5'-monophosphat-Natrium *n* (IMP-Na)
肌苷(甙)酸 Inosinsäure *f*, Inosin-5'-phospharsäure *f*, Inosin-5'-monophosphat *n* (IMP)
5'-肌苷酸二钠 Dinatrium 5'-Inosinat *n*
肌苷酸盐 Inosinat *n*
肌酐 Kreatinin *n*
肌酐测定 Kreatininbestimmung *f*
肌酐廓清率 Kreatininclearance *f*
肌酐磷酸激酶 Kreatininphosphokinase *f*
肌酐清除率 Kreatinin-Clearance *f*, Kreatinin-Clearance-Rate *f*
肌酐系数 Kreatininkoeffizient *m*
肌感觉 Muskelsinn *m*, Muskelgefühl *n*
肌感受器 Myo(re)zeptor *m*
肌膈的 muskulophrenisch, musculophrenic (-us -a, -urn)
肌膈动脉 Arteria musculophrenica *f*
肌膈静脉 Venae musculophrenicae *f pl*
肌功能 Muskelfunktion *f*
肌功能矫治器 myofunktionelle Appliance *f*
肌功能疗法 Myofunktionstherapie *f*
肌共济失调 Amyotaxie *f*, Ataxia muscularis *f*
肌钩 Muskel-Haken *m*
肌骨化 Muskelverknöcherung *f*, Sarkostose *f*, Myossifica-tio *f*
肌骨瘤 Myosteom *n*, Osteoma musculare *n*
肌管 Muskelkanal *m*, Muskelschlinge *f*, Sarkotubulus *m*
肌管系统 Muskelkanal-System *n*
肌管性肌病 myotubuläre Myopathie *f*
肌黑变 Myomelanose *f*
肌红蛋白 Muskelhämoglobin *n*, Myoglobin *n*
肌红蛋白尿[症] Myoglobinurie *f*
肌滑车 Trochlea muscularis *f*
肌坏死 Muskelnekrose *f*, Myonekrose *f*
肌蛔虫病 Askariasis (od. Ascari(di)asis) der Leber *f*
肌活动 Muskeltätigkeit *f*, Muskelaktivität *f*
肌活组织检查 Muskelbiopsie *f*
肌机能的 myofunktionell
肌机械图仪 evozierte Mechanomyographie (EMG) *f*
肌基质 Myostroma *n*
肌基质蛋白 Myostromin(um) *n*
肌畸变 aberranter Muskel *m*
肌激动器 Aktivator *m*
肌激酶 Myokinase *f*
肌极的 myopolar
肌集钙蛋白 Kalsequestrin *n*
肌记纹鼓 Myographion *n*
肌夹 Muskelklemme *f*
肌间的 intermuskulär. (i.m.), intermuscular (-is -is, -e)
肌间隔 Septum intermusculare *n*
肌间隔(隙)穿支血管 septokutaner Perforator *m*, (od. Perforansgefäß *n*)
肌间沟阻滞 interskalenäre Blockade *f*
肌间质细胞 Sarkoplast *n*
肌腱瓣 sehniger Lappen *m*
肌腱病 Tendinopathie *f*
肌腱剥离器 Sehnenstripper *m*
肌腱成形术 Myotenoplastik *f*, Sehnenplastik *f*, Ten(d)o-plastik *f*
肌腱持钳 Sehnenfaßzange *f*
肌腱导入器 Sehneneinführer *m*
肌腱端[端]缝合术 End-zu-End-Teno(r)rhaphie *f*, End-zu-End-Sehnennaht *f*
肌腱短缩术 Sehnenverkürzung *f*
肌腱断裂 Sehnenruptur *f*, Tendoruptur *f*
肌腱反射中枢 Centrum musculotendineum *n*
肌腱分区 Sehne in Zone *f*
肌腱缝合法 Teno(r)rhapie *f*, Sehnennaht *f*
肌腱缝[合]针 Sehnennadel *f*
肌腱功能异常 Sehnendysfunktion *f*
肌腱骨化[症] Tenostosie *f*, Tenosteosis *f*
肌腱固定术 Tenopexie *f*, Sehnenfesselung *f*
肌腱滑脱 Perosis *f*, Fersenkrankheit *f*
肌腱黄色瘤 Xanthoma tendinosum *n*
肌腱[拉]钩 Sehnenhaken *m*
肌腱瘤 Sehnentumor *m*
肌腱挛缩 Sehnenkontraktur *f*
肌腱膜的 aponeurotisch, aponeurotic (-us, -a, -um)
肌腱末端炎 Entzündung des Sehnenendes *f*
肌腱镊 Sehnenpinzette *f*
肌腱牵引缝合线 Durchzugs-Sehnennaht *f*
肌腱切断(开)术 Myotenotomie *f*, Tendotomie *f*, Tenoto-mie *f*
肌腱松解术 Tendolyse *f*
肌腱损伤 Sehnenverletzung *f*
肌腱损伤的修复 Reparatur von Sehnenverletzung *f*
肌腱缩短术 Sehnenverkürzung *f*
肌腱提出钳 Sehnenfaßzange *f*
肌腱退缩 Sehnenrezession *f*, Rücklagerung der Sehne *f*
肌腱挖掘钩 Sehnentunnelierungshaken *m*
肌腱修补 Sehnenreparatur *f*
肌腱延长 Sehnenverlängerung *f*
肌腱延长术 Sehnenverlängerung *f*
肌腱炎 Muskelsehnenentzündung *f*, Myotenositis *f*
肌腱移位[术] Sehnentranslokation *f*, Sehnenverlagerung *f*
肌腱移植钳 Sehnentransplantationsforzeps *f*, Sehnen-transplantationsklemme *f*
肌腱移植[术] Sehnentransplantation *f*, Sehnenverpflan-zung *f*, Sehnenpfropfung *f*
肌腱愈合过程 Heilungsprozeß der Sehne *m*
肌腱粘连 Sehnenadhäsion *f*, Sehnenverwachsung *f*
肌腱褶缩器 Sehnenraffung *f*
肌腱针 Sehnennadel *f*
肌腱重建术 Sehnenrekonstruktion *f*
肌腱周围炎 Entzündung um Sehne *f*, Sehnenscheidenentzündung *f*, Tendovaginitis *f*, Peritendinitis *f*, Paratendinitis *f*
肌腱转移术 Sehnenverpflanzung *f*, Sehnentransplantation *f*, Sehnenpfropfung *f*
肌腱自发性断裂 spontane Sehnenruptur *f*
肌键 Sehne *f*
肌浆 Sarkoplasma *n*, Muskelplasma *n*, Myoplasma *n*
肌浆蛋白 Myosinogen *n*, Myogen *n*
肌[浆]球蛋白 Myosin *n*
肌[浆]球蛋白酶 Myosinase *f*, Myosinferment *n*
肌[浆]球蛋白尿 Myosinurie *f*
肌[浆]球[蛋白]脲 Myosinose *f*
肌浆(质)网 sarkoplasmatisches Retikulum *n*
肌浆网 sarkoplasmatisches Retikulum *n*
肌浆小管 Sarkotubulus *m*
肌胶质 Sarkoglia *f*
肌觉 Muskelgefühl *n*, Muskelsinn *m*, Muskelsensibilität *f*, Myästhesie *f*
肌节 Muskelsegment *n*, Segmentum musculare *n*
肌节腔 Myozölom *n*

肌结构的 myoarchitektonisch
肌筋膜 Muskelfaszie *f*, Muskelhaut *f*, Muskelhülle *f*, Fascia muscularis *f*
肌筋膜瓣 myofaszialer Lappen *m*
肌筋膜的 myofaszial
肌筋膜皮瓣 myofaszialer Hautlappen *m*
肌筋膜疼痛综合征 myofasziales Schmerzsyndrom *n*
肌筋膜痛综合征 myofasziales Schmerzsyndrom *n*
肌筋膜炎 Fasziitis *f*
肌紧张 Muskelspannung *f*, Myotonie *f*, Muskeltonus *m*
肌紧张过度 Muskelhypertonie *f*
肌紧张降低 Hypotonus *m*
肌紧张亢进 muskuläre Hypertonie *f*, Hypermyotonie *f*, Muskelhypertonie *f*
肌紧张性头痛 myotonischer Kopfschmerz *m*, Spannungskopfschmerz *m*
肌紧张运动神经元 myotonisches Motorneuron *n*
肌紧张中枢 myotonisches Zentrum *n*
肌痉挛 Muskelkrampf *m*, Myospasmus *m*, Myoklonus *m*
肌痉挛病 Myoklonus *m*, Myoclonus *m*, Myospasie *f*, Myoklonie *f*
肌痉挛状态 Muskelspastizität *f*
肌静力的 myostatisch
肌静息长度 Ruhelänge des Muskels *f*
肌局部缺血 Muskelischämie *f*
肌蜡样变性 Myozerose *f*, Myocerosis *f*
肌力 Muskelkraft *f*, Myodynamie *f*
肌力测定法 Ergometrie *f*, Dynamometrie *f*
肌力测定记录法 Dynamographie *f*
肌力测定仪 Arbeitsmesser *m*, Ergometer *n*, Myometer *n*, Dynamometer *n*
肌力的 myodynamisch
肌力计 Arbeitsmesser *m*, Ergometer *n*, Myometer *n*, Dynamometer *n*
肌力检查 myodynamische Untersuchung *f*
肌力描记器 Ergograph *m*, Myograph *m*, Dynamograph *m*
肌力(的)评定 Muskelkraftbewertung *f*
肌力评定(肌力测试) Muskeltest *m*
肌粒 Sarkosomen *n pl*
肌磷酸果糖激酶 Muskel-Phosphofructokinase *f*
肌磷酸化酶 Myophosphorylase *f*
肌磷酸化酶缺乏型糖原贮积病 Pearson*-McArdle* Glykogenose *f*
肌瘤 Muskelgeschwulst *f*, Myom *n*, Myoma *n*
肌瘤病 Myomatose *f*, Myomatosis *f*, Myoma multiplex *n*
肌瘤发生 Myomagenese *f*, Myomagenesis *f*
肌瘤切(剔)除术 Myomektomie *f*, Myomenukleation *f*
肌瘤切开术 Myomotomie *f*
肌瘤形成 Myomagenese *f*, Myomagenesis *f*
肌瘤子宫部分切除术 Myometrektomie *f*, Myomektomie *f*
肌瘤子宫切除术 Myomehysterektomie *f*, Hysteromyomektomie *f*
肌挛缩 Muskelkontraktur *f*, Dauerkontraktion des Muskels *f*
肌挛缩症(肌肉挛缩) Muskelkontraktur *f*
肌麻痹 Muskellähmung *f*, Myoparalyse *f*, Myoparese *f*, Myoplegie *f*, Myoplegia *f*
肌命名法 Muskelnomenklatur *f*
肌膜 Muskelhülle *f*, Myolemm *n*, Sarkolemm *n*
肌膜管 Muskelmembranröhre *f*
肌膜下池 Subsarkolemmzisterne *f*
肌母细胞瘤 Myoblastenmyom *n*, Abrikossoff* Geschwulst *f* (od Tumor *m*)
肌耐力 Ausdauer des Muskels *f*, muscular endurance <engl.>
肌内的 intramuskulär (i.m.), intramuscular (-is, -is, -e)
肌内反射 intramuskulärer Reflex *m*
肌内膜 Endomysium *n*
肌内皮连接 myoendotheliale Verbindung *f* (od. Kontakt *m*)
肌内投药法 intramuskuläre Medikation *f*
肌内腺 intramuskuläre Drüse *f pl*, Glandulae linguales anteriores *f pl*
肌内血管瘤 intramuskuläres Hämangiom *n*
肌内注射 intramuskuläre Injektion *f* (IM, im)
肌内(肉)注射法 intramuskuläre Injektion *f*
肌能修整 Muskel-Trimmen *n*
肌凝蛋白 Myosin *n*
　肌凝蛋白Ⅰ Myosin Ⅰ *n*
　肌凝蛋白Ⅱ Myosin Ⅱ *n*
肌胚细胞 Myoblast *m*
肌皮瓣 Hautmuskellappen *m*
肌皮瓣切断术 Amputatio musculocutanea *f*
肌皮的 musculocutane (-us, -a, -um)
肌皮动脉 Muskelkutanen-Arterie *f*
肌皮动脉穿支 muskulokutanes Perforansgefäß *n* (od. Perforator *m*)
肌皮神经 Nervus musculocutaneus *m*, Muskulokutaneus *m*, Casserio* Nerv *m*
肌皮神经损伤 Verletzung des Nervus musculocutaneus *f*
肌疲劳 Muskelermüdung *f*
肌起端 Muskelursprung *m*, Origo *f*
肌牵张 Myentasis *f*, Muskeldehnung *f*
肌牵张反射 myotatischer Reflex *m*
肌牵张应激性 myotatische Erregbarkeit *f*
肌腔隙 Lacuna musculorum *f*
肌强直 Muskelrigitität *f*, Tetanus *m*, Myotonie *f*
肌强直病 Paramyotonie *f*, Paramyotonia *f*
肌强直电位 myotonisches Potential *n*
肌强直[性]反应 myotonische Reaktion *f*, Zuckungsträg-heit *f*
肌强直性萎缩 myotonische Atrophie *f*
肌强直[性]营养不良 myotonische Dystrophie *f*
肌强直样 myotonoid
肌强直营养障碍性上睑下垂 Ptose bei der myotonischen Dystrophie *f*
肌强直营养障碍性斜视 Schielen bei der myotonischen Dystrophie *f*
肌强直[状态] Paramyotonus *m*
肌强直综合征 Stiff-man-Syndrom *n*
肌切开术 Myotomie *f*, Myotomia *f*
肌清 Muskelserum *n*
肌清蛋白 Myoalbumin *n*
肌丘反应 Myoidema *n*
肌球蛋白 Myoglobulin *n*
肌球蛋白尿 Myoglobulinurie *f*
肌球蛋白轻链 Myosin-Leichte-Kette *f*
肌球蛋白轻链 -1 Myosin-Leichte-Kette-1 *f*
肌球蛋白轻链激酶 Myosin-Leichte-Kette-Kinase *f*
肌球蛋白轻链磷酸酶 Myosin-Leichte-Kette-Phosphatase *f*
肌球蛋白丝 Myosinfilamente *n pl*
肌球蛋白重链 Myosin-schwere-Kette *f*
β- 肌球蛋白重链 β-Myosin-schwere-Kette (β-MHC) *f*
肌缺血性萎缩 ischämische Muskelatrophie *f*
肌群 Muskelgruppe *f*, Muskulatur *f*
肌溶解 Myolyse *f*, Myolysis *f*, Myotexie *f*
肌肉 Muskel *m*, Musculus *m*
肌肉标本 Muskelpräparat *n*
肌肉表象 muskulöses Bild *n*
肌肉剥开凿 Muskelraspatorium *n*
肌肉层 Muskelschicht *f*
肌[肉]颤搐 Muskelzuckung *f*
肌肉颤搐 Muskelzuckung *f*
肌[肉]弛缓 Myatonie *f*

肌肉弛缓 Muskelrelaxation *f*, Muskelentspannung *f*
肌肉抽搐 Muskelzuckung *f*
肌肉抽动 Muskelkrampf *m*, Muskelzuckung *f*
肌肉刺激器 Muskelstimulator *m*, Muskelanreger *m*
肌肉挫伤 Muskelprellung *f*
肌肉弹性 Muskelelastizität *f*
肌肉弹性响应 elastische Reaktion *f*
肌肉的 muskulär, muskulös, musculos(-us, -a, -um), muscular (-is, -is, -e)
肌肉等张收缩 isotonische Muskelkontraktion *f*
肌肉等长收缩 isometrische Muskelkontraktion *f*
肌肉电刺激 elektrische Muskelstimulation *f*
肌肉动作电位 Muskelaktionspotential *n*
肌肉断裂 Myo(r)rhexis *f*, Muskelruptur *f*
肌肉锻炼 Muskelübung *f*
肌肉发达 Muskulosität *f*
肌肉发达的 muskulös
肌肉分离切口 Muskelspaltungsschnitt *m*
肌肉钙化 Muskelverkalkung *f*
肌肉杠杆 Muskelhebel *m*
肌肉功能测验 Muskelfunktionstest *m*
肌肉功能重建 Rekonstruktion der Muskelfunktion *f*
肌肉骨骼超声 Muskel-Skelett-Ultraschall(MSUS) *m*
肌肉骨骼系统 Muskel-Skelett-System *n*
肌肉骨骼异常 Muskel-Skelett-Anomalie *f*
肌[肉]活动 Muskelaktivität *f*
肌肉活动电流 Aktionsstrom des Muskels *m*
肌肉活动电位 Aktionspotential des Muskels *m*
肌肉活动生理学 Physiologie der Muskelaktivität *f*
肌肉活动整合作用 Integration der Muskelaktivität *f*
肌肉活检 Muskelbiopsie *f*
肌肉肌腱损伤 Muskel-und Sehnenverletzung *f*
肌肉唧筒 Muskelpumpe *f*
肌肉架 Muskelgestell *n*
肌肉僵直 Muskelstarre *f*
肌肉结核 Muskeltuberkulose *f*, Tuberkulose des Muskels *f*
肌肉紧张 myogener Tonus *m*, Myotonie *f*, Myotonia *f*
肌肉痉挛 Muskelkrampf *m*, Myoklonus *m*, Muskelspas-mus *m*
肌肉拉力 muskuläre Kontraktilität *f*
肌肉劳损 Muskelüberstreckung *f*
肌肉捩伤 Muskeltorsion *f*, Muskelverstauchung *f*
肌肉瘤 Myosarkom *n*
肌肉描记法 Myographie *f*
肌肉描记器 Myograph *m*
肌肉耐久力 Kraftausdauer *f*
肌[肉]耐力 Kraftausdauer *f*
肌肉囊虫病 Muskelzystizerkose *f*, Cysticerosis muscularis *f*
肌肉囊尾蚴病 Muskelzystizerkose *f*, Cysticerosis muscu-laris *f*
肌肉内的 intramuskulär, intramuscular(-is, -is, -e)
肌肉内静脉血栓 Muskelvenenthrombose *f*
肌肉内黏液瘤 intramuskuläres Myxom *n*
肌肉内起搏电极 intermuskuläre Stimulationselektrode *f*
肌肉内血管瘤 intramuskuläres Hämangiom *n*
肌[肉]疲劳 Muskelermüdung *f*
肌肉疲劳 Muskelermüdung *f*
肌肉平衡 Muskelbalance *f*
肌肉牵开器 Muskelhaken *m*
肌肉牵拉 Muskeldehnung *f*
肌肉强直 Muskelrigidität *f*
肌肉神经痛 Myoneuralgie *f*, Muskelneuralgie *f*
肌肉生长 Muskelwachstum *n*
肌肉收缩 Muskelkontraktion *f*, Muskelzuckung *f*
肌肉收缩性头痛 Muskelkontraktion-bedingter Kopfschmerz *m*
肌肉松弛 Muskelrelaxation *f*
肌肉松弛训练 Muskel-Entspannungstraining *n*
肌肉松弛药 Muskelrelaxans *n*
肌肉损伤 Muskelverletzung *f*
肌肉缩短 Muskelverkürzung *f*
肌[肉]瘫痪 Myoparalyse *f*
肌肉特异性受体酪氨酸激酶 muskelspezifische Rezeptor-Tyrosinkinase *f*
肌肉疼痛 Muskelschmerz *m*, Myodynie *f*, Myalgie *f*
肌肉填塞法 Muskeltamponade *f*, Myotamponade *f*, Muskelplombe *f*
肌肉痛 Muskelschmerz *m*
肌肉萎缩 Muskelatrophie *f*, Muskelschwund *m*, Myatro-phie *f*
肌肉萎缩侧索硬化(渐冻人症) amyotrophe Lateralsklerose (ALS) *f*
肌肉位 muskulöse Position *f*
肌肉温度 Muskeltemperatur *f*
肌肉系统 Muskulatur *f*, Systema musculorum *n*
肌肉纤维 Muskelfaser *f*
肌肉纤维性颤动 Muskelfibrillieren *n*, Fibrillation des Muskels *f*
肌肉兴奋性 Muskelerregung *f*, Muskelerregbarkeit *f*
肌肉虚弱 Muskelschwäche *f*
肌肉血管中层细胞水性变 mediale hydropische Degeneration der intramuskulären Gefäße *f*
肌肉-血流分配系数 Verteilungskoeffizient Muskel/Blut *m*
肌肉训练 Muskelübung *f*, Muskeltraining *n*
肌肉压平 Kontaktabflachung des Muskels *f*
肌肉移位术 Muskelverlagerung *f*, Muskelverpflanzung *f*
肌肉移植 Muskeltransplantat *n*
肌肉移植术 Muskeltransplantation *f*
肌肉营养障碍 Muskeldystrophie *f*, Muskelschwund *m*
肌肉用力 Muskelanstrengung *f*
肌肉与肌腱损伤 Muskel und Sehnenverletzung
肌肉运动 Myokinese *f*, Muskelbewegung *f*
肌肉运动知觉 Kinästhesie *f*
肌肉再训练技术 Muskulatur-Retrainingstechnik *f*
肌肉粘连分离术 Trennung der Adhäsion von Muskeln *f*
肌肉粘滞性 Muskelviskosität *f*
肌[肉]震颤 Muskelzittern *n*
肌肉震颤 Muskelzittern *n*, Muskeltremor *m*
肌肉肿瘤 Muskelneoplasie *f*
肌肉重生 Anathrepsis *f*
肌肉重生的 anathreptisch
肌肉注射 intramuskuläre Injektion *f*(IM, im)
肌肉注射麻醉 intramuskuläre Anästhesie(od. Narkose) *f*
肌肉组织 Muskelgewebe *n*, Tela muscularis *f*
肌软化 Myomalazie *f*, Myomalacia *f*, Muskelerweichung *f*
肌三角 Muskeldreieck *n*
肌色素 Myochrom *n*
肌色原 Sarkochromogen *n*, Myochromogen *n*
肌疝 Muskelbruch *m*, Muskelhernie *f*
肌上皮 Myoepithel *n*
肌上皮癌 Myoepithelkarzinom *n*
肌上皮岛 myoepitheliale Insel *f*
肌上皮的 myoepithelial
肌上皮瘤 Myoepitheliom *n*
肌上皮细胞 myoepitheliales Element *n* (od. Zelle *f*), Muskelepithelzelle *f*, Myoepithelzelle *f*, Korbzelle *f*
肌上皮[细胞]瘤 Myoepitheliom *n*
肌上皮腺瘤 myoepitheliales Adenom *n*
肌伸张 Muskelstrekung *f*, Muskeldehnung *f*, Myotasis *f*
肌伸张反射 myotatische Reflex *m*, Dehnungsreflex *m*
肌神经 Muskelnerv *m*, Nervus muscularis *m*
肌神经的 myoneural
肌神经机能病 Myoneurose *f*

肌神经接点(头) myoneurale Verbindung(sstelle) *f*
肌神经瘤 Myoneurom *n*
肌神经切断术 Myoneurektomie *f*
肌神经衰弱 Myoneurasthenie *f*
肌神经痛 Myoneuralgie *f*, Neuralgia muscularis *f*
肌神经细胞 Myoneurozyt *m*, myoneure <engl.>
肌神经纤维瘤病 Neurofibromatose des Muskels *f*
肌神经障碍 myoneurale Störung *f*
肌生成 Myogenese *f*, Myogenesis *f*
肌生成的 myogen
肌式肾固定术 Myonephropexie *f*
肌收缩 Muskelkontraktion *f*
肌收缩计 Myokinesimeter *n*
肌收缩力 Muskelkontaktionskraft *f*
肌收缩酶 Myozymase *f*
肌收缩性头痛 Kopfschmerz infolge Muskelkontraktion *m*
肌收缩原 Inogen *n*
肌束 Muskelbündel *n*
肌束颤搐 faszikuläre(od. fibrilläre) Zuckung *f*
肌束膜 Perimysium *n*, Exomysium *n*, Muskelhaut *f*
肌束膜炎 Myofibrositis *f*, Perimysitis *f*
肌束震颤 Faszikulation *f*
肌衰弱 Myasthenia *f*, Muskelschwäche *f*
肌衰弱 Myasthenie *f*, Myasthenia *f*
肌水肿 Muskelödem *n*, Myooedema *n*
肌丝 Muskelfilament *n*, Elementarfibrille *f*, Myofilamente *f*
肌丝滑动(行)学说 Theorie der gleitenden Filamente *f*
肌丝滑动学说 Theorie der gleitenden Filamente *f*
肌丝菌属 Musculomyces *m*
肌撕裂 Muskelriß *m*
肌松弛 Muskelrelaxation *f*, Muskelentspannung *f*
肌松弛[激]素 Myorelaxin *n*
肌松药 Muskelrelaxans *n*
肌酸 Kreatin *n*
肌[酸]酐 Kreatinin *n*
肌酸酐 Kreatinin *n*, Kreatinanhydrid *n*
肌酸酐廓清率 Kreatininclearance *f*
肌酸酐廓清试验 Kreatininclearancetest *m*
肌酸酐酶 Kreatininase *f*
肌酸酐系数 Kreatininkoeffizient *m*
肌酸激酶 Kreatinkinase *f*
肌酸磷酸 Kreatinphosphat *n*(CP)
肌酸磷酸激酶 Kreatinphosphokinase *f*(CPK)
肌酸酶 Kreatinase *f*
肌酸耐量指数 Kreatin(toleranz)index *m*
肌酸尿 Kreatinurie *f*
肌酸[脱水]酶 Kreatinase *f*
肌酸血[症] Kreatinämie *f*
肌梭 Muskelspindel *f*, Faserspindel *f*
肌梭Ⅰ类传入纤维 Muskelspindelafferenz-Typ Ⅰ *m*, primärer Muskelspindelafferenz *m*
肌梭Ⅱ类传入纤维 Muskelspindelafferenz-Typ Ⅱ *m*, sekundärer Muskelspindelafferenz *m*
肌梭内的 intrafusal
肌梭内纤维发放 intrafusale Fibroentlassung *f*
肌梭运动纤维 intrafusale Fasern *f pl*
肌缩短[术] Muskelverkürzung *f*
肌缩观测(察)器 Myoskop *n*
肌肽 Karnosin *n*
肌肽酶 Karnosinase *f*, Aminoacylhistidindipeptidase *f*, Aminoacylhistidinhydrolase *f*
肌肽血症 Karnosinämie *f*
肌瘫痪 Muskelparalyse *f*, Muskellähmung *f*, Myopalegie *f*, Myoparese *f*
肌探查术 Muskelexploration *f*
肌糖恒定激素 glykostatisches Hormon *n*
肌糖性糖尿病 Inositurie *f*
肌糖原 Muskelglykogen *n*
肌痛 Myalgie *f*, Myodynie *f*, Myalgia *f*, Inman* Krankheit *f*
肌痛风 Muskelgicht *f*
肌痛觉过敏 Muskelhyperalgesie *f*
肌痛性痉挛 Algospasmus *m*
肌痛性脑脊髓炎 myalgische Enzephalomyelitis *f*
肌痛性衰弱 Asthenia myalgica *f*
肌突 Processus muscularis *m*
肌外膜 Epimysium *n*
肌微丝 Myofilamente *f*, Muskelfilament *n*, Elementarfi-brille *f*
肌萎缩 Amyotrophie *f*, Myatrophie *f*, Atrophia musculo-rum *f*
肌萎缩侧索硬化 amyotrophe Lateralsklerose *f*
肌萎缩的 myatroph(isch), amyotroph(isch)
肌萎缩性侧索硬化 myatrophe (od. amyotrophe od. amyotrophische) Lateralsklerose *f*, Sclerosis amyo-trophica lateralis *f*
肌萎缩性侧索硬化症 amyotrophe Lateralsklerose *f*
肌萎缩性麻痹 Paralysis amyotrophica *f*, amyotrophische Lähmung *f*
肌卫星细胞 Muskel-Satellitenzelle *f*
肌温的 myothermisch
肌无力 Muskelschwäche *f*, Amyosthenie *f*, Amyasthenie *f*, Adynamie *f*, Myasthenie *f*
肌无力测量器 Asthenometer *n*
肌无力-肌病综合征 myasthenisch-myopathisches Syn-drom *n*
肌无力[性]的 myasthenisch, myasthenic(-us, -a, -um), adynamic(-us, -a, -um)
肌无力性反应 myasthenische Muskelreaktion (od. Reak-tion) *f*
肌无力性假麻痹 myasthenische Pseudoparalyse *f*
肌无力性危象 myasthenische Krise *f*
肌无力综合征 myasthenisches Syndrom *n*
肌细胞 Muskelzelle *f*, Myozyt *m*
肌细胞间质 intermyozytische Substanz *f*
肌细胞瘤 Muskeltumor *m*, Myozytom *n*, Myocytoma *n*
肌细胞破坏 Myozytolyse *f*, Disintegration der Muskelfa-ser *f*
肌细胞色素 Myohämatin *n*
肌细胞体 Muskelzellenkörper *m*
肌细胞增强因子2 Myozyten aktivierender Faktor 2 *m*, myocyte enhancer factor-2(MEF-2)<engl.>
肌细丝 Myofilamente *f*, Muskelfilament *n*, Elementarfi-brille *f*
肌下滑膜囊 Bursa synovialis submuscularis *f*
肌下节 submuskuläres Segment *n*
肌下粘液囊 Bursa mucosa submuscularis *f*, Bursa syno-vialis submuscularis *f*
肌纤蛋白 Aktin *n*, Actin *n*
肌纤凝蛋白 Aktomyosin *n*
肌纤维 Muskelfaser *f*
肌纤维变性 Myofibrosis *f*
肌纤维颤搐 Myokymie *f*, Myoclonia fibrillaris multiplex *f*
肌纤维成束收缩 Muskelfaszikulation *f*
肌纤维抽搐 Myokymie *f*
肌纤维蛋白 Desmin *n*
肌纤维瘤 Myofibrom *n*
肌纤维膜 Muskelmembran *f*, Myolemm(a) *n*, Sarkolemm *n*
肌纤维母细胞瘤 Myofibroblastom *n*
肌纤维破坏 Myozytolyse *f*
肌纤维鞘炎 Myofibrositis *f*
肌纤维束 Myofibrillenbündel *n*, Sarkostyle *f*, Kölliker* Säule *f*
肌纤维素 Myolin *n*
肌纤维萎缩 Muskelfaseratrophie *f*
肌纤维性震颤 Muskelzittern *n*, Kammerflimmern *n*
肌纤维再生 Regeneration der Muskelfasern *f*

肌纤维自发性收缩 Faszikulation *f*
肌纤维自发性收缩综合征(艾萨克综合征,艾梅综合征) Isaacs* Syndrom *n*
肌线 Myonem *n*, Myophan *n*, Myoid *n*
肌小管 Sarkotubulus *m*, Myotubulus *m*
肌小管肌病 myotubuläre Myopathie *f*
肌[小]节(肌原纤维节) Sarkomer *n*
肌小体 Sarkosomen *n pl*
肌形成 Myogenese *f*
肌型糖原贮积病 Muskelglykogenose *f*
肌性动脉 muskuläre Arterie *f*, Arterie muskulärer Type *f*
肌性防御 Abwehrspannun g *f*, muskuläre Abwehr *f*, défense *m*usculaire <frz.>
肌性隔膜 Septum musculare *n*
肌性骨联接 Syssarkosis *f*
肌性脊柱后凸 muskulöse Kyphose *f*
肌性脊椎炎 Spondylitis muscularis *f*
肌性睑内翻 Entropium musculare *n*
肌性强直性痉挛 tonischer Muskelkrampf *m*
肌性视力疲劳 muskuläre Asthenopie *f*
肌性室间隔缺损 muskulöser Septumdefekt *m*
肌性微血管 muskulöse Kapillaren *f*
肌性消化不良 muskuläre Dyspepsie *f*
肌性斜颈 muskulärer Schiefhals *m*
肌性增生 muskuläre Hyperplasie *f*
肌学 Myologie *f*, Myologia *f*
肌学家 Myologe *m*
肌血管的 myovaskulär
肌芽 Muskelknospe *f*
肌咽鼓管 Canalis musculotubarius *m*
肌咽鼓管隔 Septum canalis musculotubarii *n*
肌炎 Muskelentzündung *f*, Initis *f*, My(os)itis *f*
肌炎功能指数 Funktionsindex von Myositis *m*
肌炎特异性自身抗体 spezifischer Autoantikörper von Myositis *m*
肌炎相关性自身抗体 Myositis-assoziierter Autoantikörper (MAA) *m*
肌-眼-脑病 Muskel-Auge-Gehirn-Krankheit *f*, Walker*-Warburg* Syndrom *n*
肌养蛋白聚糖(肌营养不良蛋白聚糖) Dystroglycan *n*
肌样的 myoid, myoides
肌样体 Myoid *n*
肌样细胞 myoide Zelle *f*
肌样细胞抗体 Antikörper der myoiden Zellen *m*, Myoid-zellen-Antikörper *m*
肌样质 Myoid *n*
肌移位术 Muskelverlagerung *f*, Muskeltransposition *f*
肌异位 Myektopie *f*
肌音 Muskelgeräusch *n*, Myokrismus *m*, Muskelton *m*, Myophonie *f*
肌音波机 Phonomyograph *m*
肌音描记法 Phonomyographie *f*
肌音听诊器 Myophon *n*
肌音图 Phonomyogramm *n*
肌营养 Myotrophie *f*, Muskelernührung *f*
肌营养不良蛋白 Dystrophin *n*
肌营养不良[症] Muskeldystrophie *f*, Myodystrophia *f*, muskuläre Dystrophie *f*
肌营养神经病 Myotrophoneurose *f*, Muskeltrophoneurose *f*
肌营养障碍 Myodystrophie *f*, Muskeldystrophie *f*, Myodystrophia *f*
肌应激性 muskuläre Irritabilität (od. Erregbarkeit) *f*, muskulöse Reizbarkeit *f*
肌硬化(变) Myosklerose *f*, muskulöse Sklerose *f*
肌硬结(病) Muskelschwiele *f*, Myogelose *f*, Muskelhärte *f*
肌硬直 Muskelrigidität *f*
肌游离移植术 freie Muskeltransplantation *f*
肌与骨骼感染 Muskel- und Knocheninfektion *f*
肌原蛋白 Troponin *n*
肌原钙蛋白 Troponin *n*
肌原力 Myodynamie *f*, Muskelkraft *f*
肌原球蛋白 Tropomyosin *n*
肌原细胞 myogene (od. sarkogene) Zelle *f*
肌原纤维(丝) Myofibrille *f*, Muskelfibrille *f*
肌原纤维节 Sarkomer *n*
肌原纤维细丝 Myofilament *n*
肌[原]性的 myogen
肌原性麻痹 myogene (od. myopathische od. myoplegi-sche) Lähmung (od. Paralyse) *f*
肌原性轻瘫性斜视 Schielen bei der myogenen Paralyse *f*
肌[原]性斜颈 muskulärer Schiefhals *m*
肌原性斜颈 myogener Torticollis *m*
肌原学说 myogene Theorie *f*
肌源神经营养因子 Neurotropher Faktor der Muskeln *m*, muscle-derived neurotrophic factor <engl.>
肌源性活动 myogene Aktivität *f*
肌源性脊柱侧凸 myogene Skoliose *f*
肌源性扩张 myogene Dilatation *f*
肌源性上睑下垂 myogene Ptosis *f*
肌源性收缩 myogene Kontraktion *f*
肌源性斜颈 myogener Torticollis *m*
肌运动 Muskelbewegung *f*, Myokinesis *f*
肌运动描记器 Myograph *m*
肌运动失调 Muskelbewegungsstörung *f*
肌运动图 Myogramm *n*
肌粘连 Muskeladhäsion *f*, myosynizesis <engl.>
肌张力 Muskelspannung *f*, Muskeltonus *m*
肌张力不全 Dysmyotonie *f*
肌张力测量器 Myotonometer *n*
肌张力的评定 Muskeltonus-Bewertung *f*
肌张力低下 Hypotonie *f*
肌张力过低 Muskelhypotonie *f*, Hypomyotonie *f*
肌张力降(减)低 Hypomyotonie *f*, Muskelhypotonie *f*
肌张力缺失 Amyotonie *f*
肌张力失调 Dystonie *f*
肌张力异常 Dystonie *f*
肌张力增高 Muskelhypertonie *f*, Hypermyotonie *f*
肌张力障碍 Myodystonie *f*
肌阵挛的 myoklonisch
肌阵挛发作 myoklonischer Anfall *m*
肌阵挛反射 myoklonischer Reflex *m*
肌阵挛性癫痫 Myoklonusepilepsie *f*, myoklonische Epi-lepsie *f*
肌阵挛性脑炎 myoklonische Enzephalitis *f*
肌阵挛性小脑协同失调 Dyssynergia cerebellaris myoclonica *f*, Hunt* Krankheit *f*
肌阵挛性重症癫痫 Myoklonusepilepsie *f*
肌阵挛[症] Muskelklonus *m*, Myoklonus *m*, Myoklonie *f*, Myoclonus *m*
肌阵挛状态 Paramyoklonus *m*, Paramyoclonus *m*
肌震颤 Amyostasia *f*, Muskeltremor *m*
肌震颤的 amyostatisch
肌震颤性综合征 amyostatisches Syndrom (od. Symp-tomenkomplex) *m*, v. Strümpell* Krankheit *f* (od. Syn-drom *n*)
肌支 Ramus muscularis *m*
肌汁 Myoserum *n*
肌织膜 Muskularis *f*, Muscularis mucosae *f*, Tunica muscularis *f*
肌脂肪变性 fettige Muskeldegeneration *f*, Myodemie *f*
肌脂瘤 Myolipom *n*

肌止端 Muskelansatz *m*, Insertio *f*, Insertio musculi *f*
肌质(浆) Myoplasma *n*, Sarkoplasma *n*
肌质网 sarkoplasmatisches Retikulum *n*
肌肿瘤切除术 Myomektomie *f*, Myomenukleation *f*
肌周炎 Perimyositis *f*
肌注 intramuskuläre Injektion *f* (L.M., i.m.)
肌柱 Sarkostyle *f*
肌组织 Muskelgewebe *n*, Tela muscularis *f*
肌组织 X 线照相术 Myographie *f*
矶松素 Plumbagin *n*
鸡白喉病毒 Geflügeldiphtherie-Virus *n*
鸡白痢 Diarrhoea alba *f*, Klein* Hühnerseuche *f*
鸡白血病病毒 Hühnerleukosevirus *n*
鸡蛋花甙 Plumierid *n*, Agoniadin *n*
鸡蛋花素 Plumericin *n*
鸡蛋膜 Eierschalenmembran *f*
鸡蛋培养基 Einährboden *m*
鸡骨常山胺 Alstonamin *n*
鸡骨常山毒碱 Ditain (um) *n*, Echitamin *n*
鸡骨常山碱 Alstonin *n*, Ditamin *n*
鸡骨常山属 Alstonia *f*
鸡冠 Crista galli *f*, Hahnenkamm *m*
鸡冠花 Hahnenkamm *m*, Flos celosiae cristatae *m*
鸡冠生长试验 Kammwachstumstest *m*, Parkes*-Emmens* Test *m*
鸡冠试验 Hahnenkammtest *m*, Hühnerkammtest *m*
鸡冠形 Kristiform *f*
鸡冠翼 Hahnenkammflügel *m*, Ala cristae galli *f*
鸡冠状的 kammförmig
鸡红细胞 Hühnererythrozyt *n*
鸡霍乱 Hühnercholera *f*, Cholera gallinarum *f*
鸡奸 Knabenschändung *f*, Päderastie *f*, P (a) edicatio *f*
鸡结核 Hühnertuberkulose *f*, Geflügeltuberkulose *f*
鸡卵 Hühnerei *n*, Ovum gallinaceum *n*
鸡螺旋体病 Hühnerspirochätose *f*, Geflügelspirochätose *f*
鸡螨 Hühnermilbe *f*
鸡免疫球蛋白 Hühner-Immunglobulin *n*
鸡纳酸 Chinovasäure *f*
鸡纳酸乌洛托品 Chinotropin *n*, Quinotropin *n*
鸡纳糖 Quinovose *n*
鸡疟原虫 Plasmodium gallinaceum *n*
鸡胚 Hühnerembryo *m*
鸡胚接种 Hühnerembryo-Inokulation *f*
鸡胚浸液 Hühnerembrio-Extrakt *m*
鸡胚抗原 Hühnerembryo-Antigen *n*
鸡胚壳膜 Hühnerembryoschalenhaut *f*
鸡胚卵黄囊 Hühnerembryodottersack *m*
鸡胚尿囊 Hühnerembryo-Allantois *f*
鸡胚尿囊腔 Hühnerembryo-Allantoishöhle *f*
鸡胚培养 Hühnerembryokultur *f*
鸡胚气室 Hühnerembryoluftsack *m*
鸡胚绒毛尿囊膜 Chorioallantoismembran des Hühner-embryos *f*
鸡胚绒膜尿囊 Hühner-Chorioallantois *f*
鸡胚细胞 Hühnerembryozelle *f*
鸡胚细胞培养 Eikultur *f*, Hühnerembryozellkultur *f*
鸡胚细胞疫苗 Eiimpfstoff *m*, Hühnerembryozellimpfstoff *m*
鸡胚纤维母细胞 Hühnerembryofibroblast *m*
鸡胚羊膜腔(囊) Hühnerembrioamnion-Höhle *f*
鸡胚致死孤病毒 Hühnerembryolethalorphanvirus *n*
鸡皮 Hühnerhaut *f*, Gänsehaut *f*
鸡皮病 Cutis anserina perpetua *f*
鸡皮刺螨 Dermanyssus gallinae *m*
鸡皮疙瘩 Gänsehaut *f*, Dermatospasmus *m*, Horrida cutis *f*, Cutis anserina *f*
鸡皮样 Gänsehautart *f*
鸡皮样皮肤 Gänsehaut *f*
鸡肉瘤 Hühnersarkom *n*, Hühnertumor I *m*, Rous* Sar-kom *n*
鸡沙门氏菌 Salmonella gallinarum *f*, Bacterium gallina-rum (s, pullorum) *n*
鸡矢藤 Paederia foetida (s. scandens) *f*
鸡矢藤甙 Paederosid *n*
鸡矢藤甙酸 Paederosidsäure *f*
鸡矢藤属 Paederia *f*
鸡尾 Cocktail *m*
鸡尾酒会现象 Cocktail-Party-Phänomen *n*
鸡尾酒会效应 Cocktailparty-Effekt *m*
鸡尾酒疗法 lytische Therapie *f*
鸡尾酒性紫癜 Cocktailpurpura *f*
鸡瘟病毒 Hühnerpestvirus *n*
鸡胸 Hühnerbrust *f*, Kahnbrust *f*, Pectus gallinaceum (s. carinatum) *n*
鸡胸变形 Hühnerbrustdeformität *f*
鸡眼 Hühnerauge *n*, Leichdorn *m*, Klavus *m*, Heloma *n*, Helosis *f*
鸡眼刀 Hühneraugenmesser *n*, Helotom *n*
鸡眼的 helotic (-us, -a, -um)
鸡眼切除术 Helotomie *f*, Helotomia *f*, Hühneraugenent-fernung *f*
鸡油菌素 Canthaxanthin *n*
鸡脂样血块 Hühnerfettgerinnsel *n*
唧唧音 Zischlaute *m pl*
唧筒 Pumpe *f*
唧筒现象 Kolbenwirkung *f*
积差相关系数 Produkt-Moment-Korrelationskoeffizient *m*
积差相关系数 Produkt-Moment-Korrelationskoeffizient *m*
积存 Depot *n*, Kumulation *f*, Akkumulation *f*
积存气体 eingeschlossenes Gas *n*
积分 Integration *f*, Integral *n*
积分电(线)路 Integrierschaltung *f*
积分电路 Integrator *m*
积分法 Integration *f*
积分放大器 Integratorverstärker *m*
积分肌电图 integriertes Elektromyogramm *n*
积分肌电值 integriertes EMG (IEMG) *n*
积分流量计 Integrierflußmesser *m*
积分蒙片减影 integrierte Maske-Subtraktion *f*
积分器 Integrator *m*, Integriergerät *n*
积分式浓度比色计 Integrierdensitometer *n*
积分吸收 integrierte Absorption *f*
积粪 Sterkorom *n*, Sterkoraltumor *m*, Kotstauung *f*
积粪性腹泻 Diarrhoea stercoralis *f*
积极 Initiative *f*
积极暗示 positiver Vorschlag *m*
积极回避 aktive Vermeidung *f*
积极精神分析术 aktive Technik der Psychoanalyse *f*
积极疗法 aktive Behandlung *f*
积极杀婴 Infantizid (od. Kindesmord) mit Gewalt *m*
积极性 Positivität *f*
积极性社区治疗 aktive Therapie in der Kommunität *f*
积极休息 aktive Ruhe *f*
积极压力 positiver Stress *m*
积极应对反应 aktive Bewältigungsreaktion *f*
积极优生学 positive Eugenetik *f*
积聚 Akkumulation *f*, Kumulation *f*, Depot *n*
积累 Akkumulation *f*, Kumulation *f*, Depot *n*
积累辐射剂量 kumulative Strahlendosis *f*
积累剂量 Kumulationsdosis *f*, kumulative Dosis *f*
积累假说 Akkumulationshypothese *f*
积木 Bauklötzchen *n*
积脓 Empyem *n*, Empyema *n*

积气[症] Luftansammlung *f*, Gasansammlung *f*, Pneuma-tosis *f*
积食 Verdauungsstörung *f*, Indigestion *f*
积水 Hydrops *m*, Wassersucht *f*
积水积气的 hydropneumatisch
积水性肺炎 Hydropneumonie *f*, Lungenödem *n*
积水性脊髓炎 Rückenmarkentzündung mit Wassersucht *f*, Myelitis mit Hydrops *f*
积水性脑膜突出 Hydroenzephalomeningozele *f*, Enzephalozystomeningozele *f*
积水性脑水肿 Hydrocephalus *m*
积水性脑突出 Hydroenzephalozele *f*, Hydrozephalozele *f*, Hydrocephalocele *f*, Zystenzephalozele *f*
积水性腮腺炎 Hydroparotitis *f*
积水性肾盂扩张 Hydronephrektasie *f*
积水性外生骨疣 Hydroexostose *f*, Hydroexostosis *f*
积水性无脑畸形 Hydranenzephalie *f*, Blasenhirn *n*
积水性心包炎 Hydroperikarditis *f*
积水性胸膜炎 Hydropleuritis *f*
积蓄 Lagerung *f*
积雪草[皂]甙 Asiaticosid *n*
积雪草酸 Asiaticosäure *f*
积血 Hämatozele *f*, Haematocele *f*
积液 Erguß *m*, Flüssigkeitserguß *m*, Flüssigkeitsansamm-lung *f*
积脂 Adipopexis *f*, Fettspeicherung *f*
姬姆萨染色 Giemsa* Färbung *f*
基 Gruppe *f*, Radikal *n* (R), Base *f*
基板 Basisplatte *f*, Grundplatte *f*
基板材料 Substratmaterial *n*
基本(或组成性)基因表达 konstitutive Genexpression *f*
基本 ADL grundlegende Aktivitäten des täglichen Lebens *f pl*
基本操作 fundamentelle (od. grundlegende) manipula-tion *f*
基本的 basisch, kardinal, elementar, grundlegend, fun-damental (-is, -is, -e)
基本的日常生活活动能力 grundlegende Aktivität des alltäglichen Lebens *f*
基本电节律 fundamentaler elektrischer Rhythmus *m*, grundlegender elektrischer Rhythmus (BER) *m*
基本放大器 grundlegender Verstärker (od. Amplifier) *m*
基本分生组织 fundamentales (od. grundlegendes) meristem *n*
基本功 Grundausbildung *f*, elementare Fähigkeit (od. Fertigkeit) *f*
基本过程 fundamenteller (od. grundlegender) Prozeß *m*.
基本机制 grundlegender Mechanismus *m*, Grundmechanismus *m*
基本基因表达 konstitutive Genexpression *f*
基本技术 fundamentelle Technik *f*.Grundtechnik *f*
基本焦虑 Grundangst *f*
基本接受器和记忆器 elementarer Empfänger und Speicher *m*
基本节律发生器 Grundrhythmusgenerator *m*
基本结构 Elementarstruktur *f*, Grundstruktur *f*
基本粒子 Elementarteilchen *n*, Grundbaustein *m*
基本能力 Grundauslastung *f*
基本培养基 Basalnährmedium *n*
基本频率 Grundfrequenz *f*, Fundamentalfrequenz *f*
基本倾向 grunddisposition *f*
基本情绪 Grundgefühl *n*
基本韧带 kardinales Ligament *n*, Ligamentum cardinale *n*
基本日常生活活动 grundlegende Aktivität des alltäglichen Lebens *f*
基本日常生活活动能力 grundlegende Aktivitäten des täglichen Lebens *f pl*
基本色 Grundfarbe *f*
基本生命支持 Basismaßnahme *f*
基本生命支持 lebensrettende Sofortmaßnahme *f*
基本食品 Grundnahrungsmittel *n*
基本条件 grundlegende Bedingung (od. Kondition) *f*, Grundbedingung *f*
基本外科手术器械 Operationsinstrument der Allgemenchirurgie *n*
基本卫勤保障 Sicherung der Grundversorgung *f*
基本卫勤训练 medizinische Grundausbildung *f*
基本信号处理 grundlegende Signalverarbeitung *f*
基本需要 Grundbedürfnis *n*
基本药物 unentbehrliches Arzneimittel *n*
基本要求 Grundbedürfnis *n*
基本饮食 grundlegende Ernährung *f*
基本原理 Grundprinzip *n*, Grundregel *f*, Grundthese *f*
基本原则 Grundprinzip *n*
基本诊断 Basisdiagnostik *f*
基本症状 Hauptsymptom *n*, Kardinalsymptom *n*, Leitsyptom *n*
基本知识 Grundkenntnis *f*, Elementarwissen *n*, ele-mentare Kenntnis *f*
基本脂 elementales Lipid *n*, Elementarlipid *n*
基[本]质 Grundstoff *m*, Grundgewebe *n*
基本质点 Elementarteilchen *n*
基本种 elementare Art *f*
基本转录因子 allgemeiner Transkriptionsfaktor *m*
基本组织 Grundgewebe *n*
基部 basale Portion *f*, Grundteil *m*
基部的 basal
基层 Matrize *f*, Matrix *f*, Grundschicht *f*, Basalschicht *f*
基层板 Basisplatte *f*
基层康复员 lokales Rehabilitationsmitglied *n*
基层频率 Grundfrequenz *f*
基层卫生服务 primärer Gesundheitsdienst *m*
基层医疗保健 primäre Pflege *f*
基层医疗单位 primäre medizinische Einheit *f*
基础 Base *f*, Basis *f*, Fundament *n*, Grundlage *f*
基础安眠药 Basishypnotika *n pl*
基础标记指数 Basal Labelling Index (BLI) <engl.>, Markierungsindex innerhalb der basalen Zellreihe *m*
基础表达 konstitutive Expression *f*, basale Expression *f*
基础产热率 basale Wärmeproduktionsrate *f*
基础沉淀[物] Grundpräzipitat *n*
基础传播率 basische Ausbreitungsrate *f*
基础代谢 Grundumsatz *m* (GU), Basalumsatz *m*, Grundstoffwechsel *m*, Ruhestoffwechsel *m*
基础代谢测定仪 Metabometer *n*, Stoffwechselapparat *m*
基础代谢测量法 Grundumsatzbestimmung *f*, Metabo-limetrie *f*
基础代谢计 Stoffwechselapparat *m*, Metabometer *n*
基础代谢率 Grundumsatzgrad *m*, basal metabolic rate (BMR) <engl.>
基础代谢率测算器 Metabolor *n*
基础代谢率减退 Hypometabolismus *m*
基础代谢试验 Grundumsatztest *m*, Gmndumsatzbestim-mung *f*
基础代谢仪 Grundumsatzapparat *m*, Metabometer *n*
基础的 elementar, basal (-is, -is, -e), fundamental (-is, -is, -e)
基础反射 Basalreflex *m*, Grundreflex *m*
基础护理课程 Grundpfleges Curriculum *n*
基础护理学 Grundpflege *f*
基础结构 Infrastruktur *f*
基础科学 Basiswissenschaft *f*, Grundwissenschaft *f*
基础泪液分泌试验 grundlegender Tränensekretionstest *m*
基础麻醉 Grundnarkose *f*, Basalnarkose *f*, Basisnarkose *f*
基础麻醉药 basales Narkosemittel *n*
基础免疫 Grundimmunität *f*, Basisimmunität *f*
基础免疫学 Grundimmunologie *f*
基础能量消耗 basaler Energieverbrauch *m*
基础培养基 Basalmedium *n*

基础频率 Grundfrequenz *f*
基础人群 Basis-Bevölkerung *f*
基础神经外科用头靠 Kopfstütze für allgemene Neurochirurgie *f*
基础生命支持 lebensrettende Sofortmaßnahme *f*
基础生命支持技术 Basismaßnahme der Reanimation *f*
基础生物转化能力 basale Biotransformationskapazität *f*
基础酸排出量 basale Säureausgabe *f*
基础体温 Basaltemperatur *f*
基础外科用刀及支持器械 Messer und Förderinstrumente für fundamentäre Chirurgie
基础外科用敷料镊夹 Kornzange der Allgemenchirurgie *f*
基础外科组织夹持钳 Gewebehaltung in der Allgemenchirurgie *f*
基础胃酸分泌量 basales Magensäure-Sekret *n*
基础胃酸排出量 basale Magensäureausgabe *f*
基础心理年龄 basales geistiges Alter *n*
基础性日常生活活动 grundlegende Aktivität des alltäglichen Lebens *f*
基础研究 Grundlagenforschung *f*
基础药理学 allgemeine Pharmakologie *f*, Fundamental-pharmakologie *f*
基础医学 Vorklinikum *n*, präklinische Medizin *f*
基础诊断 Basisdiagnostik *f*
基础症状 Leitsymptom *n*
基德抗体 Kidd-Antikörper *m*, JKa-Antikörper *m*
基德抗原 Kidd-Faktor *m*, JKa-Antigen *n*
基德血型 Kidd* Blutgruppe *f*(基德为首次发现此种血抗原的病人)
基德血型系统 Kidd* Blutgruppensystem *n*
基底 Base *f*, Basis *f*
基底[层]板 Lamina basalis *f*
基底[静脉]丛 Plexus basilaris *m*
基底部 Pars basilaris *f*
基底侧膜(基底外侧膜) basolaterale Membran *f*
基底层 Basalmembran *f*
基底层 Lamina basalis *f*
基底层上皮细胞 Epithelzelle der Basalschicht *f*
基底层细胞 Basalschichtzelle *f*
基底的 basilär, basilar(-is, -is, -e), basial(-is, -is, -e), ba-sal(-is, -is, -e)
基底动脉 Basilararterie *f*, Arteria basillaris *f*
基底动脉尖综合征 Basilaris-Syndrom *n*
基底动脉血栓形成 Basilaristhrombose *f*
基底窦 Sinus basilaris *m*, basaler Sinus *m*
基底段 Basalsegment *n*, Segmentum basale *n*
基底沟 Sulcus basilaris *m*
基底核 Nucleus basalis *m*
基底环 basaler Ring *m*
基底嵴 Crista basilaris *f*
基底角 Basalwinkel *m*
基底节 Basalganglion *n*
基底节区动静脉畸形 arteriovenöse Malformation im Basalganglion *f*
基底节血肿 Hämatom im Basalganglion *n*
基底截骨术 basale Osteotomie *f*
基底静脉 Vena basalis *f*, Rosenthal* Vene *f*
基底静脉丛 Plexus venosus basilaris *m*, basaler Venenplexus *m*
基底颗粒细胞 Basalgranularzelle *f*, basalgekörnte Zelle *f*
基底宽度(峰宽) Spitzenbreite *f*
基底鳞状细胞癌 basales Plattenepithelkarzinom *n*
基底鳞状细胞棘皮瘤 basal-squamöses Akanthom *n*, Acanthoma basosquamocellulare *n*
基底鳞状细胞上皮瘤 basal-squamöses Epitheliom *n*
基底面 Basalfläche *f*, Grundfläche *f*
基底膜 Grundmembran *f*, Grundhäutchen *n*, Membrana basalis *f*
基底膜带 Basalmembranzone *f*
基底膜抗原 Basalmembran-Antigen *n*
基底平面 Basalebene *f*
基底前脑 basales Vorderhirn *n*
基底前脑区 Basalvorderhirnbereich *m*
基底圈 Basalspule *f*
基底神经节 Basalganglien *n pl*, basale Stammganglien *n pl*, Ganglia basalia *n pl*
基底神经节出血 Hämorrhagie der Basalganglien *f*
基底神经节脑血管病 Hirngefäßerkrankung der Basalganglien *f*
基底神经节性麻痹 Basalganglionlähmung *f*
基底室 basales Kompartiment *n*
基底受精 Basigamie *f*
基底胎座 Basalplazenta *f*, Placenta basalis *f*
基底托盘 Basisabdrucklöffel *m*
基底外侧部 Pars basolateralis *f*
基底外侧核群 basolaterale Kerngruppe *f*
基底外侧膜 basolaterale Membran *f*
基底细胞 Basalzelle *f*, basale Zelle *f*
基底细胞癌 Basalom *n*, Basalzellenepitheliom *n*, Basalzellenkarzinom *n*, Carcinoma basocellulare *n*
基底细胞层 Basalzellschicht *f*
基底细胞黑素瘤 Basalzellenmelanom *n*
基底细胞抗原 Basalzellen-Antigen *n*
基底细胞空泡变性 vakuoläre Degeneration der Basalzellen *f*
基底细胞瘤 Basalzellentumor *m*, Basaliom (a) *n*, Basalzellenepitheliom *n*, Basalzellengeschwulst *f*
基底细胞膜 Basalzellen-Membran *f*
基底细胞母斑综合征 Basalzellennaevus-Syndrom *n*
基底细胞乳头状瘤 Basalzellenpapillom *n*
基底细胞上皮瘤 Basal(i)om(a) *n*, Basalzellenepitheliom *n*, Basalzellengeschwulst *f*, Basalzellenkarzinom *n*
基底细胞水肿变性 hydropische Degeneration der Basalzellen *f*
基底细胞腺瘤 Basalzellen-Adenom *n*
基底细胞型造釉细胞瘤 basozellulärer Typ(us) des Ameloblastoms *m*, Basalzellentyp des Ameloblastoms *m*
基底细胞液化 Basalzellenverflüssigung *f*
基底细胞增生 Basalzellenhyperplasie *f*
基底细胞痣 Basalzellen-Nävus *m*
基底细胞痣综合征 Basalzellen-Nävussyndrom *n*
基底纤维 Basilarfaser *f*, Basalfaser *f*, Hörsaite *f*
基底线 Basal-Linie *f*
基底小体 Basalknötchen *n*, Basalkörperchen *n*
基底型 Basaltyp *m*
基底性脑膜炎 Meningitis basalis(s.basilaris) *f*, Basalmeningitis *f*
基底性偏头痛 Basilarmigräne *f*
基底褶 Basalfalte *f*
基底纵纹 basale Streifenzeichnung *f*
基地医院 Basishospital *n*
基电流 Basisstrom *m*
基恩氏点 Keen* Punkt *m*
基尔分类 Kiel* Klassifikation *f*
基尔霍夫电流定律 Kirchhoff* aktuelles Gesetz(KCL) *n*
基尔霍夫定律 Kirchhoff* Gesetz *n*
基尔希纳氏钢丝 Kirschner*(Extensions-) Draht *m*
基菲 Kit *n*, Kiffi *n*
基峰 Basisgipfel *m*
基弗尔氏染剂 Kieffer* Farbstoffe *m pl*
基-弗二氏结 Keith*(-Flack*) Knoten *m*, Sinusknoten *m*
基-弗二氏结 Keith*-Flack* Knoten *m*, Sinusknoten *m*
基-冈二氏测氮法 Kjeldahl*(-Gunning*) Verfahren *n*
基格滤器(伞形滤器) Kimray-Greenfield-Filter *m*

基函数 Basisfunktion *f*
基喙 Basisproboscis *f*
基极 Basiselektrode *f*
基峭 Cingulum *n*
基节 Koxa *f*
基节腺 Koxaldrüse *f*
基节腺口 Koxaldrüsenöffnung *f*
基节液 Koxalflüßigkeit *f*
基金变动表 Form der Kapitalbewegung *f*
基孔肯雅出血热 hämorrhagisches Chikungunya-Fieber *n*
基-雷二氏孔 Key*-Retzius* Foramen *n*, Apertura lateralis ventriculi quarti *f*, Foramen Luschkae *n*
基利安憩室 Kilian* Divertikel *n*
基利安切口 Kilian* Einschnitt *m*（额窦手术外切口）
基利安氏骨盆 Kilian* Becken *n*, Becken von Killian* *n*, Exostosebecken *n*
基利安氏管 Kilian* Röhre *f*
基利安氏线 Kilian* Linie *f*, Linea prominens *f*
基利安试验 Kilian* Test *m*（检糖耐量）
基利安手术 Kilian* Operation *f*（治额窦积脓）
基粒 Basalkörnchen *n*
基粒间膜 fret <engl.>
基林 Khellin(um) *n*, Visammin *n*
基膜 Basalmembran *f*, Basalhülle *f*
基膜上的 epilamellär
基默斯提氏病 Kimmelstiel*(-Wilson*) Krankheit *f*(od. Syndrom *n*), diabetische(od. extrakapilläre) Glomeru-losklerose *f*
基尼均差 Gini* mittlere Differenz *f*
基盘 basale Festplatte *f*
基片 Basisplatte *f*
基频 Fundamentalfrequenz *f*, Grundfrequenz *f*
基频成分 Grundfrequenzkomponente *f*
基频微扰 Perturbation der Grundfrequenz *f*
基频震颤 Tremor(od. Zittern *n*, od. Fremitus *m*, od. Trmulation *f*) der Grundfrequenz *m*
基普氏[气体]发生器 Kipp* Apparat(od. Generator) *m*
基期 Basisperiode *f*
基强度 Rheobase *f*
基区宽度调制效应 Modulationseffekt der Basisbreite *m*
基萨那森林热 Kyasanur-Wald-Fieber *n*
基塞尔巴赫氏区 Kiesselbach* Ort(od. Locus Kiessel-bachii) *m*
基色 Grundfarbe *f*
基施纳钢丝夹 Kirschner* Drahtschiene *f*(骨折固定和牵引用)
基施氏反射 Kisch* Reflex *m*, auropalpebraler Reflex *m*
基室 Basalzelle *f*
基树突 basaler Dendrit *m*
基数 Grundzahl *f*, Kardinalzahl *f*
基数排序 Radixsort *m*, Distributionsort *m*, Fachverteilen *n*
基思氏低离子饮食 Keith* Diät *f*, salz-und flüssigkeits-arme Kost *f*
基思氏结 Keith* Knoten *m*, Sinusknoten *m*
基思氏结 Keith*(-Flack*) Knoten *m*, Sinusknoten *m*
基思氏束 Keith*(-Flack*) Bündel *n*
基态 Grundzustand *m*
基态能级 Grundzustandniveau *n*
基特尔氏疗法 Kittel* Behandlung *f*
基体 Basalkörper *m*, Basalknoten *m*, Matrize *f*
基体 Basalkörperchen *n*
基团 Gruppe *f*
基团转位 Gruppentranslokation *f*
基蜕膜 Basaldezidua *f*, Subplazenta *f*, Decidua basalis *f*
基托 Basis *f*, Basisplatte *f*
基托垫底 Basisplattenunterfütterung *f*
基托蜡 Basisplattenwachse *n pl*
基托折裂 Basisplattenzerbrechung *f*
基物 Matrix *f*
基细胞 Basalzelle *f*
基细胞 Basalzellen *f pl*
基细胞层 Basalzellenschicht *f*
基细胞乳头瘤 Basalzellen-Papillom *n*
基线 Basislinie *f*
基线 Grundlinie *f*, Basislinie *f*
基线摆动 Schwingung der Basislinie *f*
基线不稳 Unstabilität der Basislinie *f*
基线风险函数 baseline-Hazardfunktion *f*
基线漂移 Basisliniendrift *f*
基线胎心率 Grundlinie der fetalen Herzfrequenz *f*
基线血浆肾素活性 Plasmareninaktivität an der Basislinie *f*
基线资料 Eckdaten *n pl*
基[谐]波 Grundschwingung *f*, Fundamentalschwingung *f*
基牙 Stützzahn *m*, Pfeilerzahn *m*, Stützpfeiler *m*
基耶达氏测氮法 Kjeldahl* Verfahren *n*, Stickstoffbestimmung *f*
基耶达氏测氮瓶 Kjeldahl* Kolben *m*
基耶达氏烧瓶 Kjeldahl* Kolben *m*
基耶兰德氏产钳 Kielland* Zange *f*
基因(遗传因子) Gen *n*, Erbfaktor *m*, Erbanlage *f*, Erbeinheit *f*
  ced 基因 ced-Gen *n*
  Cellano 基因 Cellano-Gen *n*
  C 基因 C-Gen *n*
  CI 基因 CI-Gen *n*
  col E1 基因 col E1-Gen *n*
  cro 基因 cro-Gen *n*
  D 基因 D-Gen *n*
  Dox 基因 Dox-Gen *n*
  Duffy 基因 Duffy-Gen *n*
  EAP 基因 EAP-Gen *n*
  env 基因 env-Gen *n*(包膜基因,囊膜基因)
  EsD 基因 EsD-Gen *n*
  GC 基因 GC-Gen *n*
  GLO Ⅰ基因 GLO Ⅰ -Gen *n*
  Gm 基因 Gm-Gen *n*
  GPT 基因 GPT-Gen *n*
  HLA 基因 HLA-Gen *n*
  Hox 基因 Hox-Gen *n*
  HP 基因 HP-Gen *n*
  Ir 基因 Ir Gen *n*(免疫应答基因)
  Is 基因 Is Gen *n*(免疫抑制基因)
  J 基因 J-Gen *n*
  Kell 基因 Kell-Gen *n*
  Kidd 基因 Kidd-Gen *n*
  Km 基因 Km-Gen *n*
  Le 基因 Le-Gen *n*
  Lutheran 基因 Lutheran-Gen *n*
  MHC 基因 MHC-Gen *n*(主要组织相容性复合体基因)
  MNSs 基因 MNSs-Gen *n*
  CDC 基因(细胞分裂周期基因) CDC-Gen *n*
  H 基因(组织相容性基因) H-Gen *n*, Histokompatibilitätsgen *n*
基因 α Gen α *n*
基因本体识别号码 Identifikationsnummer von Gene Ontology *f*, Gene Ontology ID <engl.>
基因编码区 SNPs Coding-SNPs <engl.>
基因标记 genetischer Marker *m*
基因标志 Genkennzeichnung *f*
基因表达 Expressivität eines Gens *f*, Genexpressivität *f*
基因表达标志 Kennzeichen der Genexpression *n*

基因表达的协同单位 kollaborative Einheit der Genexpression *f*
基因表达构型 Genexpressionsprofil *n*
基因表达谱 Genexpressionsprofil *n*
基因表型 Genotyp *m*, Phänotyp *m*
基因病 genetische Krankheit *f*
基因病 Genopathie *f*
基因补偿 Genkompensation *f*
基因操作 Genmanipulation *f*
基因差异度 Gen-Vielfalt *f*
基因产物 Genprodukt *n*
基因沉默 Gen-Silencing *n*, Gen-Stilllegung *f*
基因程控理论 genetische Programmtheorie *f*
基因丛 Genkomplex *m*
基因簇 Gen-Nest *n*, Gen-Haufen *m*
Hp 基因簇 Hp-Gencluster *n*
基因存取号 Beitritt *m*
基因打靶 Gene-Targeting *n*
基因打靶 Gentargeting *n*
基因代换 Genersatz *m*
基因导入(转基因) Gentransfer *m*
基因的 genetisch
基因点射 Target-Gen *n*
基因定点诱变 ortsspezifische (od. zielgerichtete, od. ortsgerichtete, od. punktgenaue) Mutagenese *f*, Site-Directed Mutagenesis *n* <engl.>
基因定位 Genlokalisation *f*
基因定位图 genbasierte Karte *f*
基因毒应激 genotoxischer Stress *m*
基因断裂 Gendisruption *f*
基因多态性改变 polymorphe Variante der Gene *f*
基因多效性 Pleiotropie *f*, Polyphänie *f*
基因多样性 genetische Diversität *f*
基因放大作用 Genvergrößerung *f*
基因分离 Gensegregation *f*
基因分析 Genanalyse *f*
基因分子库 molekulare Genbank *f*
基因丰余 Genredundanz *f*
基因复本 Genkopie *f*
基因副本 Genokopie *f*
基因复合物(体) Genkomplex *m*
基因复制 Genreplikation *f*
基因工程 Gentechnik *f*, genengineering <engl.>
基因工程的工具酶 instrumental Enzym in der Gentechnik *n*
基因工程技术 Gentechnik *f*
基因工程抗体 genetischer Antikörper *m*
基因工程亚单位疫苗 gentechnisch hergestellter Subunit-Impfstoff *m*
基因工程疫苗 genetischer Impfstoff *m*
基因工程载体疫苗 gentechnischer Vektorimpfstoff *m*
基因供体 genetische Spender *m*
基因构建体 Genkonstruktion *f*
基因固定 Fixierung des Gens *f*
基因互相作用 Genwechselwirkung *f*, Geninteraktion *f*
基因 - 环境相互作用 Gen-Umwelt-Interaktion *f*
基因回收 Wiedergewinnung von Genen *f*
基因活化 Genaktivierung *f*
基因活性 Genaktivität *f*
基因基础 Genbasis *f*, Basis des Gens *f*
基因激活 Genaktivierung *f*
基因激素 Genhormon *n*
基因剂量 Gendosierung *f*
基因剂量补偿 Kompensation der Gendosierung *f*
基因剂量效应 Dosiseffekt der Gene *m*
bcl2 基因家族 bcl-2-Familie *f*
基因家族 Genfamilie *f*
基因间 DNA intergene DNA
基因间的 intergenetisch
基因间互补 intergenetische Komplementation (od. Ergänzung) *f*
基因间序列 intergenische Sequenz *f*
基因间抑制 intergenische Unterdrückung *f*
基因间抑制突变 intergenische Suppressormutation *f*
基因间抑制作用 intergenische Unterdrückung *f*
基因间重组 intergenische Rekombination *f*
KRAS 基因检测 Feststellung der KRAS-Mutation *f*
基因剪接 Genspleißung *f*, Genverbindung *f*
基因交联仪 Gen-Linker *m*
基因交流 Genaustausch *m*
基因矫正 Gen-Korrektur *f*
基因节段 Genabschnitt *m*
基因精细结构体细胞重组定位 somatische Rekombination-Positionierung der Genfeinstruktur *f*, somatische Rekombination *f*, Kartierung der Genfeinstruktur *f*
基因纠正 Genkorrektur *f*
基因决定的 genbestimmt
基因开关 Genschalter *m*
基因拷贝 Genokopie *f*
基因拷贝数 Genkopienzahl *f*
基因克隆 Genklon *n*
基因克隆化 Genklonierung *f*
基因库 Genpool *m*
基因库 DNA 序列 DNA-Sequenz im Genpool *f*
基因库氨基酸序列 Aminosäuresequenz im Genpool *f*
基因库蛋白序列 Proteinsequenz im Genpool *f*
基因扩增 Genamplifikation *f*
基因扩增调节 Regulation der Genamplifikation *f*
基因扩增仪 Genverstärker *m*
基因粒 Genomer *m*
基因连接图 genetische Bindungskarte *f*, gene linkage map <engl.>
基因量 Gendosierung *f*
基因疗法 Gentherapie *f*
基因流动 Genfluß *m*, gene flow <engl.>
基因流行病学 genetische Epidemiologie *f*
基因论 Gentheorie *f*
基因免疫 genetische Immunisierung *f*, Genimmunisierung *f*
基因纳米因子 Gen-Nanopartikel *n*
基因内的 intragenetisch
基因内互补 intragenetische Komplementation *f*
基因内启动子 intragenetischer Promoter *m*
基因内抑制 intragenetische Unterdrückung *f*
基因内抑制基因 intragenetisches Suppressor-Gen *n*
基因内抑制突变 intragenetische Suppressormutation *f*
基因内抑制作用 intragenetische Unterdrückung *f*
基因内重组 intragenetische Rekombination *f*
C 基因片段 C-Genabschnitt *m*
C- 基因片段 C-Gensegment *n* (编码免疫球蛋白或 T 细胞受体多肽链恒定区的 DNA 片段)
D 基因片段 D-Genabschnitt *m*
基因片段 Genabschnitt *m*
J 基因片段 J-Genabschnitt *m*
基因拼接 Genverbindung *f*, Genspleißung *f*
基因频率 Genhäufigkeit *f*, Genfrequenz *f*
基因平衡 Genbalance *f*, genetische Balance *f*
基因启动子 Genpromotor *m*
基因起源 genetischer Ursprung *m*
基因敲除 Gen-Knockout *n*
基因敲除技术 Gen-Knockdown-Technik *f*
基因敲除小鼠 Knockout-Maus *f*

基因敲减 Knockdown *m*
基因敲入 Gen-Knock-in *n*
基因缺失 Gendeletion *f*
基因缺陷 Gendefekt *m*
基因融合 Genfusion *f*
基因融合体 Genfusion *f*
基因冗余 Genredundanz *f*
基因渗入 Introgression *f*
基因失衡 genetische Gleichgewichtsstörung *f*
基因失活 Geninaktivierung *f*
基因受体 genetischer Rezeptor (od. Empfänger) *m*
基因水平的调控 Regulation des Genniveaus *f*
基因顺序 Genabfolge *f*
基因丝 Axonema *n*
基因碎粒 Gen-Fraktionierung *f*
基因探针 Gensonde *f*
基因剔除 Gen-Knockout *n*
基因体 Genosoma *n*
基因替换 Genersatz *m*
基因调节系统 Genregulationssystem *n*
基因突变 Genmutation *f*, Faktorenmutation *f*
基因突变检测技术 Technik für Detektion der Genmutation *f*
基因突变率 Genmutationsrate *f*
基因突变试验 Genmutationstest *m*
基因图 Genkarte *f*
基因图[谱] Genspektrum *n*, Genkarte *f*
基因图谱 Genkarte *f*, Genspektrum *n*
基因外显率 Penetranz der Gene *f*
基因位点 Genort *m*, Genlocus *m*
基因文库 Genpool *m*
基因武器 Gentech-Waffe *f*
基因系列 Genreihe *f*
基因相互作用 Geninteraktion *f*
基因效应 Geneffekt *m*, Effekt des Gens *m*
基因携带者 Genträger *m*
基因芯片 Genchip *m*, DNA-Chip *m*
基因芯片或 DNA 微阵列 DNA-Mikroarray *m* (od. DNA-Mikroanordnung *f*)
基因芯片技术 Gen-Chip *m*
基因型 Genotyp *m*, Idiotyp (us) *m*, Erbtyp (us) *m*
HLA 基因型 HLA Genotyp *m*
HLA-A 基因型 HLA-A-Genotypisierung *f*
HP 基因型 HP Genotyp *m*
基因型比率 genotypisches Verhältnis *n*
基因型比值 genotypisches Verhältnis *n*
基因型变异 genotypische Variation *f*
Rh 基因型测定 Bestimmung des Rh-Genotyps *f*
基因型方差 genotypischer Unterschied *m*, genotypische Varianz *f*
基因型分型 Genotypisierung *f*
基因型频率 Genotypenfrequenz *f*
基因型适应 genotypische Anpassung *f*
基因型值 genotypischer Wert *m*
基因性别 genetisches Geschlecht *n*
Y 基因性决定区 Determinierungsregion von Y-Gen *f*
基因性同工酶 genetisches Isozym (od. Isoemzym= *n*
基因修复 Genreparatur *f*
基因修饰 Genmodifikation *f*
基因修正 Genkorrektur *f*
基因序列 Genoreihen *f pl*
基因学说 Gentheorie *f*
基因遗传学 Gengenetik *f*
基因异常 genetische Anomalie *f*
基因疫苗 Genimpfstoff *m*
基因疫苗接种 genetische Vakzinierung (od. Impfung) *f*
基因圆周性 genetische Zirkularität (od. Kreisförmigkeit) *f*
基因杂交法 Genohybridisierung *f*, Genohybrid (is) ation *f*
基因增补 Genvermehrung *f*
基因诊断 Gendiagnose *n*
基因诊断技术 Technik für Gendiagnose *f*
基因直线排列 Linearreihenfolge des Gens *f*
基因指导的细胞死亡 genetisch programmierter Zelltod *m*, Apoptose *f*
基因指纹 genetischer Fingerabdruck *m*
基因治疗 Gentherapie *f*
基因制图 Genkartierung *f*
基因置换 Gensubstitution *f*
基因中心 Genzentrum *n*
基因重复 Genduplikation *f*
基因重排 Genumlagerung *f*, Genrearrangement *n*
基因重配 Reassortierung der Gene *f*
基因重组 Genverteilung *f*, Genorekombination *f*, geneti-sche Rekombination *f*
基因重组的 FSH rekombinantes follikelstimulierendes Hormon (r-FSH) *n*
V(D)J 基因重组酶 VDJ-Rekombinase *f*
基因重组人生长激素 rekombinantes menschliches Wachstumshormon *n*
基因重组疫苗 rekombinanter Impfstoff *m*
基因注射治疗 Therapie mittels Geninjektion *f*
基因转变 Genkonversion *f*
基因转换 Genkonversion *f*
基因转染 Gentransfektion *f*
基因转位 Gentransposition *f*, Gentranslokation *f*
基因转移 Transgelosis *f*, Gentransformation *f*
基因转座 Gentransposition *f*, Gentranslokation *f*
基因族 Genfamilie *f*
基因组 Erbgefüge *n*, Genom *n*
基因组 DNA genomischer DNA
基因组 mRNA 表达谱 mRNA-Expressionsprofil von Genom *n*
基因组变异 Genomvariation *f*
基因组不稳定性 genomische Instabilität *f*
基因组不稳定性的抑制子 Suppressor von genomischer Instabilität *m*
基因组不稳定综合征 Syndrom der genomischen Instabilität *n*
基因组当量 Genomäquivalent *n*
基因组的 genomisch
基因组构 Gen-Organisation *f*
基因组克隆 genomischer Klon *m*
基因组克隆化 Genomklonierung *f*
基因组扩增转录同步测序法 genomische Amplifikation mit Transkription und Sequenzierung *f*
基因组扫描 Genomscanning *n*, gemonische Abtastung *f*
基因组探针 genomische Sonde *f*
基因组突变 Genommutation *f*
基因组微阵列 genomischer Microarray *m*
基因组文库 Genombank *f*
基因组文库大小 Größe der Genombank *f*
基因组信息学 Genominformatik *f*
基因组学 Genomik *f*
基因组印记基因 genomisches Imprinting-Gen *n*
基因组作图 genomische Kartierung *f*
基因座(位) Genstelle *f*
基因座连锁分析 Locus-Linkage-Analyse *f*
基因作图 Genkartierung *f*
基因座位控制区 Locus-Kontrollregion *f*
基因作用 Genwirkung *f*
基音 Grundton *m*, fundamentaler Ton *m*
基于 DNA 微阵列的比较基因组杂交 Array-basierte kom-

parative genomische Hybridisierung *f*
基于 PCR 的 HLA 分型 PCR-basierte HLA-Typisierung *f*
基于边缘分割技术 kantenbasierte Segmentierungstechnik *f*
基于表位的疫苗设计 epitopbasiertes Impfstoffdesign *n*
基于测序的 HLA 分型 Sequenz-basierte Typisierung *f*
基于计算机的病案 computerbasierte Patientenakte *f*
基于计算机的护理诊断顾问医生 computerbasierter Pflegediagnose-Berater *m*
基于计算机的监护系统 computerbasiertes Überwachungssystem *n*
基于计算机的健康帮助 computerbasierte medizinische Hilfe *f*
基于计算机的教育 computerbasierte Bildung *f*
基于计算机的临床决策帮助 computerbasierte klinische Entscheidungshilfe *f*
基于计算机的论文 computerbasierte wissenschaftliche Arbeit *f*
基于计算机的医疗会诊 computerbasierte medizinische Konsultation *f*
基于计算机的诊断普查 computerbasiert-diagnostisches Scanning *n*
基于理论的实践 Theorie-basierte Praxis *f*
基于模式的交互诊断 Muster-basierte interaktive Diagnose *f*
基于内容检索 inhaltsbasierte Suche *f*
基于内容图像检索 inhaltsbasierte Bildsuche *f*
基于器械的治疗 gerätebasierende Therapie *f*
基于群体的 gruppenbasiert
基于社区的体力活动 Community-basierende körperliche Aktivität *f*
基于实验室的计算机 Labor-basierter Computer *m*
基于文献的知识发现 literaturbasierte Entdeckung *f*
基于细胞的治疗 zellbasierte Therapie *f*
基于学习的患者中心疗法 Lern-basierte und Client-zentrierte Therapie *f*
基于证据的 evidenzbasiert
基缘 Basicosta *f*
基枕骨 Basilarknochen *m*, basiokzipitaler Knochen *m*
基质 Matrix *f*, Stroma *n*, Substrat *n*
基质蛋白 Gerüsteiweiß *n*, Stromatin *n*
基质的 stützgewebezüglich, matrical (-is, -is, -e)
基质辅助激光解吸电离质谱 matrixunterstützte Laser-Ionisation-Massenspektrometrie *f*
基质黄体化 Stromaluteinisation *f*, Stromaluteinisierung *f*
基质金属蛋白酶 Matrix-Metalloproteinase (MMP) *f*
基质金属蛋白酶 3 Matrixmetalloproteinase-3 *f*
基质金属蛋白酶 -9 Matrixmetalloproteinase-9
基质颗粒 Matrixgranula *n pl*
基质膜 basale Plasmamembran *f*
基质内的 intramatrical (-is, -is, -e), intrastromal (-is, -is, -e)
基质内角膜环 intrastromaler kornealer Ring *m*
基质腔 Matrixraum *m*
基质溶解 Stromatolysis *f*
基质石(多种异常指数) Matrix-Stein *m*
基质细胞 Stromazelle *f*
基质小泡 Matrixbläschen *n*
基质效应 Matrixeffekt *m*
基质性(间质性)角膜炎 stromale (od. interstitielle) Keratitis *f*
基质性角膜炎 Stromakeratitis *f*
基质性子宫内膜异位 Stromaendometriose *f*, Stromatosis *f*
基质学说 Matrixinitiationstheorie *f*
基质肿瘤 Stromatumor *m*
基质滋养芽 Stroma-trophoblast-Knospe *f*
基转移 Gruppentransfer *m*
基准剂量 Vergleichsdosis *f*
基准浓度 Vergleichskonzentration *f*
基准平面 Bezugsebene *f*
基准水平 Bezugsebene *f*, Referenzebene *f*, Bezugsfläche *f*
基准镇流器 Referenzvorschaltgerät *n*
基准镇流器的校准电流 Kalibrierstrom des Referenzvorschaltgerätes *m*
畸变 Aberratio (n) *f*
畸变峰 verzerrter Gipfel *m*, distorted peak <engl.>
畸变系数 Deformationskoeffizient *m*
畸恋 abnorme Liebe *f*
畸胎 Monstrum *n*, Terata *f*, Mißgeburt *f*
畸胎癌 Teratokarzinom *n*
畸胎癌肉瘤 Teratokarzinosarkom *n*
畸胎瘤 Teratom (a) *n*
畸胎瘤恶性转化 Teratom mit maligner Transformation *n*
畸胎囊肿 zystisches Teratom *n*
畸胎生成倾向 Teratogeneseneigung *f*, Teratogenizität *f*
畸胎形成剂 Teratogen *n*
畸胎学 Teratologie *f*, Hemiterie *f*
畸胎学实验 Test für Teratologie *m*
畸胎样瘤 Teratoblastom (a) *n*, teratoide Geschwulst *f*
畸形 Dysmorphie *f*, Deformität *f*, Mißbildung *f*, Fehlbil-dung *f*, Teratismus *m*
May-Hegglin 畸形 May-Hegglin* Anomalie *f*
畸形大头 Makrozephalie *f*
畸形的 deformiert
畸形发生 Teratogenese *f*, Teratogenesis *f*
畸形发生的 teratogen (etisch)
畸形发育 Misswuchs *m*
畸形发展 unsymmetrische (od. einseitlige od. abnormale) Entwicklung *f*
畸形房室激动 Präexitationssyndrom *n*, Wolff*-Parkin-son*-White* Syndrom *n* (WPW-Syndrom)
畸形骨盆 Mißbildungsbecken *n*
畸形关节 verformte Gelenk *n*
畸形核 bizarrer Kern *m*
畸形家庭 abnorme Familie *f*
畸形矫正 Deformitätenkorrektur *f*
畸形精子症 Teratospermie *f*
畸形精子指数 Teratozoospermie-Index *m*
畸形恐怖 Dysmorphophobie *f*
畸形恐怖症 Teratophobie *f*
畸形连接 Fehlvereinigung *f*, fehlerhafter Knochenkallus *m*
畸形软骨 - 骨营养不良 Chondroosteodystrophia defor-mans *f*
畸形舌侧窝 Fossa lingualis malformationis *f*
畸形肾结石 Stein einer fehlgebildeten Niere *m*
畸形手 Klumphand *f*, Talipomanus *f*
畸形体型 dysplastischer Typ (us) *m*
畸形现象 abnorm (al) es Phänomen *n*
畸形小头 Mikrozephalie *f*
畸形形成 Teratogenese *f*, Teratogenesie *f*, Teratogenesis *f*
畸形型先天性髋关节脱位 Malformation der angeborenen Hüftluxation *f*
畸形性骨炎 Ostitis deformans *f*, Paget* Syndrom *n*
畸形性骨炎样骨 Osteitis-deformans-ähnlicher Knochen *m*
畸形性脊椎炎 Spondylitis bei mißgebildeter Wirbelsäule *f*
畸形学 Teratologie *f*
畸形学家 Teratologe *m*
畸形牙 Zahndeformität *f*
畸形易发生 Anfälligkeit gegenüber Teratogenese *f*
畸形愈合(错位愈合) Fehlheilung *f*, Defektheilung *f*, Fehlverwachsung *f*, Fehlvereinigung *f*
畸形中央尖 Zentralhöckerdeformität *f*
畸形综合征 Fehlbildungssyndrom *n*
畸形足 Kyrllosis *f*, Talipes *m*, Pes contortus *m*, Klumpfuß *m*
畸形足松解术 Release des Klumpfußes *f*

畸型生长型 teratologischer Wachstumstyp *m*
箕形纹 Schleifenmuster *n*
稽留流产 Fruchtverhaltung *f*, Verhaltener Abort *m*, Abortus retardus, *m*
稽留期 Fastigium *n*, Gipfel *m*, Höhepunkt *m*
稽留热 Kontinua *f*, Continua *f*, Febris continua *f*
稽留性肢端皮炎 Akrodermatitis continua *f*
稽延性昏迷 protrahiertes Koma *n*, Coma protractum *n*
稽延性紧张症 Catatonia protracta *f*
激(诱)发性电位 Erregungspotential *n*
激变 Umschlag, *m*, heftige (od. plötzliche) Veränderung *f*
激蛋白 Kinesin *n*
激动 Aufregung *f*, Antrieb *m*, Erregung *f*, Emotion *f*, Agitatio *f*, Exzitation *f*
激动操作模型 agonistisches Vorgehensmodell *n*
激动的 emotionell, agitiert, agitans, agitat (-us, -a, -um)
激动剂(药) Agonist *m pl*, Exzitantia *n pl*, Excitantia *n pl*
激动剂 - 收缩耦联 Agonist-Kontraktion-Kopplung *f*, Exzitation-Kontraktion-Kopplung *f*
激动模式 Aktivierungsmuster *n*
激动频率 Exzitationsfrequenz *f*, Schwingungsfrequenz *f*
激动肽 Agonistpeptid *n*
激动性 Erregbarkeit *f*
激动性忧郁症 aufgerete Melancholie *f*
激发 Evokation *f*, Provokation *f*
激发[剂]量 Provokationsdosis *f*, Booster-Dosis *f*
激发波 Erregungswelle *f*
激发的 provocat (-us, -a, -um)
激发电子 Exzitationselektron *n*, Erregungselektron *n*
激发二聚体 Excimer *n*
激发反应 Provokationsprobe *f*, Provokationsreaktion *f*, Provokationstest *m*
激发光谱 Anregungsspektrum *n*, Erregungsspektrum *n*
激发光源 Anregungslichtquelle *f*
激发剂 Zusatz *m*, Auffrischung *f*, Verstärkung *f*, booster <engl.>
激发蓝光滤光器 blauer Anregungsfilter *m*
激发滤光片 Anregungsfilter *m*
激发滤光器 Anregungsfilter *m*
激发滤光器转台 Anregungsfilter-Revolver *m*
激发滤色镜 angeregter Filter *m*, Erregungsfilter *m*
激发试验 Reizprobe *f*, Evokationstest *m*, Provokations-probe *f*, Provokationstest *m*
激发态 angeregter Zostand *m*, Anregungszustand *m*
激发性饮食 Provokationsdiät *f*, Shelden* Diät *f*
激发因素 auslösender Faktor *m*
激发荧光细胞分离器 fluoreszenz-aktivierter Zellensortierer *m*
激发原因 Exzitationsursache *f*, Erregungsursache *f*
激发原子 angeregtes Atom *n*
激发诊断 Provokationsdiagnostik *f*, provokative Diagnostik *f*
激发注射 Auffrischungsinjektion *f*, Booster-Injektion *f*
激发子 Exziton *n*
激发作用 Trigger-Mechanismus *m*, Provokation *f*
激光 Laser *m*
激光安全水平 Lasersicherheitsniveau *n*
激光泵 Laserpumpe *f*
激光捕获显微切割 Laser-Mikrodissektion *f*
激光测尘仪 Laserstaubmessgerät *n*
激光测距仪 Laser-Entfernungsmesser *m*
激光测速仪 Laservelometer *m*
激光 - 超声全息照相 Laserultraschall-holographie *f*
激光电视设备 Laser-Fernsehen *n*
激光多普勒流速测定法 Laser-Doppler-Velocimetrie *f*
激光二极管 Diodenlaser *m*
激光发射机 Laser-Transmitter *m*, Lasersender *m*
激光防护 Laserschutz *m*
激光放射损伤 Laser-Strahlenschaden *m*
激光分光光度计 Laser-Spektrophotometer *n*
激光风速计 Laser-Anemometer *m*
激光辐射计 Laser-Strahlungsmesser *m*
激光辅助手术 lasergestützte Chirurgie (od. Operation) *f*
激光感应[白]内障 laser-induzierte Katarakt *f*
激光干涉仪 Laser-Interferometer *n*
激光功率计 Laser-Powermeter *m*
激光共聚焦显微镜 konfokales Laser-Scanning-Mikroskop *n*
激光关节镜检查 Laserarthroskopie *f*
激光光凝固器 Laser-Photokoagulator *m*
激光光盘 laseroptische Festplatte *f*
激光光谱分析 Laser-Spektralanalyse *f*
激光光谱学 Laser-Spektroskopie *f*
激光颌牙活动记录器 Laser-kieferrekorder *m*
激光虹膜切除术 Laseriridektomie *f*
Nd:YAG 激光后囊膜切开术 Nd:YAG-Laser-Kapsulotomie *f*
激光护目镜 Laserschutzbrille *f*
激光激发光 Laser-Anregungslicht *n*
激光检查 Laser-Prüfung *f*
激光检眼镜检查法 Laserophthalmoskopie *f*
激光角膜热成形术 thermische Laserkeratoplastik *f*
激光解吸电离质谱 Laserdesorption-Ionisation-Massenspektrometrie (MALDI-CID-MS) *f*
激光晶状体囊切开术 Inzision der Linsenkapsel mit Laser *f*
激光卡 Laser-Karte *f*
激光口腔矫形焊接机 Laserschweißmaschine für Orthodontie *f*
激光拉曼分光光度计 Laser-Raman-Spektrometer *m*
激光拉曼光谱 Laser-Ramanspektrum *n*
激光拉曼光谱学 Laser-Ramanspektroskopie *f*
激光疗法 Lasertherapie *f*
激光滤片 Laserfilter *m*
激光美容技术 kosmetische Lasertechnologie *f*
激光密度计 Laser-Densitometer *m*
激光尿道内切开 Laserurethrotomie *f*
激光凝固 Laserphotokoagulation *f*
激光凝固法 Photokoagulation *f*, Laserkoagulation *f*
激光凝结器 Laser-Photokoagulator *m*
激光盘 Laserdisc *f*
激光盘图像卡 Laser-Disc-Image-Karte *f*
激光喷射打印机 Laser-Jet-Drucker *m*
激光破碎 Laserzerbrechen *n*
激光普通纸传真机 Laser-Normalpapier-Fax *n*
激光气功治疗仪 Laser-Qigong-Therapiegerät *n*
激光气化 Laservergasung *f*
激光气化光谱分析仪 Laservergasungsspektrom-Analysator *n*
激光气化疗法 Laservaporisation *f*
激光器 Laser *m*, Lasergerät *n*
Na-YAG 激光器 Na-YAG-Laser *m*
激光器安全(保护)罩 Laser-Schutzgehäuse *f*
激光器振荡条件 Laserschwingungsbedingung *f*, Laseroszillationsbedingung *f*
激光前房角成形术 Laser-Gonioplastik *f*
激光前列腺切除术 Laser-Prostatektomie *f*
激光枪 Lasergewehr *n*
激光全息照相术 Laserholographie *f*
激光热解器 Laserpyrolyser *m*
激光热效应 beheizte Wirkung des Lasers *f*
激光乳化(白内障吸除术) Laseremulsifikation (Kataraktaspiration) *f*
激光散斑 Laserspeckle *n*
激光扫描共焦显微镜 konfokales Laserscanning-Mikroskop *n*
激光扫描共聚焦显微镜 Laserscanning-Konfokalmikroskop *n*

激光扫描检眼镜 Scanning-Laser-Ophthalmoskop *n*
激光扫描偏振仪 Laser-Scanning-Polarimetrie *f*, Scanning laser polarimetry (SLP) <engl.>
激光扫描显微镜 Laser-Scanning-Mikroskop *n*
激光生物效应 Laserbioeffekt *m*
激光生物学 Laserbiologie *f*
激光视网膜凝固器 Laser-Retinophotokoagulator *m*, Laser-netzhautlichtkoagulator *m*
激光视网膜损伤 Netzhautverletzung durch Laserstrahlung *f*
激光手术 Laserchirurgie *f*
激光手术刀 Laserskalpell *n*, Lasermesser *n*
激光束 Laserstrahlen *m*
激光束亮度 Helligkeit des Lasesstrahlens *f*
激光碎石术 Laser-Lithotripsie *f*
激光损伤 Laserverletzung *f*
激光探测器 Laserdetektor *m*
激光瞳孔成形术 Laserpupilloplastik *f*
激光瞳孔放大术 Lasermydriasis *f*
激光外科 Laserchirurgie *f*
激光纤维 Laserfaser *f*
激光显示器 Laseranzeige *f*
激光显微光谱分析仪 Laser-microspectral-Analysator *m*
激光显微镜 Lasermikroskop *n*
激光消融[术] Laserablation *f*
激光小角散射光度计 Laser-niedriger Winkel-Streuung-Photometer *m*
激光小梁成形术 Lasertrabekuloplastik *f*
激光心肌血管重建术 Laser-Myokardrevaskularisation *f*
激光心肌血运重建术 transmyokardiale Laserrevaskularisation (TMLR) *f*
激光悬雍垂腭成形术 Laser-assistierte Uvula-Palatoplastik *f*, Laser Assisted Uvula Palatoplastic <engl.>
激光穴位治疗仪 laserpunkttherapeutischer Apparat *m*, Laser-Punktbehandlungsapparat *m*
激光血管缝合器 Laserblutgefäßnaht *n*
激光血细胞计数器 Laserblutzellenzähler *m*
激光牙髓烧灼器 Laserpulpakauter *m*
激光牙釉质溶合器 Laserzahnschmelzverschmelzungsmaschina *f*
激光演示仪 Laser-Demonstrator *m*
激光仪器 Laser-Instrument *n*
激光音频唱机 Laser-Audio-Frequenz-Phonograph *m*
激光影响 Lasereffekt *m*
激光诱导热疗 laserinduzierte Thermotherapie *f*
激光诱导荧光 laserinduzierte Fluoreszenz *f*
激光诱导自体荧光 laserinduzierte Autofluoreszenz *f*
激光阈值 Laserschwellenwert *m*
激光元素含量分析癌肿诊断仪 Krebsdiagnostikgerät der Laser-Elementaranalyse *n*
激光原位角膜磨削术 Laser-in-situ-Keratomileusis (LASIK) *f*
激光照明器 Laserbeleuchtungsaparat *m*, Laserilluminator *m*
激光照射 Laserstrahlung *f*, Laserbestrahlung *f*
激光照相机(激光印相机) Laserdrucker *m*
激光诊断 Laserdiagnose *f*
激光诊断仪器 Laser-Dignostik-Instrument *n*
激光振荡器 Laser-Oszillator *m*
激光止血 Laserhämostase *f*, Laserblutstillung *f*
激光治疗 Lasertherapie *f*, Laserbehandlung *f*
激光治疗法 Laserbehandlung *f*
激光治疗机 therapeutisches Lasergerät *n*, Lasertherapiegerät *n*
激光装置 Lasersystem *n*, Laservorrichtung *f*
激光椎间盘减压术 Bandscheiben-Laser-Dekompression *f*, Laser-Diskusdekompression (PLDD) *f*, Laserdekompression der Bandscheibe *f*
激光椎间盘切除术 Laserdiskektomie *f*
激光准直仪 Laserkollimator *m*
激光浊度测定仪 Laser-Nephelometer *m*
激光作用 Lasertätigkeit *f*, Laserwirkung *f*
激活 Aktivierung *f*
激活(发)子 Exziton *n*, Exciton *n*
激活 T 淋巴细胞 aktivierter T-Lymphozyt *m*
激活蛋白 Aktivatorprotein *n*
激活蛋白 1 Aktivierungsprotein 1 (AP-1) *f*
激活的 aktiviert
激活功能 Aktivierungsfunktion *f*
C3 激活剂 C3-Aktivator *m*
激活剂(物) Aktivator *m*, Aktivierungsmittel *n*, Aktions-substanz *f*
C3 激活剂前体 C3-Proaktivator *m*
激活剂前体 Proaktivator *m*
激活甲状旁腺素环化酶 Cyclase-aktivierendes Parathormon *n*
激活解离系统 Aktivator-Dissoziationssystem *n*
激活巨噬细胞 aktivierte Makrophage *f*
激活抗原 Aktivierungsantigen *f*
激活酶 Aktivierungsenzyme *n pl*
激活媒质 aktives Medium *n*
激活能 Aktivierungsenergie *f*
激活凝血时间 aktivierte Gerinnungszeit *f*
激活区 Aktivierungsdomäne *f*
激活全血凝固时间 aktivierte Gerinnungszeit *f*
激活水平 Aktivierungsniveau *n*
激活系统 Aktivierungssystem *n*
C3 激活系统 C3-Aktivatorsystem *n*
激活腺苷环化酶 aktivierte Adenylcyclase *f*
激活腺苷三磷酸 Aktivierung der Adenosintriphosphate *f*
激活相 Aktivierungsphase *f*
激活因子 1(激活蛋白 1) Aktivierungsfaktor-1 *m*, Aktivierungsprotein-1 *n*
激活诱导的肿瘤坏死因子受体的配体 aktivierungsinduziere TNFR-Ligand *f*
激活诱导性细胞死亡(活化诱导性细胞死亡) aktivierungsinduzierter Zelltod *m*
激活诱导性肿瘤坏死因子受体 aktivierungsinduzierer TNF-Rezeptor *m*
激活诱导性肿瘤坏死因子受体配体 aktivierungsinduziere TNFR-Ligand *f*
激活原子 aktiviertes (od. belebtes) Atom *n*
激活整合假说 Aktivierung-Synthese-Hypothese *f*
激活质 Aktivator *m*
激活作用 Aktivierung *f*
激进的 aggressiv
激励 Ermutigung *f*, Erregung *f*
激励次数 Erregungsfrequenz *f*
激励控制器 Erregungsregler *m* (od. -steuereinheit *f*)
激励疗法 Kraftsteigerungstherapie *f*
激励疗法医师 Kraftsteigerungstherapeut *m*
激励器 (Kraft-) Verstärker *m*
激励物 Vertärker *m*, Verstärkungsmaterial *n*, Verstei-fungsmaterial *n*
激励因素 Motivationsfaktor *m*
IκB 激酶 IκB-Kinase *f*
激酶 Kinase *f*
PI-3 激酶(磷脂酰肌醇 3- 激酶) Phosphatidylinositol 3-Kinase (PI3K) *f*
CAM 激酶Ⅰ CAM-Kinase Ⅰ *f*
CAM 激酶Ⅱ CAM-Kinase Ⅱ *f*
CAM 激酶Ⅲ CAM-Kinase Ⅲ *f*
激酶级联反应 Kinase-Kaskade *f*

Res-MAP 激酶途径 Ras-MAP-Kinase-Weg *m*
激怒 Gereiztheit *f*
激怒中枢 Wutzentrum *n*
激情 Begeisterung *f*
激情的 katathym
激情杀人 katathyme Tötung *f*
激情危机 katathyme Krise *f*
激惹 Exzitation *f*, Irritatio(n) *f*
激惹现象 Exzitationsphänomen *n*, Irritationsphänomen *n*
激惹性宫缩 Reizung zur Kontraktion *f*
激惹性结肠 Reizkolon *n*
激惹性结肠综合征 Reizkolonsyndrom *n*
激惹性心脏 Reizherz *n*, neurozirkulatorische Asthenie *f*
激素 Hormon *n*
激素避孕 hormonelle Kontrazeption *f*
激素避孕药 hormonelles Verhütungsmittel *n*
激素代谢 Hormonstoffwechsel *m*
激素代用品(代激素) Hormonersatz *m*
激素的 hormonell, hormonal
激素反应元件 Hormon-Response-Element *n*
激素放射免疫测定 hormonradioimmunoassay <engl.>
激素分泌调节 Hormonsekretionsregulation *f*, sekreto-rische Regulation der Hormone *f*
激素固定的 hormonfixierend, hormonopexic(-us, -a, -um)
激素过多[症] Hormonosis *f*, Hyperhormonose *f*
激素合成障碍性甲状腺肿 dyshormonogenetischer Kropf *m*
激素活性物质 hormonell aktive Substanz *f*
激素拮抗药 Hormon-Antagonist *m*
激素抗肿瘤药 Antineoplastika *f*
激素滥用 Hormonmissbrauch *m*
激素类中毒 Hormonen-Vergiftung *f*
激素疗法 Hormontherapie *f*
激素免疫测定 Hormon-Immunoassay *m*
激素敏感型 hormon-sensitiver Typ(us) *m*
激素敏感型 NS steroid-sensitives nephrotisches Syndrom (od. NS), SSNS *n*
激素敏感性脂肪酶 hormonsensitive Lipase *f*
激素敏感脂肪酶 hormon-sensitive Lipase *f*
激素耐药型的 steroidresistent
激素耐药型 NS steroid-resistentes nephrotisches Syndrom (od. NS), SRNS *n*
激素耐药型肾病综合征 steroidresistentes nephrotisches Syndrom *n*
激素难治性前列腺癌 hormonresistentes Prostatakarzinom *n*
激素培养基 Hormonkulturmedium *n*, Hormonnährboden *m*
激素气质类型 Hormontyp *m*
激素前身 Hormonogene *n pl*, Prohormone *n pl*
激素缺乏 Hormonoprivia *f*, Hormonmangel *m*
激素生成 Hormo(no)poiesis *f*, Hormonproduktion *f*
激素生成的 hormonogen, hormonopoietic(-us, -a, -um)
激素释放作用 Hormonfreisetzungseffekt *m*, hormone releasing effect <engl.>
激素受体 Hormonrezeptor *m*
激素替代疗法 Hormonersatztherapie *f*
激素调节 hormonale Steuerung(od. Regulation) *f*
激素调控 Hormonregulation *f*
激素无效型 hormon-unwirksamer(od. hormonineffek-tiver) Typ(us) *m*
激素系统 hormonelles System *n*
激素先质 Hormonogene *n pl*, Prohormone *n pl*
激素性别 hormonelles Geschlecht *n*
激素性股骨头坏死 steroidbedingte avaskuläre Nekrose des Femurkopfes *f*
激素性股骨头缺血性坏死 hormonelle ischämische Nekrose des Femurkopfes *f*
激素性钠潴留 hormonale Natriumretention *f*
激素性致癌物质 hormonales Karzinogen *n*
激素学 Hormonologie *f*, Endokrinologie *f*
激素学说 Hormontheorie *f*
激素依赖型 hormon-abhängiger Typ(us) *m*
激素依赖型 NS steroid-abhängiges nephrotisches Syndrom (od. NS), SDNS *n*
激素原 Hormonogene *n pl*
激素原的 inkretogen
激素障碍性甲状腺肿 dyshormonale Struma *f*(od. Kropf *m*)
激素治疗 Hormontherapie *f*
激素中毒 Hormonvergiftung *f*
激素注射后肉芽肿 Granulom nach der Hormoninjektion *n*
激肽 Kinin *n*
激肽酶 Kininase *f*
激肽酶原 Prokininase *f*
激肽释放酶 Kallikrein *n*
激肽释放酶-激肽-前列腺素系统 Kallikrein-Kinin-Prostaglandin-System(KKPGS) *n*
激肽释放酶-激肽系统 Kallikrein-Kinin-System *n*
激肽释放酶原 Kallikreinogen *n*.Prokininogenase *f*
激肽系统 Kininsystem *n*
激肽原 Kininogen *n*, Prokinin *n*
激肽原酶 Kininogenase *f*
激越 Exaltation *f*, Agitation *f*, Agitiertheit *f*
激越期 Agitationsperiode *m*
激越型 Agitationsform *f*
激越性抑郁 agitierte(od. gehetzte) Depression *f*
激越性抑郁症 Melancholia agitans(s.agitata) *f*
激越性躁狂症 aufgeregte Manie *f*
激越状态 Agitation *f*
激子 Exziton *n*
激子转移 Exzitonentransfer *m*

jí 吉级极即急疾棘集蒺嵴嫉

吉贝尔糠疹(玫瑰糠疹,蔷薇糠疹) Gibert* Pityriasis *f*, Röschenflechte *f*, Pityriasis rosea *f*
吉吡隆 Gepiron *n*
吉勃氏-赫姆霍兹二氏方程式 Gibbs*-Helmholtz* Gleichung *f*
吉勃氏吸附公式 Gibbs* Adsorptionsgleichung *f*
吉布森规律 Gibson* Regel *f*(患大叶肺炎时,若血压的度数降到脉搏数以下,预后不良,反之,则预后良)
吉布森进路 Gibson* Ansatz(od. Zugang) *m*(髋关节后外侧进路)
吉布森切口 Gibson* Inzision *f*
吉布森效应 Gibson* Effekt *m*
吉布逊氏杂音 Gibson* Geräusch *n*
吉尔伯特氏病 Gilbert* Krankheit(od. Cholämie) *f*, familiäre acholische nichthämolytische Gelbsucht *f*
吉尔伯特氏胆血症 Gilbert* Cholämie *f*, Gilbert*-Lereboullet* Syndrom *n*(od. Krankheit *f*), familiäre acholische nichthämolytische Gelbsucht *f*
吉尔伯特氏综合征 Gilbert* Syndrom *n*(od. Krankheit *f*)
吉尔伯特征 Gilbert* Zeichen *n*(肝硬化时,饥饿时的尿量较饭后为多)
吉尔伯特综合征 Gilbert* Syndrom *n*
吉尔福德人格理论 Guilfords* Persönlichkeitstheorie *f*
吉尔福德人格量表 Guilford* Persönlichkeitsinventar *n*
吉尔福德因素 Guilford* Faktor *m*
吉尔福德智力结构 Guilford* Struktur des Intellekts *f*
吉尔肩关节融合术 Gill* Arthrodese der Schulter *f*(肩关节内外融合术)

吉尔克氏病 von Gierke* Krankheit *f*, Glykogenspeicherkrankheit *f*
吉尔默夹 Gilmer* Schiene *f*(下颌骨骨折时,用以固定上下牙齿的不锈钢丝固定夹)
吉非贝齐 Gemfibrozil *n*
吉非替尼 Gefitinib *n*
吉佛氏缓冲液 Gifford* Pufferlösung *f*
吉晋气质调查表 Guilford*-Zimmermans* Umfrage vom Temperament *f*
吉拉得[疗]法 Girard* Methode *f*(皮下注射或口服硫酸阿托品和硫酸士的宁治晕船病)
吉拉得试剂 Girard-Agens *n*
吉兰-巴雷综合征 Guillain*-Barré* Syndrom *n*(急性感染性多发性神经根神经炎)
吉兰-巴雷综合症 Guillain*-Barré* Syndrom *n*
吉乐枸橼酸杆菌 Citrobacter gillenii *n*
吉利伯特髋关节假体 Geely*-Bert* Hüftprothese *f*
吉利斯骨移植 Gillies* Knochentransplantation *f*
吉廉姆氏手术 Gilliam* Operation *f*
吉马烷 Germacran *n*
吉米沙星 Gemifloxacin *n*
吉姆萨带 Giemsa* Band *m*(中期染色体经胰酶处理后再经吉姆萨染料染色所呈现的区带)
吉姆萨[氏]染色法 Giemsa* Färbung *f*
吉姆萨氏染剂 Giemsa* Lösung(od. Farbstoff) *f*
吉哌隆 Gepiron *n*
吉浦按蚊 Anopheles jeyporiensis *m*
吉浦按蚊日月潭变种 Anopheles jeyporiensis candidiensis *m*
吉浦伊蚊 Aedes chemulpoensis *m*
吉氏病(北美芽生菌病) Gilchrist* Krankheit *f*(真霉菌病)
吉氏类杆菌(吉氏拟杆菌) Bacteroides distasonis *m*
吉他洛苷(甙) Gitaloxin *n*
吉他洛苷(甙)元 Gitaloxigen *n*
吉特尔曼综合征 Gitelman* Syndrom *n*
吉托司廷 Gitostin *n*
吉西他滨 Gemcitabin *n*
级 Grad *m*, Niveau *n*, Stufe *f*, Kaskade *f*
级联层析 Kaskadenchromatographie *f*
级联发电机 Kaskadengenerator *m*
级联反应 Kaskadenreaktion *f*
级联机理 Kaskadenmechanismus *m*
级联式代谢途径 Stoffwechselweg-Kaskaden *f pl*
Ⅰ级新生儿病房 Neugeborenen-Station in Stufe I *f*
极[生微]粒 Polkörnchen *n*, polares Granulum *n*
极[性]兴奋 polare Erregung *f*
极板 Polplatte *f*
极差 Grenzdifferenz *f*, range <engl.>
极差分析 Grenzdifferenzanalyse *f*, Variationsanalyse *f*
极刺激 polarer Reiz *m*
极大L估计量 Maximum-Likelihood-Schätzer *m*
极大的 maximal, permagn(-us, -a, -um)
极大点 maximaler Punkt *m*
极低出生体重儿 extrem geringes Geburtsgewicht *n*
极低密度脂蛋白 Lipoproteine von sehr niedriger Dichte *n pl*, very low density lipoprotein(VLDL) <engl.>
极低频 extrem niedrige Frequenz *f*
极地贫血 Polaranämie *f*
极垫 polares Kissen *n*, Polkissen *n*
极度(端)[的] extrem
极度[的](极端[的]) extrem
极度矮小 Hypernanosomie *f*
极度巨大发育 Hypergigantosomie *f*
极度疲劳 Erschöpfung *f*
极度颓丧 extrem deprimiert
极度虚弱的 äußerst schwach
极度用力 mit voller Kraft
极端的 äußerst, extrem(-us, -a, -um)
极端值 Extremum *n*, Extremwert *m*
极端滋养层 polarer Trophoblast *m*
极核 Polarkern *m*
极后区 Area postrema *f*, Fossa rhomboidea *f*
极化 Polarisierung *f*, Polarisation *f*
极化测定 Polarisationsbestimmung *f*, Polarimetrie *f*
极化的 polarisiert
极化电池 Polarisationszelle *f*, Polarisationselement *n*
极化电流 (dielektrolytischer) Polarisationsstrom *m*
极化电势(位) Polarisationspotential *n*, Hertz-Potential *n*, Polarisationsspannung *f*
极化度 Polarisierbarkeit *f*
极化活性区 Zone polarisierender Aktivität *f*
极化计 Polari(sations)meter *n*, Polarisationsmesser *m*
极化记录器 Polarograph *m*
极化疗法 Polarisationsbehandlung *f*
极化率 Polarisierbarkeit *f*, Suszeptibilität *f*
极化强度 Polarisation *f*
极化溶剂液体 Flüssigkeit der Polarlösungsmittel *f*, Polarlösungsmittelflüßigkeit *f*
极化效应 Polarisationseffekt *m*
极化液疗法 Therapie mit polarisierten Lösung *f*
极化状态 polarisierter Zustand *m*
极化子 Polaron *n*
极化作用 Polarisation *f*
极环 Polring *m*
极量 Grenzdosis *f*, Dosis maximum *n*, Dosis maxima *f*, Maximumdosis *f*, Maximaldosis *f*
极量运动试验 Maximalübungstest *m*
极帽 Polkappe(des Mars) *f*
极面观 Polaranblick *m*, polare Ansicht *f*
极谱 Polarogramm *n*, polarographische Strom-Span-nungs-Kurve *f*
极谱波 polarographische Stufe(od. Welle) *f*
极谱测定 polarographische Bestimmung *f*
极谱催化波 katalytische Welle der Polarographie *f*
极谱滴定[法] polarographische Titration *f*
极谱电路 polarographischer Stromkreis *m*
极谱法 Polarographie *f*, polarographische Methode *f*
极谱分析[法] polarographische Analyse *f*, Polarographie *f*
极谱计 Polarometer *n*
极谱记录器 polarographischer Rekorder *m*
极谱图 Polarogramm *n*
极谱仪 Polarograph *m*
极谱纸 Polpapier *n*
极期 Krise *f*, Akme *f*, Climax *f*, Stadium acmes *n*
极强刺激 außerordentlich starker Anreiz *m*
极轻体力劳动 sehr leichte Körperarbeit *f*
极清晰记忆 Blitzlichterinnerung *f*, flashbulb memory <engl.>, Flashspeicher *m*
极生鞭毛 polare Flagella *n pl*
极丝 Polare *f*, polarer Faden *m*(od. Filament *n*)
极体 Polozyten *m pl*, Polkörper(chen *n pl*) *m pl*, Rich-tungskörper(chen *n*) *m pl*
极外侧型腰椎间盘突出症 extrem lateraler Bandscheibenvorfall *m*
极微的 infinitesimal, minimal
极微溶解的 sehr schwerlöslich, sehr weniglöslich, schlelht löslich
极位性眼球震颤 Endpositionsnystagmus *m*
极限 Grenze *f*, Maximum *n*

极限暴露 extreme Belastung *f*
极限波长 Grenzwellenlänge *f*
极限点 Grenzpunkt *m*
极限电流 Grenzstrom *m*
极限定律 Grenzgesetz *n*
极限高度 begrenzte Höhe *f*
极限工作 maximale Arbeit *f*
极限糊精 Grenzdextrin *n*
极限浓度 Grenzkonzentration *f*
极限强度 maximale Intensität *f*
极限速度 Grenzgeschwindigkeit *f*
极限下强度 submaximale Intensität (od. Stärke) *f*
极限下吸氧量 submaximale Sauerstoffaufnahme *f*
极限样本 Grenzmuster *f*
极限样品 Grenzmuster *n*
极限运动 maximale Bewegung (od. Übung) *f*
极限值 Grenzwert *m*
极小[有效]量 Minimaldosis *f*
极小的 minimal, minim (-us, -a, -um)
极小点 Minimalpunkt *m*
极刑 Todesstrafe *f*
极兴奋 polare Erregung *f*
极兴奋法则 Gesetz der polaren Erregung *n*, Pflüger* Zuckungsgesetz *n*
极性 Polarität *f*
极性的 polar, polar (-is, -is, -e)
极性反应 polare Reaktion *f*
极性分子 polares Molekül *n*, Dipolmolekül *n*
极性共价 Polarbindungswertigkeit *f*, polare Bindigkeit (od. Kovalenz) *f*
极性化合物 Ionenverbindung *f*, ionogene (od. heteropo-lare od. polare) Verbindung *f*
极性基[团] polare Gruppe *f*
极性价数 polare Valenzzahl *f*
极性键 Ionenbindung *f*, Ionenbeziehung *f*
极性溶剂(媒) polares Lösungsmittel *n*
极性相 polare Phase *f*
极性消失 Polaritätverlust *m*
极易溶解的 gut löslich
极长链脂肪酸 Fettsäure mit extrem langen Ketten *f*
极值 Grenzwert *m*
极重度精神发育迟滞 schwere geistige Entwicklungsverzögerung *f*
极重型再生障碍性贫血 sehr schwere aplastische Anämie *f*
极紫外激光器 äußerster Ultraviolettlaser *m*
极坐标 Polarkoordinaten *f pl*
极坐标图 Polardiagramm *n*, Darstellung in Polarkoordi-naten *f*
即刻变应性 Sofortallergie *f*
即刻负载 Sofortbelastung *f*
即刻覆盖义齿 Sofortversorgung mittels Deckprothese *f*
即刻回(记)忆 Immediatgedächtnis *n*
即刻全口义齿 Sofortversorgung mittels Vollprothese *f*
即刻色素沉着 sofortige Pigmentierung *f* Immediate Pigment Darkening <engl.>
即刻血液介导的炎症反应 instant-Blut-vermittelte entzündliche Reaktion (IBMIR) *f*
即刻诊断 Sofortdiagnose *f*, Immediatdiagnose *f*
即年指数(即时指数) Unmittelbarkeitsindex *m*
即时反应 Immediatreaktion *f*, Sofortreaktion *f*, unmittel-bare Reaktion *f*
即时联想 Immediatassoziation *f*
即时生理性死亡 anschlißender physiologischer Tod *m*
即时死 Soforttod *m*
即时消毒 Immediatdesinfektion *f*, Konkurrenzdesinfek-tion *f*
即时校读 sofortiges Korrekturlesen *n*, sofortige Korrektur *f*
即时性早(期)基因 unmittelbares frühes Gen *n*
即食食品 Instant-Nahrung *f*, Instantspeise *f*
即现反应 Immediatreaktion *f*, Sofortreaktion *f*
急产 Sturzgeburt *f*, überstürzte Geburt *f*, Partus praecipi-tatus *m*
急冲脉 schwirrender Puls *m*, Pulsus vibrans *m*
急动 ruckartige Bewegung *f*
急腹症 akutes Abdomen *n* (od. Bauch *m*)
急进型高血压病 akzelerierte (od. maligne) Hypertonie *f*
急进性肾小球肾炎 schnelle progressive Glomerulone-phritis *f*
急救[法] Erste Hilfe *f*, Nothilfe *f*
急救包 Sanitätstasche *f*, Verbandpäckchen *n*, Erste-Hilfe-Verbandpäckchen *n*
急救处理 Notfallbehandlung *f*
急救措施 Sofortmaßnahme *f*, Erste Hilfe *f*, Hilfeleistung *f*, Aushilfe *f*, Nothilfe *f*
急救袋 Erste-Hilfe-Tasche *f*
急救担架 Not-Tragbahre *f*
急救多用外伤敷料包 Multi-trauma-Verbandpäckchen *n*
急救缝合手术包 Nothilfenahtpäckchen *n*
急救服务 Notdienst *m*
急救气管切开器械包 Instrumenten für Not-Tracheotomie *n pl*
急救人员 Samariter *m*
急救设备 Erste-Hilfe-Ausstattung *f*
急救手术 Notoperation *f*
急救网络 Notfall-Netzwerk *n*
急救箱 Sanitätskasten *m*, Erste-Hilfe-Ausrästung *f*, Ver-bandkasten *m*
急救药品 Notfallmedikament *n*, Erste-Hilfe-Medizin *f*
急救医疗勤务 Erste-Hilfe-Dienst *m*
急救站 Unfallstation *f*, Notfallstation *f*, Erste-Hilfe-Station *f*, Sanitätswache *f*
急救治疗 Erste-Hilfe-Behandlung *f*
急救组织 Notfallorganisation *f*, Erste Hilfeorganisation *f*
急剧变化 plötzliche (od umwälzende) Veränderung *f*
急剧上升 steiler (od. plätzlicher) Aufstieg *m*, drastisches Ansteigen *n*
急剧下降 plötzlicher (od. rapider) Abfall *m*
急剧转折 jähe Wendung *f*, plötzlicher Umschlag *m*
急迫的 dringend, dringlich, zwingend, drückend, drän-gend
急迫排尿 überstürzte Miktion *f*
急迫性尿失禁 Harninkontinenz *f*
急死 plötzlicher Tod *m*, Mors subita (nea) *f*
急死的阴性解剖 negative Autopsie in plötzlichen Todesfällen *f*
急死肝脏[改变] Leber bei plötzlichen Tod *f*
急速减压 rapide Dekompression *f*
急型 akuter Typ *m*, akute Form *f*
急型克山病 akuter Typ der Keshan-Krankheit *m*
急性(腭)扁桃体炎 akute Tonsillitis *f*, (Rachen-) Mandelentzündung *f*
急性(症)重型肝炎 akute tödliche (od. letale) Hepatitis *f*, fulminante virale Hepatitis *f*
急性 HIV 感染(急性逆转录病毒综合征) akute HIV-Infektion *f*
急性氨基甲酸酯类农药中毒 akute Vergiftung durch Carbamaten-Pestizide *f*
急性氨中毒 akute Ammoniakvergiftung *f*
急性巴比妥中毒 akuter Barbitalismus *m* (od. Baritalintoxikation *f*)
急性白喉性结膜炎 akute Augendiphtherie *f*, Conjunctivi-tis diphtherica *f*
急性白血病 Leukose *f*, akute Leukämie *f*, Paraleukoblastoleukose *f*, Ebstein* Leukämie *f*
急性暴发型病毒性肝炎 akute fulminante Hepatitis *f*
急性暴发性脚气病 akute Beriberi *f*

急性暴发性脑膜炎球菌血症 perakute Meningokokkensepsis *f*, Sepsis acutissima hyperergica fulminans *f*, Waterhouse*-Friderichsen* Syndrom *n*
急性苯中毒 akute Benzolvergiftung *f*
急性鼻窦炎 akute Sinusitis *f*, Nasennebenhöhlenentzündung *f*
急性鼻炎 akuter Nasenkatarrh *m*(od. Rhinitis *f*), Rhinitis acuta *f*
急性闭角型青光眼 aktues Engwinkelglaukom *n*
急性闭塞性细支气管炎 akute obliterierende Bronchiolitis *f*, Bronchiolitis obliterans acuta *f*
急性扁桃体炎 akute Tonsillitis (od. (Rachen-) mandelentzündung) *f*
急性变态反应性会厌炎 allergische Epiglottitis acuta *f*
急性髌骨半脱位 akute Patellasubluxation *f*
急性髌骨脱位 akute Patellaluxation *f*
急性病 akute Krankheit *f*, Morbus acutus *m*
急性病毒感染 akute virale Infektion *f*
急性病毒性肝炎 akute Virushepatitis *f*
急性播散性肌炎 akute disseminierte Myositis *f*
急性播散性脑脊髓膜炎 akute disseminierte Meningitis *f*
急性播散性脑脊髓炎 akute disseminierte Enzephalomyelitis *f*
急性播散性脑炎 akute disseminierte Enzephalitis *f*
急性播散性组织细胞增生病X akute disseminierte Histiozytose X *f*
急性卟啉症 akute Porphyrie *f*
急性肠梗塞 akuter Darminfarkt *m*
急性肠梗阻 akuter Ileus *m*
急性肠缺血 akute intestinale Ischämie *f*
急性肠套迭 akute Invagination des Darms *f*
急性肠系膜动脉闭塞 akute mesenteriale arterielle Okklusion *f*
急性肠系膜动脉栓塞 akute Embolie der A. mesenterica *f*
急性肠系膜动脉血栓形成 akute Thrombose der A. mesenterica *f*
急性肠系膜静脉血栓形成 akute mesenteriale Venenthrombose *f*
急性肠系膜淋巴结(腺)炎 Lymphadenitis mesenterialis (acuta) *f*, Maßhoff* Lymphadenitis *f*
急性肠系膜淋巴结炎 akute mesenteriale Lymphadenitis (od. Lymphnoditis) *f*
急性肠系膜缺血 akute mesenteriale Ischämie *f*
急性肠系膜上动脉栓塞 akute Embolie der arteria mesenterica superior *f*
急性肠系膜腺炎 akute mesenteriale Adenitis *f*
急性肠系膜血管机能不全 akute mesenteriale vaskuläre Insuffizienz (AMVi) *f*
急性肠炎 akute Darmentzündung *f*, Enteritis acuta *f*
急性成淋巴细胞白血病 akute lymphoblastische Leukämie *f*
急性痴呆 akute Demenz *f*
急性充血性扁桃体炎 akute kongestive Tonsillitis *f*, Tonsillitis congestiva acuta *f*
急性出血后性贫血 akute posthämorrhagische Anämie *f*
急性出血坏死性肠炎 akute hämorrhagische nekrotische Enteritis *f*
急性出血性白质脑炎 akute hämorrhagische Leukoenzephalitis *f*, Hurst* Enzephalitis *f*
急性出血性坏死性[小]肠炎 akute nekrotische hämorrhagische Enteritis *f*, Enteritis necroticans haemorrhagica acuta *f*
急性出血性坏死性胰腺炎 akute hämorrhagische nekrotische Pankreatitis *f*
急性出血性结膜炎 akute hämorrhagische Konjunktivitis *f*, Conjunctivitis haemorrhagica acuta *f*
急性出血性脑灰质炎 akute hämorrhagische Polioence-phalitis *f*, Polioencephalitis acuta haemorrhagica *f*
急性出血性脑炎 akute hämorrhagische Enzephalitis *f*, Encephalitis haemorrhagica acuta *f*
急性出血性乳突炎 akute hämorrhagische Mastoiditis *f*
急性出血性肾小球肾炎 akute hämorrhagische Glomerulonephritis *f*
急性出血性胃炎 akute hämorrhagische Gastritis *f*
急性出血性小肠结肠炎 akute hämorrhagische Enterokolitis *f*
急性出血性胰[腺]炎 akute hämorrhagische Pankreatitis *f*
急性出血性胰腺坏死 akute hämorrhagische Pankreas-Nekrose *f*
急性触染性结膜炎 Schwimmbadkonjunktivitis *f*, Conjunctivitis acuta contagiosa *f*
急性穿孔 akute Perforation *f*
急性传染 akute Infektion *f*(od. Infekt *m*)
急性传染病 akute Infektionskrankheit *f*
急性传染病急死 plötzlicher Tod wegen der akuten Infektionskrankheit *m*
急性传染性淋巴细胞增多[症] akute infektiöse Lymphozytose *f*, Smith* Syndrom *n*
急性传染性麻痹 akute infektiöse Paralyse *f*, Poliomyelitis epidemiea *f*
急性传染性胃肠炎 akute infektiöse Gastroenteritis *f*
急性传染性紫癜 akute infektiöse Purpura *f*, Purpura in-fectiosa acuta *f*
急性创伤性脊髓损伤 akute traumatische Rückenmarksverletzung *f*
急性创伤性筋膜室综合征 akutes traumatisches Kompartmentsyndrom *n*
急性创伤性韧带损伤 akute traumatische Bandverletzung *f*
急性创伤性咬estimates akute traumatische Okklusion *f*
急性唇炎 akute Lippenentzündung *f*, Cheilitis acuta *f*
急性大出血 akute massive Hämorrhagie (od. Blutung) *f*
急性大疱性鼓膜炎 akute bullöse Trommelfellentzündung *f*, Myringitis bullosa acuta *f*
急性带状隐匿性外层视网膜病变 akute zonale okkulte äußere Retinopathie *f*
急性单纯性扁桃体炎 akute einfache Tonsillitis *f*, Tonsillitis simplex acuta *f*
急性单纯性喉炎 akute einfache Laryngitis *f*, Laryngitis simplex acuta *f*
急性单纯性阑尾炎 akute einfache Appendizitis *f*, Appendicitis simplex acuta *f*
急性单纯性胃炎 akute einfache Gastritis *f*, Gastritis simplex acuta *f*
急性单核细胞白血病 akute Monozytenleukämie *f*
急性胆管炎 akute Cholangitis *f*
急性胆红素脑病 akute Bilirubinenzephalopathie *f*
急性胆碱能危象 akute cholinerge Krise *f*
急性胆囊炎 akute Cholezystitis (od. Gallenblasenentzün-dung) *f*
急性氮氧化物中毒 akute Stickoxyde-Vergiftung *f*
急性的 akut, acut (-us, -a, -um)
急性等容量血液稀释 akute normovoläme Hämodilution (ANH) *f*
急性低搏出量性心力衰竭 akute Herzinsuffizienz mit verkleinertem Minutenvolumen *f*, acute low-output heart fai-lure <engl.>
急性低氧血症 akute Hypoxie *f*
急性骶髂关节扭伤 akute Verstauchung des Sakroilia-kalgelenkes *f*
急性地 intensiv
急性碘中毒 akuter Jodismus *m*
急性蝶窦炎 akute Sphenoiditis *f*
急性动脉阻塞 akuter Arterienverschluß *m*
急性痘疹样脓疱病 Pustulosis vacciniformis acuta *f*
急性毒效应 akute toxische Wirkung *f*
急性毒性 akute Toxizität *f*
急性毒性分级 akute Toxizitätseinstufung *f*
急性毒性分级法 Akute-Toxische Klassenmethode *f*
急性毒性实验 Prüfung der akuten Toxizität *f*
急性毒性试验 akuter Toxizitätstest *m*
急性毒性症状 akute toxische Symptome *n pl*

急性毒性终点 Endpunkt der akuten Toxizität *m*
急性毒作用带 akute toxische Wirkungszone *f*
急性短暂精神病性障碍 akute vorübergehende Psychose *f*
急性多发性神经根炎 akute Poly(neuro)radiculitis *f*
急性多发性龈脓肿 akuter multipler Zahnfleischabszess *m*
急性额窦炎 akute Stirn(bein)höhlenentzündung *f*, Sinusi-tis frontalis acuta *f*
急性发热 akutes Fieber *n*, Fibris acuta *f*
急性发热性黄疸 akuter infektiöser Ikteus *m*
急性发热性聚合性痤疮 akute fieberhafte Akne conglobata *f*
急性发热性皮肤淋巴结综合征 akutes fieberhaftes Haut-lymphknoten-Syndrom *n*
急性发热性皮肤粘膜淋巴结综合征 akutes fieberhaftes muko-kutanes Lymphknoten-Syndrom *n*
急性发热性贫血 akute (od. fieberhalfte) Anämie *f*
急性发热性中性白细胞增多性皮病 akute fieberhafte neu-trophile Dermatose *f*
急性发作 akuter Anfall *m* (od. Attacke *f*)
急性发作性痴呆 akute Demenz *f*
急性反应 akute Reaktion *f*
急性反应期蛋白 Akute-Phase-Protein *n*, Akutphasenprotein *n*
急性放射病 akute Strahlenkrankheit *f* (od. Strahlensyn-drom *n*)
急性放射损伤 akuter Strahlenschaden *m*
急性放射性肺炎 akute chemische Lungenentzündung *f*
急性放射性皮炎 akute Strahlendermatitis *f*
急性放射性小肠结肠炎 akute Strahlenenterokolitis *f*
急性放射性综合征 akutes Strahlensyndrom *n*
急性非过敏性荨麻疹 akute allergische Urtikaria *f*
急性非化脓性甲状腺炎 akute nichteiterige Thyr(e)oiditis *f*
急性非化脓性中耳炎 akute nichteiterige Mittelohrentzün-dung *f*
急性非淋巴细胞白血病 akute nicht-lymphatische Leukämie *f*
急性非溶血性输血反应 akute hämolytische Transfusionsrea-ktion *f*
急性非少尿型肾[功能]衰竭 akutes nicht-oligurisches Nie-renversagen *n*
急性非特异性淋巴结炎 akute unspezifische Lymphadenitis *f*
急性非特异性膀胱炎 akute unspezifische Zystitis *f*
急性非特异性心包炎 akute unspezifische Perikarditis *f*
急性非特异性龈炎 akute unspezifische Gingivitis *f*
急性肺[原性]心[脏]病 akute pulmonale Herzkrankheit *f*, akutes Cor pulmonale *n*
急性肺并殖吸虫病 akute pulmonale Paragonimiasis *f*
急性肺动脉栓塞 akute Pulmonalarterienembolie (od. Lunge-narterienembolie) *f*
急性肺脓肿 akuter Lungenabszeß *m*
急性肺泡炎 akute Lungenalveolitis *f*
急性肺气肿 akutes Emphysem *n*
急性肺水肿 akutes Lungenödem *n*
急性肺粟粒性结核病 akute Miliartuberkulose der Lungen *f*
急性肺损伤 akute Lungenschädigung *f*
急性肺血管扩张试验 akute Lungengefäßdilatationstest *m*
急性肺炎 akute Lungenentzündung *f*
急性肺组织胞浆菌病 akute pulmonale Histoplasmose *f*
急性风湿病 akuter Rheumatismus *m*
急性风湿热 akutes rheumatisches Fieber *n*
急性蜂窝织性胃炎 akute phlegmonöse (superative) Gastritis *f*
急性蜂窝织炎性阑尾炎 akute phlegmonöse Appendizitis *f*, Appendicitis phlegmonosa acuta *f*
急性蜂窝织炎性小肠炎 akute phlegmonöse Dünndarm-entzündung *f*, Enteritis phlegmonosa acuta *f*
急性蜂窝组织胃炎 akute phlegmonöse Gastritis *f*, Gastritis phlegmonosa acuta *f*
急性辐射效应 akuter Strahlungseffekt *m*
急性腐蚀性食管炎 akute korrosive Ösophagitis *f*
急性腐蚀性胃炎 akute korrosive Gastritis *f*
急性附睾炎 akute Epididymitis *f*, Epididymitis acuta *f*
急性复发性胰腺炎 akute rekurrierende Pankreatitis *f*
急性腹膜炎 akute Peritonitis *f*, Peritonitis acuta *f*
急性腹痛 akuter Bauchschmerz *m*
急性腹泻 akute Diarrhoe *f*, Diarrhoea acuta *f*
急性钙化性关节周围炎 akute Periarthritis calcarea *f*
急性肝功能不全 akute Leberinsuffizien *f*
急性肝[功能]衰竭 Hepatarigie *f*, akute Leberinsuffizienz *f*
急性肝坏死 akute Lebernekrose *f*
急性肝损伤 akute Leberschädigung *f*
急性肝萎缩 akute Leberatrophie *f*, Atrophia hepatis acuta *f*
急性肝性脑病 akute Hepatoenzephalopathie *f*
急性肝炎 akute Hepatitis (od. Leberentzündung) *f*
急性杆菌[性]痢疾 akute bakterielle Dysenterie *f*, akute Bazillenruhr *f*
急性感染 akute Infektion *f* (od. Infekt *m*)
急性感染后多发性神经病 akute postinfektiöse Polyneuro-pathie *f*
急性感染后肾小球肾炎 akute postinfektiöse Glomerulone-phritis *f*
急性感染性多发性神经炎 akute infektiöse Polyneuritis *f*, Guillain*-Barré* (-Strohl*) Syndrom *n*
急性感染性喉炎 akute infektiöse Kehlkopfentzündung *f*
急性感染性会厌炎 akute infektiöse Epiglottitis *f*
急性感染性淋巴结炎 akute infektiöse Lymphadenitis *f*
急性感染性鞘膜积液 akute infizierte Hydrozele *f*
急性感染性胃肠炎 akute infektiöse Gastroenteritis *f*
急性感染性胃炎 akute infektiöse Gastritis *f*
急性感染性心内膜炎 akute infektiöse Endokarditis *f*
急性干细胞性白血病 akute Stammzellenleukämie *f*
急性高空(原)病 akute Höhenkrankheit *f*
急性高容量性血液稀释 akute hypervolämische Hämodilution (AHH) *f*
急性高山病 Höhenkrankheit *f*
急性高原病 akute Höhenkrankheit *f*
急性睾丸炎 akute Orchitis (od. Hodenentzündung) *f*
急性膈胸膜炎 Pleuritis basalis (s.diaphragmatica) *f*, acute phrenopleuritis <engl.>
急性根尖脓肿 akuter apikaler Abszess *m*
急性根尖炎 akute Apicitis *f*, Apicitis acuta *f*
急性根尖周围炎 akute (peri)apikale Pardontitis *f*
急性根尖周炎 akute apikale Parodontitis *f*
急性梗阻性化脓性胆管炎 akute obstruktive eitrige Cholangitis *f*
急性攻击性惊恐[反应] akute Aggression-Panik *f*
急性孤立性心肌炎 akute isolierte Myokarditis *f*
急性骨骺损伤 akute epiphyseale Verletzung *f*
急性骨膜炎 akute Periostitis *f*, Periostitis acuta *f*
急性骨髓纤维化 akute Myelofibrose *f*
急性骨髓炎 akute Osteomyelitis *f*, Osteomyelitis acuta *f*
急性骨萎缩 akute Knochenatrophie *f*
急性骨萎缩(反射性交感神经性骨营养不良) akute Kno-chenatrophie *f*
急性鼓膜炎 akute Trommelfellentzündung *f*, Myringitis acuta *f*
急性关节风湿病 akuter Gelenkrheumatismus *m*
急性关节炎 akute Arthritis *f*
急性冠状动脉功能不全 akute Koronarinsuffizienz *f*
急性冠状动脉供血不足 akute Koronarinsuffizienz *f*
急性冠状动脉综合征(急性冠脉综合征) akutes Koronarsyn-drom *n*
急性光气中毒 akute Phosgenvergiftung *f*
急性和亚急性腰痛 akute und subakute Schmerzen im unteren Rücken *m pl*
急性颌骨骨髓炎 akute Kieferosteomyelitis *f*

急性横贯性脊髓炎 akute Querschnittsmyelitis *f*
急性红白血病 akute erythroide Leukämie (AEL) *f*
急性红斑型念珠菌性口炎(抗生素口炎) akute atrophische erythematöse Candidiasis *f*
急性红皮病 akute Erythrodermie *f*, Erythroderm (i) a acuta *f*
急性红色肝萎缩 akute rote Leberatrophie *f*
急性虹膜炎 akute Iritis (od. Regenbogenhautentzündung) *f*
急性喉气管炎 akute Laryngotracheitis *f*
急性喉气管支气管炎 akute Laryngotracheobronchitis *f*
急性喉炎 akute Kehlkopfentzündung *f*, Laryngitis acuta *f*
急性呼吸道感染 akute respiratorische Infektion *f*
急性呼吸道疾病 akute Atemwegserkrankung *f*
急性呼吸窘迫综合征 akutes respiratorisches Distresssyndrom (ARDS) *n*, akutes Atemnotsyndrom *n*
急性呼吸困难 aktue Atemnot *f*
急性呼吸衰竭 akute Ateminsuffizienz *f*
急性呼吸衰竭综合征 akutes Atemnotsyndrom (ARDS) *n*
急性呼吸性酸中毒 akute respiratorische Azidose *f*
急性化脓性鼻窦炎 akute eitrige Nebenhöhlenentzündung *f*
急性化脓性扁桃体炎 akute eitrige Tonsillitis (od. Mandelentzündung) *f*
急性化脓性胆管炎 akute eitrige Cholangitis *f*
急性化脓性睾丸炎 akute eit(e) rige Orchitis (od. Hodenentzündung) *f*
急性化脓性根尖炎 akute eitrige Apizitis (od. Wurzelspitzenentzündung) *f*, Apicitis suppurativa acuta *f*
急性化脓性根尖周围炎 akute eitrige periapikale Parodontitis *f*
急性化脓性骨髓炎 akute eitrige Osteomyelitis *f*
急性化脓性关节炎 akute eitrige Arthritis (od. Gelenkentzündung) *f*
急性化脓性滑膜炎 akute eitrige Synovitis *f*
急性化脓性脊髓炎 akute eit(e)rige Myelitis *f*, Myelitis purulenta acuta *f*
急性化脓性甲状腺炎 akute eitrige Thyreoiditis *f*
急性化脓性腱鞘炎 akute eitrige Sehnenscheidenentzündung *f*
急性化脓性阑尾炎 akute eitrige Appendizitis *f*
急性化脓性颅骨骨髓炎 akute eitrige Schädelknochenosteomyelitis *f*
急性化脓性脑膜炎 akute eitrige Meningitis *f*
急性化脓性内耳炎 akute eitrige Innenohrentzündung *f*, Otitis interna suppurativa acuta *f*
急性化脓性气管支气管炎 akute eitrige Tracheobronchitis *f*
急性化脓性鞘膜积液 akute eitrige Hydrozele *f*
急性化脓性乳腺炎 akute eitrige Mastitis *f*
急性化脓性腮腺炎 akute eitrige Parotitis *f*
急性化脓性肾炎 akute eitrige Nephritis *f*
急性化脓性胃炎 akute eitrige Gastritis *f*
急性化脓性心包炎 akute eitrige Perikarditis *f*
急性化脓性牙髓炎 akute eitrige Pulpitis *f*
急性化脓性炎症 akute eitrige Entzündung *f*
急性化脓性中耳炎 akute eitrige Mittelohrentzündung *f*, Otitis media purulenta acuta *f*
急性化学性肺水肿 akutes chemisches Lungenödem *n*
急性化学性支气管炎 akute chemische Tracheobronchitis *f*
急性坏疽性阑尾炎 akute gangränöse Appendizitis *f*
急性坏死的 akut nekrotisierend
急性坏死型 akuter nekrotischer Typ *m*
急性坏死型中耳炎 akute nekrotisierende Otitis media *f*
急性坏死性肠炎 akute nekrotische Dünndarmentzündung *f*, akute nekrotisierende Enteritis *f*
急性坏死性出血性白质脑炎 akute nekrotische hämorrhagische Leukoenzephalitis *f*
急性坏死性出血性脑脊髓炎(赫斯特病) akute nekrotisierende hämorrhagische Enzephalomyelitis *f*
急性坏死性溃疡性龈炎(樊尚龈炎) akute nekrotisierende Gingivitis ulcerosa *f*
急性坏死性乳突炎 akute nekrotische Mastoiditis *f*
急性坏死性肾乳突炎 akute nekrotische Papillennekrose *f*, Papillitis necroticans acuta *f*
急性坏死性肾小球肾炎 akute nekrotische Glomerulonephritis *f*
急性坏死性胰[腺]炎 akute nekrotische Pankreatitis *f*, Pancreatitis necroticans acuta *f*
急性幻觉性妄想狂 akute halluzinatorische Paranoia *f*
急性幻觉性躁狂 akute halluzinatorische Manie *f*, Ganser* Syndrom *n* (od. Symptomenkomplex *m* od. Dämmerzustand *m*)
急性幻觉性躁狂状态 akute halluzinatorische Manie *f*
急性幻觉症 akute Halluzinose *f*
急性黄斑视网膜病变 akute makuläre Retinopathie *f*
急性黄疸型肝炎 akute Hepatitis mit Gelbfärbung *f*, akute ikterische Hepatitis *f*, akute Ikterohepatitis *f*
急性黄色肝萎缩 akute gelbe Leberdystrophie (od. Atrophie od. Leberatrophie) *f*
急性黄色萎缩 akute gelbe Atrophie *f*
急性会厌炎 akute Epiglottitis *f*
急性肌炎性斜视 akutes Schielen bei Myositis *n*
急性肌张力障碍 akute Dystonie *f*
急性脊髓梗塞 akuter Infarkt des Rückenmarks *m*
急性脊髓灰质炎 akute Poliomyelitis *f*, Poliomyelitis acuta *f*
急性脊髓灰质炎后遗影响 Folgeerscheinung der akuten Poliomyelitis *f*
急性脊髓前角灰质炎 Poliomyelitis anterior acuta *f*, Heine* infantile Paralyse *f*, Heine*-Medin* Krankheit *f*
急性脊髓损伤 akute Verletzung des Rückenmarks *f*
急性脊柱关节炎 akute Arthritis der Wirbelsäule *f*
急性加速性排斥反应 akute beschleunigte Abstoßungsreaktion *f*
急性夹层主动脉瘤 akutes dissezierendes Aortenaneurysma *n*, akutes Aneurysma dissecans der Aorta
急性甲状旁腺功能低下性手足搐搦 akute hypoparathyroide Tetanie *f*
急性甲状腺炎 akute Thyreoiditis *f*
急性甲状腺肿 akute Struma *f*
急性假膜型念珠菌病 akute pseudomembranöse Candidiasis *f*
急性假膜性结膜炎 akute pseudomembranöse Konjunktivitis *f*
急性假性胰腺囊肿 akute Pankreaspseudozyste *f*
急性间室综合征 akutes Kompartmentsyndrom *n*
急性间歇性卟啉酶 akutes intermittierendes Porphyrie-Enzym *n*
急性间歇性卟啉症 Porphyria acuta intermittens *f*, Watson* Krankheit *f*
急性间质性肺炎 akute interstitielle Pneumonie *f*, atypische Pneumonie *f*
急性间质性肾炎 akute interstitielle Nephritis *f*
急性间质性胰腺炎 akute interstitielle Pankreatitis *f*
急性肩关节滑膜炎 akute Schultergelenksynovitis *f*
急性减压病 akute Dekompressionskrankheit *f*
急性浆细胞性白血病 akute Plasmazellenleukämie *f*
急性浆液纤维素性胸膜炎 akute serofibrinöse Pleuritis *f*, Pleuritis fibrinosa acuta *f*
急性浆液性肝肾炎 hepatorenales Syndrom *n*
急性浆液性根尖炎 akute seröse Apizitis (od. Wurzelspitzentzündung) *f*
急性浆液性根尖周围炎 akute seröse periapikale Parodontitis (od. Perizementitis) *f*
急性浆液性牙髓炎 akute seröse Pulpitis *f*
急性焦虑发作 akuter Angstanfall *m*
急性焦虑症 akute Angst *f*, Anxietas acuta *f*
急性绞窄性肠梗阻 akuter Strangulationsileus *m*

急性结肠假梗阻 akute Pseudo-Obstruktion des Dickdarms (APOC) *f*
急性结肠扩张综合征 akute Dilatation des Colon-Syndroms *f*
急性结肠炎 akute Kolitis *f*, Colitis acuta *f*
急性结核性空洞 akuter tuberkulöser Hohlraum *m*
急性结膜炎 akute Konjunktivitis *f*
急性结石性胆囊炎 akute kalkulöse Cholezystitis *f*
急性进行性肌炎 akute progressive Myositis *f*
急性进展性精神分裂症 akute progressive Schizophrenie *f*
急性经皮毒性试验 Test auf akute Hauttoxizität *m*
急性精囊炎 akute Vesikulitis (od. Spermatozystitis od. Samenblasenentzündung) *f*
急性精神病发作 akute psychotische Episode *f*
急性精神病性障碍 akute psychotische Störung *f*
急性精神错乱 akute Verwirrtheit *f*
急性精神分裂性发作 akuter schizophrener Anfall *m*
急性精神混乱状态 akuter Konfusionszustand (od. Vetwirrtheitszustand) *m*
急性精神模糊状态 akuter Mental-Fuzzy-Zustand *m*
急性精神危象 psycholeptische Krise *f*
急性精神障碍 akute Geistesstörung *f*
急性精索炎 akute Funikulitis (od. Samenstrangentzündung) *f*
急性颈椎间盘钙化 akute zervikale Bandscheibenverkalkung *f*
急性颈椎间盘突出症 akuter zervikaler Bandscheibenvorfall *m*
急性痉挛性睑内翻 akutes spastisches Entropium *n*
急性酒精中毒 akuter Alkoholismus *m* (od. Alkoholvergiftung *f*)
急性酒[精中]毒性幻觉症 akute alkoholische Halluzinose *f*
急性局部缺血性脑损伤 akuter ischämischer Hirnschaden *m*
急性局部性低氧症 akute lokale Hypoxidose *f*
急性局核细胞白血病 akute Megakaryoblastenleukämie (MKL) *f*
急性局灶性阑尾炎 akute fokale Appendizitis *f*
急性局灶性细菌性肾炎 akute fokale bakterielle Nephritis *n*
急性巨核细胞白血病 akute Megakaryoblastenleukämie *f*
急性菌痢 akute bazilläre Dysenterie *f*
急性卡他性鼻窦炎 akute katarrhalische Sinusitis *f*
急性卡他性扁桃体炎 akute katarrhalische Tonsillitis (od. Mandelentzündung) *f*
急性卡他性喉炎 akute katarrhalische Kehlkopfentzündung *f*, Laryngitis catarrhalis acuta *f*
急性卡他性结膜炎 akute katarrhalische Konjunktivitis *f*
急性卡他性膀胱炎 akute katarrhalische Zystitis (od. Blasenentzündung) *f*
急性卡他性气管支气管炎 akute katarrhalische Tracheobronchitis *f*
急性卡他性中耳炎 akute katarrhalische Mittelohrentzündung *f*, Otitis media catarrhalis acuta *f*
急性克山病 akute Keshan-Erkrankung *f*
急性髋关节暂时性滑膜炎 akute transiente Synovitis des Hüftgelenks *f*
急性阑尾炎 akute Appendizitis *f*, Appendicitis acuta *f*
急性泪囊炎 akute Dakryozystitis *f*
急性粒单核细胞白血病 akute myelomonozytische Leukämie *f*
急性粒细胞白血病部分分化型 akute granulozytäre Leukämie mit Teildifferenziertung *f*
急性粒细胞白血病未分化型 undifferenzierte akute granulozytäre Leukämie *f*
急性粒细胞性白血病 akute Granulozytenleukämie *f*
急性痢疾 akute Dysenterie *f*
急性链球菌感染后肾小球肾炎 akute post-Streptokokken-Glomerulonephritis *f*
急性链球菌性龈口炎 akute Streptokokken-Gingivostomatitis *f*
急性良性心包炎 akute gutartige Perikarditis *f*
急性淋巴管炎 akute Lymphangitis *f*
急性淋巴结炎 akute Lymphadenitis *f*
急性淋巴母细胞白血病 akute lymphoblastische Leukämie *f*
急性淋巴细胞性白血病 akute lymphatische (od. lymphoide) Leukämie *f*
急性淋病 akute Gonorrhoe *f*
急性淋病性结膜炎 akute gonorrhoische Konjunktivitis *f*
急性淋球菌尿道炎 akute Urethritis *f*
急性颅内压增高 akute intrakranielle Hypertension *f*
急性卵巢炎 akute Oophoritis *f*
急性滤泡性扁桃体炎 akute follikuläre Tonsillitis *f*, Angina follicularis *f*
急性滤泡性肠炎 akute follikuläre Darmentzündung *f*, Enteritis follicularis acuta *f*
急性滤泡性眼结膜炎(红眼病) akute follikuläre Konjunktivitis *f*
急性盲肠炎 akute Appendicitis (od. Blinddarmentzündung) *f*
急性弥漫性腹膜炎 akute diffuse Peritonitis *f*, Peritonitis diffusa acuta *f*
急性弥漫性肾小球肾炎 akute diffuse Glomerulonephritis *f*
急性弥漫性增生性肾小球肾炎 akute diffuse proliferative Glomerulonephritis *f*
急性弥漫性组织细胞增生症 akute disseminierte Histiozytose *f*
急性弥漫增生性肾小球肾炎 akute diffuse proliferative Glomerulonephritis *f*
急性糜烂出血性胃炎 akute erosive hämorrhagische Gastritis *f*, Gastritis haemorrhagica erosiva acuta *f*
急性糜烂性胃炎 akute erosive Gastritis *f*
急性泌尿道感染 akute Harnwegsinfektion *f*
急性灭鼠剂 akutes Rodentizid *n*
急性木僵 akuter Stupor *m*
急性脑病综合征 akutes Gehirn-Syndrom *n*
急性脑梗死(急性脑梗塞) akuter Hirninfarkt *m*
急性脑灰质炎 akute Polioenzephalitis *f*, Polioencephalitis acuta *f*
急性脑积水 akuter Hydrozephalus *m*, Hydrocephalus acutus *m*
急性脑脊髓炎 akute Enzephalomyelitis *f*
急性脑膜脑炎 akute Meningoenzephalitis *f*
急性脑缺血 akute zerebrale Ischämie *f*
急性内出血 akute innere Blutung *f*, Haemorrhagia interna acuta *f*
急性内皮损伤 akute Endothelverletzung *f*
急性逆转录病毒综合征 akutes retrovirales Syndrom *n*
急性尿储留 akute Urinretention *f*
急性尿道球腺炎 akute Cowperitis *f*
急性尿道炎 akute Urethritis (od. Harnröhrenentzündung) *f*
急性尿潴留 akuter Harnverhalt *m*
急性脓毒性视网膜炎 akute septische Retinitis *f*
急性脓毒性咽炎 akute septische Pharyngitis *f*
急性脓性腱鞘炎 Tenosyuovitis purulenta acuta *f*, akute eitrige Tenosynovitis *f*
急性脓胸 akutes (Pleura-) Empyem *n* (od. Pyothorax *m*)
急性女阴溃疡 Ulcus vulvae acutum *n*, Lipschütz* Krankheit *f* (od. Ulkus *n*)
急性排斥 akute Rejektion *f*, akute Abstoßung *f*
急性排斥(异)反应 akute Abstoßungsreaktion *f*, Reaktion der akuten Rejektion *f*
急性排斥反应 akute Abstoßung *f*
急性膀胱炎 akute Zystitis (od. Blasenentzündung) *f*
急性疱疹性女阴阴道炎 akute herpetische Vulvovaginitis *f*
急性盆腔蜂窝组织炎症 akute Beckenphlegmone *f*
急性盆腔炎 akute Beckenhöhleentzündung *f*, akute Entzündung der Beckorgane *f*
急性皮炎 akute Dermatitis *f*
急性铍中毒 akute Berylliose *f*, akute Berylliumkrankheit *f*
急性脾肿胀 akuter Milztumor *m* (od. Milzvergrößerung *f* od. Milzschwellung *f*)
急性偏执反应 akute paranoide Reaktion *f*

急性普通型病毒性肝炎 akute ordentliche Virushepatitis *f*
急性期 akutes Stadium *n*
急性期(时)反应蛋白(急性时相反应蛋白) Akute-Phase-Reaktionsprotein *n*
急性期蛋白 Akutphasenprotein *n*
急性期反应 Akutphasenreaktion *f*
急性期治疗 Aktuphasenbehandlung *f*
急性起病 akuter Anfall *m*
急性气管炎 akute Tracheitis *f*
急性气管支气管炎 akute Tracheobronchitis *f*
急性气肿性胆囊炎 akute emphysematöse Cholezystitis *f*
急性铅性肾病 akute Blei-Nephropathie *f*
急性铅中毒 akute Bleivergiftung *f*
急性前壁心肌梗塞 akuter Vorderwand (myokard) infarkt *m*
急性前脊髓损伤综合征 akutes Spinalis-Anterior-Syndrom *n*, akutes Anterior-Cord-Syndrom *n*, akutes vorderes Rückenmarksyndrom *n*
急性前交叉韧带撕裂伤 akute Risswunde des vorderen Kreuzbandes *f*
急性前交叉韧带损伤 akute Verletzung des vorderen Kreuzbandes *f*
急性前角脊髓灰质炎 spinale (od. Epidemische) Kinderlähmung *f*, Heine-Medinsche Krankheit *f*, Poliomyelitis anterior acuta *f*
急性前列腺炎 akute Prostatitis *f*, Prostatitis acuta *f*
急性浅表性龟头炎 akute oberflächliche Balanitis *f*
急性浅表性阑尾炎 akute oberflächliche Appendizitis *f*
急性浅表性毛囊炎 akute oberflächliche Follikulitis *f*
急性鞘膜感染 akute Infektion der tunica vaginalis *f*
急性侵袭性肺曲菌病 akute invasive pulmonale Aspergillose *f*
急性侵袭性真菌性鼻-鼻窦炎 akute invasive fungale Rhinosinusitis (od. Nasennasennebenhöhlenentzündung) *f*
急性青光眼 akutes Glaukom *n*, Glaucoma acutum *n*
急性轻症型肝炎 akute leichte Hepatitis *f*
急性情感性反射 akuter affektiver Reflex *m*
急性情绪反应 akute emotionelle Reaktion *f*
急性龋 akute Karies *f*
急性全[鼻]窦炎 akute Pansinusitis *f*
急性全身性低氧症 akute systemische Hypoxidose *f*
急性全身性红斑狼疮 Lupus erythematosus systemicus acutus *m*
急性全身性粟粒性结核病 akute systemische Miliartuberkulose *f*
急性全髓增殖伴骨髓纤维化 akute Panmyelosis mit Myelofibrose *f*
急性缺血性二尖瓣反流 akute ischämische Mitralklappeninsuffizienz *f*
急性缺血性脑血管病 akute ischämische zerebrovaskuläre Erkrankung *f*
急性缺血性脑卒中 akuter ischämischer Schlaganfall *m*
急性缺氧 akute Anoxie *f*
急性热病性多神经炎 akute fieberhafte (od. infektiöse) Polyneuritis *f*
急性热致疾病 akute Wärmestrahlung-Erkrankung *f*
急性热致疾患 akute Hitzeerkrankung *f*
急性韧带扭伤 akute Bänderzerrung *f*
急性妊娠脂肪肝 akute Fettleber bei Schwangerschaft *f*, Schwangerschaftsfettleber *f*
急性绒毛膜羊膜炎 akute Chorioamnionitis *f*
急性溶血 akute Hämolyse *f*
急性溶血反应 akute hämolytische Reaktion *f*
急性溶血性贫血 akute hämolytische Anämie *f*
急性溶血性输血反应 akute hämolytische Transfusionsreaktion (AHTR) *f*
急性乳房脓肿 akuter Abszess der Brust *m*
急性乳房炎 akute Mastitis *f*
急性乳突炎 akute Mastoiditis *f*
急性乳腺炎 akute Mastitis *f*
急性乳腺炎家庭处理法 Heimbehandlung akuter Mastitis *f*
急性乳晕脓肿 akuter Abszess der Areola *m*
急性杀虫脒中毒 durch Chlordimeform bedingte akute Vergiftung *f*
急性筛窦炎 akute Sinusitis ethmoidalis *f*, akute Ethmoiditis *f*
急性上行性多神经炎 aszendierende akute Polyneuritis *f*
急性上行性脊髓麻痹 akute aufsteigende Lähmung *f*, Paralysis acuta ascendens spinalis *f*, Landry* Paralyse *f* (od. Lähmung *f* od. Syndrom *n*)
急性上颌窦炎 akute Sinusitis maxillaris *f*, akute Highmoritis *f*
急性上呼吸道感染 akute Infektion der oberen Atemwege *f*
急性上呼吸道梗阻 akute Obstruktion der oberen Atemwege *f*
急性上升性麻痹 akute aszendierende (od. aufsteigende) Paralyse *f*, Paralysis acuta ascendens *f*
急性上胃肠道出血 akute obere gastrointestinale Blutung *f*, akute Blutung im oberen Gastrointestinaltrakt *f*
急性上消化道出血 akute Blutung des oberen Gastrointestinaltraktes *f*
急性少尿型肾[功能]衰竭 akutes oligurisches (od. funktionelles) Nierenversagen *n*
急性舌扁桃体炎 akute Zungenmandelentzündung *f*, Tonsillitis lingualis acuta *f*
急性舌炎 akute Zungenentzündung *f*, Glossitis acuta *f*
急性砷剂皮炎 akute arsenhaltige Dermatitis *f*
急性砷中毒 akute Arsenikvergiftung *f*
急性神经[原]性心血管衰竭 akutes neurogenes kardiovaskuläres Versagen (od. Insuffizienz *f*) *n*
急性肾功能不全 akute Niereninsuffizienz *f*
急性肾功能衰竭 akutes Nierenversagen *n*
急性肾缺血 akute Nierenischämie *f*
急性肾乳头坏死 akute renale Papillennekrose *f*
急性肾上腺皮质功能不全 akute Nebennierenrindeninsuffizieuz *f*
急性肾上腺皮质功能减退症 akuter Hypo (adreno) kortizismus (od. Hypokortikalismus) *m*, akute Nebennierenrin-deninsuffizienz *f*
急性肾上腺皮质功能衰竭 akutes Nebennierenversagen *n*
急性肾上腺皮质危象 akute Adrenokortikalkrise *f*, akute adrenokortikale Krise *f*
急性肾上腺炎 akute Adrenalitis (od. Nebennierenmar-kentzündung) *f*
急性肾衰竭 akutes Nierenversagen *n*
急性肾损伤 akute Nierenschädigung (AKI) *f*
急性肾损伤网络 Netzwerk für akute Nierenschädigung *n*
急性肾小管坏死 akute Tubulusnekrose *f*
急性肾小球坏死 akute Glomerulonekrose *f*
急性肾小球肾炎 akute Glomerulonephritis *f*
急性肾炎 akute Nephritis *f*
急性肾炎综合征 akutes nephrotisches Syndrom *n*
急性肾盂积脓 akute Pyonephrose *f*
急性肾盂肾炎 akute Pyelonephritis *f*
急性肾周炎 akute Perinephritis *f*
急性渗出性膀胱炎 akute exsudative Zystitis *f*
急性渗出性肾小球肾炎 akute exsudative Glomerulone-phritis *f*
急性渗出性心包炎 akute exsudative Perikarditis *f*
急性生理学及慢性健康状况评价Ⅰ、Ⅱ akute physiologische und chronische gesundheitliche Evaluation Ⅰ, Ⅱ (APACHE Ⅰ, Ⅱ) *f*
急性声门下喉炎 Laryngitis subglottica acuta *f*
急性失血 akute Verblutung *f*
急性失血性贫血 akute posthämorrhagische Anämie *f*
急性湿疹 akutes Ekzem *n*, Ekzema acutum *n*
急性实验 akutes Experiment *n*
急性实质性扁桃体炎 akute Parenchymtonsillitis *f*, Peri-

tonsillarabszeß, *m*.Tonsillitis parenchymatosa acuta *f*
急性食管曲张静脉出血 akute Ösophagusvarizenblutung *f*
急性食管炎 akute Ösophagitis *f*
急性视网膜坏死 / 疱疹性视网膜炎 akute retinale Nekrose *f*, Herpes retinitis *f*
急性视网膜坏死综合征 akutes retinales Nekrose-Syndrom *n*
急性视网膜缺血性坏死 akute ischämische Nekrose der Retina *f*
急性视网膜色素上皮炎 akute retinale Pigmentepithelitis *f*
急性室壁动脉瘤 akutes Ventrikelaneurysma *n*
急性室管膜炎 akute Ependymitis *f*
急性嗜酸细胞性肺炎 akute eosinophile Pneumonie *f*
急性输精管炎 akute Deferentitis *f*
急性输卵管炎 akute Salpingitis *f*, Salpingitis acuta *f*
急性输尿管梗阻 akute Ureterobstruktion *f*
急性输尿管炎 akute Ureteritis *f*
急性栓塞发作 akuter embolischer Schlaganfall *m*
急性水肿性（型）胰腺炎 akute ödematöse Pankreatitis *f*
急性水肿性胰腺炎 akute Pankreatitis *f*
急性丝虫病 akute Filariose（od. Filariasis）*f*
急性死亡 akuter Tod *m*
急性四乙基铅中毒 akute Bleitetraethyl-Vergiftung *f*
急性粟粒型（性）结核 akute Miliartuberkulose *f*
急性粟粒型结核 akute Miliartuberkulose *f*
急性粟粒性肺结核 akute miliare Lungentuberkulose *f*
急性粟粒性肺炎 akute miliare Pneumonie *f*
急性粟粒性皮肤结核 akute miliare Hauttuberkulose *f*
急性粟粒性皮肤结核病 akute Miliartuberkulose der Haut *f*
急性髓鞘脱失病 akute Demyelinisierung（skrankheit）*f*
急性髓细胞白血病 Leukämie *f*, akute myeloblastischere Leukämie *f*, akute myeloischere Leukämie *f*
急性髓细胞性白血病，未成熟型 akute unreife myeloische Leukämie *f*
急性损害 akute Schädigung *f*
急性损伤性颅内血肿 akutes traumatisches intrakraniales Hämatom *n*
急性损伤性幕上血肿 akutes traumatisches supratentorielles Hämatom *n*
急性损伤性幕下血肿 akutes traumatisches infratentorielles Hämatom *n*
急性苔藓样糠疹 akute lichenoide Pityriasis *f*
急性苔癣痘疹样糠疹 Pityriasis lichenoides et varioliformis acuta *f*
急性羰基镍中毒 akute Nickelcarbonyl-Vergiftung *f*
急性糖尿病 akuter Diabetes *m*, Hirschfeld* Krankheit *f*
急性特发性盲点扩大 akute idiopathische Erweiterung des blinden Flecks *f*
急性疼痛 akuter Schmerz *m*, Akutschmerz *m*
急性铜中毒 akute Kupfervergiftung *f*
急性痛风 akute Gicht *f*
急性透壁性心肌梗死 akuter transmuraler Myokardinfarkt *m*
急性透析的质量倡议 Qualitätsinitiative der akuten Dialyse *f*
急性脱敏［治疗］akute Desensibilisierung *f*
急性外耳炎 akute Otitis externa *f*
急性外伤性骨萎缩 akute traumatische Knochenatrophie *f*
急性外伤性鼓膜炎 Myringitis traumatica acuta *f*, akute traumatische Trommelfellentzündung *f*
急性外伤性颈椎病 akute traumatische zervikale Spondylose *f*
急性外伤性颈椎间盘 akute traumatische Bandscheibe *f*
急性外阴溃疡 Ulcus vulvae acutum *n*, Lipschütz* Krankheit *f*（od. Ulkus *n*）
急性妄想发作 akute wahnhafte Episode *f*
急性妄想狂 akute Paranoia *f*
急性妄想状态样偏执 Paranoia hallucinatoria acuta *f*, Paranoia acuta *f*
急性萎缩性麻痹 akute atrophische Paralyse *f*
急性未分化型精神分裂症 akute undifferenzierte Schizophrenie *f*
急性未分化性白血病 akute undifferenzierte Leukämie *f*
急性胃病发作 akute Gastropathie（anfall *n*）*f*
急性胃肠道出血 akute gastrointestinale Blutung *f*, akute Magen-Darm-Blutung *f*
急性胃肠失血显象术 Bildgebung von akuter gastrointestinaler Blutung *f*
急性胃肠炎 akute Gastroenteritis *f*
急性胃穿孔 akute Magenperforation *f*
急性胃溃疡 akutes Magengeschwür *n*, akutes Geschwür des Magens *n*
急性胃溃疡无出血 akutes Magengeschwür ohne Blutung *n*
急性胃扩张 akute Magendilatation（od. Gastrektasie）*f*
急性胃糜烂 akute Erosion des Magens *f*
急性胃扭转 akuter Magenvolvulus *m*
急性胃十二指肠粘膜损害 akute Magen-Zwölffingerdarm-Schleimhaut-Läsion（AGML）*f*
急性胃炎 akute Gastritis *f*
急性胃粘膜病变 akute Magenschleimhautläsion *f*
急性胃粘膜出血 akute Blutung der Magenschleimhaut *f*
急性胃粘膜出血性病变 akute hämorrhagische Läsion der Magenschleimhaut *f*
急性胃粘膜糜烂 akute Magenschleimhauterosion *f*
急性胃粘膜损害 akute Läsion der Magenschleimhaut *f*
急性无黄疸型肝炎 akute anikterische Hepatitis（od. Leberentzündung）*f*
急性无菌性脑膜炎 akute aseptische Meningitis *f*
急性吸入毒性试验 Test auf akute inhalative Toxizität *m*
急性硒中毒 akute Selenvergiftung *f*
急性膝关节脱位 akute Dislokation des Knies *f*
急性细胞类型未定白血病 akute unklassifizierte Leukämie *f*
急性细胞型排斥反应 akute zelluläre Abstoßungsreaktion *f*
急性细菌性结膜炎 akute bakterielle Konjunktivitis *f*
急性细菌性痢疾 akute bakterielle Dysenterie *f*
急性细菌性前列腺炎 akute bakterielle Prostatitis *f*
急性细菌性上呼吸道感染 akute bakterielle Infektion der oberen Atemwege *f*
急性细菌性下呼吸道感染 akute bakterielle Infektion der unteren Atemwege *f*
急性细菌性心肌炎 akute bakterielle Myokarditis *f*
急性细菌性心内膜炎 akute bakterielle Endokarditis *f*
急性细支气管炎 akute Bronchiolitis *f*
急性下腹痛 akute Unterbauchschmerzen *m pl*
急性下呼吸道感染 akute Infektion des unteren Atemtrakts *f*
急性下肢动脉栓塞 akute Arterienembolie unterer Extremität *f*
急性纤维蛋白性肠炎 akute fibrinöse Darmentzöndung *f*, Enteritis fibrinosa acuta *f*
急性纤维蛋白性喉气管支气管炎 Laryngotracheobronchitis fibrinosa acuta *f*, akute fibrinöse Laryngotracheobronchitis *f*
急性纤维蛋白性心包炎 akute fibrinöse Perikarditis *f*, Pericarditis fibrinosa acuta *f*
急性涎腺炎 akute Sialoadenitis（od. Speicheldrüsenentzündung）*f*
急性陷窝性扁桃体炎 akute lakunäre Tonsillitis *f*, Tonsillitis lacunaris acuta *f*
急性腺样体炎 akute Adenoiditis *f*
急性相反应 Akute-Phase-Reaktion *f*
急性消瘦性麻痹 akute Schwundparalyse *f*, progressive Muskelatrophie *f*
急性小脑共济失调 akute Ataxie *f*
急性效应 akute Wirkung *f*
急性心包填塞 akute Herz（beutel）tamponade *f*
急性心包炎 akute Perikarditis *f*, Pericarditis acuta *f*

急性心功能不全 akute Herzinsuffizienz *f*
急性心肌梗塞(死) akuter Myokardinfarkt *m*
急性心肌缺血 akute Myokardischämie *f*
急性心肌炎 akute Myokarditis *f*
急性心绞痛 akute Angina *f*
急性心力衰竭 akute Herzinsuffizienz *f*, akutes Herzversagen *n*
急性心内膜下心肌梗塞 akuter subendokardialer Myokardinfarkt *m*
急性心内膜炎 akute Endokarditis *f*
急性心衰 akute Herzinsuffizienz *f*
急性心因性反应 akute psychotische Reaktion *f*
急性心源性脑缺血综合征(亚当斯发作) akutes kardiogenes zerebrales Ischämie-Syndrom *n*, (od. Adams* Angriff *m*)
急性心脏性死亡 akuter Herztod *m*
急性型骨髓纤维化 akute(Osteo-) myelofibrose (od. Knochenmarkfibrose) *f*
急性胸部症状 akutes Thorakalsyndrom *n*
急性胸腔综合征 akutes Thorakalsyndrom *n*
急性血管内溶血 akute intravaskuläre (od. intravasale) Hämolyse *f*
急性血管神经性水肿 Oedema angioneuroticum acutum *n*, Quincke* Odem (od. Syndrom) *n*
急性血管型排斥反应 akute vaskuläre Abstoßungsreaktion *f*
急性血管性紫癜 akute vaskuläre Purpura *f*, Purpura vascularis acuta *f*
急性血行播散性肺结核 akute hämatogene disseminierte Lungentuberkulose *f*
急性血行播散性结核 akute hämatogene disseminierte Tuberkulose *f*
急性血吸虫病 akute Schistosomiasis *f*
急性血源性骨髓炎 akute hämatogene Osteomyelitis *f*
急性血肿 akutes Hämatom *n*
急性荨麻疹 akute Urtikaria *f*, Urticaria acuta *f*
急性循环功能不全 akute Kreislaufinsuffizienz *f*
急性循环衰竭 akuter Kreislaufmisserfolg *m*
急性牙槽脓肿 akuter alveolärer Abszess *m*
急性牙髓炎 akute Pulpitis *f*
急性牙龈炎 akute Gingivitis (od. Zahnfleischentzündung) *f*
急性咽鼓管炎 akute Eustachitis (od. Salpingitis od. Tubenkatarrh) *f*
急性咽-喉-气管炎 akute Pharyngo-Laryngo-Tracheitis *f*
急性咽炎 akute Rachenentzündung *f*, Pharyngitis acuta *f*
急性炎性脱髓鞘多神经根神经病 akute entzündliche demyelinisierende Polyneuropathie *f*
急性炎性脱髓鞘性多发性神经根神经病 akute inflammatorische demyelinisierende Polyradikuloneuropathie (AIDP) *f*
急性炎性脱髓鞘性多发性神经根神经炎(急性炎症性脱髓鞘性多发性神经病,吉兰-巴雷综合征) akute entzündliche demyelinisierende Polyradikuloneuritis *f*
急性炎症 akute Entzündung *f*
急性炎症性脱髓鞘性多发性神经病 akute inflammatorische demyelinisierende Polyneuropathie *f*
急性炎症性脱髓鞘性多神经根神经病 akute entzündliche demyelinisierende Polyneuropathie (AIDP) *f*
急性眼刺激性/腐蚀性试验 Test auf akute Augenirritation und -korrosion *m*
急性眼压增高 akute Augeninnendruckerhöhung *f*
急性羊水过多 akutes Polyhydramnion *n*
急性氧中毒 akute Sauerstoffvergiftung *f*
急性痒疹 Prurigo temporanea *f*, Prurigo simplex subacuta *f*
急性腰[肌]扭伤 akute Lumbalmuskelverstauchung *f*
急性腰部扭伤 akute lumbale Verstauchung *f*
急性腰骶关节扭伤 akute Verstauchung des Lumbosakralgelenks *f*
急性腰肌扭伤 akute Lendenmuskel-Verstauchung *f*
急性腰扭伤 akute Lendenmuskel-Verstauchung *f*
急性液体积聚 akute Flüssigkeitsansammlung *f*
急性一氧化碳中毒 akute Kohlenmonoxidvergiftung *f*
急性一氧化碳中毒迟发脑病 verzögerte Enzephalopathie bei Kohlenmonoxidvergiftung *f*
急性胰[腺]炎 akute Pankreatitis *f*
急性胰腺炎脂肪坏死 akute Pankreatitis mit Fett(gewebs)-nekrose *f*, Balser* Fett (gewebs) nekrose *f* (od. Syndrom *n*)
急性胰液潴留 akute Pankreassaftretention *f*
急性遗忘 akute Amnesie *f*
急性乙醇中毒 akute Alkoholvergiftung *f*
急性乙型肝炎 akute Hepatitis B. *f*
急性抑郁症 akute Melancholie *f*
急性阴道炎 akute Vaginitis *f*
急性阴囊感染 akute Hodensackinfektion *f*
急性龈炎 akute Gingivitis *f*
急性隐窝性扁桃体炎 akute lakunäre Tonsillitis *f*
急性婴幼儿网状细胞增生症 akute infantile Retikulose *f*, Letterer* (-Siwe*) Krankheit *f*
急性应激反应 akute Streßreaktion *f*
急性应激失调 akute Belastungsstörung *f*
急性应激性溃疡 akutes Stressulkus *n*
急性硬[脑]膜下血肿 akutes Subduralhämatom *n*
急性硬脑膜下出血 akute subdurale Blutung *f*
急性游离壁破裂 akute Ruptur der freien Wand *f*
急性右心衰竭 akute Rechtsherzinsuffizienz *f*
急性阈剂量 akute Schwellendosis *f*
急性阈浓度 akute Schwellenkonzentration *f*
急性运动感觉轴索性神经病 akute motorische sensorische Neuropathie *f*
急性运动轴索神经病 akute motorische axonale Neuropathie AMAN) *f*
急性早幼粒细胞性白血病 akute Promyelozytenleukose (od. Promyelozytenleukämie) *f*
急性造血停滞 akute Blutstagnation *f*
急性躁狂 akute Manie *f*
急性增生性肾小球肾炎 akute proliferative Glomerulonephritis *f*
急性增殖(生)性肾小球肾炎 akute proliferative Glomerulonephritis *f*
急性增殖腺炎 akute Adenoiditis *f*
急性谵妄 akutes Delir (ium) *n*, Delirium acutum *n*
急性照射 akute Belichtung *f*
急性照射病 akute Strahlenkrankheit *f*
急性支气管炎 akute Bronchitis *f*
急性脂肪肝 akute Fettleber *f*
急性脂膜炎 akute Pannikulitis *f*
急性直肠炎 akute Proktitis (od. Mastdarmentzündung) *f*
急性致命性心衰 akutes tödliches Herzversagen *n*
急性致死剂量 akute tödliche Dosis *f*
急性致死性躁狂症 akute letale Manie *f*
急性窒息 akute Erstickungsgefahr *f*, akute Asphyxie *f*
急性中毒 akute Vergiftung *f*
急性中毒性脑病 akute toxische Enzephalopathie *f*
急性中毒性脑炎 akute toxische Enzephalitis *f*
急性中耳炎 akute Mittelohrentzündung *f*, Otitis media acuta *f*
急性重症型胆管炎 akute Cholangitis von schwerem Typ *f*
急性重症胰腺炎 schwere akute Pankreatitis *f*
急性周围动脉闭塞 akuter peripherer Arterienverschluß *m*
急性周围循环衰竭 akute periphere Kreislaufschwäche *f*
急性肘关节脱位 akute Ellenbogenluxation *f*
急性主动脉夹层 akute Aortendissektion *f*, akute Dissektion der Aorta *f*
急性转化病毒 akuter transformierender Virus *m*

急性椎间盘突出症 akuter Bandscheibenvorfall *m*
急性子宫颈炎 akute Zervizitis *f*
急性子宫内翻 akute Uterusinversion *f*
急性子宫内膜炎 akute Endometritis *f*, Endometritis acuta *f*
急性子宫旁[组织]炎 akute Parametritis *f*, Parametritis acuta *f*
急性自发水肿 akutes essentielles Odem *n*, Oedema angioneuroticum *n*
急性纵隔炎 akute Mediastinitis *f*
急性阻塞性喉气管炎 akute obstruktive Laryngotracheitis *f*
急性组织细胞性白血病 akute histiozytäre Leukämie *f*
急性醉酒 akute Trunkenheit *f*
急性左心衰竭 akute Links(herz)insuffizienz *f*
急压触诊 Tauchpalpation *f*, dipping <engl.>
急躁型 jähzorniger Typ *m*, choleric type <engl.>
急躁性错写 Agitographie *f*
急躁性错语 Agitolalie *f*
急诊 Notfallanruf *m*, Notfallbehandlung *f*
急诊病例 Notfall *m*
急诊患者 Notfallpatient *m*
急诊精神病学 Notfallpsychiatrie *f*
急诊就医指征 Indikation für medizinische Notfallbehandlung *f*
急诊科 Notaufnahme *f*, Notdienst *m*
急诊内镜 Notfallendoskopie *f*
急诊室 Zimmer für Notfallbehandlung *n*, Notfallstation *f*
急诊胃镜检查 Notfallendoskopie *f*
急诊医疗服务体系 Rettungsdienstsystem *n*, Emergency Medical Services (EMS) <engl.>
急诊医疗体系 Emergency Medical Systems <engl.>, Rettungsdienst *m*
急诊医学 Notfallmedizin *f*
急症 Dringlichkeit *f*, Notlage *f*, Notfall *m*
急症手术 Dringlichkeitsoperation *f*, Notoperation *f*
急骤增强 Rapid-Kräftigung *f*, Schnellverstärkung *f*, Rapid-Spannungssteigerung *f*
疾病 Krankheit *f*, Erkrankung *f*, Morbus *m* (M), Malum *n*
疾病保险 Krankenversicherung *f* (KV)
疾病报告 Krankenanzeige *f*, Krankenbericht *m*
疾病暴发 Erkrankungsausbruch *m*
疾病标志 Erkrankungskennzeichen *n*
疾病初期的 Frühkrankheit betreffend
疾病传播 Pathophorese *f*, Krankheitsübertragung *f*
疾病打分 Krankheitsbewertung *f*
疾病打分算法 Bewertungalgorithmus (od. Score Algorithmus) für Krankheitseinschätzung *m*
疾病代码 Krankheitscode *m*
疾病单元 Dasein *n*, Entität *f*
疾病的发展 Progression (od. Fortschreiten *n*) der Krankheit *f*
疾病的结局 Erkrankungsfolge *n*
疾病的转归 Krankheitsprognose *f*, Krankheitsvorhersage *f*
疾病的自然史 natürlicher Krankheitsverlauf *m*
疾病地理范围 nosogeographisches Bereich *n*
疾病地理学 Nosogeographie *f*, Krankheitsgeographie *f*
疾病恶化 Krankheitsprogression *f*
疾病发生学 Nosogenese *f*, Nosogenie *f*, Pathogenese *f*
疾病发作 Anfall *m*, Krankheitsanfall *m*
疾病防治的评价 Auswertung der Krankheitsprävention *f*
疾病分布学 Choronosologie *f*
疾病分类 Klassifikation der Krankheiten *f*
疾病分类法 Klassifizierung der Krankheiten *f*, nosotaxy <engl.>
疾病分类学 Nosologie *f*
疾病分类学连续统 nosologisches Kontinuum *n*
疾病分期(肿瘤分类) Stadieneinteilung *f*, Tumorklassifikation *f*
疾病分子分型 molekulare Klassifikation von Krankheiten *f*, Molekulartypisierung von Krankheiten *f*
疾病风险 Krankheitsrisiko *n*
疾病负担 Erkrankungsbelastung *f*
疾病复发 Rückfall *m*, Rediziv *n*
疾病感缺失 Anosognosie *f*, Anosognosia *f*
疾病管理 Krankheitsverwaltung *f*
疾病国际分类 internationale Klassifikation der Krankheiten *f*
疾病国际统计学分类 internationale statistische Klassifikation der Krankheiten *f*
疾病过程 Krankheitsverlauf *m*
疾病行为 Erkrankungsverhalten *n*
疾病缓解期 krankheitslindernde Phase *f*
疾病缓解药物 Remissionsmedikament *n*, krankheitsminderndes Arzneimittel *n*
疾病活动指数 Aktivitätsindex der Krankheiten *m*
疾病获益(原发性,继发性) primärer und sekundärer Gewinn aus Krankheit *m*
疾病及有关保健问题的分类 internationale statistische Klassifikation der Krankheiten und verwandter Gesundheitsprobleme (ICD), International Statistical Classification of Diseases <engl.>
疾病监测 Überwachung von Krankungen *f*
疾病监视 Krankheitsüberwachung *f*
疾病角色行为 krankes Verhalten *n*
疾病经过 Krankheitsverlauf *m*
疾病经济风险 wirtschaftliches Risiko bei Erkrankungen *n*
疾病经济负担 krankheitbedingte finanzielle Belastung *f*
疾病恐怖 Pathophobie *f*, Nosophobie *f*
疾病恐怖者 Hypochondrie *f*
疾病控制中心 Seuchenschutzbehörde *f*
疾病流行的数学模型 mathematisches Epidemie-Modell *n*
疾病率 Morbidität *f*
疾病描述 Krankheitsbeschreibung *f*
疾病模仿 Pathomimie *f*, Pathomimia *f*, Mimese *f*, Mimesie *f*
疾病模型 Krankheitsmodell *n*
疾病内因 innere Krankheitsursache *f*, enanthrope <engl.>
疾病频率调查 Untersuchung zur Häufigkeit von Erkrankungen *f*
疾病谱 Krankheitsspektrum *n*
疾病清单 Krankheitsprofil *n*
疾病失认 Anosognosie *f*
疾病属性 Krankheitsattribut *n*
疾病死亡比率 Fall-Tod-Quotient *n*
疾病调查 Krankheitsnachforschung *f*, Krankehitsuntersuchung *f*
疾病调整寿命年 behinderungsbereinigte Lebensjahr *n*, Disability-Adjusted Life Year (DALY) <engl.>
疾病统计 Morbiditätsstatistik *f*
疾病外因 äußere Krankheitsursache *f*, exanthrope <engl.>
疾病无关词 krankheitsunabhängiger Term *m*
疾病相关的生活质量 krankheitsbezogene Lebensqualität *f*
疾病相关基因 krankheitsassoziiertes Gen *n*
疾病消灭 Krankheitseradikation *f*
疾病信息和术语 Krankheitsinformation und Terminologie
疾病选择 Krankheitsauswahl *f*
疾病选择算法 Selektionsalgorithmus von Krankheiten *m*
疾病严重程度量表 Krankheitsschweregrad-Skala *f*
疾病一元论 Unitätslehre *f*, Unitarismus *m*
疾病遗传易感性 genetische Anfälligkeit (od. Prädisposition) für Krankheiten *f*
疾病因果关系(疾病病因) Krankheitsursache *f*
疾病引起的窒息 Ersticken durch Krankheit *f*
疾病影响问卷 Umfrage des Erkrankungswirkens *f*
疾病与疾病基因网络 Netzwerk von Krankheiten und Krankheitsgenen *n*
疾病预防控制中心 Seuchenschutzbehörde *f*
疾病诊断计算机系统 Computersystem für Krankheitsdia-

gnose *n*
疾病知识 Krankheitswissen *n*
疾病主导 Krankheitsdominanz *f*
疾病专表 krankheitsspezifische Skala *f*
疾病状态 krankhafter Zustand *m*
疾病自然史 Naturgeschichte der Krankheit *f*, Spontanverlauf einer Erkrankung *m*
疾病自然史研究 naturhistorische Studie *f*
疾患 Affektion *f*
疾走性癫痫 beschleunigende Epilepsie *f*
棘 Stachel *m*, Dorn *m*, Spina *f*, Acantha *f*
棘阿米巴(属) Acanthamoeba *f*
棘阿米巴病 Akanthamöbiasis *f*
棘阿米巴角膜炎所致放射状角膜神经膜炎 Acanthamoeba-Keratitis-bedingte radiale Entzündung der kornealen Nervenmembran *f*
棘阿米巴科 Acanthamoebidae *f pl*
棘阿米巴属 Akanthamöbe *f*
棘阿米巴性角膜炎 Acanthamoeba-Keratitis *f*
棘白菌素 Echinocandin *n*
棘波 Spitzenpotential *n*, spike <engl.>
棘层 Stratum spinosum *n*, Stachelschicht *f*
棘层肥厚 Akanthose *f*, Akanthosis *f*
棘层抗原 akantholytisches Antigen *n*
棘层生成的 acanthogenic <engl.>
棘层松解 Akantholyse *f*, Akantholysis *f*
棘层松解的 akantholytisch
棘层松解细胞 akantholytische Zelle *f*
棘层松解性角化不良 Akanthozyt-Dyskeratose *f*
棘层松解性疱疹样皮炎 akantholytische Dermatitis herpetiformis *f*
棘层增厚 Akanthose *f*
棘唇虫病 Acanthocheilonemiasis *f*
棘刺状的 echinat(-us, -a, -um)
棘颚口线虫 Gnathostoma spinigerum *n*, Gnathostoma siamense *n*
棘跗钝缘蜱 Ornithodoros papillipes *m*
棘颌口线虫 Gnathostoma siamensis (s. spinigerum) *n*
棘红细胞 Akanthozyt *m*
棘红细胞[增多]症 Akanthozytose *f*
棘红细胞贫血 Akanthozyt-Anämie *f*
棘肌 Musculus spinalis *m*
棘间肌 Zwischendornmuskeln *m pl*, Musculi interspinales *m pl*
棘间平面 Interspinalebene *f* (I-Ebene)
棘间韧带 Ligamentum interspinale *n*
棘间韧带断裂 Ruptur des Ligamentum interspinale *f*
棘间韧带损伤 Verletzung des Ligamentum interspinale *f*
棘间线 Spinallinie *f*, Interspinallinie *f* (I-Linie)
棘孔 Foramen spinosum *n*
棘口科 Echinostomatidae *f pl*
棘口吸虫病 Echinostomiasis *f*
棘口吸虫属 Echinostomatidae *pl*
棘慢波综合 Spitze-Welle-Komplex *m*
棘慢节律 Hypsarrhythmie *f*
棘慢综合波 Spike-wave-Komplex *m*, Spitze-Welle-Komplex *m*
棘毛 Stachelhaar *n*
棘皮动物 Echinoderma *n*
棘皮动物门 Stachelhäuter *pl*, Echinodermata *pl*
棘皮瘤 Akanthom *n*, Acanthoma *n*
棘皮瘤型造釉细胞瘤 Stachelzellentyp des Ameloblastoms (od. Adamantinoms) *m*, Akanthoameloblastom *n*
棘皮症(病) Akanthose *f*, Acanthosis *f*, Parakanthose *f*
棘皮症的 akanthotisch
棘器 Stachelapparat *m*
棘球囊 Hydatide *f*
棘球囊腔 Hydatidozele *f*
棘球囊状的 hydatiform
棘球属 Echinococcus *m*
棘球绦虫属 Echinococcus *m*
棘球蚴 Echinococcus *m*, Bandwurmfinne *f*, Finne *f*
棘球蚴病 Hydatidose *f*, Hydatidenkrankheit *f*, Echinokok-kose *f*
棘球蚴虫性毒血症 Hydatidotoxämie *f*
棘球蚴钩 Echinokokken-Häkchen *n*
棘球蚴囊 Hydatide *f*, Hydatidenzyste *f*, Echinokokkuszyste *f*, Echinokokkenblase *f*
棘球蚴囊病 Echinokokkose *f*
棘球蚴沙(砂)(包虫囊沙) Hydatidensand *m*
棘球蚴砂 Hydatidensand *m*
棘球状红细胞 Sphäroechinozyt *m*
棘上韧带 Dornspitzenbend *n*, Ligamentum superaspinale *n*
棘上韧带断裂 supraspinaler Bändriss *m*
棘上韧带损伤 Verletzung des Ligamentum supraspinale *f*
棘上综合征 Supraspinatussyndrom *n*
棘丝胞 Trichozyste *f*
棘头虫 Kratz(würm)er *m pl*, Acanthocephala *n pl*
棘头虫病 Acanthocephaliasis *f*, Acanthocephalusbefall *m*
棘头虫纲 Kratzwürmer *pl*, Stachelköpfe *pl*, Acanthocephala *pl*
棘头动物门 Acanthocephala *pl*
棘头体 Acanthella *f*
棘突 Dornfortsatz *m*, Processus spinosus *m*
棘突骨折 Dornfortsatzfraktur *f*
棘突畸形 Mißbildung des Dornfortsatzes *f*
棘突间的 interspinal(-is, -is, -e), interspinos(-is, -is, -e)
棘突间韧带 Ligamentum interspinale *n*, Zwischendornfortsatzband *n*
棘突(骨)剪 Spinalschere *f*, Dornforsatzschere *f*
棘突裂 Dornfortsatzspalte *f*
棘突牵开器 Dornfortsatzhaken *m*
棘突切除钳 Dornfortsatzraspatorium *n*, Dornfortsatzraspel *m*
棘突缺如 Fehlen der Dornfortsätze *n*
棘突压痛点 Apophysenpunkte *m pl*
棘突咬骨钳 Dornfortsatzhohlmeißelzange *f*
棘细胞 Riff(el)zelle *f*, Stachelzelle *f*, Keratinozyt *m*, Dornzelle *f*
棘细胞层 Stachel(zell)schicht *f*
棘隙吸虫病 Echinostomiasis *f*
棘下窝指数 Index der Fossa infraspinata *m*
棘形红细胞增多症 Akanthozytose *f*
棘样的 spinös, spinos(-us, -a, -um), spiniform (-is, -is, -e), mucronat(-us -a, -um), clavat(-us, -a, -urn)
棘质瘤 Akanthom *n*, Acanthoma *n*
棘状侧丝 Acanthophysis *f*
棘状的 spinös, spinos(-us, -a, -um), spiniform (-is, -is, -e), mucronat(-us, -a, -um)
棘状骨盆 Akanthopelvis *f*, Acanthopelvis *f*, Exostosebecken *n*
棘状角化病 Keratosis spinulosa *f*, stachelartige Keratose *f*
棘状隆起 dornartige Ausbuchtung *f*
棘状毛发苔藓(棘状毛发角化症) Lichen pilaris spinulosus *m*, Keratosis pilaris spinulosa *f*
棘状毛囊角化病 Keratosis follicularis spinulosa *f*
棘状突起 Dornfortsatz *m*, Stachelfortsatz *m*, Processus spinosus *m*
棘状小体 Akanthosom *m*
集安毛毕吸虫 Trichobilharzia jianensis *f*
集尘斗 Staubsammeltrichter *m*
集尘器 Staubsammler *m*, Staubfänger *m*, Staubfang *m*
集尘室 Staubsammelbehälter *m*
集成电路 Integrierschaltung *f*, integrierte Schaltung *f*
集成电路心电图机 Integrierschaltungs-Elektrokardiograph *m*
集成电路型微电极 Integrierschaltungs-Mikroelektrode *f*
集成电子记录 integrierte elektronische Aufzeichnung *f*, integrierter elektronischer Datensatz *m*

集成[方]法 integrierter Ansatz *m*
集成化变量 integrierte Variable *f*
集成化放射学系统 integriertes Radiologiesystem *n*
集成化工作站 integrierte Workstation *f*
集成化危险信息系统联机数据库 Online-Datenbank für integriertes Risikoinformationssystem *f*(IRIS)
集成化系统 integriertes System *n*
集成化学术信息管理系统 integrierte akademische Informationen *f pl*
集成化医学决策辅助 integrierte medizinische Entscheidungshilfen *f pl*
集成化医学信息系统 integriertes medizinisches Informationssystem *n*
集成化医院信息系统 integriertes Krankenhaus-Informationssystem *n*
集成计算机网络 integriertes Computernetzwerk *n*
集成模式 Integrationsprofil *n*
集成网络 integriertes Netzwerk *n*
集成知识 integriere Kenntnis *f*
集电极 Kollektorelektrode *f*
集光器 Kondensor *m*
集合 Aggregation *f*, Konvergenz *f*, Kollektiv *n*
集合不足 Konvergenz-Insuffizienz *f*
集合反射 Konvergenzreaktion *f*, Konvergenzreflex *m*
集合管 Sammelröhre (der Niere) *n pl*, Sammelkanälchen (der Niere) *n pl*
集合近点 Konvergenznahpunkt *m*
集合淋巴结 Noduli lymphatici aggregati *m pl*
集合淋巴滤泡 Folliculi lymphatici aggregati *m pl*
集合淋巴小结 Folliculi lymphatici aggregati *m pl*, Noduli lymphatici aggregati *m pl*
集合麻痹(辐辏麻痹) Konvergenzlähmung *f*
集合情感 aggregiertes Gefühl *n*
集合微静脉 Sammelvenole *f*
集合物 Aggregat *n*
集合小管 Sammelkanälchen *n pl*, Sammelrohre *n pl*
集合小管暗细胞 Dunkelzelle der Sammelkanälchen *f*
集合小管亮细胞 Hellzelle der Sammelkanälchen *f*
集合小结 aggregierter Knoten *m*
集合烟囱 gesammelter Schornstein *m*
集焦 Fokussierung *f*
集结淋巴样组织(器官化淋巴样组织) organisiertes Lymphgewebe *n*
集聚 Versammelung *f*
集聚蛋白 Agrin *n*
集卵法 Anreicherung *f*
集落 Kolonie *f*
集落刺激因子 Kolonienstimulationsfaktor *m*, koloniestimulierender Faktor *m*
集落形成单位 koloniebildende Einheit *f*
集落抑制试验 Koloniehemmtest *m*, colony inhibition test <engl.>
集落抑制因子 Koloniehemmfaktor *m*, colony inhibition factor <engl.>
集气法 Methode für Gasansammlung *f*
集束机制 Clusteringmechanismus *m*
集水井 Sammelbrunnen *m*
集体X线摄影片看片灯 Massen-Radiographie-Film-Betrachter *m*
集体暗示 kollektive Implikation *f*
集体查血 Massenblutuntersuchung *f*
集体传染 Masseninfektion *f*, herd infektion <engl.>
集体催眠治疗 Maßenhypnotherapie *f*
集体的 kollektiv
集体动力学 Gruppendynamik *f*
集体儿童 Kollektivkinder *n pl*
集体儿童管理 Betreuung der Kindergruppen *f*
集体反射学 kollektive Reflexologie *f*
集体防护措施 kollektive Schutzmaßnahme *f*
集体分析 Gruppenanalyse *f*
集体观念 kollektive Idee *f*
集体行为 kollektives Verhalten *n*
集体护理 Massenpflege *f*
集体婚姻咨询 Eheberatung in der Gruppe *f*
集体活动疗法 kollektive Aktivitätstherapie *f*
集体记忆 kollektives Gedächtnis *n*
集体检查式肺量计 Spirometer für Massenuntersuchung *n*
集体检疫 Massenquarantäne *f*
集体健康 kollektive Gesundheit *f*
集体精神 Gruppengeist (od. Teamgeist) *m*
集体精神治疗 Gruppenpsychotherapie *f*
集体疗法 Gruppentherapie *f*
集体潜意识 kollektives Unbewusste *n*
集体人格 kollektive Persönlichkeit *f*
集体违法行为 Gruppendelinquenz *f*
集体胃肠检诊X线电视 Röntgenfernsehsystem für gastroenterische Massenuntersuchung *n*
集体无意识 kollektive Bewusstlosigkeit *f*
集体心理 kollektiver Geist *m*, kollektive Psyche *f*
集体心理学 kollektive Psychologie *f*
集体心理治疗 Gruppenpsychotherapie *f*, Kollektivpsychotherapie *f*
集体心理治疗的类型 Art von Gruppenpsychotherapie *f*
集体形成 Gruppenbildung *f*
集体性分离性障碍 kollektives dissoziatives Hindernis *n*
集体性幻觉 Massenhalluzination *f*
集体性木僵 epidemische Katalepsie *f*
集体性自杀 Cluster-Suizid *m/n*
集体胸部检查 Massenbrustuntersuchung *f*
集体意识 kollektives Bewusstsein *n*
集体意象 kollektives Bild *n*
集体用氧调节器 kollektiver Sauerstoffregler *m*
集体愚行 kollektive Dummheit *f*
集体预防 kollektive Prophylax(i)e *f*, Massenprophylaxe *f*
集体治疗 Massenbehandlung *f*
集体助听器 Gruppenhörapparat *m*
集体咨询 Gruppenberatung *f*
集体自杀 Gruppenselbstmord *m*
集团人格 Gruppen-Persönlichkeit *f*
集团蠕动 Massenperistaltik *f*, große Kolonperistaltik *f*
集团心理学 kollektive Psychologie *f*
集团选择 Gruppenauswahl (od. -selektion) *f*
集团运动 Massenbewegung *f*, Kollektivbewegung *f*
集线器 Konzentrator *m*
集液管 Sammelkanal *m*, Kollektorkanal *m*
集中 Konzentration *f*, Zentralisierung *f*
集中采暖 Zentralheizung *f*
集中常数 konzentrierte Konstante *f*
集中点 Zentralpunkt *m*
集中控制装置 konzentrierter Kontroller *m*
集中力 Konzentrationsfähigkeit *f*
集中练习 massierte Praxis *f*
集中量数 Messung der kontrollierten Tendenz *f*
集中脉 hoher (od. großer) Puls *m*, Pulsus altus *m*
集中器 Konzentrator *m*
集中趋势 zentrale Tendenz *f*
集中趋势 Zentralisierungstendenz *f*
集中趋势测量 Maß der Zentraltendenz *n*
集中式给水 zentrale Wasserversorgung *f*

集中式供水 Zentralwasserversorgung *f*
集中式空调 Zentralklimaanlage *f*
集中思考 konzentrative Meditation *f*
集中效能 Konzentrationsmacht *m*
集中学习 konzentriertes Lernen *n*
集中营热 Konzentrationslager-Fieber *n*, Lagerfieber *n*
集中障碍 Konzentrationsstörung *f*
集中注意 Konzentration *f*
集中注意训练 Ausbildung für die Aufmerksamkeitsfähigkeit *f*
蒺藜 Fructus tribuli *m*
蒺藜中毒 Tribulosis *f*
嵴 Leiste *f*, Kamm *m*, Krista *f*, Crista *f*, Grat *m*
嵴病毒属 Kobuvirus *m*
嵴顶 Kristadach *n*
嵴顶耳石症 Kupulolithiasis *f*
嵴间腔(隙) intercristaler Raum *m*
嵴帽沉石病 Kupulolithiasis *f*
嵴帽[敏度]测量[法] Cupulometrie *f*
嵴内间隙 intracristaler Raum *m*
嵴内腔 intracristaler Raum *m*
嵴下型室间隔缺损 infrakristaler Ventrikelseptumdefekt *m*
嵴线 Kammlinie *f*
嫉妒 Eifersucht *n*
嫉妒妄想 Eifersuchtswahn *m*
嫉妒性动机 eifersüchtiges Motiv *n*
嫉慕 Eifersucht *n*

jǐ 几己虮挤给脊戟麂

几何变换 geometrische Transformation *f*
几何波前 geometrische Wellenfront *f*
几何错觉 geometrische Illusion *f*
几何构型 geometrische Konfiguration *f*
几何光学 geometrische Optik *f*
几何光学错觉 geometrisch-optische Täuschung *f*
几何和电导率分布 Geometrie und Leitfähigkeitsverteilung
几何级数 geometrische Reihen *f pl*
几何焦距 geometrischer Fokusabstand
几何模型 geometrisches Modell *n*
几何平均数 geometrisches Mittelwert *n*
几何条件 geometrische Bedingung (od. Kondition) *f*
几何图形 geometrische Figur *f*
几何效率 geometrische Effizienz *f*
几何形变模型 geometrische aktive Kontur *f*
几何型人工膝关节及安装器械包 geometrische Kniegelenkprothese und Instrumentarium zur Installierung
几何异构体 geometrisches Isomer *n*, cis-trans-Isomer *n*
几何异构[现象] geometrische Isomerie *f*, cis-trans-lsomerie *f*
几何因数(素) geometrischer Faktor *m*, Geometriefaktor *m*
己氨胆碱 Hexabis (carba) cholinum *n*
己胺 Hexylamin *n*
己雌酚 Hexestrolum *n*
己二胺 Hexamethylendiamin *n*
己二醇 Hexandiol *n*
己二醛 Hexandial *n*
己二酸 Hexandisäure *f*, Adipinsäure *f*, Acidum adipini-cum *n*
己二酸酐 adipinsaures Anhydrid *n*
己二糖 Hexobiose *f*
己二酮 Acetylbutyryl *n*
己二烯二酸 Muconsäure *f*
己二酰双氨基三碘苯甲酸钠 Meglumin (um) *n*, Jodipamidum *n*, Chlografin *n*
己基间苯二酚 Hexylresorzin *n*, Hexylresorcinol (um) *n*
己聚糖 Hexosane *n pl*
己硫醇 Hexylmerkaptan *n*
己内酰胺 Kaprolaktam *n*
己内酰胺中毒 Kaprolaktamvergiftung *f*
δ-己内酯 δ-Kaprolakton *n*
己醛 Capronaldehyd *n*/*m*
己醛糖 Aldohexose *f*
己酸 Kapronsäure *f*, Butylessigsäure *f*, Hexansäure *f*, Acidum capro (n) icum (s.capromatum) *n*
己酸精 Caproin *n*
己酸羟孕酮 Hydroxyprogesteroncaproat *n*
己糖 Hexose *f*
己糖胺 Hexosamin *n*
己糖胺醇 Hexosaminitol *n*
己糖醇 Hexitol *n*
己糖醇细胞毒剂 zytotoxische Hexite *n pl*
己糖单磷酸盐径路 Hexosemonophosphat-Bahn *f*, Hexosemonophosphat-Shunt *m*
己糖二磷酸 Hexosediphosphorsäure *f*, Hexosediphosphat *n*
己糖二磷酸[酯]酶 Hexosediphosphatase *f*
己糖二酸 Hexosedisäure *f*
己糖[基]N 脂酰鞘氨醇 Hexaglycosylceramid *n*
己糖基转移酶 Hexosyltransferase *f*
己糖激酶 Hexokinase *f* (HK)
己糖磷酸 Hexosephosphat *n*, Hexosephosphorsäure *f*
己糖[磷酸]激酶 Hexosephosphatase *f*
己糖-6-磷酸 Hexose-6-phosphat *n*
己糖醛酸 Acidum hexuronicum *n*
己糖酸 Hexonsäuren *f pl*
己酮-(2) Hexanon-(2) *n*
己酮可可[豆]碱 Pentoxifyllin (um) *n*, Trental *n*
己酮酸 Acidum ketocaproicum *n*
己酮糖 Ketohexose *f*
己酮糖激酶 Ketohexokinase *f*
己酮糖酸 Ketohexonsäure *f*
己烷 Hexan *n*
己烷雌酚 Hex (o) estrol (um) *n* (HO)
己戊聚糖 Hexopentosan *n*
己烯 Hexen *n*
己烯醛 Hexylenaldehyd *n*/m, Hexenal *n*
己烯酸 Hexensäure *f*
己烯酮 Hexenon *n*
己酰胺 Capronamid *n*
己型肝炎病毒 Hepatitis-F-Virus (HFV) *n*
虮 Nisse *f*
挤奶员(人)结节 Melkerknoten *m*
挤切法 Guillotine-Operation *f*
挤压钳 Quetschklemme *f*
挤压伤 Quetschverletzung *f*
挤压伤 Stauchung *f*, Verschüttung *f*, crush injury <engl.>
挤压式骨传导 Kompressionsmode der Knochenleitung *f*
挤压手法 Preßdrucktechnik *f*, Kompressionstechnik *f*
挤压性断离 Crush-Amputation *f*, Crush-Absetzung *f*
挤压性神经病变 Gefängnispsychose *f*
挤压性肾炎 Crush-Nephritis *f*
挤压性损伤 Quetschung *f*
挤压综合征 Crush-Syndrom *n*, Crush-Niere *f*
给养勤务 Food-Service *n*
给养勤务人员 Lebensmittelbedienungspersonal *n*
给予剂量 verabreichte Dosis *f*
给予溶剂 Donorlösungsmittel *n*
给予体 Spender *m*, Donator *m*
给予体-接受体复合物 Donator-Akzeptor-Komplex *m*
给予体溶剂 Donatorlösungsmittel *n*
给予体溶质 Donatorgelöste *n*, Donatorstoff *m*
给予(投药,给药) Verabreichung *f*

脊 Grat *m*
脊侧索硬化 Lateralsklerose des Rückenmarkes *f*
脊弓裂 Spondyloschisis *f*
脊间韧带 interspinöses Ligament *n*
脊肋角 Angulus vertebrocostalis *m*, vertebrokostaler Winkel *m*
脊螺旋体属 Cristispira *f*
脊麻后头痛 Kopfschmerz nach Spinalanästhesie *m*
脊膜 Rückenmarkshäute *f pl*, Meninges spinales *f pl*
脊膜脊髓膨出 Meningomyelozele *f*
脊膜瘤 Meningiom *n*, Meningioma *n*
脊膜膨(突)出 Meningozele *f*
脊膜支 Ramus meningeus (nervi spinalis) *m*
脊内隙 intracristaler Raum *m*
脊旁脓肿 paravertebraler Abszeß, *m*
脊前动脉血栓形成 Thrombose der Arteria spinalis anterior *f*
脊前动脉综合征 Arteria-spinalis-anterior-Syndrom *n*
脊神经 Spinalnerven *m pl*, Rückenmark(s)nerven *m pl*, Nervi spinales *m pl*
脊神经背根切断术 dorsale Rhizotomie *f*
脊神经丛 Plexus nervorum spinalium, *m*
脊神经干 Truncus nervi spinalis *m*
脊神经根挫伤 Kontusion der Spinalnervenwurzel *f*
脊神经根切断术 Rhizotomie *f*, Rhizotomia *f*, Radik(ul)otomie *f*
脊神经根丝 Wurzelfaden des Spinalnervs *m*, Fila radicularia nervi spinalis *f*
脊神经根炎 Radiculitis *f*, Radikulitis *f*
脊神经根造影术 Spinalnervenwurzel-Angiographie *f*
脊神经沟 Sulcus nervi spinalis *m*
脊神经后支 Ramus posterior nervi spinalis *m*
脊神经交通支 Rami communicantes nervorum spinalium *m pl*
脊神经节 Spinalganglion *n*, Ganglion spinale *n*, Huber* Ganglion *n*
脊神经节炎 Entzündung des Spinalganglions *f*
脊神经前根 Radix anterior nervorum spinalium *f*
脊神经前支 Ramus anterior nervi spinalis *m*
脊神经损伤 Spinalnervenverletzung *f*
脊髓 Rückenmark *n* (RM), Spinalmark *n*, Myelon *n*, Medulla spinalis *f*
脊髓白质 weiße Substanz des Rückenmarks *f*, Substantia alba des Medulla spinalis *f*
脊髓半侧损害综合征 Brown*-Séquard* Syndrom *n*
脊髓半侧损伤综合征 Brown*-Séquard* Syndrom *n*, traumatisch bedingte Halbseitenläsion des Rückenmarks *f*
脊髓半横切 Hemiparaplegia spinalis *f*, Brwn Sequard* Hemiplegie *f* (od. Syndrom *n*)
脊髓半切综合征 Brown*-Séquard* Syndrom *n*, Brown*-Séquard* Lähmung *f*, spinales Halbseitensyndrom *n*, halbseitige Querschnittsschädigung des Rückenmarks *f*
脊髓半切综合征(布朗-塞卡尔综合征) Brown*-Sequard* Syndrom *n*
脊髓保护 Rückenmarkschutz *m*
脊髓背侧角 Cornu dorsale medullae spinali *n*, Cornu posterius substantiae griseae *n*, Hinterhorn des Rückenmarks *n*
脊髓背侧角尖 Apex cornu posterioris medullae spinalis *f*
脊髓背侧角颈 Cervix columnae posterioris medullae spinails *f*
脊髓背侧角头 Apex cornus posterioris *f*
脊髓背侧索 Funiculus posterior medullae spinalis *m*
脊髓背侧柱 Columna posterior medullae spinalis *f*
脊髓背角 Hinterhorn des Rückenmarks *n*, Cornu dorsale medullae spinalis *n*
脊髓背面电位 dorsale Rückenmark(s)potentiale *n pl*
脊髓变性疾病 Degenerationserkrankung der Wirbelsäule *f*
脊髓病 Myelopathie *f*, Myelopathia *f*, Myelose *f*, Myelosis *f*
脊髓病变 Myeleterosis *f*, pathologische Veränderung des Räckenmarks *f*
脊髓[病变]性阳痿 myelopathische Impotenz *f*
脊髓病性肌萎缩 myelopathische (od. myogene) muskelatrophie *f*
脊髓病性颈椎关节僵直 Wirbelsäule-zervikale Gelenksteife *f*
脊髓剥离器 spinaler Elevator *m*
脊髓不完全性损伤 unvollständige Rückenmarksverletzung *f*
脊髓侧方压迫-脊髓半断综合征 Brown Sequard* Syndrom *n* (od. Hemiplegie *f* od. Lähmung *f* od. Symptomenkomplex *m* od. Zeichen *n*)
脊髓侧角 Seitenhorn des Rückenmarks (od. des Medulla spinalis) *n*, Cornu laterale medullae spinalis *f*
脊髓侧索硬化 spinale Lateralsklerose *f*
脊髓侧索硬化症 Lateralsklerose des Rückenmarks *f*
脊髓侧柱 Columna lateralis (medullae spinalis) *f*
脊髓成像 Myelographie *f*
脊髓迟发性损害 verzögerte Querschnittlähmung *f*
脊髓充血 Hyperämie des Rückenmarks *f*
脊髓出血 Hämatomyelie *f*, Myelo(r)rhagie *f*, Rückenmark-(s)blutung *f*, Haemorrhagia medullae spinalis *f*
脊髓出血压迫 Blutung und Kompression des Rückenmarks *f*
脊髓穿刺 Rückenmarkspunktion *f*
脊髓传出的 spinofugal
脊髓挫裂伤 Kontusion-Lazeration des Rückenmarks *f*, Quetschung und Zerreißung des Rückenmarks *f*
脊髓挫伤 Rückenmark(s)kontusion *f*
脊髓的 myeloide (-us, -a, -um)
脊髓碘水造影 Angiographie des Rückenmarks mit Jodlösung *f*
脊髓碘油造影 Myelographie mit Jodöl *f*
脊髓电刺激镇痛术 Rückenmarkstimulation (SCS) *f*
脊髓电刺激治疗 Rückenmarkstimulationstherapie *f*
脊髓电损伤 elektrische Verletzung des Rückenmarks *f*
脊髓电图学 Elektromyelographie *f*
脊髓顶盖的 spinotectal (-is, -is, -e)
脊髓顶盖束 Tractus spinotectalis *m*
脊髓动静脉畸形 spinale arteriovenöse Malformation (od. Fehlbildung) *f*
脊髓动静脉瘤 Aneurysma arterio-venosum des Rückenmarks *n*
脊髓动物 Spinaltier *n*, Rückenmarkstier *n*
脊髓断裂 Ruptur des Rückenmarks *f*
脊髓对冲性挫伤 Quetschung des Rückenmarkes *f*
脊髓多发性硬化 multiple Sklerose des Rückenmarks *f*
脊髓恶性肿瘤 maligne (od. bösartige) Tumoren des Rückenmarks *m pl*
脊髓发育不良 Myelodysplasie *f*
脊髓发育不全 Atelomyelie *f*, Myelatelie *f*, Rückenmark-(s)aplasie *f*
脊髓反射 Rückenmark(s)reflex *m*, spinaler Reflex *m*
脊髓肥大 Myelauxe *f*
脊髓分裂综合征 separatistisches Syndrom des Rückenmarks *n*
脊髓腹侧角 Cornu anteriorus (substantiae griseae) *n*
脊髓腹侧索 Funiculus anterior medullae spinalis *m*
脊髓腹侧柱 Columna anterior medullae spinalis *f*
脊髓橄榄束 Tractus spinoolivalis *m*
脊髓根 Radices spinales *f pl*
脊髓梗塞 Rückenmark(s)-infarktion *f*, Infarktion des Rückenmarks *f*
脊髓固有束 Fasciculus proprius *m*
脊髓刮匙 Myelonkürette *f*, Rückenmark(s)kürette *f*
脊髓横断 Durchtrennung des Rückenmarks *f*
脊髓横贯性损害 Querschnittsläsion *f*
脊髓横切(断) Rückenmark(s)durchtrennung *f*
脊髓后侧索硬化 Sclerosis spinalis posterolateralis *f*
脊髓后动脉 Arteria spinalis posterior *f*

脊髓后方压迫症 Hinter-Rückenmark(s)kompression *f*
脊髓后角 Cornu posterius medullae spinalis *n*
脊髓后角尖 Apex cornu posterioris medullae spinalis *f*, Spitze des Hinterhorns des Rückenmarks *f*
脊髓后角颈 Cervix columnae posterioris *f*, Isthmus columnae dorsalis *m*
脊髓后角头 Caput cornus *n*, Apex cornus posterioris *f*
脊髓后静脉 Vena spinalis posterior *f*
脊髓后联合切开术 hintere Kommissurotomie des Rückenmarks *f*
脊髓后神经根切断术 Neurotomie der hinteren Rückenmark(s)wurzel *f*
脊髓后索 Hinterstrang *m*, Funiculus posterior (medullae spinalis) *m*
脊髓后索硬化 hintere Rückenmark(s)sklerose *f*, Sclerosis spinalis posterior *f*
脊髓后外侧静脉 Venae spinales externae posteriores *f pl*, hintere äußere Rückenmarksvenen *f pl*
脊髓后正中沟 hintere Rückenmark(s)furche *f*, Sulcus medianus posterior medullae spinalis *m*
脊髓后正中后索点状切开术 Myelotomie der Hinterstränge *f*
脊髓后正中静脉 Vena spinalis mediana posterior *f*
脊髓后柱 Hintersäule *f*, Columna posterior (medullae spinalis) *f*
脊髓灰质炎 Poliomyelitis *f*, spinale Kinderlähmung *f*, Heine*-Medin* Krankheit *f*
脊髓灰质炎病毒 Poliomyelitis-Virus *n*, Poliovirus *n*
脊髓灰质炎病毒 C 抗原 C-Antigen des Poliovirus *n*
脊髓灰质炎病毒的敏感性 Empfindlichkeit des Poliovirus *f*
脊髓灰质炎病毒抗血清 Polioviren-Antiserum *n*
脊髓灰质炎病毒受体 Poliovirusrezeptor *m*
脊髓灰质炎病毒疫苗 Poliovirus-Impfstoff *m*
脊髓灰质炎病毒疫苗株 Polio-Impfstamm *m*
脊髓灰质炎肠道病毒 Polio-Enterovirus *n*
脊髓灰质炎后骨病 Osteopathie nach Poliomyelitis *f*
脊髓灰质炎后遗症 Folgeerscheinung der Poliomyelitis *f*, Poliomyelitis-Nachkrankheit *f*
脊髓灰质炎后综合征 Post-Polio-Syndrom *n*
脊髓灰质炎活菌苗糖丸 Zuckerpille des lebenden Polio myelitis-Impfstoffs *f*
脊髓灰质炎减毒活疫苗(脊髓灰质炎活疫苗) attenuierter Polio-Lebendimpfstoff *m*
脊髓灰质炎减毒疫苗 abgeschwächter Polioimpfstoff *m*
脊髓灰质炎菌苗 Polioimpfstoff *m*
脊髓灰质炎口服活疫苗 oraler Polio-Lebendimpfstoff *m*
脊髓灰质炎口服疫苗(塞宾口服疫苗) Schluckimpfstoff gegen Polio *m*
脊髓灰质炎免疫球蛋白 Polio-Immunglobulin *n*
脊髓灰质炎灭活疫苗(脊髓灰质炎死疫苗) inaktivierter Polioimpfstoff *m*
脊髓灰质炎死疫苗(脊髓灰质炎灭活疫苗) Polio-Totimpfstoff *m*
脊髓灰质炎疫苗 Polioimpfstoff *m*, Poliomyelitis-Impfstoff *m*
脊髓灰质炎疫苗糖丸 süße Pille des Polioimpfstoffes *pl*
脊髓灰质炎疫苗中毒 Polioimpfstoff-Vergiftung *f*
脊髓灰质原节 Polioneuromer *n*
脊髓灰质综合征 Rückenmarksgrau-Syndrom *n*, Substan-tiagrisea-Syndrom *n*
脊髓灰柱 Columnae griseae (medullae spinalis) *f pl*
脊髓积水 Hydromyelie *f*, Hydromyelus *m*
脊髓畸形 Rückenmark(s)mißbildungen *f pl*
脊髓脊膜病 Meningomyelopathie *f*
脊髓脊膜囊肿状突出 Myelozystomeningozele *f*, Myelomeningozystozele *f*
脊髓脊膜膨(突)出 Myelomeningozele *f*
脊髓脊膜膨出修补术 Operation (od. Verschluß *m*) der Meningomyelozele *f*
脊髓脊膜炎 Myelomeningitis *f*
脊髓夹板 Schiene für Rückenmark *f*
脊髓监护 Überwachung des Rückenmarks *f*
脊髓减压病 Dekompressionskrankheit des Rückenmarks *f*
脊髓减压术 Dekompression (od. Entlastung) des Rückenmarks *f*
脊髓节段 Rücken(marks)segmente *n pl*
脊髓节段反射 Segmentalreflex des Rückenmarks *m*
脊髓节段综合征 Querschnitts-Syndrom *n*, Segment-Syndrom *n*, metameric syndrome <engl.>
脊髓结核 Tuberkulose des Rückenmarks *f*
脊髓静脉 Venae spinales *f pl*
脊髓空洞切开引流术 Inzision und Drainage der Syringomyelie
脊髓空洞性脊柱侧凸 Skoliose bei Syringomyelie *f*
脊髓空洞症 Syringomyelie *f*, Myelosyringosis *f*
脊髓空洞转流术 Umleitung der Syringomyelie *f*
脊髓空泡病 vakuoläre Myelopathie *f*
脊髓孔 Myelopore *f*
脊髓痨 Rückenmark(s)schwindsucht *f*, Tabes (dorsalis) *f*, Duchenne* Syndrom *n*
脊髓痨危象 tabische Krise *f*
脊髓痨型 tabischer Typ(us) *m*, Tabestyp *m*
脊髓痨性骨病 Osteopathie bei Tabes dorsalis *f*
脊髓痨性关节病(夏尔科关节,神经病性关节病) Charcot* Gelenk *n*, Charcot* Arthropathie *f*
脊髓痨[性]麻痹性痴呆 Taboparalyse *f*, Taboparesis *f*
脊髓痨性视神经萎缩 tabische Optikusatrophie *f*
脊髓良性肿瘤 gutartige Rückenmark(s)geschwülste *f pl*
脊髓裂 Rückenmark(s)spalte *f*, Myeloschisis *f*
脊髓裂伤 Rückenmark(s)rißwunde *f*, Rückenmark(s)zerreißung *f*
脊髓瘤 Rückenmarktumor *m*
脊髓罗氏胶质区 Substantia gelatinosa *f*
脊髓麻痹 Spinallähmung *f*, spinale Lähmung *f*, Rückenmark(s)lähmung *f*, Myeloparalyse *f*, Paralysis spinalis *f*
脊髓麻醉 Spinalanästhesie *f*, Rückenmark(s)anästhesie *f*, spinale Anästhesie *f*, Lumbalanästhesie *f*
脊髓麻醉注射针 Spinalanästhesie-Nadel *f*, Spinalanästhesie-Kanüle *f*
脊髓梅毒 Rückenmark(s)syphilis *f*, Myelosyphilis *f*
脊髓膜 Rückenmark(s)häute *f pl*
脊髓膜膨(突)出 Myelomeningozele *f*, Meningomyelozele *f*
脊髓囊虫病 spinale Zystizerkose *f*
脊髓囊尾蚴病 Zystizerkose des Rückenmarks *f*
脊髓囊肿 Myelozyste *f*
脊髓囊状突出 Myelozystozele *f*
脊髓内动静脉瘘栓塞术 intramedulläre arteriovenöse Fistelembolisation *f*
脊髓内瘤 intramedulläre Tumoren des Rückenmarks *m pl*
脊髓内脓肿 spinaler Abszess *m*
脊髓内肿瘤 intramedulläre Tumor des Rückenmarks *m*
脊髓脓肿 Rückenmark(s)abszeß *m*
脊髓脓肿切除术 Exzision des Rückenmarkcs)abszeßes *f*
脊髓排尿中枢 spinales Miktionszentrum *n*
脊髓膨出 Myelozele *f*, Myelochysis *f*
脊髓皮质的 kortikospinal, spinokortikal
脊髓牵开器 Chordotomie-Haken *m*
脊髓前部损伤综合征 Syndrom von Verletzungen des vorderen Rückenmarks *n*
脊髓前侧索硬化 anterolaterale Sklerose *f*, Sclerosis anterolateralis *f*
脊髓前侧索综合征 Anterolateralsyndrom *n*
脊髓前侧柱切断术 Kordotomie *f*, Chordotomie *f*, Spiller*-Martin* Operation *f*

脊髓前动脉 Arteria spinalis anterior *f*
脊髓前动脉血栓形成 Thrombose der Arteria spinalis anterior *f*
脊髓前动脉综合征 Arteria-spinalis-anterior-Syndrom *n*
脊髓前方压迫症 Vorder-Rückenmark(s)kompression *f*
脊髓前灰柱 Columna griseae anterior medullea spinalis *f*
脊髓前角 Cornu anterius medullae spinalis *n*
脊髓前角灰质炎 vordere Poliomyelitis *f*, Poliomyelitis anterior *f*
脊髓前角综合征 Vorderhornsyndrom des Rückenmarks *n*
脊髓前静脉 Vena spinalis anterior *f*
脊髓前联合切开术 vordere Kommissurotomie des Rückenmarks *f*
脊髓前神经根切断术 Neurotomie der vorderen Rückenmark(s)wurzel *f*
脊髓前索 Funiculus anterior(medullae spinalis) *m*
脊髓前索综合征 Anterior-Cord-Syndrom *n*, vorderes Rückenmarksyndrom *n*
脊髓前外侧静脉 Vena spinalis externa anterior *f*
脊髓前外束切断术 anterolaterale Kordotomie *f*
脊髓前正中静脉 Vena spinalis mediana anterior *f*
脊髓前正中裂 Fissura mediana anterior des Rückenmarks(od. des Medulla spinalis) *f*, vordere mittlere Rückenmarkspalte *f*
脊髓前柱 Vordersäule *f*, Columna anterior(medullae spinalis) *f*
脊髓前综合征 Spinalis-anterior-Syndrom *n*
脊髓切开刀 Myelotom *n*, Kordotom *n*, Chordotom *n*
脊髓切开术 Myelotomie *f*
脊髓切开术用钩 Chordotomie-Haken *m*
脊髓丘脑侧束 Tractus spinothalamicus lateralis *m*
脊髓丘脑的 spinothalamic(-us, -a, -um)
脊髓丘脑腹侧束 Tractus spinothalamicus anterior *m*
脊髓丘脑前束 Tractus spinothalamicus anterior *m*
脊髓丘系 Lemniscus spinalis *m*
脊髓缺血 spinale Ischämie *f*, Rückenmark(s)ischämie *f*
脊髓软化 Rückenmark(s)erweichung *f*, Myelomalazie *f*
脊髓闪烁图 Myeloszintigramm *n*
脊髓神经根病 Krankheit der Spinalnervenwurzeln *f*
脊髓神经根发育异常 Entwicklungsstörung der Spinalnervenwurzel *f*
脊髓神经根炎 spinale Nervenwurzelentzündung *f*
脊髓神经胶质瘤 Rückenmark(s)gliom *n*, Gliom des Rückenmarks *n*
脊髓神经系 Rückenmark(s)nervensystem *n*
脊髓视神经病 Myelooptikoneuropathie *f*
脊髓受压 Compressio medullae spinalis *f*
脊髓栓系综合征(脊髓圆锥牵拉症) Tethered-Cord-Syndrom *n*
脊髓水肿 Ödem des Rückenmarks *n*
脊髓松解术 Spondylolyse *f*
脊髓损伤 Rückenmark(s)verletzung *f*
脊髓损伤后胃肠道问题 Magen-Darm-Problem nach Verletzungen des Rückenmarks *n*
脊髓索 Rückenmark(s)strang *m*, Funiculi medullae spinalis *m*
脊髓痛 Myelalgia *f*
脊髓突出 Myelozele *f*
脊髓外瘤 extramedullärer Rückenmark(s)tumor *m*
脊髓外伤 Rückenmark(s)trauma *n*, Rückenmark(s)-Verletzung *f*
脊髓外硬膜内肿瘤 extramedullärer und intraduraler Tumor *m*
脊髓外周[神经]的 spinoperipher, spinoperipheric(-us, -a. -um)
脊髓完全性损伤 vollständige Rückenmarksverletzung *f*
脊髓网状束 Tractus spinoreticularis *m*
脊髓萎缩 Rückenmark(s)atrophie *f*, spinale Atrophie *f*, Myelatrophie *f*
脊髓先天性疾病 angeborene Rückenmarkserkrankung *f*
脊髓[X线]造影术 Myelographie *f*
脊髓[X线]造影照片 Myelogramm *n*
脊髓小脑背侧束 Tractus spinocerebellaris posterior *m*
脊髓小脑的 spinocerebellar(-is, -is, -e)
脊髓小脑腹侧束 Tractus spinocerebellaris anterior *m*
脊髓小脑后束 Tractus spinocerebellaris posterior *m*, Flechsig* Bahn *f*(od. Bündel *n* od. Fasciculus *m*), Foville* Bahn *f*(od. Strang *m* od. Traktus *m*)
脊髓小脑前束 Kleinhiernvorderstrangbahn *f*, Tractus spinocerebellaris anterior *m*, Gowers* Bündel *n*(od. Fasciculus *m*)
脊髓小脑退行性变(脊髓小脑变性) spinozerebelläre Degeneration *f*
脊髓小脑性共济失调 spinozerebellare Ataxie *f*, Ataxia spinocerebellaris *f*
脊髓信使带 Botschaftszone des Rückenmarks *f*
脊髓型 myeloide Form *f*
脊髓兴奋剂 Rückenmarkstimulans *n*, spinant <engl.>
脊髓性感觉缺失 sensorischer Verlust des Rückenmarks *m*
脊髓性进行性肌萎缩 progressive spinale Muskelatrophie *f*, Cruveilhier* Atrophie *f*, Duchenne*-Aran* Syndrom *n*
脊髓性偏身麻木 spinale Hemianästhesie *f*, Hemianaesthesia spinalis *f*
脊髓性偏瘫 spinale Hemiplegie *f*
脊髓性神经衰弱 spinale Neurasthenie *f*, Myelasthenie *f*
脊髓胸核 Nucleus thoracius medullae spinalis *m*
脊髓胸柱 Columna thoracica medullae spinalis *f*
脊髓休克 Spinalschock *m*, spinaler Schock *m*
脊髓血管病变 spinale vaskuläre Läsion *f*
脊髓血管发育不全 vaskuläre Hypoplasie des Rückenmarks *f*
脊髓血管畸形 vaskuläre Mißbildung des Rückenmarks *f*
脊髓血管梅毒 vaskuläre Syphilis des Rückenmarks *f*
脊髓血管性疾病 vaskuläre Erkrankung des Rückenmarks *f*
脊髓血管造影术 Myeloangiographie *f*
脊髓血吸虫病 spinale Schistosomiasis *f*, Schistosomiasis des Rückenmarks *f*
脊髓压板 Rückenmark(s)spatel *m*
脊髓压迫[症] Rückenmark(s)kompression *f*
脊髓压迫症 kompressive Myelopathie *f*, Kompression des Rückenmarks *f*
脊髓亚急性联合变性 subakute kombinierte Degeneration des Rückenmarks *f*
脊髓延髓的 spinobulbär, spinobulbar(-is, -is, -e)
脊髓炎 Rückenmark(s)entzündung *f*, Myelitis *f*, Medullitis *f*
脊髓[炎]多神经炎 Myeloneuritis *f*, Polyneuritis des Rückenmarks *f*
脊髓炎性萎缩 entzündliche Atrophie des Rückenmarks *f*
脊髓液 Spinalflüssigkeit *f*, Liquor *m*
脊髓硬化 Rückenmark(s)sklerose *f*, Myelosklerose *f*
脊髓硬膜下血肿(硬脊膜下血肿) sinales subdurales Hämatom *n*
脊髓圆锥 Endkegel *m*, Markkegel *m*, Conus medullaris *m*
脊髓圆锥牵拉症(脊髓栓系综合征) Tethered-Cord-Syndrom *n*, Verwachsung des Rückenmarks *f*
脊髓圆锥损伤 Rückenmark-Konus-Verletzung *f*
脊髓圆锥综合征 Conus-Syndrom *n*, Syndrom des conus medullaris *n*
脊髓造影[术] Myelographie *f*
脊髓造影照片 Myelogramm *n*
脊髓震荡 Rückenmark(s)erschütterung *f*, Commotio(medullae) spinalis *f*
脊髓征 Rückenmarkszeichen *n*
脊髓脂肪瘤 spinales Lipom *n*
脊髓[直]流电疗法 Spinogalvanisation *f*
脊髓止痛术 Spinalanalgesie *f*
脊髓中枢模式发生器 zentraler Mustergenerator im Rückenmark *m*
脊髓中线 Linea mediana spinalis *f*

脊髓中心压迫综合征 Zentral-Rückenmark(s)-Kompressionssyndrom *n*
脊髓中央管 Myelozele *f*
脊髓肿瘤 Rückenmark(s)tumoren *m pl*
脊髓蛛网膜 Arachnoidea spinalis *f*
脊髓蛛网膜下腔 spinaler Subarachnoidalraum *m*, Cavum subarachoidale spinale *n*
脊髓蛛网膜下腔出血 spinale Subarachnoidalblutung *f*
脊髓蛛网膜下腔化学药物注射术 subarachnoidale Injektion der Chemikalien *f*
脊髓蛛网膜下腔扫描 Scanning des spinalen Subarachnoidalraums *f*
脊髓蛛网膜炎 Arachnoiditis spinalis *f*
脊髓蛛网膜粘连松解术 spinal-arachnoideale Adhäsiolyse *f*, Adhäsiolyse des Rückenmarks und Arachinoidea *f*
脊髓转移瘤 metastatische Rückenmark(s)tumoren *m pl*
脊髓自主性柱 Columna autonomica medullae spinalis *f*
脊髓综合征 Rückenmark-Syndrom *n*
脊髓纵裂 Diplomyelie *f*, Myeloschisis *f*, Diastematomyelia *f*
脊髓纵裂畸形 Diplomyelie *f*, Diplomyelia *f*
脊髓纵切开术 Längsmyelotomie *f*, longitudinale Rückenmark(s) durchtrennung *f*
脊髓阻滞 Blockade im Rückenmark *f*
脊索 Notochord *n*, Chorda dorsalis *f*
脊索板 chordale Platte *f*
脊索动物门 Chordata *n pl*, Chordatiere *n pl*
脊索管 Chordakanal *m*, Lieberkühn* Kanal *m*
脊索瘤 Notochordom *n*, Chordom(a) *n*, dysoutogenetisches Blastom *n*
脊索肉瘤 Chordosarcoma *n*
脊索[上皮]瘤 Chordom(a) *n*
脊索上皮瘤 Epitheliom der Chorda dorsalis *n*
脊索形成 Notogenese *f*
脊索样脑膜瘤 chordoides Meningeom *n*
脊索肿瘤 Rückenmarktumor *m*
脊索综合征 Notochordsyndrom *n*
脊尾麻醉 Kaudalanästhesie *f*
脊支 Ramus spinalis *m*
脊柱 Wirbelsäule *f*, Rückgrat *n*, Columna vertebralis *f*
脊柱(椎)炎 Spondylitis *f*
脊柱被动伸展试验 passiver Extensionstest der Wirbelsäule *m*
脊柱闭合不全 spinale Dysraphie *f*
脊柱闭合性损伤 geschlossene Verletzung der Wirbelsäule *f*
脊柱变形 Wirbelsäulendeformität *f*
脊柱病 Rhachi(o)pathie *f*, Spondylopathie *f*, Spondylopathia *f*
脊柱不全裂 Mero(r)rhachischisis *f*, Rhachischisis partialis *f*
脊柱不稳定 Instabilität der Wirbelsäule *f*
脊柱布鲁杆菌病 Brucellose der Wirbelsäule *f*
脊柱侧凸(突) Wirbelsäulenskoliose *f*, Skoliose *f*, Rhachiskoliose *f*, Scoliosis *f*
脊柱侧凸[测量]计 Skoliosimeter *n*
脊柱侧凸测量器 Skoliosenmessung *f*
脊柱侧凸佝偻病性骨盆 Pelvis scoliorachitica *f*
脊柱侧凸固定术 Fixation der Skoliose *f*
脊柱侧凸矫正器 Skolioton *n*
脊柱侧凸性骨盆 Skoliosebecken *n*, Pelvis scoliotica *f*
脊柱侧弯 Skoliose *f*, Scoliosis *f*, Wirbelsäulenskoliose *f*, Rhachiskoliose *f*
脊柱侧弯夹持钳 Gewindestangenklemme *f*
脊柱撑开牵引 Wirbelsäulenextension und -traktion *f*
脊柱成骨肉瘤 osteogenetisches Sarkom der Wirbelsäule *n*
脊柱创伤 Rückenmarkstrauma *n*
脊柱创伤后畸形 Deformität nach Spinaltrauma *f*
脊柱猝痛 plötzlicher Schmerz der Wirbelsäule *m*
脊柱的 spinal, spinal(-is, -is, -e)
脊柱的稳定性 Stabilität der Wirbelsäule *f*
脊柱的压缩性脊髓病 Druckmyelopathie der Wirbelsäule *f*
脊柱骶段 Sakralwirbelsäule *f*
脊柱短节段融合 Fusion der kurzen Wirbelsäulensegmente *f*
脊柱多节段狭窄 Spinalstenose in mehreren Segmenten *f*
脊柱恶性肿瘤 maligner(od. Bösartiger) Tumor der Wirbelsäule *f*
脊柱感染 spinale Infektion *f*
脊柱沟 Rinne der Wirbelsäule *f*
脊柱骨关节炎 spondylarthritis *f*, Osteoarthritis der Wirbelsäule *f*
脊柱骨骺发育不良 spondyloepiphysäre Dysplasie(SED) *f*
脊柱骨骺骨软骨病 juvenile Kyphose *f*, juvenile Osteochondrose der Wirbelsäule *f*
脊柱骨疽 Spondylitis tuberculosa *f*, Pott* Krankheit *f* (od. Karies *f* od. Ubel *n*)
脊柱骨肉瘤 Osteosarkom der Wirbelsäule *n*
脊柱骨软骨病 Osteochondrose der Wirbelsäule *f*
脊柱骨髓炎 Osteomyelitis der Wirbelsäule *f*
脊柱骨折 Wirbelsäulenfraktur *f*
脊柱骨折脱位 Luxationsfraktur der Wirbelsäule *f*
脊柱骨折脱位合并症 Komplikation der Wirbelsäulenluxationsfraktur *f*
脊柱骨质疏松 Wirbelsäulenosteoporose *f*, spinale Osteoporose *f*
脊柱固定术 Wirbelsäulenversteifung *f*
脊柱关节炎 Gelenkentzündung der Wirbelsäule *f*
脊柱管 Wirbelsäulenkanal *m*, Canalis spinalis *m*
脊柱过度后凸 Hyperkyphose *f*
脊柱过度前凸 übermäßige Lordose der Wirbelsäule *f*
脊柱过伸试验 Hyperextensionstest der Wirbelsäule *m*
脊柱和脊髓撞击伤 Stoßverletzung der Wirbelsäule und des Rückenmarks *f*
脊柱骺板发育不良 Dysplasie der Epiphysenfuge der Wirbelsäule *f*
脊柱后侧凸 Kyphoskoliose *f*
脊柱后侧凸性心脏病 kyphoskoliotische Herzkrankheit *f*
脊柱后裂 Rhachischisis posterior *f*, Spina bifida posterior *f*
脊柱后路融合术 hintere Wirbelsäulenfusion *f*
脊柱后融合 hintere Wirbelsäulenfusion *f*
脊柱后凸(突) Wirbelsäulenkyphose *f*, Rundrücken *m*, Buckel *m*, Kyphose *f*
脊柱后凸侧弯 Kyphoskoliose *f*
脊柱后凸性骨盆 Kyphosebecken *n*, kyphotisches Becken *n*. Pelvis kyphotica *f*
脊柱后纵韧带 hinteres Längsband der Wirbelsäule *n*
脊柱滑脱修复术 Prothetik bei Spondylolisthese *f*
脊柱肌肉萎缩症 spinale Muskelatrophie *f*
脊柱畸形 Wirbelsäulenmißbildung *f*, Wirbelsäulendeformität *f*
脊柱棘突 Spinaldornfortsatz *m*
脊柱脊髓伤 Verletzung des Rückenmarks *f*
脊柱脊髓手术器械包 Operationsbesteck für Wirbelsäule und Rückenmark *n*
脊柱脊髓战伤 Kriegsverletzung der Wirbelsäule und des Rückenmarktes *f*
脊柱矫形器 Wirbelsäulenorthese *f*
脊柱矫正分离棒 Distraktionsstab *m*
脊柱矫正压缩棒 komprimierte Stange *f*
脊柱结核 Wirbelsäulentuberkulose *f*
脊柱结核病损切除术 Resektion (od. Herdausräumung) der Wirbelsäulentuberkuloseherdes *f*
脊柱结核性截瘫 Pott* Paraplegie(od. Paralyse od. Lähmung) *f*
脊柱截骨术 Osteotomie der Wirbelsäule *f*
脊柱解剖 Anatomie der Wirbelsäule *f*
脊柱颈段 Halswirbelsäule *f*
脊柱静脉 Wirbelsäulevene *f*

脊柱局部侵袭性肿瘤 lokaler aggressiver Tumor der Wirbelsäule *f*
脊柱开放性损伤 offene Verletzung der Wirbelsäule *f*
脊柱肋骨发育不全 Hypoplasie der Rippe an der Wirbelsäule *f*
脊柱类风湿性关节炎 rheumatoide Arthritis der Wirbelsäule *f*
脊柱联胎 Spondylodidymus *m*, Spondylopagus *m*, Rhachi(o)pagus *m*
脊柱联胎畸形 Spondylodidymie *f*
脊柱良性侵袭性肿瘤 gutartiger aggressiver Tumor der Wirbelsäule *m*
脊柱良性原发肿瘤 gutartiger Primärtumor der Wirbelsäule *m*
脊柱良性肿瘤 gutartiger Tumor der Wirbelsäule *m*
脊柱裂 Wirbelsäulenspalte *f*, Rückgratspalte *f*, Rhachischisis *f*, Spina bifida *f*
脊柱瘤 Rückentumor *m*, Wirbelsäulentumor *m*
脊柱颅骨裂 Spina bifida et cranium bifidum *f/n*, Kraniorhachischisis *f*
脊柱麻醉 Spinalanästhesie *f*
脊柱内固定 innere Fixation der Wirbelsäule *f*
脊柱内固定系统 internes Fixationssystem der Wirbelsäule *n*
脊柱内结核性脓肿 tuberkulöser Intraspinalabszeß *m*
脊柱内脓肿 intraspinaler Abszeß *m*, Intraspinalabszeß *m*
脊柱内异常 intraspinale Abnormität *f*
脊柱内硬膜下脓肿 subduraler Intraspinalabszeß, *m*
脊柱内阻滞 intraspinaler Block *m*
脊柱脓肿 Wirbel(säulen)abszeß *m*
脊柱旁的 paravertebral, paravertebral(-is, -is, -e)
脊柱旁淋巴结 paravertebrale Lymphoknoten *m pl*, Lymphoglandulae paravertebrales *f pl*, Nodi lymphatici paravertebrales *m pl*
脊柱旁入路 paraspinaler Zugang *m*
脊柱旁三角 paravertebrales Dreieck *n*, Triangulum paravertebrale *n*, Grocco*-Rauchfuß* Dreieck *n*
脊柱旁线 Paravertebrallinie *f*, Linea paravertebralis *f*
脊柱破坏 Zerstörung der Wirbelsäule *f*
脊柱牵开器 Wirbelsäulenhaken *m*
脊柱牵引 Traktion der Wirbelsäule *f*
脊柱前侧凸 Lordoskoliose *f*, Skoliolordose *f*
脊柱前裂 vorderer Riss der Wirbelsäule *m*
脊柱前路固定[术] Fixation der vorderen Wirbelsäule *f*
脊柱前路融合术 Vorder-Fusion der Wirbelsäule *f*
脊柱前路植骨融合术 spinale Anterior-Interbody-Fusion *f*
脊柱前入路 vorderer Zugang der Wirbelsäule *m*
脊柱前凸(突) Lordose *f*, Lordosis *f*
脊柱前凸的 lordotisch
脊柱前凸过度 Hyperlordose *f*
脊柱前凸性骨盆 Pelvis lordotica *f*
脊柱前外侧减压术 spinale anterolaterale Dekompression *f*
脊柱前弯症 Lordose *f*
脊柱强直 Wirbelsäulenversteifung *f*
脊柱切开刀 Rhachi(o)tom *n*, Kolumnotom *n*
脊柱切开锯 Rhachi(o)tomie-Säge *f*, Kolumnotomie-Säge *f*
脊柱切开术 Rhachi(o)tomie *f*, Spondylotomie *f*, Kolumnotomie *f*, Vertebrotomie *f*
脊柱区 Regio vertebralis *f*
脊柱屈曲分离型损伤 Flexionsdistraktionverletzung der Wirbelsäule *f*
脊柱全裂 Holorh(h)achischisis *f*, Rhachischisis totalis *f*
脊柱韧带 spinales Ligamentum *n*
脊柱融合术 Spondylodese *f*, spinal fusion <engl.>
脊柱融合术骨凿 Osteotom für Spondylodese *n*
脊柱融合术刮匙 Kürette für spondylodese *f*
脊柱融合位 Stellung der Wirbelsäulenfusion *f*
脊柱肉芽肿性感染 granulomatöse Infektion der Wirbelsäule *f*
脊柱手术用折弯钳 Zange für Wirbelsäulenchirurgie *f*
脊柱水平 spinale Ebene *f*
脊柱损伤 Wirbelsäulenverletzung *f*
脊柱体表固定 oberflächliche Fixierung der Wirbelsäule *f*
脊柱痛 Spinalneuralgie *f*, Spinalgle *f*, Rhachialgie *f*, Rhachi(o)dynie *f*
脊柱退变 Wirbelsäulendegeneration *f*
脊柱外科(手术) Wirbelsäulenchirurgie *f*
脊柱外伤 Rückenmarkstrauma *n*
脊柱弯度测量器 Hybometer *n*, Torsionometer *n*
脊柱弯曲度 Rückgratverkrümmungsgrad *m*, Cobb* Maß *n*
脊柱弯曲异常 Wirbelsäulendeformation (od. -missbildung od. -fehlbildung) *f*
脊柱先天性疾病 angeborene Krankheit der Wirbelsäule *f*
脊柱X线[照]片 Spinogramm *n*
脊柱小关节 kleines Gelenk der Wirbelsäule *n*
脊柱小关节综合征 Facettensyndrom *n*, Facettengelenksyndrom *n*, Wirbelgelenkarthrose *f*
脊柱性肌肉萎缩 spinale Muskelatrophie *f*
脊柱胸段 Brustwirbelsäule *f*
脊柱胸段融合 Fusion der Brustwirbelsäule *f*
脊柱胸腰段的脊神经背根 dorsale Nervenwurzel der thorakolumbalen Spinalganglien *f*
脊柱胸腰段稳定术 thorakolumbale Stabilität *f*
脊柱旋转 Wirbelsäulenrotation *f*
脊柱血管瘤 Hämangiom der Wirbelsäule *n*
脊柱压迫性骨折 Kompressionsfraktur der Wirbelsäule *f*
脊柱炎性关节炎 entzündliche Arthritis der Wirbelsäule *f*
脊柱腰段 Lendenwirbelsäule *f*
脊柱右旋侧凸 rechtsgewundene Skoliose der Wirbelsäule *f*
脊柱原发性恶性肿瘤 primärer bösartiger Tumor der Wirbelsäule *m*
脊柱原发性高度恶性肿瘤 primärer hochmaligner Tumor der Wirbelsäule *m*
脊柱原发性良性肿瘤 primärer gutartiger Tumor der Wirbelsäule *m*
脊柱圆骨凿 Wirbelsäulenhohlmeißel *m*
脊柱缘 Margo vertebralis *m*
脊柱增生性病变 Wirbelsäulenproliferation *f*
脊柱张力带 Zuggurtung der Wirbelsäule *f*
脊柱制动术 Spondylodese *f*, Wirbelsäulenversteifung *f*
脊柱中央柱 spinale zentrale Säule *f*
脊柱肿瘤 Wirbelsäulentumor *m*
脊柱肿瘤综合征 Syndrom der Wirbelsäulentumoren *n*
脊柱重建术 Wirbelsäulenrekonstruktion *f*
脊柱转移瘤 Wirbelsäulenmetastase *f*
脊柱转移灶 Wirbelsäulenmetastase *f*
脊柱椎间孔 Foramina intervertebralia *n*, Zwischenwirbelloch *n*
脊柱椎间盘炎 Entzündung der Zwischenwirbelscheibe *f*
脊柱椎体结核病灶清除术 Herdausräumung der Wirbel(säulen)tuberkulose *f*
脊柱椎体血管瘤 Hämangiom der Wirbelkörper *n*
脊柱椎体转移瘤 Metastase des Wirbelkörpers *f*
脊柱纵裂 Diastematomyelie der Wirbelsäule *f*
脊椎 Vertebra *f*, Wirbel *m*
脊椎包虫病 spinale Echinokokkose *f*
脊椎病 Wirbelerkrankung *f*, Spondylopathie *f*, Spondylopathia *f*, Spondylose *f*, Spondylosis *f*
脊椎侧凸(突) Wirbelsäulenverkrümmung *f*, Wirbelsäulenskoliose *f*, Rhachiskoliose *f*, Skoliose *f*
脊椎抽液 Lumbalpunktion *f*
脊椎穿刺针 Lumbalnadel *f*, Lumbalkanüle *f*
脊椎的 vertebral, vertebral(-is, -is, -e)
脊椎动脉瘤样骨囊肿 aneurysmatische Knochenzyste der Wirbelsäule *f*

脊椎动物 Wirbeltiere *n pl*
脊椎动物［的］Wirbeltier *n*
脊椎动物痘病毒亚科 Chordopoxvirinae *f pl*
脊椎动物门 Vertebrata *n pl*
脊椎复合体 Komplex der Wirbelsäule *m*
脊椎根炎 Spondylitis rhizomelica *f*
脊椎弓裂 Wirbelbogenspalte *f*, Spondyloschisis *f*
脊椎骨 Wirbel *m*, Vertebra *f*
脊椎骨肥厚 Wirbelhyperostose *f*, Hyperostosis vertebralis *f*
脊椎骨骨髓炎 Wirbelosteomyelitis *f*, Osteomyelitis vettebralis *f*
脊椎骨骺迟缓性发育不良 spondyloepiphysäre Dysplasia tarda *f*
脊椎骨骺发育不良 Dysplasia spondyloepiphysaria *f*
脊椎骨骺骨软骨炎 aseptische Epiphysennekrose der Wirbelsäule *f*, Osteochondritis subepiphysarea der Wirbelsäule *f*
脊椎骨囊肿 Zyste der Wirbelsäule *f*
脊椎骨肉瘤 Wirbelsarkom *n*
脊椎骨髓炎 Wirbelosteomyelitis *f*, Osteomyelitis vertebralis *f*
脊椎骨脱离 Ablösung der Wirbelsäule *f*
脊椎骨纤维异样增殖症 fibröse Dysplasie der Wirbelsäule *f*
脊椎骨性关节病 Osteoarthrose der Wirbelsäulen *f*
脊椎骨折人背人复位 Rücken-zu-Rücken-reposition der Wirbelfraktur *f*
脊椎骨折悬吊复位 Reposition der Wirbelfraktur durch Suspension *f*
脊椎骨折姿势性复位 Haltungsreposition der Wirbelfraktur *f*
脊椎骨转移癌 Wirbelmetastase *f*
脊椎骨赘 Wirbelosteophyt *m*, Knochenauswuchs der Wirbel *m*
脊椎固定术 Wirbel(säulen)versteifung *f*, Arthrodese der Wirbeln *f*
脊椎关节强硬 Ankylose des Wirbelgelenkes *f*
脊椎关节炎 Spondylarthritis *f*
脊椎管 Wirbelkanal *m*, Vertebralkanal *m*, Canalis vertebralis *f*
脊椎管闭合不全 spinale Dysraphie *f*
脊椎管狭窄 Wirbelkanalstenose *f*
脊椎后路融合 hintere Wirbelsäulenfusion *f*
脊椎后凸(突) Wirbelsäulenkyphose *f*, Rundräcken *m*, Buckel *m*, Kyphose *f*, Kyphosis *f*
脊椎滑出性骨盆 Spondyolisthesisbecken *n*
脊椎滑脱 Wirbelgleiten *n*, Spondylolisthesis *f*
脊椎化脓 Wirbelvereiterung *f*, Spondylopyosis *f*
脊椎畸形性骨炎 Osteitis bei Wirbeldeformität *f*
脊椎脊髓炎 Spondylomyelitis *f*
脊椎结核［病］Wirbel(säulen)tuberkulose *f*, Spondylarthrokace *f*, Spondylitis tuberculosa *f*, Pott* Krankheit *f* (od. Karies *f* od. Übel *n*)
脊椎截骨术 spinale Osteotomie *f*
脊椎静脉造影术 spinale Phlebographie *f*
脊椎肋骨发育障碍 Entwicklungsstörung der Rippen und Wirbelsäule *f*
脊椎理疗 physikalische Therapie der Wirbelsäule *f*, Spondylotherapie *f*
脊椎裂 Wirbelsäulenspalte *f*, Rückgratspalte *f*, Rhachischisis *f*, Spina bifida *f*
脊椎瘤样病变 tumorähnliche Läsion der Wirbelsäule *f*
脊椎(髓)麻醉 Spinalanästhesie *f*, Lumbalanästhesie *f*, Medullaranästhesie *f*
脊椎［膜］穿刺 Lumbalpunktion *f*
脊椎内固定术 Wirbelsäulenfixierungsvorrichtung *f*
脊椎内异常 intraspinale Abnormität *f*
脊椎平片 Wirbelsäulenleeraufnahme *f*
脊椎(柱)前凸(突) Senkrücken *m*, Lordose *f*, Lordosis *f*
脊椎前移 Wirbelgleiten *n*, Spondyloptosis *f*, Spondylolisthesis *f*
脊椎强直性骨肥厚 ankylosierende Hypertrophie der Wirbelsäule *f*
脊椎(柱)切开术 Spondylotomie *f*, Rhachi(o)tomie *f*
脊椎融合术 Spondylodese *f*, Wirbelsäulenversteifung *f*, Cobb* Operation *f*
脊椎软化 Wirbelsäulenosteomalazie *f*, Spondylomalazie *f*
脊椎嗜曙红细胞肉芽肿 eosinophiles Granulom der Wirbelsäule *n*
脊椎手术 Wirbeloperation *f*
脊椎松解术 Spondylolyse *f*, Spondylolysis *f*
脊椎损伤 Wirbelsäulenverletzung *f*
脊椎痛 Spondylalgie *f*, Spondylodynie *f*
脊椎脱位 Wirbelluxation *f*
脊椎吻合 Anastomose der Wirbelsäule *f*
脊椎下移 Pelvis obtecta *f*, Spondylizema *n*
脊椎胸廓结构不良 Dysplasia spondylothoracica *f*
脊椎血管瘤 Hämangiom der Wirbelsäule *n*
脊椎压迫性变性 Degeneration bei Wirbelkompression *f*
脊椎炎 Wirbelentzündung *f*, Spondylitis *f*
脊椎炎的 spondylitisch
脊椎炎患者 spondylitischer Kranke *m*, Spondylitiker *m*
脊椎液压力计 Steigrohr für Liquordruckmessung *f*
脊椎诊断法 Spondylodiagnose *f*
脊椎周围炎 Perispondylitis *f*
戟形的 spießförmig
麂革样皮肤 Waschleder-Haut *f*, wash-leather skin <engl.>
麂皮 Sämischleder *n*

jì 计记技忌季剂荠既继悸寄寂绩稷

计 Messer *m*, Zähler *m*, -meter *n*
计波摄影装置 kymographische Einheit *f*
计步器 Schrittzähler *m*
计滴器 Tropfenzähler *m*
计分 Wertung *f*
计分检验 Score-Test *m*
计划 Konzeption *f*, Planung *f*
计划行为理论 Theorie des geplanten Verhaltens *f*
计划价格 geplanter Preis *m*
计划经济 Planwirtschaft *f*
计划免疫 geplante Impfung *f*
计划免疫保偿制度 garantieres System für geplante Impfung *n*
计划免疫管理 Verwaltung von geplanter Impfung *f*
计划免疫［接种］geplante Impfung *f*
计划生育 Familienplanung *f*, Geburtenregelung *f*
计划生育妇幼保健指导站 Beratungsstation für Familienplanung und Fürsorge für Mutter und Kind *f*
计划生育管理 Management der Familienplanung *n*
计划生育科手术器械 Operationsinstrument der Abteilung für Familienplanung *n*
计划生育率 Geburtenregelungsrate *f*, Familienplanungsrate *f*
计划生育统计 Statistik der Familienplanung *f*
计划生育用组织夹持钳 Gewebehaltezange für Familienplanung *f*
计划性活检(程序性活检) geplante Biopsie *f*
计划者 Planer *m*
计量 Messung *f*
计量泵 Dosierpumpe *f*
计量经济预测 Wirtschaftsprognose *f*
计量器 Gauge *f*, Manometer *m*
计量认证 metrologische Zulassung *f*
计量烧瓶 Meßflasche *f*, Meßkolben *m*
计量数据 Meßwert *m*, Messungswert *m*
计量校准 Dosiskalibrierung *f*
计量语言学 Berechnungslinguistik *f*, quantitative (od. Statistische) Linguistik *f*
计量诊断 quantitative Diagnose *f*
计量注射针 Gauge-Nadel *f*

计量资料 Meßwert *m*, Messungswert *m*
计米丁碱 Germitrin *n*
计米特林碱 Germitrin *n*
计明胺 Germerin *n*
计末林碱 Germerin *n*
计器 Eichgerät *n*, Meßgerät *n*
计时尿 zeitlich festgelegter Sammelurin *m*
计时器 Zeitschreiber *m*
计数 Zählung *f*
计数杯 Zählglas *n*
计数池 Zählkammer *f*
计数法 Zählung *f*, Zählmethode *f*
计数管 Zählrohr *n*, Zählröhre *f*
γ-计数管(器) Gammazähler *m*
计数管坪 Zählplateau *n*, Zählrohrplateau *n*
β计数计 Beta-Zähler *m*
计数率 Zählrate *f*, Zählgeschwindigkeit *f*
计数率计 Zählratemeter *n*
计数能力测定仪 numerischer Fähigkeitsprüfer *m*
γ-计数器 Gamma-Zählrohr *n*, Gamma-Zähler *m*
计数器 Komputer *m*, Zähler *m*
计数室 Zählkammer *f*
计数数据 Abzählungsdaten *n pl*, Aufzählungsdaten *n pl*
计数相关 Abzählungskorrelation *f*, Abzählungsabhängigkeit *f*
计数效率 Zähl(rohr)ausbeute *f*, Zählausbeute *f*
计数域误差 Feldfehler *m*
计数装置 Zählrohrgerät *n*, Rechenanlage *f*
计数资料 Zählungsdaten *n pl*
计算 Zählung *f*
计算不能 Zählstörung *f*, Akalkulie *f*, Acalculia *f*, Anarithmia *f*
计算尺 Rechenschieber *m*, Rechenlineal *n*
计算尺型计算装置 Rechenschieberkalkulator *m*
计算分析 computergestützte Analyse *f*
计算复杂度 Komplexität der Berechnung *f*
计算规则 Rechenregel *f*
计算机 Rechner *m*, Computer *m*, Rechenmaschine *f*, Rechengerät *n*
计算机标准程序语言 Standard-Programmiersprache *f*
计算机标准经穴显示仪 computergestütztes Standard-Anzeigeinstrument von Meridianen *n*
计算机补偿X线摄影 Computerradiographie *f*
计算机成像技术(间接数字成像技术) Computerradiographie *f*
计算机程序 Computer-Programm *n*, Rechnerprogramm *n*
计算机程序设计 Computer-Programmierung *f*, Rechnerprogrammierung *f*
计算机存储门诊[病人]病案 im Computer gespeicherte ambulante Krankheitsakte *f*
计算机存储器 Rechnerspeicher *m*, Rechenspeicher *m*, elektronischer Speicher *m*
计算机代码 Rechnercode *m*, Rechnerkode *m*
计算机档案 Computer-Archiv *n*, Rechnerarchiv *n*
计算机断层扫描 Computertomographie *f*(CT)
计算机断层扫描血管造影 CT-Angiografie (CTA) *f*
计算机断层摄影(照相)术 Computertomographie *f*
计算机放射摄影术 Computer-Radiographie *f*, Computer-Radiographie-System *n*
计算机分析 Computer-Analyse *f*, Routineanalyse *f*
计算机辅助X射线断层扫描技术 Computertomographie *f* (CT) *f*
计算机辅助定位 computergestützte Lokalisierung *f*
计算机辅助翻译 computergestützte Übersetzung *f*
计算机辅助放射学 computergestützte Radiologie *f*
计算机辅助放射治疗[法] computergestützte Strahlentherapie *f*
计算机辅助护理诊断 computergestützte Pflegediagnose *n*
计算机辅助技术 computergestützte Technik *f*
计算机辅助健康监督系统 computergestütztes Gesundheitsüberwachungssystem *n*
计算机辅助教学 computergestützter Unterricht *m*
计算机辅助教学病史采取 CAI-Anamnese *f*
计算机辅助解剖教学 computergestützter Anatomieunterricht *m*
计算机辅助精液分析 computerunterstützte Spermienanalyse *f*
计算机辅助精子分析 EDV-gestützte Spermaanalyse *f*
计算机辅助设计 Computer-Aided-Design (CAD) *n*, rechnerunterstütztes Konstruieren *n*
计算机辅助手术 computerunterstützte Chirurgie *f*
计算机辅助外科 computerassistierte Chirurgie *f*
计算机辅助细胞检测系统 Computer-gestütztes Zytologie-System *n*
计算机辅助药物设计 Computer-Aided-Drug-Design *n*, computerunterstütztes Wirkstoffdesign
计算机辅助药物治疗 computergestützte medikamentöse Therapie *f*
计算机辅助医疗决策 Computer -unterstützte medizinisches Entscheidung-Machen *n*
计算机辅助医学决策 computergestützte medizinische Entscheidung *f*
计算机辅助移植免疫学 computergestützte Transplantationsimmunologie *f*
计算机辅助运动试验 computergestützter Belastungstest *m*
计算机辅助诊断 computergestü Diagnostik *f*
计算机辅助正电子发射断层扫描技术 computergestützte Positronenemissionstomographie *f*
计算机辅助制作 Computer-Aided-Manufacturing CAM *n*, rechnerunterstützte Fertigung *f*
计算机辅助治疗 computergestützte Therapie *f*
计算机辅助中医诊断 computergestützte TCM-Diagnose *n*
计算机化B型扫描仪 computerisierter B-Scanner *m*
计算机化的X线断层扫描术 Röntgen-Computertomographie *f*
计算机化的管理信息系统 computerisiertes Managementinformationssystem *n*
计算机化的护理计划系统 computerisiertes Pflegeplanungssystem *n*
计算机化的声音和影像 computerisierte Sprache und Videos
计算机化的心电图解释 computerisierte EKG-Interpretation *f*
计算机化的医疗设备数据登记 computerisierte Registratur von Daten der medizinischen Maschinen und Geräten *f*
计算机化的营养分析 computergestützte Nährstoffanalyse *f*
计算机化的运动心电图系统 computerisiertes Belastungs-EKG-System *n*
计算机计时器 Computer-Chronograph *m*, Rechnerzeitschreiber *m*
计算机记录的声音数据 von Computer aufgezeichnete Sprachdaten *f pl*
计算机监护 Rechner-Uberwachung *f*, computermonitoring <engl.>
计算机监护(测)功能 Computerüberwachungsfunktion *f*
计算机控制X轴向断层扫描装置 Computer-Tomographiesystem *n*, Rechner-Tomographiesystem *n*
计算机控制体层摄影(术)(电子计算机化断层X线摄影法) Computertomographie *f*
计算机控制系统 Computersteuersystem *n*
计算机模拟 Rechnersimulation *f*
计算机模拟(模板) Computer-Simulation *f*
计算机屏蔽 Abschirmung mit Computer *f*
计算机软设备 Rechnersoftware *f*, Computer-Software *f*
计算机式温度记录系统 berechnetes Thermografie-System *n*
计算机视觉 computerisierte Vision *f*
计算机视力系统 Computervisionssystem *n*
计算机素养 EDV-Kenntnisse *f*, Computerkenntnisse *f*
计算机体层成像 Computertomographie *f*

计算机体层摄影扫描(CT 扫描) CT-Scan *m/n*
计算机体层摄影术 Computertomographie *f*
计算机头部血管造影 computertomographische Kopfangiographie *f*
计算机图像 Computerbild *n*
计算机图形显视模式 computergestütztes Grafikdarstellungsmodel *n*
计算机文献检索系统 computergestütztes Literatursuchsystem *n*
计算机系列 Computer-Reihen *f pl*, Computer-Serien *f pl*
计算机[X 线]断层摄影术(计算机 x 线体层摄影术,计算机体层摄影术) Computertomographie *f*
计算机 X 射线摄影 Computerradiographie *f*
计算机 X 线断层成像术 Computertomographie *f*
计算机 X 线断层扫描 Computertomografie *f*
计算机 X 线断层造影 Tomometrie *f*, Computer-Tomographie *f*(CT)
计算机 X 线断层照相术 Computertomographie *f*
计算机硬设备 Computer-Hardware *f*
计算机支持系统 computergestütztes System *n*
计算机支持诊断帮助 computergestützte Diagnosehilfe *f*
计算机治疗 Behandlung mit Computer *f*
计算机轴向 X 线断层扫描 computerisierte Axial-Tomographie *f*(CAT)
计算机轴向 X 线断层照相术 axiale Computertomographie *f*
计算机装置 Rechnereinrichtung *f*, Rechneranlage *f*, Computer-Anlage *f*
计算机咨询 computergestützte Beratung *f*
计算[技术] Rechnung *f*, Rechnertechnik *f*, Rechentechnik *f*
计算狂 Zählzwang *m*, Zahlensucht *f*, Arithmomanie *f*
计算困难 Rechenschwäche *f*, Zählstörung *f*, Dyskalkulie *f*
计算力丧失 Verlust der Rechenfähigkeit *m*, Akalkulie *f*, erworbene Rechenstörung *f*
计算力障碍 Zählstörung *f*, Dyskalkulie *f*, Rechenschwäche *f*
计算流体力学 numerische Strömungsmechanik *f*
计算能力 arithmetische Fähigkeit *f*
计算偏差条件 Off-design-Bedingung *f*, Off-design-Zustand *m*, Deklinationszustand(der Kalkulierung) *m*
计算器 Taschenrechner *n*
计算神经科学 rechnerische Neurowissenschaft *f*
计算生物学 Computerbiologie *f*
计算失能 Dyskalkulie *f*
计算图 Rechentafel *f*
计算形态学 berechnete Morphologie *f*
计算语言学 Computerlinguistik *f*
计算员 Rechner *m*, Kalkulator *m*
计算障碍 Dyskalkulie *f*
计算中心 Rechenzentrale *f*, Rechenzentrum *n*
计温术 Wärmemessung *f*, Thermometrie *f*
记(忆)性增强 Hypermnesie *f*, Gedächtnisstärkung *f*, Speichererweiterung *f*
记波法 Kymographie *f*
记波摄影 Kymographie *f*
记波[摄影]术 Kymographie *f*
记波图 Kymogramm *n*
记波[纹]器 Kymograph(ion *n*) *m*
记波栅 Gitter für Kymographie *n*
记仇(怀恨) Ressentiment *n*
记存模型 Registrierabdruck *m*, Protokollwurf *m*
记滴器 Tropfgerät *n*
记分 Punktzahl *f*, score <engl.>
记号 Marke *f*, Merkmal *n*, Kennzeichen *n*, Zeichen *n*, Merkzeichen *n*, Markierung *f*
记录 Aufzeichnung *f*
记录电极 Registrierelektrode *f*
记录分光光度计 Registrierspektrophotometer *n*
X-Y 记录机 X-Y-Rekorder *m*
记录介质 Aufzeichnungsmedium *n*
记录墨水 Registriertinte *f*
记录片 Dokumentarfilm *m*
记录器 Registrierapparat *m*, Rekorder *m*
记录器纸带 Registrierstreifen *n*
记录式分光计 Registrierspektrometer *n*
记录式干湿球湿度计 Registrierpsychrometer *n*
记录式光密度计 Registrierdensi(to)meter *n*
记录式精密记时器 Registrierchronometer *n*, Präzisionschronometer *n*
记录式量热器 Registrierkalorimeter *n*
记录式流量计 Registrierflußmesser *m*
记录式微量滴定器 Registriermikrotitrierapparat *m*, registrierender Mikrotitrierapparat *m*
记录式温度计 Registrierthermometer *n*
记录视盘评估 Bewertung der Disk-Aufzeichnung *f*
记录现场笔记 Feldnotiz *f*
记录信息 Registrierinformation *f*
记录仪器 Registriergerät *n*, Registrierschreiber *m*, Registriervorrichtung *f*, Registrierinstrument *n*
记录纸 Registrierpapier *n*
记录装置 Registrierapparat *m*
记秒表 Stoppuhr *f*
记时标 Zeitmarke *f*
记时法 Chronometrie *f*
记时计 Chronometer *n*, Chronograph *m*, Zeitmesser *m*, Zeitschreiber *m*
记纹鼓(器) Kymograph *m*, Kymographion *n*
记纹纸 Kymographpapier *n*
记言不能 Amnesie *f*
记忆(性) Gedächtnis *n*, Mneme *f*, Erinnerungsvermögen *n*, Erinnerungsfähigkeit *f*
记忆[力]减退 Gedächtnisschwäche *f*, Gedächtnisabnahme *f*, Hyp(o)mnesie *f*, Merkschwäche *f*, Hyp(o)mnesia *f*
记忆[性]T 细胞 Memory-T-Zellen *f pl*, Gedächtnis-T-Zellen *f pl*
记忆 B 细胞 Gedächtnis-B-Zelle *f*
记忆薄弱 Gedächtnisschwäche *f*
记忆保持 Behalten im Gedächtnis *n*
记忆表象 Gedächtnisbild *n*
记忆不良 Dysmnesie *f*
记忆超常 Hypermnesie *f*
记忆错误 Trugerinnerung *f*, Para(a)mnesie *f*
记忆的策略 Gedächtnisstrategie *f*
记忆分子 Gedächtnismolekül *n*
记忆分子理论 molekuläre Theorie des Gedächtnisses *n*
记忆巩固 Gedächtniskonsolidierung *f*
记忆广度 Gedächtnisspanne *f*
记忆痕 Erinnerungsspur *f*, Gedächtnisspur *f*, Engramm *n*
记忆痕迹 Gedächtnisspur *f*
记忆幻觉 falsches Gedächtnis *n*
记忆计量表 Memory-Meter *n*
记忆减退 Gedächtnisstörung *f*
记忆卡片 Memory-Karte *f*
记忆空隙 Erinnerungslücke *f*
记忆力 Gedächtnis *n*, Erinnerungsvermögen *n*, Erinnerungsfähigkeit *f*
记忆力发展 Entwicklung des Gedächtnisses *f*
记忆力减退 Gedächtnisverlust *m*
记忆力丧失 Gedächtnisverlust *f*
记忆力障碍 Gedächtnisstörung *f*

记忆淋巴细胞 Gedächtnislymphozyt *m*, Memory-Lymphozyt *m*
记忆码 Mnemocode *m*
记忆品质 Gedächtnisqualität *f*
记忆缺乏 Gedächtnisausfall *m* (od. -lücke *f*)
记忆缺漏 Gedächtnislücke *f*
记忆缺失 Amnesie *f*
记忆缺失的 amnesisch
记忆缺损 Dysmnesie *f*, Gedächtnisstörung *f*
记忆缺损状态 dysmnestischer (od. amnestischer) Status *m*
记忆丧失 Gedächtnisverlust *m*, Erinnerungsverlust *m*
记忆示波器 Mnemoskop *n*, Memoskop *n*
记忆术 Mnemotechnik *n*
记忆搜索 Speichersuche *f*
记忆细胞 Gedächtniszelle *f*, Memory-Zelle *f*
记忆效应 Gedächtniseffekt *m*, Memory-Effekt *m*
记忆性 B 细胞 Gedächtnis-B-Zelle *f*
记忆性 T 细胞 Gedächtnis-T-Zelle *f*
记忆增强 Hypermnesie *f*
记忆障碍 Gedächtnisstörung *f*, Dysmnesie *f*, Merkdefekt *m*, Merkfähigkeitsstörung *f*
记忆障碍的 amnestisch, dysmnestisch
记忆中枢 Engrammfeld *n*
记忆装置 mnemonisches Speichergerät *n*
记住 Erinnern *n*, Merken *n*
技工 Techniker *m*
技工锤 Laboratoriumhammer *m*
技工镊 Laboratoriumpinzette *f*
技工钳 Laboratoriumzange *f*, Laboratoriumklemme *f*
技工石膏剪 Gipsschere *f*
技工室磨削机 Laboratoriumsschleifer *m*
技工室用微型磨削机 Laboratoriumsmikroschleifer *m*
技工用坩埚 Gießtiegel *m*
技能 Geschicklichkeit *f*, technische Fähigkeit *f*
技能学习 Fertigkeitserlernen *n*
技巧 Kunstfertigkeit *f*, handwerkliches Können *n*
技巧性动作 Geschicklichkeit *f*
技师 Techniker *m*
技术 Technik *f*, Technologie *f*, technische Kenntnisse *f*
技术规范 technische Spezifikation *f*
技术检测 technischer Nachweis *m*
技术鉴定 technische Bewertung *f* (od. Gutachten *n*)
技术开发 technische Entwicklung *f*
技术名词 technischer Fachausdruck *m*
技术人员 technisches Personal *n*
技术事故 technischer Unfall (od. Fehler) *m*
技术手册 technisches Manual (od. Handbuch) *n*
技术误差 technischer Fehler *m*
技术效率 technische Effizienz *f*
技术性 technische Einzelheit *f*
技术性关系 technische Beziehung *f*
技术学校 technische Fachschule *f*, Technikum *n*
技术研究所 technisches Forschunlgsinstitut *n*
技术员 Techniker *m*
技术知识 technisches Wissen *n* (od. Kenntnis *f*)
技术职称 Rangbezeichnung für technische Fachkräfte *f*
技术资料 technische Daten (od. Informationsmaterialien) *n pl*
忌食减肥[疗法] Entfettungskur *f*
忌铁的 eisenfrei
季铵 quartäres Ammonium *n*
季铵反应 quartäre Ammonium-Reaktion *f*
季铵碱 quartäre Ammoniumbasen *f pl*
季铵类化合物 quaternäre Ammoniumverbindung *f*
季铵类解痉药 Quartäre-Ammonium-Spasmolytika *n pl*
季铵盐 quartäres Ammoniumsalz *n*
季铵盐类 quartäre Ammoniumverbindung *f*
季格利氏线锯 Gigli* Drahtsäge *f*
季节[性]变化 Saisonvariation *f*, jahreszeitliche Schwankung *f*
季节 ARIMA 模型 saisonales ARIMA-Modell *n*
季节变异 Saisonvariation *f*
季节病 Saisonkrankheit *f*, Jahreszeitkrankheit *f*
季节隔离 jahreszeitliche Isolation *f*
季节模型 Saisonmodell *n*
季节性 Saisonabhängigkeit *f*, Saisonalität *f*
季节性变化 Saisonwechsel *m*, saisonale Schwankung *f*
季节性变态反应性鼻炎 jahreszeitlicher allergischer Nasenkatarrh *m*, jahreszeitliche rhinopathia allergica *f*
季节性变应性鼻炎 saisonale (od. Jahreszeitliche) allergische Rhinitis *f*, jahreszeitliche Rhinitis allergica *f*
季节性波动 jahreszeitliche Fluktuation (od. Schwankung) *f*
季节性枯草热 saisonbedingtes (od. jahreszeitliches) Heufieber *n*
季节性流感 jahreszeitliche Grippe *f*
季节性流行 saisonale Vorherrschaft *f*
季节性迁移 jahreszeitliche Wanderung (od. Migration) *f*
季节性升高 jahreszeitlicher Aufstieg *m*
季节性演替 jahreszeitliche Aufeinanderfolge *f*
季节因子 Jahreszeitfaktor *m*
季肋部 Hypochondrium *n*
季肋区 Unterrippengegend *f*, Hypochondrium *n*
季-塞二氏病 Gee*-Thaysen* Krankheit *f*, Zöliakie *f*
季氏病 Gee* (-Heubner*-Herter*) Krankheit *f*, Zöliakie *f*, intestinaler Infantilismus *m*
季碳原子 quartäres Kohlenstoffatom *n*
剂 Agens *n*, Mittel *n*
剂量 Arzneigabe *f*, Dosis *f* (D., d., Dos.)
剂量(测定)法 Dosimetrie *f*
剂量玻璃 Glasdosimeter *n*
剂量补偿 Dosiskompensation *f*
剂量补偿作用 Dosiskompensation *f*
剂量测定法 Dosimetrie *f*
剂量当量 Dosisäquivalent *n*
剂量反应 Dosisantwort *n*
剂量-反应 Dosis-Reaktion *f*
剂量反应关系 Dosiseffektbeziehung *f*, Dosiswirkungsbeziehung *f*
剂量-反应关系 Dosis-Reaktionsbeziehung *f*
剂量-反应关系评定 Begutachtung zur Dosis-Reaktionsbeziehung *f*
剂量反应曲线 Dosiseffektkurve *f*, Dosiswirkungskurve *f*
剂量-反应相关 Dosiswirkungskorrelation *f*, Dosiseffektkorrelation *f*
剂量或浓度依存性 Abhängigkeit von Dosis oder Konzentration *f*
剂量计 Dosimeter *n*, Dosismesser *m*
γ-剂量计 Gammastrahlendosimeter *n*
剂量计数器 Dosiszähler *m*
剂量-健康危害 Dosis-Gesundheitsrisiko *n*
剂量率 Dosisrate *f*
剂量率测定仪 Dosisleistungsmessgerät *n*
剂量手提式透视仪 portable fluoreszierende Röntgengeräte *n pl*
剂量-危害 Dosis-Risiko *n*
剂量限定组织 Dosis-begrenzendes Gewebe *n*
剂量相关的 dosisrelevant, mit einer Dosis verbunden
剂量效应 Dosiseffekt *m*
剂量效应关系 Dosiseffektbeziehung *f*
剂量-效应关系 Dosis-Wirkungsbeziehung *f*
剂量学 Dosologie *f*, Posologie *f*
剂量依赖 dosisabhängig
剂量依赖性 Dosisabhängigkeit *f*

β、γ剂量仪 Beta-Gamma-Dosimeter *n*
剂量引导的放疗 Dosis-geführte Strahlentherapie *f*
剂量应答关系 Dosis-Wirkungs-Beziehung *f*
剂量阈值 Dosisschwelle *f*
剂量自动控制X线机 automatisch-dosisratekontrolliertes Rontgengerat *n*
剂型 Arzneiform *f*, Applikationsform *f*
剂型发现 Dosisfindung *f*
剂最制 dosimetrisches System *n*
荠菜 Hirtentäschelkraut *n*, Herba Bursae Pastoris *f*, Capsella Bursapastoris *f*
荠[菜]碱 Bursin *n*, Hirtentäschelkrautsalkali *n*
既往暴露 vorherige Belichtung *f*
既往病历 Anamnese *f*, Vorgeschichte *f*
既往史 Anamnese *f*, Vorgeschichte *f*
既往症 Anamnese *f*, Vorgeschichte *f*
既往卒中 früherer Schlaganfall *m*
继沉淀 Postpräzipitation *f*
继承 Nachfolge *f*
继承等同 gleichwertiges Erbrecht *n*
继承性获得性免疫 adoptiv-erworbene Immunität *f*
继承性免疫[性] adoptive Immunität *f*
继承[性]免疫 adoptive Immunität *f*
继承性耐受性 adoptive Toleranz *f*
继承性转移 adoptiver Transfer *m*
继承牙 Nachfolger *m*
继代培养 Sukzessivkultur *f*, Passage *f*
继电器 Relais *n*
继发[性]病变 sekundäre Affektion (od. Krankheit) *f*
继发[性]的 sekundär (sek.), secund (-us, -a, -um), secundari (-us, -a, -um)
继发[性]感染 Sekundärinfektion *f*
继发[性]宫缩无力 sekundäre Wehenschwäche *f*, Inertia uteri secunda *f*
继发[性]脓胸 sekundärer Pyothorax *m* (od. Empyem *n*)
继发病 Sekundärkrankheit *f*, Zweitkrankheit *f*, Folgekrankheit *f*, Deuteropathie *f*
继发病例 Sekundärfall *m*
继发不育 sekundäre Unfruchtbarkeit *f*
继发不孕 sekundäre Sterilität *f*
继发对比 Sekundärgegensatz *m*
继发肝细胞性黄疸 sekundäre hepatozelluläre Gelbsucht *f*
继发感染 Sekundärinfektion *f*
继发隔 Sekundärscheidewand *f*, Septum sekundum *n*
继发骨化点 sekundäres Ossifikationszentrum *n*, Punctum ossificationis secundarium *n*
继发关联 sekundäre Korrelation *f*
继发缓冲[作用] Sekundärpufferung *f*
继发获得性黑变病 sekundär erwobene Melanose *f*
继发疾病 Folgeerkrankung *f*
继发孔 Foramen secundum *n* (第二房间孔)
继发孔型房间隔缺损 (Ostium-) Sekundumdefekt *m*
继发瘤 Sekundärtumor *m*
继发脓疱 Sekundärpustel *f*
继发脓胸 Sekundärempyem *n*, Sekundärpyothorax *m*
继发器官功能障碍 sekundäre Organfunktionsstörung *f*
继发龋 Sekundärkaries *f*, Randkaries *f*
继发收缩 sekundäre Kontraktion (od. Zuckung) *f*
继发损害 Folgeschaden *m*
继发妄想 Sekundärwahnvorstellung *f*
继发纤[维蛋白]溶[解症] sekundäre Fibrinolyse *f*
继发效应 Sekundäreffekt *m*
继发效应分子 sekundäres Effektormolekül *n*
继发型 MODS sekundäres MODS (Multiple-Organ-Dysfunktion-Syndrom) *n*
继发型骨性关节炎 sekundäre Osteoarthritis *f*
继发性 Sekundär-
继发性(转移性)肿瘤 Sekundärtumor *m*
继发性[白]内障 Nachstar *m*, Cataracta secundaria *f*
继发性α1抗胰蛋白酶缺乏症 sekundärer α1-Antitrypsin-Mangel *m*
继发性包皮结石 sekundärer Präputialstein *m*
继发性闭角型青光眼 sekundäres Winkelverschlußglaukom *n*
继发性闭经 sekundäre Amenorrhoe *f*
继发性变化 sekundäre Veränderung *f*
继发性变性 sekundäre Degeneration *f*, Waller* Degene ration *f*
继发性表位 sekundäres Epitop *n*
继发性髌股关节炎 sekundäre patellofemorale Arthritis *f*
继发性髌骨骨软化症 sekundäre Osteomalazie der Patella *f*, sekundäre Osteomalacia patellae *f*
继发性病灶 Sekundärherd *m*, Zweitfokus *m*, Folgeherd *m*
继发性不育[症] sekundäre Sterilität *f*, Sterilitas secundaria *f*
继发性残疾 sekundäre Behinderung *f*
继发性糙皮病 sekundäre Pellagra *f*
继发性痴呆 sekundäre Demenz *f*, Dementia secundaria *f*
继发性出血 Nachblutung *f*, sekundäre Blutung *f*
继发性大隐静脉曲张 sekundäre Varikosis der Vena saphena magna *f*
继发性单株细胞系的 sekundär-monoklonal
继发性胆道运动功能失调 sekundäre biliäre Dyskinesie *f*
继发性胆管结石 sekundärer Gallengangsstein *m*, sekundäre Choledocholithiasis *f*
继发性胆管炎 sekundäre Cholangitis *f*
继发性胆汁性肝硬变 sekundäre biliäre (Leber-) Zirrhose *f*
继发性胆脂瘤 Sekundärcholesteatom *n*
继发性低血糖 sekundäre Hypoglykämie *f*
继发性低血压 sekundäre (od. symptomatische) Hypotonie *f*
继发性癫痫 sekundäre Epilepsie *f*
继发性淀粉样变性 sekundäre (od. typische) Amyloidose *f*
继发性动脉瘤 sekundäres Aneurysma *n*
继发性动脉瘤样骨囊肿 sekundäre aneurysmaähnliche Knochenzyste *f*
继发性耳痛 sekundäre Otalgie *f*
继发性肺淀粉样变性 sekundäre Lungen-Amyloidose *f*
继发性肺动脉高压 sekundäre pulmonale Hypertonie *f* (od. Hochdruck *m*)
继发性肺结核 sekundäre Lungentuberkulose *f*
继发性肺脓肿 sekundärer Lungenabszeß *m*
继发性肺炎 sekundäre Lungenentzüdung (od. Pneumonie) *f*
继发性肺炎型鼠疫 sekundäre Lungenpest *f*
继发性附着上皮 sekundäres inneres Saumepithel *n*
继发性腹膜炎 sekundäre Peritonitis *f*
继发性腹腔妊娠 sekundäre Abdominalschwangerschaft *f*
继发性肝癌 sekundäres Leberkarzinom *n*
继发性感染菌 sekundärer Eindringling (od. Invasionskeim) *m*
继发性干燥综合征 sekundäres Sjögren* Syndrom *n*
继发性高草酸尿症 sekundäre Hyperoxalurie *f*
继发性高血压 sekundäre Hypertonie *f*
继发性高血压性视网膜病 sekundäre hypertonische Retinopathie *f*, Retinopathia hypertonica secunda *f*
继发性睾丸功能减退 sekundäre Hodenhypofunktion *f*
继发性睾丸鞘膜积液 sekundäre Hydrocele *f*
继发性骨关节病 sekundäre Osteoarthropathie *f*
继发性骨畸形 sekundäre Knochendeformität *f*
继发性骨巨细胞瘤 sekundärer Knochenriesenzelltumor *m*
继发性骨淋巴瘤 sekundäres Lymphom des Knochens *n*
继发性骨肉瘤 sekundäres Osteosarkom *n*
继发性骨髓纤维化 sekundäre Myelofibrose *f*

继发性骨性关节炎 sekundäre Osteoarthritis (od. Arthrose) *f*
继发性骨折 Sekundärfraktur *f*
继发性骨质疏松症 sekundäre Osteoporose *f*
继发性骨质增生 sekundäre Hyperostose *f*
继发性骨肿瘤 sekundärer Knochentumor *m*
继发性固缩肾 sekundäre Schrumpfniere *f*
继发性红细胞增多症 sekundäre Polyzythämie *f*
继发性呼吸抑制 sekundäre Inhibition der Atmung *f*
继发性呼吸暂停 sekundäre Apnoe *f*
继发性滑囊结核 sekundäre synoviale Tuberkulose *f*
继发性滑囊炎 sekundäre Bursitis *f*
继发性坏疽 sekundäre Gangrän *f*
继发性坏死 sekundäre Nekrose *f*
继发性肌无力综合征 sekundäres myasthenisches Syndrom *n*
继发性脊髓损伤 sekundäre Verletzung des Rückenmarks *f*
继发性脊柱骨肿瘤 sekundärer Knochentumor der Wirbelsäule *m*
继发性甲亢 sekundärer Hyperthyreoidismus *m* (od. Hyperthyreose *f*)
继发性甲状旁腺功(机)能亢进[症] sekundärer Hyperparathyreoidismus *m*
继发性甲状旁腺功能减退 sekundärer Hypoparathyreoidismus *m* (od. Hypoparathyreose *f*)
继发性甲状旁腺功能亢进 sekundärer Hyperparathyreoidismus *m* (od. Hyperparathyreose *f*)
继发性甲状腺功能减退 sekundärer Hypothyreoidismus *m* (od. Hypothyreose *f*)
继发性角膜淀粉样变性 sekundäre Hornhautamyloidose *f*
继发性角膜炎 sekundäre Keratitis (od. Hornhautentzündung) *f*
继发性接种反应 sekundäre Impfreaktion *f*
继发性结核 Sekundärtuberkulose *f*, sekundäre Tuberkulose *f*
继发性经闭 sekundäre Amenorrhoe *f*, Menolipsis *f*, Menelipsis *f*
继发性精神病 konsekutive Geisteskrankheit *f*, sekundärer Irrsinn *m* (od. Irresein *n*)
继发性精索静脉曲张 sekundäre Varikozele *f*
继发性颈椎管狭窄症 sekundäre zervikale Spinalkanalstenose *f*
继发性静脉曲张 sekundäre Varikose (od. Krampfader) *f*
继发性巨胃 sekundäre Megalogastrie *f*
继发性抗体缺乏综合征 sekundäres Immundefekt-Syndrom *n*
继发性髋关节骨性关节炎 sekundäre Hüftarthrose (od. Hüftosteoarthritis) *f*
继发性颅脑损伤 sekundäre Hirnverletzung *f*
继发性免疫缺陷[症] sekundäre Immundefekt-Kranlkheit *f*
继发性免疫抑制 sekundäre Immunsuppression *f*
继发性膜迷路积水 sekundärer Hydrops des Labyrinths *m*
继发性脑干损伤 sekundäre Hirnstammverletzung *f*
继发性脑积水 sekundärer Hydrozephalus *m*
继发性脑室内出血 sekundäre intraventrikuläre Blutung *f*
继发性脑死亡 sekundärer Hirntod *m*
继发性脑损伤 sekundäre Hirnverletzung *f*
继发性内障 Nachstar *m*, Sekundärkatarakt *f*
继发性溺死 sekundäres Ertrinken *n*
继发性尿道结石 sekundärer Harnstein *m*
继发性牛痘[疹] Kreuzpocken *pl*, Nebenpocken *pl*, Vaccin (i) a secundaria *f*
继发性帕金森氏综合征 sekundärer Parkinsonismus *m*
继发性膀胱输尿管反流 sekundärer vesikoureteraler Reflux *m*
继发性脾功能亢进 sekundärer Hypersplenismus *m*
继发性贫血 sekundäre Anämie *f*
继发性气管肿瘤 sekundärer Tracheotumor *m*
继发性气胸 sekundärer Pneumothorax *m*
继发性青光眼 Sekundärglaukom *n*, Glaucoma consecutivum *n*
继发性情感性精神病 sekundäre Affektpsychose *f*
继发性醛甾(固)酮增多症 sekundärer Aldosteronismus *m*
继发性醛甾酮增多症 sekundärer Aldosteronismus *m*
继发性人格改变 sekundäre Persönlichkeits (ver) anderung *f*
继发性蠕动 sekundäre Peristaltik *f*
继发性乳腺癌 sekundäres Karzinom der Milchdrüse *n*
继发性软骨肉瘤 sekundäres Chondrosarkom *n*
继发性三叉神经痛 sekundäre Trigeminusneuralgie *f*
继发性射精迟缓 sekundäre verzögerte Ejakulation *f*
继发性肾小球疾病 sekundäre Glomerulonephrose *f*
继发性肾小球肾病 sekundäre glomeruläre Nierenerkrankung *f*
继发性视神经萎缩 sekundäre Optikusatrophie *f*
继发性视网膜脱离 sekundäre Netzhautablösung *f*
继发性损害 sekundäre Läsion *f*
继发性损伤 Sekundärschaden *m*
继发性糖尿病 sekundärer Diabetes mellitus *m*
继发性铁沉着症 含铁血黄色沉着症 sekundäre Hämosiderose *f*
继发性铁粒幼细胞性贫血 sekundäre Sideroblastenanämie *f*
继发性同性恋 sekundäre Homosexualität *f*
继发性痛风 sekundäre Gicht *f*
继发性痛觉过敏 sekundäre Hyperalgesie *f*
继发性痛经 sekundäre (od. erworbene) Dysmenorrhoe *f*
继发性外耳道狭窄与闭锁 sekundäre Stenose und Atresie des äußeren Gehörganges *f*
继发性妄想 sekundärer Wabn *m*
继发性吸收不良综合征 sekundäres Malabsorptionssyndrom *n*
继发性纤溶亢进 sekundäre erhöhte fibrinolytische Aktivität *f*
继发性纤溶期 sekundäres Fibriolysestadium *n*
继发性小头畸形 sekundäre Mikrozephalie *f*
继发性心肌病 sekundäre Myokardiopathie (od. Myokardose) *f*
继发性性高潮失调 sekundäre Orgasmusstörung *f*
继发性性腺功能低下 sekundärer Hypogonadismus *m*
继发性胸膜炎 sekundäre Pleuritis *f*
继发性休克 sekundärer Schock *m*
继发性血尿 sekundäre Hämaturie *f*
继发性血小板减少性紫癜 sekundäre thrombozytopenische Purpura *f*
继发性血小板增多症 sekundäre Thrombozythämie *f*
继发性阳痿 sekundäre Impotenz *f*
继发性腰椎管狭窄症 sekundäre lumbale Spinalkanalstenose *f*
继发性遗尿 sekundäre (od. nebensächliche) Enuresis nocturna *f*, sekundäres Bettnässen (od. Einnässen) *n*
继发性疑病[症] sekundäre Hypochondrie *f*
继发性抑郁症 sekundäre Depression *f*
继发性疫源地 sekundärer Seuchenherd *m*
继发性营养不良 sekundäre Malnutrition (od. Fehlernährung) *f*
继发性釉护膜 sekundäres Schmelz (ober) häutchen *n*
继发性釉上皮 sekundäre Schmelzmembran *f* (od. Schmelzepithel *n*)
继发性原因 sekundäre Ursache *f*
继发性早泄 sekundäre vorzeitige Ejakulation *f*, sekundärer vorzeitiger Samenerguss *m*
继发性粘连 sekundäre Adhäsion (od. Verwachsung) *f*
继发性整合 sekundäre Integration *f*
继发性支气管炎 sekundäre Bronchitis *f*
继发性窒息 sekundäre Asphyxie (od. Erstickung) *f*
继发性子宫收缩乏力 sekundäre Uterusatonie *f*
继发性自身二尖瓣心内膜炎 sekundäre native Mitralklappenendokarditis *f*
继发性组织胞浆菌病 sekundäre Histoplasmose *f*
继发血色病 sekundäre Hämochromatose *f*
继发血栓 Sekundärthrombus *m*
继发牙[本]质 Reizdentin *n*, Sekundärdentin *n*
继发于全身系统性疾病的肾小球肾炎和肾小球病 sekundäre Glomerulonephritis und Glomerulopathie bei Systemkrankheiten
继发于透析治疗的肾囊肿 sekundäre Nephrozyste nach

Dialyse *f*
继发症 Sekundärkrankheit *f*, Zweitkrankheit *f*
继发作用 sekundäre Wirkung *f*
继父(母)家庭 Stiefelternfamilie *f*
继时对比 Sukzessivkontrast *m*
继时空间阈 sukzessive Raumschwelle *f*
继时条件反射 sukzessiver bedingter Reflex *m*
继时性扫描 sekundäre Abtastung *f*
继时诱导 Sekundärinduktion *f*
继续治疗阶段 Phase der Behandlungsfortsetzung *f*, Weiterbehandlungsphase *f*
悸动 Throbbing *n*, Pochen *n*
寄存器 Register *n*, Speicher *m*, Speicherzelle *f*
寄居 Aufenthalt *m*
寄居物 Parasit *m*, Schmarotzer *m*
寄居蟹 Einsiedlerkrebs *m*, Pagurus *m*, Eupagurus beruardus *m*
寄螨目 Parasitiformes *pl*
寄螨总科 Parasitoidea *pl*
寄人器 Register *n*, Speicher *m*, Speicherzelle *f*
寄生 Parasitismus *m*, Schmarotzertum *n*
寄生[性]肌瘤 parasitäres Myom *n*
寄生[性]营养 Paratrophie *f*, Paratrophia *f*
寄生部位 parasitische Stelle *f*
寄生虫 Parasit *m*, Schmarotzer *m*
寄生虫(物)病 Parasitose *f*, parasitäre Krankheit *f*
寄生虫[性]脑炎 parasitäre Enzephalitis *f*
寄生虫(物)学 Parasitologie *f*, Parasitenkunde *f*, Parasitenlehre *f*
寄生虫(物)学的 parasitologisch
寄生虫包囊 parasitäre Zyste *f*
寄生虫病防治所 Station für Verhütung und Behandlung der Parasitose *f*
寄生虫病幻想症 Wahnvorstellung bei Parasitose *f*
寄生虫病妄想 Parasitiferismus *m*
寄生虫病现状 parasitologische Situation *f*
寄生虫病研究所 Forschungsinstitut der parasitären Krankheiten *n*
寄生虫的 parasitisch, parasitär, parasitic (-us, -a, -um), parasitari (-us, -a, -um)
寄生虫肝硬变 parasitäre Leberzirrhose *f*, Cirrhosis parasitaria *f*
寄生虫感染 parasitäre Infektion *f*
寄生虫感染免疫 von Parasiteninfektion hervorgerufene Immunität *f*
寄生虫感染性肺炎 parasitäre Infektpneumonie *f*, Pneumonia verminosa *f*
寄生虫计数 Parasitenzählung *f*
寄生虫抗原 Parasiten-Antigen *n*
寄生虫恐怖 Parasitophobie *f*, Parasitenangst *f*
寄生虫卵 Parasitenei *n*
寄生虫密度 Parasitendichte *f*
寄生虫潜伏期 parasitologische Inkubation (szeit) *f*
寄生虫性动物源疾病 parasitäre Zoonosen *f pl*
寄生虫性腹泻 Diarrhoea parasitica *f*
寄生虫性咯血 parasitäre Hämoptoe *f*, Haemoptoe parasitaria (s. parasitica) *f*
寄生虫性假阑尾炎 Pseudoappendicitis zooparasitica *f*
寄生虫性结膜炎 parasitäre Konjunktivitis *f*, Conjunctivitis parasitaria *f*
寄生虫性卵巢炎 parasitäre Oophoritis *f*
寄生虫性囊肿 parasitäre Zyste *f*
寄生虫性心包炎 parasitäre Perikarditis *f*
寄生虫性胸膜渗液 parasitärer Pleuraerguß *m*
寄生虫性阴囊乳糜样囊肿 parasitäre Chylozele *f*
寄生虫学家 Parasitologe *m*
寄生虫血症 Parasitämie *f*
寄生虫指数 Parasitenindex *m*
寄生的 parasitär, parasitisch, parasitari (-us, -a, -um), parasitic (-us, -a, -um)
寄生动物 Zooparasiten *m pl*
寄生蜂 parasitäre Wespe *f*
寄生革螨 parasitäre Gamasides *f pl*
寄生关系 parasitäre Beziehung *f*
寄生畸胎 parasitäre Mißbildung (od. Mißgeburt) *f*
寄生畸形 parasitäre Mißbildung *f*
寄生菌 parasitäre Bakterien *f pl*
寄生昆虫 parasitäres Insekt *n*
寄生链 parasitäre Kette *f*
寄生螺旋体 parasitäre Spirochäten *f pl*
寄生目 Parasita *pl*
寄生期 parasitäre Phase *f*
寄生生活 Parasitismus *m*, Inquilinismus *m*
寄生世代 parasitäre Generation *f*
寄生胎[儿] Parasit *m*.Fetus parasiticus *m*
寄生物(虫) Parasit *m*, Schmarotzer *m*
寄生物的 parasitisch, parasitär, parasitic (-us, --a, -um), parasitari (-us, -a, -um)
寄生物所致的 parasitogen
寄生物性耳炎 Otitis parasitica *f*
寄生物性皮肤病 Dermhelminthiasis *f*, Dermatozoonose *f*, Dermatozoiasis *f*
寄生物血[症] Parasitämie *f*
寄生物样的 parasitoid
寄生物源的 parasitogen
寄生习性 parasitäre Gewohnheit *f*
寄生现象 Parasitismus *m*
寄生蟹 Einsiedlerkrebbe *f*
寄生型曲菌病 parasitäre Aspergillose *f*
寄生性感染 parasitäre Infektion *f*
寄生性黑皮病 parasitäre Melanodermie *f*, Prurigo melanotica *f*, Vagabundenkrankheit *f*, Melanodermia parasitica *f*
寄生性肌瘤 parasitäre Myom *n*
寄生性脓疱病 parasitäre Pustulose *f*, Pustulosis parasitaria *f*
寄生性炎 parasitäre Entzündung *f*
寄生性[致病性]钩端螺旋体 parasitäre pathogene Leptospira *f*
寄生性子宫平滑肌瘤 parasitäres Leiomyom des Uterus *n*
寄生宿主 parasitäer Wirt *m*
寄生营养 Paratrophie *f*, Paratrophia *f*
寄生原生动物 parasitäre Protozoen *n pl*
寄生原生动物学 parasitäre Protozoologie *f*
寄生植物 Phytoparasit *m*
寄宿监护 Heimpflege *f*
寄养所 Pflegeheim *n*
寄蝇科 Tachinidae *pl*
寄主 Wirt *m*
寄主专一性 Wirtsspezifität *f*
寂静伤害性感受器 stiller Nozizeptor (od. Schmerzrezeptor) *m*
寂静胸 stille Brust *f*
寂寞恐怖 Eremophobie *f*
绩效评定 Leistungsbewertung *f*
绩效评价 Leistungsbeurteilung *f*
绩效评价表 Leistungsbewertungstabelle *f*
稷酒 Hirsebranntwein *m*

JIA 加夹痂家镓荚铗颊甲岬贾钾假槚价假架驾嫁

jiā 加夹痂家镓

加氨的 ammoniakzusätzlich
加氨作用 Ammoniakzusatz *m*
加巴喷丁 Gabapentin *n* (中枢神经系统药物,抗精神失常

药,抗焦虑药)
加贝酯 Gabexat *n*
加倍 Doppel *n*
加倍剂量 Doppeldosis *f*
加标回收率 Wiederfindungsrate *f*
加布雷尔氏反应 Gabriel* Reaktion *f*
加成 Addition *f*
加成[产]物 Additionsprodukt *n*, Additionserzeugnis *n*, Additionsverbindung *f*
加成的 additiv, addierend
加成二聚合作用 Additionsdimerisation *f*
加成二聚物 Additionsdimeres *n*
加成反应 Additionsreaktion *f*
加成化合物 Additionsverbindung *f*, Addukt *n*, Additionsprodukt *n*
加[成]聚[合]作用 Additionspolymerisation *f*
加成作用 Addition(swirkung) *f*, Ersatzsynergismus *m*
加粗型缝合针 grobe chirurgische Nadel *f*
加单氧酶 Monooxygenase *f*
加德假说 Gad* Hypothese *f*(肝门动脉与门静脉成锐角相交)
加德纳肩关节前上方进路 vorderer oberer Zugang zum Schultergelenk nach Gardner* *m*
加德纳氏瘤 Gardner* Tumor *m*
加德纳氏综合征 Gardner* Syndrom *n*, hereditäre Adenomatose *f*
加德纳综合征(遗传性肠息肉综合征) Gardner* Syndrom *n*
加电子作用 elektrochemische Reduktion *f*
加垫屈肢止血法 Blutstillung durch Hyperflexion der Extremitäten mit Polster *f*
加法定理 Additionstheorem *n*
加法累加器 Akkumulator *m*
加法器 Additor *m*
加工 Verarbeitung *f*, Ausarbeitung *f*
加工模型 Verarbeitungsmodell *n*
加工水平 Verarbeitungsniveau *n*
加工水平方法 Niveau der Verarbeitungsmethode *n*
加工水平理论 Theorie von Verarbeitungsniveaus *f*
加工水平说 Verarbeitungstheorie *f*
加固 Verstärkung *f*, Konsolidierung *f*, Festigung *f*
加固轮椅 verstärkter Rollstuhl *m*
加合蛋白 Addukte an Proteine *n pl*
加合物 Addukt *n*
DNA 加合物 DNA-Addukte *n*
加合物位点特异性诱变 Addukte von ortsspezifischer Mutagenese *f*
加合物形成剂 Addukt-Formierungsagens *n*, Formierungsagens für Additionsverbindungen *n*
加和性 Additivität *f*
加和原则 Prinzip der Additivität *n*
DNA 加减测序法 DNA-Sequenzierung mit Addition und Subtraktion *f*
加减键 Addierer-Subtrahiertaste *f*
加减压程序 Kompressions-Dekompressions-Verfahren *n*
加碱 Alkalisierung *f*, Alkalisieren *n*
加碱熔化 Alkalischmelze *f*
加剧 Exazerbation *f*, Verschlimmerung *f*
加快 Beschleunigung *f*
加莱阿蒂氏腺 Galeati* Drüsen *f pl*, Glandulae intesti-nales *f pl*
加莱阿齐骨折脱位 Galeazzi* Luxationsfraktur *f*(桡骨干中下 1/3 骨折合并桡尺远侧关节脱位)
加莱阿齐氏骨折 Galeazzi* Fraktur *f*
加莱阿齐征 Galeazzi* Zeichen *n*(见于先天性髋脱位)
加兰他敏 Galanthamin(um) *n*
加兰他敏氢溴酸盐 Galanthamin-Hydrobromid *n*
加兰特征 Garland* Syndrom *n*
加雷氏骨髓炎 Garre* Osteomyelitis *f*, sklerosierende Osteomyelitis *f*
加雷氏硬化性骨髓炎 sklerotische Osteomyelitis nach Garré* *f*, Osteomyelitis sclerosans Garre'* *f*
加里森产钳 Garrison* Zange *f*(钳叶无孔)
加利福尼亚病毒 California-(Encephalitis)-Virus *n*(CEV)
加利福尼亚脑炎 Kalifornien-Enzephalitis *f*
加利福尼亚评判性思维技能测验 kalifornischer Fähigkeitstest zum kritischen Denken *m*
加利福尼亚评判性思维心智评估量表 psychometrische Skala für kritisches Denken Kaliforniens *f*
加利福尼亚吸吮线虫 kalifornische saugende Nematoden(od. Fadenwürmer) *pl*
加利硬化性骨髓炎 sklerotische Osteomyelitis nach Garré* *f*, Osteomyelitis sclerosans Garre'* *f*
加量饮水 Zwangstrinken *n*
加量组织胺试验 verstärkter Histamintest *m*, Augmentationshistamintest *m*
加罗德综合征(黑酸尿病) Garrod* Syndrom *n*
加洛帕米 Gallopamil *n*
加氯[消毒]法 Chlorung *f*, Chlorierung *f*
加氯量(需氯量) Chlorbedarf *m*
加氯消毒法 Chlorierungsmethode *f*
加密技术 Kryptographie *f*
加拿大癌症学会 Kanadische Krebs-Gesellschaft *f*
加拿大精神分裂症基金会 Kanadische Schizophrenie-Stiftung *f*
加拿大麻醇甙 Cymarol *n*
加拿大麻甙 Cymarin *n*, Zymarin *n*
加拿大麻素 Acetovanillon *n*
加拿大模式 kanadisches Modell *n*
加拿大式髋关节离断假肢 kanadische Hüftexartikulationsprothese *f*
加拿大树胶 Kanada-Balsam *m*, Balsamum canadense *n*
加拿大物理医学联合会 Kanadische Vereinigung für medizinische Physiologie *f*, Canadian Federation of Medical Physics <engl.>
加拿大作业活动行为评估 kanadische Verhaltensbeurteilung bei Arbeitsaktivitäten *f*
加涅的学习层级系统 Gagne'* Lernhierarchie *f*
加涅的学习阶段 Lernstufe nach Gagné* *f*
加涅的学习模式 Lernmodell nach Gagné* *n*
加涅学习结果的种类 die Sorte von Gagnes Learnergebnis *f*
加诺沙星 Garenoxacin *n*
加强 Augment *m*, Augmentation *f*, Potenzierung *f*, Verstärkung *f*, Intensivieren *n*
加强的 intensiv
加强的心理治疗 intensive Psychotherapie *f*
加强监护病房(特护室) Intensivstation *f*
加强 EEG 监护系统 verstärktes EEG-Monitoring-System *n*
加强接种 Auffrischimpfung *f*, Boosterimpfung *f*
加强练习 Kräftigungsübung *f*
加强疗法 Intensivtherapie *f*
加强免疫接种 Verstärkungsimmunisierung *f*
加强气管导管 verstärkter Endotrachealtubus *f*
加强生命支持 Advanced Life Support(ALS)<engl.>, erweiterte lebensrettende Maßnahme *f*
加强网 Verstärkungsnetz *n*
加强卫生社区行为 Verstärkung der gesunden Gemeindeaktionen *f*
加强医疗病房 Intensivstation *f*, ICU <engl.>
加强治疗病房 Intensivstation *f*
加强注射 Verstärkungsinjektion *f*, Booster-Injektion *f*
加强子 Verstärkungsfaktor *m*
加强子成分 Bestandteil des Verstärkungsfaktors *m*

加氢过程 Hydrogenationsprozeß *m*
加氢精制 Hydroraffination *f*, Raffination durch Hydrieren *n*
加氢裂化 Hydrokracken *n* Hydrospalten *n*
加氢缩合反应 Hydrokondensation *f*
加氢[作用] Hydrlogen) ierung *f*, Hydrogenation *f*
加权 Gewichtung *f*
加权残(余)量法 gewichtete Restwertmethode *f*
加权残值方法 gewichtete Restwertmethode *f*
加权处理 gewichteter Ansatz *m*
加权的 gewichtet
加权法 Wichtungsmethode *f*
加权分数 gewichtete Punktzahl *f*
加权工作负荷测定 Gewichtungsmessung der Arbeitsbelastung *f*
加权和 gewichtete Summe *f*
加权检索 gewichtete Suche *f*
加权卡方检验(Cochran 检验) gewichteter Chi-Quadrat-Test *m*
加权平均方差 gewichtete durchschnittliche Varianz *f*
加权平均皮肤温度 gewichteter Mittelwert der Hauttemperatur *f*
加权平均数 gewichteter Mittelwert *m*
加权[平]均数 gewogener Mittelwert *m*, Gewichtsmittel *n*
加权确定因子 bestimmender Wichtungsfaktor *m*
加权熵 Gewichtsentropie *f*, gewogene Entropie *f*
加权性质 Gewichtseigenschaft *f*
加权因子 Gewichtsfaktor *m*, Gewicht *n*
加权直线回归 gewichtete lineare Regression *f*
加权质心定位 gewichtete Lokalisierung des Schwerpunktes *f*
加热 Aestuation *f*
加热醋酸处理 Heißessigsäure-Behandlung *f*, Wärme-Essigsäure-Behandlung *f*
加热分解 Pyrolyse *f*
加热固化型塑料 Wärmeerhärtungsplastik *f*, Wärmeerhärtung smethylmethacrylat *n*
加热漏斗 Erhitzungstrichter *m*
加热炉 Glühofen *m*
加热器 Heizaparat *m*, Heizkörper *m*, Erhitzer *m*, Erwärmer *m*
加热设备 Erhitzungsapparat *m*
加热 - 酸浸 - 电极法 Hitze-Beize-Elektrode-Verfahren *n*
加热消毒 Hitzesterilisation *f*
加热致死时间曲线 Zeitkurve beim Hitztod *f*
加塞氏管 Gasser* Gang (od. Dukt) *m*
加塞氏神经节 Gasser* Ganglion *n*, Ganglion Gasseri *n*, Ganglion semilunare nervi trigemini *n*
加塞氏神经节减压法 Dekompression des Ganglion Gasseri *f*
加塞氏神经炎 Gasser* Neuritis *f*, Gasseritis *f*
加桑综合征 Ghassan* Syndrom *n* (由鼻咽或颅底肿瘤引起的全部或大部分单侧颅神经麻痹)
加色法 additives Farben *n* (od. Farbmischung *f*), Additionsvorgang *m*
加色混合 additive Farbmischung *f*
加深 Vertiefen *n*
加湿器 Befeuchtungsvorrichtung *f*
加氏计数法 Gaffky* Skala *f* (痰内结核菌计数表)
加双氧酶 Dioxygenase *f*
加水脱氢 Hydratations-Dehydrogen (is) ation *f*
加水脱氢反应 Hydratations-Dehydrogen (is) ationsreaktion *f*
加思里氏肌 Guthrie* Muskel *m*, Muscuius sphincter urethrae *m*
加思里氏肌 Guthrie* Muskel *m*, Musculus sphincter urethae *m*
加速 Akzeleration *f*, Beschleunigung *f*, Acceleratio *f*
加速暴露试验 beschleunigter Belastungstest *m*
加速部分乳房照射 beschleunigte Teilbrustbestrahlung *f*
加速舱 Beschleunigungskabine *f*
加速度 Akzeleration *f*, Beschleunigung *f*, Acceleratio *f*
加速度测量术 Accelerometrie *f*
加速度传感器 Beschleunigungssensor *m*
加速度肺不张 Beschleunigungsatelektase *f*
加速度感觉 Beschleunigungsempfindung *f*
加速度肌松监测法(加速肌动描记法) beschleunigtes neuromuskuläres Überwachungsverfahren *n*
加速度计 Akzelerometer *n*, Beschleunigungsmesser *m*
加速度计校准装置 Beschleunigungsmesser-Kalibrator *m*
加速度空间的维数 Dimension des Beschleunigungsraums *f*
加速度立体阵 Beschleunigungsanordnung *f*, Acceleration Array <engl.>
加速度耐力 Beschleunigungstoleranz *f*, G-Toleranz *f*
加速度生理学 Akzelerationsphysiologie *f*
加速度时的加压呼吸 Druckatmung während der Beschleunigung *f*
加速度向量 Beschleunigungsvektor *m*
加速度效应 Beschleunigungseffekt *m*
加速度性虚脱 Beschleunigungskollaps *m*
加速度仪 Beschleunigungsmesser *m*
加速度引起的肺不张 Akzeleration-Atelektase *f*
加速度应激反应 Akzelerationsstreß *m*, Beschleunigungsstreß *m*
加速度晕厥 Akzeleration-Synkope *f*
加速反应 beschleunigte Reaktion *f*
加速腹膜[腔]检测 beschleunigte Peritonealprüfung (APEX) *f*
加速腹腔检验 beschleunigter Bauch-Test *m*
加速呼吸 beschleunigte Atmung *f*
加速基因 Akzelerationsgen *n*, beschleunigtes Gen *n*
加速剂 Akzelerator *m*, Beschleuniger *m*, Accelerator *m*
加速力 Beschleunigungskraft *f*
加速凝血球蛋白 Akzeleransglobulin *n*, Proaccelerin *n*, Acceleransglobulin *n*, Faktor V *m*
加速排斥 beschleunigte Ablehnung *f*
加速排异 beschleunigte Ablehnung *f*
加速期 Akzelerationsperiode *f*, Beschleunigungsperiode *f*
加速期到摆动中期 Beschleunigungs- bis mittlere Schwingungsphase *f*
加速器 Akzelerator *m*, Accel (er) ator *m*, Beschleuniger *m*, Cyclator *m*
加速器型中子发生器 Beschleuniger Typ von Neutronengenerator *m*
加速器治疗 Akzeleratortherapie *f*
加速球蛋白 Akzeleransglobulin *n*, Acceleransglobulin *n*, Faktor V *m*
加速神经 Akzelerator *m*, Accelerator *m*, Förderungsnerv *m*, Beschleunigungsnerv *m*, Nervus accelerantus *m*
加速试验 beschleunigter Test *m*
加速试验条件 beschleunigte Testbedingung *f*
加速死亡期 Akzelerationstodesphase *f*
加速型心音图微音器 beschleunigter Typ von PCG-Mikrophon *n*
加速型移植物排斥 beschleunigte Transplantatabstoßung *f*
加速性房室结传导 beschleunigte AV-Knoten-Leitung *f*
加速性交接区心律 beschleunigter Übergangszonen-Rhythmus *m*
加速性室性自搏心律 beschleunigter idioventrikulärer Rhythmus *m*
加速性心室自主心律 beschleunigter idioventrikulärer Rhythmus *m*
加速血管排斥反应 beschleunigte vaskuläre Abstoßung *f*
加酸分解 Säurespaltung *f*
加酸水解 Säurehydrolyse *f*
加酸皂化 Säureverseifung *f*
加算诱发电位 überlagertes evoziertes Potential *n*
加特纳菌属 Gardnerella *f*
加特纳氏管 Gartner* Gang *m*, Ductus epoophori longitudinalis *m*
加特纳氏囊肿 Gartner* Zyste *f*
加特纳现象 Gartner* Phänomen *n* (抬高上肢至不同高度，观察其静脉充盈度以推测右房压)

加替沙星 Gatifloxacin *n*
加瓦尔肌 Gavard* Muskel *m*（胃壁斜行肌层）
AT 加尾 A-T-Teilwerk *n*
dG dT 加尾 dG-dT-Tailing *n*
加温飞行服 beheizter Fluganzug *m*
加温器 Wärmer *m*
加西卡［蛋白缺乏］病 Kwashiorkor *n*（Unterversorgung mit Protein von Kleinkindern）
加 A 信号 A-Additionssignal *n*
加性基因 additives Gen *n*
加性效应 additive Wirkung *f*
加性重组 additive Rekombination *f*
加压 Druck *m*, Kompression *f*
加压包扎止血 Blutstillung durch Druckverband *f*
加压舱 Druckkabine *f*, druckdichte Kabine *f*, hermetisch abgeschlossene Kabine *f*
加压超声 Kompressions-Ultraschallsonografie *f*
加压单极肢体导联 verstärkte unipolare Extremitätenableitung *f*
加压的 pressorisch
加压锻炼 Kompressionsübung *f*
加压反射 Pressorreflex *m*
加压肺式［自动］调节器 Druckregler *m*
加压服 Druckanzug *m*
加压钢板固定 Druckplattenosteosynthese *f*
加压钢板固定术 Fixierung der Kompressionsplatte *f*
加压关节固定术 Kompressionsfixierung des Gelenks *f*
加压关节融合术 Kompressionsarthrodese *f*
加压呼吸 positive Druck（be）atmung *f*
加压呼吸背心 Druckatmungsweste *f*
加压呼吸供氧系统 Druckatmungssystem *n*
加压呼吸耐力 Ausdauer der Druckatmung *f*
加压呼吸调节器 Druckatmungsregulator *m*
加压呼吸系统 Druckatmungssystem *n*
加压呼吸训练 Training für Druckatmung *n*
加压呼吸训练器 Trainer zur Druckatmung *m*
加压呼吸晕厥 Synkope bei Druckatmung *f*
加压呼吸状态 Zustand der Druckatmung *m*
加压接骨板 Druckplatte *f*
加压聚合器 Druckpolymerisationsgerät *n*
加压疗法 Kompressionstherapie *f*
加压螺钉固定术 Kompressionsschraubenfixierung *f*
加压喷射洗涤法 Druckspritz-Waschverfahren *n*
加压区 Pressorgebiet *n*, Druckgebiet *n*
加压人工呼吸 Druck（be）atmung *f*
加压神经 Pressornerv *m*
加压渗滤（漉）法 Druckperkolation *f*, Preßperkolation *f*
加压时间 Kompressionszeit *f*
加压室 Druckkammer *f*
加压手套 Druckhandschuh *m*
加压素 Vasopressin（um）*n*, antidiuretisches Hormon *n*, β-Hypophamin *n*, Pitressin *n*, Pitrescin *n*
加压素试验 Vasopressin-Test *m*
加压素受体抑制剂 Vasopressin-Rezeptor-Inhibitor *m*
加压素注射液 Injectio Vasopressini *f*
加压头盔 Druckhelm *m*
加压系统 Pressorsystem *n*, barostatisches Regelsystem *n*
加压效应 Pressoreffekt *m*
加压性关节痛 Kompressionsarthralgie *f*
加压氧化 Druckhydrierung *f*
加压蒸气 Preßdampf *m*, gepreßter Dampf *m*, Dampf unter Druck *m*
加压蒸气灭菌法 Druckdampfsterilisation *f*
加压治疗表 Kompressionsbehandlungstabelle *f*
加盐分离 Aussalzung *f*, Aussalzen *n*
加氧酶 Oxygenase *f*
加叶氏病 Gayet* Krankheit *f*
加载研究 Add-on-Studie *f*
加值网络 Wertschöpfungsnetzwerk *n*
加重 Exazerbation *f*, Exacerbatio *f*, Aggravatio（n）*f*
加重（恶化）Verschlimmerung *f*
加州大学洛杉矶分校的社会和独立生活技能 von UCLA fördernde, soziale und selbständige Lebensfähigkeiten *f pl*
加州人格调查表 kalifornisches Persönlichkeitsinventar *n*
加州心理调查表 kalifornischer psychologischer Fragebogen *m*
夹（钳）Klemme *f*, Zange *f*
夹［板］Schiene *f*
夹板（固定断骨的）Frakturschiene *f*
夹板固定 Schienung *f*
夹板疗法 Schienung *f*
夹层 Mezzanin *n*
夹层动脉瘤 Shekelton* Aneurysma *n*, Aneurysma dissecans *n*
夹层技术 Sandwichmethode *f*, Sandwichtechnik *f*
夹层主动脉瘤 Aneurysma dissecans der Aorta *n*
夹断电压 Pinch-Off-Spannung *f*, Abschnür-Spannung *f*
夹合缝 Schindylesis *f*, Furchennaht *f*
夹肌 Splenius *m*, Musculus splenius *m*
夹紧螺杆 Klemmschraube *f*
夹卡装置 Klemmvorrichtung *f*
夹棉器 Watteträger *m*
夹套管用钳 Katheterhaltepinzette *f*
夹心现象 Sandwich-Phänomen *n*
夹心样坏死 Sandwich-Nekrose *f*
夹杂症 Begleitkrankheit *f*, begleitende Krankheit *f*
夹纸试验 Papierklammertest *m*
夹竹桃 Oleander *m*, Nerium odorum（s. indicum）*n*
夹竹桃甙 Neriin *n*, Oleandrin *n*
夹竹桃科 Apocyanaceae *f pl*
夹竹桃麻甙 Apocynein *n*
夹竹桃麻苦素 Apocynamarin *n*
夹竹桃糖 Oleandrose *f*
夹竹桃中毒 Oleandervergiftung *f*
夹子 Klammer *f*, Klemme *f*
痂［皮］Kruste *f*, Borke *f*, Schorf *m*
痂皮脱落 Dekrustation *f*, Krustenablösung *f*
痂切除 Schorfexcision *f*, Nekrosenentfernung *f*
痂下水肿液（第三间隙、痂下水泡液）Ödemflüssigkeit unter Schorf *f*
痂下愈合 Heilung unter Krusten（od. Schorf）*f*
家［庭］访［视］Hausbesuch *m*
家［庭］史 Familiengeschichte *f*
家访 Hausbesuch *m*
家族性黑蒙性痴呆 amaurotische familiäre Idiotie *f*, Tay*-Sachs* Syndrom *n*
家谱 Stammbaum *m*, Ahnentafel *f*, Familien（stamm）buch *n*, Arbor consanguinitatis *f*
家谱分析 genealogische Analyse *f*
家禽 Geflügel *n*
家禽白喉 Vogeldiphtherie *f*, Diphtheria avium *f*
家禽螺旋体 Spirochaeta eberthi *f*
家鼠属 Rattus *m*
家庭保健服务 familiärer Gesundheitsdienst *m*
家庭暴力 häusliche Gewalt *f*
家庭背景 familiärer Hintergrund *m*
家庭背景治疗 Familiehintergrundtherapie *f*
家庭病床 häusliches Krankenbett *n*
家庭测验 Familientest *m*
家庭肠外营养 parenterale Heimernährung *f*
家庭成员 Familienmitglied *n*

家庭冲突 Konflikt in der Familie *m*
家庭传奇(家庭遭遇) Familienlegende *m*
家庭大小 Familiengröße *f*
家庭的角色结构 Rollenstruktur in der Familie *f*
家庭的投射作用 projizierte Funktion der Familie *f*
家庭雕塑 Skulptur der Familie *f*
家庭动力学 familiäre Dynamik *f*
家庭多发 familiär-idiopathischer Hirsutismus *m*
家庭发展阶段 familiäre Entwicklungsstufe *f*
家庭发展任务 familiäre Entwicklungsaufgabe *f*
家庭访视 Hausbesuch *m*
家庭访视协议书 Hausbesuchsvertrag *m*
家庭访谈 Familieinterview *n*
家庭负担 familiäre Belastung *f*
家庭感情气氛 familiäre emotionale Atmosphäre *f*
家庭干预 familiäre Intervention *f*
家庭隔离 Hausisolation *f*, Isolation (od. Isolierung) zu Hause *f*
家庭功能 Familienfunktion *f*
家庭功能评定量表 Bewertungsskala für Familienfunktion *f*
家庭关系 familiäre Beziehung *f*
家庭关系心理学 Psychologie für die Familienbeziehung *f*
家庭关系指征 Indikator für Familienbeziehung *m*
家庭行为问题 Verhaltensproblem innerhalb der Familie *n*
家庭和社区问题 Familie- und Gemeinschaftsfragen *f pl*
家庭护理(家庭保健工程) häusliche Pflege *f*
家庭护理服务(家庭监护) Hauspflege *f*, Familienpflege *f*
家庭护理服务中心 familiäres Pflege- und Servicezentrum *n*
家庭环境 familiäre Umgebung *f*
家庭环境不良所致轻度智力落后 familiäre Retardierung *f*
家庭环境测量 Familienumgebungsmessung *f*
家庭环境因素 Hausumgebungsfaktor *m*
家庭机能 Familienfunktion *f*
家庭机械通气 häusliche maschinelle Ventilation *f*
家庭价值观 Familiewert *m*
家庭健康 Familiegesundheit *f*
家庭健康档案 familiäre Gesundheitsakte *f*
家庭健康服务 Familiengesundheitsdienst *m*
家庭健康干预 familiäre Gesundheitsintervention *f*
家庭健康护理 Familiengesundheitspflege *f*
家庭健康护理计划 Familiengesundheitspflegeplan *m*
家庭健康护理评估 Bewertung der Familiengesundheitspflege *f*
家庭健康护理评价 Bewertung der familiären Gesundheits- und Krankenpflege *f*
家庭健康护理实施 Durchführung der Familiengesundheitspflege *f*
家庭健康护理诊断 familiäre Gesundheitspflege und -diagnose *f*
家庭健康计划 Familiengesundheitsplan *m*
家庭健康教育 familiäre Gesundheitsbildung *f*
家庭健康评估 familiäre Gesundheitsabschätzung *f*
家庭健康评价 familiäre Gesundheitsbewertung *f*
家庭健康世系图 Familiengesundheitsbaum *m*
家庭健康询问调查 Familiengesundheitsbefragung *f*
家庭健康诊断 Familiengesundheitsdiagnose *f*
家庭角色 familiäre Rolle *f*
家庭角色的形成 Bildung der familiären Rolle *f*
家庭教育 familiäre Erziehung *f*
家庭接触疾病 familiäre Kontakterkrankung *f*
家庭接生 Hausgeburt *f*
家庭结构-功能概念框架 Familienstruktur im konzeptionellen Bezugsrahmen *m*
家庭结构论 Theorie der Familienstruktur *f*
家庭结构图 Familienstrukturdiagramm *n*
家庭精神病学 Familienpsychiatrie *f*
家庭聚集性 familiäre Häufung *f*
家庭垃圾 Haushaltsabfälle *m pl*
家庭理疗 häusliche physikalische Therapie *f*
家庭理论 Theorie der Familie *f*
家庭量表 Familienskala *f*
家庭摩擦 familiäre Reibung *f*
家庭内部结构 interne Struktur der Familie *f*
家庭内收养 innerfamiliäre Annahme *f*
家庭虐待 familiäre Misshandlung *f*
家庭漂白治疗 Home-Bleaching *n*
家庭品质 familiäre Qualität *f*
家庭评估 Evaluierung für eine Familie *f*
家庭评估模式 Familienbewertungsmodell *n*
家庭取向 Familienorientierung *f*
家庭权利 familiäres Recht *n*
家庭社会关系标志 Merkmal der Familien- und Sozialbeziehung *n*
家庭社会关系图 familiäres und soziales Beziehungsdiagramm *f*
家庭神经症 Familienneurose *f*
家庭生活周期 Familienlebenszyklus *m*
家庭事故 häuslicher Unfall *m*
家庭透析 Heimdialyse *f*
家庭外部结构 Außenstruktur der Familie *f*
家庭外收养 außerfamiliäre Adoption *f*
家庭危机 familiäre Krise *f*
家庭危机治疗 Therapie der Familienkrise *f*
家庭污水 Hausabwasser *n*, häusliches Abwasser *n*
家庭系统的界限 Grenze des familiären Systems *f*
家庭系统理论 Systemtheorie der Familie *f*
家庭系统论 Theorie des Familiensystems *f*
家庭心理疗法 Familienpsychotherapie *f*
家庭心理学 Familienpsychologie *f*
家庭性别构成 Sexstruktur in einer Familie *f*
家庭性疾病 familäre Erkrankung *f*
家庭性良性慢性天疱疮 Pemphigus benignus familiaris chronicus *m*
家庭压力应对理论 Theorie der Familienstressbewältigung *f*
家庭亚系统 Subsystem der Familie *n*
家庭研究 Familienstudie *f*
家庭医疗保健信息系统 System von Informationen über familiäre Gesundheitsfürsorge *n*
家庭医疗业务 Hausarztpraxis *f*
家庭医师 Hausarzt *m*, Familienarzt *m*
家庭医学 Familienmedizin *f*
家庭移情 Empathie in der Familie *f*
家庭用水量 familiärer Wasserverbrauch *m*
家庭用药 Hauschemikalien *f pl*, Hausmittel *n pl*
家庭支持系统 Familienunterstützungssystem *n*
家庭制度疗法 systemische Familientherapie *f*
家庭治疗 Hausbehandlung *f*, domestische Medizin *f*, ambulante Behandlung *f*
家庭周期 Familienzyklus *m*
家庭主妇湿疹 Hausfrauenekzem *n*
家庭咨询 Familienberatung *f*
家庭资源 Familienressource *f*
家兔[密]螺旋体 Treponema cuniculi *n*, Spirochaeta cuniculi *f*
家兔[密]螺旋体病 Treponematose der Kaninchen *f*
家兔唇坏死病 Lippennekrose der Kaninchen *f*
家兔发热试验 Kaninchenpyrogentest *m*
家务 DNA Haushalt-DNA
家务蛋白 Haushaltsprotein *n*
家务活动 Haushaltstätigkeit *f*
家务活动训练 häusliches Tätigkeitentraining *n*
家务劳动者 Hausarbeiter *m*
家系 Genealogie *f*, Stammbaum *m*

家系调查 genealogische Erforschung *f*
家系［内］发病率 familiäre Morbidität *f*
家系图 Familiebaum *m*
家系学 Genealogie *f*
家蝇 Hausfliege *f*, Stubenfliege *f*, Typhusfliege *f*, Musca domestica *f*
家蝇蛆病 Myiasis muscosa *f*
家用电冰箱 Haushaltskühlschrank *m*
家用房间空气调节器 Raumklimagerät *n*, Klimaanlage *f*
家用房间空气调湿装置 Raumluftfeuchtegerät *n*
家用化学品 Haushaltschemikalie *f*
家用化学品卫生 häusliche Chemikalienhygiene *f*
家用冷藏冷冻箱 Kühl-Gefrierkombination *f*
家用农药 häusliches Pestizid *n*
家用杀虫剂 Haushaltinsektizid *n*, Haushalt-Insektenbekämpfungsmittel *n*
家用涂料 Anstrchmittel *n*
家用粘合剂 Haushaltskleber *m*
家用装饰材料 dekoratives Haushaltsmaterial *n*
家长作风 Bevormundung *f*
家政服务系统 Haushaltungsdienstleistung *f*
家族 Familie *f*
Alu 家族 Alu-Familie *f*
B7 家族 B7-Gruppe *f*
家族迟发性冷性荨麻疹 familiäre verzögerte Kälteurtikaria *f*
家族孤立的甲状旁腺功能减退症 familiärer isolierter Hypoparathyreoidismus *m*
家族环境 häusliches Umfeld *n*
家族环境商 Haus-Umwelt-Quotient *m*
家族脊髓性肌萎缩 infantile form der progressiven spinalen Muskelatrophie *f*
家族接触疾病 Erkrankung bei familärem Kontakt *f*
家族进行性色素沉着过度 familiäre progressive Hyperpigmentierung *f*
家族精神病学 Familienpsychiatrie *f*
家族聚集性 familiäre Häufung *f*
家族镁预亏肾病 familiäre Nephropathie beim Magnesiummangel *f*
家族免疫 Familienimmunität *f*
家族史 Familiengeschichte *f*
家族素因 familiäre Disposition *f*
家族相对危险 relative Familiengefahr *f*
家族性 familiär
家族性癌 familiäres Karzinom *n*
家族性矮小 familiärer Kleinwuchs *m*
家族性白蛋白异常性高甲状腺素血症 familiäre dysalbuminöse Hyperthyroxinämie (FDH) *f*
家族性白色皱壁性粘膜发育不良 familiäre weiße gefaltete Schleimhautdysplasie *f*, familial white folded mucosal dysplasia <engl.>
家族性扁平苔藓 familiärer Lichen planus *m*
家族性部分［性］脂肪营养不良症 familiäre partielle Lipodystrophie (FPLD) *f*
家族性肠息肉病 familiäre Darmpolypose *f*
家族性成骨不全 Osteogenesis imperfecta congenita *f*
家族性痴呆 familiäre Idiotie *f*
家族性出血性毛细管扩张 hereditäre hämorrhagische Teleangiektasie *f*
家族性出血性肾炎（奥尔波特综合征） familiäre hämorrhagische Nephritis *f*
家族性传染性海绵状脑病 familiäre transmissible spongiforme Enzephalopathie *f*
家族性呆小病 familiärer Kretinismus *m*
家族性呆小聋哑症 familiärer Kretinismus mit Taubstummheit *m*
家族性胆血症 familiäre Cholämie *f*
家族性低 β- 脂蛋白血［症］ familiäre Hypo-β-lipoproteinämie *f*
家族性低钾血性碱中毒症 familiäre hypokaliämische Alkalose *f*
家族性低磷酸血症佝偻病 familiäre hypophosphatämische Rachitis *f*
家族性低磷酸盐血症 familiäre Hypophosphatämie *f*
家族性低磷血症 familiäre Hypophosphatämie *f*
家族性低镁血症 familiäre Hypomagnesiämie *f*
家族性低镁血症合并高钙尿和肾钙盐沉着症 familiäre Hypomagnesiämie mit Hyperkalziurie und Nephrokalzinose *f*
家族性低尿钙高钙血症 familiäre hypokalzurische Hyperkalzämie *f*
家族性低尿酸血症 familiäre renale Hypourik(os)ämie *f*
家族性地中海热 (familiäres) mediterranes Fieber *n*, familiäre Mittelmeerfieber *n*
家族性癫痫 familiäre Epilepsie *f*
家族性淀粉样变性性苔藓 familiärer Lichen amyloidosus *m*
家族性淀粉样蛋白多神经病 familiäre Amyloidpolyneuropathie *f*
家族性淀粉样肾病 familiäre amyloide Nephropathie *f*
家族性动脉瘤 familiäres Aneurysma *n*
家族性多发性火焰色痣 familiärer multipler Naevus flammeus *m*
家族性多发性脂肪过多症 familiäre multiple Lipomatose *f*
家族性多浆膜炎 familiäre Polyserositis *f*
家族性多种垂体激素缺乏症（特发性遗传性多种垂体激素缺乏） familiärer multipler Hypophysenhormonmangel *m*
家族性恶性黑素瘤 familiäres malignes Melanom *n*
家族性反甲 familiäre Koilonychie *f*
家族性反应性穿通性胶原病 familiäre reaktive perforierende Kollagenose *f*
家族性反应性胶原病 familiäre reaktive Kollagenose *f*
家族性范可尼综合征 familiäres Fanconi* Syndrom *n*
家族性房室传导阻滞 familiärer atrioventrikulärer Block *m*, familiärer AV-Block (od. av-Block) *m*
家族［性］非溶血性黄疸 familiärer nichthämolytischer Ikterus *m*, Gilbert*-Lereboullet* Syndrom *n* (od. Krankheit *f*)
家族性肥厚性心肌病 familiäre hypertrophische Kardiomyopathie *f*
家族性肥胖 familiäres Übergewicht *n*
家族性肺动脉高压 familiäre Pulmonalhypertension *f*
家族性肺间质纤维化 familiäre interstitielle Lungenfibrose *f*
家族性肺气肿 familiäres Lungenemphysem *n*
家族性复合高脂血症 familiäre kombinierte Hyperlipidämie *f*
家族性干骺端发育不良 familiäre metaphysäre Dysplasie *f*
家族性高胆固醇血症 familiäre Hypercholesterinämie (FH) *f*
家族性高甘油三酯血症 familiäre Hypertriglyzeridämie *f*
家族性高密度脂蛋白缺乏症 Tangier-Krankheit *f*, (familiäre) Analphalipoproteinämie *f*
家族性高前 β 脂蛋白血症 familiäre Hyper-pre-Beta-lipoproteinämie *f*
家族性高身材 familiäre Großstature *f*
家族性高血压高钾血症 familiäre hypertensive Hyperkaliämie *f*
家族性高脂蛋白血症 familiäre Hyperlipoproteinämie *f*
家族性高 α 脂蛋白血症 familiäre Hyperalphalipoproteinämie *f*
家族性高 β 脂蛋白血症 familiäre Hyperbetalipoproteinämie *f*
家族性高脂血症 familiäre Hyperlipidämie *f*
家族性高脂血症Ⅲ型 familiäre Hyperlipidämie Typ Ⅲ *f*
家族性 C5 功能不良 familiäre C5-Dysfunktion *f*
家族性共济失调 familiäre (od. hereditäre) Ataxie *f*, Friedreich* Ataxie *f*
家族性孤立性甲状旁腺功能亢进症 familiärer isolierter Hyperparathyreoidismus *m*
家族性骨肥大症 familiäre Knochenhypertrophie *f*
家族性骨化过度 familiäre übermäßige Verknöcherung *f*
家族性骨结构不良 familiäre Knochendysplasie *f*

家族性骨硬化病 familiäre Osteopetrose *f*, Osteopetrosis familiaris (s. generalisata) *f*
家族性颌骨纤维异常增殖症 familiäre fibröse Kieferdysplasie *f*
家族性颌骨增大 familiäre fibröse Dysplasie des Kiefers *f*
家族性黑素瘤 familiäres Melanom *n*
家族性虹膜房角发育不良性青光眼 Glaukom bei familiärer Iridogoniodysgenese *n*
家族性虹膜麻痹 familiäre Iridoplegie *f*
家族性胡萝卜素血症 familiäre Carotinämie *f*
家族性环形红斑 familiäre ringförmige Rötung *f*
家族性疾病 Erbkrankheit *f*
家族性甲状腺肿 familiärer Kropf *m* (od. Struma *f*)
家族性甲状腺肿性功能低下症 familiäre Hypoparathyreose *f*
家族性假性甲状旁腺功能减退症(马 - 奥综合征) Martin*-Albright* Syndrom *n*
家族性睑裂狭小 familiäre Blepharophimose *f*
家族性角化不良性黑头粉刺 familiärer dyskeratotischer Komedon *m*
家族性结肠癌基因 familiäres Darmkrebsgen *m*
家族性结肠息肉病 familiäre Dickdarmpolypose *f*
家族性结肠腺瘤病 familiäre Dickdarmadenomatose *f*
家族性进行性色素过度沉着症 familiäre progressive Hyperpigmentierung *f*
家族性颈部强硬 familiäre Halssteifigkeit *f*
家族性颈部强直 familiäre Halssteife *f*
家族性痉挛性截瘫 familiäre spastische Paraplegie *f*
家族性酒渣鼻样疹伴表皮内上皮瘤 familiäre rosazeaartige Eruption mit intraepithelialen Epitheliomen *f*
家族性局限性热性荨麻疹 familiäre lokalisierte Wärmeurtikaria *f*
家族性局灶性节段性肾小球硬化症 familiäre fokale segmentale Glomerulosklerose *f*
家族性巨颌症 familiäre Riesenkiefererkrankung *f*
家族性抗维生素 D 佝偻病 familiäre vitamin-D-resistente Rachitis *f*
家族性克 - 雅病 familiäre (od. Genetische) Creutzfeldt*-Jakob* Krankheit *f*
家族性宽 β 脂蛋白病 familiale Dysbetalipoproteinämie *f*
家族性类脂性视网膜变性 familiäre Lipoidretinopathie *f*
家族性冷性荨麻疹 familiäre Kälteurtikaria *f*
家族性冷自身炎症反应综合征 familiäres kälteinduziertes autoinflammatorisches Syndrom *n*, familial cold autoinflammatory syndrome (FCAS) <engl.>
家族性粒细胞减少症 familiäre Granulozytopenie *f*, Gänsslen* Neutropenie *f*
家族性连续性皮肤脱屑 familiäre kontinuierliche Hautabschuppung *f*
家族性联合高脂血症 familiäre kombinierte Hyperlipidämie *f*
家族性良性对称性脂肪过多症 familiäre benigne symmetrische Lipomatose *f*
家族性良性慢性天疱疮 Pemphigus benignus familiaris chronicus *m*
家族性良性血尿 benigne familiäre Hämaturie *f*
家族性卵磷脂胆固醇酰基转移酶缺乏症 erblicher Lecithin-Cholesterin-Acyltransferase-Mangel *m*
家族性卵磷脂缺乏症 familiäre Lezithin-Defizienz (od. Mangel) *f*
家族性慢性粘膜皮肤念珠菌病 familiäre chronisch-mukokutane Candidiasis *f*
家族性男性性早熟 familiäre männliche sexuelle Frühreife *f*
家族性囊性淋巴管扩张症 familiäre zystische Lymphangiektase *f*
家族性脑白质病(佩梅病) familiäre Leukoenzephalopathie *f*
家族性脑病 familiäre Enzephalopathie *f*
家族性脑中叶硬化 familiäre zentrolobäre Sklerose *f*
家族性内脏淀粉样变性病 familiäre viszerale Amyloidose *f*
家族性皮肤胶原瘤 familiäres kutanes Kollagenom *n*
家族性皮肤乳头瘤病 familiäre kutane Papillomatose *f*
家族性皮肤软骨角膜营养不良 Dystrophia dermochondrocornealis familiaris *f*
家族性脾性贫血 Anaemia familiaris splenica *f*, Gaucher* Krankheit *f*
家族性葡萄糖半乳糖吸收不良 familiäre Glucose-Galactose-Malabsorption *f*
家族性普 - 耶二氏综合征 Peutz*-Jeghers* (-Klostermann*) Syndrom *n*, Pigmentfleckenpolypose *f*
家族性球形红细胞症 familiäre Sphärozytose *f*
家族性全骨髓再生障碍 familiäre Panmyelophthise *f*
家族性全身性幼年性息肉 familiäre generalisierte juvenile Polypose *f*
家族性全血细胞减少(范康尼综合征) familiäre Panzytopenie *f* (先天性骨髓发育不全伴其他多种缺陷)
家族性醛固酮增多症 familiärer Hyperaldosteronismus *m*
家族性醛固酮增多症Ⅱ型 familiärer Hyperaldosteronismus -Ⅱ *m*, FH-Ⅱ *m*
家族性醛固酮增多症Ⅰ型(糖皮质激素可抑制性醛固酮增多症) familiärer Hyperaldosteronismus -Ⅰ *m*, FH -Ⅰ *m*
家族性溶血性贫血 familiäre hämolytische Anämie *f*, Anaemia Debler* *f*
家族性软骨发育异常 familiäre Knorpeldysplasie *f*
家族性色素性荨麻疹 familiäre Urtikaria pigmentosa *f*
家族性色素性紫癜疹 familiäre pigmentierte Purpura *f*
家族性身材矮小 familiärer Kleinwuchs *m*
家族性肾错构瘤 familiäres renales Hamartom *n*
家族性肾钙化症 familiäre Nephrokalzinose *f*
家族性肾积水 familiäre Hydronephrose *f*
家族性肾 - 视网膜发育不良(萎缩) familiäre renal-retinale Dysplasie (od. Aatrophie) *f*
家族性肾小管酸中毒(间甲肾上腺素类物质) familiäre renale tubuläre Azidose *f*
家族性肾小球囊肿性肾病 Nephropathie mit familiären glomerulären Zysten *f*
家族性肾性糖尿 familiäre renale Glykosurie *f*
家族性肾性亚氨基甘氨酸尿症 familiäre renale Iminoglyzinurie *f*
家族性肾炎 familiäre Nephritis *f*
家族性渗出性玻璃体视网膜病变 familiär exsudative Vitreoretinopathie (FEVR) *f*
家族性生长激素缺乏症 familiärer Wachstumshormonmangel *m*
家族性嗜铬细胞瘤 familiäres Chromaffinom *n*
家族性嗜铬细胞瘤病 familiäres Phäochromozytom *f*
家族性嗜曙红细胞增多 familiäre Eosinophilie *f*
家族性噬红细胞性淋巴组织细胞增殖症 familiäre hämophagozytische Lymphohistiozytose *f*
家族性碳水化合物引起的高脂血症 Kohlenhydrate-bedingte familiäre Hyperlipidämie *f*
家族性唐氏综合征 familiäres Down* Syndrom *n* (先天愚型, 21 三体综合征)
家族性特发性骨关节病 familiäre idiopathische Osteoarthropathie *f*
家族性天疱疮 familiärer Pemphigus *m*
家族性秃发 familiärer Haarausfall *m*
家族性突变 familiäre Mutation *f*
家族性无胆色素尿性黄疸 familiärer acholurischer Ikterus *m*
家族性 C5 无能症 familiäre C5-Dysgenese *f*
家族性息肉病 familiäre Polyposis *f*
家族性系统性红斑狼疮 familiärer systematischer Lupus erythematodes *m*
家族性纤维囊性肺发育不良 familiäre fibrozystische pulmonale Dysplasie *f*
家族性显性玻璃疣 familiäre autosomal-dominante Drusen *f*

pl, Malattia leventinese, Doynesche Honigwabendystrophie *f*, Hutchinson-Tay Chorioiditis *f*, Holthouse-Batten Chorioretinitis *f*
家族性腺瘤病 familiäre Adenomatose *f*
家族性腺瘤性息肉病 familiäre adenomatöse Polypose *f*
家族性小红细胞性贫血 familiäre mikrozytäre Anämie *f*
家族性小头畸形 familiäre Mikrozephalie *f*
家族性心肌病 familiäre Myokardie (od. Myokardose od. Kardiomyopathie) *f*
家族性心脏肥大 familiäre Kardiomegalie (od. Herzhypertrophie) *f*
家族性Ⅲ型高脂蛋白血症 familiäre Dysbetalipoproteinämie *f*, familiäre Hyperlipoproteinämie Typ Ⅲ *f*
家族性血胆甾醇过多性黄瘤病 familiäre hypercholesterinämische Xanthomatose *f*
家族性血管神经性水肿 familiäres Angioödem *n*
家族性血磷酸盐低下佝偻病 familiäre hypophosphatämische Rachitis *f*
家族性蕈样真菌病 familiäre Mycosis fungoides *f*
家族性遗传性震颤 familiäres (od. Erbliches) Zittern *n*
家族性异常β脂蛋白血症 familiäre Dysbetalipoproteinemia *f*
家族性硬皮病 familiäre Sklerodermie *f*
家族性幼年型高尿酸血症性肾病 familiäre juvenile hyperurikämische Nephropathie *f*
家族性幼年性结肠息肉病 familiäre juvenile Polyposis coli *f*
家族性幼年性肾单位痨 familiäre juvenile Nephronophthise *f*
家族性原发性淀粉样变性病 familiäre primäre Amyloidose *f*
家族性原发性黄瘤病 primäre familiäre Xanthomatose *f*
家族性原发性皮肤淀粉样变性病 familiäre primäre kutane Amyloidose *f*
家族性载脂蛋白 B-100 familiäres Apolipoprotein B-100 (ApoB) *n*
家族性载脂蛋白 CⅡ缺乏症 familiärer Apolipoprotein-C-Ⅱ-Mangel *m*
家族性再发性血尿 familiäre rezidivierende Hämaturie *f*
家族性再生不良性贫血 familiäre hypoplastische Anämie *f*
家族性灶性面部皮肤发育不良 familiäre fokale faziale dermale Dysplasie *f*
家族性粘膜白色皱褶性发育不良 familiäre Dysplasie der Schleimhaut mit weißen gefalteten Flecken *f*
家族性阵发性多浆膜炎 familiäre paroxysmale Polyserositis *f*
家族性α脂蛋白缺乏 familiäre Hypo-α-Lipoproteinämie *f*, Tangier* Krankheit *f*
家族性α-脂蛋白缺乏症 familiärer α-Lipoproteinmangel *m*
家族性脂蛋白脂酶缺乏高乳糜微粒血症 familiärer Lipoproteinlipasemangel mit Chylomikronämie *m*
家族性脂蛋白脂酶缺乏症 familiärer Lipoproteinlipasemangel *m*
家族性脂肪过多症 familiäre Lipomatose *f*
家族性脂肪诱发性高血脂症(比格综合征) familiäre Fett-induzierte Hyperlipidämie *f*
家族性脂质肉芽肿病 familiäre Lipogranulomatose *f*
家族性植物神经失调综合征 familiäre Dysautonomie *f*, familiäre autonome Dysfunktion *f*, Riley*-Day* Syndrom *n*
家族性致死性失眠症 familiäre tödliche Insomnie (od. Schlaflosigkeit) *f*
家族性周期性瘫痪 familiäre periodische Paralyse *f*
家族性粥样硬化治疗研究 Studie zur Behandlung der familiären Atherosklerose *f*
家族性自发性气胸 familiärer Spontanpneumothorax *m*
家族性自主神经机(功)能异常 familiäre Dysautonomie *f*, familiäre autonome Dysfunktion *f*, Riley*-Day* Syndrom *n*
家族性 PHEO-PGL 综合征(糖皮质激素治疗敏感性醛固酮增多症) familiäres Phäochromozytom-Paragangliom-Syndrom *n*
家族性 Turner 综合症表现型 Phänotyp vom familiären Turner* Syndrom *m*
家族性组织细胞性皮肤关节炎 familiäre histiozytäre Dermatoarthritis *f*
家族遗传性球后视神经萎缩 heredofamiliäre Optikusatrophie *f*, Leber* Krankheit *f*
家族遗传性肾癌 erbliches Nierenzellkarzinom *n*
家族遗传性亚氨基甘氨酸尿症 erbliche Iminoglycinuria *f*
家族遗传性震颤 familiärer hereditärer Tremor *m*
家族原发性 IgA 肾病 familiäre primäre IgA-Nephropathie *f*
镓 Gallium *n* (Ga, OZ 31)
^{67}镓枸橼酸盐 ^{67}Gallium-zitrat *n*, ^{67}Ga-zitrat *n*
^{68}镓-乙二胺四乙酸 ^{68}Gallium-Athyldiamin-Tetraessigsäure *f*

jiá 荚铗颊

荚豆甙 Vicianin *n*
荚果 Legumen *n*
荚膜 Kapsel *f*, Capsula *f*
荚膜(晶体囊袋)染色法 Kapselfärbung *f*
荚膜的 kapsulär
荚膜多糖 Kapselpolysaccharid *n*, C-Polysaccharid *n*, C-Substanz *f*
荚膜多糖抗原 Kapsel-Polysaccharid-Antigen *n*
荚膜多糖疫苗 Kapselpolysaccharidimpfstoff *m*
荚膜甲基球菌 Methylococcus capsulatus *m*
荚膜抗体 Krapselantikörper *m*
荚膜抗原 Kapselantigen *n* (K-Antigen), Hüllenantigen *n*
荚膜膨胀试验 Kapselquellungstest *m*
荚膜染色法 Kapselfärbung *f*
荚膜组织胞浆菌 Histoplasma capsulatum *n*
荚膜组织胞浆菌素 Histoplasmin *n*
荚膜组织胞浆菌性食管炎 Ösophagitis durch Histoplasma capsulatum *f*
铗蠓 Forcipomyia midge *f*
铗蠓属 Forcipomyia *f*
颊 Wange *f*, Backe *f*, Bucca *f*
颊(长)神经阻滞麻醉 Leitungsanästhesie des N. buccalis *f*
颊瓣 Bukkallappen *m*, Wangenlappen *m*
颊壁 Wangenwand *f*
颊部贯通伤 penetrierende Wunde der Wange *f*
颊部涂片 Bukkalabstrich *m*, Wangen (schleimhaut) abstrich *m*
颊侧膜分离器 bukkaler Membranseparator *m*
颊侧翼缘 bukkaler Flansch *m*
颊侧翼缘区 bukkaler Flansch *m*
颊成形术 Melonoplastik *f*
颊的 bukkal, buccal (-is, -is, -e)
颊垫尖 Wangenfettpfropf *m*
颊动脉 Arteria buccalis *f*
颊耳畸胎 Melotus *m*
颊根 bukkale Wurzel *f*, Bukkalwurzel *f*
颊沟 Sulcus buccalis *m*
颊含片 Bukkaltablett *n*
颊横裂 Wangenspalte *f*, Meloschisis *f*, horizontale (od. quere) Gesichtsspalte *f*
颊肌 Bukzinator *m*, Trompetermuskel *m*, Musculus buccinator *m*
颊肌淋巴结 Nodi lymphatici buccales *m pl*
颊间隙 Wangentasche *f*
颊间隙蜂窝织炎 Phlegmone der Wangentasche *f*, Wangentaschenphlegmone *f*
颊间隙感染 Wangentascheninfektion *f*
颊颈嵴 bukkozervikale Leiste *f*
颊颏口周皮肤红变 Erythrosis pigmentosa peribuccalis *f*
颊瘤 Wangentumor *m*, bukkaler Tumor *m*
颊瘘 Wangenfistel *f*
颊螺旋体 Spirochaeta buccalis *f*, Borrelia buccalis *f*
颊毛 Bart *m*
颊面 Facies buccalis dentis *f*, Facies lateralis ossis zygomatici *f*
颊面管 Bukkalröhrchen *n*
颊内的 intrabukkal, intrabuccal (-is, -ia, -e)

颊黏膜癌 Karzinom der Wangenschleimhaut *n*
颊棚区 Wangenregalbereich *m*
颊牵开器 Wagenhalter *m*, Wagenhaken *m*
颊区 Regio buccalis *f*
颊缺损 Wangendefekt *m*
颊神经 Nervus buccalis *m*
颊神经麻醉 Anästhesie der Nervus buccalis *f*
颊食管语音 bukko-ösophageale Stimme *f*
颊涂片分析 Wangenabstrichanalyse *f*
颊窝 Grübchen *n*
颊系带 Frenum buccale *n*, Frenum buccinatoris *n*
颊腺 Wangendrüsen *f pl*, Glandulae buccales *f pl*
颊向错位 bukkaler Falschstand *m*
颊向阻生第三磨牙 bukkal-impakierter Drittermolar (od. Weisheitzahn) *m*
颊须 Bart *m*
颊咽肌缝 Raphe buccopharyngica *f*
颊咽筋膜 Fascia buccopharyngea *f*
颊叶 Wange *f*, Backe *f*
颊翼 buccal flange <engl.>
颊龈沟加深术 Extension der Sulcus buccogingivalis *f*
颊粘膜 Wangenschleimhant *f*
颊粘膜[皱]襞 Wangenschleimhautfalte *f*
颊粘膜癌 Karzinom der Wangenschleimhaut *f*, Wangen (schleimhaut) krebs *m*
颊粘膜白斑病 Leukoplakia buccalis *f*
颊支 Rami buccales *m pl*
颊脂垫 Wangenpolster *n*, Saugpolster *n*
颊脂体 Wangenpolster *n*, Saugpolster *n*, Corpus adiposum buccae *n*, Bichat* Fettpfropf *m*
颊栉 Genalkamm *m*
颊周色性角化不全病 Parakeratosis pigmentosa peribuccalis *f*
颊鬃 Genalborste *f*

jiǎ 甲岬贾钾假檟

甲 Muschel *f*, Onyx *m*, Concha *f*
甲氨蝶呤 Methotrexat (um) *n* (MTX), Amethopterin *n*
甲氨二氮䓬 Librium *n*, Chlordiazepoxid (um) *n*, Methaminediazepoxide *f*
甲氨基酚皮炎 Metol-Dermatitis *f*
甲胺 Methylamin *n*, Aminomethan *n*
甲胺磷 Methylaminophosphor *m*
甲胺乙吡啶 Betahistin (um) *n*
甲凹陷点 Nagellochfraß *m*
甲白斑症 Leukonychie *f*, Leukonychia *f*
甲板 Nagelplatte *f*
甲板减压舱 Deckdekompressionskabine *f*
甲半月 Lunula *f*
甲拌磷 Thimet *n*, Phorat *n* (3911)
甲拌磷中毒 Thimet-Vergiftung *f*
甲瓣 Nagelklappe *f*
甲苯 Methylbenzol *n*, Toluol *n*, Toluylen *n*
甲苯胺 Toluidin *n*
甲苯胺红不加热血清反应素试验 tolulized red unheated serum reagin test <engl.>, Toluidinrot-unbeheizter-Serum-Reagen-Test *m*
甲苯胺红血清不加热试验 tolulized red unheated serum test (TRUST) <engl.>, Toluidinrot-unbeheizter-Serumtest *m*
甲苯胺蓝 Toluidinblau *n pl*, Tolonii chloridum *n pl*
甲苯胺蓝纠正试验 Toluidinblau-Korrektionstest *m*
甲苯胺蓝染色 Toluidinblau-Färbung *f*
甲苯胺蓝中和试验 Toluidinblau-Neutralisierungstest *m*
甲苯巴比妥 Mephobarbital *n*, Prominal *n*
甲苯达唑 Mebendazol *n*
甲苯丁胺 Mephentermin (um) *n*
甲苯二胺 Toluylendiamin *n*
甲苯-3,4-二硫酚 Toluylen-3,4-dithiol *n*
甲苯法 Toluylenmethode *f*
甲苯酚 Kresol *n*, Hydroxytoluol *n*, Kresolsäure *f*
甲[苯]酚红 Kresolrot *n*
甲[苯]酚酶 Kresolase *f*
甲[苯]酚中毒 Kresol-Vergiftung *f*
甲苯磺丁脲耐受试验 Tolbutamid-Toleranz-Test *m*
甲[苯]磺[酰]丁脲 Tolbutamid (um) *n*, Tolbutamid *n* (TBT), Orinase *f* (D860)
甲苯磺酰氯 Toluolsulfochlorid *n*
甲苯基酸(甲酚, 混合甲苯酚) Cresylsäure *f*, p-Cresol *n*, gemischtes Kresol *n*
甲苯肼 Tolylhydrazin *n*
甲苯喹唑酮 Hyminal *n*, Methaqualon *n*
甲苯咪唑 Mebendazol (um) *n*
甲苯乙基内酰脲 Methylphenyläthylhydantoin *n*, Mesantoin *n*
甲苯中毒 Toluolvergiftung *f*
甲吡酮 Metyrapon *n*
甲吡酮试验 Metyrapon-Test *n*
甲襞 Nagelfalz *m*
甲襞挛缩 Nagelfalz-Kontraktur *f*
甲变色 Nagelverfärbung *f*
甲变形 Onychodystrophie *f*, Onychodystrophia *f*
甲髌[骨]综合征 Nagel-Patella (mangel)-Syndrom *n*, Arthroonychodystrophie *f*
甲丙氨酯 Meprobamat *n*
甲病 Onychose *f*, Onycho (no)sis *f*, Onychopathie *f*
甲层裂 A-Spallation *f*
甲叉环丙[基]甘氨酸 Methylen-cyclopropylglycin *n*
甲叉[基] Methylen *n*
甲撑二氧苯丙胺 Methylendioxyamphetamin *n*
甲撑二氧甲基苯丙胺 Methylendioxymethamphetamin *n*
甲虫 Käfer *m*
甲川(次甲) Methin *n*, Methylidin *n*
甲川(次甲)胆色素 Methylbilirubin *n*
甲川[基](次甲[基]) Methylidin *n*
N5,N10-甲川四氢叶酸 N5,N10-Methenyltetrahydrofolat *n*, N5,N10-Methenyltetrahydrofolsäure *f*
甲床 Nagelbett *n*, Nagelmatrix *f*, Onychium *n*, Matrix unguis *f*
甲床表皮囊肿 Epidermiszyste am Hyponychium *f*, epidermale Zyste des Nagelbetts *f*
甲床苍白 blasses Nagelbett *n*
甲床缝合 Nagelbettnaht *f*
甲床黑素瘤 Nagelbettmelanom *n*
甲床甲沟炎 Epiparonychia *f*
甲床角化过度 Hyperkeratosis subungualis *f*
甲床裂伤 Platzwunde des Nagelbettes *f*
甲[床]瘤 Onychom *n*
甲床色泽 Farbe und Glanz des Nagelbettes *f*
甲床退缩 Regeneration des Nagelbettes *f*
甲床细胞瘤 Pilomatrixom *n*, Epithelioma calcificans *n*, Malherbe* Epitheliom *n*
甲床炎 Nagelbettentzündung *f*, Onychie *f*, Onychitis *f*, Onychia subungualis *f*
甲床移植 Nagelbetttransplantation *f*
甲床肿瘤 Nagelbett-Tumor *m*
甲醇 Methylalkohol *m*, Holzspiritus *m*, Methanol *n*, Alcohol methylicus *m*
甲醇解[作用] Methanolyse *f*
甲醇钠 Natriummethoxid *n*
甲醇提取物残留物 methylalkoholischer Extraktionsrückstand *m*, Methanolextraktionsrückstand *m*

甲醇制冷压缩机 Methylalkohol-Kühlkompressor *m*
甲醇中毒 Methanolvergiftung *f*, Methylalkohol-Vergiftung *f*
甲醇中毒胃[改变] Magenläsion durch Methanolvergiftung *f*
甲醇中毒致死时间 Letalzeit der Methanolvergiftung *f*
甲刺 Niednagel *m*, Neidnagel *m*
甲粗隆 Tuberositas unguicularis *f*
甲醋唑胺 Methazolamid (um) *n*, Neptazan *n*
甲氮酰胺 Methazolamid (um) *n*, Neptazan *n*
甲低 Hypothyreose *f*
甲低性心脏病 hypothyreotische Herzkrankheit *f*
甲地孕酮 Megestrol (um) *n*
甲碘安 Trijodt (h) yronin *n* (T3)
甲碘吡酮酸钠 Uroselectan B *n*, Natriumjodomethamat *n*, Jodoxyl *n*
甲窦 Sinus unguis *m*, Nagelfalz *m*, Perionychium *n*, Paronychium *n*
甲二醇 Methylenglykol *n*
甲二氧基苯丙胺 Methylenedioxy Amphetamin *f*
甲发育不良 Nagelunterentwicklung *f*, Nageldysplasie *f*
甲啡肽 Met-Enkephalin *n*
甲肥厚 Pachyonychie *f*, Pachyonyxie *f*, Pach (y) onychia *f*, Onychauxis *f*
甲吩噻嗪乙酸 Metiazinsäure *f*
甲酚 Cresolum *n*, Kresol *n*, Methylphenol *n*, Kresylsäure *f*
甲[酚]红 Kresolrot *n*
甲酚酞 Kresolphthalein *n*
甲酚皂溶液 Kresol-Seifenlösung *f*
甲酚中毒 Kresolvergiftung *f*
甲酚中毒 煤酚中毒 Kresolvergiftung *f*
甲酚紫 Kresolpurpur *m*
甲酚紫染色 Kresylviolett *n*
甲砜基[脱硝]氯霉素 Thiamphenicol (um) *n*, Thiocymetin *n*
甲砜霉素 Thiamphenicol (um) *n*, Thiocymetin *n*
甲氟磷酸异丙酯 Sarin *n*
甲甘氨酸 Sarkosin *n*, Methylglyzin *n*
甲睾酮(甲基睾丸素) Methyltestosteron *n*
甲根 Nagelwurzel *f*, Radix unguis *f*
甲根肉瘤 Onychosarkom *n*
甲庚胺 Methylaminoheptan *n*, Neosupranol *n*
甲沟 Nagelfalz *m*, Sulcus matricis unguis *m*
甲沟炎 Nagelfalzentzündung *f*, Perionychose *f*, Perionyxis *f*, Perionychie *f*, Paronychie *f*, Onychia periunguinalis (s. lateralis) *f*
甲钴胺素 Methylcoba (la) min *n*
甲胍乙酸 Methylguanid (in) oessigsäure *f*, Kreatin *n*, Creatin *n*
甲 - 关节发育不全 Arthroonychodystrophie *f*
甲关节面 Facies articularis thyreoidea *f*
甲冠 Mantelkrone *f*, Jacketkrone *f*
甲硅烷 Silan *n*
甲弧影 Nagelhalbmond *m*, Selene unguium *f*, Lunula unguis *f*
甲琥胺 Methsuximid *n* (抗癫痫药)
甲黄癣 Nagelfavus *m*
甲磺丁脲 Tolbutamid (urn) *n* (D 860), Carbutamid (um) *n*
甲磺基 PCBs Methylsulfonyl-PCB (polychlorierte Biphenyle) *n pl*
甲磺灭脓 Sulfamylon *n*, Marfanil *n*, Homosulfanilamid *n*
甲磺酸苯扎托品 Benzatropin-Mesylat *n*
甲[磺酸]苄胺唑啉 A-Phentolamin *n*
甲磺酸酚胺唑啉 Phentolamin (um) *n*, Methansulfonat *n*
甲磺酸甲酯 Methylmesylat *n*
甲磺酸伊马替尼 Imatinib-Mesylat *n*
甲磺烟肼钠 Methaniazid (um) *n*
甲基 Methylium *n*, Methyl-
甲基 1059 Demeton-O-methyl *n*
甲基 1605 Dimethylparathion *n*, Parathionmethyl *n*
甲基阿托品 Methylatropin (um) *n*
甲基爱康宁 Methylekgonin *n*
甲基巴比妥酸 Methylbarbitursäure *f*
甲基巴豆酸 Methylcrotonsäure *f*
甲基巴豆酰辅酶 A Methylkrotonyl-CoA *n*
β- 甲基巴豆酰甘氨酸尿症 β-Methylkrotonyl-Glyzinurie *f*
甲基百里酚蓝 Methylthymolblau *n*
5- 甲基胞苷酸 5-Methyl-Cytidylsäure *f*
5- 甲基胞嘧啶 5-Methylcytosin *n*
2- 甲基苯胺 2-Aminotoluen *n*, 2-Aminotoluol *m/n*
甲基苯巴比妥 Methylphenobarbital (um) *n*, Mephobarbi-tal *n*.Enphenemalum *n*
甲基苯丙胺 Methylamphetamin *n*, Methamphetamin (um) *n*, Metamphetamin *n*
甲基苯丙酸 Methylstyrol-Acrylsäure *f*
2- 甲基 -1- 苯基 -5- 吡唑啉酮 2-Methyl-1-phenyl-5-pyrazolon *n*
α- 甲基苯乙烯 α-Methylstyrol *n*
甲基苯异丙胺 Methamphetamin *n*
甲基吡啶酮甲酰胺 methylpyridones Carboxylamid *n*
N- 甲基吡咯啉 N-Methylpyrrolin *n*
甲基苄肼 Procarbazin (um) *n*, Methylhydrazin *n*, Natulan *n*
甲[基]苄乙氧胺 Methylbenzethonium *n*
甲基丙二酸单醛 Methylmalonsäure-Semialdehyd *m*
甲基丙二酸单酰 CoA 变位酶 Methylmalonyl-CoA-Mutase (MCM) *f*
甲基丙二酸单酰辅酶 A Methylmalonyl-CoA *n*
甲基丙二酸单酰辅酶 A 变位酶 Methylmalonyl-CoA-mutase *f*, Methylmalonyl-CoA-isomerae *f*
甲基丙二酸单酰辅酶 A 异构酶 Methylmalonyl-CoA-isomerase *f*, Methylmalonyl-CoA-mutase *f*
甲基丙二酸单酰 CoA 异构酶 Methylmalonyl-CoA-Isomerase *f*
甲基丙二酸尿症 Methylmalonazidurie *f*
甲基丙二酸血症 Methylmalonazidämie *f*
甲基丙二酸酯 Methylmalonester *m*
甲基丙二酰[基] Methylmalonyl *n*
甲基丙烯腈 Methakrylnitril *n*
甲基丙烯酸甲酯 Methylmethacrylat *n*
甲基丙烯酸甲酯弹性塑料 elastisches Methylmethacrylat *n*
甲基丙烯酸甲酯牙托水 Methylmethacrylat-Monomer *m*
甲基丙烯酸甲酯中毒 Methylmethacrylat-Vergiftung *f*
甲基丙烯酸 2 羟基乙酯 Hydroxyethylmethacrylat *n*
甲基丙烯酸酯 Methakrylat *n*
甲基丙烯酰辅酶 A Methylacryloyl-CoA *n*
甲基橙 Methylorange *n*, Goldorange *n*, Orange Ⅲ *n*
甲基橙试纸 Methylorangetestpapier *n*
1- 甲基次黄嘌呤 1-Methylhypoxanthin *n*
甲基刺桐定碱 Erysotrin *n*
甲基醋酸酯中毒 Methylazetat-Vergiftung *f*
甲基甙 Methylglukosid *n*
甲基胆蒽 Methylcholanthren *n*
甲基氮萘红 Chinaldinrot *n*
甲基敌百虫 Methyl-Dipterex *n*
甲基颠茄碱 Methylatropin (um) *n*
甲基叠氮 Methylazid *n*
α- 甲基丁酸 α-Methylbutylsäure *f*
2- 甲基 -1- 丁烯 -3- 酮 2-Methyl-1-buten-3-keton *n*
甲基丁酰辅酶 A Methylbutyryl-CoA *n*
甲基丁香酚 Methyleugenol *n*
甲基对硫磷 Methylparathion *n*, Dimethylparathion *n*, Parathionmethyl *n*
甲基对硫磷中毒 Methylparathion-Vergiftung *f*
甲基多巴 Aldomet *n*, Aldometil *n*, Methyldopum *n*, Methyldopa *n*
N- 甲基多巴胺 N-Methyldopamin *n*
甲基多巴肼 Carbidopa *n*
4- 甲基儿茶酚 4-Methylcatechol *n*

甲基儿茶酚 Methylkatechol *n*, Guajakol *n*
甲基二甲氧基苯异丙胺 Diisopropylamin-Methyl-Dimethoxybenzol *n*
β-甲基β-α-二羟戊酸 β-Methyl-α, β-dihydroxyvaleriansäure *f*, Mevalonat *n*
甲基二羟戊酸 Methyldihydroxypentansäure *f*, Methyldihydroxyvaleriansäure *f*
甲基二氢吗啡酮 Metopon (um) *n*
甲[基]反丁烯二酸 Mesaconsäure *f*
甲基呋喃果糖苷 Methyl-fructofuranosid *n*
甲基呋喃葡糖苷 Methyl-Glucofuranosid *n*
N-甲基甘氨酸 Monomethylglycin *n*, Sarcosin *n*, N-Methylglycin *n*
甲基甘氨酸血症 Methylglyzinämie *f*
甲基甘氨酸氧化酶 Methylglycin-Oxidase *f*
甲基甘油 Methylglycerin *f*
甲基睾丸酮(素) Methyltestosteron (um) *n*
甲基格列雅试剂 Methyl-Grignard-Reagenz *n*
甲基汞 Methylquecksilber *n*
甲基汞污染 Verschmutzung durch Methylquecksilber *f*
甲基汞中毒 Methylquecksilbervergiftung *f*
甲基供体 Methyldonor *m*
甲基谷硫磷 Methylguthion *n*
甲基钴胺素 Methylkobalamin *n*
甲基胍 Methylguanidin *n*
2-O-甲基核糖 2-O-Methylribose *f*
甲基红 Methylrot *n*
甲基红酚酞 Methylrotphenolphthalein (um) *n*
甲基红试验 Methylrot-Test *m*
甲基胡椒酚 Methylchavicol *n*, Estragol *n*
DNA 甲基化 DNA-Methylierung *f*
甲基化 Methylieren *n*, Methylierung *f*
mRNA 甲基化 mRNA-Methylierung *f*
甲基化剂 Methylierungsmittel *n pl*
甲基化可变位点 variable Methylierungsstelle *f*
DNA 甲基化酶 DNA-Methylase *f*
甲基化酶 Methylase *f*
甲基化清蛋白 methyliertes Albumin *n*
甲基化特异性 PCR methylierungsspezifische PCR *f*
甲基化作用 Methylierung *f*
甲基环已酮 Methylzyklohexanon *n*
甲基环已烷 Methylzyklohexan *n*
甲基环已亚硝脲 Semustin (um) *n*
甲基环戊烷 Methylzyklopentan *n*
甲基黄 Methylgelb *n*, Buttergelb *n*
甲基黄连碱 Worenin *n*
7-甲[基]黄嘌呤 Heteroxanthin *n*
甲基黄嘌呤类 Methylxanthin *n*
甲基肌醇 Methylinositol *n*
甲基激酶 Methyl-Kinase *f*
甲基已烯酮 Methylhexenon *n*
5-甲基间苯二酚 5-Methylresorcin *n*
甲基金雀花碱 Methylzytisin *n*
甲基肼 Methylhydrazin *n*
甲基卡因酮 Methcathinon *n*
甲基赖氨酸 Methyl-Lysin *n*
甲基蓝 Methylblau *n*
N-甲基酪胺 N-Methyltyramin *n*
甲基锂 Methyllithium *n*
甲基莲心碱 Neferin *n*
5-甲基-2-硫尿嘧啶 Methylthiouracil *n* (MTU)
甲基硫酸莰非定 Camphidinum methylsulfuricum *n*
甲基硫酸新斯的明 Neostigminum methylsulfuricum *n*
甲基硫氧(尿)嘧啶 Methylthiouracil (um) *n*, Methylthiouracil *n* (MTU)
甲基绿 Methylgrün *n*, Lichtgrün *n*
甲基绿-派若宁法 Methylgrün-Pyroninfärbung *f*, Unna*-Pappenheim* Färbung *f*
甲基氯 Methylchlorid *n*, Monochlormethan *n*, Methylium chloratum *n*
2-甲基-4-氯苯氧乙酸 2-Methyl-4-Chlorphenoxyessigsäure *f*
甲基麻黄碱 Methylephedrin *n*
甲基马尿酸 Methylhippursäure *f*
甲基吗啡 Methylmorphin *n*, Morphinum methylatum *n*
甲基酶 Methylase *f*
N-甲基门冬氨酸受体(简称 NMDA 受体) N-Methyl-D-Aspartat-Rezeptor *m*
4-甲基咪唑 4-Methylimidazol *n*
1-甲基咪唑[基]乙酸 1-Methylimidazol-Essigsäure *f*
甲基咪唑乙酸 Methylimidazol-Essigsäure *f*
甲基木糖苷 Methylxylosid *n*
甲基纳曲酮 Methylnaltrexone (MNTX) *f*
甲基钠 Methylnatrium *n*
2 甲[基]萘醌 Menadion *n*
2-甲基-1,4-萘醌 2-Methyl-1,4-naphthoquinon *n*, 2-Methyl-1,4-naphthochinon *n*
甲基萘醌 Methyl-Naphthochinon *n*
甲[基]萘醌类 Menaquinon *n*
甲[基]萘氢醌 Methyl-Naphthohydrochinon *n*
甲基内吸磷 Methylsystox *n*, Dementon-O-Methyl *n*, Metasystox *n*
甲基内吸磷中毒 Methylsystox-Vergiftung *f*
甲基鸟嘌呤 Methylguanin *n*
甲基鸟[嘌呤核]苷 Methylguanosin *n*
甲基鸟嘌呤甲基转移酶 Methylguanin-Methyltransferase *f*
甲基鸟嘌呤脱氧核糖核酸甲基转移酶 Methylguanin-DNA-Methyltransferase *f*
甲[基]尿苷 Methyluridin *n*
5-甲基尿嘧啶 5-Methylurazil *n*
甲基泼尼松龙琥珀酸酯钠 Methylprednisolon-Natrium-Succinat *n*
甲基葡糖苷 Methylglucosid *n*
甲基强的松龙 Methylprednisolon (um) *n*
甲[基]羟吡啶 Methylhydroxypyridin *n*
甲[基]羟喹啉 Methylhydroxyquinolin *n*
甲基羟戊二酰辅酶 A 还原酶 Methylhydroxyglutayl-CoA-Reduktase *f*
4 甲[基]5 羟乙基噻唑 4-Methyl-5-Hydroxyethylthiazol *n*
甲基清蛋白硅藻土 Methylatedalbumin-Kieselgur *f*
甲基氰 Methylzyanid *n*, Azetonitril *n*
α-甲基去甲肾上腺素 α-Methylnoradrenalin *n*, α-Methylnorepinephrin *n*
甲基去氢氢化可的松 Methylprednisolon *n*
甲基去氢氢化可的松琥珀酸钠 Methylprednisolon-Natrium-Succinat *n*
18-甲[基]炔诺酮 Norgestrel (um) *n*, Methylnorethindron *n*
甲基溶纤剂 Methylcellosolvens *n*
甲基三羟基芴 Methyltrihydroxyfluoren *n*
甲基三烯炔诺酮 Methyl-norgestrienon *n*
甲基三溴萨罗 Methyltribromsalol *n*
4-甲基伞酮基-3-D 半乳糖苷 4-methylumbel-liferyl-3-D-galactosid *n*
4-甲基伞形酮 4-Methylumbelliferon *n*
甲基胂酸钙 Methylarsinatkalzium *n*
甲[基]胂酸钠 Methylarsinat-Natrium *n*
甲基胂酸锌 Methylarsinatzink *n*
13-甲基十四[烷]酸 13-Methyl-Tetradecansäure *f*
甲基鼠李[黄]素 Rhamnazin *n*
甲基双吡啶丙酮 Metapyron *n*
甲基丝裂霉素 Methylmitomycin *n*, Porfiromycin (urn) *n*

甲基丝裂霉素 C Methylmitomycin C *n*, Porfiromycin C *n*
N5-甲基四氢叶酸 N5-Methyl-Tetrahydrofolsäure *f*, N5-Methyl-Tetrahydrofolat *n*
5 甲[基]四氢叶酸高半胱氨酸 S 转甲基酶 5-Methyl-Tetrahydrofolat-Homocystein-S-Methyltransferase *f*
N5-甲基四氢叶酸转甲基酶 N5-Methyltetrahydrofolatmethyltransferase *f*
N-甲基天冬氨酸 N-Methyl-D-Asparaginsäure *f*
N-甲基天[门]冬氨酸受体 NMDA-Rezeptor *m*
N-甲基天[门]冬氨酸受体拮抗剂 NMDA-Rezeptor-Antagonist *m*
甲基脱硫氢对甲苯胺磺酸盐 Methyldehydrothion-p-toluidinsulfonat *n*, Thioflavin *n*
5-甲基脱氧胞苷 5-Methyldesoxycytidin *n*
6-甲基脱氧腺苷酸 6-Methyl-Desoxynukleotid *n*
β-β-甲基戊二酰辅酶 A β-Hydroxy-β-Methylglutaryl-CoA *n*
甲基戊聚糖 Methyl-Pentosan *n*
甲基戊糖 Methylpentose *f*
4-甲基-2-戊酮 4-Methyl-2-Pentanon *n*
甲基戊酮 Methylpentanon *n*
4 甲[基]7 烯胆[甾]烷醇 Lophenol *n*
甲基纤维素 Methylcellulose *f*
甲基腺嘌呤 Methyladenin *n*
N-甲基-N'-硝基-N'-亚硝基胍 N-Methyl-N'-Nitro-N'-Nitrosoguanidin *n*(MNNG)
甲基硝基亚硝基胍 N-Methyl-N'-Nitro-N-Nitrosoguanidin *n*
6-甲基辛酸 6-Methyloctansäure *f*
甲基形成 Methylneogenese *f*
甲基溴中毒 Methylbromidvergiftung *f*
甲基亚砜 Methylsulfoxid *n*
2-甲基亚硫酰基苯并咪唑 2-Methyl-Sulfinyl-Benzimidazol *n*
甲基烟酰胺 Methylnicotinamid *n*
甲基移换酶 Methyltransferase *f*
甲基乙醇胺 Methylethanolamin *n*
甲基乙二醛 Methylglyoxal *n*
甲基乙基甲酮 Methyl-Athylketon *n*
甲基乙基噻亭 Methylethylthetin *n*
甲基乙基酮 Methylethylketon *n*
甲基乙酰乙酸尿症 Methyl-Azetoazetat-Azidurie *f*
甲基乙酰乙酰[基] Methylacetoacetyl *n*
甲基异吡唑 Methylglyoxalidin *n*, Lysidin *n*
甲基异丙烯甲酮 Methylisopropenylketon *n*
甲基异丁烯甲酮 Methylisobutylenketon *n*
甲基异丁烯酸酯 Methylmethacrylat *n*
甲基异氰酸酯 Methylisocyanat *n*
甲基异石榴皮碱 Methylisopelletierin *n*
甲基异吸磷Ⅱ Methylisosystox *n*
甲基吲哚 Methylindol *n*, Skatol *n*
甲基吲哚二酮缩氨硫脲 Methisazon *n*
10-甲基硬脂酸 10-Methyl-Stearsäure *f*
甲基正丙基甲酮 Methyl-n-Propylketon *n*
甲基正丁基甲酮 Methyl-n-butylketon *n*
2-甲基-3-植基 1,4-萘醌 2-Methyl-3-Phytyl-1,4-Naphthochinon *n*
DNA 甲基转移酶 DNA-Methyltransferase *f*
甲基转移酶 Methyltransferase *f*
甲基紫 Methylviolett *n*
甲基紫 B Methylviolett B *n*
甲基紫碱 Methylviolett-Basis *f*
甲基紫精 Methylviologen *n*
甲基组氨酸 Methyl-Histidin *n*
甲基组胺 Methyl-Histamin *n*
甲己炔巴比妥钠 Methohexital(um) *n*, Enallynymalum *n*
甲腈咪胍 Cimetidin *n*

甲巨球蛋白 alpha-Makroglobulin *n*
甲亢 Hyperthyreoidismus *m*, Hyperthyreoidie *f*, Basedow* Krankheit *f*(od. Syndrom *n*)
甲亢伴甲状腺炎 Hyperthyreoidismus mit Thyreoiditis *m*
甲亢毒症 Thyreotoxikose *f*
甲亢平 Karbimazol *n*, Carbimazolum *n*, Neo-Mercazole *n*
甲亢性肌病 hyperthyreotische Myopathie *f*
甲亢性心脏病 hyperthyreotische Herzkrankheit *f*, Basedow-Herzkrankheit *f*
甲亢性眼突 Exophthalmus von Hyperthyreoidismus *m*
甲颏距离 thyromentaler Abstand *m*
甲颗粒 Alpha-Körperchen *n*
甲壳 Kruste *f*, Schild *m*, Concha *f*
甲壳胺 Chitosan *n*
甲壳动物 Krebstier *n*, Krustentier *n*
甲壳纲 Krebstiere *n pl*, Krustentiere *n pl*, Crustacea *n pl*
甲壳蓝蛋白 Krustenin *n*
甲壳酶 Chitinase *f*
甲壳质 Chitin *n*
甲壳质壁 chitinöse Wand *f*
甲喹酮(安眠酮) Methaqualon *n*, Hyminal *n*, Mandrox *n*
甲溃疡 Onychohelkosis *f*, Helkonyxis *f*
甲廓 Vallum unguis *n*
甲类传染病 Infektionskrankheit der Kategorie A *f*
甲裂 Spaltnagel *m*, Schizonychie *f*
甲硫氨酸 Methionin *n*(Met), Methioninum *n*
甲硫氨酸合成酶 Methioninsynthetase *f*
甲硫[氨酸]脑啡肽 Methionin-Enkephalin *n*, Metenkephalin *n*
甲硫氨酸脑啡肽 Methionin-Enkephalin *n*
甲硫氨酸特异性氨肽酶 Methionin-aminopeptidase *f*
甲硫氨酸酰肼 Methioninehydrazid *n*
甲硫氨酸专一性氨肽酶 Methionin-aminopeptidase *f*
甲硫氨酸转腺苷[基]酶 Methionin-Transadenosylase *f*
甲硫氨酰[基] Methionyl *n*
甲硫氨酰 tRNA 甲酰转移酶 Methionyl-tRNA-Formyltransferase *f*
甲硫氨酰 tRNA 转甲酰[基]酶 Methionyl-tRNA-Transformylase *f*
甲硫醇 Methylmerkaptan *n*
甲硫醇钠 Natriummethylmercaptid *n*
甲硫哒嗪 Thioridazin(um) *n*
甲硫[基] Methylthio-
5'-甲硫[基]腺苷 5-Methylthioadenosin *n*
甲硫咪胺 Metiamid *n*
甲硫咪唑 Methimazol *n*, Tapazol *n*
甲硫醚 Methylsulfid *n*
甲硫脲 Methyl-Thioharnstoff *m*
甲硫氧嘧啶 Methylthiouracil(um) *n*, Methylthiourazil *n*(MTU)
甲绿 Methylgrün *n*
甲绿-派郎宁法 Methylgrün-Pyroninfärbung *f*
2-甲-4-氯 2-Methyl-4-chlorophenoxyessigsäure *f*(MCPA)
甲氯芬那酸 Meclofenaminsäure *f*
甲氯芬酯 Meclofenoxat *n*
甲氯环素 Meclocyclin *n*
甲氯灭酸 Meclofenaminsäure *f*, Acidum meclofenamicum *n*
甲氯灭酸的结合碱 Meclofenamat *n*
甲氯噻嗪 Methyclothiazid *n*
甲麦角新碱 Methylergometrin *n*
甲梅毒 Syphilonychie *f*, Syphilonychia *f*
甲霉菌病 Onychomykose *f*, Onychomycosis *f*, Mycosis unguium *f*, Tinea unguium *f*, Nagelmykose *f*
甲醚 Methyläther *m*
甲脒 Formamidin *n*
甲灭酸 Mefenaminsäure *f*, Acidum mefenamicum *n*

甲母质 Nagelmatrix *f*
甲萘醌 Menadion(um) *n*, Menaphthenum *n*
甲萘威 Carbaryl *n*
甲念珠菌病 Oidiomycosis unguium *f*
甲尿嘧啶 Methyluracil *n*
甲尿嘧啶氮芥 Methylurazilmustard-Nitrogen *n*
甲脲 Methylurea *f*
甲哌啶嗪 Pecazinum *n*, Mepazin *n*
甲哌啶酮 Methyprylon(um) *n*, Noludar *n*
甲哌卡因 Mepivacain *n*, Carbocain *n*
甲哌力复霉素 Rifampicin(um) *n* (RMP), Rifampin *n*
甲哌氯丙嗪 Prochlorperazin(um) *n*, Prochlorpemazin *n*
甲哌噻庚酮(酮替芬) Ketotifen *n*
甲哌四环素 Mepicyclin *n*
甲旁亢 Hyperparathyreoidismus *m*
甲旁亢-颌瘤综合征 Hyperparathyreoidismus-Kiefertumor-Syndrom *n*
甲硼烷 Boran *n*
甲硼烷中毒 Boranvergiftung *f*
甲泼尼龙 Methylprednisolon(um) *n*
甲泼尼龙琥珀酸酯钠 Methylprednisolon-Natriumsuccinat *n*
甲泼尼松龙 Methylprednisolon(um) *n*
甲普龙 Methylprylon *n*
甲漆 Nagellack *m*
甲强的松龙 Methylprednisolon(um) *n*
甲(基二)羟戊酸 (Hydroxymethyl)-valeriansäure *f*
甲羟戊酸 Mevalonsäure(MVA) *f*, Mevalonat *n*
甲羟戊酸激酶缺陷 Mevalonatkinasemangel *m*
甲羟戊酸-5-焦磷酸 Mevalonat-5-Pyrophosphat *n*
甲羟孕酮 Medroxyprogesteronacetat *n*
甲切除术 Onychektomie *f*, Nagelexzision *f*
6-甲氢化泼尼松 6-Methylprednisolon(um) *n*
甲氰菊酯(灭扫利) Fenpropathrin *n*
甲氰咪胺(胍) Cimetidin *n*
甲氰咪胍致干燥病 Cimetidin-induzierte Xerose *f*
甲球蛋白 alpha-Globulin *n*
甲巯基咪唑 Methotrimeprazine *n*, Levomepromazinum *n*
甲醛 Formaldehyd *m*, Methanal *n*, Ameisensäurealdehyd *m*
甲醛处理过的 mit Formaldehyd behandelt
甲醛滴定 Formol-Titration *f*
甲醛滴定[法] Formoltitrimetrie *f*, Formoltitrationsanalyse *f*
甲醛[化]亚硫酸氢钠 Formaldehyd-Natriumbisulfit *n*
甲醛甲酚合剂 Formokresol *f*, Formaldehydkresollösung *f*
甲醛煤酚 Formokresol *n*
甲醛木馏油 Formaldehydkreosot(um) *n*, Creosoform *n*
甲醛溶液 Formaldehyd solutus *m*, Formalin *n*, Formol *n*, Liquor Formaldehydi *m*
甲醛溶液气体发生器 Generator für Formalin-Gas *m*
甲醛树脂 Formaldehydharz *n*
甲醛树脂胶粘剂 Formaldehydharz-Klebstoff *m*
甲醛缩二甲醇 Methylal *n*, Formal *n*, Formaldehyddimethylacetal *n*, Formaldehyd-Lösung *f*
甲醛脱氢酶 Formaldehyddehydrogenase *f*
甲醛肟 Formaldoxim *n*, Formaldehydoxim *n*
甲醛酯 Formaldehydspiritus *m*
甲醛乙醚浓集法 Formalin-Atherkonzentrierung-methode *f*
甲醛引起的 von Formaldehyd verursacht
甲醛诱发荧光法 Formaldehyd induzierte Fluoreszenz-methode *f*
甲醛中毒 Formaldehydvergiftung *f*
甲炔基 Methenyl *n*
18-甲炔诺酮 Methylnorethindron *n*, Norgestrel(um) *n*
甲软化 Onychomalazie *f*
甲噻嘧啶 Morantel(um) *n*
甲上皮 Nageloberhäutchen *n*, Epionychium *n*, Eponychium *n*
甲杓肌 Musculus thyreoarytaenoideus *m*, Taschenbandmuskel *m*
甲舌骨肌 Musculus thyreohyoideus *m*
甲胂铁胺 Methanarsineisenammonium *n*, Ammoniumeisenmethanarsinat *n*
甲叔丁醚 Methyl-tert-butylether *m*
甲双吡丙酮 Metyrapon(um) *n*, Mepyrapon *n*
甲松(脱)离 Nagelspalte *f*, Onychoschisis *f*, Onychoschizie *f*, Onycholyse *f*
甲酸 Methansäure *f*, Ameisensäure *f*, Hydrokarbonsäure *f*, Formylsäure *f*, Acidum formylicum (s.formicarum s.formicicum) *n*
甲酸铵 ameisensaures Ammonium *n*, Ammoniumformiat *f*
甲酸传感器 Ameisensäure-Sensor *m*
甲酸杆菌 Bacillus formicicum *m*
甲酸基多肽 Formylpeptid *n*
甲酸基-甲硫氨酸-亮氨酰-苯基丙氨酸 Formyl-methonine-Leucyl-Phenylalanin *n*
甲酸甲酯 Methylformiat *n*, Methylium formicicum *n*
甲酸钠 Natriumformiat *n*, ameisensaures Natrium *n*, Natrium formicicum *n*
甲酸四氢叶酸连接酶 Formiat-Tetrahydrofolat-Ligase *f*
甲酸脱氢酶 Formiatdehydrogenase *f*
甲酸烯丙酯 Allylameisensäure *f*, Allylformat *n*
甲酸乙酯 Athylformiat *n*, Ameisenäther *m*, Ameisensäureäthylester *m*, Aethylium formicicum *n*
甲酸酯 Format *n*
甲酸中毒 Ameisensäure-Vergiftung *f*
甲酸转乙酰基酶 Formiat-Transacetylase *f*
甲缩醛 Methylal *n*
甲缩醛乙二醇 Formaläthylenglykol *n*
甲胎蛋白 Alpha-Fetoprotein *n* (AFP), α-Fetoprotein *n* (AFP), Alpha-Fetoglobulin *n*
甲胎蛋白测定 Alpha Fetoprotein-Bestimmung *f*
甲胎蛋白放射免疫测定 α-Fetoproteinradioimmunoassay *f*
甲糖宁 Tolbutamid(um) *n*, Tolbutamid *n* (TBT), D860
甲体 Nagelplatte *f*, Nagelkörper *m*, Corpus unguis *n*
甲筒箭毒 Tubocurarin *n*
甲痛 Onych(o)algie *f*, Onychodynie *f*
甲脱落 Onychoptosis *f*, Onychomadesis *f*
甲妥英片 Methoin-Tablette *f pl*, Mephenytoin-Tablette *f pl*
甲外侧缘 äusserer Nagelrand (od. Nagelsaum) *m*, Margo lateralis unguis *m*
甲弯曲 Onychogryp(h)osis *f*, Krallennagel *m*, Klauen-nagel *m*
甲烷 Methan *n*, Sumpfgas *n*
甲烷八叠球菌 Methanosarcinales *n*
甲烷杆菌科 Methanomicrobiaceae *pl*
甲烷化作用 Methanation *f*
甲烷磺酰氯 Methansulfonylchlorid *n*
甲烷螺菌属 Methanospirillum *n*
甲烷细菌 Methanbakterien *f pl*
甲萎缩 Onych(o)atrophie *f*
甲戊二羟酸 Mevalonsäure *f*, Acidum mevalo nicum *n*
甲戊二羟酸途径 Mevalonsäure-Weg *m*, Mevalonsäure-Bahn *f*
甲烯基 Methylen *n*
甲烯蓝 Methylenblau *n* (Mb)
甲烯绿 Methylengrün *n*
甲烯土霉素 Methacyclin *n*
甲下骨疣 subunguale Exostose *f*
甲下脓肿 subungualer Abszeß *m*
甲下皮 Hyponychium *n*
甲下外生骨疣 subunguale Exostose *f*, Exostosis subungualis *f*
甲下血肿 subunguales Hämatom *n*
甲下疣 subunguale Warze *f*
甲下瘀斑 Hyponychon *n*

甲酰胺 Formamid *n*
甲酰胺[基] Formamido-
5-甲酰胺[基]-4-氨甲酰咪唑核苷酸 5-Formamidoimidazol-4-Carbamoylimidazol Nukleotid *n*
甲酰胺酶 Formamidase *f*
甲酰丙酮 Formylazeton *n*
甲酰醋酸 Formylessigsäure *f*
甲酰蛋氨酰[基] Formylmethionyl-
N-甲酰蛋氨酰转移核糖核酸 N-Formylmethionyl-tRNA *n*
N-甲酰甘氨脒核苷酸 N-Formyl-glyziamidin-ribonukleotid *n*
甲酰甘氨酸 Formylglycin *n*
N-甲酰甘氨酰胺核苷酸 Formyl-glyzinamid-ribonukleotid *n* (FGAR)
甲酰化[作用] Formylierung *f*, Formylieren *n*
甲酰[基] Formyl-
甲酰基转移酶 Transformylase *f*, Formyltransferase *f*
N-甲酰甲硫氨酸 N-Formylmethionin *n*
甲酰甲硫氨酰亮氨酰苯丙氨酸 Formyl-methionyl-Leucyl-Phenylalanin *n*
甲酰甲硫氨酰肽受体 Formylmethionylleucylpeptid-Rezeptor *m*
甲酰犬尿氨酸 Formylkynurenin *n*
N-甲酰溶肉瘤素 N-Formylsarkolysin *n*, Formylimerphalan *n*
N5-甲酰5,6,7,8四氢叶酸 N-5-Formyl-5,6,7,8-Tetrahydrofolsäure *f*
甲酰四氢叶酸 Methylfolsäure *f*, Formyltetrahydrofolsäure *f*, Citrovorum-Faktor *m*
甲酰四氢叶酸钙 Formyltetrahydrofolsäure *f*
甲酰四氢叶酸合成酶 Formyltetrahydrofolat-Synthetase *f*
甲酰四氢叶酸脱甲酰酶 Formyltetrahydrofolat-Deformylase *f*
N-10-甲酰四氢叶酸转甲酰酶 N-10-Formyl-Tetrahydrofolat-Transformylase *f*
甲腺乙酸 Tetrajodthyro(nin)essigsäure *f*(TETRAC)
甲硝哒唑 Metronidazol(um) *n*, Flagyl *n*
甲硝磺酰咪唑(替硝唑) Fasigyn *n*, Tinidazol *n*
甲硝羟乙唑 Metronidazol(um) *n* Flagyl *n*
甲硝唑(灭滴灵) Metronidazol *n*
甲小皮 Nagelhaut *f*
甲型肺炎病毒 Pneumonievirus A *n*, Virus pneumoniae A *n*
甲型副伤寒杆菌 Salmonella paratyphi A *f*, Bacillus paratyphi (s. paratyphosus) A *m*
甲型副伤寒沙门菌 Salmonella paratyphi A *f*
甲型肝炎 Hepatitis A *f*, A-Hepatitis *f*
甲型肝炎病毒 A-Hepatitis-Virus *n*.Hepatitisvirus A *n*
甲型肝炎病毒 IgG 抗体 Antikörper gegen das Hepatitis-A-Virus *m*, HAV-IgG-Antikörper *m*
甲型肝炎病毒 IgM 抗体 Hepatitis A-Virus-IgM-Antikörper *m*
甲型肝炎活疫苗 Lebendimpfstoff gegen Hepatitis-A *m*
甲型流感病毒 Influenzavirus Typ A *n*
甲型 H1N1 流感病毒裂解疫苗 inaktivierte Influenza-Viren-Spaltvakzine gegen Influenza-A-Subtyp H1N1 *f*
甲型溶血性链球菌 α-hämolytischer Streptokokkus *m*, Streptococcus alpha-haemolyticus *m*
甲型色盲者 Protanopie *f*, Rotblindheit *f*
甲型色弱 Protanomalie *f*, Rotsehschwäche *f*
甲型双相精神障碍 Bipolar-Typ-I-Störung *f*, manisch-depressive Erkrankung *f*, bipolare Störung *f*
甲型萎缩性胃炎 atrophische Gastritis A *f*
甲型血友病 Hämophilie A *f*
甲癣 Epidermophytie der Nagel *m*
甲亚胺青霉素 Mecillinam *n*
甲氧 DDT Methoxy-DDT
甲氧胺 Methoxamin(um) *n*, Vasoxine *n*, Vasoxyl *n*
甲氧胺福林(米多君) Midodrin *n*(升压药)
甲氧苯青霉素 Methicillin *n*, Dimethoxyphenyl-Penizillin *n*
甲氧苯青霉素钠 Dimethoxyphenezillin-Natrium *n*
甲氧苄氨嘧啶 Trimethoprim(um) *n*(TMP), Methoxybenzyl-Aminopyrimidin *n*
甲氧苄啶 Trimethoprim *n*
甲氧苄啶磺胺甲噁唑 Trimethoprim-Sulfamethoxazol *n*
3-H 甲氧苄二胺(新安替根) 3-H-Mepyramin *n*
5-甲氧补骨脂素 5-Methoxypsoralen *n* Bergapten *n*
8-甲氧补骨脂素 8-Methoxypsoralen *n*, Methoxsalen *n*, Xanthotoxin *n*
2-甲氧雌二醇法尼基转移酶 2-Methoxyestradiol-Farnesyltransferase *f*
甲氧雌[甾]二醇 Methoxyestradiol *n*
甲氧雌[甾]三醇 Methoxyestriol *n*
甲氧芳芥 Methoxysarkolysin *n*, Methoxymelphalan(um) *n*
甲氧芳芥试验 Methoxysarkolysinprobe *f*
甲氧氟烷 Methoxifluran(um) *n*
甲氧氟烷麻醉 Methoxiflurannarkose *f*
甲氧基 Methoxylgruppe *f*
  3-甲氧基-4-羟[基]苯乙酸 3-Methoxy-4-hydroxyphenylessigsäure *f*
  3-甲氧基-4-羟基苦杏仁酸 3-Methoxy-4-hydroxymandelsäure *f*(MHMS), Vanillinmandelsäure *f*(VMS)
  3-甲氧基-4-羧基苯乙二醇 3-Methoxy-4-karboxylphenylglykol *n*
  5-甲氧基-N-乙酰色胺 5-Methoxy-N-azetyltryptamin *n*, Melatonin *n*
  3-甲氧基异丙肾上腺素 3-Methoxyisoprenalin *n*
  5-甲氧基吲哚乙酸 5 -Methoxy-Indolessigsäure *f*
甲氧基-PBDEs Methoxy-PBDEs <engl.>
甲氧基苯丙胺 Methoxyphenamin(um) *n*, Orthoxin *n*
1-(2'-甲氧基苯)-2,4-己二炔 1-(2'-Methoxyphenyl)-2,4-Hexadiin *n*
甲氧[基]苯甲醛 Methoxybenzaldehyd *n*
甲氧[基]苯甲酸 Methoxybenzoesäure *f*
甲氧[基]雌[甾]酮 Methoxyestron *n*
甲氧基化 Methoxylieren *n*, Methoxylierung *f*
甲氧基氯化苄 Methoxybenzylchlorid *n*
甲氧基欧芹酚 Osthol *n*
甲氧基羟苯基乙二醇 Methoxy-hydroxyphenyl-glykol *n*
甲氧基去甲肾上腺素 Methoxynoradrenalin *n*
甲氧基溶肉瘤素 Methoxysarkolysin *n*
甲氧[基]神经氨酸 Methoxyneuraminsäure *f*
甲氧基肾上腺素 Metanephrin *n*
甲氧基肾上腺素类物质 Metanephrin *n*
甲氧[基]香豆素 Herniarin *n*
甲氧基乙苯胺 Methoxyacetanilid *n*
甲氧基乙酰苯胺 Methoxyazetanilid *n*
甲氧基紫铆亭 Methoxybutin *n*
3-甲氧酪胺 3-Methoxytyramin *n*
甲氧噻吩头孢菌素 Cefoxitin *n*
5-甲氧色胺 5-Methoxytryptamin *n*
甲氧头孢菌素 C Cephamycin C *n*, Methoxycephalosporin *n*
甲氧西林 Methicillin *n*, Dimethoxyphenecillin *n*
甲氧西林耐药 Methicillin-Resistenz *f*
甲氧西林耐药金黄色葡萄球菌 Methicillin-resistenter Staphylococcus aureus(MRSA) *m*
甲氧西林耐药葡萄球菌(耐甲氧西林葡萄球菌) Methicillin-resistente Staphylokokkus *m*
甲氧乙氯汞 Ceresan *n*
甲氧异丁嗪 Methotrimeprazine *n*, Levomepromazinum *n*
甲乙类 Klasse AB *f*
甲乙哌啶酮 Methyprylon *n*, Noludar *n*
甲乙双酮 Paramethadion(um) *n*
1-甲-7-异丙基菲 1-Methyl-7-isopropylphenanthren *n*

甲翼状胬肉 Pterygium unguis *n*
甲吲噻腙 Methisazon *n*
甲隐缘 versteckte Marge von Nagel *f*
甲营养不良 Nageldystrophie *f*, Onychodystrophie *f*, Dystrophia *f*
甲营养不良 Zwanzig-Nägel-Dystrophie *f*
甲营养障碍 Dystrophia unguium *f*
甲硬化剂 Nagelhärter *m*
甲游离缘 freier Nagelrand *m*, Margo liber unguis *m*
甲鱼 chinesische Weichschildkröte *f*, Trionyx sinensis *m*
甲缘 Nagelrand *m*, Nagelsaum *m*
甲孕酮 Medroxyprogesteron(um) *n*, Provera *n*
甲臜 Formazan *n*
甲褶 Nagelfalte *f*
甲真菌病 Nagelmykose *f*, Onychomykose *f*, Mycosis unguium *f*, Tinea unguium *f*
甲酯 Methylester *m*
甲中部管状营养不良 Dystrophia unguium mediana *f*
甲中部营养不良 mediane Nageldystrophie *f*
甲种测验 alpha Prüfung *f*
甲种副伤寒 Paratyphus A *m*
甲种免疫球蛋白缺乏症 A-Immunoglobulin-mangel *m*.IgA-Defizienz *f*
甲种似动 alpha offenbare Bewegung *f*
甲[种]胎[儿球]蛋白 Alpha-Fetoprotein *n* (AFP), Alpha-Fetoglobulin *n*
甲周皮 Paronychium *n*
甲周炎 Paronychie *f*, Paronychia *f*
甲周疣 parunguale Warze *f*
甲胄鱼类 Ostracodermi <engl.>
甲皱 Nagelfalz *f*
甲皱毛细血管袢 Kapillarschleife der Nagelfalz *f*
甲皱微循环检查 Untersuchung der Mikrozirkulation der Nagelfalte *f*
甲皱显微镜 Nagelfalzmikroskop *n*
甲皱循环 Mikrozirkulation der Nagelfalz *f*
甲皱褶 Nagelfalz *m*
甲状的 thyreoides, thyr(e)oide(-us, -a, -um), conchal(-is, -is, -e), conchic(-us, -a, -um)
甲状会厌肌 Musculus thyreoepiglotticus *m*
甲状会厌韧带 Ligamentum thyreoepiglotticum *n*
甲状颈干 Truncus thyreocervicalis *m*
甲状滤泡旁细胞 Parafollikelzellen *f pl*
甲状旁腺 Nebenschilddrüse *f*, Parathyreoidea *f*, Epithelkörperchen *n*, Glandula parathyreoidea *f*
甲状旁腺癌 Nebenschilddrüsenkarzinom *n*
甲状旁腺病 Parathyreose *f*, Parathyreoidismus *m*
甲状旁腺功能检查 Funktionsprüfung (od. Funktionsprobe) der Nebenschilddrüse *f*
甲状旁腺功能减退 Hypoparathyr(e)oidismus *m*, Hypoparathyreose *f*
甲状旁腺功能亢进 Hyperparathyr(e)oidismus *m*, Hyperparathyreose *f*
甲状旁腺功能亢进性骨病变(棕色瘤) Knochenläsion beim Hyperparathyreoidismus *f*
甲状旁腺功能亢进性骨营养不良 Nebenschilddrüsenüberfunktion-bedingte Osteodystrophie *f*
甲状旁腺功能亢进性棕色瘤 brauner Tumor beim Hyperparathyreoidismus *m*
甲状旁腺激素 Parat(hyroid)hormon *n* (PTH), Nebenschilddrüsenhormon *n*, parathyreoidales* Hormon *n*, Collip* Hormon *n*
甲状旁腺[激]素相关蛋白 parathormonbezogenes Protein *n*
甲状旁腺[激]素相关肽 Parathormon-relevantes Peptid *n*
甲状旁腺激素相关肽 Parathormon-relevantes Peptid *n*
甲状旁腺囊肿 Nebenschilddrüsenzyste *f*, Zyste der Parathyreoidea *f*
甲状旁腺切除[术] Parath)feoidektomie *f*
甲状旁腺[缺失]性手足搐搦 Tetania parathyreopriva *f*
甲状旁腺缺失状态 Parathyreoprivie *f*, Status parathyreoprivus *m*
甲状旁腺嗜酸性细胞 Acidophil der Nebenschilddrüse *n*, azidophile Zelle der Nebenschilddrüse *f*
甲状旁腺素测定 Bestimmung (od. Determination) des Parat(hydroid) hormons *f*, PTH-Determination *f*
甲状旁腺素前体 Parathormon-Vorstufe *f*
甲状旁腺素原 Proparathormon *n*
甲状旁腺损伤 Nebenschilddrüsenverletzung *f*, Parathyroidverletzung *f*
甲状旁腺探查术 Parathyroidexploration *f*, Probeoperation der Parathyreoidea *f*
甲状旁腺危象 parathyreotoxische Krise *f*
甲状旁腺腺癌 Nebenschilddrüsenadenokarzinom *n*, Epithelkörperchenadenokarzinom *n*
甲状旁腺腺瘤 Epithelkörperchenadenom *n*, Nebenschilddrüsenadenom *n*
甲状旁腺腺瘤病 Parathyreoidea-Adenomatose *f*
甲状旁腺性骨化病 nebenschilddrüsenbedingte Osteosis *f*
甲状旁腺性骨营养不良 Hyperparathyreosen-Osteodystrophie *f*
甲状旁腺性手足搐搦 parathyreoidale Tetanie *f*
甲状旁腺移植[术] Transplantation der Nebenschilddrüse *f*
甲状旁腺异位 ektopische Nebenschilddrüse *f*
甲状旁腺原基 Anlage der Nebenschilddrüse *f*
甲状旁腺增生肥大 Hyperplasie (od. Hypertrophie) der Nebenschilddrüsen *f*
甲状旁腺脂肪腺瘤 Lipoadenom der Nebenschilddrüse *n*
甲状旁腺中毒 parathyroide Krise *f*
甲状旁腺中毒症 Parathyreotoxikose *f*
甲状旁腺[肿]瘤 Parathyreoidom *n*
甲状旁腺肿瘤 Epithelkörperchentumor *m*, Nebenschilddrüsentumor *m*, Nebenschilddrüsengeschwulst *f*
甲状旁腺主细胞 Hauptzelle der Nebenschilddrüse *f*
甲状旁腺主细胞 Hauptzelle der Nebenschilddrüsen *f*
甲状旁腺主细胞腺瘤 Epithelkörperchenhauptzell(en)adenom *n*, Hauptzell(en)adenom der Nebenschilddrüse *n*
甲状披裂肌麻痹 Lähmung des Musculus thyreoarytaenoideus *f*
甲状软骨 Spannknorpel *m*, Schildknorpel *m*, Cartilago thyreoidea *f*
甲状软骨板 Lamina cartilaginis thyreoideae *f*
甲状软骨刀 Thyreotom *n*
甲状软骨分裂术 Spaltung des Schildknorpels *f*, Thyreotomie *f*, thyrofissure <engl.>
甲状软骨腹侧全裂 ventrale Gesamtspalte des Schildknorpels *f*, totale ventrale Spalte des Schildknorpels *f*
甲状软骨骨折 Fraktur des Schildknorpels *f*
甲状软骨孔 Foramen thyreoideum *n*
甲状软骨切开术 Thyreo(chondro)tomie *f*
甲状软骨上角 Cornu superius cartilaginis thyreoideae *n*
甲状软骨上角骨折 Fractur des cornus superius cartilaginis thyreoideae *f*
甲状[软骨]上结节 Tuberculum thyreoideum superius *n*
甲状软骨上切迹 Incisura thyr(e)oidea superior *f*
甲状软骨舌骨异常连接 abnorme Verreinigung des Schildknorpels mit dem Zungenbein *f*
甲状软骨下角 Cornu inferius cartilaginis thyroideae *n*
甲状[软骨]下结节 Tuberculum thyreoideum inferius *n*
甲状软骨下结节 Knotenstruma unterhalb des Schildknorpels *n*
甲状软骨下切迹 Incisura thyr(e)oidea inferior *f*
甲状舌骨侧韧带 Ligamentum thyrohyoideum laterale *n*, Band zwischen dem Cornu majus des Os hyoideum (Zungenbein) und dem Cornu superius der Cartilago thyroidea (Schildknorpel)

甲状舌骨肌 Musculus thyr(e)ohyoideus m
甲状舌骨肌支 Ramus thyrohyoideus m
甲状舌骨淋巴结 thyrohyoidaler Lymphknoten m
甲状舌骨膜 Membrana thyr(e)ohyoidea f
甲状舌骨外侧韧带 Ligamentum thyr(e)ohyoideum laterale n
甲状舌骨正中韧带 Ligamentum thyr(e)ohyoideum medianum n
甲状舌骨中韧带 Ligamentum thyrohyoideum medianum n
甲状舌管 Ductus thyroglossus m, His* Gang m
甲状舌管的 thyreogloss(-us, -a, -um)
甲状舌管瘘 Thyreoglossusfistel f
甲状舌管囊肿 Thyreoglossuszyste f
甲状下结节 Tuberculum thyroideum inferius n
甲状腺 Schilddrüse f, Thyreoidea f, Glandula thyreoidea f
甲状腺癌 Schilddrüsenkarzinom n
甲状腺癌骨转移 Knochenmetastase des Schilddrüsenkarzioms n
甲状腺氨酸 Thyronin n
甲状腺氨酸结合球蛋白 Thronin-bindendes Globulin n
甲状腺病 Thyreopathie f
甲状腺剥离 Schilddrüsendissektion f
甲状腺剥离剪 Dissektionsschere der Struma f
甲状腺剥离器 Thyreo(id)dissektor m
甲状腺部分切除术 partielle Thyreoidektomie f
甲状腺出血 Schilddrüsenblutung f
甲状腺穿刺活检 Punktur und Biopsie der Schilddrüse f
甲状腺次全切除术 subtotale Thyreoidektomie f, Kocher* Strumaoperation f
甲状腺刺激激素 Thyreotropin n, thyroid-stimulating hormone (TSH) <engl.>
甲状腺刺激激素受体 Thyreotropinrezeptor m
甲状腺大部切除术 subtotale Thyreoidektomie f, Kocher* Strumaoperation f
甲状腺大小 Größe der Schilddrüse f
甲状腺单纯性腺瘤 einfaches Schilddrüsenadenom n
甲状腺蛋白 Thyreoprotein n
甲状腺的碘捕获 thyreoidale Jodaufnahme f
甲状腺的,甲状软骨的 thyreoides, thyreoide(-us, -a, -um)
甲状腺碘 131 摄取率 thyreoidale Jodaufnahmerate von Jod-131 f
甲状腺碘消除率 Jodclearance der Schilddrüse f, Schilddrüsen-Jodclearance f
甲状腺碘质 Thyreojod n, Jodthyrin n
甲状腺碘质中毒 Thyreojodismus m
甲状腺动脉 Arteria thyreoidea f
甲状腺动脉造影术 Arteriographie der Arteria thyroidea f
甲状腺动脉造影术 Arteriographie der Schilddrüse f, Schilddrüsenarteriographie f
甲状腺毒素 Thyreotoxin n
甲状腺毒素性突眼 Basedow-Exophthalmus m, thyrotoxic exophthalmus <engl.>
甲状腺毒性急性延髓麻痹 akute thyreotoxische Bulbärparalyse f
甲状腺毒性脑病 Encephalopathia thyreotoxica f, thyreotoxische Enzephalopathie f
甲状腺毒性突眼 thyreotoxischer Exophthalmus m
甲状腺毒性心脏病 thyreotoxisches Basedow-Herz n, Thyreokardiopathie f
甲状腺毒性周期性麻痹综合征(北村综合征) Kitamura* Syndrom n
甲状腺毒症 Thyreotoxikose f, Thyreotoxämie f, Basedow* Krankheit f
甲状腺发育不全 Schilddruesenhypoplasie f
甲状腺非典型性腺瘤 atypisches Adenom der Schilddrüse n
甲状腺肥胖 Adipositas bei Schilddrüsenstörung f
甲状腺分泌减少 Thyreopenie f
甲状腺粉 Thyreoideum n, Thyreoidinum siccum pulveratum n
甲状腺梗塞 Schilddrüseninfarkt m
甲状腺功能不足 Hypothyroidie f, Hypothyreose f, Thyrasthenie f, Schilddrüsenunterfunktion f
甲状腺功能测定 Schilddrüsenfunktionsprüfung f
甲状腺功能测定器 Schilddrüsenfunktionsprüfgerät n
甲状腺功能的检查 Prüfung der Schilddrüsenfunktion f
甲状腺功能低下[症] Hypothyreose f, Hypothyreosis f, Schilddrüsenunterfunktion f
甲状腺功能减退性神经病 hypothyreotische Neuropathie f
甲状腺功能减退性水肿 hypothyreotisches Ödem n
甲状腺功能减退性心脏病 hypothyreot(isch)e Herzkrankheit f
甲状腺功能减退[症] Hypothyroidie f, Hypothyreose f, Hypothyreosis f, Thyrasthenie f, Schilddrüsenunterfunktion f
甲状腺功能亢进或减退 Hyper- oder Hypothyroidismus m
甲状腺功能亢进面容 Hyperthyreose-Gesicht n
甲状腺功能亢进外科治疗 chirurgische Behandlung des Hyperthyreoidismus f
甲状腺功能亢进危象 Basedow-Krise f, thyreotoxische Krise f
甲状腺功能亢进性肌病 thyreotoxische Myopathie f
甲状腺功能亢进性精神病 hyperthyreot(isch)e Psychose f, Basedow-Psychose f
甲状腺功能亢进性水肿 hyperthyreotisches Ödem n
甲状腺功能亢进性糖尿病 hyperthyreotische Diabetes f
甲状腺功能亢进性突眼[症] Basedow-Exophthalmus m, hyperthyreot(isch)er Exophthalmus m
甲状腺功能亢进性心脏病 Kardiothyreotoxikose f hyperthyreot(isch)e Herzkrankheit f, Basedow-Herz n
甲状腺功能亢进[症] Hyperthyrie f, Thyreoidismus m, Thyreoidose f, Schilddrüsenüberfunktion f
甲状腺功能亢进症合并周期性麻痹 Hyperthyreose mit periodischer Paralyse f
甲状腺功能缺失 Mangel an Schilddrüsenfunktion m
甲状腺功能试验 Schilddrüsenfunktionsprüfung f
甲状腺功能障碍 Schilddrüsendysfunktion f, Funktionsstörung der Schilddrüse f
甲状腺功能正常 Euthyreose f, Euthyroidismus m
甲状腺固定术 Thyreopexie f
甲状腺过氧化物酶 Schilddrüsenperoxidase f
甲状腺过氧化物酶抗体 Thyreoperoxidase-Antikörper m
甲状腺核白蛋白 Schilddrüsennukleoalbumin n
甲状腺核清蛋白 Nukleoalbumin der Schilddrüse n
甲状腺活组织检查 Biopsie der Schilddrüsen f
甲状腺机能病 Thyreose f
甲状腺机能病患者 Thyreosen-Patient m
甲状腺机能不良 Dysthyreose f, Dysthyreoidismus m, Dysthyrie f
甲状腺机能不足性肌病 hypothyreotische Myopathie f, Hoffmann* Syndrom n
甲状腺机能减退 Hypothyreose f
甲状腺机能减退性肥胖 hypothyreotische Fettsucht f
甲状腺机能亢进 Hyperthyreose f, Hyperthyroidosis f
甲状腺机能亢进症(格雷夫病) Hyperthyroidismus m, Morbus Basedow* m, Basedow' sche Krankheit f
甲状腺机能障碍 Funktionsstörung der Schilddrüse f, Schilddrüsendysfunktion f
甲状腺激素 Schilddrüsenhormon n (SDH)
甲状腺激素代谢效应试验 Test für Effekt des Schilddrüsenhormons m
甲状腺激素反应元件 Schilddrüsenhormon-Response-Element n
甲状腺激素合成 Schilddrüsenhormon-Synthese f
甲状腺激素结合力 Bindungskapazität der Schilddrüsenhormone f
甲状腺激素结合试验 Schilddrüsenhormon-Bindungstest m
甲状腺激素抗体 Thyroidhormon-Antikörper m
甲状腺激素尿浓度测定 Urinkonzentrationstest des Schilddrüsenhormons m

甲状腺激素生成 Hormonogenese der Schilddrüse *f*
甲状腺激素受体 Thyroidhormonrezeptor *m*
甲状腺激素血浓度测定 Bestimmung der Konzentration der Schilddrüsenhormone im Blut *f*
甲状腺激素自身抗体 Thyroidhormon-Autoantikörper *m*
甲状腺剂疗法 Thyreoideumtherapie *f*
甲状腺剂中毒 Thyreoidismus *m*
甲状腺甲状旁腺切除术 Thyreoparathyreoidektomie *f*
甲状腺-甲状旁腺疫苗 Schilddrüsen-Nebenschilddrüsen-Vakzine *f*
甲状腺剪 Schere für Schilddrüsen *f*, Strumaschere *f*
甲状腺降钙素 Thyreokalzitonin *n*（TCT）, Calcitonin *n*
甲状腺降钙素分泌障碍 Sekretionsstörung des Thyreokalzitonins *f*
甲状腺胶体 Schilddrüsenkolloid *m*
甲状腺胶样腺瘤 Kolloidadenom der Schilddrüse *n*
甲状腺胶质 Kolloid der Schilddrüse *n*
甲状腺拮抗剂 Thyrostatikum *n*
甲状腺结合蛋白 Thyroxin-bindendes Globulin *n*
甲状腺结合前白蛋白 Thyroxin-bindendes Präalbumin *n*
甲状腺结合前清蛋白 Thyroxin-bindendes Präalbumin *n*
甲状腺结合球蛋白 Thyroxin-Bindendesglobulin *n*
甲状腺结合指数 Thyroxinbindungsindex *m*
甲状腺结核 Schilddrüsentuberkulose *f*
甲状腺结节性肿 Knotenkropf *m*
甲状腺精神病 Schilddrüsenfunktion-bedingte Psychose *f*
甲状腺巨大 übermässige Größe der Schilddrüse *f*, thyromegaly <engl.>
甲状腺巨细胞癌 Riesenzell（en）karzinom der Schilddrüse *n*
甲状腺抗毒素 thyreoidales Antitoxin *n*
甲状腺抗体 Schilddrüsenantikörper *m*
甲状腺拉钩 Schilddrüsen-Haken *m*
甲状腺良性肉芽肿 gutartiges Schilddrüsengranulom *n*, gutartiges Granulom der Schilddrüse *n*
甲状腺良性腺瘤 benignes Schilddrüsenadenom *n*
甲状腺淋巴结 Nodi lymphatici thyroidei *m pl*
甲状腺鳞状细胞癌 Plattenepithelkarzinom der Schilddrüse *n*
甲状腺瘤 Thyroma *n*, Wölfler* Adenom *n*
甲状腺瘤样病变 tumorartige Schilddrüsenläsion *f*
甲状腺滤泡 Schilddrüsenfollikel *m pl*, Folliculi glandulae thyreoideae *m pl*
甲状腺滤泡癌 Follikularkarzinom der Schilddrüsen *n*, follikuläres Karzinom der Schilddrüse *n*
甲状腺滤泡旁细胞 Parafollikularzelle der Schilddrüsen *f*
甲状腺滤泡细胞 Follikelzelle der Schilddrüse *f*
甲状腺滤泡性癌 follikuläres Schilddrüsenkarzinom *n*
甲状腺滤泡性腺瘤 Follikularadenom der Schilddrüsen *n*, follikuläres Adenom der Schilddrüsen *n*
甲状腺弥漫硬化性乳头状癌 diffuses sklerosierendes papilläres Schilddrüsenkarzinom *n*
甲状腺弥散性肿 Struma diffusa *f*
甲状腺囊泡上皮细胞 Follikelepithelzellen der Schilddrüse *f pl*
甲状腺囊炎 Perithyr（e）oiditis *f*, Schilddrüsenkapselentzündung *f*
甲状腺囊肿 Schilddrüsenzyste *f*, Thyreozele *f*
甲状腺囊肿切(摘)除术 Exzision der Thyreozele *f*
甲状腺囊肿切除术 Exzision der Schilddrüsenzyste *f*
甲状腺内实性细胞巢 solides Zellnest der Schilddrüse *n*
甲状腺脓肿 Schilddrüsenabszeß *m*
甲状腺旁腺功能减退 Hypoparathyreoidismus *m*
甲状腺胚胎性腺瘤 embryonales Schilddrüsenadenom *n*, embryonales Adenom der Schilddrüse *n*
甲状腺片 Thyroideumbletten *f pl*
甲状腺奇［静脉］丛 Plexus thyroideus impar *m*
甲状腺牵开器 Schilddrüsenhaken *m*
甲状腺钳 Schilddrüsenklemme *f*
甲状腺鞘 Vagina glandula thyreoidea *f*
甲状腺切(摘)除术 Thyreoidektomie *f*
甲状腺切除包 Thyreoidektomie-Besteck *n*
甲状腺切除后恶病质 Kachexia thyreopriva（s.strumipriva）*f*
甲状腺切除后手足搐搦 Tetania strumipriva *f*
甲状腺切除后粘液性水肿 Kachexia thyreopriva（s.strumipriva）*f*
甲状腺切除后状态 Thyreoprivia *f*
甲状腺切开术 Thyreotomie *f*, Thyreotomia *f*
甲状腺清蛋白 Albumin in der Schilddrüse *n*
甲状腺球蛋白 Thyreoglobulin *n*（TG）
甲状腺球蛋白凝聚 Aggregation von Thyreoglobulin *f*
甲状腺区 Regio thyreoidea *f*
甲状腺全切术 totale Thyreoidektomie *f*
甲状腺全叶切除术 Lobektomie der Schilddrüse *f*
甲状腺缺乏症 Thyreoprivia *f*, Fehlen der Schilddrüse *n*
甲状腺缺如 Schilddrüsenagenesie *f*
甲状腺缺失 Fehlen der Schilddrüse *n*
甲状腺容积 Volumen der Schilddrüse *n*
甲状腺乳头状癌 papillares Karzinom der Schilddrüse *n*
甲状腺乳头状囊腺瘤 papilläres Zystadenom der Schilddrüse *n*
甲状腺乳头状腺癌 papilläres Adenokarzinom der Schilddrüse *n*
甲状腺乳头状腺瘤 papilläres Adenom der Schilddrüse *n*
甲状腺扫描 Schilddrüsenszintigraphie *f*
甲状腺闪烁探测器 Schilddrüsenszintillationsdetektor *m*
甲状腺闪烁照相 Schilddrüsenszintigraphie *f*
甲状腺上动脉 Arteria thyreoidea superior *f*
甲状腺上动脉插管［术］Katheterung der Arteria thyreoidea superior *f*
甲状腺上动脉腺支 Drüsenast der obere Schilddrüsenarterie *m*
甲状腺上动脉胸锁乳突肌支 Zwerg des M. sternocleidomastoideus von der A. thyreoidea superior *m*
甲状腺上静脉 Venae thyreoideae superiores *f*
甲状腺舌管囊肿 Thyreoglossuszyste *f*
甲状腺舌间囊肿 Thyreoglossuszyste *f*
甲状腺舌瘘 Thyreoglossusfistel *f*
甲状腺摄碘率 Jod-Aufnahme der Schilddrüse *f*
甲状腺 ^{131}I 摄取率 131I-Aufnahme der Schilddrüse *f*
甲状腺嗜酸细胞肿瘤 oxyphiles Adenom der Schilddrüse *n*
甲状腺嗜酸性细胞腺瘤 oxiphiles（onkozytäres）Adenom der Schilddrüse *n*, Hürthle* Zellenadenom *n*
甲状腺嗜酸性腺瘤 oxyphiles Schilddrüsenadenom *n*, oxyphiles Adenom der Schilddrüse *n*
甲状腺素 Thyroxin（um）*n*（Thx）, Thyronin T4 *n*
甲状腺素(四碘甲状腺原氨酸) Thyroxin *n*
甲状腺素测定 Thyroxin-Bestimmung *f*
甲状腺素碘 Jod mit L-Thyroxin *n*
甲状腺素结合能 Thyroxin-Bindungskapazität *f*
甲状腺素结合前白(清)蛋白 thyroxinbindendes Präalbumin/*n*
甲状腺［素］结合球蛋白 thyroxinbindendes Globulin *n*（TBG）
甲状腺素钠 Thyroxin-Natrium *n*
甲状腺素缺少性甲状腺功能减退 Thyroxinmangel-Hypothyreoidismus *m*
甲状腺素特殊活性 spezifische Aktivität von Thyroxin *f*
甲状腺素脱卤素酶 Thyroxindehalogenase *f*
甲状腺素休克 Thyroxinschock *m*
甲状腺素血［症］Thyroxinämie *f*
甲状腺素运载蛋白 Transthyretin *n*
甲状腺素制剂 Schilddrüsenhormonen-Präparat *n*
甲状腺素转运蛋白 Transthyretin *n*
甲状腺髓样癌 medulläres Karzinom der Schilddrüse *n*
甲状腺胎儿性腺瘤 fetales Adenom der Schilddrüse *n*
甲状腺胎性腺瘤 mikrofollikuläres Adenom der Schilddrüse

n, fetales Adenom der Schilddrüse *n*
甲状腺提肌 Musculus levator glandulae thyreoideae *m*
甲状腺体质 Thyrotropismus *m*
甲状腺透明细胞癌 Hellzellkarzinom der Schilddrüse *f*, klarzelliges (od. hellzelliges) Karzinom der Schilddrüse *n*
甲状腺透明细胞肿瘤 Klarzelladenom der Schilddrüse *n*
甲状腺脱碘酶 thyreoidale Deiodinase *f*
甲状腺外甲状腺素 extrathyreoidales Thyroxin *n*
甲状腺危象 thyreotoxische Krise *f*, Basedow-Krise *f*
甲状腺微粒体抗体 mikrosomaler Schilddrüsenantikörper *m*
甲状腺萎缩 Schilddrüsenatrophie *f*
甲状腺未分化性癌 undifferenziertes Karzinom der Schilddrüse *n*
甲状腺吸碘率 Jodaufnahmerate der Schilddrüse *f*
甲状腺吸引活组织检查 Aspirationsbiopsie (od. Nadelbiopsie) der Schilddrüse *f*
甲状腺C细胞 parafollikuläre Zellen der Schilddrüse *f pl*, C-Zellen der Schilddrüse *f pl*
甲状腺峡 Isthmus glandulae thyr(e)oideae *m*
甲状腺峡部切除术 Isthmektomie der Schilddrüse *f*
甲状腺下动脉 Arteria thyreoidea inferior *f*, Neubarer* Arterie *f*
甲状腺下动脉肌支 muskulöser Ast der Arteria thyreoidea inferior *f*
甲状腺下动脉腺支 Drüsenast der unteren Schilddrüsenarterie *m*
甲状腺下静脉 Vena thyreoidea inferior *f*
甲状腺下移 Thyreoptose *f*, Thyreoptosis *f*
甲状腺纤维肉瘤 Fibrosarkom der Schilddrüse *n*
甲状腺显象 Bildgebung der Schilddrüse *f*
甲状腺腺癌 Schilddrüsenadenokarzinom *n*
甲状腺腺瘤 Schilddrüsenadenom *n*
甲状腺腺泡恶性肿瘤 acinar bösartiger Tumor der Schilddrüse *m*
甲状腺腺区 Thyreoideabereich *m*
甲状腺相关眼病(眼眶病) Schilddrüsen-assoziierte Orbitopathie *f*, Thyreoidale-verbindende Ophthalmopathie (od. Orbitopathie) *f*
甲状腺小滤泡性腺瘤 mikrofollikuläres Adenom der Schilddrüse *n*
甲状腺小细胞癌 kleinzelliges Karzinom der Schilddrüse *n*
甲状腺小细胞未分化性癌 kleinzelliges undifferenziertes Karzinom der Schilddrüse *n*
甲状腺形态异常 thyreoidale Formanomalie *f*
甲状腺性神经衰弱 Thyrasthenie *f*, Thyrasthenia *f*
甲状腺性肢端病 Schilddrüsenakropathie *f*
甲状腺悬韧带 Ligamentum suspensorium glandulae thyreoideae *n*
甲状腺压迫器 Schilddrüsendepressor *m*
甲状腺炎 Thyr(e)oiditis *f*
甲状腺炎,药物诱发的(锂盐) medikamenteninduzierte (Lithiumsalz) Thyreoiditis *f*
甲状腺眼(疾)病 schilddrüsenbedingte Augenkrankheit *f*
甲状腺样变 thyreoidale Veränderung *f*
T3 甲状腺抑制试验 T3-Schilddrüsenhemmtest *m*
T4 甲状腺抑制试验 T4-Schilddrüsenhemmtest *m*
甲[状]腺原氨酸 Thyronin *n*
甲状腺原发性恶性淋巴瘤 primäres malignes Lymphom der Schilddrüse *n*
甲状腺原基 Thyroideaanlage *f*
甲状腺征 Schilddrüsenzeichen *n*
甲状腺中毒危象 thyreotoxische Krise *f*, Basedow-Krise *f*
甲状腺中静脉 Venae thyreoideae mediae *f*
甲状腺肿 Kropf *m*, Struma *f*
甲状腺肿大 Thyreophyma *n*, Schilddrüsenvergrößerung *f*
甲状腺肿大率 Strumarate *f*
甲状腺肿呆小病 Kropfkretinismus *m*
甲状腺肿耳聋综合征 Kropf-Taubheit-Syndrom *n*
甲状腺肿瘤 Schilddrüsentumor *m*
甲状腺肿瘤局部切除术 Strumaresektion *f*, Strumektomie *f*
甲状腺肿样卵巢瘤 Struma ovarii *f*
甲状腺肿原 Goitrogen *n*
甲状腺转录因子 1 Schilddrüsen-Transkriptionsfaktor-1 *m*
甲状腺转录因子 2 Schilddrüsen-Transkriptionsfaktor-2 *m*
甲状腺自身抗体 thyreoidaler Autoantikörper *m*
甲状腺自主功能性结节 funktionelle Schilddrüsenautonomie *f*, heißer Schilddrüsenknoten *m*
甲状腺自主调节 thyreoidale Selbstregelung *f*
甲状腺最下动脉 Arteria thyreoidea ima *f*
甲紫 Methylviolett *n*, Gentianaviolett *n*
岬 Promontorium *n*
岬沟 Sulcus promontorii *m*
岬下托 Subiculum promontorii *n*
贾(杰)克森氏癫痫 Jackson* Epilepsie *f*, Rindenepilepsie *f*
贾第[鞭毛]虫病(梨形鞭毛虫病,蓝氏贾地鞭毛虫病) Giardiasis *f*
贾第鞭毛虫病 Giardiasis *f*, Lambliasis *f*, Lambliase *f*
贾第鞭毛虫痢疾 Lamblienruhr *f*, Giardiasis *f*, Lambliasis *f*
贾第鞭毛虫[性]痢疾 Giardia-dysenterie *f*, Lambliendysenterie *f*
贾第鞭毛虫属 Giardia *f*, Lamblia *f*
贾第虫属 Giardia *f*
贾-赫反应 Jarisch*-Herxheimer* Reaktion *f* (治疗后梅毒增剧反应)
贾金斯冠状动脉导管 Judkins* Koronarkatheter *m*
贾金斯技术 Judkins* Technik *f* (冠状动脉造影术)
贾-列综合征 Jarcho*-Levin* Syndrom *n*
贾努齐氏新月形腺细胞 Giannuzzi* Zellen *f pl*, Halbmondzellen *f pl*
贾努齐体(贾努齐新月形体) Giannuzzi* Körper *m*, Giannuzzi* Halbmonde *m pl* (为混合腺体中粘液小管周围深染的新月体)
贾诺替氏综合征 Gianotti* (-Crosti*) Syndrom *n*
贾坦手术 Jatene* Operation (大动脉调转术)
钾 Kalium *n* (K, OZ 19), Potassium *n*
钾泵 Kaliumpumpe *f*
钾矾 Alumen kalicum *n*, Kaliumalaun *m*, Kalialaun *m*
钾肥皂 Kaliseife *f*
钾负荷试验 Kaliumladungstest *m*
钾加重性肌强直 durch Kalium erschwere Myotonie *f*
钾碱 Pot(t)asche *f*
钾空间缓冲作用 kaliumräumliche Pufferung *f*
钾离子浓度测痛仪(计) Kalium-Ionendichte-Dolorimeter *m*
钾[离子]通道 Kaliumkanal *m*
钾滤色镜 Kaliumfilter *m*
钾钠比值 Natrium-Kalium-Verhältnis *n*
钾钠氯二氧化碳[四项]分析仪 Analysator für K, Na, Cl und CO2 *m*
钾钠氯钙分析仪 Analysator für K, Na, Cl und Ca *m*
钾耐量试验 Kaliumtoleranztest *m*
钾平衡 Kaliumgleichgewicht *n*, Kaliumgleichbilanz *f*
钾热离子化检测器 kaliumthermionischer Detektor *m*
钾替代治疗 Kalium-Ersatztherapie *f*
钾 ATP 通道代谢病 Stoffwechselerkrankung in ATP-sensitiven Kalium-Kanälen *f*
钾通道开放药 Kaliumkanalöffner *m*
钾通道阻滞剂 Kaliumkanalblocker *m*
钾盐 Kaliumsalz *n*, Sylvin *n*
钾营养 Kaliumernährung *f*, kaliumhaltige Nahrung *f*
钾长石 Kalifeldspat *m*
假癌 Pseudokarzinom (der Haut) *n*
假癌样增生 pseudokarzinomatöse Hyperplasie *f*
假白斑病外阴炎 pseudoleukoplakische Vulvitis *f*
假白喉 Pseudodiphtherie *f*
假白喉杆菌 Hofmann Wellenhoff* Bacillus *m*, Pseudodiph-

theriebakterium *n*, Corynebacterium pseudodiphtheriticum *n*
假白血病 Pseudoleukämie *f*, Pseudoleucaemia *f*
假斑疹伤寒 Pseudofleckfieber *n*
假瘢痕瘤 Pseudokeloid *n*, Aliber* Keloid *n*
假瓣膜 Pseudoklappe *f*
假包涵体(伪包涵体) Pseudoinklusion *f*
假包膜 falsche Kapsel *f*
假包囊 Pseudozyste *f*
假鼻 Kunstnase *f*, Nasenepithese *f*, Nasenprothese *f*
假鼻疽杆菌 Bacillus pseudomallei Whitmorei *m*, Malleomyces pseudomallei *m*
假鼻疽溃疡性淋巴管炎 Lyphangitis ulcerosa pseudofarinosa *f*
假不对称 Pseudoasymmetrie *f*
假糙皮病 Pseudopellagra *f*
假肠梗阻 Pseudoileus *m*
假出院 bedingte Entlassung eines Patienten *f*
假催眠状态 gefälschte Hypnose *f*
假丹毒 Pseudoerysipel *n*
假单胞菌属 Pseudomonas *m*
假单胞菌外毒素 Pseudomasexotoxin *n*
假单胞菌性肺炎 Pseudomonas-Pneumonie *f*
假单极神经元 pseudounipolares Neuron *n*
假胆管 Pseudogallengang *m*
假胆碱酯酶 Pseudocholinesterase *f*
假胆碱酯酶缺乏 Pseudocholinesterase-Mangel *m*
假胆囊炎 Pseudocholezystitis *f*, Pseudogallenblasenentzündung *f*
假胆脂瘤 Pseudocholesteatom *n*
假蛋白尿 Pseudoalbuminurie *f*
假道(鼻泪管探针术所致) falscher Durchgang (infolge Sondierung des Tränennasengangs) *m*
假的 falsch, artifiziell, fals(-us, -a -um), spuri(-us, -a, -um), noth(-us, -a, -nm), artificial(-is, -is, -e)
假癫痫 Pseudoepilepsie *f*
假定 Annahme *f*, Voraussetzung *f*, Vermutung *f*, Hypothese *f*
假定均数 angenommener Mittelwert *m*
假定偏倚 Bias in Annahme *n*
假定试验 präsumptive Probe *f*
假定中数 angenommener Medianwert *m*
假动脉瘤 Pseudoaneurysma *n*
假动脉硬化 Pseudoarteriosklerose *f*
假多倍体 Pseudopolyploid *n*
假多瞳症 Pseudopolykorie *f*
假恶性[病] Pseudomalignität *f*
假恶性骨化性肌炎 pseudomaligne Myositis ossificans *f*
假耳 Ohrmuschelprothese *f*
假发植入术 Haarweben *n*, hair-weaving <engl.>
假反射 Pseudoreflex *m*
假放线菌病 Pseudoaktinomykose *f*
假肥大型进行性肌营养不良 Muskeldystrophie des Typs Duchenne *f*, Muskeldystrophie Duchenne (DMD) *f*
假肥大型进行性肌营养障碍 pseudohypertrophischer Typ der progressiven Muskeldystrophie *f*
假肥大性肌麻痹 pseudohypertrophische Lähmung *f*, Paralysis muscularis pseudohypertrophica *f*
假肺炎 Pseudopneumonie *f*
假分化组织瘤 Pseudotextoma *n*
假分节 Pseudometamerie *f*
假分支 falsche Zweig *f*
假风湿病 Pseudorheumatismus *m*
假风疹 Pseudorubeolae *f pl*
假峰 Pseudogipfel *m*, ghost peak <engl.>
假蜂窝织炎 Pseudophlegmone *f*
假福斯特·肯尼迪综合征 Pseudo-Foster Kennedy* Syndrom *n*
假复层的 pseudomehrschichtig, pseudomehrzeilig
假复层上皮 pseudomehrschichtiges Epithel *n*
假复层纤毛柱状上皮 mehrzeiliges zylindrisches Flimmerepithel *n*
假复层柱状上皮 pseudomehrschichtiges Zylinderepithel *n*
假腹膜炎 Pseudoperitonitis *f*, Peritonismus *m*
假肝硬变 Pseudoleberzirrhose *f*, Pseudocirrhosis hepatis *f*
假杆菌 Pseudobazillus *m*, Pseudobacterium *n*
假刚毛 falscher Borst *m*
假咯血 Pseudohämoptoe *f*, Pseudohämoptyse *f*
假格鲁布 Pseudokrupp *m*, Pseudocroup *m*, falscher Krup(p) *m*
假根 Rhizoiden *n pl*
假弓浆虫病 Pseudotoxoplasmose *f*, Sabin*-Feldman* Syndrom *n*
假弓形体病 Pseudotoxoplasmose *f*, Sabin*-Feldman* Syndrom *n*
假共济失调 Pseudoataxie *f*
假佝偻病 Pseudorachitis *f*, Dysostosis enchondralis metaphysaria *f*
假箍指病 Pseudoainhum *n*
假骨盆 Pseudobecken *n*, falsches Becken *n*, Pelvis major *f*
假骨髓炎 Pseudo-Osteomyelitis *f*
假骨折 Pseudofraktur *f*, Scheinfraktur *f*, Scheinbruch *m*
假钴蓝色 künstliches Kobaltblau *n*
假关节 Pseudarthrose *f*, Pseudarthrosis *f*, Scheingelenk *n*, Falschgelenk *n*
假关节形成 Pseudarthrose *f*, Pseudarthrosis *f*
假关节形成翻修术 Revisionsoperation der Pseudoarthrose *f*
假关节修复[术] Reparatur von Gelenkprothesen *f*
假管型 Pseudozylinder *m*, Scheinzylinder *m*, Zylindroid *n*
假过敏性 Pseudoanaphylaxie *f*
假过敏性反应 anaphylaktoide Reaktion *f*
假核 Pseudonucleus *m*
假核仁 Pseudonucleolus *m*
假褐黄病 Pseudoochronose *f*
假黑变病 Pseudomelanose *f*, Melanosis spuria *f*
假虹膜缺损 Pseudocoloboma iridis *n*, Pseudokolobom *n*
假喉音 Pseudostimme *f*, pseudovoice <engl.>
假猴头菌 Hericium laciniatum *n*
假胡尔勒氏多种营养不良 Pseudo-Hurler*-Polydystrophie *f*, Mukolipidose *f*
假互相感应 falsche Gegeninduktion *f*
假滑膜关节 Pseudo-Synovialgelenk *n*
假化合物 Pseudoverbindung *f*, falsche Verbindung *f*
假黄瘤 Pseudoxanthom *n*
假黄瘤性输卵管炎 Salpingitis mit Pseudoxanthoma *f*
假黄色瘤细胞 Pseudoxanthomzelle *f*, pseudoxanthomatöse Zelle *f*
假黄体 Pseudocorpus luteum *n*
假基因 Pseudogen *n*
假脊髓痨 Pseudotabes *f*
假寄生物 Pseudoparasit *m*
假寄生物感染 falsch Parasiteninfektion *f*
假假性甲旁减 Pseudohypoparathyreoidismus *m*
假角状囊肿 Pseudohornzyste *f*
假拮抗肌 Pseudoantagonist *m*
假结 falscher Knoten *m*, Weiberknoten *m*
假结肠梗阻 falscher Dickdarmileus *m*
假结核病 Pseudotuberkulose *f*, Pseudotuberculosis *f*, Klein* Fasanenseuche *f*
假结核杆菌 Pseudotuberkulosebazillus *m*, Pseudotuberkulosebakterium *n*, Corynebacterium pseudotuberculosis *n*, Xersinia pseudotuberculosis *f*
假结核结节 Pseudotuberkel *m*
假结核瘤 Pseudotuberkulom *n*
假结核肉芽肿 Pseudotuberkulosegranulom *n*
假结核耶尔森菌 Yersinia pseudotuberculosis *f*
假结石病 Pseudosteinkrankheit *f*, Pseudolithiasis *f*

假截瘫 Pseudoparaplegie *f*
假借针药疗心病 Behandlung der psychischen Erkrankungen mit vorgetäuschter spezifischer Abhilfe *f*
假静脉炎 Pseudophlebitis *f*
假菊形团 Pseudorosette *f*
假巨结肠 Pseudomegakolon *n*
假绝经治疗 Therapie der Pseudomenopause *f*
假菌落 Pseudokolonie *f*
假菌丝 Pseudohyphe *f*
假菌丝体 Pseudomyzel(ium) *n*
假空泡 Pseudovakuole *f*
假狼疮 Pseudolupus *m*
假痨病 Pseudophthise *f*, Pseudophthisis *f*
假肋 falsche Rippen *f pl*, Costae spuriae *f pl*
假痢疾 Pseudodysenterie *f*
假两性畸形 Pseudohermaphroditismus *m*, Scheinzwitter *m*, Hermaphroditismus spurius *m*
假两性人(体) Pseudohermaphrodit *m*, Scheinzwitter *m*
假两性体 Androgynität *f*
假两性同体 falscher Hermaphroditismus *m*, Pseudohermaphroditismus *m*
假两性同体的 gynandrisch
假裂创 falscher Riss *m*
假临产 falsche Wehe *f*
假[临]产 falsche(od. vergebliche) Wehen *f*
假淋巴细胞性脉络丛脑膜炎病毒 pseudolymphozytäres Choriomenigitis-Virus *n*
假淋病 Pseudogonorrhoe *f*, unspezifische Urethritis *f*
假淋球菌 Pseudogonokokken *f pl*
假流行性感冒 Pseudoinfluenza *f*, Influenza nostras *f*
假流涎 Pseudoptyalismus *m*
假(类)卤离子 Pseudohalide-Ion *n*
假(类)卤素 Pseudo-Halogene *n pl*
假绿松石蓝色 pseudotürkisblau
假滤泡 Pseudofollikel *m*
假麻痹 Pseudolähmung *f*, Pseudoplegie *f*, Pseudoparalyse *f*, Pseudoparalysis *f*
假麻痹狂 Pseudoparese *f*, hysterische Parese *f*
假麻痹性重症肌无力 myasthenische Pseudoparalyse *f*, Bulbärneurose *f*, Myasthenia gravis(pseudoparalytica) *f*, Hoppe*-Goldflam* Syndrom *n*(od. Krankheit *f*)
假(伪)麻黄碱 Pseudoephedrin(um) *n*
假[马]鼻疽 Pseudomalleus *m*, Pseudorotz *m*
假(伪)吗啡 Pseudomorphin *n*
假毛线虫病 Pseudotrichinose *f*
假冒的 falsch
假梅毒 Pseudolues *f*, Pseudosyphilis *f*
假梅毒性白斑 Leucoderma pseudosyphiliticum *n*, pseudosyphilitische Leukodermie *f*
假霉菌 Pseudomyzeten *m pl*
假密环菌甲素 Armillarisin A *n*
假蜜环菌属 Armillariella *f*
假面[具] Maske *f*
假面具样的 maskenhaft
假面舞 Maskenspiel *n*
假面样面容 Maskengesicht *n*
假膜 Pseudomembran *f*, Neomembran *f*
假膜性肠炎 Enteritis diphtherica(s. pseudomembrana) *f*
假膜性的 pseudomembranös, pseudomembranace(-us, -a, -um), pseudomembranos(-us, -a, -um)
假膜性耳炎 Otitis crouposa *f*
假膜性结肠炎 pseudomembranöse Kolitis *f*, Colitis pseudomembranacea(s. pseudomembranosa) *f*
假膜性结膜炎 Conjunctivitis pseudomembranacea *f*
假膜性口炎 Stomatitis pseudomembranacea *f*
假膜性痛经 pseudomembranöse Dysmenorrhoe *f*, Dysmenorrhoea pseudomembranosa *f*
假膜性胃炎 pseudomembranöse Gastritis *f*, Gastritis pseudomembranacea *f*
假膜性小肠结肠炎 pseudomembranöse Enterokolitis *f*, Enterocolitis pseudomembranacea *f*
假膜性炎症 kruppöse(od. pseudomembranöse) Entzündung *f*
假囊性输卵管炎 pseudofollikuläre Salpingitis *f*
假囊肿 Pseudozyste *f*
假脑畸胎 Pseudoenzephalus *m*
假脑膜炎 Pseudomeningitis *f*
假脑膜炎球菌 Pseudomeningokokken *f pl*
假脑炎 Pseudoenzephalitis *f*
假内斜视 Pseudoesotropie *f*
假念珠菌属 Pseudomonilia *f*
假尿毒症 Pseudourämie *f*
假尿嘧啶核苷 Pseudouridin *n*
假尿嘧啶核苷酸 Pseudouridylsäure *f*
假凝集 Pseudoagglutination *f*
假怒 Scheinwut *f*
假疟疾 Pseudomalaria *f*
假贫血 Pseudoanämie *f*, Scheinanämie *f*
假破伤风 Pseudotetanus *m*, Tetanismus *m*
假[葡萄]糖苷酶 Pseudoglukosidase *f*
假气喘 Pseudoasthma *n*
假气肿 Pseudoemphysem *n*
假青春早熟 Pseudopubertas *f*
假青光眼 Pseudoglaukom *n*
假球蛋白 Pseudoglobulin *n*
假渠道技术 falsche Pipeline-Technik *f*
假染色体 Pseudochromosom *n*
假染色质 Pseudochromatin *n*
假热带念珠菌 falsche Candida tropicalis *f*
假人 Menschenanalog *n*, Dummi *m*
假妊娠 Pseudogravidität *f*, Pseudoschwangerschaft *f*, Scheinschwangerschaft *f*
假肉瘤性筋膜炎 pseudosarkomatöse Fasziitis *f*
假肉瘤性纤维瘤 pseudosarkomatöse Fibromatose *f*
假肉瘤样反应 pseudosarkomatöse Reaktion *f*
假乳房 Brustprothese *f*
假软骨 Pseudoknorpel *m*
假色 allochromatische Farbe *f*
假色觉 Psychochromästhesie *f*, Pseudochromästhesie *f*
假色素性视网膜炎 Pseudoretinitis pigmentosa *f*
假沙眼 Pseudotrachom *n*
假疝 Pseudohernie *f*, Scheinbruch *m*, falsche Hernie *f*, Hernia spuria *f*
假伤寒 Pseudotyphus(abdominalis) *m*
假伤寒性脑膜炎 pseudotyphöse Meningitis *f*
假设 Hypothese *f*
假设构想 hypothetisches(od. offenes) Konstrukt *n*
假设激活 Hypothesenaktivierung *f*
假设检验 Hypothese-Test *m*
假设检验说 Theorie der Hypothesentests *f*
假设团体 angenommene Gruppe *f*
假设演绎法 hypothetisch-deduktive Methode *f*
假设引起 Hypothese-Evokation *f*
假设与试验方法 Hypothese und Test-Ansatz
假设与试验过程 Hypothese und Testprozess
假设与试验周期 Hypothese und Prüfzyklus
假设总体 hypothetisches Universum *n*
假神经递质 Pseudoneurotransmitter *m*
假神经胶质瘤 Pseudogliom *n*

假[视神经]乳头水肿 Pseudopapillenödem *n*
假[视神经]乳头炎 Pseudopapillitis *f*
假神经症型精神分裂症 pseudoneurotische Schizophrenie *f*
假肾上腺素能递质 pseudoadrenergischer Transmitter *m*
假肾盂积水 Pseudohydronephrose *f*
假声 Falsett *n*
假声带 falsches (od. oberes) Stimmband *n*, Plica vestibularis *f*
假声带囊肿 falsche Stimmbandzyste *f*
假失用[症] Pseudoapraxie *f*
假视觉 Pseudoblepsie *f*
假视神经乳头水肿 falsches Papillenödem *n*
假视神经炎 Pseudoneuritis optica *f*
假视网膜母细胞瘤 Pseudoretinoblastom *n*
假誓 Meineid *m*, Falscheid *m*, Falschaussage *f*
假手 Handprothese *f*, Kunsthand *f*, künstliche Hand *f*
假受精 Pseudogamie *f*
假受精丝 falsches Trichogyn *n*
假水肿 Pseudoödem *n*
假说 Hypothese *f*
　阿伏伽德罗假说 Avogadro* Hypothese *f* (od. Gesetz *n*)
　巴赫纳假说 Buchner* Hypothese *f* (机体蛋白和抗原结合而形成免疫)
　贝格曼假说 Bergmann* Hypothese *f* (蛋白质有效区假说)
　德-贝假说 Dreyer*-Bennett* Hypothese (抗体生成的基因重组假说)
　德布罗意氏假说 de Broglie* Hypothese *f*
　哈娄尔氏假说 Harrower* Hypothese *f*, Hormon-Hunger *m*
　[局部]表情反馈假说 Gesichts-Feedback-Hypothese *f*
　赖昂氏假说 Lyon* Hypothese *f*
　马克哈姆假说 Makeham* Hypothese *f* (关于死亡规律)
　欧利希氏假说 Ehrlich* Hypothese *f*
　[细胞]记忆(印迹)假说 zelluläre mnemische Hypothese *f*
假说验证实验 bestätigendes Experiment *n*
假丝酵母病 Kandidose *f*, Candidiasis *f*
假丝酵母菌 Candida *f*
假丝酵母菌属 Candida *f*
假丝菌素 Kandidin *n*, Candidin *n*
假死 Scheintod *m*, Mors putativa *f*
假饲 Scheinfütterung *f*
假酸式 Pseudosäureformel *f*, Formel der Pseudosäure *f*
假瘫 Pseudoplegie *f*, Pseudoparalyse *f*
假坦白 Pseudogeständnis *n*
假糖尿 Pseudoglykosurie *f*
假特纳氏综合征 Pseudo-Turner*-Syndrom *n*, falsche Ovarialagenesie *f*
假体 Prothese *f*, Epithese *f*
假体的 prosthetisch, prothetisch
假体法隆胸 Brustvergrößerung mit Prothesen (od. Implantaten *n pl*) *f*
假体固定 Prothesenfixation *f*
假体关节成形术 prothetische Arthroplastie *f*
假体脊椎滑脱 prothetische Spondylolisthese *f*
假体腔 Pseudozölom *n*
假体失败(效) Prothesenausfall *m*
假体填充物 prothetische Füllung *f*
假体位置移动 Implantatsverschiebung *f*
假体相关的 prothesenbezogen
假体学 Prothetik *f*
假体植入关节置换术 Arthroplastik mit prothetischer Implantation *f*
假体置换术 Prothesenersatz *m*, prothetischer Ersatz *m*
假体组件取出术 Entfernung von Prothetikteile *f*
假同晶 Pseudomorphose *f*
假同色板 pseudo-isochromatische Platte *f*
假同色的 pseudoisochromatisch
假同色图 Falschfarbenkarte *f*
假同色图片 Falschfarbenbild *n*
假头 falscher Kopf *m*
假突眼 Pseudoexophthalmus *m*
假腿 Kunstbein *n*, Beinprothese *f*
假豚草 falsche Ambrosia *f*
假脱位 Pseudoluxation *f*
假外生骨疣 Pseudoexostose *f*
假外消旋体 Pseudorazemat *n*
假外斜视 Pseudo-exotropie *f*, Pseudovertikaldifferenz *f*
假味觉 Pseudogeu(ästhe)sie *f*
假乌头碱 Pseud(o)aconitin *n*
假舞蹈病 Pseudochorea *f*
假吸附 Pseudoadsorption *f*
假膝关节炎 Pseudogonitis *f*, Adiposalgia arthriticohypertonica *f*, Gram* Syndrom *n*
假下疳 Pseudoschanker *m*, Pseudochancre *m*
假纤维瘤 Pseudofibrom *n*
假腺性神经鞘瘤 pseudoglanduläres Schwannom *n*
假想的 imaginär
假想构成法 Konstruktionshypothese *f*
假想观众 imaginäres Publikum *n*
假想行为 fiktive Lokomotion *f*, hypothetisches Verhalten *n*
假想眼 imaginäres Auge *n*
假想演绎方法 hypothetisch-deduktive Methode *f*
假想演绎决策 hypothetischer deduktiver Entscheidungsprozess *m*
假想演绎框架系统 hypothetisches deduktives Rahmensystem *n*
假想演绎算法 hypothetischer deduktiver Algorithmus *m*
假想演绎推理 hypothetisch-deduktive Argumentation *f*
假想演绎系统 hypothetisches deduktives System *n*
假象 Schein *m*
假小叶 Pseudolobulus *m*
假心包炎 Pseudoperikarditis *f*
假猩红热 Pseudoscharlach *m*, Pseudoscarlatina *f*
假[性]斑秃 Pseudoalopezie *f*, Pseudopelade *m*, Pseudoalopecia areata *f*
假[性]半阴阳 Pseudohermaphroditismus *m*
假性壁内憩室 falsch-intramurales Divertikel *n*
假性波动感 Pseudofluktuation *f*
假性剥脱 Pseudoexfoliation *f*
假性剥脱综合征 Pseudoexfoliationssyndrom *n*
假性肠梗阻 intestinale Pseudoobstruktion *f*
假性痴呆 Pseudodemenz *f*
假性弹力性黄色瘤 Pseudoxanthoma elasticum *n*
假性蛋白尿 Albuminuria spuria *f*
假性低能 Pseudoschwachsinn *m*
假[性]动脉瘤 Scheinaneurysma *n*, Pseudoaneurysma *n*, Aneurysma falsum (s. spurium s.consecutivum) *n*
假性毒性甲状腺肿 Pseudo-Basedow*-Krankheit *f*, Basedoid *n*
假性肥大 Pseudohypertrophie *f*, falsche Hypertrophie *f*
假性肥大性肌萎缩 pseudohypertrophische Muskelatrophie *f*
假性肥大性肌营养不良 pseudohypertrophische Muskeldystrophie *f*, Dystrophia pseudohypertrophica muscularis *f*
假性肥大性心肌 pseudohypertrophischer Myokard *m*
假性肥胖生殖无能 Pseudodystrophia adiposogenitalis *f*
假[性]反应 Pseudoreaktion *f*
假性腹泻 Pseudodiarrhoe *f*, Diarrhoea paradoxa *f*
假性咯血 Pseudohämoptyse *f*, Pseudohämoptoe *f*
假性佝偻病 Pseudo-Rhachitis *f*
假性骨骺 Pseudo-Epiphysenfuge *f*
假性骨软化 Pseudoosteomalazie *f*
假性关节 Pseudoarthrosis *f*, Pseudoarthrose *f*

假性关节强直 Ankylosis extracapsularis(s. falsa) *f*
假性黑棘皮病 Pseudoacanthosis nigricans *f*
假性幻觉 Pseudohalluzination *f*, Pseudosmie *f*, Phantasmie *f*
假性黄疸 falscher Ikterus *m*
假[性]回忆 Pseudomnesie *f*, Pseudoreminiszenz *f*
假性昏迷 Pseudokoma *n*
假性火药斑纹 Pseudo-Schießpulver-Markierung *f*
假[性]霍乱 Pseudocholera *f*, Sommercholera *f*, Cholera nostras *f*
假性肌肥大 muskuläre Pseudohypertrophie *f*, Duchenne*-Friedreich* Atrophie *f*
假性积水 Hydrops spurius *m*
假性脊髓空洞症 Pseudo-Syringomyelie *f*
假性脊髓痨 Pseudotabes *f*
假性脊椎滑脱 Pseudo-Spondylolisthese *f*
假性甲状旁腺功能低下症 Pseudohypoparathyreoidismus *m*
假性甲状旁腺功能减退 Pseudohypoparathyreoidismus *m*
假性睑板腺囊肿 Pseudochalazion *f*
假[性]睑下垂 Pseudoptose *f*
假性近视 Pseudomyopie *f*
假[性]近视 Pseudomyopie *f*, Scheinmyopie *f*, Myopia spuria *f*
假性巨结肠 Pseudo-Hirschsprung'sche Erkrankung *f*
假性柯兴氏综合征,酒精所致 alkoholbedingte Pseudo-Syndrom nach Cushing* *n*
假性空洞 falsche Kavität *f*
假性髋关节痛 Pseudo-Hüftgelenkschmerz *m*, Pseudokoxalgie *f*
假性髋关节炎 Pseudoarthrose des Hüftgelenks *f*, Pseudokoxitis *f*
假性狂犬病 Pseudowut *f*, Pseudolyssa *f*, Pseudorabies *f*, Rabies falsa(s.spuria) *f*, Aujeszky* Krankheit *f*
假性眶距增宽症 falscher orbitaler Hypertelorismus *m*
假性阔韧带内妊娠 pseudo-intraligamentäre Schwangerschaft *f*
假[性]阑尾炎 Pseudoappendizitis *f*, Appendizismus *m*
假性泪溢 Pseudoepiphora *f*
假性淋巴细胞 Pseudolymphozyt *m*
假性瘤 Pseudotumor *m*
假性梅格斯综合征 Pseudo-Meigs* Syndrom *n*
假性糜烂 Pseudoerosion *f*, Erosio falsa *f*
假性[男子]女性型乳房 Pseudogynäkomastie *f*
假性囊肿 Pseudozyste *f*, falsche Zyste *f*
假性脑[脊]膜炎 Meningismus *m*
假性脑瘤 Pseudotumor cerebri *m*
假性皮萎缩 Pseudoatrophodermie *f*
假性前房蓄脓 Pseudohypopyon *n*
假性嵌顿 Pseudoeinklemmung *f*
假性醛甾酮过少症 Pseudohypoaldosteronismus *m*
假性软骨发育不良 Pseudo-Knorpeldysplasie *f*
假性软骨发育不全 Pseudoachondroplasie *f*
假性软骨结合 Pseudo-Knorpelverbindung *f*
假性神经递质 falscher Neurotransmitter *m*
假[性]神经瘤 Neuroma spurium *n*, Pseudoneurom *n*, Falsches Neurom *n*
假性神经症型(样)精神分裂症 pseudoneurotische Shiyphrenie *f*
假性声影 falscher Schallschatten *m*
假性失写[症] Pseudoagraphie *f*
假性视乳头水肿 Pseudopapillenödem *n*
假性视神经乳头炎 Pseudopapillitis *f*
假性视网膜母细胞瘤 Pseudoretinoblastom *m*
假性室壁瘤 Pseudo-Ventrikelaneurysma *n*
假[性]手足徐动症 Pseudoathetose *f*
假性双上斜肌麻痹 Pseudoparalyse des bilateralen Musculus obliquus superior *f*
假性瘫痪 Pseudoplegie *f*, Pseudoparalyse *f*, Pseudolähmung *f*
假性条件作用 Pseudo-Kondition *f*
假性痛风 Pseudogicht *f*, Chondrokalzinose *f*
假性维生素D缺乏性佝偻病 Pseudo-Vitamin-D-Mangel-Rachitis *f*
假性无晶[状]体[症] Pseudoaphakie *f*
假性相关 Scheinkorrelation *f*
假性哮吼症 Pseudokrupp *m*, Pseudocroup *m*
假性斜视 Pseudostrabismus *m*, scheinbarer Strabismus *m*, Strabismus apparens *m*
假性斜视 Pseudostrabismus *n*
假性心绞痛 Angina pectoris spuria *f*, Pseudoangina(pectoris) *f*
假性血尿 falsche Hämaturie *f*
假性血细胞凝集 Pseudoagglutination *f*, Geldrollenagglutination *f*
假性血友病 Pseudohämophilie *f*
假性延髓性麻痹 Pseudobulbärparalyse *f*, Suprabulbärparalyse *f*, Paralysis pseudobulbaris *f*
假性言语无序 Pseudoparaphrasie *f*
假性眼球前突 Pseudo-Ophthalmoptose *f*
假性厌食症 falsche Anorexie *f*
假性胰腺囊肿 Pankreaspseudozyste *f*
假性翼状胬肉 Pseudopterygium *n*
假性隐眼 Pseudo-Kryptophthalmus *m*
假性硬化 Pseudosklerose *f*
假性粘液囊肿 pseudomuzinöse Zyste *f* (od. Muzinkystom *n*), Pseudomuzinkystom *n*
假性肢端肥大症 Pseudo-Akromegalie *f*
假性肿瘤 Pseudotumor *m*, Scheingeschwulst *f*, Phantomtumor *m*, Phantomgeschwulst *f*
假性主动脉瓣闭锁不全 Pseudoaorteninsuffizienz *f*
假性主动脉狭窄 Pseudo-Aortenstenose *f*
假[性]子宫内膜炎 Pseudoendometritis *f*
假胸膜性肺炎 Pseudopleuropneumonie *f*
假血管瘤 Pseudoangiom *n*
假血红蛋白 Pseudohämoglobin *n*
假牙 Zahnprothese *f*, Zahnersatz *m*, Odontoprothese *f*, künstlicher Zahn *m*
假牙面 Facette *f*
假牙排列 Aufstellung der künstlichen Zähne *f*
假牙修复术(学) prothetische Zahnheilkunde *f*
假牙专家 Spezialist für Zahnersatz *m*
假盐 Pseudosalz *n*
假眼 Augenprothese *f*, Kunstauge *n*, künstliches Auge *n*, Prothesis ocularis *f*
假眼球突出 Pseudoexophthalmus *m*
假眼球震颤 Pseudonystagmus *m*
假羊膜 Pseudoamnion *n*, falsches Amnio *n*
假阳性 Falsch-Positiv *n*
假阳性[反应] falsch-positive Reaktion *f*
假阳性的 falsch positiv
假阳性率 Falsch-positiv-Rate *f*
假阳性信息 falsch-positive Information *f*
假药 falsches Medikament *n*
假叶目 Pseudophyllideae *pl*
假叶目绦虫 Pseudophyllidea-Bandwurm *m*
假异位 Pseudoheterotopie *f*
假阴道会阴阴囊尿道下裂 pseudovaginale perineoskrotale Hypospadie *f*, pseudovaginal perineoscrotal hypospadia (PPSH) <engl.>
假阴性 Falsch-Negativ *n*
假阴性[反应] falsch-negative Reaktion *f*
假阴性错误 falsch-negativ-Fehler *m*
假阴性的 falsch negativ
假阴性率 Falsch-negativ-Rate *f*
假阴性信息 falsch negative Information *f*

假幽门腺化生(转化) Metaplasie der pseudopylorischen Drüsen *f*
假幽门腺化生症 Pseudopylorusdrüsenmetaplasie *f*
假右位心 Pseudodextrokardie *f*
假月经 Pseudomenstruation *f*
假孕 Pseudoschwangerschaft *f*, Pseudogravikität *f*, Pseudozyesis *f*
假运用不能 Pseudoapraxie *f*
假再生毛细血管 falsche Regeneration von Kapillaren *f*
假粘蛋白 Pseudomuzin *n*, Metalbumin *n*, Mukoid *n*
假粘液瘤 Pseudomyxom *n*
假粘液瘤性腹膜炎 pseudomyxomatöse Peritonitis *f*
假阵挛 Pseudoklonus *m*
假阵痛 falsche Wehen *f*
假震颤 Pseudoschwirren *n*
假正铁血红蛋白 Pseudomethämoglobin *n*
假肢 Stumpfprothese *f*, Kunstglied *n*, künstliches Glied *n*, Ersatzglied *n*
假肢(矫形器)装配末期检验 Prüfung bei der Endmontage von Prothesen(od. Orthesen) *f*
假肢(义肢、人工肢体) Gliedmaßenprothese *f*, künstliche Gliedmaßen *f pl*
假肢处方 Rezept zur Prothese *n*
假肢端肥大症 Pseudoakromegalie *f*
假肢对线 Angleichung der Prothese *f*
假肢和矫形器的应用 Verwendung von Prothesen und Orthesen *f*
假肢及矫形器师 Prosthese und Orthopädietechniker
假肢接受腔 Prothesenschaft *f*
假肢评定 Prothesenbeurteilung *f*
假肢取型和测量 prothetische Gießen und Messung *f*
假肢师 Orthopädietechniker *m*
假肢痛 Phantomschmerz *m*
假肢学 Prothetik *f*
假肢训练 prothetisches Training *n*
假肢与矫形器师 Prothese- und Orthopädietechniker
假肢装配前训练 präprothetische Ausbildung *f*
假脂瘤 Pseudolipom *n*
假蜘蛛腿状肾盂 spinnenbeinähnliches Nierenpelvis *n*
假值 falscher Wert *m*
假指甲 gefälschter Nagel *m*
假指控 falsche Anschuldigung *f*
假肿瘤 Pseudotumor *m*
假种皮 Arillus *n*
假肘 Ellenbogenprothese *f*, Künstlicher Ellenbogen *m*
假装 Affektiertheit *f*, Simulation *f*, Fälschung *f*, Vortäuschung *f*
假装病 Simulation *f*
假装游戏 vorgetäuschtes Spiel *n*
假椎 Vertebra spuria *f*
假足 Scheinfüßchen *n*, Pseudopodium *n*
假卒中 Pseudoapoplexie *f*
假组份 Pseudokomponente *f*
假 Turner 综合症 Pseudo-Turner-Syndrom *n*
槚如坚果壳 Cashewnuss *f*
槚如坚果壳油皮炎 von Cashewnussöl bedingte Dermatitis *f*
槚如树 Cashewbaum *m*

jià 价假架驾嫁

价 Wertigkeit *f*, Valenz *f*
价层电子对互斥理论 Valenzschalen-Elektronenpaarrepulsionstheorie *f*
价电子 Valenzelektron *n*, Wertigkeitselektron *n*
价格冻结或削减 Preissperrung oder -senkung *f*
价格刚性 Preisrigidität *f*
价格机制 Preismachanismus *m*
价格歧视 Preisdiskriminierung *f*
价格预期 Preiserwartung *f*
价格政策 Preispolitik *f*
价键 Valenzbindung *f*, Wertigkeitsbindung *f*
价数 Valenzzahl *f*, Valenzwert *m*
价值观 Wertvorstellung *f*
价值规律 Bewertungsregel *f*
价值期望理论 Valenz-Erwartungs-Theorie *f*
价值系统 Glaubenssystem *n*
价值与信念 Wertigkeit und Überzeugung
假期活动卫生 Urlaubshygiene *f*
架 Gestell *n*
架构规范说明书 Architekturspezifikation *f*
架火法 Feuerschröpfen *n*
架盘天平 Balkenwaage *f*
驾驶盘损伤 Steuerrad-Verletzungen *f pl*
嫁接 Pfropfung *f*, Verpflanzung *f*, Okulierung *f*
嫁接性精神病 Pfropfpsychosis *f*
嫁接性精神分裂症 Pfropfschizophrenie *f*
嫁接性青春期痴呆 Pfropfhebephrenie *f*
嫁妆 Mitgift *f*

JIAN 尖奸坚间肩艰监兼缄煎拣茧检减剪硷睑简碱见间建剑健舰渐践腱鉴键箭

jiān 尖奸坚间肩艰监兼缄

尖 Spitze *f*, Tip *m*, Apex *f*
尖(刀)锋恐怖 Aichmophobie *f*
尖孢镰刀菌 Fusarium oxysporum *n*
尖波 steile Welle *f*
尖刺碱 Oxyacantnin *n*, Vinetin *n*
尖的 apikal, spitz
尖底离心管 konisches Zentrifugenglas *n*
尖顶 Spitze *f*, Kuppe *f*, Apex *f*
尖端电极 Spitzenelektrode *f*
尖端科学 fortgeschrittenste Wissenschaftzweige *m pl*
尖端恐怖(锋刀恐怖) Aichmophobie *f*
尖端树突 apikaler Dentrit *m*
尖段 Segmentum apicale *n*
尖段支气管 Bronchus segmentalis apicalis *m*
尖峰的 leptokurtisch, hochgipflig
尖峰信号 Spike *m*
尖峰形流速分布 spikeförmige Geschwindigkeitsverteilung *f*
尖腹 apikaler Bauch *m*
尖后段 Segmentum apicoposterius *m*
尖后段支气管 Bronchus segmentalis apicoposterior *m*
尖后支 Ramus apicoposterior(venae pulmonalis) *m*
尖喙库蠓 Culicoides oxystoma *n*
尖棱结晶 scharfer prismatischer Kristall *m*
尖淋巴结 Nodi lymphatici apicales *m pl*
尖颅 Akrokranie *f*, Turmschädel *m*
尖慢综合波 Spike-wave-Komplex *m*
尖锐湿疣 Condyloma acuminatum *n*, spitzes Kondylom *n*
尖锐胸痛 scharfe Thorakodyrnie *f*, scharfer Brustschmerz *m*
尖探针 spitze Sonde *f*
尖头并指(趾)畸形 Akrozephalosyndaktylie *f*, Apert* Syndrom *n*
尖头并指综合征 Apert* Syndrom *n*, Akrozephalosyndaktylie-Syndrom *n*
尖头并趾畸形(阿佩尔病) Akrozephalosyndaktylie-Syndrom *n*, Apert* Syndrom *n*
尖头多指(趾)畸形(卡彭特综合征) Akrozephalopolysyndaktylie Typ Ⅱ(ACPS Ⅱ) *f*, Carpenter* Syndrom *n*
尖头并多指(趾)畸形 Acrocephalopolysyndactylie *f*
尖头并多指(趾)畸形Ⅰ型(诺亚克综合征) Acrocephalopolysyndactylie Typ Ⅰ *f*, Noack* Syndrom *n*

尖头并多指(趾)畸形Ⅱ型(卡彭特综合征) Acrocephalopolysyndactylie Typ Ⅱ *f*, Carpenter* Syndrom *n*
尖头并多指(趾)畸形Ⅲ型(乔茨综合征) Akrozephalopolysyndaktylie Typ Ⅲ *f*, Chotzen* Syndrom *n*(染色显性遗传尖头并指伴上睑下垂)
尖头[畸形] Turmschädel *m*, Spitzkopf *m*, Akrozephalie *f*
尖尾科 Oxyuridae *f pl*
尖物恐惧 Belonephobie *f*, Nadelangst *f*
尖形弓 Spitzbogen *m*
尖形抛光刷 gespitzte Polierbürste *f*
尖牙 Eckzahn *m*, Dens cuspidatus *m*, Dens caninus *m*
尖牙保护 Eckzahnschutz *m*
尖牙保护殆 Höckerschutz *m*
尖牙关系 Eckzahnrelation *f*
尖牙肌 Musculus caninus *m*
尖牙卡环 Eckzahnspange *f*
尖牙隆起 Eckzähneausbuchtung *f*
尖牙窝 Fossa canina *f*
尖牙支柱 Eckzahnpfeiler *m*
尖音库蚊 Culex pipiens *m*
尖支 Ramus apicalis (arteriae pulmonalis) *m*
尖周脓肿 periapikaler Abszeß *m*
尖钻头 scharfer Bohrerkopf *m*
奸夫 Ehebrecher *m*
奸妇 Ehebrecherin *f*
奸尸 Nekromanie *f*, Nekrophilie *f*
坚持的社区治疗 dauerhafte therapeutische Gemeinschaft *f*, large Therapeutic Community <engl.>
坚持服药率 Konformitätsrate *f*
坚持己见 Behauptung *f*
坚持己见训练 Selbstbehauptungstraining *n*
坚定性训练 Ausbildung für die Standfestigkeit *f*
坚固 Festigkeit *f*
坚果 Mast *f*, Nuss *f*
坚果类 Nüsse *f pl*
坚牢红 Echtrot *n*
坚牢黄 Echtgelb *n*
坚牢棉蓝 Echtbaumwollenblau *n*
坚强效应 Härtungseffekt *m*
坚忍肠球菌(耐久肠球菌) Enterococcus durans *m*
坚实 Konsistenz *f*
坚实性水肿 solides Ödem *n*
坚[松]度 Konsistenz *f*, Festigkeit *f*
坚信 Vertrauen *n*
坚毅性 Beharrlichkeit *f*, Durchhaltevermögen *n*, Standfestigkeit *f*, Unschütterlichkeit *f*
坚硬的 fest, solid, massiv, hart
坚硬木材 Hartholz *n*
坚硬乳房 harte Brust *f*
间变 Anaplasie *f*
间变非典型 Atypie *f*
间变少枝胶质细胞瘤 anaplastisches Oligodendrogliom *n*
间变细胞 anaplastische Zelle *f*
间变型精原细胞瘤 anaplastisches Seminom *n*
间变性癌 anaplastisches Karzinom *n*
间变性大细胞淋巴瘤 anaplastisches großzelliges Lymphom *n*
间变性淋巴瘤激酶 1 anaplastische Lymphomkinase 1 *f*
间变性脑膜瘤 anaplastisches Meningeom *n*
间变性少突胶质细胞瘤 anaplastisches Oligodendrozytom *n*
间变性室管膜瘤 anaplastisches Ependymom *n*
间变性星形细胞瘤 anaplastisches Astrozytom *n*
间变性肿瘤 anaplastischer Tumor *m*
间插顺序 intervenierende Sequenz *f*
间插序列 Intron *n*, intervenierende Sequenz *f*
间插血吸虫 Schistosoma intercalatum *n*
间插血吸虫病 Schistosomiasis intercalata *f*
间齿细胞 Interdentalzelle *f*
间充质 Mesenchym *n*
间充质干细胞 Mesenchymalstammzelle *f*
间充质瘤 Mesenchymom *n*
间充质软骨肉瘤 mesenchymales Chondrosarkom *n*
间充质上皮样细胞 Mesenchymalepitheloidzelle *f*
间充质细胞 Mesenchymzelle *f*
间带 Zwischenstreifen *m*
间碘苄胍显像 Metaiodobenzylguanidin-Szintigraphie *f*, MIBG-Szintigrafie *f*, MIBG-Scan <engl.> *m*
间动电疗机 intermittierendes elektronisches Therapie-Gerät *n*
间动电流疗法 Diadynamische-Strömen-Therapie *f*
间动电流治疗仪 Diadynamische-Strömen-Gerät *n*
间[动]情期 Diöstrus *m*
间骨板 Lamella interstitialis (s. intermedia) *f*
间甲苯酚 m-Kresol *n*
间介中胚层 intermediäres Mesoderm *n*
间距因子 Abstandsfaktor *m*
间酶 Zwischenferment *n*, Glukose-6-phosphatdehydrogenase *f*
间脑 Diencephalon *n*, Zwischenhirn *n*
间脑[性]癫痫 Dienzephalepilepsie *f*, dienzephale Epilepsie *f*
间脑病 Dienzephalose *f*, Diencephalosis *f*
间脑垂体的 dienzephalohypophysär
间脑的 dienzephal, diencephalic (-us, -a, -um)
间脑静脉 Zwischenhirnvene *f*
间脑内部结构 innere Struktur des Dienzephalons *f*
间脑丘脑下部综合征 Diencephalohypothalamus-Syndrom *n*
间脑性肥胖 Zwischenhirnfettleibigkeit *f*
间脑性糖尿 Zwischenhirnglykosurie *f*
间脑自发性癫痫 dienzephale autonome Epilepsie *f*
间脑综合征 Dienzephalsyndrom *n*, Zwischenhirnsyndrom *n*
间盘移位综合征 Bandscheibenverlagerung *f*
间胚叶性软骨肉瘤 mesenchymales Chondrosarkom *n*
间皮 Mesothelium *n*, Mesothel *n*
间皮瘤 Mesotheliom *n*
间皮母细胞瘤 Mesothelblastom *n*
间皮囊肿 Mesothelzyste *f*
间皮细胞 Mesothelzelle *f*
间皮[细胞]瘤 Mesotheliom *n*, Mesotheltumor *m*
间皮增生 Mesothelzell-Hyperplasie *f*
间神经胶质 Mesoglia *f*
间神经胶质瘤 Mesogliom *n*
间生 Parabiose *f*
间生的 interbiotisch, interkalar
间生态 Parabiose *f*
间生态的 parabiotisch
间生细胞 interkalare Zelle *f*
间时练习 verteilte Praxis *f*
间时强化 Intervallverstärkung *f*
间视紫红质 Metarhodopsin *n*
间室间软组织肉瘤 zwischenräumliches Weichteilsarkom *n*
间室综合征 Kompartmentsyndrom *n*
间体 Mesosom *n*
间体膜 mesosomale Membran *f*
间性 Intersexualitat *f*
间性(指性别不明者) Intersexualität (od. Zwittergeschlechtlichkeit) *f*
间性体 Intersex *m*, Intersexus *m*
间叶髓质瘤 mesenchymales Hyalom *n*
间叶细胞 Mesenchymalzelle *f*, Mesenchymzelle *f*
间叶型 mesenchymaler Typ *m*
间叶性肉瘤 Mesenchymalsarkom *n*, mesenchymales Sarkom *n*

间叶性软骨肉瘤 mesenchymales Chondrosarkom *n*
间叶性牙原性肿瘤 mesenchymaler odontogener Tumor *m*
间叶性肿瘤 Mesenchymom *n*
间叶组织 Mesenchymgewebe *n*
间叶组织肿瘤 mesenchymale Geschwulst *f*
间液 interstitielle Flüssigkeit *f*
α-间胰蛋白酶抑制物 Inter-α-Trypsininhibitor *m*
间杂型红斑 inhomogene (od. Gesprenkelte) Erythroplakie *f*
间杂性变异数 heterogene Variable *f*
间灶性肾小球硬化症 fokale Glomerulosklerose *f*
间织内放射性胶体治疗 interstitielle Radiokolloidtherapie *f*
间质 Mesenchym *n*, Stroma *n*
间质病 Mesenchymose *f*, Mesenchymatose *f*
间质部(内)妊娠 Graviditas interstitialis *f*, interstitielle Schwangerschaft *f*
间质的 mesenchymal
间质发育异常 mesenchymale Dysplasie *f*
间质高热治疗 interstitielle Hyperthermie *f*
间质黄体瘤 Stromaluteom *n*
间质胶原酶 interstitielle Kollagenase *f*
间质金属蛋白酶 interstitielle Metalloproteinase (MMP) *f*
间质金属蛋白酶 1 Matrixmetalloproteinase-1 (MMP-1) *f*
间质金属蛋白酶 2 Matrixmetalloproteinase-2 (MMP-2) *f*
间质金属蛋白酶 9 Matrixmetalloproteinase-9 (MMP-9) *f*
间质瘤 Mesenchymom *n*
间质内放疗 interstitielle Strahlentherapie *f*
间质内分泌细胞 interstitielle endokrine Zelle *f*
间质软骨肉瘤 mesenchymales Chondrosarkom *n*
间质生长 interstitielles Wachstum *n*
间质树突细胞 interstitielle dendritische Zelle *f*
间质微环境 interstitielle Mikroumgebung *f*
间质细胞 interstitielle Zelle *f*, Mesenchymzelle *f*, Zwischenzelle *f*
间质细胞刺激素 interstitial cell stimulating hormone (ICSH) <engl.>
间质细胞瘤 Mesenchymzellentumor *m*
间质细胞肉瘤 Mesenchymzellensarkom *n*
间质纤维 Interstitialfaser *f*
间质腺 interstitielle Drüse *f*
间质性 DC interstitielle DC *f*
间质性肥大性神经炎 interstitielle hypertrophische Neuritis *f*
间质性肺疾病 interstitielle Lungenerkrankung *f*
间质性肺气肿 interstitielles Lungenemphysem *n*
间质性肺水肿 interstitielles Ödem *n*
间质性肺炎 interstitielle Pneumonie *f*
间质性肌炎 interstitielle Myositis *f*
间质性疾病 Interstitiale Krankheit *f*
间质性脊髓痨 interstitialer Tabes *m*
间质性脊髓炎 interstitielle Myelitis *f*
间质性浆细胞性肺炎 interstitielle Plasmazellenpneumonie *f*
间质性角膜炎 Keratitis interstitialis *f*, interstitielle Keratitis *f*
间质性脑水肿 interstitielles Hirnödem *n*
间质性膀胱炎 Cystitis interstitialis *f*, Hunner* Geschwür (od. Ulkus) *n*
间质性丘疹病 interstitiale Papulose *f*
间质性乳腺炎 interstitielle Mastitis *f*
间质性软骨肉瘤 interstitielles Chondrosarkom *n*
间质性舌炎 interstitielle Glossitis *f*
间质性神经炎 interstitielle Neuritis *f*
间质性肾炎 interstitielle Nephritis *f*
间质性输卵管炎 interstitielle Salpingitis *f*
间质性水肿 interstitielles ödem *n*
间质性纤维化 interstitielle Fibrose *f*
间质性心肌炎 interstitielle Myokarditis *f*
间质性炎[症] interstitielle Entzündung *f*
间质性胰岛素 interstitielles Insulin *n*
间质性胰炎 interstitielle Pankreatitis *f*
间质性龈炎 interstitielle Gingivitis *f*
间质压力 interstitieller Druck *m*
间质炎性浸润 interstitielle entzündliche Infiltration *f*
间质异常 Interstitielle Anomalie *f*
间质因子 mesenchymaler Faktor *m*
间质增生 interstitielle Proliferation *f*
间质组织 interstitielles Gewebe *n*
间质组织肿瘤 Tumor von Geweben mesenchymalen Ursprungs *m*
间质纤维化 interstitielle Fibrose *f*
间置空肠胆管十二指肠吻合术 zwischengeschaltete jejunale Choledochoduodenostomie *f*
间中附器 Intermediärappendix *f*
肩 Schulter *f*
肩背带 Schultergurt *m*, Schulterstück *n*
肩部肌肉劳损 Muskelüberstreckung in Schultergegend *f*
肩部假肢 Schulterprothese *f*
肩部截肢术 Amputation der Schulter *f*
肩部撞击症 Impingement-Syndrom der Schulter *n*
肩垂病 lose Schulter *f*
肩带肌 Muskulatur des Schultergürtels *f*
肩吊带 Armschlinge *f*
肩峰 Akromion *n*, Schulterhöhe *f*
肩峰成形术 Akromioplastik *f*
肩峰点 Schulterpunkt *f*
肩峰端 Extremitas acromialis *f*
肩峰高 Akromionhöhe *f*
肩峰骨折 Fraktur des Akromions *f*
肩峰关节面 Facies articularis acromii *f*
肩峰角 Angulus acromialis *m*
肩峰结核 Tuberkulose des Schulterdaches *f*
肩峰皮下囊 Bursa subcutanea acromialis *f*
肩峰髂棘宽度指数 Akromion-Darmbeinstachel-Index *m*
肩峰切除术 Akromionresektion *f*
肩峰乳头宽度指数 Akromion-Mamille-Index *m*
肩峰锁骨分离 Trennung des Akromioklavikulargelenkes *f*
肩峰锁骨囊肿 Zyste des Akromioklavikulargelenkes *f*
肩峰网 Rete acromiale *n*
肩峰下滑囊切除术 subakromiale Bursaektomie *f*
肩峰下滑囊炎 subakromiale Bursitis *f*
肩峰下滑液囊炎 Bursitis subacromialis *f*
肩峰下囊 Bursa subacromialis *f*, Codman* Bursa *f*
肩峰下疼痛弧综合征 subakromiales schmerzhaftes Bogen-Syndrom *n*
肩峰下撞击征 subakromiales Impingement-Syndrom *n*
肩峰下撞击综合征 subakromiales Impingement-Syndrom *n*
肩峰支 Ramus acromialis *m*
肩肱关节融合术 Fusion des Schulter- und Oberarmgelenkes *f*
肩肱型脊髓肌萎缩 fazioskapulohumerale spinale Muskelatrophie *f*
肩关节 Schultergelenk *n*, Articulatio humeri *f*
肩关节表面置换术 Oberflächenersatz an der Schulter *f*
肩关节不稳 Schulterinstabilität *f*
肩关节陈旧脱位 veraltete Schultergelenkluxation *f*
肩关节穿刺术 schultergelenkpunktion *f*
肩关节冻结症 Periarthritis humeroscapularis *f*, frozen shoulder <engl.>
肩关节断离术 Schulterexartikulation *f*
肩关节翻修术 Schulterrevisionsoperation *f*
肩关节复发性不稳 rezidivierende Instabilität der Schulter *f*
肩关节复位 Reposition des Schultergelenkes *f*
肩关节感染 Infektion des Schultergelenkes *f*

肩关节骨关节病 Osteoarthrose des Schultergelenkes *f*
肩关节骨性关节炎 Osteoarthritis des Schultergelenkes *f*
肩关节固定术 Schultergelenkarthrodese *f*
肩关节灌注吸引术 Schultergelenkperfusion und -aspiration *f*
肩关节后方不稳定 Instabilität an der Rückseite des Schultergelenks *f*
肩关节后方骨化 hintere Ossifikation des Schultergelenkes *f*
肩关节后脱位 Luxatio humeri posterior *f*
肩关节滑膜切除术 Synovektomie des Schultergelenks *f*
肩关节滑膜炎 Schultergelenksynovitis *f*
肩关节化脓性关节炎 septische Arthritis des Schultergelenkes *f*
肩关节间位成形术 Angioplastie des Schultergelenkes *f*
肩关节结核 Schultergelenktuberkulose *f*
肩关节结核性关节炎 tuberkulöse Arthritis des Schultergelenkes *f*
肩关节镜检查 arthroskopische Untersuchung *f*
肩关节镜手术 arthroskopische Schulterchirurgie *f*
肩关节镜术 Schulterarthroskopie *f*
肩关节类风湿性关节炎 rheumatoide Arthritis der Schulter *f*
肩关节离断术 Schulterexartikulation *f*
肩关节内外融合术 Arthrodes in- und außerhalb des Schultergelenks
肩关节扭伤 Schultergelenkverstauchung *f*
肩关节前侧弧形入路 vorderer bogenförmiger Zugang zum Schultergelenk *m*
肩关节前方不稳定 vordere Schulterinstabilität *f*
肩关节前后外侧入路 anterior- und posterior-lateraler Zugang zum Schultergelenk *m*
肩关节前路松解术 anteriore Release des Schultergelenks *f*
肩关节前内侧进路 anteromedialer Zugang zum Schultergelenk *m*, Cubbins* Zugang zur Schulter *m*, Thompson*-Henry* Zugang am Schultergelenk *m*
肩关节前上内侧入路 medialer vorderer Zugang zum Schultergelenk *m*
肩关节前脱位 Luxatio humeri anterior *f*
肩关节切除术 Schultergelenkresektion *f*
肩关节切开引流术 Inzision und Drainage der Schulter *f*
肩关节清创术 Debridement des Schultergelenkes *n*
肩关节融合术 Schultergelenkverschmelzung *f*
肩关节上脱位 Schulterdislokation *f*
肩关节损伤 Beschädigung des Schultergelenkes *f*
肩关节痛 Schmerz des Schultergelenkes *m*
肩关节痛风 Gicht im Schultergelenk *f*
肩关节脱位 Schultergelenkluxation *f*, Luxatio humeri *f*
肩关节外侧倒"U"形入路 lateraler umgekehrt "U"-förmiger Zugang zum Schultergelenk *m*
肩关节外展矫形器 Schulterabduktionsorthese *f*
肩关节完全离断术 komplette Exartikulation des Schultergelenkes *f*
肩关节稳定性 Stabilität des Schultergelenkes *f*
肩关节习惯性脱位 gewöhnliche Schulterdislokation *f*, habituelle Schultergelenkluxation *f*
肩关节下脱位 Luxatio humeri inferior *f*
肩关节炎 Schultergelenkentzündung *f*, Omarthritis *f*
肩关节引流术 Drainage des Schultergelenks *f*
肩关节盂骨折 Fraktur der Gelenkpfanne des Schultergelenks *f*
肩关节运动损伤 Sportverletzung des Schultergelenks *f*
肩关节造影 Angiographie des Schultergelenks *f*
肩关节粘连 Schultergelenkverwachsung *f*
肩关节置换术 Schulterarthroplastik *f*
肩关节重建术 Rekonstruktion des Schultergelenks *f*
肩关节周炎 Periarthritis humeroscapularis *f*
肩关节撞击综合征 Impingement-Syndrom der Schulter *n*
肩过度外展试验 Wright* Test *m*
肩过度外展综合征 Hyperabduktionssyndrom der Schulter *n*
肩过外展试验 Hyperabduktionstest der Schulter *m*
肩后位 hintere Schulterlage *f*, skapuloposteriore Lage *f*
肩肌腱炎 Sehnenentzündung an der Schulter *f*
肩胛背动脉 Arteria scapularis dorsalis *f*
肩胛背静脉 Vena scapularis dorsalis *f*
肩胛背神经 Nervus dorsalis scapulae *m*
肩胛背神经卡压 Einklemmung des Nervus dorsalis scapulae *f*
肩胛背神经卡压综合征 Einklemmungssyndrom des Nervus dorsalis scapulae *n*
肩胛部皮瓣 Skapulahautlappen *m*
肩胛带 Schultergürtel *m*
肩胛带肌群瘫痪 Lähmung der Schultergürtelmuskulaturen *f*
肩胛带离断术 Exartikulation des Schultergürtels *f*
肩胛带综合征 Schultergürtelsyndrom *n*
肩胛动脉网 Arteriennetz der Skapula *n*
肩胛腓骨肌萎缩 scapuloperoneale Muskelatrophie *f*
肩胛腓骨萎缩症 scapuloperoneale Atrophie *f*
肩胛腓骨综合征 Schulterblatt-Wadenbein-Syndrom *n*
肩胛冈 Spina scapulae *f*
肩胛冈骨折 Fraktur der Spina scapulae *f*
肩胛冈长 Länge der Spina scapulae *f*
肩胛骨 Schulterblatt *n*, Skapula *f*
肩胛骨"T"形入路 T-förmiger Zugang zum Schulterblatt *m*
肩胛骨瓣 Skapula-Knochenlappen *m*
肩胛骨骨瓣 Skapula-Knochenlappen *m*
肩胛骨骨折 Schulterblattfraktur *f*, Fractura scapulae *f*
肩胛骨喙突骨折 Fraktur des Processus coracoideus der Skapula *f*
肩胛骨结构不良 Dysplasie der Skapula *f*, Schulterblattdysplasie *f*
肩胛骨颈 Collum scapulae *n*
肩胛骨颈骨折 Fraktur des Collum scapulae *f*
肩胛骨皮瓣 Skapula-Hautlappen *m*
肩胛骨牵开器 Skapularhaken *m*
肩胛骨上升术 operative Anhebung des Schulterblattes *f*
肩胛骨上缘长 lange Kante des Schulterblattes *f*
肩胛骨体部骨折 Fraktur des Skapularschafts *f*
肩胛骨下角 Angulus inferior scapulae *m*, unterer Winkel des Schulterblattes *m*
肩胛骨下角点 untergeordnete Schulterblattspitze *f*
肩胛骨下角高 Höhe des Angulus inferior scapulae *f*
肩胛骨下角间宽 Breite des Angulus inferior scapulae *n*
肩胛骨下移术（伍德沃手术） Woodward* Operation *f*
肩胛骨形态宽 morphologische Breite des Schulterblattes *f*
肩胛骨形态长 morphologische Länge des Schulterblattes *f*
肩胛骨胸廓分离 Trennung zwischen Scapula and Thorax *f*
肩胛骨胸廓融合术 Schulterblatt-Thorax-Fusion *f*
肩胛骨长 Länge des Schulterblattes *f*
肩胛肌麻痹 Lähmung des Skapulamuskels *f*
肩胛间区 Regio interscapularis *f*
肩胛颈 Hals des Schulterblattes *m*
肩胛颈骨折 Skapulahalsfraktur *f*
肩胛肋骨综合征 Skapulocostalsyndrom *n*
肩胛旁皮瓣 paraskapulärer Lappen *m*
肩胛皮瓣 Skapulalappen *m*
肩胛切迹 Incisura scapulae *f*, Lunula scapulae *f*
肩胛区 Regino scapularis *f*
肩胛上动脉 Arteria suprascapularis *f*
肩胛上横韧带 Ligamentum transversum scapulae superius *n*
肩胛上角 Angulus superior scapulae *m*
肩胛上静脉 Vena suprascapularis *f*
肩胛上区 Regio suprascapularis *f*
肩胛上神经 Nervus suprascapularis *m*
肩胛上神经病变 Neuropathie des Nervus suprascapularis *f*
肩胛上神经卡压 supraskapuläre Nerveneinklemmung（SNE）*f*

肩胛上神经麻痹 Lähmung des Nervus suprascapularis *f*
肩胛上神经损伤 Verletzung des Nervus suprascapularis *f*
肩胛上神经阻滞 supraskapuläre Nervenblockade *f*
肩胛舌骨肌 Musculus omohyoideus *m*
肩胛舌骨肌气管三角 Trigonum omotracheale *n*
肩胛舌骨肌上腹 Venter superior musculi omohyoidei *f*
肩胛舌骨肌锁骨三角 Trigonum omoclaviculare *n*
肩胛舌骨肌下腹 Venter inferior musculi omohyoidei *f*
肩胛舌骨肌斜方肌三角 Trigonum omotrapezium *n*
肩胛舌骨上颈淋巴结清扫术 suprahyoidale Neck-Dissektion *f*
肩胛提肌 Musculus levator scapulae *m*
肩胛提肌综合征 Levator-Scapulae-Syndrom *n*
肩胛体骨折 Skapulafraktur *f*
肩胛痛 Skapulalgie *f*, Skapulodynie *f*
肩胛下动脉 Arteria subscapularis *f*, Subskapularis *f*
肩胛下横韧带 Ligamentum transversum scapulae inferius *n*
肩胛下滑囊炎 subskapuläre Bursitis *f*
肩胛下肌 Musculus subscapularis *m*
肩胛下肌及关节囊重叠缝合术 Überlappungsnaht von Unterschulterblattmuskel und Gelenkkapsel *m*
肩胛下肌腱撕裂 Riss der Subscapularissehne *m*
肩胛下肌腱下囊 Bursa subtendinea musculi subscapularis *f*
肩胛下肌腱修复术 chirurgische Reparatur der Subscapularissehnen *f*
肩胛下肌麻痹 Lähmung des Unterschulterblattmuskels *f*
肩胛下肌囊 Bursa musculi subscapularis *f*
肩胛下肌止点外移法（Magnuson 法）Verfahren nach Magnusson*-Stack* *n*
肩胛下肌止点外移术（马格努森手术）Magnuson* Operation *f*
肩胛下肌转移术 Unterschulterblattmuskel-Verlagerung *f*
肩胛下角 Angulus inferior scapulae *m*
肩胛下静脉 subskapuläre Vene *f*
肩胛下淋巴结 Nodi lymphatici subscapulares *m pl*
肩胛下区 Regio infrascapularis *f*
肩胛下神经 Nervus subscapularis *m*, Subskapularis *m*
肩胛下窝 Fossa subscapularis *f*
肩胛下支 Rami subscapulares *m pl*
肩胛线 Linea scapularis *f*, Skapularlinie *f*
肩胛胸关节融合术 Skapula-Thoraxt-Arthrodese *f*
肩胛盂骨折 Fraktur der Cavitas glenoidalis（scapulae）*f*, Fraktur der Schultergelenkpfanne *f*
肩胛盂结核 Tuberkulose der Gelenkpfanne des Schulterblattes *f*
肩胛盂缘及关节囊修补术（班卡特手术）Bankart* Operation *f*
肩矫形器 Schulterorthese *f*
肩臼 Cavitas glenoidalis *f*, Gelenkpfanne des Schultergelenks *f*
肩靠 Schulterstütze *f*
肩宽骨盆宽指数 Index von bicristaler Breite und Schulterbreite *m*
肩肋综合征 Scapulocostalsyndrom *n*
肩离断假肢 Prothese für Schulterexartikulation *f*
肩轮 Schulterrad *n*
肩娩出 Schulterentwicklung *f*
肩难产 Schulterdystokie *f*
肩扭伤 Schulterverstauchung *f*, Distorsion der Schulter *f*
肩髂先露 akromio-iliakale Kindslage *f*
肩前位 vordere Schulterlage *f*, dorsoanteriore Querlage *f*
肩人字石膏［包扎法］Spica humeri（mit Gipsbinde）*f*
肩手综合征 Schulter-Handsyndrom *n*, Schulter-Armsyndrom *n*
肩锁关节 Articulatio acromioclavicularis *f*, Akromioklavikulargelenk *n*
肩锁关节半脱位 Subluxation des Akromioklavikulargelenkes *f*
肩锁关节病变 Veränderung des Akromioklavikulargelenkes *f*
肩锁关节不稳定 Instabilität des Akromioklavikulargelenkes *f*
肩锁关节成形术 Arthroplastik des Akromioklavikulargelenkes *f*
肩锁关节分离 akromioklavikuläre Trennung *f*
肩锁关节感染 Infektion des Akromioklavikulargelenkes *f*
肩锁关节骨关节炎 Osteoarthritis des Akromioklavikulargelenkes *f*
肩锁关节固定术 Akromioklavikular-arthrodese *f*, akromioklavikuläre Fixierung *f*
肩锁关节关节盘 akromioklavikuläre Gelenkscheibe（od. Discus artikularis）*f*
肩锁关节疾病 Erkrankung des Akromioklavikulargelenkes *f*
肩锁关节囊 akromioklavikuläre Gelenkkapsel *f*
肩锁关节扭伤 Verstauchung des Akromioklavikulargelenkes *f*
肩锁关节盘 Gelenkscheibe des Schultereckgelenks *m*
肩锁关节全脱位 vollständige Dislokation（od. Luxation）des Akromioklavikulargelenkes *f*
肩锁关节损伤 Verletzung des Akromioklavikulargelenkes *f*
肩锁关节脱位 Luxation des Akromioklavikulargelenkes *f*, Luxatio acromioclavicularis *f*
肩锁关节炎 Arthritis des Schultereckgelenkes *f*
肩锁囊肿 akromioklavikuläre Zyste *f*
肩锁韧带 Ligamentum acromioclaviculare *n*
肩疼痛弧征 schmerzhaftes Bogen der Schulter *n*
肩痛 Omalgie *f*, Omodynie *f*
肩外展 Schulterabduktion *f*
肩外展功能重建 Rekonstruktion der Schulterabduktion *f*
肩外展矫形器 Schulterabduktionsorthese *f*
肩外展试验 Schulterabduktionstest *m*
肩腕举上运动梯子 Trainingsleiter für Schulter und Handgelenk *f*
肩下垂 lose Schulter *f*
肩先露 Achseleinstellung *f*, Schultereinstellung *f*
肩胸分裂 skapulothorakale Spaltung *f*
肩胸关节 skapulothorakales Gelenk *n*
肩胸关节固定术 skapulothorakale Arthrodese *f*
肩胸间切断术 Amputatio interscapulothoracalis *f*
肩胸融合 Versteifung des Schulterblattes *f*, skapulothorakale Fusion *f*
肩胸疼痛 Schulter- und Brustschmerz *m*
肩胸运动 skapulothorakale Bewegung *f*
肩袖 Rotatorenmanschette *f*
肩袖病变 Erkrankung der Rotatorenmanschette *f*
肩袖部分撕裂 Teilriss der Rotatorenmanschette *m*
肩袖创伤性肌腱炎 traumatische Tenonitis der Rotatormanschette *f*
肩袖断裂 Ruptur der Rotatormanschette *f*
肩袖钙化性肌腱炎 Kalkschulter *f*, Tendinosis calcarea *f*
肩袖关节病 Rotatorenmanschettenarthropathie *f*
肩袖关节病变 Arthropathie der Rotatorenmanschette *f*, rotator cuff-Arthropathie *f*
肩袖间隙 Rotatorenintervall *n*
肩袖间隙分裂 Spaltung des Rotatorenintervall *f*
肩袖清创术 Debridement der Rotatorenmanschette *n*
肩袖全层撕裂 komplette Rotatorenmanschettenruptur *f*
肩袖撕裂关节病 Arthrose mit Riss der Rotatorenmanschette *f*, Cuff-Arthropathie *f*
肩袖损伤 Verletzung der Rotatormanschette *f*
肩袖损伤性关节病 schädliche Gelenkserkrankung der Rotatorenmanschette *f*
肩袖综合征 Rotatorenmanschettensyndrom *n*
肩炎 Omitis *f*
肩右后 rechte hintere Schulterlage *f*, rechte skapuloposteriore Querlage *f*
肩右前 rechte vordere Schulterlage *f*, rechte skapuloanteriore Querlage *f*
肩运动损伤 Sportverletzung der Schulter *f*
肩周炎 Periarthritis humeroscapularis *f*
肩肘腕手矫形器 Schulter-Ellenbogen-Handgelenk-Hand-

Orthese *f*
肩撞击征 Impingement-Syndrom der Schulter *n*
肩椎骨 omovertebraler Knochen *m*
肩椎骨切除术 Resektion von Os omovertebrale *f*
肩左后 linke hintere Schulterlage *f*, linke skapuloposteriore Querlage *f*
肩左前 linke vordere Schulterlage *f*, linke skapuloanteriore Querlage *f*
艰难梭菌(艰难梭状芽胞杆菌) Clostridium difficile *n*
艰难梭菌相关性肠炎 Clostridium difficile-assoziierte Kolitis *f*
艰难梭菌相关性腹泻 Clostridium difficile-assoziierter Durchfall *m*
监测 (technische) Überwachung *f*, monitoring <engl.>
PH 监测 pH-Überwachung *f*
监测标准 Überwachungsstandard *m*
监测车 Überwachungswagen *m*, Monitorwagen *m*
监测船 Überwachungsschiff *n*
监测和诊断 Überwachung und Diagnose
监测盲区 Überwachungsblindzone *f*
监测区 Überwachungsbereich *m*
监测生命体征 Überwachung von Vitalfunktionen *f*
监测数据 Überwachungsdaten *n pl*
监测塔 Überwachungsturm *m*
监测网 Überwachungsnetz *n*
监测医疗器械报告 Überwachungbericht von medizinischen Instrumenten und Geräten *m*
监测仪 Monitor *m*
监测仪器 Überwachungsinstrument *n*
监测站 Überwachungsstation *f*
监测植物 Überwachungspflanze *f*
监察苦闷或焦虑水平 Überwachung von Depressions- oder Sorgenebenen *f*
监察细胞 Überwachungszelle *f*
监察医制度 allgemeines medizinisches Beratungssystem *n*
监督 Inspektion *f*, Überwachung *f*
监督(监视) Aufsicht *f*
监督干预 Überwachungsintervention *f*
监护 ①Überwachung *f*, Monitor *m* ②Vermundschaft *f*
监护病例 Überwachungsfälle *m pl*
监护记录器 Überwachungsrekorder *m*, Überwachungsschreibgerät *n*
监护技术 Überwachungstechnik *f*
监护器 Monitor *m*
监护室 Intensivstation *f*
监护员 Monitor *m*, Überwacher *m*
监护装置 Überwachungsgerät *n*
监禁 Gefangennahme *f*, Gefängnisstrafe *f*, Haft *f*
监禁反应 Haftreaktion *f*
监禁精神病学 Haftpsychiatrie *f*
监禁恐怖 Angst vor der Entbindung *f*
监禁性精神病 Haftpsychose *f*
监禁中死亡 Tod in Haft *m*
监控器 Monitor *m*
监控系统 Überwachungssystem *n*
监视(监测) Überwachung *f*, Surveillance *f*, Aufsicht *f*, Beobachtung *f*
监视(监督,监护) Surveillance *f*, Überwachung *f*, Aufsicht *f*, Beobachtung *f*
监视器 Monitor *m*
监听器 Audiomonitor *m*
监听听力计 Überwachungsaudiometer *n*
监外执行 Vollstreckung einer Strafe außerhalb des Gefängnisses *f*
监狱精神病 Gefängnispsychose *f*
监狱精神病学 Gefängnispsychiatrie *f*
监狱心理学 Haftpsychologie *f*
兼[性]孤雌生殖 fakultative Parthenogenese *f*
兼具两种文化的 bikulturell
兼容机 kompatibles Gerät *n*, Kompatibilität *f*
兼嗜性的 amphophil
兼手[征]性 Amphidexterität *f*
兼向性病毒 amphotroper Virus *m*
兼性的 fakultativ
兼性腐生菌 fakultative Saprophyten *m pl*
兼性寄生虫 fakultativer Parasit *m*, Halbschmarotzer *m*
兼性寄生菌 Hemiparasiten *m pl*, fakultative Parasiten *m pl*
兼性离子 Hybrid-Ion *n*
兼性嗜热菌 fakultative thermophile Bakterien *f pl*
兼性污水种类 lymaxene <engl.>
兼性需氧微生物 fakultativ aerobe Mikroorganismen *m pl*
兼性厌氧菌 fakultativ anaerobe Bakterien *f pl*, fakultative Anaerobier *m pl*
兼性厌氧菌 fakultative Anerobier (od. Anärobien) *m pl*
兼性厌氧微生物 fakultativ anaerobe Mikroorganismen *m pl*
兼性厌氧性寄生虫 fakultativer anärober Parasit *m*
兼性异染色质 fakultatives Heterochromatin *n*
兼宿病毒 amphitroper Virus *m*
兼职吞噬细胞性细胞 fakultativ-phagozytische Zelle *f*
缄默(选择性) selektive Schweigsamkeit *f*
缄默(症) Mutismus *m*
缄默性精神病 stille Psychose *f*
缄默症儿童的家庭病理 Familien-Pathogenese der schweigsamen Kinder *f*
煎[煮]法 Dekoktion *f*
煎剂 Dekokt *n*, Decoctum *n*
煎煮器 Dekoktionsgerät *n*

jiǎn 拣茧检减剪硷睑简碱

拣伤分类 Triage *f* <fr.>
茧 Kokon *m*
检波器 Detektor *m*
检波系数 Detektionskoeffizient *m*
检材 Probe *f*, Probeentnahme *f*
检材模拟试验 Analogprobe *f*
检测 Detektion *f*
检测导联 Detektionsleitung *f*
检测点 Kontrollpunkt *m*
检测电极 Detektionselektrode *f*
检测范围 Detektionsbereich *m*
检测管 Detektionsrohr *n*
检测极限 Detektionsgrenze *f*
检测量子效率 detektive Quanteneffizienz *f*
检测灵敏度 Assaysensitivität *f*
检测能力 Detektionsfähigkeit *f*
检测器 Detektor *m*
检测时[间] Inspektionszeit *f*
检测系统 Prüfsystem *n*
检测下限 Nachweisgrenze *f*
检测限 Nachweisgrenze *f*, Detektionsgrenze *f*
检测仪表 Meßapparatur *f*, Instrumentierung *f*, Instrumentarium *n*
检测阈 Detektionsschwelle *f*
检查 Untersuchung *f*
检查鼻镜 Nasenspekulum (od. Nasoskop, od. Rhinoskop) zur Prüfung *n*
检查表 Checkliste *f*
检查步骤 Prüfverfahren *n*
检查床 Untersuchungstisch *m*
检查灯 Untersuchungslampe *f*
检查点激酶 1 Checkpoint-Kinase-1 *f*

检查及冲洗用膀胱镜 Untersuchungs-und Irrigationszystoskop *n*
检查窥镜 Untersuchungsteleskop *n*
检查手套 Gummihandschuh *m*
检查用膀胱镜 Untersuchungszystoskop *n*, Ubersichtszystoskop *n*
检查者 Untersucher *m*
检查者培训 Prüferausbildung *f*
检查者资格 Prüferqualifikation *f*
检查诊断 Diagnose *f*
检察官 Staatsanwalt *m*
检肠镜 Enteroskop *n*
检出率 Detektabilität *f*
检出偏倚 Detektionsbias *n*
检出限界 Detektionsgrenze *f*
检出征候偏倚(暴露偏倚) Detektionsbias *n*
检弹探子 Trajektor *m*
检定 Eichung *f*, Erprobung *f*, Detektion *f*
检定的 geprüft, geeicht, erprobt
检定滴定管 geeichte Bürette *f*
检定砝码 geeichte Gewichte *n pl*
检定量瓶 geeichter Meßkolben *m*
检定吸移管 geeichte Pipette *f*
检毒箱 Detektionskit *n/m*
检耳镜 Otoskop *m*, Ohrenspekulum *m*
检核表 Prüfliste *f*, Checkliste *f*
检尿法 Harnanalyse *f*, Urinuntersuchung *f*, Uroskopie *f*
检偏镜 Analysator *m*, Polarisationsanalysator *m*
检偏振器 Analysator *m*, Polarisationsanalysator *m*
检气管 Gasspürgerät *n*, Gasdetector *m*
检气管法 Gasspürmethode *f*
检尸温度计 Thanatometer *n*
检索表 Schlüssel *m*
检索策略 Suchestrategie *f*
检索词典 Suchwörterbuch *n*, Information Retrieval Thesaurus <engl.>
检索方法 Suchstrategie *f*
检索结果概要显示 Inhaltsangabe der Suchergebnisse *f*
检索结果全记录显示 Angabe aller aufgezeichneten Suchergebnisse *f*
检索年限(时间跨度) Suche in einer Zeitspanne *f*
检索入口 Rechercheportal *n*
检索史 Suchgeschichte *f*
检索提示 Suchtipp *m*
检索语言 Retrievalsprache *f*
检体诊断 physikalische Diagnose *f*
检温器 thermischer Detektor *m*
检压计 Manometer *n*
检牙镜 Odontoskop *n*
检眼灯 ophthalmische Untersuchungslampe *f*
检眼镜 Augenspiegel *m*, Ophthalmoskop *m*
检眼镜(眼底镜) Augenspiegel *m*
检眼镜架 Rahmen des Ophthalmoskops *m*
检眼镜检查 Ophthalmoskopie *f*
检眼镜检查[法] Ophthalmoskopie *f*
检眼镜片箱 Brillenkasten *m*
检眼镜屈光检查 Dioptoskopie *f*
检眼椅 augenärztlicher Stuhl *m*
F 检验 F-Test *m*
H 检验 H-Test *m*
检验计数器 Monitorzähler *m*
检验假设 Nullhypothese *f*
检验师 Docimaster *m*, Laborant *m*
检验室 Laboratorium *n*
检验效能 Strenge des Testes *f*, Teststärke *f*, Testleistung *f*
检验信息系统 Laborinformationssystem *n*
检验医学 Laboratoriumsmedizin *f*
检验员 Laborant *m*
检验员学校 Schule für Laboranten *f*
检疫 Quarantäne *f*
检疫措施 Quarantäne-Maßnahme *f*
检疫范围 Quarantänebereich *m*
检疫机关 Quarantäneagentur *f*
检疫疾病 Quarantänekrankheit *f*
检疫期 Quarantänezeit *f*
检疫旗 Quarantäneflagge *f*, gelbe Flagge *f*
检疫人员 Quarantänebeamter *m*
检疫所(站) Quarantänestation *f*, Sanitätskontrollstelle *f*
检疫员 Quarantänebeamter *m*
检疫站 Quarantänestation *f*
检疫证明书 Quarantänebescheinigung *f*
检诊人数 untersuchte Personenzahl *f*
减(低)色性 Hypochromizität *f*
减半法 Halbierungmethode *f*
减半作用 Haplosisi *f*
减饱和[作用] Entsättigung *f*, Konzentrationsverminderung *f*
减毒[活]疫苗 abgeschwächtes Lebendvakzine *f* (od. Lebendimpfstoff *m*)
减毒[弱]疫苗 attenuiertes Vakzin *n*
减毒[作用] Attenuierung *f*
减毒的 attenuiert, abgeschwächt
减毒灰髓炎[病毒]疫苗 abgeschwächtes (s. attenuiertes) Poliomyelitisvakzin *n*
减毒活结核菌素 Vitaltuberkulin *n*, Selter* Tuberkulin *n*
减毒活菌疫苗 attenuierter bakterieller Impfstoff *m*
减毒活疫苗 abgeschwächtes Lebendvakzin *n*, attenuiertes Lebendvakzin *n*
减毒性结核 attenuierte Tuberkulose *f*
减毒疫苗 attenuiertes Vakzin *n*
减毒疫苗疗法 abgeschwächte Vakzinetherapie *f*
减法器 Subtrahierer *m*
减肥 Abmagerungskur *f*
减肥膳食 Gewichtsreduktionskost *f*, Abnahmekost *f*
减肥手术 Adipositaschirurgie *f*
减肥药 Diätpille *f*
减幅 Dämpfung *f*
减感作用 Desensibilisierung *f*
减光屏 lichtreduzierender Bildschirm *m*, hole screen <engl.>
减光器 Lichtdämpfer *m*
减极性效应 chaotrope Wirkung *f*
减径矫治法 Durchmesserverringerungstherapie *f*
减量 Reduzierung *f*, Milderung *f*, Verringeung *f*
减量调节 Herabregulation *f*
减流性 Rheopexie *f*
减慢充盈期 reduzierte Füllungsphase *f*
减慢射血期 reduzierte Auswurfphase *f*
减免负荷用矫形器 Belastung-Orthese *f*
减敏作用 Hyposensibilisierung *f*
减轻 Abnahme *f*, Linderung *f*, Palliation *f*
减轻刺激 Reizmilderung *f*
减轻刺激的 reizmildernd
减轻疼痛 Schmerzlinderung *f*
减轻体重 Gewichtsreduktion *f*
减轻痛苦 Leidenlinderung *f*
减轻肿胀 Schwellungslinderung *f*
减蠕动的 antiperistaltisch
减弱 Attenuation *f*, Attenuierung *f*, Abschwächen *n*
减弱病毒 attenuiertes (od. abgeschwächtes) Virus *n*
减弱型 attenuierter Typ (us) *m*
减弱疫苗 attenuierter Impfstoff *m*

减弱作用 Dämpfung *f*
减色变化 hypochrome Veränderung *f*
减色现象 Hypochromizität *f*
减色效应 hypochrome Wirkung *f*
减色性 Hypochromizität *f*, Hypochromie *f*
减少 Verminderung *f*, Diminution *f*, Reduktion *f*
减少跌倒发生率的策略 Strategie zur Verringerung von Hinfallen *f*
减少痉挛的干预措施 Spasmus-reduzierende Interventionsmaßnahme *f*
减少量 Dekrement *f*, Verminderung *f*
减声 Schalldämpfung *f*
减声器 Schalldämpfer *m*
减湿剂 Entfeuchtungsmittel *n*
减湿器 Entfeuchtungsgerät *n*
减湿[作用] Entfeuchtung *f*
减食疗法 Schlankheitskur *f*, Abnahmekur *f*
减寿人年数 Potential Years of Life Lost (PYLL) <engl.>, verlorene potentielle Lebensjahre *n pl*
C 减数分裂 C-Meiose *f*
减数分裂 Meiose *f*, Meiosis *f*, Reduktionsteilung *f*
减数分裂孢子 Gonospore *f*, Meiospore *f*
减数分裂不分离 meiotische Nondisjunktion *f*
减数分裂的 meiotisch
减数分裂后的孢子 Meiospore *f*
减数分裂后分离增强蛋白 2 postmeiotisches segregationerhöhendes Protein 2 *n*
减数分裂间期 Interkinese *f*
减数分裂驱动 meiotischer Antrieb *m*
减数分裂体 Gonotocont *n*, Meiotangium *n*
减数分裂效应 meiotische Wirkung *f*
减数分裂重组 meiotische Rekombination *f*
减速[度] Dezeleration *f*
减速度试验 Dezelerationsprobe *f*
减速计 Dezelerometer *n*, Verzögerungsmeter *n*
减速剂 Moderator *m*, Bremsmaterial *n*, Bremsstoff *m*
减速脑震荡 Dezelerationsgehirnerschütterung *f*
减速期 Dezelerationsphase *f*
减速运动 verzögerte Bewegung *f*
减酸期 Säureabstiegsphase *f*
减缩 Dekrement *f*, Verringerung *f*
减胎术 fetale Reduktion *f*
减体积肝移植 verkleinerte Lebertransplantation *f*
减体重 Gewichtsreduktion *f*, Gewichtsabnahme *f*
减痛步态 antalgischer Gang *m*
减退 Dekrement *f*, Reduktion *f*, Abnahme
减小的关节活动度 verringerter Gelenkbewegungsumfang *m*
减小的有氧代谢能力 verringerte aerobe Kapazität *f*
减刑 Kommutierung *f*
减压 Entspannung *f*
减压[停留]站 Dekompressionsstop *m*
减压暴露 Dekompressionsexposition *f*
减压表 Dekompressionstabelle *f*
减压病 Dekompressionskrankheit *f*
减压病发病率 Dekompressionsmorbidität *f*
减压病防护 Vorbeugungsmaßnahme gegen Taucherkrankheit (od. Dekompressionskrankheit) *f*
减压病综合征 Dekompressionskrankheitssyndrom *n*
减压不良后果 Dekompressionsfolge *f*
减压舱 Dekompressionskammer *f*
减压阀(压力调节器) Druckbegrenzungsventil *n*, Druckregulator *m*
减压后充血 Hyperämie nach der Druckabnahme *f*
减压计 Dekomesser *m*
减压计算 Dekompressionsberechnung *f*
减压计算机 Dekompressionscomputer *m*
减压理论 Dekompressionstheorie *f*
减压气泡 Dekompressionsblase *f*
减压融合术 Dekompression mit Fusion *f*
减压神经 Nervus depressor *m*, Depressor *m*, Cyon* Nerv *m*
减压生理学 Dekompressionsphysiologie *f*
减压时间 Dekompressionszeit *f*
减压实践 Dekompressionspraxis *f*
减压实验 Dekompressionsexperiment *n*
减压事故处理 Dekompressionsvorfallsbehandlung *f*
减压试验 Dekompressionsversuch *m*
减压室 Dekompressionskammer *f*, Drucksturzkammer *f*
减压术 Dekompression *f*, Entlastung *f*
减压术牵开器 Dekompressionsretraktor *m*
减压速度 Dekompressionsgeschwindigkeit *f*
减压速率 Dekompressionsrate *f*
减压损伤 Dekompressionsverletzung *f*
减压停留 Dekompressionsaufenthalt *m*
减压痛 Entlastungsschmerz *m*
减压脱饱和 Dekompressionsdesaturierung *f*
减压危险 Dekompressionsgefahr *f*
减压危险性 Dekompressionsgefahr *f*
减压物理学 Dekompressionsphysik *f*
减压物质 Depressorsubstanzen *f pl*
减压系统 Druckentlastungssystem *n*
减压箱 Dekompressionskammer *f*
减压效应 Dekompressionseffekt *m*
减压性肺气压伤 Dekompressionslungenbarotrauma *n*
减压性骨坏死 Dekompressionsosteonekrose *f*
减压性关节疼痛 Dekompressionsarthralgie *f*
减压性气压伤 Dekompressionsbarotrauma *n*
减压性视网膜病 Dekompressionsretinopathie *f*
减压性虚脱综合征 Dekompressionskollapssyndrom *n*
减压荨麻诊 Dekompressionsurtikaria *f*
减压引流 Entlastungsdrainage *f*
减压应激 Dekompressionsstress *m*
减压用计算机 Dekompressionscomputer *m*
减压有关的症状 dekompressionverwandtes Symptom *n*
减压预防措施 Dekompressionsvorsorgemaßnahme *f*
减压阈值 Dekompressionsschwelle *f*
减压障碍 Dysbarismus *m*
减压症 Dysbarismus *m*
减压治疗表 Dekompressionsbehandlungstabelle *f*
减压综合征 Dekompressionssyndrom *n*
减盐疗法 Hypochlorization *f*
减液反应 Depletionsantwort *f*, Depletionsreaktion *f*
减张缝合法 Entspannungsnaht *f*
减张切开 Entspannungsschnitt *m*, Entspannungsinzision *f*
减震器 Stoßabsorber *m*, Stoßdämpfer *m*
减重步行训练 gewichtsreduzierendes Gehtraining *n*
减重跑台训练 gewichtsreduzierendes Laufband-Training *n*
减重踏车步行训练 gewichtsreduzierendes Laufgerät-Training *n*
减重饮食 Reduktionsdiät *f*
减状手术 palliative Operation *f*
剪 Schere *f*
剪彩状处女膜 Hymen fimbriatus *m*
剪创 scherendes Trauma *n*
剪刀(形)步态 Scherengang *m*
剪刀步 Scherengang *m*
剪刀状的 scherenartig
剪发辫癖 süchtig nach Schneiden von Haargeflecht
剪骨钳 Knochenschneidezange *f*
hnRNA 剪接 hnRNA-Spleißen *n*

剪接变体 Splice-Variante *f*
剪接供体 Klebespender *m*
剪接体成分 spleißosomale Komponent *f*
剪接体机器 Spleißosomsmaschine *f*
剪肋骨钳 Rippenschneidezange *f*
剪力伤(剪力[损]伤,切力[损]伤) Scherverletzung *f*
剪器 Schere *f*
剪切骨折 Scherbruch *m*
剪切混合 Schermischung *f*
剪[切]力 Scherkräft *f*, Schubkraft *f*
剪[切]应变 Scherbeanspruchung *f*
剪[切]应力 Scherungsspannung *f*, Seherungsstreß, *m*
剪切流 Scherströmung *f*
剪切率 Scherrate *f*
剪切位点突变 Mutation an der Spleiß-Stelle *f*
剪式振动 scherende Schwingung *f*
剪贴板 Zwischenablage *f*
剪线钳 Drahtschere *f*
硷(碱) Alkali *n*, Base *f*
睑 Augenlid *n*, Lid *n*, Palpebra *f*, Blepharon *n*
睑板 Augenlidplatte *f*, Tarsalplatte *f*, Tarsus *m*
睑板变性 Tarsaldegeneration *f*
睑板部分切除法 partielle Tarsektomie *f*, Resektion des Lidknorpels *f*
睑板的,睑板肌 tarsaler Muskel *m*
睑板动脉弓 arterieller Bogen des Tarsus *m*
睑板固定夹 tarsale Halteklemme *f*
睑板后的 post-tarsal, retrotarsal
睑板后的静脉引流 posttarsale-venöse Drainage *f*
睑板肌肉 Tarsalmuskel *m*
睑板夹 Lidklemme *f*, Tarsusklemme *f*
睑板结膜移植片 tarsoconjunctivale Transplantat *n*
睑板瘤 Tarsaltumor *m*, Tarsophyma *n*
睑板前空间 prätarsales Raum *n*
睑板前眼肌肉 prätarsaler Muskel *m*
睑板前眼轮匝肌 prätarsaler Musculus orbicularis oculi *m*
睑板前组织 prätarsales Gewebe *n*
睑板切除术 Tarsektomie *f*
睑板切断灼烙法 Tarsektomie und Kauterisation *f*
睑板软化 Tarsomalazie *f*
睑板腺 Glandulae tarsales *f pl*, Augenliddrüsen *f pl*, Meibom* Drüsen *f pl*
睑板腺癌 Tarsaldrüsenkrebs *n*, Meibom* Karzinom *n*
睑板腺梗塞 Meibom* Infarkt *m*, Infarctus glandulae tarsales *m*
睑板腺功能不良 Meibomdrüsen-Dysfunktion *f*
睑板腺囊肿 Chalazion *n*
睑板腺囊肿刮除术 Chalazionkürettage *f*
睑板腺囊肿刮匙 Chalazionkürette *f*
睑板腺囊肿镊 Chalazionpinzette *f*
睑板腺囊肿切开刮除术 Inzision und Kürettage des Chalazions *f*
睑板腺囊肿匙 Chalazionlöffel *m*, (od. -kürette *f*)
睑板腺腺瘤 Meibom* Adenom *n*
睑板腺炎 Blepharadenitis *f*, Hordeolum *n*, Meibomitis *f*
睑板腺脂肪变性 fettige Degeneration des Tarsus *f*
睑板炎 Tarsitis *f*
睑板异位 Ectopia tarsi *f*, Tarsusektopie *f*
睑包虫病 Echinokokkose an den Augenlidern *f*
睑鼻襞 Plica palpebronasalis *f*
睑闭反射 Lidschlußreflex *m*
睑变形 Liddeformität *f*
睑部 Pars palpebralis *f*
睑部泪腺 Augenlidtränendrüse *f*
睑糙皮病 Lidpellagra *f*
睑颤搐征 Lid-Twitch-Zeichen *n*, Lidzucken *n*
睑成形术 Blepharoplastik *f*, Lidplastik *f*
睑成形术睫毛下切口 unterziliare Inzisiuon bei Blepharoplastik *f*
睑出血 Lidblutung *f*
睑袋 Augenlidtasche *f*
睑袋整形 Augenlidbeutelplastik *f*
睑动脉 palpebrale Arterie *f*
睑肥厚 Blepharopachynsis *f*
睑粉瘤 Blepharoatherom *n*
睑蜂窝织炎 Lidphlegmone *f*
睑缝合术(睑裂缝合术,睑缘缝合术) Augenlidnaht *m*, Sutura palpebra *f*
睑缝术 Lidnaht *f*, Blepharorrhaphie *f*
睑汗腺 Schweißdrüse des Augenlides *f*
睑后面 Facies posterior palpebrarum *f*
睑后退 Rückzug des Augenlids *m*
睑后缘 Limbi palpebrales posteriores *m pl*
睑坏疽 Lidgangrän *n*
睑坏死 Lidnekrose *f*
睑黄斑瘤 Xanthelasma palpebrarum *n*
睑黄瘤病 Lidxanthomatose *f*
睑黄脂增生病 Lidxanthomatose *f*
睑基底细胞癌 Basalzellenkarzinom des Lides *n*
睑颊袋 Backentasche des Augenlides *f*
睑间的 interpalpebral
睑角化病 Lidkeratose *f*
睑结合膜炎(睑缘结膜炎) Bindehautentzündung des Augenlides *f*
睑结膜 Lidbindehaut *f*, Conjunctiva palpebrarum *f*
睑结膜炎 Blepharokonjunktivitis *f*
睑痉挛 Lidkrampf *m*, Lidtic *m*, Blepharospasmus *m*, Blepharismus *m*
睑静脉 Venae palpebrales *f pl*
睑皲裂 Riss des Augenlides *m*
睑昆虫刺伤 Lidstichverletzung durch Insekten *f*
睑昆虫咬伤 Insektenstich des Lides *m*
睑老年疣 Verruca senilis des Lides *f*
睑裂 Lidspalte *f*, Rima palpebrarum (s. palpebralis) *f*
睑裂斑 Pinguecula *f*
睑裂缝合术 Blepharorrhaphie *f*, Tarsorrhaphie *f*
睑裂间中心位置配戴 interpalpebrale (zentrale) Anpassung *f*
睑裂宽 Breite der Lidspalte *f*
睑裂扩大 Blepharodiastase *f*
睑裂内侧倾斜 mediale palpebrale Schräge *f*
睑裂伤 Lidlazeration *f*
睑裂隙扩大 Blepharodiastase *f*
睑裂狭小 Blepharophimose *f*, Blepharostenose *f*
睑裂狭小综合征 Blepharophimose-Syndrom *n*
睑裂下斜 antimongoloide Neigung der Lidspalte *f*
睑裂线 Linie der Blepharophimosis *f*
睑鳞状上皮癌 Plattenepithelkarzinom des Lides *n*
睑瘤 Blepharophym *n*, Lidtumor *m*
睑毛脱落 Haarausfall des Augenlides *m*
睑内侧动脉 Arteriae palpebrales mediales *f pl*
睑内侧连合 Commissura palpebrarum medialis *f*
睑内侧倾斜 Neigung der Innenseite des Augenlides *f*
睑内侧韧带 Ligamentum palpebrale mediale *n*
睑内翻 Entropium *n*, Entropion *n*, Blepharosis *f*
睑内翻倒睫矫正术 Entropium-Trichiasis-Korrekturoperation *f*
睑内翻缝术 Blepharonysis *f*, Naht für Entropium-Operation *f*
睑内翻矫正术 Entropiumkorrektur *f*
睑内翻镊 Entropiumpinzette *f*
睑脓肿 Lidabszeß *m*

睑皮肤炎 Lidhautenttzündung *f*
睑皮松垂成形术 Blepharo-Plastik *f*
睑皮松垂症 Blepharochalasis *f*, Dermatolysis palpebrarum *f*
睑皮炎 Lidhautentzündung *f*, Blepharitis *f*
睑牵开器 Lidhalter *m*, Blepharostat *m*
睑前面 Facies anterior palpebrarum *f*
睑前缘 Limbi palpebrales anteriores *m pl*
睑切除术 Blepharektomie *f*
睑切开术 Augenlideinschnitt *m*
睑球部分粘连 partielles Symblepharon *n*
睑球后粘连 hinteres Symblepharon *n*
睑球前粘连 vorderes Symblepharon *n*
睑球全粘连 totales Symblepharon *n*
睑球粘连 Symblepharon *n*
睑缺损 Blepharokolobom *n*, Lidkolobom *n*, Coloboma palpebrale *n*
睑肉芽肿 Lidgranulom *n*
睑乳头[状]瘤 Lidpapillom *n*
睑上提肌缩短术 Levatorresektion *f*
睑蜀黍红斑 Lidpellagra *f*
睑水肿 Lidödem *n*
睑粟粒疹 Milium palpebrae *n*
睑停滞现象 Augenlidstagnation *f*
睑透明性浸润 hyaline Infiltration des Lides *f*
睑外侧动脉 Arteriae palpebrales laterales *f pl*
睑外侧缝 Raphe palpebrails lateralis *f*
睑外侧连合 Commissura palpebrarum lateralis *f*
睑外侧韧带 Ligamentum palpebrale laterale *n*
睑外翻 Ektropium *n*, Ektropion *n*
睑外翻矫正术 Ektropiumkorrektur *f*
睑下垂 Lidptose *f*, Blepharoptosis *f*
睑下垂-内眦赘皮综合征(睑裂狭小-上睑下垂-倒向性内眦赘皮综合征) Blepharophimose-Ptosis-Epikanthus inversus Syndrom *n*
睑下沟 Sulcus infrapalpebralis *m*
睑腺癌 Adenokarzinom des Lides *n*
睑腺炎 Hordeolum *n*, Gerstenkorn *n*
睑血肿 Lidhämatom *n*
睑炎 Augenlidentzündung *f*, Blepharitis *f*
睑异常 Lidanomalie *f*
睑缘 Lidrand *m*, Margo palpebrae *m*, Limbus palpebralis *m*
睑缘成形术 Lidrandplastik *f*, Blepharoplastik *f*
睑缘痤疮 Akne am Augenlidrand *f*
睑缘肥厚 Hypertrophie des Augenlides *f*
睑缘缝合术 Tarsorrhaphie *f*, Blepharorrhaphie *f*
睑缘后唇 hintere Lippe des Augenlidrandes *f*
睑缘前唇 Frontlippe des Augenlidrandes *f*
睑缘撕脱伤缝合术 Lidrandnaht bei Lazeration *f*
睑缘腺 Lidranddrüse *f*, Glandulae Zeis* *f pl*
睑缘癣 Tinea tarsi *f*, Blepharitis ulcerosa *f*
睑缘炎 Blepharitis ciliaris *f*, Blepharitis marginalis *f*, Augenlidrandentzündung *f*
睑缘眼睑缺损 Lidranddefekt *m*
睑缘粘连 Augenlidrandverwachsung *f*, Ankyloblepharon *n*
睑缘重建术 Lidrandrekonstruktion *f*, Tarsocheiloplastik *f*
睑运动不能 Akinesie des Augenlides *f*
睑粘连 Blepharosynechie *f*, Lidrandverwachsung *f*
睑粘液性水肿 Lidmyxödem *n*
睑褶 Lidfalre *f*
睑阵挛 Blepharoklonus *m*
睑支 Rami palpebrales *m pl*
睑赘皮 Epiblepharon *n*
简并[性] Degenerazie *f*, degeneracy <engl.>
简并化 Degeneration *f*
简并密码 degenerierter Kode *m*
简并态 Degenerazie *f*, degeneracy <engl.>
简并性 Degenerazie *f*
简单半抗原 einfaches Hapten *n*
简单表 einfache Tabelle *f*
简单部分发作 einfacher Teilanfall *m*
简单蛋白质 einfaches Protein *n*
简单对称轴 einfache Symmetrieachse *f*
简单反射 einfacher Reflex *m*
简单反射时间试验 einfache Reaktionszeit *f*
简单反应 einfache Reaktion *f*
简单反应时 einfache Reaktionszeit *f*
简单化合物抗原性 Antigenität von einfachen Verbindungen *f*
简单回归 einfache Regression *f*
简单架 einfacher Artikulator *m*
简单检索 einfache Suche *f*
简单扩散 einfache Diffusion *f*
简单立方点阵 einfaches kubisches Gitter *n*, primitives kubisches Gitter *n*
简单醚 einfacher Äther *m*
简单面罩 einfache Gesichtsmaske *f*
简单抛物线 einfache Parabel *f*
简单平滑 einfache Glättung *f*
简单清创 einfaches Debridement *n*
简单染色法 einfache Färbung *f*
简单扫查(描) einfaches Scannen *n*
简单收益率 einfache Ausbeute *f*
简单随机抽样 einfache Zufallsstichprobe *f*
简单随机化 einfache Randomisierung *f*
简单同种异型 einfacher Allotypus *m*
简单酮 einfaches Keton *n*
简单细胞 einfache Zelle *f*
简单相关 einfache Korrelation *f*
简单相关系数 einfacher Korrelationskoeffizient *m*
简单型增生 einfache Hyperplasie *f*
简单性 Einfachheit *f*
简单遗传 einfache Vererbung *f*
简单遗传现象 einfaches Erbphänomen *n*
简单支抗 einfache Ankerstelle *f*
简单重复序列 einfache Wiederholungssequenz *f*
简单自动症 einfache Automatismen *m pl*
简短心理治疗 Kurzpsychotherapie *f*
简短治疗 Kurztherapie *f*
简弓[状纹] einfacher Bogen *m*
简化(约)眼 reduziertes Auge (Donders*) *n*
简化(约)眼 verringertes Auge *n*
简化的致畸试验 vereinfachter Teratogenitätstest *m*
简化腹膜后淋巴结清除术 begrenzte retroperitoneale Lymphknotendissektion *f*
简化概率单位法 vereinfachte Probitmethode *f*
简化减数分裂 Brachymeiose *f*
简化减数分裂的 brachymeiotisch
简化口腔卫生指数 vereinfachter Mundhygiene-Index *m*
简洁 Kürze *f*
简捷法 einfache und direkte Methode *f*
简括的学习 kurzes Lernen *n*
简略寿命表 abgekürzte Lebenstafel *f*
简明国际神经精神障碍访谈检查 Prüfung auf das Mini Internationales Neuropsychiatrisches Interview *f*
简明健康状况调查表 Short Form (36) Gesundheitsfragebogen *m*
简明精神病评定量表 kurze psychiatrische Beurteilungsskala *f* (BPRS)
简明精神状态检查 Mini-Mental-Status-Test *m* (MMST)
简明精神状态检查[法](简明精神状态检查量表) Mini-

Mental-Status-Test *m*
简明精神状态检查量表 Mini-Mental-Status-Examination *f*
简明损伤等级 Abbreviated Injury Scale (AIS) <engl.>, vereinfachte Verletzungsskala *f*
简明疼痛问卷表(科明疼痛问卷表) Brief Pain Inventory <engl.>, Schmerzskala zur Erfassung von tumorbedingtem Schmerz *f*
简式低温仪 vereinfachtes Hypothermiegerät *n*
简谐波 einfache Harmonische *f*
简谐运动 einfache harmonische Bewegung *f*(EHB)
简易 α 谱仪 einfacher alpha-Spektrometer *m*
简易病房 einfach eingerichteter Krankensaal *m*, Behelfskrankenstation *f*
简易操作智力(心理)状态问卷 Short Portable Mental Status Questionnaire (SPMSQ) *m* (<engl.>), einfacher Fragebogen zur Prüfung der kognitiven Leistungen *m*
简易复苏器 einfacher Resuszitator *m*
简易呼吸机 einfaches Beatmungsgerät *n*
简易呼吸器 einfaches Beatmungsgerät *n*
简易呼吸球 einfacher Atmungsballon *m*
简易矫形器 einfache Orthese *f*
简易精神(智力)状态检查量表(简易智力状态检查) Mini-Mental-Status-Test (MMST) *m*, Folstein* Test *m*, Mini-Mental State Examination (MMSE) <engl.>
简易精神病评定量表 kurze psychiatrische Bewertungsskala *f*
简易镊 einfache Klemme *f*
简易凝血活酶生成试验 vereinfachte Thromboplastinregenerationsprobe *f*
简易凝血活酶时间测定 vereinfachte Thromboplastinzeitbestimmung *f*
简易切片器 vereinfachtes Mikrotom *n*
简易人工呼吸器 einfaches künstliches Atemmessgerät *n*
简易式静脉输液器 vereinfachtes Infusionsgerät *n*
简易视野计 einfacher Perimeter *m*
简易手术台 vereinfachter Operationstisch *m*
简易输血器 vereinfachte Transfusionsausrüstung *f*
简易血压参数标定 einfache Bestimmung des Blutdruckparameters *f*
简易盐水试验 vereinfachte Kochsalzlösungsprobe *f*
简易异物定位器 einfacher Fremdkörperlokalisator *m*
简易致敏红细胞血小板血清学试验 einfacher sensibilisierter Erythrozyten-Thrombozyten-Serumtest *m*
简易智力状态检查 Mini-Mental-Status-Test (MMST) *m*, Folstein* Test *m*, Mini-Mental State Examination (MMSE) <engl.>
简易智能状态检查(MMSE)量表 Skala zum Mini-Mental-Status-Test (MMSE) *f*
碱 Alkali *n*, Base *f*
碱白蛋白 Alkalialbumin *n*
碱变性试验 Alkalidenaturierungsprobe *f*
碱潮 Alkaliflut *f*
碱储量(备) Alkaliereserve *f*
碱催化 Basenkatalyse *f*
碱催化剂 Basenkatalysator *m*
碱催化重排 basenkatalysierte Umlagerung *f*(od. Rearrangement *n*)
碱催化作用 Basenkatalyse *f*
碱的 alkalisch, basisch, basic (-us, -a, -um)
碱电离常数 Ionisationskonstante der Base *f*
碱定量法 Alkaliemetrie *f*
碱定量器 Alkalimeter *n*
碱毒病 Alkalose *f*
碱度 Alkalinität *f*, Basizität *f*
碱度计 Alkalimeter *n*
碱度减少 Alkalimangel *m*
碱酐 Basenanhydrid *n*
碱过剩 Alkaliüberschuß *m*, Basenüberschuß *m*
碱化反应 Alkalisierungsreaktion *f*
碱化剂 Alkalisierungsmittel *n*
碱化尿液 alkalisierter Urin *m*
碱化饮食 alkalisierender Kost *f*
碱化[作用] Alkalisation *f*, Alkalinisation *f*
碱火焰电离检测器 Alkali-Flammenionisationsdetektor *m*
碱基 Base *f*
碱基比 Basisverhältnis *n*
碱基插入 Baseneinfügung *f*
碱基单位 Baseneinheit *f*
碱基丢失 Basisverlorenheit *f*
碱基堆积 Alkal-Akkumalation *f*, Alkalianhäufung *f*
碱基堆集力 Basisstapelkraft *f*
碱基对 Basenpaar *n*
碱基对取代作用 Basenpaarersatz *m*
碱基对失配 Basenpaarfehlanpassung *f*
碱基对替换 Basenpaarersatz *m*
碱基核蛋白 Basenkernprotein *n*
碱基互变异构化 Basentautomerisierung *f*
碱基类似物 Basenanalogon *n*
碱基离子化 Basenionisierung *f*
碱基配对 Basenpaarung *f*
碱基配对规律 Basenpaarungsregel *f*
碱基切除修复 Basenausschneidungausbesserung *f*
碱基缺失 Basendeletion *f*
碱基顺序 Basensequenz *f*
碱基特异性核糖核酸酶 basenspezifische Ribonuklease *f*
碱基替换 Nukleotidsubstitution *f*
碱基序列 Basensequenz *f*
碱基置换 Basensubstitution *f*, Basen-Ersatz *m*
碱基转换 Basenübergang *m*, Basentransversion *f*
碱降解 Alkalidegradation *f*
碱金属 Alkalimetall *n*
碱金属肥皂 Alkaliseife *f*
碱粒凝聚红细胞 Basophilenaggregations-Erythrozyt *m*
碱量滴定[法] Alkalimetrie *f*
碱量滴定测定 alkalimetrische Bestimmung *f*
碱量滴定分析[法] alkalimetrische Analyse *f*
碱量计 Alkalimesser *m*, Alkalimeter *n/m*
碱疗法 Alkalitherapie *f*
碱裂解法 alkalische Lyse *f*
碱耐量试验 Alkalitoleranztest *m*
碱尿 Alkaliurie *f*, Alkalinurie *f*
碱缺失 Alkalimangel *m*, Alkalidefizit *n*
碱熔法 Alkaliverschmelzung *f*
碱烧伤 Alkaliverätzung *f*
碱剩余 Basenrest *m*
碱石灰 Natronkalk *m*, Natriumkalk *m*
碱[式]的 basisch, alkalisch
碱式醋酸铝 Aluminium subaceticum *n*, basisches Aluminiumazetat *n*
碱式醋酸铅 Plumbum subaceticum *n*, Bleisubazetat *n*, basisches Bleiazetat *n*
碱式醋酸铁 basisches Eisen (Ⅲ) -azetat *n*
碱式醋酸铜 Cuprum subaceticum *n*, Cuprum aceticum (basicum) *n*
碱式醋酸盐 basisches Azetat *n*
碱式滴定管 Basenbürette *f*
碱式法 Alkaliprobe *f*
碱式硫酸铅 Nickelsubsulfid *n*
碱式氯化铝 basisches Aluminiumchlorid *n*
碱式没食子酸铋 Bismutum subgallicum *n*
碱式水杨酸铋 Bismutum subsalicylicum *n*

碱式碳酸铋 Bismutum subcarbonicum *n*
碱式碳酸钴 basisches Kobaltkarbonat *n*
碱式碳酸镁 basisches Magnesiumkarbonat *n*
碱式碳酸铅 Plumbum subcarbonicum *n*, basisches Bleikarbonat *n*, Cerussa *f*
碱式碳酸锌 Zinksubkarbonat *n*, basisches Zinkkarbonat *n*
碱式碳酸盐 basisches Karbonat *n*
碱式硝酸铋 Bismutum subnitricum *n*, Bismutum nitricum basicum *n*
碱式盐 basisches Salz *n*
碱式乙酸铅 basisches Bleiazetat *n*, Bleisubazetat *n*
碱水解 basische Hydrolyse *f*
碱替代疗法 Alkali-Ersatztherapie *f*
碱土金属 Erdalkalimetalle *n pl*
碱洗 Alkaliwaschen *n*
碱洗脱 alkalische Eluation *f*
碱洗液 Alkaliwaschflüssigkeit *f*
碱性 Alkalität *f*, Basizität *f*
碱性(基)品红 basisches Fuchsin *n*
碱性氨基酸 basische Aminosäure *f*
碱性藏红 T Safranin-T *n*
碱性沉着性膀胱炎 basisch inkrustierte Zystitis *f*, Cystitis incrustans *f*
碱性成纤维细胞生长因子 basischer Fibroblastenwachstumsfaktor(bFGF) *m*
碱性蛋白(质) Alkaliprotein *n*
碱性蛋白胨水(液) basisches Peptonwasser *n*
碱性的 alkalisch, basisch, basic(-us, -a, -um)
碱性毒物 alkalischer Giftstoff *m*
碱性多肽 basisches Polypeptid *n*
碱性反流性胃炎 alkalische Regurgitationsgastritis *f*
碱性反应 alkalische Reaktion *f*
碱性废水 alkalisches Abwasser *n*
碱性复红 basisches Fuchsin *n*, Magenta *f*
碱性副品红 basisches Parafuchsin *n*
碱性刚果红染剂 basisches Kongorotfärbemittel *n*
碱性鸡蛋培养基 alkalisches Eiernährboden *m*
碱性结核菌素 alkalisches Tuberkulin *n*
碱性酒石酸铜溶液 basische Kupfertartratlösung *f*
碱性蓝 Alkaliblau *n*
碱性亮氨酸拉链 basischer Leucinreißverschluss *m*
碱性亮绿 Brillantgrün *n*
碱性磷酸[酯]酶 alkalische Phosphatase *f*
碱性磷酸单酯酶 alkaline Phosphatase *f*
碱性磷酸酶 alkalische Phosphatase *f*(AP)
碱性磷酸酶抗碱性磷酸酶 alkalische-Phosphatase-Anti-Alkalische-Phosphatase *f*
碱性磷酸酶-抗碱性磷酸酶桥联酶染色法 alkaline Phosphatase-antialkaline Phosphatase-Methode *f*
碱性磷酸酶染色 alkalische Phosphatase-Färbung *f*
碱性磷酸酶同工酶 Isoenzym der alkalischen Phosphatase *n*
碱性磷酸酶型 alkalische Phosphatase-Gruppe *f*
碱性硫化物 basisches Sulfid *n*
碱性螺旋环螺旋 basisches Helix-Loop-Helix *n*
碱性美蓝溶液 basische Methylenblaulösung *f*
碱性尿 Alkali(n)urie *f*
碱性培养基 alkalischer Nährboden *m*
碱性染剂 basischer Farbstoff *m*
碱性染料 basischer Farbstoff *m*
碱性染质 basisches Chromatin *n*
碱性食物 basische Speise *f*
碱性试剂 basisches Reagens *n*
碱性髓鞘蛋白 Myelin-basisches Protein *n*
碱性肽 basisches Peptid *n*
碱性填料 alkalischer Füllungsstoff *m*
碱性戊二醛 alkalisches Glutardialdehyd *n*
碱性消化不良 Dyspepsia alcalina *f*, Alkalindyspepsie *f*
碱性蓄电池 alkalischer Akkumulator *m*
碱性血红素 alkalisches Hämatin *n*
碱性亚甲蓝 Methylenblau *n*
碱性药物 alkalische Arzneien *f pl*
碱性饮食 Alkalidiät *f*, alkalisierende Kost *f*
碱性浴 basisches Bad *n*
碱性渣 basische Schlacke *f*
碱性镇静催眠药 alkalisches sedatives Hypnotikum *n*
碱性正铁血红蛋白吸收光谱 basisches Hämatinabsorptionspektrum *n*
碱血[症] Alkalämie *f*, Alkaliämie *f*
碱血症 Alkalose *f*, Alkaliämie *f*
碱焰离子化检测器 Alkali-Flammenionisationsdetektor *m*(AFID)
碱液 Lauge *f*, alkalische Flüssigkeit *f*
碱液比重计 Alkalihydrometer *n*
碱值 Basenwert *m*
碱治疗 Alkalibehandlung *f*
碱中毒 Alkalose *f*, Alkalosis *f*
碱中毒性手足搐搦 Tetanie bei Alkalose *f*
碱中毒综合征 Alkalose-Syndrom *n*
碱中和值 Alkali-Neutralisationswert *m*

jiàn 见间建剑健舰渐践腱鉴键箭

见红 Erstes Zeichnen *n*
见人恐怖 Anthropophobie *f*
见习医生 Famulus *m*
见血封喉 Upas *n*
见证人 Augezeuge *m*
间[苯]胺黄 Metanilgelb *n*
间氨基苯磺酸 Metanilsäure *f*
间苯二胺 m-Phenylendiamin *n*
间苯二酚 m-Dihydroxybenzol *n*, Resorcin *n*
间苯二酚蓝 Lakmoid *n*, Resorcinblau *n*
间苯二酚酶 Metapyrocatechase *f*
间苯二酚中毒 Resorcinvergiftung *f*
间苯二甲酸 m-Phthalsäure *f*
间苯三酚 Phlorogluzin *n*
间苯三酚醛 Phlorogluzinaldehyd *n*
间断变量 diskontinuierliche Variable *f*, Alterativvariable *f*
间断缝合[术] Einzelnaht *f*
间断共生 disjunktive Symbiose *f*
间断光谱 diskontinuierliches Spektrum *n*
间断光谱吸收 Absorption des diskontinuierlichen Spektrums *f*
间断加深法 diskontinuierliches Vertiefungsverfahren *n*
间断加压呼吸 intermittierende Druckatmung *f*
间断浆肌层缝合术 Einzelseromuskulärnaht *f*
间断强化 diskontinuierliche Verstärkung *f*
间断全层内翻缝合术 Einzelganzschichtinversionsnaht *f*
间断相 diskontinuierliche Phase *f*
间断性 Diskontinuität *f*
间断性呼吸 intermittierende Atmung *f*
间断性噪声 diskontinuierlicher Lärm *m*
间断性主动脉阻断 intermittierende Aortenblockade *f*
间断噪声 zeitweiliger Lärm *m*
间断直流感应仪 unterbrochener Galvanofaradischer Apparat *m*
间二氮杂苯 Pyrimidin *n*
间二酚偶氮苯磺酸 Resorcin-Azobenzol-Sulfonsäure *f*
间二羧基苯 m-Phthalsäure *f*
间二氧杂环戊烯 Dioxol *n*
间发病 interkurrente Erkrankungen *f pl*
间发的 interkurrent

间发性暴怒障碍 intermittierende explosive Störung *f*
间发性感染 interkurrente Infektion *f*
间发性酒狂 Dipsomanie *f*, Onomanie *f*
间隔 Septum *n*
间隔抽样 Intervall zur Probenahme *n*
间隔穿透率 Septalpenetrationsrate *f*
间隔的 septal(-is,-is,-e)
间隔记时器 Intervall-Zeitmesser *m*
间隔排列 Radiäranordnung *f*
间隔旁型 paraseptal
间隔器 Abstandshalter *m*
间隔区启动子 Spacer-Promoter *m*
间隔缺损 Septumdefekt *m*
间隔时间 Intervall *n*
间隔式废水样 diskrete Abwasserprobe *f*
间隔室综合征 Kompartmentsyndrom *n*
间隔纤维系统 Fasersystem des Septums *n*
间隔小梁缘 Trabecula septomarginalis *f*, Moderatorband *n*
间隔序列 intervenierende Sequenz *f*
间隔-左心室后壁运动时差 SPWMD *n*, Septal-to-posterior wall motion delay <engl.>
间接(被动)血凝试验 indirekte (od. passive) Hämagglutination *f*
间接 cDNA 直读法 indirekte cDNA-Objektmethode *f*
间接暗示 indirekte Suggestion *f*
间接暗示疗法 indirekte Suggestionstherapie *f*
间接暴力 indirekte Gewalt *f*
间接鼻咽镜 indirekter Nasenrachenspiegel *m*, indirektes Nasopharyngoskop *n*
间接鼻咽镜检查 indirekte Nasopharyngoskopie *f*
间接变态 indirekte Metamorphose *f*
间接标准化法 indirekte Standardisierung *f*
间接病因 indirekte Krankheitsursache *m*
间接补体结合试验 indirekter Komplementbindungstest *m*
间接测定 indirekte Bestimmung *f*
间接测量 indirekte Messung *f*
间接测热[法] indirekte Kalorimetrie *f*, indirekte Wärme(menge)messung *f*
间接成本 indirekte Kosten *f*
间接冲击触诊[法] indirektes Ballotement *n*
间接冲击伤 indirekte Explosionsverletzung *f*
间接传染 indirekte Infektion *f*
间接刺激 indirekte Reizung *f*
间接催眠疗法 indirekte hypnotische Therapie *f*
间接胆红素 indirektes Bilirubin *n*, unkonjugiertes Bilirubin *n*, freies Bilirubin *n*
间接滴定 indirekte Titrierung *f*
间接电离辐射 indirekte ionisierende Strahlung *f*
间接发育 indirekte Entwicklung *f*
间接法 indirekte Methode *f*
间接法标准化率 Standardisierungsrate nach indirekter Methode *f*
间接反馈 indirektes Feedback *n*
间接反向血细胞凝集试验 indirekter umgekehrter Hämagglutinationstest *m*
间接反应 indirekte Reaktion *f*
间接反应胆红素 indirektes Bilirubin *n*
间接放射免疫分析 indirektes Radioimmunoassay *n*
间接分裂 indirekte Zellteilung *f*
间接分析 indirekte Analyse *f*
间接盖髓术 indirekte Pulpaüberkappung (od Pulpenüberkappung) *f*
间接感知 indirekte Wahrnehmung *f*
间接骨折 indirekte Fraktur *f*
间接固位体 indirekte Klammer *f*, indirekter Halter *m* indirekter Lichtreflex *m*
间接光反射 indirekte Fraktur *f*
间接红细胞溶解试验 indirekter Hämolyse-Test *m*
间接喉镜 indirektes Laryngoskop *n*
间接喉镜检查 indirekte Laryngoskopie *f*
间接喉钳 Indirekte Kehlkopfpinzette *f*
间接华勒氏变性 indirekte Waller* Degeneration *f*
间接活化 indirekte Aktivierung *f*
间接机械性传染 indirekte mechanische übertragung *f*
间接检眼镜 indirektes Ophthalmoskop *n*
间接检眼镜检查 indirekte Ophthalmoskopie *f*
间接胶乳钩端螺旋体凝集试验 Latex-Leptospiren-Agglutinationstest *m*
间接胶乳钩端螺旋体凝集抑制试验 Latex-Leptospiren-Agglutinationshemmtest *m*
间接接触 indirekter Kontakt *m*
间接接触传播 indirekte Kontaktübertragung *f*
间接经济负担 indirekte ökonomische Belastung *f*
间接经济薪酬 indirekte ökonomische Entlohnung *f*
间接抗 DNA 抗体试验 indirekter Anti-DNA-Antikörper-Test *m*
间接抗球蛋白试验 indirekter Antiglobulintest *m*
间接抗人球蛋白实验 indirekter Antiglobulintest (IAT) *m*
间接抗人球蛋白试验 indirekter Antihumanglobulintest *m*
间接叩诊法 indirekte Perkussion *f*
间接库姆斯试验 indirekter Coombs* Test *m*
间接理解 indirektes Verständnis *n*
间接联想 mittelbare Assoziation *f*
间接量热法 indirekte Kalorimetrie *f*
间接满足 indirekte Zufriedenheit *f*
间接免疫过氧化物酶技术 indirekte Immunperoxidasetechnik *f*
间接免疫荧光[法] indirekte Immunfluoreszenz *f*
间接免疫荧光技术 indirekte Immunfluoreszenz *f*
间接免疫荧光抗体实验 indirekter Immunfluoreszenztest *m*
间接免疫荧光染色 indirekte IF-Färbung *f*
间接模板学说 indirekte Template-Theorie *f*
间接凝集反应 indirekte Agglutination (sreaktion) *f*
间接凝集试验 indirekter Agglutinationstest *m*
间接凝集抑制反应(反应) indirekte Agglutinationshemmung *f*
间接凝集抑制试验 indirekter Hämagglutinationshemmtest *m*
间接排除 indirekter Ausschluss *m*
间接判定 indirekte Beurteilung *f*
间接配血 indirektes Matching des Blutes *n*, indirekte Blutgruppenbestimmung *f*
间接染色法 indirekte Färbung *f*
间接溶石 indirekte Steinauflösung *f*
间接识别 indirekte Identifizierung *f*
间接视 indirektes Sehen *n*
间接视觉 indirekte Sicht *f*
间接输血法 indirekte Bluttransfusion *f*
间接数字 X 线摄影 indirekte digitale Röntgenfotografie *f*
间接死因 indirekte Todesursache *f*
间接胎盘 X 线造影术 indirekte Plazentographie *f*
间接淘汰 indirekte Selektion *f*
间接贴面修复技术 indirekte Veneertechnik *f*
间接听诊法 indirekte Auskultation *f*
间接涂片 indirekter Abstrich *m*
间接细胞分裂 Karyokinese *f*, Mitose *f*
间接效益 indirektes Nutzen *m*
间接效应 indirekte Wirkung *f*, indirekter Effekt *m*
间接兴趣 indirektes Interesse *n*
间接型生活史 indirekte Lebensgeschichte *f*
间接性创伤性视神经病变 indirekte traumatische Optikusneuropathie *f*
间接血凝反应 indirekte Hämagglutination *f* (IHA)
间接血凝实验 indirekte Hämagglutinationsuntersuchung *f*

间接血凝试验 indirekte Hämagglutinationsprobe *f*
间接血凝抑制反应 indirekte Hämagglutinationshemmungsreaktion *f*
间接血凝抑制试验 indirekter Hämagglutinationshemmungstest *m*
间接血[细胞]凝[集]反应 indirekter Hämagglutinationstest *m*, indirekte Hämagglutination (IHA) *f*
间接血[细胞]凝[集]抑制反应 indirekte Hämagglutination shemmungsreaktion *f*, indirekter Hämagglutinationsinhibitio nstest *m*
间接言语 indirekte Rede *f*
间接眼底镜 indirektes Ophthalmoskop *n*
间接移转皮瓣 indirekt übertragener Hautlappen *m*
间接遗传 mittelbare Vererbung *f*
间接抑制 indirekte Hemmung *f*
间接抑制剂 indirektes Hemmungsmittel *n*, indirekter Inhibitor *m*
间接抑制突变 indirekte Suppressormutation *f*
间接因果关联 indirekte Kausalbezieung *f*
间接因果联系 indirekter Kausalzusammenhang *m*
间接荧光法 indirekte Fluoreszenzmethode *f*
间接荧光抗体 indirekter Fluoreszenz-Antikörper *m*
间接荧光抗体技术 indirekte Fluoreszenzantikörpertechnik *f*
间接荧光抗体技术 indirekte Fluoreszenz-Antikörper-Technik *f*
间接荧光抗体试验 indirekter Fluoreszenz-Antikörper-Test *m*
间接诱变物 indirektes Mutagen *n*
间接照明法 indirekte Belichtung *f*
间接征象 indirektes Zeichen *n*
间接证据 indirekter Beweis *m*
间接症状 indirektes Symptom *n*
间接知觉 indirekte Wahrnehmung *f*
间接致癌物[质] indirekt (wirkend) es Karzinogen *n*
间接致癌原 indirektes Karzinogen *n*
间接作用 indirekte Wirkung *f*
间接作用化学致癌物 indirekt wirkende chemische Karzinogene *f*(前致癌物)
间接作用致癌物 indirekt wirkendes Karzinogen *f*
间羟胺 Metaaminol *n*, Aramin *n*
间羟基去甲麻黄碱 Metaraminol *n*
间羟叔丁肾上腺素 Terbutalin *n*
间羟异丙肾上腺素 Orciprenalin *n*
间双没食子酸 m-Digallussäure *f*
间位 Metastellung *f*, Interposition *f*
间位薄壁组织 Metatrachealparenchym *m*
间位定向(位)团(基) m-Orientierungsgruppe *f*
间位核 Nucleus interstitialis *m*
间位化合物 Metaverbingung *f*
间位取代作用 Meta-Substitution *f*
间位性早搏 interpolierte Extrasystolie *f*
间位衍生物 Meta-Derivate *n pl*
间隙性骨不连 intermittierende Pseudarthrosenbildung *f*
间隙性遗忘 lakunäre Amnesie *f*
间硝基苯磺酰氯 m-Nitrobenzolsulfonylchlorid *n*
间硝基苯甲醛 m-Nitrobenzaldehyd *m*
间硝基酚 m-Nitrophenol *n*
间歇 Intermission *f*
间歇[性]导尿[法] intermittierende Katheterisierung *f*
间歇程式 intermittierender Prozess *m*
间歇带菌者 intermittierender Träger *m*
间歇的 intermittierend
间歇调节器 Intermitter *m*
间歇发作性焦虑 episodische paroxysmale Angst *f*
间歇分馏 intermittierende Fraktionierung *f*
间歇辅助通气 intermittierende assistierte Beatmung *f*
间歇负压通气 intermittierende Unterdruckventilation *f*
间歇给氧疗法 intermittierende Sauerstofftherapie *f*
间歇供氧系统 diskontinuierliches Sauerstoffversorgungssystem *n*
间歇呼吸 intermittierende Atmung *f*
间歇寄生虫 intermittierender Parasit *m*
间歇疗法 intermittierende Behandlung *f*
间歇脉 Pulsus intermittens *m*
间歇灭菌[法] Tyndallisieren *n*, fraktionierte Sterilisation *f*
间歇灭菌法 diskontinuierliche Sterilisation *f*
间歇内分泌治疗(肾上腺外嗜铬细胞瘤) intermittierende Hormontherapie (IHT) *f*
间歇跑 Intervallaufen *n*
间歇培养 Batchkultur *f*
间歇平衡法 intermittierende Bilanzmethode *f*
间歇期 Intervallstadium *n*, Intermission *f*
间歇期痛风 interkritische Gicht *f*
间歇气道正压通气 intermittierende Überdruckbeatmung *f*
间歇清洁导尿 saubere intermittierende Katheterisierung *f*
间歇热 Febris intermittens *f*, Intermittens *n*
间歇式测量 intermittierende Messung *f*
间歇宿主 intermittierender Wirt *m*
间歇投毒法 intermittierendes Vergiftungsverfahren *n*
间歇性 Intermittenz *f*, Unterbrechung *f*
间歇性暴发性障碍 intermittierende explosive Störung *f*
间歇性变应性鼻炎 intermittierende allergische Rhinitis *f*
间歇性跛行 Claudicatio (od. Dysbasia) intermittens *f*, intermittierendes Hinken *n*
间歇性跛行综合征 intermittierendes Hinkensyndrom *n*, Charcot* Hinken *n*
间歇性卟啉症 intermittierende Porphyrie *f*
间歇性蛋白尿 intermittierende Proteinurie *f*
间歇性导尿 intermittierende Katheterisierung *f*
间歇性的 intermittens, intermittierend
间歇性低热 intermittierendes leichtes (od. geringgradiges) fieber *n*
间歇性耳痛 Otalgia intermittens *f*
间歇性发作 intermittierender Anfall *m*
间歇性腹膜透析 intermittierende Peritonealdialyse *f*
间歇性关节积液 intermittierende Hydrarthrose *f*
间歇性关节痛 intermittierende Arthralgie *f*
间歇性灌注 intermittierende Perfusion *f*
间歇性呼吸 intermittierende Atmung *f*
间歇性呼吸暂停 intermittierende Atemlosigkeit (od. Apnoe) *f*
间歇性积水 intermittierender Hydrocephalus *m*
间歇性精神病 intermittierende Psychose *f*
间歇性麻痹 intermittierende Lähmung *f*
间歇性内分泌治疗 intermittierende Hormontherapie (IHT) *f*
间歇性内斜视 intermittierende Esotropie *f*
间歇性排尿 Harnstottern *n*
间歇性前驱期青光眼 intermittierendes Prodromalglaukom *n*
间歇性全血尿 intermittierende totale Hämaturie *f*
间歇性缺氧 intermittierende Hypoxie *f*
间歇性肾积水 intermittierende Hydronephrose *f*
间歇性输卵管积水 intermittierende Hydrosalpinx *f*
间歇性束支阻滞 intermittierender Schenkelblock *m*
间歇性顺行脑灌注 intermittierende antegrade zerebrale Perfusion *f*
间歇性糖尿病 Diabetes intermittens *m*
间歇性突眼[症] intermittierender Exophthalmus *m*
间歇性外斜视 intermittierende Exotropie *f*
间歇性斜视 intermittierender Strabismus *m*
间歇性心[肌]缺血 Ischaemia cordis intermittens *f*
间歇性血卟啉症 intermittierende Hämatoporphyrie *f*
间歇性血红蛋白尿 intermittierende hämoglobinurie *f*
间歇性血尿 intermittierende Hämaturie *f*
间歇性阴茎异常勃起 intermittierender Priapismus *m*

间歇性预激综合征 intermittierendes Präexzitationssyndrom *n*
间歇性正压呼吸 intermittent positive pressure breathing (IPPB) <engl.>
间歇性正压呼吸 intermittierende Überdruckbeatmung *f*
间歇性正压呼吸器 intermittent positive pressure respirator <engl.>
间歇性正压通气 intermittent positive pressure breathing (IPPB) <engl.>
间歇训练 Intervallübung *f*
间歇音 Unterbrechungston *m*
间歇指令通气 intermittierende mandatorische Beatmung *f*
间歇指令同步通气 synchronisierte intermittierende maschinelle Beatmung *f*
建[立]模[型] Modellbau *m*
建坝蓄水发电 Dammbau und Wasserspeicherung für Energieerzeugung
建构选择轮 konstruktives Wahlrad *n*
建立促进健康的公共政策 Entwicklung der öffentlichen Politik der Gesundheitsförderung *f*
建立和发展 Gründung und Entwicklung
建立者效应 Gründereffekt *m*
建模仿真 Simulation der Modellierung *f*
建设项目环境影响评价 Einschätzung der Umweltauswirkungen von Bauprojekten *f*
建筑材料 Baustoff *m*, Baumaterial *n*
建筑隔热 Wärmeisolisierung von Gebäuden *f*
建筑密度 Gebäudedichte *f*
建筑面积 Baufläche *f*
建筑气候分区 Klimagebiet des Gebäudes *n*
建筑物朝向 Richtung des Gebäudes *f*
建筑物间距 Abstand der Gebäude *m*
建筑物相关疾病 gebäuderelevante Erkrankung *f*
剑麻皂甙原 Sisalagenin *n*
剑桥认知检查 Cambridge Cognitive Examination <engl.>
剑水蚤 Zyklops *m*, Cyclops *m*
剑水蚤属 Zyklops *m*, Cyclops *m*
剑突 Schwertfortsatz *m*, Processus xiphoideus *m*, Xiphoid *n*
剑突后烧灼感 Brenngefühl hinter dem Schwertfortsatz *n*
剑突痛 Xiphoidalgie *f*, Xiphoideodynie *f*
剑突下切口 Inzision unter dem Xiphoid *f*
剑突炎 Xiphoiditis *f*
剑尾鱼 Schwertträger *m*
剑胸结合 Synchondrosis xiphosternalis *f*
剑蚤 Pygiopsylla ahalae *f*
健(遗)忘症 Amnesie *f*
健侧颈7神经移位术 Nerventransfer von C7 der gesunden kontralateralen Seiten *m*
健肠剂 Darmtonika *n pl*
健存肾单位假说 Hypothese der intakten Nephrone *f*
健存肾单位学说 Intaktnephron-Theorie *f*
健岛 Oase *f*
健康 Gesundheit *f*
健康保护 Gesundheitsschutz *m*
健康保险 Gesundheitsversicherung *f*
健康保险单一财源制度 Einzelzahlersystem *n*
健康保险医师 Kassenartzt *m*
健康保险制度 Krankenversicherungssystem *n*
健康保障制度 Gesundheitsschutzsystem *n*
健康报 Gesundheitzeitung *f*
健康变化 Gesundheitsveränderung *f*
健康病原携带者 Bazillenträger *m*
健康不佳的 ungesund
健康查体诊断[日] Gesundheits-Check-Diagnose *f*
健康倡导 Gesundheitsbefürwortung *f*
健康城市 gesunde Stadt *f*
健康城市规划 Gesunde-Städte-Projekt *n*
健康城市联盟 Gesunde-Städte-Netzwerk *n*
健康传播 Gesundheitskommunikation *f*
健康传播材料 Material zur Gesundheitskommunikation *n*
健康促进 Gesundheitsförderung *f*
健康促进成果 Gesundheitsförderungsergebnis *n*
健康促进的伙伴关系 Partnerschaft zur Gesundheitsförderung *f*
健康促进的基础设施 Infrastruktur für Gesundheitsförderung *f*
健康促进活动 gesundheitsfördernde Aktivität *f*
健康促进理论 Theorie der Gesundheitsförderung *f*
健康促进模式 Gesundheitsförderungsmodell *n*
健康促进评估 Gesundheitsförderungsauswertung *f*
健康促进社区 Gesundheitsförderung auf kommunaler Ebene *f*
健康促进生态学模式 ökologisches Modell der Gesundheitsförderung *f*
健康促进学校 Schule für Gesundheitsförderung *f*
健康促进医院 gesundheitsförderndes Krankenhaus *n*
健康代言人 Gesundheitssprecher *m*
健康带菌(虫)者 gesunder Träger *m*
健康档案 Gesundheitsakte *f*
健康岛 gesunde Insel *f*
健康的 gesund
健康的公共政策 gesunde öffentliche Politik *f*
健康的护理诊断 gesunde Pflegediagnose *f*
健康的决定因素 Determinante der Gesundheit *f*
健康的社会责任 gesunde Sozialverantwortung *f*
健康发展 Gesundheitsentwicklung *f*
健康风险 Gesundheitsrisiko *n*
健康风险数据 Gesundheitsrisikodaten *f pl*
健康服务系统 System des Gesundheitsdienstes *n*
健康服务需要 Bedürfnis nach Gesundheits-Service *n*
健康服务研究 Gesundheitsdiensteforschung *f*
健康感知 gesunde Auffassung *f*
健康工人效应 Gesunde-Arbeiter-Effekt *m*
健康公平 Gerechtigkeit im Gesundheitswesen *f*
健康公平性 Gerechtigkeit im Gesundheitswesen *f*
健康观察 Gesundheitsobservation (od. -beobachtung) *f*
健康管理 Gesundheitskontrolle *f*, Gesundheitsverwaltung *f*
健康管理技术学 Gesundheitsmanagementtechnologie (HMT) *f*
健康行为 Gesundheitsverhalten *n*
健康行为和生活方式 gesundes Verhalten und gesunder Lebensstil
健康合格证 Gesundheitszeugnis *n*
健康和福利 Gesundheit und Wohlbefinden
健康和伤残保险 Kranken- und Invalidenversicherung *f*
健康疾病界面数据库 Profildatenbank für Gesundheit und Krankheit *f*
健康-疾病连续相模式 Modell für Gesundheits-Krankheits-Kontinuum *n*
健康计划 Gesundheitsplanung *f*
健康记录 Gesundheitsakte *f*
健康家庭 gesunde Familie *f*
健康监测 Gesundheitsmonitoring *n*, Gesundheitsüberwachung *f*
健康监测系统 Gesundheitsmonitoringsystem *n*
健康监护 Gesundheitsaufsicht *f*
健康监护系统 Gesundheitsüberwachungsystem *n*
健康检查 Gesundheitsuntersuchung *f*
健康鉴定结论 Schlussfolgerung der Gesundheitsbewertung *f*
健康交易市场 Gesundheitsmarkt *m*
健康教育策略 Gesundheitsbildungsstrategie *f*
健康教育干预 Gesundheitsbildungsintervention *f*
健康教育课程 Gesundheitsbildungsunterricht *m*
健康教育评价 Gesundheitsbildungsbeurteilung *f*
健康教育软件 Gesundheitsausbildungsoftware *f*

健康教育学 Wissenschaft der Gesundheitserziehung *f*
健康教育与健康促进 Gesundheitsbildung und -förderung *f*
健康教育者 Gesundheitserzieher *m*
健康教育诊断 Gesundheitsbildungsdiagnose *f*
健康结局研究 Studie über Folgen der Gesundheitsförderung *f*
健康经济学评价 Bewertung der Gesundheitsökonomie *f*
健康决定因素 Determinante der Gesundheit *f*
健康决定因素委员会 Determinante der Gesundheitskommission *f*
健康控制点 Punkt für Gesundheitskontrolle *m*
健康控制点量表 Punkteskala für Gesundheitskontrolle *f*
健康老龄化 gesunder Alterungsprozess *m*
健康老年人 gesunder Alter *m*, gesunde Alte *f*
健康领域 Gesundheitsbereich *m*
健康目标 Gesundheitsziel *n*
健康评估 Gesundheitsbewertung *f*
健康普查 Reihenuntersuchung (der Gesundheit) *f*
健康期望寿命 gesunde Lebenserwartung *f*
健康企业 Unternehmen für Gesundheit *n*
健康筛查 Reihenuntersuchung *f*
健康膳食 gesunde Nahrung *f*
健康社会决定因素 soziale Gesundheitsdeterminante *f*
健康社区 gesunde Kommune *f*
健康生活方式 gesunder Lebensstil *m*
健康生态学模式 gesundheitliches Ökonomiemodell *n*
健康食品 Gesundheitskost *f*
健康史 Gesundheitsgeschichte *f*
健康寿命年 gesunde Lebensjahre *n pl*
健康寿命损失年 gesunde Lebensjahre mit der Behinderung *n pl*, Verlust der gesunden Lebensjahre durch Behinderung *m*
健康素养 Gesundheitskompetenz *n*
健康损害 Gesundheitsschädigung *f*
健康调查 Gesundheitsüberschau *f*, Gesundheitsforschung *f*
健康调整生命年 (gesundheits) qualitätskorrigiertes Lebensjahr *n*
健康调整预期寿命 (gesundheits) qualitätskorrigierte Lebenserwartung *f*
健康统计 Gesundheitsstatistik *f*
健康投资 Gesundheitsinvestment *n*
健康危险度 Gesundheitsrisiko *n*
健康危险度估计 Einschätzung des Gesundheitsrisikos *f*
健康危险度评估 Bewertung des Gesundheitsrisikos *f*
健康危险因素 gesundheitlicher Risikofaktor *m*
健康危险因素评价 Bewertung von Gesundheitsrisikofaktoren *f*
健康维持 Gesunderhaltung *f*
健康维持组织 Organisation für die Gesunderhaltung *f*
健康维护 Gesunderhaltung *f*
健康问卷调查 Gesundheitbefragung *f*
健康相关的生存质量 gesundheitsbezogene Lebensqualität *f*
健康相关行为 gesundheitsbezogenes Verhalten *n*
健康相关生命品质 gesundheitsbezogene Lebensqualität *f*
健康相关生命质量 gesundheitsbezogene Lebensqualität *f*
健康效应 Gesundheitseffekt *m*
健康效应监测 Überwachung der Auswirkungen auf die Gesundheit *f*
健康效应谱 Spektrum von Auswirkungen auf das Gesundheit *n*
健康效用指数 gesundheitsnützlicher Index *m*
健康携带者 gesunder Träger *m*
健康心理学 Gesundheitspsychologie *f*
健康新地平线 neuer Horizont der Gesundheit *m*
健康信念 Gesundheitsglaube *f*
健康信念理论 Theorie der Gesundheitsglaube *f*
健康需要法 Maßnahme der Gesundheitsnotwendigkeit *f*
健康学校 gesunde Schule *f*
健康医院 gesundes Krankenhaus *n*
健康意识 Gesundheitsbewusstsein *n*
健康影响 Gesundheitsauswirkung *f*
健康影响评价 Health Impact Assessment <engl.>, gesundheitliche Folgenabschätzung (od. Wirkungsbilanz od. Verträglichkeitsprüfung) *f*
健康与疾病发生起源 Gesundheit und Krankheitsursache
健康预后 Gesundheitsprognose *f*
健康预警网络 gesundheitsalamierendes Netzwerk *n*
健康预期寿命 aktive Lebenserwartung *f*
健康运动 Gesundheitsbewegung *f*
健康诊断 Gesundheitsüberprüfung *f*
健康证(书) Gesundheitskarte *f*, G-Karte *f*, Gesundheitszeugnis *n*
健康政策 Gesundheitspolitik *f*
健康指标 Gesundheitsindex *m*
健康指导 Gesundheitsanleitung *f*
健康指征 Gesundheitsindikator *m*
健康志愿受试者 gesunde Proband *m*
健康志愿受试者效应 Effekt von gesunden Probanden *m*
健康住宅 gesundes Wohnung *f*
健康状况 Gesundheitszustand *m*, Gesamtbefinden *n*
健康状况监视系统 Gesundheitsüberwachungssystem *n*
健康状况评价 Gesundheitszustandbewertung *f*
健康状况调查表 Fragebogen für Gesundheitsbefragung *m*
健康状况指标 Indikator für Gesundheitszustand *m*
健康状态 Gesundheitszustand *m*
健康状态不一致性 gesundheitliche Ungleichheit *f*
健康咨询 Gesundheitsberatung *f*
健康组织体系 Gesundheitsorganizationssystem *n*
健美(身)运动 Bodybuilding *n*
健美操 Turnübung *f*
健美操练法 kraftvolle und anmutige übung *f*, calisthenics <engl.>
健脑合剂 Gehirntonikum *n*, Mixtura nervina *f*
健全的 gesund
健全人格 gesunde Persönlichkeit *f*
健身操 Gymnastik *f*
健身房 Gymnasium *n*
健身跑 Jogging *n*
健身跑道 Fitnesslaufbahn *f*
健神经药 Nervina *n pl*
健适 Fitness *f*
健忘 Vergeßlichkeit *f*, Amnesie *f*
健忘和镇痛 Amnesie und Analgesie
健忘综合征 amnestisches Syndrom *n*, Korsakoff* Syndrom *n*
健胃药(剂) Stomatika *n pl*, Magenmittel *n pl*
健牙 gesunde Zähne *m pl*
健龈 gesunder Zahnfleisch *m*
健壮型 athletischer Typ *m*
健壮型关节炎 robuste Arthritis *f*
舰艇防疫 Epidemieschutz der Kriegsschiffe und Militärboote *m*
舰员需水量 Wasserbedarf der Seemänner (od. Schiffmannschaft) *m*
渐变 Anamorphose *f*
渐变态 progressive Metamorphose *f*, Paurometabolismus *m*
渐变态发育 paurometaboliöse Entwicklung *f*
渐变态类 Paurometabola *pl*
渐成论(说) Epigenesistheorie *f*, Epigenetik *f*
渐递减杂音 Dekrescendogeräusch *n*
渐尖的 angeschärft
渐减 Degradation *f*, Erniedrigung *f*
渐降 Lyse *f*
渐进开始法 rhythmische Einleitung *f*
渐进抗阻运动 progressive Widerstandsübung *f*
渐进模型测验 progressiver Modelltest *m*

渐进式的肾脏疤痕 progressive Nierennarbe *f*
渐进松弛法 progressives Entspannungsverfahren *n*, Progressive Relaxation *f*
渐进松弛训练 progressives Entspannungstraining *n*, Progressive Relaxation
渐进效度 inkrementelle Validität *f*
渐进性的 progressiv, progressiv (-us, -a, -um)
渐进性骨化性纤维发育不良 fortschrittlich ossifizierende fibröse Dysplasie *f*
渐进性坏死 Bionekrose *f*, Nekrobiose *f*
渐进性肌肉放松训练法 progressive Muskelrelaxation (od. Muskelentspannung) *f*
渐进性松弛疗法 progressive Entspannungstherapie *f*
渐进性外层视网膜坏死 progressive äußere retinale Nekrose *f*
渐进性心绞痛 Krescendo-Angina-pectoris *f*
渐进性运动 zunehmende Ubung *f*, graduierte Ubung *f*
渐进主义 Gradualismus *m*
渐近法 Schritt-bei-Schritt-Methode *f*, cut-and-try method <engl.>
渐近方差 asymptotische Varianz *f*
渐近偏倚 asymptotische Verzerrung (od. asymptotisches Bias *n*) *f*
渐近线 Asymptote *f*
渐近效率 asymptotische Effizienz *f*
渐近性阈移 asymptotische Schwellenverschiebung *f*
渐强性睡眠 Krescendoschlaf *m*
渐强性杂音 Krescendogeräusch *n*
渐弱的 absteigend, verschwächernd, abklingend
渐弱-渐强性杂音 Dekrescendo-Krescendogeräusch *n*
渐渗杂交 introgressive Hybridisierung *f*
渐逝波 abklingende Welle *f*
渐退型 lytischer Typ (us) *m*
渐狭的 abgeschwächt
渐增反应 Inkrementreaktion *f*
渐增抗阻训练法 fortschreitende Widerstandübung *f*
渐张的 erweiternd
践伤 Trittverletzung *f*
[肌]腱 Sehne *f*, Tendo *m*
腱 Tendo *m*, Sehne *f*
腱包膜 Peritendineum *n*
腱成形术 Tendoplastik *f*, Tenoplastik *f*, Sehnenplastik *f*
腱成形移植术 tendoplastische Transplantation *f*
腱蛋白 Tenascin *n*
腱刀 Tendotom *n*, Tenotom *n*
腱端病 Krankheit von Endsehnen *f*
腱断裂 Sehnenruptur *f*
腱反射 Sehnenreflex *m*
腱反射测试 Tendonreflextest *m*
腱反射亢进 Sehnenreflexsteigerung *f*
腱缝[合]术 Tendorrhaphie *f*, Tenorrhaphie *f*, Sehnennaht *f*
腱钙化 Sehnenverkalkung *f*
腱感受器 Sehnenrezeptor *m*, Tenorezeptor *m*
腱弓 Sehnenbogen *m*, Arcus tendineus *m*
腱骨化 Tenostosis *f*, Osteodesmose *f*, Ossidesmose *f*
腱固定术 Tenodese *f*, Tenopexie *f*
腱划 Inscriptio tendinea *f*, Intersectio tendinea *f*
腱滑膜结核 tenosynoviale Tuberkulose *f*
腱滑膜鞘 Vagina synovialis tendinis *f*
腱间结合 Connexus intertendineus *m*
腱交叉 Sehnenkreuzung *f*, Chiasma tendineum *n*
腱觉 Sehnenempfindung *f*
腱裂孔 Hiatus tendineus *m*
腱挛缩 Sehnenkontraktur *f*, tendogene Kontraktur *f*
腱膜 Aponeurose *f*, Membrana aponeurotica *f*
腱膜切除术 Aponeurektomie *f*
腱膜切开(断)术 Aponeurotomie *f*
腱膜纤维瘤 aponeurotisches Fibrom *n*
腱膜性上睑下垂 aponeurotische Ptosis *f*
腱膜修补术 Aponeurorrhaphie *f*
腱膜炎 Aponeurositis *f*
腱纽 Vincula tendinum *n pl*
腱脓肿 Sehnenabszeß *m*
腱破裂 Sehnenruptur *f*
腱鞘 Vagina tendinis *f*, Sehnenscheide *f*, Peritendineum *n*
腱鞘成形术 Sehnenscheidenplastik *f*
腱鞘滑车 tenosynoviale Trochlea *f*
腱鞘滑膜巨细胞瘤 Riesenzelltumor der Sehnenscheide *m*, tenosynovialer Riesenzelltumor *m*
腱鞘滑膜切除术 Synovektomie der Sehnenscheide *f*
腱鞘滑膜炎 Synovitis der Sehnenscheide *f*
腱鞘滑囊结核 Tendosynovialtuberkulose *f*
腱鞘或滑液囊肿 Synovialzyste *f*
腱鞘结核 Tuberkulose der Sehnenscheide *f*, tenosynoviale Tuberkulose
腱鞘巨细胞瘤 Sehnenscheiden-Riesenzellentumor *m*
腱鞘囊肿 Ganglion synoviale *n*, Ganglion *n*, Uberbein *n*
腱鞘囊肿切除术 Ganglionexstirpation *f*, Ganglionektomie *f*
腱鞘切除术 Tenosynovektomie *f*
腱鞘切开术 Tendovaginotomie *f*
腱鞘纤维瘤 Sehnenscheidenfibrom *n*
腱鞘纤维组织细胞瘤 fibröses Histiozytom der Sehnenscheide *n*
腱鞘炎 Tendovaginitis *f*, Tenovaginitis *f*
腱鞘脂肪瘤 Lipom der Sehnenscheide *n*
腱鞘直接闭合 direkte Naht der Sehnenscheide *f*
腱鞘综合征 Sehnenscheiden-Syndrom *n*
腱切除合并徙前术 Tenotomie mit Vorlagerung *f*
腱切除术 Tenonektomie *f*, Tenektomie *f*
腱切断刀 Ten(d)otom *n*, Sehnenmesser *n*
腱切断术 Ten(d)otomie *f*
腱软骨 Sehne-Knorpel *m*
腱束 Sehnenbündel *n*
腱束膜 Peritendineum *n*
腱松弛 Sehnenerschlaffung *f*
腱松解术 Ten(d)olyse *f*
腱损伤 Sehnenverletzung *f*
腱梭 Sehnenspindel *f*, Golgi* Körperchen *n*
腱缩短术 Sehnenverkürzung *f*
腱索 Chordae tendineae *f pl*
腱索断裂 Ruptur der Chordae tendieae *f*
腱索融合 Chorda-Fusion *f*
腱索缩短 Verkürzung der Sehnenfäden (od. Chordae tendineae) *f*
腱索延长 Dehnung von Sehnenfäden *f*
腱索异常 Anomalie der Sehnenfäden *f*
腱索置换 Ersatz von Sehnenfäden *m*
腱索转移 Sehnenverlagerung *f*
腱跳动 Subsultus tendinum *m*, Sehnenzuckung *f*
腱痛 Tenodynie *f*, Tenalgie *f*, Sehnenschmerz *m*
腱外膜 Epitendineum *n*
腱徙后术 Sehnenrückverlagerung *f*
腱系膜 Mesotendon *n*, Mesotendium *n*
腱细胞 Sehnenzelle *f*
腱下滑膜囊 Bursa synovialis subtendinea *f*
腱纤维 Sehnenfasern *f pl*
腱纤维鞘 Vagina fibrosa tendinis *f*
腱延长术 Sehnenverlängerung *f*
腱炎 Tenositis *f*, Tendinitis *f*
腱移位(转移)术 Sehnentranslokation *f*
腱移植术 Sehnenverpflanzung *f*, Sehnentransplatation *f*
腱粘连松解术 Tendolyse *f*

腱周组织 Paratenon *n*
鉴别 Identifikation *f*, Differenzierung *f*
鉴别[用]试剂 Identifizierungsmittel *n*
鉴别标志 Identifizierungsmarker *m*
鉴别寄生 Differentialwirt *m*
鉴别力 Auflösungsfähigkeit *f*
鉴别率 Nachweisbarkeit *f*, Detektabilität *f*
鉴别能力测验 differentielle Eignungsprüfung *f*
鉴别培养基 Differentialnährboden *m*, Differenzierungsnährboden *m*
鉴别器 Diskriminator *m*
鉴别染色法 Differentialfärbung *f*, Differenzierungsfärbung *f*
鉴别吸附 Differentialadsorption *f*
鉴别性[结核菌素]皮肤反应 Differentialkutisreaktion *f*
鉴别学习 Diskriminierungslernen *n*
鉴别诊断 Differentialdiagnose *f*
鉴别指数 Diskriminierungsindex *m*
鉴别种 differentielle Spezies *f*
鉴别子 Diskriminator *m*
鉴别自杀伤 Identifizierung der Selbstmordwunde *f*
鉴定 Identifikation *f*, Identifizierung *f*, Begutachtung *f*, Probation *f*
鉴定程序 Identifikationsprozedur *f*
鉴定法 Identifizierung *f*, Identifikation *f*
鉴定方法 Identifizierungsverfahren *n*
鉴定剂 Identifizierungsmittel *n*
鉴定领域 Fachgebiet *n*
鉴定器 Detektor *m*
鉴定人 Begutachter *m*, Gutachter *m*
鉴定人证据 Gutachterbefund *m*
鉴定摄影术 Identifikationsfotografie *f*
鉴定试验 Identifizierungsprobe *f*
鉴定书 Begutachtungsschein *m*
鉴定委员会 Identifikationsausschuss *m*
鉴定细菌学 determinative Bakteriologie *f*
鉴定限度 Identifizierungsgrenze *f*
鉴定制 Identifizierungssystem *n*
鉴定中心 Evaluationszentrum *n*
鉴频器 Frequenzdiskriminator *m*
键 Bindung *f*
　ε 键 Äquatorialbindung *f*
　π 键 π-Bindung *f*, Pi-Bindung *f*
　σ 键 σ-Bindung *f*, Sigma-Bindung *f*
键半径 Bindungsradius *m*
键参数 Bindungsparameter *n*
键[的]互变异构 Bindungstautomerie *f*
键[的]极化 Bindungspolarisation *f*
键[的]极性 Bindungspolarität *f*
键[的]折射 Bindungsrefraktion *f*
键[的]折射性 Bindungsrefraktivität *f*
键电子 Bindungselektron *n*
键焓 Bindungsenthalpie *f*
键合[固定]相 gebundene stationäre Phase *f*
键合相层析 gebundene Phasenchromatographie *f*
键合相填料 gebundene Phasenpackung *f*
键级 Bindungsordnung *f*
键角 Valenzwinkel *m*, Bindungswinkel *m*
键角变形 Bindungswinkeldeformität *f*
键矩 Bindungsmoment *n*
键离解能 Bindungsdissoziationsenergie *f*
键能 Bindungsenergie *f*
键盘穿孔[机] Lochkartenstanzer *m*
键长 Bindungslänge *f*, Bindungsabstand *m*
键轴 Bindungsachse *f*
箭毒 Pfeilgift *n*, Curare *n*, Kurare *n*
箭毒化间距 Kurarisierungsbreite *f*
箭毒碱 Curarin *n*, Kurarin *n*
箭毒类辅助药 curariformes Adjuvans *n*
箭毒蛙碱 Batrachotoxin *n*
箭毒样药物 curariforme Arzneien *f pl*
箭蛙毒素 Batrachotoxin *n*

JIANG 江姜浆僵缰奖桨蒋降绛酱

jiāng 江姜浆僵缰

江湖医生 Kurpfuscher *m*, Quacksalber *m*
江湖医生(江湖医生(郎中),庸医) Quacksalber *m*
江湖医术 Kurpfuscherei *f*
江陵古尸 Mummi aus Jiangling *f*
江内斯科氏脊髓麻醉 Jonnesco* Lumbalanästhesie *f*
江内斯科氏脊髓麻醉 Jonnesco* Spinalanästhesie *f*
江内斯科手术 Jonnesco* Operation *f*(交感神经切除术)
江内斯科窝(十二指肠空肠隐窝) Jonnesco* Grube *f*, Fossa duodenojejunalis *f*
江内斯科皱襞(脏壁腹膜皱襞) Jonnesco* Falte *f*, parietale Peritonealfalte *f*
江苏虻 Jiangsu-Python *m*
江鳕 Quappe *f*
江鳕鱼肝油 Quappenlebertran *m*
姜 Zingiber officinale *n*, Ingwer *m*
姜醇 Zing(ib)erol *n*
姜酊 Zingibertinktur *f*
姜黄 Gelbwurz *f*, Curcuma *f*, Kurkumagelb *n*
姜黄醇 Turmerol *n*
姜黄粉 Kurkumapulver *n*
姜黄色素 Kurkumin *n*
姜黄色素试验 Kurkuminprobe *f*
姜黄酮 Turmeron *n*
ß-姜黄烯 ß-Kurkumen *n*
姜科 Zingiberaceae *pl*
姜辣素 Gingerol *n*
姜片[虫]属 Fasciolopsis *f*
姜片虫 Fasciolopsis *f*
姜片虫病 Fasciolopsiasis *f*
姜汤 Zingiberdekokt *m*
姜糖浆 Zingibersyrup *m*
姜酮 Zingiberon *n*
姜烯 Zingiberen *n*
姜烯酚 Shogaol *n*
浆果 Beere *f*
浆果形 Beerenform *f*
浆果状的 beerenartig
浆肌层 seromuskuläre Schicht *f*
浆肌层[内翻]缝合法 seromuskuläre invertierende Naht *f*
浆酶原细胞 serozymogene Zelle *f*
浆酶原腺 serozymogene Drüse *f*
浆苗 Lymphe *f*
浆膜 Serosa *f*, Tunica serosa *f*, Membrana serosa *f*, seröse Haut *f*
浆膜结核 Serosatuberkulose *f*, Tuberkulose der Serosamembran *f*
浆膜腔 seröse Höhle *f*
浆膜腔穿刺液 Punktat der serösen Höhle *n*
浆膜腔积液 Flüssigkeitsansammlung in serösen Höhle *f*, Erguß der serösen Höhle *m*
浆膜下[肌]层 Subserosa *f*
浆膜下层 Subserosa *f*, Tunica subserosa *f*
浆膜下丛 Plexus subserosus *m*
浆膜下肌瘤 Myoma subserosum *n*
浆膜下麻醉 subseröse Anästhesie *f*
浆膜下子宫肌瘤 subseröses Uterusmyom *n*

浆膜下子宫内膜异位症 subseröse Endometriose *f*
浆膜下组织 Tela subserosa *f*
浆膜心包 Pericardium serosum *n*
浆膜炎 Serositis *f*
浆母细胞 Plasmablast *m*
浆黏液腺错构瘤 Hamartom von seromukösen Drüsen *n*
浆细胞 Plasmazelle *f*, Plasmozyt *m*
浆细胞(性)骨髓炎 Plasmazellenosteomyelitis *f*
浆细胞标记指数 Plasmazell-Labeling-Index *m*(PCLI)
浆细胞病 Plasmazellerkrankung *f*
浆细胞丰富的假瘤 plasmazellreicher Pseudotumor *m*
浆细胞瘤 Plasmazytom *n*, Plasmozytom *n*
浆细胞瘤(眼眶) Plasmozytom *m*
浆细胞前体 Plasmazellenpräkursor *m*, plasma cell precursor (PCP) <engl.>
浆细胞肉芽肿 Plasmazellengranulom *n*
浆细胞外阴炎 Plasmazellenvulvitis *f*
浆细胞系 Plasmazellsystem *n*
浆细胞性白血病 Plasmazellenleukämie *f*
浆细胞性唇炎(口部浆细胞症) Cheilitis plasmacellularis *f*
浆细胞性肺炎 Plasmazellenpneumonie *f*, plasmazelluläre Pneumonie *f*
浆细胞[性]骨髓瘤 Plasmazellenmyelom *n*
浆细胞性局限性龟头炎 Balanitis circumscripta plasmacellularis *f*
浆细胞性局限性龟头炎或女阴炎 Balanitis oder Vulvitis circumscripta plasmacellularis
浆细胞性乳腺炎 Plasmazellenmastitis *f*, plasmozytäre Mastitis *f*
浆细胞样单个核细胞性淋巴瘤 plasmazytoides mononukleäres Lymphom *n*
浆细胞样树突状细胞 plasmazytoide dendritische Zelle *f*
浆细胞增多症 Plasmozytose *f*
浆细胞增生性红斑 Plasmazellenerythroplasie *f*
浆细胞肿瘤 Plasmazellneoplasie *f*
浆羊膜腔 Seroamnionhöhle *f*
浆液 seröse Flüssigkeit *f*
浆液半月 seröse Halbmonde *f*
浆液变性 seröse Degeneration *f*
浆液分泌 seröse Sekretion *f*
浆液浸润 seröse Infiltration *f*
浆液囊肿 seröse Zyste *f*, Serozele *f*
浆液-黏液性炎症 serös-schleimige (od. serös-katarrhalische) Entzündung *f*
浆液气胸 Pneumoserothorax *m*, Seropneumothorax *m*
浆液渗出性皮病 Serodermatose *f*
浆液细胞 seröse Zelle *f*
浆液细胞腺癌 seröses Adenokarzinom *n*
浆液细胞腺瘤 seröses Zelladenom *n*
浆液纤维蛋白性胸膜炎 Pleuritis serofibrinosa *f*
浆液纤维素性胸膜炎 Pleuritis serofibrinosa *f*
浆液腺 seröse Drüse *f*, Glandula serosa *f*
浆液腺泡 seröser Azinus *m*, seröses Drüsenendstück *n*
浆液性 Serosität *f*
浆液[性]的 serös, seros (-us. -a, -um)
浆液性癌 seröses Karzinom (a) *n*
浆液性肠炎 seröse Enteritis *f*
浆液性出血 seröse Blutung *f*
浆[液]性恶露 Lochia serosa *n pl*
浆液性耳廓软骨膜炎 seröse Perichondritis der Ohrmuschel *f*
浆液性腹膜炎 Peritonitis serosa *f*
浆液性腹泻 Diarrhoea serosa *f*
浆液性根尖牙周膜炎 seröse apikale Perizementitis *f*
浆液性虹膜炎 Iritis serosa *f*
浆液性滑膜炎 Synovitis serosa *f*, Serosynovitis *f*
浆液性精索周炎 Perispermatitis serosa *f*
浆液性卡他 seröser Katarrh *m*
浆液性卵巢囊腺瘤 seröses Zystadenom des Ovars *n*
浆液性卵巢乳头[状]囊腺癌 seröses papilläres Zystadenokarzinom des Ovars *n*
浆液性囊腺癌 Cystadenocarcinoma serosum *n*
浆液性囊腺瘤 Cystadenoma serosum *n*
浆液性囊肿 seröse Zyste *f*
浆液性脑膜炎 Meningitis serosa *f*
浆液性脓的 seröser Eiter *m*
浆液性皮炎 Serodermatitis *f*
浆液性贫血 seröse Anämie *f*
浆液性乳头[状]瘤病 seröse Papillomatose *f*
浆液性乳头状瘤 seröses Papillom *n*
浆液性乳头状囊腺瘤 seröses papilläres Zystadenom *n*
浆液性乳头状腺癌 seröses papilläres Adenokarzinom *n*
浆液性色素上皮脱离 seröse Pigmentepithelablösung *f*
浆液性砂粒癌 seröses Psammokarzinom *n*
浆液性渗出物 seröses Exsudat *n*
浆液性渗漏液 seröses Transsudat *n*
浆液性视网膜炎 seröse Retinitis *f*
浆液性痰 Sputum serosum *n*, seröses Sputum *n*
浆液性萎缩 seröse Atrophie *f*
浆液性细胞 seröse Zelle *f*
浆液性腺泡 seröser Azinus *m*
浆液性心包炎 seröse Perikarditis *f*
浆液性心肌炎 Myocarditis serosa *f*, seröse Myokarditis *f*
浆液性胸膜炎 Pleuritis serosa *f*, seröse Pleuritis *f*
浆液性牙髓炎 seröse Pulpitis *f*
浆液性炎[症] seröse Entzündung *f*
浆液性炎症 seröse Entzündung *f*
浆液性中耳炎 Otitis media serosa *f*
浆液性中心性视网膜病 zentrale seröse Retinopathie *f*
浆液性中心性视网膜炎 Retinitis centralis serosa *f*
浆液血性恶露 serosanguinöse (od. seroblutige) Lochien *f pl*
浆液溢 Orrhorhoe *f*
浆液粘液腺 seromuköse Drüse *f*, Glandula seromucosa *f*
浆液粘液性的 seromukös
浆粘液细胞 seromuköse Zelle *f*
浆状体 Gelee *n*
浆状填充法 schlammige Packung *f*, slurry packing <engl.>
僵跗 Hallux rigidus *m*
僵冻发作 Gefrieranfall *m*
僵汉(人)综合征 Stiff-Man-Syndrom (SMS) *n*, Stiff-Person-Syndrom (SPS) *n*
僵化 Rigidität *f*, Fixierung *f*
僵尸 erstarrter Leichnam *m*
僵死 Rigor mortis *m*, Totenstarre *f*
僵硬 Steife *f*, Rigidität *f*
僵硬的 rigid, rigid (-us, -a, -um), spastisch
僵硬心脏综合征 Steifherz-Syndrom *n*, stiff-heart-syndrome <engl.>
僵硬型马蹄内翻足 starrer Klumpfuß *m*
僵硬性扁平足 starrer Plattfuß *m*
僵直 Starre *f*, Rigidität *f*, Rigitas *f*, Rigor *m*
僵直状态 Katalepsie *f*
僵住症 Katalepsie *f*, Catalepsia *f*
缰 Habenula *f*, Zügel *m*
缰核脚间束 Tractus habenulo (inter) peduncularis *m*
缰连合 Commissura habenularum *f*
缰内侧核 Nucleus habenulae medialis *m*
缰三角 Trigonum habenulae *n*
缰外侧核 Nucleus habenulae lateralis *m*

jiǎng 奖桨蒋

奖赏(报答) Gratifikation *f*
奖赏力 Belohnungsmacht *f*
奖赏期望 Belohnungserwartung *f*
奖赏权力 Belohnungsautorität *f*
奖赏效应 lohnende Wirkung *f*
奖赏中枢 Belohnungszentrum *n*
桨式搅拌机 Paddelmischmaschine *f*
桨式搅动器 Paddelrührer *m*
蒋加原理 Superpositionsprinzip *n*, Überlagerungsprinzip *n*

jiàng 降绛酱

降[血]压药 Hypotensiva *n pl*, Hypotonika *n pl*
降鼻中隔肌 Musculus depressor septi nasi *m*
降尘 Staubsenkung *f*
降穿心莲黄酮 Panicolin *n*
降胆敏 Cholestyramin *n*
降胆葡胺 Polidexid *n*
降低胆甾(固)醇药 Cholesterinämikum *n*
降低体温 Hypothermie *f*
降钙蛋白 Calcitonin *n*
降钙素 Calcitonin *n*(CT), Kalzitonin *n*
降钙素基因相关蛋白 Kalzitonin-relevantes Protein *n*, calciton gene related Protein(CGRP)<eng>
降钙素基因相关肽 calcitoningenbezogenes Peptid *n*
降钙素基因相关肽受体拮抗剂 Calcitonin-Gene-Related-Peptide-Rezeptorantagonist *m*, CGRP-Rezeptorantagonist *m*, CGRP-Antagonist *m*
降钙素瘤(C细胞瘤) Kalzitonintumor *m*
降钙素原 Procalcitonin *n*
降高血压膳食 blutdrucksenkende Diät *f*
降睾酮 Nortestosteron *n*, Norandrostenolon *n*
降固醇酸 Clofibrat *n*
降荷叶碱 Nornuciferin *n*
降颌肌 Musculus depressor mandibularis *m*
降颌运动 Unterkiefersenkung *f*
降肌 Musculus depressor *m*, Depressor *m*
降级 Reduzierung *f*
降级治疗 deszendierende Therapie *f*
降极化 Hypopolarisation *f*
降阶梯治疗 Step-down-Therapie *f*
降结肠 Colon descendens *n*
降结肠癌 Karzinom des Colon descendens *n*
降结肠系膜 Mesocolon descendens *n*
降解 Degradation *f*
降解产气反应 degradierte(od. degradative) Gasbildungsreaktion *f*
降解产物 Degradationsprodukt *n*
降解反应 Degradationsreaktion *f*
降解过程 Degradationsprozeß *m*
降解精氨酸(L精氨酸) L-Arginin *n*
降解抗原 Degradationsantigen *n*
降解期 degradative Phase *f*
mRNA 降解途径 mRNA-Abbauweg *m*
降解学说 Degradationstheorie *f*
降解作用 Degradation *f*
降口角肌 Musculus depressor anguli oris *m*
降落伞反射 Parachute-Reflex *m*, Parachute-Reaktion *f*
降落伞反应 Fallschirmantwort *f*, parachyte response <engl.>
降落伞缝合技术 Parachute-Nahttechnik *f*
降落伞形二尖瓣 fallschirmartige Mitralklappe *f*
降麻黄碱 Norephedrin *n*
降眉肌 Musculus depressor supercilii *m*
降眉间肌 Musculus procerus *m*
降那可丁 Nornarcotin *n*
降尿酸药物 hypourik(os)ämisches Mittel *n*
降神术 Geistschlag *m*
降肾上腺素 Noradrenalin *n*, Norepinephrin *n*
降水 Niederschlag *m*
降水污染 Niederschlagsverschmutzung *f*
降糖氨酸 Hypoglycin A *n*
降糖灵 Phenformin(um) *n*, Phenethyldiguanid *n*
降糖片 Melbinum *n*(DMBG)
降糖药 hypoglykämisches Mittel *n*
降调节 Herabregulation *f*
降温 Temperatur(ab)senkung *f*, Unterkühlung *f*
降温措施 temperatursenkende Maßnahmen *f pl*
降温的 temperatursenkend, unterkühlend
降下唇肌 Musculus depressor labii inferioris *m*
降纤酶 Plasmin *n*, Fibrinolysin *n*
降线二波脉 Dikrotie *f*, Katadikrotismus *m*
降线三波脉 Katatrikrotie *f*
降线一波脉 Katakrotie *f*, katakroter Puls *m*
降血[钙]素 Calcitonin *n*(CT)
降血糖药 hypoglykämisches Mittel *n*, Antidiabetikum *n*
降血压剂 Hypotensivum *n*, Blutdrucksenker *m*
降压 Druckentlastung *f*
降压病 Dysbarismus *m*, Druckfaukrankheit *f*
降压反射 Depressorreflex *m*
降压剂 Hypotensivum *n*, Blutdrucksenker *m*
降压灵 Verticil(um) *n*
降压器 Abwärtstransformator *m*
降压药 Antihypertonikum *n*
降压治疗 antihypertensive Therapie *f*
降烟碱 Nornicotin *n*
降油池 Olentfernungstank *m*
降噪 Entrauschen *n*
降支 Ramus descendens *m*
降脂吡醇 Nicofibrat *n*
降脂联苯 Methylclofenapat *n*
降脂平(萘) Nafenopin *n*
降脂膳食 lipidsenkende Diät *f*
降脂树脂Ⅰ号 Cuemid *n*, Cholestyramin *n*
降脂树脂Ⅱ号 Colestipol *n*
降脂酰胺 Halofenat *n*
降脂乙酯 Clofibrat *n*
降中波 dikrote Welle *f*
降中峡 dikrote Kerbe *f*
降主动脉 Aorta descendens *f*
降主动脉插管 Katheterisierung in der Aorta descendens *f*
降主动脉-肺动脉侧侧吻合术 Seit-zu-Seit-Anastomose der Aorta descendens und Pulmonalarterie *f*, Potts* Operation *f*
降主动脉-肺动脉吻合术 Anastomose zwischen Aorta descendens und Arteria pulmonalis *f*
降主动脉瘤 absteigendes Aortenaneurysma *n*, Aneurysma der Aorta descendens *n*
绛紫色 Purpur(farbe *f*) *m*
酱油色尿 sojasoßenfarbiger Urin *m*

JIAO 交娇胶椒焦鲛嚼角绞铰矫脚搅叫较校教窖酵

jiāo 交娇胶椒焦鲛

交变 Alternierung *f*, Wechsel *m*
交变磁场 magnetisches Wechselfeld *n*
交变电流 Wechselstrom *m*
交叉 Kreuz *n*, Chiasma *n*
交叉保护作用 Kreuzschutz *m*

交叉比较 Kreuzvergleich *m*
交[叉]臂皮瓣 Kreuzarm-Lappen *m*, gekreuzter Armlappen *m*
交叉参照表生成 Generation der Querverweistabelle *f*
交叉池 Cisterna chiasmatis *f*
交叉传(感)染 Kreuzinfektion *f*
交叉唇瓣法 Quer-Klappe der Lippe *f*
交叉刺激 Kreuzreizung *f*
交叉存储 Kreuzaufspeicherung *f*
交叉电泳 Kreuz-Elektrophorese *f*
交叉对话 Übersprechen *n*, Kreuz-Dialog *m*
交叉反射 gekreuzter Reflex *m*
交叉(互)反应 Kreuzreaktion *f*, konsensuelle Reaktion *f*
交叉反应抗原 kreuzreagierendes Antigen *n*
交叉反应物质 kreuzreagierendes Material *n*
交叉反应性 Kreuzreaktivität *f*
交叉反应性抗体 kreuzreagierender Antikörper *m*
交叉反应族 kreuzreaktive Gruppe *f*
交叉分化 Kreuz-Differenzierung *f*
交叉复活 Kreuz-Reaktivierung *f*
交叉感染 Kreuzinfektion *f*
交叉共轭 Kreuzkonjugation *f*
交叉沟 Sulcus chiasmatis *m*
交叉构象 Kreuzkonformation *f*
交叉过敏 Kreuzsensibilisierung *f*
交叉过敏性 Kreuzanaphylaxie *f*
交叉核实 Kreuzvalidierung *f*
交叉划线法 Kreuzstrichmethode *f*
交叉接触 Kreuz-Exposition *f*
交叉局部化 Lokalisierung des Chiasmas *f*
交叉抗药性 Kreuzresistenz *f*
交叉抗药性的 kreuzresistent
交叉联结 Kreuzbindung *f*
交叉疗法 Kreuzleuerbehandlung *f*
交叉免疫 Kreuzimmunität *f*
交叉免疫电泳 gekreuzte Immunoelektrophorese *f*
交叉免疫反应 überquere Immunreaktion *f*
交叉模型 überqueres Modell *n*
交叉耐受性 gekreuzte Toleranz *f*
交叉耐药性 Kreuzresistenz *f*
交叉(互)凝集[反应] Kreuzagglutination *f*
交叉凝集试验 Kreuzagglutinationstest *m*
交叉配合 Kreuzprobe *f*
交叉配血的(Cr51)标记 Cr51-Kennzeichen für Kreuzprobe *n*
交叉配血试验 Kreuzprobe des Blutes *f*
交叉皮瓣 gekreuzter Hautlappen *m*
交叉偏盲 gekreuzte Hemianopsie *f*, Hemianopsia decussata *f*
交叉迁移训练 Crosstraining *n*
交叉韧带 Ligamentum cruciatum *n*, Kreuzband *n*
交叉韧带损伤 Kreuzbandverletzung *f*
交叉韧带重建术 Rekonstruktion des Kreuzbandes *f*
交叉设计 Kreyzungsdesign *n*
交叉伸肌反射 gekreuzter Extensorreflex *m*
交叉伸展发射(交叉伸展反射) gekreuzter Streckreflex *m*
交叉生效 Kreuzvalidierung *f*
交叉声(听)反应 crossed acoustic response(CAR) <engl.>
交叉式 gestaffelte Form *f*
交叉试验 Kreuzprobe *f*, Kreuzversuch *m*
交叉适应 Kreuzadaption *f*, gekreuzte Adaption *f*
交叉输注 Kreuzinfusion *f*
交叉栓塞 gekreuzte Embolie *f*
交叉水平偏倚 Bias der Kreuzebene *n*
交叉提呈 Kreuzpräsentation *f*
交叉调制因子 Kreuzmodulationsfaktor *m*
交叉听觉(力) Kreuzhören *n*
交[叉]腿皮瓣 gekreuzter Beinlappen *m*
交叉污染 Kreuzkontamination *f*
交叉物种彩色显带 Farbstreifenbildung der Cross-Spezies *f*
交叉吸收 Kreuzabsorption *f*, Kreuzresorption *f*
交叉吸收试验 Kreuzabsorptionstest *m*
交叉膝反射 gekreuzter Adduktorenreflex *m*, McCormac* Reflex *m*
交叉纤维 Dekussationsfaser *f*
交叉效度 Kreuzvalidität *f*
交叉效度分析 Kreuzvalidierung *f*
交叉型实验 cross-over experiment <engl.>
交叉型真两性畸形 Hermaphroditismus verus lateralis *m*
交叉兴奋 Kreuzanregung *f*, Kreuzstimulation *f*
交叉性并指 gekreuzte Syndaktylie *f*
交叉性复视 gekreuztes Doppelbild *n*
交叉性感觉障碍 gekreuzte Sensibilitätsstörung *f*
交叉性麻痹 gekreuzte Lähmung(od. Paralyse) *f*, alternierende Lähmung *f*
交叉性偏瘫 gekreuzte Hemiplegie *f*, Hemiplegia alternans *f*
交叉性屈曲反射 gekreuzter Beugereflex *m*
交叉性弱视 gekreuzte Amblyopie *f*
交叉性上下肢瘫 gekreuzte Lähmung der oberen und unteren Gliedermassen *f*
交叉(互)性神经支配 reziproke Innervation *f*
交叉性瘫痪 gekreuzte Lähmung(od. Paralyse) *f*
交叉性突触前抑制 gekreuzte präsynaptische Hemmung *f*
交叉循环 Kreuzzirkulation *f*
交叉训练 Kreuztraining *n*
交叉压迫 Kreuzungskompression *f*
交叉掩蔽 gekreuzte Maskierung *f*
交叉依赖 gegenseitige Abhängigkeit *f*
交叉遗传 überkreuzvererbung *f*, Vererbung übers Kreuz *f*
交叉异位肾 gekreuzt ektope Niere *f*
交叉影响矩阵法 gekreuzt auswirkende Matrixmethode *f*
交叉圆柱(透)镜 gekreuzter Zylinder *m*, Kreuzzylinder *m*
交叉圆柱镜验光 Refraktion des Kreuzzylinders *f*
交叉照相 Kreuzfotografie *f*
交叉致敏 Kreuzsensibilisierung *f*
交叉中和试验 Kreuzneutralisierungsprobe *f*
交叉中心化 Zentralisierung der Kreuzung *f*
交叉重叠综合征 Uberlappungssyndrom *n*
交叉柱镜 Kreuzzylinder *m*
交错[相嵌]网状细胞 interdigiting reticuiar cell <engl.>
交错皮瓣 Transpositionslappen *m*
交错切口 gestaffelte Inzision *f*
交错突细胞 interdigitierende Zelle *f*
交错性网织细胞 interdigitierende Retikulumzelle *f*
交错运动 gegenseitige Bewegung *f*
交叠综合征 Überlappungssyndrom *n*
交感胺 Katecholamin *n*
交感部 Pars sympathica *f*
交感成神经细胞 sympa(the)tisches Neuroblast *n*
交感传出纤维 sympathetische efferente Fasern *f pl*
交感醇 Sympat(h)ol *n*
交感的 sympathetisch, sympathic(-us, -a, -um)
交感干 Truncus sympathicus *m*
交感干神经节 Ganglia trunci sympathici *n pl*
交感根细胞 sympa(the)tische Wurzelzelle *f*
交感神经 Nervus sympathicus *m*, Sympathicus *m*
交感[神经]丛 Plexus sympathici *m*
交感[神经]素 Sympathin *n*
交感神经刺激疗法 Sympathikotherapie *f*
交感神经副神经节瘤 sympathisches Paragangliom *n*
交感神经功能亢进 sympa(the)tische Hyperfunktion *f*,

sympathische überfunktion *f*
交感神经钩 Sympathektomie-Haken *m*
交感神经过敏 Sympathikotonie *f*
交感神经节 sympathische Ganglien *n pl*
交感神经节前纤维切断术 Resektion der sympathetischen Präganglionfasern *f*
交感神经节切除术 Gangliosympathektomie *f*
交感神经节切断术 Rhizotomie des sympathischen Ganglions *f*
交感神经节痛 Sympathalgie *f*
交感神经节细胞 sympathetische Ganglionzelle *f*
交感神经节炎 Sympathoganglionitis *f*
交感神经节阻滞 Sympathikusblockade *f*
交感神经紧张[症] Sympathikotonie *f*
交感神经瘤 Sympathom *n*, Sympathoma *n*
交感神经母细胞瘤 Sympathikoblastom *n*
交感神经皮肤反应 sympathische Hautreaktion *f*
交感神经切除术 Sympathektomie *f*, Sympathikusresektion *f*
交感神经肾上腺系统 Sympath(ik)oadrenalsystem *n*
交感神经 ß- 受体功能亢进综合征 ß-Sympathikohyperdynamisches-Syndrom *n*
交感神经痛 Sympathalgie *f*
交感神经系[统] Systema nervorum sympathicum *n*, sympathisches Nervensystem *n*
交感神经[系统]的 sympathetisch, sympathisch, sympathic (-us, -a, -um)
交感神经系统病 Sympathikopathie *f*
交感神经系统抑制药 Sympathikodepressor *m*
交感神经型颈椎病 Barre*-Lieou* Syndrom *n*, zervikozephales Syndrom *n*
交感神经性递质 sympathischer Neurotransmitter *m*
交感神经性骨营养不良 sympathische Osteodystrophie *f*
交感神经性血管扩张 sympathische Vasodilatation *f*
交感神经性眼肌麻痹 sympathische Ophthalmoplegie *f*
交感神经压轧术 Sympathikotripsie *f*
交感神经炎 Sympathikoneuritis *f*
交感神经原 Sympathikusneuron *n*
交感神经原细胞 Sympathogonie *f*, Sympathoblast *m*
交感神经支配 sympathische Innervation *f*
交感神经阻滞 Sympathikusblockade *f*
交感神经阻滞的 sympathikolytisch
交感神经阻滞术 Sympathikusblockade *f*
交感神经阻滞药 Sympathikolytika *n pl*
交感 - 肾上腺髓质系统 Sympath(ik)o-adrenomedulläres System *n*
交感 - 肾上腺髓质系统 sympathoadrenomedulläres System *n*
交感嗜铬的 sympathochromaffin
交感素 Sympathin *n*
交感缩血管紧张 sympathischer Vasokonstriktion *f*
交感缩血管神经 sympathischer Vasokonstriktor *m*
交感缩血管中枢 sympathisches Vasokonstriktorzentrum *n*
交感型颈椎病 sympatische Halswirbelsäulendegeneration *f*
交感性刺激 sympathische Reizung *f*
交感性过早搏动 sympathische Extrasystolie *f*
交感性虹膜炎 sympathische Iritis *f*
交感性眼炎 Ophthalmia sympathica *f*, sympathische Ophthalmie *f*
交感血管舒张神经 sympathischer Vasodilatator *m*
交感眼 Sympathisant *m*, Sympathisantin *f*, Mitfühlender *m*, Kondolierender *m*
交感症状 sympathisches Symptom *n*
交感支 Ramus sympathicus *m*
交感中枢 sympathisches Zentrum *n*
交感[作用] Sympathesis *f*
交媾 Coitus *m*, Koitus *m*, Begattung *f*
交媾后的 postkoital, post coitum
交媾困难 erschwerter Koitus *m*, Dyspareunia *f*
交合 Kopulation *f*, Fulution *f*
交合刺 Spiculum *n*, Spikulum *n*
交合刺鞘 Spikulumscheide *f*
交合口 Kopulationsöffnung *f*
交合囊 Kopulationstasche *f*, Begattungstasche *f*
交合器 Begattungsorgan *n*
交合伞 Bursa copulatrix *f*, Begattungstasche *f*
交互安抗 reziproke Verankerung *f*
交互存取 interaktiver Zugriff *m*
交互的 reziprok(al)
交互对生 kreuzgegenständig
交互共生性 interaktive Symbiose *f*
交互核查 gegenseitige Prüfung *f*
交互记录 Aufzeichnung(od. Rekord *m*) von Interaktionsdaten *f*
交互式计算机三维成象 interaktive 3D-Computerbildgebung *f*
交互式三维成象计算机断层扫描 interaktive 3D-Bildgebung mit CT *f*
交互式色彩选择 interaktive Farbwahl *f*
交互输血[法] reziproke Transfusion *f*
交互系统 Interaktionssystem *n*
交互抑制 reziproke Hemmung *f*
交互抑制法 reziproke Hemmungsmethode *f*
交互语言 Interimsprache *f*, Verkehrssprache *f*
交互作用 Wechselwirkung *f*, Interaktion *f*
交互作用行为心理学 Interaktionsverhaltenspsychologie *f*
交互作用行为主义 Interbehaviorismus *m*
交换 Austausch *m*, Crossing-over *n*
交换反应 Austauschreaktion *f*
交换功能 Austauschfunktion *f*
交换扩散 Austauschdiffusion *f*
交换频率 Austauschfrequenz *f*
交换热点激活位点 Aktivierungsstelle des Crossover-Hotspots *f*
交换容量 Austauschkapazität *f*
交换输血[法] Austauschtransfusion *f*
交换体 Exchanger *m*, Wärmetauscher *m*
交换图 kommutatives Diagramm *n*, Austauschkarte *f*
交换吸附 Austauschadsorption *f*
Cl-/HCO-3 交换系统 Cl-/HCO-3 Austauscher *m*
Na+/H+ 交换系统 Na+/H+-Antiporter *m*
交换型 Austauschtyp *m*
交换性钾 austauschbares Kalium *n*
交换性钠 austauschbares Natrium *n*
交换抑制因子 Unterdrücker(od. Suppressor) des Austauschs *m*
交换原则 Austauschprinzip *n*
交换值 Austauschwert *m*, Crossing-over-Wert *m*
交换酯化 Interesterifizierung *f*
交换子 Recon *n*, Rekon *n*, Rekombinationseinheit *f*
交汇 Kreuzung *f*
交会小组 Begegnungsgruppe *f*
交际活动 Sozialisation *f*
交角杠杆 Winkelhebel *m*
交接处心律 Atrioventrikularrhythmus *m*, iunctional rhythm <engl.>
交接处性过早搏动 Junktionsextrasystolie *f*, junctional premature beat <engl.>
交接器官 Kopulationsorgan *n*
交接区性心动过速 junktionale Tachykardie *f*
交界 Junktion *f*, Grenze *f*
交界处 Junktion *f*
交界大疱性表皮病 junktionale bullöse Epidermopathie *f*
交界大疱性表皮松解 junktionale bullöse Epidermolysis *f*, Herlitz* Krankheit *f*
交界分离术后综合征 Postkommisurotomie-Syndrom *n*

交界切开术 Kommissurotomie *f*
交界区心律 junktionaler Rhythmus *m*
交界区异位心动过速 junktionale ektope Tachykardie *f*
交界区折叠环缩术 kommissurale Plikation und Annulorrhaphie *f*
交界脱垂 kommissuraler Prolaps *m*
交界性并行心律 Junktionsparasystolenrhythmus *m*
交界性反复心律 Junktionsreziprokalrhythmus *m*
交界性脊柱后凸 junktionale Kyphose *f*
交界性浆液性囊腺癌 seröses Zystadenokarzinom mit Borderline-Malignität *n*
交界性浆液性囊腺瘤 seröses Zystadenom mit Borderline-Malignität *n*
交界性浆液性肿瘤 seröser Borderline-Tumor *m*
交界性节律 Junktionsrhythmus *m*
交界性期前收缩 Junktionsextrasystolie *f*, junctional premature beat <engl.>
交界性软骨肿瘤 Borderline-Tumor des Knorpels *m*
交界性透明细胞肿瘤 klarzelliger Borderline-Tumor *m*
交界性心动过速 Junktionstachykardie *f*
交界性逸搏 Junktionsersatzschlag *m*
交界性逸搏性心律 Junktionsersatzrhythmus *m*
交界性粘液性囊腺瘤 muzinöses Zystadenom mit Borderline-Malignität *n*
交界性粘液性肿瘤 muzinöser Borderline-Tumor *m*
交界性子宫内膜样肿瘤 endometrioider Borderline-Tumor *m*
交界痣 Junktionsnävus *m*, Ubergangsnävus *m*
交联度 Vernetzungsgrad *n*
交联法 Vernetzung *f*
交联反应 Vernetzungsreaktion *f*
交联剂 Vernetzungsmittel *n*
交(共)联[键] Vernetzung *f*, Querbindung *f*
交联葡聚糖 vernetztes Dextran *n*
交联葡聚糖凝胶 vernetztes Dextran *n*, Sephaldex *m*
交联助听器 Hörhilfe mit kontralateraler Signalweiterleitung
交联[作用] Vernetzung *f*, Querbindung *f*
交链孢菌酚 Alternariol *n*
交链孢霉属 Alternaria *f*
交流 Kommunikation *f*
交流 Transaktion *f*
交流(非言语性的) nonverbale Kommunikation *f*
交流病理学 Pathologie der Kommunikation *f*
交流电 Wechselstrom *m*
交流电动机 Wechselstrommotor *m*
交流电干扰 Interferenz des Wechselstroms *f*
交流电路 Wechsestromkreis *m*
交流电桥 Wechselstrombrücke *f*
交流电休克 Wechselstrom-Schock *m*
交流电源 Wechselstromquelle *f*
交流方法学 Methodik der Kommunikation *f*
交流分析治疗 Therapie durch Kommunikation und Analyse *f*
交流检眼镜 Wechselstrom-Ophthalmoskop *n*
交流介质 Kommunikationsmedium *n*
交流屏障 Kommunikationsbarriere *f*
交流声 Summen *n*, Brummen *n*
交流损害 Kommunikationsbeeinträchtigung *f*
交流效果促进法 Kommunikationseffekt-Förderungsgesetz *n*
交流－语义心理治疗 Psychotherapie durch semantische Kommunikation *f*
交流障碍 Kommunikationsstörung *f*
交配 Begattung *f*, Kopulation *f*, Paarung *f*
交配附器 Kopulationsappendix *f*, Paarungsanhängsel *n*
交配管 Kopulationskanal *m*, Paarungskanal *m*
交配季[节] Brunstzeit *f*, Paarungszeit *f*
交配模式 Paarungsmuster *n*
交配期 Brunstzeit *f*, Paarungszeit *f*
交配素 Gamon *n*
交配型 Paarungstyp(us) *m*
交配因子 Paarungsfaktor *m*
交朋友小组 Begegnungsgruppe *f*
交沙霉素 Josamycin *n*
交锁双胎 Verhaken von Zwillingen *n*
交锁髓内钉 intramedullärer Marknagel *m*
交谈法 Interviewmethode *f*
交谈者 Interviewer *m*
交替 Alternation *f*
交替[性]的 wechselnd, alternativ
交替步态矫形器 Wechselschritt-Orthese *f*, Orthese zur Ermöglichung des Wechselschrittgehens *f*
交替等长性收缩 alternierende isometrische Kontraktion *f*
交替电波 Wechselstromwelle *f*
交替反射 Wechselreflex *m*
交替固定 alternierende Fixation *f*
交替激活途径 alternativer Aktivierungsweg *m*
交替冷热试验 kalorische (od. thermische) Prüfung *f*, Kalorietest nach Hallpike und Fitzgerald *m*, Fitzgerald*-Hallpike* Test *m*
交替脉 Pulsus alternans *m*, Alternans *m*
交替倾斜偏差 alternierende Neigungsabweichung *f*
交替人格 alternierende Persönlichkeit *f*
交替使用性 Interoperabilität *f*
交替式行走器 Walker für Wechselschritte *m*
交替视力的隐形眼镜 Kontaktlinse für alternierende Vision *f*
交替收缩 alternative Kontraktion *f*
交替途径[学说] Wechselbahntheorie *f*
交替兴奋 alternierende Erregung *f*
交替性精神病 alternierende Psychose *f*
交替性人格 alternierende Persönlichkeit *f*
交替性瘫痪 alternierende Lähmung *f*
交替性斜视 alternative Heterotropie *f*
交替性斜视 Strabismus alternans *m*
交替宿主 Wechselwirt *m*
交替眼球震颤 alternativer Nystagmus *m*
交替抑制 alternative Suppression *f*
交替运动 Wechselbewegung *f*
交替遮盖试验 alternativer Bedekungstest *m*
交替注视偏斜 alternative Blickabweichung *f*
交通[运输]控制 Verkehrskontrolle *f*
交通工具废汽排放 Verkehrsemission *f*
交通工具损伤 Fahrwerkverletzung *f*
交通后部 Pars communicans posterior *f*
交通检疫员 Quarantänebeamter *m*
交通检疫站 Quarantänestation *f*
交通静脉瓣(膜)功能试验 Pratt* Test *m*
交通前部 Pars communicans anterior *f*
交通事故 Verkehrsunfälle *m pl*
交通事故现象 Verkehrsunfallphänomen *n*
交通事故重建 Rekonstruktion des Verkehrsunfalls *f*
交通损伤 Verkehrsverletzung *f*
交通性(开放性)气胸 offener (od. äußerer) Pneumothorax *m*
交通性睾丸鞘膜积液根治术 Radikalbehandlung der Hydrocele communicans der Testikels *f*
交通性脊髓积水空洞症 kommunizierte Hydrocephalus im Rückenmark mit Syringomyelie *f*
交通性脊髓空洞症 kommunizierende Syringomyelie des Rückenmarks *f*
交通性脑积水 Hydrocephalus communicans *m*
交通性鞘膜积液 kommunizierende Hydrozele *f*
交通噪声指数 Verkehrslärm-Index *m*

交通噪音 Verkehrslärm *m*
交通支 Ramus communicans *m*, Ramus anastomoticus *m*
交通支瓣膜 Klappe des Ramus communicans *f*
交往 Kommunikation *f*, Geschlechtsverkehr *m*
交往不能 Kommunikationsunfähigkeit *f*
交往动机 Motiv der Kommunikation *n*
交往心理学 Kommunikationspsychologie *f*
交往障碍 Kommunikationsstörung *f*
交往者 Kommunikator *m*
交尾 Kopulation *f*
交尾排卵 Kopulationsovulation *f*
交织螺旋 Doppelwendel *f*
交直流计 A.C./D.C.-Strommesser *m*
交指皮瓣 Crossfinger-Lappen *m*, gekreuzter Fingerlappen *m*
交酯 Laktid *n*
娇嫩皮肤 zarte Haut *f*
胶 Leim *m*, Kolla *f*, Gloea *f*
胶布 Heftpflaster *n*, Emplastrum adhaesivum *n*
胶布绷带 Heftpflasterverband *m*
胶布固定 Immobilisation mit Heftpflaster *f*
胶布帽 Mütze aus Klebeband *f*
胶布皮炎 Klebebanddermatitis *f*
胶带试验 Klebbandtest *m* (用于蛲虫卵检查)
胶滴状的角膜营养不良 gallertartige Hornhautdystrophie *f*
胶淀粉 Amylopektin *n*
胶淀粉酶 Amylopektase *f*
胶冻 Gelatina *f*, Gel *n*
胶冻样的 gallertartig, gelatinös
胶耳 Leimohr *n*, glue ear <engl.>
胶固补体吸附试验 Konglutinationskomplement-Adsorptionstest *m*
胶固反应 Konglutination *f*
胶固抗体 Konglutinationsantikörper *m*
胶固试验 Konglutinationstest *m*
胶固素 Konglutinin *n*, Conglutinin *n*
胶固素固相试验 Konglutinin-Festphase-Test *m*
胶固素原 Konglutinogen *n*
胶固素原活化因子 Konglutinogen-Aktivierungsfaktor *m* (KAF)
胶固作用 Konglutination *f*
胶化乙酸纤维素 gelatiniertes Zelluloseacetat *n*
胶浆 Plasmagel *n*
胶浆剂 Muzilago *f*
胶浆性的 muzilaginös
胶接剂 Zement *n*, Zementiermittel *n*
胶粒(团) Protomer *n*, Mizelle *f*
胶粒化 Mizellerisation *f*
胶粒形成 Micellenbildung *f*
胶霉毒素 Gliotoxin *n*
胶木胶 Guttapercha *n*
胶囊 Kapsel *f*
胶囊分装机 Kapselfüllmaschine *f*
胶囊灌药器 Kapselfüller *m*
胶囊化(封装) Verkapselung *f*
胶囊化学技术 Technologie für Kapselchemie *f*
胶囊化作用 Einkapselung *f*
胶囊剂 Capsula medizinalis *f*, Kapsel *f*
胶囊截割机 Kapselschneider *f*
胶囊内镜 Kapselendoskopie *f*
胶囊体 Kapselkörper *m*
胶囊体管 Kapselrohr *n*
胶凝 Gelierung *f*
胶凝剂 Klebstoff *m*
胶凝体 Gel *n*
胶[凝状]态 kolloidaler Zustand *m*
胶凝[作用] Gelatinierung *f*
胶皮 Gummi *m*, Kautschuk *m*
胶皮管 Gummischlauch *m*, Gummirohr *n*
胶片 Film *m*
胶片[挂]架 Filmhalter *m*, Filmgestell *n*
胶片暗盒 Filmkassette *f*
胶片斑点 Filmspot (od. -fleck) *m*
胶片保护夹架 Filmhalter *m*
胶片本底灰雾 Hintergrundnebel des Films *m*
胶片对比度 Filmkontrast *m*
胶片复印机 Filmkopierer *m*
胶片感光速率 Filmempfindlichkeit *f*
胶片感光速率标度盘 Filmempfindlichkeitsregler *m*, Filmempfindlichkeitseinstellring *m*
胶片干燥箱 Filmtrockner *m*, Filmtrockengestell *n*
胶片个人剂量计 persönliches Filmdosimeter *n*
胶片剂量计 Filmdosimeter *n*
胶片夹 Filmklammer *f*
胶片宽容度 Belichtungsspielraum (od. Latitüde *f*) eines Films *m*
胶片特性曲线 Filmkennlinie *f*
胶片贮柜 Filmkabinett *n*
胶圈套扎法 Barron* Ligatur (od. Gummibandligatur, od. Gummiligatur) *f*
胶溶剂 Peptisator *m*
胶溶素 Gelsolin *n*
胶溶体 Sol *n*
胶溶[作用] Peptisation *f*
胶乳 Latex *m*
胶乳颗粒凝集试验 Latexpartikel-Agglutinationstest *m*
胶乳颗粒增强免疫比浊法 Latex-partikelverstärkter turbidimetrischer Immunoassay *m*
胶乳凝集 Latexagglutination *f*
胶乳凝集反应 Latex-Agglutinationsreaktion *f*
胶乳凝集试验 Latex-Agglutinationstest *m*
胶乳凝集抑制试验 Latex-Agglutinationshemmtest *m*
胶乳絮状试验 Latex-Flokulationstest *m*, Flockungsreaktion *f*
胶舌蝇 Glossina tachinoides *f*
胶束电动毛细管色谱 mizellare elektrokinetische Kapillar-Chromatographie *f*
胶束电动色谱 mizellare elektrokinetische Chromatographie *f*
胶束增溶分光光度法 mizellare Solubilisierungsspektrophotometrie *f*
胶树脂 Gummiharz *n*
胶水 Leim *m*, Muzilago *f*, Leimflüssigkeit *f*
胶水杯 skin adhesive cup <engl.>
胶素 glairine <frz.>
胶态(体)的 kolloidal
胶态安息香试验 Kolloidalbenzointest *m*
胶态电解质 Kolloidalelektrolyt *m*
胶态发(放)射药 kolloidales Treibmittel *n*
胶态分散体 Dispersionskolloid *n*
胶态离子 Kolloidion *n*
胶态悬浮体 Suspensionskolloid *n*, Suspensoid *n*
胶态运动 Kolloid(al)bewegung *f*
胶态载体 Kolloidträger *m*
胶体 Kolloid *n*, Colloid *n*
胶[体]变[性]质 Kolloidin *n*
胶体(态)沉淀 Kolloidalpräzipitation *f*
胶体(质) Kolloid *n*
胶体 113m 铟 113mIn-Kolloid *n*
胶体次枸橼酸铋 kolloidales Bismutsubcitrat *n*
胶体的 kolloidal
胶体电中和作用 Elektroneutralisation *f*

胶体化学 Kolloidalchemie *f*, Kolloidchemie *f*
胶体介质试验 Kolloidalmediumtest *m*
胶体金 Kolloidalgold *n*, kolloidales Gold *n*
胶体金免疫层析检测 Immunchromatographie mit kolloidalem Gold *f*
胶体金免疫层析试验 immunchromatographischer Test mit kolloidalem Gold *f*
胶体金免疫渗滤技术 Immunofiltration mit kolloidalem Gold *f*
胶体金免疫渗透试验 immunologischer Penetrationstest mit kolloidalem Gold *m*
胶[体]金曲线 Kolloidalgoldkurve *f*
胶体金试验 Kolloidalgoldreaktion *f*, Kolloidalgoldtest *m*
胶体(态)颗粒 Kolloidpartikel *f*, Kolloidalpartikel *f*
胶体粒子 Kolloid(al)partikel *f*, Kolloidteilchen *n*
胶体磷 -32 Kolloidalphosphor-32 *m*
胶体磨 Kolloidmühle *f*
胶体囊肿 Kolloidzyste *f*
胶体染料 Kolloidalfarbstoff *m*
胶体溶液 Kolloidlösung *f*, Kolloidallösung *f*
胶体溶液型药剂 medizinische kolloidale Lösung *f*
胶体渗透压 kolloidosmotischer Druck *m*(KOD)
胶体渗透压性水肿 kolloidosmotisches Ödem *n*
胶体试验 Kolloidtest *m*
胶体素 Kolloidin *n*
胶体铁染色 kolloidalen Eisenfärbung *f*
胶体微粒 Kolloidpartikel *f*, Kolloidalpartikel *f*
胶体物质 Kolloidsubstanz *f*
胶体系统 Kollidsystem *n*
胶体悬液 Suspensionskolloid *n*, Suspensoid *n*
胶体学说 Kolloid(al)theorie *f*
胶体浴 Kolloidbad *n*
胶团 Protomer *m*, Mizelle *f*
胶团量 Mizellengewicht *n*
胶性(体)甲状腺肿 Kolloidstruma *f*, Gallertkropf *m*
胶性白陶土 kolloidales Kaolin *n*
胶性腹膜炎或称胶样腹水 kolloide Peritonitis *f*
胶样(状)癌 Gallertkrebs *m*, Carcinoma gelatinosum *n*
胶样变性 kolloide Degeneration *f*, gallertige Degeneration *f*
胶样变脂肪瘤 Kollonema *n*
胶样骨髓 gelatinöses Knochenmark *n*, Gallertmark *n*
胶样假性粟丘疹 kolloidales Pseudomilium *n*
胶样结膜变性 Kolloidalentartung der Konjunktiva *f*
胶样囊肿 Kolloidzyste *f*
胶样(状)粟粒疹 Kolloidmilium *n*, Kolloidoma miliare *n*
胶样粟丘疹 Kolloidmilium *n*
胶样物 Gallertkörper *m*
胶样腺瘤 Kolloidadenom *n*
胶样小体(西瓦特小体) Kolloidkörper *m*, Civatt* Körperchen *n pl*
胶液 Leim *m*, Leimlösung *f*
胶原 Kollagen *n*, Kolloidogen *n*
胶原变性 Kollagendegeneration *f*
胶原病 Kollagenkrankheit *f*, Kollagenose *f*
胶原玻璃样变 Kollagenhyalinisierung *f*
胶原[蛋白] Kollagen *n*
胶原[蛋白]酶 Kollagenase *f*
胶原蛋白溶解 Kollagenolyse *f*
胶原蛋白引导的关节炎 Kollagen-induzierte Arthritis *f*
胶原多孔支架 poröses Kollagengerüst *n*
胶原化 Kollagenisierung *f*
胶原坏死 Kollagennekrose *f*
胶原基质 Kollagenstroma *n*
胶原激酶 Kollagen-Kinase *f*
胶原疾病 Kollagenkrankheit *f*, Kollagenose *f*, Bindegewebserkrankung *f*, Kollagenopathie *f*
胶原结缔组织 kollagenes Bindegewebe *n*
胶原瘤 Kollagenom *n*
胶原螺旋 Kollagenhelix *f*
胶原凝集素 Kollektin *f*
胶原溶解 Kollagenolyse *f*
胶原溶胀液浓度 Kollagenlösungkonzentration *f*
胶原三股螺旋 Tripelhelix des Kollagens *n*
胶原Ⅲ肾小球病 Kollagen Ⅲ-Glomerulopathie *f*
胶原束 Kollagenbündel *n*
胶原微纤维 Kollagenmikrofibrillen *f pl*, kollagene Mikrofibrillen *f pl*
胶原纤维 kollagene Faser *f*
胶原纤维束 kollagenes Faserbündel *n*
胶原性疾病 Kollagenose *f*, Kollagenkrankheit *f*
胶原性结肠炎 kollagene Kolitis *f*
胶原性纤维瘤 kollagenes Fibrom *n*
胶原性心包炎 kollagene Perikarditis *f*
胶原性心肌病 kollagene Kardiomyopathie *f*
胶原性胸膜渗液 kollagener Pleuraerguß *m*
胶原血管病 kollagene Gefäßerkrankung *f*
胶原诱发性关节炎 Kollagen-induzierte Arthritis *f*
胶原原纤维 kollagene Fibrille *f*
胶原痣 Kollagennävus *m*
胶原组织 kollagenes Gewebe *n*
胶粘 Klebrigkeit *f*
胶粘的 klebrig
胶粘剂 Kleber *m*
胶粘剂皮炎 Kleberdermatitis *f*
胶着 Konglutination *f*
胶质 Kolloid *n*, Colloid *n*
胶质(状)膜 Gallertmembran *f*
胶质瘢痕 Glianarbe *f*
胶质的 glial
胶质[的] Kolloid *n*, kolloidal
胶质结节 Gliaknötchen *n*
胶质介膜 Gliagrenzmembran *f*
胶质界膜 Gliagrenzmembran *f*
胶质均匀 Homogenisation des Kollagens *f*
胶质粒 Gliosomen *n pl*
胶质瘤 Gliom *n*, Glioma *n*
胶质瘤息肉综合征 Glioma-Polyposis-Syndrom *n*
胶质母细胞 Glioblast *m*
胶质母细胞瘤 Glioblastom *n*
胶质肉瘤 Gliosarkom *n*
胶质生长抑制因子 wachstumshemmender Faktor von Gliazellen *m*
胶质室管膜囊肿 glioependymale Zyste *f*
胶质丝 gliales Filament *n*
胶质素 Kollazin *n*, Kollastin *n*
胶质酸性纤维蛋白 gliales fibrilläres saures Protein *n*
胶质细胞 Gliazelle *f*, Gliozyt *m*
胶质细胞生长因子 Gliazellwachstumsfaktor *m*
胶质细胞原纤维酸性蛋白 gliales fibrilläres saures Protein *n*
胶质细胞源神经营养因子 Gliazelllinien-abgeleiteter neurotropher Faktor(GDNF) *m*
胶质纤维酸性蛋白 gliales fibrilläres saures Protein *n*
胶质小结 Gliaknötchen *n*
胶质性甲状腺肿 Kolloidstruma *f*
胶质原纤维酸性蛋白 glial fibrillary acidic protein(GFA) <engl.>
胶质增生 Kollagenhyperplasie *f*
胶状的 gelatinös
胶状物质 gelatinöser Körper *m*, Gallertkörper *m*

胶状质 Substantia gelatinosa(medullae spinalis) *f*
椒盐噪声 Pfeffer-und-Salz-Rausch *m*
焦[性]儿茶酚 Pyrokatechin *n*
焦棓酚 Pyrogallol *n*, Brenzgallussäure *f*
焦卟啉 Pyroporphyrin *n*
焦臭 Brandgeruch *m*
焦达诺氏括约肌 Giodano* Sphinkter *m*, Musculus sphincter ampullae hepatopancreaticae *m*
焦点 Fokus *m*, Brennpunkt *m*
焦点的 fokal
焦点感应电疗法 Fokalfaradotherapie *f*
焦点计 Fokometer *n*
焦点透视 fokussierte Perspektive *f*
焦点外X线 Extrafokalstrahlung *f*
焦点问题 fokussierte Frage *f*
焦度 Brechkraft *f*
焦度计 Lensometer *n*
焦儿茶酚 Pyrocatechin *n*, Pyrokatechinsäure *f*
焦耳 Joule *n*(J)
焦耳热 Joule-Wärme *f*
焦耳热量计 Joule-Kalorimeter *n*
焦耳热烧伤 Joule-Brandwunde *f*
焦耳-汤姆森效应 Joule-Thomson-Effekt *m*
焦钒酸钡 Bariumpyrovanadat *n*
焦钒酸钠 Natriumpyrovanadat *n*
焦钒酸亚铊 Thallopyrovanadat *n*
焦钒酸银 Silberpyrovanadat *n*
焦谷氨酸 Pyroglutaminsäure *f*
焦化 Verkoken *n*
焦化厂 Kokerei *f*
焦急的 ängstlich, besorgt
焦急状态 Angstzustand *m*
焦痂 Ätzschorf *m*, Eschara *n*
焦痂潮解 Schorfablösung *f*
焦痂切除术 Escharektomie *f*, Schorfabtragung *f*
焦痂切开减张术 Escharotomie *f*
焦痂形成 Escharose *f*, Eskar(r)ifikation *f*, Schorfbildung *f*
焦距 Fokalabstand *m*, Fokalweite *f*, Brennweite *f*
焦距伪影 Artefakt aus dem Fokusabstand *n*
焦磷酸 Pyrophosphorsäure *f*, Acidum pyrophosphoricum *n*
1-焦磷酸-5-磷酸核糖 Ribose-1-pyrophosphat-5-phosphat *n*
焦磷酸测序 Pyrosequenzierung *f*
焦磷酸法尼酯 Farnesylpyrophosphat *n*
焦磷酸钙 Kalziumpyrophosphat *n*
焦磷酸钙沉积症 Kalziumpyrophosphatablagerung *f*, Calcium pyrophosphat deposition disease(CPPD) <engl.>
CCA 焦磷酸化酶 CCA-Pyrophosphorylase *f*
FAD 焦磷酸化酶 FAD-Pyrophosphorylase *f*
NAD 焦磷酸化酶 NAD-Pyrophosphorylase *f*
焦磷酸化酶 Pyrophosphorylase *f*
5-焦磷酸甲羟戊酸 5-Pyrophosphomevalonsäure *f*
焦磷酸钾 Kaliumpyrophosphat *n*
焦磷酸交换反应 Pyrophosphat-Austauschreaktion *f*
焦磷酸解作用 Pyrophosphorolyse *f*
焦磷酸硫胺[素] Thiaminpyrophosphat *n*(TPP)
焦磷酸牻牛儿酯 Geranylpyrophosphat *n*
焦磷酸酶 Pyrophosphatase *f*
焦磷酸镁 Magnesiumpyrophosphat *n*
焦磷酸钠 Natriumpyrophosphat *n*
焦磷酸铁 Eisen(Ⅲ)-pyrophosphat *n*, Ferrum pyrophosphoricum *n*
焦磷酸性关节病(假痛风) Pyrophosphat-Arthropathie *f*
焦磷酸盐(酯) Pyrophosphat *n*
焦磷酸盐核苷磷酸二酯酶 Nukleotid-Pyrophosphatase-Phosphodiesterase(NPP) *f*
焦磷酸酯 Pyrophosphat *n*, Diphosphat *n*
焦硫酸 Pyroschwefelsäure *f*
焦硫酸钾 Kaliumpyrosulfat *n*
焦硫酸盐 Pyrosulfat *n*
焦炉工人肺癌 Lungenkrebs der Kokereiarbeiter *m*
焦炉排放物 Koksofenemission *f*
焦炉气 Kokereigas *n*
焦炉逸散物 Kokerei-Emission *f*
焦虑 Anxietas *f*, Angst *f*
焦虑(回避)性人格障碍 selbstunsichere(od. Ängstlich-vermeidende) Persönlichkeitsstörung *f*, Avoidant personality disorder(AvPD) <engl.>
焦虑(阵法的发作性) episodisch paroxysmale Angst *f*, Panikstörung *f*
焦虑保留 Angsterhaltung *f*
焦虑层次表 Angsthierarchie *f*
焦虑成套测验 Angstreihe *f*
焦虑处理训练 Anti-Angsttraining *n*
焦虑的潜意识冲突理论 Theorie über unbewussten Konflikt bei Angst *f*
焦虑的生物反馈治疗 Biofeedback-Therapie bei Angst und Panik *f*
焦虑的习得反应理论 Theorie über gelehrte Angstreaktion *f*
焦虑的应对 Angstreaktion *f*
焦虑发生(泛化) Angstgenese *f*
焦虑发作 Angstattacke *f*, Panikattacke *f*
焦虑发作等位症 Äquivalent einer Panikattacke *n*
焦虑反应 Angstreaktion *f*
焦虑固着 Angstfixierung *f*
焦虑降低假说 Angstreduzierungshypothese *f*
焦虑紧张状态 Angstspannungszustand *m*
焦虑理论 Angsttheorie *f*
焦虑量表 Angstskala *f*
焦虑梦 Angsttraum *m*
焦虑耐力 Angstausdauer *f*
焦虑耐量 Angsttoleranz *f*
焦虑情结 Angstkomplex *m*
焦虑情绪 Dysphorie *f*
焦虑信号 Angstsignal *n*
焦虑型人格障碍(回避型人格障碍) selbstunsichere(od. ängstlich-vermeidende) Persönlichkeitsstörung *f*
焦虑性精神病 Angstpsychose *f*
焦虑性人格障碍 ängstliche Persönlichkeitsstörung *f*
焦虑性神经功能病 Angstneurose *f*
焦虑性神经症 Angstneurose *f*
焦虑性歇斯底里 Angsthysterie *f*, Hysteria anxietatis *f*
焦虑性抑郁 ängstliche Depression *f*
焦虑性抑郁症 agitierte Depression *f*
焦虑性癔症 Angsthysterie *f*
焦虑性忧郁症 Angstmelancholie *f*
焦虑性躁狂状态 ängstliche Manie *f*
焦虑性谵妄 Angstdelirium *n*
焦虑忧郁 Angstdepression *f*
焦虑与恐惧 Angst und Furcht
焦虑障碍 Angststörung *f*
焦虑障碍(广泛性) generale Angststörung *f*
焦虑障碍(器质性) organische Anststörung *f*
焦虑症 Angstneurose *f*
焦虑状态 Angstzustand *m*
焦虑准备 Angstbereitschaft *f*
焦虑自评量表 Angstselbsteinschätzungsskala *f*, Selbstbeurteilungs-Angstskala(SAS) *f*
焦虑综合征 Angstsyndrom *n*

焦木酸 Acidum pyrolignosum *n*
焦皮比(焦点皮肤) Fokus-Haut-Verhältnis *n*
焦片距 Fokus-Filmabstand *m* (FFA), Fokus-Filmdistanz *f* (FFD)
焦平面 Brennfläche *f*, Brennebene *f*
焦砷酸 Pyroarsensäure *f*
焦深 Tiefenschärfe *f*, Schärfentiefe *f*
焦炭 Koke *f*
焦糖 Karamel *m*, gebrannter Zucker *m*
焦糖化 Karamelisierung *f*
焦糖色 Karamelfarbe *f*
焦锑酸 Pyroantimonsäure *f*
焦性没食子酸 Pyrogallussäure *f*
焦亚磷酸 Pyrophosphorigsäure *f*
焦亚硫酸钾 Kaliumpyrosulfit *n*, Kaliummetabisulfit *n*
焦亚硫酸钠 Natriumpyrosulfit *n*, Natriummetabisulfit *n*
焦亚硫酸盐 Pyrosulfit *n*
焦油过滤 Teerfilter *m*
焦油角化病 Teerkeratose *f*
焦油蓝 Kresylblau *n*
焦油皮炎 Teerdermatitis *f*
焦油污染 Teerverschmutzung *f*
焦油性黑变病 Teermelanose *f*
焦躁 Ungeduld *f*
焦粘液酸 Brenzschleimsäure *f*
鲛皮样斑 Chagrinfleck *m*
鲛鲨鱼肝油 Haifischleberöl *n*

jiáo 嚼

嚼肌 Masseter *m*, Musculus masseter *m*
嚼肌肥大 Kaumuskelhypertrophie *f*
嚼肌肥大症 Kaumuskelhypertrophie *f*, Masseterhypertrophie *f*
嚼肌间隙 Kaumuskelraum *m*
嚼肌间隙蜂窝织炎 Phlegmone des Submasseterraumes *f*, Zellulitis im Kaumuskelraum *f*
嚼肌间隙感染 Infektion des Massetericomandibularraumes *f*, Infektion im Kaumuskelraum *f*
嚼肌痉挛 mastikatorischer Krampf *m*, Kauenmuskelkrampf *m*
嚼肌良性肥大 benigne Hypertrophie des Masseters *f*
嚼肌挛缩 Masseterkontraktur *f*
嚼肌麻痹 mastikatorische Lähmung *f*, mastikatorische Paralyse *f*
嚼面 Kaufläche *f*, Facies mastikatoria *f*
嚼(磨)牙 mastikatorischer Zahn *m*
嚼用片 Kautablette *f*

jiǎo 角绞铰矫脚搅

角 ①Winkel *m*, Angulus *m*, Ecke *f* ②Horn *n*, Cornu *n*
角板 Eckplatte *f*
角层下脓疱病 Pustulosis subcornealis *f*
角层癣菌(表皮癣菌) Epidermophyten *m pl*
角叉菜 Chondrus crispus
角叉菜胶 Carrageenin *n*
角叉聚糖 Carrageen *n*
角刺 Hornstachel *m*
角蛋白 Keratin *n*, Hornstoff *m*
角[蛋白]脲 Keratinose *f*
角蛋白酶 Keratinase *f*
角蛋白模型 Keratin-Muster *n*
角蛋白突变 Mutation der Keratine *f*
角蛋白小体 Keratinosom *n*
角蛋白(质)形成细胞 Keratinozyt *m*
角蛋白原纤维 Keratinfibrille *f*
角的 eckig
角度 Winkel *m*
角度变换 Winkeltransformation *f*
角度放大 angulare Vergrößerung *f*
角度固定踏板 winkelfixierender Fußhebel *m*
角度基桩 abgewinkeltes Abutment *n*
角度计 Goniometer *n*
角度运动 Winkelbewegung *f*
角苷脂 Kerasin *n*, Cerasin *n*
角苷脂积累 Ansammlung von Keratin *f*
角弓反张 Opisthotonus *m*
角弓反张位置 Opisthotonusstellung *f*
角巩膜 Korneosklera *f*
角巩膜缝合术 Korneoskleralnaht *f*
角巩膜环钻 Korneoskleraltrepan *n*
角巩膜环钻术 Korneoskleraltrepanation *f*
角巩膜镊 Korneoskleralpinzette *f*
角巩膜撕裂伤 korneoskleraler Einriss *m*
角巩膜小梁 korneoskleraler Trabekel *m*
角巩膜咬切器 Korneoskleralstanze *f*
角巩膜缘 korneoskleraler Limbus *m*
角化病 Keratose *f*, Keratoma *n*
角化病的 keratotisch
角化不良和分离性角化棘皮瘤 Dyskeratose und dissoziiertes Keratoakanthom
角化不良瘤 Dyskeratom *n*
角化不良[症] Dyskeratosis *f*
角化不全 Parakeratosis *f*
角化层 Stratum corneum *n*
角化的复层扁平上皮 verhorntes geschichtetes Plattenepithel *n*
角化复层扁平上皮 verhorntes geschichtetes Plattenepithel *n*
角化复层鳞状上皮 verhorntes geschichtetes Plattenepithel *n*
角化过度 Hyperkeratose *f*
角化过度的 hyperkeratotisch
角化过度型 hyperkeratotisches Muster *n*
角化过度[症] Hyperkeratose *f*
角化过少 Hypokeratose *f*
角化棘皮瘤 Keratoakantom *n*
角化囊肿 Hornzyste *f*
角化栓 keratotischer Pfropf *m*
角化物性异物性肉芽肿 Fremdkörpergranulom von Keratin *n*
角化型基底细胞上皮瘤 verhornendes Basalzellenepitheliom *n*
角化性痤疮 Acne cornea *f*, Acne keratosa *f*
角化性基底细胞上皮瘤 keratotisches Basalzellepitheliom *n*
角化性疥疮 keratinisierte Krätze *f*
角化性鳞状细胞癌 verhornendes Plattenepithelkarzinom *n*
角化性毛囊性痣 Naevus follicularis keratosus *m*
角化性丘疹 keratotische Papel *f*
角化性血管瘤 keratotisches Hämangiom *n*
角化异常 Dyskeratose *f*, Dyskeratosis *f*
角化龈 keratinisierte Gingiva *f*
角化珠 Hornperle *f*
角化作用 Verhornung *f*, Keratinisation *f*
角环肌 Keratokrikoideus *m*, Musculus ceratocricoideus *m*
角黄素 Canthaxanthin *n*
角回 Gyrus angularis *m*
角回动脉 Arteria gyri angularis *f*
角加速度 Winkelbeschleunigung *f*, Drehbeschleuningung *f*
角量子数 Nebenquantumzahl *f*, Drehimpulsquantumzahl *f*
角淋巴结 Lymphonodi angulares *m pl*
角膜 Hornhaut *f*, Kornea *f*, Cornea *f*
角膜[云]翳 Nubecula corneae *f*
角膜白斑 Leukom *n*, Leucoma corneae *n*, Keratoleukom *n*
角膜白斑染黑术 Tätowierung des (Hornhaut-) Leukoms *f*
角膜白环 weißer Ring um die Hornhaut *m*
角膜斑翳 Makula *f*, Macula corneae *f*

角膜瘢痕 Hornhautnarbe *f*
角膜板层管 Bowman* Röhrchen *n*, Bowman's tube <engl.>
角膜瓣错位 Dislokation des Hornhautlappens *f*
角膜瓣撕裂 Riss des Hornhautlappens *m*
角膜瓣微纹 Mikrostriae des Hornhautlappens *f pl*
角膜瓣皱褶 Falten des Hornhautlappens *f pl*
角膜[薄]翳 Nubecula corneae *f*
角膜保存液 Schutzlösung für Hornhautflap *f*
角膜保护镜片 Hornhaut-schützende Kontaktlinse *f*
角膜边缘变性 Hornhautranddegeneration *f*
角膜变混浊 Hornhauttrübung *f*
角膜变性 Hornhautdegeneration *f*
角膜病 Keratopathie *f*, Keratonose *f*
角膜病变 Keratopathie *f*
角膜擦伤 Abrasio corneae *f*
角膜测厚仪 Hornhautpachymeter *n*
角膜测量 Ophthalmometer *n*, Keratometer *n*
角膜沉积物 Hornhautablagerung *f*
角膜成形术 Keratoplastik *f*, Hornhautplastik *f*
角膜穿刺术 Keratozentese *f*, Hornhautpunktion *f*
角膜穿孔 Hornhautperforation *f*, Perforatio corneae *f*
角膜穿通伤 Penetrationsverletzung der Hornhaut *f*
角膜挫伤 Hornhautkontusion *f*, Contusio corneae *f*
角膜带状变性 gürtelförmige Degeneration der Hornhaut *f*, gürtelförmige Hornhautdegeneration *f*
角膜带状混浊 Bandkeratopathie *f*
角膜刀 Keratotom *n*
角膜的 korneal, corneal(-is, -is, -e)
角膜地图检测仪 hornhauttopografisches Gerät *n*
角膜点墨针 Büschelnadel zur Hornhauttätowierung *f*, Tätowierungsnadel *f*
角膜点状变性 Cornea guttata *f*
角膜顶 Vertex corneae *m*, Hornhautscheitel *m*
角膜对光反射 Lichtreflex der Hornhaut *m*
角膜发育缺损 Entwicklungsdefekt der Hornhaut *m*
角膜发育异常 Entwicklungsanomalie der Hornhaut *f*
角膜反射 Hornhautreflex *m*, Kornealreflex *m*
角膜-房水屏障 Hornhaut-Kammerwasser-Schranke *f*
角膜放大镜 Hornhautlupe *f*
角膜肥厚 Hyperkeratose *f*
角膜粉屑样变性 Cornea farinata *f*
角膜腐蚀 Hornhautkorrosion *f*
角膜干燥[症] Xerosis corneae *f*
角膜高嵌体 korneales Onlay *n*
角膜弓(环) Arcus corneae *m*
角[膜]巩膜 Korneosklera *f*
角膜巩膜部 Pars corneoskleralis *f*
角膜巩膜层 Korneoskleralschicht *f*
角膜巩膜的 korneoskleral
角膜巩膜镊 korneosklerale Pinzette *f*
角膜固定镊 Hornhautfixierpinzette *f*
角膜固有质(层) Substantia propria corneae *f*
角膜光学 Hornhaut-Optik *f*
角膜黑变病 Melanosis corneae *f*, Kornealmelanose *f*
角膜黑色素沉着 Hornhautpigmentation *f*
角膜虹膜睫状体炎 Keratoiridozyklitis *f*
角膜虹膜镜 Keratoiridoskop *n*
角膜虹膜炎 Korneoiritis *f*, Keratoiritis *f*
角膜后弹性层膨出 Descementocele der Hornhaut *f*
角膜后分娩环 Geburtsring hinter der Hornhaut *m*
角膜后界层 Lamina limitans posterior *f*
角膜后面 Facies posterior corneae *f*, hintere Kornea-(od. Hornhautfläche) *f*
角膜后面凹陷 Einsenkung der Hornhautrückfläche *f*
角膜后胚胎环 posteriores Embryotoxon der Hornhaut *n*
角膜厚度测量 Hornhautpachymetrie *f*
角膜厚度计 Hornhautpachymeter *n*
角膜划痕法 Hornhautskarifikation *f*
角膜划痕接种 Hornhautschnittimpfung *f*, Hornhautkratzimpfung *f*
角膜化学灼伤 Hornhautverätzung *f*
角膜环钻 Hornhauttrepan *m*
角膜混浊 Hornhauttrübung *f*
角膜混浊性视力障碍 Nephelopsia *f*, Nebelsehen *n*
角膜基底细胞癌 Basalzellenkarzinom der Hornhaut *n*
角膜基质 Stroma corneae *n*
角膜基质变性 stromale Hornhautdegeneration *f*
角膜基质环段 intrastromales Hornhautringsegment *n*
角膜基质环段植入 Implantation des intrastromalen Hornhauringsegmentes *f*
角膜基质环植入段的位置安排 Ortarragement der Implantation des intrastromalen Hornhautringsegmentes *n*
角膜基质环植入术 Implantation des intrastromalen Hornhautringes *f*
角膜基质细胞 Keratozyt *m*
角膜基质炎 interstitielle Keratitis *f*
角膜计 Keratometer *n*
角膜检查镜 Keratoskop *n*
角膜剪 Hornhautschere *f*
角膜睑粘连 Hornhaut-Lidverwachsung *f*
角膜碱性灼伤 Laugenverätzung der Hornhaut *f*
角膜角化病 Hornhautkeratose *f*
角膜角化不良 Dyskeratosis corneae *f*
角膜接触镜 Kontaktlinse *f*
角膜接触镜引起的红眼 kontaktlinseninduziertes rotes Auge *n*
角膜接种 Hornhautimpfung *f*
角膜结膜成形术 Korneokonjunktivalplastik *f*
角膜结膜的 korueokonjunktival
角膜结膜炎 Keratokonjunktivitis *f*
角膜金沉着 Gold-Ablagerung in der Hornhaut *f*
角膜浸润 Kornealinfiltration *f*, Hornhautinfiltration *f*
角膜晶状体计算公式误差 Fehler der Bereschnungformel für Intraokularlinsenbrechkraft *m*
角膜镜 Keratoskop *n*
角膜镜检查 Keratoskopie *f*
角膜局部解剖 Hornhauttopographie *f*
角膜颗粒状变性 granuläre Degeneration der Hornhaut *f*
角膜溃疡 Ulkus corneae *n*, Hornhautgeschwür *n*
角膜溃疡形成 Hornhautulzeration *f*
角膜扩张 Keratektasie *f*
角膜裂伤 Hornhautzerreißung *f*
角膜鳞状上皮细胞癌 Plattenepithelkarzinom der Hornhaut *n*
角膜瘘 Hornhautfistel *f*
角膜瘘管 Hornhautfistel *f*
角膜帽 Hornhautkappe *f*
角膜霉菌病 Keratomykose *f*
角膜糜烂 Hornhauterosion *f*
角膜磨镶术 Keratomileusis *f*
角膜墨针术 Hornhauttätowierung *f*
角膜囊肿 Hornhautzyste *f*
角膜内皮 Hornhautendothel *n*
角膜内皮变化 Hornhautendothelveränderung *f*
角膜内皮层 Hornhautendothel *n*
角膜内皮层营养不良 endotheliale Dystrophia corneae *f*
角膜内皮环 Hornhautendothelsring *m*
角膜内皮密度 Dichte des Hornhautendothels *f*
角膜内皮营养不良 Dystrophia endothelialis corneae *f*
角膜内血肿 intrakorneales Hämatom *n*

角膜内异物 intrakornealer Fremdkörper *m*
角膜镊 Hornhautpinzette *f*
角膜纽扣孔瓣 Hornhautlappen mit Knopfloch *m*
角膜脓肿 Hornhautabszeß *m*
角膜疱疹 Herpes corneae *m*
角膜皮样囊肿 Hornhautdermoid *n*, Hornhautdermoidzyste *f*
角膜破裂 Keratorrhexis *f*, Hornhautruptur *f*
角膜破裂缝合术 Naht der Hornhautruptur *f*
角膜葡萄肿 Hornhautstaphylom *n*
角膜前弹力层营养不良 Dysplasie der Lamina elastica corneae anterior *f*
角膜前基质针刺术 Akupunktur in vorderen Anteilen des Hornhautstromas *f*
角膜前界层(前弹力层,鲍曼层) Bowman* Membran (od. Schicht) *f*, Lamina limitans anterior *f*
角膜嵌体 korneales Inlay *n*
角膜切除术 Kerektomie *f*, Keratektomie *f*
角膜切开术 Keratotomie *f*, Hornhautschnitt *m*
角膜[球面弯]曲度 Hornhautkrümmung *f*
角膜屈光度 Hornhautbrechkraft *f*
角膜屈光功率测量的影响 Auswirkungen der Hornhautbrechkraftsmessung *f*
角膜屈光力测量 Hornhautbrechkraftsmessung *f*
角膜屈光手术 refraktive Chirurgie *f*
角膜曲度镜 Keratoskop *m*
角膜曲率(散光)计 Keratometer *n*
角膜曲率半径 Krümmungsradius der Hornhaut *m*
角膜曲率计 Keratometer *n*, Hornhautkrümmungsmesser *m*
角膜缺氧 Hornhauthypoxie *f*
角膜溶解 Hornhautauflösung *f*
角膜软化[症] Keratomalazie *f*, Hornhauterweichung *f*
角膜软化症 Keratomalazie *f*
角膜锐匙 scharfe Hornhautkürette *f*
角膜散光测量法 Keratometrie *f*
角膜散光计 Keratometer *n*, Astigmatometer *n*
角膜散光仪 Keratoskop *m*
角膜色素沉着 Hornhautpigmentation *f*, Keratochromatose *f*
角膜色素环(弗莱舍尔环,凯[泽尔]-弗[莱舍尔]环) Fleischer* Ring *m*, Kayser*-Fleischer* Kornealring *m*
角膜上皮 Hornhautepithel *n*, Epithelium corneae *n*
角膜上皮变化 Hornhautepithelsveränderung *f*
角膜上皮成形术 Keratoepithelioplastik *f*
角膜上皮内瘤样病变 intraepitheliale Neoplasie der Hornhaut *f*
角膜上皮铁线 Draht im Hornhautepithel *m*
角膜上皮脱落 Exfoliation des Hornhautepithels *f*
角膜上皮营养不良 Hornhautepitheldystrophie *f*, Dystrophia epithelialis corneae *f*
角膜上皮植入 Implantation des Hornhautepithels *f*
角膜烧伤 Verbrennung der Hornhaut *f*
角膜摄影 Hornhautfotografie *f*
角膜神经炎 korneale Neuritis *f*
角膜始基 Hornhautanlage *f*
角膜试验 Hornhautprobe *f*
角膜水肿 Hornhautödem *n*
角膜酸性灼伤 Säureverätzung der Hornhaut *f*
角膜损(外)伤 Hornhautverletzung *f*
角膜损伤 Verletzungen der Hornhaut *f*
角膜同种异体移植 Hornhaut-Allotransplantat *n*
角膜同种异体移植免疫 Immunität des Hornhaut-Allotransplantates *f*
角膜痛 Keratalgie *f*
角膜突出 Kerektasie *f*, Keratoektasie *f*
角膜网状营养不良 Dystrophia corneae reticulata *f*
角膜涡状营养不良 Fleischer* Vortex *m*
角膜无定形营养不良 amorphe Hornhautdystrophie *f*
角膜雾状混浊 dunstige Trübung der Hornhaut *f*
角膜下颌的 korneomandibular
角膜显微镜 Hornhautmikroskop *n*
角膜小梁 Trabeculae corneae *f pl*
角膜小面 Hornhautfazette *f*
角膜小体 Hornhautkörperchen *n pl*, Toynbee* Körperchen *n pl*
角膜血沉着 Keratohämie *f*
角膜血管翳 Pannus corneae *m*, Hornhautpannus *m*
角膜血染 Cornea cruenta *f*
角膜炎 Keratitis *f*, Hornhautentzündung *f*
角膜炎-鱼鳞病-耳聋综合征 Keratitis-Ichthyosis-Taubheitssyndrom *n*
角膜炎鱼鳞病及耳聋综合征 Keratitis-Ichthyosis-Taubheit-Syndrom *n*
角膜移植 Hornhauttransplantation *f*
角膜移植[术] Hornhauttransplantation *f*, Keratoplastik *f*
角膜移植铲 Hornhauttransplantationsspatel *m*
角膜移植刀 Hornhauttransplantationsmesser *m*
角膜移植片固定 Fixation des Hornhautallotransplantates *f*
角膜移植片排斥 Abstossung des Hornhauttransplantates *f*
角膜移植器 Hornhauttransplantationsspatel *m*
角膜移植失败 Misserfolg der Hornhauttransplantation *m*
角膜移植手术器械包 Hornhauttransplantationsinstrumentarium *n*
角膜异常 Hornhautanomalie *f*
角膜异物 Hornhautfremdkörper *m*
角膜异物除去术 Entfernung des Hornhautfremdkörpers *f*
角膜异物镊 Hornhautfremdkörperpinzette *f*
角膜翳性视力障碍 Nephelopsie *f*
角膜银色素沉着 Hornhaut-Silber-Pigmentation *f*
角膜荧光素染色法 Hornhautfluoreszeinfärbung *f*
角膜营养不良 Dystrophia corneae *f*, Hornhautdystrophie *f*
角膜映光法 Hirschberg* Test *m*
角膜原位癌 Carcinoma in situ der Hornhaut *n*
角膜缘 Hornhautrand *m*, Limbus corneae *m*
角膜缘分光照明[法] Limbusstreuungsbeleuchtung *f*
角膜缘干细胞 Limbusstammzelle *f*
角膜缘溃疡 Hornhautrandgeschwür *n*
角膜缘袢 Limbusschleife *f*
角膜缘切开 limbale Inzision *f*
角膜缘球结膜环状切开术 Peritomia cornealis *f*
角膜缘乳头 limbale Papille *f*
角膜缘松解切开 limbale relaxierende Inzision *f*
角膜缘性巩膜炎 braune Skleritis *f*, Limbusskleritis *f*
角膜缘移植 Limbustransplantation *f*
角膜粘连蛋白 Keratonectin *n*
角膜着色 Keratochromatosis *f*
角膜真菌病 Keratomykose *f*, Keratomycosis *f*
角膜真空环钻 Hornhaut-Trepan mit Vakumum *m*
角膜知觉 Hornhautempfindung *f*
角膜脂肪变性 fettige Degeneration der Hornhaut *f*
角膜脂肪性营养不良 Dystrophia adiposa corneae *f*
角膜植入片 Hornhautimplantat *n*
角膜滞后量 korneale Hysterese (CH) *f*
角膜中央厚度 zentrale Hornhautdicke *f*
角膜中央屈光力 zentrale Hornhautbrechkraft *f*
角膜肿瘤 Hornhauttumor *m*
角膜周边变性 Randdystrophie der Hornhaut *f*
角膜皱缩 Rhytidose *f*, Rhytidosis *f*
角膜灼伤 Hornhautverbrühung *f*
角母蛋白 Eleidin *n*
角囊肿 Keratinzyste *f*, Hornzyste *f*
角皮 Kutikula *f*

角皮病 Keratodermia *f*, Keratodermatose *f*
角皮病伴食管癌 Keratodermatose mit Ösophaguskarziom *f*
角皮层 Kutikularschicht *f*
角皮鞘 keratinisierte Scheide *f*, verhornte Scheide *f*
角切迹 Incisura angularis *f*
角朊 Keratin *n*
角朊细胞 Keratinozyt *m*
角朊小体 Keratinosom *n*
角色 Rolle *f*
角色扮演 Rollenspiel *n*
角色扮演测验 Test für das Rollenspiel *m*
角色扮演法 Rollenspielverfahren *n*
角色扮演疗法 Rollenspieltherapie *f*
角色扮演训练法 Traningsmethode mit Rollenspielen *f*
角色表现 Rollenerfüllung *f*
角色承担(采择) Rollenübernahme *f*
角色颠倒(更换) Rollentausch *m*
角色更换 Rollenänderung *f*
角色功能 Rollenfunktion *f*
角色构成测验 Test für die Rollenstruktur *m*
角色行动治疗 Therapie durch Rollenverhalten *f*
角色技巧 Geschick für Rollenspiel *n*
角色理论 Rollentheorie *f*
角色期望 Rollenerwartung *f*
角色人格 Rollepersönlichkeit *f*
角色认同说 Rollenidentifikation *f*
角色适应 Rollenadaptation *f*
角色调整 Rollenanpassung *f*
角色协调 Rollenkoordination *f*
角色学习 Rollenlernen *n*
角色域 Rollenzone *f*
角色知觉 Rollenperzeption *f*
角色自居说 Theorie über Rollenidentifikation *f*
角色组 Rollengruppe *f*
角鲨烯 Squalen *n*
角鲨烯合成酶 Squalensynthase *f*
角闪石 Amphibol *n*, Hornblende *f*
角上甲基 Winkel-Methyl *n*, angular methyl <engl.>
角式压舌板 gebogener Zungenspaltel *m*
角栓 Hornpfropf *m*
角速度 Winkelgeschwindigkeit *f*
角速度传感器 Winkelgeschwindigkeitssensor *m*
角位移 Winkelverschiebung *f*
角形 hornförmig
角形刀 kniegebogenes Messer (od. Skalpell) *n*, angle knife <engl.>
角形环匙 winkelförmige Öse *f*, angled loop <engl.>
角形手术剪 kniegebogene (od. schiefwinklige) Schere *f*
角形咬骨钳 kniegebogene Greifzange *f*
角形杂化轨道 trigonales Hybridorbital *n*
角形椎体 eckiger Wirbelkörper *m*
角型胃 Stierhornform des Magens *f*
角型转头 Festwinkelrotor *m*
角样的 keroid, hornförmig
角叶蚤科 Ceratophyllidae *pl*
角衣片 keratinierte Tabletten *f pl*
角疣 Hornwarze *f*
角隅分生组织 Winkel-Meristem *n*
角隅厚角组织 Winkel-Kollenchym *n*
角质 Kutin *n*, Horn *n*
角质[表皮]透明蛋白 Keratohyalin *n*
角质层 ①Hornplatte *f*, Stratum corneum unguis *n* ②Hornschicht der Haut *f*, Stratum corneum epidermidis *n*
角质层的 keraphyllous <engl.>
角质层分离 Keratolyse *f*, Keratolysis *f*
角质层分离的 keratolytisch
角质层分离剂 Keratolytikum *n*
角质层分离药 Keratolytica *n pl*
角质层抗原 Antigen des Stratum corneum *n*
角质层水合作用 Hydratisierung der Hornschicht *f*
角质层透明质 Keratohyalin *n*
角质的 keratinös
角质钉 Clavus *m*, Klavus *m*, Hühnerauge *n*, Leichdorn *n*
角质化 Keratinisation *f*, Kornifikation *f*, Verhornung *f*
角质化壁 keratinierte Wand *f*, verhornte Wand *f*
角质化的 keratiniert, verhornt
角质化系统 Keratinisationssystem *n*, Verhornungssystem *n*
角质化细胞 Keratinozyt *m*
角质嵴 Kutikularleiste *f*
角质鳞 Kutikularschuppen *f pl*
角质硫酸盐尿 Keratosulfaturie *f*
角质瘤 Keratoncus *m*, Horngeschwulst *f*
角质毛囊性栓 Horn-Talg-Pfropf *m*
角质膜 Kutinmembran *f*
角质囊肿 Keratinzyste *f*
角质鞘 verhornte Scheide *f*
角质溶解药(又称角质分离剂,脱屑药) Keratolytikum *n*
角质生成 Keratogenese *f*, Hornbildung *f*
角[质]栓 Keratinpfropf *m*
角质松解剂 Keratolytikum *n*
角质松解性冬令红斑 keratolytisches Wintererythem *n*
角质素酶 Keratanase *f*
角质酸 Kutinsäure *f*
角质细胞 Hornzelle *f*
角质细胞生长因子 Keratinozyten-Wachstumsfaktor *m*
角质形成细胞 Keratinozyt *m*
角质形成细胞生长因子 Keratinozyten-Wachstumsfaktor *m*
角质性真菌 keratotischer Pilz *m*
角质疣 Keratiasis *f*
角质增生 Keratose *f*, Keratosis *f*
角质珠 Hornperle *f*
角珠 Hornperle *f*
角转换 Winkelumwandlung *f*
角状 gehörnt, hornartig
角状截骨术 eckige Osteotomie *f*
绞棒帆布止血带 Garrotenaderpresse *f*
绞断器圈套环 Schnürer *m*, Schlinge *f*
绞股蓝 Gynostemma *n*
绞链区 Angelgegend *f*
绞死 Erhängen *n*, Erwürgen *n*, Erdrosselung *f*
绞痛 Kolik *f*, Colica *f*
绞痛的 anginös, anginos (-us, -a, -um), colic (-as, -a, -urn)
绞刑 Todesstrafe dutch Erhängen *f*
绞刑骨折 Hangman* Fraktur *f*
绞缢 Erhfingen *n*
绞釉 knorriger Schmelz *m*
绞窄 Strangulation *f*, Einldemmung *f*, Einschnfirung *f*
绞窄性 Stragulierung *f*, Stragulation *f*
绞窄性肠梗阻 Strangulationsileus *m*
绞窄性腹股沟斜疝 eingeklemmte indirekte Leistenhernie *f*
绞窄性内痔 eingeklemmte innere Hämorrhoide *f pl*
绞窄性疝 eingeldemmte Hernia *f*, Hernia strangulata *f*
绞窄性外痔 eingeklemmte äußere Hämorrhoide *f pl*
绞窄性小肠梗阻 strangulierende Dünndarmobstruktion *f*
铰链关节 Scharniergelenk *n*
铰链区 Scharnierbereich *m*, Scharnierregion *f*
铰链式肘关节支具 Scharnierorthese für Ellenbogengelenk *f*
铰链状的 ginglymoid

矫臭剂 Geschmackskorrigens *n*, Aroma *n*
矫饰 Anmaßung *f*
矫枉失衡假说 Trade-off-Hypothese *f*
矫味药 Corrigens *n*, Korrigens *n*
矫形 Orthopfidie *f*
矫形[金属]植入物皮肤并发症 kutane Komplikation durch orthopädisches Metalltransplantat *f*
矫形疗法 Orthotherapie *f*, orthopädische Behandlung *f*
矫形器 Orthese *f*
矫形器处方 Rezept für Orthesen *n*
矫形器对线 Ausrichtung der Orthesen *f*
矫形器评定 Beurteilung der Orthesen *f*
矫形器师 Orthopädietechniker *m*
矫形器使用训练 Training für die Verwendung von Orthesen *n*
矫形器械 Orthopjidischer Apparat *m*
矫形器械神经机能病 fOrthesen-bedingte Neurose *f*
矫形器学 Ortheotik *f*
矫形器制作、装配 Fertigung (od. Montage) der Orthese *f*
矫形器装配前的治疗 Behandlung vor Montage *f*
矫形手术台 orthopädischer Tisch *m*
矫形手杖 orthopädische Krfücke *f*
矫形术 Orthomorphie *f*
矫形体操 Orthopädische Gymnastik *f*
矫形[外]科 Orthopädie *f*, Mechanurgie *f*
矫形外科手术器械 Orthopädische lnstrumente *n pl*
矫形外科学 Orthopädie *f*
矫形外科医师 Orthopädist *m*, Orthopäde *m*
矫形外科用成套器械 Besteck für die orthopädische Chirurgie *n*
矫形外科用击碎及安装用具 Aufstellungsinstrument für die orthopädische Chirurgie *n*
矫形外科用埋入器材 Embedded-Gerät für die orthopädische Chirurgie *n*
矫形外科用组织镊夹 Gewebeklemme für Orthopädie *f*
矫形小血管剪 kleine Gefäßschere für die orthopädische Chirurgie *f*
矫形鞋 Orthesenschuhe *m pl*
矫形学 Ortheotik *f*
矫形牙科学 orthopädische Zahnheilkunde *f*
矫形医院 orthopädisches Hospital *n*
矫形用背甲 orthopädisches Korsett *n*
矫形止血镊 Arterienklemme für die Orthopädie *f*
矫型器 Orthese *f*
矫正 Berichtigung *f*
矫正[的]情绪体验 korrigierende emotionale Erfahrung *f*
矫正的 korrektiv
矫正的情绪体验 korrigierte Emotionserfahrung *f*
矫正法 Orthose *f*
矫正过度 Überkorrektur *f*
矫正机构 Besserungs (od. Korrektions) anstalt *f*
矫正角膜术 Orthokeratologie *f*
矫正教学 Korrektionsunterricht *m*
矫正教育 Korrektur-Ausbildung *f*
矫正镜片 Korrekturlinse *f*
矫正块 Korrekturblock *m*
矫正老视镜片 presbyopische Linse *f*
矫正疗法 Korrektionstherapie *f*, korrektive Therapie *f*
矫正器 orthopädisches Gerät *n*
矫正散光 Astigmatismuskorrektur *f*
矫正视力 korrigierte Sehschärfe *f*
矫正术 Korrektion *f*, Redressement *n*, Rektifikation *f*
矫正体操 Korrektionsgymnastik *f*
矫正心理学 korrigierte Psychologie *f*
矫正型大动脉转位 korrigierte Transposition der großen Arterien *f*
矫正性矫形器 Korrektur-Orthese *f*
矫正药 Remedium corrigens *n*
矫正因子 Korrekturfaktor *m*
矫正运动 Orthopädische Ubung *f*, Korrektionsübung *f*
矫正治疗 Orthopädische Therapie *f*, Korrektionstherapie *f*
矫正咨询 Korrekturberatung *f*
矫正姿势用镜 Spiegel zur Haltungskorrektur *m*
矫治弓丝 kieferorthopädischer Bogendraht *m*
矫治力 kieferorthopädische Korrekturstärke *f*
脚 Fußm, Pes *m*, Pediculus *m*, Crus *n*
脚[踏]开关 Fußschalter *m*
脚板 Paneel *n*
脚背 Fußrücken *m*, Fußbiege *f*
脚病 Fußleiden *n*
脚脖子 Knöchel *m*
脚步 Schritt *m*, Fußtritt *m*
脚步偏斜角度 Ablenkwinkel des Schrittes *m*
脚池 krurale Zisterne *f*
脚的 pedal, krural, cmral (-is, -is, -e)
脚底 Pes pendunculi *m*, Fußsohle *f*
脚踩带 Fesselriemchen *n*
脚跟 Hacken *m*
脚跟环 Fersenschleife *f*
脚缓冲器 Fußpuffer *m*
脚尖 Fußspitze *f*
脚间池 Cisterna interpeduncularis *f*
脚间穿质 Substantis perforata interpeduncularis *f*
脚间核 Nucleus interpeduncularis *m*
脚间窝 Fossa (od. Cisterna) interpeduncularis *f*, Fossa Tarini* *f*
脚间纤维 Fibrae intercrurales *f pl*
脚静脉 Venae pedunculares *f pl*
脚轮 Lenkrolle *f*, Nachlauf *m*, Fahrrolle *f*
脚内核 Nucleus entoDeduncularis *m*
脚气[病] Beriberi *f*
脚气[病]性神经炎 Beriberi-Neuritis *f*
脚气病性心脏病 Beriberi-Herz *n*
脚驱动轮椅 mit Fußkraft angetriebener Rollstuhl *m*
脚手架 Gerüst *n*
脚踏按摩 Massage mit Fußtretung *f*
脚踏板 Fußpedal *n*
脚踏测力计 Fahrradergometer *n*
脚踏车试验 Fahrradtest *m*
脚踏污物桶 Abfallstonne mit Fußpedalhebel *f*
脚踏吸引器 Saugapparat mit Fußpedalsystem *m*
脚踏牙钻车 fußantreibende Bohrmaschine *f*
脚癣 Dermatomykosis pedis *f*, Hongkongfuß *m*
脚印 Fußabdruck *m*, Fußspur *f*
脚指甲 Zehennagel *m*
脚趾 Zehe *f*
搅[拌]棒 Rfihrstab *m*
搅拌机(器) Rührmaschine *f*, Kneter *m*
搅拌装置 Rührapparat *m*
搅动 Rühren *n*, Mixen *n*
搅动结晶器 Schüttelkristallisator *m*
搅动作用 Umrührung *f*
搅混(和) Vermischen *n*
搅切器 Mixer *m*
搅匀 Homogenisation *f*, Homogenisierung *f*

jiào 叫较校教窖酵

叫喊 Schreien *n*
较薄的 dünner
较大的 major (-, -, majus), größer
较大噬菌体 Major-Bakteriophage *f*

较厚的 dicker
较年老的 älter
较小的 minor(-,-,minus),kleiner
较小噬菌体 Minor-Bakteriophage *f*
校标 Kriterium *n*
校对(读) Korrekturlesen *n*, Basensequenzkorrektur *f*
校对(核) Eichung *f*, Nachprufung *f*, Uberprüfung *f*
校核分析 Kontrollanalyse *f*, Nachprüfungsanalyse *f*
校核结果 Nachprüfungsresultat *n*
校核液 Kontrollösung *f*
校验 Nachweis *m*, Korrigiertest *m*
校验零点 Nulleinstellung *f*
校验仪表 Eichgerät *n*
校正 Korrigierung *f*
校正 QT 间期 korrigiertes QT-Intervall *n*
校正保留体积 korrigiertes Retentionsvolumen *n*
校正不足 Unterkorrektur *f*
校正滴定度 korrigierter Titer *m*
校正均值 korrigiertes Mittel *n*
校正器 Korrektor *m*
校正清除率 korrigierte Clearance *f*
校正曲线 Eichkurve *f*
校正数 Eichzahl *f*
校正水准 Korrektionsniveau *n*
校正系数 Korrektionskoeffizient *m*, Berichtigungskoeffi zient *m*
校正线路 Korrekturschaltung *f*
校正项 Berichtigungsglied *n*, Korrektionsglied *n*
校正因数 Korrektionsfaktor *m*, Korrekturfaktor *m*
校正婴儿死亡率 korrigierte Säuglingsmortalitat *f*
校正有效温度 korrigierte Effektivtemperatur *f*(CET)
校正者 Korrektor *m*
校正值 eingestellter Wert *m*
校准 Eichung *f*, Einstellung *f*, Kalibrierung *f*
校准表 Einstellskala *f*, Kalibriertabelle *f*
校准法 Kalibriermethode *f*
校准方法 Kalibrierverfahren *n*
校准品 Kalibrator *m*
校准器 Eichgerät *n*, Einstellgerät *n*
校准曲线 Eichkurve *f*, Kalibrierkurve *f*
校准物 Kalibrator *m*
校准物质 Eichmaterial *n*
校准血浆 Plasma der Kalibrierung *n*
校准用滴定管 Kalibriemngsbürette *f*
校准用器 Kalibrierungsgerät *n*
校准用吸移管 kalibrierte Pipette *f*, Kalibrierungspipette *f*
教具卫生 Hygiene des Lehrhilfsmittels *f*
教师角色 Rolle des Lehrers *f*
教师期望效应 Erwartungseffekt des Lehrers *m*
教师特征 Charakteristik des Lehrers *f*
教师心理学 Lehrerpsychologie *f*
教师自尊 Selbstwert des Lehrers *m*
教室采光 Klassenzimmerbeleuchtung *f*
教室换气制度 Klassenzimmerlüftungssystem *n*
教室通风 Klassenzimmerlüftung *f*
教唆犯 Anstifter *m*
教唆犯罪心理 Psychologie bei Anstiftung zu kriminellen Handlungen *f*
教唆者 Aufhetzer *m*
教学显微镜 Lehrmikroskop *n*
教学心理学 Instruktionspsychologie *f*, Lehrpychologie *f*
教学医院 Universitätsklinik *f*, Klinik *f*
教养型家庭 gebildete Familie *f*
教养医学 Erziehungsmedizin *f*
教养院儿童 Heimkind *n*
教育干预 pädagogische Intervention *f*, Bildungsintervention *f*
教育过程卫生 Hygiene des Bildungsprozesses *f*
教育和培训 Bildung und Ausbildung
教育环境 Bildungsumfeld *n*
教育康复 pädagogische Rehabilitation *f*
教育领域心理咨询 Psychoberatung im Bereich der Erziehung *f*
教育商数 Bildungsquotient *m*
教育者及咨询者 Lehrer und Berater
窖水 Wasser Im Keller *n*, Kellerwasser *n*
酵解 Zymolyse *f*
酵解的 zymolytisch
酵米面黄杆菌素食物中毒 Lebensmittelvergiftung durch Flavobacterium farinofermentans *f*
酵母 Hefe *f*, Fermentum *n*
酵母表达型质粒载体 Hefeexpressionsplasmidvektor *m*
酵母丙氨酸转移核糖核酸基因 Hefealanin-tRNS-gen *n*, yeast alanine tRNA gene <engl.>
酵母病 Saccharomykose *f*
酵母抽提物 Hefeextrakt *m*
酵母多糖 Zymosan *n*
酵母附加体质粒 Hefe episomales plasmid
酵母菌 Saccharomycet *m*, Hefe *f*
酵母[菌]基因工程 Hefegenengineering *n*, Hefegentechnik *f*
酵母[菌]人工染色体 künstliches Hefechromosom *n*
酵母菌纤维素 Membranin *n*
酵母菌性角膜炎 Hefepilze-induzierte Keratitis *f*
酵母[菌]原生质体融合 Hefeprotoplastenfusion *f*
酵母[菌]着丝粒质粒 Hefe-Zentromer-Plasmid *n*
酵母[菌]着丝粒质粒载体 Hefe-Centromer-Plasmidvektor *m*
酵母[菌]整合质粒载体 integrativer Hefeplasmidvektor *m*
酵母[菌]质粒载体 Hefeplasmidvektor *m*
酵母酶解物 enzymatische Hefenhydrolysat *n*
酵母人工染色体 künstliches Hefechromosom *n*
酵母双杂交系统 Hefe-zwei-Hybrid-System *n*
酵母提取物(酵母膏) Hefeextrakt *m*
酵母洗脱因子 Hefe-Eluatfaktor *m*
酵母细胞 Hefezelle *f*
酵母血清 Hefeserum *n*
酵母样菌落 hefeartige Kolonie *f*
酵母甾醇 Zymosterin *n*
酵母整合型质粒 integratives Hefeplasmid *n*
酵母中心粒质粒 Hefe-Zentromer-Plasmid *n*
酵母状的 hefeartig
酵素 Ferment *n*, Enzym *n*

JIE 阶疖接揭街孑节杰拮洁结捷睫截姐解介戒芥界疥借

jiē 阶疖接揭街

阶乘 Faktorielle *f*
阶乘 Fakultät *f*
阶段发育 Phasenwachstum *n*, Etappenwachstum *n*
阶段抑制 phasische Inhibition *f*
阶梯 Hierarchie *f*
阶梯波 Treppenwelle *f*, Stufenwelle *f*
阶梯分摊法 treppenartige Verteilung *f*
阶梯式 stufenweise
阶梯式截骨术 treppenartige Osteotomie *f*
阶梯式平移截骨术 treppenartige translatorische Osteotomie *f*
阶梯试验 Steptest *m*, Treppentest *m*, Master* Test *m*
阶梯现象 Stufenleitersymptom *n*, Treppenphänomen *n*
阶梯征 Stufenleiter-Zeichen *n*
阶梯状肠型 stufenleiterähnliche sichtbare Darmperistaltik *f*
阶梯状热期 treppenförmiges Fiebersteigerungsstadium *n*

阶梯状液平面 stufenleiterähnlicher Flüssigkeitsspiegel *m*
阶跃线荧光 treppenartige Linienfluoreszenz *f*
疖 Furunkel *m*, Furunculus *m*
疖病 Furunkulose *f*, Furunculosis *f*
疖性蝇蛆病 furunkuloide Myiasis *f*
疖样的 furunkuloid
疖痈 Furunkel und Karbunkel
疖痈 Furunkel und Karbunkel *m*
接产(生) Geburtshille *f*
接触 ①Kontakt *m*, Kontiguität *f* ②Exposition *f*
接触安慰 Kontaktkomfort *m*
接触变应性 Kontaktallergie *f*
接触变应性反应 kontaktallergische Reaktion *f*
接触部位 Kontaktstelle *f*
接触传播 Kontaktübertragung *f*, Kontakttransmission *f*
接触传染 Kontaktinfektion *f*
接触传染病 kontagiöse Infektionskrankheit *f*
接触传染的 kontagiös
接触传染物 Contagium *n*, Kontagium *n*
接触传染性脓疱病 Impetigo contagiosa *f*, Borkenflechte *f*
接触传染性脓疱性皮病 ansteckende pustulöse Dermatose *f*
接触传染性疣病毒 Molluscumcontagiosum-Virus *n*
接触催化 Kontaktkatalyse *f*
接触带菌者 Kontaktträger *m*
接触蛋白(接触素) Contactin *n*(免疫球蛋白类)
接触导向 Kontaktführung *f*
接触点 Kontaktpunkt *m*
接触点测量 Messung in Anknüpfungspunkten *f*
接触电势(位) Kontaktpotential *n*
接触电势(位)差 Kontaktpotentialdifferenz *f*
接触毒物 Kontaktgift *n*
接触法 Kontaktverfahren *n*, Kontaktprozeß *m*
接触法硫酸厂 Schwefelsäureanlage mit Kontaktverfahren *f*, Kontaktschwefelsäureanlage *f*
接触反射 Kontaktreflex *m*
接触粉尘累积值 Kumulationsstaubindex *m*
接触感官 Kontaktsinn *n*
接触感觉 Kontaktgefühl *n*, Kontaktwahrnehmung *f*
接触隔离 Kontaktisolation *f*
接触估测 Expositionsabschätzung *f*
接触过敏 Kontaktallergie *f*
接触弧 Kontaktbogen *m*
接触环 Kontaktring *m*
接触或暴露剂量 Expositionsdosis *f*
接触激活作用 Kontaktaktivierung *f*
接触激酶 Kontaktkinase *f*
接触剂 Kontaktwirkstoff *m*, Kontaktagens *n*
接触剂量估计值 geschätzte Expositionsdosis *f*
接触假设 Kontakthypothese *f*
接触键 Kontakttaste *f*
接触角 Kontaktwinkel *m*
接触角法 Methode für Berührungswinkel *f*
接触角相关性 Korrelation von Kontaktwinkeln *f*
接触镜 Kontaktglas *n*, Haftglas *n*, Haftlinse *f*
接触镜(片)(睑内眼镜,接触镜,接触透镜,贴眼透镜) Kontaktlinse *f*
接触镜护理液 Kontaktlinsen-Pflegemittel *n*
接触镜片 Kontaktlinse *f*
接触镜引起的结膜炎 Kontaktlinse-induzierte Konjunktivitis *f*
接触轮廓测定法 Profilometrie mit Kontakt *f*
接触麻醉 Kontaktanästhesie *f*
接触酶 Katalase *f*
接触酶试验 Katalasetest *m*
接触面 Kontaktfläche *f*, Grenzfläche *f*
接触脑脊液的神经元 Liquorkontaktneuron *n*
接触评定 Expositionsbewertung *f*
接触评估 Expositionsabschätzung *f*
接触评价 Expositionsabschätzung *f*
接触期限 Expositionsfrist *f*
接触器 Schaltschütz *n*, Kontakter *m*
接触枪创 Kontaktschußwunde *f*
接触枪弹创 Schusswunde bei Kontakt *f*
接触区 Kontaktbereich *m*
接触圈 Kontaktring *m*
接触溶解 Kontaktauflösung *f*
接触烧伤 Verbrennung bei Berührung *f*
接触射击 Kontaktentladung *f*
接触射击枪创 Kontaktschußwunde *f*
接触生物(学)标志 Expositionsbiomarker *m*
接触生长抑制 Kontaktwachstumshemmung *f*
接触时间 ①Kontaktzeit *f* ②Expositionszeit *f*
接触时相 Kontaktphase *f*
接触史 ①Kontaktgeschichte *f* ②Expositionsgeschichte *f*
接触式风速表 Kontakt-Anemometer *n*
接触式透镜 Kontaktlinse *f*
接触试验 ①Expositionsversuch *m*, Expositionstest *m*, Expositionsprobe *f* ②Kontaktversuch *m*
接触水平反应关系 Exposure-Response-Beziehung *f*, Expositions-Wirkungs-Beziehung *f*, Dosis-Wirkungs-Beziehung *f*
接触脱敏法 Kontaktdesensibilisierung *f*
接触温度计 Kontaktthermometer *n*
接触物 Kontaktant *n*
接触系统 Kontaktsystem *m*
接触相 Expositionsphase *f*
接触性超敏反应 Kontakthypersensitivität *f*
接触[性]传染 Kontaktinfektion *f*, Schmierinfektion *f*
接触性结核菌素 kontagiöses Tuberkulin *n*
接触性口炎 Kontaktstomatitis *f*
接触性溃疡 Kontaktulkus *m*, Abklatschgeschwür *n*
接触性脓疱皮炎病毒 Virus der kontagiösen pustulösen Dermatitis *n*
接触性皮炎 Kontaktdermatitis *f*
接触性溶解 Kontaktlösung *f*
接触性烧伤 Kontakt-Verbrennung *f*
接触性湿疹 Kontaktekzem *n*
接触性荨麻疹 Kontakturtikaria *f*
接触性荨麻疹综合征 Kontakturtikaria-Syndrom *n*
接触[性]抑制 Kontaktinhibition *f*
接触性诱导 Kontaktinduktion *f*
接触性致敏剂 Kontakt-Sensibilisierungsagens *n*
接触需要 Kontaktbedarf *m*
接触依赖性细胞病变效应 expositionsabhängiger zytopathischer Effekt *m*
接触异性欲 Kontrektation *f*
接触抑制 Kontakthemmung *f*
接触抑制作用 Kontakthemmung *f*
接触因子 Kontaktfaktor *m*, Faktor Ⅻ *m*, Hageman-Faktor *m*, Gerinnungsfaktor *m*
接触者(人) Kontakt *m*
接地 Erdung *f*, Erdschluß *m*
接地电极 Masseelektrode *f*
接地故障断路器 Erdschluss-Unterbrecher(GFCI) *m*
接地故障中断 Unterbrechung bei Erdschlussstörung *f*
接地温度计 Erdleitungsthermometer *n*
接地线 Erdleiter *m*, Erdleitungskabel *n*
接点 Kontakt *m*, Knotenpunkt *m*
接耳端(管) Ohrstück *n*
接缝 Naht *f*

接骨 Osteosyntbese *f*, Frakturreposition *f*
接骨板 Knochenplatte *f*, Lane* Platte *f*
接骨板加压器 Knochenplattenkompressor *m*
接骨板夹持钳 Knochenplattenfaßzange *f*
接骨板折弯器 Plattenbieginstrument *n*
接骨草 Sambucus ebulus *f*, Zwergholunder *m*
接骨螺钉 Knochenschraube *f*
接骨螺钉夹持钳 Knochenschraubenfaßzange *f*
接骨螺钉钳 Faßzange für Knochenschrauben *f*
接骨螺钉丝攻 Knochenschraubengewindebohrer *m*
接骨螺钉旋凿 Knochenschraubendreher *m*
接骨螺钉长度测量器 Tiefenmesser für Knochenschraube *m*
接骨螺帽 Knochenschraubenmutter *f*
接骨螺栓 Knochenschraubenbolzen *m*
接骨螺丝钉刀 Knochenschraubenspanner *m*
接骨器械包 Knochenfrakturgerät *n*
接骨术甙 Sambunigrin *n*
接管 Verbindungsrohr *n*
接合 Verbindung *f*, Konjugation *f*, Zygose *f*
接合(结合) Konjugation *f*
接合(性)质粒 konjugatives Plasmid *n*
接合孢子 Zygospore *f*
接合孢子菌属 Oospora *f*
接合的 kohärent
接合钉切割器 Dübelschneider *m*
接合钉切割器定中心器 Dübelschneider-Zentrierdraht *m*
接合钉切割器杆 Dübelschneiderheft *n*
接合钉推进器 Dübeldreher *m*
接合定位 Konjugationsmapping *n*
接合管 Konjugationsrohr *n*
接合后体 Exkonjugant *m*
接合剂 Zement *n*
接合阶段 Konjugationsphase *f*
接合菌门 Jochpilz *m*
接合菌亚纲 Zygomycetae *f pl*
接合酶 Konjugase *f*
接合器 Adapter *m*, Adaptor *m*, Anschlußstück *n*
接合软垫 Joint-Matratze *f*
接合生殖 Konjugation *f*
接合素 Connexin *n*
接合体 Konjugat *n*
接合体分子 Konjugationsmolekül *n*
接合突起 Konjugationsvorsprung *f*
接合物 Konjugat *n*
接合质 Connexon *n*
接合转移 konjugaler Transfer *m*
接合子 Zygote *f*, Azygospore *f*, Copula *f*
接合作用 Konjugation *f*
接近动机 Ansatzmotivation *f*
接近法 Anflugverfahren *n*
接近缝合术 Approximationsnaht *f*
接近行为 Annäherungsverhalten *n*
接近回避冲突 Annäherungs-Vermeidungs-Konflikt *m*, Appetenz-Aversions-Konflikt *m*
接近回避梯度 Annäherungs-Vermeidungs-Gradient *m*
接近接近冲突 Annäherungs-Annäherungs-Konflikt *m*
接近接近梯度 Annäherungs-Annäherungs-Gradient *m*
接近联想 benachbarte Assoziation *f*
接近平衡 Nähe des Gleichgewichts *f*
接近趋向 Adienz *f*
接近性 Adjazenz *f*
接目端 Augenstückende *n*, Okularende *n*
接目镜 Okular *n*
接目镜测微计 Okularmikrometer *n*
接纳疗法 akzeptierte Therapie *f*
接纳体 Akzeptor *m*
接纳体 RNA Akzeptor-RNA *m*
接纳体位点 Akzeptorstelle *f*
接生 Geburtshilfe *f*
接生模型 geburtshilfliches Phantom *n*
接生员 Geburtshelferin *f*, Hebamme *f*
接生站 Geburtshillestation *f*
接收 Aufnahme *f*, Empfang *m*
接收回声 Empfang des Echos *m*
接收器 Empfänger *m*
接收探头 Empfangssonde *f*
接受 Akzeptation *f*
接受范围 akzeptabler Bereich *m*
接受管 Blutsammelgefäß *n*
接受瓶 Auinahmekolben *m*
接受期 Annahmephase *f*
接受器 Receptaculum *n*, Behälter *m*
接受体 Akzeptor *m*, Empfänger *m*
接受学习 akzeptiertes Lernen *n*
接受域 akzeptierte Domäne *f*
接受者 Empfänger *m*, Rezeptor *m*
接受者操作特征曲线 charakteristische Kurve der Empfängerbedienung *f*
接头 Adapter *m*
接头 Verbindungsstück *n*
接头蛋白 Adapterprotein *n*
接头电位 Junktionspotenzial *n*
接头间隙 Fügespalt *m*, Anschlussspalte *f*
接头裂隙 Anschlussspalte *f*
接吻病 Küssenkrankheit *f*, kissing disease <engl.>
接物镜 Objektiv *n*, Objektivlinse *f*
接线电容 Leitungskapazität *f*
接线图 Verdrahtungsplan *m*, Verdrahtungsfigur *f*
接线柱 Konnektor *m*
接种 Vakzination *f*, Inokulation *f*, Impfung *f*
接种对象 Impfling *m*
接种反应 Impfreaktion *f*
接种红晕 Impfareola *f*
接种后淋巴结炎 postvakzinale Lymphadenitis *f*
接种后脑炎 postvakzinale Enzephalitis *f*
接种环 Impföse *f*
接种剂量 Impfdosis *f*
接种率 Inokulationsrate *f*
接种疟 Impfmalaria *f*, Malaria inoculata *f*
接种器 Inoculator *m*
接种热 Impffieber *n*, Febris vaccinalis *f*
接种试验 Inokulationstest *m*
接种体(物) lnokulum *n*
接种途径 Implweg *m*, Impfroute *f*
接种性结核 Impftuberkulose *f*, lnokulationstuberkulose *f*
接种性皮结核 Impfhauttuberkulose *f*
接种疫苗的 geimpft
接种疫苗疗法 Therapie durch Impfung *f*
接种有效率 Inokulationseffizienz *f*
接种员 Impfpersonal *n*, Impfarzt *m*
接种针 Impfnadel *f*
接种注射器 Impfspritze *f*
揭示 Anzeige *f*, Bekanntmachung *f*, Andeutung *f*
街病毒 Straβenvirus *n*
街道卫生 Straßensauberkeit *f*
街道噪声 Straßenlärm *m*
街道噪音 Straβenlärm *m*
街头饮酒者或药物使用者 Straßentrinker oder Drogenab-

hängige *m*
街巷心理疗法 Psychotherapie auf Straßen *n*

jié 孑节杰拮洁结捷睫截

孑孓 Mückenlarve *f*
节 Segment *n*, Segmentum *n*
节(分节)孢子 Arthrospore *f*
节(分节)孢子形成 Arthrosporenbildung *f*
节[平]面 Knotenebene *f*
节[制生]育 Geburtenkontrolle *f*, Geburtenregelung *f*, Kontrazeption *f*
节点 Knotenpunkt *m*
节点定位 Knoten-Lokalisierung *f*
节段 Segment *n*
节段骨丢失 segmentaler Knochenverlust *m*
节段间中间神经元 intersegmentales Interneuron *n*
节段体积描记法 Segmentplethysmographie *f*
节段型 segmentale Form *f*
节段性不稳 segmentale Instabilität *f*
节段性肠炎 Segmentalenteritis *f*
节段性的 segmental, segmentär
节段性肺炎 Segmentpneumonie *f*
节段性供血 segmentale Blutversorgung *f*
节段性骨丢失 segmentaler Knochenverlust *m*
节段性骨缺损 segmentaler Knochendefekt *m*
节段性骨移植 segmentale Knochentransplantation *f*
节段性固定 segmentale Fixierung *f*
节段性回肠炎 Ileitis segmentalis (s. regionalis s. termina-lis) *f*, Crohn* Krankheit *f*
节段性肌腱移植 segmentale Sehnenplastik *f*
节段性脊椎麻醉 segmentale Spinalanästhesie *f*
节段性结肠炎 Segmentkolitis *f*
节段性静脉容量 segmentäres venöses Volumen *n*
节段性阑尾炎 Segmentappendizitis *f*
节段性肾发育不良 segmentale dysplastische Niere *f*
节段性肾发育不全 segmentale Nierenhypoplasie *f*
节段性视网膜动脉周围炎 segmentale Retinalperiarteri-(i)tis *f*
节段性输入 segmentale Afferenz *f*
节段性狭窄 Segmentalstriktur *f*, Segmentalstenose *f*
节段性血管瘤病(科布综合征) segmentierte Angiomatose *f*
节段性硬化性胆管炎 segmentierte sklerosierende Cholangitis *f*
节段移植 segmentale Transplantation *f*
节段装置 Segmentapparat *m*, Apparatus segmentalis *m*
节段阻滞 Segmentblockade *f*
节构造 Meristem *n*
节后神经纤维 postganglionäre Nervenfasern *f pl*
节后神经元 postganglionäres Neuron *n*
节后纤维 postganglionäre Fasern *f pl*, Fibrae postgang-lionares *f pl*
节间 Intersegment *n*
节间的 intersegmentär, intersegmental (-is, -is, -e)
节间动脉 intersegmentäre Arterie *f*
节间支 Rami interganglionares *m pl*
节俭表型 sparsamer Phänotyp *m*
节俭基因型 sparsamer Genotyp *m*
节俭基因学说 Hypothese der sparsamen Gene *f*
节裂 Strobilation *f*, Segmentation *f*
节裂的 merogen
节律 Rhythmik *f*, Rhythmus *m*
节律不齐的 arhythmisch, arhythmic(-us, -a, -um), caco-rhythmic <engl.>
节律疗法 Rhythmotherpie *f*
节律提取 Extraktion von Rhythmus *f*
节律同化 Rhythmus der Assimilation *m*
节律稳定 stabiler Rhythmus *m*
节律性(变时性) chronotrope Rhythmik *f*
节律性搏动 rhythmische Pulsation *f*
节律性抽搐 Krauomanie *f*, rhythmische Zuckung *f*
节律性的 rhythmisch, rhythmic (-us, -a, -um)
节律性腭咽部肌阵挛 rhythmischer Spasmus des Muscu-lus phatyngopalatinus *m*
节律性感应电疗法 rhythmische Faradotherapie *f*
节律性呼吸 rhythmische Atmung *f*
节律性脉搏 rhythmischer Puls *m*
节律性收缩 rhythmische Kontraktion *f*
节律性舞蹈病 rhythmische Chorea *f*
节律性兴奋 rhythmische Erregung *f*
节律性眼球震颤 rhythmischer Nystagmus *m*
节律异常 Allorhytllmie *f*, Dysrhythmie *f*
节律运动 rhythmische Bewegung *f*
节律障碍 Dysrhythmie *f*
节能技术 Technik für Energiesparen *f*
节拍器 Metronom *n*
节片 Proglottid *m*, Merosom *n*, Segmentum *n*
节前神经纤维 präganglionäre Nervenfasem *f pl*
节前神经元 präganglionäres Neuron *n*
节前损伤 präganglionäre Verletzung *f*
节前纤维 präganglionäre Fesern *f pl*
节球藻毒素 Nodularin *n*
节神经母细胞瘤 Ganglioneuroblastom *n*
节省法 Sparmethode *f*
节省体能技术 Technik für Körperenergiesparen *f*
节食 Diät *f*(吃限定食物)
节细胞 Ganglionzelle *f*
节细胞层 Lamina präganglionaris *f*
节细胞神经瘤 Ganglionneurom *n*
节细胞神经母细胞瘤 Ganglionneuroblastom *n*
节性神经痛 Segmentalneuralgie *f*
节饮疗法 Dipsotherapie *f*, Durstkur *f*
节育 Geburtenregelung *f*, Geburtenkoutrolle *f*
节育方法 Methode der Geburtenkontrolle *f*
节育花 Blumentyp, Pessar *n*
节育环 Pessar *n*, Ringpessar *n*, Kontrazeptionsring *m*
节育环叉 Ringpessarapplikator *m*
节育环放置器 Ringeinführer *m*, Pessareinffihrer *m*
节育环取出器 Entferner des Pessarrings *m*
节育率 Geburtenkontrollrate *f*
节育门诊部 Geburtenkontrollklinik *f*
节育器铜 T Geburtenkupfer-T *n*
节育手术 kontrazeptive Operation *f*
节育因子 Kontrazeptionsfaktor *m*
节欲 Kontinenz *f*, Abstinenz *f*
节欲的 kontinent, keusch, enthaltsam
节肢动物 Arthropoda *pl*, Arthropoden *pl*
节肢动物传播的 durch Arthropoden übertragend
节肢动物传播的出血热 Arthropod-Borne-Häimorrhagi-sches-Fieber *n*
节肢动物传播性流行 durch Arthropoden übertragende Epidemie *f*
节肢动物传染 Arthropod-Borne-lnfektion *f*
节肢动物媒介病毒 Arthropod-Borne-Viren *n pl* (ARBOR-Viren)
节肢动物媒介传染病 Arthropod-Borne-Krankheit *f*
节肢动物门 Arthropoda *pl*
节肢动物免疫作用 Immunisierung gegen Arthropoden *f*
节肢动物咬伤 Arthropodenbiss *m*
节肢介体病毒 Arbovirus *n*
节肢昆虫 Insekten *n pl*

节制 Enthaltsamkeit *f*, Kontinenz *f*, Abstinenz *f*
节制(禁欲) Enthaltsamkeit *f*
节制说(禁欲说) Asketentum *n*
节制索(带) Bremsband *n*
节制性饮酒 kontrolliertes Trinken *n*
节柱 segmentierte Säule *f*
节状蜕膜 Dezidua tuberosa *f*
节状细胞 Knotenzelle *f*
节奏 Rhythmus *m*
节足系列 Serie von Arthropoden *f*
杰斐逊骨折 Jefferson* Fraktur *f*(寰椎骨折)
杰高维肠杆菌 Enterobacter gergoviae *m pl*
杰克逊安全三角 Jackson* Sicherheitsdreieck *n*(颈前部的一个三角形区域)
杰克逊定律 Jackson* Regel *f*
杰克逊发作 Jachson* Anfall *m*
杰克逊矫治器 Jackson* Appliance *f*(正牙器)
杰克逊氏癫痫 Jackson* Epilepsie *f*, Rindenepjlepsie *f*
杰克逊氏综合征 Jackson* Syndrom *n*, (od. Lähmung *f*), Vago-accessorius-hypoglossus-Syndrom *n*
杰克逊式经典位 Jackson* klassische Position *f*(经典式喉镜头位)
杰克逊[粘连]膜(杰克逊盖膜) Jackson* Membran *f*(引起膜性结肠周围炎及肠梗阻)
杰利内克征 Jellinek* Zeichen *n*(甲状旁腺功能亢进的睑缘上部症状)
杰-麦二氏综合征 Jackson*-Mackenzie* Syndrom *n*
杰纳斯绿 Janusgrün B *n*
杰普尔按蚊日月潭亚种 Anopheles jeyporiensis candidi-ensis *m*
杰氏(贾金斯)冠状动脉导管 Judkins* Koronarkatheter *m*
杰氏皮肤淋巴细胞浸润 Jessner* Lymphozyteninfiltration der Haut *f*
杰斯病综合征(格施沙病) Gerstmann*-Straussler*-Scheinker* Syndrom *n*
杰斯措错觉 Jastraw* Illusion *f*
拮抗的 antagonistisch
拮抗反射 antagonistischer Reflex *m*
拮抗肌力矩比 Drehmomentverhältnis von Antagonisten *n*
拮抗剂方案 Antagonistenprotokoll *n*, Gonadotropin-Releasing-Hormon-Antagonisten-Protokoll *n*
拮抗疗法 Enantiopathie *f*
拮抗酶 Gegenenzym *n*
拮抗肽 Antagonistpeptid *n*
拮抗物 Antagonist *m*
拮抗效应 antagonistischer Effekt *m*
拮抗性反射 antagonistischer Reflex *m*
拮抗性共生 antagonistische symbiose *f*
拮抗性抑制 antagonistische Hemmung *f*, Antagonistinhibition *f*
拮抗运动 antagonistische Bewegung *f*
洁白的 reinweiβ, fleckenlosweiβ
洁齿刷轮 Zahnbürstenrad *n*
洁尔灭 Geramin *n*
洁净手术室 sauberer Operationssaal (OP-Saal) *m*
洁霉素 Lincomycin *n*
洁牙剂 Dentifricium *n*
洁治 Zahnsteinentfernung *f*, scaling <engl.>
洁治刮治器械 Scaling-und Kürettageinstrument *n*
结 Nodus *m*, Knoten *m* Knötchen *n*
结巴 Gestammel *n*
结巴话 Kauderwelsch *m*
结疤 Narbenbildung *f*, Vemarbung *f*
结瘢梗塞 vernarbter Infarkt *m*
结肠 Kolon *n*, Dickdarm *m*
结肠阿米巴 Amoeba coli *n*
结肠癌 Dickdarmkarzinom *n*
结肠癌杜克斯分类法 Dukes* Klassifikation für Darmkarzinome *f*
结肠癌骨转移 Kolonkarzinom mit Knochenmetastase *n*
结肠半月襞 Plicae semilunares coli *f pl*
结肠瓣 Valvula coli *f*, VaIva ileocaecalis *f*
结肠瓣闭锁不全 Ileocaecalinsuffuzienz *f*
结肠瓣系带 Frenulum valvulae coli *n*
结肠钡灌肠造影 Bariumeinlauf-Radiografie des Dickdarms *f*
结肠闭塞 Dickdarmverschluss *m*
结肠闭锁 Atresia coli *f*, Dickdarmatresie *f*
结肠壁脓肿 Abszeβ der Dickdarmwand *m*
结肠壁褶状皱起物 Plissierung der Dickdarmwand *f*
结肠边缘动脉弓 Arterienbogen am Kolon *m*
结肠便秘 Verstopfung des Dickdarms *f*
结肠病 Kolopathie *f*
结肠病损切除术 Exzision einer Läsion des Dickdarms *f*
结肠部分切除 partielle Kolektomie *f*, Dickdarmresektion *f*
结肠部分切除术 Teilresektion des Kolons *f*
结肠草履虫 Pantoffeltierchen im Kolon *n*
结肠测计图 Kolometrogramm *n*
结肠插管法 Intubation des Dickdarms *f*
结肠肠脾曲综合征 Syndrom der linken Dickdarmflexur *n*
结肠持异性抗原 Dickdarm-spezifisches Antigen-P *n*
结肠充气瓶 Pneumocolon-Flasche *f*
结肠充气试验 Rovsing* Zeichen *n*, Schmerz bei retrogradem Ausstreifen des Kolon *m*
结肠出血 Diekdarmblutung *f*
结肠穿刺术 Dickdarmpunktion *f*
结肠穿孔 Dickdarmperforation *f*
结肠穿孔缝合术 Naht der Dickdarmperforation *f*
结肠次全切除术 subtotaler Kolektomie *f*
结肠代食管再建术 Osophagokoloplastik *f*
结肠带 Taeniae coli *f pl*, Teniae coli *f pl*
结肠袋 Haustra coli *f*
结肠单纯癌 Carcinoma simplex des Kolons *n*
结肠单口造口术 Kolostomie mit einzigem Stoma *f*
结肠的 colic(-as, -a, -um)
结肠低张双重造影 hypotone Doppelkontrastradiographie des Dickdarms *f*
结肠电图 Elektrokologramm *n*
结肠动力 Kolonmotilität *f*
结肠动脉 Arteria colica *f*
结肠窦憩室 antrales Divertikel des Dickdarms *n*
结肠端造口术 Endkolostomie *f*
结肠多发性腺瘤 Polyadenomatose des Dickdarms *f*
结肠多发性腺瘤性息肉 multipler adenomatöser Polyp des Kolons *m*
结肠恶性淋巴瘤 malignes Lymphom des Kolons *n*
结肠恶性肿瘤 maligner Tumor des Kolons *m*
结肠放射学钡[灌肠]检查 radiologische Dickdarmuntersuchung mit Barium *f*
结肠非特异性溃疡 unspezifisches Geschwür des Dickdarms *n*
结肠分泌 Kolonsekretion *f*
结肠分泌调节 Kolon-sekretorische Regulierung *f*
结肠粪便嵌塞 Koteinklemmung im Dickdarm *f*
结肠缝术 Dickdarmnaht *f*, Kolorrhaphie *f*
结肠腹壁造口术 abdominelle Kolostomie *f*, Laparokolos-tomie *f*
结肠腹壁造口-直肠膀胱术 Operation mit abdominaler Kolostomie und rektaler Blase *f*
结肠腹膜炎 Exocolitis *f*
结肠肝固定术 Kolonhepatopexie *f*
结肠肝曲 Flexura coli hepatica (s.dextra) *f*
结肠杆菌 Kolibazille *m*
结肠梗阻 Dickdarmileus *m*

结肠孤立淋巴小结 isoliertes lymphoides Knötchen im Dickdarm *n*
结肠孤立性溃疡 isoliertes Dickdarmulkus *n*, isoliertes Kolongeschwür *n*
结肠固定切开术 Kolopexotomie *f*
结肠固定术 Colofixatio *f*, Kolopexie *f*
结肠固定造口术 Kolopexostomie *f*
结肠固有层 Lamina propria mucosae coli *f*, Eigenschicht der Dickdarmschleimhaut *f*
结肠固有肌层 Lamina muscularis propria coli *f*
结肠灌洗 Dickdarmeinlauf *m*, Coloklystier *n*
结肠过敏 Reizkolon *n*, Reizdickdarm *m*
结肠过敏综合征 Reizkolonsyndrom *n*
结肠过长 überflüssiges Kolon *n*, redundantes Kolon *n*
结肠黑变病 Melanosis coil *f*
结肠黑色素沉着病 Melanosis coli *n*
结肠后胃空肠吻合术 Gastroenterostomia retrocolica *f*
结肠后吻合术 Anastomosis retrocolica *f*
结肠后组织 retrokolisches Gewebe *n*
结肠坏疽 Dickdarmgangrän *n*
结肠回肠侧吻合术 ileokolonische Seitenanastomose *f*
结肠回肠镜表现 ileokoloskopischer Befund *m*
结肠活动测定器 Gerät zur Messung der Kolonaktivität *n*
结肠活动测定器 Kolometrometer *n*
结肠活组织检查 Kolonbiopsie *f*
结肠肌层 Myometrium des Dickdarms *n*
结肠肌膜环层 Ringmuskelschicht des Kolons *f*, Stratum circulare tunicae muscularis *n*
结肠肌膜纵层 Längsmuskelschicht des Kolons *f*, Stratum longitudinale der Tunica muscularis *n*
结肠肌切开术 Myotomie des Kolons *f*
结肠肌织膜环层 Stratum circulare tunicae muscularis *f*
结肠肌织膜纵层 longitudinale Schicht der Muscularis *f*
结肠积气 Kolonblähung *f*, Aerocolie *f*
结肠积气症 Pneumatosis coli *f*
结肠激惹综合征 Reizkolonsyndrom *n*
结肠激躁综合征 Reizdarmsyndrom *n*
结肠家族性息肉病 familiäre Dickdarmpolyposis *f*
结肠夹 Dickdarmklemme *f*
结肠假息肉 Pseudopolyp des Kolons *m*
结肠假息肉病 Pseudopolyposis des Konons *f*
结肠浆膜下层 Subserosa des Kolons *f*, Stratum subserosum des Kolons *n*
结肠浆膜炎 Serokolitis *f*
结肠节段性扩张 segmentale Dilatation des Kolons *f*
结肠结肠吻合术 Kolokolostomie *f*, Colocolostomia *f*
结肠结核 Dickdarmtuberkulose *f*
结肠截断征 Colon-Cut-Off-Zeichen *n*
结肠筋膜 Faszie von Kolon *f*
结肠痉挛 Colon spasticum *n*
结肠镜 Kolonoskop *n*
结肠镜激光手术器 Laser-Operationsgerät mit Koloskopie *n*
结肠镜检查 Koloskopie *f*, Kolonoskopie *f*
结肠镜检查(术) Koloskopie *f*
结肠镜用清洗刷 koloskopische Waschbürste *f*
结肠镜用细胞刷 koloskopische Zytologiebürste *f*
结肠克隆病 Morbus Crohn im Kolon *m*
结肠克隆氏病 Crohn* Krankheit des Kolons *f*
结肠溃疡 Kolongeschwür *n*, kolonischer Ulkus *m*
结肠溃疡穿孔 Perforation des Dickdarmgeschwür *f*
结肠溃疡形成 Ulzeration des Kolons *f*
结肠扩张 Kolondilatation *f*, Colectasia *f*
结肠扩张术 Dilatation des Dickdarms *f*
结肠类癌 Kolonkarzinoid *n*
结肠冷却器 Kolon-Kühler *m*
结肠良性肿瘤 gutartiger Dickdarmtumor *m*, benigner Kolontumor *m*
结肠临床操作 klinische Manipulation am Kolon *f*
结肠淋巴结 Nodi lymphatici colici *n pl*
结肠瘘 Kolonfistel *f*
结肠瘘闭合术 Schliessen der Kolonfistel *n*
结肠瘘袋 Kolostomiebeutel *m*
结肠麻痹 Lähmung des Kolons *f*
结肠麻醉 Dickdarmnarkose *f*, Dichdarmanästhesie *f*
结肠盲肠吻合术 Colocaecostomie *f*
结肠面 Facies colica *f*
结肠内阿米巴 Entamoeba coli *f*
结肠内阿米巴病 Entamebiasis coli *n*
结肠内阿米巴感染 Infektion mit Entamoeba coli *f*
结肠内的 intrakolisch
结肠内容物 Darminhalt *m*
结肠内异物 Fremdkörper im Kolon *m*
结肠扭转 Dickdarmachsendrehung *f*, Volvulus coli *m*
结肠呕吐物 Erbrochenes aus Kolon *n*
结肠排泄袋 Kolostomiebeutel *m*
结肠袢式造口术 Loop-Kolostomie *f*
结肠旁的 parakolisch
结肠旁沟 Sulci paracolici *m pl*
结肠旁沟脓肿 parakolischer Abszess *m*
结肠旁淋巴结 Nodi lymphatici paracolici *m pl*
结肠旁造口术 Parakolostomie *f*
结肠膀胱成形术 Kolozystoplastik *f*
结肠膀胱的 kolovesikal
结肠膀胱瘘 kolovesikale Fistel *f*
结肠膀胱瘘修补术 Dickdarm-Blasenfisteloperation *f*
结肠膀胱术 kolovesikale Fistel *f*
结肠盆曲 Beckenflexur *f*, Flexura pelvina *f*
结肠皮肤交通的 kolokutan
结肠脾曲 Flexura coli splenica (s.sinistra) *f*, Milzkrümmung *f*
结肠脾曲切除术 Resektion der linken Dickdarmflexur *f*
结肠脾曲综合征 Syndrom der linken Flexur *n*
结肠破裂 Kolonruptur *f*
结肠憩室 Dickdarmdivertikel *n*
结肠憩室病 Dickdarmdivertikulose *f*
结肠憩室炎 Dickdarmdivertikulitis *f*
结肠前带 anteriores Band des Kolons *m*
结肠前胃空肠吻合术 antekolonische Gastrojejunostomie *f*
结肠前胃空肠吻合术 Gastrojejunostomia antecolica *f*
结肠前吻合术 Anastomosis antecolica *f*
结肠钳 Dickdarmzange *f*
结肠嵌塞 Impaktion des Kolons *f*
结肠腔 Darmlumen *n*
结肠强直 Kolonsteifung *f*
结肠切除术 Kolektomie *f*, Kolonresektion *f*
结肠切除术用于插补术 Resektion des Kolons für Zwischenschaltung *f*
结肠切除 - 直肠后结肠拖出术 Duhamel* Operation *f*
结肠切除 - 直肠后结肠拖出术 Duhamel* Operation *f*, retrorektale transanale Durchzugsoperation *f*
结肠切断征 Kolon-Cut-Off-Zeichen *n*
结肠切割征 Kolon-Cut-Off-Zeichen *n*
结肠切开活组织检查 Biopsie bei Kolotomie *f*
结肠切开术 Kolotomie *f*, Colotomia *f*
结肠切开术用于活组织检查 Kolotomie zur Biopsie *f*
结肠切开术用于异物除去 Kolotomie zur Fremdkörperentfernung *f*
结肠切开探查术 Kolotomie mit Exploration *f*
结肠曲 Kolonflexur *f*

结肠全部切除术 totale Kolektomie *f*
结肠缺血 Kolonischämie *f*
结肠绒毛腺瘤 villöses Adenom des Kolons *n*
结肠乳头状腺癌 Dickdarmpapillom *n*
结肠乳头状腺瘤 papilläres Adenom des Kolons *n*
结肠上的 epikolisch
结肠上横气管 suprakolonale transversale Trachea *f*
结肠上皮 Kolonepithel *m*
结肠上区 oberer Kolonabschnitt *m*
结肠烧伤 Verbrennung des Kolons *f*
结肠神经节细胞缺乏综合征 Zuelzer*-Wilson* Syndrom *n*, Erkrankung mit Fehlen der Ganglienzellen im Dickdarm *f*
结肠神经节细胞缺失 Aganglionose im Kolon *f*
结肠手术操作 Operation am Kolon *f*
结肠手术再吻合术 chirurgische Reanastomosierung des Kolons *f*
结肠双重造影 Doppelkontrastangiographie des Kolons *f*
结肠松解术 Cololysis *f*, Pericololysis *f*
结肠损伤 Dickdarmverletzung *f*
结肠损伤部外置术 Exteriorisation des verletzten Dickdarmteils *f*
结肠套叠 Dickdarminvagination *f*, lnvaginatio colica *f*
结肠特异性抗原 Kolon-spezifisches Antigen *n*
结肠痛 Dickdarmschmerz *m*
结肠透析 Dickdarmdialyse *f*
结肠拖出术 Duhamel-Operation *f*, retrorektale transanale Durchzugsoperation *f*
结肠外侧韧带 Außenband des Dickdarms *n*, Lateralband des Kolons *n*
结肠外的 extrakolisch
结肠外瘘闭合术 Verschluβ der äusseren Fistel des Kolons *m*
结肠弯曲菌 Campylobacter coli *m*
结肠完全切除术 totale Kolonresektion *f*
结肠未旋转 Nonrotation des Kolons *f*
结肠吻合术 kolo-kolonische Anastomose *f*
结肠无力 Dickdarmatonie *f*
结肠无名沟 namenloser Sulkus des Dickdarms *m*
结肠息肉 Dickdarmpolyp *m*
结肠息肉病 Dickdarmpolypose *f*
结肠息肉检查系统 Untersuchungssystem für Kolonpolypen *n*
结肠息肉样腺瘤 adenomatöser Polyp des Kolons *m*, polypoides Adenom des Kolons *n*
结肠息肉综合征 Dickdarmpolyp-Syndrom *n*
结肠系膜 Mesokolon *n*, Dickdarmgekröse *f*
结肠系膜带 Taenia mesocoloca *f*
结肠系膜的 mesokolisch
结肠系膜架 mesokolisches Skelett *n*
结肠系膜淋巴结 Lymphonodi mesocolici *m pl*, Nodi lym-phatici mesocolici *m pl*
结肠系膜韧带 mesokolisches Ligamentum *n*
结肠系膜上的 supramesokolisch
结肠系膜上腹膜腔 supramesokolische Bauchhöhle *f*
结肠系膜下腹膜腔 inframesokolische Bauchhöhle *f*
结肠系膜折叠术 Mesokoloplikation *f*
结肠狭窄 Dickdarmstenose *f*
结肠狭窄 Stenose des Kolons *f*
结肠下垂 Koloptose *f*
结肠纤维镜 Faserendoskop *n*, Fiberskop *n*, Fibroskop *n*
结肠纤维镜检查 Kolonofiberskopie *f*
结肠纤维窥镜 Kolonofiberskop *n*
结肠纤维样息肉 fibroider Polyp des Kolons *m*
结肠腺 Kolondrüse *f*
结肠腺癌 Adenokarzinom des Kolons *n*
结肠腺瘤 Dickdarmadenom *n*
结肠腺瘤病 Adenomatosis coli *f*
结肠腺瘤性息肉病 adenomatöse Polyposis coli *f*
结肠腺瘤性息肉病基因 Gen für adenomatöse Polypose coli *n*
结肠腺瘤性息肉病腺癌 Adenokarzinom bei adenomatöser Polypose coli *n*
结肠腺瘤样息肉 adenomatöser Polyp des Kolons *m*
结肠小袋[纤毛]虫 Balantidium coli *n*, Ruhrziliat *n*
结肠小袋[纤毛]虫病 Balantidiasis coli *f*
结肠小袋虫 Pantoffeltierchen des Kolons *n*, Balantidium coli *n*, Paramecium coli *n*
结肠小袋虫感染 Infektion durch Balantidium coli *f*
结肠小袋纤毛虫 Balantidium coli *n*
结肠小袋纤毛虫病 Balantidiasis coli *f*, Balantidiose
结肠小袋纤毛虫痢疾 Balantidienruhr *f*
结肠新膀胱术 orthotope Sigmoid-Neoblase *f*
结肠型伤寒 Kolotyphus *m*
结肠性便秘 Dickdarmobstipation *f*
结肠性便秘 Verstopfung des Kolons *f*
结肠性腹泻 Dickdarmdiarrhoe *f*
结肠性消化不良 Kolodyspepsie *f*, Dickdarmdyspepsie *f*
结肠修复术 Reparatur des Kolons *f*
结肠旋转不良 Malrotation des Kolons *f*
结肠旋转失败 Misserfolg der Kolonrotation *m*
结肠血管发育不良 Angiodysplasie im Dickdarm *f*
结肠血管扩张 Vasolilatation des Kolons *f*
结肠血管瘤 Dickdarmangiom *n*
结肠血吸虫病 Schistosomiasis des Kolons *f*
结肠压迹 Impressio colica *f*
结肠延迟通过性便秘 Verstopfung des Kolons durch eine verzögerte Darmpassage *f*
结肠炎 Kolitis *f*, Colitis *f*
结肠炎结肠抗原 Kolitis-assoziiertes Kolonantigen *n*
结肠炎耶尔森菌食物中毒 Lebensmittelvergiftung durch Yersinia enterocolitica *f*
结肠炎症性假肿瘤 entzündlicher Pseudotumor des Kolons *m*
结肠炎症性息肉 entzündlicher Polyp des Kolons *m*
结肠移位 Kolontransposition *f*
结肠乙状结肠吻合术 Kolosigmoidostomie *f*
结肠异物 Dickdarmfremdkörper *m*
结肠阴道的 kolovaginal
结肠阴道瘘闭合术 Schließung der kolovaginalen Fistel *f*
结肠阴道瘘的 kolovaginal
结肠阴道瘘修复术 Reparatur der kolovaginalen Fistel *f*
结肠印戒细胞癌 Siegelringzellenkarzinom des Kolons *n*
结肠硬癌 Skirrhus des Kolons *m*
结肠右丛 rechter Plexus des Kolons *m*
结肠右动脉 Arteria colica dextra *f*, rechte Dickdarmarterie *f*
结肠右曲 Flexura coli dextra（s. hepatica）*f*
结肠与皮肤的 kolokutan
结肠与直肠腺上皮增生 Epithelhyperplasie des Dickdarms und Mastdarms *f*
结肠原发性慢性假性梗阻 primäre chronische Pseudoobstruktion des Dickdarms *f*
结肠缘动脉 marginale Arterie des Kolons *f*
结肠造口闭合术 Schließung der Kolostomie *f*
结肠造口冲洗器 Irrigation-Set für Kolostomie *n*
结肠造口除掉 Take-Down von Kolostomie *n*
结肠造口腹壁造口指诊 digitale Untersuchung des Stomas von Kolostomie *f*
结肠造口肛门袋及冲洗装置 Kolostomiebeutel und Irrigation-Set
结肠造口疝修复术 Reparatur der Kolostomiehernie *f*
结肠造口（瘘）术 Kolostomie *f*, Colostomia *f*
结肠造口术伴多处活组织检查 Kolostomie mit multiplen Biopsien *f*
结肠造口术腹壁造口扩张术 Dilatation des Stomas der Kolo-

stomie *f*
结肠造口术管理 Management und Pflege für Kolostomie *f*
结肠造口术后功能障碍 Fehlfunktion nach Kolostomie *f*
结肠造口修复术 Reparatur der Kolostomie *f*
结肠造口修改术 Revision der Kolostomie *f*
结肠造口用橡胶盖板 Gummideckung für Kolostomie *f*
结肠造口用橡胶环 Gummiring für Kolostomie *m*
结肠造口者 Kolostoma-Patient *m*, colostomatos <engl.>
结肠造瘘袋 Kolostomiebeutel *m*
结肠造瘘灌洗 Bewässerung für Kolostomie *f*
结肠造瘘术 Kolostomie *f*
结肠粘蛋白抗原 Muzinantigen im Kolon *n*, Mucoproteinantigen im Kolon *n*
结肠粘蛋白组织细胞增多症 Muzinöse Histiozytose des Dickdarms *f*
结肠粘连 Dickdarmadhäsion *f*, Dickdarmverwachsung *f*
结肠粘膜 Schleimhaut des Dickdarms *f*, Tunica mucosa coli *f*
结肠粘膜肌层 Lamina muscularis mucosae coli *f*, Lamina submucosa coli
结肠粘膜下层 submuköse Schicht des Dickdarms *f*
结肠粘膜下组织 Tela submucosa coli *f*
结肠粘液 Kolonschleim *m*
结肠粘液性腺癌 Mukoidadanokarzinom des Kolons *n*
结肠粘液溢 Kolonorrhoea *f*, Myxorrhoea coli *f*
结肠展长 Elongation des Kolons *f*
结肠折叠术 Coloplicatio *f*, Kolonfaltung *f*
结肠支 Ast des Kolons *m*
结肠脂垂 epiploischer Anhang *m*
结肠脂垂炎 epiploische Appendizitis *f*
结肠直肠 Kolon-Rektum *n*
结肠直肠癌 kolorektales Karzinom *n*
结肠直肠的 kolorektal
结肠直肠粪块嵌塞 Kotstauung des Kolorektums *f*
结肠直肠慢性肉芽肿 chronisches kolorektales Granulom *n*
结肠直肠切除术 Koloprotektomie *f*
结肠直肠外科 kolorektale Chirurgie *f*
结肠直肠吻合术 Kolorektostomie *f*
结肠直肠息肉 kolorektaler Polyp *m*
结肠直肠压 kolorektaler Druck *m*
结肠直肠炎 Koloproktitis *f*
结肠中毒性扩张 vergiftete Dilatation im Dickdarm *f*
结肠终末淋巴结 Lymphknoten im terminalen Kolon *m*
结肠肿瘤 Dickdarmtumor *m*
结肠周的 perikolisch
结肠周膜 perikolische Membran *f*
结肠周膜综合征 pericolic-membrane syndrome <engl.>
结肠周围的 parakolisch
结肠周围组织 perikolisches Gewebe *n*
结肠周炎 Periproktitis *f*, Paraproktitis *f*
结肠转位 Kolonverschiebung *f*, Kolonverlagerung *f*
结肠子宫内膜异位 Dickdarmendometriose *f*
结肠子宫内膜异位症 Endometriose im Kolon *f*
结肠纵肌纤维带 longitudinales Ligamentum von Kolon *n*
结肠阻塞 Dickdarmobstruktion *f*
结肠左丛 linker Plexus des Kolons *m*
结肠左动脉 Arteria colica sinistra *f*, linke Kolonarterie *f*
结肠左曲 Flexura coli sinistra (s.splenica) *f*
结痂性膀胱炎 Cystitis incrustans *f*
结蛋白 Desmin *n*
结蛋白丝 Desmin-Filament *n*
结缔[组织]绒毛膜胎盘 Placenta syndesmochorialis *f*
结缔组织 Bindegewebe *n*, Tela conjunctiva *f*
结缔组织按摩 Bindegewebsmassage *f*
结缔组织病 Bindegewebserkrankung *f*
结缔组织病理学 Bindegewebspathologie *f*
结缔组织病所致精神障碍 Bindegewebserkrankung-induzierte Geistesstörung *f*
结缔组织病相关的肺动脉高压 Bindegewebserkrankung-assoziierte pulmonale Hypertension *f*
结缔组织病性关节炎 Arthritis der Bindegewebskrankheit *f*
结缔组织病性肌病 Bindegewebskrankheitsmyopathie *f*
结缔组织玻璃样变 Hyalinisierung des Bindegewebes *f*
结缔组织肥大细胞 Bindegewebemastzelle *f*
结缔组织过多 Hyperdesmose *f*
结缔组织疾病 Desmose *f*, Bindegewebskrankheit *f*, Kollagenkrankheit *f*
结缔组织瘤 Mesozytom *n*, bindegewebige Geschwulst *f*
结缔组织鞘 bindegewebige Wurzelscheide *f*
结缔组织染剂 Bindegewebs Farbmittel *n*
结缔组织生长 Bindegewebes-Wachstumsfaktor *m*
结缔组织细胞 Bindegewebszelle *f*
结缔组织纤维 Bindegewebslasern *f pl*
结缔组织纤维蛋白样变性 fibrinoide Bindegewebedegeneration *f*
结缔组织纤维瘤 bindegewebiges Fibrom *n*
结缔组织性玻璃样物质 bindegewebiges Hyalin *n*
结缔组织虚弱儿 Kind mit Bindegewebsschwäche *n*
结缔组织学说 Bindegewebe-Theorie *f*
结缔组织炎 Entzündung des Bindegewebes *f*
结缔组织增生 Hyperdesmose *f*, Proliteration des Binde-gewebes *f*
结缔组织增生的 desmoplastic (-us, -a, -um), desmoplastisch
结缔组织增生毛发上皮瘤 desmoplastisches Trichoepitheliom *n*
结缔组织增生性反应 desmoplastische Reaktion *f*
结缔组织增生性黑素瘤 desmoplastisches Melanom *n*
结缔组织增生性小圆细胞肿瘤 desmoplastischer kleiner runder Zell-Tumor *m*
结缔组织痣 Bindtegewebsnävus *m*
结缔组织痣脆弱性骨硬化征 Bindegewebsnävus und Zeichen der Osteopoikilose
结点 Knoten *m*
结点电位法 Knotenspannung *f*
结构 Aufbau *m*, Struktur *f*, Konstitution *f*
16SrRNA 结构 16S-rRNA-Struktur *f*
18SrRNA 结构 18S-rRNA-Struktur *f*
23SrRNA 结构 23S-rRNA-Struktur *f*
26SrRNA 结构 26S-rRNA-Struktur *f*
4.5SrRNA 结构 4.5S-rRNA-Struktur *f*
5.8SrRNA 结构 5.8S-rRNA-Struktur *f*
5SrRNA 结构 5S-rRNA-Struktur *f*
DNA 结构 DNA-Struktur *f*
mRNA 结构 mRNA-Struktur *f*
结构单元 Struktureinheit *f*
结构单元与参考单位 Struktur- und Referenzeinheit *f*
结构蛋白质 Strukturprotein *n*
结构的 strukturell, formativ
结构方程分析 Analyse der Strukturgleichung *f*
结构非特异性药物 strukturell unspezifische Arzneien *f pl*
结构分析法 Strukturanalyse *f*
结构改变 Strukturänderung *f*
结构关联效度 Konstruktvalidität *f*
结构函数 Strukturfunktion *f*
结构化方程模型 Strukturgleichungsmodell *n*
结构化设计 Tragwerksplanung *f*, Strukturdesign *n*
结构化学 Strukturchemie *f*
结构化粘度 Strukturviskosität *f*
结构 - 活性关系 Struktur-Wirkung-Beziehung *f*
结构 - 活性相关 Struktur-Aktivitäts-Korrelation *f*
结构基因 Struktur-Gen *n*

结构畸变 Strukturaberration *f*
结构鉴定 Strukturidentifikation *f*
结构控制 Strukturkontrolle *f*
结构理论 Strukturtheorie *f*
结构模体(折叠模式) Strukturmotiv *n*
结构扭曲 Strukturverzerrung *f*
结构破坏 Deskonstruktion *f*
结构缺陷 strukturelle Anomalie *f*
结构设计 Konstruktionsdesign *n*
结构生物学 Strukturbiologie *f*
结构失定向 strukturelle Desorientierung *f*
结构式 Strukturlormel *f*
结构式短期治疗性干预 strukturelle kurzfristige therapeutische Intervention *f*
结构式访谈 strukturiertes Interview *n*
结构式观察法 strukturierte Beobachtung *f*
结构式会谈 strukturiertes Gespräch *n*
结构损害 Strukturschaden *m*
结构[同分]异构体 Strukturisomere *n pl*, Gerüstisomere *n pl*
结构同分异构现象 Strukturisomerie *f*, Gerüstisomerie *f*,
结构突变 Strukturmutation *f*, strukturelle Mutation *f*
结构效度 Konstruktvalidität *f*
结构性鼻炎 strukturelle Rhinitis *f*
结构性蛋白 Strukturprotein *f*
结构性脊柱侧凸 Strukturskoliose *f*, strukturelle Skoliose *f*
结构性家庭治疗 strukturelle Familientherapie *f*
结构性失用[症] konstruktive Apraxie *f*
结构性糖蛋白 strukturelles Glykoprotein *n*
结构性先天性肌病 strukturelle kongenitale Myopathie *f*
结构性异染色质 konstitutives Heterochromatin *n*
结构移植或支架移植 strukturelle Transplantation *f*
结构异染色质 konstitutives Heterochromatin *n*
结构因数 Strukturfaktor *m*
结构游戏 strukturreles Spiel *n*
结构域 Domain *f*
结构元素 strukturierendes Element *n*
结构杂合子 strukturelle Heterozygote *f*
结构杂种 Strukturhybrid *n*
结构重排 strukturelle Umlagerung *f*
结构转化 Thaumatropie *f*
结构族分析 stmkturelle Gruppenanalyse *f*
结果 Ergebnis *n*
结果测验 Konsequenztest *m*
结果评价 Ergebnisevaluation *f*
结果意识 Ergebnisbewusstsein *n*
结合 Bindung *f*, Kombination *f*, Konjugation *f*
结合(化合) Kombination *f*, Verbindung *f*
结合臂 ①Bindearm *m* ②Brachium conjunctivum *n*
结合臂交叉 ①Decussatio pedunculomm cerebellarium superiorum *f* ②Decussatio brachii conjunctivae *f*
结合臂静脉 Vene des Bindearms *f*
结合部位 Bindungsstelle *f*, Konjugationsstelle *f*
mRNA 结合部位 mRNA-Stelle *f*
结合残留 gebundener Rückstand *m*
结合产品 Kombinationsprodukt *n*
结合常数 Bindungskonstante *f*
结合雌激素 konjugiertes Östrogen *n*
结合簇 haptophore Gruppe *f*, Bindungsstelle *f*, Hapto-phor *m*
结合胆红素 konjugiertes(od. gepaartes)Bilirubin *n*
结合胆汁酸 konjugierte Gallensäure *f*, gepaarte GaUen-säure *f*
C4 结合蛋白 C4-Bindungsprotein *n*
CRE 结合蛋白 CRE-Bindungsprotein *n*
DNA 结合蛋白 DNA-Bindungsprotein *n*
GTP 结合蛋白(G 蛋白) GTP-Bindungsprotein *n*
结合蛋白[质] gepaartes Protein *n*
C3/C4 结合蛋白的共有顺序 Konsensussequenz von C3/C4-Bindungsprotein *f*
结合蛋白质抗原 Antigen-bindendes Protein *n*
结合的 konjugiert, gepaart, gebunden
结合毒血症 kombinierte Toxämie *f*
结合二氧化碳 gebundenes Kohlendioxid *n*
结合反应位置 Stelle der Konjugationsreaktion *f*
结合钙 gebundenes Kalzium *n*
结合剂 Konjugationsmittel *n*, Bindemittel *m*
结合抗原 konjugiertes Antigen *n*
结合力 Bindungsfähigkeit *f*, Bindekraft *f*, Bindungskapazi-tät *f*
CO_2 结合力 CO_2-Bindungskraft *f*
结合酶 Konjugase *f*
结合酶类 konjugierte Enzyme *n pl*
结合免疫缺乏 kombinierte Immunitätsmangel *m*
结合囊肿 Junktionszyste *f*, junctional cyst <engl.>
结合能 Bindungsenergie *f*
结合凝固酶 gebunde Koagulase *f*
结合皮质类固醇球蛋白 kortikosteroidbindendes Globulin *n*, Transcortin *n*
结合皮质甾类球蛋白 kortikosteroidbindendes Globulin *n*, Transcortin *n*
结合球蛋白 Haptoglobin *n*
DNA 结合区 DNA-Bindungsdomäne *f*
结合事件相关诱发电位(事件相关电位) ereignisrelevantes evoziertes Potential *n*
DNA 结合试验 DNA-Bindungstest *m*
结合水 gebundenes Wasser *n*
结合素 Connexin *n*
结合速率 Assoziationsrate *f*
结合酸 gebundene Säure *f*, konjugierte Säure *f*
结合态放射性核素 inkorporierte Radionuklide *n pl*
结合位 Bindungsstelle *f*, Konjugationsstelle *f*
结合位点 Kombinationsstelle *f*
结合位点特异性 Spezifität der Bindungsstelle *f*
结合物 Konjugat *n*
结合物([骨盆]直径,共轭,偶合,轭合,轭合物) Konjugat *n*
结合性余氯 kombiniertes Restchlor *n*
结合牙 Dentes concreti *m pl*, verwachsene Zähne *m pl*
结合疫苗 Konjugationsimpfstoff *m*
结合脂肪酸 gebundene Fettsäure *f*, konjugierte Fettsäure *f*
结合珠蛋白 Haptoglobin *n*, konjugiertes Globin *n*
结合珠蛋白型 Haptoglobingruppe *f*
结核安 Thiacetazon *n*, Amithiozon *n*
结核变态反应性关节炎 tuberkulös-allergiscbe Arthritis *f*, Arthritis allergica tuberculosa *f*
结核[病] Tuberkulose *f*, Tuberculosis *f*
结核病防治站 Antituberkuloseanstalt *f*, Antituberkulose-station *f*
结核病防治中心 Antituberkulosezentrum *n*
结核病房 Tuberkulosestation *f*, Tuberkulosekrankenzim-mer *n*
结核病褐黄斑 Chloasma phthisicomm *n*
结核病化学药物治疗 Chemotherapie der Tuberkulose *f*
结核病恐怖 Tuberkulophobie *f*
结核病疗法 Tuberkulosebehandlung *f*, Phthisiotherapie *f*
结核病疗养院 Tuberkulose-Heilstatte *f*, Tuberkulosarium *n*
结核病流行病学抽样调查 epidemiologische Stichproben und Umfragen der Tuberkulose
结核病年感染率 jährliche Infektionsrate der Tuberkulose *f*
结核病妄想 Tuberkulose-bedingte Wahnvorstellung *f*
结核病学 Phthisiologie *f*
结核病 I 血清菌苗 Tuberkuloserovakzine *f*
结核病研究所 Tuberkulose-ForschuEIgsinstitut *f*
结核病[医]院 Tuberkulose-Krankenhaus *n*

结核病院 Krankenhaus für Tuberkulosen *n*
结核病灶刮除术 Kürettage (od. Sanierung) des tuberkulösen Herdes *f*
结核病灶清除术 Beseitigung des tuberkulösen Herdes *f*
结核病诊断仪 Tuberkulose-Diagnostik-Ausstattung *f*
结核病治疗学家 Phthsiotherapeutiker *m*
结核播散性脉络膜炎 tuberkulöse disseminierte Chorioi-ditis *f*, Chorioiditis disseminata tuberculosa *f*
结核毒性反应 tuberkulöse toxische Reaktion *f*
结核毒血症 tuberkulöse Toxämie *f*
结核放线菌素 Tuberaktin *n*
结核[分支]杆菌 Tuberkelbazillus *m*, Mycobacterium tuberculosis *n*, Koch* Bacillus *m*
结核分枝杆菌复合群 Mycobacterium-tuberculosis-Komplex *m*
结核分枝杆菌耐药基因 medikamentenresistentes Gen von Mykobakterium tuberkulosis *n*
结核咯血 tuberkulöse Hämoptoe *f*
结核过敏反应 tuberkulöse anaphylaktische Reaktion *f*
结核活菌苗 Calmette*-Guérin* Bazillus *m*, Bacillus Cal-mette*-Guérin *m* (BCG)
结核结节 Tuberkel *m*
结核结节形成 tuberkulöse Knöllchenbildung *f*
结核浸润 tuberkulöse Infiltration *f*
结核菌胺 Tuberculosamin *n*
结核菌白蛋白 Tuberctfloalbumin *n*, Thamm* Tuberkulin *n*
结核菌变性毒素 Tuberculotoxoidin *n*
结核菌纯蛋白衍化物 gereinigtes Proteinderivat aus Überständen von Tuberkulosebakterienkulturen *n*
结核菌蛋白 Tuberkuloprotein *n*
结核菌毒素 Tuberkulotoxin *n*
结核菌浸剂 Tuberkulase *f*
结核菌类 Tuberculomyces *m*
结核菌素 Tuberkulin *n*
结核菌素沉淀 Tuberkulinprätzipitation *f*
结核菌素沉渣 Tuberkulinrest *m*
结核菌素纯蛋白衍化物 purified protein derivate (of tuberculin) (PPD) <engl.>
结核菌素纯蛋白衍生物 gereinigtes Proteinderivat des Tuberkulins *n*
结核菌素单位 Tuberkulin-Einheit *f* (TE)
结核菌素多刺法试验 Tuberkulin-Multipelpunktionsprobe *f*
结核菌素反应 Tuberkulin-Reaktion *f*
结核菌素反应测定板 Tuberkulin-Reaktionsmetβplatte *f*
结核菌素分级试验 Tuberkulintitertest *m*, Ellermann*-Erlandsen* Test *m*
结核菌素划痕试验 Kratztest mit Tuberkulin *m*
结核菌素疗法 Tuberkulintherapie *f*, Tuberkulinisation *f*
结核菌素皮[肤]试[验] Tuberkulin-Hauttest *m*
结核菌素皮肤试验 Hauttest mit Tuberkulin *m*
结核菌素皮内反应 Kokardenreaktion *f*, Römer* Reaktion *f*
结核菌素皮内试验(芒图试验) intradermaler Tuberkulintest *m*, Mantoux* Test *m*
结核菌素试验 Tuberkulin-Reaktion *f*, Tuberkulin-Test *m*
结核菌素异染质 Tuberkulin-Volutin *n*
结核菌素诊断试验 Calmette* Test *m*
结核菌素注射器 Tuberkulin-Spritze *f*
结核菌素注射针 Tuberkulin-Nadel *f*
结核菌糖 Tuberkulosaccharide *n pl*
结核菌调理素的 tuberkuloopsoninisch
结核菌抑制药 Tuberkulostatika *n pl*
结核菌硬脂酸 Tuberkulostearinsäure *f*
结核菌原浆 Tuberkuloplasmin *n*, Buchner* Tuberkulin *n*
结核菌粘蛋白 Tuberkulomuzin *n*
结核空洞 tuberkulöse Kaverne *f*
结核空洞造口术 Speleostomie *f*, Kavernostomie *f*
结核类脂质 Tuberkulonastin *n*
结核瘤(球) Tuberkulom *n*
结核脓肿 tuberkulöser Abszess *m*
结核矽肺 Tuberkulosilikose *f*
结核性包囊积液 abgekapseltes tuberkulöses Aszites *n*
结核性鼻炎 tuberkulöse Rhinitis *f*
结核性变态反应性关节炎 Arthritis allergica tuberculosa *f*, tuberkulöse allergische Arthritis *f*
结核性肠溃疡 tuberkulöses Darmgeschwür *n*
结核性的 tuberkulös, tuberculos (-us, -a, -um)
结核性[多发性]浆膜炎 tuberkulöse Polyserositis *f*
结核性多关节炎 tuberkulöse Polyarthritis *f*, pulmonale Osteoarthropathie *f*
结核性多浆膜炎 tuberkulöse Polyserositis *f*
结核性肺门淋巴结肿大 tuberkulöse Hilusdrüsenvergrößerung *f*
结核性肺炎 tuberkulöse Pneumonie *f*
结核性肺硬变 tuberkulöse Lungenzjrrhose *f*
结核性风湿症(病) tuberkulöser Rheumatismus *m*
结核性附睾[丸]炎 Epididymitis tuberculosa *f*, Nebenhodentuberkulose *f*
结核性附睾炎 tuberkulöse Epididymitis *f*
结核性腹膜炎 tuberkulöse Peritonitis *f*, Bauchfelltuberku-lose *f*
结核性腹泻 Diarrhoea tuberculosa *f*
结核性钙化灶 tuberkulöser Verkalkungsherd *m*
结核性肛瘘 tuberkulöse Analfistel *f*
结核性睾丸炎 tuberkulöse Orchitis *f*, Hodentuberkulose *f*
结核性骨干炎 tuberkulöse Diaphysitis *f*, KnochenschaRtuberkulose *f*
结核性骨疽 tuberkulöse Karies *f*
结核性关节肿 tuberkulöse Gelenkschwellung *f*
结核性虹膜睫状体炎 tuberkulöse Iridozyklitis *f*
结核性喉炎 Laryngitis tuberkulosa *f*
结核性滑膜炎 tuberkulöse Synovitis *f*, Synovitis tubercu-losa *f*
结核性滑囊炎 tuberkulöse Bursitis *f*
结核性脊椎旁脓肿 tuberkulöser Paravertebralabszeβ *m*
结核性脊椎炎 tuberkulöse Spondylitis *f*, Spondylitis tuberculosa *f*
结核性假白血病 tuberkulöse Pseudoleukämie *f*
结核性间质性角膜炎 tuberkulöse interstitielle Keratitis *f*
结核性睑板腺炎 tuberkulöse Meibomitis *f*
结核性睑板炎 tuberkulöse Tarsitis *f*
结核性腱鞘炎 tuberkulöse Tendosynovitis (od. Tendo-vaginitis) *f*
结核性结节红斑 Erythema nodosum tuberculosum *n*
结核性结节静脉炎 Venenentzündung mit tuberkulösen Knötchen *f*
结核性结节巨细胞 Langhans* Riesenzelle *f*
结核性浸润 tuberkulöse Infiltration *f*
结核[性]空洞 tuberkulöse Kaverne *f*
结核性阑尾炎 Appendicitis tuberculosa *f*, tuberkulöse Appedizitis *f*
结核性狼疮 Lupus tuberculosus *m*
结核性冷脓肿 tuberkulöser kalter Abszess *m*
结核性淋巴管炎 Lymphangitis tuberculosa *f*
结核性淋巴结炎 Lymphadenitis tuberculosa *f*
结核性脉络膜炎 Chorioiditis tuberculosa *f*
结核性脑脊髓膜炎 tuberkulöse Meningitis *f*
结核性脑膜炎 Meningitis tuberculosa *f*
结核性脑肉芽肿 tuberkulöses Granulom des Gehims *n*
结核性脓胸 tuberkulöses Empyem *n*
结核性脓液 tuberkulöser Eiter *m*
结核性脓肿 tuberkulöser Abszeβ *m*
结核性膀胱炎 Cystitis tuberculosa *f*, Blasentuberkulose *f*
结核性盆腔炎 Beckenhöhlentuberkulose *f*
结核性皮肤痒疹 Tuberculosis cutis pruriginosa *f*

结核性气胸 tuberkulöser Pneumothorax *m*
结核性肉芽组织 tuberkulöses Granulationsgewebe *n*
结核性软脑膜炎 tuberkulöse Leptomeningitis *f*
结核性肾盂肾炎 tuberkulöse Pyelonephritis *f*
结核性实质性角膜炎 tuberkulöse parenchymale Keratitis *f*
结核性食管炎 tuberkulöse Ösophagi(i)tis *f*
结核性输卵管炎 tuberkulöse Salpingitis *f*
结核性膝关节炎 Gonitis tuberculosa *f*, Gonyozele *f*
结核性心包炎 tuberkulöse Perikarditis *f*
结核性胸膜渗液 tuberkulöser Pleuraerguβ *m*
结核性胸膜炎 Pleuritis tuberculosa *f*
结核性咽后脓肿 tuberkulöser Retropharyngealabszeβ *m*
结核性眼炎 tuberkulöse Ophthalmie(od. Augenentzün-dung) *f*
结核性幽门狭窄 tuberkulöse Pylorusstenose *f*
结核性支气管扩张 tuberkulöse Bronchiektasie *f*
结核性支气管炎 tuberkulöse Bronchitis *f*
结核性直肠炎 tuberkulöse Proktitis *f*
结核性肘关节炎 tuberkulöse Arthritis des Ellenbogengelenks *f*
结核性椎关节强硬 Spondylosis ankylopoetica tuberculo-sa *f*
结核性子宫颈炎 tuberkulöse Zervizitis *f*
结核性子宫内膜炎 tuberkulöse Endometritis *f*
结核样麻风 tuberkuloide Lepra *f*
结核疫苗 Tuberkuloseimpfstoff *m*
结核疹 Tuberkulid *n*
结核脂酸 Tuberkulose-Fettsäure *f*
结婚登记 Eheregistrierung *f*
结婚恐惧[症] Gamophobie *f*
结婚率 Eherate *f*
结婚年龄 Heiratsalter *n*
结痂 Krustenbildung *f*, Inkrustation *f*, Eskar(r)ifikation *f*
结痂性坏死 Schorf-Nekrose *f*
结痂性疥疮 Scabies cmstosa(norwegica) *f*
结间部 Internodium *n*
结间的 internodal
结间束 Internodaltraktus *m*
结间体 Internodium *n*
结角膜鳞状细胞癌 Plattenepithelkarzinom der Hornhaut *n*
结节 Knoten *m*, Höcker *m*, Tuberkel *m*
  巴贝斯氏结节 Babes* Tuberkel *m pl*
  达尔文结节(耳廓结节) Darwin* Tuberkel *m*, Tuberculum auriculare *n*
  法尔氏结节 Farr* Tuberkel *m pl*
  赫伯登[骨]结节 Heberden* Knoten *f*(远端指关节处结节,见于指关节风湿)
  卡拉贝利结节 Carabelli* Tuberkel *m*(磨牙舌侧副尖)
  利斯弗朗结节(前斜角肌结节) Lisfranc* Tuberkel *m*, Tuberculum *m*usculi scaleni anterioris *n*
  利斯特结节(桡骨背结节) Lister* Tuberkel *m*(桡骨背结节)
  粟粒性结节 Miliartuberkel *m*
  卢施卡结节(阴道尿道隆突) Luschka* Tuberkel *m*, Carina urethralis vaginae *f*
  洛厄结节(静脉间结节) Lower* Tuberkel *m*
  蒙哥马利氏结节 Montgomery* Tuberkel *m pl*
  苗勒氏结节 Müller* Tuberkel *m pl*
  夏塞纳克结节 Chassaignac* Tuberkel *m*(第六颈椎颈动脉结节)
结节病 Boeck* Sarkoidose *f*, Boeck* Sarkoid *n*
结节病抗原 Kveim* Antige *n*
结节病性肺门淋巴结肿大 Lungenhilusdrüsenvergröe-rung bei Sarkoidose *f*, Kartoffelhilus *m*
结节病性肌病 Sarkoidose-Myopathie *f*
结节病性肉芽肿 Granulome der Sarkoidose *n*
结节病性胸膜炎 Sarkoidosenpleuritis *f*
结节病样反应 sarkoidartige(od. tuberkuloide) Reaktion *f*
结节部 Pars tuberalis *f*
结节垂体束 Tractus tuberohypophysialis *m*
结节带 Zona tuberalis *f*
结节的 nodulär, knötenartig
结节点 Knotenpunkt *m*
结节核 Nuclei tuberales *m pl*
结节坏死性静脉炎 Phlebitis nodularis necroticans *f*
结节或肿胀型皮肤淀粉样变病 noduläre oder tumeszente Hautamyloidose *f*
结节间的 intertuberkulär, intertubercular(-is, -is, -e)
结节间沟 Sulcus intertubercularis *m*
结节间滑膜(液)鞘 Vagina synovialis intertubercularis *f*
结节间腱鞘 Vagina tendinis intertubercularis *f*
结节间径 Intertuberaldurchmesser *m*, Diameter inter-tuberalis *m*
结节溃疡型雅司 noduläre ulzerierte Frambösie *f*
结节溃疡性基底细胞上皮瘤 noduläres ulzeröses Basalzellepitheliom *n*
结节溃疡性梅毒疹 noduläre ulzeröse Syphilis *f*
结节漏斗部的 tuberoinfundibulär
结节漏斗核 Nucleus tuberoinlundibularis *m*
结节漏斗束 Tractus tuberoinfundibularis *m*
结节囊肿的 nodulozystisch
结节囊肿性痤疮 nodulocystische Akne *f*
结节区 Knotengebiet *n*
结节体 knotiges Organ *n*
结节外的 extranodal
结节萎缩性皮肤淀粉样变 Amyloidosis cutis nodularis atrophicans *f*
结节间平面 Planum intertuberculare *n*
结节线虫病 Ösophagostomiasis *f*
结节型 Knotenform *f*
结节型疥疮 knotige Krätze *f*
结节型淋巴细胞为主型霍奇金病 nodulärer Lymphozyten-prädominanter Morbus Hodgkin *m*
结节型皮肤利什曼病 Leishmaniasis cutis(s.cutanea) nodosa *f*
结节型腺病 noduläre Adenose *f*
结节性白斑 noduläre Leukoplakie *f*, granulare Leukoplakie *f*
结节性表层巩膜炎 noduläre Episkleritis *f*
结节性表皮下纤维化 subepidermale noduläre Fibrose *f*
结节性表浅性色素性基底细胞上皮瘤 noduläres oberflächliches pigmentiertes Basalzellepitheliom *n*
结节性出血性紫癜 Purpura haemorrhagica nodularis *f*
结节性脆发病 Trichorrhexis nodosa *f*, Clastothrix *f*
结节性痤疮 noduläre Akne *f*
结节性弹力纤维病伴囊肿及粉刺 noduläre Elastose mit Zysten und Komedonen *f*
结节性的 nodulär, tuberkular(-is, -is, -e)
结节性淀粉样变性病 noduläre Amyloidose *f*
结节性动脉外膜炎 Periarteri(i)tis nodosa *f*, Polyarteriitis nodosa *f*
结节性动脉炎 Arteriitis nodosa *f*
结节性动脉周围炎 Periarteriitis nodosa *f*, Polyarteriitis nodosa *f*
结节性断发病 Trichonodosis *f*
结节性多动脉炎 Periarteritis nodosa (PAN) *f*, Kussmaul*-Maier* Krankheit *f*
结节性多动脉炎性痴呆 Demenz bei Polyarteritis nodosa *f*
结节性多动脉炎眼底改变 Augenhintergrundveränderung bei Polyarteriitis nodosa *f*
结节性多发性动脉炎 Polyarteriitis nodosa *f*, Periarteriitis nodosa *f*
结节性恶性黑素瘤 noduläres malignes Melanom *n*
结节性非 X 组织细胞增生病 noduläre non-X-Histozytose *f*
结节性非毒性甲状腺肿 Struma nodosa nontoxica *f*, euthyreote

Knotenstruma *f*
结节性非化脓性脂膜炎 Panniculitis nodularis nonsuppurativa *f*
结节性肝细胞癌 noduläres Leberzellkarzinom *n*
结节性肝硬变 noduläre Zirrhose *f*
结节性巩膜外层炎 noduläre Episkleritis *f*
结节性巩膜炎 Skleritis nodularis (s.nodosa) *f*
结节性汗腺瘤 noduläres Hidradenom *n*
结节性黑素瘤 noduläres Melanom *n*
结节性红斑 Erythema nodosum (s.tuberculatum) *n*
结节性虹膜 noduläre Iris *f*
结节性坏死性巩膜炎 Skleritis nodosa necroticans *f*
结节性环状肉芽肿 noduläres anulares Granulom *n*
结节性黄[色]瘤 Xantlloma tuberosum *n*
结节性黄瘤(家族性Ⅲ型血脂蛋白过多症) noduläres Xanthom *n*
结节性肌炎 noduläre Myositis *f*
结节性基底细胞癌 noduläres Basalzellenkarzinom *n*
结节性甲状腺肿 Stmma nodosa *f*, Knotenstruma *f*
结节性假肉瘤性筋膜炎 Fasciitis nodularis pseudosarcomatosa *f*, noduläre Faszitis *f*
结节性胶样变性 noduläre kolloide Degeneration *f*
结节性结核 Tuberculosis nodularis *f*, noduläre Tuberku-lose *f*
结节性结核性静脉炎 Phlebitis tuberculosa nodosa *f*
结节性筋膜炎 Fasciitis nodularis *f*
结节性局限性脂肪过多症 Lipomatosis nodularis circumscripta *f*
结节性狼疮 Lupus tuberosus *m*
结节性类弹力纤维病 noduläre Elastoidose *f*
结节性淋巴细胞为主型霍奇金淋巴瘤 noduläres lymphozytenprädominantes Hodgkin-Lymphom *n*
结节性淋巴样组织增生 noduläre Hyperplasie des lymphoiden Gewebes *f*
结节性麻风 Knotenlepra *f*, Lepra tuber (cul) osa *f*
结节性脉管炎 Vasculitis nodosa *f*
结节性毛菌病 Trichomycosis nodosa *f*, Lepothrix *f*, Haarknötchenkrankheit *f*
结节性梅毒疹 noduläres Syphylid *n*, Knotensyphilid *n*
结节性[脑]硬化(变) Sclerosis tuberosa *f*, tuberöse Hirnsklerose *f*, Epiloia *f*
结节性皮癌 Carcinoma cutaneum tuberosum *n*
结节性皮下脂肪坏死 noduläre Unterhautfettnekrose *f*
结节性皮炎 Dermatitis nodosa *f*
结节性葡萄膜炎 noduläre Uveitis *f*
结节性前巩膜炎 noduläre vordere Skleritis *f*
结节性前列腺增生 noduläre Prostatahyperplasie *f*
结节性全动脉炎 Panarteritis nodosa *f*
结节性肉样瘤 noduläres Sarkoidose *f*
结节性三期梅毒疹 noduläre tertiäre Syphilis *f*
结节性神经间质炎 noduläre interstitielle Neuritis *f*
结节性神经性皮炎 noduläre Neurodermitis *f*
结节性神经炎 Neuritis nodosa *f*
结节性肾上腺增生 noduläre Nebennierenhyperplasie *f*
结节性肾小球硬化 noduläre Glomerulosklerose *f*, diabe-tische Glomerulosklerose *f*
结节性声带炎 Chorditis nodosa *f*
结节性输精管炎 noduläre Vanitas *f*
结节性输卵管峡[部]炎 Salpingitis isthmica nodosa *f*
结节性输卵管炎 Salpingitis nodularis *f*
结节性髓母细胞瘤 noduläres Medulloblastom *n*
结节性糖尿病肾小球硬化 noduläre diabetische Glomerulosklerose *f*
结节性纤维肌炎 Fibromyositis nodularis *f*
结节性血管炎 noduläre Vaskulitis *f*
结节性眼炎 Ophthalmia nodosa *f*
结节性痒疹 Pmrigo nodularis *f*, Hyde* Syndrom *n*
结节性硬化[症] Sclerosis tuberosa *f*, Epiloia *f*
结节性硬化症 noduläre Sklerose *f*
结节性原发性局限性皮肤淀粉样变性病 noduläre primäre lokalisierte Hautamyloidose *f*
结节性脂肪坏死 noduläre Fettnekrose *f*
结节性脂膜炎 Panniculitis nodularis *f*
结节样的 knotenförmig, knotenartig
结节硬化型何杰金氏病 nodulär-sklerosierender Typ der Hodgkin* Krankheit *f*
结节硬化型淋巴肉瘤 nodulär-sklerosierendes Lymphsar-kom *n*
结节硬化症 tuberöse Sklerose *f*, Morbus Bourneville *m*, Bourneville-Syndrom *n*, Bourneville-Pringle-Syndrom *n*
结节疹性黄瘤 noduläres eruptives Xanthom *n*
结节状 Knotenform *f*, Nodusitas *f*, Knotigkeit *f*, knotige Verdickung *f*
结节状的 nodulär, nodös, nodos (-us, -a, -um), tuberkulär, tuberos (-us, -a, -um)
结节状角膜变性 noduläre Hornhautdegenration *f*
结节状菌丝体 noduläre Hyphe *f*
结节状菌丝体 noduläres Myzel *n*
结节状淋巴瘤(布里尔西默尔病) noduläres Lymphom *n*, großfollikuläres Lymphoblastom *n*, Brill*-Symmer* Krankheit *f*
结节状软骨病 ChondmIpathia tuberosa (Chantraine*) *f*
结节状体 noduläres Körperchen *n*
结节纵静脉 longitudinale tuberale Vene *f*
结晶 Kristallisation *f*, Kristall *m*
  夏-莱结晶(晶体) Charcot*-Leyden* Kristalle *n pl* (气喘晶体)
结晶(晶体)学 Kristallographie *f*
结晶测验器 kristallographischer Apparat *m*
结晶沉积样关节炎 Arthritis mit Kristallablagerung *f*
结晶沉积样滑膜炎 Synovitis mit Kristallablagerung *f*
结晶的 kristallisch, kristallin (isch), cristallisat (-us, -a, -um)
结晶毒素 kristallin (isch) es Toxin *n*
结晶度 Kristalliniät *f*
结晶段受体 fragment crystallizable receptor (Fc recep-tor) <engl.>
结晶格子 Kristallgitter *n*
结晶管型 Kristallzylinder *m*
结晶化学分析 kristall (o) chemische Analyse *f*
结晶聚集 Kristallaggregation *f*
结晶硫酸铜 kristallinisches Kupfersulfat *n*
结晶皿 Kristallisationsschale *f*
结晶尿 Kristallurie *f*
结晶尿汗症 Uridrosis cristallina *f*
结晶片段 kristallisierbares Fragment (Fc) *n*
结晶青霉素 kristallines Penizilliu *n*
结晶水 Kristallwasser *n*, Hydratwasser *n*
结晶速率 Kristallisationsgeschwindigkeit *f*
结晶体 Kristall *m*
结晶习惯 Kristallhabitus *m*
结晶形毒毛旋花子甙 kristallisiertes Strophanthin *n*
结晶型二氧化硅 kristallines Siliziumdioxid *n*
结晶性 Kristallinität *f*
结晶性的 kristallin (isch), kristallisch, cristallisat (-us, -a, -um)
结晶性粉末 Kristallpulver *n*, kristallinisches Pulver *n*
结晶性固体 kristallinischer Festkörper *m*
结晶性关节病 Kristallarthropathie *f*
结晶性滑膜炎 kristalline Synovialiti *f*
结晶性毛地黄甙 kristallisiertes Digitalin *n*
结晶性石蕊红素 Erythrolitmin *n*
结晶学 Kristallographie *f*

结晶衍射图 Kristallogramm *n*
结晶样包涵体 kristallisches Einschlusskörperchen *n*
结晶样体 Kristalloid *f*
结晶胰岛素 kristallines Insulin *n*
结晶诱导性关节炎 kristallinduzierte Arthritis *f*
结晶诱导性滑膜炎 kristallinduzierte Synovitis *f*
结晶直链淀粉 kristalline Amylose *f*
结晶轴 kristallographische Achse *f*
结晶状角膜营养不良 kristalline Hornhautdystrophie *f*
结晶紫 Kristallviolett *n*
结晶组份 kristallographische Komponente *f*
结晶［作用］Kristallisierung *f*
结局 Endergebnis *n*
结局评价 Folgeevaluation *f*
结局研究与教育中心 Zentrum für Ergebnisforschung und Bildung *n*
结块 Anbackung *f*
结毛症 verknotetes Haar *n*, Trichonodosis *f*
结膜 Bindehaut *f*, Konjunktiva *f*(结合膜)
结膜半月襞 halbmondförmige Falte der Bindehaut *f*
结膜瓣 Bindehautlappen *m*
结膜变性 konjunktivale Degeneration *f*
结膜成形术 Konjunktiviplastik *f*
结膜充血 Bindehauthyperämie *f*
结膜的 konjunktival
结膜恶性黑［色素］瘤 malignes Melanom der Bindehaut *n*
结膜反射 Bindehaut-Reflex *m*
结膜反应 Konjunktivalreaktion *f*
结膜缝合术 Konjunktivinaht *f*
结膜干燥斑(比托特斑) Bitot* Fleck *m*
结膜干燥棒状杆菌 Corynebacterium xerose *n*, Corynebacterium xerosis *n*
结膜干燥症 Xerosis conjunctivae *f*
结膜干燥［症］konjunktivale Xerose *f*
结膜黑变病 Melanose der Bindehaut *f*
结膜黑色素沉着病 Bindehautpigmentation *f*
结膜红斑 konjunktivales Erythem *n*
结膜后动脉 posteriore konjunktivale Arterie *f*
结膜后静脉 posteriore konjunktivale Vene *f*
结膜后内侧动脉 mediale posteriore konjunktivale Arterie *f*, Arteria conjunctiva medialis posterior *f*
结膜后外侧动脉 laterale posteriore konjunktivale Arterie *f*, Arteria conjunctiva lateralis posterior *f*
结膜环 Ring der Bindehaut *m*
结膜黄斑 Pinguecula *f*
结膜剪 Bindehautschere *f*
结膜浆细胞瘤 Plasmozytom der Bindehaut *n*
结膜角化 Verhornung der Bindehaut *f*
结膜结核 Tuberkulose der Bindehaut *f*
结膜结石 konjunktivale Lithiase *f*
结膜进路 transkonjunktivaler Zugang *m*
结膜静脉 konjunktivale Vene *n*
结膜静脉曲张 konjunktivale Krampfader *f*
结膜溃疡 konjunktivales Geschwür *n*
结膜泪囊鼻腔造口术 konjunctivale Dakryocystorhinostomie *f*
结膜裂伤 Lazeration der Bindehaut *f*
结膜淋巴管扩张［症］Lymphangieektasie der Bindehaut *f*
结膜鳞上皮细胞癌 Plattenepithelkarzinom der Bindehaut *n*
结膜瘤 Konjunktivom *n*
结膜滤泡增殖症 konjunktivale Follikelhyperplasie *f*
结膜囊 Bindehautsack *m*
结膜囊鼻腔造口术 Konjunktivorhinostomie *f*
结膜囊泪囊造口术 Konjunktivodakryocystostomie *f*
结膜囊肿摘除术 Entferung einer konjunktivalen Zyste *f*
结膜囊肿摘除术 konjunktivale Zyste *f*
结膜镊 konjunktivale Zange *f*
结膜前动脉 anteriore konjunktivale Arterie *f*
结膜前静脉 anteriore konjunktivale Vene *f*
结膜穹隆 konjunktivaler Fornix *m*
结膜肉芽肿 konjunktivales Granulom *n*
结膜乳头 konjunktivale Papille *f*
结膜乳头状瘤 konjunktivales Papillom *n*
结膜上皮瘤 konjunktivales Epitheliom *n*
结膜上皮内瘤变 konjunktivale intraepitheliale Neoplasie *f*
结膜上穹 superior Bindehautfornix *m*
结膜石 konjunktivale Lithiase *f*
结膜手术 konjunktivale Operation *f*
结膜水肿 Bindehautchemose *f*
结膜松弛［症］Konjunktivochalasis *f*
结膜铁质沉着 konjunktivale Siderose *f*
结膜外伤 konjunktivale Verletzung *f*
结膜吸吮线虫 Thelazia callipaeda *f*
结膜吸吮线虫病 Thelaziasis *f*
结膜息肉切除术 konjunktivale Polypektomie *f*
结膜细胞学 konjunktivale Zytologie *f*
结膜下出血 subkonjunktivale Hämorrhagie *f*
结膜下动脉 subkonjunktivale Arterie *f*
结膜下给药 subkonjunktivale Medikamentengabe *f*
结膜下穹 Fornix conjunctivae inferior *m*, untere Umschlagfalte der Konjunktiva *f*
结膜下纤维化 subkonjunktivale Fibrose *f*
结膜下移植法 subkonjunktivale Transplantation *f*
结膜下注射 subkonjunktivale Injektion *f*
结膜下组织 subkonjunktivales Gewebe *n*
结膜先天性发育异常 angeborene Entwicklungsanomalie der Bindehaut *f*
结膜先天性黑变病 kongenitale Melanose der Konjunktiva *f*
结膜腺 Glandulae conjunctivales *f pl*, Krause* Drüsen *f pl*, Krause'sche Tränendrüsen *f pl*
结膜腺炎综合征(帕里诺眼腺综合征) okuloglanduläres Parinaud* Syndrom *n*(结膜炎、耳前淋巴腺触痛和肿大)
结膜循环障碍 Kreislaufstörung der Konjunktiva *f*
结膜炎 Konjunktivitis *f*
结膜炎［嗜血］杆菌(科威杆菌) Haemophilus aegypticus *m*, Kuwait* Kolibakterien *f pl*
结膜炎摩拉克菌 Morax* Bakterien *f pl*
结膜炎症 Konjunktivitis *f*
结膜移植术 Bindehauttransplantation *f*
结膜异常 Anomalie der Konjunktiva *f*
结膜异物 konjunktivaler Fremdkörper *m*
结膜银质沉着病 konjunktivale Argyrie *f*
结膜蝇蛆病 konjunktivale Myiasis *f*
结膜瘀斑 Ekchymose in der Konjunktiva *f*, Bindehautpetechie *f*
结膜肿瘤 Bindehauttumor *m*
结旁区 paranodaler Bereich *m*
结区 Knotenbereich *m*
结舌 Ankyloglossie *f*
结舌刀 Ankylotom *n*
结舌症 Zungenkrankheit *f*
结石 Kalkulus *m*, Stein *m*
结石 Stein *m*, Kalkül *m*, Lithiase *f*, Konkretion *f*
结石 X 线定位 Stein-Röntgenpositionierung *f*
结石测定器 Lithometer *n*
结石差热分析 Differentialthermoanalyse von Steinen *f*
结石超声定位 Kalkulus-Ultraschall-Positionierung *f*
结石成分分析 Hauptkomponentenanalyse des Kalkulus *f*
结石初基质 primäre Gesteinsmatrix *f*
结石脆性 Fragilität des Kalkulus *f*

结石存留时间 Verweildauer des Kalkuluses *f*
结石的 lithisch
结石的理化分析 physikochemische Analyse des Kalkuluses *f*
结石第二基质 sekundäre Kalkulusmatrix *f*
结石发生 Lithogenese *f*
结石分析 Kalkulusanalyse *f*
结石负荷 Kalkulus-Belastung *f*, Steinbelastung *f*
结石基质 Kalkulus-Matrix *f*
结石内应力 Stress im Inneren des Kalkuluses *m*
结石尿 Lithurie *f*, Uraturie *f*
结石汽化 Kalkulusverdampfung *f*
结石清除率 Eliminationsrate von Kalkuli *f*
结石取出术(T 形管窦道结石取出术) Kalkulus-Entfernung *f*
结石热临界点 thermische Schwelle des Kalkuluses *f*
结石热重分析 Thermogravimetrie von Steinen *f*, thermogravimetrische Analyse von Steinen *f*
结石溶解 Litholyse *f*
结石溶解剂 Litholösungsmittel *n*
结石软解法 Lithoverfall *m*
结石碎片 Steinfragment *n*
结石细菌培养 Kultur ders Kalkulusbakterien *f*
结石形成 Lithogenese *f*
结石性胆管炎 lithische Cholangitis *f*
结石性结膜炎 lithische Konjunktivitis *f*
结石性淋巴结炎 lithische Lymphadenitis *f*
结石性肾炎 Lithonephritis *f*
结石性肾盂肾炎 lithische Pyelonephritis *f*
结石性无尿 Steinanurie *f*, kalkulöse Anurie *f*, lithische Anurie *f*
结石性胰腺炎 lithische Pankreatitis *f*
结石性胰炎 lithische Pankreatitis *f*, Pankreatitis calculosa *f*
结石学 Lithologie *f*
结石抑制物 Inhibitor für Kalkulus *m*, Zahnsteinhemmer *m*
结石远端梗阻 distale Obstruktion des gezielten Kaluluses *f*
结石再发 Kalkulusrezidiv *n*
结石自行排除率 spontane Eliminationsrate von Kalkuli *f*
结石钻孔术 Lithotresis *f*
结束协谈 Verhandlungsschluß *m*
结霜样肝 Zuekerguβleber *f*, Perihepatitis chronica *f*
结外 NK/T 细胞淋巴瘤 extranodales NK/T-Zell-Lymphom *n*
结外 NK/T 细胞淋巴瘤(鼻型) extranodales NK/T-Zell-Lymphom vom nasalen Typ *m*
结外边沿区 B 细胞淋巴瘤(MALT 淋巴瘤) extranodales Marginalzonen-B-Zell-Lymphom vom MALT-Typ *n*
结外边沿区 B 细胞淋巴瘤(黏膜相关淋巴组织淋巴瘤) extranodales Malginalzonen-B-Zell-Lymphom vom MALT-Typ *n*
结外淋巴组织 extranodales lymphatisches Gewebe *n*
结性二联律 Nodalbigeminie *f*, nodale Bigeminie *f*
结性过早搏动 nodale Extrasystolie *f*, Knotenextrasystolie *f*
结性节(心)律 nodaler Rhythmus *m*, Knotenrhythmus *m*, Atrioventrikularrhythmus *m*
结性期前收缩 Knotenextrasystolie *f*
结性心动过速 nodale Tachykardie *f*, Knotentachykardie *f*
结性心律 Knotenherztrhythmus *m*
结性心律失常 nodale Arrhythmie *f*
结性逸搏 Knotenersatzschlag *m*
结性自主心律 idionodaler Rhythmus *m*
结絮 Flockulation *f*, FIockung *f*
结余 Cash-Überschuss *m*
结扎 Unterbindung *f*
结扎钩 Unterbindungshaken *m*, Ligaturenhaken *m*
结扎疗法 Unterbindungstherapie *f*
结扎镊 Unterbindungsklemme *f*, Unterbindungspinzette *f*
结扎钳 Ligaturenzange *f*, Klemmzange *f*
结扎术 Unterbindung *f*, Ligatur *f*
结扎丝切断钳 Ligaturschneider *m*
结扎丝线 Unterbindungsseide *f*
结扎线 Unterbindungsfaden *m*, Ligatur *f*
结扎线输送钳 Ligatudführer *m*, Fadenführpinzette *f*
结扎线输送针 Ligaturnadel *f*, Deschamps* Unterbin-gungsnadel *f*
结扎针 Ligatur(en)nadel *f*, Unterbindungsnadel *f*
结扎止血 Blutstillung durch Unterbindung *f*
结直肠癌 kolorektales Karziom *n*
结周星形细胞 peripherer Knotenastrozyt *m*
结状神经节 Ganglion nodosum *n*
捷非反应(试验) Jaffé* Reaktion *f*(检肌酐、葡萄糖及尿蓝母)
捷径 Abkürzung *f*
捷径术 Bypass *m*, Umgehungsanastomose *f*
捷列斯尼茨基混合液(固定液) Tellyesniczky* Mixtur *f*
捷列斯尼茨基液 Tellyesniczky* Flüssigkeit *f*(由重铬酸钾、水和冰醋酸组成的固定液)
捷普洛夫神经系统基本特征说 Teplov* Theorie über grundlegende Eigenschaften des Nervensystems *f*
睫 Wimper *m*
睫动脉 Ziliararterie *f*
睫后短动脉 Arteriae ciliares posteriores breves *f pl*
睫后长动脉 Arteriae ciliares posteriores longae *f pl*
睫毛 (Augen-) Wimpern *f pl*, Zilien *f pl*, Cilia *n pl*
睫毛电解术 Elektrolyse der Augenwimpern *f*
睫毛反射 Ziliarreflex *m*
睫毛膏 Mascara *f*
睫毛肌 Ziliarmuskel *m*, Musculus ciliaris *m*
睫毛毛囊 Follikel der Zilien *m*
睫毛镊 Zilienpinzette *f*
睫毛缺失 Fehlen der Wimpern *n*
睫毛缺损 Verlust der Wimpern *m*
睫毛脱落 Wimpernausfall *m*, Deplumation *f*, Ptilosis *f*, Milphosis *f*
睫毛腺 Ziliardrüsen, *f pl*, Glandulae ciliare *f pl*, Glandulae Molli *f pl*
睫毛性眼睑炎 Echinophthalmie *f*
睫毛缘睑内翻 Entropium des Augenwimperrandes *n*
睫毛再造 Wimpernrekonstruktion *f*
睫前动脉 Arteria ciliaris anterior *f*, vordere Ziliararterie *f*
睫前静脉 Vena ciliaris anterior *f*, vordere Zillarvena *f*
睫虱病 Pediculosis palpebrarum *f*
睫状襞 Plicae eiliares *f pl*
睫状充血 ziliare lnjektion (od. Kongestion) *f*
睫状的 ziliar
睫状动脉 Ziliararterie *f*
睫状短神经 Nervi ciliares breves *m pl*
睫状辐射线 Radii ciliares *m pl*, radiäre Muskelfasern des Ziliarkörpers *f pl*
睫状沟人工晶状体 Intraokularlinse in Sulcus ciliaris *f*
睫状冠 Ziliärkrone *f*, Corona ciliaris *f*
睫状后短动脉 Arteriae ciliares posteriores breves *f pl*
睫状后静脉 Venae ciliares posteriores *f pl*
睫状后囊纤维 Fibrae zonnulares der hinteren Linsenkapsel *f pl*
睫状后长动脉 Arteriae ciliares posteriores longae *f pl*
睫状后长动脉[血管]电透热凝固术 Diathermiekoagulation der Arteriae ciliares posteriores longae *f*
睫状环 Anulus (s.Orbieulus) ciliaris *m*, Strahlenband *n*, Strahlenbändchen *n*
睫状环阻塞性闭角青光眼 ziliares WinkeIbloekglaukom *n*
睫状肌 Musculus ciliaris *m*, Ziliarmuskel *m*, Bowman* Maskel *m*
睫状肌刀 Zyklotom *n*
睫状肌动脉环 arterieller Ring des Ziliarmuskels *m*
睫状肌环状纤维 Fibrae cireularis musculi ciliaris *f pl*

睫状肌经线纤维 Fibrae meridionales(museuli ciliaris) *f pl*
睫状肌经线纤维 meridionale Fasern *f pl*
睫状肌痉挛 Ziliarmuskelspasmus *m*
睫状肌麻痹 Zykloplegie *f*, Cycloplegia *f*, Ziliarmuskellähmung *f*
睫状肌麻痹不均 Anisozykloplegie *f*
睫状肌麻痹性屈光 Refraktion bei Zykloplegie *f*
睫状肌麻痹药 Zykloplegika *n pl*
睫状肌切开术 Zyklotomie *f*, Ziliarotomie *f*
睫状肌屈光度 Myodioptrie *f*
睫状基质 Stroma des Ziliarkörpers *n*
睫状静脉 Venae ciliares *f pl*
睫[状]前动脉 Arteriae ciliares anteriores *f pl*
睫[状]前静脉 Venae ciliares anteriores *f pl*
睫状神经 Nervi ciliares *m pl*
睫状神经节 Ganglion eiliare *n*, Ziliarganglion *n*
睫状神经节短根 Radix brevis ganglii ciliaris *f*
睫状神经节交通支 Ramus communicans cum ganglione ciliare *m*
睫状神经节营养因子 ziliärer neurotropher Faktor *m*
睫状神经节长根 Radix longa ganglii ciliaris *f*
睫状神经切断术 Ziliotomie *f*
睫状神经痛 Ziliarneuralgie *f*
睫状神经营养因子 ziliarer neurotropher Faktor(CNTF) *m*
睫状神经营养因子 ziliärer neurotropher Faktor *m*
睫状神经营养因子受体 Rezeptor des ziliaren neurotrophen Faktors *m*
睫状神经营养因子受体 ziliarer neurotropher Faktor-Rezeptor *m*
睫状视网膜动脉 Zilioretinalarterie *f*
睫状体 Ziliarkörper *m*, Corpus ciliare *n*
睫状体扁平部 Pars plana corporis ciliaris *f*
睫状体剥(分)离器 Zyklodialysespatel *m*
睫状体剥(分)离术 Zyklodialyse *f*, Cyelodialysis *f*
睫状体部分切除术 partielle Zyklektomie *f*
睫状体电解术 Zykloelektrolyse *f*
睫状体电透热[凝固]术 Zyklodiathermie *f*
睫状体动脉丛 artetieller Plexus des Ziliarkörpers *m*
睫状体恶性黑色素瘤 malignes Melanom des Ziliarkörpers *n*
睫状体恶性上皮瘤 malignes Epitheliom des Ziliarkörpers *n*
睫状体非色素上皮 unpigmentiertes Epithel *n*
睫状体巩膜葡萄肿 ZiliarskleralstaphyIom *n*
睫状体光凝固 Zyklophotokoagulation *f*
睫状体黑色素细胞痣 melanozytärer Nävus des Ziliarkörpers *m*
睫状体角膜炎 Zyldokeratitis *f*
睫状体结核 Tuberkulose des Ziliarkörpers *f*
睫状体痉挛 Zyklospasmus *m*
睫状体冷冻治疗 zyklokryotherapie *f*
睫状体脉络膜炎 Zyklochorioiditis *f*
睫状体贫血术 Ziliarkörperanämisierung *f*
睫状体平坦部 Pars plana eorporis ciliaris *f*
睫状体葡萄肿 ZiliarstaphyIom *n*, Stapnyloma ciliare *n*
睫状体切开术 ZyIdotomie *f*
睫状体缺损 Kolobom des Ziliarkörpers *n*
睫状体上皮 Ziliarepithel *n*
睫状体上皮瘤 Ziliarepitheliom *n*
睫状体上皮囊肿 Ziliarepithelzyste *f*, ziliare Epithelzyste *f*
睫状体上腔 supraziliarer Hohlraum *m*
睫状体神经胶质瘤 Gliom des Ziliarkörpers *n*
睫状体透热术 Zyklodiathermie *f*
睫状体脱出 Ziliarprolaps *m*
睫状体脱离 Zyklodialyse *f*
睫状体无色素上皮腺瘤 Adenom des nichtpigmentierten Ziliarepithels *n*
睫状体消融术 Ablation des Ziliarkörpers *f*
睫状体炎 Zyklitis *f*, Ziliarkörperentzündung *f*
睫状体炎青光眼危象综合征 glaukomatozyklitische Krise *f*
睫状体阻滞 ziliare Blockade *f*
睫状突 Processus ciliaris *m*
睫状突间纤维 Interziliartasern *f pl*
睫状纹 Striae ciliares *f pl*
睫状小带 Zonula ciliaris *f*, Ziliarzone *f*
睫状缘 Ziliarrand *m*, Margo ciliaris *m*
睫状长动脉 lange Ziliararterie *f*
睫状长神经 Nervi ciliares longi *m pl*
睫状中纬线纤维 Zilioäiquatorialfasern, f *pl*, äquatoriale Fasern des Ziliarkörpers *f pl*
截词检索 Trunkierung *f*, Suche mit Platzhaltern *f*
截短 abschneiden
截短 Kürzung *f*
截短蛋白 abgeschnittenes Protein *n*
截断 Amputatio *f*, Amputation *f*
截断刀 Amputationsmesser *n*
截断点(截断值) Cut-Off-Punkt *m*
截断锯 Amputationssäge *f*
截断值(截断点)截距 Cut-Off-Punkt *m*
截根手术 Wurzelamputation *f*, Radiektomie *f*
截根术 Wurzelamputation *f*
截骨刀 Osteotom *n*
截骨术 Osteotomie *f*
截距 Abschnitt *m*
截口土蜗 Galba truncatula *f*
截面 Querschnitt *m*
截面积电离探测器 Querschnitt-lonisationsdetektor *m*
截面迹图 Profilspur *f*
截面流量计 Querschnitt-Durchflufjmesser *m*
截面密度 Profildichte *f*
截面文件 Querschnittdatei *f*
截囊钩 Haken zur Diszision *m*
截囊针 Diszision-Nadel *f*
截切机 Schneidenmaschine *f*
截切磨粉机 Schneidmühle *f*
截石位 Steinschnittlage(SSL) *f*
截瘫 Paraplegie *f*, Querschnittslähmung *f*
截瘫步态 paraparetischer Gang *m*
截瘫的 paraplegisch
截瘫性白痴 paraplegische ldiotie *f*
截瘫样的 paraplegifor *m*
截瘫者运动会 Paralympische Spiele *n pl*
截瘫指数 Index der Querschnittslähmung *m*
截尾数据 zensierte Daten *n pl*
截尾值 zensierter Wert *m*
截肢 Amputation *f*, Gliedabsetzung *f*
截肢板 Brett für Amputation *n*
截肢残端痛 Stumpfschmerz *m*, Amputationsstumpfneu-ralgie *f*
截肢刀 Amputationsmesser *n*
截肢患者用轮椅 Rollstuhl für Amputierter *m*
截肢平面 Amputationsebene *f*, Absetzungshöhe *f*
截肢平面(高度) Amputationshöhe *f*
截肢牵开器 Amputationsretraktor *m*
截肢术 Amputation *f*, Gtiedabsetzung *f*
截肢术后即时假肢安装 sofortige postoperative Prothese *f*(IPOP)
截肢术后早期假肢安装 frühe postoperative Prothese *f*
截肢损害评定 Bewertung der Beeinträchtigung durch Amputation *f*
截肢痛 Amputationsschmerz *m*
截肢性神经瘤 Amputationsneurom *n*
截肢医疗体育 Ubungstherapie der Amputierten *f*
截肢者 Amputierter *m*

截止滤光片 Kantenfilter *m*
截止日期 Sperrfrist *f*
截止式转化 Dead-End-Transformation *f*
截指术 Fingeramputation *f*
截趾术 Zehenamputation *f*
截状(断)的 verstümmelt
截足术 Rückfußamputation *f*

jiě 姐解

姐妹 Schwester *f*
姐妹染色单体 Schwesterchromatiden *n pl*
姐妹染色单体互换 Schwesterchromatidaustausch *m*
姐妹染色单体交换试验 Schwesterchromatidenaustauschprobe *f*
解(抗)充血药 Dekongestivum *n*
解氨酶 Ammonialyase *f*
解除催眠[作用] Dehypnotisation *f*
解除气胀 Deflation *f*
解除收容 Deinstitutionalisierung *f*
解淀粉芽孢杆菌 Bacillus amyloliquefaciens *m*
解冻 Abtauung *f*
解毒 Detoxifikation *f*, Desintoxikation *f*, Entgiftung *f*
解毒的 entgiftend, antidotisch
解毒功能 entgiftende Funktion *f*, Desintoxikationsfunktion *f*
解毒剂 Antidotum *n*
解毒剂(药) Antidot *n*, Gegenmittel *n*
解毒气 Entgasung *f*
解毒素 Toxolysin *n*
解毒药集 Antidotatium *n*
解毒脏器 Entgiftungsorgan *n*
解毒[作用] Entgiftung *f*, Detoxifikation *f*, Detoxikation *f*
解读密码 Dekodierung *f*
解法特征 Lösungscharakter *m*
解放 Befreiung *f*, Emanzipation *f*
解氟灵 Azetamid *n*
解汞毒 Antimercurialismus *m*
解环[作用] Decyclisierung *f*
解集[合] Depolymerisierung *f*, Depolymerisation *f*
解碱的 antalkalisch
解碱药 antalkalisches Arzneimittel *n*
解胶 Dispergation *f*
解芥子毒气法 Entgiftung des Senfgases *f*, desmustardization <engl.>
解痉法 Spasmolysis *f*, Spasmolyse *f*
解痉素 Adiphenin *n*
解痉药(剂) Spasmolytika *n pl*, Antispastika *n pl*
解酒药 Alkoholaversivum *n*
解聚 Depolimerisierung *f*
解聚酶 Depolymerasen *f pl*
解聚[现象] Desaggregation *f*
解聚[作用] Depolymerisation *f*
解决 Lösung *f*
解决问题流程图 Flussdiagramm zur Problemlösung *n*
解决问题咨询 Beratung für Problemlösung *f*
解辣的 antacrid <engl.>
解离 Dissoziation *f*, Abspaltung *f*
解离(分离)障碍(分离障碍) dissoziative Störung *f*
解离常数 Dissoziationskonstante *f*
解离度 Dissoziationsgrad *m*
解离酶 Dissoziationenzym *n*
CO_2 解离曲线 CO_2 Dissoziationskurve *f*
解离曲线 Dissoziationskurve *f*
解离试验 Elutionstest *m*
解离位点 Auflösungslage *n*
解离氧 dissoziierter Sauerstoff *m*
解离因子 Dissoziationsfaktor *m*
解离障碍(解离状态) dissoziativer Zustand *m*
解离指数 Dissoziationsindex *m*
解理 Schieferung *f*, Spaltung *f*
解链 Desmolyse *f*
解链蛋白 Abwicklungsprotein *n*, Desmolysenprotein *n*
DNA 解链酶 DNA-Helikase *f*
解链酶(解旋酶) Helikase *f*
解链酶缺陷 Desmolase-Mangel *m*, Unwindase-Mangel *m*
解链曲线 Schmelzkurve *f*
解链曲线图 Schmelzprofil *n*
解链温度 Schmelztemperatur *f*, Denaturierungstemperatur *f*
解磷定 Pyridin-2-aldoximmethyljodid *n* (2-PAM)
解笼锁 Befreiung von einem Container *f*
解螺旋酶 Helikase *f*
解码 Dekodieren *n*, Decodierung *f*
解码 Dekodierung *f*
解码压缩 dekodierte Kompression *f*
解梦诊断法 Oneiroskopie *f*
解谜 Lösung des Rätsels *f*
解鸟氨酸克雷伯菌 Klebsiella ornithinolytica *f*
解脲脲原体 Ureaplasma urealyticum *n*
解脲脲支原体 Ureaplasma urealyticum *f*
解脲支原体 Ureaplasma urealyticum *f*
解偶联 Entkoppelung *f*
解偶联蛋白 entkoppelndes Protein *n*
解偶联剂 Entkopplungsmittel *n*
解偶联作用 Entkopplung *f*
解偶联蛋白 -2 entkoppelndes Protein-2 *n*
解剖 Dissektion *f*, Dissectio *f*, Präparation *f*
解剖部位 anatomische Stelle (od. Lage) *f*
解剖刀 Skalpell *n*, Präpariermesser *n*, Seziermesser *n*
解剖的尸体 Anatomieleiche *f*
解剖短路 anatomischer Kurzschluss *m*
解剖分类 anatomische Klassifizierung *f*
解剖复位 anatomische Reposition *f*
解剖复位手术 anatomische Repositionschirurgie *f*
解剖根 anatomische Wurzel *f*
解剖钩 anatomischer Retraktor *m*
解剖构造的性别差异 geschlechtsspezifischer Unterschied in anatomischen Strukturen *m*
解剖冠 anatomische Krone *f*
解剖和生理学方面 anatomische und physiologische Aspekte *m pl*
解剖剪 Präparierschere *f*
解剖矫正型大动脉转位 anatomische korrigierte Transposition der großen Arterien *f*
解剖矫治术 anatomische Korrektur *f*
解剖[教]室 Sektionssaal *m*
解剖颈 anatomischer Hals *m*, Collum anatomicum *n*
解剖镊 anatomische Pinzette *f*
解剖器 Dissektor *m*
解剖器械包 Sezierbesteck *n*
解剖钳 anatomische Pinzette *f*
解剖球拟酵母 anatomische Torulopsis *f*
解剖生理学 anatomische Physiologie *f*
解剖生理学的 anatomisch-physiologisch
解剖式牙 anatomischer Zahn *m*
解剖死腔 anatomischer Totraum *m*
解剖死腔气量 Luftvolumen des anatomischen Totraums *n*
解剖台 Obduktjonstisch *m*, Dissektionstisch *m*
解剖条例 anatomische Vorschrift *f*
解剖位置 anatomische Position *f*

解剖无效腔 anatomischer Totraum *m*
解剖无效腔或死腔 anatomischer Totraum *m*
解剖显微镜 präpariermikroskop *n*
解剖型 anatomische Form *f*
解剖型钢板 anatomische Stahlplatte *f*
解剖性根治术 anatomische Resektion *f*
解剖性矫正大动脉转位 anatomische Korrektur der Malposition der großen Arterien *f*
解剖学 Anatomie *f*
解剖学本体 anatomiesche Ontologie *f*
解剖学鼻烟壶 anatomische Schnupftabakdose *f*
解剖学的 anatomisch, anatomic (-us, -a, -um)
解剖学方位 anatomische Lage (od. Position) *f*
解剖学和病理生理学 Anatomie und Pathophysiologie
解剖学和病理学 Anatomie und Pathologie
解剖学和生物力学 Anatomie und Biomechanik
解剖学殆平面 anatomische Okklusionsebene *f*
解剖学基础模型 grundlegendes Modell der Anatomie *n*
解剖学家 Anatom *m*
解剖学名词 Nomina Anatomica *f* (NA), anatomische Nomenklatur *f*
解剖[学]模型 anatomisches Modell *n*
解剖学术语 anatomischer Ausdruck *m*
解剖学研究 anatomische Forschung *f*
解剖[学意义上的]年龄 anatomisches Alter *n*
解剖学与生理学 Anatomie und Physiologie
解剖学诊断 anatomische Diagnose *f*
解剖学姿势 anatomische Position *f*
解剖牙根 anatomischer Wurzel *f*
解剖牙冠 anatomische Krone *f*
解剖医学 anatomische Medizin *f*
解剖疣 anatomische Warze *f*
解剖原则 anatomisches Prinzip *n*
解剖者 Dissektor *m*, Prosektor *m*
解剖诊断学 anatomische Diagnostik *f*
解铅乐 Kalziumdinatriumedetat *n*
解氢酶 Hydrogenlyase *f*
解热的 antipyretisch, antithermisch
解热药 Antipyretika *n pl*, Febrifuga *n pl*
解热镇痛药 Antipyretika-Analgetika *n pl*
解乳化[作用]速率 Demulgiersgeschwindigkeit *f*, Entmischungsgeschwindigkeit *f*
解蛇毒药 Antiophidika *n pl*
解释 Erklärung *f*, Interprätation *f*
解释变量 erklärende Variable *f*
解释过度 übermässige Erklärung *f*
解释机制 Erklärungsmechanismus *m*
解释疗法 interprätative Therapie *f*
解释相 Interprätationsphase *f*
解释相位 Interprätationsphase *f*
解释性程序 interpretives Programm *n*
解释性妄想 Erklärungswalan *m*
解释性心理治疗 expressive Therapie *f*
解释性信息 Erläuterung *f*
解释性医疗辅助系统 erklärendes medizinisches Hilfesystem *n*
解酸剂(药) Antacida *n pl*
解酸药滥用 Missbrauch von Antaziden *m*
解算能力 Erklärungskraft *f*
解碳链作用 Desmolyse *f*
解体 Desintegration *f*, Abgliederung *f*
解体人格 zersetzte Persönlichkeit *f*
解调[制] Demodulation *f*
解调[制]器 Demodulator *m*
解酮[作用] Ketolyse *f*
解脱 Freimachung *f*, Befreiung *f*, Freisetzung *f*
解脱机制 Entledigungsmechanismus *m*
解吸附作用 Desorption *f*
解吸作用 Desorption *f*
解象力 Bildauflösung *f*
解旋 Entspirallsierung *f*
解旋蛋白(解旋酶) Helikase *f*
解旋化 Entspirallsierung *f*
DNA 解旋酶 DNA-Helikase *f*
解旋酶 Unwindase *f*
解压 Dekompression *f*
解脂酶 lipolytisches Enzym *n*
解醉 Deinerbriation *f*

jiè 介戒芥界疥借

介电常数 Dielektrizitätskonstante *f*
介电电泳 Dielektrophorese *f*
介电击穿 dielektrische Durchschlag *m*
介电极化 dielektrische Polarisation *f*
介电谱 dielektrische Spektroskopie *f*
介电质 Dielektrikum *n*
介芬胺 Jervin *n*
介壳 Muschelschale *f*
介壳虫酸 Kermessaure *f*
介(白)藜芦胺 Jervin *n*
介藜芦生物碱 Jerveratrum-Alkaloide *n pl*
介脉 Pulsus intercidens (s. intercurrens) *m*
介入放射学 interventionelle Radiologie *f*
介入辅导 intenvenierende Betreung *f*
介入腹部按压心肺复苏 kardiopulmonale Reanimation bei interventioneller abdominaler Kompression *f*
介入活动 Interventionsaktivität *f*
介入疗法 interventionelle Therapie *f*
介入神经放射治疗 Therapie der interventionellen Neuroradiologie *f*
介入式天线 invasive Antenne *f*
介入术 Intervention *f*
介入性超声 interventioneller Ultraschall *m*
介入性磁共振成像 interventionelle Magnetresonanztomographie *f*
介入性骨缺失 interventioneller Knochenschwund *m*
介入性心脏病学 interventionelle Kardiologie *f*
介入学的 interventionell
介入研究 interventionelle Studie *f*
介入治疗 interventionelle Therapie *f*
介水传染病 durch Wasser iibertragene lnfektionskrankheit *f*
介水疾病 wasserübertragbare (od. Wasserbezogene, od. Wasserbürtige) Krankheit *f*
介体 Ambozeptor *m*
介体单位 Ambozeptoreinheit *f*
介体生物传感器 vermittelter Biosensor *m*
介体试纸 Ambozeptorpapier *n*
介体血清 Ambozeptorserum *n*
介体原 Ambozeptorgen *n*
介亚稳平衡 metastabiles Gleichgewicht *n*
介亚稳[状]态 metastabiler Zustand *m*
介于中间的 indirekt, mittelbar, vermittelt
介质 Medium *n*, Mediator (substanz *f*) *m*
介质材料测量仪 dielektrisches Materialmessgerät *n*
介质损耗 dielektrischer Verlust *m*
介子 Meson *n*, Mesotron *n*
戒除 Entziehung *f*, Entwöhnung *f*
戒毒 Drogenentzug *m*
戒断 Rückzug *m*

戒断性谵妄 Abstinenzdelirium *n*
戒断症状 Abstinenzsymptom *n*, Entzugssymptom *n*
戒断状态 Ausscheidenzustand *m*
戒断状态 Entzugssyndrom *n*
戒断综合征 Abstinenzsyndrom *n*
戒酒 Alkoholabstinenz *f*
戒酒硫 Tetraethylthiuramdisulfid *n*
戒酒综合征 Alkoholabstinenzsyndrom *n*
戒律 Gebot *n*
戒烟 Raucherentwöhnung *f*
戒烟门诊 Klinik für Raucherentwöhnung *f*
戒瘾 Abstinenz *f*, Entziehung *f*, Desintoxikation *f*
戒瘾综合征 Drogenentzugssyndrom *n*
戒指锯 (Finger-) Ringsäge *f*
芥末 Senfmehl *n*
芥末浴 Senfbad *n*
芥属植物 Sereptasenf *m*
芥予气角膜炎 Senlgas-Keratitis *f*
芥子 Senf *m*, Senfsamen *m*, Senfkom *n*
芥子醇 Sinapylalkohol *m*
芥子甙 Sinigrin *n*
芥子碱 Sinapin *n*
芥子奎纳克林 Quinacrin-Senf *m*
芥子喹吖因带 Streifen vom Quinacrin-Mustard *m*
芥子喹阿因 quinacrine mustard (QM) <engl.>
芥子酶 Myrosin *n*, Myrosinase *f*
芥子泥罨 Sentpackung *f*
芥子气 Senfgas *n*, Mustardgas *n*, S-Lost *m*
芥子气烧伤 Senfgas-Verbrennung *f*
芥子气中毒 Senfgas-Vergiltung *f*
芥子酸 Sinapinsäure *f*
芥子[酸胆]碱[酯] Sinapinsäure *f*
芥子油 Senföl *n*
芥子油甙 Senfölglukoside *n pl*
界 ①Reich *n*, Welt *f* ②Grenze *f*
界(表)化学 Oberflächenchemie *f*, Grenzllfichenchemie *f*
界板 Lamina limitans *f*
界标 Grenzstein *m*, Grenzmal *n*
界沟 Sulcns terminalis *m*, Grenzrinne *f*
界嵴 Crista terminalis *f*
界裂 Fissura limitans *f*
界面 Grenzfläche *f*
界面层 Grenzschicht *f*
界面沉淀技术 Grenzflächen-Fällung *f*
界面反应 Grenzllachenreaktion *f*
界面活性 Grenznachenaktivität *f*
界面介质 Grenzflächenmedium *n*
界面能 Grenzflächenenergie *f*
界面势 Grenzflachenpotential *n*
界面试验 Grenzflächentest *m*
界面现象 Grenzflächenerscheinung *f*
界面性肝炎 Interface-Hepatitis *f*, lobuläre Hepatitis mit Piecemeal-Nekrose *f*
界面张力 Grenzllachenspannung *f*
界面脂 Grenzflächenlipid *n*
界膜 Membrana limitans *f*, Grenzmembran *f*, Grenzhaut *f*, Begrenzungsmembran *f*
界限 Grenze *f*, Limitation *f*
界限的明确性 Klarheit der Grenze *f*
界限点 Grenzpunkt *m*
界限类麻风 Grenzlepra *f*
界限清楚的 gut definiert, gut abgegrenzt
界限性切除术 begrenzte Resektion *f*
界限性遗忘 zirkumskripte Amnesie *f*
界线 Linea terminalis *f*, Grenzlinie *f*
界线类麻风 Borderline-Gruppe der Lepta *f*
界线类偏结核型麻风 Borderline-tuberkuloide Lepra *f*
界线类偏结核样型麻风 Borderline-tuberkuloide Lepra *f*
界线类偏瘤型麻风 Borderline-lepromatöse Lepra *f*
界线类偏瘤型麻风的 Borderline-lepromatös
界线模糊不清 Unschärfe *f*
界线型麻风 Borderline-Lepra *f*
界线[型]肿瘤 Borderline-Tumor *m*, Grenzlinie-Tumor *m*
疥 Krätze *f*, Sarcoptes *m*
疥虫 Krätzemilbe *f*, Sarcoptes scabiei *m*
疥疮 Skabies *f*, Scabies *f*, Krätze *f*, Psora *f*
疥疮结节 Knötchen bei Krätze *n*
疥疮恐怖 Skabiophobie *f*
疥疮溃疡 Psoralgeschwür *n*
疥疮炎性结节 skabiöses entzündliches Knötchen *n*
疥蛤蟆 Erdkröte *f*
疥螨 Sarcoptes scabiei *m*, Skabiesmilbe *f*
疥螨病 Skabies *f*
疥螨科 Sarcoptidae *pl*
疥螨属 Sarcoptes *m*
疥螨总科 Sarcoptoidea *pl*
借肌测意术 Muskel-Lesung *f*
借口电路 Schnittstelle *f*

JIN 巾今金津筋襟仅紧堇锦谨尽进近劲烬浸禁

jīn 巾今金津筋襟

巾擦法 (Tuch-) Abreibung *f*
巾夹 Tuchklemme *f*
巾钳 Tuchklemme *f*
巾钳牵引固定术 Handtuchklemme-Traktion *f*
巾速离心机 mittelgeschwinde (od. mittelgängige) Zentrifuge *f*
今今尼亚病 Jhin-Jhinia *f*
今生物学 Neontologie *f*
金 Gold *n*, Aurum *n* (Au, OZ 79)
198 金 Gold-198 *n* (198Au)
金胺 Auramin *n*
金胺 - 酚染色法 Auramin-Phenol-Färbung *f*
金胺罗丹明荧光染色 Auramin-Rhodamin-Fluoreszenzfärbung *f*
金白蘑菇凝集素 Aureobasidioagglutinin *n*
金标抗原检测法 Gold-markierte Antigennachweismethode *f*
金标准 Goldstandard *m*, Goldwährung *f*
金伯克单位 Kienböck* Einheit *f* (X 线剂量单位, 相当于 1/10 红斑量)
金伯克 5 点等距离技术 Kienböck* Technik von 5 äquidistanten Punkten *f*
金伯克氏病 Kienböck* Krankheit *f*
金伯克现象 Kienböck* Phänomen *n* (脓胸时, 病侧膈肌在吸气时上升, 呼气时下降)
金铂合金卡环丝 Gold-Platinlegierungs-Klammerdraht *m*
金箔 Blattgold *n*
金箔充填器械 Blattgoldfüllungsinstrument *n*, Blattgold-stopfer *m*
金 - 布二氏输血法 Kimpton*-Brown* (-Percy*) Methode *f*
金尘肺 Chrysosis der Lunge *f*
金沉着性皮变色 Chrysoderma *n*
金橙[胶]霉菌素 Aurantiogliocladin *n*
金瓷结合 Verbund-Metall-Keramik *f*
金 - 瓷匹配系数 Metall-Keramik-Matching-Index *m*
金的 aurat (-us, -a, -um)
金迪普拉病毒(钱迪普拉病毒) Jindipula-Virus *m*
金迪普拉病毒脑炎 Enzephalitis durch Chandipura-Virus *f*
金地鼠 Goldhamster *m*

金毒性口炎 Goldstomatitis *f*
金发藓属 Polytrichum *n*
金刚[烷]胺 Adamantanamin *n*, Amantadin *n*
金刚胺 Amantadin *n*
金刚绿 Diamantgrün *n*
金刚砂 Karborund *n*, Carborundum *n*, Siliziumkarbid *n*, Siliziumkohlenstoff *m*
金刚砂片 Karborundumscheibe *f*
金刚石 Diamant *m*
金刚石钻针 Rohdiamantbohrer *m*
金刚烷 Adamantan *n*
金刚烷胺 Adamantan *n*
金刚烷加氧作用 Adamantanoxygenierung *f*
金刚烷类 Adamantan-Klasse *f*
金刚烷青霉素 Amantocillin *n*
金刚烷四环素 Adamantyltetrazyklin *n*
金刚乙胺 Rimantadin *n*
金钢钻刀 Diamantbohrer *m*
金工 Metallbearbeitung *f*
金冠成形钳 Kronenformzange *f*
金冠剪 Kronenschere *f*
金龟豆中毒 Djenkolvergiftung *f*
金龟子 Goldkäfer *m*
金硅面垒型探测器 Oberflächensperrschichtszähler mit der goldbedampften Außenseite mit Siliziumscheibe *m*, Surface-Barrier-Detektor mit Siliziumscheibe und goldbeampfter Außenseite *m*
金孩病 Kwashiorkor *n*, maligne Unterernährungs-Syndrom *n*
金焊 Goldlöten *n*
金合欢 Popanax *n*
金合欢醇 Farnesol *n*
金合欢醌 Farnoquinon *n*
金合欢烯 Farnesen *n*
金合金焊 Goldlegierungslöten *n*
金褐霉素 Aureofuszin *n*
金红褐色 goldenes Rotbraun *n*
金花菊属 Rudbeckia *f*
金花鼠 Streifenhörnchen *n*
金环蛇 Bungarus fasciatus *m*
金环蛇毒 Bunlgarotoxin *n*
金黄地鼠 Goldhamster *m*
金黄杆菌属 Chryseobakterium *n*
金黄霉属 Chrysonilia *f*
金黄奈瑟菌 Neisseria flavescens *f*
金黄色 Goldgelb *n*
金黄色[酿脓]葡萄球菌 Staphylococcus aureus *f*
金黄色的 goldgelb
金[黄]地(田,仓)鼠 Goldhamster *m*
金黄色发 blondes Haar *n*
金黄色肺炎 Pneumonie durch Staphylococcus aureus *f*
金黄色杆菌 Bacillus aureus *m*
金黄色弧菌 Vibrio aureus *m*
金黄色酿(化)脓葡萄球菌 Staphylococcus pyogenes au-reus *m*
金黄色葡萄球菌 Staphylococcus aureus *m*, Aureus *m*
金黄色葡萄球菌败血症 Staphylococcus-aureus-bedingte Septikämie *f*
金黄色葡萄球菌肠毒素 Enterotoxin von Staphylokokken *n*
金黄色葡萄球菌肠毒素 B staphylococcal-Enterotoxin B (DEB) *n*
金黄色葡萄球菌肠炎 Staphylococcus-aureus-Enteritis *f*, goldgelbe Staphylokokkenenteritis *f*
金黄色葡萄球菌肺炎 Staphylococcus-aureus-induzierte Pneumonie *f*
金黄色葡萄球菌食物中毒 Lebensmittelvergiftung von Staphylococcus aureus *f*
金黄色葡萄球菌性关节炎 Staphylococcus-aureus-Arthritis *f*, goldgelbe Staphylokokkenarthritis *f*
金黄色苔藓 Lichen aureus *m*
金黄色细球菌 Micrococcus aureus *m*
金黄田鼠 Goldhamster *m*
金黄质 Auroxanthin *n*
金黄紫堇碱 Scoulerin *n*
金鸡菊 Coreopsis *f*
金鸡菊甙 Maritimetin *n*
金鸡菊素 Maritimetin *n*
金鸡纳[皮]甙 Chinovin *n*
金鸡纳[树]皮 Chinarinde *f*
金鸡纳[树皮]苷 Chinovin *n*
金鸡纳化 Chininisierung *f*
金鸡纳碱 Chinin *n*
金鸡纳皮 Chinarinde *f*
金鸡纳全碱 totaquine <engl.>
金鸡纳鞣酸 Chininum tannicum *n*
金鸡纳霜 Chinin *n*
金鸡纳酸 Chinasäure *f*
金鸡纳酸盐 Cincholat *n*
金鸡纳学 Cinchonologie *f*
金鸡纳中毒 Cinchonismus *m*, Chininvergiftung *f*
金剂性皮肤变色 Chrysoderma *n*, Chrysocyanosis *f*
金剂疹 Aurid *n*
金胶液试验 Goldsoltest *m*
金精三羧酸 Aurintrikarboxylsäure *f*
金橘 Kumquat *m*
金莲橙 Goldorange *n*, Tropäolin *n*
金莲橙 D Tropäolin-D *n*
金莲花 Trollius chinensis *m*
金莲花黄素 Dllixanthin *n*
金莲花黄质 Trollixanthin *n*
金莲葡糖硫苷 Glucotropaeolin *n*
金链[霉]菌素 Aureothin *n*
金疗法 Goldtherapie *f*, Aurotherapie *f*, Chrysotherapie *f*
金镂梅糖 Hamamelose *f*
金缕梅科 Harnamelidaceae *pl*
金麦利 Mckinley *n*
金玫瑰色 Goldrosa *n*
金霉杆菌肽 Aureotracin *n*
金霉素 Aureomycin *n*, Chlortetracyclin *n*, Biomycin *n*
金霉素钙[盐] Aureomycin-Kalzium *n*
金霉素甘油糊剂 Aureomycin-Glycerinpaste *f*
金霉素链霉菌 Streptomyces aureofaciens *m*
金霉素软膏 Aureomycinsalbe *f*
α-金霉素酸 α-Aureomycinsäure *f*
金霉酸 Aureolsäure *f*
金霉索眼膏 Aureomycin-Augensalbe *f*
金纳米粒子 Goldnanopartikel *f*
金诺芬 Auranofin *n*
金皮炎 goldene Dermatitis *f*
金片剪 Blattgoldschere *f*
金钱菌属 Collybia *f*
金雀花 Ginster *m*, Genista scoparia *f*
金雀花[酮]碱 Cytisin *n*
金雀花碱 Labumin *n*, Cytisin *n*, Ulexin *n*
金雀花属 Cytisus *m*, Sarothamnus *m*
金雀花素 Scoparin *n*, Scoparosid *n*
金雀花中毒 Cytisismus *m*, Cytisus-Vergiftung *f*
金蚋 Simulium metallicum *n*
金[色]胺 Auramin *n*
金色仓鼠 Goldhamster *m*

金色的 golden
金色灰绿曲霉素 Auroglaucin *n*
金色抗霉素 Aureothricin *n*
金色霉素 Chrysomycin *n*
金色素 Goldpigment *n*
金氏单位 König* Einheit *f*, König Armstrong* Einheit *f*(磷酸酶活性单位)
金氏法 King* Methode *f*
金氏综合征 König* Syndrom *n*(恶性高热综合征)
金属 Metalle *n pl*
金属殆面 Metallokklusionsfläche *f*
金属半导体电容器 Metall-Halbleiter-Kondensator (MIS) *m*
金属杯成形术 Metall-Cupplastik *f*
金属背牙 Metallbackenzahn *m*
金属卟啉 Metalloporphyrin *n*
金属插板 Metallhinterlegung *f*
金属尘肺 metallische Pneumokoniose *f*
金属沉积 Metallablagerung *f*
金属[触]觉 metallische Empfindung *f*, Metallgeffihl *n*, Metallästhesie *f*
金属单杯 Single-Stahl-Intrauterinpessar *n*
金属蛋白 Metalloprotein *n*
金属蛋白[质] Metalloproteide *n pl*
金属蛋白酶 Metalloproteinase *f*
金属蛋白酶 -1- 组织抑制剂 Gewebeinhibitor für Metalloproteinase-1 (TIMP) *m*
金属蛋白酶 2 组织抑制剂 Gewebeinhibitor für Metalloproteinasen-2 (TIMP) *m*
金属蛋白酶 -3- 组织抑制剂 Gewebeinhibitor für Metalloproteinase-3 (TIMP) *m*
金属蛋白酶组织抑制剂 Gewebeinhibitor für Metalloproteinasen (TIMP) *m*
金属蛋白酶组织抑制物(剂) Gewebeinhibitor der Metalloproteinase *m*
金属蛋白酶组织抑制物 1 Gewebeinhibitor-1 der Matrix Metalloproteinase *m*
金属蛋白水解酶 Metalloprotease *f*
金属蛋白抑制剂 Inhibitor der Metalloproteine *m*
金属导电性 metallische Leitfähigkeit *f*
金属导尿管 Metallkatheter *m*
金属导尿管引条 Metallkatheterstilett *n*
金属导体 Metall (l) eiter *m*, metallischer Leiter *m*
金属的 metallisch
金属滴管 Metalltropfer *m*
金属电镀 Metallplattierung *f*
金属电镀废水 Abwasser von Metallplattierung *n*
金属电极 metallische Elektrode *f*, Metallelektrode *f*
金属电胶液 Elektrosol *n*
金属毒物 metallisches Gift *n*, Metallgift *n*
金属反应检查法 Metalloskopie *f*
金属反应元件 Metall-responsive Element *n*, Metal Response Element (MRE) <engl.>
金属反应转录因子 Metall-responsiver Transkriptionsfaktor *m*
金属粉尘 metallischer Staub *m*, Metallstaub *m*
金属缝线 Drahtnaht *f*
金属腐蚀 Metallkorrosion *f*
金属冠 Metallkrone *f*
金属罐 Metallschale *f*
金属罐食品卫生 Hygiene der Lebensmitteln aus der Metalldose *f*
金属化 Metallisierung *f*
金属化现象 metallisiertes Phänomen *n*
金属环法 Drahtschlingenmethode *f*
金属黄素蛋白 Metalloflavoprotein *n*
金属基托 Metallbasis *f*
金属基质蛋白酶 Matrixmetalloproteinase *f*
金属夹 Metall-klip *m*
金属假牙 metallische Prothese *f*
金属键 Metallbindung *f*
金属结合蛋白 metallbindendes Protein *n*, metalbinding protein <engl.>
金属[结合]酶 Metallo-Enzyme *n pl*, Metalenzyme *n pl*
金属解毒剂 Antidotum metailorum *n*, Metallantidot *n*
金属离子缓冲 Metallionpufferung *f*
金属离子检测 Metallionentest *m*
金属疗法 Metallotherapie *f*, Siderismus *m*
金属硫蛋白 Metallothionin *n*
金属络合物结构 Struktur des Metallkomplexes *f*
金属滤泵 Metallfiltrierpumpe *f*
金属酶 Metalloenzym *n*
金属面 Metalldeckschicht *n*
金属皮炎 Metalldermatitis *f*
金属清洁液 Metall-Reinigungslösung *f*
金属溶胶 Metall-Sol *n*
金属筛网 Metallsieb *n*, Drahtsieb *n*
金属丝般的 drahtig
金属丝固定术 Drahtfixation *f*
金属塑料联合冠 kombinierte Metallakrylgoldkrone *f*
金属探测器 Metalldetektor *m*
金属探针 Metallsonde *f*
金属陶瓷联合冠 Metallporzellankrone *f*
金属调节转录因子 1 Metall-regulatorischer Transkriptionsfaktor-1 *m*
金属投影 Metallabschattung *f*
金属网面牙 Kunststoffzahn mit Okklusalfläche aus Metallnetz *m*
金属伪影 Metallartefakt *n*
金属温度计 Metallthermometer *n*
金属 X 线管 Metall-Röntgenröhre *f*
金属哮喘 metallisches Asthma *n*
金属锌粒 metallische Zinkkörnchen *n pl*
金属性 metallische Eigenschalt *f*, Metallizität *f*
金属性毒物 metallisches Gift *n*, Metallgift *n*
金属[性]粉尘 metallischer Staub *m*, Metallstaub *m*
金属[性呼吸]音 Metallklang *m*
金属性皮肤变色 metallische Verfärbung *f*
金属性盐 Metallsalz *n*
金属压舌板 Metallzungenspatel *m*
金属烟雾 metallischer Dunst (od. Dampf) *m*
金属烟雾(尘)热 Metalldampffieber *n* Gießfieber *n*
金属烟雾热 Gießfieber *n*, Metalldampffieber *n*
金属研钵 Metallmörser *m*
金属样的 metalloid, metallartig
金属样面容 metallähnliches Gesicht *n*
金属异物探测器 Fremdkörpersuchgerät *n*, Boloskop *n*
金属音色 metallische Klangfarbe *f*
金属元素 Metallelemente *n pl*, metallische Elemente *n pl*
金属皂 Metallseife *f*
金属蒸气激光器 Metalldampflaser *m*
金属支架 Metallgestell *n*
金属指示剂 Metallindikator *m*
金属制品 Metallware *f*
金属制液体贮藏罐(容器) metallischer Flüssigkeitstank *m*
金属致皮炎 metallverursachte Dermatitis *f*
金属中毒 Metallvergiftung *f*
金属[中]毒性震颤 metallischer Tremor *m*
金属助焊剂 Schweißmittel für Metalle *n*
金属注射器 Metallspritze *f*
金丝碱 Geneserin *n*, Eseridin *n*

金丝灵 Geneserolin *n*
金丝雀痘病毒 Kanarienvögel-Pockenvirus *n*
金丝雀黄色 kanariengelb
金丝雀女孩 Kanari-Mädchen *n*
金丝桃甙 Hyperin *n*
金丝桃蒽酮 Hypericin *n*
金丝桃属 Hypericum *n*
金丝桃素 Hypericin *n*
金斯利夹 Kingsley* Schiene *f*(上颌骨骨折用)
金粟兰科 Chloranthaceae *pl*
金铜绿色 Goldkupfergrün *n*
金相显微镜 metallurgisches Mikroskop *n*
金盐 Goldsalz *n*
金英花碱 Fumarin *n*
金罂粟碱 Stylopin *n*
金罂粟属 Stylophorum *n*
金蝇属 Chrysomyia *f*, Goldlliege *f*
金鱼草甙 Antirrid *n*
金鱼草属 Antirrhinure *n*
金羽黄色 Gelb wie Goldfeder *n*
金盏花 Calendula officinalis(s. avensis) *f*
金盏花属 Calendula *f*
金盏花素 Calendulin *n*
金针 (Gold-)Akupunkturnadel *m*
金针虫 Drahtwurm *m*
金值 Goldzahl *f*
金值试验 Goldzahlprobe *f*
金质沉着病 Auriasis *f*, Chrysosis *f*
金中毒性多神经炎 Goldpolyneuritis *f*
金字塔连接 Verbindung der Pyramiden *f*
金字塔形 pyramideförmig
津科恩综合征(先天性角化不良) Zinsser*-Cole*-Engman* Syndrom *n*
津下缝合法 Tsuge* Naht *f*
津下套圈缝合法 Tendo-Loop nach Tsuge* *m*, Tsuge* Naht *f*
筋骨草 Ajuga decumbens *f*
筋骨草内酯 Aiugalacton *n*
筋骨草甾酮 Aiugasteron *n*
筋膜 Faszie *f*, Fascia *f*
筋膜瓣 Faszienlappen *m*
筋膜部分切除术 partielle Fasziektomie *f*
筋膜成形术 Faszienplastik *f*
筋膜丛 Plexus von Faszien *m*
筋膜刀 Fasziotom *n*
筋膜蒂岛状皮瓣 Insellappen mit Faszienstil *f*
筋膜反射 Faszienreflex *m*
筋膜缝合术 Fasziennaht *f*, Fasziorrhaphie *f*
筋膜根治性切除术 radikale Fasziektomie *f*
筋膜骨化增生 Hyperplasia taaeialis ossificans *f*
筋膜固定术 Faszienfixierung *f*
筋膜间室根治性切除术 radikale Resektion des Faszienkompartimentes *f*
筋膜间隙 Spatium interfasciale *n*
筋膜间隙充气造影照片 Pneumolasziogramm *n*
筋膜间隙感染 Infektion in Faszienspalten *f*
筋膜间置式关节成形术 Faszien-Interpositionsarthroplastik *f*
筋膜扩张器 Fasziendilatator *m*
筋膜囊 Bursa fascialis *f*, Faszienbeutel *m*
筋膜皮瓣 fasziokutaner Lappen *m*
筋膜皮瓣移植片 fasziokutaner Transplantationslappen *m*
筋膜平面 Faszienschicht *f*, Faszienebene *f*
筋膜破裂 Faszienruptur *f*
筋膜切除术 Fasziektomie *f*
筋膜切割器 Faszienstripper *m*
筋膜切开刀 Fasziotom *n*
筋膜切开减压术 Fasziotomie mit Dekompression *f*
筋膜切开术 Fasziotomie *f*
筋膜肉瘤 Fasziensarkom *n*
筋膜疝 Faszienhernie *f*
筋膜条抽取器 Faszieauszieher *m*
筋膜条悬吊术 Fasziensuspension *f*
筋膜下滑膜囊 Bursa synovialis subfascialis *f*
筋膜下脓肿 Subfaszialabszeß *m*, subfaszialer Abszeß *m*
筋膜纤维瘤病 fasziale(od. Oberflächliche) Fibromatose *f*
筋膜性关节成形术 Faszienarthroplastik *f*
筋膜悬吊术 Faszienschlinge *f*
筋膜炎 Fasziitis *f*
筋膜—脂肪移植 Faszien-Fett-Transplantation *f*
筋膜移植 Faszientransplantation *f*
筋膜移植片 Faszienlappen *m*
筋膜造影片 Fasziagramm *n*
筋膜造影术 Fasziagraphie *f*
襟细胞 Choanozyt *m*

jǐn 仅紧堇锦谨尽

仅感红光的 photerythrös
紧(危)急值 Panikwert *m*
紧抱 Umarmung *f*
紧抱反射 Umklammerungsreflex *m*, Moro* Reflex *m*
紧闭法 geschlossene Methode *f*
紧闭回路 geschlossene Kreislauf *m*
紧闭容器 diehtgeschlossener Behälter *m*
紧闭式麻醉 geschlossene Narkose *f*
紧闭系统 geschlossenes System *n*
紧闭循环式麻醉 geschlossene Kreissystem-Narkose *f*
紧闭循环式麻醉机 geschlossenes Umlaufanästhesiegerät *n*
紧闭装置 geschlossene Anlage *f*
紧凑状态空间系统 kompaktes Zustandsraumsystem *n*
紧急暴露限值 Notgrenzwert *m*
紧急避孕 Notfallkontrazeption *f*
紧急避孕药 Notfallkontrazeptivum *n*
紧急措施 Notmaßnahmen *f pl*, SotortmaßnahmeFi *f pl*
紧急的 dringend, kritisch
紧急反应 Notfallsreaktion *f*, Alarmreaktion *f*
紧急后送 Notfallevakuierung *f*
紧急呼叫 Notruf *m*
紧急护理 Notfallversorgung *f*
紧急接种 Notimpfung *f*
紧急境遇 Notsituation *f*
紧急救生设备 Notausrüstung *f*
紧急救援 Notfallrettung *f*
紧急救治 Notfallbehandlung *f*
紧急开胸 Notfallsternotomie *f*, Notfallthorakotomie *f*
紧急控制 Notfallskontrolle *f*
紧急气管插管 Notfallintubation *f*
紧急气管切开术 Nottracheotomie *f*
紧急情况 Notfall *m*
紧急食物包 Notfalllebensmittelpaket *n*
紧急事故 Notfall *m*, Ernstfall *m*
紧急事件[应激]晤谈 Notfallinterviews *n*
紧急事件应激管理 Notfallmanagement *n*
紧急手术 Notoperation *f*, Dringlichkeitsoperation *f*, So-fortoperation *f*
紧急下降 Notabstieg *m*
紧急心脏起搏法 Not-Schrittmachermethode *f*, emergency pacemaking method <engl.>
紧急信号 Notsignal *n*
紧急信息激素 Alarmpheromon *n*

紧急药物分析 Not-Arzneianalyse *f*
紧急营救 Notfallrettung *f*, Notrettung *f*, Notbergung *f*
紧急应用 Notgebrauch *m*
紧急制动 Schnellbremsung (od. -bremse) *f*
紧急状况或紧急事件 Notfall *m*
紧急状态 Notfallsituation *f*
紧靠的 annähernd
紧脉 Pulsus tensus *m*
紧密的 dicht, fest, kompakt
紧密度 Dichtigkeit *f*, Festigkeit *f*
紧密结合点 fester Integrationspunkt *m*
紧密连接 feste Verbindung *f*
紧密连锁 enge Verknüpfung *f*
紧密连锁基因 eng verknüpftes Gen *n*
紧密链接 undurchlässige Verbindung *f*
紧密黏附 dichte Adhärenz *f*
紧密黏附素 Intimin *n*
紧密瓶霉 Phialophora compacta *f*
紧密性 Dichtigkeit *f*, Festigkeit *f*
紧密着色霉菌(紧密丰萨卡菌) Fonsecaea compacta *f*
紧密着色芽生菌 Hormodendrum compactum *n*
紧密装填 dichte Packung *f*
紧迫的 dringeod, dringlich
紧迫流产 Abortus imminens *m*
紧迫性尿失禁 dringende Inkontinenz *f*
紧塞的 eng
紧身背心 Weste *f*
紧身褡 Schlüpfer *m* (女用)
紧身短衬裤 Strumpfhose *f*
紧身裤皮炎 Trikotdermatitis *f*, Baumwolldermatitis *f*
紧身衣 Mieder *n*
紧丝器 Drahtspanner *m*
紧缩感 Gürtelgefühl *n*, Beklemmungsgeühl *n*
紧缩弧菌 Vibrio strictus *m*
紧缩控制 strenIge Kontrolle *f*
紧缩脉 Pulsus contractus *m*
紧缩性疼痛 Gürtelschmerz *m*, Beklemmungsschmerz *m*
紧贴的 angedrückt
紧握性肌强直 Greifmyotonie *f*
紧压 Lumeneinengung *f*, Festdrücken *n*
紧压的 eingeengt
紧压感 Kompressionsgefühl *n*, Drückgefühl *n*
紧压性视网膜 Koarktationsretina *f*, angespannte Net-zhaut *f*
紧要器官 kritisches Organ *n*, wichtiges Organ *n*
紧窄感 Beklemmungsgefühl *n*
紧张 Tonus *m*, Spannung *f* Tension *f*
紧张部 Parstensa *f*
紧张处境 Stresssituation *f*
紧张刺激 Stress *m*
紧张的 tonisch, gespannt
紧张低下 Hypotonie *f*
紧张度 Tonizität *f*, Spannungsgrad *m*
紧张发作 tonischer Anfall *m*
紧张感觉 Spannungsgefühl *n*, Anstrengungsgefühl *n*
紧张过度 überspannung *f*
紧张缓解中逐步让步法 Graduated Reciprocation in Tension Reduction (GRIT) <engl.>, GRIT-Technik *f*
紧张减弱 Tonusschwächung *f*
紧张颈反射 tonischer Nackenreflex *m*
紧张亢进 Hypertonie *f*
紧张控制技术模式 Spannungssteuerungmudus *m*
紧张理论 Spannungstheorie *f*
紧张力 Spannkraft *f*
紧张情境 Stresssituation *f*
紧张松弛 Spannungsrelaxation *f*
紧张型 katatonischer Typ (us) *m*, katatoner Typ (us) *m*
紧张型精神分裂症 katatone Schizophrenie *f*
紧张型精神分裂症性木僵 katatonischer Stupor *m*
紧张型头痛 Spannungskopfschmerz *m*
紧张性 Tonizität *f*
紧张性(畸张症性)障碍(器质性) organische katatone Störung *f*
紧张性反射 tonischer Rellex *m*
紧张性活动 tonische Aktivität *f*
紧张性肌营养障碍 Dystrophia myotonica *f*
紧张性激醒 tonische Erregung *f*
紧张性颈反射 Kopfwenderreflex *m*, tonischer Halsreflex *m*
紧张性痉挛 Spasmus tonicus *m*, tonischer Krampf *m*, En-tasie *f*
紧张性迷路反射(前庭反射) tonischer labyrinthischer Reflex *m*
紧张性木僵 katatoner Stupor *m*
紧张性木僵精神分裂性精神病 schizophrenische Psychose mit katatone *m* Stupor *f*
紧张性木僵状态 katatoner Stupor *f*
紧张性神经肌单位 tonische neuromuskuläre Einheit *f*
紧张性生活事件 stressiges Ereignis *n*
紧张性收缩 tonische Kontraktion *f*, tetanische Kontrak-tion *f*
紧张性调节系统 tonisches Regulierungssystem *n*
紧张性瞳孔 tonische Pupillenstarre *f*, Adie* Syndrom *n*
紧张性头痛 tonischer Kopfschmerz *m*
紧张性兴奋 kataton (isch) e Erregung *f*
紧张性兴奋精神分裂性精神症 schizophrenische Geisteskrankheit mit katatoner Erregung *f*
紧张性运动单位 tonische motorische Einheit *f*
紧张性运动神经元 tonisches motorisches Neuron *n*
紧张性增高反应 hypertone Reaktion *f*
紧张性障碍 nervöse Störung *f*
紧张移置 Spannungsübertragung *f*
紧张有关的身心疾病 stressbezogene Erkrankung *f*
紧张源性扩张 tonogene Dilatation *f*
紧张运动 Spannungsbewegung *f*
紧张症 Katatonie *f*, Spannungsirresein *n*
紧张症(畸张症)型精神分裂症 katatonische Schizogonie *f*
紧张症的 katatonisch
紧张症儿童的家庭病理 Familienpathologie der Kinder mit Katatonie *f*
紧张症发作期 katatonischer Angriff *m*
紧张症型痴呆 Dementia katatonica *f*
紧张症型精神分裂症 kataton (isch) e Schizophrenie *f*
紧张症综合征 Katatonie *f*, katatones Syndrom *n*
紧张状态 Streßm, Stress *m*
紧针器 Sicherungsbolzenklemme *f*
紧支集 Kompakt-Support *m*
堇菜 Viola verecunda *f*
堇菜甙 Violutosid *n*, Violutin *n*
堇菜苷 Violanin *n*
堇菜黄质 Violaxanthin *n*
堇菜科 Violaceae *pl*
堇菜属 Viola *f*, Veilchen *n*
堇色八叠球菌 Sarcina violacea *f*
堇色发癣菌 Trichophyrton violaceum *n*
堇色杆菌 Bacillus violaceus *m*
堇色链丝菌 Streptothrix violacea *f*
堇色螺菌 Spirillum violaceum *n*
堇色细球菌 Micrococcus violaceus *m*
堇紫色 Violett *n*
锦鸡菌素 Helenalin *n*
锦葵 Malve *f*, Malva sylvestris *f*
锦葵甙元 Malvidin *n*
锦葵花甙 Malvin *n*

锦葵花素 Malvidin *n*
锦葵科 Malvaceae *pl*
锦葵色素-3-葡糖苷 Malvidin-3-O-Glu *n*
锦葵属 Malva *f*
锦葵酸 Malvalsäure *f*
锦葵叶 Folia malvae *f*
锦纶丝线 Nylonfaden *m*
谨慎 Bescheidenheit *f*, Vorsicht *f*, Diskretion *f*
谨慎的 vorsichtig
谨小慎微 Akribie *f*
尽快检验 baldmöglichster Test(ASAP-Test) *m*

jìn 进近劲烬浸禁

进波 afferentes Echo *n*, ausgesandte Schallwelle *f*
进步 Fortschritt *m*
进步曲线 Fortschrittskurve *f*
进餐 Mahlzeit *f*
进场错觉 Eintritt-Illusion *f*
进程 Prozess *m*
进床式 inkrementell
进床速度 Tabelle mit Inkrementen *f*
进动 Präzession *f*
进动产生磁矩 magnetisches Moment *m*
进攻 Angriff *m*
进攻行为 Angriff *m*
进攻性冲动 offensiver Impuls *m*
进[入]口 Eingang *m*
进行 Fortschreiten *n*, Progression *f*
进行期 Stadium incrementi *m*, Stadium augmenti *n*
进行型 progressiver Typ(us) *m*
进行型精神分裂症 progressive Schizophrenie *f*
进行型心绞痛 progressive Angina *f*
进行性(慢性)外眼肌麻痹 progressive (chronische) externe Ophthalmoplegie *f*
进行性[脑]卒中 progressiver Schlaganfall *m*
进行性癌 progressives Karzinom *n*
进行性白质脑病 Binswanger* Krankheit *f*
进行性半侧萎缩症 progressive Hemiatrophie *f*
进行性半面萎缩症 progressive Gesichtshemiatrophie *f*, Hemiatrophia facialis progressiva *f*
进行性播散性萎缩性皮炎 Dermatitis atrophicans diffusa progressiva *f*
进行性播散性组织胞浆菌病 progressive disseminierte Histoplasmose *f*
进行性苍白球变性 progressive Pallidumdegeneration *f*
进行性大块(片)纤维化 progressive massive Fibrose *f*
进行性的 progressiv, progressiv(-us, -a, -um), progre-diens, progradient, fortschreitend
进行性动态系统 progressives dynamisches System *n*
进行性豆状核变性 progressive Linsenkerndegeneration *f*, Degeneratio lenticularis progressiva *f*
进行性痘疹 progressives Pockenexanthem *n*
进行性对称性白斑病 progressive symmetrische Vitiligo *f*
进行性对称性红斑[性]角化病 progressive symmetrische Erythrokeratodermie *f*
进行性对称性先天性红斑角质病 Erythrokeratodermia congenitalis progressiva symmetrica *f*
进行性对称性先天性红皮病 Erythrokeratodermia congenitalis progressiva symmetrica *f*
进行性多发性白质脑炎 progressive multifokale Leukoenzephalopathie *f*
进行性多灶性白质脑病 Leucoencephalopathia multifocalis progressiva *f*, multifokale progressive Leukoenzephalopathie *f*
进行性多灶性白质软化 progressive multifokale Malazie der weißen Substsnz *f*
进行性多灶性脑白质病 Leucoencephalopathia multifoca-lis progressiva *f*
进行性恶性贫血 progressive perniziöse Anämie *f*
进行性腓骨肌萎缩 progressive Atrophie des Musculus peroneus *f*
进行性肺间质纤维变性症 progressive interstitiene Lungenfibrose *f*
进行性分化 progressive Differenzierung *f*
进行性风疹性全脑炎 progressive Panenzephalitis bei Röteln *f*
进行性复发性皮肤纤维瘤 progressives rezidives Dermatofibrom *f*
进行性肝内淤胆 progressive intrahepatische Cholestase *f*
进行性骨干发育不良(进行性骨干肥厚,骨干硬化,Engelmann 氏病) progressive diaphysäre Dysplasie *f*
进行性骨干增生异常症 progressive diaphysäre Dysplasie *f*
进行性骨关节炎 progressive Arthrose *f*
进行性骨骺发育异常 progressive epiphysäre Entwicklungsanomalie *f*
进行性骨化性肌炎 Myositis ossificans progressiva *f*, Miinchmeyer* Krankheit *f*
进行性关节炎 progressive Arthritis *f*
进行性核上性麻痹 progressive supranukleäre Lähmung *f*
进行性核上性轻瘫 Paresis supranuclearis progressiva *f*
进行性黑蒙 progressive Amaurose *f*
进行性红斑角质病 Erythrokeratodermia progressiva *f*
进行性虹膜萎缩 progressive Irisatrophie *f*
进行性坏死 Necrosis progrediens *f*
进行性肌萎缩 progressive Muskelatrophie *f*
进行性肌营养不良 Dystrophia musculorum progressiva *f*, Leyden*-Moebius* Dystrophie *f*
进行性肌营养不良症 Dystrophia musculorum progressiva *f*, progressive Muskeldystrophie *f*, Muskeldystrophie Typ Leyden-Möbius *f*, Leyden-Möbius muscular dystrophy <engl.>
进行性肌营养障碍性斜视 Strabismus bei progressiver Muskeldystrophie *f*
进行性肌硬化 progressive Muskelverhärtung *f*
进行性肌阵挛癫痫 progressive Myoklonus Epilepsie(PME) *f*
进行性脊肌萎缩[症] progressive spinale Muskelatrophie *f*
进行性脊肌萎缩症 progressive spinale Muskelatrophie *f*
进行性脊髓损害 progressive Rückenmarksverletzung *f*
进行性脊髓性肌萎缩 progressive spinale Muskelatrophie *f*
进行性脊髓性麻痹 progressive spinale Lähmung *f*
进行性脊柱前凸性步行困难 Dysbasia lordotica progressi-va *f*
进行性家族性[肝内]胆汁淤积 progressive familiäre intrahepatische Cholestase *f*(PFIC)
进行性家族性胆汁淤积 progressive familiäre intrahepatische Cholestase *f*
进行性家族性肝内胆汁淤积Ⅰ型 progressive familiäre intrahepatische Cholestase TypⅠ *f*
进行性家族性肝内胆汁淤积Ⅲ型 progressive familiäre intrahepatische Cholestase Typ Ⅲ *f*
进行性家族性肝内胆汁淤积Ⅱ型 progressive familiäre intrahepatische Cholestase Typ Ⅱ *f*
进行性家族性肝内胆汁淤积症 progressive familiäre intrahepatische Cholestase *f*
进行性假肥大性肌营养不良 Muskeldystrophie vom Typ Duchenne* *f*
进行性渐进性中风 progressive entwickelnde Apoplexie *f*
进行性结节性组织细胞瘤 progressives noduläres Histiozytom *n*
进行性近视 progrediente Myopie *f*, Myopia progressiva *f*
进行性精神分裂症 progressive Schizophrenie *f*

进行性痉挛性截瘫 progressive spastische Paraplegie *f*
进行性块状纤维化 progressive massive Fibrose *f*
进行性眶脂肪营养障碍 progressive Lipodystrophie der Orbita *f*
进行性流产 Abortus in Gang *m*, unvermeidbarer Abort *m*
进行性聋 progressive Taubheit *f*
进行性麻痹痴呆 Dementia paretica progressiva *f*
进行性脉络膜萎缩 progressive Atrophie der Chorioidea *f*
进行性面偏侧萎缩症 progressive unilaterale Gesichts-atrophie *f*
进行性脑灰质营养不良症 progressive Poliodystrophie *f*
进行性内障 progressive Katarakt *f*
进行性牛痘 progressive Kuhpocke *f*
进行性扭转痉挛 progressiver Drehspasmus *m*
进行性皮萎缩 Atrophia cutanea progressiva *f*, Buchwald* Atrophie *f*
进行性皮质下脑病 progressive subkortikale Enzephalo-pathie *f*
进行性偏侧舌萎缩 progressive hemilinguale Atrophie *f*
进行性偏面萎缩 progressive hemifaziale Atrophie *f*, progressive Atrophie einer Gesichtshälfte *f*, Parry*-Romberg* Symdrom *n*
进行性青少年特发性脊柱侧弯 progressive juvenile idiopathische Skoliose *f*
进行性球孢子菌病 progressive Kokzidoidomykose *f*
进行性全身性硬化 progressive systemiscbe Sklerose *f*
进行性全身性硬皮病 progressive systemische Skleroder-mie *f*
进行性色素性紫癜 Purpura pigmentosa progressiva *f*
进行性筛状和带状疱疹样色素沉着过度 progressive siebähnliche und zosteriförmige Hyperpigmentierung *f*
进行性上行性偏瘫 Hemiplegia ascendens progressiva *f*, Mill* Krankheit *f*
进行性神经病性肌萎缩 progressive neuro pathische Muskelatrophie *f*
进行性神经肌肉失常 progressive neuromuskuläre Erkrankung *f*
进行性神经肌肉萎缩 progressive neurale Muskelatrophie *f*
进行性神经性腓骨肌萎缩症(夏-玛-图病) progressive neuropathische peronäale Muskelatrophie *f*, Charcot*-Marie*-Tooth* Krankheit *f*
进行性肾脏疾病 fortschreitende Nierenerkrankung *f*
进行性手术后坏疽 progressives postoperatives Gangrän *n*
进行性特发性皮[肤]萎缩[症] progressives idiopathis-ches Atrophodenna *n*, Atrophoderma idiopathicum progressivum *n*
进行性吞咽困难 progressive Dysphagie *f*
进行性外层视网膜坏死 progressive äußere retinale Nekrose *f*
进行性膝关节退行性疾病 progressive degenerative Kniegelenkerkrankung *f*
进行性系统妄想症 progressiv systematisierte Wahnvorstellung *f*
进行性系统性硬化病 progressive systemische Sklerose *f*
进行性系统性硬化症 progressive systemiscbe Sklerose *f*
进行性先天性红斑角化病 progressive kongenitale Etythrokeratodermie *f*
进行性纤维性发育障碍 progressive faserige Entwicklungsstörung *f*
进行性纤维性肌炎 progressive Fibrositis *f*
进行性消瘦 progressive Emaziation (od. Abmagerung) *f*
进行性小脑协同失调 Dyssynergia cerebellaris progressi-va *f*
进行性延髓麻痹 progressive Bulbärparalyse *f*
进行性颜面半侧萎缩症 Hemiatrophia facialis (s. faciei) progressiva *f*
进行性颜面半侧萎缩症 progressive halbseitige Atrophie *f*
进行性眼肌麻痹 Ophthalmoplegia progressiva *f*
进行性眼外肌麻痹性斜视 Strabismus progressivus bei Ophthalmoplegia externa *m*
进行性遗忘 progressive Amnesie *f*
进行性盂肱关节畸形 progressive Fehlstellung des Schultergelenks *f*
进行性掌跖角皮病 progressive Palmoplantarkeratose *f*
进行性着色皮肤病 Dermatitis pigmentosa progressiva *f*
进行性着色性紫癜性皮病 progressive pigmentierte purpurische Dermatose *f*
进行性肢端黑变病 progressive Akromelanose *f*
进行性肢端色素沉着病 Akropigmentatio progressiva *f*
进行性脂肪萎缩 progressive Lipoatrophie *f*
进行性脂肪营养不良[症] Lipodystrophia progressiva *f*
进行性肿瘤 Tumorprogression *f*
进行性种痘 progressive Pockenimpfung *f*
进行性周身硬化症 progressive systemische Sklerose *f*
进行性椎间隙狭窄 progressive Wirbelkörperverengung *f*
进行性卒中 progressive Apoplexie *f*, progressiver Hirnschlag *m*
进化 Entwicklung *f*, Evolution *f*
进化步移法 evolutionäres Walking *n*
进化的 evolutisch, evolutiv
进化方式 Entwicklungsmodus *m*
进化分支图 Cladogramm *n*
进化负荷 evolutionäre Belastung *f*
进化过程中的稳定策略 evolutionäre stabile Strategie *f*
进化节奏 Evolutionstempo (od. -geschwindigkeit *f*) *n*
进化论 Evolutionslehre *f*, Evolutionismus *m*, Evolutions-theorie *f*, Entwicklungslehre *f*
进化免疫学 evolutionäre Immunologie *f*
进化趋异 evolutionäre Divergenz *f*
进化树 Cladogramm *n*
进化速率 Evolutionsrate *f*
进化稳态 Evolutionshomöostase *f*
进化细胞遗传学 Evolutionszytogenetik *f*
进化遗传学 Evolutionsgenetik *f*
进口检疫 Importquarantäne *f*
进路 Zugang *m*, Zutritt *m*, Einführung *f*
进气量 Lufteingabe *f*, Luftinput *n*
进气压力 Aufnahmedruck *m*
进取性 Aggressivität *f*
进入 Zugang *m*
进入部位 Eintrittsstelle *f*
进入屏障 Zugangsbeschränkung *f*, Zugangsbarriere *f*
进入受体 Eintragrezeptor *m*
进入途径 Eintrittsroute *f*
进食 Nahrungsaufnahme *f*
进食过度 Überfütterung *f*
进食恐怖 Phagophobie *f*, Schluckangst *m*
进食量 Nahrungsaufnahme *f*
进食器 Fütterer *m*, Fütterungsgerät *n*
进食障碍 Essstörung *f*
进食指南 Einleitung zum Nahrungsmittelverzehr *f*
进位反应 Reaktion an der Eintrittsstelle *f*
进位寄存器 Speicher mit beweglichem Träger *m*, Trägerspeicherregister *m*
进样峰 Injektionspeak *m*
进液过多 Hyperposia *f*
进一步生命支持 fortgeschrittene Lebensunterstützung *f*
进展 Fortschritt *m*
进展带 fortgeschrittene Zone *f*
进展剂 Progressionsagent *m*
进展阶段 Progressionsstufe *f*, fortgeschrittenes Stadium *n*
进展阶段(致癌过程) fortschreitendes Stadium *n*
进展期 fortgeschrittenes Stadium *n*
进展期青光眼 Glaucoma evolutum *n*
进展期乳腺癌 fortgeschrittenes Brustkarziom *n*
进展期食管癌 fortgeschrittenes Ösophaguskarzinom *n*
进展期胃癌 fortgeschrittenes Magenkarzinom *n*
近[肾小]球细胞 iuxtaglomeruläre Zelle *f*
近白色的 annähernd weiß, subalbous <engl.>

近鼻的 adnasal
近变量 proximale Variabel *f*
近侧的 proximal, proximal(-is, -is, -e)
近侧胫腓关节 proximales Tibiofibulargelenk *n*
近侧胫腓关节半脱位 Subluxation des proximalen Tibiofibulargelenks *n*
近侧胫腓关节脱位 Dislokation des proximalen Tibiofibulargelenkes *f*
近侧列腕骨 Reihe der proximalen Handwurzelknochen *f*
近侧列腕骨切除术 Resektion der proximalen Handwurzelknochenreihe *f*
近侧血块 proximales Koagulum (od. Gerinnsel) *n*
近侧扎法 proximale Unterbindung *f*
近侧指间关节 proximales Fingergelenk *n*, Fingergrund-gelenk *n*
近侧中心粒 proximale Zentriole *f*
近场扫描光学显微镜 Nahfeld-Scanning-Lichtmikroskop *n*
近程增益 Prozessgewinn *m*
近刺激 proximaler Stimulus *m*
近代液相色谱法 moderne Flossig(keits)chromatographie *f*
近代医学 moderne Medizin *f*
近的(亲密的) nah
近点 Nahpunkt *m*, Punctum proximum *n*
近点反应 Nahpunktreaktion *f*
近点视力计 Haaroptometer *n*
近端 Proximalende *n*
近端(仪器诱导)辐辏 proximale (Instrument-induzierte) Konvergenz *f*
近端胞质区 proximaler zytoplasmatischer Bereich *m*
近端等流速面面积法 proximal isovelocity surface area method (PISA) <engl.>
近端蒂静脉皮瓣 proximaler gestielter venöser Lappen *m*
近端点着丝粒染色体 akrozentrisches Chromosom *n*
近端复视 proximale Diplopie *f*
近端甲下甲癣 proximale subunguale Onychomykose *f*
近端尿道 proximale Urethra (od. Harnröhre) *f*
近端脾腔静脉分流术 proximaler splenokavaler Shunt *m*
近端曲小管 Tubuli renales contorti proximales *m pl*
近端桡骨切除术 radiale Resektion der proximale Speiche *f*
近端肾小管酸中毒 proximale renale tubuläre Azidose (PRTA) *f*
近端肾小管性酸中毒 proximale renale tubuläre Azidose *f*
近端胃大部切除 proximale subtotale Gastrektomie *f*
近端吻合 proximale Anastomose *f*
近端吻合器 Gerät für proximale Anastomose *n*
近端小管 proximaler Tubulus *m*
近端小管曲部 Pars contorta (s. convoluta) der proxi-malen Tubuli *f*
近端小管直部 Pars recta der proximalen Tubuli *f*
近端着丝点染色体 akrozentrische Chromosomen *n pl*
近端指[趾]间关节 proximale Interphalangealgelenk (PIP) *n*
近反射 Nahreflex *m*
近纺锤形的 annähernd spindelförmig
近分泌 Juxtakrin *n*
近关节的 juxtaartikulär, juxtaarticular (-is, -is, -e)
近关节结核 gelenknaher Knochentuberkulose *f*
近关节结节 juxtaarticulärer Knoten *m*
近关节痛性肥胖症 Adipositas dolorosa iuxtaarticularis *f*
近关节纤维组织 gelenknahes Fasergewebe *n*
近关节异位骨化 heterotope Ossifikation der poximalen Gelenke *f*
近红外光 nahes Infrarot *n*
近红外光谱[技术] Nahinfrarotspektroskopie *f*
近红外线 nahe Infrarotstrahlen *m pl*
近红外线疗法 Nah-Infrarot-Therapie *f*
近红外线乳腺扫描 Mammascannern mit Nahinfrarotstrahlen *n*
近骺的 iuxtaepiphysär
近骺血管 juxtaepiphysäre Gefäße *n pl*
近乎淹溺 Beinaheertrinken *n*
近互生的 subalternierend
近基的 proximal, nahe
近脊柱的 iuxtaspinal
近交 lnzuchtf
近交衰退 Inzuchtdepession *f*
近交系 Inzuchtstamm *m*
近交系动物 Inzuchtstamm von Tieren *m*
近交系动物 Tier der Inzuchtlinien *n*
近交系数(近婚系数) Inzuchtkoeffizient *m*
近交系小鼠 Inzuchtstammesmaus *f*
近节指(趾)骨 Phalanx proximalis *f*
近距[放射]疗法 Nahbestrahlung *f*
近距离放射疗法(缓释(放射)疗法) Brachytherapie *f*
近距离射击 Nahschuß *m*
近距离射击枪创 Wunde bei Schüssen im Nahbereich *f*
近距离照射治疗 Brachytherapie *f*
近距离转移 streckennahe Metastasierung *f*
近距视觉(力) Nahsehschärfe *f*
近髋臼截骨术 azetabulumnahe Osteotomie *f*
近扩散型的 annähernd diffus, substratal <engl.>
近梨形的 annähernd birnenförmig
近路 Abkürzung *f*
近卵形的 annähernd eiförmig
近模式 neuestes Modell *n*
近目标 Teilziel *n*
近念珠状的 annähernd perleförmig
近皮肤恶性黑素瘤 juxta-kutanes malignes Melanom *n*
近皮质的 iuxtakortikal
近片状的 sublaminär
近平滑念珠菌 Candida parapsilosis *f*
近迫性心肌梗塞 drohender Myokardinfarkt *m*
近期出血征象 Symptom von der letzten Blutung *n*
近期记忆 jüngere Erinnerung *f*
近期效应 kurzfristige Wirkung *f*
近浅黄色的 annähernd hellgelb
近腔室 abluminales Fach *n*
近亲 Konsanguinität *f*, Blutverwandtschart *f*
近亲的 blutverwandt
近亲繁殖 Inzucht *f*
近亲繁殖系鼠 Inzuchtmaus *f*
近亲婚配 konsanguine Ehe (od. Heirat) *f*, nahe Heirat *f*, Eheschließung zwischen engen Blutsverwandten *f*, Verwandtenehe (od. -heirat) *f*
近亲婚配 Konsanguinitätsheirat *m*, Inzucht *f*
近亲结婚 Konsanguinitätsheirat *m*, Inzucht *f*
近亲系 Inzuchtlinie *f*
近亲系数 Inzuchtkoeffizient *m*
近亲相奸 lnzest *m*, Inzestzucht *m*
近球形的 sphaeroid, sphaeroidal, fast kugelförmig
近区场 Nahfeld *n*
近曲小管 proximaler Tubulus *m*
近日节律 zirkadianer Rhythmus *m*
近茸毛状的 annähernd haarähnlich
近弱视矫正器 Graphoskop *n*
近神经的 adnerval, adneural
近肾小球的 juxtaglomerulär
近似 Approximation *f*, Approximationsmenge *f*
近似 F 检验 approximater F-Test *m*
近似成分 Approximationszusammensetzung *f* (An-) Näherungszusammensetzung *f*
近似的 approximal, annahernd
近似读数 Approximationslesung *f*, ungefähre Ablesung *f*

近似度指数 Approximationsindex *m*
近似法 Approximation *f*, Annäherungsverfahren *n*, (An-) Näherung *f*
近似分析 Approximationsanalyse *f*
近似回答 Approximationsantwort *f*, Annäherungsantwort *f*
近似计算 Approximationsberechnung *f*
近似模型 annäherndes Modell *n*
近似溶解度 Annäherungslöslichkeit *f*
近似熵 approximate Entropie *f*
近似数 Approximationsanzahl *f*
近似条件反射 approximativer bedingter Reflex *m*
近似条件作用 approximative Konditionierung *f*
近似推理 approximative Argumentation *f*
近似诊断 Wahrscheinlichkeitsdiagnose *f*, Paradiagnose *f*
近似值 Approximationswert *m*, Annäherungswert *m*
近似致癌原 Approximationskarzinogen *n*, nächstes Karzinogen *n*
近似组成 Approximationszusammensetzung *f*, Annäherungszusammensetzung *f*
近事记忆 Neuzeitgedächtnis *f*
近事遗忘 Ekmnesie *f*
近视 Myopie *f*, Myopia *f*, Kurzsichtigkeit *f*
近视的 myopisch, myop, kurzsichtig
近视反射 myopischer Reflex *m*, Weiss* Reflex *m*
近视过矫 Überkorrektur der Miopie *f*
近视弧形斑 Conus myopicus *m*, myopiscber Bügel *m*
近视角膜磨镶术 myopische Keratomileusis *f*
近视矫正 Korrektion der Myopie *f*, Myoporthosis *f*
近视镜片 Konkavlinse *f*, Konkavglas *n*
近视力 Nahsehschärfe *f*
近视力表 Nahsehtafel *f*
近视力测试 Test auf Sehschärfe *m*
近视力测试器 Tester für Nahsehen *m*
近视力检查法 Nahsehschärfe-Test *m*
近视敏度 Nah-Sehschärfe *f*
近视球形光性屈光性角膜切削术 myopische sphärische photoreaktive Keratektomie *f*
近视乳头性脉络膜视网膜炎 Jensen* Retinitis *f*, Chorioretinitis iuxtapapillaris *f*
近视弱视矫正器 Graphoskop *n*
近视散光 myopischer Astigmatismus *m*
近视散光(近视复合散光) myopischer Astigmatismus *m*, zusammengesetzter myopischer Astigmatismus *m*
近视性脉络膜萎缩 myopischer Chorioidalatrophie *f*
近视性脉络膜炎 myopische Chorioiditis *f*
近视眼镜 Augenglas für Myopie *f*, Distalbrille *f*
近视眼者 Myope *m/f*
近髓肾单位 juxtamedulläres Nephron *n*
近体事件 jüngstes Ereigniss *n*
近同形的 annähernd gleichförmig
近同型的 annähernd isotypisch
近陀螺状的 annähernd kreiselförmig
近网状的 annähernd netzförmig, subreticulate <engl.>
近细胞的 zytoproximal
近相等的 annähernd gleich
近消失的 veraltend, nahezu veraltet
近胸骨的 adsternal
近血管球体 juxtaglomerulärer Apparat *m*
近血管球细胞 juxtaglomeruläre Zelle *f*, Goormaghtigh* Zelle *f*
近异配生殖 Anisogamie *f*
近异型的 nahezu heterotypisch, subheteromorphic <engl.>
近意识丧失 annähernde Bewusstlosigkeit *f*
近因 unmittelbare Ursache *f*
近因律 Aktualitätsgesetz *n*
近因效应 Rezenzeffekt *m*
近用阅读眼镜 Brille für Nahsehen *f*
近幽门的 iuxtapylorisch
近圆球形 annähernd kugelförmig
近圆形的 annähernd rundlich
近圆柱形的 annähernd walzeartig
近远轴 proximodistale Achse *m*
近真误差 Wahrscheinlicher Fehler *m*
近正中[面]的 admedial, admedian
近直立的 fast senkrecht
近直小管 proximales gerades Röhrchen *n*
近致癌物 approximatioriskarzinogen *n*, nächstes Karzi-nogen *n*
近中错位 Mesialverlagerung *f*, Mesialverschiebung *f*
近中的 mesial, mesial(-is, -is, -e)
近中根 Mesialwurzel *f*
近中殆 Mesialokklusion *f*
近中面 Facies mesialis *f*, Mesialfläche(Zahn) *f*
近中向位 Mesioversion *f*, Mesialverlagerang *f*
近中[向]阻生 mesioanguläre Impaktion *f*
近中心的 parazentral, paracentral(-is, -is, -e)
近中心视觉 parazentrale Vision *f*
近中央的 parazentral, paracentral(-is, -is, -e)
近中缘 Margo mesialis *m*, Mesialrand *m*
近中着丝粒染色体 parazentrales Chromosom *n*
近中阻生 mesiale Impaktierung *f*
近轴薄壁组织 Adaxialparenchym *n*
近轴的 adaxial
近轴条件 paraxialer Zustand *m*
近子宫颈膀胱[阴道]瘘 Juxtazervikovesikalfistel *f*
近紫外线 nahe Ultraviolettstrahlen *m pl*, Schwanzlichtstrahlan *m pl*
近族婚姻 Blutverwandtschaftsheirat *f*, Konsanguinitätsheirat *m*, Inzucht *f*
劲度声抗 akustische Reaktanz der Steifigkeit *f*
劲度系数(倔强系数) Steifigkeitskoeffizient *m*
烬灰红菌素 Cinerubin *n*
浸 Infusion *f*
浸出 Extraktion *f*, Infusion *f*
浸出瓶 Extraktionskolben *m*
浸出添加剂 Extraktionsadditiv *m*, Extraktionszusatz *m*
浸出物 Extrakt *m*, Extractum *n*
浸出物测定 Bestimmung des Extraktes *f*
浸出液 Extrakt *m*
浸出用滤纸筒 Extraktionsfiltriertrommel *f*
浸膏[剂] Extractum *n*, Extrakt *m*, Auszug *m*
浸膏调刀 Extraktionsspatel *m*
浸剂 lnfus *n*, Infusam *n*
浸剂沉淀物 Infusionsrückstand *m*, Infusionssediment *m*
浸剂罐 Infusionstopf *m*
浸煎剂 Infusodecoctum *n*, Infusodekokt *n*
浸镜油 Immersionsöl *n*
浸滤 Lixiviation *f*
浸滤液 Lixivium *n*
浸没 Submersion *f*
浸没培养 Submersionskultur *f*
浸媒 Extraktionsmittel *n*
浸膜法 Tauchfilmmethode *f*
浸泡 Immersion *f*, Durchfeuchten *n*
浸泡法 Eintauchung *f*, Durchtränkung *f*
浸泡液 lmmersionslösung *f*
浸泡足 lmmersionsfuß *m*
浸皮试验 Hautimmersionsprobe *f*
浸入 Immersion *f*, Infundieren *n*
浸入即读 Eintauchen und Ablesen

浸软 Mazeration *f*, Einweichung *f*
浸软的 mazeriert
浸软死胎 Fetus maceratus *m*, Fetus sanguinolentis *m*
浸软胎儿 Fetus maceratus *m*
浸软作用 Mazeration *f*
浸润 Infiltratio *f*, Infiltration *f*
浸润的 infiltriert
浸润麻醉 Infiltrationsanästhesie *f*
浸润期 Infiltrationsstadium *n*
浸润期尸斑 Totenlleck (od. Leichenfleck) in Imbibitionsstadium *m*
浸润时间 Inflitrationszeit *f*
浸润物 Infiltrat *n*, Infiltratum *n*
浸润系接物镜 Objektiv für Immersionssystem *n*
浸润小叶癌 invasives lobuläres Karzinom *n*
浸润型 infiltrative Form *f*, infiltrativer Typ *m*
浸润型肺结核 infiltrative Lungentuberkulose *f*
浸润型胃癌 infiltrierend wachsendes Magenkarzinom *n*, Infiltrationstyp des Magenkarzinoms *m*
浸润型脂肪瘤 infiltrierendes Lipom *n*
浸润性癌 invasives Karzinom *n*, infiltrierendes Karzinom *n*
浸润性包块状 infiltrierende Masse *f*
浸润性导管癌 infiltratives duktales Karzinom *n*
浸润性导管癌 invasives duktales Karzinom *n*
浸润性喉炎 infiltrative Laryngitis *f*
浸润性瘤 infiltrierender Tumor *m*
浸润性膀胱癌 invasiver Blasenkrebs *m*
浸润性生长 infiltrierendes Wachstum *n*
浸润性视神经病变 infiltrative Optikusneuropathie *f*
浸润性突眼症 infilttativer Exophthalmus *m*
浸润性小叶癌 infiltratives lobuläres Karzinom *n*
浸润性小叶癌 invasives lobuläres Karzinom *n*
浸润性胸腺瘤 infiltrierendes Thymom *n*
浸渗 lmbibition *f*, lmprägnation *f*
浸渗压 lmbibitionsdruck *m*
浸蚀 Ätzung *f*
浸蚀试法 Radiermethode *f*
浸式折光仪 eintauchendes Refraktometer *n*
浸提 Extraktion *f*
浸提率 Extraktionsrate *f*
浸透 Infiltration *f*, Einweichung *f*
浸透的 imprägniert
浸尾试验 Schwanzimmersionstest *m*
浸析 Lixiviation *f* Auslaugung *f*
浸洗狂 Waschzwang *m*
浸液 Infusion *f*, Infus *m*
浸液法 Immersionsmethode *f*
浸液过滤管 lmmersionsfiltrierröhre *f*
浸浴疗法 Therapie mit Eintauchung *f*
浸煮 Digestion *f*, Digenieren *n*
浸渍 Immersion *f*, Mazeration *f*, Beizung *f*
浸渍槽 Mazerationstank *m*
浸渍的 mazeriert
浸渍法 Mazeration *f*, Auswässerung *f*
浸渍剂 Mazerat *n*
浸渍糜烂型皮炎 mazerative erosive Dermatitis *f*
浸渍器 Mazerator *m*, Aufgußapparat *m*
浸渍设备 Mazerator *m*
浸渍物镜 Immersionsobjektiv *n*
浸渍液 Mazerationsextrakt *m*
浸渍综合征 Immersionssyndrom *n*
浸渍足 Immersionsfuß *m*
禁闭 Arrest *m*
禁闭克隆(禁忌无性繁殖系) forbidden clone <engl>
禁闭恐怖 Klaustrophobie *f*
禁闭心 Panzerherz *n*
禁毒 Drogenverbot *n*
禁断症状 Entzugssymptom *n*
禁忌 Kontraindikation *f*
禁忌的 kontraindiziert
禁忌克隆 forbidden clone <engl.>, verbotenes Klonen *n*
禁忌克隆学说 Forbidden-Clone-Theorie *f*
禁忌无性繁殖细胞系 forbidden clone <engl.>
禁忌细胞系(株) forbidden clone <engl.>
禁忌细胞学说 forbidden cell theory <engl.>
禁忌证 Kontraindikation *f*, Gegenanzeige *f*
禁忌转换 verbotener Wechsel *m*
禁令 Verbot *n*
禁声 Stimmlosigkeit *f*
禁食 Fasten *n*
禁食 Nahrungskarenz *f*, Nahrungsenthaltung *f*, Nahrungsentziehung *f*, Fasten *n*
禁食疗法 Fastenkur *f*, Hungerkur *f*
禁食指南 Fasten-Richtlinien *f pl*
禁水试验 Durstprobe *f*
禁欲 Askese *f*
禁欲性格 asketischer Charakter *m*
禁欲主义 Asketismus *m*, Asketizismus *m*
禁止 Prohibition *f*
禁止(阻止) Verbot *n*
禁止的 prohibitiv, verboten
禁止电路 Sperrschaltkreis *m*
禁止线 Sperrdraht *m*
禁制品 Bannware *f*
禁制因素(抑制剂) Inhibitor *m*
禁株细胞 forbidden clone <engl.>

JING 茎京经荆惊晶腈精鲸井肼颈景警径净胫痉竞敬静境镜

jīng 茎京经荆惊晶腈精鲸

茎 Stengel *m*, Stiel *m*
茎洞的 kavitierend
茎环结构 Stammschleifenstruktur *f*
茎尖培养 Kultur für Spindelspitze *f*
茎培养 Stammkultur *f*
茎乳动脉 Arteria stylomastoidea *f*
茎乳静脉 Vena stylomastoidea *f*
茎乳孔 Foramen stylomastoideum *n*
茎突 Processus styloideus *m*, Griffelfortsatz *m*
茎突部分切除[术] partielle Resektion des Processus styloideus *f*
茎突过长 verlängerter Griffelfortsatz *m*
茎突过长症 Elongation des Processus styloideus *f*
茎突过长综合征 Eagle* Syndrom *n*, Stylohyoid-Syndrom *n*, stylokeratohyoidales Syndrom *n*
茎突鞘 Vagina processus styloidei *f*
茎突乳突的 stylomastoid
茎突舌骨肌 Musculus stylohyoideus *m*
茎突舌骨肌支 Ramus stylohyoideus *m*
茎突舌骨肌支 Ranlns stylohyoideus *m*
茎突舌骨韧带 Ligamentum stylohyoideum *n*
茎突舌骨综合征 Stylohyoid-Syndrom *n*
茎突舌肌 Musculus stylohyroldeus *m*
茎突凸 Prominentia styloidea *f*
茎突下颌韧带 Ligamentum stylomandibulare *n*
茎突咽肌 Musculus stylopharyngeus *m*
茎突咽肌支 Ramus stylopharyngeius *m*

茎突炎 Styloiditis *f*
茎细胞 Stielzelle *f*
茎叶图 Stamm-Blatt-(od. Zweig-Blätter- oder Stängel-Blatt) Diagramm *n*
茎状的 styloid, styloide(-us, -a, -um)
茎状骨赘 Stylosteophyton *n*
京都基因和基因组百科全书 Kyoto-Enzyklopädie von Genen und Genomen *f*
京尼平甙 Geniposid *n*
京尼平 -l-O- 龙胆双糖甙 Genipin-l-O-gentiobiosid *n*
京特病(先天性红细胞生成性卟啉症) Gunther* Krankheit (kongenitale erythropoetische Prophyrie) *f*
经 Kettgarn *n*, Kettfaden *m*
经鼻持续正压通气 transnasale kontinuierliche Ventilation mit positivem Druck *f*
经鼻垂体切除术 transnasale Hypophysektomie *f*
经鼻的 pernasal, transnasal
经鼻给药 transnasale Medikamentengabe *f*
经鼻后鼻测压法 transnasale Rhinomanometrie in hinterer Nasenhöhle *f*
经鼻内镜鼻窦手术 transnasale endoskopische Chirurgie des Sinus paranasales *f*
经鼻内镜泪囊鼻腔造孔术 transnasale endoskopische Dakryozystorhinostomie *f*
经鼻气管插管 nasotracheale Intubation *f*
经鼻气管导管 nasotrachealer Luftöhrentubus *m*
经鼻气管内插管 nasotracheale Intubation *f*
经鼻前庭鼻中隔蝶窦进路 Zugangsweg durch Nasenseptum-Nasenvorhof-Keinbein *m*
经鼻腔蝶鞍肿瘤手术 Transnasaloperation des Sellatu-mors *f*
经鼻胃管(列文(氏)管) transnasale Magensonde *f*
经鼻纤支镜下气管内插管 nasotracheale fiberoptische Intubation *f*
经闭 Amenie *f*, Amenorrhoe *f*, Amenorrhorea *f*
经闭的 amenorrhoisch
经表皮的 transepidermal
经玻璃体注射 intravitreale Injektion *f*
经侧脑室三角区进路 Zugangsweg durch Trigonum des Seitenventrikels *m*
经产 Mehrgeburt *f*
经产的 multipar
经产妇 Multipara *f*
经产孕妇 Multigravida *f*, Multigesta *f*
经产状况 Geburtenzahl *f*
经肠管饲 enterale Sondenernährung *f*
经常的 konstant, beständig
经常性卫生监督 regelmäßige Sanitätskontrolle *f*, regel-mäßige Gesundheitsanfsicht *f*
经常性资料 allgemeine Daten *n pl*
经潮期 Menakme *f*, Menstruatjonshöhepunkt *m*
经尘埃传播 Staubübertragung *f*
经尺骨鹰嘴骨牵引术 Drahtextension dutch Olekranon derUlna *f*
经初期 Menarche *f*
经初期延迟 verspätete Menarche *f*
经触突[传递]的 transsynaptisch
经唇下鼻中隔蝶窦进路 trans-sublabial-septal-sphenoidaler Zugangsweg *m*
经大腿切断术 Amputation durch Oberschenkel *f*, Oberschenkelamputation *f*
经胆囊管胆道造影 Cholangiographie über Gallenblasengang *f*
经胆总管胆道造影 transcholedochale Cholangiographie *f*
经导管肠系膜上动脉化疗 Chemotherapie über einen Katheter in die Arteria mesenterica superior *f*
经导管动脉化疗 arterielle Transkatheter-Chemotherapie *f*
经导管肺动脉瓣植入术 Transkatheter-Pulmonalklappen-Implantation *f*
经导管肝动脉化疗 transkathetere Chemotherapie der Leberarterie *f*
经导管肝动脉栓塞化疗 Chemoembolisation mittels Katheter in die Leberarterie *f*
经导管关闭室间隔缺损术 Transkatheter-Verschluss von Ventrikelseptumdefekt *m*
经导管化疗 Transkatheter-Chemotherapie *f*
经导管脾动脉栓塞化疗 Chemoembolisation über einen Katheter in die Milzarterie *f*
经导管射频消融 Radiofrequenzstrom-Katheterablation *f*, Radiofrequency Current Catheter Ablation <engl.>
经导管肾动脉化疗 Chemotherapie über einen Katheter in die Nierenarterie *f*
经导管肾动脉栓塞化疗 Chemoembolisation über einen Katheter in die Nierenarterie *f*
经导管主动脉瓣植入术 Transkatheter-Aortenklappen-Implantation *f*
经骶骨的 transsakral
经骶麻醉 Sakralblockade *f*, Sakralanästhesie *f*
经骶阻滞 Sakralblockade *f*
经典 DC konventionelle DC *f*
经典测验理论 klassische Testtheorie *f*
经典单环反馈设计 klassisches Design der Feedback-Einzelschleife *n*
经典的 klassisch
经典的描述 klassische Beschreibung *f*
经典方法学 klassische Methodik *f*
经典概念 klassischer Begriff *m*
经典肝小叶 klassisches Leberlappchen *n*
经典根治性经会阴前列腺切除术 klassische radikale perineale Prostatektomie *f*
经典或刺激疗法(经典刺激疗法) klassischer Stimulationsansatz *m*
经典 MHC 基因 klassisches MHC-Gen *n*
经典激活巨噬细胞 klassische aktivierte Makrophage *f*
经典激活途径 klassischer Kanal *m*
经典精神分析 klassische geistige Analyse *f*
经典精神分析的变式 Variante der klassischen geistigen Analyse *f*
经典理论 klassische Theorie *f*
经典力学 klassische Mechanik *f*
经典迷宫手术 Cox* Maze-Operation *f*
经典散射 klassische Streuung *f*, Thomson* Streuung *f*
经典神经递质 klassischer Neurotransmitter *m*
经典生理学 klassische Physiologie *f*
经典条件反射 klassische Konditionierung *f*
经典图形技术 klassische Grafiktechnik *f*
经典途径 klassische Bahn *f*
经典网络结构 klassische Netzstruktur *f*
经典型格子样角膜变性 klassische gitterige Hornhautdegeneration *f*
经典型霍奇金淋巴瘤 klassisches Hodgkin-Lymphom *n*
经典型结节性多动脉炎 klassische Polyarteriitis nodosa *f*
经典型髓母细胞瘤 klassisches Medullablastom *n*
经典性病 klassische Geschlechtskrankheit *f*
经典性条件反射 klassische Konditionierung *f*, klassisches MHC-Gen *n*
经典血清学试验 klassischer serologischer Test *m*
经典远端肾小管性酸中毒 klassische distale renal-tubuläre Azidose *f*(RTA-1)
经电话传输监护仪 transtelefonischer Monitor *m*
经蝶窦垂体腺瘤切除术 transsphenoidale Resektion eines

Hypophysenadenoms *f*
经蝶窦垂体肿瘤切除术 transsphenoidale Exstirpation des Hypophysentumors *f*
经蝶窦蝶鞍内肿瘤手术 transsphenoidale Chirurgie der Sellatumoren *f*
经蝶窦进路 transsphenoidaler zugang *m*
经蝶骨的 transsphenoidal
经动脉 CT 门静脉成像 CT-Arterioportographie *f*, Computertomographie-Arterio-Portographie *f*
经动脉化疗栓塞 transarterielle Chemoembolization *f*
经度 Längengrad *m*, geographische Länge *f*
经断 Menopause *f*
经额部开颅眶内肿瘤切除术 transfrontale Kraniotomie für Exstirpation des Intraorbitaltumors *f*
经额下进路 transfrontaler Zugang *m*
经额叶皮质侧脑室进路 Zugang durch frontalen Kortex-Seitenventrikel *m*, transfronto-cortico-ventricular approach <engl.>
经耳道前鼓室切开术 vordere Tympanotomie durch Ohrkanal *f*
经房间隔左心导管检查 transseptale Linksherzkatheteruntersuchung *f*
经飞沫传播 Tröpfcheninfektion *f*
经飞沫核传播 Tröpfchenkerninfektion *f*
经腓骨入路 transfibulärer Zugang *f*
经肺动脉切口修复主肺动脉间隔缺损 transpulmonale Reparatur des aortopulmonalen Septumdefekts *f*
经费自给率 Eigenfinanzierungsrate *f*
经附件的 transappendageal <engl.>
经腹闭孔疝修补术 transabdominale Hernioplastie *f*
经腹壁口食管胃十二指肠内窥镜检查 Ösophagogastroduodenoskopie durch Stoma *f*
经腹壁脾门静脉造影 transparietale Splenoportographie *f*
经腹壁羊膜穿刺术 transabdominale Amniozentese *f*
经腹部结肠镜检查 transabdominale Kolonscopie *f*
经腹穿刺术 transabdominale Punktur *f*
经腹骶直肠切除术 abdominosakrale Resektion *f*
经腹膈疝修补术 transabdominale Reparatur von Zwerchfellhernie *f*
经腹会阴联合直肠肛管切除术(迈尔斯手术) Miles* Operation *f*
经腹会阴直肠癌切除术 Miles*-Quénu* Operation *f*
经腹会阴直肠切除 abdomino-perineale Resektion *f*
经腹进路直肠镜检查 transabdominale Proktoskopie *f*
经腹进路直肠乙状结肠镜检查 transabdominale Prokto-Sigmoidoskopie *m*
经腹膜的 transperitoneal
经腹膜切开引流术 transperitoneale Inzision und Drain-age *f*
经腹嵌顿性宫内子宫托取出术 abdominelle Entfernung des inkarzerierten Intrauterinpessars *f*
经腹腔镜脊柱内固定术 laparoskopische Fixierung in Wirbelsäule *f*
经腹腔镜脊柱融合术 Laparoskopische Spinalfusion *f*
经腹腔镜腰椎融合术 Laparoskopische Fusion der Lendenwirbelsäule *f*
经腹腔直肠切除术(迪克逊手术) Dixon* Operation *f*(常用的保留肛门的直肠切除术)
经腹切口 abdominale Inzision *f*
经腹冗长乙状结肠切除术 transabdominale Exzision von länglichen Kolon sigmoideum *f*
经腹肾切开术 abdominelle Nephrotomie *f*
经腹食管裂孔疝修补术 transabdominale Operation der Hiatushernie *f*
经腹输卵管伞端切除术 transabdominale Exzision der Fimbriae tubae *f*
经腹直肠切除术 transabdominale Enddarmsresektion *f*
经腹直肌切口 Transrektusschnitt *m*
经腹子宫次全切除术 abdominelle subtotale Hysterekto-mie *f*
经腹子宫全切除术 abdominelle totale Hysterektomie *f*
经腹坐骨孔疝修补术 transabdominale Ischiashernioplastie *f*
经肝动脉的 über Arteria hepatica
经肛 per anum
经肛门直肠息肉摘除术 transanale Kolonpolypenexstirpation *f*
经睾丸精子提取术 testikuläre Spermienextraktion *f*
经肱动脉 über Arteria brachialis
经肱骨外科颈截肢术 Amputation durch den chirurgischen Hals des Humerus *f*
经肱截肢假肢(上臂假肢) Humerusprothese *f*, Oberarmprothese *f*, transhumerale Amputationsprothese *f*
经巩膜的 transskleral
经巩膜激光睫状体消融 transsklerale Laserablation des Ziliarkörpers *f*
经巩膜透热 transsklerale Diathermie *f*
经股动脉 Trans-Oberschenkelarterie *f*
经股骨截肢术 transfemorale Amputation *f*
经股假肢安全膝关节(大腿假肢承重自锁膝关节) transfemorales Sicherheitsknieprothesengelenk *n*, Knieprothesengelenk mit der Haltungskontrolle *n*
经股假肢单轴膝关节(大腿假肢单轴膝关节) einachsiges Kniegelenk der transfemoralen Prothese *n*
经股截肢假肢(大腿假肢) transfemorale Amputationsprothese *f*, Femur (od. Oberschenkel-) prothese *f*
经骨静脉造影 transossäre Venographie *f*
经骨盆截肢假肢 Beckenkorbprothese *f*
经鼓窦后鼓室切开术 transantrale hintere Tympanotomie *f*
经关节镜灌洗术 arthroskopische Lavage *f*
经冠状动脉 transkoronar
经冠状动脉瘘口修复术 Reparatur der transkoronaren Fistel *f*
经过 Vorgang *m*
经喉插管 translaryngeale Intubation *f*
经喉麻醉 translaryngeale Anästhesie *f*
经喉直接内窥镜 direktes Laryngendoskop *n*
经骺板骨折 transepiphysäre Fraktur *f*
经后期 Postmenstruum *n*
经会阴的 transperineal
经会阴后尿道吻合术 transperineale Anastomose der hinteren Harnröhre *f*
经会阴尿道结石切除术 transperineale Urethrolithotomie *f*
经会阴尿道镜检查 transperineale Urethroskopie *f*
经会阴尿道切开取石术 transperineale Urethrolithotomie *f*
经会阴膀胱切开术 Hypozystotomie *f*
经会阴前列腺活组织检查 transperineale Prostatabiopsie *f*
经会阴前列腺冷冻切除术 transperineale Kryotherapie der Prostata *f*
经会阴前列腺切除术 perineale Prostatektomie *f*
经会阴前列腺全切除术 totale perineale Prostatektomie *f*
经会阴套针穿刺活组织检查 transperineale Stanzbiopsie *f*
经会阴脱垂肠管切除术 transperineale vorfallende Darmektomie *f*
经济变量 ökonomische Variable *f*
经济舱综合征 Economy-Class-Syndrom *n*
经济的 wirtschaftlich
经济动物 ökonomisches Tier *n*
经济合作和发展组织 Organisation für wirtschaftliche Zusammenarbeit und Entwicklung *f*
经济赔偿 finanzielle Entschädigung *f*
经济数据 Wirtschaftsdaten d *pl*
经济心理学 Wirtschaftspsychologie *f*
经甲状腺的 transthyreoides

经间期 Intermenstruum *n*
经间期出血 Intermenstrualblutung *f*
经间期的 intermenstruell, intermenstrual (-is, -is, -e)
经间期热 Febris intermenstrualis *f*
经间[期]痛 Intermenstrualkolik *m*, Intermenstrualsch-nlerz *m*
经角膜虹膜固定缝线 transkorneale Fixierungsnaht der Iris *f*
经节肢动物传播 Übertragung durch Arthropode *f*
经结膜玻璃体切割系统 System für transkonjunktivale Vitrektomie *n*
经颈部切除法 transzervikale Resektion *f*
经颈动脉 Transcarotis *f*, über Arteria carotis
经颈静脉 transjugulär *f*
经颈静脉穿刺 transjuguläre Punktion *f*
经颈静脉肝穿活检术 transjuguläre Leberbiopsie *f*
经颈静脉肝穿门脉造影术 transjuguläre intrahepatische Portographie *f*
经颈静脉肝内门体分流术 TIPS transjugulärer intrahepatischer portosystemischer Stent-Shunt *m*
经颈静脉肝内门体分流术 transjugulärer intrahepatischer portosystemischer Shunt *m*
经颈静脉肝内门体分流通路胃冠静脉栓塞术 Embolisation der V. coronaria ventriculi durch transjuguläre intrahepatische portosystemische Shunt *f*
经颈静脉肝内门体静脉内支架分流术 transjugulärer intrahepatischer portosystemische Shunt *m*
经胫骨截肢术 transtibiale Amputation *f*
经胫截肢假肢(小腿假肢) transtibiale Amputationsprothese *f*, Unterschenkelprothese *f*, Schienbeinprothese *f*, Tibiaprothese *f*
经静脉胆管造影术 intravenöse Cholangiographie *f*
经静脉临时心脏起搏 transvenöses temporäres Herzschrittmachen *n*
经静脉起搏 transvenöses Herzschrittmachen *n*
经绝后出血 Postmenopausenblutung *f*
经绝后的 postmenopausisch
经绝期 Menopause *f*, Klimakterium *n*
经绝期的 klimakterisch
经绝期后骨质疏松 postmenopausische Osteoporose *f*
经绝期精神病 klimakterische Psychose *f*
经绝期皮肤角化病 Keratoderma climactericum *n*
经绝期忧郁症 Melancholia involutionis *f*, Melancholia climacterica *f*
经绝期综合征 Menopause-Syndrom *n*
经绝前经闭 prämenopausische Amenorrhoe *f*
经髁骨折 transkondyläre Fraktur *f*
经空气传播 aerogene Übertragung *f*
经口 per os
经口/鼻插管 Orale/nasale Intubation *f*
经口传染 perorale Infektion *f*
经口胆管镜检查[术] perorale Cholangioskopie *f*
经口蛋白传递 perorale Proteinlieferung *f*
经口的 peroral
经口毒性 perorale Toxizität *f*
经口后鼻测压法 perorale Rhinomanometrie in hinterer Nasenhöhle *f*
经口耐受 perorale Toleranz *f*
经口内眼底透照镜 Ophthalmodiaphanoskop *n*
经口气管导管 Orotrachealtubus *m*
经口气管镜检查 perorale Tracheoskopie *f*
经口气管内插管 orotracheale Intubation *f*
经口腔气管插管 orotracheale Intubation *f*
经口胰管镜 perorale Spiegelung des Pankreasganges *f*
经括约肌瘘管 transsphincterische Fistel *f*
经历情景记忆 episodisches Gedächtnis *n*
经两侧的 translateral
经量减少 Oligomenorrhoe *f*, Hypomenorrhoe *f*
经颅超声 transkranielle Sonographie *f*
经颅垂体瘤切除术 transkranielle Resektion eines Hypophysenadenoms *f*
经颅磁刺激 transkranielle Magnetstimulation *f*
经颅多普勒[超声] transkranieller Doppler-Ultraschall *m*
经颅多普勒超声 transkranielle Doppler-Sonographie *f*
经颅多普勒超声仪 transkranielles Doppler-Ultraschallgerät *n*
经颅多普勒血流成象 transkranielle Doppler-Ultraschallbildgebung *f*
经颅中窝径路听神经瘤切除术 transtemporale Akustikusneurinom-Resektion *f*, Entfernung des Akustikusneurinoms über die mittlere Schädelgrube *f*
经颅重复磁刺激(重复经颅磁刺激) repetitive transkranielle Magnetstimulation *f*
经路 Route *f*, Weg *m*
经卵巢感染 Transovarialinfektion *f*
经卵传播 transovarielle Übertragung *f*
经卵传代 Transovarialpassage *f*
经逻辑处理的健康评价 Gesundheitsbewertung durch logische Verarbeitung *f*, Health Evaluation through Logical Processing (HELP) <engl.>
经络 Meridian *m*, Kanäle *m pl*
经络测定仪 Meridian-Detektor *m*
经络无痛治疗仪 merdianschmerzfreies therapeutisches Instituent *n*
经络穴位特性图示仪 graphisches Instrument für Darstellung der Merkmale von Akupunkturpunkten in Meridianen *n*
经络治疗仪 Meridiantherapieinstrument *n*
经迷路进路 translabyrinthärer Zugang *m*
经迷路听神经瘤切除术 translabyrinthäre Resektion von Akustikusneurinomen *f*
经膜通透作用 transmembrane Permeation *f*
经内镜行括约肌切开 EST endoskopische Sphinkterotomie *f*
经内镜逆行胰胆管造影术 endoskpische retrograde Cholangiopankreatographie *f*
经内镜尿道结石取出术 endoskopische Harnröhre-Steinentfernung *f*
经内镜十二指肠乳头切开 endoskopische Papillotomie *f*
经内镜食管静脉结扎术 endoskopische Varizenblutung-Ligation *f*
经内镜异物取除术 endoskopische Fremdkörperextraktion *f*
经内窥镜活组织检查 eodoskopische Biopsie *f*
经内窥镜结石取除术 endoskopische Steinextraktion (od. Steinentfernung) *f*
经内窥镜异物取除术 endoskopische Fremdkörperextrak-tion *f*
经内窥镜肿瘤电灼术 endoskopische Fulguration des Tumors *f*
经尿道 per urethram
经尿道的 transurethral
经尿道电切综合征 transurethrale Elektroresektion-Syndrom *n*
经尿道给药 transurethrale Medikamentengabe *f*
经尿道钬激光前列腺切除术 transurethrale Holmium-Laser-Resektion der Prostata, HoLRP *f*
经尿道机械碎石 transurethrale mechanische Lithotripsie *f*
经尿道激光膀胱肿瘤手术 transurethrale Laser-Operation für Blasentumor *f*
经尿道内镜取石术 transurethrale endoskopische Steinentfernung *f*
经尿道尿道瓣膜切开术 transurethrale Inzision des Harnröhrenventils *f*
经尿道尿道切开术 transurethrale Inzision der Harnröhre *f*
经尿道膀胱癌电灼术 transurethrale Fulguration für Blasenkarzinom *f*
经尿道膀胱活检术 transurethrale Harnblasenbiopsie *f*

经尿道膀胱激光碎石术 transurethrale Laserlithotripsie von Harnblasensteinen *f*
经尿道膀胱颈电切术 transurethrale Harnblasenhalsinzision *f*
经尿道膀胱颈扩张术 transurethrale Dilatation des Harnblasenhalses *f*
经尿道膀胱颈切除术 transurethrale Blasenhalsesresektion *f*
经尿道膀胱颈切开术 transurethrale Blasenhalsinzision *f*
经尿道膀胱镜碎石术 transurethrale zystoskopische Lithotripsie *f*
经尿道膀胱内电疗法 transurethrale intravesikale Elektrotherapie *f*
经尿道膀胱取石术 transurethrale Harnblasensteinentfernung *f*, transurethrale Zystolithotomie *f*
经尿道膀胱血块清除术 transurethrale Evakuierung des Harnblasenhämatoms *f*
经尿道膀胱异物去除术 transurethrale Entfernung des intravesikalen Fremdkörpers *f*
经尿道膀胱肿瘤切除术 transurethrale Blasentumorresektion *f*
经尿道前列腺等离子双极电切术 transurethrale bipolare plasmakinetische Prostatektomie *f*
经尿道前列腺激光切除术 transurethrale Laser-Resektion der Prostata *f*
经尿道前列腺绿激光汽化术 transurethale Vaporisation der Prostata mittels Grün-Laser *f*
经尿道前列腺汽化术 transurethrale Verdampfung der Prostata *f*
经尿道前列腺切除 transurethrale Prostataresektion *f*
经尿道前列腺切除器 Resektoskop *n*
经尿道前列腺切除术 transurethrale Protatektomie *f*
经尿道前列腺切开术 transurethrale Prostatainzision *f*
经尿道前列腺球囊扩张 transurethrale Ballondilatation der Prostata *f*
经尿道前列腺射频消融术 transurethrale Nadelablation der Prostata *f*
经尿道前列腺剜除术 transurethrale Enukleation der Prostata *f*
经尿道前裂腺微波热疗 transurethrale Mikrowellenthermotherapie der Prostata *f*
经尿道切除术综合征 transurethrales Resektionssyndrom *n*
经尿道球囊前列腺尿道扩张术 transurethrale Ballondilatation der Prostata und Urethra *f*
经尿道肾镜检查 transurethrale Nephroskopie *f*
经尿道输尿管镜活检术 transurethrale ureteroskopische Biopsie *f*
经尿道输尿管镜激光碎石术 transurethrale ureteroskopische Laser-Lithotripsie *f*
经尿道输尿管镜检查 transurethrale Ureteroskopie *f*
经尿道输尿管镜取石术 transurethrale ureteroskopische Steinentfernung *f*
经尿道输尿管镜碎石术 transurethrale ureteroskopische Lithotripsie *f*
经尿道输尿管取石术 transurethrale Lithotripsie von Uretersteinen *f*, transurethrale Harnleitersteinenentfernung *f*
经尿道微波热疗 transurethrale Mikrowellentherapie *f*
经尿道针刺消融术 transurethrale Nadelablation *f*
经颞叶的 transtemporal
经膀胱的 transvesikal
经皮、经肝胆管造影 perkutane intrahepatische Cholangiographie *f*
经皮[肤]肝[内]胆管穿刺造影术 perkutane intrahepatische Cholangiographie *f*
经皮测定胆红素仪 perkutaner Bilirubinometer *m*
经皮耻骨上膀胱穿刺造瘘术 perkutane suprapubische Blasenfistelung *f*
经皮抽吸活检 perkutane Aspirationsbiopsie *f*
经皮穿刺胆管造影术 perkutane Cholangiographie *f*
经皮穿刺活检术 perkutane Biopsie *f*
经皮穿刺技术 perkutane Punktionstechnik *f*
经皮穿刺无水酒精注射 perkutane Ethanolinjektion *f*
经皮穿刺消融术 perkutane Ablation *f*
经皮穿刺血管成形术 perkutane transluminale Angioplastie *f*
经皮穿刺腰椎间盘切除术 perkutane lumbale Diskektomie *f*
经皮穿刺注射消融术 perkutane Injektionsablation *f*
经皮穿刺椎间盘切除术 perkutane Diskektomie *f*
经皮穿针骨外固定 perkutane externe Fixierung *f*
经皮胆道 T 管再置术 perkutaner Ersatz des T-Rohrs der Gallenwege *m*
经皮胆道引流术 perkutane biliäre Drainage *f*
经皮胆管球囊扩张术 perkutane Ballondilatation des Gallengangs *f*
经皮胆红素 perkutanes Bilirubin *n*
经皮胆囊穿刺活检 perkutane Gallenblasesbiopsie *f*
经皮胆囊胆汁抽吸 perkutane Gallenblasesaspiration *f*
经皮胆囊结石处理 perkutane Gallenstein-Behandlung *f*
经皮胆囊切除术 perkutane Cholezystektomie *f*
经皮胆囊造口术 perkutane Cholezystostomie *f*
经皮导管溶栓术 perkutane Katheter-Thrombolyse-Therapie *f*
经皮的 perkutan
经皮电刺激神经疗法 transkutane elektrische Nervenstimulation *f*
经皮电神经刺激 transkutane elektrische Nervenstimulation *f*
经皮电神经刺激疗法(经皮神经电刺激) perkutane elektrische Nervenstimulation *f*
经皮二氧化碳分压 perkutaner Partialdruck von Kohlendioxid *m*
经皮二氧化碳监测 transkutane CO_2-Überwachung *f*
经皮肺穿刺术(经皮肺活检) perkutane Lungenpunktion *f*
经皮肺动脉瓣球囊成形术 perkutane Ballonangioplastie der Pulmonalklappe *f*
经皮肺活检术 perkutane Lungenbiopsie *f*
经皮分析 transdermale Analyse *f*
经皮肤传染 perkutane Infektion *f*
经皮肤的 perkutan
经皮肤电刺激神经 transkutane elektrische Nervenstimulation *f*
经皮肤肝穿刺胆道造影 perkutane transhepatische Cholangiographie *f*
经皮附睾穿刺[抽吸]取精术 perkutane epididymale Spermienaspiration *f*
经皮附睾穿刺取精 perkutane epididymale Spermienaspiration *f*
经皮复位 perkutanes Reset *n*
经皮腹部脓肿、积液引流术 perkutane Drainage von Bauchabszess und Flüssigkeitsansammlung *f*
经皮肝穿刺胆道造影术 perkutane transhepatische Cholangiographie *f*(PTC)
经皮肝穿刺胆管造影针 PTC-Nadel *f*
经皮肝穿刺胆囊引流 perkutane transhepatische Blasendrainage *f*
经皮肝穿胆道引流 perkutan-transhepatische Gallengangsdrainage *f*
经皮肝穿胆管造影术 perkutane transhepatische Cholangiographie *f*
经皮肝穿门静脉造影术 perkutane transhepatische Portographie *f*
经皮肝胆管引流 perkutan-transhepatische biliäre Drainage *f* (PTBD)
经皮肝活检术 perkutane Leberbiopsie *f*
经皮肝内胆管造影 perkutane intrahepatische Cholangiographie *f*
经皮肝脓肿(囊肿)引流术 perkutane Leberabzess(Zyste)-Drainierung *f*
经皮肝造影 perkutane Hepatographie *f*
经皮肝肿瘤局部切除术 perkutane lokale Lebertumorentfernung *f*
经皮干骺端固定术 perkutane metaphysäre Fixation *f*
经皮睾丸穿刺取精 perkutane Spermienaspiration *f*
经皮睾丸活检术 perkutane Hodenbiopsie *f*

经皮睾丸活组织检查 perkutane Hodenbiopsie *f*
经皮给药 perkutane Verabreichung *f*
经皮跟腱断裂修补术 perkutane Reparatur von Achillessehnenriss *f*
经皮跟腱切断术 perkutane Tenotomie *f*
经皮跟腱延长术 perkutane Achillessehnenverlängerung *f*
经皮骨骺阻滞术 perkutane Epiphyseodese *f*
经皮骨髓感染 perkutane Knocheninfektion *f*
经皮固定[术] perkutane Fixierung *f*
经皮冠状动脉介入术 perkutane koronare Intervention *f*
经皮冠状动脉介入诊疗 Diagnose und Therapie bei perkutaner koronarer Intervention *f*
经皮冠状动脉腔内成形术 perkutane transluminale Koronarangioplastie *f*
经皮冠状动脉腔内血管成形术 perkutane transluminale koronare Angioplastie *f*
经皮冠状静脉动脉化 perkutane Arterialisierung von Koronarvenen *f*
经皮和黏膜给药 perkutane und transmukosale Verabreichung *f*
经皮化学性髓核溶解术 perkutane Chemonukleolyse *f*
经皮肌腱切断术 perkutane Tenotomie *f*
经皮激光髓核摘除术 perkutane Laser-Nukleotomie *f*
经皮激光椎间盘减压术 perkutane Laserdiskusdekompression *f*
经皮接骨术 perkutane Osteosynthese *f*
经皮截骨术 perkutane Osteotomie *f*
经皮经导管腔静脉狭窄扩张与成形术 perkutane Katheterdilatation der Vena cava und Angioplastie
经皮经肝穿刺胆道外引流术 perkutane transhepatische externe Cholangiodrainage *f*
经皮经肝穿刺胆管引流术 perkutane transhepatische biliäre Drainage *f*
经皮经肝胆道成形术 perkutane transhepatische Cholangioplastie *f*
经皮经肝胆道镜检查 perkutane transhepatische Endoskopie der Gallenwege *f*
经皮经肝胆道内支架引流术 perkutane transhepatische interne Cholangiodrainage mit Stenttechnik *f*
经皮经肝胆道内支架置入术 perkutane transhepatische Stentimplantation in Gallenwege *f*
经皮经肝胆管镜检查[术] perkutane transhepatische Cholangioskopie *f*
经皮经肝胆管造影[术] perkutane transhepatische Cholangiographie *f*
经皮经肝胆囊镜检查[术] perkutane transhepatische Cholangioskopie *f*
经皮经肝门静脉插管胃冠状静脉栓塞术 Embolisation der V. coronaria ventriculi bei perkutaner transhepatischer Pfortaderkatheterisierung *f*
经皮经肝栓塞 perkutane transhepatische Embolisation *f*
经皮经肝栓塞术 perkutane transhepatische Embolisation *f*
经皮经颈静脉肝内门体静脉内支架分流术 perkutaner transjugulärer intrahepatischer portosystemische Shunt *m*
经皮经腔冠状动脉成形术 perkutane transluminale koronare Angioplastie *f*(PTCA)
经皮经腔肾动脉成形术 perkutane transluminale renale Angioplastie *f*
经皮经腔血管成形术 perkutane transluminale Angioplastie *f*
经皮精索静脉曲张栓塞术 perkutane Varikozelenembolisation *f*
经皮门静脉置管取血 Blutabnahme über perkutanen Katether in der Pfortader *f*
经皮密封 perkutane Dichtung *f*
经皮内镜空肠造瘘 perkutane endoskopische Jejunostomie *f*
经皮内镜肾取石术 perkutane endoskopische Nephrolithotomie *f*
经皮内镜胃造口术 perkutane endoskopische Gastrostomie *f*
经皮内镜胃造瘘[术] perkutane endoskopische Gastrostomie *f*
经皮内镜下胃造瘘术 perkutane endoskopische Gastrostomie *f*
经皮内镜下小肠造瘘术(经皮内镜下空肠造口(瘘)术) perkutane endoskopische Jejunostomie (od. Fistel-Chirurgie) *f*
经皮能量传输 perkutane Energieübertragung *f*
经皮脓肿引流术 perkutane Abszessdrainage *f*
经皮膀胱造口术 perkutane Zystostomie *f*
经皮膀胱造瘘与尿道扩张术 perkutane Zystostomie und Harnröhrendilatation
经皮皮质截骨术 perkutane Entfernung des Knochenkortexes *f*
经皮皮质切除术 perkutane Kortikektomie *f*
经皮脾穿刺门静脉造影术 perkutane Splenoportographie *f*
经皮脐血穿刺术 perkutane Nabelschnurpunktion *f*
经皮起搏 perkutane Schrittmacherstimulation *f*
经皮起搏器 transkutaner Herzschrittmacher *m*
经皮气管穿刺术 perkutane Luftröhrenpunktion *f*
经皮腔内冠脉血管成形术 perkutane transluminale koronare Angioplastie *f*
经皮腔内冠状动脉成形术 perkutane transluminale koronare Angioplastie *f*
经皮腔内球囊瓣膜成形术 perkutane transluminale Ballonvalvuloplastie *f*
经皮腔内球囊二尖瓣成形术 perkutane transluminale Ballonvalvuloplastie der Mitralklappe *f*
经皮腔内球囊肺动脉瓣成形术 perkutane transluminale pulmonale Ballonvalvuloplastie *f*
经皮腔内球囊扩张静脉狭窄 perkutane transluminale Ballondilatation von Venenstenose *f*
经皮腔内球囊三尖瓣成形术 perkutane transluminale Ballonvalvuloplastie der Trikuspidalklappe *f*
经皮腔内球囊主动脉瓣成形术 perkutane transluminale Ballon-Aortenklappenvalvuloplastie *f*
经皮腔内肾动脉成形术 perkutane transluminale renale Angioplastie *f*
经皮腔内肾动脉成形术 perkutane transluminale renale Angioplastie *f*
经皮腔内肾盂切开术 perkutane Endopyelotomie *f*
经皮腔内血管成形术 perkutane transluminale Angioplastie *f*
经皮腔内周围动脉成形术 perkutane peripherer arterieller Angioplastie *f*
经皮腔外再管化术 perkutane extraluminale Rekanalisierung *f*
经皮球囊二尖瓣成形术 perkutane Ballonvalvuloplastie der Mitralklappe *f*
经皮球囊肺动脉瓣成形术 perkutane Ballonvalvuloplastie der Pulmonalklappe *f*
经皮球囊肺动脉瓣扩张术 perkutane Ballondilatation der Pulmonalklappe *f*
经皮球囊主动脉瓣成形术 perkutane Ballon-Aortenvalvuloplastie *f*
经皮取肾石术 perkutane Nephrolithotomie *f*
经皮染毒 perkutane Exposition *f*
经皮神经刺激 transkutane Nervenstimulation *f*
经皮神经电刺激 transkutane elektrische Nervenstimulation *f*
经皮神经电刺激疗法 Transkutane elektrische Nervenstimulation Transkutane Elektrische Therapie Nervenstimulation *f*
经皮神经电子刺激器 transkutane elektronische Nervenstimulator *f*
经皮肾穿刺活检术 perkutane Nierenbiopsie *f*
经皮肾穿刺肾盂造瘘术 perkutane Pyelostomie (od. Nephrostomie) *f*
经皮肾穿刺肾盂造影 Pyelographie bei perkutaner Nierenpunktion *f*
经皮肾动脉内支架术 perkutanes Stenting in Nierenarterien *f*
经皮肾活检术 perkutane Nierenbiopsie *f*

经皮肾结石激光碎石取石术 perkutane Laserlithotripsie von Nierensteinen *f*
经皮肾镜 perkutanes Nephroskop *n*
经皮肾镜超声碎石取石术 perkutane Ultraschall-Nephrolithotripsie *f*
经皮肾镜检查 perkutane Nephroskopie *f*
经皮肾镜取石或碎石术 perkutane Nephrolithotomie oder -lithotripsie *f*
经皮肾镜取石术 perkutane Nephrolithotomie *f*
经皮肾镜上尿路结石取石术 perkutane Nephrolithotomie des oberen Harnwegs mit Nephroskop *f*
经皮肾镜输尿管结石激光碎石术 perkutane Laser-Nephrolithotripsie von Harnleitersteinen *f*
经皮肾镜输尿管切开术 perkutan-nephroskopische Ureterotomie *f*
经皮肾囊肿抽吸术 perkutane Aspiration der Nierenzyste *f*
经皮肾脓肿抽吸术 perkutane Aspiration des Nierenabszesses *f*
经皮肾石切除术 perkutane Nephrolithotomie *f*
经皮肾输尿管取石术 perkutane Ureterolithotomie *f*
经皮肾盂成形术 perkutane Pyeloplastik *f*
经皮肾造口术 perkutane Nephrostomie *f*
经皮肾造瘘术 perkutane Nephrostomie *f*
经皮室间隔心肌消融术 perkutane Ablation des myokardialen Septums *f*
经皮输精管穿刺术 perkutane Punktion der Samenleiter *f*
经皮输精管栓塞术 perkutane Embolisation des Samenleiters *f*
经皮顺行肾盂造影术 perkutane antegrade Pyelographie *f*
经皮髓核切开术 perkutane Nukleotomie *f*
经皮髓核切吸术 perkutane lumbale Diskektomie *f*
经皮髓腔注射 perkutane Injektion im Markraum *f*
经皮微波固化术 perkutane Mikrowellenkoagulation *f*
经皮微创钢板 minimal-invasive perkutane Platte *f*
经皮胃空肠造瘘术 perkutane Gastrostomie und Jejunostomie *f*
经皮胃造口术 perkutane Gastrostomie *f*
经皮胃造瘘术 perkutane Gastrostomie *f*
经皮无水乙醇注射 perkutane Ethanolinjektion *f*
经皮吸收 transkutane Absorption *f*
经皮吸收作用 perkutane Resorption *f*
经皮选择性半月神经节射频热凝术 perkutane selektive Radiofrequenz-Thermokoagulation des semilunaren Ganglions *f*
经皮血管腔内成形术 perkutane transluminale Angioplastie *f*
经皮氧分压 transkutane Sauerstoffpertialdruckmessung *f*
经皮氧监测 transkutane Sauerstoffüberwachung *f*
经皮用药 perkutane Verabreichung *f*
经皮原位冠状动脉旁路移植术 perkutane in-situ-Koronararterien-Bypassoperation *f*
经皮原位冠状静脉动脉化 venöse perkutane koronare In-situ-Arterialisierung *f*
经皮质的 transkortikal
经皮质感觉性失语[症] transkortikale sensorische Aphasie *f*
经皮质性失语 transkortikale Aphasie *f*
经皮质运动性失语[症] transkortikale motorische Aphasie *f*
经皮治疗系统 transdermales therapeutisches System *n*
经皮主动脉-冠状动脉旁路移植术 perkutane aortokoronare Bypasstransplantation *f*
经皮椎骨成形术 perkutane Vertebroplastie *f*
经皮椎间盘切除术 perkutane Diskektomie *f*
经皮椎间盘髓核切除术 perkutane Resektion des Gallertkerns *f*
经皮椎体成形术 perkutane Vertebroplastie *f*
经皮足底筋膜切开术 perkutane plantare Fasziotomie *f*
经胼胝体第三脑室造瘘术 transkallöse Dritte-Ventriko-lostomie *f*
经胼胝体进路 transkallosaler Zugang *m*
经期 Menstmationsperiode *f*
经期白带 Menstruationsleukorrhoe *f*, Periodenleukorrhoe *f*
经期癫痫 Epilepsia menstrualis *f*
经期毒血症 Menstrualtoxämie *f*
经期发音困难 Menstrualdysphonie *f*
经期精神病 Menstrualpsychose *f*
经期溃疡 Helkomenie *f*
经期劳动保护 Arbeitsschutz bei Menstruation *m*
经期疱疹 Herpes menstrualis *m*, Herpes catamenialis *m*
经期前虹膜炎 Iritis catamenialis *f*
经期前中毒 Prämenstrualvergiftung *f*
经期蜕膜 Decidua menstrualis *f*
经期违和 Molimina menstrualis *f*
经期卫生 Menstrualhygiene *f*
经期延长 Menostaxis *f*, Menorrhagie *f*
经期中毒 Menstrualintoxikation *f*
经脐静脉门静脉肝造影术 transumbilikale Portalhepatographie *f*
经脐平面 transumbilikale Ebene *f*
经气管 transtracheal, durch die Luftröhre
经气管多普勒超声 transtrachealer Dopplerultraschall *m*
经气管多普勒心输出量监测 Transtracheale Doppler Herzleistung Überwachung *f*
经气管麻醉 transtracheale Anästhesie *f*
经气管喷射通气 transtracheale Jet-Ventilation *f*
经[气管]切口气管镜检查 perzervikale Tracheoskopie *f*, Bronchoscopia inferior *f*
经气管吸引术 transtracheale Aspiration *f*
经气管造口插管术 transtracheale Stomaintubation *f*
经髂动脉 durch Hüftarterien
经髂骨骨活检术 Knochenbiopsie durch Darmbein *f*
经髂骨截肢术 transiliakale Amputation *f*
经髂静脉 durch Hüftvenen
经髂内动脉 durch Arteria iliaca interna, durch innere Beckenarterie
经髂外动脉 äußere Beckenarterie *f*, Arteria iliaca externa *f*
经髂总动脉 durch Arteria iliaca communis, durch gemeinsame Hüftarterie
经前鼻孔鼻腔填塞法 vordere Nasentamponade durch ein Nasenloch *f*
经前壁路径修复主肺动脉间隔缺损 Reparatur des artriopulmonalen Septumdefekt durch vordere Wand *f*
经前臂切断术 Amputation durch Vorderarm *f*, Verder-armamputation *f*
经前不适 Molimena praemenstrualis *f*
经前痤疮 prämenstruelle Akne *f*
经前的 prämenstrual
经前焦虑障碍 prämenstruelle dysphorische Störung *f*
经前紧张症(月经前综合征) prämenstruelle Belastungsstörung *f*
经前紧张综合征 prämenstruelles Syndrom *n*
经前期 Prämenstruum *n*
经前期出血 Prämenstrualblutung *f*
经前期紧张 Syndrom der prämenstruellen Spannung *n*
经前期违和 Molimena praemenstrualis *f*
经前期综合征 Prämenstrualsyndrom *n*
经前心境烦闷(恶劣)障碍(经前心境恶劣障碍) prämenstruelle dysphorische Störung (PMDS) *f*
经前性痤疮 prämenstruelle Akne *f*
经腔动脉导管闭塞术 transluminaler Schluß des Ductus arteriosus *f*
经区 Menstruationsareale *n pl*
经人工造口膀胱镜检查术 Zystoskopie durch einen künstlichen Ausgang *f*
经乳突及迷路进路前庭神经切断术 Vestibularisneurektomie durch Warzenfortsatz und labyrinthartigen Zugang *f*
经乳晕切口 Incision an der Areola *f*

经上颌窦的上颌动脉结扎术 Ligatur der Arteria maxillaris durch Sinus maxillaris *f*
经上颌窦筛窦切除术 transmaxillare Ethmoidektomie *f*
经上颌窦筛窦手术 permaxilläre Ethmoidektomie *f*
经上皮排出 transepitheliale Beseitigung *f*
经舌的 perlingual
经十二指肠的 transduodenal
经十二指肠乳头的 transpapillär, transvaterian <engl.>
经食道超声心动图 transösophageale Echokardiographie *f*
经食道心脏超声波 transösophageale Kardiosonographie *f*
经食管超声心动图 transösophageale Echokardiographie *f*
经食管检查法 transösophageale Untersuchung *f*
经食管脉冲多普勒心动图 transösophageales gepulstes Doppler-Echokardiogramm *m*
经食物传播 Übertragung durch Nahrungsmittel *f*
经手传染 Handinfektion *f*
经手指切断术 Amputation durch Finger *f*, Fingeramputa-tion *f*
经受体的内吞作用 Rezeptor-vermittelte Endozytose *f*
经输尿管镜弹道碎石术 ureteroskopische ballistische Lithotripsie *f*
经输尿管镜膀胱气压弹道碎石术 ureteroskopische pneumatisch-ballistische Lithotripsie von Blasensteinen *f*
经输尿管镜肾结石激光碎石术 ureteroskopische Laserlithotripsie von Nierensteinen *f*
经输尿管镜输尿管取石术 ureteroskopische Lithotomie *f*
经输尿管镜异物取出术 ureteroskopische Fremdkörperentferung *f*
经水传播 Wasserübertragung *f*, Wasserverseuchung *f*
经水传染 Wasserinfektion *f*
经锁骨下路臂丛神经阻滞 supraklavikuläre Brachialplexusblokade *f*
经胎盘的 transplazentar, diaplazentar
经胎盘感染 diaplazentare Infektion *f*
经胎盘致癌 transplazentare Karzinogenese *f*
经瞳孔的 transpupillär
经瞳孔温热疗法 transpupilläre Thermotherapie *f*
经土壤传播 Bodeninfektion *f*
经臀坐骨疝修补术 transgluteale Reparatur der Ischiashernie *f*
经外耳道鼓室置管术 Katheteranlage ins Tympanum durch äußeren Ohrkanal *f*
经外耳道或鼓室进路迷路切除术 Labyrinthektomie durch den äußeren Gehörgang und mastoidalen Zugang *f*
经外周导入中心静脉置管 periphervenöser Verweilkatheter in die zentrale Vene *m*
经纬仪 Theodolit *m*
经胃的 transgastrisch, transgastric (-us, -a, -um)
经膝截肢术 Oberschenkelamputation *f*
经峡部椎板间开窗术 Fensterung im Isthmus des Wirbelbogens und zwischen Wirbelnplatten *f*
经纤维结肠镜结肠直肠息肉摘除术 kolorektale koloskopische Polypektomie *f*
经纤维支气管镜异物取出法 fieberbronchoskopische Fremdkörperentfernung *f*
经线 Meridian *m*, Meridianus *m*
经线的 meridional (-is, -is, -e)
经线纤维 Fibrae meridionales *f pl*
经线型 meridionaler Typ(us) *m*
经消化率修正的氨基酸评分 Protein Digestibility Corrected Amino Acid Score (PDCAAS) <engl.>, nach Proteinverdaulichkeit korrigierter Aminosäurewert *m*
经心腔冠状动脉瘘口修复术 transventrikuläre Reparatur der Koronararterienfistel *f*
经胸 transthorakal
经胸壁穿刺针肺活检 transthorakale Lungenbiopsie *f*
经胸超声心动图 transthorakale Echokardiographie *f*
经胸骨的 transsternal
经胸廓的 transthorakal
经胸膜的 transpleural, perpleural, transpleural (-is, -is, -e)
经胸起搏 transthorakale Stimulation *f* (od. Pacing *n*)
经胸腔病灶清除术 transthorakale Entfernung von Krankheitsherden *f*
经胸腔镜肺活检 thorakoskopische Biopsie *f*
经胸腔针吸肺活检术 transthorakale Nadelbiopsie der Lungen *f*
经胸切开术 Transthoracotomia *f*
经胸食管裂孔疝修补术 transthorakale Reperation (od. Hernioplastik) der Hiatushemie *f*
经穴热灸仪 Wärmegerät für Moxibustion von Akupunkturpunkten *n*
经穴肿瘤诊断仪 Gerät für Tumordiagnose mittels Akupunkturpunkte *n*
经血管内栓塞动脉瘤 transvaskuläre Embolisierung des Aneurismas *f*
经血管造影 CT Angiographieunterstützte CT *f*
经血逆流 Blutrückfluss *m*
经血滞留 behaltene Menstruation *f*, Retention des Menstrualblutes *f*, Hämatokolpos *m*
经眼的 transokulär
经验 Erfahrung *f*
经验[公]式 empirische Formel *f*
经验分布 empirische Verteilung *f*
经验概率单位 Erfahrungseinheit *f*, empirische Probit *f*
经验控制 Erfahrungskontrolle *f*
经验疗法 Empirismus *m*, empirische Therapie *f*
经验心理学 empirische Psychologie *f*
经验性双眼单视界 empirischer Horopter *m*
经验性心理疗法 experimentelle Psychotherapie *f*
经验医学 Erfahrungsheillehre *f*, Empirismus *m*
经验预测法 empirische Vorhersage *f*
经腰部主动脉造影术 translumbale Aortographie *f*
经腰肌间隙 durch Intervall in Lendenmuskeln
经腰肾切开术 translumbale Nephrotomie *f*, Lumhalnephrotomie *f*
经腰椎截肢术 translumbale Gliedmaßenamputation *f*
经腋的 peraxillar (-is, -is, -e)
经腋动脉 durch Achselarterie, durch Arteria axillaris
经腋进路 transaxillärer Zugang *m*
经腋静脉 durch Achselvene, durch Vena axillaris
经乙状窦后径路听神经瘤切除术 Resektion des Akustikusneurinoms durch hinteren Bereich des Sinus sigmoideus *f*
经翼点进路 pterionaler Zugang *m*
经阴道肠疝修补术 transvaginale Operation (od. Hernioplastik) der Enterocele *f*
经阴道的 transvaginal
经阴道后穹窿切开引流术 Drainage durch Inzision des hinteren Scheidengewölbes *f*
经阴道全子宫切除术 vaginale totale Hysterektomie *f*, Hysterectomia totalis vaginalis *f*
经阴道输卵管结扎术 (trans-) vaginale Unterbindung des Eileiters *f*
经阴道输卵管伞端切除术 (trans-) vaginale Exzision der Fimbria tubae *f*
经阴道无张力尿道悬吊术 Tension-frei Vaginaltape (TVT) <engl.> *n*
经阴道注水腹腔镜 laparoskopische vaginale Injektion *f*
经阴囊睾丸切除术 skrotale Orchiektomie *f*
经阴囊活检 transskrotale Biopsie *f*
经阴囊鞘膜积液抽吸术 skrotale Aspiration von Hydrozele *f*
经阴囊鞘膜切除术 skrotale Hydrozelektomie *f*
经营收入 Betriebseinnahme *f*

经营支出 Betriebsausgabe *f*
经幽门的 transpylorisch
经右心房房间隔径路矫正三房心 Korrektur eines Cor triatriatum über den Weg im rechten Vorhof und durch die Vorhofscheidewand *f*
经粘膜的 transmukosal
经掌的 transpalmar(-is,-is,-e)
经针刺置管空肠造瘘 Nadelkatheterjejunostomie *f*
经枕下径路听神经瘤切除术 Akustikusneurinomresektion durch subokzipitalen Zugang *f*
经支气管动脉灌注化疗 Chemotherapie mit Perfusionstechnik durch A. bronchialis *f*
经支气管肺活检 transbronchiale Lungenbiopsie *f*
经支气管针吸活检 transthorakale Nadelbiopsie der Lungen *f*
经直肠 per rectum
经直肠超声检查 transrektale Sonographie *f*
经直肠前壁引流术 Drainage durch die rektale Vorder-wand *f*
经直肠前列腺活组织检查 transrektale Prostatabiopsie *f*
经直肠套针穿刺活组织检查 transrektale Stanzbiopsie *f*
经直肠细针抽吸 transrektale Feinnadelpunktion *f*
经直肠直肠前膨出闭式修补法 Black* Verfahren *n*
经直肠直肠前膨出闭式修补术 transrektale geschlossene Reparatur der Rektzele *f*
经直肠直肠前膨出切开修补术 transrektale offene Reparatur der Rektzele *f*
经中隔的 transseptal
经终板进路 trans-lamina terminalis-Zugang *m*
经舟骨头骨月骨周围脱位 transscaphoido-transcapitato-perilunäre Luxation *f*
经周围静脉进入中心静脉 Katheter durch ene periphere Vene in ene zentrale Vene *m*
经主动脉肥厚心肌切除术 tranaortale Resektion eines verdickten Herzmuskels *f*
经主动脉根部冠状动脉灌注 antegrade Koronarperfusion *f*
经主动脉切口修复主肺动脉间隔缺损 transaortale Reparatur des Aortopulmonalen Septumdefekts *f*
经转子骨折 pertrochantäre Fraktur *f*
经椎弓根入路 transpedikulärer Zugang *m*
经子宫的 transuterin
经纵隔肺疝 Transmediastinalhernie der Lunge *f*
经足底的 transplantar(-is,-is,-e)
经组织片段预处理的移植物 Transplantat mit vorbehandeltem Gewebefragment *n*
荆豆 Stechginster *m*, Ulex europaeus *m*
荆豆凝集素 Ulex-Lektin *n*
荆豆凝集素 1 Ulex-Lektin-1 *n*
荆江热(日本血吸虫病) Kinkiang-Fieber *n*
荆芥 Katzenminze *f*, Schizonepeta tenuifolia *f*
惊 Schrecken *n*
惊愕 Erstaunen *n*
惊愕反应 Schreckreaktion *f*
惊风 infantile Konvulsion *f*, Säuglingseklampsie *f*, Eclampsia infantum *f*
惊慌 Alarm *n*, Panik *f*
惊慌期待性反应 erwartende Reaktion in der Panik *f*
惊慌性障碍 Panikstörung *f*
惊悸 Pavor *m*, Terror *m*
惊厥 Konvulsion *f*, Eklampsie *f*
惊厥持续状态 Status convulsivus *m*
惊厥的 konvulsiv, convulsiv(-us,-a,-um), eklamptisch
惊厥反射 konvulsiver Reflex *m*
惊厥后的 postkonvulsiv, postconvulsiv(-us,-a,-um)
惊厥后木僵 postkonvulsiver Stupor *m*, epileptischer Stupor *m*
惊厥护理 Krankenpflege beims Krampfanfall *f*
惊厥剂(发厥药) Konvulsivum *n*
惊厥剂(药) Krampfmittel *n*, kramplmachendes Agens *n*
惊厥前的 präkonvulsiv, praeeonvulsiv(-us,-a,-um)
惊厥前期 Präeklampsie *f*, Praeeclampsia *f*
惊厥先兆 präkonvulsives zeichen *n*
惊厥型疟 eklamplische Malaria *f*, Malaria eclamptica *f*
惊厥性白痴 eklamptische Idiotie *f*, Idiotia eclamptica *f*
惊厥性尿 konvulsiver Ham *m*
惊厥性尿毒症 eklamptische Urämie *f*, Krampiurämie *f*, Uraemia eclamptiea *f*, Uraemia convulsiva *f*
惊厥性谵妄 Delirium eclampticum *n*
惊厥性震颤 konvulsiver Tremor *m*
惊厥休克疗法 konvulsive Schocktherapie *f*, konvulsive Schockbehandlung *f*
惊厥阈 konvulsive Schwelle *f*
惊厥中枢 Konvulsionszentrum *n*
惊恐 Panik *f*, Schrecken *m*
惊恐发作 Panikanfall *m*
惊恐反应 Schreckreaktion *f*
惊恐性失语 Schreckaphasie *f*
惊恐障碍 Panikstörung *f*
惊恐障碍[发作性阵发焦虑] Panikstörung[episodische paroxysmale Angst]*f*
惊恐障碍[发作性阵发焦虑] Panikstörung *f*, episodische paroxysmale Angst *f*
惊恐状态 Panik *f*
惊狂 Wahnsinn *m*
惊人地 erstaunlicherweise, überraschend
惊跳反射 Schreckreflex *m*
惊跳反应 Schreckreaktion *f*
惊吓 Pavor *m*, Terror *m*, Schreck *m*
惊吓(恐)反应 Schreckreaktion *f*
惊吓病 Schreck *m*
惊吓期 Schreckstadium *n*
惊吓性神经功能病 Schreckneurose *f*
惊吓性神经症 Schreckneurose *f*
惊醒 Bewußtwerden *n*
惊醒性休克 hypnoklastischer Schock *m*
晶白蛋白 Kristalbumin *n*, Krystalbumin *n*, kristallisiertes Albumin *n*
晶胞 Einheitszelle *f*
晶簇 Druse *f*, Kristalldruse *f*
晶簇结构 Kristalldruse-Struktur *f*
晶格 Kristallgitter *n*, krjstauographisches Gitter *n*
晶格假说 Gitterhypothese *f*
晶格缺陷 Gitterdefekt *m*, Kristallgitterfehler *m*
晶格水 Kristallgitterwasser *n*
晶格振动 Gitterschwingung *f*
晶核 Kristallkern *m*, Kristallkeim *m*
晶化智力 kristallisierte Intelligenz *f*
晶碱 Kristallsoda *f*
晶类 Kristallklasse *f*
晶粒 Kristallkorn *n*
晶霉素 Crystallomycin *n*
晶面 Kristallebene *f*
[结]晶尿症 Kristallurie *f*
晶尿症 Kristallurie *f*, Crystalluria *f*
晶态 kristalliner Zustand *m*, Kristanzustand *m*
晶态水分子团 kriatallines Wassercluster *n*
晶体 Kristall *m*, Kristalloid *n*
  岑克尔氏晶体 Zenker* Kristalle *m pl*, Asthmakristalle *m pl*
  莱登氏晶体 Leyden* Kristalle *m pl*
  夏-莱二氏晶体 Charcot*-Leyden* Kristalle *m pl*, Asthmakristalle *m pl*

夏-诺晶体 Charcot*-Neumann* Kristalle *n pl*（精液中的磷酸精胺结晶）
晶体场理论 Kristallfeldtheorie *f*
晶[体]场效应 Kristallfeldeffekt *m*
晶体沉积病 Kristalldepositionskrankheit *f*
晶体沉积性关节病 Kristallablagerung-induzierte Arthropathie *f*
晶体成长 Kristallwachstum *n*
晶体磁学 Kristallmagnetismus *m*
晶体蛋白 Kristallin *n*
晶体耳机 Kristallkoplhörer *m*
晶体复合物 Kristallkomplex *m*
晶体管点温度计 transistorisierter Thermometer *m*
晶体管牙科电机 zahnärztlicher Transistor-Elekttometer *m*
晶体管眼压计 Transistor-Tonometer *n*
晶体后纤维组织增生 retrolentale Fibroplasie *f*
晶体基质蛋白 Kristallmatrixprotein *n*
晶体计数器 Kristallzähler *m*
晶体间膜 interlentikuläre Membran *f*
晶体结构 Kristallstruktur *f*
晶体类胶原 Vitrosin *n*
晶体囊刮匙 Linsenkapselkürette *f*
晶体囊环 Schleife der Linsenkapsel *f*
晶体囊磨针头 Linsenkapselschleifnadel *f*
晶体囊镊 Linsenkapselpinzette *f*
晶体尿 Kristallurie *f*
晶体平面 Kristallebene *f*, Kristalloberfläche *f*
晶体溶液 kritalloide Lösung *f*, Kristalloid-Lösung *f*
晶体溶液 Linsenlösung *f*
晶体[三级]管 Transistor *m*
晶体闪烁计数器 Kristallszintillationszähler *m*
晶体闪烁剂量仪 Kristallszintillationsdosimeter *m*
晶体X射线结构 Röntgenstrahlenkristallsttuktur *f*
晶体渗透压 osmotischer Druck des Kristalloides *m*, kri-stalloid-osmotischer Druck *m*
晶体吸出术 Phakoaspiration *f*
晶体线环 Lens-Loop *m*
晶体[相关]性关节病（晶体性关节病（炎）） kristallassoziierte Arthropathie *f*
晶体心脏停搏液（晶体心脏停跳液） kristalloide kardioplegische Lösung *f*
晶体性关节炎 kristallinduzierte Arthritis *f*
晶体性肾病 Kristall-induzierte Nephropathie *f*
晶体衍射 Kristallbeugung *f*
晶体衍射图 Kristallogramm *n*
晶[体]样的 kristallartig, kristallähnlich, crystalloide（-us, -a, -um）
晶体液 Linsenlösung *f*
晶体引起 linsenbedingt
晶体诱导型滑膜炎 Kristall-induzierte Synovitis *f*
晶体诱导性关节炎 Kristall-induzierte Arthritis *f*
晶体源性近视（向近视偏移） Kristall-abgeleitete Myopie *f*, myopische Verschiebungung *f*
晶体照片 Kristallogramm *n*
晶体照相术 Kristallographie *f*
晶体植入钳 Linsenimplantationsklemme *f*
晶体智力 kristallisierte Intelligenz *f*
晶体置换 Kristallersatz *m*
晶系 Kristallsystem *n*
晶细胞 lithocyst <engl.>
晶纤蛋白 Filensin *n*
晶纤维蛋白 Kristallfibrin *n*
晶形 Kristallform *f*
[结]晶形[状] Kristallform *f*, kristalline Form *f*
晶样体 kristalloider Körper *m*, Kristalloidkörper *m*
晶样心肌麻痹液 kristalloide Kardioplegiesflüssigkeit *f*
晶种 Saatkristall *m*, Impfkristall *m*
晶轴 kristallographische Achse *f*, Kristallachse *f*
晶状丙球蛋白血症 kristallartige Globulinämie *f*
晶状毒素 Acytotoxin *n*
晶状粟[粒]疹 Sudamina crystallina *f*, Miliaria crystallina *f*
晶状体 Linse *f*, Kristallinse *f*, Augenlinse *f*, Lens oculi *f*
晶状体[蛋白]过敏性 Phakoanaphylaxie *f*
晶状体凹 Linsengrübchen *n*, Fovea lentis *f*
晶状体板 Linsenplakode *f*, Placoda lentis *f*
晶状体板 Linsenplatte *f*
晶状体半径 Linsenradius *m*
晶状体半脱位 Linsensubluxation *f*, Subluxatio lentis *f*
晶状体不全脱位 Subluxatio lentis *f*
晶状体残留物 Linsenrest *m*
晶状体赤道部 Linsenäquator *m*, Aequator lentis *m*
晶状体刺开术 Phakolyse *f*, Phacolysis *f*
晶状体刺开针 Diszissionsnadel *f*
晶状体挫伤 Linsenquetschung *f*
晶状体蛋白 Kristallin *n*, Linsenprotein *n*, Linseneiweiβ *n*
晶状体的 lentikulär
晶状体毒性葡萄膜炎 granulomatöse Uveitis *f*
晶状体发育 Lisenentwicklung *f*
晶状体缝 Linsennaht *f*
晶状体辐射线 Radii lentis *m pl*
晶状体过敏性青光眼 phakoanaphylaktisches Glaukom *n*
晶状体过敏性眼内炎 Endophthalmitis phacoallergica *f*
晶状体过敏性眼内炎/葡萄膜炎 phakoanaphylaktische Endophthalmitis/Uveitis *f*
晶状体过敏症 Phakoanaphylaxie *f*
晶状体核 Linsenkern *m*, Nucleus lentis *m*
晶状体后的 retrolental, retrolenticular（-is, -is, -e）
晶状体后极 Polus posterior lentis *m*
晶状体后面 Facies posterior lentis *f*
晶状体后纤维增生[症] retrolentale Fibroplasie *f*, Terry* Syndrom *n*
晶状体后纤维组织形成 retrolentale Fibroplasie *f*, Terry* Syndrom *n*
晶状体环 lens loop <engl.>
晶状体混浊 Linsentrübung *f*, Phacoscotasmus *m*
晶状体混浊分级体系 Klassifizierungssystem für Linsentrübung *n*
晶状体及人工晶体的屈光性手术 refraktive Operation mit Phakoid und künstlicher Linse *f*
晶状体镜 Phakoskop *n*, Phako（e）idoskop *n*
晶状体镜检查 Phakoskopie *f*, Phacoscopia *f*
晶状体抗原性 Linsenantigenität *n*
晶状体抗原性（晶状体相关）葡萄膜炎 linsenantigenische Uveitis *f*
晶状体抗原性青光眼 linsenantigenisches Glaukom *n*
晶状体颗粒性青光眼 Glaukom mit Linsenpartikeln *n*
晶状体瘤 Phakom（a）*n*
晶状体酶 Phakozymase *f*
晶状体囊 Linsenkapsel *f*, Capsula lentis *f*
晶状体囊剥脱 Exfoliation der Linsenkapsel *f*
晶状体囊刀 Zystitom *n*
晶状体囊核心 Kapselkern *m*
晶状体囊后部 hinterer Teil der Linsenkapsel *m*, Pars posterior capsulae lentis *f*
晶状体囊镊 Kapselpinzette *f*
晶状体囊破裂 Linsenkapselruptur *f*
晶状体囊前部 vorderer Teil der Linsenkapsel *m*, Par an-tetior capsulae lentis *f*
晶状体囊切除术 Phakozystektomie *f*, Phacocystectomia *f*
晶状体囊切开器 Kapsulotom *n*

晶状体囊切开术 Kapsulotomie *f*, Zystitomie *f*
晶状体囊下白内障 subkapsuläre Katarakt *f*
晶状体囊炎 Capsitis *f*, Phakozystitis *f*, Periphakitis *f*
晶状体内 intralentikulär
晶状体内障 lentikuläre Katarakta *f*, Linsenstar *m*
晶状体脓肿 Linsenabszeβ *m*
晶状体泡 Linsenbläschen *n*, Linsensäckchen *n*, Vesicua lentis *f*
晶状体胚胎核 embryonaler Linsenkern *m*
晶状体皮质 Linsenrinde *f*, Cortex lentis *m*
晶状体前极 Polus anterior lentis *m*
晶状体前面 Facies anterior lentis *f*
晶状体前囊粘连 Adhäsion der vorderen Linsenkapsel *f*
晶状体嵌塞 Linseneinklemmung *f*, Impactio lentis *f*
晶状体切除术 Exzision der Linse *f*
晶状体切割术 Lensektomie *f*
晶状体球蛋白 Linsenkristallin *n*
晶状体屈光计 Phakometer *n*
晶状体全脱位 Linsenluxation *f*
晶状体溶解 Phakolyse *f*, Linsenlösung *f*
晶状体溶解的 phakolytisch
晶状体溶解性青光眼 phakolytisches Glaukom *n*
晶状体溶素 Phakolysin *n*
晶状体乳化抽吸术 Aspiration und Phakoemulsifikation *f*
晶状体乳化法 Phakoemulsifikation *f*
晶状体乳化器 Gerät zur Phakoemulsifikation *n*
晶状体软化 Linsenerweichung *f*, Phakomalazie *f*
晶状体上皮 Linsenepithel *n*, Epithelium lentis *n*
晶状体匙 Linsenlöffel *m*
晶状体铜屑沉着病(向日葵样内障) Verkupferung der Linse *f*, sonnenblumenförmiger Katarakt *m*
晶状体透热摘除器 Elektrodiaphake *f*
晶状体突(膨)出 Phakozele *f*
晶状体脱位 Linsenluxation *f*
晶状体微粒 Linsenpartikel *f*
晶状体涡 Vortex lentis *m*
晶状体吸出术 Phakoerysis *f*, Phakoeresis *f*
晶状体吸盘 Erysiphak *n*, Starschröpfkopf *m*
晶状体纤维 Linsenfasern *f pl*, Fibrae lentis *f pl*
晶状体纤维质膜 Plasmamembran von lentikularen Fasern *f*
晶状体相关性(晶状体抗原性)葡萄膜炎 Linsen-assoziierte Uveitis *f*
晶状体形态性青光眼 Phako-Glaukom *n*
晶状体性青光眼 Phakoglaukom *n*, Phacoglaucoma *n*
晶状体性散光 Linsenastigmatismus *m*
晶状体性调节功能减退 lentikuläre Hypozyklose *f*
晶状体悬[韧]带 Ligamentum suspensorium lentis *n*, Zonula ciliaris *f*
晶状体悬器 Ligarnentum suspensorium lentis *n*, Appa-ratus suspensorius lentis *m*, Zonula ciliaris *f*
晶状体炎 Crystalloiditis *f*, Crystallitis *f*, Phakitis *f*, Lenti-tis *f*
晶状体移位 Phacometachoresis *f*, Phacometecesis *f*
晶状体异常 Linsenanomalie *f*
晶状体异位 Linsenektopie *f*, Ectopia lentis *f*
晶状体硬化 Phakosklerose *f*, Linsensklerose *f*
晶状体游动 Phakoplanesis *f*, Dislozierung der Augenlinse *f*
晶状体诱导的肉芽肿性眼内炎 linseninduzierte granulomatöse Endophthalmitis *f*
晶状体再生 Phacopalingenesis *f*
晶状体摘除术 Linsenentbindung *f*, Linsenextraktion *f*, Extractio lentis *f*
晶状体震颤 Phakodonese *f*
晶状体质 Substantia lentis *f*
晶状体周的 perilentikulär, perilenticular (-is, -is, -e)
晶状体周隙 perilentikulärer Zwischenraum *m*, perilentikuläres Spatium *n*, Spatium zonulare *n*
晶状体轴 Linsenachse *f*, Axis lentis *m*
晶状体阻滞 Linsenblock *m*
晶紫 Kristallviolett *n*
腈 Nitrile *n pl*
腈二氯苯醚菊酯 Cypermethrin *n*
腈化物 Cyanid *n*
腈类 Nitril *n*
腈类中毒 Nitrilvergiftung *f*
腈纶 Polyacrylnitril *n*
腈水解酶 Nitrilase *f*
腈肟磷 Phoxim(um) *n*
精氨[基]琥珀合成酶 Argininosukzinat-synthetase *f*
精氨琥珀酸合成酶缺乏症 Argininosuccinat-Synthetase (ASS)-Mangel *m*, ASS-Mangel *m*
精氨琥珀酸酶缺乏症 Argininosuccinasemangel *m*
精氨[基]琥珀酸 Argininbernsteinsäure *f*
精氨[基]琥珀酸裂解酶 Argininsukzinatlyse *f*
精氨[基]琥珀酸酶 Argininosuccinase *f*
精氨基代琥珀酸尿症 Argininosuccino-Azidurie *f*
精氨基琥珀酸合成酶缺乏 Arginosuccinat-Synthetase-Mangel *m*
精氨基琥珀酸尿症 Argininosuccino-Azidurie *f*
精氨酸 Arginin *n*
L-精氨酸 L-Arginin *n*
精氨酸[磷酸]激酶 Argininphosphokinase *f*
精氨酸刺激试验 Arginin-Stimulationstest *m*, STH-Stimulation *f*
精氨酸催产素 Arginin-Vasotocin (AVT) *n*
δ-精氨酸催产素 δ-Argininvasotozin *n*
精氨酸甘氨酸转脒基酶 Arginin-gluzintransaminidase *f*
精氨酸加压素 Argininvasopressin *n*
精氨酸抗利尿激素 Argininvasopressin (AVP) *n*, antidiuretisches Hormon (ADH) *n*, Adiuretin *n*, Vasopressin (INN) *n*
精氨酸酶 Arginase *f*
精氨酸酶缺乏症 Arginasemangel *m*
精氨酸尿 Argininurie *f*, Argininuria *f*
精氨酸特异性酯肽酶 Arginin-spezifische Esteropeptidase *f*
精氨酸血管升压素(精氨酸加压素) Arginin-Vasopressin *n*
精氨酸血症 Argininämie *f*
精氨酸-牙龈素 Arginin-Gingipain *n*
精氨酰[基] Arginyl *n*
精胺 Spermin *n*
精白米 Raffinierter Reis *m*
精斑 αL 岩藻糖苷酶 α-L-Fucosidase in Samenfleck *f*
精斑薄层层析法 Dünnschichtchromatographie (DC) von Samenfleck *f*
精斑红细胞酶型 Phänotyp für Erythrozytenenzym im Samenfleck *m*
精斑检验 Untersuchung des Samentleckens *f*
精斑结晶试验 Kristallisationsversuch des Samenflecks *m*
精斑确证试验 Test für Nachweis der Samenflecke *m*
精斑乳酸脱氢酶型 Phänotyp für Lactatdehydrogenase im Samenfleck *m*
精斑血型 Blutgruppe im Samenfleck *m pl*
精斑预试验 Vorprüfung des Samenflecks *f*
精斑中 P30 Samenfleck-P30
精斑种属鉴定 Speziesidentifikation des Spermaflecks *f*
精包 Spermatophore *f*
精巢 Spermarium *n*, Testis *m*
精虫缺乏 Azoospermie *f*, Azoospennia *f*
精虫头粒蛋白 Acrosin *n*
精蛋白 Protamine *n pl*
精蛋白杆菌属 Protaminobacter *m*
精蛋白核酸酯 Protamin-Nuldeinat *n*

精蛋白酶 Protaminase *f*
精蛋白锌胰岛素 Protamin-Zink-Insulin *n*
精蛋白胰岛素 Protamininsulin *n*
精度 Präzision *f*
精度测量 Präzisionsmessung *f*
精阜 Samenhügel *m*, Colliculus seminalis *m*, Verumontanum *n*
精阜切除术 Colliculectomia *f*
精阜炎 Verumontanitis *f*, Kollikulitis *f*
精-甘-天门冬酰胺酸 Arginyl-Glycyl-Asparaginsäure *f*
精管 Samenleiter *m*, Ductus deferens *m*, Ductus spenna-ticus *m*
精核 Spermakern *m*, Samenkern *m*
精核染色体 Samenkemchromosom *n*, Spermatomer *n*
精华 Anima *f*, Quintessenz *f*
精加工 Präzisionsarbeit *f*
精浆蛋白 Seminoprotein *n*
精浆分析 Analyse des Seminalplasmas *f*
精浆果糖检测 Test auf Samenfruktose *m*
精浆免疫抑制物检测 Bestimmung von immunsuppressiver Substanz des Samenplasmas *f*
α2-精浆糖蛋白 α2-Spermaplasmaprotein *n*
精力 Energie *f*, Tatkraft *f*, Vis animi *f*
精力充沛的 rüstig
精力过剩说 Theorie für überschüssige Energie *f*
精力内投 Endocathection <engl.>
精力外投 Exocathection <engl.>
精炼 Raflination *f*, Raftinieren *n*, Läutern *n*
精炼的 raffiniert
精炼过的 raffiniert
精灵 Geist *m*
精馏 Rektifikation *f*, Rektifizieren *n*, Rektifiziemng *f*
精馏的 rektifiziert, rectificat (-us, -a, -um)
精馏酒精 rektifizierter Alkohol *m*, Spiritus rectilicatissimus *m*
精馏器 Rektifizierapparat *m*, Rektiflkationsapparat *m*
精馏塔 Rektifizierkolonne *f*, Rektifikationskolonne *f*, Rektifikationsturm *m*, Rektifikationssäule *f*, Rektifiziersäule *f*
精卵质膜融合 Membranfusion von Spermien und Eizellen *f*
精脒 Spermidln (um) *n*
精脒合成酶 Spermidinsynthase *f*
精密 Präzision *f*
精密差分压力计 Präzisionsdifferentialmanometer *n/m*
精密电位差计 Präzisionspotentiometer *n*
精密度 Präzision *f*, Genanigkeit *f*
精密度指数 Präzisionsindex *m*
精密分馏 präzise fraktionierte Destillation *f*, Präzisionsfraktionierdestillation *f*
精密记时器 Kurzzeitmesser *m*
精密刻度注射器 präzise graduierte Spritze *f*, Spritze mit Feinskala *f*
精密脉冲信号发生器 Präzisions-Impulsgenerator *m*
精密声级计 Präzisions-Schallpegelmesser *n*
精密手摇切片机 präzises Rotationsmikrotom *n*
精密天平 Präzisionswaage *f*
精密研究用测听计 präzises Forschungsaudiometer *n*
精密仪器 Präzsionsinstrument *n*
精密折射计 Präzisionsrefraktormeter *n*
精密知觉 präzise Wahrnehmung *f*
精密直流电阻箱 Präzisions-Gleichstromwiderstandsbox *f*
精明增长 intelligentes Wachstum *n*
精明增长网络 intelligentes Wachstumsnetz *n*
精母细胞 Samenmutterzelle *f*, Spermatozyt *m*, Spermatozyte *f*
精母细胞的 spermatozytenbezoglich
精母细胞发生 Spermatozytogenese *f*
精母细胞性精原细胞瘤 spermatozytäres Seminom *n*
精囊 Samenbläschen *n*, Vesicula seminalis *f*, Samenblase *f*, Vesica seminalis *f*
精囊癌 Karzinom der Samenblase *n*, Samenblasenkarzi-nom *n*
精囊把持钳 Samenblasenfaβzange *f*
精囊的 samenblasenbezüglich
精囊恶性肿瘤 bösartige Neubildung der Samenblase *f*
精囊放线菌病 Aktinomykose der Samenblase *f*, Samen-blasenaktlnomykose *f*
精囊灌注试验 Infusionstest von Samenblasen *m*
精囊畸胎瘤 Teratom der Samenblase *n*, Samenblasenteratom *n*
精囊检查 Untersuchung der Samenblase *f*, Samenblasenuntersuchung *f*
精囊角 Samenblasenwinkel *m*
精囊结核 Tuberkulose der Samenblase *f*, Samenblasentuberkulose *f*
精囊结石 Samenblasellstein *n*
精囊良性肿瘤 gutartige Neubildung der Samenblase *f*
精囊梅毒 Syphilis der Samenblase *f*
精囊囊肿 Zyste der Samenblase *f*
精囊脓肿 Abszeβ der Samenblase *m*
精囊平滑肌瘤 Leiomyom der Samenblase *n*
精囊钳 Samenblasen (faβ) zange *f*
精囊切除术 Spermatozystektomie *f*, Vesikulektomie *f*
精囊切开术 Vesikulotomie *f*, Spermatozystotomie *f*
精囊肉瘤 Sarkom der Samenblase *n*
精囊乳头状瘤 Papillom der Samenblase *n*
精囊石 Samenblasenstein *m*
精囊损伤 Verletzung der Samenblase *f*
精囊纤维化 Fibrose der Samenblase *f*
精囊纤维瘤 Fibrom der Samenblase *n*
精囊腺 Bläschendrüse *f*
精囊腺癌 Adenokarzinom der Samenblase *n*
精囊腺瘤 Adenom der Samenblase *n*
精囊腺素 Vesiglandin *n*
精囊炎 Vesikulitis *f*, Spermatozystitis *f*, Gonezystitis *f*
精囊液 Samenblasenflüssigkeit *f*, Samenblasensaft *m*, Samenblasensekret *n*
精囊造影 Spermatozystographie *f*, Vesikulographie *f*
精囊造影术 Vesikulographie *f*
精囊针吸活检术 Nadelpunktion der Samenblase zur Biopsie *f*
精囊肿瘤 Samenblasentumor *m*, Gonezystonkus *m*
精囊周炎 Perivesikulitis *f*
精疲力竭 Ausbrennen *n*
精气 Pneuma *n*, Geist *m*, Hauch *m*
精曲小管 Samenkanälchen des Hodens *n pl*, Tubuli seminiferi contorti *m pl*
精确 p Genauigkeit *f*
精确的 genau, präzis
精确度(性) Feinheit *f*
精确度(性) Genauigkeit *f*
精确法 genaue Methode *f*
精确配准 raffinierte Ausrichtung *f*
精确匹配 genaue Übereinstimmung *f*
精确性 Genauigkeit *f*
精确治疗 präzise Behandlung *f*
精确抓握 Präzisionsgriff *m*
精神 Geist *m*, Seele *f*, Anima *f*
精神安定剂 Neuroleptikum *n*
精神暗示 Mentalsuggestion *f*, Neuroinduktion *f*
精神薄弱 Geistesschwäche *f*, Psychoparesis *f*, Oligo-psychie *f*, Oligergasie *f*
精神薄弱的 phrenasthenisch
精神饱满 tatkrätig, energisch, vigoros (-us, -a, -um)
精神崩溃 Psychorrhexis *f*
精神崩溃症 Nervenzusammenbruch *m*, Nervenkollaps *m*,

psychorrhexis <engl.>
精神变态 Psychopathie *f*, Psychopathia *f*
精神变态素质 psychopathische Disposition *f*
精神变态者 Psychopath *m*, Psychotiker *m*, Geisteskranker *m*
精神变质 psychische Degeneration *f*
精神表演疗法 Psychodrama *n*, Seelendrama *n*
精神病 Psychose *f*, Psychosis *f*, Psychonose *f*
精神病暴发 Psychokinese *f*, Psychokinesis *f*, Telekinese *f*
精神病猝发 psychotischer Anfall *m*
精神病的 psychotiseh, phrenopathisch
精神病的刑事责任 psychiatrische strafrechtliche Haftung *f*
精神病发作 psychopathische Episode *f*, Phrenoplegie *f*, Phrenoplegia *f*
精神病反应 Psychoreaktion *f*, psychopathische Reaktion *f*
精神病犯罪学 psychiatrische Kriminologie *f*
精神病防治 Prävention psychischer Erkrankungen *f*
精神病行为 psychopathisches Verhalten *n*
精神病后抑郁症 postpsychische Depression *f*
精神病患者 Psychotiker *m*, Psychopath *m*, Irrer *m*
精神病菌苗接种疗法 Psychobacillosis *f*
精神病恐怖 Psychophobie *f*, Psychotophobie *f*, Mania-phobie *f*, Lyssophobie *f*
精神病类型 Geisteskrankheitstyp *m*
精神病理学 Psychopathologie *f*
精神病理学 Psychopathologie *f*, Psychopathologia *f*
精神病理学家 Psychopathologe *m*
精神病流行病学 psychiatrische Epidemiologie *f*
精神病前精神分裂症 prepsychotische Schizophrenie *f*
精神病前[期]的 präpsychotisch
精神病前人格 prepsychotische Persönlichkeit *f*
精神病人 Geisteskranker *m*, Psychotiker *m*, Psychopach *m*
精神病日间医院 psychiatrische Tagesklinik *f*
精神病室 psychopathischer Krankensall *m*
精神病收容所 Anoedochium *n*
精神病素因 psychopathische Disposition *f*, Dispositio psychopathica *f*
精神病素质 Geisteskrankdiathese *f*
精神病态 Psychopathie *f*
精神病态的 psychopathisch
精神病态精神病 psychopathische Psychose *f*
精神病态恐惧 Psychopathophobie *f*
精神病态素质 psychopathische Disposition *f*
精神病态性偏倚量表 Psychopathie-Checkliste *f*, Psychopathieskala *f*
精神病体质 psychopathische Konstitution *f*, Poikilergasia *f*
精神病外科学 Psychochirurgie *f*
精神病型人格 psychotische Persönlichkeit *f*
精神病杏仁核立体定向毁损术 stereotaktische Amygdalatomie für Geisteskrankheit *f*
精神病性[血清]反应 Psychoreaktion *f*
精神病性癫痫 psychische Epilepsie *f*, Epilepsia psychica *f*
精神病性脊柱侧凸 Skoliose bei Psychosen *f*
精神病性缄默 psychiatrischer Mutismus *m*
精神病性流产 psychiatrischer Abort(us) *m*
精神病性痛经 psychogene Dysmenorrhoe *f*
精神病性抑郁 psychoptische Depression *f*
精神病性抑郁症 psychotische Depression *f*
精神病性障碍 psychotische Störung *f*
精神病玄学 Metapsychiatrie *f*
精神病学 Psychiatrie *f*, Psychiatria *f*, Seelenheilkunde *f*, Ergasiatrie *f*, Irrenheillkunde *f*
精神病学的 psychiatrisch
精神病学的滥用 Missbrauch der Psychiatrie *m*
精神病学的误用 Fehlbrauch der Psychiatrie *m*
精神病学家 Pyschiatrist *m*
精神病学检查 psychiatrische Untersuchung *f*
精神病学评定量表 psychische Bewertungsskala *f*
精神病学社会工作者 psychiatrischer Sozialarbeiter *m*
精神病学社会情况调查 psychiatrische Sozialuntersuchung *f*
精神病研究院 Institut für Psychiatrie *n*
精神病医 Pyschiater *m*
精神病医师 Psychiater *m*
精神病医院 Nervenheilanstalt *f*, Nervenklinik *f*, lrrenan-stalt *f*, Tollhaus *n*
精神病预防 Psychoprophylaxe *f*, Psychophylaxie *f*
精神病院 psychiatrische Klinik *f*, Fachkrankenhaus für Psychiatrie *n*
精神病早期症状的 pathoformic <engl.>
精神病诊所 psychiatrische Klinik *f*
精神病住院监护 stationäre psychiatrische Versorgung *f*
精神病状态 psychotischer Zustand *m*
精神病状态评定量表 psychiatrische Bewertungsskala *f*
精神病咨询委员会 Psychiatriebeirat *m*
精神病综合治疗 komplexe Behandlung einer Psychose *f*
精神剥夺性侏儒(心理社会性侏儒) durch psychosoziale Deprivation verursachte Kleinwuchs *m*, Kleinwuchs mit geistiger Deprivation *m*
精神不健全 Non compos mentis *m*
精神不振 Lassitudo *f*
精神残废 mentale Arbeitsunfähigkeit *f*
精神残疾 geistige Behinderung *f*
精神测定法 Psychometrie *f*, Psychometria *f*
精神测定器 Psychometer *n*
精神测定学 Psychometrie *f*
精神测试 psychologischer Test *m*
精神迟钝 Stumpfheit *f*, Schwerbesinnlichkeit *f*, Hyponoia *f*, Hebetudo mentis *f*
精神冲动 Psychokinese *f*, Psychokinesis *f*
精神冲突 mentale Konflikt *f*
精神创伤 psychisches Trauma *n*, Trauma psychicum *n*
精神创伤性事件 psychotraumatisches Ereignis *n*
精神刺激 psychischer Reiz *m*
精神刺激反应 psychische Stressreaktion *f*
精神刺激剂 Psychostimulanz *f*
精神猝变 Psycholepsie *f*
精神猝衰 Psychoplegie *f*, Psychoplegia *f*
精神错乱 Geistesverwirrtheit *f*
精神错乱辩护 Wahnsinnverteidigung *f*
精神错乱的 amentiell, konfus, insan(-us, -a, -um)
精神错乱状态 Geistesverwirrtheitszustand *m*
精神错乱状态失写症 Agraphie in geistiger Verwirrtheit *f*
精神错乱[状态] Geistesstörung *f*, Irresein *n*, Amenz *f*, Alienatio mentis *f*
精神的 mental, mental(-is, -is, -e), psychisch, seelisch
精神等位发作(精神性癫痫) psychische Epilepsie *f*
精神电流反射 psychogalvanischer Reflex *m*
精神动力 Geisteskraft *f*
精神动力学 Psychodynamik *f*
精神动力学的 psychodynamisch
精神动力学诊断手册 Handbuch der psychodynamischen Diagnostik *n*
精神毒剂 spirituelles Gift *n*
精神发生 Psychogenese *f*, Psychogenesis *f*, Psychogenie *f*
精神发泄 Abreaktion *f*, Psychokatharsis *f*
精神发育不全 Amenz *f*, Amentia *f*, Oligophrenia *f*
精神发育不全 geistige Behinderung *f*, mentale Retardation *f*, geistige Unterentwicklung *f*, Intelligenzminderung *f*
精神发育迟(阻)滞 mentale Retardation *f*, mentale Retar-

dierung *f*
精神发育迟滞 geistige Retardierung *f*
精神发育迟滞和刻板运动相伴的活动过多 übermäßige Aktivität bei mentaler Retardierung und stereotypen Bewegungen *f*
精神发育障碍 geistige Hypotrophie *f*, geistiger Behinderung *f*
精神发育阻滞 geistige Retardation *f*
精神[反应]过敏 Psychoallergie *f*, seelische Überempfindlichkeit *f*
精神方面 Geist *m*, Seele *f*
精神放松 geistige Entspannung *f*
精神分裂气质 Schizoidie *f*, Schizoidia *f*
精神分裂型人格障碍 schizotype (od. Schizotypische) Persönlichkeitsstörung *f*
精神分裂性发作 schizophrene Episode *f*
精神分裂性反应 schizophrene Reaktion *f*
精神分裂性格 schizothymer Charakter *m*
精神分裂性精神病 schizophrenieforme Psychose *f*, schizoforme Psychose *f*
精神分裂性情感型 schizothymischer Typ *m*
精神分裂性躁狂 Schizomanie *f*, Schizomania *f*
精神分裂性障碍 schizophrene Störung *f*
精神分裂样的 schizoid
精神分裂样的素质 schizoide Verfassung *f*
精神分裂样的性格 schizoider Charakter *m*
精神分裂样精神病 schizoide Psychose *f*
精神分裂样气质者 Schizothyme *m*
精神分裂样人格 Schizoidie *f*, Schizoidia *f*, Schizothymie *f*, Schizothymia *f*
精神分裂样人格障碍 schizoide Persönlichkeitsunordnung *f*
精神分裂样人格者 Schizoider *m*
精神分裂样体型 schizoider Typ *m*
精神分裂样谵妄 Delirium schizophrenoides *n*
精神分裂样障碍 schizoide Störung *f*
精神分裂症 Schizophrenie *f*, Schizophrenia *f*, Schizophrenosis *f*
精神分裂症伴中毒 toxische Schizophrenie *f*
精神分裂症残留症状 restliches Krankheitsbild der Schizophrenie *n*
精神分裂症残留状态 schizophrener Restzustand *m*
精神分裂症痴呆 schizophrene Demenz *f*
精神分裂症的 schizophren
精神分裂症的思维包含过多 vermehrtes Denken bei Schizophrenie *f*
精神分裂症的一级症状 primäres Symptom bei Schizophrenie *n*
精神分裂症反应 schizophrene Reaktion *f*
精神分裂症复发 Rezidiv einer Schizophrenie *n*, schizophrenes Rezidiv *n*
精神分裂症后的抑郁 postschizophrene Depression *f*
精神分裂症缓解 Remission der Schizophrenie *f*
精神分裂症患者 Schizophrener *m*, Schizopath *m*
精神分裂症急性发作 akuter Schub der Schizophrenie *m*
精神分裂症紧张型 schizophrene Katatonie *f*
精神分裂症前的 präschizophren
精神分裂症前人格 preschizophrene Persönlichkeit *f*
精神分裂症型 schizoider Typ *m*
精神分裂症型人格 schizoide Persönlichkeit *f*
精神分裂症性 schizophren
精神分裂症性残留状态 schizophrener Restzustand *m*
精神分裂症性发作 schizophrener Ausbruch *m*
精神分裂症性发作(急性) akuter Schizophrenie-Anfall *m*
精神分裂症性反应 schizophrene Reaktion *f*
精神分裂症性蜡样屈曲 schizophrene Flexibilitas cerea
精神分裂症性木僵 schizophrene Katalepsie *f*
精神分裂症性潜隐性反应 latente schizophrene Reaktion *f*
精神分裂症性衰退 schizophrene Verschlechterung *f*
精神分裂症性兴奋 schizophrene Erregung *f*
精神分裂症性言语 Schizophrenese *f*
精神分裂症样 schizophrenieähnlich
精神分裂症样的 schizoid
精神分裂症样精神病 schizophrenieiorme Psychose *f*
精神分裂症样精神病性障碍 schizoide Geistesstörung *f*
精神分散性黑视 Ablenkungsblackout *n*
精神分析 psychische Analyse *f*, Psyehoanalyse *f*
精神分析的 psychoanalytisch
精神分析的不列颠学派 Schule der britischen Psychoanalyse *f*
精神分析的大陆学派 psychoanalytische Schule in Kontinent *f*
精神分析的法兰西学派 Schule der französischen Psychoanalyse *f*
精神分析的克莱因学派 Kleinian* Schule der Psychoanalyse *f*
精神分析的人际关系学派 psychoanalytische Schule für zwischenmenschliche Beziehungen *f*
精神分析定向咨询 psychoanalytisch-orientierte Beratung *f*
精神分析对象 Analysand *m*
精神分析方向的环境治疗(精神分析导向的环境治疗) psychoanalytisch-orientierte Milieutherapie *f*
精神分析激发的疗法 psychoanalytisch-angeregte Therapie *f*
精神分析集体治疗 psychoanalytische Gruppentherapie *f*
精神分析记录 psychoanalytische Aufzeichnung *f*
精神分析家 Psychoanalytiker *m*
精神分析家庭治疗 psychoanalytische Therapie in einer Familie *f*
精神分析精神病学 psychoanalytische Psychiatrie *f*
精神分析理论 psychoanalytische Theorie *f*
精神分析疗法 psychoanalytische Therapie *f*
精神分析学 Tiefenpsychologie *f*
精神分析学犯罪原因论 Kriminologie in der Psychoanalyse *f*
精神分析学派 psychoanalytische Schule *f*
精神分析学说 psychoanalytische Theorie *f*
精神分析医生 Psychoanalytiker *m*
精神分析治疗 analytische Psychotherapie *f*
精神负担 psychische Belastung *f*, seelische Belastung *f*
精神改变药物 psychotische Droge *f*
精神感觉性癫痫 psychosensorisehe Epilepsie *f*
精神感染 psychische Ansteckung *f*
精神感染性神经症 kontagiöse Neurose *f*
精神感应[现象] psychische lnduktion *f*, Gedankenübertragung *f*
精神工作负荷 psychische Arbeitsbelastung *f*
精神孤立 psychische Isolation *f*
精神贯注过强 Hypercathexis *f*
精神贯注减弱 Hypocathexis *f*
精神过度抑制 Kolyphrenie *f*, Kolyphrenia *f*
精神过敏 Nervosität *f*, Nervositas *f*
精神过旺 Overproductivity <engl.>
精神和情感状况 mentaler und emotionaler Zustand *m*
精神护理 psychische Betreuung *f*
精神化学 psychische Chemie *f*
精神涣散 Rhembasmus *m*
精神恍惚 Geistesabwesenheit *f*, Aphelxie *f*, Trance *f*
精神混乱 Konfusion *f*
精神混乱的 konlus, confus (-us, -a, -um)
精神混乱状态 Geistesverwirrungszustand *m*, konfuser Zustand *m*
精神活动 Psychomotilität *f*, Psychomotilitas *f*, Cerebratio *f*
精神活动不足 Hyponoia *f*, Hintersinn *m*
精神活动单元 Psychon-Modul *n*
精神活动的定位性 Lokalisation von Geisatesaktivität *f*
精神活动过度 Hyperpragia *f*, Hypernoia *f*, Hyperpsychose *f*
精神活动过度的 hyperpragic <engl.>, Hyperpragia betreffend
精神活动过速 Tachyphrenia *f*, Tachypsychie *f*, Tachy-psychia *f*
精神活动亢进 Hypernoia *f*, Hyperpsychose

精神活动力不足 underproductivity <engl.>
精神活泼 Prothymia *f*
精神活性物质(精神活性药物) psychoaktive Droge *f*, psychoaktive Substanz *f*
精神活性物质滥用 Missbrauch psychoaktiver Substanzen *m*
精神活性物质使用 Konsums von psychoaktiven Substanzen *m*
精神活性物质使用障碍 von psychoaktiven Substanzen bedingte Störung *f*
精神活性物质性精神病 Psychose durch psychoaktive Substanzen *f*
精神活性物质中毒 Vergiftung durch psychoaktive Substanzen *f*
精神活性药物或物质 psychoaktive Droge oder Substanz *f*
精神机能迟钝 Bradyphrenie *f*
精神机制 geistiger Mechanismus *m*
精神疾病 psychiatrische Erkrankung *f*
精神疾病的二级预防 sekundäre Prävention von psychischen Erkrankungen *f*
精神疾病的三级预防 tertiäre Prävention von psychischen Erkrankungen *f*
精神疾病的一级预防 primäre Prävention von psychischen Erkrankungen *f*
精神疾病分类方案 Klassifikationsschema über psychische Erkrankungen *f*
精神疾病分类学 Psychonosologie *f*
精神疾患 Geisteskrankheit *f*
精神检查 Psychoskopie *f*, Untersuchung der Psyche *f*
精神健康 psychische Gesundheit *f*
精神健全 Compos mentis *m*
精神鉴定 psychiatrisch-fachkundiges Urteil *n*, psychatric expertise <engl.>
精神焦虑 Ademonie *f*, Ademonia *f*
精神结构 psychische Struktur *f*
精神结构模式 Psychostrukturmodell *n*
精神紧张 psychische Belastungen *f*
精神紧张 Psychostress *m*
精神紧张性湿疹 Stressekzem *n*
精神紧张性脱发 Stressalopezie *f*
精神紧张引起的荨麻疹 stressinduzierte Urtikaria *f*, anstrengungsinduzierte Nesselsucht *f*
精神紧张作业 psychoneurale Stressarbeit *f*
精神沮丧 Niedergeschlagenheit *f*
精神康复 psychiatrische Rehabilitation *f*
精神康复 psychische Rehabilitation *f*
精神康复医学 psychiatrische Rehabilitationsmedizin *f*
精神亢奋 psychische Aufregung *f*
精神科法医 psychiatrischer Gerichtsmediziner *m*
精神科护理 psychiatrische Pflege *f*
精神科急诊 psychiatrischer Notfall *m*
精神科疾病 psychiatrische Erkrankung *f*
精神科检查 psychiatrische Untersuchung *f*
精神科检查(一般的) allgemeine psychiatrische Untersuchung *f*
精神科评定量表 psychiatrische Beurteilungsskala *f*
精神科学 Geisteswissenschaft *f*
精神科医生 Psychiater *m*
精神口腔科学 Psychostomatologia *f*
精神苦闷 Seelenangst *f*, mentale Bedrängnis *f*
精神狂乱 geistige Unordnung *f*, Gemütsverstimmung *f*
精神困惑 Verwirrung *f*
精神力 geistige Kraft *f*
精神疗法 psychotherapeutische Behandlung *f*, Psychotherapie *f*
精神聋 psychische Taubheit *f*
精神论者 Spiritualist *m*
精神麻痹 Psychoplegie *f*, Psychoplegia *f*
精神[麻木]迟钝 Phlegma *f*, Apathie *f*, Teilnahmelosigkeit *f*, Stumpfsinnigkeit *f*
精神麻醉分析 Narkoanalyse *f*, Narkolyse *f*, Narkodiagnose *f*
精神迷乱 Aberratio mentalis *f*
精神迷茫 geistige Aberration *f*
精神模糊 Geistesverwirrung *f*
精神内分泌学 Psychoendokrinologie *f*
精神内向 Introversion *f*
精神内向者 Introvertierte(r) *m*
精神能力 geistige Kapazität *f*
精神虐待 psychische Misshandlung *f*
精神疲劳 mentale Ermüdung *f*, Defatigatio menus *f*
精神欠缺 Phrenasthenie *f*
精神躯体性疾病 psychosomatische Krankheit *f*
精神缺陷 psychischer Defekt *m*
精神杀伤 psychische Ausschaltung *f*
精神神经病的 psychoneurotisch
精神神经病理学 Psychoneuropathologie *f*, Psychoneuropathologia *f*
精神神经病学 Psychoneurologie *f*, Psychoneurologia *f*
精神神经病学的 Psychoneurologisch
精神神经[功能]病 Psychoneurose *f*, Psychoneurosis *f*
精神神经功能异常 psychische neurologische Fehlfunktion *f*
精神神经免疫学 Psychoneuroimmunologie *f*
精神神经内分泌学 Psychoneuroendokrinologie *f*
精神神经症 Psychoneurose *f*, Psychoneurosis *f*
精神神经症的 psychoneurotisch
精神神经症性精神分裂症 psychoneurotische Schizophrenie *f*
精神生活 Seelenleben *n*
精神生理疾患 psychophysiologische Krankheit *f*
精神生理学 Psychophysiologie *f*, Psychophysiologia *f*
精神生理异常 psychophysiologische Abnormität *f*
精神生物化学 Psychobiochemie *f*
精神生物统一体 psychobiologische Entitat *f*
精神生物学 Psychobiologie *f*, Psychobiologia *f*
精神生物学的 psychobiologisch
精神生物学反应 psychobiologische Reaktion *f*
精神生物学家 Psychobiologist *m*
精神生物学派 psychobiologische Schule *f*
精神生物学说 psychobiologische Theorie *f*
精神生物学心理疗法 psychobiologische Psychotherapie *f*
精神失常 geistige Unordnung *f* Amentia *f*
精神失常的 geisteskrank
精神失能 psychiatrische Behinderung *f*
精神失调 Psychataxle *f*, Psychataxia *f*
精神世界 Geisterwelt *f*
精神视觉 psychovisuelle Sensafion *f*
精神适应 mentale Einstellung *f*
精神手淫 psychische Onanie *f*, psychische Masturbation *f*
精神受虐欲 psychischer Masochismus *m*
精神疏泄 mentale Katbarsis *f*
精神衰竭 geistige Erschöpfung *f*
精神衰弱 Geistasschwäche *f*, Psychoasthenie *f*
精神衰弱的 geistasschwach, psychasthenisch
精神衰弱性格 psychasthenische Charakteristlk *f*
精神衰弱性神经症 psychasthenische Neurose *f*
精神衰弱性抑郁症 psychasthenische Depression *f*
精神衰弱者 Psychoastheniker *m*
精神衰弱症 Psychasthenie *f*
精神衰退 gelstiger Veffall *m*
精神素质 psychische Verfassung *f*
精神素质低劣 psychische und konstitutionelle Inferiorität(od. Unterlegenheit) *f*
精神损伤 geistige Beeinträchtigung *f*
精神特征 mentale Charakteristik *f*

精神痛苦 Phrenalgie *f*
精神投入 Cathexis *n*
精神图像 geistiges Bild *n*
精神颓废 geistiger Verfall *m*
精神外科 Abtellung der Psychochimrgie *f*
精神外科 Psychochirurgie *f*
精神外科[学] Psychochirurgie *f*
精神危害 moralisches Risiko *n*
精神萎靡 Lustlosigkeit *f*, Schlaffheit *f*, listlessness <engl.>
精神卫生 Mentalhygiene *f*, psychische Hygiene *f*, Psycho-hygiene *f*
精神卫生 psychische Gesundheit *f*
精神卫生促进 Förderung der psychischen Gesundheit *f*
精神卫生立法 Gesetzgebung im Bereich der psychischen Gesundheit *f*
精神卫生流行病学 Epidemiologie für psychische Gesundheit *f*
精神卫生条例 Verordnung der psychischen Gesundheit *f*
精神卫生学 Psychohygiene *f*
精神卫生医生 Arzt für psychische Gesundheit *m*
精神紊乱 Geistesgestörtheit *f*, Abalienatio menus *f*
精神紊乱的 gelstasgestört
精神物理定律 psychophyslkalisches Gasetz *n*, Weber*-Fechner* psychophysisches Gesetz *n*
精神物理学 Psyehophysik *f*
精神细胞 psychische Zelie *f*
精神现象 psi phenomenon <engl.>
精神现状检查 Präsenszustanduntersuchung *f*
精神新发展的 kainopsychisch, kenopsychisch
精神形态学派 psychomorphologische Schule *f*
精神兴奋 geistige Anregung *f*, Geistesanregung *f*, psychische Exzitation *f*
精神兴奋过度 Hyperphrenie *f*, Hyperphrenia *f*
精神兴奋剂 geistiges Stimulans *n*
精神兴奋药 Psychoanaleptika *n pl*, Psychotonika *n pl*
精神性闭经 psychogene Amenorrhoe *f*
精神性便秘 psychogene Verstopfung *f*
精神性抽搐 psychogener Zucken *m*
精神性出汗 psyehisches Schwltzen *n*
精神性创伤 psychische Verletzung *f*
精神性错觉 psychische Illusion *f*
精神性的 psychisch, psychogen, mental
精神性癫痫 Psychoepilepsia *f*, psychische Epilepsie *f*
精神性多汗症 psychogene Hyperhidrose *f*
精神性多饮 psychogene polydipsie *f*
精神性发汗 geistiges Schwitzen *n*
精神性发音无力 Psychophonasthenie *f*, Psychophonas-thenia *f*
精神性发作 psycholeptische Episode *f*
精神性烦渴 geistlicher Durst *m*
精神性分泌 psychische Sekretion *f*
精神性感觉缺失 psychogene Anästhesie *f*
精神性幻觉 psychische Halluzination *f*
精神性昏迷 Psyehocoma *n*
精神性肌病 Myopsychopathie *f*, Myopsychose *f*
精神性假妊娠 mentale Pseudoschwangerschaft *f*, mentale Scheinschwangerscbaft *f*
精神性聋 Seelentaubheit *f*, Surditas psychica *f*
精神性盲 psychische Blindheit *f*, seelische Blindheit *f*, Seelenblindheit *f*, Psychanopsie *f*
精神性木僵 psychogener Stupor *m*
精神性凝视麻痹 psychische Blickähmung *f*
精神性呕吐 psychogenes Erbrechen *n*
精神性排尿困难 Dysuria psychica *f*, psychogene Dysurie *f*
精神性躯体病加重(躯体病幻想) Somatophrenie *f*
精神性瘙痒症 psychogener Pruritus *m*
精神性神经症 Psychoneurose *f*
精神性失明 psychische Blindheit *f*, Psychanopsia *f*
精神性失能剂 Geistesunfähigkeit machendes Mittel *n*
精神性失音 psychogene Aphonie *f*
精神性失语症 mentale Alalie *f*, Alalia mentalis *f*
精神性失贞 psychischer Jungfräulichkeitsverlust *m*
精神性疼痛 Psychalgie *f*, Psychalgia *f*
精神性同性恋 psychische Homosexualität *f*
精神性痛经 psychogene Dysmenorrhoe *f*
精神性味觉的 psychogeusisch
精神性先兆 Aura psychica *f*
精神性消化不良 psychische Verdauungsstörung *f*, Indi-gestio psychlca *f*
精神性斜颈 mentaler Schiefhals *m*, Torticollis mentalis *f*
精神性性交困难 psychologische Dyspareunie *f*
精神性性欲亢进 psychische sexuelle Überfunktion *f*
精神性休克 psychischer Schock *m*
精神性眩晕 psychogener Schwindel *m*, Vertigo psycho-genica *f*
精神性言语迟慢 psychische Bradyglossie *f*
精神性言语障碍 psychischer Sprachfehler *m*
精神性阳痿 psychische Impotenz *f*
精神性阴道痉挛 psychischer Vaginismus *m*, Vaginismus mentalis *m*
精神性欲 Psychosexualität *f*
精神性运动 Psychomotilität *f*
精神性运动不能 Apraxie *f*, Apraxia *f*
精神性运动的 psychomotorlsch
精神性运动能力 psychomotorische Fähigkeit *f*
精神性症状加剧 psychogene Überlagerung *f*
精神性周期性呕吐 psychogenes zyklisches Erbrechen *n*
精神性紫斑病 psychogene Purpura *f*, psychogene Blutfieckenkrankheit *f*
精神性紫癜 psychogene Purpura *f*
精神性自杀 psychischer Selbstmord *m*
精神性自我 spirituelles Selbst *n*
精神休克 psychischer Schock *m*
精神宣泄 Psychokatharsis *f*
精神压力 psychische Belastung *f*
精神药理学 Psychopharmakologie *f*
精神药理学 Psychopharmakologie *f*, Pharmakopsychologie *f*
精神药物 Psychopharmakon *n*
精神药物 seelenwendige Arznei *f*, psychotropes Medikament *n*
精神医学 psychologische Medizin *f*, Medicina psychologica *f*
精神医学犯罪原因论 kriminologische Atiologie der Psychiatrie *f*
精神依赖 psychische Abhängigkeit *f*
精神依赖性 psychische Dependenz *f*
精神异常 psyehische Abnormität *f*, psychische Abartigkeit *f*, Aberratio mentalis *f*
精神抑郁 mentale Depression *f*, Depremenz *f*, Deprementia *f*
精神抑郁性障碍 deprssive Geistesstörung *f*
精神抑郁症 psychotische Depression *f*
精神抑制剂 Neuroleptikum *n*
精神抑制药 Psycholeptika *n pl*, Psychoplegika *n pl*
精神意象 Imago mentalis *f*
精神因素 psychischer Faktor *m*
精神瘾癖 psychische Dependenz *f*
精神幼稚 Psychoinfantilismus *m*
精神幼稚症 Schwachsinn *m*, Oligophrenie *f*, Oligophrenia *f*
精神诱导 Neuroinduktion *f*
精神愉快 Euphorie *f*, Euphoria *f*, Eupathie *f*, Hochstimmung *f*
精神愉快的 euphorisch
精神预防性分娩镇痛法 psychische vorbeugende Analgesie bei der Entbindung *f*
精神源性反应 psychogene Reaktion *f*
精神源性幻觉症 psychogene Halluzination *f*

精神源性木僵 psychogener Stupor *m*
精神源性偏执状态 psychogener paranoider Zustand *m*
精神源性遗忘症 psychogene Amnesie *f*
精神运动测验 psychomotorischer Test *m*
精神运动刺激剂 psychomotorisches Stimulans *n*
精神-运动疗法 psychisch-motorische Therapie *f*
精神运动能力 psychomotorische Fähigkeit *f*
精神运动性的 psychomotorisch
精神运动性癫痫 psyehomotorische Epilepsie *f*, Psycho-motorepilepsie *f*
精神运动性发作 psychomotorischer Anfall *m*, psychomotorische Dämmerattacke *f*
精神运动性反应 psychomotorische Reaktion *f*
精神运动性幻觉 psychomotorische Halluzination *f*
精神运动性兴奋 psychomotorische Erregung *f*
精神运动性抑制 psychomotorische Hemmung *f*
精神运动性阻滞 psychomotorische Retardierung *f*
精神张力 psychische Spannung *f*
精神障碍 Geistesstörung *f*
精神障碍 psychisehe Störung *f*, Geistesstörung *f*
精神障碍分类 Klassifikation von Geistesstörungrn *f*
精神障碍预防 Prävention von psychischer Störung *f*
精神障碍者 geistig gestörte Person *f*, Geistbehinderte *m/f*
精神障碍者的家庭管理 Management von Geistesstörungen in der Familie *f*
精神障碍者的社区管理 Management von Geistesstörungen in der Gemeinschaft *f*
精神哲学 Geistesphilosophie *f*
精神诊断 Psychodiagnose *f*
精神振奋的 begeistert
精神振奋药 mentale Stimulantia *n pl*, Incitantia *n pl*
精神镇静[法] Psychosedierung *f*
精神镇静的 seelenruhig
精神镇静剂 Beruhigungsmittel *n*
精神镇静药 Psychosedativa *n pl*
精神正常 Orthophrenie *f*, Orthophrenia *f*, Eunoia *f*
精神症状 mentales Symptom *n*, Symptoma mentale *n*, geistiges Symptom *n*
精神症状全面量表 umfassende psychopathologische Bewertungsskala *f*
精神症状群 psychiatrisches Syndrom *n*
精神支持疗法 supportive Therapie *f*
精神质 Psychotizismus *m*
精神治疗 Psychotherapie *f*, Psychotherapia *f*
精神治疗药物 Psychopharmakon *n*
精神[智力]测定学 Psychometrie *f*
精神中枢的 psychocentral(-is, -is, -e)
精神状态 Geisteszusand *m*, Mentalität *f*
精神自动症 psychischer Automatismus *m*
精神自动综合征 Clérambault*-Kandinsky* Komplex *m*, Clérambault*-Kandinsky* Syndrom *n*
精神综合法 Narkosynthese *f*, Narcosynthesis *f*, Narkoanalyse *f*, Narcoanalysis *f*
精神综合征 Psychosyndrom *n*
精神作用 Mentatio *f*, Ergasie *f*, Ergasia *f*
精素 Spermin(um) *n*, Gerontin *n*
精索 Samenstrang *m*, Funiculus spermaticus *m*
精索癌 Karzinom des Samenstrangs *n*, Samenstrangkarzinom *n*
精索被膜 Samenstranghülle *f*
精索部分切除术 Samenstrangresektion *f*, Spermektomie *f*
精索丛 Plexus spermaticus *m*, Plexus testicularis *m*
精索的 funicular(-is, -is, -e)
精索动脉 Samenstrangarterie *f*
精索恶性肿瘤 bösartige Neubildung des Samenstrangs *f*, maligner Samenstrangtumor
精索睾丸鞘膜积液 Hydrozele des Funiculus spermaticus und des Testis *f*
精索钩 Samenstranghaken *m*
精索固定钳 Samenstrangfixationsklemme *f*
精索固定术 Funikulopexie *f*, Spermoloropexie *f*
精索积液 Ansammlung von Flüssigkeit im Samenstrang *f*, Hydrozele funiculi spermatici *f*
精索腱下移位法 Leistenbruchoperation *f*, Bassini* Operation *f*
精索筋膜 Fascia spermatica *f*
精索静脉 Vena spermatica *f*
精索静脉丛 Plexus pampiniformis *m*
精索静脉高位结扎术 hohe Ligatur der Vena spermatica *f*
精索静脉结扎术 Varikozelektomie *f*
精索静脉曲张 Varikozele *f*, Varicocele *f*, Phlebectasia venae spermaticae *f*
精索静脉曲张Ⅲ度 Varikozele Grad Ⅲ *f*
精索静脉曲张Ⅱ度 Varikozele Grad Ⅱ *f*
精索静脉曲张Ⅰ度 Varikozele Grad Ⅰ *f*
精索静脉曲张切除术 Exzision der Varikozele *f*
精索静脉曲张水囊肿 Hydrocirsocele *f*
精索静脉栓塞术 Embolisationstherapie der Vena spermatica *f*
精索静脉造影 Phlebographie der Vena spermatica *f*
精索良性肿瘤 gutartige Neubildung des Samenstrang *f*, benigner Samenstrangtumor
精索囊肿 Samenstrangzyste *f*
精索内动脉 Arteria spermatica interna *f*
精索内筋膜 Fascia spermatica interna *f*
精索内静脉 Vena spermatica intema *f*
精索内静脉高位结扎术 hohe Unterbindung der Vena spermatica intema *f*
精索内静脉可脱落球囊栓塞术 Embolisation der Vena spermatica interna mit abnehmbarem Ballon *f*
精索内静脉硬化治疗术 Sklerotherapie der Vena spermatica interna *f*
精索扭转 Samenstrangtorsion *f*
精索脓肿 Samenstrangabszeß *m*
精索皮样囊肿 Dermoidzyste des Samenstrangs *f*, Samenstrangdermoidzyste *f*
精索钳 Samenstrangklemme *f*
精索鞘膜积液 Hydrocele funicularis *f*, Hydrocele funiculi *f*, Hydrocele spermatici *f*
精索鞘膜积液根治术 Radikaloperation der Hydrocele spermatici *f*
精索鞘膜水囊肿 Hydrocele funiculi spermatici *f*
精索切开引流术 Inzision und Drainage des Samenstrangs *f*
精索曲张静脉切除术 Exzision der Varikozele *f*, Varicocelectomia *f*
精索缺失 Fehlen des Samenstrangs *n*
精索肉瘤 Sarkom des Samenstrangs *n*, Samenstrangsar-kom *n*
精索神经痛 Samenstrangneuralgie *f*, Neuralgia spermati-ca *f*
精索水囊肿 Hydrocele funicularis sire funiculi spermatici *f*
精索水肿 akute allergische Filarienlymphangitis *f*, Mumu
精索丝虫病 Filariasis des Samenstrangs *f*, Samenstrang-filariasis *f*
精索损伤 Samenstrangverletzung *f*
精索突 Processus funicularis *m*
精索外动脉 Arteria spermatica externa *f*
精索外筋膜 Fascia spermatica extema *f*
精索外静脉 Vena spermatica externa *f*, äußere Samenstrangvene *f*
精索纤维瘤 Fibrom des Samenstrangs *n*, Samenstrangfibrom(a) *n*
精索血肿 Haematoma funiculare *n*, Haematoma funiculi spermatici *n*
精索炎 Samenstrangentzündung *f*, Funikulitis *f*, Spermatitis *f*, Chorditis *f*

精索硬结 Knötchen des Samenstrangs *n*, Samenstrang-knötchen *n*
精索脂肪瘤 Lipom des Samenstrangs *n*, Samenstranglipore (a) *n*
精索肿瘤 Samenstrangtumor *m*, Samenstranggeschwulst *f*
精调 genaue Einstellung *f*
精微测量器 Acribometer *n*
精细胞 Spermatide *f*, Spermatosoma *n*
精细胞变态(精子形成) Spermatogenese *f*
精细胞球 Spermosphären *f pl*
精细持针钳 Feinnadelhalter *m*
精细的 rein, zart, genau, subtil (-is, -is, -e)
精细动作 feine Bewegung *f*, feine Aktion *f*
精细砝码 Präzisionsgewichtsstein *m*, Feingewichtsstein *m*
精细缝合用持针钳 Feinnadelhalter *m*, Nadelhalter für Feinsuture *m*
精细敷料镊 feine Kornzange *f*
精细感觉 epikritische Sensibilität *f*
精细觉的 epikritisch
精细结构 Feinstruktur *f*
精细解剖镊 feine anatomische Pinzette *f*
精细镊 feine Pinzette *f*, feine Forceps *f*
精细握 Präzisionsgriff *m*
精细运动的发展 feinmotorische Entwicklung *f*
精细运动技能 Feinmotorik *f*
精细运动能力 Feinmotorik *f*
精细整形镊 plastische kleinere Klemme *f*, plastic minor clamps <engl.>
精细止血钳 feine Gefäßklemme *f*
精细组织镊 feine Gewebepinzette *f*
精星体 Spermaster *m*
精要 Synopse (od. Zusammenfassung) *f*
精液 Samenflüssigkeit *f*, Ejakulat *n*, Sperma *n*, Semen *n*
精液斑 Samenflecken *m*
精液病 Spermatopathia *f*
精液不液化 Nichtverflüssigung der Sperma *f*, Störung der Spermaverflüssigung *f*
精液常规检查 allgemeine Spermauntersuchung *f*
精液蛋白 Spermatin *n*
精液的 seminal (-is, -is, -e), spermatic (-us, -a, -um), gonoid, gonodes
精液分泌 Gonepoese *f*, Gonopoiesis *f*
精液分泌的 gonopoietisch
精液分泌抑制 Spermatoschesis *f*
精液分析 Spermaanalyse *f*
精液果糖浓度 Fruktosekonzentration im Sperma *f*
精液过多 Polyspermie *f*, Polysemie *f*
精液检查 Spermauntersuchung *f*, Spermaanalyse *f*
精液减少 Oligospermie *f*, Oligospermia *f*
精液抗体 Spermaantikörper *m*
精液库 Semenbank *f*
精液量过少 niedrige Spermamenge *f*
精液瘘 Spermafistel *f*, Fistula spermatica *f*
精液囊肿 Spermatozele *f*, Gonozele *f*
精液囊肿切除术 Spermatozelektomie *f*
精液尿 Spermaturie *f*, Spermaturia *f*, Seminurie *f*, Se-menurie *f*
精液培养[检查] Spermocultura *f*
精液缺乏 Aspermie *f*, Aspermia *f*, Aspermatismus *m*
精液生成 Gonopoiese *f*, Spermatogenese *f*, Spermatismus *m*
精液生成的 gonopoietisch, spermatogenetic (-us, -a, -um)
精液生化检测 biochemische Spermauntersuchung *f*
精液损失(斯里兰卡说法) Samenverlust *m*
精液微粒 Spermatomicron *n*
精液学 Spermatologie *f*, Spermatologia *f*, Samenkunde *f*, Samenlehre *f*
精液延迟液化 verzögerte Spermaverflüssigung *f*
精液液化时间 Spermaverflüssigungszeit *f*
精液异常 Dysspermatismus *m*
精液粘稠度 Spermaviskosität *f*
精液阻塞 Spermatemphraxis *f*
精溢 Spermatorrhoe *f*, Gonacrasia *f*, Gonacratia *f*
精溢环 Spermatorrhoe-Ring *m*, Samenfluß-Ring *m*
精原干细胞 Stamm-Spermatogonium *n*, primitives Spermatogonium *n*
精原干细胞移植 Transplantation von Stamm-Spermatogonien *f*
精原核 Pronucleus masculinus *m*
精原细胞 Ursamenzelle *f*, Spermatogonium *n*, Spermatospore *f*
精原细胞瘤 Seminom *n*, Spermatozytom *n*
精原细胞瘤的 seminombezüglich, seminombetreffend
精原细胞性松果体瘤 Pinealom aus Spermatogonium *n*
精原质 Gonoplasma *n*
精源论 Spermismus *m*
精源论者 Spermatisten *m pl*, Animalkulisten *m pl*
精脂 Seminolipid *n*
精直小管 Tubuli seminiferi recti *m pl*
精制 Raffination *f*, Raffinieren *n*, Puriftkation *f*, Purifizierung *f*
精制[抗]白喉血清 Serum antidiphthericum purificatum *n*
精制白喉抗毒素 raffiniertes Diphtlerie-Antitoxin *n*
精制产品 raffiniertes Produkt *n*, Raifinat *n*
精制蛋白衍化物 raffiniertes Protein-Derivat *n*, raffiniertes Eiweiß-Derivat *n*
精制的 raffiniert, purificat (-us, -a, -um), praeparat (-us, -a, -um)
精制淀粉 raffinierte Stärke *f*
精制动物炭 raffinierte Tierkohle *f*, Carbo animalis purifi-catus *m*
精制抗蛇毒血清 raffiniertes Antivenenum *n*, Antivenum purificatum *n*
精制类毒素 raffiniertes Toxoid *n*
精制炉甘石 Calamina praeparata *n pl*
精制煤焦油 raffinierter Steinkohlenteer *m*
精制醚 raffinierter Ather *m*, Aether purificatus *m*
精制棉 gereinigte Baumwolle *f*, Gossypium purificatum *n*
精制品 raffiniertes Produkt *n*, Ralfinat *n*, extrafeine Ware *f*
精制破伤风抗毒素 raffiniertes Tetanus-Antitoxin *n*, Antitoxinum tetanicum puriiicatum *n*
精制气性坏疽抗毒素 raffiniertes Gasgangrän-Antitoxin *n*, Antitoxinum gasgangraenosum purificatum *n*
精制肉毒抗毒素 raffiniertes Botulinus-Antitoxin *n*, Antitoxinum botulinicum purificatum *n*
精制糖 raffinierter Zucker *m*, Raffinadezucker *m*, Raffinade *f*
精制胃蛋白酶 raffiniertes Pepsin *n*, Pepsinum purilicatum *n*
精制盐 raffiniertes Salz *n*
精制羊脂 Bockstalg *m*, Schöpsentalg *m*, Sebum ovile *n*
精子 Spermium *n*, Spermafaden *m*, Spermie *f*, Same (n) *m*
精子 / 滋养层交叉反应抗原 Spermien/Trophoblast-kreuzreagierendes Antigen *n*
精子包被抗原 spermatozooniiberzogenes Antigen *n*
精子包囊 Spermatophor *m*, Spermatophora *f*
精子胞浆部 Plastomere *f*, Zstomere *f*
精子采集 Spermasammlung *f*
精子成熟 Spermioteleosis *f*
精子穿卵试验 Ovum-Penetrationstest *m*
精子穿入 Spermienpenetration *f*
精子穿透试验 Durchdringungstest der Sperma *m*
精子存活率 Überlebensrate der Spermien *f*
精子蛋白 -10 Spermaprotein-10 *n*
精子蛋白 -17 Spermaprotein-17 *n*
精子的 spermatic (-as, -a, -um)
精子的发生 Spermatogenese *f*

精子凋亡率 Apoptoserate der Spermien *f*
精子顶体 Perforatorium *n*, Akrosom *n*
精子顶体蛋白酶 akrosomale Protease *f*
精子顶体反应试验 Test auf Akrosomenreaktion *m*
精子顶体酶 Akrosin *n*
精子顶体酶活性分析 Aktivitätsanalyse des Akrosins *f*
精子顶体染色检查 Prüfung auf Akrosomfärbung *f*
精子顶体完整率 Intaktheitsrate der Akrosome *f*
精子顶体异常率 abnorme Akrosomenrate *f*
精子毒素 Spermatoxin *n*, Spermotoxin *n*
精子发生 Samenbildung *f*, Spermatogenese *f*, Spermato-zytogenese *f*, Spermiozytogenese *f*
精子发生不可逆 irreversible Störung der Spermatogenese *f*
精子发生的 spermatogenic (-us, -a, -um)
精子发生恢复 Erholung der Spermatogenese *f*
精子发生图 Spermiogramm *n*, Spermatogramm *n*, Spermiozytogramm *n*
精子发生周期 Cyclus spermatogenicus *m*
精子发育不良 Cacospermia *f*
精子发育完成 Spermioteleosis *f*
精子放出 spermiation <engl.>
精子功能测定 Funktionstest für die Spermie *m*
精子-宫颈粘液穿透试验 Spermien-Zervikalmukus-Penetrationstest *m*
精子宫颈粘液反应测定 Spermien-Zervixschleim-Reaktionstest *m*
精子过少症 Spermakrasie *f*, Spermacrasia *f*, Hypospermie *f*, Hypozoospermie *f*
精子核酸 Sperma-Nukleinsäure *f*, Samennukleinsäure *f*
精子活动力 Spermienmotilität *f*, Spermienbeweglichkeit *f*
精子活动率 Spermienmotilität *f*, Beweglichkeit der Spermien *f*
精子活动指数 Index der Spermienmotilität *m*
精子活力不足 Astbeno (zoo) spermie *f*, Asthenospermia *f*
精子活力低下 geringere Spermienbeweglichkeit *f*
精子活力缺乏 Azoospermie *f*, Azoospermia *f*
精子活率 Spermienmotilität *f*
精子获能 Spermienkapazitation *f*
精子畸形率 Malformationsrate der Spermien *f*
精子畸形试验 Test auf Spermienfehlbildung *m*
精子畸形指数 Index von Spermienfehlbildungen *m*, Sperm-Deformity-Index <engl.>, mittlere Anzahl der Defekte pro gezählte Spermatozoen *f*
精子计数 Spermienzählung *f*
精子检出法 Nachweismethode der Spermien *n*
精子减少 Oligozoospermie *f*, Oligospermie *f*, Oligosper-mia *f*
精子结合蛋白 Spermien-bindendes Protein *n*
精子介导法 Spermien-vermittelte Methode *f*
精子颈部 Spermienhals *m*, Samenfadenhals *m*, Spermatozoonhals *m*
精子抗原 Spermien-Antigene *n pl*
精子库 Samenbank *f*
精子冷冻保存 Kryokonservierung von Spermien *f*
精子卵母细胞反应测定 Sperma-Eizelle-Reaktionstest *m*
精子毛细管穿透试验 Penetrationstest für Kapillare das Spermium *m*
精子酶 Acrosin *n*
精子密度 Spermiendichte *f*
精子膜功能测定 Funktionstest der Spermienmembran *m*
精子膜完整性 Membranintegrität der Spermien *f*
精子囊肿 Spermatozele *f*, Spermatozyst *f*
精子囊肿切除术 Spermatozelektomie *f*
精子凝集 Spermaagglutination *f*, Spermatozoenklumpung *f*
精子凝集反应 Spermienagglutination *f*
精子凝集试验 Agglutinationstest der Spermien *m*
精子凝集素 Spermaagglutin (um) *n*
精子浓度 Spermienkonzentration *f*
精子排放 Spermenausscheidung *f*
精子器 Spermatogonium *n*, Spermiogonium *n*
精子去能因子 Dekapazitationsfaktor *m*
精子缺乏 Azoospermie *f*, Azoospermia *f*
精子缺乏症 Azoospermie *f*
精子缺乏症精液 Sperma bei Aspermie *n*
精子缺乏症因子基因座 Azoospermiefaktor-Locus *m*, AZF-Locus *m*
精子染色体畸变率 spermachromosomale Aberrationsrate *f*
精子溶解 Spermolysis *f*, Spermatolysis *f*
精子肉芽肿 Spermiengranulom *n*
精子生成 Spermatogenese *f*, Spermiogenese *f*
精子生成缺乏[症] Aspermatogenese *f*, Aspermatogenesis *f*
精子受精能力 Befruchtungsfähigkeit der Spermien *f*
精子受体 Sperma-Rezeptor *m*
精子丝 Filamentum spermaticum *n*
精子特异抗原 spermaspezifisches Antigen *n*
精子特异性乳酸脱氢酶-C4 Sperma-spezifische-LDH-C4 *f*
精子贴附 Spermienbindung *f*
精子头 Spermienkopf *m*
精子头部 Samenkopl *m*
精子头侧摆幅度 seitliche Kopfauslenkung des Spermienkopfs *f*
精子头粒蛋白 Acrosin *n*
精子微注射法 Spermienmikroinjektion *f*
精子尾 Spermienschwanz *m*
精子尾部 Samenschwanz *m*
精子细胞 Sper (ma) tide *f*, Spermatoblast *m*, Spermide *f*, Spermatoon *n*, Androzyt *m*
精子星状体 Samenaster *m*
精子形成 Spermatogenese *f*, Spermatogenesis *f*, Sperma-teliosis *f*
精子形成障碍 Dyszoospermie *f*, Dyszoospermia *f*
精子形态检查 morphologische Untersuchung des Samens *f*
精子形态学 Spermienmorphologie *f*
精子样(形)的 Samenähnlich, spermatozoid
精子异常 Cacospermia *f*
精子着色 Chromospermismus *m*
精子制动及细胞毒试验微量检测技术 Mikrotechnik zur Detektion der Spermienimmobilisierung und -zytotoxizität *f*
精子制动试验 Test für Spermienimmobilisierung *m*
精子质量分析仪 Analysator für Spermienqualität *m*
精子状 Spermienform *f*
精子状的 samenartig
精子状体 spermatoid <engl.>
精子座 Spermidium *n*
鲸[肝]醇 Kitol *n*
鲸蜡 Cetaceum *n*, Spermacetum *n*, Spermacetwaehs *n*
鲸蜡醇(十六[烷]醇) Zetanol *n*, Zetylalkohol *m*, Alcohol cetylicus *m*, Cetylalkohol *n*
鲸蜡醇醋酸酯 Cetylacetat *n*
鲸蜡基 Cetyl-
鲸蜡素 Cetin *n*, Cetylpalmitat *n*
鲸蜡烷(十六烷) Cetan *n*
鲸蜡烯(十六烯) Ceten *n*
鲸蜡烯酸 Cetoleinsäure *f*
鲸目 Cetacea *pl*

jǐng 井肼颈景警

井出反应(试验) Ide* Reaktion *f* (检梅毒)
井出水量 Quellenergiebigkeit *f*
井岗霉素 Jinggangmycin *n*, Jinggangmeisu *n*
井水卫生 Hygiene des Brunnenwassers *f*
井水污染 Brunnenwasserverschmutzung *f*

井水消毒 Desinfektion des Brunnenwassers *f*
井型γ闪烁探头 γ-Bohrloch-Szintillationssonde *f*
井型计数器 Zählrohr mit Probenkanal *n*, Bohrlochzähler *m*
井型闪烁计数器 Bohrlochszintilationszähler *m*
井型闪烁晶体 Bohrlochszintilatorkristall *m*
井盐 Brunnensaltz *n*
肼 Hydrazin *n*, Diamid *n*
肼苯哒(酞)嗪 Hydralazin(um) *n*, Apresolin *n*
肼苯哒嗪性红斑性狼疮综合征 Hydralazin-induziertes Lupus-erythematodes-Syndrom *n*
肼苯哒嗪综合征 Hydralazin-Syndrom *n*, Apresolin-Syndrom *n*
肼撑苯 Hydrazobenzol *n*
肼化物 Hydrazinverbindung *f*
α-肼基丙酸 α-Hydrazinopropionsäure *f*
肼解作用 Hydrazinolyse *f*
肼屈嗪 Hydralazin *n*
肼酞嗪(肼屈嗪) Hydralazin *n*, Apresolin *n*
肼中毒 Hydrazin-Vergiftung *f*, Diamid-Vergiftung *f*
颈 Hals *m*, Zervix *f*, Kollum *n*
颈白线 Linea alba cervicalis *f*
颈半棘肌 Musculus semispinalis cervicis *m*
颈背面的 dorsocervical(-is, -is, -e)
颈臂丛综合征 Zervikobrachialsyndrom *n*, Halsrippensyndrom *n*
颈臂神经丛 Zervikobrachialplexus *m*
颈臂痛 Nacken-und Armschmerz *n*
颈病学 Halsheilkunde *f*, Tracheologie *f*
颈病学家 Tracheologe *m*
颈部 Hals *m*, Pars cervicalis *f*
颈部白斑病 Leucoderma colli *n*
颈部白色纤维性丘疹病 weiße faserige Papulose des Halses *f*
颈部瘢痕挛缩 Narbenkontraktur des Halses *f*, Narben-kontraktur des Nackens *f*
颈部闭合性创伤 gechloossene Halsverletzung *f* (od. Halstrauma *n*)
颈部撑开钩打击器 zervikaler Hakentreiber *m*
颈部创伤 Halstrauma *n*, Trauma des Nackens *n*
颈部刺创 Halsstichwunde *f*
颈部钝器伤 Halsverletzung durch stumpfe Gewalt *f*
颈部分层解剖 schichtweise Halssektion *f*
颈部蜂窝织炎 Halsphlegmone *f*
颈部黑白皮病 Melanoleukoderma colli *n*
颈部后纵韧带骨化 Fabella nuchae *f*
颈部环形脂瘤 Lipoma annulare colli *n*
颈[部]肌节 Halsmyotome *f*
颈部脊柱狭窄 spinale Stenose in der zervikalen Region *f*
颈部假性动脉瘤 zervikales falsches Aneurysma *n*
颈部假性皮肤萎缩 Pseudoatrophoderma colli *f*
颈部矫形器 Cervicalorthese *f*, Halsorthese *f*
颈部结构 Halsstruktur *f*
颈部筋膜间隙 zervikales Spatium interfasciale *n*
颈部颈动脉瘤 Aneurysma der Halsschlagader *m*
颈部淋巴结 Halslymphknoten *m pl*, Lymphoglandulae cervicales *f pl*
颈部淋巴结结核 Tuberkulose der Halslymphknoten *f*
颈部淋巴结切除术 zervikale Lymphadenektomie *f*
颈部淋巴结炎 zervikale Lymphadenitis *f*
颈部淋巴结转移 Halslymphknotenmetastase *f*
颈部瘘道 Halsfistel *f*
颈部梅毒白斑病 Leukoderma colli syphiliticum *n*
颈部梅毒性白斑 syphilitische Leukoplakie am Hals *f*
颈部扪诊 Palpation des Halses *f*
颈部囊肿 Halszyste *f*
颈部囊状淋巴管瘤切除术 Resektion des Lymphangioma cysticum colli *f*
颈[部]膨大 Intumescentia cervicalis *f*
颈部皮瓣 Hautlappen am Hals *m*
颈部皮下出血 subkutane Blutung des Halses *f*
颈部气囊 Halsblase *f*
颈部牵引装置 zervikaler Extensionsapparat *m*
颈部前方牵开器 zervikaler vorner Retraktor *m*
颈部前纵韧带骨化 Ossifikation des Ligamentum longitudinale anterius des Halses *f*, Verknöcherung des vorderen Längsbandes des Halses *f*
颈部切创 Halsschnittwunde *f*
颈部韧带 Halsligament *n*
颈部软组织感染 Weichteil-Iniektion des Halses *f*
颈部软组织损伤 Halsweichteilverletzung *f*
颈部三角 Trigonum cervicale *n*
颈部手术器械刀包 Halsoperationsbesteck *n*
颈部栓子 Halsembolie *f*
颈部水囊瘤 Hygroma colli *n*
颈部损伤 Halstrauma *n*
颈部外伤 Halstrauma *f*
颈部纤维瘤病 Halsfibromatose *f*, Fibromatosis colli *f*
颈部腺炎 Halslymphadenitis *f*, Deradenitis *f*
颈部腺肿大 Deradenoncus *m*
颈部胸腺囊肿 zervikale Thymuszyste *f*
颈部血管瘤 Halshämangiom *n*, Haemangioma colli *n*
颈部血管伤 Halsgefäßverletzung *f*
颈部压迫损伤 Halskompressionsverletzung *f*
颈部缢痕 Spur der Erhängung am Hals *f*
颈部隐性脊柱裂 Spina bifida occulta colli *f*
颈部硬膜外类固醇注射 zervikale epidurale Steroidinjektion *f*
颈部战伤 Hals-Kriegsverletzung *f*, Kriegsverletzung des Halses *f*
颈部支撑架(Holo 氏架) Nackenhalter *m*
颈部支具 Halshalter *m*, Nackenhalter *m*
颈部肿大 Deroncus *m*
颈部肿块 Tumor am Hals *m*
颈部转移癌 metastatischer Tumor des Halses *m*
颈部椎管内肿瘤 zervikaler intraspinaler Tumor *m*
颈部姿势试验 Halshalteversuch *m*
颈刺穿 Halsdurchbohrung *f*, Halsdurchstich *m*
颈丛 Plexus cervicalis *m*
颈丛神经阻滞麻醉 zervikale Plexusblockade *f*
颈丛运动支移位术 Verlegung des motorischen Nervenastes des Plexus cervicalis *f*
颈丛阻滞 zervikale Plexusblockade *f*
颈导管水囊肿 kongenitale Halszyste *f*, Maunoir* Hydro-zele *f*
颈的 zervikal, cervical(-is, -is, -e)
颈点 Halspunkt *m*
颈点高 Halspunkthöhe *f*
颈动静脉瘘 zervikale arteriovenöse Fistel *f*, zervikale AV-Fistel *f*
颈动脉 Halsarterie *f*, Karotis *f*, Arteria carotis *f*
颈动脉按摩 Karotismassage *f*, Karotidenmassage *f*
颈动脉壁 Carotis-Wand *f*, Halsarterienwand *f*
颈动脉波图 Karotidenpulsilogramm *n*
颈动脉搏动 Karotidenpulsation *f*, Karotidenhüpfen *n*
颈动脉搏动图 Karotidenarteriogramm *n*
颈动脉搏动图机 Carotidograph *m*
颈动脉搏动增强 Palpation des Karotispulses *f*
颈动脉杈 Karotisbifurkation *f*
颈动脉成形术专用导管 Katheterdilatation der Halsschlagader *f*
颈动脉池 Karotis-Zisterne *f*, Zisterne der Halsschlagader *f*
颈动脉穿刺针 Karotidenpunktionsnadel *f*
颈动脉的 carotic(-us, -a, -um)
颈动脉窦 Karotissinus *m*, Sinus caroticus *m*
颈动脉窦按摩 Karotissinusmassage *f*

颈动脉窦反射 Karotissinusreflex *m*
颈动脉窦过敏 Überempfindlichkeit des Karotissinus *f*
颈动脉窦减压反射 Karotissinusdepressorreflex *m*
颈动脉窦去神经术 Karotissinusdenervation *f*, Karotissinus-denervierung *f*
颈动脉窦压力感受器 Karotissinusbarorezeptor *m*
颈动脉窦晕厥 Karotissynkope *f*
颈动脉窦支 Ramus sinus carotici *m*
颈动脉窦综合征 Karotissinus-Syndrom *n*, Charcot*-Weiss*-Baker* Syndrom *n*
颈动脉分叉 Karotisbifurkation *f*
颈动脉根部血压 Wurzeldruck in der Karotis *m*
颈动脉沟 Sulcus caroticus *m*
颈动脉管 Canalis caroticus *m*, Karotiskanal *m*
颈动脉海绵窦瘘 Karotis-Kavemosus-Fistel *f*
颈动脉虹吸部 Karotissiphon *m*
颈动脉或腋动脉插管技术 Katheterisierung der Halsschlagader oder Achselarterie *f*
颈动脉及下肢动脉 Halsarterien und Arterien der unteren Extremität
颈动脉疾病 Erkrankung der Halsarterien *f*
颈动脉夹 Karotidengefäßklemme *f*
颈动脉间的 intercarotic (-us, -a, -um)
颈动脉结节 Karotish6cker *m*, Karotidenhöcker *m*, Tuber-culum caroticum *n*
颈动脉结扎术 Karotisarterienligation *f*
颈动脉孔 Foramen caroticum *n*
颈动脉瘤 Karotis-Aneurysma *n*
颈动脉瘤包裹术 Umwicklung des Karotisaneurysmas *f*
颈动脉瘤切除 Resektion des Karotisaneurysmas *f*
颈动脉内的 intracarotic (-us, -a, -um)
颈动脉内膜剥离术(颈动脉内膜切除术) Karotisendarteriek-tomie *f*
颈动脉内膜横裂 querer Intimaeinriss der Karotis *m*
颈动脉内膜切除术 Karotisendarteriektomie *f*, Karotis-Endar-teriektomie *f*
颈动脉鞘 Karotisscheide *f*, Vagina carotica *f*
颈动脉三角 Karotisdreieck *n*, Trigonum caroticum *n*
颈动脉神经节 Karotisganglion *n*, Laumonier* Ganglion *n*, Bock* Ganglion *n*, Ganglion caroticum *n*
颈动脉神经节(洛莫尼埃氏神经节) Laumonier* Ganglion *n*
颈动脉损伤 Halsschlagaderverletzung *f*
颈动脉体 Glomus caroticum *n*
颈动脉体反射 Karotisdrüsenreflex *m*, Glomus-caroticum-Reflex *m*
颈动脉体瘤 Glomus-caroticum-Tumor *m*
颈动脉体瘤切除术 Exzision des Glomus-caroticum-Tumors *f*
颈动脉痛 Karotidodynie *f*, Carotidynia *f*
颈动脉途径弹簧圈栓塞治疗 Coil-Embolisation der Arteria carotis *f*
颈动脉狭窄 Karotis-Stenose *f*
颈动脉下神经节 Schmiedel* Ganglion *n*
颈动脉血管造影 Karotisangiographie *f*
颈动脉血栓动脉内膜切除术 Thromboendarteriektomie der Carotisstrombahn *f*
颈动脉血栓形成 Halsschlagaderthrombose *f*
颈动脉压迫试验(Matas 试验) Karotiskompressionstest *m*
颈动脉压迫试验(马塔斯试验) Matas* Test *m*
颈动脉炎 Karotidenarteriitis *f*
颈动脉异常搏动 abnorme Pulsation der Karotis *f*
颈动脉杂音 Rauschen in der Karotis *n*
颈动脉造影 Karotisangiographie *f*
颈动脉造影穿刺针 Karotidenpunktionsnadel für Angiographie *f*
颈动脉支架成形术 Karotisstenting *n*
颈动脉支架置入(成形)术 Karotisstenting *n*
颈动脉粥样硬化 Karotisatherosklerose *f*
颈动脉粥样硬化斑块 atherosklerotische Plaque (od. Ablagerung) der A. carotis *f*
颈动脉转流 Karotis-Shunt *m*
颈动脉阻断钳 Karotisklemme *f*
颈段 Halsstück *n*
颈段食管 zervikaler Ösophagus *m*
颈段食管癌 Karzinom des zervikalen Ösophagus *n*
颈段食管良性狭窄 gutartige Striktur des zervikalen Osophagus *f*
颈段食管伤 Verletzung des zervikalen Osophagus *f*
颈二腹肌淋巴结 jugulodigastrischer Lymphknoten *f*
颈翻正反射 toniseher (Hals-) Stellreflex *m*
颈翻正反应 Halsstellreaktion *f*
颈反射 Halsreflex *m*
颈改良性清扫术 modifizierte Halsdissektion *f*
颈根宽 Kragenweite *f*
颈根外侧点 lateraler Halswurzelpunkt *m*
颈根围 Kragenumfang *m*
颈功能性清扫术 funktionelle Halsdissektion *f*
颈骨性联接 Synosteose der Halswirbelsäule *f*
颈鼓动脉 Arteria caroticotympanica *f*
颈鼓神经 Nervi caroticotympanici *m pl*
颈鼓小管 Canaliculus caroticotympanici *m*, kleiner Kanal in der Wand des Canalis caroticus *m*
颈管储备细胞增生 endozervikale Reservezellhyperplasie *f*
颈管内刮匙 endozervikale Kürette *f*
颈管内活检刮匙 endozervikale BiopsiekOrette *f*
颈管内口 Orificium internum canalis cervicis *n*
颈管外口 Orificium extemum canalis cervicis *n*
颈管消失 Auslöschung des Zervikalkanals *f*
颈管粘液栓 endozervikaler Schleimpfropf *m*
颈颌粘连 Hals-Kiefer-Adhäsion *f*
颈横动脉 Arteria transversa colli *f*
颈横动脉穿支皮瓣 Perforatorlappen aus Arteria transversa colli *m*
颈横静脉 Venae transversae colli *f pl*
颈横神经 Nervus transversus colli *m*
颈横突间后肌 Muscnli intertransversarii posteriores cer-vicis *m pl*
颈横突间前肌 Musculi intertransversarii anteriores cervi-cis *m pl*
颈后弧长 posteriore Halslänge *f*
颈后路翻修术 hintere zervikale Revisionsoperation *f*
颈后路椎管扩大减压术 hintere Dekompression mit Wirbel-kanalerweiterung an der Halswirbelsäule *f*
颈后倾 Retrocollis *m*
颈后区 Regio cervicalis posterior *f*, hinterer Nackenregion *f*
颈后三角 Trigonnm cervicale posterius *n*
颈后三角部淋巴结肿大征(温特伯顿综合征) Winterbottom* Zeichen *n*, Lymphknotenschwellung im dorsal-lateralen Halsbereich *f*
颈厚 Halsdicke *f*
颈肌 Halsmuskel *m*
颈肌的 zervikomuskulär, cervicomuscular (-is, -is, -e)
颈肌痉挛 Trachelismus *m*
颈肌强度 Halsmuskelstärke *f*
颈肌炎 Trachelomyitis *f*, Myositis cervicalis *f*
颈棘肌 Musculus spinalis cervicis *m*
颈棘间肌 Musculi interspinales cervicis *m pl*
颈脊神经根损伤 Schädigung der Spinalnervenwurzel in der Halswirbelsäule *f*
颈脊神经根张力试验 Test für Dehnung der zervikalen Spinalne-rvenwurzel *f*
颈脊神经内侧支消融 Ablation des medialen Astes des zervikalen

Spinalnerven *f*
颈脊髓脊神经根病 Erkrankung der zervikalen Spinalnervenwurzel *f*
颈脊柱裂 zervikale Spina bifida *f*
颈脊椎病 Zervikalspondylose *f*, Spondylosis cervicalis *f*
颈夹肌 Riemenmuskel des Halses, *m*, Musculus splenius cervicis *m*
颈肩部皮瓣 Hautlappen im Bereich von Schulter und Nacken *m*
颈肩胛舌骨肌淋巴结 Nodus lymphaticus juguloomohyoideus *m*
颈肩痛 Nacken- und Schulterschmerz *m*
颈肩综合征 Nacken-Schulter-Syndrom *n*
颈僵硬 Halssteife *f*, Nackensteife *f*
颈交感神经刺激综合征(霍纳综合征) Irritationssyndrom des Halssympathikus *n*
颈交感神经封闭 zervikaler Sympathikusblock *m*
颈交感神经节封闭 zervikaler sympathetischer Ganglionblock *m*, zervikale sympathetische Ganglionblockade *f*
颈交感神经麻痹 zervikale sympathetische Paralyse *f*, zervikale Sypathikuslähmung *f*
颈交感神经麻痹综合征 (Bernard*-) Homer* Syndrom *n*
颈交感神经瘫痪(压迫)综合征 Homer* Svndrom *n*
颈交感神经系统瘫痪症 zervikale Sympathikuslähmung *f*, Horner* Syndrom *n*
颈矫形器 Zervikalorthese *f*
颈筋膜 Halsfaszie *f*, Halsbinde *f*, Fascia cervicalis *f*
颈筋膜气管前层 Lamina praetrachealis fasciae cervicalis *f*
颈筋膜浅层 Lamina superlicialis fasciae cervicalis *f*, Fascia colli superficialis *f*
颈筋膜深层 Fascia colli prolunda *f*
颈筋膜中层 Fascia colli media *f*
颈筋膜椎前层 Lamina praevertebralis *f*
颈紧张反射 Halsspannungsreflex *m*
颈紧张反射 tonischer Halsreflex *m*
颈静脉 Jugularvene *f*, Vena jugularis *f*
颈静脉壁 Halsvenewand *f*
颈静脉搏动 Jugularispulsation *f*, jugulare Venenpulsation *f*
颈静脉穿刺 Jugularispunktion *f*, Jugularvenenpunktion *f*
颈静脉弓 Arcus venosus iuguli *m*
颈静脉加压试验 Jugularisdruckversuch *m*
颈静脉加压试验 Test für Erhöhung des Jugularvenendrucks *m*
颈静脉结节 Tuberculum iugulare *n*
颈静脉孔 Foramen iugulare *n*
颈静脉孔内突 Processus intrajugularis *m*
颈静脉孔周围综合征 Syndrom des perijugulären Fora-mens *n*
颈静脉孔综合征 Vernet* Syndrom *n*
颈静脉孔综合征 Vernet* Syndrom *n*, Foramen-jugulare-Syndrom *n*
颈静脉扩张 Jugularvenendistention *f*, Distention der Jugularvene *f*
颈静脉扩张症 Ektasie der Jugularvenen *f*
颈静脉内的 intrajugulär, intrajugular (-is, -is, -e)
颈静脉怒张 Distension der Jugularvenen *f*
颈静脉切迹 Incisura jugularis *f*
颈静脉球(体) Glomus jugulare *n*
颈静脉球部血氧饱和度 Sauerstoffsättigung im Bulbus jugulare *f*
颈静脉球瘤 Glomus-jugulare-Tumor *m*, Tumor des Glomus jugulare *m*
颈静脉球瘸 Tumor des Glomus jugulare *m*, Glomus jugu-lare-Tumor, *m*
颈静脉曲张 iuguläre Varikosität *f*
颈静脉上球 Bulbus venae jugularis superior *m*
颈静脉神经 Nervus jugularis *m*
颈静脉神经节 Jugulardrüse *f*, Jugularganglion *n*, Gang-lion jugulare *n*
颈静脉损伤 Jugularisverletzung *f*
颈静脉突 Drosselfortsatz *m*, Processus iugularis *m*
颈静脉萎陷 Jugularvenenkollaps *m*
颈静脉窝 Drosselgrube *f*, Fossa jugularis *f*
颈静脉下球 Jugularbulbus *m*, Bulbus venae jugularis in-ferior *m*
颈静脉血栓形成 Thrombose der vena jugularis *f*
颈静脉压 Jugularvenendruck *m*
颈静脉压迫试验 Jugularisdruckversuch *m*, Quecken-stedt* Phänomen *n*
颈颏角 Kinn-Hals-Winkel *m*, Cervico-mentaler Winkel *m*
颈宽 Halsbreite *f*
颈扩大清扫术 erweiterte Halsdissektion *f*
颈阔肌 Latissimus colli *m*, Platysma *n*
颈阔肌的 platysmal
颈阔肌耳韧带 Platysma-auricular-Ligament *n*
颈阔肌肌皮瓣 Platysma-Myokutanlappen *m*
颈阔肌 - 皮肤前韧带 vorderes platysma-kutanes Ligament *n*
颈阔肌瞳孔反射 Platysmareflexe *m pl*
颈肋 Halsrippe *f*, Zervikalrippe *f*, Costa cervicalis *f*
颈肋切除术 Halsrippenresektion *f*
颈肋综合征 Halsrippensyndrom *n*
颈裂畸胎 Schistotrachelus *m*
颈裂隙征 Halsspalte *f*
颈淋巴[结]结核 Halslymphknotentuberkulose *f*
颈淋巴[结]清除术 radikale Hals (lymphknoten) ausräumung *f*, radikale Hals (lymphknoten) dissektion *f*
颈淋巴干 Truncus iugularis *m*
颈淋巴管阻塞序列征 Hygroma colli *n*, Hygroma colli cysticum *n*, zervikales Hygromn, jugular lymphatic obstructive sequence <engl.>
颈淋巴结 Halslymphknoten *m pl*, Lymphoglandulae cervicales *f pl*
颈淋巴结结核 zervikale Lymphknotentuberkulose *f*
颈淋巴结清扫术 Halslymphknotendissektion *f*
颈淋巴结炎 zervikale Lymphadenitis *f*, Lymphadenitis colli *f*
颈淋巴囊 jugulare Lymphkapsel *f*
颈淋巴清扫术 Neck-Dissection *f*, Halslymphknotendissektion *f*
颈淋巴组织清扫术 radikale Hals (lymphknoten) ausräu-mung *f*, radikale Hals (lymphknoten) dissektion *f*
颈瘘 zervikale Fistel *f*
颈颅综合征 zervikokraniales Syndrom *n*
颈卵器 Archegonium *n*
颈面部放线菌病 zervikofaziale Aktinomykose *f*
颈囊 Halszyste *f*
颈脑畸胎 Derencephalus *m*, Derencephalon *n*
颈内的 intrazervikal, intracervical (-is, -is, -e)
颈内动脉 Arteria carotis interna *f*
颈内动脉闭塞 Okklusion der Arteria carotis interna *f*
颈内动脉丛 Plexus caroticus internus *m*
颈内动脉段海绵窦动脉瘤 Carotis-interna-Aneurysma im kavernösen Sinus *n*
颈内动脉腹侧动脉瘤 Aneurysma der A. carotis interna auf ventraler Seite *n*
颈内动脉灌注化疗 Chemotherapie mit Perfusion in die A. carotis interna *f*
颈内动脉海绵窦瘘 Karotis-Kavernosus-Fistel *f*
颈内动脉海绵窦瘘综合征 Karotis-Kavernosus-Shunt-Syndrom *n*
颈内动脉 - 后交通支动脉瘤 Aneurysma der A. Carotis interna am Abgang der A. communicans posterior *n*
颈内动脉静脉丛 Plexus venosns caroticus internus *m*
颈内动脉瘤 Aneurysma der Arteria carotis interna *n*
颈内动脉 - 脉络膜前动脉动脉瘤 Aneurysma der A. choroidea anterior, Arterienverzweigung der Arteria carotis interna *n*
颈内动脉神经 Nervus earoticus internus *m*

颈内动脉血栓 Thrombus der Arteria carotis interna *m*
颈内动脉 - 眼动脉动脉瘤 Aneurysma der Arteria ophthalmica, Arterienverzweigung der Arteria carotis interna *n*
颈内动脉造影术 Angiographie der Arteria carotis interna *f*
颈内静脉 Vena jugularis interna *f*
颈内静脉穿刺 Punktion der Vena jugularis interna *f*, Vena jugularis interna-Punktion *f*
颈内静脉丛 Plexus venosus caroticus internus *m*
颈内静脉二腹肌淋巴结 Nodus lymphaticus jugulodigas-f, Posner*-Schlossmann* Syndrom *n*
颈内静脉肩胛舌骨肌淋巴结 Nodus lymphaticus jugulo-omohyoideus *m*
颈内静脉前淋巴结 Nodi lymphatici jugulares anteriores *m pl*
颈内静脉前淋巴结 vorderer Lymphknoten der inneren Halsvene *m*, Nodus lymphaticus cervicalis anterior *m*
颈内静脉神经 Nerven im Bereich der Vena jugularis interna *m pl*
颈内静脉栓塞 Embolie der Vena jugularis interna *f*, Thrombose der Vena jugularis interna
颈内静脉外侧淋巴结 Nodi lymphatici jugulares laterales *m pl*
颈黏液细胞 zervikale Mukosazelle *f*
颈袢 Hypoglossusschlinge *f*, Ansa cervicalis *f*
颈袢上根 obere Wurzel der Ansa cervicalis *f*
颈袢下根 untere Wurzel der Ansa cervicalis *f*
颈旁的 laterozervikal
颈膨大 Intumescentia cervicalis *f*
颈皮神经 Nervus cutaneus colli *m*
颈皮下筋膜 Fascia superiicialis colli *f*
颈蹼 Halsgurt *m*
颈髂肋肌 Musculus iliocostalis cervicis *m*
颈干角 Schenkelhals-Schaltwinkel *m*, Collum-Diaphysen-Winkel *m*
颈牵引带 Glisson* Schlinge *f*
颈前部皮瓣 Hautklappe im vorderen Halsteil *f*
颈前弧长 vordere Halslänge *f*
颈前静脉 Vena jugularis anterior *f*
颈前淋巴结 Nodi lymphatici cervicales anteriores *m pl*
颈前路减压固定术 vordere Dekompression mit Fixierung der Halswirbelsäule *f*
颈前浅淋巴结 Nodi lymphatiei cervicales anteriores superficiales *m pl*
颈前倾 zervikale Anteversion *f*
颈前区 Regio cervicalis anterior *f*
颈前三角 vorderes Halsdreieck *n*, Trigonum cervicale anterior *n*
颈前深淋巴结 Nodi lymphatici cervicales anteriores pro-fundi *m pl*
颈前深淋巴结 vorderer tiefer Halslymphknoten *m*, Nodus lymphaticus cervicalis anterior profundus *f*
颈前正中静脉 vordere mittlere Halsvene *f*, Vena mediana colli *f*
颈浅丛阻滞 Blockade des Plexus cervicalis superficialis *f*
颈浅动脉 Arteria cervicalis superficialis *f*
颈浅筋膜 Fascia superficialis colli *f*
颈浅淋巴结 Nodi lymphatici cervicales superficiales *m pl*
颈强直 Nackensteifigkeit *f*
颈强直反应 Reaktion bei Nackensteife *f*
颈鞘 Karotisscheide *f*, Carotisarterie *f*
颈曲 Nackenbeuge *f*, Flexura cervicalis *f*
颈全清扫术(颈经典清扫术) radikale Halsdissektion *f*, klassische Halsdissektion *f*
颈韧带 zervikale Ligamenta *n pl*
颈乳头[状]瘤 Papilloma colli *n*
颈上神经节 Ganglion cervicale superius *n*
颈上心神经 Nervus cardiacus cervicalis superior *m*
颈上心支 Rami cardiaci cervicales superiores *m pl*
颈深部蜂窝织炎 Zellulitis im tiefen Halsteil *f*
颈深部脓肿 tiefer Abszeß des Halses *m*
颈深动脉 Arteria cervicalis profunda *f*
颈深筋膜 tiefe Halsfaszie *f*
颈深静脉 Vena cervicalis profunda *f*
颈深淋巴结 Nodi lymphatici cervicales profundi *m pl*
颈深上淋巴结 Nodi lymphatici cervicales profundi supe-riores *m pl*
颈深下淋巴结 Nodi lymphatici cervicales prolundi in-feriores *m pl*
颈神经 Zervikalnerven *m pl*, Nervi cervicales *m pl*
颈神经[根]综合征 Zervikalsyndrom *n*
颈神经丛阻滞 zervikale Plexusblockade *f*
颈神经根病变 zervikale Radikulopathie *f*
颈神经根病损 Läsion der zervikalen Spinalwurzel *f*
颈神经根压迫综合征 zervikales Nervenwurzelkompressions-syndrom *n*
颈神经根炎 zervikale Radikulitis *f*
颈神经根肿瘤 zervikaler Nervenwurzeltumor *m*
颈神经根注射 Injektion an die zervikale Nervenwurzel *f*
颈神经后支 hinterer Ast des Halsnerven *m*
颈神经前支 vorderer Ast des Halsnerven *m*
颈神经移位术 Verlegung des Halsnerven *f*
颈升动脉 Arteria cervicalis ascendens *f*
颈髓 Halsmark *n*
颈髓横断面 Querschnitt des zervikalen Rückenmarks *m*
颈髓症 Rückenmarkerkrankung im Bereich der Halswirbelsäule *f*
颈髓肿瘤 Rückenmarktumor im Bereich der Halswirbelsäule *m*
颈体 Halskörper *m*
颈痛 Zervikalgie *f*, Zervikodynie *f*, Cervicalgia *f*
颈痛风 Trachelagra *f*
颈痛综合征 Zervikalsyndrom *n*, Halswirbel(säulen)syndrom *n*
颈外侧核 Nucleus cervicalis lateralis *m*
颈外侧淋巴结 Nodi lymphatici cervicales laterales *m pl*
颈外侧囊肿 laterale Halszyste *f*
颈外侧浅淋巴结 Nodi lymphatici cervicales laterales sn-perficiales *m pl*
颈外侧区 Regio colli lateralis *f*
颈外侧三角 seitliches Halsdreieck *n*, laterales Hals-dreieck *n*
颈外侧上深淋巴结 oberer tiefer seitlicher Halslymphknoten *m*
颈外侧深淋巴结 Nodi lymphatici cervicales laterales pro-fundi *m pl*
颈外侧下深淋巴结 unterer tiefer seitlicher Halslymphknoten *m*
颈外动脉 Arteria carotis externa *f*
颈外动脉丛 Plexus caroticus externus *m*
颈外动脉结扎术 Unterbindung der Arteria carotis externa *f*, Ligatur der Arteria carotis externa *f*
颈外动脉神经 Nervi carotici externi *m pl*
颈外动脉偷漏综合征 external carotid steal syndrome <engl.>
颈外动脉压迫试验(马塔斯试验) Kompressionstest der äußeren Halsarterie *m*
颈外动脉造影术 Externaangiographie *f*
颈外静脉 Vena jugularis extema *f*
颈围 Halsumfang *m*
颈围Ⅰ Halsumfang Ⅰ *m*
颈围Ⅱ Halsumfang Ⅱ *m*
颈窝点 Punkt der Fossa jugularis *m*
颈下神经节 Ganglion cervicale inferius *n*
颈下心神经 Nervus cardiacus cervicalis inferior *m*
颈下心支 Rami cardiaci cervicales inferiores *m pl*
颈纤维瘤病 Halsfibromatose *f*
颈线 Halslinie *f*
颈[项]强直 Halssteife *f*, Halssteifigkeit *f*, Nackenstarre *f*, Nackensteife *f*, Nackensteitigkeit *f*

颈项后透明层厚度 Nackentransluzenz *f*
颈性风湿病 Rheuma der Wirbelsäule *n*
颈性脊髓病 zervikale Myelopathie *f*
颈性眩晕 zervikaler Schwindel *m*
颈胸[神经]节 Ganglion cervicothoracicum *n*
颈胸腹三切口 cervico-thorako-abdominale Triple-Inzision *f*
颈胸矫形器 zervikothorakale Orthese *f*
颈胸腰骶椎矫形器 Zervikal-Thorakal-Lumbal-Sakral-Orthese *f*
颈胸椎矫形器 zervikothorakale Orthese *f*
颈胸椎体结核 Tuberkulose des Wirbelkörpers im zervikothorakalen Bereich *f*
颈胸椎体结核病灶清除术 Entfernung der Tuberkuloseherde von Wirbelkörpern im zervikothorakalen Bereich *f*
颈选择性清扫术 selektive Halsdissektion *f*
颈-眼-耳综合征 Zerviko-okulo-akustikus-Syndrom *n*
颈腰现象 zerviko-lumbales Phänomen *n*
颈腰椎综合征 Hals- und Lendenwirbelsäulensyndrom *n*
颈—眼—耳发育不全 zerviko-okulo-akustische Hypoplasie *f*
颈翼膜 Pterygium colli *n*
颈源性眩晕 zervikaler Schwindel *m*, zervikale Vertigo *f*
颈脏器筋膜 viszerale Faszie im Halsbereich *f*
颈粘连 Ankylode(i)re *f*, Ankyloderis *f*
颈粘液细胞 muköse Zervixzelle *f*
颈长肌 langer Halsmuskel *m*, Musculus longus colli *m*
颈枕的 zerviko-okzipital, cervico-occipital(-is, -is, -e)
颈枕前棘 vorderer okzipitozervikaler Dornfortsatz *m*
颈枕神经痛 Zerviko-okzipitalneuralgie *f*, Neuralgia cervicooccipitalis *f*
颈正中静脉 Vena mediana coni *f*
颈支 Ramus colli *m*
颈支抗 zervikale Verankerung *f*
颈中间隔 Septum cervicale intermedium *n*
颈中神经节 Ganglion cervicale medium *n*
颈中心神经 Nervus cardiacus cervicalis medius *m*
颈轴和神经根痛 Halsachse und Nervenwurzelschmerzen
颈椎 Halswirbel *m pl*, Zervikalwirbel *m pl*, Vertebrae cervieales *f pl*
颈椎半脱位 Zervikalwirbelsubluxation *f*, Halswirbelsubluxation *f*, Subluxation des Zervikalwirbeis *f*, Subluxa-tion des Halswirbels *f*
颈椎半椎板切除术 Hemilaminektomie der Halswirbel *f*
颈椎半椎体畸形 Hemivertebra der Halswirbelsäule *f*
颈椎病 Zervikalspondylose *f*, Spondylosis cervicalis *f*, zervikale Spondylopathie *f*
颈椎病性肌萎缩 Myoatrophie bei zervikaler Spondylopathie *f*
颈椎病综合征 Zervikalspondylose-Syndrom *n*
颈椎不稳 zervikale Instabilität *f*
颈椎不稳定 zervikale Instabilität *f*
颈椎测深凿 Meißel zur Halswirbel-Tiefenmessung *m*
颈椎持续牵引 zervikale durchgehende Traktion *f*
颈椎穿刺活检 zervikale Biopsie *f*
颈椎动脉减压器械包 Instrumentarium zur Dekompression der Halsarterien *n*
颈椎翻修术 zervikale Revisionsoperation *f*
颈椎分节不全 inkomplette Segmentierung der Halswirbelsäule *f*
颈椎弓根 Wirbelbogenwurzel der Halswirbel *f*, Radix arcus vertebrae der Halswirbel *m*
颈椎骨关节炎 Osteoarthritis des Zervikalwirbels *f*
颈椎骨膜起子 Raspatorium für Operation der Halswirbel *n*
颈椎骨凿 Halswirbelsäule-Meißel *m*
颈椎骨折 Fraktur des Zervikalwirbels *f*, Fractura verteb-rae cervicalis *f*
颈椎骨折脱位 Luxationsfraktur des Zervikalwirbels *f*
颈椎骨质增生 zervikale Hyperosteogenesis *f*
颈椎刮匙 Kürette für Halswirbel *f*
颈椎关节病 zervikale Arthrose *f*
颈椎关节强硬 Zervikalspondylose *f*, Spondylosis cervicalis *f*
颈椎关节突骨折 Gelenkfortsatzbruch des Halswirbels *m*
颈椎关节突关节 zervikales Facettengelenk *n*
颈椎关节突关节疼痛综合征 Schmerzsyndrom der zervikalen Facettengelenke *n*
颈椎关节突脱位交锁 Luxation und Block des zervikalen Gelenkfortsatzes *f/m*
颈椎管狭窄症 zervikale Spinalkanalstenose *f*
颈椎过屈性损伤 Verletzung der Halswirbelsäule durch Hyperflexion *f*
颈椎过伸性损伤 Verletung der Halswirbelsäule durch Hyperextension *f*
颈椎横韧带骨化症 Verknöcherung des Ligamentum transversum *f*
颈椎后路固定 hintere Fixierung der Halswirbelsäule *f*
颈椎后路减压术 hintere Dekompression der Halswirbelsäule *f*
颈椎后路内固定术 innere Fixierung über hinteren Zugang der Halswirbelsäule *f*
颈椎后路内镜下椎间孔开大术 endoskopische Vergrößerung des Zwischenwirbelloches im hinteren Bereich der Halswirbelsäule *f*
颈椎后路融合 hintere zervikale Fusion *f*
颈椎后路手术 hintere zervikale Operation *f*
颈椎后路椎间盘突出切除术 hintere zervikale Bandscheibenentfernung *f*
颈椎后凸 Trachelokyphosis *f*, Trachelocyrtosis *f*
颈椎后突畸形 zervikale Kyphose *f*
颈椎后脱位 hintere Luxation der Halswirbelsäule *f*
颈椎后纵韧带断裂 Ruptur des hinteren Längsbandes an der Halswirbelsäule *f*
颈椎后纵韧带钙化症 Verkalkung des hinteren Längsbandes an der Halswirbelsäule *f*
颈椎后纵韧带骨化症 Verknöcherung des hinteren Längsbandes *f*
颈椎后纵韧带破坏 Zerstörung des hinteren Längsbandes an der Halswirbelsäule *f*
颈椎化脓性脊椎炎 zervikale pyogene Spondylitis *f*
颈椎环钻 zervikaler Bohrer *m*
颈椎黄韧带 Ligamentum flavum im Bereich der Halswirbelsäule *n*, Zervikales Ligamentum flavum *n*
颈椎黄韧带骨化症 Verknöcherung des Ligamentum flavum *f*
颈椎畸形 Halswirbelanomalie *f*
颈椎棘突 Dornfortsatz des Halswirbels *m*
颈椎脊髓病变 zervikale Myelopathie *f*
颈椎脊髓损伤 Verletzung des Rückenmarks in der Halswirbelsäule *f*
颈椎间孔挤压试验 Spurling* Test *m*
颈椎间盘变性 zervikale Bandscheibendegeneration *f*
颈椎间盘部分切除术 Teilresektion der zervikalen Bandscheibe *f*
颈椎间盘钙化 Verkalkung der Zwischenwirbelscheiben im Bereich der Halswirbelsäule *f*
颈椎间盘疾病 bandscheibenbedingte Erkrankung der Halswirbelsäule *f*
颈椎间盘髓核摘除术 Resektion des Nucleus pulposus der zervikalen Bandscheibe *f*
颈椎间盘突出[症] zervikale Bandscheibenhemie *f*, zerviKale Bandscheibenprotrusion *f*
颈椎间盘突出症 zervikaler Bandscheibenvorfall *m*, Halsbandscheibenvorfall *m*
颈椎间盘退变性疾病 zervikale Bandscheibendegeneration *f*
颈椎间盘炎 zervikale Bandscheibenentzündung *f*, zervikale Diszitis *f*

颈椎间盘源性疼痛 diskogener Schmerz im zervikalen Bereich *m*
颈椎间盘造影术 Angiographie der Halsbandscheibe *f*
颈椎间盘置换术 zervikaler Bandscheibenersatz *m*
颈椎间融合 zervikale Spondylodese *f*
颈椎减压术 zervikale Dekompression *f*
颈椎矫形器 Zervikalorthese *f*
颈椎结核 Rust* Krankheit *f*
颈椎结核病灶清除术 Entferung der Tuberkuloseherde der Halswirbelsäule *f*
颈椎截骨术 zervikale Osteotomie *f*
颈椎拉钩 zervikaler Retraktor *m*
颈椎类风湿病 zervikales rheumatoide Arthritis *f*
颈椎脑突出 Derenzephalozele *f*
颈椎内固定术 innere Fixierung der Halswirbelsäule *f*
颈椎平骨凿 zervikaler Flachmeißsel *m*
颈椎器械引线器 Drahtführer für Halswirbel *m*
颈椎牵引 Traktion der Halswirbelsäule *f*
颈椎牵张后伸型损伤 Verletzung durch Rückwärtsneigung der Halswirbelsäule *f*
颈椎牵张屈曲型损伤 Verletzung durch Flexion und Extension bei Halswirbelsäulen *f*
颈椎前方半脱位 Subluxation im vorderen Teil der Halswirbelsäule *f*
颈椎前方入路器械包 Ausstattungspaket für vorderen Operationszugang zur Halswirbelsäule *n*
颈椎前路减压术 ventrale (od. Vordere) zervikale Dekompression *f*
颈椎前路减压椎间融合术 Dekompression mit Spondylodese im vorderen Bereich der Halswirbelsäule *f*
颈椎前路内固定术 vordere zervikale innere Fixation *f*
颈椎前路融合术 vordere zervikale Fusion *f*
颈椎前路髓核摘切除术 Resektion des Gallertkerns im vorderen Teil der Halswirbelsäule *f*
颈椎前路椎间孔切开术 Foraminotomie im vorderen Teil der Halswirbelsäule *f*
颈椎前路椎间盘切除术 vordere zervikale Bandscheibenentfernung *f*
颈椎强直 zervikale Ankylose *f*
颈椎屈曲型损伤 Verletzung durch Flexion der Halswirbelsäule *f*
颈椎曲度测量 Schätzung der zervikalen Krümmung *f*
颈椎全椎板切除术 totale Laminektomie der Halswirbelsäule *f*
颈椎人工椎间盘 künstliche Bandscheibe der Halswirbelsäule *f*
颈椎韧带钙化 Verkalkung der Halswirbelbänder *f*
颈椎韧带骨化 Verknöcherung der Halswirbelbänder *f*
颈椎融合 Halswirbelfusion *f*
颈椎三柱损伤 Verletzung der drei Säulen der Halswirbelsäule *f*
颈椎伸展损伤 Extensionsverletzung der Halswirbelsäule *f*
颈椎失稳症 HWS-Instabilität *f*, Instabilität der Halswirbelsäule *f*
颈椎手术器械包 Operationsinstrumentarium für Eingriffe an der Halswirbelsäule *n*
颈椎手术用剥离子 Raspatorium für Halswirbeloperation *n*
颈椎双关节咬骨钳 Doppelgelenkzange für Halswirbel *f*
颈椎损伤 Halswirbelverletzung *f*
颈椎体切除术 Halswirbelkörperresektion *f*
颈椎退变性疾病 degenerative Halswirbelsäulenerkrankung *f*
颈椎退行性变 Halswirbeldegeneration *m*
颈椎退行性间盘紊乱 degenerative Bandscheibenstörung der Halswirbelsäule *f*
颈椎脱臼 Halswirbelluxation *f*
颈椎脱位 Halswirbelluxation *f*, Zervikalwirbelluxation *f*
颈椎外伤 Halswirbeltrauma *n*
颈椎稳定性 Halswirbelstabilität *f*
颈椎狭窄 zervikale Spinalkanalstenose der Halswirbelsäule *f*
颈椎先天融合畸形(短颈畸形) kongenitale Halswirbelfusion *f*
颈椎先天性融合 kongenitale Halswirbelfusion *f*
颈椎小关节脱位 zervikale Facettedislokation *f*
颈椎压缩后伸型损伤 Verletzung der Halswirbelsäule durch Kompression-Rückwärtsneigung *f*
颈椎压缩屈曲型损伤 Verletzung der Halswirbelsäule durch Kompression-Flexion *f*
颈椎炎症性关节炎 Arthritis durch Entzündung der Halswirbelsäule *f*
颈椎咬骨钳 Halswirbelzange *f*
颈椎异常融合 abnorme Fusion der Zervikalwirbel *f*, abnorme Verschmelzung der Zervikalwirbel *f*
颈椎意外 Halswirbelunfall *m*
颈椎硬膜外注射 epidurale Injektion der Halswirbelsäule *f*
颈椎增生 Hyperplasie der Halswirbelsäule *f*
颈椎支具 Halter für Halswirbelsäule *m*
颈椎直角骨凿 rechtwinkliger Halswirbelmeißel *m*
颈椎椎板切除术 Laminektomie der Halswirbelsäule *f*
颈椎椎板异常融合 abnorme Fusion der zervikalen Wirbelplatte *f*
颈椎椎弓裂 Spondylolyseriss der Halswirbelsäule *m*
颈椎椎骨 Halswirbel *m*
颈椎椎骨畸形 Halswirbelfehlbildung *f*
颈椎椎管成形术 Laminoplastie der Halswirbel *f*
颈椎椎管狭窄症 Halswirbelstenose *f*
颈椎椎间后路融合术 intravertebrale Fusion am hinteren Zugang der Halswirbelsäule *f*
颈椎椎间融合术 intravertebrale Fusion der Halswirbelsäule *f*
颈椎椎体次全切除术 subtotale Vertebrektomie der Halswirbelsäule *f*
颈椎椎体骨折 Fraktur des zervikalen Wirbelkörpers *f*
颈椎椎体融合术 Halswirbelfusion *f*
颈椎椎体异常融合 abnorme Fusion des zervikalen Wirbelkörpers *f*
颈椎自发性半脱位 spontane Subluxation des zervikalen Wirbels *f*
颈椎综合征 Halswirbelsyndrom *n*
颈椎纵向压缩型损伤 Verletzung durch longitudinale Kompression der Halswirbelsäule *f*
颈椎钻孔保护器 Schutzeinrichtung des zervikalen Boh-rers *f*
颈综合征 Zervikalsyndrom *n*
颈总动脉 Arteria carotis communis *f*
颈总动脉丛 Plexus caroticus communis *m*
颈总动脉内膜横裂 Querschlitz der Karotisintima *m*
颈总动脉破裂 Gefäßbruch der A. carotis communis *m*
颈总动脉鞘 Karotisscheide *f*
颈总静脉 gemeinsame Halsschlagader *f*
颈最长肌 Musculus longissimus cervicis *m*
景观疗养(景观疗法) Landschaftstherapie *f*, Gartentherapie *f*
景观流行病学 Landschaftsepidemiologie *f*
景深 Schärfentiefe *f*
景深不识 Agnosie für Tiefe *f*
景天 Sedum erythrostictum *n*, Fetthenne *f*
景天庚[酮]糖 Sedoheptulose *f*, Sedoheptose *f*
景天庚醛聚糖 Sedoheptulosan *n*
景天科 Crassulaceae *f pl*
景天糖 Sedopeptose *f*
警报 Alarm *m*
警察 Polizei *f*
警察机构 polizeiliche Institution *f*, Polizeibehörde *f*, Polizei *f*
警告灯 Warnleuchte *f*
警告期 Warnungszeit *f*
警告信号 Achtungssignal *n*
警告值 Warnungswert *m*
警告装置 Achtungsgerät *n*
警觉 Vigilanz *f*, Aufmerksamkeit *f*
警觉反射 Alarmreflex *m*

警觉工作 Vigilanzarbeit *m*
警觉期 Alarmzeit *f*
警觉性增高 Wachsamkeiterhöhung *f*
警戒(机敏) Wachsamkeit *f*
警戒反应 Alarmreaktion *f*
警戒叫声 Warnruf *m*
警戒能力 Vigilanzleistung *f*
警戒区 Wachzone *f*
警戒色 Warnfarbe *f*
警戒信号 Warnsignal *n*
警戒值 Wachwert *m*
警犬鉴别 Identifikation mit Polizeihund *f*
警示牌 Warnungsschild *n*
警示症状 Warnzeichen *n*, Alarmsymptom *n*
警惕 Wachsamkeit *f*

jìng 径净胫痉竞敬静境镜

径迹 Spur *f*
径迹放射白显影[术] Spur(en)autoradiographie *f*
径迹分析 Spurenanalyse *f*
径流量 Abflussvolumen *n*
径流面积 Abflussbereich *m*, Abflussfläche *f*
径流速度 Abflussgeschwindigkeit *f*
径路 Bahn *f*, Weg *m*
径尿酸 Dialursäure *f*
径线头盆指数 cephalopelvic indices of diameter <engl.>
径向 tadial
径向[展开]层析 Radialchromatographie *f*
径向分布函数 radiale Verteilungsfunktion *f*
径向激光角膜热成形术 radiale Laser-Thermo-Keratoplastie *f*
径向几率密度 radiale Wahrscheinlichkeitsdichte *f*
径向节面 radiale Knotenebene *f*
径向破裂 Radialriß *m*
径向切面 radiale Schnittfläche *f*
径向切片 radialer Schnitt *m*
径向扫查 radiale Scanografie *f*
径向速度 Radialgeschwindigkeit *f*
径向稀释 radiale Verdünnung *f*
径向血管周围的格子样变性 radiale gitterartige Degeneration im perivaskulären Bereich *f*
径向展开 radiale Entwickelung *f*
径向振动调制成像 Bildgebung (od. Imaging *n*) durch radiale Vibration und Modulation *f*
净保留体积 Nettoretentionsvolumen *n*, Nettorückhalte-volumen *n*
净蛋白质比值 Nettoproteinverhältnis *n*
净蛋白质效价(净蛋白质值) Nettoproteinwert *m*
净骨 Os purum *n*
净化 Purifikation *f*, Purifizierung *f*
净化场 Purifikationsfeld *n*
净化处理设备 Kläranlage *f*
净化的 gereinigt, depurat (-us, -a, -um)
净化滑石粉 gereinigter Talkpulver *m*
净化剂 Reinigungsmittel *n pl*, Emundantia *n pl*, Depurantia *n pl*
净化空气 gereinigte Luft *f*
净化水 Reinigerwasser *n*, gereinigtes Wasser *n*
净化效率 Reinigungseffekt *m*
净热值 Nettokalorienwert *m*
净膳食蛋白质能量比率 Net Dietary Protein Energy Ratio (NDPER) <engl.>, Netto-Nahrungsprotein-Energie-Ratio *f*
净膳食蛋白质热量百分率 Nettoprozentsatz der Kalorien aus dem Nahrungsprotein *m*
净水厂 Kläranlage *f*
净水构筑物 Wasserstruktur *f*
净水器 Wasserreiniger *m*
净酸排泄 Nettosäureausscheidung (NAE) *f*
净余 Reinüberschuß *m*
净再生产率 Nettoreproduktionsrate *f*
净重 Nettogewicht *n*
净资产 Nettovermögen *n*
胫 Unterschenkel *m*
胫侧带 Tibialband *n*
胫侧副韧带 Ligamentum collaterale tibiale *n*
胫侧副韧带钙化 Verkalkung des Ligamentum collaterale tibiale *f*
胫侧骨 Tibiale *n*
胫侧交通支 Ramus communicans (tibialis) *m*
胫侧面 Facies tibialis *f*
胫侧缘 Margo tibialis *m*
胫侧跖骨点 Plantarseite des Metatarsale *f*
胫动脉 Arteria tibialis *f*
胫腓分离矫正术 tibiofibulare Trennung mit Korrektur *f*
胫腓骨 tibiofibulär
胫腓骨半脱位 tibiofibulare Subluxation *f*
胫腓骨干双骨折小夹板固定术 kleine Schienung der Untersehenkelfraktur *f*
胫腓骨骨干骨折 Schaffraktur der Tibia und Fibula *f*
胫腓骨关节融合 tibiofibulare Arthrodese *f*
胫腓骨假关节 tibiofibulare Pseudoarthrose *f*
胫腓骨局限性缺损 tibiofibularer lokaler Defekt *m*
胫腓骨韧带联合 tibiofibulare Syndesmose *f*
胫腓骨融合 tibiofibulare Fusion *f*
胫腓骨融合[术] tibiofibulare Fusion *f*
胫腓骨双骨折 Unterschenkelfraktur *f*
胫腓骨远端融合 distal tibiofibulare Fusion *f*
胫腓关节 Articulatio tibiofibularis *f*
胫腓关节半脱位 tibiofibulare Subluxation *f*
胫腓关节囊 tibiofibulare Gelenkkapsel *f*
胫腓关节脱位 tibiofibulare Dislokation *f*
胫腓横韧带 Ligamentum tibiofibulare transversum *n*
胫腓后韧带 Ligamentum tibiofibulare posterius *n*
胫腓近侧关节脱位 Dislokation des proximalen Tibiofibulargelenkes *f*
胫腓近端关节 proximales Tibiofibulargelenk *n*
胫腓连结 Syndesmosis tibiofibularis *f*
胫腓联合分离 Spaltung der tibiofibularen Syndesmose *f*
胫腓联合韧带 tibiofibularer Syndesmosenkomplex *m*, Syndesmosis tibiofibularis *f*, tibiofibulare Syndesmose *f*
胫腓前韧带 Ligamentum tibiofibulare anterius *n*
胫腓韧带联合 Syndesmosis tibiofibularis *f*
胫腓融合术 tibiofibulare Fusion *f*
胫腓下联合 untere tibiofibulare Syndesmose *f*, distaler tibiofibularer Syndesmosenkomplex *m*
胫腓下联合分离 Spaltung der unteren tibiofibularen Syndesmose *f*
胫腓下联合韧带 untere tibiofibulare Syndesmose *f*, distaler tibiofibularer Syndesmosenkomplex *m*
胫跟部 Pars tibiocalcanearis *f*
胫跟关节融合术 tibiokalkanealen Arthrodese *f*
胫弓 Tibialbogen *m*
胫股关节 Oberschenkel-Schienbein-Gelenk *n*, femorotibialen Gelenk *n*
胫股指数 tibiofemoraler Index *m*
胫骨 Schienbein *n*, Tibia *f*
胫骨半肢畸形 Tibiahemimelie *f*
胫骨半肢症 tibiale Hemimelie *n*
胫骨变形性骨软骨炎 Osteochondrosis mit tibialer Verformung *f*
胫骨测量 Schienbeinmessung *f*, Tibia-Messung *f*
胫骨成角[畸形] Winkelbildung der Tibia *f*, Winkelbildung des Schienbeins *f*
胫骨成角畸形 Fehlbildung des Tibiawinkels *f*

胫骨穿刺 Tibia-Punktion *f*, Tibiapunktur *f*
胫骨粗隆 Tuberositas tibiae *f*
胫骨粗隆骨骺炎 Epiphysitis der Tuberositas tibiae *f*
胫骨粗隆骨软骨病 Apophysitis tibialis adolescentium *f*, Sehlatte* Krankheit *f*
胫骨粗隆皮下囊 Bursa subcutanea tuberositatis tibiae *f*
胫骨粗隆牵引术 Extension durch Tuberositas tibiae *f*
胫骨粗隆无菌性骨坏死 aseptische Knochennekrose der Tuberositas tibiae *f*
胫骨的 tibial(-is. -is, -e)
胫骨点 Tibialpunkt *m*
胫骨点高 Tibialhöhe *f*
胫骨短缩 Schienbeinverkürzung *f*
胫骨腓骨分离 vergrößerter Abstand zwischen Tibia und Fibula *m*
胫[骨]腓[骨]的 tibiofibular(-is, -is, -e)
胫[骨]跗[骨]的 tibiotarsal(-is, -is, -e)
胫骨干短缩 Verkürzung der Tibiaschaft *f*
胫骨干短缩术 Verkürzung der Tibiaschaft *f*
胫骨干骨折 Schienbeinschaftfraktur *f*, Tibiaschaftfraktur *f*
胫骨干骺端 Tibiametaphyse *f*
胫骨干骺端截骨延长术 Verlängerung der Tibiametaphyse mit Osteotomie *f*
胫骨干延长术 Verlängerung der Tibiaschaft *f*
胫骨高位截骨 hohe Tibiaosteotomie *f*
胫骨高位截骨术 hohe Tibiaosteotomie *f*
胫[骨]跟[骨]的 tibiocaleane(-us, -a, -um)
胫[骨]股[骨]的 tibiofemoral(-is, -is, -e)
胫骨骨瓣 Knochenlappen der Tibia *m*
胫骨骨不连 Tibiapseudarthrose *f*
胫骨骨干短缩术 Verkürzung der Tibiadiaphyse *f*
胫骨骨干最小周长 mindester Umfang der Tibiaschaft *m*
胫骨骨间嵴 Crista interossea der Tibia *f*
胫骨骨软骨嵴 Knorpelkante der Tibia *f*
胫骨骨髓炎 Osteomyelitis der Tibia *f*
胫骨骨折 Tibiafraktur *f*, Fraetura tibiae *f*
胫骨骨组织人工角膜 Schienenbein-Knochen-Hornhautprothese *f*, Tibia-corticalis-Keratoprothese *f*
胫骨关节囊 tibiale Gelenkkapsel *f*
胫骨骺 Tibiaepiphyse *n*
胫骨后的 posttibial(-is, -is, -e)
胫骨后肌 Musculus tibialis posterior *m*
胫骨后肌腱功能不全 Tibialis-posterior-Dysfunktion *f*, Dysfunktion der Tibialis posterior-Sehne *f*, schwere Erkrankung der Sehne des Musculus tibialis posterior in der Unterschenkel-Fuß-Region *f*
胫骨后肌腱鞘 Vagina tendinis musculi tibialis posterioris *f*
胫骨后肌腱鞘囊肿 Ganglion von der Sehne des M. tibialis posterior *n*
胫骨后肌腱鞘炎 Sehnenscheidenentzündung im Bereich des M. tibialis posterior *f*, Tendovaginitis des Musculus tibialis posterior *f*
胫骨后倾 Rückwärtsneigung der Tibial *f*
胫骨后旋 Rückwärtsrotation des Schienbeins *f*
胫骨肌 Schienbeinmuskel *m*, Musculus tibialis *m*
胫骨畸形性骨软骨病 Osteochondrosis deformans tibiae *f*
胫骨急性骨髓炎 akute Osteomyelitis der Tibia *f*
胫骨棘 Eminentia intereondyloidea(tibiae) *f*
胫骨棘骨折 Fraktur der Eminentia intercondyloidea *f*
胫骨棘撕脱骨折 Abrißfraktur der Eminentia intercondy-loidea *f*
胫骨假关节 Pseudoarthrosis der Tibia *f*
胫骨腱 Muskelsehene der Tibia *f*
胫骨结节 Tuberositas tibiae *f*
胫骨结节不连接 Tuberositas-tibiae-Avulsion *f*, Ablösung der Schienbeinbeule *f*
胫骨结节骨骺无菌性坏死 aseptische Epiphysennochennekrose der Tuberositas tibiae *f*
胫骨结节骨骺炎 Epiphysitis der Tuberositas tibiae *f*
胫骨结节[骨]牵引 Tuberositas tibiae-Extension *f*
胫骨结节骨牵引 Traktion im Bereich der proximalen Tibia *n*
胫骨结节骨软骨炎 Osteochondritis der Tuberositas tibiae *f*
胫骨结节截骨术 Osteotomie der Tuberositas tibiae *f*
胫骨结节隆突 Tuberositas tibiae rauher Höcker *f*
胫骨结节前移术 Vorrücken der Tuberositas tibiae *f*
胫骨结节缺血性坏死 ischämische Nekrose der Tuberositas tibiae *f*
胫骨结节撕脱骨折 Abrißfraktur der Tuberositas tibiae *f*, Abrißbruch der Tuberosites tibiae *m*
胫骨结节突起 Tuberositas tibiae *f*, Knochenvorsprung des Tibiakopfes *m*
胫骨结节移位术(豪泽尔手术) Hauser* Operation *f*
胫骨结节转移术 Versetzung der Tuberositas tibiae *f*
胫骨截骨术 Tibiaosteotomie *f*
胫骨近端骨骺 proximale Tibiaepiphyse *f*
胫骨近端截骨术 proximale Tibia-Osteotomie *f*
胫骨近端切除术 proximale Tibiaresektion *f*
胫骨髁 Schienbeinknorren *m*, Condylus tibiae *m*
胫骨髁骨折 Schienbeinknorrenfraktur *f*
胫骨隆突 Tuberositas tibiae rauher Höcker *f*
胫骨螺旋形骨折 Spiralfraktur der Tibia *f*, Schienbein-Spiralfraktur *f*
胫骨慢性骨髓炎 chronische Osteomyelitis der Tibia *f*
胫骨内侧的 entoenemial <engl.>
胫骨内翻 Tibia vara *f*
胫骨内踝高 Innenknöchelhöhe *f*
胫骨内髁骨骺无菌性坏死 aseptische Epiphysennekrose des medialen Tibiakondylus *f*
胫骨内髁骨软骨病 Osteochondrose des medialen Tibiakondylus *f*
胫骨内髁缺血性坏死 ischämische Nekrose des medialen Tibiakondylus *f*
胫骨内髁软骨炎 Chondritis des medialen Tibiakondylus *f*
胫骨内收肌反射 Tibia-Adduktorenreilex *m*, Schienbein-Adduktorenreflex *m*
胫骨内旋 Einwärtsrotation der Tibia *f*
胫骨扭转角 Torsionswinkel der Tibia *m*
胫骨疲劳性骨膜炎 Periostitis bei Schienbeinüberlastung *f*
胫骨片采取法 Entfernung des Tibiatransplatates *f*
胫骨平台骨折 Tibiaplateau-Fraktur *f*, Fraktur des Tibia-plateaus *f*
胫骨平台切刀 Messer des Tibiaplateaus *n*
胫骨牵开器 tibialer Retraktor *m*
胫骨前的 prätibial
胫骨前肌 Musculus tibialis anterior *m*
胫骨前肌腱鞘 Vagina tendinis musculi tibialis anterioris *f*
胫骨前肌腱鞘囊肿 Ganglion von der Sehne des M. tibialis anterior *n*
胫骨前肌腱鞘炎 Sehnenscheidenentzündung im Bereich des M. tibialis anterior *f*, Tendovaginitis des Musculus tibialis anterior *f*
胫骨前肌腱下囊 Bursa subtendinea musculi tibialis ante-rioris *f*
胫骨前肌综合征 Tibialis-anterior-Syndrom *n*, vorderes Schienbeinsyndrom *n*
胫骨前嵴 Schienbeinvorderkante *f*, Margo anterior tibiae *m*, Crista anterior tibiae *f*
胫骨前下点 vorderer distaler Schienbeinpunkt *m*
胫骨前粘液水肿 prätibiales Myxödem *n*
胫骨缺损 Schienbeindefekt(od. Tibiadefekt) *m*
胫骨上点 Tibiapunkt *m*
胫骨上端粉碎骨折 Kommunitivfraktur des oberen Endes der Tibia *f*, Trümmerfraktur des oberen Endes der Tibia *f*,

Splitterbruch des oberen Endes der Tibia m
胫骨上端干骺端延长术 Verlängerung der proximalen Tibiametaphyse f
胫骨上端骨折 Fraktur des oberen Endes der Tibia f
胫骨上端截骨矫形术 Osteotomie zur Korrektur der proximalen Tibiametaphyse f
胫骨上端宽 proximale epiphysäre Breite der Tibia f
胫骨上端内侧的后侧进路 hinterer Zugang an der inneren Seite des oberen Tibiaendes m
胫骨上骨骺分离 Trennung der oberen Epiphyse der Tibia f
胫骨神经病 tibiale Neuropathie f
胫骨生理长 physiologische Tibiallänge f
胫骨缩短 Verkürzung der Tibia f
胫骨体 Scbienbeinschaft m, Tibiaschaft m, Corpus tibiae n
胫骨痛 Tibialgia f, Knemalgie f
胫骨外翻 Tibia valga f
胫骨外旋试验 Test auf Auswärtsrotation der Tibia m
胫骨下端 V 形骨折 Gosselin* Fraktur f
胫骨下端结核 Tuberkulose am distalen Ende der Tibia f
胫骨下端延长术 Verlängerung der distalen Tibia f
胫骨楔形切骨术 keilförmige tibiale Osteotomie f
胫骨斜形骨折 Schrägfraktur der Tibia f, Fractura obliqua tibiae f
胫骨延长[术] Tibiaverlängerung f
胫骨炎 Knemitis f, Cnemitis f
胫骨移植 Tibiatransplantation f
胫骨应力性骨膜炎 Streß-periostitis der Tibia f
胫骨应力性骨折 Streß-fraktur der Tibia f
胫骨远端骨干骨折(吉莱斯皮骨折) distale Tibiaschaftfraktur f
胫骨远端骨骺分离 Epiphysiolyse des distalen Endes der Tibia f, Epiphysenlösung des distalen Endes der Tibia f
胫骨远端骨骺骨折 Bruch der distalen Tibiaepiphyse f
胫骨远端骺损伤 Verletzung der distalen Tibiaepiphyse f
胫骨远端切除术 Resektion der distalen Tibia f
胫骨指数 Tibia-Index m
胫骨中部最大径 maximaler Durchmesser von der Mitte der Tibia m
胫[骨]舟[骨]的 tibionavicular(-is, -is, -e)
胫骨状 tibiaförmig
胫骨滋养动脉 Arteria nutricia tibiae f
胫骨最大长 maximale Tibiallänge f
胫后动脉 Arteria tibialis posterior f
胫后动脉皮瓣 Hautlappen mit der A. tibialis posterior m
胫后返动脉 Arteria recurrens tibialis posterior f
胫后肌肌腱疾病 Sehnenerkrankung des Muskulus tibialis posterior f
胫后肌肌腱延长术 Sehnenverlängerung des des Muskulus tibialis posterior f
胫后肌腱腱鞘炎 Tibialis-posterior-Tenosynovitis f
胫后肌腱前置术 Vorrücken der Sehne des Muskulus tibialis posterior n
胫后肌腱鞘 Sehnenscheide des M. tibialis posterior f
胫后肌腱延长术 Sehnenverlängerung des Muskulus tibialis posterior f
胫后肌腱移位术 Versetzung der hinteren Schienbeinmuskelsehne f
胫后肌外置术 Exteriorisation des hinteren Schienbeinmuskels f
胫后肌转移术 Versetzung des M. tibialis posterior f
胫后间隔区综合征 Kompartmentsyndrom n
胫后静脉 Venae tibiales posteriores f pl
胫后淋巴结 Nodus lymphaticus tibialis posterior m
胫后神经 N. tibialis posterior m
胫后神经缝[合]术 Neurorrhaphie des Nervus tibialis posterior f
胫后神经阻滞 Blockade des Nervus tibialis posterior f, Nervus-tibialis-posterior-Blockade f
胫节 Tibia f
胫距骨关节炎 tibiotalare Arthrose f
胫距骨融合 Tibia-Talus-Fusion f
胫距骨融合[术] tibiotalare Fusion f
胫距关节关节炎 Arthritis des Tibiotalargelenks f
胫距关节融合术 Fusion des Tibiotalargelenks f
胫距后部 Pars tibiotalaris posterior f
胫距前部 Pars tibiotalaris anterior f
胫距稳定性 tibiotalare Stabilität f
胫叩打试验 Shin-Tapping-Test <engl.>, Klopftest auf das Schienbein m
胫内粗隆 Tuberositas auf der Medialseite der Tibia f
胫前斑 Schienbeinfleck m
胫前创伤性血肿 prätibiales traumatisches Hämatom n
胫前大疱性表皮松解 prätibiale Epidermolysis bullosa f
胫前动脉 Arteria tibialis anterior f
胫前动脉皮瓣 Hautklappe der A. tibialis anterior f
胫前返动脉 Arteria recurrens tibialis anterior f
胫前肌反射 Antikusreflex m, Piotrowski* Reflex m
胫前肌肌腱疾病 Sehnenerkrankung des Muskulus tibialis anterior f
胫前肌腱腱鞘炎 Tibialis-anterior-Tenosynovitis f
胫前肌腱炎 Tibialis-anterior-Tendinitis f
胫前肌外置术 Exteriorisation des M. tibialis anterior f
胫前肌转移术 Verstetzung des vorderen Schienbeinmuskels f
胫前间隔综合征 Tibialis-anterior-Kompartmentsyndrom n, Tibialis-anterior-Syndrom n, Tibialis-Logen-Syndrom n
胫前静脉 Venae tibiales anteriores f pl
胫前淋巴结 Nodus lymphaticus tibialis anterior m
胫前皮疹热 Prätibialfieber n
胫前浅滑囊 prätibialer flacher Schleimbeutel m
胫前色素斑 prätibiale Pigmentfleck m
胫前水肿 prätibiales Ödem n
胫前粘液性水肿 prätibiales Myxödem n
胫前综合征 Tibialis-anterior-Syndrom n
胫神经 Schienbeinnerv m, Nervus tibialis m
胫神经肌支切断术 Neurotomie des Ramus muscularis nervi tibialis f
胫神经损伤 Schienbeinnervenverletzung f, Tibialisverletzung f
胫神经显露法 Freilegung des Schienbeinnervs f, Tibialisfreilegung f
胫神经阻滞 tibiale Nervenblockade f, Blockade des N. tibialis f
胫向弓状纹 Tibialbogen m
胫舟部 Pars tibionavicularis f
胫舟韧带 Ligamentum tibionaviculare n
痉咳 Hustenkrampf m, Tussis spasmodica f
痉咳期 Hustenkrampfstadium n
痉挛 Spasmus m, Krampf m, Spasmodismus m, Aufzuckung f
痉挛步态 spastischer Gang m
痉挛处理 Spastikbehandlung f
痉挛的 spastisch
痉挛的病理生理 Spastikpathophysiologie f
痉挛的药物 Spastikmedikament n
痉挛等值症 Krampfäquivalent n
痉挛电刺激疗法 Elektrotherapie der Spastik f
痉挛毒素 Spasmotoxin n, Sphacelotoxin n
痉挛肌电刺激疗法 Elektrotherapie der Spastik f
痉挛疗法 Krampftherapie f, Konvulsionstherapie f, Spasmotherapia f
痉挛模式 Spastikmuster n
痉挛手 spastische Hand f
痉挛素原 Spasmogen n
痉挛素质 Spasmophilie f, spasmophile Diathese f
痉挛素质的 spasmophil

痉挛痛 krampfartiger Schmerz *m*
痉挛型 Spastik *f*
痉挛性扁平足 spastischer Plattfutß *m*, spastischer Flach-fuß *m*, Pes planus spasticus *m*
痉挛性便秘 spastische Obstipation *f*
痉挛[性]步态 spastischer Gang *m*
痉挛性步行不能 spastische Abasie *f*
痉挛性肠梗阻 spastischer Iieus *m*, Ileus spasticus *m*
痉挛性抽搐 spasmodischer Tic *m*
痉挛性大脑性两侧瘫 Little* Syndrom *n* (od. Krankheit *f*), zerebrale Diplegie *f*
痉挛性单瘫 spastische einseitige Lähmung *f*
痉挛[性]的 spastisch, spasmodisch, spasmodic (-us, -a, -um), spastic (-us, -a, -um)
痉挛性呃逆 Spasmolygmus *m* Krampfhaftiger Singultus *m*
痉挛性发声障碍 krampfhafte Dysphonie *f*
痉挛性发音困难 spastische Dysphonie *f*, Dysphonia spastica *f*
痉挛性腹痛 spastischer Bauchschmerz *m*
痉挛性肛部痛 Proctalgia fugax *f*, krampfhafte Proktalgie *f*
痉挛性共济失调 spasmodische Ataxie *f*, spastische Ata-xie *f*
痉挛性共济失调步态 spastische ataxische Gangart *f*
痉挛性构音障碍 spastische Dysarthrie *f*
痉挛性喉炎 spastische Kehlkopfentzündung *f*
痉挛性呼吸困难 Spasmodyspnoe *f*, spastische Dyspnoe *f*, Atemkrampf *m*
痉挛性假硬化 spastische Pseudosklerose *f*, Jakob*-Creuthfelt* Syndrom *n*
痉挛性睑抽动 spastischer Tremor des Lides *m*, Cillosis *f*
痉挛性睑内翻 Entropium spasticum *n*
痉挛性睑外翻 Ektropium spasticum *n*
痉挛性睑外翻矫正术 Korrektur des Ektropium spasticum *f*, Korrektion des Ektropium spasticum *f*
痉挛性结肠 spastisches Kolon *n*
痉挛性结肠憩室病 spastische Kolondivertikulose *f*
痉挛性结肠炎 spastische Kolitis *f*, Colitis spastica *f*
痉挛性截瘫 spastische Paraplegie *f*, Paraplegia spastica *f*
痉挛性咳嗽 spastischer Husten *m*, Krampfhusten *m*
痉挛性髋关节脱位 spastische Hüftgelenkluxation *f*
痉挛性联带运动 spastische Synkinese *f*
痉挛性两侧瘫 spastische Lähmung auf beiden Seiten *f*
痉挛性挛缩 spastische Kontraktur *f*
痉挛性麻痹 spastische Lämung *f*, Paralysis spastica *f*
痉挛性马蹄足 spastischer Spitzfuß *m*
痉挛性排尿困难 spastische Dysurie *f*, Dysuria spastica *f*
痉挛性膀胱 spastische Blase *f*
痉挛性喷嚏 Nieskrampf *m*, Ptarmus *m*, Sternu (t) atio convulsiva *f*
痉挛性偏瘫 spastiscbe Hemiplegie *f*, Hemiplegia spastica *f*
痉挛性贫血 spastiscbe Anämie *f*
痉挛性平足症 spastischer Plattfuß *m*
痉挛性气喘 Asthma spasmodicum *n*, Asthma spasticum *n*
痉挛性气管炎 spastische Tracheiris *f*
痉挛性轻截瘫 spastische Paraparese *f*
痉挛性失调的 ataxo-spasmodi (-us, -a, -um), ataxospas-tic (-us, -a, -um)
痉挛性失音[症] Aphonia spastica *f*
痉挛性失语 Aphthongie *f*, Aphthongia *f*
痉挛性收缩 spastische Kontraktion *f*
痉挛性双瘫 spastische beiderseitige Lähmung *f*, Diplegia spastica *f*
痉挛性双瘫鱼鳞病 - 精神幼稚病 spastische Diplegie-Ichthyose-Oligophrenie *f*
痉挛性四肢瘫痪 spastische Tetraplegie *f*
痉挛性瘫痪 spastische Lähmung *f*, Paralysis spastica *f*
痉挛性瞳孔开大 Mydriasis spastica *f*
痉挛性瞳孔缩小 Miosis spastica *f*
痉挛性痛经 spastische Dysmenorrhoe *f*, Dysmenorrhoea spasmodica *f*
痉挛性吞咽困难 Dysphagia spastica *f*
痉挛性狭窄 Strictura spasmodica *f*
痉挛性狭窄环 spastischer Konstriktionsring *m*
痉挛性下肢轻瘫 spastische Paraparese *f*
痉挛性斜颈 spastischer Schiefhals *m*, Torticollis spasti-Cus *m*
痉挛性斜视 Strabismus spasmodicus *m*, Strabismus spasticus *m*
痉挛性血管收缩危象 spastische vasokonstriktorische Krise *f*
痉挛性眼球震颤 spastischer Nystagmus *m*
痉挛性支气管狭窄 spastische Bronchostenose *f*, Bron-chostenosis spasmodica *f*
痉挛性卒中 spasmodische Apoplexie *f*, spastische Apo-plexie *f*
痉挛学 Spasmologia *f*
痉挛样痴笑 krampfartiges Lachen *n*
痉挛中枢 Krampfzentrum *n*, Konvulsionszentrum *n*
痉挛状态 Spastizität *f*, Spastik *f*
痉跳 Tic *m*, nervöses Zucken *n*
痉笑 Krampfhares Lachen *n*, Risus sardonicus *m*, Spasmus caninus *m*, Spasmus cynicus *m*
痉笑的 sardonisch, sardonic (-us, -a, -um)
痉语 Logoklonie *f*, Logospasmus *m*
痉语症 Logoklonie *f*
竞赛心理学 Konkurrenzpsychologie *f*
竞争 Konkurrenz *f*
竞争(同胞间) Konkurrenz zwischen Geschwistern *f*
竞争机制 Wettbewerbsmechanismus *m*
竞争菌丛 konkurrierende Flora *f*, kompetitive Flora *f*
竞争排斥原理 wettbewerbsfähiges Ausschlussprinzip *n*
竞争受体结合试验 kompetitiver Rezeptorbindungsassay *m*
竞争死因 konkurrierende Todesursache *f*
竞争素 Competitin *n*
竞争危险性 konkurrierendes Risiko *n*
竞争心律 kompetitiver Herzrhythmus *m*
竞争型肌松药 kompetitives Muskelrelaxans *n*
竞争性 Wettbewerbsfähigkeit *f*
竞争性 PCR (竞争性聚合酶链式反应) kompetitive PCR (Polymerase-Kettenreaktion) *f*
竞争性冲突 kompetitiver Konflikt *m*
竞争性蛋白结合测定 kompetitive eiweißbindende Be-stimmung *f*
竞争[性]的 kompetitiv, konkurrierend
竞争性放射性测定 kompetitiver Radioassay *m*
竞争性肌肉松弛药 kompetitives Muskelrelaxans *n*
竞争性奖赏结构 kompetitive Vergütungsstruktur *f*
竞争性拮抗剂 kompetitiver Antagonist *m*
竞争性结合 kompetitive Kombination *f*
竞争性就业 Beschäftigung mit Wettbewerb *f*
竞争性酶免疫分析 kompetitiver Enzym-Immunoassay *m*
竞争性文化 Wettbewerbskultur *f*
竞争性效应 Wettbewerbseffekt *m*
竞争性抑制 kompetitive Hemmung *f*, konkurrierende Hemmung *f*
竞争性抑制反应 kompetitive Hemmungsreaktion *f*, konkurrierende Hemmungsreaktion *f*
竞争性抑制剂 kompetitiver Inhibitor *m*
竞争者 Konkurrent *m*, Mitbewerber *m*
竞争阻抑 kompetitive Hemmung *f*
敬老院 Altersheim *n*, Gerokomium *n*, Invalidenhaus *n*
静孢子现象 Aplanosporie *f*
静孢子性 Aplanetismus *m*
静磁[场]疗法 statische Magnetfeldtherapie *f*
静的 aplanatisch
静电 statische Elektrizität *f*

静电测量器 Elektroskop *n*, Elektrometer *n*
静电场 elektrostatisches Feld *n*
静电沉淀 elektrostatiscbe Präziptation *f*, elektrostatischer Niederschlag *m*
静电沉降法 elektrostatische Sedimentationsmethode *f*
静电除尘器 Elektrofilter *m*, elektrostatischer Abscheider *m*
静电的 elektrostatisch
静电法 elektrostatische Methode *f*
静电纺丝 Elektrospinne *f*
静电纺丝技术 Elektrospinnensthechnik *f*
静电放电脉冲 elektrostatischer Entladungspuls *m*
静电粉尘采样器 elektrostatischer Staub-Sampler *m*
静电伏特计 eleltrostatisches Voltmeter *n*, elektrostatischer Spannungsmesser *m*
静电感应 elektrostatiscbe Induktion *f*
静电感应加速器 elektrostatiscber induktiver Beschleuniger *m*, elektrostatischer Induktionsbeschleuniger *m*, elektrostatisches Betatron *n*
静电过滤器 Elektrofilter *m*
静电荷 elektrostatische Ladung *f*, elektrostatiscbe Aufladung *f*
静电绘图仪 elektrostatischer Plotter *m*
静电火花疗法 elektrostatische Funkentherapie *f*, elektrostatiscbe Funkenbehandlung *f*
静电计 Elektrometer *n*, Elektrizitätsmesser *m*
静电加速器 elektrostatischer Generator *m*, elektrostatischer Beschleuniger *m*
静电力 elektrostatische Kraft *f*
静电疗法 elektrostatische Therapie *f*, Franklinisation *f*, Frauklinotberapie *f*
静电流 Ruhestrom *m*
静电排斥 Coulomb-Abstoßung *f*, elektrostatische Abstoßung *f*
静电喷雾器 Elektrospray *m*, elektrostatischer Feuchtvernebler *m*
静电屏蔽 elektrostatische Abschirmung *f*
静电透镜 elektrostatische Linse *f*
静电伪影 elektrostatisches Artefakt *n*
静电吸附 elektrostatische Adsorption *f*
静电吸合 elektrostatische Aufladung *f*
静电吸引 Coulomb-Anziehung *f*, elektrostatische Anziehung *f*
静电系单位 elektrostatische Einheit *f*
静电系电势差单位 elektrostatische Einheit der Potentialdifferenz *f*, elektrostatische Einheit des Potentialunter-schiedes *f*
静电 X 线摄影 elektrostatische Radiographie *f*
静电效应 elektrostatischer Effekt *m*, Elektroeffekt *m*
静电休克 Elektroschock *m*
静电悬浮 elektrostatische Levitation *f*
静电学 Elektrostatik *f*
静电[学]的 elektrostatisch
静电照相 Xerograph *m*
静电治疗机 statiscber (Therapie-) Apparat *m*
静电作业 elektrostatische Arbeit *f*
静觉 Gleichgewichtssinn *m*
静力(态) statisch
静力(态)作业 statische Arbeit *f*
静力[性]悬吊 statische Suspension *f*
静力的 statisch, static (-us, -a, -um)
静力锻炼 statische Muskelübung *f*, isometrisches Kraft-training *n*
静力静电计 statisches Elektrometer *n*, statischer Elektrizitätsmesser *m*
静力练习 statische Übung *f*
静力平衡 slatisches Gleichgewicht *n*
静力性练习 statische Übung *f*
静力性运动 statische Übung *f*
静力悬吊 statische Suspension *f*
静力学 Statik *f*
静力压 statischer Druck *m*, Ruhedruck *m*
静力运动 statische (Muskel) übung *f*
静力作业 statische Arbeit *f*
静立疲劳 orthostatiscbe Ermüdung *f*
静立试验 stehversuch *m*
静立性体操 statische Gymnastik *f*
静脉 Blutader *f*, Vena *f*
静脉癌 Phlebokarzinom *n*, Phlebocarciuoma *n*
静脉瓣 Venenklappe *f*, Valvula venosa *f*
静脉瓣窦 Sinus der Venenklappe *m*
静脉瓣骨化 Diclidostosis *f*, Venenklappenverkalkung *f*
静脉瓣修复术 Venenklappenreparatur *f*
静脉闭塞的 venookklusiv, venoocclusiv (-us, -a, -um)
静脉闭塞性病 Venenverschlusskrankheit *f*
静脉壁无力 Phlebasthenia *f*
静脉病 Venopathie *f*, Phlebopathie *f*, Phlebosis *f*
静脉剥离器 Venendissektor *m*, Venenstripper *m*
静脉剥脱术 Venenstripping *n*
静脉搏 Venenpuls *m*
静脉搏[描记]波 Venogramma *n*
静脉搏动描记法 Phlebographie *f*, Venographie *f*
静脉搏动描记器 Phlebograph *m*
静脉搏动描记图 Phlebogramm *n*, Venogramma *n*
静脉采血 venöse Blutentnahme *f*
静脉[血]掺杂(静脉(血)混合) venöse Beimischung *f*
静脉侧支循环 venöser Kollateralkreislauf *m*
静脉插(套)管 Venenkanüle *f*
静脉插管注射器 intravenöse Spritze mit Intubation *f*
静脉掺杂 venöse Beimischung *f*
静脉撑开器 Venenretraktor *m*
静脉成形术 Phleboplastik *f*, Venenplastik *f*
静脉充盈 venöse Anschoppung *f*
静脉抽出术 Phlebexhairese *f*, Venenexhairese *f*
静脉出血 Phleborrhagie *f*, Venenblutung *f*
静脉储血器 venöses Reservoir *n*
静脉储血室 venöses Blutreservoir *n*
静脉穿刺[术] Venenpunktion *f*
静脉丛 Venenplexus *m*, Venengeflecht *n*, Plexus venosus *m*
静脉胆道造影后的螺旋 CT 扫描 Spiral-CT-Scan nach intravenösem Cholangiogramm *n*
静脉胆道造影[术] intravenöse Cholangiographie *f*
静脉胆系造影 intravenöse Cholangiographie *f*
静脉刀 Phlebotom *n*
静脉导管 Ductus venosus *m*, Venenkatheter *m*
静脉导管闭合时间 Schließungszeit des Ductus venosus *f*
静脉导管感染 Venenkatheterinfektion *f*
[经]静脉导管起搏器 transvenöse Katheterschrittmacher *m*
静脉导管起搏器 transvenöser Katheter-Schrittmacher *m*
静脉道 Venenkanal *m*
静脉的 venös, venos (-us, -a, -um), aderig, phlebogen
静脉滴注[法] intravenöse Tropfinfusion *f*
静脉滴注麻醉 intravenöse tröpfelnde Anästhesie *f*
静脉滴注免疫球蛋白 intravenöse Immunglobulin-Injektion *n*
静脉电阻抗图像法 venöser Widerstandsgraph *f*
静脉动脉化 venöse Arterialisation *f*
静脉动脉化皮瓣 arterialisierte Venenklappe *f*
静脉窦 Sinus Venosus *m*
静脉窦部 Venensinus *m*, Sinus venosus *m*
静脉窦插管溶栓法 Katheterisierung des Sinus zur Thrombolyse *f*
静脉窦螺旋系统 sinuspirales Herzmuskelfasernsystem *n*
静脉窦缺损 Sinusvenosus-Defekt *m*
静脉窦损伤 Sinusverletzung *f*
静脉窦型房间隔缺损 Vorhofseptumdefekt vom Sinus-venosus-Typ *m*, Sinus-venosus-Defekt *m*

静脉窦血栓切除术 Sinusthrombektomie *f*
静脉窦血栓形成 Sinusthrombose *f*
静脉窦炎 Sinusphlebitis *f*
静脉窦造影 Sinusographie *f*
静脉二氧化碳分压 venöser Partialdruck von Kohlendioxid *m*
静脉发育不全 Hypovenositas *f*
静脉发育过度 Hypervenosität *f*
静脉放血 Phlebotomie *f*, Venotomie *f*, Venaesectio *f*
静脉非阿片类麻醉药 intravenöse Nichtopioid-Analgetika *n pl f*
静脉分布 Venation *f*
静脉分流 venöser Shunt *m*, venöser Nebenschluß *m*
静脉缝合术 Venennaht *f*, Phleborrhaphie *f*
静脉缝合针 Venennähnadel *f*
静脉干动脉化皮瓣 arterialisierter axialer Venenlappen *m*
静脉高营养 intravenöse Überernährung *f*
静脉梗阻(塞) Veneusperre *f*, Phlebemphraxis *f*
静脉弓 Arcus venosus *m*
静脉功能不全 Venenschwäche *f*
静脉固定术 Phlebopexie *f*
静脉和静脉动脉化皮瓣 venöse und arterialisiert venöse Klappe *f*
静脉哼鸣 venöser Brumm *m*
静脉湖 venöser See *m*
静脉回复时间 venöse Füllungszeit *f*
静脉回流 venöser Rückfluß *m*
静脉回流控制器 Venenrückflusskontroller *m*
静脉回流量 venöses Rüekflußvolumen *n*
静脉回心血液 Blut des venösen Rückflusses *n*
静脉回心血阻力 Widerstand im venösen Rückfluss *m*
静脉混流 venöse Beimischung *f*
静脉肌瘤病 Phlebomyomatosis *f*
静脉畸形 venöse Malformation *f*
静脉畸形骨肥大综合征 Klippel*-Trenaunay* Syndrom *n*
静脉间结节 Tuberculum intervenosum *n*
静脉剪 Venenschere *f*
静脉角 Venenwinkel *m*, Angulus venosus *m*
静脉 - 静脉高流速透析 venovenöse High-Flux-Dialyse *f*
静脉静脉吻合术 Phlebophlebostomie *f*, Venovenostomie *f*
静脉 - 静脉血液滤过 venovenöse Hämofiltration *f*
静脉 - 静脉血液透析 venovenöse Hämodialyse *f*
静脉 - 静脉血液透析滤过 venovenöse Hämodiafiltration *f*
静脉局部麻醉(bier 阻滞) intravenöse Regionalanästhesie *f*, Bier* Blockade *f*
静脉口 Venenostium *n*, Ostia venosa (cordis) *n pl*
静脉扩张 Venektasie *f*, Phlebektasie *f*, Venenerweiterung *f*
静脉拉钩 Venenhaken *m*
静脉滥用药物者 intravenöser Drogenmissbraucher *m*
静脉瘤 venöses Aneurysma *n*, Phlebangiom *n*
静脉瘘 venöse Fistel *f*
静脉麻醉 Venenanästhesie *f*
静脉麻醉[法] Phleboanästhesie *f*, Venenanästhesie *f*, Phlebonarkose *f*, intravenöse Narkose *f*
静脉麻醉药 intravenöses Anästhetikum *n*
静脉脉波 venöse Pulswelle *f*
静脉[脉]搏 venöser Puls *m*, Venenpuls *m*
静脉毛细管 venöse Kapillaren *f pl*
静脉泌尿系统造影 intravenöse Röntgenographie des Harnapparates *f*
静脉免疫球蛋白 intravenöses Immunglobulin *f*
静脉内导管式探头 intravenöse röhrenförmige Sonde *f*, Venenkathetersonde *f*
静脉内的 intravenös, intravenus (-us, -a, -um), endovenös
静脉内高营养治疗 intravenöse Ubernährungsbehandlung *f*, intravenöse Hyperalimentationsbehandlung *f*
静脉内局部麻醉 intravenöse Regionalanästhesie (IVRA) *f*
静脉内膜炎 Endophlebitis *f*, Endovenitis *f*
静脉内平滑肌瘤病 intravenöse Leiomyomatose *f*
静脉内气泡形成 intravenöse Blasenbildung *f*
静脉内探头 intravenöse Sonde *f*
静脉内药物滥用 intravenöser Drogenmissbrauch *m*
静脉内营养法 intravenöse Ernährung *f*
静脉内注射 intravenöse Injektion *f*
静脉尿路造影(下行性尿路造影) intravenöse Urographie *f*
静脉扭转术 Phlebostrepsis *f*
静脉怒张 venöse Anschoppung *f*
静脉旁的 paravenös
静脉皮瓣 Venenklappe *f*
静脉破裂 Venenruptur *f*, Phleborrhexis *f*
静脉剖开术 Venotomie *f*, Phlebotomie *f*, Sectio venae *f*
静脉葡萄糖耐量试验 intravenöser Glukosetoleranztest *m*
静脉普鲁卡因平衡麻醉 intravenöse balancierte Anästhesie mit Procain *f*
静脉期 venöse Phase *f*
静脉气泡栓塞 venöse Gasembolie *f*
静脉气栓 venöse Luftembolie *f*
静脉气体栓塞 venöse Luftembolie *f*
静脉牵开器 Venenhaken *m*
静脉腔内激光治疗 endovaskuläre (od. Endoluminale) Lasertheraipie (ELT) *f*
静脉腔内射频闭合治疗 endovenöse Radiofrequenz-Verödung *f*
静脉桥切除 Entfernung der Venentransplantat *f*
静脉切除术 Phlebektomie *f*, Venektomie *f*
静脉切开放血术 Venesektion *f*
静脉切开术 Veneuschnitt *m*, Venotomie *f*, Phlebotomie *f*, Venaesectio *f*
静脉曲张 Aderknoten *m*, Varix *f*, Phlebeurysma *n*, Varicositas *f*
静脉曲张病 Varikose *f*, Varicosis *f*
静脉曲张剥离器 Stripper für Krampfaderentfernung *m*
静脉曲张的 varikös, varicos (-us, -a, -um)
静脉曲张形成 Krampfaderbildung *f*, Varication *f*
静脉曲张性动脉瘤 Aneurysma varicosum *n*
静脉曲张性溃疡 variköses Geschwür *n*, Ulcus varicusum *n*
静脉曲张性皮肥厚 variköse Pachydermie *f*
静脉曲张性皮炎 variköse Dermatitis *f*, Dermatitis varicosa *f*
静脉曲张性湿疹 Ekzema varicosum *n*
静脉曲张性小腿溃疡 variköses Beingeschwür *n*
静脉曲张性血管瘤 Varikose-bedingtes Hämangiom *n*
静脉曲张性眼炎 variköse Ophthalmie *f*
静脉[曲张]性坐骨神经痛 Ischias varicosa *f*, Phlebalgia ischiadica *f*
静脉曲张样的 varikoid
静脉曲张状态 Varikosität *f*
静脉取栓 venöse Thrombektomie *f*
静脉全身麻醉 venöse Allgemeinanästhesie *f*
静脉韧带 Ligamentum venosum *n*
静脉韧带裂 Fissura ligamenti venosi *f*
静脉上的 supravenös
静脉肾盂造影术 intravenöse Pyelographie *f*
静脉肾盂造影照片 intravenöses Pyelogramm (IVP) *n*
静脉石 Veneustein *m*, Phlebolith *m*
静脉石病 Phlebolithiasis *f*
静脉使用药物 intravenöse Medikation *f*
静脉舒缩的 venomotorisch
静脉输入 venöse Einströmung *f*, Veneneinströmung *f*
静脉输血[法] intravenöse Transfusion *f*
静脉输液 (intra) venöse Transfusion *f*
静脉输液器械包 intravenöses Besteck *n*, intravenous set <engl.>
静脉输液针 intravenöse Infusionsnadel *f*
静脉输注 intravenöse Infusion *f*

静脉数字减影血管造影 intravenöse digitale Subtraktionsangiographie *f*
静脉栓塞症 Phlebothrombose *f*, Phlebothrombosis *f*
静脉套管 venöse Kanüle *f*
静脉提取 venöse Entnahme *f*
静脉体积描记法 venöse Plethysmographie *f*
静脉痛 Phlebalgie *f*, Phlebalgia *f*
静脉团注测试法 intravenöser Test-Bolus *f*
静脉网 Adernetz *n*, Rete venosum *n*
静脉网动脉化皮瓣 arterialisierter Lappen des Venennetzs *m*
静脉危象 venöse Krise *f*
静脉吸收 venöse Absorption *f*
静脉系统 Venensystem *n*
静脉狭窄 Phlebostenose *f*, Phlebostenosis *f*
静脉纤维化 Phlebofibrose *f*
静脉纤维化(变性) Phlebofibrose *f*, Phlebosklerose *f*, Phlebofibrosis *f*, Venofibrosis *f*
静脉 X 线电影照相术 Kinephlebographie *f*
静脉 X 线造影术 Phlebographie *f*
静脉象 Venogramm *n*
静脉心血管造影术 intravenöse Kardioangiographie *f*
静脉型大脑梗死 venöser Hirninfarkt *m*
静脉性跛行 venöse Klaudikation *f*
静脉性充血 venöse Hyperämie *f*, passive Kongestion *f*
静脉性出血 venöse Hämorrhagie *f*
静脉性动脉 venöse Arterie *f*
静脉性关节病 venöse Gelenkerkrankung *f*
静脉性过度 Supervenositas *f*
静脉性坏疽 venöse Gangrän *f*, Gangraena venosa *f*
静脉性畸形 venöse Malformation *f*
静脉性湿疹 venöses Ekzem *n*
静脉性水肿 venöses Odem *n*
静脉性性充血 venöse Stauung *f*, venöse Hyperämie *f*
静脉性血管畸形 venöse Gefäßfehlbildung *f*
静脉性血管瘤 venöses Hämangiom *n*
静脉性阳痿 venöse Impotenz *f*
静脉性坐骨神经痛 venöse Ischialgie *f*
静脉学 Phlebologie *f*
静脉血 venöses Blut *n*
静脉血标本采集 intravenöse Blutentnahme *f*
静脉血掺杂 venöse Beimischung *f*
静脉血氮分压(张力) venöse Stickstoffspannung *f*
静脉血过多 Venosität *f*
静脉血回流 venöser Rückllußl *m*, venöser Reflux *m*
静脉血凝固 Thromballosis *f*
静脉血平衡性肺泡气 venöse (balancierende) Alveolarluft *f*
静脉血气体分压(张力) venöse Gasspannung *f*
静脉血色素 Phlebin(um) *n*
静脉血栓 venöser Thrombus *m*
静脉血栓的 venothrombotisch, venothrombotic (-us, -a, -um)
静脉血栓栓塞[症] venöse Thromboembolie *f*
静脉血栓形成 Phlebothrombose *f*, Venenthrombose *f*, venöse Thrombose *f*
静脉血停滞波 Venenstauungswelle *f*
静脉血压 venöser Druck *m*, Venendruck *m*, venöser Blutdruck *m*
静脉血压表(计) Phlebomanometer *n*, Phlebotonometer *n*
静脉血压的 venopressorisch
静脉血氧分压(张力) venöse Sauerstoffspannung *f*
静脉血液动脉化 Arterialisation *f*, Arterialisierung *f*
静脉血淤滞(静脉淤滞) venöse Stase *f*
静脉血中氧浓度异常减少 abnormale Abnahme der Sauerstoffkonzentration *f*
静脉压测定 Messung des Venendruckes *f*, Venendruck-Messung *f*
静脉压测定管 venöses Druckrohr *n*
静脉压检查法 Phlebopiezometrie *f*
静脉压力曲线 Venendruck-Kurve *f*, venopressorische Kurye *f*
静脉炎 Venenentzündung *f*, Phlebitis *f*, Phlehophlogosis *f*
静脉炎的 phlebitisch, phlebitic (-us, -a, -um)
静脉炎后的 postphlebitisch
静脉炎后综合征 postphlebitisches Syndrom *n*
静脉炎性败血病 phlebitische Septikämie *f*, Septicaemia phlebitica *f*
静脉药物依赖性心内膜炎 intravenöse drogenabhängigkeit Endokarditis *f*
静脉药瘾者心内膜炎 Endokarditis bei einem intravenösen Drogenkonsumenten *f*
静脉移植部皮炎 Dermatitis an der Venenstelle des Transplantats *f*
静脉移植皮炎 Venentransplantat-induzierte Dermatitis *f*
静脉移植术 venöse Transplantation *f*, Venentransplantation *f*
静脉移植物 Venentransplantat *n*
静脉异位 Phlebektopie *f*, Phlebectopia *f*
静脉引流 venöser Abfluss *m*
静脉营养 intravenöse Ernährung *f*
静脉营养[法] intravenöse Ernährung *f*
静脉硬化 Phiebosklerose *f*, Venosklerose *f*
静脉硬化法 Phlebosation *f*, Phlebosklerosation *f*
静脉淤血 venöse Stauung *f*, venöse Kongestion *f*
静脉淤滞性视网膜病变 Venöse-Stase-Retinopathie *f*
静脉郁滞 Venenstauung *f*, Venostase *f*, Phlebostase *f*
静脉郁阻器 Staubinde *f*, venostat <engl.>
静脉原的 phlehogen
静脉杂音 Murmur venosum *n*
静脉造口术 Venaesectio *f*, Venotomie *f*
CT 静脉造影 CT-Venographie *f*
静脉造影[照]片 Phlebogramm *n*, Venogramma *n*
静脉造影术 Phlebographie *f*, Venographie *f*
静脉张力 Tensio venosa *f*
静脉支剥除器 Venenstripper *m*
静脉止血法 Phlebostase *f*, Phlebostasis *f*
静脉中层 Mesophlebium *n*
静脉[中层]纤维变性 Venofibrosis *f*
静脉中层炎 Mesophlebitis *f*
静脉周的 perivenös, perivenos (-us, -a, -um)
静脉周脑炎 perivenuläre Enzephalitis *f*
静脉周脱髓鞘 perivenuläre Demyelinisierung *f*
静脉周炎 periphlebitis *f*
静脉周炎的 periphlebitisch
静脉粥样瘤 venöses Atherom *n*
静脉注射 intravenöse Injektion *f*
静脉注射大剂量冲击 intravenöser Bolus *m*
静脉注射的 intravenöse
静脉注射疗法 intravenöse Therapie *f*
静脉注射免疫球蛋白 intravenöse Immunglobulin-Injektion *f*
静脉注射用免疫血清球蛋白 intravenöses Immunserumglobulin *n*
静脉转流 Venenbypass *n*
静脉阻塞病 Venenverschlußkrankheit *f*
静脉阻塞性脑梗死 Hirninfarkt durch venöse Obstruktion *m*
静配子 Aplanogamet *f*
静平衡试验 statischer Gleichgewichtstest *m*
静气 stationäre Luft *f*, ruhende Luft *f*
静时震颤 statischer Tremor *m*, Tremor staticum *m*
静式个体监测器 statischer persönlicher Monitor *m*
静式染毒 Exposition in statiscber luftdichtverschlossener Kammer *f*
静式染毒柜 statische Belichtungskammer *f*
静式吸入染毒 statische inhalative Kontamination *f*
静视力 statische Sicht *f*

静视野 statisches Sichtfeld n
静水的 lentic <engl.>
静水群落的 lenetic <engl.>
静水压 hydrostatischer Druck m
静水柱 hydrostatische Säule f
静态 statischer Zustand m
静态除湿 statische Entfeuchtung f
静态定量视野计 statischer quantitativer Perimeter m
静态对掌矫形器 statische Orthese für Opponens f
静态法 statische Methode f
静态肺容量 statisches Lungenvolumen n
静态肺顺应性 statische Lungendehnbarkeit f
静态分析法 statische Analyse f
静态负荷 statische Belastung f
静态共轭效应 statischer Konjugatjonseffekt m, statische Konjugationswirkung f
静态肌腱转移术 statischer Sehnentransfer m
静态矫形器 statische Orthese f
静态勘查 statische Vermessung f
静态联结 statische Verbindung f
静态[力]学 Statik f
静态灵敏度 statische Empfindlichkeit f
静态美 statische Schönheit f
静态模型 statisches Modell n
静态能量消耗 statischer Energieverbrauch m
静态尿道压力测定 Bestimmung des statischen Urethraldrucks f
静态培养 statische Kultur f, statische Züchtung f
静态配气法 statische Gasaufbereitung f
静态平衡 statisches Gleichgewicht n
静态屏幕格式 statisches Bildschirmformat n
静态牵张反射 statischer Dehnungsreflex m
静态人口统计 Stastik der statischen Bevölkerung f
静态人口学 statische Demographie f
静态人群 feste Population f
静态容积测定 statische Volumenbestimmung f
静态生物学 statische Biologie f
静态声顺值 statischer Kompianzwert m
静态视野计 statischer Perimeter m
静态视野检查 statische Perimetrie f
静态收缩 statische Kontraktion f
静态手指环矫形器 statische Fingerring-Orthese f
静态顺应性 statische Compliance f
静态特性 statische Eigenschaft f
静态突变 statische Mutation f
静态图示显示器 statische Grafikanzeige f
静态[图]像(象) Standbild n
静态图像(象)存档系统 Ablagesystem von Standbildern n
静态腕手矫形器(护腕) statische Handorthese f
静态显示 statische Anzeige f
静态信息 statische Information f
静态性瞳孔不等 statische Anisocoria f
静态压力测定 Bestimmung des statischen Drucks f
静[态]压[强] statischer Druck m
静态因果知识 statisches kausales Wissen n
静态诱导效应 statischer Induktionseffekt m, statische Induktionswirkung f
静态运动 statische Bewegung f
静态运动模式 stationäres Bewegungsmuster n
静态再生 statische Regeneration f
静态症状 statisches Symptom n, passives Symptom n
静态知识 statisches Wissen n
静态知识结构 statische Wissensstruktur f
静态知识库 statische Wissensdatenbank f
静态肘矫形器 statische Ellenbogenorthese f
静态阻塞 statische Obstruktion f
静态作业 statische Arbeit f
静位觉 statischer Sinn m, Sensus staticus m
静位紧张反射 statotonischer Reflex m
静息 T 细胞 ruhende T-Zelle f
静息代替 statische Alternative f
静息代谢率 Ruhestoffwechselrate f
静息的 ruhend
静息电流 stationärer Strom m, Ruhestrom m
静息电位 Ruhepotential n, Ruhespannung f, Bestandspo-tential n
静息电位差 Ruhepotentialdifferenz f, Ruhepotentialunterschied m
静息膜电位 Ruhemembranpotential n, Polarisationspotential n
静息能量消耗 Ruheenergieverbrauch m
静息期 Ruhestadium n, Ruhephase f
静息痛 Ruheschmerz m
静息心排出量 Ruheherzleistung f
静息子 Dämpfer m
静纤毛 Stereozilium n
静象 stehendes Bild n
静性坏死 quiet necrosis <engl.>
静压 statischer Druck m, ruhender Druck m, Ruhedruck m, Standdruck m
静压力 hydrostatischer Druck m
静压强 statischer Druck m, ruhender Druck m
静止 Ruhe f, Stillstand m
静止[通信]卫星 geostationärer Satellit m
静止病区 statisches Endemiegebiet n
静止的 ruhend, statisch, static(-as, -a, -um), stationär, stationari(-us, -a, -um)
静止顶空分析 statische Kopfraumanalyse f
静止负重相 Standphase f
静止基因 silent gene <engl.>
静止界面 stationäre Grenzfläche f
静止跨膜电位 rubendes Transmembranpotential n, Ruhetransmembranpotential n
静止瘤 Ruhetumor m
静止囊肿 Hypnocystis f
静止期 Ruhephase f, Hemmungsphase f, Innervationsstille f
静止期毛发 Telogen n
静止期乳腺 ruhende Brustdriise f, ruhende Mamma f
静止龋 arretierte Karies f
静止人口 stationäre Bevölkerung f
静止软骨区 ruhende Zona cartilaginea f, Zone des ruhenden Knorpels f
静止态 RNA stationäre RNA f
静止突变 statische Mutation f
静止细胞 Restzellen f pl
静止相 stationäre Phase f, statische Phase f
静止性共济失调 statische Ataxie f
静止性虹膜炎 inaktive Iritis f, quiet iritis <engl.>
静止性脊柱侧凸 statische Skoliose f
静止性结核 inaktive Tuberkulose f
静止性内障 stationäre Katarakt f
静止性龋 Ruhe(zahn)karies f
静止性疼痛 Ruheschmerz m
静止性训练 statisches Training n
静止性牙周炎 statische Parodontitis f
静止性震颤 statischer Tremor m, Tremor staticus m
静[止网]膜象 statisches Netzhautbild n
静止阳极 X 线管 Röntgenröhre mit stehenden Anoden f
静止质量 Ruhemasse f
静置培养 statische Kultur f
静注免疫球蛋白 intravenöses Immunglobulin-Injektion f
静坐不能 Akathisie f, Bewegungsunruhe f, Acathisia f

静坐的 sedentär, sedentari(-us, -a -um)
静坐恐怖 Kathisophobie *f*
静坐生活方式 körperliche Inaktivität *f*
静坐失能 Akathisie *f*
静坐作业 sedentäre Arbeit *f*
境界带 Grenzzone *f*
境界瘤 Grenzlinien-Tumor *m*, borderline tumor <engl.>
境界[射]线 Grenzstrahlen *m pl*
境界[射]线 Grenzstrahlung *f*
境界[射]线管 Grenzröntgenröhre *f*
境界[射]线管 Grenzstrahlröhre *f*
境界线 Grenzlinie *f*
境界线疗法 Grenzstrahlentherapie *f*
境遇 Umstande *m*
境遇适应性反应 Anpassungsreaktion *f*
境遇性精神病 situative Psychose *f*
境遇性危机 situative Krise *f*
镜 Spiegel *m*, Speculum *n*
镜臂 Spiegelgriff *m*
镜度计 Lensometer *n*
镜画 Spiegelzeichnung *f*
镜架宽度计 Besiclometer *n*
镜检 Mikroskopie *f*, Microscopia *f*
镜检凝集 mikroskopische Agglutination *f*
镜[孔]径 Apertur(der Linse) *f*
镜口角 numerischer Winkel *m*
镜口率 numerische Apertur *f*
镜面反射照明法 spiegelnde Reflexion *f*, Spiegelreflexion *f*, gerichtete Reflexion *f*
镜面效应伪影 Artefakt des Spiegeleffektes *n*
镜描 Spiegelzeichnung *f*
镜描器 Spiegelzeichner *m*
镜片 Glas *n*, Brillenglas *n*
镜片材料 Linsenmateria *n*
镜片光心 optischer Mittelpunkt der Linse *m*, Linsenmittelpunkt *m*
镜片计 Linsenmesser *n*
镜片屈光力鉴定 (Aus-)Messung der Linsenbrechkraft *f*, (Aus-)Messung des Linsenbrechwertes *f*
镜片影象计 Dioptoeikonometer *n*
镜片缘伪影 Linsenrand-Artefakt *m*, Artefakt am Linsenrand *m*
镜台 Objektträger *m*, Objekthalter *m*, Objekttisch *m*
镜台测微计(器) Objektivmikrometer *n*
镜台下部 Träger des Mikroskops *m*
镜台下聚光镜 Kondenser unterhalb des Objektträger *m*
镜台下装置 Vorrichtung unter dem Objektivtisch *f*
镜体 Spiegelkörper *m*
镜筒 Tubus des Mikroskops *m*, Mikroskop-Tubus *m*
镜下检查 mikroskopische Untersuchung *f*
镜下结肠炎 mikroskopische Kolitis *f*
镜下脓尿 mikroskopische Pyurie *f*
镜下血尿 mikroskopische Hämaturie *f*, Haematuria microscopica *f*
镜象 Spiegelbild *n*
镜象对称性 Spiegelsymmetrie *f*, Spiegelbildsymmetrie *f*
镜象体 Spiegelbildisomer *n*, Enantiomorph *m*
镜象体的 spiegelbildisomer, enantiomorph
镜象型右位 Spiegelbildrechts(ver)lage(rung) *f*
镜象异构现象 Enantiomorphie *f*, optische Isomerie *f*, Spiegelbildisomerie *f*
镜像疗法 Spiegeltherapie *m*
镜像迁移 Spiegelübertragung *f*
镜像手 Spiegelhand *f*
镜像书写 Spiegelschrift *f*
镜像歪曲 spiegelbildliche Verzerrung *f*
镜像心 spiegelbildliches Herz *n*
镜像性异位肢体 spiegelbildliche ektopische Extremität *f*
镜像右位心 spiegelbildliche Dextrokardie *f*
镜像运动 Spiegelbewegung *f*
镜像自我 Spiegel-Ich *n*, Spiegel-Selbst *n*, reflektiertes Selbst *n*
镜样的 spiegelähnlich
镜影手 Spiegelhand *f*
镜影细胞 spiegelbildliche Zelle *f*
镜映期 Spiegelstadium *n*
镜映自我 Selbst im Spiegel *n*
镜中颠倒 Spiegelumkehr *f*
镜中知觉 Spiegelwahrnehmung *f*
镜中自我 Selbst im Spiegel *n*
镜中自我表象 Selbstbild im Spiegel *n*
镜轴测量法 Axonometrie *f*
镜轴计 Axonometer *n*
镜子恐怖 Catoptrophobia *f*
镜子试验 Spiegeltest *m*
镜座 Mikroskopfuß *m*

JIONG 窘

jiǒng 窘

窘迫 Not *f*

JIU 纠鸠九久灸韭酒旧臼厩救就

jiū 纠鸠

纠缠 Knick *m*
纠发病 Trichomatosis *f*
纠发病的 haarverfilzt, haarverfilzend
纠发病菌 Trichomaphyton *n*
纠偏措施 Korrekturmaßnahme *f*
纠正肌营养不良蛋白 Dystrophin *n*
纠正试验 korrektiver Test *m*, Korrektionstest *m*
纠正系数 Korrekturkoeffizient *m*
纠正型大血管错位 korrigierte Transposition *f*
鸠宁病毒(阿根廷出血热病毒) Junin-Virus *n*
鸠尾 Schwalbenschwanz *m*
鸠尾固位形 Schwalbenschwanzform *f*
鸠尾峡 schwalbenschwanzförmiger Isthmus *m*
鸠尾形 schwalbenschwanzförmig

jiǔ 九久灸韭酒

九产妇 Nonipara *f*
九二〇 Gibberellin A3 *n*, Gibberell(in)Säure *f*
九聚体 Nonamer *n*
九日红斑 Milian* Erythem *n*
九肽 Nonapeptid *n*
九旬[代]老人 Neunzigjährige *m*
九一四 Neosalvarsan *n*, Neoasphenamin(um) *n*, Neoarsenobenzolum *n*
九婴一胎 Nonuplet *n*
九针 neun Formen der Nadeln *f pl*
久病 Siechtum *n*
久病病例 Fall einer langen Krankheit *m*, siecher Fall *m*
久病衰弱 Valetudinarianismus *m*
久病衰弱的 valetudinari(-us, -a, -um)
久病虚弱 Kränklichkeit *f*
久存性动脉导管 Ductus arteriosus persistens *m*
久存性动脉干 Truncus arteriosus persistens *m*
久存性脐尿管 Urachus persistens *m*
久存性胸腺 Thymus persistens *m*

久莫霉素 Chiomomycin(um) *n*
久期方程式 säkulare Gleichung *f*, Säkulargleichung *f*
久卧结石 Dekubitusstein *m*
久卧性麻痹 Bettdeckenlähmung *f*
久效磷 Azodrin *n*
久暂 Dauer *f*
灸 Moxibustion *f*
灸锤 Brennkegei *m*
灸类材料 Moxibustionsmaterial *n*
灸类器械 Moxavorrichtung *f*
灸料 Moxa *f*
灸术 Moxibustion *f*, Moxenbehandlung *f*, Byssocausis *f*
韭绿色的 lauchgrün
酒饼簕苦素 Atalantin *n*
酒饼簕[叶]碱 Atalaphylline *n pl*
酒臭 alkoholischer Geruch *m*, Spiritusgeruch *m*
酒刺 Akne *f*
酒刺 Pickel *m*
酒的 weinig, weinartig
酒毒迷睡 alkoholische Trance *f*, alkoholischer Dämmerzustand *m*
酒毒性痴呆 alkoholische Demenz *f*, Alkoholdemenz *f*, Dementia alcoholica *f*
酒毒性迟钝 pigritis <engl.>
酒毒性肺炎 alkoholische Pneumonie *f*, Pneumonia alcoholica *f*
酒毒性共济失调 alkoholische Ataxie *f*, Alkoholataxie *f*
酒毒性恍惚 alkoholischer Trancezustand *m*, alkoholische Entrückung *f*
酒毒性精神病 alkoholische Psychose *f*, Alkoholpsychose *f*
酒毒性脑膜炎 alkoholische Meningitis *f*, Meningitis alcoholica *f*
酒毒性神经炎 alkoholische Neuritis *f*, Alkoholneuritis *f*
酒毒性妄想狂 Alkoholparanoia *f*, Alkoholwahn *m*
酒毒性胃病 alkoholische Gastritis *f*, Alkoholgastritis *f*
酒毒性躁狂 alkoholische Manie *f*, Mania alcoholica *f*
酒毒性谵妄 Alkoholdelirium *n*, Alkoholwahnsinn *m*, Delirium alcoholicum *n*
酒度计 Oenometer *n*
酒放线菌素 Venactin(um) *n*
酒红斑 Weinerythem *n*
酒红色 weinrot
酒后开车 Trunkenheitsfahrt *f*
酒花 Hopfen *m*
酒花酮 Lupulon *n*, β-Hopfenbittersäure *f*
酒剂 Wein *m*, wine <engl.>
酒精 Spiritus *m*, Alkohol *m*
酒精比重计 Alkoholometer *n*, Alkoholmesser *m*
酒精不耐受性 Alkoholunverträglichkeit *f*
酒精擦浴 Alkoholbad *n*
酒精槽 Alkoholtrog *m*
酒精测定 Alkoholmetrie *f*
酒精沉淀试验 Alkoholpräzipitationstest *m*
酒精成瘾 Alkoholabhängigkeit *f*
酒精的 alkoholisch
酒精灯 Alkohollampe *f*, Spirituslampe *f*
酒精定量计 önometer *n*
酒精[毒]性神经病变 alkoholische Neuropathie *f*
酒精发酵 alkoholische Gärung *f*, Alkoholgärung *f*
酒精封闭疗法 Alkoholblockade *f*
酒精固定 Alkoholfixierung *f*
酒精管制 Alkoholkontrolle *f*
酒精过敏 Alkoholallergie *f*
酒精化 Alkoholisierung *f*, alcolisation <fr.>
酒精检验科 Alkohollabor *n*
酒精酵母 Alkoholhefe *f*, Weinhere *f*
酒精戒除综合征 Alkoholabstinenzsyndrom *n*
酒精戒断性谵妄 Entzugsdelirium *n*, Alkoholdelirium *n*, Delirium tremens *n*
酒精戒断状态 Alkoholentzugszustand *m*
酒精戒断综合征 Alkoholentzugssyndrom *n*
酒精静滴试验 Alkoholinfusionsprobe *f*, Alkoholinfusionstest *m*
酒精滥用 Alkoholmissbrauch *m*
酒精疗法 Alkoholtherapie *f*, Alkoholisation *f*
酒精棉球盒 Alkoholwattebauschbehälter *m*
酒精钠灯 Alkoholnatriumlampe *f*
酒精耐受性 Alkoholtoleranz *f*
酒精耐受性增加 Erhöhung der Alkoholtoleranz *f*
酒精喷灯 Alkoholblaselampe *f*
酒精情况筛选表 Screening-Tabelle für Alkoholkonsum *m*
酒精溶解的 alkohollöslich
酒精溶性抗原 alkohollösliches Antigen *n*
酒精溶液 Alkohollösung *f*
酒精使用 Alkoholgebrauch *m*
酒精水平仪 Spiritusrichtwaage *f*, Alkoholrichtwaage *f*
酒精所致的精神病性障碍 alkoholinduzierte psychotische Störung *f*
酒精所致遗忘 alkoholinduzierte Amnesie *n*
酒精提出物 alkoholischer Extrakt *m*, Alkoholextrakt *m*
酒精提取 alkoholische Extraktion *f*
酒精透明小体(马洛里小体) Mallory-Körper *m*, intrazelluläre Hyalinablagerung *f*, eosinophiler intrazytoplasmatischer Einschlußkörper *m*
酒精脱氢酶 Alkoholdehydrogenase *f*
酒精温度计 Alkoholthermometer *n*
酒精相关的残疾 alkoholbedingte Behinderung *f*
酒精相关的出生缺陷 alkoholbedingter Geburtsdefekt *m*
酒精相关的惊厥 alkoholbedingte Konvulsion *f*
酒精相关的脑损伤 alkoholbedingter Hirnschaden *m*
酒精相关肌病 alkoholbedingte Myopathie *f*
酒精相关问题 alkoholbedingtes Problem *n*
酒精心肌病 alkoholische Kardiomyopathie *f*
酒精型癫痫 Alkoholepilepsie *f*
酒精性痴呆 alkoholische Demenz *f*
酒精性的 alkoholisch, alcoholic(-us, -a, -um), spirituös
酒精性低血糖症 alkoholische Hypoglykämie *f*
酒精性多发性神经炎 Alkohol-Polyneuritis *f*, alkoholische Polyneuritis *f*
酒精性多发性神经炎性精神病 alkoholische polyneuritische Psychose *f*, Psychosis polyneuritica alecoholica *f*
酒精性肝病 alkoholische Leberkrankheit *f*
酒精性肝纤维化 alkoholische Leberfibrose *f*
酒精性肝炎 alkoholische Hepatitis *f*
酒精性高脂血症 alkoholische Hyperlipidämie *f*
酒精性幻觉症 alkoholische Halluzinose *f*
酒精性急性胰腺炎 alkoholische akuter Pankreatitis *f*
酒精性嫉妒 alkoholische Eifersucht *f*
酒精性记忆障碍 alkoholische Gedächtnisschwäche *f*
酒精性迷惘 alkoholische Verwirrung *f*
酒精性末梢神经炎 alkoholische periphere Neuritis *n*
酒精性脑病 alkoholische Enzephalopathie *f*
酒精性脑综合征 alkoholisches Hirnsyndrom *n*
酒精性胚胎病 alkoholische Embryopathie *f*
酒精性偏执狂 alkoholische Paranoia *f*, alkoholische Wahnvorstellung *f*
酒精性神经病 alkoholische Neuropathie *f*
酒精性神经症 alkoholische Neurose *f*
酒精性食管炎 alkoholische Osophagitis *f*
酒精性透明小体 hyaliner Alkoholkörper *m*
酒精性妄想症 alkoholischer Wahnsinn *m*

酒精性胃炎 alkoholische Gastritis *f*
酒精性小脑变性 alkoholische Kleinhirndegeneration *f*
酒精性心肌病 alkoholische Myokardiopathie *f*
酒精性心脏病 alkoholische Kardiomyopathie *f*
酒精性心脏肌肉疾病 alkoholische Herzmuskelerkrankung *f*
酒精性胰腺炎 alkoholische Pankreatitis *f*
酒精性遗忘障碍 alkoholische Amnesiestörung *f*
酒精性饮料 alkoholische Getränke *n,pl*
酒精性营养性多发神经病 alkoholische trophische Polyneuropathie *f*
酒精性硬化 alkoholische Leberzirrhose *f*
酒精性脂肪变性 alkoholbedingte Steatose *f*, alkoholbedingte Fettleber (od. Steatosis hepatis) *f*
酒精性脂肪肝 alkoholische Fettleber *f*
酒精学 Alkohologie *f*
酒精依赖 Alkoholabhängigkeit *f*
酒精依赖综合征 Alkoholabhängigkeitssyndrom *n*
酒精遗忘综合征 alkoholisches amnesisches Syndrom *n*
酒精饮料 alkoholische Getränke *n pl*, Alkoholika *n pl*
酒精致敏药物 alkoholsensibilisierendes Medikament *n*
酒精中毒 Alkoholvergiftung *f*, Alkoholismus *m*
酒精中毒出血 alkoholische Blutung *f*
酒精中毒性痴呆 alkoholische Demenz *f*, Alkoholdemenz *f*
酒精中毒性癫痫 Alkoholepilepsie *f*
酒精中毒性共济失调 Alkoholataxie *f*, alkoholische Ataxie *f*
酒精中毒性骨坏死 alkoholische Osteonekrose *f*
酒精中毒性幻觉 alkoholische Halluzination *f*
酒精中毒性幻觉性精神病 halluzinatorischer Wahnsinn der Trinker *m*
酒精中毒性幻觉症 alkoholische Halluzination *f*, Alkohol-Halluzination *f*
酒精中毒性昏迷 alkoholisches Koma *n*
酒精中毒性肌病 alkoholische Myopathie *f*
酒精中毒性嫉妒 alkoholische Eifersucht *f*
酒精中毒性假性全身麻痹症 alkoholische Pseudoparalyse *f*
酒精中毒性精神病 alkoholische Psychose *f*, Alkohol-Psychose *f*
酒精中毒性精神障碍(酒狂) Alkoholpsychose *f*
酒精中毒性麻痹 alkoholische Paralyse *f*
酒精中毒性脑病 alkoholische Enzephalopathie *f*
酒精[中毒]性神经炎 alkoholische Neuritis *f*
酒精中毒性偏执状态 alkoholischer Paranoiazustand *m*
酒精[中]毒性偏执狂 Alkoholwahn *m*, Alkoholparanoia *f*
酒精中毒性衰退 alkoholische Deterioration *f*
酒精中毒性硬脑膜炎 alkoholische Pachymeningitis *f*
酒精中毒性躁狂状态 alkoholische Manie *f*
酒精中毒性谵妄 Alkoholdelirium *n*
酒精中毒胰腺 alkoholische Bauchspeicheldrüse *f*
酒精中毒症 Alkoholvergiftung *f*
酒精注入法膜迷路破毁术 Destruktion des häutigen Labyrinthes mit Injektion der Alkohollösung *f*
酒狂 alkoholische Manie *f*, Potomanie *f*
酒类醇量计 Vinometer *n*
酒霉素 Methymycin *n*
酒癖 Alkoholphilie *f*
酒曲菌属 Rhizopus *m*
酒石 Tartarus *m*
酒石黄 Tartrazin *n*
酒石酸 Weinsäure *f*, Weinsteinsäure *f*, Tartarsäure *f*, Acidum tartaricum *n*
酒石酸铵 Ammoniumtartrat *n*
酒石酸苯茚胺 Thephorin *n*
酒石酸苯茚达明 Thephorin *n*
酒石酸铋 weinsaures Wismut *n*, weinsaures Bismuth *n*
酒石酸二甲基哌嗪 weinsaures Dimethylpiperazin *n*, Lyzetol *n*
酒石酸钙 Calciumtartrat *n*, Calcium tartaricum *n*
酒石酸钾 Kaliumtartrat *n*, Kalium tartaricum *n*, weinsaures Kalium *n*
酒石酸钾铵 Kalium-Ammoniumtartrat *n*
酒石酸钾钠 Kaliumnatriumtartrat *n*, Kalium Natrium tartaricum *n*
酒石酸可卡因 Cocainum tartaricum *n*
酒石酸铝钾 Aluminumkaliumtartrat *n*, Aluminum Kalium tartaricum *n*
酒石酸麦角胺 Gynergen *n*, Ergotamini tartras *n*
酒石酸麦角胺注射液 Ergotamintartrat-Injektion *f*, Gynergen-Iniektion *f*
酒石酸麦角新碱 Basergin *n*
酒石酸锰 Mangantartrat *n*, weinsteinsaures Mangan *n*
酒石酸钠 Natriumtartrat *n*, Natriumweinstein *m*, Natronweinstein *m*
酒石酸钠盐 Sodiotartras *m*, Natriumtartrat *n*
酒石酸喷托铵 Pentoliniumtartrat *n*
酒石酸喷托林 Pentoliniumtartrat *n*
酒石酸氢铵 Ammoniumbitartrat *n*
酒石酸氢钾 Kalium hydrogentartaricum *n*, Kalium bitartaricum *n*, Kaliumhydrogentartrat *n*
酒石酸氢钠 Natriumhydrogentartrat *n*, Natriumbitartrat *n*
酒石酸酸性磷酸酶 tartrat-saure Phosphatase *f*
酒石酸酸性磷酸酶染色 tartrat-resistente saure Phosphatase-Färbung (TRAP)
酒石酸锑钾 Kalium-Antimonyltartrat *n*, Antimonyl-Kaliumtartrat *n*
酒石酸锑钠 Natriumantimonyltartrat *n*
酒石酸铁铵 Eisen (Ⅲ)-ammoniumtartrat *n*
酒石酸铁蛋白 Ferratin *n*, Natrium-Eisen (Ⅲ)-albumin *n*
酒石酸铁钾 Eisenweinstein *m*, Eisen (Ⅲ)-kaliumtartrat *n*
酒石酸铜 Kupfertartrat *n*
酒石酸五吡咯烷 Pentoliniumtartrat *n*, Ansolysen *n*
酒石酸五甲哌啶 Pempidin (um) tartrat *n*
酒石酸辛内弗林 Synephrintartrat *n*
酒石酸性肾炎 Tartratnephritis *f*
酒石酸盐 Tartrat *n*
酒石酸银 Silbertartrat *n*
酒酸 Äthylschwefelsäure *f*, vinic acid <engl.>
酒徒 Alkoholiker *m*, Trinker *m*, Säufer *m*
酒畏反应 Antabusreaktion *f*
酒窝 Grübchen *n*
酒窝成形术(笑靥成形术) Grübchen-Plastik *f*
酒窝征 Zeichen von Grübchen bei Mammakarzinom *n*, dimple sign <engl.>
酒痫 alkoholischer epileptischer Anfall *m*
酒香酵母属 Brettanomyces *pl*
酒性红斑 alkoholisches Erythem *n*
酒氧化酶 Enoxidase *f*
酒依赖 Alkoholabhängigkeit *f*
酒依赖者匿名戒酒协会 Verein von anonymen Alkoholabhängigern für Alkoholentwöhnung *m*
酒瘾 Alkoholsucht *f*
酒瘾者 Alkoholiker *m*
酒瘾者的成年子女 erwachsenes Kind eines Alkoholikers *n*
酒瘾者的孩子 Kind eines Alkoholikers *n*
酒瘾助成者 Ko-Alkoholiker *m*
酒瘾综合征 Alkoholsucht-Syndrom *n*, alcohol dependence syndrome <engl.>
酒糟鼻切割术 Rosazea-Exzision *f*
酒渣鼻 Acne rosacea *f*, Rosazea *f*, Rotweinnase *f*, Kupfernase *f*
酒渣鼻 Rosazea *f*, Kupferrose *f*, Acne rosacea *f*, Acne erythematosa *f*, Säufernase *f*
酒渣鼻性痤疮 Acna rosacea *f*

酒渣鼻性睑结膜炎 Blepharoconjunctivitis rosacea *f*
酒渣鼻性角膜炎 Rosazea-Keratitis *f*, Keratitis rosacea *f*, Keratitis acneica *f*
酒渣鼻样的 rosazeaartig, rosazeaähnlich
酒渣样结核疹 rosazeaähnliches Tuberkulid *n*, Rosazeatuberkulid *n*
酒皶(渣)鼻样结核疹 rosazeaähnliches Tuberkulid *n*
酒皶(渣)鼻样皮炎 rosazeaähnliche Dermatitis *f*
酒皶(渣)鼻样三期梅毒 rosazeaähnliche tertiäre Syphilis *f*
酒皶(渣)鼻样综合征 rosazeaähnliches Syndrom *n*
酒政策 Alkoholpolitik *f*
酒制酊[剂] weinige Tinktur *f*
酒中毒 Alkoholismus *m*, Alkoholvergiftung *f*, Alkoholintoxikation *f*
酒中毒性痴呆 alkoholische Demenz *f*
酒中毒性幻觉症 Alkoholhalluzinose *f*, alkoholische Halluzination *f*
酒中毒性嫉妒妄想 alkoholischer Eifersuchtswahn *m*
酒中毒性脑病 alkoholische Enzephalopathie *f*
酒中毒性妄想症 Alkoholbetrug *m*
酒醉步态 betrunkener Gang *m*

jiù 旧臼厩救就

旧[大脑]皮质 Paläokortex *m*, Paleopallium *n*
旧感觉 Paleosensatio *f*
旧结核菌素 Alttuberkulin *n*, Tuberkulin-Original-Alt *n*
旧结核菌素(旧结素) altes Tuberkulin *n*
旧金山病毒 San Francisco-Virus *n*
旧链 Alte Kette *f*
旧脑 Paläenzephalon *n*, Althirn *n*
旧脑皮 Paläopallium *n*
旧皮层 Paläocortex *m*
旧皮质系统 Paläokortikalsystem *n*
旧丘脑 Paläothalamus *m*
旧事如新症 jamais vu <frz.>
旧纹状体 Paläostriatum *n*, Paleostriatum *n*
旧纹状体的 paleostriatal (-is, -is, -e)
旧纹状体综合征 Paläostriatum-Syndrom *n*
旧小脑 Altkleinhirn *n*. Palaeozerebellum *n*
旧小脑的 paläozerebellar, paleocerebellar (-is, -is, -e)
旧型外科刀 gammot <engl.>
旧运动区系统 palaeokinetisches System *n*
臼 Mörser *m*, Cotyla *f*, Acetabulum *n*
臼[加]盖术 Hüftfannendachplastik *f*
臼齿 Mahlzähne *m, pl*, Molaren *m pl*, Backenzäthne *m pl*, Dentes moiares *f pl*
臼齿形 Molariform *f*
救必应酸 Rotundinsäure *f*
救护 Hilfe *f*
救护(生)船 Rettungsboot *n*, Lazarettschiff *n*
救护车 Krankenkraftwagen *m*, Krankenwagen *m*, Notarztwagen *m*, Rettungswagen *m*
救护队 Ambulanz *f*, Rettungskolonne *f*, Rettungsmannschaft *f*, Sanitätskorps *n*
救护飞机 Lazarettflugzeug *n*, Sanitätsflugzeug *n*
救护飞机连 medizinisches Flugrettungsunternehmen *n*
救护后送组 Notfallsteam *n*
救护呼吸器 Rettungsatemgerät *n*
救护吉普车 Rettungsjeep *m*
救护所 Rettungsstation *f*, Erste-Hilfe-Station *f*, Rettungsstelle *f*
救护艇 Rettungsboot *n*
救护运输 Rettungstransport *m*
救护站 Erst-Hilfe-Station *f*, Rettungsstation *f*
救护直升机 Rettungshubschrauber *m*
救济院 Fürsorgeheim *n*
救生 Lebensrettung *f*
救生包 Überlebenspaket *n*
救生背包 Lebensrettungsrucksack *m*, Lebensrettungstornister *m*
救生背心 Rettungsweste *f*, Schwimmweste *f*
救生舱 Rettungskabine *f*, Rettungskapsel *f*
救生车 Rettungswagen *m*, Bergungswagen *m*
救生船 Rettungsboot *n*, Lazarettschiff *n*, Bergungsdampfer *m*
救生船(筏) Rettungsfloß *n*
救生船修理包 Reparaturkit des Rettungsfloßes *n*
救生船用炉子 Ofen für Rettungsfloß *m*
救生刀 Überlebensmesser *n*
救生电台信标 Überlebensfunkfeuer *n*
救生服 Rettungsweste *f*
救生火箭 Rettungsrakete *f*
救生口粮 (Lebens-) Rettungsration *f*
救生能力 lebensrettende Fähigkeit *f*
救生圈 Rettungsring *m*
救生伞 Notfallschirm *m*
救生设(装)备 Rettungs-und Sicherheitsgerät *n*
救生[生存]口粮 Überlebensration *f*
救生毯 Rettungsdecke *f*
救生艇 Rettungsboot *n*
救生物品 Überlebensnahrungsmittel *n*
救生氧气袋 Pneumatophorns *m*
救生氧气瓶 Überlebensflasche *f*
救生衣 Rettungsweste *f*
救生营养 Überlebensernährung *f*
救生员 Rettungsschwimmer *m*
救生装备 Überlebensausrüstung *f*
厩肥 Stalldünger *m*, Pferchdünger *m*
厩腐蝇 Muscina stabulans *f*
厩螫蝇 Wadenstecher *m*, Stomoxys calcitrans *f*
厩真厉螨 Eulaelaps stabularis *m*
就地检验 Untersuchung an Ort und Stelle *f*
就位道 Insertionsweg *m*
就业安置 Arbeitsvermittlung *f*
就业禁忌证 Beschäftigungsverbot *n*
就业前的 berufsvorbereitend
就业前体检(健康检查) Betriebseignungsuntersuchung *f*, Einstellungsuntersuchung *f*
就业前训练 Prähabilitation *f*, Präventionstraining *f*
就业筛选 Bewerberscreening *n*
就业训练团 Berufscorps *n*
就业障碍 Beschäftigungsbarriere *f*
就业咨询 Berufsberatung *f*
就医 Hospitalisieren *n*
就诊指导 Arztführung *f*

JU 拘居疽锔鞠局桔菊咀沮枸矩举巨句拒具剧距惧锯聚

jū 拘居疽锔鞠

拘禁处神经症 Gefängnisneurose *f*
拘禁反应 Gefängnisreaktion *f*
拘禁性精神病 Gefängnispsychose *f*
拘禁性精神病 Gefängnispsychose *f*, Haftpsychose *f*
拘禁性精神失常 Gefängnisgeistesstörung *f*
拘禁性精神障碍 Haftpsychose *f*
拘留(监禁) Haft *f*
拘押 Festnahme *f*
居布勒手背瘤(伴手伸肌麻痹见于铅中毒) Gubler* Tumor *m*
居高恐怖 Hypsophobie *f*
居家护理 Pflege in der Familie *f*

居家健康服务 häuslicher Gesundheitsdienst *m*
居家健康护士 Hauspfleger *m*, Hauspflegerin *f*
居家健康照护 häusliche Krankenpflege *f*
居家血液透析 Hämodialyse in der Familie *f*
居家治疗 Therapie in der Familie *f*
居家主妇综合征 Hausfrauen-Syndrom *n*
居间分生组织 zwischenständiges Meristem *n*, intercalares Meristem *n*
居间射线 intermediäre Röntgenstrahlen *m pl*
居间序列 intervenierende Sequenz *f*, Zwischensequenz *f*
居里 Curie(-Einheit *f*) *n*(Ci)
居里点 Curie-Punkt *m*, curiescher Punkt *m*
居里点热解器 curie point pyrolyzer <engl.>
居里定律 Curie* Gesetz *n*(任何物质均可经镭射线处理而具有放射性。如将此物质置于射线不能透过的物质中,则其放射性可维持较久)
居里疗法 Curietherapie *f*, Radiumtherapie *f*
居里氏定律 Curiesches Gesetz *n*
居里温度 Curie-Temperatur *f*
居里小时 Curie-Stunde *f*
居留细胞 residential cell <engl.>
居留细胞内的 cellicolous <engl.>
居民 Einwohner *m*, Bewohner *m*
居民点 Ansiedlung *f*, Siedlungsgebiet *n*
居民健康档案 Gesundheitsakte für Bewohner *f*
居民区 Wohngebiet *n*
居民委员会群防站 Primärgesundheitsstelle des Einwohnerkomitees *f*
居丧指导 Führung im Trauerfall *f*
居丧咨询 Beratung beim Trauerfall *f*
居室高度 Wohnraumhöhe *f*
居室进深 (Wohn-)Raumtiefe *f*
居室净高 Nettogeschosshöhe *f*
居室空气清洁度 Raumluftreinigungsgrad *m*
居室面积 Wohnfläche *f*
居室容积 Raumvolumen *n*
居室微小气候 Hausmikroklima *n*
居维叶氏窦 Cuvier* Sinus *m pl*
居维叶氏管 Cuvier* Gang(od. Kanal) *m*, Ductus Cuvieri *m*
居永管 Guyon* Kanal *m*(位于小鱼际的小浅皮管)
居永切断术 Guyon* Amputation *f*(踝上切断)
居永氏法 Guyon* Methode *f*
居永氏峡 Guyon* Isthmus *m*, Isthmus uteri *m*
居永氏征 Guyon* Zeichen *n*
居住病毒 residentes Virus *n*
居住建筑密度 Wohnbebauungsdichte *f*
居住净面积 Nettowohnfläche *f*
居住空间 bewohnbarer Raum *m*, Wohnung *f*
居住密度 Wohnungsdichte *f*
居住面积定额 Kontingent des Wohnraums *n*
居住区 bewohntes Gebiet *n*
居住区人口密度 Bevölkerungsdichte des Wohngebiets *f*
居住区设计卫生 Planungshygiene für Wohnsiedlungen *f*
居住条件 Wohnbedingungen *f pl*, Wohnverhältnisse *n pl*
疽座孢酸 sphacelic acid <engl.>
锔 Curium *n*(Cm, OZ 96)
鞠躬试验(内里试验) Neri* Test *m*(站立时,躯干前屈引起患侧屈膝,见于腰骶及骶髂病时)
鞠躬状抽搐 Salaam-Tic *m*, Salaam-Krampf *m*, Spasmus nutans *m*

jú 局桔菊枸

局部 Teilbereich *m*
局部白化病 Weißscheckung *f*, Albinismus partialis *m*, Lenzismus *m*
局部半径缩短分数 Verkürzungsfraktion des regionalen Radius *f*
局部本能 partieller Instinkt *m*
局部变量 lokale Variable *f*
局部病 Lokalerkrankung *f*, Monopathie *f*
局部沉降 lokaler Fallout *m*
局部抽搐 lokales Zucken *n*
局部刺激 lokale Reizung *f*
局部刺激试验 lokaler Reiztest *m*
局部刺激状态 lokaler Exzitationszustand *m*, lokaler Reizungszustand *m*
局部刺激作用 lokale Reizwirkung *f*
局部淬灭 lokales Abschrecken *n*
局部存储器 Lokalspeicher *m*, lokaler Speicher *m*
局部的 lokal, local(-is, -is, -e), topisch
局部电池 Lokalelement *n*, Lokalbatterie *f*
局部电流 lokale Strömung *f*, Lokalströmung *f*
局部电位 lokales Potential *n*
局部毒性 lokale Toxizität *f*
局部毒性作用 lokale toxische Wirkung *f*
局部多汗[症] Tophyperidrosis *f*, Ephidrosis *f*
局部二倍体 Merodiploidie *f*
局部发绀 lokale Zyanose *f*
局部发热 lokale Pyrexie *f*, örtlicher Calor *m*
局部发育不全 lokale Hypoplasie *f*
局部发育早熟 likale Entwicklungsbeschleunigung *f*
局部反射 lokaler Reflex *m*, Reflexus localis *m*
局部反应 lokale Antwort *f*, lokale Reaktion *f*
局部防卫法 Topophylaxie *f*, Topophylaxis *f*
局部放大(图像电子放大) fraktionierte Vergrößerung *f*
局部放射量探测 Bereichsüberwachung *f*
局部放松法 lokale Entspannung *f*
局部放血 lokaler Aderlaß *m*
局部分化 regionare Differentiation *f*, regionäre Differenzierung *f*
局部分泌的 merokrin, merocrin(-us, -a, -um)
局部分泌腺 Teildrüse *f*
局部腐蚀 lokale Korrosion *f*, Lokalkorrosion *f*
局部复发模型 Lokalrezidiv-Modell *n*
局部感觉迟钝 Topodysästhesie *f*, Topodysaesthesia *f*
局部感觉异常 Topoparästhesie *f*
局部感觉障碍 Topodysästhesie *f*
局部感染 lokale Infektion *f*, Infectio localis *f*
局部干燥 lokale Desikkation *f*, Lokaltrocknen *n*
局部给药 lokale Medizinverabreichung *f*
局部功能 Lokalfunktion *f*
局部固定义齿 feste Teilprothese *f*
局部灌洗引流 lokale Lavage und Drainage *f*
局部光浴 partielles Lichtbad *n*
局部过敏 Lokalanaphylaxie *f*
局部过敏反应 Arthus* Reaktion *f*
局部过敏性 lokale Anaphylaxie *f*
局部过敏症 lokale Anaphylaxie *f*
局部和经皮应用 lokale und perkutane Anwendung *f*
局部呼吸训练 lokale Aspirationsübung *f*
局部化 Lokalisation *f*
局部坏死 örtlicher Tod *m*, lokale Nekrose *f*, Necrosis localis *f*, Apobiose *f*
局部环路 lokaler Kreis *m*
局部环路神经元 Neuron des lokalen Kreises *n*
局部回肠炎 Colitis ulcerosa *f*
局部回路神经元 lokales Zyklus-bildendes Neuron *n*
局部机械通风 lokale mechanische Lüftung *f*
局部激素 lokales Hormon *n*
局部记载 Topographie *f*, Topographia *f*
局部记载的 topographisch, topographic(-us, -a, -um)

局部剂量 lokale Dose *f*, lokale Dosis *f*
局部检查 Toposkopie *f*
局部降温 lokale Kühlung *f*
局部接合 partielle (od, partiäre) Konjugation *f*, Partialkonjugation *f*
局部接合子 Merozygot *n*
局部解剖 Topographie *f*, Topographia *f*
局部解剖的 topographisch, topographic (-us, -a, -um)
局部解剖区 topographischer Bereich *m*
局部解剖学 topographische Anatomie *f*
局部进展性肾癌 lokales fortgeschrittenes Nierenzellkarzinom *n*
局部浸润 lokale Infiltration *f*
局部浸润麻醉 lokale Infiltrationsanästhesie *f*
局部浸浴 partiäres (od. partielles) Immersionsbad *n*, Teilimmersionsbad *n*
局部痉挛 Einzelkrmpf *m*, Monospasmus *m*
局部痉挛的 monospastisch, monospastic (-us, -a, -um)
局部静脉麻醉 Venenanästhesie *f*, Bier* Anästhesie *f*
局部巨大发育 partieller Gigantismus *m*, partieller Riesenwuchs *m*
局部菌苗疗法 lokale Vakzinetherapie *f*, Topovaccinotherapia *f*
局部抗体 lokaler Antikörper *m*
局部空调 lokale Klimaanlage *f*
局部控制 lokale Kontrolle *f*
局部冷冻疗法 lokale Kryotherapie *f*, lokale Kältebehandlung *f*
局部联会 lokaler Verband *m*
局部疗法 Lokalbehandlung *f*
局部淋巴结肿大 regionäre (Lymph-) Drüsenschwellung *f*
局部隆起 lokale Eminentia *f*
局部麻痹 lokale Lähmung *f*, lokale Paralyse *f*
局部麻醉 lokale Anästhesie *f*, Lokalanästhesie *f*, örtliche Betäubung *f*, Toponarkose *f*
局部麻醉剂(药) lokale Anästhetika *n pl*, örtliche Betäubungsmittel *n pl*
局部麻醉注射器 lokaler Anästhesie-Injektionsapparat *m*, lokale Anästhesie-(Injektions-) Spritze *f*
局部免疫 Lokalimmunitäit *f*, lokale Immunität *f*
局部脑血流量测定仪 regionaler Hirndurchblutflussmesser *m*
局部黏膜瓣移植 lokale Mukosalappentransplantation *f*
局部脓肿分层穿刺术 geschichtete lokale Abszesspunktion *f*
局部排风 lokale Entlüftung *f*
局部排气通风 lokale Abzugsventilation *f*, lokale Auspuffventilation *f*
局部排气系统 örtliches Abluftsystem *n*
局部排气罩 lokale Dunstabzugshaube *f*
局部排序 partielle Staffelung *f*
局部皮瓣 lokaler Hautlappen *m*
局部皮蒂移植术 lokale Stiellappen-Transplantation *f*
局部疲劳 lokale Ermüdung *f*
局部贫血 lokale Anämie *f*
局部贫血的 ischämisch
局部屏障 lokale Barriere *f*
局部侵袭性骨肿瘤 lokaler invasiver Knochentumor *m*
局部侵袭性良性肿瘤 lokaler invasiver gutartiger Tumor *m*
局部区域衰竭 lokales Versagen *n*
局部缺陷 lokaler Defekt *m*
局部缺血 Ischämie *f*, Ischaemia *f*
局部缺血的 ischämisch
局部缺血的并发症 lokale ischämische Komplikationen *f pl*
局部缺血性肌痛 ischämischer Muskelschmerz *m*
局部缺血性麻痹 ischämische Lähmung *f*, Volkmann* Lähmung *f*
局部缺血性疲劳 ischämische Ermüdung *f*
局部缺血致脑损害 ischämische Hirnläsion *f*
局部缺氧症 lokale Anoxie *f*
局部热疗 lokale Thermotherapie *f*
局部溶骨性高钙血症 lokale osteolytische Hyperkalzämie *f*
局部乳房切除术 lokale Mastektomie *f*
局部神经功能病 Toponeurose *f*, Toponeurosis *f*
局部神经元回路 lokaler neuronaler Schaltkreis *m*
局部神经症 Toponeurose *f*
局部肾素-血管紧张素系统 lokales Renin-Angiotensin-System *n*
局部生境 lokaler Lebensraum *m*
局部尸蜡 lokale Adipocire *f*, lokales Leichenlipid (od. Leichenwachs, od. Fettwachs) *n*
局部失调 lokalisierte Disturbanz *f*
局部失忆症 lokale Amnesie *f*
局部湿疹 regionale Ekzem *f*
局部视网膜电图 lokales Elektroretinogramm *n*
局部适应综合征 lokales Anpassungsyndrom *n*
局部室壁运动 regionale Wandbewegung *f*
局部属性 lokale Eigenschaft *f*
局部水肿 lokales Ödem *n*
局部送风 lokalisierte Belüftung *f*
局部随机诱变 lokalisierte Zufallsmutagenese *f*
局部损害 lokale Läision *f*, lokale Schädigung *f*
局部特性心理学 subpersonale Psychologie *f*
局部特[异反]应性 lokale Idiosynkrasie *f*
局部疼痛 lokaler Schmerz *m*
局部调节 lokales Kontrollieren *n*, lokale Regulation *f*
局部通风 lokale Belüftung *f*
局部痛 Topalgie *f*, Topalgia *f*
局部退化 regionale Degeneration *f*
局部外科 regionäre Chirurgie *f*
局部晚期肾癌 lokales fortgeschrittenes Nierenzellkarznom *n*
局部网络接口 lokale Netzwerkschnittstelle *f*
局部微蠕动学说 lokaler mikroperistaltischer Mechanismus *m*
局部温度[感]觉测量器 Topothermesthesiometer *n*
局部污染 lokale Verschmutzung *f*
局部舞蹈病 Monochorie *f*, Monochorea *f*, Beschäftigungsneurose *f*
局部系统理论 lokale Systemtheorie *f*
局部相关 Teilkorrelation *f*
局部效应 lokale Wirkung *f*, Lokalwirkung *f*
局部型颈椎病 lokale zervikale Spondylose (od. Spondylopathie) *f*
局部兴奋剂 lokales Stimulans *n*, lokales Reizmittel *n*
局部性肠炎 regionaler Darmkatarrh *m*
局部[性]抽搐 lokale Konvulsion *f*
局部性多毛[症] Hypertrichosis partialis *f*
局部性放射损伤 lokale Strahlungsverletzung *f*
局部性回肠炎(克隆病) regionale Enteritis *f*
局部性水肿 lokales Ödem *n*
局部性脱轨 lokale Entgleisung *f*
局部性遗忘 lokale Amnesie *f*
局部性脂肪萎缩 lokalisierte Lipoatrophie *f*
局部血肿 lokales Hämatom *n*
局部压力 lokaler Druck *m*
局部药 Topikum *n*
局部义齿 teilweiser Zahnersatz *m*
局部抑制 lokale Hemmung *f*, lokale Inhibition *f*
局部因素 lokaler Faktor *m*
局部应用 lokale Anwendung *f*, lokale Applikation *f*
局部用药法 lokale Medikation *f*
局部用药物 topisches Medikament *n*
局部原因 lokale Ursache *f*
局部运动 lokale Bewegung *f*
局部障碍 lokale Störung *f*
局部照明 lokale Beleuchtung *f*, lokale Illumination *f*
局部照射 lokale Bestrahlung *f*

局部诊断 regionäre Diagnose *f*, Herddiagnose *f*, Topo-diagnostik *f*
局部振动 lokale Erschütterung *f*, lokale Vibration *f*
局部振动病 lokale Vibrationskrankheit *f*
局部蒸气浴 lokales Verdunstungsbad *n*
局部症状 lokales Symptom *n*, Lokalsymptom *n*, Lokalerscheinung *f*
局部肿胀 lokale Schwellung *f*
局部阻力 lokale Resistenz *f*
局部组织学 topographische Histologie *f*
局部作用 Lokalwirkung *f*
局浆分泌腺 merokrine Drüse *f*
局解定位图 genaue topographische Karte *f*
局麻药 Lokalanästhetikum *n*
局麻药中毒反应 toxische Reaktion auf Lokalanästhetika *f*
局泌汗腺 merokrine Schweißdrüese *f*
局外观察者 Aussenbeobachter *m*
局外综合征 Outlier-Syndrom *n*
局限 Beschränkung *f*
局限[性]转导 lokale Transduktion *f*
局限[性]阻塞性肺气肿 lokales obstruktives Lungenemphysem *n*
局限的 beschränkt, umschrieben, begrezt
局限多中心博温病 lokale multizentrische Krankheit nach Bowen* *f*
局限化 Lokalisation *f*
局限环状肉芽肿 lokales Granuloma anulare *n*
局限型 topischer Typ(us) *m*
局限型癫痫 fokale Epilepsie *f*
局限型腱鞘巨细胞瘤 lokalisierter Riesenzelltumor der Sehnenscheide *m*
局限型皮肤结核病 lokalisierte Hauttuberkulose *f*
局限型神经性皮炎 Neurodermitis circumscripta *f*
局限型咽白喉 lokale Rachendiphtheritis *f*
局限型主动脉瓣下狭窄 lokalisierte Subaortenstenose *f*
局限性阿米巴腹膜炎 lokalisierte amöbische Peritonitis *f*
局限性埃当综合征 lokales Ehlers*-Danlos* Syndrom *n*
局限性白喉 umschriebene Diphtherie *f*, Diphtheria circumscripta *f*
局限性瓣环钙化 lokale ringförmige Verkalkung *f*
局限性包裹血胸 lokal abgekapselter Hämatothorax *m*
局限性扁平苔癣 Lichen planus circumscriptus *m*
局限性变形 lokalisierte Deformität *f*, lokalisierte Defor-mation *f*
局限性剥脱性舌炎 Glossitis areata exfoliativa *f*, Lingua geographica *f*
局限性肠炎(克罗恩病) regionale Enteritis *f*, Crohn* Krankheit *f* (od. Syndrom *n*)
局限性抽搐 lokaler Krampf *m*
局限性大疱性类天疱疮 lokales bullöses Pemphigoid *n*
局限性单纯性大疱性表皮松解 lokale Epidermolysis bullosa simplex *f*
局限性的 umschrieben, lokalisiert, areat(-us, -a, -urn)
局限性癫痫 lokalisierte Epilepsie *f*
局限性淀粉样变 lokalisierte Amyloidose *f*
局限性淀粉样变性病 lokalisierte Amyloidose *f*
局限性动脉瘤 umschriebenes Aneurysma *n*, Aneurysma circumscriptum *n*
局限性多汗症 lokale Hyperhidrose *f*
局限性多毛症 lokale Hirsutismus *f*
局限性腹壁紧张 lokalisierte Bauch(decken) spannung *f*, lokalisierte Bauchwandresistenz *f*
局限性腹膜炎 begrenzte Peritonitis *f*, Peritonitis circum-scripta *f*
局限性骨化性肌炎 Myositis ossificans circumscripta *f*
局限性骨脓肿 lokaler Knochenabszess *f*
局限性骨髓炎 lokalisierte Osteomyelitis *f*
局限性骨炎 lokalisierte Osteitis *f*
局限性红斑 lokales Erythem *n*
局限性坏疽 begrenzte Gangrän *f*
局限性回肠炎 Enteritis regionalis *f*, segmentale (od. seg-mentäre od. zirkumskripte) Enteritis *f*
局限性浆液性脑膜炎 Meningitis serosa circumscripta *f*
局限性角化病 Keratosis circumscripta *f*
局限性角化过度性念珠菌病 lokale hyperkeratotische Candidose *f*
局限性惊厥 lokale Konvulsion *f*
局限性类天疱疮 lokales Pemphigoid *n*
局限性淋巴管瘤 Lymphangioma circumscriptum *n*, Lymphangiektodes *f*
局限性淋巴结肿大 lokalisierte Lymphangiektasie *f*
局限性慢性类天疱疮 lokales chronisches Pemphigoid *n*
局限性迷路炎 zirkumskripte Labyrinthitis *f*
局限性免疫复合物病 lokale Immunkomplexkrankheit *f*
局限性囊状淋巴管瘤 lokalisiertes zystisches Lymphangiom *n*
局限性脓疱性银屑病 lokale Psoriasis pustulosa *f*
局限性脓胸 lokales Empyem *n*
局限性脓肿 lokalisierter Abszeß *m*, abgegrenzter Abszeßm
局限性皮肤钙质沉着 lokale kutane Kalzinose *f*
局限性皮肤假淋巴瘤 lokales kutanes Pseudolymphom *n*
局限性皮肤毛细管扩张 zirkumskripte Teleangiektasie der Haut *f*, papillary ectasia <engl.>
局限性皮肤松弛 lokale Cutic Laxa *f*
局限性皮肤松垂 lokale Dermatochalasis *f*
局限性皮肤型系统性硬皮病(CREST 综合征(其亚型)) begrenzte kutane systemische Sklerodermie *f*
局限性皮内钙质沉着 Calcinosis cutis circumscripta *f*
局限性破伤风 Teiltetanus *m*, Tetanus localis *m*
局限性强直 lokalisierter Tetanus *m*, Teiltetanus *m*
局限性全萎缩 Panatrophia (cuffs) localisata *f*
局限性热性荨麻疹 lokale Hitzeurtikaria *f*
局限性乳腺结缔组织增生 Eccyclomastoma *n*
局限性瘙痒 lokalisierter Pruritus *m*, Pruritus localis *m*
局限性瘙痒症 lokaler Pruritus *m*
局限性神经性皮炎 lokale Neurodermitis *f*
局限性肾癌 lokalisiertes Nierenzellkarzinom *n*
局限性嗜表皮网状细胞增生病 lokale epidermotrope Retikulose *f*
局限性嗜酸性筋膜炎 lokale Eosinophile Fasciitis *f*
局限性水肿 lokalisiertes (od. umschriehenes) Odem *n*, Oedema (cutis) circumscriptum *n*
局限性脱发 Alopecia circumscripta *f*, Alopecia areata *f*
局限性外耳道疖 zirkumskripte Frunkulose des äußeren Gehörgangs *f*
局限性外耳道炎 Otitis externa circumscripta *f*
局限性先天性肌营养不良综合征 lokalisiertes kongenitales Muskeldystrophie-Svndrom *n*
局限性纤维性分化型间皮瘤(孤立性纤维性分化型间皮瘤) lokalisiertes fibrinöses differenziertes Mesotheliom *n*
局限性纤维性骨炎 Ostitis fibrosa circumscripta *f*, Ostitis fibrosa localisata *f*
局限性纤维性骨营养不良 Osteodystrophia fibrosa locali-sata *f*
局限性纤维性间皮瘤 umschribenes Fibröses Mesotheliom *n*
局限性哮鸣音 lokalisierte Giemen und Pfeifen *n pl*
局限性胸膜炎 umschriebene Pleuritis *f*, Pleuritis circu-mscripta *f*
局限性血管角质瘤 Angiokeratoma circumscriptum *n*
局限性蕈样真菌病 lokale Mycosis fungoides *f*
局限性压痛 lokaler Druckschmerz *m*
局限性遗忘 lokalisierte Amnesie *f*
局限性硬斑病 lokalisierte Sklerodermie (od. Morphoea) *f*
局限性硬皮病 zirkumskripte Sklerodermie *f*, Scleroderma circumscripta *f*

局限性粘液水肿 zirkumskriptes Myxödem *n*, Myxoedema circumscriptum *n*
局限性掌跖角皮病 lokale Palmoplantarkeratose *f*
局限性脂肪萎缩 zirkumskripte Lipatrophie *f*, Lipatrophia circumscripta *f*
局限性转导 lokale Transduktion *f*
局限性椎板切除术 lokalisierte Laminektomie *f*
局限性子宫收缩环 Konstriktionsring *m*
局限性自体免疫过程 lokalisierter Autoimmunitätsvorgang *m*, lokalisierter Autoimmunitätsprozeß *m*
局限于家庭的品行障碍 in Familien beschränkte Verhaltensstörung *f*
局限增殖型 lokal-proliferativer Typ(us) *m*
局域网络 lokales Netzwerk *n*, LANs *n*
局灶病 fokale Krankheit *f*, Fokalkrankheit *f*
局灶节段性肾小球肾炎 fokale segmentale Glomerulonephritis *f*
局灶节段性肾小球硬化症 fokale segmentale Glomerulosklerose *f*
局灶浸润 fokale Infiltration *f*
局灶损伤的神经体系体征 neurologisches Zeichen des fokalen Schadens *n*
局灶损伤的神经系统体征 neurologisches Zeichen der fokalen Schäden *n*
局灶型肺结核 apikale Tuberkulose *f*
局灶型肾小球系膜增生 fokale mesangiale Proliferation *f*
局灶型肾盂肾炎 fokale Pyelonephritis *f*
局灶性变性性关节炎 fokale degenerative Arthritis *f*
局灶性病变 fokale Läsion *f*
局灶性玻璃体牵引 fokale Traktion des Glaskörpers *f*
局灶性玻璃样变[性] fokale hyaline Degeneration *f*, fokale glasige Entartung *f*
局灶性创伤后脉络膜炎症 fokale posttraumatische Chorioiditis *f*
局灶性癫痫 fokale Epilepsie *f*, Fokalepilepsie *f*
局灶性肺炎 Herdpneumonie *f*
局灶性感染 fokale Infektion *f*, Fokalinfektion *f*, Herdinfektion *f*
局灶性黑变[症] fokale Melanose *f*
局灶性坏死 fokale Nekrose *f*, Necrosis focalis *f*
局灶性坏死性肾小球肾炎 fokale nekrotische Glomerulonephritis *f*
局灶性肌张力异常性疾病 fokale Dystonie *f*
局灶性节段性病变 fokale segmentale Läsion *f*
局灶性节段性肾小球肾炎 fokale segmentale Glomerulonephritis *f*
局灶性节段性肾小球硬化 fokale segmentale Glomerulosklerose *f*
局灶性节段性小肠缺血 fokale segmentale Ischämie *f*
局灶性结节增生 fokale noduläre Hyperplasie *f*
局灶性结节增生 fokale noduläre Hyperplasie *f*
局灶性毛细血管间肾小球肾炎 fokale mesangiokapilläre Glomerulonephritis *f*
局灶性脑功能障碍 fokale Erkrankung des Gehirns *f*
局灶性脑缺血 lokale zerebrale Ischämie *f*
局灶性脑损伤 fokale Hirnläsion *f*
局灶性皮肤发育不良(戈尔茨综合征) fokale dermale Hypoplasie *f*, Goltz* Syndrom *n*
局灶性上皮增生 fokale epitheliale Hyperplasie *f*
局灶性上皮增殖 fokale epitheliale Hyperplasie *f*
局灶性肾小球肾炎 herdförmige Glomerulonephritis *f*
局灶性肾炎 Herdnephritis *f*, Nephritis focalis *f*
局灶性视网膜内层动脉旁渗出 fokales intraretinales periarteriolåres Transsudat(FIPT) *n*
局灶性损害 fokale Läsion *f*
局灶性细菌性肾炎 fokale bakterielle Nephritis *f*
局灶性纤维软骨发育不良 fokale fibrokartilaginäre Dysplasie *f*
局灶性炎 fokale Entzündung *f*, Inflammatio focalis *f*
局灶性硬化 fokale Sklerose *f*, Sclerosis focalis *f*
局灶性硬化性肾小球肾炎 fokale sklerotische Glomerulonephritis *f*
局灶性增生性肾小球肾炎 fokale proliferative Glomerulonephritis *f*
局灶性增殖 fokale Proliferation *f*
局灶性真皮发育不全综合征 fokale dermale Hypoplasie *f*, Glotz* Syndrom *n*
局灶性症状 fokales Symptom *n*, Fokalsymptom *n*
局灶运动性发作 fokaler motorischer Anfall *m*
局灶粘附蛋白激酶家族作用蛋白 focal adhesion kinase family interacting protein <engl.>
局灶真皮发育不全 fokale dermale Hypoplasie *f*
局灶诊断 topische Diagnose *f*, topographische Diagnose *f*
桔梗 Frauenspiegel *m*
桔梗[混]皂甙 Platyeodin *n*
桔梗科 Campanulaceae *f pl*
桔梗流浸膏 Extractum Platyeodoni fluidum *n*
桔梗酸 Platycogensäure *f*
桔梗糖 Platycodinin *n*
桔梗皂甙 Platycodosid *n*
桔梗皂甙元 Platyeodigenin *n*
桔红的 orangerot, tangerin(-us, -a, -um)
桔黄杯状菌 Calycella citrina *f*
桔黄的 orangegelb, aurantiac(-us, -a, -um)
桔黄裸伞食物中毒 Lebensmittelvergiftung durch Gymnopilus spectabilis *f*
桔黄色 Aurantium *n*
桔霉属 Citromyces *pl*
桔霉素 Citrinin *n*
桔皮晶 Tangeretin *n*
桔皮素 Hesperetin *n*
桔皮样外观 Orangenschalenerscheinung *f*
桔皮营 Hesperidin(um) *n*
桔皮征 Orangenhautzeichen *n*, signe de la peau d'orange <frz.>
桔皮状皮肤(桔皮样变) Orangenhaut-ähnliche Haut *f*
桔青霉 Penicillium citrinum *n*
桔青色的 orangegrün
菊 Chrysantheme *f*, Chrysanthemum *n*
菊醇 Alantol *n*
菊粉 Alantin *n*, Inulin *n*, Dahlin *n*
菊粉二糖 Inulobiose *f*
菊粉廓清试验 Inulin-Clearance-Test *m*
菊粉酶 Inulinase *f*, Inulase *f*
菊粉清除率 Inulin-Clearance *f*
菊[花]苷(甙) Chrysanthemin *n*
菊[花]酮 Chrysanthenone *n pl*
F-W 菊花团 Flexner*-Wintersteiner* Rosette *f*
菊黄质 Chrysanthemaxanthin *n*
菊苣 Zichorie *f*, Wegwarte *f*
菊苣蓝色 Endivienblau *n*
菊苣酸 Chicorsäure *f*
菊科 Kompositen *f pl*, Compositae *f pl*
菊糖血清培养基 Inulinserum-Nährboden, *m*
菊形团 Rosette *f*
H-W 菊形团 Homer*-Wright* Rosette *f*

jǔ 咀沮枸矩举

咀嚼 Kaubewegung *f*, Mastikation *f*, Manducatio *f*
咀嚼不能 Amasesis *f*
咀嚼的 mastikatorisch, masticatori(-us, -a, -um)
咀嚼垫 Kauschwielen *pl*
咀嚼定(殆)法 Einschleifen *n*

咀嚼动作 Kauakt *m*, Kauvorgang *m*
咀嚼反馈 Kauenfeedback *n*
咀嚼功能 mastikatorische Funktion *f*, Mastikationsfunk-tion *f*
咀嚼功能异常 Kaufunktionsstörung *f*
咀嚼肌 Kaumuskel *m*, Musculus masseter *m*
咀嚼肌间隙 Spatium massetericum *n*
咀嚼肌痉挛 Kaumuskelkrampf *m*, Kaukrampf *m*, Spasmus masticatorius *m*
咀嚼肌力 Kaumuskelkraft *f*
咀嚼肌敏感性电刺激仪（肌电图仪） Elektromyograph *m*
咀嚼剂 Masticatoria *n pl*
咀嚼口器 Kauapparat *m*
咀嚼困难 Dysmasesie *f*, Dysmasesia *f*
咀嚼力 Mastikationskraft *f*
咀嚼练习 Kauenübung *f*
咀嚼黏膜 Kauschleimhaut *f*
咀嚼器官 mastikatorisches Organon *n*, mastikatorisches Organ *n*
咀嚼器学 Gnathologie *f*
咀嚼神经 Nervus masticatorius *m*
咀嚼生理学 mastikatorische Physiologie *f*
咀嚼式 kauender Typ *m*, Kautyp *m*
咀嚼无力 mastikatorische Atonie *f*, Mastikationsatonie *f*
咀嚼系统 mastikatorisches System *n*, Kausystem *n*, Kauapparat *m*
咀嚼效率 Kaueffektivität *f*
咀嚼效能 Kaueffizienz *f*
咀嚼型 Kaumuster *n*
咀嚼循环 Kauzyklus *m*
咀嚼压力 Kaudruck *m*
咀嚼运动 Kaubewegung *f*
咀嚼粘膜 mastikatorische Schleimhaut *f*, mastikatorische Mukosa *f*
咀嚼中枢 Kauzentrum *n*
咀嚼周期 Kauzyklus *m*
咀嚼作用 Mastikation *f*, Mandueatio *f*
沮丧 Traurigkeit *f*, Dejektion *f*, Athymie *f*
沮丧反应 frustrierte Reaktion *f*, niedergeschlagene Reaktion *f*
沮丧阶段 Depressionsphase *f*
沮丧癖 Depressivismus *m*
枸环戊酯 Carbetapentancitrat *n*, Pentoxyverin(um) *n*
枸橼 Zitrone *f*, Citrus limonum *f*
枸橼酊 Zitronentinktur *f*, Lemontinktur *f*, Tinctura citri *f*, Tinctura limonis *f*
枸橼酸 Zitronensäure *f*, Acidum citricum *n*
枸橼酸[杆]菌 Bacillus citreus *m*
枸橼酸[杆]菌属 Citrobacter *n*
枸橼酸阿斯维林 Asverinzitrat *n*
枸橼酸二氢胆碱 Cholindihydrogenzitrat *n*
枸橼酸芬太尼 Fentanylcitrat *n*
枸橼酸钙 Calciumcitrat *n*
枸橼酸胡椒嗪 Piperazinzitrat *n*
枸橼酸钾 Kaliumzitrat *n*
枸橼酸咳必清 Carbetapentancitrat *n*
枸橼酸钠 Natriumzitrat *n*
枸橼酸钠输血法 Natriumzitrat-Transfusion *f*
枸橼酸钠血浆 Zitratplasma *n*
枸橼酸哌嗪 Piperazinzitrat *n*
枸橼酸铁铵 Eisenammonzitrat *n*
枸橼酸铁奎宁 Chininum ferrocitricum *n*
枸橼酸盐 Zitrat *n*, Citras *m*
枸橼酸盐利用试验 Zitrat-Benutzungstest *m*
枸橼酸盐磷酸盐葡萄糖溶液 Citrat-Phosphat-Dextrose *f*
枸橼酸盐磷酸盐葡萄糖腺嘌呤溶液 A Citrat-Phosphat-Dextrose-Adenin *n*
枸橼酸盐斜面培养基 Zitrat-Schrägkultur *f*
枸橼酸乙胺嗪 Diäthylcarbamazin(citrat) *n*, Hetrazan *n*
枸橼酸银 Silberzitrat *n*
枸橼酸中毒 Zitronensäurevergiftung *f*
矩(力矩) Moment *n*
矩臂 Kraftarm *m*, Hebelarm *m*
矩法 Momentenmethode *f*
矩形 Rechteck *n*
矩形波 Quadratwelle *f*, Rechteckwelle *f*
矩形波光栅 rechtwinkliges Wellengitter *n*
矩形波治疗机 Therapieeinheit mit Rechteckwellen *f*
矩形的 rechteckig
矩形电表 rechteckiges Stromzähler *m*
矩形切除法 rechteckige Exzision *f*
矩形直方图 rechteckiges Histogramm *n*
矩形图 Histogramm *n*, Stufendiagramm *n*
矩阵 Matrix *f*
矩阵代数 Matrixalgebra *f*, Matrizenalgebra *f*
矩阵分析 Matrixanalyse *f*
矩阵求逆 Matrixinversion *f*
矩阵微分方程 Matrixdifferentialgleichung *f*
矩阵型结构 Matrix-Struktur *f*
矩阵运算 Matrixoperation *f*, Matrizenrechnung *f*
举名困难 Dysnomie *f*, Dysnomia *f*
举名性失语 Dysnomie *f*
举物控制测试器 Hebekontroll-Prüfinstrument *n*, Hebe-kontroll-Prüfgerät *n*
举证责任倒置 Verschiebung der Beweislast *f*
举重实验 Experiment mit Gewichtheben *n*
举重式铁哑铃 Hantel zum Gewichtheben *f*

jù 巨句拒具剧距惧锯聚

巨[指]甲 Megalonychose *f*, Makronychie *f*
巨斑刺蛾 Automeris io
巨斑刺蛾幼虫皮炎 io-moth dermatitis <engl.>
巨胞包涵体病 zytomegal(isch)e Inklusionskrankheit *f*, Riesenzell(en)einschlußkrankheit *f*, Cytomegalia *f*
巨胞饮 Makropinozytose *f*
巨鼻 Makrorhinie *f*, Macrorhinia *f*
巨臂 Makrobrachie *f*, Macrobrachium *n*
巨并指(趾) Megalosyndaktylie *f*, Megalosyndactylia *f*
巨肠 Enteromegalie *f*, Megaloenteron *n*
巨成红细胞 Megaloblast *m*
巨成红细胞的 megaloblastisch, megaloblastic(-us, -a, -um)
巨成红细胞系 megaloblastische Serie *f*, megaloblastische Reihe *f*
巨成红细胞性贫血 megaloblastische Anämie *f*, Anaemia megaloblastica *f*
巨唇[症] Makrolabium *n*, Makrocheilie *f*, Rüssellippe *f*
巨催乳素 Makroprolaktin *n*
巨大 Makrosis *f*
巨大玻璃疣 Riesendrusen *f pl*
巨大的 gigantisch, unermeßlich, gigas, gigante(-us, -a, -um)
巨大电位 gigantisches elektrisches Potential *n*
巨大淀粉酶血症 Macroamylasaemia *f*
巨大儿 Riesenbaby *n*, Makrosomie *f*
巨大肥厚性胃炎 Gastropathia hypertrophica gigantea *f*
巨大肺栓塞 Makrolungenembolie *f*
巨大分子 Makromolekfü *n*, Rieseumolekfü *m*, Macromo-lecula *f*
巨大粉刺 Riesenkomedo *m*
巨大腹壁缺损修补术 Reparatur des riesigen Bauchwanddefekts *f*
巨大腹壁缺损转移皮瓣修补术 Reparatur des großen Bauchwanddefektes mit rotierenden Hautlappen *f*
巨大骨岛 riesige Knocheninsel *f*
巨大黑色素痣 riesiger melanozytärer Nävus *m*
巨大黑素颗粒 riesiges Melaningranulat *n*
巨大黑素小体 Makromelanosom *n*

巨大红细胞 Makrozyt *m*, Megalozyt *m*, Gigantozyt *m*
巨大畸形 Gigantismus *m*
巨大甲状腺 Riesenschilddrüse *f*
巨大甲状腺肿 Riesenkropf *m*
巨大尖锐湿疣 riesige Condylomata acuminata *f*
巨大角化棘皮瘤 riesiges Keratoakanthom *n*
巨大菌落 gigantische Kolonie *f*, Riesenkolonie *f*
巨大空泡 Riesenvakuole *f*
巨大口疮溃疡 große aphthöse Ulzeration *f*
巨大淋巴结增生 riesige Lymphknotenhyperplasie *f*
巨大淋巴结增生症(卡斯尔曼病) Lymphknoten-Hyperplasie von Castleman *f*, Castleman* Krankheit *f*
巨大毛毕吸虫 Trichobilharzia gigantica *f*
巨大毛母质瘤 riesiger Haarmatrixtumor *m*
巨大毛痣 riesiges behaartes Muttermal *n*
巨大内脏 Splanchnomegalie *f*, Viszeromegalie *f*
巨大膀胱输卵管综合征 Megaureter-Megazystis-Syndrom *n*
巨大皮肤透明变性 massive kutane Hyalinose *f*
巨[大]片[形]吸虫 Riesenleberegel *m*, Fasciola gigantica *f*
巨[大]气管支气管症 Mounier*-Kuhn* Syndrom *n*, angeborene Trachea- und Bronchien-Erweiterung *f*
巨大球形心 riesiges Kugelherz *n*
巨大染色体 gigantisches Chromosomen *n*
巨大乳房 Rriesenbrust *f*
巨大色素性毛痣 riesiges pigmentiertes behaartes Muttermal *n*
巨大色素痣 riesiges Pigmentmal *n*
巨大肾积水 Riesenhydronephrose *f*, gigantische Hydro-nephrose *f*
巨大食管症 Megaösophagus *m*
巨大视网膜裂孔 gigantisches Netzhautloch *n*
巨大胎儿 Makrosomie *f*, Macrosomia *f*
巨大苔藓化 riesige Lichenifikation *f*
巨大体型 Gigantismus *m*, Gigantosoma *n*
巨大未成熟细胞 große unreife Zelle *f*
巨大胃粘膜肥厚症 Ménétrier* Syndrom *n*, Morbus Ménétrier* *m*, hypertrophische Gastropathie *f*, Ménétrier* Riesenfaltengastritis *f*, Riesenfaltenmagen *m*
巨大先天性黑素细胞痣 riesiges kongenitales Melanozytennävus *m*
巨大纤毛菌 Leptothrix gigantea *f*
巨大线粒体 Megamitochondrion *n*, Megamitochondrium *n*
巨大腺瘤 Makroadenom *n*
巨大型银屑病 gigantische Psoriasis *f*, gigantische Schuppenflechte *f*
巨大血小板综合征 Riesen-Plättchen-Syndrom *n*, hämorrhagische Thrombozytendystrophie *f*
巨大荨麻疹 Urticaria gigantea *f*, Riesenurticaria *f*
巨大牙骨质瘤 riesiges Zementom *n*
巨大芽孢菌素 Megazin *n*
巨大芽胞杆菌 Bacillus megatherium *m*
巨大有蒂脂溢性角化病 riesige gestielte seborrhoische Keratose *f*
巨大有核红细胞 Gigantoblast *m*, Gigantochromoblastus *m*
巨大运动单位电位 riesiges Potential einer motorischen Einheit *n*
巨大运动单位动作电位 Aktionspotential der riesigen Motoreinheit *n*
巨大再生性结节 riesiger regenerativer Knoten *m*
巨大痣细胞 gigantische Nävuszelle *f*
巨大皱襞 riesige Falten *f pl*
巨淀粉酶 Macroamylase *f*
巨淀粉酶血 Macroamylasaemia *f*
巨顶浆分泌 Makroapokrin *n*
巨多叶中性粒细胞 gigantische polymorphkernige neu-trophile Granulozyten, *m pl*
巨耳 Makrotie *f*, Macrotia *f*
巨耳 Riesenohr *n*
巨耳畸形 Makrotie *f*
巨腹 Makrosplanchnie *f*, Macrosplanchnia *f*
巨腹的 megalosplanchnisch, makrosplanchnisch
巨肝 Megalohepatie *f*, Megalohepatia *f*
巨杆菌 Megacin *n*
巨杆菌素 Megazin *n*, Megacin *n*
巨跟骨 Tarsomegalie *f*
巨核 Makronukleus *m*, Riesenkern *m*, Meganucleus *m*
巨核淋巴细胞 Lymphogonium *n*
巨核系集落刺激因子 Makrophagenkolonie-stimulierender Faktor *m*, Megakaryozyten-CSF *m*
巨核系集落刺激因子 Megakaryozyten-Kolonie-stimulierender Faktor *m*
巨核系集落形成单位 Megakaryozyten-Kolonie-bildende Einheit(CFU-Meg) *f*
巨核细胞 Megakaryozyt *m*, Megacaryocytus *m*
巨核细胞多倍体 Megakaryozytenpolyploide *f*
巨核细胞集落刺激因子 megakaryozytenkolonienstimulierender Faktor *m*
巨核细胞集落生成单位 Megakaryozyten-Kolonie-bildende Einheit *f*, CFU-Meg *f*
巨核细胞集落形成(生成)单位 Megakaryozyten-Kolonie-bildende Einheit *f*, CFU-Meg *f*
巨核细胞裸核 Nacktkern der Megakaryozyten *m*
巨核细胞缺乏症 Megakaryozytenphthise *f*, Megakaryophthisis *f*
巨核细胞生长发育因子 Megakaryozyten-Wachstum-und-Entwicklungsfaktor *m*, Megakaryocyte Growth and Development Factor(MGDF) <engl.>
巨核细胞系 megakaryozytische Serie *f*, megakaryozy-tische Reihe *f*
巨核细胞系集落生成细胞 megakaryozytenkoloniebildende Zelle *f*
巨核细胞性白血病 Megakaryozytenleukämie *f*
巨核细胞增多症 Megakaryozytose *f*, Megakaryocytosis *f*
巨颌 Makrognathie *f*, Hypergnathie *f*, klumpiger Kiefer *m*
[家族性]巨颌症 Cherubismus(od. Cherubinismus) *m*
巨红细胞 Megalozyt *m*
巨红细胞性贫血 makrozytäe Anämie *f*, megalozytäre Anämie *f*
巨红细胞症 Makrozytose *f*, Megalozytose *f*, Makrozythämie *f*
巨壶菌 Macrochytrium botryoides *n*
巨壶菌属 Macrochytrium *n*
巨甲 Megalonychose *f*
巨睑 Makroblepharie *f*, Macroblepharia *f*
巨角膜 Makrokornea *f*, Megalokornea *f*
巨结肠 Megakolon *n*, Makrokolon *n*
巨结肠[疾病]致急死 plötzlicher Tod durch Megacolon *m*
巨颏 Makrogenie *f*, Hypergenie *f*
巨口 Makrostomie *f*
巨口[症] Makrostomie *f*, Makrostoma *n*
巨口吸虫 Allastoma magnum *f*
巨口症 Meloschise *f*
巨块型 massiver Typ(us) *m*
巨块型肝癌 massiver Typ des Leberkarzinoms *m*
巨眶的 megasem
巨粒嗜曙红白细胞 Megoxycytus *m*
巨淋巴结病性窦组织细胞增生症 Sinushistiozytose mit massiven Lymphadenopathie *f*, Rosai*-Dorfman* Syndrom *n*
巨淋巴结增生症 Lymphknotenhyperplasie *f*, Mobus Castleman* *m*, Castleman* Krankheit *f*
巨颅 Makrokranie *f*
巨颅者 Makrokraniale *m/f*, macrocranus <engl.>
巨滤泡型腺瘤 makrofollikuläres Adenom *n*

巨滤泡性成淋巴细胞瘤 Lymphoblastoma gigantofolliculare *n*
巨滤泡性淋巴结病 großfollikuläre Lymphadenopathie *f*, Brill*-Symmer* Krankheit *f*
巨滤泡性淋巴瘤 Lymphoma gigantofolliculare *n*
巨滤泡增生 Riesenfollikelhyperplasie *f*, Brill*-Symmer* Syndrom *n*
巨脉冲激光器 Riesenimpulslaser *m*
巨盲肠 Zäkomegalie *f*, Typhlomegalie *f*
巨毛霉素 Macromomycin *n*
巨毛癣菌属 Megatrichophyton *n*
巨面 Makroprosopie *f*, Megaprosopie *f*
巨面者 macroprosopus <engl.>
巨蘑菇素 Calvacin *n*
巨囊 Macrocystis *f*
巨囊病液体蛋白 flüssiges Protein bei makrozystischer Erkrankung *n*
巨囊型淋巴管畸形 makrozystische lymphatische Malformation *f*
巨脑 Makr(o)enzephalie *f*, Macrencephalia *f*, Megaloenzephalie *f*, Megaloencephalon *n*
巨脑的 macrencephalic(-us, -a, -um)
巨脑回 Makrogyrie *f*, Pachygyrie *f*
巨脑畸形 Megalenzephalie *f*
巨脑者 Macrocephalus *m*
巨膀胱 Megazystis *f*, Riesenharnblase *f*, Megavesica *f*, Vesica gigantea *f*
巨膀胱-巨输尿管综合征 Megacystis-Megaureter-Syndrom *n*
巨泡性肺气肿 riesiges bullöses Emphysem *n*
巨胚 Riesenembryo *m*, Embryo giganteus *m*
巨胚红细胞 Megaloblast *m*
巨胚红细胞的 megaloblastisch
巨配子 Makrogamet *m*
巨皮质素 Makrokortin *f*
巨脾 Splenomegalie *f*, Megalosplenie *f*, Megasplenie *f*
巨脾病 große Milzkrankheit *f*
巨脾红细胞增多 megalosplenische Erythrozytose *f*
巨脾性无胆色素尿性溶血性黄疸 acholurischer hämolytischer Ikterus mit Splenomegalie *m*
巨憩室 Riesendivertikel *n*
巨球蛋白 Makroglobulin *n*
巨球蛋白血[症] Makroglobulinämie *f*, Macroglobulinaemia *f*
巨球蛋白血症肾病 Nephropathie bei Makroglobulinämie *f*
巨曲菌酸 gigantische Säure *f*
巨曲霉 Aspergillus giganteus *m*
巨染色体 Riesenchromosomen *n pl*
巨人 Riese *m*, Gigant *m*, Meganthropus *m*
巨人观 aufgedunsener Kadaver *m*, aufgedunsene Leiche *f*
巨人观尸体 aufgedunsene Leiche *m*
巨人性肢端肥大症 akromegalischer Riesenwuchs *m*
巨人症 Riesenwuchs *m*, Gigantosomie *f*, Gigantismus *m*
巨乳房 Makromastie *f*, Gigantomasie *f*, Barymastie *f*
巨乳缩小成形术 Brustverkleinerung bei Makromastie *f*
巨乳症与乳房下垂 Gigantomastie mit ptotischer Brust *f*
巨舌 Makroglossie *f*
巨舌症 Makroglossie *f*, Megaloglossia *f*
巨肾 Nephromegalia *f*
巨生物 Riese *m*
巨生殖器 Makrogenitosomie *f*
巨十二指肠 Megaduodenum *n*
巨食管 Megaösophagus *n*
巨食管症 Megaösophagus *m*
巨视解剖学 makroskopische Anatomie *f*
巨嗜酸细胞 Megoxycytus *m*
巨噬细胞 Makrophage *m*, Macrophagocytus *m*
巨噬细胞分化 Differenzierung von Makrophagen *f*
巨噬细胞功能试验 Funktionstest von Makrophagen *m*
巨噬细胞活化 Makrophagen-Aktivierung *f*
巨噬细胞活化因子 makrophagenaktivierender Faktor *m*, macrophageactivating factor <engl.>
巨噬细胞活化综合征 Makrophagenaktivierungs-Syndrom *n*
巨噬细胞激活因子 makrophagenaktivierender Faktor *m*
巨噬细胞集合因子 Makrophagenaggregat(ions) faktor *m*, macrophage aggregation factor <engl.>
巨噬细胞集落刺激因子 Makrophagenkolonie-stimulierender Faktor(M-CSF) *m*
巨噬细胞检查 Untersuchung der Makrophagen *f*
巨噬细胞结合免疫球蛋白 makrophagen-zellgebundenes Immunoglobulin *n*
巨噬细胞凝聚因子 Makrophagenaggregat(ions) faktor *m*, macrophage aggregation factor <engl.>
巨噬细胞趋化因子 chemotaktischer Faktor für Makrophagen *m*
巨噬细胞趋化因子 makrophagen-chemotaktischer Faktor *m*
巨噬细胞生长因子 Makrophagenwachstumsfaktor *m*
巨噬细胞吞噬功能测定 phagozytische Funktionsbestimmung von Makrophagen *f*
巨噬细胞吞噬功能试验 makrophagen-phagozytischer Funktionstest *m*
巨噬细胞武装因子 Makrophagenausrüstungsfaktor *m*, macrophage arming factor(MAF)<engl.>
巨噬细胞系统 makrophages System *n*
巨噬细胞细胞毒因子 makrophagentoxischer Faktor *m*
巨噬细胞相关免疫球蛋白 makrophagenabhängiges Immunoglobulin *n*
巨噬细胞消失反应 Makrophagenschwundreaktion *f*, macrophage disappearance reaction <engl.>
巨噬细胞消失因子 Makrophagenschwundfaktor *m*, macrophage disappearance factor <engl.>
巨噬细胞炎性蛋白 Makrophagen-Entzündungsprotein *n*
巨噬细胞炎症蛋白 Makrophageninflammationsprotein *n*
巨噬细胞炎症蛋白-1 Makrophagen-inflammatorisches Protein-1 *n*
巨噬细胞移动试验 Makrophagenmigrationstest *m*
巨噬细胞移动试验 Migrationstest von Makrophagen *m*
巨噬细胞移动抑制试验 Makrophagenwanderungshemmtest *m*, Makrophagenmigrationshemmtest *m*, macro-phage migration inhibition test <engl.>
巨噬细胞移动抑制现象 Makrophagenwanderungshemmphänomen *n*. Makrophagenmigrationshemmphänomen *n*
巨噬细胞移动抑制现象 Phänomen der Makrophagen-Migrations-Hemmung *n*
巨噬细胞移动抑制因子 Makrophagenwanderungshemmfaktor *m*, Makrophagenmigrationsinhibitionsfaktor *m*
巨噬细胞抑制试验 Makrophagenhemmtest *m*, macrophage inhibition test <engl.>
巨噬细胞抑制因子 Makrophagenhemmfaktor *m*, macro-phage inhibition factor <engl.>
巨噬细胞因子 makrophager Faktor *m*
巨噬细胞游走抑制试验 Makrophagenmigrationshemmtest *m*, macrophage migration inhibition test <engl.>
巨噬细胞游走抑制因子 Makrophagenmigrationsinhibitionsfaktor *m*, Makrophagenmigrationshemmfaktor *m*, macrophage migration inhibiting factor <engl.>
巨噬细胞[源]生长因子 Makrophagen-Wachstumsfaktor *m*
巨噬细胞致纤维化因子 fibrogenetischer Faktor der Makrophagen *f*
巨手 Makroch(e)irie *f*, Megaloch(e)irie *f*, Che(i)romegalie *f*
巨手的 großhändig
巨手现象 Makroch(e)irie *f*
巨输尿管 Megaureter *m*, Megaloureter *m*

巨输尿管-巨膀胱综合征 Megaureter-Megazystis-Syndrom *n*
巨胎 Riesenembryo *m*, gigantischer Embryo *m*
巨糖脂 Megaloglycolipid *n*
巨体 Großwuchs *m*, Makrosomie *f*, Macrosomia *f*
巨头 Makrozephalie *f*
巨头的 makrozephal, megalozephal, macrocephal (-us, -a, -um), megalocephal (-us, -a, -um)
巨头[畸形] Makrozephalie *f*, Makrozephalus *m*, Megalozephalie *f*, Megakephalie *f*
巨头胎儿 Capitones *f*
巨头症 Kephalonie *f*
巨腿 Makroskelie *f*, Macroscelia *f*
巨尾阿丽蝇 Aldrichina grahami
巨尾蚴群 macrocercous <engl.>
巨胃 Gastromegalie *f*, Megalogastrie *f*, Makrogastrie *f*
巨胃粘膜肥厚病 Riesenfaltengastritis *f*, Ménétrier* Syn-drom *n*, Gastropathia hypertrophica gigantea *f*
巨蚊属 Toxorhynchites
巨吻棘虫属 Macracanthorhynchus *m*, Gigantorhynchus *m*
巨吻棘头虫病 Macracanthorhynchiasis *f*
巨吻棘头虫属 Riesenkratzer *m*, Macracanthorhynchus hirudinaceus *m*
巨物恐怖 Megalophobia *f*
巨细胞 Riesenzelle *f*
巨细胞癌 Riesenzell (en) karzinom *n*, Riesenzell (en) krebs *m*
巨细胞包涵体病 zytomegale Einschlusskrankheit *f*
巨细胞病毒 zvtomegalie-Virus *n*
巨细胞病毒包涵体 CMV-Einschlusskörper *m*
巨细胞病毒并发症 CMV-Komplikation *f*
巨细胞病毒单抗 monoklonaler Antikörper gegen Cytomegalovirus *m*
巨细胞病毒感染 Zytomegalievirus-Infektion *f*
巨细胞病毒感染(巨细胞包涵体病) Infektion mit Zytomegalieviren *f*, Zytomegalovirus-Infektion *f*
巨细胞病毒疾病 Zytomegalie *f*
巨细胞病毒免疫球蛋白 Cytomegalovirus-Immunoglobulin *n*
巨细胞病毒尿 CMV (Cytomegalovirus) -Viruie *f*
巨细胞病毒性单核细胞增多症 Cytomegalovirus-Mononukleose *f*
巨细胞病毒[性]肺炎(巨细胞病毒性肺炎) CMV-Lungenentzündung *f*, durch Zytomegalie-Viren ausgelöste Lungenentzündung *f*, CMV-Pneumonie *f*
巨细胞病毒性肝炎 virale Hepatitis bei Zytomegalievirus-Infektion *f*, CMV-Hepatitis *f*
巨细胞病毒性脑炎 CMV-Enzephalitis *f*, virale Enzephalitis bei Zytomegalievirus-Infektion *f*
巨细胞病毒性神经病态 Neuropathie durch Zytomegalievirus *f*
巨细胞病毒性视网膜炎 CMV-Retinitis *f*, virale Retinitis bei Zytomegalievirus-Infektion *f*
巨细胞病毒疫苗 Cytomegalovirus-Impfstoff *m*, CMV-Impfstoff *m*
巨细胞病毒组 Cytomegalovirus-Gruppe *f*
巨细胞动脉炎 Riesenzellarteriitis *f*
巨细胞动脉周围炎 Riesenzell-Periarteritis *f*
巨细胞法 Maxizelltechnik *f*
巨细胞肺癌 Riesenzell (en) karzinom der Lunge *n*, Riesenzell (en) krebs der Lunge *m*
巨细胞核外侧部 lateraler magnozellulärer Kern *m*
巨细胞棘皮瘤 großzelliges Akanthom *n*
巨细胞间变性淋巴瘤 großzelliges anaplastisches Lymphom *n*
巨细胞间质性肺炎 interstitielle Riesenzell (en) pneumonie *f*
巨细胞淋巴细胞瘤 großzelliges Lymphozytom *n*
巨细胞瘤 Riesenzell (en) tumor *m*
巨细胞肉瘤 Riesenzellsarkom *n*
巨细胞肉芽肿 Riesenzellgranulom *n*
巨细胞肉芽肿病 Riesenzellgranulomatose *f*
巨细胞网状核 gigantozellularer retikulärer Kern *m*
巨细胞型胶质母细胞瘤 Riesenzell-Glioblastom *m*
巨细胞性包涵体病 zytomegale (od. großzellige) Einschlußkörperkrankheit *f*, Zytomegalie-Syndrom *n*
巨细胞性动脉炎 Riesenzellarteriitis *f*
巨细胞性肺炎 Riesenzell (en) pneumonie *f*
巨细胞性肝炎 Riesenzell (en) hepatitis *f*
巨细胞性骨髓瘤 Riesenzellmyelom *n*
巨细胞性甲状腺炎 Riesenzell (en) thyreoiditis *f*
巨细胞性结核[结]节 Riesenzelltuberkel *m/n*, Tuberculum gigantocellulare *n*
巨细胞性颞动脉炎 temporale Riesenzellarteriitis *f*, Arteriitis temporalis *f*, Horton* Krankheit *f*
巨细胞性贫血 makrozytäre Anämie *f*
巨细胞性网状组织细胞瘤 Riesenzellretikulohistiozytom *n*
巨细胞性心肌炎 Riesenzell (en) myokarditis *f*
巨细胞性牙龈瘤 Riesenzell (en) epulis *f*, Epulis gigantocellularis *f*
巨细胞性龈瘤 Riesenzell-Epulis *f*
巨细胞性主动脉炎(肉芽肿性主动脉炎) Riesenzellaortitis *f*, granulomatöse Aortitis *f*
巨细胞修复性肉芽肿 reparatives Riesenzell (en) granulom *n*
巨细胞龈瘤 Riesenzellepulis *f*, Epulis gigantocellularis *f*, peripheres Riesenzellgranulom *n*
巨细胞源性神经反应因子 riesenzelliger neuronaler Responsefaktor *m*
巨细胞源性神经营养因子 riesenzelliger neurotropher Faktor *m*
巨细胞致细胞病变性 Riesenzelle verursachte Zytopathogenität *f*
巨细胞状网状组织细胞增生病 Riesenzellretikulohistiozytose *f*
巨纤维腺瘤 riesiges Fibroadenom *f*
巨线粒体 gigantisches Mitochondrium *n*, Megamitochon-drion *n*, Megamitochondrium *n*
巨腺的 macroadenos (-us, -a, -um)
巨腺纤维瘤 riesiges Adenofibrom *n*
巨小腿 Macrocnemia *f*
巨心 Ochsenherz *n*, Cor bovinum *n*, Bukardie *f*, Megalo kardie *f*
巨心(牛心症) riesiges Herz *n*, Bukardie *f*, Cor bovinum *n*, Rinderherz *n*
巨心畸胎 Makrokardius *m*, Macrocardia *f*
巨形线粒体 Riesenmitochondrium *n*, Megamitochondrium *n*
巨型 Gigantismus *m*
巨型 RNA gigantische RNA *f*
巨型担子 Gigabasidium *n*
巨型动脉瘤 gigantisches Aneurysma *n*
巨型菌核 riesiges Sklerotium *n*
巨型两极细胞 gigantische Bipolarzelle *f*, Riesenbipolar-zelle *f*
巨型脉冲激光器 Riesenimpulslaser *m*
巨型培养 gigantische Kultur *f*
巨型球菌 Macrococcus *m*, Megakokkus *m*, Megacoccus *m*
巨型染色体 Riesenchromosom *n*, Macrochromosoma *n*
巨型网状细胞 Riesenretikulumzelle *f*
巨型细菌 Megabacterium *n*, Macrobacterium *n*
巨型先天性黑色素细胞痣 gigantischer kongenitaler melanozytischer Nävus *m*
巨型纤维腺瘤 Riesenfibroadenom *n*
巨型小鼠 Riesenmaus *f*
巨型有核红细胞 Gigantoblast *m*
巨胸腺 Megalothymie *f*, Megalothymus *m*
巨血小板 Riesenblutplättchen *n*, Riesenplättchen *n*, Riesenthrombozyt *m*, Megaloplastocytus *m*
巨血小板综合征 Bernard*-Soulier* Syndrom *n*, Riesenthrombozyten-Syndrom *n*, Riesen-Plättchen-Syndrom *n*
巨牙 Makrodentie *f*, Makrodontie *f*, Megalodontie *f*, Megadentie *f*

巨牙的 makrodontisch, macrodontic (-us, -a, -um)
巨牙者 Makrodontiker *m*, grandidentatus <engl.>
巨眼 Megalophthalmie *f*, Megalophthalmus, *m*, Makrophthalmus *m*, Macrophthalmus *m*
巨乙状结肠 Makrosigma *n*, Macrosigmoideum *n*, Megasigma *n*, Megasigmoid *n*
巨异口吸虫 Allastoma magnum *n*
巨阴蒂 Makroklitoris *f*, Megaloclitoris *f*
巨阴茎 Makrophallus *m*, Megalopenis *m*
巨龈 Makrogingiva *f*, Makrulie *f*
巨幼(成)红细胞 Megaloblast *m*
巨幼红细胞系 megaloblastische Serie *f*, megaloblastische Reihe *f*
巨幼红细胞[性]贫血 megaloblastische Anämie *f*, Megaloblastenanämie *f*
巨幼红细胞样变 megaloblastähnliche Veränderung *f*, megaloblastartige Veränderung *f*
巨幼细胞贫血 Megaloblastenanämie *f*
巨脏 Makrosplanchnie *f*, Macrosplanchnia *f*, Megalo-splanchnie *f*, Splanchnomegalia *f*
巨脏的 megalosplanchnisch, makrosplanchnlsch, macrosplanchnic (-us, -a, -um)
巨掌沼虾 Macrobrachium superbum *n*
巨针 große Nadel *f*
巨肢 Makromelie *f*, Macromelia *f*, Megalomelie *f*, Megalomelia *f*
巨肢畸胎 Makromelus *m*, Macromelus *m*
巨肢者 Makromelus *m*
巨直肠 Megarektum *n*, Megarectum *n*
巨直肠乙状结肠 Megarektosigmoid (eum) *n*
巨指(趾) Makrodaktylie *f*, Macrodactylia *f*, Megalodaktylie *f*, Megalodactylia *f*
巨指(趾)偏侧肥大及结缔组织痣 Makrodaktylie mit einseitiger Hypertrophie und bindegewebigen Nävi *f*
巨指趾综合征 Riesenwuchs einzelner Finger oder Zehen *m*
巨趾畸形 Riesenwuchs mit Makrodaktylie *m*
巨趾症 Makrodaktylie *f*
巨锥体细胞 Riesenpyramidenzelle *f*, Pyramidenriesenzelle *f*
巨足 Makropodie *f*, Megalopodie *f*, Pes gigas *m*
句法分析程序 Parser *m*
拒访率 Ablehnungsquote *f*
拒绝 Ablehnung *f*
拒绝点 Ablehnungspunkt *m*
拒绝范围 Ablehnungsrahmen *m*
拒绝技能训练 Ablehnung vom Fähigkeitstraining *f*
拒绝权 Ablehnung *f*
拒绝医嘱 Ablehnung von ärztlicher Verordnung *f*
拒绝域(临界域) kritischer Bereich *m*
拒绝治疗权 Recht auf Behandlungsablehnung *n*
拒龙胆紫的 gentianophob
拒染的 chromophob, chromophob (-us, -a. -um), chromophobic (-us, -a, -um)
拒染[色]性腺瘤 chromophobes Adenom *n*
拒染细胞 chromophobe Zelle *f*
拒染性的 chromophob, chromophobic (-us, -a, -um)
拒食 Nahrungsverweigerung *f*, Apastie *f*, Fastidium cibi *n*
拒食症 Sitieirgie *f*, Sitieirgia *f*
拒受的 axenisch
拒受性 Ablehnung *f*
拒苏丹单位 sudanophobe Einheit *f*
拒饮 Trinkverweigerung *f*
具备花 Flos perfectus *m*
具边缘的 marginal, randhaltig
具刺的 iaculifer (-us, -a, -um)
具带角叶蚤 Ceratophyllus fasciatus *m*
具带蚤 Pulex fasciatus *m*
具环方头蜱 Rhinocephalus annulatus *m*
具环牛蜱 Boophilus annulatus *m*, Boophilus bovis *m*, Boophilus calcaratus *m*
具节莎草根 flatsedge <engl.>
具龙骨瓣的 kielförmig
具龙骨状突起的 kielförmig
具窍蝮蛇[神经]毒素 Bothropotoxin (um) *n*
具窍蝮蛇属 Bothrops *m*
具绒毛的 filzig, verfilzt
具伞形花序的 umbelliform (-is, -is, -e), doldentragend
具饰按蚊 Anopheles amictus *m*
具随体染色体 SAT-Chromosom *n*
具髓原生中柱 markhaltige Protostele *f*
具体化思维 konkretisiertes Denken *n*
具体思维 konkretes Denken *n*
具体信号 konkretes Signal *n*
具体运思期 Phase für konkret-operatives Denken *n*
具体运算阶段 konkret-operationale Phase *f*
具体智力 konkrete Intelligenz *f*
具尾扇头蜱 Rhipicephalus appendiculatus *m*
具纤毛的 bewimpert, ciliat (-us, -a, -um), ciliar (-is, -is, -e)
具星形突的 astrophor
具异形叶的 heterophyll (-us -a, -um)
具疣的 warzig
具有4个环或以上的杂环化合物 heterozyklische Verbindung mit 4 oder mehr Ringen *f*
具有变异序列的小卫星DNA kleine Satelliten-DNA mit Sequenzvariation *f*
具有大无裂核滤泡中心细胞的恶性淋巴瘤 malignes Lymphom der Zellen mit großem nicht gespaltem follikulärem Zentrum *n*
具有两种瓣的 heterovalv (ul) at (-us, -a, -um)
具有免疫能力的鼠模型 immunkompetentes Mausmodell *n*
具有嗜酸瘤细胞特征的滤泡性肿瘤 follikuläre Neoplasie mit onkozytären Merkmalen *f*
具有小裂核的滤泡中心细胞性恶性淋巴瘤 malignes Lymphom der Zellen mit klein gespaltem follikulärem Zentrum *n*
具有小裂核和大无裂核滤泡中心细胞性恶性淋巴瘤 Brill-Symmers-Krankheit *f*, centrocytisch-centroblastisches Lymphom (cb-cc Lymphom) *n*, malignant lymphoma with small cleaved and large non-cleaved follicular center cell <engl.>
具有脂肪肉瘤样分化的平滑肌肉瘤 Leiomyosarkom mit liposarkomatöser Differenzierung *n*
具缘纹孔 Hoftüpfel *m*
具缘纹孔导管 Hoftüpfelgefäss *n*
剧臭杆菌 Bacillus graveolens *m*, Bacillus tumescens *m*
剧毒白毒伞子实体 grüner Knollenblätterpilz *m*, grüner Gift-Wulstling *m*, Amanita phalloides *f*
剧毒的 hypertoxisch, hypertoxic (-us, -a, -um)
剧毒毒伞的子实体 grüner Knollenblätterpilz *m*, grüner Gift-Wulstling *m*, Amanita phalloides *f*, kegelhütiger (od. Spitzhütiger) Knollenblätterpilz *m*, Amanita virosa *f*
剧毒农药 hochgiftiges Pestizid *n*
剧毒物质 starker Giftstoff *m*, heftig toxische Substanz *f*
剧毒性 Hypertoxicitas *f*
剧毒药物 hochgiftiges Medikament *n*
剧汗 Desudation *f*
剧汗型伤寒 Sudorform des Typhus abdominalis *f*, sudoraler Typhus abdominalis *m*
剧咳后晕厥 Hustensynkope *f*
剧渴 Anadipsie *f*, Anadipsia *f*
剧渴性癫狂 Hydrodipsomanie *f*, Hydromanie *f*
剧烈的 drastisch, drastic (-us, -a, -um), gray (-is, -is, -e)

剧烈活动 drastisch zunehmende Aktivität f
剧烈头痛 heftiger Kopfschmerz m
剧烈运动 anstrengende körperliche Betätigungen f pl
剧尿性脱水 ecuresis <engl.>
剧热 causus <engl.>
剧痛 Megalgia f, Barydynia f, Tortu(r)a f
剧吐 Anakatharsis f, Hyperemesis f
剧吐的 hyperemetic(-us, -a, -um)
剧泻剂 Drastikum n, Purgativom n
剧性腹膜炎 Hyperperitonitis f
剧性骨病 Hyperosteopathia f
剧性静脉扩张 Hyperphlebectasia f
剧痒性婴儿苔癣 Strophulus pruriginosus m
剧药 mächtige Droge f, wirkungsvolles Medikament n
剧重疥疮 soulal <engl.>
距 Calcar n
距的 calcarin(-us, -a, -um)
距法 / 动差法(矩量法) Momentenmethode f
距腓的 talefibular(-is, -is, -e)
距腓后韧带 Ligamentum talofibulare posterius n
距腓前韧带 Ligamentum talofibulare anterius n
距腓前韧带断裂 Riss des Ligamentum talofibulare anterius m
距腓前韧带损伤 Verletzung des Ligamentum talofibulare anterius f
距腓韧带 Ligamentum talofibulare n, Sprungbein-Wadenbein-Band n
距跟的 talocalcane(-us, -a, -um)
距跟骨间韧带 Ligamentum talocalcaneum interosseum n
距跟骨融合术 talokalkaneare Arthrodese f
距跟关节 Articulatio talocalcanea f
距跟关节关节外融合术 extraartikuläre Arthrorise nach Grice* und Green* f, Grice*-Green* Operation f
距跟关节囊 talokalkaneare Gelenkkapsel f
距跟后韧带 Ligamentum talocalcaneum posterius n, hinteres Sprungbein-Fersenbein-Band n
距跟内侧韧带 Ligamentum talocalcaneum mediale n
距跟前韧带 Ligamentum talocalcaneum anterius n, vorderes Sprungbein-Fersenbein-Band n
距跟融合 talokalkaneare Fusion f
距跟外侧韧带 Ligamentum talocalcaneum laterale n
距跟指数 talokalkanearer Index m
距跟舟关节 Talokalkaneonavikulargelenk n, Articalatio talocalcaneonavicularis f
距骨 Sprungbein n, Talus m, Astragalus m
距骨半脱位 Talussubluxation f
距骨剥脱性骨软骨炎 Osteochondritis dissecans des Sprungbeins f, Osteochondritis dissecans tall f
距骨的 talar(-is, -is, -e)
距骨跟骨角 talokalkanealer Winkel m
距骨沟 Sulcus tali m
距骨骨不连 verzögerte Frakturheilung am Sprungbein
距骨骨软骨嵴 osteochondraler Grat des Talus m
距骨骨折 Talusfraktur f, Fractura tali f
距骨后滑囊 Schleimbeutel hinter dem Sprungbein m
距骨后突 Processus posterior tali m
距骨滑车 Trochlea tali f
距骨滑车中部高 mittlere trochleare Höhe des Talus f
距骨结核 Tuberkulose am Sprungbein f
距骨经软骨骨折 transchondrale Fraktur des Talus f
距骨颈 Sprungbeinhals m, Talushals m, Collum tali n
距骨颈骨折 Talushalsfraktur f
距骨颈截骨术 Osteotomie am Talushals m
距骨宽 Breite des Talus f
距骨嵌入法踝关节融合术 Operation Typ I nach Lambrinudi* m, Arthrodese nach Lambrinudi* f
距骨切除术 sprungbeinentfemung f, Astragalektomie f
距骨倾斜 talare Neigung f
距骨全脱位 gesamte Dislokation des Talus f
距骨三关节融合术 Triplearthrodese zwischen Talus, Calcaneus und dem Chopart* Gelenk f
距骨体 Sprungbeinkörper m, Corpus tali n
距骨体骨折 Sprungbeinkörper-Fraktur f, Fraktur des Sprungbeinkörpers f
距骨体缺血性坏死 ischämische Nekrose des Sprungbeinkörpers f
距骨头 Sprungbeinkopf m, Caput tali n
距骨推进式三关节融合术 Hoke* Triplearthrodese f
距骨脱位 Talusdislokation f
距骨外[侧]突 Processus lateralis tali m
距骨下切断术 subtalare Amputation f
距骨小腿的 talokrural, talocrural(-is, -is, -e)
距骨小腿关节 Articulatio talocruralis f
距骨小腿关节 Talokruralgelenk n, Articulatio talocruralis f
距骨长 Taluslänge f
距骨周围脱位 peritalare Luxation f
距胫的 talotibial(-is, -is, -e)
距胫后韧带 Ligamentum talotibiale posterius n
距离 Distanz f, Distantia f
距离辨别障碍 Dysmetrie f
距离标志 Distanzmarke f, Distanzmarkierung f, Entfernungsmarke f, Abstandssignal n
距离不定 unbestimmte Distanz f
距离测定计 Diastimeter n, Entfernungsmesser m, Distanzmesser m, Telemeter n
距离防护 Distanzschutz m
距离感官 Abstandssinn n
距离感觉 Abstandgefühl n
距离感受器 Telezeptor m, Distozeptor m
距离感受性的 telerezeptorisch, telereceptiv(-us, -a, -um)
距离过近 Hypotelorismus m
距离过远 Hypertelorismus m
距离恒常性 Abstandskonstanz f
距离刻度 Distanzskala f, Entfernungsskala f
距离判断 Abstandsurteil n
距离时间曲线 Abstand-Zeit-Kurve f
距离试验 Abstandsprobe f
距离与深度知觉障碍 Wahrnehmungsstörung für Tiefe und Entfernung f
距离知觉 Abstandswahrnehmung f
距虻属 Panogonia f
距上骨 Os supratalare n
距下骨间韧带 Ligamentum subtalare interosseum n
距下关节 Subtalargelenk n, Articulatio subtalaris f
距下关节不稳 Instabilität vom Subtalargelenk f
距下关节后关节囊切开术 hintere Kapsulotomie des Subtalargelenks n
距下关节融合术 Fusion des Subtalargelenks f
距下关节损伤性关节炎 traumatische Arthritis des Subtalargelenks f
距下关节脱位 Dislokation des Subtalargelenks f
距小腿关节 Talokruralgelenk n, Articulatio talocruralis f
距小腿后区 Regio talocruralis posterior f
距小腿[踝]后区 Regio talocruralis posterior f
距小腿[踝]前区 Regio talocruralis anterior f
距小腿前区 Regio talocruralis anterior f
距舟的 talonavicular(-is, -is, -e)
距舟骨融合术 Coalitio talonaviculare f, Fusion mit Sprung- und Kahnbein f

距舟关节创伤性关节炎 traumatische Arthritis des talonavikularen Gelenks *f*
距舟关节融合术 talonaviculare Arthrodese *f*
距舟韧带 Ligamentum talonaviculare *n*
距状的 calcarin(-us,-a,-um)
距状沟 Sulcus calcarinus *m*
距状沟支 Ramus calcarinus *m*
距状后静脉 Vena calcarina posterior *f*
距状裂 Fissura calcarina *f*
距状前静脉 Vena calcarina anterior *f*
惧寒症 Cheimaphobie *f*
惧怕飞行 Flugangst *f*
惧怕习得 Erwerbsangst *f*
惧人症 Philanthropie *f*
惧痛症 Angst vor Schmerz *f*, Algophobie *f*
锯 Säge *f*, Serraf *f*
锯齿 Sägezahn *m*
锯齿波电流发生器 Sägezahngenerator *m*
锯齿波信号 Sägezahnsignal *n*
锯齿华溪蟹 Sinopotamon denticulatus *m*
锯齿脉冲 gezackter Impuls *m*
锯齿溪蟹 Potamon denticulatus *m*
锯齿形 Zickzack *m*, Serratio *f*
锯齿形的 sägezahnförmig
锯齿形的笔迹 gezackte Handschrift *f*
锯齿形改变 serrate Veränderung *f*, sägeförmige Verän-derung *f*
锯齿形激光器 Zickzack-Laser *m*
锯齿形图式 zickzackförmiges Schema *n*
锯齿形牙 Syphilitikerzähne *m pl*, Hutchinson* Zähne *m pl*
锯齿缘 Ora serrata *f*
锯齿缘湾 Bucht an der Ora serrata *f*
锯齿状 Verzahnung *f*, Umzahnung *f*
锯齿状边缘反射 Zickzackkonturreflexion *f*
锯齿状处女膜 Hymen dentatus *m*
锯齿状的 serrat(-us,-a,-um), denticulat(-us,-a,-um), ausgekerbt, sägezahnförmig, gezackt, gezahnt
锯齿状骨折 gezahnte Fraktur *f*, Fractura dentata *f*
锯齿状器官 Serra *f*
锯齿状切口 Zickzackeinschnitt *m*
锯齿状球菌 Zickzackkokken *m pl*
锯齿状细胞 Zick-Zack-Zelle *f*
锯齿状腺瘤 Adenoma serratum *n*
锯齿状缘 Ora serrata *f*
锯肌 Sägenmuskel *m*, Zackenmuskel *m*, Serratus *m*, Musculus serratus *m*
锯鳞蝰 Echis carinatus *m*
锯片 Sägeblatt *n*
锯术状按摩法 sciage <frz.>
锯尾蝎属 Prionurus *m*
锯屑 Sägemehl *n*
锯屑状 Scobiform *f*
锯屑状的 sägemehlig, scobicular <engl.>
锯叶棕 Serenoa serrulata *f*, Sabal serrulatum *n*, Zwerg-palme *f*
锯叶棕属 Serenoa *f*
锯轴 Sägewelle *f*
锯状缝 Sägenaht *f*, Zahnnaht *f*, Zackennaht *f*, Sutura ser-rata *f*
锯状缘 Ora serrata des Auges *f*
锯足蝎属 Prionurus *m*
聚氨[基甲酸]酯 Polyurethan *n*
聚氨基酸 Polyaminosäure *f*
聚氨酯 Polyurethan *n*
聚氨酯泡沫 Polyurethanschaum *m*
聚氨酯泡沫塑料 Polyurethanschaumstoff *m*
聚氨酯树脂 Polyurethanharz *n*
聚胺 Polyamine *n pl*
聚胺甲烯树脂 Resinat *n*
聚胺酯食品卫生 Lebensmittelhygiene des Polyurethans *f*
聚半乳糖醛酸苷酶 Polygalakturonase *f*
聚胞甙酸 Polycytidylsäure *f*
聚苯醚 Polyphenylenether *m*
聚苯乙烯 Polyslyrol *n*, Polyvinybenzol *n*, Polyphenyl-äthylen *n*
聚苯乙烯胶乳 Polystyren-Latex *m*
聚苯乙烯食品卫生 Lebensmittelhygiene des Polystyrols *f*
聚变 Fusion *f*, Verschmelzung *f*
聚变反应 (Kern-) Fusionsreaktion *f*, (Kern-) Verschmelzungsreaktion *f*
聚变反应堆 (Kern-) Fusionsreaktor *m*
聚变武器 Fusionswaffe *f*
聚丙二醇 Polypropylenglykol *n*
聚丙烯 Polypropylen *n*
聚丙烯缝线 Nähfaden aus Polypropylen *m*
聚 D,L- 丙交酯 Poly-D,L-lactid *n*
聚丙烯腈 Polyakrylnitril *n*(PAN)
聚丙烯腈纤维 Polyakrylnitrilfaser *f*
聚丙烯滤膜 Polypropylen-Membran *f*
聚丙烯食品卫生 Lebensmittelhygiene des Polypropylens *f*
聚丙烯酸树脂 Polyacrylsäureharz *n*
聚丙烯纤维 Polypropylenfaser *f*
聚丙烯酰胺 Polyakrylamid *n*
聚丙烯酰胺凝胶 Polyakrylamid-Gel *n*
聚丙烯酰胺凝胶电泳 Elektrophorese im Polyacrylamid-Gel *f*
聚丙烯酰胺凝胶电泳 Polyacrylamid-Gelelektrophorese *f*
聚丙烯长丝 Filament aus Polypropylen *n*
聚丙乙烯小球 Polypropylen-Ethylen-Kügelchen *n*
聚尘器 Staubsammler *m*
聚沉 Koagulation *f*
聚沉值 Koagulierungswert *m*, Koagulierungszahl *f*
聚成球形的 glomerat(-us -a,-um)
聚次甲基 Polymethin *n*
聚醋酸乙烯 Polyvinylacetat *n*
聚蛋白多糖酶 Aggrecanasen *n*
聚丁二烯 Polybutadien *n*
聚对苯二甲酸乙二醇酯 Polyethylenterephthalat *n*
聚对苯二甲酸乙酯 Polyethylenterephthalat *n*
聚对二甲苯涂层(聚二氧六环酮) Parylen-Beschichtung *f*
聚二噁烷酮(聚二噁烷酮) Polydioxanonkomponente *f*
聚二甲硅氧烷 Dimethiconum *n*
聚二甲基硅氧烷 Polydimethylsiloxan *n*
聚二氯乙烯 Polyvinyldichlorid *n*
聚二氧六环酮 Poly-Dioxanon *n*
聚呋喃果糖苷(甙) Polyfructofuranosid *n*
聚氟乙烯人造血管 Gefäßprothese aus dem Teflon *f*, mit dem Teflon dargestellte Gefäßprothese *f*
聚富马酸羟基丙酯 Poly-Hydroxypropyl-Fumarat *n*
聚光[透]镜 Kollektivlinse *f*, Kollektivglas *n*, Kondensor *m*, Kondensator *m*
聚光灯 Projektionslampe *f*, Lichtwurflampe *f*
聚光灯(投影仪) Strahler *m*, Projektor *m*
聚光点 Fokus *m*
聚光镜 Kondensor *m*
聚光气 Diphosgen *n*
聚光器 Kondensor *m*, Kondenser *m*
聚光透镜调焦旋钮 Fokussierknopf der Sammellinse *m*
聚硅酸盐 Polysilicat *n*
聚硅酮 Silicon *n*
聚硅氧烷 Polysiloxan *n*
聚合 Polymerisation *f*, Polymerisierung *f*, Polymerismus *m*, Polymerie *f*

聚合鞭毛蛋白 polymerisiertes Flagellin *n*
聚合变形体 aggregiertes Plasmodium *n*
聚合催化剂 Polymerisationskatalysator *m*
聚合的 polymer, polymerisch, polymerisiert
聚合度 Polymerisationsgrad *m*
聚合反射 Konvergenzrellex *m*
聚合反应 Polymerisationsreaktion *f*
聚合管 Polymerisationsröhre *f*
聚合果 Fructus polyanthocarpi *m*
聚合化 Polymerisation *f*, Polymerisierung *f*
聚合聚酯 polymerer Polyester *m*
聚合菌丝束 Syrrotium *n*
聚合氯化铝 polymere Aluminiumchlorid *n*
聚合酶 Polymerase *f*, Polyase *f*
DNA 聚合酶 DNA-Polymerase *f*
RNA 聚合酶 RNA-Polymerase *f*
T4-DNA 聚合酶 T4-DNA-Polymerase *f*
T4-RNA 聚合酶 T4-RNA-Polymerase *f*
T7-DNA 聚合酶 T7-DNA-Polymerase *f*
T7-RNA 聚合酶 T7-RNA-Polymerase *f*
λ-RNA 聚合酶 λ-RNA-Polymerase *f*
DNA 聚合酶Ⅰ DNA-Polymerase Ⅰ *f*
RNA 聚合酶Ⅰ RNA-Polymerase Ⅰ *f*
DNA 聚合酶Ⅰ大片段 großes Fragment der DNA-Polymerase Ⅰ *n*
RNA 聚合酶Ⅰ启动子 Promotor der RNA-Polymerase Ⅰ *m*
DNA 聚合酶Ⅱ DNA-Polymerase Ⅱ *f*
RNA 聚合酶Ⅱ RNA-Polymerase Ⅱ *f*
RNA 聚合酶Ⅱ启动子 Promotor der RNA-Polymerase Ⅱ *m*
DNA 聚合酶Ⅲ DNA-Polymerase Ⅲ *f*
RNA 聚合酶Ⅲ RNA-Polymerase Ⅲ *f*
RNA 聚合酶Ⅲ启动子 Promotor der RNA-Polymerase Ⅲ *m*
DNA 聚合酶 α DNA-Polymerase α *f*
DNA 聚合酶 β DNA-Polymerase β *f*
DNA 聚合酶 γ DNA-Polymerase γ *f*
DNA 聚合酶 δ DNA-Polymerase δ *f*
DNA 聚合酶 ε DNA-Polymerase ε *f*
聚合酶链反应 Polymerase-Kettenreaktion *f*
聚合酶链反应-单链构象多态性分析 Polymerase-Kettenreaktion-Einzelstrang-Konformations-Polymorphismus-Analyse *f*
聚合酶链反应扩增技术 Amplifikation mittels Polymerase-Kettenreaktion *f*
聚合酶链反应-双脱氧指纹图谱 Polymerase-Kettenreaktion-Didesoxy-Fingerprinting *n*
聚合酶链反应限制性片段长度多态性 Polymerase-Kettenreaktion-Restriktionsfragment-Längenpolymorphismus（PCR-RFLP）*m*
聚合酶链反应-序列特异性寡核苷酸 Polymerase-Kettenreaktion-Sequenzspezifisches Oligonukleotid（PCR-SSO）*n*
聚合酶链反应-序列特异性引物 Polymerase-Kettenreaktion mit sequenzspezifischen Primern（PCR-SSP）*f*
聚合酶链式反应-单链构象多态性分析 Polymerase-Kettenreaktion-Einzelstrang-Konformations-Polymorphismus-Analyse *f*
聚合酶链[式]反应 Polymerase-Kettenreaktion（PCR）*f*
聚合酶链式反应系 Polymerasekettenreaktionssystem *n*
T7-mRNA 聚合酶替代 Substitution der T7-mRNA-Polymerase *f*
T4-RNA 聚合酶修饰和 σ 亚基更迭 Modifikation der T4-RNA-Polymerase und Änderung der σ-Untereinheit
聚合免疫球蛋白受体 polymerer Immunglobulin-Rezeptor *m*
聚合模式 Aggregationsschema *n*
聚合思维 konvergentes Denken *n*
聚合速率 Polymerisationsgeschwindigkeit *f*
聚合索引 Clusterindex *m*
聚合体 Polymer *n*
聚合调节反应 Konvergenz-Akkomodationsreaktion *f*
聚合物 Polymer *n*, Polymerisat *n*, Polymeres *n*
聚合物废料 Polymerabfall *m*
聚合物膜 Polymerfilm *m*
聚合物烟尘热 Polymerfieber *n*, Polymerrauch-Fiber *n*
聚合物烟热 Polymerfieber *n*
聚合现象 Polymerismus *m*
聚合线形聚酯 polymerer linearer Polyester *m*
聚合效度 konvergente Validität *f*
聚合效度和分歧效度 konvergente und divergente Validität *f*
聚合效应论 Theorie des Konvergenzeffektes *f*
聚合性痤疮 Acne conglobata *f*, Acne aggregata *f*
聚合性石末沉着病 Konglomerat-Silikose *f*
聚合性矽肺 Konglomerat-Silikose *f*
聚合烟尘(雾)热 Polymeren(rauch)fieber *n*
聚合抑制剂 polymerisierter Inhibitor *m*, Polymerisationsverzögerer *m*
聚合引发剂 Polymerisationsinitiator *m*
聚合作用 Polymerisation *f*
聚合作用 Polymerisation *f*, Polymerisierung *f*
聚花果 Fructus aggregatus *m*, kollektiver Fructus *m*
聚花罂粟碱 FIoribundinum *n*
聚茴香磺酸钠 Natrium-Polyanetholsulfonat（SPS）*m*
聚会性痤疮 sammelnde Akne *f*
聚肌胞苷酸 Polyinosinsäure *f*
聚积器官 kumulatives Organ *n*
聚集 Aggregation *f*, Kollektiv *n*
聚集采样 akkumulative Probe(ent)nahme *f*
聚集度 Anhäufung *f*
聚集偏倚 Aggregationsbias *n*
聚集素 Acrasin *n*
聚集素酶 Acrasinase *f*
聚集稳定性 Aggregationsstabilität *f*
聚集效应 Fokussierungseffekt *m*
聚集性 Aggregation *f*
聚集指数 Aggregationsindex *m*
聚集状态 Aggregatzustand *m*
聚集作用 Aggregation *f*
聚己内酯 Polycaprolacton *n*
聚甲基苯 Polymethylbenzol *n*
聚甲基丙烯酸甲酯 Polymethylmethacrylat *n*
聚甲基丙烯酸酯凝胶 Polymethakrylat-Gel *n*
聚甲基丙烯酰胺 Polymethacrylamid *n*
聚甲基丙烯乙酯尖 Polyäthylmethakrylat-Spitze *f*
聚甲基甲基丙烯酸酯 Polymethylmethacrylat *n*
聚甲醛 Metaformaldehyd *n/m*, Polyformaldehyd *n/m*
聚甲醛失活剂 Paraformaldehyd-Devitalisierungsagens *n*
聚焦 Fokussierung *f*
聚焦超声治疗 fokussierte Ultraschalltherapie *f*
聚焦电泳 Fokussierungselektrophorese *f*
聚焦法 Fokussierung *f*, Fokussierungsverfahren *n*, Scharfeinstellung *f*
聚焦反射器 Fokussierungsreflektor *m*
聚焦放大镜 Einstelllupe *f*
聚焦节距镜 Einstellfernrohr *n*, Beobachtungsokular *n*
聚焦链 Fokuskette *f*
聚焦望远镜 Einstellfernrohr *n*
聚焦型探头 fokussierte Sonde *f*, fokussierter Transducer *m*, fokussierter Wandler *m*
聚结 Koaleszenz *f*
聚精会神 Kathexis *f*

聚腈基丙烯酸酯 Polymethylmethacrylat *n*
聚居群 Population *f*
聚赖氨酸 Polylysine *n pl*
聚类分析 cluster analysis <engl.>
聚类统计量 Cluster-Statistik *f*
聚磷腈 Polyphosphazen *n*
聚邻酯 Poly-(orthoester) *m*
聚氯丁烯[橡胶] Polychloroprene *n pl*, Neoprene *n pl*
聚氯联苯 polychloriertes Biphenyl *n*
聚氯醛 Parachloral *n*
聚氯醛糖 Parachloralose *f*
聚氯乙烯 Polyvinylchlorid *n* (PVC)
聚氯乙烯的食品卫生 Lebensmittelhygiene des Polyvinylchlorides *f*
聚氯乙烯滤膜 Polyvinylchloridmembran *f*
聚氯乙烯塑料 Kunststoff aus Polyvinylchlorid *m*
聚氯乙烯纤维 Polyvinylchloridfaser *f*
聚醚橡胶印膜材料 Abdruckmaterialien auf Polysulfidba-sis *n pl*
聚囊粘菌属 Synangium *n*
聚能高分子材料 geformtes Polymermaterial *n*
聚尿苷酸 Polyuridylsäure *f*
聚凝胺 Polybrene *n pl*
聚凝胺试验 Polybren *n*
聚偏氟乙烯 Polyvinylidenfluorid *n*
聚羟基 Poly-Hydroxy *n*
聚羟基丁酸 Polyglykolsäure *f*, Polyhydroxyalkansäure *f*
聚羟基丁酸酯 Poly-Hydroxybutyrat *n*
聚羟基烷酸 Polyhydroxyalkanoat *n*
聚羟基乙酸 Polyglykolsäure *f*
聚醛酶 Karboligasen *f pl*
聚醛树脂 Aidehydharz *n*
聚乳酸 Poly-Milchsäure *f*
聚乳酸-聚乙醇酸共聚物(聚乳酸-羟基乙酸) Poly(milchsäure-co-glycolsäure) *f*
聚乳酸-羟基乙酸(聚乳酸聚乙醇酸共聚物) Poly(milchsäure-co-glycolsäure) *f*
聚乳糖胺 Polylactosamin *n*
聚三氯乙酸 Parachloral *n*
聚伞(缴)花序 Cyma *f*, Gabelblütenstand *m*, Trugdolde *f*
聚山梨醇酯八十 polysorbate 80 <engl.>
聚生的 aggregiert, gesellig, gregär, zusammenhaltend, herdenartig
聚丝蛋白 Filaggrin *n*
聚四氟乙烯 Teflon *n*, Polytetrafluoräthylen *n*
聚四氟乙烯人工血管 künstliches Blutgefäß aus Teflon *n*
聚四氟乙烯食品卫生 Lebensmittelhygiene des Teflons *f*
聚四氯乙烯纤维 Polyvinylchloridfaser *f*
聚羧水门汀(聚羧酸粘固粉) Polycarboxylatzement *n*
聚羧酸锌水门汀(粘固剂) Zinkpolycarboxylat-Zement *m*
聚羧酸锌粘固粉 Zinkpolycarboxylatzemente *n pl*
聚羧酸盐粘固剂 Polycarboxylatzement *n*
聚羧酸粘固粉 Polykarboxylat-Zement *n*
聚羧乙烯 Carbopol *n*
聚碳酸盐 Polycarbonat *n*
聚碳酸盐(聚碳酸酯) Polycarbonat *n*
聚碳酸酯 Polycarbonat *n*
聚碳酸酯镜片 Polycarbonat-Glas *n*
聚碳酸酯眼镜片 Polycarbonat-Glas *n*
β聚糖 Betaglycan *n*
聚糖 Glykan *n*
聚维酮碘 Povidon-Iod *n*
聚烯吡酮 Povidon *n*
聚烯吡酮脂膜炎 Pannikulitis bei Povidon *f*
聚烯烃 Polyolefin *n*
聚酰胺 Polyamide *n pl*
聚酰胺薄膜 Polyamidblatt *n*
聚酰胺纤维 Polyamidlaser *f*
聚酰胺脂物料 Polyesteramid. Material *n*
聚酰亚胺 Polyimid *n*
聚腺苷酸 Polyadenylsäure *f*
聚心皮果 Fructus polyanthocarpi *m*
聚亚胺酯 Polyurethan *n*
聚亚甲胺树脂 Resinat *n*
聚亚甲基蓝 Polymethylenblau *n*
聚阳离子二亚基转染技术 Transfektion nach der Polybren-DMSO-Methode *f*
聚氧乙[烯]二醇 Polyäthylenglykol *n*
聚氧乙烯醚 Polyoxyethylen *n*
聚药的 synantheriseh, synantheric (-us, -a, -um)
聚药雄蕊 synantherischer Stamen *m*, synantherisches Staubblatt *n*
聚乙醇酸 Polyglykolsäure *f*
聚乙二醇 Polyethylenglykol (PEG) *n*
聚乙二醇干扰素 Peginterferon *n*
聚乙交脂纤维 Dexon *n*
聚乙醛 Metaldehyd *m*
聚乙酸乙烯酯 Polyvinylacetate *n pl*
聚乙酸乙烯酯凝胶 Polyvinylacetat-Gel *n*
聚乙烯 Polyäthylen *n*
聚乙烯[薄膜]封闭性敷裹 Okklusionsverband mit Polyethylen *m*
聚乙烯薄膜封包法 Okklusionsverband mit Polyethylenfolie *m*, Frischhaltefolie *f*
聚乙烯吡[咯烷]酮碘 Povidonjod (in) *n*
聚乙烯吡咯酮碘 Betadin *n*
聚乙烯吡咯烷酮 Polyvinylpyrrolidon *n* (PVP)
聚乙烯吡咯烷酮贮积病 Thesaurismose mit Polyvinylpyrrolidon *f*
聚乙烯醇 Polyvinylalkohol *m*
聚乙烯醇 Polyvinylalkohol *m* (PVA)
聚乙烯醇[药用辅料] Polyvinylalkohol [als pharmazeutische Hilfsstoffe] *m*
聚乙[烯]二醇 Polyäthylenglykol *n*
聚乙烯硫酸 Polyvinylschwefelsäure *f*
聚乙烯球囊导管 Ballonkatheter aus Polyethylen *m*
聚乙烯食品卫生 Lebensmittelhygiene des Polyethylens *f*
聚乙烯手套 Polyethylen-Handschuh *m*
聚乙烯树脂 Polyvinylharz *n*
聚乙烯丝 Polyethylendraht *m*
聚乙烯亚胺 Polyethylenimin *n*
聚乙烯义眼 künstliches Auge aus Polyethylen *n*
聚异丁烯酸树脂 Plexiglas *n*
聚翼薄壁组织 konfluierendes Parenchym *n*
聚音听诊器 Refraktoskop *n*
聚蔗糖 Ficoll *n*
聚蔗糖泛影酸钠溶液 Ficoll-Hypaque-Lösung *f*
聚蔗糖泛影酸钠溶液密度梯度离心 Ficoll-Hypaque-Dichtegradientenzentrifugation *f*
聚酯 Polyester *m*
聚酯薄膜 Polyesterfolie *f*
聚酯树脂 Polyesterharz *n*
聚酯塑料 Polyester-Plastik *f*
聚酯纤维 Polyesterfaser *f*

JUAN 捐卷绢倦

juān 捐

捐赠角膜 Hornhautspende *f*

juǎn 卷

卷 Rolle *f*
卷柏 Kugelblumenstrauch *m*, Selaginella involvens *f*
卷柏科 Globulariaceae *f pl*, Selaginellaceae *f pl*
卷绷带机（器） Bindenwickler *m*
卷尺 Bandmaß *n*
卷发 Kraushaar *n*, Kräuselhaar *n*, Ulotrichie *f*, Pilus torti *m*
卷发(毛)状的 lockig, gekräuselt, kraus, kym(at)otrisch
卷发的 kymotrisch
卷发睑缘粘连甲发育不良综合征 curly hair-ankyloblepharon-nail dysplasia syndrome <engl.>, Lockenhaar-Ankyloblepharon-Nageldysplasie-Syndrom *n*
卷发囊肿 lockenartige Zyste *f*
卷发钳(烫发钳) Lockenstab *m*
卷发形菌落 lockige Kolonie *f*
卷积 Convolution *f*
卷积叠加算法 Algorithmus mit Überlagerung und Faltung *m*
卷积定理 Faltungssatz *m*
卷棘口吸虫 Echinostoma revolutum *n*
卷睫夹 Wimpernzange *f*
卷毛 Cicinnus *m*, Pilus tortus *m*
卷棉子 Watteträger *m*
卷屏显示 Lauftextanzeige *f*
卷期导航 Titelnavigation *f*
卷曲 Convolutio(n) *f*
卷曲的 circumflex(-us, -a, -um)
卷曲螺旋 Doppelwendel *f*
卷曲霉素 Capreomyzin *n*, Capreomycin(um) *n*
卷曲小体 Spiralkörperchen *n*
卷缩 Crispation *f*, Crispatura *f*
卷筒式硅胶膜式氧合器 Oxygenator mit aufgerollter Silikonmembran *m*
卷心菜 Kohl *m*, Kraut *n*, Rotkohl *m*, Rotkraut *n*
卷须 (Wickel-)Ranke *f*
卷须霉素 Capreomyzin *n*, Capreomycin(um) *n*
卷旋孢子 Helicospore *f*
卷旋孢子类 Helicosporae *f*
卷旋担子 Helicobasidium *n*
卷旋的 spiralförmig, helikal
卷旋状的 helikoid
卷烟工业 Zigarettenindustrie *f*
卷烟式引流管 zigarettendrain *m*
卷烟式引流条 Zigarettendrän *m*, Zigarettendrain *m*
卷折 Convolution *f*
卷褶 Windung *f*

juàn 绢倦

绢白色的 Seidenweiß *n*
绢云母 Sericit *m*
绢状 seidig
倦怠 Mattigkeit *f*, Lassitudo *f*
倦睡 Schläfrigkeit *f*
倦睡的 schläfrig, einschläfernd

JUE 噘决觉绝倔掘厥谲蕨爵

juē 噘

噘嘴 Tapirlippe *f*, Tapirmund *m*
噘嘴痉挛 Schnauzkrampf *m*

jué 决觉绝倔掘厥谲蕨爵

决策能力 Entscheidungsfähigkeit *f*
决策树法 Entscheidungsbaum-Methode *f*
决策树分析法 Entscheidungsbaumanalyse *f*
决策损失 Entscheidungsverlust *m*
决策支持技术 Technik mit Decision-Support-System *f*
决策制定过程 Entscheidungsprozess *m*
决定不能 Unschlüssigkeit *f*, Unentschiedenheit *f*, Unentschlossenheit *f*
决定簇 determinante (od. determinierte) Gruppe *f*, Determinant *n*
决定簇测定 Determinantenassay *m*, Determinantenbe-stimmung *f*
决定簇选择位 desetope <engl.>
决定的 defenitiv
决定方法 Bestimmungsmethode *f*
决定论 Determinismus *m*
决定限 Entscheidungsgrenze *f*
决定性控制 entscheidende Kontrolle *f*
决定性试验 entscheidendes Experiment *n*, entscheidender Versuch *m*
决定因素 Determinationsfaktor *m*
决定子 Determinante *f*
决定作用 entscheidende Rolle *f*
决断的 entscheidend
决明皮溶素 Cassilysinum *n*
决明皮素 Cassilysidin *n*
决明术 Xylocassia *f*
决明素 Obtusin *n*
决奈达隆 Dronedaron *n*
决心 Bestimmung *f*
觉 Sinn *m*
觉察 Erkennung *f*, Bewusstsein *n*
觉察器 Detektor *m*
觉察器细胞 Detektorzelle *f*
觉察时间 Erfassungszeit *f*
觉察细胞 Detektorzelle *f*
觉察需要 Bewusstseinbedarf *m*
觉悟 Erwachen *n*, Erweckung *f*
觉醒 Wachen *n*, Bewuβ twerdung *f*, Vigilität *f*
觉醒胺 Weckamine *n pl*
觉醒不全 Hypovigilanz *f*
觉醒度 Wachsamkeit *f*, Aufmerksamkeit *f*
觉醒反应 Weckreaktion *f*
觉醒和注意力损害 Wach- und Aufmerksamkeitsstörung *f*
觉醒力 Vigilität *f*
觉醒前幻觉 Halluzination vor Aufwachung *f*
觉醒前朦胧意象 hypnopompes Bild *n*
觉醒意识 Wachbewußtsein *n*
觉醒中枢 Wachzentrum *n*
觉醒状态 Wachzustand *m*
绝尘的 staubdicht
绝对暗点 absolutes Skotom *n*, Scotoma absolutum *n*
绝对把握 absolutes Glauben *n*
绝对标高 absolute Höhe *f*
绝对标准 absolute Kalibrierung *f*
绝对标准熵 absolute Standardentropie *f*
绝对病原菌 absolutes Pathogen *n*
绝对不对称合成 absolute asymmetrische Synthese *f*
绝对不应期 absolute Refraktäperiode *f*
绝对不育 absolute Sterilität *f*
绝对不整脉 absoluter unregelmäβiger Puls *m*, Pulsus irregularis absolutus *m*
绝对测定 absolute Determination *f*, Absolutmessung *f*, absolute Bestimmung *f*
绝对测量 absolute Messung *f*
绝对存在(绝对本体) absolute Existenz *f*
绝对大气压 absolute Atmosphäre *f*
绝对单位 absolute Einheit *f*, Absoluteinheit *f*

绝对的 absolut, absolut(-us, -a, -um), obligat(orisch)
绝对的或想象的空间 absoluter oder vorgestellter Raum *m*
绝对的或消极的空无 absolute oder negative Leerheit *f*
绝对的自我 absolutes Selbst(od. Ich) *n*
绝对滴定度 absoluter Titer *m*, Absoluttiter *m*
绝对滴定值 absoluter Titrationswert *m*
绝对毒性 absolute Toxizität *f*
绝对乏奋期 absolute Refraktärperiode *f*, absolutes Refraktärstadium *n*
绝对反射性 absolute (Radio-) Aktivität *f*
绝对反应 absolute Reaktion *f*
绝对反应速率理论 absolute Reaktionsgeschwindigkeitstheorie *f*
绝对反证 absolute Widerlegung *f*
绝对放射性法 absolute Aktivitätsmethode *f*
绝对沸点 absoluter Siedepunkt *m*
绝对感受性 Absolutempfindlichkeit *f*
绝对干燥的 absoluttrocken
绝对工作压 absoluter Arbeitsdruck *m*
绝对构型 absolute Konfiguration *f*
绝对骨传导 absolute Knochenleitung *f*, absolute osteotympanale Leitung *f*
绝对骨传导试验 absoluter Knochenleitungstest *m*
绝对观念 absolute Idee *f*
绝对光觉阈限 absolute Lichtschwelle *f*
绝对含水量 absoluter Wassergehalt *m*
绝对和相对耐力 absolute und relative Ausdauer *f*
绝对活性 absolute Aktivität *f*
绝对肌力 absolute Myodynamie *f*
绝对级 absoluter Pegel *m*
绝对计量验证 absolute Messwertüberprüfung *f*
绝对价 absolute Valenz *f*
绝对戒酒者 Abstinenzler *m*, Antialkoholiker *m*
绝对近点 absoluter Nahpunkt *m*, Punctum proximum absolutum *n*
绝对禁食 absolutes Fasten *n*
绝对距离 absoluter Abstand *f*
绝对可靠的 absolut zuverlässig
绝对离差 absolute Dispersion *f*
绝对力量 absolute Kraft *f*
绝对量 Absolutbetrag *m*
绝对量表 Absolutskala *f*
绝对量度 Absolutmessung *f*
绝对淋巴细胞计数 absolute Lymphozytenzahl *f*
绝对灵性 absolute Spiritualität *f*
绝对零度 absoluter Nullpunkt *m*
绝对密度 absolute Dichte *f*
绝对免疫 absolute Immunität *f*
绝对明度 absolute Helligkeit *f*
绝对明度阈限 absolute Helligkeitsschwelle *f*
绝对拟合指数 Index absoluter Passform *m*
绝对判断 absolutes Urteil *n*
绝对偏差 absolute Abweichung *f*
绝对平板效应 absolute Platierungseffizienz *f*
绝对平均误差 absoluter Durchschnittsfehler *m*
绝对期青光眼 Glaucoma absolutum *n*
绝对期先天性青光眼 Glaucoma congenitum absolutum *n*
绝对区 absoluter Bereich *m*
绝对容量 absolute Kapazität *f*
绝对散射本领 absolutes Steuvermögen *n*, absolutes Zerstreuungsvermögen *n*
绝对熵 absolute Entropie *f*
绝对升限 absolute Obergrenze *f*
绝对生长 absolutes Wachstum *n*
绝对失能 absolute Handlungsunfähigkeit *f*
绝对湿度 absolute Feuchtigkeit *f*, Ist-Feuchte *f*
绝对视差 absolute Parallaxe *f*
绝对书写不能 absolute Agraphie *f*, Agraphia absoluta *f*
绝对数 absolute Nummer *f*, Absolutwert *m*
绝对水平 absolutes Niveau *n*
绝对素食者 absoluter Vegetari(an)er *m*, vegan <engl.>
绝对素食主义 Veganismus *m*
绝对特[异反]应性 absolute Idiosynkrasie *f*, Idiosyncrasia absoluta *f*
绝对听觉阈限 absolute Hörschwelle *f*
绝对同性恋 absolute Homosexualität *f*
绝对同一 absolut Identität *f*
绝对危险度 absolutes Risiko *n*
绝对危险度降低 Reduktion des absoluten Risikos *f*
绝对危险增加 Erhöhung des absoluten Risikos *f*
绝对温标 absolute Temperaturskala *f*
绝对温度 absolute Temperatur *f*, Temperatura absoluta *f*
绝对温度计 absolutes Thermometer *n*
绝对我性 absolutes Ich *n*
绝对卧床 absolute Bettruhe *f*
绝对无限的理智 absolut unendlicher Verstand *m*
绝对误差 absoluter Fehler *m*
绝对心灵 absoluter Geist *m*
绝对心浊音 absolute Herzdämptung *f*
绝对性红细胞增多[症] absolute Erythrocytosis *f*
绝对性调节(整) absolute Justierung *f*, absolute Regulierung *f*
绝对[性]斜视 Strabismus absolutus *m*
绝对血细胞计数 absolute Blutkörperchenzählung *f*
绝对压力 Absolutdruck *m*
绝对压力表 Absolutdruckmesser *m*
绝对压力传感器 Absolutdrucksensor *m*
绝对压力控制器 Absolutdruckregler *m*
绝对压力调节器 Absolutdruckregler *m*
绝对音感 absolutes Gehör *n*
绝对音高 absolute Tonhöhe *f*
绝对印象 Absoluteindruck *m*
绝对优势 absolute Prädominanz *f*
绝对阈 absolute Schwelle *f*
绝对远视 absolute Hyperopie *f*
绝对增长量 absolutes Inkrement(ieren) *n*
绝对粘度 absolute Viskosität *f*, Absolutzähigkeit *f*
绝对真理 absolute Wahrheit *f*
绝对证据 absoluter Beweis *m*
绝对值 Absolutwert *m*
绝对致病菌 absolute pathogene Bakterien *f pl*
绝对致命伤 absolute tödliche Wunde *f*, absolute letale Wunde *f*
绝对致死剂量 absolute tödliche Dosis *f*
绝对致死剂量或浓度 absolute tödliche Dosis oder Konzentration
绝对致死量 absolute Letaldosis *f*
绝对致死浓度 absolute letale Konzentration *f*
绝对专一性 absolute Spezifität *f*
绝对浊音 absolute Dämpfung *f*
绝对浊音区 absoluter Dämpfungsbezirk *m*
绝对自由 absolute Freiheit *f*
绝经 Menopause *f*, Meuostase *f*, Pausimenia *f*
绝经(期) Menopause *f*
绝经的 menopausisch
绝经后的 postklimakterisch, postmenopausal
绝经后骨丢失 postmenopausaler Knochenverlust *m*
绝经后骨质疏松 postmenopausale Osteoporose *f*
绝经后关节炎 postmenopausale Arthritis *f*
绝经后年龄 postmenopausales Alter *n*
绝经后尿道炎(萎缩性尿道炎) atrophische Urethritis *f*
绝经后期 Postmenopause *f*

绝经期 Menopause *f*, Klimakterium *n*, Involutionsperiode *f*
绝经期潮红 Menopausengesichtsrötung *f*
绝经期出血 Menopausenblutung *f*
绝经期促性腺激素 Menopausengonadotropin *n*
绝经期发音困难 Menopausendysphonie *f*
绝经期关节炎 Menopausenarthritis *f*
绝经期后出血 postmenopausische Blutung *f*, nachklimakterische Blutung *f*
绝经期后骨质疏松 postmenopausische Osteoporose *f*
绝经期后骨质疏松症 postmenopausale Osteoporose *f*
绝经期精神病 involutive Psychose *f*
绝经期皮肤角化病 endokrine Keratodermie *f*, Keratoderma climactericum *n*
绝经期皮肤角化病 Menopausenkeratoderma *n*, klimakterisches Keratoderma *n*. Keratoderma climacterium *n*
绝经期日光皮炎 menopausische Solardermatitis *f*
绝经期秃发 menopausische Alopezie *f*
绝经期心理卫生 menopausische psychische Gesundheit *f*
绝经期状态 menopausischer Zustand *m*
绝经期综合征 Menopause-Syndrom *n*
绝经期综合症 Menopausensyndrom *n*
绝经前闭经 prämenopausische Amenorrhoe *f*, präklimakterische Amenorrhoe *f*
绝经前的 prämenopausal, prämenopausisch
绝经前期 Prämenopause *f*
绝列比重 absolutes spezifisches Gewicht *n*
绝脉的 asphyktisch
绝命书 Selbstmordbrief *m*
绝热 Wärmedämmung *f*
绝热饱和 adiabatische Sättigung *f*
绝热变化 adiabatische Änderung *f*, adiabatische Umwandlung *f*
绝热材料 Wärmeisoliermaterial *n*, Wärmeisolierstoff *m*, Wärmedämmstoff *m*
绝热的 adiabatisch, adiatherman
绝热递减率 adiabatische Stornoquote *f*
绝热放气 adiabatischer Luftablaβ *m*
绝热过程 adiabatischer Prozeβ *m*, adiabatischer Vorgang *m*
绝热冷却 adiabatische Kühlung *f*
绝热冷却线 adiabatische Abkühlungslinie *f*
绝热膨胀 adiabatische Expansion *f*, adiabatische Ausdehnung *f*
绝热曲线 adiabatische Kurve *f*
绝热式精馏柱 adiabatische Rektifikatioussäule *f*, adiaba-tische Rektifiziersäule *f*
绝热式量热器 adiabatisches Kalorimeter *n*
绝热梯度 adiabatischer Gradient *m*
绝热系统 adiabatisches System *n*
绝热现象 adiabatisches Phänomen *n*
绝热线 Adiabate *f*
绝热压缩 adiabatische Kompression *f*
绝热指数 Adiabatenexponent *n*
绝热状态 adiabatischer Zustand *m*
绝食 Hungerstreik *m*, Nahrungsverweigerung *f*, Apastie *f*
绝食的 nahrungsverweigernd, nahrungsverweigert
绝食饥饿 nahrungsverweigerter Hunger *m*
绝食自杀 Apokarterese *f*, Apokarteresis *f*
绝望 Hoffnungslosigkeit *f*
绝望情绪 verzweifelte Stimmung *f*
绝微子 Amikron *n*
绝氧生活 Anoxybiose *f*
绝育 Sterilisation *f*, Sterilisierung *f*, Unfruchtbarmachung *f*
绝育法律 Sterilisationsgesetz *n*
绝育技术 Sterilisationstechnik *f*
绝育磷 Triäthylenphosphoramid *n* (TEPA), Aphoxide *f*
绝育伦理 Sterilisationsethik *f*
绝育率 Sterilisationsrate *f*
绝育器械 Sterilisationsinstrument *n*, Sterilitätsinstrument *n*
绝育手术 sterilisierende Operation *f*, Sterilitätsoperation *f*
绝育药 sterilisierendes Arzneimittel *n*
绝育药物螺旋推进器 Spiralejektor des Sterilitätsmedik-amentes *m*
绝育药物推进器 Propeller für Sterilisationsmedikamente *m*
绝缘 Isolation *f*, Isolierung *f*, Absonderung *f*
绝缘体 Isolierkörper *m*, Isolator *m*
绝缘物 Isolierkörper *m*, Isolator *m*
绝缘性传导 isolierte Leitung *f*, isolierte Konduktanz *f*
绝缘衣(服) isolierte Kleidung *f*
绝缘子 Isolator *m*
绝症 unheibare Krankheit *f*, tödliche Krankheit *f*
倔强症 Katalepsie *f*, Catalepsia *f*
掘地小栗鼠属 Spermophilus *m*
厥冷 Jueleng *f*
谲诈梭状芽胞杆菌 Clostridium fallax *n*
蕨 Filix *f*, Adlerfarn *m*, Pteridium aquilinum *n*
蕨菜 Pteridium excelsum *n*
蕨纲 Filicinae *pl*
蕨类植物 Farnpflanzen *f pl*
蕨类植物门 Pteridophyta *pl*
蕨类植物学 Pteridographie *f*
蕨属 Pteris *f*
蕨样变[现象] Farn-Phänomen *n*
蕨中毒 Farnkraut-Vergiftung *f*
爵床定 C Justicidin C *n*
爵床科 Acanthaeeae *pl*
爵床素(辛) Justicin *n*
爵床脂素 Justicidin *n*

JUN 军均君菌皲俊峻骏

jūn 军均君菌皲

军刀状胫 Säbel(schien)bein *n*
军刀状腿的 säbelbeinig
军队给水卫生 Wasserversorgung und Abwasserentsorgung für Armee
军队环境卫生学 Umwelthygiene der Armee *f*
军队甲种团体测验 Test der Army Alpha Examination *m*, Army Alpha Group Intelligence Examination <engl.>
军队疗养院 Militärsanatorium *n*
军队流行病学 Militärepidemiologie *f*
军队膳食 militärische Nahrung *f*
军队卫生 Militärhygiene *f*
军队卫生防疫 Militärgesundheitswesen *n*
军队卫生勤务 Militärgesundheitsdienst *m*
军队卫生人员 militärärztliches Personal *n*
军队卫生学 Militärhygiene *f*, Feldhygiene *f*, Truppenhy-giene *f*, Wehrhygiene *f*
军队卫生助理 Hygieneassistent *m*
军队医疗预防 medizinisehe Prävention der Armee *f*, medizinische Vorbeugung der Armee *f*
军队医院管理 Administration des Militärhospitals *f*
军队乙种团体测验 Test der Army Beta Examination *m*, Army Beta Test <engl.>
军队营养 Militärernährung *f*
军舰卫生所 Krankenrevier *n*
军人斑 Macula albidae *f*
军人健康教育 militärische Gesundheitserziehung *f*
军人心理卫生 psychische Gesundheit von Soldenten *f*
军事毒理学 militärische Toxikologie *f*
军事法庭 Militärgericht *n*, Kriegsgericht *n*
军事工业毒理学 militärische Industrietoxikologie *f*

军事航海医学 militärnautische Medizin f
军事航空医学 Militärluftfahrtmedizin f
军事化学 Militärchemie f
军事检验医学 Militärlaboratoriumsmedizin f
军事精神病学 militärische Psyehiatrie f
军事康复 Militärlrehabilitation f
军事科学 Militärwissenschaft f
军事劳动生理学 militärische Arbeitsphysiologie f
军事劳动卫生 militärische Arbeitshygiene f
军事劳动与训练生理学 militärische Leistung und Trainingsphysiologie
军事施工卫生 Hygiene der Rfistungsbaustelle f
军事兽医学 Militärveterinärmedizin f
军事外科 militärische Chirurgie f, Militärchirurgie f
军事心理生理学 militärische Psychophysiologie f
军事心理学 Psychologie im Militär f
军事训练 militärische Ausbildung f
军事医学 Wehrmedizin f
军事医学地理学 militärmedizinische Geographie f
军事医学心理学 militärmedizinische Psychologie f
军事医学研究 militärmedizinischen Forschung f
军事应激物 militärischer Stressfaktor m
军事预防医学 militärische Präventivmedizin f
军团病 Legionärskrankheit f
军团杆菌病 Legionellenkrankheit f
军团菌病(军团菌感染) Legionärskrankheit f, Legionellose f, Legionella-Infektion f
军团菌肺炎 Legionellen-Pneumonie f
军团菌感染(军团菌病) Legionärskrankheit f, Legionellen-Infektion f
军团菌科 Legionellaceae f pl
军团菌属 Legionella f
军团菌性肺炎 Legionellenpneumonie f
军卫勤地域 Sanitätsbereich m
军卫勤中心 Sanitätszentrum n
军医 Militärarzt m, TruPPenarzt m
军医大学 militärische medizinische Universität f
军医队 Sanitätstruppe f
军医局(署)长 Gesundheitsminister m
军医学校 Militärschule f, militärische medizinische-Akademie f
军医院 Militärhospital n
军用标准 Militärstandard m
军用地图 militärische Landkarte f
军用动物检疫 Quarantäne von Militärtieren f
军用毒剂 militärische Toxika n pl, militärische Giftstoffe m pl
军用毒剂损伤 Kampfstoff-Verletzung f, Kampfgiftverletzung f
军用毒剂中毒 Kampfgiftvergiftung f, Kampfstoffvergiftung f
军用毒气 Kampfgas n
军用毒物 militärische Toxika n pl
军用激光产品 Militärlaserprodukt n
军用口粮 Militärration f
均差 durchschnittliche Abweichung f, mittlere Abweichung f
均大骨盆 Pelvis justo major f
均等 Gleichmäßigkeit f, Entzerrung f
均等成熟分裂 Äquationsreifeteilung f
均等的 isotrop
均等分裂 Äquationsteilung f, homoplastische Teilung f
均等分裂期 Äquationsteilungsphase f
均[等]分[配] Gleichverteilung f, Äquipartition f
均等化 Gleichmachung f, Gleichstellung f, Gleichsetzen n
均等联体双胎 gleiche Doppelfehlbildung f, siamesische Zwillinge mit gleicher Ausbildung m pl
均等卵裂 gleiche Spaltung f
均等期 Äquilibriumsphase f
均等相 Äquilibriumsphase f
均等兴奋性 Isobilismus m
均等增生 Isauxesis f
均等状态 Gleichgewichtszustand m
均方 mittleres Quadrat n
均方差 mittlere quadratische Varianz (od. Abweichung) f
均方差 mittleres Abweichungsquadrat n, Quadratfehler m
均方根速度 Quadratmittelwurzelgeschwindigkeit f
均方根值 quadratischer Mittelwert m, Wert aus der Wurzel m
均方回归 mittlere quadratische Regression f, Quadrat-mittelregression f
均分 Gleichverteilung f
均分[剂]量 geteilte Dosis f
均衡 Gleichgewicht n
均衡的联动 ausgewogene Verknüpfung f
均衡的异核体 ausgewogene Heterokaryon n
均衡期 Gleichgewichtsphase f
均衡型 Gleichgewichtstyp(us) m
均衡性测验 Äquilibriumtest m, Gleichgewichtspriifung f
均衡性的 ausgeglichen
均衡咬合 balancierte Okklusion f
均衡饮食 ausgegliehene Kost f, Vollkost f
均衡载荷 gleich Belastung f
均衡状态 Gleichgewichtszustand m
均化器 Homogenisator m, Homogenisierapparat m
均化溶剂 homogenisierendes Solvens n
均化效应 homogenisierender Effekt m, homogenisie-rende Wirkung f
均化[作用] Homogenisation f, Homogenisierung f
均黄卵 isolezithales Ei n, Ovum isolecithale n
均聚合物 Homopolymer m
均聚体 Homopolymere n pl
均裂 adäquale (od. äquale) furchung f, Divisio aequatis f
均裂反应 homolytische Reaktion f
均脉 Putsus aequalis m
均染区 Region mit homogener Färbung f
均三甲[基]苯磺酰氯 Mesitylensulfonylchlorid n
均三甲苯 Mesityrlen n
均三嗪 Sym-Triazin n
均势 Äqnilibrium n
均势家庭系统 bilaterales Familiensystem n
均数 Durchschnittszahl f
均数标准差 standardabweichung der Durchschnittszahl f
均相测量 Aquilibriumphase-Messung f
均相催化 homogene Katalyse f, Homogenkatalyse f
均相催化剂 homogener Katalysator m
均相反应 homogene Reaktion f
均相化学平衡 homogenes chemisches Gleiehgewieht n, homogenes chemisches Äquilibrium n
均相酶免疫试验 homogeneous enzyme immunoassay <engl.>
均相体系 homogenes System n
均小骨盆 Pelvis iusto minor f
均小狭窄性骨盆 Pelvis nimis parva f
均一标记探针 einheitlich markierte Sonde f
均一的 homogen, gleichartig, gleichmäβig, einheitlieh
均一性 Homogenität f, Gleichartigkeit f
均一性红细胞 Gleichförmigkeit der roten Blutzellen f
均一性红细胞血尿 homogene erythrozytäre Hämaturie f
均匀标记的 einheitlich markiert, isotopenmarkiert
均匀的 homogen
均匀地渗出 gleichmäßig effuse
均匀电流 gleichförmiger Strom m
均匀放射 homogene Radiation f
均匀分布 Gleichverteilung f

均匀呼吸 gleichmäβige Atmung *f*
均匀混合 homogene Mischung *f*
均匀混合物 homogene Mixtur *f*
均匀浸液 homogene Immersionsflüβigkeit *f*
均匀染色区 Region mit homogener Färbung *f*
均匀受压 gleiche Druckbeaufschlagung *f*
均匀系 homogenes System *n*
均匀相 homogene Phase *f*
均匀性 Homogenität *f*
均匀坐标 homogene Koordinate *f*
均值 Mittelwert *m*, Mittel *n*
均值记忆示波器 Mittelwert-Memoryoszilloskop *n*
均值滤波器 Durchschnittsfilter *m*
均值相关区间图(误差条(线)) Fehlerbalken *m*
均质 Homogenität *f*
均质 DNA homogene DNA *f*
均质的 homogen
均质膜 homogene Membran(a) *f*
均质染色区 Region mit homogener Färbung *f*
均质型红斑 homogene Erythroplakie *f*
均质性白斑 homogene Leukoplakie *f*
均质性斑块 homogene Plaque *f*
均质性抗体 homogener Antikörper *m*
君迁子 Frucht der Lotuspflaume *f*, Diospyros lotus *m*
君影草 Maiblume *f*, Maiglöckchen *n*, Convallaria majalis *f*
菌 Bakterie *f*, Bacterium *n*
菌斑 Zahnplaque *f*, plaque dentaire <frz.>
菌斑基质 Matrix der Zahnplaque *f*
菌斑控制 Plaquekontrolle *f*
菌斑显示剂 Färbeagent der Plaque *m*
菌斑指数 Plaqueindex *m*
菌胞 Mycetozyt *m*
菌胞体 Mycetom *n*
菌表抗原 Exoantigen *n*, Ektoantigen *n*
菌柄 Stipes *m*
菌醇 Mykol *n*
菌丛(群) Flora *f*, Bakterienflora *f*, Keimflora *f*
菌丛失衡 Dysmikrobie *f*, Dysbiose *f*
菌簇 Bakterienflora *f*
菌带者状态 Träger-Zustand *m*
菌胆[汁]症 Bakteriocholie *f*, Bacteriocholia *f*
菌蛋白 Mykoproteiu *n*
菌蛋白接种 Mykoproteinisation *f*
菌得清 Sulfafurazolum *n*, Gantrisin *n*
菌淀粉青素 Amylozyanin *n*
菌毒败血症 Septicaemia toxaemica *f*
菌多糖 Granulose *f*
菌防卫素 Mycosozin *n*, Alexin *n*
菌防御素 Mycophylaxin *n*
菌肥 bakterieller Dünger *m*, Bakteriendünger *m*, bakte-rielles Dungmittel *n*
菌酚酸 Säurebakterie *f*
菌盖 Pileus *m*
菌根 Mykorrhiza *f*
菌根真菌 Fungus mycorrhizae *m*
菌管型 Bakterienzylinder *m*
菌核 Sclerotium *n*
菌核化的 sklerotisiert
菌核状 Sklerotiform *f*
菌核状的 sklerotioid
菌核座 Manteloid sphaerulate *n*
菌红素 Bakteriorubin *n*
菌红质 Bacterioerythrin *n*
菌环 Annulus *m*
菌环状的 ringförmig, armillarioid
菌胶冻 bakterielle Gallerte *f*
菌胶糖 Mycetid *n*
菌胶团 gllertige Bakterienmasse *f*, Zoogloea *f*
菌胶团的 Zoogloea betreffend
菌胶团期 Zoogoloea-Stadium *n*
菌精症 Azoospermie-versursachte Bakterien *f pl*
菌痢 bakterielle Dysenterie *f*
菌龄 cell age <engl.>
菌落 Kolonie *f*
菌落刺激因子 koloniestimulierender Faktor(CSF) *m*
菌落的 klonial
菌落计数 Kolonienzählung *f*
菌落计数器 Kolonienzählet *m*
菌落局变 Saltation *f*
菌落突变 Kolonienmutation *f*
菌落娃微镜 Kolonienmikroskop *n*
菌落形成 Kolonienformation *f*, Kolonienentstehung *f*, Kolonienbildung *f*
菌落形成单位 koloniebildende Einheit(CFU) *f*
菌落形成单位(脾脏) koloniebildende Einheit der Milz *f*
菌落形态学 Kolonienmorphologie *f*
菌落原位杂交 In-situ-Koloniehybridisierung *f*
菌落运动 Kolonienbewegung *f*
菌落杂交 Koloniehybridisierung *f*
菌落总数 Koloniepopulation *f*
菌绿素 Bacteriochlorin *n*
菌脉 vein <engl.>
菌毛 Fimbria *f*
菌毛蛋白抗原 Pili-Protein-Antigen *n*
菌毛抗原 Fimbrienantigen *n*, F-Antigen *n*
菌毛素 Pilin *n*
菌毛形成 Fimbriatio(n) *f*
菌帽 Bakterienkappe *f*
菌霉素 Mycomycin *n*
菌免疫 bakterielle Immunität *f*
菌(疫)苗 Vakzine *f*, Bakterienvakzine *f*, Impfstoff *m*, Bakterienimpfstoff *m*
菌苗反应 Bacterinia *f*
菌苗接种 Bacterinatio(n) *f*
菌苗疗法 Vakzinetherapie *f*, Vakzinationstherapie *f*, Vaccinotherapia *f*
菌苗试验 Vakzine-Test *m*
菌苗原 Vakzinogen *n*
菌苗注射 Vakzine-Inokulation *f*
菌膜 Pellikel *n*
菌膜性质的 pellikular
菌尿 Bakteriurie *f*
菌片 Bakterienträger *m*
菌群 Keimflora *f*, Bakterienflora *f*
菌群分类 Klassifikation der bakteriellen Gruppe *f*
菌群失调 Dysbakterie *f*, Dysbacteria *f*, Dysbiose *f*
菌群失调症 Dysbakteriose *f*
菌群移位 bakterielle Translokation *f*
菌乳剂 Bazilläre Emulsion *f*, bakterielle Emulsion *f*
菌石 Pilzenstein *m*
菌丝 Hyphe *f*, Pilzfaden *m*, Pilzhyphe *f*
菌丝胺 Mycelianamid *n*
菌丝孢子 Thallospore *f*
菌丝层 Subikulum *n*
菌丝的 hyphogenes
菌丝段 Hyphenkörper *m*
菌丝结 Hyphenknoten *m*
菌丝束 Rhizomorpha *f*

菌丝体 Myzel(ium) *n*, Fadenmyzel *n*, Pilzgeflecht *n*, Hypostroma *n*
菌丝体的 mycelial(-is, -is, -e)
菌丝酰胺 Mycelianamid *n*
菌丝性原的 hyphogenes
菌丝样的 mycelioide(-us, -a, -um)
菌丝原的 hyphogen
菌丝状菌落 mycelioide Kolonie *f*
菌丝组织 Hyphostroma *n*, Myzel(ium) *n*
菌体 Thallus *m*
菌体表面抗原 somatisches Oberflächenantigen *n*
菌体的 thallodisch
菌体抗体 somatischer Antikörper *m*
菌体抗原 somatisches Antigen *n*, O-Antigen *n*, Körperantigen *n*
菌体(O)抗原 somatisches 0-Antigen *n*
菌体凝集 somatische Agglutination *f*, O-Agglutination *f*
菌体凝集素 somatisches Agglutinin *n*, O-Agglutinin *n*
菌体肿胀 VoluminatiO(n) *f*
菌替 Bakterienrasen *m*
菌团 Coenobium *n*
菌托 Volva *f*
菌细胞 Bakterienzelle *f*
菌线层状的 subiculoid <engl.>
菌形头导尿管 Saugrohr mit Festerung *n*
菌型 bakterieller Typ(us) *m*
菌血病(症) Bakteriämie *f*, Bacteriaemia *f*, Bazillämie *f*, Bacillaemia *f*
菌血性败血病 Septicaemia bacteremica *f*
菌血症的 Bakteriämie *f*
菌血症休克 bakteriämischer Schock *m*
菌荧光素 Bakteriofluoreszein *n*
菌藻植物 Thallophyten *m pl*
菌粘膜 Gluten *n*
菌粘素 Glischrin *n*
菌粘素尿 Glischrurie *f*
菌褶 Lamella *f*
菌褶全长度 ganze Lamelle *f*
菌褶形 Lamellenform *f*
菌褶状 lamelloid, lamellenförmig
菌疹 Mikrobid *n*
菌制腐蚀剂 Moxa *f*
菌致分解污泥 digerierter Schlamm *m*
菌种生长培养基 (Bakterien-) Wachstumsnährboden *m* (od. -medium *n*)
菌株 Bakterienstamm *m*
菌状乳头 Papilla fungiformis *f*
菌紫素 Bakteriopurpurin *n*
菌组织 Hyphostroma *n*, Myzel(ium) *n*
皲裂 Rhagas *f*, Rhagade *f*, Rhagus *m*, (Haut-) Schrunde *f*
皲裂的 rissig
皲裂手 rissige Hand *f*
皲裂性丘疹 rhagadenartige Papel *f*, split papules <engl.>
皲裂性湿疹 Schrundenekzem *n*, Ekzema rhagadiforme *n*, Ekzema rimosum *n*
皲裂状的 rhagadiform(-is -is, -e)

jùn 俊峻骏

俊潜蚤 Tunga callida *f*
峻泻药(剂) Laxantia drastica *n pl*, Drastika *n pl*
骏河毒素 surgatoxin <engl.>

K

KA 咔咖喀卡咯胩

kā 咔咖喀

咔啉 Carbolin *n*
咔唑 Karbazol *n*,
咖啡 Kaffee *m*
咖啡[因成]瘾[者] Koffeinismus *m*
咖啡白脂 kahweol <engl.>
咖啡醇 caffeone, caffeol <engl.>
咖啡啶 caffeidine <engl.>
咖啡豆 Kaffeebohnen *f pl*
咖啡豆形 Kaffeebohnenform *f*
咖啡豆征 Kaffeebohnenzeichen *n*
咖啡激发试验 Kaffeeprobe *f*, Koffeinprobe *f*
咖啡碱 Kaffein *n*, Coffein(um) *n*, Trimethylxanthin *n*
咖啡尿酸 Kaffeeharnsäure *f*
咖啡尿质 Caffeurin *n*
咖啡牛奶斑 Café-au-Lait-Fleck *m*, Milchkaffee-Fleck *m*
咖啡牛乳色斑 Café-au lait-Fleck *m*
咖啡鞣酸 Kaffeetanninsäure *f*, Kaffeegerbsäure *f*
咖啡色呕出物 kaffeesatzartiges Erbrechen *n*
咖啡属 Coffea *f*
咖啡树 Kaffeehaum *m*, Coffea arabica *f*
咖啡酸 kaffeesäure *f*, Acidum caffeicum *n*
咖啡因 Kaffein *n*, Koffein *n*, Coffein(um) *n*
咖啡因苯酚盐 Kaffein-Karbolat *m*, Kaffein-Phenat *m*
咖啡因苯甲酸钠 Kaffeinnatriumbenzoat *n*
咖啡因磺酸锂 Lithium caffeine sulfonate *n*
咖啡因氯醛 Kaffeinchloral *n*
咖啡因使用 Koffeinnutzung *f*
咖啡因使用障碍 Störung von Koffeinnutzung *f*
咖啡因中毒 Koffeinvergiftung *f*, Koffenismus *m*, Coffeinis-mus *m*
咖啡甾醇 Cafesterol *n*
咖啡渣 Kaffeesatz *m*
咖啡中毒 Koffeinismus *m*
喀喇音 klickendes Rasseln *n*, Klick *m*
喀喇音综合征 Klick-Syndrom *n*

kǎ 卡咯胩

卡巴胆碱 Carbachol *n*
卡巴氮 Carbazid *n*
卡巴多司(卡巴氧)(兽用抗菌药) Carbadox <engl.>
卡巴可(氯化氨甲酰胆碱) Carbachol <engl.>(用于缩瞳)
卡巴克铬(安络血,安特诺心,肾上腺色素缩氨脲水杨酸钠) Carbazochrom *n*, Carbazochromum *n*(毛细管止血药)
卡巴立(甲氨甲酸萘酯,胺甲萘) Carbaril *n*, Carbaryl *n*(杀虫药)
卡巴粒子 Kappa-Partikel *f*
卡巴咪嗪 Carbamazepin(um) *n*
卡巴匹林钙(解热镇痛药) Carbaspirin Kalzium *n*, Carbasalate Kalzium *n*
卡巴浦尔 934 Carbopol 934 *n*
卡巴胂 Carbarson(um) *n*, Aminarsone *f*
卡巴胂片 Carbarson-Tabletten *f pl*
卡巴胂中毒 Carbarson-Vergiftung *f*
卡巴因子 Kappa-Faktor *m*, Faktor Ⅶ *m*
卡-贝二氏病 Kaschin*-Beck*Syndrom *n*(od. Krankheitf), Osteoarthritis deformans endemica *f*
卡比多巴(抗震颤麻痹药) Carbidopa *n*, α-Methyldopa Hydrazin *n*
卡比马唑(抗甲状腺药) Carbimazolum *n*
卡必醇 Carbitol *n*
卡波济(西)病(着色性干皮病) Kaposi* Krankheit *f*, Xeroderma pigmentosum *n*
卡波济(西)肉瘤(皮肤多发性出血性肉瘤) Kaposi* Sarkom *n*, multipel hämorrhagisches Sarkom *n*
卡波济(西)肉瘤相关疱疹病毒 Kaposi* Sarkom assoziiertes Herpes-Virus *n*
卡波济(西)水痘样疹(急性痘疮样脓疱病) Kaposi* varicelliform Eruption *f*, Pustulose varioliformis acuta *n*, Ekzem *n*
卡波济肉瘤相关疱疹病毒(人疱疹病毒 8 型) Kaposi* Sarkom assoziiertes Herpes-Virus *n*
卡波济氏病 Kaposi*Krankheit *f*, Xeroderma pigmento-sum *n*
卡波济氏肉瘤 Kaposi*Sarkom *n*, Sarcoma idiopathicum multiplex haemorrhagicum *n*
卡波济氏水痘样疹 Kaposi*Eruptio varicelliformis *f*, Pustulosis acuta varicelliformis *f*
卡波卡因(局麻药) Carbocain *n*
β-卡波林 β-Carbolin *n*
卡波林(咔啉,二氮芴) Carbolin *n*
卡波洛尔 Karbonolol *n*
卡波霉素(碳霉素) Carbomycinum *n*
卡波全 Carbogen *n*(含 5% 二氧化碳的氧)
卡波西肉瘤 Kaposi* Sarkom *n*
卡波西肉瘤相关疱疹病毒 Kaposi* Sarkom-verbundenes Herpesvirus *n*
卡波西型血管内皮瘤 Kaposi*-Typ Hämangioendotheliom *n*
卡波西样血管内皮瘤 Kaposiformes Hämangioendotheliom *n*
卡伯特环状体 Cabot* Ringe *pl*(见于严重贫血的红细胞内)
卡泊芬净 Caspofungin *n*
卡铂(抗肿瘤药) Carboplatin *n*
卡岑斯坦试验 Katzenstein* Test *m*(检心肌效率)
卡茶 Kath *n*
卡尺 Messschieber *m*
卡茨公式 Katz* Formel *f*(平均血沉率=(S1+S2/2)/2 S1 为 1 小时结束时清液柱高度 mm 数,S2 为二小时结束时的高度)
卡嗒音 klickendes Rasseln *n*, Klick *m*
卡嗒音气胸 klickender Pneumothorax *m*
卡达二氏溶液 Carrel*-Dakin* Lösung *f*
卡达雷利征(症状) Cardarelli* Zeichen *n*(动脉瘤和主动脉弓扩张时喉气管的侧方搏动)
卡达治疗 Carrel*-Dakin* Therapie *f*(用稀释的次氯酸钠液体进行清创处理)
卡氮芥 Karmustin *n*
卡道法 Katzman*-Doisy* Methode *f*(从孕妇尿中提取绒毛膜促性腺激素)
卡德尔手术(胃瓣状造口术) Kader* Operation *f*, Kader*-Fistel *f*, Gastrostomie *f*, Magenfilster nach Kader* *f*
卡德螺旋瓣技术 Culp-DeWeerd* Spirallappentechnik *f*
卡登断肢术 Carden* Amputation *f*(紧邻膝关节上方切断股骨的单皮瓣截肢术)
卡底钦(布鲁姆物质) Katechin *n*, Blum* Substanz *f*(血内抗甲状腺作用的物质)
卡地阿佐 Cardiazol *n*

卡地尼 Cardene *n*
卡恩斯塞尔综合征 Kearns*-Sayre* Syndrom *n*, Mutation mitochondrialer DNS *f*(进行性眼肌麻痹、视网膜色素退行性变、肌病、共济失调和心脏传导缺陷)
卡尔达尼韧带(喙锁韧带) Caldani* Ligament *n*
卡尔顿氏斑 Carleton* Flecken *m pl*
卡尔卡索恩会阴韧带(骨盆横韧带) Carcassonne* perineales Ligament *n*
卡尔卡索恩韧带(耻骨前列腺韧带) Carcassonne* Ligament *n*
卡尔曼综合征 Kallmann* Syndrom *n*, olfaktogenitales Syndrom *n*(继发性睾丸功能不全产生的综合征)
卡尔默特反应 Calmette* Reaktion *f*(用伤寒和结核的毒素滴眼后眼结膜的局部反应)
卡尔默特结核菌素(沉淀结核菌素) Calmette* Tuberkulin *n*
卡尔默特抗蛇毒血清 Calmette* Serum *n*, Schlangen(gift)serum *n*, Schlangenbissantiserum *n*, Schlangen(biss)gegenserum *n*
卡尔默特氏结核菌素 Calmette* Tuberkulin *n*, Tuberku-linpräzipitation *f*
卡尔默特氏血清 Calmette* Serum *n*
卡尔默特疫苗(BCG 疫苗,卡介杆菌疫苗) BCG-Vakzine *f*, Bacillus Calmette*-Guérin*-Impfstoff *m*
卡尔普赖斯试验 Carr*-Price* Test *m*, Carr*-Price*-Reaktion *f*, Carr*-Price*-Vitamin-A-Nachweistest *m*(检油中维生素 A 的定量比色试验)
卡尔氏法 Karr* Methode *f*
卡尔斯巴德泉盐 Karlsbader Salz *n*, Sal Carolinum(factitium)(硫酸钠、硫酸钾、氯酸钠及重碳酸钠之混合物,为泻药)
卡尔韦病(扁平椎体) Calvé* Krankheit *f*(Vertebra plana *f*), Calvé*-Legg*-Perthes*-Krankheit *f*(od. Osteochondrose *f*)
卡尔韦线(髂颈线) Calvé* Linie *f*
卡尔文循环 Calvin*-Zyklus *m*(植物光合作用时发生的暗反应)
卡法根(麻醉椒) Kava *f*, Piper methysticum *n*
卡法根肝毒性 Kava Hepatotoxizität *f*
卡法根素(醉椒素) Kavain *n*
卡法树脂 Kawin *n*
卡方 Chiquadrat *n*
卡方独立性检验 Chi-Quadrat-Unabhängigkeitstest *m*
卡方分布 Chi-Quadrat-Verteilung *f*
卡方检(测)验 Chi-Quadrat-Test *m*, X^2-Test *m*
卡方可加性 Additivität von x^2 *f*
卡方拟合优度检验 Chi-Quadrat-Anpassungstest *m*
卡方值 Chi-Quadrat-Wert *m*
卡 - 菲二氏法 Karl*-Fischer* Methode *f*
卡 - 菲二氏试剂 Karl*-Fischer* Reagens *n*
卡菲氏病 Caffey* Krankheit *f*
卡芬太尼 Carfentanil *n*
卡夫卡试验(反应) Kafka* Test *m*(od. Reaktion *f*)(检脑脊髓梅毒)
卡哈尔氏法 Cajal* Goldsublimat-Methode *f*
卡哈尔氏细胞 Cajal* Zelle *f*, Horizontalzelle *f*
卡哈切迹 Carhart*-Senke *f*(耳硬化症无神经损害者,骨传导听力曲线一下陷切迹)
卡痕率 Rate von BCG-Narben *f*
卡红 Karminrot *n*, Karmin *n*, Carminum *n*
卡红明矾染液 Karmalaun *m*, Carmalaun *m*
卡红溶液 Karminlösung *f*
卡红酸 Karminsäure *f*
卡环 Klammer *f*
RPA 卡环(伊莱亚森卡环) RPA-Klammer *f*(Eliason* Klammer *f*)
RPI 卡环(克拉托维尔卡环) RPI-Klammer *f*(Kratochvil* Klammer *f*)
卡环臂 Klammerarm *m*
卡环固位 Retention der Klammer *f*
卡环技工钳 Clip-Zange *f*, Klammerzange *f*
卡环体 Klammerkörper *m*
卡环型固位体 Retainer der klammer *m*
卡计 Kalorimeter *m*
卡价(热价) Kalorienwert *m*
卡介菌 Calmette*-Querin* Bazillus *m*
卡介苗 BCG-Impfstoff *m*, Calmette* Impfstoff *m*, Calmette Guérin* Impfstoff *m*
卡介苗覆盖率 BCG Deckungsgrad *m*
卡介苗接种 BCG-Impfung *f*, Calmette* Vakzination *f*
卡介苗接种保护率 Schutzrate der BCG-Impfung *f*
卡介苗接种率 BCG Vakzinationsrate *f*, BCG Impfungsrate *f*
卡介苗针 BCG-Impfstoff Nadel *f*
卡介苗注射器 BCG-Impfstoff Injektor *m*
卡卡因 Cacain *n*
卡可林 Carcholin *n*
卡可西灵试法 Kakothelin-Test *m*
卡拉巴[丝虫]肿 Calabar*[von Filarien]Schwellung *f*
卡拉巴豆 Kalabarbohne *f*
卡拉巴豆碱 Kalabarin *n*, Calabarin *n*
卡拉巴豆中毒 Kalabarbohnenvergiftung *f*
卡拉巴丝虫肿 Calabar-Schwellung *f*
卡拉芬净(卡拉霉素)(抗真菌抗生素) Kalafungin *n*
卡拉瓜 Kalagua *n*(南美产,治肺结核药)
卡拉汉法(根管酸处理法,根管胶填法) Callahan* Methode *f*
卡拉美芬(咳美芬)(镇咳药) Caraminphen *n*
卡拉烷 Calacan *n*
卡拉韦试验 Callaway* Test *m*(检肱骨脱位,患侧肩部圆周较无病侧大)
卡拉牙胶 Karayagummi *n*
卡腊贝利尖(征,结节)(磨牙舌侧副尖) Carabelli* Höcker *m*
卡莱尔达金液(稀氯酸钠溶液) Carrel*-Dakin* Lösung *f*
卡莱尔法(①血管对端吻合法 ②清创法 ③创口二期愈合时间测定法) Carrel* Methode *f*
卡莱尔管 Carrel* Schlauch *m*(卡莱尔疗法所用有小孔的细橡皮管)
卡莱尔合剂 Carrel* Mixtur *f*(植皮用)
卡莱尔疗法(清创法) Carrel* Heilbehandlung *f*
卡兰德切断术(膝韧带成形切断术) Callander* Amputation *f*
卡勒氏病 Kahler* Krankheit *f*, multiples Myelom *n*
卡累伐特 Calevate(成药,果糖酸钙的灭菌水溶液)
卡里定 Kallidiu *n*
卡里翁氏病 Carri6n* Krankheit *f*, Bartonellosis *f*
卡立普多(异丙安宁,肌安宁)(骨骼肌松弛药) Carisoprodol *n*(Handelsname:Soma(USA))
卡利奥本 Calioben *n*
卡利森氏液 Callison* Flüssigkeit(od. Lösung)*f*
卡利森手术(腰式结肠切开术) Callisen* Operation *f*
卡利森液 Callison* Flüssigkeit *f*(红细胞计数用)
卡列尔疗法 Karell* Kur *f*(用牛乳治心脏及肾病)
卡列尔膳食 Karell* Ernährung *f*(治疗肾炎及心脏病的饮食)
卡列尔氏肾炎饮食 Karell* Diät *f*
卡列尔氏饮食 Karell* Milchkur *f*
卡林唧筒 Carrel*-Lindberg* Pumpe *f*(培养器官时用)
卡林氏肺孢子虫 Pneumocystis carinii *f*
卡龙(黄热病病毒属) Charon(Gelbfieber-Virus *n*)
卡龙载体 Charon Vektor *m*
卡隆载体系列 Charon Vektoren *pl*
卡芦莫南 Carumonam *n*
卡鲁斯环(骨盆轴曲线)(骨盆出口的正常轴线) Carus* Krümmung *f*(od. Ring *m*)
卡路里 Kalorie *f*
卡[路里] Kalorie *f*
卡[路里]的电当量 elektrisches Äquivalent der Kalorie *n*

卡伦氏征 Cullen* Zeichen *n*
卡伦双腔支气管导管 Carlen* zweilumiger Endobronchialkatheter *m*
卡罗尔学校学习模式 Carrolli* schulisches Lernmodell *n*
卡罗利病 Caroli* Krankheit *f*(先天性肝内胆管囊性扩张)
卡罗沙酮(醋胺苯酮)(抗抑郁药) Caroxazone
卡罗托甙 Calotropin *n*
卡罗托甙元 Calotropagenin *n*
卡罗维林 Caroverin *n*
卡罗综合征 Karroo* Syndrom *n*(南非卡罗地区病症,表现高热、消化道紊乱及颈淋巴结压痛)
卡洛芬 Carprofen *n*
卡洛里囊 Calori* Bursa *f*(位于气管与主动脉弓之间)
卡洛疗法 Calot* Therapie *f*(用石膏背夹治疗脊椎结核)
卡洛氏三角 Calot* Dreieck *n*
卡洛手术 Calot* Operation *f*(用牵伸法施行脊柱后凸强迫性复位术)
卡马拉(吕宋楸荚粉,粗糠柴)(驱绦虫药) Kamala *n*
卡马特灵 Kemadrin *n*, Procyclidinhydrochlorid *n*
卡马西平(酰胺咪嗪)(抗惊厥药) Carbamazepin *n*
卡麦角林 Cabergolin *n*
卡麦克尔冠(桥基部分冠) Carmichael* Krone *f*
卡曼氏听诊器 Cammann* Stethoskop *n*, hiaurales Ste-thoskop *n*
卡曼征(半月征) Carman* Zeichen *n*, Meniskuszeichen *n*(胃溃疡时X线片上呈半月影,半月向外,则溃疡在小弯,半月向下,则溃疡在角切迹的远端)
卡梅综合征(血管瘤血小板减少综合征) Kasabach*-Merritt*-Syndrom *n*(Hämangiom-Thrombozytopenie-Syndrom *n*)
卡米季氏反应 Cammidge* Harnpentosan-Test *m*, pank-reatische Reaktion *f*
卡米纳反应 Kaminer* Reaktion *f*, Freund* Reaktion *f*, Freund*-Kaminer* Reaktion *f*(非癌症病人的血清破坏癌细胞,而癌症病人的血清则无溶解效应)
卡米诺伊德 Aminopeptodrat *n*
卡莫喹(阿莫待喹) Amodiaquin *n*
卡莫斯汀(卡氮芥,氯乙亚硝脲)(抗肿瘤药) Carmustin *n*, Bis-Chlorethyl-Nitroso-Urea *f*(BCNU)
卡姆拉镶嵌术 Kamra* Inlay *n*
卡那霉素 Kanamycin *n*
卡那霉素激酶 Kanamycin-Kinase *f*
卡那霉素抗性 Kanamycin-Resistenz *f*
卡那霉素抗性基因 Kanamycin-Resistenz-Gen *n*
卡那霉素敏感 kanamycinempfindlich
卡纳达克朗凯特综合征 Canada*-Cronkhite* Syndrom *n*(广泛肠道息肉,吸收不良伴外胚层缺陷)
卡内基分期(斯特里特发育水平线) Carnegie-Stadien *n Pl*, Embryonalstadien *n* Pl
卡内特试验(征) Carnett* Test *m*(判断肿块位于腹内还是腹壁的检查法)
卡尼(Carney)综合征 Carney*-Syndrom *n*
卡尼汀 Carnitin *n*
卡农氏点 Cannon* Puukt *m*
卡诺夫斯基量表 Karnofsky* Skala *f*(测定患者执行功能的能力和进行正常活动的能力)
卡诺坎手术(股动脉结扎术) Carnochan* Operation *f*
卡诺石 Carnotit *m*
卡诺试验 Carnot* Probe *f*
卡诺依氏固定液 Carnoy* Gemisch *n*
卡帕视觉效应 Kappa-Effekt *m*
卡帕值 Kappa *n*
卡培他滨(希罗达) Capecitabin(Xeloda) *n*
卡-佩二氏病 Calve*-Perthes* Krankheit *f*
卡彭蒂埃瓣环 Carpentier* Ring *m*
卡彭特瓣膜成形环 Carpentier* Vavuloplastik-Ring *m*
卡彭特人造心脏瓣环 Carpentier* Ring *m*
卡彭特综合征(尖头并多指[趾]畸形Ⅱ型) Carpenter*-Syndrom *n*, Akrozephalopolysyndaktylie Typ II *m*
卡皮德弓(唇弓) Kupidobogen *m*, Amorbogen *m*
卡[皮斯特兰]氏疟原虫 Plasmodium cathemerium *n*
卡片程序电子计算机 Kartenprogramm-Computer *m*
卡片读出穿孔机 lesender Kartenlocher *m*
卡片记录器 Kartenrekorder *m*
卡片解释程序 Karteninterpretierungsprogramm *n*
卡片输入 Karteneingabe *f*
卡片输入机 Kartenabfühler *m*
卡片文件 Kartei *f*, Kartendatei *f*
卡片验证机 Kartenmischer *m*, Kartenprüfer *m*
卡片运用 Kartendurchlauf *m*
卡片正面 Kartenvorderseite *f*
卡珀勒手法(麻醉时下颌前推手法) Kappeler* Handgriff *m*
卡普德庞综合征(棕色牙综合征) Capdepont* Syndrom *n*
卡普耳 Carpule *f*(装在空针管中的安瓿,含有局部麻醉药)
卡普格拉斯综合征(易人错觉综合征) Capgras* Syndrom *n*, Capgras* Wahnvorstellung *f*(一种妄想,患者认为对面的人不是本人而是替身)
卡普拉斯征 Karplus* Zeichen *n*(胸膜腔积液处听诊时,患者发元音u,而听到的是a音)
卡普兰迈耶存活曲线[法](乘积极限估计) Kaplan*-Meier* Survival-Kurve *f*(能随机查出对存活曲线的相容估计)
卡普兰-迈耶曲线 Kaplan*-Meier* Kurve *f*
卡普兰试验 Kaplan* Test *m*(检脊髓液球蛋白及白蛋白)
卡普兰综合征(类风湿性尘肺) Caplan* Syndrom *n*, Silikoarthritis *f*, Caplan*-Collinet* Syndrom *n*, rheumatische Pneumokoniose *f*
卡普隆氏点 Capuron* Kardinalpunkte *m pl*
卡普纶 Kapron *n*
卡普手术(鼻成形术) Carpue* Operation *f*, Rhinoplastik *f*, Nasenplastik *f*
卡普斯氏反射 Capps*Reflex *m*
卡前列素 Carboprost *n*
卡钳 Bremssattel *m*
卡萨巴赫-梅里特综合征 Kasabach*-Merritt*-Syndrom *n*
卡萨尔颈环 Casal* Halsband *n*(od. Kollier *n* od. Kragen *m*)(糙皮病患者颈部周围的红斑及色素沉着现象)
卡塞韧带(锤骨外侧韧带) Casser* Ligament *n*, Ligamentum mallei laterale *n*
卡塞氏肌 Casser* Muskel *m*, Ligamentum mallei anterius *n*
卡塞囟[门](乳突囟) Cassel* Fontanelle *f*, Casserio* Fontanelle *f*, Fonticulus mastoideus
卡赛病 Kasai
卡氏肺孢菌(旧称卡氏肺囊虫,卡氏肺孢子虫) Pneumocystis carinii *f*
卡氏肺孢菌病(旧称卡氏肺囊虫病) Pneumocystosis *f*
卡氏肺孢子虫肺炎(肺孢子菌病) Pneumocystis-carinii-Pneumonie *f*
卡氏肺孢子菌(虫)(曾称卡氏肺囊虫,卡氏肺孢子虫) Pneumocystis Carinii *f*
卡氏肺孢子菌(囊虫病) Pneumocystis-Pneumonie *f*, Pneumocystis-carinii-Pneumonie *f*
卡氏肺孢子菌肺炎(曾称卡氏肺囊虫病) Pneumocystis- carinii-Pneumonie *f*
卡氏肺囊虫 Pneumocystis carinii *f*
卡氏肺囊虫病 Pneumozysten-Pneumonie *f*
卡氏肺囊虫肺炎 Pneumozystispneumonie *f*
卡氏分支孢子菌 Cladosporium Carrianii *n*
卡氏棘阿米巴 Kartesische Acanthamoeba *n*
卡氏菌素 cardicin *n*
卡氏肉瘤 Kaposi* Sarkom *n*

卡氏征 Carvallo* Zeichen *n*(三尖瓣回流杂音,吸气时增强)
卡氏枝孢霉 Cladosporium carrionii *n*
卡斯尔伯里位置 Casselberry* Position *f*(喉插管术后,患者取俯卧位,以防饮水进入插管)
卡斯尔曼病 Castleman* Krankheit *f*
卡斯尔氏内[源]因子 Castle' S intrinsic factor <engl.>
卡斯尔氏外[源]因子 Castle' S extrinsic factor <engl.>
卡斯珀法则 Casper* Regel *f*
卡斯太拉尼合剂 Castellani* Mixtur *f*(治雅司病的合剂,含吐酒石水杨酸钠、碘化钾、碳酸氢钠和水)
卡斯太拉尼氏病 Castellani*Krankheit *f*, Bronchospiro-chaetosis castellani *f*
卡[斯太拉尼]氏长粉螨 Tyroglyphus longior castellani *m*
卡[斯太拉尼]氏真菌属 Castellania *f*
卡斯太拉尼氏支气管炎 Castellani* Bronchitis *f*, Bronchospirochaetosis *f*
卡[斯太拉尼]氏锥虫 Castellani* Trypanosoma *n*, Trypanosoma gambiense *n*
卡[斯太拉尼]氏锥虫类 Trypocastellanelleae *f pl*
卡斯太拉尼试验(①检蛋白尿 ②测数种微生物混合感染的凝集试验) Castellani* Test *m*
卡斯特兰涂剂(石炭酸品红液) Castellani* Farbe *f*
卡索尼氏皮内试验 Casoni* (-Botteri*)Test *m*, Echinokokken-Intrakutantest *m*
卡他 Catarrhus *m*, Katarrh *m*
卡他林 Catalin *n*
卡他罗新 Catarosin *n*
卡他莫拉菌 Moraxella catarrhalis *f*
卡他莫拉菌(卡他微球菌,卡他奈瑟菌,卡他布兰汉菌) Moraxella catarrhalis *f*
卡他莫拉菌感染 Moraxella catarrhalis Infektion *f*
卡他奈瑟氏[球]菌 Neisseria catarrhalis *f*
卡他热 Katarrhalfieber *n*, herpetisches Fieber *n*
卡他素质 Katarrhaldiathese *f*, katarrhalische Diathese *f*
卡他温度计 Katathermometer *n*
卡他性鼻炎 Rhinitis catarrhalis *f*
卡他性肠炎 Mukoenteritis *f*
卡他性胆管炎 katarrhalische Cholangitis *f*
卡他性的 katarrhalisch, catarrhal (-is, -is, -e)
卡他性肺炎 katarrhalische Pneumonie *f*, Bronchopneu-monie *f*
卡他性腹泻 Diarrhoea catarrhalis *f*
卡他性格鲁布 katarrhalischer Krup (p) *m*
卡他性黄疸 katarrhalischer Ikterus *m*, Icterus catarrhalis *m*
卡他性角膜溃疡 katarrhalisches Hornhautgeschwür *n*
卡他性结膜炎 Augenkatarrh *m*, Conjunctivitis catarrhalis *f*
卡他性口炎 Stomatitis catarrhalis *f*
卡他性阑尾炎 Appendicitis catarrhalis *f*
卡他性痢疾 katarrhalische Dysenterie *f*, Dysenteria catar-rhalis *f*
卡他性肾炎 Nephritis catarrhalis *f*
卡他性胃肠炎 Gastroenteritis catarrhalis *f*
卡他性胃炎 Gastritis catarrhalis *f*
卡他性消化不良 Dyspepsia catarrhalis *f*
卡他性咽峡炎 Angina catarrhalis *f*
卡他性咽炎 Pharyngitis catarrhalis *f*, akute Pharyngitis *f*
卡他性炎 katarrhalische Entzündung *f*, Inflammatio catarrhalis *f*
卡他性眼炎 Ophthalmia catarrhalis *f*
卡他性龈炎 catarrhalis Zahnfleischentzündung *f*
卡他性支气管炎 Bronchitis catarrhalis *f*
卡他性中耳炎 Otitis media catarrhalis *f*
卡塔格内氏综合征 Kartagener* Syndrom *n*
卡塔尼氏[人造]血清 Cattani* Serum *n*
卡太尔氏婴儿智力等级试验 Cattell* Säuglingsintelligenzskalentest *m*
卡太尔氏婴儿智力量表 Cattell* Säuglingsintelligenz- Testskala *f*
卡太尔术式 Cattel* Operation *f*(胰十二指肠切除术后消化道重建术式)
卡太尔特质说 Eigenschaftstheorie von Cattell *f*
卡特·卢因 Kurt* Lewin
卡特鼻内夹(用于凹陷鼻梁的鼻梁夹板手术) Carter* Schiene *f*, Intranasaler Splint von Carter* *m*
卡特尔 16 种个性因素问卷 16-Persönlichkeits-Faktoren-Test *m*(16PF)
卡特尔人格理论 Cattell* Persönlichkeitstheorie *f*
卡特金纳综合征 Kartagener* Syndrom *n*
卡特热(亚洲回归热) Carter* Fieber *n*, Asiatisches Rückfallfieber *n*(螺旋体引起的急性传染病)
卡特氏包柔氏螺旋体 Spirochaeta carteri *f*, Borrelia carteri *f*
卡特氏热 Carter* Fieber *n*
卡特手术 Carter* Operation *f*(鼻梁重建术,自肋骨移植一骨片于鼻梁)
卡[图利斯]氏内阿米巴 Entamoeba katulisi *f*
卡托普利(巯甲丙脯酸) Captopril *n*(抗高血压药)
卡托普利激发试验 Captopril-Provokationstest *m*
卡托普利试验 Captopril-Test *m*
卡瓦 Kava *f*
卡瓦药(麻醉椒) Kava *f*
卡万氏试验 Kveim* Test *m*
卡维地洛 Carvedilol *n*
卡维试验 Kasanin*-Vigotsky* Test *m*(测验概念性思考力)
卡维太热(类登革热) Cavite-Fieber *n*, Dengue-Fieber *n*(卡维太为菲律宾一地名)
卡魏尔氏病 Cavaré* Syndrom *n*, Paralysis familiaris periodica *f*
卡西飞林 Cassyfilin *n*
卡西尼特(对胺磺酰苯甲酸)(碳酸酐酶抑制剂) Carzenidum *n*
卡雅尔间质核 Cajal*-Kern *m*, Nucleus interstitialis *m*
卡雅尔染剂 Cajal* Färbemittel *n*
卡雅尔染色法 Cajal* Methode *f*(用氯化金与氧化汞的化合物使星形细胞着色)
卡雅尔双重染色法(示神经节细胞) Cajal* Doppelverfärbung *f*
卡雅尔细胞(星形胶质细胞) Cajal* Zelle *f*
卡延斑蜱 Amblyomma cajennense *n*
卡耶哈氏岛 Calleja* Insel *f*
卡耶塔环孢子球虫(卡耶塔圆孢球虫) Cyclospora cayetanensis* *n*
卡一埃二氏小体 Call*-Exner* Körperchen *n pl*
卡因酸(海人草酸)(驱肠虫药) Kainsäure *f*
卡茚西林钠(羧茚青霉素钠)(抗生素类药) Carindacillin-Natrium *n*
卡赞吉钳 Kazanjian* Zange *f*(驼峰鼻切除钳)
卡赞言钳(切除鼻背隆凸用钳) Kazanjian* Knochenschneidezange *f*
卡赞言手术 Kazanjian* Operation *f*(颊沟加深术,改善义齿固位)
卡泽内夫病(落叶状天疱疮) Cazenave* Krankheit *f*
卡值 Kalorienwert *m*
卡纸盒(纸板盒) Karton *m*
咯出 Expektoration *f*, Aushusten *n*
咯脓痰(脓痰,脓性痰) Eitriger Auswurf *m*
咯痰[作用] Expektoration *f*, Expectoratio *f*
咯血 Bluthusten *m*, Blutauswurf *m*, Blutspucken *n*, Hämoptoe *f*, Hämoptyse *f*
咯血的 hämoptoisch, haemoptoic (-us, -a, -um)
胩 Isonitrile *n pl*, Isozyanide *n pl*

KAI 开锎凯铠瞥

kāi 开锎

开 Kelvin *n*(K)(开尔文温标的计量单位)
开殆 offener Biβ *m*, Klaffen des Gebisses *n*, Nonokklusion *f*,

Hiatodontie *f*
开瓣锐声(开瓣[拍击]音) Öffnungssound *m*
开闭反应 On-Off-Reaktion *f*
开闭放电 On-Off-Entladung *f*
开槽髋臼增强术 Schlitzspfannenlanglebigkeit *f*
开处方 Verschreibung *f*
开处方技能 verschreibende Fähigkeit *f*, Verschreibungsfähigkeit *f*
开窗[手]术 Fensterung *f*, Fenster(ungs)operation *f*, Fenestration *f*, Lochinzision *f*
开窗刀 Messer zut Fenestration *n*
开窗技术 Fensterstechnologie *f*
开窗减压术 Dekompressionsoperation *f*
开窗口 Fenstertechnik *f*, Fensterung *f*, Fensterungsoperation *f*
开窗式骨缺损 Fensterungsknochendefekt *m*
开窗匙 Löffelchen zur Fenestration *n*
开动 Antrieb *m*, Betätigung *f*, Aktiverung *f*, Ingangsetzen *n*
开尔文电桥 Kelvin-Brücke *f*
开发环境 Entwicklungsumgebung *f*
开反应 On-Reaktion *f*
开放 Öffnung *f*, Offenstehen *n*
开放[性]气胸 offener Pneumothorax *m*
开放迟延 verzögerte Öffnung *f*
开放创口 offene Wunde *f*
开放大气因子 offener Luft-Faktor *m*
开放导液法 offene Dränage *f*
开放的 offen, patent, apert(-us, -a, -um)
开放点滴麻醉 offene Tropfnarkose *f*
开放电 On-Entladung *f*
开放复合物 offener Komplex *m*
开放复位 offene Reposition *f*
开放骨骺阻滞术 offene Epiphysiodesenchirurgie *f*
开放环 offene Schleife *f*, offener Kreis *m*
开放环路系统 offene Schleife-System *n*
开放获取 freier Zugang *m*
开放教学 offener Unterricht *m*
开放截肢术 offene Amputation *f*
开放拍击音 Öffnungston *m*
开放皮瓣 offene Klappe *f*
开放气道 freie Atemwege *m pl*
开放伤 offene Verletzung *f*
开放式半月板修补术 Offene Meniskussreparatur *f*
开放式侧位缢型 offenes Aufhängen im lateralen Stil *n*
开放式访谈 Offenes Interview *n*
开放式后位缢型 offenes Aufhängen im posterioren Stil *n*
开放式呼吸回路 offener Atemkreis *m*
开放式呼吸器 offenes Atemschutzsgerät *n*, Leerlaufsatemschutzgerät *n*
开放式活检 offene Biopsie *f*
开放式麻醉 offene Narkose *f*
开放式麻醉罩 offene Narkosemaske *f*
开放式前位缢型 offenes Aufhängen im anterioren Stil *n*
开放式手术 offene Chirurgie *f*, offene Operation *f*
开放式数据库连接技术 Offene Datenbankkonnektivitätstechnologie *f*, ODBC-Technologie *f*
开放式涂皮试验 offener Epikutanstest *m*
开放式问卷 ergebnisoffene Umfrage *f*
开放式问题 offene Frage *f*
开放试验 offene Probe *f*
开放吸入法 offene Inhalation *f*
开放系统 offenes System *n*
开放系统互联 OSI-Modell *n*, Open Systems Interconnection Model<engl.>
开放系统热力学 Thermodynamik des offenen Systems *f*
开放心脏手术(心脏直视手术) Operation an offenem Herzen *f*
开放型粉刺 offene Akne *f*
开放型问题 offene Frage *f*
开放性凹陷骨折 offene Depressionsfraktur *f*
开放性斑贴试验 offener Patch-Test *m*
开放性鼻音 Hyperrhinolalie *f*, Rhinolalia aperta *n*
开放性沉思 offene Meditation *f*
开放性访谈 offenes Interview *n*
开放性肺结核 offene Lungentuberkulose *f*
开放性腹部损伤 offenes Bauchtrauma *n*
开放性睾丸活组织检查 offene Hodenbiopsie *f*
开放性跟腱延长术 offene Achillessehnenverlängerung *f*
开放性骨与关节损伤 offene Knochen-und Gelenkverletzung *f*
开放性骨折 offene Fraktur *f*, offener Bruch *m*
开放性骨折脱位 offene Fraktur und Luxation *f*
开放性喉外伤 offene Verletzung des Kehlkopfes *f*
开放性环状撕脱伤 offene annuläre Avulsion *f*, offener annulärer Abriß *m*
开放性婚姻 offene Ehe *f*
开放性技巧运动 offenes Geschick *n*
开放性结核 offene Tuberkulose *f*
开放性截肢 offene Amputation *f*
开放性颈部损伤 offene Nackenverletzung *f*
开放性颅骨骨折 offene Schädelfraktur *f*, offener Bruch des Schädels *m*
开放性颅脑损伤 offene Schädel-Hirn-Verletzung *f*, offenes Schädel-Hirn-Trauma *n*
开放性脑损伤 offene Hirnverletzung *f*
开放性膀胱活检 offene Blasebiopsie *f*
开放性脐尿管 offener Urachus *m*, Urachus patens *m*
开放性气胸 offener Pneumothorax *m*
开放性前肩峰成形术 offene Akromioplastik *f*
开放性前列腺切除术 offene Prostatektomie *f*
开放性切断术 offene Amputation *f*
开放性神经管缺陷 offene Neuralrohrdefekt *m*
开放性肾活检 offene Nierenbiopsie *f*
开放性肾活组织检查 offene Nierenbiopsie *f*
开放性肾损伤 offenes Nierentrauma *n*
开放性肾造瘘管置入术 offene Nephrostomieinsertion *f*
开放性湿敷 offener Feuchtverband *m*
开放性输尿管活检术 offene Ureterbiopsie *f*
开放性损伤 offene Verletzungen *f pl*
开放性脱位 offene Luxation *f*
开放性网状骨移植术 Offene Meshknochentransplantation *f*
开放性愈合 offene Heilung *f*
开放性运动技能 offene Motorik *f*
开放性植骨术 Offene Knochentransplantation *f*
开放性自发性气胸 offener spontaner Pneumothorax *m*
开放循环系 offenes Kreislaufsystem *n*
开放引流法 offene Dränage *f*
开放阅读框架 offener Leserahmen *m*
开放装置 offenes System *n*
开腹胆囊切除术 offene Cholezystektomie *f*
开腹复位 Reposition durch Laparotomie *f*
开腹术 Laparotomie *f*
开腹探查术 Probelaparotomie *f*
开关 Schalter *m*
开关电容滤波电路 Switched Capacitor Filter *m*
开关电容滤波器 Switched-Capacitor-Filter *m*
开关基因 Schaltergen *n*, switch gene <engl.>
开关区 Schalterregion *f*
开关式 Schalter Typ *m*
开关现象 On-Off-Phänomen *n*
开颌肌 unterkieferöffner Muskeln *m pl*

开颌运动 Kieferöffnungsbewegung *f*
开花 Blüte *f*
开花导尿管 Yang* Katheter *m*
开花期 Blütezeit *f*, Floritionsstadium *n*, Effloreszenz *f*
开环 offener Kreis *m*
开环[作用] Ringöffnung *f*
开环 DNA offen zirkuläre DNA *f*, ocDNA *f*
开环电压增益 Open-Loop-Spannungsverstärkung *f*
开环供氧系统 zirkulationsoffenes Sauerstoffsystem *n*
开环控制 offene Schleifensteuerung
开环增益(又称断路) Leerlaufverstärkung *f*
开皇客蚤 Xenopsylla cheopis *f*
开睑器 Lidhalter *m*, Augenlidhalter *m*, Lidsperrer *m*, Lidspreizer *m*, Sperrelevator *m*
开角 Open-Winkel *m*
开角青光眼 Glaukom mit offenem Kammerwinkel *n*
开孔绷带 gefensterter Verband *m*
开孔敷布 gefensterte Kompresse *f*
开口棒 Stange des Mundsperreres *f*
开口垫圈 offene Unterlegscheibe *f*
开口管道系统 kanalikulär offenes System *n*
开口器 Mundklammer *f*, Mundsperrer *m*, Kiefersperrer *m*
开口时间 Öffnungszeit *f*
开口印模 mundoffene Abformung *f*
开眶术 Orbitotomie *f*
开眶探查术 Probeorbitotomie *f*, Explorativorbitotomie *f*
开朗 kontaktfreudig
开链 offene Kette *f*
开链化合物 offenkettige Verbindung *f*
开链烃 offenkettige Kohlenwasserstoffe *m pl*
开链有机化合物 offenkettige organische Verbindungen *f pl*
开链运动 offene kinematische Kette *f*
开裂 Dehiszenz *f*
开裂的 dehiszent, aufplatzend
开颅动脉瘤栓塞术 Kraniotomie bei Aneurismaembolisation *f*
开颅器 Kraniotom *n*
开颅清除血肿 Kraniotomie bei intrazerebraler Hämtomresektion *f*
开颅术 Schädeltrepanation *f*, Kraniotomie *f*, Trypesis *f*, Trepanation *f*
开路 Drahtbruch *m*
开路电压 Leerlaufspannung *f*
开马君 Kemadrin *n*, Procyclidinhydrochlorid *n*
开面冠 Fensterkrone *f*
开蓬(杀虫药) Kepone *n* (Chlordecon *n*)
开启电压 Schwellenspannung *f*
开钳性低血压(或休克) Entklemmspannungshypotension *f* (od. -schock *m*)
开瑞坦 Clarityne *n*
开塞手术(肝门空肠吻合术) Kasai*-Operation *f*, Kasai*-Prozedur *f*
开伞冲击 Öffnungsstoß *m*
开伞袋 Einsatzbeutel *m*
开始 Initiierung *f*, Initiation *f*, Anfang *m*
开始的(初期的) initial, anfänglich, ursprünglich
开始血尿 initiale Hämaturie *f*
开始着地 Erstkontakt *m*
开式温标(绝对温标) absolute Temperaturskala *f*
开-视网膜神经节细胞 öffnende retinale Ganglienzellen *f pl*
开-双极细胞 öffnende bipolare Zellen *f pl*
开髓引流 Inzision und Drainage der Pulpakammer *f*, Eröffnung der Pulpakammer mit anschließendem Eiterabfluss *f*
开他敏 Ketamin(um) *n*
开特 Katal(1 开特相当于每秒催化 1 克分子底物的催化剂(酶)的量)
开庭 Gerichtsverhandlung eröffnen
开拓结构 Initiationsstruktur *f*, Anfangsstruktur *f*
开拓态度 explorative Attitude *f*, explorative Einstellung *f*
开胃的 appetitanregend
开胃药 appetitanregende Mittel *n pl*, Aperitiva *n pl*
开效应 offene Auswirkung *f*
开胸刀 Thorakotom *m*
开胸肺活检 offene Lungenbiopsie *f*
开胸径路 Thorakotomiesweg *m*
开胸术 Thorakotomie *f*
开胸探查术 exploratorische Thorakotomie *f*, Probetho-rakotomie *f*
开胸-心包切开后综合征 Postthorakotomie-Perikardiotomie-Syndrom *n*
开胸心脏按摩术 offene intrathorakale Herzmassage *f*
开胸心脏按压 öffnende Brust- Herzmassage *f*
开眼器 Augenöffnensgerät *n*
开业牙医 niedergelassener Zahnarzt *m*
开业医师 praktischer Arzt *m*
开业医师桌面电子计算机 Desktop-Computer der Praxisärzte *m*
开运算 Öffnung *f*
开展的 offen, offensichtlich
开张器 Spekulum *n*
开中心 offene Zentrale *f*
锎 Kalifornium *n*, Californium *n* (Cf, OZ 98)

kǎi 凯铠蒈

凯贝尔勒钳(止血钳) Koeberlé* Pinzette *f*
凯布夹 Keller* Schiene *f*(股骨骨折用)
凯布内现象 Koebner* Phänomen *n*(同形现象,即在未受累的皮肤上出现典型的皮肤病损害,为银屑病,扁平苔藓等)
凯撒绿蝇 Lucilia caesar *f*
凯蒂事件 Kitty* Ereignis *n*
凯尔抗体 Kell-Antikörper *m*
凯尔曼三襻式前房型人工晶体 Kelman* Dreibeinstative Vorderkammer-Intraokularlinse *f*
凯尔尼格征 Kernig* Zeichen *n*
凯尔文温度表(绝对温度表) Kelvin* Skala *f*
凯尔血型 Kell-Blutgruppe *f*
凯尔血型系统 Kell*-Blutgruppensystem *n*
凯-弗二氏环 Kayser*-Fleischer* Ring *m*
凯腊氏增殖性红斑 Queyrat* Erythroplasie *f*, Erythroplasie von Queyrat *f*
凯来特缝合法 Kleinert* Naht *f*
凯勒多项描记器 Keller* Polygraph *m*
凯勒计划 Keller*Plan *m*
凯勒手术(矫正趾外翻) Keller* Operation *f*
凯雷鞘(神经内膜) Hülle von Key und Retzius *f*
凯利归因理论 Kelley* Attributionstheorie *f*
凯利归因模型 Kelley* Kausalattributionsmodell *n*
凯利氏止血钳 Kelley* Gefäßklemme *f*
凯利手术 Kelly* Operation *f*(治妇女尿失禁)
凯利征 Kelly* Zeichen *n*(检输尿管蠕动)
凯利直肠窥器 Kelly* Proktoskop *n*, Kelly* Rektumspiegel *m*
凯林 Khellin(um) *n*
凯林甙 Khellinin *n*
凯林酚 Khellinol *n*
凯林试验 Kelling* Test *m*(检胃乳酸,食管憩室,胃癌)
凯林酮 Khellinon *n*
凯伦载体 Charon* Träger *m*
凯麦勒氏定律 Camerer* Regel *f*
凯米拉(嵌合体) Chimäre *f*
凯-莫综合征 Kasabach*-Merritt*-Syndrom *n*
凯穆征(动脉瘤的体征) Quenu*-Muret* Zeichen *n*
凯纳 Tiopronin *f*

凯普兰 Caplan
凯撒绿蝇 Lucilia caesar *f*
凯时(前列地尔) Alprostadil *n*
凯氏定氮法 Kjeldahl* Verfahren *n*(od. Methode *f*)
凯氏定氮仪 Kjeldahl* Gerät *n*
凯氏三尖瓣瓣膜成形术 Kay* Herzklappenplastik *f*
凯氏烧瓶 Kjeldahl* Kolben *m*
凯氏试验 Kay* Test *m*(检巴斯德灭菌法的效果)
凯斯勒缝合法 Kessler* Naht *f*
凯特角(距骨跟骨角) Kite* Winkel *m*
凯-替综合征 Klippel*-Trénaunay*-Syndrom *n*
凯谢踝关节进路(踝关节内侧进路) Koenig*-Schaefer* Eingriffansatz am Fußgelenk *m*
凯泽尔弗莱舍尔环 Kyser*-Fleischer* Ring *m*(角膜外缘的绿色环,见于肝豆状核变性及假硬化)
凯泽林 Kaiserling *m*(①凯泽林溶液 ②用凯泽林溶液保存的标本)
凯泽林法 Kaiserling* Methode *f*(博物馆标本的保色法)
凯泽林[固定]液 Kaiserling* Fixierungsflüssigkeit *f*
凯泽林溶液 Kaiserling* Lösung *f*(标本固定,保色,保存用)
凯泽氏病 Kayser* Krankheit *f*
凯泽斯杜病 Kaiserstuhl* Krankheit *f*(葡萄园工人发生的慢性砷中毒,由于葡萄上使用含砷的杀虫剂所致)
铠甲心 Panzerherz *n*
铠甲状癌 Panzerkrebs *m*
菅 Caran *n*,
菅酮 Caron *n*

KAN 刊勘龛堪坎砍莰看

kān 刊勘龛堪

刊名 Zeitschriftsname *m*
刊名数据库 Journal Database *f*
勘验笔录 Untersuchungs- od. Überprüfungsprotokoll *n*
龛[影] Nische *f*
堪非醇(山柰酚) Kaempferol *n*
堪萨斯分支杆菌纯蛋白衍生物 gereinigtes Proteinderivat (PPD)von Mycobacterium kansasii *n*
堪萨斯分支杆菌肺病 durch Mycobacterium kansasii bedingte Lungenerkrankung *f*
堪萨斯分枝杆菌 Mycobacterium kansasii *n*
堪萨斯杆菌素 Kansasiin *n*

kǎn 坎砍莰

坎贝尔截骨术 Campbell* Osteotomie *f*
坎贝尔模型 Campbell* Modell *n*
坎贝尔氏韧带 Campbell* Band *n*
坎贝尔肘关节进路(肘关节后外侧进路) Campbell* Eingriffansatz am Ellenbogen *m*
坎宾三角工作区 Kambin* dreieckige Arbeitszone *f*(无明显血管神经结构的三角区)
坎大哈疖(皮肤利什曼病) Kandahar Wunde *f*(od. Sore *f*)
坎地沙坦 Candesartan *n*
坎格雷洛 Cangrelor *n*
坎科氏病 Quinquaud* Krankheit *f*, Acne decalvans *f*
坎利酸钾(烯睾丙酸钾) Kaliumcanrenoat *n*, Canrenoatklium *n*
坎利酮(醛固酮拮抗药) Canrenon *n*
坎迈Ⅱ手术 Camey* Ⅱ Operation *f*
坎梅尔氏点 Kümmell* Punkt *m*
坎梅尔氏脊椎炎 Kümmell* Kyphose *f*, Kfimmel* (-Ver-neuil*) Syndrom *n*(od. Krankheit *f*), Spondylopathia traumatica *f*
坎米奇反应(试验) Cammidge* Reaktion *f*(od. Test *m*)(胰反应,用以确定胰腺炎或胰腺恶性肿瘤的试验)
坎那丁(北美黄连生物碱) Canadin *n*(Hydrastis canadensis)
坎尼生 Canescin *n*, Deserpidin *n*
坎尼算子 Canny* Operator *m*
坎宁安蚀斑技术 Cunningham* Plaque-Technik *f*
坎农巴德情绪说(情绪应激理论) Cannon*-Bard*(Emotions-) Theorie *f*
坎农环 Cannon* Ring *m*(钡剂造影时右半侧结肠的紧张性收缩环或点)
坎农试验(消化系统功能X线检查) Cannon* Test *m*
坎农应急功能 Cannon* Notfallfunktion *f*
坎农综合征(白色海绵状痣) Cannon* Syndrom *n*(weißer Schwammnävus *m*)
坎帕尼试验 Campani* Test *m*(检尿葡萄糖)
坎珀尔交叉(指腱交叉) Camper* Chiasma *n*(od. Kreuzung *f*)
坎珀尔氏筋膜 Camper* Faszie *f*
坎珀尔氏韧带 Camper* Band *n*
坎珀尔线 Camper* Linie *f*, Ala-Tragus-Linie *f*, Nasenflügel-Ohrtragus-Linie *f*(由外耳道至鼻棘下的线)
坎特利线 Cantlie*-Linie *f*, Cantlie'sche Linie *f*
坎特利足水疱疹(足表皮癣) Cantlie* Fußflechte *f*
坎特征 Kantor* Zeichen *n*(结肠炎或节段性回肠炎时,X线片上的线样构型)
砍创 Hackwunde *f*, Hiebwunde *f*
砍创的切痕 Schnittspur der Hiebwunde *f*
砍器 Hiebwerkzeug *n*, Schlagwerkzeug *n*
莰 Camphan *n*
莰醇 Borneol *n*, Borneokampfer *m*, Bornylalkohol *m*
莰醇基(龙脑基,冰片基) Bornyl *n*
莰烷 Camphan *n*
莰烯 Camphen *n*, Kamphen *n*
莰烯脑酸 Camphenolsäure *f*
莰烯酮 Camphenon *n*

kàn 看

看法(区别力) Ansicht *f*, Perspektive *f*
看护 Pflegen *n*, Krankenpflege *f*
看护培养 Zuchtbetreuung *f*
看护人 Pfleger *m*
看家基因 Housekeeping-Gen *n*
看晶术 Kristallanblick *m*
看片灯 Negatoskop *n*
看片箱 Filmbetrachtungsgerät *n*
看谱镜 visuelles Spektroskop *n*
看守淋巴结 Virchow* Knoten *m*(od. Drüse *f*), sentinel node <engl.>

KANG 康糠亢抗钪

kāng 康糠

康德 Immanuel Kant*
康德培养基(康德石蕊钠酪蛋白琼脂) Conradi*-Drigalski* Medium *n*, Conradi*-Drigalski* Lackmus-Nutrose-Agar *m*
康多力斑点视网膜 Kandori Flecken *n*(od. Befleckung *f*)auf der Netzhaut
康复 Rehabilitation *f*, Rekonditionierung *f*
康复病历 geschichtliche Aufzeichnung der Rehabilitation *f*
康复锻炼 Rehabilitationssport *m*, Rehasport *m*
康复方法 Rehabilitationsansatz *m*
康复服务 Rehabilitationservice *n*, Rehabilitationsdienst *m*
康复干预 Rehabilitationsintervention *f*
康复工程 Rehatechnik *f*
康复行为 Rehabilitationsverhalten *n*
康复护理 Rehabilitationspflege *f*
康复护士 Rehabilitationskrankenschwester *f*
康复护士 Reha-Krankenschwester *f*

康复机构的康复 Institutionen-basierte Rehabilitation *f*
康复机器人 Rehabilitationsroboter *m*
康复技术 Rehatechnik *f*
康复进程 Rehabilitationsprozess *m*
康复精神医学 psychiatrische Rehabilitation *f*
康复力 rehabilitative Fähigkeit *f*
康复疗效评定 Auswertung des Rehabilitationseffekts *f*
康复龙 Oxymetholon (um) *n*
康复目标 Rehabilitationsziel *n*
康复评定 Rehabilitationsbewertung *f*, Rehabilitationsevaluation *f*
康复期 Rekonvaleszenz *f*, Rehabilitationsstadium *n*, Genesungszeit *f*
康复群体 Heilungsgruppe *f*
康复团队 Rehabilitationsteam *n*
康复网络 Rehabilitationsnetzwerk *n*(体残者康复训练服务用)
康复问题 Problem bei der Rehabilitation *n*
康复小组 Rehabilitationsgruppe *f*
康复效果 Rehabilitationseffekt *m*
康复心理学 Rehabilitationspsychologie *f*
康复需求 Rehabilitationsbedarf *m*
康复医疗机构 medizinische Rehabilitationsinstitution *f*
康复医师 Rehabilitationsarzt *m*
康复医学 Rehabilitationsmedizin *f*
康复医学功能评定 funktionelle Bewertung von Rehabilitationsmedizin *f*
康复医学研究所 Institut für Rehabilitationsmedizin *n*
康复医院 Rekonvaleszentenhaus *n*
康复预防 Rehabilitationsprävention *f*
康复者 Rehabilitand *m*
康复整体护理 integrierte Rehabilitationspflege *f*
康复之家 Genesungshaus *n*
康复职业 Rehabilitationsberuf *m*
康复职业工作能力评定 Evaluation für berufliche Wiedereingliederungsarbeitsfähigkeit *f*
康复治疗 Rehabilitation *f*
康复治疗团队 Rehabilitationsteam *n*
康复治疗组 Rehabilitationsteam *n*
康复中心 Rehabilitationszentrum *n*
康复资源中心 Rehabilitationsressourcenzentrum *n*
康铜热电偶 Konstantanthermoelement *n*, Konstantan-thermopaar *n*
康卡斯可宁 Concusconin *n*
康凯腊米丁 Conchairamidin *n*
康凯腊明 Conchairamin *n*
康克综合征 Kandinsky*-Clérambault* Syndrom *n*
康库安糊剂(含氧化锌) Canquoin* Paste *f*
康奎胺 Conquinamin *n*
康奎宁 Conquinin *n*, Quinidin *n*
康拉迪病(综合征)(点状软骨发育不良) Conradi* Krankheit *f*, punktförmige Chondrodysplasie *f*, Chondrodysplasia punctate
康拉迪线 Conradi* Linie *f*(从剑突底到心尖搏动点的连线,示左叶肝叩诊浊音的上界)
康里新 Conessin *n*
康力龙 Stanozol *n*, Stanozolol *n*
康纳艾伦单位 Corner*-Allen* Einheit *f*(一种黄体激素的剂量单位)
康纳艾伦试验 Corner*-Allen* Test *m*(生物鉴定法,测黄体酮或黄体制剂)
康纳式塞子(网膜塞) Corner* Tampon *m*(插入胃、肠伤口用)
康奈尔氏肠缝[合]术 Connell* Naht *f*
康内斯特朗 Conestron *n*
康尼扎罗[氏]反应 Cannizzaro* Reaktion *f*, Aidehyddismutation *f*
康宁麻醉(脊髓麻醉) Corning* Anästhesie *f*
康诺利制(精神病开放治疗制度) Conolly* System *n*
康[诺尔]氏立克次氏体 Rickettsia conori (i) *f*
康帕嗪 Compazin *n*, Prochlorperazin *n*
康毗箭毒 kombe <engl.>
康普顿电子 Compton-Elektron *n*
康普顿散射 Compton* Streuung *f*, Comptonstreuung *f*(光子从轨道偏转并放出能量以置换电子)
康普顿散射显(成)象 Compton* Streustrahlungsbildgebung *f*
康普顿吴有训效应 Compton*-Wu* Effekt *m*
康普顿吸收 Compton* Absorption *f*
康普顿效应 Campton-Effekt *m*
康氏立克次体 Conradson* Rickettsia *n*
康氏立克次体斑点热 Conradson* Rickettsienfleckfieber *n*
康氏试验 Kohn* Test (od. Luestest) *m*
康氏振荡器 Kahn* Schüttler *m*
康斯塔姆氏现象 Kohnstamm* Phänomen *n*
康塔尼疗法 Cantani* Therapie *f*(治霍乱)
康塔尼氏饮食 Cantani* Diät *f*, diabetische Diät *f*
康塔尼血清 Cantani* Serum *n*(治传染病)
康特利氏征 Cantelli* Zeichen *n*
康铜 Konstantan *n*, Constantan *n*
康胃素 Carnitinchlorid *n*
康西尔曼体(损害) Councilman* Körper *m*(肝细胞内嗜酸性圆体,见于病毒性肝炎、黄热病及其他肝病)
康休综合征 Conradi*-Hünermann* Syndrom *n*(为常染色体显性遗传型点状软骨发育不良,肢体呈不对称缩短和脊柱侧凸等)
康赞克坦 Confeetant *n*
糠 Kleie *f*, Furfur *m*
糠(麸)状 kleieartig
糠秕马拉色氏霉菌 Malassezia furlur (s. macfadyenii s.tropica) *f*
糠秕马拉癣菌 Malassezia* furfur
糠秕性脱发 Alopecia furfuracea (s.pityroides) *f*
糠麸状的 kleieartig
糠基 Furfuryl-
糠醛 Furfural *n*, Furfuraldehyd *m*, Furanaldehyd *m*, Fur-furol (um) *n*
糠醛试验 Furfuroltest *m*
糠酸莫米松 Mometasone Furoate *n*
糠样肾 kleie (n)artige Niere *f*
糠样脱屑 Kleienschuppung *f*, Abschilferung *f*, Defurfura-tio (n) *f*, Desquamatio furfuracea *f*
糠浴 Kleiebad *n*
糠疹 Pityriasis *f*, Kleienausschlag *m*, Kleienflechte *f*, Kleiengrind *m*
糠疹的 Dityroides
糠疹癣菌属 Pityrosporum *n*
糠疹样脓疱病 Impetigo pityroides *f*
糠状的 pityroides, pityriasiform (-is, -is, -e), kleienartig, kleienförmig
糠状毛发病 Trichonosis furfuracea *f*
糠状脓疱病 Impetigo furfuracea *f*
糠状皮脂溢 Seborrhoea furfuracea *f*

kàng 亢抗钪

亢进(增强) Akzentuierung *f*, Akzentuation *f*, Verstärkung *f*
亢进期 Hyperaktivitätsperiode *f*
抗(钎) Antialbumose *f*
抗(角蛋白)蛋白抗体 Antikeratin-Antikörper *m*
抗(药)性 Widerstand *m*
抗(制)殖素 Ablastine *n pl*
抗…抗体 Antikörper gegen *m*
抗 5- 羟色胺 Antiserotonin *n*
抗 5 羟色胺抗体 Anti-Serotonin-Antikörper *m*
抗 I 区相关单克隆抗体 anti-I a-monoklonaler Antikörper *m*
抗 I 区相关抗体 Anti- I a-Antikörper *m*

抗-A,B抗体(O型血清) Anti-A,B-Antikörper *m*(O-Serum *n*)
抗AB抗体 Anti-AB-Antikörper *m*
抗A抗体 Anti-A-Antikörper *m*
抗A凝集素 Anti-A-Agglutinin *n*
抗A血凝素 Anti-A-Hämagglutinin *n*
抗A植物凝血素 Anti-A-Lektin *n*
抗BLyS单抗 anti-BLyS-monoklonaler Antikörper *m*
抗B抗体 Anti-B-Antikörper *m*
抗B血凝素 Anti-B-Hämagglutinin *n*
抗C1q抗体 Anti-C1q-Antikörper *m*
抗CD4 Anti-CD4 *f*
抗CD4抗体 Anti-CD4-Antikörper *m*
抗CD8 Anti-CD8
抗CD8单克隆抗体 monoklonaler Anti-CD8-Antikörper *m*
抗CD8抗体 Anti-CD8-Antikörper *m*
抗CD抗体 Anti-CD-Antikörper *m*
抗Chido抗体 Anti-Chido-Antikörper *m*
抗C抗体 Anti-C-Antikörper *m*
抗DNA抗体 Anti-DNA-Antikörper *m*
抗D抗体 Anti-D-Antikörper *m*
抗E抗体 Anti-E-Antikörper *m*
抗ENA抗体 Anti-ENA-Antikörper *m*, Antikörper gegen extrahierbares nukleares Antigen *m*
抗e抗体 Anti-e-Antikörper *m*
抗Fya抗体 Anti-Fya-Antikörper *m*
抗Fyb抗体 Anti-Fyb-Antikörper *m*
抗GBM疾病 Anti-GBM-Erkrankung *f*
抗GBM抗体 Anti-GBM-Antikörper *m*
抗GMI抗体检查 Anti-GMI-Antikörper-Test *m*
抗Gm单克隆抗体 monoklonaler Anti-Gm-Antikörper *m*
抗HLA单克隆抗体 monoklonaler Anti-HLA-Antikörper *m*, Anti-HLA-monoklonaler Antikörper *m*
抗HLA血清 Anti-HLA-Serum *n*
抗H抗体 Anti-H-Antikörper *m*
抗H植物凝血素 Anti-H-Lektin *n*
抗IH抗体 Anti-IH-Antikörper *m*
抗I抗体 Anti-I-Antikörper *m*
抗JKa抗体 Anti-Jka-Antikörper *m*
抗JKb抗体 Anti-JKb-Antikörper *m*
抗Jo1抗体 Anti-Jo-1-Antikörper *m*
抗Jsa抗体 Anti-Jsa-Antikörper *m*
抗Jsb抗体 Anti-Jsb-Antikörper *m*
抗Km单克隆抗体 monoklonaler Anti-Km-Antikörper *m*
抗Kpa抗体 Anti-Kpa-Antikörper *m*
抗Kpb抗体 Anti-Kpb-Antikörper *m*
抗K抗体 Anti-K-Antikörper *m*
抗La/SSB抗体试验 Anti-La/SSB-Antikörper-Test *m*
抗La抗体 Anti-SSB-Antikörper *m*, Antikörper gegen Sjögren* Syndrom B *m*
抗Lea抗体 Anti-Lea-Antikörper *m*
抗Leb抗体 Anti-Leb-Antikörper *m*
抗Lec抗体 Anti-Lec-Antikörper *m*
抗Lewis抗体 Anti-Lewis-Antikörper *m*
抗Lua抗体 Anti-Lua-Antikörper *m*
抗Lub抗体 Anti-Lub-Antikörper *m*
抗MHC Anti-MHC
抗MHC抗体 Anti-MHC-Antikörper *m*
抗MI抗体试验 Anti-MI-Antikörper-Test *m*
抗MPO—抗体 Anti-MPO-Antikörper *m*
抗M抗体 Anti-M-Antikörper *m*
抗M植物凝血素 Anti-M-Lektin *n*
抗NOR-90抗体 Anti-NOR-90-Antikörper *m*
抗N单克隆抗体 monoklonaler Anti-N-Antikörper *m*
抗N抗体 Anti-N-Antikörper *m*
抗N植物凝血素 Anti-N-Lektin *n*
抗P1抗体 Anti-P1-Antikörper *m*
抗P30单克隆抗体 monoklonaler Anti-P30-Antikörper *m*
抗PCNA抗体 Anti-PCNA Antikörper *m*, Antikörper gegen proliferatives Zellkernantigen *m*
抗PM1抗体 Anti-PM-1-Antikörper *m*, Antikörper gegen Polymyositis *m*
抗PM-Scl抗体 Anti-PM-Scl-Antikörper *m*
抗RANA抗体 Anti-RANA-Antikörper *m*, Antikörper gegen rheumatoide Arthritis assoziierte Zellkernantigen *m*
抗Rga抗体 Anti-Rga-Antikörper *m*
抗Rh血清 Anti-Rh-Serum *n*
抗RNA聚合酶Ⅰ抗体 Anti-RNA-Polymerase I-Antikörper *m*
抗RNP抗体 Anti-RNP-Antikörper *m*, Anti-Ribonukleoprotein-Antikörper *m*
抗Ro/SSA抗体 Anti-Ro/SSA-Antikörper *m*
抗Ro-52抗体 Anti-Ro-52-Antikörper *m*
抗Rodgers抗体 Anti-Rodgers-Antikörper *m*
抗Ro抗体 Anti-SSA-Antikörper *m*, Antikörper gegen Sjögren* Syndrom A *m*
抗rRNPR抗体 Anti-Ribosomale RNP-Antikörper *m*
抗Sa抗体 Anti-Sa-Antikörper *m*
抗Scl70抗体 Anti-Scl-70-Antikörper *m*, Anti-Sklerodermie-70-Antikörper *m*
抗Sm抗体 Anti-Sm-Antikörper *m*, Anti-Smith-Antikörper *m*
抗SSA/Ro-60抗体 Anti SSA/Ro-60 Antikörper *m*
抗SSA抗体 Anti-SSA-Antikörper *m*, Antikörper gegen Sjögren* Syndrom A *m*
抗SSA抗体试验 Anti-SSA-Antikörper-Test *m*
抗SSB抗体 Anti-SSB-Antikörper *m*, Antikörper gegen Sjögren* Syndrom B *m*
抗SSB抗体试验 Anti-SSB-Antikörper-Test *m*
抗Tbm抗体 antitubulärer Basalmembran-Antikörper *m*
抗ThRNP抗体 Anti-Th ribonucleoprotein Antikörper *m*
抗T淋巴细胞抗体 Anti-T-Lymphozyten-Antikörper *m*
抗T细胞 Anti-T-Zellen *f pl*
抗U1RNP抗体 Anti-U1 Ribonukleoprotein(U1RNP)Antikörper *m*
抗U1RNP抗体 Anti-U1RNP-Antikörper *m*
抗Vel抗体 Anti-Vel-Antikörper *m*
抗Xga抗体 Anti-Xga-Antikörper *m*
抗α1-胰蛋白酶缺乏性肝硬变 α1-Antitrypsin-Defizienz-Zirrhose *f*
抗α胞衬蛋白 Anti-α-Fodrin Antikörper *m*
抗α肾上腺素能的 alphalytisch
抗α-肾上腺素能药 Anti-α-adrenergika *n pl*, Alphalytika *n pl*
抗β2-糖蛋白Ⅰ Anti-beta2-Glykoprotein I *n*
抗β效维生素 antivitamer <engl.>
抗β种溶素 Antiisolysin *n*
抗阿米巴病药 Amöbizid *n*, Amöben bekämpfende Substanz *f*
抗阿米巴的 antiamoebic(-us, -a, -um)
抗阿米巴药 Antiamebikum *n*
抗癌的 antikarzinomatös, antikarzinogen
抗癌活性 Anti-Krebs-Aktivität *f*
抗癌基因 Antionkogen *n*
抗癌基因的隐性模式 rezessives Modell der Tumorsuppressorgenen *n*, rezessives Muster des krebsbekämpfenden Gens *n*
抗癌技术 Anti-Krebs-Erkennung *f*
抗癌剂(药) krebshemmender Stoff *m*, Karzinostatikum *n*
抗癌剂-高分子-抗体复合物 Krebsbekämpfendes - hohes Polymer-Plastik - immunes Körpermittel *n*
抗癌抗生素 Antitumor-Antibiotika *n*
抗癌抗体 Antikarzinom-Antikörper *m*
抗癌霉素 Sarkomycin *n*

抗癌肽类 Anti-Krebs-Peptide *f pl*
抗癌效应(作用) Anti-Krebs-Wirkung *f*
抗癌药物多药耐药逆转剂 Multidrug-Resistenzsumkehragent (Ms 209) *m*
抗癌作用 Antikrebseffekt *m*
抗艾滋病药 Anti-HIV-Mittel *n*
抗氨基酰 tRNA 合成酶自身抗体 Anti-Aminoacyl-tRNA-Synthetase-Antikörper *m*
抗按蚊的 Antianopheles *m*
抗巴豆毒素 Anticrotin *n*
抗白蛋白 Antialbumin *n*
抗白发剂 Antiachromotrichia *f*
抗白喉的 antidiphtherisch
抗白喉菌素 Antidiphtherin *n*
抗白细胞蛋白酶 Antileukoprotease *f*
抗白细胞毒素 Antileukotoxin *n*
抗白细胞酶 antileukozytäres Ferment *n*
抗百日咳血清 Keuchhustenheilserum *n*
抗斑疹伤寒血清 antityphus serum <engl.>
抗伴白蛋白 Anticonalbumin *n*
抗暴露服 Belichtungsschutzanzug *m*
抗爆剂 antidetonant <engl.>
抗篦麻毒蛋白 Antiricin *n*
抗变基因 Antimutator-Gen *n*
抗变剂 Antimutagene *n pl*
抗变态反应剂 Antiallergika *n pl*
抗变性 DNA 抗体 antidenaturierte DNA-Antikörper *m*
抗变性蛋白 antialbuminate <engl.>
抗变应性的 antiallergisch
抗病毒蛋白 Antivirus-Protein *n*, antivirales Protein *n*
抗病毒的 antiviral
抗病毒红素 Antivirubin *n*
抗病毒剂(药) Antivirusmittel *n*, Antivirotikum *n*
抗病毒抗体 antiviraler Antikörper *m*
抗病毒免疫 Antivirusimmunität *f*, antivirale Immunität *f*
抗病毒素 Antivirin *n*
抗病毒血清 antivirales Serum *n*
抗病毒药物 antivirales Medikament *n*
抗病毒育种 antivirale Zucht *f*
抗病毒治疗 antivirale Therapie *f*
抗病力 Krankheitsresistenz *f*, Krankheitsabwehr *f*
抗病性 Krankheitsresistenz *f*, Krankheitsabwehr *f*
抗病原物质 Antipathogen *n*
抗补体 Antikomplement *n*
抗补体的 antikomplementär
抗补体间接免疫荧光染色 antikomplementäre indirekte Immunfluoreszenz-Färbung *f*
抗补体试验 antikomplementärer Test *m*
抗补体血清 antikomplementäres Serum *n*
抗不育的 Sterilitätsbekämpfung *f*
抗不育因子 Antisterilitätsvitamin *n*, Vitamin E *n*
抗糙皮病维生素 Antipellagra-Vitamin *n*, Niacin *n*
抗糙皮病因子 Pellagra-Schutzstoff *m*, Antipellagra-Vitamin *n*, Antipellagra-faktor *m*, PP-Faktor *m*
抗蟾蜍毒素 Antiphrynin *n*
抗蟾蜍溶血素 Antiphrynolysin *n*
抗肠虫药 Wurmmittel *n pl*, Anthelminthika *n pl*
抗沉淀素 Antipraezipitin *n*
抗成球脂质 Antilipfanogen *n*
抗痴呆 Anti-Demenz *f*
抗赤霉素 Antigibberellin *n*
抗虫灵 Pyrantel(um) *n*
抗抽搐的 krampfhemmend, krampflösend
抗出血的 antihämorrhagisch, antihaemorrhagic(-us, -a, -um)
抗出血维生素 antihämorrhagisches Vitamin *n*, Vitamin K *n*
抗出血因子 antihämorrhagischer Faktor *m*
抗喘药 Antiasthmatika *n pl*, antiasthmatische Droge *f*
抗磁性 Diamagnetismus *m*
抗磁性物质 diamagnetisches Material *n*
抗磁质 diamagnetische Substanz *f*
抗雌激素的 antiöstrogen
抗雌激素药 Antiöstrogene *n pl*
抗刺槐毒素 Antirobin *n*
抗刺激法 Kontrastimulismus *m*
抗刺激药 Gegenreiz *m*, Gegenneizmittel *n*
抗促甲状腺激素 Antithyreotropin *n*, antithyreotrope Sub-stanz *f*, antithyreotropes Hormon *n*
抗促甲状腺激素的 antithyreotrop
抗促性腺激素 Antigonadotropin *n*
抗促性腺激素的 antigonadotropisch
抗促性腺激素释放激素疫苗 Anti-GnRH-Impfstoff *m*
抗催化剂 Aotikatalysatoren *m pl*, Paralysatoren *m pl*
抗催化酶 Antikatalase *f*
抗大肠[杆]菌的 antikolibazillär
抗大肠菌血清 Koli-Serum *n*, Anti-Koli-Serum *n*
抗[肠胃]气胀的 antiflatulent(-us, -a, -um)
抗[肠胃]气胀药 Antillatulentica *n pl*
抗代谢药 Antimetabolit *m*
抗丹毒血清 Rotlaufserum *n*
抗单链 DNA 抗体 Anti-ssDNA-Antikörper *m*, Anti-Einzelstrang-DNA-Antikörper *m*
抗单链 DNA 抗体试验 Anti-ssDNA-Antikörpertest *m*
抗胆病的 antibiliös
抗胆碱[能]药物 Anticholinergika *n pl*
抗胆碱能 anticholinergisch
抗胆碱能的 anticholjnergisch
抗胆碱能药物 Anticholinergika *n pl*
抗胆碱脂酶药 Anticholinesterase Droge *f*
抗胆碱酯酶 Anticholinesterasen *f pl*
抗胆碱酯酶剂 Anticholinesterase-Mittel *n*
抗胆甾醇血药 Anti-Cholesteryl Mittel *n*
抗蛋白酶 Antiprotease *f*
抗蛋白质 Anti-Proteine *n pl*
抗稻瘟霉素 Blastmycin *n*, Antipiricullin *n*
抗滴虫霉素 Trichomycin *n*, Hachimycin *n*
抗滴虫药 antitrichomonales Agens *n*
抗癫痫的 antikonvulsiv
抗癫痫剂 antiepileptische Droge *f*, Antiepileptika *n pl*
抗癫痫药 Antiepileptika *n pl*, Antepileptika *n pl*
抗淀粉酶 Antidiastase *f*
抗凋亡 Anti-Apoptose *f*
抗凋亡基因 anti-apoptotisches Gen *n*
抗动脉粥样硬化剂 Antiatheriosklerutikum *n*
抗冻蛋白 Antifrost-Protein *n*
抗冻剂 Frostschutzmittel *n*
抗冻糖蛋白 Antifrost-Glykoprotein *n*
抗胨 Antipepton *n*
抗毒[素]血清 Antitoxinserum *n*, Heilserum *n*, Serum antitoxicum *n*
抗毒的 antitoxisch
抗毒防御素 Toxophyrlaxin *n*
抗毒剂(解毒药) Antigiftstoff *m*, Antidot *n*
抗毒力的 antivirulent
抗毒素 Antimycin *n*
抗毒素 Antitoxin *n*
抗毒素单位 antitoxische Einheit *f*, Antitoxin-Einheit *f*
抗毒素的 antitoxisch
抗毒素疗法 Antitoxinbehandlung *f*

抗毒素免疫 antitoxische Immunität *f*
抗毒素原 Antitoxigen *n*
抗毒性免疫 antitoxische Immunität *f*
抗毒蕈碱抗体(抗 M3 抗体) Anti-M3 Antikörper *m*
抗毒作用 antitoxische Wirkung *f*
抗独特型抗体 antiidiotypischer Antikörper *m*
抗多糖抗体 Antipolysaccharidantikörper *m*
抗恶病质的 antikachektisch
抗恶性贫血因子(素) Antiperniziosafaktor *m*, Vitamin B12 *n*
抗[发]酵剂 Antiferment *n*, Antienzym *n*
抗发酵的 antifermentativ
抗繁殖的 antifertil (-is, -is, -e)
抗反馈突变型 feedback-resistente Mutante *f*
抗纺锤体抗体 Anti-Spindel-Antikörper *m*
抗放射线性 Radioresistenz *f*, Strahlenresistenz *f*
抗放射性 Resistenz gegen Radioaktivität *f*
抗放射性的 antiradioaktiv
抗非组蛋白抗体 Anti-Non-Histon-Antikörper *m*
抗肥胖作用 Antiobesitätswirkung *f*
抗肺炎毒素 Antipneumotoxin *n*
抗肺炎球菌的 pneumokokkentötend
抗肺炎球菌血清单位 Antipneumokokkenserumeinheit *f*
抗分生霉素 Antimeristem *n*
抗分支杆菌的 antimykobakteriell
抗风湿[病]的 antirheumatisch, antirheumatic (-us, -a, -um)
抗风湿[病]药 Antirheumatika *n pl*
抗风湿灵 Chlotenamsäure *f*
抗风湿制剂 Antirheumatika *n pl*
抗风湿作用 antirheumatische Wirkung *f*
抗麸素抗体(人抗网硬蛋白抗体) Antigluten Antikörper *m*
抗辐射的 strahlungsbeständig
抗辐射效应 Antistrahlenwirkung *f*
抗辐射药 Antistrahlungsmittel *n*
抗腐蚀的 korrosionsbeständig, anticorrosiv (-us, -a, -um) antikorrosiv, antikaustisch
抗腐蚀合金 korrosionsbeständige (od. antikorrosive) Legierung *f*
抗腐蚀剂 Korrosionsschutzmittel *n*
抗复发药 Antirelaps-Arzneimittel *n*
抗复发治疗 Antirückfalltherapie *f*, Antirezidivtherapie *f*, Antirezidivbehandlung *f*
抗副交感[神经]的 parasympathikoiytisch, parasympatholytisch
抗副交感神经药 Parasympathikolytikum *n*
抗副伤寒血清 Paratyphus-Serum *n*
抗甘露聚糖酶 Antimannase *f*
抗肝肾微粒体抗体 Anti-Leber-Nieren-Mikrosomen-Antikörper *m*
抗肝素 Antiheparin *n*
抗肝素结合细胞因子抗体 Anti-Midkin-Antikörper *m*
抗肝素因子 Thrombozytenfakton 4 *m*
抗肝细胞溶胶 I 型抗原抗体 Anti-Leber-Cytosol-Antigen Typ 1-Antikörper *m*
抗感明 Pheniramin (um) *n*
抗感染的 antiinfektiös
抗感染剂 antiinfektives Mittel *n*, Antiinfektiva *n pl*
抗感染免疫 antiinfektiöse Immunität *f*
抗感染维生素 antiinfektiöses Vitamin *n*
抗感染药 antiinfektiöse Arznei *f*
抗感染药物中毒 Vergfftung der antiinfektiösen Arznei *f*
抗干菌类 Arescomyces *m*
抗干扰 Antiinterferenz *f*
抗干扰素 Anti-Interferenz *f*, Anti-Interferon *n*
抗干眼病的 antixerophthalmisch
抗干眼醇 Axerophthol *n*, Vitamin A *n*
抗干眼烯 Axerophthol *n*
抗干眼因子 Antixerophthalmiavitamin *n*, Vitamin A *n*
抗高胆甾醇血药 Antihypercholesterinämikum *n*
抗高尔基体抗体 Anti-Golgi*Apparat-Antikörper *m*
抗高血糖药 Antihyperglykämika *n pl*
抗高血压的 antihypertonisch *adj*, antihypertensiv *adj*
抗高血压的(药物) Antihypertensivum *n*
抗高血压剂 antihypertensives Mittel *n*, Antihypertensiva *n pl*
抗高血压药 Antihypertensiva *n pl*, Antihypertonika *n pl*
抗高血压药物致糖尿病 Antihypertensiva induzierte Diabetes *f*
抗高压氧的 antihyperoxisch
抗高脂蛋白血症药 antihyperlipopruteinämisches Mittel *n*
抗个体基因型抗体 antiidiotypischer Antikörper *m*
抗攻击素 Antiaggressin *n*
抗佝偻病的 antirachitisch, antirachitic (-us, -a, -um)
抗佝偻病射线 antirachitische Strahlen *m pl*
抗佝偻病因子 antirachitischer Faktor *m*, Vitamin D *n*
抗骨骼肌横纹抗体 Anti-Skelettmuskel-Antikörper *m*
抗关节炎药 Antiarthritika *n pl*
抗过敏的 antiallergisch
抗过敏剂 Anti-Allergie-Mittel *n*
抗过敏素 Antianaphylaxin *n*
抗过敏性 Antianaphylaxie *f*
抗过敏症药 Antiallergika *n pl*
抗过敏治疗 antianaphylaktische Therapie *f*
抗过氧化氢酶 Antikatalase *f*
抗寒锻炼 Körperertüchtigung zur Kälteanpassung *f*
抗寒性 Kältebeständigkeit *f*
抗合成酶综合征 Antisynthetase-Syndrom *n*
抗荷 Antibelastung *f*, Antischwerkraft *f*
抗荷服 Anti-G-Anzug *m*, Druckanzug *m*
抗核黄素 Antiriboflavin *n*
抗核抗体 antinukleärer Antikörper *m* (ANA)
抗核抗体免疫荧光试验 antinukleäre Antikörper-Immunfluoreszenztest *m*, ANA-IFT *m*
抗核抗体试验 antinukleärer Antikörper-Test *m*, ANA-Test *m*
抗核孔蛋白 antinukleäres Porin *n*
抗核仁抗体 antinukleolärer Antikörper *m*
抗核糖核蛋白抗体 antinukleärer Ribonukleoprotein-Antikörper *m*
抗核糖体 P 蛋白 antiribosomales P-Protein *n*
抗核糖体抗体 Anti-ribosomaler Antikörper *m*
抗核因子 antinukleärer Faktor *m* (ANF)
抗核周型中性粒细胞胞浆抗体 antiperinukleärer-neutrophiler-Zytoplasmaantikörper *m*
抗黑变激素 Melatonin *n*
抗黑蒙服 Anti-G-Anzug *m*, Anti-G-Schutzkleidung *f*
抗黑矇(视) Anti-Blackout *n*
抗黑热病药 Anti-Kala-Azar-Arzneimittel *n*
抗黑舌病因子 Nikotinsäure *f*, anti-blacktonguefactor <engl.>
抗黑视[法] antiblackout <engl.>
抗衡 Gegengewicht *n*
抗衡离子(平衡离子,对离子) Gegenion *n*
抗红蓝花酶 Anticynarase *f*
抗红细胞凝集素 Antihämagglutinin *n*
抗红细胞自身抗体 Anti-Erythrozyten-Autoantikörper *m*
抗花[激]素 Antiflorigen *n*
抗坏疽血清 Sera antigangraenosa *n pl*
抗坏血病的 antiskorbutisch
抗坏血病维生素 antiskorbutisches Vitamin *n*, Askorbinsäure *f*
抗坏血病药 Antiskorbutikum *n*
抗坏血病因子 Anti-Skorbut-Faktor *m*
抗坏血酸 Askorbinsäure *f*, Acidum ascorbi (ni) cum *n*
抗坏血酸的 antiskorbutisch
抗坏血酸二异丙胺 Diisopropylaminaskorbat *n*
抗坏血酸钠 Natriumaseorbat *n*, Ascorbicin *n*

抗坏血酸尿 Ascorburie *f*
抗坏血酸片 Askorbinsäuretablette *f*
抗坏血酸缺乏 Askorbinsäuremangel *m*, Vitamin-C-Mangel *m*
抗坏血酸铁 askorbinsaures Eisen *n*, Eisenascorbat *n*
抗坏血酸血 Ascorbaemia *f*
抗坏血酸氧化酶 Askorbinsäureoxidase *f*
抗坏血酸原 Ascorbigen *n*
抗环瓜氨酸抗体 cyclisches citrulliniertes Peptid-Antikörper *m*
抗幻觉剂 Antihallucinogen *n*
抗黄蜂毒素 Wespengift-Antitoxin *n*
抗黄热病血清 Gelbfieberimpfstoff *m*, antiamarillic serum <engl.>
抗黄体[发生]的 antiluteogenic <engl.>
抗霍乱的 anticholeric (-us, -a, -um)
抗霍乱菌素 Anticholerin *n*
抗肌动蛋白 Anti-Aktin *n*
抗肌内膜抗体 Anti-Endomysium-Antikörper *m*
抗肌酸酐 Antikreatinin *n*
抗肌萎缩蛋白 Dystrophin *n*
抗肌无力的 antimyasthenisch, antimyasthenic (-us, -a, -um)
抗肌样细胞抗体 Myoid (zellen)-Antikörper *m*
抗基底膜性肾小球肾炎 Antibasalmembran-Glomerulonephritis *f*
抗基质蛋白质 Anti-Matrix-Protein *n*
抗激酶 Antikinase *f*
抗激素 Antihormon *n*
抗寄生虫的 antiparasitisch, antiparasitär
抗寄生虫免疫 antiparasitäre (od. antiparasitische) Immu-nität *f*
抗寄生虫药 Antiparasitika *n pl*
抗寄生物的 antiparasitär, antiparasitic (-us, -a, -um)
抗寄生物药 Antiparasitika *n pl*
抗甲种血友病球蛋白 antihämophiles Globulin A *n*
抗甲状腺的 antithyreoid (al)
抗甲状腺毒性的 antithyreotoxisch, antithyreotoxic (-us, -a, -um)
抗甲状腺过氧化酶抗体 Schilddrüsenperoxidase-Antikörper *m*
抗甲状腺剂 Thyreostatika *n pl*
抗甲状腺抗体 Thyreoidantikörper *m*
抗甲状腺球蛋白抗体 Antithyreoglobulin-Antikörper *m*
抗甲状腺素 Antithvreoidin *n*, Moebius* Serum *n*
抗甲状腺素生成 Antithyreoxinogenesis *f*
抗甲状腺微球蛋白抗体 Anti-Schilddrüsen-Mikroglobulin-Antikörper *m*
抗甲状腺药 Antithyreodikum *n*, Schilddrüsenhemmstoff *m*
抗甲状腺肿发生的 antistrumigen
抗碱血红蛋白 alkalibeständiges Hämoglobin *n*
抗箭毒药 anticurare <engl.>
抗交感[神经]的 sympathikolytisch
抗交感[神经]素 Antisympathin *n*
抗交感神经药 Sympathikolytika *n pl*
抗胶凝剂 Antiagglomerationsmittel *n*
抗胶原酶 Antikollagenasa *f*
抗焦虑 Anti-Dysphorie *f*
抗焦虑的 anxiolytisch, angstlösend
抗焦虑剂 Anxiolytika *n pl*
抗焦虑药物 Anxiolytika *n pl*
抗焦虑镇静药 Psychosedativa *n*
抗脚气病维生素 Anti-Beriberi-Vitamin *n*
抗酵的 antifermentativ (-us, -a, -um)
抗酵剂 Antifermentativum *n*, Antiferment *n*
抗节律不齐药 Antiarrhythmitikum *n*
抗结核[病]的 antituberkulös
抗结核[病]药 Tuberkulostatika *f*
抗结核剂 Anti-Tuberkulose-Mittel *n*, Wirkstoffe gegen Tuberkulose *m pl*
抗结核菌素 Antituberkulin *n*
抗结核曲菌素 Mycocidin *n*
抗结核血清 Anti-Tuberkel-Serum *n*
抗结核药 Tuberkulostatika *n pl*
抗结块剂 Antiklumpmittel *n*
抗解毒药 Antiantidot *n*
抗介体 Antiambozeptor *m*
抗疥螨剂 Skabizid *n*
抗浸服 wasserdichtes Gewand *n*
抗惊厥的 antikonvulsiv
抗惊厥药 Antikonvulsiva *n pl*
抗惊厥药过敏综合征(假性淋巴瘤综合征) Antikonvulsiva-Hypersensitivitätssyndrom *n*
抗惊厥药物中毒 Antikonvulsivumvergiftung *f*
抗惊药 Antikonvulsiva *n pl*, antikonvulsives Mittel *n*, krampflösendes Mittel *n*
抗精了毒素 Antispermotoxin *n*
抗精神病的 psychotolytisch
抗精神病药 Psychotolytika *n pl*, Psychosolytika *n pl* Antipsychotika *n pl*, Neuroleptika *pl*
抗精神病药恶性综合征 malignes neuroleptisches Syndrom *n*
抗精神病药物致糖尿病 durch Antipsychotika induzierter Diabetes *m*
抗精神活动的 antipsychotisch
抗精子抗体 Anti-Spermien-Antikörper *m*, ASA *m*
抗精子抗体检测 Anti-Spermien-Antikörper-Test *m*
抗精子凝集素 Antispermagglutinin *n*
抗痉挛的 antitetanisch, antispastisch
抗痉挛药 Antispasmodika *n pl*
抗竞争性抑制 antikompetitive Hemmung *f*
抗静电附加剂 antistatisches Additiv *n*
抗酒石酸酸性磷酸酶 Tartrat-resistente saure Phosphatase *f*, TRAP *f*
抗酒石酸酸性磷酸酶染色 Tartrat-resistente saure Phosphatase-Färbung *f*, TRAP-Färbung *f*
抗拒期 Abwehrstadium *n*, Resistenzstadium *n*
抗拒性 Negation *f*
抗拒症 Negativismus *m*
抗具窍蝮蛇毒血清 antibothropisches Serum *n*
抗菌 ①Antibiose *f* ②Antisepsis *f*
抗菌的 antiseptisch
抗菌法 Antisepsis *f*, Antiseptik *f*
抗菌分子 antimikrobielles Molekül *n*
抗菌活性 antibakterielle Aktivität *f*
抗菌剂 Antiseptikum *n*, Germicid *n*
抗菌剂耐受 antimikrobielle Resistenz *f*
抗菌抗体 antibakterieller Antikörper *m*
抗菌链霉素 Mycothricin *n*
抗菌免疫 antibakterielle Immunität *f*
抗菌谱 Antibiogramm *n*
抗菌溶液 antisepetische Lösung *f*
抗菌素 Antibiotika *n pl*
抗菌素肠炎 antibiotische Enteritis *f*
抗菌素硅橡胶导尿管 antibiotischer Ureterkatheter aus Silikon *m*
抗菌素疗法 antibiotische Therapie *f*
抗菌素敏感试验 Antibiotika-Testung *f*, antibiotischer Sensitivität-Test *m*
抗菌素耐药性 Antibiotikaresistenz *f*
抗菌素喷雾器 Antibiotikanebulisator *m*, Antibiotikazer-stäuber *m*
抗菌素谱 Antibotikaspektrum *n*, Antibiogramm *n*
抗菌素研究所 Institut für Antibiotika *n*
抗菌素药物中毒 Antibiotika-Vergiftung *f*
抗菌肽(防御素) antimikrobielles Peptid *n* (Defensine *pl*)
抗菌物 Antibionten *m pl*
抗菌性药皂 antibakterielle Seife *f*
抗菌血清 antibakterielles Serum *n*

抗菌药 Antimikrobika *n pl*, Antiseptika *n pl*
抗菌药物 Antibiotika *n*, antimikrobieller Wirkstoff *m*
抗菌药物敏感性试验 antimikrobieller Empfindlichkeitstest *m*
抗菌药物使用剂量 Antibiotika-Dosis *f*
抗菌药物使用率 Nutzungsrate von Antibiotika *f*
抗菌指数 antibakterieller Index *m*
抗菌治疗 antimikrobielle Therapie *f*
抗抗毒素 Anti-Antitoxin *n*
抗抗酶 Anti-Antienzyme *n pl*, Anti-Antifermente *n pl*
抗抗体 Anti-Antikörper *m*
抗可溶性核抗原的抗体 Antikörper gegen extrahierbare nukleare Antigene *m*, Anti-ENA-Antikörper *m*
抗恐怖 Anti-Phobie *f*
抗枯草热血清 Heufieber-Serum *n*, Heuschnupfen-Serum *n*
抗狂犬病的 antilyssic (-us, -a, -um)
抗狂犬病毒质 Antivirulin *n*
抗狂犬病血清 Anti-Tollwut-Serum *n*
抗矿物质 Anti-Mineralien *pl*
抗矿质皮质素物质 Antimineralokortikoid *n*
抗溃疡素 Anthelon *n*, Urogastron *n*
抗溃疡维生素 Vitamin U *n*, Cabagin *n*
抗溃疡药 Anti-Geschwür-Mittel *n*
抗溃疡因子 Anti-Ulkus-Faktor *m*, Anthelon *n*, Vitamin U *n*
抗癞露 Antileprol *n*
抗癞皮病因子 Antipellagra-Faktor *m*
抗痨的 antiphthisisch
抗痨素 Antiphthisin *n*
抗痨息 Aethoxydum *n*, Äthoxyd *n*
抗酪氨酸酶 Antityrosinase *f*
抗酪蛋白血清 caseoserum <engl.>
抗类丹毒血清 Anti-Rotlauf-Serum *n*, (Schwein-)Rotlauf-Serum *n*
抗类天疱疮抗体 Anti-Pemphigoid-Antikörper *m*
抗类脂[物质] Anti-Lipoid *n*
抗冷的 ①kälteresistent ②kryophylaktisch
抗力检测器 Resistometer *m*
抗力形 Resistenz-Form *f*
抗立克次体的 antirickettsial <engl.>
抗立克次体药 Antiriekettsienarznei *f*
抗利尿 Antidiurese *f*
抗利尿的 antidiuretisch, adiuretisch
抗利尿激素 Vasopressin (um) *n*, adiuretisehes Hormon *n*
抗利尿激素分泌不当 inadäquate ADH-Sekretion (IADHS) *f*
抗利尿激素分泌不良综合征 Syndrom der inadäquaten ADH-Sekretion (SIADH) *n*, Schwartz-Bartter-Syndrom *n*
抗利尿激素分泌过多症 Hypersekretion des adiuretischen (od. antidiuretischen) Hormons *f*
抗利尿激素分泌失调(异常)综合征 Syndrom der inadäquaten ADH-Sekretion (SIADH) *n*, Schwartz-Bartter-Syndrom *n*
抗利尿激素静脉注射补充试验 intravenöser ADH-Supplementtest *m*
抗利尿素 Antidiuretin *n*, Pitressin *n*, Pitrescin *n*, anti-diuretisches (od. adiuretisches) Hormon *n*
抗利尿物质 antidiuretische Substanz *f*
抗利什曼虫药 Leishmanizide *n pl*
抗利士曼原虫药 Medikament gegen Leishmaniose *n*
抗利痛 Antiradon *n*
抗痢疾血清 Dysenterieserum *n*, Ruhrserum *n*
抗痢剂 Antidysenterika *n pl*
抗痢木次碱 Kurchein *n*
抗痢木碱 Kurchinin *n*
抗痢木皮 Kurehirinde *f*
抗链球菌[溶血]素效价 Antistreptolysin-Titer *m*
抗链球菌 O [溶血]素效价 Antistreptolysin O-Titer *m*, ASO-Titer *m*
抗链球菌的 streptokokkentötend, antistreptokokktisch
抗链球菌激酶 Antistreptokinase *f* (ASK)
抗链球菌溶血素 Antistreptolysin *n* (ASL)
抗链球菌溶血素 O Antistreptolysin O *n* (ASO)
抗链球菌溶血素 O 试验 Antistreptolysin O-Test *m*
抗链球菌脱氧核糖核酸酶 Antistrepto-DNS-ase *f*
抗淋巴细胞的 antilymphozytär
抗淋巴细胞球蛋白 Antilymphozytenglobulin *n* (ALG)
抗淋巴细胞血清 Antilymphozytenserum *n*
抗淋病的 antigonorrhoiseh
抗淋病血清 antigonorrhoisches Serum *n*, Antigonorr-hoen-serum *n*
抗淋病药 Antigonorrhoika *n pl*, Antiblennor(r)hagika *n pl*, Antiblennor(r)hoica *n pl*
抗淋球菌剂 Gonokokkozide *n pl*
抗磷脂抗体 Antiphospholipid-Antikörper *m*
抗磷脂抗体综合征 Antiphospholipid-Antikörper-Syndrom *n*
抗磷脂酸抗体 Anti-Phosphatidsäure-Antikörper *m*
抗磷脂酰肌醇抗体 Anti-Phosphatidylinositol-Antikörper *m*
抗磷脂酰丝氨酸抗体 Antiphospholipid-Serin-Antikörper *m*
抗磷脂综合征 Antiphospholipid-Syndrom (APS) *n*
抗流感马血清 influenza-Ak-haltiges Pferdeserum *n*, Grippeserum *n*
抗流感血清 Grippeserum *n*
抗硫胺素 Antithiamin *n*
抗瘤氨酸 Sarkolysin *n*
抗瘤新芥 Okaphan *n*, AT 581
抗路易士药剂 Antilewisit *n*, British Antilewisit *n* (BAL)
抗卵白(清)蛋白 Antiovalbumin *n*
抗卵蛋白血清 Ovaserum *n*
抗卵磷酯酶 Anti-Lezithinase *f*
抗卵泡刺激素疫苗 Anti-FSH-Impfstoff *m*
抗卵清蛋白 Anti-Ovalbumin *n*
抗螺旋体药 Spirocheticida *n pl*
抗氯喹虫株 Anti-Chloroquin-Stamm *m*
抗麻痹的 antiparalytisch, antiparalytic (-us, -a, -um)
抗麻痹性痴呆剂 Antischwachsinn-paretika *n pl*
抗麻风药 Antileprotika *n pl*
抗麻风油 Antileprol *n*
抗麻醉药记忆 Erinnerung an die Anästhetikumresistenz *f*
抗鳗毒素 Aalgift-Antitoxin *n*
抗梅毒的 antisyphilitisch, antiluetisch
抗梅毒螺旋体素 Antiluetin *n*
抗梅毒血清 antisyphilitisches Serum *n*
抗梅毒药 Antiluetika *n pl*, Antisyphilitika *n pl*
抗酶 Antifermente *n pl*, Abwehrfermente *n pl*, Schutzfer-mente *n pl*, Antienzyme *n pl*
抗酶血清 antifermentatives Serum *n*
抗酶血清免疫作用 Immunisierung mit Antienzym-Serum *f*
抗霉菌的 antimykotisch
抗霉菌枯草杆菌素 Mycosubtilin *n*
抗霉菌素 Antimycoin *n*
抗霉素 A Antimycin A *n*
抗霉素链霉菌 Streptomyees resistomyciticus *m*
抗猕因子 Anti-Rh *n*
抗猕因子血清 Rh (esus)-Antisera *n pl*, Rh (esus)-Sera *n pl*
α1- 抗糜蛋白酶 α1-Antichymotrypsin *n*
抗密螺旋体药 Anti-Treponema-Medikament *n*
抗嘧啶类 Pyrimidin-Antagonist *m*
抗眠药 Antihypnotika *n pl*
抗免疫的 antiimmun (-is, -is, -e)
抗免疫球蛋白抗体 Anti-Immunglobulin-Antikörper *m*
抗免疫体 Antiimmunkörper *m*

抗敏胺 Antihistamine *n pl*
抗明胶酶 Antigelatinase *f*
抗脑膜炎球菌血清 Meningokokken-Serum *n*, Jochmann* Serum *n*
抗内毒素 Anti-Endotoxin *n*
抗内呼吸素 Antipnein *n*
抗内皮抗体 anti-endothelialer Antikörper *m*
抗内皮细胞抗体 Anti-Endothelzellen-Antikörper *m*
抗逆转录病毒 Antiretrovirus *n*
抗逆转录病毒治疗 antiretrovirale Therapie *f*
抗酿酒酵母菌抗体 Anti-Saccharomyces-cerevisiae-Antikörper *m*
抗尿激酶 Antiurokinase *f*
抗尿钠排泄 Antinatriuresis *f*
抗尿素酶 Antiurease *f*
抗脲酶 Antiurease *f*
抗凝 Antikoagulation *f*
抗凝的 gerinnungshemmend, antikoagulierend
抗凝枸橼酸钠溶液 antikoagulierende Natriumzitratlösung *f*
抗凝枸橼酸葡萄糖溶液 antikoagulierende Zitrat-Dextrose-Lösung *f* (A. Z. D. -Lösung)
抗凝固血清 antikoagulierendes Serum *n*
抗凝集[作用]的 antikoagulierend
抗凝集素 Antiagglutinin *n*
抗凝乳蛋白酶 Antichymotrypsin *n*
抗凝乳酶 Antilab *n*
抗凝相关并发症 Antikoagulans-Komplikation *f*
抗凝絮[作用] Entflockung *f*
抗凝血的 antikoagulierend
抗凝血毒素 antikoagulierendes Toxin *n*
抗凝血机理 antikoagulierender Mechanismus *m*
抗凝血激酶 Antithrombokinase *f*, Antithromboplastin *n*
抗凝血剂 Antikoagulans *n*, Antikoagulant *m*, Antikoagulierungsmittel *n*, Antikoagulanzien *pl*
抗凝血疗法 antikoagulierende Therapie *f*, Antikoagula-tionstherapie *f*
抗凝血酶 Antithrombin *n*
抗凝血酶Ⅲ Antithrombin Ⅲ *n*
抗凝血酶试验 Antithrombintest *m*
抗凝血酶原 Antiprothrombin *n*
抗凝血酶致活酶 Antithromboplastin *n*, Antithromboki-nose *f*
抗凝血灭鼠剂 gerinnungshemmendes Rodentizids *n*
抗凝血素 Antikoagulin *n*
抗凝血物质 antikoagulierende Substanz *f*
抗凝血系统 Antikoagulationssystem *n*
抗凝血性膜 antikoagulierende Membran *f*
抗凝血药 Blutverdünnungsmittel *n*, Gerinnungshemmer *m*, Antikoagulans *n*, Antikoagulanzien *pl*
抗凝药物 Antikoagulans *n*, Antikoagulanzien *pl*
抗凝治疗 Antikoagulantientherapie *f*
抗疟的 antimalarial
抗疟药 Malariamittel *n pl*
抗呕剂 Antiemetika *n pl*
抗帕金森症药 Anti-Parkinson*-Mittel *n*
抗排斥 Antiablehnung *f*
抗疱疹样溃疡抗体 Anti-Hu-Antikörper *m*
抗配子体 Antigametozyt *m*
抗皮肤抗体 Antidermatoantikörper *m*
抗皮炎维生素 Anti-Dermatitis-Vitamin *n*
抗皮脂溢药 Antiseborrhoikum *n*
抗疲倦毒素 Antikenotoxin *n*
抗嘌呤类 Antipurinagens *n*
抗贫血的 antianämisch
抗[平]衡离子 Gegenion *n*
抗贫血素 Antianemin *n*
抗贫血因子 antianämischer Faktor *m*, antianämisches Prinzip *n*
抗平滑肌抗体 Antikörper des glatten Muskels *m*
抗破伤风[溶血]素 Antitetanolysin *n*
抗破伤风的 antitetanisch
抗破伤风血清 Anti-Tetanus-Serum *n*, Serum antitetani-eum *n*
抗葡萄球菌[溶血]素 Antistaphylolysin *n* (AStL), Anti-pyolysin *n*
抗葡萄球菌的 staphyIokokkentötend
抗气性坏疽血清 Antigasgangrän-Serum *n* (AGGS), Anti-Gasödem-Serum *n*
抗器官的 antiorganisch
抗前列腺素 Anti-Prostaglandin *n*
抗侵袭素 Antiinvasin *n*
抗亲脂性 Antilipotropismus *m*
抗青光眼虹膜切除术 Iridektomie für Glaukom *f*
抗青光眼药物 antiglaukomatöses Arzneimittel *n*
抗轻链抗体 Anti-Leichtketteu-Antikörper *m*
抗球蛋白 Antiglobulin *n*
抗球蛋白试验 Antiglobulin-Test *m*, Antiglobulin-Reaktion *f*
抗球蛋白细胞毒性方法 Antiglobulin-Zytotoxizitätsverfahren *n*
抗球蛋白消耗试验 Antiglobuliu-Konsumptionstest *m*, Steffen* Test *m*
抗球蛋白抑制试验 Antiglobulin-Hemmungstest *m*
抗祛痰剂 Antiexpektorantia *f*
抗龋的 antikariös
抗去氧核糖核酸酶 Antidesoxyribonuklease *f*
抗全T细胞单克隆抗体 antipan-T-Zell-monoklonaler Antikörper *m*
抗染[色]剂的 färbemittelfest, stain-fast <engl.>
抗染色质抗体 Anti-Chromatin-Antikörper *m*
抗扰度 Immunität *f*
抗热的 thermoresistent, hitzbeständig
抗热磨轮 antithermische Schleifscheibe *f*
抗热性 Thermoresistenz *f*
抗人假粘蛋白血清 Anti-Human-Pseudomyzel-Serum *n*
抗人精子单克隆抗体 monoklonaler Anti-Human-Spermaantikörper *m*
抗人类T淋巴细胞抗原 Anti-Human-T-Lymphozyten-Antigen (anti-HTLA) *n*
抗人球蛋白 Antihumanglobulin *n*
抗人球蛋白抗体试验 Antihumanglobulin-Antikörper-Test *m*
抗人球蛋白试验 Antihumanglobulin-Test *m*
抗人球蛋白消耗试验 Antihumanglobulin-Konsumptionstest *m*
抗人球蛋白血清 Antihumanglobulin-Serum *n*
抗人上皮抗原 Anti-Human Epithelial Antigen *n*
抗人血红蛋白沉淀[素试]法 Antihumanhämoglobulin-Präzipitationsmethode *f*
抗人血清沉淀试验 Anti-Human-Serum-Präzipitationsmethode *f*
抗人血清抗体交叉反应 Kreuzreaktion des Anti-Human-Serum-Antikörpers *f*
抗绒毛膜促性腺激素疫苗 Anti-HCG-Impfstoff *m*
抗溶[菌]素 Antilysin *n*
抗溶解作用 Antilysis *f*
抗溶菌的 antibakteriolytisch
抗溶细胞素 Antizytolysin *n*
抗溶血[性]的 antihämolytisch
抗溶血反应 antihämolytische Reaktion *f*
抗溶血素 Antihämolysin *n*, Hämosozin *n*
抗溶血素O Antistreptolysin O *n*
抗溶血作用 Antihämolysis *f*
抗肉毒中毒血清 Botulismusserum *n*
抗乳酸能力 Antilaktat-Kapazität *f*
抗乳糖酶 Antilaktase *f*
抗乳血清 Laktoserum *n*, Antilactoserum *n*
抗杀白细胞素 Antileukozidin *n*
抗蛇毒素 Antivenena *n pl*, Antivenina *n pl*

抗蛇毒素单位 Antivenenumeinheit *f*
抗蛇毒血清 Anti-Schlangengift-Serum *n*, Antivenomserum *n*, Schlangenserum *n*
抗射线不动杆菌 anti-ray Acinetobacterie *f*
抗砷的 arsenfest
抗砷素 Antiarsenin *n*
抗神经毒素 Antineurotoxin *n*
抗神经炎的 antineuritisch
抗神经炎维生素 antineuritisches Vitamin *n*, Thiamin *n*
抗神经炎因子 antineuritischer Faktor *m*, Thiamin *n*
抗肾上腺素[作用]的 adrenolytisch
抗肾上腺素能药 Antiadrenergika *n pl*
抗肾上腺素药 adrenolytisches Medikament *n*, Adrenolytikum *n*
抗肾小球基底膜病 Anti-Glomerulus-Basalmembran-Krankheit *f*
抗肾小球基底膜抗体 Antiglomerulusbasalmembran-Antikörper *m*
抗肾小球基底膜性肾炎 Antibasalmembranglomerulone-phritis *f*, Antiglomerulusbasalmembran-Nephritis *f*
抗肾小球基膜型肾小球肾炎 Antiglomerulusbasalmembran-Glomerulonephritis *f*
抗肾血清性肾炎 Anti-Nieren-Antikörper-Nephritis *f*, anti-kidney antibody nephritis <engl.>
抗肾炎药 Nephritikum *n*, Antinephritikum *n*
抗生(菌) Antibiose *f*
抗生蛋白链菌素 Streptavidin *n*
抗生的 antibiotisch
抗生素 5310 Antibiotikum 5310 *n*
抗生素 Antibiotika *n pl*
抗生素 136 Antibiotikum 136 *n*
抗生素 G-418 Geneticin *n*
抗生素保藏法 antibiotische Präservation (od. Bewahrung) *f*
抗生素丙烯酸骨水泥剂假体 Prothese von Antibiotika-Acryl-Zement-Agenten *f*
抗生素后效应 post-antibiotische Auswirklung *f*
抗生素抗性 Antibiotikaresistenz *f*
抗生素抗性基因 Antibiotikaresistenz-Gen *n*
抗生素抗性基因筛选 Antibiotikaresistenz-Gen-Screening *n*
抗生素类阻断剂 antibiotischer Repressor *m*
抗生素疗法 antibiotische Therapie *f*
抗生素灭活分子 Antibiotika inaktivierte Molekül *n*
抗生素敏感性分型 Type der Antibiotikaempfindlichkeit *m pl*
抗生素耐药基因 Antibiotikaresistenz-Gen *n*
抗生素浓度梯度 Antibiotikum-konzentrationsgradient *m*
抗生素投药忠告系统 Beratungssystem der Antibiotikamedikation *n*
抗生素微生物测试 Antibiotika-mikrobiologischer Test *m*
抗生素相关性肠炎 Antibiotika-assoziierte Enteritis *f*
抗生素相关性腹泻 Antibiotika-assoziierte Diarrhoe *f*, Antibiotika-assoziierter Durchfall *m*
抗生素相关性腹泻 Antibiotika-assoziierter Durchfall *m*
抗生素相关性结肠炎 Antibiotika-assoziierte Kolitis *f*
抗生素性肠炎 Antibiotika-assoziierte Enteritis *f*, Antibiotika-assoziierte Dünndarmentzündung *f*
抗生素性接触性皮炎 von Antibiotika ausgelöste Kontaktdermatitis *f*
抗生素性念珠菌病 antibiotische Candidiasis *f*, antibiotische Kandidose *f*
抗生素序贯治疗 Sequentialtherapie des Antibiotikas *f*
抗生素压力 Antibiotikasdruck *m*
抗生素预防 Antibiotikaprophylaxe *f*
抗生素咨询程序 Antibiotikaberater *m*
抗[生]糖尿激素 antidiabetogenes Hormon *n*
抗生酮[作用] Antiketogenese *f*, Antiketogenesis *f*
抗生酮的 antiketogen, antiketoplastisch
抗生酮激素 antiketogenes Hormon *n*
抗生酮物质 antiketogene Substanz *f*, Antiketogen *n*
抗生酮饮食 antiketogene Diät *f*
抗生酮作用 Antiketogenese *f*, Antiketogenesis *f*
抗生图 Antibiogramm *n*
抗生物 Antibio(n)ten *m pl*
抗生物类阻断剂 Antibiotika-Repressor *m*
抗生物素 Antibiotine *n pl*
抗生物素蛋白 Avidin *n*
抗生物素蛋白生物素[过氧化物酶]复合物法 Avidin-Biotin-(Peroxidase)-Komplex-Methode *f*, ABC-Methode *f*
抗生育药 Antifertilitätsremedium *n*
抗生育因子 Antifertilitätsfaktor *m*
抗生长的 Antiwachstum betreffend
抗生长激素 Anti-Wachstumshormon *n*
抗虱剂 Pedikulizide *n pl*, Antipedikulosa *n pl*
抗石的 antilithisch
抗嗜眠的 antilethargisch
抗嗜眠药 Medikamente gegen Lethargie *n pl*
抗噬菌剂 Autiphagenmittel *n*, Antiphagenagens *n*
抗噬菌素 Antiphagin *n*
抗噬菌体 Antiphagen *m pl*
抗受精素 Antifertilizin *n*, Antifertilisin *n*
抗受体抗体 Anti-Rezeptor-Antikörper *m*
抗鼠疫的 pestwidrig
抗衰老作用 Anti-Aging-Effekt *m*
抗双链 DNA 抗体 Anti-dsDNA-Antikörper *m*, Antikörper gegen doppelsträngige DNA *m*
抗双链 DNA 抗体试验 Anti-dsDNA-Antikörper-Test *m*
抗双链 RNA 抗体试验 Anti-dsRNA-Antikörper-Test *m*
抗水肿药 Antihydropika *n pl*
抗丝虫药 Filarizide *n pl*
抗丝集(角蛋白)蛋白(角蛋白)抗体 antikeratinischer Antikörper *m*
抗诉 Einspruch erheben
抗酸的 antazid, säurefest, antacid (-us, -a, -um)
抗酸杆菌 säurefester Bazillus *m*
抗酸剂 Antazida *n pl*
抗酸染色 säurefeste Färbung *f*
抗酸性 Säurefestigkeit *f*
抗酸性染色法 säurefeste Färbung *f*
抗酸药滥用 Antazida-Abusus *n*, Antazida-Missbrauch *m*
抗酸药物 Antazida *n pl*
抗炭疽血清 (Anti-)Milzbrand-Serum *n*
抗糖尿病的 antidiabetisch
抗糖尿病药 Antidiabetika *n pl*
抗糖尿的 antidiabetisch, antidiabetic (-us, -a, -um)
抗糖尿发生的 antidiabetogen
抗糖尿素 Antidiabetin *n*
抗体 Antikörper *n* (AK, Ak), Schutzkörper *m*, Schutzstoff *m*, Präparator *m*
D-L 抗体 Donath*-Landsteiner* (D-L)-Antikörper *m*
H 抗体 H-Antikörper *m*
M,N 抗体 M- und N-Antikörper *m*
O 抗体 O-Antikörper *m*, somatischer Antikörper *m*
Rh 抗体 Rb(esus)-Antikörper *m pl*
Si 抗体 Si-Antikörper *m*, Kellantikörper *m*
Vi 抗体 Vi-Antikörper *m*
β 抗体 β-Antikörper *m*
PK 抗体(与皮肤过敏反应相关的亲细胞 IgE 抗体) P-K (Prausnitz*-Küstner*)-Antikörper *m*
抗体 H(重)链 Schwerkettenantikörper *m*
抗体 L(轻)链 Leichtkettenantikörper *m*
抗体氨基末端 N-terminale Gruppe des Antikörpers *f*

抗体靶向酶前药治疗 Antikörper-gerichtete Enzym-Prodrug-Therapie *f*
抗体半衰期 Halbwertszeit des Antikörpers *f*
抗体包被细菌 Antikörper-beschichtete Bakterie *f*, antikörper-umhüllte Bakterie *f*
抗体变性 Antikörperdenaturierung *f*
抗体不均一性 Antikörper-Heterogenität *f*
抗体不足综合征 Antikörpermangelsyndrom *n*
抗体产生 Antikörperproduktion *f*
抗体产生细胞 Antikörperbildungszelle *f*
抗体的电泳分离 elektrophoretische Fraktionierung des Antikörpers *f*
抗体的分子形态 Molekularform des Antikörpers *f*
抗体的化学性质 chemische Eigenschaft des Antikörpers *f*
抗体的鉴定 Antikörpercharakterisierung *f*
抗体的交叉反应 Kreuzreaktion des Antikörpers *f*
抗体的可结晶片段(Fc 片段) kristallisierbares Antikörperfragment *n*(免疫球蛋白分子经木瓜酶水解后的结晶片段)
抗体的亲合力 Antikörper-Affinität *f*
抗体的物理性质 physikalische Eigenschaft des Antikörpers *f*
抗体的细胞毒作用 zytotoxische Wirkung des Antikörpers *f*
抗体的形成 Antikörperformation *f*, Antikörperbildung *f*
抗体的异质性 Heterogenität des Antikörpers *f*
抗体滴定 Antikörper-Titration *f*
抗体多样性 Antikörper-Buntheit *f*
抗体多样性学说 Theorie der Antikörperbuntheit *f*, Anti-körper-buntheitstheorie *f*
抗体分泌细胞 antikörper-sezenierende Zelle *f*
抗体分泌细胞探针 Antikörper-sezernierenden Zellen Sonde *f*
抗体分子大小 Molekulargröße des Antikörpers *f*
抗体分子量 Molekulargewicht des Antikörpers *n*
抗体覆盖的 antikörperbeschichtet
抗体工程 Antikörper-Engineering *n*
抗体过多(剩)凝集反应 Agglutination bei Antikörper-Überschuss *f*
抗体过剩 Antikörper-Überschuss *m*
抗体过剩区(带) Antikörper-UUUberschuβzone *f*, Antikör-per-Exzeβzone *f*
抗体合成模板 Vorlage der Antikörpersynthese *f*
抗体活性 Antikörperaktivität *f*
抗体活性部位 aktive Stelle des Antikörpers *f*
抗体活性簇(点) aktive Stelle des Antikörpers *f*
抗体基因 Antikörper-Gene *n pl*
抗体价 Antikörpervalenz *f*
HLA-A 抗体检测 HLA-Antikörpertest *m*
抗体检出的吸收试验 durch Antikörper detektierter Absorptionstest *m*
抗体鉴定 Antikörperidentifikation *f*
抗体结合部位 Antikörperbindungsstelle *f*
抗体结合能力 Antikörper-Bindungsvermögen *n*
抗体结合试验 Antikörper-Bindungstest *m*
抗体介导[B 细胞]免疫缺陷病 antikörpervermittelte(B-Zelle) Immunopathie *f*
抗体介导的过敏反应 antikörpervermittelte Überempfindlichkeit *f*
抗体介导的细胞毒作用 antikörpervermittelte Zytotoxizität *f*
抗体介导的细胞功能异常 antikörpervermittelte Zell-Dysfunktion *f*, antikörpervermittelte zelluläre Dysfunktion *f*
抗体决定簇 Paratop *n*
抗体库 Antikörperbank *f*
抗体亲抗原性 Avidität *f*
抗体球蛋白 Antikörperglobulin *n*
抗体缺陷综合征 Antikörpermangelsyndrom *n*
抗体筛选 Antikörperscreening *n*
抗体筛选试验 Antikörperscreening-Test *m*
抗体生成抑制 Reproduktionshemmung von Antikörpern *f*
抗体释放试验 Antikörper-Release-Test *m*, Antikörper-Freisetzungstest *m*
抗体水平 Antikörperpegel *m*
抗体微阵列技术 Antikörper-Microarray-Technologie *f*
抗体吸收试验 Antikörper-Absorptionstest *m*
抗体效价 Antikörpertiter *m*
抗体效价测定 Antikörpertitrierung *f*
抗体芯片 Antikörperarray *n*
抗体形成 Antikörperbildung *f*, Antikörperformation *f*
抗体形成部位 Bildungsort von Antikörpern *m*
抗体形成机制 Bildungsmechanismus von Antikörpern *m*
抗体形成时放射效应 Strahlenwirkung bei der Antikörperbildung *f*
抗体形成速率 Bildungsrate von Antikörpern *f*
抗体形成细胞 Antikörperbildungszelle *f*
抗体形成细胞活力测定 Vitalitätsbestimmung der Antikörperbildenden Zellen *f*
抗体形成学说 Theorie über die Antikörperbildung *f*
抗体形成诱导酶学说 Theorie der induktiven Enzyme der Antikörperbildung *f*
抗体样系统 antikörperähnliches System *n*
抗体依赖的感染增强作用 antikörperabhängige Verstärkung der Infektion *f*
抗体依赖的细胞介导的细胞毒 antikörperabhängige zellvermittelte Zytotoxizität *f*
抗体依赖杀伤细胞 antikörperabhängige Killerzelle *f*
抗体依赖细胞介导的细胞毒性作用 antikörperabhängige zellvermittelte Zytotoxizität *f*
抗体依赖细胞介导性细胞毒性试验 antikörperabhängige zellvermittelte Zytotoxizität-Test *m*
抗体依赖性淋巴细胞 antikörperabhängiger Lymphozyt *m*
抗体依赖性细胞毒性淋巴细胞 antikörperabhängige zytotoxische Lymphozyt *m*
抗体依赖性细胞介导的 antikörperabhängig- zellvermittelt
抗体依赖性细胞介导的细胞毒 antikörperabhängige zellvermittelte Zytotoxizität *f*
抗体依赖性细胞介导的细胞毒性[反应] antikörperab hängige zellvermittelte Zytotoxizität *f*, antibody-depen-dent cell-mediated cytotoxicity <engl.>
抗体依赖性细胞介导的细胞毒性试验 antikörperabhängi-ger zellver mittelter Zytotoxizität-Test *m*, antibody-dependent cell-mediated cytotoxin test(ADCC test) <engl.>
抗体依赖性细胞介导性细胞毒性Ⅵ型反应 antikörperabhängige zellvermittelte Zytotoxizität-Reaktion Typ Ⅵ *f*
抗体依赖增强作用 antikörperabhängige Verstärkung *f*
抗体异质性 Antikörperheterogenität *f*
抗调理素 Antiopsonin *n*
抗同效维生素 Antivitamin *n*
抗同种溶素 Antiisolysin *n*
抗铜绿假单胞菌高免疫球蛋白 anti-Pseudomonas- aeruginosa hohes Immunglobulin *n*
抗头痛的 kopfschmerzlindernd
抗透明带抗体 Anti-zona-pellucida-Antikörper *m*
抗透明质酸酶 Antihyaluronidase *f*(AHD)
抗透明质酸酶反应 Antikoagulans-Hyaluronidase- Reaktion (AHR) *f*
抗透明质酸酶反应核心转位分子 AHR-nuklearer Translokator *m*
抗透明质酸酶反应阻抑物 AHR-hemmendes Material *n*
抗透明质酸酶效价 Antihyaluronidase-Titer *m*
抗突变基因 Antimutagen *n*
抗吐的 antiemetisch
抗吐剂 Antiemetika *n pl*
抗吞噬的 antiphagozytisch

抗吞噬素 Antiphagin *n*
抗脱毛因子 Antialopecia-Faktor *m*, Faktor gegen Haarausfall *m*
抗脱氧核糖核蛋白抗体 Anti-Desoxyribonukleoprotein-Antikörper *m*
抗网硬蛋白抗体 Anti-Reticulin-Antikörper *m*
抗网织的 antiretikulär, antireticular (-is, -is, -e)
抗网织细胞毒[素]血清 Serum antireticulare cytotoxicum *n* (SAC)
抗网状内皮细胞毒的 antiretikulo-endothelial-zytotoxisch
抗微管蛋白剂 gegen Tubulin wirkendes Mittel *n*, Mikrotubulin-Inhibitor *m*
抗微粒体抗体 antimikrosomaler Antikörper *m*
抗微生物的 antimikrobiell
抗微生物剂 antimikrobielles Mittel *n*
抗微生物免疫 antimikrobielle Immunität *f*
抗微生物谱 antimikrobielles Spektrum *n*
抗微生物药物 antimikrobielles Mittel *n*
抗微生物药物治疗 antimikrobielle Therapie *f*
抗微重力措施 Gegenmaßnahme gegen die Mikrogravitation *f*
抗维生素 Antivitamin *n*
抗维生素D佝偻病 vitamin-D-resistente Rachitis *f*
抗萎黄病的 antichlorotisch
抗胃蛋白酶 Antipepsin *n*
抗污染树种 verschmutzungsbeständige Baumart *f*
抗五羟色胺 Anti-Serotonin *n*
抗五羟色胺剂 Anti-Serotonin *n*
抗蜥蜴毒素 Heloderma-Venom-Antitoxin *n*
抗细胞毒素 Antizytotoxin *n*
抗细胞毒血清 antizytotoxisches Serum *n*
抗细胞间物质抗体 Anti-Interzellularsubstanz-Antikörper *m*
抗细菌的 antibakteriell
抗细菌抗生素 Anti-bakterielle Antibiotika *n*
抗细菌免疫 antibakterielle Immunität *f*
抗细菌性药物 antibakterielle Medikamente *n pl*, Antibiotika *n*
α2-抗纤溶酶 α2-Antiplasmin (α2-AP) *n*
α2-抗纤溶酶活性 α-2-Antiplasmin-Aktivität *f*
抗纤丝型噬菌体物质 antifilamentose Phagensubstanz *f*
抗纤维蛋白 Antifibrin *n*
抗纤维蛋白酶 Antifibrinolysin *n*
抗纤维蛋白溶解 Antifibrinolyse *f*
抗纤维蛋白溶素 Antifibrinolysin *n*
抗纤维蛋白原血清 Antifibrinogenserum *n*
抗纤维瘤的 antifibromatös, antifibromatos (-us, -a, -um)
抗纤维性颤动的 antifibrillatorisch
抗痫灵 Antiepilepsirin *n*
抗限制突变型 restriktionsresistente Mutant *m*
抗线虫药 Nematizid *n*
抗线粒体抗体 (anti) mitochondrialer Antikörper *m*
抗线粒体抗体试验 antimitochondrialer Antikörpertest *m*
抗相思豆毒素 Antiabrin *n*
抗相思豆毒血清 Antiabrin-Serum *n*
抗响尾蛇毒血清 Anticrotatus-Serum *n*
抗哮喘剂 Antiasthmatikum *n*
抗蝎毒素 Skorpion-Gift-Antitoxin *n*
抗心动过速起搏器 Antitachykardie-Schrittmacher *m*
抗心肌抗体 antimyokardialer Antikörper *m*
抗心绞痛药 Antistenokardiaka *n pl*
抗心磷脂抗体 Anti-Cardiolipin-Antikörper *m*
抗心磷脂抗体综合征 Anti-Cardiolipin-Antikörper-Syndrom *n*
抗心律不齐剂 Anti-Arrhythmie-Mittel *n*
抗心律失常的 antiar(r)hythmisch
抗心律失常药 Antiarrhythmikum *n*
抗心脂抗体 Anti-Cardiolipin-Antikörper *m*
抗猩红热血清 antitoxisches Scharlachserum *n*, Dochez* Antitoxin (od. Serum) *n*
抗兴奋[疗]法 Kontrastimulismus *m*
抗兴奋的 kontrastimulant
抗兴奋剂(药) Kontrastimulans *n*
抗性 Widerstandsfähigkeit *f*, Resistenz *f*, Abwehr *f*
抗性病的 antivenerisch
抗性淀粉 resistente Stärke *f*
抗性互补选择 Selektion der Komplement-Resistenz *f*
抗性基因 Resistenzgen *n*
抗性决定因子 Resistenz-Determinante-Faktor *m*
抗性消声器 resistente Schalldämpfer *m*
抗性因子 Resistenzfaktor *m*
抗性质粒 Resistenzplasmid *n*, R-Plasmid *n*
抗性转移片段 Resistenz-Transfersfragment
抗性转移因子 Resistenz-Übertragungsfaktor (RTF) *m*, R-Faktor *m*
抗胸腺细胞丙种球蛋白 Anti-Thymozyten-Gamma-Globulin *n*
抗胸腺细胞球蛋白 Anti-Thymozyten-Globulin *n*
抗胸腺细胞血清 Anti-Thymozyten-Serum (ATS) *n*
抗雄激素 Antiandrogene *n pl*
抗休克[作用] Antischock *m*
抗休克裤 militärische Antischockhose *f*
抗锈 Rostschutz *m*
抗旋转柱状单件式种植体 Einzelimplantat mit der Antirotationsspalte *n*
抗旋转装置 antirotierende Vorrichtung *f*
抗旋转组合式种植体 Kombinationsimplantat mit der Antirotationsspalte *n*
抗眩晕药 Schwindelmittel *n pl*, Antidinika *n pl*, Dinica *n pl*
抗血凝集素 Antihämagglutinin *n*
抗血清 Antiserum *n*
抗血清标准化 Standardisierung von Antiserum *f*
抗血清的 serumfest, serumresistent
抗血清的方阵滴定 Blocktitration des Antiserums *n*
抗血清的质量保证 Qualitätssicherung des Antiserums *n*
抗血清过敏性 Antiserum-Anaphylaxie *f*
抗血清素 Antiserotonin *n*
抗血清吸收方法 Absorptionsverfahren des Antiserums *n*
抗血栓形成的 antithrombotisch
抗血栓药 Antithrombotika *n pl*
抗血吸虫剂(药) Schistosomicid *n*
抗血纤维蛋白溶酶 Antiplasmin *n*
抗血纤维蛋白溶素 Antiplasmin *n*
抗血小板的 antithrombozytär
抗血小板聚集药 Thrombozytenaggregationshemmer *m*
抗血小板膜糖蛋白特异性抗体 Anti-Thrombozyten-Glycoprotein-spezifischer Antikörper *m*
抗血小板血清 Antithrombozyten-Serum *n*
抗血小板药物 Antiblutplättchen-Medikament *n*, Thrombozytenaggregationshemmer *m*
抗血友病基因 antihämophiler Faktor (AHF) *m*
抗血友病球蛋白 antihämophiles Globulin *n*
抗血友病性[球]蛋白缺乏症 Anti-Hämophilie-Globulin-Defizienz *f*, Hämophilie A *f*
抗血友病药 antihämophile Arzneimittel *n pl*
抗血友病因子 Antihämophilie-Faktor *m* (AHF), antihämo-philer Faktor *m*
抗血友病因子丙 antihämophiler Faktor C *m*, Faktor Ⅺ *m*
抗血友病因子甲 antihämophiler Faktor A *m*, Faktor Ⅷ *m*
抗血友病因子乙 antihämophiler Faktor B *m*, Faktor Ⅸ *m*
抗血脂药 antilipämisches Arzneimittel *n*
抗压背心 Gegendruckweste *f*, druckresistente Weste *f*
抗压的 stressresistent
抗压衣 Druckanzug *m*
抗芽生菌血清 antiblastomyzetisches Serum *n*

抗烟酸 Antiniacin *n*
抗炎的 antiinflammatorisch
抗炎剂 entzündungshemmendes Mittel *n*, antiinflammatorisches Mittel *n*
抗炎介质 antiinflammatorischer Mediator *m*, antientzündlicher Mediator *m*, entzündungshemmender Mediator *m*
抗炎疗法 antiinflammatorische Therapie *f*
抗炎松 Antiflamison *n*
抗炎酸 Meclophenamsäure *f*, Acidum meclofenamicum *n*
抗炎药 Antiinflammatorikum *n*
抗炎治疗 antiinflammatorische Heilbehandlung *f*
抗炎作用 antiinflammatorische Wirkung *f*, entzündungshemmende Wirkung *f*
抗盐皮质素药 Antimineralokortikoid *n*
抗羊膜抗血清 Antiamnion-Antiserum *n*
抗氧[化]剂 Antioxidantien *n pl*, Antioxygene *n pl*
抗氧[化]剂族(如某些复合维生素等) Antioxidans-Gruppe *f*
抗氧化[作用] Antioxidation *f*
抗氧化反应元件 Antioxidant-Response-Element *n*
抗氧化酶 Antioxidase *f*
抗氧化治疗 antioxidative Therapie *f*
抗药的 arzneifest
抗药心理 Medinzinverweigerung *f*
抗药性 Arzneifestigkeit *f*, Arzneimittelresistenz *f*
抗药性虫害 Arzneimittel-resistente Schädlinge *m*
抗药性基因 arzneimittelresistentes Gen *n*
抗药性突变型 arzneimittelresistente Mutation *f*
抗药性转移因子(Arzneimittel-)Resistenz-Transfer-Faktor *m*
抗药因子 Resistenzfaktor *m*
抗药指数 Resistance-Index *m*
抗叶酸 A Anfol-A *n*
抗叶酸的 antifolsauer
抗叶酸剂(药) antifolsaures Arzneimittel *n*
抗叶酸物 Antifolate *n*
抗夜惊的 antiphialtic, antephialtic <engl.>
抗胰[脂]酶 Antisteapsin *n*
α1-抗胰蛋白酶 α1-Antitrypsin *n*
抗胰蛋白酶 Antitrypsin *n*
α-抗胰蛋白酶 α1-Antitrypsin *n*
抗胰蛋白酶的 antitriptisch, antitryptisch
抗胰蛋白酶反应 Antitrypsin-Test *m*
抗胰蛋白酶缺乏 Antitrypsin-Mangel *m*
抗胰蛋白酶缺乏并发脂膜炎 mit Antitrypsin-Mangel einhergehende Pannikulitis *f*
α1 抗胰蛋白酶缺乏性脂膜炎 α1-Antitrypsin-Mangel-Pannikulitis *f*
α1-抗胰蛋白酶缺乏症 α1-Antitrypsin-Mangel *m*
抗胰蛋白酶试验 Antitrypsin-Test *m*
抗胰蛋白酶因素 Antitrypsin-Faktor *m*
抗胰蛋白酶指数 antitryptischer Index *m*
抗胰岛激素 kontrainsuläres Hormone *n*
抗胰岛素 Antiinsulin *n*, Synalbumin *n*
抗胰岛素酶 Antiinsulinase *f*
抗胰岛素试验 Antiinsulin-Test *m*
抗胰岛素性 Insulinresistenz *f*
抗胰岛素因子 Antiinsulinfaktor *m*
抗移植物反应 Antigraft-Reaktion *f*, Wirt-Transplantat-Reaktion *f*
抗移植物抗体 Transplantationsantikörper *m*, Antigraft-Antikörper *m*
抗议性反应 protestierende Reaktion *f*
抗异种核糖核蛋白复合物抗体 Anti-RA33-Antikörper *m*
抗异种溶素 Antiheterolysin *n*
抗抑素 Antichalon *n*
抗抑郁的 antidepressiv
抗抑郁剂(药) Antidepressivum *n*, Antidepressans *n*
抗抑郁药滥用 Missbrauch von Antidepressiva *m*
抗抑郁药物 Antidepressivum *n*
抗抑制作用 inhibitionresistente Wirkung *f*, Inhibitionresistenz *f*
抗癔病药 Antihysterika *n pl*
抗引力肌 Antigravitationsmuskel *m*
抗应期 Resistenzphase *f*
抗忧郁[症]药 Antimelancholikum *n*
抗油脂性 Fettresistenz *f*
抗疣疗法 Therapie zur Warzenbekämpfung *f*
抗有丝分裂的 antimitotisch, antimitotic (-us, -a, -um)
抗有丝分裂剂 Antimitotikum *n*
抗诱变剂 Antimutagen *n*
抗诱导物 Anti-Induktor *m*
抗鱼毒素 Fischgift-Antitoxin *n*
A 抗原 A-Antigen *n*
抗原 Antigen *n* (AG, Ag)
Au 抗原 Australia-Antigen *n* (Au-Antigen)
B 抗原 B-Antigen *n*
c(hr') 抗原 c(hr')-Antigen *n*
DR 抗原 DR-Antigen *n*
Duffy 抗原 Duffy*-Antigen *n*
F 抗原 F-Antigen *n*, heterophiles Antigen *n*, Forssman* Antigen *n*
H2 抗原 H2-Antigen *n* (小鼠主要组织相容性抗原)
H 抗原 H-Antigen *n*
HLA 抗原 HLA-Antigen *n*
Hr 抗原 Hr-Antigen *n*
H-Y 抗原 H-Y-Antigen *n*
Ia 抗原 Ia-Antigen *n*, I-Region assoziiertes Antigen *n*
I 抗原 I-Antigen *n* (主要出现在成人红细胞,见于冷凝集素综合征)
i 抗原 i-Antigen *n* (主要出现在胎儿与婴儿的红细胞,见于冷凝集素综合征)
Ii 抗原 Ii-Antigen *n*
K 抗原 K-Antigen *n*, Kapselantigen *n*
Kell 抗原 Kell*-Antigen *n*
Km 抗原 Km-Antigen *n* (一种人类 Ig 同种异型抗原)
La 抗原 La-Antigen *n* (一种核糖核蛋白可提取的核抗原)
LD 抗原 LD-Antigen *n*
Lea 抗原 Lea-Antigen *n*
Leb 抗原 Leb-Antigen *n*
Lewis 抗原 Lewis-Antigen *n*
LW 抗原 LW-Antigen *n*
Lyb 抗原 Lyb-Antigen *n* (鼠类 B 淋巴细胞表面标记)
M, N 抗原 M- und N-Antigene *pl*
M 抗原 M-Antigen *n* (一种特异性抗原,主要存在于细胞壁上)
MHC 抗原 MHC-Antigen *n*
MNSs 抗原 MNSs-Antigene *pl*
N 抗原 N-Antigen *n*
NP 抗原 NP-Antigen *n*
O2 抗原 O2-Antigen *n* (人类免疫球蛋白 λ 链的抗原性标志)
O 抗原 O-Antigen *n*
P1 抗原 P1-Antigen *n*
P2 抗原 P2-Antigen *n*
P 抗原 P-Antigen (Human) *n*
Pr 抗原 Pr-Antigen *n* (一种冷凝集素抗原)
Qa 抗原 Qa-Antigen *n*
R 抗原 R-Antigen *n*, Rauh-Antigen *n*
Rh 抗原 Rh(esus)-Antigen *n*
Ro 抗原 Ro-Antigen *n* (一种核糖核蛋白可提取的核抗原)
S 抗原 S-Antigen *n*
Sda 抗原 Sda-Antigen *n*
SD 抗原 SD-Antigen *n*, serologisch definiertes Antigen *n* (血

清学鉴定的抗原)
Ss 抗原 Ss-Antigen *n*
T 抗原 T-Antigen *n*
Thy1 抗原 Thy1-Antigen *n*, Theta(θ)-Antigen *n*(鼠 T 淋巴细胞表面标志)
θ 抗原 Thy-Antigen *n*, Theta-Antigen *n*
TL 抗原 TL-Antigene *n pl*, Thymus-Leukämie-Antigene *n pl*
U 抗原 U-Antigen *n*
V 抗原 V-Antigen *n*, Virusantigen *n*
VDRL 抗原 VDRL-Antigen *n*
Vi 抗原 Vi-Antigen *n*, Virulenz-Antigen *n*
Xga 抗原 Xga-Antigen *n*
SSA 抗原 SS-A-Antigen *n*(一种核糖蛋白可提取的核抗原)
Ly 抗原(Lyt 抗原) Ly-Antigen *n*(Lyt-Antigen *n*)(区分鼠类 T 淋巴细胞亚群的细胞表面标记)
Tac 抗原(白介素 2 受体抗原) Tac-Antigen *n*
CD 抗原(分化群抗原) CD-Antigen *n*
RNP 抗原(核糖核蛋白抗原) RNP-Antigen *n*, Ribonucleoprotein-Antigen *n*
D 抗原(红细胞 Rh 血型抗原) D-Antigen *n*
E(rh')抗原(红细胞 Rh 血型抗原) E(rh)-Antigen *n*
抗原(识别)受体 Antigenerkennungsrezeptor *m*
SSB 抗原(一种核糖蛋白可提取的核抗原) SS-B-Antigen *n*
抗原[性]竞争 Antigenkonkurrenz *f*, antigene Konkurrenz *f*
抗原变异(抗原转变) Antigenvariation *f*
抗原表位定向选择 Epitop-gerichtete Selektion *f*
抗原捕获细胞 Antigen-Einfangszelle *f*, antigen-trapping cell <engl.>
抗原捕捉法 Antigen-Capture-Verfahren *n*
Rh 抗原不相容性 Inkompatibilität des Rh-Antigens *f*
抗原成分 antigene Komponente *f*
抗原呈递 Antigenpräsentation *f*
抗原呈递细胞 Antigenpräsentierende Zelle(APC) *f*
抗原呈递作用 antigenpräsentierende Wirkung *f*
抗原虫药(剂) Antiprotozoenagens *n*, Protozoacid *n*
抗原处理 Antigenprozessierung *f*
抗原传递 Antigenpräsentation *f*
抗原刺激 antigener Reiz *m*
抗原单位 Antigeneinheit *f*
抗原的 antigen
抗原的个人特征 Individualität von Antigenen *f*
抗原的群体遗传学 Populationsgenetik von Antigenen *f*
抗原的遗传控制 genetische Kontrolle von Antigenen *f*
抗原递呈细胞 Antigenpräsentierende Zelle(APC) *f*
抗原反应细胞 antigen-reaktive Zelle *f*, antigen reactive cell (ARC) <engl.>
抗原非依赖性增殖 antigenunabhängige Proliferation *f*
抗原分化群 Differenzierungscluster *m*
抗原分析 Antigenanalyse *f*
抗原俘获免疫试验 Antigen-Capture-Immunoassay *m*
抗原更换 Antigenshift *f*
抗原过剩 Antigenüberschuß *m*
抗原过剩区(带) Antigenexzeβzone *f*, Antigenüberschuβ-region *f*
抗原加工 Antigenprozessierung *f*
抗原加工相关转运体(物)或抗原肽转运体 Antigenprozessierung-assoziierter Transporter *m*
抗原交联 Antigen-Vernetzung *f*
抗原结构 Antigenstruktur *f*
抗原结合部位 Antigenbindungsstelle *f*
抗原结合簇(点) Antigenbindungsstelle *f*
抗原结合分(片)段 antigenbindendes Fragment *n*, Fab-Fragment *n*, Antigenbindungsfragment *n*
抗原结合价 Valenz des Antigens *f*
抗原结合能力 Antigenbindungsfähigkeit *f*
抗原结合抑制技术 Inhibitionstechnik der Antigenbindung *f*
抗原介绍细胞 antigen-darbietende Zelle *f*
抗原竞争 Antigenkonkurrenz *f*
抗原决定部位 Epitop *n*
抗原决定基 antigene Determinante *f*, Epitop *n*
抗原 - 抗体 Antigen-Antikörper *m*
抗原抗体反应平衡常数 Gleichgewichtskonstante der Antigen-Antikörper-Reaktion *f*
抗原 - 抗体分侧免疫法 Seit-zu-Seit-Immunisation *f*
抗原 - 抗体复合物 Immunkomplex *m*, Antigen-Antikörperkomplex *m*
抗原抗体结合 Antigen-Antikörper-Kombination *f*
抗原抗体粘着 Immunadhärenz *f*
抗原扩散常数 Antigen-Diffusionskonstante *f*
抗原类 Antigene *n pl*
抗原疗法 Antigenotherapie *f*
抗原敏感细胞 antigen-sensitive Zelle *f*
抗原模拟 antigenische Simulation *f*
抗原漂变(移) Antigendrift *f*, Antigenshift *f*
抗原缺失 Antigendeletion *f*
抗原 - 扰体比率 Antigen-Antikörper-Verhältnis *n*
抗原 - 扰体反应 Antigen-Antikörperreaktion *f*
抗原生动物的 protozoenfeindlich
抗原生动物药 Antiprotozoenmittel *n*, Protozoacid(um) *n*
抗原识别 Antigenerkennung *f*
抗原识别激活基序 Antigenerkennung-Aktivierungsmotiv *n*
抗原识别受体 Antigenerkennungsrezeptor *m*
抗原试纸 Antigenreagenspapier *n*
抗原受体编辑 Antigen-Rezeptor-Editing *n*
抗原肽 Antigenpeptid *n*
抗原肽 / 主要组织相容性复合体 Peptid-Haupthistokompatibilitätskomplex *m*
抗原特异性 Antigenspezifität *f*
抗原特异性巨噬细胞抑制因子 antigen-spezifischer Makrophagenhemm(ungs)faktor *m*
抗原提呈 Antigenpräsentation *f*
抗原提呈细胞 Antigenpräsentierende Zelle *f*
抗原提呈相关多肽转运体 Antigenpräsentation-assoziierter Peptidtransporter *m*
抗原调变(节) antigenische Modulation *f*
抗原突变型 antigene Mutante *f*, Antigenmutante *f*
抗原伪装 Antigenverkleidung *f*
ABO 抗原系统 ABO-Antigen-System *n*
抗原纤维蛋白抗体 Anti-Fibrillarin-Antikörper *m*
抗原镶嵌体 Antigenmosaik *n*
抗原性 Antigenität *f*
Rh 抗原性 Rh-Antigenität *f*
抗原性变异 Antigenwechsel *m*, antigene Variation *f*
抗原性的 antigen
抗原性丢失 antigener Verlust *m*
抗原性逆转 antigene Reversion *f*
抗原性漂移 antigenic drift <engl.>
抗原性调整(节) antigene Modulation *f*
抗原性肿瘤细胞 antigene Tumorzelle *f*
抗原性转变 antigenic shift <engl.>
抗原血症 Antigenämie *f*
抗原阳性突变株 antigen-positive Mutante *f*
抗原依赖性发育 antigenabhängige Entwicklung *f*
抗原异质性 Antigenheterogenität *f*
抗原因子 antigener Faktor *m*
抗原阴性突变株 antigen-negative Mutante *f*
K 抗原阴性血液 (Cellano-)k-negatives Blut *n*
抗原制剂 Antigenpräparat *n*
抗原转变(抗原变异) Antigenshift *f*

抗原转换 Antigenschift *f*
抗原自杀技术 Antigen-Suizid-Technik *f*
抗运动病药 Arzneimittel gegen Bewegungskrankheit *n*, Medikament gegen Reisekrankheit *n*
抗躁狂的 antimanisch
抗躁狂剂 antimanisches Mittel *n*
抗躁狂药[物] antimanisches Medikament *n*
抗增生的 antiproliferativ
抗增殖抗体的靶抗原 -1 Zielantigen 1 des antiproliferativen Antikörpers *n*
抗增殖细胞核抗原抗体 PCNA-Antikörper *m*
抗增殖性细胞核抗原抗体(抗增殖蛋白 I 抗体) PCNA-Antikörper *m*, Anti-Proliferationprotein I- Antikörper *m*
抗粘附剂 Antihaftmittel *n*
抗张的 dehnbar
抗张强度 Zugfestigkeit *f*, Zerreißfestigkeit *f*
抗着丝粒抗体 Antizentromerantikörper *m*
抗真菌 1 号(克霉唑) Clotrimazol *n*
抗真菌的 antimykotisch
抗真菌剂(药) Antimykotikum *n*, Antifunginum *n*
抗真菌免疫 antifungöse (od. antimykotische) Immunität *f*
抗真菌现象 antimykotisch
抗真菌药物 Antimykotika *n pl*
抗真菌制剂 Antimykotika *n pl*
抗震颤麻痹药 Anti-Parkinsonika *n pl*
抗整合素抗体 anti-Integrin-Antikörper *m*
抗症状疗法 Heterotherapie *f*
抗肢痛因子 Ant(i)akrodyniefaktor *m*, Adermin *n*, eyridO-xin *n*
抗脂肪肝[现象] Lipotropie *f*
抗脂肪肝药 lipotropes Agens *n*
抗脂肪肝因素 lipotroper Faktor *m*
抗脂酶 Antilipase *f*
抗蜘蛛毒溶血素 Antiarachnolysin *n*
抗蜘蛛毒素 Spinnenantitoxin *n*
抗植入 Antiimplantation *f*
抗植物生长激素 Antiauxine *n pl*
抗植物性毒素 Antiphytotoxin *n*
抗酯酶 Antiesterase *f*
抗致活酶 Antikinase *f*
抗致敏作用 Antisensibilisierung *f*
抗中心粒(体)自身抗体 Autoantikörper gegen Zentriolen *m*
抗中心粒抗体 Antikörper gegen Zentriolen *m*
抗中性白细胞胞质抗体联合血管炎 ANCA (Anti-Neutrophile cytoplasmatische Antikörper)-assoziierte Vaskulitis *f*
抗中性粒核周抗体 perinukleärer antineutrophiler Antikörper *m*
抗中性粒细胞 Anti-Neutrophilen *pl*
抗中性粒细胞胞浆抗体 Anti-Neutrophile cytoplasmatische Antikörper (ANCA) *m*
抗中性粒细胞胞浆抗自身抗体 Anti-Neutrophilen-Zytoplasma-Autoantikörper *m*
抗中性粒细胞胞质抗体 Anti-Neutrophile cytoplasmatische Antikörper (ANCA) *m*
抗中性粒细胞核周胞浆抗体 perinukleärer antineutrophiler zytoplasmatischer Antikörper (pANCA) *m*
抗中性粒细胞核周抗体 perinukleärer antineutrophiler Antikörper *m*
抗终止[作用] Antitermination *f*
抗终止因子 Antiterminationsfaktor *m*
抗终止子 Anti-Terminator *m*
抗肿瘤的 antineoplastisch
抗肿瘤发生 Antitumorigenesis *f*
抗肿瘤活性 Antineoplastische Aktivität *f*
抗肿瘤剂 Antineoplastika *pl*
抗肿瘤抗菌素 antineoplastische Antibiotika *n pl*
抗肿瘤联合化疗规程(方案) antineoplastisches kombiniertes Chemotherapie-Programm *n*
抗肿瘤效应机制 anti-Tumor-Effektorsmechanismus *m*
抗肿瘤药 Antineoplastika *n pl*, antineoplastische Arzneimittel *n pl*
抗肿瘤药物中毒 Antineoplastikum-Vergiftung *f*
抗重力 Antigravitation *f*
抗重链抗体 Antischwerkette-Antikörper *m*
抗皱缩性 Schrumpfbeständigkeit *f*
抗蛛毒溶血素 Antiarachnolysin *n*
抗锥虫的 trypanosomentötend, trypanozid
抗锥虫杆菌素还原酶 Trypanothionreduktase *f*
抗锥虫药 Trypanosomizid *n*, Trypanozid *n*
抗子宫内膜抗体 endometrialer Antikörper *m*
抗紫癜的 antipurpuric (-us, -a, -um)
抗紫外线的 ultraviolettresistant
抗自然 DNA 抗体 Antikörper gegen native DNA *m*, AnDNA-Antikörper *m*
抗自然 DNA 抗体试验 Antikörper-Test gegen native DNA *m*
抗自溶素 Antiautolysin *n*
抗阻遏(抑)物 Antirepressor *m*
抗阻遏突变型 Repression-resistenter Mutant *m*
抗阻力主动运动 aktiver Widerstandsbewegung *f*
抗阻吸气训练 Inspirationswiderstandstraining *n*
抗阻运动 Widerstandsübung *f*, Widerstandsbewegung *f*
抗组胺 Antihistamin *n*
抗组胺的 antihistaminisch
抗组胺剂(药) Antihistaminika *n pl*, Antihistamine *n pl*, Histaminantagonisten *m pl*
抗组胺类药物中毒 Antihistaminika-Vergiftung *f*
抗组胺药的 antihistaminisch
抗组蛋白抗体 Antihistonantikörper *m*
抗组织胺药 Antihistaminika *pl*
钪 Skandium *n* (Sc, OZ 21), Scandium *n* (Sc, OZ 21)

KAO 考拷烤靠

kǎo 考拷烤

考伯肠杆菌 Cowper* Enterobacteriaceae
考德里 I 型包涵体 Cowdry Typ I Einschlusskörper *m* (感染疱疹病毒细胞的嗜酸性核包涵体)
考登病(考登综合征,多发性错构瘤综合征) Cowden* Krankheit *f* (od. Syndrom *n*), Multiple-Hamartome-Syndrom *n* (为一种外、中、内三胚层异常的常染色体显性遗传病)
考登综合征 Cowden*-Syndrom *n*
考的松 Kortison *n*, Cortison *n*
考的松直流电离子导入疗法 Iontophorese mit Kortison *f*
考的素 Kortisol *n*, Cortisol *n*
考多甙 Caudosid *n*
考多甙元 Caudogenin *n*
考多异甙 Caudostrosid *n*
考恩征 Cowen* Zeichen *n* (甲状腺功能亢进的眼部症状)
考尔爱克斯诺小体 Call*-Exner* Körperchen *n* (见于卵巢粒层细胞内)
考夫卡 Kurt Koffka*
考夫曼儿童评估测验 Kaufman Assessment Battery for Children (K-ABC) <engl.>
考夫曼法(疗法) Kaufmannsche Methode (od. Therapie) *f* (用强电流休克,治疗精神神经病)
考夫曼氏肺炎 Kaufmann* Pneumonie *f*
考夫曼试验 Kaufmann* Test *m* (饮水 4 次后观尿量变化,测循环功能)
考古学 Archäologie *f*
考古学的 archäologisch

考怀分类 Kauffmann*-White*-Klassifikation *f*(血清学鉴定沙门菌属各菌种)
考克烙孔凿 Caulk's punch <engl.>(用于前列腺正中嵴肥大切除)
考克斯比例风险模型 Cox*-Proportional-Hazards-Modell *n*, proportionales Hazardmodell nach Cox* *n*
考克斯疫苗 Cox* Impfstoff *m*(卵黄囊斑疹伤寒立克次体疫苗)
考来替泊(降脂 2 号树脂)(降血脂药) Colestipol *n*
考来烯胺 Cholestyraminharz *n*, Cholestyramin Resin *n*, Colestyramin *n*
考里奥果宁 Choriongonadotrop(h)in *n*, Gonadotrophi-num chorionicum *n*
考里树胶 Kauri *m/f*
考-路二氏手术 Caldwell*-Luc* Operation *f*
考马斯蓝 Coomassie-Blau *n*
考马斯亮蓝 Coomassiebrillantblau *n*
考麦综合征 Kauffman*-McKusick* Syndrom *n*(罕见的常染色体隐性遗传病,表现为子宫阴道积水,多指[趾]畸形,先天性心脏缺损等,男性尿道下裂)
考莫分类(女子骨盆的分类) Caldwell*-Moloy*-Klassifikation *f*
考尼伐坦 Conivaptan *n*
考诺手术(主动脉心室成形术) Konno* Operation *f*
考珀腺(尿道球腺) Cowper*-Drüse *f*
考珀腺脓肿(尿道球腺脓肿) Abszess der Cowper-Drüse *m/n*
考普指数 Kaup* Index *m*
考试分类代码 Klassifikationskode der Prüfung *m*
考试焦虑 Prüfungsangst *f*
考试卫生 Hygiene bei der Prüfung *f*
考斯质粒(科斯质粒) Cosmid *n*(分子生物学技术中的载体)
考索恩体操 Cawthorne*-Gymnastik *f*
F 考验(F 检验) F-Test *m*
拷贝 Kopie *f*
拷贝数 Kopiennummer *f*, Kopienzahl *f*
拷贝数多态性 Kopienzahlenpolymorphismus *m*
拷贝数目变异 Kopienzahlvariation *f*
烤瓷炉 Porzellanbrennofen *m*
烤瓷熔附金属全冠 Verbund-Metall-Keramik-Krone(VMK) *f*
烤瓷熔附金属修复术 Metallkeramik-Prothese *f*, PFM-Restaurierung *f*
烤磁技术 Keramik *f*
烤灯 Wärmelampe *f*
烤干 Austrocknung *f*, Backen *n*
烤箱 Backofen *m*
烤硬状脾 Porphyrmilz *f*, Bauer(speck)wurstmilz *f*
烤制食品 Backwaren *f pl*

kào 靠

靠背 Rückenlehne *f*
靠边 Margination *f*

KE 苛柯科颏榼颗瞌蝌髁壳咳可岢渴克刻客课氪

kē 苛柯科颏榼颗瞌蝌髁

苛勒利斯妥夫现象 Köhler*-Restorff*-Phänomen *n*
苛性的 kaustisch, caustic(-us, -a, -um), escharotic(-us, -a, -um)
苛性钾 A 两点 tzkali *n*, Kali *n*
苛性碱 kaustisches AIkali *n*
苛性钠 kaustische Soda *f*, Natron *n*
苛性钠损伤 Verletzung durch Ätznatron *f*, Natronlaugeverletzung *f*, Natriumhydroxid-Verletzung *f*
柯巴西尔 Corbasil *n*
柯贝尔勒钳(止血钳) Koeberlé-Zange *f*
柯苯胺 Chrysanilin *n*
柯布-道格拉斯生产函数 Cobb*-Douglas*-Produktionsfunktion *f*
柯布氏色素沉着热 Cobb* Fieber(od. Syndrom) *n*
柯德威尔位 Caldwell* Position *f*, Caldwell* Lage *f*, Caldwell* Stellung *f*
柯顿氏处理醚 cotton process ether <engl.>
柯尔伯格道德发展理论 Kohlbergs Theorie der Moralentwicklung *f*
柯尔莫哥洛夫-斯米尔诺夫检验 Kolmogorov*-Smirnov*-Test *m*
柯尔萨可夫氏精神病 Korsakoff* Psychose *f*
柯尔特定律 Korte* Gesetz *n*(用时间、空间及强度因素来表示的 phi(ϕ)运动的最理想的条件公式)
柯荷斯积木构图测验 Kohs* Block-Design-Test *m*
柯赫尔氏处置 kocherization <engl.>
柯赫尔氏点 Kocher* Punkt *m*
柯赫尔氏反射 Kocher* Hodenreflex *m*
柯赫尔氏扩张性溃疡 Kocher* Ulkus(od. Dehnungsge-schwür) *n*
柯赫尔氏止血钳 Kocher* Klemme(od. Gefäβklemme) *f*
柯(可)拉果 Kolanuss *f*
柯克截肢术(股骨髁上截肢术) Kirk* Amputation *f*
柯克兰氏牙龈切除刀 Kirkland* Gingivektom(od. Gingivektomiemesser) *n*
柯克兰协作网 Cochrane Collaboration <engl.>
柯克氏手术 Cock* Operation *f*
柯克斯氏改良高尔基氏升汞染色法 Cox* Färbenmethode (od. Imprägnation) *f*
柯克斯体属 Coxiella *n*
柯拉酚 Colatein *n*
柯拉素 Kolanin *n*
柯拉廷 Kolatin *n*
柯拉子 Kolanuβ *f* Kolasamen *m*
柯拉子饮料 Cola-Getränk *n*, Colagetränk *n*, colahaltiges Getränk *n*
柯勒 Wolfgang Kolher*
柯里氏病 Cori* Krankheit *f*
柯里氏循环 Cori* Zyklus *m*
柯里因 Coriin *n*(用碱处理纤维结缔组织可生成的物质)
柯里脂(葡萄糖 1 磷酸) Cori* Ester *m*
柯力骨折 Colles* Fraktur *f*
柯林氏溃疡 Curling* Ulkus *n*
柯林斯液 Collins* Flüssigkeit *f*(用于器官保存)
柯林斯综合征(下颌面骨发育障碍,颌面部骨发育不全综合征) Treacher*-Collins*-Syndrom *n*
柯-陆氏手术 Caldwell*-Luc* Operation *f*
柯密菌素 Comirin *n*
柯纳尔氏核黄素单位 Cornell* Einheit des Riboflavins *f*
柯楠次碱 Corynanthin *n*
柯楠属 Corynanthe *f*
柯楠因 Corynanthein *n*
柯尼格[音]杆 König* Stäbchen *n pl*(为一组钢杆,敲击时各发出一定音调的律音)
柯尼希手术 Koenig* Chirurgie *f*
柯普氏点 Cope* Punkt *m*
柯萨基病毒 Coxsackie-Virus *n*
柯萨科夫精神病 Korsakoff* Psychose *f*
柯萨可夫酒精中毒 Korsakow* Alkoholismus *m*, Korsakow* Trunksucht *f*
柯萨可夫综合征(遗忘—虚构综合征) Korsakow*-Syndrom *n*
柯萨奇病毒 B Coxsackie-B-Virus *n*
柯萨奇病毒病肝炎 Coxsackie*-Viruserkrankung- Hepatitis *f*
柯萨奇病毒肺炎 Coxsackie*-Virus-Lungenentzündung *f*
柯萨奇病毒感染 Coxsackie*-Virus-Infektion *f*
柯萨奇病毒抗血清 Coxsackie*-Virus-Antiserum *n*

柯萨奇病毒性脑膜炎 Coxsackie*-Virus-Meningitis *f*
柯萨奇病毒性脑炎 Coxsackie*-Virus-Enzephalitis *f*
柯萨奇病毒性心包炎 Coxsackie*-Virus-Perikarditis *f*
柯萨奇病毒性心肌炎 Coxsackie*-Virus-Myokarditis *f*
柯萨奇病毒性心内膜炎 Coxsackie*-Virus-Endokarditis *f*
柯萨奇病毒性心炎 Coxsackie*-Virus-Myokarditis *f*
柯萨奇肠道病毒 Coxsackie* Enterovirus *n*
柯萨奇湿疹 eczema coxsackium <engl.>
柯萨奇 - 腺病毒受体 Coxsakie*-Adenovirus-Rezeptor *m*
柯氏巴通体 Korotkoff* Bartonella *n*
柯氏位 Caldwell* Positio（od. Lage od. Stellung）*f*
柯氏音（Korotkoff 音）Korotkoff* Ton *m*
柯斯[质粒]载体 Cosmid-Vektor *m*
柯斯顿氏综合征 Costen* Syndrom *n*
柯 - 斯二氏反应 Kolbe* Schmidt* Reaktion *f*
柯斯积木图案测验 Kohs* Block-Design-Test *m*
柯斯克隆法 Cosmidklonierung *f*
柯素夫培养基 Korthof* Medium *n*
柯桃因（柯托苷）（止泻药）Cotoin *n*
柯特色变现象 Korter* Phänomen *n*
柯替神经节（蜗螺旋神经节）Corti*-Ganglion *n*, Ganglion spirale cochleae *n*, Ganglion spirale cochlearis *n*
柯替氏弓 Corti* Bögen *m pl*
柯替氏管 Corti* Tunnel（od. Kanal）*m*
柯替氏膜 Corti* Membran *f*, Membrana tectoria ductus cochlearis *f*
柯替氏器 Corti* Organ *n*, Organum spirale *n*
柯替氏器缺失 Fehlen des cortischen Organs *n*
柯替氏器柱细胞 Corti* Pfeiler *m pl*（od. Stäbchen *n pl*）
柯替氏细胞 Corti* Haarzellen *f pl*
柯替氏纤维 Corti* Faser *f*（od. Stäbchen *n*）
柯托[树]皮 Kotorinde *f*
柯托甙 Cotoinum velum *n*, 2, 6-Dihydroxy-4-methoxy-benzophenon *n*
柯兴反射 Cushing* Reflex *m*
柯兴氏反应 Cushing* Reaktion *f*
柯兴综合征（库欣综合征）Cushing* Syndrom *n*（①皮质醇过多症 ②小脑脑桥角及听神经肿瘤时，引起耳鸣、重听及同侧第 6、7 脑神经功能损害及颅内压升高）
柯丫粉 Araroba *f*
柯丫树碱 Andirin *n*, Surinamin *n*
柯丫树属 Andira *f*
柯丫素 Araroba depurata *f*, Chrysarobin *n*
科 Familie *f*
科安综合征（先天性角化不良）Cole*-Engmann*-Syndrom *n*, kongenitale Dyskeratose *f*, Dyskeratosis congenita *f*
科巴斯氏病 Corbus* Krankheit *f*, Balanitis gangraenosa *f*
科贝尔试验 Kober* Test *m*（检雌激素及牛乳蛋白质）
科贝尔特管（卵巢冠横管）Kobelt* Rohre *n pl*
科贝尔特试验 Kobert* Test *m*（检血红蛋白）
科贝尔特小管（①卵巢旁体小管 ②旁睾小管）Kobelt* Röhrchen *n pl*（od. Kanälchen *n pl*）
科布内氏病 Köbner* Krankheit *f*, Epidermolysis bullosa *f*
科布综合征 Cobb*-Syndrom *n*
科曾试验（前臂伸肌张力试验）Cozen* Test *m*
科德曼三角 Codman* Dreieck *n*（骨恶性肿瘤的 X 线征象）
科德曼运动 Codman* Bewegung *f*
科德曼征 Codman* Griff *m*
科德西综合征（克汀病肌肉肥大综合征）Kocher*-Debré*-Sémélaigne*-Syndrom *n*
科迪维拉牵引术 Codivilla* Extension *f*
科杜杆 Cotrel*-Dobousset* Stange *f*（坚硬的波状外形杆，同科杜器械用法）
科杜器械用法 Cotrel*-Dubousset* Instrumentation *f*（一套杆、钩和螺钉，用于脊柱融合术治疗胸腰区脊柱侧凸）
科多尔 Cordol *n*, Tribromsalol *n*
科恩伯格酶 Kornberg* Enzym（od. Ferment）*n*
科恩孔（肺泡间孔）Kohn* Poren *f pl*
科恩 - 赛尔综合征（眼肌麻痹综合征，眼肌麻痹伴房室阻滞，眼外肌麻痹 - 色素性视网膜炎 - 心脏传导阻滞综合征，慢性进行性眼肌麻痹）Kearns*-Sayre*-Syndrom *n*
科恩体（嗜铬体）Kohn* Körperchen *n pl*
科尔伯格的道德发展阶段论 Kohlbergs Stufentheorie der Moralentwicklung *f*
科尔迪因 Cordein *n*, Methyltribromsalol *n*
科尔夫氏纤维 Korff* Fasern *f pl*
科尔肌腱固定法（不锈钢丝拉出肌腱固定法）Cole* Methode für Sehnenfixation *f*
科尔劳施肌（直肠壁的纵行肌）Kohlrausch* Muskel *m*
科尔劳施褶（瓣）（直肠横襞）Kohlrausch*-Falte *f*
科尔曼谢弗饮食 Coleman*-Shaffer*-Diät *f*（高糖、高蛋白饮食，宜少量多餐，曾为伤寒病饮食）
科尔默氏试验 Kolmer* Test *m*（od. Komplementbin-dungsreaktion *f*）
科尔萨科夫氏精神病 Korsakoff* Psychose *f*
科尔萨科夫氏综合征 Korsakoff* Syndrom *n*
科尔征（十二指肠溃疡的 X 线之征）Cole* Zeichen *n*
科冈氏综合征 Cogan* Syrndrom *n*
科戈伊脓疱（科戈伊海绵状脓疱）Kogoj*-Pustel *f*, spongiforme Pustel nach Kogoj* *f*
科根综合征 Cogan* Syndrom *n*
科赫尔处置 Kocherization *f*（暴露胆总管壶腹）
科赫尔法 Kocher* Methode *f*（肩关节旋转复位法）
科赫尔反射 Kocher* Reflex *m*（压迫睾丸时腹肌收缩）
科赫尔踝关节进路 Kocher*-Zugang zum Sprunggelenk *m*
科赫尔手术 Kocher* Operation *f*（①踝关节切除法 ②肱骨喙突下脱位整复法 ③舌切除术 ④移动十二指肠的一种方法 ⑤幽门口切除术）
科赫尔膝关节进路（膝关节前外侧进路）Kocher*-Zugang zum Kniegelenk *m*
科赫尔症状 Kocher* Symptom *n*（突眼性甲状腺功能亢进症状）
科赫尔肘关节进路 Kocher*-Zugang zum Ellenbogen *m*
科赫法则（要点）Koch*-Postulate *n pl*（确定病原体的四要点）
科赫反应（结核菌素反应）Koch* Reaktion *f*
科赫杆菌（结核分枝杆菌）Koch* Bazillus *m*
科赫结（房室结）Koch* Knoten *m*
科赫结核菌素（新和旧结核菌素）Koch* Tuberkulin *n*
科赫三角（纤维三角）Koch*-Trigonum *n*, Koch*-Dreieck *n*
科赫维克杆菌（结膜炎杆菌）Koch*-Weak* Bazillus *m*
科赫现象 Koch* Phänomen *n*（结核菌再感染剧烈反应）
科赫疹 Koch* Eruption *f*（结核菌素引起的皮疹）
科间杂种细胞 interfamiliäre Hybridzelle *f*
科克德布雷塞梅莱涅综合征（德塞综合征）Kocher*-Debré*-Sémélaigne*-Syndrom *n*（为常染色体隐性遗传的甲状腺功能缺失性克汀病，伴肌强直及假性肌肥大）
科克囊（回肠可控制性膀胱术）Kock* Beutel *m*
科克切断术 Kirk* Amputation *f*（在股骨髁上方的一种腱成形性切断术）
科克斯比例危险模式 proportionales Harzardmodell nach Cox* *n*（分析多种因素或变量的一种方法）
科克因氏综合征 Cockayne* Syndrom *n*
科拉进路 Eingriffszugang nach Colonna* und Ralston* *m*（改良布鲁姆黑德踝关节内侧进路）
科兰伊格罗科三角 Korány*-Grocco* Dreieck *n*（胸膜渗出液时，健侧椎旁三角形浊音界）
科兰伊叩诊法 Korányi* Perkussion *f*
科兰伊疗法 Korányi* Therapie *f*（治白血病）

科兰伊听诊法 Korányi* Auskultation *f*
科劳综合征 Coffin*-Lowry* Syndrom *n*(X 连锁遗传的语言、智力障碍及肌肉骨骼异常)
科勒氏骨病 Köhler*(Knochen-)Krankheit *f*
科勒斯氏骨折 Colles* Fraktur *f*, Fractura Collesi *f*
科勒斯氏筋膜 Colles* Faszie *f*, Fascia Collesi *f*
科勒体属 Colesiota *n*(一类待定性质的细菌)
科累综合征(科累西卡尔综合征) Collet* Syndrom *n*, Collet*-Sicard* Syndrom *n*(第 9、10、11、12 脑神经完全损伤所致的舌、咽、喉、肩胛肌偏瘫)
科里根病(主动脉瓣闭锁不全) Corrigan* Krankheit *f*
科里根烙钮 Corrigan* Button *m*
科里根烙器(钮氏烙器) Corrigan's cautery <engl.>
科里根氏肺炎 Corrigan* Pneumonie *f*
科里根氏呼吸 Corrigan* Atmung *f*
科里根氏脉 Corrigan* Puls *m*
科里根线 Corrigan* Linie *f*(铜中毒时,牙龈上所见的紫线)
科里根征 Corrigan* Zeichen *n*(①慢性铜中毒时龈缘有紫色线 ②腹主动脉瘤时,搏动特别扩张 ③低热时浅而频繁的呼气样呼吸音)
科利当 Kollidon *n*, Polyvinylpyrrolidon *n*
科利毒素 Coley* Toxin *n*, Coley* Fluid *n*(曾一度用以治疗不宜手术的恶性肿瘤)
科利斯博美定律(科利斯定律) Colles*-Baumes* Gesetz *n*, Colles* Gesetz *n*(患有先天性梅毒之婴儿,如其母无梅毒症状,则不致传染其母)
科利斯骨折 Colles* Fraktur *f*(桡骨下端骨折,下部骨折片向后移位)
科利斯间隙(会阴筋膜下隙) Colles* Raum *m*
科利斯筋膜(会阴浅筋膜深层) Colles* Faszie *f*
科利斯韧带(腹股沟翻转韧带) Colles* Ligamentum *n*
科利液[混合物]毒素 Füssigkeit(Mischung)von Coley*-Toxin *f*
科列血清 Kolle* Serum *n*(治疗脑脊髓膜炎的血清)
科林热(流行性出血热) Korin Fieber *n*
科隆纳手术 Colonna* Operation *f*(①股骨颈囊内骨折修复术 ②髋部囊关节成形术)
科隆香水 Kölnisch Wasser *n*
科隆香醑 Kölnisch Wasser *n*
科罗病 Craw-Craw *n*, Onchoceriasis *f*, Filariasis volvulus *f*
科罗拉多蜱传热 Colorado-(Zecken-)Fieber *n*
科罗特科夫法 Korotkoff* Methode *f*(用听诊法测血压)
科罗特科夫试验 Korotkoff* Test *m*(检动脉瘤的侧支循环)
科[罗特科夫]氏音 Korotkow* Ton *m*
科洛拉多蜱传热 Colorado-Zeckenfieber *n*
科莫利征 Comolli* Zeichen *n*(肩胛骨骨折时,肩胛区很快出现肩胛骨形状的三角形肿胀)
科内费尔马赫尔奶油餐 Knoepfelmacher* Buttermahlzeit *f*(用于小孩喂养)
科内特氏钳 Cornet* Pinzette *f*
科[妮莉亚德兰格]综合征(先天性畸形) Cornelia-de-Lange*-Syndrom *n*
科宁穿刺(腰椎穿刺) Corning* Punktion *f*, lumbale Punktion *f*
科[泼力克]氏斑 Koplik* Flecken *m pl*
科泼力克氏退化特征 Koplik* Degenerationszeichen *n*
科泼力克征(费拉托夫斑) Koplik* Zeichen *n*, Filatov* Flecke *f*(麻疹前驱表现)
科普氏结节 Köppe* Knötchen *n*
科普氏气喘 Kopp* Asthma *n*, Asthma thymicum *n*
科普针 Cope* Nadel *f*(用于胸膜心包膜活检)
科普征(腰大肌征)(阑尾炎体征) Cope* Zeichen *n*
科恰尔德红细胞增多性痒疹 Kocsard* Prurigo Polycythämia *f*
科萨科夫精神病 Korsakow*-Psychose *f*
科萨科夫综合征 Korsakow*-Syndrom *n*
科塞尔试验 Kossel* Test *m*(检次黄嘌呤)
科氏斑 Koplik* Flecke *f*
科室信息系统 Informationssystem der Abteilung *n*
科室医疗报表 Arztbericht der Abteilung *m*
科室支持系统 Unterstützungssystem der Abteilung *n*
科斯滕综合征 Costen* Syndrom *n*(颞下颌关节功能障碍综合征)
科斯质粒(粘粒,粘端质粒,装配型质粒,柯斯粒) Cosmid *n*(分子生物学技术中的载体)
科塔尔氏综合征 Cotard* Syndrom *n*
科特曼反应(试验) Kottmann* Reaktion *f*(od. Test *m*)(检甲状腺功能)
科特曼体操 Codman*-Gymnastik *f*
科特曼婴儿粒细胞缺乏病 Kostmann infantile Agranulozytose *f*, Kostmann-Syndrom *n*
科特手术(骶前神经切除术) Cotte* Operation *f*
科图格诺病(坐骨神经痛) Cotugno*(Cotunnius*)Krankheit *f*
科图尼约间隙(膜迷路间隙) Cotunnius Raum *m*, menbranöser Labyrinthraum *m*
科图尼约氏管(前庭小管,蜗小管) Cotunnius* Aquädukt *m*(od. Kanal *m*), Canaliculus cochleae *m*, aqueductus vestibuli
科图尼约氏神经 Cotunnius* Nerv *m*, Nervus nasopalati-nus *m*
科瓦点 Cova* Punkt *m*(肋腰角之顶点,妊娠中患肾盂炎时在此点有压痛)
科瓦列夫斯基氏管 Kowalewsky* Kanal *m*
科瓦氏点 Cova* Punkt *m*
科-威二氏杆菌 Koch*-Weeks* Bazillus *m*(od. Bacterium *n*)
科维扎尔氏病 Corvisart* Krankheit *f*, chronische hypertrophische Myokarditis *f*
科西二氏精蛋白核心假说 Kossel*-Siegfried* Protaminkern-Hypothese *f*(认为所有的蛋白质都是以精氨酸、组氨酸和赖氨酸为中心所构成,尤以精氨酸最为重要)
科-西二氏综合征 Collet*-Sicard* Syndrom *n*
科西嘉驱虫红藻 Korsischen Moos *n*, Helminathochorton *n*
科系 Fakultät *f*
科-谢二氏伤寒病饮食 Coleman*-Schaffer*(Typhus-)Diät *f*
科-谢二氏饮食 Coleman*-Shaffer* Diät *f*
科谢夫尼科夫病(轻性持续癫痫) Koshevnikoff*(Koschewnikows*)Krankheit *f*
科学管理原则 Prinzip des wissenschaftlichen Managements *n*, Taylorismus *m*
科学家心理医生两栖训练 Ausbildung für Wissenschaftler und Facharzt *f*
科学论文报告会 Vortragsveranstaltung der wissenschaftlichen Abhandlungen *f*
科学实验报告(或计划) Protokoll *n*
科学思维 wissenschaftliches Denken *n*
科学素养 wissenschaftliche Qualifikation *f*
科学网络(科学引文索引网络版) Wissenschaftsnetzwerk *n*
科学信息检索 wissenschaftlicher Informationsabruf *m*, Suche nach wissenschaftlichen Informationen *f*
科学玄学 Metawissenschaft *f*
科学研究 Wissenschaftsforschung *f*
科学演示 wissenschaftliche Demonstration *f*
科学引文索引 Science Citation Index(SCI) *m*
科学引文索引扩展版 erweiterte Version der Science Citation Index *f*
科学知识 Wissenschaft *f*
科研论文 Forschungsarbeit *f*
科研设计 Forschungsdesign *n*
科伊透氏肌 Koyter* Muskel *m*, Musculus corrugator su-percilii *m*
科泽枸橼酸杆菌 Citrobacter koseri *n*
颏 Kinn *n*, Mentum *n*
颏鼻角 Kinn-Nase-Winkel *m*
颏部美学 Kinn-Ästhetik *f*

颏成形术 Genioplastik *f*, Kinnplastik *f*
颏唇的 mentolabial (-is, -is, -e)
颏唇沟 Kinn-Lippenfurche *f*, Sulcus mentolabialis *m*
颏的 mental, mental (-is, -is, -e)
颏点 Mentalpunkt *m*, Mentale *n*, Genion, n, Menton *n*
颏顶点 Gnathion *m*
颏顶围 Gnathion zum parietalen Umfang *m*
颏动脉 Arteria mentalis *f*
颏兜 Kinnkappe *f*
颏兜式矫治器 Kinnschutz-Kappe *f*
颏反射 Mentalisreflex *m*
颏高 Kinnhöhe *f*
颏横肌 Musculus transversus menti *m*
颏横位 mento-transversale Lage *f*, Positio mentotrans-versa *f*
颏后点 Genion *n*
颏后位 mentoposteriore Lage *f*, Positio mentoposterior *f*
颏肌 Kinnmuskel *m*, Musculus mentalis *m*
颏棘 Spina mentalis *f*
颏棘点 Genion *n*
颏尖 Genion *n*
颏结节 Kinnhöcker *m*, Tuberculum mentale *n*
颏颈角 Kinn-Hals-Winkel *m*
颏颈挛缩 Kinn-Hals-Kontraktur *f*
颏颈粘连 Kinn-Hals-Adhäsion *f*
颏孔 Kinnloch *n*, Foramen mentale *n*
颏孔点 Foramen mentale *n*
颏孔区 Foramen-mentale-Region *f*, Bereich des Foramen mentale *m*
颏联合 Symphysis mentalis *f*
颏隆凸 Kinnhöcker *m*, Protuberantia mentalis *f*
颏帽装置(Kopf-)Kinnkappe *f*
颏面固定器 mentoanteriorer Fixator *m*
颏前点 Pogonion *n*
颏前位 mentoanteriore Lage *f*, Positio mentoanterior *f*
颏前囟的 mentobregmatisch, mentobregmat (ic) (-us, -a, -um)
颏前移舌骨悬吊术 Kinn-Vorverlagerung und Zungenbein-Suspension *f*
颏区 Regio mentalis *f*
颏上的 suprameutal
颏上点 Supramentale *n*
颏上棘 Spina mentalis superior *m*
颏舌骨的 geniohyoide (-us, -a, -um), mentohyoide (-us, -a, -um)
颏舌骨肌 Kinn-Zungenbeinmuskel *m*, Geniohyoideus *m*, Musculus geniohyoideus *m*
颏舌肌 Genioglossus *m*, Musculus genioglossus *m*
颏神经 Nervus mentalis *m*
颏神经病变 mentale Nervenkrankheit *f*
颏神经麻醉法 Anästhesie des Nervus mentalis *f*
颏神经损伤 Verletzung des Nervus mentalis *f*
颏神经阻滞麻醉 Leitungsanästhesie des Nervus mentalis *f*
颏缩小成形术 Kinn-Reduktionsplastik *f*
颏提肌 Levator menti *m*
颏突 hervorstehendes Kinn *n*
颏窝 Chin Nest *n*
颏下部 submentales Kinn *n*
颏下的 submental (-is, -is, -e)
颏下点 Gnathion *n*, Menton *n*
颏下点高 Gnathionhöhe *f*
颏下点颅底点长 Länge vom Gnathion zum Basion *f*
颏下动脉 Arteria submentalis *f*
颏下棘 Spina mentalis inferior *f*
颏下间隙 Submentalloge *f*, Spatium submentale *n*
颏下间隙感染 Infektion des Spatium submentale *f*, Submentalloge-Infektion *f*
颏下静脉 Vena submentalis *f*
颏下淋巴结 Nodi lymphatici submentales *m pl*
颏下皮瓣 submentale Klappe *f*
颏下皮样囊肿 submentale Dermoidzyste *f*
颏下前囟径 Diameter submentobregmatica *f*
颏下区 Regio submentalis *f*
颏下三角 submentales Trigonum *n*
颏下脂肪切除 Submentale Fettabsaugung *f*
颏型 Form des Kinns *f*
颏胸心综合征 Kinn-Sternum-Herz-Syndrom *n*
颏胸粘连 Kinn-Sternum-Adhäsion *f*
颏右横位 rechts mentotrausversale (Gesichts-) Lage *f* (R. M. T.), Positio mentotransversa dextra *f*
颏右后位 rechts mentoposteriore (Gesichts-) Lage *f* (R. M. P.), Positio mentoposterior dextra *f*
颏右前位 rechts mentoanteriore (Gesichts-) Lage *f* (R. M. A.), Positio mentoanterior dextra *f*
颏增大术 Kinn-Augmentation *f*
颏枕径 Hinterhaupt-Kinndistanz *f*, Diameter occipto-mentalis *f*
颏支 Rami mentales *m pl*
颏中点 Kinn-Mittelpunkt *m*
颏左横位 Links mentotransversale (Gesichts-) Lage *f* (L. M. T.), Positio mentotransversa sinistra *f*
颏左后位 links mentoposteriore (Gesichts-) Lage *f* (L. M. P.), Positio mentoposterior sinistra *f*
颏左前位 links mentoanteriore (Gesichts-) Lage *f* (L.M.A.), Positio mentoanterior sinistra *f*
榼藤子中毒 Vergiftung durch Entada phaseoloides *f*
颗粒 Telichen *n*, Granulum *n*, Granum *n*
颗粒[性]的 granulär, granular (-is, -is, -e)
颗粒[性]抗原 granulares Antigen *n*
颗粒白细胞特异性抗核因子 granulozyt-spezifischer Antinuklearfaktor *m*
颗粒变性 granuläre Degeneration *f*
颗粒丙酸杆菌 Propionibacterium granulosum *n*
颗粒部分 Pars granulosa *f*
颗粒测定仪 Granulat-Tester *m*
颗粒测量仪 Granulometer *n*
颗粒层 granulierte Schicht *f*, Körnerschicht *f*, Stratumgranulosum *n*
颗粒层黄体细胞 Granulosaluteinzelle *f*
颗粒层减少 Hypogranulose *f*
颗粒层增厚 Hypergranulose *f*
颗粒成分 granuläre Komponente *f*
颗粒催化剂 granulärer Katalysator *m*
颗粒大小 Partikelgröße *f*
颗粒肥料 granulierter (od. körniger) Dünger *m*
颗粒肺泡细胞 Alveolarepithelzelle Typ Ⅱ *f*, Pneumozyt Typ Ⅱ *n*
颗粒分析 Partikelanalyse *f*
颗粒复合材料 Partikel-Verbundwerkstoff *m*
颗粒感 granuläre Sensation *f*
颗粒固定 Granulopexie *f*
颗粒固定的 partikelfixiert
颗粒管型 granulierter Zylinder *m*
颗粒活性炭 Granulat-Aktivkohle *f*
颗粒机 Granulator *m*, Granulierapparat *m*, Granulierma-schine *f*
颗粒基底细胞上皮瘤 granuläres Basalzellkarzinom Epithelioma *n*
颗粒剂 Granula *n pl*
颗粒空泡变性 granulovakuoläre Degeneration *f*
颗粒酶 Granzyme *n*
颗粒酶 B Granzyme B *n*
颗粒密度放射自显影术 Korndichtautoradiographie *f*
颗粒内质网 granuläres endoplasmatisches Retikulum *n*, raues ER *n*
颗粒期前的 praegranular (-is, -is, -e)

颗粒区 Granulomer *n*
颗粒曲管细胞 granuläre gebogene Röhrchenzelle *f*
颗粒溶素 Granulysin *n*
颗粒散剂 granuliertes Pulver *n*
颗粒杀虫剂 granuliertes Insektizid *n*
颗粒团 Granulationsmasse *f*
颗粒团形成 Granulosis *f*
颗粒物空气动力学直径 aerodynamische Durchmesser eines Partikels *m*
颗粒物扩散直径 Durchmesser der Teilchendiffusion *m*
颗粒物污染 Partikelverschmutzung *f*, Partikelkontamination *f*
颗粒物质 partikulierter Stoff *m*
颗粒细胞 ① Körnchenzelle *f* ② Granulozyt *m*
颗粒细胞层 granuläre Zellschicht *f*
颗粒细胞成肌(肌母)细胞瘤(艾布里科索夫瘤) Granularzell-myoblastom *n*, Granularzelltumor *m*, Abrikossoff*-(od. Abrikossow*-) Tumor *m*
颗粒细胞-间质细胞瘤 Granulosazellen-Leydig-Zell-Tumor *m*
颗粒细胞减少症 Granulozytopenie *f*
颗粒细胞瘤 Granularzelltumor *m*
颗粒细胞平滑肌瘤 Granularzellleiomyom *n*
颗粒细胞平滑肌肉瘤 Granularzell-Leiomyosarkom *n*
颗粒细胞缺乏症 Agranulozytose *f*
颗粒细胞肉瘤 Granulosa-Zelltumor *m*
颗粒细胞神经鞘瘤 Granulozell-Neurilemmom *n*, Granularzell-Schwannom *n*
颗粒细胞神经纤维瘤 Granularzell-Neurofibrom *n*
颗粒细胞肾细胞癌 Granularzell-Nierenzellkarzinom *n*
颗粒细胞性成釉细胞瘤 Granularzellameloblastom *n*
颗粒细胞性肌母细胞瘤 Granularzellmyoblastom *n*
颗粒细胞性胶质母细胞瘤 Granularzell-Glioblastom *n*
颗粒小凹 Foveolae granulares *f pl*, Pacchioni* Grübchen *n pl*
颗粒小体 Granulocorpusculum *n*
颗粒形成的 granuloplastisch
颗粒型红斑 granuläre Erythroplakie *f*
颗粒型巨核细胞 granulärer Megakryozyt *m*
颗粒型糜烂 granuläte (od. körnige) Erosion *f*
颗粒型内质网 granuläres endoplasmatisches Reticulum *n*
颗粒型突触小泡 granuläres synaptisches Bläschen *n*
颗粒性固缩肾 Granular (schrumpf) niere *f*
颗粒性结膜炎 Granularkonjunktivitis *f*, Conjunctivitis granularis (s. granulosa) *f*
颗粒性抗原 Partikelantigen *n*
颗粒性淋巴瘤病 Lymphogranulomatose *f*
颗粒性外膜 Membrana granulosa externa *f*
颗粒性萎缩肾 granuläre Schrumpfniere *f*
颗粒性咽炎 granuläre Pharyngitis *f*, Pharyngitis (follicu-laris) granulosa *f*
颗粒性硬结 Induratio granulata *f*
颗粒遗传 partikuläre Vererbung *f*
颗粒遗传学说 partikuläre Theorie (der Vererbung) *f*
颗粒有机物 partikuläre organische Substanz *f*
颗粒原生质 Granoplasma *n*, Endoplasma *n*
颗粒脂肪 Fetteilchen *n*
颗粒状IgA(免疫球蛋白A)病 granuläre IgA (Immunoglobulin A)-Krankheit *f*
颗粒状的 granuliert, granulär, granular (-is, -is, -e), granu-los (-us, -a, -um), körnig
颗粒状固缩肾 granuläre Schrumpfniere *f*
颗粒状混浊 körnige Trübung *f*, granuläre Trübung *f*
颗粒状角膜变性 Granularentartung der Hornhaut *f*
颗粒状角膜营养不良 granuläre Dystrophie der Kornea *f*
颗粒状肾 Granularniere *f*
颗粒状室管膜炎 granuläre Ependymitis *f*
颗粒状脂变的 granuloadipös, granuloadipos (-us, -a, -um)
瞌睡 Schläfrigkeit *f*
瞌睡状态 Schläfrigkeit *f*, Schläfrigkeitszustand *m*
蝌蚪 Kaulquappe *f*
蝌蚪期胚胎 Kaulquappenstadium-Embryo *m*
蝌蚪瞳孔 kaulquappeförmige Pupille *f*
蝌蚪形癌细胞 kaulquappenförmige Krebszelle *f*
髁 Condylus *m*
髁槽 Kondylenschlitz *m*
髁导 Kondylenleitung *f*
髁导静脉 Vena emissaria condylaris *f*
髁导斜度 Kondylenführungsinklination *f*
髁道 Kondylenbahn *f*
髁道斜度 Kondylenbahnneigung *f*
髁的 condylar (-is, -is, -e), COndyle (-us, -a, -um), con-dylic (-us, -a, -um)
髁杆 Kondylenschaft *m*
髁钢板 Kondylenplatte *f*
髁管 Canalis condylaris (s. condyloideus) *m*
髁后的 postcondyloide (-us, -a, -um), postcondylar (-is, -is, -e), postcondylic (-us, -a, -um)
髁间凹 Fossa intercondylaris *f*
髁间的 intercondylar (-is, -is, -e), intercondyloide (-us, -a, -um)
髁间后区 Area intercondylaris posterior *f*
髁间隆起 Eminentia intercondylaris *f*
髁间隆起骨折内固定术 innere Fixierung der Fraktur der Eminentia intercondylaris (s intercondyloidea) *f*
髁间前区 Area intercondylaris anterior *f*
髁间切迹 Incisura intercondylaris *f*
髁间外侧结节 Tuberculum intercondylare laterale *n*
髁间窝 Fossa intercondylaris *f*
髁间线 Linea intercondylaris *f*
髁旁的 paracondylar (-is, -is, -e), parakondylär
髁切除术 Kondylektomie *f*, Condylectomia *f*
髁切开术 Kondylotomie *f*, Condylotomia *f*
髁球 Kondylenball *m*, Kondylenelement *n*
髁上边缘悬吊经胫假肢(髁上悬吊小腿假肢) suprakondylärer Eingriff Aussetzung TRANS-Schienbeinprothese *f*
髁上髌上边缘悬吊经胫假肢(包髌式小腿假肢) suprakondyläre-suprapatellaris Krempe Aussetzung trans-Schienbeinprothese *f*
髁上的 supracondylar (-is, -is, -e), supracondyloide (-us, -a, -um)
髁上反旋截骨术 suprakondyläre Derotationsosteotomie *f*
髁上骨不连接 Suprakondyläre Pseudarthrose *f*
髁上棘 Kondylus-Wirbelsäule *f*
髁上接骨板 suprakondyläre Platte *f*
髁上截骨术 suprakondyläre Osteotomie *f*
髁上内翻截骨术 suprakondyläre Varusosteotomie *f*
髁上突 Processus supracondylaris *m*
髁上突综合征 suprakondyläres Prozesssyndrom *n*
髁上悬吊小腿假肢 KBM unten Knieprothese *f*
髁突 Processus condyaris *m*
髁突骨折 Kondylusfraktur *f*
髁突间距离 Interkondylardistanz *f*
髁突描记仪 Kondylus-Pantograph *m*
髁突内点 medialer Kondylus *m*
髁突外点 lateraler Kondylus *m*
髁突下骨折 Gelenkfortsatzfraktur *f*, subkondyläre Fraktur *f*
髁突下截骨术 subkondyläre Osteotomie *f*
髁突运动 Kondylenbewegung *f*
髁突运动轨迹描记 Bewegungsaufzeichnung der Kondylen *f*, mandibuläre Kinesiographie *f*
髁突增生 kondyläre Hyperplasie *f*
髁脱位 condylare Luxation *f*
髁窝 Fossa condylaris *f*

髁下的 hypocondylar(-is,-is,-e)
髁下截骨术 subkondyläre Osteotomie *f*
髁压配式人工全膝关节 Press-Fit-Condylar-Total-Knie *n*
髁轴 Kondylenachse *f*
髁柱 Kondylensäule *f*
髁状的 condyloide(-us. -a,-um)
髁状关节 Condylarthrosis *f*, Articulatio condylaris *f*
髁状突点 kondylärer Mittelpunkt *m*
髁状突骨折 Kondylenfraktur *f*
髁状突外点 Kondylion *n*

ké 壳咳

壳 Kruste *f*, Rinde *f*
壳包核酸 Nukleokapsid *n*
壳菜 Mytilus californianus *m*
壳层电子 Schalenelektron *n*
壳多糖酶 Chitinase *f*
壳二糖 Chitobiose *f*
壳冠 Bandkrone *f*, Hülsenkrone *f*
壳核 Putamen *n*
壳核出血 Putamenhämorrhagie *f*, Blutung aus Putamen *f*
壳核出血性坏死 hämorrhagische Putamennekrose *f*
壳糊精 Chitodextrin *n*
壳己糖 Chitohexose *f*
壳聚糖 Chitosan *n*
壳聚糖-明胶共混膜 Chitosan-Gelatine-Mischreibungsfilm *m*
壳聚糖凝胶 Chitosan-Gel *n*
壳粒 Kapsomer *n*
壳膜 Schalenmembran *f*
壳三糖 Chitotriose *f*
壳式假肢(外骨骼式假肢) Prothese in Schalenbauweise *f*
壳糖 Chitose *f*
壳糖胺 Chitosamin *n*
壳体 Kapsid *n*, Capsid *n*
壳心 Samenkern *m*, Kern *m*, Kernel *m*
壳硬蛋白 Sclerotin *n*
壳质 Chitin *n*
壳质的 chitinös
壳质化 Chitinisation *f*
壳状 Krustenform *f*
壳状的 krustig
壳状牙 Muschelzahn *m*
咳 Husten *m*, Tussis *f*
咳必清 Carbetapentancitrat *n*, Pentoxyverin(um) *n*
咳必清糖浆 Sirupus pentoxyverini *m*
咳出 Expektoration *f*, Expectoratio *f*
咳出物 Begma *n*
咳黑痰 Melanoptysis *f*
咳后的 post-tussis <engl.>
咳后回吸音 Lungensaugton *m*
咳乐钠 Cromolynnatrium *n*, (Di-)Natriumcromoglycat *n*
咳美芬 Caramiphen *n*
咳皿 Hustenplatte *f*
咳皿法培养 Hustenplattenkultur *f*
咳宁 Natriumdibunat *n*, Keuten *n*
咳平 Hustazol *n*, Cloperastinum *n*
咳散(舒) Dimethoxanatum *n*
咳嗽 Husten *m*, Tussis *f*
咳嗽[变异]性哮喘 Husten-Variante Asthma *n*
咳嗽的 hustenbezüglich
咳嗽反射 Abhustereflex *m*, Hustenreflex *m*
咳嗽后啰音 Rasselgeräusche nach Husten *n pl*
咳嗽计数器 Hustenzähler *m*
咳嗽试验 Hustentest *m*
咳嗽性心肺复苏 hustende kardiopulmonale Reanimation *f*, hustende Herz-Lungen-Wiederbelebung *f*
咳嗽异常 abnormaler Husten *m*
咳嗽晕厥 Hustensynkope *f*
咳嗽晕厥综合征 Hustensynkope-Syndrom *n*
咳嗽征 Hustenzeichen *n*
咳嗽中枢 Hustenzentrum *n*
咳嗽综合征 Hustensyndrom *n*
咳痰 Expektoration *f*
咳血 Bluthusten *m*

kě 可岢渴

可暗示的 suggestibel, suggerierbar, beeinflussbar
可凹性水肿 "Pitting"-Ödem *n*, Grübchenbildungsödem *n*
可饱和的 sättigbar, sättigungsfähig
可报告范围 berichtspflichtiger Bereich *m*
可贝弗林 Cobefrin *n*, Nordefrin *n*, Isoadrenalin *n*
可被苯巴比妥诱导的细胞色素 P-450 CYP450 *pl*
可被吞噬的 phagozytierbar
可比较治疗选项 vergleichbare Behandlungsmö-glichkeit *f*
可比较治疗选择项 vergleichbare Behandlungsmö-glichkeit *f*
可比性 Vergleichbarkeit *f*
可必特 Combivent *n*
可避免成本 vermeidbare Kosten *pl*
可避免的疾病负担比 vermeidbares Belastungsverhältnis durch Krankheit *n*
可避免剂量 vermiedene Dosis *f*
可避免死亡数量 Anzahl der vermeidbaren Todfälle *f*
可编程逻辑器件 Field Programmable Gate Array(FPGA) *n*
可编程植入注射泵 programmierbare Implantat-Einspritzpumpe *f*
可变成本 variable Kosten *pl*
可变带宽滤波器 variables Bandbreitenfilter *m*
可变的 unbeständig, variabel, variabil(-is,-is,-e)
可变的表现度 variable Ausdrucksstärke *f*
可变的外显率 variable Penetranz *f*
可变电容器 regelbarer(od. variabler) Kondens(at)or *m*
可变功能区 variable Domäne *f*
可变光阑 Iris *f*
可变焦距透镜 Linse mit veränderlicher Brennweite *f*
可变焦物镜 Objektiv mit veränderlicher Brennweite *n*
可变孔径技术 variable Blendentechnik *f*
可变量 Variable *f*
可变脉冲超声波治疗机 variables pulsierendes Ultra-schallgerät für Therapie *n*
可变平滑 modifizierbares Glätten *n*
可变区 Variablenfeld *m*
可变区的 Fv 片段 Fv-Fragment des Variablenfelds *n*
可变区基因片段 Gen-Fragment des Variablenfelds *n*
可变区群 variable Regionalgruppe *f*
可变区亚群 variable Regionaluntergruppe *f*
可变容积 variables Volumen *n*
可变视野 X 线影像增强器 Röntgenbildverstärker mit variablen Feldern *m*
可变数目串联重复 variable Anzahl von Tandemswiederholungen (VNTR) *f*
可变数目串联重复序列 variable Anzahl von Tandem-Wiederholungen(VNTR) *f*
可变梭杆菌 Fusobacterium varium *n*
可变体积单池模型 Monopool-Modell mit variablem Volumen *n*
可变体积的双池模型 Doppelpool-Modell mit variablem Volumen *n*
可变体积的双池尿素模型 Doppelpool-Harnstoff-Modell mit variablem Volumen *n*
可变投入 Variableneingabe *f*

可变细胞 labile Zelle *f*
可变形的人工晶状体 verformbare intraokulare Linsen *pl*
可变性 Variabilität *f*
可变性红斑角质病 Erythrokeratodermia variabilis(EKV) *f*
可变性红斑皮肤角化病 Erythrokeratodermia variabilis(EKV) *f*
可变性回状红斑角质病 Erythrokeratodermia figurata variabilis *f*
可变性与相对稳定性 Variabilität und relative Stabilität *f*
可变性掌跖角皮病 variables palmoplantares Keratoderma *n*
可变异的 variabel, variabil(-is, -is, -e)
可变增益放大器 Regelverstärker *m*
可变脂 variabeles Lipid *n*
可辨认的 erkennbar, identifizierbar
可表达帧 expressives Bildfeld *n*
可表述记忆 explizite Erinnerung *f*
可补偿性 Ersabarkeit *f*, Ausgleichbarkeit *f*
可不计的 vernachlässigbar
可测量值理论 messbare Werttheorie *f*
可测误差 bestimmbarer Fehler *m*
可测验性 Testbarkeit *f*
可拆的 abtrennbar, abnehmbar
可拆卸页(片) abtrennbares Blatt *n*
可沉淀的 ausfälbar, niederschlagbar, präzipitabel
可程控起搏器 programmierbarer Schrittmacher *m*
可吃的 essbar
可吃野蘑菇 Anisegerling *m*, Anischampignon *m*
可持续发展 nachhaltige Entwicklung *f*
可充电电池 aufladbare Batterie *f*
可除去的 entfernbar, abnehmbar
可触的 tastbar, greifbar, palpabel, palpabil(-is, -is, -e)
可触奖品条件强化操作测听 greifbare Belohnungsaudiometrie *f*
可触啰音 tastbares(od. palpables)Rasseln(od. Rassel-geräusch) *n*
可触知的紫癜 palpable Purpura *f*
可触知性 Fühlbarkeit *f*, Taktilität *f*
可穿透性 Penetrabilität *f*
可传播的 überschickbar, transmissibel
可传播性海绵状脑病 übertragbare spongiforme Enzephalo-pathie *f*
可传递的 transmissibel
可传染的 transmissibel, übertragbar
可传性海绵状脑病 übertragbare spongiöse Enzephalo-pathie *f*
可达明 Codamin *n*
可达托因 Codalltoin *n*
可达性 Erreichbarkeit *f*
可代谢的 stoffwechselfähig
可待恩纳 Codeonal *n*
可待因 Kodein *n*, Codein(um) *n*
可待因糖浆 Kodeinsirup(us) *m*, Codeinsyrupus *m*
可待因中毒 Kodein-Vergiftung *f*
可戴助听器 tragbares Audiphon *n*, tragbarer Hörapparat *m*
可得性 Verfügbarkeit *f*, Aufnehmbarkeit *f*, Vorhandensein *n*
可得性试探 Verfügbarkeitsheuristik *f*
可得总体 erreichbare Population *f*
可德伦宁 Codrenin *n*
可的松 Kortison *n*, Cortison(um) *n*, Kendall* Compound E *n*
可的松葡萄糖耐量试验 Kortison-Glukosetoleranztest *m*
可的松衍化物 Kortisonderivat *n*
可的索 Kortisol *n*, Cortisol *n*
可滴定酸度 potentielle(od. stöchiometrische od. titrier-bare) Azidität *f*
可地阿明 Coramin *n*, Cordiamin *n*
可电解的 elektrolysierbar
可电离的 ionogen
可懂度 Verständlichkeit *f*
可懂度阈 Schwelle der Intelligibilität *f*
可动的 beweglich, mobil(-is, -is, -e)
可动骨缝 Skolopsie *f*
可动关节 Diarthrosen *pl*
可动突 beweglicher Fortsatz *m*
可动性 Mobilität *f*
可动性矫形器 dynamische Orthese *f*
可动牙科治疗台 mobile Zahnbehandlungseinheit *f*
可动遗传因子 bewegliches Gen-Element *n*
可动椅 beweglicher Stuhl *m*
可动粘膜 bewegbare Mukosa(od. Schleimhaut) *f*
可读病人[记录]卡 ablesbare Patientenkarte *f*
可读框 offener Leserahmen(OLR) *m*
可读性 Lesbarkeit *f*
可发酵的 fermentierbar, gärbar, gärungsfähig
可反卷 rückrollbar
可反转的 umkehrabar, reversibel
可防止的事故 vermeidbarer Unfall *m*
可放射治疗的 strahlenkurabel, strahlenkurierbar, strah-lenheilbar
可分离的 trennbar
可分量 Aliquot *n*
可分裂的 spaltbar
可分散的 dispergierbar
可腐烂的 faulfähig, fäulnisfähig, verrottbar, putreszihel
可复发的 recidivfähig
可复他的 reponierbar, reponibel
可复位的 reduzibel, reduzierbar
可复现性 Reproduzierbarkeit *f*
可复性腹股沟斜疝 reponierbare(od. reponible)Hernia inguinalis indirecta *f*
可复性股疝 reponible Femoralhernie *f*
可复性疝 reponible Hernie *f*
可复性斜疝 reponible indirekte Hernie *f*
可复性牙髓炎 reversible Pulpitis *f*
可改变的危险因素 modifizierbare Risikofaktor *m*
可感觉的 sensibel, sensibil(-is, -is, -e)
可感蒸发 spürbares Verdampfung *f*
可割的 spaltbar, resezierbar
可供多人用的剂量,倍剂量 Mehrfachdosis *f*
可过度伸展的 überstreckbar
可还原的 reduzierfähig, reduzierbar
可行手术的 operierbar, operabel
可行性研究 Durchführbarkeitsstudie *f*
可合汞的 amalgamierbar
可衡的 wägbar
可呼吸的 respirabel
可呼吸性粉尘 Feinstaub *m*
可忽视的 vernachlässigbar
可互换性 Austauschbarkeit *f*
可换式吸引器柄与头 Handhebel und Tube vom auswechselbaren Saugrohr
可换式牙面 austauschbare(Zahn-)Facette *f*
可回收的 recycelbar, zurückerhaltenbar
可回收式 Gianturco 支架 recycelbares Gianturco-Stent *n*
可回收式的 recycelbar, wiederverwendbar
可混合的 mischbar
可混性 Mischbarkeit *f*
可活动的 mobil, mobil(-is, -is, -e), beweglich
可获得的 erhältlich
可获得性 Verfügbarkeit *f*
可及性 Erreichbarkeit *f*
可及性服务 zugängliche Pflege *f*
可极化的 polarisierbar
可检测临床前期 nachweisbare präklinische Phase *f*
可检验性 Testbarkeit *f*

可见的 sichtbar, visibel
可见度 Sichtbarkeit *f*, Sichtgrad *m*
可见分光光度法 sichtbare Spektrophotometrie *f*
可见分光光度计 sichtbares Spektrophotometer *n*
可见光 sichtbares Licht *n*
可见光[线]疗法 sichtbare Lichttherapie *f*
可见光补色滤色镜 sichtbarer Komplementärfilter *m*
可见光辐射 Lichtbestrahlung *f*, sichtbare Strahlung *f*
可见光固化型 Aushärtung des sichtbaren Lichtes *f*
可见光疗法 sichtbare Lichttherapie *f*
可见光滤色镜 sichtbarer Filter *m*
可见光谱 sichtbares Spektrum *n*
可见光气体测定器 visibles Gasmessgerät *n*
可见光吸收光谱测定法 Absorptionsspektrometrie des sichtbaren Lichtes *f*
可见区 Sichtbarkeitsbereich *m*
可见突变 sichtbare Mutation *f*, erkennbarer Mutant *m*
可见突变型 sichtbarer Mutant *m*
可见限度 Sichtbarkeitsgrenze *f*
可见性 Sichtbarkeit *f*
可降解淀粉微球和生物降解白蛋白微球阻滞 Block von löslichen Stärkemikrosphären und biologisch abbaubaren Albumin-Mikrosphären *m*
可交换的 auswechselbar, austauschbar
可交换性 Austauschbarkeit *f*
可交换性钾 austauschbares Kalium *n*
可交换性钠 austauschbares Natrium *n*
可觉察的 auffällig, merkbar
可觉察性 Erkennbarkeit *f*
可接触性 Erreichbarkeit *f*, Zugänglichkeit *f*
可接受的日摄入量 zulässige Tagesdosis *f*
可接受假设 annehmbare Hypothese *f*
可接受危险度 zulässiges Risiko *n*
可接受性 Annehmbarkeit *f*, Akzeptierbarkeit *f*
可接受噪声级 akzeptables Geräuschniveau *n*, akzeptabler Geräuschpegel *m*
可接种的 impffähig
可接种性 Impffähigkeit *f*, Inokulabilität *f*
可结晶分段 kristallisierbares Fragment *n*
可浸出的核抗原 extrahierbares nukleäres Antigen *n*
可卡尔病毒 Cocalvirus *n*
可卡因 Kokain *n*, Cocainum *n*, Erythroxylin *n*
可卡因鼻杆剂 Buginaria cocainae *n pl*
可卡因滴眼剂 Guttae cocainae *f pl*
可卡因后马托品滴眼剂 Guttae cocainae et homatropinae *f pl*
可卡因化 Kokainisieren *n*
可卡因检验 Test von Kokain *m*
可卡因碱 Kokain-Alkaloid *n*
可卡因类药物中毒 Kokainvergiftung *f*
可卡因麻醉法 Kokainisierung *f*
可卡因慢性中毒 Kokainismus *m*
可卡因尼定 Cocainidin *n*
可卡因使用 Kokaingebrauch *m*
可卡因使用障碍 Kokaingebrauchsstörung *f*
可卡因咽喉喷雾器 Kokain-Spray *m*, Kokainzerstäuber *m*
可卡因瘾 Kokainismus *m*, Kokainomanie *f*, Kokainsucht *f*
可卡因瘾者 Kokainist *m*
可卡因谵妄 Kokaindelirium *n*
可卡因中毒 Kokainismus *m*
可靠安全系数 bestimmter Sicherheitsfaktor *m*
可靠的 zuverlässig
可靠系数 Konfidenzkoeffizient *m*
可靠性(信度) Zuverlässigkeit *f*
可靠性分析 Zuverlässigkeitsanalyse *f*
可靠性合格标准 annehmbares Zuverlässigkeitsniveau *n*
可靠性鉴定 Zuverlässigkeitsbewertung *f*
可靠性控制 Zuverlässigkeitskontrolle *f*
可可 Kakao *m*, Theobroma cacao *n*
可可[豆]碱 Theobromin *n*
可可[豆]碱锂 Theobromin-Lithium *n*
可可豆 Kakaobohne *f*, Cacao *m*
可可豆油 Theobrominöl *n*, Kakaobutter *f*, Oleum Cacao *n*
可可粉 Kakaopulver *n*
可可红 Kakaorot *n*
可可菌素 Cacaomycetin *n*
可可霉素 Cacaomycin *n*
可可酸 Theobromsäure *f*
可可维生素 Coco-Vitamin *n*
可可脂 Kakaobutter *f*, Kakaofett *n*, Oleum Cacao *n*
可空运医疗所 lufttransportfähige Arzneiausgabe *f*
可控成本 kontrollierbare Kosten *pl*
可控大气 kontrollierte Atmosphäre *f*
可控硅整流器 gesteuertes Siliziumgleichrichter *n*
可控型软组织扩张器 kontrollierbarer Weichgewebe-Expander *m*
可控型组织扩张器 kontrollierbarer Gewebe-Expander *m*
可口的 schmackhaft
可叩知的 perkutierbar
可库沙吉宁 Kokusaginin *n*
可库沙京 Kokusagin *n*
可扩充性 Erweiterbarkeit *f*, Ausdehnbarkeit *f*
可扩散的 diffusionsfähig
可扩散性钙 diffusionsfähiges Kalzium *n*
可扩散诱导因子 diffuser Induktionsfaktor *m*
可扩展性 Dehnbarkeit *f*
可扩张系统 erweiterbares System *n*
可扩张性(可扩展性) Dehnbarkeit *f*
可拉果 Korah Obst *n*
可拉明 Coramin *n*
可拉佐 Corazol *n*, Cardiazol *n*, Pentylentetrazol *n*
可乐定 Clonidin *n*
可乐定抑制试验 Clonidin-Hemmtest *m*, Clonidin-Suppressionstest *m*
可乐宁(亭) Clonidin *n*, Catapresan *n*
可理解性 Verständlichkeit *f*, Verstehbarkeit *f*
可力丁 Collidin *n*
可立糖 Colitose *f*
可立酯(1磷酸葡萄糖) Coriester *n*, Glucose-1-Phosphat *n*
可利用赖氨酸值 nutzbarer Lysinwert *m*
可利用性 Nutzbarkeit *f*
可利用营养素 nutzbarer Nährstoff *m*
可联合的 assoziierbar
可裂的 spaltbar
可鲁勃林 Colubrin *n*
可伦布林 Columbrin *n*
可洛扎矫治器 Crozat-Gerät *n*
可滤过的 filtrabel, filtrierbar
可滤过性 Filtrierbarkeit *f*
可扪肾 tastbare Niere *f*
可耐环境 tolerierbares Umfeld *n*
可耐久的 erträglich
可耐受疲劳 überwindbare (od. überwindliche) Ermüdung *f*
可挠曲性 Biegbarkeit *f*, Flexibilität *f*
可能的护理诊断 mögliche Pflegediagnose *f*
可能率 Chancenquote *f*
可能误差 wahrscheinlicher Fehler *m*
可能性 Wahrscheinlichkeit *f*, Eventualität *f*
可能性诊断 Verdachtsdiagnose *f*, Vermutungsdiagnose *f*
可能致癌性 mögliche Karzinogenität *f*

可能自我 mögliches Selbst *n*
可尼盖灵碱 Cornigerine *n pl*
可逆变化 reversib(e)le Änderung *f*
可逆代谢途径 reversibler Stoffwechselweg *m*
可逆的 reversibel, rückäufig, reziprok(al), invers, in-vers(-us, -a, -um)
可逆电池 reversible Kette *f*, umkehrbares Element *n*, re-versible Zelle *f*
可逆定标器 reversibler Scaler *m*
可逆毒作用 reversible toxische Wirkung *f*
可逆反应 reversible Reaktion *f*
可逆过程 reversibler (od. umkehrbarer) Prozeβ *m*
可逆加成反应 reversible Additionsreaktion *f*
可逆结合 reversible Kombination *f*
可逆扩散 reversible Diffusion *f*
可逆图形 reversible Figur *f*
可逆吸附 reversible Adsorption *f*
可逆性 Reversibilität *f*, Umkehrbarkeit *f*
可逆性的 revesibel
可逆性电击穿 reversibler elektrischer Durchbruch *m*
可逆性后部脑病综合征 posteriores reversibles Enzephalopathie-Syndrom (PRES) *n*
可逆性脑缺血发作 reversible ischämische Attacke *f*
可逆性缺血性神经功能障碍 reversibles ischämisches neurologisches Defizit (RIND) *n*
可逆性神经功能障碍 reversible neurologische Dysfunktion *f*
可逆性损害 reversibler Schaden *m*
可逆性损伤 reversible Läsion *f*
可逆性细胞损伤 reversible Zellverletzung *f*
可逆性休克 reversibler Schock *m*
可逆性抑制 reversible Hemmung *f*
可逆性抑制作用 reversible Hemmung *f*
可逆终止子 reversibler Terminator *m*
可逆作用 reversibler Effekt *m*
可尿出的 harnfähig
可凝蛋白 koagulierbares Protein *n*
可凝固的 koagulierbar, gerinnbar
可凝集的 agglutinierbar
可凝集物质 agglutinierbare Substanz *f*
可凝集性 Agglutinationsfähigkeit *f*, Agglutinabilität *f*
可判别性 Unterscheidbarkeit *f*
可配伍的 kompatibel
可配伍性 Kompatibilität *f*
可膨胀性假体 expandierbare Prothese *f*
可破裂的 zerreißbar
可弃式体温计 Einmalthermometer *n*
可切除的 resezierbar
可切的 schneidbar
可亲近性 Erreichbarkeit *f*, Zugänglichkeit *f*
可屈纤维支气管镜 flexibles Broncho-Fibroskop *n*
可燃的 brennbar, zündbar, verbrennbar, verbrennlich
可燃垃圾 brennbarer Abfall *m*
可燃气体 Brenngas *n*, brennbares Gas *n*
可燃物 Brennbare *n*, Brennstoff *m*, Brennmaterial *n*, brennbare Substanz *f*
可燃性 Brennbarkeit *f*, Verbrennbarkeit *f*, Zündbarkeit *f*
可染的 anfärbar, tingibel, färbbar
可染性 färbbarkeit *f*
可忍受的 erträglich
可任意选择的 optional
可容许线 zulässige Linie *f*
可溶的 lösbar, solubel, solubil(-is, -is, -e)
可溶碘酚酞 lösliches Iodophathalein *n*
可溶化结扎线 lösbares Nahtmaterial *n*
可溶抗原 lösliches Antigen *n*
可溶蓝 lösbares (od. lösliches) Blau *n*
可溶酶 Lyoenzyme *n pl*
可溶物 lösliche Substanz *f*
可溶性 löslichkeit *f*, Auflösbarkeit *f*, Solubilität *f*
可溶性脎波散 Solustibosan *n*
可溶性 FM 复合物 löslicher FM-Komplex *m*
可溶性N-己基顺丁烯二酰亚胺敏感性粘附蛋白受体 löslicher N-Cyclohexylmaleimid-sensitiver Adhäsionsrezeptor *m*
可溶性 N-己基顺丁烯二酰亚胺敏感因子 löslicher N-Cyclohexylmaleimid-empfindlicher Faktor *m*
可溶性 RNA lösliche Ribonukleinsäure (RNS) *f*
可溶性 TNFα 受体 löslicher TNFα-Rezeptor *m*
可溶性玻璃 lösliches Glas *n*, Wasserglas *n*
可溶性虫卵抗原 lösliches Ei-Antigen *n*
可溶性弹性蛋白原 lösliches Tropoelastin *n*
可溶性碘酚酞 solubles (od. lösliches) Jodophthalein *n*
可溶性淀粉 lösliche Stärke *f*, Amylogen *n*, Amylum solu-bile *n*, Lintner* Stärke *f*
可溶性毒素 solubles (od. lösliches) Toxin *n*
可溶性防御机制 löslicher Abwehrmechanismus *m*
可溶性分子 lösliches Molekül *n*
可溶性粉剂 lösliches Pulver *n*
可溶性复合物 löslicher Komplex *m*
可溶性肝抗原抗体 löslicher Leber-Antigen-Antikörper *m*
可溶性谷氨酸丙酮酸转移酶 lösliche Glutamat-Pzruvat-Transaminase (GPT) *f*
可溶性核糖核酸 lösliche Ribonukleinsäure *f*, soluble Ribonukleinsäure *f* (sRNS)
可溶性环己烯巴比妥 lösliches Hexobarbital *n*
可溶性磺胺噻唑 lösliches Sulfathiazol *n*
可溶性胶原 lösliches Kollagen *n*
可溶性焦磷酸铁 lösliches Eisen (Ⅲ)-pyrophosphat *n*
可溶性抗原 lösliches Antigen *n*, S-Antigen *n*
可溶性磷酸铁 lösliches Eisen (Ⅲ)-phosphat *n*
可溶性氯化物 lösliches Chlorid *n*
可溶性酶 lösliches Ferment *n*
可溶性免疫复合物 löslicher Immunkomplex *m*
可溶性免疫应答抑制因子 löslicher Immunantwort-Sup-pressionsfaktor *m*
可溶性鸟苷酸环化酶 lösliche Guanylylcyclase *f*
可溶性球形胆碱酯酶 lösliche kugelförmige AChE (Acetylcholinesterase) *f*
可溶性色泼他辛 Soluseptazin *n*
可溶性受体 löslicher Rezeptor *m*
可溶性曙红 lösliches Eosin *n*
可溶性糖精 lösliches Saccharin *n*
可溶性细胞角蛋白 19 片段 lösliches Fragment des Zytokeratin 19 *n*
可溶性细胞因子受体 löslicher Cytokinrezeptor *m*
可溶性纤维蛋白单体 lösliches Fibrinmonomer (SFM) *m*
可溶性纤维蛋白单体复合物 löslicher Fibrinmonomer-Komplex (SfmC) *m*
可溶性纤维蛋白复合物 löslicher Fibrinkomplex *m*
可溶性纤维蛋白聚合体 lösliches Fibrinpolymer *n*
可溶性阳离子组 lösliche Kationengruppe *f*
可溶性因子 löslicher Faktor *m*
可溶性阴离子组 lösliche Anionengruppe *f*
可溶性转铁蛋白受体 lösbarer Transferrinrezeptor *m*
可溶血的 haemolysabil (-is, -is, -e)
可溶胰岛素 lösliches Insulin *n*
可溶于水的 wasserlöslich
可溶于油的 öllöslich
可溶脂酶 Lyolipase *f*

可熔的 schmelzbar
可乳化基质 emulgierbare Base *f*
可伸缩中心定位钻 einziehbarer Zentrierbohrer *m*
可伸展的 streckbar
可渗透的 permeabel, permeabil(-is, -is, -e)
可生物降解 biologisch abbaubar
可生物降解聚合物 bioabbaubaren Polymer *m*
可胜任的 kompetent
可湿性 Netzfähigkeit *f*, Netzbarkeit *f*, Benetzbarkeit *f*
可湿性的 benetzbar
可湿性粉剂 Spritzpulver *m*
可识别文件 identifizierbares Dokument *n*
可实行的 ausführbar, durchführbar
可食的 eβbar
可食小包脚菇 Volvariella esculenta
可视表示法 visuelle Darstellung *f*
可视分娩 visuelle Geburt *f*
可视辅助教材 visuelles Unterrichtshilfsmittel *n*
可视化 Visualisierung *f*
可视化人体数据集 sichtbare menschliche Datenspeicherung *f*
可视人 sichtbare Menschen *pl*
可视人体项目 sichtbares menschliches Projekt *n*
可视线 sichtbarer Strahl *m*
可视性 Sichtbarkeit *f*
可视性刺激阴茎勃起硬度试验 visuelle Erektionshärte-Test durch Stimulation des Penis *f*
可视预后 visuelle Prognose *f*
可视支持技术 visuelle Unterstützungstechnik *f*
可视指示剂 sichtbarer lndikator *m*
可收回(检索,再现) Abruf *m*
可收缩容器 zusammenlegbarer Behälter *m*
可收缩尾部 kontraktiler Schwanz *m*
可手术性 Operabilität *f*, Operierbarkeit *f*
可水解鞣质 hydrolysierbares Tannin *n*
可撕裂的 zerreiβbar
可塑变形性 plastische Verformung *f*
可塑的 plastisch, formbar, plastic(-us, -a, -um)
可塑活性部位 flexible aktive Stelle *f*
可塑性 Plastizität *f*, Formbarkeit *f*, Verformbarkeit *f*
可塑性变形 plastische Deformation *f*
可塑性反射 Plastizitätsreflex *m*, plasticity reflex <engl.>
可塑性歌音期 plastische Gesangperiode *f*
可塑状态 plastischer Zustand *m*
可酸化的 säuerbar, ansäuerbar
可缩回的 retraktil
可缩回性睾丸(可缩回的睾丸) retraktile Hoden *pl*
可他敏 Diphenhvdramin *n*
可探测率 Nachweisbarkeit *f*
可提取残留 extrahierbarer Rückstand *m*
可提取的 extrahierbar
可提取性核抗原 extrahierbares nukleäres Antigen *n*
可替宁 Cotinin *n*
可调节的 einstellbar
可调节的肩矫形器 einstellbare Schulterorthese *f*
可调节滑动器 einstellbarer Schieber *m*
可调节殆架 einstellbarer Artikulator *m*
可调颈椎钻 einstellbarer Halswirbelsäule-Bohrer(HWS-Bohrer) *m*
可调孔 einstellbare Öffnung *f*
可调流量泵 Verstellpumpe *f*
可调频率心室抑制起搏器 frequenz-regelbarer ventrikel-inhibitorischer Schrittmacber *m*
可调屈光手术 einstellbare refraktive Chirurgie *f*
可调式拐杖 regelbare Krücke *f*, verstellbarer(Krück-)Stock *m*
可调式器械桌 verstellbarer Instrumententisch *m*
可调式沙磨台 einstellbare Sandschleifstation *f*
可调式双筒放大镜 verstellbare Binokularlupe *f*
可调式膝矫形器 einstellbare Knieorthese *f*
可调性 Einstellbarkeit *f*
可调压力排气阀 einstellbares Druckbegrenzungsventil *n*
可调整的 einstellbar
可调椎间扩大器 einstellbarer Vergrößerungsapparat für Zwischenwirbelrä *m*
可听到的 hörbar
可听度 Hörbarkeit *f*
可听度曲线 Hörbarkeitskurve *f*
可听广度 Hörweite *f*
可听限度 Hörgrenze *f*, Hörbarkeitsgrenze *f*
可听性 Hörbarkeit *f*
可通 Corton *n*
可通性狭窄 durchgängige(od. passierbare od. perme-able) Striktur *f*
可透[性]膜 permeable(od. durchlässige) Membran *f*
可透X线的 roentgenolucens, roentgenoparens
可透过的 durchlässig, durchdringbar
可透析的 dialysierbar
可透性的 permeabel, permeabil(-is, -is, -e)
可突变性 Mutabilität *f*
可吞咽的 schluckbar
可脱落球囊 abnehmbarer Ballon *m*
可脱性动脉瘤衬里结合弹簧圈技术 abnehmbares Futter mit Aneurysma Coiling-Technik kombiniert *f*
可脱性球囊栓塞术 abnehmbare Ballonverschlußtechnik *f*
可脱性球囊栓塞治疗 Embolisation der abnehmbaren Ballonen *f*
可弯曲性阴茎起勃器 biegsamer Penisschrittmacher *m*
可弯指手套 Handschuhe mit gebogenen Fingern *m pl*
可维护性 Wartbarkeit *f*, Instandhaltbarkeit *f*
可吸入颗粒采样器 inhalierbarer Partikelsammler *m*
可吸入颗粒物 inhalierbare Partikel *f*, inhalierbare Feinststäube *f*, Brust-Feinstaub *m*
可吸入性粉尘 inhalierbarer Staub *m*
可吸入性纤维 einatembare Faser *f*
可吸收[性]纤维素 absorbierbare Zellulose *f*
可吸收的 absorbierbar, assimilierbar, aufnahmefähig
可吸收缝线 resorbierbares Nähtmaterial *n*, resorbierer Nähfaden *m*
可吸收合成纤维 resorbierbare Synthesefaser *f*
可吸收接骨板 resorbierbare Platte *f*
可吸收结扎线 absorbieres Nahtmaterial *n*
可吸收肋骨钉 absorbierbarer Poly-L-Lactid rippenartiger Verbindungsstift *m*
可吸收螺钉 resorbierbaren Schraube *f*
可吸收明胶海绵 resorbierbarenr Gelatineschwamm *m*
可吸收膜 resorbierbare Membran *f*
可吸收生物材料 resorbierbaren Biomaterialien *n pl*
可吸收铁 aufnahmefähiges(od. absorbierbares)Eisen *n*
可吸收纤维素 resorbierbares Zellulose *f*
可吸收性复合材料 resorbierbare Verbundwerkstoff *m*
可吸收性磷酸钙 resorbierbares Calciumphosphate *n*
可吸收性止血性纱布 resorbierbare Gaze zur Blutstillung *f*
可吸收营养素 verfügbarer Nährstoff *m*
可吸收止血棉 absorbierbare hämostatische Watte *f*
可吸收止血纱布 absorbierbare hämostatische Gaze *f*, absorbjerbarer hämostatischer Mull *m*
可详述的 ausdrücklich, explizit
可消化的 verdaulich
可消化性 Verdaulichkeit *f*
可校准的 einstellbar
可携式γ测量仪 tragbares γ-Messgerät *n*
可携式γ毫伦计 tragbares γ-Milli-Röntgenmeter *m*

可携式定标器 tragbarer Scaler *m*
可携式水质监测仪 tragbarer Wasserqualitätsmonitor *m*
可卸[式]椅盆 abnehmbare Sitzschale *f*
可卸代型 herausnehmbar
可信度 Glaubwürdigkeit *f*
可信度不足 Mangel an Glaubwürdigkeit *m*
可信度更新 Update der Glaubwürdigkeit *n*
可信度系数 Zuverlässigkeitskoeffizient *m*
可信区间 Konfidenzintervall *n*, Vertrauensintervall *n*
可信系数 Konfidenzkoeffizient *m*
可信限 Fiduzialgrenze *f*, Vertrauensgrenze *f*, Konfidenz-grenze *f*
可信限率 Vertrauensgrenzrate *f*
可信性 Glaubwürdigkeit *f*
可兴奋膜 erregbare Membran *f*
可兴奋细胞 erregbare Zelle *f*
可兴奋组织 erregbares Gewebe *n*
可修改性 Modifizierbarkeit *f*
可旋转点眼瓶架 drehbares Stativ für Augentropfläschen *n*, drehbares Stativ für Augentropfglas *n*
可选路线 optionale Route *f*
可选途径 optionale Route *f*
可选择地 alternativ, abwechselnd
可学驱力 lernbarer Antrieb *m*
可训练性 Lehrbarkeit *f*, Trainierbarkeit *f*
可压缩的 kompressibel, komprimierbar
可压性 Kompressibilität *f*
可咽电极 schluckbare Elektrode *f*
可研碎[术]的 pulverisierbar
可氧化的 oxidierbar, oxidabel
可氧化性 Oxidierbarkeit *f*
可液化的 liquabel
可[医]治的 mediz(in)ierbar, heilbar
可移动的 beweglich
可移动的遗传因子 bewegliches Gen-Element *n*
可移动散在的遗传因子 bewegliches verstreutes Gen-Element *n*
可[移]动性 Beweglichkeit *f*, Mobilität *f*
可[移]动元件 bewegliches Element *n*
可移植语言 transportable Sprache *f*
可遗传的 vererbbar
可遗传的变异 erbliche Variation *f*
可遗传的耐药性 übertragbare Antibiotika-Resistenz *f*
可遗传的遗传损伤效应 vererbbarer genetischer Defekt *m*
可遗传易位试验 vererbbarer Translokationstest *m*
可疑迹象 verdächtiges Anzeichen *n*
可疑名 Nomen dubium *n*, zweifelhafter Name *m*
可疑青光眼 verdächtiges Glaukom *n*
可疑噬菌体 dubiöser Phage *m*, Phagus dubiosus *m*
可疑数据 verdächtige Daten *n pl*
可疑值 zweifelhafter Wert *m*
可疑致癌物 verdächtigtes Kanzerogen *n*
可疑种 skeptische Spezies *f*
可异体接种的 heteroinoculabil (-is, -is, -e)
[DNA]可译框架 offener Leserahmen *m*, offenes Leseraster *n*
可易位密码 umstellbarer Kode *m*
可引用性 zitierbare Möglichkeit *f*
可饮的 trinkbar, potabil (-is, -is, -e)
可饮性 Trinkbarkeit *f*
可用的 verfügbar, erreichbar, vorhanden
可用记忆广度 vorhandene Gedächtnisspanne *f*
可用间隙 Platzangebot *n* (牙弓现有弧形长度)
可用能 verfügbare Energie *f*
可用水洗的 wasserabwaschbar
可用性 Verfügbarkeit *f*
可游离银 ionisierbares Silber *n*
可诱导操纵子 induzierbares Operon *n*
可诱导的 induzierbar, ableitbar
可诱导的负控制系统 induzierbares Negativsteuerungssystem *n*
可诱导的正控制系统 induzierbares Positivsteuerungssystem *n*
可诱导的自控制系统 induzierbares Selbststeuerungssystem *n*
可诱导系统 induzierbares System *n*
可诱导修复 induzierbare Reparatur *f*
可预防疾病 vermeidbare Krankheit *f*
可愈的 heilbar
可愈性痴呆 heilbare Demenz *f*
可运送的伤病员 transportfähige Kranke und Verletzte *pl*
可摘矫治器 herausnehmbare Apparatur *f*
可摘局部覆盖义齿 herausnehmbare Teil-Deckprothese *f*
可摘局部义齿 abnehmbare Teilprothese *f*
可摘局部义齿修复学 Prothetik der abnehmbaren Teilprothese *f*
可摘式种植义齿 herausnehmbare implantatgetragene Prothese *f*
可摘义齿修复学 Prothetik der abnehmbaren Prothese *f*
可折射的 brechbar
可证明为同一的 identifizierbar
可知性 Erkennbarkeit *f*
可植入复律除颤器 implantierbare Kardioverter-Defibrillator *m*
可治罪 Zurechenbarkeit *f*
可[治]愈的 heilbar
可致死的(恶性的) perniziös
可置换氢 austauschbarer Wasserstoff *m*
可重复性 Reproduzierbarkeit *f*, Wiederholbarkeit *f*
可注射的 einspritzbar
可注射性生物材料 injizierbare Biomaterialien *pl*
可转移的 übertragbar
可转移的致敏抗体 übertragbarer Sensibilitätsantikörper *m*
可转座元件 transportable Elemente *pl*
可追溯 Rückverfolgbarkeit *f*
可自动氧化的 auto-oxidierbar
可自听的 autohörbar
可自由使用的 frei verfügbar
可阻遏操纵子 reprimierbares Operon *n*
可阻遏的负控制系统 reprimierbares Negativsteuerungssystem *n*
可阻遏的正控制系统 reprimierbares Positivsteuerungssystem *n*
可阻遏的自控制系统 reprimierbares Selbststeuerungssystem *n*
可阻遏系统 reprimierbares System *n*
肯达尔氏化合物 E Kendall* Compound E *n*, 17-Hydroxyl-11-dehydro-kortikosteron *n*, Cortison *n*
渴 Durst *m*, Sitis *f*
渴感 Durstgefühl *n*
渴感倒错 Paradipsia *f*
渴感过少 Oligodipsie *f*, Oligoposia *f*
渴感减退 Hypodipsie *f*
渴感缺失 Adipsie *f*, Durstlosigkeit *f*
渴感正常 Eudipsie *f*
渴觉(渴[感]) Durst *m*
渴求 Begierde *n*, heftiges Verlangen *n*
渴中枢 Durstzentrum *n*

kè 克刻客课氪

克 Gramm *n* (g)
克巴手术(面神经舌下神经吻合术) Körte*-Ballance* Operation *f*, Anastomose der Gesichts- und Unterzungennerven *f*
克百威(虫螨威,呋喃丹) Carbofuran *n*
克-包二氏肝硬变 Cruveilhier*-Baumgarten* (Leber-) Zir-rhose *f*
克-包二氏综合征 Cruveilhier*-Baumgarten* Syndrom *n*
克贝尔勒止血钳 Koeberlés* Zange *f*
克布综合征(双颞叶损伤综合征) Klüver*-Bucy* Syndrom *n*
克喘(敏)嗪 Decloxizin *n*
克当量 Grammäquivalent *n*, Äquivalent *n*, Grammval *n*

克当量数 Grammäquivalentszahl *f*
克当量重 Gramm-Äquivalentgewicht *n*
克迪输尿管肾盂成形术 Culp*-De Weerd* Ureteropelviplastik *f*(将螺旋形肾盂皮瓣翻下,合并于邻近输尿管上)
克多品(克利多平,隐品碱) Kryptopin *n*(鸦片中的一种生物碱)
克[尔]利A线 Kerley* A-Linien *f pl*(见于X线胸片的膈上横线,按部位分为A、B、C)
克[尔]利B线 Kerley* B-Linien *f pl*
克[尔]利D线 Kerley* D-Linie *f pl*
克尔克林襞(小肠环形皱襞) Kerckring* Falte *f*
克尔克林氏小结 Kerckring* Knoten *m pl*, Noduli valvu-larum semilunarium *m pl*
克尔克林小骨 Kerckring* Gehörknöchelchen *n pl*(早期生命形成枕骨底部的小骨)
克尔诺汉压迹(颞叶疝压迹) Kernohan* Impression *f*
克尔效应 Kerr* Effekt *m*(电场中定向运动的分子产生的双折射)
克尔征1 Kehr* Zeichen *n*(脾破裂病人左肩部出现剧痛)
克尔征2 Kehr* Zeichen *n*(脊髓损害平面下的皮肤质地发生变化,主要为皮肤变厚)
克菲(柔)念珠菌(克菲(柔)假丝酵母菌) Candida kefyr *n*
克菲综合征(颈椎融合) Klippel*-Feil* Syndrom *n*
克-费二氏综合征(先天性短颈) Klippl*Feil* Syndrom *n*, kongenitaler Kurzhals *m*
克分子自由能 motare freie Energie *f*
克分子 Molgramm *n*, Molekülgramm *n*
克分子比率 Mol(en)verhältnis *n*
克分子的 molal, molar
克分子电导率 molare Leitfähigkeit *f*
克分子份数 Molenbruch *m*
克分子观 molarer Ansatz *m*
克分子极化[度] molare Polarisation *f*
克分子量 Grammmolekülgewicht *n*, Molgewicht *n*, Molargewicht *n*
克分子凝固点降低 molare(od. molale) Gefrierpunktserniedrigung *f*
克分子浓度 molare Konzentration *f*, Molarität *f*
克分子汽化热 molare Verdampfungswärme *f*
克分子热函[数] molarer Wärmegehalt *m*
克分子热容[量] molare Wärmekapazität *f*
克分子溶液 molare Lösung *f*
克分子说 Molarismus *m*
克分子体积 Gramm-Molekül-Volumen *n*, Molarvolumen *n*
克分子吸光系数 molarer Extinktionskoeffizient *m*
克分子吸收系数 molarer Absorptionskoeffizient *m*
克分子吸引常数 molare Attraktionskonstante *f*
克分子旋光[度] Molardrehung *f*
克分子折射[度] Molarbrechung *f*
克风敏(氯法齐明) Clofazimin *n*, Lampren *n*
克-弗二氏综合征 Klippel*-Feil* Syndrom *n*
克古影核 Klein*-Gunmprecht* Kernschatten *m pl*(od. Schollen *f pl*)(涂片中的破碎细胞,常见于淋巴细胞白血病)
克冠二胺 Hexabendin *n*, Hexobendin *n*
克汉循环(尿素循环) Krebs*-Henseleit* Zyklus, Harnstoffzyklus *m*
克菌丹 Captan *n*
克菌定 Dequadiniumchlorid *n*, Dequalungan *n*
克卡 Grammkalorie *f*(gcal, cal)
克卡综合征 Canada*-Cronkhite* Syndrom *n*(肠道息肉同时伴有毛发脱落等征)
克拉贝病(脑白质营养不良) Krabbe* Krankheit *f*, Leukodystrophie *f*
克拉顿关节 Clutton* Gelenk *n*
克拉多带(卵巢悬韧带) Clado* Band *n*
克拉多氏点 Clado* Punkt *m*
克拉多氏韧带 Clado* Ligament *n*
克拉多吻合(阑尾动脉与卵巢动脉吻合) Clado* Anastomose *f*
克拉夫茨试验 Crafts* Test *m*(检锥体束病)
克拉夫定 Clevudin *n*
克拉克核 Clark* Nukleus *m*(Kern *m*), Nucleus dorsalis spiralis(背核)
克拉克手术(胸大肌移位术) Clarke* Operation *f*
克拉克细胞(脊髓背核色素细胞) Clarke* Zelle *f*
克拉克柱(核) Clarke* Säule *f*(od. Nukleus *m*)
克拉拉细胞蛋白 Clara* Zellprotein *n*
克拉勒细胞 Clara* Zelle *f*(细支气管细胞,一种分泌细胞)
克拉霉素 Clarithromycin *n*
克拉默夹(可弯曲钢丝夹) Cramer* Schiene *f*
克拉普顿氏线 Clapton* Linie *f*
克拉普爬行疗法 Klapp* Kriechverfahren *n*, Klappsches Kriechen *n*(对脊柱侧凸者练习脊柱运动的方法)
克拉奇费尔德钳 Crutchfield* Zange *f*(一种颅骨钳)
克拉屈滨 Cladribin *n*
克拉斯克手术 Kraske* Operation *f*(切除尾骨和部分骶骨以便接近直肠癌)
克拉特斯金瘤(高位胆管癌) Klatskin* Tumor *m*
克拉托维尔卡环 Kratochvil* Klammer *f*, RPI-Klammer *f*
克拉维酸(棒酸) Clavulansäure *f*
克拉沃西手术(肠腔静脉侧端吻合术) Clathworthy* Operation *f*
克拉-辛人工晶体 Kratz-Sinskey-Intraokularlinse *f*
克腊伯病(婴儿家族性弥漫性脑硬化) Krabbe* Krankheit *f*
克腊斯克氏卧位 Kraske* Position *f*
克腊斯克手术 Kraske* Operaiton *f*(治直肠癌)
克腊托姆(咀嚼剂) Kratom *n*
克腊晏刚果红染剂 Krajian* Kongofarbstoff *m*(染弹性纤维)
克腊晏快速染色 Krajian* Schnellfärbung *f*
克来恩氏试验 Kline* Test *m*
克莱勃斯循环(三羧酸循环,柠檬酸循环) Krebs* Zyklus *m*
克莱布特里氏效应 Crabtree* Effekt *m*
克莱顿·奥尔德弗 Clayton Alderfer*
克莱恩费特综合征(先天性睾丸发育不全综合征,细精管发育障碍症) Klinefelter* Syndrom *n*
克莱恩莱文综合征 Kleine*-Levin* Syndrom *n*(周期性嗜睡,贪食可持续数周,常发生于青春期男孩)
克莱门森还原 Clemmensen-Reduktion *f*
克莱诺酶 Klenow* Enzym *n*
克莱诺片段 Klenow* Fragment *n*
克莱森[蒸馏]瓶 Claisen* Destillationskolben *m*, Claisen* Kolben *m*
克莱森斯密德缩合反应 Claisen*-Schmidt* Kondensationsreaktion *f*
克莱森重排[作用] Claisen* Umstellung(od. Neuord-nung) *f*
克莱斯特征 Kleist* Zeichen *n*(检查者轻轻抬起患者手指,如患者手指钩住检查者手指时,提示大脑额叶和丘脑损害)
克莱台氏法 Crede*-Gesetz *n*
克莱因费尔特氏综合征 Klinefelter* Syndrom *n*
克莱因施米特技术 Kleinschmidt* Technik *f*(使病毒颗粒破裂暴露病毒DNA的技术)
克莱因移动性压痛征 Klein* Zeichen für Druckschmerzhaftigkeitverschiebung *n*
克-莱综合征(周期性嗜睡-贪食综合征) klein-Levin*-Syndrom *n*
克赖顿布朗征 Crichton*-Brownes* Zeichen *n*(早期麻痹性痴呆的外眦及唇连合震颤)
克赖济希征(海姆克赖济希征) Kreysig* Zeichen *n*, Heim*-Kreysig* Zeichen *n*(粘连性心包炎时,肋间隙与心收期呈现凹陷)
克兰顿肌(鸟类睫状肌前部) Crampton* Muskel *m*

克兰顿试验 Crampton* Test *m*(依斜卧和站立时的脉搏与血压之差异测身体抗力状况,相差 70 或 70 以上表明良好,相差 60 或 65 以下则不良)
克兰费尔特综合征(先天性睾丸发育不全综合征) Klinefelter* Syndrom *n*, Dysgenesie der Tubuli seminiferi *f*
克兰普顿肌 Crampton* Muskel *m*
克朗德尔征 Kerandel* Zeichen *n*(非洲锥虫病时,深部感觉过敏)
克劳伯格氏单位 Clauberg* Einheit *f*
克劳德学习机(克劳德自动导师) Crowder* Autotutor *m*
克劳福德针 Crawford*-Nadel *f*
克劳斯反应(伤寒病沉淀反应) Krass* Reaktion *f*
克劳斯试验(肾上腺素碘酸盐反应) Krauss* Test *m*
克劳斯指数 Klaus* Index *m*
克劳修斯 - 克拉珀龙方程式 Clausius*-Clapeyron* Glei-chung (od. Differentialgleichung) *f*
克劳泽瓣(泪囊襞) Krause* Falte *f*
克劳泽骨 Krause* Knochen *m*(髋臼骨,髂耻骨间的第二化骨中心)
克劳泽肌(唇肌) Krause* Muskel *m*
克劳泽韧带(骨盆横韧带) Krause* Ligamentum *n*
克劳泽氏膜 Krause* Membran *f*, Zwischen-Streifen *m*
克劳泽氏腺 Krause* Drüsen *f pl*
克劳泽氏小体 Krause* (End-)Kolben *m pl* (od. Körper-chen *n pl*), Corpuscula bulboidea *n pl*
克劳泽氏终球 Krause* (End-)Kolben *m pl* (od. Körper-chen *n pl*), Corpuscula bulboidea *f pl*
克劳泽手术 Krause* Operation *f*(硬膜外切除三叉神经以治疗三叉神经痛)
克劳泽束(延髓孤束) Krause* Bündel *m*
克劳泽植皮法 Krause* Methode *f*
克劳泽终球(球状小体) Krause* Endkolben *m*(od. Körperchen *n*)
克劳征 Crowe* Zeichen *n*(见于单侧静脉窦栓塞)
克勒德软膏 Credé* Salbe *f*(含胶体银软膏,擦用治败血病、脓毒症、疖等)
克勒德氏[手]法 Credé* Handgriff *m*
克勒德氏防腐剂 Credé* Antiseptikum *n*
克勒第二病(第二跖骨病) Köhler* Krankheit Ⅱ *f*, Morbus Köhler Ⅱ *m*
克勒顿氏关节 Clutton* Gelenk *n*, schmerzlose symme-trische Hydrarthrose *f*
克勒尔氏反射 Kehrer* Reflex *m*
克勒骨病(①儿童舟骨病 ②第二跖骨病) Köhler* Knochen-krankheit *f*
克勒凯管(玻璃体管) Cloquet* Kanal *m*
克勒泪滴 Köhler* Träne *f*(观察髋臼发育的骨盆正位X线像)
克勒尼希阶梯 Krönig* Stufe *f* (od. Treppe *f*) (左心室肥大时,右侧心浊音界呈阶梯状增大)
克勒尼希区(肺尖叩响区) Kronig* Zone *f*
克勒尼希峡(锁骨以上肺尖所在区) Krönig* Isthmus *m*
克勒佩莱格利尼施蒂达病(佩莱格利尼病)Köhler*-Pellegrini*-Stieda* Krankheit *f*, Pellegrini* Krankheit *f*(膝内、外侧韧带上部半月状骨质形成,由外伤引起)
克勒手术(趾外翻矫正术) Keller* Operation *f*
克雷白氏杆菌 Klebsiella pneumoniae *f*
克雷白氏结核菌素 Klebs* Tuberkulin *n*, Tuberkulozi-din *n*
克雷伯[肺炎]杆菌(又称肺炎杆菌,弗里德兰德杆菌) Klebsiella pneumoniae *f*, Friedländer-Bakterium *n*
克雷伯[杆]菌科 Klebsiella *f*
克雷伯病(肾小球肾炎) Klebs* Krankheit *f*
克雷伯肺炎杆菌(肺炎克雷伯菌) Klebsiella pneumoniae *f*
克雷伯杆菌科 Klebsiella *f*
克雷伯杆菌属 Klebsiella *f*
克雷伯菌肺炎 Klebsiella* Pneumonie *f*
克雷布氏结核菌素 Klebs* Tuberculinum (od. Tuberkulin) *n*
克雷布氏循环 Krebs* Zyklus *m*, Trikarbonsäurezyklus *m*
克雷布斯白细胞指数 Krebs* Leukozytenindex *m*
克雷布特里效应(肿瘤呼吸抑制效应) Crabtree* Effekt *m*
克雷茨粒(肝硬化小结) Kretz* Granula *n pl*
克雷茨奇异现象 Kretz* Paradoxon *n*(正常动物注入中和的毒素抗毒素混合物不产生不利作用,而以前免疫接种过毒素的动物,情况则相反)
克雷顿联机多项医学教育服务 Creighton* Online-Multiples Medizinausbildungsservice (COMMES) *n*
克雷默体型 Kretschmer* Typen *m pl*(一种唯心学说,认为体型与人格及精神病的发生有关)
克雷佩林分类 Kraepelin* Klassifikation *f*(辨别精神分裂症及躁狂抑郁性精神病)
克雷丕林 Kraepelin *n*
克雷奇曼间隙 Kretschmann* Raum *m*(中耳隐窝内的小凹)
克雷司马因子 Christmas* Faktor *m*(血液凝固过程内源性系统中的一种因子)
克累姆氏征 Klemm* Zeichen (od. Luftkissenzeichen) *n*
克累韦东氏正压呼吸器 Clevedon* Positiv-Druck-Respi-rator *m*
克厘米 Gramm-zentimeter *n*
克离子 Grammion *n*
克里厄氏牙梃 Cryer* Hebel (od. Elevator) *m*
克里格勒 - 纳贾尔综合征 Crigler*-Najjar* Syndrom *n*(先天性非溶血性黄疸,遗传性肝脏葡萄糖醛酸转移酶缺乏症)
克里米亚出血热 hämorrhagisches Krimfieber *n*
克里米亚 - 刚果出血热 Krim-Kongo hämorrhagisches Fieber *n*
克里米亚 - 刚果出血热病毒 Krim-Kongo hämorrhagisches Fiebersvirus *n*
克里米亚 - 新疆出血热(克里米亚 - 刚果出血热) Krim-Xinjiang hämorrhagisches Fieber *n*
克里萨贝病(脑心血管神经官能症) Krishaber* Krankheit *f*
克里斯蒂斯手术 Christeas* Operation *f*(倾倒综合征的纠正手术之一)
克里斯马斯因子 Christmas-Faktor *m*
克里斯默试验 Crismer* Test *m*(检葡萄糖)
克里斯普动脉瘤(脾动脉瘤) Crisp* Aneurysma *n*
克里斯坦森现象 Christensen* Phänomen *n*(当下颌伸展时,正中咬合两接触面间在磨牙区内所发生的分离)
克里斯特勒法(术)(胎儿压出法) Kristeller* Methode *f* (od. Technik *f*)
克里特岛热(波状热) Kreta-Fieber *n*
克鲤鱼属 Fundulus *m*
克立克链 Crick* Strang *m*
克立拉细胞 Clara* (Nischen-)Zelle *f*
克立马丁(氯马斯汀) Clemastin *n*(抗组胺药)
克立咪唑 Clemizol *n*(抗组胺药)
克立咪唑青霉素(氯苄咪唑青霉素) Clemizolpenicillin *n*
克利贝特 Clinofibrat *n*
克利多平 Cryptopin *n*
克利克尔间质粒 Kölliker* Granula *n pl*(见于肌纤维肌浆内的大小不同的颗粒)
克利克尔氏膜 Kölliker* Membran *f*, Membrana reticularis *f*
克利克尔柱(肌柱,肌原纤维) Kölliker* Säule *f*
克利莫夫试验 Klimow* Test *m*(检尿血)
克利佩尔病(关节炎性全身假瘫) Klippel* Krankheit *f*
克[利佩尔]菲[尔]综合征(病) Klippel*-Feil* Syndrom *n* (od. Krankheit *f*), kongenitaler Kurzhals *m*(先天颈椎缺少或融合,颈部短缩,活动受限)
克利佩尔 - 费尔征 Klipper* Fil* Syndrom *n*
克利浦斯[胃瘘]填塞器 Cripps* Obturator *m*(闭塞胃瘘用)
克利浦斯手术(髂部结肠切开术) Cripps* Operation *f*
克利士比效应 Crespi* Effekt *m*
克利线 Kerley* Kurve *f* (od. Linie *f*) (显于 X 线胸片,有 A、

B、C 线 3 种）
克痢定 Sulfamidio(um) *n*
克 - 列二氏综合征 Kleine*-Levin* Syndrom *n*
克列诺片段 Klenow* Fragment *n*
克列苏夫斯基征 Krisovski* Zeichen *n*（先天梅毒患者口角显放射形皱纹）
克林达霉素 Clindamycin *n*
克林霉素 Clindamycin *n*
克林杀星 Clinafloxacin *n*
克隆 Klon *m*
cDNA 克隆 cDNA-Klon *m*
cDNA 克隆化 cDNA-Klonierung *f*
DNA 克隆 DNA-Klonierung *f*
DNA 克隆形成 DNA-Klonierung *f*
克隆（无性繁殖系，无性系）Klonen *n*
克隆[用]载体 Klonierungsvektor *m*
克隆 DNA 探针 klonierte DNA-Sonde *f*
克隆变异 klonale Variation *f*
克隆变异体 klonale Variante *f*
克隆病 Morbus Crohn *m*, Enteritis regionalis *f*, Ileitis segmentalis *f*（局限性回肠炎，一种原因不明的慢性肉芽肿性炎症性疾病，能侵犯胃肠道任何一部分，治疗后复发率高）
克隆测试法 Klontest *m*
克隆的（无性系的）klonal
克隆恩病 Crohn* Krankheit *f*
克隆法（AT 法）A- und T-Methode *f*
克隆繁殖（无性繁殖）klonale Vermehrung *f*, molekulare Klonierung *f*
克隆分析 Klonierungsanalyse *f*
克隆化 Klonierung *f*
克隆化扩增 Cloningsverstärkung *f*, klonale Expansion *f*
克隆禁忌 klonales Verbot *n*
克隆流产假说 klonale Abtreibungshypothese *f*
克隆率 Klonierungseffizienz *f*
克隆普克麻痹（克隆普克代热林麻痹）综合征（产伤所致下臂丛神经麻痹）Klumpke* Lähmung-(Klumpke*-Dejerine* Lähmung-) Syndrom *n*
克隆嵌板法 Klonmosaikmethode *f*
克隆删除学说 klonale Deletionstheorie *f*
克隆探针 Klonen-Meßsonde *f*
克隆位点 Insertionsstelle *f*, Klonungsstelle *f*
克隆无能（克隆失能）klonale Anergie *f*
克隆希特 - 卡纳达综合征（息肉病 - 色素沉着 - 秃发 - 指甲萎缩综合征）Cronkhite*Canada*-Syndrom *n*
克隆系 Klon-Linie *f*
克隆细胞培养 klonale Zellkultur *f*
克隆消（清，排）除 klonale Deletion *f*
克隆形成 Klonierung *f*
克隆形成能力（无性系形成能力）Klonalität *f*
克隆形成抑制因子 klonhemmender Faktor *m*
克隆型 Klonotyp *m*
克隆型的 klonotypisch
克隆选择 Klon-Selektion *f*
克隆选择学说 Klon-Selektionstheorie *f*
克隆演化 Klonevolution *f*
克隆株 Klonstamm *m*
克隆作图 Abbildung *f*
克鲁克变化 Crooke* Veränderung *f*, Crooke*-Russell* Veränderung *f*（垂体前叶嗜碱性细胞质的透明变性）
克鲁克斯暗区 Crookes* Raum *m*, Kathoden-Dunkelraum *m*（在 X 线管阴极附近有一个暗区，电流经此通过，亦称阴极暗区）
克鲁克斯氏管 Crookes* Röhre *f*
克鲁肯贝格梭 Krukenberg* Spindel *f*（角膜后面垂直梭状棕红色浑浊）
克鲁肯伯格瘤 Krukenberg*-Tumor *m*
克鲁肯伯格氏静脉 Krukenberg* Venen *f pl*, Venae cen-trales hepatis *f pl*
克鲁肯伯格氏瘤 Krukenberg* Tumor *m*, Fibrosarcoma ovarii mucocellulare carcinomatodes *n*
克鲁斯念珠菌 Cruise* Candida *n*
克[鲁斯]氏锥虫 Trypanosoma cruzi *n*
克鲁斯锥虫病（恰加斯病）Chagas* Krankheit *f*
克鲁宗病综合征 Crouzon* Syndrom *n*
克鲁宗氏病 Crouzon* Krankheit *f* (od. Syndrom *n*), Dysostosis cranio (orbito) facialis *f*
克仑硫卓 Clentiazem *n*
克伦巴赫 α 系数 Cronbach* α-Koeffizient *m*
克伦来因氏疝 Krönlein* Hernie *f*, Hernia inguinalis praeperitonealis *f*
克伦珀勒氏结核菌素 Klemperer* Tuberkulin *n*
克伦琴 Gramm-Röntgen *n*
克伦特罗 Clenbuterol *n*
克罗恩病 Crohn* Krankheit *n*
克罗恩腹膜炎 Crohn* Peritonitis *f*（腹膜上出现散在的肉芽肿结节的腹膜炎）
克罗恩氏病 Crohn* Krankheit *f*, Enteritis regionalis *f*, Ileitis segmentalis *f*
克罗恩综合征（病）Crohn* Syndrom *n*
克罗夫 - 特尔特公式 Cockcroft* Gault*-Formel *f*
克罗卡琳 Cromakalim *n*
克罗卡因 Kerocain *n*, Procainhydrochlorid *n*, Procai-niumehlorid *n*
克罗克病（手足发绀）Crocq* Krankheit *f*
克罗迈尔灯 Kromayer* Lampe *f*（水银石英灯，放出紫外线）
克罗米芬（氯米芬）Clomifen *n*, Clomiphencitrat *n*
克罗内克尔穿刺 Kronecker* Punktion *f*
克罗内克尔溶液 Kronecker* Lösung *f*（显微镜检查新鲜组织时用）
克罗内克尔中枢（心抑制中枢）Kronecker* Zentrum *n*
克罗宁法 Cronin* Methode *f*（用一短柱将鼻孔底两侧皮瓣抬起，以校正扁平的鼻尖
克罗宁洛维试验（反应）Cronin*-Lowe* Test *m* (od. Reaktion *f*)（诊断癌症的沉淀试验）
克罗斯综合征 Cross* Syndrom *n*, okulozerebrales Hypopigmentierungs-Syndrom *n*（眼脑色素减退综合征）（常染色体隐性遗传综合征，伴眼皮肤白化症等先天缺陷）
克罗他米通（抗疥螨药）Crotamiton *n*
克罗伊茨费尔特雅各布病（综合征）Creutzfeldt*-Jakob* Krankheit *f* (od. Syndrom *n*)（罕见的致命的可传染的海绵状病毒性脑病，亦称痉挛性假麻痹）
克罗伊茨费尔特雅各布病性痴呆 Demenz bei der Creutzfeldt*-Jakob* Krankheit *f*
克罗扎特矫正器（正牙器）Crozat* Gerät *n*
克洛德脊柱后路融合术 Claude* posteriorte Spinalfusion *f*
克洛德脊柱前路融合术 Claude* Wirbelsäule ventrale Fusion *f*
克洛德综合征 Claude* Syndrom *n*（一侧动眼神经麻痹，对侧协同不能，合并构音障碍）
克洛凯隔（股环隔）Cloquet* Septum *n*, Septum femorale *n*
克洛凯管（玻璃体管）Cloquet* Kanal *m*, Canalis hyaloideus *m*
克洛凯筋膜 Cloquet* Faszie *f*（封闭股环的腹膜外组织）
克洛凯淋巴结 Cloquet* Lymphknoten *m* (od. Drüse *f*)
克洛凯氏管 Cloquet* Kanal *m*, Canalis ctoqueti *m*, Cana-lis hyaloideus *m*
克洛凯氏淋巴结 Cloquet* Drüse *f*, CIoquet* Lymphknoten *m*
克洛凯氏疝 Cloquet* Hernie *f*, Hernia cloqueti *f*, Hernia femoralis pectinea *f*
克洛凯氏神经节 Cloquet* Ganglion *n*, Ganglion nasopalatinum *n*

克-吕二氏杆菌 Klebs*-Löffler* Bazillus *m*, Corynebacte-rium diphtheriae *n*
克吕威布西综合征 Klüver*-Bucy* Syndrom *n*(动物试验中双侧颞叶去除后常出现的行为异常)
克律韦利埃鲍姆加滕综合征 Cruveilhier*-Baumgarten* Syndrom *n*(肝硬变和门静脉高血压,伴脐静脉和脐旁静脉先天性未闭)
克律韦利埃丛(颈神经丛) Cruveilhier* Plexus *m*
克律韦利埃溃疡(单纯性胃溃疡) Cruveilhier* Ulkus *n*
克律韦利埃韧带(掌指关节掌侧韧带) Cruveilhier* Ligament *n*
克律韦利埃氏关节 Cruveilhier* Gelenk *n*, Articulatio atlanto-axialis mediana *f*
克律韦利埃氏筋膜 Cruveilhier* Faszie *f*
克律韦利埃氏麻痹 Cruveilhier* Paralyse *f* spinale pro-gressive Muskelatrophie *f*
克律韦利埃氏萎缩 Cruveilhier* Atrophie *f* spinale pro-gressive Muskelatrophie *f*
克律韦利埃窝(蝶骨舟状窝) Cruveilhier* Fossa *f*
克律韦耶麻痹(脊髓性肌萎缩) Cruveilhier* Lähmung *f*(od. Atrophie *f*), spinale Muskelatrophie *f*
克马手术(神经内浸润区域麻醉法) Crile*-Matas* Operation *f*
克麦比综合征(克罗斯综合征) Cross*-McKusick*-Breen* Syndrom *n*(常染色体隐性遗传综合征,智能不全,眼、口、脊柱发育异常)
克螨隆 Methamidophos *n*
克霉唑 Clotrimazol *n*
克霉唑霜 Clotrimazolkrem *m*, Clotrimazolcreme *f*
克米 Grammeter *n*
克秒 Grammsekunde *f*
克灭鼠 Coumafuryl *n*
克-纳二氏病 Crigler*-Najjar* Krankheit *f*
克纳普试验 Knapp* Test *m*(检尿糖、胃中有机酸)
克脑迷 Antiradon *n*, Aminoäthylisothiouronium *n*, β-Aminoä-thylisothioharnstoff *m*
克脑文盖尔反应 Knoevengel* Reaktion *f*
克内克反应(试验) Koenecke* Reaktion *f*(od. Test *m*) (检骨髓功能)
克尼格氏征 Kernig* Zeichen *n*
克尼格试验 Kernig* Test *m*(下肢疾病的一种检查法)
克尼格症 Kernig* Zeichen *n*
克念菌素 Cannitracin *n*
克尿噻 Chlorothiazid(um) *n*
克诺浦假说 Knoop* Hypothese *f*(认为脂肪酸在代谢过程中是连续去除以醋酸形式的二碳片段而被氧化)
克佩小结 Koeppe* Knötchen *n*
克杀汀(短杆菌肽)(抗生素类) Gramicidin *n*
克杀汀酸 Gramicidinsäure *f*
克山病 Kokuzan-Krankheit *f*, Kushan(-Krankheit) *f* Ke-shan
克山病病理学 Pathologie der Krankheit Keshan *f*
克山病病区 Keshan Krankheitsbereich *m*
克山病病因 Ursache der Krankheit Keshan *f*
克山病病因假说 ätiologische Hypothesen der Keshan Krankheit *f*
克山病猝死 plötzlicher Tod bei Keshan Krankheit *m*
克山病二级预防 Sekundärprävention von Keshan Krankheit *f*
克山病合并症 Komplikationen der Krankheit Keshan *pl*
克山病临床分型 klinische Art von Keshan Krankheit *f*
克山病平衡膳食 ausgewogene Ernährung bei Keshan Krankheit *f*
克山病三级预防 tertiäre Prävention von Keshan Krankheit *f*
克山病膳食预防 Prävention von Keshan Krankheit durch angemessene Ernährung *f*
克山病硒预防 Prävention von Keshan Krankheit durch Selen-Supplementierung *f*
克山病心肌炎症反应 Herzmuskelentzündung von Keshan Krankheit *f*
克山病一级预防 Primärprävention von Keshan Krankheit *f*
克山病诱因 auslösende Faktoren von Keshan Krankheit *m pl*
克山病诊断原则 Leitlinie für Diagnostik von Keshan Krankheit *f*
克山病治疗 Behandlung der Keshan Krankheit *f*
克山病综合性预防 Prävention von Keshan Krankheit durch umfassende Maßnahmen *f*
克氏[定氮]法(试验) Kjeldahl* Methode *f*(od. Test *m*) (检有机氮含量)
克氏巴通体 Klinefelter* Bartonella *n*
克氏含铁琼脂 Kligler*(Eisen-)Agar *m*
克氏假裸头绦虫 Pseudoanoplocephala Crawford* *f*
克氏静脉丛 Kiesselbach* Venenplexus *m*
克氏烧瓶(长颈烧瓶) Kjeldahl* Kolben *m*
克氏耶尔森菌 Klinefelter* Yersinia *n*
克氏针固定术 Kirschner*-Drahtfixation *f*
克氏针内固定术 innere Fixation mit Kirschner* Draht-(spieβ)(od. Nagel) *f*
克氏终球 Krause*(End-)Kolben *m pl*(od. Körperchen *n pl*), Corpuscula bulboidea *n pl*
克氏锥虫 Trypanosoma cruzi *n*
克氏综合征 Klinefelter* Syndrom *n*
克式孤独症行为量表 Klinefelter* Autism Behavior Scale <engl.>
克式量 Gramm-Formelgewicht *n*
克式浓度 Formalität *f*
克式针 Kirschner*-Draht *m*
克丝钳 Kombinationszange *f*, Drahtzange *f*
克斯别赫捷列夫层(别赫切列夫层) Kaes*-Bekhterev* Schicht *f*(大脑皮质外粒层的纤维层)
克-斯二氏缩合反应 Claisen*-Schmidt* Kondensations-reaktion *f*
克斯神经纤维网 Kaes* Neuropilem *n*(大脑皮质第三层内的纤维带)
克斯手术 Chrisman*-Snook* Operation *f*(踝外侧副韧带重建术)
克斯特小结 Köster* Knötchen *n*(含有巨细胞的结核节,四周有双层细胞围绕)
克-特二氏综合征 Klippel*-Trenaunay* Syndrom *n*, angio-osteohypertrophisches Syndrom *n*
克特派韦综合征(克特综合征) Klippel*-Trénaunay*-Parkes*-Weber* Syndrom *n*, Klippel*-Trénaunay* Syndrom *n*(罕见病征,常累及一肢,骨肥大、皮肤下血管瘤、静脉曲张及持久性红斑)
克提法 Kremer*-Tisdall* Methode *f*(检血清钾及血清钠)
克汀病 Kretinismus *m*
克汀病的(呆小病的) kretinistisch
克汀病肌肉肥大综合征(科德斯综合征)(常染色体隐性无甲状腺呆小症) Kocher*-Debré*-Sémélaigne* Syndrom *n*, Debré*-Sémélaigne* Syndrom *n*
克汀病面容 Aussehen vom Kretinismus *n*
克汀病者(呆小病者) Kretin *m*
克汀瘸性白痴 kretinische Idiotie *f*
克瓦综合征 Klein*-Waardenburg* Syndrom *n*(尖头、并指[趾]畸形Ⅳ型,为一种常染色体显性遗传病)
克韦肯斯蒂特试验(现象,征)(压迫颈静脉征) Queckenstedt* Test *m*
克韦姆试验(皮下抗体注射检结节病) Kevim* Test *m*
克维姆抗原 Kveim* Antigen *n*(人急性结节病组织,如脾或淋巴结的盐水提取物)
克魏征 Klippel*-Weil* Zeichen *n*(将患者屈曲的手指伸直时,如拇指屈曲与内收,提示锥体束病)
克温抗原 Kveim* Antigen *n*
克沃尼肠杆菌 Enterobacter *m*

克[西拉格]病(硬化性萎缩性苔藓) Csillag* Krankheit *f*
克西综合征(无汗性外胚层发育不良) Christ*-Siemens* Syndrom *n*, Wedderburn* Syndrom *n*, schweißhemmende Ektodermaldysplasie *f*
克矽平 Oxypovidin *n*, Polyvinylpyrrolidin-N-Oxid *n* (PVNO)
克泻痢宁 Oxyquinolinsulfathalidin *n*
克雅病(综合征)(传染性海绵状脑病) Creutzfeldt*-Jakob* Krankheit *f* (od. Syndrom *n*)
克雅病变种 veränderliche Creutzfeldt* Jakob*-Erkrankung *f*
克雅病性痴呆 Demenz bei der Creutzfeldt*-Jakob* Krankheit *f*
克-雅氏(氏)病 Creutzfeldt*Jakob*-Krankheit *f*
克原子 Grammatom *n*, Atomgramm *n*
克原子比 Grammatomverhältnis *n*
克原子量 Grammatomgewicht *n*
刻板 Stereotyp *m*
刻板动作 iteratives Verhalten *n*, stereotypierte Handlung *f*
刻板动作障碍 stereotype Bewegungsstörung *f*
刻板效应 stereotype Reaktion *f*, stereotyper Effekt *m*
刻板性 stereotyp
刻板性运动 stereotype Bewegung *f*
刻板言语 Sprachstereotyp *m*
刻板言语性幻听 halluzinatorische Verbigeration
刻板运动 stereotype Bewegung *f*
刻板症 Stereotyp *m*, Stereotypie *f*, Iteration *f*
刻板姿势 Haltungsstereotypie *f*
刻板姿态 Manierismus *m*
刻薄世界观 ätzende Weltanschauung *f*
刻点血蜱 Haemaphysalis punctata *f*
刻度 Skala *f*, Graduierung *f*, Gradeinteilung *f*
刻度导尿管 graduierter Ureterkatheter *m*
刻度离心管 graduiertes Zentrifugenglas *n*
刻度量器 Skalenmeβgerät *n*, graduiertes Meβgerät *n*
刻度量筒 Meβzylinder *m*, Zylindermeβglas *n*
刻度盘 Skalascheibe *f*, Skalenscheibe *f*
刻度瓶 graduierte Flasche *f*, Meβflasche *f*, Meβkolben *m*
刻度设计 Skala Entwurf *m*
刻度试管 graduiertes Reagenzglas *n*
刻度探条 graduierte Bougie *f*, Meβsonde *f*, Dosimeter-sonde *f*
刻度吸移(量)管(graduierte)Meβpipette *f*
刻度压力计 graduiertes Manometer *n*
刻度牙周探针 graduiertes Parodontometer *n*
刻痕 Schnitt *m*
刻划刀 Kerbmesser *n*
客舱 Fahrgastraum *m*, Insassenraum *m*, Passagierabteil *n*
客观标准 objektives Kriterium *n*
客观测听法 objektive Audiometrie *f*
客观测验 objektiver Test *m*
客观道德 objektive Moral *f*
客观的 objektiv
客观的健康人 objektive gesunde Leute *pl*
客观的焦虑 objektive Angst *f*
客观关系投射测验 Projektionstest der objektiven Relation *m*
客观精神生物学 Ergasiologie *f*
客观考试 objektive Prüfung *f*
客观事件 objektives Ereignis *n*
客观现象 objektives Phänomen *n*
客观心理学 objektive Psychologie *f*
客观信度 Zuverlässigkeit der Sachlichkeit *f*
客观型 objektiver Typ *m*
客观性耳鸣 objektives Ohrsausen *n*
客观性焦虑 objektives Besorgnis *n*
客观性自我意识 objektives Selbstbewusstsein *n*
客观验光 objektive Refraktionsmessung *f*
客观意识 objektives Bewusstsein *n*
客观征象 objektives Zeichen *n*
客观症状 objektives Symptom *n*
客观资料 Gegenstandsdaten *n pl*, objektive Daten *n pl*
客体 Objekt *n*
客体大小 Objektgröße *f*
客体分裂 Abspaltung des Objekts *f*
客体关系 Gegenstandsbeziehung *f*
客体关系理论 Objekt-Beziehungstheorie *f*
客体关系疗法 Objekt-Beziehungstherapie *f*
客体选择 Objektwahl *f*
客体选择性依赖型(依恋型) von der Objektwahl abhängiger Typ *m*
客蚤属 Xenopsylla *f*
课件(编制计算机辅助教材的软件) Lernsoftware *f*
课堂动力学 Klassenraumdynamik *f*
课堂环境 Klassenraumumgebung *f*, Klassenraumumfeld *n*
课题 Problem *n*, Aufgabenstellung *f*
课题分析 Aufgabenanalyse *f*
课外活动 außerschulische Aktivität *f*
课桌椅高度 Schultisch- und Schulbankhöhe *f*
氪 Krypton *n* (Kr, OZ 36)
氪离子激光 Krypton-Laser *m*
氪洗出术 Auswaschungstechnik von Krypton *f*

KEN 肯垦

kěn 肯垦

肯达尔氏化合物 F Kendall* Compound F *n*, 17-Hydro-xykortikosteron *n*
肯德尔等级相关系数 Kendall* Rangkorrelationskoeffizient *m*
肯德尔方法 Kendall* Methode *f* (检查甲状腺组织中碘)
肯德尔和谐系数 Kendall* Übereinstimmungskoeffizient *m*
肯德尔一致性系数 Kendall* Konsistenzkoeffizient *m*
肯迪手术 Kenndy* Operation *f* (倾倒综合征的纠正手术之一)
肯定 Affirmation *f*, Bestätigung *f*, Zustimmung *f*
肯定父权标准 Kriterium der Vaterschaftsaffirmation *n*
肯定判断 affirmatives Urteil *n*
肯定携带者 obligatorischer Überträger *m*
肯定性对待 positives Ansehen *n*, positive Beachtung *f*
肯定性效应 deterministische Wirkung *f*
肯定杂合子 obligates Heterozygot *n*
肯定致癌物 affirmatives Karzinogen *n*, bestimmtes Karzinogen *n*
肯格手术 Kennedy*-Green* Operation *f* (倾倒综合征的纠正手术之一)
肯尼迪分类[法] Kennedy* Klassifikation *f* (根据缺失牙与残余牙位置关系的分类法)
肯尼迪氏征 Kennedy* Zeichen *n*, Nabelschnurgeräusch *n*
肯尼迪氏综合征 Kennedy* Syndrom *n*
肯普饮食 Kempner* Diät *f* (限制钠摄入量的饮食)
肯塔基 Kentucky
肯特氏束 Kent* Bündel *n pl*
肯-希二氏束 Kent* (-His*) Bündel *n*, Fasciculus atrioventricularis *m*
垦荒者 Buschmann *m*

KENG 坑

kēng 坑

坑 Lakune *f*
坑厕 Latrine *f*
坑道卫生 Tunnelhygiene *f*
坑水 Abwasser *n*
坑样的 holperig
坑状凹陷 buckelige Einsenkung *f*

KONG 空孔恐控

kōng 空

空[肠]回肠 Jejunoileum *n*
空[气]调[节]设备 Klimaanlage *f*
空凹外翻足 Cavovalgus *m*, Talipes cavovalgus *m*
空凹手 Manus cava *f*
空白的 leer, unausgefüllt
空白对照 leere Kontrolle *f*
空白分析 leere Analyse *f*
空白溶液 Blindprobelösung *f*
空白试验 Leertest *m*, Leerversuch *m*
空白校正 leere Korrektion *f*
空斑技术 Plaque-Technik *f*
空斑试验 Plaquetest *m*, Plaque-Assay *m*
空斑形成单位 Plaque-Bildungseinheit *f*, plaque forming unit (PFU) <engl.>
空斑形成试验 Plaque-Bildungstest *m*
空斑形成细胞 plaque forming cell (PFC) <engl.>
空斑抑制试验 Plaque-Hemmungstest *m*
空包弹 Platzpatrone *f*
空鼻症 Syndrom der leeren Nase *n*
空鼻综合征 Syndrom der leeren Nase *n*
空肠 Leerdarm *m*, Jejunum *n*
空肠闭锁 unperforierter Leerdarm *m*
空肠肠系膜对缘 anti-mesenteriale Grenze von Leerdarm *f*
空肠肠系膜缘 mesenteriale Grenze von Leerdarm *f*
空肠出血 Jejunumblutung *f*
空肠穿孔 Jejunumper foration *f*
空肠代食管[再建]术 Ösophagojejunoplastik *f*
空肠代食管术 jejunale Zwischenschaltung als ösophagealer Ersatz *f*
空肠代胃术 Jejunumersatzmagen *m*
空肠的 jejunal, jejunal (-is, -is, -e)
空肠动脉 Arteriae jejunales *f pl*
空肠段 Jejunumsegment *n*
空肠多发性憩室 jejunale Multiplex-Divertikel *f*
空肠缝[合]术 Jejunorrhaphie *f*
空肠改道术 Jejunum-Bypass *m*, jejunoilealer Bypass *m*
空肠梗阻 Jejunumobstruktion *f*
空肠固定到腹壁 Fixation des Jejunum an Bauchwand *f*
空肠固定术 Fixierung von Jejunum *f*, Jejunopexy *f*
空肠固有层 jejunale Lamina propria *f*
空肠弧菌 Vibrio iejuni *f*
空肠化 Jejunization *f*
空肠坏疽 jejunale Gangrän *f*
空肠回肠 jejunoileum *n*
空肠回肠的 jejunoileal
空肠回肠改道术 Jejunum-Bypass *m*, Jejunoilealer Bypass *m*
空肠回肠静脉 jejunoileale Vene *f*
空肠回肠旁路术 jejunoilealer Bypass *m*
空肠回肠憩室 Jejuno-Ileum-Divertikel *m*
空肠回肠吻合术 Jejunoileostomie *f*
空肠回肠性关节病 Jejunoileale Arthropathie *f*
空肠回肠炎 Jejunoileitis *f*
空肠及回肠静脉 Venae jejunales et ilei *f pl*
空肠间吻合口 Jejunojejunostomie *f*
空肠间置代肠道术 choledochoplasty durch Zwischenschaltung jejunalen *f*
空肠间置胃肠吻合术 Jejuno-zwischengeschaltete Gastroenterostomie *f*
空肠-结肠弯曲菌 Campylobacter jejuni/coli *m*
空肠结肠吻合术 jejunokolonische Anastomose *f*(用于肥胖)
空肠结肠吻合术 Jejunokolostomie *f*
空肠静脉 jejunale Vene *f*
空肠镜 Jejunoscope *n*
空肠镜检查 Jejunoskopie *f*
空肠克罗恩病 Crohn* Morbus des Jejunums *m*
空肠空肠 Y 形吻合术 Roux-Y-jejuno-jejunostomie *f*
空肠空肠侧侧吻合术 Seit-zu-Seit-Jejunojejunostomie *f*
空肠空肠端侧吻合术 End-zu-Seit-Jejunojejunostomie *f*
空肠空肠端端吻合术 End-zu-End-Jejunojejunostomie *f*
空肠空肠吻合术 Jejunojejunostomie *f*
空肠溃疡 Jejunalgeschwür *n*, jejunales Ulkus *n*
空肠扩张症 jejunale Dilatation (od. Erweitemng) *f*
空肠临床操作 medizinische Verfahren am Jejunum *n*
空肠瘘闭合术 Schließung der jejunalen Fistel *f*
空肠盲肠吻合术 Jejunoceco Anastomose *f*(用于肥胖)
空肠盲肠吻合术 Jejunozäkostomie *f*
空肠内窥镜活组织检查 endoskopische Biopsie des Jejunums *f*
空肠内窥镜检查 Endoskopie des Jejunums *f*
空肠内窥镜刷活组织检查 Endoskopische Biopsie der Bürste Jejunum *f*
空肠扭转 Volvulus des Jejunum *m*
空肠旁窝 mesentericoparietale Fossa *f*
空肠旁隐窝 parajejunale Fossa *f*
空肠憩室 Divertikel des Jejunums *n*
空肠憩室病 Divertikulose des Jejunums *f*
空肠憩室炎 jejunalen Divertikulitis *f*
空肠憩室炎-巨细胞性贫血-脂肪痢综合征 Divertikulose des jejunummacrocytic Anämie-Syndrom Steatorrhoe *f*
空肠腔 Jejunum-Lumen *n*
空肠切除术 Jejunektomie *f*, Jejunumresektion *f*
空肠切开活组织检查 offene Biopsie von Jejunum *f*
空肠切开术 Jejunotomie *f*
空肠切开探查术 Inzision und Exploration von Jejunum *f*
空肠上皮 jejunale Epithel *f*
空肠手术 Operation am Jejunum *m*
空肠手术性内窥镜检查 operative Endoskopie des Jejunum *f*
空肠输人袢梗阻 Obstruktion der zuführenden Jejunum-schlinge *f*
空肠弯曲杆菌 Campylobacter jejuni *m*
空肠弯曲杆菌食物中毒 Lebensmittelvergiftung durch Campylobacter jejuni *f*
空肠弯曲菌 Campylobacter jejuni *m*
空肠弯曲菌肠炎 Campylobacter jejuni Enteritis *f*
空肠弯曲菌食物中毒 Lebensmittelvergiftung mit Campylobacter jejuni *f*
空肠胃的 jejunogastrisch
空肠胃套叠 jejunogastrische Invagination *f*
空肠喂养用小肠造口术 Feeding Enterostomie von Jejunum *f*
空肠系膜 Mesojejunum *n*
空肠炎 Jejunitis *f*
空肠液 Jejunum-Saft *m*
空肠移植 Jejunum Transplantation *f*
空肠移植间置术 Jejuno-zwischengeschaltete Gastroenterostomie *f*
空肠引流式胰腺移植 Pankreas-Transplantation mit magensaftresistenten Entwässerung *f*
空肠造口闭合术 Schließung der Jejunostomie *f*
空肠造口除掉 Take-Down von Jejunostomie *n*
空肠造口管饲 Ernährung durch eine Jejunostomie *f*
空肠造口灌食 Fütterung durch Jejunostomie *f*
空肠造口术 Jejunostomie *f*
空肠造口喂养 Jejunostomiesfütterung *f*
空肠造口修复术 Reparatur der Jejunostomie *f*
空肠造口修改术 Überarbeitung der Jejunostomie *f*
空肠粘膜 Jejunum-Schleimhaut *f*
空肠粘膜下层 jejunale Submukosa *f*
空肠折叠术 Dung von Jejunum *m*

空肠肿瘤综合征 jejunales Neoplasma Syndrom *n*
空肠周围炎 Perijejunitis *f*
空肠周炎 Perijejunitis *f*
空肠综合征 Jejunum-Syndrom *n*
空巢 Leeres Nest *n*, Empty Nest <engl.>
空巢综合征 Empty-Nest-Syndrom *n*, Leeres Nest-Syndrom *n*
空传花粉 luftübertragener Pollen (od. Blütenstaub) *m*
空传疾病 luftübertragene Krankheit *f*
空传污染 Luftverseuchung *f*, Luftkontamination *f*
空传噪声 luftübertragener Lärm *m*
空传致病生物 luftübertragene pathogene Organismen *m pl*
空的 leer, gehaltlos, ungültig, nichtig
空蝶鞍综合征 Leersella-Syndrom *n*
空洞 Hohlraum *m*, Höhle *f*, Caverna *f*, Kaverne *f*
空洞的 kavernös, cavernos (-us, -a, -um)
空洞切开术 Kavernotomie *f*, Speleotomie *f*
空洞形成 Höhlenbildung *f*, Kavernenbildung *f*, Kaverni-sierung *f*, Kavitation *f*
空洞性肺结核 kavernöse Lungentuberkulose *f*
空洞性呼吸音 kavernöse (od. amphorische) Respiration *f*, amphorisches Atemgeräusch *n*
空洞性脊髓突出 Syringomyelozele *f*
空洞性脊髓炎 Syringomyelitis *f*
空洞胸语音 Kavernoloquie *f*
空洞音 Kavernengeräusch *n*
空洞引流术 Kavernendränage *f*
空洞语音 Kavernologuie *f*
空洞造口术 Speleostomie *f*, Kavernostomie *f*
空洞造影照片 Kavernogramm *n*
空洞状视神经萎缩 kavernöse Optikusatrophie *f*
空腹 Nüchternheit *f*
空腹葡萄 fastende Trauben *n*
空腹痛 Hungerschmerz *m*
空腹血浆葡萄糖 Nüchternblutzucker (FPG) *m*
空腹血糖 Nüchternblutzucker *m*
空腹血糖不正常 Abnormalität des Nüchternblutzuckers *f*
空腹血糖浓度 nüchterne Blutzuckerkonzentration *f*
空腹血糖调节受损 gestörte Nüchtern Blutglukose -Regulation *f*
空格点模型 Raumgitterpunkt-Modell *n*
空构型 räumliche Konfiguration *f*, sterische Struktur *f*
空管的 fistelartig
空盒气压计 Aneroidbarometer *m*
空盒音 Schachtelton *m*
空化[作用] Kavitation *f*
空化效应 Kavitationseffekt *m*
空化阈 Kavitationsschwelle *f*
空话 leere Rede *f*
空间 Luftraum *m*, Spielraum *m*
K 空间 K-Raum *m*
空间(性)总和 räumliche Summation (od. Summe) *f*
空间[排列]的 sterisch
空间编码 räumliche Kodierung *f*
空间变性 Raumverzerrung *f*
空间辨别 räumliche Differenzierung *f*
空间表征 räumliche Darstellung *f*, räumliche Repräsentation *f*
空间常性 Raumkonstanz *f*
空间错觉小屋 verzerrter Raum *m*
空间的 räumlich
空间点阵 Raumgitter *n*
空间电荷区 Raumladungszone *f*
空间定位障碍 Planotopokinesie *f*
空间定向 Raumorientierung *f*, örtliche Orientierung *f*
空间对比敏度 räumliche Kontrastempfindlichkeit *f*
空间分辨力 räumliches Auflösungsvermögen *n*
空间分辨率 Raumauflösungsvermögen *n*, räumliches Auflösungsvermögen *n*
空间分析 räumliche Analyse *f*
空间辐射 Raumemission *f*
空间辐射防护 Strahlenschutz im Weltraum *m*
空间辐射损伤 Beschädigung durch Raumemission *f*
空间辐射危害 Strahlengefahr aus dem Weltraum *f*
空间感觉形态 räumliche Modalität *f*
空间感知异常 Störung der Raumwahrnehmung *f*
空间构型 sterische Konfiguration *f*
空间关系 räumliche Beziehung *f*
空间关系测验 Raumverhältnisstest *m*
空间观点采择 räumliche Perspektive-Einnahme *f*
空间函数阈值 Space-Funktion Schwelle *f*
空间忽略 räumliche Vernachlässigung *f*
空间环境 Raumumgebung *f*
空间极限 Raumlimitation *f*
空间记忆 räumliches Gedächtnis *n*, räumliches Erinnerungsvermögen *n*
空间技术 Weltraumtechnologie *f*
空间觉 Raumempfindung *f*, Raumsinn *m*, Raumgefühl *n*
空间结构 Raumstruktur *f*
空间结构模型 raumfüllendes Modell *n*
空间结构透视式 Perspektivenform *f*
空间近视 Raummyopie *f*
空间连续性 räumliche Kontinuität *f*
空间量子化 Raumquantelung *f*
空间流 Raumfluss *m*
空间滤过 Raumfilterung *f*, räumliche Filtration *f*
空间脉冲长度 räumliche Impulsdauer *f*
空间盲 Raumblindheit *f*
空间能力 räumliche Fähigkeit *f*
空间能力的性别差异 geschlechtsspezifische Unterschied im Weltraumfähigkeiten *m*
空间能力因素 S-Faktor *m*
空间排除(阻)色谱法 sterische Ausschlusschromatographie *f*
空间排列 räumliche Anordnung *f*
空间排阻色谱法 sterische Exklusionschromatographie *f*
空间配置因素 sterischer Faktor *m*
空间频率 Raumfrequenz *f*
空间频率处理 Raumfrequenz-Verarbeitung *f*
空间频率分析 Raumfrequenzanalyse *f*
空间频率柱 Raumfrequenz-Säule *f*
空间群 Raumgruppe *f*
空间认知 Raumerkennung *f*, Raumkognition *f*, Raumwahrnehmung *f*
空间生命科学 Weltraum-Biowissenschaft *f*
空间生物调查卫星 Raumsatellit zur biologischen Forschung *m*
空间失认症 räumliche Agnosie *f*
空间时间的 raumzeitlich
空间实验室 Raumlaboratorium *n*
空间食品生产 Produktion von Astronautennahrungen *f*
空间视觉 Raumsehen *n*
空间视觉关联 visuelle räumliche Beziehung *f*
空间视觉失认 Seelenblindheit *f*, visuell-räumliche Agnosie *f*, visuell-räumliche Dyslexie *f*
空间适应综合征 Raumanpassungssyndrom *n*
空间特异性 räumliche Spezifität *f*
空间透视 räumliche Perspektive *f*
空间网络模型 räumliches Netzwerk-Modell *n*
空间位置 räumliche Position *f*
空间位置状态知觉 räumlich-sinnliche Wahrnehmung *f*
空间位阻的 sterisch-behindert
空间误差 Raumirrtum *m*, Raumabweichung *f*

空间向量 Raumvektor *m*, räumlicher Vektor *m*
空间向量心电图 räumliches Vektorkardiogramm *n*
空间效应 Raumwirkung *f*
空间谐波同步获取 simultane Akquisition von Raumsharmonik *f*
空间心电向量描记法 räumliche Vektorkardiographie *f*
空间性 Räumlichkeit *f*
空间异构 Raumisomerie *f*, sterische (od. räumliche) Isomerie *f*
空间因素 räumlicher Faktor *m*
空间域 Raumzone *f*
空间阈 Raumschwelle *f*
空间站 Raumstation *f*
空间张力 sterische Beanspruchung (od. Spannung) *f*
空间知觉 Raumwahrnehmung *f*
空间知觉综合障碍 Raumwahrnehmung umfassender Hindernissen *f*
空间助效 sterische Assistenz *f*
空间总和 räumliche Summation (od. Summe) *f*
空间阻抑 sterische Hemmung *f*
空降兵 Luftlandetruppen *f pl*, Luftlandekräfte *m pl*
空降兵卫生 Hygiene der Luftlandetruppen *f*
空降卫生连 Sanitätskompanie der Falltruppe *f*
空距失判征 Raumsinnstörung *f*
空军航空医学校(院) Flugmedizinische (Hoch-) Schule der Luftwaffe *f*
空军护士队 Krankenpflegerkorps der Luftwaffe *n*
空军基地食品供应主任 Direktor für Lebensmittelversorgung des Luftwaffenstützpunktes *m*
空军军医 Luftwaffenarzt *m*
空军军医主任 Leiter von Flugärzten *m*
空军卫生勤务 Sanitätsdienst der Luftwaffe *m*
空军卫生勤务学院 Medizinische Hochschule der Luftwaffe *f*
空军卫生中队 Sanitätsstaffel der Luftwaffe *f*
空军卫生专业士兵 Sanitätssoldat der Luftwaffe *m*
空军牙科兵 Luftwaffensoldat für dentale Versorgung *m*
空军医院 Krankenhaus für Luftwaffe *n*
空军总医院 Allgemeines Krankenhaus der Luftwaffen *n*
空壳取样 Ghost Sampling <engl.>
空卵 enukleiertes Ei *n*
空虑视野近视 Leerfeldmyopie *f*
空模型 leeres Modell *n*
空难 Flugzeugkatastrophe *f*
空泡 Vakuole *f*, Physalis *f*
空泡变性 vakuoläre Degeneration *f*
空泡病毒 vakuolisierendes Virus *n*, vacuolating virus <engl.>
空泡的 vakuolär, vacuolar (-is, -is, -e)
空泡蝶鞍 vakuoles Sella *n*
空泡毒素 vakuolisierendes Zytotoxin *n*
空泡肌病 vakuoläre Myopathie *f*
空泡脊髓病 vakuoläre Myelopathie *f*
空泡细胞 vakuolisierte Zelle *f*
空泡形成 Vakuolisierung *f*, vakuolenbildung *f*
空泡性脊髓病 vakuoläre Myelopathie *f*
空泡状多巴胺转运体 vesikulärer Monoamin-Transporter *m*
空疱天花 Variola siliquosa (s. siliquaris) *f*
空气 Aer *m*, Luft *f*
空气按摩 pneumatische Massage *f*, Luftmassage *f*, Pneumomassage *f*
空气泵 Luftpumpe *f*
空气比释动能 Luftkerma *n*
空气变应原 Aeroallergen *n*
空气采样 Luftprobenahme *f*, Luftprobenentnahme *f*
空气采样滤膜 Luftprobensmembran *f*
空气采样器 Luftprobenehmer *m*, Luftprobenentnehmer *m*
空气采样器 CS 值 Empfindlichkeitswert des Luftsamplers *m*, CS-Wert des Luftprobenehmers *m*
空气采样效率 Effizienz der Luftprobenahme *f*
空气处理设备 Lüftungsgeräte *n pl*
空气传播 Transmission durch Luft *f*
空气传播的 luftübertragen, lufttransportiert
空气传播污染物 Luftschadstoff *m*
空气传导 Luftleitung *f*
空气传导助听器 Luftleitungshörapparat *m*
空气传染 Luftinfektion *f*, aerogene Infektion *f*
空气传染疾病 luftübertragene Krankheit *f*
空气吹淋器 Luftschauer *m*
空气纯度[检查]镜 Aeroskop *n*
空气纯度测定法 Eudiometrie *f*
空气纯度测定器(仪) Eudiometer *n*, Meßgerät des Gasvolums *n*
空气纯度镜检查 Aeroskopie *f*
空气导管 Luftleitung *f*, Luftkanal *m*, Luftlaufweg *m*
空气的 luftbezüglich, aëre (-us, -a, -um)
空气等效材料 luftäquivalentes Material *n*
空气电离[作用] Aeroionisation *f*
空气动力性噪声 aerodynamisches Geräusch *n*
空气动力学粒子分析仪 aerodynamischer Partikelanalysator *m*
空气动力学直径 aerodynamischer Durchmesser *m*
空气对滤器 Luftfilter *m*
空气飞沫 Lufttröpfchen *n*
空气分离器 Windsichter *m*, Luftabscheider *m*, Luftsepa-rotor *m*
空气分析 Luftanalyse *f*
空气峰 Luftgipfel *m*
空气氟 Fluorid in der Luft *n*
空气浮游生物 Luftplankton *n*
空气干燥法 Lufttrocknen *n*
空气干燥器 Lufttrockner *m*
空气供给 Luftzufuhr *f*
空气鼓室的 luft-trommefellbezüglich, aerotympanic (-us, -a, -um)
空气灌肠 Luftklystier *n*
空气灌肠肠套叠复位 Luft-enema- Invagination *f*
空气过滤面罩 Luftfilterungsmaske *f*
空气过滤器 Luftfilter *m*, Luftwäscher *m*
空气过滤装置 Luftfilterapparat *m*
空气含量 Luftgehalt *m*
空气烘箱 Luftofen *m*
空气饥 Luithunger *m*
空气剂量 Luftdosis *f*
空气加热器 Lufterhitzer *m*
空气加温法 Luftheizung *f*
空气检测 Luftdetektion *f*
空气减压器 Luftdruckminderer *m*
空气减震器 Luftfeder *f*, Luftfederbalg *m*, Luftfederrollbalg *m*
空气交换率 Luftwechselrate *f*
空气净化 Luftreinigung *f*
空气净化设备 Luftreinigungseinrichtung *f*
空气净化系统 Luftreinigungssystem *n*
空气净化装置 Luftreiniger *m*
空气泪膜界面 Grenzfläche zwischen Luft und Trä-nenfilm *f*
空气冷凝器 Luftkondensator *m*
空气冷却 Luft (ab) kühlung *f*
空气冷却力计 Comfimeter *n*
空气冷却器 Luftkühler *m*
空气离析装置 Einrichtung zur Luftabsonderung *f*, Luftabscheider *m*, Luftseparator *m*
空气离子 Luftionen *pl*, Aeroion *n*
空气离子化 Luftionisierung *f*, Aeroionisation *f*
空气离子化疗法 Aeroionentherapie *f*, Aeroionisation *f*, Aeroionotherapie *f*

空气离子浓度测定仪 Luftionenkonzentrationsmesser *m*
空气离子治疗机 Aeroionentherapie-Apparat *m*, Aeroioni-sationsgerät *n*
空气理化检验 physikalische und chemische Analyse für Luft *f*
空气力学 Aeromechanik *f*
空气疗法 Aerotherapie *f*, Atmiatrik *f*
空气淋浴 Luftdusche *f*
空气淋浴室 Luftduschekammer *f*
空气流 Luftstrom *m*
空气流速计 Aerodromometer *n*
空气滤膜 Papier-Luftfilter *m*
空气排除 Luftausschluβ *m*, Luftablaβ *m*, Luftabzug *m*
空气平衡 Luftgleichgewicht *n*
空气气泡法 Luftaufschäummethode *f*
空气气味 Luftgeruch *m*
空气取样器 Luftsampler *m*, Luftprobennehmer *m*
空气容积描记 Luft-Plethysmographie *f*
空气溶胶 Aerosol *n*
空气射流 Fahrtwind *m*, Luftströmung *f*
空气生物学 Aerobiologie *f*, Aërobiologia *f*
空气收集器 Luftkollektor *m*
空气栓塞 Luftembolie *f*
空气栓塞危险 Luftemboliegefahr *f*, Luftembolierisiko *n*
空气栓塞症 Aeroembolismus *m*
空气栓子 Luftembolie *f*
空气调节(Luft-)Konditionierung *f*, Bewetterung *f*, Klima-tisation *f*, Klimatisierung *f*
空气调节器 Klimaregler *m*, Klimaanlage *f*, air conditioner <engl.>
空气调节室 Konditionieranstalt *f*
空气调节系统 Klimatisierungssystem *n*
空气透视 Vogelperspektive *f*
空气微过滤器 Luftmikrofilter *m*
空气微粒检测器 Luftpartikeldetektor *m*
空气微生物取样器 Aeroskop *n*
空气卫生 Lufthygiene *f*
空气温度 Lufttemperatur *f*
空气温度计 Luftthermometer *n*
空气污染 Luftverunreinigung *f*, Luftverseuchung *f*
空气污染测定 Luftverunreinigungsmessung *f*
空气污染监测 Luftverunreinigungsüberwachung *f*
空气污染检测 Detektion der Luftverschmutzung *f*
空气污染检查器 Luftverunreinigungsmonitor *m*, cacaero-meter <engl.>
空气污染物 Luftverseuchungsstoff *m*
空气污染预报(大气污染预报) Luftverschmutzungsprognose *f*
空气污染指数(大气污染指数) Index der Luftverschmutzung *m*
空气污染致癌作用 Luftverschmutzungskarzinogenese *f*
空气吸入 Aeroaspiration *f*
空气吸引采样法 Luftprobe(nent)nahme durch Aspiration *f*
空气稀薄 verdünnte Luft *f*, Verdünnungsluft *f*
空气稀释调节氧浓度面罩 Luftverdünnungsgesichtsmaske *f*
空气洗涤 Luftwaschen *n*
空气细菌 Luftbakterien *f pl*
空气细菌计数器 Aerobioskop *n*
空气细菌学 Luftbakteriologie *f*
空气箱 Luft-Trimmtank *m*
空气消毒剂 Luftreiniger *m*
空气消毒器 Luftdesinfektor *m*
空气新月征 Luftsichel *f*
空气悬浮 Luftsuspension *f*
空气悬浮包衣机 Luftsuspentionsbeschichtungsmaschine *f*
空气压缩机 Luftkompressor *m*, Luftpresser *m*
空气氧化 Luftoxidation *f*
空气氧混合器 Luft-Sauerstoff-Mixer *m*
空气氧混合装置 Luft-Sauerstoff-Mixer *m*
空气样品 Luftprobe *f*
空气样品的采集 Sammlung von Luftprobe *f*
空气引流 Luftabführung *f*
空气有机质测定计 Septometer *n*
空气浴 Luftbad *n*, Balneum pneumaticum *n*
空气预热器 Luftvorwärmer *m*
空气再生系统 Luftregenerationssystem *n*
空气止血带 pneumatischer Tourniquet *m*, druckluftbetätigte Blutaderpresse *f*
空气质量自动监测系统 automatisches Überwachungssystem der Luftqualität *n*
空气滞留 Air Trapping *n*
空气中毒物浓度 Konzentration des Giftes in der Luft *f*
空气中风速测定仪 Aneometer *n*
空气中相对湿度测定仪 Messgerät für relative Luftfeuchtigkeit *n*
空气注射法 Luftinjektion *f*
空气注射器 Luftspritze *f*
空气阻抑天平 Luftdämpfungswaage *f*
空气阻滞 Luftblock *m*
空腔 Kavität *f*, Hohlraum *m*, Cavitas *n*
空腔形成 Kavitation *f*, Hohlraumbildung *f*
空腔性脏器损伤 Verletzung des Hohlorgans *f*
空球型的 hohlsphäroide
空室恐怖 Kenophobie *f*
空手道打击 Karateschlag *m*
空谈心理学 Nonsense-Sesselpsychologie *f*
空调病 Klimatisierungskrankheit *f*
空调舱 klimatisierte Kabine *f*
空调机组 Klimaanlagen *f pl*
空调净化系统 Reinigungssystem für Klimaanlagen *n*
空调控制器 Fernbedienung der Klimaanlage *f*
空调器 Klimaanlage *f*
空调设备 Klimaanlage *f*
空调系统 Luftkonditionierungssystem *n*, Klimatisierungs-system *n*
空调装置 Klimaanlage *f*
空调综合征 Klimaanlagensyndrom *n*
空投救生圈 vom Flugzeug abgeworfene Boje *f*
空投伞 vom Flugzeug abgeworfener Fallschirm *m*
空位 Raumbit *n*
空胃痛 Hungerschmerz *m*
空瓮[性啰]音 Krugschall *m*
空瓮性 Amphorizität *f*
空瓮性的 amphorisch
空瓮性语音 Amphorophonie *f*
空吸 Suktion *f*, Saugen *n*
空吸泵 Saugpumpe *f*
空隙 Lücke *f*
空隙性遗忘 lakunäre Amnesie *f*, fleckige Amnesie *f*
空匣音 Schachtelton *m*
空闲受体 Ersatz-Rezeptor *m*, überflüssiger Rezeptor *m*, freier Rezeptor *m*
空想 dereistisches Denken *n*, Phantasie *f*
空想的 schimärisch, täuschend, phantastisch
空想儿童 Kind mit utopischen Gedanken *n*
空想家 Fantast *m*
空想癖 dereistisches Denken *n*, Dereismus *m*
空想性错视 Pareidolie *f*
空心管柱 offene Säule *f*, Hohlsäule *f*
空心螺钉 Hohlschraube *f*
空心纤维人工肾 künstliche Niere aus Hohlfasern *f*
空心阴极灯 Hohlkathode-Lampe *f*
空心针 Hohlnadel *f*

空心柱色谱法 Hohlsäulenchromatographie *f*
空性叩音 Resonanzperkussionsschall *m*
空虚 Leere *f*, Energielosigkeit *f*, Leblosigkeit *f*, Entkräftung *f*
空虚近视 Höhenmyopie *f*
空虚视野近视 Leergesichtsfeld-Myopie *f*
空虚视野效应 Leergesichtsfeld-Effekt *m*
空穴 Höhlung *f*, Loch *n*, Leerstelle *f*
空穴传导 Löcherleitung *f*, Defektelektronenleitung *f*
空穴电流 Defektelektronenstrom *m*, Löcherstrom *m*,
空穴色谱法 Lückenchromatographie *f*, Leerstellenchro-matographie *f*
空穴作用 Kavitation *f*
空晕病 Luftkrankheit *f*
空运后送伤员 luftevakuierte Verwundete *pl*
空运医疗后送 medizinische Luftevakuierung *f*
空载的 unbelastet
空载时间 Totzeit *f*
空值 Null-Wert *m*
空中翻正反射 Stellreflex im freien Fall *m*
空中浮游尘埃 Schwebestaub *m*
空中海上救援 Seenotrettungseinsatz aus der Luft *m*
空中交通控制 Flugsicherung *f*, Flugverkehrskontrolle *f*, Luftverkehrskontrolle *f*, Flugüberwachung *f*
空中救援 Luftrettung *f*
空中摄影术 Luftfotographie *f*, Aerophotographie *f*
空中微生物 luftübertragene Bakterien *f pl*
空中医疗后送 medizinische Luftevakuierung *f*
空中医疗救治 ärztliche Behandlung während eines Fluges *f*
空中医疗组 Arbeitsgruppe für luftmedizinische Versorgung im Flugzeug *f*
空中医生 Flugarzt *m*, Luftarzt *m*
空中医院 Air-Hospital *n*, Luftkrankenhaus *n*
空中意识丧失 Bewußtlosigkeit während eines Fluges *f*
空中营救 Luftrettung *f*
空中晕厥 Synkope in großer Höhe *f*
空转反应 Leerlaufsreaktion *f*

kǒng 孔恐

孔 ① Pore *f* ② Foramen *n* ③ Apertura *f*
博赫达勒克孔 Hiatus pleuroperitonealis *m*, Bochdalek* Foramen *n*(胸腹裂孔,膈裂)
博赫达勒克疝 Bochdalek* Hernie *f*(胸膜腹腔裂孔未闭形成的先天性膈疝)
博赫达勒克氏裂孔 Bochdalek* Loch *n*, Hiatus pleuroperitonealis *m*
杜佛内氏孔 Duverney* Foramen *n*, Foramen epiploicum *n*
法洛皮欧孔(岩大神经管裂孔) Fallopio* Foramen *n*
费兰孔(面神经管裂孔) Ferrein* Foramen *n*
费蓝氏孔 Ferrein* Foramen *n*, Hiatus fallopii *m*
哈蒂根孔(腰椎横突孔) Hartigan* Foramen *n*, Foramen des Lendenwirbelquerfortsatzes *n*
胡施克孔(颞骨鼓部孔) Huschke* Foramen *n*
基-雷二氏孔 Key*-Retzius* Foramen *n*, Apertura lateralis ventriculi quarti *f*
雷丘斯孔(凯雷孔,第四脑室外侧孔) Retzius* Foramen *n*, Key*-Retzius* Foramen *n*, Apertura lateralis ventriculi quarti
里维努斯孔(鼓膜松弛部的小孔) Rivinus* Foramen *n*, Incisura tympanica
卢施卡孔(第四脑室外侧孔) Luschka* Foramen *n*, Apertura lateralis ventriculi quarti
马-路二氏孔狭窄 Magendie*-Luschks* Foramen-stenose *f*
马让迪氏孔 Magendie* Foramen *n*, Apertura mediana ventriculi quarti *f*
门罗孔(室间孔) Monro* Foramen *n*, Foramen interventriculare
莫尔加尼孔(①膈的胸肋三角,胸腹裂孔 ②舌盲孔 ③单孔) Morgagni* Foramen *n*
莫朗孔(舌盲孔) Morand* Foramen *n*, Foramen cecum linguae
帕基奥尼孔([鞍]膈孔) Pacchionl* Foramen *n*, pacchionisches Foramen *n*
施瓦尔贝孔(延髓盲孔) Schwalbe* Foramen *n*, Foramen caecum posterius *n*, Foramen caecum medullae oblongatae *n*
斯卡帕氏孔 Scarpa* Foramen *n*, Foramen incisivum medianum *n*
斯蓬德尔孔 Spönderi* Foramen *n*(胎儿时期筛骨与蝶骨软骨原基间的小孔)
斯滕森孔(切牙管) Stensen* Foramen *n*, Schneidezahnloch *n*, Foramen incisivum *n*
斯瓦尔贝氏孔 Schwalbe* Foramen *n*
维厄桑斯孔 Vieussens* Foramen *n*(心最小静脉孔,在右心房壁上的小开口)
维克达齐尔孔(延髓盲孔) Vicq d'Azyr* Foramen *n*, Foramen caecum medullae oblongatae *n*
维萨里孔 Vesa'lii* Foramen *n*, Vesalius* Foramen *n*, Foramen venosum *n*(蝶骨卵圆孔内侧的小孔)
魏特布雷希特孔 Weitbrecht* Foramen *n*(肩关节囊孔,与肩胛下肌囊相通)
温斯娄氏孔 Winslow* Foramen *n*, Foramen epiploicum *n*
孔,隙,入口,通道 Port *m*
孔成道夫沙门菌 Salmonella kunzondolf *f*
孔道 Loch *n*, Grube *f*, Öffnung *f*
孔道狭窄 Arctation *f*
孔洞脑畸胎 Porenzephalus *m*
孔洞脑[畸形] Porenzephalie *f*, Porencephalia *f*
孔洞脑[畸形]的 porencephalic(-us, -a, -um)
孔海姆氏区 Cohnheim* Felder *n pl*
孔海姆学说 Cohnheim* Theorie *f*(认为肿瘤发生于胚胎性残余)
孔环颗粒 annuläres Granulat *n*
孔径 Apertur *f*
孔径光阑 Aperturblende *f*, Öffnungsblende *f*
孔径数 numerische Apertur *f*
孔可变光阑环 Stellring der Aperturirisblende *m*
孔口流量计 Blendendurchflussmesser *m*
孔雷人格量表 Comrey* Persönlichkeitsskala *f*
孔率 Aperturverhältnis *n*, Öffnungsverhältnis *n*
孔率[性]计 Porosimeter *n/m*
孔区 poröses Gebiet *n*
孔雀蓝色 malachitblau
孔雀绿 Bittermandelölgrün *n*, Chinagrün *n*, Benzoylgrün *n*, Malachitgrün *n*
孔雀绿琼脂 Malachitgrün-Agar *m*
孔雀绿肉汤 Malachitgrünfleischbrühe *f*, Malachitgrün-bouillon *f*
孔雀石 Malachit *m*
孔塞 Porenpfropfen *m*
孔特(孔德特)错觉 Kundt* Illusion *f*, Oppel*-Kundt* Täuschung *f*(一种几何学的视错觉)
孔文综合征 Kong Wen*-Syndrom *n*
孔纹导管 Tüpfelgefäß *n*
孔纹组织 Bothrenchyma *n*
孔隙度 Porosität *f*
孔隙色 Aperturfarbe *f*
孔隙性 Porosität *f*
孔眼 Foramen *n*
孔缘 Peritrema *n*
孔源性视网膜脱离 rhegmatogene Netzhautablösung *f*
孔状的 porenähnlich

孔状骨折 Fractura penetrans *f*
恐癌症 Carcinophobia *f*
恐暗素 Skotophobin *n*
恐暗肽 Skotophobin *n*
恐病症 Pathophobie *f*
恐怖 Phobie *f*, Entsetzen *n*, Horro *m*, Schrecken *m*
恐怖[体验] Phobophobie *f*
恐怖[症] Phobie *f*, Phobia *f*, Angst *f*, Furcht *f*, Horror *m*, Elektrophobie *f*
恐怖的 phobisch
恐怖强迫量表 Marks* Obsession Skala *f*
恐怖缺乏 Pantaphobie *f*
恐怖三联征 schrecklicher Dreiklang *m*
恐怖性 phobisch
恐怖性焦虑 phobische Anxietas *f*
恐怖性焦虑障碍 phobisches Angststörung *f*
恐怖性神经症 Angstneurose *f*, phobische Neurose *f*
恐怖状态 Angstzustand *m*
恐吃症 Sitophobie *f*, Sitophobia *f*
恐臭汗症 Bromidrosiphobie *f*
恐触症 Haphephobie *f*, Berührungsangst *f*
恐电症 Elektrophobie *f*
恐毒症 Toxophobie *f*, Toxiphobie *f*, Iophobie *f*
恐独症 Autophobie *f*
恐粪症 Koprophobie *f*
恐高症 Aerophobie *f*
恐狗症 Kynophobie *f*, Canophobie *f*
恐光症 Lichtfurcht *f*
恐鬼症 Demonophobie *f*
恐过症(过失恐怖) Hamartophobie *f*
恐核症 Nukleophobie *f*
恐黑暗症 Achluophobie *f*
恐花症 Anthophobie *f*
恐慌 panisch
恐慌行为 Panikverhalten *n*
恐慌症 Phobie *f*
恐秽症 Rhypophobie *f*, Verschmutzungsfurcht *f*, Mysophobie *f*, Ansteckungsphobie *f*
恐火症 Pyrophobie *f*
恐己犯罪恐怖 Enosiophobie *f*, Angst vor Sünden *f*
恐惧 Furcht *f*, Horror *m*, Angst *f*
恐惧反射 Angstreflex *m*
恐惧反应 Angstreaktion *f*
恐惧试验 Befürchtungstest *m*
恐惧死 Todfurcht *f*
恐惧性焦虑 phobische Angst *f*
恐惧性障碍 Panikstörung *f*, Angststörung *f*
恐恐惧症 Phobophobie *f*
恐旷症 Agoraphobie *f*, Platzangst *f*
恐龙 Dinosaurier *m*, Dinosaurus *m*
恐猫症 Ailurophobie *f*
恐男症 Androphobie *f*
恐鸟症 Ornithophobie *f*
恐女症 Gynäphobie *f*
恐气病(气流恐怖) Aerophobie *f*
恐窃症 Kleptophobie *f*
恐犬症 Kynophobie *f*
恐群症 Ochlophobie *f*, Angst vor Menschenmenge *f*
恐人症 Antropophobie *f*, Angst vor Menschen *f*
恐日症 Heliophobie *f*
恐锐症 Belonephobie *f*, Nadelangst *f*
恐色症 Chromatophobie *f*
恐闪电症 Keraunophobie *f*
恐蛇者 Ophidiophobe *m*
恐蛇症 Ophidiophobie *f*, Schlangenangst *f*
恐食症 Sitophobie *f*
恐数症 Numerophobie *f*
恐水病 Wasserscheu *f*, Hydrophobie *f*, Rabies *f*
恐睡症 Hyonophobie *f*, Schlafangst *f*
恐死症 Thanatophobie *f*, Angst vor dem Tod *f*, Sterbangst *f*
恐缩(缩阴)症 Koro *m*
恐缩症 Koro-Syndrom *n*
恐痛症 Algophobie *f*, Odynophobie *f*
恐血症 Häm(at)ophobie *f*, Haemaphobia *f*
恐夜[症] Nachtangst *f*, Nyktophobie *f*
恐语症 Glossophobie *f*
恐晕症 Vertigophobie *f*
恐蜘蛛症 Arachnephobie *f*

kòng 控

控告 Anklagen *n*, Anklage *f*
控释制剂 Präparat mit kontrollierter Freisetzung *n*, Depotpräparat *n*
控诉 anklagen
控制 Regelung *f*, Kontrolle *f*
控制按钮 Schalterknopf *m*
控制板 Schalterplatte *f*
控制暴露人体实验 kontrollierter aufdeckter Menschenversuch *m*
控制变量 Regelgröße *f*
控制不良综合征 Dyskontrollsyndrom *n*
控制不足综合征 Mangelkontrollsyndrom *n*
控制传染源 Kontrolle über Infektionsquelle *f*
控制存储器 Kontrollspeicher *m*
控制措施 Kontrollmaßnahme *f*
控制点 Kontrollpunkt *m*
控制电路 Regelschaltung *f*, Kontrollschaltung *f*
控制电位库仑分析法 potentiostatische Coulometrie *f*
控制二次污染 Kontrolle der sekundären Umweltverschmutzung *f*
控制风速 kontrollierte Windgeschwindigkeit *f*
控制感染 Kontrolle der Infektion *f*
控制膈式呼吸 kontrollierte diaphragmatische Respiration *f*
控制工具 Kontrollwerkzeug *n*
控制观察法 kontrollierte Beobachtung *f*
控制过程 Kontrollprozess *m*
控制呼吸 kontrollierte Respiration *f*, kontrollierte Ventilation *f*
控制化学分析 kontrollierte chemisehe Analyse *f*
控制机制 Kontrollmechanismus *m*
控制基因 Kontrollgen *n*
控制理论 Steuerungstheorie *f*
控制力负荷 Steuerkraftbelastung *f*
控制力减弱 Hypotaxie *f*
控制力丧失 Kontrollverlust *m*
控制力受损 Beeinträchtigung der Kontrollfähigkeit *f*
控制联想 kontrollierte Assoziation *f*
控制联想测验 kontrollierter Assoziationstest *m*
控制论 Kybernetik *f*
控制论机制 kybernetische Mechanismus *m*
控制论心理学 kybernetische Psychologie *f*
控制率 Kontrollrate *f*
控制模块 Steuereinheit *f*, Kontrollmodul *n*, Steuermodul *n*
控制模拟 Kontrollsimulation *f*
控制能力降低 reduzierte Fähigkeit zu kontrollieren *f*
控制起搏器 Schrittmacher nach Erfordernis *m*, demand pacemaker <engl.>
控制器 Kontroller *m*, Regler *m*, Monitor *m*
控制器编码 Kodierung des Reglers *f*
控制器排列 Regleranordnung *f*

控制器阻力 Reglerwiderstand *m*
控制区 Kontrollfeld *n*
控制湿度[下的]干燥 Vertrockung unter der kontrollier-ten Feuchtigkeit *f*
控制式引流管 kontrollierter Drän (od. Drain) *m*
控制试验 Kontrolltest *m*
控制释放 kontrollierte Freisetzung *f*
控制思想法 Gedankensteuerungstechnik *f*
控制台 Konsole *f*, Schaltpult *n*, Schalttisch *m*
控制台打字机 Konsoldrucker *m*, Konsolschreibenma-schine *f*
控制台面板 Schalttafel *f*
控制疼痛 Schmerzkontrolle *f*
控制通气 kontrollierte Ventilation *f*
控制图 Regelkarte *f*
控制温度 kontrollierende Temperatur *f*
控制温度[下的]干燥 Trocknung unter der kontrollierter Tem-peratur *f*
控制温度的 temperaturregulierend
控制吸烟 Rauchenkontrolle *f*
控制系统 Regelsystem *n*, Regelungssystem *n*, Kontroll-system *n*
控制系统技术 Technik des Regelungssystems *f*
控制性超促排卵 kontrollierte ovarielle Überstimulation *f*
控制性低温 kontrollierte Hypothermie *f*
控制性低血压 kontrollierte Hypotension *f*
控制性低血压麻醉 kontrollierte hypotensive Anästhesie *f*
控制性督导 kontrollierte Lenkung *f*
控制性血液稀释 kontrollierte Hämodilution *f*
控制训练 Kontrolltraining *n*
控制炎症 Kontrolle der Entzündung *f*
控制胰岛素给药的微泵装置 Minipumpe zur kontrollierten Insulinverabreichung *f*
控制因子 Kontrollfaktor *m*, Steuerungsfaktor *m*, Regelfaktor *m*
X 控制因子 X-Kontrollelement *n*, X-Stellglied *n*
控制有害因素 Kontrollierung der Noxen *f*
控制增益系统 Kontrollsystem zur Augmentation *n*
控制注射器 Kontrollspritze *f*
控制组 Kontrollgruppe *f*

KOU 口叩扣寇蔻

kǒu 口

口 Mund *m*, Ostium *n*, Stoma *n*, Apertur *f*
口凹 Mundbucht *f*, Sinus oralis *m*, Stomod(a)eum *n*
口凹的 stomodeal <eng.>
口白斑病 Leukoplakia oris *f*
口瘢痕挛缩 Narbenkontraktur des Mundes *f*
口鼻疮 Madagaskar-Beule-Pustel *f*
口鼻的 oronasal (-is, -is, -e)
口鼻瘘 oronasale Fistel *f*
口鼻面罩 oronasale Maske *f*
口鼻膜 oronasale Membran *f*, oronasale Folienschicht *f*
口闭锁 Atretostomia *f*
口表 orales Thermometer *n*
口部 Pars oralis (pharyngis) *f*
口部操 Mund-Übung *f*
口才 Redegabe *f*
口测法 orale Messung *f*
口吃 Stottern *n*, Logophasie *f*, Ischophonie *f*, Battarismus *m*
口吃康复 Rehabilitation beim Stottern *f*
口齿不清 lispelnd
口臭 übler Mundgeruch *m*, Halitosis *f*, Ozostomie *f*, Ozostomia *f*
口臭的 saburral (-is, -is, -e)
口出血 Stomatorrhagie *f*
口疮 Aphthen *f pl*, Aphthae *f pl*
口疮病 Aphthose *f*, Aphthosis *f*
口疮的 aphthos (-us, -a, -um), aphthös
口疮滴虫 Aphthomonas infestans *f*
口疮性口炎 Stomatitis aphthosa *f*
口疮性溃疡 Aphthengeschwür *n*, Ulcus aphthosum *n*
口疮样 aphthenartig, aphthenähnlich
口唇 Labia oris *n pl*
口唇干燥 Lippentrockenheit *f*, Xerocheilia *f*
口唇行为 orales Verhalten *n*
口唇阶段 orale Phase *f*
口唇拉钩 Lippenhaken *m*
口唇连合 Commissura labiorum (oris) *f*
口唇疱疹 Herpes labialis *m*
口唇情结 oraler Komplex *m*
口唇腺 Glandulae labiales oris *f pl*
口唇性格 oraler Charakter *m*
口道 Stomod(a)eum *n*
口道的 stomodeal <eng.>
口的 oral
口底 Mundboden *m*
口底癌 Mundbodenkarzinom *n*
口点 Stomion *n*
口定向 orale Orientierung *f*
口窦瘘 oral-antrale Fistel *f*
口对鼻人工呼吸 Mund-zu-Nase-Beatmung *f*
口对口人工呼吸 Mund-zu-Mund-Beatmung *f*
口飞沫 mouth-spray <engl.>
口服 orale Administration *f*, per os
口服 PARP 抑制剂 Olaparib *m*
口服避孕药(剂) orales Antikonzipientiens *n*, Antibabypil-le *f*
口服避孕药中风 Apoplexie durch orale Kontrazeptiva *f*, Schla-ganfall durch orale Antibabypille *m*
口服补液盐 orales Rehydratationssalz (ORS) *n*
口服补液盐溶液 orale Rehydrationslösung *f*
口服胆囊造影[法] orale Cholezystographie *f*
口服胆囊照相术 orale Cholezystographie *f*
口服的 peroral
口服毒性 orale Toxizität *f*
口服法胆囊造影术 orale Cholezystographie *f*
口服给药 orales Medikament *n*
口服化学疗法 orale Chemotherapie *f*
口服脊髓灰质炎病毒活疫苗 oraler Poliovirus Lebendimpfstoff *m*
口服脊髓灰质炎疫苗 oraler Poliomyelitis-Impfstoff *m*, orale Poliomyelitis-Vakzine *f*
口服剂量 orale Dosis *f*
口服降血糖药 orales Antidiabetikum *n*, orales antihy-perglykämisches Agens *n*
口服抗菌素 orale Antibiotika *n pl*
口服抗生素 orales Antibiotikum *n*
口服抗糖尿病药 orale Antidiabetika *n pl*
口服利尿药 orale Diuretika *n pl*
口服轮状病毒活疫苗 oraler Rotavirus Lebendimpfstoff *m*
口服葡萄糖耐量试验 oraler Glukosetoleranztest *m*
口服伤寒疫苗 oraler Typhusimpfstoff *m*
口服糖耐量试验 oraler Glukose-Toleranz-Test *m*
口服药 orales Arzneimittel *n*
口服疫苗 Schluckimpfstoff *m*
口干燥[症] Mundtrockenheit *f*, Xerostomie *f*
口干症 Xerostomie *f*
口干综合征 Sjögren-Syndrom *n*
口膈 Diaphragma Oris *n*, Mundboden *m*
口沟 Mundgrube *f*, Mundhalter *m*, Mundhaken *m*
口垢 Sordes oris *f*
口含片 LutSchtablette *f*, Bukkaltablett *n*

口颌的 oromaxillär, mund-(ober-)kieferbezüglich, oroma-xillar (-is, -is, -e)
口颌肌 stomatognathe Muskulatur *f*
口颌系统 stomatognathes System *n*
口颌系统肌链 Muskelkette des stomatognathen Systems *f*
口黑瘤 orales Melanom *n*
口后的 postoral (-is, -is, -e)
口后点 Slaphylion *f*
口呼吸 Mundatmung *f*
口呼吸习惯 Mundatmung *f*
口颊坏死 Stomatonoma *n*, Stomatitis gangraenosa g
口甲 bukkale Armatur *f*, oraler Kallus *m*
口交 Oralverkehr *m*
口角 Mundwinkel *m*, Angulus oris *m*
口角瘢痕挛缩 Narbenkontraktur des Mundwinkels *f*
口角成形术 Mundwinkelplastik *f*
口角唇炎 Mundwinkelentzündung *f*, Cheilitis angularis *f*
口角点 Cheilion *n*, Mundwinkelpunkt *m*
口角干裂 anguläre Cheilosis *f*
口角开大术 Kommissurotomie *f*
口角拉钩 Mundwinkelhalter *m*, Wangenhalter *m*
口角瘘 Mundwinkelfistel *f*
口角糜烂 Erosion des Mundwinkeis *f*, Erosion des Angu-lus oris *f*
口角牵开器 Mund (winkel) halter *m*
口角歪斜 Mundwinkelverzerrung *f*
口角下垂 Ptose des Mundwinkels *f*
口角线 Mundwinkellinie *f*
口角炎 Stomatitis angularis *f*, Cheilitis commissuralis *f*
口径 Lumen *n*, Kaliber *n*, Öffnungsweite *f*
口镜 Mundspiegel *m*, Dentalspiegel *m*
口镜柄 Mundspiegelgriff *m*
口镜头 Mundspiegelkopf *m*
口渴 Durst *m*
口孔 Mundöffnung *f*
口宽 Mundbreite *f*
口溃疡 Mundgeschwür *n*, Mundulkus *n*
口恋 Oralliebe *f*
口粮 Getreideration *f*
口粮标准 Maßstab für die Getreideration *m*
口裂 Stomatoschisis *f*, Rima oris *f*
口裂畸形 Schistostoma *n*
口裂宽 Mundspaltenbreite *f*, Breite der Rima oris *f*
口裂宽度 Mundspaltenbreite *f*, Breite der Rima oris *f*
口裂中心点 Stomion (STO) *n*
口令 Kennwort *n*, Passwort *n*
口令控制 Kennwortkontrolle *f*
口瘤 Stomatophyma *n*
口轮匝肌 Sphincter oris *m*, Musculus orbicularis oris *m*
口霉菌病 Stomatomykose *f*, Stomatomycosis *f*
口面的 orofazial
口面歪斜 Fazialislähmung *f*
口-面-指(趾)综合征 oral-fazial-digitales Syndrom *n*, oro-faziodigitales Syndrom *n*
口面指Ⅱ型综合征 Oro-fazio-digitales Syndrom Typ Ⅱ *n*
口面指综合征 Oro-facio-digitales Syndrom *n*
口面指综合征 I Oro-fazio-digitales Syndrom Typ Ⅰ *n*
口蘑 Tricholoma gambosum *n*
口蘑氨酸 tricholomische Säure *f*
口蘑属 Tricholoma *n*
口囊 Mundkapsel *f*
口讷 Dysphonemie *f*
口内 X 线照片 intraorales Radiogramm *n*
口内单纯疱疹 intraoraler Herpes simplex *m*, Herpes simplex im Mund *m*
口内的 intrabukkal, intraoral (-is, -is, -e), intrabuccal (-is, -is, -e)
口内法 intraorale Methode *f*
口内麻醉 intraorale Anästhesie *f*
口内描记器 intraoraler Tracer *m*
口内切开复位法 intraorale Inzision und Reposition *f*
口内切开排脓法 intraorale Inzision und Dränage *f*
口内血管瘤 intraorales Hämangiom *n*
口内支抗 intraorale Anheftung *f*
口盘 Mundscheibe *f*
口喷出物 Mundspray *m*
口皮样囊肿 Dermoidzyste des Mundes *f*
口器 Mundwerkzeuge *n pl*, Mundgliedmaβen *f pl*
口前肠 präoraler Darm *m*
口前的 präoral, preoral (-is, -is, -e)
口前听诊 orale Auskultation *f*
口前庭 Mundvorhof *m*, Vestibulum oris *m*
口腔 Mundhöhle *f*, Cavum otis *n*
口腔 X 线摄影机 orale Röntgenanlage *f*
口腔癌 orales Karzinom *n*, Karzinom der Mundhöhle *n*
口腔癌缺失的基因 deletiertes Gen des Mundkrebs *n*
口腔白斑病 orale Leukoplakie *f*
口腔白色海绵状痣 weißer Schwammnävus der Mundhöhle *m*
口腔白色角化病(良性角化病) Leukokeratose *f*
口腔白色念珠菌病 orale Moniliasis albicans *f*, Mundsoor *m*
口腔保健 Mundgesundheitsvorsorge *f*
口腔比较解剖学 vergleichende (od. komparative) orale Anatomie *f*
口腔扁平苔癣 oraler Lichen planus *m*
口[腔]病 Stomatopathie *f*, Stomatosis *f*
口腔病毒性粘膜白斑病 virale Leukolakie der Mundhöhle *f*
口腔病理学 orale Pathologie *f*
口腔病预防 orale Prophylaxie *f*
口腔病灶 Mundherd *m*, oraler Fokus *m*
口腔病灶感染 orale Fokalinfektion (od. Herdinfektion) *f*
口[腔]病损切除术 Exzision der Mundhöhle-Läsion *f*
口[腔]成形术 Stomatoplastik *f*
口腔病诊断学 orale Diagnostik *f*
口腔病治疗学 stomatologische Therapeutik *f*
口腔材料学 Wissenschaft für Zahnmaterialien *f*
口腔菜花状乳头瘤病 orale floride Papillomatose *f*
口腔穿通 Perforation der Mundhöhle *f*
口腔穿通伤缝合术 Naht der Perforationswunde der Mundhöhle *f*
口腔传播 orale Verbreitung *f*
口[腔]底切开引流术 Inzision und Dränage des Mundbo-dens *f*
口腔电流损害 elektrogalvanische Läsion der Mundhöhle *f*
口腔电子病历 orale elektronische Gesundheitsakte *f*, orale elektronische Patientenakte *f*
口[腔]发育不全 Atelostomie *f*
口[腔]奋森氏感染 Vincent* Infektion der Mundhöhle *f*
口腔法医学 forensische Zahnmedizin *f*
口腔防龋涂料 antikariöser Porenfüller *m*
口腔放射学 orale Röntgenologie *f*
口腔放线菌病 orale Aktinomykose *f*
口腔分泌物 orales Sekret *n*
口腔感觉功能 orale sensorische Funktion *f*
口腔干燥 Mundtrockenheit *f*, Xerostomie *f*
口腔公共卫生 orales Gesundheitswesen *n*
口腔含化剂 bukkal
口腔颌面解剖学 Mund-, Kiefer- und Gesichtsanatomie *f*
口腔颌面外科学 Mund-, Kiefer- und Gesichtschirurgie *f*
口腔颌面医学影像学 Mund-, Kiefer- und Gesichtsradiologie *f*
口腔黑斑[症] orale Melanoplakie *f*
口腔黑变病 orale Melanose *f*
口腔红斑 orale Erythroplakie *f*
口腔红斑病(增殖性红斑) orale Erythroplakie *f*

口腔红斑狼疮 Lupus erythematosus der Mundhöhle *m*
口腔厚皮病 Pachyderma oralis (s. oris) *n*
口腔护理 Mundpflege *f*
口腔化脓性肉芽肿 pyogenes Mundgranulom *n*
口腔坏疽 Gangraenopsis *f*, Gangraena oris *f*
口腔急诊学 Notfallzahnmedizin *f*
口腔疾病 Erkrankung der Mundhöhle *f*, orale Krankheit *f*
口腔技工工作台 Arbeitstisch im zahntechnischen Labor *m*
口腔技工学 zahnärztliche Technologie *f*, Dentaltechnologie *f*
口腔技工振荡器 Vibrationsgerät im Zahnlabor *n*
口腔健康检查 Mundgesundheitsuntersuchung *f*
口腔健康科学 Stomatologie *f*, Mundheilkunde *f*
口腔健康状况调查 Mundgesundheitsstudie *f*
口腔浆液腺 orale seröse Drüse *f*
口腔矫形科 stomatologische prosthetische Abteilung *f*, Abteilung für prosthetische Zahnheilkunde *f*
口腔矫治器 orales orthopädisches Gerät *n*
口腔酵母菌病 orale Saccharomykose *f*, Saccharomykose def Mundhöhle *f*
口腔结核病 Tuberkulose der Mundhöhle *f*, orale Tuber-kulose *f*
口腔结节病 orale Nodosität *f*
口腔解剖生理学 orale Anatomie und Physiologie *f*
口腔解剖学 orale Anatomie *f*
口[腔]镜 Dentoskop *n*, Stomatoskop *n*
口腔镜检查 Stomatoskopie *f*
口腔局灶性上皮增生 fokale Epithelhyperplasie der Mundhöhle *f*
口腔菌丛 Mundhöhlenflora *f*, Mundflora *f*
口腔康复 orale Rehabilitation *f*
口腔科 Abteilung für Stomatologie (od. Mundheilkunde) *f*
口腔科 X 线机 orale Röntgenanlage *f*
口腔科电动机 zahnärztliche Bohrmaschine *f*
口腔科手术器械 chirurgische Instrumente in der Abteilung für Stomatologie *n pl*
口腔科医师 Oralogist *m*, Stomatologist *m*
口腔科用冲洗器 zahnärztlicher Spülapparat *m*
口腔科用刀及支持器械 zahnärztliche Operationsskalpelle und Unterstützungsinstrumente *pl*
口腔科用敷料镊夹 Pinzettenklemme für zahnärztliche Verband-materialien *f*
口腔科用磨料磨具 Schleifmitteln und Polierinstrumente in der Abteilung für Stomatologie *pl*
口腔科用镊夹 Pinzettenklemme in der Abteilung für Stoma-tologie *f*
口腔科用钳 zahnärztliche Greifzange *f*
口腔科用咬骨钳 zahnärztliche Knochenzange *f*
口腔科用组织剪 zahnärztliche Gewebeschere *f*
口腔溃疡 Mundgeschwür *n*
口腔淋巴上皮囊肿 Lymphoepithelzyste der Mundhöhle *f*
口腔鳞状细胞癌 oraler Plattenepithel-Krebs *m*
口腔流行病学 Oralepidemiologie *f*
口腔伦理学 orale Ethik *f*
口腔麻疹粘膜斑 Kopliksflecken *n*
口腔麻醉学 orale Anästhesiologie *f*
口腔毛滴虫 Trichomonas buccalis *f*
口腔毛滴虫病 Trichomonl(i)asis buccalis *f*
口腔毛状粘膜白斑病 orale Haarleukoplakie *f*
口腔美容学 ästhetische Zahnheilkunde *f*
口腔内给药 orale Verabreichung *f*
口腔内科 orale Medizin *f*, Abteilung für orale Medizin *f*
口腔内鳞状细胞癌 intraorale Plattenepithelkarzinom *n*
口腔黏膜 Schleimhaut der Mundhöhle *f*
口腔黏膜病 Mundschleimhauterkrankung *f*
口腔黏膜下纤维性变 orale submuköse Fibrose *f*
口腔念珠菌病 Mundmoniliasis *f*
口腔脓毒病 Oralsepsis *f*
口腔疱疹 mündlicher Herpes *m*
口[腔]疱疹 Herpes der Mundhöhle *m*
口腔胚胎学 orale Embryologie *f*
口腔前庭 Mundvorhol *m*, Vestibulum oris *n*
口腔前庭成形术 Mundvorhofplastik *f*
口腔前庭粘膜 Mundvorhofschleimhaut *f*
口腔肉样瘤病 Sarkoidose der Mundhöhle *f*, orale Sar-koidose *f*
口腔乳头状瘤 Papillom der Mundhöhle *n*, orales Papil-lom *n*
口腔褥疮 Druckgeschwür im Mund *n*, oraler Dekubitus *m*
口腔软化 Stomatomalakie *f*, Stomatomalacia *f*
口腔上颌窦瘘 Oroantralfistel *f*
口腔上颌窦瘘修补术 Oroantralfistel-Plastik *f*, Oroantral-fistel-Verschluβ *m*
口腔上皮 Mundepithel *n*
口腔摄护 Mundpflege *f*
口腔生理学 orale Physiologie *f*
口[腔]损伤 Mundverletzung *f*
口腔损伤后牙髓炎 Pulpitis nach Mundtrauma *f*
口腔体温计 oraler Thermometer *m*
口[腔]痛 Stomatalgie *f*
口腔天疱疮 Pemphigus der Mundschleimhaut *m*, oraler Pemp-higus *m*
口腔听诊器 Pneumatoskop *n*
口腔外的 extrabukkal
口腔外科 Mundchirurgie *f*
口腔外科器械包 Instrumentenbesteck für orale Chirurgie *n*
口腔外伤 Mundtrauma *n*, Mundverletzung *f*
口腔卫生 Zahnpflege *f*, Mundpflege *f*
口腔卫生士 Dentalhygieniker/in *m/f*
口腔温度 Mundhöhlentemperatur *f*
口腔温度计 orales Thermometer *n*
口腔吸入器 Inhalator *m*
口腔吸收 Mundresorption *f*
口腔纤维瘤 Fibrom der Mundhöhle *n*, orales Fibrom *n*
口腔腺 Mundhöhlendrüse *f*, Glandula oris *f*
口腔腺瘤 Adenom der Mundhöhle *n*, orales Adenom *n*
口腔心理学 Stomatopsychologie *f*
口腔修复学 prothetische Zahnheilkunde *f*, Prosthodontik *f*
口腔学 Stomatologie *f*, Oralogie *f*
口腔学的 stomatologisch
口腔学家 Oralogist *m*, Stomatologist *m*
口腔芽生菌病 orale Blastomykose *f*
口腔炎 Stomatitis *f*
口腔医学 Stomatologie *f*, Zahnmedizin *f*
口腔医学信息学标准委员会 Normenausschuss für Informatik der Zahnmedizin *m*
口腔医院 Klinik für Zahn-und Mundhöhlenbehandlung *f*, Zahn-klinik *f*
口腔异物 Mundhöhlen-Fremdkörper *m*, oraler Fremdkör-per *m*
口腔隐球菌病 orale Kryptokokkose *f*, Kryptokokkose der Mün-dhöhle *f*
口腔疣状角化不良瘤 warziges Dyskeratom der Mundhöhle *n*
口腔预防保健 Mundhygiene *f*, Mundgesundheitspflege *f*
口腔预防保健组织 Mundgesundheitshygiene-Organisation *f*
口腔粘膜 Mundschleimhaut *f*, Tunica mucosa otis *f*
口腔粘膜癌 Karzinom der Mundschleimhaut *n*, Mund-schleimhaut-Karzinom *n*
口腔粘膜白斑 Leukoplakie der Mundschleimhaut *f*, Leukoplakia oris *f*
口腔粘膜改变 Veränderung der Mundschleimhaut *f*
口腔粘膜红斑 Erythroplakie der Mundschleimhaut *f*
口腔粘膜坏死性溃疡 Ulcus necroticum mucosae oris *n*, nekro-tischer Ulkus der Mundschleimhaut *n*

口腔粘膜良性角化过度 gutartige Hyperkeratose der Mundschleimhaut *f*
口腔粘膜内异位皮脂腺发育 Fordyce* Krankheit *f*
口腔粘膜皮内异位皮脂腺肥大 Fordyce* Krankheit *f*
口腔粘膜涂片 bukkaler Abstrich *m*, Mundschleimhaut-Abstrich *m*
口腔粘膜下层组织 orale Submukosa *f*
口腔粘膜下纤维化 orale submuköse Fibrose *f*
口腔粘膜血泡 Hämatom der Mundschleimhaut *n*
口腔粘膜疣状癌 verruköses Mundschleimhautkarzinom *n*
口腔粘膜疣状增生 verruköse Mundschleimhauthyperplasie *f*
口腔粘膜粘液囊肿 Schleimzyste der Mundschleimhaut *f*
口腔照明灯 oraler Illuminator *m*, orale Illuminations-lampe *f*
口腔真菌病 orale Mykose *f*, Mundhöhlenmykose *f*
口腔诊断学 Mundhöhlendiagnostik *f*
口腔正常菌群 normale Mundflora *f*
口腔正畸点焊机 zahnärztliches Punktschweißgerät *n*
口腔正畸学 Kieferorthopädie *f*
口腔支原体 Mycoplasma orale *n*
口腔职业病 Berufskrankheit der Mundhöhle *f*
口腔种植学 orale Implantologie *f*
口腔综合治疗机 Dentaleinheit *f*
口腔阻断压 oraler Okklusionsdruck *m*
口腔组织[细]胞浆菌病 Histoplasmose der Mundschleimhaut *f*
口腔组织学 orale Histologie *f*
口区 Regio oralis *f*
口乳突 Mundpapille *f*
口上颌窦瘘 Oberkieferhöhlenfistel *f*
口哨样面形综合征 Whistling Gesicht Syndrom *n*
口舌的 orolingual (-is, -is, -e)
口舌炎 Stomatoglossitis *f*
口神经机能病 Mundhöhlenneurose *f*
口声试验 Live-Sprachtest *m*
口述 Diktieren *n*
口述等级评分 mündlicher Ratingspunkt *m*
口述分级评分法 verbale Rating-Skala *f*
口述描绘评分法 verbale Rating-Skala *f*
口刷 Zahnbürste *f*
口水 Mundspeichel *m*, Saliva *f*
口酸度 Mundazidität *f*
口算 orale Arithmetik *f*
口蹄疫 Maul-und Klauenseuche *f* (MKS)
口蹄疫病毒 Maul-und Klauenseuche-Virus *n*
口蹄疫病毒群 Maul- und Klauenseuche-Virus-Gruppe *f*
口蹄疫病毒属 Maul- und Klauenseuche-Virus *n*
口蹄疫苗 Impfstoff gegen die Maul- und Klauenseuche *m*
口通气道 oraler Luftweg *m*
口头报告 mündlichen Bericht *m*
口头信息 mündliche Information *f*
口头宣传 mündliche Propaganda *f*
口头言语 mündliche Sprache *f*
口头言语传播 mündliche verbale Kommunikation *f*
口外X线照片投照技术 extraorale Radiographie *f*
口外安抗 extraorale Verankerung *f*
口外的 extraoral (-is, -is, -e)
口外弓 Gesichtsbogen *m*
口外麻醉 extraorale Anästhesie *f*
口外描记器 extraoraler Ablaufverfolger *m*
口外喂养 extrabukkale Ernährung (od. Fütterung) *f*
口外支抗 extraorale Verankerung *f*
口萎缩 Mundatrophie *f*
口胃的 stomatogastrisch
口吻 Maul *n*, Sehnauze *f*, Rüssel *m*
口误 Versprecher *m*, Lapsus linguae *m*
口吸盘 Mundsaugnapf *m*
口狭窄 Stenostomie *f*
口下板 Hypostomum *n*
口纤维瘤 Fibrom des Mundes *n*
口涎腺型混合瘤 Speicheldrüsenmischtumor der Mund-höhle *m*
口涎增多 Ptyalismus *m*
口香糖 Kaugummi *m*
口形红细胞增多 Stomatozytose *f*
口型红细胞(裂口红细胞) Stomatozyt *m*
口牙的 orodental
口咽癌 Oropharynxkarzinom *n*
口咽部 Oropharynx *m*
口咽导气管(通气道) Oropharyngealtubus *m*
口咽的 oropharyngeal
口咽封闭压 oropharyngealer Dichtdruck *m*
口咽和喉咽结核 Tuberkulose vom Oropharynx und Hypopharynx *f*
口咽喉三轴线 Mund-Rachen-Kehlkopf-Achse *f*
口咽膜 oropharyngeale Membran *f*
口咽腔 Mundrachenraum *m*, Oropharynx *m*
口咽通气道 oropharyngealer Tubus *m*
口咽肿瘤 oropharyngealer Tumor *m*
口炎 Stomatitis *f*
口炎性腹泻 Sprue *f*, Dysenteria catarrhalis *f*
口眼干燥综合征 Sjögren* Syndrom *n*
口眼生殖器综合征 oro-okkulo-genitales Stndrom *n*
口咬期 Beissphase *f*
口淫 orale Sexualität *f*
口淫癖 Vorliebe für Oralsex *f*
口语的发展 orale Entwicklung *f*
口语法 mündliches Verfahren *n*
口语沟通 mündliche Kommunikation *f*
口语记录 mündliches Protokoll *n*
口语记录分析 Analyse des mündlichen Protokoll *f*
口语交流 mündliche Kommunikation *f*
口欲(性欲) Oralität *f*, Oralerotik *f*
口欲的 oralerotisch
口[欲]个性 orale Personalität *f*, orale Individualität *f*
口[欲]人格 oraler Charakter *m*, orale Persönlichkeit *f*
口欲期 orale Phase *f*
口粘膜黑斑 Melanoplakie *f*
口罩 Schutzmaske *f*, Mundschutz *m*
口针 Lanzette *f*, Stechborste *f*, Stylus *m*
口针囊 Stylussack *m*, Crumena *f*
口指数 Mundindex *m*
口周白斑病 periorale Leukodermia *f*
口周瘢痕挛缩 periorale Narbenkontraktur *f*
口周苍白 periorale (od. zirkumorale) Blässe *f*
口周的 perioral, peristomal
口周肌群 periorale Muskeln *pl*
口周浆细胞增生病 Plasmacytosis circumorificialis *f*, periorale Plasmazytose *f*, periorale Plasmazellvermehrung *f*
口周皮炎 periorale Dermatitis *f*
口周雀斑 periorale (od. zirkumorale) Epheliden (od. Sommersprossen) *f pl*
口周雀斑样痣病 periorale Lentiginose *f*

kòu 叩扣寇蔻

叩按法 Perkussion *f*
叩卜林 Kuprein *n*, Cuprein (um) *n*
叩打 Perkussion *f*
叩抚法 Klopfung *f*, Tapotement *n*
叩喉听诊法 Plegaphonie *f*
叩击痛 Perkussionsschmerz *m*
叩皮针 percussopunctator <engl.>

叩听诊法 Phonakoskopie *f*
叩听诊器 Perkussionsgerät *n*
叩痛 Perkussionsschmerz *m*
叩响 Perkussionsresonanz *f*, Resonanz *f*
叩响的 resonant
叩响减弱 verminderte Resonanz *f*
叩响增强 erhöhte Resonanz *f*
叩诊 Abklopfen *n*, Perkussion *f*
叩诊板 Plessimeter *n*
叩诊板的 plessimetrisch
叩诊槌 Perkussionshammer *m*
叩诊方法 Perkussion *f*, Perkussionsmethode *f*
叩诊音 Perkussionsschall *m*, Klopfschall *m*
叩诊肢端麻刺感 distales Kribbeln bei der Perkussion *n*
叩跖反射 Reimer* Reflex *m*
扣 knöpfen
扣除保险 Versicherungabzug *m*
扣带 Zingulum *n*, Cingulum *n*
扣带沟 Sulcus cinguli *m*
扣带回 Zwinge *f*, Gyms cinguli *m*
扣带回脑疝 Hirnbruch des Gzrus cinguli *m*
扣带回切除术 Zingulektomie *f*, Cingulectomia *f*
扣带回切开术 Zingulotomie *f*
扣带回疝 Herniation des Gyrus cinguli *f*
扣带回疝形成 Herniation des Gyrus cinguli *f*
扣带回损伤 Trauma des Gyrus cinguli *n*
扣带回峡 Isthmus gyri cinguli *m*
扣带皮质 Zingulum *n*, Cingulum *n*, zingulärer Kortex *m*
扣带运动区 zingulärer Motorkortex *m*
扣带支 Ramus cingularis *m*
扣眼缝合法 Knopflochnaht *f*
扣针缝合术 Drahtnaht *f*
扣指测验 Klopfentest mit Fingern *m*
寇茨氏病 Coats* Krankheit *f* (od. Syndrom *n*), Retinitis exsudativa externa *f*
寇凑利瑙氏区 Cozzolino* Zone *f*
蔻 croneue <engl.>

KU 枯哭苦库裤酷

kū 枯哭

枯草杆菌 Heubazillus *m*, Subtilis *m*, Bacillus subtilis *m*
枯草杆菌 DNA 重组试验 DNA-Rekombinationstest des Bacillus subtilis *m*
枯草杆菌蛋白酶 Subtilopeptidase *f*, Subtilisin *n*
枯草杆菌的 σ 亚基更迭 σ-Untereinheitenänderung von Bacillus subtilis *f*
枯草杆菌感染 Heubazilleninfektion *f*, Infektion durch Bacillus subtilis *f*
枯草杆菌黑色变种 schwarze Variante des Bacillus subtilis *f*
枯草杆菌内溶素 Endosubtilysin *n*
枯草杆菌溶素 Analysin *n*
枯草杆菌素 Subtilin *n*
枯草杆菌肽 Bazitrazin *n*
枯草杆菌载体 Vektor des Heubazillus *m*
枯草杆菌脂 Bazilipin *n*
枯草菌蛋白酶 Subtilisin *n*, Subtilopeptidase *f*
枯草菌内溶素 Endosubtilysin *n*
枯草菌素 Subtilin *n*
枯草气喘 Heuasthma *n*
枯草热 Heuschnupfen *m*, Graskrankheit *f*, Gräserfieber *n*, Heufieber *n*
枯草热血清 Heuschnupfen-Serum *n*, Serum des Heufie-bers *n*
枯草芽胞杆菌 Bacillus subtilis *m*
枯醇 Cuminalkohol *m*
枯否氏细胞 Kupffer* Steruzelle *f*
枯否氏细胞肉瘤 Kupffer* (Stern-)Zell(en)sarkom *n*
枯骨状手 Skelet(t)hand *f*
枯蒋 Cumin *n*
枯颅病 Kuru-Krankheit *f*
枯氏锥虫 Trypanosoma cruzi *n*
枯水期 Trockenzeit *f*, /Trokenperiode *f*
枯酸 Kuminsäure *f*, Acidum cumicum *n*
枯萎病 (pflanzlicher) Brand *m*
枯烯 Kumol *n*, Cumol(um) *n*
枯叶蛾科 Lasiocampidae *pl*
哭叫 Geheul *n*
哭时遗尿 Dakryurie *f*

kǔ 苦

苦艾 ① Absinth(ium) *n* ② Artemisia absinthium *f*
苦艾的 absinthartig
苦艾酒 Absinth *m*, Absinth(alkohol) *m*
苦艾酒中毒 Absinthvergiftung *f*, Absinthismus *m*
苦艾脑 Absinthol *n*
苦艾内酯 Artemisin *n*
苦艾素 Absinthin *n*
苦艾油 Absinthöl *n*
苦艾油酸 Absinthsäure *f*
苦氨酸 Pikraminsäure *f*, Acidum picraminicum *n*
苦巴旦杏 Amygdalae *f pl*
苦扁桃 Amygdalae *f pl*
苦扁桃[仁]油 Bittermandelöl *n*, Oleum amygdalarum amararum *n*
苦扁桃仁 Amygdalae amarae *f pl*
苦扁桃仁甙 Amygdalin(um) *n*
苦参 Sophora *f*, Radix sophorae flavescentis *f*
苦参次碱 Matridin *n*
苦参碱 Matrin *n*
苦参中毒 Sophora-Vergiftung *f*
苦草 Vallisneria spiralis *f*
苦草属 Vallisneria *f*
苦橙花醇 Peruviol *n*
苦橙皮油 Oleum Aurantii amari *n*
苦橙素 Aurantiamarin *n*
苦橙酸 Aurantiamarsäure *f*
苦樗 Simaruba amara (s. officinalis) *f*
苦樗素 Simaroubidin *n*
苦的 bitter, amar(-us, -a, -um)
苦地胆苦素 Elephantopin *n*
苦地衣 Variolaria amara *f*
苦瓜 Momordica charantia *f*
苦瓜素 Momordicin *n*
苦苣菜 Sonchus oleraceus *m*
苦兰加苦甙 Curangin *n*
苦乐原则 Lust-Qual-Prinzip *n*
苦楝醇 Melianol *n*
苦楝皮 Cortex meliae *m*
苦楝三醇 Melianotriol *n*
苦楝酮 Melianon *n*
苦楝酮二醇 Melianodiol *n*
苦楝油 Zedrachbaum-Öl *n*, Melia azedarach-Öl *n*
苦楝中毒 Vergiftung der Melia azedarach *f*
苦马酸 Cumalinsäure *f*
苦霉素 Pikromycin *n*
苦昧霉素 Amaromycin *n*
苦昧酸锌 pikrinsaures Zink *n*, Zinkpikrat *n*
苦闷 Ademonie *f*, Alysosis *f*, Anxietas *f*
苦恼 Elend *n*, Qual *f*, Bedrängnis *f*, Not *f*
苦疟树 Pinckneya pubens *f*

苦痁树属 Pinckneya *f*
苦鳑鲏 Bitterling *m*
苦茄碱 Solamarin *n*
苦乳 bittere Milch *f*
苦木素 Quassin *n*
苦苏 Brayera anthelminthica *f*, Hagenia abyssinica *f*
苦苏毒素 Kosotoxin *n*
苦苏花 Bandwurmblüte *f*, Kosoblüte *f*, Cusso *n*, Kusso *n*
苦苏属 Brayera *f*
苦苏素 Koussein *n*
苦酮酸 Pikrolonsäure *f*, Acidum picrolonicum *n*
苦酮酸盐 Pikrolonate *n pl*
苦土 Bittererde *f*
苦味 Bitteres *n*, Amarities *f*, bitterer Geschmack *m*
苦味的 bitter, amar(-us, -a, -um)
苦味酊 Tinctura amara *f*, Essentia amara *f*
苦味毒 Pikrotoxin *n*
苦味酸 Bittersäure *f*, Acidum carbazoticum *n*, Pikrinsäure *f*
苦味酸安替比林 Pikropyrin *n*
苦味酸苯胺黑 Pikronigrosin *n*
苦味酸苯汞 Phenylmerkuripikrat *n*
苦味酸甲醛 Pikrolormal *n*
苦味酸结晶试验(巴尔贝里奥试验) Barberio* Kristalltest *m*
苦味酸卡红 Pikrokarmin *n*
苦味酸试剂 Pikrinsäure-Reagenz *f*
苦味酸试验 Pikrinsäure-Test *m*
苦味酸性黄疸 Pikrinikterus *m*
苦味酸烟碱 Nikotinpikrat *n*
苦味酸盐 Pikrat *n*
苦味酸银 pikrinsaures Silber *n*
苦味泻素 Kathartin *n*
苦味药 Bittermittel *n pl*, Bitterdrogen *f pl*, Amara(re-media) *n pl*
苦味异常 Pikrogeusie *f*
苦味质 Amaroid *n*
苦味质的 bitter
苦乌头碱 Pikroakonitin *n*
苦香木属 Simaba *f*
苦香皮属 Cascarilla *f*
苦硝酸 Acidum picro-nitricum *n*
苦笑面容痉笑 Risus sardonicus *m*
苦心的 sorgfältig, gewisschenhaft
苦杏仁甙 Amygdalin(um) *n*
苦杏仁甙酶 Amygdalase *f*
苦杏仁苷 Amygdalin *n*
苦杏仁苷酶 Amzgdalase *f*
苦杏仁酶 Emulsin *n*
苦杏仁酸安替比林 Antipyrinamygdalat *n*
苦杏仁糖 Amygdalose *f*
苦杏仁油 Bittermandelöl *n*
苦杏仁中毒 Bittermandelvergiftung *f*
苦杏素 Amarin *n*
苦盐 Bittersalz *n*, Sal amarum *n*
苦鱼 Bitterling *m*

kù 库裤酷

库 Lagerhaus *n*, Speicher *m*, Magazin *n*
  cDNA 库 cDNA-Speicher *m*
库柏碱(克斯巴林)(兴奋药) Cusparin *n*
库柏氏筋膜 Cooper* Faszie *f*, Fascia Cooperi *f*
库柏氏韧带 Cooper* Band(od. Ligament) *n*
库柏氏疝 Cooper* Hernie *f*
库柏氏悬韧带 Cooper* Suspensionsligamenta *n pl*, Ligamenta suspensoria mammae *n pl*
库伯内尔征 Cooper* Nell* Zeichen *n*
库伯钱达尼法 Khubchandani* Methode *f*(经直肠的直肠前膨出切开修补术)
库存物资 Lagermaterial *n*
库德爱好记录 Kuder* Vorlieben-Rekord *m*
库德帕斯彻氏综合征 Goodpasture* Syndrom *n*
库德一般兴趣调查表 Kuder* allgemeinem Interesse Fragebogen *m*
库德职业兴趣测验 Kuder* Berufsinteresse-Test *m*
库德职业兴趣调查表 Kuder*-Berufsinteresse-Umfrage *f*, The Kuder Occupational Interest Survey <eng.>
库德职业兴趣问卷 Kuder* Berufsinteresse-Umfrage *f*
库顿氏病 Couton* Krankheit *f*
库恩特视错觉 Kuhnt* optische Täuschung *f*
库尔洛夫体 Kurloff Körper *m*(豚鼠淋巴细胞原虫)
库尔曼安德森智力测验 Kulmann*-Anderson* Intelligenztest *m*
库尔曼智力测验 Kuhlmann*- Intelligenztest *m*
库尔契茨基细胞 Kulchitzky* Zelle *f*(肠粘膜中的梨形细胞)
库尔氏滤[菌]器 Coors* Filter *m*
库尔特计数器 Coulter* Zähler *m*(计算悬液中细胞或孢子等的仪器)
库夫斯病 Kufs* Krankheit *f*(青年后期家族性黑矇痴呆)
库弗莱尔氏子宫 Couvelaire* Uterus *m*(od. Syndrom *n*), Apoplexia uteroplacentaris *f*
库格尔贝格韦兰德病(遗传性青少年型肌萎缩) Kugelberg*-Welander* Krankheit *f*
库亨特氏压榨钳 Kuhunt* Quetschpinzette *f*
库克公式(分类计数、标准、指数) Cooke* Formel *f*(阿尔内特 Arneth 公式的一种简化法)
库肯勃瘤 Krukenberg*-Tumor *m*
库库鲁库病 Kukuruku *n*
库拉里诺三联征 Currarino*-Triade *f*
库勒压力栓钉系列 Kürer* Druckknopfsystem *n*
库利奇管(热阴极 X 线管) Coolidge* Tube *f*
库利氏贫血 Cooley* Anämie *f*, Anaemia Cooley* *f*
库林酮 Kulinon *n*
库鲁病 Kuru-Kuru *n*
库鲁涅加拉溃疡 Kurunegala-Ulkus *n*, Pyosis tropica *f*, Pyosis castellani *f*
库仑滴定法 coulometrische Titration *f*
库仑分析法 coulometrische Analyse *f*
库仑式气体测定器 Coulomb*Gas-Detektor *m*
库伦 Coulomb *n*
库伦定律 Coulomb* Gesetz *n*
库伦积分 Coulombintegral *n*
库伦计 Coulombmesser *m*, Coulombmeter *n*
库伦康普氏麻醉 Kulenkampff* Plexusanästhesie *f*
库伦式氮氧化物分析器 Coulomallen* Stickoxide-Analysator *m*
库伦吸引作用 Coulombic* Attraktion *f*, Coulombsche Anziehungskraft *f*
库伦仪 Coulometer *n*
库罗溃疡(罗库溃疡) Rokitansky*-Cushing* Ulkus *n*(中枢神经系统严重损害的偶发性溃疡性并发症,侵及食管下1/3、胃底或十二指肠)
库蠓[属] Culicoides *m*
库姆斯抗人球蛋白试验 Coomb* Test *m*(检红细胞表面及血中抗体)
库姆斯氏试验 Coombs* Test *m*(od.. Probe *f*), Antiglobulintest *m*
库纳月亮儿童 Kuna-Mondkinder *n pl*
库内酯 Kulacton *n*
库珀方案 Cooper* Schema *n*(乳腺癌化疗的一种方案)
库珀睾丸过敏(睾丸神经痛) Cooper* Reizhoden *m*
库珀腱(腹横肌腱膜月形部) Cooper* Sehne *f*
库珀筋膜(提睾肌筋膜,脚间纤维) Cooper* Faszie *f*, Fascia

Cooperi *f*
库珀内尔征 Coopernail* Zeichen *n*(会阴和阴囊或阴唇上出现的小淤血斑,为骨盆骨折之征)
库珀韧带(耻骨梳韧带) Cooper* Band *m*(od. Ligament *n*)
库珀韧带膀胱悬吊术 Cooper* Ligament-Blase-Suspension *f*
库珀乳腺过敏(乳腺神经痛) Cooper* Syndrom *n*, Neuralgia mammalis *f*
库珀软膏 Cooper* Balsam *n*
库珀疝(两囊性股疝) Cooper* Hernie *f*
库珀氏腺 Cowper* Drüse *f*, Glandula bulbourethralis *f*
库珀悬韧带(乳房悬韧带) Cooper* Suspensionsligament *n*, Ligament suspensoria mammaria *n*
库普弗细胞(肝巨噬细胞) Kupffer* Zelle *f*
库奇乌斯综合征 Cushing* Syndrom *n*(全身一侧肥大或偏身肥大,如面偏侧肥大)
库契次碱 Kurchein *n*
库契碱 Kurchinin *n*
库契皮 Kurchirinde *f*
库施曼病(慢性增生性肝周炎,糖衣肝) Curschmann* Krankheit *f*
库施曼螺旋体 Kusch* Man*-Burgdorferi *n*
库施曼氏螺旋物 Curschmann* Spiralen *f pl*
库施曼吸药罩 Curschmann* Maske *f*(用以吸入松节油蒸气)
库斯毛尔麻痹(库兰麻痹,急性特发性多发性神经炎) Kussmaul* Lähmung *f*, Kussmaul*-Landry* Lähmung *f*, akute idiopathische Polyneuritis *f*, Kussmaul* Paralyse *f*, Paralysis acuta ascendens spinalis *f*
库斯毛尔氏呼吸 Kussmaul* Atmung *f*
库斯毛尔氏昏迷 Kussmaul* Koma *n*
库斯毛尔氏麻痹 Kussmaul* Paralyse *f*
库斯毛尔氏脉 Kussmaul* Puls *m*
库斯毛尔氏失语 Kussmaul* Aphasie *f*
库斯毛尔氏症状 Kussmaul* Symptom *n*
库塔法 Coutard* Methode *f*(一种 X 线照射法)
库态按蚊 Anopheles culicifacies *m*
库瓦济埃氏征 Courvoisier* Zeichen *n*
库瓦西耶征 Kuwaxiye*-Zeichen *f*
库蚊 Gelsen *f pl*
库蚊缺母线虫 Agamomermis culicis *f*
库蚊属 Culex *m*
库蚊亚科 Culicinae *pl*
库蚊族 Culicini *pl*
库欣定律 Cushing* Gesetz *n*(颅内张力增高引起血压增高)
库欣反射 Cushing*-Reflex *m*
库欣氏综合征(皮质醇增多症) Hyperkortisolismus *m*, Cushing* Syndrom *n*
库欣手术(输尿管缝合法) Cushing* Operation *f*
库欣综合征样变化 cushingoide Veränderung *f*
库欣综合征样的 cushingoid
库兴氏病 Cushing* Krankheit *f*, hypophysärer Basophilis-mus *m*
库兴氏反应 Cushing* Reaktion *f*
库兴氏缝合术 Cushing* Naht *f*
库兴氏溃疡 Cushing* Ulkus *n*
库兴氏现象 Cushing* Phänomen *n*
库兴氏综合征 Cushing* Syndrom *n*
库血 Depotblut *n*, Blutkonserve *f*(Bluko)
裤状疝 Pantaloon Hernie *f*
酷热指数 Hitzeindex *m*

KUA 夸跨

kuā 夸

夸病癖 Pathopleiosis *f*
夸大 Übertreibung *f*, Grandiosität *f*
夸大病情 Pathopleiosis *f*
夸大的 übertrieben
夸大观念 bombastische Idee *f*
夸大狂(妄想) Makromanie *f*, Magalomanie *f*, Größenidee *f*, Größenwahnsinn *m*
夸大狂者 Megalomaniker *m*
夸大妄想 Megalomanie *f*, expansive Wannvorstellung *f*, bombastische Einbildung *f*
夸大性聋 selbstüberschätzende Taubheit *f*
夸大性偏执狂 ambitiöse Paranoia *f*
夸大性偏执型人格障碍 expansive paranoide Persönlichkeitsstörung *f*
夸脱 Quart *n*(qt)
夸希奥科病 Kwashiorkor *n*, malignes Unterernährungs-syndrom *n*
夸张 Übertreibung *f*, Überheblichkeit *f*
夸张妄想 expansiver Wahn *m*, ausgedehnte Wahnvorstellung *f*
夸张性 Selbstüberschätzung *f*, expansiveness <engl.>
夸张语 Hyperkorrektur *f*

kuà 跨

跨瓣环心包补片修补 Reparatur des transannularen perikardialen Patching *f*
跨胞转运 transzellulärer Transport *m*
跨壁的 transmural
跨壁压 transmuraler Druck *m*
跨步反射 stepping reflex <engl.>
跨代家庭治疗 intergenerationale Familientherapie *f*
跨代效应 generationsübergreifende Auswirkung *f*
跨肺压 transpulmonaler Druck *m*
跨高尔基网络 Trans-Golgi-Netzwerk *n*
跨界[射]线 Crenzstrahl *m*
跨距 Abstand *m*
跨槛步行 Hahnentritt *m*
跨栏步态 Hahnentritt *m*
跨理论模式 transtheoretisches Modell *n*
跨链交换 Crossing-over *n*, Überkreuzung *f*
跨流域调水工程 Interbasin Wasser-Transfer-Projekt *n*
跨民族的 MMPI 研究 nationenübergreifende MMPI Forschung *f*
跨膜蛋白 Transmembranprotein *n*, transmembranöses Eiweiß *n*
跨膜蛋白质 Transmembranprotein *n*, transmembranöses Eiweiß *n*
跨膜电位 Transmembranpotential *n*
跨膜电位差 transmembranöse Potenzialdifferenz *f*, Membranpotentialdifferenz *f*
跨膜动作电位 transmembranöses Aktionspotential *n*
跨膜结构域 Transmembrandomäne *f*
跨膜静息电位 transmembranöses Ruhepotential *n*, Ruhemembranpotential *n*
跨膜连接丝 Transmembran-Linker *m*
跨膜螺旋体 Transmembranspirale *f*
跨膜受体 Transmembranrezeptor *m*
跨膜通道 Transmembrankanal *m*
跨膜信号发放 transmembranöse Signalisierung *f*
跨膜信号转导 transmembrane Signalübertragung *f*, transmembrane Signaltransduktion *f*
跨膜信号转换器 transmembranöser Transducer *m*
跨膜压 Transmembrandruck *m*
跨膜转输 membranübergreifende Translokation *f*, membranübergreifende Verlagerung *f*, Transmembrantransport *m*
跨神经元溃变 transneuronale Degeneration *f*
跨声门癌 transglottisches Karzinom *n*
跨时相关 zeitübergreifende Korrelation *f*
跨通道的 modalübergreifend
跨通道匹配 modalitätsübergreifendes Matching *n*
跨通道启动 modelübergreifender Start *m*

跨突触变性(跨神经元变性) transsynaptische Degeneration *f*
跨突触的 transsynaptisch
跨突触溃变 transsynaptische Degeneration *f*
跨突触运动 trans-synaptische Bewegung *f*
跨文化差别 interkultureller Unterschied *m*, interkulurelle Differenzierung *f*
跨文化发展心理学 interkulturelle Entwicklungspsychologie *f*
跨文化夫妻角色 interkulturelle Ehepaarsrole *f*
跨文化护理 interkulturelle Pflege *f*
跨文化护理理论 interkulturelle Pflege-Theorie *f*
跨文化焦虑 interkulturelle Nervosität *f*
跨文化精神病学 transkulturelle Psychiatrie *f*
跨文化社会心理学 interkulturelle Sozialpsychologie *f*
跨文化心理学 interkulturelle Psychologie *f*
跨文化研究 interkulturelle Forschung *f*
跨文化咨询 interkulturelle Beratung *f*
跨细胞途径 transzellulärer Weg *m*
跨细胞网络 transzelluläres Netzwerk *n*
跨细胞液 transzelluläre Flüssigkeit *f*
跨细胞运输 transzellulärer Transport *m*
跨细胞转运 transzellulärer Transport *m*
跨性别游戏 geschlechtsübergreifendes Spiel *n*
跨阈步态 Steppergang *m*
跨越步 Fußfallen-Gang *m*
跨越分化 Transdifferenzierung *f*
跨粘膜电位 transmuköses Potential *n*
跨粘膜电位差 transmuköse Potentialdifferenz *f*

KUAI 块快

kuài 块快

块 Masse *f*, Massa *f*
块根 Wurzelknolle *f*
块根油酮 Tuberon *n*
块茎 Knolle *f*, Sproßknolle *f*
块茎糖 Levulin *n*
块茎糖酸 Levulinsäure *f*
块茎糖酸钙 Kalziumlevulinat *n*, Calcium-Levulinat *n*
块茎糖酸盐 Levulinat *n*
块茎形 knollenförmig
块茎型 Knollenform *f*
块茎状的 knollig, tuberös
块茎状体 knollenartige Masse *f*
块菌 Trüffel *f*
块菌属 Knolle *f*, Wurzelknolle *f*
块形肾 Klumpenniere *f*
块形无头畸胎 Mylazephalus *m*
块状肾 Knollenniere *f*, Klump(en)niere *f*, Ren informis *m*
快标记 rapid makiertes RNA *n*
快波 Schnellwelle *f*, schnelle Welle *f*
快波睡眠 Schnellwelle-Schlaf *m*
快餐 Imbiss *m*
快充试验 Schnellladung-Test *m*
快戴面罩 schnell aufzusetzende Gesichtsmaske *f*
快动神经肌单位 schnellbewegliche neuromuskuläre (od. motorische) Einheit *f*
快动眼睡眠 REM-Schlaf *m*
快反应动作电位 Schnellantwort-Aktionspotential *n*
快反应非自律细胞 schnell reagierende nicht selbst-regulatorische Zelle *f*
快反应自律细胞 schnellreaktive autorhythmische Zelle *f*
快感 Hedonie *f*
快感倒错 Parhedonie *f*, Paradoxia sexualis *f*
快感过敏(盛) Hyperhedonie *f*
快感减少 Hyphedonie *f*
快感缺乏 Anhedonie *f*
快感原则 Lustprinzip *n*
快活 Fröhlichkeit *f*, Jovialität *f*
快克 Crack *n*
快口采血针 spitze (od. scharfe) Blutentnahmelanzette *f*
快口尖型缝合针 scharfe Nadel *f*
快乐 Freude *f*, Glück *n*
快乐恐怖 Cherophobia *f*
快乐狂 Amenomanie *f*, Cheromanie *f*
快乐原则 Lustprinzip *n*
快滤 rapide (od. schnelle) Filtration *f*
快滤池 schneller Filter *m*
快沙滤[池] Jewell-Filter *m*, Schnellsandfilter *m*
快膳食蛋白 schnelles Nahrungsprotein *n*
快速病毒学应答 schnelle virologische Ansprechung *f*
快速残疾评定量表 schnelle Behinderungsbewertungsskala *f*
快速成型 schnelle Prototypenerstellung *f*
快速冲洗实验 schneller Spül-Test *m*
快速充氧阀 schnelles Sauerstoffventil *n*
快速充盈波 schnelle Füllungswelle *f*
快速充盈期 schnelle Füllungsphase *f*
快速催眠 schnelle Hypnose *f*
快速胆甾醇试验 Citochol-Test *m*, Citochol-Reaktion *f*
快速腭中缝扩展 schnelle Gaumennahterweiterung *f*
快速发生 Tachygenesis *f*
快速反投影重建 schneller Rückprojektion-Wiederaufbau *m*
快速反应 schnelle (od. rapide) Reaktion *f*
快速放射免疫测定 Rapid-Radioimmun(o)assay *m*
快速分布相 schnelle Verteilungsphase *f*
快速分析 Schnellanalyse *f*, Rapidanalyse *f*, rapide Analy-se *f*
快速傅立叶变换 schnelle Fourier* Transformation *f*
快速感光即印照相机 Polaroid-Kammera *f*, Polaroid-Land-Kamera *f*
快速过滤漏斗 Schnellfiltriertrichter *m*
快速呼吸 Tachypnoe *f*
快速换针管式注射器 flinke Patronenspritze *f*
快速计算器(机) Schnellrechner *m*
快速监测 schnelle Überwachung *f*
快速检验 schnelle Detektion *f*
快速减敏[性] Tachyphylaxie *f*
快速进行性肾小球肾炎 rapid- progressives nephriticssyndrom *n*
快速聚类 schnelles Cluster *n*
快速连续静脉尿路造影 schnellserienurographie *f*
快速连续摄片 Schnellserienaufnahmetechnik *f*, rapide Seriographie *f*
快速轮替动作 schnelle alternierende Bewegung *f*
快速免疫[法] Tachyphylaxie *f*
快速免疫金渗滤法 schneller Immunogoldfiltrationsassay *m*
快速尿素酶试验 schneller Urease-Test *m*
快速凝结剂 Schnellgerinnungsmittel *n*
快速牛奶消毒法 Blitzsterilisation der Milch *f*
快速气管切开术 Notfall-Tracheotomie *f*
快速切片诊断 Schnellschnittdiagnostik *f*
快速燃烧 Konflagration *f*
快速染色 Schnellfärbung *f*
快速射血期 rapide Austreibungsphase (od. Austreibungsperiode) *f*
快速神经学甄别测验 schneller neurologischer Screeningstest (QNST) *m*
快速石膏绷带 Schnellgipsverband *n*
快速石蜡包埋法 Schnellparaffineinbettungsmethode *f*, rapide Paraffineinbettungsmethode *f*
快速食品 Instant-Essen *n*, Fast-Food *n*

快速试验 Schnellprobe *f*, Schnellprüfung *f*
快速视野计 Schnellperimeter *n*, schnelles Perimeter *n*
快速刷擦 schnelles Bürsten *n*
快速速尿酶试验 schneller Furosemid-Enzymtest *m*
快速梯度回波 schnelles Gradientenecho *n*
快速心房刺激器 rapider atrialer Stimulator *m*
快速心房起搏[法] rapide atriale Stimulation *f*, rapid a-trial pacing <engl.>
快速性心律失常 Tachyarrhythmie *f*
快速学习系统 schnelles Lernsystem *n*
快速血浆反应素环状卡片试验 schneller Plasmareaginstest *m*
快速压力蒸汽灭菌 schnelle Dampfsterilisation *f*
快速延迟整流钾通道 schneller verzögerter Gleichrichter-Kaliumkanal *m*
快速眼球运动睡眠(快速眼动睡眠) REM-Schlaf(REMS) *m*
快速眼运动 rasche(od. rapide)Augenbewegung *f*, rapid eye movement(REM) <engl.>
快速诱导插管 rapid-Sequenz-Intubation *f*
快速预警系统 schnelles Warnsystem *n*
快速诊断 Schnelldiagnose *f*, Rapid-Diagnose *f*
快速重建单元 schnelle Rekonstruktionseinheit *f*
快速自旋回波序列 Turbospinecho-Sequenz *f*
快缩肌 weiβer Muskel *m*
快缩肌纤维 Faser des weiβen Muskels *f*
快缩纤维 Schnelle Muskelfaser *f*
快通道 schneller Kanal *m*
快通道麻醉 Fast-Track-Anästhesie *f*
快通道门诊麻醉 Fast-Track ambulante Anästhesie *f*
快原子轰击质谱技术 schnelle Atom-Beschluss-Massenspektrometrie *f*
快照(相) Schnappschuss *m*, Momentaufnahme *f*
快中子 schelles Neutron *n*
快中子发生器 Schnell-Neutronengenerator *m*, Generator des schnellen Neutrons *m*
快中子放射源 Strahlungsquelle des schnellen Neutrons *f*
快中子加速器 Akzelerator des schnellen Neutrons *m*
快组分 schnelle Komponente *f*

KUAN 宽髋款

kuān 宽髋

宽 QRS 波心动过速 Breit-QRS-Tachykardie *f*
宽测绘带 breite Schneise *f*
宽带激光熔覆 breitbandige Laserstrahl-Auftragschweißen *n*
宽度 Breite *f*, Weite *f*
宽幅管型 breiter Zylinder *m*
宽沟 breite Rille *f*
宽角 Weitwinkel *m*
宽面综合症 groβes-Gesicht-Syndrom *n*
宽容评价误差 Toleranzbewertungsfehler *m*
宽束 γ- 射线 Groβfeld-Gamma-Strahl *m*
宽长比 Breite-zu-Länge-Verhältnis *n*
髋 Hüfte *f*, Coxa *f*
髋[关节]矫形器 Hüftorthese *f*
髋部分切除术 Ischiektomie *f*
髋部骨折 Hüftfraktur *f*
髋大腿矫形器 Hip-Knie-Knöchel-Fuß-Orthese *f*
髋发育不良截骨术 Hüftdysplasie Osteotomie *f*
髋股的 coxofemoral(-is, -is, -e)
髋股痛 Merokoxalgie *f*
髋骨 Beckenknochen *m*, pfannenknochen *m*, Os coxae *n*
髋骨钉 Dreikantlamellennagel *m*, Smith-Petersen* Nagel *m*
髋骨发育不良 Hüftdysplasie *f*
髋骨截骨术 Osteotomie des Beckenbeins *f*, Innominatos-teotomie *f*
髋关节 Hüftgelenk *n*, Articulatio coxae *f*
髋关节半脱位 Hüftsubluxation *f*
髋关节变性病 Hüfte-Degeneration *f*
髋关节表面置换术 Hüfte-Resurfacing-Arthroplastik *f*
髋关节病 Hüftarthrose *f*, Koxarthrose *f*
髋关节病性骨盆 Pelvis coxalgia *f*
髋关节陈旧性脱位 alte Hüftluxation *f*, Hüftgelenk-Verrenkung *f*
髋关节成形翻修术 Hüftendoprothetik-Revisionsoperation *f*
髋关节成形术 Hüftarthroplastik *f*, Hüft(gelenk)plastik *f*
髋关节穿刺术 Hüftgelenkpunktion *f*, Hüftarthrozentese *f*
髋关节创伤性关节炎 traumatische Arthritis des Hüftge-lenks *f*
髋关节创伤性滑膜炎 traumatische Synovitis des Hüftgelenks *f*
髋关节创伤性脱位 traumatische Luxation des Hüftgelenks *f*
髋关节弹响 schnappende(od. schnellende)Hüfte *f*
髋关节短暂性骨质疏松 transiente Osteoporose des Hüftgelenks *f*
髋关节发育不良 Hüftgelenkdysplasie *f*
髋关节翻度计 Coxankylomter *n*
髋关节翻修关节成形术 Hip Revisionsendoprothetik *f*
髋关节复发性脱位 wiederkehrende Hüftluxation *f*
髋关节复位 Hüftgelenk-Reset *m*
髋关节感染 Hüftgelenksinfektion *f*
髋关节功能障碍及骨关节炎状况评分 Punktzahl der Hüftebehinderung- und Osteoarthritiszustandsbewertung *f*
髋关节骨关节病 Hüftarthrose *f*
髋关节骨关节炎 Hüftarthrose *f*
髋关节固定术 Hüftarthrodese *f*
髋关节灌注吸引术 Perfusionsaspiration der Hüfte *f*
髋关节过伸试验 Hyperextensionstest der Hüfte *m*
髋关节后脱位 hintere Hüftgelenkluxation *f*, Luxatio co-xae posterior *f*
髋关节滑膜切除术 Synovektomie der Hüfte *f*
髋关节滑膜炎 Hüftgelenksynovialitis *f*
髋关节化脓性关节炎 Hüfte septische Arthritis *f*
髋关节积液 Hüftgelenkserguss *m*
髋关节畸形 Deformität des Hüftgelenks *f*
髋关节假体 Hüftprothese *f*
髋关节结合 Hüft-Kombination *f*
髋关节结核 Tuberkulose des Hüftgelenks *f*, Hüftgelenktuberkulose *f*
髋关节结核病灶清除术 Herdausräumung der Hüftgelenk-tuberkulose *f*
髋关节结核滑膜切除术 Synovektomie gegen Tuberkulose des Hüftgelenks *f*
髋关节结核性关节炎 tuberkulöse Arthritis der Hüfte *f*
髋关节截骨术 Hip Osteotomie *f*
髋关节镜检查 Hüftarthroskopie *f*
髋关节镜手术 Hüftarthroskopie *f*
髋关节类风湿性关节炎 Hüft rheumatoide Arthritis *f*
髋关节离断术 Disartikulation des Hüftgelenks *f*, Hüftexartikulation *f*
髋关节挛缩畸形 Kontraktursfehlstellung der Hüfte *f*
髋关节囊外融合 extrakapsuläre Fusion des Hüftgelenks *f*
髋关节内侧入路切开复位术(又称弗格森手术) Hüfte medialen Zugang offen Brustverkleinerung *f*, Ferguson* Chirurgie *f*
髋关节内收挛缩 Adduktionskontraktur der Hüfte *f*
髋关节内陷 Protrusio acetabuli *f*, Arthrokatadysis *f*
髋关节前侧入路切开复位术 Anterioren Zugang Hip offenen Brustverkleinerung *f*
髋关节前脱位 vordere Hüftluxation *f*, Luxatio coxae anterior *f*
髋关节强直 Hipsankylose *f*
髋关节切除术 Hüftgelenkresektion *f*
髋关节切开术 Hüftgelenkeröffnung *f*, Hüftarthrotomie *f*, Koxotomie *f*

髋关节切开引流术 Arthrotomie und Dränage des Hüft-gelenks *f*
髋关节倾斜 Neigung der Hüfte *f*
髋关节屈曲挛缩 Beugekontraktur（od. Flexionskontrak-tur）des Hüftgelenks *f*, Hüftflexionskontraktur *f*
髋关节屈曲挛缩松解术 Beugekontrakturlyse der Hüfte *f*
髋关节融合术 Hüftarthrodese *f*, Arthrodese des Hüftge-lenks *f*
髋关节松弛 Hüftgelenkserschlaffung *f*
髋关节损伤后遗症 Folgeerscheinung der Hüftgelenkver-letzung *f*
髋关节疼痛 Hüftschmerz *m*
髋关节痛风 Hüftgicht *f*, Coxagra *f*
髋关节脱位 Hüftluxation *f*, Hüftgelenkverrenkung *f*, Lu-xatio femoris *f*
髋关节外旋挛缩 Außenrotationskontraktur des Hüftgelenks *f*
髋关节外展 Hüftabduktion *f*
髋关节外展肌 Hüftabduktorsmuskel *m*
髋关节外展夹板 Hüftabduktionsschiene *f*
髋关节外展挛缩 Hüftabduktionskonstraktur *f*
髋关节外展试验 Hüftabduktionstest *m*
髋关节稳定性 Hüftstabilität *f*
髋关节先天性脱位 angeborene Hüftdislokation *f*
髋关节炎 Hüftgelenkentzündung *f*, Koxitis *f*
髋关节炎性脊柱侧凸 Skoliose des entzündlichen Hüftgelenks *f*
髋关节运动损伤 Hüftsportverletzung *f*
髋关节暂时性滑膜结核 temporäre synovialen Tuberkulose der Hüfte *f*
髋关节暂时性滑膜炎 transiente Hüftsynovitis *f*
髋关节造影 Hip Arthrographie *f*
髋关节真菌病 coxarthrocace <engl.>
髋关节植骨融合术 Hüftknochen-Transplantation *f*
髋关节置换术 Hüftendoprothetik *f*
髋关节置换相关性低血压 Hüftendoprothese verwandte Hypotonie *f*
髋关节中心性脱位 zentrale Auskugelung des Hüftgelenks *f*
髋关节重建术 Wiederaufbau des Hüftgelenks *m*
髋关节周围炎 Perikoxitis *f*, Periarthritis coxae *f*, Entzündung an Hüfte *f*
髋关节综合征 Hüftsyndrom *n*
髋间的 intercoxal（-is, -is, -e）
髋矫形器 Hüftorthese *f*
髋臼 Azetabulum *n*
髋臼杯成形术 Hüftpfanne-Arthroplastik *f*
髋臼杯定位器 Hüftpfanne-Positionierung *f*
髋臼杯关节成形术 Hüftpfanne-Arthroplastik *f*
髋臼成形术 Azetabuloplastik *f*
髋臼耻骨的 COtylopubic（-us, -a, -um）
髋臼唇 Pfannenlippe *f*, Labium acetabulare *n*
髋臼的 acetabular（-is, -is, -e）
髋臼底骨折 azetabuläre Bodenfraktur *f*
髋臼骶骨的 cotylosacral（-is, -is, -e）
髋臼翻修术 azetabuläre Revision *f*
髋臼骨盆内突出 Prominent im Acetabulum des Beckens *n*
髋臼骨折 Hüftpfannenbruch *m*
髋臼骨质溶解 azetabuläre Osteolyse *f*
髋臼骨赘切除术 azetabuläre Osteolysesresektion *f*
髋臼横韧带 Pfannenband *n*, Ligamentum transversum acetabuli *n*
髋臼后的 postacetabular（-is, -is, -e）
髋臼后上缘骨折 posterio-superiore Pfannenrandfraktur *f*
髋臼加盖术 Hüftpfannendachplastik *f*
髋臼加强移植 azetabuläre Hüftestransplantation zur Stärkung *f*
髋臼加压器 azetabulärer Druckhalter *f*
髋臼假体 azetabuläre Prothese *f*
髋臼角 azetabulärer Winkel *m*
髋臼结核 azetabuläre Tuberkulose *f*
髋臼扩大截骨术 azetabuläre Augmentationsosteotomie *f*
髋臼扩大器 azetabulärer Expander *f*
髋臼内陷 azetabuläre Retraktion *f*
髋臼前凸畸形 azetabuläre Lordosesfehlstellung *f*
髋臼前突 Protrusio acetabuli *f*
髋臼切除术 Azetabulektomie *f*
髋臼切迹 Incisura acetabuli *f*
髋臼上的 supracotyloide(-us, -a, -um), supraacetabular(-is, -is, -e)
髋臼上沟 supraacetabulare Rille *f*
髋臼深度 azetabuläre Tiefe *f*
髋臼同种异体移植 azetabuläres Allotransplantation *f*
髋臼窝 Pfannengrube *f*, Fossa acetabuli *f*
髋臼下的 subacetabular（-is, -is, -e）
髋臼先天发育不良 angeborene Dysplasien der Hüftpfanne *f*
髋臼性髋关节炎 Coxitis cotyloidea *f*
髋臼旋转截骨术 Dreh-Pfanne-Osteotomie *f*
髋臼延伸术 azetabuläre Verlängerungschirurgie *f*
髋臼缘 Azetabulumsrandsaum *m*
髋臼缘骨折 Azetabulumrandsfraktur *f*
髋臼缘综合征 Azetabulumrandssyndrom *n*
髋臼支 Ramus acetabularis *m*
髋臼植入假体 azetabuläre Endoprothese *f*
髋臼周围截骨术 periacetabulare Osteotomie *f*
髋离断假肢 Hüftexartikulation-Prothese *f*
髋挛缩 Hüftkontraktur *f*
髋内翻 O-Hüfte *f*, Coxa vara *f*
髋内收外展控制矫形器（髋活动支具）Orthese zur Kontrolle der Hüftabduktion und -Adduktion *f*
髋膨大 Coxa magna *f*
髋前上棘撕脱骨折 Abrißfraktur（od. Abreißfraktur）der Spina iliaca anterior superior *f*
髋屈肌挛缩 Hüftbeuger-Kontraktur *f*
髋屈曲辅助支具 Orthese zur Unterstützung der Hüftflexion *f*
髋屈曲畸形矫正术 Hüftflexionsdeformität- Korrekturchirurgie *f*
髋人字石膏包扎法 Kornährenverband der Hüfte *m*, Spica coxae *f*
髋调节 Hüft-Einstellung *f*
髋痛 Hüftschmerz *m*, Koxalgie *f*, Coxalgia *f*
髋外翻 X-Hüfte *f*, Coxa valga *f*
髋膝踝足矫形器 Hüft-Knie-Knöchel-Fuß-Orthese *f*

kuǎn 款

款冬 Huflattich *m*, Tussilago fariara *f*
款冬二醇 Faradiol *n*
款冬叶 Farfara *f*
款目词 Begriff der Zugangshilfe *m*

KUANG 狂旷矿框眶

kuáng 狂

狂 Tollheit *f*, Verrücktheit *f*
狂暴性谵妄 Delirium furibundum（s. furiosum）*n*
狂奔发作 Prokursivanfall *m*
狂乱 Furor *m*
狂怒 Furor *m*
狂怒的 furibund（-us, -a, -um）, rasend, tobsüchtig
狂犬病 Wutkrankheit *f*, Rabies *f*, Tollwut *f*, Lyssa *f*, Hy-drophobie *f*
狂犬病包涵体 Neurorrhycetes hydrophobiae *f pl*, Negri* Körperchen *n pl*
狂犬病病毒 Lyssa-Virus *n*
狂犬病病毒属（狂犬病病毒）Tollwutvirus *n*
狂犬病的 hydrophob, hydrophobic（-us, -a, -um）, lyssic（-us, -a, -um）, tollwütig
狂犬病毒性脑炎 vom Tollwutvirus verursachte Gehirnent-zündung *f*
狂犬病固定毒 Lyssa-Virus fixe *n*

狂犬病患者 Wutkranke *m/f*
狂犬病结节 Wutknötchen *n pl*
狂犬病抗毒素 Rabiesantitoxin *n*
狂犬病恐怖 Lyssophobie *f*, Hydrophobophobie *f*
狂犬病免疫球蛋白 Tollwut-Immunglobuline *n*
狂犬病血清 Tollwut-Antiserum *n*
狂犬病疫苗 Tollwut-Vakzine *f*
狂犬病预防 Tollwutprophylaxe *f*
狂犬病状的 tollwutartig
狂犬伤 Tollwut-Verletzung *f*
狂犬咬伤 Lyssodexis *f*
狂犬疫苗 Tollwut-Impfstoff *m*
狂喜药 Ekstase Droge *f*
狂笑 Canchasmus *m*
狂笑症 Gelolepsie *f*, Geloplegie *f*, Gelotolepsie *f*
狂蝇科 Oestridae *pl*
狂蝇蛆病 Östriasis *f*, Myiasis oestrosa *f*
狂蝇属 Cephalomyia *f*, Oestrus *m*
狂躁 Manie *f*

kuàng 旷矿框眶

旷生蚊 arygamous mosquito <engl.>
矿 Mine *f*
矿尘 Grubenstaub *m*
矿化[作用] Mineralisation *f*, Mineralisierung *f*
矿化水 mineralisiertes Wasser *n*
矿内毒气 Grubengas *n*
矿泥 Schlamm *m*, Bohrmehl *n*
矿泉 Heilwasserbrunnen *m*, Heilquelle *f*, Heilbrunnen *m*, Mineralquelle *f*
矿泉分类 Klassifizierung von Mineralquellen *f*
矿泉疗法 Brunnenkur *f*, Krenotherapie *f*, Crenotherapie *f*
矿泉疗养学 Krenologie *f*
矿泉疗养院 Heilquellensanatorium *n*, Mineralquellensa-natorium *n*
矿泉水 Mineralwasser *n*, Aqua mineralis *f*
矿山废水 Bergbauabwasser *n*
矿山救护 Grubenrettungswesen *n*, Grubenwehr *n*
矿山污染 Verschmutzung des Bergwerks *f*, Pollution der Mine *f*
矿石浮选 Erzflotation *f*
矿水 Mineralwasser *n*
矿水排放 Grubenwasserentladung *f*
矿物 Mineral *n*
矿物燃料 mineraler Brennstoff *m*, minerales Brennmate-rial *n*
矿物性粉尘 mineraler Staub *m*, Gesteinstaub *m*
矿物性滤材 minerales Filtermaterial *n*
矿物药物学 Pharmakooryctologie *f*
矿物油 Mineralöl *n*, Oleum minerale *n*
矿物质 Mineralstoffe *m pl*
矿物质代谢 Mineralstoffwechsel *m*, Mineralhaushalt *m*
矿物质代谢紊乱 Mineralstoffwechselstörung *f*
矿穴病 Grubenkrankheit *f*, cave sickness <engl.>
矿渣 Schlacke *f*
矿渣水泥 Schlackenzement *m*
矿质过多 Hypermineralisation *f*
矿质过少 Hypomineralisation *f*
矿质化壁 mineralisierte Wand *f*
矿质寄生的 prototroph
矿质寄生物 Prototroph *n*
矿质[肾上腺]皮质激素 Mineralokortikoide *n pl*
框架 Rahmen *m*
框架改组 Reorganisation der Rahmen *f*
框架式助行器 Rahmen-Walker *m*
框图 Flußdiagramm *n*, Blockdiagramm *n*
框下点 Box nächster Punkt *m*
框重叠 Rahmensüberlappung *f*
眶 Orbita *f*
眶板 Orbitalplatte *f*, Lamina orbitalis *f*
眶鼻的 orbitonasal(-is, -is, -e)
眶壁 Augenhöhlenwand *f*, orbitale Wand *f*
眶部 Pars orbitalis *f*
眶部骨折 Orbitafraktur *f*
眶部泪腺 orbitale Tränendrüse *f*
眶部损伤 Orbitalverletzung *f*
眶部眼轮匝肌 orbitaler orbikularer Muskel *m*
眶层 orbitale Schicht *f*
眶成纤维细胞 orbitale Fibroblasten *n pl*
眶出血 intraorbitale Blutung *f*
眶穿刺探查术 Probepunktion der Augenhöhle *f*
眶的 orbital
眶底骨折 Fraktur des Augenhöhlenbodens *f*
眶底重建术 Rekonstruktion des Augenhöhlenbodens *f*, Orbitalbodenplastik *f*
眶顶粉碎骨折 Splitterfraktur des Augenhöhlendachs *f*
眶动静脉瘘 orbitale arteriovenöse Fistel *f*
眶恶性淋巴瘤 malignes Lymphom der Orbita *n*
眶耳平面 Frankfurter Horizontalebene *f*, Deutsche Horizontale *f*
眶蜂窝织炎 Orbitalphlegmone *f*, Cellulitis orbitalis *f*
眶隔 Septum orbitale *n*
眶隔膜 orbitales Septum *n*
眶隔前 präseptal
眶隔前睑肌 präseptale palpebrale Muskeln *m pl*
眶隔前轮匝肌 präseptale orbiculare Muskeln *m pl*
眶隔前组织 präseptales Gewebe *n*
眶弓 orbitaler Bogen *m*
眶沟 Sulci orbitales *m pl*
眶骨骨折 Fraktur der knöchernen Orbita *f*, Fraktur des Orbitalknochens *f*
眶骨膜 Periorbita *f*
眶骨膜的 periorbital
眶骨膜炎 Periorbiris *f*, Periostitis orbitalis *f*
眶横纹肌肉瘤 Rhabdomyosarkom der Orbita *n*
眶后的 postorbital(-is, -is, -e)
眶坏死性肉芽肿病 Wegner* Granulomatose der Orbita *f*
眶黄色瘤病 Xanthomatose der Orbita *f*
眶回 Gyri orbitales *m pl*
眶肌 Musculus orbitalis *m*
眶畸形 orbitale Deformität *f*, orbitale Missbildung *f*
眶假性肿瘤 Pseudotumor der Orbita, m, Pseudotumor orbitae *m*
眶尖 Orbitaspitze *f*, Apex orbitae *m*
眶尖骨折 Orbitaspitzefraktur *f*
眶尖综合征 Orbitaspitze-Syndrom *n*
眶间的 interorbital(-is, -is, -e)
眶减压 orbitale Dekompression *f*
眶胶质瘤 Gliom der Orbita *n*
眶筋膜 Fascia orbitalis *f*
眶静脉曲张 orbitale Varizen *pl*
眶静脉血栓形成 Thrombose der Augenhöhlenvene(od. Orbitalvene) *f*
眶静脉造影 orbitale Phlebographie(od. Venographie) *f*
眶距过宽 orbitaler Hypertelorismus *m*
眶口 Orbitaöffnung *f*, Aditus orbitae *m*
眶裂 orbitale Fissuren *f pl*
眶淋巴瘤 Lymphom der orbita *n*
眶淋巴肉瘤 Lymphosarkom der Orbita *n*
眶瘤形成 orbitale Neoplasie *f*
眶颅管 Canalis orbitocranialis *m*
眶面 Orbitalfläche *f*, Facies orbitalis *f*
眶囊肿 orbitale Zyste *f*

眶脑膜瘤 Meningiom der Orbita *n*
眶脑膜膨出 Meningozele der Orbita *f*
眶内[眼]肌炎 intraorbitale Myositis *f*
眶内侧壁 mediale Wand der Augenhöhle *f*
眶内侧缘 Margo medialis der Augenhöhle *f*
眶内的 entorbital, intraorbital(-is, -is, -e)
眶内脓肿 intraorbitaler Abszeβ *m*
眶内容剜出术 Exenteratio orbitae *f*, Evisceratio orbitae *f*
眶内血肿 intraorbitales Hämatom *n*
眶内炎症 intraorbitale Entzündung *f*
眶内炎症性假瘤 intraorbitaler inflammatorischer Pseudo-tumor *m*
眶内异物 Fremdkörper in Orbita *m*, intraorbitaler Fremd-körper *m*
眶内异物摘除术 Extraktion des intraorbitalen Fremdkör-pers *f*
眶内肿瘤切(摘)除术 Exstirpation des orbitalen Tumors *f*
眶内肿物探查术 Exploration des orbitalen Tumors *f*
眶颞的 orbitotemporal(-is, -is, -e)
眶皮肤黑素细胞增多症 orbitadermale Melanozytose *f*
眶皮样囊肿 Dermoidzyste der Orbita *f*
眶平面 Augenebene *f*, Planum orbitale *n*, Orbitalebene *f*
眶前的 antorbital
眶前路切开术 vordere Orbitotomie *f*
眶切开术 Orbitotomie *f*, Orbitotomia *f*
眶切开探查术 exploratorische Orbitotomie *f*, Probeorbi-totomie *f*
眶球粘连 Syncanthus *m*
眶区 Augenhöhlengegend *f*, Orbitalgegend *f*, Area orbita-lis *f*, Regio orbitalis *f*
眶肉瘤 Sarkom der Orbita *n*
眶肉芽肿 Granulom der Orbita *n*
眶上壁 Paries superior orbitae *m*
眶上的 supraorbital(-is, -is, -e)
眶上动脉 Arteria supraorbitalis *f*
眶-上颌-颧骨复合骨折 Fraktur des maxillo-zygomatico-orbitalen Komplex *f*
眶上嵴 supraorbital Grat *m*
眶上静脉 Vena supraorbitalis *f*
眶上孔 Foramen supraorbitale *n*
眶上裂 Fissura orbitalis superior *f*
眶上裂综合征 Fissura orbitalis superior-Syndrom *n*
眶上切迹 Incisura supraorbitalis *f*
眶上神经 Nervus supraorbitalis *m*
眶上神经撕脱术 Avulsion des supraorbitalen Nerves *f*
眶上神经痛 Supraorbitalneuralgie *f*
眶上神经阻滞 supraorbitale Nervenblockade *f*
眶上索 supraorbitales Band *n*
眶上缘 Margo supraorbitalis *m*
眶神经纤维瘤 Neurofibrom der Orbita *n*
眶突 Augenhöhlenfortsatz *m*, Processus orbitalis *m*
眶外壁切开术 laterale(od. temporäre)Orbitotomie *f*, Dollinger* Operation *f*
眶外侧壁 seitelische Wand der Augenhöhle *f*, rautenförmiger Kern *m*
眶外侧缘 Margo lateralis der Augenhöhle *f*
眶萎缩 orbitale Atrophie *f*
眶下壁 Paries inferior orbitae *m*
眶下壁静脉 orbitale inferiore Vene *f*
眶下的 infraorbital(-is, -is, -e), suborbital(-is, -is, -e)
眶下动脉 Arteria infraorbitalis *f*
眶下缝 Sutura infraorbitalis *f*
眶下沟 Sulcus infraorbitalis *m*
眶下管 Canalis infraorbitalis *m*
眶下间隙 Spatium infraorbitale *n*
眶下间隙蜂窝织炎 Phlegmona infraorbitalis *f*, infraorbi-tale Zellulitis *f*
眶下孔 Foramen infraorbitale *n*
眶下孔(管)注射法 infraorbitale Foramensinjektion *f*
眶下裂 Keilbein-Kieferspalte *f*, Fissura orbitalis inferior *f*
眶下区 Regio infraorbitalis *f*
眶下筛窦气房 Haller Siebbeinzelle infraorbitalis *f*, Haller* Zelle *f*
眶下神经 Nervus infraorbitalis *m*
眶下神经麻醉 Anästhesie des Nervus infraorbitalis *f*
眶下神经撕脱术 Avulsion des Nervus infraorbitalis *f*
眶下神经阻滞麻醉 Leitungsanästhesie des Nervus infraorbitalis *f*
眶下缘 Margo infraorbitalis *m*
眶纤维瘤 Fibrom der Orbita *n*
眶血管瘤 Hämangiom der Orbita *n*
眶血栓性静脉炎 orbitale Thrombophlebitis *f*
眶血性囊肿 Blutzyste der Orbita *f*
眶压测量法 Orbitonometrie *f*
眶压计 Orbitonometer *n*
眶炎 Augenhöhlenentzündung *f*, Orbititis *f*
眶油性囊肿 Ölzyste der Orbita *f*
眶缘 Augenhöhlenrand *m*, Margo ortitalis *m*
眶粘液囊肿 Mukozele der Orbita *f*
眶支 Ramus orbitalis *m*
眶脂肪肉芽肿病 Lipogranulomatose der Orbita *f*
眶脂肪营养障碍 Lipodystrophie der Orbita *f*
眶脂体 Corpus adiposum orbitae *n*
眶植入性囊肿 Implantationszyste der Orbita *f*
眶指数 orbitaler Index *m*
眶肿瘤 Augenhöhlengeschwulst *f*, orbitaler Tumor *m*
眶周鼻窦 periorbitale Nebenhöhlen *n pl*
眶周的 periorbital
眶周痛 periorbitaler Schmerz *m*
眶轴测量器 Orbitometer *n*
眶转移癌 metastatisches Karzinom der Orbira *n*
眶最下点 Orbitale *n*

KUI 盔窥奎葵喹魁蝰溃

kuī 盔窥

盔状细胞 helmet cell <engl.>
窥镜恐怖 Spektrophobie *f*
窥脑器(镜) Enzephaloskop *n*
窥器(镜) Spekulum *n*
窥器检查 Spekulumuntersuchung *f*
窥腔镜 cavaskope <engl.>
窥阴(淫)癖 Skop(t)ophilie *f*, Scopophilia *f*, Voyeurismus *m*

kuí 奎葵喹魁蝰

奎胺 Quinamin *n*
奎尔达氏试管 Quildar* Reagenzglas *n*
奎肯试验 Queckenstedt*-Test *m*
奎肯斯提特氏征 Queckenstedt* Phänomen(od. Zeichen) *n*
奎萘酚 Quinaphthol *n*
奎尼丁 Quinidin *n*, Chinidin(um) *n*, Conchinin *n*
奎尼丁硫酸盐 Chinidinsulfat *n*, Chinidinum sulfuricum *n*
奎尼丁样作用 chinidinartige Wirkung *f*
奎尼丁晕厥 Quinidin-Synkope *f*
奎尼酸 Quinsaure *f*, Acidum chinicum *n*
奎尼辛 Quinicin *n*
奎宁 Quinin *n*, Quininum *n*, Chinin *n*, Chininum *n*
奎宁标准规定 Chinometrie *f*
奎宁毒性弱视 Chininamblyopie *f*
奎宁二盐酸盐注射液 Quinindihydrochlorid-Injektion *f*, Injectio Quinini Dihydrochloridi *f*
奎宁环 Quinuclidin *n*
奎宁绿脂 Thalleiochin *n*
奎宁热 Chininfieber *n*

奎宁萨 Quinisal *n*
奎宁乌拉坦注射液 chininuremaninjektion *f*, Injectio Quinini et Urethani *f*
奎宁学 Quinologia *f*
奎宁氧化酶 Quininoxidase *f*
奎宁植酸钙镁 Quininephytin *n*
奎宁中毒 Chininvergiftung *f*, Cinchonismus *m*
奎宁重硫酸盐 Chininbisulphat *n*
奎奴普丁 Quinupristin *n*
奎诺仿 Chinoform *n*, Quinoform *n*
奎诺芬 Cinchophen *n*, Quinophan *n*
奎诺酸 Chinovasäure *f*
奎诺糖 Quinovose *f*
奎鞣酸 Quinintannat *n*, Chinintannat *n*
奎肾斯提特氏试验 Queckenstedt* Test *m*
奎因氏变性 Quain* Degeneration *f*, Myokardfibrose *f*
葵花油 Sonnenblumenöl *n*
葵花子 Sonnenblumenkern *m*
喹(噁)啉 Chinoxalin *n*, Quinoxalin *n*
喹(噁)啉抗菌素 Quinoxalin-Antibiotika *n pl*
喹吖因氮芥 Quinacrine Mechlorethamin *n*
喹碘仿 Chiniofon(um) *n*
喹恶啉类 Chinoxaline *pl*, Quinoxalin *n*
喹红霉素 Cethromycin *n*
喹啉 Quinolin(um) *n*, Chinolin(um) *n*
喹啉酸 Chinolinsäure *f*
喹啉羧酸 Quinolinkarboxylsäure *f*, Chinolinkarboxylsäure *f*
喹硫平 Quetiapin *n*
喹哪啶 Chinaldin *n*, Quinaldin *n*
喹哪啶红 Quinaldinrot *n*
喹奴普丁 Quinupristin *n*
喹哌 Piperaquin *n*
喹乙宗 Quinethazon *n*
喹唑啉 Chinazolin *n*, Quinazolin *n*
喹唑啉类 Chinazoline *pl*
魁北克睡眠问卷 Quebec Schlaf-Fragebogen *m*
蝰[蛇] Kreuzotter *f*, Otter *f*, Kettenviper *f*, Vipera russel-lii *f*, Viper *f*
蝰[蛇]毒蛋白 Echidnotoxin *n*
蝰[蛇]毒素 Eehidnin *n*, Eehidnotoxin *n*
蝰属 Vipera *f*

kuì 溃

溃斑 Stigmatosis *f*
溃变 Degeneration *f*
溃烂 Ulzeration *f*
溃烂性痤疮 Acne exulcerans *f*
溃烂性皮炎 Dermatitis ulcerosa *f*
溃破 Diabrose *f*, Diabrosis *f*
溃疡 Geschwür *n*, Ulkus *n*, Helkoma *n*
溃疡癌 Ulkuskarzinom *n*
溃疡癌变 Kanzerisation(od. Kanzerisierung)des Ulkus *f*
溃疡棒状杆菌 Corynebacterium ulcerans *m*
溃疡病结肠炎性关节炎 Ulkus ulcerosa Arthritis *f*
溃疡成形术 Helkoplastik *f*
溃疡的 geschwürig, helkotisch, ulceros(-us, -a, -um)
溃疡坏死性口炎 Stomatitis necroticans ulcerosa *f*
溃疡坏死性龈口炎 Gingivostomatitis necroticans ulce-rosa *f*
溃疡假膜性口炎 Stomatitis ulceromembranosa *f*
溃疡假膜性龈炎 Gingivitis ulceromembranosa *f*
溃疡旷置术 Aussehaltung des Ulkus *f*
溃疡膜性的 ulzeromembranös
溃疡膜性咽峡炎 Angina Vincenti *f*, Angina ulceromem-branacea (s. ulceromembranosa) *f*
溃疡肉芽肿 Ulcerogranuloma *n*, Ulkus Granulom *n*
溃疡素质 Ulkus Diathese *f*
溃疡梭杆菌 Fusobacterium ulcerans *n*
溃疡形成 Helkose *f*, Elkosis *f*, Ulzeration *f*, Exulzeration *f*, Exulceratio *f*
溃疡型肠结核 ulzerative Darmtuberkulose *f*, Tuberculo-sis intestinalis ulcerosa *f*
溃疡型基底细胞癌 ulzeratives Basalzellenkarzinom *n*
溃疡型皮肤利什曼病 ulzerative Hautleishmaniose *f*
溃疡型食管癌 ulzeröses Ösophaguskarzinom *n*
溃疡型胃癌 ulzeröses Magenkarzinom *n*
溃疡型腺癌 ulzeratives Adenokarzinom *n*
溃疡型消化不良 ulkusartige Dyspepsie *f*
溃疡性癌 ulzeröses Karzinom *n*
溃疡性扁桃体炎 ulzerative Tonsillitis *f*
溃疡性痤疮 Acne exulcerans *f*
溃疡性的 ulzerativ, ulzerös, ulzerierend
溃疡性睑缘炎 ulzerative Blepharitis *f*, Blepharitis ulcerosa *f*
溃疡性角膜病变 ulzerative keratopathie *f*
溃疡性角膜炎 Keratitis ulcerosa *f*, ulzerative Keratitis *f*
溃疡性结肠炎 Colitis ulcerosa *f*
溃疡性口炎 Stomatitis ulcerosa *f*
溃疡性狼疮 Lupus exedens(s. exulcerans) *m*
溃疡性内痔 ulzerative innere Hämorrhoiden *f pl*
溃疡性脓皮病 ulzeröse(od. ulzerative)Pyodermie *f*, Pyodermia ulcerosa *f*
溃疡性皮[肤]病 Helkodermatosen *f pl*
溃疡性外阴炎 ulzerative Vulvitis *f*, Vulvitis ulcerativa *f*
溃疡性外痔 ulzerative äuβere Hämorrhoiden *f pl*
溃疡性胃炎 Gastritis ulcerosa *f*, Einhorn* Krankheit *f*
溃疡性心内膜炎 ulzeröse(od. ulzerative) Endokarditis *f*, Endocarditis ulcerosa *f*
溃疡性牙髓炎 ulzerierende(od. ulzeröse)Pulpitis *f*
溃疡性咽峡炎 Angina ulcerosa *f*
溃疡性咽炎 Pharyngitis ulcerosa *f*
溃疡性炎 ulzeröse Entzündung *f*
溃疡性龈炎 Gingivitis ulcerosa *f*
溃疡性直肠炎 Proetitis ulcerosa *f*
溃疡性痔 geschwürige Hämorrhoiden *f*
溃疡性重度结肠炎 Colitis gravis *f*
溃疡学 Helkologie *f*
溃疡原性胰岛细胞瘤 ulzerogener Inselzelltumor(des Pankreas) *m*
溃疡状的 geschwürsartig

KUN 昆醌捆困

kūn 昆醌

昆巴病毒 Kumba-Virus *n*
昆布 Laminaria *f*
昆布氨酸 Laminin *n*
昆布二糖 Laminaribiose *f*
昆布科 Laminariaceae *pl*
昆布塞条 Laminariastift *m*
昆布三糖 Laminaritriose *f*
昆布属 Laminaria *f*
昆布酸 Tangsäure *f*
昆布糖 Laminarin *n*
昆布糖酶 Laminarinase *f*
昆虫 Insekt *n*
昆虫[饲养]室 Insectarium *n*
昆虫变态激素 Larval-und Metamorphosehormone *n pl*(LM-Hormone)
昆虫病 Entomiasis *f*
昆虫病毒 Insektenvirus *n*
昆虫触杀剂 Kontaktinsektizid *n*

昆虫传播的 insektenübertragen
昆虫传疾病 insektenübertragene Krankheit *f*
昆虫传染 insektenübertragene Infektion *f*
昆虫痘病毒 Entomopoxvirus *n*
昆虫多角体病毒属 Morator *m*
昆虫纲 Insekten *n pl*, Insecta *n pl*
昆虫隔离 Insektsisolation *f*
昆虫盒 Insekt-Schachtel *f*
昆虫寄生病 Entomyiasis *f*
昆虫恐怖 Entomophobie *f*
昆虫媒介 Insektenvektor *m*
昆虫散布 Insektenverteilung *f*, Insektendispersion *f*
昆虫生态学 Ökologie des Insekts *f*
昆虫生长调节剂 Insektenwachstumsregulator *m*
昆虫性皮炎 Insektendermatitis *f*
昆虫学 Entomologie *f*, Insektologie *f*, Insektenkunde *f*
昆虫学的 entomologisch
昆虫学家 Entomologe *m*
昆虫咬伤 Insektenstich *m*
昆虫原的 entomogen
昆虫志 Entomographie *f*
昆虫状的 insectiform (-is, -is, -e)
昆克穿刺(腰椎穿刺) Quincke* Punktion *f*, lumbale Punktion *f*
昆克氏病 Quincke* Krankheit *f* (od. Ödem *n*), angioneu-rotisches Ödem *n*
昆克氏脑膜炎 Quincke* Meningitis *f*, akute seröse Menin-gitis *f*
昆明小鼠 Kunming-Mäuse *f pl*
昆士兰蜱传伤寒 Queenslandzeckenflecktyphus *m*, Queensland-zeckenfleckfieber *n*
醌 Quinon *n*, Chinon *n*
醌醇 Chinol *n*
醌二亚胺 Chinondiimin *n*
醌环素 Quinocyclin *n*
醌基 Chinoyl *n*
醌类化合物 Chinonverbindung *f*, Quinonverbindung *f*
醌霉素 Quinomycin *n*
醌氢醌 Chinhydron *n*, Quinhydron *n*
醌氢醌电极 Chinhyrdronelektrode *f*
醌色素 Quinochrom *n*
醌式红花甙 Carthamon *n*
醌肟 Quinoxim *n*. Chinoxim *n*
醌型(式) Chinoidform *f*
醌型(式)结构 chinoide Struktur *f*

kǔn 捆

捆绑死 Fesselungstod *m*, Tod durch Fesseln *m*

kùn 困

困惑 Verwirrung *f*, Aporie *f*
困倦 Ermüdung *f*
困难气道 schwieriger Atemweg *m*
困难气道管理 Management des schwierigen Atemwegs *n*
困扰 Besessenheit *f*

KUO 扩括蛞阔廓

kuò 扩括蛞阔廓

扩创搔刮术 Wundausschneidung und Auskratzung *f*
扩创术 Wundausschneidung *f*
扩大T细胞 amplifier T cell <engl.>
扩大唇下切口 erweiterter Schnitt unter Lippe *m*
扩大的胆囊切除术 erweiterte Cholezystektomie *f*
扩大的家庭 vergrößerte Familie *f*
扩大的胰十二指肠切除术 erweiterte Duodenopankreatektomie *f*
扩大房间隔交通 Vergrößerung von interatrialer Kommunikation *f*
扩大根管 Wurzelkanalerweiterung *f*
扩大康复护理 erweiterte Rehabilitationsversorgung *f*
扩大免疫计划 erweitertes Impfprogramm *n*
扩大免疫接种规划 ausgebautes Impfprogramm *n*
扩大皮瓣 vergrößerte Klappe *f*
扩大转子截骨术 Expansion des Rotors Osteotomie *f*
扩环作用 Verbreiterung des Rings *f*
扩颈刮宫术 Zervixdilatation und Uterus-Kürettage *f*
扩孔钻(Wurzelkanal-)Erweiter *m*
扩孔钻头 Erweiterungsbohrer *m*
扩膜蛋白 Transmembranprotein *n*
扩容 Expansion *f*
扩容剂 Extender *m*
扩容难以纠正性(多巴胺抵抗休克) Fluid feuerfesten Schock *m*, Dopamin gegen Schock *n*
扩散 Diffussion *f*, Diffundieren *n*
扩散本领 Diifusionsfähigkeit *f*, Diffusionsvermögen *n*
扩散比[率] Diffusionsverhältnis *n*
扩散参数 Diffusionsparameter *m*
扩散层 DIffusionsschicht *f*
扩散常数 Diffusionskonstante *f*
扩散池 Diffusionszelle *f*
扩散的各向异性 Diffusionsanisotropie *f*
扩散电流 Diffusionsstrom *m*
扩散电流常数 Diffusionsstromkonstante *f*
扩散电容 Diffusionskapazität *f*
扩散电势 Diffusionspotential *n*
扩散定律 Diffusionsgesetz *n*
扩散法 Diffusionsmethode *f*
扩散反射 gestreuter (od. diffuser) Reflex *m*
扩散方程 Diffusionsglejchung *f*
扩散分析 Diffusionsanalyse *f*
扩散和暴露控制 Emission-und Belichtungskontrolle *f*
扩散盒 Diffusionskammer *f*
扩散环 Diffusionsring *m*
扩散加权成像 diffusionsgewichtetes Imaging *n*
扩散流 Diffusionsstrom *m*, Diffusionsströmung *f*, Diffu-sionsfluβ *m*
扩散率测定器 Diffusiometer *n*
扩散膜系数 Diffusionsfilmkoeffizient *m*
扩散平衡 Diffusionsgleichgewicht *n*
扩散期尸斑 Hypostase im Diffusionsstadium *f*
扩散器 Diffusor *m*, Diffuseur *m*
扩散溶质清除 diffusive Gelöste-Clearance *f*
扩散渗析 Diffusionsdialyse *f*
扩散声场 Diffusionsschallfeld *n*
扩散式半导体应变片 diffundierte Halbleiter-Dehnungsme-ßstreifen (DMS) *pl*
扩散速率 Diffusionsgeschwindigkeit *f*, Diffusionsrate *f*
扩散梯度 Diffusionsgradient *m*
扩散物 Diffusat *n*
扩散系数 Diffusionskoeffizient *m* (D)
扩散现象 Diffusionsphänomen *n*
扩散限制室 diffusionsbegrenzter Raum *m*
扩散效应 Diffusionseffekt *m*
扩散型皮肤利什曼病 diffuse Hautleishmaniase *f*, Leish-maniasis cutis diffusa *f*
扩散性牛痘 Vaccinia generalisata *f*
扩散性压 Diffusionsdruck *m*
扩散性抑制 diffuse Hemmung *f*
扩散性转移 diffuser Transfer *m*
扩散因子 Permeabilitätsfaktor *m* spreading factor <engl.>
扩散诱导因子 diffuser Induktionsfaktor *m*

扩散张量 Diffusions-Tensor *m*
扩散指数 Diffusionsindex *m*
扩散轴周性脑炎 diffuse Hirnsklerose *f*, Encephalitis periaxialis diffusa *f*
扩散作用 Diffusion *f*
扩瞳剂 Iridodilator *m*, mydriatisches Mittel *n*
扩瞳试验 mydriatischer Test *m*, Pupillenerweiterungs-prüfung *f*
扩瞳药(剂) Mydriatikum *n*
扩胸器 Brustexpander *m*
扩血管药 Vasodilatator *m*
扩音器 Lautsprecher *m*, Megaphon *n*, Schallverstärker *m*, Tonverstärker *m*
扩音听诊器 Mikrostethoskop *n*, Phonendoskop *n*
扩音听诊器检查 Phonendoskopie *f*
扩音听诊设备 Phonophoresesgerät *n*
扩增结核分枝杆菌直接试验 vergrößertes Mycobacterium tuberculosis direkter Test *m*
扩增结核分枝杆菌直接试验 vergrößertes Mycobacterium tuberculosis direkter Test *m*
扩增敏感仪 Amplisensor *m*
扩增物 Amplimer *m*
扩增限制性片段长度多态性 amplifizierter Restriktions-Fragment-Längen-Polymorphismus *m*
扩展查询 erweiterte Abfrage *f*
扩展单元型 erweiterter Haplotyp *m*
扩展的简单串联重复试验 der erweiterte einfache Tandem-Repeat-Assay *m*
扩展的日常生活能力 erweiterte Aktivitäten des täglichen Lebens *f pl*
扩展检索 erweiterte Suche *f*
扩展线 Extensionlinie *f*
扩展型家庭 vergrößerte Familie *f*
扩张 Expansion *f*, Dilatation *f*, Dilatatio *f*
扩张[性]囊肿 Dilatationszyste *f*, Cystis dilatationis *f*
扩张不全 Hypectasia *f*
扩张的 ektatisch, expansiv, dilatativ, ektatic (-us, -a, -um)
扩张剂 Expander *m*
扩张尿道刀 Dilatationsurethrotom *n*
扩张皮岛 erweiterten Hautinsel *f*
扩张期痛 Eröffnungswehen *f pl*
扩张器 Dilatator *m*, Dehnzange *f*, Dilatatorium *n*, Erweiterer *m*
扩张器分离术 Separation mit Dilatator *f*
扩张器植入 Expander-Implantat *f*
扩张鞘 dilatative Scheide *f*
扩张肾 Nephrektasie *f*
扩张式鼻镜 Dilatationsnasenspekulum *n*, spreizbares Nasenspektulum *n*
扩张术 Aufdehnen *n*, Bougierung *f*, Dilatation *f*, Dilatatio *f*
扩张探条 Dilatationsbougie *f*, Dilatationssonde *f*
扩张性 Dilatabilität *f*
扩张性搏动 expansive Pulsation *f*
扩张性肺气肿 Dehnungsemphysem *n*
扩张性侵袭 expansive Invasion *f*
扩张性心肌炎 dilatative Kardiomyopathie *f*
扩趾器 Zehenexpander *m*
括约肌 Musculus sphincter *m*, Sphinkter *m*
括约肌测压 Sphincterometrie *f*
括约肌成形术 Sphinkterplastik *f*, Sphinkteroplastik *f*
括约肌弛缓不能 Sphinkterachalasie *f*
括约肌的 sphincteral (-is, -is, -e)
括约肌肌电图 Sphinkterelektromyogramm *n*
括约肌痉挛 Sphinkterspasmus *m*
括约肌切除术 Sphinkterektomie *f*
括约肌切开器 Sphinkterotom *n*
括约肌切开术 Sphinkterotomie *f*
括约肌损伤 Sphinkterverletzung *f*
括约肌痛 Sphinkteralgie *f*
括约肌外瘘 extrasphinktere Fistel *f*
括约肌协调正常 koordinierter Schließmuskel *m*
括约肌炎 Sphincteritis *f*
括约肌障碍 Störung des Sphinkters *f*
蛞蝓 große Egelschnecke *f*, Amphioxus lanceolatus *m*
阔[跖]足 Metatarsus latus *m*
阔 鼻 Breitnase *f*, Breitnasigkeit *f*, Chamaerrhinie *f* Platy-rrhinie *f*, Camerrhinia *f*
阔腭的 platystaphylin (-us, -a, -um)
阔骨盆的 eurypel, breithüftig
阔颌的 eu(ry)gnathisch
阔颌状态 Eurygnathismus *m*
阔肌 Platysma *n*
阔肌反射 Platysmareflex *m*
阔睑 Euroblepharon *n*
阔节裂头绦虫 Fischbandwurm *m*, Grubenkopf (band-wurm) *m*, breiter Bandwurm *m*, Diphyllobothrium latum *n*
阔节裂头绦虫性贫血 Diphyllobothrium-Anämie *f*
阔筋膜 Fascia lata *f*
阔筋膜悬吊术 Oberschenkelfaszie-Suspension *f*
阔筋膜张肌 Musculus tensor fasciae latae *m*
阔筋膜张肌皮瓣 tensor fasciae latae myokutane Lappen *m pl*
阔筋膜张肌髂骨皮瓣 tensor fasciae latae ilium osteomyocutaneous Lappen *m pl*
阔面 Breitgesichtigkeit *f*, Platyopie *f*
阔盘吸虫属 Eurytrema *n*
阔韧带 Ligamentum latum (uteri) *n*
阔韧带间血肿 intraligamentäres Hämatom *n*
阔韧带痉痛 Parametrismus *m*
阔韧带裂伤综合征 Syndrom der Ligamentum-latum-(uteri-) lazeration *n*
阔韧带囊肿 intraligamentäre Zyste *f*
阔韧带内肌瘤 Ligamentum Myom *n*
阔韧带内妊娠 Graviditas intraligamentaris *f*, intraliga-mentäre Schwangerschaft *f*
阔韧带脓肿 Abszeβ des Ligamentum latum *m*
阔韧带平滑肌瘤 intraligamentäres (Leio-)Myom *n*
阔韧带血肿 Haematoma ligamenti lati *n*, Haematocele ligamenta lati *f*
阔韧带肿瘤 Tumor des Ligamentum latum *m*
阔韧带子宫内膜异位[症] Endometriosis ligamenta lati *f*
阔氏加速度 Coriolis* Beschleunigung *f*, Coriolisbe-schleunigung *f*
阔眼裂 Euryblepharie *f*, Euryopie *f*, Euryhlepharon *n*
阔叶狗舌草碱 Platyphyrllin *n*
廓清率 Clearance *f*
廓清试验 Clearance-Test *m*
廓影 Silhouette *f*
廓影照片 Silhouettograph *m*

L

LA 垃拉喇腊蜡瘌辣蝲

lā 垃拉

垃圾,废弃物 Müll *m*, Abfall *m*
垃圾产量 Abfallproduktion *f*
垃圾车 Müllwagen *m*
垃圾臭气 Müllgestank *m*, übler Geruch des Mülls *n*
垃圾处理(置) Müllbeseitigung *f*
垃圾处理场 Müllbeseitigungsstätte *f*, Mülldeponie *f*
垃圾处理法 Müllbeseitigung *f*
垃圾堆 Müllhaufen *m*, Kehrichthaufen *m*
垃圾堆放场 Muellkippe *f*
垃圾分类收集 getrennte Abfallsammlung *f*, getrennte Müllsammlung *f*
垃圾焚化 Müllverbrennung *f*
垃圾焚化炉 Müllverbrennungsofen *m*, Müllverbrennungsanlage *f*
垃圾磨碎机 Müllzerreibungsmaschiene *f*
垃圾收集 Müllsammlung *f*
垃圾填埋处理 Deponierung von Abfällen *f*
垃圾填埋处置 Entsorgung der Mülldeponie *f*
垃圾筒 Mülleimer *m*, Mülltonne *f*
垃圾无害化 unschädliche Abfallbehandlung *f*
垃圾箱 Müllkasten *m*, Mülleimer *m*
垃圾箱冲洗器 Müllkastenspüler *m*, Mülltonnenwaschan-lage *f*
拉埃奈克卡他 Laennec* Katarrh *f*
拉埃奈克氏肝硬变 Laënnec* Zirrhose *f*, Cirrhosis Laën-nec* *f*
拉埃奈克征 Laennec* Anzeichen *n*
拉埃奈克珠 Laennec* Perle *f*
拉贝洛尔(柳胺心定) Labetalol *n*
拉茨科氏剖腹 Latzko* Kaiserschnitt *m*
拉得佛兰克林色觉学说 Ladd*- Franklin* Farbtheorie *f*
拉德 rad (radiation absorbed dose) <engl.>
拉德综合征 Rudd* Syndrom *n*
拉丁方 lateinisches Quadrat *n*
拉丁方设计 Latin-Quadrat-Konstruktion *f*
拉丁方试验 Latin-Quadrat-Experiment *n*
拉丁方阵随机化 Latin-Matrixrandomisierung *f*
拉尔森(氏)综合征 Larsen* Syndrom *n*
拉尔逊病 Larsen* Krankheit *f*
拉封 Pull-Abdichtung *f*
拉福拉病 Lafora* Krankheit *f*, Lafora* myoklonische Epilepsie *f*
拉福拉小体 Lafara* Körper *m*
拉高尼西纳方形对比 Ragoni*-Scina* Gegensatz *m*
拉哥斯蝙蝠病病毒 Lagos-Bat-Virus *n*
拉-格棘状苔藓及脱发性毛囊炎 Lassueur*-Graham*-Little* Syndrom *n*
拉钩 Spreizer *m*, Retraktor *m*, Tenakel *n*, Haken *m*
拉合尔疮 Lahore* Wunde *f*
拉合尔陷蜱 Alveonasus lahorensis *m*
拉霍外胚叶发育不良综合征 Rapp*-Hodgkin* Ektodermaldysplasie *f*
拉基罗兰因子 Laki*-Lorand* Faktor *m*
拉锯样杂音 sägendes Geräusch *n*, an und abschwellen-des Geräusch *n*, Maschinengeräusch *n*, Lokomotiv-Geräusch *n*
拉克罗斯脑炎(拉克罗斯为美中西部地名) La Crosse-Enzephalitis *f*
拉雷方程 Rayleigh-Gleichung *f*
拉力计 Zugdynamometer *n*
拉链 Reißverschluss *m*
拉链模型 Zipper-Modell *n*
拉链伪影 Zipper Artefakte *n pl*
拉伦侏儒症 Laren* Zwergwuchs *m*
拉罗克法 Larocque* Methode *f*
拉马克学说 Lamarck* Theorie *f*, Lamarckismus *m*
拉马钱德兰图 Ramachandran-Plot *m*
拉曼光谱 Raman* Spektrum *n*
拉曼光谱测定法 Raman*Spektrometrievorrichtung *f*
拉曼光谱分析技术 Raman* Spektroskopie *f*
拉曼光谱图 Raman* Spektren *n pl*
拉曼气体分析 Raman* Gasanalyse *f*
拉曼散射 Ramanstreuung *f*
拉曼散射光 Raman* Streuungslicht *n*
拉曼式散射 Raman* Streuung *f*
拉曼效应 Raman*Effekt *m*
拉蒙·伊·卡雅尔染剂(卡雅尔染剂) Ramóny Cajal*-Farbstoff *m*, Ramóny*-Cajal* Färbung *f*, Cajal* Färbung *f*
拉蒙·伊·卡雅尔细胞(卡雅尔细胞)Ramóny*-Cajal* Zelle *f*, Cajal* Zelle *f*(①星形[胶质]细胞)
拉蒙氏点 Ramond* Punkt *m*
拉蒙絮状沉淀试验 Ramon* Flocktest *m*
拉蒙征 Ramon* Anzeichen *n*
拉米非班 Lamifiban *n*
拉米夫定 Lamivudin *n*
拉摩方程 Rameau* Gleichung *f*
拉莫尔共振频率 Larmor* Resonanzfrequenz *f*
拉莫尔频率 Larmor* Frequenz *f*, Zyklotronfrequenz *f*
拉莫尔旋进 Larmor* Präzession *f*
拉莫三嗪 Lamotrigin *n*
拉姆赛·亨特麻痹(幼年型震颤麻痹) Ramsay Hunt* Sydrom *n*, Paralysis agitans juvenilis (von Hunt) *f*
拉姆赛·亨特综合征 Ramsay Hunt* Syndrom *n*
拉纳吉托甙 Lanagitosid *n*
拉纳提果甙 Lanatigosid *n*
拉诺辛 Lanoxin *n*, Digoxin *n*
拉帕醇 Lapachol *n*, Tecomin *n*
拉帕替尼 Lapatinib *n*
拉普拉斯变换式 Laplace* Transformation *f*
拉普拉斯方程 Laplace* Gleichung *f*
拉普拉斯金字塔 Laplace* Pyramide *f*
拉普拉斯算子 Laplace* Operator *m*
拉普乌头碱 Lappaconitin *n*
拉萨病毒 Lassa* Virus *n*
拉萨氏糊 Pasta Lassari *f*, Lassar* Paste *f*, Pasta Naphtho-li (Lassar*) *f*
拉塞尔体 Russel* Körper *m*
拉塞尔西尔弗综合征(侏儒) Russell*-Silver* Syndrom *n*
拉塞尔效应 Russell* Effekte *m pl*
拉塞格测试 Lasegue* Test *m*
拉塞格氏征 Lasègue* Zeichen (od. Phänomen) *n*
拉沙热病 Lassafieber *n*, Lassa-Fieber *n*
拉伤 Verstauchung *f*
拉伸和压缩 Zug und Druck

拉什利跳箱 Lashley Springen Box *f*
拉氏梭杆菌 Fusobacterium russii *n*, F.ussii *n*
拉手架 Handgriff *m*
拉斯克腹膜透析系统 Lasker* Peritonealdialysensystem *n*
拉斯特病 Rust*Krankheit *f*
拉斯特利手术 Rastelli* Operation *f*
拉斯特氏现象 Lust* Phänomen *n*(od. Reflex *m*), Fibu-larisphänomen *n*
拉塔病 Lata, Latah, Tourette* Syndrom *n*, Chorea vari-abilis *f*
拉塔杰特神经 Latarjet* Nerve *m pl*
拉坦尼根 Ratanhia *n*, Krameria *f*, rhatany <engl.>
拉坦尼根素 Ratanhin *n*, Surinamin *n*
拉坦尼鞣酸 Krameria-Tannin *n*, rhatany tannin <engl.>
拉坦前列素 Latanoprost *n*
拉特克瘤(拉思克管瘤颅咽管瘤) Rathke* Tumor *m*
拉特克囊(神经颊囊,颅颊囊) Rathke* Kapsel Nerve Backentasche *f*, kraniale Backentasche *f*, Rathke* Tasche *f*
拉特克囊肿 Rathke*-Zyste *f*
拉特克柱 Rathke-Säulen *f pl*(脊索前端的两块软骨)
拉替拉韦 Raltegravir *n*
拉网法 modifizierte Nieburg* Methode *f*
拉维塔斯氏点 Lavitas* Punkt *m*
拉乌尔定律 Raoult* Gesetz *n*
拉西地平 Lacidipin *n*
拉型卡环 Aker-Schließe *f*
拉泽法经阴道穿针膀胱颈悬吊术 Lazer* transvaginal Blasenhals Suspension *f*
拉泽法经阴道重度膀胱膨出修补术 Raz transvaginal Reparatur von schweren cystocele *f*
[脸]拉长的 gezogen

lǎ 喇

喇叭虫蓝色素 Stentorin *n*
喇叭虫属 Stentor *m*
喇叭形 rohrförmig
喇曼光谱测定法 Raman* Spektrometrie *f*
喇曼光谱图 Raman* Spektrogramm *n*
喇曼光谱学 Raman* Spektroskopie

là 腊蜡瘌辣蝲

腊肠 Wurst *n*
腊肠菌属 Wurstbakterien *f*
腊肠期幼虫 Wurststadium der Larva *n*
腊肠期蚴 wurstförmige Larve *f*
腊肠形 Wurstform *f*
腊肠形孢子 Wurstförmigen Sporen *n pl*
腊肠形的 wurstförmig
腊肠样(形)的 wurstartig, botuliform(-is, -is, -e)
腊肠样杆菌 Bacillus allantoides *m*
腊肠样指 Wurstfinger *m*, Brachymegalodaktylie *f*
腊肠中毒 Wurstvergiftung *f*, Allantiasis *f*
腊肠状腹块 wurstartige Bauchmasse *f*
腊梅 Meratia praecox *f*
腊梅甙 Meratin *n*
腊梅碱 Calycanthin *n*
腊姆多尔氏缝[合]术 Ramdohr* Naht *f*
腊姆斯提特氏手术 Ramstedt*(-Weber*) Operation *f*, Pyloromyotomie *f*
腊肉 Speck *m*
腊斯默森氏动脉瘤 Rasmussen* Aneurysma *n*, Aneurysma Rasmussen* *n*
腊特克氏瘤 Rathke* -Erdheim* Tumor *m*, Kraniopharyngiom *n*
腊特克氏瘤 Rathke*(-Erdheim*) Tumor *m*, Kraniopharyngiom *n*
腊特克氏囊 Rathke* Tasche *f*(od. Beutel *m*)
蜡 Wachs *n*, Cera *f*
蜡醇 Zerylalkohol *m*, Cerotin *n*
蜡刀 Wachsmesser *n*, Wachsspatel *m*
蜡的 wächsern
蜡雕刻刀(器) Wachsschnitzmesser *n*
蜡分离剂 wachsabscheidendes Mittel *n*
蜡膏(剂) Ceratum *n*
蜡锅 Paraffinpfanne *f*
蜡果杨梅 Myrica cerifera *f*
蜡果杨梅[根皮] Myrika *f*
蜡果杨梅脂 Myrikawachs *n*, Myrikafett *n*
蜡黄 farblos, fahl
蜡基质成粒法 Wachs begründete Granulation *f*
蜡精 Cerotin *n*
蜡疗 Keritherapie *f*
蜡疗设备 Wachstherapiegeräte *n pl*
蜡疗装置 Paraffin Bad-Einheit *f*
蜡酶 Wachsenzyme *n pl*
蜡模(型) wachsmodell *n*
蜡模修整刀 Wachsmodell-Staffierer *m*
蜡勺 Wachslöffel *m*
蜡匙 Wachslöffel *m*
蜡酸 Cerotinsäure *f*, Acidum cerotinicum *n*
蜡酸盐 Cerotat *n*
蜡台状菌丝 Candlesticksartiges Myzel *n*
蜡碗 Paraffinnapf *m*, Paraffinschale *f*, Paraffin-schüssel *f*
蜡网 Wachs Netzwerk *n*
蜡线条 Wachslinien *f pl*
蜡型表面湿润剂 Netzmittel der Wachsmodell-Oberfläche *f*
蜡型制作 Wachsmodell-Präparation *f*
蜡样(状)的 wachsartig, wächsern
蜡样变性 Wachsdegeneration *f*, wachsartige Degenera-tion *f*
蜡样管型 Wachszylinder *m*
蜡样坏死 wachsartige Nekrose *f*
蜡样浸润 wachsartige Infiltration *f*, wächserne Infiltration *f*
蜡样剧曲 wächserne Biegsamkeit *f*, Flexibilitas cerea *f*
蜡样菌素 Cerein *n*
蜡样皮脂溢 Seborrhoea cerea *f*
蜡样屈曲 Cerea Flexibilitas *f*
蜡样弯曲 Wachsartiges Biegen *n*
蜡样物质 Wachsartige Substanz *f*
蜡样芽胞杆菌 Bacillus cereus *m*
蜡样芽胞杆菌食物中毒 Nahrungsmittelvergiftung des Bacillus cereus *f*, Lebensmittelvergiftung von Bacillus cereus *f*
蜡样质 Ceroid *n*
蜡样质组织细胞增生症 Ceroid-Histiozytose *f*
蜡叶标本 Wachs Blattproben *f pl*
蜡油 Paraffindestillat *n*
蜡浴 Paraffinbad *n*, Wachsbad *n*
蜡浴器 Paraffinbad-Apparat *m*
蜡脂质 Cerolipoid *n*
蜡纸 Wachspapier *n*
蜡制海绵 Spongia cerata *f*
蜡烛 Kerze *n*
蜡状杆菌 Bacillus cereus *m*
蜡状菌素 Cerein *n*
蜡状皮肤和僵直关节 Waxy Haut und steife Gelenke *n pl*
蜡状芽孢杆菌核糖核酸酶 Bacillus cereus Ribonuklease *f*
瘌痢头 Favus Kopf *m*
辣薄荷醇 Piperitol *n*
辣薄荷酮 Piperiton *n*
辣根[菜] Meerrettich *m*, Armoracia rusticana *f*, Coch-learia

officinalis *f*
辣根过氧化物酶 Meerrettich-Peroxidase *f*
辣根属 Meerrettich *m*, Cochlearia *f*, Armoracia *f*
辣酱 dicke Chilisauce *f*
辣酱油 stechendem Sauce *f*
辣椒 Paprika *m*, Capsicum annuum *n*, Capsicum frute-scens *n*
辣椒[挥发]油 Capsikol *n*
辣椒酊 Paprika-Tinktur *f*, Tinktura capsici *f*
辣椒粉 Chilipulver *n*
辣椒红呋喃素 Capsochrom *n*
辣椒红素 Capsorubin *n*
辣椒红素(辣椒黄素) Capsanthin *n*
辣椒黄素 Capsanthin *n*
辣椒黄素着色 Capsanthinose *f*
辣椒碱 Kapsizin *n*
辣椒胶(素) Kapsizin *n*
辣椒辣素 Capsaicinum *n*, Kapsaizin *n*, Kapsakutin *n*
辣椒没药酊 Pfeffer Myrrhentinktur *f*
辣椒没药酊 Tinctura Capsici et Myrrhoe *f*
辣椒癖 Chili Sucht *f*
辣椒色[原]素 Capsochrom *n*
辣椒属 Capsicum *n*
辣椒素 Capsaicin *n*
辣椒酸 Acidum Capsicum *n*
辣椒瘾 Kapsizismus *m*
辣椒硬膏 Kapsikumpflaster *n*, Capsicumpflaster *n*
辣椒油 Chiliöl *n*
辣木果 Moringanuβ *f*
辣木属 Moringa *f*
辣茄碱 Solanocapsin *n*
蝲蛄 Flusskrebs *m*
蝲蛄属 Cambaroides *m pl*

LAI　来莱梾铼赖癞

lái　来莱梾铼

来访者 Klient *m*
来访者中心疗法 Klient-zentrierte Therapie *f*
来氟米特 Leflunomid *n*
来复枪射击损伤 Karabenerschießen Verletzungen *f pl*
来复枪子弹痕 Gewehrkugelmarken *f pl*
来复枪子弹损伤 Gewehrkugelverletzungen *f pl*
来复枪自杀 Selbstmord mit Rifledgun *m*
来回式麻醉器 Pendelatmungssystem *n*
来普汀 Leptin *n*
来曲唑 Letrozol *n*
来苏儿中毒 Lysol Vergiftungen *f pl*
来苏儿中毒的胃 Lysol vergiftet Magen *m*
来苏儿中毒致死时间 Letalzeit von lysol Vergiftung *f*
来苏尔 Lysol *n*
来苏糖 Lyxose *f*
来苏糖甙 Lyxosid *n*
来苏糖苷 Lysol-Glykosid *n pl*
来苏糖酸 Lyxonsäure *n*
来源 Quelle *n*
来源文献 Quellenartikel *m*
来源文献标题 Titel des Quellenartikels *m*
来源于 HeLa 的细胞(宫颈癌细胞)Hela* Zelle *f*
来源于实验室的数据 Labor gewonnenen Daten *pl*
来自损伤部的 Aus dem Ministerium der Verletzung *f*
莱[施]-奈[恩]二氏综合征 Lesch* -Nyhan* Syndrom *n*
莱昂病毒 Leon-Virus *n*
莱昂法 Meltzer-Lyon-Test *m*
莱昂假说 Leon* Hypothese *f*
莱昂效应 Leon* Effekte *m pl*
莱昂作用 Lyonization *f*
莱伯病(家族遗传性视神经萎缩) Leber* Krankheit(od. hereditäre Optikusatrophie *f*) *f*, Leber* hereditärer Optikusneuropathie *f*
莱-伯方程[式] Lineweaver*-Burk* Gleichung *f*(酶动力学方程式的重排)
莱伯静脉丛 Leber* Venenplexus *m*
莱伯先天性黑曚病 Leber* Kongenitale Amaurose(autosomal-rezessive Vererbung einer Blindheit) *n*
莱伯小体 Lebers Körperchen *n*, Thymuskörperchen *n*
莱伯遗传性视神经病 Leber* Neuropathie *f*, Leber* hereditäre Optikusneuropathie *f*
莱德霍斯病 Ledderhose-Krankenheit(od. Plantaraponeurose Kontraktur) *f*
莱德朗氏缝[合]术 Ledran* Naht *f*
莱登病 Leiden* Syndrom *n*(od zyklische Erbrechen *n*)
莱登共济失调 Leyden* Ataxie *f*
莱登瓶 Leydener Flasche *f*
莱登氏晶体 Leyden* Kristalle *m pl*
莱迪希氏[间质]细胞 Leydig* Zwischenzellen *f pl*, Leydig Zellen *f pl*
莱迪希氏管 Leydig* Gang *m*, Urnierengang *m*
莱迪希氏细胞瘤 Leydig* Zwischenzellen-Tumor(od. Zellen-Tumor) *m*
莱迪希细胞,睾丸间质细胞 Leydig* Zellen *f pl*
莱迪希细胞瘤(①睾丸间质细胞瘤 ②门细胞瘤) Leydig* Zelltumor *m*(1interstitielle Zell-Tumor *m*, hiläre Zell-Tumor *m*)
莱尔病(综合征)(中毒性表皮坏死松解症) Lyell-Syndrom *n*, toxische epidermale Nekrolyse *f*
莱尔米特征 Lhermitte* Anzeichen *n*
莱菔 Rettich *m*, Raphanus sativus *m*
莱菔硫烷(萝卜硫素) Sulforaphan *n*
莱菔子素 Raphanin *n*, Sulforaphen *n*, Sativin *n*
莱金 Lakein*
莱克西斯比率 Lake Francis* Verhältnis *n*
莱里征 Tulare* Syndrom *n*
莱姆病(关节炎) Lyme* Syndrom(Arthritis) *n*
莱姆病后综合征 Post-Lyme-Borreliose-Syndrom *n*
莱姆病螺旋体[菌] Borrelia burgdorferi *n*
莱姆病疫苗 Lyme-Borreliose-Impfstoff *m*
莱姆病重组蛋白 A 疫苗 Lyme-Borreliose-Impfstoff(rekombinante OspA) *m*
莱姆关节炎 Lyme* Arthritis *f*
莱姆神经包柔螺旋体病 Neurologische Borrelien *f*
莱姆心脏炎 Lyme* Karditis *f*
莱穆瓦耶综合征 Lermoyez* Syndrome *n pl*
莱纳病 Leiner* Krankheit *f*(Baby desquamative Erythrodermie *f*)
莱内氏病 Leiner*(-Moussous*)Krankheit *f*(od. Der-matose *f* od. Syndrom *n*), Erythrodermia desquamativa *f*
莱尼综合征 Lesch*-Nyhan* Syndrome *n pl*
莱塞(激光,激光器) Laser *n*
莱塞病 Letterer*-Siwe* Syndrom *n*
莱氏综合征 Lyell* Syndrom *n*
莱特尔氏病 Reiter* Krankheit *f*(od. Syndrom *n*)
莱特尔氏综合征 Reiter* Syndrom *n*(od. Krankheit *f* od. Trias *f*), Conjunctival-Urethral-Synovial-Syndrom *n*
莱特征 Leser*-Trèlat* Signum *n*
莱瓦洛芬 Levallorphan(um) *n*
莱希曼氏乳杆菌 Lactobacillus leichmannii *m*
莱希滕施特恩脑炎(出血性脑炎) Leichtenstern* Enzephalitis, hämorrhagische Enzephalitis *f*
梾木属 Comus *f*
铼 Rhenium *n*(Re, OZ 75)

lài 赖癞

赖氨酸 Lysin *n*(Lys), Diaminokapronsäure *f*
赖氨酸不耐性 Lysin Intoleranz *f*
δ-赖氨酸催素 δ-Lysin-Vasopressin *n*
赖氨酸缓激肽 Lysyl-Bradykinin *n*
赖氨酸加压素 Lysin-Vasopressin *n*, Lypressin(um) *n*
赖氨酸羧肽酶 Lysin Carboxypeptidase *f*
赖氨酸脱羧酶 Lysin-dekarboxylase *f*
赖氨酸消旋酶 Lysin Razemase *f* <frz>
赖氨酸血症 Lysinämie *f*
赖氨酸-牙龈素 Lysyl-Gingipain *n*
赖氨酸转移核糖酸连接酶 Lysin-tRNA-Ligase *f*
赖氨酰[基] Lysyl *n*
赖氨酰[舒]缓激肽 Kallidin *n*, Lysyl-Bradykinin *n*
赖氨酰氨基腺苷 Lysylamino Adenosin *n*
赖氨酰本胶原羟化酶 Lysylprotokollagen Hydroxylase *f*
赖氨酰残基 Lysyl-Rest *m*, Lysyl-Rückstand *m*
赖氨酰氧化酶 Lysyloxidase *f*
赖昂氏假说 Lyon* Hypothese *f*
赖戴综合征(家族性自主神经系统功能障碍) Riley*-Day* Syndrom *n*, Familiäre Dysautonomie *f*
赖尔带 Reil* Band *n*
赖尔沟(环状沟) Reil* Sulkus *m*
赖尔袢 Ryle* Schleife *f*(od. Hirn Fußschlaufe *f*)(脑脚袢)
赖尔森三关节融合术 Ryerson* Triple-Arthrodese *f*
赖尔氏岛 Reil* Insel *f*
赖尔氏三角 Reil* Dreieck *n*
赖尔氏效应 Reil* Effekt *m*
赖尔线 Reil* Linie *f*
赖芬斯坦综合征 Reifenstein* Syndrom *n*(不完全性男性假两性畸形)
赖甲四环素 Lymecyclin(um) *n*
赖利-戴综合征 Riley-Day 综合征 Riley*-Day* Syndrom *n*
赖利体 Reilly Körper *m*(粘多糖病患者白细胞内可见的粗大颗粒)
赖默氏反射 Reimer* Reflex *m*
赖脯胰岛素 Insulin lispro *n*
赖塞托 Lycetol *n*, Dimethylpiperazinum tartaricum *f*
赖斯纳氏膜 Reissner* Membrau *f*, Paries vestibularis ductus cochlearis *m*
赖塔泽氏静脉 Latarget Ader *f*, Vena praepylorica *f*
赖塔泽氏神经 Latarget* Nerv *n*, Nervus presacralis *m*
赖特尔蛋白补体结合试验 Reiter*-Komplementbindungstest *m*
赖特呼吸计 Wright* Respirometer *m*
赖特氏染剂(液) Wright* Lösung(od. Färbungslösung) *f*
赖特氏效应 Wright* Effekt *m*
赖特试验 Wright* Test *m*
赖-悌二氏反应 Reimer*-Tiemann* Reaktion *f*
赖西丁 Lysidin *n*, MethyIglyoxalidin *n*
赖希曼病 Leishmaniasis *f*, Orientbeule *f*
赖歇尔一穴肛管 Reichel* kloakaler Kanal *m*
赖歇特瘢痕 Reichert* Narbe *f*
赖歇特管 Reichert* Kanal *m*
赖歇特膜(鲍曼膜) Reichert* Membran *f*
赖歇特软骨 Reichertschen Knorpel *m*
赖歇特隐窝([耳]蜗隐窝) Reichert* Nische *f*
赖歇特质 Reichert* Substanz *f*
赖亚酰胺 Nialamid(um) *n*
赖药菌 drogenabhängiger Organismus *m*
赖药性 Arzneimittelabhängigkeit *f*
赖因克结晶 Reinke* Kristalle *n pl*(睾丸间质细胞所含各种形状的结晶样结构)
癞(糙)皮病 Pellagra *n*

LAN 兰拦栏阑蓝篮镧榄懒烂滥

lán 兰拦栏阑蓝篮镧

兰[伯]氏鞭毛虫病 Lambiiose *f*, Lambliase *f*, Lambliasis *f*
兰[伯]氏鞭毛虫属 Lamblia *f*
兰玻-比尔二氏定律 Lambert* -Beer* Gesetz *n*
兰伯氏贾第[鞭毛]虫 Lamblia intestinalis *f*, Giardia intestinalis *f*
兰伯特伊顿综合征 Lambert*-Eaton* Syndrom *n*
兰伯特余弦定律 Lambert* Kosinussatz *m*
兰布里纽迪Ⅰ型手术 Lambrinudi* Operation typ Ⅰ *f*
兰布里纽迪Ⅱ型手术 Lambrinudi* Operation typ Ⅱ *f*
兰草 Eupatorium fortunei *n*
兰草素 Euparin *n*
兰茨氏点 Lanz* Punkt *m*
兰茨氏线 Lanz* Linie *f*
兰道[视力测定]环 Landolt*(Optometrie-)Kreis *m*
兰道环视标 Landolt* Kreis *m*
兰德里氏麻痹 Landry* Paralyse *f*(od. Lähmung *f* od. Syndrom *n* od. Typ *m*), Paralysis acuta ascendens spinalis *f*
兰德曼氏结核菌素 Landmann* Tuberkulin *n*
兰德颜色效应 Land* Effekt *m*
兰-迪二氏营养不良 Landouzy*(-Dejerine*)Atrophie(od. Dystrophie) *f*
兰格线 Langer* Linie *f*
兰根贝克氏拉钩 Langenbeck* Retraktor(od. Haken) *m*
兰花参属 Wahlenbergia *f*
兰开斯特红绿测试 Lancaster* Rot-Grün-Test *m*
兰科 Orchidaceae *pl*
兰克心理学 Rankian* Psychologie *f*
兰利氏粒 Langley* Granula *n pl*
兰利氏神经 Langley* Nerven *m pl*
兰姆斯登接目镜 Ramsden* Okular *n*
兰尼碱 Ryanodin *n*
兰尼镍 Raney* Nickel *n*
兰奇西神经(朗奇西纹) Lancisi*Nerv *m*(胼胝体外侧纵纹和内侧纵纹)
兰瑞肽 Lanreotid *n*
兰氏岛(朗格汉岛,胰岛) Langerhanssche Insel *f*, Langerhans-Insel *f*
兰氏贾第鞭毛虫 Giardia lamblia *f*
兰斯特勒姆肌 Landstr* Muskel *m*(眼球筋膜内肌纤维)
兰梭平(品) Lanthopin *n*
兰索拉唑 Lansoprazol *n*((1)南索拉唑(2)武田普隆胶囊 30)
兰特颜色效应 Rand* Farbwirkung *f*
兰逊氏吡啶银染剂 Ranson*(Pyridin-Silber-)farbstoff *n*
兰逊氏吡啶银染色法 Ranson*(Pyridin-Silber-)färbung *f*
拦截 abfangen
拦阻网 Barriere *f*
栏栅伪像 Zäune-Artefakt *m*
阑疝手术器械包 Appendix Operationssatz *m*
阑尾 Wurmfortsatz *m*, Appendix vermiformis *f*, Appendix *f*, Processus vermiformis *m*
阑尾[X线]造影术 Appendoröntgenògraphie *f*, Appendi-koradiographie *f*
阑尾[结]石病 Appendikolithiasis *f*, Lithiasis appendicu-laris *f*
阑尾瓣 Gerlach* Klappe *f*, Valvula processus vermiformis *f*
阑尾包块 Appendix-Masse *f*
阑尾闭锁 Atresie des Blinddarms *f*, Obliteration der Appendix *f*
阑尾鞭虫病 Appendixtrichuriasis *f*
阑尾病 Appendikopathie *f*, Appendicopathia *f*
阑尾残端 Blinddarmstummel *m*, Stumpf des Appendix *m*, Appendixstumpf *m*

阑尾残端切除术 Exzision von Appendixstumpf *f*
阑尾肠钳 Blinddarmklemme *f*
阑尾充盈不规则 irreguläre (od. unregelmäßige) füllung der Appendix *f*
阑尾穿孔 Appendixperforation *f*
阑尾刀 Appendotom *m*
阑尾的 appendicular (-is, -is, -e)
阑尾点 McBurney* Punkt *m*
阑尾顶端 Spitze der Appendix *f*
阑尾动脉 Arteria appendicularis *f*
阑尾反向术 Inversion der Appendix *f*
阑尾放线菌病 Aktinomykose der Appendix *f*, Appendici-tis actinomycotica *f*, Appendixaktinomykose *f*
阑尾粪石 Appendixfäkolith *m*, Appendikolithiasis *f*, Kot-stein *m*
阑尾固有肌层 Muscularis propria der Appendix *f*
阑尾盲肠吻合术 Appendikozökostomie *f*
阑尾蛔虫病(症) Askariden-Appendizitis *f*, Appendicitis ascari-diaca *f*, Appendixascariasis *f*
阑尾活组织检查 Biopsie des Blinddarms *f*
阑尾积脓 Appendixempyem *n*, Empyem der Appendix *n*
阑尾积水 Hydroappendix *f*, Appendixhydrops *m*
阑尾基(根) False Basis der Anlage *f*
阑尾畸形 Appendixdeformität *f*, Mißbildung der Appen-dix *f*
阑尾疾病 Krankheit der Appendix *f*
阑尾集合淋巴滤泡 Folliculi lymphatici aggregati appendi-cis vermiformis *m pl*
阑尾集合淋巴小结 Folliculi lymphatici aggregati appendicis vermiformis *pl*
阑尾寄生虫病 Appendixparasitose *f*
阑尾尖 Spitze der Appendix *f*
阑尾浆膜 appendiztische Serosa *f*
阑尾绞痛 Apendixkolik *f*, Colica appendicularis *f*
阑尾结核 Appendixtuberkulose *f*, Appendicitis tuberculo-sa *f*
阑尾结石 Appendixkonkrementierung *f*
阑尾截除器 Appendotom *n*
阑尾静脉 Vena appendicularis *f*, Appeodikovene *f*
阑尾口 Ostium appendicis vermiformis *n*
阑尾扩张 Appendixektasie *f*, Wurmfortsatzerweiterung *f*
阑尾拉钩 Blinddarmetraktor *n*
阑尾类癌 Appendixkarzinoid *n*
阑尾临床操作 medizinische Prozedur auf Appendix *f*
阑尾淋巴结 Appendixlymphknoten *m pl*, Nodi lymphatici appendiculares *m pl*
阑尾淋巴样小结 lymphoides Knötchen der Appendix *n*
阑尾淋巴样增生 lymphoide Hyperplasie der Appendix *f*
阑尾瘘 Appendixfistel *f*
阑尾瘘闭合术 Verschluß der Appendixfistel *m*
阑尾瘘修复术 Reparatur der Appendixfistel *f*
阑尾卵巢韧带 Clado* Ligament *n*
阑尾盲肠吻合术 Appendicocoecostomie *f*
阑尾内的 intra-appendicular (-is, -is, -e)
阑尾内容物 appendizitischer Inhalt *m*
阑尾扭曲 Appendixtorsion *f*
阑尾脓肿 appendizitischer Abszeβ *m*
阑尾脓肿切开引流术 Inzision und Drainage des appendi-zitischen Abszeβes *f*
阑尾脓肿引流术 Appendixabszessdrainage *f*
阑尾旁炎 Paraappendizitis *f*
阑尾平滑肌瘤 Appendixleiomyom *n*
阑尾破裂 Appendixruptur *f*
阑尾憩室 Appendixdivertikel *n*, Appendixdivertikulum *n*
阑尾钳 Appendix-Zange *f*
阑尾切除拉钩 Appendektomie-Haken *m*, Appendektomie-Retraktor *m*
阑尾切除器械包 Appendektomie-Instrumentenbesteck *n*
阑尾切除牵开器 Appendektomie-Retraktor *m*
阑尾切除钳 Appendixklemme *f*, Appendixquetsche *f*
阑尾切除术 Appendektomie *f*, Blinddarmoperation *f*
阑尾切除术伴引流 Appendektomie mit Drainage *f*
阑尾切除术后发热 Postoperatives Fieber nach Appendektomie *n*
阑尾疝 Appendikozele *f*
阑尾神经瘤 Appendixneurom *n*
阑尾手术操作 Betrieb am Blinddarm *m*
阑尾输尿管成形术 Anhangsureteroplastik *f*
阑尾套叠 Appendixinvagination *f*, Appendixintussuszep-tion *f*
阑尾突 Wurmfortsatz *m*
阑尾网膜 Anhang epiploica *f*
阑尾系膜 Mesappendix *f*, Mesoappendix *f*, Mesenteriolum processus vermiformis *n*
阑尾系膜炎 Mesoappendizitis *f*
阑尾纤维性闭塞 Fibröse Auslöschung der Appendix *f*
阑尾腺癌 Appendixadenokarzinom *n*
阑尾腺瘤性息肉 adenomatöser Polyp der Appendix *m*
阑尾小肠吻合术 Appendikoenterostomie *f*
阑尾血吸虫病 Appendixschistosomiasis *f*
阑尾压痛点 McBurney* Punkt *m*
阑尾炎(盲肠周炎) Appendizitis *f*, Wurmfortsatzentzündung *f*, Blind-darmentzündung *f*
阑尾炎的 typhlitisch
阑尾炎压痛点 Appendizitis-Schmerzpunkt *m*, McBurney* Punkt *m*
阑尾移位 Transposition der Appendix *f*
阑尾原发粘液囊腺癌 primäres schleimartiges Zystadeno-karzinom der Appendix *n*
阑尾造口闭合术 Schließung der Appendikostomie *f*
阑尾造口术 Appendikostomie *f*, Weir* Operation *f*
阑尾造瘘术 Fistelbildung der Appendix *f*
阑尾粘连分离术 Appendikolyse *f*
阑尾粘连松解术 Lösung der Appendixadhäsion *f*
阑尾粘膜 Appendixschleimhaut *f*
阑尾粘膜下层 Submukosa der Appendix *f*
阑尾粘膜炎 Endoappendizitis *f*, Appendicitis catarrhalis *f*
阑尾粘液[性]囊腺瘤 muköses Appendixzystadenom *n*
阑尾粘液囊肿 Appendixmukozele *f*
阑尾粘液性囊肿 Appendixmukozele *f*
阑尾肿瘤 Appendixtumor *m*
阑尾重复畸形 Appendixdoppelfehlbildung *f*
阑尾周围的 periappendicular (-is, -is, -e), periappendizi-tisch
阑尾周围脓肿 periappendizitischer Abszeβ *m*
阑尾周围脓肿切开引流术 Inzision und Drainage des peri-appendizitischen Abszeβes *f*
阑尾周围炎 Periappendizitis *f*
阑尾周围组织 periappendizeales Gewebe *n*
阑尾周炎 Periappendizitis *f*
阑尾子宫内膜异位 Endometriose der Appendix *f*
阑尾阻塞 Appendikostase *f*
蓝 Blau *n*
蓝桉[树] Eucalyptus globulus *f*
蓝斑 Locus ceruleus *m*, Substantia ferruginea Alnoldi *f*
蓝斑核 Locus coeruleus *m*
蓝斑下核 Locus subceruleus *m*
蓝板瓦色 Flieseblau *n*
蓝宝石色 Saphirblau *n*
蓝刺头 Echinops latifolius *m*
蓝刺头碱 Echinopsin *n*
蓝刺头属 Echinops *m*
蓝带蚊属 Uranotaenia *f*
蓝点状[白]内障 Cataracta coerulea *f*

蓝淀粉 blaue Stärke *f*
蓝丁香紫色 blaue Flieder *m*
蓝豆蛋白 Conglutin *n*
蓝盾 Blauschild *n*
蓝矾 Kupfer-Vitrioblau *n*
蓝格纹 blaues Plaid *n*
蓝巩膜 blaue Sklera *f*
蓝巩膜综合征 Syndrom der blauen Skleren *n*, Eddowes*(-Spurway*) Syndrom *n*
蓝鼓膜 blaue Trommel *f*
蓝光灯 blaue LichtNeugeborenen Gelbsucht Behandlungseinheit *f*
蓝光幻视 Cyanophose *f*, blaue Phose *f*
蓝光偶氮胺蓝 fast blue B base <engl.>
蓝光直接紫 diamine fast violet BBN <engl.>
蓝光治疗仪 Blu-ray-Behandlung *f*
蓝海绿色 bläuliches Meergrün *n*
蓝黑色 bläuliches Schwarz *n*
蓝红色斑疹 blau-roter Macule *n f*<frz>
蓝幻视 Cyanophose *f*, blaue Phose *f*
蓝黄色盲 Blau-Gelb-Blindheit *f*, Tetartanopsie *f*
蓝黄色盲者 Tetartanopsie-Patient *m*
蓝黄视野检查法 Blau-Gelb-Perimetrie *f*
蓝甲 blaue Nägel *m*
蓝堇 Fumaria officinalis *f*
蓝堇碱 Fumarin *n*, Protopin *n*
蓝堇科 Fumariaceae *pl*
蓝晶质 Cyanokristallin *n*
蓝菌素 Cyanein *n*
蓝链丝菌素 Coelicolorin *n*
蓝领工人 Blauarbeiter *m*
蓝硫酸盐绿色 bläuliches Sulfatgrün *n*
蓝绿激光束 blau-grüner Laser *m*
蓝绿色 blauliches Grün *n*
蓝绿松石绿色 bläuliches Türkisgrün *n*
蓝绿氩激光器 blaugrüner Argon-Laser *m*
蓝绿藻 blaugrüne Algen *f*
蓝莓 Blauschimmel *m*
蓝尿布综合征 blaues Windel-Syndrom *n*
蓝脓 blauer Eiter *m*
蓝青灰色 blau-grünliches Grau *n*
蓝球菌 Indococcus *m*
蓝色[的] blau
蓝色病 blaue Krankheit *f*
蓝色巩膜 blaue Sklera *f*
蓝色静脉炎 blaue Phlebitis *f*
蓝色盲 Blaublindheit *f*, Acyano(ble)psia *f*
蓝色盲者 Tritanopen *m*
蓝色内障 blaue Katarakt *f*
蓝色尿 Cyanurie *f*
蓝色水(浮)肿 blaues Ödem *n*
蓝色细球菌 Micrococcus oxycyanogenes *m*
蓝色荧光 Blaufluoreszenz *f*
蓝色圆顶囊肿 blaue Haubenzyste *n*
蓝十字 blaues Kreuz *n*
蓝石 Blaustein *m*, Cuprum sulphuricum *n*
蓝石蕊试纸 blaues Lackmuspapier *n*
蓝氏贾第鞭毛虫病 Giardiasis *f*
蓝视[症] Cyanoblepsie *f*, Zyanop(s)ie *f*, Zyanoblepsie *f*, Kyanopsie *f*
蓝手 blaue Hände *f pl*
蓝曙红 Sairosin *n*, Eosin *n*
蓝四氮唑 blaues Tetrazol *n*
蓝碳酸铜色 blaues Kupferkarbonat *n*
蓝田猿人 Sinanthropus lantienensis *m*
蓝溪藻黄素甲 Phycoxanthin *n*
蓝溪藻黄素乙 Myxoxanthophyll *n*
蓝细菌 Cyanobakterien *pl*
蓝线 blaue Linie *f*, Bleilinie *f*
蓝香油薁 Chamazulen *n*, Lindazulen *n*
蓝橡皮奶头样大疱性痣 blaues Gummiblebmuttermal *n*
蓝橡皮奶头样大疱性痣综合征 blaues GummiBlebmuttermalsyndrom *n*
蓝芯玻璃注射器 Blue Chip Glasspritze *f*
蓝辛病毒 Lansin-Virus *n*
蓝牙技术 Bluetooth-Technologie *f*
蓝眼白肤 blauäugig und angemessen-complexioned
蓝眼的 blauäugig
蓝焰 blaue Flamme *f*
蓝移 Blauverschiebung *f*
蓝龈 blaues Zahnfleiseh *n*, blaue Gingiva *f*
蓝藻目 Cyanophyceae *pl*
蓝障 blauer Schrank(od. Mantel) *m*
蓝指甲 blauer Nagel *m*
蓝痣 blauer Nävus *m*
蓝状细胞 Korbzelle *f*
蓝紫色 bläuliches Lila *n* Veilchen *n*
蓝紫色盲 Blau-Purpur-Blindheit *f*
蓝棕属 Serenoa *f*
蓝棕属,锯叶棕属 Sägepalme *f*
篮球 Basketball *m*
篮网状角化性物质 Korb-Woven Hornsubstanz *f*
篮网状型 Korbwebartmuster *n*
篮状的 korbförmig
篮状细胞 Korbzelle *f*
篮状小体 Korbkörperchen *n*
镧 Lanthan *n*(La, OZ 57)
镧系(族)元素 Lanthanidelemente *n pl*

lǎn 榄懒

榄核莲黄酮 panicolin <engl.>
榄仁树属 Terminalia *f*
榄烷 Eleman *n*
榄香精 Elemizin *n*, Elemicin *n*
榄香素 Elemizin *n*, Elemicin *n*
榄香烯 Elemene *m*<frz>
β-榄香烯 β-Elemen *n*
榄香脂 Elemi(harz) *n*
懒波 faule Welle *f*
懒惰 Faulheit *f*
懒惰白细胞综合征 faules Leukozyten-Syndrom *n*
懒散 Lässigkeit *f*

làn 烂滥

烂斑 Stigmata *n pl*
滥食癖 Panphagie *f*
滥用 Missbrauch *m*
滥用阿司匹林 Aspirin-Missbrauch *m*
滥用单胺氧化酶抑制剂 Missbrauch von Monoaminoxidase-Hemmestoff *n*
滥用的 missbräuchlich
滥用多种药物 Mehrfachkonsum *m*
滥用非那西丁 Phenacetin Missbrauch *m*
滥用非致依赖性物质 Medikamentenmissbrauch ohne Abhängigkeit *m*
滥用缓泻剂 Abführmittelmissbrauch *m*
滥用激素 Hormonmissbrauch *m*
滥用解酸药 Antiacidamssbrauch *m*
滥用酒精 Alkoholmissbrauch *m*

滥用酒精所致痴呆 Demenz vom Alkoholmissbrauch *f*
滥用抗抑郁剂 Antidepressivamissbrauch *m*
滥用类固醇 Steroidenmissbrauch *m*
滥用利尿剂 Diureticsmissbrauch *m*
滥用扑热息痛 Paracetamolmissbrauch *m*
滥用倾向 Missbrauchshang *m*
滥用特质 Missbrauchseigenschaft *f*
滥用维生素 Vitaminenmissbrauch *m*
滥用吸入剂 Inhalationsmissbrauch *m*
滥用兴奋剂 Reizmittelnmissbrauch von *m*
滥用鸦片制剂肺[改变] Opiatsmissbraucheslungen *f pl*
滥用鸦片制剂肝[改变] Opiatsmissbrauchesleber *m*
滥用药物 Arzneimittelabusus *m*
滥用药物 Drogenmissbrauch *m*
滥用药物者 DArzneimittelnmissbrauch *m*
滥用镇静剂 Beruhigungsmittelnmissbrauch *m*
滥用镇痛剂 Analgetikamissbrauch *m*
滥用止痛药 Analgetikamissbrauch *m*

LANG 郎狼榔朗莨浪

láng 郎狼榔

郎贝尔氏缝[合]术 Lembert* Naht *f*
郎飞结 Ranvier' scher Schnürring *m*, Ranvier-Schnürring *m*
郎飞氏触觉盘 Ranvier* Tastscheibchen *n*, Ranvier* Dis-kus *m*(od. Scheibe *f*)
郎飞氏结 Ranvier* Segment *n*(od. Knoten *m* od Nodus *m*)
郎飞氏氯化金染色法 Ranvier* Methode(od. Goldim-prägnation)*f*
郎飞氏膜 Ranvier* Membran *f*, Renaut* Lage *f*
郎飞氏细胞 Ranvier*(-Merkel*) Zelle *f*
郎格尔线 Langers* Linien, Spaltung zeichne *f*
郎格罕颗粒 Langerhans* Körnchen, Langerhans* Zellen-Körnchen *n*
郎格罕氏层 Langerhans* Granulosaschicht *f*, Stratum granulosum epidermidis *n*
郎格罕氏岛 Langerhans* Inseln *f pl*, Insulae pancreaticae *f pl*
郎格罕氏体 Langerhans* Körper *m*
郎格罕氏细胞 Langerhans* Zelle *f*
郎格罕氏星状小体 Langerhans* Zelle *f*
郎格罕细胞肉芽肿病 Langerhans* Zell Granulomatose *f*
郎格罕细胞组织细胞增生 Langerhans* Zell Histiocytose *f*
郎格汉斯颗粒 Langerhans* Partikel *f*
郎格汉斯细胞组织细胞增生(症)(拉克斯症组织球) Langerhans* -Zell-Histiozytose *f*
郎格氏线 Langer* Linien *f pl*
郎罕氏层 Langhans* Zellschicht *f*, Zytotrophoblast *m*
郎罕氏巨细胞 Langhans* Riesenzelle *f*
郎罕氏纹 Langhans* Streifen *m pl*
郎罕氏细胞 Langhans* Zelle *f*
郎汉 Langhans
郎中 Volksheiler Salbader *m*
郎吉努斯 Casius Longinus
狼疮 Lupus *m*
狼疮癌 Lupuskrebs *m*, Lupuskarzinom *n*
狼疮带 Lupusstreifen *m*
狼疮带实验 Lupusband-Test *m*
狼疮带试验 Lupusstreifentest *m*
狼疮的 lupös
狼疮活动计算标准 Lupusaktivitätsrechenkriterium *n*
狼疮结节 Lupusknötchen *n*, Lupom *n*
狼疮抗凝物 Lupusantikoagulanz *f*
狼疮抗凝物质 Lupus-Antikoagulans *n*
狼疮脑病 Lupusenzephalopathie *f*
狼疮试验 Lupuserythematosustest *m*
狼疮素质 Lupusdiathese *f*
狼疮细胞 Lupuszelle *f*, Lupus-erythematodes-Zelle *f*(LE-Zelle)
狼疮小体 Lupuskorpuskel *n*
狼疮性乳腺炎 Lupusbrustdrüsenentzündung *f*
狼疮性肾小球性肾炎 Lupus glomerulonephritis *f*
狼疮样痤疮 lupoide Akne *f*, Acne varioliformis *f*
狼疮样肝炎 lupoide Hepatitis *f*
狼疮样抗凝物质 Lupus-Antikoagulans *n*
狼疮样溃疡 Lupoidgeschwür *n*, lupoides Ulkus *n*
狼疮样腺瘤 lupoides Adenom *n*
狼疮样须疮 lupoide Sycosis *f*, Sycosis lupoides *f*
狼疮样综合征 lupoide Syndrom *n*
狼疮抑制物 Lupus Inhibitor *m*
狼疮状(样)的 lupoid
狼毒大戟 Euphorbia pallasii *f*
狼毒乌头碱 Septentrionalin *n*
狼尾草 Pennisetum alopecuroides *n*
狼咽 Wolfsrachen *m*, Lykostoma *n*
狼蛛 Tarantel *f*
榔头机 Schmiedemaschine *f*, Kibbler *m*

lǎng 朗

朗奥韦病(综合征) Rendu-Osler-Weber-Krankheit(Syndrom)*f*
朗白定律 Lambert* Gesetz *n*
朗贝尔缝[合]法 Lembert* Zunähen *n*
朗伯比尔定律 Beer*-Lambert* Gesetz *n*
朗德里麻痹(急性上行性脊髓麻痹) Landry* Lähmung *f* (Paralyse *f*), akute aufsteigender Querschnittslähmung *f*, akute idiopathische Polyneuritis *f*
朗德因数 Lande* Faktor *m*
朗读 vortragen, verlesen
朗格尔肌 Langer* Muskel *m*(臂弓)
朗格汉[颗]粒(伯贝克[颗]粒) Langerhans* Granula *n pl*, Birbeck* Granula *n pl*(见于表皮由特殊膜包绕的包涵体)
朗格汉肉芽肿病 Langerhans* Zellgranulom *m*(良性肿瘤,多见于儿童,侵犯骨组织)
朗格汉斯[细胞]组织细胞增生症 Langerhans*-Zell-Histiozytose *f*
朗格汉斯细胞 Langerhans* Zelle *f*
朗格汉斯细胞肉芽肿病 Langerhans*-Zell-Granulomatose *f*
朗格试验 Lange* Test *m*
朗格液 Lang* Flüssigkeit *f*(由升汞、氯化钠、醋酸、水组成的组织固定液)
朗汉巨细胞 Langhans*-Riesenzelle *f*
朗迈尔氏手术 Longmire* Operation *f*
朗氏猫 lang*Katze *f*
朗斯罗肾炎 Lancereaux* Nephritis *f*(风湿性间质性肾炎)

làng 莨浪

莨菪胺 Hyoscin *n*, Scopolamin *n*
莨菪胺食物中毒 Hyoscinenahrungsmittelvergiftung *f*
莨菪醇 Tropine *n pl*
莨菪甙 Hyoscypicrin *n*
莨菪酊 Hyoscyamus-Tinktur *f*
莨菪碱 Hyoscyamin(um)*n*
莨菪碱吗啡中毒 Skopolaminmorphin-Vergiftung *f*
莨菪碱中毒性舞蹈病 Chorea hyoscina *f*
莨菪灵 Scopolin *n*
莨菪属 Hyoscyamus *m*
莨菪酸 Tropinsäure *f*
莨菪酮 Tropinon *n*
莨菪烷 Tropan *n*
莨菪烷生物碱 Tropanalkaloiden *n*

莨菪油 Oleum Hyoscyami *n*
莨菪中毒 Hyoscyamus-Vergiftung *f*
莨菪子 Semen Hyoscyami *n*
浪漫主义 Romantik *f*

LAO 劳牢铹痨老铑烙酪

láo 劳牢铹痨

劳保医疗 medizinische Sorge des Arbeitsschutzes *f*
劳贝尔氏层 Rauber*(Deck-)Schicht *f*
劳 - 比二氏综合征 Laurence* Biedl* Syndrom *n*
劳丹尼丁 Laudanidin *n*
劳丹宁(碱) Laudanin *n*
劳丹诺辛 Laudanosin *n*, N-Methyltetrahydropapaveri-n(um) *n*
劳[动]保[护] Arbeitsschutz *m*, Arbeiterschutz *m*
劳动保护法规 Arbeitsschutzgesetz *n*
劳动保护设施 Arbeitsschutzvorrichtung *f*
劳动保险 Arbeiterrentenversicherung *f*
劳动保险条例 Bestimmungen der Arbeiter-und Ange-stellten-versicherung *f*
劳动持续时间 Arbeitsdauer *f*, Arbeitszeit *f*
劳动定额 Arbeitsnorm *f*
劳动对象 Arbeitsgegenstand *m*
劳动法 Arbeitsrecht *n*
劳动负荷 körperische Belastung *f*, Arbeitsbelastung *f*
劳动行为 Labour-Verhalten *n*
劳动力流动 Arbeitsmobilität *f*, Arbeitskräftemobilität *f*
劳动能力 Arbeitsfähigkeit *f*
劳动能力鉴定 Beurteilung der Arbeitsfähigkeit *f*
劳动能力丧失 Arbeitsunfähigkeit *f*, Invalidität *f*
劳动能量 Arbeitskapazität *f*, Arbeitsfähigkeit *f*
劳动能量代谢 Arbeitsmetabolismus *m*
劳动强度 Arbeitsintensität *f*
劳动强度指数 Arbeitsintensitätsindex *m*
劳动生理学 Arbeitsphysiologie *f*
劳动时间 Arbeitszeit *f*
劳动时间率 Arbeitszeitlohn *m*, Arbeitszeitlohnsatz *m*
劳动适应 Arbeitsgewöhnung *f*, Adaptation zur Arbeit *f*
劳动速率 Arbeitsgeschwindigkeit *f*
劳动条件 Arbeitsbedjngung *f*
劳动卫生 Arbeitshygiene *f*
劳动卫生标准 Arbeitsmedizinen Standard *m*
劳动卫生服务 Arbeitshygienedienst *m*
劳动卫生监督 Arbeitshygieneaufsicht *f*
劳动卫生调查 Arbeitshygieneuntersuchung *f*
劳动卫生学 Arbeitshygiene *f*
劳动卫生研究所 Institut für Arbeitshygiene *n*
劳动卫生与职业病研究所 Institut für Arbeitshygiene und Berufskrankheiten *n*
劳动效率 Leistungsfahigkeit *f*, Arbeitsfähigkeit *f*
劳动心理卫生 Psychohygiene im Bereich der Arbeit *f*
劳动心理学 Arbeitspsychologie *f*
劳动性质 Arbeitsqualität *f*
劳动医学 Arbeitsmedizin *f*, Industriemedizin *f*
劳动治疗 Arbeitstherapie *f*
劳动姿势 Arbeitsgeste *f*
劳动组织 Arbeiterorganisation *f*
劳厄衍射 Laue* Beugung(od. Diffraktion) *f*
劳弗产钳 Laufe* Zange *f*
劳汉踝关节骨折分类 Lauge*-Hansen* Sprunggelenksfraktur-klassifikation *f*
劳卡尼(1)氯卡尼(2)氯卡胺(3)劳卡胺 Lorcainid *n*
劳拉氏核 Laura* Kern(od. Nukleus) *m*
劳拉西泮(氯羟安定) Lorazepam *n*
劳郎 Lauron *n*, Diundecylketon *n*
劳[勒]氏管 Laurer* Kanal *m*, Ductus lacrimalis *m*
劳累 Müdigkeit *f*
劳累过度 Überarbeiten *n*
劳累性呼吸困难 Atemnot bei Anstrengung *f*
劳累性筋膜间室综合征 Belastungskompartmentsyndrom *n*
劳累性热病 Anstrengungspyrexie *f*
劳累性腰痛 Belastungsrückenschmerzen *pl*
劳力 Arbeitsfähigkeit *f*, Arbeitskraft *f*
劳力性呼吸困难 Belastungsdyspnoe *f*
劳力性心悸 überlastungsbedingte Palpitation *f*, Überbe-lastung-herzklopfen *n*
劳伦斯·格林 Lawrence W. Green
劳 - 穆 - 比三氏综合征 Laurence*-Moon*-Biedl* Syndrom *n*
劳塞综合征(全身性脂肪营养不良) Rauser* Syndrom(verall-gemeinerte Lipodystrophie *f*) *n*
劳舍尔白血病病毒 Rauscher*Leukämievirus *m*
劳氏管 Laurer-Kanal *m*
劳氏肉瘤病毒 Rous*-Sarkom-Virus *n*
劳氏突 Rau* Fortsatz(od. Processus) *m*
劳氏位 Law* Lage *f*
劳思氏紫 Lauth* Violett *n*
劳损 Anstrengung *f*
劳损评价 Anstrengungsauswertung *f*
劳性呼吸困难 Belastungsdyspnoe *f*
牢固胎盘 Plazenta(r)inkarzeration *f*, Incarceratio placen-tae *f*
铹 Lawrencium, Lawrentium *n*(Lw, OZ 103)
痨[病] Phthisis *f*, Phthise *f*
痨病的 phthisisch, phthisic(-us, -a, -um)
痨病发生 Phthisiogenesis *f*
痨病发生的 phthisiogen
痨病患者 Phthisiker *m*
痨病恐怖 Phthisiophobie *f*, Phthiseophobie *f*
痨病热 phthisisches Fieber *n*, hektisches Fieber *n*
痨病妄想 Phthisiomanie *f*, Tuberkulomanie *f*
痨[病]性潮红 phthisische Röte *f*, hektische Röte *f*, phthi-sische Gesichtsrötung *f*
痨病学 Phthisiologie *f*
痨病学家 Phthisiologe *m*
痨病样的 phthisoid, tuberkuloid
痨病样体型 Habitus phthisoideus *m*, tuberkuloider Typus *m*
痨病治疗 Phthisiotherapie *f*
痨病治疗学家 Phthisiotherapeut *m*
痨牛 tuberkulöse Rinder *n pl*
痨型胸 phthisische Brust *f*, Thorax phthisicus *m*

lǎo 老铑

老[龄]化 Alterung *f*, Altwerden *n*
老[年]化(衰老) Alterung *f*
老鹳草 Geranium nepalense *n*
老鹳草属 Storchschnabel *m*, Geranium *n*
老红色 Pfingstrose *f*, Hochrot *n*
老花镜 Altersbrille *f*, Nahbrille *f*, presbyoptische Brille *f*
老花眼 Presbyopie *f*
老花眼隐形眼镜 presbyopische Kontaktlinse *f*
老化 Alterung *f*, Altern *n*
老化的生物学理论 biologische Theorien des Alterns *pl*
老化法 Alterungsprozeβ *m*
老化皮肤 alternde Haut *f*
老化期 Alterungsphase *f*
老金色 Dunkelgold *n*
老近视 Myopresbytie *f*
老龄化社会 Gesellschaft der Alten *f*
老龄化指数 Index des Alterns *m*, Alternkinderverhältnis *n*

老迈(衰老) Senilität *f*
老玫瑰色 Dunkelrose *n*
老年 Alter *n*, Greisenalter *n*, Senium *n* Senilität *f*
老年[性]弹力组织变性 senile Elastose *f*, Elastosis senilis *f*
老年[性]瘙痒 Alterspruritus *m*, Pruritus senilis *m*
老年[性]素因 senile Disposition *f*
老年[性]白内障 senile Katarakt *f*
老年斑 senile Plaque *f*
老年保健 Gerontokomie *f*, Gerokomia *f*
老年病护理 Altenpflege *f*
老年病人 seniler Patient *m*
老年病心理学 geriatrische Psychologie *f*, Alterungspsychologie *f*
老年病学 Altenheilkunde *f*, Gerontologie *f*, Geriatrie *f*, Geratologie *f*
老年病学家 Gerontologe *m*
老年病学家咨询建议 Beratungsvorschlag des Geriatern *m*
老年病治疗学 Gerontotherapie *f*
老年步态 älterer Gang *m*
老年痴呆 Altersdemenz *f*
老年痴呆症(阿尔茨海默病) Alzheimer* Krankheit *f*
老年大鼠肾病 alte Ratten-Nephropathie *f*
老年的 senil, senil(-is, -is, -e), seneszent
老年肺气肿 Altersemphysem *n*, seniles Emphysem *n*, Jenner* Emphysem *n*
老年抚养率 Altenquotient *m*
老年抚养系数 Altenquotient *m*
老年妇女保健 Gesundheitsvorsorge für ältere Frauen *f*
老年更年期 seniles Klimakterium *n*
老年骨折 senile Fraktur *f*
老年护理学 gerontologische Pflege *f*
老年坏疽 Altersbrand *m*, Altersgangrän *f*, Greisenbrand *m*, senile Gangrän *f*
老年环 Alterskreis *m*, Arcus senilis corneae *m*, Greisen-bogen *m*, Greisenring *m*
老年黄斑变性 senile Makuladegeneration *f*
老年家庭 alternde Familie *f*
老年角化[病] Keratoma senile *n*, Keratosis senilis *f*
老年角化过度症 senile Hyperkeratose *f*, senile Hyperke-ratosis *f*
老年角质瘤 seniles Keratoma *n*
老年精神病 Alterspsychose *f*, senile Psychosis *f*, senile Psychose *f*
老年精神病态 Presbyophrenie *f*, Wernicke* Syndrom *n* (od. Demenz *f*)
老年精神病态的 presbyophrenisch
老年精神病学 Alterspsychiatrie *f*, Psychogeriatrie *f*
老年精神评定表 psychogeriatrische Bewertungsskala *f*
老年静脉扩张 senile Phlebektasie *f*
老年口腔医学 geriatrisches Zahnheilkunde *f*
老年类偏执症 senile Paranoia *f*
老年麻醉 geriatrische Anästhesie *f*
老年毛细管扩张 senile Telangiektasie *f*
老年面容 Greisengesicht *n*
老年女性膀胱炎 Cystitis senilis feminarum *f*
老年皮肤 Altershaut *f*
老年皮脂腺腺瘤 seniles sebaceous Adenoma *n*
老年皮脂腺增生症 Hyperplasia senilis sebacea Hir-schfeld* *f*
老年皮脂溢 senile Seborrhoea *f*
老年期 Altersperiode *f*, senile Periode *f* (hohes), Alter *n*, Senilität *f*
老年期保健 Altenpflege *f*
老年期痴呆 Altersblödsinn *m*, Altersdemenz *f*, senile De-menz *f*, Wernicke* Demenz *f*
老年期的心理变态 abnormale Psychologie im Alter *f*
老年期精神病 Geriopsychose *f*
老年期视力回春 Gerontopie *f*
老年期先天性黄斑变性 senile kongenitale Makuladege-neration *f*
老年期心理卫生 psychologische Gesundheit von Altersphase *f*
老年期抑郁症 Altersdepression *f*
老年前期 Präsenium *n*
老年前期[白]内障 präsenile Katarakt *f*
老年前期痴呆 Dementia praesenilis *f*, präsenile Demenz *f*
老年前期环 präseniler Arcus *m*
老年前期精神病 präsenile Psychose *f*
老年前期萎缩 prasenile Atrophie *f*
老年前期型 presenile Art *f*
老年轻度认知损害 leichte kognitive Beeinträchtigung *f*
老年情绪 Emotionen im Alter *pl*
老年雀斑 Altersfleck *m*, senile Ephelis *f*
老年雀斑样痣 Lentigo senilis *f*
老年人败血症 ältere Sepsis *f*, senile Septikämie *f*
老年人格 Altern-Perönlichkeit *f*
老年人健康 ältere Gesundheit *f*
老年人健康教育 Gesundheitsbildung für alte Leute *f*
老年人口 ältere Bevölkerung *f*
老年人口比例 Teil der alternden Bevölkerung *m*
老年人口系数 Anteil der alten Bevölkerung *m*
老年人驼背 Greisenrficken *m*, senile Kyphose *f*
老年人医疗保险 Seniorenkrankenversicherung *f*
老年骚扰 Alternbelästigung *f*
老年瘙痒症 Pruritus senilis *m*
老年社会医学探讨 soziomedizinischen Diskusion für Alternden *f*
老年摄生法 Gerokomia *f* Gerontokomie *f*
老年肾 Altersniere *f*
老年生物学 Altersbiologie *f*
老年脱发 Alopecia senilis *f*
老年萎缩 Altersdegeneration *f*, Altersabbau *m*, senile Atrophie *f*, Altersatrophie *f*
老年卫生 Gerokomia *f*, Gerontokomie *f*
老年卫生服务 Gerontokomiedienst *m*
老年心理学 geriatrische Psychologie *f*
老年心脏病 Presbycardiopathia *f*, geriatrisehe Herzkrank-heit *f*
老年性 seniles <frz>
老年性(睑)外翻 seniles Ektropium *n*
老年性白斑病 seniles Leucoderma *n*
老年性白内障 Altersstar *m*
老年性瓣膜病 altersbedingte Herzklappenerkrankung *f*
老年性变性 senile Degeneration *f*, Degeneratio senilis *f*
老年性玻璃体变性 senile Glaskörperdegeneration *f*
老年性痴呆 Altersblödsinn *m*, Altersdemenz *f*, senile De-menz *f*, Wernicke* Demenz *f*
老年性弹性组织变性 senile Elastose *f*, Elastosis senilis *f*
老年性动脉硬化 senile Arteriosklerose *f*, Arteriosclerosis senilis *f*, Malum arteriarum senile *n*
老年性动脉硬化性肾硬化 senile arteriosklerotische Ne-phros-klerose *f*
老年性耳聋 老年性聋 Presbyakusis *f*, Altersschwerhörigkeit *f*
老年性肺气肿 Greisenemphysem *n*, seniles Emphysem *n*
老年性骨肥厚性强直性脊柱炎 ältere hyperostotische Spon-dylitis ankylosans *f*
老年性骨关节炎 senile Osteoarthritis *f*
老年性骨软化 senile Osteomalazie *f*
老年性骨质疏松[症] Altersosteoporose *f*, Altersporose *f*, senile Osteoporose *f*
老年性关节痛 senile Arthralgie *f*, senile Arthralgia *f*
老年性关节炎 senile Arthritis *f*
老年性黄斑变性 senile Makuladegeneration *f*
老年性脊柱后凸 senile Kyphose *f*, senile Kyphosis *f*
老年性甲状腺功能亢进症 seniles Hyperthyreose *f*
老年性睑痉挛 seniler Blepharospasmus *m*
老年性睑内翻 senile Entropie *f*, senile Entropion *f*

老年性睑外翻 Altersektropium *n*, senile Ektropie *f*
老年性睑外翻矫正术 Korrektion des senilen Ektropiums *f*
老年性角膜线 Linea comeae senilis *f*, Hudson* Linie *f*, Stähli*(Pigment-)Linie *f*
老年性截瘫 senile Paraplegie *f*
老年性精神病 Alterspsychose *f*, senile Psychose *f*, senile Psächosis *f*
老年性精神错乱 senile Amentia *f*
老年性精神医学 Psychogerontologie *f*
老年性精神障碍 Presbyophrenie *f*, Altersdemenz *f*
老年性髋关节病 senile Hüftarthrose *f*, Malum coxae senile *n*
老年性髋关节炎 senile Hüftgelenkentzündung *f*
老年性聋(老年性耳聋) Presbyacusis *f*, Altersschwerhörigkeit *f*
老年性脑变性 senile Hirndegeneration *f*
老年性皮脂腺痣 des senilen Muttermals sebaceous Drüse *f*, seniles sebaceous Muttermal *n*
老年性强直性脊柱骨肥厚 senile Hyperostosis ankylosans *f*
老年性雀斑 seniles Sommersprosse *f*
老年性人格异常 senile Persönlichkeitsstörung *f*
老年性上睑松垂 senile Blepharochalasis des Oberlids *f*
老年性烧伤 geriatrische Brandwunde *f*
老年性神经炎 senile Neuritis *f*
老年性肾硬化 senile Nephroselerose *f*
老年性失眠 senile Insomnie *f*, senile Insomnia *f*
老年性食管 seniler Ösophagus *m*
老年性视网膜动脉硬化 senile Retina-Arteriosklerose *f*
老年性退化 Altersriickbildung *f*, Altersinvolution *f*, senile Involution *f*
老年性脱发 senile Alopezie *f*
老年性萎缩 Greisendarrsucht *f*, senile Atrophie *f*
老年性萎缩性龈炎 senile atrophische Gingivitis *f*
老年性无牙 senile Anodontie *f*, Anodontia senilis *f*
老年性舞蹈病 senile Chorea *f*
老年性纤维弹性组织增生 senile Fibroelastose *f*, senile Fibroelastosis *f*
老年性消瘦 Geromarasmus *m*, Marasmus senilis *m*
老年性心肌变性 seniles myokardiales Degeneration *f*
老年性心脏淀粉样物质沉着症 senile Herzamyloidose *f*
老年性眩晕 seniler Schwindel *m*
老年性血管瘤 seniles Hämangiom *n*, Angioma senile *n*
老年性眼睑松垂 senile absinkende Augenlider *pl*
老年性腰椎脊柱侧凸 senile Lumbalskoliose *f*
老年性抑郁症 seniles Depreesion *f*(oder Schwermut *m*)
老年性阴道炎 senile Kolpitis *f*, senile Vaginitis *f*, Colpitis vetularum *f*
老年性欲 ältere Libido *f*
老年性谵妄 seniles Delirium *n*
老年性震颤麻痹 Altersschüttellähmung *f*, Alter-Parkinis-mus *m*, Paralysis agitans senilis *f*
老年性重听 senile Amblyakusie *f*
老年性子宫内膜萎缩 senile Endometrium-Atrophie *f*
老年性子宫内膜炎 senile Endometritis *f*
老年性紫癜 Alterspurpura *f*, Purpura senilis *f*, Peliosis senilis *f*
老年学 Gerontologie *f*
老年血管瘤 seniles Angiom *n*, seniles Hämangiom *n*
老年牙医学 Gerodontologie *f*
老年牙医学的 gerodontologisch
老年样皮肤[营养不良] Geroderma *n*, Gerodermia *f*, Gerodermie *f*
老年药理学 geriatrische Pharmakologie *f*
老年药物代谢动力学 Pharmakokinetik bei älteren Patienten *f*
老年药学 geriatrische Pharmazie *f*
老年医(病)学 Altenheilkunde *f*, Gerontologie *f*, Geriatrie *f*, Geratologie *f*
老年医学的 geriatrisch
老年医学综合征 geriatrisches Syndrom *n*
老年抑郁量表 geriatrische Depressionsskala *f*
老年意外死亡 AltersUnfalltod *m*
老年营养 Altersernährung *f*, geriatrische Ernährung *f*
老年忧郁症 Altersmelaneholie *f*, Altersdepression *f*, Rückbildungsmelancholie *f*, senile Melancholie *f*
老年疣 Alterswarze *f*, senile Warze *f*, Verruca(sebor-rhoica) senilis *f*, Sebumwarze *f*
老年照护管理 Altenpflege-Management *n*
老年震颤 Alterszittern *n*, seniler Tremor *m*
老年职业 Altjob *m*
老年治疗学 Gerontotherapie *f*
老年智力 Intelligenz im Alter *f*
老年紫癜 Alterspurpura *f*, Purpura senilis *f*, Peliosis senilis *f*
老人 Opa *m*, Senioren *pl*
老人斑 Altersfleck *m*
老人保健 senile Gesundheitspflege *f*
老人弓 Greisenbogen *m*, Arcus senilis *m*
老人尿布区肉芽肿 Ältere Windelbereich Granulom *n*
老人之家 Pflegeheim *n*
老视 Alterssichtigkeit *f*, Presbyopie *f*, Presbytie *f*(Pr)
老视的 presbyop, alterssichtig
老视回春 Gerontopie *f*
老视性青光眼 presbyopisches Glaukom *n*
老视者 Alterssichtiger *m*
老鼠 Maus *m*, Ratte *f*
老衰 Adynamia *f*, Adynamie *f*
老衰死 Alterstod *m*
老死 Tod von Altern *m*
老苔绿色 dunkeles Moosgrün *n*
老态 Senilität *f*
老头掌胺 Anhalamin *n*, Aohalonin *n*
老头掌碱 Anhalonin *n*
老头掌属 Anhalonium *n*
老血红色 dunkel blutrot
老鸦瓣 Tulipa edulis *f*
铑 Rhodium *n*(Rh, oz 45)

lào 烙酪

烙 Kauterisation *f*
烙除法 Thermokaustik *f*, Igniexstirpation *f*
烙刀 Kauterisationsmesser *n*
烙器 Kauter *m*
烙术 Kauterisation *f*
烙铁 Brenneisen *n*
烙铁术 Thermokaustik *f*, Thermokauterisation *f*
烙印 Stigma *n*
烙印作用 Stigma *n*
烙针 Kauterisationsnadel *f*
酪 Käse *m*, Butyrum *n*
酪氨酸 Tyrosin *n*(Tyr)
γ-酪氨酸 γ-Tyrosin *n*
酪氨酸代谢[紊乱]症 Tyrosinose *f*
酪氨酸蛋白 Protein-Tyrosin *n*
酪氨酸蛋白激酶 Protein-Tyrosin-Kinase *f*
酪氨酸碘化酶 Tyrosinjodenzym *n*
酪氨酸碘化作用 Tyrosin-Jodierun *f*
酪氨酸积累症 Tyrosin-Speicherkrankheit *f*, Tyrosin- The-saur(ism)ose *f*, Tyrosin-Thesaurismosis *f*
酪氨酸激酶受体 Tyrosinkinaserezeptor *m*
酪氨酸激酶通路 Tyrosinkinasebahn *f*
酪氨酸激酶突变 Mutation der Tyrosinkinase *f*
酪氨酸激酶相关型受体 Tyrosinkinase-verwandter Rezeptor *m*

酪氨酸激酶型受体 Tyrosinkinaserezeptor *m*
酪氨酸激酶抑制剂 Tyrosinkinase-Inhibitor *m*
酪氨酸甲酯 Methyl-p-Tyrosin *n*
酪氨酸结晶 Tyrosin-Kristall *m*
酪氨酸磷酸化 Tyrosinphosphorylierung *f*
酪氨酸硫酸盐化作用 Tyrosin-Sulfatierung *f*
酪氨酸酶 Tyrosinase *f*
酪氨酸尿 Tyrosylurie *f*
酪氨酸羟化酶 Tyrosin-Hydroxylase *f*
酪氨酸脱羧酶 Tyrosin-Decarboxylase *f*
酪氨酸血症 Tyrosinämie *f*
酪氨酸转氨酶 Tyrosin-Aminotransferase *f*(TAT), Tyro-sin-Transaminase *f*
酪氨酰基尿 Tyrosylurie *f*
酪胺 Tyramin *n*, Uteramin *n*, Oxyphenyläthylamin *n*
酪胺试验 Tyramin-Test *m*
酪胺氧化酶 Tyraminoxydase *f*<frz>
酪醇 Tyrosol *n*, Alcohol butylicus *m*
酪蛋白 käsestoff *m*, Kasein *n*, Casein (um) *n*
酪蛋白氨基酸 Caseinaminosäture *f*
酪蛋白铵 Kaseinammonium *n*
酪蛋白分解试验 Caseindekompositionstest *m*
酪蛋白粉 Caseinmehl *n*, Kaseinmehl *n*
酪蛋白钙 Kasein-Calcium *n*. Calciumcaseinat *n*
酪蛋白汞 Kaseinquecksilber *n*
酪蛋白磷酸激酶 Kaseinphosphokinase *n f*<frz>
酪蛋白酶 Casease *f*
酪蛋白钠 Kaseinnatrium *n*
酪蛋白酸 Kaseinsäure *f*
酪蛋白酸盐 Caseinat *n*
酪蛋白纤维 Caseinfaser *f*
酪蛋白样白蛋白 kaseinförmiges Albumin *n*
酪蛋白引起的 Kasein-bedingt
酪蛋白原 Kaseinogen *n*
酪蛋白原酸盐 Caseinogenat *n*
酪碘 Caseinjod *n*
酪胨 Kaseinpepton *n*
酪杆菌 Bacillus casei *m*, Lactobacillus helveticus *m*
酪酪肽 Polypeptid YY *n*
酪亮氨酸 Tyroteucin *n*
酪毛霉属 Tyrothrix *f*
酪糜 Käseleim *m*, Butyromel *n*
酪乳 Buttermilch *f*
酪脲 Caseose *f*
酪酸 Butansäure *f*, Buttersäure *f*, Acidum butyricum *n*
酪酸测定法 Acidobutyrometrie *f*
酪酸杆菌属 Butyribacterium *n*
酪酸梭状芽胞杆菌 Buttersäurebakterie *f*, Buttersäureba-zillus *m*, Clostridium butyricum *n*
酪烷酸 Caseansäure *f*
酪样的 caseinartig, butterig, buttrig, caseos (-us, -a, -urn)
酪样粪 Butterstuhl *m*
酪蝇 Piophila casei *f*
酪蝇属 Piophila *f*
酪脂 Butyrin *n*
酪脂酶 Butyrinase *f*
酪状的 käsig

LE 乐勒

lè 乐勒

乐观 Optimismus *m*
乐观的 optimistisch, hoffnungsvoll
乐观主义 optimismus *m*
乐观主义者 Optimist *m*
乐果 Rogor *n*, Dimethoate *n*
乐果中毒 Rogorvergiftung *f*
乐疾宁 Mercaptopurin *n*
乐园子 Korn des Paradieses *n*, Guinea-Korn *n*
勒除器 Polypenschnürer *m*
勒除器蛋白 SNARE-Protein *n*
勒当屠氏缝[合]术 Le Dentu* Naht *f*
勒夫勒甲烯蓝 Loeffer* Methylenblau *n*
勒夫勒心内膜炎(缩窄性心内膜炎) Loeffers* Endokarditis *f*, zusammenziehende Endokarditis *f*
勒夫勒综合征 Loeffer* Syndrom *n*(Eosinopenie *f*, Pneumonie *f*)
勒弗雷产钳 Levret-Zange *f*
勒福尔氏缝[合]术 Le Fort* Naht *f*
勒福截骨术 Le Fort* Osteotomie *f*
勒戈固定液 Regaud* Fixierungsflüssigkeit *f*
勒戈瘤(淋巴上皮瘤) Regaud*Tumor *m*/Lymphoepitheliom *n*
勒吉廷 Regitin *n*, Phentolamin *n*
勒[克司] Lux *n* (lx)
勒克司计 Luxmeter *m*
勒莱指数 Röhrer* Index *m*
勒里施氏病 Lefiche* Krankheit *f*, Sudeck* Atrophie *f*
勒梅尔氏反应 Römer* Reaktion *f*(od.Test *m*, od. Ver-such *m*)
勒诺体 Renaut Körper *m*(肌营养不良时坏变神经纤维中的灰色颗粒)
勒撒林 Lethaline *n pl*
勒森纳类型论 Lesenne* Typentheorie *f*
勒索 Strangulationsstrick *f*
勒韦氏综合征 Lowe* Syndrom *n*, zerebro-okulorenales Syn-drom *n*
勒温人格理论 Lewin* Persönlichkeitstheorie *f*
勒温需求说 Lewin* Bedürfnistheorie *f*
勒文伯格钳(增殖腺钳) Löwenberg* Zange *f*
勒文塔尔氏束 Löwenthal* (Grenz-)Bündel *n* (od Trakt *m*)
勒 - 薛病 Letter*-Siwe* Krankheit *f*
勒 - 雪氏病 Letterer*-Siwe*-Krankheit *f*
勒血试验 vaskulärer Durchgängigkeitstest *m*, O'Brien-Test *m*

LEI 勒雷镭垒蕾累肋泪类

lēi 勒

勒除器 Polypenschnürer *m*
勒沟 Erdrosselungsnut *f*
勒痕 Schnürfurche *f*
勒颈 Strangulation *f*
勒颈窒息 Strangulationserstickung *f*, Strangulationsatem-stillstand *m*
勒死 Strangulationstod *m*, Erdrosselung *f*, Erwfirgen *n*
勒死出血 Erdrosseltesblutung *f*
勒死的点状出血 erdrosselte Petechialblutung *f*
勒死的试探性痕 erdrosseltes Zögernkennzeichen *n*
勒死肺气肿 erdrosseltes Emphysem *n*
勒死面部充血 erdrosselte Gesichtskongestion *f*
勒死压缩痕 erdrosslte Kompressionsspur *f*
勒死者肝脏改变 Stranguliertesheptopathie *f*
勒死者颈动脉血栓形成 Stranguliertesshalsschlagaderthrom-bose *f*
勒死者空气栓塞 Stranguiertesluftembolie *f*
勒死者脑[组织]的改变 Strangulierteshirnläsion *f*
勒死者舌骨 Stranguliertesszungenbein *n*
勒死者绳套 Stranguliertesslasso *m*
勒死窒息 Erdrosselungsasphyxie *f*
勒死自杀 Erdrosselungsselbstmord *m*

léi 雷镭

雷贝拉唑 Rabeprazol *n*
雷 - 布二氏角膜营养不良 Reis*-Buckler* Hornhautdystrophie *f*
雷达计波摄影 Radarkymographie *f*
雷达扫描技术 Radarschirmtechnik *f*, Radarscanning-Technik *f*
雷达综合测试仪 integrierte Radaranlage *f*
雷登枸橼酸杆菌 Citrobacter rodentium *n*
雷电电击 Blitzschlag *m*
雷电恐怖 Gewitterangst *f*, Brontophobie *f*
雷电损伤 Blitzschaden *m*
雷凡(佛)奴尔 Rivanol *n*
雷弗素姆氏综合征 Refsum* Syndrom *n*(od. Ataxie *f*)Heredopathia atactica polyneuritilormis *f*
雷格瑙尔特缩乳术 Regnault* Brustverkleinerungchirurgie *f*
雷公滕碱 Wilforid *n*
雷公藤 Tripterygium wilfordii *n*
雷公藤内酯 Triptolid *n*
雷管 Detonator *m*
雷击 Blitzschlag *m*
雷击斑 Blitzflgur *f*
雷击擦伤 Abnutzungen durch Blitz *f pl*
雷击迟发效应 Verzögerte Effekte des Blitzes *m pl*
雷击导体 Blitzableiter *m*
雷击的烧伤类型 Type der Blitzverbrennung *m pl*
雷击电纹 Blitzfigur *f*
雷击和触电 Blitz und Stromschlag *m*
雷击痕 Blitznarbe *f*
雷击伤 Blitzschlagverletzung *f*
雷击死 Blitztod *m*
雷击意外事故 Blitzunfall *m*
雷击印痕 Blitzdrucke *m pl*
雷击综合征 Blitz-Syndrom *n*
雷济厄斯氏间隙 Retzius* Raum *m*, Spatium Retzii *n*, Cavum Retzii *n*
雷济厄斯氏生长线 Retzius* Linien *pl*
雷济厄斯氏纹 Retzius* Streifen *m pl*
雷科斯盘 Rekoss*-Platte *f*(检眼镜的转盘)
雷克林豪森瘤 Recklinghausen* Tumor *m*(子宫后壁或输卵管壁的腺平滑肌纤维瘤)
雷克林豪森氏神经纤维瘤 v. Recklinghausen* Krankheitf, Neurofibromatose *f*, Neurofibromatosis *f*
雷克林霍森氏病 Recklinghausen* Krankheit *f*, Neurofi brommatose *f*
雷克吕病 Reclus* Krankheit *f*
雷洛昔芬 Raloxifen *n*
雷马克麻痹 Remak* Lähmung *f*(指、腕伸肌麻痹)
雷马克氏反射 Remak* Reflex *m*, Femoralisreflex *m*
雷美替安 Ramelteon *n*
雷蒙氏综合征 Raymond*-Cestan* Syndrom *n*, Brücken-hauben-Syndrom *n*
雷米封 Rimifon *n*, Isoniazid(um) *n*
雷鸣(声)恐惧 Angst vor Donner *m*
雷鸣样的 rumpelnd, grollend, donnemd
雷鸣样舒张期杂音 rumpelndes diastolisches Geräusch *n*
雷鸣样杂音 rumpelndes Gerausch *n*
雷莫司琼(5-羟色胺(5-HT3)受体阻滞药) Ramosetron *n*
雷姆 Rem *n*, rem-Einheit *f*
雷纳克氏盐 Reinecke* Salz *n*
雷[纳克]氏盐法 Reinecke* Salzmethode *f*
雷尼合金 Raney* Legierung *f*
雷尼镍 Raney* Nickel *n*
雷尼替丁 Ranitidin *n*
雷涅氏鼻侧阶梯 Rönne*(nasaler)Sprung *f*
雷诺病和雷诺现象 Raynaud-Krankheit und Raynaud* Phänomen *n*
雷诺丁 Ryanodin *n*
雷诺定受体 Ryanodin*-Rezeptor *m*
雷诺克斯综合征 Lennox*Syndrom *n*
雷诺嗪 Ranolazin *n*
雷诺氏病 Raynaud* Krankheit(od. Gangrän) *f*, Morbus Raynaud *m*
雷诺氏病的生物反馈治疗 Biofeedback-Therapie für Morbus Raynaud *f*
雷诺氏坏疽 Raynaud* Gangrän *f*
雷诺氏数 Reynold* Zahl *f*
雷诺氏现象 Raynaud* Phänomen *n*
雷诺氏综合征 Raynaud* Syndrom(od. Zeichen) *n*
雷诺昔芬 Raloxifen *n*
雷帕霉素(西罗莫司) Rapamycin *n*, Sirolimus *m*
雷帕霉素哺乳动物靶 Säugetier-Ziel von Rapamycin *n*
雷帕霉素哺乳动物靶通路 mTOR-Signalweg *m*
雷帕霉素哺乳动物靶信号级联 mTOR-Signalkaskade *f*
雷丘斯[生长]线 Retzius* Linie *f*
雷丘斯回 Retzius* Gehirnwindung *f*
雷丘斯纤维 Retzius* Fasern *f pl*
雷沙吉兰 Rasagilin *n*
雷声恐怖 Gewitterangst *f*, Tonitrophobie *f*, Brontophobie *f*
雷[斯特]氏按蚊 Anopheles lesteri *m*
雷[斯特]氏按蚊嗜人血亚种 Anopheles lesteri anthrophagus *m*
雷氏铵 Reye Ammonium *n*(Chrome Silberthiocyanat)
雷氏检验 Rayleigh*-Test *m*
雷氏普罗威登菌 Providencia rettgeri *f*
雷索欣 Resochin *n*
雷[酸]汞 Knallquecksilber *n*
雷琐苯乙酮 Resacetophenon *n*, 2, 4-Dihydroxyacetophe-non *n*
雷琐平 Resorbin *n*
雷琐辛 Resorzin *n*, Resorcinol *n*
雷琐辛安替比林 Resorpyrin *n*
雷琐辛硼酸甘油 Resorzin-Boricumglycerin *n*, Resorzin-Borglyzerin *n*
雷琐辛品红 Resorzinfuchsin *n*
雷琐辛中毒 Resorzinvergiftung *f*
雷琐辛棕 Resorzinbraun *n*
雷特格氏变形杆菌 Proteus rettgeri *m*, Bacterium rettgeri *n*
雷特格韦 Raltegravir *n*
雷丸 Donnerball *m*
雷丸菌 Omphalia lapidescens *f*
雷维尔丹活眼针 Reverdin* Nadel *f*
雷维尔丹氏移植物 Reverdin* Plastik *f*
雷文长蠕孢菌素 Ravenelin *n*
雷西纳特 Resinat *n*
雷依氏综合征 Reys* Syndrom *n*
雷因希试验 Reinsch* Test *m*(od. Reaktion *f*)
雷蚴 Redia *f*, Redie *f*
雷珠单抗 Ranibizumab *n*
雷佐生 Razoxan *n*
镭 Radium *n*(Ra, OZ 88)
镭板 Radiumplatte *f*
镭板适应计 Radiumplatte-Adaptometer *n*
镭放射性自动测量仪 automatische Messgerät für radioaktives Radium *f*
镭辐射设备 Radium-Irradjationsausrüstung *f*, Radium-Bestrahlungseinrichtung *f*
镭管 Radiumzelle *f*, Radiumröhrchen *n*
镭疗[法] Radiumtherapie *f*
镭疗器 Radiumapplikator *m*, Radioactor *m*

镭疗学 Radiumtherapie *f*,(medizinische)Radioiogie *f*
镭疗学家 Radiumtherapeut *m*, Radiologe *m*
镭炮 Radiumbombe *f*, Radiumkanone *f*
镭射 Laser *m*
镭射气 Radiumemanation *f*
镭射线 Radiumstrahlen *m pl*
镭射线皮炎 Radiumdermatitis *f*
镭透照镜 Radiodiaphanoskop *n*, Radiodiaphan *n*
镭外科学 Radiochirurgie *f*
镭性坏死 Radiumnekrose *f*
镭针 Radiumnadel *f*
镭植入管 Radiumkapsel *f*

lěi 垒蕾累

垒积木 Blockgebäude *n pl*
蕾状期 Knospenstadium *n*
累代的 multifamiliär
累犯 Rückfälligkeit *f*
累积 Kumulation *f*, Akkumulation *f*, Cumulatio *f*, Accumulatio *f*
累积 meta 分析 kumulative Meta-Analyse *f*
累积创伤障碍 kumulative Traumastörungen *f pl*
累积的 kumulativ
累积电位 angehäufte Potential *n*
累积毒性效应 Kumulative toxische Auswirkung *f*
累积发病率 kumulative Inzidenz *f*
累积发病率比 kumulative Inzidenz-Verhältnis *n*
累积法 kumulative Methode *f*
累积反应 kumulative Reaktion *f*
累积肺中毒剂量 kumulative Dosis der lungenvergififtung *f*
累积分布函数 kumulative Verteilungsfunktion *f*
累积风险函数 kumulative Hazardfunktion *f*
累积父权指数 kombinierter Vaterschaftsindex *m*
累积概率 kumulative Wahrscheinlichkeit *f*
累积基因 kumulative Gene *n pl*, PolYgene *n pl*
累积剂量 Kumulationsdosis *f*, kumulierte Dosis *f*
累积剂量计 integrierendes Dosismessgerät *n*
累积量表 kumulative Beurteilung *f*
累积量表法 Guttman-Skala *f*
累积尿排泄曲线 kumulative Harnausscheidungskurve *f*
累积频率 Summenhäufigkeit *f*
累积频数 kumulative Frequenz *f*, kumulierte Häufigkeit *f*
累积频数图 kumulierte Häufigkeitskarte *f*
累积器 Akkumulator *m*
累积曲线 Summenkurve *f*
累积生存概率 kumulative Überlebenswahrscheinlichkeit *f*
累积生存率 kumulative Überlebensrate *f*
累积生育率 kumulative Fertilitätsrate *f*
累积失热 kumulativer Wärmeverlust *m*
累积索引 Kumulationsindex *m*
累积误差 Kumulationsfehler *m*
累积系数 Integrationskoeffizient *m*
累积效应 Kumulationseffekt *m*
累积型游戏 akkumulatives Spiel *n*
累积优势比模型 kumulatives Odds-Modell *n*
累积中毒 蓄积中毒 kumulative Vergiftung *f*
累积作用(蓄积作用) kumulative Aktion *f*, kumulative Wirkung *f*
累计存活率 kumulative Überlebensrate *f*
累计概率 kumulative Wahrscheinlichkeit *f*
累计频率 Summenhäufigkeit *f*, kumulative Häufigkeit *f*
累计频数 kumulierte Häufigkeit *f*
累计失败率 kumulative Ausfallrate *f*, kumulative Ausfallwahrscheinlichkeit *f*
累计式 δ 核对 kumulative Deltakontrolle *f*
累计死亡率 kumulative Sterbrate *f*
累计噪声剂量计 kumulative Schallmessgerät *n*
累加 Ansammlung *f*
累加(积)器 Akkumulator *m*
累加次数 Summenhäufigkeit *f*
累加的 kumulativ
累加调控 Kumulierte Regulierung *f*
累加相互作用 kumulierte Interaktion *f*
累(相)加效应 additiver Eflekt *m*
累加因子 additiver Faktor *m*
累加值 Endwert *m*, kumulativer Wert *m*
累卡佩病(莱格病) Legg-Calvé-Perthes* Krankheit *f*(股骨头骨骺的骨软骨病)
累里希疗法 Lerich* Therapie *f*
累-罗二氏综合征 Läwen*-Roth* Syndrom *n*
累-佩二氏病 Legg*-Calve*-Perthes* Krankheit *f*, Avaskuläre Nekrose *f*
累-塞二氏病 Letterer*-Siwe* Krankheit *f*
累-赛病 Abt-Letterer-Siwe-Krankheit *f*

lèi 肋泪类

肋 Rippen *f pl*, Costae *f pl*
肋[椎]横突的 costotransversari(-us,-a,-um)
肋凹 Fovea COStalis *f*
肋臂综合征 costobrachiales Syndrom *n*
肋长提肌 Musculi levatores costarum longi *m pl*
肋倒转胸廓成形术 Kostoversionsthorakoplastik *f*
肋的 kostal, costal(-is,-is,-e)
肋短提肌 Musculi levatores costarum brevis *m pl*
肋膈的 kostophrenisch
肋膈窦 Sinus phrenicocostalis *m*
肋膈角 kostophrenischer Winkel *m*
肋膈隐窝 Recessus costodiaphragmaticus *m*
肋弓 Rippenbogen *m*, Arcus costalis *m*, Arcus costarum *m*
肋弓反射 Rippenbogenrenex *m*
肋弓角 Angulus arcuum costarum *m*
肋弓下缘 Unterrand des Ripppenbogens *m*
肋沟 Sulcus costae *m*
肋骨 Rippe *f*, Os costale *n*
肋骨伴随阴影 Begleiterschatten der Rippen *m*
肋骨铲除刀 Rippenguillotine *f*
肋骨铲除刀 Rippenwender *m*
肋骨持骨钳 Rippenfaβzange *f*
肋骨串珠 Rosenkranz *m*
肋骨错构瘤 Rippen-Hamartom *n*
肋骨错位 Dislokation der Rippen *f*, Rippenluxation *f*
肋骨打孔器 Rippenlochzange *f*, Rippennahtzange *f*
肋骨刀 Kostotom *n*, Costotom *n*
肋骨发育不全 Rippenaplasie *f*, Rippenhypoplasie *f*
肋骨发育异常 Rippendysplasie *f*
肋骨肺固定术 Kostopneumopexie *f*
肋骨分叉 Rippengabelung *f*
肋骨分叉基底细胞痣颌骨囊肿综合征 bifid Rippe-basales Zellmuttermalkiefer-Zystensyndrom *n*, Gorlin-Goltz-Syndrom *n*
肋骨骨膜剥离器 Rippenraspatorium *n*
肋骨骨髓瘤 Rippenmyelom *n*
肋骨骨髓炎 Rippenosteomyelitis *f*
肋骨骨折 Rippenbruch *m*, Rippenfraktur *f*, Fractura cos-tae *f*
肋骨合拢钩 Rippenapproximator *m*
肋骨合拢器 Rippenkontraktor *m*, Rippenapproximator *m*
肋骨滑脱 Rippengleiten *n*, Rippenausrutschen *n*
肋骨滑脱综合征 Rippensyndrom *n*
肋[骨]喙突的 kostokorakoid
肋骨畸形 Rippenmiβbildung *f*, Rippendeformität *f*
肋骨肩胛的 kostoskapulär

肋骨剪 Rippensehere *f*
肋骨结肠的 kostokolisch
肋骨开展器 Rippenspreizer *m*, Rippensperrer *m*
肋骨[肋]软骨的 kostochondrat
肋骨膜反射 Periosteal Reflexion der Rippen Rippenperiostreflex *m*
肋骨膜起子 Rippenperiostealschraubendreher *m*
肋骨牵开器 Rippenretraktor *m*
肋骨前的 präkostal
肋骨切除器 Costotom *n*, Rippenresektionsinstrument *n*
肋骨切除术 Rippenresektion *f*, Kostektomie *f*
肋骨切开术 Kostotomie *f*
肋骨融合 Rippenfusion *f*
肋骨肉瘤 Rippensarkom *n*
肋[骨]上的 suprakostal, supracostal(-is, -is, -e)
肋骨髓炎 Rippenosteomyelitis *f*
肋骨锁骨综合征 Kostoklavikularsyndrom *n*
肋骨体 Rippenkörper *m*, Corpus costae *n*
肋骨痛 Rippenschmerzen *pl*
肋骨下的 subcostal(-is, -is, -e), infracostal(-is, -is, -e)
肋骨线 Rippenlinie *f*, Linea costalis *f*
肋骨小头 Capitulum costae *n*
肋骨性的 kostogen
肋骨胸骨成形术 Kostosternoplastik *f*, Costosternoplastik *f*
肋骨咬骨钳 Rippenhohlmeiβelzange *f*
肋骨衣刮 Rippen-Membran(Schaber)Kürette *f*
肋骨移植隆鼻术 Rippentransplantat-Nasenkorrektur *f*
肋骨移植物 Rippentransplantat *n*
肋骨异常 Rippenanomalie *f*, ippenvarietät *f*
肋骨缘 Margo costalis *m*
肋骨铡刀 Rippenhackmesser *n*
肋骨转移性癌 metastatisches Karzinom der Rippen *n*
肋骨状的 rippenfürmig, costal(-is, -is, -e)
肋骨椎骨横突切除术 Kostotransversektomie *f*
肋骨最大宽 maximale Breite der Rippe *n*
肋横突关节 Kostotransversalgelenk *n*, Articulatio costo-transversaria *f*
肋横突孔 Foramen costotransversarium *n*
肋横突韧带 Ligamentum costotransversarium *n*
肋横突上韧带 Ligamentum costotransversarium superius *n*
肋横突外侧韧带 Ligamentum costotransversarium late-rale *n*
肋脊点 vertebrokostaler Punkt *m*
肋脊角 kostovertebraler Winkel *m*, Angulus costoverteb-ralis *m*
肋间闭式引流 geschlossene Interkostaldrainage *f*
肋间臂的 intercostohumerat(-is, -is, -e)
肋间臂神经 Nervi intercostobrachiales *m pl*, Nyrtl* Ner-ven *m pl*
肋间的 interkostal, intercostal(-is, -is, -e)
肋间动脉 lnterkostalarteriae *f* pl, Arteriae intercostales *f pl*
肋间动脉 posteriore Interkostalarteriae *f pl*, Arteriae intercostales posteriores *f pl*
肋间动脉瘤 Intercostale Aneurysma *f*
肋间后动脉 hintere Intercostale Arterien *pl*
肋间后静脉 hintere intercostale Vene *f*
肋间肌 Interkostalmuskeln *m pl*, Zwischenrippenmuskeln *m pl*
肋间肌瘫痪 interkostale Muskellähmung *f*, interkostale Muskelparalyse *f*
肋间静脉 anteriore Interkostalvenen *f pl*, Venae inter-costales anteriores *f pl*
肋间静脉 Interkostalvenen *f pl*, Venae intercostales *f pl*
肋间静脉 Venae intercostales posteriores *f pl*
肋间淋巴结 interkostale Lymphknotee *m pl*, Nodi lym-phatici intercostales *m pl*
肋间膜 Interkostalmembran *f*, Membrana intercostalis *f*
肋间内肌 internale Interkostalmuskelm *m pl*, Musculi intercostales interni *m pl*
肋间内膜 internale Interkostalmembran *f*, Membrana in-tercostalis interna *f*
肋间内韧带 internale Interkostalligamente *n pl*, Liga-menta intercostalia interna *n pl*
肋间疱疹 lnterkostalherpes *m*
肋间前淋巴结 vorder interkostaler Lymphknoten *m*, Nodi lymphatici intercostales anteriores *pl*
肋间前支 anteriore Interkostaläste *n pl*, Rami intercos-tales anteriores *m pl*
肋间韧带 Interkostalligament *n*, Ligamentum intercosta-lis *n*
肋间神经 Interkostaluerven *m pl*, Nervi intercostales *m pl*
肋间神经封闭 interkostale Nervenblockade *f*, interkostal-er Nervenblock *m*
肋间神经前支 anteriore ◇ste der Interkostalnerven *m pl*, Rami anteriores nervi intercostales *m pl*
肋间神经损伤 interkostale Nervenverletzung *f*
肋间神经痛 Interkostalneuralgie *f*, Neuralgia intercostalis *f*
肋间神经移位 interkostale Nervenübertragung *f*
肋间神经移位术 Versetzung des Zwischenrippennerv *f*
肋间神经阻滞麻醉 Interkostalanästhesie durch Nerven-block *f*, interkostale Leitungsanästhesie *f*
肋间外侧皮瓣 lateraler interkostaler Flap *m*
肋间外肌 Musculi intercostales externi *m pl*
肋间外膜 aäβere Interkostalmembran *f*, Membrana intercostalis externa *f*
肋间外韧带 aüβere Interkostalligamente *n pl*, Ligamenta intercostaria externa *n pl*
肋间隙 Interkostalraum *m*, Rippenzwischraum *m*, Interstitium intercostale *n*, Spatium intercostale *n*
肋间隙狭窄 enger Zwischenrippenraum *m*
肋间支 interkostale ◇ste *m pl*, Rami intercostales *m pl*
肋间中间淋巴结 medianer interkostaler Lymphknoten *m*, Nodi lymphatici intercostales medianes *pl*
肋间最内肌 Musculi intercostales intimi *m pl*
肋间最上动脉 höchste Interkostalarteriae *f pl*, Arteriae intercostales suprema *f pl*
肋间最上静脉 höchste Interkostalveuen *f pl*, Venae inter-costales suprema *f pl*
肋剑突的 kostoxiphoides, costoxiphoides
肋剑突韧带 kostoxiphoidese Ligamente *n pl*, Ligamenta costoxi-Dhoidea *n pl*
肋角 Kostalwinkel *m*, Angulus costae *m*
肋结节 Rippenhöcker *m*, Tuberculum costae *n*
肋结节关节面 Facies articularis tuberculi costae *f*
肋结节韧带 Ligamentum tuberculi costae *n*
肋颈 Rippenhals *m*, Collum costae *n*
肋颈的 costocervical
肋颈干 kostocervikaier Trunkus *m*, Truncns costocervi-calis *m*
肋颈嵴 Crista colli costae *f*
肋颈韧带 Ligamentum colli costae *n*
肋面 Facies costalis *f*
肋膜 Brustfell *n*, Pleura *f*
肋膜炎 Brustfellentzündung *f*, Pleuritis *f*
肋木架运动器 Wooden Rippentrainingsgerät *n*
肋内[面]的 intracostal
肋切迹 Rippeneinschnitte des Brustbeins *m pl*, lncisurae costales *f pl*
肋软骨 Rippenknorpel *m*, Cartilago costalis *f*
肋软骨瓣 kostaler Knorpelflap *m*
肋软骨关节 Articulationes costochondrales *f pl*
肋软骨畸形 Miβbildung des Rippenknorpels *f*, Kosto-chondrodeforlnität *f*
肋软骨间连结 interchondrale Verbindung *f*

肋软骨间韧带 interchondrales Ligament *n*
肋软骨连结 kostochondrale Verbindung *f*
肋软骨瘤 Kostalchondrom *n*
肋软骨肉瘤 Kostalchondrosarkom *n*
肋软骨胸骨成形术 Chondrosternoplastik *f*
肋软骨炎 Chondritis costalis *f*, Tietze* Syndrom *n*
肋软骨移植 Rippenknorpel-Transplantation *f*
肋软骨增生 Rippenknorpel-Hyperplasie *f*
肋软骨综合征 Rippenknorpel-Syndrom *n*
肋上的 supracostal(-is,-is,-e)
肋式呼吸 Rippenatmung *f*
肋锁的 costoclavicular(-is,-is,-e)
肋锁韧带 Kostoklavikularligament *n*, Ligamentum cos-toclaviculare *n*
肋锁韧带压迹 hnpressio ligamenti costoclavicularis *f*
肋锁压迫 Kostoklavikularkompression *f*
肋锁综合征 Kostoklavikularsyndrom *n*
肋提肌 Rippenheber *m pl*, Musculi levatores costarum *m pl*
肋体 Rippenkörper *m*, Corpus costae *n*
肋痛 Kostalgie *f*, Costalgia *f*
肋头 Rippenkopf *m*, Caput costae *n*
肋头关节 Rippenkopfgelenk *n*, Articulatio capitis costae *f*
肋头关节面 Facies articularis capitis costae *f*
肋头关节内韧带 Ligamentum capitis costae intraarticu-lare *n*
肋头嵴 Crista capitis costae *f*
肋头辆状韧带 radiales Rippenkopfligament *n*, Ligamen-tum capitis costae radiatum *n*
肋突 Rippenlortsatz *m*, Processus costalis *m*
肋外侧支 lateraler Rippenast *m*, Ramus costalis lateralis *m*
肋外的 extrakostal
肋下的 subkostal actinoides *m*
肋下动脉 subcostale Arterie *f*
肋下动脉背侧支 Rami dorsales arteriae subcostalis *pl*
肋下肌 subcostale Muskeln *pl*
肋下静脉 subcostale Ader *f*
肋下平面 subcostal Fläche *f*
肋下切口 subcostale Inzision *f*
肋下神经 subcostale Nerv *m*
肋下神经痛 subkostalen Neuralgien *f pl*
肋下线 subcostale Linie *f*
肋胸反射 costopectorale Reflex *m*
肋胸膜 Rippenfell *n*
肋胸膜的 Kostalspleura *f*
肋胸膜炎 Rippenfellentzündung *f*
肋压迹 Druckspur von Rippe *f*
肋腰点 lumbocostale Punkt *m*
肋缘下切口 subcostal Einschnitt *m*
肋状的 rippenformig
肋椎的 kostovertebral
肋椎关节 Rippenwirbelgelenke *n pl*, Articulationes costovertebrales *f pl*
肋椎关节感受器 Rippen-Wirbelgelenk Rezeptor *m*
肋椎韧带 Kostovertebralligament *n*
肋纵隔窦 Sinus costomediastinalis *m*, kostomediastinaler Sinus *m*
肋纵隔隐窝 Recessus costomediastinalis *m*
泪 Tränenflüssigkeit *f*, Tränen *f*, Lacrima *f*
泪[腺]酶 Tränenenzym *n*
泪[腺]石 Dakryolith *m*
泪白蛋白 Tränen Albumin *n*
泪鼻的 nasolacrimal(-is,-is,-e)
泪鼻管闭锁 Atresie der Tränennasengange *f*
泪鼻管狭窄 Tränennasengangsstenose *f*
泪鼻甲缝 Sutura lacrimoconchalis *f*
泪襞 Tränenwand *f*
泪部 Tränenregion *f*
泪池(湖) Tränensee *m*
泪蛋白 dacryolin *n*
泪道 Tränenweg *m*
泪道冲洗 Tränenwegsspülung *f*
泪道冲洗术 Spülvorgang des Tränenkanals *m*
泪道冲洗针(泪管注射器,阿内尔注射器) Anel* Spritze *f*
泪道放射照相[术] Radiographie des Tränenkanals *m*
泪道扩张器 Tränenwegsdilatator *m*
泪道闪烁扫描 Tränenkanalszintigraphie *f*
泪道闪烁造影 Dakryoszintigraphie *f*
泪道探通术 Prüfen des Tränendurchganges *n*
泪道探针 Tränenwegssonde *f*
泪道异物 Fremdstoff im Tränenweg *m*
泪道原发性恶性黑色素瘤 primäres malignes Melanom des Tränenkanals *n*
泪道注射器 Tränenwegsspritze *f*
泪的 lacrimal(-is,-is,-e)
泪滴形细胞 Dakryozyt *m*, tropfenförmiger Erythrozyt *m*, Tränenzelle *f*
泪滴型乳房假体 tränenförmige Brustepithese *f*
泪滴状的 tränenförmig
泪滴状细胞 tränenförmigen Erzthrozyten *pl*
泪点 punctum lacrimale *f*
泪点刀 Punctasmesser *n*
泪点扩张器 Canaliculusdilatator *m*
泪点缺失 Fehlen des lacrimalen Punktes *n*
泪点外翻 Umkehrung des lacrimalen Punktes *f*
泪点外翻矫正术 Redressment des Umkehrung des lacrimalen Punktes *f*
泪点阻塞 Tränenpünktchenobstruktion *f*
泪阜 tränenreicher Karunkel *m*
泪阜肿物摘除术 Ausrottung des caruncular Tumors *f*
泪沟 Sulcus lacrimalis *m*
泪骨 Tränenbein *n*
泪骨前脓肿 Abszeß des Vordertränenbeins *m*
泪管 Tränenkanal *m*
泪管鼻腔吻合术 Kanalikulorhinostomie *f*
泪管闭塞 Blokierung des Tränenkanal *f*
泪管刀 Tränenkanälchenmesser *n*
泪管耳牙指(趾)综合征 Levy-Hollister Syndrom *n*
泪管泪囊鼻腔吻合术 Kanalikulodakryozystorhinostomie *f*
泪管瘘 Tränenfistel *f*, Dakryosyrinx *f*
泪管皮下瘘 kutane Fistel des Tränenwegs *f*
泪管钳 Tränengangpinzette *f*
泪管通(探)针 Tränenkanalssonde *f*
泪管狭窄 Dakryostenose *f*, Stenosis canaliculi lacrimalis *f*
泪管炎 Entzündung des Tränenkanals *f*
泪管粘液溢 Dakryoblennorrhea *m*
泪管肿大 Tränenkanalsanschwellung *f*
泪管注射器 Tränenkanalsspritze *f*
泪过多 Hyperdakryosie *f*, Hyperdakryosis *f*
泪河 Tränenbach *m*, Rivus lacrimalis *m*
泪颌缝 Suturae lacrimomaxillaris *f*
泪后嵴 Crista lacrimalis posterior *f*
泪湖(池) Tränensee *f*
泪嵴点 Tränenkamm *m*
泪结节 Lakrimaltuberkel *m*
泪瘘 Tränenfistel *f*, Fistula lacrimalis *f*, Dakryosyrinx *f*
泪膜(泪液膜) Tränenfilm *m*, Tränenflüssigkeitfilm *m*
泪膜的油脂层 Lipidschicht des Tränenfilms *f*, äußere Schicht des Tränenfilms *f*
泪膜评估 Beurteilung des Tränenfilms *f*
泪膜破裂 Ruptur des Tränenfilms *f*

泪膜破裂时间测试 Test der Rupturzeit des Tränenfilms *m*
泪膜水液层 wässrige Schicht (Komponente) des Tränenfilms *f*, mittlere Schicht des Tränenfilms *f*
泪幕 präkornealer Tränenfilm *m*
泪囊 Tränensack *m*
泪囊按摩 Massage des Tränensackes *f*
泪囊鼻腔吻合术 Dakryozystorhinostomie *f*, Dakryorhinostomie *f*
泪囊鼻腔造孔术 Dakryorhinocystotomie *f*
泪囊剥离刀 Tränensackraspatorium *n*
泪囊成形术 Dakryozystoplastie *f*
泪囊冲洗器 Tränensacksirrigator *m*
泪囊刀 Skalpell für Tränensack *n*
泪囊扩张 Dakryoektasie *f*, Dakryozystektasie *f*, Dakryo (zysto) zele *f*
泪囊泪管切开术 Tränensack Tränenkanal Inzision *f*
泪囊泪小管吻合术 dakryocanaliculäre Anastomose *f*
泪囊鳞状细胞癌 Plattenepithelkarzinom des Tränensackes *n*
泪囊瘘 tränenreiche Fistel *f*
泪囊瘘管切除术 Tränensackfistelsektomie *f*
泪囊脓肿 Abszeß des Tränensacks *m*
泪囊牵开器 Tränensackretraktor *m*
泪囊钳 Klemme für den Tränensack *f*
泪囊切除术 Tränensacksektiomie *f*
泪囊切开术 Tränensackssektion *f*
泪囊痛 Dakryozystalgie *f*
泪囊突出 Tränensackprominente *m f*
泪囊脱垂 Tränensacksvorfall *m*
泪囊吻合器械包 Ausstattungspaket der Tränensacksvereinbarung *m*
泪囊窝 Tränensackshöhle *f*
泪囊狭窄 Dakryozystostenose *f*
泪囊炎 Dakryozystitis *f*
泪囊移行上皮癌 Karzinom des Übergangsepithels der Dakryozystis *n*
泪囊凿 Meißel für Tränensack *m*
泪囊造口术 Tränensackstoma *n*
泪囊造影 Tränensacksradiographie *f*, Dakryozystographie *f*
泪囊造影术 Tränensack Angiographie *f*
泪囊摘除术 Tränensack Exzision *f*
泪囊摘除术拉钩 Retraktor für Tränensacksexzision *m*
泪囊粘液囊肿 Mukocele (sacci) lacrimalis *f*
泪囊粘液溢 Schleimüberlauf von Tränensack *m*
泪囊肿瘤 Tumor des Tränensackes *m*
泪囊注射器 Tränensack Spritze *f*
泪器 Tränenapparat *m*
泪器溃疡 Lacrimal Geschwüren *f pl*
泪器切开术 Inzision der Tränenapparat *f*
泪器损伤 Verletzung des Tränenapparates *f*
泪器系统 Tränensystem *n*
泪前嵴 vorhergehender Tränenkamm *m*
泪切迹 Tränenkerbe *f*
泪乳头 Tränenpapille *f*
泪筛小房 Siebbein unter dem Tränenbein *n*
泪上颌缝 Sutura lacrimomaxillaris *f*
泪突 Tränenvorsprung *f*
泪细胞 Tröpfchenzelle *f*
泪腺的 Tränen-
泪腺动脉 Arterie der Tränendrüse *n*
泪腺动脉吻合支 anastomotischer Ast der Tränendrüsenarterie *m*
泪腺对比检查 Kontrastmitteluntersuchung der Tränendrüse *f*
泪腺多形性腺瘤 pleomorphes Adenom der Tränendrüse *n*
泪腺恶性淋巴瘤 malignes Lymphom der Tränendrüse *n*
泪腺恶性淋巴上皮病变 maligne Lymphoepithelläsion der Dakryodrüse *f*
泪腺分泌异常 Abnormalen Sekretion der Tränendrüse *f*
泪腺功能单元 funktionelle Einheit der Tränendrüse *f*
泪腺核 Tränendrüseskern *m*
泪腺混合瘤 Mischtumor der Tränendrüse *m*
泪腺混合瘤中之癌 Carcinoma ex pleomorphes Adenom der Tränendrüse *n*
泪腺霍奇金病 Hodgkin-Krankheit von Tränendrüse *f*
泪腺肌上皮瘤 Myoepitheliom der Dakryodrüse *n*
泪腺及唾液腺肿胀症 Mikulicz* Syndrom *n*
泪腺结核 Tuberkulose der Tränendrüse *f*
泪腺静脉 Vena lacrimalis *f*
泪腺良性淋巴上皮病变 benigne lymphoepitheliale Läsion der Tränendrüse *f*
泪腺良性上皮性肿瘤 benigner epithelialer Tumor der Tränendrüse *m*
泪腺淋巴样(组织)增生 lymphoide Hyperplasie der Tränendrüse *f*
泪腺瘘 Tränendrüsenfistel *f*
泪腺囊肿 Tränendrüsenzyste (Dakryops) *f*
泪腺排泄小管 Ductuli excretorii glandulae lacrimalis *m pl*
泪腺切除术 Dakryoadenektomie *f*
泪腺乳头 Tränendrüsepapillen *n*
泪腺上皮性肿瘤 epithelialer Tumor der Tränendrüse *m*
泪腺神经 Nervus lacrimalis *m*
泪腺脱出 Prolapsus derTränendrüse *f*
泪腺萎缩 Atrophie der Tränendrüse *f*
泪腺窝 Fossa glandulae lacrimalis *f*
泪腺涎腺萎缩病 Dakryosialoadenopathia atrophicans *f*
泪腺腺癌 Adenokarzinom der Tränendrüseadenokarzinom *n*
泪腺腺瘤 Tränendrüseadenom *n*
泪腺腺样囊性癌 adenoidzystisches Karzinom der Tränendrüse *n*
泪腺炎 Dakryoadenitis *f*, Tränendrüse *n*
泪腺炎性假瘤 entzündlicher Pseudotumor der Tränendrüse *m*
泪腺异位 ektopische Tränendrüse *f*
泪腺硬癌 Dakryadenoscirrhus *m*
泪腺硬化 Dakryadenoszirrhus *m*
泪腺肿瘤 Tränendrüsentumor *m*
泪小点 Tränenpünktchen *n*
泪小管 Tränenröhrchen *n*, Ductulus lacrimalis *m*, Canaliculus lacrimalis *m*
泪小管鼻腔吻合术 Kanäliculorhinostomie, Dakryozystorhinostomie *f*, Toti* Operation *f*
泪小管成形术 Kanäliculoplastik *f*
泪小管断裂 Laceration des Tränenröhrchens *f*
泪小管壶腹 Ampulla canaliculi lacrimalis *f*
泪小管泪囊鼻腔吻合术 Kanaliculo-Dakryozystorhinostomie *f*
泪小管切开术 Kanaliculotomie *f*
泪小管缺失 Abwesenheit von Kanalikuläre *f*
泪小管外伤 lakrimales kanalikuläres Trauma *n*
泪小管炎 Entzüntung der Kanalikuläre *f*
泪小管再建 Rekonstruktion des Tränenröhrchens *f*
泪小管阻塞 lacrimale kanalikuläre Obstruktion *f*
泪眼 Dakryops *m*
泪液(水) Tränenflüssigkeit *f*, Tränen *f*, Lacrima *f*
泪液[分泌]过多 Hyperdakryose *f*, Hyperdakryosis *f*
泪液[分泌]过少 Oligodakrya *f*
泪液泵 lakrimale Pumpe *f*
泪液分泌 Tränensekretion *f*
泪液分泌系统 Tränensekretionssystem *n*
泪液高渗性 Tränen-Hyperosmolarität *f*
泪液囊 Tränenflüssigkeitssack *n*
泪液排出系统 Tränendrainagesystem *n*
泪液缺乏,干眼 Tränenmangel *m*, trockenes Auge *n*

泪液缺乏状态 Zustand der Tränenmangel *m*
泪液外流评价 Evaluierung des Tränenabflusses *f*
泪溢 Epiphora *f*, Dakryostagma *n*, Dakryostagon *n*, Stillicidium lacrimarium *n*
泪缘 Margo lacrimalis *m*
类 Klasse *f*, Gruppe *f*
类α-肾上腺素能的 α-adrenerg(isch)
Ⅱ类1分类错(𬌗) Malokklusion von Klasse Ⅱ, Division 1 *f*
Ⅱ类2分类错(𬌗) Malokklusion von Klasse Ⅱ, Division 2 *f*
类Purtscher视网膜病变 Purtscher-ähnliche Retinopathie *f*
类阿片滥用 Opioidmissbrauch *m*
类阿片受体拮抗药 Opioid-Rezeptor-Antagonist *n*
类癌 Karzinoid *n*
类癌[肿]瘤 Karzinoidtumor *m*
类癌瘤 Karzinoid *n*, Karzinoidose *f*
类癌瘤激素分泌 Hormonsekretion des Karzinoides *n*
类癌胰岛细胞瘤 Karzinoid Inselzelltumor *m*
类癌综合征 Karzinoidsyndrom *n*, Carcinoidosis *f*, Cassidy* Scholte* Syndrom *n*
类安慰剂因素 Placebo-ähnlicher Faktor *m*
类白喉杆菌 Bazillus diphtheroides *m*, Corynebacterium diphtheroides *n*
类白血病的 leukemoid *n*
类白血病反应 Leukemoide Reaktion *f*
类百日咳综合征 pertussis-Ähnliches-Syndrom *n*
类包含 allumfassende Art, enthaltenden Typs *pl*
类本位屈折 intrinsicoid Ablenkung *n*
类鼻疽(惠特莫尔病) melioidosis, Whitmores* Krankheit *f*
类鼻疽伯克霍尔德菌 Burkholderia Pseudomallei
类鼻疽杆菌 Burkholderia pseudomallei *f*
类比 Analogie *f*
类比测验 Analogietest *m*
类比反应 Analogiereaktion *f*
类比反应原理 Prinzip der Analogiereaktion *n*
类比规则 analoge Regel *f*
类比化程序 analogiziertes Programm *n*
类比律 Gesetz der Analogie *n*
类比推理 Analogieschlüsse *m*
类比性知识 analoge Wissenschaft *n*
类变应原 Allergoid *n*
类别 Kategorie *f*
类别表征 aufgegliederte Darstellung *f*
类别试剂 Gruppenreagens *n*
类别知觉 kategoriale Wahrnehmung *n*
类别转换 Umschaltanforderung *f*, Klassenwechsel *m*
类别组织 kategorische Organisation *f*
类病毒 RNA Viroid RNA *n*
类病毒 Viroid *n*
类病毒载体 Viroid-Vektor *m*
类补体 Komplementoid *n*
类产碱杆菌 Alcaligenesoid *n*
类产碱假单胞菌 Pseudomonas pseudoalcaligenes *f*
类沉淀素 Präzipitinoid *n*
类催眠的 hypnotisch
类催眠状态 quasihypnotischer Zustand *m*
Ⅰ类错(𬌗) Malokklusion Klasse Ⅰ Typ Ⅰ *f*
Ⅱ类错(𬌗) Malokklusion Klasse Ⅱ Typ Ⅱ *f*
Ⅲ类错(𬌗) Malokklusion Klasse Ⅲ Typ Ⅲ *f*
类大肠杆菌 Escherichia coli *n*
类丹毒 Erysipeloid *n*, falsche Rose *f*, Rotlaof *m*
类丹毒血清 Antierysipeloid-Serum *n*
类单萜 monoterpenoid *n*
类胆红素 Hämatoidin *n*
类胆碱能药物 cholinergische Droge *f*
类蛋白 Albumoid *n*, Albuminoid *n*
类蛋白质 Proteinoid *n*
类低共熔(析)体 Eutektoid *n*
类地诺前列素 F2-Isoprostan *n*
类癫痫的 epileptoid
类癫痫发作 epileptoider Anfall *m*
类癫痫人格 Epileptoid-Persönlichkeit *f*
类癫痫样震颤 Epileptoid-Zittern *n*
类碘化甲状腺素 Jodothyroidin(um) *n*
类淀粉反应 amyloide Reaktion *f*
类淀粉物 Amyloid *n*
类胨 Peptonoid *n*, Peptoid *n*
类毒素 Toxoid *n*, Anatoxin *n*
类毒素,去毒毒素,无毒毒素 Toxoid *n*
类毒素的 anatoxisch
类毒素抗毒素絮状物 Toxoid-Antitoxin-Flockung *f*, TAF
类毒素抗类毒素合剂 Toxoid-Antitoxin-Mischung *f*, TAM
类毒素疫苗 Toxoidimpfstoff *m*
类多糖[类] Saccharoide *n*
类恶性贫血 perniziosiforme Anämie *f*
Ⅱ类反式激活蛋白 Klasse Ⅱ Transaktivator *m*
类放射的 radiomimertisch
类放射药物 Aktinomydroge *f*
类放线杆菌 Actinobacillus actinoides *m*, Actinomyces actinoides *m*
类肺炎 Parapneumonie *f*
类分泌素 Peptocrinin *n*, Sekretin *n*
Ⅱ类分子相关恒定链肽段 Klasse Ⅱ-assoziiertes Peptid der invarianten Kette *n*
类风湿[性]关节炎 rheumatoide Arthritis *f*, atrophische Arthritis *f*, Arthritis deformans *f*
类风湿病 Rheumatoid *n*, rheumatoide Krankheit *f*
类风湿病毒 Rheumatoidvirus *n*
类风湿尘肺综合征 rheumatoides Pneumokoniosis-Syn-drom *n*
类风湿的 rheumatoid
类风湿多关节炎 rheumatoide Polyarthritis *f*
类风湿肺 Rheumatoidlunge *f*
类风湿关节炎 rheumatoide Arthritis *f*, atrophische Arthritis *f*, Arthritis deformans *f*
类风湿关节炎伴脾大和白细胞减少(费尔蒂综合征) Rheumatoidarthritis mit Splenomegaly und Leukopenie, Felty* Syndrom *n*
类风湿关节炎因子 Rheumatoidarthritis-Faktor *m*
类风湿脊椎炎 rheumatoide Spondylitis *f*
类风湿结节 Rheumatoidknötchen *n*
类风湿玫瑰花试验 Rheumatoidrosettentest *m*
类风湿玫瑰花形成细胞 Rheumatoidrosettenformungszelle *f*
类风湿凝集因子 Rheuma(-Agglutinations) faktor *m* (RF)
类风湿小结 Rheumatoidknötchen *n*
类风湿性尘肺症 rheumatoides Pneumokoniosis-syndrom *n*, Caplan*-(Colinet+) syndrom *n*
类风湿性的 rheumatoid
类风湿性多关节炎 Rheumatoide Polyarthritis *f*
类风湿性肺泡炎 rheumatoide Pulmonalalveolitis *f*
类风湿性蜂窝状肺 Rheumatoid-Wabenlunge *f*
类风湿性骨炎 Rheumatoidostitis *f*, rheumatoide Otitis *f*
类风湿性关节炎核抗原 Kernantigen der Rheumatoidarthritis *f*
类风湿性关节炎试验 Rheumatoidarthritis-Test *m* (RAT), rheumatoider Arthritis-Test *m*
类风湿性关节炎性溃疡 Geschwür der Rheumatoidarthritis *f*
类风湿性关节炎性淋巴结病 entzündliche Lymphadenopathie bei rheumatoider Arthritis *f*
类风湿性关节炎因子 Faktor rheumatoider Arthritis *m*
类风湿性喉炎 Rheumatoidlaryngitis *f*, rheumatoide Laryngitis *f*
类风湿性滑膜炎 rheumatoide Synovitis *f*

类风湿性肌炎 rheumatoide Myositis *f*
类风湿性脊椎炎 Rheumatoidspondylifts *f*, rheumatoide Spondylitis *f*
类风湿性囊肿 rheumatoide Zyste *f*
类风湿性肉芽肿 rheumatoides Granulom *n*
类风湿性心包炎 Rheumatoidperikardiris *f*, rheumatoide Perikarditis *f*
类风湿性心脏病 rheumatoide Herzkrankheit *f*
类风湿血管炎 rheumatoide Vaskulitis *f*
类风湿样因子 rheumatoidähnlicher Faktor *m*
类风湿因子 Rheumatoidfaktor *m*
类风湿因子试验 Rheumafaktortest *m*
类风湿因子样物质 rheumatoidfaktorähnliche Substanz *f*
类风湿足 Rheumatoider Fuß *m*
类风湿足病 rheumatoide Pedopathie *f*
类副交感[神经]的 parasympathomimetisch
类副球蛋白 Glutolin *n*
类肝素 Heparinoid *n*
类肝素酶 Heparinoidase *f*
类肝细胞 Leber-ähnliche Zelle *f*, Leberartige Zelle *f*
类杆菌 Bacterioides *m*, Bakteroid *n*
类杆菌病 Bakteroidose *f*, Bacteroidosis *f*
类杆菌属 Bacteroides *m*
类杆菌族 Bacteroideae *pl*
类干细胞癌细胞 stielartige Krebszelle *f*
类咕啉 Corrinoid *n*
类骨的 osteoid
类骨样钙化 osteoide Histiozytose *f*
类骨质 Osteoid *n*
类骨质增多症 Hyperosteoidose *f*
类固醇 Steroid *n*
类固醇[激素]受体 Steroid [Hormon]-Rezeptor *m*
类固醇 11β 单氧酶 Steroid 11 β-Monooxygenase *f*
类固醇 11 羟化酶 Steroid 11-Hydroxylase *f*
类固醇 12 单氧酶 Steroid 12-Monooxygenase *f*
类固醇 12 羟化酶 Steroid 12-Hydroxylase *f*
类固醇 17α 单氧酶 Steroid 17 Alpha-Monooxygenase *f*
类固醇 17 羟化酶 Steroid 17-Hydroxylase *f*
类固醇 21 单氧酶 Steroid 21-Monooxygenase *f*
类固醇 21 羟化酶 Steroid 21-Hydroxylase *f*
类固醇 21 羟化酶缺乏症 Hydroxylasemangel des Steroid 21 *f*
类固醇 5α- 还原酶缺陷 Steroid 5α-Reduktase-Defizienz *f*
类固醇反应基因 Steroid-Response-Gen *n*
类固醇反应元件 Steroid-Response-Element *n*
类固醇分泌细胞 Steroid-sektorische Zelle *f*
类固醇高脂血症 steroidhyperlipidämie *f*
类固醇关节病 Steroidarthropathie *f*
类固醇后脂膜炎 Poststeroid-Pannikulitis *f*
类固醇激素 Steroidhormone *n pl*
类固醇激素分泌细胞 endokrine Zelle des Steroidhormons *f*
类固醇静脉麻醉药 Steroid-intravenöses Anästhetikum *n*
类固醇滥用 Steroidmissbrauch *m*
类固醇类糖苷 Steroidglykoside *n pl*
类固醇硫酸酯酶 Steroidsulfatase *f*
类固醇硫酸酯酶缺乏症 Steroidsulfatasesmängelhaftigkeit *f*
类固醇麻醉药 Steroidbetäubungsmittel *n*
类固醇皮质激素 Kortikosteroid *n*
类固醇生成 Steroidogenese *f*
类固醇受体辅助激活剂 -1 Steroid-Rezeptor-Coactivator-1 *m*
类固醇受体试验 雌激素 / 孕酮受体试验 Steroidrezeptor-Assay *m*, Östrogen / Progesteron-Rezeptor-Assay *m*
类固醇糖尿病 Steroiddiabetes *m*, metasteroidaler Di-abetes *m*
类固醇停药综合征 Steroid-Entzugssyndrom *n*
3β- 类固醇脱氢酶缺陷 3β-Hydroxysteroid-Dehydrogenase-Mangel *m*
类固醇微生物转化 mikrobiologische Steroidtransforma-tion *f*
类固醇细胞瘤(脂质细胞瘤) Steroid-Zell-Tumor *m*
类固醇细胞肿瘤 Steroid-Zell-Tumor *m*
类固醇性痤疮 Steroidakne *f*
类固醇性紫癜 Steroidpurpura *f*
类固醇增多症 Hyperkortikoidismus *m*
类固醇注射引起的皮下组织萎缩 subkutane Atrophie (f) verursacht durch Steroideinspritzung *f*
类规则推理 Regel-ähnliche Schlussfolgerung *f*
类过敏反应 anaphylaktoide Reaktion *f*
类过敏性 Anaphylaktoid *n*
类过敏性反应 Anaphylactoidreaktion *f*
类过敏性休克 Anaphylactoidschock *m*
类核(拟核) Nukleoid *n*
类核蛋白 Paranucleoprotein *n*
类核小体 Nukleoid *n*
类黑素 Melanoid *n*
类胡萝卜素 Carotinoid *n*
类胡萝卜素[色素]沉着 Carotinegelbsucht *f*
类花斑癣 Hodi-Potsy
类花生四烯酸廿[烷]类 Eicosanoid *n*
类化 Verallgemeinerung *f*
类化说 Theorie (f) der Verallgemeinerung *f*
类化梯度 Steigung (f) der Verallgemeinerung *f*
类环状的(循环[情感]性人格的,躁郁性气质的) zykloid
类黄疸性螺旋体 Spirochaeta icteroides *f*
类黄瘤 Xanthelasmoid *n*
类黄体素 Luteoid *n*
类黄酮(黄酮类) flavonoid *n*
类黄酮物质 Flavonoide *pl*
类霍乱病 Paracholera *f*
类霍乱弧菌 Paracholera-Vibrio *m*
类霍乱原 Cholera-ähnliches Antigen *n*
类基底细胞 Basaloidzelle *f*
类激动素 Kinetenoid *n*
类激素 Parahormon *n*, Hormonoid *n*
类假种皮 Arillodium *n*
类碱基 Basenanalogon *n*
类腱瘤 Desmoid *n*
类浆 Plasmoid *n*
类交感[神经]的 sympathikomimetisch
类酵母菌属 Parasaccharomyces *m*
类酵母型菌落 Hefeartige Kolonie *f*
类结核 Paratuberkulose *f*
类结核[分枝]杆菌 Mycobacterium paratuberculosis *n*
类结核的 paratuberkulös
类结核菌素 Tuberculoidin *n*
类结核型麻风 tuberkuloide Lepra *f*
类介体 Ambozeptoid *n*
类届鞭毛抗原 Gmppengeiβelantigen *n*, ("H")-Antigen *n*
类金属 Metalloide *n pl*
类金属毒物 Metalloidtoxika *n*
类晶体 Kristalloid *n*
类精神病 Geistesgestörte *f*
类精神病人格 psychotoide Persönlichkeit *f*
类精神的 psychoid
类精神分裂症的 kolytisch
类精神神经症的 psychoneuroid
类菊粉 Inulinoid *n*
类菌原体 mykoplasma-ähnlicher Organismus *m*
类菌质体 mykoplasmen *n pl*
类髋关节痛 Parakoxalgie *f*
类狂犬病性癔症(假性狂犬病) Tollwut-ähnliche Hysterie *f*

类狼疮 Lupoid *n*
类狼疮型皮肤利什曼病 lupoide Hautleishmaniosis *f*
类狼疮性结核 Tuberculosis lupoides *f*
类梨浆虫属 Rossiella *f*
类流感 Parainfluenza *f*, Influenza nostras *f*
类卵粘蛋白 Ovomukoid *n*
类曼[森]氏裂头绦虫 Diphyllobothrium mansonoides *n*
类酶 Fermentoid *n*, Zymoid *n*
类目 Kategorie *f*
类囊菌属 Ascoidium *n*
类囊器官 Bursa-gleichwertiges Organ *n*
类囊体 Thylakoid *n*
类囊肿 Cystoid *n*
类脑积水 Hydrozephaloid *n*, Hydrocephaloid *n*
类脑膜炎球菌 Parameningococcus *m*
类脑素 Homocerebrin *n*
类内毒素 Endotoxoid *n*
类尿胆素 Urobilinoid *n*, Urobilinkörper *m*
类凝固素 Koagulinoid *n*
类凝集素 Agglutinoid *n*
类凝集素反应 Agglutinoid-Reaktion *f*
类牛痘 Vaccinoid *n*, Paravakzine *f*
类牛皮癣 Parapsoriasis *f*
类疱疹病毒 herpetiformes Vires *n*, herpesähnliches Virus *n*
类皮肤肿瘤 Paracutaneous Neoplasma *n*
类皮质激素 Corticoide *n pl*
类偏狂型精神分裂症 paranoide Schizophrenie *f*
类偏狂型人格 paranoide Persönlichkeit *f*
类偏狂性精神病 paranoide Psychose *f*
类偏狂性抑郁症 paranoide Melancholia *f*
类偏执狂的 paranoid
类偏执狂反应 paranoide Reaktion *f*
类偏执狂素质 paranoide Veranlagung *f*
类偏执狂型酒精中毒性精神病 paranoide alkoholische Psychose *f*
类偏执狂性格 paranoider Charakter *m*
类偏执狂者 Paranoid *n*
类偏执狂状态 paranoide Zustand *m*
类品他病 Pinta-Krankheit *f*
类平均法 durchschnittliche Methode der Gruppe *f*
类器官 Organoid *n*
类青春期痴呆 Heboidophrenie *f*
类青铜色皮病 Addisonismus *m*
类球孢子菌病 Paracoccidioidosis *f*
类去睾者 Eunuchoid *n*
类群特异性晶状体蛋白 Taxon-spezifisches Kristallin *n*
类群选择 Gruppenwahl *f*
类染色体 chromosomoid *n*
类热带溃疡 tropisches Geschwür *n*
类人 menschenaffen *m pl*, Anthropoiden *m pl*
类人的 anthropoid(isch), anthmpomorph
类人目 Anthropoidea *pl*
类人乳 Schloss* Milch *f*, humanisierte Milch *f*
类人猿 Menschenaffen *m pl*, Anthropoiden *m pl*
类人猿的 anthropoid(isch), anthmpomorph
类人猿弧目 Anthropoidea *pl*
类人猿型 anthropoide Typ *m*
类人猿型骨盆 anthropoides Becken *n*, längs-ovales Becken *n*
类人猿亚目 Anthropoidea *n*
类人猿语言 menschenaffesprache *f*
类肉瘤 Sarkoid *n*
类肉瘤病(症) Sarkoidose *f*, Sarcoidosis *f*
类肉芽肿 Paragranulom *n*
类沙眼 Paratrachom *n*
类砂样小体 Psammoma Körperchen *m*
类山梨酸 Parasorbinsäure *f*
类珊瑚毒蛇属 Micruroides *n*
类上皮细胞 Epitheloidzelle *f*
类神经症的 psychoneuroid
类石蕊 Lackmoid *n*
类实验 Quasiexperiment *n*
类实验性研究(类实验研究) quasi-experimentelle Studie *f*, quasi-experimentelle Untersuchung *f*
类似 Ähnlichkeit *f*, Analogie *f*
类似 DNA 的 RNA DNA artige RNA
类似巴塞多氏病的 basedoid
类似的 ähnlieh, analog, homolog, homoiolog
类似联想 Vereinigung durch Ähnlichkeit *f*
类似量表 Quasiskala *f*
类似律 Ähnlichkeitsgesetz *n*
类似受体 Toll-ähnlicher Rezeptor *m*
类似死亡的 thanatoid
类似物 Analogstoffe *m pl*
类似系数 Ähnlichkeitskoeffizient *m*
类似性启发 ähnliche Inspiration *f*
类似血友病 Parahömophilie *f*, Hämophiloid *n*
类似药 Analogpräparate *n pl*
类似肿瘤性胰腺炎 tumorähnliche Pankreatitis *f*
类似株 ähnlicher Stamm *m*
类视黄醇 Retinoid *n*
类视黄醇 X 受体 Retinoid-X Rezeptor *m*
类视色素受体 Retinoid-Rezeptor *m*
类视色素周期 Retinoid-Zyklus *m*
类噬菌体粒子 bakteriophagenähnliche Partikel *f*
类噬菌体质粒 Quasibakteriophageplasmid *m*
类属鞭毛抗原 Gruppengeißelantigen *n*
类属反应 Gruppenreaktion *f*
类属抗体 Gruppenantikörper *m*
类属抗原 Gruppenantigen *n*
类属特异性的 gruppenspezifisch
类属特异性抗原 Gruppenbesondereantigen *n*
类属特异性抗原 gruppenspezifisches Antigen *n*
类属学习 generisches Lernen *f*
类属重复事件 generische wiederholende Ereignisse *f*
类双球菌 Diplococcoid *n*
类髓磷脂 Myeloidin *n*
类炭疽杆菌 Bacillus anthracoides *m*
类糖尿病 Paradiabetes *m*
类特异性的 paraspezifisch
类天花 Parapocken *pl*, Paravariola *f*, Variolois *f*, Al ∞ trim *f*
类天花病毒 Alastrim-Virus *n*
类天疱疮 Pemphigoid *n*
类天疱疮样扁平苔藓 Lichen planus pemphigoides *n*
类天疱疮综合征 Pemphigoidsyndrom *n*
类调理素 Opsonoid *n*
类萜 Terpenoid *n*
类同的 analog, homoiolog
类同品 verbündete Droge *f*
类同轴 In-Linie *f*
类同轴相衬成像 In-Linie-Phasenkontrast-Abbildung *f*
类推 Analogie, Analogisierung *f*
类网状细胞增多[症] Reticuloid *n*
类妄想观念 wahnartige Gedanke *f*, Wahnidee *f*
类妄想性幻想 wahnartige Phantasie *f*
类维生素 a Retinsäure *f*
类维生素缺乏病 Paravitaminose *f*
类无睾者 Eunuchoide *m*
类细胞色素 C Zytochromoid C *n*

类细菌 Bakteroid *n*
A 类纤维 A-Fasern *f pl*
B 类纤维 B-Fasern *f pl*
C 类纤维 C-Fasern *f pl*
类纤维蛋白 Fibrinoid *n*
类显性 Quasidominanz *f*
Ⅰ/Ⅱ类限制 Restriktion in Klasse Ⅰ/Ⅱ *f*
类歇斯底里 hysteroid, hysterieartig, hysterieahnlich
类歇斯底里的 hysteroid, hysterieartig, hysterieahnlich
类型 Typ(us) *m*
类型化 Kategorisierung *f*
类型理论 Typentheorie *f*
类型学 Typenlehre *f*, Typologie *f*
类胸膜肺炎的 pleuropneumonieähnlich
类胸膜肺炎菌 pleuropneumonia-like-organisms(PPLO)<engl.>
类胸膜肺炎微生物 pleuropneumonia-like-organisms (PPLO) <engl.>
类循环型精神病 kreisähnliche Psychose *f*
类牙骨质 Zementoid *n*
类牙关紧闭 Trismoid *n*
类芽生菌属 Blastomycoides *n*
Ⅱ类亚类错 Malokklusion der Subdivision von Klasse Ⅱ *f*
Ⅲ类亚类错 Malokklusion der Subdivision von Klasse Ⅲ *f*
类阉者 Eunuchoide *m*
类言语 Quasirede *f*
类药品 Quasidrogen *pl*
A 类药品不良反应 ADR-Art A
b 类药品不良反应 ADR-Art B
类叶升麻属 Actaea *f*
类胰蛋白酶 Tryptase *f*
类胰岛素生长因子结合蛋白 3 Insulin-ähnlicher Wachstumsfaktor-bindendes Protein 3 *n*
类胰岛索 Parainsulin *n*
类异戊二烯 Isoprenoid *n*
类异戊二烯(异戊间二烯化合物) Isoprenoide *pl*
类异形的 heterophyoid, heteromorphoid
类抑郁性格 depressive Eigenschaft *f*, depressive Personalität *f*
类银屑病 Psoriasoid *n*, Parapsoriasis *f*
类圆线虫病 Strongyloidosis *f*, Strongyloidiasis *f*
类圆线虫科 Strongyloididae *pl*
类圆线虫属 Strongyloides *m*
类孕酮的心理学 Psychologie des Progesteron *f n*
类甾(固)醇 Steroide *n pl*
类甾(固)醇 5α- 还原酶缺陷 Steroid-5α-Reduktase-Deftzienz *f*
类甾(固)醇撤离综合征 Steroidentzugssyndrom *n*
类甾(固)醇后脂膜炎 Poststeroid-Pannikulitis *f*
类甾(固)醇激素 Steroidhormone *n pl*
类甾(固)醇螺旋内酯 Spironolacton(um) *n*
类甾(固)醇糖尿病 Steroiddiabetes *m*, metasteroidaler Diabetes *m*
类甾(固)醇增多症 Hyperkortikoidismus *m*
类粘蛋白 mukinoid *n*, Schleimartige *f*
类粘蛋白 Pseudomuzin *n*, Mukoid *n*, Muzinoid *n*
类粘蛋白变性 muzinoide Degeneration *f*
类粘蛋白变性 schleimige Degeneration *f*
类粘液 Mukoid *n*, Pseudomuzin *n*
类支原体 Mycoplasma-like-Organismen *m pl* (MLO)
类支原体小体 Mycoplasma-like-Körper *m*
类肢端肥大症样的 quasiakromegalisch
类肢端巨大症 Akromegaloidismus *m*
类脂 Lipoide *n pl*, Adipide *n pl*
类脂[化合]物 Lipoidverbindung *f*
类脂[性]肉芽肿 Lipoidgranulom *n*
类脂[性]肉芽肿病 Granulomatosis lipoidalis *f*
类脂变性 lipoidige Degeneration *f*
类脂沉积[症] Histiozytose *f*, Lipoidose *f*, Lipoidspeicherkrankheit *f*
类脂蛋白沉积症 Lipoidoproteinose *f*, Lipo(id)proteinose *f*
类脂管型 Lipoidzylinder *m*
类脂前的 prälipoid
类脂噬菌体 Lipobaktivirus *n*
类脂双分子层 Lipoiddoppelschicht *f*
类脂铁质沉积症 Lipoidsiderose *f*, Lipoidsiderosis *f*
类脂团 Lipoidmasse *f*
类脂性肺炎 Lipoidpneumonie *f*
类脂性肾病 Lipoidnephrose *f*
类脂性痛风 Lipoidgicht *f*
类脂性纤维瘤 Fibroma lipoidicum *n*, Fibroma lipomatodes *n*
类脂质(物) Lipoid *n*
类脂质[沉积]病 Lipoidose *f*, Lipoidose-Syndrom *n*
类脂质变性 Lipoiddegeneration *f*
类脂质沉积症 Lipidose *f*
类脂质代谢障碍 Lipoid-Stoffwechselstörung *f*
类脂质蛋白质沉积症 Lipoid Proteinose *f*
类脂组织细胞增多病 Nieman*-Pick* Krankheit *f*, Lipoidhistozytose *f*
类指数 Klassenindex *m*
类志贺邻单胞菌 Plesiomonal Shigelloides
类中风 ähnlicher Schlaganfall *m*
C 类肿瘤病毒 C-Typ-Oncornavirus *n*, C-Typ-onkogenes Virus *n*
类肿瘤样病变 tumorähnliche Läsionen *f*
类肿瘤状态 tumorfihnliche Situation *f*
类重症肌无力综合征 Myasthenie-ähnliches Syndrom *n*
Ⅰ类主要组织相容性复合(体)缺陷 MHC (bedeutender Histocompatibilitykomplex) Klasse Ⅰ Mangel *m*
Ⅱ类主要组织相容性复合(体)缺陷 mHCKlasse Ⅱ Mangel *m*
Ⅱ类主要组织相容性复合体缺乏 Klasse-Ⅱ-Haupthistokompatibilitätskomplex-Mangel *m*
类专业性 semi-professionell
类转换 Klassenschaltung *f*
类自杀 蓄意自伤 Parasuizid *m*
类足分支菌病 Paramyzetom *n*
Ⅱ类组织相容性分子 HC-Klasse-II-Moleküle *n pl*
Ⅰ类组织相容性分子 HC-Klasse-I-Moleküle *n pl*

LENG 棱楞冷

léng 棱楞

棱角孢子 angulare Spore *f*
棱晶 Prisma *n* (Pr), Keilglas *n*
棱晶[形]的 prismatisch
棱晶样的 prismoid
棱镜 Prisma *n* (Pr), Keilglas *n*
棱镜分光 prismatische Dispersion *f*, prismatische Zersteuung *f*
棱镜分光计(仪) Prismenspektrometer *n*
棱镜分光镜 Prismenspektroskop *n*
棱镜光谱仪 Prismenspektrograph *m*
棱镜尖 Spitze des Prismas *f*
棱镜矫视器 Kratometer *n*
棱镜矫正 Prismenkorrektur *f*
棱镜屈光度 Prismendioptrie *f*
棱镜作用 prismatische Wirkung *f*
棱球镜 Prismosphäre *f*
棱线 Kammlinie *f*
棱形的 rhombisch, rhomboidal (-is, -is, -e), rhomhoide (-us, -a, -um)
楞次定律 Lenz* Regel *f* (od. Gesetz *n*)

lěng 冷

冷 Kälte *f*, Algor *m*
冷(热)敷 Kalt/Warm Kompresse *f*
冷[冻]沉淀体(物) Kryopräzipitat *n*
冷[冻]疗法 Kätebehandlung *f*, Gefrierbehandlung *f*, Kryotherapie *f*, Frigotherapie *f*
冷[免疫]球蛋白 Kryoglobulin *n*
冷包裹法 kalte Packung *f*
冷保护剂 kälteschützendes Mittel *n*
冷暴露 Kältebehandlung *f*
冷吡啉相关周期性综合征 Cryopyrin-assoziiertes periodisches Syndrom *n*
冷不溶性球蛋白 kaltwasserunlösliches Globulin *n*
冷擦浴 kalre Abreibung *f*
冷藏 Kühlbewahrung *f*, Refrigeration *f*
冷藏柜 Gefrierschrank *m*
冷藏精液 kryokonservierter Samen *m*
冷藏库 frosterei *f*
冷藏胚胎 kryokonservierter Embryo *m*
冷藏食品 frostkonserve *f*
冷藏试剂盘 gekühlter Reagenz-Rotor *m*
冷藏箱 Kühlschrank *m*, Gefrierschrank *m*, Refrigerator *m*
冷超敏性 Kälteüberempfindlichkeit *f*
冷沉[淀]γ-球蛋白 Kryogammaglobulin *n*
冷沉[淀]蛋白 Kryoprotein *n*
冷沉[淀]凝集索 Kryoagglutinine *n pl*
冷沉[淀]球蛋白 Kryoglobulin *n*
冷沉[淀]纤维蛋白原 Kryofibrinogen *n*
冷沉[淀]纤维蛋白原血[症] Kryofibrinogenämie *f*
冷沉[淀]性 Kryopräzipitationsfähigkeit *f*
冷沉淀[作用] Kryopräzipitation *f*
冷沉淀反应 Kryopräzipitation *f*
冷沉淀物 Kryopräzipitat *f*
冷沉球蛋白血症 Kryoglobulinämie *f*, Pseudo-Raynaud*-Syndrom *n*
冷淡 Apathie *f*
冷淡的 apatisch
冷蛋白 Kryoprotein *n*
冷刀 Kryosonde *f*
冷的生理效应 physiologische Wirkung der Kälte *f*
冷点 Kältepunkt *m*
冷冻 Unterkühlung *f*, Refrigeratio(n) *f*
冷冻[内障]摘出器 Kryoextraktor *m*
冷冻[内障]摘出术 Kryoextraktion *f*
冷冻保存 Kryokonservierung *f*
冷冻保护剂 Gefrierschutzmittel *n*
冷冻超薄切片机 Kryoultramikrotom *n*
冷冻超薄切片术 Kryoultramikrotomie *f*
冷冻沉淀法 Kryopräzipitation *f*
冷冻的 kryogen
冷冻断裂术 Kältefragmentierung *f*
冷冻干燥 Gefriertrocknung *f*, Lyophilisierung *f*
冷冻干燥[法] Kältetrocknung *f*
冷冻干燥的 gefriergetrocknet
冷冻干燥法组织贮存 Gewebsaufbewahrung durch Gefrieren und Trocknen *f*, Gewebsaufbewahrung durch Lyophilisierung *f*
冷冻干燥技术 Gefriertrocknungstechnik *f*
冷冻干燥器 Lyophilisationsapparat *m*
冷冻干燥切片法 Gefriertrocknungsschnitt-Methode *f*, Käl tetrocknungsschnitt-Methode *f*
冷冻干燥生物制品 biologische Produkte der Kältetrocknung *n pl*
冷冻干燥食品 gefriertrocknete Konserve *f*
冷冻干燥制品 gefriertrocknetes Produkt *n*
冷冻割断术 Gefrierbruch *m*
冷冻固定 Kryofixierung *f*
冷冻刮术 Kryokürettage *n*
冷冻盒 Gefrierbox *f*
冷冻机 Refrigerator *m*, Kryophak *m*, Kühlapparat *m*, Kühler *m*, Kühlgerät *n*
冷冻挤压 frostpressung *f*
冷冻剂 Kältemittel *n pl*, Frigefacientia *n pl*, Psyctica *n pl*
冷冻精液 eingefrorener Samen *m*
冷冻刻蚀 Gefrierschnitzung *f*, Gefrierätzung *f*
冷冻刻蚀术 Gefrierabdruckmethode *f*, Gefrierätzung *f*
冷冻离心[法] Külzentrifugation *f*
冷冻离心分离机 Kühlzentrifugalscheider *m*
冷冻离心机 Kühlzentrifuge *f*
冷冻麻醉 Kry(o)anästhesie *f*, Kältenarkose *f*, Refrigerationsanästhesie *f*
冷冻灭菌法 Kaltsterilisation *f*
冷冻浓缩法 Gefrierkonzentration *f*
冷冻胚胎转移 Kryoembryotransfer *f*
冷冻破坏法 Kryolyse *f*
冷冻切片 Kryostatabschnitt *m*
冷冻切片机 Gefriermikrotom *n*
冷冻切片术 einfrierende microtomie *f*
冷冻溶解[法] Kryolyse *f*
冷冻食品 Tiefkühlkost *f*
冷冻蚀刻 frostradierung *f*
冷冻蚀刻复型术 frostradierungsreplik *f*
冷冻手术 Kryochirurgie *f*, Kältechirurgie *f*
冷冻手术的 kryochirurgisch
冷冻撕裂 Kryoyirreißung *f*
冷冻探子 Kryosonde *f*
冷冻外科 Kryochirurgie *f*
冷冻外科法脑瘤切除术 kryochirurgische Hirntumor-Exstirpation *f*
冷冻细胞 gefrorene Zelle *f*
冷冻消融[术](冷冻切除[组织]) Kryoablation *f*
冷冻摘出器 Kryoextraktor *m*
冷冻真空干燥法 Kältevakuum-Exsikkationsmethode *f*, Lyophilisation *f*
冷冻真空干燥箱(器) Lyophilisationsgerät *n*, Lyophilisationsapparat *m*
冷冻止痛法 gefrorene Analgesie *f*
冷冻制备食品 gefrorene zugebereitete Konserven *pl*
冷冻治疗 Kryotherapie *f*
冷冻治疗器 kryochirurgisches Engineering *n*
冷冻置换 Gefriersubstitution *f*
冷冻贮存 Kaltlagerung *f*, Kühlbewahrung *f*, Refrigeration *f*
冷冻作用 gefrorene Rolle *f*
冷法灭菌 Kaltsterilisation *f*, Kaltesterilisation *f*, Degesch-Verfahren *n*
冷敷冰帽 Eiskappe *f*
冷敷[法] Kälteapplikation *f*
冷敷布 kalter Umschlag *m*
冷负荷 Kühllast *f*
冷感 Kälteempfindung *f*, Kältesinn *m*, Aligidität *f*, Kaltempfindung *f*
冷感受器 Kaltrezeptor *m*, Kälterezeptor *m*, Krause*(End-)-Kolben *m* (od Körperchen *n*)
冷灌法 Kaltabfüllung *f*
冷光 Kaltlicht *n*, Lumineszenz *f*
冷光手术灯 Kaltlicht-Operationslampe *f*, Lumineszenz-Operationslampe *f*
冷光仪 Kaltlichtmeter *n*, Luminometer *n*

冷光源 Kaltlicht-Quelle *f*, Lumineszenz-Quelle *f*
冷光源膀胱镜 Kaltlichtszystoskop *n*
冷过敏 Kälteüberempfindlichkeit *f*
冷汗 kaltes Schwitzen *n*, kalter Schweiβ *m*, Angst
冷合物 Kryoprodukt *n*
冷红斑 Kälteerythem *n*
冷击 Auskühlung *f*, Algor *m*
冷觉 Kältesinn *m*, Sensus algoris *m*, Kryästhesie *f*, Psychroästhesie *f*
冷觉过敏 Hyperkryästhesie *f*, Hyperkryalgesie *f*, Psychrohyperästhesie *f*
冷觉缺失 Arhigosis *f*, Arrhigosis *f*
冷结节 Kalter Knoten *m*
冷紧张 Kältestress *m*
冷浸[法] Kältemazerationen *f pl*, Infusa frigida parata *n pl*
冷浸手 lmmersionshand *f*
冷浸足 Immersionsfuβ *m*
冷晶体心脏停跳液 kalte kristalloide kardioplegische Lösung *f*
冷空气 kühle Luft *f*
冷空气应激试验 Kaltstresstest *m*
冷库 Kältespeicher *m*
冷链管理 Kühlkettenmanagement *n*
冷链系统 Kühlkettensystem *n*
冷链装备 Kühlkettengerät *n*
冷疗法 Gefrierbehandlung *f*, Kältetherapie *f*, Kryotherapie *f*, Krymotherapie *f*
冷疗器 krymotherapeutische Geräte *n pl*, krymotherapeutische Apparate *m pl*
冷疗探针 Kryosonde *f*
冷淋疗法 Kälteaffusion *f*
冷敏感突变 Kalte-empfindliche mutation *f*
冷敏感突变体 kalte-empfindlicher Mutant *m*
冷敏感突变型 kalte-empfindlicher Mutant *m*
冷敏神经元 kältesensitives Neuron *n*
冷漠 Apathie *f*
冷耐力 Kältetoleranz *f*
冷脑区 stummes Himfeld *n*
冷凝 Kondensation *f*, Kryokoagulation *f*
冷凝泵 Kondensatpumpe *f*
冷凝点 Kondensationspunkt *m*
冷凝法 Kondensationsmethode *f*
冷凝管 Kondensor *m*, Kondensationsrohr *n*
冷凝管夹 Zange für Kondeusor *f*
冷凝过程 Kondensationsprozeβ *m*
冷凝集素 Kälteagglutinin *n*
冷凝[集]素 Kälteagglutinin *n*
冷凝集素病 Kälteagglutininskrankheit *f*
冷凝[集]反应 Kälteagglutination *f*
冷凝[集]试验 Kälteagglutinationstest *m*
冷凝集素特异性 Komplementbindungsbesonderheit *f*
冷凝集素效价 Kälteagglutinin-Titer *m*
冷凝集素血症 Kältehemagglutinämie *f*
冷凝集综合征 Kältehämagglutinin-Syndrom *n*
冷凝器 Kühlapparat *m*, Kondensatorapparat *m*, Kondensator *m*, Kryokauter *m*
冷凝器架 Kondensatorenbügel *m*, Kondensatorengerüst *n*
冷凝水 Kondensationswasser *n*
冷凝塔 Kondensationssäule *f*
冷凝温度 Kondensationstemperatur *f*, Abkohlungstemperatur *f*
冷凝物 Kondensat *n*, Kondensationsprodukt *n*
冷凝液 Kondensationsflüssigkeit *f*
冷凝指 kalte gebogene Finger *m pl*
冷脓肿(疡) kalter Abszeβ *m*
冷脓肿引流术 Drainage des kalten Abszeβes *f*
冷气候 kaltes Klima *n*
冷气疗法 Kryoaerotherapie *f*
冷气温 kalte Temperatur *f*
冷球蛋白 Kryoglobulin *n*
冷球蛋白肠菌丛抗原复合体 Kryoglobulin-Darmfloraantigenkomplexe *m pl*
冷球蛋白试验 Kryoglobulin-Test *m*
冷球蛋白性紫癜 kryoglobulinämische Purpura *f*, Purpura cryoglobulinaemica *f*
冷球蛋白血[症] Kryoglobulinämie *f*
冷球蛋白血症性紫癜 Kryoglobulinämie-purpurausschlag *f*
冷却导管 Psychrophor *m*
冷却的 abgekühlt
冷却剂 Kühlmittel *n pl*
冷却结晶作用 Abkühlungskristallisation *f*, Pexitropie *f*
冷却空气 Kühlluft *f*
冷却率 Abkühlungsrate *f*
冷却器 Abkühlungsapparat *m*
冷却曲线 Abkühlungskurve *f*
冷却扇 Kühlgebläse *n*
冷却时间 Abkühlungszeit *f*
冷却水 Kühlwasser *n*
冷却速度 Kühlrate *f*
冷却系统 Kühlsystem *n*
冷却效率 Kühleffekt *m*
冷却液 Kühlflüssigkeit *f*
冷却作用 Abkühlung *f*
冷热交替水疗淋浴 Wechseldusehe *f*
冷热交替浴 Wechselbad *n*
冷热交替浴箱 Wechselbad-Kasten *m*
冷热觉 thermische Empfindung *f*
冷热空气试验 Kalorik-Lufttest *m*
冷热疗法 Kälte-und Wärmetherapie *f*
冷热溶血试验 Kalt-Warm-Hämolyse-Probe *f*
冷热溶血素 Kalt-Warm-Hämolysine *n pl*
冷热试验 Kalt-Warm-Prüfung *f*
冷热水交替试验 Barany* kalorische Prüfung *f*
冷热水试验 Kalorik-Wassertest *m*
冷溶血反应 kalte hämolytische Reaktion *f*
冷溶血素 kaltes Hämolysin *n*
冷溶血素病 kalte Hämolysinkrankheit *f*
冷溶脏反应 kalte hämolytische Reaktion *f*
冷杉属 Abies *f*
冷湿的 klammig
冷湿敷 Abklatschung *f*
冷石英紫外线 kalter ultravioletter Strahl *m*
冷试法(验) Kältetest *m*
冷适应 KälteadaDtatiion *f*
冷衰竭 kalte Müdigkeit *f*
冷霜 kalte Sahne *f*
冷水花属 Pilea *f*
冷水浸泡 kaltes Wässern *n*
冷水幸存 Überleben von kalten Wasser *n*
冷水性衰竭 Kaltewasserserschöpfung *f*
冷水应激 Kaltewasserstress *m*
冷水浴 Kaltbad *n*, Psychrolusia *f*, Balneum trigidum *n*
冷痛 Kryodynie *f*, Psychroalgie *f*
冷痛觉 Kryalgesie *f*
冷习服 Kälteakklimierung *f*
冷纤维蛋白原 Kryofibrinogen *n*
冷纤维蛋白原血症 Kältefibrinogenämie *f*
冷消毒 Kaltsterilisation *f*
冷效应 Kalteffekt *m*
冷心脏起搏液 kalte Kardioplegielösung *f*
冷型自身抗体 Kälteautoantikörper *m*

冷性红斑 kaltes Erythem *n*
冷性脓肿 kalter Abszeβ *m*
冷性抗体 Kälteantikörper *m*
冷性荨麻疹 Kälteurtikaria *f*
冷性脂膜炎 Kältepanniculitis *f*
冷性综合征 Kälte- Syndrom *n*
冷休克 Kälteschock *m*
冷休克蛋白 Kälteschock-Protein *n*
冷休克反应 Kälteschock-Reaktion *f*
冷血的 kaltblütig
冷血凝反应 Kältehämagglutinationsreaktion *f*
冷压法 Kälte-Druck-Probe *f*
冷压反应 Kälte-Druck-Antwort *f*
冷压试验 Kälte-Druck-Test *m*, Hines+-Brown*-Test *m*,
冷压缩 kalte Kompression *f*
冷阴症 kalte Scheide *f*
冷饮料 kühles Getränk *n*
冷应激 kalter Stress *m*
冷原子荧光测汞仪 kaltes Atomfluoreszenz-Quecksilbermeter *n*
冷源 Kältequelle *f*
冷诊 Kältetest *m*
冷致血管舒张反应 kältebedingte Gefäßerweiterung *f*
冷柱头进样器 kalter Einspritzinjektor *m*

LI 厘狸离梨犁璃黎罹篱藜礼李里理锂鲤力历厉立丽利沥例隶荔栎栗蛎粒痢

lí 厘狸离梨犁璃黎罹篱藜

厘巴 Zentibar *n*
厘泊 Zentipoise *n*
厘戈瑞 Zentigrad *m*, cGy
厘克 Centigramm *n*(Cg)
厘镭 Zentiradium *n*, cR
厘量 Grain *m*(gr)
厘米 Zentimeter *n*(cm)
厘米波 Zentimeterwelle *f*
厘米波扫频信号发生器 Zentimeterwelle-Wobbelsignalgenerator *m*
厘米克秒 Zentimeter-Gramm-Sekunde, f(CGS)
厘米克秒单位 Zentimeter-Gramm-Sekunde-Einheit *f*(CGS-Einbeit)
厘米克秒制 Zentimeter-Gramm-Sekunde-System *n*(CGS-System)
厘摩 Zentimorgan *n*, cM
厘摩根 Zentimorgan *n*, cM
厘能母 centinem <engl.>
厘升 Zentiliter *n*
厘沲 Zentistoke *n*
狸殖[吸虫]属 Pagumogonimus *n*
离(裂)生的 schizogen
离[生]心皮雄蕊 apocarpöses Androceum *n*
离瓣的 polypetalisch
离瓣花冠 polypetalische Blumenkrone *f*
离瓣花类 Choripetalae *f pl*
离瓣花亚纲 Archichlamydeae *f pl*
离别焦虑障碍 Störung mit Trennungsangst *f*
离层 Delamination *f*
离差 Dispersion *f*
离差测定 Dispersionsbestimmung *f*, Dispersionsmessung *f*
离差法 Abweichungsmethode *f*
离差平方和 Summe der Quadraten der Deviation *f*, Summe der Quadraten der Abweichung *f*
离差智商 Deviation- Intelligenzquotient *m*
离断肾盂成形术 zerlegene Pyeloplastie *f*
离肝血流 hepatofugaler Pfortaderfluß *m*
离管薄壁组织 Apotrachealparenchym *n*
离婚 Scheidung *f*
离婚疗法 Scheidungstherapie *f*
离婚率 Scheidungsrate *f*
离基的 gruppeweggemacht
离家远游癖 Apodemialgia *f*
离解 Dissoziation *f*
离解常数 Dissoziationskonstante *f*
离解度 Dissoziationsgrad *m*
离解化学吸附 Dissoziationschemosorption *f*
离解能 Dissoziationsenergje *f*
离解压力 Dissoziationsdruck *m*
离解作用 Dissoziation *f*
离均差 durchsehnittlicbe Abweichung *f*, mittlere Abwei-chung *f*, Mean-Deviation *f*
离均差积和 Summe der mittleren Abweichungsprodukte *f*
离均差平方和 Abweichung vom Mittelwert *f*
离弃宿主 Lipoxenie *f*
离弃宿主的 lipoxenous
离群点(值) Ausreißer *m*
离群值 Ausreißer *m*
离群值模型 Modell für Ausreiber *n*
离散变量 diskrete Variable *f*
离散标度 diskrete Skala *f*
离散标度测量 messung an diskrete Skala *f*
离散测度 diskrete Beurteilung *f*
离散程度 Dispersionsgrad *m*
离散抽样 Einzelmessung *f*
离散传送函数模型 diskretes Übertragungsfunktionsmodell *n*
离散的 diskret
离散分析 diskrete Analyse *f*
离散傅利叶变换 diskrete Fourier-Transformation *f*, DFT
离散哈特莱变换 diskrete Hartley-Transformation *f*, DHT
离散趋势 diskrete Tendenz *f*
离散时间模型 diskretes Zeitmodell *n*
离散信号源 diskrete Meldungsquelle *f*
离散型 Diskretisierung *f*
离散型变量 diskrete Variable *f*
离散性资料 diskrete Daten *pl*
离散余弦变换 diskrete Kosinustransformation *f*
离散域 diskreter Bereich *m*
离神经电流 abneuraler Strom *m*
离生的 trennend
离生中柱 Dialystiel *m*
离体 exsomatisch, in vitro
离体标本 isoliertes Präparat *n*, isoliertes Probestück *n*
离体表达克隆法 In-Vitro-Expressionsklonierung *f*, IVEC
离体的 extrakorporal
离体定向诱变 In-Vitro-gerichtete Mutagenese *f*
离体肝叶切除术 extrakorporaler Leberteilresektion *f*
离体灌流肺 isolierte Lungenperfusion *f*
离体灌流肝 isoliert perfundierter Leber *f*
离体活化分析 Aktivierungsanalyse in vitr0 *f*
离体活体染色 supravitale Färbung *f*
离体鸡眼试验 Test am isolierten Hühnerauge *m*
离体酶 unorganisiertes Färment *n*
离体培养细胞的变异 Kytometaplasia in Vitro Kultur *f*
离体器官 isoliertes Organ *n*
离体器官灌流仪 Perfusionsapparatur für isoliertes Organ *f*
离体器官浴槽 isolierte Organbadewanne *f*
离体肾切开取石术 Vitro-Nephrolithotomie *f*
离体兔眼试验 Test am isolierten Kaninchenauge *m*
离体脏器灌洗 isolierte Organperlusion *f*, extrakorporale

Organperfusion *f*
离退休综合征 Ausscheidungssyndrom *n*
离位 Dislokation *f*
离析 Isolation *f*, Isolierung *f*
离心 Zentrifugation *f*
离心摆动 Zentrifugalschwingen *n*
离心泵 Zentrifugalpumpe *f*
离心层析 Zentrichromatografie *f*
离心沉淀 Zentriausfall *m*
离心沉淀法 Zentrifugalsedimentationsmethode *f*
离心的 zentrifugal, exzentrisch, exodisch, ektobatisch
离心法 Zentrifugieren *n*, Zentrifugierung *f*
离心分布 zentrifugalverteilung *f*
离心分离 Zentrifugalabschejdung *f*
离心分离[作用] Zentrifugalabscheidung *f*
离心分离器 Zentrifugalabscheider *m*, Zentrifugalseparator *m*
离心干燥机 Zentrifugaltrocknenapparat *m*
离心管 Zentrifugenglas *n*
离心管套 Schild des zentrifugenglases *m*
离心管套座 Waage für Zentrifugenglas *f*
离心管用天平 Schildträger des Zentrifugenglases *m*
离心机(器) Zentrifuge *f* Schleudermaschiene *f*
离心机处理 Zentrifugenbehandlung *f*
离心机的离心力 Zentrifugalkraft der Zentrifuge *f*
离心机转速 Rotationsrate der Zentrifuge *f*
离心技术 Zentrifugaltechnik *f*
离心控制 Zentrifugensteuerung *f*
离心力 Zentrifugalkraft *f*, Fliehkralt *f*, Abstrebekraft *f*
离心滤器 Zentrifugalfilter *m*
离心浓缩 zentrifugale Verdichtung *f*
离心神经 efferenter Nerv *m*
离心式除尘器 Zentrifugalabscheider *m*, Fliehkraftab- scheider *m*, Fliehkraftentstauber *m*
离心式快速分析仪 Raschzentrifugalanalyser *m*
离心式通风机 Zentrifugalventilator *m*, Zentrifugalgebläse *f*
离心收缩 exzentrische Kontraktion *f*
离心套管 Schild des Zentdfugalglases *m*
离心调速器 Zentrifugalfliehkraftregler *m*
离心调速器 Zentrifugalgeschwindigkeitsregler *m*, Zentrifugalgeschwindigkeitsregulator *m*
离心脱水器 Zentrifugalhydroextraktor *m*
离心纤维 efferente Faser *f*
离心显微镜检查 Zentrifugenmikroskopie *f*
离心性肥大(厚) exzentrische Hypertrophie *f*
离心性骨软骨发育不良 Exzentr(osteo)chondro(dys)plasie *f*, Morquio+ Krankheit *f* (od.Syndrom *n*)
离心性红斑 Erythema centrifugum *n*, Biett* Krankheit *f*
离心性后天性白斑病 Leukoderma acquisitum (centrifugum) *n*, Sutton* Kranldaeit *f*
离心性环形红斑 Erythema annulare centrifugum *n*
离心性角化棘皮瘤 Zentrifugalkeratoakanthom *n*
离心性淋巴管炎 zentrifugale Lymphangitis *f*
离心性收缩 离心性延伸 exzentrische Kontraktion *f*
离心液 ZenlrIfugalflüssjgkeit *f*
离心铸造机 Schleudergießmaschine *f*
离域 Delokalisieren *n*, Delokaljsjerung *f*
离域分子轨道(函) delokalisiertes Molekülorbital *n*
离中的 zentrifugal, distal, efferent
离中趋势 divergente Tendenz *f*
离中趋势测量 Streuungsmaß *n*
离中趋势法则 Streuungsgesetz *n*
离中神经 zentrifugaler Nerv *m*
离中纤维 efferente Faser *f*
离中心端 distales Ende *f*
离主发育 Lipoxeny *n*
离主发育的 lipoxenous
离子 Ion *n*
离子[射]线 ionischer Strahl *m*
离子螯合剂 Eisen-Komplexbildner *m*
离子半径 Ionenradius *m*
离子泵 lonenpumpe *f*
离子乘积 lonenprodukt *n*
离子促变系列 Hofmeister Serie *f*
离子催化剂 Ionenkatalysator *m*
离子蛋白 lonen-Protein *n*
离子导电机制 Mechanismus der lonenleitung *m*, lonenkonduktionsmechanismus *m*
离子导电损耗 Ionenleitung Verbrauch *m*
离子导电性 lonenleitfähigkeit *f*, lonenkonduktivität *f*
离子导入疗法 ionische Medikation *f*, Iontophorese *f*, lonophorese *f*
离子导体 Ionenleiter *m*, lonenkonduktor *m*
离子的线密度 lineare lonendichte *f*
离子电导 lonenleitung *f*
离子电导性 lonenleitfähigkeit *f*
离子电极 Ionenelektrode *f*
离子电流 Ionenstrom *m*
离子电渗疗法 lontophorese *f*, Ionophorese *f*, Ionentherapie *f*
离子电渗作用 lonenwirkung *f*, Ionisation *f*
离子电子法 Ion-Elektron-Methode *f*
离子独立移动律 Gesetz der unabhfingigen Migration der lonen *n*
离子对(偶) Ionenpaar *n*
离子对薄层层析 Ionenpaarchromatographie *f*
离子对分配色谱 Verteilungschromatographie des lonenpaars *f*
离子对化合物 lonenpaar-Verbindung *f*
离子对色谱法 Ionenpaarchromatographie *f*
离子对提取反应 lonenpaarextraktion *f*
离子反应 Ionenreaktion *f*
离子分子复合物 Ion-Molekül-Komplex *m*
离子丰度 Ionenabundanz *f*
离子辐射 Ionisationsstrahlung *f*
离子钙 aktives Kalzium *n*, ionisiertes Kalzium *n*
离子共振型质谱仪 Maβspektrometer nach Resonanz der Ionen *m*/*n*
离子过筛 ionische Siebung *f*
离子互吸理论 interionare Anziehungstheorie *f*
离子化 Ionisierung *f*
离子化[作用] lonisation *f*
离子化合 lonenkombination *f*
离子化合反应 lonenkombinationsreaktion *f*
离子化合物 Ionenverbindung *f*
离子化基团 lonogen *n*, Ionenradikal *n*
离子化游离基 ionisiertes Freiradikal *n*
离子活度 lonenaktivität *f*
离子活度计 Ionenaktivitätsmeter *m*
离子积 lonenprodukt *n*
离子极化 lonenpolarisation *f*
离子计 Ionometer *n*, Iontoquantimeter *n*
离子加成反应 Additionsreaktion der lonen *f*
离子价 lonenwertigkeit *f*, Ionenvalenz *f*
离子键 ionogene Bindung *f*, elektrovalente Bindung *f*, Ionenbindung *f*, lonenbeziehung *f*
离子交换 Ionenaustausch *m*
离子交换(作用) Ionenaustausch *m*
离子交换层析 Ionenaustauschchromatographie *f*
离子交换纯水器 wasserklarender Apparat durch Ionenaustausch *m*
离子交换法 Ionenaustausch *m*, Ionenaustauschmethode *f*,

Ionenaustauschtechnik *f*
离子交换功效监督仪 Ionenaustauschwirksamkeitsmonitor *m*
离子交换剂 lonenaustauscher *m*
离子交换交联葡聚糖 lonenaustausch-Sephadex *n*
离子交换膜 lonenaustauschermembran *f*
离子交换色层分析 Ionenaustauschchromatographie *f*
离子交换色谱法 lonenaustauschchromatographie *f*
离子交换树脂 Austauschharz *n*, Ionwechselresina *f*
离子交换树脂湿度计 Ionenaustauscherharzesfeuchtemesser *m*
离子交换树脂装置 Ionenaustauscher *m*
离子交换纤维素 lonenaustauscherzellulose *f*
离子交换柱 Ionenaustauschersäule *f* Ionenaustauscherkolumne *f*
离子胶束 lonenmizelle *f*
离子晶体 Ionenkristall *m*
离子阱质谱计 Ionenfallen-Massenspektrometrie *m*
离子聚合[作用] lonenpolymerisation *f*
离子流风速表 Ionenstrom-anemometer *m*
离子敏场效应晶体管 ionensensitiver Feldeffekttransistor *m*
离子敏感微电极 ionensensitive Mikroelektrode *f*
离子浓度 lonenkonzentration *f*, ionale Konzentration *f*
离子浓度恒等(定) Isoionie *f*
离子偶极相互作用 lonendip0l-Interaktion *f*, lonendipol-Wechselwirkung *f*
离子耦联 Ionenkoppelung *f*
离子排斥色谱法 lonenausschluβ-Chromatographie *f*
离子排阻 Ionenausschluss *m*
离子气体激光器 Ionengaslaser *m*
离子迁移率 Ionenbeweglichkeit *f*, lonenmobilität *f*
离子强度 lonenstärke *f*
离子强度调节剂 Ionenintensitätsanzeige *f*
离子色谱 Ionenchromatographie, IC *f*
离子色谱法 Ionenchromatographie *f*
离子色谱仪 Ionenchromatographen *m*
离子摄影 lonenphotographie *f*
离子生成的 ionogen
离子蚀刻 Ionenätzanlage *f*
离子收集法 Ionensammlungsmethode *f*
离子酸度 lonenazidität *f*
离子淌度 Ionenbeweglichkeit *f*, Ionenmobilität *f*
离子梯度 Ionengradient *m*
离子通道 lonenkanal *m*
离子通道病 Ionenkanal-Erkrankung *f*
离子通道扩散 Diffusion durch Ionenkanal *f*
离子通道型受体 ionotroper Rezeptor *m*, Ionenkanal-Rezeptor *m*
离子通道障碍 Ionenkanal-Störung *f*
离子透入[疗]法 Iontophorese *f*, Ionentherapie *f*
离子透入治疗器 lontophorese-Apparat *m*, lonentherapie-Apparat *m*
离子外科 Ionenchirurgie *f*
离子雾 lonennebel *m*
离子吸引 lonenabsorption *f*
离子徙(移)动 Ionenwanderung *f*, lonenmigration *f*, Ionenbewegung *f*, Phoresie *f*
离子效应 Ionisationseffekt *m*
离子型对比剂 Ionenkontrastmittel *n*
离子型分子 lonenmolekül *m*
离子型化合物 lonenverbindung *f*
离子型受体 Ionotropen Rezeptoren *m pl*
离子型氧化物 lonenhydrid *n*, ionisiertes Hydrid *n*
离子选择[性]电极 spezifische Ionenelektrode *f*, lonen-selektionselektrode *f*, lonenauswahlelektrode *f*
离子选择电极 Ionenselektionselektrode *f*, spezifische Ionenelektrode *f*, Ionenauswahlelektrode *f*
离子选择通透性 lonenselektionspermeabilität *f*
离子选择性微电极 ionenselektive Mikroelektrode *f*
离子抑制 Ionenbekämpfung *n*
离子源 lonenqwelle *f*
离子云 Ionenwolke *f*
离子运载抗生素 ionophores Antibiotikum *n*
离子载体 lonenträger *m*
离子指数 Ionenexponent *m*, Exponent der Ionen *m*
离子注入半导体γ辐射探测器 Ionenimplantation Halbleitergammastrahlungsdetektor *m*
离子转运 lonentransport *m*
梨孢镰刀菌 Fusarium poae *n*
梨果仙人掌黄质 Indicaxanthin *n*
梨浆虫病 Babesiose *f*, Piroplasmose *f*, Pirosomose *f*, Gonderiasis *f*
梨浆虫病的 piroplasmotisch
梨浆虫属 Piroplasma *n*, Pirosoma *n*, Babesia *f*, Rangelia *f*
梨头细柄的 pyropedunculate
梨形 Birnenform *f*
梨形(状)的 birnenförmig
梨形(状)的 birnenförmig, piriform(-is, -is, -e)
梨形鞭毛虫病 Giardiasis *f*
梨形鞭毛虫属 Lamblia *f*, Giardia *f*
梨形瓶 birnenförmige Flasche *f*
梨形心 Birnenherz *n*
梨形胸 Birnenthorax *m*, Thorax piriformis *m*
梨状窦 Sinus piriformis *m*
梨状腹综合征 Prune Belly-Syndrom *n*(干杏梅状腹综合征，腹下部肌肉缺失，下腹脏器膨出，肾脏发育不良等)
梨状肌 Piriformis *m*, Museulus piriformis *m*
梨状肌紧张试验 Freiberg-Manöver *n*
梨状肌囊 Bursa musculi piriformis *f*
梨状肌神经 Nervus piriformis *m*
梨状肌综合征 Piriformis-Syndrom *n*
梨状孔 Nasenöffnung *f*, Apertura pirilormis *f*
梨状皮质 birnenförmiger Kortex *m*
梨状神经元层 Stratum neuronorum piriformium *n*
梨状细胞 Purkinjezelle *f*
梨状叶 birnenförmiger Lappen *m*
梨状隐窝 Recessus piriformis *m*
犁[骨]鼻骨的 vomeronasal(-is, -is, -e)
犁鼻器 Organon vomeronasale(Jacobsoni) *n*, Jacobson* Organ *n*
犁鼻软骨 Cartilago vomeronasalis *f*, Jacobson* Knorpel *m*, Cartilago Jacobsoni *f*, Huschke* Knorpel *m*
犁骨 Pflugscharbein *n*, Vomer *m*
犁骨沟 Sulcus vomeris *m*
犁骨颅底的 vomerobasilär
犁骨翼 Ala vomeris *f*
犁骨粘膜瓣术 Vomer-Mukoperiost-Lappen-Operation *f*
犁骨粘膜骨膜瓣手术 Pflugscharbein-Klappenoperation *f*
犁鞘沟 Sulcus vomerovaginalis *m*
犁鞘管 Canalis vomerovaginalis *m*
犁头草(尖)属 Typhonium *n*
犁嘴管 Canalis vomerorostralis *m*
璃眼蜱属 Hyalomma *f*
黎比-达尼给氏测氰法 Liebig*-Denige*-Methode *f*
黎比氏法 Liebig* Methode *f*
黎豆氨酸 djenkolic Säure *f*
黎豆荚毛蛋白酶 Kowageproteinase *f*
黎豆属 Mucuna *f*
黎明失眠 Dämmerungsschlaflosigkeit *f*
罹病癖 Nosophilia *f*
罹患率 Anfallsrate *f*
篱打碗花 Calystegia sepium *f*
藜 Chenopodium album *n*

藜科 Chenopodiaceae *pl*
藜芦胺 Veratramin *n*
藜芦次[碱] Veratroidin *n*
藜芦定[碱] Veratridin *n*
藜芦化 Veratrisierung *f*
藜芦碱 Cevadin *n*, Veratrin *n*, Zevad(ill)in *n*
藜芦碱类 Alkaloidveratrin *n*
藜芦醚 Veratrol *n*
藜芦生碱 Verazin *n*
藜芦属 Veratrum *n*
藜芦酸 Veratrumsäure *f*
藜芦托素 Veratrosin *n*
藜芦新碱 Veratrosin *n*
藜芦中毒 Veratrum-Vergiftung *f*
藜属 Gänsefuβ *m*, Chenopodium *n*

lǐ 礼李里理锂鲤

礼仪行为 zeremonielles Verhalten *n*
礼仪性饮酒 Ritualtrinken *n*
李[贝昆]氏腺 Lieberkühn* Drüsen(od. Krypten) *f pl*
李德运动错觉 Reid* Bewegungsillusion *f*
李克特量表 Likert* Skale *f*
李克特相加量表法 Likert* Methode von summierten Bewertungen *f*
李塞根氏环 Liesegang* Ringe *m pl*
李森科瓶 Lysenko* Flakon *n*
李什曼病 Leishmaniase *f*, Leishmaniasis *f*
李什曼结节 Leishman*-Knötchen *n*
李属 Prunus *f*
李司忒氏防腐剂 Lister* Antiseptikum *n*, Quecksilber-Zinkzyanid *n*
李司忒氏菌病 Listeriose *f*, Listeriosis *f*, Listerellose *f*
李司忒氏菌属 Listerella *f*, Listeria *f*
李斯曼氏染[色]剂 Leishman* Farbstoff *m*
李斯忒菌病 李斯特菌病 Listeriose *f*
李斯特菌[属] Listeria *f*
李斯特菌病 李斯忒菌病 Listeriose *f*
李斯特菌的 listeria
李斯特菌感染 Listeria-Infektion *f*
李斯特菌脑膜炎 Listeria-Meningitis *f*
李斯廷定律 Listing* Gesatz *n*(眼球运动基本原理)
李特尔病(痉挛性双瘫) Little* Krankheit *f*
李特尔氏病 Little* Krankheit *f*, spastische Paraplegie *f*
李特尔氏动脉丛 Little* Plexus *m*
李伟运动量表 Levy* Bewegungsskala *f*
李文生试验 Lee*-Vinson* Test *m*
李-谢二氏反射 Liddell*-Sherrington* Reflex *m*, Streckreflex *m*
李谢反射(牵张反射) Liddell-Sherrington* Reflex *m*, Dehnungsreflex *m*
李紫色 Pflaumenveilchen *n*
里埃稀释液 Rierä* Verdünnungsflüssigkeit *f*(血小板稀释液)
里奥郎氏肌 Riolan* MUSkel *m*
里奥朗弓 Riolan*Bogen *m*(中结肠动脉与左结肠动脉分支间的吻合,横结肠系膜弓)
里奥朗吻合 Riolan* Anastomose *f*(肠系膜上、下动脉间的吻合)
里本成形钳 Ribbon* Zangen *f*
里程碑,延迟的 Meilenstein, verzögerter *m*
里德伯 Rydberg *n*(Ry)
里德伯常数 Rydberg-Konstante *f*
里德尔病(硬化性甲状腺炎) Riedel* Krankheit *f*
里德尔甲状腺肿 Riedel* Struma *f*
里德尔叶 Rieder* Lappen *m*(肝附垂叶)
里德公式 Read* Formel *f*(由脉搏及脉压求基础代谢率)
里德综合征 Read* Syndrom *n*(松软瓣膜综合征)
里多克氏总体反射 Riddoch* Reflex(od Massenbeugereflex) *m*
里厄氏疝 Rieux* Hernie *f*, Hernia recessus retrocaecalis *f*
里尔氏黑变病 Riehl* Melanose *f*
里费托夫综合征 Refetoff* Syndrom *n*(表现为内耳聋,甲状腺肿,非对称性颜貌,鸡胸,翼状肩胛骨等)
里弗杜霉素 Lividomyzin *n*
里格氏现象 Rieger* Phänomen *n*
里汉综合征(酪氨酸血症Ⅱ型) Richner-Hanhart* Syndrom *n*, Tyrosinämie* Art Ⅱ *f*
里急后重 Tenesmus *m*
里急后重 Tenesmus *m*, Darmtenesmus *m*, Darmzwang *m*, Leibzwang *m*
里加病(里费病) Riga * Krankheit *f*, Riga-Fede* Krankheit *f*(小儿舌系带溃疡,由下中央门牙摩擦而引起,又称恶病质性口疮)
里加尔氏缝[合]术 Rigal* Naht *f*
里肯伯格氏反应 Rieckenberg* Reaktion *f*
里肯伯格氏现象 Rieckenberg*(Beladungs-)Phänomen *n*(od. Reaktion *f*)
里膜瘤 Lepidom(a) *n*
里奇疗法 Reichian* Therapie *f*
里腔 Atrium *n*
里瑞人际行为调查表 Lery* interpersonelle Checkliste *f*
里斯本病毒 Lisbon* Virus *n*
里斯伯格神经 Wrisberg* Nerv *m*, Nerus medianus *m*(中间神经)
里-斯二氏细胞 Sternberg*(-Reed*)Zelle *f*, Reed* Zelle *f*, DorothyReed* Zelle *f*
里斯巨细胞 Sternberg-Reed-Zelle *f*(多核分叶状巨细胞,见于霍奇金病)
里斯利棱镜 Risley* Prisma *f*(测试眼肌平衡用)
里斯曼氏肺炎 Riesman(n)* Pneumonie *f*
里斯细胞 Sternberg-Reed-Zelle *f*(多核分叶状巨细胞,见于霍奇金病)
里特尔病(婴儿剥脱性皮炎,葡萄球菌性烫伤样皮肤综合征) Ritter* Krankheit *f*, Staphylokokken Lymphadenopathiesyndrom *n*
里提施氏缝[合]术 Ritisch* Naht *f*
里瓦·罗契氏血压汁 RivaRocci* Sphygmomanometer *n*, Riva-Rocci* Apparat *m*(RR)
里瓦尔塔氏反应 Rivaltä Reaktion(od. Probe) *f*
里瓦尔塔氏试验 Rivaltä Probe *f*
里维纳斯氏腺 Rivinus* Drfise *f*, Glandula sublingualis *f*
里希特氏缝[合]术 Richter* Naht *f*
里希特氏疝 Richter* Hernie *f*, Hernia parietalis *f*
里歇筋膜 Riche* Faszie *f*(包盖已闭合的脐静脉)
理发工具消毒 Desinfektion für Haarschnittsatz *m*
理发师化学烫发剂皮炎 Friseurshautentzüntung *f*
理发癣 Rasierjucken *n*, Tinea barbae *f*
理发员手痉挛 Rasierkrampf *m*, Rasierspasmus *m*
理化刺激 physikochemischer Reiz *m*
理化分析法 physikalische und chemische Analyse *f*
理化环境 physikochemische Umgebung *f*
理化检查 physikochemische Untersuchung *f*
理化鉴定(别) physikochemische Identifizierung *f*
理化性质 physikochemische Eigenschaft *f*
理解 Wahrnehmung *f*, Einsicht *f*
理解测验 Komprehensionstest *m*, umfassenden Test *m*
理解策略 Erfassenstrategie *f*
理解程序 Prehensionsprogramm *n*
理解迟钝 Verspätung der Wahrnehmung *f*
理解广度 Auffassungsspannweite *m*

理解后重组 Elaboration *f*
理解力 Auffassungsgabe *f*
理解力测验 umfassender Test *m*
理解力检查 umfassende Prüfung *f*
理解能力 Wahrnehmungsfäigkeit *f*
理解心理学 umfassende Psychologie *f*
理解心理治疗 umfassende Psychotherapie *f*
理疗 Physikotherapie *f*, Physiotherapie *f*, physikalische Behandlung *f*
理疗安全技术 Sicherheitstechnik der Physiotherapie *f*
理疗科 Abteilung der Physiotherapie *f*
理疗器械厂 Fabrik für Physikotherapie-lnstrumenten *f*
理疗设备 Einrichtungen für Physikotherapie *f pl*
理疗学 Physiatrie *f*
理疗医师 Physiater *m*, Physiotherapeut *m*, Physikotherapeut *m*
理论 Theorie *f*
理论[上]的 theoretisch
理论法 theoretische Methode *f*
理论化学 theoretische Chemie *f*
理论基础 theoretische Grundlage *f*
理论框架 Theorierahmen *m*
理论流行病学 theoretische Epidemiologie *f*
理论免疫学 theoretische Immunologie *f*
理论模式 theoretische Modelle *n pl*
理论模型 theoretisches Modell *n*
理论频数 theoretische Frequenz *f*
理论曲线 theoretische Kurve *f*
理论容许水平 theoretisches zulässiges Niveau *n*
理论生物学 theoretische Biologie *f*
理论数 theoretischer Wert *m*
理论水平 theoretisches Niveau *n*
理论塔板数 Trennstufenzahl *n*
理论踏板高度 theoretische Pedalhöhe *f*
理论心理学 theoretische Psychologie *f*
理论形成 Theoriebildung *f*
理论研究 Grundlagenforschung *f*
理论有机化学 theoretische organische Chemie *f*
理论预测系数 theoretisches Vorhersagekälteleistungszahl *n*
理论值 theoretischer Wert *m*
理毛行为 Fellpflege *f*
理念 Philosophie *f*
理想 Ideal *n*
理想(论)板 theoretische Platte *f*, theoretische Zahi *f*, theoretische Stufe *f*
理想的规范 ideale Norm *f*
理想电流源 ideale Stromquelle *f*
理想电压(流)源 ideale Spannungsquelle *f*
理想弓 idealer Bogen *m*
Angle 理想殆 ideale normale Okklusion *f*
理想黑体 idealer Schwarzkörper *m*
理想化 Idealisierung *f*
理想精神[内容] Anagogie *f*
理想精神的 anagogisch
理想气体 Idealgas *n*, ideales Gas *n*
理想气体[状态]方程式 Zustandsgleichung des idealen Gases *f*
理想气体常数 Idealgas-Konstante *f*
理想气体定律方程式 Zustandsgleichung des idealen Gasgesetzes *f*
理想气体能量公式 Energieformel des idealen Gases *f*
理想气体压强公式 Druckformel des idealen Gases *f*
理想气体状态方程 Zustandsgleichung idealer Gase *f*
理想缺失 Anideation *f*
理想群体 idealisierte Bevölkerung *f*
理想热机 ideale Wärmekraltmaschiene *f*, ideale kalorische Machiene *f*
理想溶液 Ideallösung *f*, ideale Lösung *f*
理想色 ideale Farbe *f*
理想体重百分数 Prozent des idealen Körpergewichts *n*
理想图 ideale Karte *f*
理想型 idealer Typ *m*
理想型弓丝 idealer Richtdraht *m*
理想液体 ideale Flüssigkeit *f*
理想正常 idealer Normalbiss *m*
理想正常殆 Idealokklusion *f*
理想指示剂 idealer Indikator *m*
理想主义型 Ideal-Typus *m*
理想自我 ideales Selbst *n*
理性 Vernunit *f*
理性的 vernünftig
理性的病识感 intellektuelle Einsicht *f*
理性行动理论 Theorie des überlegten Handelns *f*
理性行为 rationales Verhalten *n*
理性教育 rationale Ausbildung *f*
理性阶段 rationales Stadium *n*
理性-情绪集体心理治疗 Rational-Emotive Gruppenpsychotherapie *f*
理性情绪疗法 Rational-Emotiven Verhaltenstherapie *f*, REF
理性-情绪危机干预法 Rational-Emotive Krisenintervention-Therapie *f*
理性认识 rationales Erkenntnis *f*
理性筛选 rationale Siebung *f*
理性心理学 rationale Psychologie *f*
理性型 rationaler Typ *m*
理性学习 rationales Lernen *n*
理性主义 Rationalismus *m*
理由 Berücksichtigung *f*, Haftbefehl *m*
理智感 rationales Gefühl *n*
理智化 Intellektualisierung *f*
理智气氛 intellektuelles Klima *n*
理智治疗 Logotherapie *f*
理智主义 Intellektualismus *m*
锂 Lithium *n*(Li, OZ 3)
锂玻璃多柱闪烁体 multiglasscintillator Spalte des Lithiums *f*
锂玻璃闪烁体 Lithiumglas-Scintillator *m*
锂的 steinern
锂碘电池 Lithium-Jod-Zelle *f*
锂卡红 Lithiumkarmin *n*
锂滤色镜 Lithium-Filter *m*
锂漂移硅探测器 Lithium-getriebener Silikondetektor *m*
锂漂移锗探测器 Lithium-getriebener Germaniumdetektor *m*
锂肾病 Lithium-Nephropathie *f*
锂碳化合物 Lithiumcarbonat *n*
锂盐 Lithiumsalz *n*, Lithium *n*
锂中毒 Lithiumintoxikation *f*
鲤白斑病 Karpfenpocken *f pl*, Pilzkrankheiten *f pl*
鲤精蛋白甲 Cyprinin *n*
鲤精蛋白乙 Cyprenin *n*
鲤科 Cyprinidae *pl*
鲤鱼 Karplen *m*, Schleie *f*, Cyprinus barbus *m*

lì 力历厉立丽利沥例隶荔栎栗蛎粒痢

力 Kraft *f*, Potentia *f*, Potestas *f*, Vis *f*
力比(必)多(性欲,欲望) Libido *f*
力比多对象 libidinösen Objekt *n*
力比多固结 libidinöse Fixierung *f*
力比多固着 Libidofixierung *f*
力比多化 Libidinization *f*
力比多机构 Libidoorganisation *f*

力比多阶段 libidinöse Phase *f*
力比多可塑性 Plastizität der Libido *f*
力比多外向 Extralibido *f*
力比多学说 Libidotheorie *f*
力比多压抑 Libidoeindämmen *n*
力比多依恋 libidinöse Anhang *m*
力比多粘滞性 Viskosität der Libido *f*
力臂 Kraftarm *m*
力不足 Hypodynamie *f*, Hypodynamia *f*
力不足的 hypodynamisch
力场 Kraftfeld *n*
力大妄想 Cratomania *f*
力电耦合分析 Kopplung zwischen elektrostatischer Kraft und mechanischer Kraft *f*
力对象 libidinösen Objekt *n*
力矩 Krattmoment *n*, Moment der Kraft *n*
力可拉敏 Lycoramin *n*, Dihydrogalanthamin *n*
力量 Kraft *f*
力量不等的 anisosthenisch
力量测试 Kraftprüfung *f*
力量产生 Krafterzeugung *f*
力量结构 Machstruktur *f*
力量训练 Krafttraining *n*
力偶 Kräftepaar *n*, DrehkrMt *f*
力偶矩 Momemt des Kräftepaares *n*
力平衡 dynamisches Gleichgewicht *n*, dynamisches Äquilibrium *n*
力气 physische Kraft *f*, Bemühung *f*
力三角形 Kräftedreieck *n*
力学 Mechanik *f*
力学刺激 mechanische Stimulation *f*
力学的 mechanisch, mechanic (-us, -a, -um)
力学对线 mechanische Ausrichtung *f*
力学仿真 mechanische Simulation *f*
力学疗法 Mechanotherapie *f*, Medikomechanik *f*
力学强度 Druckfestigkeit *f*
历史对照 historischer Vergleich *m*, historische Kontrolle *f*
历史前瞻性队列研究 historische prospektive Kohortenstudie *f*
历史前瞻性研究 historische Prospektivstudie *f*
历史数据曲线 historische Datenkurve *f*
历史心理学 historische Psychologie *f*
历史性队列研究 historische Kohortenstudie *f*
厉螨 Laelaps *n*
厉螨科 Laelaptidae *pl*
厉螨属 Laelaps *f*
立(实)体镜 Stereoskop *n*, Binoskop *n*
立(实)体视觉 räumischer Gesichtssinn *m*, stereoskopisches Sehen *n*, Stereopsis *f*
立德粉 Lithopone *f*
立法 Gesetzgebung Rechtsvorschrift *f*
立法,法规 Gesetzgebung *f*
立法心理学 Gesetzgebungspsychologie *f*
立法资料 legislative Information *f*
立方[形]细胞 kubische Zelle *f*
立方的 kubisch
立方定颅器 kubischer Craniopher *m*
立方根 Kubikwurzel *f*
立方毫米 Kubikmillimeter *m* (mm^3)
立方晶系 Kubiksystem *n*, isometrisches System *n*
立方厘米 Kubikzentimeter *m* (cm^3)
立方米 Kubikmeter *m* (m^3)
立方密堆积 kubische gedichtete Kugelpackung *f*
立方上皮 Würfelepithel *n*, isoprismatisches Epithel *n*, kubisches Epithel *n*
立方体 Würfel *f*, Hexaeder *n*
立方体状 würfelförmig
立方形的 kubisch
立方型缩放仪 kubischer dioptrograph *m*
立高 stehende Höhe *f*
立行不能[症] Astasie-Abasie-Syndrom *n*
立肌 Erektor *m*
立即 statim (stat.), sofort
立即的 sofortig, unmittelbar
立即死因 unmittelbare Todesursache *f*
立即危机生命的浓度 unmittelbar lebensbedrohliche Konzentration *f*
立界 Begrenzung *f*
立柯体属 Ricolesia *f*
立克次[氏]体 Rickettsia *f*
伯[纳特]氏立克次氏体 Coxiella burneti *f*, RickettSia bumeti *f*
莫[塞尔]氏立克次氏体 Rickettsia mooseri *f*, Rickesttsia typhi *f*
伏尔希尼地方立克次氏体 Rickettsia wolhynica *f*
莫[塞尔]氏立克次氏体 Rickettsia mooseri *f*, Rickesttsia typhi *f*
普氏立克次氏体 Rickettsia prowazekii *f*
立克次氏体病 Rickettsiose *f*
立克次氏体痘 Pockenfleckfieber *n pl*, Rickettsienpocken *pl*
立克次氏体肺炎 Rickettsienpneumonie *f*
立克次氏体感染 Rickettsieninfektion *f*
立克次氏体科 Rickettsiaceae *pl*
立克次氏体目 Rickettsiales *pl*
立克次氏体属 Rickettsia *f*, Dermacentroxenus *m*
立克次氏体血症 Rickettsiaemia *f*
立克次体的 rickettsial
立克次体属 Rickettsia *f*
立克次体心肌炎 rickettsiale Myokarditis *f*
立克次体心肌炎 Rickettsienmyokarditis *f*
立克次体族 Rickettsia *f*
立克命 杀鼠迷 Coumatetralyl *n*
立刻义齿 SoIortprothese *f*
立毛 Piloerektion *f*, Piloarrektion *f*
立毛反射 pilomotorischer Reflex *m*, Gänsehautreflex *m*, Königsfeld* -Zierl*-Thomas* pilomotorischer Reflex *m*
立毛肌 Aufrichtemuskeln *m pl*, Haarmuskeln *m pl*, Pilar-muskeln *m pl*, Arrectores pilorum *m pl*
立毛神经 pilomotorischer Nerv *m*, Langley* Nerv *m*
立毛纤维 pilomotorische Faser *f*
立氏立克次体 Rickettsia rickettsii *f*
立式电动钻牙机 vertikale elektrische zahnmedizinische Motor *m*
立式冷藏箱 vertikaler Kühlschrank *m*
立式冷冻箱 vertikaler Gefrierschrank *m*
立式压力蒸汽消毒器 vertikaler Hochdruckdampf-Sterilisator *m*
立体[视]镜 Stereoskop *n* Binoskop *n*
立体X线[影象]测量法 Stereorötgenometrie *f*
立体X线[照]片 Stereorötgenogramm *n*
立体X线机 Stereo-Röntgengerät *n*
立体X线片测定法 Stereorötgenometrie *f*, Stereogrammetrie *f*
立体X线照相术 Stereographie *f*, Stereoau [nahme *f*, Stereoradiographie *f*, Stereorötgenographie *f*
立体X线正影器 Orthostereoskop *n*
立体导向术 stereotaktisches Verfahren *n*
立体的 sterisch
立体电视系统 Stereofemsehen-System *n*
立体电影 stereoskopischer Film *m*, 3-dimensionaler Film *m*
立体定位的 stereotaktisch (①(分散的脑功能区空间位置确切定位)②(三维立体[手术定位])③(超触性的)
立体定位法苍白球切开术 stereotaktische Palliduminzi-sion *f*, stereotaktische Pallidotomie *f*

立体定位器 stereotaktischer Apparat *m*
立体定位术 stereotaktische Technik *f*
立体定位图 stereotaktische Abbildung *f*
立体定位仪 stereotaktisches Instrument *n*
立体定向边缘叶白质切断术 stereotaktische limbische Leukotomie *f*
立体定向法丘脑腹外侧核切开术 stereotaktische ventrolaterale Nukleotomie des Thalamuses *f*
立体定向放疗 stereotaktische Strahlentherapie *f*
立体定向放射外科学 stereotaktische Radiochirurgie *f*
立体定向活检 stereotaktische Biopsie *f*
立体定向脑内病变活检术 stereotaktische Hirnläsionsbiopsie *f*
立体定向脑内血肿排空术 stereotaktische intrazerebrale Absaugung eines Hämatoms *f*
立体定向神经束切断术 stereotaktische Traktotomie *f*
立体定向术 stereotaktische Technik *f*
立体定向仪 stereotaktisches Instrument *n*
立体动觉 Raumgefühl *n*, Raumempfindung *f*, Stereognosie *f*, Sensus stereognosticus *m*
立体动态镜 Stereostroboskop *n*
立体对称 kubische Symmetrie *f*
立体对称型 Ikosaeder-Symmetrie *f*
立体对合点 stereoidentischer Punkt *m*
立体感觉 Raumgefühl *n*, Raumempfindung *f*, Stereogno-sie *f*, Sensus stereognosticus *m*
立体感觉消失 Stereoanästhesie *f*
立体感受器 dimensionaler Rezeptor *m*
立体干扰电疗法 Stereodynamische interferenzielle Elektrotherapie *f*
立体共轭 räumliche Konjugation *f*
立体构象 Stereokonformation *f*
立体构型 räumliche Konfiguration *f*
立体观测(立体镜检查[法]) stereoskopischen Beobachtung *f*
立体化学 Stereochemie *f*
立体化学的 stereochemisch
立体化学说 Stereotheorie *f*
立体检眼镜 Stereoophthalmoskop *n*
立体觉(实体觉) räumischer Gesichtssinn *m*, stereoskopisches Sehen *n*, Stereopsis *f*
立体觉缺失 Stereoanästhesie *f*
立体接目镜 stereoskopisches Okular *n*
立体结构 räumische Struktur *f*
立体结构稳定性 sterische Stabilität *f*
立体聚合物 Raumpolymer *n*
立体模型 Raummodell *n*, 3-dimensionales Modell *n*
立体品格 Raumgitter *n*
立体三维可视化 stereoskopische 3D-Visualisierung *f*
立体三维重组 stereoskopische 3D Rekonstruktion *f*
立体声 Stereoton *m*, Stereophonie *f*
立体声录音 stereophone Aufnahme *f*
立体声声域展开器 Stereo-Schallfeldexpander *m*
立体声示波器 Stereoaudiooszilloskop *n*
立体声效应 Stereoffekt *m*
立体声信号发生器 Stereosignalgenerator *m*
立体视标线 räumischer Zielstrahl *m*, räumischer Sehstrahl *m*
立体视力 räumliche Sehkraft *f*
立体视敏度 Stereosehempfindlichkeit *f*
立体视野计 Stereocampimeter *n*, Stereoperimeter *n*
立体输卵管X线照相术 Stereosalpingographie *f*
立体特异性 Stereospezifität *f*
立体图 Stereogramm *n*
立体望远镜 Telestereoskop *n*
立体显示 Stereodarstellung *f*
立体显微镜检查 Stereomikroskopie *f*
立体显微镜术 Stereomikroskopie *f*
立体显微照片 Stereophotomikrogramm *n*
立体象 räumishes Bild *n*, stereoskopisches Bild *n*, 3-dimensionales Bild *n*
立体像融合镜 Amblyoskop *n*
立体心电图 Stereo-EKG *f*
立体心电向量图 Raumvectorcardiogramm *n*
立体信息 Stereoinformation *f*
立体选择合成 stereoselektive Synthese *f*
立体选择性 Stereoselektivität *f*
立体选择性的 stereoselektiv
立体眼底镜 Stereofunduskop *n*
立体异构 Raumisomerie *f*, Alloisomerie *f*, Stereoisomerie *f*
立体异构的 stereoisomer
立体异构化[作用] stereoisomerisieren
立体异构特异性 stereoisomere Speziflität *f*
立体异构体 Stereoisomer *m*
立体异构体的 stereoisomer
立体异构现象 Raumisomerie *f*, Stereoisomerie *f*
立体异构性 Taktizität *f*
立体隐斜视矫正器 Stereophorometer *m*
立体荧光电影照相术 Stereokinofluoroskopie *f*
立体荧光屏透视检查 Stereofluoroskopie *f*
立体照片 stereoskopische Aufnahme *f*
立体照相机 Stereokamera *f*, stereophotographische Kamera *f*
立体照相术 Stereophotographie *f*
立体知觉 stereoskopische Wahrnehmung *f*
立体专一反应 stereospezifische Reaktion *f*
立体专一性 Stereospezifität *f*
立体最微镜 Stereomikroskop *n*
立位 stehende Position *f*, stehende Lage *f*, Orthostase *f*, stehender Film *m*
立位低血压晕厥 orthostatische Hypotonie Synkope *f*
立位滤线器 orthostatische Filter *n*, Vertikalfilter *n*
立位耐力 orthostatische Toleranz *f*
立位片 stehender Film *m*, orthostatischer Film *m*
立位性蛋白尿 orthostatische Proteinurie *f*
立位性低血压 orthostatische Hypotension *f*
立位姿势 stehende Haltung *f*, orthostatische Haltung *f*
立遗嘱能力 Testierfähigkeit *f*
立意取样 gezielte Probenahme *f*
立柱式假肢 Pylon *n*
立足点 Standpunkt *f*
丽春红 Ponceau *n*
丽春花 Ponceau *n*, Klatschmohn *m*, Papaver rhoeas *n*, Papaver erraticum *n*
丽春花[定]碱 Rhoeadin *n*
丽春花红色 Ponceau *n*
丽丝胺若丹明 Lyssamin-Rhodamin *n*
丽线虫病 Habronem(at)Ose *f*, Habronemiasis *f*
丽线虫属 Habronema *n*
丽蝇 Kadaverfliegen *f pl*
丽蝇科 Brummer *pl*, Calliphoridae *pl*
丽蝇类 Mistfliegen *pl*
丽蝇属 Calliphora *f*
利(排)钠激素 natriuretische Hormone *n pl*
利安氏点 Lian* Punkt *m*
利奥波德定律 Leopold* Gesetz *n*(胎盘附着部位和输卵管位置方向的关系)
利奥波德氏[产科]手法 Leopold* Handgriffe *m pl*
利巴韦林 Ribavirin *n*
利贝昆氏腺 Lieberkühn* Drüsen(od Krypten) *f pl*, inte- stinale Drüsen *f pl*, Grandulae Lieberkuehni *f pl*
利贝昆腺 Lieberkühn* Drüsen *f*(od Krypten *f pl*)

利比多积压 Auftragsbestand der Libido *m*
利比希试验 Liebig* Test *m*(检胱氨酸)
利弊权衡 nutzen-Risiko-Verhältnis *n*
利伯屈思隐窝 Lieberkühn* Krypte *f*
利伯氏病 Leber* Krankheit *f*
利伯氏黑蒙 Leber* kongenitale Amaurose *f*
利伯特发性星型视神经视网膜炎 Leber' sche idiopathische sternförmige Neuroretinitis *f*
利次曼氏倾斜 Litzmann* Obliquität *f*
利胆醇 Livonalum *n*, Phenylpropanol *n*, Phenylpropylalkohol *m*
利胆的 choleretisch, cholekinetisch, cholagog
利胆酚 Oxaphenamid *n*, Osalmid *n*
利胆剂(药) Cholagoga *n pl*, Cholecystagoga *n pl*, Choleretika *n pl*, Cholekinetika *n pl*
利胆物质 choleretische Stoffe *m pl*, choleretische Substanzen *f pl*
利胆泻药 cholegoge Pergativa *n pl*
利胆药 Cholagoga *n pl*, Cholecystagoga *n pl*, Choleretika *n pl*, Cholekinetika *n pl*
利德尔综合征 Liddle* Syndrom *n*(可能为常染色体显性遗传,由于肾小管异常,钠重吸收过强和钾排泄增多,导致肾素及醛固酮分泌受抑制)
利迪霉素 Lydimycin *n*
利-杜二氏小体 Leishman* -Donovan* Körper *m*
利杜体 Donovan-Leishman-Körperchen *n*
利多尔 Lydol *n*, Lidol *n*, Pethidin *n*
利多格雷 Ridogrel *n*
利多卡因 Lidokain *n*, Lidocain *n*, Lignocain *n*, Xylocain *n*(局麻药,抗心律失常药)
利多卡因-肾上腺素-丁卡因 LET Lidocain - Adrenalin - Tetracain *n*
利多卡因中毒 Lidocain-Vergiftung *f*, Xylocain-Vergiftung *f*
利伐沙班 Rivaroxaban *n*
利凡诺 Rivanol *n*, Ethacridin(um) *n*
利凡诺漱口液 Rivanol-Gutrgelwasser *n*
利凡诺引产 künstliche Geburtsleitung mit Rivanol *f*
利夫桑氏染色法 Leifson* Färbungsmethode *f*
利福布汀 Rifabutin *n*
利福定 Rifadin *n*
利福霉素 Rifamycin(um) *n*
利福霉素 B Rifamycin B *n*
利福霉素 B 二乙酰胺 Rifamycin B Diäthyamid *n*
利福喷丁(汀) Rifapentin *n*
利福平 Rifampicin(um) *n*(RMP), Rifampin *n*
利福平氯化铝复盐 Rifampicin(um)-Aluminiumchlorid-Komplex *m*
利福平中毒 Rifampicin-Vergiftung *f*
利福昔明 Rifaximin *n*
利福酰胺 Rifamid(um) *n*
利谷隆 Linuron *n*
利害分析 Vor- undNachteilsanalyse *f*
利害两值基因 ambivalentes Gen *n*(可能为常染色体显性遗传,由于肾小管异常,钠重吸收过强和钾排泄增多,导致肾素及醛固酮分泌受抑制)
利吉达基斯手术 Billroth Ⅱ RouxY, Lygidakis* Operation *f*
利己基因 egoistische Gen *n*
利己狂 Egomanie *f*, Autophilie *f*
利己主义 Egoismus *m*
利可冷 Rhigolen *n*
利可色奴因 Lycocernuin *n*
利拉利汀 Linagliptin *n*
利拉鲁肽 Liraglutid *n*
利链霉素 Streptolydigin *n*
利淋巴药 Lymphagoga *n pl*
利鲁唑 Riluzol *n*
利吗啡 Dynorphin *n*
利美达松 Limethason *n*
利美尼定 Rilmenidin *n*
利眠宁 Librium *n*
利莫那班 Rimonabant *n*
利钠剂(药) Natriuretikum *n*
利钠肽 natriuretisches Peptid *n*
利钠因子 natriuretlscher Faktor *m*
利钠作用 Natriurese *f*
利奈唑胺 Linezolid *n*
利尼亚克范科尼综合征(利范综合征:①范康尼贫血 ②胱氨酸过多症) Lignac* Fanconi* Syndrom *n*
利尿 Diurese *f*, Diuresis *f*
利尿的 hamtreibend, diuretisch, diuretic(-US, -a, -um), uretic(-US, -a, -um)
利尿合剂 diuretische Mixtur *f*
利尿磺胺 Furosemid(um) *n*
利尿激素 diuretisches Hormon *n*
利尿剂 Diuretika *n pl*
利尿剂抵抗 Diuretikaresistenz *f*
利尿剂致糖尿病 duretische induzierter Diabetes *m*
利尿疗法 diuretische Therapie *f*
利尿试验 Diuretikum-Test *m*
利尿素 Diuretin(um) *n*, Theobrominnatriumsalicylat *f*
利尿素钙 Theosalicin *n*, Theocalcin *n*, Calcium-Diuretin *n*
利尿酸 Etacrynsäure *f*, Ethacrinsäure *f*, Ethacrynsäure *f*, Acidum ethacrynicum *n*
利尿酸钠 Natriumethacrynat *n*
利尿酸片 Ethacrynsäure-Tabletten *f pl*
利尿药 Diuretikum *n*
利哌利酮 Risperidon *n*
利哌[培]酮 利培酮 Risperidon *n*
利哌酮(抗精神失常药) Risperidon *n*
利普斯坦手术(直肠悬吊固定术) Ripstein* Operation *f*
利普许茨氏溃疡 Lipschütz* Ulkus *n*, Uleus vulvae acu-tum *n*
利普许茨氏细胞 Lipschütz* Zelle *f*
利普许茨体 Lipschütz Körper *m*(疱疹病毒包涵体)
利群选择 Verwandtenselektion *f*
利润控制 Steuerung von Profit *f*
利润最大化 Gewinnmaximierung *f*
利萨病(非典型疣状心内膜炎) Libman* Sacks* Syndrom *n*
利-萨二氏综合征 Libman*-Sacks* Syndrom *n*, atypische verruköse Endokarditis *f*
利萨血栓性心内膜炎 Libman* Sacks* thrombotische Endokarditis *f*
利骚厄氏束 Lissauer* Bündel *n*, Fasciculus dorsola-teralis *m*
利绍尔麻痹(卒中型麻痹性痴呆) Lissauer* Paralyse *f*, Lissauersche Dementia paralytica *f*
利舍小结 Lisch* Knötchen *n*
利什曼[原]虫属 Leishmania *f*
利什曼斑 Hautleishmanoid *n*, Leishmanoid *n*
利什曼病 Leishmanoiase *f*, Leishmaniasis *f*, Leishmaniose *f*, Leishmaniosis *f*
利什曼病皮肤试验(蒙特内格罗试验) *m*ontenegro* Test *m*(检利什曼病)
利什曼虫属 Leishmania *f*
利什曼结节 Leishmanid *n*, Leishman* Knötchen *n*
利什曼氏染剂 Leishman* Farbstoif *n*
利什曼氏色素细胞 Leishman* Zelle *f*
利什曼氏色细胞 Leishman* Zellen *f pl*
利什曼属 Gattung Leishmania *f*
利什曼素皮内试验 Leishman* Intrakutantest *m*
利什曼形的 leishmaniaförmig
利什曼型 Leishmania-Form *f*

利什曼原虫阶段 Leishmanania-Phase *f*
利什曼原虫皮肤试验 Leishmanin-Hauttest *m*
利什曼原虫属 Leishmania *f*
利什曼原虫素皮肤试验 Leishmanin-Test *m*, Leishmania Hauttest *m*
利氏病 Leighkrankheit *f*(亚急性坏死性脑脊髓病)
利手 Händigkeit *f*
利斯的明 Rivastigmin *n*
利斯顿夹 Liston* Schiene *f*(用于股骨骨折)
利斯顿剪(石膏绷带剪) Liston* Schere *f*
利斯顿氏刀 Liston* Messer *n*, Amputationsmesser *n*
利斯顿氏剪 Liston* Zange *f*
利斯顿手术 Liston* Operation *f*(上颌切除术)
利斯弗朗氏关节 Lisfranc* Gelenke *n pl*, Articulationes tarsometatarseae *f pl*
利斯弗朗氏切断术 Lisfranc* Exartikulation (od. Amputation) *f*
利斯特菌病 Listeriose *f*
利斯特菌属 Listerella *f*, Listeria *f*
利索卡因 Risokain *n*
利他本能 altruistischer Instinkt *m*
利他行为 Altruismus *m*, Selbstlosigkeit *f*
利他精神(主义,行为) Altruismus *m*
利他精神社会化 altruistische Sozialisation *f*
利他林 Ritalin *n*
利他倾向 altruistische Tendenz *f*
利他性杀人 altruistischer Totschlag *m*
利他性自杀 altruistischer Suizid *m*
利他主义 Altruismus *m*
利他主义伦理学说 altruistische Moraltheorie *f*
利他自杀 altruistischer Selbstmord *m*
利特成人智力量表 Leiter* Erwachsenen-Intelligenzskala *f*
利特尔区 Little* Bereich *m*(鼻中隔易出血区)
利特勒手术(手形矫正) Littler* Operation *f*
利特雷氏缝[合]术 Littre* Naht *f*
利特雷氏疝 Littre* Hernie *f*, Darmwandbruch *m*, Diver tikelhernie *f*
利特雷氏腺 Littre* Drüsen *pl*, Glandulae urethrales urethrae masculinae *f pl*
利特雷手术 Littre* Operation *f*(od. Colotomie *f*, Kolotomie *f*)(腹股沟部结肠切开术)
利特雷隐窝 Littre* Krypten *f pl*(包皮腺)
利滕氏膈现象 Litten* Phänomen (od. Zeichen) *n*
利滕氏征 Litten* Zeichen *n*, diaphragmatisches Phänomen *n*
利托单抗 Rituximab *n*
利托君 Ritodrin *n*
利托那韦 Ritonavir *n*
利妥昔单抗 美罗华 Rituximab *m*
利瓦他试验 Rivaltä Probe *f*
利韦拉托氏反射 Livieratö Reflex *m*
利韦拉托氏试验 Livieratö Probe *f*
利韦拉托征 Livierato* Zeichen *n*(刺激腹部交感神经引起血管收缩)
利文特异危险度 Leven* zurechenbares Risiko *n*
利希海姆斑 Lichtheim* Plaque *f*
利希海姆测验 Lichtheim* Test *m*
利希海姆氏失语症 Lichtheim* Aphasie *f*
利息保障倍数 Zinsdeckungsgrad *m*
利泄药 Abfuhrmittel *n pl*, Emollientia *n pl*
利新纳明 Rescinnamin (um) *n*, Reszinnamin *n*
利血胺 Rescinnamin (um) *n*, Reszinnamin *n*
利血波 Reserpoid *n*, Reserpin (um) *n*
利血平 Reserpin (um) *n*, Reserpoid *n*
利血平化 Reserpinisierung *f*
利血生 Leukogen *n*
利益 Interessen *n pl*
利益风险评估 Nutzen-Risiko-Beurteilung *f*
利英纳克盐 Reinecke* Salz *n*
利用 Verwendung *f*
利用率 nutzungsrate *f*
利用时 Nutzungszeit *f*
利泽甘氏现象 Liesegang* Phänomen *n*
利足性 Trittsicherheit *f*
沥滤[法] Filterung *f*, Auslaugung *f*
沥滤液 Sickerwasser *n*
沥青 Teer *m*, Erdpech *n*, Pix *f*, Bitumen *n*
沥青[脱毛]硬膏 Pechpflaster *n*
沥青比重瓶 Asphaltenpyknometer *n*
沥青的 bituminös, pice (-US, -a, -um)
沥青工人 Asphaltarbeiter *m*
沥青末沉着病 Bituminose *f*, Bituminosis *f*
沥青末肺 Bituminose *f*, Bituminosis *f*
沥青皮炎 Pechbrand *m*
沥青烧伤 Verbrennungen mit Asphalt *f*
沥青食品卫生 Lebensmittelhygiene des Asphaltes *f*
沥青性的 pechig
沥青样便 Teerstuhl *m*
沥青疣 Pechwarzen *f pl*
沥青铀矿 Uraninit *m*
沥青中毒 Bitumenvergiftung *f*, Teervergiftung *f*
沥取 laugen
例行测试 Routine-Inspektion *f*
例行程序 Routine *f*
例行分析 Routine-Analyse *f*
例行检查 Routine-Prüfung *f*
例行实验室试验 Routine-Labortest *m*
例行系统 übliches System *n*
例证 Beleg *m*
例证心理治疗 paradigmatische Psychotherapie *f*
隶属群体 die untergeordnete Gruppe *f*
荔枝 Litchi chinensis *f*, Nephelium litchi *n*
荔枝病 Litchi-Krankheit *f*
荔枝属 Litschi *f*
荔枝素 Atranorin *n*
栎醇 Quercit *m*
栎皮苷 Quercitrin *n*
栎皮酮 Quercetin *n*
栎鞣红 Phlobaphene *n*
栎树生的 quercitophilous
栗色 Kastanienbraun *n*
栗色棒状杆菌 Corynebacterium helvolum *n*
栗鼠属 Citellus citellus *m*, Sciurus *m*
蛎壳疮 Rupia *f*, Rhypia *f*
蛎壳疮瘢痕 Rupia-Narbe *f*
蛎壳疮的 rupial (-is, -is, -e)
蛎壳疮样的 rupioides
蛎壳样痂 Crusta ostracea *f*
蛎壳疹 Rupia *f*, Rhypia *f*
蛎壳状的 ostraceous
蛎壳状角化不全 Parakeratose ostracea *f*
蛎壳状梅毒疹 rupiale Syphilis *f*
蛎壳状牛皮癣 Psoriasis ostracea *f*
蛎壳状银屑病 Psoriasis ostracea *f*
α- 粒 Alpha-Teilchen *n pl*
β- 粒 Beta-Teilchen *n pl*
θ- 粒 Delta-Teilchen *n pl*
ε- 粒 Epsilon-Teilchen *n pl*
粒 Granula *n pl*, Grana *n pl*
粒层 Granulosa *f*, Membrana granulosa *f*, Stratum granulosum *n*

粒层[卵囊]泡膜细胞瘤 Granulosa-Thecazelltumor *m*
粒层黄体[素]细胞 Granulosaluteinzelle *f*
粒层细胞癌 Granulosazellkarzinom *n*, Carcinoma granulosocellulare *n*
粒层细胞瘤 Granulosazelltumor *m*
粒度 Körnung *f*, Granulation *f*
粒度测定 Granulometrie *f*
粒度分布 Partikelgrößenverteilung *f*, Korngrößenverteilung *f*
粒度分析 Körnungsanalyse *f*
粒度分析器 Körnungsanalysator *m*
粒度计 Granulometer *m*, Körnungsmeter *m*
粒杆粘细菌属 Chondromyces *m*
粒红比值 Granulozyt *m*
粒黄体细胞 granuläre Luteinzelle *f*
粒剂 Arzneikörnchen *n*, Granulum *n*, Granulat *n*
粒径 Partikelgröße *f*
粒巨噬集落刺激因子 Granulozyten-Makrophagen-Kolonie-stimulierender Faktor *m*, GM-CSF
粒酶(颗粒酶) Granzym *n*
粒密度 Granulatdichte *f*
粒面向外的皮革 genarbtes Leder *n*
粒膜 Granulosa *f*, Membrana granulosa *f*
粒球粘细菌属 Chondrococcus *m*
粒染[神经]细胞 Gryochrom *n*
粒溶作用 Krinophagie *f*
粒噬作用 Partikelphagozytose *f*
粒体 kugeliges Mitochondrium *n*, Plastochondrium *n*
粒细胞 Körnchenzelle *f*, Granulozyt *m*
粒细胞[细胞]毒性 Granulozytotoxizität *f*
粒细胞的 granulozytär
粒细胞动力学 Granulozyt-Dynamik,
粒细胞过少症 Hypogranulozytose *f*
粒细胞集落刺激因子 Granulozyten-Kolonienstimulationsfaktor *m*, Granulozyten-Kolonie-stimulierender Faktor *m*
粒细胞减少 Granulozytopenie *f*
粒细胞减少[症] Granul(zyto)penie *f*
粒细胞减少性扁桃体坏死 granulozytopenische Nekrose der Tonsille *f*
粒细胞减少性咽坏死 granulozytopenische Nekrose des Pharynxes *f*
粒细胞-巨噬细胞集落刺激因子 Granulozyten/Makrophagen-koloniestimulierender Faktor *m*, Granulozyten-Makrophagen-koloniestimulierenden Faktor *m*
粒细胞-巨噬细胞集落刺激因子受体 Rezeptor des Granulozyten-Makrophagen-Kolonienstimulationsfaktors *m*, Rezeptor des Granulozyten-Makrophagen-koloniestimulierenden Faktors *m*
粒细胞巨噬细胞克隆刺激因子 Granulozyten-Makrophagen-Koloniestimulierenden Faktor *m*, GM-CSF
粒细胞抗体 中性粒细胞相关抗体 Granulozyten-Antikörper *m*
粒细胞疗法 Granulotherapie *f*
粒细胞免疫荧光试验 Granulozyten-Immuneofluoreszenztest *m*
粒细胞凝集试验 Granulozyten-Agglutinationstest *m*
粒细胞缺乏的 agranulozytotisch, agranulocytotic(-US, -aum)
粒细胞缺乏性坏死性粘膜炎 Mucositis necroticans agranulocytica *f*
粒细胞缺乏性脓毒症 agranulozytotische Sepsis *f*, Sepsis agranulocytotica *f*
粒细胞缺乏性贫血 agranulozytotische anämie *f*
粒细胞缺乏性咽峡炎 Angina agranulocytotica *f*, Schultz* Angina *f*(od.Syndrom *n*)
粒细胞缺乏症 Agranulose *f*, Agranulosis *f*, Agranulozy-tose *f*, Agranulocytosis *f*
粒细胞生成 Granulo(zyto)po(i)ese *f*
粒细胞生成的 granulopoitisch, granulozytopoitisch
粒细胞生成素 Granulopoietin *n*
粒细胞输注 Granulozytentransfusion *f*
粒细胞系 Granulozytensystem *n*
粒细胞系毁灭 Granulophthise *f*
粒细胞性白血病 Granulozytenleukämie *f*, granulozytäre Leukämie *f*, myeloische Leukämie *f*, myeloide Leukämie *f*
粒细胞性肉瘤 granulozystische Sarkome *n*
粒细胞血症 Granulozytämie *f*
粒细胞抑[制]素 Granulozytenchalone *n pl*
粒细胞增多[症] Granulozytose *f*
粒细胞脂肪瘤 granulozystische Lipom *n*
粒性白细胞 Granulozyt *m*, granulierter Leukozyt *m*
粒性白细胞减少[症] Granulozytopenie *f*
粒性成肌细胞瘤 granuläres Myoblast(enmy)om *n*, granulöses Myoblast(enmy)om *n*
粒性的 granulär, granulös
粒性分泌的 granulös sekretorisch
粒性管型 granulärer Zylinder *m*, granulöser Zylinder *m*
粒性核糖核酸 granulierte Ribonukleinsäure *f*
粒性输尿管炎 Ureteritis granulosa *f*
粒性曙红白细胞 eosinophile Granulozyten *m pl*, Eosino- phile *m*
粒状变性 körnige Degeneration *f*, granuläre Degeneration *f*
粒状层 Körnerschicht *f*
粒状的 körnig, granulär, granulös
粒状黑变病 Melasma granulatum *n*
粒状空泡变性 granulovakuoläre Degeneration *f*
粒状空泡小体 granulovakuoläre Körperchen *n*
粒状皮质 Koniokortex *m*
粒状染色的 gryochrom
粒状肾炎 granulöse Nephritis *f*, Chalazonephritis *f*
粒状线粒体 granulöses Mitochondrium *n*, Plastochon- drium *n*
粒状阴道炎 granulöse Vaginitis *f*, granuläre Vaginitis *f*
α-粒子 Alpha-Teilchen *n pl*
β-粒子 Beta-Teilchen *n pl*
粒子 Teilchen *n*, Partikel *f*, Massenteilchen *n*
粒子大小 Teilchengröβe *f*, Partikelgröβe *f*
粒子大小分布 Korn(gröβen) verteilung *f*, Kornzusammensetzung *f*
粒子刀 Partikelmesser *n*
α-粒子电离作用 Alpha-Ionisation *f*
β粒子敷贴器 β-Partikel-Applikator *m*
粒子辐射 Partikelbestrahlung *f*
粒子加速器 Teilchenbeschleunjger *m*, Partikelaccelerator *m*
粒子检测器 Partikel-Detektor *m*
粒子扩散质量 Teilchendiffusion-Qualität *f*
粒子-粒子相互作用 interpartikle Interaktion *f*
粒子量 Partikelgewicht *n*
粒子束 Teilchenstrahl *m*
粒子数反转 Besetzungslnversion *f*
粒子形状 Form des Partikels *f*
粒子形状 Partikelform *f*
粒子性 Korpuskulareigenschaft *f*
粒子诱导质谱法 Partikel-induzierte Massenspektrometrie *f*
粒子汁数器 Teilchen-Zähler *m*, Partikel-Zähler *m*
粒子重量监测器 Partikelmassen-Monitor *m*
痢疾 Ruhr *f*, Dysenterie *f*, Blennenterie *f*, Blennochezie *f*
痢疾阿米巴 Entamoeba histolytiea *f*
痢疾的 dysentericus
痢疾毒素 Dysenterietoxin *n*
痢疾杆菌 Bacillus dysenteriae *m*, Bacterium dysenteriae *n*, Shigella dysenteriae *f*, Ruhrbakterie *f*
痢疾后关节病 Postdysenterie-Arthropathie *f*
痢疾后关节炎 postdysenterische Arthritis *f*

痢疾后综合征 Postdysenterie-Syndrom *n*
痢疾抗毒素 Dysenterie-Antitoxin *n*
痢疾内阿米巴 Entamoeba dysenteriae *f*, Entamoeba histolytica *f*
痢疾内变形虫 Entamoeba histolytica *f*
痢疾噬菌体 Ruhrphagen *f pl*
痢疾型疟疾 dysenterische Malaria *f*
痢疾性关节炎 Arthritis dysenterica *f*
痢疾性直肠炎 Dysenterie-Rectitis *f*, Dysenterie-Proktitis *f*
痢疾血清 Ruhrserum *n*
痢疾样的 dysenterieförmig
痢疾状腹泻 Dysenterie-Diarrhöe *f*, Diarrhoea dysenterica *f*
痢特灵 Furazolidon(um) *n*, Furoxon *n*

LIAN 连怜帘莲涟联鲢臁镰蠊敛脸练炼恋链

lián 连怜帘莲涟联鲢臁镰蠊

连苯三酚 Brenzgallussäure *f*
连串(接)反应 Folgereaktion *f*
连带色觉 Photismus *m*
连带痛 Synalgie *f*
连点探针 Verknüpfungssonde *f*
连叠氮化物 Azid *n*
连读 Überlesen *n*
连读抑制 Überlesen-Unterdrückung *f*
连多硫酸 Polythionsäure *f*
连多硫酸盐 Polythionat *n*
连二磷酸钙 Calciumhypophosphat *n*
连二磷酸盐 Hypophosphat *n*
连二硫酸铵 Ammoniumdithionat *n*
连二硫酸镉 Kadmiumdithionat *n*
连二硫酸钾 Kaliumdithionat *n*
连二硫酸钠 Natriumdithionat *n*
连二硫酸盐 Dithionat *n*, Hyposulfat *n*
连二亚硫酸 Hyposchwefelhaltige Säure *f*
连二亚硫酸钠 Natriumhydrosulfit *n*
连二亚硫酸盐 Hyposulfit *n*
连根牙瘤 Odontoma radiculare *n*
连骨牙 Pleurodontie *f*
连贯 Kohärenz *f*, Konnex *m*
连贯表意不能 Akataphasie *f*
连贯的 konsequent, durchgehend
连贯话语 zusammenhängender Diskurs *m*
连贯假设 Kohärente hypothesen *f pl*
连冠牙瘤 Odontoma coronarium *n*
连合 Kommissur *f*, Commissura *f*, Konfluenz *f*, Anlage-rung *f*
连合部缝合术 Kommissurorhaphie *f*
连合部切开术 Kommissurotomie *f*
连合的 konfluierend, konfluent, commissural(-is, -is, -e), associatori (-US, -a, -urn)
连合管 Ductus reuniens *m*, Hensen* Gang *m* (od. Kanal)
连合核 Commissuralkern *m*
连合前隔 Präcommissuralseptum *n*
连合[神经]纤维 Kommissurenfasern *f pl*, Fibrae commissurales *f pl*
连合通路 Kommissurenbahn *f*
连合细胞 Kommissurenzellen *f pl*
连合下器 Organon subcommissurale *n*
连合纤维 Kommissurenfasern *f pl*
连合中间神经元 Kommissureninterneuronen *n pl*
连颌畸胎 Syngnathus *m*, Epugnathus *m*
连颌畸形 Syngnathie *f*
连环 Dreschflegel *m*
连环[体] Dreschflegel *m*
连环 DNA Konkatemer-DNA *f*
β-连环蛋白 β-Catenin *n*
连环二聚体 Kontaktemer-Dimer *n pl*
连环替代法 formschlüssige Substitution *f*
连枷[状]关节 Schlottergelenk *n*
连枷[状]髋 Dreschflegelhüfte *f*
连枷[状]肘 Dreschflegel-Ellenbogen *n*
连枷胸 Brustwandflattern *n*
连枷状臂 Dreschflegelarm *m*, Schlotterarm *m*
连枷状肩 Dreschflegelschulter *f*, Schlotterschulter *f*
连枷状膝 Schlotterknie *n*
连枷足 Dreschflegelfuβ *m*
连接 Verknüpfung *f*, Artikulation *f*, Verbindung *f*
连接 DNA Verbindungs-DNA *f*
连接 RNA Adapter-RNA, Adapter-Ribonukleinsäure *f*
连接不全性骨折 falsch vereinigte Fraktur *f*
连接不正 falsche Vereinigung *f*
连接迟缓 verzögerte Vereinigung *f*, verz69erte Kallusbil-dung *f*
连接蛋白 Verbindungsproteine *n pl*
连接导管 Verbindungskatheter *m*
连接的 Sukzessiv, konsekutiv, conjungens
连接段 konjugierendes Stück *n*, Mittelstück *n*
连接多样性 junktionale Vielfalt *f*, Verbindungsvielfalt *f*
连接反应 gekoppelte Reaktion *f*, konjugierte Reaktion *f*
连接符 Anschlüsse *n pl*
连接复合体 Verbindungskomplex *m*
连接杆 Kurbelstange *f*
连接杆固位体 Pleuelstange-Haltebügel *m*
连接共生 Konjugationssymbiose *f*
N 连接寡糖 n-verknüpftes Oligosaccharid *n*
连接活动 junktionale Aktivität *f*
连接肌质网 junktionales sarkoplasmatisches Retikulum *n*
连接基因 Verbindungsgen *n*
连接链 J-Kette *f*
DNA 连接酶 DNA Ligase *f*
RNA 连接酶 RNA Ligase *f*
T4-DNA 连接酶 T4-DNA-Ligase *f*
T4-RNA 连接酶 T4-RNA-Ligase *f*
Taq DNA 连接酶 Taq DNA-Ligase *f*
连接酶检测反应 Ligase-Nachweisreaktion, LDR *f*
连接酶链反应(连接酶链式反应) Ligasekettenreaktion *f*, LCR Ligase-Kettenreaktion *f*
连接酶链式反应 Ligasekettenreaktion *f*, LCR
连接膜 junktionale Membran *f*
连接器(体) Konnektor *m*, Zwischenglied *n*
连接器(体) Konnektor *m*, Zwischenglied *n*
连接神经元 Anschluß-Neuron *n*
连接素 Connexin *n*, Cx
连接肽 Verbindungspeptid *n*
O 连接糖 O-verknüpftes Saccharid *n*
连接体 Steckverbinder *m*
连接文库 Verknüpfungsbibliothek *f*
连接物 Befestigung *f*, Steckverbinder *m*, Adapter *m*
连接物假说 Adapter-Hypothese *f*, Adapterhypothese *f*
连接小管(碳纳米管) Connexone *n pl*, Verbindungsröhrchen *n*
连接小体 Connexon *n*
连接性 Konnektivität *f*
连接装置 Adapter *m*
连接子 Connexon *n*, Binder *m*
连接子蛋白质 Connexin *n*, Cx
连接作用 Anschluss *m*
连结的 verbindend, koppelnd, linked, verkettet
连结核 Nucleus reuniens *m*
连结酶 Ligase *f*, Sealase *f*, Synthease *f*
连结纤维的 fibrofibrös

连眉 Synophris *f*, Synophrys *f*
连拍照相机 Magazinkamera *f*, Depotkamera *f*
连翘甙 Forsythin *n*
连翘酚 Forsythol *n*
连翘脂素 Forsythigenol *n*
连圈状糠疹 Pityriasis Rotunde *f*
连三硫酸钾 Kaliumtrithionat *n*
连生的 coadnate, vereint
连丝微管 Desmotubulus *m*
连四硫酸钾 Kaliumtetrathionat *n*
连四硫酸钠 Natriumtetrathionat *n*
连四硫酸盐 Tetrathionat *n*
连锁 Verkettung *f*
X 连锁 X-Verkettung *f*
Y 连锁 Y-Verkettung *f*
连锁病态 verriegelnde Pathologie *f*
连锁不平衡 Kopplungsungleichgewicht *n*
Y 连锁的 Y-verkettet
X 连锁低磷酸血症 x-chromosomaler Hypophosphatämie *f*
连锁定律 Verkettungsgesetz *n*
连锁法 Link-Kette Verfahren *n*
连锁反射 Kettenreflex *m*
连锁反应 Kettenreaktion *f*, Kernkettenreaktion *f*
连锁分析 Kopplungsanalyse *f*, Linkanalyse *f*
连锁互换律 Gesetz der Verknüpfung und Crossing-over *n*
连锁互换遗传定律 Vererbungsgesetz der Verknüpfung und Cross-over *n*
连锁基因 Verkettetes Gen *n*
X 连锁基因 X-verkettetes Gen *n*
Y 连锁基因 Y-verkettetes Gen *n*
X 连锁疾病 X-chromosomale Krankheit *f*
X 连锁脊髓延髓肌萎缩 X-chromosomale spinobulbäre Muskelatrophie *f*
连锁平衡 Verkettungsgleichgewicht *n*
连锁强度 Verknüpfungsstärke *f*
连锁群 Kettengruppe *f*, Linkage-Gruppe *f*
连锁识别 verknüpfte Anerkennung *f*
连锁图 Kettenkarte *f*
HLA 连锁位点 HLA-verketteter Ort *m*, HLA-verketteter Locus *m*
连锁文库 Verknüpfungsbibliothek *f*
X 连锁显性遗传 X-chromosomale dominante Vererbung *f*, XD
连锁现象 Kettenphänomen *n*
连锁相 Verknüpfungsphase *f*
连锁遗传 Verknüpfungsvererbung *f*
X 连锁遗传 X-chromosomale Vererbung *f*
Y- 连锁遗传 Y-verkettete Vererbung *f*
X 连锁遗传病 X-chromosomale vererbte Krankheit *f*
Y 连锁遗传病 Y-chromosomale vererbte Krankheit *f*
X 连锁遗传皮肤松垂 X-chromosomale Dermatochalasis *f*
X 连锁遗传无丙种球蛋白血症 X-chromosomale Agammaglobulinämie *f*, Bruton-Syndrom *n*
XX 连锁遗传鱼鳞癣 X-chromosomale Ichthyosis *f*
X 连锁隐性遗传 X-Chromosom-rezessive Vererbung *f*, XR
连锁隐性遗传性寻常鳞癣 X-chromosomal-rezessive erbliche Ichthyosis vulgaris *f*
连锁隐性遗传鱼鳞病 X-chromosal-rezessive Ichthyose *f*
连锁值 Kettenwert *f*
X 连锁智力低下综合征 X-chromosomal mentalretardation Syndrom *n*
连锁转导 gemeinsame Transduktion *f*, verbundene Transduktion *f*
连锁转化 gemeinsame Transformation *f*
连体双胎 Doppelmißbildung *f*
连通分量 angeschlossenes Komponent *n*
连通机制 Konnektionsmechanismus *m*
连通器 kommunizierende Röhren *f pl*
连通小管 Connexone *n pl*
连通性 Konnektivität *f*
连通者模型决策支持系统 konnektionistisches Entscheidungsunterstützungssystem *n*
连通者专家系统 konnektionistisches Expertensystem *n*
连位的 benachbart
连五硫酸钾 Kaliumpentathionat *n*
连续 Kontinuität *f*
连续(持续)被动活动 kontinuierliche passive Bewegung *f*
连续[X线]照相器 Serienaufnahmegerät *n*, Seriograph *m*
连续[X线]照相术 Seriographie *f*
连续[X线]照相装置 Serienaufnahmegerät *n*, Seriograph *m*
连续[培养]细胞系 kontinuierliche Zelllinie *f*
连续[实体]照片投影检查 Serioskopie *f*
连续[性]震颤 Tremor continuitalis *m*
连续 X 辐射 kontinuierliche Röntgenbestrahlung *f*
连续 X 射线谱 kontinuierliches Röntgenspektrum *n*
连续 X 线摄片 SerienrOntgenphotogramm *n*, Seriogramm *n*
连续 X 线摄片附加器 seriographischer Zusatzteil *m*
连续 β- 射线谱 kontinuierliches Beta-Spektrum *n*
连续变倍体视显微镜 Zoom-Stereomikroskop *n*
连续变焦距立体显微镜 Zoomstereomikroskop *n*
连续变焦手术显微镜 Zoomoperationsmikroskop *n*
连续变量 kontinuierliche Variable *f*
连续变异 kontinuierljche Variation *f*
连续标度 kontinuierliche Skala *f*
连续标记 kontinuierliche Markierung *f*
连续表位 kontinuierliches Epitop *n*
连续波磁共振 Dauerstrich-Magnetresonanz *f*, CW-MR
连续波多普勒超声诊断仪 CW-Doppler Ultraschallgerät für Diagnostik *n*
连续波激光器 kontinuierlicher Wellenlaser *m*
连续补料 kontinuierliche Zuführung *f*
连续不停的 vollkontinuierlich
连续操作 Dauerbetrieb *m*
连续测量湿度计 Hygrometer für kontinuierliche Messung *f*
连续测验 Testläufe *m pl*
连续超滤 kontinuierliche Ultrafiltration *f*
连续超声波多普勒技术 kontinuierliche Ultraschallwelle Doppler-Technik *f*
连续冲洗法 kontinuierliche Irrigation *f*, kontinuierliche Spülung *f*
连续出版物 serienmäßige Publikation *f*
连续出版物目录联机数据库 Periodikums Datei System *n*
连续处理 sequentielle Behandlung *f*
连续传代培养 kontinuierliche Passagekultur *f*
连续刺激发生器 kontinuierlicher Reizgeuerator *m*
连续刺激显示仪 kontinuierlicher Reizindikator *m*
连续促红细胞生成素受体激活剂 kontinuierlicher Erythropoietin-Rezeptor-Aktivator *m*
连续的 kontinuierlich, continu (-US, -a, -um)
连续的单调函数 kontinuierliche monotone Funktion *f*
连续骶管麻醉 kontinuierliche Kaudalanästhesie *f*
连续地 nacheinander
连续电流 Dauerstrom *m*
连续动静脉血液滤过 kontinuierliche arteriovenöse Hämofiltration *f*, CAVH
连续动静脉血液透析(连续动静脉血液透析滤过) kontinuierliche arteriovenöse Hämodialyse *f*
连续动静脉血液透析滤过(连续动静脉血液透析) kontinuierliche arteriovenöse Hämodialyse *f*
连续多普勒 kontinuierlicher Doppler *m*
连续发酵 kontinuierliche Fermentation *f*, kontinuierliche
连续发射 kontinuierliches Emission *f*

连续发射光谱 kontinuierliches Emissionsspektrum *n*
连续法 kontinuierlicher Prozeβ *m*, Dauerprozeβ *m*, Dauermethode *f*
连续法口服胆囊造影 konsekutive mündliche Cholezystographie *f*
连续反馈抑制 seccessive Rückkoppelungshemmung *f*, seccessive Feedback-Hemmung *f*
连续反应 kontinuierliche Reaktion *f*, Dauerreaktion *f*
连续犯 Fortsetzungstäter *m*
连续方程 Kontimuumgleichung *f*
连续放电 kontinuierliche Entladung *f*, Dauerentladung *f*
连续分析 kontinuierliche Analyse *f*, Daueranalyse *f*
连续缝合法 fortlaufende Naht *f*
连续缝[合]术 fortlaufende Naht *f*
连续复制 fortlaufende Replikation *f*
连续感染 konsekutive Infektion *f*
连续供氧面罩 kontinuierliche Sauerstoffmaske *f*
连续供氧设备 konstante Sauerstoffsausrüstung *f*
连续供氧治疗试验 kontinuierliche Sauerstofftherapie-Studie *f*
连续骨折 kontinuierlicher Bruch *m*
连续灌注试验 kontinuierlicher Periusionstest *m*
连续光谱 kontinuierliches Spektrum *n*
连续行为测试 kontinuierlicher Verhaltenstest *m*
连续红细胞粘连试验 kontinuierliche Erythrozyten-Adhäsion-Test *m*
连续激发 Anfachung *f*, kontinuierliche Erregun *f*
连续脊髓麻醉 kontinuierliche Spinalanästhesie *f*
连续记录电子测压计 kontinuierlich registrierendes Elektronenmanometer *n*
连续记录示波器照相机 kontinuierlich registrierende Oszilloskop-Kamera *f*, kontinueriiche Schwingungs-kamera *f*
连续剂量现象 kontinuierliches Dosisphänomen *n*
连续加速超分割放疗 kontinuierliche Hyper-Bruchteil beschleunigte Strahlentherapie *f*
连续监测时间 kontinuierliche Beobachtungszeit *f*
连续监测血培养系统 kontinuierliches Beobachtungsblutkultur-System *n*
连续接种 kontinuierliche lmpiung *f*
连续解剖图谱 humanoscope<engl.>
连续近似 sukzessive Annäherung *f*
连续咀嚼[症] Machonnement *m*
连续卡环 fcrtlaufende Klammer *f*
连续两次 ad 2 vic(ad duas vices)
连续流动离心[法] kontinnierlich strömende Zentrifuga-tion *f*, Durchstr6mungszentrifugation *f*
连续流动模型 kontinuierliches Strömungsmodell *n*
连续流动培养系统 kontinuierliches fließendes Kultursystem *n*
连续流动热函测定法 kontinuierlich strömende Enthalpimetrie *f*
连续流动式腹膜透析 Kontinuierliche Fluss Peritonealdialyse *f*
连续流动转头 kontinuierlicher fließender Rotor *m*
连续律 Kontinuitätsgesetz *n*
连续毛细血管 kontinuierliche Kapillare *f*
连续猛击 kontinuierlicher Schlag *m*
连续灭菌 kontinuierliche Sterilisation *f*
连续能谱 kontinuierliches Spektrum *n*, Kontinuum *n*
连续凝血酶时间 serienmäβige Thrombinzeit *f*
连续培养 kontinuierliche Kultiviemng *f*
连续培养物 kontinuierliche Kultur *f*
连续匹配 kontinuierliche Anpassung *f*
连续频率测听器 kontinuierliches Frequenz-Audiometer *n*
连续谱 kontinuierliches Spektrum *n*
连续气道正压通气 kontinuierlicher positiver Atemwegsdruck *m*, CPAP
连续气流 kontinuierlicher Luftstrom *m*
连续强化 durchgehende Bewehrung *f*
连续切片 Reihenschnitt *m*, Sectio serialis *f*
连续扫频式听力计 kontinuierliches Frequenzänderungsaudiometer *n*
连续肾替代疗法 kontinuierliche Nierenersatztherapie *f*
连续肾替代疗法 kontinuierliches Nierenersatzverfahren *n*
连续式测量 kontinuierliche Messung *f*
连续式电子自动平衡仪 serienelektronisches automati-sches Gleichgewichtsinstrument *n*
连续式记波摄影 Serienkymographie *f*
连续试餐 Serientestmahrzeit *f*
连续水平薄层层析法 kontinuierliche horizontale Dünn-schicht-Chromatographie *f*
连续丝 kontinuierliche Faser *f*
连续探针 verbindende Sonde *f*
连续体 Kontinuum *n*
连续同步培养 kontinuierliche Synchronkultur *f*
连续统 - 体 Kontinuum *n*
连续突触 kontinuierliche Synapse *f*
连续微管 kontinuierliche Mikrotubuli *m pl*
连续吸引器 kontinuierliches Absauggerät *n*, kontinuier-licher Sauger *m*
连续稀释 serienmäβige Verdunnung *f*, kontinuierliche Verdünnung *f*
连续系统 kontinuierliches System *n*
连续细胞系 kontinuierliche Zelllinie *f*, kontinuierlicher Zeilstamm *m*, immortalisierte Zelllinie *f*
连续细胞系(株)(永生性细胞系(株)) kontinuierliche(od. Immortalisierte)Zelllinie *f*
连续细胞株 kontinuierlicher Zellstamm *m*
连续纤维复合材料 kontinuierlicher Faserverbundwerkstoff *m*
连续相 kontinuierliche Phase *f*
连续小环结扎术 Dauerschleife-Ligation *f*
连续心电图监护 kontinuierliche elektrokardiographische technische U*berwachung *f*, continuous electrocardio-graphic monitoring<engl.>
连续心排量监测 Überwachung des kontinuierlichen Herzzeitvolumen *f*
连续信息源 kontinuierliche Informationsquelle *f*
连续性 KontinuitAt *f*, Sequenz *f*, Continuitas *f*
连续性 Kontinuum *n*
连续性变量 stetige Variable *f*
连续性雌孕激素联合替代治疗 kontinuierliche kombinierte Östrogen-Gestagen-Substitutionstherapie *f*
连续性方程 Kontinuitätsgleichung *f*
连续性访视 nachfolgendes Hausbesuchen *n*
连续性机器样杂音 kontinuierliches Maschinengeräusch *n*
连续性静脉 - 静脉血液透析 kontinuierliche venovenöse Hämodialyse *f*
连续性静脉 - 静脉血液透析滤过 kontinuierliche venovenöse Hämodiafiltration *f*
连续性静脉 - 静脉血液滤过 CVVHF kontinuierliche venovenöse Hämofiltration *f*
连续性模 Stetigkeitsmodul *m*
连续性皮炎 Dermatitis repens *f*
连续性趋向 kontinuierliche Tendenz *f*
连续性肾脏替代治疗 CRRT kontinuierliche Nierenersatztherapie *f*
连续性突触 kontinuierliche Synapse *f*
连续性校正 kontinuierliche Korrektur *f*
连续性血管杂音 kontinuierliches vaskuläres Geräusch *n*
连续性血液净化 kontinuierliche Blutreinigung *f*
连续性研究计划 fortlaufendes Forschungsprogramm *n*

连续性运动 kontinuierliche Bewegung *f*
连续性杂音 kontinuierliches GerAusch *n*, Hin- und Hergeräusch *n*
连续性噪声 kontinuierliches Geräusch *n*, kontinuierlicher Lärm *m*
连续性资料 kontinuierliche Daten *n pl*
连续血细胞分离装置 kontinuierlich strömender Blutzel-lenseparator *m*
连续血液灌流 kontinuierliche Hämoperfusion *f*
连续血液透析 kontinuierliche Hämodialyse *f*
连续循环腹膜透析 kontinuierliche zirkulierende Peritonealdialyse *f*, CCPD
连续音叉 Reihe von Stimmgabeln *f*
连续硬膜外阻滞麻醉 kontinuierliche Epiduralnarkose *f*
连续域 kontinuierliche Domäne *f*
连续原则 Kontinuitätsprinzip *n*
连续运动 kontinuierlicher Bewegung *f*
连续粘度测量法 kontinuierliche Viskosimetrie *f*
连续展开 kontinuierliche Entwicklung *f*
连续照护 Kontinuität der Versorgung *f*
连续照片 Seriengramm *n*
连续照相 aufeinanderfolgede Fotografie *f*
连续阵挛 Klonismus *m*
连续蒸馏 kontinuierliche Destillation *f*
连续蒸馏器 kontinuierliches Destilliergefäß *n*, konti-nuierlicher DestillatiOnsapparat *m*
连续周相培养 kontinuierliche Phasenkultur *f*
连续注射器 kontinuierliche Spritze *f*
连续注液器 kontonuierliches Infusionsgerät *n*
连续注意 kontinuierliche Aufmerksamkeit *f*
连续转录分析 Run-On-Transkriptionsassay *m*
连续状态性癫痫 kontinuierliche Epilepsie *f*, Epilepsia continua *f*
连续作业测验 kontinuierlicher Leistungstest *m*
连龈托牙 kontinuierliche Zahnprothese *f*
连引组 Kupplungsbaureihe *n*
连着的 kohärent
连指手套 Fausthandschuh *m*
连珠状 aufgereiht
怜悯 mitgefühl *n*, Mitleid *m*
怜悯杀人 Sterbehilfe *f*
帘细胞 Schleierzelle *f*
莲碱 Roemerin *n*
莲心甲碱 Neferin *n*
莲心碱 Liesinin *n*
莲叶桐萜醛 Hyrtenal *n*
莲子凝集素 Lotus-Agglutinin *n*
莲座状的 rosettenförmig
涟波期 Stadium der sanften Welle *n*, stage of ripple wave<engl.>
涟漪效应 Ruckeleffekt *m*
联(二)胺中毒 Diaminvergiftung *f*
联(混)合性失语 kombinierte Aphasie *f*
联/脱机控制 On/Off-Steuerung *f*
联[二]苯 Diphenyl *n*
联氨 Diamin *n*, Hydrazin *n*
联氨法 Hydrazinmethode *f*
联氨复合物 Hydrazinkomplex *m*
联白蛋白 Syrnalbumin *n*
联胞抗体 Zell-gebundener Antikörper *m*, sessiler Antikörper *m*
联苯 Diphenyl *n*
联苯胺 Benzidin(um) *n*, Diphenyldiamin *n*
联苯胺反应 Adler* Benzidin-Reaktion *f*
联苯胺过氧化物酶试验 Benzidinperoxidase-Test *m*
联苯胺蓝 Benzidinblau *n*
联苯胺试剂 Benzidinreagenz *n*
联苯胺试验 Benzidinprobe *f*, Saundby* Blutnachweis *m*, Walter* Test *m*
联苯胺所致膀胱癌 Benzidin-induzierter Blasenkreb *m*
联苯胺致膀胱癌 Benzidin-induziertes Blasenkarzinom *n*
联苯胺中毒 Benzidinvergiftung *f*
联苯胺重排 Benzidinumstellung *f*
联苯苄唑 Bifonazol *n*
联苯酚 Diphenol *n*
联苯化合物 Biphenylverbindung *f*
联苯基 Xenyl *n*, Biphenylyl *n*
联苯青霉素 Diphenicillin *n*
α-联苯酰一肟 α-Benzilmonoxim *n*
联苯异丙氧羰基 Biphenyl-Isopropoxykarbonyl *n*
α,α'-联吡啶 α,α'-Dipyridyl *n*
联并畸形 Synaetosis *f*
联带反射 Synreflex *m*
联带运动 Mitbewegung *f*, Synkinese *f*, Synkinesis *f*, Syn-cinesis *f*
联带运动的 synkinetisch
β-联蛋白1 Beta-Catenin-1 *n*
联氮苯 Dipyridil *n*
联动自动定标器 automatischer Untersetzer *m*
联队医院 Geschwaderl-Krankenhaus *n*
联对法 mitarbeiter Verfahren *n*
联耳独眼畸胎 Cyklotus *n*
联耳独眼畸形 Zyklotie *f*, Cyclotia *f*
联合 Vereinigung *f*, Verbindung *f*, Joint *m*
联合瓣膜病 kombinierte vulvuläre (od. vulväre) Krank-heit *f*
联合瓣膜病变 kombinierte vulväläre (od. vulväre) Läsion *f*
联合比色计 Kombinationskolorimeter *n*
联合[成一体] Verknüpfung *f*, Symphyse *f*, Fuge *f*, Assoziation *f*
联合层 Vereinigte Schicht *f*
联合沉淀 Co.-Präzipitation *f*
联合沉淀素 Kopräzipitin *n*
联合导管 Combitubus *m*
联合的 kombiniert, synaptisch
联合毒性试验 kombinierte Toxizitätstest *m*
联合毒性作用 kombinierte Giftwirkung *f*
联合法 Verknüpfungsmethode *f*
联合反射 Assoziationsreflex *m*, alliierter Reflex *m*
联合反应 verbundene Reaktion *f*
联合分析 Conjoint-Analys *f*
联合父权指数 kombinierter Vaterschaftsindex *m*
联合复合体 synaptonemaler Komplex *m*, synaptischer Komplex *m*
联合概率 Verbundwahrscheinlichkeit *f*
联合概率分布 gemeisame Wahrscheinlichkeitsverteilung *f*
联合感觉中枢 alliiertes sensorisches Zentrum *n*
联合感染 kombinierte Infektion *f*
联合高频通气 Gemeinsame Hochfrequenzbeatmung *f*
联合功能试验 kombinierte Funktionsprüfung *f*
联合关节 Verbindungsgelenk *n*
联合国 die Vereinten Nationen *f*
联合国儿童基金会 Kinderfonds der Vereinten Nationen, UNICEF *m*
联合国发展总署 Entwicklungsprogrammder Vereinten Nationen *n*
联合国国际儿童紧急救援基金会 Kinderhilfswerk der Vereinten Nationen *n*
联合国环境规划署 Umweltprogramm der Vereinten Nationen *n*
联合国粮农组织 FAO Welternährungsorganisation der Vereiten Nationen *f*
联合国气候变化专门委员会 zwischenstaatlicher Ausschuss für Klimaänderungen *m*
联合国人类环境会议 Konferenz der Vereinten Nationen über die menschliche Umwelt *f*

联合化疗 kombinierte Chemotherapie *f*
联合婚姻疗法 vereinigte mastiale Therapie *f*
联合活疫苗 gemeinsamer Lebendimpfstoff *m*
联合机理 Assoziationsmechanismus *m*
联合机能试验 kombinierte Funktionsprobe *f*
联合[肌]腱 verbundener Tendo *m*, Falx inguinalis *f*
联合肌腱耻骨韧带缝合法 Naht die yon verbundenem
联合家庭 Großfamilie *f*
联合家庭疗法 multi-Familientherapie *f*
联合腱 verbundener Tendo *m*, Faix inguinalis *f*
联合决定系数 gemeinsames Bestimmtheitsmaß *n*
联合卡环 kombinierte Schließe *f*
联合抗结核药物治疗 kombinierte antituberkulöse Medikation *f*
联合疗法 Kombinationstherapie *f*
联合麻痹 Assoziationslähmung *f*, assoziierte Augenmuskellähmung *f*
联合免疫缺陷[病] kombinierte Immundefizienz (-krank-heit) *f*
联合灭活疫苗 gemeinsamer inaktivierter Impfstoff *m*
联合皮瓣 kombinierte Lamellenscheibe *f*
联合皮层 Assoziationskortex *m*
联合皮层电位 gemeinsames kortikales Potenzial *n*, ACP
联合皮质 Assoziationskortex *m*
联合频率 Kombinationsfrequenz *f*
联合区 Assoziationsfelder *n pl*
联合屈曲 synergische Flexion *f*
联合屈曲症状 synergisches Flexionsymptom *n*
联合妊娠 Kombiniertschwanger *f*
联合神经 Assoziationsnerv *n*
联合事件 gemeinsame Veranstaltung *f*
联合试验 Kombinationstest *m*
联合通路 gemeinsamer Weg *m*, Vereinsweg *m*
联合突 Bindeglied *n*, Verbinder *m*
联合脱氨基作用 kombiniertes Deamidieren *n*
联合卫生服务 gemeinsamer Gesundheitsdienst *m*
联合卫生人员 alliiertes Gesundheitspersonal *n*
联合无菌操作柜 gemeinsamer aseptischer Bedingungsschrank *m*
联合系统病 Kombinationssystem-Krankheit *f*
联合纤维 Assoziationsfaser *f*
联合[性]垂体激素缺乏症 kombinierte Hypophysenhormon-Defizienz *f*
联合型学习 assoziatives Lernen *n*
联合性 Assoziativität *f*
联合学习 assoziatives Lernen *n*
联合药敏试验 gemeinsame Empfindlichkeitsprüfung *f*
联合移植 kombinierte Transplantation *f*
联合易化 Assoziatives Erleichterung *f*
联合疫苗 kombinierter Impfstoff *m*
联合印模 Kombinationseindruck *m*
联合印模法 Kombinationsdruck *m*
联合用药 medikamenten-Kombination *f*
联合用药疗法 kombinierte Therapie *f*
联合运动 konjugierte Bewegung *f*
联合诊所 Praxisgemeinschaft *f*, Gruppenpraxis *f*, ärzt-liche Gemeinschaftspraxis *f*
VATER 联合征(脊椎缺损,肛门闭锁,气管食道瘘,桡骨和肾发育异常) VATER-Assoziation *f*(一种先天性缺陷)
CHARGE 联合征(眼缺损,心异常,后鼻孔闭锁,智力迟钝及生殖器和耳异常) CHARGE* Assoziation *f*, CHARGE* Syndrom *n*
联合征(综合征) Assoziation *f*
联合支持 Kombinationssupport *m*
联合支持式 gemischt-geduldeter Typ *m*
联合治疗 kombinierte Behandlung *f*
联合中枢 Assoziationszentrum *n*, Korrelationszentrum *n*, Kogitationszentrum *n*
联合助长 Assoziationsbetankung *f*
联合转胎位术 Kombinationsversion *f*
联合转运 协同转运(运送) gemeinsamer Transit *m*
联会 Synapsis *f*, Syndese *f*, Assoziation *f*, Associatio *f*
联会孢子 Synaptospore *f*
联会复合体 Synaptinemalkomplex *m*
联会粒 Synaptosomen *n pl*
联会面 synaptische Ebene *f*
联会丝复合体 Synaptinemalkomplex *m*
联会消失 Desynapsis *f*
联机 online
联机病人监护 Online-Patientenüberwachung *f*
联机病人调查表 Online-Patientenfragebogen *m*
联机查询 Online-Abfrage *f*
联机超文本文件处理系统 Online Hypertext-Dokument-Handlingsystem *n*
联机递归识别算法 Online rekursiver Identifikationsalgorithmus *m*
联机公共查询目录 öffentlicher zugänglicher digitaler Bibliothekskatalog *m*
联机护理管理信息系统 Onlinepflege Managementinformationssystem *n*
联机会诊会议 Online-Beratungssitzung *f*
联机计算机化数据库 online computergestützte Datenbank *f*
联机计算机图书馆中心 Online-Computer-Bibliothekszentrum *n*
联机记录 Online-Rekord *m*
联机监测和控制 Online-Überwachung und Steuerung *f*
联机教科书 Online-Lehrbuch *n*
联机教育 Online-Bildung *f*
联机控制 Online-Steuerung *f*
联机拼写校正程序 Online-Rechtschreibungsberichtigungsprogramm *n*
联机求助文本 Online-Hilfetext *m*
联机全文医学文献检索 Online-Volltext-Medizinische Literaturdatenbanken *f*
联机生理学监护 online physiologische Überwachung *f*
联机事件系统支持 Online Ereignissystem-Hilfe *f*
联机数据报告 online Datenreport *m*
联机数据采集 Online-Datenerfassung *f*
联机数据库 Online-Datenbank *f*
联机调查表 Online-Fragebogen *m*
联机图书馆 Online-Bibliothek *f*
联机网络 Online-Netz *n*
联机文本摘要 Online-Textzusammenfassung *f*
联机文献目录服务 online bibliographische Dienstleitung *f*
联机信息检索服务 Online-Informationsabrufsdienst *m*
JICST 联机信息系统 JICST Online-Informationssystem *n*, JOIS
联机医学参考工具书 online medizinisches Nachschlagewerk *n*
联机医学文献分析与检索系统 Online Medical Literature Analysis und Retrieval Systeme <engl.> *n*
联机医嘱系统 Online-Bestellsystem *n*
联机语法和语义分析 online syntaktische und semantische Analyse *f*
联机知识库 Online-Wissensbasis *f*, Online-Informationsbank *f*
联甲苯胺 Dimethylbenzidin *n*, Tolidin *n*
联觉 Begleitempfindung *f*, Mitempfindung *f*, Synästhesie *f*, Synesthesia *f*
联接 Verbindung *f*, Kopplung *f*, Konjugieren *n*, Kohärenz *f*
联接蛋白 Connexin *n*
联接的 artikulierend
联接管 Verbindungsrohr *n*
联接酶 Ligase *f*

联接器 Artikulator *m*
联接头 Verbinder *m*
联结 Kopplung *f*
G联结(偶联)蛋白 G-gekoppeltes Protein *n*
联结剂 Kopplungsmittel *n pl*
联结假说 Bindungshypothese *f*, Ketten-Hypothese *f*
联结间期 Koppelungsintervall *n*
联结菌丝的 Koppelungshyphe *f*
联结膜 Junkturmembran *f*
联结器 Kopplungsgerät *n*
联结认知学习说 Koppelungskognitive Theorie *f*
联结乳汁管 verbindender Milchgang *m*
联结说 Koppelungstheorie *f*
联结通路 Verbindungslinie *f*, Verbindungsweg *m*, Verbindungstrakt *m*
联结现象 Anastomose *f*
联结心理学 Assoziationspsychologie *f*
联结主义 Konnektionismus *m*
联结主义心理学 Konnektionismus-Psychologie *f*
2,2'-联喹啉 2,2'-Diquinol *n*, Ethaverin *n*
联赖氨酸(羟赖氨醛醇) Syndesin *n*
联立方程法 Gleichtung ausgerichteten Ansatz *m*
联络[神经]束 Tractus nervosi associationis *m*
联络[神经]纤维 Assoziationsiasern *f pl*
联络的 associatori(-US,-a,-um), verbindend, assoziativ
联络会诊精神病学 Konsiliar- und Liaisonpsychiatrie *f*
联络精神病学 Assoziationspsychiatrie *f*
联络皮质 Assoziationskortex *m*
联络神经元 Assoziationsneuron *n*
联络纤维 Assoziationsiasern *f pl*
联律间期 Kopplungsintervall *n*
联麦角醇 Bisergostadienol *n*, Ergopinacol *n*
联全作用 gemeinsame Aktion *f*, gemeinsame Handlun *f*
联生的 verwachsen
X-联锁隐性遗传 X-verbindende recessive Vererbung *f*
联胎 Duplicitas *f*
联胎[畸形]论 Diploteratographie *f*
联胎[畸形]学 Diploteratologie *f*
联胎产生 Diplogenese *f*, Diplogenesis *f*
联胎成长 Diplogeuese *f*, Diplogenesis *f*
联胎寄生体 Parasitus *m*
联胎自养体 Autosit *m*
联胎自养体的 autositisch
联台神经元 Verbindungsneuron *n*, Assoziationsneuron *n*, Interneuron *n*, Intercentrum *n*
联体[生活]生物 Parabiont *m*
联体儿 Doppelmiβbildung *f*, Duplicitas *n*
联体畸胎 Doppelmiβbildung *f*, Doppelmiβgeburt *f*, Dop-pelmonstrum *n*
联体生活 Parabiose *f*, Parabiosis *f*
联体生活的 parabiotisch
联体生活性中毒 parabiotische Intoxikation *f*
联体双胎 Doppelmiβbildung *f*
联网的微型计算机 vernetzter Mikrocomputer *m*, vernetzter Kleinrechner *m*
联网临床工作站 vernetzte klinische Arbeitsstation *f*
联系 Korrelation *f*, Verbindung *f*, Wechseibeziehong *f*
联系性失语 Assoziationsaphasie *f*
联系转移律 assoziatives Verlagerungsgesetz *n*
联想 Gedankenverbindung *f*, Assoziation *f*, Gedankenas-soziation *f*, Assoziationsidee *f*
联想/感觉比率 Assoziation/Sensation Verhältnis *n*, A/S Verhältnis *n*
联想测验 Assoziationsversuch *m*, Assoziationsexperi-ment *n*, Reizassoziationsmethode *f*
联想创造技法 kreative Fähigkeit des Vereins *f*
联想法(关联法) Assoziation *f*
联想反射学习理论 assoziationsreflektorische Lerntheorie *f*
联想反应 Assoziationsreaktion *f*
联想记忆 Assoziativer Speicher *m*, assoziatives Gedächtnis *n*
联想价 Vereinswert *m*
联想结 Assoziationsbindung *f*
联想解体 Assoziationslockerung *f*
联想类型 Assoziationstyp *m*
联想力 Kombinationsgabe *f*, Assoziationsfähigkeit *f*, Zusammenhangsstärke *f*
联想链说 Verknüpfungstheorie *f*
联想论 Assoziationistheorie *f*
联想律 Assoziationsgesetz *n*, Vereinigungsgesetz *n*
联想蒙太奇 assoziative Montage *f*
联想迁移 Assoziationsübersiedlung *f*
联想迁移原理 Assoziationsübersiedlungsgesetz *n*
联想强度 Zusammenhangsstärke *f*
联想思维 Assoziationsdenken *n*
联想思维散乱 Zerstreuung der Assoziation *f*
联想松散 Assoziationslockerung *f*
联想网络模型 assoziatives Netzwerkmodell *n*
联想心理学 Assoziationspsychologie *f*
联想信息 Assoziationsinformation *f*
联想性 Assoziativität *f*
联想性回忆 assoziatives Gedächtnis *n*
联想性联结 assoziative Verknüpfung *f*
联想性神经机能病 Assoziationsneurose *f*, Assoziations-neurosis *f*
联想性神经征 Assoziationsneurose *f*, Assoziations-Neurosis *f*
联想性视觉失认 assoziative optische Agnosie *f*
联想性学习 Assoziationslernen *n*
联想运动 Assoziationsbewegung *f*
联想障碍 Assoziationsstörung *f*
联想值 Assoziationswert *m*
联想中断 Sejunktion *f*
联想中枢 Phronemazentrum *n*
联想主义 Vereinigungswesen *n*, Assoziationismus *m*, Elementarismus *m*
联用(协同,协作) Synergie *f*
鲢鱼 Silberkarpfen *m*
臁疮 Schmutzgeschwür *n*, Ekthyma *n*, Ekthym *n*, Lochgeschwür *n*
镰 Sichel *f*, Falx *f*
镰孢菌酸 Fusarinsäure *f*
镰孢霉属(新月[孢子]菌属,镰刀菌属)Fusarium *n*
镰孢素 Fusarin *n*
镰虫属 Drepanidium *n*
镰刀菌毒素 Fusariumtoxin *n*
镰刀菌素 Fusarin *n*
镰刀菌酮X Fusarenon-X *n*
镰刀菌烯酮 Fusarenon-X *n*
镰刀菌中毒[症] Fusariotoxikose *f*, Fusariotoxicosis *f*
镰刀霉氨酸 Fusarinin *n*
镰刀霉素(新月[孢子]菌素,镰孢真菌素)Fusarin *n*
镰刀细胞贫血[病] Drepanozytenanämie *f*, Drepanozy-tose *f*, Anaemia drepanocytaria *f*, Herrick* Anäimie *f*
镰刀细胞性贫血 Sichelzellenanämie *f*
镰刀星隙吸虫 Stellantchasmus falcatus *m*
镰刀形的 falcial(-is,-is,-e), falciform(-is,-is,-e), sichelförmig
镰刀形红细胞贫血病 Drepanozytenanämie *f*, Drepanozytose *f*, Anaemia drepanocytaria *f*, Herrick* Anäimie *f*
镰刀状红细胞血红蛋白 Sichelzellen-Hämoglobin *n*
镰的 sichelig

镰盘菌族 Drepanopeziza *f*
镰旁脑膜瘤 Falxmeningeom *n*
镰突 Sichelfortsatz *m*, Processus falciformis *m*
镰形(状)细胞 Sichelzelle *f*, Drepanozyt *m*
镰形刮器 sichelförmiger Scaler *m*
镰形洁治器 sichelförmiger Exkavator *m*
镰形细胞 Sichelzelle *f*
镰形细胞[遗传]特性 Sichelzellencharakter *m*
镰缘 Margo falciformis *m*
镰缘上角 Corny superius marginis falciformis *n*
镰缘下角 Cornu inferius marginis falciformis *n*
镰状(形) Sichelform *f*
镰状柄 Sichelgriff *m*
镰状处女膜 sicheiförmiger Hymen *m*, Hymen falciformis *m*
镰状的 falcial(-is, -is, -e), falciform(-is, -is, -e), sichelförmig
镰状隔膜 sichelförmiges Septum *n*
镰状刮(洁治)器 sichelförmiger Scaler *m*
镰状红细胞 sichelförmiger Erythrozyt *m*, Drepanozyt *m*, Meniskozyt *m*
镰状红细胞地中海贫血[病] Sichelzellen-Thalassämie *f*
镰状红细胞视网膜病(镰状红细胞性视网膜病变) Sichelzellenretinopathie *f*
镰状红细胞血红蛋白C病 Sichelzellen-Hämoglobin-C-Krankheit *f*
镰状红细胞血红蛋白D病 Sicheizellen-Hämoglobin-D-Krankheit *f*
镰状化 Sichelformierung *f*
镰状拉钩 sichelförmiger Retraktor *m*
镰状韧带 Sichelband *n*, Ligamentum falciformis *n*
镰状碎胎刀 Sicheltyp-Embryotom *n*
镰状突 Processus falciformis *m*
镰状细胞 Sichelzelle *f*, Drepanozyt *m*
镰状细胞病 Drepanozytenanämie *f*, Drepanozythämie *f*, Drepanozytose *f*
镰状细胞的 drepanozytisch
镰状细胞贫血肾病 Nierenerkrankung bei Sichelzellenanämie (od. Drepanozytenanämie) *f*
镰状细胞贫血性肾损害 Nierenschädigung der Sichelzel-
镰状细胞素质 sichelzellige Diathese *f*
镰状细胞特征(性) Sichelzelleigenart *f*
镰状细胞血症 Drepanozytenanämie *f*, Drepanozythämie *f*
镰状细胞增殖性视网膜病变 proliferative Sichelzellenretinopathie *f*
镰状线 sichelförmige Linie *f*
镰状形成 Sichelformausbildung *f*
镰状缘 Margo falciformis *m*
蠊缨滴虫 Lophomomas blattarum *m*

liǎn 敛脸

敛茶树属 Ceanothus *m*
脸白偏头痛 weiβe Migräne *f*
脸的 facial(-is, -is, -e)
脸红 Schamröte *f*
脸红恐怖症 Erythroohobie *f*
脸红偏头痛 rote Migräne *f*
脸螨 Demodex folliculorum *m*
脸盆 Waschbecken *n*
脸色 Gesichtsfarbe *f*
脸色不佳 Dyschroea *f*
脸色焦黄 fahles Gesicht *n*

liàn 练炼恋链

练机器 Ergostat *m*
练习 Praxis *f*, Übung *f*, praktizieren, ausüben, trainieren
练习分布 Praxisverteilung *f*
练习极限 Praxisgrenze *f*
练习律 Übungsgesetz *n*
练习期 Übungsphase *f*
练习曲线 Praxiskurve *f*
练习效果 Praxiswirkung *f*
练习用扶梯 Übungstreppe *f*
炼丹(金)术 Spagyrik *f*, Alchemie *f*, Alchimie *f*
炼丹的 spagyrisch
炼丹家 Alchimist *m*
炼钢厂污染 Umweltverschmutzung des Stahlwerks *f*
炼焦 Verkokung *f*
炼焦炉 Koksofen *m*
炼酵母 Cerolin *n*
炼乳 kondensierte Milch *f*, Kondensmilch *f*
炼油厂废水 Abwasser der O*lraffinerie *n*
恋爱的 libschaftlich, liebend
恋爱动机 Motivation der Liebe *f*
恋爱关系 Liebesbeziehung *f*
恋床癖 Klinomanie *f*, Clinomania *f*
恋粪淫 Koprolagnie *f*
恋父 Vaterbindung *f*
恋父情节(爱列屈拉情结) Elektrakomplex *m*
恋父情结 Elektrakomplex *m*, Vaterkomplex *m*
恋秽癖 Mysophilie *f*
恋已癖 Narziβ(is)mus *m*
恋老人癖 Gerontophilie *f*
恋母情结 O*dipuskomplex *m*
恋尿癖 Urophilie *f*
恋尿淫 Urolagnie *f*
恋社会癖 Sozialphilie *f*
恋尸狂(症) Nekrophilie *f*
恋尸癖 Nekrophilie *f*
恋尸癖的 nekrophil
恋尸癖者 Nekrophilie *f*
恋兽癖 Sodomie *f*
恋兽欲 Zoophilia *f*
恋童癖(症) Pädophilie *f*
恋童色情 Pederosis *f*
恋童症 Pädophilie *f*
恋物 Fetisch *m*
恋物对象 Fetisch *m*
恋物癖 Fetischismus *m*, Idolatrie *f*
恋物癖者 Fetischist *m*
恋物性异装症 fetischistischer Transvestismus *m*
恋兄情结 Antigone* Komplex *m*
恋异性物癖 transvestitischer Fetischismus *m*
恋子情结 Jokaste* Komplex *m*
恋足癖 Fuβfetischismus *m*
链 Kette *f*
α-链 α-Kette *f*
β-链 β-Kette *f*
κ-链 κ-Kette *f*
λ-链 λ-Kette *f*
μ-链 μ-Kette *f*
链[球菌]激酶 Streptokinase *f*
链孢红素 Neurosporene *f*
链孢类胡萝卜素 Neurosporene *f*
链孢霉核酸酶 neurospora-Nuklease *f*
链孢霉属 Neurospora *f*
链孢子囊菌属 Streptosporangium *n*
链胞表皮 Siroderm *n*
μ链病 μ-Ketten-Krankheit *f*, My-Ketten-Krankheit *f*, My-Schwerkettenkrankheit *f*

链道酶 Streptodornase，(SD)
α 链的恒定区 α-Konstantregion *f*, Cα
γ 链的恒定区 γ-Konstantregion *f*, Cγ
δ 链的恒定区 δ-Konstantregion *f*, Cδ
κ 链的恒定区 κ-Konstantregion *f*, Cκ
λ 链的恒定区 λ-Konstantregion *f*, Cλ
μ 链的恒定区 μ-Konstantregion *f*, Cμ
κ 链的可变区 κ-Variabelregion *f*, Vκ
λ 链的可变区 λ-Variabelregion *f*, Vλ
DNA 链断裂 DNA-Kettenbruch *m*
链断裂修复 Kettenbruchreparatur *f*
链反射 Kettenreflex *m*
链分析法 Link-Analyse *f*
链杆菌 Streptobakterie *f*, Streptobacillus *m*
链杆菌属 Streptobacillus *m*
链杆菌性热 streptobazilläres Fieber *n*
链格孢病 Alternariose *f*
链格孢属 Altemaria *f*
链格孢中毒 Alternariatoxikose *f*, Alternariavergiftung *f*
链钩 Kettenhaken *m*
链黑菌素 Streptonigrin *n*, Rufochromomycin *n*
链激酶 Streptokinase *f*, Streptokinasum *n*
链激酶链道酶(双链酶) Streptokinase-Streptodomase *f*, SK-SD
链交换 Kettenaustausch *m*
DNA- 链交联 DNA-Kettenvernetzung *f*
链交联修复 Kettenvernetzungsreparatur *f*
链接 Linker *m*, Binder *m*
链接(锁)的 kettend
链接概念 Linkage-Konzept *n*
链锯 Kettensäge *f*
链路 Kettenmolekül *n*
链螺菌属 Streptospirillen *n pl*
链码天平 Kettenwaage *f*
链酶糖 Streptose *f*
链霉胺 Streptamine *n*, 1, 3-diamino-2, 4, 5, 6-tetrahydroxy-cyclohexan *n*
链霉蛋白酶 Pronase *f*
链霉二糖 Streptobiose *f*
链霉二糖胺 Streptobiosamin *n*
链霉胍 Streptidin *n*
链霉胍激酶 Streptidinkinase *f*
链霉黄素 Xanthomycin *n*
链霉黄素 A 和 B Xanthomycin A und B *n*
链霉菌病 Streptomykose *f*
链霉菌蛋白酶 Streptomyces-Proteinase *f*
链霉菌科 Streptomyzeten *pl*, Streptomycetaceae *pl*
链霉菌属 Streptomyces *m*
链霉菌素 Streptomyzin *n*, Streptomycin(um) *n*
链霉卵白素辣根过氧化物酶复合物 Streptavidin-Meerrettich-Peroxidase Komplex *m*
链霉亲合素 Streptavidin *n*
链霉亲合素生物素 - 过氧化物酶复合物 Streptavidin-Biotin-Peroxidase-Komplex *m*
链霉亲合素(链霉抗生物素蛋白) Streptavidin *n*
链霉溶菌素 Portamycin *n*, Streptolydigin *n*
链霉杀菌素 Protocidin *n*, Fungizid *n*
链霉杀阳菌素 Streptogramin *n*
链霉素 Streptomyzin *n*, Streptomycin(um) *n*
链霉素 B Streptomyzin B *n*
链霉素单位 Streptomyzin-Einheit *f*
链霉素滴鼻液 Streptomycin-Nasentropfen *m*
链霉素泛酸盐 Strptomyzinpantothenat *n*
链霉素抗生物素蛋白 - 生物素复合物法 Streptavidin-Biotin-Komplex-Methode *f*, SABC Methode *f*
链霉素抗性 Streptomycin-Resistenz *f*
链霉素抗性基因 Streptomycinresistentes Gen *n*
链霉素硫酸盐 Streptomyzinsulfat *n*
链霉素氯化钙复盐 Streptomyzinhydrochlorid-Calcium-chlorid-Komplex *m*
链霉素敏感 streptomycinsensitiv
链霉素依赖株 streptomycinabhängiger Stamm *m*
链霉素异烟肼 Streptoniazid(um) *n*
链霉素直流电离子导入疗法 lontophorese mit Streptomy-zin *f*
链霉素中毒 Streptomyzinvergiftung *f*
链霉糖 Streptose *f*
链霉戊二酰亚胺 Streptimidon *n*
链脲菌素 Streptozotocin *n*, Streptozocin *n*
链脲霉素 Streptozotocin *n*, Streptozocin *n*
链起始作用 Ketteninitiation *f*
链球菌 Streptokokkus *m*, Kettenkokkus *m*, Streptococcus *m*
链球菌[性]咽炎 Streptokokkenpharyngitis *f*
链球菌 A 多糖 Streptokokken A-Polysacchride *n pl*
链球菌 DNA 酶 Streptodornase *f*
链球菌 M 蛋白 Streptokokken-M-Protein *n*
链球菌败血症 Streptokokkensepsis *f*, Streptoseptikämie *f*
链球菌病 Streptococcosis *f*
链球菌的 streptogen
链球菌毒素 Streptokokkentoxin *n*
链球菌肺炎 Streptokokkenpneumonie *f*
(链球菌)感染后肾小球肾炎 postinfektiöse Glomerulonephritis, Poststreptokokken-Glomerulonephritis *f*
链球菌感染后性肾炎 Poststreptokokkeninfektionsnephri-tis *f*
链球菌关节炎 Streptokokken-Arthritis *f*
链球菌核酸酶 Streptokokkennuclease *f*
链球菌激酶 Streptokinase *f*(SK)
链球菌菌苗 Streptokokkenvakzine *f*
链球菌菌血症 Streptokokkämie *f*, Streptikämie *f*
链球菌抗毒素 Streptokokkenantitoxin *n*
链球菌科 Streptococcaceae *pl*
链球菌酶清创术 streptokokkenemzymatischer Debride-ment *m*
链球菌凝集试验 Streptokokkenagglutinationstest *m*
链球菌皮[肤]病 Streptodermie *f*, Streptodermia *f*
链球菌皮炎 Streptokokkendermatitis *f*
链球菌溶菌素 O Streptolysin O *n*
链球菌溶纤维蛋白酶 Streptokokkenfibrinolysin *n*
链球菌溶血素 Streptolysin *n*
链球菌溶血素 O Streptolysin O *n*
链球菌溶血素 S Streptolysin S *n*
链球菌杀白细胞素 StreDtokokkenIeukozidin *n*
链球菌食物中毒 Streptokokken-Nahrungsmittelvergiftung *f*
链球菌噬菌体 Streptokokkenphage *f*
链球菌属 Streptokokkus *m*
链球菌属 Streptokokkus *m*, Streptococcus *m*
链球菌素 Streptostasin *n*
链球菌脱氧核糖核酸酶 Streptokokkendesoxyribonuklease *f*, Streptodornase *f*
链球菌外毒素 Streptokokken-Exotoxin *n*
链球菌性扁桃体炎 Streptokokkentonsillitis *f*
链球菌性肠炎 Streptokokkenenteritis *f*
链球菌性的 streptogen
链球菌性肺炎 Streptokokkenpneumonie *f*
链球菌性蜂窝织炎 Streptokokkencellulitis *f*
链球菌性关节炎 Streptokokkenarthritis *f*
链球菌性红斑 Streptokokkenerythem *n*
链球菌性糠疹 Streptokokkenpityriasis *f*
链球菌性脓疱病 Impetigo streptogenes *f*
链球菌性食物中毒 Streptokokken-Nahrungsmittelvergif-tung *f*
链球菌性咽峡炎 Streptokokkenangina *f*

链球菌性龈炎 Streptokokkengingivitis *f*
链球菌性肢端皮炎 Streptokokkenacrodermatitis *f*
链球菌血症 Streptokokkenämie *f*
链球菌支气管炎 Streptokokkenbronchitis *f*
链球菌中毒性休克综合征 Streptokokken-Toxic-Shock-Syndrom *n*
链球菌族 Streptococceae *pl*
链蠕孢属 Dendryphium *n*
链式 ketteartig
链式反应 Kettenreaktion *f*
链式反应堆 kritischer Reaktor *m*
链式结构 Kettenstruktur *f*
链顺序 Kettenfolge *f*
链丝菌病 Streptotrichosis *f pl*
链丝菌红素 Rubidin *n*
链丝菌黄质 Mycolutein *n*
链丝菌属 Streptothrix *f*, Streptotrichon *n*, Streptotrichum *n*, Mikromyces *m*
链丝菌素 Strptothricin *n*, Strptothrizin *n*, Strptotrycin *n*
链丝菌素(紫放线菌素) Streptothrycin *n*, Streptothricin *n*
链锁反射 Kettenreflex *m*
链锁反应 Kettenreaktion *f*, Kettenprozeβ *m*
链锁载体 Kettenträger *m*
链体 Strobila *f*
链体样的 strobiloid
链替代扩增技术 Strangersetzungsamplifikation *f*
链替换 Ketten-Shuffling *n*
链烷(烷属烃) Alkan *n*
链烷酸 Alkansäure *f*
链尾曼森线虫 链尾丝虫 Mansonella streptocerca *f*
链尾丝虫 Dipetalonema streptocerca *f*, Acanthocheilonema streptocerca *f*, Mansonella streptocerca *f*
链尾丝虫病 Dipetalonemiasis streptocerca *f*, Acantho-cheilonemiasis streptocerca *f*
链烯(烯属烃) Alken *n*, Olefin *n*
链烯酸 Alkensäure *f*
链形 Perlenform *f*
链形沟通网络 kettenförmiges Kommunikationsnetzwerk *n*
链形装置 Ketten-Vorrichtung *f*
链型皮瓣 Link-Pattern-Flap *m*
RNA- 链延伸 RNA-Kettenverlängerung *f*
链阳性菌素 Streptogramin *n*
链异构 Kettenisomerie *f*
链引发 Ketteninitierung *f*, Ketteninduzierung *f*
X- 链隐性遗传 X-verbundene recessive Vererbung *f*
链甾醇 Desmosterol *n*
链长 Kettenlänge *f*
链支化 Kettenverzweigung *f*
链置换扩增 Strangersetzungsamplifikation *f*
链中止突变 Kettenterminierungsmutation *f*
链终止[作用] Kettenbegrenzung *f*, Kettenabbruch *m*
链终止法(桑格序列测定法) Sanger-Methode *f*(用单链核苷酸链作为复制系统模板测定其碱基顺序的方法)
链终止密码子 Kettenterminationscodon *n*
链终止子 Kettenabbrecher *m*
链终止子突变 Kettenabbrecher-Mutationen *f*
链转移[作用] Kettentransfer *m*
链状带绦虫 Taenia solium *n*, Schweinebandwurm *m*
链状的 katenoid, kettenförmig
链状杆菌 Bacillus catenulus *m*
链状盍头丝虫病 Dipetalonemiasis streptocerca *f*, Acanthocheilonemiasis streptocerca *f*
链状结合 Reihenschaltung *f*, Reihenschlulβ *m*
链状结合的 reihengeschaltet
链状菌 Streptobacteria *n pl*, Streptobakterien *f pl*
链状神经系 kettenähnliches Nervensystem *n*
链状细胞 Streptozyt *m*
链状细菌 Catenabacterium *n*
链状芽孢 Kettenbacillus *m*

LIANG 良凉粮梁两哂亮量

liáng 良凉粮梁

良好的 günstig, förderlich
良好连续性 gute Fortsetzung *f*
良好连续性原则 guter Kontinuitätsgrundsatz *m*
良好能见度 gute Sichtbarkeit *f*
良好农业规范 gute landwirtschaftliche Praxis *f*
良好生产规范 gute Herstellungspraxis *f*
良好实验室工作规范 gute Laborpraxis *f*
良好图形 gute Figur *f*
良好卫生规范 gute Hygienepraxis *f*
良好训练状态 gut ausgebildeter Zustand *m*
良好组织型 günstiger histologischer Typ *m*
良姜属 Alpinia *f*
良姜酮 Alpinon *n*
良效的 eutherapeutisch
良心 Gewissen *n*
良形 gute Figur *f*
良性 Gutartige *m*
良性尘肺 benigne Pneumokoniose *f*
良性成软骨细胞瘤 gutartiges Chondroblastom *n*
良性成牙骨质细胞瘤 gutartiges Zementoblastom *n*
良性成脂细胞瘤病 gutartige Lipoblastomatose *f*
良性垂体瘤 gutartiger Hypophysentumor *m*
良性刺激 optimaler Reiz *m*
良性单克隆性丙种球蛋白病 benigne monoklonale Gammopathie *f*
良性单株细胞球蛋白血症 gutartige (od. benigne)monoklonale Globulinämie *f*
良性蛋白尿 gutartige (od. benigne)Albuminurie *f*, gutar-tige (od. benigne)Albuminuria *f*
良性的 gutartig, benigue, benign(-us, -a, -um), innocens
良性对称性脂肪瘤病 benigne symmetrische Lipomatose *f*
良性反复发作性血尿 gutartige (od. benigne) rekurrente Hämaturie *f*, gutartige (od. benigne) rekurrente Haema-turia *f*
良性反复性肾出血 gutartige (od. benigne) rekurrente Nephrorrhagie *f*
良性复发性胆汁郁积 gutartige (od. benigne) Cholestase *f*
良性复发性肝内胆汁淤积 benigne rezidivierende intrahepatische Cholestase *f*
良性感受器 benigner Rezeptor *m*
良性高血压 gutartige (od. benigne)Hypertension *f*
良性高血压病 benigne Hypertonie *f*, essenzielle Hypertonie *f*
良性骨母细胞瘤 gutartiges (od. benignes) Osteoblastom *n*, gutartiges (od. benignes) Osteoblastoma *n*
良性骨肿瘤 gutartiger Knochentumor *m*
良性过度角化病 gutartige (od. benigue) Hyperkeratose *f*, gutartige (od. benigne) Hyperkeratosis *f*
良性合胞体瘤 gutartiges (od. benignes)Syncytioma *n*
良性黑[色]棘皮症 gutartige (od. benigne)Acanthosis nigricans *f*
良性滑膜瘤 gutartiges (od. benignes)Synoviom *n*
良性缓进型高血压病 gutartige (od. benigne) chronische Hypertension *f*
良性获得性黑变病 benigne erworbene Melanose *f*
良性肌母细胞瘤 gutartiges Myoblastom *n*
良性畸胎瘤 gutartiges (od. benigues)Teratom *n*
良性家族性天疱疮 gutartiger (od. benigner) familiale Pemp-

higus *m*
良性家族性天疱疮 familiärer gutartiger Pemphigus *m*
良性家族性血尿 gutartige (od. benigne) familiale Häma-turie *f*, gutartige (od. benigne) familiale Haematuria *f*
良性间皮瘤 gutartiges (od. benignes) mesotheliom *n*
良性间叶黑素瘤 gutartiges mesenchymales Melanom *n*
良性间叶瘤 gutartiges Mesenchymom *n*
良性间叶组织瘤 gutartiges Mesenchymom *n*
良性浆细胞性增生性红斑病 gutartige Plasmazelle Erythroplasie *f*
良性角化棘皮瘤 gutartiges Keratoakanthom *n*
良性睫状体上皮瘤 gutartiges ziliares Epitheliom *n*
良性精神病 gutartige Psychose *f*
良性精神病态 gutartige Psychopathie *f*
良性类天疱疮 gutartiger Pemphigoid *m*
良性淋巴肉芽肿[病] gutartige (od. benigne) Lymphogra-nulomatosis *f*, Lymphogranuloma benignum *n*, Lym-phogranulomatosis benigna *f*
良性淋巴上皮病变 gutartige (od. benigne) lymphoepithe-lime Läsion *f*
良性淋巴上皮损害 gutartige (od. benigne) lymphoepithe-lime Läsion *f*
良性淋巴网状内皮细胞增生[症] benigne lymphozytäre Retikulose *f*, benigne (infektiöse) Lymphoretikulose *f*, Katzenkratz-Krankheit *f*, Katzenkratz-Fieber *n*
良性淋巴细胞聚集 gutartiges lymphozytisches Aggregat *n*
良性淋巴细胞性脑膜炎 Menigitis lymphocytaria benigna *f*
良性淋巴细胞性肉芽肿病 gutartige lymphozytäre Granulomatose *f*
良性淋巴细胞性血管炎 gutartige lymphozytäre Vaskulitis *f*
良性淋巴样息肉 gutartige lymphoide Polys *pl*
良性淋巴增生性唇炎 Cheilitis Granulomatosa *f*
良性淋巴组织增生 Lymphadenosis benigna *f*, Bäfver-stedt* Krankheit *f* (od. Syndrom *n*), Kaposi*-Spiegler*Sarkomatose *f*
良性流行性多发性神经炎 gutartige (od. benigne) epide-mische Polyneuritis *f*
良性瘤 gutartige (od. benigne) Geschwulst *f*, gutartiger (od. benigner) Tumor *m*
良性颅内高压 gutartige (od. benigne) intrakraniale Hypertension *f*
良性卵巢男性细胞瘤 gutartiges Arrhenoblastom *n*
良性卵巢纤维瘤 gutartiges (od. benignes) Ovarialfibrom *n*
良性脉络膜黑[色]素瘤 gutartiges (od. benignes) Cho-riomelanom *n*
良性男性细胞瘤 gutartiges Androblastom *n*
良性囊性畸胎瘤 gutartiges (od. benignes) cystisches Teratom *n*
良性囊性粘液性肿瘤 gutartiger zystischer muzinöser Tumor *m*
良性黏膜类天疱疮 benignes Schleimhautpemphigoid *n*
良性黏液样脂肪肉瘤 gutartiges myxoides Liposarkom *n*
良性疟 benigne MMaria *f*
良性皮肤结节性动脉周围炎 benigne kutane Periarteriitis nodosa *f*
良性皮肤淋巴组织增生 Lymphadenosis beuigna cutis *f*
良性葡萄胎 Hydatidenmole *f*
良性迁移舌炎 gutartige wandernde Glossitis *f*
良性前列腺肥大 gutartige (od. benigne) Prostatahyper-trophie *f*, gutartige Prostatavergrößerung *f*
良性前列腺增生(症) benigne Prostatahyperplasie *f*
良性前列腺增生观察等待 BPH beobachtendes Abwarten *n*
良性前列腺增生外科治疗 BPH chirurgische Behandlung *f*
良性前列腺增生药物治疗 BPH medizinische Therapie *f*
良性丘疹性棘层松解性皮病 gutartige papulose akanltho-llyltische Dermatose *f*
良性肉芽肿病 benigne Granulomatose *f*
良性软骨母细胞瘤 gutartiges Chondroblastom *n*
良性软骨肿瘤 gutartige Knorpeltumor *m*
良性软组织肿瘤 gutartige Weichteiltumor *m*
良性上皮性肿瘤 benigner epithelialer Tumor *m*
良性上皮组织肿瘤 gutartiger (od. benigner) epithelialer Tumor *m*, gutartiger (od.benigner) Epitheltumor *m*
良性神经内分泌瘤 benigner neuroendokriner Tumor *m*
良性肾小球疾病 gutartige glomeruläre Erkrankung *f*
良性肾硬化 gutartige Nephrosklerose *f*
良性视网膜脉管炎(视网膜血管炎) gutartige retinale Vaskulitis *f*
良性粟粒性狼疮 Lupus miliaris benigna *m*
良性苔藓样角化病 gutartige lichenoide Keratose *f*
良性糖尿 benigne Glukosurie *f*, Glucosuria innocens *f*
良性特发性睑痉挛 gutartiger essentieller Blepharospasmus *m*
良性特发性血尿 benigne idiopathische Hämaturie *f*
良性特发性震颤 gutartiger essentieller Tremor *m*
良性透明细胞肿瘤 benigner Klarzelltumor *m*
良性突眼[症] gutartiger (od. benigner) Exophthalmus *m*
良性网状组织细胞增生病 gutartige Retikulohistiozytose *f*
良性位置性眩晕 gutartiger Lagerungsschwindel *m*
良性位置性阵发性眩晕 benigner paroxysmaler Lagerung-sschwindel *m*
良性间日疟 Tertiana benigna *f*, benigne Malaria *f*
良性先天性肌张力减退 gutartige (od. benigne) kongeni-tale Hypotonie *f*
良性纤维组织细胞瘤 benignes fibröses Histiozytom *n*
良性纤维组织肿瘤 gutartiger Bindegewebstumor *m*
良性腺样神经鞘瘤 benignes glanduläres Schwannom *n*
良性新生儿癫痫 benigne neonatale Epilepsie *f*
良性型 gutartige (od. benigne) form *f*
良性型肌营养不良症 benigne Muskeldystrophie *f*
良性胸膜间皮瘤 benignes Pleuramesotheliom *n*
良性胸腺瘤 benignes Thymom *n*
良性血管内皮瘤 gutartiges (od. benignes) Hämangioen-dotheliom *n*, gutartiges (od. benignes) Haemangioen-dotherioma *n*
良性血管外皮细胞瘤 gutartiges (od. benignes) Häman-gioperieytom *n*
良性血尿 gutartige (od. benigne) Hämaturie *f*, gutartige (od. benigne) Haematuria *f*
良性循环的 euzyklisch
良性咬肌肥大 gutartige Masseterhypertrophie *f*
良性应激 Eustress *m*, Gutartige Stress *m*
良性游走性舌炎 Landkartenzunge *f*
良性幼年黑素瘤 gutartiges juveniles Melanom *n*
良性圆柱瘤 benignes Zylindrom *n*
良性再发性血尿 gutartige (od. benigne) rekurrente Hämaturie *f*, gutartige (od. benigne) rekurrente Haema-turia *f*
良性增殖性天疱疮 gutartiger chronischer Pemphigus *m*
良性粘膜类天疱疮 gutartiges (od. benignes) mucosa-pemphigoid *n*
良性粘膜类天疱疮 gutartiges Schleimhautpemphigoid *n*
良性阵发性变位眩晕 benigner paroxysmaler Lagerungsschwindel *m*
良性阵发性腹膜炎 gutartige (od. benigne) paroxysmale Peritonitis *f*
良性阵发性位置性眩晕 benigner paroxysmaler Lageschwindel *m*
良性阵发性眩晕 gutartiger paroxysmaler Schwindel *m*
良性阵发性眼球震颤 gutartiger (od. benigner) paroxys-maler Nystagmus *m*
良性脂肪母细胞瘤 gutartiges (od. benignes) Lipoblastom *n*, gutartiges (od. benignes) Lipoblastoma *n*
良性肿瘤 gutartiger (od. benigner) Tumor *m*
良性转移性甲状腺肿 gutartiger (od.benigner) metasta-tiseher Goitre *m*, gutartige (od. benigne) metastatische Struma *f*
良性转移性平滑肌瘤 gutartiges metastasierendes Leiomyom *n*

良性赘生物 gutartiges (od. benignes) neoplasma *n*
良性子宫内膜样肿瘤 gutartiger endometrioider Tumor *m*
良性棕色脂肪瘤 gutartige braune Fettgeschwulst *f*
良药 gute Medizin *f*, gutes Medikament *n*
凉(水)浴 kühles Bad *n*
凉的 kühl
凉结节 kühler Knoten *m*
凉鞋皮炎 Sandalendermatitis *f*
粮谷霉变 Getreideschimmel *m*
粮秣工人病 Silofüller-Krankheit *f*, Silogasvergiftung *f*
粮食储藏 Speicherung von Getreide *f*
粮食氟 Fluorid im Mais und Reis *n*
粮食加工 Verarbeitung des Getreides *f*
粮食硒 Niveau von Selen in Lebensmitteln *n*
粮食真菌毒素中毒说 Vergiftung mit Mykotoxin in Lebensmitteln *f*
粮食中黄绿青霉素染污水平 Verschmutzungsniveau des Citreoviridins im Getreide *n*
粮硒 Niveau von Selen in Lebensmitteln *n*
梁索型肝细胞癌 trabekuläres hepatozelluläres Karzinom *n*

liǎng 两𠇗

两[个]信号系统学说 Zwei-Signalsystem-Theorie *f*
两斑点的 zweifleckig
两瓣的 zweilappig, bivalvat (-us, -a, -um)
两杯试验 Zweiglässer-Test *m*
两杯试验前列腺检查 2-Glas-Test *m*
两被的 dichlamydeus
两鼻侧偏盲 binasale Hemianopsie *f*
两鼻类 Amphirrhina *n pl*
两臂功能展开宽 funktionelle Armspanne *f*
两臂交叉皮瓣 Traversenklappe *f*
两臂展开宽 Armspannweite *f*
两[边]凹的 amphicoel, bikonkav
两边[吸虫]属 Amphimerus *m*
两鞭毛的 amphitrich
两步法经皮肾取石术 zweistufige perkutane Nephrolithotomie *f*
两步连接 zweistufige Ligation *f*
两部分的 bipartit
两侧错觉 Synehirie *f*
两侧的 ambilateral, bilateral (-is, -is. -e)
两侧对称 Bilateral-Symmetrie *f*
两侧对称的 zygomorph
两侧对称花 zygomorphe Blume *f*
两侧共济失调 Diataxie *f*
两侧痉挛 Paraspasmus *m*, Paraspastik *f*
两侧面瘫 Prosopodiplegie *f*, Diplegia facialis *f*
两侧偏盲 bilaterale Hemianopsie *f*, bilaterale Hemianopsia *f*
两侧气胸 bilateraler Pneumothorax *m*
两侧迁移 bilateraler Transfer *m*
两侧手足徐动症 Athetosis duplex *f*, ammond* Krank-
两侧瘫 Diplegie *f*, Diplegia *f*
两侧瘫的 diplegisch
两侧特发性坏疽 Raynaud* Gangrän *f*
两侧头痛 Amphikranie *f*
两侧突眼 bilaterale Exophthalmie *f*
两侧脱位 Doppeldislokation *f*
两侧细胞 bilaterale Zelle *f*, hecatomeral cells<engl.>
两侧斜视 Strabismus bilateralis *m*, Strabismus binocularis *m*
两侧型的 bilateral, bilateral divergierend
两侧性的 bilateral
两侧右心房(1)无脾综合征(2)右房异构 rechtsatriale Isomerie *f*, splenektomiertes Syndrom *n*
两叉的 bifid (-us, -a, -um)
两叉矛 Zweizack *m*
两处骨折 Doppelfraktur *f*, doppelte Fraktur *f*
两次(同) ad 2 vic (ad duas vices)
两次搏动的 bisterious
两次缝[合]术 Sekundärnaht *f*
两次突变假说 zwei-Mutationen-Hypothese *f*
两点辨别 Zwei-Punkte-Diskrimination *f*
两点辨别觉 Zwei-Punkt-Diskrimination *f*
两点辨别觉测试 Zwei-Punkt-Diskriminationstest *m*
两点步[行] Zwei-Punkt-Gang *m*
两点差别阈 Doppelpunkte-Schwelle *f*
两点的 bipunktuell
两点分辨觉 Zwei-Punkt-Diskrimination *f*
两点阈 zwei-Punkte-Schwellenwert *m*
两度性熟 Dissogonie *f*
两端鞭毛的 amphitrich
两端鞭毛菌 Amphitricha *n pl*
两端成棒状的 biclavate
两端加压 bipolarer Druck *m*
两端具单毛的 amphitrichiate
两段排尿 zweiphasiges Urinieren *n*
两对称 Bisymmetrie *f*
两钝角 beide stumpfen Winkel *m pl*
两耳的 biaural, binaurikular, binaurikulär
两耳廓的 biaural (-is, -is, -e), binaurikulär, binaurikular
两耳融合 binaurale (od. beidohrige) Fusion *f*
两耳声音时差 Laufzeitdifferenz *f*, Laufzeitunderschied *m*
两耳同时刺激 dichotische Stimulation *f*
两房一室三腔心 Cor biatriatum triloculare *n*
两房阴道 Vagina (e) septa *f pl*
两肺分别通气 differente Lungenventilation *f*
两分 Diehotomie *f*, Gabelteilung *f*, Gabelspaltung *f*
两分变量 dichotomische Variable *f*
两分的 bipartic (-us, -a, um)
两分法 Dichotomie *f*
两[分]格胶囊 Bipalatinoid *n*
两分子的 bimolekular
两隔的 bisept (-us, -a, -um)
两关节的 diartikular, biartikular
两合子的 dizygot
两颌的 bimaxillär, bimaxillar
两极不对称的 bipolar asymmetrisch
两极倒转术 bipolare Wendung *f*
两极的 bipolar
两极分化 Polarisation *f*
两极囊胚 Amphiblastula *f*
两极囊胚的 amphiblastisch
两极胚盘 Amphiplatte *f*, AmOhischeibe *f*
两极染色法 Bipolarfärbung *f*
两极神经元 Bipolameuron *n*
两极[神经]细胞 Bipolarnervenzelle *f*, Bipolarzelle *f*
两极踏凳(台) Zwei-Stufen-Fuβbank *m*
两极体表面积 polare Oberfläche *f*
两极性 Bipolarität *f*
两极性触电 bipolarer Stromschlag *m*
两极学说 Bipolaritätstheorie *f*
两极整流管 Kenotron *n*
两寄主寄生的 Zwei-Host-parasitäre *f*
两颊潮红 Röte beider Wangen *f*, bimalare Rötung *f*
两颊的 bimalar
两尖的 biacuminat
两尖器 Zwei-Kippvorrichtung *f*
两角分支 zweistufiges Stichprobenverfahren *n*
两脚的 bicrural

两阶段化学治疗 zwei-Phasen-Chemotherapie *f*
两可不容性 Intoleranz der Mehrdeutigkeit *f*
两可情况 Grenzfall *m*
两可图形 mehrdeutige Figur *f*
两眶宽 biorbitale Breite *f*
两列的 zweireihig
两路开关 Doppeltschalter *m*
两面[畸胎]的 bifazial
两面凹的 bikonkav
两面染色法 Zwei-Seiten-Färbemethode *f*
两难选择问卷 Wahl-Dilemma-Fragebogen *m*
两难选择问题 Wahl-Dilemma *n*
两内侧性偏盲 binasale Hemianopsie *f*, Hemianopsia binasalis *f*
两颞性(侧)偏盲 Bitemporalhemianopsie *f*, Hemianopsia
两片的 bilamellär
两栖的 amphibisch
两栖动物 Amphibien *f*
两栖纲 Amphibia *pl*
两栖类卵母细胞 amphibiener Ooczyt *m*
两期融合术 Zwei-Phasen-Fusionsoperation *f*
两歧桑葚胚 Amphimorula *f*
两歧双歧杆菌 Bifidobacterium bifidum *n*
两歧性分子 amphophiles Molekül *n*
两腔的 bihöhlig
两腔心 Zwei-Kammer-Herz *n*
两亲的 amphiphil
两亲离子交换树脂 amphoteres Ionenaustauscher-Harz *n*
两颧的 bizygomatisch
两染细胞 amphophile (od. dichromophile) Zelle *f*
两染性 Dichromophilismus *m*
两染性的 amphophil, dichromophil
两染性粒 amphophile Körnchen *n pl*, amphophile Granu-la *n pl*
两刃切断刀 Zergliederungsmesser *n*
两韧带的 amphidesmal
两乳突的 bimastoid
两乳突间宽 bimastoidale Breite *f*
两锐角 zwei spitzen Winkeln *pl*
两舌的 bilingual
两射投影灯 Epidiaskop *n*
两手协调 Hände-Koordination *f*
两条纹的 bistriat
两透性 Amphipermeabilität *f*
两腿的 bicrural
两外侧偏盲 Bitemporalhemianopsie *f*, Hemianopsia bitemporalis *f*
两外耳间宽 Ohr-zu-Ohr-Breite *f*
两维B型超声诊断仪(zweidimensionales) B-Skop *n*, B-Modell des (diagnostischen) Ultraschallapparates *n*
两维超声声象图 zweidimensionales Ultraschalltomog-ramm *n*
两细胞的 zweizellig, bicellular
两相 Zweiphase *f*
两相滴定[法] zweiphasige Titration *f*
两相滴定法 diphasische Titration *f*
两相电位 zweiphasiges Potenzial *n*
两相说 zweiphasige Theorie *f*
两相性的 diphasisch, biphasisch
两相性的 zweiphasig
两相性动作电位 diphasisches Aktionspotential *n*
两相性动作电位 zweiphasiges Aktionspotential *n*
两向传导 Doppeltransmission *f*
两向电色谱法 Zweiwegelektrochromatographie *f*
两向发育 Dichogenie *f*
两向色谱(层)法 zweidimensionale Chromatographie *f*
两向性白血病的 amOhileukämisch
两向性的 bitropisch
两向性生癌的 amphikarzinogen
两心耳的 biauriculär
两心室修复 biventrikuläre Reparatur *f*
两形性(双形[性],双态[现象]) Dimorphismus
两型 Biform *f*
两型[状态] Amphityp *m*
两性 amphoterer Charakter *m*
两性比率 Sexrate *f*
两性[蛋白]胨 geschlechtes Protein *n*
两性表面活性剂 amohoterer oberflächenaktiver Stoff *m*
两性的 amphiprotisch
两性电解物 Ampholyt *m*, amphoterer Elektrolyt *m*
两性电解质 Ampholyt *m*
两性胨 Amphipepton *n*
两性毒物 amphoterer Giftstoff *m*
两性反应的 amphichromatisch
两性隔阂 sex-Spaltung *f*
两性关系 Sexualbeziehung *f*
两性核单倍体 mictohaplontisch
两性核单倍体的 mictohaplontisch
两性核单倍性 Miktohaploidy *f*, Mictohaploidy *f*
两性花 hermaphroditisehe Blume *f*, Zwitterblüte *f*
两性化合物 amphoterische Verbindung *f*
两性肌酸 Amphikreatin *n*
两性肌酸酐 Amphikreatinin *n*
两性畸形 Zweigesehlechtlichkeit *f*, Zwittertum *n*, Her-maphroditismus *m*, Gynandromorphismus *m*
两性畸形的 hermaphroditisch
两性畸形外生殖器 Hermaphroditismus-Genitalien
两性胶体 amphoteres Kolloid *n*, amphoteres Colloid *n*
两性俱有([雌雄]两性) Bisexualität *f*
两性离子 Zwitter-lon *n*, amphoteres Ion *n*
两性离子表面活性剂 amphoteres Surfactant *n*
两性离子交换树脂 amphoteres lonenaustauschharz *n*
两性硫化物 amphoteres Sulfid *n*
两性霉素 Amphotericin *n*
两性霉素 B Amphotericin B *n*
两性霉素 B 脂质体 Amphotericin B Liposom *n*
两性母[胚]细胞瘤 Gynandroblastom *n*
两性母细胞瘤 Gender Neuroblastom *n*
两性胚细胞瘤 Gynandroblastom *n*
两性氢氧化物 amphoteres Hydroxid *n*
两性染色 amphotere Fäirbung *f*
两性人(体) Zwitter *m*, Hermaphrodit *m*
两性溶剂 amphoteres Solvens *n*
两性融合 Amphimixis *f*
两性色情 Amphierotismus *m*
两性生殖 Amphigonie *f*, Amphigenesis *f*, Digenesis *f*, AIlogamie *f*
两性生殖的 digen, amphigen
两性生殖期 Amphigonie-Stadium *n*
两性生殖腺 Ovotestis *m*
两性[生殖]腺共存 Bigonadismus *m*, Amphigonadismus *m*
两性世代 eheliche Generation *f*, maritale Generation *f*
两性脲 Amphoalbumose *f*
两性[特征] Zweigeschleehtlichkeit *f*, Bisexualität *f*, Ambisexualitäit *f*
两性体 Zwitter *m*, Hermaphrodit *m*
两性同体 Zwittertum *n*
两性同株的 einhäusig
两性现象([雌雄]两体) Bisexualität *f*
两性性心理 geschlechte Sexualpsychologie *f*
两性性质(酸碱兼性) Amphoterizität *f*
两性选择 Ampheclexis *f*
两性盐 amphoteres Salz *n*

两性异株的(雌雄异体的) gender zweihäusig
两性游离 amphotere Dissoziation *f*
两性元素 amphoteres Element *n*
两性状态 Geschlechtsdimorphismus *m*
两眼复视 Amphoterodiplopie *f*, Amphodiplopie *f*
两眼虹膜异色 Heterochromia iridis *f*
两眼距离过远 Hypertelorismus *m*
两眼距增宽 - 尿道下裂 Hypertelorismus-Hypospadie *f*
两眼内眦宽 Breite der zwei inneren Augenwinkel *f*
两眼视力计 Diploskop *n*
两眼视力相等 lsopie *f*
两眼视线等平 Isophorie *f*
两眼调节参差 Anisoakkomodation *f*
两眼外宽 zwei Außenbreite *f*
两眼外旋 Disklination *f*
两眼外眦宽 Breite der zwei äußeren Augenwinkel
两眼协同运动中枢 konjugiertes Bewegungszentrum der Augen *n*
两眼异色 Heterophthalmie *f*, Heterophthalmus *m*
两眼轴向不等 Heterophthalmie *f*, Heterophthalmus *m*
两样接合 Amphosyndese *f*
两叶性主动脉瓣 bikuspidale Aortenklappe *f*
两液电池 Daniel-Element *n*
两腋的 biaxillar(-US, -a, -um)
两因子转导 zwei-Faktor-Transduktion *f*
两音听诊器 Diechoskop *n*
两用 zweizweckmäβig
两用代谢 amphibolischer Weg *m*
两用代谢途径 amphibolischer Weg *m*
两游的 diplanetisch
两游现象 Diplanetism *n*
两月 Bimester *n*, Zweimonat *m*
两月的 zweimonatlich
两折单摇病床 Zwei-Kurbel und einseitig wagging Bett *n*
两肢的 bimelus
两职业家庭 zwei-karriere Familie *f*
两指(趾)的 bidigital
两指(趾)畸形 Didactvlismus *m*
两趾的 bidigital
两趾畸形 Didaktylie *f*
两种记忆说 Dual Memory Theorie *f*
两种信号系统 Zwei Signal-Systeme
两种信号系统学说 Theorie der zwei Signalsysteme *f*
两种语言 Zweisprachigkeit *f*
两种语言交往 Diglossie *f*
两种真菌以上混杂物 zwei Pilze Verunreinigungen
两重的 dualistisch
两周就诊率 Häufigkeit des zweiwöchigen Besuches *f*
两足的 biped(al)
唡 Unze *f*

liàng 亮量

亮氨酸 Leuzin *n*(Leu), Leucin *n*(Leu)
亮氨酸氨肽酶 Leuzin-Aminopeptidase *f*(LAP)
亮氨酸病 Leucinosis *f*
亮氨酸的 leucinisch
亮氨酸过多[症] Leucinosis *f*
亮氨酸过敏性低血糖症 Leuzin-anaphylaktische Hypoglykämie *f*
亮氨酸过敏症 Leuzin-Hypersensibilität *f*
亮氨酸拉链 Leucin-Zipper *n*
亮氨酸拉链结构域 Leucin-Zipper *m*
亮氨酸耐量试验 Leuzin-Toleranz-Test *m*
亮氨酸脑啡肽 Leucinenkephalin *n*
亮氨酸尿 Leuzinurie *f*
亮氨酸乙酯 Leuzinäthylester *m*
亮氨酸转移核糖核酸连接酶 Leucin-tRNA-Ligase *f*
亮氨酰[基] Leuzyl *n*
亮氨酰肽酶 Leuzylpeptidase *f*
亮暗比 Licht-Dunkel-Verhältnis *n*
亮丙瑞林 Levacecarnin *n*
亮藏花精 Brillantcrocein *n*
亮度 Leuchtstärke *f*, Helligkeit *f*
亮度辨别 Helligkeit Diskriminierung *f*
亮度对比 Helligkeitskontrast *m*, Wahmehmungskontrast *m*
亮度曲线 Helligkeitskurve *f*
亮度适应性 Helligkeitsanpassung *f*
亮啡肽 Leu-Enkephalin *n*
亮甘丙肽 Leucylglycylalanin *n*
亮红 Brillantrot *n*
亮黄 Brillantgelb *n*
亮火红色 helles Feuerrot *n*
亮甲酚蓝 Brillantkresylblau *n*
亮晶晶的 funkelnd
亮菌 Armillariella tabescens *f*
亮菌甲素 Armillarisin A *n*
亮绿 Brillantgrün *n*
亮绿蝇 Lucilia illustris *f*
亮玫瑰色 helles Rosa *n*
亮玫瑰猩红色 hellen rosigen Scharlach *m*
亮脑啡肽 Leu-Enkephalin *n*
亮区 klare Zone *f*
亮视野 Hellfeld *n*
亮视野显微镜检查 Hellfeldmikroskopie *f*
亮苔绿色 helles Moosgrün *n*
亮细胞 Hellzelle *f*
亮线光谱 Helle-Spektrallinie *f*, Helligkeitsliniespektrum *n*
亮血技术 Bright-lumen-Technik *f*
亮紫 Brillantviolett *n*
量 Quantität *f*
量磅 Pint(e) *f*(pt)
量杯 Meβglas *n*
量鼻器 Rhinometer *m*
量变 quantitative Veränderung *f*
E 量表 Extrovision-Skala *f*
L 量表 Lie-Skala *f*
P 量表 Psychotizismus-Skala *f*
量表 scale Maßstab *m*
量表 Skala *f*
T 量表 T-Skala *f*
N 量表 neurotizismus-Skala *f*
量表编制 Skalierung *f*
量表分析 Scale-Analyse *f*
量表值 Skalenwert *m*
量不足 Menge ungenügend *f*, Defizienz an Menge *f*
量程 Bereich *m*
量尺 Meβstab *m*
量袋器 Taschenmeβgerät *n*
量的概念 Konzept der Menge *f*
量滴[数]法 Tropfmethode *f*, Tropfenverfahren *n*
量电法 Elektrometrie *f*
量电分析 elektrisehe Analyse *f*
量度 Meβung *f*, Ausmeβung *f*
量阀 Meβventil *n*
量反应 quantitative Reaktion *f*, abgestufte Reaktion *f*
量纲 Dimension *f*
量纲分析 Dimensionsaualyse *f*
量纲式 dimensionslose Formel *f*
量管 Bürette *f*

量颅计 Kraniometer *n*
量率 Dosisleistung *f*
量瓶 Meβflasche *f*
量气纯度管 Eudiometer *n*
量器 Mensur *f*, volumetrisches Glas *n*
量热法 Wärmemeβung *f*, kalorimetrische Methode *f*
量热分析 Thermometrie *f*, t lermometrische Analyse *f*
量热器(计) Wärme(mengen)messer *m*, Kalorimeter *n*
量热式流量计 Wärme-Mengenmesser *m*, thermischer Durchfluβ-mengenmeβgerät *n*
量热术 Kalorimetrie *f*
量热学 Kalorimetrie *f*
量手器 Chirometer *m*
量数 Maß *n*
量听望联[合]诊法 metrechoskopy <engl.>
量筒 Meβzylinder *m*, Zylinder *m*
量图 Skalogramm *n*
量图分析 Skalogramm-Analyse *f*
量-效关系 Dosis-Wirkungs-Beziehung *f*
量效关系 Dosis-Wirkungsverwandschaft *f*
量效曲线 Dosis-Wirkungs-Kurve *f*
量效应 Quantitätseflekt *m*
量性研究 quantitative Forschung *f*
量血压用手臂气袋 Gummimanschette für Sphygmomanometer *f*
量牙器(计) Dentimeter *m*
量眼器 Optometer *m*
量液滴定管 Meβbürette *f*
量液管 Meβpipette *f*
量阈 Dosierventil *n*
量值估计法 Verfahren nach Größen-Abschätzsignal *n*
量重瓶 Wägeglas *n*
量子 Quantum *n*, Quant *n*
量子[性]跳变 Quantenübergang *m*, Quantensprung *f*
量子产额 Quantenausbeute *f*
量子常数 Quantenkonstante *f*
量子点 Quantenpunkt *m*
量子电子学 Quantenelektronik *f*
量子化 Quantelung *f*, Quantisierung *f*
量子化相互作用 Quantisierungsinteraktion *f*
量子化学 Quantenchemie *f*
量子化振幅切片 Quantisierung Amplitude Slicing *n*
量子力学 Quantenmechanik *f*
量子论 Quantentheorie *f*, Planck* Theorie *f*
量子生物学 Quantenbiologie *f*
量子式进化 Quantenevolution *f*
量子式物种形成 Quantenartbildung *f*
量子释放 Quantenentlassung *f*
量子条件 Quantenbedingung *f*
量子限制 Quantenbeschränkung *f*
量子效率 Quantenausbeute *f*, Quanteneffizienz *f*
量子学说 Quantentheorie *f*
量子药理学 Quantenpharmakologie *f*
量子值 Quantenwert *m*
量总和 Quantensummierung *f*

LIAO 疗撩獠了钌蓼

liáo 疗撩獠

疗病性流产 therapeutischer Abort *m*
疗病诱发疟 therapeutisch induzierte Malaria *f*
疗程 Behandlungsproceβ *m*
疗法 Behandlung *f*, Therapie *f*, Kur *f*, Iatreusis *f*
　艾伦氏疗法 Allen* Therapie *f*, Hungerstherapie *f*
　奥尔疗法 Orr* Therapie *f*
　比劳氏疗法 Bülaü Behandlung *f*
　波特疗法 Potter* Therapie *f*
　布雷默氏疗法 Bühmer*(-Dettweiler*) Behandlung *f*
　布夏达疗法 Bouchardat* Therapie *f*
　道塞尔氏疗法 Dancel* Behandlung *f*
　杜朗特氏疗法 Durante* Behandlung *f*
　法拉第电流疗法 Faraday* elektrische Strombehand-lung *f*
　弗兰克尔氏疗法 Frenkel* Behandlung *f*
　弗伦克尔疗法 Frenkel* Therapie *f*
　弗洛伊德氏疗法 Freud* Behandlung *f*
　福拉尼尼氏疗法 Forlanini*(-Murphy*) Behandlung *f*
　戈克曼疗法 Goeckerman* Therapie *f*
　弗伦克尔运动(弗伦克尔疗法,共济失调矫正法) Frenkel* Bewegung *f*, Frenkel* Behandlung *f*
　哈特尔疗法 Hartel* Therapie *f*
　哈辛氏疗法 Hassin* Behandlung *f*
　霍伊布林法 Heublein* Methode *f*(抗癌疗法)
　基特尔氏疗法 Kittel* Behandlung *f*
　居里疗法(镭疗法) Curie* Therapie *f*, Radium-Therapie *f*
　克拉普爬行疗法 Klapp* Kriechen-Therapie *f*
　肯尼疗法 Kenny* Therapie *f*
　马塔斯疗法 Matas* Therapie *f*
　麦克菲特斯疗法(静脉心脏疗法) mcPheeter* Therapie *f*, Intravenöse-Herztherapie *f*
　梅尔泽氏疗法 Melzer* Therapie *f*
　佩珀氏疗法 Pepper* Therapie *f*
　沙瓦[X线]疗法 Chaoul* Schocktherapie *f*
　施勒塞尔疗法 Schloesser* Therapie *f*
　特鲁塔疗法 Trueta* Therapie *f*
　魏斯发热疗法 Weiss* Fieber-Therapie *f*
　谢德氏疗法 Sehede* Behandlung *f*
疗法失当 Malpraxis *f*
疗秃法 capilliculture <engl.>
疗效 therapeutischer Effekt *m*
疗效标准 Kriterium des therapeutischen Effektes *n*
疗效好的 eutherapeutisch
疗效减退 Verminderte Wirksamkeit *f*, Wearing-off *n*
疗效评定 Wirksamkeitsprüfung *f*
疗效评价 therapeutische Wertung *f*, Auswertung destherapeutischen Effektes *f*
疗效指数 therapeutischer Index *m*
疗养 Kur *f*, Recuperatio *f*
疗养车 Radstuhl *m*
疗养地 Kurort *m*
疗养美容 Beauty & Wellness *n*
疗养区 Sanitätsgebiet *n*
疗养食物 invalide Diät *f*
疗养所(院) Sanatorium *n*, Pflegeheim *n*, Rekonvaleszentenheim *n*, Pflegeanstalt *f*
疗养医学 Kurmedizin *f*
疗养院疗法 Sanatoriumsbehandlung *f*
疗用电极 aktive Elektrode *f*, indifferente Elektrode *f*
撩感 Gargalä(sthe)sie *f*
撩感缺失 Gargalanä(sthe)sie *f*
撩痒 Titilati(n) *f*, Jucken *n*
獠牙 vorstehender Zahn *m*
獠牙甲畸形 Stoßzahn-Nagel-Deformität *f*

liǎo 了钌蓼

了哥王中毒 vergiftung von Wikstroemia indica *f*
了解 Verstehen *n*
钌 Ruthenium *n*(Ru, OZ 44)
钌红 Rutheniumrot *n*
蓼科 Polygonaceae *pl*

蓼属 Polygonum *n*

LIE 列劣烈捩猎裂

liè 列劣烈捩猎裂

列 Reihe *f*
列[奥谬尔]氏温度计 Reaumur Thermometer *n*
列表 Auflistung *f*, Terminplanung *f*, Tabelle *f*
列车医院 Eisenbahnzug-Hospital *n*
列成公式 Formulaherstellung *f*
列当 Orobanche ammophila *f*
列当属 Orobanche *f*
列夫病 Lev* Krankheit *f*
列镜 Retinoskopie-Regal *n*
列联 Kontingenz *f*
列联表 Kontingenztafel *f*, mxn-Tafel *f*
列联系数 Kontingenz-Koeffizient *m*
列普他唑 Kardiazol *n*, Pentetrazol *n*
列线图 Rechentafel *f*, Nomogramm *n*
列线图解[法] Nomographie *f*
列序性线状表皮痣 systematisierte lineare epidermale Nävus *f*
列因素 Spaltenvektor *m*
列阵文库 angeordnete Bibliothek *f*
劣生的 dysgenischen
劣生学 Kakogenik *f*, Dysgenik *f*
劣势 Rezessivität *f*
劣味 Kakogeusie *f*
劣线虫属 Caconema *f*
劣性刺激 Stimulatio pessima *f*
劣性的 schlecht, pessim (-us, -a, -um)
劣性反应 kakon <engl.>
劣药 mindere Droge *f*, Droge von geringere Qualität *f*
劣质(等) Inferiorität *f*, Minderwertigkeit *f*
劣种 inferiorer Stamm *m*, inferiore Zucht *f*
烈性传染病 fulminante Infektionskrankheit *f*
烈性毒药 starkwirkendes giftiges Medikament *n*
烈性酒 Branntwein *m*
烈性噬菌体 virulente Phage *f*, vegetative Phage *f*
捩颈 Torticollis *m*
捩伤 Verrenkung *f*
猎蝽 Reduviid *n*
猎蝽科 Schreitwanzen *pl*, Reduviidae *pl*
猎蝽属 Reduvius *m*
猎枪弹伤 Jagdgewehrschuβ-Wunde *f*
猎人拇指 Daumen der Jäger *m*
猎食行为 räuberisches Verhalten *n*
裂 Riβ *m*, Fissura *f*, Rima *f*, Purche *f*
裂(备)解素 Properdin *n*
裂(溶)解反应 lytische Reaktion *f*
裂[解]化 Kracken *n*
裂[龋]洞 Fissurenkaries *f*
裂变 Spaltung *f*, Kernspaltung *f*
裂变产额 Spalt (produkt) ausbeute *f*, Ausbeute der Spaltung *f*
裂变产物 Spaltprodukt *n*
裂变反应 Spaltungsreaktion *f*
裂变核 Spaltungskern *m*
裂变核索 Spaltungsnuklid *n*
裂变能[量] Spaltungsenergie *f*
裂变气体 Spalt (ungs) gas *n*
裂变碎片 Spaltbruchstück *n*
裂齿 Spaltzahn *m*
裂创 Riss *m*, spalte Wunde *f*
裂唇 Hasenscharte *f*
裂唇裂腭伴拇指畸形及小头 Spalte Lippegaumen mit den anormalen Daumen und Mikrozephalie *f*
裂唇裂腭伴下唇粘膜囊肿 Spalte Lippegaumen mit schleimigen Zysten der unteren Lippe *f*
裂唇修补敷料镊 Hasenschartenpinzette *f*
裂唇修补尖刃刀 scharfes spitzes Hasenschartenmesser *n*
裂唇修补手术剪 Hasenschartenschere *f*
裂唇修补术用针 Hasenscharte-Näihnadel *f*
裂的 gespaltet, zersplittert
裂断 Rictus *m*, Rima *f*
裂断状 segmentaere Rorm *f*
裂额露脑畸胎 Proencephalus *m*
裂腭 Wolfsrachen *m*, Paratoschiasis *f*
裂腭缝合钳 Nähklemme für Staphylorrhaphie *f*
裂腭缝合术 Staphylorrhaphie *f*, Palatorrhaphie *f*
裂腭缝合银线 Silberdraht für Staphylorrhaphie *m*
裂腭手术用剥离器 Wolfsrachensraspatorium *n*
裂腭修补用缝合针 Nähnadel für Staphylorrhaphie *f*
裂耳[廓] Spaltohr *n*
裂发[症] Splitterhaar *n*, Trichoschisis *f*, Trichoptilose *f*,
裂缝(隙) Spalt *m*, Riβ *m*, Fissura *f*, Rictus *m*
裂缝骨折 Spaltbruch *m*, Sparfraktur *f*, Riβfraktur *f*, Fissurtraktur *f*
裂缝舌 Faltenzunge *f*, Lingua plicata *f*
裂缝样的 schlitzförmig
裂沟性舌炎 Glossitis dissecans *f*
裂合(解)酶 Lyase *f*
裂合酶类 Lyasen *pl*
裂盒蕈色素 Stromentnahme *f*
裂痕 Fissur *f*, Dilaceratio *f*
裂红细胞 Schizozyt *m*, Schistozyt *m*, Fragmentozyt *m*
裂环 beugender Ring *m*
裂环烯醚萜 Secoiridoid *f*
裂环烯醚萜甙类 Secoiridoid Glycoside *n pl*
裂喙的 fissirostris
裂交织链胞表皮 Schizoplectosiroderm *m*
裂脚亚目 Fissipedier *pl*, Fissipedia *pl*
裂解 Spaltung *f*
裂解病毒 lytisches Virus *n*
裂解病毒疫苗 Spaltvirusimpfstoff *m*
裂解的 schizolytisch
HMG CoA 裂解酶 hydroxymethylglutaryl CoA-Spaltungsenzym *n*
裂解酶 Lyase *f*
裂解酶类 Lyasen *pl*
17,20-裂解酶缺乏 17,20-Lyasendefizienz *f*
裂解气相色谱 Pyrolyse (-Gas) chromatograph *m*
裂解气相色谱法 Pyrolyse (-Gas) chromatographie *f*
裂解色谱仪 Spaltung-Schromatographie *f*
裂解性感染 lytische Infektion *f*
裂解性噬菌体 lytische Phage *f*
裂解因子 lytischer Faktor *m*
裂解作用 Sparaktion *f*
裂菌作用 Bakterioklasie *f*
裂开 Abspaltung *f*, Sprengung *f*, Dehiszenz *f*, Effraktion *f*
裂开的 gespaltet
裂开丘疹 aufgeteilte Papel *f*
裂开性溃疡 gespaltetes Ulcus *n*
裂孔 Lücke *f*, Hiatus *m*
裂孔的 hiatal, zum Hiatus gehörend
裂孔膜 Schlitzmembran *f*
裂口 Spalt *m*, Schlitz *m*, Rictus *m*
裂口红细胞 Stomatozyt *m*
裂口红细胞症 Stomatozytose *f*
裂榄树胶 Tacamahaca *f*
裂脑 aufgeteiltes Gehirn *n*

裂脑手术 Operation des aufgeteilten Gehirns *f*
裂内的 intrafissural(-is,-is,-e)
裂片 Splitter *m*, Bothridium *n*
裂片断口 Splitterbruchstelle *f*
裂片镊(钳) Splitterpinzette *f*, Splitterzange *f*
裂片形出血 subuugueale Blutung *f*, Splitterhämorrhagie *f*
裂片状的 gelappt
裂腔 Schizozele *f*
裂区设计 Split-Plot-Design *n*
裂区试验法 Split-Plot-Design *n*
裂溶生的 schizolysigen
裂伤 Rißwunde *f*, Zerreißung *f*, Lazeration *f*, Laceratio *f*
裂生(分裂生殖,无性[配]生殖) Schizogonie *f*
裂生的 schizogen
裂手 Spaltenhand *f*
裂损 Rißwunde *f*
裂体科 Schistosomatidae *pl*
裂体生殖 Schizogenie *f*
裂体吸虫 Schistosoma *n*, Bilharzia *f*
裂体吸虫病 Schistosomiasis *f*, Schistosomiase *f*, Bilharziakrankheit *f*, Bilharziosis *f*
裂体吸虫的 bilharziose
裂体吸虫瘤 Bilharziom *n*
裂体吸虫属 ParchenegeI *m*, Schistosoma *n*, Bilharzia *f*
裂体细胞 Schistozyt *m*
裂体性孢子 Merozoiten *m pl*
裂体增殖 Schizogonie *f*
裂头[绦虫]属 Diphyllobothrium *f*
裂头科 DiphyrIlobothriidae *pl*
裂头类 Dibothridiata *pl*
裂头属 Diphyllobothrium *n*, Bothriocephalus *m*, Ligula *f*
裂头绦虫 Taenia bothriocephalus *f*
裂头绦虫病 DiphyIlobothriase *f*, Diphyllobothriasis *f*
裂头绦虫性贫血 Bothriozephalus-Anämie *f*, Diphyllobo-thrium-Anämie *f*
裂头蚴 Vollfinne *f*, Plerozerkoid *n*
裂头蚴病 Sparganose *f*
裂头蚴属 Sparganum *n*
裂头蚴幼虫 Plerocercoid larvae *pl*
裂纹 fissur *f*, Risse *m*
裂纹骨折 Rißfraktur *f*
裂纹舌 gespaltete Zunge *f*
裂纹性湿疹 knisterte Ekzem *f*
裂细胞 Schistozyt *m*, Schizozyt *m*
裂细胞症 Schistozytose *f*, Schistocytosis *f*
裂隙 Fissura *f*, Spalt *m*
裂隙灯 Spaltlampe *f*
裂隙灯生物显微镜检查 Spaltlampen-Biomikroskopie *f*
裂隙灯显微镜 Spaltlampenmikroskop *n*
裂隙灯照相 Spaltlampenfotografie *f*
裂隙连接 Abstandskreuzung *f*
裂隙滤过膜 Spaltfiltermembran *f*
裂隙形成 Spaltbildung *f*
裂隙性肉芽肿 Granuloma fissuratum *n*
裂隙性湿疹 Rhagadiformes Ekzem *n*
裂隙牙钻 Fissurenhohrer *m*
裂隙羊膜 Schizamnion *n*
裂性噬菌体 virulentes Bakterium *n*
裂芽酵母孢子菌属 Schizoblastosporion *n*
裂栅状皮 Schizopalisadoderma *n*
裂掌 Spaltpalma *f*, Spalthandteller *m*
裂褶多糖 Schizophyllan *n*
裂殖 Fragmentierung *f*, Fragmentation *f*, Fissiparismus *m*, Fission *f*
裂殖孢子 Agamospore *f*
裂殖的 fissipar(-us,-a,-um)
裂殖酵母菌病 Schizosaccharomykose *f*, Schizosacchromycosis *f*
裂殖酵母属 Schizosaccharomyces *n*
裂殖酵母亚科 Schizosaccharomycoideae *f*
裂殖菌 Spaltpilze *m pl*, Schizomycetes *m pl*
裂殖菌病 Schizomykose *f*, Schizomycosis *f*
裂殖菌的 schizomycetisch
裂殖菌纲 Schizomycetes *pl*
裂殖菌类 Schizophyten *m pl*
裂殖霉菌属 Myconostoc *n*
裂殖前体 präegmentärer(od. präsegmentaler) Körper *m*
裂殖生殖[期] Schizogonie *f*, Agamogenesis *f*, Schizoge-nese *f*, Epigamie *f*
裂殖生殖的 schizogen
裂殖体 Schizont *m*, Agamet *m*
裂殖体感染细胞凝集抗体 Schizonten-infizierter Zellagglutinationsantikörper *m*, SIZA-Antikörper *m*
裂殖藻纲 Schizophyceae *pl*
裂殖植物门 Schizophyten *pl*
裂殖周期 schizogener Zyklus *m*
裂殖子 Merozoiten *m pl*, Enhä(at)osporen *f pl*
裂殖子表面蛋白 merozoites Oberflächen-Protein *n*
裂殖子胚 Plastomere *n*
裂足 Spaltluß *m*
裂钻 Stich-Fräser *m*

LIN 邻林临淋琳磷鳞膦淋

lín 邻林临淋琳磷鳞膦淋

邻阿魏酸 Ortho-ferulische Säure *n*
邻氨基苯磺酸 Orthoaminobensolsulfonsäure *f*
邻氨基苯甲醚重氮盐 Orthoaminoanisoldiazoniumsalz *n*
邻氨基苯甲酸 Anthranilsäure *f*, 2-Aminobenzoesäure *f*, o-Aminobenzoesaure *f*
邻氨基甲酰-1-丝氨酸 Orthocarbamyl-1-Serin *n*
邻氨基偶氮甲苯 Orthoaminoazotuluol *n*
邻苯二酚 Brenzkatechin *n*, Pyrocatechusäure *f*
邻苯二酚胺 Katecholamine *n pl*
邻苯二酚酶 Catechol-Enzym *n*
邻苯二酚紫 Pyrocatechuviolett *n*
邻苯二甲酸 Phthalsäure *f*
邻苯二甲酸醋酸纤维素 Phthalsäure-Celluloseacetat *n*
邻苯二甲酸二丁酯 Dibutylphthalat *n*
邻苯二甲酸二甲酯 Dimethylphthalat *n*(DMP)
邻苯二甲酸二壬酯 Dinonylphthalat *n*
邻苯二甲酸酐 Phthalsäureanhydrid *n*
邻苯二甲酸葵酯 Didecylphthalat *n*
邻苯二甲酸盐 Phthalat *n*
邻苯二甲酸酯 酞酸酯 Phthalsäureester *m*
邻苯二甲酸酯技术 Phthalatestertechnik *f*
邻苯二甲酰氨基酸 Phthaloyl-Aminosäure *n*
邻苯二甲酰磺胺甲嘧啶 Phthalylsulfamerazin *n*
邻苯二甲酰磺胺嘧啶 Phthalylsulfadiazin *n*
邻苯二甲酰磺胺噻唑 Phthalylsulfathiazol *n*
邻苯二甲酰磺乙酰胺 PhthaIvlsulfacetamid *n*
邻苯二甲酰肼 Phthalylhydrazin *n*
邻苯二甲酰亚胺 Phthalimid *n*
邻苯二醛 Orthophthalaldehyd *m*
邻苯二酸酐 Phthalsäureanhydrid *n*
邻苯基苯酚 Orthophenylphenol *n*
邻苯基苯酚皂液 O-phenylphenol Seife *f*
邻苯三酚红钼 Pyrogallol-Rot-Molybdat *n*

邻唇的 proximolabial
邻单胞菌属 Plesiomonas *n*
邻地物种形成 parapatrische Artbildung *f*
邻对位定向 Ortho-para-Orientierung *f*
邻二氮[杂]萘 Cinnolin *n*
邻二氮菲 Orthophenanthrolin *n*
邻二氮菲离子 Ferroion *n*
邻二氮杂菲 Orthophenanthrol *n*
邻二氯苯 o-Dichlorbenzol *n*
邻二羟环戊烯三酮 Krokonsäure *f*
邻二硝基甲酚 Orthodinitrokresol *n*
邻酚酶 Orthophenotase *f*
邻磺胺 Orthosulfanilamid *n*
邻磺酰苯甲酰亚胺 Saccharin *n*
邻颊的 proximobukkal
邻甲苯胺 o-Toluidin *n*
邻甲苯酚 ortho-Kresol *n*
邻甲苯酰胺 o-toluotamid *n*
邻甲酚 Orthokresol *n*
邻甲酚磺酞 o-Kresolsulfophthalein *n*
邻甲酚酞 o-Kresolphthalein *n*
邻甲酚酞络合酮 o-Kresolphthalein-Komplexon *n*
邻甲基苯海拉明 o-Methyldiphenhydramin *n*
邻甲基呋喃 Sylvan *n*
邻甲基乙酰苯胺 Orthomethylacetanilid *n*
邻间的 interproximal
邻间钩 Kugelknopfanker *m*, interproximale Hook *f*
邻间隙 Approximalabstand *m*
邻接的 approximal
邻接关系 Syntopie *f*
邻接关系的 syntope
邻接碳原子 anliegender Carbon *m*
邻[接]面 proximale Oberfläche *f*
邻接牙 anliegende Zähne *m pl*
邻近的 proximal. nachbarlich, benachbart
邻近检索 Proximity-Suche *f*
邻近律 Gesetz der Kontiguität *n*
邻近器官 Nachbarorgan *n*
邻居对照 nachbarschaftssteuerung *f*, Nachbarkontrolle *f*
邻里心理学 Gemeinschaftspsychologie *f*
邻联苯酚 o, o-Diphenol *n*
邻联二茴香胺 o-Dianisidin *n*
邻联甲苯胺 o-Tolidin *n*
邻联甲苯胺试验 Ortho-toluidin-Test *m*
邻 - 氯苯甲酸 o-Chlor-Benzoesäure *f*
邻氯苯甲异恶唑青霉素 Cloxacillin (um) *n*
邻氯苯叔丁胺 Clortermin *n*
邻氯喘息定 Clorprenalin (um) *n*, Cloprenalin *n*
邻氯酚 o-Chlorphenol *n*
邻氯青霉素 Cloxacillin (um) *n*
邻氯青霉素 - 氨苄青霉素合剂 Ampiclox *n*
邻氯青霉素钠 Tegopen *n*
邻面 Approximalfläche *f*
邻面洞 interproximale Kaverne *f*
邻面接触 proximaler Kontakt *m*
邻面精修钻 interproximaler Finierbohrer *m*
邻面龋齿 Approximalkaries *f*
邻面去釉 approximale Schmelzreduktion *f*
邻偶 vicinale Koppelung *f*
邻皮质病变 paraosteale Verletzung *f*
邻羟[基]苯甲醇 Orthooxybenzylalkohol *m*
邻羟[基]苯甲醛 o-Salicylsaureanhydrid *n*
邻羟苯氧基乙酸钠 Guacetin *n*, Guaiacetin *n*
邻羟基苯甲酸(水杨酸) o-Hydroxylbenzoesäure *f*, Salicylsäure *f*
邻羟基苯氯化汞 o-Hydroxylphenylmercurichlorid *n*
邻舌的 approximallingual
邻酮醛糖 Oson *n*
邻位 ortho-Stellung *f*
邻位定向基[团] ortho-Orientierungsgruppe *f*
邻位化合物 Orthoverbindung *f*
邻位交叉构象 taktlose Anpassung *f*
邻位交叉式 Orthokreuzform *f*, schräge Form *f*
邻位皮瓣 interproximale Hautklappe *f*, angrenzende Hautklappe *f*
邻位效应 Orthoeffekt *m*
邻位衍生物 Orthoderivat *n*
邻位异构物 Orthoisomer *n*
邻向的 nachbarlich
邻硝基苯胺 o-Nitroanilin *n*
邻硝基苯酚 o-Nitrophenol *n*
邻牙 benachbarte Zähne *m pl*
邻牙合的 proximo-okklusal
邻咬合的 proximookklusal
邻乙基[苯]酚 Phlorol *n*
邻乙酰氨基甲苯 Acetorthotoluidin *n*
邻指皮瓣 Querfinger-Klappe *f*
邻重氮乙酰 -1- 丝氨酸 o-Diazoacetyl-1-Serin *n*
林曾迈尔氏血沉管 Linzenmeier* Blut-Sedimentierglas *n*
林丹(丙体六六六) Lindan(e) *n*
林道瘤(血管母细胞瘤) Lindau*Tumor *m*
林道氏病 Lindau* Krankheit *f*
林德弗莱施氏细胞 Rindfleisch* Zelle *f*
林德弗莱施褶 Rindfleisch* Falte *f*
林德霍朗法 Lindholon* Methode *f*
林德曼氏法 Lindemann* Methode *f*
林[德曼]氏肉孢子虫 Sarcocystis lindemanni *f*
林德纳试验 Lindner* Test *m*
林顿角 Linton* Winkel *m* (股骨干纵轴垂线与股骨颈骨折线之间的夹角)
林格曼烟气浓度图 Ringelmen* Rauchenkarte *f*
林格曼烟色图 Ringelmen* Karte *f*
林格氏合剂 Ringer* Mixtura *f*, Ringer* Lösung *f*
林格氏溶液 Ringer* Lösung *f*, Liquor Ringeri *m*
林格注射液 Ringer* Einspritzung *f*
林谷中生的 nemoral
林几 Lin Ji
林可(肯)霉素 Linkomycin *n*, Lincomycin (um) *n*
林可霉素中毒 洁霉素中毒 Vergiftung mit Lincomycin *f*
林可酰胺类 Lincosamides *n*
林肯霉素 Lincomycin *n*
林肯莫拉菌 Moraxella lincolnii *f*
林 - 洛二氏溶液 Ringer*-Locke*-Lösung *f*
林曼绿试法 Rimman* Grün-Test *m*
林纳试验 Rinne*-Test *m*, Rinne*-Versuch *m*
林乃迪尔 Linadryl *n*
林内[音叉]试验 Rinne* Test *m*
林内氏[音叉]试验 Rinne* Versuch *m*
林栖的 nemoricolous
林氏肉孢子虫 Sarcocystis lindemanni *f*
林斯利 Lindsley DB
林 - 台二氏溶液 Ringer*-Tyrode* Lösung *f*
林 - 希二氏病 Lindau-von Hippel* Krankheit *f*
林相[图] Waldform-Karte *f*
临产 Parturitio *f*
临产的 paturiens
临产骨盆 dyrnamische Pelvis *f*
临场恐怖[惧] Kairiophobie *f*
临场恐惧 Kardiophobie *f*

临床 Klinik *f*
临床[学]科 klinisches Fach *n*
临床变态反应 klinische Allergie *f*
临床表现 klinische Manifestation *f*
临床病理报告 Fallmeldung *f*
临床病理部门 klinischer Pathologie-Service *m*
临床病理的 klinisch pathologisch, klinik(o)pathologisch
临床病理联系 klinisch pathologischer Zusammenhang *m*
临床病理讨论会 klinik(o)pathologische Konferenz *f*
临床病理学 klinische Pathologie *f*, Klinik(o)pathologie *f*
临床病例报告 Fallbericht *m*
临床病人管理系统 klinisches geduldiges Managementsystem *n*
临床不一致性 klinische Unterscheidung *f*
临床部门 klinischer Service *m*
临床参数 klinischer Parameter *m*
临床测验 klinischer Test *m*
临床策略 klinische Strategie *f*
临床产科学 klinische Obstetrik *f*
临床痴呆量(评定)表 klinische Demenz-Ratingskala *f*
临床单位 klinische Einheit *f*
临床的 klinisch
临床毒理学 klinische Toxikologie *f*
临床对照试验 kontrollierte klinische Studie *f*
临床儿科学 klinische Pädiatrie *f*
临床耳硬化症 klinische Otosklerose *f*
临床法 klinische Methode *f*
临床法医师 klinischer Gerichtsmediziner
临床放射生物学 klinische Radiobiologie *f*
临床放射物理学 klinische Rödiophysik *f*
临床放射学 klinische Röntgenologie *f*
临床肺炎评分 klinische Punktzahl der Pneumonie *f*
READ 临床分类 gelesene klinische Klassifikation *f*
临床分期 klinische Stadien *n pl*
临床分析 klinische Analyse *f*
临床分型 klinische Typisierung *f*
临床分组 klinische Gruppierung *f*
临床氟骨症 klinische Skelettfluorose *f*
临床妇科学 klinische Gynäkoiogie *f*
临床感染 klinische Infektion *f*
临床根 klinische Wurzel *f*
临床工程师 klinischer Ingenieur *n*
临床孤立综合征 kinisch isoliertes Syndrom *n*
临床顾问科 klinische Beraterabteilung *f*
临床关联性 klinische Relevanz *f*
临床观察 klinische Beobachtung *f*
临床冠 klinische Krone *f*
临床规则库 klinische Regelbasis *f*
临床含意,临床关联 klinische Implikation *f*
临床汉语语言测评方法 klinische Beurteilung der chinesischen Sprache *f*
临床航空医学 klinische Luftfahrtmedizin *f*
临床和实验室标准化协会 klinisches und Laborsstandardinstitut *n*
临床护理部门 klinischer Pflegedienst *m*
临床护理工作 klinische Krankenpflegetätigkeit *f*
临床护理学 klinische Pflegewissenschaft *f*
临床护理专家 klinicsher Pflege-Spezialist *m*
临床化学专业委员会 Kommission der klinischen Chemie *f*
临床会诊系统 klinisches Beratungssystem *n*
临床活动 klinisches Ereignis *n*
临床级磁性活化细胞分选 klinische magnetische Zellsortierung *f*
临床记录 klinisches Protokoll *n*, Klinographie *f*
临床记事 klinische Erzählung *f*
临床记忆量表 klinische Gedächtnis-Skala *f*
临床寄生虫学检验 klinische parasitogische Untersuchung *f*
临床监护设备 klinisches Überwachungsgerät *f*
临床检查[法] klinische(od.ärztliche) Untersuchung *f*
临床检验 klinische(od. ärztliche) Untersuchung *f*
临床检验医学 klinische Labormedizin *f*
临床检验室 klinisches Laboratorium *n*
临床健康教育 klinische Gesundheitsbildung *f*
临床鉴定 klinische Sachkenntnis *n*
临床讲演 klinische Lektion *f*
临床交谈 klinisches Interview *n*
临床矫形器校准 klinische orthotische Ausrichtung *f*
临床教学 Klinikum *n*, Unterrichten am Bett *n*
临床教育 klinische Ausbildung *f*
临床结果 klinisches Ergebnis *n*
临床结局 klinisches Ergebnis *n*
临床解剖学 klinische Anatomie *f*
临床经济学 klinische Ökonomie
临床精神病学 klinisehe Psychiatrie *f*
临床精索静脉曲张 klinische Varikozele *f*
临床警报 klinischer Alarm *m*
临床局部解剖学的 medikotopographisch
临床局限性前列腺癌 klinisch lokalisiertes Prostatakarzinom *n*
临床决策 klinische Entscheidung *f*
临床决策分析 klinische Entscheidungsanalyse *f*
临床决策支持 klinische Entscheidungsunterstützung *f*
临床决策支持系统 klinisches Entscheidungsfördersystem *n*
临床可报告区间 klinisch berichtspflichtiges Intervall *n*
临床离心机 klinische Zentrifuge *f*
临床疗效总评量表 klinische weltweite Impression *f*
临床灵敏度 klinische Sensitivität *f*
临床流行病学 klinische Epidemiologie *f*
临床路径 klinischer Behandlungspfad *m*
临床论证 klinische Argumentation *f*
临床免疫学 klinische Immunologie *f*
临床模拟 klinische Simulation *f*
临床内分泌学 klinische Endokrinologie *f*
临床内科学 klinische Medizin *f*
临床判断 klinisches Urteil *n*
临床判断终结 Vollendung des klinischen Urteils *f*
临床评定 klinische Bewertung *f*
临床评定量表 klinische Bewertungsskala *f*
临床评价 klinische Einschätzung *f*
临床前的 präklinisch
临床前期 präklinisches Stadium *n*
临床前期疾病 präklinische Krankheit *f*
临床前期生物学效果 präklinischer biologischer Effekt *m*
临床前药理 präklinische Pharmakologie *f*
临床前诊断 präklinische Diagnose *f*
临床情况 klinische Drehbücher *pl*
临床痊愈 klinische Genesung *f*
临床确诊的多发性硬化 klinische Diagnose der multipelen Sklerose *f*
临床妊娠 klinische Schwangerschaft *f*
临床神经功能缺损 klinisch neurologisches Defizit *n*
临床神经功能缺损程度评分 Bewertung klinischer neurologischen Defizites *f*
临床神经功能缺损评定(中国) Bewertung für klinische Nerv-Funktionsdefizienz *f*
临床神经心理学 klinische Neuropsychologie *f*
临床审查 klinische Prüfung *f*
临床肾结核 klinische Nierentuberkulose *f*
临床生理学 kliuische Physiologie *f*

临床生物化学 klinische Biochemie *f*
临床失误 klinischer Fehler *m*
临床时间系列分析 klinische Zeitfolgenanalyse *f*
临床实践 klinische Praxis *f*
临床实践标准 klinischer Praxisstandard *m*
临床实践指南 medizinische Leitlinie *f*
临床实习 klinisches Praktikum *n*
临床实验室 klinisches Labor *n*
临床实验室技术 klinische Labortechnik *f*
临床实验室信息系统 klinisches Laborinformationssystem *n*
临床实验室自动化 klinische Laborautomatisierung *f*
临床实验室自动化系统 klinisches Laborautomatisierungssystem *n*
临床实验血液学 klinische Laborhämatologie *f*
临床试剂 klinisches Reagens *n*
临床试验 klinischer Versuch *m*
临床试验方法学 Methodologie des klinischen Tests *f*
临床试验规范 gute klinische Praxis *f*
临床试验课题 klinisches Versuchsthema *n*
临床试验设计 Design (od. Projekt) des klinischen Versuches *n*
临床试验数据库 Datenbanken der klinischen Studie *f pl*
临床试验忠告系统 Beratungssystem der klinischen Studie *n*
临床试验注册 klinische Versuchseinschreibung *f*
临床寿命表 klinische Lebenstafel *f*
临床属性 klinische Attribute *f*
临床数据 klinische Daten *pl*
临床数据管理员 klinischer Datenmanager *m*
临床数据库 klinische Datenbank *f*
临床数据库管理软件包 klinisches Datenbankmanagementpaket *n*
临床思维 klinisches Denken *n*
临床死亡 klinischer Tod *m*
临床死亡期 klinisches Todstadium *n*
临床算法 klinischer Algorithmus *m*
临床所见 klinische Ergebnisse *f*
临床特点 klinisches Merkmal *n*
临床特异性 klinische Spezifität *f*
临床特征 klinischer Charakter *m*
临床特征和实验室发现 klinische Merkmale und Laborbefunde *pl*
临床提示程序 klinische Anzeige *f*
临床提要 klinische Synopsis *f*
临床听力师 klinischer Audiologe *m*
临床图表 klinisches Diagramm *n*
临床图像 Krankheitsbild *n*
临床推理 klinische Folgerung *f*
临床推论过程 klinischer gefolgerter Prozess *m*
临床外科手术学 operative Chirurgie *f*, Operationslehre *f*
临床外科学 klinische Chirurgie f
临床微生物学 klinische Mikrobiologie *f*
临床先天性水痘 klinische kongenitale Varizelle *f*
临床显微镜检查 klinische Mikroskopie *f*
临床像 Krankheitsbild *n*
临床协议 klinisches Protokoll *n*
临床心理工作者 klinischer Psychologe *m*
临床心理评估 klinische psychologische Beurteilung *f*
临床心理学 klinische Psychologie *f*
临床心脏病学 klinische Kardiologie *f*
临床信息管理系统 klinisches Informationsverwaltungssystem *n*
临床信息系统 klinisches Informationssystem *n*
临床性流感 klinische Influenza *f*
临床血液病学 klinische Hämatologie *f*
临床血液病学的 klinikohämatologisch
临床牙根 klinische Zahnwurzel *f*
临床牙冠 kliuische Krone *f*
临床研究 klinische Forschung *f*, klinische Studie *f*
临床研究部门 klinischer Forschungsservice *n*
临床研究方案 klinische Protokoll *n*
临床研究证据 Nachweis in klinischen Studien *m*
临床验证 klinische Überprüfung *f*
临床药理学 klinische Pharmakologie *f*
临床药师 klinischer Apotheker *m*
临床药学 klinische Apotheke *f*
临床医师 Kliniker *m*
临床医学 klinische Medizin *f*
临床医学工程 klinische Medizintechnik *f*
临床遗传的 klinikogenetisch
临床遗传学 klinische Genetik *f*
临床隐匿性癌 klinisches okkultes Karzinom *n*
临床营养 klinische Nahrung *f*
临床营养研究室 klinische Ernährungsforschungseinheit *f*
临床应用 klinische Applikation *f*
临床语义 klinischer Zusammenhang *m*
临床脏护 klinische Uberwachung *f*, clinical monitoring <engl.>
临床诊断 klinische Diagnose *f*
临床诊断学 klinische Diagnostik *f*
临床诊疗 klinische Diagnostik und Therapie *f*
临床征象 klinisches Zeichen *n*
临床证据 klinischer Nachweis *m*
临床证据手册 Handbuch des klinischen Nachweises *n*
临床症状 klinisches Symptom *n*
临床症状不显的 subklinisch, infraklinisch
临床症状期 klinische Phase *f*
临床指南 klinische Konsensaussagen *pl*
临床质量要求 klinische Qualitätsvoraussetzung *f*
临床质问 klinische Befragung *f*
临床专家 klinischer Experte *m*
临床专业知识 klinische Sachkenntnis *n*
临床追踪观察 klinisehe Nachkontrolle *f*, klinische Nachuntersuchung *f*
临床咨询师 klinischer Berater *m*
临床资料 klinisches Datum *n*, klinische Angabe *f*
临床资料管理协会 Verein für klinische Datenverwaltung *m*
临床总体印象量表 klinische globale Eindrucksskala *f*
临界 Krise *f*, Krisis *f*, Crisis *f*
临界[数]值 kritischer Wert *m*
临界[状]态 kritischer Zustand *m*
临界半径 kritischer Radius *m*
临界比率 kritisches Verhältnis *n*
临界闭合压 kritischer Verschlußdruck *m*
临界病变 Borderlineläsion *f*, Grenzgebiet-Läision *f*, Läsion im Grenzgebiet *f*
临界常数 kritische Konstante *f*
临界的 kritisch
临界点 kritischer Punkt *m*
临界点干燥法 trocknende Methode des Kritischpunktes *f*
临界电流调节的 kritische Stromregulierung *f*
临界电位 kritisches Potential *n*
临界对比 Grenzkontrast *m*
临界分裂 kritische Teilung *f*
临界分数 kritisches Ergebnis *n*
临界高温 kritisch hoehe Temperatur *f*, kritische Hochtemperatur *f*
临界会溶温度 kritische Lösungstemperatur *f*
临界胶团浓度 kritische Micellekonzentration *f*
临界角 Grenzwinkel *m*
临界流量计 kritischer Abflußmeter *n*
临界密度 kritische Dichte *f*
临界面 kritische Fläche *f*

临界浓度 kritische Konzentration *f*
临界器官 kritisches Organ *n*
临界情况 kritische Erscheinung *f*, kritische Bedingung *f*
临界区域 kritischer Bereich *m*, kritische Bereiche *f*
临界热 kritische Hitze *f*
临界人格 Borderline-Persönlichkeit *f*
临界容量假说 kritische Kapazitäts-Hypothese *f*
临界溶解度 kritische Löslichkeit *f*
临界溶解温度 kritische Lösungstemperatur *f*
临界熔点 kritischer Schmelzpunkt *m*
临界融合频率 kritische VerschmelzungsIrequenz *f*
临界杀菌浓度 kritische Abtötungskonzentration *f*
临界闪烁频率 Flimmergrenze *f*
临界闪烁融合频率 kritische Szintillations-Mischenfrequenz *f*, kritische Aufflackernfusionsfrequenz *f*
临界生存温度 kritische Lebenstemperatur *f*
临界生理防护 begrenzter physiologischer Schutz *m*
临界湿度 kritische Humidität *f*
临界试验浓度 kritische Testkonzentration *f*
临界水平 kritische Ebene *f* (od. Niveau *n*)
临界体积 kritisches Volumen *n*
临界微胶粒浓度 kritische Micellenkonzentration *f*
临界温度 kritische Temperatur *f*
临界系统误差 kritischer systematischer Fehler *m*
临界限 kritische Grenze *f*, kritisches Limit *n*
临界相对湿度 kritische relative Humidität *f*, kritische Relativhumidität *f*
临界信息 wichtige Information *f*
临界性高血压 Borderline-Hypertension *f*, Grenzhypertensiou *f*
临界性骨盆狭窄 Borderline verengtes Becken *n*, ein Grenzfall von Pelvis angusta *m*
临界性缺氧 kritische Hypoxie *f*
临界絮凝体积 kritisches Flockungsvolumen *n*
临界絮凝温度 kritische Flockungstemperatur *f*
临界压力 kritischer Druck *m*
临界压强 kritischer Dmck *m*
临界颜色融合频率 kritische Farbfusionsfrequenz *f*
临界氧张力 kritische Sauerstoffspannung *f*
临界阈限 kritische Schwelle *f*
临界阈值 kritische Schwelle *f*
临界载荷 Grenzbelastung *f*
临界照度 kritische Beleuchtungsstärke *f*
临界值 kritischer Wert *m*
临界指标 kritischer Indikator *m*
临界指数 kritischer Exponent *m*
临界质量 kritische Masse *f*
临界智力 Grenzlinienintelligenz *f*
临界智力落后 grenzliniengeistige Behinderung *f*
临界智能 Grenzlinienintelligenz *f*
临界状态 kritischer Zustand *m*
临近分析法 nächste Nachbaranalyse *f*
临近区 proximale Zone *f*
临时病室 provisorisches Krankenzimmer *n*
临时的 interimistisch, provisorisch, temporär
临时钙化区 provisorische Calcificationszone *f*
临时寄生 temporärer Parasitismus *m*
临时寄生虫 temporärer Parasit *m*
临时假肢 temporäre Gliedmaßenprothese *f*
临时结扎线 provisorische Ligatur *f*
临时起搏 temporäre (Herz-)Schrittmacher-Behandlung *f*
临时起搏器 temporärer Schrittmacher *m*
临时托牙 prompte Dentur (e) *f*
临时心脏起搏 vorübergehendes Herzschreiten *n*
临时性假肢 temporäre Prothese *f*
临时性结肠造口术 vorübergehender Colostomy *m*
临时性腔静脉滤器 temporärer Hohlvenenfilter *m*
临时性心外膜心肌起搏 vorübergehendes epicardial myokardiales Schreiten *n*
临时诊断 Verdachtsdiagnose *f*, provisorische Diagnose *f*
临睡时 hora somni, hs
临阈频率 Grenzfrequenz *f*
临证的 klinisch
临证前期的 präklinisch
临证医师 Kliniker *m*
临终 Kurz vor dem Tod, in extremis, articulo mortis
临终病人 Anschlusserkrankte *m*, *f*
临终感染 terminale Infektion *f*
临终关怀(服务) terminale Pflege *f*
临终关怀(护理) Hospizarbeit *f*
临终关怀医院 Pflegeheim *n*
临终期 Anschlussstadium *n*
临终前智力下降 Terminalabnahme *f*
临终医护 Sterbeklinik *f*
临终医院 Pflegeheim *n*
临终照料 Sterbebegleitung *f*
临终状态 terminales Stadium *n*
淋巴 Lymphe *f*, Lympha *f*
淋巴孢子虫病 Lymphosporidiosis *f*, Lymphangitis epizootica *f*
淋巴孢子虫属 Lymphosporidium *n*
淋巴播散 lymphogene Ausbreitung *f*
淋巴侧支循环 lymphatische Kollateralzirkulation *f*
淋巴丛 Plexus lymphaticus *m*
淋巴导管 lymphatischer Duktus *m*
淋巴道感染 lymphogene Infektion *f*
淋巴道转移 lymphogene Metastase *f*
淋巴的 lymphatisch, lymphoid, lymphogen, lymphatic (-us, -a, -urn)
淋巴定型干细胞 lymphoide festgelegte Stammzellen *f pl*
淋巴窦 Lymphsinus *m*, Sinus lymphaticus *m*
淋巴毒交叉试验 Lymphozytotoxizität-Kreuzversuch *m*
淋巴毒素 Lymphotoxin *n* (LT)
淋巴毒素 α Lymphotoxin α *n*
淋巴毒素 β Lymphotoxin β *n*
淋巴毒血症 Lymphatismus *m*
淋巴发育不全 Alymphoplasie *f*
淋巴腹水 Lymphaskos *m*, Lymphaszites *m*
淋巴感染 lymphatische Weg-Infektion *f*
淋巴干 Lymphstamm *m*, Truncus lymphaticus *m*
淋巴孤结 Solitärfollikel *m pl*, Folliculi lymphatici sollita-rii *m pl*, Noduli lymphatici sollitarii *m pl*
淋巴管 Lymphgefäβ *n*, Saugader *f*, Vas lymphaticum *n*
淋巴管[造影]照片 Lymphangiogramm *n*
淋巴[管]丛 Plexus lymphaticus *m*
淋巴管 X 光摄影术 Lymphangiographie *f*
淋巴管 X 光照片 Lymphangiogramm *n*
淋巴管瓣 Valvula lymphatica *f*
淋巴管瓣膜 Valvula lymphatica *f*
淋巴管闭塞 Lymphgefäβobstruktion *f*
淋巴管成内皮细胞瘤 Lymphangioendotherioblastoma *n*, Lymphangioendotherioma *n*
淋巴管成形术 Lymphangloplastjk *f*
淋巴管的 lymphangial, lymphvaskulär
淋巴管梗阻 Lymphgefäβobstruktion *f*
淋巴管核素显像 Lymphszintigraphie *f*
淋巴管肌瘤病 Lymphangiomyomatosis *f*
淋巴[激]活素 Lymphokine *n pl*
淋巴管结扎术 Uuterbindung des Lymphgefäβes *f*, Ligatur des Lymphgefäβes *f*

淋巴管静脉吻合术 lymphovenöse Anastomose *f*
淋巴管静脉炎 Lymphangiophlebitis *f*
淋巴管扩张[症] Lymphangiektasie *f*, Lymphektasie *f*, Angioleukektasie *f*
淋巴管扩张的 lymphangiektatisch
淋巴管扩张性水肿 lymphangiectatisches Ödem *n*
淋巴管扩张性象皮病 Elephantiasis lymphangiectatica *f*
淋巴管瘤 Lymphangiom *n*, Lymphangioma *n*, Angiolymphom *n*, Angioma lymphaticum *n*
淋巴管瘤病 Lymphomatose *f*
淋巴管瘤的 lymphangiomatös
淋巴管内的 endolymphangial
淋巴管内淋巴 intravaskuläre Lymphe *f*
淋巴管内皮瘤 Lymphendotheliom *n*, Lymph(angi)oendotheliom *n*, Lymph(angi)oendothelioma *n*
淋巴管脓肿 Lymphapostema *n*
淋巴管平滑肌瘤 Lymphangiomyom *n*
淋巴管平滑肌瘤病 Lymphangiomyomatose *f*
淋巴管破裂 Angio(r)rhexis *f*
淋巴管切除术 Lymphangiektomie *f*
淋巴管切开术 Lymphangiotomie *f*
淋巴管曲张 Lymphvarize *f*, Varix lymphaticus *m*
淋巴管肉瘤 Lymphangiosarkom *n*
淋巴管生成 Lymphogenese *f*
淋巴管栓塞 Lymphembolie *f*, lymphogene Embolie *f*
淋巴管水肿 lymphatisches ödem *n*
淋巴管丝虫病 Filariasis der Lymphgefäβe *f*
淋巴管损伤 Verletzung der Lymphgefäβe *f*
淋巴管吸收 lymphatische Absorption *f*
淋巴管纤维瘤 Lymphangiofibrom *n*, Lymphangiofibroma *n*
淋巴管型孢子丝菌病 lymphangitische Sporotrichose *f*
淋巴管学 Hydrangiologie *f*
淋巴管炎 Lymphgefäβentzündung *f*, Lymphangitis *f*, Hydrangeitis *f*, Angioleucitis *f*
淋巴管移植术 Versetzung des Lymphgefäßes *f*
淋巴管再建 Rekonstruktion des Lymphgef5äβes *f*
淋巴管造口术 Lymphatikostomie *f*
淋巴管造影[术] Lymphangiographie *f*
淋巴管造影术 Lymphangiogenese *m*
淋巴管痣 Naevus lymph(angiect)aticus *m*
淋巴管肿大 lymphangoncus<engl.>
淋巴管周的 perilymphatisch, perilymphatic(-us, -a, -um)
淋巴管注射 intralymphatische Einspritzung *f*
淋巴管阻塞 lymphatische Obstruktion *f*
淋巴核素显像 Lymphoszintigraphie *f*
淋巴回流 lymphatischer Rückfluβ *m*
淋巴回流受阻 Obstruktion des lymphatischen Rückfluβes *f*
淋巴及网状内皮系统屏障 lymphoide und retikulo-endotheliale Sperre *f*
淋巴集结 Folliculi lymphatici aggregati *m pl*
淋巴间隙 Lymphspalte *f*, Lymphraum *m*, Spatium lymphaticum *n*, Saftspalte *f*
淋巴浆 Lymphoplasma *n*, Lymphserum *n*
淋巴浆细胞性肺炎 lymphoplasmozytäre Pneumonie *f*
淋巴浆细胞性淋巴瘤 lymphoplasmozytisches Lymphom *n*
淋巴结 Lymphknoten *m*, Lymphdrüse *f*, Lymphonodus *m*, Nodus lymphaticus *m*
淋巴结病 Lymphadenopathie *f*, Lymphadenopathia *f*
淋巴结病综合征 Lymphadenopathie-Syndrom *n*
淋巴结穿刺[术] Lymphdriisenpunktion *f*, Lymphknotenpunktion *f*
淋巴结穿刺活检 Lymphknotenpunktion für Biopsie *f*
淋巴结穿刺术及活检 Lymphknotenpunktion und Biopsie *f*
淋巴结穿刺涂片 Aspiration des Lymphknotens *f*
淋巴结穿刺吸取活组织检查 Punktion und Aspiration des Lymphknotens für Biopsie *f*
淋巴结窦 Lymphknotensinus *m*
淋巴结反应性增生 reaktive Hyperplasie der Lymphknoten *f*
淋巴结肥大 Lymphdrüsenhypertrophie *f*
淋巴结钙化 Calciiication der Lymphknoten *f*
淋巴结活组织检查法 Lymphknotenbiopsie *f*
淋巴结及淋巴小结 Lymphknoten und Lymphknötchen *n*
淋巴结结核 Lymphknotentuberkulose *f*, Drüsentuberku-lose *f*, Lymphdrüsentuberkulose *f*, Phthisis glaudularis *f*
淋巴结结核病 tuberkulöse Lymphadenitis *f*
淋巴结结核的 scrofulös, scrolulos(-US, -a, um)
淋巴结静脉吻合术 Lymphknoten-venöse Anastomose *f*
淋巴结门 Lymphknotenhilus *m*, Hilus nodi lymphatici *m*
淋巴结囊肿 Adenolymphozele *f*
淋巴结内窦 interne Kurve der Lymphdrüse *f*
淋巴结内窦 Sinus internus der Lymphknoten *m*
淋巴结脓肿 Lymphdrüsenabszeβ *m*, Lymphknotenabszeβ *m*
淋巴结膨大 Lymphadenektasie *f*, Lymphadenectasia *f*
淋巴结皮质 Cortex(nodi lymphatici) *m*, Substantia corti-calls lymphoglandulae *f*
淋巴结钳 Lymphknoten-Klemme *f*
淋巴结切除术 Lymphadenektomie *f*, Lymphonodektomie *f*
淋巴结切开术 Lymphadenotomie *f*
淋巴结切片 Lymphknotensektion *f*
淋巴结清除术 Ausrdiumung der Lymphknoten *f*
淋巴结鼠疫 Bubonenpest *f*, Pestbubo *m*
淋巴结髓质 Medulla nodi lymphatici *f*, Substantia medul-laris lymphoglandulae *f*
淋巴结通透性因子 Permeabilitätsfaktor des Lymphknotens *m*
淋巴结小梁 Trabecula(e) des Lymphknotens *f pl*
淋巴结血管瘤病 Angiomatosis der Lymphknoten *f*
Kikuchi- 淋巴结炎 Kikuchis-Lymphadenitis *f*
淋巴结炎 Lymphadenitis *f*, Adenitis *f*, Adenolymphitis *f*, Lymphonodulitis *f*
淋巴结样的 lymphadenoid
淋巴结样甲状腺肿 Lymphadenoidstruma *f*, Hashimotö Struma *f*
淋巴结样组织 Lymphoidgewebe *n*
淋巴结印片 lmpressionspräparat des Lymphknotens *n*
淋巴结缘窦 peripherer Sinus des Lymphknotens *m*
淋巴结造影术 Lymphadenographie *f*
淋巴结造影照片 Lymphadenogramm *n*
淋巴结增大 Lymphadenovarix *m*
淋巴结增生症 Lymphknoten-Hyperplasie *f*
淋巴结肿大 Drüsenschwellung *f*
淋巴结肿块 Pleiade *f*
淋巴结周围炎 Perilymphadenitis *f*
淋巴结转移 Lymphdriisenmetastase *f*, Lymphknotenmetastase *f*
淋巴静脉性败血症 lymphovenöse Septikamie *f*
淋巴流 Saftstrom *m*
淋巴瘤 Lvmphom *n*, Lymphoma *n*, Lymphadenom(a) *n*, Leukozytom *n*
淋巴瘤,原发性中枢神经的 Lymphom, primären ZNS *n*
淋巴瘤,B 细胞,边缘区 Lymphom. B-Zellen, Randzone *n*
淋巴瘤伴丘疹病 lymphom-verbundene Papel *f*
淋巴瘤病 Lymphadenomatosis *f*, Lymphomatose *f*, Lymphomatosis *f*
淋巴瘤的 lymphomatös
淋巴瘤细胞白血病 Lymphom-Zellleukämie *f*
淋巴瘤性(样)甲状腺肿 Struma lymphomatosa *f*, Hashimotö Thyreoiditis *f*
淋巴瘤性肾损害 lymphomatöse Nierenschädigung *f*
淋巴瘤性息肉病 lymphomatöse Polypose *f*

淋巴瘤样的 lymphomatoid<engl.>
淋巴瘤样丘疹病 lymphomatoid papulosis<engl.>
淋巴瘤样丘疹病伴嗜酸性白细胞增多 lymphomatoide Papulose mit Eosinophilie *f*
淋巴瘤样肉芽肿 lymphomatoide Granulomatose *f*, lymphomatoide Granulomatosis *f*
淋巴瘤样肉芽肿病 lymphomatoide Granulomatose *f*
淋巴瘤抑制基因 Lymphom-suppresssor Gen *n*
淋巴瘘 Lymphfistel *f*, Fistula lymphatica *f*
淋巴漏 Lymph-Leackage *f*
淋巴滤泡 Lymphfollikel *m*
淋巴滤泡性唇炎 lymphfollikuläre Cheilitis *f*
淋巴滤泡性胃炎 lymphfollikuläre Gastritis *f*
淋巴滤泡增殖[病] Follikulose *f*, Folliculosis *f*
淋巴脉络丛脑膜炎病毒 lymphozytisches Choriomeningitisvirus *n*
淋巴毛细管 Lymphkapillaren *f pl*
B 淋巴母细胞 B Lymphoblast *m*
淋巴母细胞 Lymphoblast *m*
淋巴母细胞瘤 Lymphoblastom(a) *n*
淋巴母细胞型淋巴肉瘤 lymphoblastisches Lymphsarkom *n*
淋巴母细胞性淋巴瘤 lymphoblastisches Lymphom *n*
淋巴母细胞转化 lymphoblastische Transformation *f*
淋巴囊病 Lymphocystosis *f*
淋巴囊肿 Lymphozyste *f*
淋巴尿 Lymphurie *f*
淋巴纰织生成的 lymphopoetisch
淋巴屏障作用 lymphoide Sperre *f*
淋巴谱系细胞 lymphoide herauskommende Zelle *f*
淋巴器官 lymphatisches Organ *n*, lymphatischer Apparat *m*
淋巴腔 Lymphraum *m*, lnterstitialraum *m*
淋巴球 Lymphkörperchen *n*
淋巴去除术 Lymphopheresis *f*
淋巴肉瘤 Lymphsarkom *n*, Lymphosarcoma *n*, Sarcoma lymphaticum *n*, Kaplan* Lymphsarkom *n*
淋巴肉瘤病 Lymphosarkomatose *f*, Kundrat* Krankheit *f*
淋巴肉瘤细胞性白血病 lymphsarkomzellige Leukämie *f*, lymphsarkomatose Leukämie *f*
淋巴肉瘤性绿色瘤 Chlorolymphsarkom *n*
淋巴肉芽肿 Lymphogranulom *n*, Lymphogranuloma *n*
淋巴肉芽肿病 Lymphogranulomatose *f*, Lymphogranulo-matosis *f*, Paltauf*(-Sternberg*) Krankheit *f*
淋巴肉芽肿抗原 Lygranum-lmpfstoff *m*, Frei* Antigen *n*
淋巴肉芽肿皮肤试验抗原 Lygranum-lmpistoff *m*, Frei* Antigen *n*
淋巴扫描造影术 Lymphszintigraphie *f*
淋巴上皮癌(瘤) Lymphoepitheliom *n*, lymphoepitheliales Karzinom *n*, Regaud* Tumor *m*, Schminke* Tumor *m*
淋巴上皮样细胞淋巴瘤 lymphoepitheloides Lymphom *n*
淋巴上皮组织 lymphoepitheliales Gewebe *n*
淋巴肾上腺轴 Lymphe-adrenale Achse *f*
淋巴生成 Lymphbildung *f*, Lymphogenese *f*
淋巴水肿 Lymphödem *n*, Lymphoedema *n*, lymphatisches O*dem *n*
淋巴水肿网膜移位术 Omentumtransposition für Behandlung des Lymphödems *f*
淋巴水肿性皮肤角化病 lymphoedematouses Keratoderma *n*
淋巴丝虫病 Lymphfilariasis *f*
淋巴素(体)质 lymphatische Konstitution *f*, Habitus lymphaticus *m*, Status lymphaticus *m*
淋巴髓细胞瘤 Lymphomyeloma *n*
淋巴索 Lymphstrang *m*, adenoider Markstrange *m*
淋巴[体质]性幼稚型 lymphatischer Iniantilismus *m*
淋巴[体质]性侏儒症 Paltauf* Form *f*, Nanosomia infantilis *f*
淋巴网[状]细胞肉瘤 lymphocytisches Retikulosarkom *n*
淋巴网状的 lymphoreticular
淋巴网状内皮细胞增生[症] lymphoretikuläre Hyperplasie *f*
淋巴网状系统 lymphoretikuläres System *n*
淋巴系 Lymphsystem *n*
淋巴系[造影]照片 Lymphogramm *n*
淋巴系统 Lymphsystem *n*, lymphatisches System *n*, Lymphbahn *f*, Systema lymphaticum *n*
淋巴系统的 lymphoid
淋巴系统反应 lymphatische Reaktion *f*, infektiöse Mono-
淋巴系统解剖学 Lymphotomia *f*
淋巴系炎 Lymphatitis *f*
淋巴系造影术 Lymphographie *f*, Lymphangioadenographie *f*
BH- 淋巴细胞 BH-Lymphozyte *f*
Bk- 淋巴细胞 Bk-Lymphozyte *f*
B 淋巴细胞 B-Zelle *f*, B-Lymphozyt *m*, Bursa abhängiger Lymphozyt *m*
K 淋巴细胞 Killer-Zelle *f*(K-Zelle)
淋巴细胞 Lymphzelle *f*, lymphatische Zelle *f*, Lymphozyt *m* (Ly), Lympholeukozyt *m*
T- 淋巴细胞 T-Lymphozyt *m*
T 淋巴细胞 T-Lymphozyt *m*, T-Zelle *f*, Thymus abhängi-ger Lymphozyt *m*
T 淋巴细胞[表面]抗原 T-Lymphozyten-Antigen *n*
淋巴细胞[机能]不良 Dyslymphozytose *f*
淋巴细胞白血病 lymphatische Leukfämie *f*, lymphoide Leukämie *f*
淋巴细胞标记 Lymphozytenmarkierung *f*
B- 淋巴细胞表面抗原 B-Lymphozyte-Epitopes *pl*
淋巴细胞表面免疫球蛋白 Oberflächenimmunglobulin der Lymphozyten *n*, Membranimmunglobulin der Lymphozyten *n*
B- [淋巴]细胞成熟因子 B-Zellreifungsfaktor *m*
淋巴细胞刺激试验 Lymphozytenstimulierungstest *m*(LST)
淋巴细胞刺激素 Lymphozyten-stimulierendes Hormon *n*, Lymphozytenstimulierungshormon *n*
淋巴细胞单采 Lymphapherese *f*
淋巴细胞单核细胞指数 Lymphozyt-Monozyt-Index *n*
淋巴细胞蛋白酶 Lymphoprotease *f*
淋巴细胞的 lymphozytär
淋巴细胞的母细胞样转变 Blastogenese *f*
淋巴细胞毒素 Lymphozytotoxin *n*
淋巴细胞毒性 Lymphozytotoxizität *f*
淋巴细胞毒性试验 Lymphozytotoxizitätstest *m*(LZT)
淋巴细胞辅助蛋白酶 helfende Protease-Lymphozyte *f*
淋巴细胞功能抗原 funktionelles Lymphozyten-Antigen *n*
淋巴细胞功能相关抗原 -1 Lymphozyte Funktion verbundenes Antigen-1 *n*, lymphozytenfunktionsassoziiertes Antigen 1 *n*, LFA-1
淋巴细胞功能相关抗原 -2 Lymphozyte Funktion verbundenes Antigen-2 *n*, lymphozytenfunktionsassoziiertes Antigen 2 *n*, LFA-2
淋巴细胞功能相关抗原 -3 Lymphozyte Funktion verbundenes Antigen-3 *n*, lymphozytenfunktionsassoziiertes Antigen 3 *n*, LFA-3
淋巴细胞归巢 Lymphozyten-Homing *n*
淋巴细胞归巢受体 Lymphozyten-Homing-Rezeptor *m*
淋巴细胞耗竭型 lymphozytisch-erschöpfter Typ *m*
淋巴细胞和嗜酸细胞浸润 lymphozytische und eosinophilische Infiltration *f*
淋巴细胞混合培养 Lymphozytenmischkultur *f*
淋巴细胞活化 Lymphozytenaktivierung *f*
淋巴细胞活化因子 Lymphozyt-Aktivierungsfaktor *m*(LAF)
淋巴细胞激活因子 aktivierender Faktor-Lymphozyte *f*, Lymphozyteaktivierungsfaktor *m*

淋巴细胞集积 Lymphorrhagie *f*, Lymphorrhoe *f*
B 淋巴细胞集落生成细胞 B-Lymphozytenkoloniebildungszelle *f*, B-lymphocytecolony forming cell（BL-CFC）<engl.>
T淋巴细胞集落生成细胞 T-Lymphozytenkoloniebild-ungszelle *f*, T-lymphocytecolony forming cell（TL-CFC）<engl.>
淋巴细胞间质性肺炎 lymphozytäre interstitielle Pneumonie *f*
淋巴细胞检测抗原 definiertes Antigen der Lymphozyten *n*
淋巴细胞减少［症］ Lymphopenie *f*, Lymphopenia *f*, Lym-pho（zyto）penie *f*
淋巴细胞减少性无丙球蛋白血症 lymphopenische Agammaglobulinemia *f*
淋巴细胞介导的细胞裂解 Lymphozyten-vermittelte Zelllyse *f*
淋巴细胞决定簇 Lymphozytenbestimmender Faktor *m*
淋巴细胞抗原 Lymphozyten-Antigen *n*
淋巴细胞抗原受体 Lymphozyten-Antigenrezeptor *m*
T-［淋巴］细胞抗原受体 T-Lymphozyten-Antigenempfänger *m*
T-［淋巴］细胞抗原特异性辅助因子 Antigen-spezifischer Helferfaktor der T-Lymphozyt *m*
T- 淋巴细胞克隆 T-Lymphozytenklon *m*
B-［淋巴］细胞库 B-Lymphozytenrepertoire *f*
T-［淋巴］细胞库 T-Lymphocyterepertoire *f*
淋巴细胞匮乏型 Lymphozyten-Depletion *f*
淋巴细胞瘤 Lymphozytom *n*, Lymphocytoma *n*
淋巴细胞瘤病 Lymphozytomatose *f*
淋巴细胞脉络丛脑膜炎 lymphozytäre Choriomeningitis *f*, Choriomeningitis lymphocytaria *f*
淋巴细胞脉络丛脑膜炎病毒 lymphatisches Choriomeningitisvirus *n*
淋巴细胞免疫性 Lymphozytenimmunität *f*
淋巴细胞膜免疫球蛋白 Membranimmunglobulin der Lymphozyten *n*, Oberflächenimmunglobulin der Lym-phozyten *n*
淋巴细胞母细胞化 Lymphozytenblastogenese *f*, Lym-phocytenblastogenesis *f*
B-［淋巴］细胞耐受［性］ B-Lymphozytentoleranz *f*
淋巴细胞胚细胞样转变 Lymphozytenblastogenese *f*
淋巴细胞培养反应 Lymphozyten-Kulturreaktion *f*
淋巴细胞破裂 Lymphozytorhexis *f*
淋巴细胞谱系 lymphatische Lineage *f*
淋巴细胞趋化蛋白 Lymphotactin *n*
淋巴细胞趋化性 Lymphotaxis *f*
淋巴细胞趋化因子 chemotaktischer Faktor der Lym-phozyten *m*
淋巴细胞缺乏 Alymphozytose *f*
淋巴细胞肉瘤 Lymphsarkom *n*
淋巴细胞生成 Lymphogenese *f*, Lymphozytopoese *f*,
淋巴细胞生成不能的 alymphopoetiseh
淋巴细胞生成的 lymphopoetisch
淋巴细胞生成素 Lymphopoietin *n*
B-［淋巴］细胞生长因子 B-Zellwachstumsfaktor *m*
淋巴细胞嗜碱性粒 basophiles Körnchen *n*, Delta-
B-［淋巴］细胞受体 B-Lymphozytenempfänger *m*
T-［淋巴］细胞受体 T-Lymphozytenempfänger *m*
T-［淋巴］细胞受体库 T-Lymphozyten-Empfängerrepertoire *f*
淋巴细胞受体谱 Lymphozyten-Empfängerrepertoire *f*
B-［淋巴］细胞鼠 B-Maus *f*
淋巴细胞特异蛋白酪氨酸激酶 Lymphozyte-spezifische Protein-Tyrosinkinase *f*
淋巴细胞特异蛋白酪氨酸激酶 Lymphozyte-spezifische Protein-Tyrosinkinase *f*
淋巴细胞网 Lymphozytennetz *n*
淋巴细胞为主型霍奇金淋巴瘤 Lymphozyten-prädominantes Hodgkin-Lymphom *n*
淋巴细胞萎缩 Lymphocytophthisis *f*
淋巴细胞系 Lymphozytensystem *n*, lymphozytische Serie *f*
淋巴细胞细胞毒［性］试验 Lymhpozytenzytotoxizitätstest *m*
淋巴细胞限定基因座 Lymphozyte-definierter Ort *f*, LD-Ort
淋巴细胞限定抗原 definiertes Antigen der Lymphozyten *n*
淋巴细胞消减型何杰金氏病 Morbus Hodgkin* des lym-phozytenarmen Typs *m*
淋巴细胞消减型霍奇金淋巴瘤 lymphozytenarmes Hodgkin*-Lymphom *n*
TB-［淋巴］细胞协同作用 TB-Lymphozytenzusammenarbeit *f*
TT-［淋巴］细胞协同作用 TT-lymphozytenzusammenarbeit *f*
淋巴细胞型 lymphocytischer Typ *m*
淋巴细胞型类白血病反应 lymphocytische leukämoide Reaktion *f*
淋巴细胞型胸腺瘤 Thymoma（ympho）cellulare *n*
淋巴细胞性 T 细胞恶性淋巴瘤 lymphozytisches T-zelliges bösartiges Lymphom *n*
淋巴细胞性白血病 lymphatische Leukämie *f*, lymphoide
淋巴细胞性垂体炎 lymphozytäre Hypophysitis *f*
淋巴细胞性甲状腺炎 lymphozytäre Thyr（e）oiditis *f*
淋巴细胞性结肠炎 lymphozytäre Kolitis *f*
淋巴细胞性结核［结］节 lymphoider Tuberkel *m*
淋巴细胞性浸润 lymphozytäre Infiltration *f*
淋巴细胞性泪腺涎腺慢性肿大综合征 Mikulicz* Syndrom *n*
淋巴细胞性类白血病反应 lymphozytäre leukämoide Reaktion *f*
淋巴细胞性淋巴［组织］瘤 lymphocytäres Lymphom *n*,
淋巴细胞性脉络丛脑膜炎 lymphozytäre Choriomeningitis
淋巴细胞性脉络丛脑膜炎病毒 lymphozytäres Choriome-
淋巴细胞性脉络丛脑炎病毒 lymphozytisches Choriomeningitisvirus *n*
淋巴细胞性脑膜炎 lymphozytäre Meningitis *f*
淋巴细胞性肉瘤 lymphozytisches Sarkom *n*
淋巴细胞性胃炎 lymphozytäre Gastritis *f*
淋巴细胞性血管炎 lymphozytische Vaskulitis *f*
淋巴细胞性荨麻疹 lymphozytischer Urticaria *m*
淋巴细胞亚群 Lymphozyten-Untergruppe *f*
淋巴细胞亚型 CD4 绝对值计数 Untergruppe CD4 der Lymphozyten, absolute Zählung
淋巴细胞样小细胞未分化癌 lymphozytenähnliches klein-
淋巴细胞依赖性抗体 lymphozyten-abhängiger Antikörper *m*
淋巴细胞有丝分裂因子 mitogener Faktor der Lymphozyten *m*
淋巴细胞有丝分裂增生 Lymphozytenproliferation durch Mitogen *f*
B- 淋巴细胞杂交瘤 B-Lymphozyte-Hybridoma *n*
T- 淋巴细胞杂交瘤 T-Lymphozyte-Hybridoma *n*
淋巴细胞再循环 Lymphozytenrezirkulation *f*
淋巴细胞再循环池（库） Rezirkulationsteich der Lymphozyten *m*
淋巴细胞增多［症］ Lymphozytose *f*, Lyrmphocytosis *f*,
淋巴细胞增生为主型何杰金氏病 Hodgkin* Krankheit des
淋巴细胞增生综合征伴自身免疫综合征 Canale-Smith Autoimmunes Lymphoproliferatives Syndrom *n*
淋巴细胞增殖基因 Lymphoproliferation-Gen *n*
淋巴细胞增殖试验 Lymphozytenproliferationsassay *m*
淋巴细胞转化 Lymphozytentransformation *f*, Lympho-blastentransformation *f*
淋巴细胞转化率 Lymphozytentransformationsrate *f*, Lymphoblastentransformationsrate *f*
淋巴细胞转化试验 Lymphozytentransformationstest *m*（LTT）
淋巴细胞转化因子 Lymphozytentransformatinsfaktor *m*
淋巴细胞转移反应 Lymphozytenübergangsreaktion *f*
淋巴隙 Lymphkanäle *f*
淋巴腺病 Lymphadenopathie *f*
淋巴［腺］瘤 Lymphom（adenom）*n*
淋巴腺炎 Lymphadenitis *n*

淋巴腺增生症 Adenie *f*
淋巴小结 Lymphonodulus *m*
淋巴心 Lymphoherz *n*
淋巴芯片 lympho chip Lymphochip *m*
淋巴性白血病 lymphatische Leukämie *f*, Lymphaemia *f*,
淋巴性恶病质 lymphatische Kachexie *f*
淋巴性畸形 lymphatische Malformation *f*
淋巴性间质性肺炎 lymphoide interstitielle Pneumonie *f*
淋巴性扩张 Lymphektasie *f*
淋巴性漏斗神经垂体炎 lymphatische Infundibuloneurohypophysitis *f*
淋巴性神经炎 lymphatische Neuritis *f*
淋巴性间质性肺纤维化 lymphatische interstitielle Pulmo-
淋巴性丝虫病 Lymphatische[sexuelle]Filariose *f*
淋巴学 Lympholehre *f*
淋巴循环 Lymphzirkulation *f*, Lymphokinese *f*
淋巴循环系统 Lymphatisches Kreislauf-System *n*
淋巴样 DC lymphoide dendritische Zelle *f*
淋巴样的 lymphoid
淋巴样干细胞 lymphoide Stammzelle *f*
淋巴样结构 lymphoide Struktur *f*
淋巴样巨噬细胞系统 Lymphoidmakrophagesystem *n*
淋巴样树突状细胞 lymphoide dendritische Zelle *f*
淋巴样网状细胞 lymphoide Retikulumzelle *f*
淋巴样息肉 lymphoider Polyp *m*
淋巴样息肉病 lymphoide Polypose *f*
淋巴样细胞 Lymphoidzelle *f*, Lymphoidozyt *m*
淋巴样细胞[种]类特异糖脂 lymphoid-Zelle-artiges spezifisches Glykolipid *n*
淋巴样细胞标记 lymphoide Zellmarkierung *f*
淋巴样细胞系 lymphoide Zelllinie *f*
淋巴样游走细胞 lymphoide Wanderzelle *f*
淋巴样增生 lymphoide Hyperplasie *f*
淋巴样肿瘤 lymphoider Tumor *m*
淋巴样组织细胞 lymphoide Histiozyten *m pl*
淋巴样组织诱导细胞 Lymphgewebe-Induktor-Zelle *f*
淋巴样祖细胞 lymphoide Vorläuferzelle *f*
淋巴液 Lymphoplasma *n*, Lymphe *f*
淋巴液缺乏 Alymphie *f*
淋巴液生成 Lymphogenese *f*, Lymphozytopoese *f*
淋巴溢 Lymphorrhagie *f*, Lymphorrhagia *f*, Lymphorrhoe
淋巴溢流 Lymphofluxion *f*
淋巴因子 Lymphokine *n pl*
淋巴因子激活(活化)杀伤细胞 lymphokine-aktivierte Killerzelle *f*, LAK-Zelle *f*
淋巴因子激活的杀伤细胞 Lymphokin-aktivierte Killerzelle *f*
淋巴阴囊 Lymph-Scrotum *n*
淋巴引流 Lymphdränage *f*
淋巴郁积性疣病 lymphostatisches Verrucosis *n*
淋巴郁滞 Lymphstauuug *f*, Lymphostase *f*, Lymph-blockade *f*
淋巴原细胞 Lymphogonium *n*
淋巴原性感染 lymphogene Infektion *f*
淋巴原性结核 lymphogene Tuberkulose *f*
淋巴再循环库 Rezirkulationsteich der Lymphozyten *m*
淋巴造影器 Lymphographie-Apparat *m*
淋巴造影针 Lymphbildnadel *f*
淋巴增生的 lymphoproliferative
淋巴增生性疾病 lymphoproliferative Erkrankung *f*
淋巴粘液瘤 Lymphomyxoma *n*
淋巴质 Lymphtemperament *n*
淋巴质型 Lymphart *f*
淋巴周隙 perilymphatischer Raum *m*
淋巴转移 lymphogene Metastase *f*
淋巴阻塞性尘肺 Lymphstauungspneumokoniose *f*
淋巴阻塞性溃疡 Lymphhemmendes Geschwür *n*
淋巴组织 lymphatisches Gewebe *n*, lymphoides Gewebe *n*
淋巴组织白细胞生成 Lymphadenoleukopo(i)ese *f*
淋巴[组织]病 Lymphopathie *f*, Lymphopathia *f*
淋巴组织发育不全 Alymphoplasie *f*
淋巴组织发育障碍 Lymphotismus *m*
淋巴[组织]瘤 Lymphadenom *n*, Lymphadenoma *n*
淋巴组织破坏 Lymphatolyse *f*, Lymphatolysis *f*
淋巴组织切除器 Exstirpationsgerät des lymphatischen
淋巴组织切除术 Exstirpation des lymphatischen Ge-webes *f*
淋巴组织溶解 Lymphatolyse *f*, Lymphatolysis *f*
淋巴组织溶素 Lymphatolysin *n*
淋巴组织生成 Lymphopoese *f*
淋巴组织细胞的 lymphohistiocytisch
淋巴组织细胞样间皮瘤 lymphohistiozytoides Mesotheliom *n*
淋巴组织样的 lymphoid
淋巴组织增生[病] Lymphoadenismus *m*, Lymphoade-nose *f*, Lymphoadenosis *f*
淋浴 Schauerbad *n*, Dusche *f*, Spmdelbad *n*, Regendu-
淋浴池 Duschwanne *f*
淋浴帐篷 Duschzelt *n*
琳达·理查兹 Linda Richards
磷 Phosphor *m*(P, OZ 15), Phosphorus *m*
磷[素]循环 Phosphorzyklus *m*
磷[酸]酐 Acidum phosphoricum anhydricum *n*, Phos-phorsäureanhydrid *n*
磷[酸]酰胺 Phosphoamid *n*
磷氨基脂 Phosphoaminolipid *n*
磷胺 Phosphamidon *n*
磷壁[酸]质 Teicho(n)säure *f*, Teichoinsäure *f*
磷壁酸 teichoic Säure *f*
磷壁酸分解酶 teicholytisches Enzym *n*
磷壁酸抗体 Teichonsäure-Antikörper *m*
磷剥夺试验 Phosphorentziehungstest *m*
31 磷磁共振波谱 31P magnetische Resonanz- Spektroskopie *f*
磷代谢 Phosphorstoffwechsel *m*
磷代谢失调 Stoffwechselstörung des Phosphors *f*
磷代谢紊乱 Störungen des Phosphormetabolismus *pl*
磷蛋白 Phosphoproteid *n*, Phosphoprotein *n*, Paranuk-
磷蛋白磷酸酶 Phosphoproteidphosphatase *f*
磷毒性颌骨坏死 Phosphorkiefernekrose *f*
磷肥 Phosphordünger *m*
磷肥厂 Phosphordünger-Fabrik *f*
磷酐 Phosphorsäureanhydrid *n*
磷光 Phosphoreszenz *f*
磷光碧色杆菌 Bacillus smaragdinus phosphorescens *m*
磷光测定器 Phosphoroskop *n*
磷光的 phosphoreszierend
磷光假单胞菌 Bacillus phosphorescens *m*, Pseudomonas phosphorescens *m*
磷光镜 Phosphoroskop *n*
磷光螺菌 Spirillum phosphorescens *n*
磷光体 Phosphor *m*(P)
磷化钙 Calciumphosphid *n*
磷化铝 Aluminiumphosphid *n*(ALP)
磷化铝中毒 Aluminiumphosphid-Vergiftung *f*
磷化氢 Phosphorwasserstoff *m*, Phosphin *n*
磷化氢中毒 Phosphin-Vergiftung *f*
磷化三氢 Phosphin *n*
磷化砷 Arsenphosphid *n*
磷化石灰 Phosphid-Kalk *m*
磷化物 Phosphid *n*
磷化锌 Zinkphosphid *n*
磷化锌中毒 Zinkphosphid-Vergigtung *f*

磷灰石 Apatit *m*
磷灰石尘肺 phosporite Pneumokoniose *f*
磷甲苯酚 Okresol *n*
磷甲酸盐 Foscarnet *n*
磷霉索 Phosphonomycin *n*, Fosiomycin *n*
磷钼酸 Phosphormolybdänsäure *f*, Acidum phospho- molybdaenicum *n*
磷钼酸铵 Ammoniumphosphormolybdat *n*
磷钼酸钠 Natriumphosphormolybdat *n*
磷钼酸试法 Phosphormolybdänsäure-Test *m*
磷钼酸试剂 Sonnescheins-Reagens *n*, phosphomolybdänes saures Reagens *n*
磷缺乏症 Phosphatmangel *f*
磷肉酸 Phosphorfleischsäure *f*, Nucleon *n*
磷烧伤 Verbrennung durch Phosphor *f*
磷尸碱 Phosphorptomain *n*
磷酸 Phosphorsäure *f*, Acidum phosphoricum *n*, Acidum
磷酸[三]钠 Natriumphosphat *n*, tertiäres Natriumphos-
5' 磷酸 2' 脱氧核糖 5'-Phospho-2'-Desoxyribose *f*
磷酸阿糖腺苷 vidarabine Phosphat *f*
磷酸氨基酸 Phosphoamino-Säuren *pl*
磷酸铵 Ammoniumphosphat *n*, Ammonium phosphori-cam *n*
磷酸铵镁 Ammoniummagnesiumphosphat *n*, Tripelphos-phat *n*, Magnesiumammoniumphosphat *n*
磷酸铵镁结晶 Ammoniummagnesiumphosphat-Kristall *m*
磷酸铵镁结石 Struvitcalculus *m*
磷酸奥司他韦 Oseltamivir-Phosphat *n*
1- 磷酸半乳糖 Phosphorgalaktose *f*, Galaktose-1-phosphat *n*
磷酸半乳糖[基]转移酶 Phosphogalactosyl-Transferase *n*
磷酸半乳糖尿苷酸转移酶 Phosphogalactouridyltransfe-rase *f*
磷酸钡 Bariumphosphat *n*
磷酸吡啶核苷酸 Phosphopyridin nucleotid *n*
磷酸吡哆胺 Phosphopyridoxamine *n pl*
磷酸吡哆醇 Phosphat-Pyridoxin *n*
磷酸吡哆醛 Phosphopyridoxal *n*, Pyridoxalphosphat *n*
磷酸丙糖 Phosphotriose *f*
磷酸丙糖脱氢酶 Triosephosphat-dehydrogenase *f*
磷酸丙糖异构酶 Triosephosphat-isomerase *f*(TIM)
磷酸丙酮酸 Phosphobrenztraubensäure *f*, Acidum Phos-phopyr(o)uvicum *n*
磷酸丙酮酸水合酶 phosphopyruvate Hydratase *f*
磷酸丙酮酸羧化酶 phosphopyruvate Carboxylase *f*
磷酸丙酮酸盐 Phosphopyruvat *n*
磷酸伯氨喹 Primachinphosphat *n*, Primaquinum phos-phoricum *n*
磷酸伯氨喹中海 Primachinphosphat-Vergiftung *f*
4- 磷酸赤藓糖 Erythrose-4-Phosphat *n*
磷酸单酯酶 Phosphomonoesterase *f*
磷酸胆碱 Phosphocholin *n*(PC)
磷酸胆碱脂肪酰甘油转移酶 Phosphocholin-Acylglycerol-transferase *f*
磷酸胆碱脂肪酰甘油转移酶 phosphocholine acylglycerole Transferase *f*
磷酸胆碱转移酶 Cholinephosphotransferase *f*, phosphocholine Transferase *f*
磷酸对苯二酚 quinoles Phosphat *n*
磷酸多萜醇磷酸[酯]酶 phosphopolyprenole Phosphatase *f*
磷酸多萜醇循环 phosphodolicholer Zyklus *m*
磷酸二甲酯 Dimethyl Phosphat *n*
磷酸二羟丙酮 Phosphobihydroxyazeton *n*
磷酸二氢铵 Monoammoniumphosphat *n*
磷酸二氢钡 primäres Bariumphosphat *n*, Bariumhydro-genphosphat *n*
磷酸二氢钙 Kalziumbiphosphat *n*, primäres Kalzium-phosphat *n*
磷酸二氢镉 primäres Kadmiumphosphat *n*, Kadmiumdi- hydrogenphosphat *n*
磷酸二氢钾 primäres Kaliumphosphat *n*, Kaliumdihydro-genphosphat *n*
磷酸二氢锂 primäres Lithiumphosphat *n*, Lithiumdihy- drogenphosphat *n*
磷酸二氢钠 Natriumbiphosphat *n*, Natriumdihydro-genphosphat *n*, primäres Natriumphosphat *n*
磷酸二氢锌 primäres Zinkphosphat *n*, Zinkdihydro genphosphat *n*
磷酸二氢盐 Dihydrogenphosphat *n*, primäres Phosphat *n*
磷酸二乙酯 Diethyl phosphat *n*
磷酸二酯 Phosphodiesterbindung *f*
磷酸二酯法 phosphodiester Synthese *m*
磷酸二酯键 Phosphodiester-Bindung *f*
磷酸二酯酶 Phospho-diesterase *f*
磷酸二酯酶 V 型 Phosphodiesterase-5 *f*
磷酸二酯酶 V 型抑制剂 PDE5 抑制剂 Phosphodiesterase-5-Hemmer *m*
磷酸二酯酶抑制剂 Phosphodiesterase-Hemmer *m*
磷酸二酯酶抑制药 Phosphodiesterasehemmnis *n*
磷酸泛酰[基]乙胺腺苷酰转移酶 Pantetheinphosphate *f*
磷酸泛酰巯基乙胺 Phosphopanthesin *n*
磷酸分解[作刚] Phosphorolyse *f*
磷酸辅酶 Phosphocoenzym *n*, Nicotinamid *n*
磷酸钙 phosphorsaurer Kalk *m*, Kalziumphosphat *n*, Cal-cium phosphoricum *n*
磷酸钙铵 Ammonium-Kalziumphosphat *n*
磷酸钙过多症 Phosphorenesis *f*
磷酸钙结石 Calciumphosphatcalculus *m*
磷酸钙凝胶 Kalziumphosphatgel *n*
磷酸钙转染 Kalziumphosphattransfection *f*
磷酸甘露糖 Phosphomannose *f*
磷酸甘露糖基 Phosphomannosyl *f*
磷酸甘露糖异构酶 phosphomannose Isomerase *f*
磷酸甘油 Phosphoglyzerin *n*, Acidum glycerinophospho-ricum *n*
α 磷酸甘油穿梭 α-glycerophosphater Pendelverkehr *m*
磷酸甘油穿梭系统 Glycerophosphorsäure-Pendelver-kehrsystem *n*
磷酸甘油胆碱 Glycerophosphorylcholin *n*
磷酸甘油磷脂酰转移酶 glycerolphosphate Phosphatidyltransferase *f*
磷酸甘油醛 Phosphoglyceraldehyd *n*
3- 磷酸甘油醛脱氖酶 3-Phosphoglyzerinaldehyd-dehydro-
磷酸甘油酸 Phosphoglyzerinsäure *f*
磷酸甘油酸[磷酸]激酶 phosphoglycerische Phosphokinase *f*
磷酸甘油酸变位酶 Phosphoglyzeromutase *f*, Phosphog-
磷酸甘油酸激酶 Phosphoglyzeratkinase *f*
磷酸甘油脱氢酶 glyzerophosphate Dehydrogenase *f*, phosphoglycerole Dehydrogenase *f*
α- 磷酸甘油脱氢酶 α-Glycerophosphat-dehydrogenase
磷酸甘油脂酰[基]转移酶 Glyzerophosphat-Acyltransferase *f*
磷酸甘油酯 Phosphoglycerid *n*
磷酸甘油转酰[基]酶 phosphoglycerole Transacylase *f*
磷酸甘油转脂酰[基]酶 glycerophosphate Transacylase *f*
磷酸镉 Kadmiumphosphat *n*
磷酸铬 Chromiumphosphat *n*
磷酸根 Phosphatradix *f*
磷酸根转移[作用] Transphosphorylierung *f*
磷酸汞 Quecksilberphosphat *n*
磷酸胍 Phosphoguanidin *n*
磷酸硅粘固粉(剂) silicophosphate Zement *f*
磷酸果糖 Phosphorfruktose *f*
磷酸果糖激酶 Phosphofruktokinase *f*

磷酸果糖激酶 Phosphorfruktokinase *f*(PFK)
磷酸核糖 Phosphoribose *f*
5-磷酸核糖 Ribose-5-Phosphat *n*
磷酸核糖[基]转移酶 phosphoribosyle Transferase *f*
磷酸核糖胺 Phosphoribosylamine *f*
磷酸核糖变位酶 Phosphoribomutase *f*
磷酸核糖苷 Phosphoribosid *n*
磷酸核糖激酶 Phosphoribokinase *f*
磷酸核糖焦磷酸 Phosphoribose-Pyrophosphat *n*(PRPP)
磷酸核糖焦磷酸激酶 Rlbosephosphat-Pyrophosphokinase *f*
磷酸核糖焦磷酸转氨酶 Phosphoribose-Pyrophosphat-
磷酸核糖焦磷酸转酰胺酶 Phosphoribose-Pyrophos-
磷酸核糖酰邻氨基苯酸异构酶 phosphoribosyle Anthranilatisomerase *f*
磷酸核糖异构酶 Phosphoriboisomerase *f*, Ribosephosphatisomerase *f*
5-磷酸核酮糖 5-Phosphoribulose *f*
磷酸核酮糖差向异构酶 phosphoribulose Epimerase *f*, Ribulosephosphat-epimerase *f*
磷酸核酮糖激酶 Phosphoribulokinase *f*
磷酸化[作用] Phosphorylierung *f*
磷酸化 Jun 氨基末端激酶 Phosphorylierung von Jun N-terminaler Kinase *f*
磷酸化胆碱酯酶 phosphorylierte Cholinesterase *f*
磷酸化蛋白 Phosphoprotein *n*
磷酸化蛋白质组 Phosphoproteom *n*
磷酸化酪氨酸 phosphoryliertes Tyrosin *n*
磷酸化酶 Phosphorylase *f*
磷酸化酶 B 激酶 Phosphorylase-B-Kinase *f*
磷酸化酶激酶 Phosphorylasekinase *f*
磷酸化酶磷酸[酯]酶 Phosphorylasephosphatase *f*
磷酸肌醇 Phosphoinositid *f*
磷酸肌醇 3-激酶 PI-3 激酶 Phosphatidylinositol-3-Kinase *f*
磷酸肌醇 N 脂酰鞘氨醇 Inositolphosphoceramide *f*
磷酸肌醇依赖性蛋白激酶 1/2 Phosphoinositid-abhängige Protein-Kinase 1/2 *f*
磷酸肌酸 Kreatinphosphat *n*(CP), Phosphokreatjn *n*,
磷酸肌酸激酶 Kreatin-Phosphatkinase *f*
磷酸肌酸酶 Phosphokreatinase *f*
磷酸基变位酶 Phosphomutase *f*
磷酸激酶 Phosphokinase *f*
磷酸己糖 Hexosephosphat *n*
磷酸己糖酶 Hexosephosphatase *f*
磷酸己糖酸盐 Phosphohexonat *n*
磷酸己糖脱氢酶 Hexophosphat-Dehydrogenase *f*
磷酸己糖异构酶 Phosphohexose-lsomerase *f*
磷酸甲羟戊酸激酶 phosphomevalonate Kinase *f*
磷酸钾 tertiäres Kaliumphosphat *n*, Kalium phosphori-cum tribasicum *n*
磷酸解 Phosphorolyse *f*
磷酸精氨酸 Phosphorylarginin *n*, Phosphoarginin *n*
7-磷酸景天庚[酮]糖 7-Phosphosedoheptose *f*
磷酸聚甘露糖酶 Phosphomannanase *f*
磷酸可待因 Kodeinphosphat *n*, Codeinum phosphoricum *n*
磷酸可待因糖浆 Kodeinphosphat-Sirup *m*
磷酸可卡因 Kokainphosphat *n*
磷酸奎宁 Quininphosphat *n*
磷酸喹哌 Piperaquinphosphat *n*
磷酸锂 Lithiumphosphat *n*
磷酸裂解反应 phosphoroclastische Reaktion *f*
磷酸卵磷脂酶 Phospholecithinase *f*, Phospholecithase *f*
磷酸铝 Aluminiumphosphat *n*
磷酸铝沉淀精制白喉类毒素 purifiziertes (od. gereinigtes)
磷酸铝凝胶 Aluminiumphosphat-Gel *n*

磷酸氯[化]喹[啉] Chlorochinphosphat *n*
磷酸氯化喹啉中毒 chloroquinphosphat-Vergiftung *f*
磷酸氯喹 chloroquinphosphat *n*
磷酸麦角毒碱 Ergotoxinphosphat *n*
2,3-磷酸酶 2,3-DPG Phosphatase *f*
磷酸酶 Phosphatase *f*
磷酸酶过多[症] Hyperphosphatasie *f*
磷酸酶过少[症] Hypophosphatasie (Rathbun*) *f*, Rath-bun* Syndrom *n*
磷酸镁 Magnesiumphosphat *n*, Magnesium phosphori-cum *n*
磷酸镁铵 Ammoniummagnesiumphosphat *n*
磷酸镁铵结晶 Magnesium-Ammonium-Phosphat-Kristall *m*
磷酸镁铵结石 Ammoniummagnesiumphosphatcalculus *m*
磷酸锰 Manganphosphat *n*
磷酸锰铵 Ammoniummanganphosphat *n*
磷酸脒基牛磺酸 Phosphotaurocyamin *n*
5-磷酸木酮糖 5-phosphoxylulose *f*
磷酸鸟苷 Guanosinmonophosphat *n*, GMP
磷酸镍 Nickelphosphat *n*
磷酸哌嗪 Piperazinphosphat *n*
磷酸吡咯丁胺 Pyrrolbutamine phosphat *n pl*
磷酸葡[萄]糖[同分]异构酶 Glukose-Phosphatisomerase *f*, phosphoglucose Isomerase *f*, phosphoglucoisomerase *f*
磷酸葡[萄]糖胺乙酰化酶 phosphoglucosamine Acetylase *f*
6 磷酸葡[萄]糖脱氢酶基因 glucose-6-phosphates Dehydrogenasegen *n*, G6PD
6 磷酸葡[萄]糖脱氢酶缺乏 glucose-6-phosphater Dehydrogenasemangel *m*
6-磷酸葡[萄]糖 False Glukose-6-Phosphat *n*
6-磷酸葡[萄]糖酸 6-Phosphoglukonsäure *f*(PG)
6-磷酸葡[萄]糖酸内酯 6-Phosphoglukonolakton *n*
6 磷酸葡[萄]糖脱氢酶缺陷 Glucose-6-Phosphat-Dehydrogenase-Mangel *m*, G6PDD
磷酸葡[萄]糖异构酶 Phosphoglukose-isomerase *f*(PGI)
6-磷酸葡萄糖 Glucose-6-phosphat *n*
1-磷酸葡萄糖 Glucosemonophosphat *n*, Glukose-l-phos-phat *n*, Cori* Ester *m*
磷酸葡萄糖变位酶 Phosphoglucomutase *f*
磷酸葡萄糖激酶 Phosphoglukokinase *f*
磷酸葡萄糖酶 Glucophosphatase *f*
6-磷酸葡萄糖脱氖酶缺乏 6-Phosphoglucosedehydroge-nase-Deflzienz *f*
6-磷酸葡萄糖脱氢酶 6-Phosphoglucosedehydrogenase *f*, Glukose-6-phosphat-Dehydrogenase *f*
磷酸铅 Bleiphosphat *n*
磷酸羟基丙酮酸 Phosphohydroxypyruvinsäure *f*
磷酸氢[二]银 Silberhydrogenphosphat *n*
磷酸氢钡 Bariumhydrophosphat *n*
磷酸氢二钾 sekundäres Kaliumphosphat *n*, Kaliummo-nophosphat *n*, Kalium phosphoricum *n*
磷酸氢钙 sekundäres Kalziumphosphat *n*, Kalziumhy-drogenphosphat *n*, Dikalziumphosphat *n*
磷酸氢钙结石 Brushit-Stein *m*
磷酸氢镁 sekundäres Magnesiumphosphat *n*, Magne-siumhydrophosphat *n*
磷酸球蛋白 Phosphoglobulin *n*
磷酸三[邻]甲酚酯 Triorthokresylphosphat *n*(TKP, TCP)
β-磷酸三钙 beta-Tricalciumphosphat *n*
磷酸三钙 Tricalciumphosphat *n*
磷酸三钾 Trikaliumphosphat *n*
磷酸三价锰 Manganphosphat *n*
磷酸三酯法 phosphat-triestere Synthese *f*
磷酸势 Phosphatpotential *n*
磷酸视黄醇 phosphoretinol *n*, Harzölphosphat *n*

磷酸铈 Ceriumphosphat *n*
磷酸双氢可待因 dihydrocodeines Phosphat *n*
磷酸水解酶 Phosphohydrolase *f*
磷酸丝氨酸 Phosphoserin *n*
磷酸肽 Phosphonopeptide *f*
磷酸糖酮酸 phosphoketuronic Säure *f*
磷酸铁[Ⅲ] Eisen(Ⅲ)-phosphat *n*, Ferriphosphat *n*
磷酸铜 Kupferphosphat *n*
磷酸酮[醇]酶 Phosphoketolase *f*
磷酸脱氧胞苷 Deoxycytidinmonophosphat *n*
磷酸脱氧核糖醛缩酶 Deoxyriboaldolase *f*
磷酸戊糖 Phosphopentose *f*
磷酸戊糖差向异构酶 phosphopentose Epimerase *f*
磷酸戊糖途径 Phosphopentose-Weg *m*
磷酸戊糖异构酶 phosphopentose Isomerase *f*
磷酸戊糖支(旁)路 Pentosephosphat-Weg *m*
磷酸戊酮糖差向异构酶 Phosphoketopentoepimerase *f*
磷酸西格列汀片 Sitagliptin *n*
磷酸烯醇丙酮酸 Phosphoenolbrenztraubensäure *f*, Phos-
磷酸烯醇丙酮酸羧化酶 Phosphoenolpyruvatcarboxylase *f*
磷酸烯醇丙酮酸羧激酶 Phosphenolpyruvatkarboxylase *f*
磷酸烯醇丙酮酸转磷酸化酶系统 phosphoenol Pyruvat verbundenes phosphotransferase System *n*
磷酸烯醇草酰乙酸 oxaloazetisches Acidenolphosphat *f*, phosphoenoloxaloacetische Säure *f*
磷酸烯醇式丙酮酸 Enolphosphopyruvate *f*
磷酸酰肌醇二磷酸 Phosphatidyl-Inosit- Biphosphat *n*
3′-磷酸腺苷-5′-磷酰硫酸 3′-Phosphoadenyl-5′-phosphosulfat *n*
磷酸锌 Zinkphosphat *n*
磷酸锌粘固粉 Zinkphosphatzement *m*
磷酸锌粘固粉液 Zinkphosphatzementlösung *f*
磷酸锌粘固剂 Zinkphosphatzement *n*
磷酸亚汞 Quecksilberphosphat *n*
磷酸亚铊 Thalliumphosphat *n*
磷酸亚铁 Eisen(Ⅱ)-phosphat *n*, Ferrophosphat *n*
磷酸烟酰胺腺嘌呤二核苷酸 Nikotinamidadenin-Dinukleotidphosphat *n*(NADP, TPN, CoⅡ)
磷酸盐 Phosphat *n*
磷酸盐包埋料 Phosphat-Belagerung *f*
磷酸盐沉积(着) Phosphatoptosis *f*
磷酸盐的 phosphathaltig
磷酸盐丢失性肾小管障碍 Phosphat-Verlust-Tubulostö-rung *f*
磷酸盐缓冲系统 Phosphat-Puffersystem *n*
磷酸盐缓冲盐水 Phosphatpuffer-Salzlösung *f*
磷酸盐缓冲液 Phosphatpuffer *m*
磷酸盐结石 Phosphatstein *m*, Phosphatcalculus *m*
磷酸盐尿 Phosphaturie *f*, Milchpissen *n*, Ceramuria *f*
磷酸盐性多尿症 Phosphatdiabetes *m*
磷酸盐血 Phosphatämie *f*
磷酸氧二铵 Diammoniumphosphat *n*
磷酸氧二钠 sekundäres Natriumphosphat *n*, Natriummo-
磷酸氧还素 Phosphoroxid *n*
磷酸一(单)酯酶 Phosphomonoesterase *f*
磷酸一钙 Monokalziumphosphat *n*
磷酸一氢盐 Monohydrophosphat *n*, dibasisches Phosphat *n*
磷酸乙醇胺脂肪酰甘油转移酶 PhosDhoäthanoJamin-Acylglyceroltransferase *f*
磷酸已糖激酶 Phosphohexokinase *f*
磷酸已糖酯 Phosphohexoseester *m*
磷酸银 Silberorthophosphat *n*
磷酸脂 Phosphate-Ester *m*, Phosphonolipid *m*
磷酸脂蛋白 Phospholipoprotein *n*
磷酸脂肪酰二羟丙酮 Acyldihydroxyazetonphosphat *n*
磷酸脂酶 Phospholipase *f*
磷酸脂酶过少[症] Hypophosphatasie *f*
磷酸酯合成酶 Phosphatestersynthetase *f*
磷酸酯酶 Phosphoesterase *f*
磷酸竹桃霉素 Oleandomycinphosphat *n*
磷酸筑铵钠 Natriumammoniumbiphosphat *n*
磷酸转(移)位酶 phosphate translocase <engl.>
磷酸转移酶 Phosphattransferase *f*
磷酸转乙酰酶 Phosphattransacetylase *f*
磷酸组[织]胺 Histaminphosphat *n*, Histaminum phos-phoricum *n*
磷酸钴 Kobaltphosphat *n*, Kobaltrosa *n*
磷肽 Phosphopeptid *n*
磷碳酸钙 Dahllit *n*
磷糖 Phosphorzucker *m*
磷糖蛋白 Phophoglucoprotein *n*
磷钨酸 Phosphorwolframsäure *f*(PhWS), Acidum phos-phowolframicum *n*
磷钨酸铵 Ammonium Phosphowolframat *n*
磷钨酸试剂 scheibleres Reagens *n*
磷钨酸苏木精染剂 Phosphorwolframsäure-Hämatoxylin-Farbstoff *n*
磷钨酸苏木精染色 Phosphorwolframsäure-Hämatoxylin-Färbung *f*
磷钨酸苏木素 phosphotungstisches saueres Hämatoxylin *n*
磷细菌 Phosphobacterium *n*
磷酰胺酶 Phosphatidase *f*, Phosphoamidase *f*
磷酰胺酶 Phosphoamidase *f*
磷酰胆碱胞苷酰转移酶 phosphoryle Cholin-cytidyltransferase *f*
磷酰化解磷定 phosphoryliertes Pyraloximmethiodid *n*
磷酰化作用 Phosphorylierung *f*
磷酰基 phosphoryle Gruppe *f*
磷酰[基] Phosphoryl *n*
磷消除试验 Phosphorklärungstest *m*
磷血症 Phosphoraemia *f*
磷氧比值 P/O-Quotient *m*
磷氧裂解酶 Phosphorsauerstofflyasen *pl*
磷氧铜粘固粉 Oxyphosphat des kupfernen Zementes *n*
磷营养 Phosphorernährung *f*
磷脂 Phospholi(o)id *n*, Phosphatid *n*
磷脂(类) Phospholipid *n*
磷脂沉积[症] phosphatidige Lipoidose *f*, Phosphatidli-poidose *f*, Niemann*-Pick* Krankheit *f*
磷脂蛋白 Phospholipoproteid *n*, Phospholipoprotein *n*
磷脂酶 Phosphatidase *f*, Phospholipase *f*
磷脂酶 A Phospholipase A *f*, Lipophosphodiesterase A *f*
磷脂酶 A2 Phospholipase A2 *f*
磷脂酶 B Phospholipase B *f*
磷脂酶 C Phospholipase C *f*
磷脂氢过氧化物谷胱甘肽过氧化物酶 Phospholipidhydroperoxid Glutathion-Peroxidase *f*
磷脂酸 Phosphatidsäure *f*
磷脂酸磷酸[酯]酶 phosphatidische saure Phosphatase *f*
磷脂酸盐 Phosphatidat *n*
磷脂酰[基]水解酶 phosphatidyle Hydrolase *f*
磷脂酰胆碱 Phosphatidylcholin *n*
磷脂酰胆碱-胆甾(固)醇脂酰转移酶 Phosphatidylcholin-cholesteroI-Acyltransferase *f*
磷脂酰胆碱酶 Phosphatidylcholinase *f*
磷脂酰二磷酸肌醇 Diphosphoinositid *n*
磷脂酰甘油 Phosphatidylglycerol *n*
磷脂酰甘油磷酸 Phosphatidylphosphoglycerol *n*
磷脂酰肌醇 Phosphatidylinosit *n*, Phosphatidylinositol *n*

1 磷脂酰肌醇 3 激酶 1-Phosphatidylinositol-3-Kinase *f*
磷脂酰肌醇 3- 激酶 Phosphatidylinositol 3 - Kinase *f*
磷脂酰肌醇 3- 激酶通路 Phosphatidylinositol-3-Kinase-Weg *m*
磷脂酰肌醇 4,5 二磷酸 Phosphatidylinositol 4,5-Bisphosphat *n*
1 磷脂酰肌醇 4 激酶 1-Phosphatidylinositol-4-kinase *f*
磷脂酰肌醇二磷酸 Phosphatidylinositoldiphosphat *n*, Triphosphoinositidase *f*
磷脂酰肌醇甘露糖苷 phosphatidylinositole Mannosidose *f*
磷脂酰肌醇激酶 Phosphatidylinositol-Kinase *f*
磷脂酰肌醇磷酸 Phosphatidylinositolphosphat *n*
磷脂酰基 Phosphatidyl-
磷脂酰葡萄糖 phosphatidyle Glukose *f*
磷脂酰丝氨酸 Phosphatidylserin *n*
磷脂酰糖 Glycophosphoglyceride *f*
磷脂酰乙醇胺 Phophatidyläthanolamin *n*
磷脂血[症] Phospholipidämie *f*
磷脂转移蛋白 Phospholipidübergangsprotein *n*
磷质减少 Phosphorpenie *f*
磷中毒 Phosphorvergiftung *f*, Phosphorismus *m*
磷中毒性坏死 Phosphomekrose *f*
鳞 Schuppe *f*, Squama *f*
鳞斑霉属 Malassezia *f*
鳞柄白毒伞(白鹅膏) Knollenblätterpilz-Verna *n*
鳞柄白毒伞食物中毒 Lebensmittelvergiftung durch Knollenblätterpilz-Verna *f*
鳞部 Squamöser Teil *m*, Pars squamosa *f*
鳞部顶骨的 squamoparietal, squamosoparietal
鳞翅目 Schmetterlinge *pl*, Lepidoptera *pl*
鳞翅杀菌肽 Lepidopteren *n*
鳞的 squamal(-is,-is,-e), squame(-as,-a,-um), squamös,
鳞蝶呤 Lepidopterin *f*
鳞顶缝 Sutura squamoparietalis *f*
鳞缝 Schuppennaht *f*, Sutura squamosa *f*
鳞鼓裂 Fissura squamotympanica *f*
鳞喙白蛉 Phlebotomus squamirostris *m*
鳞茎 Knolle *f*, Bulbus *m*
鳞茎状的 Knollen *m*
鳞毛病 Haarknötchenkrankheit *f*, Lepothrix (Paxton) *f*
鳞毛蕨属 Dryopteris *f*
鳞毛蕨素 Aspidin *f*
鳞片 Schuppe *f*, Knospenschuppe *f*
鳞片间区 interscale Bereich *f*, interscale Region *f*
鳞片区 Skalabereiche *pl*
鳞片样脱屑 Desquamatio membranacea *f*, Desquamatio
鳞片状碎片 Fleck *m*
鳞乳缝 Sutura squamosomastoidea *f*
鳞乳突缝 Sutura squamomastoidea *f*
鳞石英 Tridymit *n*
鳞蚊属 Psorophora *f*
鳞腺癌 Adeno-Plattenepithelkarzinom *n*
鳞屑 Schuppe *f*, Hautschuppe *f*, Squama *f*
鳞屑的 lepidotic(-us,-a,-um)
鳞屑皮脂溢 Seborrhoea squamosa *f*
鳞屑湿疹 Tetter der Washerwomens *n*
鳞屑性斑片 Skalierungsfleck *m*
鳞屑性红皮病 Erythroderma squamosum *n*
鳞屑性睑[缘]炎 Blepharitis squamosa *f*
鳞屑性睑缘炎 schuppenartige Blepharitis *f*
鳞屑性梅毒疹 Schuppenfranse *f*, squamöses Syphilid *n*
鳞屑性丘疹 schuppenartiger Papule *m*
鳞屑性湿疹 Schuppenekzem *n*, Ekzema squamosum *n*
鳞屑癣 Tetter der Washerwomens *n*
鳞屑疹 squamöse Eruption *f*, Eruptio squamosa *f*
鳞屑状痂皮 Schuppenkruste *f*, Schuppenborke *f*
鳞屑状牛皮癣 Aspidiopsoriasis *f*
鳞癣菌属 Lepidophyton *n*
鳞 - 柱交接部 Platten-Kreuzung *f*
鳞状[细胞]旋涡 schuppenartiger Wirbel *m*
鳞状(上皮)细胞癌 Plattenepithelkarzinom *n*
鳞状(屑)的 platte, squamös
鳞状[细胞]化 Plattenepithelmetaplasie *f*, Squamatisatio *f*
鳞状癌 squamöses Karzinom *n*, Carcinoma squamosum *n*
鳞状的 sqamös, squamat(-us,-a,-um)
鳞状分化 squamöse Differenzierung *f*
鳞状化生 squamöse Metaplasie *f*
鳞状结膜上皮内上皮癌 konjunktivales intraepitheliales Plattenepithelkarzinom *n*
鳞状菌托 Skala-Formungsvolva *f*
鳞状脉络膜视网膜炎 schuppeförmige Chorioretinitis *f*
鳞状毛囊角化病 squamöse follikuläre Keratosis *f*
鳞状上皮 Schuppenepithel *n*, Pflasterepithel *n*, squa-
鳞状上皮癌 Pflasterepithelkarzinom *n*, Pflasterzellkarzi-
鳞状上皮癌细胞抗原 Plattenepithelkarzinom-Antigen *n*
鳞状上皮肺癌细胞 Plattenepithelzelle des Lungenkarzinoms *n*
鳞状上皮化生 squamöse Epithelmetaplasie *f*
鳞状上皮内病变 intraepitheliale Läsion *f*
鳞状上皮细胞 squamöse Epithelzelle *f*
鳞状上皮细胞癌 epidermales Karzinom *n*, squamöses
鳞状上皮细胞假性角化 Plattenepithelparakeratose *f*
鳞状上皮增生 Hyperplasie des squamösen Epithels *f*
鳞状细胞 squamoide Zelle *f*, schuppenartige Zelle *f*
鳞状细胞癌 Carcinoma squamocellulare *n*, Carcinomasquamosum *n*
鳞状细胞癌抗原 Plattenepithelkarzinom-Antigen *m*
鳞状细胞的 squamocellulär
鳞状细胞瘤 squamöses Cytoma *n*
鳞状细胞乳头状瘤 schuppenartiger Zellenpapilloma *m*
鳞状细胞上皮癌 squamöses Epitheliom *n*
鳞状细胞珠 schuppenartige Perle *f*
膦 Phosphin *n*
膦,磷化氢 磷化氢 Phosphin *n*, Phosphorwasserstoff *m*
膦甲酸 Foscarnet *n*
膦酸类 Phosphonsäure *f*
膦酸酯 Phosphorsäureester *m*

lìn 淋

淋病 Tripper *m*, Gonorrhoe *f*(Go), Blennorrhagie *f*
淋病补体结合试验 Gonokokkenergänzungsfixierungstest *m*
淋病的 gonorrhoisch, blennorrhagisch, blennorrhagic(-us,-a,-um)
淋病奈瑟[氏]球菌 Neisseria gonorrhoeae *f*
淋病奈瑟球菌 Neisseria Gonorrhoeae *f*
淋病奈瑟氏菌 Neisseria gonorrhoeae *f*, Diplococcus gonorrhoeae *m*
淋病双球菌 Neisser* Diplococcus *m*
淋[病双]球菌 Gonococcus *m*, Diplococcus neisseri *m*
淋[病双]球菌的 gonorrhoisch, gonokokkenbezüglich
淋病性腹股沟淋巴结炎 Lymhpadenitis inguinalis gonor-rhoica *f*
淋病性关节炎 Gelenkgonorrhoe *f*, Arthritis gonorrhoica *f*
淋病性龟头炎 Balanoblennorrhöe *f*
淋病性腱鞘炎 Tenosynovitis gonorrhoica *f*
淋病性角化不良症 gonorrhoische Dyskeratose *f*, Dyske-ratosis gonorrhoica *f*
淋病性结膜炎 Conjunctivitis gonorrhoica *f*
淋病性淋巴肉芽肿 Lymphogranuloma Venereum *n*
淋病性尿道炎 Urethritis gonorrhoica *f*
淋病性前列腺炎 Prostatitis gonorrhoica *f*
淋病性神经[机能]病 Gononeurose *f*

淋病性输卵管炎 gonorrhoische Salpingitis *f*, Salpingitisgonorrhoica *f*
淋病性子宫颈炎 gonorrhoisehe Cervitis *f*, Cervitis gonor-rhoica *f*
淋病性子宫内膜炎 gonorrhoische Endometritis *f*, En-dometritis gonorrhoica *f*
淋病疣 Verruca blennorrhagica *f*
淋菌补体结合反应 Komplementfixationsreaktion für Gonokokken *f*
淋菌素 Gonococcin(e) *n*
淋菌性肛门直肠炎 gonorrohoische anale Proktitis *f*
淋菌性睾丸炎 gonorrohoische Orchitis *f*
淋菌性关节炎 gonorrohoische Arthritis *f*
淋菌性化脓性关节炎 gonorrohoische septische Arthritis *f*
淋菌性结膜炎 gonorrohoische Konjunktivitis *f*
淋菌性尿道炎 Gonokokkenurethritis *f*, gonorrhoische Urethritis *f*
淋菌性前列腺炎 Gonokokkenprostatitis *f*
淋菌性咽炎 gonorrohoische Pharyngitis *f*
淋菌性阴道炎 gonorrhoische Vaginitis *f*, Vaginitis gonor-rhoica *f*
淋球菌[菌]血症 Gonohämie *f*, Gonohaemia *f*
淋球菌补体结合试验 Gonokokkenkomplementbindungs-test *m*
淋球菌毒素 Gonotoxin *n*
淋球菌毒素的 gonotoxisch
淋球菌宫颈炎 gonorrohoische Zervizitis *f*
淋球菌脑膜炎 Gonokokkenmeningitis *f*
淋球菌噬菌体 Gonokokkenphage *f*
淋球菌心肌炎 Gonokokkenmyokarditis *f*
淋球菌心内膜炎 Gonokokkenendokarditis *f*
淋球菌性毒血症 Gonotox(in)ämie *f*
淋球菌性多关节炎 Gonokokkenpolyarthritis *f*
淋球菌性关节炎 Gonokokkenarthritis *f*
淋球菌性结膜炎 Gonokokkenkonjunktivitis *f*
淋球菌性皮炎 Gonokokkendermatitis *f*
淋球菌性前列腺炎 gonorrohoische Prostatitis *f*
淋球菌阴道炎 Gonokokkenvaginitis *f*
淋丝 Tripperiaden *m*

LING 灵铃菱羚零龄岭领另令

líng 灵铃菱羚零龄

灵[杆]菌素 Prodigiosin *n*
灵杆菌 Prodigiosus *m*, Bacillus prodigiosus *m*, Serratia
灵感 Inspiration *f*
灵感(敏)度 Sensitivität *f*
灵魂 Seele *f*
灵活型 beweglicher Typ *m*, Mobilität *f*
灵活性 Motilität *f*
灵活性,社会的 Flexibilität, soziale *f*
灵菌红素 Prodigiosin *f*
灵菌素 Prodigiosin *f*
灵猫 Viverra civetta *f*
灵猫科 Viverridae *pl*
灵猫属 Viverra *f*
灵猫香 Zibet(hum *n*) *m*
灵猫香酮 Civeston *n* Zibeton *f*
灵敏 Empfindlichkeit *f*, Sensitivität *f*
灵敏度 Empfindlichkeit *f*, Sensitivität *f*
灵敏度比较器 Empfindlichkeitskomparator *m*
灵敏度编码 Sensitivitätskodierung *f*
灵敏度分析 Empfindlichkeitsanalyse *f*, Sensitivitätsanalyse *f*
灵敏度试验 Sensitivitätstest *m*
灵敏试验 Sensitivitätstest *m*
灵巧卡 Chipkarte *f*
灵巧试验 Geschicklichkeitstest *m*
灵通性幻觉 leleologische Halluzination *f*
灵物学 Pneumatologie *f*
灵跃目 Primaten *pl*, Primates *pl*
灵长[类]间隙 Primatenlücke *f*
灵长类 Primas *m*
灵长类动物 Primaten *m pl*, Primates *m pl*
灵长类间隙 Primatenlücke *f*
灵长类天然抗体 natürliche Antikörper in den Primas *f*
灵长类血型 Primas-Blutgruppen *pl*
灵长目 Primaten *pl*, Primates *pl*
灵长目动物 Primat *m*
灵长目行为 Primasverhalten *n*
灵芝科 Ganodermataceae *pl*
灵芝属 Ganoderma *n*
铃蟾 Bombina orientalis *f*
铃蟾索 Bombesin *n*
铃蟾肽 Bombesin(Bombina) *n*
铃兰 Convallaria keishkei *f*
铃兰[毒]醇苷(甙) Convallatoxol *m*
铃兰氨酸 Azetidin-2-carbonsäure *f*
铃兰甙 Convallarin *n*
铃兰毒甙 Convallatoxin *n*
铃兰毒素 Convallatoxin *n*
铃兰苷 Convallarin *n*
铃兰根 Convallariae Radix *f*
铃兰苦甙 Convallamarin *n*
铃兰皂甙 Convallasaponin *n*
菱唇 rhombisehe Lippe *f*
菱脑峡 Isthmus rhombencephali *m*, His*Isthmus *m*
菱寰肌 rhomboatloider Muskel *m*
菱晶 prismatisches Kristall *n*
菱镁矿 Magnesit *m*
菱脑 Rautenhirn *n*, Rhombencephalon *n*, Epancephalon *n*
菱脑沟 rhombische Nut *f*
菱脑节 Rhombomer *n*
菱脑原节 Rhombomer *n*
菱铁矿 Siderit *m*
菱锌矿 Zinkspat *m*
菱形 Raute *f*, Rhombus *m*
菱形[六面]体 Rautenflächner *m*, Rhomboeder *n*
菱形的 rhombiseh, rhomboidal(-is, -is, -e), rhomboide(-us, -a, um)
菱形的夏科—雷登结晶 rhombischer Charcot*- Leyden*-Kristall *m*
菱形肌 Rautenmuskel *m*, Musculus rhomboideus *m*
菱形晶系 rhomboedrisches Kristallsystem *n*
菱形皮瓣 Rhomboid-Lappen *m*
菱形皮肤 rautenförmige Haut *f*
菱形区 Raute *f*, Rhombus *m*
菱形舌 rhombische Zunge *f*
菱形体 Rhomboeder *n*
菱形窝 Rautengrube *f*, Fossa rhomboidea *f*
菱形窝颅侧凹 Fovea cranialis fossae rhomboideae *f*
菱形窝上凹 Fovea superior Iossae rhomboideae *f*
菱形窝尾侧凹 Fovea caudalis fossae rhomboideae *f*
菱形窝下凹 Fovea inferior fossae rhomboideae *f*, Ala
菱型杂音 spindelförmiges Geräusch *n*
羚羊角 Antilopenhorn *n*
羚羊皮 Chamois Haut *f*
零 Null *f*
零 Nullschwerkraft *f*
零(备)件 Ersatzteil *m*
零[点]读数 Nullablesung *f*
零次文献 Zero-Dokument *n*
零点 Nullpunkt *m*
零点能[量] Nullpunktenergie *f*

零点调整 Nullpunkteinstellung *f*, Nulleinstenung *f*, Nul-lstellung *f*, Nullabgleich *m*
零点突变型 Nullmutante *f*
零电位(势) Nullpotential *n*, bioelektrischer Nullpunkt *m*
零度 Zer *f*/n, Nullpunkt *m*
零和冲突 Nullsummenkonflikt *m*
零基预算法 Null-Basis-Budgetierung *f*
零级[消除]动力学 Eliminationskinetik nullter Ordnung *f*
零级动力学 Kinetik nullter Ordnung *f*
零级反应 Reaktion nullter Ordnung *f*
零级反应生物转变 Biotransformation nullter Ordnung *f*
零级速率过程 Prozess von Reaktionsrate der nullten Ordnung *m*
零级转化 Transformation nullter Ordnung *f*
零价 Nullwertigkeit *f*
零件箱 Zubehörkoffer *m*
零排放 Schadstofffrei *f*
零漂现象 Phänomen der Nullpunktverschiebungen *n*
零频数法 Null-Frequenzmethode *n*
零迁移 Null-Transfer *m*
零散的 zerstreut
零时 Nullstunde *f*
零食 Leckerei *f*, Näscherei *f*, Snack *m*
零位 Nullhaltung *f*, Nullstellung *f*, Nullpegel *m*
零下冰箱 Refrigerator unter Null *m*
零线 Null-Linie *f*
零相关(无相关) Nullkorrelation *f*
零形式 Nullformatierung *f*
零因子 Nullteiler *m*
龄级 Alterklasse *f*
龄期 instar <engl.>

lǐng 岭领

岭回归分析 Kamm-Regressionsanalyse *f*
岭南臭椿醇 Malabaricol *n*
领 Manchette *f*
领鞭毛类 Choanoflagellata *f*
领导 Führung *f*
领导功能 Leitungsfunktionen *f*
领导行为理论 Verhaltensmuster-Theorie *f*
领导模式 Leadership-Modell *n*
领导效能 führende Effizienz *f*
领导心理学 Psychologie in der Führung *f*
领导者 Leiter *m*
领导者的素质 Qualität des Leiters *f*
领航者的姿势 Körperhaltung des Führers *f*
领会 Verständnis *n*
领会不能 Akatalepsie *f*
领会广度 Verständnisspanne *f*
领头链 leitende Kette *f*
领悟[心理]疗法 insight-orientierte Psychotherapie *f*
领悟阶段 Einsicht *f*
领悟心理治疗 Einsichtspszchotherapie *f*
领先(先行)(性染色体) Präzession *f*
领先时间 Vorlaufzeit *f*
领先者 Spitzenreiter *m*; Spitzenkandidat *m*; Spitzenkandidatin *f*
领袖效率 Effektivität des Leiters *f*
领养儿童 Adoptivkind *n*
领养父母 Adoptiveltern *pl*
领养家庭(寄养家庭) Pflegefamilie *f*
领养子女研究 Annahmestudie *f*
领域 Domäne *f*

lìng 另令

另件,组件,分量 Komponent *n*
令人厌恶的 abscheulich, abstoßend, widerlich

LIU 刘浏留流琉硫馏瘤柳锍六

liú 刘浏留流琉硫馏瘤

刘易斯反应(组胺试验皮肤反应) Hautreaktion *f*
刘易斯碱 Lewis-Base *f*
刘易斯酸 Lewis*Säure *f*
刘易斯现象(吞噬血浆作用) Lewis*Phänomen *n*
刘易斯血型 Lewis*Blutgruppe *f*
刘易斯血型系统 Lewis*Blutgruppensystem *n*
刘易斯岩藻糖脂 Lewis*Fucolipid *m*
浏览 Überfliegen *n*/Durchstöbern *n*, Verbiss *m*
浏览文档 Überfliegen von Dokumenten *n*
留点温度计 stationären Punkt-Thermometer *n*
留点温度计 stationäres Punkt-Thermometer *n*
留钾利尿药 Kalium-Konservierungsdiuretika *n pl*
留兰香(绿薄荷) Mentha spicata *f*, Mentha viridis *f*, Grüne Minze *f*, Ährenminze *f*
留验期 Quarantäne-Zeit *f*
留置导[尿]管 Verweilsonde *f*, Verweilkatheter *m*
留置导管 Dauerkatheter *m*, Verweilkatheter *m*
留置导尿管 Dauerkatheter *m*, Verweilkatheter *m*
留置缝线固定夹 Verweilnahtfixator *m*, Dauernahtfixator *m*, Haltenaht-Fixateur *m*
留置静脉内导管 innewohnende intravenösen Katheter *m*
留置尿管 Dauerkatheter *m*
留置术缝[合]针 Retention-Nähnadel *f*
留置术缝合针 Dauernähnadel *f*
留置探子 Verweilsonde *f*, Dauersonde *f*, Dauerschallpegel *m*
流 Strömung *f*
流鼻涕 Rhinorrhoea *f*, Phlegmatorrhagie *f*
流变变化 rheologischer Wechsel *m*
流变性 rheologische Eigenschaft *f*
流变学 Rheologie *f*
流变学家 Rheologe *m*
流产 Fehlgeburt *f*, Abort *m*, Abortus *m*, Partus abortivus *m*
流产[菌]素 Abortin *n*
流产布鲁氏[杆]菌 Brucella abortus *f*, Bacillus abortus *m*
流产布鲁菌菌苗 Impfstoff gegen Brucella abortus *m*
流产布鲁氏菌肺炎 Brucella abortus-Pneumonie *f*
流产出血 Blutung nach Abtreibung *f*
流产的 abortiv, abortiv (-us, -a, um), ektrotisch
流产的胎盘 Fehlleitungsplazenta *f*
流产杆菌 Abortbacillus *m*, Bacterium abortus *n*
流产杆菌检查器 Untersuchungsgerät für Abortbacillen *n*
流产感染 septische Abtreibung *f*
流产合并感染 septischer Abort *m*
流产后的 postabortiv
流产率 Abortrate *f*
流产钳 Abortzange *f*
流产热 Brucellosis *f*, Brucellose *f*
流产溶原性 abortive Lysogenie *f*
流产胎 Abortus *m*
流产物 Abortei *n*
流产吸引器 Abortsaugenapparat *m*
流产型 aborive Type *f*
流产转导 abortive Transduktion *f*
流畅 fließen, strömen, rinnen
流畅性 Flüssigkeit/Geläufigkeit *f*
流程图 Flußdiagramm *n*, Programablaufplan *m*
流程图特性 Eigenschaften des Flussdiagramm *pl*
流出 Ausströmung *f*, Abgang *m*, Fluxus *m*, Efflux *m*
流出道 efferente Traktus *m*, Ausflußtrakt *m*

流出道阻塞 Ausflusstraktobstruktion *f*
流出的 profluens, ausströmend
流出时间 Ausflußzeit *f*
流出水 Ausfluß *m*
流出物 Fluß *m*, Fluor *m*
流传广的 weft-ausbreitend
流弹 verirrte Kugel *f*
流荡癖 Nomadentum *n*, Nomadismus *m*
流点 Fließpunkt *m*, Fließgrenze *f*
流电 Galvanismus *m*
流电病变 Galvanismus *m*, galvanische Läsion *f*
流电刺激 galvanischer Schock *m*
流电催眠法 Galvanohypnotismus *m*
流电感应电的 galvanofaradeisch
流电感应电疗法 Galvanofaradisation *f*
流电肌肉的 galvanomuskulär
流电疗法 Galvanotherapie *f*, Galvanisation *f*
流电神经的 galvanonervös
流电试验 galvanischer Test *m*
流电收缩性 Galvanokontraktilität *f*
流电睡眠疗法 Galvanohypnotismus *m*
流电学 Galvanismus *m*
流电针术 Galvanoakupunktur *f*
流动 Strömung *f*, Flux *m*, Fluxo (n) *f*
流动X线诊断车 mobiler Röntgendiagnostikwagen *m*
流动比率 Liquiditätsgrad *m*, Liquiditätskoeffizient *m*, Liquiditätsquote *f*
流动的 mobil, mobil(-is, -is, -e), fluid(-us, -a, -um), li-quid(-us, -a, -um)
流动电流 strömender Strom *m*, Strömungsstrom *m*
流动电位(势) Strömungspotential *n*
流动法 Strömungsmethode *f*
流动柑 mobile Phase *f*
流动供膳分队 mobile Food-Service-Einheit *f*
流动冠心病医护 mobile Koronaröberwachungsstation *f*
流动基因 Fließgen *n*
流动记忆广度 laufende Gedächtnisspanne *f*
流动监测站 mobile Überwachungsstation *f*
流动率 Fluktuationsrate *f*
流动脑 mobiles Gehirn *n*
流动排放源 mobile Emissionsquelle *f*
流动人口 dynamische Population *f*
流动式二氧化碳激光器 Fließ-CO_2-Gas-Laser *m*
流动双色性 Flow-Dichroismus *m*
流动双折射 strömungsdoppelbrechung *f*
流动污染源 mobile Verunreinigungsquelle *f*
流动吸收池 Durchflußzelle *f*, Durchflussküvette *f*
流动显微荧光计 Fließmikrofluorometer *m*
流动相 mobile Phase *f*, fließende Phase *f*
流动相关增强 flow-orientierte Weiterentwicklung *f*
流动相离子色谱法 Ionenchromatographie der mobilen Phase *f*
流动镶嵌模型 flüßiges Mosaikmodell *n*
流动型复合树脂 fließfähiges Komposit *n*
流动性 Flossigkeit *f*, flössige Eigenschaft *f*
流动血细胞计数器 Flößzytometer *m*, Strömungszyto- Meter *m*
流动压力 Strömungsdruck *m*, Flüßdruck *m*
流动蒸气[灭菌]法 strömende Dampfsterilisation *f*
流动注射分析法 Fließinjektionsanalyse *f*
流动注射分析仪 Fließ-Injektions-Analysator *m*
流动资产 Umlaufvermögen *n*
流放 Transport *m*/Beförderung *f*/Verkehrswesen *n*
流分 Fraction *f*/ Bruchteil *m* /Bruch *m*
流感 Grippe *f*, Influenza *f*, epidemische Grippe *f*, echte Grippe *f*
流感病毒 Influenzavirus *n*
流感病毒肺炎 Influenza Virus-Pneumonie *f*
流感病毒血凝素糖蛋白 Glykoproteine des Influenzavirus-Hämagglutinin *pl*
流感病毒疫苗 Influenzavirus-Impfstoff *m*
流感的 grippal, grippös
流感杆菌 Influenza- bazillus *m*
流感灭活病毒疫苗 InaktivierteInfluenza-Impfstoff *m*
流感嗜血杆菌 Haemophilus-influenzae (HI) *f*
流感嗜血杆菌b多糖疫苗 Haemophilus influenzae Typ b Polysaccharid *n*
流感嗜血杆菌b结合疫苗 Haemophilus influenzae Typ b-Konjugatimpfstoff *m*
流感嗜血杆菌脑膜炎 Haemophilus influenzae Meningitis *m*
流感嗜血杆菌性蜂窝组织炎 Zellulitis via Haemophilus influenzae *f*
流感性肺炎 Influenzapneumonie *f*, grippale Pneumonie *f*
流感性脑炎 grippale Enzephalitis *f*
流感样病例 Influenza-ähnliche Erkrankung *f*
流感疫苗 Influenza-Impfung *f*
流干 Abfluß *m*
流管 Strömungsrohr *n*
[流行病]流行 Epidemie *f*
流行 Epidemie *f*, Ausbruch *m*, Prävalenz *f*
流行[过程] epidemiseher Prozeß *m*
流行病 Seuche *f*, epidemische Krankheit *f*, Massener-krankung *f*, Loimia *f*
流行病动力学 epidemiologische Dynamik *f*
流行病发生 Epidemiogenese *f*
流行病区 epidemische Area *f*, epidemisches Gebiet *n*
流行病学 Epidemiologie *f*, Loemologie *f*
流行病学报警系统 epidemiologische Warnsystem *n*
流行病学方法 epidemiologische Methode *f*
流行病学分析 epidemiologische Analyse *f*
流行病学观察 epidemiologisehe Beobachtung *f*
流行病学家 Epidemiolog *m*
流行病学监视 epidemiologische Uberwachung *f*
流行病学三角 epidemiologisches Dreieck *n*
流行病学特征 epidemiologische Datum *n*
流行病学调查 epidemiologische Besichtigung *f*, epide-miologische Untersuchung *f*
流行病学调查中心的抑郁量表(美国流行病学调查中心的抑郁量表) Depressionsskala des Zentrums für epidemiologische Studien *f*
流行病学研究 epidemiologische Studie *f*
流行病学研究设计 epidemiologische Forschungsdesign *n*
流行病学研究质量管理规范 gute epidemiologische Praktis *f*
流行病学侦察 epidemiologische Erkundung *f*
流行病学治疗 epidemiologische Behandlung *f*
流行病志 Epidemiographie *f*
流行的 epidemiseh, epidemic (-us, -a, -um)
流行过程 epidemischer Prozess *m*
流行扩散 epidemische Ausbreitung *f*
流行率 Häufigkeitsrate *f*, epidemische Rate *f*, Prävalenz-rate *f*
流行曲线 epidemisehe Kurve *f*
流行性 Durchseuchung *f*, epidemische Eigenschaft *f*
流行性斑疹伤寒 epidemisehes Fleckfieber *n*, klassisches
流行性剥脱性皮炎 epidemische exfoliative Dermatitis *f*,
流行性出血热 epidemisches hämorrhgisches Fieber *n*
流行性出血性结膜炎 Conjunktivitis epidemica haemor-
流行性痤疮 Akne-Epidemie *f*
流行性的 epidemisch, epidemic (-us, -a, -um)
流行性腹泻 Diarrhoea epidemica *f*
流[行性]感[冒] Grippe *f*, Influenza *f*
流[行性]感[冒]病毒 Grippevirus *n*, lnfluenzavirus *n*, My-

xovirus influenzae *n*
流[行性]感[冒]的 grippös, grippal
流[行性]感[冒]杆菌性脑膜炎 influenzabazilläre Meningitis *f*
流[行性]感[冒]后的 postgrippal
流[行性]感[冒]性肺炎 Influenzapneumonie *f*, Grippepneumonie *f*
流[行性]感[冒]性喉炎 Influenzalaryngitis *f*
流[行性]感[冒]性脑膜炎 Influenzameningitis *f*
流[行性]感[冒]性气管炎 Influenzatracheitis *f*
流[行性]感[冒]性支气管炎 Influenzabronchitis *f*
流[行性]感[冒]疫苗 Influenza-Impfstoff *m*
流[行性]感[冒嗜血]杆菌 Influenzabakterium *n*, Influen-
流行性感冒病毒 Influenza-Virus *n*
流行性膈胸膜痛 epidemische diaphragmatische Pleural-gie *f*
流行性关节红斑 Erythema arthriticum epidemicum *n*,
流行性坏疽性直肠炎 Proctitis epidemica gangraenosa *f*
流行性霍乱 Cholera epidemica *f*, Cholera asiatica *f*
流行性肌痛 epidemische Myalgie *f*
流行性肌炎 Myositis epidemica *f*
流行性脊髓灰质炎 Poliomyelitis epidemica *f*
流行性甲型脑炎 A-Enzephalitis *f*
流行性角结膜炎 Keratokonjunktivitis epidemica *f*
流行性角膜结[合]膜炎 Keratokonjunktivitis epidemica *f*
流行性角膜结膜炎 epidemische Keratokonjunktivitis *f*
流行性结膜炎 epidemische Konjuuktivitis *f*, Conjuuctivi-tis contagiosa *f*
流行性卡波西肉瘤 epidemisches Kaposi-Sarkom *n*
流行性卡他性黄疸 epidemisehe katarrhalische Gelbsueht
流行性毛细支气管炎 epidemische Capillarbronchitis *f*
流行性灭疱疮 epidemischer Pemphigus *m*, Pemphigus
流行性脑[脊]膜炎 epidemische Zerebrospinalmeningitis
流行性脑脊[髓]膜炎 Meningitis (cerebrospinalis) epidemica *f*
流行性脑脊[髓]膜炎菌苗 epidemische Meningitisvakzine *f*
流行性脑脊髓膜炎四联球菌 Tetracoccus intracellularis *m*
流行性脑脊髓炎 epidemische Enzephalomyelitis *f*, Mye-
流行性脑炎 epidemische Enzephalitis *f*, Encephalitis
流行性脑炎病毒 epidemisches Encephalitisvirus *n*
流行性蔷薇疹 Rubella *f*, Roseola epidemica *f*
流行性腮腺炎 epidemische Ohrspeicheldrüsenentzün-dung *f*, epidemische Parotitis *f*, Mumps *m*
流行性腮腺炎病毒 Mumpsvirus *n*
流行性腮腺炎病毒活疫苗 Mumpsvirus-Lebendimpfstoff *m*
流行性腮腺炎病毒减毒活疫苗 attenuierter Mumpsvirus-Impfstoff *m*
流行性腮腺炎病毒灭活疫苗 Mumpsvirus-Totimpfstoff *m*
流行性腮腺炎病毒性脑炎 Mumpsvirus-Enzephalitis *f*
流行性腮腺炎-风疹减毒活疫苗 Mumps-Röteln-Lebendimpfstoff *m*
流行性腮腺炎活病毒疫苗 Mumpsvirus-Lebendimpfstoff *m*
流行性腮腺炎活疫苗 Mumps-Lebendimpfstoff *m*
流行性腮腺炎接种 Mumps-Impfung *f*
流行性腮腺炎免疫法 Mumps-Immunisierung *f*
流行性腮腺炎免疫球蛋白 Mumps-Immunglobulin *n*
流行性腮腺炎灭活疫苗 Mumps-inaktivierter Impfstoff *m*
流行性腮腺炎皮试抗原 Mumps Hauttest-Antigen *n*
流行性腮腺炎性多神经病 epidemische Mumps-Polyneuropathie *f*
流行性腮腺炎性脑脊髓炎 Mumpsencephalomyelitis *f*
流行性腮腺炎性脑膜脑炎 Mumps-Meningoenzephalitis *f*
流行性腮腺炎性脑膜炎 Mumpsmeningitis *f*
流行性腮腺炎性脑炎 Mumps-Enzephalitis *f*
流行性腮腺炎性胰腺炎 Mumps-Pankreatitis *f*
流行性腮腺炎疫苗 Mumps-Impfstoff *m*
流行性水肿 Wassersucht-Epidemie *f*
流行性舞蹈病 Chorea epidemica *f*, Choreomanie *f*
流行性小儿麻痹症 epidemische Kinderlähmung *f*
流行性歇斯底里 Hysterie-Epidemie *f*
流行性胸肌痛 epidemische Pleurodynie *f*, Drangedal-Krankheit *f*, Lungenstich *m*
流行性胸膜痛 epidemische Pleurodynie *f*, Bomholmer-
流行性胸膜炎 Pleuritis epidemica *f*
流行性胸痛 epidemische Myalgie *f*, Bornholmer-Krank-heft *f*
流行性眩晕 epidemischer Schwindel *m*, Vertigo epidemi-ca *f*
流行性乙型脑炎 Japan-B-Enzephlitis *f* (JBE, JE), Encepha-
流行性乙型脑炎病毒 Japan-B-Enzephalitis-Virus *n* (JBE-)
流行性乙型脑炎疫苗 JBE-Vakzine *f*, Japan-B-Enzephlitis-vakzine *f*
流行性癔病 epidemische Hysterie *f*
流行性婴儿麻痹 epidemische Poliomyelitis *f*, epidemis-che Infantilparalyse *f*
流行性疹 lnfluenzausschlag *m*
流行性支气管炎 epidemische Bronchitis *f*
流行因素 epidemischer Faktor *m*, Genius epidemicus *m*
流行指数 epidemischer Index *m*
流行株 pidemischer Stamm *m*
流化床包衣 Wirbelsintern *n*
流化床反应器 Fließbett-Reaktor *m*, Wirbelbett-Reaktor *m*
流化床干燥法 Fließbett-Trocknung *f*, Wirbelbett-Ent-feuchtung *f*
流化床制粒 Wirbelschichtgranulierung *f*
流加式培养 Fed-Batch-Kultur *f*
流浸膏 Fluidextrakt *m*, Fluidextraktum *n*, Extractum
流浸膏剂 Fluidextrakt *m*, Fluidextractum *n*
流空 Flussauslöschung *f*
流控技术 Fluidik *f*
流浪者病 Vagabunden-Krankheit *f*
流泪 Augenfluß *m*, Lakrimation *f*, Dakryostagma *n*, Dakryostagon *n*
流泪伴视力下降 Tränen mit nachlassender Sehkraft *n*
流泪反射 Tränenreflex *m*
流利 Geläufigkeit *f*, Zungenfertigkeit *f*
流量 Durchströmungsmenge *f*, Durchflußvolumen *n*,
流量(矢量)可视化 Fluss-Visualisierung *f*
流量比色汁 Strömungskolorimeter *n*
流量表 Durchflussmesser *n*
流量测量 Durchflussmessung *f*
流量触发(器) flowtrigger *m*
流量传感器 Strömungssensor *m*
流量计 Durchflussmesser *m*, Strömungsmesser *m*
流量计 Strömungsmesser *m*, Durchströmungsmesser *m*
流量均衡器 Strömungsausgleichsgerät *n*
流量控制(调节)阀 Strömungssteuerventil *n*
流量控制阀 False Strömungssteuerventil *n*
流量控制器 Strömungskontroller *m*
流量容积环 Fluss-Volumen-Schleife *f*
流量-容积曲线 Fluss-Volumen-Kurve *f*
流量式粘度计 Strömungsviskosimeter *n*
流量调节开关 Strömungskontrollventil *n*
流量调节开关 Strömungssteuerventil *n*, Strömungskontrollschalter *m*
流量调节器 Durchflussregler *m*
流量仪表 Durchflussmesser *m*, Strömungsmesser *m*
流量指示器 Strömungsindikator *m*, Fließindikator *m*
流率(速) Strömungsgeschwindigkeit *f*, Fließgeschwindig-keit *f*
流氓行为杀人 Mord durch Hooliganismus *m*
流明 Lumen *n*
流脑 Meningokokkenmeningitis *f*, epidemische Encepha-lifts *f*

流脑提纯菌苗 gereinigte (od. purifizierte)Meningokok-kenvakzine *f*
流[质饮]食 flüssige Nahrung *f*, flüssige Diät *f*, Saftkur *f*
流脑预测 Voraussage der epidemischen Encephalitis *f*
流气式 2π 计数管 Strömungs-2π-Zählrohr *n*
流气式计数管 Strömungszählrohr *n*
流入 Einmündung *f*, Influx *m*, Zufluß *m*, Zustrom *m*
流入道 Einflußkanal *m*
流入量 Zuflußmenge *f*, Einflußmenge *f*
流入相关增强 流动相关增强效应 stromorientierte Verstärkung *f*
流失 Abfluß *m*
流式核型分类仪 Durchflusszytometrische Karyotypisierung *f*
流式细胞[计量]术(计数法) Durchflusszytometrie *f*
流式细胞测定法 Durchflusszytometrie *f*
流式细胞光度计 Zytometrie *f*
流式细胞光度术 Flow-Zytophotometrie *f*
流式细胞计 Durchflusszytometrie *f*
流式细胞术 Durchflusszytometrie *f*
流式细胞仪 Durchflusszytometrie *f*
流式显微荧光测定法 Fluss-Micro-Fluorometrie *f*
流式血细胞计数器 Durchflusszytometrie *f*
流水作业 Fließarbeit *f*
流苏树属 Chionanthus *m*
流速 Strömungsgeschwindigkeit *f*
流速程序高效液相色谱法 Durchfluss-Programmierung-Hochleistungsflüssigchromatographie *f*
流速触发 Strom-ausgelöst
流速计(表) Strömungsmesser *m*, Flüssigkeitsdurchfluß- messer *m*
流速型流量计 Stromdurchflußmesser *m*, Stromdurch-flußmeßgerät *n*
流体(质) Flüssigkeit *f*
流体动力的 hydrodynamisch
流体动力学 Hydrodynamik *f*, Hydrokinetik *f*
流体动力学聚焦 hydrodynamisches Focusing *n*
流体动力学扩散 hydrodynamische Diffusion *f*
流体动力压力 hydrodynamischer Druck *m*, Staudruck *m*
流体分布 Strömungsverteilung *f*
流体计量器 Flüssigkeitsmeter *n*
流体剂量计 Flüssigkeitsdosimeter *n*
流体静力的 hydrostatisch
流体静力学 Hydrostatik *f*
流体静力学效应 hydrostatische Wirkung *f*
流体静力学性水肿 hydrostatisches Ödem *n*
流体静压力 hydrostatischer Druck *m*
流体静压强 hydrostatischer Druek *m*
流体力学 Strömungslehre *f*, Hydromechanik *f*, Rheodyna- mik *f*
流体流 Fluidströmung *f*
流体能力 fluiden Fähigkeiten *pl*
流体通风巩膜接触镜 flüssigkeit-belüftete sklerale Kontaktlinse *f*
流体镶嵌模型 Fluid-Mosaikmodell *n*, Flüssig-Mosaik-Modell *n*
流体镶嵌膜 Fluid-Mosaikmembran *f*
流体压力 Fluiddruck *m*
流体压力计 Manometer *n*
流体智力 fluide Intelligenz *f*
流体状态监测 Fluid-Status-Monitoring *n*
流涕 Schnupfen *m*
流调用抑郁自评量表 Selbst-Rating-Skala der Depression für Epidemiologische Studie *f*
流调中心用抑郁量表(流调中心抑郁量表) Depressionsskala des Zentrums für epidemiologische Studien *n*
流通性脑积水 kommunizierender Hydrocephalus *m*
流通蒸汽法 freifließender Dampf *m*
流通蒸汽灭菌法 Arnoldsterilisation *f*, Strömungsdampf-sterilisation *f*
流通蒸汽灭菌器 Strömungsdampfsterilisator *m*, Arnold-kochapparat *m*
流下 Defluvium *n*, Defluxio *f*
流涎 Speichelfluß *m*, Salivation *f*, Sialose *f*
流涎的 peichelflüssig
流涎症 Ptyalismus *m*, Sialismus *m*
流线 Stromlinie *f*
流线单道谱仪 stromlinienförmiges Einfachkanalspektrometer *m*
流线型 Stromlinie *f*, Strömungslinie *f*
流星恐怖 Meteorophobie *f*
流星体 Meteorit *m*
流血 Haemorrhagie *f*, Blutausfluß *m*
流血的 blutig, verflucht, verdammt
流注[性]脓肿 Senkungsabszeß *m*
琉喜安沙门氏菌 Salmonella luciana *f*
硫 Schwefel *m*(S), Sulfur *n*(S, OZ 16)
硫(磺)酰氯 Sulfonylchlorid *n*
硫[代]牛磺酸 Thiotaurine *f*
硫[代]羟乙酸铋钠 Thioglykolsäurewismutnatrium *n*
硫[代]氰酸 Schwefelblausäure *f*, Thiocyansäure *f*, Rho-daninsäure *f*
硫[代]氰酸铬铵 Ammoniumchromthiocyanat *n*
硫[代]氰酸盐测定法 Thiocyanat-Methode *f*, Thiocyanat-Test *m*
硫[代]氰酸银 silberthiocyanat *n*
硫[化]血红蛋白 Sulfhämoglobin *n*
硫[化]血红蛋白血[症] Sulghämoglobinämie *f*
硫[脑]苷脂 Sulfatid *n*
硫[脑]苷脂沉积症 Sulfatidosis *f*
硫[脑]苷脂硫酸酯酶 Sulfatidate-Sulfatase *f*
硫[脑]苷脂酶 Sulfatidase *f*
硫祜 Thioalbumose *f*, Thioproteose *f*
硫阿米妥 Thiamylal *n*
硫安布新(丁氨苯脲)(抗麻风药) Thiambutosin *n*
硫氨脲 Thiosemicarbazid *n*
硫胺 Thiamin *n*
硫胺[索] Thiamin *n*, Aneurin *n*, Vitamin B *n*
硫胺蛋白酶 Thiaminoproteinenzym *n*
硫胺分解酶 Thiaminase *f*
硫胺焦磷酸 Diphosphothiamine *f*
硫胺素 Thiamin *n*
硫胺素单磷酸 Thiaminmonophosphat *n*
硫胺素焦磷酸 Thiaminpyrophosphat *f*
硫胺素焦磷酸酶 Thiaminpyrophosphatase (TPP) *f*
硫胺素缺乏病 Thiaminmangel *m*
硫胺素缺乏综合征 Thiamin-Mangel-Syndrom *n*
硫胺素羧酸 Thiamincarboxylsäure *f*
硫胺羧酸 Thiamincarbonsäure *f*
硫胺索酶 Thiaminase *f*, Thiaminpyridinylase *f*
硫胺荧 Thiochrom *n*
硫巴比妥 Thiobarbitalum *n*
硫巴比妥酸盐 Thiobarbiturat *n*
硫白色的 schwefligweiß
α-硫胞嘧啶 Thiocytosin *n*
硫必利 Tiapride *f*
硫丙拉嗪 Thioproperazin *n*
硫撑二苯胺 Thiodiphenylamin *n*
硫醇 Thioalkohol *m*, Merkaptan *n*, Thiol *n*
硫醇型 Thioalkohol-Typ *m*
硫醇盐 Thiolat *n*, Merkaptid *n*
硫醇转乙酰酶 Thioltransacetylase *f*
硫醋腙 Thiosemicarbazon *n*
硫代[酸]化合物 Thiosalz *n*, Thioverbindung *f*
硫代氨基甲酸酯 Thiocarbamat *n*
α-硫代巴比妥酸 α-Thiobarbitursäure *f*

硫代苯酚 Thiophenol *n*
硫代醋酸 Thioessigsäure *f*
硫代二苯胺 Thiodiphenylamin *n*
硫代二乙酸 Thiodiessigsäure *f*
硫代甘油 Thioglycerin *n*
硫代光气 Thiophosgen *n*
硫代甲酚 Thiocresol *n*
硫代间苯二酚 Thioresorcin *n*
硫代磷酸酯 Thiophosphat *n*
硫代膦酸 Phosphonothiolat *n*
硫代硫酸 Thioschwefelsäure *f*, Acidum thiosulfuricum *n*
硫代硫酸铵 Ammoniumthiosulfat *n*
硫代硫酸钡 Bariumthiosulfat *n*
硫代硫酸钙 Kalziumthiosulfat *n*
硫代硫酸钾 Kaliumthiosulfat *n*
硫代硫酸金钠 Goldnatriumthiosulfa *n*
硫代硫酸镁 Magnesiumthiosulfat *n*, Magnesium subsul-
硫代硫酸钠 Natriumthiosulfat *n*, Natrium thiosulfuricum
硫代硫酸铅 Bleithiosulfat *n*
硫代硫酸盐 Thiosulfat *n*
硫代硫酸盐 - 枸橼酸盐 - 胆盐 - 蔗糖 Thiosulfat Citrat Gallensalze-Saccharose *f*
硫代硫酸银 Silberthiosulfat *n*
硫代硫酸转硫酶 Thiosulfattranssulfurase *f*
6- 硫代鸟嘌呤 6-Thioguanin *n*
硫代嘌呤 S- 甲基转移酶 Thiopurin-S-Methyltransferase *f*
硫代嘌呤甲基转移酶 Thiopurinmethyltransferase *f*
硫代苹果酸 Thiomalaminsäure *f*
硫代苹果酸金钠 Myochrysine *f*, Gold-Natrium-Thiomalat *f*
硫代苹果酰胺酸 Thiomalamidsäure *f*
β- 硫代葡萄糖苷酶 Glucosinase *f*
硫代葡萄糖金 Goldthioglukose *f*, Aurothioglukose *f*, Sol-ganal *n*
硫代葡萄糖酸盐 Glucosinolat *n*
硫代鞘糖脂 Sulphoglycosphingolipid *n*
硫代氰酸铵 Ammoniumrhodanid *n*, Ammoniumthiocy-anat *n*
硫代乳酸 Thiomilchsäure *f*
硫代酸 Sulfosäure *f*, Thiosäure *f*
硫代梭曼 Thiosoman *n*
硫代乙酸钠 Thioglykolsäurenatrium *n*
硫代乙酰胺 Thioacetamid *n*
硫丹 1,2,3,4,7,7- 六氯双环[2.2.1]庚 -2- 烯 -5,6- 双羟甲基亚硫酸酯 Endosulfan *n*
硫蛋白 Schwefel-Protein *n*
硫氮杂苯 Thiazin *n*
硫碘疗法 Thiojodotherapie *f*
硫靛酸盐 Sulfindigotat *n*
硫发热疗法 Sulfopyretotherapie *f*
硫放线菌素 Sulfactin *n*, Thiomycin *n*
硫甘醇 Thioglycol *n*
硫苷 Thioglycosid *n*
硫杆菌科 Thiobacteriaceae *pl*
硫高铁血红蛋白 Sulfhämoglobin *n*
硫固定[作用] Thiopexie *f*
硫含量测定器 Schwefelbestimmungsgerät *n*
硫琥珀酸钠 Natriumsulfosuccinat *f*
硫华 Schwefelblüte *f*, Schwefelblume *f*, sublimierter
硫化 Schwefeln *n*, Sulfuration *f*, Sulfurierung *f*
硫化氨钠 Natriumsulfhydrat *n*, Natriumhydrosulfid *n*
硫化铵 Schwefelammon(ium) *n*, Ammoniumsulfid *n*,
硫化钡 Schwefelbarium *n*, Bariumsulfid *n*
硫化钙 Schwefelkalzium *n*, Kalziumsulfid *n*, Calcium sul-
硫化镉 Schwefelkadmium *n*, Brillantgelb *n*, Kadmium-sulfid *n*
硫化镉光电管 Kadmiumsulfid-Widerstandszelle *f*
硫化汞 Quecksilbersulfid *n*, Zinnober *m*
硫化钾 Kaliumsulfid *n*, Kalium sulfuratum *n*, Sulfuretum
硫化镁 Magnesiumsulfid *n*
硫化锰 Mangansulfid *n*
硫化钠 Natriumsulfid *n*, Natrium sulfuratum *n*
硫化钠试剂 Natriumsulfid-Reageas *n*
硫化镍 Nickelsulfid *n*
硫化铅 Bleisulfid *n*, Plumbum sulfuratum *n*
硫化铅试池 Bleisulfid-Detektorzelle *f*
硫化氢 Schwefelwasserstoff *m*, Hydrogensulfid *n*, Acidum
硫化氢铵 Ammoniumhydrosulfid *n*
硫化氢沉淀法 Hydrogensulfid-Präzipitationsmethode *f*
硫化氢解酶 Sulfhydrylenzym *n*, Sulfhydrylase *f*
硫化氢酶 Sulfhydrylase *f*
硫化氢尿 Hydrothionurie *f*
硫化氢试验 Hydrogensulfid-Test *m*
硫化氢污染 Verunreinigung durch Wasserstoffsulfid *f*
硫化氢血 Hydrothionämie *f*
硫化氢中毒 Schwelelwasserstoff-Vergiftung *f*, Sulfohy- drogenismus *m*, Sulfhydrismus *m*
硫化氢组 Hydrogensulfid-Gruppe *f*
硫化染料 Schwefelfarbstoff *m*
硫化双羟基溴苯 Bisoxy-Bromphenylsulfid *n*
硫化羰 Carbonylsulfid *n*
硫化羰络铂 Platincarbonylsulfid *n*
硫化铁 Ferrisulfid *n*
硫化铜 Cuprisulfid *n*
硫化物 Sulfid(um) *n*, Sulfuretum *n*
硫化硒 Selensulfid *n*
硫化锡 Stannisulfid *n*
硫化锌 Zinksulfid *n*
硫化锌(银)闪烁体 Zinksulfid(Silber)Szintillator *m*
硫化锌[银激活]晶体 Zinksulfidkristall *n*
硫化血红蛋白尸斑 Sulfhämoglobin-Fahlheit *f*
硫化血红蛋白吸收光谱 Sulfhämoglobin-Absorptionsspektrum *n*
硫化血红蛋白形成 Sulfhämoglobin *f*
硫化亚铁 Schwefeleisen *n*, Eisen(Ⅱ)-sulfid *n*, Ferrum sulfuratum *n*
硫化亚锡 Stannosulfid *n*
硫化因子 Sulfatin-Factor *m*
硫化银 Silbersulfid *n*
硫化钴 Kobaltsulfid *n*
硫化作用 Sulfurierung *f*
硫黄 Schwefel *m*, Sulfur *n*
硫黄发热疗法 Schwefel-Fiebertherapie *f*
硫黄泉水 Schwefelquelle *f*
硫黄软膏 Schwefelsalbe *f*
硫黄色杆菌 Bacillus sultureus *m*
硫黄石 Schwefelstein *n*, Schwefel *m*
硫黄素 Thioflavin *n*
硫黄鱼石脂软膏 Sulphurichthyol-Salbe *f*
硫黄浴 Schwefelbad *n*
硫黄状小粒 Drusen *f pl*, Schwefelkörner *n pl*
硫磺菊苷 Sulphurein *n*
硫磺菊素 Sulphuretin *n*
硫磺颗粒 Schwefelgranulat *n*
硫磺色的 schwefelhaltig, schwefelfarbig, schwefelartig
硫磺色发癣菌 schwefelhaltiges Trichophyton *n*
硫磺色颗粒 Gelb-Schwefelgranulat *n*
硫磺素 S 染色 Thioflavin-S-Färbung *f*
硫磺样颗粒 Schwefelgranulat *n*
硫活菌素 Sulfactin *n*
硫肌苷 Thioinosin *n*
6 硫基嘌呤 6-Mercaptopurin *n*

硫激酶 Thiokinase *f*(TK)
硫解[作用] Thiolyse *f*
硫解酶 Thiolase *f*
硫解性断裂 thiolytische Spaltung *f*
硫芥子气 Sulfurmustard *n*
硫金黄菌素 Thioaurin *n*
α-硫金基乙酰苯胺 Aurothioglycanid *n*, α-Auromercap-toacetanilid *n*
硫堇 Thionin *n*, Lauth* Violett *n*
硫卡巴胂 Thiocarbarson *n*
硫卡因 Thiocain *n*
硫苦 Salamarum *n*
硫利达嗪 Thioridazin(um) *n*
硫链丝菌素 Thiostrepton *n*
硫硫键异构酶 Schwefel-Schwefel-Bindung -Isomerasen *f*
硫柳汞 Merthiolate *n*, Thiomersalum *n*
硫柳汞酊 Merthiolate-Tinktur *f*, Tinctura merthiolati *f*
硫螺菌属 Thiospiraum *n*
硫麻子油酸 Thiolin *n*, thiolinische Säure *f*
硫麻子油酸钠 Natriumthiolinat *n*
硫霉素 Thiomycin *n*
硫醚 Thioäther *m*
硫醚氨酸 Mercaptursäure *f*
硫醚键 Thioäther-Bindung *f*
硫鸟嘌呤 Thioguanin *n*
硫尿嘧啶 Thiouracil *n*
硫脲 Schwefelharnstoff *m*, Thioharnstoff *m*, Thiourea *f*
硫脲[中毒]性甲状腺肿 Thiourazilstruma *f*, Thiourazilgoi-tre *m*
硫脲类药 Sulfocarbamide *n pl*
硫脲嘧啶 Thiourazil *n*, Thiouracilum *n*
硫喷妥钠 Pentothalnatrium *n*, Thiopentatum natricum *n*
硫喷妥钠静脉麻醉 intravenöse Anästhesie mit Pentothal *f*
硫嘌呤S-甲基转移酶 Thiopurine S-Methyltransferase *f*
硫葡糖苷 Thioglycosid *n*
硫葡糖苷酶 Thioglucosidase *f*
硫葡萄糖 Thioglucose *f*
硫葡萄糖苷酶 Thioglukosidase *f*, Myrosulfatase *f*, Myro-sin *n*, Myrosinase *f*
硫前列酮 Sulproston *n*
硫羟乙酸 Thiolessigsäure *f*
硫氢化钠 Natriumsulfhydrat *n*, Natriumhydrosulfid *n*
硫氢基 SH-Gruppe *f*, Sulfhydrylgruppe *f*
硫氰[基]乙酸异龙脑酯 lsobornylthiocyanacetat *n*
硫氰化物 Rhodanid *n*
硫氰化作用 Thiocyanisierung *f*, Thiocyanlaugung *f*
硫氰脒唑 2-Thiocyanoimidazol *n*
硫氰酸 Sulfozyansäure *f*, Rhodanin *n*, Rhodanwasserstoff-säure *f*
硫氰酸铵 Ammoniumthiocyanat *n*
硫氰酸汞 Merkurithiozianat *n*, Merkurisulfocyanid *n*
硫氰酸钴 Kobaltthiocyanat *n*
硫氰酸钴铵 Ammonium-Kobaltthiocyanat *n*
硫氰酸钾 Kaliumrhodanid *n*, Kalium rhodanatum *n*
硫氰酸钾钾通道 KCNQ Kaliumkanal *m*
硫氰酸喹啉铋 Quinolin-Wismutsulfocyanat *n*
硫氰酸酶 Rhodanase *f*
硫氰酸钠 Natriumsulfozyanid *n*
硫氰酸生成酶 Rhodanase *f*
硫氰酸十二酯 Laurylthiocyanat *n*
硫氰酸铁 Eisen(Ⅲ)-thiozyanat *n*, Eisen(Ⅲ)-rhodanid *n*,
硫氰酸铜 Cuprithiocyanat *n*
硫氰酸盐 Sulfozyanat *n*, Sulfocyanetum *n*, Thiocyanat *n*
硫氰酸盐-硫酸铈滴定测定法 Thiozyanat-Cerosulfat-Bestimmung *f*
硫氰酸银 Silberthiocyanat *n*
硫氰乙酸酯类 Thiocyanoacetates *n pl*
硫醛 Sulfaldehyd *m n*
硫缺乏症 Asulfurose *f*, Asulfurosis *f*
硫软膏 Sulfursalbe *f*
硫色素 Thiochrom *n*
硫色素反应 Thiochrom-Reaktion *f*
硫胂凡钠明 Sulfarsphenamin(um) *n*, Sulfarsenobenzol *n*
硫胂密胺 Melarsoprol *n*
硫双二氯酚 Bithionol(um) *n*
硫双二氯酚钠 Natriumbithionolat *n*, Natriumbitionolat *n*
硫双氯酚 Fenticlor *n*
硫塑料 Thioplastik *f*
硫酸 Schwefelsäure *f*, Acidum sulfuricum *n*, Vitriolöl *n*, Vitriol *n*
硫酸[高]铁铵 Eisen(Ⅲ)-ammoniumsutfat *n*, Ferriammonsulfat *n*
硫酸[双分]解 Sulfolyse *f*, Sulfolysis *f*
硫酸阿托品 Atropinsulfat *n*, Atropinum sulfuricum *n*
硫酸氨戊酰胺 Aminopentamidsulfat *n*
硫酸铵 Ammoniumsulfat *n*, Ammonsulfat *n*, Ammonium
硫酸铵沉淀 Ammoniumsulfatfällung *f*
硫酸铵分级分离 Ammoniumsulfatfraktionierung *f*
硫酸胺酶 Sulfamidase *f*
硫酸巴龙霉素 Paromomycin-Sulfat *n*
硫酸半乳糖[基]N脂酰鞘氨醇 Sulfogalactosylceramid *n*
硫酸半乳糖甘油酯 Sulfogalactoglycerolipid *n*, Sulfogalactosylglycerid *n*
硫酸半乳糖鞘氨醇 Sulfogalactosylsphingosin *n*
硫酸钡 Bariumsulfat *n*, Baryt *m*, Baryterde *f*, Spathum ponderosum *n*
硫酸钡混悬液 Bariumsuliat-Suspension *f*
硫酸苯[异]丙胺 Amphetaminum sulfuricum *n*
硫酸苯丙胺 Amphetaminsulfat *n*
硫酸苯肼 Phenylhydrazinsulfat *n*
硫酸苯酯 Ethereal-Sulfat *n*
硫酸苄甲胍 Bethanidinsulfat *n*
硫酸布人卡因 Butakainsulfat *n*
硫酸草香醛混合液 Sulfovanillin *n*
硫酸厂 Schwefelsäure-Werk *n*
硫酸丁胺菌素 Butirosin-Sulfat *n*
硫酸丁卡因 Tetracainsulfat *n*
硫酸多粘菌素B Aerosporin *n*, Polymyxin B Sulfat *n*
硫酸多粘菌素E Polymyxin E Sulfat *n*
硫酸二-n-丁基氨甲酰胆碱 Di-n-Butyicarbamylcholin-
硫酸二苯胺 Diphenylamin-Sulfat *n*
硫酸二甲酯 Dimethylsulfat *n*
硫酸二甲酯中毒 Dimethylsulfat-Vergiftung *f*
硫酸酚酯酶 Phenolsulfatase *f*
硫酸钙 Kalziumsulfat *n*, Calcium sulfuricum *n*
硫酸肝素 Heparinsulfat *n*
硫酸高钴 Kobaltsulfat *n*
硫酸高铈 Zerisulfat *n*
硫酸高铈铵 Ammoniumcerisulfat *n*
硫酸铬 Chrom(Ⅲ)-sulfat *n*, Chromium sulfuricum *n*
硫酸铬铵 Ammoniumchromsulfat *n*
硫酸铬钾 Kalium-Chrom(Ⅲ)-sulfat *n*, Chromo-Kalium sulfuricum *n*
硫酸根 Sulfatrest *m*, Sulfatgruppe *f*
硫酸汞 Quecksilber(Ⅱ)-sulfat *n*, Merkurisulfat *n*
硫酸钴 Cobaltum sulfuricum *n*
硫酸钴铵 Ammoniumkobaltsulfat *n*
硫酸胍生 Guanoxansulfat *n*
硫酸胡椒嗪雌酮 Ostron-Piperazinsullat *n*
硫酸化酶 Sulfurylase *f*
硫酸化糖蛋白 sulfatiertes Glycoprotein *n*

硫酸化因子 Sulfatierungsfaktor *m*
硫酸化脂肪油 sulfatiertes Fettöl *n*
硫酸环甲卡因 Cyclomethicone-Sulfat *n*
硫酸恢压敏 Mephentermin sulfat *n*, Wyaminsulfat *n*
硫酸基转移酶 Sulfotransferase *f*
硫酸甲醛混合液 Sulphoformalin *n*
硫酸角质素 Keratosulfat, Keratinsulfat *n*
硫酸金 Aurisulfat *n*
硫酸精蛋白 Hydrazinsulfat *n*, Protaminsulfat *n*
硫酸肼 Hydrazin(ium) sulfat *n*, Protaminsulfat *n*
硫酸卷曲霉素 Capreomycinsulfat *n*
硫酸卡那霉素 B Kanamycin B Sulfat *n*, Kanendomycin *n*
硫酸卡那霉索 Kanamycinsulfat *n*
硫酸抗敌索 Colistinsulfat *n*, Polymyxin E Sulfat *n*
硫酸可待因 Kodeinsulfat *n*, Codeinum sulfuricum *n*
硫酸奎尼丁 Chinidinsulfat *n*, Chinidinum sulfuricum *n*
硫酸奎宁 Chininsulfat *n*, Chininum sulfuricum *n*, Sal febrifugo *n*
硫酸类肝素 Heparitinsulfat *n*, Heparansulfat *n*
硫酸类肝素蛋白聚糖 Heparansulfat-Proteoglykan *n*
硫酸锂 Lithiumsulfat *n*
硫酸联苯胺 Benzidinsulfat *n*
硫酸链霉索 Streptomyzinsulfat *n*
硫酸铝 Aluminiumsulfat *n*, Aluminium sulfuricum *n*
硫酸铝铵 Aluminium-Ammoniumsulfat *n*, Aluminium-
硫酸铝钾 Aluminium-Kaliumsulfat *n*, Aluminium-Kalium
硫酸铝钠 Natriumaluminiumsulfat *n*, Aluminiumnatrium-suliat *n*
硫酸麻黄碱 Ephedrinsulfat *n*
硫酸镁 Abführsalz *n*, Magnesiumsulfat *n*, Magnesium sulfuricum *n*, englisches Bittersalz *n*
硫酸镁铵 Ammoniummagnesiumsulfat *n*
硫酸镁灌肠 Magnesiumsulfat-Enema *n*
硫酸镁浴 Magnesiumsulfat-Bad *n*
硫酸锰 Manganvitriol *n*, Manganum sulfuricum *n*, Mangansulfat *n*
硫酸钠 natriumsuffat *n*, natrium sulfuricum *n*, Glauber-salz *n*, Braunschweiger Salz *n*
硫酸钠雌酮 Estronnatriumsulfat *n*
硫酸钠铝 Aluminiumnatriumsulfat *n*, Aluminiumnatriu-malaun *m*
硫酸脑苷脂 Cerebrosidsulfat *n*
硫酸镍 nickelsulfat *n*
硫酸镍铵 nickelammoniumsulfat *n*, Ammoniumnickelsul-fat *n*
硫酸镍二钾 Dikaliumnickelsulfat *n*
硫酸凝胶 Sulfogel *n*
硫酸钯 Palladiumsulfat *n*
硫酸皮肤素 Dermatansulfat *n*
硫酸皮肤素 B Dermatansulfat-B *n*
硫酸皮肤素硫酸酯酶 Dermatansulfat-Sulfatase *f*
硫酸铍 Berylliumsulfat *n*
硫酸葡聚糖 Dextransulfat *n*
硫酸铅 Bleisulfat *n*, Bleivitriol *n*, Plumbum sulfuricum *n*
硫酸羟基喹啉 Hydroxychinolinum sulfuricum *n*, Queno-sol *n*
硫酸氢铵 Ammoniumhydrosulfat *n*, Ammoniumbisulfat *n*
硫酸氢钾 Kaliumbisulfat *n*, Kalium bisulfuricum *n*
硫酸氢钠 natriumbisulfat *n*, natriumhydrogensnlfat *n*, natriumhydrosulfat *n*, natrium bisulfuricum *n*
硫酸氢铅 Bleihydrosulfat *n*
硫酸氢盐 Hydrogensulfat *n*
硫酸氢乙酯 Athylhydrogensulfat *n*
硫酸醛基长春碱 Vincristinsulfat *n*
硫酸溶胶 Sulfosol *n*
硫酸乳三糖脂酰鞘氨醇 Lactotriosylceramide-Sulfat *n*
硫酸乳糖[基]N 脂酰鞘氨醇 Lactosylceramide-Sulfat *n*
硫酸软骨素 A Chondroitinsulfat A *n*
硫酸软骨素 B Chondroitinsulfat B *n*
硫酸软骨素 Chondroitinsulfat *n*, Chondroitinschwefel-säure *f*
硫酸软骨素 康得灵 Chondroitinsulfatn, Chondritinsulfat *n*
硫酸软骨素 A Chondroitinsulfat A *n*, Chondritinsulfat A *n*
硫酸软骨素 B Chondroitinsulfat B *n*
硫酸软骨素裂合酶 Chondroitinsulfatlyase *f*
硫酸软骨素酶 Chondrosulphatase *f*
硫酸铯 Cäsiumsulfat *n*
硫酸山梗菜碱 Lobelinum sulfuricum *n*
硫酸烧伤 Schwefelsäure-Verbrennung *f*, Schwefelsäure-Verätzung *f*
硫酸十二酯洗涤剂 Laurethsulfat-Reinigungsmittel *n*
硫酸铈 Ceriumsulfat *n*
硫酸铈滴定法 Ceriumsullat-Titrierung *f*
硫酸铈亚铁灵溶液 Ferroinsulfat-Lösung *f*
硫酸双氢链霉素 Dihydrostreptomycinsulfat *n*
硫酸双氧铀 Uranylsulfat *n*
硫酸锶 Strontiumsulfat *n*
硫酸四氨络铜 Cuprum sulfuricum ammoniatum *n*
硫酸铊 Thalliumsulfat *n*
硫酸钛 Titaniumsulfat *n*
硫酸糖脂 Sulfoglycolipid *n*
硫酸铁 Eisen(III)-sulfat *n*, Ferrisulfat *n*, Anima hepatis *f*
硫酸铁铵 Ammoniumferrisulfat *n*, Ferriammonsulfat *n*
硫酸铁钾 Kaliumeisensulfat *n*
硫酸铁镁 Ferromagnesiumsulfat *n*
硫酸铜 Kupfersulfat *n*, Cuprum sulfuricum *n*, Vitriolblau *n*, Brechvitriol *n*
硫酸铜皮炎 Kupfersulfat-Dermatitis *f*
硫酸脱氯表雄酮 Dehydroepiandrosteronsulfat *n*
硫酸妥布霉素 Tobramycinsulfat *n*
硫酸烷基氢酯 Alkylhydrosulfat *n*
硫酸胃泌素 Gastrinsulfat *n*
硫酸雾 Schwefelsäure-Nebel *m*
硫酸腺苷酰转移酶 Sulfate-Adenylyl-Transferase *f*
硫酸小蘗碱 Berberinsulfat *n*, Berberinum sulfuricum *n*
硫酸锌 Zinksulfat *n*, Zincum sulfuricum *n*, Allertstein *n*, nihilum album *n*
硫酸锌滴眼剂(液) Zinksulfat-Augentropfen *m*
硫酸锌浮聚法 Zinksulfat-Flotationsmethode *f*
硫酸锌离心浮聚法 Zinksulfat-Zentrifugalflotationsme-thode *f*
硫酸锌浊度试验 Zinksulfat-Trübungstest *m*
硫酸新霉素软膏 Neomyzinsulfat-Salbe *f*
硫酸亚铬 Chromosulfat *n*
硫酸亚汞 Quecksilberoxydulsulfat *n*, Merkurosullat *n*
硫酸亚锰试法 Mangansulfat-Test *m*, Manganosulfat-Test *m*
硫酸亚铊 Thalliumsulfat *n*
硫酸亚铁 Eisen(Ⅱ)-sulfat *n*, Ferrum sulfuricum(oxydula-tum) *n*, Ferrosulfat *n*, Vitriolgrün *n*
硫酸亚铁铵 Eisen(Ⅱ)-ammoniumsulfat *n*, Ferroammo-niumsulfat *n*, Ferrum sulfuricum oxydulatum ammo-niatum *n*, Mohr* Salz *n*
硫酸亚铁中毒 Ferrosulfat-Vergiftung *f*
硫酸亚硝酰酯 nitrosylsulfat *n*
硫酸盐 Sulfat *n*, Vitriol *n*, Sulfas *m*
硫酸盐-3-葡糖醛酸基-拟红细胞糖苷脂抗体 Sulfat-3-Glucuronyl-Paraglobosid-Antikörper *m*
硫酸盐类 Sulfate *n pl*
硫酸盐血症 Sulfatämie *f*
硫酸乙二胺 Äthylendiaminsulfat *n*
硫酸乙氢酯 Äthylhydrosulfat *n*
硫酸乙酰[型]肝素 Heparansulfat *n*, Heparitinsulfat *n*, Heparinmonosulfat *n*
硫酸乙酰肝素蛋白聚糖 Heparansulfatproteoglycan *n*

硫酸乙酰肝素硫酸酯酶 Heparansulfat-Sulfatase *f*
硫酸乙酯 Äthylsulfat *n*
硫酸异丙[去甲]肾上腺素 Isopropylnoradreualinsulfat *n*
硫酸银 Silbersulfat *n*
硫酸吲哚酚 Indoxylsulfat *n*
硫酸右苯丙胺 Dextroamphetamine-Sulfat *n*
硫酸右旋苯异丙胺 Dextroamphetaminsulfat *n*
硫酸鱼精蛋白 Protaminsulfat *n*
硫酸浴 Schwefelsäure-Bad *m*
硫酸月桂酯钠 natriumlaurylsulfat *n*
硫酸粘多糖 Mucoitin-Sulfat *n*, Mucoitin-schwefelsäure *f*, sulfatierten Mucopolysaccharid *n*
硫酸长春碱 Vinblastinsulfat *n*
硫酸长春新碱 Vincristinsulfat *n*
硫酸酯 Sulfat *n*, Sulphat *n*
硫酸酯酶 Sulfatase *f*
硫酸酯酶缺乏 Sulfatase-Mangel *m*
硫酸中毒 Sulfoxysmus *m*
硫酸中毒致死时间 Letalzeit aus Schwefelsäure-Vergiftung *f*
硫酸转移酶 Sulfattransferase *f*
硫酸紫霉素 Viomycin *n*, Viomycinsulfat *n*, Viocin *n*
硫酞乙酯 Diäthyldithioisophthalat *n*
硫糖苷 Thioglycosid *n*
硫糖铝 Ulcerlmin *n*
硫藤黄[菌]素 Thiolutin *n*
硫替派 Thiotepa *n*, Triäthylenthiophosphoramid *n*
硫桐脂 neoichthammol(um) *n*
硫戊糖 Thiopentose *f*
硫烯丙巴比妥 Thialbarbital *n*
硫细菌 Thiobacteria *f*
硫细菌属 Thiobacterium *n*
硫辛酸 Liponsäure *f*, Thiokt(an)säure *f*, Protogen *n*, Vita-min Bl4 *n*
硫辛酸脱氧酶 Liponsäure-dehydrogenase *f*
硫辛酸转琥珀酰[基]酶 Liponsäure-Transsuccinylase *f*
硫辛酸转乙酰酶 Thioctylacetyltransferase *f*, Liponsäure-Transazetylase *f*
硫辛酰胺 Lipoamid *n*
硫辛酰胺脱氢酶 Lipoamiddehydrogenase *f*
硫辛酰蛋白 Lipoylprotein *n*
硫辛酰赖氨酸 Lipoyllysin *n*
硫血[症] Thiämie *f*
硫血红蛋白 Sulf(a)hämoglobin *n*, Suli(o)hämoglobin *n*
硫血红蛋白尿症 Sulfhämoglobinurie *f*
硫血红蛋白血症 Sulfhämoglobinämie *f*
硫血红素 Sulfhäm *n*
硫循环 Sulfurzyklus *m*
硫亚砷酸盐 Thioarsenit *n*
硫氧还[原]蛋白 Thioredoxin *n*
硫氧还蛋白 Thioredoxin *n*
硫氧还蛋白还原酶 Thioredoxinreduktase *f*
硫氧还原蛋白还原酶 Thioredoxin-reduktase *f*
硫氧化铵 Ammoniumhydrosulfid *n*
硫氧化的 thio-oxydierend
硫氧[化]还[原]蛋白 Thioredoxin *n*
硫氧化物 Sulfoxyd *n*
硫氧嘧啶 Thiouracil(um) *n*
硫氧酸非那胂 Phenarsonsulfoxylat *n*
硫乙胺 Thioäthylamin *n*
硫乙内酰脲 Thiohydrantoin *n*
硫乙哌丙嗪 Torecan *n*, Thiethylperazin *n*
硫以 Thioalbumose *f*, Thiolprotease *f*
硫异烟酰胺 Thioisonikotinamid *n*
硫因 Ergothionein *n*, Thionein *n*
硫茚 Thionaphthen *n*, β-Thionaphthol *n*
硫杂蒽类(噻吨)(抗精神病药) Thioxanthen *n*
硫粘蛋白 Sulfomucin *n*
硫真菌 Schwefelpilz *m*
硫脂 Sulfolipid *n*
硫脂[类] Sulfolipid *n*
硫脂病 Sulfatidosis *f*
硫酯 Thioester *m*
硫酯键 Thioesterbindung *f*
硫酯酶 Thioesterase *f*
硫转移酶 Sulfurtransferase *f*
硫族元素 Chalkogen *n*
硫组氨酸甲基内盐 Ergothionein *n*, Thionein *n*
硫唑嘌呤 Azathioprin(um) *n*
馏出物 Destillat *n*
瘤 Tumor *m*(TM), Geschwulst *f*
[卵巢]布伦纳氏瘤 Brenner* Tumor *m*, Fibroepithelioma benignum ovarii *n*
阿斯金瘤(恶性小细胞瘤) Askin-Tumor *m*
科德曼瘤(软骨母细胞瘤) Codman* Tumor *m*, Chondroblastom *n*
[牛]皮瘤 warbles <engl.>
阿布里科索夫氏瘤 Abrikossoff* Geschwulst *f*, Myoblastenmyom *n*
佩珀瘤 Pfeffer*Tumor *m*(神经母细胞瘤转移至肝)
伯基特瘤(未分化的恶性淋巴瘤) Burkitt* Tumor *m*
伯克氏肉样瘤 Boeck* Sarkoid *n*
布勒肿瘤(破坏性肿瘤显微镜下为尖锐湿疣) Buschke*-Löwenstein* Tumor *m*, Riesen-Kondylom *n*, verruköses Karzinom *n*
布鲁克氏瘤 Brocke* Tumor *m*, Epithelioma adenoides cysticum *n*
布伦纳氏瘤 Brenner* Tumor *m*, Fibroepithelioma ovarii *n*
格拉维次氏瘤 Grawitz* Tumor *m*, Hypernephron *n*
克拉茨金瘤(肝门胆管瘤) Klatskin* Tumor *m*, hiläre Gallengangskarzinom *n*
克鲁肯伯格氏瘤 Kruckberg* Tumor *m*, Fibrosarcoma ovarii mucocellulare carcinomatodes *n*
克南瘤(甲周纤维瘤) Koenen* Tumor *m*
内拉通瘤(腹壁的皮样瘤) Nélaton*Tumor *m*
潘科斯特瘤(肺沟瘤) Pancoast*Tumor *m*/Pulmonale-Sulcus-Tumor *m*
潘科斯特氏瘤 Pancoast* Tumor *m*, apikaler Sulkustu-mor *m*
施明克瘤(鼻咽部淋巴上皮瘤) Schmincke*Tumor *m*
施皮格勒氏瘤 Spiegler* Tumor *m*, Endothelioma cutis *n*
斯太内尔氏瘤 Steiner* Tumor *m*, Jeanselme* Knoten *m*
维尔姆斯瘤(肾胚胎瘤) Wilms* Tumor *m*
维尔姆斯氏瘤 Wilms* Tumor *m*, nephrogenes Dysem-briom *n*
沃辛瘤(腺淋巴瘤)(乳头状淋巴性腺囊瘤) Warthin*Tumor *m*/Adenolymphom *n*
延森瘤 Jensen*Tumor *m*, Jensen*Sarkom *n*(小鼠恶性瘤可移植到正常小鼠)
尤因氏瘤 Ewing* Sarkom *n*, Ewing* Tumor *m*
瘤(胺前体摄取与脱羧细胞瘤) APUD-Tumor *m*(die Aufnahme und Decarboxylierung von Aminvorstufen)/Apudom *n*
瘤蒂 Tumorstie *m*, Pedunculus tumoris *m*
瘤蒂结扎器 Tumorstielligatur *f*, porte noeud <frz.>
瘤巨细胞 Tumorriesenzelle *f*
瘤可宁 Chlorambucil *n*, Leukeran *n*
瘤拟黑螺 Melanoides tuberculata *f*
瘤栓 Tumorthrombus *m*
瘤细胞 Tumurzelle *f*, Onkozyt *m*
瘤细胞栓子 Tumorembolus *m*
瘤形成 neoplasm *f*, Oncogenese *f*

瘤型麻风 Knollenaussatz *m*, Lepra lepromatosa *f*
瘤型前期 lepromatöse Prophase *f*
瘤性增生 neoplastische Hyperplasie *f*
瘤样病变 tumorähnliche Läsion *f*
瘤样淀粉样物质沉着 tumorartige Amyloidose *f*
瘤样钙质沉着 tumorartige Kalzinose *f*
瘤样纤维组织增生 Fibromatose *f*, Fibromatosis *f*
瘤蝇属 Cordylobia *f*, Ochromyia *f*
瘤转移 Tumormetastase *f*
瘤状 Knötchen *n*, Knötchenform *m*
瘤状的 knollig, tuberös
瘤状菌落 knollige Kolonie *f*
瘤状体 knötchenartige Stellen *pl*
瘤苗 Tumorvakzin *n*
瘤组织剪钳 Kelektom *n*

liǔ 柳锍

柳 Weide *f*
柳氨酚 n-Salicoyl-Aminophenol *n*
柳胺苄心定 Ibidomid *n*, Labetalol *n*
柳穿鱼苷 Peetolinarin *n*
柳穿鱼黄素 Pectolinarigenin *n*
柳氮磺胺吡啶 Salicylazosulfapyridin *n*
柳氮磺吡啶 Salazopyrin *n* /Salicylazosulfapyridin *n*, Salazosulfapyridin *n*
柳丁氨醇 Salbutamol *n*, Proventil *n*
柳拐子病 Osteoarthritis deformans endemica *f*, Kaschin* -Beck* Krankheit *f*
柳杉 Cryptomeria fortunei *f*
柳杉酚 Sugiol *n*
柳属 Weide *f*, Salix *f*
柳树的 Salicin *n*
柳酸 Salizylsäure *f*, Acidum salicylicum *n*
柳条鱼 Gambusia affinis *f*
柳叶菜属 Epilobium L *n*
柳叶刀 Lanze *f*, Lanzette *f*, Lanzenmesser *n*
柳叶刀形 Scalpelliform *f*
柳叶刀形的 lanzettförmig, laneeolat (-us, -a, -um)
柳叶刀形针尖缝合针 lanzettförmige chirurgische nadeln *f pl*
锍盐 Sulfoniumsalz *n*

liù 六

六氨络高钴盐 Hexamminkobaltsalz *n*
六扳层膜 hexalamellöse Membran *f*
六孢的 hexasporous
六倍的 hexaploid
六倍体 Hexaploid *n*
六苯乙烷 Hexaphenyläthan *n*
六鞭[毛]虫病 Hexamitiase *f*
六鞭虫病 Hexamitose *f*
六鞭虫属 Hexamita *f*
六鞭科 Hexamitidae *pl*
六层同源新皮质 homogene Isocortex *m*, Neocortex mit 6-Schicht *m*
六导程测速仪 Sechsleitungstacheometer *n*
六方晶 hexagonalen Kristallstruktur *f*
六方晶系[统] hexagonales Kristallsystem *n*
六分钟步行试验 6-Minuten-Gehtest *m*
六氟丙烯 Hexafluoropropylen *n*
六氟铂酸铵 Ammoniumhexafluoroplatinat *n*
六氟铂酸钾 Kaliumhexafluoroplatinat *n*
六氟化碲 Tellurhexafluorid *n*
六氟化硫 Schwefelhexafluorid *n*
六氟化铀 Uraniumhexafluorid *n*
六钩蚴 Seehshakenlarve *f*, Onkosphäre *f*, Oncosphaera *f*
六核苷酸混合物 Hexanukleotid *n*
六[核]环 hexacyclischer Ring *m*
六环化合物 hexacyclische Verbindung *f*
六基因的 hexagen
六甲[基]硅氮烷 Hexamethyldisilazan *n*
六甲铵 Hexamethvlamin *n*
六甲撑四胺 Hexamethylentetramin *n*, Urotropin *n*
六甲副蔷薇苯胺氯化物 Hexamethylpararosanilinchlorid *n*, Gentianaviolet *n*
六甲基的 hexamethyliert
六甲季铵 Hexamethonium *n*
六甲密胺 Hexamethylmelamin *n*
六甲三聚氰胺 Hexamethylmelamin *n*
六甲溴铵 Hexamethoniumbromid *n*
六价的 sechswertig, hexavalent
六价铬 hexavalentes Chrom *n*, sechswertiges Chrom *n*
六价元素 sechswertiges Element *n*
六碱价的 hexabasisch, sechsbasisch
六角晶体 hexagonales Kristall *n*
六角晶系 hexagohales System *n*
六角密堆积结构 hexagonale diehtgepackte Struktur *f*
六角形的 sechseckig, hexagonal
六角形角膜切开术 sechseckige Keratotomie *f*
六聚偏磷酸钠 natriumhexametaphosphat *n*, Graham* Salz *n*
六聚物 Hexamer *m*
六棱的 hexagonal
六力晶系[统] hexagonales System *n*
六联疫苗 Hexavakzine *f*
六邻体子粒抗原 Hexon-Antigen *n*
六〇六 Arsphenamin *n* (606)
六龄齿 sechsjahrer Zahn *m*
γ-六六六 gamma Hexaehloreyelohexan *n*
六六六 Hexachlorcyclohexan *n*, 666
六六六中毒 Hexachlorcyclohexan-Vergiftung *f*, 666-Vergiftung *f*
六卤代苯 Hexahalogenbenzol *n*
六路低本底α测量仪 Sechs-Kanal-Alpha-Radiometer mit niedrigen Hintergrund *m*
六氯苯 Perchlorbenzol *n*, Hexachlorbenzol *n*
六氯苯酚 Hexachlorphenol *n*
六氯铂[氢]酸 Chloroplatinsäure *f*
六氯铂酸铵 Ammoniumchloroplatinat *n*
六氯代苯 Hexachlorbenzol *n*, Perchlorbenzol *n*
六氯丁二烯 Hexachlorbutadien *n*
六氯对二甲苯 Hexaehlorparaxylol *n* (HPX)
六氯酚 Hexachlorphen (um) *n*, Hexachlorphenol *n*
六氯化苯 Hexaehlorcyclohexan *n*
六氯化苯中毒 Hexachlorcyclohexan-Vergiftung *f*
六氯环己烷 Benzolhexachlorid *n*, Hexaehlorcyclohexa-num *n*
六氯麦角甾醇 Ergosterin *n*
六氯三聚氰胺 Hexachloromelamin *n*
六氯乙烷 Hexachloräthan *n*
六氖的 hexahydriert
六配位体 Sechsliganden *m pl*
六羟基苯 Hexahydroxybenzol *n*
六羟基环己烷 Hexahydroxycyelohexan *n*, Inosit *n*
六羟甲[基]三聚氰胺 Hexamethylolmelamin *n*
六氢吡啶 Hexahydropyridin *n*
六氢吡啶2羧酸 Piperidin-2-carbonsäure *f*
六氢吡啶羧酸 Pipecolinsäure *f*
六氢番茄红素 Phytofluen *n*
六氢季铵烟酸酯 Hexamethonium-Nikotinsäureester *m*, Hexamethoniumnikotinat *n*
六氢姜黄素 Hexahydrocurcumin *n*

六氢解痉素 Hexahydroadiphenin *n*
六氢脱氧麻黄碱 Propylhexedrin(um) *n*
六氢脱氧麻黄素 Benzedrex *n*, Propylhexedrin *n*
六氢血卟啉 Hexahydrohämatoporphyrin *n*
六色的 hexachrom(atisch)
六十五岁过渡 65-Jahresübergang *m*
六水合铝 Aluminiumchlorid-Hexahydrat *m*
六素精 Hexogen *n*
六岁磨牙 Sechjahrmolar *m*
六胎 Sechslinge *pl*
六碳糖 Hexose *f*
六烃季铵 Hexamethonium *n*
六位体(壳蛋白)(病毒) Hexon *m*
六位体[壳粒]抗原 Hexon-Antigen *n*
六位体壳粒 hexagonale Kapsomer *f*
六硝高钴酸银二钾 Kaliumsilberkobaltnitrit *n*
六溴二氧二苯甲醇 Hexabromdioxydiphenylearbinol *n*
六亚甲基四胺(乌洛托品)-银染色 Grocott-Methenamin-Silber-Färbung *f*
六亚甲基四胺银 Silber-Methenamin *n*
六乙基二锡 Zinntriäthyl *n*, Triäthylzinn *n*
六乙基四磷酸 Hexaäthyl-tetraphosphat *n* (HETP, HET)
六原型 Hexabogen *m*
六指(趾)[畸形] Sechsfingerigkeit *f*, Hexadaktylie *f*, Hexadaktylismus *m*
六指(趾)的 hexadaktyl, sexdigitat(-us, -a, -um)
六重峰 Sextett *n*
六重线 Sextett *n*
六足纲 Sechsfüßer *pl*, Hexapoda *pl*

LONG 龙龙聋笼隆垄

lóng 龙龙聋笼隆

龙艾 Artemisia dracunculus *f*
龙贝格病(单侧颜面萎缩) Romberg*Krankheit *f*, Trophoneurose *f*
龙贝格痉挛(牙关紧闭为嚼肌痉挛) Romberg* Spasmus *m*
龙贝格试验(闭目直立试验) Romberg* Versuch *m*
龙贝格征(闭目难立征) Romberg* Zeichen *n*
龙胆 Gentiana *f*, Enzian *m*
龙胆[三]糖 Gentianose *f*
龙胆[素]醇 Gentisinalkohol *m*
龙胆醇 Gentisylalkohol *m*, Gentisinalkohol *m*
龙胆次碱 Gentianidin *n*
龙胆甙配基 Gentiogenin *n*
龙胆甙元 Gentiogenin *n*
龙胆二糖 Gentiobiose *f*
龙胆二糖花青苷 Mecocyanin *n*
龙胆二糖酶 Gentiobiase *f*
龙胆根黄素 Gentisin *n*
龙胆碱 Gentianin *n*
龙胆浸膏 Extractum Gentianae *n*
龙胆晶甙 Gentianin *n*
龙胆科 Gentianaceae *pl*
龙胆苦甙 Gentiopikrin *n*
龙胆酶 Gentianase *f*
龙胆霉醇 Gentisylalkohol *m*
龙胆宁 Gentianin *n*
龙胆属 Gentiana *f*
龙胆酸 Gentianasäure *f*, Gentisinsäure *f*, Acidum gentisi-cum *n*, Acidum gentisinicum *n*
龙胆酸盐 Gentisat *n*
龙胆糖苷 Gentiin *n*
龙胆紫 Gentianaviolett *n*, Methylviolett B *n*, Dahlia B *f*, Dahlia 4B *f*
龙胆紫凝胶 Gentianaviolett-Gelee *n*
龙涎香 Ambarum *m*, Amber *m*, Ambergris *n*, Ambra-gnsea *f*
龙骨瓣 Karina *f*, Carina *f*
龙骨状的(隆凸的嵴状的) kielförmig
龙骨状突起 Carina sterni *f*
龙葵 schwarzer nachtschatten *m*, Solanum nigrum *n*
龙葵次碱 Solanidin *n*
龙葵次碱烷 Solanidan *n*
龙葵毒 Solanin *n*
龙葵碱 Solanin *n*
龙葵碱中毒 Solanismus *m*, Solanin-Vergiftung *f*
龙葵素 Solanin *n*
龙莲属 Dracontium *n*
龙脑 Borneokampfer *m*, Borneol(um) *n*, Bomylalkohol *m*
龙脑[香]树 Dryobalanops aromatica *f*, Dryobalanops camphora *f*
龙脑烯 boreneene <engl.>
龙脑香科 Dipterocarpaceae *pl*
龙脑香属 Dryobalanops *f*
龙舌兰 Agave *f*
龙舌兰属 Agave *f*
龙舌兰皂苷配基 Hecogenin *n*
龙舌兰汁 Aguamiel *n*
龙虾 Hummer *m*, Lobster *m*
龙虾红色 krabbenrot *n*
龙虾肌碱 Homarin *n*
龙虾爪 Hummerscheren *pl*
龙涎精 Ambrein *n*
龙涎香醇 Ambrein *n*
龙涎香脂 Ambrein *n*
龙线虫病 Dracontiasis *f*
龙线科 Draeunculidae *pl*, Drakunkuliden *pl*
龙线属 Dracunculus *m*
龙血色 Drachenblut *n*
龙血树深红素 Dracorhodin *n*
龙牙草 Agrimonia pilosa *f*
龙牙草素 Agrimonin *n*
龙眼 Euphoria longan *f*
龙眼肉 Arillus longanae *m*
龙眼属 Euphoria *f*
龙爪黧豆球蛋白 Stizolobin *n*
笼形素(网格蛋白包涵素) Clathrin *n*
聋 Taubheit *f*, Anakusis *f*, Kophosis *f*, Anaesthesia acusti-ca *f*
聋的 taub, cophic(-us, -a, -um)
聋点 Taubpunkt *m*
聋哑 Taubstummheit *f*
聋哑[用]字母表 Finger-Orthographie *f*, taubes und stum-mes Alphabet *n*
聋哑的 taubstumm
聋哑儿童 taubstummes Kind *n*
聋哑教练法 Demutisation *f*
聋哑盲 Blind- und Taubstumme *pl*
聋哑人 Taubstutamer *m*
聋哑学校 Taubstummenschule *f*
聋哑者 taubstumme Person *f*, Taubstummer *m*
聋哑者习语器 Spracherziehungsgerät für Taubstummen *n*
聋哑症 Taubstummheit *f*, Surdomutitas *f*
笼蔽效应 Käfigeffekt *m*, Frank* Robinowitsch* Eflekt *m*
笼具 Käfig *m*/Korb *m*/Kabine *f*
笼锁 Käfig *m*
笼形[化合]物 Clathratverbindung *f*
笼状蛋白 Clathrin *n*
隆鼻 Höckernase *f*

隆后 nach Augmentation
隆隆样杂音 rumpelndes Murmur *n*
隆起 Buckel *m*, Extuberanz *f*, Protrusion *f*, Eminentia *f*
隆起的 hervorstehend, vorstehend, angehoben
隆起物 Protrusion *f*
隆凸 Prominentia *f*, Prominenz *f*, Protuberantia *f*, Pro-tuberanz *f*, Karina *f*
隆凸(突)性皮肤纤维肉瘤 Dermatofibrosarcoma protuber-ans *n*, Dermatofibrosarkomatose *f*, Fibrosarcoma
隆凸切除再建术 Resektion und Rekonstruktion der Kari-na *f*
隆凸血管 vorspringendes Gefäß *n*, Vas prominens *n*
隆突性皮肤纤维肉瘤 Dermatofibrosarcoma protuberans *n*
隆胸术 Brustvergrößerung *f*
隆胸术的禁忌证 Kontraindikation für Brustvergrößerung *f*
隆胸术中的抗生素 Antibiotika in Brustvergrößerung *n pl*
隆胸术中的伤痕 Prellungen in Brustvergrößerung *f pl*
隆胸术中的腋下切口 axilläre Inzision für Brustvergrößerung *f*
隆胸术中的周缘切口 circumtheliale Inzision in Brustvergrö-ßerung *f*
隆胸术中非对称性切口 asymmetrische Inzision in Brustvergrö-ßerung *f*
隆胸术中荷包灌注 Taschenirrigation in Brustvergrößerung *f*
隆椎 Vertebrae prominens *f*

lǒng 垄

垄断 Monopolisierung *f*

LOU 娄蒌楼搂瘘漏

lóu 娄蒌楼

娄德雷氏倾斜 Roederer* Kopfeinstellung *f*
娄文氏反射 Loven* Reflex *m*
蒌[叶] Chavica betie *n*, Piper betle *n*
蒌叶醇 Chavibetol *n*
蒌叶酚 Chavicol *n*
楼梯现象 Treppenphänomen *n*

lǒu 搂

搂抱反射 Umarmungsreflex *m*

lòu 瘘漏

瘘 Fistel *f*, Fistula *f*, Syrinx *f*, Fistelgang *m*
瘘的 fistulös
瘘管 Fistel *f*, Fistula *f*
瘘管肠吻合术 Fistuloenterostomie *f*
瘘管成形术 Syringoplastik *f*
瘘管穿通术 Fistelienestration *f*
瘘管刀 Fistelmesser *n*, Syringotom *n*
瘘管的 fistulös
瘘管剪 Fistelschere *f*
瘘管空肠吻合术 Fistuloiejunostomie *f*
瘘管切除术 Fistulektomie *f*, Syringektomie *f*
瘘管切开术 Fistelspaltung *f*, Fistulotomie *f*, Syringotomie *f*
瘘管试验 Fistel-Test *m*
瘘管形成 Fistelbildung *f*, Fistulation *f*
瘘管修补 Fisteloperation *f*, Fistelreparation *f*
瘘管造影[术] Fistulographie *f*
瘘管征 Fistelzeichen *n*
瘘管周的 perifistulär
瘘口修复术 Prothese von Filstula *f*, Reparatur von Filstula *f*
漏报 fehlender Bericht *m*
漏报率 ausgelassene Mitteilungsrate *f*
漏出 Auslaufen *n*, Transsudation *f*, Deflueium *n*, Defluxio *f*
漏出[作用] Transsudation *f*
漏出的 durchgesickert, ausgelaufen, entwichen
漏出射线 entgangene Strahlen *pl*
漏出物(液) Transsudat *n*
漏出性出血 Diapedese- blutung *f*, Blutung durch Diapedese *f*
漏出性的 durchgesickert, ausgelaufen, entwichen
漏出性积液 Transsudationswassersucht *f*
漏出性胸腔积液 Transsudationshydrothorax *m*
漏电流 Leckstrom *m*
漏电压 Streuspannung *f*, Reaktanzspannung *f*
漏电阻 Ableit(ungs)widerstand *m*
漏斗 Trichter *m*, Trichterfortsatz *m*, Infundibulum *n*
漏斗[形]骨盆 trichterförmiges Becken *n*, Trichterbecken *n*, Pelvis infundibuliformis *f*
漏斗[形]骨盆的 infundibulopelvisch
漏斗柄 Hypophysenstiel *n*
漏斗部 Trichterteil *m*, Pars infundibularis *f*
漏斗部切除术 infundibuläre Resektion *f*
漏斗部狭窄 infundibuläre Stenose *f*
漏斗的 infundibulär
漏斗定位器 Trichterstellungsregler *m*, Trichterpositioner *m*
漏斗骨盆 innewohnender Katheter *m*
漏斗核 nucleus infundibularis *m*
漏斗架 Trichterstativ *n*, Trichterhalter *m*
漏斗架台 Trichtergestell *n*
漏斗茎管 Trichterstamm *m*, Trichterrohr *n*
漏斗毛囊炎 infundibuläres Follikulitis *n*
漏斗突 Processus infundibuli *m*
漏斗图 Trichterdiagramm *n*
漏斗形 infundibulärer Form *m*
漏斗形处女膜 Hymen infundibuliformis *m*
漏斗形的 trichterförmig, trichterartig, infundibuliform(-is, -is, -e)
漏斗形输尿管[口] trichterförmige Uretermündung *f*
漏斗型 Trichtertyp *m*
漏斗型二尖瓣狭窄 trichterförmige Mitralstenose *f*
漏斗型肺动脉口(瓣)狭窄 Infundibulumstenose *f*, infundi-buläre Pulmonalstenose *f*, Conus arteriosus-Stenose *f*
漏斗型骨盆 trichterförmiges Becken *n*
漏斗胸 Trichterbrust *f*, Thorax excavatus *m*, Pectus ex-cavatum *n*, Pectus infundibulum *n*
漏斗胸矫正术 Chondrosternoplastik *f*
漏斗胸修复术 Korrektionsoperation der Trichterbrust *f*
漏斗隐窝 Cyathus *m*, Recessus infundibuli *m*, Aditus ad infun-dibulum *m*, Iter ad infundibulum *n*
漏斗状凹陷 trichterförmige Depression *f*
漏斗状部 infundibuläres Segment *n*
漏斗状带绦虫 Choanotaenia infundibulum *f*
漏斗状的 trichterförmig, trichterartig
漏斗状肛门 trichterförmiger Anus *m*
漏斗状视网膜 Coarctatio retinae *f*
漏斗状胸 Trichterbrust *f*
漏斗状直肠管 trichterförmiges Rektum *n*
漏光 Lichtleck *n*
漏尿 Hamleck *n*
漏尿点压 Druck des Auslaufenspunktesm
漏气 Luftleck *n*, Gasleck *n*
漏气量 Luftleckage *f*
漏气试验 Leckluftprüfung *f*
漏失计数 verlierte Rechnung *f*
漏通道 Leckkanal *m*, Drain-Kanal *m*
漏屋顶假说 Hypothese des undichten Dachs *f*
漏写 Haplographie *f*
漏音 Haplologie *f*
漏诊 vermisste Diagnose *f*, Fehlerdiagnose *f*
漏诊率 Versäumnis-Diagnoserate *f*

LU 卢芦炉颅鲈卤鲁镥陆录鹿路漉露

lú 卢芦炉颅鲈

卢巴尔施结晶 Lubarsch* Kristalle *n pl*（精液结晶）
卢戈［尔］氏［溶］液 Lugol* Lösung *f*
卢戈尔氏液 Lugol* Lösung *f*
卢戈氏碘液 Lugol* Lösung *f*, Liquor Jodi compositus *m*
卢卡泰洛征 Lucatello* Zeichen *n*
卢卡特［产］钳 Luikart* Zange *f*
卢钦斯 Luchins
卢［瑟福］Rutberford *n*（Rd, rd）
卢瑟福-玻尔原子模型 Rutherford* -Bohr* Atommodell *n*
卢瑟兰血型 Lutheran*Blutgruppe *f*
卢瑟兰血型遗传 Lutheran-Blutgruppe-Erbgang *m*
卢瑟伦血型 Lutheran*-Blutgruppe *f*
卢施卡关节（钩椎关节）Luschka*Gelenke *pl*
卢施卡神经 Luschka*Nerv *m*（脊神经脊膜支，筛后神经）
卢施卡体（尾骨球）（靠近尾骨的由骶骨动脉形成的动静脉吻合的集合点）Luschka Körper *m*, Glomus coccygeum *m*
卢施卡隐窝 Luscha* Krypte *f*（胆囊黏膜的深凹）
卢梭［氏］小体 Russell* Körperchen *n pl*
卢藤巴赫综合征 Lutembacher*Syndrom *n*（心房间隔缺损伴有二尖瓣狭窄）
卢蚊亚属 Lutzia *m*
卢伊体 Lewy* Körper *m*（原发性震颤麻痹病人中脑神经元胞浆内的一种嗜酸性包涵体）
卢伊体病（原发性震颤麻痹病）Lewy*Körper-Krankheit *f*
卢伊体小体 Lewy*Körperchen *n*
卢伊小体 Lewy* Körperchen *n*
芦比介芬胺 Rubijervin *n*
芦丁 Rutin *n*, Rutosid *n*
芦丁糖 Rotinose *f*
芦丁糖甙 Rutinosid（um）*n*
芦氟沙星 Rufloxacin *n*
芦根 Rhizoma phragmitis *n*
芦花絮 Anthela *f*
芦荟 Aloe *f*
芦荟大黄素 ALoe-Emodin *n*
芦荟大黄素甙 Aloin *n*, Barbaloin *n*
芦荟甙 Barbaloin *n*
芦荟黄质 Aloxanthin *n*
芦荟属 Aloe *f*
芦荟树脂鞣醇 Aloresinotannol *n*
芦荟素 Aloin（um）*n*
芦荟丸 Aloepille *f*
芦荟泻素 Aloe-Emodin *n*
芦荟中毒 Aloe-Vergiftung *f*
芦苇 Schilf（rohr）*n*, Phragmites communis *f*
芦竹碱 Gramin *n*
芦竹灵（任）donaxarine <engl.>
芦竹素 Arundoin *n*
炉 Hochofen *m*
炉贝碱 fritiminine <engl.>
炉甘石 Lapis Calaminaris *m*
炉甘石洗剂 Solutio Calaminaris *f*
炉渣 Ofenschlacke *f*
颅 Schädel *m*, Kranium *n*, Cranium *n*, Theca cerebri *f*
颅［底］神经 kraniale nerven *m pl*
颅［底］咽管 Schlundsonde der Schädelbasis *f*
颅［骨］缝早闭 Kraniosyaostose *f*
颅［骨］结合 Synchondroses cranii *f pl*
颅［与］脑的 kraniozerebral, craniocerebral（-is, -is, -e）
颅板 Deckplatte *f*
颅病 Kraniopathie *f*
颅部寄生胎联胎 Craniopagus parasiticus *m*
颅部联胎 Kraniopagus *m*
颅部脑膜膨出 Craniomeningocele *f*
颅侧半月小叶 Lobulus semilunaris cranialis *m*
颅侧的 kranial
颅侧点 kranialer Punkt *m*
颅侧橄榄核 nucleus olivaris cranialis *m*
颅侧根 kraniale Radix *f*, Radix cranialis *f*
颅侧泌涎核 kranialer Salivationsnukleus *m*, nucleus sail-varius cranialis *m*
颅侧丘 kranialer Colliculus *m*, Colliculus cranialis *m*
颅侧丘白质层 Stratum album colliculicraniale *n*
颅侧丘臂 Brachium colliculi cranialis *n*
颅侧丘灰质层 Stratum griseum colliculi cranialis *n*
颅侧丘连合 Commissura colliculorum cranialium *f*
颅侧髓帆 Velum medullare cranialis *n*
颅侧髓帆系带 Frenulum veli medullaris cranialis *n*
颅测量的 craniometrisch
颅测量法 Schädelmessung *f*, Kraniometrie *f*
颅测量器 kraniometer *n*, Kranioenzephalometer *n*
颅测量学 Kraniometrik *f*
颅成形术 Schädelplastik *f*, Kranioplastik *f*
颅冲洗术 Kraniotomie für Irrigation *f*
颅穿刺术 Kraniopunktur *f*, schädelpunktion *f*
颅的 kranial
颅底 Schädelbasis *f*, Basis cranii *f*
颅底鼻根的 basinasal, basinasal（-is, -is, -e）
颅底扁平症 Platybasle *f*
颅底的 basikranial, basicranial（-is, -is, -e）
颅底点 Basion *n*, Punctum basale *n*
颅底点的 basial
颅底蝶骨前部的 basipraesphenoidal（-is, -is, -e）
颅底骨折 Schädelbasisfraktur *f*, Schädelbasisbruch *m*, Basisfraktur *f*, Fractura basis cranii *f*
颅底骨折原因 Ursachen der Schädelfrakturen *f pl*
颅底颏的 basimental, basimental（-is, -is, -e）
颅底脑膜瘤 Meningeom der Schädelbasis *n*
颅底脑膜炎 Meningitis der Schädelbasis *f*
颅底内面 Basis cranii interna *f*
颅底内陷 basilare Invagination *f*
颅底前囟的 basibregmatisch
颅底外面 Basis cranii externa *f*
颅底性眼肌麻痹 Ophthalmoplegia basalis *f*
颅底压痕［迹］basiläre Impression *f*, Basilarimpression *f*
颅底压迹 basilarer Eindruck *m*
颅底牙槽的 basialveolär
颅底咽的 basipharyngeal
颅底粘连 basicraniale Adhäsion *f*
颅底长 Basislänge *f*
颅底重建术 Rekonstruktion der Schädelbasis *f*
颅底蛛网膜炎 Basiarachn（oid）itis *f*
颅底纵骨折 Längsfraktur der Schädelbasis *f*
颅底钻 Schädelbasis-Bohrer *m*
颅骶的 craniosakral
颅顶（盖）Kalotte *f*, Calvarium *n*, Vertex cranii *m*, Teg-men cranii *n*
颅顶点 Eckpunkt *m*, Scheitel *m*, Vertex *m*
颅顶骨多孔［畸形］Craniofenestria *f*
颅顶骨缝 Schädelnähte *pl*
颅顶骨内面凹陷 Craniolacunia *f*
颅顶肌 Epicranius *m*, Musculus epicranius *m*
颅顶夹 Calvaklemme *f*
颅顶腱膜 epikraniale Aponeurosis *f*
颅顶凸出者 cyrtocoryphus <engl.>

颅动脉炎 kraniale Arteriitis *f*
颅耳的 cranioaural
颅耳间沟 postaurikulärer Sulcus *m*
颅耳角 kranioaurikuläre Winkel *f*
颅缝 Schädelnähte *f pl*, Suturae cranii *f pl*
颅缝[先天]骨化 Kraniostosis *f*
颅缝分离 Separation der schädelnähte *f*
颅缝骨化[症] Ossification der Schädelnähte *f*
颅缝骨接合 Kraniosynostose *f*, Craniosynostosis *f*
颅缝秃发 Alopezie der Schädelnähte *f*
颅缝再造术 Wiederherstellung der Schädelnähte *f*
颅缝早闭 Kraniosynostose *m*
颅缝早闭症 Kraniosynostose *f*, Kraniostenose *f*
颅缝早闭综合征 Kraniosynostose-Syndrom *n*
颅盖高指数 Kalotten- höhenindex *m*
颅盖骨骨折 Fraktur des Schädeldaches *f*
颅盖骨折 Kalottenfraktur *f*, Schädeldachfraktur *f*
颅骨 Schädelknochen *m pl*, Ossa cranii *n pl*
颅骨 X 射线照像术 Schädel-Radiographie *f*
颅骨凹陷骨折切除术 Excision der eingedellten Schädel-fraktur *f*
颅骨凹陷骨折掀起术 Elevation der eingedellten Schädel-fraktur *f*, Hochheben der gesenkten Schädelfraktur *n*
颅骨板螺钉 Schädelplatte-Schraube *f*
颅骨板螺丝旋凿 Schädelplatte-Gewindebohrer *m*
颅骨闭锁症(颅狭小)(颅缝早闭所致的颅骨畸形) Kraniostenose *f*
颅骨冰钳牵引 Schädeltraktion mit Eiszange *f*
颅骨擦痕 Kratzer auf dem Schädel *m*
颅骨测量 Kraniometrie *f*
颅骨成形术 Kranioplastik *f*
颅骨穿刺锥 Schädelbohrgerät *n*
颅骨穿通伤 penetrierende Kopfverletzungen *pl*
颅骨打孔器 Schädelbohrer *m*
颅骨胆脂瘤切除术 Excision des Cholesteatoms des schä-delknochens *f*
颅骨冻裂 Schädelbruch durch Kälte *m*
颅骨对冲性骨折 Contrecoup-Fraktur des Schädels *f*
颅骨多发性骨髓瘤 multiples Myelom des Schädels *n*
颅骨恶性肿瘤 maligner Schädeltumor *m*
颅骨肥厚 Schädelhyperostose *f*, Pachyzephalie *f*, Pachyzephalus *m*
颅骨肥厚的 pachycephalisch
颅骨分层 tablature <engl.>
颅骨分离骨折 diastatischen Frakturen des Schädels *pl*
颅骨缝愈合 Verschmelzung der Schädelnähte *f*
颅骨干骺端发育异常 metaphysäre Dysplasie des Schädels *f*
颅骨骨化性纤维瘤 Ossifizierendes Fibrom des Schädels *n*
颅骨骨瘤切除术 Resektion des Kranioosteom(a)s *n*
颅骨骨膜 Periost des Schädels *n*, Periosteum cranii *n*
颅骨骨膜剥离器 Raspatorium des Schädels *n*, Schädelpe-riost(eum)-Elevator *m*
颅骨骨膜窦 Sinus pericranium *m*
颅骨骨撬 Schädelaufzug *m*
颅骨骨肉瘤 Osteosarkom des Schädels *n*, bösartiger Knochentumor des Schädels *m*
颅骨骨髓炎 Osteomyelitis des Schädels *f*, Kranioosteo-myelitis *f*
颅骨骨折 Schädelbruch *m*, Schädelfraktur *f*, Fractura cra-nii *f*
颅骨骨折分类 Klassifizierung von Schädelfrakturen *f*
颅骨骨折内陷 Enthlasis *f*
颅骨骨质增生 Kraniohyperostose *f*, Craniohyperostosis *f*
颅骨横弧 Wirbelbogen *m*, kranialen querverlaufenden Bogen *m*
颅骨环锯 Schädeltrepan *m*
颅骨环锯术 Schädeltrepanation *f*
颅骨环钻 Craniotrepan *m*
颅骨黄色瘤病 Cranioxanthom(a) *n*
颅骨基底骨折 Schädelbasisfraktur *f*, Schädelbasisbruch *m*
颅骨结核 Tuberkulose des Schädels *f*
颅骨局限性骨质疏松 Osteoporosis circumscripti cranii *f*
颅骨巨细胞瘤 Riesentumor des Schädels *m*
颅骨砍创 Hackwunden auf dem Schädel *pl*
颅骨砍削创 Abziehen des Schädels *n*
颅骨孔状骨折 durchbohrender Schädelbruch *m*
颅骨类肿瘤疾病 Tumorerkrankungen des Schädels *pl*
颅骨良性肿瘤 gutartiger Schädeltumor *m*
颅骨隆凸畸形 Konvexobasie *f*
颅骨轮廓图 kraniale Kontur *f*
颅骨面骨发育不全 Dysostosis craniofacialis(hereditaria) *f*
颅骨面骨发育不全综合征 Crouzon-Syndrom *n*, Morbus Crouzon *m*
颅骨膜 Perikranium *n*, Pericranium *n*, Exokranium *n*
颅骨膜剥离器 Schädel-Raspatorium *n*
颅骨膜的 perikranial, pericranial(-is, -is, -e)
颅骨膜分离器 Pericraniumseparator *m*
颅骨膜[血]窦 Sinus pericranii *m*
颅骨膜血肿 Sinus pericranii *m*, Haematoma pericraniale *n*, perikraniales Hämatom *n*
颅骨膜炎 Perikranitis *f*, Periostitis cranii *f*
颅骨皮样囊肿 dermoidzyste des Schädels *f*
颅骨起子 Schädel-Elevator *m*
颅骨牵引 Schädel-Traktion *f*
颅骨牵引器 Schädel-Retraktor *m*
颅骨牵引钳 Schädelziehungszange *f*, Schädeltraktions-zange *f*
颅骨牵引术 Schädelextension *f*, Schädeltraktion *f*
颅骨钳 Schädelzange *f*
颅骨撬开器 Schädelelevatorium *n*
颅骨切开器 Kraniotom *n*
颅骨切开术 Kraniotomie *f*
颅骨缺失 Fehlen des Schädelknochens *n*
颅骨缺损 Schädeldefekt *m*
颅骨缺损修补术 Kranioplastik *f*
颅骨肉瘤切除术 Resektion des Kraniosarkoms *f*
颅骨软骨瘤 Osteochondrom des Schädels *n*
颅骨软骨肉瘤 Chondrosarkom des Schädels *n*
颅骨软化 Schädelerweichung *f*, Kraniomalazie *f*, Kra-niotabes *f*
颅骨射出口 Austrittswunde der Kugel am Kopf *f*
颅骨射入口 Eintrittswunde der Kugel am Kopf *f*
颅骨矢状面轮廓图 sagittale Kontur *f*
颅骨嗜酸性肉芽肿 eosinophiles Granulom(a)des Schä-dels *n*
颅骨损伤 Schädeltrauma *f*, Schädelverletzung *f*
颅骨 - 锁骨发育不全症 kleidokraniale Dysplasie *f*, kleidokraniale Dysostose *f*
颅骨网织细胞肉瘤 Retikulosarkom des Schädels *n*
颅骨纤维肉瘤 Fibrosarkom des Schädels *n*
颅骨纤维性结构不良 fibröse Dysplasie des Schädel-knochens *f*
颅骨纤维异常增生症 fibröse Schädeldysplasie *f*
颅骨线形骨折 lineare Kalottenfraktur *f*
颅骨修补术 Kranioplastik *f*
颅骨学 Schädellehre *f*, Kraniologie *f*
颅骨炎[症] Kranitis *f*, kraniale Ostitis *f*
颅骨炎症性疾病 lineare Schädelfraktur *f*
颅骨颜面先天畸形 kongenitale kraniolaziale Deformität *f*
颅骨咬骨钳 Schädelzange *f*, lange kräftige Zange *f*, Kra-niohohrmeißelzange *f*
颅骨异常性脑积水 Hydrocephalus *m*
颅骨硬化 Kraniosklerose *f*
颅骨折 Kraniofraktur *f*, Schädelfraktur *f*
颅骨肿瘤 Schädelgeschwulst *f*, Schädeltumor *m*
颅骨肿瘤定位征 Lokalisationszeichen eines intrakraniellen

Tumors *n*
颅骨重叠 Überlappung des Schädelknochens *f*
颅骨转移瘤 metastatischer tumor des Schädels *f*
颅骨钻 Trepan *m*
颅骨钻孔保护钳 protektive Zange für Schädelpertoration *f*
颅骨钻孔术 Sphenotresis *f*, Sphenotresia *f*
颅骨钻孔探查术 Exploration dutch Schädel-Bohrloch *f*
颅骨最大长 maximale Schädellänge *f*
颅骨最小宽 minimale Schädelbreite *f*
颅鼓［室］的 kraniotympanal, craniotympanic (-us, -a, -um)
颅颌的 kraniomaxillär, craniomaxillar (-is, -is, -e)
颅颌面伤 kraniomaxillofaziales Trauma *n*
颅颌面外科 kraniomaxillofaziale Chirurgie *f*
颅颌面外伤 kraniomaxillofaziales Trauma *m*
颅颌牵引 kraniomaxilläre Traktion *f*
颅后凹蛛网膜炎 konkav posteriore Arachnoiditis *f*
颅后的 postkranial
颅后点 Opisthion *n*
颅后点鼻根中点的 Opisthionasial
颅后点与颅底点的 Opisthiobasilär, opisthiobasial (-is, -is, -e)
颅后窝 Fossa cranii posterior *f*
颅后窝穿通伤 penetrante Wunde der Fossa cranii pos-terior *f*
颅后窝骨折 Fraktur der hinteren Schädelgrube *f*
颅后窝减压术 Dekompression der hinteren Schädelgrube *f*
颅后窝开颅术 Kraniotomie der Fossa cranii posterior *f*
颅后窝颅骨切除术 Kraniektomie der hinteren Schädelgrube *f*
颅后窝血肿 Hämatom der hinteren Schädelgrube *n*
颅后窝咬骨钳 Hohlmeißelzange der hinteren Sehädel-grube *f*
颅后窝肿瘤 Tumor der Fossa cranii posterior *m*
颅脊联合伤 Gelenkverletzung der kranialen Rippen *f*
颅脊神经 kraniospinaler Nerv *m*
颅脊神经节 craniospinale Ganglien *n pl*
颅脊柱的 kraniospinal, craniospinal (-is, -e)
颅脊柱裂［畸形］Kraniorhachischisis *f*
颅颊的 kraniobukkal, craniobuccal (-is, -is, -e)
颅颊囊囊肿 Zyste der kraniobukkalen Tasche *f*
颅肩峰的 kranioakromial, cranioacromial (-is, -is, -e)
颅检查器 Kranioskop *n*
颅检查术 Kranioskopie *f*
颅减压术 Dekompression des Schädels *f*
颅角测量法 Goniokraniometrie *f*
颅节 kraniales Segment *n*
颅结合 Synchondrosis des Schädels *f*
颅颈部肿瘤 kraniozervikaler Tumor *m*
颅颈的 kraniozervikal, craniocervical (-is, -is, -e)
颅颈交界畸形 小脑扁桃体下疝畸形 Chiari-Malformation *f*
颅径 kraniale Diameter *f*
颅叩听诊法 Kraniotonoskopie *f*
颅叩听诊器 Kraniotonoskop *n*, Craniotonometer *m*
颅宽耳高指数 Längen-Ohr-Bregma-Höhen-Index *m*
颅宽高指数 Längen-Höhen-Index des Gehirnschädels *m*
颅眶指数 cephaloorbitaler Index *m*
颅阔点 Euryon *n*
颅梁 Trabekel des Schädels *m*
颅裂 offen-überdachter Schädel *m*, Schädel bifidum *n*
颅裂［畸形］Hirnspalte *f*, Kranioschisis *f*, Cranium bifi-dum *n*
颅颊咽管瘤 垂体管瘤 Kraniopharyngeom *n*, Hypophysengang-tumor *m*
颅面的 kraniofazial
颅面短小症 kraniofaziale Mikrosomie *pl*
颅面骨发育不全 Crouzon* Syndrom *n*, Dysostosis cranio-facialis *n*
颅面骨畸形［症］kraniofaziale Delormität *f*
颅面骨纤维性异常增殖［症］kraniofaziale fibröse Dyspla-sie *f*, Dysostosis craniofacialis fibrosa *f*
颅面骨形成不全 Dysostosis craniofacialis *f*
颅面横指数 kraniofazialer Querindex *m*
颅-面-体综合征 CFC-Syndrom *n*
颅面外科 kraniofaziale Chirurgie *f*
颅面外伤 kraniofaziales Trauma *n*
颅面异常 kraniofazialen Anomalien *pl*
颅面整形术 kraniofaziale plastische Chirurgie *f*
颅面综合征 kraniofaziales Syndrom *n*
颅脑不全畸胎(形) *n*osenzephalus *m*, nosencephalie *f*
颅脑穿破伤 perlorierende Gehirnwunde *f*
颅脑穿破伤 zerebrale Perforationsverletzung *f*
颅脑穿透伤 penetrierende Verletzung des Schädels *f*
颅脑创伤 Schädel-Hirn-Trauma *n*
颅脑创伤后精神障碍 psychische Störung nach Schädel-Hirn-Verletzungen *f*
颅脑创伤后遗忘 posttraumatische Amnesie *f*
颅脑创伤后综合征 posttraumatisches Syndrom *n*
颅脑的 kraniozerebral, Schädel-, Hirn-,
颅脑贯通伤 penetrante Kraniozerebralwunde *f*, zerebrale Dur-chdringungs-Wunde *f*
颅脑火器伤 kraniozerebrale Verletzung durch Feuerwaf-fen *f*
颅脑极性成胶质细胞瘤 polares Spongioblastom (a) des Ge-hims *n*
颅脑局部解剖学 Kraniotopologie *f*
颅脑开放性损伤清创术 Débridement des offenen Kra-nioze-rebral-Traumas *n*
颅脑伤清创术 Débridement der kraniozerebralen Wunde *n*, Debridement von Schädel-Hirn-Trauma *n*
颅脑手术 Hirnoperation *f*, Gehirn-Operation *f*, Schädel-Hirno-peration *f*, Operation am Kopf und Gehirn *f*
颅脑损伤 Schädel-Hirntrauma *n*, Schädel-Hirnverletzungen *f pl*
颅脑损伤后综合征 posttraumatisches Hirnsyndrom *n*, posttrau-matisches Syndrom nach Schädel-Hirn-Trauma *n*
颅脑外科器械包 Instrumentbesteck für Zerebralchimrgie *n* (od. Hirn-Sehädelchimrgie *f*)
颅脑外伤 Schädelhimtrauma *n*
颅脑外伤后癫痫 posttraumatische Epilepsie *f*
颅脑外伤后综合征 posttraumatisches Gehirn-Syndrom *n*
颅脑外伤后综合征 posttraumatisches Hirnsyndrom *n*
颅脑外伤脑膨出 posttraumatische Enzephalokele *f*
颅脑外伤性精神病 kraniocerebrale traumatische Psy-chose *f*, Psychose nach Schädel-Hirn-Trauma *f*
颅脑肿瘤 intrakranieller Tumor *m*
颅内并发病(症) intrakranielle Komplikation *f*
颅内并发症 intrakranielle Komplikation *f*
颅内病理学 intrakranielle Pathologie *f*
颅内部 intrakranieller Teil *m*, Pars intracranialis *f*
颅内出血 Hirnblutung *f*, intrakranielle Hämorrhagie *f*
颅内出血并发癫痫 Epilepsie nach intrakraniellen Blutungen *f*
颅内刺激 intrakranielle Stimulation *f*
颅内胆脂瘤 intrakranienes Cholesteatom (a) *n*
颅内的 endokranial, intrakranial, intrakraniell, intracra-nial(-is, -is, -e)
颅内低压 intrakranielle Hypotension *f*
颅内低压综合征 Liquorunterdrucksyndrom *n*
颅内动静脉畸形 intrakranielle arteriovenöse Mißbildung *f*
颅内动脉夹 intrakraniale Arterienklemme *f*
颅内动脉瘤 intrakraniales Aneurysma *n*
颅内动脉瘤包裹术 Verpackung des intrakranialen Aneurysmas *f*
颅内动脉瘤孤置术 Isolation des intrakraniellen Aneurys-mas *f*
颅内动脉瘤球囊栓塞术 Balloon-mbolisation von intrakranie-llen Aneurysmen *f*
颅内动脉瘤栓塞术 Aneurysma - Embolisation *f*

颅内动脉栓子除去术 Entfernung der intrakraniellen arteriellen Embolien *f*
颅内动脉硬化 intrakranielle Arteriosklerose *f*
颅内多发血肿 multiples Intrakranialhämatom *n*
颅内非特异性感染 intrakranielle unspezifische Infektion *f*
颅内感染伴发的精神障碍 mentale Störung verbunden mit intrakranialer Infektion *f*, psychische (od. geistige) Stö-rung verbunden mit intrakranieller Infektion *f*
颅内高压 intrakranielle Hypertension *f*
颅内骨肥大 Endokraniose *f*, Endokraniosis *f*
颅内骨膜炎 intrakranielle Periostitis *f*, Periostitis interna cranii *f*
颅内海绵状血管瘤 Intrakranielles höhlenartiges Hämangiom *n*
颅内合并症 intrakranielle Komplikation *f*
颅内黑[色]素瘤 intrakraniales Melanom(a) *n*
颅内黑[色]素肉瘤 intrakraniales Melanosarkom(a) *n*
颅内化脓性感染 intrakranielle pyogene Infektion *f*
颅内积气 intrakranielle Pneumatose *f*
颅内畸胎瘤 intrakranielles Teratom(a) *n*
颅内脊索瘤 Ecchordosis physalitormis *f*
颅内夹层动脉瘤 intrakranielles Aneurysma *n*
颅内结核性肉芽肿切除术 Excision des tuberkulösen Hirngra-nulom(a)s *f*
颅内结节病 intrakranielle Sarkoidosis *f*
颅内静脉窦非化脓性血栓形成 nichteitriger Thrombus des intrakranielten Venensinuses *m*
颅内静脉窦栓塞 intrakranielle Venensinusthrombose *f*
颅内静脉窦血栓形成 intrakranieller Sinusthrombose *f*
颅内静脉窦血栓性静脉炎 intrakranielle Venensinus-thrombophlebitis *f*
颅内静脉窦炎 intrakranielle Sinusphlebitis *f*
颅内静脉血栓形成 Thrombosen der intrakranielle Venen *f*
颅内联胎畸胎 Enkranius *m*
颅内囊肿性肿瘤吸引术 Aspiration des intrakraniellen zystischen Tumors *f*
颅内脑膜瘤 intrakranielles Meningeom *n*
颅内脑膜瘤切除术 Excision des intrakraniellen Mening-iom(a)s *f*
颅内脓肿 intrakranieller Abszeß *m*
颅内皮样囊肿 intrakranielle Dermoidzyste *f*
颅内葡萄状血管瘤 intrakranielles razemöses Meningeom *n*
颅内肉瘤 intrakranielles Sarkom *n*
颅内肉芽肿性动脉炎 intrakranielle granulomatöse Arteriitis *f*
颅内肉样瘤病 intrakranielle Sarkoidosis *f*
颅内神经纤维瘤 intrakranielles neurofibrom(a) *n*
颅内生殖细胞瘤 intrakranieller Keimzelltumor *m*
颅内栓塞 intrakraniellen Embolie *f*
颅内栓塞和血栓形成 intrakranielle Embolie und Thrombose *f*
颅内损害后遗症 Folgeerscheinungen von intrakraniellen Verletzungen *pl* intrakranielle Verletzung *f*, Nachfolge *f*
颅内损伤 intrakraniellen Läsionen *pl*
颅内特异性感染性疾病 spezifische intrakranielle Infektion-skrankheit *f*
颅内息肉病 intrakranielle Polyposis *f*
颅内先天性动脉瘤 intrakranielles kongenitales Aneurysma *n*
颅内小动脉[动脉]瘤 Berry* Aneurysma *n*
颅内血管畸形 intrakranielle Gefäßmalformation *f*
颅内血管痉挛 intrakranieller Vasospasmus *m*
颅内血管瘤 intrakranielles Aneurysma *n*
颅内血管内皮瘤 intrakranielles Angioendotheliom(a) *n*
颅内血栓形成 intrakranielle Thrombose *f*
颅内血压计 Zephalohämomanometer *n*
颅内血肿 intrakraniales (od. intrakranielles)Hämatom *n*
颅内循环 intrakranielle Zirkulation *f*
颅内压 Schädeldruck *m*, intrakranieller Druck *m*, Schädelinnendruck *m*, Himdruck *m*
颅内压监护器 intrakranieller Druckmonitor *m*
颅内压降低 intrakranielle Hypotension *f*
颅内压增高 intrakranielle Drucksteigerung *f*, intrakra-niale Hypertension *f*
颅内压增高综合征 intrakranielles Hypertension-Syndrom *n*
颅内异物 intrakranieller Fremdkörper *m*
颅内异物取出术 Exstirpation des intrakraniellen Fremd-körpers *f*
颅内异物摘除术 Entfernung von intrakraniellen Fremdkörper *f*
颅内原发性孤立性浆细胞瘤 intrakranielles primäres solitäres Plasmazytom *n*
颅内原发性淋巴瘤 intrakranielles primäres Lymphom *n*
颅内占位[性]病变 intrakranielle raumfordernde Läsion *f* (od. Prozeß *m*)
颅内占位损伤 raumfordernde intrakranielle Läsion *f*
颅内占位性损伤 raumfordernde intrakranielle Läsion *f*
颅内脂肪瘤 intrakranielles Lipom *n*
颅内肿瘤 intrakranieller Tumor *m*
颅内肿瘤定位征 Lokalisationszeichen des intrakraniellen Tumors *n*
颅内肿瘤内放射性同位素注射术 Injektion des radioak-tiven Isotopes in den intrakraniellen Tumor *f*
颅内肿瘤切除术 Exzision des intrakraniellen Tumors *f*
颅内肿瘤性出血 intrakranielle Tumorblutung *f*
颅内蛛网膜下腔充气术 intrakranielle subarachnoide In-flation *f*
颅内注射 intrakranielle Injektion *f*
颅内转移瘤 intrakranieller metastasierter Tumor *m*
颅内转移瘤切除术 Exzision des intrakraniellen metastati-schen Tumors *f*
颅膨出 Kraniozele *f*
颅前的 präkranial
颅前窝 Fossa cranii anterior *f*
颅前窝骨折 Fraktur der vorderen Schädelgrube *f*
颅腔 Schädelraum *m*, Schädelhöhle *f*, Cavum cranii *n*
颅腔积气 Pneumozephalus *m*, Pneumatozephalus *m*, Physozephalus *m*
颅侵蚀 Autotrepanation *f*
颅曲 kraniale Flexur *f*
颅容量 Schädelvolumen *n*
颅软骨结合 Synchondrosis cranii *f*
颅上的 suprakranial
颅神经 Hirnnerven *m pl*, kranielle nerven *m pl*, nervi-craniales *m pl*
颅神经麻痹 Paralyse der kranialen nerven *f*
颅神经损害综合征 Läsionsyndrom der kranialen nerven *n*
颅神经损伤 Verletzung der kranialen nerven *f*
颅神经肿瘤 kraniales neurom *n*
颅神经肿瘤切除术 Excision des kranialen neuroms *f*
颅损伤 Schädeltrauma *n*
颅通定 Rotundin(um) *n*
颅外测脑器 extrakranielles Enzephalometer *n*
颅外的 extrakranial, extrakraniell
颅外-颅内动脉架桥吻合术 extrakranielle und intrakranielle arterielle Anastomose *f*
颅外颅内动脉吻合术 Anastomose der extrakraniellintra-kraniellen Arterien *f*
颅外-颅内旁路手术 extra-intrakranielle Bypass-Operation *f*
颅外-颅内血管连通术 extra-intrakranielle Gefäßanastomose *f*
颅外-颅内血管移植吻合术 extra-intrakranielle Gefäßanastomose mithilfe einer Gefäßprothese *f*
颅外脑膜瘤 extrakranielles Meningiom *n*
颅外伤 Schädeltrauma *n*
颅-腕-跗骨发育不良 kranio-karpo-tarsale Dysplasie *f*
颅腕遮综合征(1) freeman-Sheldonz 综合征(2)口哨面容综

合征 Freeman*-Sheldon*-Syndrom *n*
颅位保持器 Cephalophor *m*
颅狭小 Kraniostenose *f*
颅狭窄畸形 Kraniostenose *f*
颅下的 subkranial, subcranial (-is, -is, -e)
颅下颌关节 kraniomandibulärer Joint *m*
颅相学 Kranioskopie *f*
颅像重合 fotografische Überlagerung *f*
颅囟 kranielle Fontanelle *f*
颅形 Schädelform *f*
颅形描记器 Kraniograph *m*
颅形学 Kraniognomie *f*
颅咽的 kraniopharyngeal
颅咽管 Canalis craniopharyngeus *m*
颅咽管病 Krankheit des kraniopharyngealen Ductuses *f*
颅咽管瘤 Hypophysengangtumor *m*, Kraniopharyngiom *n*, Rathke* (-Erdheim*) Tumor *m*, Erdheim* Tumor *m*
颅咽管瘤切除术 Excision des Craniopharyngioms *f*
颅长耳高指数 Längen-Höhen-Index *m*
颅长高指数 Längen-Höhen-Index des Schädels *m*
颅长宽指数 Länge-Breite-Index *m*
颅长阔指数 Längen-Breiten-Index des Schädels *m* (LBI)
颅支持器 Kraniostat *m*
颅指数 Schädelindex *m*, Index der Kopfgröße *m*
颅中窝 Fossa cranii media *f*
颅中窝骨折 Fraktur der mittleren Schädelgrube *f*
颅周切开术 Craniamphitomia *f*
颅椎[骨]的 craniovertebral (-is, -is, -e)
颅纵裂 Diastematocranie *f*
鲈精蛋白(黄鲈精蛋白) Percin *n*

lǔ 卤鲁镥

卤(氯)吡胺 Halopyramine *f*, Chloropyramin *n*
卤胺宗 Halazon *n*
卤苄 Benzylhaloid *n*
卤代(化)反应 Halogenierung *f*
卤代苯 Halogenbenzol *n*
卤代苯甲酸 Halogenbenzoesäure *f*
卤代丙酮 Halogenaceton *n*
卤代醇 Halogenalkohol *m*
卤代芳烃 halogenierter aromatischer Kohlenwasserstoff *m*
卤代酚 Halophenol *n*
卤代化合物 Halogenverbindung *f*
卤代环烃 Halogencyclokohlenwasserstoff *m*, halogenier-tes Cyclohydrokarbür *n*
卤代醚 Halogenäther *m*
卤代氰 Halogencyan *n*
卤代酸 Halogensäure *f*
卤代羧酸 halogenierte Carboxylsäure *f*
卤代烃 Halogenkohlenwasserstoff *m*
卤代烃杀虫剂 Halogenkohlenwasserstoff-Insektizid *n*
卤代酮 Halogenketon *n*
卤代烷 Alkylhaloid *n*, Alkylhalogenid *n*
卤代烷基镁 Alkylmagnesiumhalogenid *n*
卤代烷基醚 halogenierter Alkyläther *m*
卤代烷基锌 Alkyl-zink-halogenid *n*
卤代物 Halogenid *n*
卤代酰卤 Halogenalkylhaloid *n*
卤代乙酸 halogenierte Essigsäure *f*
卤代脂肪化合物 aliphatische Halogenverbindung *f*
卤仿 Haloform *n*
卤仿反应 Haloform-Reaktion *f*
卤化 Halogenierung *f*
卤化[作用] Halogenierung *f*
卤化白蛋白 Eigon *n*
卤化苯基镁 Phenylmagnesiumhaloid *n*
卤化芳香烃 halogenierten aromatischen Kohlenwasserstoffen *pl*
卤化剂 halogenierende Mittel *n pl*
卤化氢 Halogenwasserstoff *m*
卤化氰 Cyanhaloid *n*
卤化水杨酰苯胺 halogenierte Salicylanilid *n*
卤化碳氢化合物 Halogenkohlenwasserstoffe *pl*
卤化烷基镁 Alkylmagnesiumhaloid *n*, Alkylmagnesiumhalogenid *n*
卤化烷基锌 Alkylzinkhaloid *n*, Alkylzinkhalogenid *n*
卤化物 Haloide *n pl*, Halide *n pl*, Halogenide *n pl*
卤化物滴定 Titration der Haloide *f*
卤化物皮疹 Halidermie *f*
卤化银 Silberhalogen *n*
卤甲基化[作用] Halomethylierung *f*
卤沙唑仑 Haloxazolam *n*
卤水 Salzlauge *f*, Sole *f*
卤素 Salzbild(n)er *m pl*, Halogene *n pl*
卤素的 halogen
卤素化合物 Halogenverbindung *f*
卤素计数管 Halogenzähler *m*
卤素离子 Halidion *n*
卤素衍生物 Halogenderivat *n*
卤素疹 Halogen-Ausschläge *pl*
卤索互(间)化物 interhalogene Verbindung *f*
卤烃类 Haloidkohlenwasserstoff *n*
卤烷 Alkylhaloid *n*, Alkylhalogenid *n*
卤乙腈 Haloacetonitril *n*
卤乙酸 halogenierte Essigsäure *f*
卤乙烯型 Vinylhalid-Typ *m*
卤族 Halogen-Familie *f*
卤族元素 Halogen-Familienelement *n*
卤族元素中毒 Halogenvergiftung *f*
鲁比阿唑 Rubiazol *n*
鲁宾酒杯人面图 Rubin*Becher-Profilbild *n*
鲁宾氏试验 Rubin* Probe *f*, tubuläre Insufflation *f*
鲁宾斯坦泰比综合征(鲁泰综合征)(先天性呆小、指(趾)增宽及各种眼畸形) Rubinstein-Taybi*Syndrom *n*
鲁滨逊导尿管 Robinson*Harnröhrenkatheter *m*
鲁滨逊动脉环 Robinson* Kreis *m* (由腹主、髂总、髂内、子宫及卵巢动脉所形成的环)
鲁德体操法 Rood* Gymnastik *f*
鲁迪格尔综合征 Rüdiger* Syndrom *n*
鲁钝 Geistesschwäche *f*
鲁菲不动杆菌 Acinetobacterium lwoffi *n*
鲁菲尼氏小体 Ruffini* Endorgane (od. Körperchen) *n pl*
鲁菲尼终末器 Ruffini*Endorgane *pl*
鲁菲尼器 Ruffinis* Organ *n*
鲁戈法(髌腱外侧半内移法) Rour-Goldthwait*Methode *f*
鲁杰里氏反射 Ruggeri* Reflex *m*
鲁拉西酮 Lurasidon *n*
鲁-雷二氏现象 Rumpel* -Leede* Phänomen *n*
鲁利亚法 Luria*Methode *f*
鲁利亚奈勃莱斯卡测验 Luria-Nebraska*neuropsychologische Batterie *f*
鲁利亚内布拉斯加神经心理学成套测验 Luria-Nebraska*neuropsychologische Batterie *f*
鲁毛霉(中国酵母)(酒药) chinesische Hefe *f*
鲁米讲试验 Luminoltest *m*, Chemolumineszenztest *m*
鲁米那 Luminal *n*
鲁米那钠 Luminalnatrium *n*
鲁米那试验 Luminal*Test *m*
鲁米诺 Luminol *n*

鲁内伯格氏贫血 Runeberg* Anämie *f*, Runeberg* Typus *m*
鲁尼恩非典型分枝杆菌分类法(分枝杆菌以色素和生长条件来进行分类的方法) Runyon*Klassifizierung von nichttuberkulösen Mycobacterium *n*
鲁塞尔氏牵引 Russel* Extension *f*
鲁塞尔氏效应 Russell* Effekt *m*
鲁塞尔小体 Russell*-Körperchen *n*
鲁氏普罗威登菌 Providencia rustigianii *f*
鲁氏型吻合术 Roux-en-Y-* Operation *f*(利用小肠进行型吻合)
鲁氏 -Y 型吻合术 Roux-en-Y-Operation *f*
鲁氏耶尔森菌 Yersinia ruckeri *n*
鲁氏酯 Robison*Ester *m*
鲁斯可皂甙元 Ruscogenin *n*
鲁斯霉素 Lucensomycin *n*, Lucimycin(um) *n*
鲁斯氏肉瘤 Rous* Sarkom *n*
鲁斯氏肉瘤病毒 Rous*(Sarkom-)Virus *n*(RSV)
鲁斯氏试验 Rous* Test *m*
鲁斯特病(结核性颈椎炎) Rust*Krankheit *f*
鲁斯特氏综合征 Rust*Syrndrom *n*, Rust* Phänomen *n*
鲁斯特现象(征)(颈椎有病起卧时用手支撑头部) Rust* Phänomen *n*
鲁塔霉素 Rutamycin(um) *n*
鲁泰综合征(先天性呆小、指趾增宽及各种眼畸形) Rubinstein-Taybi-Syndrom *n*
鲁藤巴赫氏综合征 Lutembacher* Syndrom *n* (od. Kom-plex *m*)
鲁维皂甙元 Luvigenin *n*
鲁希病(心绞痛) Rougnon-Heberden*Krankheit *f*
鲁伊施氏膜 Ruysch* Membran *f*, Lamina chorio capillaris *f*
镥 Lutetium *n*(Lu, OZ 71), Lutecium *n*(Lu, OZ 71)

lù 陆录鹿路漉露

陆地坏血病 Purpura haemorrhagica *f*, Morbus *m*aculosus Werlhofii *m*
陆地检疫 Land-Quarantäne *f*
陆地热 Landfieber *n*
陆地生物学 Geobiologie *f*
陆军甲种测验 Army-Alpha-Test *m*
陆军普通分类测验 allgemeiner Klassifikationstest der Armee *m*
陆军卫生勤务 militärmedizinischer Dienst *m*
陆军医院 Lazarett *n*, Militärhospital *n*
陆栖的 terrestrisch
陆栖动物 terrestrisches Tier *n*
陆生的 terrestrisch
陆生生活方式 terrestrischen Lebensformen *pl*
陆生食物链 terrestrische Nahrungskette *f*
录像磁带 Videomagnetband *m*
录像机 Videorecorder *m*
录像 Video *n*
录像磁盘交互式专家系统 wechselwirkendes Expertensystem der Videodiskette *n*
录像带 Videoband *n*
录音 Tonaufnahme *f*, Schallanfnahme *f*
录音报告 phonographische Sprache *f*
录音磁带 Tonband *n*
录音带 Phonogramm *n*
录音机 Phonograph *m*
录音胶片 Recordfilm *m*
录音盘 Registrierschale *f*
录音片 Phonogramm *n*
录音摄影机 Registrierkamera *f*
录音室 Registrierzimmer *n*
鹿花菌 Lorchel *f*
鹿花菌(蕈)属(北美、欧洲的一蕈属) Gyromitra *f*
鹿花菌素 Gyromitrin *n*
鹿花菌素食物中毒 Gyromitrin-Lebensmittelvergiftung *f*
鹿角菜 Knorpeltang *m*, Chondrus ocellatus *m*, Karrageen *n*, Carrag(h)een *n*
鹿角菜蛋白 Ascophyllan *n*
鹿角菜科 Fucaceae *pl*
鹿角菌 Kerze-Schnupftabak-Pilz *m*
鹿角形肾结石 Nierensteinen von Hirschhorn-Typ *m*
鹿角样结石 Hirschgeweihstein *m*, Ausgußstein *m*
鹿角油 Hirschhornöl *n*, Oleum Cornum cervi *n*
鹿角状 geweihförmig
鹿慢性消瘦症(病) chronische zehrende Krankheit von Hirsch *f*
鹿茸精 Pantocrin(um) *n*
鹿尾草副碱 Salsolidin *n*
鹿尾草碱 Salsolin *n*
鹿尾革 Salsola richteri *f*
鹿药 Smilacina iaponica *f*
鹿药属 Smilacina *f*
路巴综合征(毛细血管扩张性共济失调) Louis-Bar*Syndrom *n*
路德技术 Rood*Technik *f*
路德维希氏咽峡炎 Ludwig* Angina *f*
路滴美 Ludiomil *n*
路丁 Rutin *n*, Violaquerzitrin *n*
路径 Weg *m*
路径目标分析 Weg-Ziel-Theorie *f*
路径图 Wegkartierung *f*
路施卡氏咽囊 Luschka* Bursa *f*
路氏孔 Luschka*Foramen *n*
路线 Route *f*
路易角(胸骨角) Louis*Winkel *m*
路易士[毒]气 Lewisit *n*, Chlor(o)vinylarsindichlorid *n*
路易士氏现象 Levis* Phenomen *n*
路易士氏锥虫 Trypanosoma lewisi *n*
路易士氏锥虫属 Lewisonella *f*
路易士血型 Levis* Blutgruppe *f*
路易士血型 Lewis*-Blutgruppensystem *n*
路易斯安那肺炎 Louisiana* Lungenentzündung *f*(由鹦鹉热衣原体引起)
路易斯角(路德维希角,胸骨角) Louis*(od. Ludwig*)Winkel *m*, Angulus sterni *m*
路易体痴呆 路易体痴呆症 Lewy*-Körperchen-Demenz *f*
路易小体 Lewy-Körperchen *n*
路由算法 Routing-Algorithmus *m*
路由协议 Routing-Protokoll *n*
漉过 Kolaturierung *f*
漉过物 Kolatur *f*
漉药器 Kolatorium *n*, Koliergerät *n*, Tenakel *n*
漉液 Kolatur *f*
露[剂] Destillat *n*
露出 Aufschluss *m*
露出欲(狂) Zeigelust *f*, Exhibitionismus *m*
露点 Taupunkt *m*
露点湿度计 Taupunkthygrometer *n*
露菲尼终柱 Ruffini* Endorgane (od. Körperchen) *n pl*
露光测定 Aktinometrie *f*
露光计 Belichtungsmesser *m*, Aktinometer *n*
露面冠 Offengesicht-Kranz *m*, Offengesicht-Krone *f*
露面金冠 Offengesicht-Goldkroue *f*
露脑 Exenzephalie *f*
露脑[畸形]的 exencephalic(-us, -a, -um)
露脑畸形 Exencephalie *f*
露脑膨出 Exencephalocele *f*
露髓 Pulpa *f*
露天采矿 Tagebau *m*
露天矿 Tagebau *m*

露天作业 Arbeit im Freien *f*, Arbeit außer dem Hause *f*
露头 Aufschluss *m*
露西奥弥漫性麻风 diffuse Lepra*Lucio *f*
露西奥现象(弥漫性非结节性瘤型麻风中出现的严重坏死性皮肤反应) Lucio*Phänomen *n*
露牙痉挛 Kynospasmus *m*, Cynospasmus *m*
露阴癖(症) Exhibitionismus *m*
露脏X线治疗 Eventrationsbehandlung *f*
露脏畸胎 Kelosomus *m*
露脏畸形 Zelosoma *n*, Zölosom *n*, Kelosomia *f*

LUAN 孪娈栾挛卵乱

luán 孪娈栾挛

孪(双)晶 Zwillingskristall *n*
孪虫亚目 Diplozoa *pl*
孪果藤 Mitchella repens *f*
孪果藤属 Mitchella *f*
孪离子技术 twin-Ionen-Technik *f*
孪生 Zwilling *m*
孪生儿 Monodidymus *m*
孪生畸形 Zwillingsfehlbildung *f*
孪生球菌属 Gemella *f*
孪生手 zwillingshand *f*
孪生子比较法 Ko-Zwilling Regelverfahren *n*
孪生子研究法 Methode der Zwillingsstudie *f*
娈男 verweiblichter Mann *m*(女性化男子)
栾树 Koelreuteria paniculata *f*
挛缩 Zuckung *f*, Kontraktur *f*, Contractura *f*
挛缩瘢痕 kontrakture Narbe *f*
挛缩的 kontraktural
挛缩性膀胱 Schrumpfblase *f*, Vesica fibrosa *f*

luǎn 卵

卵 Ei *n*, Ovum *n*, Ovulum *n*
卵(椭)圆形的 oval, oval(-is, -is, -e), ovoid, elliptisch
卵[白]沉淀素 Ovopräzipitin *n*
卵白 Eiklar *n*, Eiweiß *n*, Sphäroprotein *n*
卵白蛋白 Ovalbumin *n*, Eiereiweiß *n*
卵白囊 Albumensack *m*
卵白素 Avidin *n*, Antibiotin *n*
卵白素-生物素过氧化物酶复合物法 Avidin-Biotin-Peroxidase-Komplex-Methode *f*
卵白状的 eiereiweißartig
卵白状粘胶水 Glair *n*
卵白综合征 Eiklar-Syndrom *n*, Eiweiß-Syndrom *n*
卵孢霉素 Oosporein *n*
卵孢子 Oospore *n*, Oosporangium *n*
卵孢子菌病 Oosporose *f*
卵孢子菌属 Oospora *f*
卵孢子囊 Oosporangium *n*
卵孢子鞘 Oosporangium *n*
卵被膜 Ovikapsel *f*
卵巢 Eierstock *m*, Ovar *n*, Ovarium *n*, Oophoron *n*
卵巢[囊肿]造口[引流]术 Oophorostomie *f*
卵巢癌 Ovarialkarzinom *n*, Oophoroma *n*
卵巢癌二次探查术 Sekundärexploration des Ovarialkarzinoms *f*
卵巢癌治疗药 Oregovomab *n*
卵巢白膜 Albuginea ovarii *f*
卵巢白体 Corpus albicans des Ovariums *n*
卵巢表面上皮包涵囊肿 Epidermalinklusionszyste des Ovars *f*, epidermale Inklusionszyste des Ovars *f*
卵巢表皮样囊肿 Epidermoidzyste des Ovars *f*
卵巢病 Ovariopathie *f*, Oophoropathie *f*
卵巢病性癫痫 Ovarioepilepsie *f*, Oophoroepilepsie *f*
卵巢病性精神病 Oophoromanie *f*
卵巢不发生 Eierstock-Agenesie *f*
卵巢成熟实性畸胎瘤 reifes solides Teratom des Ovariums *n*
卵巢成熟性畸胎瘤 reifes Teratom des Ovariums *n*
卵巢成形术 Oophoroplastik *f*
卵巢出血 Ovarialblutung *f*, Oophorrhagie *f*
卵巢储备 ovarielle Reserve *f*
卵巢穿刺术 Ovariozentese *f*, Ovariopunktion *f*
卵巢垂体腺瘤 Ovarialhypophysenadenom *n*
卵巢丛 Plexus ovaricus *m*
卵巢大片水肿 massives Ödem des Ovariums *n*
卵巢大细胞性神经内分泌型瘤 ovarielles großzelliges neuroendokrines Karzinom *n*
卵巢单纯性囊肿 einfache Ovarialzyste *f*
卵巢的 ovarial, ovarial(-is, -is, -e), oophorogen, ovaric(-us, -a, -um)
卵巢动脉 Arteria ovarica *f*
卵巢动脉输卵管支[Arteria ovarica]Ramus tubarius *m*
卵巢动脉炎 Arteriitis des Ovaris *f*
卵巢多胚瘤 ovariales Polyembryom(a) *n*
卵巢恶性混合性上皮瘤 malignes gemischtes Ovarialepitheliom(a) *n*
卵巢恶性畸胎瘤 boösartiges (od. malignes) Ovarialteratom(a) *n*
卵巢恶性甲状腺肿 maligne Struma ovarii *f*
卵巢恶性葡萄胎 ovariale maligne Mole *f*
卵巢恶性纤维上皮瘤 bösartiges (od. malignes) Ovarialfibroepitheliom(a) *n*
卵巢恶性肿瘤 bösartiger (od. maligner)Ovarialtumor *m*
卵巢发育不良 Ovarialagenesie *f*, Ovarialaplasie *f*
卵巢发育不全 Eierstockagenesie *f*, Ovarialagenesie *f*, Ovarialaplasie *f*, Agenesia ovarii *f*
卵巢反应不足 unzureichende Reaktion des Ovariums *f*
卵巢非特异性软组织肿瘤 unspezifischer Weichteiltumor des Ovariums *m*
卵巢肥大 Oophorauxe *f*, Ovarialhypertrophie *f*
卵巢缝术 Oophorrhaphie *f*, Ovariorrhaphie *f*
卵巢附件 Ovarialansatz *m*
卵巢腹腔妊娠 Ovarioabdominalschwangerschaft *f*
卵巢钙化 Ovarialverkalkung *f*, Ovarialcalcification *f*
卵巢睾丸并存 Ovotestis *m*
卵巢睾丸母细胞瘤 Arrhenoblastom(a) *n*, Sertoli*-Leydig*Zelltumor *m*
卵巢功能 Ovarialfunktion *f*
卵巢功能不全 Hypofunktion des Ovariums *f*
卵巢功能测定 Ovarialfunktionsbestimmung *f*
卵巢功能检查 Ovarialfunktionstest *m*
卵巢功能减退 Hypovarismus *m*
卵巢功能亢进 Hyperovarie *f*, Hyperovarismus *m*,
卵巢功能失调 Dysovarie *f*, Ovarialdysfunktion *f*
卵巢功能试验 Ovarialfunktionstest *m*
卵巢功能紊乱 Dysovarie *f*, Ovarialdysfunktion *f*
卵巢功能性肿瘤 funktioneller Tumor des Ovariums *m*
卵巢功能早期衰退 vorzeitige (od. prämature)Ovarialinvolution *f*
卵巢骨盆固定术 Oophoropelveopexie *f*
卵巢固定术 Ovariopexie *f*, Oophoropexie *f*
卵巢固有韧带 Ligamentum ovarii proprium *n*
卵巢管 Ovariola *f*
卵巢冠 Nebeneierstock *m*, Epoophoron *n*, Rosenmüller* Körper *m* (od. Organ *n*), Parovarium *n*
卵巢冠的 parovarial
卵巢冠横小管 Querkanälchen *n*, Ductuli transversi epoophori *m*
卵巢冠囊瘤 Parovarialcystom(a) *n*

卵巢冠囊肿 Parovarialzyste *f*, Epoophoronzyste *f*
卵巢冠囊肿切除术 Parovarialzystektomie *f*
卵巢冠泡状附件 Morgagni* Hydatiden *f pl*
卵巢冠切除术 Parovariektomie *f*, Epoophorektomie *f*
卵巢冠炎 Parovaritis *f*
卵巢冠中肾管囊肿 mesonephrische Zyste des Epoophorons *f*
卵巢冠纵管 Ductus epoophori longitudinalis *m*, Gartner* Gang *m*, Wolff* Tubulus *m*
卵巢冠纵管囊肿 Gartner* Zyste *f*
卵巢过度刺激综合征 ovarielles Hyperstimulationssyndrom *n*
卵巢含睾丸母细胞瘤 Testiculoma ovarii *n*, Sertoli*-Leydig* Zelltumor *m*
卵巢黑色素性神经外胚层瘤 melanotischer Neuroektodermaltumor des Ovariums *m*
卵巢横纹肌肉瘤 Rhabdomyosarkom des Ovariums *n*
卵巢环状瘤 Gyroma *n*
卵巢黄素化囊肿 Theka-Lutein-Zyste *f*
卵巢黄体 Corpus luteum des Ovars *n*
卵巢黄体囊肿 Luteinzyste *f*
卵巢黄体破裂 Corpus luteum-Ruptur *f*
卵巢混合性类癌 gemischtes Ovarialkarzinoid *n*
卵巢混合性上皮瘤 gemischtes Ovarialepitheliom *n*
卵巢混合性生殖细胞 - 性索间质肿瘤 Gemischter Keimzell-Keimstrang-Stromatumor des Ovariums *m*
卵巢混合性生殖细胞肿瘤 gemischter Keimzelltumor des Ovars *m*
卵巢机能减退 Hypovarismus *m*
卵巢机能亢进 Hyperovarie *f*, Hyperovarismus *m*
卵巢机能障碍 Dysovarie *f*, Ovarialdysfunktion *f*
卵巢积脓 Pyovar(ium) *n*
卵巢积水 Hydrovar(ium) *n*
卵巢基质 Stroma ovarii *n*
卵巢基质瘤 Stromatumor des Ovars *m*
卵巢畸胎瘤 Teratom(a)des Ovars *n*
卵巢激素 ovarielle Hormone *n pl*
卵巢激素反馈作用 Rückkoppelung des Ovarialhormons *f*
卵巢甲状腺瘤 Struma ovarii *f*
卵巢甲状腺肿类癌 strumales Karzinoid des Ovars *n*
卵巢间叶瘤 Mesenchymom(a)des Ovars *n*
卵巢间质 Stroma ovarii *n*
卵巢间质细胞 interstitielle Eierstockzellen *f pl*
卵巢间质细胞瘤 interstitieller Eierstockzelltumor *m*, Leydig* Zelltumor des Ovars *m*
卵巢间质增生 Ovarialstromahyperplasie *f*
卵巢间质增生和卵泡膜细胞增生 Eierstock-Stromatumor-Hyperplasie und Theka Zellproliferation *f*
卵巢浆液瘤 seröse Tumoren des Ovars *m pl*
卵巢浆液性囊腺癌 seröses Cystadenocarcinoma des Ovars *n*
卵巢浆液性囊腺瘤 seröses Cystadenoma des Ovars *n*
卵巢浆液性囊腺纤维瘤 seröses Cystadenofibroma des Ovars *n*
卵巢浆液性乳头[状]囊腺瘤 seröses papilläres Zystadenom des Ovars *n*
卵巢浆液性肿瘤 seröse Ovarialtumoren *m pl*
卵巢交界性混合性上皮瘤 borderlines gemischtes Epitheliom(a) des Ovars *n*
卵巢交界性浆液性乳头[状]囊腺瘤 seröses papilläres Cystadenoma der borderlinen Malignität des Ovars *n*
卵巢交界性囊腺瘤 borderlines Cystadenoma des Ovars *n*
卵巢交界性透明细胞瘤 heller Zelltumor der borderlinen Malignität des Ovars *m*
卵巢交界性纤维上皮瘤 Fibroepithelialtumor der borderlinen Malignität des Ovars *m*
卵巢交界性中肾瘤 Mesonephrom(a)der borderlinen Malignität des Ovars *n*
卵巢交界性肿瘤 horderline Ovarialtumor *m*
卵巢交界性子宫内膜样瘤 Endometriom(a)der borderlinen Malignität *n*
卵巢绞痛 Ovarialkolik *f*
卵巢结核 Ovarialtuberkulose *f*
卵巢精原细胞瘤 Seminoma ovarii *n*
卵巢静脉 Vena ovarica *f*
卵巢静脉曲张 Varicosis ovarii *f*
卵巢静脉血栓形成 Thrombose der Vena ovarica *f*
卵巢静脉综合征 Ovarialvenen-Syndrom *n*
卵巢抗体 Eierstockkrebsantikörper *m*
卵巢抗原 Eierstockantigen *n*
卵巢颗粒 - 泡膜细胞瘤 Granulosa-theca-Zelltumor des Ovars *m*
卵巢颗粒细胞瘤 Granulosazelltumor des Ovars *m*
卵巢克鲁肯伯格氏瘤 Krukenberg* Geschwulst *f*(od. Tumor *m*) Carcinoma mucocellulare *n*
卵巢莱迪希氏细胞瘤 Leydig* Zelltumor des Ovars *m*
卵巢类癌 Carcinoid ovarii *n*
卵巢类固醇 Ovarialsteroid *n*
卵巢类脂质细胞瘤 Lipoidzelltumor des Ovars *m*
卵巢粒层细胞 Granulosazelle des Ovars *f*
卵巢粒层细胞瘤 Granulosazelltumor des Ovars *m*
卵巢良性疾病 ovarielle gutartige Erkrankung *f*
卵巢良性瘤 gutartiger (od. benigner)Tumor des Ovars *m*
卵巢良性黏液性肿瘤 gutartiger muzinöser Tumor des Eierstocks *m*
卵巢两性母(胚)细胞瘤 Gynandroblsstoma ovarii *n*
卵巢鳞状细胞癌 Plattenepithelkarzinom des Eierstocks *n*
卵巢瘤 Ovartumor *m*, Ovarialtumor *m*, Oophoroma *n*
卵巢卵黄囊瘤 Dottersacktumor des Ovars *m*
卵巢滤泡 Ovarialfollikel *n*
卵巢滤泡膜细胞增生症 Hyperthekose *f*
卵巢滤泡囊肿 Follikelzyste des Eierstocks *f*
卵巢滤泡囊肿破裂 Ruptur der Ovarialfollikelzyste *f*
卵巢滤泡破裂 Ruptur des Ovarialfollikels *f*
卵巢门 Hilus ovarii *m*
卵巢门细胞 Hiluszellen(Berger*) *f pl*, Berger*Zellen *f pl*
卵巢门细胞瘤 Hiluszelltumor(Berger*) *m*, Berger* Zell-(en)-Tumor *m*
卵巢门细胞增生 Hiluszellhyperplasie *f*
卵巢囊 Bursa ovarica *f*
卵巢囊腺瘤 Ovarialkystom *n*
卵巢囊腺纤维瘤 Zystadenofibrom(des Ovars) *n*
卵巢囊性畸胎瘤 cystisches Teratoma ovarii *n*
卵巢囊肿 Ovarialzyste *f*, Oophorozyste *f*
卵巢囊肿剥除术 Oophorozystektomie *f*
卵巢囊肿扭转 Torsion der Ovarialzyste *f*
卵巢囊肿破裂 Ruptur der Ovarialzyste *f*
卵巢囊肿钳 Ovarialzyste-Zange *f*, Ovarialzyste-Forzeps *f*
卵巢囊肿切除术 Oophorozystektomie *f*
卵巢囊肿形成 Oophorozystosis *f*
卵巢内的 intraovariell, intraovaric(-us, -a, -um)
卵巢内分泌功能 ovariale Endokrinofunktion *f*
卵巢内膜囊肿 Ovarialendometriumzyste *f*, Schokoladenzyste *f*
卵巢内胚层窦瘤 Endodermsinustumor des Ovars *m*, Dottersacktumor *m*
卵巢黏液性类癌 muköses Karzinoid des Ovars *n*
卵巢黏液性囊腺癌 muköses Zystadenokarzinom des Ovars *n*
卵巢黏液性肿瘤 muzinöser Tumour des Ovars *pl*
卵巢脓肿 Ovarialabszeß *m*
卵巢旁[组织]炎 Paroophoritis *f*
卵巢旁的 paraovarial, paraovariell, parovarial
卵巢旁囊肿 Paroophoronzyste *f*
卵巢旁体 Beieierstock *m*, Paroophoron *n*

卵巢旁体的 paroophorogen
卵巢旁体囊肿 Paroophoronzyste *f*
卵巢旁体炎 Paroophoritis *f*
卵巢泡膜细胞 Thekazelle *f*
卵巢泡膜细胞瘤 Thekazelltumor des Ovars *m*
卵巢胚胎癌 Embryonales Karzinom des Ovars *n*
卵巢胚胎性癌 embryonales Carcinoma ovarii *n*
卵巢胚细胞瘤 Keimzelltumor des Ovars *m*, germinaler Zelltumor des Ovars *m*
卵巢膨出 Oophorocele *f*
卵巢皮样囊肿 Dermatozystom des Ovars *n*
卵巢皮脂腺肿瘤 Talgdrüsentumor des Ovars *m*
卵巢皮质 Ovarialcortex *m*, Cortex ovarii *m*
卵巢皮质增生 Ovarialcortexhyperplasie *f*
卵巢平滑肌瘤 Leiomyom des Ovars *n*
卵巢平滑肌肉瘤 Leiomyosarkom des Ovars *n*
卵巢破裂 Eierstockruptur *f*, Ovariorrhexis *f*
卵巢剖开术 Oophorotomie *f*
卵巢剖面 Schnitt des Ovars *m*, Sectio ovarii *f*
卵巢葡萄胎 Hydatidenmole des Ovars *f*
卵巢巧克力囊肿 Schokoladenzyste des Ovars *f*
卵巢切除术 Ovarektomie *f*, Ovariektomie *f*, Oophorektomie *f*, Ovarialresektion *f*
卵巢切开术 Oophorotomie *f*, Ovariotomie *f*
卵巢切开探查术 Incision und Exploration des Ovars *f*
卵巢侵袭性葡萄胎 invasive Hydatidenmole des Ovars *f*
卵巢缺如 Eierstock Agenesie *f*
卵巢缺失 Anovarie *f*, Agenesie ovarii *f*
卵巢缺失的 ovaripriv, ovaripriv(-us, -a, -um)
卵巢韧带 Ligamentum ovarii *n*
卵巢妊娠 Ovarialgravidität *f*, Graviditas ovarica *f*, Oocyesis *f*
卵巢妊娠黄体瘤 Ovarialgraviditätsluteom *n*, Ovarialgraviditätsluteinom *n*
卵巢绒[毛膜]癌 Choriocarcinoma ovarii *n*
卵巢绒[毛膜]上皮癌 Choriocarcinoma ovarii *n*, Chorioepithelioma ovarii *n*
卵巢绒毛膜癌 Chorionkarzinom des Ovars *n*
卵巢绒毛膜腺瘤 Chorioadenoma ovarii *n*
卵巢肉瘤 Ovarialsarcom(a) *n*, Sarcoma ovarii *n*
卵巢乳头[状]囊腺癌 papilläres Cystadenocarcinoma des Ovars *n*
卵巢乳头[状]囊腺瘤 papilläres Cystadenoma des Ovars
卵巢乳头[状]腺纤维瘤 papilläres Adenofibrom(a)des Ovars *n*
卵巢软化 Oophoromalacia *f*
卵巢塞-莱二氏细胞瘤 Sertoli*-Leydig* Zelltumor *m*
卵巢伞 Fimbria ovarica *f*
卵巢上皮小岛 Walthard* Zellherde (od. Zellinsel) *f*
卵巢上皮性肿瘤 Epithelioma ovaricum *n*, epithelialer Ovarialtumor *m*
卵巢神经丛 Plexus nervorum ovarii *m*
卵巢神经痛 Ovariodysneurie *f*
卵巢神经外胚层肿瘤 Neuroektodermaltumor des Ovars *m*
卵巢神经源性肿瘤 neurogener Tumor des Ovars *m*
卵巢肾上腺残余瘤 Nebennierenresttumor des Ovars *m*
卵巢生长因子 Ovary-Wachstumsfaktor *m*
卵巢生殖[性]细胞[肿]瘤 Keimzelltumor des Ovars *m*, Germinalzelltumor des Ovars *m*
卵巢生殖上皮 Ovarialgerminalepithelium *n*
卵巢生殖细胞肿瘤 Keimzelltumor des Ovars *m*
卵巢实性癌 solides Ovarialkarzinom *n*
卵巢输卵管的 ovariotubar
卵巢输卵管切除术 Ovariosalpingektomie *f*, Oophorosalpingektomie *f*
卵巢输卵管脱垂 Prolaps des Ovars und der Salpinx *m*
卵巢输卵管炎 Ovariosalpingitis *f*, Oophorosalpingitis *f*
卵巢输卵管周[围]炎 Periovariosalpingitis *f*, Perioophorosalpingitis *f*
卵巢衰竭 Ovarialversagen *n*, Ovarialverschlechterung *f*
卵巢水肿 Eierstocködem *n*, Oophoritis serosa *f*
卵巢髓质 Marksubstanz des Ovars *f*, Medulla ovarii *f*
卵巢梭形细胞肉瘤 Spindelzellsarkom des Ovars *n*
卵巢索 Ovarialschnur *f*, Ovarialstrang *m*
卵巢痛 Ovarialgie *f*, Oophoralgie *f*
卵巢透明细胞癌 helles Zellkarzinom des Ovars *n*, Mesonephroma ovarii *n*
卵巢透明细胞瘤 heller Zelltumor des Ovars *m*, mesonephroider Tumor des Ovars *m*
卵巢突出 Ovariocele *f*, Ovariozele *f*, Hernia ovarialis *f*
卵巢脱垂 Prolapsus ovarii *m*
卵巢外腹膜浆液性乳头状腺癌 extraovarielles peritoneales seröses papilläres Adenokarzinom *n*
卵巢网 Rete ovarii *n*
卵巢网囊肿和腺瘤 Zyste und Adenom des Rete ovarii *n*
卵巢网腺癌 Adenokarzinom des Rete ovarii *n*
卵巢维尔姆斯瘤 Wilms*-Tumor des Ovars *m*
卵巢萎缩 Eierstockatrophie *f*, Atrophie des Ovars *f*
卵巢未成熟畸胎瘤 immateres (od. unreifes)Ovarteratom *n*, malignes Ovarteratom *n*
卵巢未成熟性畸胎瘤 immatures Teratom des Ovars *n*
卵巢未分化癌 undifferenziertes Ovarialkarzinom *n*
卵巢未分化肉瘤 undifferenziertes ovarielles Sarkom *n*
卵巢未分类乳头状囊腺癌 nichtklassifiziertes papilläres Ovarialzystadenokarzinom *n*
卵巢未分类上皮瘤 nichtklassifizierte epithelialer Ovartumor *m*
卵巢未分类性腺间质肿瘤 nichtklassifizierter Ovarialgonadostroma-Tumor *m*
卵巢未分类肿瘤 nichtklassifizieter Ovartumor *m*
卵巢窝 Fossa ovarica *f*, Claudius* Fossa (od. Grube) *f*
卵巢无性细胞瘤 Disgerminoma ovarii *n*
卵巢系膜 Mesovarium *n*, Mesoophoron *n*
卵巢系膜的 mesovaric(-us, -a, -um)
卵巢系膜缘 Mesovariumrand *m*, Margo mesovaricus *m*
卵巢系膜子宫韧带肿瘤 Tumor des Mesovariums und des uterinen Ligamentums *m*
卵巢细胞成熟抑制因子 Eizellreifungsinhibitor *m*
卵巢纤维化 Fibrosis ovarii *f*
卵巢纤维瘤 Fibroma ovarii *n*
卵巢纤维肉瘤 Fibrosarkom des Ovars *n*
卵巢纤维上皮瘤 follikuloides Ovarialadenom *n*, Oophoroma folliculare *n*, Brenner* Tumor *m*
卵巢显微神经血管移植术 mikroneurovasculäre Transplantation des Ovars *f*
卵巢腺棘皮瘤 Adenoacanthoma ovarii *n*
卵巢腺瘤样瘤 adenomatoider Ovarialtumor *m*
卵巢腺纤维瘤 Fibroadenoma ovarii *n*, Adenofibroma ovarii *n*
卵巢小斑 Ovarialstigma *n*
卵巢小管 Ovariola *f*
卵巢小细胞癌 kleinzelliges Karzinom des Ovars *n*
卵巢楔形切除术 keilförmige Resektion des Ovars *f*
卵巢性[原]的 oophorogen
卵巢性经闭 Ovarialamenorrhoe *f*, Ovarialmenopause *f*
卵巢性精神病 Oophoromania *f*
卵巢性索间质肿瘤 Sexualschnurstromatumor des Ovars *m*
卵巢性痛经 Ovarialdysmenorrhoea *f*
卵巢性腺间质肿瘤 Gonadostromatumor des Ovars *m*
卵巢性腺母细胞瘤 Gonadoblastoma ovarii *n*
卵巢性侏儒(1)先天性性腺发育不全(2)特纳综合征 Turner* Syndrom *n*

卵巢悬韧带 Ligamentum suspensorium ovarii *n*
卵巢血管 Ovarialblutgefäße *n pl*
卵巢血肿 Haematoma ovarii *n*
卵巢炎 Ovariitis *f*, Oophoritis *f*
卵巢移植术 Transplantation des Ovars *f*
卵巢异位 Aberratio ovarii *f*, dystopische Eierstöcke *pl*
卵巢抑制素 Follistatin *n*
卵巢硬化 Sclerosis ovarii *f*
卵巢硬化囊性病 ovarialsklerozystische Krankheit *f*
卵巢原发性恶性黏液性肿瘤 ovarialer primärer bösartiger muzinöserTumor *m*
卵巢圆韧带肌瘤 Myom(a)des Ovarialrundligamentes *n*
卵巢圆韧带肉瘤 Sarcoma des Ovarialrundligamentes *n*
卵巢圆韧带腺肌瘤 Adenomyom(a)des Ovarialrundligamentes *n*
卵巢圆形细胞肉瘤 Rundzellsarkom des Ovars *n*
卵巢早衰 vorzeitiges (od. plaematures)Ovarialversagen *n*
卵巢增生性甲状腺肿 proliferative Struma ovarii *f*
卵巢摘除术 Ovariektomie *f*
卵巢粘液瘤 muköser Tumor des Ovars *m*
卵巢粘液囊肿 muköse Zyste des Ovars *f*
卵巢粘液性囊腺瘤 muköses Cystadenocarcinoma ovarii *n*
卵巢粘液性囊腺纤维瘤 muköses Cystadenofibroma ovarii *n*
卵巢粘液性乳头[状]囊腺瘤 muköses papilläres Cystadenoma ovarii *n*
卵巢粘液性肿瘤 muzinöser Ovarialtumor *m*
卵巢支持-间质细胞瘤 Sertoli*-Leydig* Zelltumor des Ovars *m*, Arrhenoblastom(a) *n*
卵巢脂样(质)细胞[肿]瘤 Lipoidzelltumor des Ovars *m*
卵巢制剂疗法 Ovariotherapie *f*, Ootherapie *f*
卵巢中胚叶混合瘤 gemischter Mesodermaltumor des Ovars *m*
卵巢中肾样癌 mesonephroides Karzinom des Ovars *n*
卵巢肿瘤 Ovarialtumor *m*, Tumor ovarii *m*
卵巢重度水肿 ovariales schweres Ödem *n*
卵巢周[围]炎 Periovaritis *f*, Peroophoritis *f*
卵巢周期 Ovarialzyklus *m*
卵巢周期变化 zyklische Veränderung in Ovar *f*
卵巢周围炎 Perioophoritis *f*
卵巢转移性肿瘤 metastatischer Tumor des Ovars *m*
卵巢转移性子宫颈癌 ovarialer metastatischer Gebärmutterhalskrebs *m*
卵巢子宫接种术 uterine Transplantation des Ovars *f*
卵巢子宫内膜间质肉瘤 ovariales endometriales Stromasarkom *n*
卵巢子宫内膜瘤 Endometriom des Ovars *n*
卵巢子宫内膜囊肿 Endometriumzyste des Ovars *f*
卵巢子宫内膜样间质肉瘤 endometrioides Stromasarkom des Ovars *n*
卵巢子宫内膜样瘤 endometrioider Tumor des Ovars *m*
卵巢子宫内膜样腺癌 endometrioides Adenokarzinom des Ovars *n*
卵巢子宫内膜样肿瘤 endometrioider Tumor *m*
卵巢子宫内膜异位[症] Endometriosis ovarii *f*
卵巢子宫内膜异位症 ovariale Endometriose *f*
卵巢子宫切除术 Ovariohysterektomie *f*, Oophorohysterektomie *f*, Oophorohysterectomia *f*, Hysteroovariotomie *f*
卵巢子宫韧带 Uteroovarialligament *n*, Ligamentum utero-ovarii *n*
卵巢子宫索 Uteroovarialligament *n*, Ligamentum utero-ovarii *n*
卵巢纵管囊肿 Gartner* Zyste *f*
卵成熟 Eireifung *f*
卵床脱落 Denidation *f*
卵带 Chalaza *f*
卵袋 Oozyste *f*
卵蛋白培养基 Eiereiweiß-Kulturmedium *n*
卵顶生雄器的 epigynous
卵发育初期的 protobrochal
卵放射冠 Corona radiata des Ovars *f*
卵分裂酶 Ovulase *f*
卵盖 Ovum operculum *n*
卵睾 Ovotestis *m*
卵睾体 Ovotestis *m*, Testovarium *n*
卵管伞(缴)Fimbriae tubae *f pl*
卵核 Eikern *m*, Ookaryon *n*
卵核分裂 Ookinese *f*, Ookinesia *f*
卵红蛋白 Ovorubin *n*
卵黄 Eidotter *m*, Vitellus ovi *m*, Vitellum *n*, Lecithus *m*
卵黄[蛋白] Vitellose *f*
卵黄[蒂]囊肿 Dottersackzyste *f*
卵黄蛋白 Livetin *n*
卵黄蛋白原 Vitellogenin *n*
卵黄的 lezithal, vitellin(-us, -a, -um)
卵黄蒂 Hagelschnur *f*
卵黄动脉 Dotter(sack)arterien *f pl*
卵黄管 Dottergang *m*, Dottersackgang *m*, Ductus omphalo(mes)entericus *m*, Darmstiel *m*
卵黄管发育异常 Entwicklungsanomalie des Dottergangs *f*
卵黄管瘘 Dottergangsfistel *f*
卵黄管瘘切除术 Excision der Dottergangsfistel *f*
卵黄管囊肿 Dottergangcyste *f*
卵黄管未闭 Persistenz des Ductuses omphalo(mes)entericus *f*
卵黄合胞体 Dottersacksynzytium *n*, Periblast *m*
卵黄核 Balbiani*(Dotter-)Kern(od. Körper) *m*
卵黄红素 Vitellorubin *n*
卵黄黄素(质) Vitellolutein *n*
卵黄静脉 Dotter(sack)vene *f*, Vena vitellina *f*
卵黄居中的 centrolecithal
卵黄抗体 vitelliner Antikörper *m*
卵黄块 Vitellinmasse *f*
卵黄类粘蛋白 Vitellomukoid *n*
卵黄粒 Dottergranula *n pl*
卵黄磷蛋白 Ovovitellin *n*, Vitellin *n*
卵黄磷蛋白 Vitellin *n*
卵黄磷肽 Ovotyrin *n*
卵黄膜 Dottermembran *f*, Membrana vitellina *f*
卵黄囊 Dottersack *m*, Saccus vitellinus *m*
卵黄囊蒂 Dottersackstiel *m*
卵黄囊接种 Inoculation des Dottersacks *f*, Dottersack Impfung *f*
卵黄囊抗原 Dottersackantigen *n*
卵黄囊瘤 Dottersacktumor *m*, Teilum* Tumor *m*
卵黄囊内胚层 Dotterentoderm *n*, Dotterblatt *n*, Deuterentoderm *n*
卵黄囊胎盘 Dottersackplazenta *f*
卵黄囊型胎盘 Dottersack-Plazenta *f*
卵黄囊血岛 Blutinsel des Dottersacks *f*
卵黄囊血管 Dottersackgefäße *n pl*
卵黄内的 intravitellin(-us, -a, -um)
卵黄凝固酶 Vitellase *f*
卵黄泡 Dottervakuole *f*
卵黄腔 Dotterhöhle *f*
卵黄琼脂 Dotteragar *m*
卵黄球 Oosphäre *f*
卵黄区 Dotterfeld *n*, Dotterhof *m*, Area vitellina *f*
卵黄上皮 Dotterepithel *n*
卵黄生成[作用] Vitellogenese *f*
卵黄栓 Dotterpfropf *m*
卵黄团 Vitellmmasse *f*
卵黄腺 Vitellarium *n*, Dotterstock *m*
卵黄心 Latebra *f*
卵黄悬胶液 Lecithovitellin *n*
卵黄叶 Dotterlappen *m*
卵黄脂蛋白 Lipovitellenin *n*

卵黄脂磷蛋白 Lipovitellin *n*
卵黄质 Vitellinsubstanz *f*
卵黄周的 perivitellin, perivitellin (-us, -a, -um)
卵黄周膜 perivitelline Membran *f*
卵黄周隙 perivetelline Spalte *f*
卵黄周液 perivitelline Flüssigkeit *f*
卵黄状黄斑营养不良 dotterförmige Makuladystrophie *f*
卵荚 Eihülse *f*
卵浆 Archiblast *m*, Ooplasma *n*
卵浆的 archiblastisch
卵角蛋白 Ovokeratin *n*
卵结节 Ovonodulus *m*, Eituberkel *m*
卵巨球蛋白 Ovomakroglobulin *n*
卵菌 Oomyceten *pl*
卵菌纲 Oomyceten *pl*
卵壳 Eischale *f*, Testa ovi *f*
卵壳[原]卟啉 Ooporphyrine *n pl*
卵壳蛋白 Choriogenin *n*
卵壳黄素 Ooxanthin *n*
卵壳膜 Membrana putaminis *f*
卵孔 Mikropyle *f*
卵块发育 Merogonie *f*
卵类粘蛋白 Ovomucoid *n*
卵裂 Eifurchung *f*, Eiteilung *f*, Merogenese *f*, Furchungsteilung *f*
卵裂的 merogenetisch, merogenisch
卵裂纺锤体 Furchungsspindel *f*
卵裂沟 Furchungsrinne *f*, Furchungsfurche *f*
卵裂核 Furchungskern *m*
卵裂期 Furchungsstadium *n*
卵裂球 Furchungskugel *f*
卵裂细胞 Furchungszelle *f*
卵裂细胞团 Furchungsmasse *f*
卵裂信号-1 Spaltungssignal-1 *n*
卵磷[蛋白]脲 Vitellose *f*
卵磷脂 Lecithin *n*, Lezithin *n*, Ovolecithin *n*
卵磷脂/鞘髓磷脂比率 Lecithin, Sphingomyelin-Rate *f* (L/S Rate)
卵磷脂白蛋白 Lecithalbumin *n*
卵磷脂胆固醇酰基转移酶 Lecithin-Cholesterin-Acyltransferase *f*
卵磷脂-胆固醇-酰基转移酶缺乏症 Lecithin-Cholesterin-Acyltransferase-Defizienz *f*
卵磷脂胆固醇乙酰基转移酶 Lecithin Cholesterin-Acetyltransferase *f*
卵磷脂胆固醇脂酰转移酶 Lecithin-Cholesterin-Acyltransferase *f*
卵磷脂蛋白 Lecithprotein *n*
卵磷脂酶 Lezithinase *f*
卵磷脂酶试验 Lezithinasetest *m*, Nagler* Reaktion *f*
卵磷脂清蛋白 Lecithin Albumin *n*
卵磷脂小体 Lecithinkörperchen *n*
卵磷脂血症 Lezithinämie *f*
卵磷脂样的 lecithinartig, lecithinoid
卵流产 ovulärer Abort *m*
卵硫细菌属 Thiovulum *n*
卵绿蛋白 Ovoverdin *n*
卵酶 Ovulase *f*
卵模[腔] Ootyp *m*
卵膜 Eihaut *f*, Oolemma *n*
卵膜屏障 ovuläre Membranschranke *f*
卵膜水 Hydroperion *n*
卵[膜]周[围]隙 perivitelliner Raum *m*
卵母细胞 Eimutterzelle *f*, Oozyt *m*, Ovozyt *m*, Oozyte *f*
卵母细胞成熟抑制物 Oozytenreifung-Inhibitor *m*
卵母细胞成熟抑制因子 Oozytenreifung-Inhibitor *m pl*, OMI
卵母细胞极体 Polkörnchen der Oozytez *n*
卵母细胞提取 Follikelpunktion *f*
卵囊 Oocysten *f pl*
卵内的 intraovulär
卵黏蛋白 Ovomucin *n*
卵泡 Follikel *m*, Eifollikel *m*, Folliculus *m*, Höhlenfollikel *m*
卵泡斑 follikuläres Stigma *n*, Stigma folliculi *n*
卵泡闭锁 Follikelatresie *f*, Atresia folliculi *f*
卵泡成熟 Follikelreifung *f*
卵泡刺激素 follikelstimulierendes Hormon *n* (FSH)
卵泡刺激素释放激素 freigebende Hormone des follikelstimulierenden Hormons *n pl*
卵泡刺激素释放因子 freigebender Faktor des follikelstimulierenden Hormons *m*
卵泡刺激素血浆浓度测定 FSH-Konzentrationsbestimmung
卵泡的 follikulär, follicular (-is, -is, -e), folliculos (-us, -a, -um)
卵泡发育 folliculäre Entwicklung *f*
卵泡发育不良 Fehlentwicklung des Ovarialfollikels *f*, Dysplasie folliculi *f*
卵泡发育环 Entwicklungszyklus des Ovarialfollikels *n*
卵泡黄体素细胞 folliculäre Luteinzelle *f*
卵泡激素 Follikelhormon *n*
卵泡监测 follikuläre überwachung *f*
卵泡颗粒层 granulierte Schicht *f*, Körnerschicht *f*, Stratum granulosum *n*
卵泡瘤 Follikulom *n*, Folliculoma *n*
卵泡膜 Theca folliculi *f*
卵泡膜黄素化囊肿 Thekaluteinzyste *f*
卵泡膜黄体细胞 Thecaluteinzelle *f*
卵泡膜囊肿 Thekazyste *f*
卵泡膜内层 Theca interna *f*
卵泡膜外层 Theca externa *f*
卵泡膜细胞 Thekazelle *f*
卵泡膜细胞瘤 Thekazelltumor *m*, Thekom *n*
卵泡膜细胞增生 Hyperplasie der Theca folliculi *f*
卵泡膜细胞增殖症 Hyperthecosis *f*
卵泡膜纤维瘤 Thekafibrom *n*
卵泡膜型卵巢颗粒细胞瘤 Thekatypus des Ovarialgranulosazelltumors *m*
卵泡膜增生 Hyperthekose *f*
卵泡募集 follikuläre Rekrutierung *f*
卵泡囊肿 Follikelzyste *f*, Follikelhydrops *m*
卵泡内卵 Ovulum *n*
卵泡破裂 Follikelsprung *m*, Ruptur des Follikels *f*
卵泡期 Follikelphase *f*
卵泡腔 Cavum folliculi *n*, Follikelhöhle *f*, Atrum folliculi *n*
卵泡素过多的 polyfollikulinisch
卵泡细胞 Follikelzelle *f*
卵泡选择 Auswahl der Follikel *m*
卵泡液 Liquor folliculi *m*
卵泡移液 Hydrops folliculi *m*
卵泡抑素 Follistatin *n*, Follikulostatin *n*
卵泡原卵 Graaf* Follikel *m*
卵泡征集 Rekrutierung von Follikel *m*
卵培养 Eikultur *f*
卵配生殖(①卵式繁殖 ②异配子繁殖) Oogamie *f*
卵配子 Oogamet *n*
卵皮质 kortikale Ooplasma *f*
卵片发育 Merogonie *f*
卵鞘 Ootheca *n*, Theca folliculi *n*
卵清 Eiklar *n*, Albumin *n*
卵清蛋白 Ovalbumin *n*
卵清酸 Lysalbinsäure *f*
卵丘 Eiberg *m*, Eihügel *m*, Cumulus oophorus *m*
卵球 Oosphaere *f*

卵球蛋白 Ovoglobulin *n*
卵生 Oviparie *f*
卵生的 ovulär ovular(-is,-is,-e),eierlegend
卵生动物 ovipares Tier *n*,Ovipara *pl*
卵生体 Oozooid *n*
卵式生殖 Oogamie *f*
卵室 Eikammer *f*
卵丝霉褐素 Fuscin *n*
卵丝真菌类 Oidiomycetes *pl*
卵胎生 Ovoviviparie *f*
卵胎生的 ovovivipar
卵胎生动物 Ovovivipara *n pl*,ovovivipare Tiere *n pl*
卵体 Oophyta *f*
卵细胞 Ovum *n*,Eizelie *f*
卵细胞胞浆置换 ooplasmischer Transfer *m*
卵细胞浆内单精子注射 intrazytoplasmatische Spermieninjektion *f*
卵细胞溶[解]酶 Oocytase *f*
卵小体 Oosoma *n*
卵形成 Ovulation *f*,Eierlegen *n*
卵形的 eiförmig
卵形红细胞 Ovalozyt *m*,Elliptozyt *m*
卵形红细胞的 ovalocytär,elliptozytär
卵形红细胞血症 Ovalozytose *f*
卵形红细胞症 Ovalozytose *f*,Elliptozytose *f*
卵形疟 ovale Malaria *f*
卵形疟原虫 Plasmodium ovale *n*
卵形瓶 eiförmige Flasche *f*
卵形体 ovoider Körper *m*
卵形头者 Ovoides *m*,Oozephalus *m*
卵叶车前子 Ispaghul *n*,Psyllium *n*
卵叶胡椒碱 Piperovatin *n*
卵原核 weiblischer Vorkern *m*,Pronucleus femelle *m*
卵原细胞 Urei *n*,Ureizelle *f*,Oogonium *n*,Ovogonium *n*
卵圆窗 Fenestra ovalis *f*,Fenestra vestibuli *f*
卵圆孔 Foramen ovale *n*,Botallo* Foramen *n*
卵圆孔瓣 Valvula foraminis ovalis *f*
卵圆孔闭合时间 Zeit der Schließung von Foramen ovale *n*
卵圆孔静脉丛 Plexus venosus foraminis ovalis *m*
卵圆孔网 Rete foraminis ovalis *n*
卵圆孔未闭 offenes Foramen ovale *n*
卵圆孔注射法 Foramen ovale-Injektion *f*
卵圆钳 ovale Pinzette *f*,ovale Forzeps *f*
卵圆窝 Fossa ovalis *f*,Hiatus saphenus (fasciae latae) *m*
卵圆窝缘 Limbus fossae ovalis *m*,Limbus Vieussensii *m*,Anulus ovalis *m*,Isthmus Vieussensi *m*
卵圆状红细胞性贫血 Ovalozytenanämie *f*,Elliptozytenanämie *f*
卵源论者 Ovisten *m pl*
卵运铁[传递]蛋白 ovotransferrin *n*
卵粘蛋白 Ovomuzin *n*
卵植入 Implantation des Eis *f*,Nidation *f*
卵植入期出血 Implantationsblutung *f*
卵质 Ooplasma *n*,Archiblast *m*
卵质的 archiblastisch
卵质团 Ovoplasmon *n*
卵中心体 Ovozentrum *n*
卵周[间]隙 perivitelliner Raum *m*
卵周的 periovulär
卵周间隙 perivitelline Spalte *f*
卵周隙液 perivitelline Flüssigkeit *f*
卵状糠疹癣菌 Pityrosporum ovale *n*
卵[子] Ei *n*,Ovum *n*
卵[子]发生 Oogenese *f*,Oogenie *f*,Ovogenesis *f*
卵[子]发生的 ovogenetisch,oogenetisch
卵状小体 Ovulum *n*
卵子采集 Eisammeln *n*
卵子冷冻 Eizellen-Kryokonservierung *f*
卵[子]受精 Befruchtung des Eis *f*,Fertilization des Ovums *f*
卵[子]着床 Eibettung *f*,Einbettung *f*,Einnistung *f*
卵[子]植入 Implantation des Eis *f*

luàn 乱

乱搏脉 Pulsus capricans *m*
乱打(切) Mangel *f*
乱交 Promiskuität *f*
乱睫毛 anomale Wimper *f*,aberant lashes <engl.>
乱砍乱杀 Amoklaufen *n*
乱流 Turbulenz *f*
乱伦 Inzest *m*
乱伦犯罪心理 Kriminalpsychologie des Inzestes *f*
乱伦禁忌 Inzesttabu *n*
乱伦情综 Inzestkomplex *m*
乱伦障(阻)碍 Inzestbarriere *f*
乱伦之梦 inzester Traum *m*
乱切刀 Vertikutiertes Messer *n*
乱鼠 Diphacin *n*
乱语型失语症 奇特语 Jargonaphasie *f*
乱杂性火语 Sprachkauderwelsch *n*,Jargonaphasie *f*
乱杂语 Jargon *n*
乱真计数 unechte Zählung *f*
乱真性 Unechtheit *f*

LÜE 掠

lüè 掠

掠夺行为 räuberisches Verhalten *n*
掠夺性格 räuberische Charakter *pl*
掠入射 streifender Einfall *m*
掠射角 Glanzwinkel *m*
掠食性生活 Raubleben *n*

LUN 伦轮论

lún 伦轮

伦[耐尔特]氏淋巴瘤(伦纳特淋巴瘤)(含大量上皮样组织的非霍奇金淋巴瘤) Lennert-Lymphom *n*
伦-奥-韦三氏病 Rendu*-Osler*-Weber* Krankheit *f*
伦勃氏耳用手术撬 Lembert* Hebel *m*
伦茨曼氏点 Lenzmann* Punkt *m*
伦敦型烟雾 London-Typ-Nebel *m*
伦敦烟雾事件 Londons Smog-Ereignis *n*
伦敦征(腹部受伤力度的体征) London-Zeichen *n*
伦哈兹氏疗法 Lenhartz* Kur *f*
伦霍塞克氏纤维 Lenhossék* Faser *f*,Formatio reticularis
伦理 Moral *f*
伦理的 ethisch
伦理概念 ethisches Konzept *n*
伦理判断 moralisches Urteil *n*
伦理审查委员会 institutioneller Untersuchungsausschuss *m*
伦理学 Ethik *f*
伦理学考察委员会 Ethikkommission *f*
伦理学知识 ethische Kenntnis *f*
伦纳德氏管 Elektronenstrahlröhre *f*,Kathodenstrahlröhre *f*, Leonard* Röhre *f*
伦纳效应 Renner-Effekt *m*
γ-伦琴 gamma-Röntgen *n*
伦琴 Röntgen *n*(R,r)
伦琴/拉德换算 Röntgen/Rad-Umwandlung *f*

伦琴单位 Röntgeneinheit *f*
伦琴当量 Röntgenäquivalent *n*
伦琴符 Röntgen-Röhre *f*
伦琴射线 Röntgen* Strahl *m*, Röntgenlicht *n*
伦琴射线计 Röntgenmeter *m*
伦琴射线记波照片 Röntgenkymographie *f*
伦琴射线照相 Roentgenographie *f*
伦施法则 Rensch-Regeln *f pl*
伦扎必利 renzaprid *n*
轮 Quirl *m*
轮班工作 Schichtarbeit *f*
轮虫 Rotaria *f*
轮虫类 Rotatoria *f*
轮床 Rollbett *n*, Kinderreisebett *n*
轮箍术 cerclage <frz.>
轮环藤酚碱 Cyclanolin *n*
轮回 Transmigration *f*
轮奸 Gruppenvergewaltigung *f*
轮廓 Kontur *f*
轮廓乳头 Wallpapillen *f pl*, Papillae vallatae *f pl*
轮廓胎盘 Placenta circumvallata *f*
轮廓图 Konturdiagramm *n*
轮廓鲜明的 scharf
轮廓线 Konturlinie *f*
轮廓校正 Konturkorrektur *f*
轮廓形的 vallat (-us, -a, -um)
轮廓性湿疹 Hebra* Ekzem *n*, Ekzema marginatum *n*
轮廓状的 circumvallat (-us, -a, -um), marginat (-us, -a, -um)
轮流 drehen
轮碾机 Rad-Zerkleinerungsmaschine *f*
轮器 Radorgan *n*
轮伞花序 Bostryx *m*
轮生的 verticellaris
轮生体 Verticillus *m*
轮生叶 verticellarise Blätter *n pl*, quirlständige Blätter *n pl*
轮式沙眼镊 Roll(en)pinzette *f*
轮式助行架 fahrbares Untergestell *n*
轮胎印痕 Autoreifenabdruck *m*
轮胎印痕出血 Blutungen in Reifenspuren *f pl*
轮替运动 Diadochokinesie *f*
轮替运动不能 Adiadochokinesis *f*
轮替运动的 diadochokinetisch
轮替运动困难(轮替运动障碍) Rotationsbewegungsstörung *f*, Rotationsbewegungsschwierigkeit *f*
轮替运动障碍 Dysdiadochokinese *f*
轮细胞 Radzelle *f*
轮形细球菌 Micricoccus orbiculus *m*
轮形研磨机 Radmühle *f*
轮叶龙胆 Frasera carolinensis *f*, Frasera Walteri *f*
轮椅 Rollstuhl *m*
轮椅车系统 Rollstuhlsystem *n*
轮椅处方 Rollstuhlpräskription *f*
轮椅附件 Rollstuhlzubehör *n*
轮椅橄榄球 Rollstuhl-Rugby *n*
轮椅通行地图 Mobilitätskarte *f*
轮椅训练 Rollstuhltraining *n*
轮椅移动 Rollstuhlmobilität *f*
轮椅运动 Rollstuhlsport *m*
轮匝带 Zona orbicularis *f*, Weber* Band *n*
轮匝肌 Musculus orbicularis *m*
轮匝肌瞳孔反射 augenringmuskulärer Pupillenreflex *m*
轮枝孢菌属 Verticillium *n*
轮转切片机 Rotationsmikrotom *n*
轮状病毒 Rotavirus *n*
轮状病毒性胃肠炎 Rotavirus-Gastroenteritis *f*
轮状的 radähnlich
轮状模型 Radmodell *n*
轮状镊 Knapp* Rollpinzette *f*
轮状头[畸形] Trochocephalie *f*
轮状头畸胎 Trochocephalus *m*
轮组法 Rotationsmethode *f*

lùn 论

论据 Argument *n*
论理倒错 Paralogie *f*, Paralogia *f*
论题专家 Fachexperten *pl*
论文 Unterlage *f*, Abhandlung *f*
论文类别 Kategorie von Papier *n*
论证 Demonstration *f*

LUO 啰罗萝逻螺裸瘰洛络骆落

luó 啰罗萝逻螺

啰音 Rasselgeräusch *n* (RG), Rasseln *n*, Rhenchus *m*
罗阿[丝虫]属 Loa *f*
罗 - 阿二氏窦 Rokitansky*-Aschoff* Sinus *m*
罗阿线虫(罗阿丝虫) Loa-Loa-Nematoden *pl*
罗 - 阿氏窦 Rokitansky*-Aschoff*Sinus *m*
罗阿丝虫 Wanderfilarie *f*, Taglarven-Filarie *f*, Loa Loa *f*
罗阿丝虫病 Loa-loa-Filariose *f*, Loa(ia)sis *f*, Loiasis *f*, Loiase *f*
罗安氏外固定 Roger Anderson* Externa-Immobilisation *f*, Anderson* Extensionsschiene *f*
罗宾汉原则 Robin Hood-Prinzip *n*
罗宾汉综合征(1)反窃血现象(2)反窃血综合征 Robin*-Hood*Syndrom *n*
罗宾森颈椎融合 Robinson*zervikaler Fusion *f*
罗伯病(感觉异常性股痛) Roth-Bernhardt-Krankheit *f*
罗伯茨进路(肩锁关节进路) Roberts-Ansatz *m*
罗伯茨综合征 Roberts* Syndrom *n* (常染色体隐性遗传疾病常有长骨发育不全及其他异常等)
罗伯特肖双腔管 Robertshaw*Doppellumentubus *m*
罗伯特综合征 Robert-Syndrom *n*
罗伯逊氏瞳孔 Robertson*Pupille *f*
罗伯逊氏易位 Robertson*Translokation *f*
罗博病(瘢痕瘤性芽生菌病) Lobo-Krankheit *f*, Keloid Blastomykose *f*
罗博菌(拉伯拉酵母菌)(瘢痕瘤芽生菌病病原体) Rob-Bakterien *n pl*
罗布肾 Rose Bradford* Niere *f* ([青年]炎性纤维化肾)
罗布氏热 Robb* Fieber *n*, Robb's heat fever <engl.>
罗布逊氏点 Robson* Punkt *m*
罗丹明 200 Rhodamin B 200 *n*
罗丹明 B Rhodamin B *n*
罗丹宁 Rhodanin *n*
罗得西亚热(牛二联巴贝虫病) Rhodesian-Fieber *n*
罗得西亚锥虫 Trypanosoma thodesiense *n*
罗地砜 Rodilon *n*, Bis-(4-acetamidophenyl)-Sulfon *n*
罗尔夫健身法 Rolfing*Fitness *n*
罗尔斯通菌 Ralstonia *f*
罗非考昔 Rofecoxib *n*
罗非昔布 Rofecoxib *n*
罗芬太尼 Lofentanil *n*
罗符辛氏征 Rovsing* Zeichen *n*
罗符辛征 Rovsing-Zeichen *n*
罗 - 岗 - 雷三氏综合征 Lown*-Gannong*-Lewine* Syndrom *n*
罗格列酮 Rosiglitazon *n*
罗[海因]氏裂体吸虫 Schistosoma rodhaini *n*
罗[海因]氏血吸虫 Schistosoma rodhaini *n*

罗汉果素 luo han guo Extrakt *m*
罗汉松 Podocarpus macrophyllus *m*
罗汉松[黄]素 Podospicatin *n*
罗汉松醇 Podocarpinol *n*
罗汉松树脂酚 Matairesinol *n*
罗汉松酸 Podocarpussäure *f*
罗汉松紫甙 Matairesinol monoglucosid *n*
罗红霉素 Roxithromycin *n*
罗猴[猕]系统血液鉴定 Rh(Rhesus)System von Blut Identifizierung *f*
罗晃子 Tamarinde *f*, Tamarindus indica *f*
罗基坦斯基疝 Rokitansky*(肠黏膜或脏层腹膜突出于肠肌纤维而成的囊)
罗基坦斯基氏肾 Rokitansky* Niere *f*, Amyloidniere *f*
罗捷肌(睫状肌环行部) Rouget*Muskel *m*
罗捷氏细胞 Rouget*Zelle *f*
罗克综合征(头皮松弛类肢端肥大表现角膜白斑等) Rosenthal-Kloepfer-Syndrom *n*
罗库溴铵 Rocuronium *n*
罗拉氯羟安定 Lorazepam *n*
罗兰多柱 Rolando*-Säule *f*, Tuberculum cinereum rectales *n* (灰结节)
罗朗多点(大脑中央沟上下端点) Rolando* Punkt *m*
罗朗多骨折(第一掌骨基底部粉碎性骨折) Rolando*Fraktur *f*
罗朗多胶状物 Rolando-gallertartige Substanz *f*
罗朗多角(中央沟角) Rolando*Winkel *m*
罗朗多结节(延髓灰结节) Rolando*Tuberkel *m*
罗朗多氏裂 Ransch* Fissura *f*, Sulcus centralis cerebri *m*
罗朗多氏区 Zona rolandica *f*, Rolando* Zone *f*
罗朗多线(脑中央沟线) Rolando*Linie *f*
罗朗多叶(岛盖) Rolando*Keule *f*
罗朗多柱(延髓灰小结节) Rolando*Kolumne *f*
罗勒属 Ocimum *n*
罗勒烯 Ocimen *n*
罗勒烯酮 ocimenon *n*
罗-雷二氏综合征 Roussy*-Levy* Syndrom *n*
罗蛉属 Lutzomyia *f*
罗洛皂甙 Nolonin *n*
罗洛皂甙原 Nologenin *n*
罗马鼻 römische Nase *f*
罗马诺沃德综合征(罗沃综合征)(常染色体显性有长间期综合征的遗传病) Romano-Ward-Syndrom *n*
罗马综合征(自发性局限性脂膜炎伴脂肪细胞坏死脂质肉芽肿及囊肿形成) Rothman-Makai-Syndrom *n*
罗曼尼亚征(偏侧性睑结膜炎见于南美锥虫病) Romana *Zeichen *n*
罗曼诺夫斯基染剂 Romanowsky* Farbstoff *m*
罗曼诺夫斯基染色(方法)(染血片染疟原虫) Romanowsky *Färbung *f*
罗密欧与朱丽叶效应 Romeo-und-Julia-Effekt *m*
罗默碱 Roemerin *n*
罗姆伯格病(单侧面萎缩症) Romberg*Krankheit *f*
罗姆伯格氏病 Romberg* Krankheit *f*, Hemiatrophia facialis *f*
罗姆伯格氏征 Romberg* Zeichen *n*
罗姆伯格征(闭目难立征) Romberg*Zeichen *n*
罗尼生[碱] Raunescin *n*
罗哌卡因 耐乐品 Ropivacain *n*
罗盘草 Kompaßpflanze *f*, Silphium laciniatum *n*
罗匹尼罗(罗平尼咯) Ropinirol *n*
罗匹嗪(抗惊厥药) Ropizin *n*
罗平尼咯 罗匹尼罗 Ropinirol *n*
罗奇卡环(杆型卡环) Hebel*Spange *f*
罗-琼二氏试验 Ross*-Jones* Globulintest *m*
罗惹氏反射 Roger* Reflex *m*
罗塞尔牵引 Russell* Traktion *f*(股骨干骨折牵引法)
罗塞尔氏牵引 Russell* Extension *f*
罗赛鼠 Rattus losea *m*
罗森巴赫氏反应 Rosenbach* Reaktion *f*
罗森巴赫氏结核菌素 Rosenbach* Tuberkulin *n*
罗森巴赫氏试验 Rosenbach* Versuch *m*
罗森曼 Rosenman
罗森苗勒瓣(鼻泪管襞) Rosenmüllers*Ventil *n*
罗森苗勒氏淋巴结 Rosenmüller* Drüse *f*
罗森苗勒氏器 Rosenmüller* Körper *m* (od. Organ *n*), Epoophoron *n*
罗森苗勒氏体 Rosenmüller* Körper *m*, Epoophoron *n*
罗森苗勒氏窝 Rosenmüller* Fossa *f* (od. Grube *f* od. Rezessus *m*), Fossa Rosenmülleri *f*
罗森塔尔静脉(基底静脉) Rosenthal*Vene *f*
罗森塔尔纤维 Rosenthal*-Faser *f*
罗杀诺尔 Chloroxylenol *n*, Roxenol *n*
罗沙前列醇 Rosaprostol *n*
罗沙替丁 Roxatidin *n*
罗舍尔粉 Rochellepulver *n*
罗舍尔盐 Rochellesalz *n*
罗氏胶质区 Substantia gelatinosa *f*
罗氏小体 Russell* Körperchen *n*
罗氏耶尔森菌 Yersinia rohdei *f*
罗氏指数 Rohrer*Index *m*
罗氏综合征(先天性皮肤异色病) Rothmund*Syndrom *n*, Poikilodermie-Krankheit *f*
罗斯曼液 Rossman* Flüssigkeit *f*(固定组织内糖原用)
罗斯氏试验 Ross* Probe *f*, Dicktropfen-Test *m*
罗斯氏体 Ross* Körper *m*
罗斯试验(厚膜试验)(检梅毒螺旋体) Ross*Test(Dickschicht-Test) *m*
罗斯手术(带瓣同种主动脉替换主动脉根部手术) Ross*Operation(Die gleiche Art von Ventil Aortenersatz Aortenwurzel Chirurgie) *f*
罗素-西弗氏征 Silver-Russell Zeichen *n*
罗索利莫法(检锥体束病) Rossolimo*Methode(Beispiel Pyramidenbahn Krankheit) *f*
罗索利莫氏反射 Rossolimo* Reflex *m* (od. Zeichen *n*)
罗索利莫氏征 Rossolimo* Reflex *m* (od. Zeichen *n*)
罗索线虫 Romanomermis culicavorax *f*
罗他霉素 Rokitamycin *n*
罗特斑(点)(视网膜炎时的白斑有时见于感染性心内膜炎早期) Roth*Fleck *m*, Retinitis weißer Fleck *m*
罗特病(感觉异常性股痛) Roth*Krankheit *f*
罗特尔氏综合征 Rotor* Syndrom *n* (od. Krankheit *f*)
罗特淋巴结(胸肌间淋巴结) Rotter*Lymphknoten(Brustmuskel zwischen Knoten) *m*
罗特氏斑(点) Roth* Flecke *m pl*
罗替戈汀 Rotigotin *n*
罗威综合征(红斑性狼疮及多形红斑样综合征) Rowell* Syndrom *n*
罗西欧脑炎 Rocio* Enzephalitis *f*
罗歇病(先天性小型室间隔缺损) Roger*Krankheit(Angeborene kleine Ventrikelseptumdefekt) *f*
罗伊 Roy
萝卜 Rettich *m*, Radieschen *n*, Raphanus sativus *m*
萝卜甙 Glucoraphenin *n*
萝卜苷 Glucoraphanin *n*
萝卜属 Rhaphanus *m*, Raphanus *m*
萝卜子素 Raphanin *n*, Sulforaphen *n*
萝芙[木]碱 Rauwolfin *n*
萝芙木(藤)属 Rauvolfia *f*, Rauwolfia *f*
萝莱碱 Raunescin *n*

萝藦甙 Periplocin *n*, Periplocosid *n*
萝藦甙元 Metaplexigenin *n*
萝藦蛋白 Asclepion *n*
萝藦蛋白酶 Asclepain *n*
萝藦科 Asclepiadaceae *pl*
萝藦苦苷 Periplocymarin *n*
萝藦酸 asclejic-Säure *f*
萝藤 Metaplexis stauntonii *n*
逻辑 Logik *f*
逻辑编程语言 logische Programmiersprache *f*
逻辑操作 logische Durchführung *f*
逻辑测试笔 Logiktastkopf *m*
逻辑代数 logische Algebra *f*
逻辑倒错 Paralogie *f*, Paralogismus *m*
逻辑倒错性思维 paralogisches Denken *n*
逻辑的 logisch
逻辑法 logische Methode *f*
逻辑方程 logische Gleichung *f*
逻辑分析仪 Logischer Analysator *m*
逻辑故障探测仪 Logischer Fehlerdetektor *m*
逻辑关系 logische Beziehung *f*
逻辑回归 logistische Regression *f*
逻辑回归模型 Modell der logistischen Regression *n*
逻辑记忆 Logikspeicher *m*
逻辑检查 logische Kontrolle *f*
逻辑接口 logische Schnittstelle *f*
逻辑经验论 logischer Empirismus *m*
逻辑理论机制 logische Theorie-Maschine *f*
逻辑理论家 Logischer Theoretiker *m*
逻辑模式 logisches Modell *n*
逻辑判断 logisches Urteil *n*
逻辑三段论法 logischer Syllogismus *m*
逻辑水平 Logikpegel *m*
逻辑思维 logisches Denken *n*
逻辑斯特分布 logistische Verteilung *f*
逻辑探头 Logiktastkopf *m*
逻辑网络 logisches Netzwerk *n*
逻辑性运算符 logischer Operator *m*
逻辑演绎 logische Deduktion *f*
螺[丝]钉 Schraube *f*
螺[旋]内脂 Spironolacton(um) *n*
螺[旋]内脂试验 Spironolacton-Test *m*
螺[旋]甾碱烷 Spirosolan *n*
螺[旋状细]菌 Spirillum *n*
螺蛋白酶 Helicopepsin *n*
螺钉 Schraube *f*
螺钉固持钳 Schraubenhalter *m*, Schraub(en)zwinge *f*
螺钉接骨术 Schraubenosteosynthese *f*
螺杆泵 Schraubenspindelpumpe *f*
螺杆菌属 Schraubenbacterium *n*, Schraubenstäbchen *n*, Spirobakterie *f*, Helicobacterium *n*
螺管行星式离心机 Spulenplanet-Zentrifuge *f*
螺环 Schleife-Spulen *f pl*
螺环化合物 Spiran *n*, spirozyklische Verbindung *f*, Spiroverbindung *f*
螺环哌啶酮 Spiperon(um) *n*, Spiroperidol *n*, Spiroperon *n*, Spiropitan *n*
螺距 Ganghöhe *f*, Gewinde-Steigung *f*
螺菌 Spirillum *n*
螺菌病 Spirillose *f*
螺菌黄素 Spirilloxanthin *n*
螺菌科 Spirillaceae *f*
螺菌溶解 Spirillolyse *f*
螺菌属 Spirillum *n*
螺菌素 Helixin *n*
螺菌血症 Spirillämie *f*
螺菌族 Spirillaceae *pl*, Spirillobacteriaceae *pl*
螺哌啶酮 Spiperon *n*
螺普利(降压药) Spirapril *n*
螺栓枪 Stiftpistole *f*
螺丝钉内固定术 Innenfixation durch Verschraubung *f*
螺丝固定型种植义齿 verschraubte Implantatprothese *f*
螺丝夹 Schraubzwinge *f*
螺丝帽 Schraubenkappe *f*, Schraubenmutter *f*
螺蛳 Schnecke *f*
螺条拌合器 Bandmischer *m*
螺纹导管 Spiralgefäß *n*
螺纹管 Gewinderohr *n*, Wellschlauch *m*
螺纹针 Gewindestift *m*
螺纹桩钉 Schraubpfahl *m*
螺线管 Solenoid *n*
螺线管结构 Solenoidstruktur *f*
螺线管模型 Solenoidmodell *n*
螺形菌 spiralförmiges Bakterium *n*
螺形纤丝 Spiralfaden *m*
螺形纤丝体 Spirosparta *n*
螺旋 Schraube *f*, Rolle *f*, Spirale *f*
α- 螺旋 α-Helix *f*, alpha-Helix *f*
螺旋 CT Spiral-CT *f*
螺旋板 Spiralblatt *n*
螺旋板钩 Hamulus laminae spiralis *m*, Hamulus cochleae
螺旋瓣 Valvula semilunaris spiralis Heisteri *f*
螺旋襞 Plica spiralis *f*
螺旋病毒粒子 spiralförmiges Virion *n*
螺旋波 Spiralwelle *f*
螺旋测径器 Mikrometertastzirkel *m*, Schraubenmikrometer *n*
螺旋虫 Schraub(en)wurm *m*
螺旋的 spiralförmig
螺旋钉 Wendel *f*
螺旋钉推进器 Treiber für Spiralnagel *m*
螺旋动脉 Spiralarterien *f pl*, Rankenarterien *f pl*, Arteriae helicinae *f pl*
螺旋度 Wendel *f*
螺旋对称型病毒 Helixsymmetrie-Virus *n*
螺旋反稳定蛋白 Helix-destabilisierendes Protein *n*
螺旋沟 Sulcus spiralis *m*
螺旋构型 Helixkonfiguration *f*
螺旋管(科尔蒂管) Spiralrohr *n*
螺旋管式压力表 Spiralschlauch Manometer *n*
螺旋后效 spiralige Nachwirkung *f*
螺旋 - 环 - 螺旋 Helix-Loop-Helix *f*
螺旋环螺旋基序 Helix-Schleife-Helix-Motiv *n*
螺旋环终末 annulospirale Endung *f*
螺旋嵴 Crista spiralis *f*
螺旋间断缝合 spirale unterbrochene Naht *f*
螺旋桨损伤 Propeller-Verletzungen *f pl*
螺旋结构 Helix(-Struktur) *f*
螺旋卷曲转变 Helix-Windung-Wechsel *m*
螺旋菌 Spirillum *n*, Spirobacterie *f*
螺旋菌丝 spiralige Hyphe *f*
螺旋开口器 Mund(schrauben)keil *m*
螺旋孔径 Diameter der Spiralöffnung *m*
螺旋孔列 spirale Öffnungsreihe *f*
螺旋隆凸 Prominentia spiralis *f*
螺旋卵裂 spiralige Spaltung *f*
螺旋酶 DNA Gyrase *f*
螺旋霉素 Spiramycin(um) *n*, Rovamycin *n*
螺旋霉素 I Spiramycin I

螺旋霉素Ⅱ Spiramycin Ⅱ
螺旋霉素Ⅲ Spiramycin Ⅲ
螺旋膜 Spiralmembran *f*, Membrana spiralis *f*
螺旋内插 Interpolation *f*
螺旋器 Organum spirale *n*, Organon spirale (corti) *n*, Apparatus cochlearis *m*
螺旋器隧道 Canalis spiralis cochleae *m*, Corti* Kanal *m*, Corti* Tunnel *m*
螺旋韧带 spiraliges Ligament *n*
螺旋神经节 Ganglion spirale *n*, Ganglion spirale cochleae *n*, Ganglion Cortii *n*
螺旋神经节细胞 spirale Ganglienzelle *f*
螺旋式骨折 Rotationsfraktur *f*
螺旋式盘绕 Doppelwendel *f*
螺旋式扫描 Spiralabtastung *f*
螺旋输送器 Wurzelfüller *f*, Förderspirale *f*
螺旋松解蛋白 spiraliges Lyseprotein *n*
螺旋体 Spirochäten *f pl*
螺旋体病 Spirochätose *f*, Spirochaetosis *f*
螺旋体病的 spirochetotisch
螺旋体蛋白补体结合试验 Spirochätenprotein-Komplementfixationstest *m*
螺旋体活动抑制试验 Spirochätenimmobilisationstest *m*
螺旋体科 Spirochaetaceae *f pl*
螺旋体目 Spirochaetales *f pl*
螺旋体尿 Spirochäturie *f*
螺旋体溶解［作用］Spirochätolyse *f*
螺旋体属 Spirochaeta *f*
螺旋体性出血性支气管炎 Spirochaetenbronchitis haemorrhagiae *f*
螺旋体性关节炎 Spirochaetenarthritis *f*
螺旋体性皮肤病 Spirochätendermatose *f*
螺旋体血症 Spirochätämie *f*
螺旋体原［性］的 spirochätogen
螺旋凸 Prominentia spiralis *f*
螺旋形步态 Helicopodie *f*
螺旋形步态的 helicopodischer Gang *m*
螺旋形的 spiral (-is, is, -e)
螺旋形骨折 Torsionsfraktur *f*, Schraubenfraktur *f*, Schraubenbruch *m*, Spiralfraktur *f*
螺旋形矫形器 spirale Orthese *f*
螺旋形毛发 Helicotrichie *f*
螺旋形视野 spiralförmiges Gesichtsfeld *n*, Spiralgesichtsfeld *n*, Foerster* Verschiebungstyp *m*
螺旋形输尿管导管 spiraler Katheter *m*
螺旋形涡状纹 Spiralschleife *f*
螺旋形支架 Spiral-Stent *m*
螺旋形终末 Spiralende *n*
螺旋性 Helizität *f*
螺旋血管 Spiralgefäß *n*, Vas spirale *n*
螺旋牙根梃 Schraubenzahnhebel *m*
螺旋样的 spiralartig, spiralig
螺旋因子 Pitchfaktor *m*
螺旋缘 Spirallimbus *m*, Limbus spiralis *m*
螺旋甾烷 Spirostan *n*
螺旋藻属 Spirulina *f*
螺旋止血带 Spiraltourniquet *n*, Spiraladerpresse *f*
螺旋质体 Spiroplasma *n*
螺旋种植体 spiraliges Implantat *n*
螺旋转角螺旋 Helix-Turn-Helix *f*
螺旋状的 spiral, helixartig
螺旋状对称 Helixsymmetrie *f*
螺旋状发 spiraliges Haar *n*
螺血红(色)素 Helikorubin *n*
螺血红蛋白 Hämoglobin *n*
螺甾内酯 Spirolacton *n*
螺甾烷 Spirostan *n*
螺黏液杀菌素 Mucidin *n*
螺状聚伞花序 Bostrix *n*, Bostryx *n*
螺钻形刀 Schraubenbohrer *m*, Strephotom *n*

luǒ 裸瘰

裸 nackt
裸孢子 Gymnospore *f*
裸孢子虫 Gymnosporidia *f*
裸变形虫类 Gymnamoebida *f*
裸病毒 nacktes Virus *n*
裸的 kahl, nackt
裸盖菇碱 Psilocybin (um) *n*
裸盖菇素 Psilocybin *n*
裸果的 gymnokarp
裸果类 Gymnocarpeae *f*
裸果衣亚纲 Gymnocarpeae *f*
裸核 Nacktkern *m*
裸花的 achlamyde (-us, -a, -um)
裸菌 Gymnobacterien *f pl*
裸口虫 Gymnostomina *f*
裸口蘑 Bare Tricholoma *f*
裸淋巴细胞综合征 Nackte-Lymphozyten-Syndrom *n*
裸淋巴细胞综合征Ⅰ nackte-Lymphozyten-Syndrom Ⅰ *n*
裸露 Nacktheit *f*, Freilegung *f*
裸露病毒 nacktes Virus *n*
裸露的 nackt
裸露癖 Exhibitionismus *n*
裸露癖者 Exhibitionist *m*
裸麦醇溶蛋白 Secalin *n*
裸麦果糖胶 Graminin *n*
裸名 Nacktname *f*
裸囊体 Gymnothecium *n*
裸区 nacktes Gebiet *n*, Area nuda *f*
裸鼠 Nudmaus *f*, nackte Ratte *f*
裸体的 nackt, nud (-us, -a, -um)
裸体恐怖 Gymnophobie *f*, Nudophobie *f*
裸体恐怖症 Nudophobie *f*
裸体窥视［癖］的 gymnoscopisch
裸体癖 Nudismus *n*
裸体小组疗法 nude-Gruppentherapie *f*
裸体主义 Gymnosophie *f*, Nudismus *m*, Nudomanie *f*
裸头［绦虫］科 Anoplocephalidaf *pl*
裸头绦虫属 Anoplocephala *m pl*
裸头尾蚴 Gymnocephalus cercaria *m*
裸细胞 Nullzelle *f*, Protoblast *m*, Gymnozyt *m*
裸细胞的 protoblastisch
裸小鼠 Nacktmäusen *f pl*
裸眼视力 Sehschärfe ohne Korrektur *f*
裸质体 Gymnoplast *m*
裸子的 nacktsamig, gymnospermatic (-us, -a, -um)
裸子蕨属 Gymnogramme *f*
裸子囊菌属 Gymnoascus *m*
裸子囊科 Gymnoascaceae *f pl*
裸子植物 Gymnospermae *f pl*
裸子植物亚门 Gymnospermae *pl*
瘰疬 Skrofulose *f*
瘰疬的 skrofulös, scrofulös, scrofulos (-us, -a, -um), strumös
瘰疬分枝杆菌纯蛋白衍生物 PPD von Mycobacterium Scrofulaceum *n*, PPD-G
瘰疬分枝菌 Mycobacterium scrofulaceum *n*
瘰疬素质 skrofulöse Diathese *f*

瘰疬性结膜炎 Conjunctivitis scrofulosa *f*
瘰疬性淋巴结炎 skrofulöse Lymphadenitis *f*
瘰疬性脓肿 skrofulöser Abszeß *m*
瘰疬性皮病 Scrofuloderma *f*
瘰疬性树胶肿 skrofulöses Gumma *n*
瘰疬性苔癣 Lichen scrophulosorum *m*
瘰疬性眼炎 Ophthalmia scrophulosa *f*

luò 洛络骆落

洛贝林 Lobelin(um) *n*
洛布斯坦病(成骨不全Ⅰ型) Lobstein*-Krankheit *f*, Osteogenesis imperfecta Typ I *f*
洛布斯坦病(脆骨病) Lobstein*Krankheit *f*
洛伐他汀(降血脂药) Lovastatin *n*, Mevinolin *n*
洛非帕明(1)氯丙咪嗪(2)氨羟安定 Clomipramin *n*
洛菲不动杆菌 Acinetobacter lwoffii *m*
洛亨综合征 Laugier-Hunziker-Syndrome *f pl*
洛苛草 Loko-Kräuter *f*
洛苛草中毒 Lokoismus *m*
洛苛草中毒的 locoed <engl.>
洛柯定碱 lochneridine <engl.>
洛柯辛碱 lochnericine <engl.>
洛柯因 Lechnericin *n*
洛克氏[溶]液 Locke* Lösung *f*
洛莱侏儒(布卢姆综合征) Lorain-Levi-Zwerg *m*, Bloom-Syndrom *n*(常染色体隐性遗传侏儒伴面部毛细血管扩张呈蝶状)
洛兰勒维侏儒症(洛勒侏儒)(垂体性侏儒) Lorain-Lévi-Kleinwuchs *m*
洛-林二氏溶液 Locke*-Ringer* Lösung *f*
洛伦茨切骨术(股骨颈V形切开以防骨干移位) Lorenz*Osteotomie *f*
洛伦茨手术(治先天性髋脱位) Lorenz*operation *f*
洛伦兹力 Lorentz* Kraft *f*
洛伦兹展宽 Lorenz*-Erweiterung *f*
洛蒙霉素 Lomondomycin *n*
洛蒙真菌素 Lomondomycin *n*
洛米沙星 Lomefloxacin *n*
洛哌丁胺 Loperamid *n*
洛匹那韦 Lopinavir *n*
洛匹那韦/利托那韦 Lopinavir oder Ritonavir *n*
洛热埃疝(洛日耶疝)(陷窝韧带股疝) Laugier*Hernie *f*
洛沙平 Loxapin *n*
洛杉矶斑疹热 Los Angeles Fleckfieber *n*
洛杉矶型烟雾 Los Angels type smog <engl.>, Los-Angeles-Typ-Nebel *m*
洛施卡氏咽囊 Luschka* Bursa *f*, Bursa pharyngea *f*
洛氏病 Lowe*(-Terrey*-Mac Lachlan*) Krankheit *f*, (od. Syndrom *n*), oculocerebrorenales Syndrom *n*
洛氏拐 Lofstrand * Krücke f
洛氏普雷沃菌 Prevotella loescheii *f*
洛氏综合征(成骨不全Ⅰ型) Lobstein*Syndrome *f pl*
洛特利森氏点 Lothlissen* Punkt *m*
洛夏 Rorschach*
洛夏测验 Rorschachtest *m*
洛伊试验(反应)Loewi*Test *m*(于眼结膜囊内滴入肾上腺素如有糖尿病、胰腺功能不全及甲状腺功能亢进时引起瞳孔扩大)
洛伊征(甲状腺功能亢进眼部症状) Loewi-Zeichen *n*
络 Retinervus *m*
络胆酸 Choleinsäure *f*, Acidum choleicum *n*
络合[分析]滴定[法] komplexometrische Titration *f*
络合的 komplex
络合反应 Komplexreaktion *f*
络合剂 Komplexbildner *m*, Komplexon *n*
络合离子 Komplexion *n*
络合量法 Komplexometrie *f*
络合色谱法 Komplexationschromatographie *f*
络合物 Komplex *m*, Komplexverbindung *f*
络合物离解常数 Komplexdissoziationskonstante *f*
络合物内界 innere Sphäre des Komplexes *f*
络合物外界 äußere Sphäre des Komplexes *f*
络合物形成法 Komplexbildung *f*
络合作用 Komplexierung *f*
络离子生成滴定法 Titration der Komplexionenbildung *f*
络离子形成分析[法] Komplexionenbildungsanalyse *f*
络石甙 Trachelosid *n*
络石藤 Trachelospermum jasminoides *n*
络酸 Komplexsäure *f*
络通 Rutosid *n*, Ruton *n*
络盐 Komplexsalz *n*
骆驼鼻 Kamel-Nase *f*
骆驼蓬 Harmelraute *f*, Steppenraute *f*, Peganum harmala *n*
骆驼蓬醇 Harmol *n*
骆驼蓬碱 Harmin *n*, Yagein *n*
骆驼状的 kamelartig
骆驼锥虫病 tahaga <engl.>
落床 Denidation *f*
落槌叩诊 Perkussion durch Hammerstoß *f*, Hammerstoß-perkussion *f*
落矶山斑疹热 amerikanisches Felsengebirgsfieber *n*(RMSF), Rocky Mountain spotted fever <engl.>
落矶山斑疹热疫苗 Rocky-Mountain-Fleckfieber-Impfstoff *m*
落脚特征 Funktion des Fußes Einstellung *f*
落皮层 Rhytidose F
落球黏度计 Kugelfallviskosimeter *n*
落日现象 Sonnenuntergansphänomen *n*
落日征 Zeichen der untergehenden Sonne N, Sonnenun-tergangsphänomen *n*
落射[光]荧光显微镜 Auflicht-Fluoreszenzmikroskop *n*
落射光显微镜 epi-Beleuchtung-Mikroskop *n*
落射荧光灯 Fluoreszenz Vertikalilluminator *m*
落射照明法 Auflichtbeleuchtungsanordnung *f*
落实研究 Implementationsversuch *m*
落下灰沉降区 Gebiet (od. Area)des Falloutes *m f*
落下灰粒子 Fallout-Partikel *f*
落下灰损伤 Falloutschaden *m*
落下血痕 abtropfender Fleck *m*
落屑性红皮病 Erythrodermie desquamativum *f*
落新妇苷 Astilbin *n*
落叶 Cataphyllum *n*
落叶剂(植物杀伤剂)Entlaubungsmittel *n*, Entblätterungsmittel *n*
落叶树 Laubbaum *m*
落叶松皮 Lärcherinde *f*
落叶松属 Larix *f*
落叶松酸 Larizinsäure *f*
落叶松蕈 Lärchenschwamm *n*, Fungus Laricis *m*, Polyporus officinalis *m*
落叶松蕈素 Agarizin *n*
落叶松蕈酸 Acidum agaricinicum *n*
落叶状天疱疮 Pemphigus foliaceus *m*
落羽松二酮 Taxodion *n*
落羽松属 Taxodium *n*
落羽松酮 Taxodon *n*
落枕 Nackenstarre *f*, Nackensteifigkeit *f*
落枕 steifer Nacken *m*

LÜ 驴吕旅铝屡履律率绿葎氯滤

lǘ 驴

驴臭草属 Onosma *f*

lǚ 吕旅铝屡履

吕·查德里原理 Le Chatelier* -Prinzip *n*
吕尔注射器 Luer*Spritze *f*(有金属制的接头和固定装置的玻璃注射器)
吕弗勒凝固血清培养基 koaguliertes Serummedium*Loeffer *n*(用于分离白喉杆菌)
吕[弗勒]氏鞭毛染色法 Löffler* Geißelfärbung *f*
吕弗勒氏肺炎 Löffler* Pneumonie *f*, Löfiler* Syndrom *n*
吕弗勒氏缝[合]术 Löffler* naht *f*
吕弗勒氏杆菌 Löffler* Bazillus *m*
吕弗勒氏碱性溶液 Löffler* basische Lösung *f*
吕弗勒氏碱性亚甲蓝染剂 Löffler* basisches Methylen-blaufarbstoff *n*
吕弗勒氏苛性溶液 Löffler* Atzkalklösung *f*
吕弗勒氏嗜曙红细胞增多 Löffler* Eosinophilie *f*, Löffler* Syndrom *n*
吕弗勒氏血清 Löffler* Serum(nährboden *m*) *n*
吕弗勒氏亚甲蓝 Löffler* Methylenblau(lösung *f*) *n*
吕弗勒氏综合征 Löffler* Syndrom *n*, Löffler* Eosinophilie *f*
吕弗勒嗜酸粒细胞增多(吕弗勒综合征) Loeffer*Eosinophilie/Loeffer*Syndrom *n*
吕弗勒综合征 Löffler* Syndrom *n*
吕氏培养基 Löffler* Medium *n*
吕宋豆 Ignatia amara *f*
吕宋豆碱 Struxin *n*
吕托体 Lieutaud* Körper *m*, Trigonum vesicae *m*(膀胱三角)
吕虚氏虫属 Loeschia *f*, Entamoeba *f*
吕伊斯体 Lucys Körper *m*, Nucleus subthalamicus *m*(下丘脑核)
旅伴 Reisenpartner *m*
旅行恐怖 Hodophobie *f*
旅行医学 Emporiatrie *f*
旅行者腹泻 Touristenenteritis *f*, Touristendiarrhoe *f*
旅客适航性 Lufttüchtigkeit des Passagiers *f*
旅途精神病 reisende Psychose *f*
旅游心理学 Reise-Psychologie *f*
旅游者腹泻 Reisedurchfall *m*, Reisediarrhoe *f*
铝 Aluminium *n*(A1, OZ 13)
铝箔(叶) Blattalumininm *n*, Aluminiumfolie *f*
铝箔防护服 Schutzkleidung aus Aluminium *f*
铝箔食品卫生 Lebensmittelhygiene der Aluminiumfolie *f*
铝尘肺 Aluminiumstaublunge *f*, Aluminiumlunge *f*, Alu-minosis pulmonum *f*, Lungenaluminose *f*
铝粉 Aluminiumpulver *n*
铝骨病 Aluminiumosteopathie *f*
铝硅酸钙 Calciumaluminatsilikat *n*
铝硅酸钾 Kaliumaluminatsilikat *n*, Orthoklas *m*
铝硅酸钠 natriumaluminatsilikat *n*, natriumsilikoalumi-nat *n*
铝镍合金 Aluminiumnickel-Legierung *f*
铝皮炎 Aluminium-Dermatitis *f*
铝片 Aluminiumplatte *f*, Aluminiumblech *n*
铝热剂 Thermit *n*
铝丝夹板 Aluminiumdrahtschienen *f pl*
铝酸钠 natriumaluminat *n*
铝酸盐 Aluminat *n*
铝相关性肾性骨营养不良 Aluminium-assoziierten Nierenosteodystrophie *f*
铝氧粉 Alaunerde *f*, Alumina *f*, Tonerde *f*
铝制滤光板 Aluminiumfilter *m*
铝制滤光器 Aluminiumfilter *m*
铝质沉着病 Aluminose *f*, Aluminosis *f*
铝质消毒桶 Aluminium-Sterilisationseimer *m*
铝质胸腰骶椎矫形器 Aluminium-thorakolumbosakrale Orthese *f*
铝族 Aluminiumfamilie *f*
铝佐剂 Aluminiumadjuvans *n*
屡发性髌骨脱位 rezidivierende Patellaluxation *f*
屡犯性寒战 rezidivierender Schüttelfrost *m*
屡见效应 bloßer Belichtungseffekt *m*
履带式爬楼梯轮椅 titelartiger Kletternsrollstuhl *m*

lǜ 律率绿葎氯滤

律师 Rechtsanwalt *m*
律速阶段 geschwindigkeitsbestimmender Schritt *m*
率 Rate *f*
率比 Rate *f*
率差 Ratenunterschied *m*
绿 Grün *n*
绿斑 grüner Fleck *m*
绿薄荷 Krauseminze *f*, Mentha spicata *f*, Mentha viridis *f*
绿薄荷水 Aqua menthae viridis *f*
绿薄荷酯 Krauseminze-Spiritus *m*
绿鞭毛虫类 Chloroflagellata *f*
绿茶 grünerTee *m*
绿地 Grünanlage *f*
绿地率 Begrünungsrate *f*
绿靛花青 Indocyaniu-Grün(ICG) *n*
绿豆核酸酶 Mungbohnen-Nuklease *f*
绿毒毛旋花箭毒 kombé <frz.>
绿毒毛旋花于甙 k-Strophanthin *n*
绿矾 Vitriolgrün *n*, Eisenvitriol *n*
绿腐 Grünfäule *f*
绿光激发滤光器 grüner Anregungsfilter *m*
绿过氧[化]物酶 Verdoperoxidase *f*
绿过氧物酶 Verdoperoxidase *f*
绿海葱甙 Scilliglaucosid *n*
绿海葱甙元 Scilliglaucosidin *n*
绿汗症 Chlorephidrosis *f*
绿猴病 Grüne-Meerkatzen-Krankheit *f*
绿化,造林 Aufforstung *f*
绿化带 grüne Zone *f*, grüne Area *f*
绿化地带 Grünanlage *f*, Grünzone *f*
绿化区 Grünanlage *f*, Grünfläche *f*
绿化造林 Aufforsten *n*
绿灰菌素 Viridogrisein *n*, Etamycin *n*
绿甲 grüner nagel *m*
绿甲综合征 Yellow-nail-Syndrom *n*
绿僵菌 Metarrhizium anisopliae *n*
绿胶霉戊糖 Viridopentose *f*
绿菌科 Grünbakterien *pl*, Chlorobacteriaceae *pl*
绿菌属 Chlorobacterium *n*
绿奎宁反应 Thallioquin-Reaktion *f*
绿蜡 grünes Wachs *n*
绿藜芦 große nieswurz *f*, grüne nieswurz *f*, Veratum viride *n*
绿藜芦[总]碱 Veriloid *n*
绿藜芦酊 Tinktur der grünen nieswurz *f*, Tinktur des Veratrum viride *f*
绿硫菌属 Clathrochloris *f*
绿毛霉素 Viridin *n*
绿内障 grüne Katarakt *f*, grüner Star *m*
绿尿症 Chloruresis *f*
绿浓菌素 Pyocyanin *n*
绿脓 grüner Eiter *m*
绿脓[杆]菌症 Pyocyanosis *f*, Pyocyaneusinfektion *f*

绿脓[菌]黄质 Pyoxanthin *n*
绿脓[菌]青素 Pyocyanin *n*, Pyozyanin *n*
绿脓蛋白 Pyosin *n*
绿脓的 pyocyane(-us, -a, -um)
绿脓杆菌 Bacillus pyocyaneus *m*, Bacterium aerugino-sum *n*, Pyozyaueus *m*, Pseudomonas aeroginosa *m*
绿脓杆菌败血症 Pseudomonas aeruginosa septicaemia *m*
绿脓杆菌毒血症 Pseudomonas pyocyanea toxaemia *f*
绿脓杆菌肺炎 Pyocyaneuspneumonie *f*
绿脓杆菌感染 Pyocyaneusinfektion *f*, Pseudomonasinfek-tion *f*
绿脓杆菌脑膜炎 Pyocyaneusmeningitis *f*
绿脓杆菌性角膜溃疡 Pyocyaneus-Homhautgeschwür *n*
绿脓杆菌脂酸 Pyolipinsäure *f*
绿脓黄质 Pyoxanthin *n*
绿脓假单胞菌 Pseudomonas pyocyanea *m*, Pseudomonas aeruginosa *m*, Bacterium aeruginosum *n*, Bacillus pyocyaneus *m*
绿脓菌的 pyocyane(-us, -a, -um)
绿脓菌红素 Pyorubin *n*
绿脓菌菌苗 Pyocyaneus-Vakzine *f*, Pyocyanobacterin-(um) *n*
绿脓菌抗毒素 Pyocyaneusantitoxin *n*
绿脓菌酶 Pyocyanase *f*
绿脓菌溶素 Pyocyanolysin *n*
绿脓菌素 Pyozyanin *n*, Pyocyanin *n*
绿脓菌酸 Acidum pyocyanicum *n*
绿脓菌荧光素 Pyofluorescein *n*
绿脓色素 Cyopin *n*
绿盘菌 Chlorosplenium-aeruginosum *n*
绿盘菌绿色素 Xylindein *n*
绿盘菌属 Chlorosplenium *n*
绿皮层 Phelloderma *n*
绿蕊萝藦 Chlorostigma stuckertianum *f*
绿蕊萝藦碱 Chlorostigmin *n*
绿色[肉]瘤 Chlorosarkom *n*
绿色癌 Chlorosarcom *n*, Chlorom *n*, Chloroma *n*
绿色变色症 grünliche Verfärbung *f*
绿色沉着斑 grüne Färbung *f*, grüner Fleck *m*
绿色成红细胞[细胞]瘤 Chloroerythroblastom *n*
绿色的 grün
绿色骨髓瘤 Chloromyeloblastom *n*, Chloromyelom *n*
绿色骨髓肉瘤 Chlorosarkomyelom *n*
绿色黄疸 grüner lkterus *m*, Verdinikterus *m*, Ikterus viri-dis *m*
绿色链球菌 Viridans-Streptokokkus *m*, Streptococcus viridans *m*
绿色淋巴瘤 Chlorolymphom *n*
绿色淋巴肉瘤 Chlorolymphosarkom *n*
绿色瘤 Chlorom *n*, Chloroma *n*, Balfour* Krankheit *f*
绿色瘤性白血病 Chloroleukämie *f*, Chloroleukose *f*, Chloromyelose *f*, Aran* Krebs *m*
绿色盲 Grünblindheit *f*, Deuteranop(s)ie *f*, Achloro(ble)-psie *f*
绿色盲者 Deuteranopen *m pl*
绿色霉素 Viridomycin *n*, Viridenomyein *n*
绿色木霉素(绿啶)(抗生素) Viridin *m*
绿色贫血 Chlorosis *f*, Chlorose *f*
绿色气球菌 Aerococcus viridans *m*
绿色弱视 Grünschwäche *f*, Deuteroanomalie *f*, Deuter-anomalopie *f*
绿色弱视的 deuteranomal
绿色生态住宅 Bio-Unterkunft *f*
绿色食品 unverschmutztes Lebensmittel *n*, Biolandbau-Produkt *n*
绿色视觉 grüne Vision *f*
绿色痰 grünes Sputum *n*
绿色条纹甲 grüngestreiften Nägel *pl*
绿色酰基脱氢酶 grüne Acyldehydrogenase *f*
绿色荧光蛋白 grün-fluoreszierendes Protein *n*
绿色荧光蛋白基因 grün-fluoreszierendes Protein Gen *n*
绿色组织 Chlorenchyma *f*
绿视症 Grünsehen *n*, Chloropsie *f*, Chloropie *f*, Glaukop-sie *f*
绿松石蓝色 Grünblau *n*, Türkisblau *n*
绿橡 grüne Eiche *f*
绿血红蛋白 Verdohämoglobin *n*, Verdoglobin *n*
绿羊角拗甙 k-Strophanthin(um) *n*
绿荧光杆菌 Bacillus virescens *m*
绿蝇 Cryptolucilia caesarion *f*
绿蝇短膜虫技术 Technik mit Crithidia-Luciliae *f*
绿蝇属 Lucilia *f*, Phaenicia *f*
绿原酸 Chlorogensäure *f*
绿藻 Grünalgen *f pl*, Chlorophyceae *f pl*
绿藻门 Chlorophyta *pl*
绿藻素 Chlorellin *n*
绿皂 grüne Seife *f*
绿针菌素 Chlororaphin *n*
绿枝状骨折 Grünholzfraktur *f*
绿珠蛋白 Chloroglobin *n*
绿柱石 Beryll *m*
葎草 Humulus japanicus *m*
葎草[香苦]酮 Humulon *n*
葎草属 Humulus *m*
葎草素 Humulin *n*
葎草酮 Humulon *n*
葎草烷 Humulan *n*
葎草烯 Humulen *n*
氯 Chlor *n*(C1, OZ 17), Chlorum *n*(C1, OZ 17)
氯(代)环烃 chlorierter zyklischer Kohlenwasserstoff *m*
氯(代)烯烃 chloroalkene *n*
氯[氨苄]孢菌素 Cefaclor *n*
氯[苯]唑青霉素 Cloxacillin *n*
氯[苯并]噻嗪 Chlorothiazid *n*
氯[代]乙酰氯 Chloracetylchlorid *n*
氯[离子]转移 Chloridverschiebung *f*
氯[气]中毒 Chlorvergiftung *f*, Chlorgasvergiftung *f*
2-氯-3-硝基甲苯-5-磺酸钠 Natrium 2-Chlor-3-Nitrotoluol-5-Sulfonat *n*
6-氯-5-硝基甲苯-3-磺酸钠盐 6-chlor-5-nitrotoluol-3-sulfonsaures Natriumsalz *n*
氯阿明 Chloramin *n*
氯阿明 T Chloramin-T *n*, Chlorazen(um) *n*
氯阿唑丁 Chlorazodin(um) *n*
氯安眠酮 Mecloqualon(um) *n*
氯胺 Chloramin *n*
氯胺 T Chloramin-T *n*, Chlorazen(um) *n*
氯胺苯醇 Chloramphenikol *n*, Chloraphenicol(um) *n*
氯胺滴定法 Chloramin-T-Titration *f*
氯胺溶液 Chloraminlösung *f*
氯胺酮 Ketamin(um) *n*, Ketanest *n*
氯胺酮静脉麻醉 intravenöse Anaesthesie mit Ketamin *f*
氯胺酮盐酸盐 Ketaminhydrochlorid *n*
氯胺消毒法 Chloramindesinfektion *f*
氯胺重排 Chloramin-Umstellung *f*, chloramin-rearrange-ment <engl.>
氯贝丁酯 Clofibrat *n*
氯贝特 Clofibrat *n*
氯倍他松 Clobetason *n*
氯倍他索 Clobetasol *n*
氯苯 Chlorbenzol *n*
氯苯氨丁酸 Baclofen *n*
氯苯胺 Chloranilin *n*
氯苯吡胺 Chlorpheniramin-maleat *n*
氯苯丁嗪 Buclizin(um) *n*, Histabutazin *n*
氯苯丁酸 Chlorathiazid *n*

氯苯丁酯 Clofibrat *n*, Atromid-S *n*
氯苯吩嗪 Clofazimin(um)*n*, Lampren *n*
氯苯基 Chlorphenyl *n*
氯苯甲基酮 Chlorphenylmethylketon *n*
氯苯甲嗪 Meclozin(um)*n*, Meclizin *n*
氯苯甲噻二嗪 Diazoxid(um)*n*
氯苯甲酸 Chlorbenzoesäure *f*
氯苯咪吲哚 Mazindol *n*
氯苯胂 Dichlorphenarsin(um)*n*
氯苯乙酮 Chloroacetophenon *n*
氯苯乙烯 Chlorostyrol *n*
氯苯中毒 Chlorbenzol-Vergiftung *f*
氯吡格雷 Clopidogrel *n*
氯吡西泮 Clonazepam *n*
氯苄 Benzylchlorid *n*
氯苄苯丙胺 Clobenzorex *n*
氯苄呋醇 Clobenfurol *n*
氯苄咪唑青霉素 Clemizolpenicillin *n*
氯丙硫蒽 Tardan *n*, Chlorprothixenhydrochlorid *n*
氯丙咪嗪(氯米帕明) Chlorimipramin *n*
氯丙脒，杀虫脒 Chlorphenamidin *n*
氯丙那林(氯喘通邻氯喘息定)(平喘药) Chlormidazol *n*
氯丙嗪 Promazil *n*, Chloropromazin *n*, Chlorpromazini chloridum *n*, Chlorpromazin(um)*n*
氯丙嗪中毒 Chloropromazin-Vergiftung *f*
氯丙酮 Chloraceton *n*
氯丙烷 Chlorpropan *n*
氯丙烯 Propenylchlorid *n*
氯铂[氢]酸 Platinchlorid-chlorwasserstoff(säure *f*)*m*, Hexachloroplatin(IV)-säure *f*
氯铂酸钾 Kaliumchloroplatinat *n*
氯铂酸钠 Natriumplatinchlorid *n*, Platinum-Natrium chloratum *n*
氯铂酸盐 Chloroplatinat *n*
氯茶碱苯海拉明 Theohydramin *n*, Dramamin *n*
氯查配特 Clorazepat *n*
氯喘通 Chlorprenalin(um)*n*, Cloprenalin *n*
氯喘息定 Clorprenalin(um)*n*, Cloprenalin *n*
氯醋酸 Chloressigsäure *f*, Chlorethazin(um)*n*
氯醋酸乙酯 Chloressigester *m*, Äthylchloracetat *n*
氯醋酸酯酶 chloroacetate Esterase *f*
氯痤疮 Chlorakne *f*, Acne chlorica *f*, Chlorfinne *f*
氯代醇 Chlorohydrin *n*
氯代醇类 Chlorohydrin-Art *f*
氯代二苯并-对-二噁英 Polychlorierte Dibenzo-p-dioxin *n*
氯代甘油 Glycerinchlorohydrin *n*
α-氯代甘油 α-Glycerin chlorohydrin *n*
9-α-氯代氢化可的松 9-α-Chlorhydrocortison *n*
氯代氢化可的松 Chlorhydrocortison *n*
氯代烃 Chlorhydrokarbür *n*
氯丹(八氯六氢甲撑萘) Chlordan(e)*n*
氯丹中毒 Chlordan-Vergiftung *f*
氯蛋白 Chloralbacide *n pl*
氯氮毒 Chlorazole *n pl*
氯氮平 Clozapin *n*
氯氮血症性肾炎 Nephritis chloroazotaemica *f*
氯氮䓬 Chlordiazepoxid *n*
氯的 chloric(-us, -a, -um)
氯登妥因(抗真菌药) Clozapin *n*
氯敌鼠 Chlorophacinon *n*
氯蒎酚胺 Clomifen(um)*n*
氯地孕酮 Chlormadinonacetat *n*(CA)
氯碘苯甲酸甘油酯 Chlorjodbenzoesäure-Glycerinester *m*
氯碘仿 Chlorjodoform *n*
氯碘化芸苔子油 Chlorjod-Colzaöl *n*
氯碘奎宁 Iodochlorhydroxyquin *n*
氯碘喹[啉] Chlorjodquin *n*, Vioform *n*, Chlorjodoxychinolin *n*
氯碘油剂 Jodochlorol *m*
氯丁醇 Chlorobutanol(um)*n*, Chlorbutanol *n*
氯丁二烯 Chloropren *n*
氯丁二烯中毒 Chloropren-Vergiftung *f*
氯丁青霉素 Chlorbutinpenicillin *n*
氯丁橡胶 Neopren *n*, Polychlorpren *n*
氯定量法 Chlorometrie *f*
氯度 Chlorgehalt *m*
氯噁唑仑 Cloxazolam *n*
氯二苯 chlordiphenyl *n*, Chlordiphenylsulfon *n*
氯二苯二甲丙胺醇 Clofedanol(um)*n*
氯二苯基氧 Chlordiphenyloxid *n*
氯二甲苯酚 Chlorxylenol *n*, Chlordimethylphenol *n*, Chloroxylenol(um)*n*
氯法齐明(抗麻风药) Clofazimin *n*, Lamprene *n*
氯仿(三氯甲烷) Chloroform(ium)*n*, Trichlormethan *n*
氯仿[慢性]中毒 Chloroformismus *m*
氯仿冰醋酸局部麻醉法 Chlorazetylrausch *m*, chloracetization <engl.>
氯仿结核毒 Chloroformin *n*
氯仿麻醉 Chloroformnarkose *f*
氯仿醚 Chloroform-Äther-Mischung *f*, C-Ä-Mixtur *f*
氯仿醚混合物 Chloroform-Äther-Mischung *f*, C-Ä-Mixtur *f*
氯仿明 Chloroformin *n*, Chloroformobacillin *n*
氯仿乳剂 Chloroformemulsion *f*
氯仿水 Aqua chloroformii *f*, Chloroformwasser *n*
氯仿吸入器 Chloroform-Inhalationsapparat *m*
氯仿牙胶 Chloropercha *f*
氯仿牙胶糊剂 Chloroperchapaste *f*
氯仿中毒 Chloroform-Vergiftung *f*
氯非拉明 Chlorpheniramin(um)*n*, Chlorprophenpyridamin *n*
氯分析仪 Cl-Analysator *m*
氯酚 Chlorphenol *n*
氯酚胺 Clomiphen *n*
氯酚臭 Chlorphenol-Geruch *m*
氯酚红 Chlorphenolrot *n*
氯酚蓝 Chlorphenolblau *n*
氯酚类 Chlorphenol *n*
氯酚嗪 Chlorazisin *n*
氯氟氰菊酯 Cyhalothrin *n*
氯氟舒松(哈西奈德) Halcinonid *n*
氯氟舒松涂膜，微型图纸 Membranmikrodomänen *pl*
氯氟碳化合物，氯氟烃 Fluorkohlenwasserstoffe *pl*
氯氟烃，氯氟碳化合物 Chlorofluorkohlenwasserstoffe *pl*
氯富辛 Chlorofucin *n*
氯高铁血红素 Hämin *n*
氯睾酮 Chlorotestosteron *n*
氯汞丙脲 Chlormerodrin *n*
氯钴胺 Chlorkobaltamin *n*
氯钴胺素 Chlorcobalamin *n*
氯胍 Chlorguanide *n*, Paludrin *n*, Proguanilum *n*
氯胍三嗪 Cycloguanil *n*, Chlorguanid *n*, Triazin *n*
氯海因 Chlordantoin *n*
氯含量 Chlorgehalt *m*
氯含漱液 chlorenthaltendes Gurgelwasser *n*
氯化 Chlorierung *f*
氯化[作用] Chlorierung *f*
氯化 87m 锶 87mSr-chlorid *n*
氯化阿伯农 Ambenoniumchlorid *n*, Ambenonii chloridum *n*, Ambestigmini chloridum *n*
氯化氨基汞 Hydrargyrum bichloratum ammoniatum *n*, Hydrargyrum ammoniatum *n*, Quecksilberamidchlorid *n*

氯化氨基甲酰胆碱 Carbacholin *n*, Carbachol(um) *n*, Carbamylcholinchlorid *n*
氯化氨甲酰甲胆碱 Bethanecholchlorid *n*
氯化铵 Chlorammonium *n*, Ammoniumchlorid *n*, Ammonium chloratum *n*
氯化铵镁溶液 Magnesiumammoniumchlorid-Lösung *f*
氯化铵镁溶液 Magnesium-Ammoniumchloridlösung *f*
氯化铵耐量试验 Ammoniumchlorid-Belastungsprobe *f*
氯化钡 Bariumchlorid *n*, Chlorbarium *n*
氯化钡中毒 Bariumchlorid-Vergiftung *f*
氯化苯汞 phenyl-Quecksilberchlorid *n*
氯化苯甲烃铵 Benzalkoniumchlorid *n*, Benzalkonii chloridum *n*
氯化苯肼 Phenylkarbylaminchlorid *n*
氯化苯醚 chlorierter Phenyläther *m*
氯化铋 Wismutchlorid *n*
氯化苄[甲]乙氧铵 Benzethoniumchlorid *n*, Benzethonii chloridum *n*
氯化苄烷铵 Zephiranchlorid *n*
氯化丙烯(1,2-二氯丙烷) Propylenchlorid *n*
氯化铂 Platinchlorid *n*, Platinum chloratum *n*
氯化布鲁廷 Toluidinblau *n*
氯化胆碱 Cholinchlorid *n*
氯化的 chlorierte
氯化镝 Dysprosiumchlorid *n*
氯化丁二酰胆碱 Succinylcholinchlorid *n*
氯化铥 Thuliumchlorid *n*
氯化铒 Erbiumchlorid *n*
氯化二氨络[合]汞 Diaminoquecksilberchlorid *n*
氯化二苯胺胂 Adamsit *n*, Diphenylaminchlorarsin *n*
氯化二苯胺胂中毒 Adamsitismus *m*, Adamsit-Vergiftung *f*
氯化二苯胂 Diphenylarsinchlorid *n*
氯化二苄基-β-氯乙基铵 Dibenzyl-β-Chloräthylammoniumchlorid *n*
氯化法 Chlorung *f*, Chlorierung *f*
氯化钆 Gadoliniumchlorid *n*
氯化钙 Chlorkalzium *n*, Kalziumchlorid *n*, Calcium chloratum *n*
氯化钙管 Calciumchlorid-Rohr *n*
氯化钙脲 Calciumchlorid-Harnstoff *m*
氯化钙直流电离子透入疗法 Iontophorese mit Calciumchlorid *f*, Ionophorese mit Calciumchlorid *f*
氯化高汞 Quecksilber(Ⅱ)-chlorid *n*, Quecksilbersublimat *n*, Sublimat(um) *n*
氯化高钴 Kobaltchlorid *n*
氯化高铁血红素 Hämin *n*
氯化镉 Kadmiumchlorid *n*
氯化铬 Chromiumchlorid *n*
氯化汞(升汞) Qucksilber(Ⅱ)-chlorid *n*, Sublimat(um) *n*
氯化汞铵 Alembrothsalz *n*
氯化钴 Kobalt(Ⅲ)-chlorid *n*, Cobaltum chloratum *n*
氯化管(筒)箭毒碱 α-Tubocurarinchlorid *n*
氯化琥珀酰胆碱 Sukzinyldicholinium chloratum *n*, Sux(am)ethonii chloridum *n*
氯化磺酰甲烷 Methansulfonylchlorid *n*
氯化钬 Holmiumchlorid *n*
氯化剂 chlorierende Mittel *n pl*
氯化甲硫基乙烷 Methylthioäthylchlorid *n*
氯化甲硫基乙烷 Methylthioethyl-Chlorid *n*
氯化甲氧基汞 methoxy Quecksilberchlorid *n*
氯化甲乙[基]铵 Tetraethylammoniumchlorid *n*
氯化钾 Chlorkalium *n*, Kaliumchlorid *n*, Kalium chloratum *n*, Kalium muriaticum *n*
氯化钾试验 Kaliumchlorid-Test *m*
氯化钾中毒 Vergiftung mit Kaliumchlorid *f*
氯化金 Chlorgold *n*, Aurichlorid *n*
氯化聚醚 chlorierter Polyäther *m*
氯化苦(三氯硝基甲烷) Chlorpikrin *n*, Klop *n*
氯化苦味酸 Picrylchlorid *n*
氯化苦中毒 Chlorpikrin-Vergiftung *f*
N-氯化醌亚胺 N-Chinonchlorimid *n*
氯化来钯 Palladiumchlorür *n*
氯化锂-匹罗卡品 Lithiumchlorid-Pilocarpin *n*
氯化锂湿度计 Lithiumchlorid-Hygrometer *m*
氯化联苯 chlorierte Biphenyle *f*
氯化林可霉素 Chlorolincomycin *n*
氯化磷酸钠 chloriertes Natriumphosphat *n*
氯化磷酸三钠 chloriertes Trinatriumphosphat *n*
氯化硫 Schwefelchlorid *n*, Sulfur chloratum *n*
氯化硫胺 Thiaminchlorid *n*
氯化硫酰 Sulfurylchlorid *n*
氯化硫酰甲烷 Methansulfonylchlorid *n*
氯化六氨合高钴 Hexamminkobaltichlorid *n*
氯化六氨合镍 Hexamminnickelchlorid *n*
氯化六烃季铵 Hexamethoniumchlorid *n*
氯化镥 Lutetiumchlorid *n*, Lutecium chloratum *n*
氯化铝 Aluminiumchlorid *n*, Aluminium chloratum *n*
氯化氯胆碱 chlorocholine-chlorid *n*
氯化氯异吲朵铵 Chlorisondaminchlorid *n*
氯化镁 Chlormagnesium *n*, Magnesiumchlorid *n*
氯化锰 Manganchlorid *n*
氯化钠 Chlornatrium *n*, Natriumchlorid *n*, Natrium chloratum *n*
氯化钠溶液片 Natriumchloridlösung-Tablette *f*
氯化镍 Nickelchlorid *n*
氯化偶氮胍 Chlorazodin(um) *n*
氯化钯 Palladiumchlorid *n*
氯化派姆 Pralidoximchlorid *n*
氯化镨 Praseodymchlorid *n*
氯化铅 Bleichlorid *n*, Blei(Ⅱ)-chlorid *n*, Plumbum chloratum *n*
氯化氢 Chlorwasserstoff *m*
氯化氢的 salzsauer
氯化氰(氰类毒剂) Zyanchlorid *n*
氯化铷 Rubidiumchlorid *n*
氯化三苯基四氮唑(TTC) Triphenyltetrazoliumchlorid *n*
氯化铯 Cäsiumchlorid *n*
氯化十六烷吡啶 Cetylpyridiniumchlorid *n*
氯化石蜡 chloriertes Paraffin *n*, Paraffinum chloratum *n*
氯化锶 Strontiumchlorid *n*
氯化锶牙膏 Strontiumchlorid-Zahnpaste *f*
氯化四甲基铵 Tetramethylammoniumchlorid *n*
氯化四乙[基]铵 Tetraäthylammoniumchlorid *n* (TEAC)
氯化苏打 chlorierte Soda *f*, Natriumhypochlorit *n*
氯化铊 Thalliumchlorid *n*
氯化钛 Titanchlorid *n*, Titandichlorid *n*
氯化滕西隆 Edrophoniumchlorid *n*
氯化锑试法 Antimonchlorid-Test *m*
氯化铁 Eisen(Ⅱ)-chlorid *n*, Ferrochlorid *n*
氯化铁(Ⅲ) Eisen(Ⅲ)-chlorid *n*, Ferrum trichloratum *n*, Ferrichlorid *n*
氯化铁[含]漱液 Eisenchlorid-Gurgelwasser *n*
氯化铁溶液 Eisenchlorid-Lösung *f*, Ferrichlorid-Lösung *f*
氯化铁试验 Eisenchlorid-Test *m*
氯化烃(有机氯) Chlorkohlenwasserstoff *m*
氯化烃类杀虫剂 Chlorkohlenwasserstoff-Insektizide *n pl*
氯化烃杀虫剂 Chlorkohlenwasserstoff-Insektizid *n*
氯化铜 Kupferchlorid *n*, Cuprum bichloratum *n*
氯化筒(管)箭毒碱 Tubocurarinchlorid *m*
氯化钍 Thoriumchlorid *n*
氯化托螺吡咯 Trospiumchlorid *n*
氯化妥龙 Toloniumchlorid *n*, Toluidinblau *n*

氯化烷基镁 Alkylmagnesiumchlorid *n*
氯化五氨合高钴盐 Kobaltichlorpentamin-Salz *n*
氯化物 Chlorid *n*
氯化物定量法 Chloridbestimmung *f*, Chloridometrie *f*
氯化物定量法 Chloridimetrie *f*
氯化物过多 Hyperchlorämie *f*, hyperchloration <engl.>
氯化物减少 Chloropenie *f*, Hypochlorämie *f*
氯化物减少的 chloropenisch
氯化物缺失的 chloropriv
氯化物途径(通道) Chloridkanal *m*
氯化硒 Selenchlorid *n*
氯化锡 Stannichlorid *n*
氯化消毒 Chlorierung *f*
氯化消毒副产物 Nebenprodukt der chlorierten Desinfektion *n*
氯化硝基四氮唑蓝 Nitroblau-Tetrazoliumchlorid *n*
氯化锌 Chlorzink *n*, Zinkbutter *f*, Zinkchlorid *n*, Zincum chloratum *n*
氯化血红素 Chlorhämatin *n*
氯化血红素结晶 Blutkristalle *m pl*, Häminkristalle *m pl*
氯化血红素结晶试验 Hämin crystal-Test *m*
氯化血红素试验 Hämin-Test *m*
氯化亚[铁]正铁 Ferroferrichlorid *n*
氯化亚铬 Chromchlorür *n*
氯化亚汞 Quecksilberchlorür *n*, Quecksilber(Ⅰ)-chlorid *n*, Calomel *n*, Hydrargyrum chloratum *n*
氯化亚硫酰 Thionylchlorid *n*
氯化亚铊 Thalliumchlorür *n*
氯化亚铁 Ferrochlorid *n*
氯化亚铜 Kupferchlorür *n*, Cuprum chloratum *n*
氯化亚锡 Stannochlorid *n*
氯化氧铋 Bismutylchlorid *n*, Wismutoxydchlorid *n*
氯化氧锑 Antimonylchlorid *n*, Antimonoxychlorür *n*
氯化一水五氨合高钴 Aquopentaminkobaltichlorid *n*
氯化铱 lridiumchlorid *n*
氯化乙基(3-羟苯基)二甲胺 Edrophoniumchlorid *n*, Dimethyl-(3-hydroxyphenyl)-ammoniumchlorid *n*
氯化乙基汞 Äthylquecksilberchlorid *n*
氯化乙烯 Äthylenchlorid *n*, Monochloräthylen *n*, Äethylenum chloratum *n*
氯化乙酰胆碱 Azetylcholinchlorid *n*
氯化银 Chlorsilber *n*, Silberchlorid *n*, Argentum chloratum *n*
氯化银电极 Silberchlorid-Elektrode *f*
氯化正十二烷胺 n-Dodecylaminchlorid *n*
氯化重氮苯 Benzoldiazoniumchlorid *n*
氯环嗪 Chlorcyclizin *n*
氯黄素 Chlorflavin *n*
氯磺丙脲 Chlorpropamid(um) *n*
氯磺丁脲 Chlorbutamid *n*, Diabetoplex *m*
氯磺化[作用] Chlorsulfonierung *f*
氯磺酸 Chlorsulfonsäure *f*, Acidum chlorsulfonicum *n*
氯磺酸甲酯 Chlorsulfonsäure-methylester *m*
氯磺酸烧伤 Chlorsulfonsäure-Ätzung *f*
氯磺酸乙酯 Chlorsulfonsäure-Äthylester *m*
氯甲苯 Chlortoluol *m n*
氯甲苯基苯并二氮䓬酮 Diazepam(um) *n*, Valium *n*
氯甲苯噻嗪 Diazoxyd *n*
氯甲苯酮 Chlormethylphenylketon *n*
氯甲酚 Chlorkresol *n*, Chlorcresolum *n*, Chlor(o)cresol(um) *n*
氯甲基化作用 Chlormethylierung *f*
氯甲甲醚 Chlormethylmethyläther *m*
氯甲醚 Chlormethyläther *m*
氯甲醚所致肺癌 Chlormethyläther-induzierter Lungenkreb *m*
氯甲醚致肺癌 Chlormethylether-induzierter Lungenkrebs *m*
氯甲吡胺 Chloromethapyrilenum *n*

氯甲双磷酸二钠 Clodronat *n*
氯甲酸甲酯 Methylchlorformiat *n*
氯甲酸氯甲酯 Monochlormethylchlorformiat *n*
氯甲酸三氯甲酯(双光气) Perchlorameisensäuremethylester *m*
氯甲酸乙酯 Äthylchlorformiat *n*
氯甲酸酯 Chlorameisensäureester *m*
氯甲烷(甲基氯) Chlormethan *n*, Chlormethyl *n*
氯甲烷中毒 Chlormethan-Vergiftung *f*
氯检测器 Chlor-Detektor *m*
氯碱厂 Chlor-Alkali-Anlage *f*
氯碱工厂 Chloralkalien-Werk *n*
氯洁霉素 Clindamycin *n*
氯结合 Chloropexie *f*
氯解磷定 Pralidoximchlorid *n*
氯菊酯(二氯苯醚菊酯,除虫精) Permethrin *n*
氯喹 Chloroquin(um) *n*, Chlorochin *n*
氯喹磷酸盐 Chlorochinphosphat *n*
氯喹中毒 Chlorochin-Vergiftung *f*
氯醌 Chlorchinon *n*
氯雷他定 Loratadin *n*
氯离子 Chlorion *n*
氯离子传导 Chloridleitfähigkeit *f*
氯量滴定法 Chlormessung *f*, Chlorimetrie *f*
氯量汁 Chlorometer *n*, Chloridometer *n*
5-氯-邻甲苯胺 5-Chlor-o-toluidin *n*
氯林(洁)霉素(克林霉素) Clindamycin *n*(抗生素)
氯林大霉素 Clindamycin *n*
氯磷定(啶) Pralidoximchlorid *n*
氯硫磷 Phenoltetrachlorphthalein-Natrium *n*, 3-chlor-4-nitrophenyldimethylthiophosphat *n*, Chlorthion *n*
氯罗散 Chlorosan *n*
氯绿素 Chlorofucin *n*
氯吗啡 Chloromorphin *n*
氯霉素 Chloramphenikol *n*, Chloromycetin *n*
氯霉素泛酸酯 Chloramphenikol-pantothenat *n*
氯霉素甘油 Chloromycetin in Glycerin *n*
氯霉素琥珀酸酯 Chloramphenikolsuccinat *n*
氯霉素抗性 Chloramphenicol-Resistenz *f*
氯霉素抗性基因 Chloramphenicol-Resistenzgen *n*
氯霉素扩增 Chloramphenicol-Amplifikation *f*
氯霉素类 Chloramphenicol *f*
氯霉素乙酰[基]转移酶 Chloramphenicol-Acetytransferase *f*
氯霉素乙酰基转移酶基因 CAT-Gen *n*
氯霉素乙酰转移酶基因选择 CAT-Genselektion *f*
氯霉素棕榈酸酯 Chloramphenicolpalmitat *n*
氯美酚 Clomiphen(um) *n*
氯美乍酮 Chlormethazanon(um) *n*, Chlormezanon(um) *n*
氯咪唑青霉素 Clemizol-Penicillin *n*
氯米芬 Clomiphene *f*
氯米帕明 Clomipramin *n*
氯灭酸 Acidum clofenamicum *n*
氯摩四环素 Clomocyclin(um) *n*
氯莫环素 Clomocyclin *n*
氯默罗德林 Chlormerodrin(um) *n*, Chlormeroprin(um) *n*
氯萘 Chloronaphthalen(um) *n*, Chloronaphthalin(um) n
氯尿[症] Chlor(id)urie *f*
氯诺昔康 Lornoxicam *n*
氯钯酸钾 Kaliumchloropalladat *n*, Kaliumhexachloropal-ladat *n*
氯哌胺 Clopamid(um) *n*
氯派姆 2-PAM-chlorid *n*, Pralidoximchlorid *n*
6-氯嘌呤 6-Chlorpurin *n*
氯嘌呤 Chlorpurin *n*
氯普硫蒽 Chlorprothixen(um) *n*
氯普鲁卡因 Chlorprokain *n*, Chloroprocain(um) *n*

氯普鲁卡因青霉素 G Chloroprocain-Penicillin G
氯普马嗪 Chloropromazin *n*, Chlorpromazin (um) *n*
氯普唑仑 Loprazolam *n*
氯芪酚试验 Clomifen-Test *m*
氯气 Chlor *n*
氯羟安定(劳拉西泮)Lorazepam *n*(抗焦虑药)
氯羟去甲安定,劳拉西泮 Lorazepam *n*
氯氰化钙 Chlorcalciumcyanid *n*
氯氰菊酯,安绿宝 Cypermethrin *n*
氯屈(曲)米通 Chlor-Trimeton *n*, Chlorpheniramin *n*
氯屈米通(氯苯那敏) Chlorpheniramin *n*
氯醛 Chloral *n*, Chloralum *n*, Trichlorazetaldehyd *m*
氯醛安替比林 Monochloralantipyrin *n*, Hypnal *n*
氯醛氨 Chloralammoniak *n*
氯醛丙酮肟 Chloralacetoxim *n*
氯醛碘 Chloraljod *n*
氯醛甲酰胺 Chloralformamid *n*
氯醛胶培养基 Chloralgummi-Nährmedium *n*
氯醛咖啡因 Chloralkoffein *n*
氯醛麻醉 Chloralnarkose *f*
氯醛缩葡萄糖 D-Glukochloralose *f*
氯醛糖 Chforalose *f*
氯醛乌拉坦 Chloralurethan *n*, Ural *n*
氯醛酰胺 Chloralamid *n*
氯醛酰亚胺 Chloralimid *n*
氯醛亚硝基β-萘酚 Chloralnitrosobetanaphthol *n*
氯醛乙醛肟 Chloralacetaldoxim (um) *n*
氯醛瘾 Chloralsucht *f*, Chloralismus *m*, Chloralomanie *f*
氯醛樟脑肟 Chloralcamphoroxim *n*
氯萨罗 Chlorsalol *n*
氯噻 Diuril *n*, Chlorothiazid *n*
氯噻平 Clotiazepam *n*
氯噻嗪 Chlorothiazid (um) *n*
氯噻酮 Chlortalidon (um) *n*, Chlorthalidon *n*
氯三苯甲咪唑 Clotrimazol *n*
氯三芳乙烯 Chlorotrianisen *n*, Trianisoestrol *n*, TACE
氯森 Chlorothen *n*
氯杀鼠灵 coumachlor *n*
氯沙坦 Losartan *n*
氯麝香草酚(脑) Chlor(o)thymol *n*
氯胂铵 Ammoniumchlorarsenat *n*
氯石灰 Chlorkalkbrei *m*
氯鼠酮 Chlorophacinon *n*
氯水合铝 Aluminiumchlorhydrat *n*
氯四环素 Chlortetracyclin (um) *n* (CTC), Chlortetrazyklin
氯酸 Chlorsäure *f*, Acidum chloricum *n*
氯酸铵 Ammoniumchlorat *n*
氯酸钙 Kalziumchlorat *n*
氯酸镉 Cadmium Chlorat *n*
氯酸胍 Guanidinchlorat *n*
氯酸甲酚[含]漱液 Kaliumchlorat und Phenol-Gurgel-wasser *n*
氯酸钾 Kaliumchlorat *n*, Kalium chloricum *n*, chlorsaures Kali *n*, Sal Berthollet *n*
氯酸钾中毒 Vergiftungen durch Kaliumchlorat *n*
氯酸钠 Natriumchlorat *n*, Natrium chloricum *n*
氯酸钠烛 Natriumchlorat Kerze *f*
氯酸锶 Strontiumchlorat *n*
氯酸盐 Chlorat *n*
氯他拉明 Lortalamin *n*
氯铁胆绿素 Verdohemin *n*
氯通道 Chloridkanal *m*
氯筒箭毒碱 Tubocurarin-dichloride *n*
氯头孢菌素 Cefaclor *n*
氯脱氧林肯霉素 Chlorodesoxylincomycin *n*
2-氯脱氧腺苷 2-Chlordesoxyadenosin *n*
氯烷烃 Chloralkan *n*
氯污染 Chlor-Verunreinigung *f*
1-氯戊烷 1-Chlorpentan *n*, n-Amylchlorid *n*
氯烯烃 Chloralken *n*
氯烯亚甲孕酮醋酸酯 Cyproteronacetat *f*
氯酰胆碱 Carbachol *m*
氯消毒 Chlordesinfektion *f*
氯硝柳胺 Niclosamid *n*
氯硝西泮(氯硝安定) Clonazepam *m*
氯硝酯 Chlornitrat *n*
氯新霉素 Chloromycin *n*
氯性腹泻 Chlordiarrhoea *f*
3-β-氯雄烯醇 3-β-Chlorandrostenol *m*
氯溴化物 Chlorbromid *n*
氯溴异氰脲酸 Chlorobromoisocyanurische Säure *f*
氯溴异氰酸 Chlorobromoisocyanusäure *f*
氯血症 Hyperchlorämie *f*
氯血症的 hyperchlorämisch
氯压定 Clonidinum *n*, Catapresan *n*
2,6-氯亚氨基二溴醌 2,6-Dibromquin chlorimid *n*
氯亚明 Chloramin *n*
氯亚乙基 Chloräthyliden *n*
氯盐含量测定器 Chlorsalz-Gerät zur Bestimmung *n*
氯氧化铋 Bismutum oxychloratum *n*
氯氧化锆 Zirkoniumoxychlorid *n*
氯氧化锑 Antimonoxychlorid *n*
氯氧化物 Oxychlorid *n*
氯氧平 Asenapin *n*
氯乙胺 Chloräthylamin *n*
氯乙醇 Chloräthylalkohol *m*, Äthylenchlorhydrin *n*, Glykochlorhydrin *n*
氯乙醇中毒 Chloräthylalkohol-Vergiftung *f*
氯乙基戊烯炔醇 Chloroethylpentenynol *n*
2-氯乙基乙烯醚 2-Chloräthylvinyläther *m*
氯乙醛 Chlorazetaldehyd *m*
氯乙酸 Chloressigsäure *f*, Acidum chloraceticum *n*, Acidum monochloraceticum *n*
氯乙烷 Chloräthyl *n*, Äthylchlorid *n*, Aethylium chloratum *n*, Monochloräthan *n*
氯乙烷麻醉 Chloräthanrausch *m*
氯乙烯 (monomeres)Vinylchlorid *n* (VC)
氯乙烯病 Vinylchlorid-Syndrom *n*
氯乙烯单体 Vinylchlorid-Monomer *n*
氯乙烯二氯胂(路易剂) Chlorvinylarsindichlorid *n*
氯乙烯基二氯胂 Chlor(o)vinylarsindichlorid *n*
氯乙烯所致肝血管瘤 Vinylchlorid-induzierte hepatische Angiosarkom *n*
氯乙烯肢端溶骨症 Vinylchlorid-Akroosteolyse *f*
氯乙烯中毒 Chloräthylen-Vergiftung *f*
氯乙烯综合征 Vinylchlorid-Syndrom *n*
氯乙酰胺 Chloracetamid *n*
氯乙酰苯 Chlorazetophenon *n*
氯乙酰丙氨酸 Chloracetylalanin *n*
氯乙酰基 Chloracetyl-
氯乙酰氯 Chloracetylchlorid *n*
氯乙酰溴 Chloracetylbromid *n*
氯异桑大明 Chlorisondaminchlorid *n*, Ecolid *n*
氯异吲哚铵 Chlorisondaminchlorid *n*, Ecolid *n*
氯茚满酚 Clorindanol (um) *n*
氯原酸 Chlorogensäure *f*
氯樟脑 Chlorcampher *m*
氯针菌素 Chlororaphin *n*
氯酯醒 Centrophenoxin *n*, Meclofenoxat (um) *n*

氯中毒 Chlor-Vergiftung *f*
氯转移 Chlor-Transfer *m*, Chloridverschiebung *f*
氯卓酸钾 Dikalium clorazepat *n*
氯唑 Chlorazol *n*
氯唑疮 Chlorakne *f*
氯唑青霉素 Cloxacillin *n*
氯唑沙宗 Chlorzoxazon *n*
氯唑西林 Cloxacillin *n*
滤板 Filter *m*, Filterplatte *f*, Filtrum *n*, Klärschicht *f*
滤棒(柱) Filterkerzen *f pl*
滤胞树状突细胞 dendritischen Zellen *f pl*
滤泵 Filtrierpumpe *f*
滤饼 Filterkuchen *m*
滤波电路 Filterschaltung *f*
滤波反投影(卷积反投影) gefilterte Rückprojektion *f*
滤波器 Filtrum *n*, Filter *m*
滤波器组 Filterbank *f*
滤布 Filtertuch *n*, Seih(e)tuch *n*
滤材 Filtermittel *n*, Filtermaterial *n*
滤槽 Filterrinne *f*
滤出 abfiltrieren
滤出液 Filtrat *n*, Kolatur *f*
滤床 Filterbett *n*, Filterschicht *f*
滤得过的 filtrierbar
滤垫 Filterpolster *n*
滤毒罐 Kanister *m*
滤毒通风装置 Filter-belüfteten Gerät *n*
滤管 Filterrohr *n*
滤光片 Lichtfilter *m*
滤光器 Lichtfilter *m*
滤光装置 Lichtfilter-Gerät *n*
滤埚 Filtertiegel *m*
滤过 Filtration *f*
滤过比 Filtrationsverhältnis *n*
滤过补偿 Filtrationskompensation *f*
滤过常数 Filtrationskonstante *f*
滤过除菌法 Sterilisation durch Filtration *f*
滤过分数 Filtrationsfraktion *f*
滤过宽度 Filtrationsbreite *f*
滤过裂隙、滤过隙 Filtrationsfissur *m*, Filtrationsschlitz *m*
滤过率 Filtrationsquotient *m*, Filtrationsrate *f*
滤过膜 Filtermembran *f*
滤过钠排泄分数 fraktionelle Ausscheidung von filtrierten Natrium *f*
滤过内插法 Filter-Interpolation *f*
滤过泡 Filterkissen *n*
滤过泡相关性眼内炎 Filterkissen-assoziierte Endophthalmitis *f*
滤过平衡 Filtrationsgleichgewicht *n*
滤过屏障 Filtrationsschranke *f*
滤过器 Filter *m*, Filtrum *n*
滤过速度 Filtrationsgeschwindigkeit *f*
滤过系数 Filtrationsquotient *m*
滤过隙 Filtrationsspalte *f*
滤过效率 Filtrationsfähigkeit *f*
滤过性病毒 filtrierbares Virus *n*
滤过压 Filtrationsdruck *m*
滤过指数 Filtrationsindex *m*
滤过重吸收学说 Reabsorptionstheorie der Filtration *f*
滤过作用 Filtration *f*, Fitrierung *f*, Filterung *f*
滤菌 bakteriologische Filtration *f*
滤菌器 Bakterienfilter *m*
滤孔 Filterpore *f*
滤框 Filterrahmen *m*
滤帘切除术 Trabekulektomie *f*
滤帘切开器 Trabekulotomie-Sonde *f*
滤料采样法 Probenahmeverfahren mit Filter *n*
滤料采样夹 Filterhalter *m*
滤膜 Filtermembran *f*
滤膜采样器 Filtermembran-Probenehmer *m*, Filtermem-bran-Probenentnehmer *m*
滤膜法 Filtermembran-Methode *f*
滤囊泡膜细胞增殖 Hyperthekose *f*
滤泡 Follikel *m*, Folliculus *m*
滤泡成釉细胞瘤 follikuläres Ameloblastom *n*
滤泡的 follikulär, follicular(-is, -is, -e), folliculos(-us, -a, -um)
滤泡辅助性 T 细胞 follikuläre T-Helferzelle *f*
滤泡激素 Follikelhormon *n*
滤泡间的 interfollikulär, interfollicular(-is, -is, -e)
滤泡淋巴瘤 follikuläres Lymphom *n*
滤泡囊肿 Follikularzyste *f*, follikulare Zyste *f*
滤泡内的 intrafollikulär, intrafollicular(-is, -is, -e)
滤泡脓肿 follikulärer Abszeß *m*
滤泡旁的 parafollikulär
滤泡旁细胞 parafollikulaäre Zelle *f*
滤泡上皮细胞 follikuläre Epithelzelle *f*
滤泡上皮细胞的胞饮 Endozytose follikulärer Epithelzelle *f*
滤泡上皮细胞微绒毛 Mikrovilli follikulärer Epithelzelle *f pl*
滤泡生成 folliculogenesis *f*
滤泡树突样(状)细胞 follikuläre dendritische Zelle *f*
滤泡树突状细胞 follikuläre dendritische Zelle *f*
滤泡树突状细胞肉瘤 树突状网状细胞肉瘤 follikuläres dendritisches Zellsarkom *n*
滤泡素过多 Hyperfollikulinie *f*, Hyperfollikulinismus *m*
滤泡细胞 Follikelzelle *f*
滤泡细胞瘤 Follikelzellentumor *m*
滤泡相关上皮 Follikel-assoziiertes Epithel *n*
滤泡相关上皮细胞 Follikel-assoziierte Epithelzelle *f*
滤泡星形细胞 follikuläre dendritische Zelle *f*
滤泡型癌 follikuläres Karzinom *n*
滤泡型成釉细胞瘤 follikuläres Ameloblastom *n*
滤泡型辅助 T 细胞 follikuläre T-Helferzelle *f*
滤泡型肝包虫病 follikuläre hepatische Echinokokkose *f*, follikuläre Hydatiden-Erkrankung *f*
滤泡型淋巴瘤 follikuläres Lymphom *n*
滤泡型乳头状癌 follikuläre Variante des papillären Karzinoms *f*
滤泡型腺瘤 follikuläres Adenom *n*
滤泡性扁桃体炎 Angina follicularis *f*
滤泡性肠炎 Enteritis follicularis *f*
滤泡性的 follikulär
滤泡性甲状腺癌 follikuläres Schilddrüsenkarzinom *n*
滤泡性甲状腺肿 follikulärer Kropf *m*, Struma parenchymatosa *f*
滤泡性结膜角膜炎 follikuläre Keratokonjunktivitis *f*, Follikular keratokonjunktivitis *f*
滤泡性结膜炎 Follikularkatarrh *m*, Follikularkonjunktivitis *f*, Conjunctivitis folliculosa *f*, Conjunktivitis follicularis *f*
滤泡性卡他 Follikularkatarrh *m*
滤泡性口炎 Stomatitis follicularis *f*
滤泡性溃疡 Ulkus folliculare *n*
滤泡性淋巴瘤 Follikularlymphom *n*
滤泡性膀胱炎 Cystitis follicularis *f*
滤泡性沙眼 Trachoma folliculare *n*
滤泡性输卵管炎 Salpingitis follicularis *f*
滤泡性树突状网状细胞肉瘤 follikuläres dendritisches Retikulumzellsarkom *n*
滤泡性细支气管炎 follikuläre Bronchiolitis *f*
滤泡性结膜炎 follikuläre Konjunctivitis *f*
滤泡性咽炎 Pharyngitis follicularis *f*
滤泡性支气管炎 follikuläre Bronchitis *f*

滤泡炎 Follikulitis *f*
滤泡液 Liquor folliculi *m*
滤泡增殖 Follikulose *f*, Folliculosis *f*
滤泡周[围]的 perifollikulär
滤泡周围带 perifollikuläre Zone *f*
滤泡周围区带 perifollikuläre Zone *f*
滤泡状甲状腺癌 follikulärer Schilddrüsenkreb *m*
滤泡状腺癌 Adenocarcinoma folliculare *n*
滤片 Filterscheibe *f*
滤片组 Filter Scheibenaufbau *m*
滤片组 Filterscheibenkonstruktion *f*
滤瓶 Filtrierflasche *f*, Absaugflasche *f*
滤器 Filter *m*, Filtrum *n*
滤器穿透菌 filterpassierende Bakterien *f pl*
滤器屏压 Siebfilterdruck *m*
滤器无菌检查法 Filtersterilitätsprüfung *f*
滤球 Filterknolle *f*
滤色分析器 Filteranalysator *m*
滤色光度计 Filterphotometer *n*
滤色检眼灯 ophthalmische Lampe mit Farbenfilter *f*
滤色镜 Filterscreenoskop *n*
滤色偏振片 Filterpolarisator *m*
滤色片 Farbfilter *m*
滤色片架 Farbenfilter-Halter *m*
滤色片架 Farbfilterrahme *f*
滤色器 Farbenfilter *m*
滤筒 Filterkartusche *f*
滤网(筛) Koliergerät *n*, Kolatorium *n*, Tenakel *n*
滤网状滤血器 Schmutzfänger Blutfilter *m*
滤线栅 Blendenraster *m*
滤叶 Filterblatt *m*
滤液 Filtrat *n*, Kolatur *f*
滤液结核菌素 Filtrat-Tuberkulin *n*
滤渣 Filterkuchen *m*, Filterschlamm *m*
滤纸 Filterpapier *n*, Filtrierpapier *n*
滤纸采样夹 Filterpapierhalter *n*
滤纸法 Filterpapiermethode *f*, Filterpapierkultur *f*
滤纸分析 Filterpapieranalyse *f*
滤纸实验 Filterpapier-Test *m*
滤纸显微镜试验 mikroskopischer Test mit Filterpapier *m*
滤纸箱 Filterpapierkasten *m*

M

MA 麻马吗玛码蚂鎷

má 麻

麻孢壳属 Gelasinospora *f*
麻痹 Lähmung *f*, Paralyse *f*, Paralysis *f*
麻痹的 paralytisch
麻痹后的 postparalytisch, postparalytic (-us, -a, -um)
麻痹后遗症 Folgekrankheit der Paralyse *f*
麻痹剂 Paralysator *m*, lähmende Substanz *f*
麻痹期 Lähmungsphase *f*
麻痹前的 präparalytisch, praeparalytic (-us, -a, -um)
麻痹前期 Präparalyse *f*
麻痹体型 Habitus paralyticus *m*
麻痹型蛤贝中毒 durch Schalentiervergiftung bedingte Lähmung *f*
麻痹型狂犬病 Lähmungswut *f*, paralytische Rabies *f*
麻痹型砷中毒 paralytische Arsenvergiftung *f*
麻痹性[尿]失禁 paralytische Inkontinenz *f*
麻痹性贝类中毒 paralytische Schalentier-Vergiftung (PSP) *f*
麻痹性步行不能 paralytische Abasie *f*
麻痹性肠梗阻 paralytischer Ileus *m*, Ileus paralyticus *m*
麻痹[性]痴呆 Lähmungsirresein *n*, Dementia paralytica *f*, Bayle* Krankheit *f*
麻痹性大小便失禁 paralytische Inkontinenz *f*
麻痹性的 paralytisch, paralytic (-us, -a, -um)
麻痹性分泌 paralytische Sekretion *f*
麻痹性蛤贝类食物中毒 paralytische Schalentiervergiftung *f*
麻痹性肌营养障碍 paralytische Muskeldystrophie *f*
麻痹性脊髓灰质炎 paralytische Poliomyelitis *f*, spinalparalytische Poliomyelitis *f*
麻痹性脊柱侧凸 Lähmungsskoliose *f*, paralytische Skoliose *f*
麻痹性脊柱后凸 paralytische Kyphose *f*
麻痹性肩关节不稳 paralytische Schulterinstabilität *f*
麻痹性肩关节脱位 paralytische Schulterluxation *f*
麻痹性睑外翻 paralytisches Ektropion *n*, Ektropium paralyticum *n*
麻痹性角膜炎 Keratitis neuroparalytica *f*
麻痹性髋关节半脱位 paralytische Hüftsubluxation *f*
麻痹性髋关节脱位 paralytische Hüftgelenkluxation *f*
麻痹性挛缩 paralytische Kontraktur *f*
麻痹性上睑下垂 paralytische Ptose *f*, Ptosis paralytica *f*
麻痹性失音 paralytische Aphonie *f*, Aphonia paralytica *f*
麻痹性兔眼 paralytischer Lagophthalmus *m*, paralytisches Hasenauge *n*
麻痹性脱位 Lähmungsluxation *f*, paralytische Luxation *f*
麻痹性胃扩张 paralytische Magendistension *f*
麻痹性斜视 Lähmungsschielen *n*, paretische Ablenkung des Auges *f*, Strabismus paralyticus *m*
麻痹性休克 paralytischer Schock *m*
麻痹性眩晕综合征 endemische Schwindellähmung *f*, Gerlier* Syndrom *n*
麻痹性咽下困难 paralytische Dysphagie *f*, Dysphagia paralytica *f*
麻痹性足畸形 paralyticher Klumpfuß *m*
麻痹胸 paralytischer Thorax *m*
麻痹者 Paralytiker *m*
麻布 Leinen *n*, Byssus *m*
麻翅虻属 Chrysozona *f*, Haematopota *f*
麻刺感 Kribbeln *n*, prickelndes Gefühl *n*
麻风 Lepra *f*, Leprose *f*, Aussatz *m*
麻风(病)性间质性角膜炎 lepröse stromale (od. interstitielle) Keratitis *f*
麻风病人 Lepröse *m*, Aussätziger *m*, Aussätzige *f*
麻风病学 Leprologie *f*
麻风病院 Leprosorium *n*, Aussatzhaus *n*, Leprakrankenhaus *n*
麻风的 leprös, lepros (-us, -a, -um), lepric (-us, -a, -um)
麻风反应 Leprareaktion *f*
麻风防治所 Leprosorium *n*
麻风[分枝]杆菌 Bacillus leprae *m*, Mycobacterium leprae *n*
麻风杆菌蜡质 Leprosin *n*
麻风结节 Lepraknoten *m*, Leprom *n*
麻风结节的 lepromatös
麻风菌红素 Leprotin *n*, Leproten *n*
麻风菌苗 Leprolin *n*, Lepromin *n*
麻风菌素 Lepromin *n*, Leprolin *n*
麻风菌素反应 Lepromin-Reaktion *f*, Mitsuda*-Hayashi* Reaktion *f*
麻风菌素试验 Lepromin-Test *m*, Rost*-Mitsuda* Test *m*
麻风恐怖 Leprophobie *f*, Lepraphobia *f*
麻风溃疡 Leprageschwür *n*, Leprelcosis *f*
麻风瘤 Leprom *n*
麻风宁 Merkaptophenylimidazol *n*
麻风皮病 Exanthema leprosum *n*
麻风谱 Lepraspektrum *n*
麻风球 Lepraglobus *m*, Globus leprosus *m*
麻风树 Jatropha curcas *f*
麻风树毒蛋白(泻果素) Curcin *n*
麻风树碱 Jatrophin *n*
麻风树属 Jatropha *f*
麻风细胞 Leprazelle *f*, Virshow* Schaumzelle *f*
麻风性多神经炎 lepröse Polyneuritis *f*
麻风性结节性红斑 Erythema nodosum leprosum *n*
麻风性溃疡 Laprageschwür *n*, Leprelcosis *f*
麻风性淋巴结炎 lepröse Lymphadenitis *f*
麻风性脉络膜炎 lepröse Chorioiditis *f*, Chorioiditis leprosa *f*
麻风性面瘫 lepröse Fazialislähmung *f*, Paralysis facialis leprosa *f*
麻风性葡萄膜炎 lepröse Uveitis *f*
麻风性神经炎 Lepraneuritis *f*
麻风性脱发 Lepraalopezie *f*, Alopecia leprotica *f*
麻风性眼病 Lepropthalmie *f*, Augenlepra *f*
麻风学 Leprologie *f*
麻风学家 Leprologe *m*
麻风血清 Anti-Lepra-Serum *n*
麻风[医]院 Leprosorium *n*
麻风易感 Lepraanfälligkeit *f*
麻风疹 Leprid *n*
麻风状态 Leprosität *f*
麻感 prickelndes Gefühl *n*
麻花头属 Serratula *f*
麻花钻头 Twistbohrer *m*, Drallborer *m*
麻黄 Ephedra sinica *f*, Ephedra vulgaris *f*
麻黄定(副)碱 Ephedin *n*
麻黄碱 Ephedrin *n*

麻黄碱鼻喷雾剂 Ephedrin-Nasenspray *m*
麻黄碱喷雾剂 Ephedrin-Spray *m*
麻黄科 Ephedraceae *pl*
麻黄流浸膏 Extractum ephedrae liquidum *n*
麻黄宁 Epinin *n*
麻黄式穿孔板 ephedroide Perforationsplatte *f*
麻黄属 Ephedra *f*
麻黄素 Ephedrin *n*
麻黄素皮炎 Ephedrin-Dermatitis *f*
麻黄中毒 Ephedra sinica-Vergiftung *f*
麻卡因(布比卡因) Marcain *n*, Bupivacain *n*(局麻药)
麻辣的 scharf, beißend
麻立病 Malimali *n*
麻虻属 Haematopota *f*
麻木 Gefühllosigkeit *f*, Taubheit *f*, Anästhesie *f*
麻木的 gefühllos, taub, insensibil(-is, -is, -e)
麻木性麻风 Lepra anaesthetica *f*, Danielssen*(-Boeck*) Krankheit *f*
麻仁球蛋白 Edestin *n*
麻丝性的 byssaceös
麻线 Garn *n*, Hanfgarn *n*
麻药成瘾 Narkotikasucht *f*, Narkotismus *m*, Letheomanie *f*
麻药癖 Narkotikasucht *f*, Narkotimanie *f*, Letheomanie *f*
麻蝇 Fleischfliege *f*, Sarcophaga *f*
麻蝇科 Sarcophagidae *pl*
秉式麻蝇 Sarcophaga pingi *f*
麻蝇杀菌肽 Sarcotoxin *n*
麻蝇属 Sarcophaga *f*
麻油 Sesamöl *n*, Oleum Sesami *n*
麻油酚 Sesamolin *n*
麻疹 Masern *pl*, Morbilli *pl*
麻疹[口腔]黏膜斑 Koplik* Flecken *m pl*, Filatow* Flecken *n pl*
麻疹包涵体脑炎 Masern-Einschlusskörperchen-Enzephalitis *f*
麻疹病毒 Masernvirus *n*, Myxovirus morbillorum *n*
麻疹病毒病 Masernvirus-Erkrankung *f*
麻疹病毒属 Morbillivirus *n*
麻疹的 morbillös, maserig
麻疹肺炎 Masernpneumonie *f*
麻疹-风疹 Masern-Röteln *n*
麻疹和流行性腮腺炎病毒活疫苗 Lebendimpfstoff gegen Masern- und Mumpsvirus *m*
麻疹后耳炎 postinfektiöse Masernotitis *f*
麻疹后肺炎 postinfektiöse Masernpneumonie *f*
麻疹后脑炎 postinfektiöse Masernenzephalitis *f*
麻疹后紫癜 postinfektiöse Masernpurpura *f*
麻疹活病毒疫苗(麻疹活疫苗) Masern-Lebendimpfstoff *m*
麻疹活疫苗 Masern-Lebendvakzine *f*, Masern-Lebendimpfstoff *m*
麻疹减毒活疫苗 attenuierte Masern-Lebendvakzine *f*
麻疹接种 Masern-Impfung *f*
麻疹免疫球蛋白 Masern-Immunglobulin *n*
麻疹免疫血清 Masernimmunserum *n*
麻疹灭活疫苗(麻疹死疫苗) Masern-Totimpfstoff *m*
麻疹脑炎 Masern-Enzephalitis *f*
麻疹-牛瘟-犬瘟组 Masern-Rinderpest-Staupe-Gruppe *f*
麻疹-牛-瘟-瘟热病毒 Masern-Rind-Pest-Distemper-Virus *n*
麻疹腮腺炎风疹三联疫苗 MMR-Impfstoff *m*, Masern-Mumps-Röteln-Impfstoff *m*
麻疹死疫苗(麻疹灭活疫苗) Masern-Totimpfstoff *m*
麻疹特异毒素 maserspezifisches Toxin *n*
麻疹样病毒 masernähnliche Viren *m pl*
麻疹样的 morbilliform
麻疹样红斑 Erythema morbilliforme *n*
麻疹样疹 masernartige Eruption *f*, masernartiges Exanthem *n*
麻疹疫苗 Masernimpfstoff *m*
麻疹疫苗中毒 Masern-Impfstoff-Vergiftung *f*
麻疹预防血清 Masernschutzserum *n*, prophylaktisches Serum gegen Masern *n*
麻疹黏膜斑(科[普利克]氏斑(征)) Koplik* Fleck *m*
麻子 Pockennarbe *f*
麻醉 Narkose *f*, Anästhesie *f*, Betäubung *f*
麻醉[心理]分析 Narkoanalyse *f*
麻醉暗示法 Narkosuggestion *f*
麻醉残气清除系统 Spülsystem für Gasrest der Anästhesie *n*
麻醉处理 anästhetisches Management *n*
麻醉导管 Narkosetubus *m*, Anästhesieschlauch *m*
麻醉的 narkotisch, anästhetisch, anaesthetic(-us, -a, -um)
麻醉的(感觉缺失的,麻醉剂,麻药) anästhetisch
麻醉滴瓶 Narkosetropfflasche *f*
麻醉动物解剖 Kallisektion *f*
麻醉毒 narkotisches Gift *n*, betäubendes Gift *n*, Narkosegift *n*
麻醉度计 Anästhesimeter *n*, Narkosetiefenmesser *m*
麻醉[法] Narkose *f*, Anästhesie *f*
麻醉方法 Narkosemethode *f*
麻醉分析 Narkoanalyse *f*, Narkolyse *f*
麻醉风险 Narkoserisiko *n*
麻醉辅助药物中毒 Narkosehilfsmittelvergiftung *f*
麻醉工作站 Anästhesiearbeitsplatz *m*
麻醉管理 Anästhesie-Management *n*
麻醉过量 Anästhesie-Überdosierung *f*, Narkose-Überdosierung *f*
麻醉喉镜 Anästhesie-Laryngoskop *m*, Narkoselaryngoskop *m*
麻醉后并发症 Narkosekomplikation *f*
麻醉后呼吸暂停 Apnoe nach der Narkose *f*
麻醉后恢复室 postanästhestischer Aufwachraum *m*
麻醉后监测治疗病房 postanästhestischer Aufwachraum *m*
麻醉后麻痹 Narkoselähmung *f*
麻醉后巡诊 postanästhetische Visite *f*
麻醉呼吸两用机 Anästhesie-Respirator *m*, Anäspirator *m*
麻醉呼吸器 Anästhetisches Beatmungsgerät *n*
麻醉护士 Krankenschwester für Anästhesie *f*
麻醉恢复期 Anästhesieerholungsphase *f*
麻醉回路 Anästhesieschaltung *f*
麻醉基 Anästhesiophor *m*
麻醉[剂]狂 Narkomanie *f*, Narkosomanie *f*
麻醉机 Narkoseapparat *m*
麻醉机用呼吸囊 Anästhesie-Beatmungsbeutel *m*
麻醉[精神]分析 Narkoanalyse *f*
麻醉及手术风险 Narkose- und Operationsrisiko *n*
麻醉剂 Anästhetikum *n*, Narkotikum *n*, Narkosemittel *n*
麻醉剂(药) Betäubungsmittel *n*
麻醉剂成瘾 Narkotikumsucht *f*
麻醉剂催眠 Narkohypnose *f*
麻醉剂量调节器 Narkosedosierungsregulator *m*
麻醉记录 Narkosebericht *m*, Narkoseprotokoll *n*
麻醉记录单 Anästhesieprotokoll *n*
麻醉剂皮肤病 narkotische Dermopathie *f*
麻醉技术 Anästhesietechnik *f*
麻醉剂意外事故 narkotischer Unfall *m*
麻醉剂瘾 Narkotikasucht *f*, Narkomanie *f*, Letheomanie *f*
麻醉剂瘾者 Narkophage *m*
麻醉剂中毒 Narkotismus *m*, Narkosemittelvergiftung *f*
麻醉监护仪 Anästhesie-Monitor *m*
麻醉监视器 Narkoseüberwachungsgerät *n*
麻醉椒 Rauschpfeffer *m*, Methystizin *n*, Piper methysticum *n*
麻醉开口器 anästhetischer Mundsperer *m*
麻醉口罩 Narkosemaske *f*
麻醉疗法 Narkotherapie *f*
麻醉氯仿 Narkosechloroform *n*, Chloroformium pro narcosi *n*,

Chloroformium anaesthesicum *n*
麻醉醚 Anästhesieäther *m*
麻醉面罩 Narkosemaske *f*
麻醉喷雾器 Anästhesiezerstäuber *m*
麻醉品 Rauschmittei *n*, Betäubungsmittel *n*, Narkotikum *n*
麻醉品戒断剂 Narkotikablockade *f*
麻醉品嗜好 Narkotikasucht *f*, Letheomanie *f*
麻醉品学 Narkologie *f*
麻醉瓶 Narkoseflasche *f*
麻醉屏架 Anasthesieisolierungsschirm *m*
麻醉平面 Anästhesieebene *f*
麻醉平面固定 Fixierung der Anästhesieebene *f*
麻醉期 Narkosenstadium *n*
麻醉期痉挛 Narkosekrampf *m*, Anästhesiespasmus *m*
麻醉气计量器 Narkosebeatmungsgerät *n*, Anästhetometer *n*
麻醉器械包 Anästhesiebesteck *n*
麻醉前病情评估 präanästhetische Beurteilung *f*
麻醉前访视 präanästhetische Visite *f*, Präanästhetischer Besuch *m*
麻醉前给(投,用)药 Narkoseprämedikation *f*, Vornarkose *f*, Präanästhesie *f*
麻醉前禁食 präoperatives Fasten *n*
麻醉前评估 präanästhetische Bewertung *f*
麻醉前巡诊 präanästhetische Visite *f*
麻醉前用药 Prämedikation *f*
麻醉前准备 präanästhetische Vorbereitung *f*
麻醉强度 anästhetische Potenz *f*
麻醉设备(器材) Anästhesiegerät *n*
麻醉深度 Anästhesietiefe *f*
麻醉深度监视器 Narkosetiefenüberwachungsgerät *n*
麻醉师 Narkosearzt *m*, Narkotiseur *m*, Anästhesist *m*
麻醉室 Narkoseraum *m*, Narkosezimmer *n*
麻醉疏泄 Narkokatharsis *f*
麻醉死 Narkosentod *m*
麻醉苏醒物 Belebungsmittel *n*, Analeptikum *n*
麻醉通气系统 Anästhesie Lüftungsanlage *f*
麻醉维持 Unterhaltung (od. Aufrechterhaltung) der Anästhesie *f*
麻醉相 narkotische Phase *f*
麻醉性(药)催眠 narkotische Hypnose *f*
麻醉[性]高热 anästhetische Hyperthermie *f*
麻醉性昏睡 Narcoma *n*
麻醉性休克 Anästhesieschock *m*
麻醉性镇痛 narkotische Analgetikum *n*
麻醉性镇痛药 Narkoanalgetikum *n*
麻醉性镇痛药拮抗剂 narkotischer Antagonist *m*
麻醉学 Narkologie *f*, Anästhesiologie *f*
麻醉学家 Narkologe *m*, Anästhesist *m*, Anästhesiologe *m*
麻醉学科 Abteilung fur Narkologie *f*
麻醉咽喉镜 ästhetische Laryngoskopie *f*
麻醉药 Narkosemittel *n*, Narkotikum *n*, Anästhetikum *n*
麻醉药[品]中毒 Narkotikavergiftung *f*, Narkotismus *m*
麻醉药保险柜 Narkosemittelschrank *m*
麻醉药表 Liste der Betäubungsmittel *f*
麻醉药催眠 anästhetische Hypnose *f*
麻醉[药]催眠 Narkohypnose *f*
麻醉药分析仪 anästhetischer Analysator *m*
麻醉药及其辅助用药 Kokain *n*(局部麻醉药)
麻醉药拮抗药 narkotischer Antagonist *m*
麻醉药癖 Narkotikasucht *f*, Letheomanie *f*
麻醉药品 Narkotikum *n*
麻醉药品橱 Schrank für Beträubungsmittel *m*, Narkotikaschrank *m*
麻醉药污染 Verschmutzung von Narkotika *f*
麻醉药瘾 Narkotikasucht *f*, Letheomanie *f*
麻醉药瘾戒断 Denarkotisierung *f*
麻醉药阻滞 Narkotikablockade *f*
麻醉医师 Anästhesist *m*, Anästhesistin *f*
麻醉乙醚 Narkoseäther *m*, Aether pro narcosi *m*, Aether anaestheticus *m*
麻醉用药 Betäubungsmittel *f*
麻醉诱导 Einleitung der Anästhesie *f*
麻醉针 Anästhesienadel *f*
麻醉诊断 Narkodiagnose *f*
麻醉镇痛剂(药) narkotische Analgetika *n pl*
麻醉镇痛药(芬太尼透皮贴剂) Duragesic *n*, Fentanyl *n*
麻醉征象 Anästhesiezeichen *n*
麻醉指数 Anästhetieindex *m*
麻醉治疗 Narkotherapie *f*
麻醉注射器 Narkosespritze *f*, Anasthesie-Spritze *f*
麻醉状态 Betäubungszustand *m*
麻醉准备 Narkosevorbereitung *f*, Präanästhesie *f*
麻醉综合 Narkosynthese *f*
麻醉阻滞平面 anästhetische Block-Ebene *f*
麻醉作用 anästhetische Wirkung *f*

mǎ 马吗玛码蚂鎷

马鞍 Sattel *m*
马鞍鼻 Sattelnase *f*
马鞍菌科 Helvellaceae *pl*
马鞍菌酸 Helvellasäure *f*
马鞍菌属 Helvella *f*
马鞍热 Sattel-Fieber *n*
马鞍栓塞 Sattelembolie *f*
马鞍形 Sattelform *f*
马鞍形的 sattelförmig
马鞍形分布 Sattelverteilung *f*
马鞍形假体 sattelförmige Prothese *f*
马鞍形子宫 sattelförmiger Uterus *m*
马-奥综合征 Martin*-Albright* Syndrom *n*(家族性假性甲状旁腺功能减退症)
马巴贝虫 Babesia equi *f*
马鲍苷(素) Loganin *n*
马鼻疽杆菌 Rotzbazillus *m*, Malleomyces mallei *m*, Schütz*-Loeffler* Bazillus *m*
马-毕二氏病 Marchiafava*-Bignami* Krankheit *f*(od. Syndrom *n*)
马鞭草甙 Verbenalin *n*
马鞭草科 Verbenaceae *pl*
马鞭草烯 Verbenen *n*
马鞭草烯醇 Verbenol *n*
马鞭草烯酮 Verbenon *n*
马鞭草属 Verbena *f*
马鞭糖 Verbascose *f*
马鞭烯酮 Verbenon *n*
马伯格病毒 Marburg-Virus *n*
马勃 Bremse *f*, Lycoperdon bovista *n*
马勃[孢子]病 Lycoperdonose *f*
马勃科 Lycoperdaceae *pl*
马勃素 Calvacin *n*
马勃属 Lycoperdon *n*
马薄荷 Pferdeminze *f*
马薄荷甙 Monardin *n*
马薄荷属 Monarda *f*
马齿苋 Herba portulacae *f*, Portulaca oleracea *f*
马齿苋科 Portulacaceae *pl*
马齿苋属 Portulaca *f*
马传染性流产 infektiöser Schwangerschaftsabbruch des Pferdes *m*, epizootische Abtreibung des Pferdes *f*
马传染性贫血病毒 equine infectious anemia virus <engl.>

马传染性贫血驴白细胞活疫苗 Lebendimpfstoff aus Leukozyten von Eseln gegen equine infektiöse Anämie *f*
马刀胫 Säbelschienbein *n*, Säbelscheidentibia *f*
马-德二氏颈反射 Magnus*(-de Kleyn*) Halsstellreflex *m*
马德隆病 Madelung* Krankheit *f*(①弥漫性对称性颈脂瘤症 ②腕关节进行性半脱位)
马德隆颈 Madelung* Hals *m*(弥漫性对称性颈脂瘤症)
马德隆氏畸形 Madelung* Deformität(od. Subluxation) *f*, Manus valga *f*
马的 equin, equin(-us, -a, -um)
马的抗体形成 Antikörperbildung des Pferdes *f*
马的脑脊髓炎 Pferdeenzephalomyelitis *f*
马丁氏骨盆测量器 Martin* Pelvimeter *n*
马兜铃科 Aristolochiaceae *pl*
马兜铃内酰胺 Aristolochialactam *n*
马兜铃素 Aristin *n*
马兜铃酸 Aristolochin *n*
马兜铃酮 Aristolon *n*
马兜铃烯 Aristolen *n*
马兜铃中毒 Aristolochia debilis-Vergiftung *f*
马兜铃属 Aristolochia *f*
马痘 Pferdepocke *f*, Variola equina *f*
马痘接种 Equination *f*
马杜拉放线菌 Actinomyces madurae *m*
马杜拉分支菌属 Madurella *f*
马多克斯棱镜 maddox* Prisma *f*(检眼球用)
马尔堡病(出血热) Marburg-Krankheit *f*, hämorrhagische Fieber *n*(一种严重的、常致命的急性病毒性出血热,马尔堡是德国一城市名)
马尔堡病毒 Marburg-Virus *n*
马尔堡病毒病 Marburg-Virus-Krankheit *f*
马尔堡出血热(马尔堡病) Marburg hämorrhagisches Fieber *n*
马尔盖尼半脱位(牵拉肘) Malgaigne* Subluxation *f*
马尔盖尼垫 Malgaigne* Fettpolster *n*(膝关节脂肪垫)
马尔盖尼钩 Malgaigne* Haken *m*(髌钩)
马尔盖尼切断术 Malgaigne* Amputation *f*(保留距骨的足切断术)
马尔盖尼氏三角 Malgaigne* Grube *f*, Trigonum caroticum *n*
马尔盖尼突起 Malgaigne* Vorwölbung *f*
马尔盖尼脱位(桡骨头半脱位) Malgaigne* Luxation *f*
马尔盖尼窝 Malgaigne* Grube *f*(颈动脉上三角)
马尔基反应 Marchi* Reaktion *f*(神经髓鞘用锇酸处理后的反应)
马尔基氏小体 Marchi* Körperchen *n pl*
马尔基束(顶盖脊髓束) Marchi* Bündel *n*, Tractus tectospinalis *m*
马尔科夫尼可夫规则 Markownikow* Regel *f*
马尔可夫模型 Markov-Modell *n*(随机模型的一种形式)
马尔皮基囊泡 Malpighi* Bläschen *n pl*, Alveoli pulmonis *m pl*(肺泡)
马尔皮基氏[排泄]管 Malpighi* Tubulus *m*
马尔皮基氏层 Malpifghi* Schicht *f*, Stratum germinativum epidermidis *n*
马尔皮基氏小体 Malpight* Körperchen *n pl*
马尔皮基细胞 Malpighi* Zellen *f pl*
马尔皮基锥体 Malpighi* Pyramiden *f pl*(肾锥体)
马尔萨斯[人口]论的 malthusianistisch
马尔萨斯定律 Malthus* Gesetz *n*(人口增长超过物质增长速度的假说)
马尔萨斯主义 Malthusianismus *m*
马尔他布鲁氏[杆]菌 Brucella melitensis *f*, Bacterium meltense *n*
马尔提诺蒂氏细胞 Martinotti* Zellen *f pl*
马耳他布鲁[杆]菌 Brucella melitensis *f*
马耳他热 Maltafieber *n*, mediterranes Fieber *n*
马耳他热(直布罗陀热,地中海热,塞浦路斯热,布氏菌病) Malta-Fieber *n*, Gibraltar-Fieber *n*, Mittelmeerfieber *n*, Zypern-Fieber *n*, Brucellose *f*(由布鲁杆菌属杆菌所引起)
马法兰 Melphalan *n*, Alkerran *n*
马法胂(氨酚氧胂) mapharsen *n*(抗锥虫药)
马方上腹部穿刺 Marfan* epigastrische Punktion *f*(穿刺心包)
马方氏法 Marfan* Methode *f*
马方氏综合征 Marfan* Syndrom *n*
马方氏综合征青光眼 Glaukom bei Marfan* Syndrom *n*
马方征 Marfan* Zeichen *n*(伤寒病时,舌面有苔,舌尖呈红色的三角形)
马粪蝇 Sepsis violacea *f*
马-冯染剂 Masson*-Fontana* Färbung *f*(显示黑色素及嗜银细胞颗粒的方法)
马富西氏综合征(软骨营养不良血管瘤) Maffucci* Syndrom *n*
马格[斑蝎]毒素 Margatoxin *n*
马格努森手术 Magnuson* Operation *f*(肩胛下肌止点外移术)
马-哈病(苔藓痘疹样糠疹) Mucha*-Habermann* Krankheit *f*, Pityriasis lichenoides et varioliformis acuta *f*
马海姆纤维 Mahaim-Faser *f*(从房室结、房室束发出进入室间隔上部的纤维,或从左、右束支主干发出至室间隔顶的纤维)
马赫波 Mach*-Welle *f*
马赫数 Mach*-Zahl *f*(M)
马赫效应 Mach*-Effekt(od. Kegel) *m*
马-怀综合征(比尔斑) Marshall*-White* Syndrom *n*, Bier-Flecke *m pl*(出现在手掌和脚弓的局部缺血性、血管痉挛性淡白色斑,且有失眠和心动过速)
马基阿韦洛氏立克次氏体染色法 Macchiavello* Färbung *f*
马吉尔系统 Magill* System *n*(半紧闭的吸入麻醉通气系统)
马卡斯·格恩氏瞳孔征 Marcus Gunn* Pupillenzeichen *n*
马-卡综合征 Maffucci*-Kast* Syndrom *n*, Osterochondromatose-Hämangion-Syndrom *n*, Dyschondroplasie mit Hämangiom *f*
马抗毒素 Pferde-Antitoxin *n*
马抗血清 Pferd-Antiserum *n*
马克Ⅷ型前房人工晶体 Vorderkammersintraokularlinse von Mark* Typ Ⅷ *f*
马克戈利高线 McGregor* Linie *f*(测定颅底内陷的基线:枕骨大孔后缘中点至硬腭后缘连线)
马克思主义心理学 marxistische Psychologie *f*
马克斯威尔[混色]盘 Maxwell* Scheibe *f*
马克斯威尔环 Maxwell* Ring *m*(视野中与视网膜黄斑有关的环)
马库斯·冈恩现象 Marcus Gunn* Phänomen *n*(上睑与下颌的联合运动)
马库斯-耿氏综合征 Marcus*-Gunn* Syndrom *n*
马拉巴尔溃疡 Malabar-Ulkus *n*, Ulcus tropieum *n*
马拉格利阿诺氏结核菌素 Maragliano* Tuberkulin *n*
马拉卡内氏隙 Malacarne* Raum *m*
马拉林 Malarin *n*
马拉硫磷 Malathion *n*, Malathon *n*
马拉塞病 Malassez* Krankheit *f*(睾丸囊肿)
马拉塞法 Malassez* Methode *f*(染神经胶质)
马拉塞霉菌属 Malassezia *f*
马拉色氏法 Malassez* Färbung *f*
马拉色氏霉菌属 Malassezia *f*
马拉色氏上皮剩余 Malassez* Epithelreste *m pl*
马拉松 Malathion *n*, Malathon *n*
马拉松集体治疗 Marathon-Gruppen-Therapie *f*
马拉松疗法 Marathon-Therapie *f*
马拉韦罗 Maraviroc *n*

马拉氧磷 Malaoxon *n*
马-腊二氏反射 Marinesco*-Radovici* Reflex *m*, Palmomentalreflex *m*
马腊格利阿诺氏变性 Maragliano* Degeneration *f*
马腊格利阿诺体 Maragliano* Körper *m pl*(变性红细胞中的圆或椭圆体,状若空泡,为外来物质并非红细胞的内涵小体)
马来酐 Maleinanhydrid *n*
马来酐(顺丁烯二酐) Maleinanhydrid *n*
马来钩[口线]虫(马来布鲁线虫) Ancylostoma malayanum *n*
马来库蚊 Culex malayi *m*
马来那敏(扑尔敏) Chlorpheniramin *n*
马来乳胶 Guttapercha *f*, Gummi plasticum *n*
马来乳胶溶液 Guttaperchalösung *f*, Traumaticin (um) *n*
马来丝虫(马来布鲁线虫) Wuchereria malayi *f*, Brugia malayi *f*
马来丝虫病 malaiischen Filariose *f*
马来酸 Maleinsäure *f*, Acidum maleinicum *n*
马来酸(顺丁烯二酸) Maleinsäure *f*
马来酸非利拉明 Pheniraminmale (in) at *n*
马来酸酐 Maleinanhydrid *n*
马来酸硫己哌丙嗪 Thiethylperazinmaleat *n*
马来酸氯苯吡胺 Chlorpheniraminmaleat *n*, Chlortrimeton *n*
马来酸麦角新碱 Ergometrinmaleat *n*, Ergonovinmaleat *n*
马来酸噻吗洛尔 Timololmaleat *n*
马来酸乙酰丙嗪 Azetylpromazinmaleat *n*
马来吴策线虫 Wuchereria malayi *f*
马来酰胺 Maleinamid *n*
马来酰肼 Maleinsäurehydrazid *n*
马来血吸虫 Schistosoma malayensis *n*
马来血吸虫病 malayische Bilharziose *f*
马来亚钩虫 malayischer Hakewurm *m*
马来[亚]丝虫病 Filariasis malayi *f*, Brug* Filariasis *f*
马[莱尔布]钙化上皮瘤 verkalkendes Epitheliom nach Malherbe* *n*, Malherbesches verkalkendes Epitheliom *n*
马蓝 Strobilanthes flaccidifolius *m*
马-兰综合征 Maroteaux*-Lamy* Syndrom *n*(粘多糖病)
马雷克病疫苗 Impfstoff gegen Marek* Krankheit *m*
马雷夏尔氏结核菌素 Marechal* Tuberkulin *n*
马里兰[固定]桥 Maryland-Brücke *f*
马里内斯科-舍格伦综合征 Marinesco*-Sjögren* Syndrom *n*(常染色体隐性遗传病,包括脑、躯体、智力等多种异常)
马里氏共济失调 Marie* Ataxie *f*, Nonne*-Marie* Heredoataxie *f*
马力 Pferdestärke *f*(PS)
马利[记纹]气鼓 Mareys* Tambour *m*
马利奥特点([生理]盲点) Mariotte* Fleck *m*, blinder Fleck *m*
马栗碱 Argyrin *n*
马利科特自动固定的双翼导尿管 selbsthaltender zweiflügeliger Harnröhrenkatheter nach Malecot* *m*
马利科特自动固定的四翼导尿管 selbsthaltender vierflügeliger Harnröhrenkatheter nach Malecot* *m*
马利兰 Myleran *n*, Busulfan *n*
马利氏[记纹]气鼓 Marey* Trommel *f*, Marey* Tambour *m*
马栗树 Roßkastanie *f*, Aesculus hippocastanum *f*
马栗树皮甙 Aesculin *n*
马栗树皮素 Aesculetin *n*
玛丽征 Marie* Zeichen *n*(甲状腺功能亢进后的震颤)
马链球菌 Streptococcus equinus *m*
马铃薯 Kartoffel *f*, Solanum tuberosum *n*
马铃薯淀粉 Kartoffelstärke *f*, Amylum Solani *n*
马铃薯杆菌 Kartoffelbazillus *m*, Bacillus mesentericus *m*
马铃薯培养基 Kartoffel-Nährboden *m*, Kartoffel- Medium *n*
马铃薯葡萄糖琼脂 Kartoffel-Dextrose-Agar *m*
马铃薯琼脂 Kartoffelagar *n*
马铃薯球蛋白 Tuberin *n*
马铃薯斜面培养基 schräger Kartofellnährboden *m*
马铃薯样瘤 Kartoffeltumor *m*, Glomustumor
马铃薯状癌 Solanoma *n*
马铃薯状的 solanoid
马流产病毒 Stutenabortvirus *n*
马流产沙门氏菌 Salmonella abortoequina *f*
马流感病毒 Pferdegrippevirus *n*, Pferdeinfluenzavirus *n*
马罗尔卡痤疮(夏季痤疮) Mallorca-Akne *f*, Sommerakne *f*, Acne aestivalis *f*
马罗那 Malonal *n*, Barbital *n*
马洛芬 Mallophen *n*
马洛里氏结缔组织染剂 Mallory* Bindegewebsfarbstoff *m*
马洛里氏磷钨酸苏木精染剂 Mallory* Phosphowolfram-säure-Hämatoxylin-Farbstoff *m*
马洛里氏三重染剂 Mallory* Tripelfarbstoff *m*
马洛里氏小体 Mallory* Körper *m*
马洛里-魏斯撕裂 Mallory*-Weiss* Riss *m*
马洛里-魏斯综合征 Mallory*-Weiss* Syndrom *n*(在严重呕吐或干呕后出现呕血或黑便,多为食管贲门黏膜纵行撕裂所致)
马洛里小体 Mallory* Körperchen *n*
马吕斯定律 Malus* Gesetz *n*
马-马-克手术(膀胱尿道固定术) Marshall*-Marchetti*-Krantz* Operation *f*
马-马试验 Marshall*-Marchetti* Test *m*(膀胱颈抬举试验)
马毛癣菌 Trichophyton equinum *n*
马毛癣菌自萎变种 Trichophyton equinum autotrophicum *n*
马-米二氏综合征 Marchiafava*-Micheli* Syndrom *n*(od. Anämie *f*), paroxysmale nachtliche Hämoglobinurie *f*
马免疫球蛋白 Pferdimmunglobulin *n*
马萘雌[甾]酮 Equilenin *n*
马脑脊髓炎 Pferdeenzephalomyelitis *f*, Encephalomyelitis equina *f*, Borna* Krankheit *f*
马脑脊髓炎病毒 Pferdeenzephalomyelitis-Virus *n*
马脑炎 Pferdeenzephalitis *f*, Encephalitis equina *f*
马内菲青霉菌 Penicillium marneffei *n*
马尼昂运动 Magnan* Bewegung *f*(麻痹性痴呆患者伸舌时的前后伸缩动作)
马尿酸 Hippursäure *f*, Acidum hippuricum *n*
马尿酸薄层分析法 Hippursäure-Dünnschichtchromatographie *f*
马尿酸测定法 Bestimmungsmethode der Hippursäure *f*
马尿酸结晶 Hippursäurekristall *m*
马尿酸酶 Hippurase *f*, Hippurikase *f*, Histozym *n*
马尿酸试验 Hippursäuretest *m*
马尿酸盐 Hippurat *n*
马尿甾二醇 Uranediol *n*
马诺格尼安手术 Manougnian* Operation *f*(主动脉心室成形术的一种方法)
马皮疽 Hautrotz *m*
马普兰 Marplan *n*, Isocarboxazid *n*
马普替林 Maprotilin *n*
马奇山尼氏综合征 Marchesani*(Erb-) Syndrom *n*
马钱 Strychnos nux vomica *f*
马钱苷(素) Loganin *n*
马钱科 Loganiaceae *pl*
马钱属 Strychnos *f*
马钱子 Brechnuß *f*, Nux vomica *f*, Semen Strychni *n*
马钱子酊 Brechnußtinktur *f*, Tinctura Strychni *f*
马钱子干浸膏 Trockenextrakt aus Nux vomica *m*, Extractum strychni siccum *n*
马钱[子]苷 Loganin *n*
马钱子碱 Strychnin *n*, Bruzin *n*
马钱子碱试法 Strychnintest *m*

马钱子碱中毒 Strychninvergiftung *f*, Strychninismus *m*
马钱子碱中毒致死时间 Letalitätszeit der Strychninvergiftung *f*
马钱子箭毒碱 Protokurin *n*
马钱子浸膏 Extractum nucis vomicae *n*
马钱子生物碱溶液 Brechnußalkaloide-Lösung *f*
马钱子新碱 Novacin *n*
马乔林溃疡 Marjolin* Ulkus *n*（疣状溃疡，旧瘢痕处的溃疡）
马秋博病毒 Machupo* Virus *n*
马让迪氏孔 Magendie* Foramen *n*, Apertura mediana ventriculi quarti *f*
马让迪氏孔闭锁 Atresie des Foramen Magendii *f*
马蚋 Simulium equinum *n*
马萨吉肾炎 Masugi* Nephritis *f*（肾毒性血清性肾炎）
马赛热 Marseilles-Fieber *n*, Boutonneuse-Fieber *n*
马桑 Coriaria sinica *f*
马桑毒内酯 Coriamyrtin *n*
马桑毒素 Coriamyrtin *n*
马桑毒素（马桑内酯）Coriamyrtin *n*
马桑苷 Coriamyrtin *n*
马森假血管肉瘤 Masson* Pseudoangiosarkom *n*
马森三色染剂 Masson* Trichromfärbung *f*（染结缔组织）
马杉肾炎 Masugi*Nephritis *f*（肾毒性血清性肾炎，一种动物模型）
马尚德器官 Marchand* Organ *n*
马什病 Marsh* Krankheit *f*（同 Graves 病，即突眼性甲状腺肿）
马施病（综合征）Marie*-Strümpell* Krankheit *f*（Syndrom *n*），Spondylitis ankylosans *f*（关节强直性脊柱炎）
马-施二氏脊椎炎 Marie*-Strümpell* Krankheit *f*, Spondylarthritis ankylopoetica *f*
马氏距离 Mahalanobis* Distanz *f*
马氏孔 Magendie* Foramen *n*
马氏溃疡 Marjlin-Ulkus *n*
马氏良性钙化上皮瘤 gutartiges verkalkendes Epitheliom nach Malherbe* *n*, Malherbesches benignes verkalkendes Epitheliom *n*
马斯河谷事件 Smog-Katastrophe im Meuse-Tal *f*
马斯河谷烟雾事件 Maastal-Zwischenfall *m*
马斯洛需要层次 Maslow* Bedürfnishierarchie *f*
马斯塔手术（马斯塔法）Mustard* Operation *f*（①心房水平转流术 ②臀中肌瘫痪髂腰肌移植术）
马斯特氏二阶运动试验 Master* Zweistufentest *m*
马斯特氏双倍二阶梯试验 doppelter Master* Zweistufentest *m*
玛司特斯和约翰逊性疗法 Masters* und Johnson* Sexualtherapie *f*
马塔斯带 Matas* Band *m*（铝质大血管止血带）
马塔斯氏试验 Matas*（-Moskowicz*）Test *m*
马塔斯氏手术 Matas* Operation *f*, Endoaneurysmorrhaphie *f*
马太树脂酚甙 Matairesinosid *n*
马太效应 Matthäuseffekt *m*
马蹄［形］肾 hufeisenförmige Niere *f*
马蹄疽 Hufknorpelfistel *f*
马蹄内翻足 Krumpfuß *m*, Pes equinovarus（adductus）*m*
马蹄肾 Hufeisenniere *f*
马蹄肾峡部切除术 Resektion des Isthmus der Hufeisenniere *f*
马蹄外翻足 Talipes equinovalgus *m*, Pes equinovalgus *m*
马蹄形 hufeisenförmig, U-förmig
马蹄形磁铁 Hufeisenmagnet *m*, U-förmiger Magnet *m*
马蹄形的 hufeisenförmig
马蹄形肛瘘 Hufeisenfistel *f*
马蹄形截骨术 hufeisenförmige Osteotomie *f*
马蹄样足 Spitzfuß *m*, Talipes equinus *m*, Pes equinus *m*
马蹄状 hufeisenförmig
马桶座圈皮炎 Toilettsitz-Dermatitis *f*
马托雷利综合征 Martorell* Syndrom *n*（主动脉弓综合征）
马妥珠单抗 Matuzumab *m*
马王堆［古］尸 die uralte Leiche in Mawangdui *f*, Mawangdui-Leiche *f*
马韦综合征 Muckle*-Wells* Syndrom *n*（常染色体显性遗传综合征，为多器官组织淀粉样变）
马尾 Cauda equina *f*
马尾发育不全 Aplasie der Cauda equina *f*
马尾神经损伤 Verletzung der Cauda equina *f*
马尾神经性间歇性跛行 Cauda equina-Klaudikation *f*
马尾损伤综合征 Cauda equina-Syndrom *n*
马尾藻科 Sargassaceae *pl*
马尾粘连 Verwachsung der Cauda equina *f*
马尾肿瘤 Cauda equina-Geschwulst *f*
马尾综合征 Cauda equina-Syndrom *n*
马胃蝇 Pferdebremse *f*
马-魏二氏综合征 Mallory*-Weiss* Syndrom *n*
马西尼氏手法 Massini* Handgriff *m*
马希氏病 Marsh* Krankheit *f*, Basedow* Krankheit *f*
马希氏试砷法 Marsh* Arsenprobe *f*
马烯雌酮 Equilin *n*, Hippulin *n*
马型抗体 Antikörper vom Pferdetyp *m*
马休黄 Martiusgelb *n*
马修斯氏窥器 Mathews* Spekulum *n*, dreiblätteriges Mastdarm-Spekulum *n*
马血清 Pferdeserum *n*, Serum eqinum *n*
马疫 Pferdepest *f*
马圆线虫病 equine Strongylosis *f*
马源性哮喘 Pferdeasthma *n*
马约基肉芽肿 Majocchi* Granulom *n*
马约基氏病 Majocchi* Krankheit *f*, Purpura teleangietoides anularis *f*
马锥虫病 D(o)urine *f*, Beschälseuche *f*
马鬃虫 Saitenwurm *m*
马醉木毒素 Asebotoxin *n*
马佐科折叠式人工晶体 Mazzocco* faltbare Intraokularlinse *f*
吗啡 Morphin *n*, Morphium *n*
吗啡（美施康定）Morphium *n*
吗啡的 morphinisch
吗啡东莨菪碱麻醉 Morphin-Scopolamin-Narkose *f*
吗啡断瘾 Amorphinismus *m*
吗啡含量检定法 Morphinometrie *f*, Morphiometrie *f*
吗啡甲溴化物 Morphinmethobromid *n*
吗啡检验 Bestimmung von Morphinum *f*
吗啡静脉麻醉 intravenöse Morphinnarkose *f*
吗啡狂 Morphinomanie *f*, Morphiumsucht *f*
吗啡里丁 morpheridin *n*
吗啡啉胍盐酸盐 Morpholinbiguanidhydrochlorid *n*
吗啡南 Morphinan *n*
吗啡瘾 Morphinsucht *f*, Morphinismus *m*
吗啡试验 Morphintest *m*
吗啡受体 Morphinrezeptor *m*
吗啡肽 Endomorphin *n*
吗啡脱瘾法 Morphin-Entziehung *f*, Demorphinisation *f*
吗啡烷 Morphinan *n*
吗啡烷生物碱 Morphinanalkaloid *n*
吗啡型药瘾 Arzneimittelsucht vom Morphin-Typ *m*
吗啡盐酸盐 Morphinhydrochlorid *n*
吗啡样物质 Morphinomimetikum *n*, morphinartige Substanz *f*
吗啡样药物 morphinartiges Medikament *n*
吗啡样因子 morphinartiger Faktor *m*
吗啡瘾 Morphinsucht *f*, Morphinismus *m*
吗啡瘾［状态］Amorphinismus *m*
吗啡瘾的 morphinsüchtig

吗啡瘾者 Morphinist *m*
吗啡影响 Morphinisation *f*
吗啡中毒 Morphinvergiftung *f*, Morphinismus *m*
吗啡中毒者 Morphinist *m*
吗啡作用 Morphinisation *f*
吗啉 Morpholin *n*
吗啉[双]胍 Moroxydin *n*(ABOB), Morpholinbiquanid *n*
吗啉[乙]吗啡 Morpholinyläthylmorphin *n*
吗啉甲茶碱 Morpholinomethyltheophyllin *n*(利尿药)
吗啉甲基四环素 Morphocyclin *n*, N-Morpholinomethyltetrazyklin *n*
吗啉吗啡(福尔可定) Pholcodin *n*(镇咳、镇痛药)
吗啉强力霉素 Morphodoxycyclin *n*
吗啉四环素 Morphocyclin *n*, N-Morpholinmethylcyclin *n*
吗啉酰吡嗪 Morinamid *n*, Morfazinamid *n*
吗啉脂肪酸盐 Morpholinfettsäuresalz *n*
吗氯贝胺 Moclobemid *n*
玛斑综合征 Marie*-Bemberger* Syndrom *n*(肺性肥大性骨关节病)
玛丽华纳 Marihuana *n*
玛丽·约瑟夫姐妹(修女)结节 Sister-Mary-Joseph-Knoten *m*
玛利华纳(大麻) Marihuana *n*
玛那(甘露) Manna *n/f*
玛瑙 Achat *m*
玛瑙钵杵 Achatpistill *n*, Achatstoßel *m*
玛瑙刀口 Achatschneide *f*
玛瑙调刀 Achatspatel *m*
玛瑙片 Achatplatte *f*
玛瑙乳钵 Achatmörser *m*
玛瑙研钵 Achatmörser *m*
码 Kode *f*
蚂蟥 Blutegel *m*
蚂蟥叮咬 Blutegelsbiss *m*
蚂蟥属 Whitmania *f*
蚂蚁咬伤 Ameisenbiss *m*
鎷 Masurium *n*(Ma, OZ 43)

MAI 埋霾买迈麦卖脉

mái 埋霾

埋岬异肢螨 Poecilochirus necrophori *m*
埋藏电极 implantierte Elektrode *f*, Tiefelektrode *f*
埋藏缝[合]术 versenkte Naht *f*
埋藏式[心脏]起搏器 Implantationsschrittmacher *m*
埋藏式缝合 implantierbare Naht *f*
埋藏式自动复律除颤器 implantierbarer automatischer Kardioverter-Defibrillator *m*
埋伏牙 eingeklemmter Zahn *m*, impaktierter Zahn *m*
埋伏牙拔除术 Extraktion des impaktierten Zahnes *f*
埋伏牙定位摄片 röntgenologische Lokalisation des retinierten Zahnes *f*
埋没牙 reinkludierter Zahn *m*, eingetauchter Zahn *m*, versteckter Zahn *m*
埋内宇尘螨 Euroglyphus maynei *m*
埋入法 Implantation *f*
埋入起搏器 Implantationsschrittmacher *m*
埋入式自动除颤起搏器 automatischer implantierbarer Kardioverter-Defibrillator *m*
埋生的 eingetaucht, versenkt
埋头钻 Senker-Bohrer *m*
埋线疗法 Fadeneinbettungstherapie *f*
埋葬 Leichenbestattung *f*, Begräbnis *n*, Sepultura *f*
埋葬尸体 Leichenbegrabung *f*
埋葬时间 Abschätzung der Begräbniszeit *f*
埋葬时间测定 Bestimmung der Bestattungszeit *f*
埋植剂 Implantat *n*
埋置 Einbettung *f*
埋置的 eingebettet
埋置永久心脏起搏器 Implantation des permanenten Herzschrittmachers *f*
霾 Dunst *m*

mǎi 买

买麻藤 Gnetum montanum *n*
买麻藤科 Gnetaceae *pl*

mài 迈麦卖脉

迈阿[耶]袢 Meyer*-Schleife *f*(膝状束围绕侧脑室前下角的视辐射纤维)
迈博姆孔(舌管开口) Meibom* Foramen *n*(舌管开口)
迈博姆麦粒肿 Meibomsches Gerstenkorn *n*(内麦粒肿)
迈博姆氏囊肿 Meibom* Zyste *f*, Chalazion *n*
迈博姆氏腺 Meibom* Drüsen *f pl*, Grandulae tarsales *f pl*
迈尔 Mayer *n*(My)
迈尔氏反射 Mayer* Reflex *m*
迈尔氏甘油白蛋白合剂 Mayer* Glyzerin-Albuminmixtur *f*
迈尔氏苏木精明矾染剂 Mayer* Hämalaunfarbstoff *m*
迈尔斯氏手术 Miles*(-Quénu*)Operation *f*
迈尔苏木精明矾染剂 Mayer* Hämalaun *m*(核染剂,多与伊红合并使用)
迈克尔憩室(Meckel 憩室) Meckel* Divertikel *m*
迈 - 墨二氏饮食 Minot*-Murphy* Diät *f*
迈内结 Meynet* Knötchen *n pl*(风湿病时,关节囊及腱内的小结)
迈内特[底]核 Meynert* Nukleus *m*, Nucleus basalis telencephali *m*(前脑基底部一群核)
迈内特连合 Meynert* Kommissur *f*(从第三脑室底经视束至丘脑下体的神经纤维)
迈内特氏束 Meynert* Bündel *n*, Fasciculus retroflexus *m*
迈内特细胞 Meynert* Zelle *f*(距状沟区的锥体细胞)
迈尼克氏反应 Meinicke* Reaktion *f*
迈斯纳触觉小体 Meissner*(Tast-)Körperchen *n pl*(皮肤乳头内)
迈斯纳神经丛(消化管粘膜下丛) Meissner* Plexus *m*
迈斯纳小体 Meissner* Körperchen *n pl*(皮肤乳头内)
迈[斯尼尔]氏鞭毛虫病 Chilomastixiasis mesnili *f*
迈唐试验 Mayer*-Tanret* Test *m*(检尿中奎宁)
迈耶反射(征) Mayer* Reflex *m*(Zeichen *n*)(拇内收反射)
迈耶霍夫氧化系数 Meyerhof* Oxidationsquotient *m*
迈耶溶液 Mayer* Flüssigkeit *f*(氯化银碘化锌溶液,用于检生物碱)
迈耶试验(试剂) Mayer* Test *m*(Reagenz *n*)(以迈耶溶液检生物碱)
迈耶器官 Meyer* Organ *n*
麦[克伯尼]氏切口 McBurney* Schnitt *m*(od. Inzision *f*)
麦[克斯韦] Maxwell *n*(M, Mx)
麦[门]冬 Knolle von Schlangenbart *f*, Ophiopogon japonicum *n*
麦胺 Ergamin *n*, Histamin *n*
麦醇溶蛋白 Gliadin *n*
麦蛋白 Aleuron(at) *n*, Amyloprolamin *n*
麦迪霉素 Medemycin *n*
麦地那 Medinal *n*, Barbitalum natricum *n*
麦地那龙线虫(几内亚龙线虫) Drachenwurm *m*, Dracunculus medinensis *m*, Furia medinensis *f*, Medinawurm *m*
麦地那龙线虫病 Drakunkulose *f*, Dracontiasis *f*
麦地那龙线虫的 drakunkulär
麦啶 Meperidin *n*
麦冬 Knolle von Schlangenbart *f*, Ophiopogon japonicus *m*

麦冬属 Liriope *f*
麦俄迪 Myodil *n*
麦尔克氏触小体 Merkel* Körperchen *n pl*
麦尔外英 - 彭道夫还原 Meerwein-Ponndorf-Reduktion *f*
麦菲塔尔 Mephytal *n*, Methylphenobarbital(um) *n*
麦酚生 Mephenesin *n*
麦粉 Mehl *n*, Aleuron *n*
麦粉[蛋白]样粒 aleuronoide Körnchen *n pl*
麦粉样的 aleuronoid, mehlartig
麦麸 Weizenkleie *f*
麦麸样脱屑 kleienförmige Schuppung *f*, Desquamatio furfuracea *f*
麦麸质 Gluten *n*
麦格氏综合征 Meigs*(-Cass*) Syndrom *n*, Demons*-Meigs* Syndrom *n*, Macquarie* Syndrom *n*
麦谷蛋白 Glutenin *n*
麦糊 Schleimsuppe *f*, Haferflockenbrei *m*
麦黄酮 Tricin *n*
麦基索克缩乳术 McKissock* Reduzierungsmammaplastik *f*
麦吉尔疼痛问卷 McGill* Schmerzfragebogen *n*
麦加番泻叶 Mekka-Senna *f*, Senna alexandrina *f*, Senneskassie *f*, Sennesstrauch *m*
麦加香脂 Mekkabalsam *m*, Balsamum de Mecca *n*
麦碱 Ergin *n*
麦胶蛋白 Gliadin *n*
麦胶性肠病 gluteninduzierte Enteropathie *f*
麦角 Ergot *m*, Mutterkorn *n*, Secale cornutum *n*, Clavus secalinus *m*
麦角[菌] Claviceps purpurea *f*, Mutterkornpilz *m*
麦角胺 Ergotamin *n*
麦角胺咖啡因 Ergotaminkoffein *n*
麦角巴辛 Ergobasin *n*
麦角巴辛宁 Ergobasinin *n*, Ergometrin *n*
麦角棒碱 Ergoclavin *n*
麦角毒碱 Ergotoxin *n*, Hydroergotinin *n*
麦角毒素 Ergotoxin *n*, Hydroergotinin *n*
麦角福提斯 Ergofortis *n*
麦角钙化[固,甾]醇 Ergocalciferol *n*, Kalziferol *n*, Vitamin D2
麦角钙化醇 Ergocalciferol *n*, Vitamin D2 *n*
麦角甘露醇苷 Clavicepsin *n*
麦角骨化醇 Ergocalciferol *n*, Vitamin D2 *n*
麦角固[甾]醇 Ergosterol *n*, Ergosterin *n*
麦角固醇 Ergosterin *n*, Ergosterol *n*
麦角红质 Sclererythrin *n*
麦角黄毒素 Chrysotoxin *n*
麦角黄素 fuscosklerotische Säure *f*
麦角黄质 Scleroxanthin *n*
麦角浸液 Ergotin *n*
麦角痉挛碱 Sphacelotoxin *n*, Spasmotin *n*
麦角菌属 Claviceps *f*
麦角菌硬粒 Sclerotia *m pl*
麦角卡里碱 Ergokryptin *n*
麦角柯宁碱 Ergocornin *n*
麦角科 Clavicipitaceae *f pl*, Mutterkornpilzverwandte *pl*
麦角克碱 Ergocristin *n*
麦角克拉芬 Ergoclavin *n*
麦角克立宁 Ergoclinin *n*
麦角克立辛 Ergochrysin *n*
麦角苦碱 Picrosclerotin *n*
麦角流浸膏 Mutterkorn(fluid) extrakt *m*, Extractum Ergotae liquidum *n*, Extractum Secalis cornuti fluidum *n*
麦角流酮 Ergothionon *n*
麦角硫因 Ergothionein *n*, Erythrothionein *n*, Sympatothion *n*
麦角莫纳明 Ergomonamin *n*
麦角生碱 Ergosin *n*
麦角生物碱类 Mutterkornalkaloide *n pl*, Ergotalkaloide *n pl*
麦角属 Claviceps *f*, Mutterkornpilze *m pf*
麦角酸 Lysergsäure *f*
麦角酸二乙酰胺 Lysergsäurediäthylamid *n*(LSD), Lysergamid *n*, Lysergid *n*
麦角糖苷 Clavisepsin *n*
麦角托辛 Ergotocin *n*, Ergonovin *n*, Ergometrin *n*
麦角酰胺 Lysergamid *n*, Ergin *n*
麦角酰二乙胺 Lysergsäurediäthylamid *n*(LSD), Lysergamid *n*, Lysergid *n*
麦角辛 Ergosin *n*
麦角辛宁 Ergosinin *n*
麦角新碱 Ergonovin *n*, Ergotocin *n*, Ergometrin *n*
麦角性[假]脊髓痨 Tabes ergotica *f*
麦角异胺 Ergotaminin *n*
麦角异毒碱 Ergotinin *n*
麦角异克碱 Ergocristinin *n*
麦角异新碱 Ergometrinin *n*
麦角硬粒 Sklerotien *f pl*
麦角甾醇 Ergosterin *n*, Ergosterol *n*
麦角甾烷 Ergostan *n*
麦角甾烷醇 Ergostanol *n*
麦角甾烯醇 Ergostenol *n*
麦角粘蛋白 Scleromucin, Skleromazin *n*
麦角中毒 Mutterkornvergiftung *f*, Ergotismus *m*, Rhaphania *f*
麦角中毒的 mit Ergotamin vergiftet
麦角中毒性坏死 von Ergotaminvergiftung bedingte Nekrose *f*
麦角中毒症 Ergotismus *m*
麦金斯氏杂音 Makins* Geräusch *n*
麦精 Malzextrakt *m*
麦精鱼肝油 Lebertran mit Malzextrakt *m*, Oleum Morrhuae cum Malto *m*
麦精鱼肝油乳剂 Lebertran-Emulsion mit Malzextrakt *f*
麦酒 Bier *n*
麦咖片 Tablette aus Ergotamin und Koffein *f*
麦卡德尔病(综合征) McArdle* Krankheit *f*(糖原贮积病V型)
麦卡累金 Merkaleukin *n*, 6-Mercaptopurin *n*
麦卡锡氏反射 McCarthy* Reflex *m*
麦卡锡儿童能力测验 McCarthy* Eignungsprüfung für Kinder *f*
麦康内尔膝关节的扩大进路 erweiterter Zugang zum Knie nach McConnell* *m*
麦考尔龈缘突 McCall* Girlande *f*
麦考马克氏反射 MacCormac* Reflex *m*
麦克阿瑟氏切口 McArthur* Inzision *f*(od. Schnitt *m*)
麦克阿瑟氏手术 McArthur* Operation *f*
麦克伯尼氏点 McBurney* Punkt *m*
麦克伯尼征(阑尾炎压痛点呈现压痛) McBurney* Zeichen *n*
麦克布赖德手术 McBride* Operation *f*(外翻矫形术)
麦克布赖德手术(外翻矫形术) McBride* Operation *f*
麦克道厄尔氏手术 McDowell* Operation *f*
麦克杜格学说 McDougall* Theorie *f*(关于色觉)
麦克尔 - 格鲁伯综合征(脑膨出 - 多指 - 多囊肾综合征) Meckel*-Gruber* Syndrom *n*
麦克尔软骨 Meckel* Knorpel *m*(下颌软骨,第一鳃弓软骨)
麦克尔氏触盘 Meckel* Tastscheibe *f*
麦克尔氏灯 Meckel* Lampe *f*
麦克尔氏憩室 Meckel* Divertikel *n*
麦克尔氏憩室 Meckel* Divertikel *n*, Diverticulum ilei verum *n*
麦克尔氏细胞 Meckel* Zelle *f*
麦克劳德[压力]计 MacLeod-Manometer *n*
麦克劳德[压强]计 MacLeod-Manometer *n*

麦克劳压力计 Macleod* Druckmesser *m*
麦克默里检查 McMurray* Test *m*(半月瓣撕裂检查方法)
麦克默里截骨术 McMurray* Osteotomie *f*(股骨粗隆间内移截骨术)
麦克默里氏征 McMurray* Zeichen *n*
麦克斯韦-玻尔兹曼分布[定]律 Maxwell-Boltzmann Verteilungsgesetz *n*
麦克斯韦方程 Maxwell-Gleichung *f*
麦克斯韦分布[定]律 Maxwell-Verteilungsgesetz *n*
麦克斯韦速率分布律 Maxwell* Geschwindigkeitsverteilungsgesetz *n*
麦克斯韦效应 Maxwell* Effekt *m*
麦克威法 McVay* Methode *f*(腹股沟疝修补术)
麦克尤恩三角(外耳道上三角) Macewen* Dreieck *n*, Triangulum suprameatale *n*
麦克尤恩手术 Macewen* Operation *f*(疝根治术)
麦克尤恩征 Macewen* Zeichen *n*(脑积水及脑脓肿时,叩诊颅骨,反响叩音较正常强)
麦肯齐氏病 Mackenzie* Krankheit *f*
麦肯齐氏点 Mackenzie* Punkt *m*
麦肯齐钳(银夹钳) Mckenzie* Zange *f*
麦肯齐综合征 Mackenzie* Syndrom *n*(同侧舌、软腭、声带合并麻痹伴斜方肌麻痹)
麦蓝菜 Vaccaria pyramidata *f*
麦蓝菜属 Vaccaria *f*
麦乐尼氏坏疽 Meleney* Hautgangrän *f*(od. Geschwür *n*), Pyoderma gangraenosum *n*
麦里浪 Myleran *n*, 1, 4-Dimethansulfonoxybutan *n*
麦粒软骨 Weizenknorpel *m*, Cartilago triticea *f*
麦粒样的 tritice(-us, -a, -um), hordeolar(-is, -is, -e)
麦粒肿 Gerstenkorn *n*, Hordeolum *n*
麦硫因 Ergothionein *n*, Erythrothionein *n*, Sympatothion *n*
麦路冰 Melubrin *n*, Sulfamidopyrin-Natrium *n*
麦宁克洛宁 Ergoklonin *n*
麦奴素 Urtizeanin *n*, Ustizeain *n*
麦帕克林 Mepacrin *n*, Chinacrin *n*
麦哌嗪 Mepazin *n*
麦胚凝集素 Weizenkeimagglutinin *n*
麦胚系统 Weizenkeimsystem *n*
麦胚油 Weizenkeimöl *n*
麦佩里定(哌替啶) Meperidin *n*
麦片粥 Haferbrei *m*, Schleimsuppe *f*
麦瓶草属 Silene *f*
麦奇尼科夫氏弧菌 Vibrio metscbnikowii *m*
麦奇尼科夫氏学说 Metschnikow* Theorie *f*
麦清蛋白 Leukosin *n*
麦丘恩氏点 MacEwen* Punkt *m*
麦丘恩氏三角 MacEwen* Dreieck *n*
麦乳精 Malzmilchextrakt *m*
麦撒汀 Methacetin *n*, p-Methoxyacetanilid *n*
麦撒同 Mesaton *n*
麦沙吡立伦 Methapyrilen *n*
麦山妥英 Mesantoin *n*, Methylphenyläthylhydantoin *n*
麦氏放线菌 Actinomyces meyeri *m*
麦氏喉镜 Machintosh* Laryngoskop *m*
麦氏弧菌 Vibrio metschnikovii *m*
麦氏画人测验 Machover* Test *m*
麦氏气管插管 Magill* Intubation *f*
麦氏线 McBurney* Linie *f*
麦氏浴槽 Magnus* Bad *n*, Magnusbad *n*
麦氏征 McMurray* Zerchen *n*
麦氏装置 Mapleson* System *m*
麦司卡林 Mescalin *n*, Mezcalin *n*
麦斯纳氏[神经]丛 Meißner* Plexus *m*, Plexus submucosus *m*
麦斯纳氏丛 Meißner* Plexus *m*
麦斯纳氏小体 Meißner*(Tast-) Körperchen *n pl*, Corpuscula tactus *n pl*
麦斯特拉洛 Mestranol *n*
麦斯提龙 Mestinon *n*, Pyridostigminbromid *n*
麦苏林 Mysolin *n*, Primidon *n*
麦穗样痤疮 Acne hordeolaris *f*
麦穗鱼 Paeudorasbora parva *f*
麦他明 Metamin *n*, Triäthanolamin-trinitratbiphosphat *n*
麦特拉明 Metramin *n*, Hexamethylenamin *n*
麦-卫二氏综合征 Mallory*-Weiss* Syndrom *n*
麦仙翁 Agrostemma githago *n*
麦仙翁中毒 Githagismus *m*
麦芽 Malz *n*, Maltum *n*
麦芽[糖]苷 Maltosid *n*
麦芽[糖]糊精 Maltodextrin *n*
麦芽醇溶蛋白 Bynin *n*
麦芽淀粉酶 Malzamylase *f*, Malzdiastase *f*
麦芽酚反应 Maltolreaktion *f*
麦芽工人肺 Mälzerslunge *f*
麦芽黄素 Maltoflavin *n*
麦芽浆 Maische *f*
麦芽浸出液培养基 Malzextraktnährmedium *n*, Malzextraktbouillon *f*
麦芽浸膏 Malzauszug *m*, Malzextrakt *m*
麦芽酒 Malzbier *n*
麦芽米曲霉素 Maltoryzin *n*
麦芽凝集素 Weizenkeimagglutinin *n*, Biotin-WGA *n*
麦芽凝集素辣根过氧化酶结合物 Weizenkeimagglutinin-Meerrettichperoxidase *f*
麦芽肉浸液 Malzextrakt-Bouillon *f*
麦芽三糖 Maltotriose *f*
麦芽四糖 Maltotetrose *f*
麦芽糖 Maitose *f*, Maltobiose *f*, Malzzucker *m*
麦芽糖醇 Maltit *n*
麦芽糖糊精酶 Glycase *f*
麦芽糖磷酸化酶 Maltosephosphorylase *f*
麦芽糖酶 Maltase *f*
麦芽糖尿 Maltosurie *f*
麦芽糖脎 Maltosazon *n*
麦芽糖试验 Maltosetest *m*
麦芽糖转葡糖[基]酶 Maltoseglukosyltransferase *f*, Amylomaltase *f*
麦芽添加物 Malzuvans *n*
麦芽氧化酶 Spermase *f*
麦芽饮料 Malzgetränk *n*
麦芽汁 Maische *f*, Würze *f*
麦芽汁琼脂 Bierwürzeagar *n*, Würzeagar *n*
麦芽制品 Maltin *n*
麦蚜虫 Weizen-Blattlaus *f*
麦耶氏弯形切口 Meyer* Hockey(schläger)-Schnitt *m*, Meyer* Bogeninzision *f*
麦滋林 Marzulene-S *n*
卖淫 Prostitution *f*
脉[搏]压 Pulsdruck *m*, Pulswellendruck *m*
脉[搏振]幅检视器 Sphygmossignal *n*
脉波 Pulswelle *f*, Schlauchwelle *f*
脉波[搏]曲线 Pulskurve *f*, Sphygmogramm *n*(Sg)
脉波后的 postsphygmisch
脉波计 Sphygmograph *m*, Puls(zeit)schreiber *m*
脉波能量描记器 Sphygmobolometer *m*
脉波能量图 Sphygmobologramm *n*
脉波前的 präsphygmisch
脉波学 Kymatologie *f*

脉搏 Puls *m*, Aderschlag *m*, Sphygmus *m*
脉搏搏动 Pulsieren *n*
脉搏比 Pulsverhältnis *n*
脉搏波传导速度 Pulswellengeschwindigkeit *f*
脉搏波动计 Pulsoszillometer *n*
脉搏不匀 Anisosphygmie *f*
脉搏传感器 Pulstonabnehmer *m*
脉搏的 sphygmisch
脉搏短绌 Miosphygmie *f*, Pulsdefizit *n*
脉搏短绌(短绌脉) Pulsdefizit *n*
脉搏短缺 Pulsdefizit *n*
脉搏后期 postsphygmische Periode *f*
脉搏呼吸比率 Puls-Respirationsverhältnis *n*
脉搏计 Pulszähler *m*, Sphygmometer *n*, Sphygmograph *m*
脉搏间期 Pulsintervall *n*
脉搏检查 Sphygmoskopie *f*
脉搏检视 Sphygmoskopie *f*
脉搏检视器 Sphygmoskop *n*
脉搏检视器法 Sphygmoskopie *f*
脉搏节律 Pulsrhythmus *m*
脉搏解析计算机 pulse analytical computer <engl.>
脉搏紧张 Pulstension *f*
脉搏率 Pulsfrequenz *f*
脉搏描记的 sphygmographisch
脉搏描记法 Sphygmographie *f*
脉搏描记器 Sphygmograph *m*, Puls(zeit)schreiber *m*
脉搏描记图 Sphygmogramm *n*(Sg)
脉搏期 sphygmische Periode *f*
脉搏前期 isometrische Kontraktionsperiode *f*, präsphygmische Periode *f*
脉搏曲线 Pulskurve *f*, Sphygmogramm *n*(Sg)
脉搏示波器 Sphygmoskop *n*
脉搏数 Pulszahl *f*
脉搏体积描记器 Sphygmoplethysmograph *m*, Plethys-mosphygmograph *m*
脉搏体温比率 Puls-Temperaturverhältnis *n*
脉搏图 Sphygmogramm *n*(Sg)
脉搏图仪 Sohygmograph *n*(Sg)
脉搏消失 Asphygmie *f*
脉搏心动描记器 Sphygmokardiograph *m*
脉搏徐缓 Bradysphygmie *f*, Bradykrotie *f*
脉搏徐缓的 bradysphygmisch
脉搏学 Sphygmologie *f*
脉搏血氧饱和度 Puls-Sauerstoffsättigung *f*
脉搏血氧饱和度仪(脉冲血氧计) Pulsoximeter *n*
脉搏(脉冲)血氧定量监护仪 Pulsoximetriemonitor *m*
脉搏血氧计(简称脉氧仪) Pulsoximeter *m*
脉搏氧测定 Pulsoxymetrie *f*
脉搏样的 sphygmoid, pulsähnlich
脉搏异常 Ar(r)hythmie *f*
脉搏整齐 Eur(r)hythmie *f*
脉搏周期 Pulszyklus *m*
脉搏自动描记法 Sphygmochronographie *f*
脉搏自动描记器 Sphygmochronograph *m*
脉迟速不等 Anisosphygmie *f*
脉翅目 Neuroptera *f*
脉冲 Impuls *m*, Puls *m*, Pulsation *f*
脉冲[超]短波治疗机 Impuls(ultra)kurzwellen-Therapiegerät *n*
脉冲编码 Impulscode *m*
脉冲编码调制 Puls-Code-Modulation *f*
脉冲标记 Impulskennzeichnung *f*
脉冲标记[术] Impulsmarkierung *f*
脉冲标记技术 Impulsmarkierungstechnik *f*
脉冲波多普勒超声[波]检查法 gepulste Doppler-Ultrasonographie *f*
脉冲波多普勒超声心动描记术 gepulste Doppler-Echokardiographie *f*
脉冲波多普勒诊断仪 gepulstes Doppler* Diagnostik-Ultraschallgerät *n*, gepulstes Dopplerultraschallgerät zur Diagnose *n*
脉冲场凝胶电泳 Pulsed-Field-Gelelektrophorese *f*, PFGE
脉冲场凝胶电泳技术 Impuls-Feld-Gelelektrophorese *f*
脉冲场梯度凝胶电泳 Pulsfeldgradient-Gelelektrophorese *f*, PFGE
脉冲超短波疗法 gepulste Ultrakurzwellentherapie *f*
脉冲超声波治疗机 gepulstes Ultraschall-Therapiegerät *n*
脉冲超声多普勒技术 Impuls-Ultraschall-Dopplerverfahren *n*
脉冲超声多普勒血流计 Impulsultraschall-Doppler* Blutströmungsdetektor *m*
脉冲持续时间 Impulsdauer *f*
脉冲磁场疗法 gepulste Magnetfeldtherapie *f*
脉冲刺激 Impulsstimulation *f*, Reizung mit dem Rechteckimpuls *f*
脉冲电场凝胶电泳 pulse alternative field gel electrophoresis <engl.>, Pulsfeldeletrophorese *f*, PFGE
脉冲电磁场 gepulstes Elektromagnetfeld *n*
脉冲电磁能机 Impulselektromagneten-Energiegerät *n*
脉冲电流治疗仪 Impulsstrom-Therapiegerät *n*
脉冲电路 Impulsleitung *f*, Pulsschaltung *f*
脉冲电压表 Puls-Spannungsmesser *m*, Impuls-Voltmeter *n*
脉冲短波疗法 Impulskurzwellentherapie *f*
脉冲短波治疗机 Impulskurzwellen-Therapiegerät *n*
脉冲多普勒超声心动描记术 Impulsultraschall-Doppler* Echokardiographie *f*
脉冲多普勒心动图仪 Impuls-Doppler* Echokardiograph *m*
脉冲发电机 Impulsgenerator *m*
脉冲发生器 Impulserzeuger *m*, Pulsgenerator *m*
脉冲反射式超声诊断仪 gepulster reflektiver Typ des Ultraschall-Diagnosegerätes *n*
脉冲反射型声成像 impuls-reflektive akustische Bildgebung *f*
脉冲分析器 Impulsanalysator *m*
脉冲伏安法 Pulsvoltammetrie *f*
脉冲幅度分析器 Pulsamplitudenanalysator *m*
脉冲幅度调制 Pulsamplitudenmodulation *f*
脉冲辐解 Pulsradiolyse *f*
脉冲干扰 Impulslärm *m*, Impulsgeräusch *n*
脉冲高度 Impulshöhe *f*
脉冲高度分析器 Impulshöhenanalysator *m*
脉冲高频机 Impulshochfrequenzgerät *n*
脉冲回波接收器 Impuls-Echo-Aufnehmer *m*
脉冲回波式探头 Impuls-Echo-Ultraschallsonde *f*
脉冲激光器 Impulslaser *m*
脉冲极谱仪 Pulspolarograph *m*
脉冲计 Pulsmeter *n*
脉冲计数 Impulszählung *f*
脉冲计数器 Impulszähler *m*
脉冲角度 Impulswinkel *m*
脉冲控制电子管振荡器 impulskontrollierter Röhrenoszillator *m*
脉冲宽度 Impulsbreite *f*
脉冲宽度控制 Impulsbreitenmodulation *f*, Pulsdauermo-dulation *f*
脉冲宽度调制 Pulsweitenmodulation *f*
脉冲类型 Pulsmuster *m*
脉冲耦合神经网络 impulsgekoppeltes Neuro-Netzwerk *n*
脉冲频率 Impulsfrequenz *f*
脉冲频率调制 Pulsfrequenzmodulation *f*
脉冲染料激光器 gepulster Farbstofflaser *m*
脉冲射频 gepulste Radiofrequenz *f*
脉冲式多普勒超声波 gepulster Dopplerultraschall *m*

脉冲式多普勒仪 Impuls-Typ des Doppler* Apparats *m*
脉冲式分泌 pulsatile Sekretion *f*
脉冲式手持吸铁器 Impuls-Typ des Handmagnets *m*
脉冲数 Impulszahl *f*
脉冲透热机 Impulsdiathermieapparat *m*
脉冲细胞光度测定法 Impulszytophotometrie *f*
脉冲氙灯光源 Xenon-Blitzlichtquelle *f*, gepulste Xenon-Lichtquelle *f*
脉冲响应 Impulswiedergabe *f*, Impulsantwort *f*
脉冲相位调制 Pulsphasenmodulation *f*
脉冲信号 Impulssignal *n*
脉冲形式 pulsatiles Modell *n*
脉冲性噪声 impulsiver Lärm *m*, impulsartiges Rauschen *n*
脉冲序列 Pulssequenz *f*
脉冲血氧饱和度 Pulssauerstoffsättigung *f*
脉冲噪声 impulsiver Lärm *m*, impulsartiges Rauschen *n*
脉冲甄别器 Impulsunterscheider *m*, Impulsdiskriminator *m*
脉冲振荡法 Impulsoszillometrie *f*
脉冲装置 Impulsgeber *m*
脉冲追踪 Impulsverfolgung *f*
脉冲追踪实验 Impulsverfolgungsexperiment *n*, Pulse-Chase-Experiment *n*
脉导敏 Motazomin *n*
脉岛数 Gefäßinselzahl *f*
脉的 sphygmisch
脉动电流 pulsierender Strom *m*
脉管 Gefäß *n*, Ader *f*, Vas *n*
脉管壁神经 Nervi vasorum *m pl*
脉管壁血管 Vasa vasorum *n pl*
脉管丛 Plexus vasculosus *m*
脉管的 vaskulär, vascular (-is, -ia, -e), vasculos (-us, -a, -um)
脉管静脉 Venae vasorum *f pl*
脉管瘤 Angiom *n*
脉管曲张 Varikose *f*, Varicosis *f*
脉管曲张的 varikös, varicos (-us, -a, -um)
脉管渗透性异常 Dys(h)orie *f*, Dys(h)orose *f*
脉管痛 Vasalgie *f*
脉管系统 Gefäßsystem *n*, Systema vasorum *n*
脉管性坏疽 vaskuläre Gangrän *f*
脉管性水肿 vasculäres Ödem *n*
脉管学 Angiologie *f*, Angiologia *f*
脉管炎 Vaskulitis *f*, Vascul(ar)itis *f*, Ang(e)itis *f*
脉管炎性青斑 Livedovaskulitis Bard*-Winkelmann* *f*
脉管状的 gefaßförmig
脉管组织 Gefäßgewebe *n*, Adergewebe *n*
脉后间期 postsphygmisches Intervall *n*
脉间脉 Pulsus intercidens (s. intercurrens) *m*
脉宽可调起搏器 impulsdauer-programmierbarer Herz-schrittmacher *m*
脉力测量法 Sphygmodynamometrie *f*, Sphygmobolometrie *f*
脉力计 Pulszähler *m*, Sphygmobolometer *n*
脉力图 Sphygmobologramm *m*
脉络丛 Plexus chor(i)oideus *m*, Adergeflecht *n*
脉络丛癌 Plexuskarzinom *n*
脉络丛后内侧支 Rami chor(i)oidei posteriores mediales *m pl*
脉络丛后外侧支 Rami chor(i)oidei posteriores laterales *m pl*
脉络丛脑膜炎 Choriomeningitis *f*
脉络丛前动脉 Arteria chor(i)oidea anterior *f*
脉络丛切除术 Resektion des Plexus chor(i)oideus *f*
脉络丛乳头[状]瘤 Chor(i)oidpapillom *n*, Plexuspapillom *n*
脉络丛乳头状癌 choroidalplexustumor *m*
脉络丛乳突瘤 Plexuspapillom *n*
脉络丛上静脉 Vena chorio(i)dea superior *f*
脉络丛下静脉 Vena chor(i)oidea inferior *f*
脉络丛肿瘤 Tumor des Plexus chor(i)oideus *m*, Plexustumor *m*
脉络带 Taenia chor(i)oidea *f*
脉络结核[病] Aderhauttuberkulose *f*
脉络裂 Fissura chor(i)oidea *f*, Schwalbe* Fissur *f*
脉络膜 Chor(i)oidea *f*, Augengefäßhaut *f*
脉络膜(睫状体)黑色素瘤 Melanom der Aderhaut (des Ziliarkörpers) *n*
脉络膜[玻璃膜]疣 Drusenpapille *f*
脉络膜癌 Chor(i)oidkarzinom *n*
脉络膜背景荧光 choroidale Hintergrundfluoreszenz *f*
脉络膜变性 choroidale Degeneration *f*
脉络膜病 Chor(i)oidopathie *f*
脉络膜部分切除术 Teilresektion der Aderhaut *f*
脉络膜出血 Chor(i)oidalblutung *f*, Aderhautblutung *f*
脉络膜丛外伤 Plexustrauma *n*, Plexusverletzung *n*
脉络膜的 chor(i)oid(e)al, chor(i)oide(-us, -a, -um), chor(i)oid(e)al(-is, -is, -e)
脉络膜动静脉畸形 choroidale arteriovenöse Malformation *f*
脉络膜动脉 Aderhautarterie *f*
脉络膜恶性黑色素瘤 malignes Aderhautmelanom *n*
脉络膜梗死 choroidaler Infarkt *m*
脉络膜灌注异常 choroidale Perfusionsabnormalität *f*
脉络膜黑[色素]瘤 Chor(i)oideamelanom *n*, Chromophoroma *n*
脉络膜虹膜炎 Chorio(ideo)iritis *f*
脉络膜后动脉 posteriore Aderhautarterie *f*
脉络膜基底层 Glaslamele *f*, Lamina basalis chor(i)oideae *f*
脉络膜集合结节 Chor(i)oidealkonglomerattuberkel *m*
脉络膜结核[病] Chor(i)oidealtuberkulose *f*
脉络膜结核瘤 Chor(i)oidealtuberkulom *n*
脉络膜睫状体炎 Zyklochor(i)oiditis *f*
脉络膜裂 Aderhautfissur *f*, Aderhautriss *m*
脉络膜毛细管层 Lamina chor(i)oidocapillaris *f*
脉络膜内层 Lamina chor(i)oidocapillaris *f*, Endochoroidea *f*
脉络膜膨出 Choriozele *f*
脉络膜破裂 Aderhautbruch *m*
脉络膜前动脉 vordere Aderhautarterie *f*
脉络膜切除术 Chor(i)oidektomie *f*
脉络膜缺损 Aderhautkolobom *n*, Coloboma chor(i)oideae *n*
脉络膜乳头[状]瘤 Chor(i)oidpapillom *n*
脉络膜色素细胞 Pigmentzelle der Aderhaut *f*
脉络膜上板 Lamina suprachor(i)oidea *f*, Anulus chor(i)oidealis *m*, Suprachor(i)oidea *f*
脉络膜上的 suprachor(i)oid(e)al, suprachor(i)oide(-us, -a, -um), suprachor(i)oideal(-is, -is, -e)
脉络膜上皮瘤 Chor(i)oidepithelioma *n*
脉络膜上腔 suprachorioidaler Hohlraum *m*
脉络膜上腔出血 suprachorioidale Blutung *f*
脉络膜渗出 Chor(i)oidealerguß *m*
脉络膜视网膜病 Chorioretinopathie *f*
脉络膜视网膜的 chorioretinal
脉络膜视网膜萎缩 Atrophia chorioretinalis *f*
脉络膜视网膜炎 Chorioretinitis *f*
脉络膜损伤 Aderhautverletzung *f*
脉络膜透热术 Diathermie der Aderhaut *f*
脉络膜脱离 Aderhautablösung *f*, Ablatio chor(i)oideae *f*
脉络膜外层 Lamina suprachor(i)oidea *f*, Suprachor(i)oidea *f*
脉络膜外的 perichor(i)od(e)al, perichor(i)oide(-us, -a, -um), perichor(i)oideal(-is, -is, -e)
脉络膜萎缩 Chor(i)oidealatrophie *f*
脉络膜萎缩变性 degenerative Chor(i)oidealatrophie *f*
脉络膜下的 subchor(i)oid(e)al, subchor(i)oide(-us, -a, -um), subchor(i)oideal(-is, -is, -e)
脉络膜下积水 Subchor(i)oid(e)alhydrops *m*

脉络膜小静脉 Venae chor(i)oideae minores *f pl*
脉络膜小疣 Druse *f*
脉络膜新生血管 choroidale Neovaskularisation *f*
脉络膜新血管形成 Aderhautneovaskularisation *f*
脉络膜血管层 Lamina vasculosa chor(i)oideae *f*
脉络膜血管瘤 Chor(i)oidhämangiom *n*
脉络膜炎 Chor(i)oiditis *f*
脉络膜硬化 Chor(i)oideasklerose *f*
脉络膜中层 Mesochor(i)oidea *f*
脉络膜肿瘤 Chor(i)oidtumor *m*
脉络膜周层 Lamina suprachor(i)oidea *f*
脉络膜周的 perichor(i)oid(e)al, perichor(i)oide(-us, -a, -um)
脉络膜周隙 Spatium perichor(i)oidale *n*, Spatium suprachor(i)oideum *n*
脉络膜转移性癌 metastatisches Karzinom der Chor(i)oidea *n*
脉络球 Glomus chor(i)oideum *n*
脉律不齐 Ar(r)hythmie *f*
脉律定 Mexiletin *n*
脉率 Pulsfrequenz *f*, Impulsrate *f*
脉率计 Pulszähler *m*, Pulsuhr *f*
脉率鉴定 Identifikation von Impulsraten *f*
脉码调制 Pulscode-Modulation *f*(PC)
脉能测量器 Sphygmobolometer *n*
脉能描记法 Sphygmobolometrie *f*
脉能描记器 Sphygmobolometer *n*
脉能图 Sphygmobologramm *n*
脉前间期 präsphygmisches Intervall *n*
脉容描记器 Sphygmoplethysmograph *m*
脉首波 Perkussionswelle *f*, papillenartige Welle *f*
脉通 Beniol *n*
脉象仪 Sphygmograph *m*, Elektropulsograph *m*
脉心导敏 Motazomin *n*
脉序 Venation *f*
脉学 Sphygmologie *f*
脉压 Pulsdruck *m*, Blutdruckamplitude *f*
脉压计 Sphygmometer *n*
脉压描记器 Sphygmobolometer *n*
脉音听诊器 Sphygmophon *n*
脉张力计 Sphygmotonometer *n*, Sphygmotensiograph *n*

MAN 蛮鳗满螨曼蔓漫慢

mán 蛮鳗

蛮横 Brutalität *f*
鳗毒 Aalgift *n*
鳗类天然抗体 natürlicher Aalantikörper *m*
鳗形线虫病 Anguillulosis *f*, Anguilluliasis *f*
鳗形线虫属 Anguillala *f*

mǎn 满螨

满层 Zusammenfluss *m*
满的 voll, erfüllt
满灌疗法 Überflutungstherapie *f*
满天星现象 Erscheinungen am Sternenhimmel *f pl*
满意 Zufriedenheit *f*
满月脸 Vollmondgesicht *n*, Mondgesicht *n*, Facies lunata *f*
满足 Zufriedenheit *f*, Befriedigung *f*
满足律 Zufriedenheitsgesetz *n*
满足物 Befriediger *m*, Zufriedensteller *m*
螨 Milbe *f*, Acarus *m*
螨病 Akarinosis *f*, Acari(di)asis *f*
螨传播的 durch Milbe übertragen
螨岛 Milbeninsel *f*
螨的 Milbe betreffend
螨净 Dicofol *n*
螨科 Acaridae *pl*
螨恐怖 Acarophobie *f*
螨目 Acarina *pl*
螨皮炎 Akarodermatitis *f*
螨热 Milbenfleckfieber *n*
螨属 Acarus *m*
螨形 Milbenform *f*
螨性皮炎 Milbendermatitis *f*, Akarodermatitis *f*
螨学 Akarologie *f*
螨样的 akaroid
螨咬 Milbenbiss *m*

màn 曼蔓漫慢

曼 - 博二氏瘘 Mann* -Bollmann* Fistel *f*
曼彻斯特手术 Manchester-Operation *f*
曼得灵试剂 Mandelin* Reagens *n*
曼德尔包姆氏反应 Mandelbaum*(Faden-)Reaktion *f*
曼德拉明 Mandelamin *n*
曼德勒疗法 Mandala* Therapie *f*
曼多辛假单胞菌 Pseudomonas mendocina *f*
曼恩 - 惠特尼测验 Mann*-Whitney* Test *m*(秩和检验,等级和检验)
曼(孟)氏迭宫绦虫(孟氏裂头绦虫) Spirometra mansoni *f*
曼尼希反应 Mannich-Reaktion *f*
曼尼希碱 Mannich-Base *f*
曼塞尔氏肠系膜缘缝合术 Maunsell* Naht *f*
曼森袋 Mansson* Beutel *m*(可控性结肠尿流改道手术)
曼森咯血(寄生虫性咯血) Manson* Hämoptysis *f*, Hämoptoe *f*, Bluthusten *m*
曼[森]氏叠宫绦虫 Spirometra mansoni *f*
曼[森]氏裂体吸虫 Darmpärchenegel *m*, Schistosoma mansoni *n*
曼[森]氏裂头绦虫病 Manson* Bothriocephalose *f*
曼[森]氏裂头蚴 Sparganum mansoni *n*
曼[森]氏裂头蚴病 Sparganosis mansoni *f*
曼[森]氏裂头蚴病(人体曼[森]氏裂头蚴病) Sparganosis mansoni *f*
曼森[氏]线虫病 Mansonelliasis *f*
曼森[氏]线虫属 Mansonella *f*
曼[森]氏血吸虫 Schistosoma mansoni *n*, Bilharzia mansoni *f*
曼[森]氏血吸虫病 Schistosomiasis mansoni *f*
曼森氏血吸虫病 Schistosomiasis mansoni *f*
曼森氏血吸虫病性脾大 ägyptische Splenomegalie *f*
曼森属 Genus Mansonella *m*
曼森线虫病 Mansonelliasis *f*
曼氏迭宫绦虫 Spirometra mansoni *f*
曼氏裂头蚴病 Sparganosis mansoni *f*
曼氏糖尿病足程度分类 Klassifikation von diabetischen Füßen nach Mann* *f*
曼氏血吸虫 Schistosoma mansoni *n*
曼陀罗 Stechapfel *m*, Datura stramonium *f*, Stramonium *n*
曼陀罗酊 Tinctura Stramonii *f*
曼陀罗浸膏 Extractum stramonii *n*
曼陀罗流浸膏 Extractum stramonii fluidum *n*
曼陀罗全碱 Daturin *n*
曼陀罗属 Datura *f*
曼陀罗中毒 Stramonium-Vergiftung *f*, Daturismus *m*
曼蚊属 Mansonia *f*, Taeniorhynchus *m*
曼蚊亚属 Mansonoides *m*
蔓茎毒毛旋花子甙(苷) Sarmentocymarin *n*
蔓茎毒毛旋花子甙配基(质) Sarmentogenin *n*
蔓茎毒毛旋花子糖 Sarmentose *f*
蔓菁苷 Brassizin *n*
蔓生百部碱 Stemonamin *n*

蔓生性植物 Hängepflanze *f*, Kletterpflanze *f*
蔓条样终末 klettenartige Endigung *f*
蔓延 Ausbreitung *f*, Grassation *f*, Propagation *f*, Extension *f*
蔓延的 wild, üppig
蔓延前的 präinvasiv
蔓延性肺炎 Wander-Pneumonie *f*
蔓延性坏疽 ausbreitende Gangrän *f*
蔓延性溃疡 ausbreitendes Ulkus *n*
蔓延性龋 Caries florida *f*
蔓状[静脉]丛 Plexus pampiniformis *m*
蔓状的 plexiform, plexiform(-is, -is, -e), racemos(-us, -a, -um), pampiniform(-is, -s, -e)
蔓状角膜葡萄肿 Staphyloma corneae racemosum *n*
蔓状静脉丛扩张 Erweiterung des Plexus pampiniformis *f*, Varikozele *f*
蔓状神经瘤 razemöses Neurom *n*, zirsoides Neurom *n*, Neuroma cirsoideum *n*
蔓状细球菌 Micrococcus viticulosus *m*
蔓状血管瘤 Rankenangiom *n*, Haemangioma racemosum *n*, Haemangioma cirsoideum *n*
漫不经心 Unaufmerksamkeit *f*, Unachtsamkeit *f*
漫反射 diffuse Reflexion *f*, zerstreute Reflexion *f*
漫射 Diffusion *f*, Streunng *f*
漫射光 Diffusionslicht *n*, Streulicht *n*, diffuses Licht *n*
漫射光带吸收 Absorption des Diffusionsbands *f*
漫射光照明 diffuse Beleuchtung *f*(od. Illumination)
漫射光照明器 Streulicht-Illuminator *m*, Diffusor *m*
漫射体 Diffusor *m*
漫射线 Streustrahlen *m pl*, Diffusionsstrahlen *m pl*, Diffusstrahlung *f*
漫性肝性昏迷 chronisches Leberkoma *n*, Coma hepaticum chroniccm *n*
漫游 Fugue *f*, krankhafter Wandertrieb *m*
漫游狂 Drapetomanie *f*
漫游癖 Wandersucht *f*, Poriomanie *f*, Fernweh *m*
漫游性自动症 ambulatorische Automatismus *m*
漫游症 Umwandern *n*, Umherreisen *n*
慢γ区 langsamer Gamma-Bereich *m*
慢病毒 Slow-Virus *m*, langsamer Virus *m*
慢病毒感染 Slow-Virus-Infektion *f*(S.-V.-I.)
慢病毒脑感染 Slow-Virus-Gehirninfektion *f*
慢病毒属 Lentivirus *n*(包括人免疫缺陷病毒，属于逆转录病毒科)
慢病毒载体 lentiviraler Vektor *m*
慢波 Langsame Welle *f*
慢波睡眠 Langsamwelle-Schlaf *m*
慢部分 langsame Komponente *f*
慢传输型便秘 Slow-transit-Obstipation *f*
慢传纤维 langsamleitende Fasern *f pl*
慢冻法 langsame Einfriermethode *f*
慢读症 Bradylexie *f*
慢发病毒感染 Lentivirusinfektion *f*
慢反应动作电位 langsamreagierendes Aktionspotential *n*
慢反应物质 langsamreagierende Substanz *f*
慢反应物质 A langsame reagierende Substanz-A *f*
慢反应物质变态反应 langsamreagierende Substanz-Allergie *f*, slow reacting substance anaphylaxis <engl.>
慢反应物质哮喘 langsamreagierende Substanz-Asthma *n*
慢反应性物质 langsame reagierende Substanz *f*, langsame reaktive Substanz *f*,
慢反应自律细胞 langsamreagierende automatische Zelle *f*
慢肺泡 Slow-Alveolus *m*, langsame Alveole *f*
慢感染 Slow-Infektion *f*, langsame Infektion *f*
慢肌 langsamer Muskel *m*
慢肌纤维 langsame Muskelfasern *f pl*
慢加急性肝衰竭 akut-auf-chronisches Leberversagen *n*
慢加速度 chronisches Beschleunigen *n*
慢快综合征 Bradykardie-Tachykardie-Arrhythmie-Syndrom *n*, BTS
慢滤 Langsamfiltration *f*
慢滤池 Langsam-Filter *m*
慢跑 Joggen *n*, Jogging *n*
慢扫描电视 langsame Fernsehabtastung *f*
慢沙滤池 langsamer Sandfilter *m*
慢砂滤 langsame Sandfiltration *f*
慢砂滤池 Langsam-Sandfilter *m*
慢失活钠流 langsame Inaktivierung des Natriumsstroms *m*, langsame Deaktivierung des Na^+-Stroms *m*
慢食癖 Bradyphagie *f*
慢适应 langsame Adaption *f*
慢速腭中缝扩展 Langsame Gaumennahterweiterung *f*
慢速连续超滤法 Langsame kontinuierliche Ultrafiltration, (SCUF) *f*
慢速牵引 Langsame Traktion *f*
慢速兴奋性传递 langsame Erregungstransmission *f*
慢缩肌纤维 Slow-Retraktorfasern *f pl*
慢缩纤维 Langesam zuckender Muskelfaser *f*
慢通道 langsamer Kanal *m*
慢痛 langsamer Schmerz *m*
慢相 langsame Phase *f*
慢相速度 Geschwindigkeit der langsamen Phase *f*
慢相眼位累加 langsame kumulierte Augenposition *f*
慢心利 Mexiletin *n*
慢型 langsamer Typ(us) *m*, chronischer Typ(us) *m*
慢型克山病 chronischer Typ der Keshan-Krankheit *m*, Kokuzan-Krankheit langsamen Typs *f*
慢性 Chronizität *f*
慢性(卡他性)结膜炎 chronische(katarrhalische) Konjunktivitis *f*
慢性 B 淋巴细胞白血病 chronische B-lymphatische Leukämie *f*
慢性 HBsAg 携带者 chronische HBsAg-Träger *m*
慢性阿米巴性痢疾 chronische Amöbenruhr *f*, chronische Amöbendysenterie *f*
慢性癌 chronisches Karzinom *n*, Szirrhus *m*
慢性白血病 chronische Leukämie *f*
慢性败血症 Chronioseptikämie *f*, chronisch und schleichend verlaufende Sepsis *f*
慢性暴露 chronische Exposition *f*
慢性苯中毒 chronische Benzolvergiftung *f*
慢性鼻窦炎 chronische Nasosinusitis *f*, chronische Nebenhöhlenentzündung(der Nase) *f*
慢性鼻前庭炎 chronische nasale Vestibulitis *f*
慢性鼻炎 chronische Rhinitis *f*
慢性闭角型青光眼 chronisches Winkelblockglaukom *n*
慢性闭锁性牙髓炎 chronische geschlossene Pulpitis *f*
慢[性]病毒 Slow-Virus *n*, langsames Virus *n*
慢性扁桃体炎 chronische Tonsilitis *f*
慢性变应性咽炎 chronische allergische Pharyngitis *f*
慢性变应性支气管炎 chronische allergische Bronchitis *f*
慢性表层性舌炎 chronische oberflächliche Grossitis *f*
慢性表浅性胃炎 c chronische superfizielle Gastritis *f*
慢性髌腱炎 chronische Patellasehnenscheidenentzündung *f*
慢性病 chronische Krankheit *f*, Makronosie *f*
慢性病毒感染 chronische Virusinfektion *f*
慢性病毒性肝炎 chronische Virushepatitis *f*
慢性病贫血 Anämie bei chronischer Erkrankung *f*
慢性[腭]扁桃体炎 chronische Mandelentzündung *f*, chronische Tonsilitis *f*
慢性病容 langzeitkränkliches Aussehen *n*

慢性病数据库系统 Datenbanksystem von chronischen Erkrankungen *n*
慢性病药物使用 Arzneimittelkonsum chronischer Krankheit *m*
慢性病预防与增进健康中心 Zentrum für Prävention chronischer Erkrankungen und Gesundheitsförderung *n*
慢性病自我管理 Selbst-Management der chronischen Krankheiten *n*
慢性肠病性肢皮炎 chronische enteropathische Akrodermatitis *f*, Akrodermatitis enteropathica chronica *f*
慢性肠梗阻 chronischer Ileus *m*
慢性肠假梗阻 chronischer Pseudo-ileus *m*
慢性肠局部综合征 chronisches intestinales Ischämiesyndrom *n*
慢性肠套叠 chronische Intussuszeption (od. Invagination) *f*
慢性肠停滞 chronische Intestinalstase *f*
慢性肠系膜淋巴结炎 chronische Mesenteriallymphadenitis *f*
慢性肠系膜缺血 chronische mesenteriale Ischämie *f*
慢性肠系膜上动脉综合征 chronisches Syndrom der Arteria mesenterica superior *n*
慢性肠血管供血不足 chronische vaskuläre Insuffizienz des Darms *f*
慢性肠炎 chronische Enteritis *f*
慢性成人戈歇综合征(脑甙脂沉积综合征) chronisches aktinisches Syndrom nach Gaucher* *n*(脾肿大及眼部黄色类脂沉着等)
慢性痴呆 chronische Demenz *f*
慢性持续性病毒性肝炎 chronishche persistierende Virushepatitis *f*
慢性持续性肝炎 chronische persistierende Hepatitis *f*
慢性持续性胃液溢 Gastrorrhoea continua chronica *f*
慢性充血性脾大 chronische kongestive Splenomegalie *f*
慢性充血性青光眼 chronisches kongestives Glaukom *n*
慢性充血性心力衰竭 chronisches Kongestives Herzversagen *n*
慢性抽动症 langsame Ticstörung *f*
慢性出血性硬脑膜炎 chronische hämorrhagische Pachymeningitis *f*
慢性传染源 chronische Infektionsquelle *f*
慢性创伤性筋膜室综合征 chronisches traumatisches Kompartmentsyndrom *n*
慢性创伤性咬船 chronische traumatische Okklusion *f*
慢性唇炎 chronische Lippenentzündung *f*, Cheilitis chronica *f*
慢性醇中毒 chronische Alkoholvergiftung *f*, Daueralkoholismus *m*
慢性刺激 chronische Reizung *f*, chronische Stimulierung
慢性刺激性接触性皮炎 chronische irritative Kontaktdermatitis *f*
慢性刺激致癌作用 Karzinogenese chronischer Reizung *f*
慢性带菌者 chronischer Bazillen-Träger *m*, Daueraus-scheider *m*
慢性单纯性鼻炎 Rhinitis simplex chronica *f*
慢性单纯性喉炎 einfache chronische Laryngitis *f*
慢性单纯性阑尾炎 Appendicitis simplex chronica *f*
慢性单纯性青光眼 Glaucoma simplex chronicum *n*
慢性单纯性苔癣 Lichen simplex chronicus *m*
慢性单纯性咽炎 Pharyngitis simplex chronica *f*
慢性单核细胞性白血病 chronische Monozyten-Leukämie *f*
慢性单核细胞增多[症] chronische Mononukleose *f*
慢性胆管炎 chronische Cholangitis *f*
慢性胆管炎和胆囊炎 chronische Cholangitis und Cholecystitis
慢性胆囊炎 chronische Cholezystitis *f*
慢性的 chronisch, chronic (-us, -a, -um)
慢性低度炎症性疾病 chronische geringgradige Entzündung *f*
慢性低氧症 chronische Hypoxydose *f*
慢性地方性[牙]氟中毒 endemische Zahnfluorose *f*
慢性碘中毒 chronische Jodvergiftung *f*, chronischer Jodismus *m*
慢性蝶窦炎 chronische Sphenoiditis *f*
慢性冻疮 chronische Frostbeule *f*
慢性痘疮性糠疹 Pityriasis varioliformis chronica *f*
慢性毒效应 chronische toxische Wirkung *f*
慢性毒效应区 chronische toxische Wirkungszone *f*
慢性毒性 chronische Toxizität *f*
慢性毒性实验 Test auf chronische Toxizität *m*, langfristiger Toxizitätstest *m*
慢性毒性试验 chronische Toxizitätsprüfung *f*, Langzeittoxizitätstest *m*
慢性毒性终点 Endzeitpunkt der chronischen Toxizität *m*
慢性毒作用带 Zone der chronischen toxrschen Wirkung *f*
慢性多关节滑膜炎 chronische polyartikuläre Synovitis *f*
慢性多关节炎 chronische Polyarthritis *f*
慢性额窦炎 Sinusitis frontalis chronica *f*
慢性耳轮结节性软骨皮炎 Chondrodermatitis nodularis chronica helicis *f*
慢性反复发作性病毒感染 chronische rezidivierende Virusinfektion *f*
慢性反流性咽炎 chronische Refluxpharyngitis *f*
慢性反应 chronische Reaktion *f*
慢性放射病 chronische Strahlenkrankheit *f*
慢性放射损伤 chronische Strahlungsschaden *f*
慢性放射性肺炎 chronischen Strahlungspneumonie *f*
慢性放射性皮炎 chronische Strahlendermatitis *f*
慢性非充血性闭角型青光眼 chronisches nichtkongestives Winkelblockglaukom *n*
慢性非传染性疾病 chronische nicht-infektöse Krankheit *f*
慢性非化脓性骨炎 chronische nicht-eitrige Ostitis *f*
慢性非化脓性关节炎 chronische nicht-eitrige Arthritis *f*
慢性非化脓性甲状腺炎 chronische nicht-eitrige Thyreoiditis *f*
慢性非化脓性破坏性胆管炎 chronische nicht-eitrige destruktive Cholangitis *f*
慢性非化脓性炎症(慢性淋巴细胞性炎症) chronische nicht-eitrige Entzündung *f*, chronische lymphozytäre Entzündung *f*
慢性非结石性胆囊炎 Cholecystitis chronica sine concremento *f*
慢性非缩窄性心包炎 chronische nicht-konstriktive Perikarditis *f*
慢性非特异性溃疡性结肠炎 chronische unspezifische ulzerative Kolitis *f*
慢性非特异性淋巴结炎 chronische unspezifische Lymphadenitis *f*
慢性非特异性淋巴细胞增多症 chronische unspezifische Lymphozytose *f*
慢性非特异性膀胱炎 chronische unspezifische Zystitis *f*
慢性非特异性炎症 chronische unspezifische Entzündung *f*
慢性非卧床腹膜透析 chronisch ambulante Peritonealdialyse *f*
慢性非细菌性前列腺炎 chronische abakterielle Prostatitis *f*
慢性非止点性跟腱炎 chronische chronische, nicht im Bereich der Ansatzstelle eintretende Achillessehnenentzündung *f*
慢性肥大性肺气肿 chronisches hypertrophisches Emphysem *n*, panazinäres Emphysem *n*
慢性肥大性心肌炎 Myocarditis hypertrophica chronica *f*
慢性肥厚性鼻炎 Rhinitis hypertrophica chronica *f*
慢性肥厚性喉炎 chronische hypertrophische Laryngitis *f*
慢性肥厚性女阴炎 Vulvaelephantiasis *f*, Vulvitis hypertrophica chronica *f*
慢性肥厚性胃炎 Gastritis hypertrophica chronica *f*
慢性肥厚性咽炎 Pharyngitis hypertrophica chronica *f*
慢性肺病 chronische obstruktive Lungenerkrankung (COPD) *f*
慢性肺动脉高压症 chronische Pulmonalhypertension *f*, chronische pulmonale Hypertonie *f*
慢性肺动脉栓塞 chronische Lungenembolie *f*
慢性肺疾病 chronische Lungenerkrankung *f*
慢性肺脓肿 chronischer Lungenabszeß *m*
慢性肺气肿 chronisches Emphysem *n*
慢性肺曲霉病 chronische pulmonale Aspergillose *f*
慢性肺粟粒性结核病 chronische Miliartuberkulose der Lunge *f*

慢性肺炎 chronische Pneumonie *f*
慢性肺原性心脏病 Cor pulmonale chronicum *n*
慢性肺组织胞浆菌病 chronische pulmonale Histoplasmose (CLD) *f*
慢性风湿病 chronischer Rheumatismus *m*
慢性风湿关节病 chronischer Gelenkrheumatismus *m*
慢性风湿性关节炎 chronische rheumatoide Arthritis *f*
慢性风湿性心包炎 chronische theumatische Perikarditis *f*
慢性氟中毒 chronische Fluorvergiftung *f*, Fluorose *f*, Fluorosis *f*
慢性附睾炎 chronische Epididymitis *f*
慢性复发性丹毒 chronischer rezidivierender Erysipel *n*
慢性复发性多病灶性骨髓炎 chronische rezidivierende multifokale Osteomzzelitis *f*
慢性复发性肝炎 chronische rezidivierende Hepatitis *f*
慢性复发性阑尾炎 chronische rezidivierende Appendizitis *f*
慢性复发性胰腺炎 chronische rezidivierende Pankreatitis *f*
慢性复发性肘关节脱位 chronische rezidivierende Ellenbogenluxation *f*
慢性腹膜炎 chronische Peritonitis *f*
慢性腹泻 chronische Enterorrhoe *f*, Diarrho(e)a chronica *f*
慢性钙化性胰腺炎 chronische verkalkte Pankreatitis *f*
慢性肝病伴糖尿病 chronische Lebererkrankungen mit Diabetes *f*
慢性肝衰竭 chronisches Leberversagen *n*
慢性肝损伤 chronische Leberschädigung *f*
慢性肝性脑病 Encephalopathia hepatica chronica *f*
慢性肝炎 chronische Hepatitis *f*, Hepatitis chronica *f*
慢性肝淤血 chronische Leberstauung *f*
慢性肝阻性充血 chronische passive Leberhyperämie *f*
慢性杆菌痢疾 chronische bakterielle Dysenterie *f*, chronische Bazillenruhr *f*, chronische bazilläre Dysenterie *f*
慢性感染 chronische Infektion *f*
慢性感染性关节炎 chronische Infektarthritis *f*, Arthritis infectiosa chronica *f*
慢性感染性淋巴结炎 chronische infektiöse Lympfadenitis *f*, Lymphadenitis infectiosa chronica *f*
慢性感染性贫血 chronische Infektanämie *f*, Anaemia infectiosa chronica *f*
慢性感染性鞘膜积液 chronische infektiöse Hydrozele der Tunica vaginalis *f*
慢性干燥性咽炎 chronische Pharyngitis sicca *f*
慢性高空缺氧 chronische Höhenhypoxie *f*
慢性高山病 chronische Höhenkrankheit *f*
慢性高原病 chronische Höhenkrankheit *f*
慢性睾丸炎 chronische Orchitis *f*
慢性镉中毒 chronische Cadmiumvergiftung *f*
慢性根尖脓肿 chronischer Zahnwurzelspitzenabszeß *m*
慢性根尖牙周炎 chronische Apikalparodontitis *f*
慢性根尖炎 chronische Apizitis *f*, chronische (Zahn-) Wurzelspitzenentzündung *f*
慢性根尖周炎 chronische periapikale Parodontitis *f*
慢性梗阻性胰腺炎 chronische obstruktive Pankreatitis *f*
慢性宫颈炎 chronische Zervizitis *f*
慢性汞中毒 chronische Quecksilbervergiftung *f*, Mercuriosis *f*
慢性佝偻病 chronische Rachitis *f*
慢性骨病 chronische Knochenerkrankung *f*
慢性骨膜炎 chronische Periostitis *f*
慢性骨脓肿 chronischer Knochenabszeß *m*
慢性骨盆疼痛综合征 chronisches Beckenschmerzsyndrom *n*
慢性骨髓炎 chronische Osteomyetitis *f*
慢性骨髓增生性疾病 chronische myeloproliferative Erkrankung *f*
慢性骨炎 chronische Osteitis *f*
慢性鼓膜炎 Trommelfellentzündung *f*, chronische Myringitis *f*
慢性关节风湿病 chronischer Gelenkrheumatismus *m*
慢性关节炎 chronische Gelenkentzündung (od. Arthritis) *f*
慢性光化性皮炎 chromische aktinische Dermatitis *f*, Dermatitis aktinica chronica *f*
慢性光激性皮炎 chronische aktinische Dermatitis *f*, Dermatitis aktinica chronica *f*
慢性颌骨骨髓炎 chronische Kieferosteomyelitis *f*
慢性颌下淋巴结炎 chronische Submandibularlympha-denitis *f*
慢性颌下腺炎 chronische Submandibularitis *f*
慢性轰 chronisches Bombardment *n*
慢性轰击 chronische Bombardierung *f*
慢性红斑狼疮皮损 Hautläsion des chronischem Lupus erythematodes *f*
慢性红皮病 chronisches Erythroderma *n*
慢性虹膜炎 chronische Iritis *f*
慢性喉气管炎 chronische Laryngotracheitis *f*
慢性喉炎 chronische Laryngitis *f*
慢性后交叉韧带损伤 chronische Verletzung des hinteren Kreuzbandes *f*
慢性后尿道炎 Urethritis posterior chronica *f*
慢性后子宫旁炎 Parametritis posterior chronica *f*
慢性呼吸困难 chronische Dyspnoe *f*
慢性呼吸衰竭 chronisches Atemversagen *n*
慢性化脓性鼻窦炎 chronische eitrige Nebenhühlenent-zundung *f*, (Naso-) Sinusitis purulenta *f*
慢性化脓性肺炎 chronische eitrige Pneumonie *f*
慢性化脓性骨髓炎 Osteomyelitis purulenta chronica *f*
慢性化脓性颅骨骨髓炎 chronische eitrige Kranialosteo-myelitis *f*
慢性化脓性迷路炎 chronische eitrige Labyrinthitis *f*
慢性化脓性牙周膜炎 chronische eitrige Perzementitis *f*, Alveolarpyorrhoe *f*
慢性化脓性中耳炎 Otitis media purulenta chronica *f*
慢性坏死性肺曲菌病 chronische nekrotisierende pulmonale Aspergillose *f*
慢性幻觉性精神病 chronische halluzinatorische Psychose *f*
慢性幻觉症 chronische Halluzinose *f*
慢性黄色肝萎缩 chronische gelbe Leberatrophie *f*
慢性活动型(性)肝炎 aktive chronische Hepatitis *f*
慢性活动性病毒性肝炎 chronische aktive Virushepatitis *f*
慢性活动性肝病 chronische aktive Lebererkrankung *f*
慢性活动性肝炎 chronische aktive Hepatitis *f*
慢性活动性感染 EBV chronische aktive EBV-Infektion *f*
慢性活动性类狼疮肝炎 aktive chronische lupoide Hepatitis *f*
慢性活动性胃炎 chronische aktive Gastritis *f*
慢性疾病 chronische Krankheit *f*
慢性疾病流行病学 Epidemiologie chronischer Krankheit *f*
慢性脊髓灰质炎 chronische Poliomyelitis *f*
慢性脊髓前角灰质炎 Poliomyelitis anterior chronica *f*
慢性脊髓性肌萎缩 chronische spinale Muskelatrophie *f*
慢性脊髓炎 chronische Myelitis *f*
慢性家族性巨大荨麻疹 chronische familiäre riesige Urtikaria *f*
慢性家族性肉芽肿病 chronische familiäre Granulomatose *f*
慢性家族性嗜中性白细胞减少 chronische familiäre Neutropenie *f*
慢性甲沟炎 chronische Paronychie *f*
慢性甲基汞中毒 chronische Methylquecksilbervergiftung *f*
慢性甲状腺炎 chronische Thyr(e)oiditis *f*
慢性假膜性支气管炎 chronische pseudomembranöse Bronchitis *f*, Championiére* Krankheit *f*
慢性假性胰腺囊肿 chronische Pseudozyste der Bauchspeicheldrüse *f*
慢性间室综合征 chronisches Kompartmentsyndrom *n*
慢性间歇性复发性口疮 chronische intermittierende rezidivierende Aphthen *fpl*, Periadenitis mucosa necrotica recurrens *f*

慢性间歇性幼年性黄疸 Icterus juvenilis intermittens chronicus *m*, chronische juvenile intermittierende Gelbsucht *f*
慢性间质性疤痕 chronische interstitielle Narbe *f*
慢性间质性肝炎 Hepatitis interstitialis chronica *f*
慢性间质性膀胱炎 chronische interstitielle Zystitis *f*, Cystitis interstitialis chronica *f*
慢性间质性乳腺炎 chronische interstitielle mastitis *f*, Mammitis interstitialis chronica *f*
慢性间质性肾炎 chronische interstitielle Nephritis *f*
慢性减压病 chronische Dekompressionskrankheit *f*
慢性腱鞘炎 chronische Sehnenscheidenentzündung *f*
慢性浆液性滑膜炎 chronische seröse Synovitis *f*
慢性浆液性腱鞘炎 Tendovaginitis serosa chronica *f*, Tenosynovitis serosa chronica *f*
慢性疖病 chronische Furunkulose *f*
慢性结肠炎 chronische Kolitis *f*
慢性结核性关节炎 chronische tuberkulöse Arthritis *f*
慢性结节性耳轮软骨皮炎 Chondrodermatitis nodularis chronica helicis *f*
慢性结膜炎 chronische Konjunktivitis *f*
慢性结石性胆囊炎 Cholecystitis calculosa chronica *f*
慢性睫状体炎 chronische Zyklitis *f*, Ziliarkörperentzündung *f*
慢性进行性多发性硬化 chronische progressive multiple Sklerose *f*
慢性进行性盘状肉芽肿病 chronische progressive diskoide Granulomatose *f*
慢性进行性手足发绀 chronische progressive Akrozyanose *f*
慢性进行性舞蹈病 chronische progressive Chorea *f*
慢性进行性组织细胞增生症 chronische progrediente Histiozytose *f*
慢性精囊炎 chronische Spermatozystitis *f*
慢性精神分裂症 chronische Schizophrenie *f*
慢性精索炎 chronische Funikulitis *f*
慢性颈椎间盘突出症 chronischer zervikaler Bandscheibenvorfall *m*
慢性静脉功能不全 chronische Veneninsuffizienz *f*
慢性酒精性肌病 chronische alkoholische Myopathie *f*
慢性酒精性脑综合征 chronisches alkoholbedingtes Hirnsyndrom *n*
慢性酒精中毒 chronischer Alkoholismus *m*
慢性酒精中毒急死 plötzlicher Tod von chronischem Alkoholismus *m*
慢性酒精中毒性谵妄 chronisches alkoholisches Delirium *n*
慢性局限性扁平苔藓 chronische lokalisierte Pattenflechte *f* (Lichen planus *m*)
慢性局限性肠炎 Enteritis regionalis chronica *f*
慢性局限性浆细胞性包皮龟头炎 chronische lokalisierte plasmozelluläre Balanoopsthitis *f*
慢性局限硬化性骨髓炎 chronische sklerosierende Osteomyelitis *f*
慢性菌痢 chronische bakterielle Dysenterie *f*
慢性卡他性鼻炎 chronische katarrhalische Rhinitis *f*, Rhinitis catarrhalis chronica *f*
慢性卡他性扁桃体炎 chronische katarrhalische Angina *f*
慢性卡他性肠炎 Enteritis catarrhalis chronica *f*
慢性卡他性喉炎 Laryngitis catarrhalis chronica *f*
慢性卡他性咽炎 Pharyngitis catarrhalis chronica *f*
慢性卡他性中耳炎 Otitis media catarrhalis chronica *f*
慢性咳嗽 chronischer Husten *m*
慢性克山病 chronische Keshan-Krankheit *f*, chronische Kokuzan-Krankeit *f*
慢性口疮 chronische Aphthose *f*, Aphtha chronica *f*
慢性眶内[眼]肌炎 chronische intraorbitale Myositis *f*
慢性眶内炎症 chronische intraorbitale Entzündung *f*
慢性溃疡 chronisches Ulkus (od. Geschwür) *n*
慢性溃疡性单纯疱疹 chronischer ulzeröser Herpes simplex *m*
慢性溃疡性回肠结肠炎 Ileocolitis ulcerosa chronica *f*
慢性溃疡性结肠炎 Colitis ulcerosa chronica *f*
慢性溃疡性空肠炎 chronische ulzerative Jejunitis *f*
慢性溃疡性牙骨髓炎 chronische ulzeröse Pulpitis *f*
慢性阑尾炎 chronische Appendizitis *f*, Appendicitis chronica *f*
慢性阑尾周围炎 chronische Periappendizitis *f*
慢性狼疮样利什曼病 chronische lupöse Leishmaniase *f*
慢性劳损 chronische Überanstrengung *f*, chronische Zerrung *f*, chronische Verstauchung *f*
慢性粒单核细胞白血病 chronische myelomonozytische Leukämie (CMML) *f*
慢性粒细胞[性]白血病 chronische granulozytäre Leukämie *f*, chronische myeloische Leukämie *f*
慢性粒细胞白血病急变 akute Transformation von chronischer myeloischer Leukämie *f*
慢性粒细胞白血病原始细胞危象 Blastenkrise der chronischen myeloischen Leukämie *f*
慢性粒细胞减少症 chronische Granulo (zyto) penie *f*
慢性粒细胞性白血病 chronische granulozytäre (od. myeloische) Leukämie *f*
慢性粒性咽炎 Pharyngitis granulosa chronica *f*
慢性痢疾 chronische Dysenterie *f*
慢性链球菌性溃疡 chronische Streptokokkengeschwür *f*
慢性淋巴管炎 chronische Lymphangitis *f*
慢性淋巴结炎 chronische Lymphadenitis *f*
慢性淋巴水肿 chronisches Lymphödem *n*
慢性淋巴细胞性白血病 chronische lymphatische Leukämie *f*
慢性淋巴细胞性甲状腺炎 chronische lymphozytäre Thyr (e) oiditis *f*
慢性淋巴性甲状腺炎 chronische lymphatische Thyreoiditis *f*
慢性淋病 chronische Gonorrhöe *f*
慢性淋球菌[菌]血症 chronische Gonohämie *f*
慢性磷中毒 chronische Phosphorvergiftung *f*, Phosphorismus *m*
慢性卵巢炎 chronische Oophoritis *f*
慢性滤泡性胃炎 chronische follikuläre Gastritis *f*
慢性吗啡中毒 chronische Morphinvergiftung *f*, Morphinismus *m*
慢性麦角中毒 chronischer Ergotismus *m*
慢性毛囊炎 chronische Follikulitis *f*
慢性锰中毒 chronische Manganvergiftung *f*
慢性弥漫性迷路炎 chronische diffuse Labyrinthitis *f*
慢性弥漫性肾小球性肾炎 chronische diffuse Glomerulonephritis *f*
慢性迷路病 chronische labyrinthopathie *f*, Labyrinthose *f*
慢性糜烂性胃炎(痘疮样胃炎) chronische erosive Gastritis *f*
慢性泌尿道感染 chronische Harnwegsinfektion *f*
慢性摩擦音性腕滑膜炎 Synovi (ali) tis crepitans chronica der Handwurzel *f*
慢性摩拉克氏菌结膜炎 chronische Diplobazillen Konjunktivitis *f*, Morax*-Axenfeld* Konjunktivitis *f*
慢性木板样甲状腺炎 chronische holzige Thyreoiditis *f*
慢性钼中毒 chronische Molybdänvergiftung *f*, Molybdänose *f*
慢性难治性疼痛 chronischer hartnäckiger Schmerz *m*
慢性囊性乳腺病 Mastopathia chronica cystica *f*, Zystenmamma *f*
慢性囊性乳腺炎 Mastitis chronica cystica *f*
慢性囊性胃炎 chronische zytische Gastritis *f*
慢性囊肿性肠炎 Enteritis chronica cystica *f*
慢性脑病综合征 chronisches Hirnsyndrom *n*
慢性脑积水 chronischer Hydrozephalus *m*
慢性脑膜炎 chronische Meningitis *f*
慢性脑膜炎球菌败血症 chronische Meningokokkenseptikämie *f*

慢性脑膜炎球菌血症 chronische Meningokohkensepsis *f*
慢性脑损伤 chronische Gehirnverletzung *f*
慢性脑综合征 chronisches Gehirnsyndrom *n*
慢性内皮损伤 chronische Endothelverletzung *f*
慢性尿道球腺炎 chronische Cowperitis *f*
慢性尿道炎 chronische Urethritis *f*
慢性尿毒症 chronische Urämie *f*
慢性尿潴留 chronische Harnretention *f*
慢性脓毒病 chronische Sepsis *f*, Chronioseptikämie *f*
慢性脓皮病 chronische Pyodermie *f*, chronische Pyodermatose *f*
慢性脓气胸 chronischer Pyopneumothorax *m*
慢性脓胸 chronisches Empyem *n*
慢性脓肿 chronischer Abszeß *m*
慢性疟 chronische Malaria *f*
慢性排斥 chronische Rejektion (od. Abstoßung) *f*
慢性排斥(异)反应 chronische Rejektion *f*
慢性排斥反应合并突发性急性排斥反应 chronische Abstoßungsreaktion mit einer plötzlichen akuten Reaktion *f*
慢性排菌者 chronischer Bazillenausscheider *m*
慢性盘状红斑性狼疮 chronischer diskoider Lupus erythematodes *m*
慢性膀胱三角区炎 chronische Trigonitis *f*
慢性膀胱炎 chronische Zystitis *f*
慢性盆腔蜂窝组织炎症 chronische Beckenphlegmone (od. Pelvizellulitis) *f*
慢性盆腔疼痛综合征 chronisches Schmerzsyndrom des Beckens (CPPS) *n*
慢性盆腔痛 chronischer Beckenschmerz *m*
慢性盆腔炎 chronische Beckenentzündung *f*
慢性皮肤红斑性狼疮 chronischer kutane Lupus erythematodes *m*
慢性皮肤溃疡 chronisches Hautgeschwür *n*
慢性皮肤黏膜念珠菌病 chronische mukokutane Candidiasis *f*
慢性皮霉菌病 chronische Hautmykose *f*, Mycosis cutis chronica *f*
慢性皮炎 chronische Dermatitis *f*
慢性皮质下脑炎 chronische subkortikale Enzephalitis *f*, Encephalitis subcorticalis chronica *f*
慢性铍病 chronische Berylliumkrankheit *f*, chronische Berylliose *f*
慢性铍中毒 chronische Berylliumvergiftung *f*, chronische Beryll(i)ose *f*
慢性疲劳 chronische Ermüdung *f*
慢性疲劳综合征 chronisches Erschöpfungssyndrom *n*, chronisches Fatigue-Syndrom *n*
慢性破坏性非化脓性胆管炎 chronische destruktive nichteitrige Cholangitis *f*
慢性普通型病毒性肝炎 allgemein-chronische virale Hepatitis *f*
慢性期 chronische Phase *f*
慢性气胸 chronischer Pneum(at)othorax *m*
慢性器质性痴呆 chronische organische Demenz *f*
慢性迁延型肝炎 chronische persistierende Hepatitis *f*
慢性铅中毒 chronische Bleivergiftung *f*, Saturnismus *m*
慢性前列腺纤维化 chronische Fibrose der Prostata *f*, chronische Prostatafibrose *f*
慢性前列腺炎 chronische Prostatitis *f*
慢性浅表性皮炎 chronische superfizielle Dermatitis *f*
慢性浅表性胃窦炎 chronische superfizielle Antrumgastritis *f*
慢性浅表性胃炎 chronische oberflächliche Gastritis *f*
慢性侵袭性甲状腺炎 chronische invasive Thyreoiditis *f*
慢性侵袭性真菌性鼻-鼻窦炎 chronische invasive fungale Rhinosinusitis *f*
慢性龋 chronische Karies *f*
慢性全[鼻]窦炎 chronische Pansinusitis *f*
慢性全身粟粒性结核病 chronische systemische Miliartuberkulose *f*
慢性缺铜 chronischer Kupfermangel *m*
慢性缺血性二尖瓣反流 chronische ischämische Mitralklappeninsuffizienz *f*
慢性缺血性结肠炎 chronische ischämische Kolitis *f*
慢性缺血性小肠炎 chronische ischämische Enteritis *f*
慢性缺血性心脏病 chronische ischämische Herzkrankheit *f*
慢性染毒 chronische Exposition *f*
慢性热应激 chronische Wärmestress *m*
慢性日光性皮炎 chronische Solar-Dermatitis *f*
慢性绒毛[增生]性关节炎 chronische villöse Arthritis *f*, Arthritis villosa chronica *f*
慢性溶血 chronische Hämolyse *f*
慢性溶血性贫血 chronische hämolytische Anämie *f*
慢性肉芽瘤 chronisches Granulom *n*
慢性肉芽性鼓膜炎 chronische granulierende Myringitis *f*, Myringitis granulomatosa chronica *f*
慢性肉芽性肿病 chronische Granulomatose *f*
慢性肉芽肿 chronisches Granulom *n*
慢性肉芽肿反应 chronische granulierende Reaktion *f*
慢性肉芽肿性乳腺炎(小叶周乳腺炎) chronische granulomatöse Mastitis *f*, perilobuläre Mastitis *f*
慢性肉芽肿性炎 chronische granulierende Entzündung *f*
慢性肉芽肿性黏膜皮肤念珠病 chronische granulierende mukokutane Candidiasis *f*
慢性乳房囊性病 Mastopathia chronica cystica *f*, Zystenmamma *f*
慢性乳房脓肿 chronischer Brustabszess *m*
慢性乳头状溃疡性脓皮病 Pyodermia chronica papillaris et exulcerans *f*
慢性乳突炎 chronische Mastoiditis *f*
慢性乳腺病 chronische Mastopathie *f*
慢性乳腺炎 chronische Mastitis *f*, Mastitis chronica *f*
慢性乳晕脓肿 chronischer Abszess der Areola *m*
慢性腮腺炎 chronische Parotitis *f*
慢性色素性紫癜 Purpura pigmentosa chronica *f*
慢性筛窦炎 chronische Ethmoid(oanthr)itis *f*, Sinusitis ethmoidalis chronica *f*
慢性上颌窦炎 Sinusitis maxillaris chronica *f*
慢性舌乳头炎 Papillitis lingualis chronica *f*
慢性舌炎 Glossitis chronica *f*
慢性砷中毒 chronische Arsenvergiftung *f*, Arsenizismus *m*
慢性神经细胞变性 chronische Neurozytodegeneration *f*
慢性神经性口炎 Stomatitis neurotica chronica *f*
慢性肾变病 chronische Nephrose *f*
慢性肾功能不全 chronische Niereninsuffizienz *f*
慢性肾功能衰竭 chronisches Nierenversagen *n*
慢性肾功能衰竭急性发作 Akuter Anfall des chronischen Nierenversagens *m*
慢性肾上腺皮质功能低下症 chronische Nebennierenrindeninsuffizienz *f*
慢性肾上腺皮质机能不全危象 Krise der chronischen adrenokortikalen Insuffizienz *f*
慢性肾上腺炎 chronische Adren(al)itis *f*
慢性肾衰竭 chronisches Nierenversagen *n*
慢性肾衰贫血 chronische Niereninsuffizienzanämie *f*
慢性肾小球[性]肾炎(慢性肾炎) chronische Glomerulonephritis *f*
慢性肾血管舒张 chronische renale Vasodilatation *f*
慢性肾炎 chronische Nephritis *f*
慢性肾炎综合征 chronisches nephrotisches Syndrom *n*
慢性肾盂积脓 chronische Pyonephrose *f*
慢性肾盂肾炎 chronische Pyelonephritis *f*
慢性肾脏疾病 chronische Nierenerkrankung *f*

慢性肾周炎 chronische Perinephritis *f*
慢性渗出性盘状及苔藓样皮炎综合征 chronisches exsudatives diskoides und lichenoides Dermatitissyndrom *n*
慢性声门下喉炎 Laryngitis subglottica chronica *f*
慢性声损伤 chronisches Knalltrauma *n*
慢性湿疹 chronisches Ekzem *n*
慢性十二指肠梗阻 chronischer duodenaler Ileus *m*
慢性十二指肠郁滞 chronische duodenale Stase *f*
慢性实验 chronisches Experiment *n*
慢性食管炎 chronische Ösophagitis *f*
慢性室管膜炎 chronische Ependymitis *f*
慢性嗜酸粒细胞肺炎 chronisches eosinophiles Lungeninfarkt *n*, (od. Pneumonie *f*), Löffler* Syndrom *n*
慢性嗜酸性粒细胞白血病 chronische eosinophile Leukämie (CEL) *f*
慢性输精管炎 chronische Deferentitis *f*
慢性输卵管炎 chronische Salpingitis *f*
慢性输尿管炎 chronische Ureteritis *f*
慢性丝虫病 chronische Filariasis *f*
慢性死亡 chronischer Tod *m*
慢性髓系白血病 chronische myeloische Leukämie *f*
慢性髓细胞性白血病 chronische myeloische Leukämie *f*
慢性髓性白血病 chronische myeloische Leukämie *f*
慢性损害 chronische Schädigung *f*
慢性损伤性颅内血肿 chronisches traumatisches intrakramiales Hämatom *n*
慢性缩窄性心包炎 chronsche konstriktive Perikarditis *f*
慢性铊中毒 chronische Thalliumvergiftung *f*
慢性苔藓样角化病 Keratosis lichenoides chronica *f*, chronische lichenoide Keratose *f*
慢性苔癣样糠疹 Pityriasis lichenoides chronica *f*
慢性特发性鼓膜炎 chronische idiopathische Myringitis *f*
慢性特发性黄疸 chronischer idiopathischer lkterus *m*
慢性特发性黄瘤病 chronische idiopathische Xanthomatose *f*, Hand*-Schüler*-Christian* Krankheit *f*
慢性特发性小肠假性梗阻 chronische idiopathische intestinale Pseudoobstruktion *f*
慢性特发性胰腺炎 chronische idiopathische Pankreatitis *f*
慢性疼痛[性]人格综合征 chronisch leidendes Persönlichkeitssyndrom *n*
慢性疼痛理论(慢性疼痛学说) chronische Schmerztheorie *f*
慢性体温过低 chronische Hypothermie *f*
慢性天疱疮 chronischer Pemphigus *m*, Pemphigus vulgaris (chronicus) *m*
慢性痛风 chronische Gicht *f*
慢性脱敏治疗 chronische Desensibilisierung *f*
慢性外耳炎 chronische Otitis externa *f*
慢性顽固性的 inveteriert, inveterat (-us, -a, -um)
慢性顽固性精神病 chronische Akromanie *f*
慢性萎缩性鼻炎 chronische atrophische Rhinitis *f*
慢性萎缩性喉炎 chronische atrophische Laryngitis *f*
慢性萎缩性肾盂肾炎 chronische atrophische Pyelonephritis *f*
慢性萎缩性苔癣样皮炎 Dermatitis lichenoides chronica atrophicans *f*
慢性萎缩性胃炎 chronische atrophische Gastritis *f*
慢性萎缩性咽炎 chronische atrophische Pharyngitis *f*
慢性萎缩性幽门窦炎 chronische atrophische Antrumgastritis *f*
慢性萎缩性肢端皮炎 chronische atrophische Acrodermatitis *f*
慢性萎缩性子宫旁炎 Parametritis chronica atrophicans *f*
慢性未分化型精神分裂症 chronische undifferenzierte Schizophrenie *f*
慢性胃肠炎 chronische Gastroenteritis *f*
慢性胃窦炎 chronische antrale Gastritis *f*
慢性胃溃疡 chronisches Magenulkus *n*
慢性胃扭转 chronischer Magenvolvulus *m*
慢性胃炎 chronische Gastritis *f*
慢性胃液溢 chronische Gastrohydrorrhoe *f*
慢性无胆色素尿性黄疸 chronischer acholurischer Ikterus *m*
慢性无症状携带者 chronischer asymptomatischer Träger *m*
慢性舞蹈病 Chorea chronica *f*, Huntington* Chorea *f*
慢性吸收性关节炎 chronische absorptive Arthritis *f*
慢性硒中毒 chronische Selenvergiftung *f*
慢性细菌性痢疾 chronische Bazillenruhr *f*, chronische baktrielle Dysenterie *f*
慢性细菌性前列腺炎 chronische bakterielle Prostatitis *f*
慢性纤维包围性腹膜炎 Peritonitis chronica fibrosa encapsulans *f*, Peritonitis fibroplastica *f*
慢性纤维化肉芽肿反应 chronische fibröse granulomatöse Reaktion *f*
慢性纤维化性肺曲霉病 chronische fibröse pulmonale Aspergillose *f*
慢性纤维空洞型肺结核 chronische fibrokavernöse Lungentuberkulose *f*
慢性纤维性肺炎 chronische fibröse Pneumonie *f*, chronische interstitielle Pneumonie *f*
慢性纤维性甲状腺炎 chronische fibröse Thyr(e)oiditis *f*
慢性纤维性乳腺炎 Mastitis chronica fibrosa *f*
慢性纤维性纵隔炎 Mediastinitis fibrosa chronica *f*
慢性涎腺炎 chronische Speicheldrüsenentzündung *f*, Sialadenitis chronica *f*
慢性限制性综合征 chronisches einschränkendes Syndrom *n*
慢性腺性膀胱炎 Cystitis cystica (s. glandularis) chronica *f*
慢性消耗病态 chronischer Erschöpfungszustand *m*
慢性消耗性疾病 chronische Erschßpfungskrankheit *f*
慢性消化性溃疡 chronisches peptisches Geschwür *n*, chronisches Magengeschwür *n*
慢性小肠假性梗阻 chronische intestinale Pseudoobstruktion *f*
慢性小脑扁桃体疝 chronische tonsilläre Hernie *f*, Hernia tonsillaris chronica *f*
慢性小脑扁桃体突出 chronische tonsilläre Hernie *f*, Hernia tonsillaris chronica *f*
慢性效应 chronischer Effekt *m*
慢性携带者 chronischer Träger *m*, chronischer Dauerausscheider *m*
慢性心瓣膜病 chronischer Herzklappenfehler *m*, chronisches Klappenvitium *n*
慢性心包炎 chronische Perikarditis *f*
慢性心功能不全 chronische Herzinsuffizienz *f*
慢性心肌炎 chronische Myokarditis *f*
慢性心力衰竭 chronisches Herzversagen *n*
慢性心内膜炎 chronische Endocarditis *f*
慢性锌中毒 chronische Zinkvergiftung *f*
慢性型肝昏迷 chronisches Leberkoma *n*
慢性胸膜炎 chronische Pleuritis *f*
慢性溴中毒 chronische Bromvergiftung *f*, Bromismus *m*
慢性血卟啉症 Häm(at)oporphyrinsmus *m*, Hämatoporphyrie *f*
慢性血行播散型肺结核 chronische hämatogene disseminierte Lungentuberkulose *f*
慢性血清病 chronische Serumkrankheit *f*
慢性血清性肾炎 chronische Serumnephritis *f*
慢性血栓栓塞性肺动脉高压 chronische thromboembolische Pulmonalhypertension *f*
慢性血吸虫虫卵结节 chronische Schistosomengranulome *n pl*
慢性血吸虫性直肠炎 chronische Rektumschistosomiasis *f*
慢性血源性骨髓炎 chronische hämatogene Osteomyelitis *f*
慢性血肿 chronisches Hämatom *n*
慢性荨麻疹 chronische Urtikaria *f*
慢性牙槽脓肿 chronischer Alveolarabszeß *m*

慢性牙髓炎 chronische Pulpitis *f*
慢性牙周炎 chronische Parodontitis *f*
慢性咽鼓管炎 chronischer Tubenkatarrh *m*, chronische Eustachitis *f*
慢性咽喉炎性发音困难 Dysphonia clericorum *f*
慢性咽炎 chronische Pharyngitis *f*
慢性炎 chronische Entzündung *f*
慢性炎(症)性脱髓鞘性多发性神经病 chronische inflammatorische demyelinisierende Polyneuropathie *f*
慢性炎细胞浸润 chronische inflammatorische Infiltration *f*
慢性炎性肠病 chronische entzündliche Darmerkrankung *f*
慢性炎性脱髓鞘多神经根神经病 chronisch-entzündliche demyelinisierende Polyradikuloneuropathie *f*
慢性炎症 chronische Entzündung *f*
慢性炎症性关节炎 chronische entzündliche Arthritis *f*
慢性炎症性疾病 chronische entzündliche Erkrankung *f*
慢性眼肌炎 chronische intraorbitale Myositis *f*
慢性羊水过多 chronisches Polyhydramnion *n*
慢性氧中毒综合征 chronisches Sauerstofftoxizität-Syndrom *n*
慢性痒疹 chronische Prurigo *f*, chronische Juckkrankheit *f*
慢性腰劳损 chronische Lendenüberanstrengung *f*, chronische Psoaszerrung *f*
慢性胰腺炎 chronische Pankreatitis *f*
慢性胰原性腹水 chronischer pankreatogener Aszites *m*
慢性移植物功能丧失 chronische Transplantatdysfunktion *f*
慢性移植物抗宿主病 chronische Graft-versus-Host-Krankung *f*(GVHD)
慢性移植物排斥 chronische Transplantatabstoßung *f*
慢性移植物肾病 chronische Allograft-Nephropathie *f*
慢性遗传性非溶血性黄疸 chronischer familiärer nicht-hämolytischer Ikterus *m*
慢性乙醇中毒 chronische Ethanolvergiftung *f*
慢性乙型肝炎 chronische Hepatitis B *f*
慢性抑郁[症] chronische Depression *f*
慢性阴囊感染 chronische Skrotalinfektion
慢性龈炎 chronische Gingivitis *f*
慢性婴儿神经皮肤关节综合征 chronisches infantiles neurologisches Haut-und Gelenk-Syndrom *n*
慢性营养不良 chronische Unterernährung *f*, chronische Mangelernährung *f*
慢性应激 chronischer Stress *m*
慢性硬化性颌下腺炎(库特纳瘤) chronische sklerosierende Sialadenitis *f*, Kuttner* Tumor *m*
慢性硬化性肾小球肾炎 chronische sklerosierende Glomerulonephritis *f*
慢性硬膜下出血 chronische Subduralblutung *f*
慢性硬膜下血肿 chronisches Subduralhämatom *n*
慢性硬脑膜下出血 chronische subdurale Blutung *f*
慢性幽门窦胃炎 chronische Antrumgastritis *f*
慢性游走性红斑 Erythema migrans chronicum *n*, Wanderrote *f*
慢性淤血性脾肿大 chronische kongestive Splenomegalie *f*
慢性阈剂量 chronische Schwellendosis *f*
慢性阈浓度 chronische Schwellenkonzentration *f*
慢性阈值 chronischer Schwellenwert *m*
慢性原发性肾上腺皮质功能低下症 Addison* Krankheit *f*
慢性原发性胰腺炎 chronische primäre Pankreatitis *f*
慢性运动或发声抽动 chronischer motorischer oder vokaler Tic *m*
慢性运动或发声抽动障碍 chronische motorische oder vokale Ticsstörung *f*
慢性再障 chronische aplastische Anämie *f*
慢性躁狂[症] chronische Manie *f*
慢性增生性胆管炎 chronisch-proliferative Cholangitis *f*
慢性增生性肝周炎 chronische hyperplastische Perihepatitis *f*, Perihepatitis chronica fibrosa *f*, Zuckergußleber *f*
慢性增生性喉炎 chronische hyperplastische Laryngitis *f*
慢性增生性牙髓炎 chronische hyperplastische Pulpitis *f*
慢性增生性咽炎 Pharyngitis hyperplastica chronica *f*
慢性增殖腺炎 Adenoiditis chronica *f*
慢性增殖性腹膜炎 chronische proliferative Peritonitis *f*
慢性粘连[性病变] chronische Verwachsung *f*
慢性粘连性中耳炎 Otitis media adhaesiva chronica *f*
慢性粘膜皮肤念珠菌病 chronisch-mukokutane Candidiasis *f* (Kandidose *f*)
慢性支气管炎 chronische Bronchitis *f*
慢性脂性肾变病 chronische Lipoidnephrose *f*
慢性直肠炎 chronische Proktitis *f*
慢性智能障碍性躁狂症 geistig gestörte chronische Manie *f*
慢性中毒 chronische Vergiftung *f*, chronische Intoxikation *f*
慢性中耳炎 chronische Otitis media *f*
慢性中性粒细胞白血病 chronische neutrophile Leukämie *f*
慢性舟月骨[关节]不稳 chronische skapholunäre Instabilität *f*
慢性周围动脉闭塞 chronischer peripherer Arterienverschluß *m*
慢性主动脉周围炎 chronische Periaortitis *f*
慢性主质性肾炎 chronische parenchymatöse Nephritis *f*
慢性椎关节强硬 Spondylosis ankylopoetica chronica *f*
慢性子宫复原不全 Subinvolutio uteri chronica *f*
慢性子宫颈炎 chronische Zervizitis *f*
慢性子宫内膜炎 chronische Endometritis *f*
慢性子宫炎 chronische Metritis *f*
慢性自身免疫性卵巢炎 chronische autoimmunische Oophoritis *f*
慢性阻塞性肺部疾病 chronische Obstruktionslungen-krankheit *f*, chronische obstruktive Lungenerkrankung *f*
慢性阻塞性肺疾患(肺慢性阻塞性疾病) chronische obstruktive Lungenkrankheit *f*
慢性阻塞性肺疾患康复 Rehabilitation der chronischen obstruktiven Lungenerkrankung *f*
慢性阻塞性肺气肿 chronisches Obstruktionsemphysem *n*
慢性阻塞性肺炎 chronische Obstruktionspneumonie *f*
慢性阻塞性腮腺炎 chronische obstruktive Parotitis *f*
慢性作用 chronische Wirkung *f*
慢修复 langsame Reparatur *f*
慢胰岛素 Lente-Insulin *n*
慢乙酰化者 langsamer Azetylator *m*
慢诱导 langsame Induktion *f*
慢震颤 grobschläger Tremor *m*, Tremor tardus *m*
慢中子 langsames Neutron *n*
慢[作用]胰岛素 Lente-Insulin *n*

MANG 芒盲茫牤莽蟒

máng 芒盲茫牤

芒 Granne *f*, Arista *f*
芒柄花 Ononis spinosa *f*
芒柄花甙 Ononin *n*
芒柄花属 Ononis *f*
α-芒柄花萜醇 α-Onocerin *n*
芒柄蜡素 Onocerin *n*
芒果 Mango *f*, Mangifera indica *f*
芒果甙 Mangiferin *n*
芒果属 Mangifera *f*
芒果树 Mangobaum *m*
芒皮炎 Mango-Dermatitis *f*
芒罗微小脓肿 Munro* Mikroabszess *m*(皱缩多核白细胞在表皮集结,见于皮肤病)
芒图汗孔角化病 Mantoux* Porokeratose *f*
芒图氏反应 Mantoux* Reaktion (od. Probe) *f*
芒图氏试验 Mantoux* Probe *f*, intrakutane Tuberkulin-Test *m*

芒硝 Glaubersalz *n*, Mirabilit *m*, Natriumsulfat *n*
芒羽扇豆碱 Dilupin *n*
盲 Blindheit *f*, Erblindung *f*, Anop(s)ie *f*, Ablepsie *f*
盲,文化的(文盲) Analphabet *m*
盲肠 Blinddarm *m*, Zökum *n*, Zäkum *n*, Caecum *n*
盲肠癌 Blinddarmkarzinom *n*, Zäkumkarzinom *n*
盲肠钡影残缺 Füllungsdefekt des Blinddarms *m*
盲肠襞 Plicae cecales *f pl*
盲肠部分切除术 partielle zäkumresektion *f*, Zäkumteilresektion *f*
盲肠胆囊炎 Typhlocholezystitis *f*
盲肠的 zökal, zäkal, caecal(-is, -is, -e)
盲肠缝合术 Zäkorrhaphie *f*, Typhlorrhaphie *f*
盲肠固定术 Zäkopexie *f*, Zäkumfixation *f*
盲肠横结肠吻合术 Zakotransversostomie *f*
盲肠后的 postzäkal, retrozäkal, postcaecal(-is, -is, -e)
盲肠后动脉 Arteria caecalis posterior *f*
盲肠后腹膜外阑尾炎 Appidicitis retrocaecalis extraperitonealis *f*
盲肠后淋巴结 retrozäkale Lymphknoten *m pl*, Nodi lymphatici retrocaecales *m pl*
盲肠后疝 Retrozäkalhernie *f*, Hernia retrocaecalis *f*, Rieux* Hernie *f*
盲肠后隐窝 Recessus retrocaecalis *m*
盲肠集合淋巴样组织 Blinddarm-Tonsille *f*
盲[肠]结肠 Zäkokolon *n*
盲[肠]结肠的 zäkokolisch
盲肠结肠吻合术 Zäkokolostomie *f*
盲肠结肠炎 Zäkokolitis *f*, Typhlokolitis *f*
盲肠结核 Zäkumtuberkulose *f*
盲肠痉挛 Zäkumkrampf *m*, Typhlospasmus *m*
盲肠巨大 Zäkummegalie *f*, Typhlomegalie *f*
盲肠溃疡 Zäkumulkus *n*
盲肠类癌 Zäkumkarzinoid *n*
盲肠粘液囊肿 Zäkummukozele *f*
盲肠扭转 Zäkumvolwlus *m*, Zäkumtorsion *f*
盲肠脓肿 Zäkumabszeß *m*
盲肠旁炎 Paratyphlitis *f*
盲肠膨胀 Typhlektasie *f*
盲肠憩室 Blinddarmdivertikel *n*
盲肠前动脉 Arteria caecalis anterior *f*
盲肠前淋巴结 Nodi lymphatici praecaecales *m pl*
盲肠切除术 Zäkumresektion *f*, Typhlektomie *f*
盲肠切开术 Zäkotomie *f*
盲肠[升]结肠固定术 Zäkokolopexie *f*
盲肠升结肠折定术 Zakokoloplikopexie *f*
盲肠石病 Zäkumlithiase *f*, Typhlolithiasis *f*
盲肠输尿管吻合术 Zäkoureterostomie *f*
盲肠突 Processus caecalis *m*
盲肠突出 Zäkozele *f*, Typhlocele *f*
盲肠系膜 Mesozäkum *n*
盲肠系膜的 mesozäkal
盲肠狭窄 Zäkostenose *f*, Typhlostenosis *f*
盲肠下垂 Zäkoptose *f*, Typhloptosis *f*
盲肠腺癌 Zäkumadenokarzinom *n*
盲肠性蛋白尿 Typhloalbuminurie *f*
盲肠血管襞 Plica caecalis vascularis *f*
盲肠炎 Zäkumentzündung *f*, Typhlenteritis *f*, Typhlitis *f*
盲肠乙状结肠造口术 Zäkosigmoid(e)ostomie *f*
盲肠乙状结肠造口吻合术 Zäkosigmoid(e)ostomie *f*
盲肠造口 Zäkofistel *f*, Zäkostomie *f*
盲肠造瘘(口)术 Zäkostomie *f*
盲肠折叠术 Zäkoplikation *f*
盲肠周[围]的 perizäkal, perityphlisch
盲肠周的 perizäkal, perityphlisch
盲肠周脓肿 perityphlischer Abszeß *m*
盲肠周炎 Perityphlitis *f*
盲道 Pflaster für Blinde *n*
盲的 ① blind ② zäkal, caec(-us, -a, -um), coecal(-is, -is, -e)
盲点 Blindfleck *m*, Skotom *n*, Punctum caecum *n*, Macula caeca *f*
盲点计 Skotometer *n*
盲端 Zäkum *n*, Zökum *n*, Caecum *n*
盲法试验 Blindversuch *n*, Blindstudie *f*
盲法研究 Blindstudie *f*
盲管 ① Blindröhre *m* ② Blindsack *m*
盲管枪[弹]创 Steckschuß *m*
盲管伤 blindröhrenförmige Verletzung *f*
盲管型腺病 blindröhrenförmige Adenose *f*
盲孔 Foramen caecum *n*
盲路 Sackgasse *f*
盲目标准 Standard für Blindheit *n*
盲目传代 Blindpassage *f*
盲目的 blind
盲目(探)气管插管 blinde Intubation *f*
盲目职业 Stellung ohne Aussteigsmöglichkeiten *f*, aussichtlose Arbeit *f*
盲囊 Blindsack *m*, Tasche *f*
盲袢综合征 Syndrom der blinden Schlinge *n*, Blindsacksyndrom *n*
盲潜蚤 Tunga caecigena *f*
盲曲 Blindsack *m*, blind-loop <engl.>
盲人表 Blindenuhr *f*
盲人测验 Blindtest *m*
盲人灯塔 Leuchtturm für die Blindheit *m*
盲人手杖 Blindenstock *m*
盲人书写辅助器 Schreibenshilfsmittel für Blinde *n*
盲人文具 Schreibwaren für Blinde *f pl*
盲人写字机 Blindenschreibmaschine *f*
盲人阅读辅助器 Lesehilfsmittel für Blinde *n*
盲人走动辅助器 Mobilitätshilfsmittel für Blinde *n*
盲审 Blindgutachten *n*
盲试验 Blindversuch *m*
盲探插管术 blinde Intubation *f*
盲童学校 Blindenschule *f*
盲文触点模式 Braille* Schrift *f*, Blindenschrift *f*
盲信 Fanatismus *m*
盲学 Typhlologie *f*
盲杖 Blindenstock *m*
茫然的 verwirrt, vage, ungewiß, unsicher
牻牛儿[基] Geranyl *n*
牻牛儿[基]焦磷酸 Geranylpyrophosphat *n*
牻牛儿醇 Geraniol *n*
牻牛儿醛 Geranial *n*, Geranaldehyd *m*
牻牛儿酸 Geraniumsäure *f*
牻牛儿酯氢醌 Geranylhydrochinon *n*

mǎng 莽蟒

莽草 Sikimifrucht *f*, Illicium anisatum(s. religiosum) *n*
莽草毒素 Sikimitoxin *n*
莽草素 Shikimin *n*
莽草酸 Shikimisäure *f*
莽草酸途径 Shikimisäureweg *m*
莽草子中毒 Illicium religiosum-Vergiftung *f*
蟒蛇 Tigerpithon *m*, Python molurus bivittatus *m*, Boa constrictor *f*

MAO 猫毛矛茅锚冒贸耄帽貌

māo 猫

猫孢子丝菌病 feline Sporotrichose *f*
猫肠炎 Katzenenteritis *f*
猫传染性粒细胞缺乏症 infektiöse Katzenpanleukopenie *f*, Katzenpest *f*
猫喘鸣(Katzen-) Schnurren *n*, (Katzen-) Schwirren *n*
猫喘样震颤(Katzen-) Schwirren *n*
猫喘音 Schnurren *n*, Katzenschwirren *n*
猫喘音样的 schnurrenartig
猫儿叫病 Katzenschrei-Syndrom *n*, Lejeune* Syndrom *n*
猫耳螨 Notoedresmilbe *f*, Katzenräude *f*, Notoedres cati
猫肺并殖吸虫 Paragonimus kellicotti *m*
猫肺吸虫 Katzenlungenegel *m*
猫肺炎衣原体 Chlamydozoon der Katzenpneumonie *n*
猫肝吸虫 Katzenleberegel *m*
猫弓首线虫 Toxocara cati *f*
猫海绵状脑病 katzenspongiförmige Enzephalopathie *f*
猫后睾吸虫 Opisthorchis felineus *m*
猫获得性免疫缺陷综合征 katzenartiges erworbenes Immundefektsyndrom *n*
猫叫综合征 Katzenschrei-Syndrom *n*, Lejeune* Syndrom *n*
猫科 Felidae *pl*
猫恐怖 Galeophobie *f*, Gatophobie *f*, Aelurophobie *f*
猫粒细胞缺乏症 Katzenpanleukopenie *f*
猫尿氨酸 Felinin *n*
猫瘟 Katzenpest *f*, Katzenseuche *f*
猫心衣原体 Chlamydophila pecorum *f*
猫眼草 Euphorbia lunulata *f*
猫眼样细睑裂 Aeluropsis *f*
猫眼综合征 Katzenaugen-Syndrom *n*
猫样叫 katzenartiger Schrei *m*
猫样眼综合征 Katzenaugen-Syndrom *n*
猫咬病 Katzenbißkrankheit *f*
猫咬热 Katzenbiss-Fieber *n*
猫源性哮喘 Katzenasthma *n*
猫[栉首(头)]蚤 Katzenfloh *m*, Ctenocephalides felis *m*
猫抓病 Katzenkratzkrankheit *f*, Felinose *f*, Petzetakis* Krankheit *f*
猫抓病性淋巴结炎 Katzenkratzlymphadenitis *f*
猫抓热 Felinose *f*, Katzenkratzkrankheit *f*

máo 毛矛茅锚

毛 Haar *n*, Pilus *m*, Thrix *f*, Capillus *m*
毛(洋)地黄 Digitalis *f*, Fingerhut *m*
毛(洋)地黄处理[法] Digitalisierung *f*
毛(洋)地黄甙 Digitalin *n*
毛(洋)地黄毒[素]糖 Digitoxose *f*
毛(洋)地黄毒甙 Digitoxin *n*, Digitoxosid *n*
毛(洋)地黄毒甙元 Digitoxigenin *n*
毛(洋)地黄粉 Digitalispulver *n*, pulverisierte Digitalis *f*
毛(洋)地黄苷 Digitalin *n*
毛(洋)地黄化 Digitalisierung *f*
毛(洋)地黄黄素 Digicitrin *n*
毛(洋)地黄属 Digitalis *n*
毛(洋)地黄糖 Digitalose *f*
毛(洋)地黄效应 Digitaliseffekt *m*
毛(洋)地黄样的 digitaloid
毛(洋)地黄叶 Folia Digitalis *n pl*
毛(洋)地黄叶甙 Digitophyllin *n*
毛(洋)地黄皂甙 Digitonin *n*
毛(洋)地黄皂甙化物 DigiLonid *n*
毛(洋)地黄皂甙元 Digitonigenin *n*
毛(洋)地黄皂素 Digitonin *n*
毛(洋)地黄中毒 Digitalisvergiftung *f*, Digitalismus *m*
毛[囊]皮脂腺单位 Talgdrüseneinheit *f*
毛[囊]皮脂腺的 Haarfollikel und Talgdrüse betreffend
毛[细管]凝[集]试验 Kapillaröhrchen-Agglutinationstest *m*, kapillärer Agglutinationstest *m*
毛孢子菌属 Trichosporum *n*, Trichosporon *n*
毛笔形的 pinselartig, penicilliform
毛笔形小动脉 pinselartige Arteriole *f*
毛毕属 Trichobilharzia *f*
毛玻璃样(状)的 mattglasartig
毛玻璃样变 milchglasartige Degeneration *f*
毛玻璃样肝细胞 milchglasartige Leberzelle *f*, mattglasähnlicher Hepatozyt *m*
毛玻璃样细胞 Milchglaszelle *f*
毛玻璃影 mattglasartiges Muster *n*
毛糙的 gekräuselt
毛尘肺 Haarstaublunge *f*
毛翅蝇 Köcherfliege *f*
毛虫 Raupe *f*
毛虫皮炎 Raupen(haar)dermatitis *f*
毛刺 Spiculum *n*
毛刺征 Spikula(bildungs)zeichen *n*
毛丛 Haarschopf *m*
毛丛内纤维 intraziliäre Fasern *f pl*
毛丛外纤维 extraziliäre Fasern *f pl*
毛的 haarig, pilar(-is, -is, -e)
毛滴[虫]属 Trichomonas *f*
毛滴虫 Trichomonas *f*
毛滴虫病 Trichomon(i)asis *f*
毛滴虫的 trichonomisch
毛滴虫科 Trichomonadidae *pl*
毛滴虫目 Trichomonadida *f*
毛滴虫性前列腺炎 trichomonale Prostatitis *f*
毛滴虫引起的 trichonomisch
毛地黄毒苷(甙)配基 Digitoxigenin *n*
毛地黄黄酮 Digicitrin *n*, Luteolin *n*
毛地黄皂苷配基 Digitogenin *n*
毛冬青 Ilex pubescens *f*
毛耳 behaarte Ohren *pl*
毛发 Haar *n*, Pilus *m*, Thrix *f*, Capillus *m*
毛发(牙,骨综合征) Haar-Zahn-Knochen-Syndrom *n*
毛发鼻指(趾)综合征 TRP Syndrom *n*, Trichorhinophalangealsyndrom *n*(TRPS)
毛发扁平苔藓 Lichen planopilaris *m*
毛发病 Haarkrankheit *f*, Trichiasis *f*, Tricho(no)sis *f*, Trichopathie *f*
毛发病的 trichopathisch
毛发病恐怖 Tricho(patho)phobie *f*
毛发触觉计 Haarästhesiometer *n*
毛发粗糙 Trichosis setosa *f*
毛发的 haarig, pilar(-is, -is, -e)
毛发端分裂 Haarspaltung *f*, Schizotrichia *f*
毛发发育正常 Eutrichosis *f*
毛发分裂 Haarspaltung *f*
毛发分析 Haaranalyse *f*
毛发干硬 Sklerotrichie *f*, Sklerothrix *f*
毛发干燥 Trichoxerose *f*
毛发感觉 Trichästhesie *f*
毛发感觉测量器 Trichästhesiometer *n*
毛发感觉过敏 Haarallergie *f*
毛发感觉缺失 Trichanästhesie *f*
毛发个人识别 persönliche Haaridentifizierung *f*

毛发管型 Haarkanal *m*
毛发过(增)多 Hypertrichose *f*
毛发横断面 Haarquerschnitt *m*
毛发横断面指数 Haarquerschnittindex *m*
毛发红糠疹 Pityriasis rubra pilaris *f*, Besnier* Flechte *f*, Devergie* Krankheit *f*
毛发灰质营养不良 Trichopoliodystrophie *f*
毛发检验 Trichoskopie *f*
毛发鉴定 Haaridentifizierung *f*
毛发角化病 Keratosis pilaris *f*
毛[发]稀少的 hypotrich, hypotrichotic (-us, -a, -um)
毛发菌 Trichomyceten *pl*
毛发菌病 Trichomykose *f*
毛发糠疹 Pityriasis pilaris *f*
毛发硫营养不良 Trichothiodystrophie *f*
毛发梅毒 Trichosyphilis *f*
毛发霉菌病 Trichomykose *f*
毛发囊肿 Haarzyste *f*
毛发皮质 Haarrinde *f*
毛发平直的 geradhaarig
毛发缺乏 Atrichie *f*, Alopezia *f*
毛发上皮瘤 Trichoepitheliom *n*, Trichofibroakanthom *n*
毛发生成 Piliation *f*
毛发生长初期 Anagen *n*
毛发生长中期 Katagen *n*
毛发生长终期 Telogen *n*
毛发生长周期 Haarwuchsperiode *f*
毛发湿度计 Haarhygrometer *n*
毛发似的 haarartig
毛发髓质 Haarmark *n*, Medulla pili *f*
毛发髓质指数 Haarmarkindex *m*
毛发损伤 Haarverletzung *f*
毛发苔癣 Hornknötchenkrankheit *f*, Lichen pilaris *m*
毛发铁色素 Trichosiderin *n*
毛发退色 Achromotrichie *f*
毛发脱落 Haarausfall *m*, Trichomadesis *f*
毛发萎缩 Trichatrophie *f*
毛发温湿度记录器 Haarthermohygrograph *m*
毛发稀少性无汗[症] hypotrichotische Anhidrose *f*, Anhidrosis hypotrichotica *f*
毛发稀少[症] Hypotrichie *f*, Oligotrichosis *f*, Oligotrichie *f*
毛发稀疏 Hypotrichie *f*, Hypotrichose *f*
毛发细胞型星形胶质细胞瘤 pilozytisches Astrozytom *n*
毛[发]癣菌素 Trichophytin *n*
毛发腺瘤 Trichoadenom *n*
毛发型基底细胞上皮瘤 piläres Basalzellenepitheliom *n*
毛发学 Trichologie *f*, Pilologie *f*
毛发牙骨综合征 Haar-Zahn-Knochen-Syndrom *n*, tricho-deno-ossäres Syndrom *n*, TDO Syndrom *n*
毛发样的 haarartig
毛发移植 Haartransplantation *f*
毛发移植眉再造术 Haartransplantation für Rekonstruktion und Wiederaufbau von Augenbrauen *f*
毛发异常 Haaranomalie *f*, Paratrichose *f*
毛发异色 Heterotrichose *f*
毛发营养 Trichotrophie *f*
毛发油腻 Fetthaarigkeit *f*
毛发运动的 pilomotorisch, haarsträubend
毛发增多 Hypertrichiasis *f*, Pilose *f*
毛[发]着色 Chromotrichie *f*
毛[发]着色不足 Hypochromotrichie *f*
毛[发]着色的 chromotrich
毛发种植 Haartransplantation *f*
毛发周的 peripilär
毛发周期 Haarzyklus *m*
毛发状的 haarförmig, trichoid
毛发状牙孢杆菌 haarförmige Bazillen *m pl*
毛发自落 Autoepilation *f*
毛发[触]痛 Trichalgie *f*, Trichodynie *f*
毛粪石 Haargeschwulst *f*, Tricholith *m*, Trichobezoar *n*
毛干 Haarschaft *m*, Scapus pili *m*
毛纲草素 Eriodin *n*
毛根 Haarwurzel *f*, Radix pili *f*
毛根黑点病 Trichostasis spinulosa *f*
毛根内鞘 innere Haarwurzelscheide *f*
毛根外鞘 äußere Haarwurzelscheide *f*
毛根诱导质粒 Ri-Plasmid *n*, von der Haarwurzel induziertes Plasmid *n*
毛根指数 Harrwurzelindex *m*
毛茛 Ranunculus acer (s. acris) *m*
毛茛甙 Erysid *n*
毛茛黄素 Flavoxanthin *n*
毛茛科 Ranunculaceae *pl*
毛茛属 Ranunculus *m*
毛茛属植物 Butterblume *f*, Eierblume *f*, Hanenfuß *m*, Dottelblume *f*
毛果芸香 Pilocarpus jaborandi *m*
毛果芸香次碱 Pilokarpidin *n*
毛果芸香定(毛果芸香次碱) Pilokarpidin *n*
毛果芸香碱 Pilokarpin *n*, Pilocarpin *n*
毛果芸香碱滴眼剂 Guttae pilocarpinae *f pl*
毛果芸香碱中毒 Pilokarpinvergiftung *f*, Pilokarpinismus *m*
毛果芸香属 Pilocarpus *m*
毛果芸香新碱 Pilosin *n*, Carpidin *n*
毛果芸香叶中毒 Folia Jaborandi-Vergiftung *f*
毛过多 Hypertrichchose *f*, Hypertrichiasis *f*, Pilose *f*
毛孩 behaartes Kind *n*
毛黑变 Melanotrichie *f*
毛黑素细胞 Haarmelanozyt *m*
毛黑座菌 Nigrocupula formosana *f*
毛黑座菌属 Nigrocupula *f*
毛猴乙型肝炎病毒 Woolly-Monkey-Hepatitis-B-Virus *n*
毛花[洋地黄]甙 Digilanid *n*, Lanatosid *n*
毛花[洋地黄]甙丙 Lanatosid C *n*
毛花丙苷强心药 Cediranib *n*
毛花甙丙 Lanatosid C *n*
毛花苷丙 Lanatosid C *n*
毛花毛地黄三合甙 Digilanid *n*
毛花三合甙 Digilanid *n*
毛花洋(毛)地黄 Digitalis lanata *f*
毛基体 Blepharoplast *m*
毛基体基因 Kinetogen *n*
毛基质 Haarmatrix *f*, Matrix pili *f*
毛基质细胞 Haarmatrixzellen *f pl*
毛甲生的 keratinophile
毛尖 Haarspitze *f*
毛交叉 Haarkreuze *n pl*, Cruces pilorum *f pl*
毛角质层 keratöse Schicht des Haares *f*
毛结节病 Piedra *f*
毛结节菌属 Piedraia *f*
毛菌纲 Trichomycetes *pl*
毛菌类 Trichomycetes *pl*
毛壳菌素 Chaetomin *n*
毛壳科 Chaetomiaceae *pl*
毛壳属 Chaetomium *n*
毛孔 Haaröffnung *f*, Hautpore *f*, Porus sudoriferus *m*
毛孔扩大 Porenerweiterung *f*
毛孔瘤 Poroma folliculare *n*

毛孔透药疗法 Poropathie *f*
毛口目 Trichostomatida *f*
毛口[纤虫]目 Trichostomina *pl*
毛库蠓 Culicoides furens *m*
毛块 Egagropilus *m*
毛茛科 Hahnenfußgewächs *n*
毛流(浪) Haarströme *m pl*, Flumina piliorum *n pl*
毛霉[菌]病 Mucomykose *f*, Mocomykosis *f*
毛霉蛋白 Mucorin *n*
毛霉菌 Mukor *m*, Mucor *m*
毛霉菌病 Mukomykose *f*, Mucomycosis *f*
毛霉菌科 Mucoraceae *pl*
毛霉菌属 Mucor *m*
毛霉菌性食管炎 Mukor-Ösophagitis *f*
毛霉菌亚目 Mucorineae *pl*
毛蠓科 Psychodidae *pl*
毛蠓属 Psychoda *f*
毛膜 Trichilemma *f*
毛母细胞瘤 Trichoblastom *n*
毛母质 Haarmatrix *f*, Matrix pili *f*
毛母质癌 Pilomatrixkarzinom *n*
毛母质瘤 Pilomatrixom *n*
毛囊 Haarbalg *m*, Haarsack *m*, (Haar-) Follikel *m*, Folliculus pili *m*
毛囊[恙]虫病 Demodic(id)osis follicularis *f*
毛囊癌 Haafbalgkarzinom *n*
毛囊病 Trichokryptose *f*
毛囊虫 Akarusmilbe *f*, Haarbalgmilbe *f*
毛囊虫病 Haarbalgdemodexie *f*, Demodikose *f*, Demodic(id)-osis follicularis *f*
毛囊刺样终末 lanzettförmige Ende im Follikel *f*
毛囊多毳角栓病 Trichostasis spinulosa *f*
毛囊钙化上皮瘤 Epithelioma calcificans (s. calcificatum) des Haarbalgs *n*
毛囊感受器 Haarfollikelrezeptor *m*, Haarbalgrezeptor *m*
毛囊和毛囊周角化过度病 Hyperkeratosis follicularis et parafollicularis *f*, Kyrle* Krankheit *f*
毛囊及毛囊旁角化过度 Hyperkeratosis follicularis et parafollicularis *f*
毛囊间的 interfollikulär
毛囊角化[病] Keratosis follicularis *f*, Darier* Kerosis *f*
毛囊角化不良 Dyskeratosis follicularis (vegetans) *f*
毛囊角化过度 Follikelhyperkeratose *f*, Hyperkeratosis follicularis *f*
毛囊静止期 ruhige Phase des Haarbalges *m*
毛囊口 (Haar-) Follikelöffnung *f*
毛囊扩大 Follikeldilatation *f*
毛囊瘤 Trichofollikulom *n*
毛囊螨 Haarbalgmilbe *f*, Follikelmilbe *f*, Acarus folliculorum *m*
毛囊螨病 Haarfollikeldemodexie *f*
毛囊性黏蛋白病 follikuläre Mucinosis *f*, Mucinosis follicularis *f*
毛囊黏液性变性 muköse Degeneration des Haarbalgs *f*
毛囊脓疱病 Impetigo follicularis *f*
毛囊强度计 Haarbalg-Intensitätsmesser *n*
毛囊蠕[形]螨 Demodex folliculorum *m*
毛囊蠕[形]螨病 Haarfolikeldemodexie *f*, Demodic (id) osis follicularis *f*
毛囊蠕形螨 Demodex folliculorum *m*
毛囊上皮 Follikelepithel *n*
毛囊上皮瘤 Haarbalgepitheliom *n*
毛囊纤维棘皮瘤 Haarbalgfibroakanthom *n*
毛囊纤维上皮瘤 Haarbalgfibroepitheliom *n*
毛囊性扁平苔藓 follikuläre Planflechte *f*, Lichen planus follicularis *m*
毛囊性干皮病 follikuläres Xeroderma *n*, Haarbalg-Xerodermie *f*
毛囊性红斑黑变病 follikuläre Erythromelanose *f*, Erythromelanosis follicularis *f*
毛囊性角化病 Follikelkeratose *f*
毛囊性角质化过度症 Follikelhyperkeratose *f*
毛囊性角质栓形成 follikulärer keratotischer Zapfen *m*
毛囊性糠疹 Pityriasis folliculorum *f*
毛囊性梅毒疹 follikuläres Syphilid *n*, Syphilis follicularis *f*
毛囊性皮肤萎缩 follikuläre Atrophodermia *f*
毛囊性皮肤萎缩和基底细胞癌 follikuläre Atrophoderma und Basaliom
毛囊性栓 Follikelzapfen *m*
毛囊性银屑病 follikuläre Schuppenflechte *f*, Psoriasis follicularis *f*
毛囊性鱼鳞病 follikuläre Ichthyose *f*, Ichthyosis follicularis *f*
毛囊炎 Haarbalgentzündung *f*, Follikulitis *f*, Epifollikulitis *f*
毛囊炎性脱发 Alopecia follicularis *f*
毛囊脂螨 Haarmilbe *f*, Balgmilbe *f*, Demodex folliculorum *m*
毛囊痣 Haarfollikelnävus *m*
毛囊周的 perifollikulär
毛囊周围的 perifollikulär
毛囊周围肉芽肿 perifollikuläres Granulom *n*
毛囊周围纤维瘤 perifollikuläres Fibrom *n*
毛囊周围纤维增生伴结肠息肉 perifollikuläres Fibrom mit Kolonpolypen *n*
毛囊周炎 Perifollikulitis *f*
毛盘 Haarscheibe *f*
毛盘状瘤 Trichodiskom *n*
毛胚芽 Haarkeim *m*
毛皮 Fell *n*, Pelzwerk *n*, Belag *m*
毛皮层 Trichocutis *f*
毛皮的 pelzig, pelzartig
毛皮帽工寒战病 Hutmacher-Zittern *n*
毛皮脂单位 (Haar-) Talgdrüsen-Einheit *f*
毛皮脂腺囊 Talgdrüsenfollikel *m*
毛皮脂腺囊肿 Talgdrüsenzyste *f*
毛皮质 Haarrinde *f*
毛平滑肌瘤 Piloleiomyom *n*
毛鞘 Haarscheide *f*, Vagina pili *f*
毛鞘棘皮瘤 Haarscheidenakanthom *n*
毛球 Haarball *m*, Haarkolben *m*, Bulbus pili *m*
毛球炎 Trichitis *f*
毛乳头 Haarpapille *f*, Haarwarze *f*, Papilla pili *f*
毛蕊草糖 Verbaskose *f*
毛蕊花 Wollblume *f*, Verbascum thapsiforme *n*
毛蕊花属 Königskerze *f*, Verbascum *n*
毛蕊花糖 Verbascose *f*
毛色产生的 trichochromogen
毛上皮瘤 Trichoepitheliom *n*, Epithelioma adenoides cysticum *n*
毛杓兰根 Cypripedium *n*
毛舌 Haarzunge *f*, Trichoglossie *f*, Lingua villosa *f*
毛石 Tricholith *m*
毛首[鞭形]线虫病(鞭虫病) Trichocephaliasis *f*
毛首鞭[形线]虫 Peitschenwurm *m*, Trichuris trichiura *f*
毛首鞭[形线]虫病(鞭虫病) Peitschenwurmerkrankung *f*
毛首鞭形线虫(鞭虫) Peitschenwurm *m*, Trichuris trichiura *f*
毛刷轮 Borstenrad *n*
毛髓质 Haarmark *n*
毛特讷氏膜 Mauthner* Membran *f*, Axilemma *n*
毛头鬼伞 Schopftintling *m*
毛透明蛋白 Trichohyalin *n*
毛透明蛋白样的 trichohyalinartig
毛透明颗粒 Trichohyalingranula *n pl*
毛团 Trichobezoar *n*, Egagropilus *m*, Pilobezoar *m*

毛外根鞘癌 Tricholemmkarzinom *n*
毛外根鞘瘤 Tricholemmom *n*
毛外根鞘囊肿 Tricholemmzyste *f*
毛外皮 Haarkutikula *f*, Cuticula pili *f*
毛围巾 Wollschal *m*
毛涡 Haarwirbel *m*
毛细胞 Haarzelle *f*, hairy cell <engl.>
毛细胞,听觉的,外侧的 äußere akustische Haarzelle *f*
毛细胞[性]白血病 Hairy-cell-Leukämie *f*
毛细胞型星形细胞瘤 pilozytisches Astrozytom *n*
毛细测压法 Kapillarmanometrie *f*
毛细胆管 ①Gallenkapillaren *f pl*, Canaliculi biliferi *f pl* ②Cholangiolen *f pl*
毛细胆管胆汁 gallenkapilläre Galle *f*
毛细胆管膜 Gallenkapillarmembran *f*
毛细胆管微突 Mikrovilli der Gallenkapillaren *m pl*
毛细胆管性肝炎 cholangiolitische Hepatitis *f*
毛细胆管炎 Kapillarcholangitis *f*, Cholangiolitis *f*
毛细的 kapillär
毛细分析法 Kapillaranalyse *f*
毛细管 Haarröhrchen *n*, Kapillare *f*, Vas capillare *n*
毛细管[式]粘度计 Kapillarviskosimeter *n*
毛细管[性]血管瘤 Kapillarhämangiom *n*
毛细管[血]压 Kapillardruck *m*
毛细管比色计 Kapillator *n*
毛细管病 Tel(e)angiopathie *f*, Kapillaropathie *f*
毛细管玻璃电极 Kapillarglaselektrode *f*
毛细管测液计 Kapillarimeter *n*
毛细管充血 kapilläre Injektion(od. Kongestion) *f*
毛细管出血 Kapillarblutung *f*, Haemorrhagia capillaris *f*
毛细管脆性 Kapillarbrüchigkeit *f*, Kapillarfragilität *f*
毛细管导液法 Kapillardränage *f*
毛细管等速电泳 Kapillarisotachophorese *f*
毛细管抵抗力 Kapillarwiderstand *m*, Kapillarresistenz *f*
毛细管电极 Kapillarelektrode *f*
毛细管电色谱 Kapillarelektrochromatographie *f*
毛细管电泳 Kapillarelektrophorese *f*
毛细管电泳色谱仪 analytisches Kapillarelektrophoresechromatogramm *n*
毛细管毒 Kapillargift *n*
毛细管法 Kapillaritätsmethode *f*, Kapillaritätsverfahren *n*
毛细管分析[法] kapilläre Analyse *f*, Kapillaranalyse *f*
毛细管过滤系数 Kapillarfiltrationskoeffizient *m*
毛细管后静脉受体 Rezeptor für postkapilläre Venen *m*
毛细管后微静脉 postkapilläre Vene *f*
毛细管活塞 kapillärer Kolben *m*
毛细管激素 Kapillarhormon *n*
毛细管计 Kapillarimeter *n*
毛细管间[性]肾硬化 interkapilläre Nierensklerose *f*
毛细管间的 interkapillär, intercapillar(-is, -is, -e)
毛细管间肾小球硬化症 interkapilläre Glomerulosklerosis *f*
毛细[管]静脉的 kapillovenös
毛细管扩张 Kapillarektasie *f*, Tel(e)angiektasie *f*
毛细管扩张性环状紫癜 Purpura anularis teleangiectodes *f*, Purpura hypertonica *f*, Majocchi *Purpura *f*(od. Krankheit *f* od. Syndrom *n*)
毛细管扩张性狼疮疹 Angiolupoid *n*
毛细管扩张性肉芽肿 Granuloma teleangiectaticum *n*
毛细管扩张性血管瘤 Angioma teleangietaticum(s. teleangiectodes) *n*
毛细管扩张性疣 Verruca teleangiectatica *f*, Angiokeratoma *n*
毛细管离子电泳 kapilläre Ion-Elektrophorese *f*
毛细管瘤 Tel(e)angiom *n*
毛细管脉搏 Kapillarpuls *m*
毛细管内层 endokapilläre Schicht *f*
毛细管凝胶 Kapillargel *n*
毛细管凝胶电泳 Kapillargelelektrophorese *f*
毛细管气相色谱法 Kapillargaschromatographie *f*
毛细管前小动脉 präkapilläre Arteriolen *f pl*
毛细管区带电泳 Kapillarzonenelektrophorese *f*
毛细管熔点测定 kapilläre Schmelzpunktbestimmung *f*
毛细管色谱法 Kapillarchromatogramm *n*
毛细管式人工肺 kapilläre Kunstlunge *f*
毛细管式血液粘度仪 kapilläres Blutviskositätsmesser *m*
毛细管栓塞 Kapillarembolie *f*
毛细管栓子 Kapillarembolus *m*
毛细管微池 Kapillarmikrozelle *f*
毛细管显微镜 Kapillar(mikr)oskop *n*
毛细管显微镜检查 Kapillar(mikr)oskopie *f*
毛细管现象 Kapillarität *f*
毛细管型淋巴管瘤 Kapillarlymphangiom *n*
毛细管型膜式氧合器 Kapillarmembran-Oxygenator *m*
毛细管血行正常 Eudiaemorrhysis *f*
毛细[血]管[血]压 Kapillardruck *m*
毛细管血压测定法 Bestimmungsmethode des kapillaren, Kapillardruckmessung *f*
毛细管血压计 Ochrometer *n*
毛细管循环迟缓 Dysdiaemorrhysis *f*
毛细管炎 Kapillaritis *f*, Tel(e)angi(i)tis *f*, Trichodarteriitis *f*
毛细管引流法 Kapillardränage *f*, Dochtdränage *f*
毛细管运动的 kapill(ar)omotorisch
毛细管粘度计 kapillärer Viskositätsmesser *m*
毛细管痣 Kapillarnävus *m*
毛细管周皮细胞 Kapillarperizyt *m*
毛细管周细胞 perikapiläre Zelle *f*
毛细管粥样化 kapilläres Atherom *n*
毛细管柱 Kapillarsäule *f*
毛细管柱色谱法 Kapillarsäulenchromatographie *f*
毛细管紫癜 Kapillarpurpura *f*
毛细管阻抗测定器 Kapillarresistometer *n*
毛细管作用 Haarröhrchenwirkung *f*, Haarröhrchenanziehung *f*, Käpillarität *f*
毛细淋巴管 Lymphkapillaren *f pl*
毛细淋巴[管]网 Lymphkapillarnetz *n*, Rete lymphocapillare *n*
毛细淋巴管扩张 Teleangiectasia lymphatica *f*
毛细淋巴管瘤 Lymphangjoma capillare *n*
毛细淋巴管网 Lymphkapillarnetzwerk *n*
毛细吸管 Kapillarpipette *f*
毛细吸引 Kapillarattraktion *f*
毛细现象 Kapillarität *f*
毛细线虫病 Capillariasis *f*
毛细线虫属 Capillaria *f*, Capillostrongyloides *m*, Hepaticola *f*
毛细血管 Haargefäß *n*, Blutkapillare *f*
毛细血管[性]出血 Kapillarblutung *f*
毛细血管壁 Kapillarwand *f*
毛细[血]管病 Mikroangiopathie *f*
毛细血管搏动 Kapillarpulsation *f*
毛细血管搏动征 Kapillarpulszeichen *n*, Quincke* Zeichen *n*
毛细血管采血法 kapilläre Blutentnahme *f*
毛细血管充盈试验 Kapillarfüllungstest *m*
毛细血管出血 Kapillarblutung *f*
毛细血管床 Kapillarbett *n*, Endstrombahn *f*
毛细血管脆性 Kapillarbrüchigkeit *f*, Kapillarfragilität *f*
毛细血管脆性试验 Kapillarfragilitätstest *m*, Rumpel*-Leede* Test *m*
毛细血管抵抗力试验(束臂试验) Kapillarresistenz-Test(CRT) *m*
毛细血管动脉瘤 kapilläres Aneurysma *n*
毛细血管反应 Kapillarreaktion *f*

毛细血管海绵状血管瘤 kavernöses Kapillarhämangiom *n*
毛细血管后静脉受体 Rezeptor für postkapilläre Venole *m*
毛细血管后小静脉 postkapilläre Venole *f*
毛细血管后阻力 postkapilläre Resistenz *f*(od. Wider-stand *m*)
毛细血管后阻力血管 postkapilläres Resistenzgefäß *n*
毛细血管畸形 kapilläre Fehlbildung *f*, kapillare Malformation *f*
毛细血管间肾小球硬化[症] interkapilläre Glomerulosklerose *f*
毛细血管镜 Kapillaroskop *m*
毛细血管镜检查 Kapillaroskopie *f*
毛细血管扩张 Kapillarektasie *f*, Tel(e)angiektasie *f*
毛细血管扩张斑 Kapillarnävus *m*, Naevus teleangiectaticus *m*, Feuermal *n*
毛细血管扩张病 Tel(e)angiektasie *f*
毛细血管扩张的 teleangiektatisch, teleangiectodes, teleangiectatic(-us, -a, -um)
毛细血管扩张象皮病 Elephantiasis telangiectodes *f*
毛细血管扩张性大理石样皮肤 Cutis marmorata telangiectatica *f*
毛细血管扩张性共济失调症 Ataxie-Teleangiektasie *f*, Louis*-Bar* Syndrom *n*
毛细血管扩张性共济失调症突变基因 mutiertes Gen der Ataxie-Teleangiektasie *n*
毛细血管扩张性共济失调综合征 Louis*-Bar* Syndrom *n*, Ataxie-Teleangiektasie *f*
毛细血管扩张性骨肉瘤 Osteosarcoma teleangiectaticum *n*
毛细血管扩张性红斑性狼疮 telangiektatischer Lupus erythematosus *m*
毛细[血]管扩张性环状紫癜 Purpura an(n)ularis teleangiectatodes *f*
毛细血管扩张性毛细血管痣 telangiektatischer Kapillarnävus *m*
毛细血管扩张性肉芽肿 Granuloma telangiectaticum *n*
毛细血管扩张性运动失调综合征 Syndrom der Ataxia teleangiectatica *n*
毛细血管扩张性脂肪瘤 Lipoma telangiectodes *n*
毛细血管扩张性痣 Naevus telangiectaticus *m*, Naevus angiectodes *m*
毛细血管扩张运动失调 Ataxia teleangiectatica *f*
毛细血管瘤 Kapillarhämangiom *n*, Teleangiom *n*
毛细血管瘤伴血小板减少性紫癜 kapilläres Angiom mit thrombozytopenischer Purpura *n*
毛细血管内层 innere Schicht der Kapillare *f*, endokapilläre Schicht *f*
毛细血管内皮细胞 Kapillarendothelzelle *f*
毛细血管内压[力] Kapillardruck *m*
毛细血管内增生性肾小球肾炎 endokapilläre proliferative Glomerulonephritis *f*
毛细血管袢 Kapillarschleife *f*
毛细血管前括约肌 präkapillärer Sphinkter *m*
毛细血管前微动脉 präkapilläre Arteriole *f*
毛细血管前阻力 präkapilläre Resistenz *f*(od. Widerstand *m*)
毛细血管前阻力血管 präkapilläres Widerstandsgefäß *n*
毛细血管渗漏 kapilläres Leck *n*
毛细血管渗漏综合征 Kapillarlecksyndrom *n*
毛细血管栓塞 kapillare Embolie *f*
毛细血管栓子 kapillarer Embolus *m*
毛细血管通(渗)透性 Kapillarendurchlässigkeit *f*, Kapillarpermeabilität *f*
毛细血管通(渗)透性过高 Hyperpermeabilität der Kapillaren *f*
毛细血管通透性 kapillare Permeabilität *f*
毛细血管通透性增强因子 Steigerungsfaktor der kapillären Permeabilität *f*
毛细血管外肾小球肾炎 extrakapillare Glomerulonephritis *f*
毛细血管外增生性肾小球肾炎 extrakapillare proliferative Glomerulonephritis *f*
毛细血管网 Kapillarnetz *n*, Rete capillare *n*
毛细血管显微镜 Angioskop *n*
毛细血管型血管瘤 Kapillarhämangiom *n*
毛细[血管型]血管瘤 Kapillarhämangiom *n*, Teleangiom *n*
毛细血管血 Kapillarblut *n*
毛细血管血管母细胞瘤 kapillares Hämangioblastom *n*
毛细血管血液灌流不足 Perfusionsdefizienz der Kapillaren *f*
毛细血管循环 Kapillarzirkulation *f*, Mikrozirkulation *f*
毛细血管周间隙 perikapillärer Raum *m*
毛细血管周围的 perikapillär
毛细血管周终足 perikapilläres Endfüßchen *n*
毛细血管阻力试验 Kapillarresistenztest *m*
毛细压力 Kapillardruck *m*
毛细支气管炎 Bronchiolitis *f*, Bronchitis capillaris *f*
毛细阻管后微(小)静脉 postkapilläre Venolen *f pl*
毛线[虫]科 Trichinellidae *pl*
毛线虫病 Trichinose *f*, Trichinelliasis *f*
毛线虫属 Trichin(ell)a *f*, Liniscus *m*
毛癣病性白甲 trichophytische Leukonychie *f*, Leukonychia trichophytica *f*
毛癣菌 Härchenpilz *m*, Trichophyton *n*
毛癣菌病 Trichophytose *f*, Trichophytie *f*
毛癣菌的 trichophytisch
毛癣菌属 Trichophyton *n*, Achorion *n*
毛癣菌素 Trichophytin *n*
毛癣菌性肉芽肿 trichophytisches Granulom *n*
毛癣菌疹 Trichophytid *n*
毛小皮 Haar(ober)häutchen *n*, Cuticula pili *f*
毛小皮印痕 Haarhäutchenabdruck *m*
毛血管间肾小球硬化症 interkapillare Glomerulosklerose *f*
毛血吸虫属 Trichobilharzia *f*
毛芽 Haarknospe *f*
毛样的 haarförmig, piliform
毛罂[粟]蓝 Setoglaucin O *n*
毛罂红 Erythroglaucin *n*
毛蚴 Wimperlarve *f*, Flimmerlarve *f*, Miracidium *n*
毛蚴孵育法 Miracidiuminkubationsmethode *f*
毛鱼藤 Derris elliptica *f*
毛鱼藤酮 Ellipton *n*
毛原细胞 trichogene Zelle *f*
毛圆线虫病 Trichostrongylose *f*, Trichostrongyliasis *f*
毛圆线[虫]科 Trichostrongylidae *pl*
毛圆线虫属 Trichostrongylus *m*
毛圆柱 Haarzylinder *m*
毛缘蛋白 Fimbrin *n*
毛源细胞 trichogene Zelle *f*
毛源性毛母细胞瘤 trichogenisches Trichoblastom *n*
毛源性黏液瘤 trichogenisches Myxom *n*
毛源性纤维瘤 trichogenisches Fibrom *n*
毛源性肿瘤 trichogenisches Neoplasma *n*
毛真菌病 Mukormykose *f*, Mucormycosis *f*
毛织品 Wollwaren *f pl*
毛植物石 Trichophytobezoar *m*
毛制触觉计 Trichästhesiometer *n*
毛痣 Naevus pilinus(s. pilosus) *m*, Trichom(a) *n*
毛状白斑 Haarleukoplakie *f*
毛状的 haarförmig, piliform
毛状体(物) Trichom *n*
毛状外被 Indument *n*, Haarkleid *n*, Behaarung *f*
毛状物 Trichom *n*
毛足原蚋 Prosimulium hirtipes *n*
矛盾的 kontradiktorisch, paradox, paradox(-us, -a, -um)
矛盾分泌型 aberranter Sekretor *m*
矛盾概念 widersprüchliches Konzept *n*

矛盾感觉 paradoxe Empfindung *f*
矛盾结果 gegensätzliches Ergebnis *n*
矛盾密码子 ambivalentes Codon *n*
矛盾倾向 Ambitendenz *f*
矛盾情感 Ambivalenz *f*, ambivalente Zuneigung *f*
矛盾情绪 Ambivalenz *f*
矛盾情绪的 ambivalent
矛盾人格 ambivalente Persönlichkeit *f*
矛盾栓塞 paradoxe (od. gekreuzte) Embolie *f*
矛盾心态 Ambivalenz *f*
矛盾型 ambivalente Art *f*
矛盾性反应 paradoxe Antwort *f*, Konfliktreaktion *f*
矛盾性复视 paradoxe Diplopie *f*
矛盾性抑郁症 ambivalente Depression *f*
矛盾性运动不能 Akinesia paradoxa *f*
矛盾性证明 gegensätzlicher Beweis *m*
矛盾意向 Ambitendenz *f*
矛盾意志 Ambitendenz *f*
矛盾运动 paradoxe Bewegung *f*
矛头蝮蛇毒酶 Batroxobin *n*
矛头蛇 Lanzenschlange *f*, Lanzenotter *f*, Bothrops atrox *m*, Lachesis lanceolatus *m*
矛形镰带绦虫 Drepanidotaenia lanceolata *f*
矛形刃带绦虫 Drepanidotaenia lanceolata *f*
矛形双腔吸虫 Fasciola lanceolata *f*
茅[苍]术 Atractylodes lancea *f*
茅苍术醇 Hinesol *n*
茅草 Alang-Alang-Gras *n*, Imperata Cylindrica major *f*
茅膏[菜]醌 Droseron *n*
茅舍血厉螨 Haemolaelaps casalis *m*
锚蛋白 Anchorin *n*, Ankyrin *n*
锚定[原]纤维 Verankerungsfibrille *f*
锚定板 Verankerungsplatte *f*
锚定蛋白 ankyrin Ankyrin *n*
锚基 Verankerung *f*
锚式搅拌器 Ankerrührer *m*
锚丝 Verankerungsfaden *m*
锚着(定)残基 Ankerrest *m*
锚着纤维 Ankerfaser *f*
锚着因子 Verankerungsfaktor *m*
锚状骨内种植体 enossales Ankerimplantat *n*

mào　冒贸耄帽貌

冒充(假货) Fälschung *f*
冒险活动 gefährliche Tätigkeit *f*
冒险行为 Risikoverhalten *n*
贸易技术壁垒协议 technisches Handelshemmnis *n*
耄耋之年 Achtzigjähriger *m*, Achtziger *m*
帽 Kappe *f*, Haube *f* (真核类 mRNA 分子 5′端结构)
帽边技术 Flansch-Technik *f*
帽部位 Cap-Stelle *f*
帽化 Capping *n*, Überkappung *f*, Abdeckung *f*
帽化成帽 Überkappung *n*
帽式绷带 Mützenverband *m*, (Kopf-) Haubenverband *m*, Kapitium *n*, Mitra (Hippocratis) *f*
帽位点 Cap-Stelle *f*
帽形成 Kappenbildung *f*
帽状环 Kappenring *m*
帽状腱膜 Sehnenkappe *f*, Schädelhaube *f*, Aponeurosis epicranialis *f* Galea (aponeurotica) *f*
帽状腱膜下出血 subgaleatische Blutung *f*, subgaleatische Hämorrhagie *f*
帽状腱膜下的 subgaleatisch
帽状腱膜下脓肿 subgaleatischer Abszeß *m*
帽状腱膜下血肿 subgaleatisches Hämatom *n*
帽状筋膜(枕部浅筋膜) Galea aponeurotica *f*
帽状皮瓣 Kappenlappen *m*
帽状期 Kappenstadium *n*
帽状体 Kalyptra *f*
帽状子宫 Kappenuterus *m*
帽子 Kappe *f*, Haube *f*
貌美妄想 Callomanie *f*

MEI　没玫枚眉梅湄媒煤酶镅霉每美镁媚魅

méi　没玫枚眉梅湄媒煤酶镅霉

没有表情的 ausdruckslos
没有防护的 schutzlos
没有能力(资格)飞行 Fluguntauglichkeit *f*
没有气味的 geruchlos
没有血色的 blaß, bleich
没有油脂的 fettfrei
玫瑰 Rose *f*
玫瑰白色 Rosenweiß *n*
玫瑰苯胺 Rosanilin (hydrochlorid) *n*
玫瑰齿 Rosazahn *m*
玫瑰痤疮样结核疹 Rosaceatuberkulid *n*
玫瑰粉红色 rosapink
玫瑰红 Rosarot *n*
玫瑰红色 rosenrot
玫瑰红酸 Rhodizonsäure *f*
玫瑰红酸钾 Kalium rosolicum *n*, Kaliumrosolat *n*
玫瑰花瓣 Rosenblatt *n*
玫瑰花环(结)形成细胞 Rosettenbildungszelle *f*
玫瑰花环[形成]试验 Rosetten (bildungs) test *m*
玫瑰花环细胞 Rosettenzelle *f*
玫瑰花环抑制因子 Rosetteninhibitinsfaktor *m*
EAC 玫瑰花结 EAC-Rosette *f*
EA 玫瑰花结 EA-Rosette *f*
E 玫瑰花结 E-Rosette *f*
玫瑰花结 Rosette *f*
E 玫瑰花结(环)形成细胞 E-Rosettenbildungszelle *f*
E 玫瑰花结试验 E-Rosettentest *m*
玫瑰花结试验 Rosettentest *m*
玫瑰花结形 Rosette *f*
E 玫瑰花结形成率 E-Rosettenbildungsrate *f*
EAC 玫瑰花结形成试验 EAC-Rosettenbildungstest *m*
EAC 玫瑰花结形成细胞 EAC-Rosettenbildungszelle *f*
玫瑰花结形成细胞 Rosettenbildungszelle *f*
E 玫瑰花受体 E-Rosettenrezeptor *m*
玫瑰花形 Rosettenform *f*
C3b 玫瑰花形成试验 C3b-Rosettenbildungstest *m*
E 玫瑰花形成试验 E-Rosettenbildungstest *m*, Erythrozyten-Rosettenbildungstest *m*
玫瑰菌素 Rosein *n*
玫瑰菌素Ⅰ Rosein Ⅰ *n*
玫瑰菌素Ⅱ Rosein Ⅱ *n*, Rosonolacton *n*
玫瑰糠疹 Pityriasis rosea *f*, Herpes tonsurans maculosus *m*
玫瑰木碱 Carobin *n*
玫瑰木叶 Carobablätter *n pl*, Folia Carobae *n pl*
玫瑰肉色 rosiges Fleisch *n*.
玫瑰色孢子的 rosige Spore *f*.
玫瑰色的 rosig, rosenartig, rosenrot
玫瑰树碱 Ellipticin *n*
玫瑰桃红 Rosenfarbe *f*, Rosa *n*
玫瑰香水 Rosenwasser *n*
玫瑰猩红色 rosascharlach
玫瑰眼 Rosenauge *n*

玫瑰洋红色 rosamagenta
玫瑰油 Rosenöl *n*, Oleum Rosae *n*
玫瑰疹 Roseole *f*, Roseola *f*
玫瑰疹病毒 Roseolovirus *m*
玫瑰疹病毒感染 Roseolovirus-Infektion *f*
玫红对氮蒽 Rosindulin *n*
玫红酸 Rosolsäure *f*, Acidum rosolicum *n*
玫红酸钠 Natriumrosolat *n*, Natrium rosolicum *n*
玫棕酸钾盐 Dikaliumrhodizonat *n*
枚举类型 Aufzählungstyp *m*
眉(Augen-) Braue *f*, Supercilium *n*
眉[弓]间的 glabellar, inter(super)ziliär, inter(super)ciliar (-is, -is, -e)
眉[毛](Augen-)Braue *f*, Supercilium *n*
眉部假性下垂 Pseudoaugenbrauenptosis *f*
眉部皮炎 Ophryitis *f*
眉部虱病 Ophryphtheiriasis *f*
眉的 superziliär, superciliar(-is, -is, -e)
眉弓 Augenbrauenbogen *m*, Arcus superciliaris *m*
眉弓突度 Vorsprung des Augenbrauenbogens *m*
眉公血吸虫 Mekong-Pärchenegel *f*, Schistosoma mekongi *n*
眉及颊部瘢痕性红斑 Ulerythema der Augenbrauen und Wangen *n*
眉嵴 Arcus superciliaris *m*, Crista superciliaris *f*
眉间 Glabella *f*, Intercilium *n*, Mesophryon *n*
眉间的 glabellar, inter(super)ziliär, inter(super)ciliar(-is, -is, -e)
眉间点 Glabella *f*
眉间点人字点长 Länge der Glabella-Lambda *f*
眉间点枕外隆凸点长 Distanz zwischen Glabella und Inion *f*
眉间宽 inter(super)ziliäre Breite *f*
眉间皮瓣 Glabella-Lappen *m*
眉间上点 Ophryon *n*
眉间凸度指数 Index des Glabellavorsprungs *m*
眉间突度 Glabellavorsprung *m*
眉间中点 Epiglabella *f*, Ophryon *n*, Obernasenpunkt *m*
眉间皱纹 Falte zwischen den Augenbrauen *f*
眉间纵纹 vertikale Linie zwischen den Augenbrauen *f*
眉痉挛 Ophryosis *f*
眉毛(额) Braue *f*
眉毛挫伤 Augenbrauenlazeration *f*
眉毛固定 Browpexie *f*, Brauenpexie *f*, Augenbrauenfixierung *f*
眉毛过多 Hypertrichophrydie *f*
眉毛脱落 Madarosis(aliaris) *f*, Milphosis *f*, Milphae *f*, Anaphalantiasis *f*
眉毛移植 Augenbrauentransplantation *f*
眉毛最高点 höchster Punkt von Augenbrauen *m*
眉缺损 Augenbrauendefekt *m*
眉头 Braue *f*
眉下垂 Brauenptosis *f*
梅奥静脉 Mayo* Vene *f*(幽门前静脉)
梅甙 Antimellin *n*
梅德尔手术(结肠造口术) Maydl* Operation *f*
梅德维杰夫-奥格尔学说 Medwedew*-Orgel* Hypothese *f*
梅毒 Syphilis *f*, Lues(venerea) *f*
梅毒[性]动脉瘤 Aneurysma syphiliticum *n*
梅毒[血清]假阳性反应 falsch positiver(serologischer)Test für Syphilis *m*
梅毒白细胞虫 Leukocytozoon pallidum *n*, Ross* Körper *m*
梅毒斑(疹) Syphilid *n*
梅毒病 Syphilose *f*
梅毒补体结合反应 Wassermann* Reaktion *f*
梅毒初疮 syphilitischer Primäraffekt *m*
梅毒初期损害 Primärläsion *f*
梅毒的 syphilitisch, syphilitic(-us, -a, -um), luetisch, luetic(-us, -a, -um), luic(-us, -a, -um)
梅毒发生 Syphilogenese *f*
梅毒反应素 Wassermann* Reagine *n pl*, Wassermann* Antikörper *m pl*
梅毒感染率测计法 Syphilimetrie *f*
梅毒后的 postsyphilitisch, metasyphilitisch, metaluetisch
梅毒接种 Syphilisation *f*
梅毒结节性红斑 Erythema nodosum syphiliticum *n*
梅毒抗体 Syphilis-Antikörper *m pl*, Wassermann* Antikörper *m pl*
梅毒恐怖 Syphil(id)ophobie *f*, Luiphobie *f*
梅毒恐怖[症] Syphilophobie *f*, Syphiliphobie *f*
梅毒恐怖的 syphil(id)ophobisch, luiphobisch
梅毒恐怖性精神病 Syphilophobie *f*, Syphilomanie *f*
梅毒快速血浆反应素薄片试验 schneller Plasma-Reagin-Kartentest für Syphilis *m*, RPR-Test auf Syphilis *m*
梅毒快速血浆反应素试验 Rapid-Plasma-Reagin-Test für Syphilis *m*, RPR-Test *m*, RPS-Test *m*
梅毒疗法 Syphilisbehandlung *f*, Syphilotherapie *f*
梅毒瘤 Syphilo(phy)ma *n*, Gumma *n*
梅毒瘤[性]的 syphilomatös, gummös, gummos(-us, -a, -um)
梅毒瘤性的 syphilomatös, gummös
梅毒瘤性骨炎 Syphilomatöse Osteitis *f*, Ostitis gummosa *f*
梅毒瘤性溃疡 syphilomatöses Ulkus *n*
梅毒瘤状的 gummaartig
梅毒螺旋体 Syphisspirochäte *f*, Spirochaeta pallida *f*, Treponema pallidum *n*
梅毒螺旋体免疫粘连试验 Treponema-pallidum-Immunadhärenz(probe) *f*(TPIA)
梅毒螺旋体素 Luetin *n*, Pallidin *n*
梅毒螺旋体素反应 Luetin-Reaktion *f*, Luotest *m*, Fischer*-Klausner* Pallidin-Reaktion *f*
梅毒螺旋体细胞凝集反应 Treponema-pallidum-Hämagglutinationstest *m*, TPHA-Test *m*
梅毒螺旋体制动反应 Treponema-pallidum-Immobilisierungstest *m*, TIT *m*
梅毒螺旋体制动试验 Treponema-pallidum-Immobilisierungstest *m*, TPIT *m*
梅毒密螺旋体(苍白密螺旋体) Treponema pallidum *f*
梅毒生物假阳性反应 biologisch falsch-positive Reaktion für Syphilis *f*
梅毒试验 Syphilistest *m*, Syphilisreaktion *f*
梅毒瓦[塞尔曼]氏试验 Wassermann* Reaktion für Syphilis *f*
梅毒下疳 Ulcus durum(s. syphiliticum) *n*
梅毒性鞍状鼻 syphilitische Sattelnase *f*
梅毒性白斑病 Leukoderma syphiliticum(s. luicum s. specificum) *n*
梅毒性痴呆 syphilitische Demenz *f*
梅毒性癫痫 syphilitische Epilepsie *f*
梅毒性动脉瘤 Aneurysma syphiliticum *n*, syphilitisches Aneurysma *n*
梅毒性动脉炎 Arteriitis syphilitica *f*
梅毒性动脉周围炎 syphilitische periarterielle Entzündung *f*
梅毒性耳炎 syphilitische Otitis *f*
梅毒性复发性中心性视网膜炎 syphilitische rezidive zentrale Retinitis *f*
梅毒性腹股沟淋巴结炎 syphilitischer Bubo *m*
梅毒性腹膜炎 syphilitische Peritonitis *f*
梅毒性肝炎 syphilitische Hepatitis *f*
梅毒性肝硬变 syphilitische Leberzirrhose *f*
梅毒性巩膜结膜炎 syphilitische Sklerokonjunktivitis *f*
梅毒性骨感染 syphilitische Knocheninfektion *f*
梅毒性骨关节病 syphilitische Knochen-und Gelenkerkrankung *f*

梅毒性骨骺炎 syphilitische Epiphysitis *f*
梅毒性骨膜炎 syphilitische Periostitis *f*
梅毒性骨软骨炎 syphilitische Osteochondritis *f*
梅毒性骨髓炎 syphilitische Osteomyelitis *f*
梅毒性骨炎 syphilitische Osteitis *f*, Ostitis syphilitica *f*
梅毒性关节 syphilitisches Gelenk *n*
梅毒性关节病 syphilitische Gelenkerkrankung *f*
梅毒性关节炎 Arthritis syphilitica *f*, Gelenksyphilis *f*, Gelenklues *f*
梅毒性冠状动脉口狭窄 syphilitische Koronarostiumstenose *f*
梅毒性冠状动脉炎 syphilitische Koronararteriitis *f*
梅毒性红斑 syphilitisches Erythem *n*
梅毒性虹膜睫状体炎 syphilitische Iridozyklitis *f*
梅毒性虹膜炎 syphilitische Iritis *f*
梅毒性喉软骨膜炎 syphilitische Perichondritis des Kehlkopfs *f*
梅毒性喉炎 syphilitische Laryngitis *f*
梅毒性滑膜炎 syphilitische Synovitis *f*
梅毒性坏死 syphilitische Nekrose *f*
梅毒性脊膜脊髓炎 syphilitische Meningomyelitis *f*
梅毒性脊髓病 syphilitische Myelopathie *f*
梅毒性脊髓炎 syphilitische Myelitis *f*
梅毒性脊椎炎 syphilitische Spondylitis *f*
梅毒性继发性帕金森氏综合征 syphilitischer sekundärer Parkinsonismus *m*
梅毒性假麻痹 syphilitische Pseudoparalyse *f*, Bednar*-Parrot* Epiphysenlösung (od. Pseudoparalyse) *f*
梅毒性假沙眼(粒性梅毒性结膜炎) syphilitisches Pseudotrachom *n*
梅毒性间质性角膜炎 syphilitische interstitielle Keratitis *f*
梅毒性睑缘炎 syphilitische Blepharitis *f*
梅毒性腱鞘炎 syphilitische Sehnenscheidenentzündung *f*
梅毒性角膜基质炎 syphilitische Stromakeratitis *f*
梅毒性角膜炎 syphilitische Keratitis *f*
梅毒性结节 syphilitisches Knötchen *n*, Tophus syphiliticus *m*
梅毒性结膜炎 syphilitische Konjunktivitis *f*
梅毒性精神病 Syphilopsychose *f*
梅毒性胫骨 Tibia syphilitica *f*, Lannelongue* Tibia *f*
梅毒性痉挛性截瘫 syphilitische spastische Paraplegie *f*
梅毒性开口部冠状动脉病 durch Syphilis verursachte Krankheit des Ostiums der Koronararterien *f*
梅毒性口炎 syphilitische Stomatitis *f*
梅毒性溃烂 Syphilelcosis *f*, Syphilelcus *m*
梅毒性溃疡 Syphilelcosis *f*, Syphilelcus *m*
梅毒性溃疡形成 syphilitische Ulzeration *f*, Syphilelcosis *f*
梅毒性泪囊炎 syphilitische Dacryocystitis *f*
梅毒性泪腺炎 syphilitische Dakryoadenitis *f*
梅毒性淋巴管炎 Lymphangitis syphilitica *f*, syphilitische Lymphangitis *f*
梅毒性淋巴结炎 syphilitische Lymphadenitis *f*
梅毒性聋 syphilitische Taubheit *f*
梅毒性脉络膜视网膜炎 Chor(i)oretinitis syphilitica *f*
梅毒性脉络膜炎 syphilitische Chorioiditis *f*
梅毒性脑脊髓膜炎 Meningitis syphilitica *f*, syphilitische Meningitis *f*
梅毒性脑膜炎 Meningitis syphilitica *f*, syphilitische Meningoenzephalitis *f*
梅毒性脑炎 Encephalitis syphilitica *f*
梅毒性内耳炎(内耳梅毒,梅毒性迷路炎) syphilitische Innenohritis *f*
梅毒性脓疱病 Impetigo syphilitica *f*
梅毒性脓肿 syphilitischer Abszess *m*
梅毒性葡萄膜炎 syphilitischer Uveitis *f*
梅毒性蔷薇疹 Roseola syphilitica *f*
梅毒性舌炎 syphilitische Glossitis *f*
梅毒性神经性耳聋 syphilitische Nervtaubheit *f*
梅毒性神经炎 syphilitische Neuritis *f*
梅毒性肾炎 syphilitische Nephritis *f*
梅毒性视神经(视)网膜炎 syphilitische Neuroretinitis *f*
梅毒性视神经萎缩 syphilitische Optikusatrophie *f*
梅毒性视网膜脉络膜炎 syphilitische Chorioiditis *f*
梅毒性视网膜炎 syphilitische Retinitis *f*
梅毒性树胶肿 Gumma syphiliticum *n*, syphilitisches Gumma *n*
梅毒性苔癣 Lichen syphiliticus *m*
梅毒性天疱疮 syphilitischer Pemphigus *m*
梅毒性脱(秃)发 syphilitische Alopezie *n*
梅毒性脱发 Alopecia syphilitica *f*
梅毒性歇斯底里 Hysterosyphilis *f*
梅毒性心包炎 syphilitische Perikarditis *f*
梅毒性心肌树胶样肿 syphilitisches Myokardgumma *n*
梅毒性心肌炎 syphilitische Myokarditis *f*
梅毒性心内膜炎 syphilitische Endokarditis *f*
梅毒性心血管病 syphilitische Kardiovaskulopathie *f*
梅毒性心脏病 syphilitische Herzkrankheit *f*, Cardiopathia syphilitica *f*
梅毒性牙 syphilitische Zähne *m pl*, Hutchinson* Zähne *m pl*
梅毒性眼炎 Syphilidophthalmie *f*, Ophthalmia syphilitica *f*
梅毒性癔病 Hysterosyphilis *f*
梅毒性硬脑脊膜炎 syphilitische Pachymeningitis *f*
梅毒性阵发性冷性血红蛋白尿 syphilitische paroxysmale Kältehämoglobinurie *f*
梅毒性肿块 Syphilophyma *n*
梅毒性主动脉 syphilitische Aorta *f*
梅毒性主动脉瓣闭锁不全 syphilitische Aortenklappeninsuffizienz *f*
梅毒性主动脉瓣关闭不全 syphilitische Aorteninsuffizienz *f*
梅毒性主动脉瘤 syphilitisches Aortenaneurysma *n*
梅毒性主动脉炎 Aortitis syphilitica *f*, Doehle* (-Heller*) Krankheit (od. Aortitis) *f*
梅毒性主动脉炎急死 plötzlicher Tod bei syphilitischer Aortitis *m*
梅毒性子宫颈炎 syphilitsiche Zervizitis *f*
梅毒学 Syphil(id)ologie *f*, Syphilidiatrie *f*
梅毒学家 Syphilologe *m*
梅毒血清抗体试验 Treponemen-Antikörper-Test *m*
梅毒血清试验 Porges*-Salomon* Test *m*, Syphilis-Flockungsreaktion *f*
梅毒血清学试验 serologischer Syphilistest *m*, Cantani* Test *m*
梅毒样的 syphiliform, syphiloid
梅毒再感染 syphilitische Reinfektion *f*
梅毒诊断器 Syphilis-Diagnostikgerät *n*
梅毒疹 Syphilid *n*, Syphiloderma *n*, Luid *n*
梅厄征 Mayo* Zeichen *n* (妊娠时的胎儿心音)
梅尔[厄]氏征 Mayr* Zeichen *n*
梅尔策试剂 Melzer* Reagenz *n* (用于真菌染色)
梅尔克逊氏综合征 Melkersson*-Rosenthal* Syndrom *n*
梅尔内尔氏体 Mörner* Körperchen *n*, Nukleoalbumin *n*
梅尔内尔试剂(试验) Mörner* Reagenz *n* (Test *m*) (检尿半胱氨酸及酪氨酸)
梅菲测验 Myers*-Fine* Test *m* (检淀粉分解力)
梅甘蔗中毒 Vergiftung durch verschimmeltes Zuckerrohr *f*
梅干腹综合征(先天性腹肌缺如综合征) Prune*-Belly* Syndrom *n*
梅-格二氏染剂 May*-Grünwald* Färbungsmittel *n*
梅格斯氏综合征 Meigs* (-Cass*) Syndrom *n*
梅格斯综合征 Meigs* Syndrom *n*
梅花型髓内钉 luzernenblattförmiger Typ des Marknagels *m*
梅花针 Pflaumenblütenadel *f*
梅花针拔出器 Pflaumenblütenadel-Auszieher für *m*
梅杰氏综合征 Meige* Syndrom *n*

梅坎米胺 Mekamylamin *n*
梅克尔触盘 Merkel*-Kontaktplatte *f*(舌及口腔内黏膜下触觉小体)
梅克尔憩室 Meckel* Divertikel *n*(卵黄肠管未闭形成的肠管憩室)
梅克尔憩室(卵黄肠管未闭形成的肠管憩室) Meckel* Divertikel *n*
梅克尔憩室切除术 Meckel* Divertikel-Resektion *f*
梅克尔细胞(小体,触盘,触觉细胞) Merkel* Zelle *f*(Körperchen *n*, Tastscheibe *f*, taktile Zelle *f*)(触盘,触觉半月板)
梅克尔综合征 Meckel* Syndrom *n*(内脏囊肿头颅发育不良综合征)
梅莱尼溃疡 Meleney* Geschwür *n*(慢性潜伏性溃疡,手术后混合感染性进行性坏疽)
梅莱尼手术后进行性坏疽 postoperative progressive Gangrän nach Meleney* *f*, Meleney* Ulkus *n*
梅勒达型掌跖角化病 Meleda-Typ der Palmoplantarkeratose *f*
梅勒尼[协同]坏疽 Meleney* synergistische Gangrän *f*, progressive synergistische Gangrän *f*(进行性协同坏疽)
梅[里斯]氏腺 Mehlis* Drüse *f*
梅-罗二氏综合征 Melkersson*-Rosenthal* Syndrom *n*
梅-罗综合征 Melkersson*-Rosenthal* Syndrom *n*
梅尼埃尔氏病 Ménière* Krankheit *f*, Vestibularissyndrom *m*, Angiopathia labyrinthica *f*
梅尼埃尔氏综合征 Ménière* Syndrom *n*
梅氏唇鞭毛虫病 Chilomastixiasis mesnili *f*
梅氏剪 Mayo* Schere *f*(直形剪用来剪缝线)
梅氏位 Mayer* Position(od. Lage) *f*
梅氏腺 Mehlische Drüse *f*
梅氏芽胞染色法 May* Sporenfärbung *f*
梅斯曼青年遗传性角膜营养不良 Meesmann* jugendliche erbliche Hornhautepitheldystrophie *f*
梅索纽夫骨折 Masonneuve* Fraktur *f*(下胫腓韧带联合发生部分分离、腓骨颈处有螺旋骨折)
梅塔芬(米他芬,硝甲酚汞) Metaphen *n*, Nitromersol *n*(消毒防腐收敛剂)
梅塔芬液 Metaphenlösung *f*
梅太德林 Methedrin *n*, Methamphetamin *n*
梅逊视觉判别阈限测定盘 Masson* Scheibe *f*(用于检查亮度差阈)
梅亚科 Prunoideae *pl*
梅耶艺术判断测验 Meier* Kunstbeurteilungstest *m*
梅因茨袋 Mainz-Pouch *m*(利用回盲袋作储尿囊的尿流改道手术)
湄公血吸虫 Schistosoma mekongi *n*
湄公血吸虫病 Schistosomiasis mekong *f*
媒介 Medium *n*, Vermittler *m*, Vehikel *n*
媒介动物(biologischer) Vektor *m*, Vermittlungstier *n*
媒介过程 Vermittlungsprozeß *m*
媒介昆虫传播 insektenvermittelte Übertragung *f*
媒介说 Vektortheorie *f*
媒介物 Vektor *m*, Überträger *m*, Vehikel *n*, Vehiculum *n*
媒介物传播 vektorielle Übertragung *f*
媒介物的 vektoriell
媒介性运动病 Vektor induzierte Bewegungskrankheit *f*
媒介蝇种 Fliegenvektor *m*
媒介作用 Vermittlungseffekt *m*
媒染的 beizend, beizenfärbend, mordanzierend
媒染剂 Beizmittel *n*, Beizstoff *m*, Beize *f*
媒体 Vektor *m*, Mediator *m*
媒质 Medium *n*, Mittel *n*
煤 Kohle *f*
煤斑 Kohleflecke *f*
煤尘 Kohlenstaub *m*
煤尘沉着病 Kohlestaubablagerung *f*
煤尘肺 Kohlen(staub)lunge *f*, Anthrakose *f*, Anthracosis pulmonum *f*, Pneumoconiosis anthracotica *f*
煤肺 Kohlen(staub)lunge *f*, Anthrakose *f*, Anthracosis pulmonum *f*, Pneumoconiosis anthracotica *f*
煤酚 Kresol *n*
煤酚皂 Kresolseife *f*, Cresolum saponatum *n*
煤酚皂溶液 Kresolseifenlösung *f*, Lysol *n*, Liquor cresoli saponatus *m*
煤酚中毒 Phenolvergiftung *f*
煤矸石 Gangmineral *n*, Ganggestein *m*
煤工尘肺 Staublunge der Kohlenarbeiter *f*, Kohlenberg-mannslunge *f*
煤耗计 Kohle-Verbrauchszähler *m*
煤黑色的 kohleschwarz
煤焦油(Stein-) Kohlenteer *m*, Teeröl *n*, Pix carbonis(s. lithanthracis) *f*
煤焦油癌 Kohlenteerkrebs *m*
煤焦油蛋白 Cre(ol)albin *n*
煤焦油类消毒剂 Kohlenteer-Desinfektionsmittel *n*
煤焦油类药物 Kohlenteer-Medikamente *n pl*
煤焦油溶液 Kohlenteerlösung *f*, Liquor carbonis detergens *m*
煤焦油软膏 Teersalbe *f*
煤焦油烧伤 Steinkohlenteersverbrennung *f*
煤焦油衍化物 Kohlenteerderivat *n*
煤焦油样粪 Teerstuhl *m*, teerfarbiger Stuhl *m*
煤矿 Kohlenbergwerk *m*
煤矿保安规程 Vorschriften zum Arbeitsschutz des Kohlenbergwerks *f pl*
煤矿爆发后毒气 Nachdampf *m*
煤矿工人尘肺 Staublunge der Kohlenarbeiter *f*, Kohlen-bergmannslunge *f*
煤矿井下工人滑囊炎 Bursitis der Bergarbeiter *f*
煤矿职业性皮肤病 Berufsdermatosis des Kohlenberg-werks *f*
煤气(Kohlen-) Gas *n*, Leuchtgas *n*, Stadtgas *n*
煤气表 Gasmesser *m*
煤气厂废水 Gaswerksabwasser *n*
煤气灯 Gaslampe *f*
煤气煎药机 Gas-Dampfer *m*
煤气窒息 Erstickung durch Kohlengas *f*, Asphyxia carbonica *f*
煤气中毒 Gasvergiftung *f*, Rauchvergiftung *f*
煤球疮 Brikett- Warze
煤砷 Kohlenarsen *n*
煤炭工人尘肺 Pneumokoniose der Kohlenarbeiter *f*, Kohlenarbeiterstaublunge *f*
煤碳型大气污染 Luftverschmutzung aus Kohlen *f*
煤脱硫 Kohlendesulfurierung *f*
煤矽肺 Anthrakosilikose *f*, Silikoanthrakose *f*
煤矽结节 Anthrakosilikose-Knoten *m*
煤烟 Kohlenrauch *m*, Kohlenruß *m*, Fuligo *f*
煤烟癌 (Kohlen-)Rußkrebs *m*
煤烟色的 rußig
煤烟疣 Rußwarze *f*
煤烟状的 fuliginös, fuliginos(-us, -a, -um)
煤油 Kerosin *n*
煤油取暖炉 Kerosinheizung *f*
煤油中毒 Kerosinvergiftung *f*
煤蒸馏水器 Kohlendestillateur *m*
煤砖 Brikett *n*
酶 Enzym *n*, Ferment *n*
Q 酶 Q-Enzym *n*
ATP 酶(三磷酸腺苷酶) ATP-ase *f*, Adenosintriphosphatase *f*
酶[标记]免疫测定[法] enzyme labeled immunoassay <engl.> (EIA)

酶[不全]病 Enzymopathie *f*
酶[催化]合成 Enzymsynthese *f*
酶[同工]多型[现象] Enzymmultiplizität *f*
酶倍增免疫测定 enzyme mutiplied immunoassay <engl.>(EMIA)
酶变构[象]调节 allosterische Enzymregulation *f*
酶标法 enzyme linked immunosorbent assay <engl.>(ELIA)
酶标光度计 Enzym-Photometer *m*
酶标记 Enzymmarkierung *f*
酶标记化合物 enzymmarkierte Verbindung *f*
酶标记抗体法 enzymmarkierte Antikörper-Methode *f*
酶标记探针 enzymmarkierte Sonde *f*
酶标抗生物素蛋白链菌素生物素法(S-P 法) enzymmarkierte Streptavidin-Biotin-Methode *f*, S-P Methode *f*
酶标抗体法 enzymmarkierte Antikörper-Methode *f*
酶测定 enzymatische Bestimmung *f*
酶处理的红细胞 enzymbehandelter Erythrozyt *m pl*
酶传感器 Enzymsensor *m*
酶促反应 enzym(at)ische Reaktion *f*
酶促反应动力学 Enzymkinetik *f*
酶促合成法 enzymatische Synthese *f*
酶促化学修饰作用 enzymatisch chemische Modifikation *f*
酶促清创 enzymatisches Débridement *n*
酶促作用 enzymatische Katalyse *f*
酶催化 Enzymkatalyse *f*
酶催化效率 Effizienz der Enzymkatalyse *f*
酶催化信号放大 enzymkatalysierte Signalerweiterung *f*
酶蛋白 Enzymprotein *n*, Apoenzym *n*, Pheron *n*
酶蛋白作用 Rolle des Enzymproteins *f*
酶的 enzymatisch, zymisch, fermentativ
酶的变构[象]调节 allosterische Regulierung des Enzyms *f*
酶的催化效率 katalytische Wirksamkeit des Enzyms *f*
酶的亚单位 Untereinheit des Enzyms *f*
酶底物 Enzymolyt *n*, Substrat(um) *n*
酶电极 Enzymelektrode *f*
酶动力学 Enzymkinetik *f*
酶动力学数据库系统 Datenbanksystem der Enzymkinetik *n*
酶毒物 Enzymgift *n*
酶法 Enzymverfahren *n*
酶法拆分 Enzymauflösung *f*
酶法的标化 Standardisierung von Enzymverfahren *f*
酶反应 Enzymreaktion *f*
酶反应动力学 Enzymkinetik *f*
酶放大免疫试验 enzyme multiplied immunoassay <engl.>(EMIA)
酶分解 Enzymolyse *f*, Zymolyse *f*
酶分解的 enzymolytisch, zymolytisch
酶分子的改造与修饰 Transform und Modifikation des Enzymmoleküls
酶工程 Enzym-Engineering *n*
酶关联受体 enzymgekoppelter Rezeptor *m*
酶含量的调节 Regulierung des Enzymspiegels *f*
酶化学 Enzym(o)chemie *f*, Zymochemie *f*, Gärungschemie *f*
酶换能器 Enzym-Energieumwandler *m*
酶活化剂 Enzymaktivator *m*
酶活力 enzymatische Aktivität *f*
酶活性 Enzymaktivität *f*
ATP 酶活性(三磷酸腺苷酶活性) ATPase-Aktivität *f*
酶活性测定 Bestimmung der Enzymaktivität *f*
酶活性簇 zymophore Gruppe *f*
酶活性簇的 zymophor
酶活性单位 Einheit der Enzymaktivität *f*, Enzymeinheit *f*
酶活性蛋白 Enzymprotein *n*
酶激活不可逆抑制剂 irreversibler Inhibitor der Enzymaktivität *m*
酶激活剂 Enzymaktivator *m*
酶激活药 Enzymaktivator *m*
酶鉴定 Enzymidentifikation *f*
酶拮抗物 Enzymantagonist *m*
酶洁剂 Enzymdetergentien *m pl*
酶结构 Enzymstruktur *f*, Enzymkonstitution *f*
酶解 Enzymolyse *f*, Zymolyse *f*
酶解肌珠蛋白 Meromyosin *n*
酶解物 Enzymolyt *n*, Substrat(um) *n*
酶解作用 Enzymolyse *f*, Zymolyse *f*
酶扩增序列 enzymatische amplifizierte Sequenz *f*
酶类 Enzyme *n pl*
酶类药物 Enzymmedikamente *n pl*
酶联免疫斑点法 enzymgekoppelter Immunospotassay *m*
酶联免疫吸附测定 enzyme linked immunosorbent assay <engl.>(ELISA)
PCR 酶联免疫吸附测定(聚合链式反应酶联免疫吸附测定) PCR-PCRELISA, Polymerasekettenreaktion-ELISA-Test *m*
酶联免疫吸附测定法 enzymgekoppelter Immunadsorptionstest *m*
酶联免疫吸附法 enzymgekoppelter Immunadsorptionstest *m*
酶免疫测(检)定 enzyme immunoassay <engl.>(EIA)
酶免疫测定法 Enzymimmunoassay *m*
酶免疫电泳 Enzym-Immun(o)elektrophorese *f*
酶免疫分析[法] enzyme immunoassay <engl.>(EIA)
酶免疫分析仪 Enzymimmunoanalysator *m*
酶免疫技术 Enzymimmunomethode *f*
酶免疫吸附技术 enzyme immunosorbent technique <engl.>
酶免疫细胞化学 Enzymimmunozytochemie *f*
酶免疫组[织]化[学]技术 enzymimmunhistochemische Technik *f*
酶尿 Enzymurie *f*, Fermenturie *f*
酶谱 Zymogramm *n*, Enzymogramm *n*
酶谱技术 Zymogrammtechnik *f*
酶前体 Proenzym *n*, Zymogen *n*, Vorferment *n*
酶桥法 Enzymbrückemethode *f*
酶切 Digestion *f*, Verdauung *f*
酶清创 enzymatisches Débridement *n*
酶缺乏 Enzymmangel *m*, Azymie *f*, Afermentie *f*
酶缺乏的 azymisch
酶缺陷 Enzymdefekt *m*, Enzyminsuffizienz *f*
酶生成[作用] Enzymogenese *f*
酶生物传感器 Enzymbiosensor *m*
酶适应 Enzymadaptation *f*
酶水解法 enzymatisches Hydrolyseverfahren *n*
酶特异性 Enzymspezifität *f*
酶替代疗法 Enzymersatztherapie *f*
酶稳定性 Enzymstabilität *f*
酶系[统] Enzymsystem *n*
酶系统 Enzymsystem *n*
酶细胞 Fermentzelle *f*
酶性发酵 Enzymosis *f*
酶性核酸 Ribozym *n*
酶性抗体 Abzym *n*
酶学 Enzymologie *f*, Fermentlehre *f*
酶学的 enzymologisch
酶学家 Enzymologe *m*
酶血症 Enzymämie *f*
酶循环法 enzymatische zirkulierende Methode *f*
酶亚单位 Enzymuntereinheit *f*
酶样的 enzymoid
酶抑制 Enzymhemmung *f*, Enzyminhibierung *f*

酶抑制剂 Enzyminhibitor *m*, Enzymhemmer *m*, Enzymhemmstoff *m*
酶抑制免疫测定 enzyme inhibition immunoassay <engl.> (EIIA)
酶抑制物 Enzymhemmer *m*, Enzyminhibitor *m*, Enzymblocker *m*
酶抑制相互作用 Interaktion der Enzymhemmung *f*
酶抑制药 Enzyminhibitor *m*
酶抑作用 Enzymhemmung *f*, Enzyminhibierung *f*
酶引起光敏感性 enzyminduzierte Photosensibilität *f*
酶引起光敏感作用 enzyminduzierte Photosensibilisierung *f*
酶诱导 Enzyminduktion *f*
酶诱导物(剂,体) Enzyminduktor *m*
酶诱导相互作用 enzyminduzierende Interaktion *f*
酶原 Proenzym *n*, Enzymogen *n*, Zymogen *n*, Vorferment *n*
酶原[颗]粒 Proenzymgranula *n pl*, Zymogenkörnchen *n pl*
酶原激活 Aktivierung des Zymogens *f*
酶原激活剂 Aktivator des Zymogens *m*
酶原激酶 Thrombokinase *f*, Thrombozym *n*
酶原细胞 enzymbildende Zelle *f*
酶载体 Zymophor *m*
酶支持体 Zymophor *m*
酶制剂 Enzympräparat *n*
酶致活[作用] Enzymaktivierung *f*
酶致转变(化) enzymatische Konversion *f*
酶自杀底物 Suizid-Substrat des Enzyms *n*
酶阻遏 Enzymrepression *f*
酶组织化学 Enzymhistochemie *f*
酶作用的 zymotisch
酶作用物 Enzymolyt *n*, Substrat (um) *n*
酶-作用物复合物 Enzym-Substratkomplex *m*
酶-作用物-抑制剂复合物 Enzym-Substrat-Inhibitorkomplex *m*
镅 Americium *n* (Am, OZ 95)
241 镅 Americium-241 *n* (241Am)
霉 Schimmel (pilz) *m*
霉变 Verschimmelung *f*
霉变甘薯食物中毒 Lebensmittelvergiftung durch verschimmelte Süßkartoffeln *f*
霉变甘蔗 verschimmeltes Zuckerrohr *n*
霉变甘蔗食物中毒 Lebensmittelvergiftung durch verschimmeltes Zuckerrohr *f*
霉变甜薯 verschimmelte Süßkartofel *f*
霉病 Brand *m*, Mehltau *m*
霉尘肺 Dreschstaublunge *f*, Erntearbeiterlunge *f*, Farmerlunge *f*
霉臭(霉味) Modergeruch *m*
霉的 modrig
霉酚酸 Mycophenolsäure *f*
霉酚酸葡糖醛酸 Mycophenolsäureglucuronid *n*
霉酚酸酯 Mycophenolat-Mofetil *n*
霉菌 Schimmelpilz *m*, Fungus *m*, Myzet *m*
霉菌孢子 Pilzsporen *f pl*, Fungussporen *f pl*
霉菌病 Mykose *f*, Mycosis *f*, Pilzkrankheit *f*, Pilzinfektion *f*
霉菌病的 mykotisch, mycotic (-us, -a, -um)
霉菌擦烂 Intertrigo mycotica *f*
霉菌沉淀素 Mykopräzipitin *n*
霉菌的 mykotisch, mycotic (-us, -a, -um), fungös, fungoi-des, fungos (-us, -a, -um)
霉菌毒素 Mykotoxin *n*, Pilzgift *n*
霉菌毒素接种 Mykotoxinimpfung *f*
霉菌毒素中毒[病] Mykotoxikose *f*, Pilzvergiftung *f*
霉菌多糖类 Mykopolysaccharide *n pl*
霉菌感染 mykotische Infektion *f*, Plizinfektion *f*
霉菌固(甾)醇 Mykosterol *n*, Mykosterin *n*, Fungisterol *n*, Zymosterol *n*
霉菌核清蛋白 Mykonukleoalbumin *n*
霉菌膜素 Mykosin *n*
霉菌凝集素 Mykoagglutinin *n*
霉菌培养箱 mykotischer Inkubator *m*
霉菌素 Mykomyzin *n*, Mycomycin *n*, Moldin *n*
霉菌酸 Mykolsäure *f*
霉菌酸酯 Mykolat *n*
霉菌所致的 myzetogen, mykotisch, pilzbedingt
霉菌形细菌 fungusförmige Bakterien *n pl*
霉菌性肠炎 mykotische Enteritis *f*, Enteritis fungosa *f*
霉菌性的 mykotisch, mycotic (-us, -a, -um), fungös, fungoides, fungos (-us, -a, -um)
霉菌性动脉瘤 mykotisches Aneurysma *n*
霉菌性肺炎 Mykosepneumonie *f*, Pneumonia mycotica *f*
霉菌性骨髓炎 Osteomyelitis mycotica *f*
霉菌性鼓膜炎 Mykomyringitis *f*, Myringomykose *f*, Myringitis mycotica *f*
霉菌性关节炎 Arthritis mycotica *f*
霉菌性角膜溃疡 Ulcus corneae mycoticum *n*
霉菌性角膜炎 Keratitis mycotica *f*
霉菌性结肠炎 Colitis mycotica *f*
霉菌性口炎 Stomatitis mycotica *f*
霉菌性脑膜炎 Meningitis mycotica *f*
霉菌性肉芽肿 Granuloma mycoticum *n*
霉菌性胃酸过多 mykotische Hyperazidität *f*, Gastroxynsis fungosa *f*
霉菌性胃炎 Gastritis mycotica *f*
霉菌性心包炎 Pericarditis mycotica *f*
霉菌性心肌炎 Myocarditis mycotica *f*
霉菌性心内膜炎 Endocarditis mycotica *f*
霉菌性眼炎 Ophthalmia mycotica *f*
霉菌性阴道炎 Colpitis mycotica *f*, Kolpomykose *f*
霉菌学 Mykologie *f*, myzetologie *f*
霉菌学家 Mykologe *m*
霉菌血症 Mykohämie *f*, Myzet (h) ämie *f*, Fungämie *f*
霉菌样的 mykoid, pilzähnlich
霉菌硬纤维瘤 Mykofibrom *n*, Mykodesmoid *n*
霉菌原的 myzetogen
霉菌疹 Myzid *n*, Mycid *n*
霉菌制阻 Mykostase *f*, Pilz (bildungs) hemmung *f*
霉菌中毒 Mykotoxikose *f*
霉菌状的 mykoid, pilzähnlich
霉霉素 Mycomycin *n*
霉尸 verschimmelte Leiche *f*
霉样真菌属 Allescheria *f*

měi 每美镁

每 jeder, jede, quaque
每安瓿 pro Ampulle
每百分 pro centum (p.c.)
每搏[输出]量 Schlagvolumen *n*
每搏功(每搏作功) Herzminutenleistung *f*
每搏输出量 Schlagvolumen *n*, SV
每晨 quaque mane (q.m.), omni mane (omn. man., o.m.)
每次稀便后 post singulas sedes liquidas (post sing. sed. liq.)
每次注射 pro lnjektion, jede Injektion
每单位 pro Einheit
每二小时 quaque secunda hora (q.2h.), omni bihora (omn. bihor.)
每分功 Herzzeitvolumen *n*, Herzminutenvolumen *n*
每分呼吸量 Atemminutenvolumen *n* (AMV), Atemzeitvolumen *n*
每分输出量 Minutenvolumen *n* (MV)

每分通气量 Minutenventilation f
每分有效通气量 effektive Minutenventilation f
每分钟 pro Minute
每分[钟]静[息]通气量 ruhige Minutenventilation f
每分钟(心脏)搏动次数 Herzfrequenz f
每分钟心排(搏出)量 Herzminutenvolumen n
每分最大通气量 maximale Minutenventilation f
每隔二小时 alternis horis(alt. hor.)
每隔一日 alternis diebus(alt. dieb.)
每公斤体重 pro Kilogramm des Körpergewichts
每克粪便虫卵数 Eierzahl im Stuhl pro Gramm f
每秒周[波]数 Schwingungen pro Sekunde f pl, cycles per second <engl.>(CPS)
每年实际死亡率 reale Jahresmortalität f
每日 quaque die(q.d.), omni die(omn.d.)
每日可接受摄入量 höchste duldbare Tagesdosis f
每日两次 bis in die lat, b.i.d. lat
每日耐受摄入量 tolerierte Tagesdosis f
每日热 Quotidianfieber n, Quotidiana f, Febris quotidiana f
每日容许摄入量(可接受日摄入量) höchste annehmbare Tagesdosis f
每日三次 ter in die(t.i.d.)
每日膳食供给量 Diätration pro Tag f
每日摄入耐受量 tolerierte Tagesdosis f
每日四次 quater in die(q.i.d)
每日透析 tägliche Dialyse f
每日一次 quaque die(q.d.), unus in die(u.i.d.)
每日一次优化治疗方案 optimierter Therapieplan für einmal am Tag m
每日允许摄入量 annehmbare Tagesdosis f, erlaubte Tagesdosis f
每日最大耐受摄入量 maximale tolerierte Tagesdosis f
每三日 diebus tertius(dieb. tert.)
每三小时尿比重试验 Test des spezifischen Gewichts des 3-Stunden-Harns m
每十五分钟 omni quadrante horae(omn. quad. hor.)
每四小时 quaque quarta hora(q.q.h.)
每天 quaque die(q.d.), omni die(omn.d.)
每天二次 bis in die(b.i.d.)
每小时 quaque hora(q.h.), omni hora(omn. hor.)
每夜 quaque nocte(q.n.), omni nocte(omn. noct., o.n.)
每周耐受摄入量 tolerierte Wocheneinnahme f
美白的 weißend
美吡四环素 Mepicyclin(e) n
美彩按蚊 Anopheles splendidus m
美梣苦甙 Fraxin n
美梣苦素 Fraxitin n
美的 ästhetisch
美登(坦)布亭[碱] Maytanbutin n
美登(坦)普林碱 Maytanprin n
美登(坦)生碱 Maytansin n
美登布他新碱 Maytanbutacin n
美登素 Maytansin n
美杜莎情结 Medusa-Komplex m
美多眠 Medomin n, Heptabarbital n
美儿欲 Callipedia f
美法仑(1苯丙氨酸氮芥) Melphalan n, Alkeran n
美番泻叶 Maryland-Kassie f, Amerikanische Sennesblätter m pl
美芬丁胺(恢压敏) Mephenterminum, Wyamin n(抗休克药)
美芬妥英 Mephenytoinum
美芬辛 Mephenesin(um)
美感 ästhetisches Gefühl n
美感经验 ästhetische Erfahrung f
美国 HAZMAT 分类 amerikanische HAZMAT-Klassifizierung f
美国 Whitehead 生物医学研究所基因组研究中心 Amerikanisches Genomforschungszentrum des Whitehead Instituts für Biochemieforschung n
美国癌症教育协会 American Association for Cancer Education(AACE)<engl.>, Amerikanischer Verein für Krebserziehung m
美国癌症控制学会 amerikanische Gesellschaft für Krebskontrolle f
美国癌症协会 amerikanische Gesellschaft für Krebsforschung f
美国癌症学会 amerikanische Krebsgesellschaft f
美国癌症研究协会 amerikanische Gesellschaft für Krebsforschung f
美国白血病协会 amerikanischer Verband für Leukämie m
美国采用名 USAN-Name m
美国处方集 United States Dispensatory <engl.>(USD)
美国法医学会 Amerikanische Akademie der Rechtsmedizin f, American Academy of Forensic Sciences <engl.>
美国放射学学院 amerikanische Hochschule der Radiologie f
美国放射治疗与肿瘤学学会 amerikanische Gesellschaft für therapeutische Radiologie und Onkologie f
美国风湿病协会 Amerikanische Gesellschaft für Rheumatismus f, American Rheumatism Association <engl.>
美国高级技术实验室 fortschrittliches Technologielabor n
美国骨科学会 amerikanische orthopädische Gesellschaft f
美国国家标准协会 Nationale Standardisierungsorganisation der USA f, ANSI
美国国家标准语言 ANSI-Standardsprache f
美国国家工业卫生协会 American Industrial Hygiene Association <engl.>, amerikanische Assoziation der staatlich-industriellen Hygieniker f
美国国立癌症研究所(国家癌症研究所) National Cancer Institute(NCI)<engl.>, Nationales Krebsinstitut der USA n
美国国立环境卫生科学研究所 nationales Institut für Hygiene und Umweltmedizin in den USA n
美国国立卫生研究院 Nationale Gesundheitsinstitute(USA) f pl, National Institutes of Health(NIH)<engl.>
美国航空护士队 US-Luftwaffe-Krankenschwester-Korps n, Aerial Nurse Corps of America <engl.>(ANCOA)
美国航空医学会 Amerikanische Gesellschaft für Luftfahrtmedizin f, Aero Medical Association of the United States <engl.>(AMAUS)
美国黑人 schwarzer Amerikaner m
美国红十字会 Amerikanisches Rotes Kreuz n
美国护士协会 amerikanische Gesellschaft für Pflege f
美国护士学会 amerikanische Pflegeakademie f
美国护士资格认证中心 American Nurses Credentialing Center(ANCC)<engl.>, amerikanisches Qualifikationsprüfzentrum für Krankenschwester n
美国环境保护局 US-Umweltschutzbehörde(EPA) f, US Environmental Protection Agency <engl.>
美国环境保护署 US-Umweltschutzbehörde(EPA) f, US Environmental Protection Agency <engl.>
美国疾病控制中心 U.S. Centers for Disease Control and Prevention <engl.>, amerikanisches Zentrum für Krankheitskontrolle und Prävention n
美国健康、体育、休闲协会 amerikanische Gesellschaft für die Gesundheit, Sport und Freizeit f
美国健康教育协会 American Association for Health Education(AAHE)<engl.>, amerikanische Gesellschaft für Gesundheitserziehung f
美国科学基金会 Amerianischer Nationalfonds m, National Science Foundation <engl.>(NSF)
美国空军军医队 Sanitätskompanie der Luftwaffe der Vereinigten Staaten f, United States Air Force Medical Corps <engl.>(USAF-MC)
美国空军医院 Luftwaffenkrankenhaus der Vereinigten Staaten

n, United States Air Force Hospital <engl.>(USAFH)
美国劳工部职业安全卫生管理局 Verwaltungsbehörde für Arbeitsschutz des amerikanischen Ministeriums für Arbeit *m*
美国临床毒理学学会 amerikanische Gesellschaft für klinische Toxikologie *f*, American Society of Clinical Toxicology <engl.>
美国临床化学委员会 amerikanische Kommission für klinische Chemie *f*, American Board of Clinical Chemistry <engl.>
美国临床研究联合会 Amerikanischer Verband für klinische Forschung *m*, American Federation for Clinical Research <engl.>(AFCR)
美国临床营养学会 Amerikanische Gesellschaft für klinische Ernährung *f*, American Society for Clinical Nutrition <engl.>(ASCN)
美国临床肿瘤学会 amerikanische Gesellschaft für klinische Onkologie *f*, American Society of Clinical Oncology (ASCO) <engl.>
美国模式培养物收藏所 Amerikanischer-Typ-Kultur-Kollektion *f*, American Type Culture Collection <engl.>(ATCC)
美国脑肿瘤协会 amerikanischer Verband für Hirntumor *m*, American Brain Tumor Association (ABTA)<engl.>
美国内科医师学会美国内科学会 US-amerikanische internistische Fachgesellschaft - Amerikanische Gesellschaft für Innere Medizin *f*, American College of Physicians-American Society of Internal Medicine <engl.>(ACP-ASIM)
美国生物技术信息中心 Nationales Zentrum für Biotechnologie und Information *n*, National Center for Biotechnology Information <engl.>(NCBI)
美国试验和材料协会 Amerikanische Gesellschaft für Prüfung und Material *f*, American Society for Tests and Materials <engl.>(ASTM)
美国斯坦福医院信息系统 Krankenhausinformationssystem der Standford Universität *n*
美国糖尿病协会 amerikanische Gesellschaft für Diabetes *f*, American Diabetes Association (ADA) <engl.>
美国心理学会 Amerikanische Psychologie-Gesellschaft *f*, American Psychological Association <engl.>(APA)
美国心脏协会 Amerikanische Herz-Gesellschaft *f*, American Heart Association <engl.>(AHA)
美国心脏学会 amerikanische Herzgesellschaft *f*, American Heart Association (AHA) <engl.>
美国信息交换标准码 Amerikanischer Standard-Code für Informationsaustausch *m*, American Standard Code for Information Interchange <engl.>(ASCII)
美国胸科学会 Amerikanische Thorax-Gesellschaft *f*, American Thoracic Society (ATS) <engl.>
美国胸科医师学会 amerikanische Gesellschaft für thorakale Ärzte *f*, American College of Chest Physicians <engl.>
美国胸外科医师学会 amerikanische Gesellschaft für thorakale Chirurgie *f*, American College of Chest Surgeons <engl.>
美国血液学学会 amerikanische Gesellschaft für Hämatologie *f*, American Society for Hematology (ASH) <engl.>
美国眼科协会 amerikanische Gesellschaft für Ophthalmologie *f*, American Ophthalmological Society (AOS) <engl.>
美国眼库协会 amerikanische Gesellschaft für Augenbank *f*, Eye-Bank Association of American (EBAA) <engl.>
美国药典 United States Pharmacopeia <engl.>(USP)
美国药典标准 USP-Standard *m*
美国药典单位 USP-Einheit *f*
美国医学会 Amerikanische Medizinische Gesellschaft *f*
美国医学系统和信息学会 Amerikanische Gesellschaft für Medizinische Systeme und Informationen *f*, American Association for Medical Systems and Informatics <engl.> (AAMSI)
美国医学协会委员会 Kommission der Amerikanischen Medizinischen Gesellschaft *f*
美国医学院协会 Amerikanische Gesellschaft für Medizinische Fakultäten *f*
美国营养学会 Amerikanische Akademie (Institut *n*) für Ernährung *f*, American Academy of Nutrition <engl.>(AAN)
美国灾害事件管理系统 amerikanisches Ereignisverwaltungssystem *n*
美国政府工业卫生家协会 Amerikanische Konferenz der staatlich-industriellen Hygieniker *f*, American Conference of Governmental Industrial Hygienists (ACGIH) <engl.>
美国职业卫生与安全署 Verwaltung für Arbeits und Sicherheitsschutz der USA *f*, United States Occupational Safety and Health Administration (OSHA) <engl.>
美国肿瘤联合会 amerikanische Föderation der Onkologie *f*, American Association of Cancer <engl.>
美花椒内酯 Xanthoxyl (et) in *n*
美加明 Mecamylamin *n*
美加明盐酸盐 Mecamylamin-hydrochlorid *n*
美解眠 Megimide *n*, Bemegrid (um) *n*
美金刚 Memantin *n*
美菌素 Eulicin *n*
美卡拉明 Mecamylamin *n*
美可洛嗪(美其敏) Meclizin *n* (止吐药)
美克尔憩室显(成)像 Bildgebung des Meckel* Divertikels *f*
美克尔氏肌 Merkel* Muskel *m*, Musculus ceratocricoideus *m*
美克尔氏腔(隙) Meckel* Höhle *f*, Cavum meckeli *n*
美克尔氏神经节 Meckel* Ganglion *n*, Ganglion pterygopalatinum (s. sphenopalatinum) *n*
美克尔氏隙 Meckel* Grube *f*, Meckel* Höhle *f*
美克尔[氏]憩室 Meckel* Divertikel *n*, Diverticulum meckeli *n*
美克尔[氏]憩室绞窄 Strangulation des Meckel* Divertikels *f*
美克尔[氏]憩室内胃黏膜异位 Magenschleimhautektopie in Meckel* Divertikel *f*
美克尔[氏]憩室扭转 Torsion des Meckel* Divertikels *f*
美克尔[氏]憩室疝 Hernie des Meckel* Divertikels *f*
美克尔[氏]憩室炎 Meckel* Divertikulitis *f*
美克尔[氏]憩室穿孔 Perforation des Meckel* Divertickels *f*
美克洛嗪 Meclizin *n*
美拉德反应(羰胺反应) Maillard* Reaktion *f*
美蓝 Methylenblau *n* (Mb), Methylenum coeruleum *n*
美蓝树脂法 Methylenblau-Resin-Methode *f*
美蓝伊红染色法 Methylenblau-Eosin-Färbung *f*
美丽筒线虫 Gongylonema pulcbrum (s. ransomi s. scutatum s. subtile) *n*
美丽筒线虫病 Gongylonemiasis *f*
美罗培南 Meropenem *n*
美洛西林 Mezlocillin *n*
美洛昔康 Meloxicam *n*
美绿 Methylgrün
美貌狂 Callomanie *f*
美尼尔氏病 Ménière* Krankheit *f*
美浓霉素 Minomycin *n*
美欧卡霉素 Miocamycin *n*
美帕曲星 Mepartricin *n*
美其敏 Meclizin *n*
美曲膦酯 Metrifonat *n*
美容鼻缩小术 ästhetisches Rhinomiosis *f*, schönheitliche operative Naseverkleinerung *f*
美容参数 Schönheitsparameter *m*
美容的 kosmetisch
美容护理 ästhetische Pflege *f*
美容剂 kosmetisches Mittel *n pl*, Kosmetika *n pl*
美容面具 Gesichtsmaske *f*

美容师 Kosmetiker *m*, Kosmetikerin *f*
美容术 Kosmetik *f*, Schönheitspflege *f*
美容霜 Kosmetische Creme *f*, Schönheitscreme *f*
美容外科 ästhetische Chirurgie *f*
美容学 Kosmetologie *f*
美容牙科辅助器 ästhetisches Hilfsgerät der Zahnheilkunde *n*
美容牙科学 kosmetische Zahnmedizin *f*
美容医学 ästhetische Medizin *f*
美容院 Kosmetiksalon *m*, Schönheitsklinik *f*
美容灼伤 kosmetische Verbrennung *f*
美散痛 Methadon *n*, Dimepheptanol(um) *n*
美沙芬 Dextromethorphan *n*
美沙拉嗪 Mesalamin *n*
美沙酮 Methadon *n*
美沙乌头碱 Mesaconitin *n*
美式聋哑人手语 amerikanische Gebärdensprache *f*
美视症 Kalopsie *f*
美术解剖学 Kunstanatomie *f*
美术疗法 Kunsttherapie *f*, Gestaltungstherapie *f*
美司钠 Mesna *n*
美速胺 Methoxamin *n*
美速克新命 Methoxamin *n*, Methoxamedrin *n*
美索巴比妥 Methohexital *n*
美索比妥(超短效巴比妥盐) Methohexital *n*(超短效巴比妥盐)
美索因 Methoin *n*
美坦(登)布亭 Maytanbutin *n*
美坦(登)普林 Maytanprin *n*
美坦(登)生 Maytansin *n*
美托拉宗 Metolazon *n*
美托洛尔(β1 阻滞剂) Metoprolol *n*
美托咪定 Medetomidin *n*
美维库铵(美维松) Mivacurium *n*
美味的 delikat, lecker
美西律(慢心律) Mexiletin *n*(抗心律失常药)*f*.
美西麦角 Methysergid *n*
美线 ästhetische Linie *f*
美雄酮 Metandiennon *n*
美学 Ästhetik *f*
美学参数 ästhetischer Parameter *m*
美学的 ästhetisch
美学知识 ästhetische Erkenntnis *f*
美育 ästhetische Bildung und Erziehung *f*
美育心理学 Psychologie der ästhetischen Bildung *f*
美远志 Senega *n*, Polygala senega *f*
美远志流浸膏 Flüssigextrakt aus Senega *m*
美洲板口线虫 Necator americanus *m*
美洲变种型土拉热杆菌 Francisella tularensis nearctica *f*
美洲蟾蜍 Amerikanische Kröte *f*, Bufo americanus *m*
美洲大蠊 Periplaneta americana *f*
美洲大麻 Amerikanischer Hanf *m*
美洲钝眼蜱 amerikanisches Amblyomma *n*, Amblyomma americanum *n*, amerikanische Waldlaus *f*(Zecke *f*)
美洲钩虫 amerikanischer Hakenwurm *m*, Necator americanus *m*, Ancylostoma americanum *n*
美洲钩虫病 amerikanische Ankylostomiase *f*, amerikanische Hakenwurmkrankheit *f*, Ancylostomiasis americanus *f*
美洲花椒素 Xanthyletin *n*
美洲回归热 febris recurrens americana amerikanisches Rekurrensfieber *n*, Febris recurrens americana *f*
美洲利什曼病 amerikanische Leisbmaniase *f*, Leishmaniasis americana *f*
美洲内脏利什曼病 amerikanische innere Leishmaniose *f*
美洲犬蜱 amerikanische Hundezecke *f*
美洲商陆 Kermes *m*, amerikanischer Nachtschatten *m*, Phytolacea americana *f*
美洲商陆有丝分裂原 Kermes-Mitogen *n*
美洲水蛭 amerikanischer Blutegel *m*
美洲锥虫 Trypanosoma americanum *n*
美洲锥虫病 amerikanische Trypanosomiasis *f*, Chagas* Krankheit *f*
美洲锥蝇 Callitroga americana(s. hominivorax)*f*, Cochliomyia americana *f*
镁 Magnesium *n*(Mg, OZ 12)
^{26}镁 Magnesium-26 *n*(^{26}Mg)
^{28}镁 Magnesium-28 *n*(^{28}Mg)
镁代谢紊乱 Störung der Magnesiummetabolie *f*
镁带 Magnesiumband *n*
镁钙片 Tablettae Magnesii oxydati et Calcii carbonatis *f pl*
镁光 Magnesiumlicht *n*
镁铝合金 Magnesium-Aluminumlegierung *f*
镁乳[浆] Magnesiamilch *f*, Mixtura Magnesii hydroxydati *f*
镁试剂 Magnesia-Reagens *n*
镁血[症] Magnesiämie *f*
镁氧棒 Magnesiastab *m*
镁营养 magnesiumhaltige Ernährung *f*
镁族 Magnesiumgruppe *f*

mèi 媚魅

媚蚋 Simulium venustum *n*
魅力 Faszination *f*

MEN 闷门扪钔

mēn 闷

闷可乐 Marplan *n*, Isocarboxazid(um)*n*
闷气 Schwüle *f*, Beklemmung *f*
闷死 Erstikungstod *m*, Ersticken *n*
闷压感 Beklemmungsgefühl *n*

mén 门扪钔

门 ①Hilum *m*, Hilus *n*, Porta *f*, Porus *m* ②Stamm *m*, Phylum *n*
门[户] Tor *n*, Tür *f*, Portal *n*
门[静]脉性的 portal, portal(-is, -is, -e)
门[静]脉性肝硬变(化) portale Leberzirrhose *f*, Cirrhosis portalis *f*
门部 Hilus *m*
门齿 Schneidezahn *m*, Inzisivus *m*, Dens incisivus *m*
门齿骨 Os incisivum *n*
门齿孔 Foramen incisivum *n*
门齿乳头 Papilla incisiva *f*
门齿牙缝 Schneidezahnnaht *f*
门-达综合征 Mendes*-da Casta* Syndrom *n*, Dystrophia bullosa typus maculatus *f*
门德尔森综合征(酸性胃液误吸综合征) Mendelson* Syndrom *n*
门的 ① hilär, portal ② phyletisch
门电路 Torschaltung *f*
门冬氨酸 Asparaginsäure *f*, Acidum asparaginicum(s. asparticum)*n*, Aspartat *n*(Asp)
门冬氨酸激酶 Aspartokinase *f*
门冬氨酸转位酶 Aspartat-translokase *f*
门冬酰胺 Asparagin *n*(Asp-NH_2)
L-门冬酰胺酶 L-Aspargin(amid)ase *f*
门管区 Portalfeld *n*
门管区三联 Pfortadertriade *f*
门管小叶 Portalläppchen *n*
门果病毒 Mengo-Virus *n*
门结节束 portotuberales Bündel *m*, Tractus portotuberalis *m*

门捷列夫氏定律 Periodengesetz von Mendelejeff *n*, Periodengesetz (von Mendelejew) *n*
门金尼穿刺针 Menghini* Nadel *f*(用于肝穿刺活检)
门静脉 Pfortader *f*, Vena portae *f*, Porta *f*
门静脉闭锁 Pfortaderatresie *f*
门静脉的 portal, portal (-is, -is, -e)
门静脉高压症 Pfortaderhochdruck *m*, Portalhypertonie *f*
门静脉梗阻 Pfortaderverschluß *m*, Pylemphraxis *f*
门静脉静扩张 Pfortaderektasie *f*, Pylephlebektasie *f*
门静脉脓毒症 Pfortaderpyämie *f*, portale Pyohämie *f*
门静脉脓血症 Pfortaderpyämie *f*, portale Pyohämie *f*
门静脉 - 体循环分流术 portosystemischer Shunt *m*
门静脉系 Pfortadersystem *n*, Portalsystem *n*
门静脉系统侧支循环 Kollateralkreislauf des Portalsystems *m*
门静脉狭窄 Pfortaderstenose *f*
门静脉性高血压 Pfortaderhochdruck *m*
门静脉性水肿 portales Ödem *n*
门静脉性淤血 Pfortaderstauung *f*
门静脉血栓[性]静脉炎 Pylethrombophlebitis *f*
门静脉血栓形成 Pfortaderthrombose *f*, Pylethrombose *f*
门静脉压 Pfortaderdruck *m*, Portaldruck *m*
门静脉压测量法 Pfortadermanometrie *f*
门静脉压力过高 Pfortaderhochdruck *m*, Portalhypertonie *f*
门静脉炎 Pfortaderentzündung *f*, Phlebitis portalis *f*, Pylephlelitis *f*
门静脉养肝因子 hepatotropher Faktor *m*
门静脉造影 Portovenographie *f*, Portographie *f*
门静脉造影术 Portographie *f*, Portovenographie *f*
门静脉造影照片 Portogramm *n*, Portovenogramm *n*
门静脉周的 periportal, periportal (-is, -is, -e)
门静脉周炎 Peripylephlebitis *f*
门静脉阻塞 Pfortaderobstruktion *f*
门克伯格型动脉中膜钙化 Mönckeberg* Mediaverkalkung *f*
门克伯克氏变性 Mönckeberg* Degeneration *f*
门克斯病(综合征) Menkes* Krankheit *f* (Syndrom *n*) (遗传性铜吸收不良)
门克斯卷发综合征 Menkes* Kräuselhaar-Syndrom *n*
门控 Taktbefehl *m*
门罗沟(丘脑下部沟,下丘脑沟) Monro* Sulcus *m* (Furche *f*), Sulcus hypothalamicus *m*
门罗孔(室间孔) Monro* Foramen *n*, Foramen interventriculare *n*
门罗裂 Monro* Riss *m*, Hypothalamus-Riss *m* (门罗沟,丘脑下部沟,下丘脑沟)
门罗氏囊 Monro* Bursa *f*, Bursa intratendinea olecrani *f*
门罗线 Monro* Linie *f* (从脐至髂前上棘的连线)
门脉高压[症] Pfortaderhochdruck *m*, Portalhypertonie *f*
门脉脓毒症 portale Pyohämie (od. Sepsis) *f*
门脉性肝硬化 portale Leberzirrhose *f*
门脉循环 Pfortaderkreislauf *m*
门脉周癌 periportales Karzinom *n*
门脉周肝硬变 periportale Leberzirrhose *f*
门 - 奇静脉阻断术 Porta-Azygos-Devaskularisation *f*
门 - 腔侧支循环 portokavaler Kollateralkreislauf *m*
门腔间隙 Porta-Kava-Raum *m*, portokavaler Raum *m*
门腔静脉端侧分流术 end-to-side portokavaler Shunt *m*
门 - 腔静脉分流术 portokavaler Shunt *m*
门 - 腔静脉吻合术 portokavale Anastomose *f*
门腔淋巴结 portokavaler Knoten *m*
门腔血管 portokavale Blutgefäße *n pl*
门区 Hilus *m*
门 - 体分流 portosystemischer Shunt *m*
门体分流术 portosystemischer Shunt *m*
门体分流性肝性脑病 portosystemische Enzephalopathie *f*
门体分流性脑病 portosystemische Enzephalopathie *f*
门体静脉吻合术 portosystemische Anastomose *f*
门体性脑病 portosystemische Enzephalopathie *f*
门体循环的 portosystemisch (连接门静脉和体静脉循环的)
门 - 体循环分流 portosystemischer Shunt *m*
门托氏试验 Mantoux* Probe *f*
门卫基因 Torwächter-Gen *n*, Gatekeeper-Gen *n*
门细胞 Hiluszelle *f*
门细胞瘤 Hiluszell (en) tumor *m*, Berger* Zellentumor *m*
门小叶 Lubulus portalis *m*
门牙 Schneidezähne *m pl*, Dentes incisivi *m pl*
门诊 ambulante Behandlung *f*
门诊、住院疾病统计 Statistik von ambulanten und stationären Krankheitsfällen *f*
门诊[病人]病案 ambulater Krankenbericht *m*
门诊病人麻醉 ambulante Anästhesie *f*
门诊病人数据 ambulante Patientendaten *n pl*
门诊病人询问系统 ambulantes Patienten-Auskunftssystem *n*
门诊[病人]医疗 ambulante Behandlung *f*
门诊[病人]医疗服务 ambulante Behandlungsservice *m*
门诊[病人]医疗系统 ambulantes Behandlungsystem *n*
门诊[病人]医疗站 ambulante Behandlungstation *f*
门诊[病人]医学 Ambulanzmedizin *f*
门诊病人 ambulanter Patient *m*
门诊病人临床病案系统 klinisches Krankenberichtssystem von Tagespatienten *n*
门诊[病人]计算机病案系统 computergespeichertes ambulantes Krankenberichtssystem *n*
门诊部 Ambulanz *f*, Ambulatorium *n*, Poliklinik *f*
门诊部主任 Leiter der Poliklinik *m*
门诊患者 Ambulante *f*
门诊机构 Institution von der ambulanten Betreuung *f*
门诊精神分裂症 ambulante Schizophrenie *f*
门诊麻醉 ambulante Anästhesie *f*
门诊时间 Sprechstunde *f*, Sprechzeit *f*
门诊收费水平 ambulantes Preisniveau *n*
门诊手术 ambulante Operation *f*
门诊心理咨询 ambulante psychologische Beratung *f*
门诊医疗费用补助 ambulante medizinische (od. ärztliche) Kostensubvention *f*
门诊医疗质量控制 Qualitätskontrolle der Ambulanzbehandlung *f*
门诊治疗 ambulante Behandlung *f*
扪诊 Palpation *f*
钔 Mendelevium *n* (Md, Mv, OZ 101)

MENG 虻萌蒙朦猛锰蠓孟梦

méng 虻萌蒙朦

虻 Bremse *f*, Viehfliege *f*
虻叮咬 Bremsenstich *m*
虻科 Tabanidae *pl*
虻属 Tabanus *m*
萌出 Eruption *f*
萌出囊肿 Dentitionszyste *f*, Eruptionszyste *f*
萌出期 Eruptionsstadium *n*
萌出期囊肿 Eruptionszyste *f*
萌出前期 Präeruption *f*
萌发 Keimen *n*, Sprießen *n*, Germination *f*
萌发沟 Keimenfurche *f*
萌发孔 Keimenöffnung *f*
萌发期 Keimungsperiode *f*
萌发适点 Brutnest *n*, Herd *m*, Nidus *m*
萌霉素 Cladiomycin *n*
萌牙困难 Zahnungsbeschwerden *n pl*, erschwerter Zahndurc-

hburch *m*
蒙(曚)眬(模糊) Dunstigkeit *f*, Unschärfe *f*
蒙多病 M Mondor* Krankheit *f*, superfizielle Phlebitis an der Brustwand *f*(乳房及胸前壁浅静脉的血栓性静脉炎)
蒙多内西氏反射 Mondonesi*(Fazialis-) Reflex *m*, bulbomimischer Reflex *m*
蒙哥马利滤泡 Montgomery* Follikel *m*(子宫颈腺囊肿)
蒙哥马利氏结节 Montgomery* Tuberkel *m*
蒙哥马利氏腺 Montgomery* Drüsen *f pl*(od. Becher *m pl*), Glandulae areolares *f pl*
蒙格马利腺 Montgomery* Drüse *f*, Glandula areolaris *f*
蒙古白蛉 Phlebotomus mongolensis *m*
蒙古斑 Mongolenfleck *m*
蒙古人种的(属蒙古人的) mongolisch
蒙古痣斑 Mongolenfleck *m*
蒙花甙 Linarin *n*
蒙尼问题检查表 Mooney* Problem-Checkliste *f*
蒙片 Maske *f*
蒙塞尔氏溶液 Monsel* Lösung *f*
蒙氏结节 Montgomery* Knoten *m*
蒙氏试验 Montenegro* Test *m*
蒙特吉亚骨折脱位 Monteggia Luxationsfraktur *f*(尺骨上 1/3 骨折合并桡骨头脱位)
蒙特吉亚氏骨折 Monteggia Fraktur *f*(od. Schaden *m*)
蒙特吉亚氏脱位 Monteggia*(Huft-) Luxation *f*, Luxatio coxae ilica *f*
蒙特卡罗模拟 Monte*-Carlo* Simulation *f*
蒙特卡罗模拟[法] Monte*-Carlo* Methode *f*
蒙特利尔认知评估 Montreal*-kongnitive Schätzung *f*, Montreal* kognitive Beurteilung *f*
蒙脱土 Montmorillonit *m*
蒙医[学] traditionelle mongolische Medizin *f*
朦胧 Dämmerschlaf *m*, Schlaftrunkenheit *f*
朦胧麻醉 Seminarkose *f*, Dämmerschlaf *m*
朦胧睡眠 Dämmerschlaf *m*
朦胧性知觉 abstrakte Perzeption *f*
朦胧状态 Dämmerzustand *m*
朦胧状态的 hypnopompisch, hypnopomp

měng 猛锰蠓

猛捕因(茂巴) Mobam *n*(胆碱酯酶抑制药)
猛烈的 stürmisch, heftig, gewaltig
猛推 Stoß *m*
猛性龋(猖獗性龋,蔓延性龋) floride Karies *f*
锰 Mangan(um) *n*, (Mn, OZ 25)
锰卟啉 Manganporphyrin *n*
锰-超氧化物歧化酶 Mn-Superoxiddismutase *f*
锰尘沉着病 Manganstaublunge *f*
锰尘肺 Manganstaublunge *f*
锰的 manganat(-us, -a, -um)
锰毒性肺炎 Manganpneumonie *f*
锰酐 Mangansäureanhydrid *n*, Mangantrioxid *n*
锰酸钾 Kaliummanganat *n*
锰酸钠 Natriummanganat *n*
锰酸盐 Manganat *m*
锰营养 manganhaltige Ernährung *f*
锰中毒 Manganvergiftung *f*, Manganismus *m*
蠓 Mücke *f*, Lasiohelea *f*
蠓叮咬 Mückenstich *m*
蠓科 Ceratopogonidae *pl*, Heleidae *pl*
蠓类 Culicoidea *pl*

mèng 孟梦

孟德尔比率 mendelsches Verhältnis *n*
孟德尔的 mendelsch
孟德尔定律 MendeY Gesetze *n pl*
孟德尔反射(足背反射) Mendel*(-v. Bechterew*) Reflex *m*, kuboido-digitaler Reflex *m*
孟德尔方式 mendelsche Art *f*
孟德尔分离定律 Mendel* Spaltungsgesetz *n*
孟德尔群体 Mendel-Population *f*
孟德尔氏试验 Mendel*(-Mantoux*)Probe *f*
孟德尔氏遗传 Mendel* Erbgang *m*
孟德尔氏遗传学说 Mendelismus *m*
孟德尔式杂种 Mendel* Hybride *f*
孟德尔性状 mendelscher Charakter *m*
孟德尔学派 Mendelismus *m*
孟德尔学说 Mendelismus *m*
孟德尔遗传病 mendelsche Erbkrankheit *f*
孟德尔遗传定律 mendelsche Vererbungsgesetze *n pl*
孟德尔[遗传]方式的 mendelsch, mendelartig, mendelnd
孟德立胺 Mandelamin *n*
孟德立酸 Mandelsäure *f*
孟加拉玫红 Bengalrosa *n*, Rosa bengale *f*
孟鲁司特 Montelukast *n*
孟罗氏点 Munro* Punkt
孟塞尔颜色立体 Munsell* Farbkörper *m*
孟塞尔颜色体系 Munsell* Farbsystem *n*
孟塞尔颜色图谱 Munsell* Farbatlas *m*
孟山都硬度测定器 Mansanto* Härteprüfgerät *n*
孟氏骨折 Monteggia* Fraktur *f*
孟氏裂头绦虫 Di(phyllo) bothrium mansoni *n*, Bothriocephalus mansoni *m*
孟氏裂头绦虫病 Manson* Bothriocephalose *f*
孟氏裂头蚴病 Manson* Sparganose *f*
孟氏裂头蚴虫 Sparganum mansoni *n*
孟氏损伤 Monteggia* Läsion *f*
孟氏型红斑角质病 Erythrokeratodermia nach Mendes da Costa* *f*, Medes da Costa* Syndrom *n*, Erythrokeratodermia figurata variabilis *f*
梦 Traum *m*
梦病 Oneironosus *m*
梦的 traumhaft, oneirogen, somnial(-is-is, -e)
梦的材料 Traummaterial *n*
梦的分析 Traumdeutung *f*, Oneiroanalyse *f*
梦的工作 Traumarbeit *f*
梦的激活综合模型 komplettes Modell der Traumaktivierung *n*
梦的监察 Traumzensur *f*
梦的结构 Traumstruktur *f*
梦的解释 Trauminterpretation *f*, Traumdeutung *f*
梦的理论 Traumtheorie *f*
梦的内容 Trauminhalt *m*
梦的内隐内容 impliziter Inhalt des Traums *m*
梦的思想 Traumgedanke *m*
梦的歪曲 Traumverdrehung *f*
梦的外显内容 expliziter Inhalt des Traums *m*
梦的象征 Traumsymbol *n*
梦的性别差异 geschlechtsspezifischer Unterschied im Traums *m*
梦的压缩 Traumkondensation *f*
梦的意识 Traumbewußtsein *n*
梦的意图(潜意性) Absicht des Traumes *f*
梦的转移 Traumverlagerung *f*
梦的自我主义 Traum-Egoismus *m*
梦行[症] Schlafwandeln *n*, Somnambulismus *m*, Paroniria ambulans *f*
梦行[症] Somnambulismus *m*, Somnambulie *f*, Schlafwandeln *n*, Nachtwandeln *n*, Hypnobatie *f*
梦行的 traumwanderisch, somnambul

梦行性迷惘状态 somnambulistische Trance *f*
梦行者 Traumwandler *m*, Somnambule *m*, Hypnobat *m*
梦幻想 traumhafte Phantasie *f*, Träumerei *f*, Traum-Illusion *f*
梦幻症 Oneirismus *m*
梦惊 Nachtangst *f*, Terror nocturnus *m*
梦境 Trauminhalt *m*
梦境焦虑 Traumbesorgnis *f*
梦[境]意识 Traumbewußtsein *n*
梦态[精神]分析 Traumanalyse *f*, Oneirokritik *f*
梦痛 Traumschmerz *m*
梦学 Traumlehre *f*, Oneirologie *f*
梦魇 Nachtmahr *m*, Albdruck *m*, Oneirodynie *f*
梦样的 traumartig, oneiroid
梦样癫痫 oneiroide Epilepsie *f*
梦样精神病 Oneirophrenie *f*
梦样舒畅 kaif, kif <arab.>
梦样意识 traumhaftes (od. oneiroides) Bewußtsein *n*
梦样谵妄 oneiroides Delir (ium) *n*
梦样状态 Oneirismus *m*, oneiroider Zustand *m*, Oneiroiddämmerzustand *m*
梦遗 Oneirogmus *m*, Emissio nocturna *f*
梦呓 Schlafsprechen *n*, Schlafreden *n*, Somniloquie *f*
梦呓性精神病 Oreirophrenie *f*
梦呓样谵妄 oneiroides Delirium *n*
梦呓者 Schlafreder *m*
梦呓状态 Oneirismus *m*
梦游 Schlafwandeln *n*, Somnambulismus *m*, Nyktobatesis *f*
梦游[症]者 Schlafwandler *m*, Nachtwandler *m*, Somnambuler *m*, Hypnobat *m*
梦游性的 traumwanderisch, somnambul
梦游性癫痫 somnambule Epilepsie *f*, traumwanderische Epilepsie *f*
梦游性兴奋激越 traumwandlerische Agitation *f*
梦中性高潮 nächtlicher Orgasmus *m*
梦中愿望满足 Wunscherfüllung im Traum *f*
梦中自我 Traum-Ich *n*

MI 咪弥迷猕谜醚糜麋米脒觅泌秘密幂嘧蜜

mī 咪

咪达唑仑 Midazolam *n*
咪芬替丁 Mifentidin *n*
咪康唑(双氯苯咪唑) Miconazol *n*, Monistat *n*, Micatin *n* (抗真菌药)
咪噻芬 Trimethaphan *n*
咪唑 Imidazol *n*, Iminazol *n*
β-咪唑[基]丙酮酸 β-Imidazol-brenztraubensäure *f*
咪唑丙烯酸 Imidazolakrylsaure *f*, Urokan (in) saure,
咪唑丙烯酸酶 Urokanikase *f*
咪唑甲酸乙酯 Imidazoläthylformat *n*
咪唑类抗真菌药 Imidazol-Antimykotikum *n*
咪唑啉 Imidazolin *n*
咪唑硫嘌呤 Azathioprin *n*
咪唑乳酸 Imidazolmilchsäure *f*
咪唑生物碱 Imidazolalkaloid *n*
咪唑羧酰胺 Imidazolcarboxamid *n*
咪唑酮已酸 Imidazolidon-Capronsäure *f*
咪唑烷基 Imidazolidinyl-
咪唑乙胺 Imidazoläthylamin *n*
4 咪唑乙酸 4-Imidazolessigsäure *f*

mí 弥迷猕谜醚糜麋

弥(播)散性的 disseminiert, diffus, generalisiert
弥(分)散相 Dispersionsphase *f*, Dispersum *n*
弥[分]散 Dispersion *f*
弥漫 Diffusion *f*
弥漫常数 Diffusionskonstante *f*
弥漫大 B 细胞淋巴瘤,透明细胞变异型 Klarzellvariante des diffusen großzelligen B-Zell-Lymphomes *f*
弥漫的 diffus, diffus (-us, -a, -um)
弥漫的黑色素沉着 diffuse Schwarzpigmentation *f*
弥漫对称性硬皮病 diffuse symmetrische Sklerodermie *f*
弥漫功能测定 Bestimmung der Diffusionsfunktion *f*
弥漫浸润型胃癌 diffuses infiltratives Magenkarzinom *n*
弥漫浸润型胃炎 diffuse infiltrative Gastritis *f*
弥漫淋巴组织 diffuses Lymphgewebe *n*
弥漫说 Diffusionismus *m*
弥漫系统性硬化 diffuse systemische Sklerose *f*
弥漫型 diffuser Typ *m*
弥漫型[小和大细胞]混合性淋巴瘤 diffuses (groß- und kleinzelliges) Mischlymphom *n*
弥漫型大细胞性淋巴瘤 diffuses großzelliges Lymphom *n*
弥漫型恶性间皮瘤 diffuses malignes Mesotheliom *n*
弥漫型肺癌 diffuses Lungenkarzinom *n*
弥漫型胃癌 diffuses Magenkarzinom *n*
弥漫型胃硬癌 diffuser Magenszirrhus *m*
弥漫型小裂细胞性淋巴瘤 diffuses Lymphom kleiner gespalten Zelle *n*
弥漫型主动脉瓣下狭窄 diffuse subvalvuläre Aortenstenose *f*
弥漫性癌 diffuses Karzinom *n*
弥漫性板层角膜炎 diffuse lamellare Keratitis *f*
弥漫性病变 diffuse pathologische Veränderung *f*, diffuse Läsion *f*
弥漫性玻璃膜疣 diffuser Druse *m*
弥漫性层间角膜炎 diffuse interlamellare Keratitis *f*
弥漫性大脑萎缩症 diffuse Hirnatrophie *f* (od. Zerebralatrophie) *f*
弥漫性大细胞淋巴瘤 diffuses großzelliges Lymphom *n*
弥漫性丹毒 diffuses Erysipel *n*
弥漫性单侧亚急性视神经视网膜炎 diffuse unilaterale subakute Neuroretinitis *f*
弥漫性的 diffus, diffus (-us, -a, -um)
弥漫性动脉瘤 diffuses Aneurysma *n*
弥漫性动脉硬化 diffuse Arteriosklerose *f*
弥漫性毒性甲状腺肿 diffuse toxische Struma *f*
弥漫性对称性脂肪瘤病 diffuse symmetrische Lipomatose *f*
弥漫性恶性胸膜间皮瘤 diffuses malignes Pleura mesotheliom *n*
弥漫性恶性血管内皮增生 diffuse maligne Vasoendothel-Proliferation *f*
弥漫性发育的障碍 tiefgreifende Entwicklungsstörung *f*
弥漫性泛细支气管炎 diffuse Panbronchiolitis (DPB) *f*
弥漫性非毒性甲状腺肿 diffuse nichttoxische Struma *f*
弥漫性肥大细胞增生病 diffuse Mastozytose *f*
弥漫性肥厚 diffuse Hypertrophie *f*
弥漫性肺疾病 diffuse Lungenerkrankung *f*
弥漫性肺间质纤维化 diffuse interstitielle Lungenfibrose *f*
弥漫性肺泡出血 diffuse alveoläre Hämorrhagie *f*
弥漫性肺泡出血综合征 diffuses alveoläres Hämorrhagie-Syndrom *n*
弥漫性肺泡损伤 diffuser alveolärer Schaden *m*
弥漫性肺气肿 diffuses Emphysem *n*, panazinares Emphysem *n*
弥漫性肺实质疾病 diffuse Lungenparenchymerkrankung *f*
弥漫性肺纤维变性 diffuse Lungenfibrose *f*
弥漫性腹壁紧张 diffuse Bauchdeckenspannung (od. Abwehrspannung) *f*
弥漫性腹膜炎 diffuse Peritonitis *f*, Pertonitis libera *f*
弥漫性钙化 diffuse Kalzifizierung *f*
弥漫性钙化变性 diffuse verkalkte Degeneration *f*
弥漫性钙质沉着 diffuse Kalzinose *f*

弥漫性巩膜表层炎 diffuse Episkleritis *f*
弥漫性骨化性肌炎 diffuse ossifizierende Myositis *f*
弥漫性骨膜炎 diffuse Periostitis *f*
弥漫性骨髓炎 diffuse Osteomyelitis *f*
弥漫性红斑 diffuses Erythem *n*
弥漫性虹膜痣 diffuser Iridonävus *m*
弥漫性化脓性迷路炎 diffuse eitrige Labyrinthitis *f*
弥漫性坏死性全血管炎 duffuse nekrotisierende Panangiitis *f*
弥漫性黄斑瘤 diffuses Xanthelasma *n*
弥漫性肌瘤 diffuses Myom *n*
弥漫性甲状腺肿 diffuse Struma *f*
弥漫性间质性肺疾病 diffuse interstitielle Lungenerkrankung *f*
弥漫性间质性肺炎 diffuse interstitielle Pneumonie *f*
弥漫性间质性心肌炎 diffuse interstitielle Myokarditis *f*
弥漫性腱鞘囊肿 diffuses Ganglion *n*
弥漫性浆液性迷路炎 diffuse seröse Labyrinthitis *f*
弥漫性胶性甲状腺肿 diffuse Kolloidstruma *f*
弥漫性胶原病 diffuse Kollagenkrankheit *f*, fibroplastische Proliferation *f*
弥漫性角膜炎 diffuse Keratitis *f*
弥漫性结缔组织病 diffuse Bindegewebkrankheit *f*
弥漫性结节性肝硬变 diffuse noduläre Leberzirrhose *f*
弥漫性浸润 diffuse Infiltration *f*
弥漫性浸润红皮病 diffuse infiltrierte Erythrodermie *f*
弥漫性静脉扩张症 diffuse echte Phlebektasie *f*
弥漫性类风湿性肺炎 diffuse theumatoide Pneumonitis *f*
弥漫性淋巴增生性障碍 diffuse lymphoproliferative Störung *f*
弥漫性颅骨肥厚症 diffuse Schädelhyperostose *f*, Hyperostosis cranialis diffusa *f*
弥漫性滤泡中心淋巴瘤 diffuses Follikelzentrumslymphom *n*
弥漫性脉络膜血管瘤 diffuses choroidales Hämangiom *n*
弥漫性脉络膜硬化 diffuse Chor(i)oideasklerose *f*
弥漫性慢波 diffuse inaktive Echos *n pl*
弥漫性毛细血管内增生性肾小球肾炎 diffuse endokapilläre proliferative Glomerulonephritis *f*
弥漫性迷路炎 diffuse Labyrinthitis *f*
弥漫性膜性肾小球肾炎 diffuse membranöse Glomerulonephritis *f*
弥漫性膜性增生性肾小球肾炎 diffuse membranöse Proliferative Glomerulonephritis *f*
弥漫性囊性乳腺病 diffuse zystische Mastopathie *f*
弥漫性脑膜肉瘤 diffuses Meningealsarkom *n*
弥漫性脑损伤 diffuse Hirnschädigung *f*
弥漫性脑硬化 diffuse Hirnsklerose *f*, Flatau*-Schilder* Krankheit *f*
弥漫性牛皮癣 difuse Psoriasis *f*
弥漫性皮肤肥大细胞增生病 diffuse kutane Mastozytose *f*
弥漫性皮肤黑变病 diffuse Melanose *f*
弥漫性皮肤黑热病 diffuse kutane Leishmaniose *f*
弥漫性皮肤神经纤维瘤 diffuses kutanes Neurofibrom *n*
弥漫性皮肤网状组织细胞增生病 diffuse kutane Retikulohistiozytose *f*
弥漫性皮肤型系统性硬化病 diffuse kutane systemische Sklerodermie *f*
弥漫性皮质与脑膜血管瘤病 diffuse kortikomeningeale Angiomatose *f*, Divry*-Van Bogaert* Syndrom *n*
弥漫性前巩膜炎 diffuse anteriore Skleritis *f*
弥漫性浅层角膜炎 diffuse oberflächliche Keratitis *f*
弥漫性躯体血管角化瘤 Angiokeratoma corporis diffusum *n*, Fabry* Krankheit *f*, Fabry* Syndrom *n*
弥漫性躯体血管角质瘤 Angiokeratoma corporis diffusum *n*
弥漫性乳腺肥大 diffuse Brusthypertrophie *f*
弥漫性色素沉着 diffuse Pigmentation (od. Pigmentierung) *f*
弥漫性肾小球肾炎 diffuse Glomerulonephritis *f*
弥漫性实质性肺疾病 diffuse parenchymatöse Lungenerkrankung *f*
弥漫性实质性甲状腺肿 diffuse Struma parenchymatosa *f*
弥漫性食管痉挛 diffuser Ösophagusspasmus *m*
弥漫性嗜酸性筋膜炎 diffuse eosinophile Fasziitis *f*
弥漫性糖原性心肥大 Cardiomegalia giycogenica diffusa *f*, Kardiomegalie durch generalisierte Glykogenose *f*
弥漫性特发性骨骼肥厚症 diffuse idiopathische Skeletthyperostose (DISH) *f*
弥漫性体血管角皮瘤 Angiokeratoma corporis diffusum *n*
弥漫性外耳道炎 Otitis externa diffusa *f*
弥漫性萎缩 diffuse Atrophie *f*
弥漫性系膜硬化症 diffuse mesangiale Sklerosierung *f*
弥漫性系膜增生性肾小球肾炎 diffuse mesangiale proliferative Glomerulonephritis *f*
弥漫性系统性硬化病 diffuse systemische Sklerose *f*
弥漫性细支气管扩张 diffuse Bronchiol(o)ektasie *f*
弥漫性先天性骨硬化 diffuse kongenitiale Osteopetrose *f*
弥漫性纤维化 diffuse Fibrose *f*
弥漫性纤维化性肺泡炎 diffuse fibrosierende Alveolitis *f*
弥漫性纤维瘤病 diffuse Fibromatose *f*
弥漫性纤维囊性肺病 diffuse fibrozystische Pneumonose *f*
弥漫性腺瘤 diffuses Adenom *n*
弥漫性小脑星形细胞瘤 diffuses zerebellares Astrozytom *n*
弥漫性心肌炎 diffuse Myokarditis *f*
弥漫性新月体性肾小球肾炎 diffuse sichelförmige Glomerulonephritis *f*
弥漫性胸膜炎 diffuse Pleuritis *f*
弥漫性血管瘤病 Haemangiomatosis disseminata *f*
弥漫性血管内凝血 disseminierte intravaskuläre Koagulation *f*
弥漫性血管内凝血综合征 Syndrom der disseminierten intravaslulären Koagulation *n*
弥漫性银屑病 diffuse Psoriasis *f*
弥漫性婴儿纤维瘤病 diffuse infantile Fibromatose *f*
弥漫性婴儿型纤维瘤 diffuses infantiles Fibrom *n*
弥漫性硬变性胃炎 Linitis plastica *f*, Konjetzny* Syndrom *n*
弥漫性硬化性骨病 diffuse sklerosierende Osteodystrophie *f*
弥漫性硬化性肾小球肾炎 diffuse sklerosierende Glomerulonephritis *f*
弥漫性硬化症 diffuse Sklerose *f*
弥漫性硬皮病 diffuse Sklerodermie *f*
弥漫性增生性病变 diffuse Proliferationsläsion *f*
弥漫性增生性动脉硬化 diffuse hyperplastische Arteio-sklerose *f*
弥漫性增生性甲状腺肿 diffuse proliferative Struma *f*
弥漫性增殖性甲状腺肿 diffuse hyperplastische Struma *f*
弥漫性掌跖角化病 diffuse Palmoplantarkeratose *f*, Thost*-Unna* Syndrom *n*
弥漫性正常脂血性扁平黄瘤 diffuses normolipämisches flaches Xanthom *n*
弥漫性支气管痉挛 diffuser Bronchialspasmus *m*
弥漫性脂肪过多症 diffuse Lipomatose *f*
弥漫性脂肪瘤病 diffuse Lipomatose *f*
弥漫性轴索损伤 diffuse axonale Schädigung *f*
弥漫性轴突损伤 diffuse Axonschädigung *f*
弥漫性轴周性脑炎 Encephalitis periaxialis diffusa *f*, Heubner*-Schilder* Syndrom *n*
弥漫性子宫内膜癌 diffuse Endometriokarzinom *n*
弥漫性阻塞性肺气肿 panazinäres (od. panlobuläres) Emphysem *n*
弥漫性阻塞性肺气肿 panazinäres Emphysem *n*, panlobuläres Emphysem *n*
弥漫增生性肾小球肾炎 diffuse proliferative Glomerulonephritis *f*
弥漫增殖型 diffus proliferativer Typ *m*

弥散 Diffusion *f*, Diffundieren *n*, Dispersion *f*
弥散斑 Unschärfekreis *m*
弥散不平衡 dispersives Ungleichgewicht *n*
弥散常数 Diffusionskonstante *f*
弥散成像 Diffusionsbildgebung *f*
弥散功能 Diffusionsfunktion *f*
弥散光 Diffusionslicht *n*
弥散光线照明法 diffuse Beleuchtung (od. Illumination) *f*
弥散呼吸 Diffusionsatmung *f*
弥散加权成像 diffusionsgewichtete Bildgebung *f*
弥散节细胞 diffuser Gangliozyt *m*
弥散力 Dispersionskraft *f*, Diffusionsvermögen *n*
弥散量 Diffusionskapazität *f*
弥散淋巴组织 diffuses lymphoides Gewebe *n*
弥散率测定器 Diffusiometer *n*
弥散绒毛 diffuse Zotten *f pl*
弥散神经内分泌系统 diffuses neuroendokrines System *n*
弥散无长突细胞 diffuse amakrine Zellen *f pl*
弥散物 Diffusat *n*
弥散系数 Diffusionskoeffizient *m*
弥散现象 Diffusionsphänomen *n*
弥散性蜂窝织炎 diffuse Phlegmone *f*
弥散性关节强硬 generalisierte Ankylose *f*
弥散性黑视 Diffusion-Blackout *n*
弥散性脊髓炎 disseminierte Myelitis *f*, diffuse Myelitis *f*
弥散性淋巴组织 diffuses Lymphgewebe *n*
弥散性路易体病 diffuse Lewy* Körperchen-Erkrankung (od. Körper-Demenz) *f*
弥散性脉络膜视网膜炎 diffuse Chorioretinitis (od. Retinochor(i)oiditis) *f*
弥散性脉络膜炎 Chor(i)oiditis disseminata (s. diffusa) *f*
弥散性毛细血管渗漏综合征 disseminiertes Kapillarlecksyndrom *n*
弥散性葡萄膜炎 diffuse Uveitis *f*
弥散性丘脑皮层投射系统 diffuses thalamokortikales Projektionssystem *n*
弥散性缺氧 Diffusionshypoxie *f*
弥散性柔脑膜星形细胞瘤 diffuses leptomeningeales Astrozytom *n*
弥散性神经内分泌系统 diffuses neuroendokrines System *n*
弥散性头痛 diffuser Kopfschmerz *m*
弥散性投射系统 diffuses Projektionssystem *n*
弥散性血管内凝血 disseminierte intravasale Gerinnung *f*
弥散性血管内凝血综合征(简称 DIC) disseminierte intravasale Gerinnung *f*, Disseminierte intravasale Koagulopathie *f*
弥散性硬化性骨髓炎 diffuse sklerosierende Osteomyelitis *f*
弥散性致密性骨炎 diffuse kondensierende Osteitis *f*
弥散性轴索损伤 diffuse Axonschädigung *f*
弥散性轴突损伤 diffuse Axonschädigung *f*
弥散亚核 Subnucleus dissipatus *m*, disseminierter Subnucleus *m*
弥散粘附型大肠埃希菌 diffuse adhärente Escherichia coli *f*
弥散张量成像 Diffusions-Tensor-Bildgebung *f*
弥散障碍 behinderte Diffusion *f*, Diffusionsstörung *f*
弥散锥双极细胞 Bipolarzellen mit diffusem Wachstumskegel *f pl*
迷迭香 echter Rosmarin *m*, Rosmarinus officialis *m*
迷迭香属 Rosmarinus *m*
迷宫式途径 labyrinthartiger Weg *m*
迷宫试验 Labyrinthtest *m*
迷宫手术 Labyrinthoperation *f* (用于治疗房颤的手术)
迷管 Ductuli aberrantes *m pl*
迷行 Abirrung *f*, Aberration *f*
迷行的 aberrierend, aberrans
迷糊 Benomenheit *f*, Verwirrung *f*
迷幻药 Phantastika *n pl*, psychodelische Drogen *f pl*
迷惑 Täuschen *n*, Verwirrung *f*
迷惑试验 Verwirrungstest *m*
迷津 Irrgarten *m*, Labyrinth *n*
迷津测验 Irrgartentest *m*, Labyrinthtest *m*
迷津跑道 Laufbahn im Labyrinth *f*
迷津通路 Labyrinthweg *m*
迷津学习 Labyrinthlernen *n*
迷离(芽)瘤 Choristom *n*
迷离瘤 Choristom *n*
迷离乳房 Mammae aberrantes (s. accessoriae s. supernumerariae) *f pl*
迷恋 Betörung *f*, Affenliebe *f*
迷路 ①Labyrinth *n*, Labyrinthus *m* ②Lichtschleuse *f*
迷路[感]觉 labyrinthempfindung *f*
迷路壁 Labyrinthwand *f*, Paries labyrinthicus *m*
迷路部分切除术 partielle Labyrinthektomie *f*
迷路测验 Labyrinthtest *m*, Irrgartentest *m*
迷路充血 Labyrinthhyperämie *f*
迷路出血 Labyrinthblutung *f*
迷路的 labyrinthär, labyrinthic (-us, -a, -um)
迷路动脉 Arteria labyrinthi *f*
迷路翻正反射 Labyrinthstellreflex *m*
迷路反射 Labyrinthreflex *m*
迷路后的 retrolabyrinthär
迷路积水 Labyrinthhydrops *m*, Hydrolabyrinth *n*
迷路结核 Labrinth-Tuberkulose *f*
迷路紧张反射 tonischer Labyrinthreflex *m*
迷路静脉 Venae labyrinthi *f pl*
迷路淋巴液 Labyrinthflüssigkeit *f*
迷路瘘管 Labyrinthfistel *f*, Bogengangfistel *f*
迷路敏感性试验 labyrinthischer Sensibilitätstest *m*
迷路内淋巴水肿 Hydrops endolymphaticus *m*
迷路内膜炎 Endolabyrinthitis *f*
迷路器官 Labyrinthapparat *m*
迷路切除术 Labyrinthektomie
迷路切开术 Labyrinthotomie *f*
迷路缺血 Labyrinthischämie *f*
迷路神经炎 Neurolabyrinthitis *f*
迷路试验 Labyrinthtest *m*, Labyrinthprüfung *f*
迷路探 Labyrinthsonde *f*
迷路探针 Labyrinthprobe *f*
迷路小径 labyrinthischer Pfad *m*
迷路性立直反射 labyrinthischer Aufrichtungsreflex *m*
迷路性聋 Labyrinthtaubheit *f*
迷路性斜颈 labyrinthische Torticollis *f*
迷路性眩晕 labyrinthärer Schwindel *m*, Labyrinthschwindel *m*
迷路性眼[球]震[颤] Labyrinthnystagmus *m*, Nystagmus vestibularis *m*
迷路学习 Labyrinthlernen *n*
迷路血管 Vasa labyrinthi *n pl*, Vasa auris internae *n pl*
迷路炎 Labyrinthitis *f*, Otitis labyrinthica *f*
迷路源性眼震 labyrinthischer Nystagmus *m*
迷路运动刺激 Labyrinthischer Bewegungsimpuls *m*
迷路凿开术 Labyrinthotomie *f*
迷路震荡 Labyrintherschütterung *f*, Commotio labyrinthi *f*
迷路周[围]炎 Perilabyrinthitis *f*
迷路周组织 Perilabyrinth *n*
迷路状的 labyrinthartig, daedaloid
迷乱 Abirrung *f*, Aberration *f*
迷乱的 aberrierend, aberrans
迷你避孕丸 Minipille *f*
迷你主动脉根部置换 Mini-Aortenwurzelersatz *m*
迷生右锁骨下动脉 aberrante A. subclavia dextra *f*
迷生左肺动脉矫正术 chirurgische Korrektur der aberranten

linken Pulmonalarterie *f*
迷睡 Sopor *m*, Topor *m*
迷睡的 soporös, lethargisch, carotic (-us, -a, -um)
迷睡性木僵 lethargischer Stupor *m*
迷睡状痴愚者 dormoron <engl.>
迷惘 Verwirrung *f*
迷惘状态 Ratlosigkeit *f*, Verwirrung *f*, verwirrter Zustand *m*
迷向 Orientierungslosigkeit *f*, Disorientierung *f*, Orientierungsverlust *m*
迷小管 Ductuli aberrantes *m pl*
迷信 Aberglaube *m*, blindes Vertrauen *n*
迷信行为 abergläubisches Verhalten *n*
迷芽 Christie *f*, Chorista *f*
迷芽瘤 Choristom *n*, dys (onto) genetische Geschwulst *f*
迷游症 automatisches Umherirren *n*
迷走[副神经]舌下神经综合征 vagoakzessorohypoglos-sales Syndrom *n*, Jaskson* Syndrom *n*
迷走[神经]脱逸 Vagusflucht *f*
迷走[神经]抑胃素 Vagogastron *n*
迷走部 Pars vagalis *f*
迷走副神经 Nervus vagoaccessorius *m*
迷走副神经综合征 vagoakzessorisches Syndrom *n*, Schmidt* Syndrom *n*
迷走后干 Truncus vagalis posterior *m*
迷走加压反射 vagopressorischer Reflex *m*
迷走甲状腺 aberrierende Schilddrüsen *f pl*, Glandulae thyreoidae accessoriae *f pl*
迷走甲状腺切除术 Exzision der aberrierenden Schilddrüse *f*
迷走交感神经的 vagosympathetisch
迷走紧张素 Vagotonin *n*
迷走-迷走反射 vagovagaler Reflex *m*
迷走内脏神经的 vagosplanchnisch, vagosplnchnic (-us, -a, -um)
迷走前干 Truncus vagalis anterior *m*
迷走乳房 Mammae aberrantes (s. accessoriae s. supernumerariae) *f pl*
迷走舌咽神经核 Nucleusnervi vagoglossopharyngei
迷走舌咽神经痛 Vagoglossopharyngeusneuralgie *f*
迷走神经 Nervus vagus *m*, Vagus *m*
迷走神经[食管支]撕脱术 Vagolyse *f*
迷走神经背核 dorsaler Vaguskern *m*
迷走神经病 Vaguskrankheit *f*
迷走神经传入冲动 afferenter Vagalimpuls *m*
迷走神经的 vagal, vagal (-is, -is, -e)
迷走神经电[流]图 Elektrovagogramm *n*, Vagogramm *n*
迷走神经耳支 Ramus auricularis nervi vagi *m*, Arnold* Nerv *m*
迷走神经耳支交通支 Ramus communicans cum ramo auriculari nervi vagi *m*
迷走神经反射 Vagusreflex *m*
迷走神经腹腔支切除术 Zöliektomie *f*
迷走神经干切断 trunkuläre Vagotomie *f*
迷走神经[功能]亢进 Hypervagotonie *f*
迷走神经官能症 Vagoneurose *f*
迷走神经过敏 Vagotonus *m*, Vagotonie *f*, Parasympathi-kotonie *f*
迷走神经过敏[症] Vagotonie *f*
迷走神经过敏的 vagotonisch, vagotonic (-us, -a, -um)
迷走神经核 Vaguskern *m*, Nucleus nervi vagi *m*
迷走神经后干 Truncus vagaris posterior *m*
迷走神经活动亢进 Vagotonie *f*, Vagotonus *m*
迷走神经激素 Vagusstoff *m*
迷走神经交通支 Ramus communicans cum nervo vagi *m*
迷走神经紧张[症] Vagotonie *f*
迷走神经内副神经节瘤 vagales Paragangliom *n*
迷走神经前(后)干 vorderer (hinterer) Vagusstamm *m*, Truncus vagaris anterior *f*
迷走神经切除后综合征 Postvagektomie-Syndrom *n*
迷走神经切除术 Vagektomie *f*
迷走神经切除术后并发症 Postvagektomie-Komplikationen *f pl*
迷走神经切断术 Vagotomie *f*
迷走神经切断术和毕罗胃肠吻合术 Vagotomie und Billroth* Gastroenterostomie (VBG)
迷走神经切断术和幽门成形术 Vagotomie und Pyloroplastik
迷走神经全切断术 komplette Vagotomie *f*
迷走神经三角 Trigonum nervi vagi *n*, Ala postrema *f*, Arnold* Feld *n*
迷走神经上节 Ganglion superius nervi vagi *n*
迷走神经损伤 Vagusverletzung *f*
迷走神经吻合术 Vagusanastomose *f*
迷走神经物质 Vagusstoff *m*
迷走神经系统 Vagusnervensystem *n*
迷走神经兴奋 Vaguserregung *f*
迷走神经兴奋过度 Hypervagotonie *f*
迷走神经兴奋减退 hypovagotonie *f*
迷走神经性肺炎 Vaguspneumonie *f*
迷走神经性脉搏 Vaguspuls *m*
迷走神经性心动过缓 Vagusbradykardie *f*
迷走神经性心律失常 Ar (r) rhythmia vagi *f*
迷走神经性抑制死 Tod durch vagale Depression *m*
迷走神经炎 Vagitis *f*
迷走神经-胰岛素系统 Vago-insulinsystem *n*
迷走神经抑制 Vagushemmung *f*, Vagusinhibition *f*
迷走髓鞘 aberrierende Myelinscheide *f*
迷走涎腺 aberrierende Speicheldrüse *f*
迷走-心脏反射 Vago-kardialreflex *m*
迷走性卵巢 aberrierendes Ovarium *n*
迷走性晕厥 vagovasale Synkope *f*
迷走血管 aberierendes Gefäß *n*, Vas aberrans *n*
迷走胰 aberrierende Bauchspeicheldrüse *f*, aberrantes Pankreas *n*
迷走异位 Aberration *f*
迷走抑胃[膜]素 Vagogastron *n*
迷走右锁骨下动脉 aberrierende rechte Subklavia *f*
迷走与舌咽神经的 vago-glossopharyngeal
迷走左肺动脉 aberrante linke Lungenarterie *f*
猕[猴]因子 Rhesusfaktor *m*
猕猴 Rhesusaffe *m*, Rhesus *m*, Macaca mulatta *f*
猕猴类 zerkopithekoiden *pl*, Cercopithecoidea *pl*
猕猴属 Macaca *f*, Macacus *m*
猕猴桃 chinesiche Stachelbeere *f*, Actinidia chinensis *f*
猕猴桃属 Actinidia *f*
猕抗体 Rh (esus)-Antikörper *m pl*
猕抗体血清 Rh-Antisera *n pl*
猕抗原 Rh-Antigene *n pl*
猕溶血性疾病 Rh-Hämolysationskrankheit *f*
猕同族(种)免疫 Rh-Isoimmunisierung *f*
猕血型 Rh-Blutgruppe *f*
猕因子 Rh-Faktor *m*
猕因子不合 Rh-Faktor-Inkompatibilität *f*
猕因子型母儿血型不合 Rh-Inkompatibilität *f*
猕因子阻滞血清 Rh-Blockierungsserum *n*, Rh-blockieren-des Serum *n*
谜 Rätsel *n*, Puzzle *n*
谜箱 Rätselbox *f*
醚 Äther *m*, Aether *m*
醚的 ätherisch
醚化 Ätherifizieren *n*
醚化[作用] Ätherifizierung *f*, Ätherifikation *f*
醚浸出菌素 Ätherobazillin *n*
醚静脉滴注麻醉 Ätherinfusionsnarkose *f*

醚裂开 Ätherabspaltung *f*
醚麻醉 Äthernarkose *f*, Ätherisierung *f*
醚酩酊麻醉 Ätherrausch *m*
醚溶性浸出物 ätherlöslicher Extrakt (iv) stoff *m*
醚溶性酸性物 etherlöslich-säuerliche Substanz *f*
醚瘾 Äthersucht *f*, Ätherismus *m*, Ätheromanie *f*
醚油 Oleum aethereum *n*
醚制的 ätherisch
糜蛋白酶 Chymotrypsin *n* (ChTr)
α-糜蛋白酶 α-Chymotrypsin *n*
糜蛋白酶原 Chymotrysinogen *n* (ChG)
糜化 Chylifikation *f*, Chylifaktion *f*
糜烂 Erosion *f*, Anabrosis *f*
糜烂的 brandig, erodens, erosiv (-us, -a, -um)
糜烂剂 Vesikartoria *n pl*, Vesikantia *n pl*
糜烂型 erosiver Typ *m*
糜烂型宫颈癌 erosiver Typ des Zervixkarzinoms *m*
糜烂性包皮龟头炎 erosive Balanoposthitis *f*, Balanoposthitis erosiva *f*
糜烂性毒剂 Korrosionsgiftstoff *m*
糜烂性龟头包皮炎 erosive Balanoposthitis *f*, Balanoposthitis erosiva *f*
糜烂性龟头炎 erosive Balanitis *f*, Balanitis erosiva *f*
糜烂性女阴阴道炎 erosive Vulvovaginitis *f*
糜烂性食管炎 erosive Ösophagitis *f*
糜烂性外阴炎 erosive Vulvitis *f*
糜烂性胃炎 erosive Gastritis *f*, Gastritis erosiva *f*
糜烂性愈复 Heilung der Erosion *f*
麋鹿慢性消耗性疾病 chronische zehrende Krankheit von Wapiti *f*

mǐ 米脒

米 Reis *n*, Meter *n* (m, Mtr)
米-艾二氏管 Miller*-Abbott* Sonde *f* (od. Schlauch *m*, od. Tubus *m*)
米安色林 Mianserin *n*
米贝拉地尔 Mibefradil *n*
米贝利汗孔角化病 Mibelli* Porokeratose *f*
米贝利溃疡性系统性汗孔角化病 ulzeröse systematisierte Porokeratosis nach Mibelli* *f*
米贝利血管角质瘤 Mibelli* Angiokeratom *n*
米波 Meterwelle *f*
米达斯综合征 Midas* Syndrom *n*
米氮平 Mirtazapin *n*
米淀粉 Reisstärke *f*
米尔德角 Mulder* Winkel *m* (坎珀面线与自鼻根至蝶枕缝连接线交叉所形成的角)
米尔法兰 Melphalan *n*
米尔格拉姆服从实验 Milgram* Gehorsamkeitsexperiment *n*
米尔罗伊氏病 Milroy* Krankheit *f*, (Nonne*-) Milroy* (-Meige*) Syndrom *n*
米尔试验 Mill* Test *m* (伸肌腱牵拉试验)
米尔西[闭合]复位法 Milch* Methode *f* (肩前脱臼的闭合性复位)
米非司酮 Mifepriston *n*
米粉 Reismehl *n*, Reismehlnudel *f*
米粉口服补液盐 orales Rehydrationssalz mit Reismehl *n*
米泔水样便 Reiswaschwasserstuhl *m*
米格列醇 Miglitol *n*
米格米宁 Migraenin *n*
米格农妄想 Mignon* Wahnvorstellung *f* (Illusion *f*)
米-古二氏综合征 Millard*-Gubler* Syndrom *n* (od. Lähmung *f*), Hemiplegia alternans inferior *f*
米-古偏瘫(交叉性偏瘫) Millard*-Gubler* Lähmung *f* (od. Syndrom *n*)
米-古小体 Michaelis*-Gutmann* Körperchen *n* (膀胱软化斑病时的小体)
米胶(谷)蛋白 Oryzenin *n*
米酒 Reiswein *m*
米卡芬净 Micafungin *n*
米糠 Reiskleie *f*
米克戴德军团菌 Legionella micdadei *f*
米库利奇夹 Mikulicz* Klemme *f* (结肠钳)
米库利奇角 Mikulicz* Winkel *m* (股骨骨骺和骨干长轴面所形成的角, 一般为 130°) *m*
米库利奇口疮 Mikulicz* Aphthe *f*
米库利奇氏病 Mikulicz* Krankheit *f* (od. Syndrom *n*)
米库利奇氏手术 Mikulicz* Operation *f*
米库利奇氏细胞 Mikulicz* Zelle *f*
米库利奇氏综合征 Mikulicz* (-Sjögren*) Syndrom *n*
米库利奇引流敷料 Mikulicz* Drain *m*
米库氯铵 Mivacurium *n*
米库溴铵(美维松) Mivacurium Chloride *n*
米拉美林 Milamelin *n*
米兰抗原 Milan-Antigen *n*
米兰尼超声乳化系统 Millennium-Phakoemulsifikations-system *n*
米浪(隆)丁 Millontin *n*, Phensuximid *n*
米勒法 Müller* Methode *f* (①切开巩膜治疗视网膜脱离 ②胎儿牵出法)
米勒反应 Müller* Reaktion *f* (检梅毒)
米勒结节 Müller* Knötchen *n*, Sinus tubercle *m* (胚胎时中肾管和副中肾管在尿殖窦所引起的突起)
米勒-库尔洛克试验 Miller*-Kurzrok* Test *m* (试验子宫颈黏液与精子结合的适度)
米勒链球菌(米勒氏链球菌) Streptococcus milleri *m*
米勒氏试剂 Miller* Reagens *n*
米勒试验 Müller* Test *m* (①检胱氨酸 ②检梅毒)
米勒手术 Miller* Operation *f* (舟楔跖融合术)
米勒细胞 Müller* Zelle *f*
米勒纤维(细胞, 放射细胞) Müller* Fasern *f pl* (视网膜内神经胶质的支持纤维)
米勒液(溶液) Müller* Flüssigkeit *f* (组织硬固液)
米勒征 Müller* Zeichen *n* (主动脉瓣关闭不全时口腔内的一种视诊体征)
米力农 Milrinon *n*
米利根氏三色染剂 Milligan* Trichrom-Farbstoff *m*
米粒样小体 Reiskörperchen *n pl*, Corpora oryzoidea *n pl*
米龙氏反应 Millon* Reaktion (od. Probe) *f*
米龙氏碱 Millon* Base *f*
米龙氏试剂 Millon* Reagens *n*
米-曼氏常数 Michaelis* (-Menten*) Konstante *f*
米-曼氏方程式 Michaelis* (-Menten*) Gleichung *f*
米那普仑 Milnacipran *n*
米农氏嗜曙红细胞肉芽肿 Mignon* eosinophiles Granulom *n*
米诺环素 Minocyclin *n*
米诺四环素 Minocyclin *n*
米帕林 Mepacrin *n*
米千克秒制 Meter-Kilogramm-Sekunden-System *n*, MKS-System *n*
米切尔截骨术 Mitchell* Osteotomie *f*
米曲霉 Aspergillus oryzae *m*
米曲杀菌素 Oryzacidin *n*
米赛按蚊 Anopheles messeae *m*
米色 Cremefarbe *f*, Mattgelb *n*
米色的 cremefarbig, cremefarben
米氏方程式(米-曼氏方程式) Michaelis* Gleichung *f*, Michaelis*-Menten* Gleichung *f*

米索前列醇 Misoprostol *n*
米他芬 Metaphen *n*, Nitromersol *n*
米汤 Reiswasser *n*, Reisschleim *m*
米汤电解质溶液 Reissuppenelektrolytlösung *f*
米汤尿 Chylurie *f*
米特拉唑休克治疗(卡地阿唑休克治疗) Metrazol* Schocktherapie *f*
米吐尔 Metol *n*, N-methylaminophenolsulfat *n*
米托坦 Mitotan *n*
米虾 Caridina nilotica gracilipes *f*
米[夏利斯]氏常数 Michaelis* (-Menten*) Konstante *f*
米[夏利斯]氏菱形区 Michaelis* Raute *f*
米肖森综合征 Munchausen* Syndrom *n*
米制的 metrisch
米珠 Finne *f*
米珠的 finnig, zystizerkushaltig
米烛光 Meterkerze *f* (M.K.), Lux *n* (lx)
脒 Amidin *n*
脒基酶 Amidinase *f*
脒[基]脲 Guanylharnstoff *m*, Guanidinkarbonsäureamid *n*
脒基转移[作用] Transamidination *f*
脒基转移酶 Amidinotransferase *f*, Transamidinase *f*
脒类 Amidine *n pl*
脒裂解酶 Amidinlyase *f*
脒霉素 Amidinomycin *n*
脒脲肯霉素 6-α-Guafiylureidobenzyl-Penizillin *n*

mì 觅泌秘密幂嘧蜜

觅食反射 Suchreflex *m*
泌(排)尿 Harnabsonderung *f*, Urinieren *n*, Miktion *f*
泌胆障碍 Paracholie *f*
泌汗神经 sudomotorische Nerven *m pl*
泌颗粒 Sekretgranula *n pl*
泌尿(科)学 Urologie *f*
泌尿[生殖]系统记波照相术 Urokymographie *f*
泌尿道 Harnweg *m*
泌尿道感染 Harnwegsinfektion *f*
泌尿道上皮(膀胱上皮) Übergangsepithel *n*, Urothel *n*
泌尿的 harnbildend, uinär
泌尿放射学 Uroradiologie *f*
泌尿科 urologische Abteilung *f*
泌尿科摄影治疗床 urologischer Röntgenaufnahme-und Behandlungstisch *m*
泌尿科学 Urologie *f*
泌尿科学的 urologisch
泌尿科学家 Urologe *m*
泌尿科医师 Facharzt für Urologie *m*
泌尿科用缝[合]针 urologische Nadel *f*
泌尿科诊断技术 urologische Diagnostiktechnik *f*
泌尿男生殖系统超声检查 Ultraschalluntersuchung des Urogenitalsystems *f*
泌尿男生殖系统磁共振检查 Kernspintomographie (MRI) des Urogenitalsystems *f*
泌尿男生殖系统核医学检查 nukleare Szintigraphie des Urogenitalsystems *f*
泌尿男生殖系统计算机断层扫描 Computertomographie (CT) des Urogenitalsystems *f*
泌尿男生殖系统结核 urogenitale Tuberkulose *f*
泌尿器[官] Harnorgane *n pl*, Organa uropoetica *n pl*
泌尿器反射性的 urokinetisch
泌尿生殖道 Urogenitaltrakt *m*
泌尿生殖道相关淋巴组织 urogenital-assoziiertes lymphatisches Gewebe *n*
泌尿生殖的 urogenital, urogenitl (-is, -is, -e)
泌尿生殖窦 Sinus urogenitalis *m*
泌尿生殖瘘 urogenitale Fistel *f*
泌尿生殖器[毛]滴虫病 Urogenitaltrichomon (i) asis *f*
泌尿生殖器官梅毒 Urogenitalsyphilis *f*
泌尿生殖器官损伤 Verletzung des urogenitalen Organs *f*
泌尿生殖器结核 Urogenitaltuberkulose *f*, Phthisis urogenitalis *f*
泌尿生殖器外科 Urogenitalchirurgie *f*
泌尿生殖器异常 urogenitale Abnormitäten *f pl*
泌尿生殖系白斑病 Leukoplakie des Urogenitalsystems *f*, Urogenitalleukoplakie *f*
泌尿生殖系超声波检查 Ultraschalluntersuchung des Urogenitalsystems *f*
泌尿生殖系滴虫病 Trichomon (i) asis des Urogenitalsystems *f*
泌尿生殖系放线菌病 Aktinomykose des Urogenitalsystems *f*
泌尿生殖系结核 urogenitale Tuberkulose *f*
泌尿生殖系损伤 urogenitale Verletzung *f*, urogenitales Trauma *n*
泌尿生殖系统 Urogenitalsystem *n*, Systema urogenitale *n*
泌尿生殖系统阿米巴病 Amöbiasis des Urogenitalsystems *f*
泌尿生殖系统并发症 urogenitale Komplikation *f*
泌尿生殖系统放射线检查 röntgenologische Untersuchung des Urogenitalsystems *f*
泌尿生殖系统感染 Urogenitalsystemsinfektion *f*
泌尿生殖系统功能障碍 Dysfunktion des Urogenitalsystems *f*
泌尿生殖系统过敏性疾病 allergische Krankheit des Urogenitalsystems *f*
泌尿生殖系统疾病猝死 plötzlicher Tod wegen der Urogenitalkrankheit *m*
泌尿生殖系统结核 Tuberkulose des Urogenitalsystems *f*
泌尿生殖系统淋巴造影 urogenitale Lymphographie *f*
泌尿生殖系统软斑病 Malakoplakie des Urogenitalsystems *f*
泌尿生殖系统丝虫病 Filariasis des Urogenitalsystems *f*
泌尿生殖系统性传播疾病 sexuell-übertragbare Urogenitalkrankheit *f*
泌尿生殖系统血吸虫病 Schistosomiasis des Urogenitalsystems *f*
泌尿生殖系支原体感染 urogenitale Mykoplasmeninfektion *f*
泌尿外科超声检查术 urologische Ultraschalluntersuchung *f*
泌尿外科腹腔镜检查 urologische Laparoskopie *f*
泌尿外科激光手术 urologische Laserchirurgie *f*
泌尿外科手术器械 urologische Operationsinstrumente *n pl*
泌尿外科手术器械包 urologische Operationsinstrumentenset *n*
泌尿外科学 Urologie *f*
泌尿外科影像学检查 radiologische bildgebende Untersuchung in der Urologie *f*
泌尿外科用成套器械 Instrumentenset für Urologie *n*
泌尿外科造影剂检查 Kontrastmitteluntersuchung in der Urologie *f*
泌尿系包虫病 Harnwegsechinokokkose
泌尿系感染 Harnwegsinfektion *f*
泌尿系梗阻 Harnwegsobstruktion *f*
泌尿系结核 Urogenitalsystemstuberkulose *f*
泌尿系平片摄影 Leeraufnahme des Harnwegs *f*
泌尿系统 Harnapparat *m*, Urinierenssystem *n*
泌尿系统 X 线机 urologisches Röntgengerät *n*
泌尿系统疾病 Urogenitalsystemskrankheit *f*
泌尿系统内窥镜检查 Urogenitalsystemsendoskopie *f*
泌尿系异物 Fremdkörper im Harnwege *m*
泌尿系造影 Urographie *f*
泌尿小管 harnableitendes Röhrchen *n*
泌尿与生殖系统阿米巴病 Amöbiasis des Urogenitalsystems *f*
泌尿与生殖系统包虫病 urogenitale Echinokokkose *f*
泌尿与生殖系统滴虫病 urogenitale Trichomoniasis *f*
泌尿与生殖系统放线菌病 Aktinomykose des Urogenitalsystems *f*

泌尿与生殖系统寄生虫病 parasitäre Krankheit des Urogenitalsystems *f*
泌尿与生殖系统念珠菌病 urogenitale Kandidose *f*
泌尿与生殖系统血吸虫病 Schistosomiasis des Urogenitalsystems *f*
泌尿与生殖系统真菌病 urogenitale Pilzkrankheit *f*
泌乳 Milchbildung *f*, Laktifikation *f*, Laktation *f*
泌乳的 milchbildend, laktogen, lactans
泌乳过多 Superlaktation *f*, Polygalaktie *f*
泌乳热 Brustfieber *n*
泌乳素瘤 Prolaktinom *n*, Galaktinom *n*
泌乳素细胞腺瘤 Prolaktinom *n*
泌乳素腺瘤 pituitäres Prolactinom *n*
泌乳素腺瘤 Prolaktinom *n*
泌乳素血浆浓度测定 Bestimmung der Prolaktinkonzentration im Plasma *f*
泌乳停止 Delaktation *f*, Galaktostase *f*
泌乳性腺瘤 laktierendes Adenom *n*
泌乳障碍 Dysgalaktie *f*
泌色作用 Chromokline *f*
泌酸细胞 Belegzellen *f pl*
泌涎核 Speichelkern *m*, Nucleus saliva(to)rius *m*
秘方 Geheimrezept *n*, Geheimmittel *n*, Nostrum *n*
秘方药 Arkanum *n*, Medicamentum arcanum *n*
秘鲁利什曼原虫 Leishmania peruviana *f*
秘鲁香胶 Perubalsam *m*
秘鲁疣 peruanische Warze *f*, Verruca perana *f*
密斑 Macula densa *f*
密闭 Einsperrung *f*, Zwangunterbringung *f*, Wochenbett *n*
密闭的 geschlossen, hermetisch, luftdicht
密闭电离室 geschlossene Ionisationskammer *f*
密闭发酵法 geschlossene Gärungsverfahren *n*
密闭飞行服 Skaphander *m*
密闭服 luftdichte Kleidung *f*, Druckanzug *m*
密闭呼吸气体系统 geschlossenes Atemluftsystem *n*
密闭环境 geschlossenes Umfeld *n*
密闭容器 hermetisch verschlossener Behälter *m*
密闭生态系统 geschlossenes ökologisches System *n*
密闭式麻醉 geschlossene Narkose *f*
密闭式面罩 luftdichte Maske *f*
密闭头盔 verschlossener Helm *m*, Höhenhelm *m*, luftdichte Kopfbedeckung *f*
密闭头盔面罩 Gesichtsmaske *f*
密闭循环系统 geschlossenes Kreislaufsystem *n*
密闭源 verschlossene Quelle *f*
密闭罩 luftdichte Haube *f*
密闭座舱 luftdichte Kabine *f*, Druckkabine *f*
密编码 Geheimschrift *f*, Kode *m*
密部 Pars compacta *f*
密胆碱 Hemicholin *n*(HC)
密胆碱样化合物 hemicholinium-ähnliche Verbindung *f*
密的 dicht
密度 Dichte *f*(D), Dichtigkeitsgrad *n*(D), Densität *f*
密度表 Dichtetabelle *f*
密度测定法 Densimetrie *f*, Dens(it)ometrie *f*
密度定量 Densitometrie *f*
密度分辨力 Dichteauflösung *f*
密度分辨率 Dichteauflösung *f*
密度感应系统 Quorum-Sensing-System *n*
密度函数 Dichtefunktion *f*
密度计 Dichtemesser *m*, Densimeter *n*, Dens(it)ometer *n*
密度瓶 Dichteflasche *f*
密度强度假设 Dichteintensitätshypothese *f*
密度梯度 Dichtegradient *m*
密度梯度离心[法] Dichtegradientenzentrifugation *f*
密度梯度离心[分离法] Dichtegradientenzentrifugation *f*
密度依赖性生长抑制 dichteabhängige Wachstumshemmung *f*
密度抑制 Dichtehemmung *f*, Dichteinhibition *f*
密度增高 Dichteerhöhung *f*, Dichtezunahme *f*
密度增加的数据 Daten der Densitätszunahme *n pl*
密度指数 Dichteindex *m*
密度中线定律 Regel von gradlinigen Durchmesser *f*
密尔沃基肩综合征 Milwaukee* Schulter-Syndrom *n*
密尔沃基式脊柱侧突矫形器 Milwaukee-Orthese für Skoliose *f*
密尔沃基支具 Milwaukee-Korsett *n*
密封 Dichtung *f*, Verschließen *n*, Versiegeln *n*
密封舱 luftdichte Kabine *f*, Druckkabine *f*
密封的 luftdicht, druckfest, hermetisch, versiegelt
密封发酵法 geschlossenes Gärungsverfahren *n*
密封剂 Dichtungsmittel *n*, Versiegelungsmittel *n*
密封锂电池 gesiegelte Lithiumbatterie *f*
密封模拟舱 luftdichter Kabinen-Simulator *m*
密封囊 luftdichte Blase *f*
密封气囊 Druckblase *f*
密封容器 hermetisch verschlossener Behälter *m*
密封头盔 Druckhelm *m*, luftdichter Helm *m*
密管菌属 Melittangium *n*
密管系统 Dichtrohrsystem *n*
密花薄荷属 Pycnanthemum *n*
密环菌 Armillaria mellea *f*
密环菌属 Armillaria *f*
密集的 dicht, gedrängt, confert(-us, -a, -um), congest(-us, -a, -um)
密集低小微波型 zahlreiche winzige und niedrige Echos *n pl*
密集光谱排列 intensive spektrale Anordnung *f*
密勒电容 Miller* Kapazität *f*
密勒效应 Miller* Effekt *m*
密勒指数 Miller* Index *m*
密里萨香草 Melissa officinalis *f*
密螺旋体 Treponema *n*, Microspironema *n*
密螺旋体病 Treponematose *f*
密螺旋体检查 Treponemal-Untersuchung *f*
密螺旋体抗原试验 Treponema-Antigen-Test *m*
密螺旋体科 Treponemidae *pl*, Treponemataceae *pl*, Microspirochaetaceae *pl*
密螺旋体属 Treponema *n*, Microspironema *n*
密螺旋体制动反应 Treponema-pallidium-Immobilisierung *f*
密螺旋体制动试验 Treponema-pallidium-Immobilisierungstest *m*(TIT)
密码 Kryptogramm *n*, Code *n*
密码本 Codebuch *n*, Codebook *n*
密码比 Kodierungsverhältnis *n*
密码标点法 Interpunktion von Coden *f*, Interpunktation *f*
密码简并 Codedegeneration *f*
密码酶 Kodase *f*, Codase *f*
密码破译 Decodierung *f*
密码术 Kryptologie *f*
密码数学 Kryptoarithmetik *f*
密码顺序 Sequenz von Coden *f*
密码通读 Code-Durchlesen *n*
密码子 Kodon *n*, Codon *n*
密码子插入 Codo-Einfügung *f*
密码子偏倚 Codon-Bias *n*, Coden-Fehler *m*
密码子缺失 Codondeletion *f*
密码子使用 Codon-Gebrauch *m*, Codon-Nutzung *f*
密码子适应指数 Codonadaptionindex *m*
密码子突变 Codonmutation *f*
密码子选择 Codon-Gebrauch *m*, Codon-Nutzung *f*

密码子族 Codonfamilie *f*
密切接触者 enger Kontakte *m*
密丝表毛皮 Epiplectotrichoderm *n*
密丝皮层 Plectoderm *n*
密苏林 Misolyn *n*, Primidon *n*
密体 dichter Körper *m*
密陀僧 Bleiglätte *f*, Lithargyrum *n*, Bleioxid *n*
密陀僧中毒 Bleiglätte-Vergiftung *f*, Lithargysmus *m*
密歇尔氏小夹 Michel* Klammer *f*
密性骨发育障碍 Entwicklungsstörung der Knochendichte *f*
密育率 Dichtgeburtenrate *f*
密云性白视 bewölkter Whiteout *m*
密执安图片测验 Michigan* Bildtest *m*
密质 Substantia compacta *f*, Kompakta *f*
密质骨 Kompaktaknochen *m*
密质骨瘤 Ostoma compactum (s. durum s. eburneum) *n*
幂阶梯 Potenzleiter *f*
嘧胺 Pyramin *n*
嘧吡唑 Mepirizol *n*, Mebron *n*
嘧啶 Pyrimidin *n*
嘧啶[碱] Pyrimidin *n*
嘧啶[碱]基 Pyrimidinyl *n*
嘧啶苯芥 Uraphetin *n*
嘧啶簇 Pyrimidincluster *m*
嘧啶二[聚]体 Pyrimidindimer *n*
嘧啶核苷 Pyrimidinnukleosid *n*
嘧啶核苷酶 Pyrimidinnukleosidase *f*
嘧啶核苷酸 Pyrimidinnukleotide *n pl*
嘧啶核苷酸酶 Pyrimidinnukleotidase *f*
嘧啶降糖(格列嘧啶) Glymidine *f*
嘧啶磷酸核糖转移酶 Pyrimidinribosephosphat-transfe-rase *f*
嘧啶青霉素 G Pyrimidinpenizillin G *n*
嘧啶酮类 Pyrimidinon *n*
蜜胺 Melamin *n*
蜜二糖 Melibiose *f*
蜜二糖酶 Melibiase *f*
蜜蜂 Honigbiene *f*, Apis mellifera (s. mellifira) *f*
蜜蜂叮咬 Bienenstich *m*
蜜蜂毒[液] Melittin *n*
蜜蜂毒素 Melittin *n*
蜜蜂花 Melisse *f*, Zitronenmelisse *f*, Melissa officinalis *f*
蜜蜂花属 Melissa *f*
蜜蜂科 Apidae *pl*
蜜蜂乳浆 Apiserum *n*
蜜蜂神经毒素 Apamin *n*
蜜柑 Honigorange *f*
蜜柑蛋白 Pomelin *n*
蜜柑霉素 Mikamycin *n*
蜜黄色 Honiggelb *n*
蜜黄色的 honigfarbig
蜜剂 Mel *n*, Mellitum *n*
蜜剂素 Melittin *n*
蜜酒 Honigwein *m*
蜜桔黄素 Nobiletin *n*
蜜橘 Mandarine *f*, Tangerine *f*
蜜蜡 Bienenwachs *n*
蜜泌精 Apiderm *n*
蜜三糖 Melit(ri)ose *f*, Raffinose *f*
蜜丸 honigsüße Pille *f*
蜜腺 Nectarium *n*
蜜月阶段 Honigmond-Phase *f*
蜜月性鼻炎 Flitterwochen-Rhinitis *f*
蜜炙 Anbraten mit Honig *n*
蜜状结痂性湿疹 Melitagra (flavescens) *f*

MIAN 眠绵棉免勉娩面

mián 眠绵棉

眠尔通 Miltaun (ette *f*) *n*, Meprobamat *n*
眠尔通检验 Bestimmung von Meprobamat *f*
眠尔通中毒 Miltaunvergiftung *f*, Miltaunismus *m*
绵马 Wurmfarn *m*, Farnkraut *n*, Aspidium (s. Dryopteris *f*) Filix mas *n*, Filix *f*
绵马次(精)酸 Filizinsäure *f*
绵马[毒]素 Aspidin (olfilizin) *n*, Filmaron *n*
绵马酚 Aspidinol *n*
绵马根酸 Filixsäure *f*, Filizin *n*
绵马精(素) Filmaron *n*, Aspidin (olfilizin) *n*, Filicin *n*
绵马属 Aspidium *n*, Dryopteris *f*
绵马酸 Filiasäure *f*, Acidum filicicum *n*
绵马酸酐 Filiasäureanhydrid *n*
绵毛状的 wollig, wollartig, flaumig
绵延难治的 verschleppt, inveteriert, inveterat (-us, -a, -um)
绵羊 Schaf *n*, Ovis aries *f*
绵羊棒状杆菌 Corynebacterium ovis *n*
绵羊布鲁菌 Brucella ovis *f*
绵羊红细胞 Schaf-Erythrozyten *m pl*
绵羊红细胞凝集反应 Schaf-Erythrozyten-Agglutination *f*
绵羊红细胞受体 Schaf-Erythrozyten-Rezeptor *m*
绵羊髓鞘脱落病毒 Visna-Virus *n*, Maedi-Visna-Virus *n*, Visna-Lentivirus *n*, Maedi-Virus *n*
绵羊新鲜红细胞悬液 Suspension der frischen Schaf-Erythrozyten *f*
绵羊痒病 Scrapie *f*, Traberkrankheit *f*
绵枣儿二糖 Scillabiose *f*
棉尘 Baumwollstaub *m*
棉尘病(棉尘沉着症) Baumwollstaublunge *f*, Byssinose *f*
棉[尘]肺 Baumwollstaublunge *f*, Byssinose *f*
棉尘沉着症(棉尘病) Baumwollstaublunge *f*, Byssinose *f*
棉垫 Wattekissen *n*
棉酚 Gossypol *n*
棉酚中毒 Gossypolvergiftung *f*
棉缝合线 Baumwollnahtmaterial *n*
棉根皂甙元 Gypsogenin *n*
棉红 4B Benzopurpurin 4B *n*
棉花 Baumwolle *f*, Watte *f*, Gossypium *n*
棉花黄苷 Quercimeritrin *n*
棉花镊子 Wattepinzette *f*
棉花皮次甙 Gossypitrin *n*
棉花皮甙 Gossypin *n*
棉花皮素 Gossypetin *n*
棉花签[棒] Watteträger *m*
棉花贮槽 Verbandtrommel *m*, Wattetrommel *m*
棉黄甙 Gossypitrin *n*
棉黄素 Gossypetin *n*
棉胶 Kollodium *n*, Zelloidin *n*, Celloidin *n*
棉卷 Watterolle *f*, Rolle *f*
棉蓝染液 Baumwollenblau-Farbenlösung *f*
棉签试验 Wattestäbchen-Test *m*, Q-Tip-Test *m*
棉球 Wattepellet *n*, Wattebausch *m*
棉球固定镊 Tupferklemme *f*
棉塞 Tampon *m*
棉塞套管 Tamponkanüle *f*
棉塞支托法 Columnisation *f*
棉拭[子] Wattetupfer *m*
棉属 Gossypium *n*
棉鼠 Sigmodon hispidus *m*
棉鼠丝虫 Micropleura sigmodoni *f*

棉纤维素 Gossyin *n*
棉线 Baumwollgarn *n*
棉屑[肺]痨 Byssophthisis *f*
棉屑沉着病 Byssinose *f*, Baumwollstaublunge *f*
棉屑肺 Byssinose *f*, Baumwollstaublunge *f*
棉屑性气喘 Baumwollstaubasthma *n*
棉絮斑 Cotton-wool-Flecke *m pl*
棉絮状渗出点 Cotton-wool-(Exsudat-)Flecke *m pl*
棉[子]酚 Gossypol *n*
棉[子]酚中毒 Gossypolvergiftung *f*
棉子皮炎 Baumwollsamen-Dermatitis *f*
棉子糖 Melit(ri)ose *f*, Gossypose *f*, Raffinose *f*
棉子糖酶 Raffinase *f*
棉[子]油 Baumwollsamenöl *n*, Kottonöl *n*, Oleum Gossy-pii *n*
棉籽 Baumwollsamen *m*
棉籽糖 Raffinose *f*, Melit(ri)ose *f*, Gossypose *f*

miǎn 免勉娩

免冲洗手消毒剂 wasserloses Handdesinfektionsmittel *n*
免费的 kostenfrei, kostenlos, gratis, umsonst
免费医疗 kostenfreie medizinische Versorgung *f*
免费医院 kostenfreies Krankenhaus *n*
免费诊断 konstenfreie Diagnostik *f*
免气腹腹腔镜手术 gaslose laparoskopische Chirurgie *f*
免洗米 waschfreier Reis *m*
免疫 Immunität *f*, Immunisierung *f*, Immunisation *f*
Rh-免疫 Rh-Immunisierung *f*
免疫[复合物]沉着病 Immun(o) komplex (ablagerungs)-krankheit *f*
免疫[核心]扩散电泳[法] Immunocore-Elektrophorese *f*
免疫 PCR Immuno-Polymerasekettenreaktion *f*, Immuno-PCR *f*
免疫胞溶 Immunzytolyse *f*
免疫保护[法] Immun(o)schutz *m*, Immun(o)abwehr *f*
免疫比浊法 Immunnephelometrie *f*
免疫避孕 Immun(o)kontrazeption *f*
免疫避孕疫苗 immunokontrazeptiver Impfstoff *m*
免疫标记技术 Immun(o)markierungstechnik *f*
免疫标志 immunologischer Marker *m*
免疫表型 Immunophenotyp *m*
免疫病理学 Immun(o)pathologie *f*
免疫不全综合征 Immun(o) defizienz-Syndrom *n*, Immun-mangel-Syndrom *n*
免疫测定[法] immunologische Bestimmung(smethode) *f*, immunoassay <engl.>(IA)
免疫测定技术 immunologisch Bestimmungstechnik *f*
免疫层析法 Immunchromatographie *f*
免疫沉淀反应 Immun(o)präzipitation *f*
免疫沉淀检测法 Immuno-Präzipitationstest *m*
免疫沉淀素 Immun(o)präzipitin *n*
免疫沉降[法] Immun(o)sedimentation *f*
免疫程序 Immunisierungsprogramm *n*
免疫重建 Immun(o)rekonstruktion *f*, immunologische Rekonstitution *f*
免疫重建炎性反应综合征 immunrekonstitutionelle Entzündungsreaktionssyndrom *n*
免疫触发性肾小球肾病(免疫触须样肾小球病) immunotaktoide Glomerulopathie *f*
免疫传感器 Immunsensor *m*
免疫磁[性]微球 Immunmagnetisches Kügelchen *n*
免疫磁分离技术 immunomagnetische Trennung *f*
免疫磁珠分离法 Immunomagnetische Beadabtrennung *f*
免疫刺激 Immunstimulierung *f*
免疫刺激复合物 immunstimulierender Komplex *m*
免疫刺激剂(物) Immunisierungsreiz *m*, Immun(o)stimu-lus *m*
免疫刺激性寡核苷酸 immunstimulierendes Oligonukleotid *n*
免疫促进[作用] immunologisches Enhancement *n*, Immun(o)enhancement *n*
免疫促肾上腺皮质激素 immunoreaktives kortikotropes Hormon *n*
免疫催化作用 Immun(o)katalyse *f*
免疫单位 Immunisierungseinheit *f*(IE)
免疫蛋白质 Immun(o)protein *n*
免疫蛋白组学 Immunoproteomik *n*
免疫的 immunologisch, immun(-is, -is, -e)
免疫的漂离 immunologische Drift *f*
免疫等电聚焦 immunisoelektrische Fokussierung *f*
免疫低下宿主 immunokompromittierter Wirt *m*
免疫递质 Immunotransmitter *m*
免疫电极 Immunelektrode *f*
免疫电镜 Immun(o)elektronenmikroskop *n*
免疫电镜技术 Immun(o)elektronenmikroskopie *f*
免疫电镜术 Immunelektronenmikroskopie *f*
免疫电镜细胞化学技术 immuno-elektronenmikroskop-zytochemische Technik *f*
免疫电离子透入法 Immun(o)iontophorese *f*
免疫电渗电泳[法] Immun(o)elektroosmophorese *f*(IEOP)
免疫电吸附[法] Immun(o)elektroadsorption *f*
免疫电泳[法] Immun(o)elektrophorese *f*(IEP, IE)
免疫电泳扩散 Elektroimmundiffusion *f*
免疫电泳试验 Immunelektrophoresetest *m*
免疫电子显微镜 Immunoelektronenmikroskop *n*
免疫电[子显微]镜检查 Immunelektronenmikroskopie *f*
免疫电子显微镜检查技术 Immunelektronenmikroskopie *f*
免疫电子显微镜术 Immun(o)elektronenmikroskopie *f*
免疫定量[法] Immun(o)quantitation *f*
免疫定量板 immun(o)quantitative Platte *f*
免疫定型细胞 immunkompetente Zelle *f*
免疫动物 Immuntier *n*
免疫毒理学 Immuntoxikologie *f*
免疫毒素 Immunotoxin *n*
免疫毒素疗法 Immuntoxin-Therapie *f*
免疫毒性 Immuntoxizität *f*
免疫多糖 Immun(o)polysaccharid *n*
免疫多糖类 Immun(o)polysaccharide *n pl*
免疫发病机理 Immun(o)pathogenese *f*
免疫发生 Immunogenese *f*
免疫法 Immunisierungsmethode *f*, Immunisation *f*
免疫反应 Immunisierungsreaktion *f*, Immun(o)reaktion *f*
免疫反应的 immunreaktiv
免疫反应基因 Immunreaktionsgen *n*
免疫反应物 Immunreaktant *n*
免疫反应性 Immun(o)reaktivität *f*
免疫反应性高血糖素 immun(o)reaktives Glukagon *n*(IRG)
免疫反应性纤维结合素 immunoreaktives Fibroneckin(IFN) *n*
免疫反应性胰岛素 immun(o)reaktives Insuli *n*(IRI), immunologisch meßbares Insulin *n*(IMI)
免疫反应学说 Immun(o)reaktionstheorie *f*
免疫方法 immunologische Methode *f*
免疫防护 Immun(o)schutz *m*, Immun(o)abwehr *f*
免疫防御 immunologische Abwehr *f*, Immun(o)abwehr *f*
免疫防御功能 Immunfunktion *f*
免疫防御作用 immunologische Abwehrfunktion *f*
免疫放射[性]疗法 Immunoradiotherapie *f*
免疫放射测定法 Immunoradiometrie *f*
免疫放射分析 immunradiometrischer Assay *m*
免疫放射自显影 Immunradioautographie *f*
免疫分析法 immunologisches Analysenverfahren *n*
免疫分子 Immun-Molekül *n*

免疫封闭 Immun(o)blockade *f*, Immun(o)blockierung *f*
免疫封阻 immunologisches Enhancement *n*
免疫复合体(物) Immun(o)komplex *m*, Antigen-Anti-körper-Komplex *m*
免疫复合体反应 Immun(o)komplexreaktion *f*
免疫复合物 Immunkomplex *m*, Antigen-Antikörper-Komplex *m*
免疫复合物(型)肾小球肾炎 Immunkomplex-Glomerulonephritis *f*
免疫复合物[疾]病 Immun(o)Komplexkrankheit *f*
免疫复合物Ⅲ型反应 Immunkomplex-Typ-Ⅲ-Reaktion *f*
免疫复合物变态反应 immun(o)komplex-allergische Reaktion *f*
免疫复合物沉着 Immun(o)komplexablagerung *f*
免疫复合物的免疫反应 Immunisierungsreaktion des Immun(o)komplexes *f*
免疫复合物机制 Immunkomplex-Mechanismus *m*
免疫复合物解离 Immunkomplex-Dissoziation *f*
免疫复合物介导的超敏反应 immunkomplex-vermittelte Hypersensitivität *f*
免疫复合物累积 Ablagerung des Immunkomplexes *f*
免疫复合物肾小球肾炎 Immunkomplexglomerulonephritis *f*
免疫复合物型 Immunkomplextyp *m*
免疫复合物型变态反应 allergische Reaktion vom Immunkomplex-Typ *f*, Typ-Ⅲ-Allergie *f*
免疫复合物型过敏反应 Typ-Ⅲ-Hypersensitivitätsreaktion *f*
免疫复合物型血清病 Immun(o)komplex-(Serum-)Krankheit *f*, Serumkrankheit *f*
免疫复合物性肾炎 Immun(o)komplexnephritis *f*
IgA 免疫复合物血管炎 IgA-Immunkomplexvaskulitis *f*
IgD 免疫复合物血管炎 IgG-Immunkomplexvaskulitis *f*
免疫感受性 Immunkompetenz *f*
免疫感受性细胞 immunkompetente Zelle *f*
免疫干扰素 Immuninterferon *n*
免疫隔离 Immunoisolation *f*
免疫工程 immunologisches Ingenieuwesen *n*, immune enginiering <engl.>
免疫功能 immunologische Funktion *f*, Immun(o)funktion *f*
免疫功能不全 Immun(o)insuffizienz *f*
免疫功能低下者 immungeschwächter Patient *m*
免疫功能检查 Immun(o)funktionsprobe *f*
免疫功能减退患者 immungeschwächter Patient *m*
免疫功能缺陷 Immunschwächekrankheit *f*, Immundefizienz *f*
免疫功能失活的插入型载体 Insertionsvektor der inaktivieten Immunitätsfunktion *m*
免疫共凝集反应 Immunkonglutination *f*
免疫固定 Immunfixierung *f*
免疫固定电泳 Immunfixationselektrophorese *f*
免疫过程 Immunitätsvorgang *m*, Immunisierungsprozeß *m*
免疫过程的传入支 afferenter Schenkel in den Immunprozessen *m*
免疫过滤法 Immun(o)filtration *f*
免疫过敏性 Immunüberempfindlichkeit *f*, Immunhypersensitivität *f*
免疫过氧化酶程序 Immun(o)peroxidase-Verfahren *n*
免疫过氧化物酶 Immunperoxidase *f*
免疫过氧化物酶法 Immunperoxidase-Verfahren *n*
免疫过氧化物酶抗体 Immunoperoxidase-Antikörper *m*
免疫过氧化物酶染色 Immunperoxidasefärbung *f*
免疫过氧化物酶染色法 Immunperoxidasefärbungstechnik *f*
免疫核酸 Immun(o)nukleinsäure *f*
免疫核糖核酸 Immun(o)ribonukleinsäure *f*, Immun-RNS *f* (IRNS)
免疫忽视 immunologische Ignoranz *f*
免疫化学 Immun(o)chemie *f*
免疫化学发光分析法 immunchemisch-lumineszierender Assay *m*
免疫化学药品 Immun(o)chemikalien *n pl*
免疫化学治疗 Immun(o)chemotherapie *f*
免疫换能器 immunologische Energieumwandler *m*
免疫回忆反应 immunologische anamnestische Reaktion *f*
免疫豁免 Immunprivileg *n*
免疫豁免部位 immunprivilegierter Ort *m*
免疫豁免区 immunprivilegierter Bereich *m*
免疫活化细胞 immunologisch aktivierte Zelle *f*
免疫活性 Immun(o)kompetenz *f*, immunologische Kompetenz *f*
免疫活性的 immunreaktiv, immunkompetent
免疫活性淋巴细胞 immunkompetenter Lymphozyt *m*
免疫活性物质 immunaktives Material *n*
免疫活性细胞 immun(o)kompetente Zelle *f*, Immunozyt *m*
免疫活性诱发因子 immun(o)kompetenz-induzierender Faktor *m*
免疫火箭电泳 Rocket-Immunelektrophorese *f*, Laurell* Methode *f*
免疫机能缺陷 Immun(o)defekt *m*, Immun(o)defizienz *f*
免疫机制 Immunmechanismus *m*
免疫机制紊乱 Störung des Immun(o)mechanismus *m*
免疫基因敲除 Immunogenes Knock-out *n*
免疫基因敲入 Immunogenes Knock-in *n*
免疫记忆 immunologisches Gedächnis *n*
免疫记忆 B 细胞 immunologische Gedächtnis-B-Zelle *f*, Gedächtnis-B-Zelle *f*
免疫记忆 T- 淋巴细胞 immunologischer Gedächtnis-T-Lymphozyt *m*
免疫记忆 T 细胞 immunologische Gedächtnis-T-Zellen *f pl*
免疫记忆细胞 immunologische Gedächtniszelle *f*
免疫剂量 Immunisierungsdose *f* (ImD)
免疫寄生虫学 Immuno-Parasitologie *f*
免疫加固疗法 immunologische Enhancement-Therapie *f*
免疫监督 Immunüberwachung *f*
免疫监督功能 Immunüberwachungsfunktion *f*
免疫监视[作用] immunologische Überwachung *f*, Immunüberwachung *f*
免疫监视功能 immunologische Überwachungsfunktion *f*
免疫监视假说 Immunüberwachungshypothese *f*
免疫监视体系 Immunüberwachungssystem *n*
免疫监视学说 Immunüberwachungstheorie *f*
免疫检测 immunologischer Nachweis *m*
免疫交感神经破坏法 Immun(o)sympathektomie *f*
免疫胶固反应 Immunkonglutination *f*
免疫胶固素 Immun(o)konglutinin *n*
免疫胶体金技术 kolloidale (Immuno-) Goldfärbung *f*
免疫接种 immunologische Vakzination *f*, Immunisierung *f*, Immunisation *f*
免疫接种[作用] Immunisierung *f*, Impfung *f*, Schutzimpfung *f*
免疫接种策略 Immunisierungsstrategie *f*
免疫接种程序 Immunisierungsprogramm *n*
免疫接种程序表 Impfkalender *m*, Impfprogramm *n*, Im-munisierungsprogramm *n*
免疫接种个体 immunisiertes Individuum *n*
免疫接种率 Impfrate *f*
免疫结合剂 Immunokonjugator *m*
免疫结合物 Immunkonjugat *n*
免疫介导的肾小球损伤 immunvermittelte Glomerulusschädigung *f*
免疫金标技术 Immunogold-Markierungstechnik *f*
免疫金法 Immunogold-Methode *f*
免疫金染色[法] Immunogoldfärbung *f*

免疫金银法 Immunogold-Silberfärbung *f*
免疫金银染色 Immunogold-Silberfärbung *f*
免疫金银染色法 Immunogold-Silberfärbung *f*
免疫精神病学 Immunpsychiatrie *f*
免疫抗体 Immun(o)antikörper *m pl*
免疫控制期 Zeit der Immundepression *f*
免疫扩散[法] Immun(o)diffusion *f*
免疫扩散电泳 Immunocore-Elektrophorese *f*
免疫扩散技术 Immundiffusionstechnik *f*
免疫扩散试验 Immun(o)diffusionstest *m*
免疫理论 Immunität-Theorie *f*
免疫力 Immun(o)kompetenz *f*, Immunität *f*
免疫[力] Immunität *f*
免疫[力]缺陷病 Immun(o)defizienz-Krankheit *f*
免疫力减低(退) Hypoimmunität *f*
免疫疗法 Immun(o)therapie *f*
免疫疗法(治疗) Immuntherapie *f*
免疫麻痹 Immun(o)paralyse *f*
免疫马血清 Immun-Pferdeserum *n*
免疫酶标染色 immunenzymatische Färbung *f*
免疫酶法 Immunenzymverfahren *n*
免疫酶技术 Immunenzymtechnik *f*
免疫酶桥技术 Immunenzym-Brücke-Technik *f*
免疫酶双重标记 immunenzymatische Doppel-Kennzeichnung *f*
免疫酶学 Immunenzymologie *f*
免疫母细胞 Immun(o)blast *m*
免疫母细胞性T细胞恶性淋巴瘤 einer immunoblastischen Lymphoadenopathie ähnliches malignes T-Zell-Lymphom *n*
免疫母细胞性淋巴结病 immunoblastische Lymphadenopathie *f*
免疫母细胞性淋巴结病样T细胞淋巴瘤 einer immunoblastischen Lymphoadenopathie ähnliches T-Zell-Lymphom *n*
免疫母细胞性淋巴瘤 immunoblastisches Lymphom *n*
免疫耐受期 immuntolerante Phase *f*
免疫耐受性 immunologische Toleranz *f*, Immun(o)-toleranz *f*
免疫内环境稳定 Immunhomöostase *f*
免疫内环境稳定控制 immunologisch-homöostatische Steuerung *f* (od. Kontrolle *f*)
免疫能力 Immun(o)kompetenz *f*, Immunisierungsvermö-gen *n*
免疫黏附 Immunadhärenz *f*
免疫凝集素 Immun(o)agglutinin *n*
免疫凝胶过滤 Immun(o)gelinfiltration *f*
免疫排斥 Immun(o)rejektion *f*, Immun(o)abstoßreaktion *f*
免疫排斥[反应] immunologische Abstoßung *f*
免疫排除 Immun(o)elimination *f*
免疫皮肤病学的 Immunodermatologisch
免疫脾空斑试验 Immunmilz-Plaque-Test *m*
免疫偏离(差) Immun(o)deviation *f*
免疫平衡 immunologisches Gleichgewicht *n*
免疫屏障 Immun(o)barriere *f*
免疫器官 Immun(o)organ *n*
免疫潜能 Immunkompetenz *f*
免疫潜能细胞 immunkompetente Zelle *f*
免疫强化剂 Immun(o)potenzierungsmittel *n pl*
免疫亲和层析 Immunaffinitätschromatographie *f*
免疫清除 Immun(o)clearance *f*
免疫清除期 immune Räumphase *f*
免疫球蛋白 Delta-Kette des Immunglobulins *f*, δ-Kette *f*
免疫球蛋白 Epsilon-Kette des Immunglobulins *f*, ε-Kette *f*
免疫球蛋白 Immun(o)globulin *n* (Ig)
Rh(D)免疫球蛋白 Rh(D)-Immunglobulin *n*
Rho 免疫球蛋白 Rho-Immunglobulin *n*
免疫球蛋白 A Immun(o)globulin A *n* (Ig A)
免疫球蛋白 D Immun(o)globulin D *n* (Ig D)
免疫球蛋白 E Immun(o)globulin E *n* (Ig E)
免疫球蛋白 G Immun(o)globulin G *n* (Ig G)
免疫球蛋白 G 亚类 Immun(o)globulin-G-Subklasse *f*
免疫球蛋白 G 异型因子 Gm-Faktor *m*
免疫球蛋白 M Immun(o)globulin M *n* (Ig M)
免疫球蛋白 Y Immunoglobulin Y *n* (Ig Y)
免疫球蛋白 α 链 Alpha-Kette des Immunglobulins *f*, α-Kette *f*
免疫球蛋白 γ 链 Gamma-Kette des Immunglobulins *f*, γ-Kette *f*
免疫球蛋白 κ 链 Kappa-Kette des Immunglobulins *f*, κ-Kette *f*
免疫球蛋白 λ 链 Lambda-Kette des Immunglobulins *f*, λ-Kette *f*
免疫球蛋白 μ 链 Mu-Kette des Immunglobulins *f*, μ-Kette *f*
免疫球蛋白病 Immun(o)globulinopathie *f*
免疫球蛋白测定 Bestimmung des Immun(o)globulins *f*
免疫球蛋白超家族 Immunglobulin-Superfamilie *f*
免疫球蛋白沉着 Immun(o)globulinablagerung *f*
免疫球蛋白大家族 Immunoglobulin *n*
免疫球蛋白的轻链 leichte Ketten von Immunglobulinen *f pl*
免疫球蛋白的折叠 Immunoglobulinfalte *f*
免疫球蛋白功能区 Immunglobulindomäne *f*
免疫球蛋白基因 Immunglobulingen *n*
免疫球蛋白基因 Immunglobulin-Gen *n*
免疫球蛋白基因超家族 Immunglobulin-Gen-Superfamilie *f*
免疫球蛋白基因簇 Immunglobulin-Gencluster *n*
免疫球蛋白基因片段 Ig-Gensegment *n*
免疫球蛋白基因重排 Ig-Genumlagerung *f*
免疫球蛋白基因重排 Immunglobulingenumlagerung *f*
免疫球蛋白结构域 Ig-Domain *f*
免疫球蛋白静脉注射 intravenöses Immunglobulin *n*
免疫球蛋白类 Immunglobuline *n pl*
免疫球蛋白类[型] Immun(o)globulinklasse *f*
免疫球蛋白类别 Ig-Klasse *f*
免疫球蛋白类别 Immunglobulinklasse *f*
免疫球蛋白类的转换 Immunglobulin-Klassenwechsel *m*
免疫球蛋白链 Immunglobulin-kappa-Kette *f*
免疫球蛋白片段 Immunglobulin-Fab-Fragment *n*
免疫球蛋白轻链 leichte Immunglobulinkette *f*
免疫球蛋白轻链可变区 variable Region der Immunglobulin-Leichtkette *f*
免疫球蛋白缺乏症 Immun(o)globulindefekt *m*, Immunglobinmangel *m*
免疫球蛋白受体 Immun(o)globulin-Rezeptor *m*
免疫球蛋白性肾病 IgA [Immunglobulin A]-Nephropathie *f*
免疫球蛋白亚类 Immunglobulin-Subklasse *f*
免疫球蛋白样杀伤受体 killerimmunoglobulin-ähnlicher Rezeptor *m*
免疫球蛋白样转录物 immunglobulin-ähnliches Transkript *n*
免疫球蛋白样转录物受体 Immunglobulin-ähnlicher Transkriptrezeptor *m*
免疫球蛋白遗传标记 genetischer Merker des Immunglobulins *m*
免疫球蛋白制剂 Immunglobulin-Präparat *n*
免疫球蛋白重链 schwere Immunglobulinkette *f*
免疫球蛋白重链结合蛋白 Immunglobulin-Schwerketten-Bindeprotein *n*
免疫球蛋白重链可变区 variable Region der Immunoglobulin-Schwerkette *f*
免疫去势 Immunokastrat *m*
免疫缺乏(陷) Immun(o)defekt *m*, Immun(o)defizienz *f*
免疫缺乏伴 IgM(免疫球蛋白 M)增多 Immundefekt mit Hyperimmunglobulin M (IgM) *m*
免疫缺乏伴短肢侏儒 Immundefekt mit kurzgliedrigem Kleinwuchs *m*
免疫缺乏伴淋巴细胞减少 Immundefizienz mit einer Lymp-

hopenie *f*, Nezelof* Syndrom *n*
免疫缺乏病 Immun(o)defizienzkrankheit *f*, Immun(o)-mangelkrankheit *f*, immun(o)inkompetente Krankheit *f*
免疫缺乏综合征 Immun(o)defizienz-Syndrom *n*, Immun-mangel-Syndrom *n*
免疫缺陷(损) Immun(o)defizienz *f*, Immun(o)defekt *m*
免疫缺陷伴淋巴毒性因子 Immundefekt mit lymphotoxischen Faktorn *m*
免疫缺陷伴腺苷脱氨酶缺乏 Immundefekt mit einem Adenosindeaminasemangel *m*
免疫缺陷伴胸腺缺乏 Immundefekt mit fehlendem Thymus *m*
免疫缺陷伴着丝粒不稳定和面容异常 Immunodifizienz mit Zentromerinstabilität und Gesichtsanomalie *f*
免疫缺陷病 Immun(o)defizienzkrankheit *f*, Immun(o)-mangelkrankheit *f*, immun(o)inkompetente Krankheit *f*
免疫缺陷病急死 plötzlicher Tod wegen der immun(o)inkompetenten Krankheit *f*
免疫缺陷者伴发淋巴瘤 Lymphom bei immungeschwächten Patienten *n*
免疫缺陷症 X-gekoppelte schwere kombinierte Immundefizienz *f*(X 连锁的严重联合免疫缺损症)
免疫缺陷状态 Immun(o)defizienzzustand *m*, Immun(o)-mangelzustand *m*
免疫缺陷综合征 Immun(o)defizienz-Syndrom *n*, Im-mun(o)mangel-Syndrom *n*
免疫妊娠试验 immunologischer Schwangerschaftstest *m*
免疫溶解 Immun(o)lyse *f*
免疫溶素 Immun(o)lysin *n*
免疫溶血 Immun(o)hämolyse *f*
免疫溶血反应 immun(o)hämolytische Reaktion *f*, Immunhämolyse *f*
免疫溶血空斑技术 immun(o)hämolytische Plaque-Tech-nik *f*
免疫溶血素 Immun(o)hämolysin *n*, Immun(o)lysin *n*
免疫乳胶凝集抑制试验 Immun(o)latex-Agglutinationshemmungstest *m*
免疫乳球蛋白 Immun(o)laktoglobulin *n*
免疫色谱法 Immunchromatographie *f*
免疫-神经-内分泌网络 immun-neuroendokrines Netzwerk *n*
免疫神经内分泌网络 immuno-neuroendokrines Netzwerk *n*
免疫渗透电泳 Immuno-Osmophorese *f*
免疫生成素多肽 Immunopoietin-Polypeptid *n*
免疫生理学 Immun(o)physiologie *f*
免疫生物学 Immun(o)biologie *f*
免疫生物学的 immun(o)biologisch
免疫生物学反应 immun(o)biologische Reaktion *f*
免疫失败 Impfung-Ausfall *m*
免疫失常 Immunstörung *f*
免疫失能 Immunanergie *f*
免疫识别 immunologische Erkennung *f*
免疫试验法 immunologischer Test *m*
免疫适应 immunologische Adaption *f*
免疫适应现象 immunologische Anpassung(od. Adaption) *f*
免疫嗜素 Immunophilin *n*
免疫受累(损)宿主 immunoschädiger Wirt *m*
免疫受损的宿主 immungeschwächter Host *m*
免疫受体酪氨酸激活(活化)基序 Immunrezeptor-Tyrosin-basierendes aktivierendes Motiv *n*
免疫受体酪氨酸抑制基序 Immunrezeptor-Tyrosin-basierendes inhibierendes Motiv *n*
免疫受体酪氨酸转换基序 Immunrezeptor-Tyrosin-basierendes Wechselmotiv *n*
免疫输血法 Immun(o)transfusion *f*, Phylaktotransfusion *f*
免疫熟习 immunologische Übung *f*
免疫衰老 Immun(o)veraltung *f*, Immun(o)seneszenz *f*
免疫顺从 immunologische Willfährigkeit *f*, immunologic complaisance <engl.>
免疫素 Immunisin *n*
免疫损伤 immunologischer Schaden *m*
免疫瘫痪 Immunparalyse *f*
免疫逃避 immunologisches Ausweichen *n*, Immun(o)-ausflucht *f*
免疫逃逸 immunologisches Entfliehen *n*
免疫特异性 immunologische Spezifizität *f*
免疫体 Immunkörper *m*(IK), Antikörper *m*
免疫调变剂 immunomodulierendes Mittel *n*
免疫调节 immunologische Regulierung *f*, Immun(o)-regulation *f*
免疫调节 α 球蛋白 immunoregulatorisches α-Globulin *n*
免疫调节的 immun(o)regulatorisch
免疫调节剂(药) Immun(o)modulator *m*
免疫调节药物致糖尿病 von immunmodulatorischen Arzneimitteln induzierte Diabetes *f*
免疫调理素 Immun(o)opsonin *n*
免疫调停 immunologische Intervention *f*
免疫铁蛋白 Immun(o)ferritin *n*
免疫铁蛋白技术 Immun(o)ferritin-Technik *f*
免疫同族血凝素 Immun(o)isohämagglutinin *n*
免疫透射比浊度测定 Turbidimetrie *f*
免疫突触(超分子激活簇) immunologische Synapse *f*
免疫团集素 Immun(o)konglutinin *n*
免疫团集作用 Immun(o)konglutination *f*
免疫妥协宿主 immunokompromittierter Wirt *m*
免疫外科 Immun(o)chirurgie *f*
免疫网络 immunologisches Netzwerk *n*
免疫网络学说 immunologische Netzwerktheorie *f*, Immunnetzwerktheorie *f*
免疫稳定 immunologische Homöostase *f*
免疫稳定功能 immunologische Homöostasefunktion *f*
免疫稳定性 immunologische Homöostase *f*, Immun(o)homöostase *f*
免疫无响应性 immunologische Unempfindlichkeit *f*
免疫无应答性 Immun(o)unbeantwortlichkeit *f*, immunologische Unempfänglichkeit *f*
免疫物质 immunologisches Material *n*
免疫吸附 Immun(o)adsorption *f*
免疫吸附剂 Immun(o)adsorbent *n*
免疫吸附血凝反应 Immun(o)adsorptions-Hämagglutina-tion *f*
免疫吸着剂 Immun(o)adsorbent *n*
免疫系统 Immunitätssystem *n*
免疫细胞 Immunzellen *f pl*, Immunozyten *m pl*
免疫细胞(组织)化学技术 immunzellulare(histo-)chemische Technink *f*
免疫细胞化学 Immunozytochemie *f*
免疫细胞化学法 Immunozytochemische Methode *f*
免疫细胞溶解 Immunozytolyse *f*
免疫细胞溶素 Immunozytolysin *n*
免疫细胞粘附试验 Immunozytoadhärenz-Test *m*
免疫细胞粘连 Immunozytoadhärenz *f*
免疫相关抗原 immunität-assoziiertes Antigen *n*
免疫相关性溶血性输血反应 immunbezogene hämolytische Reaktion *f*
免疫响应 Immunantwort *f*, Immunreaktion *f*
免疫消除 Immun(o)elimination *f*
免疫效能 Immunisierungspotenz *f*
免疫效应 T[淋巴]细胞 Effektor-T-Lymphozyt *m*
免疫效应物质 immunologische Effektorsubstanz *f*
免疫信息 immunologische Information *f*
免疫形态学 Immun(o)morphologie *f*

免疫兴奋药 Immunstimulans *n*
免疫性 Immunität *f*
免疫性别二态性 immunologischer Geschlechtsdimorphismus *m*, immunologischer Sexualdimorphismus *m*
免疫性不育(孕) immunologische Infertilität *f*, immunologische Unfruchtbarkeit *f*
免疫性各类血细胞减少 Immun(o)panzytopenie *f*
免疫性疾病 Immunkrankheit *f*, Immunopathie *f*
免疫性结膜炎 immunologische Bindehautentzündung *f*, immunologische Konjunktivitis *f*
免疫性抗体 Immun(o)antikörper *m pl*
免疫性全血细胞减少 Immunopanzytopenie *f*
免疫性溶血病 immun(o)hämolytische Erkrankung *f*
免疫性溶血性贫血 immun(o)hämolytische Anämie *f*
免疫性肾炎 Immun(o)nephritis *f*
免疫性物质 Immunitätssubstanz *f*
免疫性消失 Immun(o)elimination *f*
免疫性血细胞凝集 Immun(o)hämagglutination *f*
免疫性血细胞凝素 Immunhämagglutinin *n*
免疫性血小板减少性紫癜 immunothrombozytopenische Purpura *f*
免疫性血小板减少症 Immunothrombozytopenie *f*
免疫性载体 Immunitätsvektor *m*
免疫性增强剂 Immunitätspotenzierungsmittel *n pl*
免疫[性]增强作用 Immunitätspotenzierung *f*
免疫性中性白细胞减少 Immun(o)neutropenie *f*
免疫性中性粒细胞减少症 Immunoneutropenie *f*
免疫选择[法] Immunologische Selektion *f*
免疫学 Immunitätslehre *f*, Immunologie *f*, Amynologie *f*
免疫学的 immunologisch
免疫学方法 immunologische Methoden *f*
免疫学分型 immunologischer Typ *m*
免疫学技术 immunologische Technik *f*
免疫学家 Immunologe *m*
免疫学检测法 Immunoassay *m*
免疫学检查 immunologische Untersuchung *f*
免疫学说 immunologische Theorie *f*, Immunitätstheorie *f*
免疫学因子 immunologischer Faktor *m*
免疫血凝素 Immun(o)hämagglutin *n*
免疫血清 Immunserum *n*, Impfserum *n*
免疫血清蛋白测定仪 Immunoprotein-Analysator *m*
免疫血清反应 Immunserumreaktion *f*
免疫血清疗法 Immunserumtherapie *f*
免疫血清球蛋白 Immunserumglobulin *n* (ISG)
免疫血清学 Immun(o)serologie *f*
免疫血液学 Immun(o)hämatologie *f*
免疫药理学 Immun(o)pharmakologie *f*
免疫遗传的 immun(o)genetisch
免疫遗传学 Immun(o)genetik *f*
免疫异常 Dysimmunität *f*
免疫抑制 Immun(o)suppression *f*, Immun(o)depression *f*
免疫抑制[法] Immun(o)suppression *f*, Immun(o)depression *f*
免疫抑制 T 细胞 immunsuppressive T-Zell *f*
免疫抑制的 immunosuppressiv
免疫抑制活性 immun(o)suppressive Aktivität *f*
免疫抑制基因 immun(o)suppressive Gene *n pl*
免疫抑制剂(免疫抑制因素) Immunsuppressivum *n*
免疫抑制剂(药) immun(o)suppressives Agenzien *n pl*, Immun(o)suppressiva *n pl*
免疫抑制疗法 Immun(o)suppressionstherapie *f*, immunosuppressive Therapie *f*
免疫抑制素 Immun(o)suppressionsmittel *n pl*
免疫抑制性寡核苷酸 immuninhibitorisches Oligonukleotid *n*
免疫抑制性调理 immunsuppressive Regulation *f*
免疫抑制药物 Immun(o)suppresiva *n pl*
免疫抑制因子 immun(o)suppressiver Faktor *m*
免疫因素 Immunitätsfaktor *m*
免疫因子 Immunitätsfaktor *m*
免疫印迹 Immunoblot *m*, Western* Blot *m*
免疫印迹[法] Immunblotting *n*, Western Blot *m*, Immunblot *m*
免疫印迹分析 Immunblotanalyse *f*
免疫印迹技术 Western Blotting *n*
免疫印迹实验 Western* Blot *m*
免疫荧光 Immunfluoreszenz *f*
免疫荧光补体结合试验 Immunfluoreszenz-Komplementfixationstest *m*
免疫荧光测定 Immunfluoreszenztest *m*
免疫荧光带试验 Immun(o)fluoreszenzband-Test *m*
免疫荧光法 Immun(o)fluoreszenz *f*, IF *f*
免疫荧光技术 Immun(o)fluoreszenz-Technik *f*, IFT *f*
免疫荧光试验 Immun(o)fluoreszenz-Test *m*, Coon* Test *m*
免疫荧光双重标记 Doppelimmunfluoreszenz-Kennzeichnung *f*
免疫荧光细胞化学 Immunfluoreszenz-Zytochemie *f*
免疫荧光显微镜检查 Immunfluoreszenz-Mikroskopie *f*
免疫荧光显微术 Immun(o)fluoreszenz-Mikroskopie *f*
免疫荧光现象 Immun(o)fluoreszenz-Phänomen *n*
免疫荧光组织化学 Immunfluoreszenz-Histochemie *f*
免疫营养 immune Ernährung *f*
免疫应答 Immun(o)antwort *f*, immunologische Antwort *f*
免疫应答的传出支 efferenter Schenkel der Immunantwort *m*
免疫应答基因 Immun(o)antwort-Gene *n pl*
免疫应答抗原 immunantwortassoziiertes Antigen *n*
免疫应答器官 Immun(o)antwort-Organ *n*
免疫应答区 Immunantwortregion *f*
免疫应答相关抗原 immunreaktion-assoziiertes Antigen *n*
免疫有害保持(留)学说 Theorie der schädlichen Reten-tion *f*
免疫预防[法] Immun(o)prophylaxe *f*
免疫原 Immunogen *n*
免疫原决定基(簇) immunogenisches Determinante *n*
免疫原性 Immunogenität *f*
免疫原性的 immunogenisch
免疫增强法 Immun(o)enhancement *n*
免疫增强剂 Immun(o)potenzierungsmittel *n pl*
免疫增强药 immunitätstärkendes Arzneimittel *n*
免疫增强治疗 Immun(o)potenzierungstherapie *f*
免疫增强作用 Immun(o)enhancement *n*, immunologi-sches Enhancement *n*
免疫增生(殖)性疾病 Immun(o)proliferationskrankheit *f*
免疫增殖性小肠病 immunproliferative Dünndarmerkrankung *f*
免疫粘附 Immunadhärenz *f*
免疫粘附受体 Immunadhärenz-Rezeptor *m*
免疫粘附素 Immunoadhäsin *n*
免疫粘连 Immun(o)adhärenz *f*
免疫粘连反应 Immun(o)adhärenzreaktron *f*
免疫粘连试验 Immunadhärenztest *m*
免疫粘连现象 Phänomen der Immunoadhärenz *n*
免疫粘连血凝试验 Immun(o)adhärenz-Hämagglutina-tionstest *m*
免疫粘着反应 Immunoadhärenzreaktion *f*
免疫障碍 Dysimmunität *f*
免疫者 Immunisierter *m*, immunisiertes Individuum *n*
免疫侦察 immunologische Detektion *f*
免疫诊断 Immun(o)diagnostik *f*, immunologische Diag-nostik *f*
免疫诊断标记物 immunodiagnostischer Marker *m*
免疫脂质体 Immunoliposom *n*
免疫治疗 Immun(o)therapie *f*, immunologische Behandlung *f*

免疫珠试验 Immunobead-Test *m*
免疫装置 Immunoapparat *m*
免疫状态 Immunitätszustand *m*
免疫状态的特异性 Spezifität des Immunzustandes *f*
免疫浊度分析法 turbidimetrischer Immunassay *m*
免疫自[身]稳[定] immunologische Homöostase *f*
免疫自稳功能 Immunhomöostase *f*
免疫组化技术(免疫组织化学技术) immunhistochemische Technik *f*
免疫组织化学 Immun(o)histochemie *f*
免疫组织化学的 immun(o)histolochemisch
免疫组织化学方法 immun(o)histochemische Methode *f*
免疫组织化学技术(免疫组化技术) immunhistochemische Technik *f*
免疫组织化学染色 immunhistochemische Färbung *f*
免疫组织学 Immun(o)histologie *f*
免疫组织与细胞化学技术 immunhistochemische und zytochemische Technologie *f*
免疫佐剂 immunologisches uvans *n*
免疫作用 Immunisierung *f*, Immunisation *f*
免疫作用的遗传控制 genetische Immunisierungskontrolle *f*
免疫作用非特异因子 unspezifischer Faktor in der Immunisierung *m*
勉力呼吸 Effort-Atmung *f*, Anstrengungsatmung *f*
娩出 Austreibung *f*
娩出期痛 Austreibungsschmerz *m*

miàn 面

面 ①Gesicht *n*, Facies *f* ②Oberfläche *f* ③Mehl *n*
E 面 extrazelluläre Seite(与 P 面相对应的断裂面) *f*
P 面(胞质侧断裂面) Protoplasmaseite *f*
面(表面,外表) Oberfläche *f*
面包 Brot *n*
面包发酵酵母 Saccharomyces panis fermentati *m*
面包果蛋白 Artocatpin *n*
面包糊 Brotbrei *m*
面包糊状的 brotbreiförmig
面包浆 Semmelbrei *m*, Panade *f*
面包酵媒 Hefe *f*
面包酵母 Bäckerhefe *f*, Backhefe *f*
面包霉 Brotschimmel *m*
面包屑 Brotkrümel *m pl*, Brösel *m pl*, Semmelmehle *n pl*
面包原料 Brotrohstoff *m*
面臂的 faziobrachial, faciobrachial(-is, -is, -e)
面臂偏瘫 Hemiplegia faciobrachialis *f*
面部 Gesicht *n*
面部按摩 Gesichtsmassage *f*
面部表情 Gesichtsausdruck *m*, Miene *f*, Mimik *f*
面部表情程序 Gesichtsaffektprogramm *n*
面部表情肌 mimische Muskulatur *f*, Fazialismuskulatur *f*
面部表情评分法 Gesichtsausdruck-Skala *f*
面部表情图 Gesichtsausdruck-Skala *f*
面部播散性结核病 disseminierte Gesichtstuberkulose *f*
面部播散性粟粒性结核病 disseminierte, miliare Gesichtstuberkulose *f*
面部播散性粟粒性狼疮 Lupus miliaris disseminatus faciei *m*
面部不对称 Gesichtsasymmetrie *f*
面部侧貌 Gesichtsprofil *n*
面部潮红 Gesichtsrötung *f*
面部充血 Gesichtskongestion *f*
面部重建 Gesichtsrekonstruktion *f*
面部创伤 Gesichtstrauma *n*
面部带状疱疹 Herpes zoster faciei *m*
面部单侧萎缩 Hemifazialatrophie *f*
面部单纯疱疹 Herpes-simplex im Geischt *m*
面部丹毒 Gesichtsrose *f*, Gesichtserysipel *n*
面不对称 Asymmetrie der Oberfläche *f*
面部钝器伤 Gesichtsverletzung durch stumpfe Gewalt *f*
面部恶性肉芽肿 malignes Granuloma faciale *n*
面部放射菌病 faziale Aktinomykose *f*
面部腐蚀性化学物质烧伤 Gesichtsläsion durch ätzende Chemicalien *f*
面部复发性剥脱性红皮病 Erythroderma exfoliativa recidivans faciei *n*
面部干性糠疹 Pityriasis sicca faciei *f*
面部黑变病 Gesichtsmelanose *f*
面部红色毛发角化病 Keratosis pilaris rubra faciei *f*
面部黄褐斑 Gesichtschloasma *n*
面部火山口样溃疡 kraterförmiges Geschitsgeschwür *n*
面部畸形 Gesichtsmißbildung *f*, Gesichtsdeformität *f*
面部挤压伤 Gesichtsquetsche *f*
面部宽度 faziale Breite *f*
面部老化 Gesichtsalterung *f*
面部联动 Gesichtssynkinesis *f*
面部联胎 Prosopagus *m*
面部轮廓美容术 kosmetische Chirurgie der Gesichtskontur *f*
面部轮廓描记器 Profilograph *m*
面部毛囊性红斑黑变病 Erythromelanosis follicularis faciei *f*
面部毛细管痣 Rotweinbacke *f*
面部囊肿 Gesichtszyste *f*
面部年轻化 Gesichtsverjüngung *f*
面部脓皮病 Pyoderma faciale *n*
面部皮肤癌 Carcinoma cutaneum faciale *n*
面部皮肤基底细胞癌 Basalzellenkarzinom des Gesichts *n*
面部皮肤提升拉紧术(面部皱纹舒平术) Gesichtsstraffungsoperation *f*
面部皮炎 Gesichtsdermatitis *f*
面部皮脂腺囊肿 Talgdrüsenzyste des Gesichts *f*
面部偏侧萎缩 Hemiatrophie im Gesicht *f*, Hemiatrophia facialis *f*
面部平面 Gesichtsebene *f*
面部破伤风 Tetanus faciais *m*, Rose* Syndrom *n*(od. Tetanus *m*)
面部汽车损伤 Automobilverletzungen im Gesicht *f*
面部枪创 Gesichtsschusswunde *f*
面部丘疹 Gesichtspapel *f*
面部肉瘤 Gesichtssarkoma *n*
面部肉芽肿 Gesichtsgranulom *n*, Granuloma faciale *n*
面[部]三角[区] Gesichtsdreieck *n*
面部色素痣 Gesichtspigmentnävus *m*
面部烧伤 Gesichtsverbrennung *f*
面部神经损伤 Fazialisverletzung *f*
面部神经痛 Gesichtsneuralgie *f*, Prosopalgie *f*
面部神经移植 Fazialistransplantation *f*
面部视觉 Gesichtsvision *f*
面部双瘫 Prosopodiplegie *f*
面部水平面观 faziale Horizontalebene *f*
面部损伤 Gesichtsverletzung *f*
面部疼痛 Gesichtsschmerz *m*
面部突出软组织的角度 herausragender Gesichtswinkel des Weichgewebes *m*
面部突度 fazialer Vorsprung *m*
面部凸度指数 Kiefer-Index *m*
面部外观 Gesichtszug *m*
面部外胚叶发育不良 faziale Ektodermaldysplasie *f*
面部萎缩性毛发角化病 Keratosis pilaris atrophicans faciei *f*
面部下疳样脓皮病 Pyodermia chancriformis facialis *n*
面部先天性外胚叶发育不良 angeborene faziale Ektodermaldysplasie *f*
面部纤维性丘疹 fibröse Gesichtspapel *f*

面部血管瘤 Gesichtshämangiom *n*, Haemangioma faciale *n*
面部赝复体 Gesichtsprothese *f*
面部瘀点状出血 petechiale Hämorrhagie im Gesicht *f*, petechiale Blutung im Gesicht *f*
面部支撑器 Gesichtsstütze *f*
面部中段骨折 Mittelgesichtsfraktur *f*
面部中线肉芽肿 Mittelliniegranulom des Gesichts *n*
面部中央 Mittegesicht *n*
面部中央的 gesichtszentral
面侧深区 seitliche tiefe Gesichtsregion *f*
面朝下的 auf dem Bauch liegend
面成形术 Gesichtsplastik *f*
面的 Gesichts-, im Gesicht, fazial
面底长 basialveolare Länge *f*
面动脉 Arteria facialis *f*
面动脉肌皮瓣 Hautmuskellappen der Arteria facialis *m*
面对 Konfrontation *f*, Gegenüberstellung *f*
面对面疗法 Gegenübertherapie *f*
面对面群体 Gegeübergruppe *f*
面对问题的专家咨询程序 problemeorientiertes Programm für die Expertenberatung *n*
面耳脊椎畸形 fazio-aurikulo-vertebrale Anomalie *f*
面发育不良-短身材-阴茎阴囊畸型 Gesichtsdysplasie-Kleinwuchs-penoskrotale Anomalie *f*
面发育不全 Ateloprosopie *f*
面粉 (Weizen-) Mehl *n*
面粉尘 Mehlstaub *m*
面粉发力计 Aleurometer *n*
面粉谷胶测定器 Farinometer *n*
面粉甲虫 Tenebrio molitor *m*
面粉强化 Mehlbereicherung *f*
面粉适宜出粉率 Weizenmehl-Extraktionsrate *f*
面-副神经吻合术 Fazialis-Akzessoriusanastomose *f*
面-膈神经吻合术 Facialis-Phrenikusanastomose *f*
面弓 Gesichtsbogen *m*
面弓记录 Gesichtsbogenaufzeichnung *f*
面骨 Ossa faciei *n pl*
面骨骨折 Gesichtsknochenbruch *m*
面颌骨发育障碍综合征 Treacher*-Collins* Syndrom *n*
面颌畸形 Kiefer-Gesichtsmißbildung *f*
面横动脉 Arteria transversa faciei *f*
面横静脉 Vena transversa faciei *f*
面横裂 horizontale (od. quere) Gesichtsspalte *f*, Wangen-spalte *f*
面横平面(眶耳平面) Frankfurter Horizontalebene *f*
面红 Gesichtsrötung *f*
面红立毛综合征 Syndrom der Gesichtsrötung und Pilo-erektion *n*
面红综合征 Syndrom der Gesichtsrötung *n*, Skombrotoxismus *m*, Histaminfischvergiftung *f*
面后静脉 Vena facialis posterior *f*
面绘制 Oberflächen-Darstellung *f*
面积 Fläche *f*
面肌 Gesichtsmuskulatur *f*, Gesichtsmuskel *m*
面肌抽搐 hemifazialer Spasmus *m*
面[肌]抽搐 Gesichtszucken *n*, Facialis-Tic *n*
面肌抽动 Gesichtsmuskelzuckung *f*, mimetischer Krampf *m*
面基的 basifazial, basifacial (-is, -is, -e)
面肌电图 Gesichtselektromyogramm *n*
面积计 Planimeter *n*
面肌痉挛 Fazialiskrampf *m*, Spasmus facialis *m*
面肌-声带抽搐综合征 Gilles de la Tourette* Syndrom *n*
面颊部皮瓣移植 Transplantation des Faziobukkalhautlappens *f*
面颊部游离皮瓣移植 Transplantation des freien Fazio-bukkalhaut lappens *f*
面颊松弛 Wangenentspannung *f*
面[间]角不变定律 Gesetz der Konstanz des Gesichts-winkels *n*
面[间]角守恒定律 Gesetz der Konstanz des Gesichts-winkels *n*
面肩肱型肌营养不良 fazioskapulohumerale Muskeldystrophie *f*, Landouzy*-Déjerine* Dystrophie *f*
面肩肱型肌营养不良症 fazioskapulohumerale Muskeldystrophie *f*
面肩胛臂的 fazioskapulohumeral, facioscapulohumeral (-is, -is, -e)
面肩胛臂肌营养不良 fazioskapulohumerale Muskeldystrophie *f*
面肩胛臂萎缩 Fazioskapulohumeral-Atropbie *f*, Landou-zy* (-Déjerine*) Atrophie *f*
面肩胛肱型肌营养不良症 fazioskapulohumeralmuskuläre Dystrophie *f*, Landouzy* (-Déjerine*) Dystrophie *f*
面肩胛肱型进行性肌营养障碍 progressive fazioskapulohumerale Muskekdystrophie *f*
面角 Gesichtswinkel *m*
面结型二极管 Sperrschicht-Diode *n*
面筋 Glut *f*, Kleber *m*
面筋蛋白 Mucedin *n*
面颈部实质性肿瘤 faziozervikale parenchymatöse Ge-schwulst *f*
面颈的 faziozervikal, faciocervical (-is, -is, -e)
面痉挛 Fazialiskrampf *m*, Spasmus facialis *m*
面静脉 Vena facialis *f*
面具 (Gesichts-) Maske *f*
面具脸 maskenartiges Gesicht *n*
面具面容 maskenartiger Gesichtsausdruck *m*
面具人格(伪装人格) Persona *f*, Rolle *f*, Fassade *f*
面壳 Gesichtsstück *n*, Gesichtsschild *m*
面孔识别 Gesichtserkennung *f*
面宽 bizygomatische Breite *f*
面裂 Gesichtsspalte *f*, Fissura facialis *f*
面裂[畸形] Schistoprosopie *f*, Schizoprosopie *f*, Pro-soposchisis *f*
面裂畸胎 Schistoprosopus *m*
面裂囊肿 Gesichtsspaltenzyste *f*
面临 Konfrontation *f*, Gegenüberstellung *f*
面颅 Gesichtsschädel *m*, Viszeralkranium *n*, Cranium viscerale *n*
面颅骨 Gesichtsknochen *m pl*, Ossa faciei *n pl*
面麻醉 Gesichtsanästhesie *f*
面毛生长异常的 prosopopilar, prosopopilar (-is, -is, -e)
面貌 Gesichtszüge *m pl*
面貌复原 Gesichtsrekonstruktion *f*
面貌认识不能 Gesichtsgnosie *f*, Prosopagnose *f*
面密封垫 Flächendichtung *f*
面疱疹 Herpes facialis *m*
面偏侧肥大 Gesichtshemihypertrophie *f*, Hemihyper-trophia faciei *f*
面偏侧萎缩 Geschtshemiatrophie *f*, Hemiatrophia faciei *f*
面偏瘫 Hemiproso (po) plegie *f*, Hemiplegia facialis *f*
面平面 Gesichtsebene *f*
面前静脉 Vena facialis anterior *f*
面容 Gesicht *n*, Gesichtsfarbe *f*, Facies *f*, Expression *f*
面容检视法 Prosoposkopie *f*
面容憔悴 abgehärmter Gesichtsausdruck *m*
面容失认[症] Prosopagnosie *f*, Gesichtsblindheit *f*
面容诊断 Physiognomie *f*
面容诊断法 Physiognom (on) ik *f*
面三角 Gesichtsdreieck *n*
面色 Gesichtsfarbe *f*, Gesichtsausdruck *m*, Komplexion *f*
面色不良 ungesunder Gesichtsausdruck *m*
面色苍白 blasser Gesichtsausdruck *m*, blasses Gesicht *n*

面色苍黄 kränklich gelbe Gesichtsfarbe *f*
面色红润的 rotwangig, rotbackig
面纱细胞 Gesichtsmaskezelle *f*
面上部形态高 morphologische obere Gesichtshöhe *f*
面上部形态指数 morphologischer oberer Gesichtsindex *m*
面上面高度指数 Gesichtsindex des Obergesichts *m*
面舌的 faziolingual, faciolingual (-is, -is, -e)
面舌偏瘫 Hemiplegia faciolingualis *f*
面-舌下神经吻合术 Fazialis-Hypoglossusanastomose *f*, Anastomose des Nervus facialis-hypoglossus *f*
面深静脉 Vena Faciei profunda *f*
面神经 Nervus facialis *m*, Fazialis *m*
面神经保护器 Fazialisschützer *m*
面神经变性反应 degenerative Reaktion des Fazialis *f*
面神经传导时间 Leitungszeit des Fazialis *f*
面神经管 Fazialiskanal *m*, Canalis facialis *m*, Fallopio* Kanal *m*
面神经管裂孔 Hiatus canalis Facialis *m*
面神经管凸 Fazialiswulst *m*, Prominentia canalis facialis *f*
面神经管膝 Geniculum canalis facialis *n*
面神经核 Fazialiskern *m*, Nucleus nervi facials *m*
面神经核发育不全 Aplasia nuclearis nervi facialis *f*
面神经畸形 Fehlbildung des Gesichtsnervs *f*
面神经减压术 Fazialisdekompression *f*
面神经交叉性偏瘫 Hemiplegia alternans facialis *f*, Mil-lard*-Gubler* Lähmung *f* (od Syndrom *n*)
面神经交通支 kommunizierender Ast des Gesichtsnervs *m*
面神经解剖术 Fazialisdissektion *f*, Facialisfreilegung *f*
面神经麻痹 Fazialislähmung *f*, Facioplegia *f*, Prosopople-gie *f*, Bell* Lähmung *f* (od. Paralyse *f* od. Syndrom *n*)
面神经麻痹的 prosopoplegisch
面神经丘 Fazialslügel *m*, Colliculus facialis *f*
面神经区 Area nervi facialis *f*
面神经舌支 Ramus lingualis des Gesichtsnervs *m*
面神经手术 Fazialisoperation *f*
面神经松解术 Fazialisneurolyse *f*
面神经损伤 Fazialisverletzung *f*
面神经瘫痪 Fazialislähmung *f*, Facioplegia *f*, Prosopople-gie *f*, Bell* Lähmung *f* (od. Paralyse *f* od. Syndrom *n*)
面神经痛 Gesichtsneuralgie *f*, Fazialneuralgie *f*, Neuralgia nervi facialis *f*
面神经吻合术 Fazialisanastomose *f*
面神经膝 Fazialisknie *n*, Genu nervi facalis *n*
面神经修补(复)术 Fazialisreparatur *f*
面神经移植术 Fazialistransplantation *f*
面神经运动核 motorischer Kern des N. facialis *m*
面神经征 Chvostek* Zeichen *n*
面神经肿瘤 Gesichtsnerv-Tumor *m*
面神经周围性麻痹 periphere Fazialislähmung *f*
面神经主干 Fazialisstamm *m*
面食过敏 Weizenallergie *f*
面髓细胞血症 Myeloblastose *f*
面瘫 Gesichtslähmung *f*, Fazialislähmung *f*, Facioplegia *f*, Prosopoplegie *f*
面瘫的 prosopoplegisch
面谈 persönliches Gespräch *n*
面谈以及分析综合技巧 Interviews- und Analysenfähigkeit *f*
20 面体对称结构型病毒 Ikosaeder-Symmetrie-Virus *n*
面痛 Prosopodynie *f*, Gesichtsschmerz *m*
面团感 teigiges Gefühl *n*
面萎缩症 Gesichtsatrophie *f*
面下部的 basifazial, basifacial (-is, -is, -e)
面下部高度 Untergesichtshöhe *f*
面先露 Gesichtseinstellung *f*
面相 Gesichtsausdruck *m*, Physiognomie *f*
面相[法](面容诊断) Physiognomie *f*, Gesichtsausdruck *m*
面向病例系统 fallorientiertes System *n*
面向病人的实验室系统 patientenorientiertes Laborsystem *n*
面向病人数据 patientenorientierte Daten *n pl*
面向病人文件 patientenorientierte Akte *f*
面向病人系统 patientenorientiertes System *n*
面向病员群体的医学信息系统 patientengruppenorientiertes Medizininformationssystem *n*
面向对象编程语言 objektorientierte Programmiersprache *f*
面向对象的模拟语言 objektorientierte Simulationssprache *f*
面向发病的数据库 anfallorientierte Datenbank *f*
面向交谈记录格式 begegnungsorientiertes Format *n*
面向人群方式 populationsorientierte Art *f*
面向时间病案 chronologische Krankenakte *f* (od. Krankenbericht *m*)
面向时间临床数据库 chronologische klinische Datenbank *f*
面向未来的心理治疗 zukunftorientierte Psychotherapie *f*
面向问题病案 problemorientierter Krankenbericht *m*
面向问题病人病程记录 problemorientiertes Krankenverlaufsprotokoll *n*
面向问题处置 problemorientierte Behandlung *f* (指病案)
面向医生适应数据录入 ärztlich verordnete adaptive Dateneingabe *f*
面向医生统计软件包 ärzteorientiertes statistisches Softwarepaket *n*
面斜裂 schräge Gesichtsspalte *f*, Gesichtskolobom *n*
面型 Typ der Gesichtskontur *m*, Gesichtsform *f*
面形测定器 Profilometer *n*
面形美 Schönheit der Gesichtsform *f*
面型描记器 Profilograph *m*
面形态指数 morphologischer Gesichtsindex *m*
面型预测分析 visuelles Behandlungsziel *n*
面胸骨联胎 Prosoposternodidymus *m*
面胸骨联胎畸形 Prosoposternodidymie *f*
面胸联胎 Prosopothoracopagus *m*
面修复[术] Gesichtsreparatur *f*
面癣 Baftflechte *f*, Tinea barbae *f*
面血管细胞瘤 faziales Angioblastom *n*, Hemangiblastom im Gesicht *n*
面黝黑 Gesichtsmelanose *f*
面黝黑的 melanotisch, melanotic (-us, -a, -um)
面釉细胞肉瘤 amelobastisches Sarkom *n*
面罩 Gesichtsmaske *f*, Maske *f*, Schutzmaske *f*
面罩堵塞 Obstruktion in der Maske *f*
面罩负压 Maskenunterdruck *m*
面罩给氧 Sauerstoffinhalation durch eine Gesichtsmaske *f*
面罩固定技术 Maskenbefestigungsthechnik *f*
面罩呼气活门 Maske-Auslassventil *m*
面罩挤压伤 Quetsche durch die Gesichtsmaske *f*
面罩加压呼吸 maskierte Druck (be) atmung *f*
面罩接头 Maskeadapter *m*
面罩漏气 Undichtigkeit der Maske *f*
面罩内余压 Überdruck in der Maske *m*
面罩软管 MaskesSchlauch *m*
面罩软管断开 Maskeschlauch-Diskonnektin *f*
面罩通气 Maskenbeatmung *f*
面罩吸气活门 Maske-Einlassventil *m*
面征 Fazialiszeichen *n*, Chvostek* (-Weiss*) Zeichen *n*
面正中裂 mediane Gesichtsspalte *f*
面直径测量器 Faceometer *n*
面纸 Kosmetiktuch *n*, Gesichtspflegtuch *n*
面-指(趾)-生殖器综合征 Arskog* Syndrom *n*
面中部 T 细胞淋巴瘤 T-Zell-Lymphom des Mittelgesichts *n*
面中部不对称 Asymmetrie des Mittelgesichts *f*

面中部发育不良 Mittelgesichtshypoplasie *f*
面中部骨折 Mittelgesichtsfraktur *f*
面中部雀斑样痣病 Lentiginose in der Gesichtsmitte *f*
面中线细胞淋巴瘤 T-Zell-Lymphom an der Mittellinie des Gesichts *n*
面诸区 Gesichtsregionen *f pl*, Regiones faciei *f pl*
面总静脉 Vena facialis communis *f*

MIAO 苗描瞄秒藐渺

miáo 苗描瞄

苗 Lympfe *f*
苗勒管癌肉瘤 Müller*-Karzinosarkom *n*
苗勒管发育不全综合征 Müller* Agenesie-Syndrom *n*
苗勒管混合瘤 Müller* Mischtumor *m*
苗勒管囊肿切除 Resektion der Müller* Kanal-Zyste *f*
苗勒管乳头状瘤 Müller* Papillom *n*
苗勒管腺肉瘤 Müller* Adenosarkom *n*
苗勒管抑制因子 Müller* Hemmer *m*
苗勒氏尘状体 Müller* Blutstäubchen *n pl*, Hämokonien *f pl*
苗勒氏反应 Müller* Reaktion *f*, Ballungsreaktion *f*
苗勒氏管 Müller* Gang *m*, Ductus paramesonephricus *m*
苗勒氏管瘤 Müllerianom *n*
苗勒氏管囊肿 Zyste des Muller* Gangs *f*, Müller* Zyste *f*
苗勒氏肌 Müller* Muskel *m*
苗勒氏结节 Müller* Tuberkel *m* (od. Knöllchen *n*)
苗勒氏细胞 Müller* Zellen *f pl*
苗勒氏纤维 Müller* (Stütz-) Fasern *f pl*
苗勒氏液 Müller* Flüssigkeit *f*
苗勒氏支持细胞 Müller* Stützzellen *f pl* (od. Unterstützungszelle *f*)
苗圃 Pflanzengarten *m*, Baumschule *f*
描绘 Durchzeichnen *n*, Darstellung *f*
描绘接目镜 Zeichnungsokular *n*
描绘台 Zeichnungstisch *m*
描记笔 graphischer Pinsel *m*
描记法 graphische Darstellung *f*
描记杠杆 Schrifthebel *m*
描记气鼓 Aufzeichnungstrommel *f*
描记器 Registrierapparat *m*
描记式蒸发计 Atmidometrograph *m*
描记运动的 kinetographisch
描记装置 Darstellungsvorrichtung *f*
描界器 Diagraph *m*
描述毒理学 deskriptive Toxikologie *f*
描述法 Essay-Methode *f*
描述符 Deskriptor *m*, Beschreiber *m*
描述流行病学 deskriptive Epidemiologie *f*
描述胚胎学 deskriptive (beschreibende) Embryologie *f*
描述统计 deskriptive Statistik *f*
描述统计学 deskriptive Statistik *f*
描述系统 deskriptives Systems *n*
描述项 deskriptiver Punkt *m*
描述心理学 deskriptive Psychologie *f*
描述性动物毒性试验 deskriptiver Tierversuch für Toxizität *m*
描述性精神病学 deskriptive Psychiatrie *f*
描述性论文 deskriptive Abhandlung *f*
描述性统计 deskriptive Statistik *f*
描述性微分方程 deskriptive Differentialgleichung *f*
描述性研究 deskriptive Studie *f*
描述学科 deskriptive Disziplin *f*
描图 Durchpausen *n*, Durchzeichnen *n*
描图员 Zeichner von Pausen *m*, Durchzeichner *m*
描图纸 Pauspapier *n*
瞄准线 Sichtlinie *f*

miǎo 秒藐渺

秒 Sekunde *f* (S, sec)
秒(停)表 Stoppuhr *f*
藐小棘隙吸虫 Echinochasmus liliputanus *m*
藐小棘隙吸虫病 Echinostomiasis liliputanus *f*
渺小毛霉菌 Mucor pusillus *m*

MIE 灭

miè 灭

灭(毒)螨的 akarizid, akarotoxisch
灭(失)活[作用] Desaktivierung *f*, Inaktivierung *f* Inaktivation *f*
灭癌的 kanzerizid
灭病菌素 Pathocidin *n*
灭病媒[法] Desinfestation *f*
灭草灵 Swep *n*
灭草隆 Monuron *n*
灭虫[法] Entwesung *f*, Ungezieferbekämpfung *f*, Desin-sektion *f*
灭虫宁 Bephenium *n*, Bepheniumhydroxynaphthoat *n*
灭滴灵(甲硝哒唑) Metronidazol *n*
灭多威 Methomyl *n*
灭害剂 Pestizid *n*, Schädlingsbekämpfungsmittel *n*
灭活 Desaktivierung *f*, Inaktivierung *f*, Inaktivation *f*
灭活的 inaktiviert, ausgeschaltet
灭活脊灰疫苗 inaktivierter Polioimpfstoff *m*
灭活脊髓灰质炎病毒疫苗 inaktivierter Polioimpfstoff *m*
灭活剂 Inaktivator *m*, Desaktivierungsmittel *n*
灭活菌苗(灭活疫苗) Totimpfstoff *m*
灭活酶 inaktiviertes Enzym *n*
灭活性 Inaktivität *f*
灭活眼镜蛇毒 Anacobra *f*
灭活疫苗 inaktivierte Vakzine *f*, Totvakzine *f*, Totimpf-stoff *m*
C3b-灭活因子 C3b-Inaktivator *m*
C4b-灭活因子 C4b-Inaktivator *m*
灭活指数 inaktivierter Index *m*
灭迹 Vernichtung *f*, Auslöschen *n*
灭疥 Mitigal *n*, Mesulphen *n*
灭菌 Entkeimung *f*, Sterilisierung *f*, Sterilisation *f*
灭菌保证水平 Sterilitäts-Sicherheitsniveau (SAL) *n*
灭菌存活时间 Überlebenszeit in der Desinfektion *f*
灭菌丹 Folpet *n*
灭菌灯 Sterilisationslampe *f*
灭菌法 Sterilisierung *f*, Sterilisation *f*
灭菌柜 Sterilisier (Sterilisation) sapparat *m*, Sterilisator *m*
灭菌过程 Sterilisationsverfahren *n*
灭菌过程验证装置 Herausforderungsgerät des sterilisierten Prozess *n*
灭菌混悬液 sterilisierte Suspension *f*
灭菌计 Sterilometer *n*
灭菌器 Sterilisationsapparat *m*, Sterilisator *m*
灭菌软膏剂 sterilisierte Salbe *f*
灭菌散剂 sterilisiertes Pulver *n*
灭菌射线 bakterizide Strahlen *m pl*
灭菌时间 Sterilisationszeit *f*
灭菌试验 Sterilisationstest *m*
灭菌药剂 ①sterilisierte Pharmazeutika *n pl* ②Sterisa-tionsmittel *n pl*, Sterilisiermittel *n pl*
灭菌周期 Sterilisationszyklus *m*
灭菌注射液 sterile Injektionslösung *f*
灭菌注射用水 Aqua sterisata pro injectione *f*, Aqua ad injecti-

onem *f*
灭昆虫[法] Desinsektion *f*, Entwesung *f*, Ungezieferbekämpfung *f*
灭卵剂 Ovizid *n*
灭螺的 molluskizid
灭螺剂 Molluskizid *n*
灭能(活)血清 inaktiviertes Serum *n*, inaktives Serum *n*
灭能剂 Inaktivator *n*, Desaktivierungsmittel *n*
灭能作用 Desaktivierung *f*, Inaktivierung *f*, Inaktivation *f*
灭软体动物的 molluskizid
灭虱 Entlausung *f*
灭虱剂(药) Entlausungsmittel *n pl*, Antipedikulosa *n pl*
灭鼠 Entrattung *f*, Deratisation *f*
灭鼠剂 Rodentizid *n*
灭糖素 Mesoxan *n*
灭绦灵 Niclosamid *n*, Bayluscid *n*, Dichlornitrosalizylani-lidäthanolamin *n*
灭吐灵 Metoclopramid *n*, Mexolon *n*, Paspertin *n*
灭蚊的 moskitozid
灭蚊灵 Mirex *n*
灭蚊药(剂) Moskitozide *n*, pl, Antimückenmittet *n pl*, Mückenvertilgungsmittel *n pl*
灭癣酚 Tribromocresol *n*
灭蚤 Depulisation *f*
灭藻剂 Algizide *n pl*, Algenbekämpfungsmittel *n pl*
灭脂灵 Hepronicat(um) *n*

MIN 民缗皿闵敏鳖

mín 民缗

民法 Zivilrecht *n*, Bürgerliches Recht *n*
民防 Zivilschutz *m*
民航航空医生 Fliegerarzt der zivilen Luftfahrtmedizin *m*
民航航空医学研究所 Forschungsinstitut für Zivilluftfahrtmedizin *n*
民航航医 Fliegerarzt der zivilen Luftfahrtmedizin *m*
民航流行病学 Zivilluftfahrt-Epidemiologie *f*
民航卫生学 Zivilluftfahrt-Hygiene *f*
民航医学研究所 Institut für zivile Aeromedizin *n*
民间方药滥用 Missbrauch von Volksheilmitteln *m*
民间见解 Volkserklärung *f*
民间信念 Volksglaube *m*
民间药方 Volksrezept *n*
民间医术 Volksmedizin *f*, Volksheilkunde *f*
民间医学 Volksmedizin *f*
民间医药 Volksmedizin *f*, Volksheilkunde *f*
民俗学(民间传说) Folklore *f*
民意测验 Demoskopie *f*, Meinungsumfrage *f*
民用航空医学 zivile Flugmedizin *f*, zivile Luftfahrtmedizin *f*, zivile Aeromedizin *f*
民众心理 Völkerpsyche *f*
民族精神 Nationalgeist *m*
民族精神病学 Volkspsychiatrie *f*
民族认同感 nationale Identität *f*
民族同化 nationale Assimilation *f*
民族心理 Volkspsyche *f*
民族心理学 Volkspsychologie *f*
民族形式医疗体育 nationale(od traditionelle) Kranken-gymnastik *f*
民族形式运动 traditioneller Sport *m*
民族形式运动疗法 traditionelle Bewegungstherapie *f*
民族性 Nationalität *f*
民族性格 nationaler Charakter *m*
民族性精神病学 Volkspsychiatrie *f*
民族需要 nationaler Bedarf *m*
民族药 Volksarzneimittel *n*
民族意识 Nationalbewusstsein *n*
民族植物学 Ethnobotanik *f*
民族中心主义 Ethnozentrismus *m*
民族自卑感 nationaler Minderwertigkeitskomplex *m*(od. -gefühl *n*)
民族自尊心 Nationalstolz *m*
缗 Geldrollen *f pl*, Rouleaux *n pl*
缗钱 Rouleaux *n pl*, Geldrollen *f pl*
缗钱现象 Geldrollen-Phänomen *n*
缗钱状的 geldrollenförmig
缗钱状排列 Rouleaux-Formation *f*, Geldrollenbildung *f*

mǐn 皿闵敏鳖

皿 Schale *f*, Gefäß *n*
闵乔森综合征 Miünchausen* Syndrom *n*
敏度 Schärfe *f*, Akuität *f*
敏感 Sensitivität *f*, Empfindlichkeit *f*
敏感差异选择 sensitive Differentialselektion *f*
敏感的 empfindlich, sensitiv, sensibel
敏感的关系妄想 sensitiver Beziehungswahn *m*
敏感的偏执人格 sensitive paranoide Persönlichkeit *f*
敏感点 sensitiver Punkt *m*
敏感电极 Sensing-Elektrode *f*, Messelelektrode *f*
敏感度 Empfindlichkeit *f*, Sensibilität *f*, Sensitivität *f*
敏感度曲线 Empfindlichkeitskurve *n*
敏感化 Sensibilisierung *f*
敏感减轻 Hyposensibilität *f*
敏感减轻的 hyposensitiv
敏感菌 sensitiver Organismus *m*
敏感皮肤的 hautempfindlich
敏感期 sensible Periode *f*
敏感人格 empfindliche(od. sensitive) Persönlichkeit *f*
敏感人群(易感人群) suszeptible Bevölkerung *f*
敏感试验 Empfindlichkeitsprobe *f*
pH 敏感水凝胶 pH-sensitives Hydrogel *n*
敏感特性 Empfindlichkeitscharakteristik *f*
敏感问题 sensibles Thema *n*(od. Problem *n*)
敏感细胞 empfindliche(od. sensitive) Zellen *f pl*
敏感性 Empfindlichkeit *f*, Sensitivität *f* Sensibilität *f*
敏感性标志 Empfindlichkeitsmarker *m*
敏感性分析 Empfindlichkeits(od. Sensitivitäts-) analyse *f*
敏感性关系妄想 sensitiver Beziehungswahn *m*
敏感性和特异性 Sensitivität und Spezifität
敏感性肌肤 empfindliche Haut *f*
ATP 敏感性钾通道 ATP-sensitiver Kaliumkanal *m*
敏感性肉芽 erethische Granulation *f*
敏感性训练 Sensibilitätstraining *n*
敏感性训练小组 Trainingsgruppe der Empfindlichkeit *f*
敏感性牙痛 Odontalgia hemodia *f*
敏感意识训练小组 Sensibilitätstrainingsgruppe *f*
敏感增强机制 Mechanismus der Sensibilitätsstärkung *m*
敏化剂 Sensibilisator *m*
敏化荧光 sensibilisierte Fluoreszenz *f*
敏化作用 Sensibilisierung *f*, Sensibilisation *f*
敏捷 Geschicklichkeit *f*, Rechthändigkeit *f*
敏捷的 besorgt, begreifend, scharfsinnig
敏捷性测定 Agilitätsprobe *f*, Dexteritätstest *m*
敏克静 Meclizin *n*, Meclozin *n*
敏乐定 Minoxidil *n*
鳖肝[油酸甘]油酯 Jecolein *n*

MING 名明鸣冥铭螟酩命

míng 名明鸣冥铭螟

名称 Bezeichnung *f*
名称 Name *f*, Nomen *n*, Nomenklatur *f*, Bezeichnung *f*
名称混乱 Poikilonymie *f*
名词 Terminus *m*, Nomen *n*, Substantiv *m*
名词记忆中枢 Namenzentrum *n*
名词学 Terminologie *f*, Nomenklatur *f*
名贵药材 seltene (od. kostbare) Heilkräuter *n pl*
名义变量 nominale Variable *f*
名义利率 nominaler Zinssatz *m*
名义同种异型 nomineller Allotyp *m*
名义质量 Nennmass *n*
名誉 Ruf *m*, Ansehen *n*, Reputation *f*
明(光)适应 Helladaptation *f*
明(直)视插管术 Intubation unter direkter Sicht *f*
明暗比 Hell-Dunkel-Verhältnis *n*
明暗度 Intensität *f*
明暗适应计 Hell-Dunkelakkommodometer *n*
明暗适应障碍 Hemeralopie *f*, Tagblindheit *f*
明暗周期 Licht-Dunkel-Zyklus *m*
明板 isotrop(isch)er Diskus *m* (od. Scheibe *f*)
明晨服用 cras mane sumendus (c.m.s.)
明串珠菌 Leukonid *n*, Leukonoid *n*
明串珠菌二糖 Leucrose *f*
明串珠菌属 Leuconostoc *m* Parazonien *f pl*
明的 (wasser-) hell, klar, deutlich
明度 Definition *f*, Helligkeit *f*
明度辨别 Helligkeitsdiskriminierung *f*
明度常性 Helligkeitskonstanz *f*
明度对比 Helligkeitskontrast *m*
明矾 Alaun *m*, Alumen *n*, Kalialaun *m*
明矾沉淀类毒素 Alaunpräzipitat *n*, Alauntoxoid *n* alaunpräzipitiertes Toxoid *n* (APT)
明矾沉淀破伤风类毒素 alaunpräzipitiertes Tetanustoxoid *n* (APTT)
明矾粉 Alaunpulver *n*
明矾卡红 Alaunkarmin *n*
明矾石 Alunit *m*, Alaunspat *m*, Alaunstein *m*
明矾水浴 Alaunbad *n*
明矾苏木精 Alaunhämatoxylin *n*, Hansen* Hämatoxylin *n*
明矾苏木精染液 Alaunhämatoxylin-Farbenlösung *f*, Muchematein *n*
明矾土 Alaunerde *f*
明反衬 Helligkeitskontrast *m*
明胶 Gelatine *f*, Gelee *n*, Colla animalis *f*
明胶脲银 Gelatosesilber *n*, Argentum gelatosatum *n*
明胶包埋法 Gelatineeinbettung *f*
明胶蛋白 Glutin *n*
明胶的抗原性 Antigenität der Gelatine *f*
明胶胨 Gelatinepepton *n*
明胶分解的 gelatinolytisch
明胶海绵 Gelatineschwamm *m*
明胶海绵止血剂 Gelatineschwamm-Hämostatika *n pl*
明胶结合域 Gelatine-bindende Domäne *f*
明胶酶 A Gelatinase A *f*
明胶酶 B Gelatinase B *f*
明胶酶 Gelatinase *f*
明胶凝集试验 Gelatine-Agglutinationstest *m*, Kibrick* Test *m*
明胶盘 Gelatinescheibe *f*
明胶培养基 Gelatinenährboden *m*, Nährgelatine *f*
明胶琼脂 Gelatineagar *m*
明胶琼脂培养基 Gelatineagar *m*
明胶溶解 Gelatinolyse *f*
明胶朊 Glutin *n*
明胶微球 Gelatine-Kügelchen *n*
明胶性腹水 gelatinöser Aszites *m*, gelatineartige Bauchwassersucht *f*
明胶样的 gelatinös, gelatineartig
明胶液化试验 Gelatineverflüssigungstest *m*
明胶浴 Gelatinebad *n*
明胶针刺培养 Gelatinestichkultur *f*
明胶止血海绵 blutstillender Gelatineschwamm *m*
明胶组织 gelatinöses Gewebe *n*
明朗点 klarer Punkt *m*, Klarpunkt *m*
明立巴斯德菌 Pasteurella tomatts *f*
明亮的 hell, leuchtend, glänzend
明亮刻线型血细胞计数板 Zählkammer mit hellen Linien *f*, Helle-Linien-Zählkammer *f*
明律 Gesetz der Ming-Dynastie *n*
明尼苏达低视力阅读测试 Minnesota-Lesetest bei Sehbehinderung *m*
明尼苏达多相个性(人格)问卷 Minnesota Multiphasic Persönlichkeitsinventar *n*, Minnesota Multiphasic Personality Inventory (MMPI) <engl.> (明尼苏达多相个性调查表)
明尼苏达多相个性调查表 Minnesota Multiphasic Persönlichkeitsinventar *n*, Minnesota Multiphasic Personality Inventory (MMPI) <engl.> (明尼苏达多相个性(人格)问卷)
明尼索塔学龄前智力量表 Minnesota-Vorschulalter Skala *f* (Intelligenz-)
明脐霉 Exserohilum *n*
明浅紫罗兰色 hellklares Violett *n*
明区 Hyalomer *n*, Area pellucida *f*
明确性 Klarheit *f*
明日 crastinus (crast.)
明日早晨 cras mane
明色丝菌病 Hyalophyphomykose *f*
明视(光)适应视网膜电图 photopisches (od. helladaptiertes) Elektroretinogramm *n*
明视场 Hellfeld *n*, photop(t)isches Gesichtsfeld *n*
明视场显微镜 Hellfeldmikroskop *n*
明视持久度 Dauer des Hellsehens *f*
明视持久度测定 Bestimmung der Hellsehensdauer *f*
明视觉 Hellsehen *n*, Photopsie *f*
明视觉的 photopisch
明视野 Hellfeld *n*, photoptisches Gesichtsfeld *n*
明视野聚光器 Hellfeldkondensor *m*
明视野显微镜 Hellfeldmikroskop *n*
明适应 Helladaptation *f*, photopische Adaptation *f*
明体 Phaneroplasma *n*
明晚 cras nocte (c.n.)
明晚服用 cras nocte sumendus (c.n.s.)
明晰 Deutlichkeit *f*, Verschiedenheit *f*, Unterschiedlichkeit *f*
明晰的 explizit, ausdrücklich, deutlich
明细胞 helle Zellen *f pl*
明细胞癌 hellzelliges Karzinom *n*
明纤维 helle Fasern *f pl*
明显错误 scheinbarer Fehler *m*, ersichtlicher Irrtum *m*
明显的 offensichtlich, offenkundig, augenfällig, distinkt
明显反应 offene Antwort *f*, offenkundige Reaktion *f*
明显精神分裂症 offenbare Schizophrenie *f*
明显絮状沉淀法 distinkte Flockung *f*
明线 helle Linien *f pl*
明线光谱 Helle-Linien-Spektrum *n*
明肖森综合征(长期造作综合征) Münchhausen* Syndrom *n* (表现有谎言、造假、逃避等)

明质 Phaneroplsma *n*
鸣疽梭状芽胞杆菌 Bacillus sarcemphysematis (s. sar-cophysematos) *m*, Clostridium chauv(o)ei *n*, Chauveau* Bazillus *m*
冥想放松法 meditative Entspannung *f*
铭记 Prägung *f*, Einprägung *f*
螟虫 Larve der Chilo simplex *f*
螟娥 Motte der Chilo simplex *f*

mǐng 酩

酩酊 Trunkenheit *f*, Betrunkenheit *f*, Alkoholrausch *m*
酩酊步态 betrunkener Gang *m*
酩酊性朦胧状态 alkoholischer Dämmerzustand *m*
酩酊状态 alkoholischer Dämmerzustand (od. Rausch) *m*, Trunkenheit *f*, Temulenz *f*

mìng 命

命令的 befehlend, gebieterisch
命令级语言 Sprache auf Befehlebenen *f*
命令式属性标识符 obligatorisches Attributkennzeichen *n*
命令式诊断程序 verbindliches Diagnoseprogramm *n*
命令文件 Befehlsdatei *f*, Kommandodatei *f*
命令性幻听 imperative akustische Halluzination *f*
命令语言 Befehlssprache *f*, Kommandosprache *f*
命名 Benennung *f*, Namengebung *f*, Nomenklatur *f*
命名的 namengebend, nomenklativ
命名法 Nomenklatur *f*, Terminologie *f*
RhHr 命名法 Rh/Hr-Nomenklatur *f*
命名法分类法系统 Nomenklatur-Klassifikationssystem *n*
命名起点 Ausgangspunkt *m*, Startpunkt *m*
命名性失语 Namenaphasie *f*, Aphasia nominalis *f*, nominale Aphasie *f*
命名原则 Nomenklatur *f*, Namengebungsprinzip *n*
命题 These *f*, Proposition *f*
命题编码理论 propositionale Kodetheorie *f*
命题表征 propositionale Repräsentation *f*
命题记忆 propositionaler Speicher *m*
命题理论 Propositionstheorie *f*
命题逻辑 Aussagenlogik *f*
命题网络 Propositionsnetzwerk *n*
命题学习 aussagenlogisches Lernen *n*
命题演算 Aussagenkalkül *m*
命运 Schicksal *n*
命运分析 Schicksalsanalyse *f*

MIU 谬缪

miù 谬缪

谬见 Idolum *n*, Absurdität *f*
谬论 Idol *m*, Paralogismus *m*
谬误 Trugschluss *m*, Fehlschluss *m*
谬误观念 Idolum *n*, Absurdität *f*
缪勒-莱伊尔错觉 Müller*-Lyell* Illusion *f*
缪勒-乌朋法 Müller*-Urban* Methode *f*

MO 摸摹模膜摩磨蘑魔抹末没茉沫陌莫貉漠墨默磨

mō 摸

摸触 Tasten *n*, Betasten *n*, Berühren *n*, Palpieren *n*
摸空 Karphologie *f*
摸空症 Flokzilegium *n*, Flokzilation *f*, Krozidismus *m*
摸索反射 tastende Reflexion *f*

mó 摹模膜摩磨蘑魔

摹写 Replizierung *f*, Nachmachung *f*, Kopien *n*, Wiederholung *f*
模 Modul *m*
模/数转换器 Analog-Digital-Wandler *m*
DNA 模板 DNA-Templat *n*
M13 模板标记 Kennzeichen des M13-Templats *n*
模[板]股 Matrizenstrang *m*
模板链 Matrizenstrang *m*
模板模型 Templatmodell *n*
模板匹配 Schablonenabgleich *m*
模板选择[假说] Kopiewahl [-Hypothese] *f*
模板学说 Template-Theorie *f*
模板研究 Matrizen-Studie *f*, Vorlagestudie *f*
模仿 Nachahmung *f*, Imitation *f*, Mimesie *f*
模仿本能 Nachahmungsinstinkt *m*
模仿笔迹 imitierte Handschrift *f*
模仿表情 Echomimie *f*
模仿病 Pathomimie *f*, Neuromimesis *f*
模仿病态 Echopathie *f*
模仿病征 Echozeichen *n*
模仿催眠术 Donatismus *m*
模仿的 mimetisch, mimisch, imitatorisch
模仿动作 Echopraxie *f*, Echomatismus *m*, Echokinesis *f*
模仿发音 imitative Aussprache *f*
模仿法 Modellierung *f*
模仿反应 mimetische Reaktion *f*
模仿行动 Echopraxie *f*, Echokinesis *f*, Echomatismus *m*
模仿疾病的 pathomimetisch, neuromimetisch
模仿男子的 andromimetisch
模仿书写 Echographie *f*
模仿现象 Echophänomen *n*, Imitationsphänomen *n*
模仿想象 imitative Fantasie *f*
模仿效应 Imitationswirkung *f*
模仿性 Imitativität *f*
模仿性联带运动 imitative Synkinese *f*
模仿性破伤风 imitativer Tetanus *m*
模仿性侵犯 imitative Aggression *f*
模仿学习 Nachahmungslernen *n*
模仿言语 Echosprache *f*, Echophrasie *f*, Echolalie *f*
模仿游戏 mimetisches Spiel *n*
模仿运动 Echokinesie *f*
模仿症状 Echosymptom *n*
模仿重构 imitative Rekonstruktion *f*
模糊 Unscharfheit *f*, Verschwommenheit *f*
模糊不清 Schmutzfleck *m*, Schmierfleck *m*
模糊的 verdunkelt, unklar, verschwommen, vernebelt
模糊点 Ambiguität *f*, Doppeldeutigkeit *f*, Mehrdeutigkeit *f*, Unklarheit *f*
模糊二进制关系 unscharfe binäre Relation *f*
模糊反演问题 Fuzzy-Inversionsproblem *n*
模糊概念 vages Konzept *n*
模糊集合论 unscharfe Mengenlehre *f*, Fuzzy-Mengentheorie *f*, Fuzzy-Set-Theorie *f*
模糊控制 Fuzzy-Regelung *f*
模糊理论 Fuzzy-Theorie *f*
模糊量词 Fuzzy-Quantor *m*
模糊逻辑 Fuzzy-Logik *f*
模糊命题逻辑 Fuzzy-Aussagenlogik *f*
模糊评价量表 Skala der Fuzzy-Assessmentes *f*
模糊视网膜象 verschwommes Netzhautbild *n*
模糊推理 Fuzzy-Inferenz *f*, unscharfe Schlußfolgerung *f*
模糊推理系统 Fuzzy-Inferenzsystem *n*
模糊效应 Nebeleffekt *m*, Trübeffekt *m*(等密度影像)

模具(子) Form *f*, Matrize *f*, Muster *m*
模块 Modul *n*
模块化程序设计 Modularprogrammierung *f*
模块化的心电图分析系统 modulares EKG-Analysesystem *n*
模块结构 Modul-Struktur *f*
模块温控模式 modulare Temperatursteuerung *f*
模块形式 Modularform *f*
模块性 Modularität *f*
模块性结合结构域 modulare Bindedomäne *f*
模块样组构 Modularanordnung *f*
模块自动化 modulare Automation *f*
模块自动化系统 modulares Automationssystem *n*
模棱两可 Ambiguität *f*, Doppeldeutigkeit *f*, Mehrdeutigkeit *f*, Unklarheit *f*
模拟 Simulierung *f*, Mimese *f*, Mimesie *f*
模拟乘法器 Analogmultiplizierer *m*
模拟的 mimetisch, mimisch, imitatorisch
模拟电压 Analogspannung *f*
模拟方案 Modellierungsschema *n*
模拟肺 simulierte Lunge *f*
模拟分光光度计 Analogspektrophotometer *n*
模拟和估算 Simulation und Abschätzung
模拟疾病 Paehomimie *f*, Neuromimesis *f*
模拟计算 analoge Kalkulation *f*
模拟计算电路 Analogrechnen (strom) kreis *m*
模拟计算机 Analogrechner *m*, Analog-Computer *m*
模拟结果显示 Präsentation von Simulationsergebnissen *f*
模拟开关 Analogschalter *m*
模拟框架 Phantom-Rahmen *m*
模拟模型 Simulationsmodell *n*
模拟陪审团 Scheinjury *f*
模拟器 Simulator *m*
模拟器病 Simulatorkrankheit *f*
模拟器舱 Simulatorkabine *f*
模拟潜水 simuliertes Tauchen *n*
模拟人体心电图发生器 Analog-Menschen-EKG-Generator *m*
模拟人体循环系统 imitatives Kreislaufsystem *n*
模拟设备 Analogeinrichung *f*
模拟神经[精神]科疾病 Neuromimesis *f*
模拟失重 Simulationsschwerelosigkeit *f*
模拟式电压表 Analogvoltmeter *n*
模拟试验 Simulationsprüfung *f*
模拟试验 Simulationstest *m*, Simulationsprüfung *f*
模拟输出 Analogausgang *m*, simulationsausgang *m*
模拟输出窗口 Analogausgangsfenster *n*
模拟输入窗口 Analogeingabefenster *n*
模拟 - 数字计算机 Analog-Digitalrechner *m*
模拟 - 数字转换器 Analog-Digital-Umsetzer *m*
模[拟]数[字]转换 Analogdigitalumwandlung *f*
模拟 - 数字转换器 Analog-Digital-Wandler *m*
模拟算法 Simulationsalgorithmus *m*
模拟突变体 mimetische Mutante *f*
模拟突变型 mimischer Mutant *m*
模拟系统 Simulationssystem *n*
模拟研究 Simulationsstudie *f*
模拟知识 Modelingwissen *n*
模拟紫外分光光度计 Analog-Ultraviolettspektrophoto-meter *n*
模拟自然感染 imitierte natürliche Infektion *f*
模式 Mode *f*, Modell *n*, Schema *n*
模式编码 Musterkodierung *f*
模式辨认 Mustererkennung *f*
模式采集 Typensammung *f*
模式翻转视觉诱发电位 visuelles evoziertes Potenzial mittels TV-Schachbrettmusterinversion *n*, Pattern Reversal Visual Evoked Potential (PRVEP) <engl.>
模式分析 Musteranalyse *f*
模式概念 Typkonzept *n*
模式核型(染色体核型图) Karyotyp *m*
模式精神病 Modellpsychose *f*
模式菌株 Typstamm *m*
模式匹配 Musterabgleich *m*
模式起始中心 Mustergenerator *m*
模式曲霉 Aspergillus nominus *m*
模式生物 Modellorganismus *m*
模式识别 Mustererkennung *f*
模式识别的特征理论 charakteristische Theorie der Mustererkennung *f*
模式识别的原型理论 Prototypentheorie der Mustererkennung *f*
模式识别受体 Mustererkennungsrezeptor *m*
模式识别途径 Mustererkennungsweg *m*
模式识别系统 Mustererkennungssystem *n*
模式说明 Schemadeklaration *f*
模式图 schematisches Diagramm *n*, Schema *n*
模式形成 Modellentstehung *f*
模式学习 Musterlernen *n*
模式种 Typart *f*, Typspezies *f*
模数 Modul *n*
模数变换器 Analog-Digital-Umsetzer *m*
模塑矫形器 geformte Orthese *f*
模型 Modell *n*, Ausgußkörper *m*, Phantom *n*, Muster *n*
模型板 Modellplatte *f*
模型材料 Modellstoff *m*, Modellmasse *f*
模型处理工作台 Werkbank zum Modellschneiden *f*
模型打孔机 Modellbohrvorrichtung *f*
模型的测量分析 Modellanalyse *f*
模型动物 tierexperimentelles Modell *n*
模型法 Modell-basiertes Verfahren *n*
模型分析 Modellanalyse *f*
模型公式化 Modellformulierung *f*
模型化与参数估计 Modellierung und Parameterschätzung
模型鉴别 Modellidentifizierung *f*
模型确定 Modellspezifikation *f*
模型人格 Modellpersönlichkeit *f*
模型石膏 Modellgips *m*
模型寿命表 Modellsterbetafel *f*
模型统计 Modellstatistk *f*
模型外科 Modellchirurgie *f*
模型修整 Modellputzen *n*, Gipsabdruck *m*
模型修整器 Modellputzgerät *n*, Modellierinstrument *n*
模型眼 schematisches Auge *n*, Listing* Auge *n*
模型硬化剂 Modellhärtungsmittel *n*, Modellhärter *m*
模型预测 Modellprongose *f*
模型振荡器 Modellvibrator *m*
模制片 Formtablette *f*
膜 Membran *f*, Theka *f*, Tunica *f*, Film, *m*
膜(被膜) Tunika *f*
膜(性)半规管 Ductus semicirculares *m*, häutiger Bogengang *m*
膜板 Lamina membranacea (tubae auditivae) *f*
膜半规管 Ductus semicirculares *m pl*, häutige Bogen-gänge *m pl*
膜被颗粒 membranüberzogenes Granulat *n*
膜泵 Membranpumpe *f*
膜闭锁 Membranatresie *f*
膜壁 Paries membranaceus *m*
膜壁细胞 Belegzelle *f*
膜表面免疫球蛋白 membranständiges Immun(o)globulin *n*
膜不对称性 Membranasymmetrie *f*
膜[渗]平衡 Membrangleichgewicht *n*
膜[渗]透性 Membrandurchlässigkeit *f*, Membranpermea-bilität *f*

膜部 Pars membranacea *f*
膜部间隔 Membranseptum *n*
膜部间隔的房室部分 atrioventrikuläre Komponente des membranösen Septums *f*
膜部瘤 Aneurysma des membranösen Septums *n*
膜部尿道 membranöse Harnröhre *f*
膜部室间隔缺损 membranöser Ventrikelseptumdefekt *m*
膜测压[力]计 Membranmanometer *n*
膜层 Membranschicht *f*
膜成骨颅 Desmokranium *n*
膜池 Membranzisterne *f*
膜翅[目]昆虫 Hautflügler *m pl*, Hymenopteren *f pl*
膜翅目 Hymenoptera *pl*
膜翅目昆虫蜇症 Hymenopterismus *m*
膜传导说 Theorie über die Membranleitung *f*
膜蛋白 Membraneiweiß *n*
膜蛋白复合体Ⅰ Hüllproteinkomplex I *m*
膜蛋白组学 Membran-Proteomik *f*
膜的 membranös, membranos(-us, -a, -um), membranace(-US, -a, -um)
膜电导 Membranleitfähigkeit *f*
膜电荷 Membran(elektrizitäts)ladung *f*
膜电极 Membranelektrode *f*
膜电流 Membran(elektrizitäts)strom *m*
膜电容 Membrankapazität *f*, Membrankapazitanz *f*
膜电势(位) Membranpotential *n*
膜电位 Membranpotential *n*
膜电位时[间常数] Membranladezeit *f*
膜电泳 Membranelektrophorese *f*
膜电阻 Membranwiderstand *m*
膜动运输 Zytose *f*
膜毒理学 Membrantoxikologie *f*
膜毒素 Membran-Toxin *n*
膜毒性 Membrantoxizität *f*
膜法 Membranmethode *f*
膜反应曲线 Membranreaktionskurve *f*
膜反应性 Reaktionsfähigkeit der Membran *f*, Ansprechbarkeit der Membran *f*
膜反应性溶解(破)抑制物 Membran-Inhibitor der reaktiven Lyse *m*
膜肥厚 Pachymenie *f*
膜分馏物 Fraktionierdestillationsprodukt der Membran *n*
膜分子病 Membranmolekularkrankheit *f*
膜辅蛋白 Membran-Kofaktor-Protein *n*
膜攻击复合体的非致死效应 nicht-tödliche Wirkung des Membranangriffskomplexes *f*
膜攻击复合物 Membranangriffskomplex *m*
膜攻击复合物(体)攻膜复合物 Membranangriffskomplex *m*
膜攻击复合物抑制因子 Hemmfaktor des Membranangriffskomplexes *m*
膜骨架 Membranskelett *n*
膜骨肉瘤 Membranosteosarkom *n*
膜过薄 Lepthymenie *f*
膜过极化 Membranhyperpolarisierung *f*
膜过滤 Membranfiltration *f*
膜盒 Kapsel *f*
膜盒气压计 Aneroid *n*, Aneroidbarometer *n*
膜壶腹 membranöse Ampulle *f*, Ampulla membranacea *f*
膜化骨 Deckknochen *m*, Belegknochen *m*
膜黄体细胞 Thekaluteinzelle *f*
膜极化 Membranpolarisierung *f*
膜间部 Pars intermembranacea *f*
膜间带 intermembranöse Zone *f*
膜间的 intermembranös, intermembranos(-us, -a, -um), intermembranace(-us, -a, -um)
膜间腔 Spatium intermembranaceum *n*
膜间隙 Intramembranraum *m*
膜脚 Crus membranaceum *n*
膜结构 Membranstruktur *f*
膜结构域 Membrandomäne *f*
膜结合复合物 membrangebundener Komplex *m*
膜结合酶 membrangebundenes Enzym *n*
膜静电位 Ruhemembranpotential *n*
膜抗体 Membranantikörper *m*
膜抗原 Membranantigen *n*
膜抗原受体 Membranantigenrezeptor *m*
膜壳科 Hymenolepididae *pl*
膜壳绦虫病 Hymenolepiasis *f*
膜壳绦虫属 Hymenolepis *f*
膜孔 Membranpore *f*
膜孔蛋白 Porin *n*
膜离子学说 Ionentheorie der Membran *f*
膜离子转移泵 Natriumpumpe *f*, Natrium-Kaliumpumpe *f*
膜粒 Peplomer *n*
膜联蛋白 Annexin *n*
膜联蛋白 1 Annexin *n*
膜联蛋白 2 Annexin 2 *n*
膜联蛋白Ⅴ Annexin V *n*
膜磷脂 membranöses Phospholipid *n*
膜流动性 Membranfluidität *f*
膜颅 Desmocranium *n*
膜螺旋板 membranöses Spiralblatt *n*
膜滤培养 Membranfilterkultur *f*
膜滤器 Membranfilter *m*
膜锚蛋白 Membranankerprotein *n*
膜迷路 häutiges Labyrinth *n*, Labyrinthus membranaceus *m*
膜迷路变性 Denaturierung des häutigen Labyrinthes *f*
膜迷路电凝术 Elektrokoagulation des häutigen Labyrin-thes *f*
膜迷路发育不全 Aplasie des häutigen Labyrinthes *f*
膜迷路积水 Hydrops labyrinthi *m*
膜迷路破毁术 Destruktion des Labyrinthus membrana-ceus *f*
膜迷路上皮化生 epitheliale Metaplasie des häutigen Labyrinthes *f*
膜迷路萎陷 Kollaps des Labyrinthus membranaceus *f*
膜迷路炎 Endolabyrinthitis *f*
膜免疫球蛋白 Membranimmunglobulin *n*
膜免疫荧光技术 Membranimmunfluoreszenztechnik *f*
膜囊装配 zisternale Aufstellung *f*
膜内成骨 intramembranöse Verknöcherung (od. Ossifika-tion) *f*
膜内的 intramembranös, intramembranos(-us, -a, -um), intramembranace(-us, -a, -um)
膜内骨化 intramembranöse Verknöcherung *f* (od. Ossifika-tion)
膜内化骨 intramembranöse Ossifikation *f*
膜内颗粒 intramembranöse Körnchen *n pl*
膜内外电位差 transmembranöse Potentialdifferenz *f*
膜内在蛋白质 integrales Protein *n*
膜旁池系 paramembranöse Zisternensystem *n*
膜旁核糖体 membrangebundene Ribosomen *n pl*
膜旁颗粒 membrangebundene Granalie *f*
膜旁细胞器 membrangebundene Organellen *pl*
膜膨出 hernienartige Protrusion der Membran *f*
膜皮 Hymeniderm *n*, Hymenoderm *n*
膜片 Diaphragma *n*, Scheidewand *f*, Aperturblende *f*
膜平衡 Membranausgleich *m*, Donnan* Gleichgewicht *n* (有关离子扩散)
膜切除术 Membranresektion *f*
膜融合蛋白 Synexin *n*, Membranfusionsprotein *n*
膜上停泊部位 Membranankerstelle *f*

膜式氧合器 Membranoxgenator *m*
膜收缩蛋白 Spectrin *n*
膜受体 Membranrezeptor *m*
膜受体蛋白 Membranrezeptorprotein *n*
膜通透性 Membranpermeabilität *f*, Membrandurchlässig-keit *f*
膜外蛋白 extrinsisches Protein *n*
膜外性肾小球肾炎 extramembranöse Glomerulonephritis *f*
膜微区 Membransubdomäne *f*
膜稳定作用 Membranstabilisierung *f*
膜蜗管 membranöser Ductus cochlearis *m*
膜细胞 Thekazelle *f*
膜下池 hypolemmale Zisterne *f*(Cisterna *f*)
膜下的 submembranös, hypolemmal
膜下神经末梢 hypolemmale Nervenendigung *f*
膜下细丝 submembranöse Filamente *n pl*
膜下致密层 hypolemmale Kompaktschicht *f*
膜相关活性 membranassoziierte Aktivität *f*
膜相关抗原 membranassoziiertes Antigen *n*
膜相结构 membranöse Struktur *f*
膜形成物质 filmbildendes Material *n*
膜形态学 Lepto(no)morphologie *f*
膜型 membranöser Typ *m*
膜型免疫球蛋白 Membran-Immunoglobulin *n*
膜性(型)病变 membranöse Affektion *f*, Pathos membranösen Typs *n*
膜性(样)月经 membranöse Menstruation *f*
膜性白内障 membranöse Katarakt *f*
膜性半规管 häutige Bogengänge *m pl*, Ductus semicircu-lares *m pl*
膜性胞质体 membranöses Zytosom *m*
膜性鼻炎 membranöse Rhinitis *f*, Rhinitis membranacea *f*
膜性闭锁肛 membranöse Analatresie *f*
膜性的 membranartig, membranös, membranständig
膜性骨 membranöser Knochen *m*
膜性喉炎 membranöse Kehlkopfentzündung *f*, membranöse Laryngitis *f*
膜性化骨 intramembranöse Ossifikation *f*
膜性间隔 membranöses Septum *n*, Septum membra-naceum *n*
膜性接触 membranöser Kontakt *m*
膜性结肠炎 membranöse Kolitis *f*, Colitis mucosa (s. pseudomembranacea) *f*
膜性结构 membranöse Struktur *f*
膜性结膜炎 membranöse Konjunktivitis *f*
膜性口炎 membranöse Stomatitis *f*
膜性痢疾 membranöse Dysenterie *f*
膜性囊状结构 membrano-zystische Struktur *f*
膜性肾病 membranöse Nephropathie *f*
膜性肾小球病 membranöse Glomerulonephropathie *f*
膜性肾小球肾炎 membranöse Glomerulonephritis *f*
膜性室间隔缺损 membranöser Septumdefekt *m*
膜性痛经 membranöse Dysmenorrhoe *f*, Dysmenorrhoea membranacea *f*
膜性微区 Mikrodomäne *f*
膜性增生性肾小球肾炎 membranoproliferative Glomerulonephritis *f*
膜性增殖型 membranoproliferativer Typ *m*
膜性脂肪坏死 membranöse Fettgewebenekrose *f*
膜性转化 membranöse Transformation *f*
膜性子宫内膜炎 membranöse Endometritis *f*
膜学 Hymenologie *f*
膜学说 Membrantheorie *f*
膜氧合器 Membranoxygenator *m*
膜样的 membranös, membranoid, membranartig, membranförmig
膜样肛门闭锁切开术 Inzision der membranösen Analat-resie *f*
膜样痛经 membranöse Dysmenorrhö *f*
膜样月经 membranöse Menstruation *f*
膜龈侧向复位翻瓣术 lateralwärts Aufklappen der Zahnfleischlappen in Mukogingivalchirurgie *n*
膜龈根尖向复位翻瓣术 apikalwärts Aufklappen der Zahnfleischlappen in Mukogingivalchirurgie *n*
膜龈联合 mukogingivale Grenzlinie *f*
膜龈手术 Mukogingivalchirurgie *f*
膜龈外科手术 Mukogingivalchirurgie *f*, Gingivoplastik *f*
膜印片 Abdrucktabletten *f pl*
膜域 Membrandomäne *f*
膜阈电位 Schwellenpotential der Membran *n*
膜原骨 Membranknochen *m*
膜再循环假说 Membranrezirkulations-Hypothese *f*
膜增生性病变 membranproliferative Veränderung *f*
膜增生性肾小球肾炎 membranproliferative Glomerulonephritis *n*
膜增殖(生)性肾小球肾炎 membranoproliferative Glomerulonephritis *f*(MPGN)
膜质的 membranös, membranace(-us, -a, -um), mem-branos(-us, -a, -um)
膜重建 Membranrekonstitution *f*
膜周边蛋白质 membranständiges Protein *n*
膜周部室间隔缺损 perimembranöser Ventrikelseptumdefekt *m*, perimembranöser VSD *m*
膜周性肾小球肾炎 perimembranöse Gelomerulonephritis *f*
膜转运 Membrantransport *m*
膜状的 membranös, membranoid, membranartig, mem-branförmig
膜状肺泡细胞 membranöser Pneumozyt *m*
膜状骨 membranöser Knochen *m*
膜状色 membranartige Farbe *f*
膜状胎盘 membranöse Plazenta *f*, Placenta membrana-cea *f*
膜状物 membranöse Substanz *f*
膜状爪间突 membranöses Empodium *n*
膜状脂肪坏死 membranöse Fettgewebenekrose *f*
膜阻抗 Membranimpedanz *f*
摩-阿二氏双杆菌 Morax*-Axenfeld* Diplobazillus *m*
摩-阿二氏双球菌 Morax*-Axenfeld* Diplokokkus *m*
摩擦 Reibung *f*, Frottierung *f*, Friktion *f*
摩擦[发]光 Reibungslumineszenz *f*, Tribolumineszenz *f*
摩擦反射 Reibungsreflex *m*
摩擦红斑 Reibungserythem *n*
摩擦力 Reibungskraft *f*
摩擦系数 Reibungskoeffizient *m*
摩擦音 Reibungsschall *m*, Reiben *n*, Rumor confrica-tionis *m*
摩擦淫(癖,症) Frotteurismus *m*, Frottage *f*
摩擦噪声 Reibegeräusch *n*, Friktionslärm *m*
摩擦阻力 Reibungswiderstand *m*, Reibungsresistenz *f*
摩搓法 Reibung *f*, Frottieren *n*
摩顿氏神经痛 Morton* Neuralgie *f*(od. Syndrom *n*, od. Krankheit *f*), Metatarsalgie *f*
摩尔 Mol *n*
摩尔[光]吸收 Molarabsorption *f*
摩尔的 molar
摩尔电导率 molare Konduktivität *f*
摩尔沸点上升 molale Siedepunkterhöhung *f*, molare Siedepunkterhöhung *f*
摩尔分子体积 Molvolumen *n*
摩尔份数 Molenbruch *m*
摩[尔根] Morgan *n*(Mo)
摩尔根学说 Morgan*(Vererbungs-) Theorie *f*
摩尔活力 Molaraktivität *f*

摩尔凝固点降低 molale Gefrierpunktserniedrigung *f*, molare Gefrierpunkterniedrigung *f*
摩尔浓度 Molalität *f*, molale Konzentration *f*, Ge-wichtsmoiarität *f*, Molarität *f*, molare Konzentration *f*, Volumenmolarität *f*
摩尔溶解度 Molallöslichkeit *f*, Molarlöslichkeit *f*
摩尔溶液 molale Lösung *f*, molare Lösung *f*
摩尔渗透浓度 Osmolalität *f*
摩尔生长量 molarer Wachstumsertrag *m*
摩尔椭圆率 molare Elliptizität *f*
摩尔吸光系数 molarer Absorptionsgrad *m*
摩尔消光系数 Molarextinktionskoeffizient *m*
摩根法则 Morgan* Regel *f*
摩根菌属 Morganella *f*
摩根摩根菌 Morganella morganii *f*
摩根氏[变形]杆菌 Morgan* Bazillus *m*, Morganella *f*, Proteus morganii *m*
摩根学说 Morgan* Theorie *f*(瞳孔大小的调节与睫状体血容量有关)
摩根皱襞 Morgan* Falte *f*, Dennie*-Morgan* Falte *f*
摩拉克氏菌属 Moraxella *f*
摩拉克氏双杆菌 Morax*(-Axenfeld*) Diplobazillus *m*, Moraxella lacunata *f*
摩里斯氏点 Morris* Punkt *m*
摩里塔疗法(森田疗法) Morita* Therapie *f*(日本一种心理疗法)
摩里逊氏陷凹 Morison* Raum *m*
摩罗氏反射 Moro* Reflex *m*
摩洛哥红色 Marokkorot *n*
摩氏硬度计 Moss* Härtemesser *m*, Härteskala *f*
摩托车事故损伤 Motorradunfallverletzung *f*
磨(抛)光 Abschleifung *f*, Abreibung *f*, Polierung *f*
磨(剃)刀皮带(Rasiermesser-) Schleifriemen *m*
磨[刀]石 Schleifstein *m*, Wetzstein *m*
磨[机] Mühle *f*
磨玻璃密度区 Dichtebereich des Mattglases *m*
磨玻璃样 mattglasartig, milchglasartig
磨玻璃样改变 milchglasartige Änderung *f*
磨玻璃样细胞浆 mattglasartiges Zytoplasma *n*
磨擦 Reibung *f*, Reiberei *f*, Unstimmigkeit *f*
磨擦的 reibend, reibungsbedingt
磨擦剂 Reibungsmittel *m pl*
磨擦系数 Reibungskoeffizient *m*
磨擦性皮炎 Reibungsdermatitis *f*
磨擦性水疱 Reibungsblase *f*
磨擦性苔藓样疹 reibungsbedingte flechtenartige Eruption *f*
磨擦噪声 Reibegeraäusch *n*, Friktionslärm *m*
磨成粉的 gemahlen, gerieben
磨除 Schleifung *f*, Abreibung *f*
磨带 Schleifstreifen *m*
磨刀夹 Klingenhalter *m*, Schneidenhalter *m*
磨刀器 Schleifer *m*, Schleifmaschine *f*, Schleifapparat *m*, Messerschleifmaschine *f*
磨光材料 Poliermaterial *n*
磨光带 Polierstreifen *m*
磨光粉 Polierpulver *n*, Polierstaub *m*
磨光工人 Schleifer *m*, Polierer *m*
磨光机 Poliermaschine *f*
磨光剂 Politur *f*
磨光面 Polieroberfläche *f*
磨光器 Poliergerät *n*(牙科用)
磨光石 Polierstein *m*
磨光术 Poliertechnik *f*
磨光刷 Polierbürste *f*
磨光条 Polierstreifen *m*
磨光橡皮轮 Poliergummischeibe *f*
磨光钻 Finierer *m*, Polierbohrer *m*
磨耗 Zermürbung *f*, Aufreibung *f*, Abrieb *m*
磨耗小平面 Fassetten in der Zahnabnutzung *f pl*
磨痂术 Abrasion *f*
磨口玻璃接头 Glasschliffverbindung *f*, Normschliff *m*
磨口玻璃仪器 Mattglasapparat *m*, Schliffapparat *m*
磨口蛇形管蒸馏器 Destillationsapparat mit Schliffschlangenkühler *m*
磨轮 Schleifscheibe *f*
磨皮疗法 Dermabrasionstherapie *f*
磨平材料 Schleifmaterial *n*
磨肉机 Fleischwolf *m*, Faschiermaschine *f*
磨蚀试验 Abrasionstest *m*, Abreibungsprüfung *f*
磨碎 Zerreibung *f*, Zerquetschung *f*
磨碎东西的人或工具 Reibe *f*
磨损 Abnutzung *f*, Verschleiß *m*, Abradierung *f*
磨损[症] Abrasion *f*
磨损度试验器 Abnutzungstester *m*
磨损率 Verschleißrate *f*, Verschleißgeschwindigkeit *f*, Abnutzungsrate *f*
磨头 Polierkopf *m*
磨削性关节成形术 Abrasionsarthroplastik *f*
磨削性软骨成形术 Abrasionschondroplastik *f*
磨削针 Schleifspitze *f*
磨牙 Mahlzahn *m*, Molar *m*, Dens molaris *m*
磨牙半切术 Mahlzahnhemisektion *f*
磨牙部位的长径 Länge des Molarenbereichs *f*
磨牙关系 Molarenrelation *f*
磨牙后区 Retromolarregion *f*
磨牙后三角 retromolare Dreieck *n*
磨牙旁多生牙 Paramolar *m*
磨牙旁额外牙 Paramolar *m*
磨牙癖 Bruxomanie *f*
磨牙症 Bruxismus *m*
蘑菇多糖 Lentinan *n*
蘑菇肺 Pilzarbeiterkrankheit *f*
蘑菇工肺 Pilzarbeiterlunge *f*
蘑菇科 Agaricaceae *f pl*
蘑菇目 Agaricales *pl*, Champignonartige *pl*
蘑菇伞 Pilzdach *n*
蘑菇食用 Mykophagie *f*
蘑菇食者 Pilzesser *m*
蘑菇属 Agaricus *m*
蘑菇素 Agarizin *n*
蘑菇酸 Agarizinsäure *f*
蘑菇体 Pilzkörper *m*, Champignonkörper *m*
蘑菇香精 Lenthionin *n*
蘑菇形 Pilzform *f*
蘑菇状的 fungiform, pilzförmig, pilzartig
蘑菇状云 Pilzwolke *f*, Atompilz *m*
魔斑 magische Flecken *f pl*
魔法 Magie *f*, Zauberei *f*, Zauberkunst *f*
魔附妄想 Dämonomanie *f*
魔鬼拧痛 Teufelskniff *m*
魔鬼效应 Teufelseffekt *m*
魔角 magischer Winkel *m*
魔力 Magie *f*
魔力杀人 magischer Homizid *m*
魔术思想 magisches Denken *n*

mǒ 抹

抹香鲸 Pottwal *m*, Physeter macrocephalus(s. catodon)

mò 末没茉沫陌莫貉漠墨默磨

末次月经 letzte Regelblutung *f*
末端[脱氧核苷酰]转移酶 terminale(Desoxynucleotidyl-) Transferase *f*
末端孢子 Terminalspore *f*
3'-末端标记 3'-Endekennzeichnung *f*
5'-末端标记 5'-Endekennzeichnung *f*
末端标记 Endekennzeichnung *f*, Terminalmarkierung *f*
末端标记探针 Sonde für eine Endemarkierung *f*
末端标记载体 Vektor einer Endemarkierung *m*
末端参入 Terminsverbindung *f*
末端重复顺序 terminaler Wiederholungssequenz *f*
末端丰余 terminale Redundanz *f*
末端观测值 extreme Beobachtung *f*, Extreme Observation <engl.>
DNA 末端核苷酸转移酶 DNA-terminale Nukleotidtransferase *f*
末端后倾弯 terminale Tip-back-Biegung *f*
末端鉴定法 Prüfung zur Terminalidentifizierung *f*
末端铰链位 Scharnierposition eines Terminus *f*
末端开放的输精管结扎术 Vasoligatur mit offenen Enden *f*
末端快速扩增(cDNA 末端快速扩增) schnelle Amplifikation von cDNA-Enden *f*
末端毛囊瘤 Akrotrichom *n*
末端平面 Terminalebene *f*
末端切断钳 Distalschneider *m*
末端缺血 distale Ischämie *f*
末端冗余 terminale Redundanz *f*
末端输尿管皮肤造口术 kutane terminale Ureterostomie *f*
末端羧基 terminale Carboxygruppe *f*
末端脱氧核苷酸转移酶 Terminaldesoxynukleotidyltransferase *f*, terminale Desoxynucleotidyl-Transferase *f*
末端转移酶 Terminaltransferase *f*
末节断指再植 Replantation der Fingerspitze *f*, distale Fingerreplantation *f*
末节指骨 Endglied *n*
末节指骨粗隆 distale phalangeale Tuberositas *f*
末节指骨骨折 Bruch des Endgliedes *m*
末梢板 Endplatte *f*, Endscheibe *f*
末梢导管 Terminalduktus *m*
末梢导管小叶单位 Terminalduktus-Lobulus-Einheit *f*
末梢的 peripher, randständig, zum Rande liegend, akroterisch
末梢骨化性纤维瘤 peripheres ossifizierendes Fibrom *n*
末梢结 Terminalknopf *m*
末梢麻醉 Terminalanästhesie *f*, Terminalnarkose *f*
末梢神经系药物 Arzneimittel des Periphernervensystems *n*
末梢血涂片(周围血涂片) Blutausstrichevaluation *f*
末梢致敏 periphere Sensibilisierung *f*
没食子 Gallapfel *m*, Galla *f*
没食子苯乙酮 Gallactophenon *n*
没食子醇 Gallanol *n*
没食子丹宁 Gallotannin *n*, Coriganin *n*, Gerbsäure *f*, Gallusgerbsäure *f*
没食子酚 Pyrogallol *n*
没食子甲酯 Methygallat *n*, Gallizin *n*
没食子鞣质 gallotannin Gallotannin *n*
没食子酸 Gallussäure *f*, Acidum gallicum *n*
没食子酸苯胺 Anilingallat *n*
没食子酸吡喃葡萄糖 Glukopyranose-gallat *n*
没食子酸丙酯 Propylgallat *n*
没食子酸葡糖苷(甙) Glukogallin *n*
没食子酸锑钠 Natriumantinmongallat *n*
没食子酸盐 Gallat *n*
没食子酰-1-表没食子儿茶精 Gallanilid *n*
没收 Beschlagnahme *f*
没药 Myrrhe *f*, Myrrha *f*, Myrrhenharz *n*
没药醇 Bisabolol *n*
没药树 Commiphora abyssinica(s. myrrha) *f*
没药烷 Bisabolan *n*
没药烯 Bisabolen *n*
没药脂酸 Kommiphorsäure *f*
茉莉 Jasmin *m*, Jasminum sambac *n*
茉莉属 Jasminum *n*
茉莉酮 Jasmon *n*
沫 Schaum *m*
陌生恐惧 Xenophobie *f*, Fremdenfurcht *f*, Fremdenangst *f*, Fremdenfeindlichkeit *f*
陌生人焦虑 Fremdenangst *f*
陌生体验 Fremdheiterlebnis *n*
陌生者小组 Gruppe von Fremden *f*
莫(墨)非征 Murphy* Zeichen *n*(胆囊病的一种[触诊]体征)
莫[塞尔]立克次体 Rickettsia mooseri *f*, Rickettsia typhi *f*
莫[伊纳汉]氏脱发癫痫精神幼稚病综合征 Moynahan* Syndrom mit Alopezie, Epilepsie, Oligophrenie *n*
莫-阿杆菌 Morax*-Axenfeld* Bazillus *m*(泪囊炎莫拉菌)
莫-阿结膜炎 Morax*-Axenfeld* Konjunktivitis *f*(双杆菌结膜炎)
莫-阿双球菌 Morax*-Axenfeld* Diplokokken *m pl*(结膜炎莫拉菌)
莫伯格关节固定术 Moberg* Arthrodese *f*
莫达非尼 Modafinil *n*
莫顿跖骨痛 Morton* Metatarsalgie *f*
莫尔法 Mohr* Methode *f*(测定氯化物的方法)
莫尔基奥综合征(病)(粘多糖病) Morquio* Syndrom *n*(od. Krankheit *f*), Mukopolysaccharidose Ⅳ *f*, familiäre Osteochondrodystrophie *f*
莫尔加尼附件 Morgagni* Angang *m*(Appendix *f*)(①卵巢冠囊状附件 ②睾丸附件)
莫尔加尼结节 Morgagni* Knötchen *n*(嗅结节,嗅球)
莫尔加尼孔 Morgagni* Foramen *n*(①胸肋三角,胸腹裂孔 ②枕咽间隙)
莫尔加尼球 Morgagni* Globuli *m pl*(晶状体外层内的圆形细胞碎片,为成熟白内障的征象)
莫尔加尼疝 Morgagni* Hernie *f*(先天性胸骨后膈疝)
莫尔加尼脱垂 Morgagni* Prolaps *m*(喉室前喉囊慢性炎症性增生肥厚)
莫尔加尼窝 Morgagni* Fassa *f*(od. Grube *f*)(尿道舟状窝)
莫尔加尼陷窝(尿道陷窝,尿道腔隙) Morgagni* Lakunen *f pl*, Lacunae urethrales *f pl*
莫尔加尼小阜 Morgagni* Karunkel *f*(前列腺的中叶)
莫尔加尼柱(直肠柱) Morgagni* Säulen *f pl*, Columnae rectales *f*
莫尔加尼隐窝 Morgagni* Krypte *f*(肛窦尿道舟状窝)
莫尔口面指Ⅱ型综合征 orofaciodigitales Syndrom Typ Ⅱ nach Mohr* *n*
莫尔斯洁治器 Morsescaler *m*, Morseschaber *m*, Morse-Zahnsteinreiniger *m*
莫尔旺病 Morvan* Krankheit *f*(脊髓空洞症)
莫尔旺综合征 Morvan* Syndrom *n*(①脊髓空洞症 ②对称性无痛性瘭疽,见于脊髓空洞症)
莫尔腺 Moll* Drüse *f*(睫毛腺)
莫尔综合征(口面指(趾)综合征) Mohr* Syndrom *n*, orofaciodigitales Syndrom *n*
莫非氏征 Murphy* Zeichen *n*
莫基奥综合征 Morquio* Syndrom *n*
莫咖尼硬核液化白内障 Morgagni* Katarakt *f*
莫科拉病病毒(狂犬相关病毒) Mokola* Virus *n*
莫克吉尔疼痛问卷 McGill* Schmerzfragebogen *m*

莫拉菌科 Moraxellaceae *pl*
莫拉菌属 Moraxella *f*
莫拉雷脑[脊]膜炎 Mollaret* Meningitis *f*(复发性脑[脊]膜炎)
莫拉双杆菌(结膜炎双杆菌) Morax* Diplobazillus *m*, Moraxella bacunata *f*
莫拉司亭 Molgramostim *n*
莫勒舌炎(光面舌,剥脱性舌痛) Möller* Glossitis *f*, Glossodynia exfoliativa *f*
莫里斯类型论 Maurice* Typentheorie *f*
莫利施试验(反应) Molisch* Test *m* (Reaktion *f*) (检尿蛋白及葡萄糖)
莫伦海姆间隙 Mohrenheim* Raum *m*, infraklavikuläre Fossa *f*(三角肌上、头静脉及胸肩峰动脉分支所在的沟)
莫伦溃疡 Mooren* Ulkus *n*(角膜蚕蚀性溃疡)
莫罗反射(莫罗[婴儿]拥抱反射) Moro* Reflex *m*, Moro* Umarmungsreflex *m*
莫罗结核菌素 Moro* Tuberkulin *n*, diagnostisches Tuberkulin *n*(诊断用结核菌素)
莫纳顿法规(米克诺滕条例) M'Naghten* Regel *f*(精神病人不负刑事责任的条例)
莫纳科夫核 Monakow* Nukleus *m* (Kern *m*), Nucleus cuneatus accessorius *m*(楔束外侧核)
莫纳科夫束(红核脊髓束) Monakow* Bündel *n*, Tractus rubrospinalis *m*
莫纳科夫学说 Monakow* Theorie *f*(神经功能联系不能学说)
莫纳科夫综合征 Monakow* Syndrom *n*(前脉络膜动脉闭塞综合征)
莫诺甙 Morronisid *n*
莫普洛尔 Moprolol *n*
莫舍体操 Mosher* Gymnastik *f*
莫氏Ⅰ型(莫比茨Ⅰ型心脏阻滞) Mobitz* (Wenckebach*)Typ Ⅰ *m* (Herzblock *m*)
莫氏Ⅰ型房室传导阻滞 Atrioventrikularblock Ⅱ. Grades, Typ I nach Mobitz* (Wenchebach*) *m*
莫氏Ⅱ型(莫比茨Ⅱ型心脏阻滞) Mobitz* (Wenckebach*)Typ Ⅱ *m* (Herzblock *m*)
莫氏Ⅱ型房室传导阻滞 Atrioventrikularblock Ⅱ. Grades, Typ Ⅱ nach Mobitz *m*, AV-Block Ⅱ. Grades, Typ Ⅱ Mobitz *m*
莫氏病(综合征)(粘多糖病) Morquio* Krankheit *f*(od. Syndrom *n*)
莫氏立克次体 Rickettsia mooseri *n*
莫氏试验 Mosenthal* Test *m*
莫氏耶尔森菌 Yersinia mollaretti *f*
莫斯鲍尔效应 Mössbauer* Effekt *m*(原子核与 γ 射线发生非弹性碰撞时的状态)
莫斯化学外科 Mohs* Chemochirurgie *f*(拟切除的癌组织先以氯化锌糊剂在原位固定,用于显微镜下皮癌连续切除中)
莫斯科威茨综合征(血栓形成性血小板减少性紫癜) Moschcowitz* Syndrom *n*, thrombotischthrombozytopenische Purpura *f*
莫斯技术 Mohs* Technik *f*(显微镜调控下的皮癌连续切除法)
莫斯曼热(澳洲钩端螺旋体病) Mossman-Fieber *n*
莫斯外科(技术) Mohs* Chirurgie *f*(Technik *f*) (显微镜下皮癌连续切除)
莫索尼定 Moxonidin *n*
莫特纳鞘(轴膜)Mauthner* Hülle *f*
莫旺综合征 Morvan* Syndrom *n*(①脊髓空洞症 ②对称性无痛性瘭疽,见于脊髓空洞症)
莫乌滤器(伞形滤器) Mobin-Uddin Filter *m*
莫西沙星 Moxifloxacin *n*
莫昔可丁 Moxidectin *n*
莫伊伦格拉赫特膳食 Meulengracht Diät *f*(胃溃疡饮食)
莫伊尼汉乳膏 Moynihan* Creme *f*(敷裹伤口用)
莫伊尼汉胃空肠吻合 Moynihan* Gastrojejunostomie *f*
莫泽病 Mozer* Krankheit *f*(成人脊髓硬化)
貉钩口线虫 Ancylostoma kusimaense *f*
漠然 Indifferenz *f*, Gleichgültigkeit *f*, Desintresse *n*
墨菲滴管 Murphy* Tropfer *m*
墨菲滴注法 Murphy* Tropfeinlauf *m*
墨菲定律 Murphy* Gesetz *n*
墨菲法 Murphy* Verfahren *n*(动脉缝术)
墨菲-福格滴管 Murphy*-Forgue* Tropfer *m*
墨菲叩诊 Murphy* Perkussion *f*(四指叩诊法)
墨菲钮 Murphy* Knopf *m*(肠吻合钮)
墨菲人格理论 Murphy* Persönlichkeitstheorie *f*
墨菲氏乳头 Murphy* Brustwarze *f*
墨菲试验 Murphy* Test *m*(肾脏冲击触诊)
墨菲征 Murphy* Zeichen *n*(胆囊病的[触诊]体征)
墨莱河谷脑炎 Murray* Valley-Enzephalitis *f*
墨累山谷脑炎 Murray-Valley-Enzephalitis *f*
墨利尔-帕尔麦量表 Merrill*-Palmer* Skala *f*
墨绿 schwarzgrün, dunkelgrün, tiefgrün
墨水 Tinte *f*
墨水分析 Tintenanalyse *f*
墨西哥利什曼原虫 Leishmania mexicana *f*
墨西哥致幻蕈素 Psilocybin *n*
默比乌斯病 Möbius* Krankheit *f*(眼肌麻痹性偏头痛,周期性动眼神经麻痹)
默比乌斯征 Möbius* Zeichen *n*(毒性甲状腺肿的眼症状)
默比乌斯综合征 Möbius* Syndrom *n*(先天性颅神经运动核发育不全)
默读 Subvokalisierung *f*, stilles Lesen *n*
默克尔细胞(小体,触盘,触觉细胞) Merkel* Zelle *f*(Körperchen *n*, Scheibe *f*, Tastzelle *f*) (触盘,触觉半月板)
默克索引 Merck* Index *m*
默里人格理论 Murray* Persönlichkeitstheorie *f*
默里需要说 Murray* Bedürfnistheorie *f*
默认 Einwilligung *f*, Einverständnis *n*
默佩埃热(佩埃热) Pel-Ebsten-Fieber *n*(霍奇金病特有的周期热)
默氏颊部旋转皮瓣 Wangen-Rotationslappen nach Mustardé* *f*
默氏全上睑成形术 Totalplastik des oberen Lides nach Mustardé* *f*
默兹热(战壕热) Meuse Fieber *n*
磨 Mühle *f*, Mahlstein *m*

MOU 谋

móu 谋

谋杀儿童 Kindermordung *f*, Kindtötung *f*

MU 母牡拇姆踇木目沐钼苜牧募墓幕慕暮穆

mǔ 母牡拇姆踇

母(元)音 Vokal *m*
母爱 Mutterliebe *f*
母爱剥夺综合征 mütterliches Deprivationssyndrom *n*
母畜 Muttertier *n*
母儿出血 fötomaternale Hämorrhagie *f*
母儿间输血综合征 fötomaternales Transfusionssyndrom *n*
母节(结)点 Elterknoten *m*
母离子 Stammion *n*
母亲 Mutter *f*
母亲安全 sichere Mutterschaft *f*

母亲的 mütterlich
母亲对宝宝用语 Mutterisch *n*, Babysprache *f*
母亲肥胖综合征 mütterliches Adipositas-Syndrom *n*
母亲角色 mütterliche Rolle *f*
母亲溺爱 mütterische Verwöhnung *f*
母亲年龄效应 Mutteraltereffekt *m*
母亲形象 Mutterbild *n*
母亲影响 Muttereinfluss *m*
母亲主动介入 proaktive Mütterbeteiligung *f*
母权 Mutterrecht *n*
母权案件 Mutterschaftsfall *m*
母权制 Matriarchat *n*, Mutterherrschaft *f*, Mutterrecht *m*, Frauenherrschaft *f*
母乳分泌不足 inadäquate Sekretion von Muttermilch *f*
母乳性黄疸 Muttermilch-Ikterus *m*, Muttermilchgelbsucht *f*
母 - 胎界面 mütterlich-fetale Schnittstelle *f*
母 - 胎免疫调节 mütterlich-fetae Immunregulation *f*
母体苯丙酮尿症所致畸形 durch maternale Phenylketonurie bedingter Dysmorphismus *m*
母体毒性 mütterliche Toxizität *f*
母体峰 Mutterpeak *m*
母体化合物 Matrixverbindung *f*
母体抗体 mütterlicher Immunkörper *m*
母体免疫系统 Mutterimmunsystem *n*
母体免疫性 Mutterimmunität *f*
母体面娩出式(邓肯机制) Duncan* Mechanismus *m*(胎盘排出时其粗糙面朝向外阴)
母体妊娠识别 mütterliche Anerkennung der Schwangerschaft *f*
母体 - 胎儿交换 mütterlich-fetaler Austausch *m*
母体同种异体免疫 mütterliche Alloimmunisierung *f*
母体心电图 mütterliche EKG *f*
母体影响 mütterlichrt Einfluss *m*
母系 Mutterstamm *m*, Mutterlinie *f*
母细胞癌 Blastom *n*
母细胞化 Blastobildung *f*
母细胞化因子 blastogener Faktor *m*
母细胞化转化试验 Blastogenesetest *m*
母细胞瘤 Blastom *n*
母系继承 mütterliche Vererbung *f*
母系家庭系统 mütterliches Familiensystem *n*
母性的(母体的, 母本的, 母源的) mütterlich
母性攻击 mütterlicher Angriff *m*
母性行为 mütterliches Verhalten *n*
母性免疫 mütterliche Immunität *f*
母性驱力 mütterlicher Antrieb *m*
母性特征 mütterliche Eigenschaft *f*
母羊 Mutterschaf *n*
母婴传播 Mutter-Kind-Übertragung *f*
母婴联结 Mutter-Kind-Interaktion *f*
母婴矛盾 Mutter-Kind-Konflikt *m*
母婴同室 Mutter-Kind-Einheit *f*
母语习得 Erstsprache *f*
母育酚 Tocol *n*
母源抗体 mütterlicher Antikörper *m*
母源免疫 Mutterimmunität *f*
母源免疫力 mütterliche Immunität *f*
母子(女)关系 Mutter-Kind-Beziehung *f*
母子关系 Mutter-Kind-Beziehung *f*
母子家庭 Mutter-Kind-Familie *f*
牡荆葡[基]黄酮 Vitexin *n*
牡牛颈 Stiernacken *m*
拇短屈肌移位 Transponierung vom Flexor pollicis bravis *f*
拇对掌肌 Daumengegensteller *m*, Muskulus opponens policis *m*
拇内收肌挛缩 Adduktionskontraktur des Daumens *f*
拇收肌筋膜 Fascia adductoris pollicis *f*
拇收肌鞘 Vagina musculus adductorum pollicisum *f*
拇指鞍状关节 Daumensattelgelenk *n*
拇指背侧皮瓣 dorsaler Daumenlappen *m*
拇指对掌功能重建 Rekonstruktion der Palmaropposition des Daumens *f*
拇指鹅颈畸形 Schwanenhalsdeformität des Daumens *f*
拇指发育不良 Daumenhypoplasie *f*
拇指反鹅颈畸形 umgekehrte Schwanenhalsdeformität des Daumens *f*
拇指化术 Pollizisation *f*
拇指尖 Daumenkuppe *f*
拇指缺损 Defekt des Daumens *m*
拇指小指指尖间最大距 Maximaldistanz zwischen Daumen- und Kleinfingerkuppe *f*
拇指再造 Daumenrekonstruktion *f*
拇指长 Daumenlänge *f*
姆[欧] Mho *n*
踇背外侧神经 Nervus hallucis dorsalis lateralis *m*
踇长屈肌 Musculus flexor hallucis longus *m*
踇屈肌腱沟 Sulcus tendinis musculi flexoris hallucis longi-(tali) *m*
踇屈肌腱鞘 Vagina tendinis musculi flexoris hallucis longi *f*
踇伸肌 Musculus extensor hallucis longus *m*
踇伸肌腱鞘 Vagina tendinis musculi etensoris hallucis longi *f*
踇短屈肌 Musculus flexor hallucis brevis *m*
踇短伸肌 Musculus extensor hallucis brevis *m*
踇短展肌 Musculus abductor hallucis brevis(tali) *m*
踇近节指骨骺炎 Epiphzsitis der proximalen phalanx der Großzehe *f*
踇囊炎 Ballenentzündung *f*
踇囊肿切除术 BUnionektomie *f*
踇内翻 O-Zehe *f*, Hallux varus *m*
踇强直 Halux rigidus *m*
踇屈曲畸形 Flexionsmißbildung der Großzehe *f*
踇收肌 Musculus abductor hallucis *m*
踇外翻 X-Zehe *f*, Hallux varus *m*
踇外翻矫正[术] Korrektur der X-Zehe *f*
踇展肌 Musculus abdutor hallucis *m*
踇跖趾关节成形术 Arthroplastik des ersten metatarsophalangealen Gelenks *f*
踇趾 Großzehe *f*, Hallux *m*, Hallus *m*
踇趾反射 Großzehenreflex *m*, Großzehenzeichen *n*, Babinski* (Zehen-) Reflex *m*
踇趾籽骨骨折 Fraktur des Sesambeins der Großzehe *f*

mù 木目沐钼苜牧募墓幕慕暮穆

木[质]素 Lignin *n*, Holzstoff *m*
木[质]听诊器 Holzstethoskop *n*
木板鼠夹 Holz-Rattenfalle *f*
木板样的 brettartig
木波罗属 Artocarpus *m*
木材分析 Holzanalyse *f*
木材腐朽 Holzfäulnis *f*
木材加工 Holzverarbeitung *f*
木材色 Holzfarbe *f*
木尘肺 Pneumokoniose durch Holzstaub *f*
木尘哮喘 Holzstaubasthma *n*
木醇(精) Holzalkohol *m*, Methanol *n*, Methylalkohol *m*, Holzgeist *m*
木醇中毒 Methanolvergiftung *f*, Methanolintoxikation *f*
木醋酸 Holzessig *m*
木村病(木村氏症) Kimura* Krankheit *f*(血管淋巴组织增生伴嗜酸细胞增多)

木耳科 Auriculariaceae *f pl*(Ohrlappenpilzverwandten *pl*)
木耳目 Auriculariales *m pl*(Ohrlappenpilzartigen *pl*)
木耳属 Auricularia *f*
木耳族 Auricularieae *f pl*
木二糖 Xylobiose *f*
木防己苦毒素 Picrotoxin *n*
木工作业 Holzbearbeitung *f*
木瓜蛋白酶 Papain *n*
木瓜蛋白酶类 Papainase *f*
木僵,分离性 dissoziativer Stupor *m*
木僵型抑郁症 stuporöse Depression *f*
木僵性精神障碍 stuporöse Inasia *f*
木僵性抑(忧)郁症 stuporöse Melancholie *f*
木匠 Schreiner *m*, Zimmermann *m*, Tischler *m*
木蜡酸 Lignozerinsäure *f*
木兰球拟酵母 Torulopsis magnoliae *f*
木馏油 Kreosot *n*
木霉菌素 Trichodermin *n*
木乃伊细胞(杂酚油) mumifizierte Zelle *f*
木乃伊形成 Mumifikation *f*
木乃伊血型 Blutgruppe von Mumien *f*
木乃伊姿势 Mumienhaltung *f*
木肉芽肿 Granulom des Holzes *n*
木上生的 epixylisch
木射线 Holzstrahlen *m*
木薯淀粉 Tapioka *f*, Cassavastärke *f*
木薯毒苷 Manihotoxin *n*
木薯食物中毒 Vergiftung der Lebensmittel aus Kassaven *f*
木栓素 Suberin *n*
木栓细胞 Korkzelle *f*
木栓状的 korkartig, korkähnlich
木素 Lignin *n*
木糖氨醇 Xylosaminitol *n*
木糖苷酶 Xylosidase *f*
木糖基转移酶 Xylosyltransferase *f*
木糖酸 Xylonsäure *f*
木糖型抗坏血酸 Xyloascorbinsäure *f*
木糖氧化产碱杆菌 Alcaligenes xylosoxidans *m*
木糖氧化亚种 Subsp. xylosoxidans *f*
木蹄层孔菌 Zunderschwamm *m*
木纤维 Holzfaser *f*, Holzfibrille *f*
木样结膜炎 holzige Konjunktivitis *f*
木异物肉芽肿 Fremdkörpergranulom des Holzes *n*
木脂内酯 Lignanolid *n*
木脂体 Lignan *n*
木质的 holzig
木质化作用 Verholzung *f*, Lignifizierung *f*
木质酶 Hadromase *f*, Ligninase *f*
木质素(木素) Lignin *n*
木质真菌病 Hadromykose *f*, Pilzinfektion des Holzes *f*
木质真菌病的 hadromykotisch
目标 Ziel *n*
目标表象 Zielimage *n*
目标程序设计 Zielprogrammierung *f*, Objektprogrammierung *f*
目标刺激 Zielreiz *m*, Zielstimulus *m*
目标导向液体治疗 zielgerichtete Flüssigkeitsbehandlung *f*
目标等级 Zielniveau *n*, Zielstufe *f*
目标定向 Zielorientierung *f*
目标对象 Zielobjekt *n*
目标管理 Betriebsführung durch Zielvorgaben *f*, Zielmanagement *n*, Zielverwaltung *f*
目标函数 Zielfunktion *f*
目标行为 Zielverhalten *n*
目标结构 Zielstruktur *f*
目标情境 Zielsituation *f*
目标驱动假设测试阶段 Testphase der zielgesteuerten Hypothese *f*
目标人群(靶人群) Zielgruppe *f*, Zielpublikum *n*
目标容量 Zielvolumen *n*, Tragetvolumen *n*
目标入口 Zieleingang *m*, Zieleintritt *m*, Targeteingang *m*
目标设定 Zielsetzung *f*
目标设置 Zielsetzung *f*
目标识别 Objekterkennung *f*
目标梯度 Zielgradient *m*
目标听众 Zielgruppe *f*, Zielpublikum *n*
目标相互依赖 Zielinterdependenz *f*
目标性监测 Zielkontrolle *f*
目标因子分析 Zielfaktorenanalyse *f*
目标指向动机 zielgerichtete Motivation *f*
目标专家系统 Zielexpertensystem *n*
目标转移 Zielübertragung *f*, Zielverlagerung *f*, Objektdeplazierung *f*
目标追踪试验 Zielverfolgungstest *m*
目标姿势(体位) Zielposition *f*
目标总体 Zielgruppe *f*
目标作用矩阵 Matrix der Objektaktion *f*
目测 Augebeobachtung *f*, Okularbeobachtung *f*
目测凝集反应 makroskopische Agglutination *f*
目的 Ziel *n*
目的抽样 gezielte Probenahme *f*
目的反应 Zielresponse *f*, Zielreaktion *f*
目的行为主义 zweckorientierter Behaviorismus *m*
目的基因 Target-Gen *n*, Zielgen *n*
目的基因表达 Targetgenexpression *f*
目的基因产物 Produkt des Targetgens *n*
目的基因分离 Isolation des Targetgens *f*
目的基因合成 Synthese des Targetgens *f*
目的基因在原核细胞中的表达 Targetgenexpression in der Prokaryontenzelle *f*
目的基因转移 Target-Gentransfer *m*
目的论心理学 teleologische Psychologie *f*
目的取样 zweckmäßige Probenahme *f*
目的心理学 Zweckpsychologie *f*
目的性 Absichtlichkeit *f*, Intentionalität *f*, Zweckmäßigkeit *f*, Finalität *f*
目的性动作 zweckbestimmtes Handeln *n*
目的性行为 zielorientiertes Verhalten *n*
目的性精神专注 zweckmäßige Objektbesetzung *f*
目的指向性 Zielgerichtetheit *f*
目光接触 Augenkontakt *m*, Blickkontakt *m*
目间距 Augenspannweite *f*, interokularer Abstand *m*
目间异种移植 interordinale Heterotransplantation *f*
目镜测微尺 Okularmikrometer *n*, Feinmeßokular *n*, mikroskopisches Feinmeßgerät *n*
目镜接头 Okularadapter *m*
目镜显微量尺 Okularmikrometer *n*
目录 Katalog *m*
目录法 Katalogmethode *f*
目录文件 Verzeichnisdatei *f*
目内异种移植 intraordinale Heterotransplantation *f*
目前发展水平说明 Erläuterung des aktuellen Entwicklungsstandes *f*
目前水平的卫生保健 aktuelles Neveau der Gesundheitsvorsorge *n*
目前医学信息学发展的水平 aktuelles Entwicklungsniveau der medizinischen Informatik *n*
目前状况 aktueller Stand *m*
目视比色计 visuelle Farbmessgerät *n*, visuelles Kolorimeter

n, visuelles Chrom(at)ometer *n*
目视飞行 Sichtflug *m*, Fliegen mit Sichtkontakt *n*
目视计数法 Zählung mit bloßem Auge *f*
目视监测 visuelle Überwachung *f*
目微尺 Okularmikrometer *n*
沐浴 Bad *n*
钼靶 X 线机 Molybdän-Target-Röntgenmaschine *f*
钼辅助因子缺陷 Molybdän-Cofaktor-Defizienz *f*
钼钯 X 线管 Molybdänpalladium-Röntgenröhre *f*
苜蓿类植物 Klee *m*
苜蓿叶状头颅畸形 Kleeblatt-förmiger Kopf *m*
牧场热 Weidefieber *n*, Weidetetanie *f*
牧牛人 Rinderzüchter *m*, Vieltreiber *m*
牧群群体免疫力 Herdenimmunität *f*
募集[反应] Rekrutierung(sreaktion) *f*, Rekruiment *n*
墓 Grab *n*, Grabstätte *f*, Mausoleum *n*
墓葬 Grab *n*, Grabstätte *f*
幕的 tentoriell, tentorial(-is, -is, -e)
幕切际 Tentoriumschlitz *m*, Incisura tentorii *f*
幕上的 supratentoriell, supratentorial(-is, -is, -e)
幕上开颅探查术 supratentorielle Kraniotomie *f*
幕上肿瘤 spratentorieller Tumor *m*
幕下的 subtentoriell, infratentorial(-is, -is, -e)
幕下小脑上进路 infratentoriell-supracerebellarer Zugang *m*
幕状粘连 vorhangartige Adhärenz *f*
慕男狂 Mannstollheit *f*, Adromanie *f*, Nzmphomanie *f*, Kytheromanie *f*
慕男狂的 andromaniakalisch, nymphomaniakalisch, kytheromaniakalisch
暮视[症] Orthropsie *f*, Nykt(er)alopie *f*
穆尔骨折 Moore* Fraktur *f*(桡骨下端骨折兼尺骨脱位)
穆尔赫德牵开器 Moorehead* Retraktor *m*
穆尔培养液 Moore* Nährlösung *f*
穆-哈病 Mucha* Krankheit *f*, Mucha*- Habermann* Krankheit *f*(急性苔藓样糠疹)
穆赫杆菌 Much* Bazillus *m*, Mycobacterium tuberculosis *n*
穆赫颗粒 Much* Granulat *n*(结核病人痰中的革兰氏阳性、非耐酸性球状或杆状颗粒,可能是变形的结核杆菌)
穆勒肌切除术 tarsokonjunktivale Müllerektomie *f*
穆勒准则(Mill 准则) Mill* Kriterium *n*
穆-韦二氏综合征 Muckle*-Wells* Syndrom *n*

N

NA 镎那纳钠

ná 镎

镎 Neptunium, Np(Atomzahl 93) *n*

nà 那纳钠

那不勒斯黄色的 neapelgelb
那氟沙星 Nadifloxacin *n*
那格列奈 Nateglinid *n*
那可丁 Noscapin *n*(镇咳药)
那碎因 Narcein *n*
那他珠单抗 Natalizumab *m*
那替普酶 Nateplase *f*
纳博特囊肿(子宫颈腺囊肿,滤泡) Naboth* Zyste *f*
纳博特氏囊肿 Naboth* Follikel *m*
纳布啡(镇痛药,麻醉拮抗药) Nalbuphin *n*
纳单位(毫微单位) Nanoeinheit *f*
纳迪反应(氧化酶反应) Nadi* Reaktion(Oxydasereaktion) *f*
纳多洛尔 Nadolol *n*
纳尔逊综合征(库欣综合征病人两侧肾上腺切除后发生的一种产生的垂体肿瘤) Nelson* Syndrom *n*
纳夫齐格试验(颈静脉加压试验) Naffziger* Test *m*
纳伏电压计 Nanovoltmeter *n*
纳格尔下颌面骨发育不全综合征 Nager*-de Reynier* Syndrom *n*, Nager* Anomalie *f*
纳格尔综合征(纳赫尔面骨发育不全综合征) Nager* Syndrom *n*
纳格勒原虫病 Naegleriasis *f*
纳加那红 Nagarot *n*
纳克(毫微克) Ng(Nanogramm) *n*(重量单位 =109 克)
纳洛芬(烯丙吗啡) Nalorphinum *n*
纳洛酮(阿片碱解毒药) Naloxon *n*
纳滤 Nanofiltration *f*
纳滤膜 Nanofiltration *f*
纳美芬 Nalmefen *n*
纳米(毫微米) Nanometer(nm) *n*(长度单位 =10-9 米)
纳米定位(系统) Nanopositioniersystem *n*
纳米毒理学 Nanotoxikologie *f*
纳米粉体 Nanopulver *n*
纳米复合材料 Nanokomposit *f*
纳米管 Nanoröhrchen *n*
纳米混悬液 Nanosuspension *n*
纳米技术 Nanotechnik *f*
纳米胶囊化(毫超微囊化) Nanokapselung *f*(毫微型胶囊制造法)
纳米科技 Nanotechnik *f*
纳米科学技术 Nanowissenschaft und -technologie *f*(在 0.1~100 纳米范围内的研究和利用原子、分子的结构特征及其作用的高新技术)
纳米颗粒(粒子) Nanopartikel *n*
纳米粒 Nanopartikel *m*
纳米粒子 Nanopartikel *n*
纳米球 Nanosphäre *f*
纳米生物材料 Nanobiomaterial *n*
纳米生物传感器 Nanobiosensor *m*
纳米生物技术 Nanobiotechnologie *f*
纳米生物学 Nanobiologie *f*
纳米外科(毫微外科) Nanochirurgie *f*
纳米型胶囊(毫超微囊剂) Nanokapsel *n*
纳米氧化铁 Eisenoxid-Nanopartikel *f*
纳米银 Nanosilber *n*
纳米脂质体 Nanoliposom *n*
纳秒(毫微秒) Nanosekunde *f*(109 秒)
纳秒示波器(超高频示波器) Nanoskop *n*
纳摩尔(毫微摩尔) Nanomol *n*(109 摩尔)
纳曲(屈)酮 Naltrexon *n*, (flexor) Keton *n*
纳曲酮 Naltrexon *n*
纳热奥特根神经(脊髓神经后根神经节部分,即前后根相会之区域) Nageotte* Wurzelnerv *m*
纳热奥特细胞(脑脊液中细胞) Nageotte* Zellen *f pl*
纳入标准 Einschlußkriterien *pl*
纳升(毫微升) Nanoliter, nl *n*
纳氏比色管 Nessler'sche Gärröhre, Nessler-Rohr *f*, *n*
纳氏矩头蜱 Dermacentor nuttalli *f*
纳他霉素(抗真菌药) Natamycin *n*
纳提维尔洋地黄甙(强心药) Nativelle* Digitalin *n*
钠 Natrium, Na(Atomzahl 11) *n*
钠/钙(离子)交换器 Natrium-Calcium-Austauscher *m*
钠/钾(离子)分析器 Na^+/K^+-Analysator *m*
钠/钾交换泵 Natrium-Kalium-Pumpe *f*
钠泵 Natriumpumpe *f*
钠泵功能障碍 Dysfunktion der Natriumpumpe *f*
钠泵三磷酸腺苷酶 Natrium-Kalium-ATPase(Adenosintriphosphatase) *f*
钠泵衰竭 Natriumpumpversagen *n*
钠代丙二酸酯 Natriummalonester *n*
钠代烷基丙二酸酯 Natriumalkylmalonester *n*
钠代乙酰醋酸酯 Natriumacetoacetat *n*
钠碘同向转运体 Natrium-Iodid-Symporter(NIS) *m*
钠-碘同向转运体 Natrium-Iodid-Symporter(NIS) *m*, Natrium-Iodid-Cotransporter *m*
钠沸石 Natrolith *m*
钠分段排泄率 fraktionelle Natriumausscheidung *f*
钠负荷试验 Natriumbelastungstest *m*
钠负平衡 negative Natriumbilanz *f*
钠-钙交换体(钠/钙交换器) Natrium-Calzium-Austauscher *m*
钠汞齐(合金) Natriumamalgam *n*
钠结晶痛风关节炎 NatriumKristall-Gichtarthritis *f*
钠酪蛋白 Nutrose *f*
钠酪蛋白琼脂 Nutroseagar *m*
钠离子 Natriumion *n*
钠离子内流 Natriumioneneinfluss *m*
钠离子通道 Natriumkanal *m*
钠锂对向运输 Natrium-Lithium-Countertransport *m*
钠滤色镜 Natriumfilter *m*
钠敏细胞 natriumsensitive Zellen *f pl*
钠尿激素 natriuretisches Hormon *n*
钠尿肽 natriuretisches Peptid *n*, Natriuretic Peptide(engl.)
钠平衡 Natriumbilanz *f*
钠缺乏 Natriumdefizit *n*, Natriummangel *m*
钠石灰 Natronkalk *m*
钠石灰(苏打石灰,碱石灰) Atemkalk *m*
钠水潴留 Natrium- und Wasserretention *f*

钠通道 Natriumkanal *m*
钠通道阻滞剂 Natriumkanalblocker *m*
钠限制 Natriumrestriktion *f*
钠消耗 Natriumverbrauch *m*
钠血症 Hypernatriämie *f*
钠盐 Natriumsalz *n*
钠依赖葡糖转运蛋白 Natrium-Glucose-Cotransporter *m*
钠依赖性高血压 Natrium-abhängige Hypertonie *f*
钠依赖性葡萄糖转运体 Natrium-abhängige Glucosetransporter *m*
钠营养 Natriumernährung *f*
钠载体 Natriumträger *m*
钠潴留 Natriumretention *f*
钠潴留性综合征 Natriumretention-Syndrom *n*

NAI　奶氖奈耐萘

nǎi　奶氖

奶粉 Milchpulver *n*
奶类食品 Milchprodukt *n*
奶瓶龋 Flaschenkaries *m*
奶瓶喂食 Flaschenfütterung *f*
奶头 Nippel *m*
奶癣 Milchflechte *f*
奶油白色 Cremeweiß *n*
奶油黄 Buttergelb *n*
奶油色 Cremefarbe *f*
奶油色的 cremefarben, cremefarbig
奶油样菌落 butterartige Kolonie *f*
奶油营养价值 Creme-Nährwert *m*
奶油状的 butterartig
奶罩杯 BH cup, Bürstenkörchen *n*
奶制品加工厂 Milchproduktanlage *f*
氖 Neon, Ne(Atomzahl 10) *n*
氖(光)灯 Neonlicht *n*
氖灯 Neonlampe *f*
氖管 Neonröhre *f*

nài　奈耐萘

奈必洛尔 Nebivolol *n*
奈多罗米 Nedocromil *n*
奈法唑酮 Nefazodon *n*
奈非雷平 Nevirapin *n*
奈非那韦 Nelfinavir
奈拉滨 Nelarabin
奈瑟二重染剂 Neisser* Doppelfarbmittel *n*
奈瑟菌科 Neisseriaceae *pl*
奈瑟菌属 Neisseria *f*
奈瑟球菌属 Neisseria *f*
奈瑟染色法 Neisser* Färbung *f*
奈瑟双球菌(淋病双球菌) Diplokokkus neisseri *m*
奈氏比色法 Nesslerization *f*
奈斯勒试剂(检水中氨量) Nessler* Reagenz *n*
奈特．泰勒矫形外科假肢具 Knight*-Taylor* Orthese *f*
奈替米星(抗菌药) Netilmicin *n*
奈韦拉平 Nevirapin *n*
奈西立肽 Nesiritid *n*
耐(持)久试验 Ausdauertest, Härtetest *m*
耐(抗)酸性染色性 Säurefeste Färbung *f*
耐[久]霉素 Duramycin *n*
耐[受]量 Toleranzdosis, Dosis tolerata *f*
耐促性腺激素性卵巢综合征 Resistant-ovary-Syndrom, Syndrom der gonadotropinresistenten Ovarien *n*
耐多药结核病 multiresistente Tuberkulose(MDR-Tb) *f*
耐多种药物 Multidrug-Resistenz *f*
耐佛碱 Neferin *n*
耐辐射微球菌 Micrococcus radiodurans *n*
耐辐射性 Strahlenresistenz *f*
耐腐蚀合金 korrosionsbeständige Legierung *f*
耐干燥的 trockenbeständig
耐高温模型 Hochtemperatur-Modell *n*
耐格里[原虫]属(自由生活原虫) Naegleria *f*
耐格里科 Naegleria *f*
耐格里原虫病 Naegleriasis *f*
耐寒的 kältebeständig
耐寒性 Kältebeständigkeit, Kältetoleranz *f*
耐寒性试验 Kältetoleranztest *m*
耐磺胺菌株 Sulfonamid-resistenter Stamm *m*
耐火材料 Flammschutzmittel *n*, Brandhemmer *m*
耐火的 feuerbeständig
耐甲氧西林金黄色葡萄球菌 Methicillin-resistenter Staphylococcus aureus(MRSA) *m*, Multiresistenter Staphylokokkus aureus *m*
耐甲氧西林金黄色葡萄球菌社区感染菌株 Community-assoziierter Methicillin-resistenter Staphylococcus aureus *m*
耐甲氧西林金黄色葡萄球菌医院感染菌株 Hospital-assoziierter Methicillin-resistenter Staphylococcus aureus *m*
耐甲氧西林葡萄球菌 Methicillin-resistente Staphylokokken *pl*
耐碱性 Laugenbeständigkeit *f*
耐久 Dauer *f*
耐久力，耐久性 Ausdauer, Dauerhaftigkeit *f*
耐久寿命 Dauerhaltbarkeit *f*
耐空气的 aerotolerant
耐冷的 kältebeständig
耐力 Ausdauer, Toleranz *f*
耐力(量)测验 Ausdauertest, Härtetest *m*
耐力，耐久性 Ausdauer *f*
耐力跑 Ausdauerlauf *m*
耐力实(试)验 Härtetest, Ausdauertest *m*
耐力训练 Ausdauertraining *n*
耐力运动 Ausdauertraining *n*
耐量 Toleranz *f*
耐量试验 Toleranztest *m*
耐磨造牙粉 abriebfestes Acrylpulver *n*
耐青霉素肺炎链球菌 Penicillin-resistente Streptokokken *pl*
耐热 hitzebeständig
耐热肠毒素 hitzestabiles Enterotoxin *n*
耐热大肠杆菌 hitzeresistente Escherichia coli *f*
耐热的 hitzebeständig, thermostabil, hitzestabil
耐热度 Hitzebeständigkeit *f*, Hitzetoleranz *f*
耐热锻炼 Hitzeübung *f*
耐热多聚(聚合)酶 thermostabile DNA-Polymerase *f*
耐热核酸酶 hitzestabile Nuklease *f*
耐热酵母 Saccharomyces thermantitonum *n*
耐热介体 thermostabiler Körper, Ambozeptor *m*
耐热抗体 thermostabiler Antikörper *m*
耐热抗原 thermostabiles Antigen *n*
耐热凝集素 thermostabiles Agglutinin *n*
耐热试验舱 Wärmekammer *f*
耐热梭状芽孢杆菌 Clostridium caloritolerans *n*
耐热调理素试验 thermostabiles Opsonin-Test *m*
耐热性 Thermostabilität, Hitzebeständigkeit *f*
耐热性碱性磷酸酶 hitzestabile alkalische Phosphatase *f*
耐热血缘性溶血素 Hitzestabiles verwandtes Hämolysin *n*
耐热阈 Hitze-Toleranz-Schwelle *f*
耐热直接溶血素 thermostabiles direktes Hämolysin(TDH) *n*
耐蚀性 Erosionsbeständigkeit, Erosionswiderstand *f* m
耐受[度] Toleranz *f*

耐受的 tolerant
耐受力测验 Toleranztest *m*
耐受能力 Ausdauerkapazität, Ausdauerleistungsfähigkeit *f*
耐受限度 Toleranzgrenze *f*
耐受性 Toleranz *f*
耐受性定律 Toleranzgesetz *n*
耐受性树突状细胞 tolerogene dendritische Zelle *f*
耐受原 Tolerogen *n*
耐受原表位 tolerogenes Epitop *n*
耐受原的 tolerogen
耐酸[的] säurebeständig, säurefest j
耐酸结缔组织纤维 Oxytalanfasern *f pl*
耐酸青霉素 säurefestes Penicillin *n*
耐酸水解性纤维 Oxytalanfasern *f pl*
耐酸纤维 Oxytalan *n*
耐酸性 Säuretoleranz, Säurebeständigkeit *f*
耐碎度 Splittoleranz *f*
耐碳青霉烯类克雷白菌肺炎 Carbapenemresistente Klebsiella Pneumonie *f*
耐糖曲线 Glukosetoleranzkurve *f*
耐万古霉素肠球菌 Vancomycin-resistente Enterokokken *pl*
耐维生素性佝偻病 Vitamin-D-resistente Rachitis *f*
耐性 Geduld, Toleranz *f*
耐压瓶 Druckflasche *f*
耐压容器 Druckbehälter *m*
耐压性 Druckresistenz, Druckbeständigkeit *f*
耐盐的 salztolerant
耐氧的 oxytolerant, aerotolerant
耐氧菌 aerotolerante Bakterien *n pl*
耐药的 drogenresistent, drogenbeständig
耐药决定子 Resistenzdeterminante *f*
耐药菌 drogenresistente Bakterien *n pl*
耐药菌株 drogenresistente Stämme *m pl*
耐药量 Toleranzdosis, Dosis tolerata *f*
耐药突变株 arzneimittelresistente Mutanten *pl*
耐药性 Drogentoleranz, Medikamentenresistenz *f*
耐药性肺结核病 drogenresistente pulmonale Tuberkulose *f*
耐药因子 Resistenzfaktor *m*
耐药因子(质粒) Resistenzplasmid *n*
耐药质粒 Resistenzplasmid *n*
耐用性 Haltbarkeit, Robustheit *f*
耐真菌的 funginert
耐煮沸的 coctostabil
萘 Naphthalin *n*
1- 萘胺 1-Naphthylamin *n*
萘胺 Naphthylamin *n*
α 萘胺 4 磺酸钠 Natrium α-naphthylamin-4-sulfonat *n*
萘胺橙 Naphthylaminorange *n*
萘胺中毒 Naphthylaminvergiftung *f*
萘丁美酮 Nabumeton
萘啶 Naphthyridin *n*
萘啶酸 Nalidixinsäure *f*
萘酚 Naphthol *n*
β 萘酚 β-Naphthol *n*
2 萘酚 -3.6- 二磺酸钠 Natrium-2-naphthol-3, 6-disulfonat *n*
萘酚铋 Naphtholwismut *n*
萘酚雷琐辛 Naphthoresorcin *n*
β 萘酚钠 β-NaphtoI-Natrium, Microcidin *n*
萘酚水杨苷 Naphthosalicin *n*
萘酚酞 Naphtholphthalein *n*
萘酚盐(酯) Naphtholat *n*
萘酚中毒 Naphtholvergiftung *f*
萘夫西林(乙氧萘胺青霉素)(抗生素类) Nafcillin *n*
萘红 Naphthalinrot, Magdalarot *n*
萘黄酮 Naphthoflavon *n*
萘磺酸 Naphthalinsulfonsäure *f*
萘磺酸左旋丙氧芬 Levoproxyphen napsylat *n*
α 萘磺酰氯 α-Naphthalenesulfochlorid *n*
萘基 Naphthyl *n*
β 萘基 β-Naphthyl *n*
萘甲酸 Naphthoesäure *f*
萘甲酸扑疟喹啉 Pamaquin naphthoat *n*
萘甲唑啉,鼻眼净(拟肾上腺素药) Naphazolin *n*
萘醌 Naphthochinon *n*
β 萘醌 β-Naphthochinon *n*
1, 2 萘醌 4 磺酸钠 Natrium-1, 2-naphthochino-4-sulfonat *n*
S 萘硫醇尿酸 S-naphthalin-Mercaptursäure *f*
α 萘硫脲 α-Naphthylthioharnstoff, ANTU *m*
萘普生(甲氧萘丙酸) Naproxen *n*(抗炎镇痛药)
萘普生引起假卟啉症 Naproxen-induzierte Pseudoporphyrie *f*
萘酰胺 Naphthalinacetamid *n*
萘心安(普萘洛尔,心得安) Propranolol, Pronethalol *n*(受体阻断药)
萘性白内障 Naphthalinkatarakt *f*
萘氧啶(萘福昔定) Nafoxidin *n*(抗雌激素药)
1 萘氧二氯化磷 1-Naphthoxy-Phosphordichlorid *n*
萘乙酸 Naphthalinessigsäure *f*

NAN 男南难喃

nán 男南难喃

男[性]假两性畸形(男性假两性同体面具男性假性半阴阳) männlicher Pseudohermaphroditismus *m*
男[性]生殖器 männliche Genitale *n*(Genitalien *pl*)
男[性]生殖器病学 Andrologie *f*
男[性]生殖器战伤 Kriegsverletzung der männlichen Genitalien *f*
男[性]生殖系统 männliches Fortpflanzungssystem *n*
男病室 Männerstation *f*
男娼 männliche Prostitution *f*
男方亲属,父系亲属 Agnat *m*
男护理员 männlicher Pfleger *m*
男化卵巢瘤 Masculinovoblastom *n*
男假两性畸形 männlicher Pseudohermaphroditismus *m*
男科[医]学 Andrologie *f*
男科学 Andrologie *f*
男科学家 Androloge *m*
男联胎 Androsymphyse *f*
男尿道 männliche Harnröhre *f*
男尿道腺(利特雷腺) Glandulae urethrales urethrae masculinae, Littre* Drüsen *f pl*
男女平等主义,女权主义 Feminismus *m*
男女同校 Koedukation *f*
男女指数 Geschlechter Index, M-F-Index *f*
男胚瘤 Testiculoma *n*
男人 Man *m*
男乳房 männliche Brust *f*
男色 Päderastie *f*
男生殖器 männliche Genitalien *pl*
男私通者 Hurer, Hurenbock *m*
男体解剖学 männliche Anatomie, Andranatomie *f*
男形的 andromorph
男型 androider Typ, Apfeltyp *m*
男性 Männlichkeit, Virilität, Maskulinität *f*
男性(子)同性恋[爱] Commasculatio, männliche Homosexualität *f*
男性,阳性 Männlich *n*
男性避孕药 Verhütungsmittel für Männer *n*

男性病 Andropathie *f*
男性勃起失能(障碍) männliche Erektionsstörung *f*
男性不育[症] männliche Unfruchtbarkeit *f*, männliche Infertilität *f*
男性不育症 männliche Unfruchtbarkeit *f*
男性不孕 männliche Sterilität *f*
男性的 männlich
男性的抗力(如肌肉的) männlicher Widerstand *m*
男性的女性意向 Anima *f*
男性的性别功能的一致性 männliche Geschlechterrollen-Identität *f*
男性第二性征 männliche sekundäre Geschlechtsmerkmale *n pl*
男性第一性征 männliche primäre Geschlechtsmerkmale *n pl*
男性多毛症 männliche Polytrichosis *f*
男性发育顺序 männliche Entwicklungsfolge *f*
男性更年期 männliches Klimakterium, viriles Klimakterium *m*
男性互恋 Commasculatio *f*
男性化 Maskulinisierung, Vermännlichung *f*
[女子]男性化 Maskulisation *f*, Maskulinisierung *f*, Maskulinismus *m*
男性化[现象] Virilismus, Maskulinisierung, Vermännlichung *m*, *f*, *f*
男性化的卵巢肿瘤 virilisierender Ovarialtumor *m*
男性化的女性 männliche Frau *f*
男性化的肾上腺皮质腺瘤 virilisierendes Nebennierenrindenadenom *n*
男性化的肾上腺肿瘤 virilisierender Nebennierentumor *m*
男性化的肿瘤 virilisierender Tumor *m*
男性化情结 Maskulinitätskomplex *m*
男性激素 männliches Hormon *n*
男性激素性避孕 hormonelle männliche Kontrazeption *f*
男性激素性秃发 androgenetische Alopezie *f*
男性假两性畸形,男性假半阴阳 männlicher Pseudohermaphroditismus *m*
男性结扎器械包 männliche Ligation-Instrumente *n*, *pl*
男性绝育术 männliche Sterilisation *f*
男性恐怖,惧男症 Androphobie *f*
男性两性畸形 männlicher Hermaphroditismus *m*
男性卵巢,睾丸附件 Ovarium masculinum, Appendix testis *n*
男性母细胞瘤 Androblastom *n*
男性内生殖器[官] männliche innere Genitalien *n*, *pl*
男性尿道上裂 männliche Epispadie *f*
男性尿道造影 männliche Urethrographie *f*
男性尿道战伤 Kriegsverletzung der männlichen Harnröhre *f*
男性[染色体]综合征(男性器官发育不正常) XXY-Syndrom *n*
男性乳房 männliche Brust *f*
男性乳腺癌 männliches Brustkrebs *n*
男性乳腺发育 Gynäkomastie *f*
男性乳腺肿瘤相关抗原 männliche Brust-Tumor-assoziiertes Antigen *n*
男性生育力 männliche Infertilität *f*
男性生殖 männliche Reproduktion *f*
男性生殖器结核 männliche Genitaltuberkulose *f*
男性生殖系统结核病 Tuberkulose des männlichen Geschlechtssystems *f*
男性生殖腺 männliche Keimdrüse, männliche Gonade *f*
男性特纳[表现型]综合征(努南综合征,男性性腺发育不全综合征) Noonan* Syndrom *n*, männliches Turner* Syndrom *n*
男性特征消失 Demaskulinisierung *f*
男性同性恋[爱](男子同性恋) männliche Homosexualität *f*, Uranismus *m*
男性外生殖器[官] männliche äußere Genitalien *n pl*
男性细胞瘤(卵巢) Arrhenoblastom *n*, Androblastom *n*
男性现象 männliches Phänomen *n*
男性心理学 männliche Psychologie *f*
男性形态的 andromorph
男性型秃(脱)发 androgenetische Alopezie, männlicher Haarausfall *f* m
男性型秃发 Kahlheit des männlichen Muster *f*
男性性征 männliche Geschlechtsmerkmale *n*, *pl*
男性性征出现 Maskulisierung *f*
男性学 Andrologie *f*
男性样的 android
男性意象(精神分析用词) Animus *m*
男性征不足的 subviril
男性征缺乏 Männlichkeitsmangel *m*
男性征象 männliches Zeichen *n*
男性脂肪分布紊乱 Männliche Fettverteilungsstörung *f*
男用避孕药(工具) männliches Verhütungsmittel *n*
男用金属导尿管 männlicher Metallkatheter *m*
男用口服避孕丸 männliche Antibabypille *f*
男用尿袋 männlicher Urinbeutel *m*
男中音 Bariton *m*
男子 Mann *m*
男子本性 Männlichkeit, Maskulinität *f*
男子本性-女子本性 Maskulinität-Feminität *f*
男子不育症 männliche Sterilität *f*
男子假两性体 Androgynie *f*, Androgynismus *m*
男子女声,假声 Falsett *n*
男子女性化 Feminisierung, Verweiblichung *f*
男子女性化 Feminismus *m*
男子女性化 Verweichlichung, Effemination *f*
男子女征 Feminimus *m*
男子气概 Machismo, Virilität *m*, f
男子气概(指女子) Maskulinität, Männlichkeit *f*
男子气概测验 Männlichkeitstest, Maskulinitätstest *f*
男子乳房发育[症] Gynäkomastie *f*
男子乳房发育[症](男子乳房增大症) Gynäkomastie *f*
男子乳房发育症 Gynäkomastie *f*
男子乳房发育症纠正 Gynäkomastiekorrektur *m*
男子乳房组织增生症 männliche Brusthyperplasie *f*
男子色情狂 Lagnosis, Satyriasis *f*
男子色情狂 männliche Nymphomanie *f*, Satyriasis *f*
男子色情狂 Satyriasis *f*
男子歇斯底(癔病) Tarassis *f*
男子型骨盆 männliches Becken *n*
男子性发育 männliche Geschlechtsentwicklung *f*
男子性高潮障碍 männliche Orgasmusstörung *f*
男子性功能障碍 männliche Sexualstörung *f*
男子性腺功能减退 männlicher Hypogonadismus *m*
男子性腺功能减退症 männlicher Hypogonadismus *m*
男子性欲倒错,性欲失常 männliche sexuelle Perversion *f*
男子性障碍 männliche Sexualstörung *f*
男子样的 andromimetisch
男子溢乳 männliche Galaktorrhö *f*
男子癔病(症) männliche Hysterie, Tarassis *f*
南丁格尔 Florence Nightingale*
南丁格尔理论 Nightingale*-Theorie *f*
南丁宁[碱] Nandinin *n*
南方豆花叶病病毒 südlicher Bohnenmosaikvirus (SBMV) *m*
南方古猿 Australopithecus *m*
南方魔蝎 südlicher Teufelsscorpion *m*
南方涛动指数 Southern Oscillation Index *m*
南非蜱咬热 südafrikanisches Zeckenbiss-Fieber *n*
南非遗传性卟啉症 südafrikanische genetische Porphyrie *f*
南瓜 Kürbis *m*
南瓜氨酸 Cucumopin *n*
南瓜属 Cucurbita *f*

南瓜子氨酸 Cucurbitin *n*
南美蟾蜍皮肽 Physaelamin *n*
南美箭毒 Curarin *n*
南美犰狳 Südamerika-Gürteltier *n*
南美芽生菌病 südamerikanische Blastomykose *f*
南美洲锥虫 Trypanosoma cruzi, südamerikanisches Trypanosoma *n*
南美洲锥虫病 südamerikanische Trypanosomiasis *f*
南欧斑疹热 Boutonneuse-Fieber *n*
南蛇藤醇 Celastrol *n*
南斯[余地]间隙(乳牙期) Nance-Leeway-Space *m*
南天竹 Nandina domestica, Himmelsbambus *f* m
南天竹属 Nandina *f*
南天竹中毒 Himmelsbambus-Vergiftung *f*
难辨梭菌 Clostridium difficile *n*
难辨梭状芽胞杆菌 Clostridium difficile *n*
难产 Dystokie *f*
难带儿童 Problemkind *n*
难度 Schwierigkeit *f*
难度指数 Schwierigkeitsindex *m*
难对付的,强大的 gewaltig
难复位的腹股沟斜疝 irreduzible indirekte Leistenhernie *f*
难复位性疝 irreduzible Hernie *f*
难复位性脱位 irreduzible Dislokation *f*
难复位性斜疝 irreduzible schräge Hernie *f*
难管理的儿童 unüberschaubares Kind *n*
难接近的,难以达到的 unzugänglich
难接近性 Unzugänglichkeit *f*
难解的,细微的 subtil
难看的,难听的 hässlich
难控制性呕吐 unkontrollierbares Erbrechen *n*
难免[性]流产 unvermeidliche Abtreibung *f*
难免性出血 unvermeidliche Blutung *f*
难民 Flüchtling *m*
难判名 Hyponym *n*
难染的 chromophob, farbabstoßend
难染细胞 chromophobe Zelle *f*
难染性 Chromophobie *f*
难溶(惰) Dysalbumose *f*
难溶素 Dyslysin *n*
难溶性脓 Dyspepton *n*
难题,(为某件事情)为难 Puzzle *n*
难压脉 inkompressibler Puls *m*
难氧化的 schwer oxidierbar, unoxidierbar
难以觉察的 unmerklich
难以形容的 unbeschreiblich
难以置信的 unglaublich
难应付儿童 unüberschaubares Kind *n*
难愈性溃疡 hartnäckiges Geschwür *n*
难治[疗]的 unbehandelbar, feuerfest
难治性 Unbehandelbarkeit, Refraktärität *f*
难治性鼻窦炎 hartnäckige Sinusitis *f*
难治性癫痫 refraktäre Epilepsie *f*
难治性感染 hartnäckige Infektion *f*, Störrisch Infektion *f*
难治性佝偻病 refraktäre Rachitis *f*
难治性口炎性腹泻 refraktäre Sprue *f*
难治性贫血 refraktäre Anämie *f*
难治性贫血伴环状铁粒幼细胞增多 refraktäre Anämie mit Ringsideroblasten *pf*
难治性贫血伴原始细胞增多 refraktäre Anämie mit Exzess von Blasten *pl*
难治性贫血伴原始细胞增多-转化型 refraktäre Anämie mit Exzess von Blasten in Transformation *pl*
难治性心力衰竭 refraktäre Herzinsuffizienz *f*
难治性休克 refraktärer Schock *m*
难治性幼红细胞贫血 refraktäre Sideroblastenanämie *f*
喃氟啶 Tegafur *m*
喃语,婴儿样语 Lallation *f*

NANG 囊

náng 囊

囊 Kapsel *f*
囊,被膜 Kapsel *m*
囊壁 Zystenwand, Kapselwand *f*
囊鞭毛虫亚纲 Zystoflagellat *m*
囊层(胚胎羊膜腔内壁细胞层) Zystoblast *m*
囊层被 Epithecium *n*
囊层基 Hypothecium *n*
囊虫补体结合试验 Cysticercose-Komplementfixierungstest *m*
囊袋张力环 Kapselspannungsring *m*
囊的 zystisch, sackartig
囊缝[合]术 Kapsulorrhaphie *f*
囊盖的 opercular<engl.>
囊基膜 Hypothallus *m*
囊壳状子囊座 Discothecium *n*
囊领 Kollar *n*
囊瘤 Kystom *n*
囊瘤炎 Zystomatose *f*
囊梅衣酸 Physodsäure *f*
囊膜 Zystmembran *f*
囊膜剪 Kapselschere *f*
囊膜抗原 Hüllantigen *n*
囊膜切开术 Kapsulotomie *f*
囊内白内障摘除术 intrakapsulären Kataraktextraktion *f*
囊内的 intrakapsulär
囊内切骨术 intrakapsuläre Osteotomie *f*
囊内韧带 intrakapsuläres Band, Ligamentum intracapsularium *n*
囊内乳头[状]瘤 intrazystisches Papillom *n*
囊内压 intrakapsulärer Druck *m*
囊盘被 Excipulum *n*
囊泡(小泡) Vesikel *m*
囊泡系统 vesikuläres System *n*
囊泡形成 Vesikelbildung, Vesikulierung *f*
囊泡运输 Bläschentransport *m*
囊泡状角膜病变 vesikuläre Keratopathie *f*
囊胚 Blastula, Keimblase *f*
囊胚的 blastular (-is, -is, -e)
囊胚基质 Blastostroma *n*
囊胚泡 Blastula, Blastozyste *f*
囊胚期 Keimblasenstadium *n*
囊胚腔 Blastocoel *n*
囊胚腔液 Blastochylus *n*
囊胚形成 Blastulation *f*
囊腔 Bursalumen *n*
囊切除术(如膀胱切除术,胆囊切除术) Zystektomie *f*
囊切开术 Capsotomia *f*, Kapsulotomie *f*
囊韧带 Ligamentum capsulare *n*
囊肾 Zystenniere *f*
囊外白内障摘除术 extrakapsuläre Kataraktextraktion *f*
囊外的 extrazystisch, extrakapsulär
囊外韧带 Ligamenta extracapsularia *n pl*
囊尾尾蚴 cysticercous cercaria <engl.>
囊尾蚴 Cephalocotyleum *n*, Zystizerkus *m*, Cysticercus *m*
囊尾蚴 Cysticercus *m*
囊尾蚴病 Cysticercosis *f*, Zystizerkose *f*, Finnenkrankheit *f*
囊尾蚴属 Cysticerci *pl*
囊细胞 Bursazyt *m*

囊下的 subcapsular(-is,-is,-e), subkapsulär
[内]囊纤维 Fibrae capsulares *f pl*
囊腺癌 Zystadenokarzinom *n*
囊腺癌 Zystadenokarzinom *n*, Cystadenocarcinoma *n*
囊腺淋巴瘤 Zystadenolymphom *n*
囊腺瘤 Cystadenoma *n*, Zystadenom *n*, Adenozystom *n*
囊腺肉瘤 Cystadenosarkoma *n*
囊腺纤维瘤 Fibroma adenocysticum *n*, zystisches Adenofibrom *n*
囊形的 sacciform(-is,-is,-e), saccular(-is,-is,-e)
囊型血泵 sackartige Blutpumpe *f*
囊性癌 Cystocarcinoma *n*, Zystenkarzinom *n*, zystisches Karzinom *n*
囊性[白]内障 Kapselkatarakt *f*, Cataracta capsularis *f*
囊性包虫病 zystische Echinokokkose *f*
囊性变[性] zystische Degeneration *f*, Degeneratio cystica *f*
囊性病 zystische Krankheit *f*
囊性肠重复畸形 zystische Darmduplikatur *f*
囊性成骨不全 zystische Osteogenesis imperfecta *f*
囊性成釉细胞瘤 zystisches Ameloblastom *n*
囊性痤疮 zystische Akne *f*
囊性的 zystisch
囊性肺气肿 zystisches Emphysema *n*
囊性梗塞 zystischer Infarkt *m*
囊性梗死 zystischer Infarkt *m*
囊性骨丢失 zystischer Knochenverlust *m*
囊性骨侵蚀 zystischer Knochenabbau *m*
囊性骨营养不良[症] zystische Osteodystrophie *f*
囊性回声 zystisches Echo *n*
囊性或浆果形动脉瘤 sackförmiges oder beerenförmiges Aneurysma *n*
囊性积气 zystische Pneumatosis *f*
囊[性]肌瘤 Cystomyoma *n*, Zystomyom *n*
囊性基底细胞上皮瘤 zystisches Basaliom *n*
囊性基底细胞上皮瘤 zystisches Basalzellenepithelioma *n*
囊性畸胎瘤 zystisches Teratoma *n*, Dermoidzyste *f*
囊性脊柱裂 Spina bifida cystica *f*, zystische Spina Bifida *f*
囊性甲状腺肿 Struma cystica *f*
囊性结核性骨炎 zystische tuberkulöse Ostitis *f*
囊性扩张 zystische Dilatation *f*
囊性淋巴管瘤 zystisches Lymphangiom *n*
囊性瘤 zystischer Tumor *m*
囊性颅裂 zystisches Cranium Bifidum *n*
囊性脑膜瘤 zystisches Meningeom *n*
囊性脑软化 zystische Enzephalomalazie *f*
囊性尿管炎 Ureteritis cystica *f*
囊性膀胱炎 Cystitis cystica *f*
囊性膀胱炎和腺性膀胱炎 Cystitis cystica und Cystitis glandularis *f*
囊性肉瘤 Zystosarkom *n*
囊性乳腺炎 Mastitis cystica *f*
囊性上皮瘤 Cystoepithelioma *n*, Epithelioma cysticum *n*
囊性上皮瘤痣 Naevus epitheliomatosus cysticus *m*
囊性神经瘤 zystisches Neurom *n*
囊性肾盂输尿管炎 Pyeloureteritis cystica *f*
囊性肾盂炎 Pyelitis cystica *f*
囊性输尿管炎 Ureteritis cystica *f*
囊性纤维化(纤维囊泡症) Zystofibrose *f*, Mukoviszidose *f*
囊性纤维化跨膜传导调节蛋白 cystic fibrosis transmembrane conductance regulator(CFTR)<engl.>
囊性纤维化跨膜传导调节基因 cystic fibrosis transmembrane conductance regulator(CFTR)<engl.>
囊性纤维化跨膜调节因子 cystic fibrosis transmembrane conductance regulator <engl.>
囊性纤维化跨膜通道调节物 cystic fibrosis transmembrane conductance regulator(CFTR)<engl.>
囊性纤维化跨膜通道调节因子(蛋白) cystic fibrosis transmembrane conductance regulator <engl.>
囊性纤维瘤 Cystofibroma *n*, Zystofibroma *n*
囊性纤维腺瘤病 Fibroadenomatosis cystica *f*
囊性纤维性骨病 zystische Fibrose Knochenerkrankung *f*
囊性纤维性骨炎 Osteitis fibrosa cystica *f*
囊性腺纤维瘤 zystisches Adenofibrom *n*
囊性腺样棘皮瘤 Acanthom(a) adenoides cysticum *n*
囊性腺样上皮瘤 Epithelioma adenoides cysticum *n*
囊性血管瘤 zystisches Hämangiom *n*
囊性血管瘤病 zystische Angiomatose *f*
囊性牙瘤 Odontoma cysticum *n*
囊性眼球 zystisches Auge *n*
囊性造釉细胞瘤 zystisches Ameloblastom *n*
囊性增生 Hyperplasia cystica *f*
囊性粘蛋白与浆液肿瘤 zystische muzinöse und seröse Neoplasie *f*
囊性粘液瘤 Cystomyxoma *n*, Myxoma cysticum *n*
囊性支气管扩张 zystische Bronchiektasie *f*, Wabenlunge *f*
囊性中膜坏死 zystische mediale Nekrose *f*
囊性肿块 zystisches Maß *n*
囊炎 Kapsulitis *f*, Capsulitis *f*
囊样瘢痕 zystoide Narbe *f*
囊样变性 zystische Degeneration *f*
囊样的 zystoid
囊样含毛的 pilozystisch
囊依赖性淋巴细胞 bursaabhängige Lymphozyten *m pl*
囊蚴 Metacercaria *f*
囊支 Rami capsulares *m pl*
囊肿 Cyste *f*, Cystis *f*, Zystengeschwulst *f*, Zyste *f*
囊肿-腹腔-分流术 Zysten-Peritoneal-Shunt *m*
囊肿黄素 Zystolutein *n*
囊肿空肠Y形吻合术 Roux* Anastomose bei Zystojejunostomie *f*
囊肿空肠肠袢式吻合术 Zystenanastomose mit Jejunum-Schlinge *f*
囊肿空肠内引流术 innere Dränage durch Zystojejunosto-mie *f*
囊肿空肠外引流术 äußere Dränage durch Zystojejunosto-mie *f*
囊肿空肠吻合[引流]术 Zystojejunostomie *f*
囊肿切除术 Zystektomie *f*
囊肿生成 Zystogenese *f*
囊肿十二指肠吻合[引流]术 Zystoduodenostomie *f*
囊肿挖匙 Zyste-Exkavator *m*
囊肿性动脉瘤 zystogenes Aneurysma *n*
囊肿性脊柱裂 Spina bifida cystica *f*
囊肿性视网膜血管瘤病 Angiomatosis retinae cystica *f*
囊肿性阴道粘膜增生 Colpohyperplasia cystica *f*
囊肿样阴影 zystischer Schatten *m*
囊肿硬化 Zystosklerose *f*
囊肿摘除后空腔缝闭术 capitonnage〔法〕
囊肿摘除术 Zystenenukleation *f*
囊周的 pericapsular(-is,-is,-e)
囊柱状支气管扩张 saccularzylindrische Bronchiektasie *f*
囊状[多发性]结核性骨炎 Osteitis(od. Ostitis) tuberculo-sa multiplex cystica *f*, Jüngling* Krankheit *f*
囊状的 cystoid, sacciform(-is,-is,-e)
囊状的 sackförmig
囊状的 dothideal, dothideoid
囊状动脉瘤 Aneurysma sacciforme *n*
囊状附件 Appendix vesiculosa *f*
囊状骨营养不良 Osteodystrophia cystica *f*, Osteitis fibro-sa cystica *f*
囊状菌托 sackförmige Volva *f*

囊状淋巴管瘤 zystisches Lymphangiom *n*
囊状卵泡 Bläschenfollikel *m*
囊状脑畸胎 Zystenzephalie *f*
囊状上皮瘤 zystisches Epithelioma *n*
囊状肾 Sackniere *f*
囊状水瘤 Zystenhygrom *n*
囊状水瘤切除术 Resektion des Zystenhygroms *f*
囊状体 Cystid *n*
囊状息肉 zystischer Polyp *m*
囊状纤维化 zystische Fibrose *f*
囊状纤维性骨炎 Ostitis fibrosa cystica *f*
囊状腺 sacculare Drüse *f*
囊状腺上皮瘤 Adenoepithelioma cysticum *n*
囊状腺样上皮瘤 Brook* Tumor *m*, Epithelioma ade-noides cysticum (benignum) *n*
囊状隐窝 Recessus sacciformis *m*
囊状支气管扩张 cystische Bronchiektasie *f*
囊状中层坏死 cystische Medianekrose *f*
囊状子宫 sackförmiger Uterus *m*
囊状组织 zystische Gewebe *f*

NAO 挠蛲脑瑙闹

náo 挠蛲

挠痕 Kratzspur *f*
挠曲 Ablenkung *f*
蛲虫 Enterobius vermicularis *m*
蛲虫病 Madenwürmer-Krankheit *f*, Enterobiasis *f*
蛲虫皮炎 Dermatitis oxyurica *f*
蛲虫属 Enterobius *f*
蛲虫性阑尾病 Appendicopathia oxyurica *f*

nǎo 脑瑙

脑 Encephalon *n*, Enzephalon *n*, Hirn *n*, Gehirn *n*
脑 X 线[照]片 Enzephalogramm *n*
脑阿米巴病 Amöbiasis des Gehirns *f*
脑氨脂 Krinosinum *n*
脑胺 Neuridin *n*
脑白球间的 interhemisphaeric (-us, -a, -um)
脑白质 Alba *f*, weiße Hirnsubstanz *f*
脑白质病 Leucoencephalopathia *f*, Leukoenzephalopathie *f*
脑白质病 Leukoenzephalopathie *f*
脑白质切断(开)术 Leukotomie *f*
脑白质切断后综合征 Postleukotomiesyndrom *n*
脑白质切断器 Leukotom *n*
脑白质疏松 Leukoaraiose *f*
脑白质炎 Leukoenzephalitis *f*
脑白质营养不良 Leukodystrophie *f*
脑白质营养不良 Leukodystrophia *f*, Leukodystrophie *f*
脑半乳糖 Zerebrose *f*, D-Galaktose *f*
脑包虫病 Echinococcosis cerebri *f*
脑胞内原虫属 Enzephalitozoon *n*
脑保护 Gehirnschutz *m*
脑被 Hirnkapsel *f*, Hirnhaut *f*
脑本身的 idiophrenisch
脑必奋不足 Anencephaloneuria *f*
脑边缘带梗死 zerebraler Grenzzoneninfarkt *m*
脑变形 Gehirn-Deformation *f*
脑表层炎 Perienzephalitis *f*
脑病 Zerebropathia *f*, Enzephalopathie *f*
脑病,海绵体 Rührkuchen *n*
脑病变 Hirnläsion *f*
脑病的 enzephalopathisch
脑病检眼镜 cerebroscope <engl.>
脑病理学 Hirnpathologie *f*
脑病所致急死 plötzlicher Tod durch Enzephalopathie *m*
脑病性划痕 scarification encéphalopathique <frz.>, Enzephalopathie-Skarifikation *f*
脑病性精神病 Zerebropsychosis *f*
脑病性木僵 Encephalonarcosis *f*
脑病性衰弱 Cerebrasthenie *f*
脑病眼底检查 Cerebroskopie *f*
脑搏动描记器 Zerebrometer *n*
脑不对称 Encepharo-Asymmetrie *f*
脑不发育 Agenesie des Gehirns *f*
脑不全[畸形] Parencephalie *f*
脑[部]病理学 Gehirnpathologie *f*
脑部肺吸虫病 Paragonimiasis cerebri *f*
脑部感染 Gehirninfektion *f*
脑部剪切力伤 Scherenverletzung des Gehirns *f*
脑部空气栓塞 Luftembolie des Gehirns *f*
脑部绿色[肉]瘤 Chlorom des Gehirns *n*
脑部牵开器 Hirnhaken *m*, Hirnretraktor *m*
脑部射击伤 Schießwunde des Gehirns *f*
脑侧角咬骨钳 Knochenhohlmeißelzange für Hirnopera-tion *f*
脑侧弯止血钳 hämostatische Klemme für Gehirn *f*
脑层状坏死 kortikale laminare Nekrose *f*
脑肠肽 Gehirn-Darm-Peptid *n*
脑 - 肠轴 Darm-Hirn-Achse *f*
脑超声波描记器 Echo-Encephalograph *m*
脑超声波描记术 Echoenzephalographie *f*
脑超声波图 Sonoenzephalogramm (SEG) *n*
脑超声波治疗机 ultrasonischer therapeutischer Apparat des Gehirns *m*
脑成像[术] Gehirnbilderzeugung *f*
脑池内的 intracisternal (-is, -is, -e)
脑池图像 Cisternbild *n*
脑池造影术 Zisternographie *f*
脑冲伤 brain coup contusion <engl.>
脑充血 Encephalohaemia *f*
脑出(溢)血 Encephalorrhagie *f*, Haemorrhagia cerebralis *f*, Apoplexia cerebri *f*, Hirnblutung *f*
脑出血性卒中 Apoplexia sanguinea *f*
脑穿刺术 Enzephalopunktion *f*, Hirnpunktion *f*
脑穿刺探查术 Probe-Hirnpunktion *f*
脑穿通[畸形] Porenzephalie *f*, Porenzephalia *f*
脑穿通[畸形]的 porenzephalisch
脑穿通畸胎 Porenzephalus *m*
脑穿通囊肿[畸形] porenenzephalische Zyste *f*
脑创伤 Hirnverletzung *f*
脑垂体 Hirnanhangsdrüse *f*
脑垂体功能减退(垂体性侏儒症) Hypopituitarismus (hypophysäler Zwergwuchs) *m*
脑垂体功能亢进症 Hyperpituitarismus *m*
脑垂体后机能减退 Hypofunktion des Hypophysenhin-terlappens *f*
脑垂体内囊肿 intrahypophysäre Zyste *f*
脑垂体缺如 Fehlen der Hypophyse *n*
脑垂体损伤 Hypophysenverletzung *f*
脑垂体咬除(活检)钳 Hypophysenzange *f*
脑垂体肿瘤 Hypophysentumor *m*
脑磁波描记器 Magnetoenzephalograph *m*
脑磁图 Magnetoenzephalogramm *n*
脑磁图描记术 Magnetoenzephalographie *f*
脑磁图仪 Magnetenzephalograph
脑刺创 Stichverletzung des Gehirns *f*
脑刺激 Hirnstimulation *f*
脑刺激素 cerebrostimulin <engl.>

[脑脊液]脑刺激素 Cerebrostimulin *n*
脑猝变,脑猝病 brain storm <ngl.>
脑挫裂伤 Contusio cerebri *f*, Laceratio cerebri *f*
脑挫伤 Gehifnprellung *f*, Hirnkontusion, f, Hirnquet-schung *f*
脑挫伤出血 Hirnkontusionsblutung *f*
脑挫伤的成腔学说 Kavitationstheorie der Hirnkontusion *f*
脑挫伤后的 post-contusionnel
脑挫伤后综合征 Symptomkomplex nach Contusio cerebri *m*
脑代谢作用 Gehirnmetabolismus *m*
脑单元 Gehirnmodul *n*
脑蛋白碱 Tennysin *n*
脑蛋白水解物 Gehirn Proteinhydrolysat *m*
脑刀 Enzephalotom *n*
脑岛 Insula Reili (i) *f*, Gehirninsel *f*
脑岛盖部癫痫 Kiemendeckel-Epilepsie *f*
脑岛周[围]的 zircuminsulär
脑盗血综合征 zerebrales Anzapfsyndrom *n*
脑的 cerebral (-is, -is, -e), enzephalic (-us, -a, -um)
脑的电流损害 elektrische Hirnläsion *f*
脑的可塑性 Hirnplastizität *f*
脑底 Hirnbasis *f*
脑底鼻的 basirhinal (-is, -is, -e)
脑底导液法 Hydrocenosis basalis *f*
脑底动脉环(Willi's 环) Circulus arteriosus *m*
脑底动脉瘤 Hirnbasis-Aneurysma *n*
脑底囊状动脉瘤 sackförmiges Aneurysma der Gehirnbasis *n*
脑底梭动脉瘤, fusiformes Aneurysma der Gehirnbasis *n*
脑底外伤性动脉瘤 traumatisches Aneurysma der Gehirnbasis *n*
脑底引流法 Hirnbasisdränage *f*
脑地形图 Hirntopographie *f*
脑地形图研究 Hirntopographie-Untersuchung *f*
脑地形图资料 Hirntopographie-Daten *f*
脑点状出血 petechiale Hirnblutung *f*
α-[脑电]波 α-Welle *f*, Alpha-Wellen *f pl*
脑电波 Hirnwelle *f*
脑电波分析器 Elektroenzephalogramm-Analysator *m*
脑电波同步性过强 Hypersynchronie *f*
脑电刺激 elektrische Hirnstimulation *f*
脑电地形图仪 Kartierung elektrischer Gehirnaktivität *f*
脑电分布图(脑电地形图) EEG-Karten *pl*
脑电唤起 EEG-Arousal *n*
脑电活动 Elektroenzephalo-Aktivität *f*
脑电觉醒 EEG-Arousal *f*
脑电静止 elektrozerebrale Stille *f*
脑电镜 Elektroenzephaloskop *n*
脑电疗法 zerebrale Elektrotherapie *f*
脑电描记法 Elektroenzephalographie *f*
脑电频率分析器 EEG-Frequenzanalysor *m*
脑电生物反馈 EEG-Biofeedback *n*
脑电双频谱分析 Bispektralanalyse *f*
脑电双频谱指数 Bispektralindex *m*
脑电图尺 Elektroenzephalogrammskala *f*
脑电图的癫痫性放电 epileptische Entladungen im EEG *f pl*
脑电图检查 Elektroenzephalographie *f*
脑电图术中监测 intraoperative EEG-Überwachung *f*
脑电图信号 Elektroenzephalographie-Signal *n*
脑电图纸 Elektroenzephalographpapier *n*
脑电位 Elektrokortikopotenz *f*, elektrokortikale Potenz *f*
脑电信号 EEG *f*
脑电抑制物 elektrozerebrale Inaktivator *m*
脑电周期分析 Regelmäßige Analyse *f*
脑电自动分析器 EEG-automatischer Analysor *m*
脑电阻(图) Rheoenzephalogramm *n* (REG)
脑电阻(图)仪 Rheoenzephalograph *m*
脑电阻图描记法 Rheoencephalographie *f*
脑淀粉样血管病 zerebrale Amyloidangiopathie *f*
脑定点切开器 Stereoenzephalotom *m*
脑定点切开术 Stereoenzephalotomie *f*
脑定位 Gehirnlokalisation *f*
脑定位 Hirnposition *f*
脑动电流描记法 Elektroenzephalographie *f*
脑[动]电[流]描记法 Elektroenzephalographie *f* (EEG)
脑[动]电[流]描记器 Elektroenzephalograph *m*
脑[动]电[流]图 Elektroenzephalogramm *n*
脑[动]电[流]图机 Elektroenzephalograph *m*
脑动静脉畸形 arteriovenöse Missbildungen (AVM) des Gehirns *f*
脑动静脉畸形切除术 Resektion einer zerebralen arteriovenösen Malformation *f*
脑动静脉畸形栓塞法(术) Embolisation von zerebralen arteriovenösen Missbildung *f*
脑动静脉瘘性血管畸形 Gefäßdeformität der cerebralen arteriovenösen Fistel *f*
脑动静脉型血管畸形 Zerebrale Arteriovenöse Malformation *f*
脑动静脉血管瘤 arteriovenöses Angiom des Gehirns *n*
脑动脉 Gehirnarterien *f pl*, Arteriae cerebri, *f pl*, Hirnarterien *f pl*
脑动脉闭塞 zerebraler Arterienverschluss *m*
脑动脉盗血综合征 zerebrales Anzapfsyndrom *n*
脑动脉环 Willis* Arterienkreis *m*
脑动脉环闭塞病 okklusive Krankheiten des Willis* Arterienkreises *f pl*
脑动脉痉挛 Cerebral-Gefäßspaßmus *m*
脑动脉瘤 Hirnaneurysma *n*
脑动脉瘤夹 intrakranialer Aneurysmenklipp *m*
脑动脉损伤 cerebrale Arterienverletzung *f*
脑动脉狭窄 cerebrale Arterienstenose *f*
脑动脉纤维肌肉发育异常 fibromusculäre Dysplasie der Hirnarterien *f*
脑动脉炎 zerebrale Arteriitis *f*
脑动脉硬化 Hirnarteriosklerose *f*
脑动脉硬化性痴呆 zerebralsklerotische Demenz *f*
脑动脉硬化性精神病 zerebralsklerotische Psychose *f*
脑动脉硬化症 Zerebralarteriosklerose *f*
脑动脉造影术 Enzephaloarteriographie *f*
脑动脉粥样硬化 Zerebralatherosklerose *f*
脑动脉粥样硬化性精神病 atheromatöse Geisteskrankheit *f*
脑[多发性]硬化 Enzephalosklerose *f*, Zerebralsklerose *f*
脑多头[绦虫]蚴 Coenurus cerebralis *m*, Drehwurm *m*
脑额叶测量器 Frontallappenskala *f*
脑发育不全 Atelenzephalie *f*
脑发育不全性脑积水 Hydrocephalus infolge der Hirnhypoplasie *m*
脑发育异常 Enzephalodysplasie *f*
脑反射 kranialer Reflex *m*
脑啡肽 Enzephalin *n*
脑啡肽类 enkephalins <engl.>
脑啡肽酶 Enkephalinase *f*
脑啡肽酶基因 Neprilysin-Gen *n*
脑啡肽原 Proenkephalin *n*
脑肥大 Enzephalauxe *f*
脑肺吸虫病 Zerebral-Paragonimiasis *f*
脑分水岭梗死 zerebraler Wasserscheide Infarkt *m*
脑敷料镊 Kornzange für Gehirnverbandwechsel *f*
脑复苏 zerebrale Reanimation *f*
脑复新 Pyrithioxin *n*, Pyritinol *n*
脑副体 Paraphyse *f*
脑肝肾综合征 zerebro-hepato-renales Syndrom *n*
脑苷[沉积]病 Cerebrosidosis *f*

脑苷[脂]积累病 Cerebrosidosis *f*
脑苷类(脂) Cerebroside,Zerebroside *n pl*
脑苷酶 Cerebrosidase *f*
脑苷脂半乳糖苷酶 Zerebrosid-Galaktosidase *f*
脑苷脂病 Cerebrosidosis *f*,Gaucher* Syndrom *n*
脑苷脂类 Cerebrosid *n*
脑苷脂硫酸盐 Zerebrosidsulfat *n*
脑苷脂硫酸转移酶 Zerebrosid-Sulfortransferase *f*
脑苷脂酶 Zerebrosidase *f*
脑苷脂葡糖苷酶 Zerebrosid-Glukosidase *f*
脑感染 Gehirninfektion *f*
脑感染所致痴呆 Demenz durch Gehirninfektion *f*
脑干 Gehirnstamm *m*,Hirnstamm *m*
脑干病变综合征 Hirnstammsyndrom *n*
脑干出血 Hirnstammblutung *f*
脑干电位 Hirnstammpotenzial *n*
脑干动静脉畸形 arteriovenöse Malformation im Hirnstamm *f*
脑干反射 Hirnstammreflex *m*
脑干梗死 Hirnstamminfarkt *m*
脑干呼吸中枢 Atemzentrum im Hirnstamm *n*
脑干静脉 Vene am Hirnstamm *f*
脑干麻醉 Hirnstammanästhesie *f*
脑干脑炎 Hirnstammenzephalitis *f*
脑干内化学感受器 Chemorezeptor im Hirnstamm *m*
脑干上行网状激活系统 aufsteigendes retikuläres Aktivierungssystem *n*
脑干神经节出血坏死 hämorrhagische Nekrose in Hirnstammganglien *f*
脑干死亡 Hirnstammtod *m*
脑干损伤 Hirnstammverletzung *f*
脑干听觉诱发电位 akustisch evozierte Hirnstamm-Potentiale *f*
脑干听觉诱发反应 akustisch evozierte Hirnstammantwort *f*
脑干网状结构 Retikularformation des Hirnstamms *f*
脑干血肿 Hämatom im Hirnstamm *n*
脑干移位 Hirnstammverlagerung *f*
脑干占位病变 Raumforderung Hirnstamm *f*
脑干肿瘤 Hirnstammtumor *m*
脑高灌注综合征 zerebrales Hyperperfusionssyndrom *n*
脑高温损伤 Hyperthermie des Gehirns *f*
脑梗死 Zerebralinfarkt *m*
脑梗死后神经纤维肥大 fibrilläre Hypertrophie nach Hirninfarkt *f*
脑梗死缩球 Retraktionskugeln in Hirninfarkte *f pl*
脑弓形体 cerebrale Toxoplasmose *f*
脑弓形体病 zerebrale Toxoplasmose *f*
脑功能 Gehirnfunktion *f*
脑功能不足 Zerebralinsuffizienz *f*
脑功能测定 Bestimmung der Hirnfunktion
脑功能分析监测 Hirnfunktionsanalyse-Monitor *m*
脑功能活化图 funktionelle Hirnkartierung *f*
脑功能监测 Überwachung der Hirnfunktion *f*
脑功能监护仪 Hirnfunktion Monitor *m*
脑功能轻微失调 minimale zerebrale Dysfunktion *f*
脑功能障碍 Gehirnstörung *f*
脑骨膜反射 kranialperiostaler Reflex *m*
脑刮匙 Hirnkürette *f*
脑灌流(注) Gehirnperfusion *f*
脑过小 Mikroenzephalie *f*,Mikrenzephalie *f*,mikroenzephalie *f*
脑海绵状血管瘤 Angioma cavernosum des Gehirns *n*
脑核性黄疸(胆红素脑病) Kernikterus *m*
脑黑色变性 schwarze Degeneration des Gehirns *f*
脑红蛋白 Neuroglobin *n*
脑滑动性挫伤 gleitende Hirnkontusion *f*
脑坏疽 Enzephalosepsis *f*
脑黄斑变性 cerebromaculäre Degeneration *f*
脑灰质 graue Hirnsubstanz *f*,Ektocinerea *f*
脑灰质病 Polioencephalopathie *f*
脑灰质测量计 tephrylometer <engl.>
脑灰质的 ektoanereal
脑灰质软化 Polioenzephalomalazie *f*
脑灰质炎 Polioencephalitis *f*
脑回 Gyrus *m*
脑回波检查法 Echoenzephalographie *f*
脑回波描记器 Echoenzephalograph *m*
脑回波图 Echoenzephalogramm *n*
脑回测量器 Gyrometer *n*
脑回的 gyral,convolutional
脑回发育不全 Ischnogyrie *f*
脑回间的 intergyral(-is,-is,-e)
脑回裂[畸形] Schizogyrie *f*
脑回路 Gehirnschaltkreis *m*
脑回内的 intragyral
脑回切除术 Gyrektomie *f*
脑回声[波]检查[法] Ultraschall-Echoenzephalographie *f*
脑回声描记术 Echoenzephalographie *f*
脑回声图 Gehirn-Echogramm *n*
脑回萎缩症 Hirn-(Stirn- und Schläfen) lappen-Atrophie *f*, Convolutionsatrophie *f*
脑回萎小 Ischogyria *f*
脑回压迹 Impressio gyrorum *f*
脑回增多 Hypergyri *f*
脑回状核 zerebriformer Nukleus *m*
脑回状纤维增生 Gyrus Faserhyperplasie *f*
脑毁坏 Gehirnverletzung *f*
脑活动 zerebrale Aktivität *f*
脑活检 Hirnbiopsie *f*
脑活素 Zerebrolysin *f*
脑活组织检查 Hirnbiopsie *f*
脑机械性损伤 mechanisches Hirntrauma *n*
脑机制 Gehirnmechanismus *m*
脑肌病 Enzephalomyopathie *f*
脑积气 Pneumozephalus *m*
脑积水 Hydrocephalus *m*
脑积水的 hydrocephal
脑积水急死 plötzlicher Tod durch Hydrocephalus *m*
脑积水性白痴 hydrocephalische Idiotie *f*
脑积水性脑水肿 Hydrocephalus Hirnödem *n*
脑积水样病 Hydrocephaloid-Krankheit *f*
脑积水样的 hydrocephaloid
脑积水引流管 hydrozephales Drainagerohr *n*
脑基本组件 Gehirnmodul *n*
脑基底异常血管网 Moya*-Moya* Krankheit *f*
脑激素 Hirnhormon *n*
脑极型 Cortex von polaren Typ *m*
脑棘球蚴病 Echinococcosis cerebri *f*
脑棘球蚴虫病 zerebrale Echinokokkose *f*
脑脊(髓)液 Liquor Cerebrospinalis *m*
脑脊膜 Meninx *f*
脑脊膜癌 meningeales Karzinom *n*
脑脊膜病 Meningopathie *f*
脑脊膜出血 Meningorrhagie *f*
脑脊膜的 meningeal(-is,-is,-e)
脑脊膜缝[合]术 Meningeorrhaphie *f*
脑脊膜脊髓膨出 Meningomyelozele *f*
脑脊膜间的 intermeningeal(-is,-is,-e)
脑脊膜瘤 Meningom *n*
脑[脊]膜瘤所致急死 plötzlicher Tod durch Meningeom *m*
脑脊膜脑脊髓炎 Meningoenzephalomyelitis *f*

脑脊膜膨(突)出 Meningocele *f*, Meningealbruch *m*
脑脊膜神经根的 meningoradicular
脑脊膜神经根炎 Meningoradikulitis *f*
脑脊膜渗血 Meningorrhoe *f*
脑脊膜外的 extrameningeal
脑脊膜血管的 meningovaskulär
脑脊膜炎 Meningitis *f*, Meningitis cerebrospinalis *f*
脑脊膜炎的 meningitisch
脑脊神经节 Cerebrospinalganglien *n pl*
脑脊髓 Myelencephalon *n*
脑脊髓[神经]系统 zerebrospinales System *n*
脑脊髓被膜 Cerebrospinalmeninx *f*
脑脊髓病 Enzephalomyelopathie *f*
脑脊髓刺毁法 Destruktion des Gehirns und Rückenmarks mit Nadel *f*
脑脊髓的 cerebrospinal (-is, -is, -e), zerebrospinal
脑脊髓管 Gehirn-Rückenmarkskanal *m*
脑脊髓灰质脑脊膜炎 Polioenzephalomeningomyelitis *f*
脑脊髓灰质炎 Polioenzephalomyelitis *f*
脑脊髓脊神经根病 Enzephalomyeloradikulopathie *f*
脑脊髓脊神经根神经炎 Enzephalomyeloradiculoneuritis *f*
脑脊髓脊神经根炎 Enzephalomyeloradicul(oneur)itis *f*
脑脊髓节 Zoonit *m*
脑脊髓空洞[症] Syringoenzephalomyelie *f*
脑脊髓膜 Meninx *f*
脑脊髓膜瘤 Meningeom(a) *n*
脑脊髓膜炎 Zerebrospinalmeningitis *f*
脑脊髓膨出 Enzephalomyelozele *f*
脑脊髓神经病 Enzephalomyeloneuropathie *f*
脑脊髓纤维 Fibrae cerebrospinale *f pl*
脑脊髓炎 Enzephalomyelitis *f*, Gehirn-Rückenmark-sentzündung *f*
脑脊髓药 Hirnrückenmarksmittel *n*
脑脊髓液 Liquor cerebrospinalis *m*
脑脊髓液分流术 Liquorshunt *m*
脑脊髓液检查 Untersuchung der Zerebrospinalflüßigkeit *f*
脑脊髓中枢 zerebrospinales Zentrum *n*
脑脊髓轴 Axis cerebrospinalis *m*
脑脊液[淋巴]细胞增多 Pleozytose *f*
脑脊液白蛋白定量法 Rhachialbuminimetrie *f*
脑脊液白蛋白定量器 Rhachialbuminimeter *m*
脑脊液鼻漏(溢) Rhinorrhoe cerebrospinalis *f*
脑脊液动力学 Dynamik des Liquor Cerebrospinalis *f*
脑脊液耳漏(溢) Otorrhoe cerebrospinalis *f*
脑脊液分隔综合征 Lokulationssyndrom *n*
脑脊液分流术 Bypass-Operation der Zerebrospinalflüßig-keit *f*
脑脊液检查 Untersuchung der Zerebrospinalflüßigkeit *f*
脑脊液瘘 Liquorfistel *f*
脑脊液瘘修补术 Reparatur der Liquorfistel *f*, Verschluß der Liquorfistel *m*
脑脊液瘘修补术 Verschluß der Liquorfistel *m*
脑脊液漏 Liquoraustritt *m*, Liquorausbruch *m*
脑脊液脑屏障 Liquor-Hirn-Schranke (CFBB) *f*
脑脊液乳酸测定 Bestimmung der Milchsäure im Liquor *f*
脑脊液糖分过多 Hyperglykor(rh)achie *f*
脑脊液糖分过少 Hypoglykorrhachie *f*
脑脊液性病实验室试验 VDRL-Test *m*
脑脊液压[力] Liquordruck *m*
脑脊液压商数 Liquor-Index *m*
脑脊液压指数 Liquordruck-Index *m*
脑脊液氧化酶 Cerebrospinase *f*
脑脊液引流术 Liquordrainage *f*
脑脊液转移 Metastase durch Zerebrospinalflüssigkeit *f*
脑寄生虫病 Zerebral-Parasitose *f*
脑寄生虫感染 Parasiteninfektion des Gehirns *f*
脑夹 Hirnklipp *m*
脑假瘤 Pseudotumor cerebri *m*
脑间的 intercerebral (-is, -is, -e), interzerebral
脑监测 Gehirnüberwachung *f*
脑检视法 Enzephaloskopie *f*
脑检视仪 Enzephaloskop *n*
脑减压术 Dekompressio cerebri *f*
脑腱黄瘤病 zerebrotendinöse Xanthomatose *f*
脑奖赏系统 Belohnungssystem im Gehirn *n*
脑降温装置 Abkühlvorrichtung für Gehirn *f*
脑脚袢 Ansa peduncularis *f*
脑节 Enzephalomer *n*
脑结核瘤(球) Hirntuberkulom *n*
脑结节病 zerebrale Sarkoidose *f*
脑静脉 Hirnvenen *f pl*
脑静脉畸形 zerebrale venöse Malformation *f*
脑静脉曲张破裂 zerebrale Varizenruptur *f*
脑静脉系统血栓 Hirnvenenthrombose *f*
脑静脉性梗死 venöser Hirninfarkt *m*
脑静脉血管瘤 venöses Angiom des Gehirns *n*
脑静脉综合征 Syndrom der rolandischen Vene *n*
脑局部血流量 regionale Hirndurchblutung *f*
脑局限性萎缩 Atrophie cerebri circumscripti *f*
脑科学 Gehirnwissenschaft *f*
脑空洞症 Syringoenzephalie *f*
脑空间 Gehirnraum *m*
脑空气栓塞 Hirnluftembolie *f*
脑控制[功能]不良 Dysergasie *f*
脑控制[功能]不良的 dysergastisch
脑扣带回切除术 Zingolektomie *f*
脑窥镜 Enzephaloskop *n*
脑拉钩 Hirnhaken *m*, Hirnretraktor *m*
脑老化 Gehirnalterung *f*
脑类脂质[沉着]症 cerebrale Lipidose *f*
脑力 Nervenkraft *f*
脑力迟钝 mentale Retardation *f*, mentale Verzögerung *f*
脑力发育迟缓 mentale Retardierung *f*, mentale Verspä-tung *f*
脑力过劳 Defatigatio mentis *f*
脑力劳动 Geistesarbeit *f*
脑力劳动卫生 Geistesarbeitshygiene *f*
脑力劳动效能 geistige Leistungsfähigkeit *f*
脑力衰竭 Nervenerschöpfung *f*
脑力正常 Euergasie *f*
脑立体定位仪 stereotaktischer Apparat *m*
脑立体定向[神经]束切断术 stereotaktische Traktotomie *f*
脑立体定向切开器 Stereoencephalotom *n*
脑量 Hirngewicht *n*
脑裂[测]计[器] Rolandometer *n*
脑裂[畸形] Schizenzephalie *f*
脑裂[畸形]的 schizenzephalisch
脑裂伤 Hirnruptur *f*
脑裂性孔洞[畸形] schizenzephalische Porenzephalie *f*
脑磷脂 Kephalin *n*
脑磷脂-胆固(甾)醇絮状试验 Cephalin-Cholesterin-Fiockungsreaktion *f*
脑磷脂乳液 Kephalinemulsion *f*
脑磷脂酸 Cephalinsäure *f*
脑硫脂 Sulfolipid *n*
脑硫脂积累症 metachromatische Leukodystrophie *f*
脑瘤 Gehirntumor *m*, Enzephalom *n*, Enzephaloma *n*, Hirntumor *m*
脑瘤部分切除术 partielle Excision des Hirntumors *f*
脑瘤切除术 Excision des Hirntumors *f*

脑瘤全部切除术 totale Excision des Hirntumors *f*
脑瘤性精神病 Psychose bei Hirntumor *f*
脑瘘管 Gehirnkanüle *f*
脑颅 Hirnschädel *m*
脑颅的 neurocranial
脑颅骨 Hirnschädel *m*
脑律动 Autopsychorhythmie *f*
脑脉管炎 cerebrale Angiitis *f*
脑毛霉菌病 zerebrale Aspergillose *f*
脑[毛]丝质 orinosin <engl.>
脑毛细[血]管扩张症 zerebrale Teleangiektasie *f*
脑毛细血管瘤 zerebrales kapillares Angiom *n*
脑梅毒 Hirnlues *f*
脑梅毒瘤 cerebrales Syphiloma *n*
脑霉菌性肉芽肿 cerebrales mykotisches Granuloma *n*
脑 - 面部血管瘤病 Encephalotrigeminale Angiomatose *f*
脑面血管瘤病 enzephalofaciale Angiomatosis *f*
脑面血管瘤病综合征 Encephalotrigeminale Angiomatose Syndrom *n*, Sturge-Weber-Syndrom *n*
脑鸣 Tinnitus cerebri *m*
脑模拟 Gehirnmodellierung *f*
脑膜 Meninges *f pl*, Gehirnhäute *f,pl*, Meningen *f pl*
脑膜白血病 meningeale Leukämie *f*
脑膜瘢痕切除术 Meningeal-Narbenexcision *f*
脑膜剥离器 Hornhautschaber *m*
脑膜成纤维细胞瘤 Menjngofibroblastom *n*
脑膜出血 Meningealblutung *f*
脑膜刺激 Hirnhautreizung *f*
脑膜刺激征 Hirnhautreizung-Zeichen *n*
脑膜挫裂伤 meningeale Platzwunde *f*
脑膜动脉炎 Meningoarteritis *f*
脑膜反应 Meningeal-Reaktion *f*
脑膜肺炎 Meningopneumonitis
脑膜副支 Ramus meningeus accessorius *m*
脑膜钩 Hirnhauthaken *m*
脑膜黑色素细胞瘤 meningeales Melanozytom *n*
脑膜后动脉 Arteria meningea posterior *f*
脑膜积水 Meningealhydrops *m*
脑膜剪 Hirnhautschere *f*
脑膜结核 Hirnhauttuberkulose *f*
脑膜静脉 Venae meningeae *f pl*
脑膜拉钩 Hirnhaut-Retraktor *m*
脑膜裂伤 Meningeallaceration *f*
脑膜瘤 Meningiom *n*, Meningioma *n*, Meningom *n*
脑膜瘤病 Meningiomatose *f*
脑膜面血管瘤病 Angiomatosis meningofacialis *f*
脑膜脑病 Meningoenzephalopathie *f*
脑膜脑囊状膨出 Enzephalomeningozystozele *f*
脑膜脑皮质的 meningeocortical(-is,-is,-e)
脑膜脑炎 Meningocerebritis *f*, Meningoenzephalitis *f*
脑膜镊 Durapinzette *f*
脑膜胚胎残余组织瘤 Embryonalresttumor der Meningen *m*
脑膜膨(突)出 Hirnhautbruch *m*, Meningozele *f*, Meningo-cele *f*
脑膜膨出 Meningozele *f*
脑膜膨出和脑膜脑膨出 Meningozele und Enzephalozystomeningozele
脑膜膨出切除修补术 Meningocele-Excision und-Reparatur *f*
脑膜膨出修补术 Meningocele-Reparatur *f*
脑膜皮层的 meningeocortical(-is,-is,-e)
脑膜皮性(合体细胞性)脑膜瘤 meningotheliales(od. synzytiales) Meningeom *n*
脑膜皮性脑膜瘤 meningotheliales Meningeom *n*
脑膜前动脉 Arteria meningea anterior *f*
脑膜前支 Ramus meningeus Anterior *m*
脑膜缺损 Meningealdefekt *m*, meningealer Defekt *m*
脑膜肉瘤 Sarkoma meningiale *n*, Meningealsarkom *n*
脑膜肉瘤病 Meningealsarkomatose *f*
脑膜软化 Meningomalacia *f*
脑膜[上颌骨神经]中支 Ramus meningeus medius *m*
脑膜神经根炎 Meningoradikulitis *f*
脑膜神经梅毒 meningeale Neurosyphilis *f*
脑膜渗血 Meningorrhoe *f*
脑膜鼠疫 meningeale Plague *f*
脑膜外皮瘤 Meningoexotheliom(a) *n*
脑膜下的 submeningeal
脑膜血管的 meningovaskulär
脑膜血管瘤 Meningeal-Hämangiom *n*, meningeales Hämangiom *n*
脑膜血管梅毒 meningovaskuläre Syphilis *f*
脑膜血管性神经梅毒 meningovaskuläre Neurosyphilis *f*
脑膜炎 Meningitis *f*
脑膜炎脓毒症相关大肠埃希菌 Sepsis und Meningitis assoziierte E. coli *f*
脑膜炎奈瑟菌 False Meningokokken *pl*
脑膜炎奈瑟氏菌 Neisseria* meningitidis *f*
脑膜炎球菌 Meningokokken *pl*
脑膜炎球菌病 Meningokokken-Krankheit *f*
脑膜炎球菌的 meningokokkal
脑膜炎球菌多糖疫苗 Meningokokken-Polysaccharid Impfstoff *m*
脑膜炎球菌感染 Meningokokkeninfektion *f*
脑膜炎球菌菌苗 Meningokokken-Vakzine *f*
脑膜炎球菌视神经炎 Meningokokken-Optikusneuritis *f*
脑膜炎球菌素 Meningokokken-Substanz *f*
脑膜炎球菌心肌炎 Meningokokkenmyokarditis *f*
脑膜炎球菌性脑膜炎 Meningokokkenmeningitis *f*
脑膜炎球菌性视神经炎 Meningokokkenneuritis optica *f*
脑膜炎球菌血症 Meningokokkämie *f*
脑膜炎嗜血杆菌 Haemophilus meningitidis *m*
脑膜炎双球(奈瑟)菌 Diplococcus intracellularis meningitidis *f*, Diplococcus meningitidis *m*, Meningococcus *m*
脑膜炎双球菌多糖菌苗 Meningokokken-Polysacchrid-Vakzine *f*
脑膜炎双球菌性关节炎 Meningokokkenarthritis *f*
脑膜炎双球菌性脑膜炎 Meningokokkenmeningitis *f*
脑膜炎双球菌性脓毒病 Meningokokkensepsis *f*
脑膜炎型伤寒 Meningotyphus *m*
脑膜炎性呼吸 meningitische Atmung *f*
脑膜炎性划痕 meningitisches Streifen *n*
脑膜炎隐球菌 Cryptococcus neoformans *m*
脑膜隐球菌病 meningeale Kryptokokkose *f*
脑膜造影术 Perienzephalographie *f*
脑膜支 Ramus meningeus *m*
脑膜支交通支 Ramus communicans cum ramo meningeo *m*
脑膜中动脉 Arteria meningea media *f*
脑膜中动脉出血 Blutung der Arteria meningea media *f*
脑膜中动脉动静脉瘘 Fistula arteriovenosa der Arteria meningea media *f*
脑膜中动脉动脉瘤 Aneurysma der Arteria meningea media *n*
脑膜中动脉额支 Ramus frontalis der Arteria meningea media *m*
脑膜中动脉沟 Sulcus arteriae meningeae mediae *f*
脑膜中动脉吻合支 Anastomosenast der Arteria meningea media *m*
脑膜中静脉 Venae meningeae mediae *f*
脑膜中支 Ramus meningeus medius *m*
脑膜[组织]细胞 Meningozyte *f*
脑膜卒中 Meningealapoplexie *f*
脑幕银夹钳 Klipanlegeklemme für Tentorium cerebri *f*

脑钠尿肽脑钠肽 Brain Natriuretic Peptide *n*
脑囊 Hirnkapsel *f*
脑囊虫病 Cerebral-Zistizerkose *f*
脑囊尾蚴病 zerebrale Zystizerkose *f*, Hirnzistizerkose *f*
脑囊蚴病 zerebrale Zystizerkose *f*
脑囊状膨出 Enzephalozystozele *f*
脑脑膜病 Enzephalomeningopathie *f*
脑脑膜的 zerebromeningeal
脑脑膜膨(突)出 Enzephalomeningozele *f*
脑脑膜炎 Enzephalomeningitis *f*
脑内出血 intrazerebrale Hämorrhagia *f*
脑内盗血现象 intrakranielles Stealphänomen *n*
脑内的 intracephatic(-us, -a, - um)
脑内积水 Hydrocephalus internus *m*
脑内寄生虫病损切除术 Excision der Hirnparasitenläsion *f*
脑内接种 intrazerebrale Inoculation *f*
脑内脑积水 Hydrocephalus internus *m*
脑内内囊出血 intrazerebrale Blutung der inneren Kapsel *f*
脑内皮质出血 intrazerebrale corticale Blutung *f*
脑内皮质下出血 intrazerebrale subcorticale Blutung *f*
脑内偷漏现象 intracerebrale Steal-Effekt *m*
脑内外囊出血 intrazerebrale Blutung der äußeren Kapsel *f*
脑内先天性动静脉畸形 angeborene intrazerebrale arteriovenöse Anomalie *f*
脑内先天性海绵状血管畸形 angeborene intrazerebrale kavernöse Gefäßanomalie *f*
脑内先天性静脉畸形 angeborene intrazerebrale venöse Anomalie *f*
脑内先天性局限性毛细血管扩张症 intrazerebrale angeborene lokalisierte Kapillardilatation *f*
脑内小动脉硬化 Hirnarteriosklerose *f*
脑内血肿 intrazerebrales Haematom *n*
脑内血肿清除术 Ausräumung des intrazerebralen Haematoms *f*
脑内异物 intrazerebraler Fremdkörper *m*
脑脓肿 Gehirnabszeß *m*, cerebrales Abszeß *m*, intra-zerebraler Abszeß *m*
脑脓肿穿刺术 Punktion des Hirnabszeßes *f*
脑脓肿切除术 Excision des Hirnabszeßes *f*
脑旁体 Paraphyse *f*
脑泡 Hirnbläschen *n*, Vesicula cerebralis *f*, Vesicula cephalica *f*
脑膨(突)出 Kephalozele *f*, Enzephalozele *f*, Hirnbruch *m*
脑皮层 Pallium *n*
脑皮层电图 Elektrokortikogramm *n*
脑皮层电图描记法 Elektrokortikografie *f*
脑皮层电图学 Elektrokortikographie *f*
脑[皮层]电位(势) Gehirnpotenzial *n*
脑皮质[神经]纤维结构 Myeloarchitektonik *f*
脑皮质挫伤 kortikale Prellung *f*
脑皮质发育不全 Agenesia corticalis *f*
脑皮质坏死 zerebrokortikale Nekrose *f*
脑皮质脑膜炎 Perienzephalomeningitis *f*
脑皮质切除术 Rindenresektion *f*, Kortikektomie *f*
脑皮质血栓形成 corticale Venenthrombose *f*
脑贫血 Hirnanämie *f*, Gehirnanämie *f*
脑屏障 Hirnschranke *f*
脑破伤风 Kopftetanus *m*
脑剖检[法] Cerebroskopie *f*
脑葡萄糖代谢率 zerebrale metabolische Rate für Glucose *f*
脑气泡栓 Hirnluftembolie *f*
脑器质性精神病 hirnorganische Psychose *f*
脑腔 Enzephalozele *f*, Encephalokele *f*
脑腔隙状梗死[灶] lakunärer Gehirninfarkt *m*
脑羟酸 Phrenosinsäure *f*
脑羟脂酸 Zerebronsäure *f*
脑桥 Brücke *f*, Pons cerebri *m*, Pontenzephalon *n*, Pons *m*
脑桥背侧部 Pars dorsalis pontis *f*
脑桥被盖 pontine Haube *f*
脑桥被盖网状核 tegmentale retikuläre Kerne des Pons *m pl*
脑桥被盖综合征 Raymond-Cestan-Syndrom *n*
脑桥臂 Brachium pontis *n*
脑桥出血 Apoplexia pontis *f*
脑桥出血急死 plötzlicher Tod durch pontine Hämorrhagie *m*
脑桥的 pontin, pontin(-us, -a, -um)
脑桥反射 Brückenreflex *m*
脑桥腹侧部 Pars ventralis pontis *f*
脑桥腹内侧综合征 Foville -Syndrom *m*
脑桥腹外侧综合征 Millard-Gubler-Syndrom *m*
脑桥核 Brückenkerne *m pl*
脑桥横纤维 Fibrae pontis transversae *pl*
脑桥后出血(眼球后出血) retrobulbäre Blutung *f*
脑桥灰质 Ponticinerea *f*
脑桥基底部高血压性出血 hypertensive Blutung in Basis pontis *f*
脑桥基底沟 Sulcus basilaris pontis *m*
脑桥静脉 Vena pontis *n*, Brückenvene *f*
脑桥空洞症 Syringopontie *f*
脑桥内的 intrapontin(-us, -a, -um)
脑桥前的 praepontin(-us, -a, -um)
脑桥前外侧静脉 Vena pontis anterolateralis *n*
脑桥前正中静脉 Vena pontis anteromediana *n*
脑桥浅纤维 Fibrae pontis superficiales *f pl*
脑桥曲 Brückenbeuge *f*
脑桥上部的 suprapontin
脑桥上横静脉 Vena pontis superior transversae *n*
脑桥深纤维 Fibrae pontis profundae *f pl*
脑桥外侧静脉 Vena Pontis lateralis *n*
脑桥外膝体枕叶峰电位 ponto-genikulo-okzipitaler Spike, PGO-Spike *m*
脑桥网状脊髓束 Tractus reticulospinalis pontis *m*
脑桥网状结构 pontine retikuläre Formation, formatio reticularis pontis *f*
脑桥尾侧网状核 Nucleus reticularis pontis caudalis *m*
脑桥下的 subpontin
脑桥下横静脉 Vena pontis inferior transversae *n*
脑桥纤维 Fibrae pontis *f pl*
脑桥小脑的 pontozerebellar
脑桥小脑角综合征 Kleinhirnbrückenwinkel *m*
脑桥小脑三角 Trigonum pontocerebellare *n*, Brücken-Kleinhirn-Dreieck *n*
脑桥小脑束 Kleinhirn-Brückenbahnen *f pl*
脑桥性偏瘫 pontine Hemiplegie *f*
脑桥延髓 Pons oblongata *f*
脑桥延髓的 pontobulbär
脑桥延髓空洞症 pontobulbia <engl.>
脑桥中部髓鞘溶解 zentrale pontine Myelinolyse *f*
脑桥中缝核 Nucleus raphe pontis *m*
脑桥中央白质溶解 zentrale pontine Myelinolyse *f*
脑桥中央的 mediopontin
脑桥中央髓鞘溶解 zentrale pontine Myelinolyse *f*
脑桥中央髓鞘溶解症 zentrale pontine Myelinolyse *f*
脑桥综合征 pontines Syndrom *n*
脑桥卒中 Apoplexia pontis *f*
脑桥嘴侧网状核 Nucleus reticularis pontis rostralis *m*
脑切除 Decerebratio *f*, Dezerebration *f*
脑切开刀 Enzephalotom *n*
脑切开术 Cerebrotomia *f*, Enzephalotomie *f*
脑切开造口术 Cerebrostomie *f*

脑球孢子菌病 Kokzidioidomykose *f*
脑曲 Hirnbeugen *f pl*
脑取瘤镊 Hirnumorpinzette *f*
脑缺血 zerebrale Ischämie *f*, Hirnischämie *f*
脑缺血发作 zerebraler ischämischer Anfall *m*
脑缺血反射 ischämischer Reflex *m*
脑缺血反应 zerebrale ischämische Reaktion *f*
脑缺血性疾病 ischämische Hirnerkrankungen *f pl*
脑缺氧 Hirnhypoxie *f*
脑肉芽肿 Hirngranulom *n*
脑软化 Hirnerweichung *f*, Enzephalomalazie *f*, Cerebro-malacia *f*
脑 - 三叉神经血管瘤病(斯特奇 - 韦伯综合征) encephalotrigeminale Angiomatose *f*, Sturge*-Weber* Syndrom *n*
脑三叉神经血管综合征 enzephalotrigeminales vaskuläres Syndrom *n*
脑扫描 Hirnszintigraphie *f*
脑沙(砂) Acervulus *m*, Hirnsand *m*, Zirbeldrüsensand *m*
脑砂 Hirnsand *m*, Acervulus *m*
脑疝 Hirnbruch *m*, Hernia cerebri *f*
脑伤害 Hirnverletzung *f*
脑上腺 Epiphyse *f*, Zirbeldrüse *f*, Corpus pineale *n*
脑烧伤 Hirnverbrennung *f*
脑摄影术 Enzephalographie *f*
脑深部电刺激术 tiefe Hirnstimulation *f*
脑神经 Kopfnerven *m pl*, Gehirnnerven *m pl*, Hirnnerven *m pl*, Nervi cerebrales *m pl*
脑神经肠管〔胚〕 Canalis neurentericus *m*
脑神经缝合器 Instrumentenbesteck für Hirnnervennaht *n*
脑神经核 Hirnnervenkerne *m pl*
脑神经胶质瘤病 Gliomatosis cerebri *f*
脑神经胶质细胞瘤 Gliome des Gehirns, *n pl*
脑神经节 Cerebralganglion *n*, Gehirnganglion *n*, Zerebralganglion *n*
脑神经损伤 Hirnnervenverletzung *f*
脑神经型减压病 Dekompressionskrankheit der Hirnnerven *f*
脑神经运动核发育不全 nukleare Agenesie *f*
脑生理学 Gehirnphysiologie *f*
脑湿性水肿 nasses Hirnödem *n*
脑石 Hirnstein *m*, Enzephalolith *m*
脑实质出血 intraparenchymale Hämorrhagie *f*
脑实质内表皮样囊肿 Hirnparenchym Epidermoidzyste *n*
脑视网膜变性 zerebromaculäre Degeneration *f*
脑视网膜血管瘤病 Angiomatosis cerebro-retinalis *f*
脑室 Hirnventrikel *m pl*, Gehirnkammern *f pl*, Ventriculi cerebri *m pl*
脑室表皮样囊肿 intraventrikuläre Epidermoidzyste *f*
脑室持续引流术 dauemde Ventrikeldränage *f*, Hirnkam-merdränage *f*
脑室充气造影术 zerebrale Pneumographie *f*, Pneumoen-zephalographie *f*
脑室出血 Hirnventrikelblutung *f*
脑室出血后脑积水 posthämorrhagischer Hydrocephalus *m*
脑室穿刺 Ventrikelpunktion *f*
脑室穿刺[术] Ventrikelpunktion *f*
脑室穿刺针 Cushing* Trokar *m* (Kanüle *f*)
脑室穿通伤 penetrierende Verletzung des Ventrikels *f*
脑室动脉造影系统 ventrikulo-angiographisches System *n*
脑室分流术 ventrikulärer Shunt *m*
脑室 - 腹腔分流 Ventrikulo-Peritonealer Shunt *m*
脑室腹腔分流术 ventrikulo-peritonealer Shunt *m*
脑室梗阻 Ventrikelblock *m*
脑室管膜瘤 Ependymom des Gehirns *n*
脑室管膜炎 Ependymitis *f*
脑室积脓 Pyozephalus *m*
脑室积气 Pneumoventrikel *m*
脑室积水 Hydrozephalus *m*
脑室嵴 Lophius *m*
脑室颈静脉造口[引流]术 Ventrikulovenostomie *f*
脑室镜 Ventrikuloskop *n*
脑室镜检查 Ventrikuloskopie *f*
脑室瘘 Ventriculostium *f*
脑室脉络丛囊肿 Plexuszyste *f*
脑室脑池分流术 Ventrikulozisternostomie *f*
脑室脑池造口[引流]术 Ventrikulozisternostomie *f*
脑室脑池造瘘术 Ventrikulozisternostomie *f*
脑室内出血 intraventrikuläre Hämorrhagie *f*, intraventri-kuläre Blutung *f*
脑室内的 intrahirnventrikulär
脑室内积脓 Pyocephalus interna *m*
脑室内脑膜瘤 Intraventrikuläres Meningeom *n*
脑室内血肿 intraventrikuläres Hämatom *n*
脑室内异物 intraventrikulärer Fremdkörper *m*
脑室内肿瘤 intraventrikulärer Tumor *m*
脑室内肿瘤切除术 Excision des intraventrikulären Tumors *f*
脑室内注射 intrazerebroventrikuläre Injektion *f*
脑室旁 periventrikulär
脑室牵开器 Ventrikelhaken *m*, Ventrikelretraktor *m*
脑室切开术 Ventrikulotomie *f*
脑室区动静脉畸形 zerebrale arteriovenöse Missbildung *f*
脑室乳突造口[引流]术 Ventrikulomastoidostomie *f*
脑室乳突造瘘术 Ventrikulomastoidostomie *f*
脑室矢状窦分流术 ventrikulo-sagittaler Shunt *m*
脑室套管 ventfikuläre Kanüle *f*
脑室外积脓 Pyocephalus externi *m*
脑室系统 Ventrikelsystem *n*
脑室系统病变综合征 Herdsyndrom des Ventrikelsystems *n*, Ventrikelsystem-Herdsyndrom *n*
脑室心房分流术 ventrikulo-atrialer Shunt *m*
脑室血管分流术 ventrikulo-vaskulärer Shunt *m*
脑室压测量法 Ventrikulometrie *f*
脑室炎 Ventrikulitis *f*
脑室阳性对比剂造影术 Ventrikulographie bei Injektion eines positiven Kontrastmittels *f*
脑室液 Ventrikelliquor *m*
脑室引流管 Ventrikeldränageröhre *f*
脑室造口[引流术] Ventrikulostomie *f*
脑室造影[术] Enzephaloventrikulographie *f*
脑室造影照片 Ventrikulogramm *n*
脑室增大 Vergrößerung der Hirnventrikel *f*
脑室针 Ventrikelnadel *f*
脑室周出血 periventrikuläre Blutung *f*
脑室周损伤 periventrikuläre Läsion *f*
脑室周围 periventrikulär
脑室周围白质软化 periventrikuläre Leukomalazie *f*
脑室周围白质综合征 periventrikuläres Substantia alba-cerebri-Syndrom *n*
脑室周围/脑室内出血 periventrikuläre/intraventrikuläre Hämorrhagie *f*
脑室周系统 periventrikuläres System *n*
脑室蛛网膜下腔的 ventrikulosubarachnoideal
脑受压 Gehirnkompression *f*
脑衰弱 Enzephalasthenie *f*
脑栓塞 Hirnembolie *f*
脑水肿 Hirnödem *n*
脑斯妥 Nostal *n*
脑撕裂 Hirnlazeration *f*
脑死亡 zentraler Hirntod *m*
脑死亡供体 Hirntodspender *m*

脑死亡设计 hirntotes Design *n*
脑死亡诊断标准 Kriterium des Hirntodes *n*
脑松解术 Zerebrolyse *f*
脑松软 Enzephalomalazie *f*, Enzephalodialysis *f*
脑素 Cerebrin *n*
脑损害 Hirnschaden *m*
脑损伤 Hirnverletzung *f*
脑损伤区纤维化 Fibrose in verletzter Hirnregionen *f*
脑肽 Gehirnpeptid *n*
脑瘫 Zerebralparese *f*
脑瘫和创伤性脑外伤 Zerebralparese und Schädel-Hirn-Trauma *pl*
脑瘫治疗 Behandlung der Zerebralparese *f*
脑炭疽 zerebraler Anthrax *m*
脑探测器 Hirndetektor *m*
脑探测套管 exploratorische Kanüle des Gehirns *f*
脑糖 Cerebrose *f*
脑糖代谢率 zerebrale Glukosestoffwechsel-Rate *f*
脑糖苷 Cerebrosid *n*
脑糖尿 Cerebrosurie *f*
脑套管针 Hirntrokar *m*
脑同位素扫描 Gehirnszintigraphie *f*
脑铜蛋白 Zerebrocuprein *n*
脑突出 Hirnbruch *m*, Hirnprolaps *m*, Enzephalozele *f*
脑图谱 Hirnatlas *m*
脑外的 extracerebral
脑外科刀包 Instrumentenbesteck für Gehirnchirurgie *m*
脑外科手术床(台) Hirnoperationstisch *m*
脑外脑积水 externer Hydrocephalus *m*
脑外伤 Hirntrauma *n*
脑外伤后脑病 postcontusionale Enzephalopathie *f*
脑外伤后内分泌功能异常 Hormonstörung nach Schädel-Hirn-Trauma *f*
脑外伤后人格异常 Persönlichkeitsstörung nach Schädel-Hirn-Trauma *f*
脑外伤后综合征 posttraumatisches Hirnsyndrom *n*
脑外伤昏迷 Koma bei Schädel-Hirn-Trauma *n*
脑外伤所致的点状出血 petechiale Blutung aus Hirntrauma *f*
脑外伤所致功能障碍 Dysfunktion nach Schädelhirntrauma *f*
脑外伤所致撕脱性出血 Avulsionsblutung aus Hirntrauma *f*
脑外伤性出血 traumatische Hirnblutung *f*
脑外伤性精神病 hirntraumatische Psychose *f*
脑外伤致脑积水 Hydrocephalus aus Hirntrauma *m*
脑外伤致缺氧 Hypoxie von Hirntrauma *f*
脑外蛛网膜囊肿 extrazerebrale Arachnoidalzyste *f*
脑网状细胞肉瘤 Retikulumzellensarkom des Gehirns *n*
脑微动脉瘤 zerebrale Mikroaneurysma *n*
脑萎缩 Gehirnatrophie *f*, Enzephaloatrophie *f*
脑 - 胃肠综合征 zerebrogastroenterales Syndrom *n*
脑物质代谢 Hirnmetabolismus *m*
脑吸引管 Saugröhre des Gehirns *f*
脑细胞水肿 zerebrozelluläres Ödem *n*
脑细胞移植 Gehirnzelltransplantation *f*
脑下垂体 Hypophyse *f*
脑显著化指数 Enzephalisationsindex *m*
脑向心性发展 zerebrale cardiopetale Entwicklung *f*
脑小畸形 Mikroenzephalus *m*
脑心肌炎 Encephalomyocarditis *f*
脑心肌炎病毒 Enzephalomyokarditis-Virus *n*, Columbia-SK-Virus *n*(Col-SK)
脑心浸液 cerebrocardiales Infus *n*, Gehirn-Herz-Infusum *n*
脑 - 心综合征 zerebrokardiales Syndrom *n*
脑新生物 Gehirntumor *m*
脑形成 Enzephalisation *f*, Enzephalisierung *f*
脑形的 cerebriform(-is, -is, -e)
脑形霉属 Cerebella *f*
脑形先天性痣 zerebriformer angeborener Nävus *m*
脑型并殖吸虫病 Paragonimiasis cerebri *f*
脑型放射病 zerebrale Bestrahlungskrankheit *f*
脑型肺吸虫病 Paragonimiasis cerebri *f*
脑型减压病 zerebrale Kurve *f*
脑型尿钠肽 Brain Natriuretic Peptide *n*
脑型疟[疾] Malaria cerebralis *f*
脑型疟疾 cerebrale Malaria *f*
脑型血吸虫 zerebrale Pärchenegel *f*
脑型血吸虫病 zerebrale Bilharziose *f*
脑型组织细胞增生症 zerebrale Histiozytosis X *f*
脑性低钠 zerebrale Hyponaträmie *f*
脑性毒蕈中毒 Mycetismus cerebralis *m*
脑性发热 Phrenicula *f*
脑性发作 zerebraler Anfall *m*
脑性肥胖症 zerebrale Mästung *f*
脑性共济失调 zerebrale Ataxie *f*
脑性黑蒙 Amaurosis cerebralis *f*
脑性昏迷 zerebrale Narkose *f*
脑性尖叫 zerebrles Schreien *n*
脑性惊厥 zerebrale Eklampsie *f*
脑性精神病 zerebrale Psychose *f*
脑性两侧共济失调 bilaterale zerebrale Ataxie *f*
脑性聋 zerebrale Taubheit *f*
脑性木僵 zerebrale Narkose *f*
脑性呕吐 zerebrales Erbrechen *n*
脑性偏瘫 Hemiplegia cerebralis *f*
脑性瘫痪[症] zerebrale Lähmung *f*, Paralysis centralis *f*
脑性糖尿病 zerebraler Diabetes *m*
脑性眩晕 zerebrale Vertigo *f*
脑[性]休克 Hirnschock *m*
脑旋毛虫病 Trichinosis cerebri *f*, Trichniasis cerebri *f*
脑学 Enzephalologie *f*
脑血管 Cerebral-Blutgefäß *n*, Hirngefäß *n*
脑血管闭塞 zerebrovaskuläre Okklusion *f*, Hirngefäßokklusion *f*
脑血管病 zerebrovaskuläre Krankheit *f*
脑血管病变 zerebrovaskuläre Erkrankung *f*
脑血管成形术 zerebrale Angioplastie *f*
脑血管的 zerebrovaskulär
脑血管机能不全 zerebrovaskuläre Insuffizienz *f*
脑血管畸形 zerebrovaskuläre Mißbildung *f*, zerebrovas-kuläre Malformation *f*
脑血管疾病 zerebrovaskuläre Erkrankung *f*
脑血管介入性治疗 interventionelle Therapie zerebrovaskulärer Erkrankungen *f*
脑血管痉挛 zerebrovaskulärer Spasmus *m*
脑血管扩张药 zerebraler Vasodilator *m*
脑血管瘤 Hirnangiom *n*
脑血管曲张 Varix des Gehirns *f*
脑血管收缩综合征 reversibles zerebrales Vasokonstriktionssyndrom *n*, Call-Fleming-Syndrom *n*
脑血管损害 zerebrovaskuläre Läsion *f*
脑[血管]栓塞 Hirninfarkt *m*
脑血管系统 zerebrovaskuläres System *n*
脑血管性痴呆 zerebrovaskuläre Demenz *f*
脑血管血栓性静脉炎 zerebrovaskuläre Thrombophlebitis *f*
脑血管血液动力学 zerebrovaskuläre Hämodynamik *f*
脑血管血液动力学指标 zerebrovaskulärer hämodynamischer Index *m*
脑血管炎 zerebrale Vaskulitis *f*
脑血管意外 zerebrovaskulärer Unfall *m*, zerebrovaskuläre

Akzidenz *f*
脑血管灾难 zerebrovaskuläre Katastrophen *f pl*
脑血管造影[术] Enzephaloangiographie *f*, Karotisangiographie *f*, zerebrale Angiographie *f*, Gehirnangiographie *f*
脑血管造影剂 Kontrastmittel für zerebrale Angiographie *n pl*
脑血管造影系统 zerebrales Angiographiesystem *n*
脑血管障碍 zerebrovaskuläre Erkrankung *f*
脑血管阻力 zerebrovaskuläre Resistenz *f*
脑血流测定 Gehirndurchblutungsmessung *f*
脑血流量 Gehirndurchblutung *f*
脑血流量测定 Messung der Gehirndurchblutung *f*
脑血流图 Rheoenzephalogramm *n*
脑血栓形成 zerebrale Thrombose *f*
脑血吸虫病 zerebrale Schistosomiasis *f*
脑血循环 Hirndurchblutung *f*
脑[血液]循环 Hirndurchblutung *f*
脑血影蛋白 Fodrin *n*
脑循环障碍 Hirnkreislaufstörung *f*
脑压 Gehirndruck *m*
脑压板 Gehirnspatel *m*
脑压板镊 Hirnspatel-Klemme *f*, Hirnspatel-Pinzette *f*
脑压过高 Hirnhypertension *f*
脑压过高症状 Symptom der Himhypertension *n*
脑压迹 Impressio digitatae *f*
脑压迫征 Compressio cerebri *f*
脑压匙 Hirndepressor *m*
脑炎 Enzephalitis *f*, Cerebritis *f*, Cephalitis *f*
脑炎病毒 Enzephalitis-Viren *n pl*
脑炎的 enzephalitisch
脑炎后的 postenzephalitisch
脑炎后帕金森氏综合征 Parkinsonismus postenzephaliti-cus *m*
脑炎后遗症 Postenzephalitis *f*
脑炎后营养性溃疡 postenzephalitisches trophisches Ulkus *n*
脑炎后张力障碍 postenzephalitische Dystonia *f*
脑炎后震颤麻痹 Parkinsonismus postenzephaliticus *f*
脑炎后综合征 postenzephalitisches Syndrom *n*
脑炎-心肌炎病毒 Enzephalomyocarditis-Virus *n*
脑颜面血管瘤病 encephalofaciale Angiomatosis *f*
脑厌恶系统 Aversionssystem *n*
脑氧饱和度 zerebrale Sauerstoffsättigung *f*
脑氧代谢率 zerebrale Sauerstoff-Stoffwechsel-Rate *f*
脑样癌 Medullarkrebs *m*, Enzephaloid *n*
脑样的 cerebroid
脑样先天性痣 zerebriformer konnataler Nävuszellnävus *m*
脑叶切除术 Hirnlappenresektion *f*
脑叶切断后综合征 Lobotomie-Syndrom *n*
脑叶神经胶质增生 Lobärgliosis *f*
脑叶萎缩症 Lobäratrophie *f*
脑叶硬化 lobäre Sklerose *f*
脑一氧化碳中毒 Kohlenmonoxid-Vergiftung des Gehirns *f*
脑异常 Hirnanomalie *f*, Hirnabnormalität *f*
脑意外 Hirnunfall *m*, Hirnakzident *n*
脑溢(出)血 Gehirnschlag *m*
脑隐球菌病 zerebrale Kryptokokkose *f*
脑印迹 Gehirnrückstand *m*
脑营养不足 Anencephalotrophia *f*
脑硬化[症] Enzephalosklerose *f*, Hirnsklerose *f*, Zerebrosklerose *f*
脑-硬膜-动脉血管连通术 Enzephalo-Duro-Arterio-Synangiose *f*
脑硬膜外出血 epidurale Hämorrhagie *f*
脑硬脂酸 Cerebro-Stearinsäure *f*
脑用镊 Hirnpinzette *f*
脑优势半球 Hirndominanz *f*, dominante Hirnhälfte (Hemisphäre) *f*
脑油 Cerebrol *n*
脑油脂 Cerebrolein *n*
脑诱发电位检查 zerebrales evoziertes Potential *n*
脑域测定器 Enzephalometer *m*, Encephalometer *m*
脑元件 Gehirnmodul *n*
脑源神经营养因子 Gehirn stammender neurotropher Faktor *m*, Wachstumsfaktor BDNF *m*, Vom Gehirn stammender neurotropher Faktor *m*
脑源性神经生长因子 Wachstumsfaktor BDNF *m*, Vom Gehirn stammender neurotropher Faktor *m*
脑源性晕厥 zerebrale Synkope *f*
脑甾醇 Zerebrosterin *n*
脑造影照片 Enzephalogramm *n*
脑照相术 Enzephalographie *f*
脑真菌病 Hirnmykose *f*
脑震荡 Commotio cerebri *f*, Gehirnerschütterung *f*
脑震荡后 Post-Gehirnerschütterung *f*
脑震荡后精神病 Post-Gehirnerschütterung-Psychose *f*
脑震荡后遗忘 Post-Gehirnerschütterung-Amnesie *f*
脑震荡后状态 Post-Gehirnerschütterung-Zustand *m*
脑震荡后综合征 postkommotionelles Syndrom *n*
脑震荡神经症 Gehirnerschütterung-Neurose *f*
脑震荡性失明 Gehirnerschütterung-Blindheit *f*
脑脂尘 myelocone <engl.>
脑脂肪栓塞 Hirnfettembolie *f*
脑脂水解物 cetylid <engl.>
脑脂质 Hirnlipide *n pl*
脑脂质沉积 Lipidablagerung im Gehirn *f*
脑指数 Gehirn-Index *m*
脑[质]样的 cerebroid
脑中风 Hirnschlag *m*, Zerebralapoplexie *f*
脑中枢 Gehirnzentrum *n*, Hirnzentrum *n*
脑中心的 zentrenzephal(isch)
脑中心系统 zentrenzephalisches System *n*
脑中央性癫痫 zentrenzephale Epilepsie *f*
脑肿瘤 Hirngeschwulst *f*, Gehirngeschwulst *f*, Enzepha-lom *n*
脑肿瘤的分类 Klassifikation der Hirntumoren *f*
脑肿瘤镊 Hirntumor-Pinzette *f*
脑肿瘤匙 Hirntumor-Löffel *m*
脑肿瘤栓塞 Enzephalomaembolie *f*
脑肿瘤所致痴呆 Demenz bei Hirntumoren *f*
脑肿瘤症所致自杀 Selbstmord durch Gehirntumor *m*
脑肿胀 zerebrale Schwellung *f*
脑重 Hirngewicht *n*
脑周的 perizerebral
脑周定牵开器 selbsthaltender Hirnretraktor *m*
脑蛛网膜 Arachnoidea encephali *f*
脑蛛网膜下腔出血 Subarachnoidalblutung im Gehirn *f*
脑蛛网膜压板 Arachnoidealspatel *m*
脑蛛网膜炎 Zerebralarachnoiditis *f*
脑转移瘤 metastatisches Enzephaloma *n*
脑状况指数 Cerebral State Index *m*
脑椎板牵开器 Laminektomieretraktor *m*
脑椎板咬骨钳 Laminektomierongeur *m*
脑自发性出血 spontane Hirnblutung *f*
脑卒中 Apoplexie cerebri *f*
脑卒中单元 Schlaganfallstation *f*, Stroke Unit *f*
脑卒中后综合征 Syndron nach Schlaganfall *n*
脑卒中综合征 Apoplexie *f*
脑组织灌注压 zerebraler Perfusionsdruck *m*
脑组织碱 Gladiolin *n*
脑组织灭活狂犬病疫苗 False Semple Impfstoff *m*
脑组织镊 chirurgische Hirnpinzette *f*

脑组织切除术 Excision des Hirngewebes *f*
脑组织缺氧 Zerebralhypoxie *f*
脑组织塑型 Hirngewebe-Modellierung *f*
脑组织氧 Hirngewebe Sauerstoff *m*
脑组织样的 Gehirngewebe-ähnlich
脑组织液化 Liquefaktion *f*, Kolliquation *f*, Verflüssigung des Hirngewebes *f*, Liquation des Hirngewebes *f*
脑组织移植 Hirngewebetransplantation *f*
瑙塔氏银浸镀 Nauta* Silber-Imprägnierungsmethode *f*

nào 闹

闹事 Schlägerei *f*
闹羊花 Rhododendron molle *n*, Rhododendron sinensis *n*
闹羊花毒素 Rhodojaponin *n*

NE 讷

nè 讷

讷吃 Stottern *n*, Dysphemie *f*
讷吃样步态 stotternder Gang *m*

NI 呢

ní 呢

呢喃谵忘 Delirium blandum *n*, mussitierendes Delir *n*
呢喃自语 spontanes Gemurmel *n*

NEI 内

nèi 内

内(生)孢子的 endosporisch
内[胞]浆 Innenplasma *n*, Endoplasma *n*, Granoplasma *n*, Endosark *n*
内阿米巴 Entamoeba *f*
内阿米巴病 Entamöbiasis *f*, Entamäbosis *f*
内阿米巴科 Entamoebidae *pl*
内阿米巴属 Entamoeba *f*
内阿片肽 endogenes Opioidpeptid *n*
内铵盐 Betaine *pl*
内板 Lamina interna *f*
内半骨盆切除术 innere Hemipelvektomie *f*
内半缩醛 inneres Hemiacetal *n*
内孢毛菌属 Asellaria *f*
内孢霉 Endomyces *m*
内孢霉菌病 Endomykose *f*
内孢霉属 Endomyces *m*
内孢霉素 Endomycin *n*
内孢霉亚科 Endomycetoideae *f*
内孢子 endogene Sporen *f pl*
内孢子的 Endospore *f*
内孢子形成 Endosporulation *f*
内孢子形成细菌 endosporenbildendes Bakterium *n*
内胞核层 endonukleare Schicht *f*
内暴露剂量 innere Expositionsdosis *f*
内爆法 Implosiv Therapie *f*
内闭性 Dereismus *m*
内壁 innere Wand *f*
内变形虫病 Entamöbiasis *f*
内变形虫属 Entamoeba *f*
内标法 Methode des internen Standards *f*
内标物 interne Standardsubstanz *f*
内标准 interner Standard *m*
内标准法 innere Standard-Methode *f*
内表皮 Endokutikula *f*
内病性皮疹 Dermadrom *n*, Enanthese *f*
内部 Innere *n*
内[部]的 interior, intern
内部表象 internes Bild *n*
内部表征 interne Repräsentation *f*
内部动机 interne Motivation *f*
内部动作 interne Aktion *f*
内[部]抵抗 innere Resistenz *f*
内[部]反射 innere Reflexion *f*
内部感觉 Interozeption, subjektive Empfindung *f*
内部感应电疗法 Endofaradisation *f*
内部行为 intrinsisch motiviertes Verhalte *n*
内部核配合 Endokaryogamie *f*
内部核糖体进入位点 interne Ribosomeneintrittsstelle *f*
内[部]环境 Milieu interne *m*
内部活动 interne Aktivität *f*
内部获益 Endogewinn *m*
内部假体 interne Prothese *f*
内部检查 interne Prüfung *f*
内部剪接点型 interne Spleißverbindung *f*
内部结构 innere Struktur *f*
内部空间 Innenraum *m*
内部控制 interne Kontrolle *f*
内部控制区 interne Kontrollsregion *f*
内部连贯性 interne Konsistenz *f*
内部联系 innere Beziehungen *f pl*
内部凝块 innerer Blutklumpen *m*, inneres Blutgerinnsel *n*
内部排水系统 inneres Dränage-System *n*
内部平衡状态 Homöostase *f*
内部评价 interne Evaluation *f*
内部倾向归因 dispositionale Attribution, dispositionale Ursachenzuschreibung *f*
内部冗余 integrierte Redundanz *f*
内部生长的 hineinwachsend, herauswachsend
内部时钟 interne Uhr *f*
内部世界 innere Welt *f*
内部市场 Binnenmarkt *m*
内部收益率 Interne Zinssatz Methode *f*, Interne-Zinsfuß-Methode *f*
内部通话设备 Intercom-System *n*
内部推理 interne Argumentation *f*
内部 - 外部量表 Innen-Außen-Skala *f*
内部稳定性系数 Interne Konsistenz Reliabilität *f*
内部系统 Inhouse-System *n*
内部效度 interne Validität *f*
内部信号序列 interne Signalsequenz *f*
内部信息流 interner Informationsfluss *m*
内部言语 interne Rede *f*, inneres Sprechen *n*
内部言语的发展 Entwicklung der internen Sprache *f*
内部一致性系数 Koeffizient der internen Konsistenz *f*
内部移民 Binnenmigration *f*
内部因素 interner Faktor *m*
内部语言 interne Sprache *f*
内部语言, 内化[的]语言 interne Sprache, verinnerlichte Sprache *f*
内部原因 innere Ursache *f*
内部噪声 internes Rauschen *n*
内部粘液性水肿综合征 inneres Myxödem-Syndrom *n*
内部照射 interne Bestrahlung *f*
内部真实性 interne Validität *f*
内部指导序列 interne Leitsequenz *f*
内部指向的 innengeleitet
内部指向行为 innengeleitetes Verhalten *n*
内部质量控制 interne Qualitätskontrolle *f*

内部质量审核 interne Qualitätsaudits *f*
内部钟 innere Uhr *f*
内部重复序列 intere Wiederholungssequenz *f*
内部撞击征 internes Impingementsyndrom *m*
内参比电极 innere Bezugselektrode *f*
内侧 medial
内侧半月板 Meniscus medialis *m*
内侧半月板后角扰乱 Störungen des Hinterhorns des Meniscus medialis *f pl*
内侧半月板前角扰乱 Störungen des Cornu anterius des Meniscus medialis *f pl*
内侧半月板扰乱 Störungen des Meniscus medialis *f pl*
内侧半月板撕裂 Innenmeniskusriss *m*
内侧背核 Nucleus dorsomedialis *m*
内侧鼻突 Processus nasalis medialis *m*
内侧壁 Paries medialis *m*
内侧髌股韧带 mediales patellofemorales Ligament *n*
内侧部 medialer Teil *m*
内侧苍白球 Globus pallidus medialis *m*
内侧侧副韧带损伤 mediale Seitenbandverletzung *f*
内侧唇 Labium mediale *n*
内侧唇红缘 medialer Amorbogen *m*
内侧的 interior, medial(-is, -is, -e)
内侧底段 Segmentum basale mediale *n*, mediales Basal-segment *n*
内侧底段支气管 Bronchus segmentalis basalis medialis *m*, medialer basaler Segmentbronchus *m*
内侧底支 Ramus basalis medialis (Arteria pulmonalis) *m*
内侧端 Mediales Ende *n*
内侧段 Segmentum mediale (Hepar) *n*
内侧段动脉 Arteria segmenti medialis (Arteria hepatica) *f*
内侧段支气管 Bronchus segmentalis medialis *m*
内侧副橄榄核 Nucleus olivaris accessorius medialis *m*
内侧副韧带断裂 medialer Seitenbandriss *m*
内侧副韧带断裂 Ruptur des Ligamentum accessorium interni *f*
内侧副韧带钙化 Verkalkung des Ligamentum accesso-rium internale *f*
内侧副韧带破裂 Ruptur des Lig. collaterale mediale *f*
内侧根 Radix medialis *f*
内侧弓状韧带 Ligamentum arcuatum mediale *n*
内侧沟 Sulcus medialis *m*
内侧关节囊 mediale Gelenkkapsel *f*
内[侧]踝 Malleolus medialis *m*
内[侧]踝关节面 Facies articularis malleoli medialis *f*
内[侧]踝皮下囊 Bursa subcutanea malleoli medialis *f*
内[侧]踝前动脉 Arteria malleolaris anterior medialis *f*
内[侧]踝网 Rete malleolare mediale *n*
内[侧]踝支 Rami malleolares mediales *m pl*
内侧肌间隔 Septum intermusculare mediale *n*
内侧间室关节炎 mediale Kompartiment-Arthritis *f*
内侧间隙 innerer Spalt *m*
内侧角 Angulus medialis *m*
内侧脚 Crus mediale (cartilaginis alaris majoris) *n*, Crus mediale (anuli inguinalis superficialis) *n*, Crus mediale (diaphragmatis) *n*
内侧结节 Tuberculum mediale *n*
内侧髁 Condylus medialis *m*
内侧髁间结节 Tuberculum intercondylare mediale *n*
内侧髁上嵴 Crista supracondylaris medialis *f*
内侧隆起 Eminentia medialis *f*
内侧面 Facies medialis *f*
内侧颞上区 mediale Superior Temporale Area *f*
内侧颞叶 medialer Temporallappen, MTL *m*
内侧颞叶癫痫 mesiale Temporallappenepilepsie *f*
内侧盘状半月板 medialer Scheibenmeniskus *m*
内侧皮支 Ramus cutaneus medialis *m*
内侧偏盲 interne Hemianopsie *f*
内侧偏斜 mediale Abweichung
内侧前脑束 mediales Vorderhirnbündel *n*
内侧丘系 Lemniscus medialis *m*
内侧丘系交叉 Decussatio lemnisci medialis *f*
内侧韧带 Ligamentum mediale *n*
内侧软骨(半月)板 Meniskus medialis *m*, Mediale Knorpelplatte *f*
内侧软骨板 mediale Knorpelplatte *f*
内侧束 Fasciculus medialis *m*
内侧髓板 Lamina medullaris medialis *f*
内侧头 Caput mediale (musculi gastrocnemii) *n*, Caput mediale (musculi tricipitis brachii) *n*
内侧膝状体 Corpus geniculatum mediale *n*
内侧膝状体核 Nucleus corporis geniculati medialis *m*
内侧楔骨 Os cuneiforme mediale *n*
内侧杏仁核 mediales Mandelkern *n*
内侧嗅回 Gyri olfactorii medialis *m pl*
内侧嗅纹 Stria olfactoria medialis *f*
内侧咽鼓管软骨板 Lamina cartilaginis medialis tubae auditivae *f*
内侧缘 Margo medialis *m*
内侧缘静脉 Vena marginalis medialis *f*
内侧运动区 medialer motorischer Kortex *m*
内侧支 Ramus medialis *m*
内侧纵弓 innerer Längsbogen *m*, Arcus longitudinalis medialis *m*
内侧纵束 Fasciculus longitudinalis medialis *m*
内侧纵束综合征 Medial-longitudinal-Fasciculus-Syndrom *n*
内侧纵纹 Stria longitudinalis medialis *f*
内层 Stratum internum *n*
内层核膜 innere Kernmembran *f*
内插 Interpolation *f*
内插法 Interpolation *f*, Einschaltung *f*
内插数值方法 Interpolationsverfahren *n*
内产囊原基层的 entoplacodial
内成神经细胞层 innere neuroblastische Schichte *f*
内惩型 intropunitiver Typ *f*
内充气计数法 gasgefüllte Zählmethode *f*
内充液 interne Füllösung *f*
内出血 innere Blutung *f*, Entorrhagie *f*
内出血征象 Erscheinung der inneren Blutung *f*, Symptom der inneren Blutung *n*
内出芽 endogene Knospung *f*
内唇 Labium internum *n*
内丛状层 Stratum plexiforme internum *n*
内存储器 inneres Lagern *n*
内存缓存 Speicher-Cache *m*
内大麻素 Endocannabinoid *n*
内弹性膜 Elastica interna *f*
内蛋白子 Intein *n*
内蛋白子归巢 Inteinhoming *n*
内导[神经] Afferenz *f*
内导性相互作用 afferente Interaktion *f*
内倒转术 innere Wendung *f*
内的 innerlich
内滴虫科 Embadomonadidae *pl*
内滴虫属 Embadomonas *f*
内底层 Stratum basale internale *n*
内电渗 Elektroendosmose *f*
内电阻 innere Resistenz *f*
内毒素 Endotoxin *n*

内毒素的 endotoxisch
内毒素性休克 Endotoxinschock *m*
内毒素学说 Endotoxintheorie *f*
内毒素血症 Endotoxikämia *f*, Endotoxiämie *f*
内毒素移位 Endotoxin-Translokation *f*
内毒素引起的休克 Endotoxinschock *m*
内毒素中毒[症] Endotoxikose *f*
内毒性结核菌素 endotoxisches Tuberculin *n*
内对照 interne Kontrolle *f*
内多倍体 Endopolyploidie *f*
内多倍性 Endopolyploidie *f*
内耳 Innenohr *n*
内耳变态反应 Innenohrallergie *f*
内耳出血 Innenohrblutung *f*
内耳道 innerer Gehörgang *m*, Meatus acusticus internus
内耳道底 Fundus meatus acustici interni *m*
内耳发育不全性聋 Innenohrschwerhörigkeit *f*, Taubheit bedingt durch Innenohraplasie *f*
内耳畸形 Fehlbildung des Innenohrs *f*
内耳结核 Innenohrtuberkulosis *f*
内耳开窗刀 Innenohrfenestrationsmesser *n*, Bogengangsfensterungsmesser *n*
内耳开窗术 Bogengangsfensterung *f*
内耳抗体 Innenohr-Antikörper *m*
内耳门 Porus acusticus internus *m*
内耳迷路 Labyrinth *n*
内耳迷路剪 Labyrinthschere *f*
内耳迷路开窗术 Labyrinthfenestration *f*
内耳迷路探针 Labyrinthsonde *f*
内耳手术耳镜 Operationsotoskop *n*
内耳损伤 Innenohrverletzung *f*
内耳微显微外科 Mikrochirurgie des Innenohrs *f*
内耳性眩晕 Innenohrschwindel *m*
内耳血管 Vasa auris internae *n pl*
内耳炎 Innenohrentzündung *f*
内发神经胶质瘤 Glioma endophytum *n*
内翻 Invaginatio *f*, Invagination *f*, Introversion *f*, Inver-sion *f*
内翻的 introvertiert, var(-us, -a, -um), intrors(-us, -a, -um)
内翻的脂质分子团 invertierte Lipidmicelle *f*
内翻缝合法 invertierende Naht *f*
内翻膝 Varusknie *f*
内翻型乳头状瘤 invertiertes Papillom *n*
内翻性导管乳头状瘤 invertiertes duktales Papillom *n*
内翻性甲胬肉 Pterygium inversus unguis *n*
内翻性挛缩 Varuskontraktur *f*
内翻性毛囊角化病 introvertierte Keratosis follicularis *f*
内翻性乳头状瘤 invertierendes Papillom *n*
内翻应力试验 Varus-Stresstest *m*
内翻跖 Metatarsus varus *m*
内翻子宫复位术 Reinversio uteri *f*
内翻足 Pes supinatus *m*, Pes varus *m*, Talipes varus *m*, Klumpfuß *m*
内反馈 interne Rückkopplung *f*
内防御力 Endophylaxination *f*
内啡肽 Endorphin *n*
β 内啡肽 β-Endorphin *n*
β- 内啡肽 β-Endorphin *n*
内啡肽类 Endorphine *n pl*
内分泌 endokrin
内分泌变[态反]应性 endokrine Allergie *f*
内分泌病 Endokrinopathie *f*
内分泌病的 endokrinopathisch
内分泌病患者 Endokrinopath *m*
内分泌病性多毛症 endokrinopathischer Hirsutismus *m*
内分泌病诊断法 Endokrinodiagnostik *f*
内分泌的 endocrin
内分泌毒理学 Endokrintoxikologie *f*
内分泌干扰化学物 Störende Chemikalien der Endokrinen Drüse *pl*, Drüse-störende Chemikalie *f*
内分泌干扰物 Endokrindisruptor, EDCS *m*
内分泌功能 endokrine Funktion *f*
内分泌功能(活)性腺瘤 endokrinaktives Adenom, funktionelles Adenom *n*
内分泌功能检查 endokrine Funktionsprüfung *f*
内分泌功能减退 Hypendokrinie *f*, Hypoendokrinismus *m*, Hypohormonose *f*
内分泌功能减退的 hypoendokrin
内分泌功能亢进 Hyperhormonose *f*, Hyperkrinie *f*
内分泌功能亢进的 hypercrin <engl.>
内分泌功能试验 Endokrinfunktionstest *m*
内分泌功能障碍 endokrine Dysfunktion *f*
内分泌过多 Hyperkrinie *f*, Hyperendokrinie *f*, Hyperhor-monose *f*
内分泌过少 Hypokrinie *f*, Hypoendokrinismus *m*, Hypo-hormonose *f*
内分泌活性化合物 Drüse-störende Chemikalie *f*
内分泌[机能]衰弱 Endokrinasthenie *f*
内分泌疾患的精神症状群 endokrines Psychosyndrom *n*
内分泌浸润性突眼症 endokriner Exophthalmus *m*
内分泌科 Abteilung der Endokrinologie *f*, endokrinologi-sche Abteilung *f*
内分泌疗法 Endokrinotherapie *f*, Inkretotherapie *f*
内分泌器官 Inkretorgan *n*, endokrines Organ *n*
内分泌缺乏[病] Aninkretinose *f*
内分泌失调性鼻炎 dyskrinische Rhinitis *f*
内分泌式传递 endokrine Übertragung *f*
内分泌说 Drüsentheorie *f*
内分泌[体液]失调 endokrine Dyskrasie *f*
内分泌系统 Endokrinsystem *n*
内分泌系统和新陈代谢 endokrines System und Metabolismus *pl*
内分泌细胞 Endokrinzelle *f*
内分泌腺 Inkretdrüse *f*
内分泌腺瘤病 endokrine Adenomatosis *f*
内分泌相关性鼻炎 endokrine Rhinitis *f*
内分泌效应 endokriner Effekt *m*
内分泌心理学 Endokrinpsychologie *f*
内分泌性鼻炎 endokrine Rhinitis *f*
内分泌性闭经 hormonelle Amenorrhoe *f*
内分泌性别 endokrinologisches Geschlecht *n*
内分泌性勃起功能障碍 endokrine erektile Dysfunktion *f*
内分泌性不育 endokrine Infertilität *f*
内分泌性肥大 endokrine Hypertrophie *f*
内分泌性肥胖 endogene Fettsucht *f*, endogene Obesität *f*
内分泌性高血压 endokrine Hypertonie *f*
内分泌性骨疾病 endokrine Knochenerkrankung *f*
内分泌性骨质疏松 endogene Osteoporose *f*, Osteoporo-sis endokrinica *f*
内分泌性骨质疏松性肥胖症 Adipositas osteoporotica endocrinica *f*
内分泌性关节松弛 endokrine Gelenklaxität *f*
内分泌性肌病 endokrinische Myopathie *f*
内分泌性皮病疹 Endocrinide *f*
内分泌性突眼[症] endokriner Exophthalmus *m*
内分泌性脱发 endokrine Alopezie *f*
内分泌性萎缩 endokrine Atrophie *f*
内分泌性心脏病 endokrine Herzkrankheit *f*
内分泌性血管[舒缩]障碍 Angiokrinose *f*
内分泌性阳痿 endokrine Impotenz, hormonelle Impotenz *f*
内分泌学 Inkretologie *f*, Endokrinologie *f*, Hormonologie *f*

内分泌学的 endokrinologisch
内分泌学家 Endokrinologe *m*
内分泌胰腺肿瘤 Endokriner Pankreastumor *m*
内分泌异常 Kryptorrhoe *f*
内分泌异常的 kryptorrhetisch
内分泌与代谢性疾病 endokrine und metabolische Erkrankung *pl*
内分泌原的 inkretogen, endokrinogen
内分泌源性弥漫性秃发 endokrine diffuse Alopezie *f*
内分泌障碍 Dyshormonose *f*, Dyshormonie *f*
内分泌障碍的 dyshormonisch
内分泌障碍性精神病 dysglandulare Psychose *f*
内分泌诊断技术 endokrine diagnostische Technik *f*
内分泌疹 endocrinide <frz.>
内分泌症状 Symptome der Endokrinerkrankung *pl*
内分泌治疗 Endokrinotherapie *f*
内分泌状态 innere Sekretion *f*, endokrine Sekretion *f*
内分泌作用 endokrine Wirkung *f*
内分生孢菌中毒症 Endokonidien-Toxikose *f*
内分生孢子 Endoconidium *n*
内分子层 innere plexiforme Schicht *f*
内弗雅综合征(内格利色素细胞痣内格利综合征内格利色素失禁) Naegeli-Franceschetti-Jadassohn*Syndrom *n*
内服 per os
内服菌苗法 Endovakzination *f*
内服液体药剂 orale flüssige Zubereitung *f*
内辐射 interne Bestrahlung *f*
内辐射带 innere Strahlungsgürtel *m*
内酐 inneres Anhydrid *n*
内感不适 inneres Unwohlsein *n*
内感官 innerer Sinn *m*
内感受 Interozeption *f*
内感受的 interozeptiv
内感受器 Interorezeptor *m*
内感受神经系统 interozeptives Nervensystem *n*
内感受系统 interozeptives System *n*
内感受性冲动 interozeptive Impulse *m pl*
内感受性的 interozeptiv
内感受性反射 interozeptiver Reflex *m*
内感受作用 Intrazeption *f*
内感性不适 Cenestopathie *f*
内感性幻觉 interozeptive Halluzination *f*
内感知 innerer Sinn *m*
内感作用 Interozeption *f*
内格尔[色盲]测验 Nagel* Test *m*
内格尔图片测验 Nagel* Chart-Test *m*
内格累氏规律 Naegele* Regel *f*
内格累氏倾斜 Naegele* Obliquität *f*
内格里氏小体 Negri* Körperchen *n pl*
内格利白血病(急性粒单[核]细胞白血病) Naegeli* Leukämie *f*
内格利色素细胞痣 Naegeli* Chromatophorennävus *m*
内格利型色素失禁 Naegeli* Bloch-Sulzberger *m*
内格利综合征(常染色体显性遗传病) Naegeli*Syndrom *n*
内格罗氏现象 Negro* Phanomen *n*
内根鞘 innere Wurzelscheide *f*
内根鞘小皮 Schuppenschicht der inneren Wurzelscheide *f*
内弓状纤维 Fibrae arcuatae internae *f pl*
内功 Nei Gong *n*
内巩膜沟 innerer Skleralsulkus *m*
内共栖体 Endokommensalismus *m*
内共生[现象] Endosymbiose *f*
内共生假说 Endosymbiontentheorie *f*
内共生体 Endokommensalismus *m*
内共生体遗传 Endosymbionten-Vererbung *f*
内共生学说 Endosymbiontentheorie *f*
内骨骼 Endoskelett *n*
内骨骼式假肢 endoskeletale Prothese *f*
内骨痂 interne Kallus, medulläre Kallus *m*
内骨膜肥厚症 endostale Hypertrophie *f*
内骨盆切除术 Hemipelvektomie *f*
AO内固定 AO innere Fixation *f*
内固定[术] innere Fixation *f*, Fixation interna *f*
内固定钢板 interne Fixation mit Stahlplatte *f*
AO内固定器 AO Fixateur interne *m*
内关节囊 innere Gelenkkapsel *f*
内观疗法 Naikan-Therapie *f*
内光电效应 interner photoelektrischer Effekt *m*
内轨型络合物 innerer orbitaler Komplex *m*
内果皮 Endocarpium *n*
内过渡系 innere Transition-Serien *f pl*
内过氧化物 Endoperoxid *n*
内含颗粒 Inklusionsgranula *n*
内含体 innerer Körper *m*
内含子 Intron *n*
内含子插入序列 Intron-Insertionssequenz *f*
内含子滞留型 Intron-Retentionstyp *m*
内涵,内包,强度 Konnotation, Intension *f*
内涵蛋白 Clathrin *n*
内涵物 Einschlußkörperchen *n*, Inklusionskörper *m*
内涵意义 konnotative Bedeutung *f*
内核 Kernel *m*
内核层,内颗粒层 innere Kerneschicht, innerere Körnerschicht *f*
内核酸酶 Endonuklease *f*
内呼吸 innere Atmung *f*
内琥珀酸钠蒽 Natriumanthrazenendosuccinat *n*
内化 Verinnerlichung *f*, Internalisierung *f*
内化障碍 verinnerlichtes Hindernis *n*
内化作用 Internalisierung, Verinnerlichung *f*
内踝 innerer Knöchel *m*, medialer Knöchel *m*, Malleolus medialis *m*
内踝穿支皮瓣 Innenknöchel Perforator Lappen *m*
内踝点 Punkt des Malleolus medialis *m*
内踝沟 Sulcus malleolaris medialis *m*
内踝骨折 innerer Knöchelbruch *m*
内踝关节面 Facies articularis malleolaris medialis *f*
内踝后动脉 Arteria malleolaris posterior medialis *f*
内踝皮下囊 Bursa subcutanea malleolaris medialis *f*
内踝前动脉 Arteria malleolaris anterior medialis *f*
内踝上皮瓣 Medialer Supramalleolar- Lappen *f*
内踝网 Rete malleolare mediale *n*
内踝支 Ramus malleolaris medialis *m*
内环 Innenring *m*
内环层 innere circuläre Schicht *f*
内环的 endozyklisch
内环骨板 Lamella circumferentia interne *f*
内环骨板和外环骨板 interne umlaufende Lamelle und äußere umlaufende Lamelle *f*
内环境 Innenumgebung *f*, inneres Milieu *n*
内环境平衡 homöostatisches Gleichgewicht *n*
内环境稳定 Homöostase *f*
内环境稳定的 homöostatisch
内环境稳定性 Homöostase, Homöostase der internen Umwelt *f*
内环境稳定性反应 homöostatische Reaktion *f*
内黄素 Endocrocin *n*
内灰质 Entocinerea *f*
内基底段 Segmentum basale mediale *n*
内基小体 False Negri-Körperchen *pl*
内基因子 Endogenote *f*

内剂量 inteme Dosis *f*
内寄生虫 Entoparasit *m*, Entozoon *n*, Entorganismus *m*
内寄生虫的 entozoal
内寄生的 endoparasitär
内寄生菌 Endophyten *m pl*
内寄生菌的 endophytisch
内寄生物 Endoparasit *m*, Entorganismus *m*, Innen-schmarotzer *m*, Innenparasit *m*
内寄生植物的 endophytisch
内监护 interne eletronische Überwachung *f*
内睑腺炎 Hordeolum internum *n*
内浆网 endoplasmisches Reticulum *n*
内交通丛 miteinander kommunizierender Gefäßplexus *m*
内节 Segmentum mediale *n*, inneres Segment *n*
内界膜 Membrana limitans interna *f*
内界细胞 Zellen der inneren Grenzschicht *f pl*
内径 Diameter interna *f*
内镜 Endoskop *m*
内镜把持钳 endoskopische Faßzange *f*
内镜鼻胆管引流术 endoskopische Nasen-Gallendrainage *f*
内镜鼻胆囊引流术 endoskopische Nasen-Gallenblasendrainage *f*
内镜鼻窦手术 endoskopische Nasennebenhöhlenchirurgie *f*
内镜彩色电视装置 endoskopisches Farbfernsehsystem *n*
内镜操纵部 endoskopischer Kontrollbereich *m*
内镜插入管 endoskopisches Einführungsrohr *n*
内镜超声检查[术] Endosonographie *f*
内镜充气水阀 endoskopisches Luft- Wasser-Ventil *n*
内镜除皱 endoskopische Gesichtsstraffung *f*
内镜胆管(道)引流[术] endoskopische Gallendrainage *f*
内镜导光连接部 endoskopischer Lichtleitersverbindungsbereich *m*, endoskopischer Lichtleiter Verbinderabschnitt *m*
内镜导光束 endoskopisches Lichtleiterbündel *n*
内镜导像束 endoskopische Image-Leiter Bündel *pl*, endoskopisches Bildleiterbündel *n*
内镜电极 endoskopische Elektrode *f*
内镜分光术 endoskopische Spektroskopie *f*
内镜复位[术] endoskopische Reduktion *f*
内镜高频电灼圈套 endoskopische Hochfrequenz-Diathermieschlinge *f*
内镜灌注 endoskopische Perfusion *f*
内镜光导纤维 endoskopischer Lichtleitfaser *m*
内镜光相干成像技术 endoskopische optische Kohärenztomographie *f*
内镜黑白电视装置 endoskopisches TV-System *n*
内镜活检钳 endoskopische Biopsiezange *f*
内镜 - 机器人辅助下二尖瓣成形术 roboterunterstützte endoskopische Mitralvalvuloplastie *f*
内镜 - 机器人辅助下二尖瓣置换术 roboterunterstützter endoskopischer Mitralklappenersatz *m*
内镜 - 机器人辅助下冠状动脉旁路移植术 Roboterunterstützte endoskopische Koronararterien-Bypass-Operation *f*
内镜 - 机器人辅助下三尖瓣成形术 roboterunterstützte endoskopische Trikuspidalklappenvalvuloplastie *f*
内镜 - 机器人辅助下三尖瓣置换术 roboterunterstützter endoskopischer Trikuspidalklappenersatz *m*
内镜夹具 endoskopischer Applier *m*
内镜检查法 endoskopische Untersuchung *f*, Endoskopie *f*
内镜检查及活检钳 Endoskopie und Biopsiezange *pl*
内镜检查术 Endoskopie *f*, Körperhöhlenspiegelung *f*
内镜角度锁钮 endoskopier Arretierungsknopf *m*, endoskopischer Arretierungsknopf *m*
内镜静脉曲张硬化剂注射术 EVS endoskopische Varizensklerosierungstherapie *f*
内镜冷光源 endoskopische Kaltlichtquelle *f*
内镜连接器 endoskopischer Adapter *m*
内镜漏水测试器 endoskopischer Sickerwasser-Tester *m*
内镜逆行胆道引流术 endoskopische retrograde Gallendrainage *f*
内镜逆行胰胆管造影术 endoskopische retrograde Cholangiopankreatographie, ERCP *f*
内镜取石术 endoskopische Steinextraktionstechnik *f*
内镜乳头括约肌切开术 endoskopische Sphinkterotomie *f*
内镜乳头切开术 endoskopische Papillotomie *f*
内镜食管静脉曲张硬化剂治疗 endoskopische Varizensklerosierungstherapie *f*
内镜食管静脉套扎术 endoskopische Varizenligatur *f*
内镜碎石[术] endoskopische Lithotripsie *f*
内镜探条 endoskopische Sonde *f*
内镜弯曲部 Biegeabschnitt des Endoskops *m*
内镜胃粘膜切除术 endoskopische Magenmukosaresektion (EMR) *f*
内镜吸引阀 endoskopisches Saugventil *n*
内镜吸引器 endoskopischer Aspirator *m*
内镜洗涤管 endoskopisches Waschrohr *n*
内镜洗涤机 Endoskopwaschmaschine *f*
内镜细胞刷 Endoskop-Zytologiebürste *f*
内镜下鼻胆管外引流术 Endoskopisch nasale biliäre Drainage *f*
内镜下胆管支架引流术 False Endoskopisch retrograde biliäre Drainage *f*
内镜下获取隐静脉 endoskopische Gefäßentnahme *f*
内镜下逆行胆管造影 endoskopisch retrograde Cholangiopankreatikographie *f*
内镜下逆行胰胆管造影术 endoskopisch retrograde Cholangiopankreatikographie *f*
内镜下乳头括约肌气囊扩张术 Endoskopische papilläre Ballondilatation *f*
内镜下乳头括约肌切开术 endoskopische Sphinkterotomie *f*
内镜下硬化治疗 endoskopische Sklerotherapie *f*
内镜下粘膜切除术 endoskopische Mukosaresektion *f*
内镜消毒器 Endoskopsterilisator *m*
内镜学 Endoskopie *f*
内镜胰管引流[术] endoskopische Pankreasgangdrainage *f*
内镜粘膜下剥离术 endoskopisch submuköse Dissektion *f*
内镜粘膜下肿瘤切除[术] endoskopische Enukleation der submukösen Tumoren *f*
内镜止血器 endoskopischer Hämostat *m*
内镜置管[术] Endoprothese *f*
内镜注射针 Endoskopinjektor *m*
内镜注射治疗[术] endoskopische Injektionstherapie *f*
内疚 Schuld *f*
内疚感 Schuldgefühl *n*
内疚感扩散 Schuldverbreitung *f*
内聚的 kohärent, fest zusammenhängend
内聚力 Kohäsion *f*, Kohärenz *f*, Synaphie *f*
内聚性 Kohäsion *f*
内聚压力 Kohäsionsdruck *f*
内卷的 eingekrümmt, eingebogen, incurvate
内菌幕(半包幕) innerer Schleier *m*
内抗毒素 Endoantitoxin *n*
内科 Abteilung der inneren Medizin *f*
内科病 innere Krankheit *f*
内科病理学 innere medizinische Pathologie *f*
内科病例 innerer Krankenfall *m*
内科病人 innermedizinischer Patient *m*
内科病室 inneres Krankenzimmer *n*
内科的 innermedizinisch
内科护理学 medizinische Pflege *f*
内科疗法 innermedizinische Therapie *f*, innermedizini-sche

Behandlung *f*
内科临床讲解 innermedizinische Klinik *f*
内科门诊部 medizinische Klinik *f*
内科适应证 innermedizinische Indikation *f*
内科透热法 innermedizinische Diathermie *f*
内科性黄疸 innermedizinische Ikterus *m*
内科胸腔镜 False internistische Thorakoskopie *f*
内科学 innere Medizin *f*, interne Medizin *f*
内科学基础 Basis der inneren Medizin *f*
内科研究所 Institute der inneren Medizin *n*
内科医师 Internist *m*
内科诊断 medizinische Diagnose *f*
内科重症监护室 internistische Intensivstation *f*
内科主任 Chefarzt der innermedizinischen Abteilung *m*
内科住院医师 innermedizinischer Stationsarzt *m*
内颗粒层 Lamina granularis interna *f*
内颗粒层纹 Stria der interen Körnerschicht *f*, Stria der Lamina granularis interna *f*
内控制点 interne Kontrollüberzeugung *f*
内口 Orificium internum *n*
内窥超声描记术 Endosonographie *f*
内窥镜 Endoskop *n*
CT-内[窥]镜 CT-Endoskopie *f*
内窥镜超声检查 Endosonographie *f*
内[窥]镜除皱术 endoskopisches Facelift *n*
内窥镜灯泡 Birne des Endoskops *f*
内窥镜电烧灼器 endoskopischer elektrischer Kauter *m*
内窥镜电视 endoskopische Television *f*
内[窥]镜电视 endoskopisches Fernsehen *n*
内[窥]镜窦道手术 endoskopische Nebenhöhlenchirurgie *f*
内窥镜额部骨膜下除皱术 endoskopisch subperiostales Stirnlift *n*
内窥镜额上提术 endoskopisches Stirnlifting *n*
内[窥]镜活组织检查 endoskopische Biopsie *f*
内[窥]镜光动力治疗 endoskopische photodynamische Therapie *f*
内[窥]镜检查 Endoskopie *f*
内窥镜检查椅 endoskopischer Untersuchungsstuhl *m*
内窥镜隆乳(胸) False endoskopische Augmentations-Mammaplastik *f*
内窥镜逆行性胆胰管造影 endoskopische retrograde Cholangiopankreatographie *f*
内窥镜器械包 Endoskopie-Besteck *n*, Endoskopie-Satz *m*
内窥镜乳房悬吊固定术 endoskopisch suspendierte Mastopexie *f*
内[窥]镜乳头切开术 endoskopische Papillotomie, EPT *f*
内[窥]镜手术 endoskopische chirurgische Eingriffe *f*
内窥镜体腔照相机 Kamera für Körperhöhleendoskopie *f*, Endoskopkamera für Körperhöhle *f*
内窥镜腕管松解术 endoskopische Karpaltunneldekompression *f*
内窥镜下睫状体光凝术 endoskopische Zyklophotokoagulation *f*
内窥镜下泪囊鼻腔吻合术 endoskopische Dakryozystorhinostomie *f*
内窥镜下椎间盘切除术 endoskopische Diskektomie *f*
内[窥]镜外科 endoskopische Chirurgie *f*
内窥镜异物钩 endoskopischer Fremdkörperhaken *m*
内窥镜[用]绞断器 endoskopische Schlinge *f*
内窥镜[用]异物钳 endoskopische Fremdkörperzange *f*
内窥镜粘膜活检 endoskopische Mukosabiopsie *f*
内窥镜粘膜下肿瘤切除术 endoskopische submuköse Tumorresektion *f*
内窥镜照相机 Endoskopkamera *f*
内窥镜注射器 endoskopische Spritze *f*
内括约肌切断 interne Sphinkterotomie *f*
内拉通氏导管 Nelaton* Katheter *m*
内拉通氏括约肌 Nelaton* Sphinkter *m*
内拉通氏线 Nelaton* Lime *f*
内泪囊鼻腔吻合术 innere Dakryozystorhinostomie *f*
内里试验(鞠躬试验) Neri* Test *m*
内力 innere Kraft, Innenkraft *f*
内粒层纹 Stria granularis internae *f*
内淋巴 Endolympha *f*, Endolymphe *f*, Aquula interna *f*, Labyrinthflüßigkeit *f*
内淋巴的 endolymphatisch, endolymphatic(-us, -a, -um)
内淋巴电位 endolymphatisches Potential(EP) *n*
内淋巴分流术 endolymphatischer Shunt *m*
内淋巴管 Ductus endolymphaticus *m*
内淋巴积水 endolymphatischer Hydrops *m*
内淋巴流动 Lymphokinese *f*
内淋巴囊 Saccus endolymphaticus *m*, Cotunnius* Raum *m*
内淋巴囊低度恶性腺癌 Low-grade-Adenokarzinom des Saccus endolympathicus *n*
内淋巴囊功能紊乱 Dysfunktion des Saccus endolymphaticus *f*
内淋巴囊减压术 Dekompression des Saccus endolymphaticus *f*
内淋巴囊裂 Riss des Saccus endolymphaticus *m*
内淋巴囊手术 Chirurgie des Saccus endolymphaticus *f*
内淋巴囊外科治疗 chirurgische Behandlung des Saccus endolymphaticus *f*
内淋巴囊血管重建术 Revaskularisation des Saccus endolymphaticus *f*
内淋巴囊引流术 Drainage des Saccus endolymphaticus *f*
内淋巴水肿 endolymphatischer Hydrops *m*
内淋巴系统 endolymphatisches System *n*
内淋巴蛛网膜下腔分流术 endolymphatischer subarachnoidaler Shunt *m*
内流安全活门 Innenventil *n*
内瘘 Fistula interna *f*
内卵黄囊 interner Dottersack *m*
内罗毕宣言 Nairobi Deklaration *f*, Nairobi Erklärung *f*
内罗病毒属 Nairovirus *n*
内螺旋 Innenspirale, innere Spirale *f*
内螺旋沟 Sulcus spiralis internus *m*
内螺旋束 inneres Spiralbündel *n*
内络合物 innere Chelatverbindung *f*
内脉 Venae internae, innere Vene, tiefe Vene, Leitvene *f*
内曼偏倚(现患病例-新发病例)Neyman* Bias *f*
内毛根鞘 interne Wurzelscheide *f*
内毛细胞 innere Haarzellen *f pl*
内酶 Endoenzyme *n pl*
内霉素 Endomycin *n*
内泌学(内分泌学) Endokrinologie *f*
内面 Facies medialis *f*
内面的 intern(-us, -a, -um)
内膜 Theca interna *f*, Intima *f*
内膜剥除术 Endarteriektomie *f*
内膜不规则增殖 unregelmäßige Endometriumhyperplasie *f*
内膜层 Intimaschicht *f*
内膜的 intimal
内膜垫 Intimapolster *n*
内膜弓形体病 endometriale Toxoplasmose *f*
内膜肉瘤 endometriales Sarkoma *n*, Intimasarkom *n*
内膜软斑病 endometriale Malakoplakie *f*
内膜软膜 Intima piae *f*
内膜上皮 Intimaepithelium *n*
内膜系统 Endomembransystem *n*
内膜下层 Subintima *f*
内膜下血管成形术 subintimale Angioplastie *f*
内膜纤维化 Intimafibrose *f*

内膜血吸虫病 endometriale Bilharziose *f*
内膜炎 Intimitis *f*
内膜样癌 Endometriumkarzinom *n*
内膜衣原体感染 endometriale Chlamydieninfektion *f*
内膜增生 Hyperplasia endometrii *f*
内膜增生和子宫内膜上皮内瘤变 Endometriumhyperplasie und endometriale intraepitheliale Neoplasie *pl*
内膜增殖不良 Schwach endometriale Proliferation *f*
内膜植入片(物) endometriales Implantat *n*
内膜组织结构 endometriale Gewebestruktur *f*
内囊 Capsula interna *f*
内囊病变综合征 Capsula interna-Syndrom *n*
内囊出血 Kapselblutung *f*
内囊额部 Pars frontalis capsulae internae *f*
内囊后脚(肢) Crus posterius capsulae internae *n*
内囊后肢腔隙性梗死 PLIC lakunärer Infarkt *m*
内囊前脚(肢) Crus anterius capsulae internae *n*
内囊丘脑综合征 capsulothalamisches Syndrom *n*
内囊膝 Genu capsulae internae *n*
内囊型感觉障碍 Sensibilitätsstörungen von Capsula in-terna-Typ *f pl*
内囊性偏瘫 Kapsuläre Hemiplegie *f*
内囊血栓形成综合征 Kapselthrombosis-Syndrom *n*
内囊摘除术 Excision der Capsula interna *f*
内囊枕部 Pars occipitalis capsulae internae *f*
内囊支 Rami capsulares internales *m pl*
内囊状体 internes Zystid *n*
内脑膜 Endomeninx *f*
内能 Intrinsik-Energie *f*
内扭转 Intorsion *f*
内胚[层]窦瘤 entodermaler Sinustumor *m*
内胚层 Hypoblast *m*, Entoblast *m*, Entoderm *n*, Endoblast *m*
内胚层板 Entodermplatte *f*
内胚层的 endodermal
内胚层裂球 endodermale Blastomeren *m pl*
内胚层器官 hypoblastisches Organ *n*
内[胚层原]中胚层 Endomesoderm *n*
内胚层体型 Endomorphie *f*
内胚层体型的 endomorphisch
内胚层体型者 endomorph <engl.)
内胚层细胞 endodermale Zelle *f*
内胚窦瘤 endodermaler Sinustumor *m*
内胚乳 Endosperm *n*
内皮 Endothel *n*, Endothelium *n*
内皮癌 Endothelkrebs *m*
内皮层 Endodermis *f*
内皮超极化因子 Endothelabhängiger Hyperpolarisation-Faktor *m*
内皮的 endothelial
内皮的松弛因子 endothelialer Entspannungsfaktor *m*
内皮毒素 Endotheliotoxin *n*
内皮横纹肌瘤 Endotheliorhabdomyom *n*
内皮肌瘤 Endotheliomyom *n*
内皮-间充质转分化 Endothelial-Mesenchymalen Transition *f*
内皮连接 Endothelverbindung *f*
内皮瘤 Endotheliom *n*, Endothelioma *n*
内皮瘤病 Endotheliomatose *f*
内皮囊肿 endotheliale Zyste *f*
内皮内层 endo-endotheliale Schicht *f*
内皮平滑肌瘤 Endothelioleiomyom *n*
内皮绒毛膜胎盘 endothelchorione Plazenta *f*, Chorioen-dothelplazenta *f*
内皮溶素 Endotheliolysin *n*
内皮肉瘤 Endothelsarkom *n*
内皮生长因子 endothelialer Wachstumsfaktor (EGF) *m*
内皮噬细胞 Endotheliozyt *m*
内皮舒张因子/内皮细胞舒血管因子 endothelialer Entspannungsfaktor *m*
内皮素 Endothelin, ET *n*
内皮素 1 Endothelin-1 *n*
内皮素 2 Endothelin-2 *n*
内皮素 3 Endothelin-3 *n*
内皮素受体拮抗剂 Endothelin-Rezeptor-Antagonist *m*
内皮损伤 Endothelverletzung *f*
内皮缩血管肽 Endothelin *n*
内皮缩血管肽 A Endothelin A *n*
内皮他汀 Endostatin *n*
内皮唾[液]酸蛋白 Endosialin *n*
内皮外细胞 peri-endotheliale Zelle *f*
内皮系膜性肾小球肾炎 endotheliomesangiale Glomerulonephritis *f*
内皮系统 Endothelsystem *n*
内皮细胞 Endothelzelle *f*
内皮细胞-白细胞粘附分子 Endothelium Leukozyten Adhäsionsmolekül *n*
内皮细胞层 endotheliale Schicht *f*
内皮细胞窗孔 Fenestra der endothelialen Zelle *f*
内皮细胞蛋白 C 受体 Endothel-Protein-C-Rezeptor, EPCR *m*
内皮[细胞]分解的 endotheliolytisch
内皮细胞化生 Endothel-Metaplasie *f*
内皮细胞激活 Endothelzellaktivierung *f*
内皮细胞瘤 Endothelioma *n*
内皮细胞皮质瘤 Endolepidoma *n*
内皮[细胞]绒[毛]膜的 endotheliochorial
内皮细胞生长因子 Endothelzellwachstumsfaktor *m*
内皮细胞损伤 Endothelzellverletzung *f*
内皮[细胞]纤维瘤 Endotheiiofibroma *n*
内皮细胞性白细胞粘附因子 Endothel-Leukozyten-Adhäsionsmolekül, E-LAM *n*
内皮细胞性白细胞粘附因子 1 Endothel-Leukozyten-Adhäsionsmolekül-1, E-LAM 1 *n*
内皮细胞性骨髓瘤 endotheliales Myelom *n*
内皮细胞抑制素 Endostatin *n*
内皮细胞源性舒血管因子 Endothel entstammender Relaxationsfaktor (EDRF) *m*
内皮细胞源性舒张因子 Endothel stammender Relaxationsfaktor (EDRF) *m*
内皮细胞增多 Endotheliozytosis *f*, Endotheliozytose *f*
内皮细胞增生(殖) Endotheliose *f*
内皮细胞肿胀 endotheliozytische Schwellung *f*
内皮下层 subendotheliale Schicht *f*
内皮下的 subendothelial
内皮下膜 Subendothelium *n*
内皮性血管炎 Endothelioangitis *f*
内皮炎 Endothelitis *f*
内皮样的 endothelioid
内皮样细胞 Endothelioidzellen *f pl*
内皮一氧化氮合[成]酶 endotheliale Stickstoffmonoxid-Synthase, eNOS *f*
内皮一氧化氮合酶 endotheliale Stickstoffmonoxid-Synthase, eNOS *f*
内皮营养不良 Endotheldystrophie *f*
内皮源性生长因子 Endothel abgeleiteter Wachstumsfaktor
内皮源性收缩因子 Endothel stammender Kontraktionsfaktor *m*
内皮源性舒张因子 endothelialer Entspannungsfaktor *m*
内皮增生 Endotheliose *f*
内皮粘液瘤 Endotheliomyxom *n*

内皮质区 Regio corticalis profunda *f*
内皮组织 Endothelium *n*
内皮祖细胞 endotheliare Vorläuferzelle *pl*
内偏的 varus
内偏手 Manus vara, radiale Klumphand *f*
内偏指 Klinodaktylie *f*
内漂白(无髓牙漂白技术,诊间漂白技术) internes Bleaching *n*
内器 inneres Organ *n*
内牵引[术] interne Traktion *f*
内嵌植皮术(斯滕特植皮术,埃塞移植术) Stent* Hauttransplantation, Esser* Hauttransplantation *f*
内腔 Binnenraum *m*
内腔镜 Endoskop *n*
内[腔]镜胆囊切除术 laparoskopische Cholezystektomie, LC *f*
内腔镜检查 Endoskopie *f*
内腔镜摄片投影仪 endoskopischer Filmprojektor *m*
内腔容积测定法 Endometrie *f*
内切半乳糖苷酶 Endo-β-Galactosidase *f*
内切蛋白水解酶 endoproteolytische Spaltung *f*
内切核酸酶 Endonuklease *f*
内切几丁质酶 / 内切壳多糖酶 Endochitinase *f*
内切酶 Endonuklease, Endoprotease *f*
内切糖苷酶 Endoglycosidase, Endoglucosidase *f*
内倾 Introversion *f*
内倾型 Introversionstyp *m*
内倾性 Introversion *f*
内倾性格 Introversion *f*
内球(指锈菌核仁) Endosphäre *f*
内区域 Innenfach *n*
内驱力的成分 Zusammensetzung des Triebs *f*
内驱力的分离 Trennung des Triebs *f*
内驱力的混合 Beimischung des Triebs *f*
内驱力的体现 Manifestation des Triebs *f*
内驱力的源泉 Quelle des Triebs *f*
内屈 Introflexion *f*, Inflexion *f*
内曲 Inkurvation *f*
内曲的 einwärtskrümmt
内曲的,弯曲的 umgekrümmt
内热 Innenwärme *f*
内容 Inhalt *m*
内容分析 Inhaltsanalyse *f*
内容关联效度 inhaltliche Gültigkeit *f*
内容[物] Inhalt *m*
内容物清除 Eviszeration *f*
内容效度 Inhaltsvalidität *f*
内容效应 Inhaltseffekt *m*
内容心理学 Inhaltspsychologie *f*
内容型激励理论 Inhaltstheorie der Motivation *f*
内容学习 Inhaltslernen *n*
内容真实性 Echtheit des Inhaltes *f*
内容知识 Inhaltskenntnis *f*
内溶菌素 Endolysin *n*
内溶菌作用 Bakteriolyse innerhalb *f*
内溶酶体 Endolysosom *n*
内融合 Endomixis *f*
内肉芽肿 Granuloma internale *n*
内乳头肌圆锥乳头肌 medialer Papillarmuskel *m*
内色素 Endochrom *m*
内瑟顿综合征(先天性常染色体隐性遗传皮肤和毛发等缺陷综合征) Netherton* Syndrom *n*
内疝 Hernia interna *f*
内伤 Innenverletzung *f*, interne Verletzung *f*
内上段静脉 intere superiore Segmentvenen *pl*
内上髁 Epicondylus medialis *m*
内上髁骨突 Apophyse des medialen Epicondylus humeri *f*
内上髁骨突炎 Apophysitis des medialen Epicondylus humeri *f*
内上髁切除术 Resektion des Epicondylus medialis *f*
内上隐斜视 Esohyperphorie *f*
内肾小球 interner Glomerulus *m*
内渗 Endosmose *f*, Einwässerung *f*, Insudation *f*
内渗性的 endosmotisch
内渗压测定器 Endosmometer *n*
内生 Endogenese *f*, Endogenie *f*
内生孢子 Endospore *f*
内生变量 endogene Variable *f*
内生病毒 endogenes Virus *n*
内生担子 Endobasidium (*pl* endobasidia) *n*
内生担子的 endobasidial
内生的,内原的 endogen
内生发芽 Endogermination *f*
内生分生孢子囊 Konidiangium *n*
内生骨瘤 Endostom *n*
内生骨疣 Entostose *f*, Entostosis *f*
内生环(期) endogener Zyklus *m*
内生肌[酸]酐廓清率 Clearance-Rate des endogenen Kreatinins *f*, Clearance-Index des endogenen Kreatinins *f*
内生肌[酸]酐廓清试验 Clearance-Test für endogenen Kreatinin *m*
内生肌酐清除率 endogene Kreatinin-Clearance *f*
内生甲 Onychocryptosis *f*
内生节律性 endogene Rhythmik *f*
内生囊 endogene Zyste *f*
内生内皮层 Endodermis interna *f*
内生韧皮部 internales Phloem *n*
内生软骨瘤 Enchondroma *n*, Enchondrom *n*
内生软骨瘤病 Enchondromatose *f*
内生软骨瘤的 enchondromatös
内生软骨瘤刮除植骨术 Enchondromaauskratzung und Knochenimplantation *f*
内生软骨肉瘤 Enchondrosarkom *n*
内生纤维 endogene Faser *f*
内生型视网膜母细胞瘤 endophytisches Retinoblastom *n*
内生性的 endogen
内生性黄疸 endogener Ikterus *m*
内生性来源 endogene Quelle *f*
内生性凝血致活酶 endogenes Thromboplastin *n*
内生性生长 endogenes Wachstum *n*
内生性自体中毒 endogene Autointoxikation *f*
内生遗传因素 endogene Determinante *f*
内生植物 Endophyt *m*
内生殖器 inneres Genitale *n*
内生殖器结核 innere Genitaltuberkulose *f*
内生殖物的 endophytisch
内生致热原 endogenes Pyrogen (EP) *n*
内始式 Endarch *n*
内氏放线菌 Actinomyces naeslundii *f*
内视的 entoptisch
内室 Innenraum *m*
内噬作用 Endozytose *f*
内收[作用] Adduktion *f*
内收蛋白 Adducin *n*
内收高弓跖[畸形] Metatarsus adductocavus *m*
内收肌翻跖[畸形] Metatarsus adductovarus *m*
内收肌反射 Adduktor-Reflex *m*
内收肌腱膜 Adduktor-Aponeurose *f*
内收肌腱切断术 Adduktor-Tenotomie *f*, Adduktorsehnendurchschneidung *f*
内收肌腱松解术 Adduktorsehne-release *f*

内收肌结节 Tuberculum adductorium *n*
内收畸形 Adduktionsdeformität *f*
内收畸形足 Talipes adduktus *m*
内收截骨术 Adduktion Osteotomie *f*
内收挛缩 Adduktionskontraktur *f*
内收内翻跖[畸形] Metatarsus adductovarus *m*
内收性骨折 Adduktionsfraktur *m*
内收性挛缩 Adduktionskontraktur *f*
内收应力试验 Adduktionsstresstest *m*
内收跖[先天性畸形] Metatarsus adductus *m*
内收足 Pes adductus *m*
内受纳器 Interozeptor *m*
内受作用 Introzeption *f*
内[树]皮 innere Rinde *f*
内水体积 Innenvolumen *n*
内水蛭病 interne Hirudiniasis *f*
内斯勒氏比色管 Nessler* kolorimetrische Röhre *f*
内斯勒氏刻度比色管 Nessler* graduierte kolorimetrische Röhre *f*
内斯勒氏试剂(溶液) Nessler* Reagens *n* (od. Lösung *f*)
内斯密斯氏膜 Nasmyth* Membran *f*
内隧道 innerer Tunnel *m*
内缩合作用 internale Kondensation *f*
内缩醛 Aldolactol *n*
内缩酮 Keto-lactol *n*
内体 Endosom *n*
内田-克列别林性格测查 Uchida-Kraepelin Test *m*
内听道 Meatus acusticus internus *m*
内听动脉 Arteria auditiva interna *f*
内听动脉综合征 Syndrom der Arteria auditiva interna *n*
内听诊 Endo-Auskultation *f*
内蜓属 Endolimax *m*
内透明板(肺泡和肾小球基膜致密板内皮侧) Lamina rara interna (endotheliale Seite) *f*
内推 Interpolation *f*
内吞途径 endozytotischer Weg *m*
内吞小泡 endozytotisches Vesikel *n*
内吞小体 Endosom *n*
内吞作用 Endozytosis *f*
内外层心包炎 Perikarditis externa et interna *f*
内外倒转术 bjmanuelle Version *f*
内外翻限制型假体 Varus-Valgus implantierte Prothese *f*
内外分泌的 endo-exocrin
内外分泌腺 endo-exokrine (od. innere-äußere sekretori-sche) Drüse *f*
内外感受性复合条件反射 extero-interozeptiver bedingter Reflex *m*
内外共同形成的 ectendotrophic
内外菌根 ektendotrophe Mykorrhiza *f*
内外科的 medikochirurgisch
内外髁间宽 bimalleoläre Breite *f*
内外囊神经节出血 kapsuloganglionäre Hämorrhagie *f*
内外因的 endo-exoteric, endoexoteric <engl.>
内外原的 endo-exogen
内外眦肌腱 mediale und laterale Kanthussehne *f*
内网层 innere Plexiformschicht *f*
内网器 Binnengerüst (der Zelle) *n*
内网子-B12复合物 Intrinsic-Faktor-B12-Komplex *m*
内卫性 Esophylaxie *f*
内卫性的 esophylaktisch
内污染 innere Kontamination *f*
内吸磷 Systox *n*
内吸磷中毒 Systoxvergiftung *f*
内吸收 Absorption interna *f*, internale Absorption *f*
内吸性农药 Systempestizid *n*, systemisches Pestizid *n*, Schädlingbekämpfungsmittel *n*
内膝状体 mediale Kniehöcker, Corpus geniculatum mediale *m*
内系统 inneres System *n*
内细胞群(团) innere Zellpopulation *f*
内下段静脉 intere inferiore Segmentvenen *pl*
内酰胺 Laktam *n*
β内酰胺 β-Laktam *n*
内酰胺,乳胺(巨环的) Lactame *pl* (makrocyclisch)
β-内酰胺环 β-Laktamring *m*
β内酰胺聚合物 β-Lactam-Polymer *m*
β-内酰胺抗性 β-Lactam-Resistenz *f*
β内酰胺类抗生素 β-Lactam-Antibiotika *n pl*
β-内酰胺类抗生素 β-Lactam-Antibiotika *n pl*
β-内酰胺酶 β-Lactamase *f*
β-内酰胺酶 β-Laktamase *f*
β内酰胺酶抑制剂合剂 β-Lactamase-Inhibitormischung *f*
β内酰胺酶抑制药 β-Lactamase-Inhibitor *m*
内酰胺式 Laktamform *f*
内酰亚胺 Laktim *n*
内酰亚胺式 Laktimform *f*
内陷 Invagination *f*, Invaginatio *f*
内陷气孔 eingesunkenes Stomata *n*
内相 innere Phase *f*
内相通量 Zustrom *m*
内向 Introversion *f*, Intraversion *f*
内向[性格]者 Einwärtskehrende *m*, introvertierter Mensch *m*
内向的 introvertiert, autistisch
内向的 introvertiert, introversiv
内向电流 Einwärtselektrizitätsstrom *m*
内向攻击(动作显露) introvertierter Angriff *m*
内向和外向〔心理〕 Introversion und Extraversion *f*
内向人格 introversive Persönlichkeit *f*, nach innen ge-kehrte Persönlichkeit *f*
内向人格者 Introvertierte *m/f*
内向外向问卷(调查表) Introversion-Extraversionsfragebogen *m*
内向型 Introversionstyp *m*
内向性 Einwärtskehren *n*
内向性儿童 autistisches Kind *n*
内向性龋(逆行性龋) innere Karies *f*
内向性思维 autistisches Denken *n*
内向性自我意识 privates Selbstbewusstsein *n*
内向整流 Einwärtsgleichrichter *m*
内向整流钾电流 Einwärtsgleichrichter Kaliumstrom *m*
内向整流钾通道 Einwärtsgleichrichter K^+ Kanal *m*
内消旋的 mesomerisch
内消旋化合物 mesomerische Verbindung *f*
内消旋酒石酸 Acidum mesotartaricum *n*
内消旋式(型) Mesoform *f*
内消旋体 Mesomeren *f pl*
内消旋体离析 mesotomy <engl.>
内消旋异构体 Mesoisomer *n*
内小泡形成 Intrazytose *f*
内斜视 Innenschielen *n*, Esotropie *f*, Strabismus con-vergens *m*
内斜视的 esotropisch
内斜线 interner Schrägstrich *m*
内心冲突 Seelenkampf *m*, innerer Konflikt *m*
内心的 intrapsychisch
内心理物理学 innere Psychophysik *f*
内心矛盾 innerer Konflikt *m*
内心失调 intrapsychische Ataxie *f*
内心视像 Innenvideo *n*
内心体验 innere Erfahrung *f*
内心性协调不能 intrapsychische Ataxie *f*

内信号序列 interne Signalsequenz *f*
内形成性的 endoplastisch
内省 Innenerlebnis *n*, Introspektion *f*
内省的 introspektisch, introspektiv
内省法〔心理名词〕 Selbstbeobachtung, introspektive Methode *f*
内省心理学 introspektive Psychologie *f*
内省主义 Introspektionismus *m*
内嗅皮层 entorhinaler Kortex *m*
内嗅区 entorhinal
内旋 Einwärtsdrehung *f*, Innenrotation *f*, Intorsion *f*
内旋肌 Einwärtszieher *m*, Innenrotator *m*
内旋滞后征 Innenrotations-lag-Zeichen *n*
内旋转 Innenrotation *f*
内旋转斜视 Inzyklotropie *f*, Inzyclotropie *f*
内旋转隐斜视 Inzyklophorie *f*
内循环 innere Circulation *f*, innere Zirkulation *f*
内压力 Binnendruck *m*
内压性憩室 Pulsionsdivertikel *n*
内压性疝 Pulsionshernie *f*
内压性食管憩室 Druckdivertikel der Speiseröhre *n*
内芽胞 Blastidium *n*
内芽生增殖 Endodyogenie *f*
内盐 inneres Salz *n*
内蜒属 Endolimax *f*
内眼病 innere Ophthalmopathie *f*
内眼肌麻痹 Ophthalmoplegia interna *f*
内眼肌瘫痪 Ophthalmoplegia interna *f*
内焰 innere Flamme *f*
内养功 Innen Nährende Qigong-Übung *f*
内液动荡声 Hydatismus *m*
内衣 Unterwolle *f*
内衣裤 Unterwsäche, Unterbekleidung *f*
内移行 internale Überwanderung *f*, internale Transmigra-tion *f*
内抑素 Endostatin *n*
内抑制 interne Inhibition *f*, direkte Inhibition *f*
内抑制过程 Prozess der internen Inhibition *m*
内因 innere Ursache *f*
内因败血病 Endosepsis *f*
内因病 Endopathie *f*
内因性蛋白尿 endogene Albuminurie *f*
内因性动机 intrinsische Motivation *f*
内因性佝偻病 endogene Rachitis *f*
内因性精神病 endogene Psychose *f*
内因性抑郁症 endogene Depression *f*
内因性中毒 Endotoxikose *f*
内因引起的障碍 Internalisierungsstörung *f*
内因子 Intrinsic-Faktor *m*, Innenfaktor *m*
内因子阻断抗体 Intrinsic-Faktor-blockierender Antikörper, IFBA *m*
内引流术 interne Dränage *f*
内隐的,包含在内的 implizit, verdeckt
内隐反应 verdeckte Reaktion *f*
内隐行为 verdecktes Verhalten *n*
内隐记忆 implizites Gedchtniss *n*
内隐斜视 Esophorie *f*
内隐斜视的 esophorisch
内隐性条件作用 verdeckte Konditionierung *f*
内隐言语 verdeckte Rede, implizite Sprache *f*
内影像 inneres Bild *n*
内应力 Innenspannung *f*
内用法 Applicatio interna *f*
内釉[质]二皮 inneres Schmelzepithel *n*
内釉上皮 inneres Schmelzepithel *n*
内釉上皮层 inneres Schmelzepithels *n*
内釉细胞 innere Enamelzelle *f*, innere Zahnschmelzzelle *f*
内语言 Endophasie *f*
内育菌核 Endosklerotium *n*
内原 Endogenese *f*, Endogenie *f*
内原[性]代谢 endogener Stoffwechsel *m*
内原[性]色素 endogenes Pigment *n*, echtes Pigment *n*
内原氮 endogenes Nitrogenium *n*, endogener Stickstoff *m*
内原的,内生的 endogen
内原性蛋白质 endogenes Protein *n*
内原性的 endogen
内原性肥胖 endogene Fettsucht *f*, endogene Obesität *f*
内原性感染 endogene Infektion *f*, endogene Invasion *f*
内原性获热 endogener Wärmegewinn *m*
内原性肌[酸]酐 endogenes Kreatinin *n*
内原性肌[酸]酐清除率(endogene) Kreatinin-clearance *f*
内原性结核 endogene Tuberkulose *f*
内原性抗原 Endoantigen *n*
内原性凝血系统 endogenes Koagulationssystem *n*
内原性嘌呤 endogenes Purin *n*
内原性气喘 endogenes Asthma *n*
内原性色素沉着 endogene Pigmentation *f*
内原性调节器 endogener Modulierende *m*
内原性脱敏 endogene Desensibilisation, endogene Desensibilisierung *f*
内原性脂质性肺炎 endogene Lipidpneumonie *f*
内原性致热物 endogene Pyrogene *n pl*
内原性中毒 Endointoxikation *f*
内源阿片多肽 endogenes Opioidpeptid *n*
内源代谢氮 endogener StoffwechselStickstoff *m*
内源的 endogen
内源化学物 Endobiotikum *n*
内源基因 endogenes Gen *n*
内源凝血途径 intrinsische Gerinnungsweg *f*
内源型症状 endogenomorphes Symptom *n*
内源性 endogen
内源性(黑曲)霉菌眼内炎 endogene Pilzendophthalmitis *f*, Aspergillus niger *m*
内源性阿片肽 endogenes Opioidpeptid *n*
内源性阿片样肽 endogenes Opioidpeptid *n*
内源性阿片样物质 endogene Opioide *f*
内源性病毒 endogenes Virus *n*
内源性产热 endogene Wärmeproduktion *f*
内源性触发 interner Trigger *m*
内源性大麻素 Endocannabinoid *n*
内源性胆汁酸 endogene Gallensäure *f*
内源性蛋白尿[症] intrinsische Proteinurie *f*
内源性的 endogen
内源性感染再燃 endogene Reinfektion *f*
内源性高脂血症 endogene Hyperlipidämie *f*
内源性过敏原 endogenes Allergen *n*
内源性化合物 endogene Verbindungen *pl*
内源性化脓性视网膜炎 endogene eitrige Retinitis *f*
内源性介质 endogener Mediator *m*
内源性类脂性肺炎 endogene Lipoidpneumonie *f*
内源性硫代谢障碍 Beeinträchtigung des endogenen Schwefelstoffwechsels *f*
内源性拟交感神经活性 intrinsische sympathomimetische Aktivität *f*
内源性凝血 intrinsische Gerinnung *f*
内源性凝血途径 intrinsischer Gerinnungsweg *m*
内源性凝血因子 intrinsischer Gerinnungsfaktor *m*
内源性凝血因子阻断抗体 blockierender Antikörper des intrinsischen Gerinnungsfaktors *m*
内源性热原激活因子 endogenes Pyrogen-aktivierender Faktor *m*

内源性时钟 endogene Uhr *f*
内源性睡眠因子 endogener Schlaffaktor *m*
内源性痛觉调制系统 endogenes Modulationssystem *n*
内源性途径 intrinsischer Weg *m*
内源性物质 Autakoid *n*
内源性细菌性眼内炎 endogene bakterielle Endophthalmitis *f*
内源性纤溶酶原激活物 endogener Plasminogenaktivator *m*
内源性哮喘 intrinsisches Asthma *n*
内源性血管生成抑制因子 endogener Angiogeneseinhibitor *m*
内源性眼内炎 endogene Endophthalmitis *f*
内源性洋地黄样因子 endogener digitalisartiger Faktor *m*
内源性抑郁 endogene Depression *f*
内源性诱导因素 endogener Induktor *m*
内源性着色牙 endogene Zahnverfärbungen *pl*
内源性症状 endogenes Symptom *n*
内源性致热原 endogene Pyrogene *pl*
内[源]因素 intrinsischer Faktor *m*
内在[环境]稳定[性] Homöostase *f*
内在表征 zugrundeliegende Repräsentation *f*
内在冲突 inhärenter Konflikt *m*
内在蛋白 intrinsisches Protein *n*
内在蛋白或整合蛋白 intrinsisches Protein, integrierter Protein, integrales Protein *n*
内在的 innerlich
内在的,固有的 inherent, immanent
内在的策略 innere Strategie *f*
内在动机 intrinsische Motivation *f*
内在方法 internes Mittel *n*
内在分泌 endokrine Sekretion *f*, Innere Sekretion *f*
内在感光的神经节细胞 intrinsisch lichtempfindliche Ganglienzellen *pl*
内在规律 innewohnende Regel *f*
内在化 internalization <engl.>
内在化疗抵抗性 intrinsische Chemoresistenz *f*
内在环境 innere Umgebung *f*, Innenumgebung *f*
内在活性 Innenaktivität *f*, Intrinsic-Aktivität *f*
内在激动 intrinsische Spannung, intrinsische Motivation *f*
内在记忆辅助工具 internes Gedächtnishilfsmittel *n*
内在奖赏 intrinsische Belohnung *f*
内在经验 innere Erfahrung *f*
内在联系 innere Relation *f*
内在矛盾 innewohnender Widerspruch *m*
内在美 innere Schönheit *f*
内在膜蛋白 intrinsisches Membranprotein *n*
内在拟交感活性 innere sympathomimetische Aktivität *f*
内在前导序列 interne Leitsequenz *f*
内在缺陷 innerer Defekt *m*
内在神经 intrinsischer Nerv *m*
内在神经元 intrinsisches Neuron *n*
内在睡眠失调 intrinsische Schlafstörungen *pl*
内在体验 innere Erfahrung *f*
内在天然性 innere Natürlichkeit, intrinsische Natürlichkeit *f*
内在图式 interiorisiertes Schema *n*
内在效度 interne Validität *f*
内在效力 Inneneffekt *m*
内在信度,可靠性 interne Konsistenz, Zuverlässigkeit *f*
内在性于宫内膜异位症 Endometriosis interna *f*
内在一致性 interne Konsistenz *f*
内在抑制作用 innere Inhibition *f*
内在意义 innere Bedeutung *f*
内在因素(子) innerer Faktor *m*, Innenfaktor *m*
内在因子抗体 Innenfaktorantikörper *m*
内在真实度 interne Validität *f*
内在真实性 innere Wahrheit *f*
内脏 Entera *n pl*, Viszera *n pl*, Eingeweide *n pl*, innere Organe *n pl*
内脏[神经]传出纤维 viszerale efferente Faser *f*
内脏[神经]传入纤维 viscerale afferente Faser *f*
内脏[疼]痛 viszerale Schmerzen *m pl*
内脏变位 viszerales Deplacement *n*
内脏病 Splanchnopathia *f*
内脏病原说 Viszeralismus *m*
内脏不全[畸形] Perosplanchinia *f*
内脏不全[畸形]的 perosplanchnisch
内脏出血 Splanchnostaxis *f*
内脏传入纤维 Fibra afferens viscerale *f*
内脏丛 Plexus viscerales *m*, viszerales Geflecht *n*
内脏挫裂创 viszerale Kontusion *f*
内脏挫伤 viszerale Kontusion *f*
内脏错位 Situs perversus *m*
内脏大神经 Nervus splanchnicus major *m*
内脏的 enteral, splanchnisch, visceral (-is -is, -e)
内脏电光检查器 Panelektroskop *n*
内脏电击损伤 viszerale elektrische Verletzung *f*
内脏动脉的动脉瘤 Aneurysmen der Viszeralarterien *n pl*
内脏动脉狭窄 Stenose der Viszeralarterien *f*
内脏动脉造影术 splanchnische Arteriographie *f*
内脏反射 viszeraler Reflex *m*
内脏反位 Situs inversus viscerum *m*
内脏反向 Inversio viscerum *f*
内脏肥大,巨内脏 Viszeromegalie, Splanchnomegalie *f*
内脏分离 Splanchinodiastasis *f*
内脏风湿病 viszeraler Rheumatismus *m*
内脏腹壁的 viszeroparietal
内脏腹肌反射 Reflexus visceromotorius *m*, viszeromoto-rischer Reflex *m*
内脏腹膜的 viszeroperitoneal
内脏感觉 Organempfindung *f*, Sensatio interna *f*, visze-rale Sensation *f*
内脏感觉的 viszerosensorisch
内脏感觉反射 viszerosensibeler Reflex *m*
内脏感觉缺失 Anaesthesia visceralis *f*
内脏感觉神经 viszerosensibeler Nerv *m*
内脏感觉异常 viszerale Parästhesie *f*
内脏感受器 Viszerozeptor *m*
内脏功能障碍 viszerale Dysfunktion *f*
内脏骨骼 Viszeralskelett *n*
内脏骨骼的 viszeralskeletal
内脏骨突 Splanchnapophysis *f*
内脏骨突的 splanchnapophyseal
内脏过小 Splanchnomicria *f*
内脏幻觉 viszerale Halluzination *f*
内脏活检穿刺器械包 Instrumenten-Besteck für Punk-tionsbiopsie der inneren Organen *n*
内脏机能障碍 Störung der viszeralen Funktion *f*
内脏肌 Eingeweidemuskel *m*
内脏畸形 viszerale Abnormalitäten *pl*
内脏疾患 Splanchnopathia *f*
内脏解剖论 Splanchnographie *f*
内脏解剖学 Splanchnotomie *f*
内脏镜检查 Organoskopie *f*
内脏巨大 Splanchnomegalia *f*
内脏利什曼病 Leishmaniasis interna *f*, viszerale Leish-maniase *f*, Kala-Azar *f*
内脏裂伤 viszerale Platzwunde *f*
内脏淋巴瘤病 viszerale Lymphomatose *f*
内脏梅毒 viszerale Syphilis *f*
内脏逆(易)位 Situs inversus viscerum, Situs transversus *m*
内脏逆位 Situs transversus *m*

内脏皮肤区 Area viscerocutaneus *f*
内脏平滑肌 viszerale glatte Muskulatur *f*
内脏破裂 Organruptur *f*
内脏破伤风 splanchnischer Tetanus *m*
内脏器官破裂 Ruptur des Eingeweideorgans *f*
内脏牵开器 splanchnischer Haken *m*, splanchnischer Re-traktor *m*
内脏牵拉反应 Zugreaktion des Eingeweides *f*
内脏强健型性格 Viszerotoniker *m*
内脏切除 Eviszeration, Exenteration *f*
内脏切除术 Splanchnektomie *f*
内脏区 viszeraler Bereich *m*
内脏躯体的 viszerosomatisch
内脏蠕虫蚴移行[症] Larva migrans des Eingeweide-wurms *f*
内脏疝 Splanchnozele *f*
内脏神经 Splanchnikus *m*
内脏神经丛 viszerales Nervengeflecht *n*
内脏神经节 Lobstein* Ganglion *n*
内脏神经切除术 Splnchnikektomie *f*
内脏神经痛 Viszeralneuralgie *f*
内脏神经系统 viszerales Nervensystem *n*
内脏神经纤维 Neurofibrae viscerales *f*
内脏神经纤维瘤症 viszerale Neurofibromatose *f*
内脏神经症 Neurosis viscerale *f*
内脏神经阻滞麻醉 SpEanchnikusanästhesie *f*
内脏神经阻滞术 Splanchnikusblockade *f*
内脏渗血 Splanchnostaxis *f*
内脏尸斑 Totenflecke der inneren Organen *f*
内脏石 Splanchnolith *m*
内脏石病 Splanchnolithiasis *f*
内脏始(原)基 Splanchnoblast *m*
内脏损害 Eingeweide-Läsion *f*
内脏损伤 Eingeweide-Verletzung *f*
内脏炭疽 visceraler Anthrax *m*
内脏疼痛 Visceralgia *f*, Splanchnodynia *f*
内脏条件反射 viszeraler bedingter Reflex *m*
内脏痛风 viszerale Gicht *f*
内脏突出 Splanchnozele *f*
内脏外翻 Ekstrophia splanchnica *f*
内脏剜除术 Evisceration *f*
内脏危象 viszerale Krise *f*
内脏细胞 splanchnische Zelle *f*
内脏下垂 Eingeweidesenkung *f*, Splanchnoptose *f*, Visze-roptose *f*
内脏下垂指数 splanchnoptotischer Index *m*
内脏相关的淋巴组织 darmassoziiertes lymphatisches Gewebe *n*
内脏小神经 Nervus splanchnicus minor *m*
内脏效应器 Visceraleffector *m*
内脏心[脏]反射 viszerokardialer Reflex *m*
内脏型 Viszeraltypus *m*
内脏型利什曼病 viszerale Leishmaniose *f*
内脏性癫痫 Viszeralepilepsie *f*
内脏性幻觉 viszerale Halluzination *f*
内脏性神经症 viszerale Neurose *f*
内脏性需要 viszeraler Bedarf *m*
内脏胸膜的 viszeropleural
内脏学 Eingeweidelehre *f*, Splanchnologie *f*
内脏血管炎 viszerale Angiitis, viszerale Vaskulitis *f*
内脏血流 Eingeweideblutströmung *f*
内脏血吸虫病 viszerale Schistosomiasis *f*
内脏血液坠积 viszerale Hypostasis *f*
内脏血肿 viszerales Haematoma *n*
内脏循环 splanchnische Zirkulation *f*
内脏炎 Coelitis *f*
内脏叶 viszerales Blatt *n*
内脏移位 Splanchnodiastasis *f*
内脏异位 Heterotaxie *f*
内脏异位的 heterotaxisch
内脏异位综合征 Heterotaxie-Syndrom *n*
内脏营养的 viszerotrophisch
内脏营养反射 viszerotrophischer Reflex *m*
内脏硬化 Splanchnosklerose *f*
内脏游离部 Exclavis *f*
内脏幼虫移行[症] Larva migrans viszerale *f*
内脏淤(郁)血 splanchnisches ausgetretendes Blut *n*
内脏运动成分 viszerales Motorkomponent *n*
内脏运动的 Viszeromotor *m*
内脏运动反射 viszeromotorischer Reflex *m*
内脏运动神经末梢 viszeromotorische Nervenendigungen *f pl*
内脏摘除术 Eviszeration *f*, Ausweidung *f*
内脏震荡 viszerale Erschütterung *f*
内脏正常 Eusplanchnie *f*
内脏正位 Situs solitus *m*
内脏支 Ramus viszeralis *m*
内脏脂肪变性 viszerale fettige Metamorphosis *f*
内脏脂肪综合征 viszerales Fettsyndrom *n*
内脏脂膜反射 viszero-pannicularer Reflex *m*
内脏植物[神经]系统 viszerales vegetatives Nervensystem *n*
内脏制剂疗法 Organotherapie *f*
内脏中胚层 Darmfaserblatt *n*, Mesoderm viszeralis *n*
内脏周的 periviszeral
内脏周炎 Periviszeritis *f*
内脏转位 Situs inversus viscerum *m*
内脏阻塞 Splanchnemphraxis *f*
内脏最下神经 Nervus splanchnicus imus *m*
内脏左右易位 Inversio viscerum *f*, Inversio splanchnica *f*, Situs inversus *m*, Situs transversus *m*
内粘滞性 interne Viscosität *f*
内长甲 eingewachsener Nagel *m*
内障 Katarakt *m*, Augenstar *m*, Cataracta *f*
内障刺开术 Discissio cataractae *f*, Starspaltung *f*
内障刺囊术 Discissio cataractae *f*
内障刀 Starmesser *n*, Katarakta-Messer *n*
内障钩 Katarakta-Haken *m*
内障挤出钩 Katarakta-Expressor-Haken *m*
内障剪除术 Katarakta-Excision *f*
内障晶体吸出器 StarsauglöfFel *m*
内障镜片 Starglas *n*
内障冷冻囊内摘除术 intrakapsuläre Kryoextraktion der Katarakt *f*
内障囊内摘除术 Extractio cataractae intracapsularis *f*
内障囊外摘除术 Extractio caractae extracapsularis *f*
内障匙 Starlöffel *m*
内障吸出术 Katarakta-Extraktion *f*
内障吸盘囊内摘除术 intrakapsuläre Extraktion mit Star-sauglöffel *f*
内障压下术 Cataractopiesis *f*
内障摘除术 Starextraktion *f*
内障针 Acus cataractasis *f*, Starnadel *f*
内障针拨术 Depressio lentis *f*, Linsenstechen *n*, Depres-sio cataractae *f*
内障针拨套出术 catarakt couching-netling <engl.>
内障针吸术 Discission und Aspiration des Stars *f*
内障[性]的 kataraktös
内照辐射 innere Radiation *f*
内照射 interne Exposition, interne Strahlung, interne Bestrahlung *f*
内照射防护 innere Radiationsprotection *f*
内照射剂量 innere Bestrahlungsdosis *f*
内照射治疗 innere Bestrahlungstherapie *f*

内折 Einfaltung *f*
内真菌病 Endomykosis *f*, Endomycosis *f*
内疹 Enanthem *n*
内支 Ramus internus *m*
内支持韧带 abstützendes Band *n*
内支持细胞 innere Stützzellen *f pl*
内直肌 Musculus rectus medialis *m*
内直径 Conjugata vera *f*
内植式中心静脉导管 Port-a-Cath *n*
内指示剂 Indicator internalis *m*
内指细胞 innere Phalangenzellen *f pl*
内酯 Lakton *n*, innerer Ester *m*
内酯(乳酸干馏液) Lacton *n*
内酯化作用 lactonization <engl.>
β-内酯环 Beta-Lactonring *m*, β-Lactonring *m*
内酯酶 Laktonase *f*
内质 Endosarcus *n*, Endosark *n*, Entoplasma *n*
内质分泌 endoplasmocrine <engl.>
内质体 Endoplast *m*
内质网 endoplasmatisches Retikulum *n*
内质网池内包涵物 Einbeziehung des endoplasmatischen Retikulums *f*
内质网池内隔离 Sequestration des endoplasmatischen Reticulums *f*
内质网出口位点 endoplasmatisches Retikulum Exit Sites *pl*
内质网关联蛋白降解 endoplasmatisches Retikulum assoziierte Degradation *f*
内质网扩张 Dilatation des endoplasmatischen Reticulums *f*
内质网囊腔 endoplasmatische retikulare Höhle *f*
内质网相关的蛋白降解 endoplasmatisches Retikulum assoziierte Degradation *f*
内质网应激 endoplasmatisches Retikulum Stress *m*
内质网应激反应元件 Stress-Elemente des endoplasmatischen Retikulums
内质细胞 entoplasmatische Zellen *f pl*
内致密层 interne Dichtlamelle *f*
内痔 innere Hämorrhoiden *f pl*
内痔剥离结扎 Dissektion und Ligation der internen Härmorrhoiden *f*
内痔环切术 Circumcision der inneren Hämorrhoiden *f*
内痔结扎术 Ligatur der inneren Hämorrhoiden *f*
内痔静脉丛 Plexus venae haemorrhoidalis *m*
内痔嵌顿 Incarceration der inneren Hämorrhoiden *f*, In-karzeration der inneren Hämorrhoiden *f*
内痔切除术 innere Hämorrhoidektomie *f*
内痔套扎钳 Hämorrhoiden-Ligator *m*
内痔橡胶圈套扎疗法 Gummibandligatur der internen Hämorrhoiden *f*
内痔注射疗法 Injektionstherapie der inneren Hämor-rhoiden *f*
内置消毒 Innenraum Desinfektion *f*
内终丝 Filum terminale internum *n*
内种皮 Tegmen *n*
内周 Endopathie *f*, endopathische Ursache *f*
内柱细胞 Innenpfeiler *m*
内转 Inversion *f*, Einwärtsdrehung *f*
内转的 introrś(-us, -a, -um)
内转换 innere Conversio *f*, Innere Conversion *f*
内转换电子 innere Conversionselektron *n*
内转肌 Innenrotator *m*
内转胎位术 interne Version *f*
内锥体层 Lamina pyramidalis interna *f*
内锥体层纹 Stria der inneren Pyramidenschicht *f*, Stria der Lamina pyramidalis interna *f*
内锥体细胞层 innere Pyramidenschicht, Lamina pyramidalis interna *f*
内子囊 Endoascus *m*
内子座 Endostroma *n*
内眦 Kanthus medialis *m*, Kanthus nasalis *m*
内眦动脉 Arteria angularis *f*
内眦分离 Trennung des inneren Canthus *f*
内眦固定术 mediale Kanthopexie *f*
内眦睑裂角 innerer Winkel der Lidspalte *m*
内眦角 innerer Lidwinkel *m*
内眦静脉 Vena angularis *f*
内眦距过宽 Telekanthus *m*
内眦距离 Abstand des inneren Augenwinkels *m*
内眦瘤 Enkanthis *f*
内眦脓肿 Anchilops *m*
内眦脓肿穿破 Aegilops *m*
内眦切除术 Resektion des inneren Augenwinkels *f*
内眦缺陷 Defekte des inneren Augenwinkels *pl*
内眦韧带 Ligamentum palpebrale mediale *n*
内眦撕脱 Avulsion des inneren Augenwinkels *f*
内眦损伤 innere Canthusverletzung *f*
内眦移位 Winkelverschiebung *f*
内眦肿瘤 Tumor des medialen Lidwinkels *m*
内眦赘皮 Epikanthus medialis *m*

NEN 嫩

nèn 嫩

嫩 hell, leuchtend
嫩叶 Blättchen *n*

NENG 能

néng 能

能 Energie *f*
能摆动的 vibratil
能辨别左右的 chirognostisch, cheirognostisch
能勃起的 erektil
能持久的 nachhaltig, erträglich
能出汗的 transpirationsfähig
能带 Energieband *n*
能带模型 Energiebändermodell *n*, Energiebänderschema *n*
能当量 Energieäquivalent *n*
能的递降 Degradierung der Energie *f*
能的量子化 Quantisierung der Energie *f*
能动的 aktiv, activ(-us, -a, -um)
能动的理性 aktive Vernunft *f*
能动力 Motilität *f*
能动论 Aktivismus *m*
能动性 Motilität *f*
能动主义观点 Aktivismus-Auffassung *f*
能复性疝 reponible Hernia *f*
能复制的 reproduzierbar
能感受的 sensitiv
能含量 Energieinhalt *m*
能荷 Energieladung *f*
能活的,能生存的 lebensfähig
能获资格认证的专业 zertifizierte Spezialitäten *pl*
能级图 Energie(niveau) schema *n*
能见度 Sichtgrad *m*
能见度曲线 ichtbarkeitskurve *f*
能见度限度 Sichtbarkeitsgrenze *f*
能力 Fähigkeit, Leistungsfähigkeit, Energie *f*
能力,文化的 Fähigkeit *f*
能力;容量 Kapazität *f*

能力补偿 Befähigung Compensation *f*
能力测量 Fähigkeitsmessung *f*
能力测试(验) Fähigkeitstest, Eignungsprüfung *m*, *f*
能力动员 Energiemobilisierung *f*
能力分组 Leistungsgruppierung, Leistungsdifferenzierung *f*
能力过强 Hyperenergie *f*
能力和推荐 Fähigkeit und Empfehlung *pl*
能力耐限 Leistungstoleranzgrenze *f*
能力倾向 Eignung *f*
能力倾向测量 Eignungsmessung *f*
能力倾向测验 Eignungstest *m*
能力曲线 Leistungskurve *f*
能力任务相互关系 Fähigkeit-Aufgabe-Interaktion *f*
能力丧失 Invalidität, Unfähigkeit *f*
能力丧失[程]度 Fähigkeitsgrad *m*
能力商数 Leistungsfähigkeitsquotient *m*, Errungenschaftsquotient *m*
能力试验 Leistungsprüfung, Leistungstest *f* m
能力水平 Leistungsniveau *n*
能力调动 Energiemobilisierung *f*
能力学 Energetik *f*
能力验证 Befähigungstest *m*
能力意识 Knowledge of Performance *n*
能力障碍 Unfähigkeit *f*
能量 Energie *f*
能量保存技术 Energieeinsparungstechnik *f*
能量不灭 Energieerhaltung *f*
能量采集 Energy Harvesting *n*
能量测定器 Energometer *n*
能量测验 Eignungstest, Kapazitätstest *m*
能量产生 Energieproduktion *f*
能量储存 Energiereserve *f*
能量传导 Energieleitung *f*
能量传递 Energieübertragung *f*
能量代谢 Energiestoffwechsel *m*, Kalorienumsatz *m*
能量代谢率 Energiemetabolism-Rate *f*, Kalorienumsatz-rate *f*, Energiestoffwechselrate *f*
能量底物 Energiesubstrat *n*
能量递降 Energiedegradierung *f*
能量-动力性心功能不全 energetische dynamische Her-zinsuffizienz *f*
能量方程 Energiegleichung *f*
能量供应 Energieangebot *n*
能量和驱动功能 Energie und Antrieb Funktion *pl*
能量衡算(均衡,结算) Energiebilanz *f*
能[量]级 Energieniveau *n*
能量减影 Energiesubtraktion *f*
能量交换 Energieaustausch *m*
能量节约原则 Prinzip der Energieeinsparung *n*
能量均分原理 Gleichverteilungsprinzip der Energie *n*, Prinzip der Gleichverteilung der Energie *n*
能量均衡 Energiebilanz *f*
能量连续区 Energie-Kontinuum *n*
能量流 Energieströmung *f*
能量密度 Energiedichte *f*
能量耦合 Energiekopplung *f*
能量平衡 Energiebilanz *f*, Energiegleichgewicht *n*
能量谱 Energiespektrum *n*
能量迁移 Energiemigration *f*
能量丧失率 Energieverlustrate *f*
能量试验 Kapazitätstest *m*
能量释(放)出 Energiefreisetzung *f*
能量释放的 exergonisch
能量守恒 Erhaltung der Energie *f*
能量守恒[定]律 Energieprinzip *n*
能量衰竭 Energieausfall *m*
能量算子(运算器) Energieoperator *m*
能量外转换 äußere Energieumwandlung *f*
能量吸收 Energieaufnahme *f*
能量吸收率 Rate der Energieaufnahme *f*
能量系数 energetischer Koeffizient *m*
能量消耗 Energieverbrauch *m*
能量信号 Energiesignal *n*
能量需要量 Energiebedarf *m*
能量学 Energetik *f*
能量依附机制 Mechanismus er Energieabhängigkeit *m*
能量有效 Energieeffizienz *f*
能量与数据无线传输 kabellose Energie- und Daten- Übertragung *f*
能量贮备 Energiespeicher, Energiereserve *m f*
能量转换(化) Energieumsatz *m*
能量转换器 Energieconverter *m*, Energieumwandler *m*
能量转换体系 Energieumwandlungssystem *n*, Umwand-lungssystem der Energie *n*
能量子 Energiequant *n*
能量子化 Quantisierung der Energie *f*
能流 Energiefluss *m*
能流密度 Energieflußdichte *f*
能霉素 Capacidin *n*
能谱分析 Energiespektrum-Analysis *f*
能谱分析法 Energiespektrometrie *f*
能谱仪 Gammastrahlenspektrometer *m*
能切除的 resezierbar, resektabel
能倾-处理相互作用 Aptitude-Treatment-Interaktion *f*
能屈的 flexibel (-is, -is, -e)
能忍耐的动物 geduldige Tiere *pl*
能生育的 fertil (-is, -is, -e), fertil
能生殖的 prokreativ
能受感染的 ansteckungsfähig
能受孕的 conceptionsfähig, konzeptionsfähig
能竖立的 erektil
能斯特 Nernst*
能斯脱灯 Nernst* Lampe *f*
能斯脱灯丝 Nernst* Faden *m*
能斯脱方程式 Nernst* Gleichung *f*
能斯脱分配定律 Nernst* Vertejlungsgesetz *n*
能斯脱-普朗克方程 Nernst*-Plank* Gleichung *f*
能斯脱热定理 Nernst* Theorie *f*
能态 Energiezustand *m*
能同化的 assimilationsfähig
能效 Energieeffizienz *f*
能阈 Energieschwelle *f*
能源 Energiequelle *f*
能源食物 Energiespeise *f*, Energienahrung *f*
能源物质 Substanz der Energiequelle *f*
能障 Energiehindernis *n*, Energiesperre *f*
能蒸散的 transpirationsfähig
能治愈的 heilbar
能自体接种的 auto-inokulierbar
能走动的 ambulatorisch, ambulatori (-us, -a, -um)

NI 尼泥铌鲵拟你逆匿溺

ní 尼泥铌鲵

尼阿拉米 Nialamidum *n*
尼阿密 Nialamid *n*
尼奥配林 Neopellin *n*
尼奥平 Beta-Codein *n*

尼奥辛 Neozin *n*
尼泊金 Nipaginum *n*
尼泊金 A Nipaginum-A *n*
尼泊索(苏) Nipasol *n*
尼尔蓝(组织化学染料) Nilblau *n*
尼尔森氏染剂 Neelsen* Färbung *f*
尼凡诺 Nirvanol *n*
尼格罗黑(苯胺黑)(染料) Anilinschwarz *n*, Nigrosin *n*
尼古地平 Niguldipin *n*
尼古丁 Nikotin *n*
尼古丁酸 Acidum nicotinicum *n*
尼古丁替代治疗 Nikotinersatztherapie *f*
尼古丁样症状 Nikotin-ähnliche Symptome *pl*
尼古丁依赖(烟草依赖) Nikotinsucht *f*
尼古丁中毒,烟草中毒 Nikotinvergiftung, Tabakvergiftung *f*
尼卡地平(血管扩张药) Nicardipin *n*
尼柯尔棱镜(偏振镜) nicolsches Prisma *n*, Nikol* Prisma *n*
尼科巴热 Nicobar-Fieber *f*
尼科尔森骨移植 Nicholson Knochentransplantation *f*
尼科尔斯基氏征 Nikolsky* Phänomen *n*, Nikolsky* Zei-chen *n*
尼科拉法(肩关节加强法) Nikola* Methode *f*
尼科莱尔氏杆菌 Bacillus Nicolaier* *m*, Nicolaier* Bacil-lus *m*
尼可刹米 Nikethamid *n*
尼可刹米中毒 Nikethamidvergiftung *f*
尼可地尔(烟浪丁,烟酰胺硝酸酯,硝烟酯) Nicorandil *n*
尼可他因(灵) Nicotyrinum *n*
尼可替林 Nicotellin *n*
尼可托因 nicotoine <engl.>
尼克累斯氏试验 Nickles* Reaktion *f*
尼克斯手术(主动脉心室成形术) Nicks* Operation *f*
尼克酸 Niacin *n*, Acidum nicotinicum *n*
尼克酸当量 Nicotinsäure-Äquivalent *n*
尼克酸核糖核苷酸 Nikotinat-Ribonukleotid *n*
尼克酰胺 Nicotinamidum *n*
尼克酰胺单核苷酸 Nicotinamidmononukleotid *n*
尼克酰胺腺嘌呤二核苷酸 Nicotinamid-Adenindinucleo-tide *n*
尼克酰胺腺嘌呤二核苷酸磷酸 Nicotinamid-Adenindinucleotid-phosphat(NADP) *n*
尼拉汀 Neralteinum *n*
尼龙 Nylon *n*
尼龙袋集卵法 Eierkonzentrationsmethode mittels einer Nylontasche *f*
尼龙骨锤 Nylonhammer *m*
尼龙捻股线 geflechter Nylonfaden *m*
尼龙抛光片 polierender Nylondiskus *m*
尼龙筛网 Nylonsieb *n*
尼龙绳 Nylonschnur *f*
尼龙袜 Nylonstrumpf *m*
尼龙线结扎 Nylonfadenligatur *f*
尼龙印模托盘 Nylonabdruckteller *m*
尼龙[针座]注射针 Nadel mit Nylonbasis *f*
尼罗(尔)蓝 Nilblau *n*
尼罗丁 Nilodin *n*
尼罗河利什曼[原]虫 Leishmania nilotica *f*
尼罗河脑炎病毒 Nile-Virus *n*
尼罗蓝(硫酸尼罗蓝)(染脂肪酸) Nilblau A *n*
尼曼-匹克病 Niemann*-Pick*-Krankheit *f*
尼美舒利 Nimesulid *n*
尼莫地平 Nimodipin *n*
尼-莫二氏反应 Neill*-Mooser* Reaktion *f*
尼莫司汀 Nimustin *n*
尼莫唑 Nimorazol *n*
尼帕病毒 Nipah*-Virus *n*
尼帕病毒脑炎 Nipah*-Virus Enzephalitis *f*
尼-匹二氏病 Niemann*-Pick* Krankheit *f*
尼-匹二氏细胞 Niemann*-Pick* Zellen *f pl*
尼群地平 Nitrendipin *n*
尼日利亚锥虫 Trypanosomanigeriense *n*
尼森手术(十二指肠残端前壁溃疡覆盖法) Nissen* Operation *f*
尼氏染色法 Nissl*-Färbung *f*
尼氏体溶解(染色体溶解) Chromatolyse *f*
尼氏小体(虎斑)溶解 Auflösung der Nissl-Körperchen *f*
尼氏症(表皮分离征) Nikolski* Phänomen, Nikolski* Zeichen *n*
尼氏综合征(胸腺发育不全综合征) Nezelof* Syndrom *n*
尼斯尔氏变性 Nissl* Degeneration *f*
尼斯尔氏染色法 Nissl* Färbung *f*
尼斯尔氏体 Nissl* Körperchen *n*
尼斯尔氏小体 Nissl* Körperchen *n*
尼他病毒 Nitavirus *n*
尼特拉诺尔 Nitranol *n*
尼特罗辛 Nitrosin *n*
尼锌 Nizin *n*
尼亚加拉蓝 Niagarablau *n*
尼扎替丁 Nizatidin *n*
泥敷 Fangoumschlag *m*
泥敷剂 Cataplasma *n*
泥坩埚 Lehmtiegel *m*
泥膏剂 Paste *f*
泥疗 Fangotherapie, Pelotherapie *f*
泥煤 Torf *m*
泥霉素 Geomycin *n*
泥泞拟钉螺 Tricula humida *f*
泥盆纪 devonische Periode *f*
泥色锥蝽 Triatoma sordida *n*
泥沙样的 sandförmig
泥沙样结石 sandförmiger Calculus *m*
泥沙状死骨 sandförmiger Sequester *m*
泥尸 Schlammleiche *f*
泥水匠 Stuckateur *m*
泥炭 Torf *m*
泥炭保存[尸体] Moorschutz mit Torf *m*
泥炭鞣尸 lohgare Leiche in Torfmoor *f*, cadaver tanned in peat bog <engl.>
泥炭藓 Torfmoos *n*
泥炭藓醇 Sphagnumsalkohol *m*
泥炭泻病 Torfsdurchfallkrankheit *f*
泥炭浴 Moorbad *n*
泥土 Erde *f*
泥[土]疗法 Pelotherapie *f*
泥土色的 lutose
泥罨剂 Kataplasma *n*, Breiumschlag *m*
泥样的 schlammig
泥浴 Illutamentum *n*, Schlammbad *n*
泥浴疗法 Schlammbadtherapie *f*, Illutamentumtherapie *f*
铌 Niob(ium) *n* (Nb, OZ 41)
铌镁酸锂 Lithium magnesium niobiumate *n*
鲵精蛋白 Esocin *n*

nǐ 拟你

拟(似)囊尾蚴 Zystizerkoid *n*
拟棒状的 klavarioid
拟包被 Pseudoperidium *n*
拟薄壁分生孢子器 falsche dünnwandige Konidie *f*
拟薄壁组织 falsche Parenchym *n*, vorgeschlagenes Parenchym *n*
拟薄壁组织皮膜 vorgeschlagenerParenchymsfilm *m*
拟表皮层 vorgeschlagene Epidermis *f*
拟表型 Phänokopie *f*

拟病毒 Virusoid-RNA *f*
拟步行虫属 Tenebrio *f*
拟侧丝 vorgeschlagene Paraphyse *f*
拟常染色区 pseudoautosomale Region *f*
拟常染色体区段 vorgeschlagenes autosomales Segment *n*
拟成人论 Adultomorphism *n*
拟除虫菊酯 synthetische Pyrethroid *n*
拟除虫菊酯类杀虫剂 künstliches Pyrethroid-Insektiziden *n*
拟单口［吸虫］属 Paramonostomum *n*
拟胆碱［能］药 Cholinomimetikum *n*
拟胆碱［作用］的 cholinomimetisch
拟胆碱抗拮抗剂 cholinerger Antagonist *m*
拟 N- 胆碱［能］药 N-cholinomimetikum *n*
拟胆碱药 cholinomimetische Droge *f*, Cholinerg *n*
拟胆碱药中毒 Cholinomimetikumvergiftung *f*
拟胆碱酯酶 Pseudocholinesterase *f*
拟胆碱作用剂 Cholinomimetikum *n*
拟等位基因 pseudoalles Gen *n*
拟地新线虫 Pseudoterranova decipiens *n*
拟钉螺属 Tricula *f*
拟钉螺亚科 Triculinae *f*
拟多巴胺药 vorgeschlagene Dopaminsdroge *f*
拟反馈抑制 falsche Rückkopplungshemmung *f*
拟放射作用 radiomimetische Wirkung *f*
拟辐射剂 Radiomimetika *n*, radiomimetischer Agent *m*
拟副交感［神经］的 parasympathikomimetisch
拟副交感神经 parasympathikomimetische Nerven *m pl*
拟副交感神经药 Parasympathikomimetikum *n*, Parasympathikotonikum *n*
拟杆菌的 bakteroid
拟杆菌感染 Bacteroidesinfektion *f*
拟杆菌属 Bacteroides *m*
拟杆菌族 Bakteroideae *f*
拟谷盗属 Tribolium *n*
拟合抛物线 passende Parabel *f*
拟合评估 Fit-Beurteilung *f*
拟合取式 Fittingsponens *n*
拟合双曲线 passende Hyperbel *f*
拟合优度检验 Test der Güte der Geeignetheit *m*
拟合优度指数 Anpassungsgüteindex *m*
拟合值 Prognosewert *m*
拟合指数曲线 passende Exponentialkurve *f*
拟合准则 Fitkriterium *n*
拟和优度 / 配合度 Anpassungsgüte *f*, Anpassung *f*
拟核 Nucleuidum *n*
拟黑螺 Melanoid *n*
拟黑螺属 Melanoides *f*
拟回复突变（现象）vorgeschlagener Rückmutationstest *m*
拟基因 Pseudogen *n*
拟基因型 Genokopie *f*
拟甲状腺素药 thyromimetisches Medikament *n*
拟交感［神经］胺 sympathomimetische Amine
拟交感［神经］的 sympathikomimetisch
拟交感胺 Sympathomimetikasamin *m*
拟交感神经 sympathomimetische Nerven *m pl*
拟交感神经兴奋剂 sympathomimetische Stimulantia *n*
拟交感神经药 Sympathikomimetika *n pl*
拟交感神经作用剂 Sympathomimetika *n*
拟交感作用 Sympathomimetikasamin *m*
拟精神病的 psychomimetisch
拟精神病药 Psychomimetika *n pl*
拟精神病药物 psychomimetische Droge *f*
拟精神分裂症剂 vorgeschlagener Schizophrenienagent *m*
拟菌柄 Pseudostipe *f*
拟抗副交感［神经］的 antiparasympathomimetisch
拟柯托皮碱 Parakotoin *n*, P-Cotoinum *n*
拟（类）假种皮 Arillodium *n*
拟（类）晶体 Crystalloid *n*
拟硫螺菌属 Thiospirillopsis *n*
拟迷走神经的 vagomimetisch
拟娩综合征 Couvade-Syndrom *n*
拟囊尾蚴 Zystizerkoid *n*
拟胚体 Embryokörper *m*, Embryoid bodies *pl*
拟配囊配合 Angiogamy *n*
拟皮质激素的 adrenocorticomimetisch
拟羟高铁血红素 vorgeschlagener Hämatin *m*
拟青霉 Paecilomyces *n*
拟青霉素 Pseudopenicillin *m*
拟球蛋白 Pseudoglobulin *n*
拟球体 Globoide *n*
拟趋性的 pseudotrophic
拟曲霉属 Sterigmatocystis *f*
拟染色体 Chromatoidkörperchen *n*
拟人化 Personate *f*, Personifikation *f*
拟人化谬误 Anthropomorphentrugschluss *m*
拟人化思维 Anthropomorphendenken *n*
拟人论 Anthropomorphismus *m*
拟乳己糖脂酰鞘氨醇 vorgeschlagene Milchhatglykolipidacylsphingosin *m*
拟乳四糖脂酰鞘氨醇 beabsichtigtes Vierglykolipideacylsphingosinmelken *n*
拟 α- 肾上腺素能的 alphamimetisch
拟 α- 肾上腺素能药 Alphamimetika *n*
拟肾上腺素药 Adrenomimetika *n pl*
拟绳铁线虫属 Parachordodes *f*
拟虱蝇 Pseudolynchia maura *f*
拟似药 mimetisches Mittel *n*
拟死 Scheintod *m*, Todheuchelei *f*
拟态 Mimesie *f*, Mimese *f*, Mimikry *f*
拟态的 Mimik *f*
拟态弧菌 Vibrio minicus *n*
拟天花 Varioloidum *n*
拟铁线虫属 Paragordius *n*
拟线粒体 Mitochondroid *n*
拟相等的 quasigleich
拟循环光合磷酸化［作用］pseudocyclische Photophosphorylierung *f*
拟眼组织胞浆菌病综合征 vermutetes okuläres Histoplasmose-Syndrom *n*
拟遗传型 Genokopie *f*
拟孕酮的 progestomimetisch
拟蔗果三糖 vorgeschlagene Kestose *f*
拟自然语言处理 beabsichtigte Verarbeitung natrlicher Sprache *f*
拟作用（拟氨基丁酸作用）vorgeschlagene γ-Aminobuttersäurswirksamkeit *f*, vorgeschlagene GABA-Rolle *f*
你我对抗 Ich-Du-Konfrontation *f*

nì 逆匿溺

逆胞饮作用 Rückwrtspinozytose *f*, umgekehrte Pinozytose *f*
逆变电场凝胶电泳 Invertersgelelektrophorese *f*, Feldinversionsgelelektrophorese *f*
逆变稳压电源 inverse konstante Spannungsversorgung *f*, Inverted Regulator *m*
逆剥 Neidnagel *m*
逆搏动［作用］Gegenpulsation *f*
逆产 verkehrte Entbindung *f*, perverse Entbindung *f*
逆传染 Retroinfektion *f*
逆动脉灌注 Twin umgekehrt arterielle Perfusion *f*

逆反理论 Reaktanztheorie *f*
逆(反)流分布(配)法 Gegenstromverteilung *f*
逆(反)向链接模式 Rückwärtsverkettung-Modus *m*
逆反心理 psychologische Umkehrung *f*, Reverse Psychologie *f*
逆反应 umgekehrte Reaktion *f*
逆(反)转录酶 Reverse-Transkriptase *f*
逆概率 inverse Wahrscheinlichkeit *f*
逆根充填 retrograde Füllung *f*, umzukehren Befüllung *f*
逆规散光 Astigmatismus gegen die Regel *m*
逆(退)行性变性 retrograde Degeneration *f*
逆行变性 Retrograde Degeneration *f*
逆行搏动 retrogrades Schlagen *n*
逆行插管法 Retrokatheterismus *m*
逆行传导 retrograde Überleitung *f*
逆行胆管胰管造影 retrograde Cholangiopancreatographie *f*
逆行胆管造影 retrograde Cholangiographie *f*
逆行导尿管插入术 retrourethrale Katheterisation *f*
逆行岛状皮瓣 umzukehren Insellappen *m*
逆行的 antidrom, retrograd
逆行感染 retrograde Infektion *f*, Retroinfektion *f*
逆行干扰 rückwirkenden Störungen *pl*, retrograde Störungen *pl*
逆行骨间背侧动脉岛状皮瓣 retrograder Arteria-interossea-posterior Insellappen *m*
逆行冠状静脉窦灌注 retrograde Koronarsinusperfusion *f*
逆行灌注 retrograde Perfusion *f*
逆行截除术 Resektion durch retrograden Zugang *f*
逆行经皮穿刺技术 perkutane Punktion *f*
逆行溃变 retrograde Degeneration *f*
逆行扩散 umgekehrte Diffusion *f*
逆行阑尾切除术 retrograde Appendektomie *f*
逆行脑灌注 retrograde zerebrale Perfusion *f*
逆行尿道扩张与支架术 retrograde Harnröhre Dilatation-und-Stentimplantation *f*
逆行尿道造影片 retrograde urethrogramm *n*
逆行尿道造影术 retrograde Urethrographie *f*
逆行皮瓣 retrograder Lappen *m*
逆行气管插管 retrograde Intubation *f*
逆行气管内插管 retrograde endotracheale Intubation *f*
逆[行上]流 Anarrhoe(a) *f*
逆行设计 retrograde Planung *f*, umgekehrte Planung *f*
逆行射精 retrograde Ejakulation *f*
逆行肾盂造影[术] retrograde Pyelographie *f*
逆行肾造瘘术 retrograde Nephrostomie *f*
逆行式胆囊切除术 retrograde Cholezystektomie *f*
逆行输尿管镜术 retrograde Ureteroskopie *f*
逆行栓塞 retrograde Embolie *f*
逆行栓子 retrograder Embolus *m*
逆行填充料 retrogrades Amalgam *n*, Retrograde Füllmaterial *n*
逆行纤维 antidromische Faser *f*
逆行(向)冲动 antidromer Impuls *m*
逆行性变性 retrograde Degeneration *f*
逆行性程序性细胞死亡 retrograder programmierter Zelltod *m*
逆行[性]感染 retrograde Infektion *f*
逆行性核外染色质溶解 retrograde Chromatolysis *f*
逆行性记忆 Memoria retrograda *f*
逆行性跨神经元溃变 retrograde transneuronale Dege-neration *f*
逆行性溃变 retrograde Degeneration *f*
逆行性尿路造影术 retrograde Urographie *f*
逆行性膀胱造影 retrograde Cystographie *f*, retrograde Zystographie *f*
逆行性期前收缩 retrograde Extrasystole *f*
逆行性期外收缩 retrograde Extrasystole *f*
逆行性嵌顿疝 retrograde incarcerierte Hernia *f*, retro-grade Hernia incarcerata *f*
逆行性龋 hinten Karies *f*
逆行性疝 retrograde Hernie *f*
逆行性肾盂造影 retrograde Pyelographie *f*
逆行性栓塞 retrograde Embolie *f*
逆行性套叠 retrograde Invagination *f*
逆行性牙髓炎 Retropulpitis *f*
逆[行性]移行 retrograde Migration *f*
逆行[性]遗(健)忘[症] retrograde(od. retroaktive) Amnesie *f*
逆行性遗忘 retrograde Amnesie *f*
逆行性主动脉造影术 Gegenstromaortographie *f*, retro-grade Aortographie *f*
逆行月经 retrograde Menstruation *f*
逆行造影检查法 retrograde Radiographie *f*
逆行轴突运输 retrograden axonalen Transport *m*
逆行转位皮瓣 retrograder Transpositionslappen *m*
逆行转移 retrograde Metastase *f*, paradoxe Metastase *f*
逆呼吸 paradoxe Atmung *f*
逆化糖 Revertose *f*
逆吉姆萨法 umzukehre Giemsa-methode *n*
逆节律 umgekehrter Rhythmus *m*
逆境蛋白质 Streßprotein *n*
逆矩阵 inverse matrix *f*
逆科布内现象 umzukehren Koebner-Phänomen *pl*
逆理的,似非而是的 paradox
逆流 Gegenstrom *m*
逆流 hin und her Bewegung *f*
逆流倍增 Gegenstrommultiplikation *f*
逆流倍增器 Gegenstrom-Multiplikator *m*
逆流倍增装置 Gegenstromsystem *n*
逆流倍增作用 Gegenstrommultiplikationswirkung *f*
逆流抽提 Gegenstromextraktion *f*
逆流处理 Gegenstrombehandlung *f*
逆流分布 Craig-Verteilung *f*, Gegenstromverteilung *f*
逆流假说 Gegenstromhypothese *f*
逆流交换机制 Gegenstromwechselkursmechanismus *m*
逆流交换器 Gegenstromaustauscher *m*
逆流交换作用 Gegenstromaustauschen *n*
逆流热交换 Gegenstromwärmeaustausch *m*
逆流转运 Gegenstromtransport *m*
逆滤波 inverse Filterung *f*
逆脉 Pulsus paradoxus *m*
逆没食子鞣质 Ellagitanin(um) *n*
逆没食子酸 Acidum ellagicum *n*
逆命题 gegenteiliger Gedankengang *m*, Converse Proposition *f*
逆气流阻力 vorgeschalteten Widerstand *m*
逆蠕动 Antiperistaltik *f*, Retroperistaltik *f*, Retrostalsis *f*
逆蠕动波 antiperistaltische Welle *f*
逆蠕动的 antiperistaltisch
逆 - 三碘甲腺原氨酸 reverses Trijodthyronin *n*, Reverses Triiodthyronin *n*
逆生牙 Zahnstellungsanomalie *f*
逆时针方(转)向的 linksgängig, entgegen dem Uhrzeiger-sinn
逆时钟方向旋转 Linksdrehung *f*
逆顺行遗忘 retro-antegrade Amnesie *f*
逆条件作用 Gegenkonditionierung *f*
逆位 Inversion *f*
逆温层 Temperaturinversion *f*, Temperaturumkehr *f*
逆温层高度 Höhe der Inversionsschicht *f*
逆稀释法 verkehrte Dilutionsmethode *f*
逆相关 inverse Korrelation *f*
逆向 Inversion *f*
逆向(行)的 antidrom(isch)
逆向充填法 retrofilling method <engl.>

逆向传导 antidrome Leitung *f*
逆向传导阻滞 retrograde Leitungsblock *m*
逆向翻译 Rückübersetzung *f*
逆向反义链 umzukehren Antisense-Strang *m*
逆向房室折返性心动过速 antidrome atrioventrikuläre Reentry-Tachykardie (AVRT) *f*
逆向分流 umzukehren Shunt *n*
逆向灌注 retrograde Perfusion *f*
逆向回流 retrograder Rückfluss *m*
逆向菌髓 reverse Bakteriemarrow *n*, inverse trama *n*
逆向流动 Gegenstromfluss *m*
逆向射精 retrograde Ejaculation *f*
逆向神经冲动 antidrome Nervenimpuls *m*
逆向十二指肠 Duodenum inversum *n*
逆向输送 umgekehrter Transport *m*
逆向思维 reverses Denken *n*
逆向推理 Rückwärtsinferenz *f*
逆向选择 Antiselektion *f*
逆向运行 Antikinese *f*
逆向运输 retrograden Transport *m*
逆向诊断 umzukehren Diagnose *f*
逆向轴突运输 Retrograd axonaler Transport *m*
逆向转录作用 umgekehrte Transkription *f*, reversierte Transkription *f*
逆向转运对向运输 Antiport *m*
逆向追踪研究 Reverse-Tracking-Studie *f*, follow-back Forschung *f*
逆性细胞损伤 reversible Zellschädigung *f*
逆学习 Umkehrlernen *n*
逆压电效应 umgekehrter piezoelektrischer Effekt *m*, Inverser Piezoeffekt *m*
逆压法 Retroklusion *f*
逆因素分析 inverse Faktorenanalyse *f*, invertierten Faktorenanalyse *f*
逆置型全肩关节置换术 Inverse totale Schulter Arthroplastik *f*
逆钟向转位 Drehung im Gegenuhrzeigersinn *f*
逆转 Reversion *f*
逆转被动过敏症 umgekehrte passive Anaphylaxie *f*
逆转的 reversiv (-us, -a, -um), revers (-us, -a, -um)
逆转电位 Inversionspotential *n*
逆转反应 Umkehrreaktion *f*
逆转镜片 umgekehrte Linse *f*, Umkehrlinse *f*
逆转录 Reverse Transkription *f*
逆转录病毒 Retrovirus *n*
逆转录病毒表达载体 Retrovirus-Expressionsvektor *n*
逆转录病毒科 Retroviridae *pl*
α 逆转录病毒属 Alpharetrovirus *n*
β 逆转录病毒属 Betaretrovirus *n*
δ 逆转录病毒属 Deltaretrovirus *n*
ε 逆转录病毒属 Epislonretrovirus *n*
γ 逆转录病毒属 Gammaretrovirus *n*
逆转录病毒相关成人细胞淋巴瘤 Retrovirus-assoziierten adulte T-Zell-Lymphom *n*
逆转录病毒样元件 retrovirusähnliche Elemente *pl*
逆转录病毒载体 Retrovirusvektor *n*
逆转录病毒致癌基因 retrovirales Onkogen *n*
逆转录多聚酶链反应 reverse Transkriptase-Polymerase-Kettenreaktion (RT-PCR) *f*
逆转录酶 Reverse-Transkriptase *f*
逆转录酶聚合酶链反应 reverse Transkriptase *f*, RNA-gerichtete DNA-Polymerase *f*
逆转录酶抑制剂 reverse Transkriptase-Polymerase-Kettenreaktion *f*
逆转录转座子 Retrotransposon *n*
逆转录子 Reverse-Transkriptase-Inhibitoren *pl*
逆转录作用 Retroposon *n*
逆转突变种 Inversionsmutante *f*
逆转推理 Reverse Transkription *f*
逆转眼镜 transitive Inferenz *f*
逆转意图疗法 Paradoxe Intension *f*
匿病 Dissimulation *f*, verborgene Krankheit *f*
匿名 Anonymität *f*
匿名戒酒会 Anonyme Alkoholiker (AA) *pl*
匿名戒酒者互助会 Anonyme Alkoholiker (AA) *pl*
匿名戒酒者协会 1 Umkehrlinse *f*
匿名戒麻醉品者协会 Anonyme Alkoholiker *pl*
匿血检查 Okkultblutuntersuchung *f*, Okkulttest *m*
溺水 Ertrinken *n*
溺水呼吸困难期 Anonymität *f*
溺水呼吸暂停期 Dyspnoesbühne des Ertrinkens *f*
溺水恐怖 Apnoesbühne des Ertrinkens *f*
溺水前驱期 Aquaphobie *f*
溺水意识障碍期 Prodromalstadium des Ertrinkens *n*
溺水者皮肤 psychische Störung der Bühne des Ertrinkens *f*
溺水者肢体 Ertrinkenshaut *f*
溺水自杀 Extremitäten des Ertrinkens *pl*
溺水自杀狂 Selbstmord durch Ertrinken *m*, ertränkender Selbstmord *m*
溺死 Ertrinkungstod *m*
溺死变白的手 gebleichte Hände des Ertrinkens
溺死肺 Ertrinkungslunge *f*
溺死泡沫 Schaum bei frischen Ertrinkungstod *m*
溺死尸体 ertrunkener Körper *m*
溺死尸体表面 Oberfläche des ertrunkenen Korpers
溺死事故 ertrinkungsunfall *m*
溺死者 ertrunkenes Opfer *n*
溺死者擦伤 Abschürfung des ertrunkenen Opfers *f*

NIAN 年鲇黏捻碾廿念

nián 年鲇黏

年表,年月顺序 Chronologie *f*
年代学 Chronologie *f*
年当量净效益 Jahres-Netto-Äquivalenzeinkommen *n*
年度多发 jährliche Prävalenz *f*
年度起付线 jährlicher Selbstbehalt *m*, Jährliche Abzugsfranchise *f*
年度性皮肤剥脱 Laubhaut *f*
年患病率 jährliche Morbidität *f*
年级 Klasse *f*
年级常模 Grade Norm *f*
年级当量 Besoldungsgruppe *f*, Gradeäquivalent *f*
年级分布 Gradeverteilung *f*
年级分数 Gradepunktzahl *f*, G-punktzahl *f*
年级绩点平均 Jahrnotendurchschnitt *n*
年级量表 notenskala *f*
年级制 notensystem *n*
年降水量 jährliche Niederschläge *pl*
年金性神经症 Pensionsneurose *f*
年老的 alt, bejahrt
年龄 Lebensalter *n*, Alter *n*, Aetas *f*
年龄标准化率 altersstandardisierte Rate *f*
年龄别的 alterspezifisch
年龄别构成图 alterspezifisches Grunddiagramm *n*
年龄别身高 Höhe für Alter *f*
年龄别生育率 altersspezifische Fertilitätsrate *f*
年龄别死亡率 alterspezifische Mortalitätsrate *f*
年龄别体重 Gewicht für Alter *n*

年龄差数量表 Altersvariabilitätsskala *f*
年龄差异 Altersabstand *m*, Altersunterschied *m*
年龄常模 Altersnorm *f*
年龄当量 Alteräquivalent *f*
年龄等级分布 Alter-grade Verteilung *f*
年龄发生率 Altersinzidenzrate *f*
年龄分布 alterspezifische Verteilung *f*, Altersverteilung *f*
年龄分层理论,学说 Altersschichtungstheorie *f*
年龄分组的 altersspezifisch
年龄构成类型 muster der Alterszusammensetzung *n*
年龄和性别 Alter und Geschlecht *pl*
年龄鉴定 Altersachtung *f*
年龄阶段,年龄范围 Altersstufe *f*
年龄进步曲线 Altersverlaufskurve *f*
年龄量表 Altersskala *f*
年龄年级测量 Alter-grade Skalierung *f*
年龄年级分布 Alter-grade Verteilung *f*
年龄判定 Altersbestimmung *f*
年龄偏见 Altersdiskriminierung *f*
年龄期间队列分析 Alter-Periode Kohortenanalyse *f*
年龄色斑 Alterspigment *n*
年龄收集,年龄汇集 alterhäufend
年龄特有的 altersspezifisch
年龄特征 Alterseigenschaften *pl*, Altersrolle *f*
年龄调整 Altersustierung *f*
年龄调整标准化率 altersustierte standardisierte Rate *f*
年龄推断 Altersschätzung *f*, Schätzung des Alters *f*
年龄相关记忆障碍 altersbedingte Gedächtnisstörung *f*
年龄相关性 MAC altersbedingte MAC *f*
年龄相关性白内障 altersbedingte Katarakt *f*
年龄相关性变异 altersbedingte Variation *f*
年龄相关性黄斑变性 altersbedingter Maculadegeneration *f*
年龄相关性黄斑变性预防性治疗试验 präventive Behandlung der altersbedingten Makuladegeneration Trial *n*
年龄相关性眼病研究 Studie der altersbedingten Augenkrankheit *f*
年龄相关性药代动力学 altersbedingte Pharmakokinetik *f*
年龄相一致的 altersangepasst
年龄校正死亡率 altergeeichte Mortalitätsrate *f*
年龄性别登记 Alter und Geschlecht Register *m*
年龄性别登记 Registrierung nach Alter und Geschlecht *n*
年龄因素 Altersfaktor *m*
年龄有关行为 altersbedingte Verhalten *pl*
年龄中位数 Durchschnittsalter *m*
年龄组 Altersgruppe *f*
年龄组,年龄设置 Alterssatz *m*
年龄组生育率 altersspezifische Fruchtbarkeitsrate *f*
年流行病数 Jahresprävalenz *f*, jährliche Prävalenz *f*
年轮 Jahresringe *pl*
年轮性发育不全 chronologische Hypoplasie *f*
年平均浓度 JahresmittelKonzentration *f*
年轻恒牙 Junge bleibende Zähne *pl*
年轻红细胞 junges rotes Blutkörperchen *n*
年轻老年人 junge Alten *pl*
年轻人的胃癌 magenkarzinom der Jungen *n*
年限 Altersgrenze *f*
年幼儿童视力检测卡 Cardiff-Acuity-Test *m*
年增长率 jährliche Zuwachsrate *f*
鲇毒痉挛素 Plotospasmin *n*
鲇毒溶血素 Plotolysin *n*
鲇毒[质] Plototoxin *n*
鲇鱼 Seewolf *m*
鲇鱼爱德华菌 Edwardsiella ictaluri *n*
黏阿米巴(黏变形虫) Sticky Amöben *pl f*, myxameba
黏表层 macaedium, klebrige Oberfläche *f*
黏病毒 myxovirus *n*
黏层 Ixohypoderm *n*, klebrige Schicht *f*
黏冲 Kleben *n*
黏稠的 teigig, sirupartig, sirupös
黏稠度 Viskosität *f*
黏稠菌落 mucoide Kolonie *f*
黏稠物阻塞症 mukoviszidose *f*, mucoviscidosis *f*
黏稠性 mukosität *f*
黏稠性脓 dickschleimiger Eiter *m*
黏蛋白 muzin *n*, mukoprotein *n*, mukoproteid *n*
黏蛋白 -1 muzin-1 *n*
黏蛋白 5AC Mucin 5AC *n*
黏蛋白癌 muzinösen Karzinom *n*
黏蛋白病(沉积症) Mucinosis *n*
黏蛋白测定 mucinbestimmung *f*, muzinbestimmung *f*
黏蛋白沉积症 muzinose *f*
黏蛋白的 muzinös
黏蛋白定性试验 qualitative Muzinbestimmung *f*
黏蛋白毒力 muzinvirulenz *f*
黏蛋白分解的 muzinolyticus, mucinolytic (-us, -a, -um)
黏蛋白卡红 muzikarmin *n*
黏蛋白粒 mucigen Granulat *n*, mucinogen Granulate *n*
黏蛋白酶 muzinase *f*
黏蛋白尿 mukoproteinurie *f*
黏蛋白性渗出物 muzinöses Exsudat *n*
黏蛋白性脱发 Alopezie mucinosis, Alopezie mucinosa
黏蛋白性小汗腺癌 muzinösen eccrine Karzinom *n*
黏蛋白血[症] muzinaemie *f*
黏蛋白胭脂红 muzikarmin *n*
黏蛋白样的 muzinoideus, mucinoideus
黏蛋白样家族 Mucin-artige Familie *f*, Mucin-ähnliche Familie *f*
黏蛋白样血管地址素 Mucin-artiger Gefäßaddressin *n*, Mucin-ähnliches Vaskulärer Addressin *n*
黏蛋白样血管地址素 mucinähnliche vaskuläre Adressine *f*
黏蛋白原 muzinogen *n*
黏蛋白原粒 mucinogengranula *n*
黏蛋白质 mukoprotein *n*
黏蛋白状(性)的 muzinös
黏的 viskös, viskos, viszid, viscid (-us, -a, -um)
黏度 Viskosität *f*
黏度测量法 Viskosimetrie *f*
黏度滴定 viskosimetrische Titration *f*
黏度法 Viskosimetrie *f*
黏度计 Viscometrum *n*, Viskosimeter *n*
黏度平均分子量 durchschnittliches Viskositätsmolekulargewicht *n*
黏度系数 Viskositätskoeffizient *m*
黏端 kohäsives Ende *n*, Klebriges Ende *n*, Überhängendes Ende *n*
黏端质粒 Cosmid *n*
黏多糖 Glykosaminoglykane *pl*, mucopolysaccharide *pl*
黏多糖 Mucopolysaccharid *n*
黏多糖[类] mukopolysaccharide *n*
黏多糖[贮积]病 mukopolysaccharidose *f*, mukopoly-saccharid-Speicherkrankheit *f*
黏多糖[贮积]病Ⅱ型 mukopolysaccharidose Typ Ⅱ *f*
黏多糖病 mukopolysaccharidose *f*
黏多糖病第二型 mucopolysaccharidosis Ⅱ *f*, Hunter* Syndrom *n*
黏多糖病第六型 mukopolysaccharidose Ⅵ *f*, maroteaux*-Lamy* Syndrom *n*
黏多糖病第三型 mukopolysaccharidosis Ⅲ *f*, Sanfilippo* Syndrom *n*
黏多糖病第四型 mukopolysaccharidosis Ⅳ *f*, morquio* Syndrom *n*

黏多糖病第五型 mukopolysaccharidosis V *f*, Scheie* Syndrom *n*
黏多糖病第一型 mukopolysaccharidose-I-Syndrom *n*
黏多糖沉积病 mukopolysaccharidose *f*
黏多糖代谢异常症 mukopolysaccharidose *f*
黏多糖类 mucopolysaccharid *n*
黏多糖类药物 mucopolysaccharidsdrogen *pl*, *f*
黏多糖酶 mukopolysaccharase *f*
黏多糖尿 mukopolysaccharidurie *f*, mucopolysaccharidurla, mukopolysaccharidose *f*
黏多糖增多症 mukopolysaccharidose *f*
黏多糖贮积病 I H/S 型(胡沙综合征) mukopolysaccharidose Typ I H/S *f*, Hurler-Scheie-Syndrom *n*
黏多糖贮积病 I H 型(胡尔勒综合征) mukopolysaccharidose Typ I H *f*, Hurler-Syndrom *n*
黏多糖贮积病 I 型 mukopolysaccharidose Typ I *f*
黏多糖贮积病 III A 型 mukopolysaccharidose Typ III A *f*
黏多糖贮积病 III B 型 mukopolysaccharidose Typ III B *f*
黏多糖贮积病 III C 型 mukopolysaccharidose Typ III C *f*
黏多糖贮积病 III D 型 mukopolysaccharidose Typ III D *f*
黏多糖贮积病 IV B 型 mukopolysaccharidose Typ IV B *f*
黏多糖贮积病 IV 型(莫尔基奥综合征) mukopolysaccharidose Typ IV *f*, morquio-Syndrom *n*
黏多糖贮积病 VI 型(马拉综合征) mukopolysaccharidose Typ VI *f*, maroteaux-Lamy-Syndrom *n*
黏多糖贮积症 mukopolysaccharidose *f*
黏分生孢子团 Pionnotes
黏附 Verwachsung *f*
黏附[现象] Adhärenz *f*
黏附蛋白 Adhäsin *n*
黏附分子 Adhäsionsmolekül *n*
黏附痕迹 Adhesionsspuren *pl*, eingehalte Mark *f*
黏附-集聚性大肠杆菌 enteroadherent-aggregatives E.coli, EAG *n*
黏附-集聚性大肠杆菌 enteroaggregative Escherichia coli *pl*
黏附力 Adhäsionskraft *f*
黏附力丧失 Kohäsionsverlust *n*
黏附酶 Intrazellularenzym *n*, intrazelluares Enzym *n*
黏附培养 Einzellschichtkultur *f*
黏附素 Adhäsin *n*
黏附细胞 adhärente Zelle *f*
黏附型导管原位癌 duktales Karzinom in situ vom Adhäsion-Typ *n*
黏附性 Adhäsivprozeß *m*
黏附性 LAK Anklebender LAK *m*, Anhaftender LAK *m*, A-LAK
黏附性大肠埃希菌 enteroadherenten Escherichia coli (EAG) *pl*
黏附性蛋白质 Adhäsionsprotein *n*, Adhäsivprotein *n*
黏附性糖蛋白 Adhäsion-Glycoprotein *n*
黏附胰蛋白酶 Desmotrypsin *n*
黏附因子 Adhäsionsfaktor *m*
黏附脂酶 Desmolipase *f*
黏附作用 festhalten *n*
黏杆菌 Bacillus adhaerens *m*
黏杆菌素 Colistin *n*, Colimycin *n*
黏古生菌 myxoarchimyces *pl*
黏骨膜 mukoperiost *n*
黏骨膜瓣 mukoperiostlappen *m*, Schleimhaut-Periost-Lappen *m*
黏骨膜分离器 muko-Aufzug *m*, mukoperiost Elevator *m*
黏合 Conglutination *f*, Kohäsion *f*
黏合斑 Adhäsionsfleck *m*
黏合带 Adhäsionsgürtel *m*, Adhäsionsband *m*
黏合的 adhaesiv
黏合剂 Heftpflaster *n*, Klebstoff *m*
黏合抗体 Konglutinationsantikörper *m*
黏合连接 Adhäsionsverbindung *f*
黏合素 Konglutinin *n*
黏合素蛋白 Cohesin *n*
黏合吻合法 adhäsive Anastomose *f*
黏合物质 anklebende Substanz *f*
黏合线 Zementationslinie *f*, Zementlinie *f*
黏合小带 Adhäsionsband *n*
黏合小体 Zementkörperchen *n*
黏合性 Kohärenz *f*
黏合质 Zementin *n*
黏滑性 mukosität *f*
黏集的 verklebend
黏浆液细胞 mukoseröse Zellen *f pl*
黏胶 Haftlack *m*
黏胶清除剂 Pflasterabnehmer *m*
黏胶丝 Viskose *f*
黏胶质 Pektin *n*
黏胶状的 schleimige
黏结蛋白 Zement Protein *n*
黏结蛋白聚糖 Syndekan *n*
黏结蛋白聚糖 2 Syndekan-2 *n*
黏结蛋白聚糖 4 Syndekan-4 *n*
黏金色杆菌 Chryseobacterium gleum *n*
黏菌[虫] Schleimpilz *m*, mycetozoa *f*
黏菌虫类 mycetozoa *pl*
黏菌门 myxomyceten *pl*
黏菌门 myxomycophyta *pl*
黏菌素 Colistin *n*
黏菌体 Aethalium *n* (Aethalia *pl*)
黏菌网素 myxomycetesplastin *n*
黏康酸内酯 muconolactone *n*
黏粒 Cosmid *n*
黏粒文库 Cosmidbibliothek *f*
黏粒载体 Cosmidvektor *m*
黏泌化作用 Integration *f*
黏膜 Mukosa *f*, Tunica-Mucosa *f*, Schleimhaut *f*
黏膜[皱]襞 Relief *n*, Schleimhautrelief *n*, Plica mucosa *f*
黏膜白斑 Leukoplakie *f*
黏膜白斑伴胼胝和食管癌 Leukoplakie mit Tylosis und Ösophaguskarzinom *f*
黏膜斑 mucosus-Fleck *m*
黏膜斑贴试验 Schleimhaut Epikutantest *m*
黏膜瓣 mukosalappen *m*
黏膜瓣 mukosalappens *m*
黏膜瓣移植术 Transplantation des Schleimhautlappens *f*
黏膜保护剂 Schleimhautprotektor *m*
黏膜襞 Schleimhautfalte *f*, Plica mucosa *f*
黏膜表面麻醉 Schleimhautoberfläche-Anästhesie *f*
黏膜表皮瘤 Enthelioma *n*
黏膜剥离刀 Schleimhautelevatorium *n*
黏膜剥离术 Demukosation *f*
黏膜剥脱活组织检查 Streifensbiopsie *f*
黏膜不平 unebenen Schleimhaut *f*
黏膜苍白 Schleimhautblässe *f*
黏膜层 Schleimhautschicht *f*
黏膜层 mukosa *f*
黏膜出血性的 mukohämorrhagisch
黏膜丹毒 Erysiplas internum *n*, Schleimhauterysipel *n*
黏膜刀 mukotom *n*
黏膜的 mucos (-us, -a, -um), mukös, mucinös
黏膜地址素细胞黏附分子 mukosales Addressin-Zelladhäsionsmolekül 1 *n*, Schleimhaut-Addressin Zelladhäsionsmolekül-1 *n*
黏膜范型 Schleimhautmodell *n*

黏膜肥大细胞 Schleimhautsmastzellen *pl*(f),mMC
黏膜肥大细胞 mukosale Mastzelle *f*
黏膜肥厚 Pachymukosa *f*
黏膜骨膜 mukoperiost *n*,mukoendost *n*
黏膜骨膜瓣 mukoperiostlappen *n*
黏膜骨膜的 mukoperiostisch
黏膜固有层 Lamina propria mucosae *f*
黏膜固有层的 mucostisch
黏膜黑斑和肠道息肉 melanoplakie und intestinale Polyposis *f*
黏膜黑变病 mukosale Melanose *f*
黏膜黑素瘤 Schleimhäutesmelanom *n*,Mukomelanom *n*
黏膜红斑 Erythroplakie *f*
黏膜红肿 Rötung und Schwellung der Schleimhaut *f*
黏膜化 Mucosalization *f*
黏膜毁除术 mukoklasie *f*,mukoklase *f*
黏膜活检 Schleimhaut-Biopsie *f*
黏膜肌 muscularis Mucosa *f*
黏膜肌层 Lamina muscularis mucosae *f*
黏膜静止式印模 mukostatischer Abdruck *m*
黏膜抗体 mukoantikörper *m*
黏膜狼疮 Lupus mucosae *m*
黏膜良性淋巴组织增生病 gutartige Lymphadenose der Schleimhaut *f*
黏膜螺旋体 Schleimhautspirochäten *f pl*
黏膜糜烂 mukosaerosion *f*
黏膜密螺旋体 Treponema mucosum *n*
黏膜免疫 Schleimhautimmunität *f*
黏膜免疫系统 mukosales Immunsystem *n*,Schleimhautimmunsystem *n*
黏膜奈瑟菌 Neisseria-Mucosa *f*
黏膜囊肿 Schleimhautzyste *f*
黏膜内癌 intramucosales Karzinom *n*
黏膜内种植术 intramukosalen Implantation *f*
黏膜黏着剂 mucoadhäsive
黏膜念珠菌病 Candidiasis der Schleimhäute *f*
黏膜疱疹 Endermose *f*,Endermosis *f*
黏膜皮肤[接]界 mukocutane Grenze *f*
黏膜皮肤的 mukokutan
黏膜皮肤化 Cutinisation *f*
黏膜皮肤棱线 Schleimhautkamm *m*
黏膜皮肤利什曼病 Leichmaniasis mucocutanea *f*,Schleimhautleishmaniose *f*
黏膜皮肤连接 mukocutane Grenze *f*
黏膜皮肤淋巴结综合征 mukocutanes(lymphoides)Syn-drom *n*
黏膜皮肤念珠菌病 mukokutane Candidiasis *f*
黏膜屏障 Schleimbarriere *f*
黏膜屏障 Schleimhautschranke *f*
黏膜破坏术 mukoklase *f*
黏膜桥 Schleimhautsbrücke *f*
黏膜切除术 mukosektomie *f*
黏膜缺乏光泽 mangel an Glanz mukosalen *m*
黏膜软骨膜 mukoperichondrium *n*
黏膜上皮 Schleimhautepithelium *n*
黏膜上皮趋化因子 Chemokin CCL28 *n*
黏膜神经瘤 mukosaneuroma *n*
黏膜神经瘤伴内分泌瘤 Schleimhaut Neurome mit endokrinen Tumoren
黏膜水肿 Schleimhautödem *n*
黏膜素 mucosin *n*
黏膜脱垂 magenschleimhautprolaps *m*
黏膜外幽门肌切开术 submuköse Pyloromyotomie *f*
黏膜系列 Schleimhautsserien *f pl*
黏膜下[鼻中隔]切除术 submuköse Resektion *f*
黏膜下[神经]丛 Plexus submucosus *m*,meißner* Plexus *m*, Remark* Plexus *m*
黏膜下癌 submuköses Karzinom *n*
黏膜下层 Stratum submucosum *n*,Submukosa *f*,submuköse Schicht *f*,submuköses Stratum *m*
黏膜下层的 submukös
黏膜下充填术 submuköse Implantation *f*
黏膜下丛 submuköse Plexus *m*
黏膜下的 submucos(-us,-a,-um),submukös
黏膜下电凝固术(法) submuköse Elektrokoagulation *f*
黏膜下感受器 submuköse Receptoren *m pl*
黏膜下肛瘘 fistula ani submukosa *f*
黏膜下肌瘤 submuköses Myom *n*
黏膜下浸润麻醉 submuköse Infiltrationsanästhesie *f*
黏膜下麻醉 submuköse Anästhesie *f*
黏膜下囊肿 submuköse Zyste *f*
黏膜下脓肿 submuköser Abszeß *m*
黏膜下前庭成形术 submuköse Vestibulumplastik *f*
黏膜下切除术 submuköse Resektion *f*
黏膜下切开术 submuköse Einschnitt *m m*
黏膜下神经丛 Plexus submucosus *m*,meissner*-Plexus *m*
黏膜下声带切除术 submuköse Chordectomie *f*
黏膜下腺 submuköse Drüse *f*
黏膜下种植体 submuköses Implantat *n*
黏膜下子宫肌瘤 submuköse Myoma *n*
黏膜下子宫平滑肌瘤 submuköses Myom des Uterus *n*
黏膜下组织 Tela submucosa *f*
黏膜纤毛摆动(运动) mukoziliäre Bewegung *f*
黏膜纤毛清除 mukoziliäre Clearance *f*
黏膜线 mukomembranöse Linie *f*
黏膜腺 Schleimhautdrüse *f*
黏膜相 muköse Phase *f*
黏膜相关[性]淋巴样组织 Schleimhaut-assoziierten lymphatischen Gewebe *n*
黏膜相关不变 T 细胞 Schleimhaut-assoziierte(verbundene) invariante T-Zelle *f*
黏膜相关淋巴[样]组织 mukosa-assoziiertes lymphatisches Gewebe *n*,mukosa-assoziiertes Immunsystem *n*
黏膜相关淋巴组织淋巴瘤 mALT-Lymphom *n*,Lymphom des Mukosa-assoziierten lymphatischen Gewebes *n*
黏膜象 muköses Muster *n*
黏膜效应部位 Schleimhaut-Effektor-Seite(-Lage) *f*
黏膜型 Schleimhaut-Muster *n*
黏膜性及腺性纤维腺瘤 muköses und glanduläres Fibroadenom *n*
黏膜袖 Schleimhäute-Manschette *f*
黏膜血管地址素 Schleimhaut-Gefäßaddressin-1 *n*
黏膜血管发育异常 mukosale vaskuläre Dysplasie *f*
黏膜血管神经肌能病 mucoangioneurose *f*
黏膜牙龈界 mukogingivalgrenze *f*
黏膜炎 Inflammatio catarrhalis *f*,mucositis *f*
黏膜炎细球菌 mikrokokkus catarrhalis *m*
黏膜炎性息肉 schleimhautentzündlicher Polyp *m*
黏膜移行系统 mukosales Migrationssystem *n*
黏膜移植 Schleimhauttransplantation *f*
黏膜移植术 Transplantation von Schleimhaut *f*
黏膜移植物 Schleimhauttransplantat *f*
黏膜用气雾剂 Schleimhaut Aerosol *n*
黏膜诱导部位 Schleimhaut-induktive Seite(Lage) *f*,mukosale induktive Stelle
黏膜淤血 muköser Bluterguß *m*
黏膜运动式印模 mukodynamischer Abdruck *m*
黏膜折皱 Duplikatur *f*
黏膜疹 Enanthem *n*,Endanthem *n*
黏膜疹的 enanthemös

黏膜支持 Schleimhautsunterstützung *f*
黏膜支持式 Schleimhaut-borne-Typ *m*
黏膜周围的 perimucosal
黏膜皱襞 Schleimhautfalten *pl*
黏膜皱襞杵状肥大 Clubbing Schleimhautfalte *f*
黏膜皱襞前端变细 Verjüngung der Schleimhautfalte *f*
黏膜皱襞紊乱 Schleimhautreliefveränderung *f*
黏膜皱襞消失 Verschwinden der Schleimhautfalten *n*, Verschwinden von Schleimhautrelief *n*
黏膜皱襞增粗 Schleimhautreliefhypertrophie *f*
黏膜皱襞中断 Schleimhautreliefunterbrechung *f*
黏凝胶 Viskogel *n*
黏葡聚糖 myxo Glucosan *n*
黏球蛋白 mukoglobulin *n*
黏球菌科 myxococcaceae *pl*
黏球菌属 myxococcus *m*
黏韧膏 stärkendes Pflaster *n*
黏酸 mucinsäure *f*
黏肽 mukopeptid *n*
黏弹剂小管切开术 Viskokanalostomie *f*
黏弹性 Viskoelastizität *f*
黏弹性的 viscoelastisch
黏弹性模型 viskoelastisches Modell *n*
黏痰 Phlegma *n*
黏痰[液]溶解药 schleimlösendes Mittel *n*, mukolytikum *n*
黏土 Lehm *m*, Argilla *f*, Ton *m*
黏土色 Ton-Farben *f pl*
黏细(液)菌科 myxobakterien *pl*, myxobacteriaceae *pl*
黏细(液)菌目 myxobakteriales *pl*
黏细菌 Schleimbakterien *f pl*
黏腺 colleterial Verschraubung *f*
黏形虫科 Plassomyxineae *pl*
黏性 Viskosität *f*
黏性,刚性 Zähigkeit *f*
黏性绷带 Klebverband *n*, Haftbinde *f*
黏性变形 anklebende Deformation *f*
黏性产碱杆菌 Alcaligenes viscosus *m*
黏性的 glutinös, viskoös
黏性放线菌 Actinomyces viscous *n*
黏性末端 klebrige Enden *pl*, Sticky End *n*, kohäsives Ende *n*
黏性末端连接 Ligation des kohäsiven Ende *f*
黏性区 klebrige Region *f*
黏性乳杆菌 Bacillus lactis viscosus *m*
黏性脱脂纱布 anklebende adsorbierende Gaze *f*
黏性位点 Viskose Seiten *f pl*
黏性系数 Viscositätskoeffizient *n*
黏性涎 schleimiger Speichel *m*
黏性油 visköses Öl *n*
黏性阻力 Viskositätsresistenz *f*
黏芽生孢子 schleimige Blastospore *f*
黏液 Schleim *m* Phlegma *n*, mucus *m*
黏液[样]囊瘤 myxozystom *n*
黏液癌 Carcinoma mucinosum *n*, Carcinoma muciparum *n*, muzinöses Karzinom *n*
黏液孢子 myxospore *f*
黏液闭止 Ischoblennorrhoea *f*, Ischoblennorrhoe *f*
黏液变细胞 mykozyt *m*, mukozyt *m*
黏液变性 muzinösen Degeneration *f*, schleimige Degeneration *f*
黏液变性纤维瘤 fibromyxom *n*, fibroma mucinosum *n*
黏液便 muköser Stuhl *m*
黏液表皮样癌 Carcinoma mucoepidermoides *n*, muko-epidermoides Karzinom *n*
黏液表皮样瘤 mukoepidermoider Tumor *m*
黏液层(泪膜) Mucinschicht (Tränenflüssigkeitsfilm) *f*
黏液成丝现象 Spinnbarkeit *f*
黏液池(库) muköser Behälter *m*
黏液出血性的 mukohämorrhagisch
黏液的 muzinös, mucos (-us, -a, -um), schleimig, mukös
黏液放线菌 muköser Actinomyces *m*
黏液分解酶 mukolytisches Enzym *n*
黏液分泌 Schleimsekretion *f*
黏液[分泌]病 Blennorrhöe *f*
黏液[分泌]过多 Hypermyxie *f*
黏液[分泌]过少 Oligoblennie *f*
黏液[分泌]缺乏 Amyxia *f*, Amyxorrhoe *f*
黏液[分泌]神经机能病 myxoneurosis *f*
黏液[分泌]障碍 Dysblennia *f*
黏液粪 schleimiger Stuhl *m*
黏液骨髓瘤 myxomyelom *n*
黏液核心蛋白 -1 muc-1 *n*
黏液化 muzifikation *f*
黏液肌瘤 myxomyom *n*
黏液减少 Hypomyxie *f*
黏液浆液性的 mukoserös
黏液巨型球菌 megalococcus myxoides *m*
黏液菌 Schleimpilze *f*
黏液菌孢子丝 Capillitium *n*
黏液菌科 myxobakteriaceae *pl*, myxobakterien *pl*
黏液菌门 myxomycetes *m pl*
黏液菌目 myxobakteriales *pl*
黏液颗粒 Schleimgranulat *n*
黏液链球菌性耳炎 mucosis Otitis *f*, mucosus Otitis *f*, Mukosusotitis *f*
黏液瘤 Schleimgeschwulst *f*
黏液瘤变性 Myxomatose *f*
黏液瘤病 Myxomatose *f*
黏液瘤病毒 myxomvirus *n*, myxom (atose) virus *n*
黏液瘤的 myxomatös
黏液瘤色素沉着斑内分泌亢进三联征 Komplex Myxomefleckige Pigmentierung und endokrinen Überaktivität
黏液瘤型结节性筋膜炎 fasciitis nodularis myxomatosa *f*
黏液瘤样(型)脂肪肉瘤 myxomatöses Liposarkom *n*
黏液瘤样癌 myxomatöses Karzinom *n*
黏液瘤样变性 myxomatöse Degeneration *f*
黏液膜的 myxomembranös
黏液膜性结肠炎 Colitis myxomembranacea *f*
黏液母细胞瘤 myxoblastom *n*
黏液奈瑟菌 neisseria mucosa *f*
黏液囊 Bursa mucosa *f*, Schleimbeutel *m*
黏液囊病 Bursopathie *f*
黏液囊的 bursal *n*
黏液囊囊肿 Bursazyste *f*
黏液囊囊肿 Schleimzyste *f*, mukozele *f*
黏液囊切除术 Bursektomie *f*
黏液囊石 Bursolith *m*
黏液囊腺瘤 muzinöses Zystadenom *n*
黏液囊炎 Schleimbeutelentzündung *f*, Bursitis *f*
黏液囊肿 Muzinkystom *n*, Mukozele *f*
黏液囊周的 peribursal <engl.>
黏液内皮瘤 myxoendothelioma *n*
黏液黏稠病 mukoviszidose *f*
黏液尿 Blennurie *f*
黏液凝胶 Schleim-Gel *n*, mucingel
黏液脓性[子]宫颈炎 mukopurulente Zervizitis *f*
黏液脓性便 mukopurulenter Stuhl *m*
黏液脓性的 mukopururent
黏液脓性痰 mukopurulentes Sputum *n*

黏液脓血便 mukopurulenter blutiger Stuhl *m*
黏液呕吐 Blennemesis *f*
黏液排泄 myxiosis *f*
黏液排泄障碍 Dysmyxiosis *f*
黏液屏障 muköse Barriere *f*, muköse Sperre *f*
黏液腔 mucilagohöhle *f*
黏液鞘 muköse Scheide *f*
黏液球菌科 myxococcaceae *pl*
黏液球菌属 myxococcus *m*
黏液球囊肿 myxoglobulose *f*
黏液缺乏 Amyxia *f*, Amyxorrhoe *f*
黏液溶剂 mukolytikum *n*
黏液溶解 mukolyse *f*
黏液溶解的 schleimlösend
黏液溶解药 mukolytikum *n*, mukolytika *pl*
黏液溶素 mukolysin *n*
黏液肉瘤 myxosarkom *n*, myxoma sarkomatosum *n*
黏液肉瘤的 myxosarkomatös
黏液乳头瘤 myxopapillom *n*
黏液乳头状室管膜瘤 myxopapilläres Ependymom *n*
黏液乳突状室管膜瘤 myxopapillary Ependymom *n*
黏液软骨 Schleimknorpel *m*
黏液软骨 mukocaltilago *f*
黏液软骨瘤 myxochondrom *n*
黏液软骨肉瘤 myxochondrosarkom *n*
黏液软骨纤维肉瘤 myxochondro(fibro)sarkom *n*, myxochondrofibrosarkom *n*
黏液塞(栓) Schleimpfropf *m*
黏液上(表) mucoepidermoider Tumor *m*
黏液上皮瘤 myxoepithelioma *f*
黏液神经胶质瘤 myxogliom *n*
黏液神经瘤 myxoneurom *n*
黏液生成 myxopoiesis *f*
黏液双球菌 Diplococcus mucosus *m*
黏液水肿 myxödem *n*
黏液水肿型克汀病 myxödematöser kretinismus *m*
黏液水肿性白痴 myxidiotie *f*
黏液水肿性苔癣 Lichen myxoedematosus *m*
黏液水肿性心脏 myxödemherz *n*
黏液水肿性幼稚型 Infantilismus myxödematosus *m*
黏液丝 Schleimstrang *m*
黏液素 mukoitin *n*, muzin *n*
黏液素斑 Schleimhautplaque *f*
黏液素硫酸 mucoitinschwefelsäure *f*
黏液酸 Acidum mucicum *n*
黏液痰 Sputum crudum *n*
黏液毯 Schleimhautdecke *f*
黏液碳酸氢盐屏障 Schleim-Bicarbonat Barriere *f*
黏液 - 碳酸氢盐屏障 mukus-Bikarbonat-Barriere *f*
黏液丸虫属 myxobolus *m*
黏液息肉 mukozele *f*, Schleimpolyp *m*
黏液细胞 myxozyt *m*, Schleimzelle *f*
黏液细胞癌 Carcinoma mucocellulare *n*, Krukenberg* Tumor *m*
黏液纤毛清除 mukoziliäre Clearance *f*
黏液纤毛系统 mukoziliäres System *n*
黏液纤维的 mucofibrös
黏液纤维瘤 myxofibrom *n*, fibroma mucinosum *n*, fibro-ma myxomatodes *n*
黏液纤维肉瘤 Schleim Fibrosarkom *n*
黏液纤维肉瘤 myxofibrosarkom *n*
黏液腺 Glandula mucosa *f*, Schleimdrüse *f*, muköse Drüse *f*
黏液腺癌 muzinöses Adenokarzinom *n*
黏液[腺]管炎 myxangoitis *f*
黏液腺瘤 myxadenom *n*
黏液腺囊肿 mukozele *f*
黏液腺泡 muköser Azinus *m*
黏液小体 Schleimkörperchen *n pl*
黏液型菌落 mukoide Kolonie *f*
黏液性癌 muzinöses Karzinom *n*
黏液性变性 schleimige Degeneration *f*
黏液性便 muköser Stuhlgang *m*
黏液性肠炎 mukoenteritis *f*, Schleimenteritis *f*
黏液性的 mukös
黏液性腹泻 Diarrhoea mucosa *f*
黏液性汗管转化 Syringometaplasie mucinosum *f*
黏液性汗腺瘤 Hidradenom mucinosum *n*
黏液性交界性肿瘤 muzinöser Borderline-Tumor *m*
黏液性绞痛 Colica mucosa *f*
黏液性结肠炎 Colitis mucosa *f*, mukokolitis *f*
黏液性结缔组织 muzinöses Bindegewebe *n*
黏液性类癌 muzinöses Karzinoid *n*
黏液性卵巢囊腺瘤 muzinöses Ovarialzystadenom *n*
黏液性卵巢乳头[状]囊腺癌 muzinöses Ovarialpapilläres Cystadenokarzinom *n*
黏液性啰音 schleimiges Rasselgeräusch *n*
黏液性囊瘤 myxoides Cystom *n*
黏液性囊腺癌 Cystadenocarcinoma mucinosum *n*
黏液性囊腺癌 muzinöses Zystadenokarzinom *n*
黏液性囊腺瘤 Cystadenoma mucinosum *n*
黏液性囊腺瘤 muzinöses Zystadenom *n*
黏液性脓 schleimiger Eiter *m*
黏液性嵌塞 Schleimimpaktion *f*
黏液性乳头状囊腺瘤 papilläres Zystadenom mucinosum *n*
黏液[性]水肿 Ödem solidum *n*, Schleimsucht *f*, Gull* Krankheit *f*
黏液[性]水肿的 myxödematös, myxoedematos(-us, -a, -um)
黏液[性]水肿样的 myxödemotoid
黏液性水肿粘液水肿 myxödem *n*
黏液性水肿昏迷 myxödemskoma *n*
黏液性水肿面容 facies mxyoedematosa *f*
黏液性痰 muköses Sputum *n*
黏液性胃炎 Gastritis mucosa *f*
黏液性细胞 Schleimzelle *f*
黏液性腺泡 muköse Alveole *f*
黏液性中耳炎 mukoide Otitis media *f*, mukoide Mittelohrentzündung *f*
黏液性肿瘤 muzinöser Tumor *m*
黏液胸 Blennothorax *m*
黏液血便 mukoblutiger Stuhl *m*
黏液血性的 blutigschleimig
黏液样变[性] muköse Degeneration *f*, myxomatöse Degeneration *f*, mukoide Degeneration *f*
黏液样便 schleimiger Stuhl *m*, Schleimhocker *m*
黏液样的 myxoid, muzinoid
黏液样隆突性皮肤纤维肉瘤 myxoides Dermatofibrosarkom protuberans *n*
黏液样囊肿 Schleimzyste *f*
黏液样平滑肌瘤 myxoides Leiomyom *n*
黏液样平滑肌肉瘤 myxoides Leiomyosarkom *n*
黏液样曲霉 Aspergillus mucoroides *m*
黏液样软化 schleimige Erweichung *f*
黏液样水肿 schleimiges Ödem *n*
黏液样脂肪瘤 myxoides Lipom *n*
黏液样脂肪肉瘤 myxoides Liposarkom *n*
黏液样组织 mucoides Gewebe *n*
黏液溢 Schleimfluß *m*, myxorrhoe *f*
黏液溢出的 blennorrhagisch, blennorrhagic(-us, -a, -um)
黏液优杆菌 Eubacterium limosum *n*

黏液圆柱瘤 myxozylindrom *n*
黏液脂肪肉瘤 myxoides Liposarkom *n*
黏液脂瘤 Lipoma myxomatodes *n*
黏液制止的 blennostatisch
黏液制止法 Blennostasis *f*
黏液质 phlegmatisches Temperament *n*, Phlegma *n*
黏液质的 phlegmatisch
黏液质化壁 Schleimwall *m*
黏液滞留性囊肿 Schleimretentionszyste *f*
黏液肿型克汀病 myxödematöser Kretinismus *m*
黏液潴留囊肿 Schleimretentionszyste *f*
黏液状的 mucoid
黏液状菌落 mukoid-Kolonie *f*, (M-Kolonie) Schleimkolonie *f*
黏液组织 Schleimgewebe *n*
黏液组织肿瘤 Tumor des Schleimgewebes *m*
黏蔗糖酶 Viscosaccharase *f*
黏着(附) Anhängung *f*, Adhäsion *f*
黏着(附)的 adhäsiv, adhäsiv (-us, -a, -um)
黏着斑 Desmosom *n*, macula adhaerens *n*
黏着斑蛋白 Vinculin *n*
黏着斑激酶 fokale Adhäsionskinase *f*
黏着剂 Klebemittel *n*, Klebstoffe *f*, Agglutinationsstoffe *f*
黏着连接 Einhaltskreuzung *f*
黏着小带 Zonula adherens *n*
黏着性 Kohäsion *f*, Zusammenhalt *m*, Haftfähigkeit *f*
黏着性腱鞘炎 Tenosynovitis adhäsiva *f*
黏着性鳞屑 haftenden Schuppen *m*
黏着因子 Reibwert *m*
黏真杆菌 Eubacterium limosum *n*
黏脂[贮积]病(症) mukolipidosis *f*
黏脂病 mukolipidose *f*
黏脂病第二型 mukolipidosis Ⅱ *f*
黏脂病第三型 mukolipidosis Ⅲ *f*
黏脂病第一型 mukolipidosis Ⅰ *f*, Lipomukopolysaccharidosis *f*
黏脂质 mukolipid *n*
黏脂贮积病 Mucolipidose, ML *f* Mukolipidose *f*
黏质 mucilago-schleim *m*, Schleim *m*,
黏质沙雷菌 Serratia marcescens *pl*
黏质沙雷氏菌 Serratia marcescens *f*, Bacillus prodigiosus *m*
黏滞的 viscid
黏滞滴重计 Visco-Stagonometer *m*
黏滞计 Viskosimeter *m*
黏滞力(内摩擦力) visköser Kraft *m*, innere Reibung *f*
黏滞流体 visköse Flüßifkeit *f*
黏滞系数 Viskositätskoeffizient *m*
黏滞性 Viskosität *f*
黏滞性过高 Hyperviskosität *f*
黏帚霉属 Gliocladium *n*

niǎn 捻碾

捻发感 Krepitation *f*
捻发音 Krepitation *f*, Knisternrasseln *n*, krepitierendes Rasselgeräusch *n*
捻皮癖 Dermatothlasie *f*, Dermothlasie *f*
捻转毛 Pili torti *m pl*
捻转血矛线虫 Haemonchus contortus *m*
碾面机 Teigkneter *m*
碾碎 Zerquetschen *n*
碾压综合征 Crush-Syndrom *n*
碾扎性断离 Quetschdurchtrennung *f*
碾轧音 Bright* Knarren *n*

niàn 廿念

廿面体壳体 ikosaedrisches Kapsid *n*
廿碳四烯酸 Arachidonsäure *f*
廿[碳]烷酸 Arachidinsäure *f*, Eicosansäure *f*
廿碳五烯酸 Eicosapentaensäure *f*
廿烷酸类 Arachinsäure *f*
念动 ideomotorisch
念动动作 ideomotorischer Akt *m*
念动说 ideomotorische Theorie *f*
念动性失用症 ideomotorische Apraxie *f*
念动训练 ideo-Bewegungstraining *n*
念球菌性结肠炎 Candida-Kolitis *f*, Colitis moniliasis *f*
念球菌性舌炎 Candida-Glossitis *f*, Glossitis candidomycetica *f*
念珠棘虫 Moniliformis moniliformis *m*
念珠棘虫属 Moniliformis *m*
念珠棘吻虫 Echinorhynchus moniliformis *m*
念珠菌病 Candidiasis *f*, Candidose *f*, Candida-Mykose *f*
念珠菌肠炎 Candida-Enteritis *f*
念珠菌的 monilial
念珠菌感染 Candidiasis *f*, candidose *f*
念珠菌关节炎 Candida-Arthritis *f*
念珠菌菌血症 Candidämie *f*
念珠菌目 Moniliales *pl*
念珠菌口炎 moniliate Stomatitis *f*
念珠菌尿 Candidurie *f*
念珠菌属 Kandida *f*, Monilia *f*, Oidium *n*
念珠菌素 Candidulin *n*
念珠菌外阴-阴道炎 Candida-Vulvovaginitis *f*
念珠菌性败血症 Candida-Sepsis *f*
念珠菌性擦烂 Candida-Intertrigo *f*
念珠菌性唇炎 Candida-Cheilitis *n*
念珠菌性痤疮 Candida-Akne *f*
念珠菌性肺炎 Candida-Pneumonie *f*, Pneumoma moniliasis *f*
念珠菌性龟头包皮炎 Candida-Balanoposthitis *f*
念珠菌性龟头炎 Candida-Balanitis *f*
念珠菌性甲沟炎 Candida-Paronychie *f*
念珠菌性甲沟炎和甲念珠菌病 Candida-Paronychie und Onychomykose *f*
念珠菌性甲真菌病 Candida-Onychomykose *f*
念珠菌性角膜炎 Candida-Keratitis *f*
念珠菌性口炎 Candida-Stomatitis *f*
念珠菌性女(外)阴阴道炎 Candida-Vulvovaginitis *f*, monilial Vulvovaginitis *f*
念珠菌性肉芽肿 Candida-Granulom *n*, Monilia-Granulom *n*
念珠菌性食管炎 Candida-Ösophagitis *f*, Oesophagitis candidomycetica *f*
念珠菌性外阴炎 Vulvitis candidomycetica *f*
念珠菌性心内膜炎 Condida-Endokarditis *f*, Endocarditis candidomycetica *f*
念珠菌性眼内炎 Candida-Endophthalmitis *f*
念珠菌性阴道炎 Candida-Vaginitis *f*
念珠菌血症 Candidämie *f*
念珠菌疹 Lävurid *n*, Kandidid *n*, Monilid *n*
念珠形孢子 Moniliosporen *f pl*
念珠形的 moniliform (-is, -is, -e)
念珠藻科 Nostocaceae *pl*
念珠藻属 Nostoc *n*, Anabaena *f*
念珠状[神经]纤维 variköse Faser *f pl*
念珠状病 Morbus moniliformis *m*
念珠状错构瘤 Hamartom moniliformis *n*
念珠状红苔癣 Lichen ruber monileformis *m*
念珠状肋 rachitischer Rosenkranz *m*

念珠状链杆菌 Streptobacillus moniliformis *m*
念珠状染色质 perlschnurartiges Chromatin *n*
念珠状隐球菌 Cryptococcus moniliformis *m*

NIANG 酿釀

niàng 酿釀

酿酒茶藨子 Saccharomyces Ribis(奥)茶藨子属 *f*
酿酒醭酵母 mycoderma cerevisiae *n*
酿酒工业 Brauindustrie *f*
酿酒酵母 Weinhefe *f*, Brauereihefe *f*
酿酒学 Enologie *f*
酿母[菌]病 Blastomykosis *f*
酿母菌性皮炎 blastomycetische Dermatitis *f*
酿脓 Pyogenesis *f*
酿脓钩端螺旋体 Leptospira pyogenes *f*
酿脓链球菌 Streptococcus pyogenes *m*
酿脓葡萄球菌 Staphylococcus pyogenes *m*
酿脓性埃氏杆菌 Bacillus pyogenes foetidus *m*
酿造 Brauen *n*
酿造废水 Ablaufwasser beim Brauen *n*
酿造术(法) Gärungskunde *f*, Gärungstechnik *f*
酿造学 Gärungstechnik *f*, Gärungskunde *f*
釀母菌的 blastomycetisch

NIAO 鸟尿脲

niǎo 鸟

鸟氨酸 Ornithin *n*, 2, 5-Diaminovaleriansäure *f*
鸟氨酸[尿素]循环 Ornithin(Harnstoff) Kreislauf *m*
鸟氨酸氨基甲酰转移酶 Ornithin-karbamoyltransferase *f*, Ornithin-transkarbamylase *f*
鸟氨酸氨甲酰基转移酶缺陷症 Ornithincarbamoyltransferase Mangelkrankheit *f*
鸟氨酸氨甲酰转移酶缺乏症 Ornithintranscarbamylase-Mangel, OTC-Mangel *f*
鸟氨酸三甲[基]内盐 miokinine *f*
鸟氨酸天冬氨酸盐 Ornithin-Aspartat, OA *n*
鸟氨酸脱羧酶 Ornithin-dekarboxylase *f*
鸟氨酸脱羧酶抑制药 Ornithindecarboxylase-Inhibitor *m*
鸟氨酸血症 Ornithinämie *f*
鸟氨酸循环 Ornithinzyklus *m*
鸟氨酸氧代酸转氨酶 Ornithin-Oxo-Säure-Transaminase *f*
鸟氨酸脂质 Ornithinolipid *n*
鸟氨酸转羧基酶 Ornithin-transkarboxylase *f*
鸟氨酸转运体系 Ornithin-Transport-System *n*
鸟氨酰[基] Ornithyl *n*
鸟胞内分枝杆菌复合菌组 Mycobacterium avium-intracellulare Komplex, MAI-Komplex *m*
鸟胞内瘰疬分枝杆菌复合菌组 Mycobacterium avium-intracellulare-scrofulaceum-Komplex, MAIS-Komplex *m*
鸟巢菌状的 vogelnestpilzförmig
鸟巢细胞 Vogelnestzellen *f pl*
鸟催产素 mesotocin *n*
鸟的 aviäri(-us, -a, -um)
鸟蝶呤 Guanopterin *n*
鸟分枝杆菌 mycobacterium avium *n*
鸟分枝杆菌〔结核菌素〕纯蛋白衍生物 PPD von Mycobacterium avium〔Tuberkulin〕, PPD-A
鸟粪石 Struvit *m*
鸟粪石结晶 Struvitkristalle *f*
鸟粪素酶 Guanase *f*
鸟复合分枝杆菌 mycobacterium avium-Komplex *m*
鸟苷 Guanosin *n*
鸟苷二磷酸 Guanosin-5-diphosphat *n*
鸟苷环化酶 Guanylsäure-Zyklase *f*
鸟苷三磷酸 Guanosintriphosphat *n*
鸟苷三磷酸(GTP)结合蛋白 GTP-Bindungsprotein *n*, Guanosintriphosphat-Bindungsprotein *n*
鸟苷三磷酸(GTP)酶活化蛋白 GTPase-aktivierendes Protein *n*
鸟苷三磷酸环水解酶缺乏型 Guanosintriphosphat-Cyclohydrolase-Mangel-Form
鸟苷三磷酸酶 Guanosin-5-triphosphat *n*
鸟苷三磷酸酶激活蛋白 aktivierendes Protein von Guanosin Triphosphatase *n*, GTAP
鸟苷水解酶 Guanosinhydrolase *f*
鸟苷四磷酸 Guanosin-tetraphosphat *n*
鸟苷酸 Guanylsäure *f*
5'-鸟苷酸二钠 Dinatrium-5'-Guanylat *n*
鸟苷酸还原酶 Guanylsäure-Reduktase *f*, Guanylreduktase *f*
鸟苷酸环化酶 Guanylatzyklase *f*
鸟苷酸环化酶型受体 Guanylylcyclase-Rezeptor *m*
鸟苷酸交换因子 C3G C3G-Guanin nucleotides-Austauschfactor *m*
鸟苷酸结合蛋白 Guaninnukleotid-bindendes Protein *n*, G-Protein *n*
鸟苷酸释放因子 2 guanine nucleotide-releasing factor 2 <engl.>
鸟苷酸调节蛋白 Guaninnukleotidsregulationsprotein *n*
鸟苷酸脱氨酶 Guanylsäure-Desaminase *f*, Guanosindesaminase *f*
鸟苷脱氨基酶 Guanosin-Deaminase *f*
鸟苷五磷酸 Guanosinpentaphosphat *n*
鸟苷一磷酸 Guanosinmonophosphat *n*
鸟纲(类) Aves *pl*
鸟核糖苷 Guanosid *n*
鸟喙状孢子的 rhynchosporous
鸟类成髓细胞白血病病毒 Avianmyeloblastosis-Virus *m*, AMV
鸟笼效应 Käfighaltung-Wirkung *f*
鸟媒 Ornithophilie *f*
鸟尿酸 Ornithursäure *f*
鸟疟 Vogelmalaria *f*
鸟疟原虫 Plasmodium relictum *n*
鸟嘌呤 Guanin *n*
鸟嘌呤[脱氨]酶 Guanin-Desaminase *f*, Guanase *f*
鸟嘌呤胞嘧啶富集序列 GC reiche Sequenz *f*
鸟嘌呤-次黄嘌呤磷酸核糖基转移酶 Guanin-Hypoxanthin-phosphoribosyl-Transferase *f*
鸟嘌呤核苷交换因子鸟嘌呤核苷酸转换因子 Guanin-Nukleotid-Austauschfaktor *m*
鸟[嘌呤]苷酸还原酶 Guanylsäurereduktase *f*
鸟[嘌呤核]苷 Guaninribosid *n*, Guanosin *n*
鸟[嘌呤核]苷酸 Guanin-Nukleotid *n*, Guanylat *n*, Guanylsäure *f*
鸟[嘌呤核]苷酸分离抑制剂 Guanin-Nukleotid-Dissoziation Inhibitoren *pl*
鸟[嘌呤核]苷酸还原酶 Guanylsäure-Reduktase *f*
鸟[嘌呤核]苷酸激酶 Guanylatkinase *f*
鸟[嘌呤核]苷酸交换因子 Guanin-Nukleotid-Austausch-Faktoren *pl*
鸟[嘌呤核]苷酸脱氨酶 Guanylsäure-Deaminase *f*
鸟[嘌呤核]苷脱氨酸 Guanosin-Deaminase *f*
鸟[嘌呤核]骨酸 Guanylsäure *f*
鸟嘌呤基 Guanyl *n*
鸟嘌呤酶 guanase <engl.>
鸟嘌呤细胞 Guanophoren *f pl*
鸟嘌呤性痛风 Guaningicht *f*
鸟嘌呤转移酶 Guanin-Transferase *f*
鸟枪法 Shotgun-Methode *f*

鸟枪子弹引起损伤 Verletzungen durch Schrot *pl*
鸟禽饲养者肺 Vogelzüchterlunge *f*
鸟饲养工肺 Vogelzüchterlunge *f*, Vogelhalterlunge *f*
鸟头样侏儒(塞克尔综合征) vogelköpfiger Zwerg *m*, Seckel* vogelköpfiger Zwerg *m*, Seckel-Syndrom *n*
鸟型结核分支杆菌 mycobacterium tuberculosis avium *n*, mycobacterium avium *n*
鸟血吸虫 Ornithobilharzia *n*
鸟眼型溃疡 Chrom-Ulkus *n*
鸟眼状溃疡 vogelaugenähnliches Geschwüre *n*
鸟样面容 Vogelgesicht *n*
鸟胰[脏]多肽 Bauchspeicheldrüsepolypeptid von Vögeln, APP
鸟疫 Vogelkrankheit *f*, Ornithose *f*
鸟源[性]感染性支气管炎 infektiöse Vogelgrippebronchitis *f*
鸟状腿 Vogelbein *n*
鸟嘴式三关节融合术(兰布里纽迪Ⅱ型手术) Lambrinudi* Betriebsart Ⅱ *f*
鸟嘴形的,鸟喙形的 schnabelförmig
鸟嘴状鼻 schnabelartige Nase *f*
鸟嘴状脸 schnabelartiges Gesicht *n*
鸟嘴状面容 schnabelartiges Gesicht *n*

niào 尿脲

尿 Harn *m*
尿 17-羟皮质类固醇 Urin 17-Hydroxycorticosteroid *n*
尿 pH 控制 Urin-pH Manipulation *f*
尿 T3 测定 Urin-T3-Bestimmung *f*, Urin-T3-Determination *f*
尿 T4 测定 Urin-T4-Bestimmung *f*
尿癌素 Cancerin *n*
尿氨过多 Hyperammonurie *f*
尿氨基酸过多 Hyperaminoazidurie *f*
尿白蛋白 Urinalbumin *n*
尿白蛋白排出率 Urinalbuminexkretionsrate *f*
尿败血症 Urosepsis *f*
尿饱和度 Urinsättigung *f*
尿崩症 Harnruhr *f*, Diabetes insipidus *m*
尿比重 spezifisches Gewicht des Urins *n*
尿比重测量法 Urinometrie *f*
尿比重计 Urometer *n*, Urinometer *n*, Urogravimeter *n*
尿比重折射计 urinometrische Refraktometer *n*
尿比重正常 normosthenurie *f*
尿闭 Ischurie *f*, Urodialysis *f*, Harnsperre *f*
尿闭的 anurisch
尿标本 Urinprobe *f*
尿表面张力检查 Urostalagmometrie *f*
尿冰点测定法 Harnkryoskopie *f*
尿卟啉 Uroporphyrin *n*
尿卟啉[过多]症 Uroporphyrie *f*
尿卟啉原 Uroporphyrinogen *n*
尿卟啉原Ⅰ Uroporphyrinogen Ⅰ, UPG Ⅰ
尿卟啉原Ⅰ合成酶 Uroporphyrinogen-Ⅰ-Synthetase *f*
尿卟啉原Ⅲ Uroporphyrinogen Ⅲ *n*
尿卟啉原Ⅲ共(同)合成酶 Uroporphyrinogen-Ⅲ-Cosynthetase *f*
尿卟啉原Ⅲ同合成酶 Uroporphyrinogen-Ⅲ-Cosynthetase *f*
尿卟啉原脱羧酶 Uroporphyrinogen-dekarboxylase *f*
尿卟啉原异构酶 Uroporphyrinogen-Isomerase *f*
尿布 Windel *f*
尿布红斑 Erythema glutaeale(infantum) *n*
尿布皮炎 Windel-ausschlag *m*, Windel-Dermatitis *f*, Win-del-Erythem *n*
尿布区 Windelbereich *m*
尿布区银屑病 Windelpsoriasis *f*, Serviettepsoriasis *f*
尿布疹 Windel-Hautausschlag *m*, Windeldermatitis *f*
尿草酸盐过多 Hyperoxalurie *f*
尿测定法 Ureometrie *f*
尿肠 Urogaster *f*
尿常规[检查] Routine-Urinuntersuchung *f*
尿常规分析 Routine-Urinanalyse(einschließlich Reagenzpapier und Mikroskopie) *f*(包括试带法和显微镜法检查)
尿常规检查(尿常规分析) Urinanalyse *f*
尿沉淀(渣) Urinsediment *n*, Harnsediment *n*, Sedimen-tum urinarium *n*
尿沉渣分析仪 Harnsediments Analyse-System *n*
尿沉渣计数 Uropsammus-zählung *f*
尿沉渣镜检 Urinsediment-Mikroskopie *f*
尿沉渣自动分析 Urinsediment Auto-Analyse *f*
尿赤素 Uroerythrinum *n*
尿臭 Uringeruch *n*
尿臭素 Urinod *n*
尿床 Enuresis *f*
尿床,遗尿 Enuresis *f*
尿次[数]减少 Oligakisurie *f*
尿次[数]正常 Orthuria *f*
尿促卵泡素 follikelstimulierendes Hormon *n*
尿促性腺激素 uro-Gonadotropin *n*
尿带病原者 Harnträger *m*
尿带菌者 Harnkeimträger *m*, Urinbakterienträger *m*
尿胆[色]素 Urobilin *n*
尿胆红素 Bilirubinurie *f*
尿胆素尿 Urobilinurie *f*
尿胆素试验 Urobilintest *m*
尿胆素性黄疸 Urobilinikterus *m*
尿胆素血 Urobilinämie *f*
尿胆素样的 urobilinoid
尿胆素原 Urobilinogen *n*, Hemibilirubin *n*
尿胆素原定性试验 qualitativer Test des Urobilinogens *m*
尿胆素原尿 Urobilinogenurie *f*
尿胆素原血 Urobilinogenämie *f*, Urobilinogenaemia *f*
尿蛋白[质]定量检查 quantitative Untersuchung des Urinproteins *f*
尿蛋白[质]定性检查 qualitative Untersuchung des Urinproteins *f*
尿蛋白[质]定性试验 qualitativer Test des Urinproteins *m*
尿蛋白测定器 Horismaskop *n*
尿蛋白电泳 Urin-Protein-Elektrophorese *f*
尿蛋白检查法 methode der Urinproteinuntersuchung *f*
尿蛋白选择性指数 selektive Proteinurie Index *m*
尿蛋白质定量试验 quantitativer Test des Urinproteins *m*
尿氮 Harnstickstoff *m*
尿氮定量器 Uroazotometer *m*
尿氮过多 Hyperazoturie *f*
尿氮计 Uro-azotometer *m*
尿氮减少 Hypazoturie *f*
尿道 Harnröhre *f*, Urethra *f*
尿道 X 线照相术 Urethrographie *f*
尿道癌 Harnröhrenkarzinom *n*
尿道板 urogenitale Platte *f*, urethrale Platte *f*
尿道瓣膜形成 Klappenbildung der Harnröhre *f*, Harn röhrenklappenbildung *f*
尿道逼尿肌 Kompressor Harnröhren Muskel *m*
尿道闭合压力图 Urethraverschlußdruckprofil *n*
尿道闭锁 Harnröhrenatresie *f*, Harnröhrenverschluß *m*
尿道壁 Harnröhrenwand *f*
尿道表面麻醉 Oberflächenanästhesie der Harnröhre *f*
尿道病变切除术 Resektion der Harnröhrenläsion *f*
尿道部分切除术 partielle Urethrektomie *f*

尿道测径器 Harnröhren-Kalibrator *m*
尿道测量法 Urethrometrie *f*
尿道测量器 Urethrometer *n*
尿道插管 intraurethrale Kanüle *f*
尿道成形术 Harnröhrenplastik *f*
尿道冲(刷)洗 Spülen der Urethra *n*
尿道冲洗台 Harnröhrenspülungstisch *m*, Urethralirriga-tionstisch *m*
尿道冲洗注射器 Urethralirrigationsspritze *f*, Harnröhrenspülspritze *f*
尿道出血 Harnröhrenblutung *f*, Urethrorhagie *f*
尿道创伤 urethrales Trauma *n*
尿道挫伤 urethrale Kontusion *f*
尿道刀 Urethrotom *n*
尿道导管 Harnröhrenkatheter *m*
尿道导管插入术 Harnröhrenkatheterisation *f*
尿道的 Urethral(-is, -is, -e)
尿道动脉 Arteria urethralis *f*
尿道端端吻合术 Ende-zu-Ende-Anastomose der Harn-röhre *f*
尿道断裂 Ruptur der Urethra *f*
尿道恶性肿瘤 bösartige Neubildung der Harnröhre *f*
尿道分泌物 Absonderung der Harnröhre *f*
尿道缝合术 Urethro(r)haphie *f*
尿道肛门[畸形] Anus urethralis *m*
尿道隔切除术 Resektion des Harnröhrenseptums *f*
尿道梗阻 Harnröhrenobstruktion *f*, Urethremphraxis *f*, Harnwegsobstruktion *f*
尿道沟 Genitalfalte *f*, Urethralfurche *f*
尿道钩 Urethralhaken *m*
尿道固定术 Urethropexie *f*
尿道刮匙 Urethralkürette *f*
尿道-关节-结膜炎综合征 Reiter* Krankheit *f*, Urethro-Arthro-Conjunktivitis-Syndrom *n*
尿道过度扩张 urethrale Overdilation *f*
尿道海绵体 Corpus spongiosum penis *n*, Corpus caver-nosum urethrae *n*
尿道海绵体白膜 Tunica albuginea corporis spongiosi *f*
尿道海绵体部 Pars cavernosa urethrae *f*
尿道海绵体腔 Cavernae corporis spongiosi *f*
尿道海绵体小梁 Trabeculae corporis spongiosi *f pl*
尿道海绵体-阴茎头剥脱术 Spongiosolyse *f*
尿道黑[色素]瘤 Urethralmelanom *n*
尿道横肌 musculus transversus urethralis *m*
尿道后段加温器 hinterer Urethralwärmer *m*
尿道环 Annulus urethralis *m*
尿道会师手术 Urethralwiedervereinigungsoperation *f*
尿道会师术 Harnröhre Neuausrichtung *f*
尿道会阴的 urethroperineal
尿道会阴瘘 Harnröhrendammfistel *f*
尿道会阴阴囊的 urethroperineoscrotal
尿道会阴造口术 perineale Urethrostomie *f*
尿道活检术 Harnröhrenbiopsie *f*
尿道活组织检查 Urethralbiopsie *f*
尿道畸形 Harnröhrenmißbildung *f*
尿道嵴 Crista urethralis *f*
尿道假通道 falscher Weg der Harnröhre *m*
尿道剪 Urethralschere *f*, Harnröhrenschere *f*
尿道结核 Harnröhrentuberkulose *f*, Urethraltuberkulose *f*
尿道结石 Harnröhrenstein *m*, Urethralstein *m*
尿道结石采取器 Urethralsteinfänger *m*
尿道金属支架置入术 Implantation von Harnröhrenstents *f*
尿道径量器 Urethralkaliber *n*
尿道痉挛 Harnröhrenkrampf *m*, Urethrismus *m*, Ure-throspasmus *m*
尿道静脉曲张 Varize der Harnröhre *f*
尿道镜 Urethroskop *n*
尿道镜的 urethroskopisch
尿道镜检[查] Urethroskopie *f*
尿道镜下尿道病变切除术 urethroskopische Resektion der Harnröhrenläsion *f*
尿道卷棉子 Harnröhrenwatte *f*, Harnröhrenwatteträger *m*
尿道口 Harnröhrenmündung *f*
尿道口[窥]镜 meatoskop *n*
尿道口成形术 urethrale Meatoplastik *f*
尿道口刀 meatom *n*
尿道口缝合术 meato(r)rhaphie *f*
尿道口计 meatometer *n*
尿道口径描记器 Urethrograph *m*
尿道口镜检查 meatoskopie *f*
尿道口溃疡 Ulkus des meatus urinarius *n*
尿道口旁囊肿 parameatale Harnröhrezyste *f*
尿道口旁皮瓣尿道成形术 parameatal-basierte Klappe *f*
尿道口前移加阴茎头成形术 Harnröhrenöffnungsfortschritt und Glansplasty *m/n*
尿道口前移术 Harnröhrenöffnungsfortschritt *m*
尿道口前移阴茎头成形 meatusplastik und Glanuloplastik *f*
尿道口切开术 meatotomie *f*
尿道口狭窄 Harnröhrenöffnungsstenose *f*
尿道口炎 Harnröhrenmündungentzündung *f*
尿道口整形术 meatoplasty *n*
尿道扩张 Urethraldilatation *f*
尿道扩张[探]条 Urethraldilatationsbougie *f*
尿道扩张器 Harnröhrendehnsonde *f*, Divulsor *m*
尿道扩张取石术 Lithagogektasie *f*, Lithodektasie *f*
尿道扩张术 Urethra(l)dilatation *f*
尿道括约肌 Henle* Sphinkter *m*, musculus sphincter urethrae *m*, musculus constrictor urethrae *m*
尿道括约肌肌电图 musculus urethralis Elektromyogramm *n*
尿道括约肌压力测定 Urethrosphinkterometrie *f*
尿道括约肌阻力测定 Sphinkterometrie *f*
尿道良性肿瘤 gutartiger Harnröhrentumor *m*
尿道量计 Urethrometer *n*
尿道裂伤缝合术 naht der urethralen Platzwunde *f*
尿道淋病 Urethritis gonorrhoica *f*, Harnröhrentripper *m*
尿道鳞状上皮细胞乳头[状]瘤 Plattenepithel-Papillom der Harnröhre *n*
尿道鳞状细胞癌 Plattenepithelkarzinom der Harnröhre *n*
尿道瘤 Harnröhrentumor *m*, Urethrophyma *m*
尿道瘘 fistula urethralis *f*, Harnröhrenfistel *f*, Urethralfis-tel *f*
尿道瘘管切除术 urethrale Fistulektomie *f*
尿道瘘修补术 Urethralfistelreparation *f*, Verschluß der Harnröhrenfistel *m*
尿道梅毒 Urethralsyphilis *f*, Urethritis syphilitica *f*
尿道面 facies urethralis penis *f*
尿道膜部括约肌 musculus sphincter urethrae membra-naceae *m*
尿道膜部损伤 Verletzung der membranösen Urethra *f*
尿道囊肿 Harnröhrenzyste *f*
尿道内的 endourethral
尿道内径描记器 Urethrograph *m*
尿道内口 Ostium urethrae internum *n*
尿道内切开术 Urethrotomia interna *f*
尿道内烧灼器 intraurethraler Kauter *m*, Intraurethralkau-ter *m*
尿道内生性乳头状瘤 umgekehrtes Papilloma der Harn-röhre *n*, nach Harnröhrenlumen wachsendes Papillom *n*
尿道内外切开术 Innen-Außen-Urethritis *f*
尿道内下疳 intraurethraler Schanker *m*
尿道镊(钳) Urethralzange *f*, Urethralpinzette *f*
尿道脓溢 Pyorrhoe urethralis *f*, Urethroblennorrhoe *f*

尿道脓肿 Urethralabszeß *m*
尿道旁病变切除术 Resektion der paraurethralen Läsion *f*
尿道旁的 parurethral, parurethral (-is, -is, -e), paraurethral
尿道旁管 Ductus paraurethrales *m*
尿道旁裂 Paraspadie *f*
尿道旁囊肿 paraurethrale Zyste *f*
尿道旁脓肿切开引流术 Inzision und Drainage des paraurethralen Abszesses *f*
尿道旁腺 Glandulae paraurethrales *f pl*
尿道旁腺病变切除术 Resektion der Paraurethraldrüse Läsion *f*
尿道旁腺恶性肿瘤 bösartige Neubildung der Paraurethraldrüse *f*
尿道旁腺镜 Skenoskop *n*
尿道旁腺良性肿瘤 Gutartige Neubildung der Paraurethraldrüse *f*
尿道旁腺囊肿 Skene* Dnüsenzyste *f*
尿道旁腺炎 Skenitis *f*, Skeneitis *f*
尿道旁悬吊术 paraurethrale Suspension *f*
尿道旁炎 Paraurethritis *f*
尿道膀胱X线照片 Urethrozystogramm *n*
尿道膀胱X线照相术 Urethrozystographie *f*
尿道膀胱固定术 Urethrozystopexie *f*
尿道膀胱镜 Urethrozystoskop *n*
尿道膀胱镜检查 Zystourethroskopie *f*
尿道膀胱三角炎 Urethrotrigonitis *f*
尿道膀胱炎 Urethrozystitis *f*
尿道膨(突)出 Urethrozele *f*
尿道破裂 Harnröhrenruptur *f*
尿道憩室 Harnröhrendivertikel *m*, Urethrozele *f*
尿道憩室切除术 Divertikulektomie der Harnröhre *f*
尿道憩室炎 Urethraldivertikulitis *f*
尿道牵拉术 Urethraldurchzugsverfahren *n*
尿道前段加温器 vorderer Urethralwärmer *m*
尿道前列腺部损伤 Verletzung der Pars prostatica der Urethra *f*
尿道前列腺的 urethroprostatisch
尿道前提术 Vorrücken der Harnröhre *n*
尿道腔 Harnröhrenlumens *n*
尿道切除术 Urethrektomie *f*
尿道切开取石术 Urethrolithotomie *f*
尿道切开取异物术 Urethrotomie zur Fremdkörperentfer-nung *f*
尿道切开术 Urethrotomie *f*, Urethrotomia *f*
尿道切开探查术 Inzision und Exploration der Urethra *f*
尿道切开异物取出术 Urethrotomie mit Fremdkörperentfernung *f*
尿道球 Harnröhrenzwiebel *f*, Harnröhrenbulbus *m*
尿道球[部] Harnröhreglühbirne *f*, Harnröhren-Glühlampe *f*
尿道球半球 Hemisph(a)erium bulbi urethrae *n*
尿道球部的 bulbourethral
尿道球部损伤 bulbourethrale Verletzung *f*
尿道球的 bulbourethral (-is, -is, -e)
尿道球动脉 Arteria bulbi urethrae *f*
尿道球静脉 Vena bulbi urethrae *f*
尿道球腺 Cowper* Drüse *f*, Glandula bulbourethralis *f*, Bulbourethraldrüse *f*
尿道球腺癌 Karzinom der Cowper* Drüse *n*
尿道球腺病变 krankhafte Veränderungen der bulboure-thralen Drüsen *f pl*
尿道球腺管 Ductus glandula bulbourethralis *m*
尿道球腺疾病 Krankheit der Cowper* Drüse *f*
尿道球腺结核 Tuberkulose der Cowper* Drüse *f*
尿道球腺囊肿 Cowper* Zyste *f*
尿道球腺脓肿 Abszeß der Cowper* Drüse *m*
尿道球腺切除术 Resektion der Bulbourethraldrüse *f*
尿道球腺炎 Cowperitis *f*
尿道球腺肿瘤 Tumor der Cowper* Drüse *m*
尿道球腺周炎 Pericowperitis *f*
尿道球炎 Bulbitis *f*
尿道缺失 Harnröhrenaplasie *f*
尿道热 Harnröhren-Fieber *n*, Urin-Fieber *n*
尿道肉阜 Harnröhrenkarunkel *f*
尿道肉阜切除术 Excision der Urethralkarunkel *f*
尿道肉瘤 Urethralsarkom *n*
尿道乳头[状]癌 papilläres Karzinom der Urethra *n*
尿道乳头[状]瘤 Harnröhrenpapillom *n*
尿道上裂 Hyperspadie *f*, Epispadie *f*, Anaspadie *f*
尿道上裂的 epispadisch
尿道上裂修补术 Epispadie-Reparatur *f*
尿道上裂者 Epispadiaker *m*, Epispadiacus *m*, Epispadias *f*
尿道深部照射灯 tiefe Urethrallampe *f*
尿道渗血 Urethrostaxis *f*, Sickerblutung aus Urethra *f*
尿道生殖器拭子 urethrogenitaler Tupfer *m*
尿道施冷管 Psychrophor *m*
尿道石 Harnröhrenstein *m*
尿道手术器械包 Urethraloperationsbestek *n*
尿道受压 Kompression der Urethra *f*
尿道栓 Urethralsuppositorium *n*
尿道丝状探条扩张器 Seidensonde-Harnröhredilatator *m*
尿道丝状探子 filiform-Bougie *f*
尿道损伤 Urethralverletzung *f*
尿道探通 Urethralsondierung *f*
尿道探针 Harnröhrensonde *f*
尿道探子(条) Harnröhrensonde *f*, Harnröhrenbougie *f*
尿道痛 Urethralgie *f*, Urethrodynie *f*
尿道突出 Urethrozele *f*
尿道脱垂 Harnröhrenprolaps *m*
尿道外口 Ostium urethrae externum *n*
尿道外口切开取石术 externe Urethrotomie Lithotomie *f*
尿道外口切开术 meatotomia *f*, Urethro-Meatotomie *f*
尿道外口炎 Urethritis orificii externi *f*
尿道外括约肌 Sphincter urethrae externus *m*
尿道外括约肌不协调 externen Sphinktersdyssynergie *f*
尿道外切开术 Urethrotomia externa *f*
尿道外伤 Urethraltrauma *n*
尿道息肉 Harnröhrenpolyp *m*
尿道狭窄 Harnröhrenstenose *f*, Harnröhrenstriktur *f*
尿道狭窄[用]导尿管 Urethralkatheter für Urethralste-nose *m*
尿道狭窄切除术 Resektion der Harnröhrenstriktur *f*
尿道狭窄切开器 Urethrotom *n*
尿道狭窄松解术 freilassen der Harnröhrenstriktur *n*
尿道狭窄探针 Pfadfinder *m*
尿道下的 suburethral (-is, -is, -e)
尿道下裂 Hypospadia *f*, Hypospadie *f*
尿道下裂成形术 Hypospadieplastik *f*
尿道下裂修补术 Hypospadie Reparatur *f*
尿道下裂者 Hypospadiker *m*
尿道下脓肿 Suburethralabszeß *m*
尿道下悬吊术 suburethrales Schlingenverfahren *n*
尿道下悬韧带 suburethrale Schlinge *f*
尿道纤维瘤 Urethralfibrom *n*
尿道陷窝 Lacunae urethrales *f pl*, morgagni* Lakunen *f pl*
尿道腺 Urethraldrüse *f pl*
尿道腺癌 Urethraladenokarzinom *n*
尿道腺瘤 Harnröhrenadenom *n*
尿道腺脓肿 Urethraldrüsenabszeß *m*
尿道腺炎 Littr(e)itis *f*
尿道性关节炎 Harnröhren-Arthritis *f*, gonorrhoische Arthritis *f*
尿道性血尿 urethrale Hämaturie *f*
尿道修补术 Urethra Reparatur *f*
尿道悬吊术 Suspensionsplastik der Urethra *f*

尿道血管瘤 Harnröhrenhämangiom *n*
尿道压 Urethraldruck *m*
尿道压板 Urethralspatel *m*
尿道压力描记 urethrale Profilometrie *f*, urethrales Druckprofil *n*
尿道压力图 Urethradruckprofil *n*
尿道芽 Harnröhreknospe *f*, Bulbuspenis *m*
尿道炎 Harnröhrenentzündung *f*
尿道液溢 Urethrorrhoe *f*, Harnröhrenausfluß *m*
尿道移行细胞癌 Übergangszell-Karzinom der Urethra *n*
尿道异物 Urethralfremdkörper *m*, Harnröhrenfremdkör-per *m*
尿道异物钳 Urethralfremdkörperzange *f*
尿道阴道膈 Septum urethrovaginale *n*
尿道阴道括约肌 urethrovaginaler Sphinkter *m*
尿道阴道瘘 fistula urethrovaginalis *f*, Harnröhren-scheidenfistel *f*, Urethrovaginalfistel *f*
尿道阴道瘘修补术 Reparation der Harnröhrenscheiden-fistel *f*
尿道阴囊瘘 Urethroskrotale Fistel *f*
尿道引流式胰腺移植 Pankreastransplantation bei Harnwegdrainage *f*
尿道隐窝 Lacunae urethrales *f pl*
尿道隐窝炎 Cryptitis urethralis *f*
尿道原位癌 Carcinoma in situ der Harnröhre *n*
尿道再造术 Urethroplastik *f*
尿道造口术 Urethrostomie *f*
尿道造影 Urethrographie *f*
尿道粘连性狭窄 Ankylurethria *f*, Harnröhrenstrktur *f*
尿道粘膜脱垂 Harnröhren-schleimhaut Vorfall *m*
尿道粘膜脱垂切除术 Excision des Prolapsus urethrae *f*
尿道粘膜下腺体 submuköse Drüsen der Harnröhre *f pl*
尿道折叠术 Urethralfaltung *f*
尿道褶 Urethrafalten *f pl*
尿道直肠的 urethrorectal
尿道直肠瘘 Urethrorektalfistel *f*
尿道直肠瘘修补术 Verschluß der Urethrorektalfistel *m*
尿道致病性大肠埃希菌 uropathogene E. coli *pl*
尿道肿瘤 Harnröhrentumor *m*
尿道肿疡 Harnröhrenneubildung *f*
尿道重建[术] urethrale Rekonstruktion *f*
尿道舟状窝 fossa navicularis urethrae *f*
尿道周的 periurethral, periurethral (-is, -is, -e)
尿道周脓肿 periurethraler Abszeß *m*
尿道周脓肿引流术 Dränage des periurethralen Abszeßes *f*
尿道周围蜂窝织炎 periurethrale cellulitis *f*, periurethrale Phlegmone *f*
尿道周围胶原注射术 periurethrale Kollageninjektion *f*
尿道周围聚四氟乙烯注射术 periurethralen Teflonsinjektion *f*
尿道周围脓肿 periurethraler Abszess *m*
尿道周围粘膜腺 periurethrale Schleimdrüsen *f pl*
尿道周围注射术 periurethrale Injektion *f*
尿道周围组织活检术 Biospsie des periurethralen Gewebes *f*
尿道周炎 Periurethritis *f*
尿道皱襞 Harnröhrenfalte *f*
尿道注射 Harnröhren-Injektion *f*
尿道注射器 Harnrührenspritze *f*
尿道综合征 Urethralsyndrom *n*
尿道阻力测定法 Urethrometrie *f*
尿道阻塞 Harnröhrenobstruktion *f*
尿的 urinal (-is, -is, -e), urinari (-us, -a, -um)
尿滴数检查 Urostalagmometrie *f*
尿碘 Jod im Urin *n*
尿碘浓度 Jodkonzentration im Urin *f*
尿碘中位数 median der Jodkonzentration im Urin *m*
尿垫试验 Polster-Test *m*
尿淀粉酶 Harndiastase *f*
尿淀粉酶检查 Harnamylaseuntersuchung *f*, Harndia-staseuntersuchung *f*
尿蝶呤 Uropterin *n*
24h 尿定量分析 Quantitative Analyse der 24-Stunden- Urin *f*
尿动力学 Urodynamik *f*
尿动力学检查 Urodynamik *f*
尿毒[症]性心包炎 Pericarditis uraemica *f*
尿毒单位 Urotoxia *f*
尿毒霜 Carbamid-Frost *m*
尿毒素 Urotoxin *n*
尿毒素的 urotoxisch, urotoxic (-us, -a, -um)
尿毒性 Urotoxizität *f*
尿毒性黑蒙 Amaurosis uraemica *f*
尿毒性呼气 urämische Atmung *f*
尿毒性幻觉症 urämische Halluzinose *f*
尿毒性脑病 urämische Enzephalopathia *f*
尿毒性皮炎 urämische Dermatitis *f*
尿毒性视网膜炎 urämische Retinitis *f*
尿毒症 Harnvergiftung *f*, Urämie *f*
尿毒症[性]脑病 urämische Enzephalopathie *f*
尿毒症[性]神经病 urämische Neuropathie *f*
尿毒症的 urämisch
尿毒症毒素 Urämietoxin *n*
尿毒症肺 urämische Lunge *f*
尿毒症肺水肿 urämisches Lungenödem *n*
尿毒症高脂血症 urämische Hyperlipämie *f*
尿毒症骨病 urämische Knochenerkrankung *f*, renale Osteodystrophie *f*
尿毒症昏迷 Coma urämicum *n*
尿毒症获得性囊性疾病 urämische erworbene zystische Erkrankung *f*
尿毒症结肠炎 urämische Kolitis *f*
尿毒症口炎 urämische Stomatitis *f*
尿毒症前期 präurämisches Stadium *n*
尿毒症晚期 Spätstadium der Urämie *n*
尿毒症性肠炎 Enteritis uraemica *f*
尿毒症性的 urämiebedingt, harnstoffbildend
尿毒症性多神经病 urämische Polyneuropathie *f*
尿毒症性恶病质 urämischen Kachexie *f*
尿毒症性肺水肿 urämisches Lungenödem *n*
尿毒症性肺炎 urämische Pneumonitis *f*
尿毒症性骨病 urämische Osteopathie *f*
尿毒症性骨营养不良 urämische Osteodystrophie *f*
尿毒症性呼吸困难 urämische Dyspnoe *f*
尿毒症性甲状旁腺功能亢进 urämisches Hyperparathyreoidismus *m*
尿毒症性惊厥 urämische Eklampsie (od. Konvulsion) *f*
尿毒症性脑病 urämische Enzephalopathie *f*
尿毒症性皮疹 Urämid *n*
尿毒症性热 urämisches Fieber *n*
尿毒症性弱视 urämische Amblyopie *f*
尿毒症性瘙痒[症] urämischer Juckreiz *m*
尿毒症性神经病 urämische Neuropathie *f*
尿毒症性心包炎 urämische Perikarditis *f*
尿毒症性心肌病 urämische Myokardiopathie *f*
尿毒症胸膜炎 urämische Pleuritis *f*
尿毒症谵妄 Delirium uraemicum *n*
尿毒症滞留产物 urämisches Retentionsprodukt *n*
尿毒症周围神经病变 urämischen periphere Neuropathie *f*
24h 尿儿茶酚胺 24-Stunden-Urin-Katecholamin *f*
尿返物 Urophan *n*
尿芳香碱 Aromin *n*
尿绯质 Urorosein *n*, Urorrhodin *n*
尿绯质试验 Uroroseintest *m*

尿绯质原 Uroroseinogen *n*
尿分光色素 Urospectrinum *n*
尿分泌过多 Hyperdiurese *f*
尿分泌减少 Hypourocrina *f*
尿分析[法] Urinanalyse *f*
尿分析法 Urinanalyse *f*
尿氟化物 fluorid im Urin *n*
尿浮计 Urometer *n*
尿钙定性法 qualitativer Test des Urinkalziums *m*
尿钙过多 Kalziurie *f*, Hyperkalz(i)urie *f*
尿钙过少 Hypokalziurie *f*
尿钙检查 Urinkalziumuntersuchung *f*
尿钙增多症 Hyperkalziurie *f*
尿肝素 Uroheparin *n*
尿苷二磷酸半乳糖羟赖氨酸胶原半乳糖[基]转移酶 UDP-Gal-Hydroxylysin-Kollagen-Galactosyltransferase *f*
尿苷二磷酸葡糖 Uridindiphosphatglucose *f*, UDPG
尿苷二磷酸葡糖半乳糖[基]羟赖氨酸胶原葡糖[基]转移酶 UDPG-Galactosyl-Hydroxylysin-Kollagen-Glucosyltransferase *f*
尿苷二磷酸葡糖醛酸 Uridindiphosphat-Glkuronsäure *f*, UDPGA
尿苷二磷酸葡糖醛酸脱羧酶 UDP-Glucuronat-Decarboxylase *f*
尿苷二磷酸葡萄糖4表(差向)异构酶 4 UDP Glukose 4-Epimerase *f*
尿苷二磷酸葡萄糖已糖1磷酸转尿苷酰酶 1 UDP-Glucose-Hexose-1-Phosphat uridylyltransferase *f*
尿苷二磷酸乙酰葡糖胺焦磷酸化酶 UDP-Acetylglucosamin-Pyrophosphorylase *f*
尿苷三磷酸已糖1磷酸尿苷酰转移酶 1 UTP-Hexose-1-Phosphat Uridylyltransferase *f*
尿苷三磷酸葡萄糖1磷酸尿苷酰转移酶 1 UTP-Glucose-1-Phosphat Uridylyltransferase *f*
尿苷酸 Uridinsäure *f*, Uridylsäure *f*
尿苷酰转移酶 Uridyl-transferase *f*
尿干化学分析 trockene Urinanalyse *f*
尿枸橼酸过少 Hypozitraturie *f*
尿管型 Harnzylinder *m*
尿过浓 Oligohydrurie *f*, Hypersthenurie *f*
尿过少 Oligurie *f*, Oligurese *f*
尿含铁血黄素试验 Urin Hämosiderin Test *m*
尿汗[症] Harnschweiß *m*, Urhidrose *f*, Ur(h)idrosis *f*
尿[核]苷 Uridinum *n*
尿[核]苷-5-焦磷酸 Uridin-5-pyrophosphat *n*
尿[核]苷二磷酸 Uridindiphosphat *n*
尿[核]苷二磷酸半乳糖 Uridindiphosphat-Galaktose *f*
尿[核]苷二磷酸还原酶 Uridindiphosphat-Reduktase *f*
尿[核]苷二磷酸葡萄糖焦磷酸化酶 UDP-Glucose-Pyrophosphorylase *f*
尿[核]苷二磷酸葡萄糖醛酸 uridine diphosphoglucuronic acid, UDPGA <engl.>
尿[核]苷二磷酸葡萄糖醛酸酯 Uridindiphosphatglukose-Glukuronat *n f*
尿[核]苷磷酸葡萄糖焦磷酸化酶 Uridindiphosphatglu-kose-pyrophosphorylase *f*
尿[核]苷三磷酸 Uracylsäure *f*, Uridintriphosphat *n* (UTP)
尿[核]苷一磷酸 Uridinmonophosphat *n* (UMP)
尿褐质 Urofuscin *n*
尿黑素 Uromelanin *n*
尿黑酸 Homogentisinsäure *f*, Alkaptonkörper *m*, Uroleuzinsäure *f*
尿黑酸尿[症] Homogentisinurie *f*, Alkaptonurie *f*
尿黑酸尿检查 Homogentisinsäureuntersuchung *f*
尿黑酸尿性关节炎 Alkaptonurie Arthritis *f*
尿黑酸尿症 Alkaptonurie *f*
尿黑酸盐 Homogentisat *n*
尿黑酸氧化酶 Homogentisikase *f*, Homogentisinase *f*, Homogentisatoxidase *f*
尿黑质 melanurin *n*
尿红素 Uroerythrin *n*
尿红正铁血红素 Urorubrohämatin *n*
尿红质 Harnrosa *n*
尿红质原 Urorubinogen *n*
尿[后]胆[色]素 Urobilin *n*
尿[后]胆[色]素尿 Urobilinurie *f*
尿[后]胆[色]素原 Urobilinogen *n*
尿后滴沥 terminales Harnträufeln *n*
尿后余沥 Post-void-Dribblings *n pl*
尿壶 Urinal *n*, Urodochmium *n*
尿黄色素 Urolutein *n*
尿黄素 Uroflavin *n*
尿黄体生成素测定 luteinisierende Hormonbestimmung im Harn *f*
尿黄质 Uroxanthin *n*
尿灰质 Urophein *n*
尿肌酐浓度 Urinkreatininkonzentration *f*
尿激酶(蛋白分解酶) Urokinase *f*, Ukiran *n*
尿激酶受体 Urokinaserezeptor *m*
尿激酶纤维蛋白溶酶原激活剂 Urokinase-Plasminogen-Aktivator-Rezeptor *m*
尿激酶型纤溶酶原激活物 Urokinase-Plasminogen-Aktivator *m*
尿激酶原 Prourokinase *f*, proUK
尿极 Urinpol *m*
尿急 Harnzwang *m*, Harndrang *m*, Blasentenesmus *m*
尿急-尿频症状群 Harn Häufigkeit und Dringlichkeit Syndrom *n*
尿甲氧基肾上腺素测定 Urin-Methoxyadrenalin-Bestim-mung *f*
尿钾排泄 Kaliurese *f*
尿钾排泄药 Kaliuretika *n*, Kaliuretica *n*
尿检查 Uroskopie *f*, Harnbeschau *f*
尿检查的 uroskopisch
尿焦质 Uropittinum *n*
尿[结]石 Urolith *m*
尿[结]石病 Urolithiasis *f*
尿浸润 Harninfiltration *f*, Urininfiltration *f*
尿晶汗症 Crystalluridrosis *f*
尿刊宁 Urokanin *n*
尿刊宁酸 Acidum urocaninicum *n*
尿刊酸 Urokan(in)säure *f*, Imidazolakrylsäure *f*
尿刊酸酶 Urokanat-hydratase *f*, Urokanase *f*
尿刊酸酶缺乏 Urocanase-Mangel *m*
尿刊酸水合酶 Urocanateshydratase *f*
尿刊酸酯 Urokanat *n*
尿刊酰胆碱 Urokanylcholin *n*
尿抗溃疡素 Uroanthelon *n*
尿可的松 Urocortison *n*
尿可可豆素 Urotheobromin *n*
尿扩张素 Urodilatin *n*
尿蓝母 Harnblau *n*, Indikan *n*
尿蓝母定量器 Indikanmeter *m*
尿蓝母汗 Indikanhidrose *f*
尿蓝母脑脊液 indicanorachia <engl.>
尿蓝母尿 Indikanurie *f*, Urozyanose *f*
尿蓝母试验 Indikanprobe *f*
尿蓝母血 Indikanämie *f*
尿蓝质 Urozyanin *n*
尿蓝质原 Urozyanogen *n*
尿离心沉渣 zentrifugiertes Harnsediment *n*

尿亮酸 Acidum uroleucinicum *n*
尿量 Urinmenge *f*, Harnflußmenge *f*
尿量不等 Anisurie *f*
尿淋沥 stillicidium urinae *n*, Harnstottern *n*
尿磷[酸盐]排泄 Phosphuresis *f*
尿磷定量器 Urophosphometer *m*
尿磷排泄率 Urinphosphorexkretionsrate *f*
尿磷酸盐减少 Oligophosphaturie *f*
尿流不畅 Bradyurie *f*, verlangsamter Harnfluß *m*
尿流动力学测定 urodynamische Tests *m pl*
尿流动力学检查 urodynamische Untersuchung *f*
尿流分叉 Harnstrahlgabelung *f*, gespaltener Harnstrahl *m*
尿流改道 Harnableitung *f*, Harnderivation *f*
尿流缓慢 Bradyurie *f*, verlangsamter Harnfluß *m*
尿流量计 Uroflo(w)meter *m*
尿流率 Harnflussrate *f*, Uroflow *m*
尿流率测定 Uroflo(w)metrie *f*
尿流率计 miktiometer *m*
尿流时间 Auslaufzeit von Urin *f*
尿流体动力学检查 urodynamische Untersuchung *f*
尿流无力 verringerter Kraft der Harnstrahl *m*
尿流细 dünner Harnstrahl *m*
尿流中断 Harnstrahlunterbrechung *f*
尿[硫]蝶呤 Uropterin *m*, Urothion *m*
尿硫酸盐指数 Urinsulfat-index *m*
尿瘘 Harnfistel *f*
尿漏 Harnverlust *m*
尿路 Harnweg *m*
尿路X线电影照相术 Kineurographie *f*
尿路病 Uropathie *f*
尿路病原体 Uropathogen *n*
尿路刺激征 Harnwegsreizung *f*
尿路感染 HarnwegWektion *f*
尿路梗阻 Harnwegsobstruktion *f*
尿路畸形 Harnwegsmißbildung *f*
尿路结石 Urolith *m*, Harnwegstein *m*, Urolithiasis *f*
尿路结石症 Urolithiasis *f*
尿路溃疡 Urelkosis *f*
尿路念珠菌病 Urin-Moniliasis *f*
尿路平片 nieren-Harnleiter-Blasen-Scout Film *m*
尿路上皮 Harnwegsepithelium *n*
尿路上皮癌 Urothelkarzinom *n*
尿路上皮瘤 Epitheltumor des Harnwegs *m*
尿路上皮乳头状瘤 urotheliales Papillom *n*
尿路上皮肿瘤 urothelialer Tumor *m*
尿路生殖器淋病 urogenitale Gonorrhoe *f*
尿路损伤 Harnwegsverletzung *f*
尿路胸膜瘘 urinopleurale Fistel *f*
尿路血吸虫病 Harnweg-Schistosomiasis *f*
尿路造影[术] Urographie *f*
尿路造影照片 Urogramm *n*
尿路致病性大肠埃希菌 uropathogene E. coli *pl*
尿卵泡刺激素测定 Urin-follikelstimulierende Hormonbestimmung *f*
尿氯过多 Hyperchlorurie *f*
尿氯过少 Hypochloruria *f*
尿氯排泄(出) chloruresis <engl.>
尿氯酸 Acidum urochloricum *n*
尿氯增多 Hypercheorurie *f*
尿滤泡素过多 Hyperfolliculinuria *f*
尿螨病 Harn-Akariasis *f*
尿锰 Urin-Manganum *n*, Harnmangan *n*
尿嘧啶 Uracil *m*, Urazil *n*
尿嘧啶丙氨酸 Willardin *n*
尿[嘧啶核]苷 Urazil-ribosid *n*, Uridin *n*
尿[嘧啶核]苷二磷酸 Uridindiphosphat *n*(UDP)
尿嘧啶核苷二磷酸半乳糖 Uridindiphosphat-Galaktose *f*
尿嘧啶核苷二磷酸葡[萄]糖醛酸 Uridindiphosphat-Glucuronat *n*
尿嘧啶核苷二磷酸葡萄糖 Uridindiphosphatglucose *f*
尿嘧啶核苷酸 Acidum uridylicum *n*, Uridylsäure *f*
尿嘧啶尿难治性贫血 Uracilurie-refraktäre Anämie *f*
尿嘧啶试验 Uracil-Test *m*
尿嘧啶糖苷酶 Uracil-DNA-Glycosylase *f*
尿嘧啶糖基酶系统 Uracil-Glycosylase-System *n*
尿嘧啶脱氧核苷二磷酸 Desoxyuridindiphosphat *n*
尿嘧啶脱氧核糖核苷酸 Urazildesoxyribonucleotid *n*
尿末滴沥 Harnträufeln *n*
尿钠过少 Hyponatriurie *f*
尿钠排泄 natriurese *f*
尿钠排泄抑制 Antinatriuresis *f*, Antinatriurese *f*
尿钠肽 natriuretisches Peptid *n*
尿囊 Harnsack *m*
尿囊肠的 allantoenteric(-us, -a, -um)
尿囊的 allantoisch
尿囊动脉 Arteria allantoidea *f*
尿囊毒 Allantotoxin *n*
尿囊管 Allantoisgang *m*, Allantoiskanal *m*
尿囊静脉 Venae allantoideae *f*
尿囊内的 intraallantoisch
尿囊腔 Allantoishöhle *f*
尿囊绒[毛]膜 Allantochorion *n*, Allantoischorioidea *f*
尿囊生成 Allantogenese *f*
尿囊素 Allantoin *n*
尿囊素测定法 methode des Allantoins *f*
尿囊素酶 Allantoinase *f*
尿囊素尿 Allantoinurie *f*
尿囊酸 Allantoissäure *f*
尿囊酸酶 Allantoikase *f*
尿囊小体 Hippomanes *n*
尿囊循环 Allantoiskreislauf *m*
尿囊样的 allantoid
尿囊液 Allantoisflüssigkeit *f*
尿内17-羟皮质甾醇测定 17-Hydroxykortikosteroid-bestimmung in Harn *f*
尿内胆红素检查 Urobilirubinuntersuchung *f*
尿内儿茶酚胺测定 Urinkatecholamine-Bestimmung *f*, Harnkatecholamine-Bestimmung *f*
尿内含铁血黄素检查 Harnhämosiderinuntersuchung *f*
尿[内]磷酸盐过多 Hyperphosphaturie *f*
尿[内]磷酸盐减少 Hypophosphaturie *f*
尿[内]尿囊素过多 Hyperallantoinurie *f*
尿[内]尿酸过多 Hyperurikurie *f*
尿[内]尿酸过少 Hypourikurie *f*
尿[内]尿酸正常 normourikurie *f*
尿[内]醛甾酮过多 Hyperaldosteronurie *f*
尿[内]醛甾酮过少 Hypoaldosteronurie *f*
尿[内]胃蛋白酶过多 Hyperpepsinurie *f*
尿[内]细胞象 Urozytogramm *n*
尿凝溶蛋白试验 Bence Jones* Eiweißkörper reaktion in Urin *f*
尿凝血酶原片段1 Urin-Prothrombin-Fragment 1 *n*
尿浓缩 Harnkonzentrierung *f*
尿浓缩功能 Harnkonzentrationsfähigkeit *f*
尿浓缩试验 Harnkonzentrationsversuch *m*, Durstversuch *m*
尿脓毒病(症) Urosepsis *f*
尿脓毒病的 uroseptisch
尿脓毒素 Urosepsin *n*
尿帕克 Uropac *n*

尿排出量 Harnabgangsvolumen *n*, urinary output <engl.>
尿排碘试验 Urin-Jod-Exkretionstest *m*
尿排泄[率]正常 Homalurie *f*
尿培养 Urin-Kultur *f*
尿盆 Harnbecken *n*, Harnglas *n*, Urinflasche *f*
尿皮质[甾]醇 Urocortisol *n*
尿皮质素,皮甾四醇 Urocortine *n pl*
尿铍 Harnberyllium *n*
尿嘌呤定量器 Purinometer *m*
尿频 Pollakisurie *f*
尿气球菌 Aerococcus urinae *m*
尿铅 Harnblei *n*
尿铅含量 Bleigehalt in Harn *m*
尿蔷薇红素,尿玫瑰菌素 Urorosein *n*
尿羟脯氨酸 Hydroxyprolin im Urin *n*
尿嗪 Urazin *n*
尿氢离子[浓度]测定器 Urinazidimeter *n*
尿清蛋白排出率 Urinalbuminexkretionsrate *f*
尿妊娠试验 Urinschwangerschaftstest *m*
尿溶菌酶活力测定 Urinlysozymaktivitätsbestimmung *f*
尿溶血系数 urohämolytischer Koeffizient *m*
尿三杯试验 Dreigläserprobe *f*
尿色情 Ondinismus *m*, Urolagnie *f*
尿色素(肽) Urochrome *n pl*
尿色素(肽)原 Urochromogen *n*
尿色素原试验 uro-Chromogen-Test *m*
尿色异常 abnorme Farbe des Harns *f*
尿沙 Steingries *m*, Uropsammus *m*, Hamsand *m*
尿上皮的 urothelial
尿少 Oligurie *f*
尿砷 Arsen im Urin *n*
尿渗量 Urinosmolalität *f*
尿渗摩尔浓度 Urinosmolalität *f*
尿渗透压 osmotischer Druck von Urin *m*
尿渗透压测定 Bestimmung des osmotischen Drucks des Harns *f*
尿生成 Harnbereitung *f*, Harnbildung *f*, Uropoiese *f*
尿生成的 uropoietisch
尿生殖板 urogenitale Platte *f*, urethrale Platte *f*
尿生殖窦 Canalis urogenitalis *m*, Sinus urogenitalis *m*
尿[生]殖窦括约肌 Urogenitalsinus-Schließmuskel *m*
尿生殖膈 Diaphragma urogenitale *n*
尿生殖膈肌 musculi diaphragmatis urogenitalis *m pl*
尿生殖膈上筋膜 fascia diaphragmatis urogenitalis supe-rior *f*
尿生殖膈下筋膜 fascia diaphragmatis urogenitalis in-ferior *f*
尿生殖沟 urogenitale Nut *f*, Urethralrinne *f*
尿生殖管 Ductus urogenitalis *m*
尿生殖嵴 Crista urogenitalis *f*
尿生殖[嵴]系膜 urogenitales Mesenterium *n*
尿生殖孔 urogenitale Öffnung *f*, urogenitale Apertur *f*
尿生殖膜 Urogenitalmembran *f*
尿生殖囊肿 urogenitale Zyste *f*
尿生殖器淋病 urogenitale Gonorrhoe,
尿生殖区 Regio urogenitalis,
尿生殖三角 Trigonum urogenitale
尿生殖褶 urogenitales Fach *n*, Harnröhren-fach *n*
尿生殖中枢 Harn-Zentrum *n*
尿失禁 Incontinentia urinae *f*, Harninkontinenz *f*
尿失禁修补术 Harninkontinenz Reparatur *f*
尿失禁注射疗法 Injektionstherapie der Harninkontinenz *f*
尿石 Calculus urinarius *m*
尿石病(症) Harnsteinkrankheit *f*, Harnstein *m*
尿石的 harnsteinlich
尿石烷 urane <engl.>
尿石学 Urolithologie *f*
尿石症 Urolithiasis *f*
尿食盐排泄 Salurese *f*
尿锶排泄 Strontium-uresis *f*
尿素 Carbamidum *n*, Harnstoff *m*, Karbamid *n*, Urea *f*
尿素测定法 Harnstoffbestimmung *f*
尿素测定计 Ureometer *m*
尿素传感器 Urease-Sensor *m*
尿素氮 Harnstoffstickstoff *m*, urea nitrogen <engl.>
尿素氮测定 Harnstoffstickstoff-Bestimmung *f*
尿素氮浓度 Harnstoffstickstoff-Konzentration *f*
尿素氮清除率(尿素清除率)Harnstoffclearance *f*
尿素的 harnstofflich
尿素的再循环 Harnstoff-Rezyklus *m*
尿素分解 Ureolyse *f*, Harnstoffspaltung *f*
尿素分解的 ureolytisch, harnstoffspaltend
尿素分解杆菌 harnstoffspaltende Bakterien *f, pl*
尿素分解试验 Harnstoffspaltungstest *m*
尿素过氧化物 Harnstoffsuperoxid *n*
尿素计 Ureometer *n*
尿素廓清率 Harnstoffclearance *f*
尿素廓清试验 Harnstoffclearance-Test *m*
尿素酶 Urease *f*
尿素酶法 Urease-Methode *f*
尿素酶试验 Urease-Test *m*
尿素排除[作用] Harnstoffausscheidung *f*
尿素清除(廓清)率试验 Harnstoff-Clearance-Test *m*(Blut-Harnstoff *m*)
尿素清除率 Harnstoffclearance *f*
尿素生成 Ureapoesis *f*
尿素生成的 ureogenetisch, ureageneriert
尿素霜 Harnstoffkrem *m*
尿素霜(结晶尿汗症) Harnstoffsfrost *m*, Carbamidfrost *m*, Harnstoffkrem *m*
尿素循环 Harnstoffzyklus *m*
尿素循环障碍 Harnstoffzykluserkrankung *f*
尿素转运体 Harnstoff-Transporter *m*
尿酸 Harnsäure *f*
尿酸铵 harnsaures Ammonium *n*, Ammoniumurat *n*
尿酸铵结晶 Ammoniumurat-Krystall *m*
尿酸测定法 methode zur Harnsäure *f*
尿酸胆汁症 Uricocholia *f*
尿酸度测量器 Uroacidimeter *n*
尿酸度计 Urikometer *n*
尿酸分解[作用] Urikolyse *f*
尿酸分解的 urikolytisch
尿酸分解试验 Harnsäurespaltungstest *m*
尿酸分解指数 Index der Harnsäurezersetzung *m*
尿酸钙结晶 Kalziumurat Kristall *m*
尿酸管型 Harnsäurezylinder *m*
尿酸过多的 hyperlithisch
尿酸过多性眩晕 Lithemicvertigo *f*
尿酸核糖苷 Harnsäureribosid *n*
尿酸碱度 Urin-pH *n*, Urin-pH-Wert *m*
尿酸结晶 Harnsäurekristalle *m pl*
尿酸结石 Harnsäurestein *m*
尿酸酶 Uricase *f*, Urico-Oxydase *f*, Urikase *f*
尿酸酶体 Uroxisom *m*
尿酸尿 Urikosurie *f*
尿酸肾病 Harnsäurenephropathie *f*
尿酸生成 Urikopoiese *f*
尿酸试验 Harnsäure-Test *m*
尿酸性关节炎 Arthritis urica *f*
尿酸性肾病 Harnsäure-Nephropathie *f*

尿酸性肾炎 Harnsäure Nephritis *f*
尿酸血症 Lithämie *f*
尿酸盐 Urat *n*
尿酸盐沉淀 Uratsediment *n*
尿酸盐沉着 Uratose *f*
尿酸盐的 uratisch
尿酸盐分解[作用] uratolysis <engl.>
尿酸盐分解的 uratolytisch
尿酸盐管型 Uratzylinder *m*
尿酸盐结晶 Uratkrystall *m*
尿酸盐结晶染色 Uratkristall Färbung *f*
尿酸盐结石 Uratstein *m*
尿酸[盐]尿 Uraturie *f*
尿酸盐性肾病 Uratnephropathie *f*
尿酸盐血 Uratämie *f*
尿酸[盐]血症 Lithämie *f*, Lithaemia *f*, Urikämie *f*, Hyperurikämie *f*
尿酸[盐]血症的 urikämisch *f*, lithemic <engl.>
尿酸氧化酶 Urikooxidase *f*, Uratoxidase *f*, Urica-oxidase *f*
尿酸一钠 Mononatriumurat *n*
尿酸增多性糖尿病 Glykopolyurie *f*
尿糖 Harnzucker *m*
尿糖测定法 Urosaccharometrie *f*
尿糖定量器 Pikrosaccharometer *n*
尿糖定性试验 qualitative Harnzuckerprobe *f*
尿糖定最测定 quantitative Harnzuckerbestimmung *f*
尿糖过多 Hyperglykosurie *f*, Hyperglukosurie *f*
尿糖计 Urinoglucosometer *n*
尿糖检查 Harnzuckeruntersuchung *f*
尿调蛋白基因 Uromodulin-Gen *n*
尿铁酸 Acidum uroferricum *n*
尿铜排泄 Exkretion der Kuprurese *f*
尿酮过多 Hyperketonurie *f*
尿酮试验 Urin-Ketonprobe *f*, Urinketontest *m*
尿酮体 Urin Ketonkörper *m*
尿痛 Dysurie *f*
尿痛 Urodynie *f*, Dysurie *f*
尿透明度 Urin Transparenz *f*
尿外渗 Harnextravasation *f*
尿胃蛋白酶 Uropepsin *n*
尿胃蛋白酶原 Uropepsinogen *n*
尿稀释 Urin-verdünnung *f*
尿细胞计数 Zellzählung des Harnsediments *f*
尿细胞学 Urinzytologie *f*
尿细胞学检查 Urinzytologie *f*
尿纤溶酶原激活物(剂) Urin-Plasminogen-Aktivator *m*, Harn-Plasminogen-Aktivator *m*, UPA
尿线中断 Unterbrechung des Harnstrahls *f*
尿香草基杏仁酸测定 Urin-Vanillylmandelsäure-Bestim-mung *f*
尿性腹水 Urinaszites *m*
尿性泪溢 Rhyophthalmuria *f*
尿性囊肿 Urinom *n*
尿性脓肿 Harnabszeß *m*
尿性睡眠促进因子 Urin-Schlafördernder Faktor *m*
尿性涎症 Rhypostomaturie *f*
尿性消化不良 Dyspepsia urinaria *f*
尿性质不良 Uracrasia *f*
尿性肿胀 Uroncus *m*
尿胸 Urinthorax *m*
尿血[红]质 Urohämatin *n*
尿血卟啉 Urohämatoporphyrin *n*
尿血管紧张素 Urohypertensin *n*
尿压计 Hamdruckmesser *m*
尿亚硝酸盐 nitrit im Urin *n*
尿样的保存 Lagerung von Urinproben *f*
尿药浓度 Arzneimittelkonzentration im Ham *f*
尿液斑 Urinfleck *m*
尿[液]斑 Harnfleck *m*
尿[液]滴落(沥) Harnträufeln *n*
尿液分段检查 fraktionierte Harnuntersuchung *f*
尿液分析 Urin-Analyse *f*, Urinanalyse *f*
尿液分析仪 Urinanalysesgerät *n*
尿液改变 Harnveränderung *f*
尿液干化学分析仪 Urinal trockenen Chemie-Analysegerät *n*
尿液管型 Harnzylinder *m*
尿液过淡 Polyhydrurie *f*, Hyposthenurie *f*
尿液化验仪器 Urinanalyse-Test-Instrumenten *pl n*
尿液混浊 Harntrübung *f*
尿液混浊鉴别法 Differentialdiagnostik der Harntrübung *f*
尿液检查 Harnroutine *f*
尿液碱[性]化 Alkalisation des Harns *f*
尿液浓缩试验 Konzentrationsversuch *m*, Urinkonzentra-tionsprobe *f*
尿液浓缩稀释试验 Urin Konzentration-Verdünnung Test *m*
尿液培养 Urinkultur *f*
尿液试验 Urintest *m*
尿液酸化 Harnazidifizierung *f*
尿[液]脱落细胞检查 exfoliative Zytologie des Urins *f*, exfoliative zytologische Untersuchung des Harns *f*
尿[液]外渗 Urininfiltration *f*
尿液性水肿 Harninfiltration *f*, Urooedema *n*
尿液异常 Urinanomalie *f*
尿乙醇浓度 Urin-Alkoholgehalt *m*
尿抑肠素 Urogastron *n*, Uroanthelon *n*, Uroenteron *n*
尿抑胃素(肽) Urogastron *n*, Uroanthelon *n*, Uroenteron *n*
尿抑胰素 Uropancreaton *n*
尿意逼迫 imperativer Harndrang *m*
尿意反射 Harndrangreflex *m*
尿意频数 Pollakisurie *f*
尿影酸盐 Diprotrizoat *n*
尿游离碘化物 freies Jodid im Urin *n*
尿游离皮质醇 freies Cortisol im Urin *n*
尿原的 urogen
尿原性肾盂炎 urogene Pyelitis *f*
尿圆柱 Harnzylinder *m*
尿圆柱(管型) Urinbesetzung *f*, Rohrbesetzung *f*
尿甾[烷] Uran *n*
尿甾二醇 Uranediol *n*
尿粘蛋白 Uromukoide *n pl*
尿粘液样物 Harnmukoide *n*
尿着色合剂 Cystochrom *n*
尿诊断学 Urosemiologie *f*
尿脂石 fettstein *m*, Urostealith *m*
尿直肠隔 Septum urorectale *n*, Urorektalseptum *n*
尿殖窦 Sinus urogenitalis *m*
尿指数 Urinindex *m*
尿[质]的 urinös
尿质性耳溢 Oturia *f*
尿中 17-羟皮质甾醇 17-Hydroxycorticosteron im Harn *n*
尿中 17-甾酮 17-Ketosteroid im Harn *n*
尿中的尼古丁 nikotin im Urin *n*
尿中断 Harnstrahlunterbrechung *f*, Unterbrechung des Harnstrahls *f*
尿中马尿酸 Hippursäure im Harn *f*
尿[中]水分过少 Oligohydrurie *f*, Hypersthenurie *f*
尿中止痛药 Analgetika im Urin *pl n*
尿肿 Uroncus *m*, Urooedema *n*
尿潴留 Harnsperre *f*, Harnretention *f*, Harnstauung *f*, Harnve-

rhaltung *f*
尿灼热 Harnbrennen *n*
尿紫褐血红质 urofuscohematin <engl.>
尿紫褐质 Urofuscin *n*
尿紫素尿 Purpurinurie *f*
尿紫质 Uroporphyrin *n*
尿紫质检查 Uroporphyrintest *m*
尿总蛋白 Gesamtprotein im Urin *n*
尿左旋糖 Sinistrose *f*
尿唑 Urazoium *n*
脲 Harnstoff *n*, Karbamid *n*
脲[基]草酸 Acidum oxaluricum *n*
脲[基]琥珀酸 Ureidosuccinat *n*, Ureidobernsteinsäure *f*
脲[量]测定器 Ureometer *m*
脲锑胺苷 aminostiburea <engl.>
脲锑胺 Urea-Stibamin *n*
脲苯甲酸 Acidum uraminobenzoicum *n*, Uraminoben-zoesäure *f*
脲测定法 Ureametria *f*, Ureametrie *f*
脲叉醋酸 Acidum allanturicum *n*
脲氮 Harnstoff-Stickstoffm
脲的 urealis
脲过氧化氢 Urea-Hydroperoxid *n*
脲过氧化物 Urea-peroxid *n*
脲合四氧嘧啶酸 Acidum alluranicum *n*
脲基 Carbamido *n*, Ureido *n*
脲基(代)琥珀酸 Acidum ureidosuccinicum *n*
β-脲基丙酸 β-Ureidopropionsäure *f*, Acidum β-ureido-propionicum *n*
β-脲基丙酸酶 β-ureidopropionase *f*
脲基醋酸 Hydantoinsäure *f*
脲基甲酸 Allophansäuresacid *n*
脲基甲酸盐 Allophanatgruppen *f pl*
β-脲基异丁酸 Acidum β-ureidoisobutyricum *n*
脲甲醛 Ureaformaldehyd *n*
脲甲酸 Acidum allophanicum *n*, Allophansäure *f*
脲廓清试验 Urea-Clearance-Test *m*, Harnstoff-Clearance-Test *m*
脲酶 urease *f*
脲酶试验 Urease-test *m*
脲牛磺酸 ACidum uraminotauricum *n*
脲浓缩试验 Ureakonzentrationstest *m*
脲平衡试验 Harnstoffbilanz-Test *m*
脲葡萄球菌 Staphylococcus ureae *m*
脲清除率 Harnstoffclearance *f*, Ureaclearance *f*
脲醛树脂 Harnstoff-Formaldehyd-Resin *n*
脲醛塑料食品卫生 Lebensmittelhygiene von Harnstoff und Aldehydharze *f*
脲生成 Harnbildung *f*, Ureogenesis *f*
脲生成的 ureogenetisch
脲水解 Ureahydrolyse *f*, Harnstoffhydrolyse *f*
脲蚁醛 Ureaformaldehyd *m*
脲原体属 Ureaplasma *n*

NIE 捏涅啮嗫镊镍颞

niē 捏

捏鼻闭口吞咽法 Toynbee* Versuch *m*
捏鼻鼓气法 Valsalva Methode *f*
捏鼻吞咽试验法 Toynbee* Versuch *m*
捏和机 Knetmaschine *f*
捏造 Herstellung *f*

niè 涅啮嗫镊镍颞

涅槃原则 nirwanaprinzip *n*
涅瓦河菌科 nevskiaceae *pl*
涅瓦河菌属 nevskia *f*
啮 beißend
啮齿动物 nagetiere *n pl*
啮齿动物的 nagetiert
啮齿动物鼠疫 Pest der Nagetiere *f*
啮齿动物通风器 nagetiersventilator *m*
啮齿目 Rodentia *pl*, nagetiere *pl*
啮唇癖 Cheilophagia *f*
啮合 Anpassung *f*
啮毛虱科 Trichodectidae *pl*
啮毛虱属 Trichodectes *m*
啮门齿 nagerschneidezahn *m*
啮切牙 nagerschneidezahn *m*
啮蚀状 erosisch
啮蚀状的 unregelmäßig gezackt
啮咬 Knabbern *n*
嗫语 mussitation *f*
镊[子] Pinzette *f*
镊的 pinzettisch
镊剪 Pinzette-Schere *f*
镍 nickel *n* (Ni, OZ 28), niccolum *n*
镍铬合金 nichrom *n*
镍铬合金片 nickel-Chromium-Legierung-Platte *f*
镍铬合金丝 nichromdraht *m*
镍铬线圈 nichromspulen *pl*
镍工肺癌 nickelarbeitnehmerslungenkrebs *m*
镍合金 nickellegierung *f*
镍皮炎 nickeldermatitis *f*
镍钛合金 nitinol-Legierung *f*
镍钛合金支架 nitinol-Stent *m*
镍钛温度记忆合金支架 nickel-Titan-thermischen Speicher Stent *m*
镍钛形状记忆合金 niti-Formgedächtnislegierung *f*
镍钛形状记忆合金丝 niTi-Formgedächtnislegierungsdraht *m*
镍痒症 nickel-Jucken *n*
镍营养 nickel-Ernährung *f*
镍中毒 nickelvergiftung *f*
颞[部] Tempora *n*
颞[部]的 temporal
颞板障静脉 Venae diploicae temporales *f pl*
颞部凹陷畸形 Temporal-Depression-Missbildung *f*
颞部除皱术 Temporal Rhythidektomie *f*
颞部筋膜瓣 fascia temporalis Flap *m*
颞部开颅术 Temporalkraniotomie *f*, temporale Kranioto-mie *f*
颞部脓肿 Temporalabszess *m*
颞部皮瓣 Temporal Flap *m*
颞部推进皮瓣 temporal weiterentwickelte Klappe *f*
颞部狭窄 Stenokrotaphie *f*
颞部锥部 pyramis ossis temporalis
颞侧 temporale Seite *f*
颞侧偏盲 temporale Hemianopsie *f*
颞的 temporal
颞蝶的 temporosphenoidal
颞顶部筋膜瓣 temporoparietaler Faszienlappen (TPFF) *m*
颞顶部皮瓣 temporaler parietaler Hautlappen *m*
颞顶的 temporoparietal
颞顶肌 musculus temporoparietalis *m*
颞顶筋膜瓣 temporoparietaler Faszienlappen (TPFF) *m*
颞-顶-枕皮瓣 temporal-parietal-okzipitaler Lappen *m*
颞动脉 Temporoarterie *f*
颞动脉炎 Arteriitis temporalis *f*, Horton*-Magath*-Brown* Syndrom *n*
颞动脉炎性偏头痛 migraine bei Temporalarteritis *f*

颞动脉炎眼底改变 Augenhintergrundveränderungen bei Temporalarteritis *f pl*
颞额的 temporofrontal
颞额颧点 frontomalare Temporal *n*
颞额束 fasciculus uncinatus *m*
颞耳[部]的 temporoauncular
颞缝 Sutura temporalis *f*
颞骨 Schläfenbein *n*, Os temporale *n*
颞骨次全切除 subtotale Resektion des Schläfenbeins *f*
颞骨次全切除术 subtotale Schläfenbeinresektion *f*
颞骨大部分切除术 subtotale Resektion des Schläfenbeins *f*
颞骨底部的 basitemporal(is, -is, -e)
颞骨顶切迹 Incisura parietalis ossis temporalis *f*
颞骨顶缘 margo parietalis ossis temporalis *m*
颞骨骨折 Schläfenbeinfraktur *f*
颞骨鼓沟 Sulcus tympanicus ossis temporalis *f*
颞骨后部的 posterotemporal
颞骨鳞部 Pars squamosa ossis temporalis *f*
颞骨切除术 Schläfenbeinresektion *f*
颞骨全切除术 totale Resektion des Schläfenbeins *f*
颞骨三叉神经压迹 Impressio trigemini ossis temporalis *f*
颞骨外侧切除 laterale Resektion des Schläfenbeins *f*
颞骨外段 Extratemporales Segment *n*
颞骨岩部 Pars petrosa ossis temporalis *f*
颞骨岩部气房 Cellulae pneumaticae der Pars petrosa ossis temporalis *f pl*
颞骨岩部气房探查术 Exploration der Cellulae pneumati-cae der Pars petrosa ossis temporalis *f*
颞骨岩部气房刎出术 Exenteration der Cellulae pneumati-cae der Pars petrosa ossis temporalis *f*
颞骨岩部气房引流术 Dränage der Cellulae pneumaticae der Pars petrosa ossis temporalis *f*
颞骨岩部炎 Petrositis *f*
颞颌关节强直 Ankylose des Kiefergelenks *f*
颞颌关节综合征 Costen*-Syndrom *n*, Kraniomandibuläre Dysfunktion *f*
颞横沟 Sulci temporalis transversi *m pl*
颞横回 Gyri temporales transversi *m pl*
颞后板障静脉 Vena diploica temporalis posterior *f*
颞后动脉 Arteria temporalis posterior *f*
颞肌 Schläfenmuskel *m*
颞肌瓣 musculus-temporalis-Lappen *m*
颞肌肌瓣与筋膜条悬吊术 Betrieb der Aussetzung des M. temporalis Klappe und Faszien graft *m*
颞肌肌皮瓣 Temporalis Hautmuskellappen *m*
颞肌嵴 Crista temporalis *f*
颞肌筋膜切取 Herausschneiden der Temporalisfaszie *n*, Entnahme der Temporalisfaszie *f*
颞肌下减压术 subtemporale Dekompression *f*
颞肌悬吊 Schläfenmuskel Suspension *f*
颞极 Polus temporalis *m*
颞间径 Diameter anterotransversa *f*
颞间隙 temporaler Raum *m*
颞筋膜 fascia temporalis *f*
颞筋膜瓣 Temporalisfaszie *f*
颞筋膜固有层 Eigenschischt der Temporalisfaszie *f*
颞鳞 Squama ossis temporalis *f*
颞鳞的 squamotemporalis
颞鳞蝶骨的 squamosphenoidalis
颞鳞鼓室的 squamotympanisch
颞鳞颧部的 squamozygomatisch
颞鳞乳突的 squamomastoide(-us, -a, -um)
颞面 facies temporalis *f*
颞面的 temporofacial(-is, -is, -e)
颞面区 temporofaziale Region *f*
颞面支 temporofaziale Zweig *m*
颞前板障静脉 Vena diploica temporalis anterior *f*
颞前动脉 Arteria temporalis anterior *f*
颞浅动脉 Arteria temporalis superficialis *f*
颞浅动脉插管术 Kanülierung der Arteria temporalis superficialis *f*
颞浅动脉大脑中动脉吻合术 A. temporalis superficialis-cerebri media Anastomose
颞浅动脉岛状头皮瓣移植法 oberflächliche Schläfenarterie Insellappen-Transplantation *f*
颞浅动脉动脉瘤 Aneurysma der A. temporalis superficialis *n*
颞浅动脉耳后皮瓣成形术 Oberflächliche Schläfenarterie postaurikuläre Klappenplastik *f*
颞浅静脉 Venae temorales superficiales *f pl*
颞浅支 Rami temporales superficiales *m pl*
颞浅脂肪垫 oberflächliches temporales Fettpolster *n*
颞桥[束]纤维 temporopontine Fasern *f pl*, fibrae Temporop-onti-nae *f*
颞桥束 temporale Brückenbahn *f*
颞切口 Temporalinzision *f*
颞区 Regio temporalis *f*
颞颧的 temporozygomaticus
颞颧缝 Sutura temporozygomatica *f*
颞融合线 temporale Fusionslinie *f*
颞颥 Tempora *n pl*
颞乳缝 Sutura squamosomastoidea *f*
颞上的 supratemporal
颞上沟 Sulcus temporalis superior *m*
颞上颌的 temporomaxillar
颞上回 Gyrus temporalis superior *m*
颞上区 Superior Temporale Area *f*
颞上线 Linea temporalis superior *f*
颞舌骨的 temporohyoides
颞深动脉 Arteriae temporales profundae *f pl*
颞深后动脉 Arteria temporalis profunda posterior *f*, hintere tiefe Schläfenarterie *f*
颞深静脉 Venae temporales profundae *f*
颞深前动脉 Arteria temporalis profunda anterior *f*, Vordere tiefe Schläfenarterie *f*
颞深神经 nervi temporales profundi *m pl*
颞深脂肪垫 tiefes temporales Fettpolster *n*
颞神经 Temporalnerven *pl*
颞突 Processus temporalis *m*
颞窝 fossa temporalis *f*, Schläfengrube *f*
颞下的 infratemporal(-is, -is, -e)
颞下点 subtemporaler Punkt *m*, Infratemporal *n*, IT
颞下沟 Sulcus temporalis inferior *f*
颞下颌半月板切除术 temporosubmaxillare Meniskusresektion *f*
颞下颌的 temporomandibulär
颞下颌关节半脱位 Subluxation der Articulatio temporo-mandibularis *f*
颞下颌关节侧位片 laterales Röntgen-gramm des tempo-romandibularen Gelenks *n*
颞下颌关节侧位体层片 seitliche Tomographie von TMJ (Kiefergelenk)
颞下颌关节侧位体层摄影 laterale Tomographie des temporomandibularen Gelenks *f*
颞下颌关节侧位投照术 laterale Projektion des Temporomandibulargelenks *f*
颞下颌关节成形术 Arthroplastik des Temporomandibulargelenks *f*, Arthroplastik des Kiefergelenks *f*
颞下颌关节成形术 temporomandibulare Arthroplastik *f*

颞下颌关节放射摄影术 Röntgen des Kiefergelenks *n*
颞下颌关节复发性前脱位 recidivierende Luxation des temporomandibularen Gelenks nach vorn *f*
颞下颌关节功能紊乱 Dysfunktion des Temporomandibulargelenks *f*
颞下颌关节[功能]紊乱综合征 Kiefergelenksstörungsyndrom *n*, TMJDS
颞下颌关节关节成形术 Arthroplastik des Temporomandibulargelenks *f*
颞下颌关节关节盘 Discus articularis im Kiefergelenk *n*
颞下颌关节肌筋膜疼痛功能紊乱综合征 TMJ myofasziales Schmerz-Dysfunktion-Syndrom *n*, TMJ MPDS
颞下颌关节急性前脱位 Akute Dislokation des Tempo-romandibulargelenks nach vorn *f*
颞下颌关节结构紊乱 Strukturstörungen des temporo-mandibularen Gelenks *f pl*
颞下颌关节紧张综合征 Kiefergelenk(TMJ) Stress-Syndrom *n*
颞下颌关节静脉 Venae articulares temporomandibulares *f pl*
颞下颌关节囊内注射 intraartikulare Injektion des temporomandibularen Gelenks *f*
颞下颌关节盘 meniskus des temporomandibularen Gelenks *m*
颞下颌关节盘移位 meniskusdislokation des Temporo-mandibulargelenks *f*
颞下颌关节器质性破坏 organische Destruktion des Temporomandibulargelenks *f*
颞下颌关节前脱位 ventrale Luxation des Kiefergelenks *f*
颞下颌关节强硬(直) Steife des Temporomandibular-gelenks *f*
颞下颌关节强直 Ankylose des Kiefergelenks *f*
颞下颌关节韧带 Ligament des Kiefergelenks *n*
颞下颌关节松弛 Temporomandibulargelenklockerung *f*
颞下颌关节损伤 Verletzung des Temporomandibular-gelenks *f*
颞下颌关节疼痛功能紊乱综合征 TMJ Schmerz-Dysfunktion-Syndrom *n*, TMJPDS
颞下颌关节投照术 Radiographie des Temporomandibu-largelenks *f*
颞下颌关节脱位 Luxation des Temporomandibular-gelenks *f*
颞下颌关节脱位复位术 Reposition des Temporomandibulargelenks *f*
颞下颌关节紊乱 Störungen des Temporomandibular-gelenks *f pl*
颞下颌关节紊乱综合征 temporomandibuläres Gelenkdysfunktions-Syndrom *n*
颞下颌关节习惯性脱位 habituelle Luxation des tempo-romandibularen Gelenks *f*
颞下颌关节性错位 fehlerhafte Schlußbißstellung des Temporomandibulargelenks *f*
颞下颌关节造影[术] temporomandibulare Arthrographie *f*
颞下颌关节综合征 mandibulargelenksyndrom *n*
颞下颌韧带 Ligamentum temporomandibulare *n*
颞下颌外侧韧带 Ligamentum laterale temporomandibulare *n*
颞下回 Gyrus temporalis inferior *m*
颞下嵴 Crista infratemporalis *f*
颞下间隙 infratemporalis Raum *m*
颞下间隙蜂窝织炎 Phlegmone der infratemporalen Räume *f*, Cellulitis von infratemporalis Raum *f*
颞下间隙感染 Infektion der infratemporalen Räume *f*
颞下减压术 subtemporale Dekompression *f*
颞下开颅术 subtemporale Kraniotomie *f*
颞下面 facies infratemporalis *f*
颞下皮层 inferotemporaler Cortex *m*
颞下区 Inferior Temporale Area *f*
颞下窝 fossa infratemporalis *f*
颞下窝进路 unterschläfengrube Annäherung *f*
颞下窝手术 unterschläfengrube Chirurgie *f*
颞下窝综合征 fossainfratemporalissyndrom *n*
颞下线 Linea temporalis inferior *f*
颞线 Linea temporalis *f*, Schläfenlinie *f*
颞叶 Lobus temporalis *m*
颞叶[性]癫痫 Epilepsia temporalis *f*
颞叶岛盖 Operculum temporale *n*
颞叶癫痫 Temporallappenepilepsie *f*, Schläfenlappenepilepsie *f*
颞叶钩回疝 tentoriale Herniation *f*
颞叶钩状回性癫痫 uncinatuse Epilepsie *f*
颞叶后动脉 hintere Schläfenlappenarterie *f*
颞叶后支 Ramus lobus temporalis posterior *m*, Hinterer Ast des Schläfenlappens *m*
颞叶假性失神 Pseudo-Abwesenheit Schläfenlappen *m*, Pseudo-Abwesenheit Temporallappen *m*
颞叶脑桥的 temporopontin(-us, -a, -um)
颞[叶脑]桥束 fasciculus temporopontilis *m*, Türck* Tractus (temporopontinus) *m*
颞叶脓肿 Schläfenlappenabszeß *n*
颞叶前动脉 vordere Schläfenlappenarterie *f*
颞叶前支 Ramus lobus temporaris anterior *m*, vorderer Ast des schläfenlappens *m*
颞叶疝 Temporallappenhernia *f*
颞叶疝压迹(克尔诺汉压迹) Kernohan*Kerbe *f*
颞叶中部的 mediotemporal
颞叶中动脉 mittlere Schläfenlappenarterie *f*
颞叶中间支 mittlerer Ast des Schläfenlappeners *m*, Ramus lobus temporalis intermediate *m*
颞枕的 temporookzipital
颞支 Rami temporales *m pl*
颞中动脉 Arteria temporalis media *f*
颞中动脉沟 Sulcus arteriae temporalis mediae *m*
颞中回 Gyrus temopralis medius *m*
颞中筋膜 mittlere Schläfenfaszie *f*
颞中静脉 Vena temporalis media *f*
颞中区 mitteltemporale Area *f*

NING 拧柠凝

níng 拧柠凝

拧按法 Kneifen *n*
拧捏[发]紫癜 Prisepurpura *f*
拧绳错觉 gedrehte Schnurillusion *f*
柠黄质 Citroxanthin *n*
柠胶因子 Citrovorum-Faktor *m*
柠康酸 Acidum citraconicum *n*, Zitrakonsäure *f*
柠美内酯 Limethin *n*
柠檬 Limone *f*, Zitrone *f*
柠檬[皮]苷 Citronin *n*
柠檬草油 Oleum Graminis citrati *n*
柠檬甙 Linonin *n*
柠檬的 zitronig
柠檬黄 zitronengelb
柠檬黄色 Zitronengelb *n*
柠檬黄色的 zitronengelb
柠檬黄素 Limonin *n*
柠檬姜 Lemoningwer *m*
柠檬菌素 Citromycetin *n*
柠檬苦素 Limonin *n*
柠檬皮 Cortex citri fructus *m*
柠檬皮素 Citronetin *n*
柠檬醛 Zitral *n*
柠檬色蜡状葡萄球菌 Staphylococcus cereus citreus *m*
柠檬色酿脓葡萄球菌 Staphylococcus pyogenes citreus *m*
柠檬色葡萄球菌 Staphylococcus citreus *m*

柠檬色细球菌 micrococcus citreus *m*
柠檬水[剂] Limonade *f*
柠檬素 Citrin *n*
柠檬酸 Acidum citricum *n*
柠檬酸铵 Ammonium citricum *n*
柠檬酸丙酮酸循环 Citrat-Pyruvat Zyklus *m*
柠檬酸二氢钠 monobasisches Natrium citricum *n*, monobasisches Natriumzitrat *n*
柠檬酸钙 Kalziumzitrat *n*
柠檬酸合[成]酶 Zitrogenase *f*
柠檬酸钾 Kaliumzitrat *n*
柠檬酸裂解酶 Zitrase *f*, Zitritase *f*, Zitratlyase *f*
柠檬酸磷酸盐 Citrat-Phosphat *n*
柠檬酸镁 magnesium citricum *n*
柠檬酸镁口服液 magnesiumcitratslösung zum Einnehmen *f*
柠檬酸钠 natriumzitrat *n*
柠檬酸脲 Harnstoffscitrat *n*
柠檬酸生成酶 Citrogenase *m*
柠檬酸糖浆 Citronensäuresirup *m*
柠檬酸脱氢酶 Zitronen-Dehydrogenase *m*
柠檬酸循环 Zitratzyklus *m*
柠檬酸盐 Zitrat *n*
柠檬酸盐洛克氏溶液 zitrierte Lock* Lösung *f*
柠檬酸银 Argentum citricum *n*
柠檬酰辅酶 Acitryl-CoA *n*
柠檬形 Zitroneform *f*
柠檬酯 Spiritus lemoni *m*
柠檬油 Zitronenöl *n*
柠檬油精 Limonen *n*
柠檬油素(精) Limettin *n*
柠[檬]烯 Limonen *n*
柠檬征(超声显像胎儿额骨呈柠檬状畸变) Zitroneszeichen *n*
柠檬汁 Succus citri *m*
柠檬汁乳 Zitronensaftmilch *m*
柠檬子油 Zitronepipsöl *n*
柠乌素 Citraurin *n*
凝点 Erstarrungspunkt *m*
凝固 Gerinnung *f*, Grumeszenz *f*
凝固(凝结,血凝固) Koagulation *f*
凝固白蛋白 koaguliertes Albumin *n*
凝固蛋白原 Koagulogen *n*
凝固蛋白质 koaguliertes Protein *n*
凝固点 Eispunkt *m*, Gefrierpunkt *m*, Erstarrungspunkt *m*
凝固点下降 Gefrierpunktserniedrigung *f*
凝固反应 Koagulationsreaktion *f*, Koagulationstest *m*
凝固化[作用] Verfestigen *n*, Erstarren *n*
凝固坏死带凝固带凝固(坏死)区 koagulationsnekrose Region *f*
凝固剂 Koagulans *n*
凝固监测 Koagulation-Monitoring *f*
凝固酪蛋白 Tyrenum *n*
凝固酶 Koagulase *f*
凝固酶反应因子 koagulasereagierender Faktor *m*
凝固酶试验 Koagulasetest *m*
凝固酶调节蛋白 Thrombomodulin *n*
凝固酶阳性 koagulasepositive
凝固酶阳性葡萄球菌 koagulase-positive Staphylokokken *pl*
凝固酶阴性表皮葡萄球菌 koagulase-negative Staphylococcus epidermidis *n*
凝固酶阴性葡萄球菌 koagulase-negative Staphylokokken *pl*
凝固汽油弹 napalmbombe *f*
凝固汽油烧伤 napalmverbrennung *f*
凝固器 Koagulator *n*
凝固时间 Koagulationszeit *f*
凝固素 Koagulin *n*, Käselab *n*
凝固温度 Solidifikationstemperatur *f*
凝固性 Koagulabilität *f*
凝固性过低 Hypokoagulabilität *f*
凝固性过高 Hyperkoagulabilität *f*
凝固性过高的 hyperkoagulativ
凝固性过高状态 Hyperkoagulabilität *f*
凝固性坏死 Koagulationsnekrose *f*
凝固性肌细胞溶解 coagulative Myocytolysis *n*
凝固[性]血清 geronnenes Blutsserum *n*
凝固性血栓 coagulativer Thrombus *m*
凝固性血胸 Gerinnungsfähigkeitshämatothorax *m*
凝固性血胸清除术 operative Entfernung von geronnenem Hämatothorax *f*
凝固性注射 Koagulationsinjektion *f*
凝固芽胞杆菌 Bacillus coagulans *m*
凝固因子 Koagulationsfaktor *m*
凝固因子缺乏 Koagulationsfaktor-Defizit *n*
凝固障碍 Koagulationsstörung *f*
凝固智力 kristallisierte Intelligenz *f*
凝固[作用] Solidifikation *f*, festwerden *n*
凝灰岩色的 tuffarbig
凝集 Agglutination *f*
凝集(细菌原性凝集) T-Agglutination *f*, bakterielle Agglutination *f*
凝集[作用] Agglutination *f*
凝集簇 agglutinophore Gruppe *f*
凝集的 agglutiniert
凝集的红细胞 agglutinierte Erythrozyten *m pl*
凝集度 Agglomerationsgrad *m*
凝集法梅毒测试仪 Agglutinationstestgerät für Syphilis *n*
凝集反应 Agglutinationsreaktion *f*
凝集反应镜 Agglutinoskop *n*
凝集反应镜检查 Agglutinoskopie *f*
凝集反应器 Agglutometer *m*
凝集反应试管 Testtube für Agglutinationsreaktion *f*, Reagenzglas für Agglutinationsreaktion *n*
凝集价 Agglutinationstiter *m*
凝集价测定 Agglutinationstiterbestimmung *f*
凝集检查镜 Glutoskop *n*, Agglutinoskop *n*
凝集抗体 Agglutinationsantikörper *m*
凝集酶 Koagulase *f*
凝集酶活性 Koagulaseaktivität *f*
凝集酶试验 Koagulase-test *m*
凝集能 Agglutinabilität *f*
凝集溶解试验 Agglutinationslyse-Test *m*
凝集试验 Agglutinationstest *m*
H 凝集素 H-Agglutinin *n*
O 凝集素 O-Agglutinin *n*
凝集素 T-Agglutinin *n*, Rh-Agglutinin *n*, Agglutinin *n*
凝集素途径 Lektin-Weg *m*
凝集素吸附 Agglutininadsorption *f*
凝集素吸收 Agglutininabsorption *f*
凝集素吸收试验 Agglutininabsorptionstest *m*
凝集素细胞化学 Lektinzytochemie *f*
凝集素样受体 lektinähnlicher Rezeptor *m*
凝集物 Agglutinator *m*
凝集现象 Agglutinationsphänomen *n*
凝集性血栓形成 agglutinative Thrombose *f*
凝集抑制试验 Agglutinationshemmtest *m*
凝集阴性吸收阳性现象 Agglutination negative Absorption positives Phänomen, ANAP Phänomen *f*
凝集原 Agglutogen *n*
(猕)凝集原 Rh-Agglutogen *n*
凝胶 Gelatin *f*, Gelee *n*, Gel *n*, Gallerte *f*

凝胶层析 Gel-chromatographie *f*
凝胶成像分析系统 Gel-Bildanalysesystem *m*
凝胶的 gallertartig
凝胶电泳[法] Gelelektrophorese *f*
凝胶电泳检测法 Gelelektrophorese-Test *m*
凝胶过滤(渗透) Gelfiltration(od. Permeation) *f*
凝胶过滤[法] Gelfiltration *f*
凝胶过滤层析[法] Gel-Filtrationschromatographie *f*
凝胶化 Plasmagelierung *f*
凝胶剂 Gelata *n*
凝胶聚合物包埋法 Entrapment-Methode *f*
凝胶扩散 Geldiffusion *f*
凝胶扩散层析法 Geldiffusionschromatographie *f*
凝胶扩散沉淀试验 Gel-Präzipitintest *m*, Gel-Präzipita-tionstest *m*
凝胶扩散法 Geldiffusionsmethode *f*
凝胶冷冻切片器 Gel-Gefriermikrotom *n*, gefrorene Gelschn-eidemaschine *f*
凝胶酶 GELase *m*
凝胶免疫过滤 Gelimmunofiltration *f*
凝胶排除层析 Gelausschlußchromatographie *f*
凝胶迁移率变换试验 Elektrophorese mobility shift Assay *m*, Gel mobility shift Assay *m*
凝胶迁移试验 Electrophoretic Mobility Shift Assay *m*
凝胶溶[解]时[间]计 gelometer <engl.>
凝胶色谱法 Gel-Chromatographie *f*
凝胶渗透层析[法] Gel-Permeationschromatographie *f*
凝胶渗透色谱法 Gel-Permeationschromatographie *f*, Gelper-meationschromatographie *f*
凝胶生(形)成 Gelatinieren *n*
凝胶试验 Geltest *m*
凝胶态 Gel-Zustand *m*
凝胶样(状)的 tremelloideus, gelatinös
凝胶圆盘电泳 Gel-Diskelektrophorese *f*
凝胶滞后测试 Gel verzögernde Assay *m*
凝胶中局限性溶血 lokalisierte Haemolyse in Gel *f*
凝胶状胞质 Plasmagel *n*
凝胶状滴状角膜营养不良 gelatinöse tropfenartige Hornhau-tdystrophie *f*
凝胶阻碍分析 Gelretardationsassay *m*
凝胶阻滞[分析] RNA Gelretardation *f*
凝结(固)酶 Koagulase *f*
凝结[作用] Konkretion *f*
凝结带 Koagulationband *m*
凝结法肾盂切开取石术 Koagulum-Pyelolithotomie *f*
凝结剂 Koagulans *n*
凝结力 Gerinnungskraft *f*, Koagulabilität *f*
凝结体(物) Konkrement *n*, Gerinnungsmasse *f*, Konkre-tion *f*
凝结温度 Kondensationstemperatur *f*
凝结芽孢杆菌 Bazillus Coagulans *n*
凝结皱缩 Einfrierenschrumpfung *f*
凝结作用 Koagulation *f*
凝晶质 Krystalloide *n*
凝聚[作用] Koazervation *f*
凝聚层 Koazervate *pl*
凝聚沉淀装置 Cyclator *n*
凝聚过程 Koazervationsprozeß *m*
凝聚检验 Kohärenz-Test *m*
凝聚控制 Kohärenzsteuerung *f*
凝聚力 Kohäsion *f*
凝聚期 Kondensationsstufe *f*
凝聚染色质 kondensiertes Chromatin *n*
凝聚素 Agglomerin *n*
凝聚物 Aggregate *n pl*
凝聚性 Zusammengehörigkeit *f*
凝聚性的 zusammenklebend
凝块 Koagulationsgerinnsel *n*
凝块的 grumosus
凝块形成 Koagulieren *n*, Koagulation *f*
凝膜 Haptogenmembran *f*
凝切术 Koagulotomie *f*
凝溶蛋白 Bence Jones* Eiweißkörper *m pl*
凝溶蛋白尿(本斯·琼斯蛋白尿) Bence Jones*Proteinurie *f*
凝溶试验 Agglutination-Lysis-Reaktion *f*
凝乳 Labgerinnung *f*, Dickmilch *f*, Labmilch *f*
凝乳酶 Lab *n*, Labferment *n*, Chymosin *n*, Chymase *f*
凝乳酶试验 Chymosin-Test *m*
凝乳酶原 Chymosinogen *n*, Renninogen *n*, Prochymosin *n*
凝乳作用 milchgerinnung *f*
凝神 Kontemplation *f*
凝神多思症 Ametamorphose *f*
凝视 Starrblick *m*
凝视法 Anstarren-Methode *f*
凝视觉 Anstarren-vision *f*
凝视瘫痪 Anstarren-paralysis *f*
凝视性眼[球]震[颤] fixationsnystagmus *m*
凝视诱发眼震 anstarren-evoziertes Augenzitten *n*
凝视症 Periblepsis *f*
凝栓 Koagulationspfropf *m*
凝缩 Kondensation *f*
凝缩酶 Retraktozym *n*
凝缩性 Verdichtbarkeit *f*, Kondensationsfähigkeit *f*
凝小体 grumoses Körperchen *n*
凝絮反应 flockulationstest *m*, flockungsreaktion *f*
凝絮物 Bodensatz bei einer Flockungsreaktion *m*, floccu-lus *m*
凝絮状的 flocularis
凝絮作用 flockung *f*
凝血 Blutgerinnung *f*
凝血测定仪 Gerinnungsmessgerät *n*
凝血弹性描记法 Thromboelastographie *f*
凝血弹性描记器 Thromboelastograph *m*
凝血蛋白障碍 Erkrankungen des Gerinnungsprotein *f pl*
凝血功能筛查 Hämostase-Screening *n*
凝血功能衰竭 funktionsausfall der Koagulation *f*
凝血功能异常 Blutgerinnungsdysfunktion *f*
凝血功能障碍 Gerinnungsstörung *f*
凝血活酶纠正试验 Thromboplastin-Korrektionstest *m*
凝血活酶生成 Throboplastin-Generation *f*
凝血活酶生成纠正试验 Thromboplastin-generation-Kor-rektionstest *m*
凝血活酶生成试验 Thromboplastin-bildungstest *m*, Thromb-oplastin-Generationstest *m*
凝血活酶抑制物 Prothrobinase *f*, Inhibitor der Gewe-besthro-mboplastin *m*
凝血活素 Koagulin *n*
凝血机理(制) Blut-Koagulationsmechanismus *m*
凝血激酶 Thrombokinase *f*
凝血激酶生成试验 Thromboplastingenerationstest *m*
凝血激酶原 Thromboplastinogen *n*
凝血激酶原酶 Throboplastinogenase *f*
凝血剂 Koagulans *n*
凝血酵素 Thrombin *n*
凝血块 Koagulum *n*
凝血[块]变态(血小板变态) viskose Metamorphose *f*
凝血块吸出用导尿管 Blut-Gerinnselentleerungsure-thralkat-heter *m*
凝血酶 Thrombin *n*
凝血酶活化的纤溶抑制物 Thrombin-aktivierter Fibrinolyse-Inhibitor(TAFI) *m*

凝血酶 - 抗凝血酶复合物 Thrombin-Antithrombin-Komplex (TAT) *m*
凝血酶灭活 Thrombininaktivierung *f*
凝血酶敏感蛋白 Thrombospondin *n*
凝血酶凝血时间 Thrombin-Gerinnungszeit (TCT) *f*
凝血酶时间 Thrombinzeit *f*
凝血酶时间测定 Thrombinzeit-Bestimmung *f*
凝血酶调节蛋白 Thrombomodulin *n*
凝血酶消耗试验 Thrombinbedarftest *m*
凝血酶形成 Thrombinogenese *f*
凝血酶抑制因子 Thrombininhibitor *m*
凝血酶原 Prothrombin *n*, faktor Ⅱ *m*, Plasmozym *n*
凝血酶原比率 Prothrombin Rate *f*
凝血酶原测定仪 thrombogener Analysator *m*
凝血酶原复合体浓缩物 Prothrombinkomplex-Konzentrat *n*
凝血酶原复合物 Prothrombinkomplex *m*
凝血酶原活动度 Prothrombin-Aktivität *f*
凝血酶原活性 Prothrombin-Aktivität *f*
凝血酶原激活物 Prothrombinaktivator *m*
凝血酶原激酶 Thrombokinase *f*
凝血酶原激酶因子(因子Ⅻ) Prothrombokinasenfaktor *m*
凝血酶原抗体 Prothrombin-Antikörper *m*
凝血酶原酶 Prothrombinase *f*
凝血酶原酶复合物 Prothrombinasekomplex *m*
凝血酶原片段 1+2 Prothrombin-Fragment 1+2 *n*
凝血酶原前转化素试验 Prothrombin-Proconvertin Test *m*
凝血酶原缺乏[症] Prothrombinmangel *m*
凝血酶原时间 Quick* Zeit *f*, Prothrombinzeit *f*
凝血酶原时间 1∶1 混合试验 Prothrombinzeit 1∶1 Mischung Test *m*
凝血酶原时间 1∶1 混合试验(抑制物试验) Prothrombinzeit 1∶1 Mischung Test (Inhibitor-Assay) *m*
凝血酶原时间比值 Prothrombinzeit-Ratio *m*
凝血酶原时间测定 Prothrombinzeit-Bestimmung *f*
凝血酶原时间混合研究 Prothrombinzeit-Mischstudie *f*
凝血酶原时间纠正试验 Prothrombinzeitkorrektionstest *m*
凝血酶原时间一期法 einstufiges Prothrombin *n*
凝血酶原试验 Prothrombin-Test *m*
凝血酶原消耗试验 Prothrombinverbrauchstest *m*, Pro-thrombinkonsumptionstest *m*
凝血酶原抑制药 Prothrombin-Inhibitor *m*
凝血酶原指数 Prothrombinindex *m*
凝血酶原致活因子 Prothrombinaktivator *m*
凝血[酶]致活酶 Zytozym *n*, Thromboplastin *n*, Zymo-plastin *n*
凝血[酶]致活酶减少[症] Thromboplastinmangel *m*, Thromboplastinopenie *f*
凝血[酶]致活酶原 Thromboplastinogen *n*
凝血[酶]致活酶原酶 Thromboplastinogenase *f*
凝血瀑布反应 Gerinnungskaskade *f*
凝血瀑布学说 Gerinnungskaskade-Theorie *f*
凝血时[间] Blutgerinnungszeit *f*
凝血时间测定 Gerinnungszeit-Bestimmung *f*
凝血时间图[表] Koagulogramm *n*
凝血试验 Thrombotest *m*
凝血丝 Gerinnungsfaser *f*
凝血速度仪 Koagulationszeit-Apparat *m*
凝血酸 Acidum tranexamicum *n*, Tranexamsäure *f*
凝血烷(凝血恶烷血栓素) Thromboxan *n*
凝血烷 A2 Thromboxan-A2
凝血烷合酶 A2 Thromboxan-A2-Synthase *f*
凝血维生素 Koagulationsvitamin *n*
凝血紊乱(异常) Koagulopathie *f*, Gerinnungsstörung *f*
凝血系统 Koagulationssystem *n*
凝血系统活化 Aktivation des Koagulationssystems *f*
凝血性疾病 Blutgerinnungskrankheit *f*
凝血性血栓形成 Koagulationsthrombosis *f*
凝血血栓 Koagulationsthrombus *m*
凝血药 Koagulans *n*
凝血因子(素) Blutgerinnungsfaktor *m*, Koagulationsfak-tor *m*
凝血因子Ⅱa(凝血酶) faktor Ⅱ a, Thrombin, Thrombase
凝血因子Ⅷ浓缩物 Gerinnungsfaktor Ⅷ -Konzentrat *n*
凝血因子Ⅸ浓缩物 Gerinnungsfaktor Ⅸ -Konzentrat *n*
凝血因子Ⅺ(抗血友病因子 C, 血浆凝血致活素前质) Plasma-Thromboplastin Antezedens *m*
凝血因子Ⅱ活性 Gerinnungsfaktor Ⅱ-Aktivität *f*
凝血因子Ⅸ活性 Gerinnungsfaktor Ⅸ -Aktivität *f*
凝血因子Ⅸ浓缩剂 Gerinnungsfaktor Ⅸ-Konzentrat *n*
凝血因子Ⅸ抑制物 Gerinnungsfaktor Ⅸ-Inhibitor *m*
凝血因子Ⅰ抗原(纤维蛋白原抗原) Gerinnungsfaktor I-Antigen (Fibrinogen Antigen) *n*
凝血因子Ⅴ Gerinnungsfaktor V *m*, Koagulationsfaktor Ⅴ *m*
凝血因子 Va(加速球蛋白, 加速因子) faktor Va, faktor Ⅵ, Beschleuniger-Globulin *n*
凝血因子Ⅷ倒位 Gerinnungsfaktor Ⅷ-Inversion *f*
凝血因子Ⅷ活性 Gerinnungsfaktor Ⅷ-Aktivität *f*
凝血因子Ⅷ浓缩剂 Gerinnungsfaktor Ⅷ-Konzentrat *m*
凝血因子Ⅷ抑制物 Gerinnungsfaktor Ⅷ-Inhibitor *m*
凝血因子Ⅶ活性 Gerinnungsfaktor Ⅶ-Aktivität *f*
凝血因子Ⅴ活性 Gerinnungsfaktor Ⅴ-Aktivität *f*
凝血因子Ⅹ Gerinnungsfaktor Ⅹ *m*
凝血因子ⅩⅢ V34L 变异 Gerinnungsfaktor ⅩⅢ V34L Variation *f*
凝血因子Ⅻ活性 Gerinnungsfaktor Ⅻ-Aktivität *f*
凝血因子Ⅺ活性 Gerinnungsfaktor Ⅺ-Aktivität *f*
凝血因子Ⅹ活性 Gerinnungsfaktor Ⅹ-Aktivität *f*
凝血因子类 Blutgerinnungsfaktoren *m pl*
凝血因子缺乏 Gerinnungsfaktormangel *f*, Koagulations-faktor-Defizienz *f*
凝血因子消耗 Gerinnungsfaktor-Konsumption *f*
凝血因子抑制剂 Blutkoagulationsfaktor-Inhibitoren *m pl*
凝血原理 Koagulationsmechanismus *m*
凝血障碍 Blutgerinnungsstörung *f*
凝血指数 Duraffourd* Index *m*
凝血质 Thromboplastin *n*
凝血质注射液 Thromboplastininjektion *f*
凝血[致]活酶 Thrombozym *n*
凝血致活酶缺少症 Thromboplastinopenie *f*

NIU 牛扭纽钮

niú 牛

牛, 家畜 Vieh *n*
牛巴贝虫 Babesia bovis *n*
牛棒[状]杆菌 Corynebacterium bovis *n*
牛蒡[子]甙 Arctiin *n*
牛蒡[子]甙元 Arctigenin *n*
牛蒡酚 Arctigenin *n*
牛蒡属 Arctium *n*
牛鼻病毒病 Rhinovirus-Krankheit des Viehs
牛扁次碱 Lycoctonin *n*
牛扁碱 Lycaconitin *n*
牛丙种球蛋白 Rinder-Gammaglobulin *n*, bovine Gammaglobulin *n*
牛布鲁菌(流产布鲁菌) false Brucella abortus *n*
牛布氏杆菌 Brucella abortus *f*
牛布氏杆菌病 Brucellosis abortus *f*
牛肠道碱性磷酸酶 alkalischer Phosphatase aus Kälberdarm *f*
牛带(肉) Rinderband *m*
牛带绦虫 Taenia saginata *n*, Rinderbandwurm *m*

牛带绦虫病 false Rinderbandwurminfektion *f*
牛胆病 Anaplasmose *f*
牛胆碱 Taurin *n*
牛胆汁 fel Tauri *n*, Rindergalle *f*
牛胆汁浸膏 Extractum fellis bovis *n*
牛的 bovin(-us, -a, -um)
牛痘 Kuhpocken *pl*
牛痘病毒 Kuhpockenvirus *n*
牛痘病毒抗原 nP Antigen *n*
牛痘的 vaccinal(-is, -is, -e)
牛痘接种[法] Kuhpockenimpfung *f*, Pockenimpfung *f*, Jenner* Impfung *f*
牛痘苗 Kälberlymphe *f*, Kuhpockenlymphe *f*
牛痘苗素 Vaccinin *n*
牛痘苗性结膜炎 Conjunktivitis vaccinalis *f*
牛痘苗制造者 Vakzinkultivierende *m*, vakzine-culturist <engl.>
牛痘小体 Cytorrhyctes vaccinae *m*
牛痘性脑脊髓炎 Impfkrankheit-Enzephalomyelitis *f*
牛痘性湿疹 Ekzema vaccinatum *n*
牛痘样的 vacciniform(-is, -is, -e)
牛痘样水疱[病] Hidroa vacciniformis *f*, Lichtpocken *pl*
牛痘疫苗 Rinder-Impfstoff *m*
牛痘疹 Vakzinid *n*
牛痘制造者 Vaccini-Züchter *m*
牛顿定律(万有引力定律) newtons Gesetz, Gesetz der Schwerkraft *n*
牛顿流体 newton* Flüßigkeit *f*
牛顿氏定律 newton* Gesetz *n*
牛顿性液体 newton* Liquide *m*
牛顿液体 newtonsches Fluid *n*
牛顿粘性定律 newton* Gesetz der Viskosität *n*
牛耳枫碱丙 Daphnicamin *n*
牛耳枫碱甲 Daphnicalin *n*
牛耳枫碱乙 Daphnicadin *n*
牛放线菌 Actinomyces bovis *m*, Streptothrix actinomyco-tica *f*, Streptothrix bovis communis *f*
牛放线菌病 Actinomycosis bovis *f*, lumpy-jaw <engl.>
牛肝菌 Röhrling *m*
牛肝菌孢形的 pilzförmig
牛肝菌属 Boletus *m*
牛肝菌属食物中毒 Lebensmittelvergiftung durch Röhrling *f*
牛肝菌型或亚型 Röhrling-Typ oder Untertyp *m*
牛肝营养价值 nährwert von Rinderleber *m*
牛海绵状脑病 Bovine spongiforme Enzephalopathie *f*
牛海绵状脑病("疯牛病") Rinderwahn *m*
牛[红]细胞溶血素试验 Rindererythrozyten-Hämolysintest *m*
牛磺胆酸 Acidum taurocholicum *n*
牛磺胆酸钠 natrium taurocholat *n*
牛磺胆酸排出过多 Taurocholaneresis *f*
牛磺胆酸生成 Taurocholanopoiesis *f*
牛磺胆酸血 Taurocholaemia *f*
牛磺胆酸盐 Taurocholat *n*
牛磺脲酸 Acidum taurocarbamicum *n*, Taurocarbamin-säure *f*
牛磺去氧胆酸 Acidum taurocholicum *n*
牛磺石胆酸 Acidum taurolithocholicum *n*
牛磺酸 Aminoäthansulfonsäure *f*
牛磺酸,2-氨基乙磺酸,牛胆酸,牛胆素 Taurin *n*
牛磺酸结合型胆汁酸 Taurin conjugierte Cholsäure *f*
牛磺酸试验 Taurin-Test *m*
牛磺酰[基] tauryl
牛磺酰酸 Acidum taurylicum *n*
牛角瓜 Calotropis gigantea *f*, Sodomapfel *m*
牛角瓜甙 Calotropin *n*
牛角瓜甙元 Calotropagenin *n*
牛角罐 Ochsenhorn-Tasse *f*
牛角花黄素 Lotoflavin *n*
牛角花属 Lotus Leguminosae *n*
牛角花糖甙 Lotusin *n*
牛角膜浑浊和渗透性试验 Rind Hornhauttrübung und Durchlässigkeit Test *m*, BCOP-Test *m*
牛角匙 Trinkhorn *n*
牛角形拔牙钳 Kuhhorn-Pinzette *f*
牛角型胃 Holzknecht* Magen *m*, Stierhornform des Ma-gens *f*
牛结核 Tuberculosis bovina *f*
牛结核病 Rindertuberkulose *f*
牛结核菌苗 Bovovaccin *n*
牛结核菌苗接种 Bovovaccination *f*
牛结核菌素 Bovo-tuberkulin *n*
牛疥螨 Sarcoptes bovis *m*
牛津吹张器 Oxford-Durchblaser *m*, Oxford*Inflator *m*
牛津单位 Oxford-Einheit *f*(O.E.), florey*-Heatley* Einheit *f*
牛津切片机 Oxford*Mikrotom *n*
牛科 Bovidae *pl*
牛流产沙门氏菌 Salmonella abortus bovis *f*
牛虻 Tabanus bovinus *m*, Rinderbremse *f*
牛免疫球蛋白 Rinderimmunglobulin *n*
牛莫拉菌 moraxella bovis *f*
牛奶,乳 milch *f*
牛奶变应性 milchallergie *f*
牛奶传染 milchinfektion *f*
牛奶蛋糊 Vanillesoße *f*
牛奶导管形成 milchgang-Formation *f*
牛奶过敏 milchallergie *f*
牛奶合成 milchsynthese *f*
牛奶壶腹 milchampulle *f*
牛奶酒 Wein-Molken *f pl*
牛奶隆起 milchkamm *m*
牛奶培养基 milchkultur-Nährboden *m*
牛奶吸管 milch-Pipette *f*
牛奶线 milchleitung *f*
牛奶小坡 milchhügel *m*
牛囊尾蚴 Cysticercus bovis *m*
牛囊尾蚴病 Rinderzystizerkose *f*
牛凝血酶 Thrombin bovinum *n*
牛皮 Büffel-Kernleder *n*
牛皮色的 lederfarbig
牛皮下蝇 Hypoderma bovis *n*
牛皮消甙元 Cynanchogenin *n*
牛皮消属(鹅绒藤属) Cynanchum *n*
牛皮癣 Schuppenflechte *f*
牛皮癣[性]关节炎 psoriatischer Arthritis *f*
牛皮癣的 psoriatisch
牛皮癣关节炎 psoriatische Arthritis *f*, Arthritis psoriatica *f*
牛皮癣红皮病 Erythroderma psoriaticum *n*
牛皮癣患者 Psoriasis-Patient *m*
牛皮癣素 Psoriasin *n*
牛皮癣性关节炎 Psoriasis-Arthritis *f*
牛皮癣样的 psoriasiform
牛皮癣样结节性皮炎 Dermatitis psoriasiformis nodularis *f*
牛皮癣样狼疮 Lupus psoriasis *m*
牛皮癣医院 Psorocomium *n*
牛皮蝇 false Rinderdasselfliege *f*
牛蜱 Viehzecke *f*, Hornviehzecke *f*
牛蜱属 Boophilus *m*
牛麒蛋白酶 Trypsin bovinum *n*
牛清蛋白 Rinderalbumin *n*
牛肉胨 Rindfleischpepton *n*

牛肉浸膏 Rindfleischextrakt *n*
牛肉浸液培养基 Rindfleisch-Infusion-Nährboden *m*
牛肉汤 Rindfleischtee *m*
牛肉绦虫 Taenia saginata *f*, Rinderfinnenbandwurm *m*, Rinderbandwurm *m*
牛肉绦虫病 false Rinderbandwurminfektion *f*
牛肉[样]舌 rindfleischige Zunge *f*
牛乳 Kuhmilch *f*
牛乳巴氏消毒法 milchpasteurisation *f*
牛乳场 milchwirtschaft *f*
牛乳试验瓶 fett-Test Flasche für Milch-Test *f*
牛乳头瘤病毒 Rinderpapillomavirus *n*
牛乳头状瘤病毒 bovine Pappiloma-Virus *n*
牛乳头状瘤病毒Ⅰ型 Bovinen Papillomavirus Typ Ⅰ
牛乳头状瘤病毒载体 Rinder-Papillomavirus-Vektor *m*
牛乳性贫血 Kuhmilchanämie *f*
牛乳营养价值 nährwert von Kuhmilch *m*
牛沙门菌 Rindersalmonellen *pl*
牛肾上腺髓质细胞 Rinder-Nebennierenmarks-Zellen *pl*
牛属 Bos *m*
牛蛙 Ochsenfrosch *m*
牛瘟 Rinderseuche *f*
牛瘟病毒 Rinderpest-Virus *n*
牛无形体 Rinderanaplasmose *f*
牛心包瓣 xenogene Herzklappen aus bovinen Perikard *f pl*
牛心包膜 Pericardium bovinae *n*
牛心抗原 Rindherzantigen *n*
牛心症 Bukardie *f*, Cor bovinum *n*
牛[型]放线菌 Aktinomyces bovinum *m*
牛型结核分枝杆菌 mycobakterium bovis *n*
牛型结核菌 Mykobakterium von Rinderdasselfliege *n*
牛型结核奶 milch von Rindertuberkulose *f*
牛血红色 Ox-Blut rot
牛血清 Rinderserum *n*
牛血清白蛋白 Rinderserumalbumin *n*, bovine Serumalbumin *n*
牛血清蛋白 Rinderalbumin *n*
牛血清清蛋白 Rinderserumalbumin *n*
牛血吸虫 Schistosoma bovis *n*
牛牙-卷发-骨硬化 Taurodontismus-Kraushaar-Osteosklerose *f*
牛牙症 false Taurodontismus *m*
牛眼 Buphthalmie *f*, Buphthalmus *m*
牛眼样 Bullauge-ähnlich
牛羊脂 Suet *n*
牛仰口线虫 Bunostomum phlebotomum *n*
牛样眼 Volltreffer *m*
牛胰核糖核酸酶 Pancreatico-Ribonuclease bovina *f*
牛胰糜蛋白酶 Chymotrypsin bovinum *n*
牛疫 Viehseuche *f*, Rinderseuche *f*, Rinderpest *f*
牛脂 Sebum tauricum *n*, Sebum bovinum *n*
牛脂树脂 ochsengalle Extrakt *m*

niǔ 扭纽钮

扭秤 Drehwaage *f*
扭动 wirbelnd
扭发 Pili torti *m*, geflochtenen Haar *n*
扭角 Torsionswinkel *m*
扭结 Knick *m*
扭结的 kraus
扭结发 Kraushaar *n*
扭结发病 Kraushaar-Krankheit *f*
扭颈试验 Hals-Torsionsversuch *m*
扭曲 Verzerrung *f*
扭曲鼻 schiefe Nase *f*
扭曲的 verzerrt
扭曲性鼻畸形 verzerrte NasenDeformität *f*
扭曲振动 verdrehen Vibration *f*
扭伤 Ausrenkung *f*
扭伤骨折 Verstauungsfraktur *f*
扭伤和拉伤 Verstauchung und Zerrung *pl*
扭体露脏畸胎 Strophosomus *m*
扭头畸胎 Strophozephalus *m*
扭转 Kontorsion *f*, Distorsion *f*, Volvulus *m*, Verdrehung *f*
扭转(力)天平 Torsionswaage *f*, Drehwaage *f*
扭转殆 Torso-Occlusion *f*
扭转错位 Torsiversion *f*
扭转的 torsiv(-us, -a, -um)
扭转复位术 Reduktion der Torsion *f*
扭转骨折 Distorsionsfraktur *f*
扭转角 Torsionswinkel *m*
扭转痉挛 Torsionspasmus *f*
扭转偏斜 Torsionsabweichung *f*
扭转位 Torsiversion *f*
扭转斜视 Torsionsschielen *n*
扭转型[室性]心动过速,尖端扭转型室性心动过速 Torsade-de-pointes-Tachykardie *f*, Spitzenumkehrtachykardie *f*
扭转性癫痫 adversive Epilepsie *f*
扭转性肌张力障碍 Veränderungsdystonie *f*
扭转性神经机能病 Torsionsneurose *f*
扭转压法 Torsoclusion *f*
扭转眼球震颤 Torsionsnystagmus *m*
DNA 扭转应力 DNA Torsionsspannung *f*
纽波特沙门菌 newport-Salmonellen *pl*
纽带蛋白 vinculin *n*
纽结 Kink *f*
纽结的 kraus
纽结征 Kinkzeichen *n*
纽结主动脉 Krausaorta *f*
纽卡斯尔抑郁诊断量表 newcastle*Diagnosewaage für Depressionen *f*
纽扣孔瓣,准分子激光原位角膜磨镶术并发症 Knopflochklappe, Komplikation der Laser-in-situ-Keratomineusie *f*
纽扣形缝合术(比罗特缝合术) Billroth*Nahtmaterial *n*
纽式引流法 Button-Entwässerung *f*
纽形鼻 Knopfnase *f*
纽形动物 nemertini *pl*
纽形动物门 nemertini *pl*
纽因顿沙门菌 newington-Salmonellen *pl*
纽约病毒 new York-Virus *n*
纽约心脏学会心功能分级 new York Heart Association(NYHA) Funktionsklassifizierung *f*
纽约纵向研究 new York Längsschnittstudie *f*
钮孔 Knopfloch *n*
钮孔畸形 Knopflochdeformität *f*
钮孔状二尖瓣狭窄 Knopfloch-Deformität *f*
钮孔状夹 boutonnière Schiene *f*
钮孔状手指畸形 Knopfloch-Deformität *f*
钮扣形缝合术 Knopfnaht *f*
钮式引流法 Knopfdränage *f*
钮状刀 Button-Messer *n*
钮状坏血病 Knopfskorbut *m*

NONG 农浓脓弄

nóng 农浓脓

农-阿二氏反应 nonne*-Apelt* Reaktion *f*, nonne*-Apelt* Test *m*

农村病 Landkrankheit *f*
农村地区 Landgebiet *n*
农村供水 ländliche Wasserversorgung *f*
农村环境卫生 Landsanitation *f*, Landsanität *f*
农村基层卫生组织机构 Grundniveau Gesundheits-Organisation im Dorf
农村健康促进 ländliche Gesundheitsförderung *f*
农村健康教育 ländliche Gesundheitserziehung *f*
农村教育 ländlichen Bildung *f*
农村接生员 ländliche Geburtshelferin *f*
农村居民个人现金卫生支出 persönliche Gedundheitsausgabe der ländlichen Bevölkerungen *f*
农村群体 ländliche Population *f*
农村三级卫生保健网 ländlichen dreistufige Gesundheitsversorgung-Netzwerk *n*
农村社区 Landgemeinde *f*
农村社区保健护理 Landgemeinde-Gesundheitspflege *f*
农村卫生 ländliche Gesundheit *f*, ländliche Hygiene *f*
农村卫生保健工作 ländlichen Gesundheitswesens *n*
农村卫生保健系统 ländliches Gesundheitsversorgungssystem *n*
农村卫生管理 ländlichen Gesundheitsverwaltung *f*
农村小型集中式供水 ländliche kleine zentrale Wasserversorgung *f*
农村诊所 Poliklinik im Land *f*
农杆碱 Agropin *n*
农杆菌感染［法］Agroinfektion *f*
农杆菌属 Agrobakterium *n*
农杆菌素 Agrobacteriocin *n*
农吉利甲素 Crotalin *n*
农吉利碱 monocrotaline <engl.>
农米梅综合征(遗传性淋巴水肿) nonne-Milroy-Meige-Syndrom *n*
农民［尘］肺 farmerlunge *f*, Landarbeiter-Lunge *f*, Land-arbeiterasthma *n*
农民颈 Bauern-Hals *m*
农民皮肤 Bauern-Haut *f*
农牧神尾痣(faun 为古罗马传说中半人半羊司农牧之神) fauntail Muttermal *n*
农田灌溉水质标准 Wasserqualitätsstandard für land-schaftliche Bewässerung *m*
农药 Pflanzenschutzmittel *n pl*, Pestizide *n pl*
农药安全使用标准 Sicherheitsstandard Anwendung von Pestiziden *f*
农药残毒 Toxität der Pestiziderest *f*
农药残留 Pestiziderest *m*
农药残留法典委员会 Codex Komitee für Pflanzenschutzmittelrückstände *f*
农药残留限量 Beschränkung der Pestizidrückstände *pl*
农药残效 Resteffekt der Pestizide *m*
农药厂废水 Abwasser von Pestizide-Fabrik *n*
农药毒理学 Pestizide-Toxikologie *f*
农药工业 Pestizidindustrie *f*
农药光解 Photodissoziation der Pestizides *f*
农药急性中毒 akute Pestizidvergiftung *f*
农药皮炎 Pestizid-Dermatitis *f*
农药施药安全间隔期 sicheren Abstand der Anwendung von Pestiziden *m*
农药微生物降解 mikrobiologische Degradation des Pestizides *f*
农药污染 Pestizideverschmutzung *f*, Pestizidepollution *f*, Pestizideverunreinigung *f*
农药污染监测 Überwachung der Pestizideverschmutzung *f*
农药中毒 Pestizidevergiftung *f*
农药注册 Pestizid-Registrierung *f*
农药最大残留限量 maximale Höchstmengen für Rückstände von Pestiziden
农业 Landwirtschaft *f*
农业毒物 landwirtschaftliches Gift *n*, Agrikulturgift *n*
农业废水 Agrikulturabwasser *n*, landwirtschaftliches Abwasser *n*
农业化肥 agrochemischung *f*
农业化学 Agrikulturchemie *f*, Landwirtschaftliche Chemie *f*
农业化学品 Agrochemikalie *f*
农业生物学 Agrikulturbiologie *f*, landwirtschaftliche Bio-logie *f*
农业损伤 landwirtschaftliche Verletzung *f*
农业炭疽 landwirtschaftlichen Anthrax *m*
农业微生物学 Agrikulturmikrobiologie *f*, landwirtschaft-liche Mikrobiologie *f*
农业污染 landwirtschaftliche Pollution *f*, Landwirtschaft-liche Verschmutzung *f*
农业污水 landwirtschaftliche Abwässer *n pl*
农业细菌学 Agrikulturbakteriologie *f*, landwirtschaftliche Bakteriologie *f*
农业心理学 landwirtschaftlichen Psychologie *f*
农业职业性皮肤病 landwirtschaftliche Berufsdermatitis *f*
农业中毒 landwirtschaftlichen Gift *n*
农艺化学 Chemurgie *f*
农艺性状 agronomischen Charakter *m*
农用化学品 agrochemischung *f*
农用抗生素 landwirtschaftlichen Antibiotika *n pl*
农用杀虫剂 agrarisches Insektizid *n*
农用塑料 agrarischer Kunststoff *m*
浓氨水(液) konzentrierte Ammoniakflüßigkeit *f*
浓差电池 Konzentrationskette *f*
浓差极化 Konzentrationspolarisation *f*
浓差极化电势 Konzentrationspotential bei Polarisation *n*
浓的 forte, fort(-is, -is, -e)
浓碘酊 Tinktura jodi fortis *f*
浓碘溶液 Liquor jodi fortis *m*
浓度 Konzentration *f*, Dichte *f*, festigkeit *f*
浓度比［率］Konzentrationsratio *f*
浓度比色计 Densi(to)colorimeter *n*, Dichtheit-Colori-meter *n*
浓度差 Konzentrationsdifferenz *f*
浓度常数 Konzentrationskonstante *f*
浓度 - 反应关系 Konzentrations-Wirkungs-Beziehung *f*
浓度［敏感］型检测器 konzentrationssensitiver Detektor *m*
浓度平衡常数 Konzentrationsgleichgewichtskonstante *f*
浓度时间曲线 Konzentrations-Zeit-Kurve *f*
浓度时间曲线下面积 fläche unter der Konzentrations-Zeit-Kurve *f*
浓度梯度 Konzentrationsgradient *m*
浓度系数 Konzentrationsfaktor *m*
浓度消偏振 Konzentrationsdepolarisation *f*
浓度 - 效应 Konzentration-Wirkung *f*
浓度效应关系 Konzentrations-Wirkungs-Beziehung *f*
浓度效应曲线 Konzentrations-Wirkungs-Kurve *f*
浓度型检测器 Konzentration-Detektor *m*
浓度型检测器 Konzentrationsdetektor *m*
浓枸橼酸铵溶液 Liquor ammoni citrati fortis *m*
浓核病毒亚科 Densovirinae *f*
浓厚化 Incrassation *f*
浓集法 Konzentrationsmethode *f*
浓集器官 Konzentrationsorgan *n*
浓集系数 Konzentrationskoeffizient *m*
浓碱式醋酸铅溶液 Liquor plumbi subacetici tortis *m*
浓浸膏 äquivalenter(od. gleichwertiger) Extrakt *m*
浓酒 Liquor spiritus *m*, alkoholhaltiges Getränk *n*
浓聚［法］Konzentration *f*
浓硫酸 Vitriolöl *n*
浓玫瑰水 Aqua rosae forti *f*

浓眉 Hypertrichophrydie *f*
浓密的 buschig
浓配法 konzentrierte Zubereitungsmethode *f*
浓氢氧化铵溶液 konzentrierte Ammoniaklösung *f*
浓染的 hyperchrom
浓染幼红细胞 Normoblast *m*
浓溶液 konzentrierte Lösung *f*
浓色效应 hyperchromer Effekt *m*
浓水剂 Aqua concentratae *f*, konzentriertes Wasser *n*
浓缩 Konzentration *f*, Verdichtung *f*, Incrassatio *f*, Eva-porieren *n*
浓缩采样法 konzentriertes Stichprobenverfahren *n*
浓缩大麻 konzentriertes Marihuana *n*
浓缩胆汁 konzentrierte Galle *f*
浓缩胆汁综合征 eingedickte Galle-Syndrom *n*
浓缩的 grumös, concentrat (-us, -a, -um)
浓缩法 Konzentrationsmethode *f*, Inspissation *f*
浓缩功能 Konzentrationsfähigkeit *f*, konzentrierende Funktion *f*
浓缩红细胞(红细胞浓缩液) rote Zellkonzentration *f*, Erythrozytenkonzentrat *n*
浓缩煎剂 konzentrierten Abkochung *f*
浓缩胶 Spacer-Gel *m*
浓缩菌苗 konzentriertes Bakterienvakzin *n*
浓缩抗毒素 konzentriertes Antitoxin *n*
浓缩能[力] Konzentrationsfähigkeit *f*
浓缩能力不全 Störung der Konzentrationsfähigkeit *f*
浓缩尿 konzentrierter Urin *m*
浓缩泡 kondensierenden Vakuolen *f pl*
浓缩器 Entwässerungsbehälter *m*, Eindicker *m*
浓缩染色体 eingedicktes Chromosom *n*
浓缩少白细胞红细胞 konzentriertes leukozytenarmes rotes Blutkörperchen *n*
浓缩食品 kondensiertes Nahrungsmittel *n pl*
浓缩试验 Durstversuch *m*
浓缩涂片 eingedickter Abstrich *m*
浓缩物 Konzentrat *n*
浓缩稀释试验 Konzentrations-und Verdünnungsversuch *m*, Konzentrations-und Dilutionstest *m*
浓缩效应 Konzentrationswirkung *f*
浓缩性碱中毒 Kontraktionsalkalose *f*
浓缩血 Deshydrämie *f*
浓缩血[症] Hämokonzentration *f*
浓缩血小板 Blutplättchenkonzentrat *n*, Thrombozytenkonzentrat *n*
浓缩血小板悬液 konzentrierte Biutplättchensuspension *f*
浓缩铀 bereichertes Uranium *n*
浓缩植物蛋白酶 pflanzlichen Protease-Konzentrat *n*
浓缩作用 Konzentration *f*
浓维生素 A、D 溶液 konzentrierte Vitamin A, D-Öllösung *f*, Liquor vitaminorum A et D concentratus *m*
浓盐酸萘唑啉溶液 konzentrierte Naphazolinlösung *f*, Li-quor naphazolinae hydrochloridi fortis *m*
浓鱼肝油 Oleum jecoris piscis concentratum *n*
浓妆 starken Make-up *n*
脓 Eiter *m*
脓包 Eitertasche *f*, Eitersack *m*
脓胞素 Pyosin *n*
脓胞性斑贴试验 pustulöse Patch-Test *m*
脓胞性痤疮 pustulöse Akne *f*
脓疮 schmerzhafte eiterige Läsion der Haut oder Schleimhaut *f*
脓袋 Eitertasche *f*
脓蛋白 Pyin *n*
脓的 eiterig, eitrig
脓毒(血)症 Pyämie *f*, Blutfäule *f*
脓毒败血病(症) Septopyämie *f*, Pyoseptikämie *f*
脓毒败血症链球菌 Septikopyämie-Streptokokkus *m*
脓毒败血症葡萄球菌 Septikopyämie-Staphylokokke *f*
脓毒病(症) Sepsis *f*
脓毒病综合症 Sepsis-Syndrom *n*
脓毒栓子 pyämischer Embolus *m*
脓毒素血[症] Pyotoxinaemia *f*
脓毒性白喉 septische Diphtherie *f*
脓毒性败血症 Pyämie *f*
脓毒性病 septische Erkrankungen *f*
脓毒性的 septisch
脓毒性肺栓塞 septische Lungenembolie *f*
脓毒性肺炎 septische Pneumonia *f*
脓毒性腹膜炎 septischer Peritonitis *f*
脓毒性感染 septische Infektion *f*
脓毒性梗塞 septischer Infarkt *m*
脓毒性关节炎 septische Arthritis *f*
脓毒性虹膜睫状体炎 Iridocyclitis septica *f*
脓毒性滑囊炎 septische Bursitis *f*
脓毒性坏死 septische Nekrose *f*
脓毒性静脉炎 Septikophlebitis *f*
脓毒性类酶 Septikozymoid *n*
脓毒性流产 septische Abortion *f*
脓毒性贫血 septische Anämie *f*
脓毒性热 septisches Fieber *n*
脓毒性沙膜溃疡 septischen Wüste-Ulkus *n*
脓毒性视网膜炎 septische Retinitis *f*
脓毒性栓塞 pyämische Embolie *f*
脓毒性膝 septisches Knie *n*
脓毒性心内膜炎 septischen Endokarditis *f*
脓毒性休克 septischer Schock *m*
脓毒性血栓性静脉炎 septische Thrombophlebitis *f*
脓毒性咽峡炎 septische Angina *f*
脓毒性支气管肺炎 septische Bronchopneumonie *f*
脓毒性子宫炎 Septimetritis *f*
脓毒血症 Pyohämie *f*, Pyämie *f*
脓毒血症样炎症反应 sepsisähnliche Entzündungsreaktion *f*
脓毒疹 Pyämid *n*
脓毒症的 pyämisch
脓毒症性脓肿 pyemic Abszess *m*
脓毒中毒 Saprämie *f*
脓管 Eitertube *f*
脓坏死 Vereiterung und Nekrose *pl*
脓浆(清) Eiterserum *n*
脓菌血症(病) Septikobakteriaemie *f*, Septikobakteriämie *f*
脓扩散 pyoplania <engl.>
脓泪溢 Dakryopyorrhoe *f*
脓膜 pyogene Membran *f*
脓囊肿 Pyozele *f*
脓尿 Pyurie *f*
脓疱 EiterblÄschen *n*, Pustel *f*, Pustula *f*
脓疱病 Impetigo *f*, Pustulosis *f*, Pustulose *f*
脓疱病的 impetiginös, impetiginos (-us, -a, -um)
脓疱病发生 Impetiginisation *f*, Impetiginisierung *f*
脓疱疮 Impetigo *f*
脓疱的 pustular (-is, -is, -e)
脓疱化 Impetiginisation *f*, Impetiginisierung *f*
脓疱痂皮性的 pustulocrustaceus
脓疱溃疡性的 pustuloulzerös
脓疱形成 Pustulation *f*
脓疱性(状)梅毒疹 pustulöses Syphilid *n*
脓疱性扁桃体炎 pustulöse Tonsillitis *f*
脓疱性唇炎 Cheilitis impetiginosa *f*
脓疱性痤疮 Acne pustulosa *f*, pustulöse Akne *f*
脓疱性的 pustulös

脓疱性疥疮 Scabies pustulosa *f*, Skabies pustulosa *f*
脓疱性狼疮 Lupus impetiginosus *m*
脓疱性牛皮癣 pustulöse Psoriasis *f*
脓疱性皮肤病 Pustuloderma *n*
脓疱性湿疹 Anspnrng *m*, Ekzema pustulosa *f*
脓疱性水痘 Varicella pustulosum *n*
脓疱性粟疹 miliaria pustulosa *f*
脓疱性细菌疹 pustulöse Bakteriellenausschlag *m*
脓疱性心内膜炎 pustulöse Endokarditis *f*
脓疱性银屑病 Psoriasis vulgaris pustulosa *f*
脓疱样的 pustuliform(-is, -is, -e)
脓疱疹 pustulöse Eruption *f*
脓疱疹期 pustulöse Phase *f*
脓疱状深层角膜炎 Keratitis pustiliformis *f*, Keratitis pustulosa profunda *f*
脓盆 Eiterbecken *n*
脓皮病 Eiterausschlag *m*
脓脐 Pyoumbilicus *m*
脓气腹[腔] Pyopneumoperitoneum *n*
脓气囊肿 Pyopneumozyste *f*
脓气心包 Pyopneumoperikard *n*
脓气性胆囊炎 Pyopneumocholecystitis *f*
脓气性腹膜炎 Pyopneumoperitonitis *f*
脓气性肝炎 Pyopneumohepatitis *f*
脓气性心包炎 Pyopneumoperikarditis *f*
脓气胸 Pyopneumothorax *m*
脓腔 Eiterhöhle *f*
脓球管型 Leukozytenzylinder *m*
脓球菌素 Phlogosin *n*
脓肾 Eitersackniere *f*
脓生成 Pyogenie *f*, Pyogenesis *f*
脓试验 Eiter-Test *m*
脓栓 Corpus embolus purulentum *n*
脓素 Pyin *n*
脓细胞 Eiterzelle *f*, Eiterkörperchen *n*
脓细胞培养 Pyozyten-Kultur *f*
脓细胞素 Pyogenin *n*
脓性 Eiter *m*
脓性鼻炎 Rhinitis purulenta *f*
脓性便 purulenter Stuhl *m*, eitriger Stuhe *m*
脓性蛋白尿[症] pyogenen Proteinurie *f*
脓性的 purulent(-us, -a, -um)
脓性的 purulent, eitrig
脓性胨尿 pyogene Peptonurie *f*
脓性恶露 Lochia purulenta *f*
脓性肺炎 purulente Pneumonia *f*, eitrige Pneumonie *f*
脓性分泌物 eitrige Sekretion *f*
脓性粪 Pyochezia *f*
脓性蜂窝织炎症 phlegmonöse Entzündung *f*
脓性蜂窝组织炎 phlegmonöse Entzündung *f*
脓性蜂窝组织炎性肠炎 phlegmonöse Enteritis *f*
脓性腹膜炎 Pyoperitonitis *f*
脓性肝炎 eitrige Hepatitis *f*
脓性肝周炎 Pyoperihepatitis *f*
脓性感染 eitrige Infektion *f*
脓性睾丸鞘膜炎 Periorchitis purulenta *f*
脓性颌下炎 Angina Ludovici *f*, Ludwig* Angina *f*
脓性虹膜炎 Iritis purulenta *f*
脓性滑膜炎 Synovitis purulenta *f*
脓性肌炎 myositis purulenta *f*
脓性积液 eitriger Hydrops *m*, purulenter Hydrops *m*
脓性角膜炎 Keratitis purulenta *f*
脓性结膜炎 Conjunktivitis purulenta *f*
脓性精液[症] Pyospermie *f*, Pyospermia *f*
脓性卡他 Blennorrhoe *f*, Blennorhoe *f*
脓性卡他的 blennorrhoic(-us, -a, -um)
脓性卡他性泪囊炎 Dakryocystitis blennorrhoica *f*
脓性口炎 eitrige Stomatitis *f*, Pyostomatitis *f*
脓性卵巢炎 eitrige Oophoritis *f*
脓性迷路炎 Pyolabyrinthitis *f*
脓性脑炎 Enzephalitis purulenta *f*
脓[性粘液]溢 Blennorrhöe *f*
脓[性]皮炎 Pyodermatitis *f*
脓性脾炎 Pyosplenitis *f*
脓性气管炎 Tracheitis purulenta *f*
脓性全眼球炎 Panophthalmitis purulenta *f*
脓性肉芽肿 Granoloma pyogenicum *n*
脓性乳腺炎 eitrige Mastitis *f*, mastitis purulenta *f*
脓性腮腺炎 Parotitis phlegmonosa *f*
脓性肾石病 Pyonephrolithiasis *f*
脓性肾炎 Pyonephritis *f*
脓性肾盂扩张 Pyopyelectasis *f*
脓性渗出物 eitriges Exsudat *n*, purulentes Exsudat *n*
脓性输卵管卵巢炎 Pyosalpingo-Oophoritis *f*
脓性输卵管炎 Pyosalpingitis *f*
脓性水疱 eitriges Bläschen *n*
脓性痰 Sputum purulentum *n*, Sputum putridum *n*
脓性纤维蛋白的 fibrinopurulens
脓性小叶间肺炎 Pneumonia interlobularis purulenta *f*
脓性心包炎 Pyopericarditis *f*
脓性血栓[性]动脉炎 purulente Thrombophlebitis *f*
脓性血栓静脉炎 purulente Thrombophlebitis *f*
脓性眼炎 Augeneiterung *f*
脓性胰炎 Pankreatitis purulenta *f*
脓性硬化 Pyosklerose *f*
脓性直肠炎 Proktitis purulenta *f*
脓性指头炎 Panaritium *n*
脓性子宫炎 Pyometritis *f*
脓胸 Empyem *n*, Empyema *n*
脓胸并发瘘 Empyema mit Fistelbildung *n*
脓胸的 empyematisch
脓胸性脊柱侧凸 empyematische Skoliose *f*
脓胸引流管 Empyemadränagerohr *n*
脓癣 Kerion *n*
脓癣样的 kerionartig
脓血便 bluteitriger Stuhl *m*
脓血清培养物 Pyöserumkultur *f*
脓血胸 Pyohämothorax *m*
脓血样的 bluteitrig
脓血粘液便 muzinöser Blutstuhl *m*
脓血症 Pyohämie *f*, Pyämie *f*
脓疡性穿掘性头皮毛囊周围炎 Sezieren Zellulitis der Kopfhaut *f*
脓样的 blennoid, pyoid
脓样分泌物 puriforme Sekretion *f*, eitrige Sekretion *f*
脓样物质 pyoide Substanz *f*
脓液疗法 Eitertherapie *f*
脓液培养法 Eiterkultur *f*
脓[液]溢[出] Pyorrhea *f*
脓液郁阻 lschopyosis *f*
脓溢的 blennorrhoic(-us, -a, -um)
脓溢性角皮病 Blennorrhagie-Keratodermia *f*
脓溢性结膜炎 Blennorrhoe-Konjunktivitis *f*
脓溢性皮肤角化病 Blennorrhagie-Keratodermia *f*
脓溢性皮肤角化病 Keratoderma blennorrhogicum *n*
脓肿 Abszeß *m*, Apostema *n*, Abscessus *m*
脓肿扁桃体切除术 Abszesstonsillektomie *f*
脓肿刀 Abszess-Lanzette *f*

脓肿膜 membran des Abszess *f*
脓肿期 Abszeßstadium *n*
脓肿切除术 Abszeßexcision *f*
脓肿切开引流术 Incision und Dränage des Abszeßes *f*
脓肿探针 Abszeßsonde *f*
脓肿形成 Abszess-Bildung *f*
脓肿性分枝杆菌
脓肿性腺性唇炎 apostematosa Cheilitis *f*

nòng 弄

弄湿 nass machen
弄水色情 Undinismus *m*
弄碎 bröckeln
弄歪 verzerren

NU 奴努弩

nú 奴

奴白卡因 nupercain *n*, Dibucain hydrochloridum *n*
奴佛卡因 novocain *n*
奴佛卡因封闭 novocainblockade *f*
奴佛卡因直流电离子导入疗法 Iontophoresis mit Novo-cain *f*
奴佛卡因中毒又称普鲁卡因中毒 Procain-Vergiftung *f*, novokain-Vergiftung *f*
奴卡菌病 nokardiose *f*
奴(诺)卡氏[放线]菌病 nocardiosis *f*
奴(诺)卡氏[放线]菌属 nocardia *f*

nǔ 努弩

努恩氏花粉单位 noon* Einheit *f*
努力 Anstrengung *f*
努力综合征 Effort-Syndrom *n*
努南综合征(男性特纳综合征,翼状颈综合征) noonan-Syndrom *n*
弩箭子 Antiaris toxicaria *f*
弩箭子甙 Antiarin *n*
弩箭子甙元 Antiargenin *n*

NUAN 暖

nuǎn 暖

暖淡墨色 warme Sepia *f*
暖脚器 warmes Fußbad *n*, Wärmflasche *f*, Bettwärmer *m*
暖体假人 biothermische Männeken *n*
暖通空调(HVAC)系统 Heizungs-, Lüftungs- Klimaanlagen (HVAC) *pl*
暖箱 Incubator *m*
暖休克 Warmer Schock *m*

NÜE 疟虐

nüè 疟虐

疟后神经机能病 malariosis *f*
疟疾 Malaria *f*, Helopyra *f*
疟疾暴发流行 fulminante Malariaepidemie *f*
疟疾的 malaric (-us, -a, -um)
疟疾恶病质 malariakachexie *f*, Limnaemia *f*
疟疾发作 malariaanfall *m*
疟疾防治 malaria-Kontrolle *f*
疟疾防治所 Verhütungs-und Behandlungsstation der Malaria *f*
疟疾过度反应性脾综合征 malaria hyperreaktiven Milz-Syndrom *n*
疟疾后的 postmalarial
疟疾疗法 malariatherapie *f*
疟疾流行态势 malariaepidemie-Potential *n*
疟疾肉芽肿 malariagranulom *n*, malariaknötchen *n*
疟疾肾病 malaria-Nephropathie *f*
疟疾调查 malaria-Umfrage *f*
疟疾统计 malariastatistik *f*
疟疾性肺炎 malaria-Pneumonitis *f*
疟疾性肝硬变 malaria-Leberzirrhose *f*
疟疾性聋 malaria-Taubheit *f*
疟疾性贫血 malaria-Anämie *f*
疟疾性神经炎 malarianeuritis *f*
疟疾性肾炎 malarianephritis *f*
疟疾性心脏病 malariaherz *n*
疟疾性血红蛋白尿 Hämoglobinuria malarica *f*, malariahämoglobinurie *f*
疟疾学 malariologie *f*
疟疾学的 malariologisch
疟疾学家 malariologe *m*
疟疾疫苗 malaria-Impfstoff *m*
疟[疾]疹 Paludide *f*
疟疾周期性 malariaperiodizität *f*
疟区 malaria-Gebiet *n*
疟热疗法 malaria-Therapie *f*
疟色素 malariapigment *n*, malariamelanin *n*
疟色素沉着 malariapigmentation *f*
疟蚊 fiebermücke *f*, malariamücke *f*
疟性脾大 malariamilz *f*
疟性贫血 malariaanämie *f*
疟性肾病 malarianephrose *f*
疟原虫 malariaplasmodien *n pl*
疟原虫半月体 malariahalbmond *m*
疟原虫病 Plasmodiose *f*, Plasmodiosis *f*
疟原虫的 plasmodial
疟原虫接种 Wagnerismus *m*
疟原虫科 Plasmodiidae *pl*
疟原虫配子体 Geißelkörperchen *n pl*
疟原虫色素 Hämozoin *n*
疟原虫属 Plasmodien *n*
疟原虫栓 parasitärer Thrombus *m*
疟原虫性脑膜炎 malariameningitis *f*
疟疹 Paludidmus *m*
疟状发热 Ague *n*
虐待 missbrauch *m*
虐待儿童 Kindermißhandlung *f*
虐待儿童成长障碍综合征 Ausfallzugedeihen-Syndrom bei missbrauchte Kinder *n*
虐待儿童的震伤 geschüttelt Trauma im Kindesmissbrauch *n*
虐待儿童所致颅内出血 intrakranielle Blutung vor Kindesmissbrauch *f*
虐待儿童综合征 Zerbeultesbaby-Syndrom *n*
虐待儿童综合症 Kindesmisshandlungssyndrom *n*
虐待幻觉 misshandlung-Halluzination *f*
虐待焦虑 misshandlungsangst *f*
虐待狂 Quälsucht *f*
虐待老人 Altenmisshandlung *f*
虐待情结 misshandlungskomplex *m*
虐待伤 misshandlungsverletzung *f*
虐待死 Tod durch Grausamkeit *m*, Tod wegen der Grausamkeit *m*
虐待婴儿综合征 erschüttertebsaby-Syndrom *n*
虐待综合征 misshandlungen-Syndrom *n*
虐待罪 Tatbestand der Misshandlung *m*
虐狂 Diastrephia *f*
虐淫 Algolagnie *f*

NUO 挪诺锘糯

nuó 挪

挪威疥疮 Borkenkrätze *f*

nuò 诺锘糯

诺贝尔爆炸物（硝酸甘油）noble* Sprengöl *n*
诺贝尔试验（①检乙酰乙酸和丙酮 ②检胆色素）nobel-Test *m*
诺布尔肠折叠术 noble* Wendung *f*
诺布尔氏法 noble* Operation *f*
诺布尔氏位置 noble* stellung *f*
诺丁汉健康量表 nottingham Health Profile *n*
诺丁汉健康调查表 nottingham Health Profile *n*
诺定碱 nordinum *n*
诺顿定理 norton-Theorem *n*
诺［尔斯］氏疟原虫 Plasmodium knowlesi *n*
诺法生 novacin *n*
诺氟沙星 false norfloxacin *n*
诺格契 noguchi* *m*
诺加霉素 nogalamycin *n*
诺卡菌病 nokardiose *f*
诺卡菌属 nocardien *pl*
诺卡菌素 nocardicin *n*
诺卡菌酸 nocardia* Säure *f*
诺卡氏［放线］菌病 nocardiosis *f*, nokardiose *f*
诺卡氏［放线］菌素 nocardin *n*, nocardicin *n*
诺克斯立方积木测验 Knox Kubus-Test *m*
诺龙 nandrolon *n*
诺伦病（诺卢姆病）（遗传性疾病，患者排蛋白尿，角膜混浊，贫血）norum* Krankheit *f*
诺罗病毒 norovirus *n*
诺模图 nomogramm *n*
诺那凝血素 α nonacog alfa *n*
诺如（罗）norovirus *n*
诺如病毒 norovirus *n*
诺如病毒性胃肠炎 false norovirus-Gastroenteritis *f*
诺塞恩印迹法 northern* Blot-Verfahren *n*
诺特纳格尔征（丘脑肿瘤患者颜面肌肉瘫痪，在表情运动时较随意运动时显著）nothnagel* Zeichen *n*
诺特纳格尔综合征（眼肌麻痹小脑共济失调综合征）nothnagel* Syndrom *n*
诺特与伏斯体操法 Knott*-Voss* Übungsmethode *f*
诺瓦经 novalgin *n*
诺瓦克病毒 norwalk*-Virus *n*
诺瓦克病毒感染 norwalk*-Virus-Infektion *f*
诺维梭菌 Clostridium novyi *n*
诺沃克组病毒性胃肠炎 norwalk* Agenten-Gastroenteritis *f*
诺亚克综合征（尖头、多并指（趾）症Ⅰ型）noack* Syndrom *n*
诺伊贝格酯（6 磷酸果糖）6 neuberg-Ester *m*
诺伊费尔德氏反应 neufeld* Reaktion *f*
诺伊曼氏鞘 neumann* Zahnscheide *f*
锘 nobelium *n*（No，OZ 102）
糯米 leimhaltiger Reis *m*
糯米纸 Reispapier *n*
糯米纸囊剂 Capsulae amylaceae *f pl*
糯米纸食品卫生 Lebensmittelhygiene aus poliertem Klebreis *f*

NÜ 女钕衄

nǚ 女钕

女按摩员 masseurin *f*, masseuse *f*
女病房 weibliche Abteilung *f*
女病人 Aegrota *f*
女病室 frauen-Station *f*
女（雌）性激素 Östrogen *n*
女大夫 Ärztin *f*
女飞行员 Pilotinnen *pl*
女工保健 Hygiene der Arbeiterinnen *f*
女工劳动保护 Arbeitsschutz für Frauen *m*
女化男子 Androgynie *f*, Androgynismus *m*
女假两性畸形 weiblicher Pseudohermaphroditismus *f*
女精神病人 mänade *f*
女梦魔 Succuba *f*
女尿道旁腺 Skene* Drüsen *f pl*
女尿道旁腺囊肿 Skene* Drüsenzyste *f*
女尿道旁腺脓肿 Abszeß der Skene* Drüse *m*
女尿道外口 Orificium urethrae externum muliebris *n*
女尿道腺 Querin* Drüsen *f pl*, Glandulae urethrales urethrae femininae *f pl*
女权运动 feminismus *m*
女人气 Weiblichkeit *f*
女人嫌忌 misogynie *f*
女色情狂 nymphomanie *f*
女生殖器 Organa genitalia feminina *n pl*
女生殖器成形术 Gynoplastik *f*
女生殖器造影术 Gynäkographie *f*
女生殖系 weibliches Geschlechtsorgan *n*, weibliches Ge-schlechtssystem *n*
女生殖腺 weiblichen Keimdrüsen *f*
女式外科帽 Operationshaube（für Frauen）*f*
女童保健 Hygiene des Mädchens *f*
女外阴 äußeres weibliches Geschlechtsorgan *n*
女巫 Hexe *f*
女型 gynäkoid Art *f*
女性 muliebrität *f*, Weiblichkeit *f*
女性避孕药 Verhütungsmittel für Frauen *n*
女性不育（孕）［症］Atocie *f*, Atokie *f*
女性促长素 Hysterauxin *n*
女性的 feminin（-us，-a，-um），weiblich，muliebr（-is，-is，-e）
女性的男性意向 Animus *m*
女性的生物学优势 weibliche biologischer Vorteil *m*
女性的心理失调 weibliche psychologische Affektion *f*
女性第二性征 weiblicher sekundärer Geschlechtscharak-ter *m*
女性多毛症 weibliche Polytrichosis *f*
女性发育顺序 weibliche Entwicklungsfolge *f*
女性附件肿瘤 weiblicher Adnextumor *m*
女性附性器官 weibliches accessorisches Geschlechtsor-gan *n*
女性更年期状态 menopausezustand *m*
女性骨盆 gynäkoides Becken *n*, tweibliches Becken *n*
女性核心 weiblicher Kern *m*
女性化 Effemination *f*, feminisation *f*, Verweiblichung *f*, femin（is）ierung *f*
女性化 - 成就不相容 feminine Leistung-Inkompatibilität *f*
女性化的 gynäkogenetisch
女性化瘤 verweiblichenden Tumor *m*
女性化卵巢肿瘤 false feminisierender Ovarialtumor *m*
女性化肾上腺瘤 verweiblichenden Tumor in der Nebenniere *m*
女性化肾上腺皮质肿瘤 feminisierender Adrenokortikotumor *m*
女性化肾上腺肿瘤 feminisierender Nebennierentumor *m*
女性化综合征 verweiblichendes Syndrom *n*
女性假两性畸形 Pseudohermaphroditismus femininus *m*, Gynandrie *f*, Gynandrismus *m*
女性假性半阴阳 Pseudohermaphroditismus femininus *m*
女性健康倡议 frauengesundheitsinitiative *f*
女性结扎拉钩 eileiter Ligation-Retraktor *m*
女性绝育操作法 weibliche Sterilisation *f*

女性恐怖 Gynä(ko)phobie *f*
女性类无睾症 weibliche Hypogonadismus *m*
女性粒 weibliche Körnchen *n pl*
女性连锁染色体 sex-linked Chromosom bei Frauen *n*
女性两性畸形 weibliche Hermaphroditismus *f*
女性疗法 feministische Therapie *f*
女性毛发移植术 weibliche Haartransplantationschirurgie *f*
女性男性化 Gynandrie *f*, Gynandrismus *m*
女性男音 Androglottie *f*
女性内生殖器[官] die innere weibliche Genitalien *f*
女[性]尿道 Urethra feminina
女性尿道肉阜 Caruncula urethralis femininae *f*
女性尿道上裂 weibliche Epispadie *f*
女性尿道下裂 weibliche Hypospadie *f*
女性尿道战伤 Kriegsverletzung der weiblichen Harnröhre *f*
女性尿道综合征 weibliche Harnröhre Syndrom *n*
女性盆腔腹膜粘连 weibliche pelviperitoneale Adhäsion *f*
女性盆腔器官炎症 entzündliche Krankheiten des weib-lichen Beckenorgans *f pl*
女性前列腺病 weibliche Prostatodynie *f*
女性乳房 weibliche Brust *f*
女性乳房发育过度 Öberentwicklung der Brust bei Frauen *f*
女性乳汁 Laktation des Femininum *f*
女性色情狂(慕男狂患者) nymphomanie *f*
女[性]生殖器 Organa genitalia feminina *f pl*
女[性]生殖器充气X线[照]片 Pneumogynäkogramm *n*
女性生殖器官变位 Verschiebung des weiblichen Fortpflanzungsorgans *f*
女性生殖器官感染 Infektion des weiblichen Geschlechts-organs *f*
女性生殖器官损伤 Verletzungen der weiblichen Genitalien *f*
女性生殖器结核 weibliche Genitaltuberkulose *f*
女[性]生殖器造影术 Gynäkographie *f*
女性生殖系疾病与妊娠合并症 weibliche Geschlechtsorgane Krankheit und Komplikation während der Schwangerschaft *f*
女性生殖系统 weibliches Geschlechtsorgan *n*
女性手淫 weibliche Selbstbefriedigung *f*
女性受虐狂的外生殖器 äußeren Genitalien des weiblichen Masochismus *m*, *pl*
女性水囊肿 Hydrozele femininae *f*
女性特点 Weiblichkeit *f*
女性同性恋 weibliche Homosexualität *f*
女性同性恋者 Tribadie *f*
女性外生殖器[官] Die äußeren weiblichen Genitalien *f*
女性卫生教育 Erziehung der Frauenhygiene *f*
女性心理学 frauenpsychologie *f*
女性性发育 weibliche sexuelle Wachstum *n*
女性性高潮障碍 weibliche Orgasmusstörung *f*
女性性功(机)能障碍 weibliche sexuelle Dysfunktion *f*
女性性唤起障碍 weibliche sexuelle Erregungsstörung *f*
女性性交不能 frauenimpotenz *f*
女性性器官畸形 Deformität des weiblichen Geschlechtsorgans *f*
女性性卫生知识教育 Bildung auf weibliche sexuelle Hygiene *f*
女性性腺功能减退 weibliche Hypogonadismus *m*
女性性兴奋障碍 weibliche sexuelle Erregungsstörung *f*
女性性早熟 weibliche vorzeitige Geschlechtsreife *f*
女性性征 weiblicher Geschlechtscbarakter *m*
女性性知识教育 Erziehung der weiblichen Geschlechts-hygiene *f*
女性学 frauenforschung *f*
女性压力性尿失禁 weibliche Stressharninkontinenz *f*
女性遗传 hologyne Vererbung *f*
女性意淫[症](柏拉图式女子精神恋爱) platonische Nymphomanie *f*
女性原核 Pronucleus femelle *m*
女性早熟(综合征) weibliche Frühreife (Syndrom) *f*
女性早熟[综合征] frühreifen Matronism
女性脂肪分布 weibliche Fettverteilung *f*
女阴 Vulva *f*, Pudendum femininum *n*
女阴(性器)恐怖 Angst vor der weiblichen Genitalien *f*
女阴癌 Vulvakarzinom *n*
女阴白斑症 Leukoplakia vulvae *f*
女阴鲍温病(外阴原位癌) morbus Bowen der Vulva *m*
女阴大汗腺癌 apokrinen Karzinome der Vulva *pl*
女阴的 vulvär
女阴干枯(皱) Karaurosis vulvae *f*, Breisky* Krankheit *f*, Trachoma vulvae *n*
女阴肛门[畸形] Anus vulvovaginalis *m*
女阴固定术 Hiatopexia *f*
女阴汗腺瘤 Hidradenom der Vulva *m*
女阴裂 Rima vulvae *f*
女阴囊 Broca* Tasche *f*, Schamsack *m*
女阴佩吉特病 morbus Paget der Vulva *m*
女阴瘙痒 Pruritus vulvae *m*
女阴湿疹 Pudendum-Ekzem *n*
女阴蚀疮 Esthiomene *m*
女阴水囊肿 Hydrozele muliebris *f*, Hydrocele inuliebris *f*
女阴纤维肌瘤 fibromyoma vulvae *n*
女阴纤维瘤 fibroma vulvae *n*
女阴橡皮病 Vulvaelephantiasis *f*
女阴血管角质瘤 Angiokeratome der Vulva *pl*
女阴炎 Episioitis *f*
女阴营养不良 Vulvadystrophie *f*
女阴硬化性萎缩性苔藓 female Genital sklerosierende atrophischen Lichen *m*
女阴增生型营养不良 die Vulva betreffend hyperplastische Dystrophie *f*
女阴粘连 Synechia vulvae *f*
女阴粘膜白斑病 Leukoplakie der Vulva *f*
女阴脂肪瘤 Lipoma vulvae *n*
女音男子 Gynäkophonie *f*
女婴减少 Span(i)ogynie *f*
女用避孕套 frauenkondom *n*
女用金属导尿管 weiblicher Metallkatheter *m*
女贞 Ligustrum vulgare *n*, Liguster *m*
女贞甙 Lilacin *n*, Ligustrin *n*
女子本性 femininitas *f*
女子不孕症 weibliche Unfruchtbarkeit *f*
女子解剖学 Gynanatomia *f*
女子男性化, 女性假两性畸形 Gynander *m*
女子男征 Viraginität *f*, maskulinismus *m*, maskulinisie-rung *f*
女[子]气 feminitas *f*
女子气质 Weiblichkeit *f*
女子色情狂 frauen-Nymphomanie *f*
女子特性 muliebritas *f*
女子同性恋[爱] lesbische Liebe *f*
女子同性恋爱的 lesbisch, lesbic(-us, -a, -um)
女子同性恋者 fututrix *f*
女子型骨盆 gynäkoid Becken *n*
女子淫狂 nymphomanie *f*
钕 neodym *n* (Nd, OZ 60), neodymium *n*
钕玻璃激光器 neodym(glass)-Laser-Strahl *m*
钕错[混合物] Didym *n* (Di)
钕激光器 neodym-Laser *m*
钕激光前列腺切除术 neodym-Laser Resektion der Prostata *f*
钕晶体激光器 neodym-Kristall-Laser *m*

nǜ 衄

衄血 Apostaxis *f*

O

OU 欧呕偶耦藕沤

ōu 欧

欧安计 Ohmammeter *n*
欧白及 Radix-salep *m*
欧白芷 Angelica Archangelica *f*, Archangelica Officinalis *f*
欧白芷酸 Acidum angelicum *n*
欧薄荷(洋薄荷) Pfefferminze *f*, Mentha Piperita *f*
欧薄荷油 Pfefferminzöl *n*, Oleum menthae Piperitae
欧本海姆氏征 Oppenheim* Zeichen *n*
欧勃点 Erb* Punkt *m*(位于锁骨上的胸锁乳突肌后缘)
欧勃氏波 Erb* Welle *f*
欧勃氏点 Erb* Punkt *m*
欧勃氏肌强直反应 Erb* Reaktion *f*, myotonische Reaktion *f*
欧勃氏营养不良 Erb* Dystrophie *f*(od. Muskeldystrophie *f*, od. Muskelatrophie *f*)
欧侧柏酚 Thujaplicin *n*
欧毒芹碱(乙丙基六氢吡啶) Coniin *n*
欧芬脑尔氧化作用 Oppenauer oxidation <engl.>
欧甘草(西班牙甘草) Süßholz *n*, Lakrize *f*, Glycyrrhiza glabra *f*
欧苷菊 Parthenolide *n*
欧几里德距离 euklidische Distanz *f*
欧几里德体系 euklidisches System *n*
欧夹竹桃甙丙 Oleandrin *n*, Folinerin *n*, Neriolin *n*
欧夹竹桃甙甲 Neriant(h)in *n*
欧夹竹桃甙乙 Adynerin *n*
欧菌素 Erdin *n*
欧拉公式 eulersche Formel *f*, Eulerformel *f*, Eulersche Relation *f*
欧利希粒' Eehrlich Granulat *n*(一种细胞颗粒)
欧利希氏侧链学说 Ehrlich* Seitenkettentheorie *f*
欧利希氏三酸染剂 Ehrlich* Triazid *n*
欧利希氏生物化学理论 Ehrlich* biochemische Theorie *f*
欧利希氏酸性苏木精染剂 Ehrlich*(saueres) Hämatoxylin *n*
欧利希氏血红蛋白血症小体 Ehrlich* Hämoglobinämie-Körperchen *n*
欧利希氏中性染剂 Ehrlich* Neutralfarbstoff *m*
欧利希氏重氮反应 Ehrlich* Diazoreaktion *f*
欧利希氏重氮试剂 Ehrlich* Reagentien *n pl*
欧铃兰皂甙 Convall-marin *n*
欧铃兰皂甙元 Convallamarogenin *n*
欧盟 Europäische Union *f*(EU)
欧米珈 -3- 脂肪酸 Omega-3-Fettsäure *f*
欧姆定律 Ohm* Gesetz *n*
欧姆计 Ohmmeter *n m*
欧姆听觉定律 Ohm* Gehörgesetz *n*
欧芹酚 Osthenol *n*
欧芹酚甲醚 Osthol *n*
[欧]瑞香素 Mezerein *n*
欧石南霉素 Ericamycin *n*
欧氏管 Eustachio* Kanal *m*, Canalis Eustachii *m*, Tuba auditiva *f*
欧氏管导管 Tubenkatheter *m*
欧氏通气管 Tubenkatheter *m*
欧式距离 euklidischer Abstand *m*
欧鼠李甙 Frangulin *n*
欧鼠李碱 Franganin *n*
欧鼠李叶碱 Frangufolin *n*
欧[斯勒]氏结 Osler* Knötchen *n*(od. Knoten *m*)
欧斯塔基瓣 eustachisches Ventil *n*(下腔静脉瓣)
欧文氏菌属 Erwinia *f*
欧文线(牙表面弯曲线) Owen Linie *f*, inkrementelle Linie *f*
欧乌头碱 Nxpellin *n*, Nepalin *n*
欧亚薄荷 Mentha-Pulegium *n*
欧亚变种型土拉热杆菌 B 型土拉热杆菌 Francisella tularensis palaearctica(Typ B)*f*
欧亚非皮肤利什曼病 Old World Leishmaniose *f*
欧札尔德丝虫病 Ozzard* Filariose *f*
欧[扎尔德]氏曼森线虫 Filaria demarquayi(od. juncea)*f*, Mansonella ozzardi *f*
欧[扎尔德]氏丝虫病 Ozzard* Filariasis(od. Mansonellia)*f*
欧洲癌症研究与治疗组织 europäische Organisation für Krebsforschung und -therapie(EORTC)*f*, European Organization for Research and Treatment of Cancer(EORTC)<engl.>
欧洲蝙蝠狂犬病病毒 1 型 europäisches Fledermaustollwutvirus Typ 1 *m*
欧洲蝙蝠狂犬病病毒 2 型 europäisches Fledermaustollwutvirus Typ 2 *m*
欧洲标准化委员会 europäisches Komitee für Normung(CEN)*n*
欧洲产山楂 europäische Weißdorn *m*
欧洲虫囊菌 europäischen Insekten Kapsel Bakterien *f*
欧洲杜松 europäischer Wacholder *m*
欧洲分子生物学实验室 europäisches molekularbiologisches Laboratorium *n*
欧洲共同体 europäische Gemeinschaft(EG)*f*
欧洲环境毒理和化学分会 europäische Gesellschaft für Umweltoxikologie und Chemie(SETAC)*f*
欧洲回归热 Febris recurrens europaea *f*, Spirochaetosis obermeieri *f*
欧洲霍乱 Brechruhr *f*, Cholera europaea *f*
欧洲脊柱关节病研究组 europäische Studiengruppe für Spondylarthropathie *f*
欧洲酵母病 Europäische Hefe Krankheit *n*
欧洲抗风湿病联盟 europäische Rheumatologen-Vereinigung(EULAR)*f*, European League Against Rheumatism(EULAR) <engl.>
欧洲人的血型频率 europäische Blutgruppe Frequenzen *f*
欧洲鼠蚤 Ceratophyllus fasciatus *m*
欧洲恙螨 europäische chigger Milben *f*
欧洲医学人工智能 europäische medizinische künstliche Intelligenz *f*
欧洲医学信息学联盟 europäisches medizinisches Informatik Bündnis *n*
欧洲棕背鼠平 Graurötelmaus *f*, Waldwüllmaus *f*, Polarrötelmaus *f*, Rötelmaus *f*

ǒu 呕偶耦藕

呕 Erbrechen *n*, Vomitus *m*
呕(催)吐剂 Ekelstoff *m*, Brechmittel *n*, Emeticum *n*
呕胆 Cholemesis *f*, galliges Erbrechen *n*, Galleerbrechen *n*
呕反射 Brechreflex *m*, pharyngealer Reflex *m*
呕粪 Kopremesis *f*, Copremesis *f*, Koterbrechen *n*
呕吐 Erbrechen *n*, Vomitus *m*, Emesis *f*, Anagogie *f*
呕吐病 erbrechende Krankheit *f*

呕吐的 erbrechend, emetic(-us, -a, -um)
呕吐毒素 Deoxynivalenol *n*
呕吐反射 Brechreflex *m*
呕吐恐怖 Emetophobie *f*, Emetophobia *f*
呕吐癖 Emetomanie *f*, Emetomania *f*
呕吐素 Vomicin *n*
呕吐物 Emesma *n*, Vomitus *m*
呕吐原性破裂 emetogene Ruptur *f*
呕吐中枢 Brechzentrum *n*, erbrechendes zentrum *n*
呕吐作用 Erbrechen Effekt *m*
呕涎 Sialemesis *f*
呕血 Hämatemesis *f*, Bluterbrechen *n*
　戈尔茨坦氏呕血 Goldstein* Hämatemesis *f*
6-偶(重)氮-5-酮正亮氨酸 6-Diazo-5-Keto-Norleuzin *n*
偶产生 Paarerzeugung *f*
偶粗线 Zygo-pachynema *n*
偶氮 Azo-
偶氮白蛋白 Azoalbumin *n*
偶氮苯 Azobenzol *n*
偶氮苯间二酚磺酸 Resorzin-azo-benzolsulfonsäuren *f pl*, Tropäolin *n*
偶氮胆红素 Azobilirubin *n*
偶氮蛋白 Azoproteine *n pl*
偶氮蛋白的制备 Azo-Protein Zubereitung *f*
偶氮蛋白抗原 Azoprotein-Antigen *n*
偶氮蛋白质 Azo-Protein *n*
偶氮二异丁腈 Azodiisobutyronitril *n*
偶氮复(品)红 Azofuchsin *n*
偶氮还原酶 Azoreduktase *n*
偶氮化合物 Azoverbindung *f*, Azokörper *m*
偶氮磺酰胺 Azosulfamid *n*, Neoprontosil *n*
偶氮基 Azogruppe *f*
偶氮结合法 Azokupplungsmethode *f*
偶氮卡红 Azokarmin *n*
偶氮卡红 G Azokarmin G *n*
偶氮蓝 Azoblau *n*
偶氮品红 Azofuchsin *n*
偶氮球蛋白 Azoglobulin *n*
偶氮染料 Azofarbstoffe *m pl*
偶氮染料半抗原 Azofarbstoff-Hapten *n*
偶氮染料蛋白 Azofarbstoff-Protein *n*
偶氮染料抗原 Azofarbstoff-Antigen *n*
偶氮染料皮病 Von Azofarbstoffen Hauterkrankung *f*
偶氮染料痒症 Azojucken *n*
偶氮染色法 Azo-Färbung *n*
偶氮色素 Azopigment *n*
偶氮亚胺 Azo-imide *n pl*
偶氮胭脂红 Azokarmin *n*
偶氮胭脂红 G Azokarmin G *n*
偶氮异丁基腈 Azo-isobutylzyanid *n*
偶氮玉红 S Azorubin S *n*
偶氮紫 Azoviolett *n*
偶的产生 Paarbildung *f*, Paarerzeugung *f*
偶发的 incidens, incidu(-us, -a, um), adventiv, zufällig
偶发分枝杆菌 fortuitum Mykobakterie *f*
偶发龟分枝杆菌(偶发脓肿分枝杆菌) zufällige Schildkröte Mycobacterie *f*
偶发疾病 zufällige Erkrankung *f*
偶发瘤 Inzidentalom *n*
偶发神经病(症) zufällige Neuropathie *f*
偶发事件 发作 Episode *f*, Anfall *m*
偶发性病毒 zufälliges Virus *n*
偶发性蛋白尿 akzidentelle(od. falsche) Albuminurie *f*
偶发性杂音 akzidentelles Herzgeräusch(od. Geräusch) *n*
偶发性粘液囊 zufälligen Schleimbeutel *m*
偶发阴性变异波 zufällige negative Änderung-Welle *f*
偶发早搏 gelegentliche Extrasystole *f*
偶发症状 akzidentelles(od. zufälliges) Symptom *n*
偶函数 gerade Funktion *f*
偶合 Kopplung *f*
偶合常数 Kopplungskonstanten *pl*
偶合的 gekoppelt
偶合反应 Kopplungsreaktion *f*
偶合概率 Kupplung Wahrscheinlichkeit *f*
偶核细胞 zeugite <engl.>
偶极 Dipol *n*
偶极部位 Dipolstelle *f*, Dipolplatz *m*
偶极层 Dipolschicht *f*
偶极分子 Dipolmolekül *n*
偶极键 dipolare Bindung *f*
偶极矩 Dipolmoment *n*
偶极离子 Dipolion *n*
偶极-偶极相互作用 Dipol-Dipolwechselwirkung *f*
偶极取向 Dipolorientierung *f*
偶极子 Dipol *m*
偶见种 zufällige Art *f*
偶联 Kopplung *f*
偶联部位 Kopplungsstelle *f*, Kopplungsplatz *m*
偶联蛋白 Koppeln von Proteinen *n*
偶联的 gekoppelt
偶联反应 Kopplungsreaktion *f*
偶联反应法 Kupplungsreaktion Verfahren *n*
偶联机理 Kopplungsmechanismus *m*
偶联剂 Kupplungsmittel *n*
偶联间期 Kopplungsintervall *n*
偶联磷酸化[作用] Kopplungsphosphorylierung *f*, gekoppelte Phosphorylierung *f*
偶联器 Koppler *m*, Kopplung *f*
偶联体 Kupplungskörper *m*
偶联氧化反应 gekoppelte Oxidationsreaktion *f*
偶联因子 Kopplungsfaktor *m*
偶联作用 Paar Aktion *f*
偶配 Gegenstecker *m*
偶栖寄生虫 Gelegenheitsparasit *m*
偶栖宿主 Gelegenheitswirt *m*
偶鳍 paarige Flossen *f pl*, gepaarte Flossen *f pl*
偶然变异 akzidentelle Variation *f*
偶然波动 zufälligen Schwankung *f*
偶然的 akzidentell, accidental(-is, -is, -e)
偶然冻结说 zufällige eingefrore Theorie *f*
偶然犯罪者 gelegentliche Kriminalität *m*
偶然关系 unbeabsichtigte Beziehung *f*
偶然记忆 gelegentliche Erinnerung *f*
偶然寄生 Gelegenheitsparasitismus *m*
偶然寄生物 lrrläufer *m*, Gelegenheitsparasit *m*, akzidenteller Parasit *m*
偶然教学法 versehentliche Lehrmethode *f*
偶然事故(意外伤害) Unfall *m*
偶然事件 Zufall *m*
偶然危机 versehentliche Krise *f*
偶然误差 Zufälligkeitsfehler *m*, Zufallsfehler *m*, Zufallsabweichung *f*
偶然性 Kontingenz *f*
偶然性,机遇 Chance *f*
偶然性蛋白尿 unbeabsichtigter Proteinurie *f*
偶然性死后伤 gelegentliches postmortales Trauma *n*
偶然性细胞死亡 akzidenteller Zelltod *m*
偶然宿主 Gelegenheitswirt *m*

偶然学习 beiläufiges Lernen, Kontingenz Lernen *n*
偶然杂交 akzidentelle(od. gelegentliche) Kreuzung *f*
偶然再生 akzidentelle(od. gelegentliche) Regeneration *f*
偶砷苯 Arsenobenzol *n*, Arsphenamin *n*
偶砷肉桂酸愈创木酚 Arsenostyracol *n*
偶生的 adventiv, zufällig
偶数的 gerade, geradzahlig
偶数回上位重聚 dual widerhall Rephasierung *f*
偶[数]噬菌体 Phage *f*
偶数碳原子脂肪酸 Geradkohlenstoff-Fettsäure *f*
偶数羽状的 geradpinnant
偶蹄类 Artiodactyla *n pl*, Paarhufer *m pl*, Paarzeher *m pl*
偶蹄类的 artiodactylös
偶线 Synaptän *n*, Zygotän *n*, Zygonema *n*
偶线期 Amphitän *n*, Zygonemastadium *n*
偶像 Idol *n*
偶因论 Okkasionalismus *m*
偶姻 Acyloinether *m*
偶遇抽样 zufällige Probenahme *f*
耦合 Kopp(e)lung *f*
耦合常数 Kopplungskonstante *f*
耦合电路 Kupplungskreis *m*, Kopplungsschaltung *f*
耦合电阻 Kopplungswiderstand *m*
耦合器 Koppler *m*
耦合系统 Kopplungssystem *n*
耦联(偶联) Kopplung *f*
耦联晶体管 Kopplungstransistor *m*
藕 Lotoswurzel *f*
藕粉 Stärkemehl aus Lotoswurzel *f*
藕节 Nodus rhizoma nelumbinis *m*, Knoten des Lotoswurzelstockes *m*
藕节形的 Wulst *m*

òu 沤

沤肥气中毒 Mist Gasvergiftung *f*

P

PA 爬耙帕怕

pá 爬耙

爬虫 Reptil *n*
爬虫恐怖 Herpetophobie *f*
爬虫酶 Reptilase *f*
爬虫学 Herpetologie *f*
爬杆试验 Kletterstangertest *m*
爬高错觉 Kletternillusion *f*
爬高能力 Steigfähigkeit *f*
爬行动物 Reptil *n*
爬行纲 Reptilia *n pl*, Kriechtiere *n pl*
爬行纤维 Kletterfaser *f*
爬蚋 Simulium reptans *n*
耙齿形 eggenzinkenförmig
耙齿状的 eggenzinkenartig
耙菌属 Irpex *m*, milchweißer Eggenpilz *m*
耙菌素 Irpexin *n*
耙式搅拌器 Kreiseleggesrührer *m*
耙形牙 Harkenzähne *pl*

pà 帕怕

帕比司他 Panobinostat *n*
帕德-维利综合征 Prader*-Willi* Syndrom *n*
帕杜丁 Padutin *n*
帕尔芬氏肠管缝[合]术 Palfyn* Naht *f*
帕尔赖姆普利征 Palrymple* Zeichen *n*(甲状腺功能亢进的一个眼部症状)
帕尔里克试验 Patrick* Test *m*("4"字试验—种骶髂关节和髋关节的检查法)
帕尔氏改良魏格特氏髓鞘染色法 Pal* Modifikation der Weigert* Markscheidenfärbung *f*
帕胡切皮机 Padgell* Hood* Dermatom *n*
帕基奥尼[颗]粒 Pacchioni* Granulationen *f pl*(蛛网膜[颗]粒)
帕基奥尼孔 Pajiaoni*-Loch *n*(小脑幕裂孔)
帕基奥尼氏体 Pacchioni* Granulationen *f pl*, Granulationes arachnoidales *f pl*
帕吉坦 Pagitan *n*
帕巾钳 Handtucespinzette *f*
帕金森病(综合征) Parkinson* Krankheit *f*(od. Krankheit *f*), Paralysis agitans *f*, Parkinsonismus *m*
帕金森病痴呆 Parkinson* Krankheit mit Demenz *f*
帕金森病的运动疗法 Bewegungstherapie bei Parkinson* *f*
帕金森病康复 Rehabilitation bei Morbus Parkinson* *f*
帕金森病丘脑腹外侧核毁损术 ventrolaterale Thalamotomie für Parkinson* *f*
帕金森病性痴呆 Demenz bei Parkinson* Krankheit, Demenz bei Parkinsonismus *m*
帕金森痴呆病 Parkinson* Demenz *f*
帕金森[征]步态 Gang von Menschen mit Morbus Parkinson* *m*, Parkinson*-Krankheit-Gangart *f*
帕金斯眼压计 Perkins* Tonometer *m*
帕拉德颗粒 Prahladaspartikel *f*
帕拉米韦 Peramivir *n*
帕拉那坚硬皮肤综合征 Paranal* harte Haut Syndrom *n*
帕腊二酮 Paradion *n*
帕腊美萨(沙)酮 Paramethadion *n*
帕勒德林 Paredrin *n*
帕勒综合征 Paller* Syndrom *n*(常染色体隐性骨、齿等异常的遗传病)
帕累托改进 Pareto* Besserung *f*
帕累托无效率 Pareto* Ineffizienz *f*
帕累托最优 Pareto* Optimum *n*
帕里诺氏综合征 Parinaud* Syndrom *n*
帕里诺眼腺综合征 Parinaud* oculoglandulaeres Syndrom *n*(结膜炎、耳前淋巴腺触痛和肿大)
帕里诺综合征 Parinaud* Syndrom(中脑损害所致双眼配合向上的运动麻痹)
帕里氏病 Parry* Krankheit *f*, Struma exophthalmica *f*
帕里希氏反应 Parish* Reaktion *f*
帕里希氏樟脑合剂 Parish* Kampfermixtur *f*
帕立骨化醇 Paricalcitol *n*
帕利珠单抗 Palivizumab *m*
帕龙综合征 Parhong* Syndrom (halbseitige Atrophie)(半侧面萎缩)
帕罗病 Paloskrankheit *f*(梅毒性假麻痹)
帕罗假瘫 Parrot* Pseudoparalyse *f*(新生儿帕罗萎缩)
帕罗结节[征] Parrot* Knoten *m*(先天性头颅上梅毒性骨结节)
帕罗溃疡 Parrot*-Ulkus *n*(见于鹅口疮)
帕罗西汀 Paroxetin *n*
帕马奎宁 Pamaquin *n*, Plasmochin *n*
帕米磷酸钠 Pamidronat(Aredia) *m*
帕内特氏细胞 Paneth*(Körner-) Zelle *f*
帕内特细胞癌 Paneth* Zell-Karzinom *n*
帕涅洛氏点 Pagniello* Punkt *m*
帕努姆氏现象 Panum* Phänomen *n*
帕帕尼科拉乌氏染剂 Papanicolaou* Farbstoff *m*
帕帕尼科拉乌氏染色法 Papanicolaou* Färbung *f*(Pap)
帕帕尼科拉乌试验(涂片) Papanicolaou* Test (Abstrich) *m*(表皮脱落细胞学涂片染色法)
帕帕兹回路 Papez* Schaltung *f*(边缘系统神经环路)
帕潘立酮 Paliperidon *n*
帕佩兹环[回]路 Papez* Kreis *m*
帕皮进行性特发性皮肤萎缩 progressive idiopathische Haute-Atrophie von Pasini* und Pierini* *f*
帕皮萎缩性皮病 Haute-Atrophie von Pasini* und Pierini* *f*
帕奇尼小体 Pacini* Körperchen *n*
帕萨旺垫[隆起] Passavant*-Pad *n*(吞咽时咽上缩肌收缩引起的咽后壁隆起)
帕斯卡尔(压力的国际标准单位) Pascal *n*
帕斯卡尔定律(液体压定律) Pascal*-Gesetz *n*
帕套氏综合征 Patau* Syndrom *n*
帕特里克氏征 Patrick* Zeichen *n*
帕妥珠单抗 Pertuzumab *n*
帕西尼神经纤维瘤 Pacini* Neurofibrome *f*
帕西尼氏[环层]小体 Pacini* Körperchen *n*, Corpuscula lamellosa *n*
帕兴氏小体 Paschen*(Elementar-) Körperchen *n*
帕珠沙星 Pazufloxacin *n*
帕唑帕尼 Pazopanib *n*
怕冷 Angst vor Kälten *m*

怕人 Antropophobie *f*
怕生人 Angst vor Fremden *m*

PAI 拍排哌派蒎

pāi 拍

拍 Schwebung *f*
拍打法 Kletschen *n*, Massage *f*
拍打抚摩器 klopfender und schlagender Massage-Apparat *m*
拍击音 klatschender Ton *m*
拍叩 Perkussion *f*
拍频 Schwebungsfrequenz *f*
拍水声 Plätschergeräusch *n*, Schüttelgeräusch *n*

pái 排

排 Zeile *f*
排(取)代剂 Verdrängungsmittel *n*
排氨[型]代谢 Metabolismus von Ammoniak-Ausscheidung *m*
排氨代谢 Ammonotelismus *m*
排氨的 ammonotelisch
排氨动物 Ammoniak-Ausscheidung-Organismus *m*
排便 Defäkation *f*, Dejektion *f*
排便动作 Defäkationsaktion *f*
排便反射 Defäkationsreflex *m*
排便剂 Ekkritika *n pl*, Expellentia *n pl*, Evakuantia *n pl*
排便紧张感 Defäkation-Spannung *f*
排便困难 schwieriger Stuhlgang *m*
排便失禁 fäkale Inkontinenz *f*
排便线照相(造影)检查 Defäkographie *f*
排便训练 Reinlichkeitserziehung *f*
排便造影 Defäkographie *f*
排便障碍 Dysporia *f*
排便中枢 Defäkationszentrum *n*
排草属 Lysimachia *f*
排斥 Abstoßung *f*, Repulsion *f*, Rejektion *f*
排斥的 abstoßend
排斥反应 Abstoßungsreaktion *f*, Rejektion *f*
排斥危象 Rejektionskrise *f*
排斥线 Ablehnung-Linie *f*
排斥异己物质 Ablehnung des Nicht-Selbst Substanz *f*
排斥症状 Abstoßungssymptom *n*
排虫 Parasitenelimination *f*, Parasitenaustreibung *f*
排虫史 Parasiteneliminationsgeschichte *f*, Parasitenaus-treibungsgeschichte *f*
排虫现象 Parasiteneliminationsphänomen *n*, Parasi-tenaustreibungsphänomen *n*
排出 Dejektion *f*, Dekorporation *f*
排出臭气 Effluviums *n*
排出的试样 drainages Material *n*, drainages Präparat *n*
排出多卵的 polyovulatorisch
排出口 Auslauf *m*
排出量 Ausbeute *f*, Output *m*, Ausstoß *m*
排出率 Austreibungsrate *f*, Ausstoßrate *f*
排出门 Ausgangsmündung *f*, entkommende Mündung *f*
排出门户 Portal der Ausfahrt *n*
排出期 Austreibungsperiode *f*, Austreibungsphase *f*
排出器 Evakuator *m*
排出物 Ausfluß *m*, Ejectum *n*
排除 Ausschaltung *f*, Abscheidung *f*, Elimination *f*, Exklusion *f*
排除标准 Emissionsnorm *f*
排除的 vertreibt, eliminiert, geräumt
排除法检索表 Multiple-Passfeder *f*, Beseitigung-Key *m*
排除剂 Evakuantia *n pl*, eliminierte Stoffe *m pl*
排除率 Wahrscheinlichkeit von Ausgrenzung *f*
排除器 Ejektor *m*, Auswerfer *m*
排除药 Evakuantia *n pl*, eliminierte Mittel *n pl*, Evakuierungsmittel *n pl*
排除饮食 Eliminationsdiät *f*
排代[作用] Verdrängung *f*
排代滴定法 Verdrängungstitration *f*
排代色层分离[法] Verdrängungschromatographie *f*
排代色谱法 Verdrängungschromatographie *f*
排单卵的 monoovulatorisch
排胆的 cholekinetisch, cholezystagogisch
排胆剂 Cholezystagoga *n pl*
排氮 Stickstoffelimination *f*
排氮作用 Denitrogenierung *f*
排定 Ablaufplanung *f*
排毒 Toxinvertreibung *f*, Toxinelimination *f*
排毒的 vertreibend
排毒剂 Expellentia *n pl*
排毒系数 Detox-Koeffizient *m*
排队处理 Bearbeitung der Warteschlange *f*
排队论 Warteschlangentheorie *f*
排队系统模型 Warteschlangessystemmodell *n*
排二卵的 diovulatorisch
排放 Immission *f*
排放标准 Abgasnormen *f*
排放量 Emissionsmenge *f*
排放说(理论) Volley-Theorie *f*
排粪 Darmentleerung *f*, Stuhlgang *m*, Dejektion *f*, Defäkation *f*
排粪测量器 Fäzeometer *n*
排粪的 kotentleerend
排粪过频 Pollakikoprose *f*
排粪中枢 Stuhlgangszentrum *n*
排汗 Diaphorese *f*, Diaphoresis *f*
排汗量 Menge der Schwitzung *f*
排精受阻 Samenverhaltung *f*, Verlegung der Samenwege *f*
排菌 Keimausscheiden *n*, Bazillenausscheiden *n*, Bakterienausscheiden *n*
排菌者 Keimausscheider *m*, Bakterienausscheider *m*, Bazilleausscheider *m*, Ausscheider *m*
排空 Entleerung *f*, Evakuation *f*, Exhaustio *f*
排列 Anordnung *f*, Permutation *f*
排列不良 schlechte Ausrichtung *f*
排列方向 Orientierung *f*
排卵 Eisprung *f*, Ovulation *f*
排卵常数定律 Gesetz der Ovulationskonstante *n*
排卵的 ovuiatorisch
排卵过少 Oligoovulation *f*
排卵过速 Superovulation *f*
排卵龄 Ovulationsalter *n*
排卵期 Ovulationstermin *m*
排卵期[子宫]出血 Eisprung-Blutung *f*, Ovulationsblutung *f*
排卵期月经 Ovulationsmenses *f*, Kleine* Regel *f*
排卵器 Ovijektor *m*, eilegendes Organ *n*
排卵前卵泡 präovulatorischer Follikel *m*
排卵前期 präovulatorische Phase *f*
排卵停止 Anovulation *f*, Anovulie *f*
排卵型功能失调性子宫出血 dysfunktionelle Uterusblutung des ovulatorischen Typs *f*
排卵周期图 Zyklogramm *n*
排泌 Absonderung *f*, Exkretion *f*, Evakuation *f*
排泌过程 Ausscheidungsprozeß *m*
排囊座菌属 Bagnisiella *f*
排尿 Harnentleerung *f*, Miktion *f*, Urinieren *n*, Mikturition *f*
排尿不尽感 Tenesmus vesicae *m*
排尿踌躇 Harnverhalten *n*

排尿反射 Miktionsreflex *m*
排尿感觉 Miktionsgefühl *n*, Gefühl des Harndrangs *n*
排尿功能检查仪 uro-Prüfstand *m*
排尿功能障碍 Harnbeschwerde *f*, Miktionsstörung *f*
排尿管理 Blasenmanagement *n*
排尿寒战 Miktionsfrösteln *n*
排尿机能检查仪 Urodynamometer *m*
排尿记录 Blasenentleerungsrekord *f*
排尿记录图 Blasenentleerung-chart *f*
排尿减少 Oligurie *f*, Hypurie *f*, Hypurese *f*
排尿恐怖 Urophobie *f*
排尿困难 Dysurie *f*, Dysuria *f*, Akraturese *f*, Miktionsstörung *f*
排尿困难的 dysurisch
排尿困难者 Dysuriaker *m*
排尿里急后重 Tenesmus vesicae *m*
排尿量 Blasenentleerungsvolumen *n*
排尿量描记器 Uroflo(w)meter *n*
排尿频繁 Häufigkeit der Mikturition *f*
排尿期膀胱内压测定法 Miktionszystometrie *f*
排尿期膀胱尿道造影片 Miktionszystourethrogramm *n*
排尿期膀胱尿道造影术 Blasenentleerung-Cystourethrography *f*
排尿期膀胱压力测定 Blasenentleerung-Zystometrie *f*
排尿日记 Miktionstagebuch *n*
排尿色情 Undinismus *m*
排尿式膀胱尿道造影 Miktionszystourethrografie *f*
排尿素[氮]代谢 Ureotelismus *m*
排尿素[氮]代谢的 ureotelisch
排尿酸[氮]代谢 Urikotelismus *m*
排尿酸的 urikotelisch
排尿酸药 Urikosurikum *n*
排尿酸药物 urikotelisches Medikament *n*
排尿酸作用 Uricotelismus *m*
排尿痛 Miktionsschmerz *m*, Urodynie *f*, Dytsurie *f*, Odynurie *f*
排尿危象 Urokrise *f*, Blasenkrise *f*
排尿紊乱 Miktionsstörung *f*
排尿无力 Acraturesis *f*, kraftlose Harnentleerung *f*, Blasenatonie *f*
排尿性尿道造影 Miktionsurethrographie *f*
排尿性晕厥 Mikturitionssynkope *f*
排尿徐缓 Bradyurie *f*
排尿延迟 verzögerte Urination *f*, verzögerte Miktion *f*
排尿异常 Paruria *f*, Miktionsveränderung *f*
排尿晕厥 Miktion-Synkopen *f*
排尿障碍 Blasenentleerungsstörung *f*
排尿正常 Normosthenurie *f*, normale Harnentfeerung *f*
排尿中枢 Miktionszentrum *n*, Centrum vesicospinale *n*
排脓 Dränage des Eiters *f*
排脓刀 Abszeßmesser *n*
排脓法 Evakuierung von Eiter *f*
排脓管 Eiter-Drainageschlauch *m*
排脓口 Eiterausgang *m*
排气 Luftleere *f*, Exsufflation *f*
排气的 karminativ
排气阀 Auslassventil *n*
排气管 Entlüftungsrohr *n*, Dunstrohr *n*, Exhaustor *m*
排气唧筒 Luftpumpe *f*
排气口 Abluftanschluss *m*
排气器 Exsufflator *m*
排气扇 Abgasfächer *m*
排气筒 Auspuffrohr *n*
排气脱硫 Abgasdesulfur(ik)ation *f*, Abgasdesulfurierung *f*
排气罩 Abgaskappe *f*
排气针 Gas-Nadel *f*
排气综合征 Auspuff-Syndrom *n*
排乳 Milchejektion *f*, Milchsekretion *f*
排乳的 galaktophorisch, galaktophor(-us, -a, -um)
排色[素]检胆法 Chromocholoskopie *f*
排石的 lithagogisch
排水的 wasserabweisenden
排水法 Entwässerung *f*, Drainage *f*, Dränage *f*, Guttation *f*
排水孔 Hydathode *f*
排水系统 Kanalisation *f*
排他 exklusiv
排他传声器 Exclusivesmikrofon *m*
排他性 Exklusivität *f*
排痰性咳 produktiver Husten *m*
排外群体 fremdenfeindliche Gruppe *f*
排涎器 Salivaejektor *m*
排泄 Entleerung *f*, Egestion *f*, Dekorporation *f*, Exkretion *f*
排泄不畅 Drainageschwierigkeit *f*
排泄不能 Acatharsia *f*
排泄部 exkretorischer Teil *m*
排泄丛 exkretorischer Plexus *m*
排泄胆汁 Gallenexkretion *f*
排泄的 exkretorisch, excretori(-us, -a, -um), ekkrin
排泄功能 exkretorische Funktion *f*
排泄功能障碍及康复 Miktionsstörungen und Rehabilitation
排泄管 Ausführungsgang *m*, Ausführungsweg *m*, Absonderungsgang *m*, Emunctorium *n*
排泄过多 Hyperekkrisie *f*, überschüssige Exkretion *f*
排泄过多的 hyperekkritisch
排泄过少 Hypoekkrisie *f*
排泄过少的 hypoekkritisch
排泄汗腺 ekkrine Schweißdrüse *f*
排泄剂 Ekkritica *n pl*
排泄孔 Exkretionsporus *m*
排泄率 Exkretionsrate *f*
排泄囊 Exkretionsblase *f*
排泄器 Ausscheidungswerkzeug *n*, Emunctorium *n*
排泄器官 Ausscheidungsorgan *n*, Absonderungsorgan *n*, Exkretionsorgan *n*
排泄腔 Kloake *f*
排泄失常 Abevakuation *f*
排泄失禁 Acathexia *f*, Akathexie *f*
排泄失禁的 akathektisch
排泄试验 Ausscheidungsprobe *f*, Exkretionstest *m*
排泄速度常数 Exkretionsrate-Konstante *f*
排泄停止 Epistase *f*, Epistasie *f*, Epistasia *f*
排泄物 Ausscheidungsprodukt *n*, Dejektion *f*, Exkrement *n*, Exkret *n*
排泄物处理 Exkret-Behandlung *f*
排泄物过少 Oligokoprie *f*
排泄系统 Ausscheidungssystem *n*, Exkretionssystem *n*
排泄细胞 Ausscheidungszelle *f*, Exkretionszelle *f*
排泄腺 Ausscheidungsdrüse *f*
排泄小管 Absonderungstubulus *m*
排泄性泌尿系造影[术] Exkretionsurographie *f*, Ausscheidungsurographie *f*
排泄性肾盂造影术 Ausscheidungs-Pyelographie *f*
排泄药 Ableitungsmittel *n pl*, Ekkritika *n pl*
排泄液闭止 Ischocenosis *f*, Ischesis *f*
排泄阈 Ausscheidungs-Schwelle *f*, Exkretionsschwelle *f*
排泄障碍 Acatharsia *f*
排序标度 Rangskala *f*
排序表 Rangliste *f*
排序程序 Ranker *n*
排序法 Rang-Methode *f*
排序假设 Rangfolge-Hypothese *f*

排序系统 Bestellsystem *n*
排血前期 Präejektionsperiode *f*(PEP)
排牙 Artikulation *f*
排牙定律 Gesetze der Artikulation *f*
排氧装置 Oxygenexhaustor *m*
排液 Drainage *f*
排液线 Drainagefaden *m*
排遗 Defäkation *f*
排异 Ablehnung *f*
排异反应 Rejektion *f*
排字工人 Schriftsetzer *m*
排阻层析 Ausschlußchromatographie *f*
排阻色谱法 Exklusionschromatographie *f*
排阻限度 Ausschlußgrenze *f*

pài　哌派蒎

哌(派)替啶 Meperidin *n*, Pethidin *n*, Dolantin *n*
哌苯甲醇 Pipradro(um) *n*
γ- 哌苯甲醇 Azacyclonol *n*
哌泊噻嗪棕榈酸酯 Pipotiazin Palmitat *n*
哌醋甲酯 Ritalin *n*, Methylphenidat *n*
哌啶 Piperidin *n*
哌啶类 Piperidines *n*
哌啶生物碱 Piperidin-Alkaloid *n*
哌啶酸 Piperidin-Säure *f*
哌甲酯 Methylphenidat *m*
哌可酸 Pipecolinsäuren *f pl*
哌克昔林 Perhexilin *n*
哌喹 Piperaquin *n*
哌拉西林 Piperacillin *n*
哌立福辛 Perifosine *f*
哌仑西平 Pirenzepin *n*(抗酸药)
哌咪清 Pimozid *n*
哌嗪 Piperazin(um) *n*, Perazin(um) *n*
哌嗪枸橼酸盐 Piperazin-Citrat *n*
哌嗪己二酸盐 Piperazin adipate *n*
哌替啶(杜冷丁) Demerol *n*
哌酰溴烷 Pipobroman *n*
哌血生 Pipobroman *n*
哌唑嗪 Prazosin *n*
派别 Fraktion *f*
派尔集合淋巴结 Peyer* Flickwerk *n*
派杰病 Paget* Morbus(①乳头湿疹样癌 ②畸形性骨炎)
派利文 Perivin *n*
派罗欣 Pegasys *n*
派姆 Pralidoximjodid *n*, Pralidoximmethjodid *n*
派珀尔氏产钳 Piper* Zange *f*
派珀硬皮黑粉菌 Perikardspiperidin *n*
派若宁 Pyronine *n pl*
派生词 Ableitungsterm *m*
派生的 abgeleitet
派生情绪 abgeleitete Emotionen *f*
派生物 Derivat *n*
派生现象 Ableitung *f*
派生需要 abgeleitete Bedürfnisse *f*
派氏[集合淋巴]结 Peyer* Plaques *f pl*
派[伊尔]氏集结 Peyer* Drüsen *f pl*(od. Haufen *m pl*, Plaques *f pl*)
派翟氏试验 Perthes* Versuch *m*
蒎烷 Pinan *n*
蒎烯 Pinen *n*

PAN　潘攀盘蹒蟠判泮袢

pān　潘攀

潘必定 Pempidin(um) *n*
潘博恩氏试验 Pangborn* Probe *f*(od. Test *m*)
潘德尔层 Pander* Layer *m*(中胚层脏壁层)
潘德尔核 Pandersnukleus *m*(底丘脑核位于内囊的内侧下丘脑的外侧)
潘德尔氏血岛 Pander* Insulae *f pl*
潘德里特氏综合征 Pendred* Syndrom *n*
潘迪氏试验 Pandy* Test *m*(od. Reaktion *f*)
潘迪试剂 Pandey* Reagentien *f*(检脑脊液球蛋白)
潘科斯特氏缝[合]术 Pancoast* Naht *f*
潘科斯特氏瘤 Pancoast* Tumor *m*
潘科斯特氏综合征 Pancoast*(-Torbias*) Syndrom *n*
潘库溴铵 Pancuronium *m*
潘内尔病 Pannerskrankheit *f*(肱骨小头骨软骨病)
潘内氏病 Panner* Krankheit *f*, Osteochondritis deformans metatarsophalangea juvenilis *f*
潘尼西丁 Penicidin *n*, Patulin *n*
潘奇氏裂 Pansch* Fissur *f*
潘塞缇方法 Ponseti* Technik *f*
潘生丁 Persantin *n*, Dipyridanol *n*
潘氏细胞(帕内特细胞) Paneth*-Zellen *m pl*(肠腺底部柱状上皮细胞)
潘托杀 Pantocid(um) *n*, Halazon *n*
潘托西 Pentoxyl *n*
潘妥卡因 Pantocain *n*, Pontocain *n*, Tetracain *n*
攀登运动 Kletterübung *f*
攀援纤维 Kletterfaser *f*
攀状 schlingenförmig

pán　盘蹒蟠

盘 Discus *m*, Scheibe *f*
A 盘 A-Scheibe *f*, anisotropische Scheibe *f*
I 盘 I-Scheibe *f*, isotropische Scheibe *f*
J 盘 J-Scheibe *f*, isotropische Scheibe *f*
Q 盘 Q-Scheibe *f*, Querscheibe *f*
Z 盘 Z-Scheibe *f*, Telophragma *n*
盘管型透析器 Spule-Dialysator *m*
盘花蒿属 Bigelowia *f*
盘架干燥器 Kastenabtrockner *m*
盘曲 Biegung *f*, Wendung *f*
盘曲的 aufgerollt
盘式计算机 Scheibenrechenmachiene *f*
盘式录音机 Kasettenschreiber *m*
盘式数片机 Scheibentabletteregister *n*
盘式水银传感温度计 Scheibenquecksilbersensothermometer *m/n*
盘式蒸汽压力温度计 Scheibendampfdruckthermometer *m/n*
盘数据单位 Disk-Dateneinheit *f*
盘尾属 Onchocerca *f*
盘尾丝虫 Onchocerca volvulus *f*
盘尾丝虫病 Hautfilariose *f*, Onchozerkose *f*
盘尾丝虫瘤 Onchocercastumor *m*
盘形瓣膜 diskoidale Valva *f*
盘形的 discoides, discoidal(-is, -is, -e), scutellar(-is, -is, -e)
盘形激光器 Scheibenlaser *m*
盘形面 Scheibenförmige Oberfläche *f*
盘形肾 scheibenförmige Niere *f*
盘形挖器 diskoidaler Exkavator *m*
盘形药丸 Scheibenpillen *f pl*
盘旋挤压试验 McMurray* Test *m*

盘长孢属 Gloeosporium *m*
盘状 diskusförmig, diskusartig(铁饼状)
盘状[肺]膨胀不全 scheibenförmige Atelectase *f*, Atelectasis disciformis *f*
盘状半月板 Scheibenmeniskus *m*
盘状的 diskoidal, scheibenförmig, disciform(-is, -is, -e)
盘状电泳 Discoid Elektrophorese *f*
盘状肺不张 Discoid Atelektase *f*
盘状附着板 scheibenförmiges angehängtes Board *n*
盘状红斑狼疮 nagende Flechte *f*, Lupus erythematosus discoides *m*
盘状黄斑变性 scheibenförmige Makuladegeneration *f*
盘状角膜炎 Scheibenkeratitis *f*, scheibenförmige Keratitis *f*, Keratitis disciformis *f*
盘状菌病 Discomycose *f*, Discomycosis *f*
盘状菌目 Discomycetales *pl*
盘状菌属 Discomyces *m*
盘状龛影 Platten-Nische *f*
盘状狼疮 diskoider Lupus *m*
盘状卵裂 diskoide Spaltung *f*, scheibenförmige Spaltung *f*
盘状梅毒疹 diskoide Syphilis *f*
盘状囊果 Discocarpus *m*
盘状囊胚 Discoblastula *f*
盘状囊胚的 discoblastisch
盘状牛皮癣 Psoriasis discoides *f*
盘状肉芽肿病 Granulomatosis discoides *f*
盘状软骨 diskoidaler Knorpel *m*, Cartilago discoidalis *f*
盘状肾 scheibenförmige Niere *f*, Kuchenniere *f*
盘状湿疹 diskoide Ekzeme *f*
盘状视网膜炎 Retinopathia disciformis *f*
盘状胎盘 Placenta discoidalis *f*, Placenta discoides *f*, Scheibenplazenta *f*, Discoplacenta *f*
盘状体 Discoid *n*
盘状银屑病 Psoriasis discoides *f*
盘状原肠胚 Discogastrula *f*
蹒跚 stolpern
蹒跚病 Stumble-Krankheit *f*
蹒跚步态 schwankender Gang *m*, Entengang *m*, Titubatio *f*, Watschelgang *m*
蹒跚而行 Stumble watscheln v
蟠管型透析器 Spule-Dialysator *m*
蟠管状的 geknäuelt
蟠曲的 eingerollt, spiralig aufgewunden
蟠曲状瘤 zickzackförmigen Tumor *m*
蟠尾丝虫 Onchocerca *n*

pàn 判泮袢

判别 unterscheiden, urteilen, trennen v
判别变量 Diskriminanzanalyse-Variablen *f*
判别成分 Diskriminanzanalyse-Inhaltsstoffe *f*
判别度 Diskriminierungsgrad *m*
判别分数 Diskriminanzanalyse-Partitur *f*
判别分析 Diskriminanzanalyse *f*
判别力 Diskriminierbarkeit *f*
判别临界值 diskriminanzknoter Schwellenwert *m*
判别能力 Diskriminanzknoten-Fähigkeit *f*
判别式 Diskriminante *f*
判别式函数 Diskriminanzfunktion *f*
判别树 Diskriminanzknoten Baum *m*
判别效度 diskriminante Validität *f*
判别值(判别函数) Diskriminierungswert *m*, Diskriminanzfunktion *f*
判别准则 Kriterium *n*
判病性症状 pathognomonisches Symptom *n*
判处绞刑 Zwangsvollstreckung zu hängen *f*
判定表 Kriterien-Tabelle *f*
判定表表示法 Kriterien-tabellarischesdarstellung *f*
判定表格式 Kriterien-Tabellenformat *n*
判定表公式化 Kriterien-Tabelle-Formulierung *f*
判定表结构 Kriterien-Tabellenstruktur *f*
判定表逻辑 Kriterien-Tabelle-Logik *f*
判定表逻辑语句 Kriterien-Tabelle-logische-Anweisung *f*
判定表模型 Kriterien-Tischmodell *n*
判定表形式 Kriterien-Tisc-Formalismus *m*
判定理论 Entscheidungstheorie *f*
判定树 Entscheidungsbaum *m*
判定算法 Entscheidungs-Algorithmus *m*
判定推理 Lay-Inferenz *f*
判断 Urteil *n*, Deutung *f*, Einsicht *f*
判断不当的 Unsachgemäße Urteil *n*(unverständig)
判断抽样 wertende Probenahme *f*
判断错误 Fehleinschätzung *f*
判断间可靠性 interjudge Zuverlässigkeit *f*
判断间一致性 interjudge Konsistenz *f*
判断力 Urteil *n*, Diskretion *f*
判断力下降 Abfall des Urteilsvermögens *m*
判断人骨的年代 Datierung von menschlichen Knochen *f*
判决 Verurteilung *f*
泮库溴胺 Pancuroniumbromid *n*
泮他拉唑 Pantoprazol *n*
袢 Schlinge *f*, Schleife *f*, Schlaufe *f*, Ansa *f*
袢利尿剂 Schleifendiuretika *f pl*
袢切断术 Ansotomie *f*
袢式结肠造口术 Loop-Kolostomie *f*
袢状的 ansat(-us, -a, -um)

PANG 彷庞旁膀螃鳑

páng 彷庞旁膀螃鳑

彷徨变异 Fluktuation *f*
彷徨变异测验 Fluktuationstest *m*
彷徨不安 Anakatesthesia *f*
彷徨假说 Wackeln-Hypothese *f*
庞哥拉病毒 Pongola* Virus *n*(蚊传病毒自然宿主为马、驴等)
庞纳特方格 Punnett* Quadrat *m*(遗传学家系配子表格)
庞佩氏病 Pompe* Krankheit *f*
庞提阿克热 Pontiac* Fieber *n*
旁 kollateral, neben
旁(支)路 Bypass *m*
旁[向]色象差 Farbquerfehler *m*
旁[向]象差 laterale Aberration *f*
旁瓣 Nebenzipfel *m*
旁瓣效应伪影 Artefakt aus Nebenzipfel-Effekt
旁侧型椎间盘突出 lateral Bandscheibenvorfall *m*
旁侧序列 flankierende Sequenz *f*
旁多夫氏移液管 Ponndorf* Pipette *f*
旁额片 adfrontales Scleritum *n*
旁分泌 Parakrine Sekretion *f*, Parakrine *f*
旁分泌式传递 Parakrine Übertragung *f*
旁分泌调节 Parakrine-Regulation *f*
旁分泌作用 Parakrine Wirkung *f*
旁睾 Beihoden *m*, Paradidymis *f*, Parepididymis *f*, Giraldés* Organ *n*
旁睾的 paradidymial
旁睾炎 Paradidymitis *f*
旁观脱敏法 Seitenlinie-Desensibilisierung *f*
旁观游戏 zuschauender Spiel *m*
旁观者淡漠 Zuschauer-Apathie *f*

旁观者介入 Zuschauer-Eingreifen *n*
旁观者效应 Bystander-Effekt *m*
旁管薄壁组织 paratracheales Parenchym *n*
旁核 paraventricularis Nucleus *m*
旁基体器 parabasales Gerät *n*
旁节细胞 Paraganglienzelle *f*
旁巨细胞网状核 paragigantocellular reticularis Nukleus *m*
旁立者现象 Bystander-Phänomen *n*
旁流式 Nebenstrom *m*
旁路 Shunt *m*, Bypass *m*, alternativer Weg *m*, Seitenweg *m*
旁路胆红素 Shunt(hyper)bilirubin *n*
旁路关节炎-皮炎综合征 Bypass-Arthritis-Dermatitis-Syndrom *n*
旁路观念 Bypass-Idee *f*
旁路黄疸 Shuntikterus *m*
旁路激活途径 Bypass alternativer Weg *m*
旁路联想 Bypass-Assoziation *f*
旁路流量计 Bypass Durchflußmesser *m*
旁路溶解 Bypass-Lyse *f*
旁路[手]术 Bypass-Operation *f*
旁路通气 kollaterale Ventilation *f*
旁路途径(替代途径) alternativer Reaktionsweg *m*
旁路性高胆红素血症 laterale Hyperbilirubinämie *f*
旁路折返性心动过速 akzessorische Leitungsbahn Reentrytachykardie *f*
旁路转流术 Bypass-Operation *f*
旁卵巢 Paroophoron *n*
旁滤式自动离心机 automatische Zentrifuge nach Bypass Filtertyp *f*
旁泌性 Parakrinie *f*
旁栖[中间]宿主 Parazwischenwirt *m*
旁亲遗传 collaterale Vererbung *f*
旁绒球 Paraflocculus *m*, Flocculus accessorius *m*
旁生 Auswuchs *m*
旁矢状面 Parasagittale *f*
旁矢状面的 parasagittal
旁松果体 para-Zirbeldrüse *f*
旁通 Bypass *m*
旁突触传递 parasynapse-Übertragung *f*
旁突体 Paraphysis *f*
旁突体的 Paraphyse *f*
旁外侧裂区 parasylvische Area *f*
旁系 Seitenlinie *f*
旁系亲属 collateraler Verwandter *m*
旁细胞途径 Parazellulärer Weg *m*
旁效应 Bystander-Effekt *m*(BE)
旁嗅区 Area parolfactoria(od. Brocae) *f*, Broca* Area *f*(od. Raum *m*)
旁血管神经丛 Nebengefäß-Nervenplexus *m*
旁压力 lateraler Druck *m*
旁因 Nebenursache *f*
旁原位胰腺移植 paratopen Pankreas-Transplantation *f*
旁原位移植术 paratope Transplantation *f*
旁正中进路 paramedian Vorgehen *n*
旁正中切口 paramedian Inzision *f*
旁正中网状核 paramedian Nukleus reticularis *m*
旁证 collateraler Beweis *m*
旁支 collateraler Zweig(od. Ast *m*) *m*
旁支菌丝 Bypass-Hyphen *f*
旁中心暗点 Parazentralskotom *n*
旁中心凹的 parafoveal
旁中央的 parazentral
旁中央沟 parazentrale Furche *f*, Sulcus paracentralis *m*
旁中央小叶 Lobulus paracentralis *m*
膀胱 Blase *f*, Harnblase *f*, Vesica urinaria *f*, Cystis *f*
膀胱阿米巴病 Blasenamoebiasis *f*
膀胱癌 Blasenkarzinom *n*, Carcinoma vesicale *n*
膀胱癌化疗 Blasenkarzinom-Chemotherapie *f*
膀胱癌肉瘤 Blasenkarzinosarkom *n*, Karzinosarkom der Harnblase *n*
膀胱白斑病 Leukoplakia vesicae *f*
膀胱逼尿肌 Musculus detrusor urinae(s. vesicae) *m*, Detrusor urinae(s. vesicae) *m*
膀胱闭锁 Blasenatresie *f*, Atretocystia *f*
膀胱壁 Blasenwand *f*
膀胱壁内段输尿管 intrablasenmuraler Ureter *m*
膀胱病 Zystopathie *f*
膀胱病损局部切除术 lokale Excision der Blasenläsion *f*
膀胱部分切除[术] partielle Zystektomie *f*
膀胱肠瘘 Blasendarmfistel *f*, Fistula vesikointestinalis *f*
膀胱肠疝 Zystoenterozele *f*, Harnblasendarmbruch *m*
膀胱超声显像 Zystosonographie *f*
膀胱成形术 Blasenplastik *f*, Zystoplastik *f*
膀胱弛缓 Blasenatonie *f*
膀胱耻骨的 vesikopubisch
膀胱冲洗[法] Blasenausspülung *f*
膀胱冲洗导管 Blasenausspülungskatheter *m*
膀胱冲洗注射器 Blasenspritze *f*
膀胱充气[造影]照片 Pneumozystogramm *n*
膀胱充气X线体层照相术 Pneumozystotomographie *f*
膀胱充气造影术 Pneumozystographie *f*
膀胱充盈 Blasenfüllung *f*
膀胱出口梗阻 infravesikale Behinderung *f*
膀胱出口重建术 Blasenausgang-Wiederaufbau *m*
膀胱出血 Blasenblutung *f*, Zystorrhagie *f*
膀胱穿刺抽吸 Blasenpunktion und Absaugung *f*
膀胱穿刺术 Blasenpunktion *f*, Zystopunktur *f*, Punctio vesicae *f*
膀胱穿刺套[管]针 Blasentrokar *m*
膀胱穿刺针 zystische Punktionsnadel *f*
膀胱穿孔 Blasenperforation *f*
膀胱穿破 Durchbohren der Blase *n*
膀胱垂 Uvula vesicae *f*, Lieutaud* Uvula *f*(od. Zäpfchen *n*)
膀胱刺激症状 Reizzeichen der Blase *n*, Reizblase *f*
膀胱丛 Plexus vesicalis *m*
膀胱挫伤 Blasen-Kontusion *f*
膀胱大疱性水肿 bullöses Blasenödem *n*
膀胱刀 Zytotom *n*
膀胱的 zystisch, vesikal, vesical(-is, -is, -e), cystic(-us, -a, -um)
膀胱底 Blasengrund *m*, Blasenboden *m*, Fundus vesicae *m*
膀胱电描记法 Elektrozystographie *f*
膀胱顶 Blasenscheitel *m*, Harnblasenscheitel *m*, Apex vesicae urinariae *f*, Vertex vesicae urinariae *m*
膀胱定时排空 zeitliche Blasenentleerung *f*
膀胱段输尿管 intravesikale Harnleiter *pl*
膀胱恶性肿瘤 bösartige Neubildung der Harnblase *f*
膀胱发育不全 Blasenagenesie *f*
膀胱发育过小 Blasenhypoplasie *f*, Hypoplasia vesicae *f*
膀胱乏力 Blasenatonie *f*, Atonia vesicae *f*
膀胱反射 Blasenreflex *m*
膀胱放线菌病 Blasenaktinomykose *f*
膀胱肥大 Blasenhypertrophie *f*
膀胱缝[合]术 Blasennaht *f*, Zystorrhaphie *f*
膀胱腹壁缝[合]术 Ventrozystorrhaphie *f*
膀胱腹的 vesikoabdominal
膀胱腹股沟疝 Zystobubonozele *f*, Zystozele inguinalis *f*
膀胱腹膜反折 vesikoperitoneale Reflexion *f*
膀胱腹腔引流 vesicocolonik Entwässerung *f*
膀胱根治性切除术 radikale Zystektomie *f*

膀胱梗阻 Blasenobstruktion *f*
膀胱功能障碍 Blasenfunktionsstörung *f*, vesikale Dysfunktion *f*
膀胱宫颈筋膜 vesikozervikale Faszia *f*
膀胱宫颈瘘 Blasenzervixfistel *f*, Fistula vesicocervicalis *f*
膀胱股环疝 Zystomerozele *f*
膀胱固定术 Vesikofixation *f*, Zystopexie *f*
膀胱灌洗术 Blasenspülung *f*
膀胱灌注 Blasenspülung *f*, Blasenirrigation *f*
膀胱灌注化疗 Blasenspülung *f*, Blasenirrigation *f*
膀胱过动症(尿频) überaktive Blase *f*
膀胱过度活动 überaktive Blase *f*
膀胱过敏 (vegetative) Reizblase *f*
膀胱和肠功能 Blasen-und Darmfunktion *f*
膀胱横襞 Plica vesikalis transversa *f*
膀胱横纹肌肉瘤 Rhabdomyosarkom der Blase *n*
膀胱后壁 posteriore Blasenwand *f*
膀胱后淋巴结 postvesikuläre Lymphknoten *m pl*, Nodi lymphatici postvesiculares *m pl*
膀胱化脓的 zystoeiterig, zystopyog
膀胱坏死 Blasengangrän *f*
膀胱活体取样器 Blase Biopsiezange *f*
膀胱活体取样钳 Blasenbiopsie-Forzeps *f*
膀胱活组织检查 Blasenbiopsie *f*
膀胱肌肥厚 Hypertrophie der Blasenmuskulatur *f*, Zysthypersarcosis *f*
膀胱肌瘤 Blasenmyom *n*
膀胱积脓 Eiteransammlung der Harnblase *f*, Pyozystis *f*
膀胱积血 Haem(at)ozystis *f*, Haematovesika *f*
膀胱基底部 Blase-Basis *f*
膀胱畸胎瘤 Blasenteratom *n*
膀胱畸形 Blasenmißbildung *f*
膀胱脊椎的 vesikospinal
膀胱夹持钳 Blasenfaßzange *f*
膀胱假憩室 Pseudodivertikel der Blase *n*
膀胱尖 Vertex vesicae urinariae *m*, Apex vesicae urinariae *f*
膀胱间质瘤 mesenchymaler Tumor der Blase *m*
膀胱剪 Blasenschere *f*
膀胱结肠瘘 Fistula vesikokolika *f*
膀胱结核 Blasentuberkulose *f*
膀胱结石 Zystolithiasis *f*, Kalkalus vesikae *m*, Kalkalus vesikalis *m*, Blasenstein *m*
膀胱结石取出钳 Blasensteinzange *f*
膀胱结石取出匙 Blasensteinlöffel *m*
膀胱结石碎石术 Lithothrypsie *f*, Lithotresis *f*
膀胱结石探条 Blasensteinsonde *f*
膀胱颈 Blasenhals *m*, Harnblasenhals *m*, Servix vesicae (urinariae) *f*
膀胱颈部 Y-V 成形术 Blasenhals Y-V Plastik *f*
膀胱颈部综合征 Blasenhalssyndrom *n*
膀胱颈成形术 Blasenhals-Plastik *f*
膀胱颈梗阻 Blasenhalsobstruktion *f*
膀胱颈功能障碍 Blasenhals-Dysfunktion *f*
膀胱颈钳 Blasenhals Pinzette *f*
膀胱颈切开术 Zystotrachelotomie *f*
膀胱颈炎 Zystitis kolli *f*
膀胱痉挛 Blasenkrampf *m*, Zystospasmus *m*, Spasmus vesicalis *m*, Blasenkrise *f*
膀胱静脉 Venae vesikales *f pl*
膀胱静脉丛 Plexus venosus vesikalis *m*
膀胱静脉曲张 Blasenvarikose *f*
膀胱镜 Zystoskop *n*
膀胱镜检查[术] Zystoskopie *f*
膀胱镜检查的 zystoskopisch
膀胱镜检膀胱钳 zystoskopische Blasenzange *f*
膀胱镜教学接目镜 Unterrichtsokular des Zystoskops *n*
膀胱镜取石术 Lithotriptoskopie *f*
膀胱镜手术器械包 Zytoskopoperationskassette *f*
膀胱镜碎石术 Lithotriptoskopie *f*
膀胱镜性溃疡 zystoskopisches Geschwür (od. Ulkus) *n*
膀胱镜异物钳 zystoskopische Fremdkörperzangen
膀胱镜用剪 zystoskopische Schere *f*
膀胱卡他 Blasenkatarrh *m*
膀胱控制 Kontrolle über die Blase
膀胱口前腔 Vorblase *f*
膀胱叩诊 Perkussion der Blase *f*
膀胱溃疡 Blasengeschwür *n*, Blasenulkus *n*, Ulkus vesikae *n*
膀胱扩大成形术 Zystoaugmentation-plastik *f*
膀胱扩大术 Zystektasie *f*
膀胱扩张 Blasendilatation *f*, Zystektasie *f*, Riesenharnblase *f*
膀胱扩张器 Blasendilatator *m*
膀胱扩张术 Blasendilatation *f*, Zystektasie *f*
膀胱括约肌 Blasenschließmuskel *m*, Sphinkter vesikae *m*, Muskulus sphinkter vesikae *m*
膀胱括约肌麻痹 Blasenschließmuskelparalyse *f*, Blasenschließmuskellähmung *f*
膀胱括约肌松弛 Blasenschließmuskelatonie *f*
膀胱拉钩 Blase-Retraktor *m*
膀胱裂 Schistozystis *f*
膀胱淋巴肉瘤 Blasenlymphosarkom *n*
膀胱鳞状上皮细胞癌 Plattenepithelkarzinom der Harnblase *n*
膀胱瘘 Blasenfistel *f*, Fistula vesicalis *f*
膀胱瘘修补术 Plastikoperation der Blasenfistel *f*
膀胱挛缩 Blasenkontraktion *f*, Schrumpfblase *f*
膀胱麻痹 Blasenlähmung *f*, Zystoplegie *f*, Zystoplegia *f*
膀胱[毛]滴虫病 Blasentrichomoniasis *f*
膀胱梅毒 Blasensyphilis *f*
膀胱面 Fazies vesikalis (uteri) *f*
膀胱内的 endovesikal, intravesikal, intravesical (-is, -is, -e)
膀胱内翻 Inversio vesicae *f*
膀胱内翻性乳头状瘤 invertes Papillom der Harnblase *n*
膀胱内疗法 intravesikale Therapie *f*
膀胱内压 intravesikaler Druck *m*
膀胱内压测量[法] Blasendruckmessung *f*, Blasenmanometrie *f*, Zystometrie *f*, Zystotonometrie *f*
膀胱内压测量器 Blasenmanometer *n*, Zysto(mano)meter *n*
膀胱内压测量图 Zystometrogramm *n*
膀胱内压描记法 Zysto(metro)graphie *f*, Zystotonometrie *f*
膀胱内压容量曲线 intravesikale Druckvolumenkurve *f*
膀胱内照相器 Photozystoskop *n*
膀胱内照相术 Zystophotographie *f*
膀胱[粘膜]囊肿 zystische Zystitis *f*, Cystitis cystica *f*
膀胱尿道的 vesikourethral
膀胱尿道固定术 Marshall-Marchetti-Krantz Verfahren *n*
膀胱尿道后角 posterior urethrovesikaler Winkel *m*
膀胱尿道镜 Zystourethroskop *n*, Panendoskop *n*
膀胱尿道镜检查 Zystourethroskopie *f*, Panendoskopie *f*
膀胱尿道口梗阻 Obstruktion der Blasen-Harnröhrenöffnung *f*, Obstruktion der Vesikourethralöffnung *f*
膀胱尿道口狭窄 Striktur der Vesikourethralöffnung *f*
膀胱尿道连接部 urethrovesikale Verbindungsstelle *f*
膀胱尿道损伤 Blasen-und Urethral-Verletzung *f*
膀胱尿道突出 Zystourethrozele *f*
膀胱尿道悬吊术 vesikourethrale Aufhängung *f*
膀胱尿道炎 Zystourethritis *f*
膀胱尿道异物 Fremdkörper in der Blase oder der Harnröhre *m*
膀胱尿道阴道瘘 Blasen-Harnröhren-Scheidenfistel *f*
膀胱尿道阴道瘘修补术 Plastkoperation der Blasen-Harnröhren-Scheidenfistel *f*

膀胱尿道造影[术] Zystourethrographie *f*
膀胱尿道[造影]照片 Zystourethrogramm *n*
膀胱尿路上皮细胞癌(膀胱移行细胞癌) Urothelkarzinom der Harnblase *n*
膀胱凝血吸出导管 Evakuationskatheter für Blasenkoagulum *m*
膀胱排出口梗阻 Blasenauslassobstruktion *f*
膀胱[排空]反射 Blasen-(Entleerungs) Reflex *m*
膀胱排空作用 Blasenentleerung *f*
膀胱旁的 paravesikal, paravesical(-is, -is, -e)
膀胱旁淋巴结 paravesikale Lymphknoten *m pl*, Nodi lymphatici paravesicales *m pl*
膀胱旁窝 paravesikale Grube *f*, Fossa paravesicalis *f*
膀胱旁组织 Parazystium *n*
膀胱膨出 Zystozele *f*
膀胱膨满 Harnblasendistension *f*
膀胱皮肤瘘 Blasenhaut-Fistel *f*
膀胱平滑肌瘤 Blasenleiomyom *n*
膀胱平滑肌肉瘤 Blasenleiomyosarkom *n*
膀胱破裂 Blasenruptur *f*, Blasenriß *m*, Zystorrhexis *f*
膀胱破裂伤 Ruptur der Harnblase *f*
膀胱破裂修补术 Verschluß der Blasenruptur *m*
膀胱葡萄状横纹肌肉瘤 traubenförmiges Rhabdosarkom der Harnblase *n*
膀胱葡萄状肉瘤 traubenförmiges Sarkom der Harnblase *n*
膀胱脐的 vesikoumbilikal
膀胱脐瘘 Vesikoumbilikalfistel *f*, Urachusfistel *f*, Fistula vesicoumbilicalis *f*
膀胱脐尿管的 vesikourachal
膀胱憩室 Blasendivertikel *n*
膀胱憩室结石 Blasendivertikelstein *n*, Divertikelstein *n*
膀胱憩室内结石 Stein in Blasendivertikel *m*
膀胱憩室起子 Blasendivertikelhebel *m*
膀胱憩室切除术 Harnblasendivertikulektomie *f*
膀胱憩室炎 Blasendivertikulitis *f*
膀胱牵开器 Blasenhaken *m*
膀胱前壁 vordere Blasenwand *f*
膀胱前间隙 Prävesikalraum *m*, Spatium praevesicale *n*
膀胱前列腺的 vesikoprostatisch, vesicoprostatic(-us, -a, -um)
膀胱前列腺切除术 Zystoprostatektomie *f*
膀胱前列腺石 Blasen-Prostata-Stein *n*
膀胱前淋巴结 prävesikale Lymphknoten *m pl*, Nodi lymphatici prevesicales *m pl*
膀胱切除剪 Blase-Schere *f*
膀胱切除术 Zystektomie *f*
膀胱切开取石术 Lithotomie *f*, Lithozystotomie *f*, Zystolithotomie *f*
膀胱切开取异物 Zystotomie für Entfernung des Fremdkörpers *f*
膀胱切开术 Zystotomie *f*, Blasenschnitt *m*, Zystotomia *f*
膀胱切石卧位 Steinschnittlage *f*, Valentine* Lage *f*
膀胱取石钳 Blasenstein-Klemme *f*
膀胱取石术 Lithozystotomie *f*, Zystolithotomie *f*, Lithotomie *f*
膀胱取样钳 Blase Probe Klemme *f*
膀胱全部切除术 totale Zystektomie *f*
膀胱阙[缺]如 Fehlen der Harnblase *n*
膀胱容量 Blasenkapazität *f*
膀胱肉瘤 Blasensarkom *n*
膀胱乳头[状]癌 papilläres Karzinom der Harnblase *n*
膀胱乳头[状]瘤 Blasenpapillom *n*
膀胱乳头[状]瘤病 Blasenpapillomatose *f*
膀胱乳头状移行上皮细胞癌 papilläres Übergangszellkarzinom der Harnblase *n*
膀胱软斑病 Malakoplakie der Harnblase *f*
膀胱软化斑 Blase-Malacoplakia *f*
膀胱三对比造影 Tripel-Kontrastzystographie *f*
膀胱三角[区] Blasendreieck *n*, Trigonum vesicae *n*, Lieutaud* Dreieck *n*, Trigonum der Blase
膀胱三角刀 Trigonotom *n*
膀胱三角及输尿管间嵴增生 Hypertrophie des Blasendreieckes und des Ureterwulstes *f*
膀胱三角切除术 Trigonektomie *f*
膀胱三角区 vesikaler Trigonum *m*
膀胱三角炎 Trigonitis *f*
膀胱砂钟畸形 Sanduhr(harn) blase *f*
膀胱上凹 Fovea supravesicalis *f*
膀胱上动脉 Arteriae vesicales superiores *f pl*
膀胱[上]神经 Nervi vesicales superiores *m pl*
膀胱上窝 Fossa supravesicalis *f*
膀胱上组织炎 Epizystitis *f*
膀胱神经痛 Blasenneuralgie *f*, Zystalgie *f*, Zystoneuralgie *f*, Neuralgia vesicalis *f*
膀胱神经无力 AZystineuria *f*
膀胱肾的 vesikorenal
膀胱肾反流 vesikorenaler Reflux *m*
膀胱肾盂X线照相术 Zystopyelographie *f*
膀胱肾盂肾炎 Zystopyelonephritis *f*
膀胱肾盂炎 Zystopyelitis *f*
膀胱肾盂造影术 Zystopyelographie *f*
膀胱渗血 Zystistaxis *f*, Zystostaxis *f*
膀胱石 Blasenstein *n*, Zystolith *m*
膀胱石病 Zystolithiasis *f*, Blasenstein *n*
膀胱石的 zystolithisch
膀胱石镜检查 Lithoskopie *f*
膀胱石[窥]镜 Lithoskop *n*
膀胱石切除术 Zystolithotomie *f*, Lithotomie *f*
膀胱石探杆 Steinsucher *m*, Steinsonde *f*
膀胱嗜铬细胞瘤 Phäochromozytom der Harnblase *n*
膀胱收缩 Blasenkontraktion *f*
膀胱输尿管的 vesikoureteral
膀胱输尿管反(回)流 vesikoureteraler Reflux *m*
膀胱输尿管返流 Rückfluss von Urin aus der Blase in den Harnleiter *m*
膀胱输尿管瘘 vesikoureterale Fistel *f*
膀胱输尿管肾盂肾炎 Zystoureteropyelonephritis *f*
膀胱输尿管炎 Zystoureteritis *f*
膀胱输尿管[尿液]反流 zystoureterale Regurgitation *f*
膀胱输尿管[造影]照片 Zystoureterogramm *n*
膀胱双对比造影 Doppelkontrast-Zystographie *f*
膀胱双合诊 bimanuelle Untersuchung der Blase *f*
膀胱顺应性 Kompliance der Blase *f*
膀胱碎石器 Lithotriptor *m*
膀胱损伤 Blasenverletzung *f*
膀胱探子 Blasensonde *f*
膀胱套管针 Blase-Trokar *m*
膀胱疼痛综合征 Blasenschmerz-Syndrom *n*
膀胱体 Harnblasenkörper *m*, Corpus vesicae(urinariae) *n*
膀胱替代 Blasenersatz *m*
膀胱痛 Blasenschmerz *m*, Zystodynie *f*, Zystalgia *f*
膀胱透照检查 Zystodiaphan(oskop) ie *f*
膀胱突出 Zystozele *f*, Zystozele *f*, Hernia zystika *f*
膀胱脱垂 Blasenprolaps *m*
膀胱外侧淋巴结 laterale vesikale Lymphknoten *m pl*, Nodi lymphatici vesiculares laterales *m pl*
膀胱外侧韧带 laterales Ligament der Harnblase *n*
膀胱外的 extravesikal
膀胱外翻 Zystoschisis *f*, Blasenextrophie *f*, Ekstrophia vesicae *f*
膀胱外伤 Blasenverletzung *f*
膀胱网膜疝 Zystoepiplozele *f*

膀胱萎缩 Blasenatrophie *f*
膀胱息肉 Blasenpolyp *m*
膀胱下垂 Zystoptose *f*, Zystoptosis *f*
膀胱下动脉 Arteria vesicalis inferior *f*
膀胱[下]神经 Nervi vesicales inferiores *m pl*
膀胱先天畸形 angeborene Fehlbildung der Harnblase *f*
膀胱纤维瘤 Fibrom der Harnblase *n*
膀胱纤维肉瘤 Fibrosarkom der Harnblase *n*
膀胱腺 Glandulae vesicales *f pl*
膀胱腺癌 Adenokarzinom der Harnblase *n*
膀胱腺瘤 Blasenadenom *n*
膀胱腺瘤样瘤 adenomatöser Tumor der Harnblase *m*, Adenomatoidtumor *m*
膀胱象 Zystogramm *n*
膀胱小梁形成 Blase-Trabekulierung *f*
膀胱形 blasenartig
膀胱性血尿 vesikale Hämaturie *f*
膀胱袖状切除术 Resektion einer Blasenmanschette *f*
膀胱悬雍垂 Uvula vesicae (urinariae) *f*
膀胱血管瘤 Hämangiom der Harnblase *n*
膀胱血吸虫病 Blasenbilharziose *f*, Blasenschistosomiasis *f*
膀胱压 Blasendruck *m*
膀胱压力、尿流率和膀胱尿道排尿期电视同步检查 synchrone Kine-Druck-Fluß-Zystographie *f*
膀胱压力测定 Zystometrie *f*
膀胱压力容积曲线 Zystometrogramm *n*
膀胱炎 Zystitis *f*, Zystitis *f*
膀胱移行上皮细胞癌 Übergangsepithelzellkarzinom der Harnblase *n*, Transitionalzellkarzinom der Harnblase *n*
膀胱乙状结肠的 vesicosigmoid (-us, -a, -um)
膀胱乙状结肠吻合术 Vesikosigmoidostomie *f*, Zystosigmoidostomie *f*
膀胱异物 Blasenfremdkörper *m*
膀胱异物钳 Blasenfremdkörper-Zange *f*
膀胱阴道的 vesikovaginal
膀胱阴道隔 Septum vesicovaginale *n*
膀胱阴道瘘 Blasenscheidenfistel *f*, Fistula vesicovaginalis *f*
膀胱阴道瘘修补术 Verschluß (od. Reparation *f*) der Blasenscheidenfistel *m*
膀胱阴道直肠的 vesikovaginorektal
膀胱阴道直肠瘘 vesikovaginorektale Fistel *f*, Vesikovaginorektalfistel *f*, Blasen-Scheiden-Rektumfistel *f*, Fistula vesicovaginorectalis *f*
膀胱阴道直肠瘘修补术 Verschluß (od. Reparation *f*) der Blasen-Scheiden-Rektumfistel *m*
膀胱引流式胰腺移植(水扩张) Blasendrainage bei der Pankreastransplantation *f*
膀胱硬癌 Zystoskirrhus *m*, Cystoscirrhus *m*
膀胱原位癌 Karzinom in situ der Harnblase *n*
膀胱再造口术 Neozystostomie *f*
膀胱造口术 Zystostoma *n*, Zystostomie *f*, Zystostomose *f*
膀胱造瘘术 Zystostomie *f*
膀胱造影[术] Zystographie *f*, Kontrastzystographie *f*
膀胱[造影]照片 Zystogramm *n*
膀胱增大 Blasendilatation *f*, Zystauxe *f*
膀胱粘膜 Blasenschleimhaut
膀胱粘膜白斑[病] Blasenleukoplakie *f*
膀胱粘膜炎 Blennozystitis *f*
膀胱粘膜移植 Blasenschleimhaut-Transplantat *n*
膀胱粘液癌 muzinöses Karzinom der Harnblase *n*
膀胱粘液的 zystophlegmatisch
膀胱粘液肉瘤 Blasenmyxosarkom *n*, Myxosarcoma cystica *n*
膀胱粘液溢 Zystirrhoe *f*
膀胱战伤 Kriegsverletzung der Harnblase *f*
膀胱照相术 Zystographie *f*, Zystoradiographie *f*
膀胱脂肪瘤 Blasenlipom *n*
膀胱直肠的 vesikorektal
膀胱直肠瘘 Blasen-Mastdarm-Fistel *f*, vesikorektale Fistel *f*
膀胱直肠瘘修补术 Verschluß der vesikorektalen Fistel *m*
膀胱直肠窝 vesikorektale Tasche *f*
膀胱直肠造口吻合术 Zystoproktostomie *f*, Zystorektostomie *f*
膀胱中动脉 mitte-vesicalis-Arteria *n*
膀胱肿瘤 Blasentumor *m*
膀胱肿瘤抗原 Harnblase-Tumorantigen *m*
膀胱肿瘤匙钳 Blasentumor-Löffel-Klemme *f*
膀胱肿疡 Neubildungen der Harnblase *f*
膀胱重建术 Rekonstruktion der Harnblase *f*
膀胱周的 perivesikal
膀胱周脓肿 perivesikaler Abszeß *m*
膀胱周围间隙引流术 Dränage des perivesikalen Raums *f*
膀胱周炎 Perizystitis *f*, Parazystitis *f*
膀胱周组织 Parazystium *n*
膀胱注射 Blasenspritzung *f*, intravesikale Injektion *f*
膀胱注射器 Blasenspritze *f*
膀胱状细胞 Blasen-ähnliche Zelle *f*
膀胱子宫的 vesikouterin, vesicouterin (-us, -a, -um)
膀胱子宫腹壁固定术 Hysterozystopexie *f*, Vesikofixation *f*
膀胱子宫颈的 vesikozervikal
膀胱子宫颈瘘 Blasenzervix-Fistel *f*, Vesikozervikalfistel *f*, Fistula vesicocervicalis *f*, vesicouterine Fistel *f*
膀胱子宫颈阴道瘘 Blasen-Zervix-Scheidenfistel *f*, Vesikozervikovaginalfistel *f*, Fistula vesicocervicovaginalis *f*
膀胱子宫瘘 Blasen-Uterus-Fistel *f*, Fistula vesicouterina *f*
膀胱子宫内膜异位[症] Blasenendometriose *f*, Endometriosis vesicae *f*
膀胱子宫韧带 Blasenpfeiler *m*, vesikouterines Ligament *n*, Ligamentum vesicouterinum *n*
膀胱子宫陷凹 Cavum vesicouterinum *n*, Excavatio vesicouterina *f*
膀胱子宫阴道的 vesikouterovaginal, vesicouterovaginal (-is, -is, -e)
膀胱紫癜 Blasenpurpura *f*
螃蜞 Sesarma dehaani *f*
螃蟹 Krabbe *f*, Krebs *m*
鳑鲏 Bitterling *m*, Rhodeus amarus *m*

PAO 抛咆庖跑泡炮疱

pāo 抛

抛光 polieren
抛光粉 Polierpulver *n*
抛光膏 polierende Paste *f*
抛光轮 Polierscheibe *f*, poliertes Rad *n*
抛光棉轮 polierte Baumwolle-Scheibe *f* (od. BaumwolleRad *n*)
抛光刷 Polierbürste *f*
抛光纸片 polierende Papierscheibe *f*
抛弃 aufgeben
抛射剂 Treibstoff *m*, Raketentreibstoff *m*
抛射体 Projektil *n*
抛尸现场 Postmortem-Szene *f*
抛物面聚光镜 Paraboloid-konvergierendes Spiegel *m*
抛物线 Parabel *f*
抛物线形 parabolisch
抛物型抑制 Parabolisches Unterdrücken *n*

páo 咆庖

咆哮 brüllen

庖(煮)肉培养基 gekochter Fleischnährboden *m*

pǎo 跑

跑(秒)表 Stoppuhr *f*
跑步机测试 Laufbandstest *m*
跑道错觉 Runway Illusion <Engl.>
跑道综合训练(循环测验) Zirkeltraining *n*
跑速 laufende Geschwindigkeit *f*

pào 泡炮疱

泡 Vesica *f*, Blase *f*, Vesikel *m*
泡包装 Blisterpackung *f*
泡化碱 Natrium silikat *n*
泡利氏不相容原理 Pauli* Ausschließungsprinzip *n*
泡螺属 Bulimus *m*
泡膜黄体囊肿 Theka-Luteinzyste *f*
泡膜黄体素细胞 Theka-Luteinzelle *f*
泡膜细胞 Theka-Zelle *f*
泡膜细胞瘤 Thekom *n*, Theka-Zelltumor *m*
泡膜细胞增生症 Hyperplasie der Thekazellen *f*
泡沫 Schaum *m*, Spuma *f*
泡沫病毒 Foamyvirus *m*
泡沫病毒属 Spumavirus *n*
泡沫分部(分离) Foam division *f*(Trennung *f*), Schaum Fraktionierung *f*
泡沫肝 Schaumleber *f*
泡沫酵母 Foamyhefe *f*
泡沫气雾剂 Schaumaerosole *n*
泡沫试验 Schaumprobe *f*
泡沫栓子 Schaumembolus *m*
泡沫塑料 Schaumstoff *m*, Schaumplastik *f*
泡沫稳定剂 Schaumstabilisator *m*
泡沫细胞 Schaumzelle *f*
泡沫细胞综合征 Schaumzellsyndrom *n*
泡沫形成 Schaumbildung *f*, Physallisation *f*
泡沫[样]痰 schaumiges Sputum *n*
泡沫样血痰 schaumblutiges Sputum *n*
泡沫浴 Schaumbad *n*
泡沫脏器 Schaumorgan *n*
泡沫指数 Schaumindex *m*
泡沫治疗 Schaumbehandlung *f*
泡沫状的 spumescent, spumös
泡沫状巨噬细胞 Foam Makrophagen *f*
泡沫状图通巨细胞 Foam Toutons Riesenzellen *pl*
泡囊 Vesikel *n*
泡囊的 vesikulär
泡囊体 Vesikel Körper *m*
泡囊吸收的 vesikel-aufgenommen
泡囊状的 vesikulär
泡泡糖 Bubblegum *m*
泡腔上皮 Alveolarepithel *n*
泡球蚴病 Alveolarhydatiden-Krankheit *f*
泡手盆 Handwaschbecken *n*
泡手消毒桶 Handwaschbecken für Desinfektion *n*
泡手消毒桶支架 Regal des Handwaschbeckens für Desinfektion *n*
泡腾 Efferveszenz *f*
泡腾合剂 Efferveszenzmixtur(a) *f*
泡腾颗粒剂 Brausegranulat *n*
泡腾片剂 Efferveszenztablette *f*
泡腾散 Brausepulver *n*
泡腺 alveoläre Drüse *f*, azinöse Drüse *f*, Glandula alveolaris *f*, Glandula acinosa *f*
泡心细胞 zentroazinäre Zelle *f*
泡形包虫病 vesikuläre Echinokokkose *f*
泡形棘皮瘤 vesikuläres Akanthom *n*
泡型包虫病(多房棘球蚴病、泡球蚴病) alveoläre Echinokokkose *f*
泡型棘球蚴病 alveoläre Echinokokkose *f*
泡性的 vesikulär, vesical(-is, -is, -e)
泡性角膜结膜炎 phlyktänuläre Keratokonjunktivitis *f*
泡性角膜炎 phlyktänuläre Keratitis *f*, Keratitis ekzematosa *f*
泡性结膜炎 phlyktänuläre Konjunktivitis *f*
泡性梅毒疹 vesikulares Syphilid *n*
泡性器官 vesikuläres Organ *n*
泡翼线虫病 Physalopteriasis *f*
泡翼线虫属 Physaloptera *f*, Skrjabinoptera *f*
泡罩包装机 Bubble gedeckte- Verpackungsmaschine *f*
泡罩[蒸馏]塔 Glockenbodenkolonne *f*
泡疹性咽炎 Herpes Pharyngitis *f*
泡疹样皮炎 Herpes Dermatitis *f*
泡状 Bubbleforme *f*
泡状包被细胞 Vesikelgehüllte Zelle *f*
泡状沉淀物 vesikuläres Präzipitat *n*
泡状的 vesikulär, spumös, spumos(-us, -a, -um)
泡状肺气肿 vesikuläres Emphysem(a) *n*
泡状附件 vesikulärer Anhang *m*
泡状核 Lochkern *m*, vesikulärer Nucleus *m*
泡状核细胞癌 vesikulärer Kernzell-Krebs *m*
泡状棘球囊 Alveolarzyste *f*
泡状隆起 vesikuläre Protuberanz *f*
泡状卵泡 Tertiärfollikel *m pl*, Folliculi ovarici vesiculosi *m pl*, Folliculi graafi *m pl*, Ovula Graafiana *n pl*
泡状网 vesikuläres Retikulum *n*
泡状细胞 bullöse Zelle *f*
泡状腺 vesikuläre Drüsen *f*
泡状腺瘤 alveoläres Adenom *n*, bläschenförmiges Adenom *n*, Adenoma alveolare *n*
泡状支持组织 vesikuläres Stützgewebe *n*
炮弹伤 Granatenwunde *f*
炮弹状脉(科里根脉)(水冲状脉) Kannonball-förmiger Puls *m*
炮制(炙) zusammengebraut
疱 Vesikula *f*, Blatter *f*
疱斑形成单位 Blatterbildungseinheit *f*, Vesikulationseinheit *f*
疱性丹毒 bullouse Wundrose *f*
疱性红斑 bullouses Erythem *n*
疱性角膜结膜炎 bullouse Keratoconjunctivitis *f*
疱锈病 Blister Rust *n*
疱疹 Herpes *m*, Flechte *f*, Emphlysis *f*, Phlyktäne *f*
疱疹病毒 Herpesvirus *n*
疱疹病毒感染 Herpesvirusinfektion *f*
疱疹病毒科 Herpesviridae *f pl*
疱疹病毒性脑炎 Herpes simplex-Virus-Enzephalitis *f*
疱疹的 herpetisch, herpetic(-us, -a, -um), phlyktänulär, phlyktänodes
疱疹后多神经病 postherpetische Polyneuropathie *f*
疱疹后三叉神经痛 postherpetische Trigeminusneuralgie *f*
疱疹后神经痛 Postzosterschmerz *m*
疱疹黄癣 Favus herpeticus *m*
疱疹或脓疱疹 Herpes oder Impetigo *n*
疱疹净 Idoxuridin(um) *n*(IDU)
疱疹脑炎 Herpesenzephalitis *f*, Enzephalitis herpetika *f*
疱疹热 Herpesfieber *n*
疱疹素(体)质 Herpetismus *m*
疱疹性扁桃体炎 Herpetik-Tonsillitis *f*
疱疹性瘭疽 Herpes Nagelbettentzündung *f*
疱疹性齿龈口腔炎 herpetische Gingivostomatitis *f*
疱疹性的 herpetisch

疱疹性化脓性瘭疽 herpetische Nagelbettentzündung *f*
疱疹性甲沟炎 herpetische Paronychie *f*, Paroriychia herpetica *f*
疱疹性角膜结膜炎 herpetische Keratokonjunktivitis sicca *f*
疱疹性角膜炎 Herpeskeratitis *f*
疱疹性结膜炎 phlyktänuläre Konjunktivitis *f*, Conjunctivitis phlyctaenulosa *f*
疱疹性口[腔]炎 herpetische Stomatitis *f*, Herpes Stomatitis *f*, Stomatitis herpetica *f*
疱疹性溃疡 herpetisches Ulcus *n*, Ulcus herpetica *n*
疱疹性麻疹 Morbilli bullosi *pl*
疱疹性面神经麻痹 Gesichtslähmung durch Herpes Viren *f*
疱疹[性]脑炎 Herpesenzephalitis *f*, Encephalitis herpetica *f*
疱疹性皮炎 Dermatitis herpetiformis, Duhring*(-Brocq*) Krankheit *f*
疱疹性丘疹 herpetische Papel *f*, Papula herpetica *f*
疱疹性湿疹 Ekzema herpeticum *n*
疱疹性苔癣 Lichen agrius *m*
疱疹性膝状神经节炎 herpetische knieförmige Ganglienentzündung *f*
疱疹性须疮 herpetische Sycosis *f*
疱疹性咽峡炎 Herpesangina *f*, Angina herpetica *f*
疱疹性咽炎 Pharyngitis herpetica *f*
疱疹性龈口炎 herpetische Gingivostomatitis *f*
疱疹性龈炎 Herpesgingivitis *f*, Gingivitis herpetica *f*
疱疹样阿弗他口炎 herpetische Aphthe *f*
疱疹样的 herpetiform, herpetiform(-is, -is, -e)
疱疹样落叶状天疱疮 herpetischer blattartiger Pemphigus *m*
疱疹样脓疱病 Zehrgrind *m*, Impetigo herpetiformis *f*, Herpes impetiginosus *m*, Herpes vegetans *m*
疱疹样皮炎(疹) Dermatitis herpetiformis *f*, Dermatitis Duhring* *f*, Duhring*(-Brocq*) Krankheit *f*
疱疹样天疱疮 herpetischer Pemphigus *m*
疱疹样硬斑病 Morphaea herpetiformis *f*
疱状 Eiterbläschenförmig *f*
疱状突起 Eiterbläschen *n*

PEI 胚陪培赔裴佩配

pēi 胚

胚 Keim *m*, Embryo *m*
胚斑 Keimfleck *m*, Embryonalfleck *m*, Macula germinativa *f*, Wagner* Fleck *m*
胚胞移植 Übertragung des Embryoes *f*
胚变因子 blastogeneser Faktor *m*
胚层 Blastoderm *n*, Blastodiskus *m*, Keimschicht *f*, Keimblatt *n*
胚层板 Blastophyll *n*
胚层的 blastodermisch, blastodermal
胚层期 Keimzeitraum *m*
胚层形成 Keimschichtbildung *f*, Keimschichtformation *f*
胚层学说 Keimblatttheorie *f*
胚带 Keimband *m*
胚的 germinativ, germinal(-is, -is, -e)
胚动 Blastokinetik *f*
胚根 Radicula *f*, Radikal *n*
胚管性皮样囊肿 Tubulodermoid *n*
胚痕 Blastid *n*
胚后发育 nachembryonalentwicklung *f*
胚后期 postembryonale Periode *f*
胚后期的 postembryonal
胚后期发育 postembryonale Entwicklung *f*
胚环 Keim-Ring *m*
胚基 Blastem *n*
胚基的 blastemisch
胚激肽 Blastokinin *n*
胚极 embryonaler Pole *m*
胚极滋养层 polares Trophoblast *n*
胚迹 Keimspur *f*
胚间皮细胞瘤 Embryo Mesotheliom *n*
胚浆粒 Pangene *n pl*
胚孔 Keimloch *n*, Keimmund *m*, Blastoporus *m*, Rusconi* Anus *m*
胚孔唇 blastospore Lippe *f*
胚孔剩余 blastospores Rest *m*
胚裂血管瘤 Fissur Angiom *n*
胚卵 Ovikeim *m*
胚膜 Embryonalhülle *f*, Embryonalmembran *f*
胚囊 Keimsack *m*, Saccus embryonalis *m*, Embryosack *m*, Makrosporangiom *n*
胚内体腔 intraembryonale Körperhöhle *f*
胚内中胚层 intraembryonales Mesoderm *n*
胚盘 Keimscheibe *f*, Fruchthof *m*, Discus blastodermicus *m*, Blastoderm *n*
胚盘板 Keimscheibe *f*
胚盘的 blastodermal, blastodermisch
胚盘细胞 Blastodermzelle *f*
胚[盘]下腔 untergerminaler Hohlraum *m*.
胚泡 Keimbläschen *n*, Blastozyste *f*, Vesicula germinativa *f*, Vesicula blastodermica *f*
胚泡激肽 Blastokinin *n*, Uteroglobulin *n*
胚泡期 blastozyste Phase *f*
胚泡腔 Blastocoel *m*
胚泡形成 Blastozystenformation *f*, Blastulation *f*
胚培养 Embryro Kultur *f*
胚前期的 präembryonal
胚区 Keimhof *m*, Area embryonalis *f*, Area germinativa *f*, embryonales Feld *n*
胚乳 Endosperm *n*
胚乳培养 Endosperm Kultur *f*
胚上皮 Keimepithel *n*, Keimdrüsenepithel *n*
胚神经弓 Neurochondrit *n*
胚神经孔 Blastoneuroporus *m*
胚素 Blastin *n*, Embryonin *n*
胚索 Keimstränge *m pl*
胚胎 Frucht *f*, Embryo *m*, Zyema *n*
胚胎癌 embryonales Karzinom *n*
胚胎癌[性]细胞 embryonale Karzinomzellen(EC-Zellen) *f pl*
胚胎病 Fetose *f*, Embryopathie *f*, Embryopathia *f*, Kyem-(at) opathie *f*
胚胎病理学 Embryopathologie *f*
胚胎场 embryonaler Bereich *m*
胚胎的 embryonal, embryonal(-is, -is, -e)
胚胎毒物 Embryo Giftstoff *m*
胚胎毒性 Embryotoxizität *f*
胚胎发生 Embryogenie *f*, Embryogenese *f*
胚胎发生的 embryogenetisch
胚胎发生过程 embryoger Vorgang *m*
胚胎发育 Embryonalentwicklung *f*, Keimentwicklung *f*
胚胎发育不良性神经上皮肿瘤 dysembryoplastischer neuroepithelialer Tumor(DNET) *m*
胚胎发育观察镜 Embryoskop *n*
胚胎分化 Embryonaldifferentiation *f*
胚胎肝激酶 Fötale-Leber-Kinase *f*
胚胎肝细胞 menschliche embryonale Stammzellen *f pl*
胚胎干细胞 embryonale Stammzellen *pl*
胚胎干细胞介导法 embryonale Stammzellen vermittelte Methode *f*
胚胎睾丸退化症 embryonale Hodenregression *f*
胚胎工程 Embryo Technik *f*

胚胎核 Embryonalkern(der Linse) *m*
胚胎化 Embryonisation *f*
胚胎化学的 embryochemisch
胚胎抗原 embryonales Antigen *n*
胚胎库(冷藏胚胎) kryokonserviertes Embryo *m*
胚胎冷冻 Frieren von Embryo *n*
胚胎冷冻技术 Technologie des Einfrierens von Embryonen *f*
胚[胎]龄 embryonales Alter *m*
胚胎硫糖蛋白抗原 fetales Sulfoglykoproteid-Antigen *n*
胚胎瘤 Blastom *n*
胚胎描记法 Embryographie *f*
胚胎描记器 Embryograph *m*
胚胎脑组织移植 fötale Hirngewebe-Transplantationen *f pl*
胚胎培养 Eikultur *f*, Embryokultur *f*
胚胎期 embryonales Alter *n*, Embryonalperiode *f*
胚胎期的 embryonal
胚胎期发育不良 Dysembryoplasie *f*
胚胎期激活[作用] embryonale Activierung *f*
胚胎期形成的 brephoplastisch
胚胎期牙瘤 embryoplastisches Odontom *n*
胚胎期造血 embryonale Blutbildung *f*
胚胎切割术 Aufspaltung in Embryo *f*
胚胎融合 embryonale Fusion *f*
胚胎生发层基质 Germinal Matrix(GM) *f*
胚胎生活 embryonales Leben *n*
胚胎生长迟缓 Embryonalwachstumsretardation *f*, Embryonalwachstumsretardierung *f*
胚胎生殖干细胞 embryonale Keimzellen *pl*
胚胎死亡 intrauteriner Tod *m*
胚胎-胎儿毒性 embryo-fetale Toxizität *f*
胚胎吸收 Fetusresorption *f*
胚胎细胞微团培养 Mikromass-Kultur *f*
胚胎效应 Auswirkung auf Embryo und Fetus *f*
胚胎形成 Embryogenie *f*, Embryogenese *f*
胚胎形成的 embryoplastisch
胚胎形的 embryomorph
胚胎型甲状腺腺瘤 embryonales Adenom der Thyreoidea *n*
胚胎性癌 embryonales Karzinom *n*, Karzinom embryonale *n*
胚胎性癌肉瘤 Karzisarkoma embryonale *n*, Wilms* Tumor *m*
胚胎性横纹肌肉瘤 embryonales Rhabdomyosarkom *n*
胚胎性抗原 embryonales Antigen *n*, fetales Antigen *n*
胚胎[性]硫糖蛋白 Fetosulfoglykoproteid *n*
胚胎性瘤 embryonaler Tumor *m*
胚胎性囊肿 Embryonale Zyste *f*
胚胎性三胚层瘤 Embryonaldreidermom *m*
胚胎性腺瘤 trabeculäres Adenom *n*
胚胎性脂肪瘤 Embryonallipom(a) *n*, Lipoblastom *n*
胚胎性肿瘤 embryonale Tumoren *m pl*
胚胎性组织 Embryonalgewebe *n*, Bildungsgewebe *n*
胚胎学 Entwicklungslehre *f*, Entwicklungsgeschichte *f*, Embryologie *f*, Physiogenese *f*
胚胎学家 Embryologe *m*
胚胎样的 embryoid
胚胎样小体 embryoid Körper *m*
胚胎移植 Embryonaltransfer *m*, Embryonalimplantation *f*
胚胎移植物 brephoplastisches Körpergewebe *n*
胚胎营养 Embryonalmetrotrophik *f*
胚胎诱导 Embryonalinduktion *f*
胚胎致死作用 Embryoletalität *f*
胚胎滞育 embryonale Diapause *f*
胚胎[中]毒 Embryogift *n*
胚胎状态 Embryonalzustand *m*, embryonaler Zustand *m*
胚胎组织移植 fetale Gewebetransplantation *f*
胚体 Embryo *m*, Idiosom *n*
胚体壁 Somatopleura *f*
胚体壁的 somatopleural, somatopleural(-is, -is, -e)
胚体毒性 Embryotoxizität *f*
胚体外内皮 extraembryonales Endothel *n*
胚体形成 Embryogenese *f*, Embryogenie *f*
胚体营养 Embryotrophik *f*
胚体营养物 Embryotrophe *f*
胚托 Embryophore *f*, Embryonalschale *f*
胚外的 extraembryonal
胚外毛细血管网 extraembryonales Kapillarnetzwerk *n*
胚外膜 extraembryonale Membran *f*
胚外内胚层 extraembryonales Endoderm *n*
胚外体壁中胚层 extraembryonales somatopleurikes Mesoderm *n*
胚外体腔 extraembryonales Zölom *n*, Interamnionhöhle *f*, Exocoelum *n*, Exozöl(om) *n*
胚外体腔膜 exozölomische Membran *f*, Heuser* Membran *f*
胚外脏壁中胚层 extraembryonales splanchnopleurikes Mesoderm *n*
胚外中胚层 extraembryonales Mesoderm *n*
胚系 Keimbahn *f*
胚系基因 Keimbahngene *n pl*
胚细胞 Embryonalzelle *f*, Bildungszelle *f*, Blastozyt *m*, Gonade *f*
胚细胞变性 Blastophthorie *f*
胚细胞瘤 Blastocytoma *n*, Blastom *n*, Blastoma *n*
胚细胞瘤的 blastomatös
胚细胞瘤形成 Blastomatose *f*
胚细胞瘤样的 blastomatös, blastomös
胚细胞样转变的 blastogenetisch
胚细胞中毒 Blastotoxie *f*
胚下的 subgerminal
胚线 embryonale Linie *f*
胚性交感神经瘤 embryonales Sympathoma *n*
胚性囊肿 embryonale Zyste *f*
胚性细胞 embryonale Zellen *pl*
胚性腺瘤 embryonales Adenom *n*
胚性组织 embryonales Gewebe *n*
胚性组织瘤 embryoplastischer Tumor *m*
胚循环 embryonaler Kreislauf *m*, Embryonalkreislauf *m*
胚[芽] Keim *m*
胚芽 Knospe *f*, Gemmula *f*, Pangen *n*, Plumula *f*
胚芽面包 Getreidekeimbrot *n*
胚芽血管瘤 Gemmangiom *n*
胚芽油 Keimöl *n*
胚芽中心 germinales Zentrum *n*
胚域 Feld der embryonalen *n*
胚原基 embryonale Anlage *f*
胚原浆 Keimplasm *n*
胚原[性]的 blastogen(etisch)
胚脏壁 Splanchnoderm *n*, Splanchnopleura *f*
胚脏壁的 splanchnopleural
胚早期成分 Bizzozero* pereniales Element *n*
胚质 Keimplasm *n*
胚中心 Embryonalzentrum *n*
胚种变性 Blastophthorie *f*
胚种变性的 blastophthorisch
胚种传染 germinale Infektion *f*
胚种学说 Keimtheorie *f*
胚周层 Periblast *m*
胚轴 hypokotyles Glied *n*
胚珠 Ovula *n pl*
胚珠培养 Samenanlage Kultur *f*
胚珠试管受精 ovulare Bestäubung in vitro *f*
胚状体 embryoider Körper *m*, Embryo *m*
胚锥 Blastokonus *m*

胚[组织]瘤 Embryom *n*, Germinom *n*

péi 陪培赔裴

陪拉格 Pellagra *f*
陪拉格的 Pellagr *n*
陪拉格口炎 pellagrische Stomatitis *f*
陪拉格舌炎 Glossitis von Pellagra *f*
陪替培养皿 Petrischale *f*
陪替氏反应 Petri* Eiweißprobe *f*
陪替氏平皿 Petri* Schale *f*
陪同人员 begleitende Menschen *m pl*
陪同注册人员 begleitender Registrant *m*
陪音 Oberton *m*
培哚普利 Perindopril *n*
培氟沙星(甲氟哌酸) pefloxacin
培高利特 Pergolide *n*
培根法(手术) Bacon* Methode *f*(Operation *f*)(①结肠手术 ②直肠手术)
培加尼布 Pegaptanib *n*
培美曲塞 Pemetrexed *n*
培他米松 Betamethason(um) *n*
培他米松气雾剂 Betamethason-Aerosol *n*
培训对象 Auszubildender *m*
培训师资 Ausbilder *m*
培养 Züchtung *f*, Kultur *f*, Ausbildung *f*
培养的 kulturell
培养碟 Kulturplatte *f*, Kulturschale *f*, Nährbodenschale *f*, Platte *f*
培养法 Kultivierung *f*
培养缸 Mediumaquarium *n*
培养环境 Kultivierungsumgebung *f*
培养基 Nährboden *m*, Medium *n*, Nährmedium *n*, Kulturmedium *n*
NNN 培养基(三 N 培养基) NNN-Medium *n*, Novy-MacNeal-Nicolles-Medium *n*
培养皿 Kulturschale *f*, Kulturplatte *f*
培养瓶 Kulturflasche *f*, Nährbodenflasche *f*, Kulturkorben *m*
培养试管 Kulturtestglas *n*, Kulturtestrohr *n*
培养收集 Zuchtsammlung *f*
培养特性 Kulturcharakter *m*, Zuchtmerkmal *n*
培养体系 Kultursystem *n*
培养物 Kultur *f*
培养显微镜 Zuchtmikroskop *n*
培养箱 Brutofen *m*, Brutschrank *m*, Inkubator *m*
培养液 Nährlösung *f*, Kulturflüssigkeit *f*
培养异体肿瘤细胞 kultivierte allogene Tumorzellen *f pl*
培养自体肝细胞 kultivierte autologe Hepatozellen *f pl*
培养自体肿瘤细胞 kultivierte autologe Tumorzellen *f pl*
培育 Kultivierung *f*
赔偿[性]神经症 Kompensation Neurose *f*
赔偿医学 Kompensation Medizin *f*
裴氏丰萨卡菌(裴氏着色真菌(霉)) Fonsecaea pedrosoi *f*

pèi 佩配

佩昂氏[止血]钳 Péan* Gefäßklemme *f*
佩刀胫 Säbelschienbein *n*
佩蒂手术 Patey* Operation *f*
佩恩袋 Penn* Tasche *f*(尿流改道手术)
佩尔斯铁氰化钾染剂 Perls* Kaliumferrozyanid Farbstoff *m*
佩吉特病样网状细胞增生病 pagetoide Retikulose *f*
佩吉特病样原位黑素瘤 pagetoides malignes Melanom in situ *n*
佩吉特氏病 Paget* Karzinom *n*(od. Krebs *m*)
佩吉特细胞 pagetoide Zelle *f*(大型、形态不规则的苍白色退行发育肿瘤细胞)
佩莱格里尼病 Pellegrini* Krankheit *f*(外伤后所致膝内、外侧韧带骨化)
佩兰毒素 Tremetol *n*
佩兰属 Eupatorium *n*
佩兰素 Eupatorin *n*
佩乐能 PegIntron *n*
佩雷斯征 Perezs* Zeichen *n*(纵隔瘤和主动脉弓瘤之症)
佩利措伊斯梅茨巴赫病 Pelizaeu*-Merzbacher* Krankheit *f*(家族性脑中心叶硬化)
佩罗尼病 Peyronie* Krankheit *f*(阴茎硬结症)
佩默林 Pemolin *n*, Phenylisohydantoin *n*
佩-施二氏病 Pellegrini*-Stieda*(-Köhler*) Krankheit *f*
佩特里反应(试验) Petri* Reaktion *f*(①检尿蛋白 ②检尿羟正乙基四氯喹)
佩特兹病 Perthes* Krankheit *f*(骨骺的骨软骨病)
佩特兹切口 Perthes* Einschnitt *m*(胆囊手术切口)
佩特兹氏试验 Perthes* Versuch *m*, Tourniquet-Probe *f*
佩泽导管 Pezzer* Katheter *m*(膀胱造瘘用的蕈形导管)
配比 passend
配比对照 passende Kontrolle *f*
配餐车 Speisenüberbringer *m*, Speisenkastenwagen *m*
配电板学习 Schaltbrett Lernen
配电盘 verteilter Strom Palette *f*
配对 Verknüpfung *f*
配对[的] gepaart
配对比较 Paarvergleich *m*
配对测试 Trail Making Test A und B *m*
配对滴定管 gepaarte Bürette *f*
配对法 gleichartige Paare *n pl*
配对间期 Kopplungsintervall *n*
配对联想学习 gepaartes-assoziatives Lernen *n*
配对期 Paarungsphase *f*
配对起搏 gepaarte (kardiale) Schrittmacher-Behandlung *f*, coupled (cardial) pacing <engl.>
配对区 gepaarter Block *m*
配对设计 gepaartes Design *n*
配对试验 gepaartes Experiment *n*
配对调查 gepaarte Beobachtung (od. Stichprobe *f*) *f*
配对样本 gepaarte Beispiele *n pl*
配对状螺旋形神经丝 gepaartes spiralförmiges Filament *n*
配对资料 gepaartes Datum *n*
配额抽样 Quotenauswahl *f*
配方 Rezeptur *f*
配方药 Arzneibereitung *f*, Dispensieren *n*
配分函数 Abteilungsfunktion *f*
配合 Kooperation *f*, Zusammenwirken *n*
配合基 Liganden *m pl*
配合禁忌的 inkompatibel
配合力 kombinierende Fähigkeit *f*
配合试验 Kompatibilitätstest *m*
配合适度 Gutigkeit der Paarung *f*
配合物 Komplexe *m pl*
配衡的 tariert
配基 Aglukon *n*, Genin *n*
配基结合结构域 Ligandenbindungsdomäne *f*
配基闸门通道 ligandengesteuerter Kanal *m*
配价键 koordiniertes Band *n*, Kordinationsbindung *f*, coordinations linkage <engl.>
配价络盐 koordiniertes Komplexsalz *n*
配件 Mitschuldiger *m*
配景测听法 Peepshowaudiometrie *f*
配景听力计 Peepshowaudiometer *n*
配料 Ingredienz *f*
配囊柄 Suspensor *m*

配囊交配 Gametangia Begattung *f*
配囊配(融)合 Gametangium *n*
配偶 Paarbindung *f*
配偶纠纷 Ehepartner Missbrauch *m*
配偶杀伤细胞 Partner Mörder *m*
配偶相互作用方式 Familieninteraktionsstil *m*
配偶选择 Ehegatte Auswahl *f*
配偶制 Ehesystem *n*
配平 Koordinationsgleichgewicht *n*, Koordinationsbalance *f*
配平方程式 Bilanzgleichung *f*
配气 Zweitaktgemisch *n*
配色 passende Farbe *f*
配色公式 Farbe Gleichung *f*
配膳 Formula-Diät *f*
配膳室 Diät-Zubereitungszimmer *n*
配水管网 Wasserverteilungssystem *n*
配水管系统 Verteilungssystem *n*
配水网 Wasserverteilungsnetzwerk *n*
配素 Befruchtungsstoffe *m pl*, Gamone *n pl*
配糖[生物]碱 Glycoalkaloid *n*
配糖键 Glycosidbindung *f*, Glycosid-Verkettung *f*
配糖体 Glycoside *n pl*
配体 Ligand *m*
配体蛋白 Ligandin *n*
配体活化转录因子 Liganden-aktivierte Transkriptionsfaktoren *m pl*
配体结合 Ligandenbindung *f*
配体门控离子通道 Liganden-gesteuerte Ionenkanäle *f*
配体门控性钙通道 ligandengesteuerten Kalziumkanälen *f*
配体门控性离子通道受体 ligandengesteuerter Ionkanalrezeptor *m*
配体门控[性]通道 ligandengesteuerter Kanal *m*, Ligandengesteuerte Ionenkanäle *f*
配体门控阳离子受体通道 ligandengesteuerter kationischer Ionkanalrezeptor *m*
配体特异性 Ligandenspezifität *f*
配体特异性分离法 Isolation durch Ligandenspezifität *f*
配体-药物轭合物 Ligand-Arzneistoff-Konjugat *n*
配体诱导的粘附部位 Liganden-induzierte Bindungsstelle *f* (LIBS)
配体闸门离子通道 Ligandengesteuerte Ionenkanäle *m pl*
配位 Koordination *f*
配位(价)键 koordinative Bindung *f*
配位场理论 Ligandenfeldtheorie *f*
配位场稳定化能 Ligandenfeld-Stabilisierungsenergie *f* (LFSE)
配位电价键 koordinative elektrovalente Bindung *f*
配位共价键 koordinative Kovalentbindung *f*
配位化合物 Koordinationsverbindung *f*
配[位]基(体) Liganden *m pl*
配位价 Koordinationsvalenz *f*
配位理论 Koordinationstheorie *f*, Wertner* Theorie *f*
配位色谱法 Ligandenchromatographie *f*
配位数 Koordinationszahl *f*, Koordinationsnummer *f*, Koordinationsziffer *f*
配位水 koordiniertes Wasser *n*
配[位]体 Ligand *m*
配位体交换色谱法 Ligandenwechsel-Chromatographie *f*
配位异构 Koordinationsisomerie *f*
配位原子 koordinierendes Atom *n*
配伍禁忌 Inkompatibilität *f*
配伍末端 passende Ende *f*
配血[法] Anpassung des Blutes *f*
配血[试验] Kreuzprobe des Blutes *f*, Blutgruppenkreuzversuch *m*
配药 Rezeptur *f*, Dispensieren *n*
配药台 Dispensieranstalt *f*
配原细胞 Gametogonium *n*
配制酒食品卫生 Lebensmittelhygiene des Weinverschnitt *f*
配制区 Vorbereitungsgebiet *n*
配置 Anordnung *f*
配置效率 effiziente Zuteilung *f*
配子 Gamet *m*, Gamozyt *m*
配子孢子 Gametosporidim
配子比率 gametischer Anteil *m*
配子不亲合性 gametische Inkompatibilität *f*
配子不育 gametische Sterilität *f*
配子大型 Makrogamie *f*, Hologamie *f*
配子发生 Gametogenese *f*
配子发生的 gametogenetisch
配子[分离]比 gametischer Anteil *m*
配子核 gametischer Nukleus *m*
配子激素 Befruchtungsstoffe *m pl*, Gamone *n pl*
配子减数 gametische Reduktion *f*
配子减数分裂 gametische Meiose *f*
配子两型现象 gameförmiger Dimorphismus *m*
配子母细胞 Gamont *m*, Gametozyt *m*, Gonozyt *m*
配子囊 Gametangium *n*
配子[染色体]数 gametische Chromosome Nummer *f*
配子生殖 Gamogonie *f*, Gametogonie *f*, gametische Reproduktion *f*
配子体 Gametozyt *m*, Gametophyt *m*, Gamont *m*
配子体携带者 Gametozytträger *m*
配子体血症 Gametozytämie *f*
配子同型 Homogametie *f*
配子突变 gametische Mutation *f*
配子无融合生殖 gametisches Apomixis *n*
配子无性系变异 gametoclonale Variation *f*
配子细胞 Gametid
配子消失 Gamophagie *f*, Gam(et)ophagie *f*
配子小型 Merogamie *f*
配子形成 Gametogenese *f*
配子形成的 gametogenetisch
配子学 Gametologie *f*
配子样的 gametoid
配子异型 Heterogamie *f*, Anisogamie *f*
配子印记 gametische Prägung *f*
配[子]原细胞 Gametogonium *n*
配子致死 gametisch letal

PEN 喷盆

pēn 喷

喷出 Ausstoßung, *f* Ausspritzung *f*
喷灯 Brenner-Lampe *f*, blasende Lampe *f*, Lötlampe *f*
喷粉 Pulverzerstäuben *n*, Pulverspritzverfahren *n*
喷粉器 Pulverbläser *m*, Pulverzerstäuber *m*
喷瓜 Springgurke *f*, Ecballium elaterium *n*
喷瓜[苦]素 Elaterin *n*
喷瓜属 Ecballium *n*
喷瓜汁 Elaterium *n*
喷灌 Beregnung *f*
喷火管架 Brenner anzünder Ständer *m*
喷溅 bespritzen
喷溅血迹 gespurteter Blutfleck *m*
喷流浴装置 Ausstoßer-Bad *n*
喷墨普通纸传真机 normales Papier Tintenstrahl Reproduktion *f*
喷漆 Spritzlackierung *f*

喷气式飞机损伤 Jet Wounde *pl*
喷洒 Besprengung *f*, Bespritzung *f*, Besprühung *f*
喷洒法 Aspersion *f*
喷洒器 Zerstäuber *m*, Spraygerät *n*
喷洒器械 Sprühgeräte *n pl*
喷砂 Sandstrahlen *n*
喷砂机 Sandstrahlgebläse *n*
喷砂装置 Sandstrahlgebläsen-Anlage *f*
喷射测尘计 Jet Staubmessgerät *n*
喷射冲洗 Strahldusche *f*
喷射呼吸机 Jet Ventilator *m*
喷射率 versprühende Rate *f*
喷射性喀喇音 Ejektionsknacken *n*
喷射性呕吐 Projektionserbrechen *n*, explosionsartiges Erbrechen *n*
喷射性杂音 Ejektionsmurmur *n*, Ejektionsgeräusch *n*
喷射液 Spritzflüssigkeit *f*
喷射音 Ejektionsschall *m*, Ejektionsgeräusch *n*
喷射浴 Dusche *f*, Sprühbad *n*
喷射注射 Jet Injektion *f*
喷射注射器 Jet Injektor *m*
喷射状 strahlend, sprühend
喷水[法] Spritzung *f*, Sprühung *f*
喷司他丁 Pentostatin *n*
喷他脒 Pentamidin *n*
喷他佐辛(镇痛新) Pentazocin *n*
喷嚏 Niesen *n*, Sternu(t)atio *f*
喷嚏病 Apomyttose *f*
喷嚏反射 Niesreflex *m*
喷嚏性 Niesmittel *n*
喷嚏性毒气 Niesgas *n*, Sternutationsgas *n*
喷嚏中枢 Nieszentrum *n*
喷托维林 Pentoxyverin *n*
喷妥撒钠 Pentothalnatrium *n*, Pentothal *n*
喷雾 Zerstäubung *f*, Sprayung *f*
喷雾冻凝[法] Sprayerstarrung *f*
喷雾法 Düsenvernebelung *f*, Atomisation *f*
喷雾风扇 Sprayfächer *m*, Sprühfächer, *m*
喷雾干燥 Sprühtrocknung *f*
喷雾干燥法 Sprütrocknung *f*, Sprütrockungsprozess *m*
喷雾剂 Sprayungsmittel *n pl*
喷雾冷冻 Spray-einfrierend
喷雾疗法 Nebulisation *f*, Aerosoltherapie *f*
喷雾麻醉 Sprayungsanaesthesia *f*
喷雾器 Spritzapparat *m*, Sprudler *m*, Nebulisator *m*, Atomiseur *m*
喷雾试验 Sprayungstest *m*
喷雾室 Sprühkammer *f*
喷雾吸入器 Aerosolapparat *m*
喷雾装置 Sprayungssystem *n*
喷显剂 Sprayungsreagens *n*, Sprayungsmittel *n*
喷血分数 Ejektionsfraktion *f*
喷药瓶 Sprayungsflasche *f*
喷浴器 Dusche *f*, Duschbadgerät *n*
喷注 ausstoßen
喷嘴 Ansatzrohr *n*, Einstoffdüse *f*

pén 盆

盆壁 Beckenwand *f*
盆壁筋膜 Fascia pelvis parietalis *f*
盆壁内聚 Konvergenz der Beckenwand *f*
盆部 Becken *n*, Pars pelvina *f*
盆丛 Beckengeflecht *n*, Plexus pelvinus *m*
盆底 Beckenboden *m*
盆底肌群 Beckenbodenmuskel *m*
盆底肌训练 Beckenbodenmuskeltraining (PFMT) *n*
盆底结构 Beckenbodenstruktur *f*
盆底裂孔 Beckenhiatus *m*
盆底缺陷 Defekte des Beckenbodens *f*
盆底组织 Beckenbodengewebe *n*
盆地 Becken *n*
盆段输尿管 Beckenureter *m*
盆膈 Beckenzwerchfell *n*, Diaphragma pelvis *n*
盆膈肌 Muskeln des Beckenbodenzwerchfells *m pl*, Muskuli diaphragmatici pelvis *m pl*
盆膈上筋膜 Fascia diaphragmatis pelvis superior *f*, Luschka* Faszie *f*
盆膈下筋膜 Fascia diaphragmatis pelvis inferior *f*, ischiorektale Faszie *f*
盆筋膜 Bindegewebsgrundstock *m*, Fascia pelvis *f*
盆筋膜腱弓 Arkus tendineus fasziae pelvis *m*
盆面 Beckenebene *f*, Facies pelvina ossis sacri *f*
盆内脏神经 Becken-Splanchiniken *m pl*, Nervi splanchnici pelvini *m pl*
盆腔 Beckenraum *m*, Beckenhöhle *f*, Beckenlichtung *f*, Cavum pelvis *n* <engl.>
盆腔[器官]X线照相术 Pelviröntgenphotographie *f*
盆腔充气造影[术] Pneumopelvigraphie *f*, Pelvopneumoperitoneum *n*
盆腔充血 Becken-Kongestion *f*, pelvische Kongestion *f*, pelvische Hyperämie *f*
盆腔充血综合征 pelvisches Kongestionssyndrom *n*
盆腔动脉造影术 pelvische Arteriographie *f*
盆腔蜂窝织炎 Beckenphlegmone *f*, Pelvizellulitis *f*
盆腔腹膜结核 pelvische Peritoneumtuberkulose *f*
盆腔腹膜下的 subpelviperitoneal
盆腔腹膜炎 Pelviperitonitis *f*, Pelveoperitonitis *f*
盆腔腹膜子宫内膜异位[症] Endometriose des Beckenperitoneums *f*
盆腔积血 Beckenhämatokele *f*
盆腔检查 Beckenraumuntersuchung *f*, Pelvioskopie *f*
盆腔结缔组织炎 Entzündung des Beckenbindegewebes *f*
盆腔结核 Beckentuberkulose *f*
盆腔筋膜 Fascia pelvis visceralis *f*
盆腔静脉曲张病 pelvische Varikose *f*
盆腔静脉血栓[性]静脉炎 pelvische Thrombophlebitis *f*
盆腔静脉造影 Beckenvenografie *f*
盆腔镜 Pelvioskop *n*
盆腔廓清术 Becken Exenteration *f*
盆腔淋巴结切除术 pelvische Lymphadenektomie *f*
盆腔淋巴结清扫术 Beckenlymphadenektomie *f*
盆腔内包虫病 Pelvische Echinokokkose *f*, pelvische Echinococcosis *f*
盆腔内动脉瘤 Becken Aneurysma *n*
盆腔内窥镜检查 pelvische Endoskopie *f*
盆腔内器官 Beckenorgane *n pl*, Beckeneingeweide *n pl*
盆腔脓肿 Beckenabszeß *m*, Beckeneiterung *f*
盆腔脓肿破裂 Ruptur des Beckenabszeßes *f*
盆腔脓肿切开引流 Incision und Drainage des Beckenabszeßes *f*
盆腔脓肿引流术 Drainage des Beckenabszeßes *f*
盆腔器官 Beckenorgan *n*
盆腔器官固定术 Pelvifixation *f*
盆腔器官结核 Tuberkulose der Beckenorgane *f*
盆腔器官炎症 Entzündungskrankheit der Beckenorgane *f*
盆腔清除术 pelvische Exenteration *f*, Exenteratio pelvis *f*
盆腔疝 Hernia intrapelvica *f*
盆腔疝修补术 Verschluß der pelvischen Hernia *m*
盆腔肾 Beckenniere *f*
盆腔手术 Beckenoperation *f*

盆腔双重造影 Doppelkontrastverfahren *n*
盆腔松弛症 Beckenrelaxation *f*, pelvische Relaxation *f*
盆腔停滞 Beckenstauung *f*
盆腔外科 Beckenchirurgie *f*
盆腔血管 Beckenblutgefäße *n pl*
盆腔血管造影术 Beckenangiographie *f*, pelvische Angiographie *f*
盆腔血栓性静脉炎 Beckenthrombophlebitis *f*
盆腔血肿 Beckenhämatom *n*, Haematoma pelvis (od. pelvicum) *n*
盆腔炎 Beckenentzündung *f*, Beckenentzündungskrankheit *f*
盆腔炎性疾病 entzündliche Beckenerkrankung *f*
盆腔炎症 entzündliche Erkrankung des Beckens *f*
盆腔淤血综合征 Beckenkongestion Syndrom *n*
盆腔脏器除去术 Pelvektomie *f*, Exenteratio pelvis *f*, Evisceratio pelvis *f*
盆腔脏器全部除去术 totale Beckenorganenexenteration *f*
盆腔中段平面 pelvische Mittelebene *f*
盆腔肿块 Becken-Masse *f*
盆腔肿瘤 Beckentumor *m*
盆腔子宫内膜异位[症] Beckenendometriose *f*, Beckenendometriosis *f*
盆腔自主神经支配 autonome Innervation des Beckens *f*
盆腔阻滞 Beckenstauung *f*
盆曲 Beckenkurvatur *f*, pelvische Kurvatur *f*
盆神经节 Ganglia pelvina *n pl*
盆浴 Beckenbad *n*
盆脏筋膜 viscerale Beckenfascia *f*, Fascia pelvis visceralis *f*

PENG 烹彭蓬硼膨蟛碰

pēng 烹

烹饪法 Kochkunst *f*, Küche *f*
烹饪疗法 Kochen-Therapie *f*
烹调油烟 Kochdunst *m*
烹调综合征 Kochsyndrom *n*

péng 彭蓬硼膨蟛

彭德雷德综合征(耳聋甲状腺肿综合征) Pendred* Syndrom *n*
彭亨布鲁线虫 Brugia* pahangi *f*
蓬发状心影 zottiges Herz *n*
蓬塞氏病 Poncet* Krankheit *f* (od. Rheumatismus *m*)
蓬塞氏手术 Poncet* Operation *f*, perineale Urethrostomie *f*
蓬塞特综合征(结核性关节炎) Punta* Seth-Syndrom *n*
硼 Borium *n* (B, OZ 5), Bor *n* (B)
硼酐 Borsäureanhydrid *n*
硼枸橼酸盐 Borzitrat *n*
硼硅玻璃 Borosilikatglas *n*
硼硅酸钠 Natriumborosilikat *n*
硼硅酸盐 Borsilikat *n*, Borosilicat *n*
硼化物 Borid *n*
硼硫酸钠 Borol *n*
硼氢化合物中毒 Borwasserstoffvergiftung *f*
硼砂 Borax *m*
硼砂[熔]珠 Boraxperle *f*
硼砂卡红染剂 Boraxkarmin-Farbstoff *m*
硼砂珠试法 Boraxperle-Test *m*
硼酸 Borsäure *f*, Acidum bor(ac)icum *n*
硼酸方解石 Borocalcit *m*
硼酸甘油 Borglyzerin *n*, Boroglyzerin *n*, Glycerinum boricum *n*, Acidum boroglycerinatum *n*
硼酸甘油[甘油]剂 Borsäure Glycerin Agent *m*
硼酸甘油栓 Borsäures Glyzerinzäpfchen *n*
硼酸甘油酯 Glyceroborat *n*
硼酸酐 Borsäureanhydrid *n*, Acidum boricum anhydricum *n*
硼酸甲酯 Methylborat *n*
硼酸镁 Magnesiumborat *n*, Antifungin *n*
硼酸钠 Natriumborat *n*, Natriumbiborat *n*, Natrium bor(ac)icum *n*, Natrium bibor(ac)icum *n*
硼酸漂白粉 Mischung der Borsäure und Bleichpulver *f*
硼酸普鲁卡因 Boroprokain *n*
硼酸软膏 Borsalbe *f*, Borvaseline *f*
硼酸洗眼液 Borsäure Augentropfen *m*
硼酸洗液 Borsäurelotion *f*
硼酸盐 Borate *n pl*
硼酸乙酯 Borsäureäthylester *m*
硼酸中毒 Vergiftung *f*
硼替佐米 Bortezomib *n*
硼烷 Boran *n*
硼烷中毒 Boranvergiftung *f*
硼钨酸 Borowolframsäure *f*
硼中毒 Borvergiftung *f*, Borismus *m*
硼中子俘获治疗装置 Borneutroneneinfangtherapie Gerät *n*
硼族 Borium-Familie *f*
膨出[部] Aussackung *f*, Wölbung *f*, Buckel *m*
膨大 Vergrösserung *f*, Extumeszenz *f*, Inturgeszenz *f*, Intumescentia *f*
膨大的 geschwollen
膨化食品 gepufftes Essen *n*
膨结科 Dioctophymatidae *n pl*
膨结线虫属 Dioctophyma *n*
膨隆 Ausbuchtung *f*, Wölbung *f*, Buckel *m*
膨体聚四氟乙烯人工血管 künstliche Gefäße aus expandiertem Polytetrafluorethylen *f*
膨突(凸) Prominenz *f*
膨胀 Ausdehnung *f*, Expansion *f*, Inflation *f*, Distension *f*, schwellen *v*
膨胀不能 Detelectase *f*, Kollabieren *n*
膨胀不全 Atelektase *f*, Atelectasis *f*
膨胀测定法 Dilatometrie *f*
膨胀的 aufgedunsen, expansiv, ektatic(-us, -a, -um), ektatisch
膨胀度 Quellungsgrad *m*
膨胀反射 Distensionsreflex *m*
膨胀反应 Quellungsreaktion *f*
膨胀功 Expansionsarbeit *f*
膨胀过程 Expansion *f*
膨胀过度 Hyperinflation *f*, Superdistension *f*, Hyperdistension *f*
膨胀计 Dilatometer *n*
膨胀剂 Quellstoff *m*
膨胀期白内障 Quellungskatarakt *f*
膨胀器 Expansionsgerät *n*, Expander *m*
膨胀系数 Ausdehnungskoeffizient *m*
膨胀性 Ausdehnbarkeit *f*, Dilatabilität *f*
膨胀性动脉瘤 ektatisches Aneurysma *n*
膨胀[性]囊肿 distension Zyste *f*
膨胀性生长 expansives Wachstum *n*
膨胀性萎缩纹 Striae distensae *f pl*
膨胀作用 expansive Action *f*
蟛蜞 amphibische Krabbe *f*
蟛蜞菊内酯 Wedelolacton *n*

pèng 碰

碰试错误 Versuchsfehler *m*
碰撞 Kollision *f*
碰撞电离 Stoßionisation *f*
碰撞负载 Kollisionsbelastung *f*
碰撞耐力 Schlagtoleranz *f*
碰撞频率 Kollisionsfrequenz *f*

PI 批披砒劈噼皮芘枇毗铍疲啤琵脾蜱匹癖屁

pī 批披砒劈噼

批 Batch *m*
批比较 Batch-Vergleiche *m pl*
批处理系统 Stapel Verarbeitungssystem *n*
批号 Chargennummer *f*
批记录 Chargenprotokoll *m*
批量 Stapel *m*
批量查询模型 Batchabfrage Modell *n*
批判的 kritisch
批判理论 kritische Theorie *f*
批判思维 kritisches Denken *n*
批评 Kritik *f*
批示病例 Indexfall *m*
批示电极 Anzeigeelektrode *f*
批示性咨询 directive Beratung *f*
批示组 Anleitungsgruppe *f*
批输入 Batch Eingabe *f*
批准 Bestätigung *f*
批准的 zugelassen
批准证书 Zulassungsbescheinigung *f*
披尔奎氏反应(试验) Pirquet* Reaktion *f*(od. Test *m*)
披膜病毒科 Togavirus *n*
披针形的 lanzettlich
砒霜 Arsenblüte *f*, Acidum arsen(ic)osum *n*
劈刀 Hackmesser *n*
劈(分)开 gespalten
劈开胸骨术 Sternotomie *f*
劈裂的 spaltend
劈裂式肝移植(劈离肝移植) Split-Lebertransplantation *f*
劈裂植皮术 Split Hauttransplantation *f*
噼啪声 Knacken *n*, Klicken *n*

pí 皮芘枇毗铍疲啤琵脾蜱

皮 Derma *n*, Haut *f*, Cutis *f*, Integument *n*
皮奥里氏核 Piorry* Nucleus *m*
皮奥特罗夫斯基氏征 Piotrowski* Reflex *m*
皮白喉 Hautdiphtherie *f*, kutane Diphtherie *f*
皮斑病 Dermatokelidosis *f*, Dermatocelidosis *f*
皮板 Kutislamelle *f*, Dermatom *n*
皮板的 dermatomisch
皮瓣 Lappen *m*, Hautlappen *m*
皮瓣成形 Lappenplastik *f*
YV 皮瓣肛管成形术 Anoplastie mit Y-V Klappe *f*
皮瓣设计 Design des Lappens *m*
皮瓣下积液 Flüssigkeitsansammlung unter den Klappen *f*
皮瓣延迟 Verzögerungsleitung der Hautlappen *f*
皮瓣移植术 Hautlappentransplantation *f*
皮瓣转移术 Hautlappentransposition *f*, Hautlappenverlagerung *f*
皮病 Hauterkrankheit *f*
皮病性淋巴结炎 derm(at)opathische Lymphadenitis *f*
皮博迪图画词汇测验 Peabody Picture Vocabulary Test *m*
皮层(质) Kortex *m*, Cortex *m*, Rinde *f*
皮层(质)骨 kortikaler Knochen *m*
皮层的 kortikal
皮层顶叶 parietaler Lobus der Rinde *m*
皮层感觉 kortikale Sensibilität *f*
皮层感觉检查法 sensorischer Test der Haut *m*
皮层感觉区 kortikale sensorische Area *f*
皮层功能定位 Lokalisation der kortikalen Funktion *f*
皮层化 Encortikalization *m*
皮层脊髓束 kortikospinaler Trakt *m*
皮层区 kortikale Area *f*
皮层生的 korticole
皮层维管束 kortikales Bündel *n*
皮层细胞 kortikale Zelle *f*, Tegumentumzelle *f*
皮层下的 infrakortikal, subkortikal
皮层下动脉硬化性脑病 subkortikale arteriosklerotische Enzephalopathie *f*
皮层下脑白质病 subkortikale Leukoenzephalopathie *f*
皮层下性痴呆 subkortikale Demenz *f*
皮层下中枢 subkortikales Zentrum *n*
皮层小脑变性 kortikozerebellare Degeneration *f*
皮层性共济失调 kortikale Ataxie *f*
皮层诱发电位 kortikales hervorrufendes Potential *n*
皮层诱发电位测听法 Audiometrie der hervorrufenden Antwort *f*
皮层诱发活动 kortikale evozierte Aktivität *f*
皮层原 Periblem *n*
皮层运动区 kortikale motorische Area *f*
皮层着色物 kortikales Farbmittel *n*
皮层整合[作用] Kortikointegration *f*
皮层自主的 kortikoautonom
皮成形术 Dermoplastik *f*, Dermatoplastik *f*
皮橙色病 Karotinosis *f*, Karotinikterus *m*
皮充血 Dermathämie *f*
皮臭的 ozochrotisch
皮臭症 Ozochrotia *f*
皮窗技术 Hautfenster-Technik *f*
皮垂 Hautaufhänger *m*
皮唇的 dermolabial
皮刺 Spina *f*
皮刺螨科 Dermanyssidae *pl*
皮刺螨属 Dermanyssus *m*
皮带管延长术 Verlängerung des Rundstiellappens *f*
皮带管移转术 Übertragung des Rundstiellappens *f*
皮带式按摩器 Bandmassagegerät *n*
皮刀 Dermatom *n*
皮刀的 dermatomisch
皮的 dermal, dermal(-is, -is, -e), dermatisch, kortikal
皮蒂管成形术 Rundstiellappenplastik *f*
皮蒂管桥切断术 Durchtrennung des Lappenstiels *f*
皮电反射 galvanischer Hautreflex *m*
皮电反射现象 Transkutane elektrische Reflexion Phänomen *pl*
皮电反应 galvanische Hautreaktion *f*
皮动脉网 Rete arteriosum cutaneum *n*
皮尔茨[氏]反射 Piltz* Reflex *m*, Pilz* Reflexion *f*
皮尔索尔氏点 Piersol* Punkt *m*
皮尔逊积矩相关系数 Pearson* Produkt-Moment-Korrelationskoeffizient *m*
皮尔逊相关 Pearson* Korrelation *f*
皮啡肽 Dermorphin *n*
皮肥厚 Callositas(cutis) *f*, Pachydermia *f*, Pachydermie *f*, Pachyderma *n*
皮肥厚病 Pachydermatose *f*
皮粉法 Hautpulver-Methode *f*
皮肤 Haut *f*, Hautdecke *f*, Kutis *f*, Derma *n*
皮肤 B 细胞假性淋巴瘤 kutanes B-Zell-Pseudolymphom *n*
皮肤 B 细胞淋巴瘤 kutanes B-Zell-Lymphom *n*
皮肤 T 细胞病 kutane T-Zell Krankheit *f*
皮肤 T 细胞淋巴瘤 kutanes T-Zell-Lymphom *n*
皮肤 β- 辐射损伤 β-Radiationsschaden der Haut *m*, β-Radiationsverletzung der Haut *f*
皮肤阿米巴病 Hautamöbiasis *f*
皮肤阿米巴疹 Hautamöbenexanthem *n*
皮肤癌 Hautkarzinom *n*, Hautkrebs *m*, Carcinoma cutaneum

(od. cutis) *n*
皮肤癌性湿疹 karzinomatöses Ekzem der Haut *n*
皮肤白喉 Hautdiphtherie *f*
皮肤白皙的 hellhäutig
皮肤白细胞破碎性血管炎 kutane leukozytoklastische Angiitis *f*
皮肤白血病 Leucaemia cutis *f*
皮肤斑贴试验 Hautflicken-Test *m*
皮肤斑纹 Hautmarkierungen *f pl*
皮肤斑状萎缩 lückenhafte Hautatrophie *f*
皮肤瘢痕 Hautnarbe *f*
皮肤瘢痕挛缩 narbige Kontraktur der Haut *f*
皮肤孢子丝菌病 kutane Sporotrichose *f*
皮肤薄脆 dünne empfindliche Haut *f*
皮肤保护剂 Hautschutzmittel *n*
皮肤变薄 Hautverdünnung *f*
皮肤变黄 Xanthoderma *f*, Xanthodermie *f*, Xanthosis (cutis) *f*
皮肤变色 Epichrosis *f*, Dermatodyschroia *f*, Dyschromatose *f*, Dyschromie *f*
皮肤表皮脱落 Abrasio cutis *f*
皮肤表现 Hauterscheinungen *f pl*
皮肤病 Hautkrankheit *f*, Dermatose *f*, Dermopathie *f*, Dermatopathie *f*
皮肤病[真]菌 Dermatophyt *m*, Hautpilz *m*, Fungus cutaneus *m*
皮肤病彩色图 Dermochroma *n*
皮肤病的 dermopathisch
皮肤病防治研究所 Verhütungs- und Behandlungsinstitut der Hautkrankheit *n*
皮肤病分类学 Dermonosologie *f*
皮肤病关节炎 Dermatoarthritis *f*
皮肤病局部治疗 dermatologische topische Behandlung *f*
皮肤病恐怖 Dermato (patho) phobie *f*
皮肤病恐怖患者 Dermatophobe *m*
皮肤病理学 Dermatopathologie *f*
皮肤病疗法 Dermatotherapie *f*
皮肤病美容学 dermatologische Kosmetik *f*
皮肤病性淋巴腺病 dermatologische Lymphadenopathie *f*
皮肤病性淋巴腺炎 dermatologische Lymphadenitis *f*
皮肤病学 Dermatologie *f*, Dermatiatrie *f*
皮肤病学家 Dermatologe *m*
皮肤病学系统命名[法] dermatologische systematisierte Nomenklatur *f*
皮肤病研究所 Institut der Dermatologie *n*
皮肤病预防 Dermophylaxie *f*, Dermatophylaxie *f*
皮肤病源性白内障 Hautkrankheiten getragerKatarakt *m*
皮肤病治疗法 Dermotherapie *f*, Dermatotherapie *f*
皮肤病治疗学 Dermatiatrie *f*
皮肤卟啉病 Haut Porphyrie *f*
皮肤卟啉病症 Porphyria cutanea *f*
皮肤擦除术 Dermabrasion *f*
皮肤擦伤 Abrasion der Haut *f*, Hautabschleifen *n*
皮肤苍白 Ochrodermie *f*, Blässe *f*
皮肤苍黄 Ochrodermie *f*
皮肤苍黄症 Ochrodermatose *f*
皮肤潮红 Haut Flush *m*
皮肤潮红的 Erubeszenz *f*
皮肤潮湿 feuchte Haut *f*
皮肤尘病 Dermatokoniose *f*
皮肤成纤维细胞 Hautfibroblast *m*
皮肤充血 Dermathämie *f*, Dermohaemia *f*
皮肤出血 Hautblutung *f*, Dermorrhagie *f*, Dermatorrhagie *f*, Haemorrhagia cutanea *f*
皮肤触觉的 dermotaktil
皮肤穿刺锥 Hautkanüle *f*, Curschmann* Trokar *m* (od. Kanüle *f*)
皮肤穿孔器 Hautstanzgerät *n*
皮肤穿透性 Hautdurchlässigkeit *f*
皮肤窗 Haut-Fenster *n*, Hautfenster *n*
皮肤窗试验 Haut-Fenster-Test *m*
皮肤刺激剂 hautreizender Stoff *m*
皮肤刺激试验 Hautreizungstest *m*
皮肤刺激物 Hautreizstoff *m*
皮肤[刺激]性气喘 kutane Asthma *n*
皮肤刺激药 Hautreizmittel *n pl*, Epispastica *n pl*, Dermerethistica *n pl*
皮肤粗糙 Scarbitia *f pl*
皮肤猝充血 kutane Apoplexie *f*
皮肤挫裂伤 Hautwunden *f pl*
皮肤大疱性淀粉样变性病 kutane bullöse Amyloidose *f*
皮肤单位剂量 Einheit der Hautdosis *f*, Einheit der Oberflächendosis *f*, Hauteinheitsdosis *f* (HED), Wintz* Dosis *f*
皮肤胆固醇栓塞 Haut Cholesterinembolie *f*
皮肤弹性过度 übermäßige Elastizität der Haut *f*
皮肤弹性过度综合征 Ehlers-Danlos Syndrom *n*
皮肤弹性计 Hautelastometer *n*
皮肤弹性减退 erminderte Hautelastizität *f*
皮肤导管瘤 Hautkanal Tumor *m*
皮肤的 dermatisch, kutan, dermal, dermal (-is, -is, -e)
皮肤的汽车损伤 automobile Verletzungen der Haut *f pl*
皮肤的同种异体移植 Haut Allotransplantat *n*
皮肤的性别鉴定 Haut Geschlechtsbestimmung *f*
皮肤低温损伤 Haut Frostschaden *m*
皮肤点刺试验 Prick-Test *m*
皮肤电测听法 galvanische Hautreaktion Audiometrie *f*
皮肤电传导 Hautleitfähigkeit *f*
皮肤电反射 galvanischer Hautreflex *m*
皮肤电反应 elektrische Reaktion der Haut *f*, galvanische Hautreaktion *f*
皮肤电活动 galvanische Hautaktivität *f*
皮肤电极 Hautelektrode *f*, Oberflächenelektrode *f*
皮肤电解仪 Hautelektrolyse-Apparat *m*
皮肤电流[伤] elektrischer Strom auf die Haut *m*
皮肤电流反应(心理电流反射) psychogalvanische Hautreaktion *f*
皮肤电流反应测量电桥 galvanische Hautreflex-Brückenkiste *f*
皮肤电流损伤 elektrische Läsionen der Haut *f pl*
皮肤电位测量 Hautpotentialmessung *f*
皮肤电位反射 Hautpotentialreflex *m*
皮肤电位水准 Hautpotentialhöhe *f*
皮肤电阻 elektrischer Hautwiderstand *m*
皮肤电阻测量法 Dermometrie *f*, Elektrodermatometrie *f*
皮肤电阻测听法 elektrodermale Audiometrie *f*
皮肤电阻测听仪 Hautwiderstand-Audiometer *n*, Dermoimpedanz-Audiometer *n*
皮肤电阻计 Dermometer *n*
皮肤电阻描记法 Elektrodermographie *f*
皮肤电阻听力计 elektrodermale Audiometer *n*, elektrodermale Antwortaudiometer *n*
皮肤电阻图 Elektrodermogramm *n*
皮肤淀粉样变 Hautamyloidose *f*
皮肤淀粉样物质沉着症 Hautamyloidose *f*
皮肤定位觉 Hauttopästhesie *f*
皮肤毒理学 Haut Toxikologie *f*
皮肤钝器伤 Hautverletzungen durch stumpfe Gewalt *f pl*
皮肤多发性出血性肉瘤 multiples hämorrhagisches Sarkom der Haut *n*, Kaposi* Sarkom der Haut *n*
皮肤多神经炎 Dermatopolyneuritis *f*
皮肤恶性黑色素瘤 malignes Melanom der Haut *n*
皮肤恶性混合瘤 malignener gemischter Hauttumor *m*

皮肤恶性淋巴瘤 malignes Lymphom der Haut *n*
皮肤颚口线虫病 Gnathostomiasis cutanea *f*, Gnathostomiasis externa *f*
皮肤发红 Rubeosis *f*
皮肤发紧的 hautzwangsweise
皮肤发育不良 Dermatodysplasia *f*
皮肤发育不全 Hauthypoplasie *f*
皮肤反射 Hautreflex *m*
皮肤反射中枢 Hautreflexzentren *n pl*
皮肤反应 Hautreaktion *f*, Kutisreaktion *f*, Dermoreaktion *f*, Kutanreaktion *f*
皮肤反应测验 Hauttests *n pl*
皮肤反应因子 Hautfaktor *m*, Hautreaktionsfaktor *m*
皮肤防护剂 Hautschutzmittel *m*
皮肤放射[性]损伤 Radiationsverletzung der Haut *f*, Bestrahlungsver letzung der Haut *f*, Strahlenschäden der Haut *f*
皮肤放线菌病 Hautaktinomykose *f*, Dermoaktinomykose *f*, Actinomycosis cutis *f*
皮肤非典型分枝杆菌感染 atypische Mycobacterieninfektion der Haut *f*
皮肤非典型纤维黄瘤 atypisches Fibroxanthom der Haut *n*
皮肤肥厚 Pachyderma *n*, Pachydermia *f*, Pachydermie *f*, Pachymenie *f*
皮肤肥厚症 Dermatohypertrophie *f*
皮[肤]肺综合征 Haut-Lungen-Syndrom *n*
皮肤分泌异常 Sekretodermatosen *f pl*
皮肤分析器 Haut Analysator *m*
皮肤分枝杆菌病 Mycobacteriose der Haut *f*
皮肤粉瘤 Atheroma cutis *n*
皮肤缝合器 Haut Hefter *m*
皮肤腐蚀性 Verätzung der Haut *f*
皮肤附件 Appendix der Haut *f*
皮肤附件癌 Karzinome der Hautanhangsgebilde *f*
皮肤附属器 Hautanhangsgebilde *n*
皮肤副肿瘤性综合征 kutanes paraneoplastisches Syndrom *n*
皮肤覆盖 Hautbedeckung *f*
皮肤钙质沉着 Kalzinosis kutis *f*
皮肤钙质沉着症 kutane Kalzinose *f*
皮肤感光性 dermatoptische Sensibilität *f*, Photodermatismus *m*
皮肤感觉 Hautsinn *m*, Sensatio dermalis *f*
皮肤感觉检查法 sensorische Prüfung der Haut *f*
皮肤感觉试验 sensorische Prüfung der Haut *f*
皮肤感觉障碍 Ästhesiodermie *f*
皮肤感染 Hautinfektionen *f pl*
皮肤感受器 Hautrezeptor *m*
皮肤干燥 Xerosis cutis *f*
皮肤干燥病 Xeroderma *n*, Xerodermia *f*, Xerodermie *f*
皮肤高敏综合征 Hochempfindliche Haut-Syndrom *n*
皮肤沟纹 Hautfurche *f*
皮肤钩 Hauthaken *m*
皮肤钩虫病 Hautancylostomiasis *f*
皮肤骨化 Dermostosis *f*
皮[肤]骨化的 osteodermatisch
皮肤骨瘤 Hautosteom *n*
皮肤固定免疫复合物 Hautfeste Immunkomplex *m*
皮肤刮匙 Hautkürette *f*
皮肤过度伸张 Haut Überreichweite *f*
皮肤过多 Haut Redundanz *f*
皮肤过敏试验 Hautsensibilitatstest *m*, Cutireationsprobe *f*
皮肤过嫩 Leptochroa *f*
皮肤过伸 Überstreckung der Haut *f*
皮肤行为病 kutane Verhaltensstörung *f*
皮肤和皮下组织软化斑 Malakoplakia von Haut-und Unterhautgewebe *f*
皮肤和粘膜透明变性 Hyalinose der Haut und Schleimhäute *f*
皮肤黑热病 Leishmaniosis cutanea *f*
皮肤黑色素瘤 kutanes Melanom *n*
皮肤黑痣 Hautmaulwurf *m*
皮肤红斑量 Hauterythemdosis *f*(HED)
皮肤红斑性狼疮 Kutaner Lupus erythematodes *m*
皮肤红变 Erythrose *f*, Erythrosis *f*
皮肤红细胞生成 Haut Erythropoietin *n*
皮肤呼吸 Hautatmung *f*, Respiratio cutanea *f*
皮肤胡萝卜素沉着[病] Haut-Carotin Ruhe [Krankheit *f*] *f*
皮肤花斑 scheckige Haut *f*
皮肤划痕(纹) Dermagraph *m*, Dermatographie *f*
皮肤划痕(纹)症 Dermographia *f*, Dermographie *f*, Dermographismus *m*
皮肤划痕刀 hauteinschneidendes Messer *n*
皮肤划痕试验 Dermatographie-Test *m*
皮肤划痕现象 Hautschrift *f*, Dermographia *f*, Dermographie *f*, Dermographismus *m*
皮肤划界器 Hautstift *m*, Dermograph *m*, Derrnagraph *m*
皮肤划纹症 Autographismus *m*
皮肤划纹症性荨麻疹 dermatographische Urtikarie *f*
皮肤坏疽 Gangrän der Haut *f*
皮肤坏死的 dermonekrotisch
皮肤坏死毒素 Dermotoxin *n*, dermonekrotisches Toxin *n*
皮肤幻觉 Hauthallucination *f*
皮肤黄变 Vergilbung der Haut *f*
皮肤黄瘤 Haut Xanthom *n*
皮肤黄染 gelbe Verfärbung der Haut *f*, Xanthochromie *f*, Xanthochromatose *f*
皮肤回缩 Hauteinziehung *f*
皮肤混合瘤 gemischter Tumor der Haut *m*
皮肤活体组织检查 Hautbiopsie *f*
皮肤肌炎 Dermatomyositis *f*
皮肤基底细胞癌 Basalzellen-Krebs der Haut *m*, Basalzellenkarzinom der Haut *n*
皮肤激光防护 Laser-Hautschutz *m*
皮肤及粘膜利什曼病 Haut und Schleimhaut-Leishmaniose *f*
皮肤棘层病 Stigmatodermie *f*
皮肤棘层破裂 Acanthorrhexis *f*
皮肤棘层松解 Akantholysis *f*, Akantholyse *f*, Acantholysis *f*
皮肤棘层松解细胞 akantholytische Zelle *f*
皮肤寄生虫 Hautschmarotzer *m*, Dermatozoon *n*
皮肤寄生虫病 Dermatozoiasis *f*, Dermatozoonose *f*
皮肤夹 Hautklammern *f pl*
皮肤假性淋巴瘤 Haut Pseudolymphom *n*
皮肤胶合带 Hautklebestreifen *m*
皮肤角化病 Keratoderma *n*, Keratodermia *f*, Keratodermatose *f*
皮肤角质层 Stratum corneum epidermidis *n*
皮肤角质层病 Keratodermatose *f*, Keratonose *f*
皮肤角质层炎 Keratodermatitis *f*
皮肤角质层增生 Keratoplasie *f*
皮肤觉 Hautgefühl *n*
皮肤接触试验 Flickentest *m*
皮肤接种 Hautinokulation *f*, Cutaninoculation *f*
皮[肤]节 Dermatomer *m*
皮肤结构 Hauttextur *f*
皮肤结核 Hauttuberkulose *f*, Tuberculodermie *f*, Skrofuloderm *n*, Tuberculosis cutanea(od. cutis) *f*
皮肤结核病 Hauttuberkulose *f*
皮肤结核菌素反应 Dermotuberculinreaktion *f*, Pirquet* Reaktion *f*
皮肤结节性纤维化 nodulare Fibrosis der Haut *f*
皮肤金属化 Metallisation(od. Metallisierung) der Haut *f*
皮肤痉挛症 Dermatospasmus *m*, Cutis anserina *f*, Gänsehaut *f*

皮肤静脉系数 Hautvenenkoeffizient *m*
皮肤静脉炎 Dermophlebitis *f*
皮肤局灶性粘蛋白病 kutane fokale Muzinose *f*
皮肤巨球蛋白病 kutane Macroglobulinose *f*
皮肤巨球蛋白血症 Haut Makroglobulinämie *f*
皮肤菌丛 Hautflora *f*
皮肤菌苗 Dermovakzine *f*
皮肤抗原 Dermatogen *n*
皮肤科 dermatologische Abteilung *f*, Abteilung der Dermatologie *f*
皮肤科手术器械包 Dermatologie -Operation Instrumentarium *n*
皮肤科医师 Hautarzt *m*, Dermatologe *m*
皮肤口系数 Haut-Mund-Koeffizient *m*
皮肤口炎 Dermatostomatitis *f*
皮[肤]库 Hautbank *f*
皮肤昆虫叮咬 Insektenstiche auf der Haut *m pl*
皮肤拉钩 Haut Retraktor *m*
皮肤老化 Hautalterung *f*
皮肤雷击伤 Haut Blitzschlagverletzung *f*
皮肤冷湿 kaltfeuchte Haut *f*
皮肤李斯特菌症 kutane Listeriose *f*
皮肤丽线虫蚴病 Hauthabronemiasis *f*
皮肤利什曼病 Hautleishmaniase *f*, Leishmaniasis cutis ulcerosa (od. cutanea) *f*, Marmarikabeule *f*, Scinde-Beule *f*
皮肤链格孢病 kutane Alternariosis *f*
皮肤量 Hautbelastung *f*, Hautdosis *f* (HD)
皮肤裂伤 Laceration der Haut *f*
皮肤淋巴管瘤 Haut Lymphangiom *n*
皮肤淋巴瘤 Lymphom der Haut *n*
皮肤淋巴肉瘤 Lymphosarkoma kutis *n*
皮肤淋巴肉芽肿 Hautlymphogranulom *n*
皮肤淋巴[系]病 Lymphodermie *f*, Lymphodermia *f*
皮肤淋巴细胞浸润 Lymphocyten-Infiltration der Haut *f*
皮肤淋巴细胞抗原 Haut-Lymphozyten-Antigen *n*
皮肤淋巴细胞瘤 Lymphozytoma kutis *n*
皮肤淋巴细胞相关抗原 kutane Lymphozytenantigen *n* (CLA)
皮肤淋巴样组织增生 kutane lymphoide Hyperplasie *f*
皮肤淋巴组织形成 kutane Lymphoplasie *f*
皮肤鳞状基底细胞癌 squamobasales Zellenkarzinom der Haut *n*
皮肤瘤 Dermatophyma *n*, Hauttumor *m*
皮肤隆起 Hautprotuberanz *f*, Hautprotuberantia *f*
皮肤瘰疬 Skrofel *f*, Skrofuloderma *n*, Skrofulid *n*, Skrofuloderm *n*
皮肤麻风 Hautlepra *f*, Elephantiasis Graekorum *f*
皮肤慢性溃疡 chronisches Hautgeschwür *n*
皮肤毛霉病 Haut Mucormykose *f*
皮肤毛囊角化 hautfolliculäre Kornifikation *f*
皮肤毛细管破裂 Dermatorrhexis *f*
皮肤梅毒[病] Dermatosyphilis *f*, Dermatosyphilopathie *f*, Syphiloderma *n*, Syphiloderm *n*, Hautsyphilis *f*
皮肤弥漫性特发性萎缩 diffuse idiopathische Atrophie der Haut *f*
皮肤免疫系统 Hautimmunsystem *n*
皮肤敏感性 Hautsensibilitat *f*
皮肤敏化[作用] Hautsensibilisierung *f*
皮肤摩擦机 Hautreibungsausrüstung *f*
皮肤摩擦术 Dermabrasion *f*
皮肤磨平术 Hautglättung *f*
皮肤磨削术 Dermabrasion *f*
皮肤囊尾蚴病 Haut Zystizerkose *f*
皮肤囊肿 Hautzyste *f*, Dermatozyste *f*
皮肤脑膜瘤 Hautmeningeom *n*
皮肤内皮瘤 Hautendotheliom *f*
皮肤内脏反射 Haut-Eingeweidereflex *m*, kutanoviszeraler Reflex *m*
皮肤黏蛋白沉着症 kutane Muzinose *f*
皮肤黏膜出血 Mukokutane Blutungen *f pl*
皮肤黏膜淋巴结综合征 mukokutanes Lymphknotensyndrom *n* (MCLS)
皮肤碾挫伤 Quetschenverletzung der Haut *f*, Hautquetschung *f*
皮肤念珠菌病 Hautkandidose *f*, Hautsoor *m*, Hautmoniliase *f*, Dermatocandidiasis *f*
皮肤念珠菌性肉芽肿 kutanes kandidoses Granulom *n*
皮肤镊 Haut Pinzette *f*
皮肤脓肿 Dermapostase *f*, Dermapostasis *f*
皮肤诺卡菌病 Haut Nokardiose *f*
皮肤佩吉特氏病 Paget* Krankheit der Haut *f*
皮肤喷射器 Dermojet *m*
皮肤皮下系数 kutan-subkutane Koeffizient *m*
皮肤皮脂缺乏[症] Asteatose *f*, Asteatosis (kutis) *f*
皮肤平滑肌瘤 Hautmyom *n*, Dermatomyom *n*, Dermatoleiomyom *n*
皮肤屏障 Hautbarriere *f*
皮肤气肿 Hautemphysembildung *f*
皮肤牵开器 Hautretraktor *m*
皮肤牵引[绷带] Hautzug (Verband) *m*
皮肤铅笔 Hautmarkierungsbleistift *m*
皮肤枪创 Schusswunden der Haut *f*
皮肤枪伤 Schuss auf die Haut *m*
皮肤切开术 Dermotomie *f*
皮肤切口 Hautschnitt *m*
皮肤清洁 Hautreinigung *f*
皮肤清洁剂 Hautreinigungsmittel *n*
皮肤球菌 Dermatococcus *m*
皮肤缺损 Hautdefekt *m*
皮肤染毒 Exposition der Haut *f*
皮肤热损伤 hitze Verletzungen der Haut *f pl*
皮肤溶解 Dermolyse *f*
皮肤柔脑膜血管瘤病 Hauttrigeminale Angiomatose *f*
皮肤肉瘤 Hautsarkomatose *f*, Hautsarkom *n*, Sarcomatosis cutis *f*
皮肤肉瘤样纤维瘤 sarcomatoides Fibrom der Haut *n*
皮肤肉样瘤性肉芽肿 kutanes Sarkoides Granulom *n*
皮肤乳糜回流 kutaner chylöser Rückfluss *m*
皮肤乳头[状]瘤 Hautpapillom *n*
皮肤乳头[状]瘤病 Papillose *f*, Papillomatosis cutis *f*, Papillosis *f*
皮肤软骨角膜营养不良综合征 Dermochondrocorneales Dystrophie (François* Syndrom) *f*
皮肤软化 Dermatomalakie *f*
皮肤软组织感染 Haut-und Weichteil-Infektionen *f pl*
皮肤软组织扩张术 Erweiterung der Haut und der Weichgewebe *f*
皮肤散失 transepidermaler Wasserverlust *m* (TEWL)
皮肤瘙痒症 Hautjucken *n*, Pruritus cutaneus *m*
皮肤色斑 Hautfärbung *f*
皮肤色素沉着 Dyschromatose *f*, Dyschromie *f*, Dyschroa *f*, Pigmentatio cutanea *f*
皮肤色素缺乏 Alphodermie *f*, Alphodermia *f*, Achromoderma *n*, Achromodermie *f*
皮肤色素细胞 Pigmentzelle der Haut *f*
皮肤色素痣 pigmentierter Nävus der Haut *m*
皮肤色泽 Hautfarbe *f*
皮肤砂样瘤 kutanes Psammom *n*
皮肤上轮胎印痕 Reifenspuren auf der Haut *f pl*
皮肤神经官能症 Dermatoneurose *f*, Dermatoneurosis *f*
皮肤神经节瘤 Ganglioneurom der Haut *n*

皮肤神经瘤 Neuroma cutis *n*
皮肤神经末器 Hautnerven Endorgane *n pl*
皮肤神经内分泌癌 neuroendokrines Karzinom der Haut *n*(梅克尔细胞癌)
皮肤神经纤维瘤 kutanes Neurofibrom *n*
皮肤神经学 Dermatoneuroiogie *f*
皮肤神经综合征 neurokutanes Syndrom *n*
皮肤湿度计 Dermohygrometer *n*
皮肤石膏压疮 plastische Wunde der Haut *f*
皮肤试验 Hautprobe *f*, Hauttest *m*, Kutanprobe *f*, Kutantest *m*
皮肤试验单位 Kutantest-Einheit *f*
皮肤试验剂量 Kutantest-Dose *f*
皮肤试验抗原 Hauttestantigen *n*
皮肤视觉 Hautsicht *f*
皮肤嗜碱性粒细胞超敏反应 kutane basophile Hypersensibilität *f*
皮肤嗜碱性细胞过敏反应 Überempfindlichkeit der kutanen basophilen zellen *f*
皮肤收紧 Dermostenose *f*
皮肤输卵管子宫内膜异位病 kutane Endosalpingiosis *f*
皮肤鼠疫 Hautpest *f*
皮肤双钩 Doppelhauthaken *m*
皮肤水肿 Hydroderma *n*
皮肤撕脱伤 Hautablederung *f*
皮肤死后改变 postmortale Veränderung an der Haut *f*
皮肤松弛症 Anetodermie *f*
皮肤松垂(弛) Anetodermie *f*, Chalas(t)odermie *f*, Dermatochalasis *f*, Kutis laxa *f*
皮肤松解性角化过度型鱼鳞病 epidermolytische hyperkeratotische Ichthyose *f*
皮肤松软 Staitinodermie *f*
皮肤粟粒性结核病 Miliartuberkulose der Haut *f*
皮肤碎屑 Hautgeschabsel *n*
皮肤损害 Hautläsion *f*
皮肤损伤 Hautverletzung *f*
皮肤炭疽 Hautmilzbrand *m*, Milzbrandbeule *f*, Anthrax contagiosus *m*
皮肤探测尺 Hautuntersuchungsgauge *f*
皮肤糖分过多 Hyperglukoderma *n*
皮肤套刮匙 Set von Haut Kürette *n*
皮肤特异的组织相容性抗原 hautspezifisches Histokompatibilitätsantigen *n*
皮肤透照检查 Phaneroskopie *f*
皮肤透照镜 Phaneroskop *n*
皮肤涂敷试验 Schmiertest auf die Haut *m*
皮肤脱落 Hautabschälung *f*
皮肤脱屑 Hautabschürfung *f*, Desquamation der Haut *f*
皮肤外的 außerhalb der Haut
皮肤外科 Hautchirurgie *f*
皮肤完整性受损 beeinträchtigte Hautintegrität *f*
皮肤萎缩[症] Hautatrophie *f*, Dermatatrophie *f*, Atrophoderma *n*, Adermotrophie *f*
皮肤温度 Hauttemperatur *f*
皮肤温度测量法 Thermometrie der Haut *f*
皮肤温度计 Dermothermometer *n*
皮肤纹理 Dermatoglyphen *m pl*
皮肤纹理图型 dermatoglyphisches Muster *n*
皮肤纹理学 Dermatoglyphenlehre *f*
皮肤污染 Hautkontamination *f*, Hautverunreinigung *f*
皮肤污染事故 Hautkontaminationsunfall *m*
皮肤无反应 Dermoanergie *f*
皮肤无绿藻菌病 kutane Protothekose *f*
皮肤无针喷注器 Dermojet *m*
皮肤吸收 Hautresorption *f*
皮肤细胞 Hautzelle *f*
皮肤纤毛囊腺瘤 Hautflimmerepithel Zystadenom *n*
皮肤纤毛囊肿 kutane Flimmerepithelzysten *f pl*
皮肤纤维变性 Dermatofibrose *f*, Dermatofibrosis *f*
皮肤纤维化 Dermatofibrose *f*, Dermatofibrosis *f*
皮肤纤维瘤 Hautfibrom *n*, Dermatofibrom(a) *n*
皮肤纤维肉瘤 Dermatofibrosarkom *n*
皮肤纤维组织细胞瘤 kutanes fibröses Histiozytom *n*
皮肤相关淋巴细胞 Haut-assoziierte Lymphozyten *m pl*
皮肤相关淋巴组织 Haut-assoziiertes lymphatisches Gewebe *n*
皮肤向表皮性网状细胞增生病 kutane epidermotrope Retikulose *f*
皮肤形成 Hautausbildung *f*
皮肤型减压病 kutane Dekompressionskrankheit *f*
皮肤型组织胞浆菌病 Hauthistoplasmose *f*, Hauthistoplasmosis *f*
皮肤兴奋剂 Haut-Stimulans *n*
皮肤性病研究所 Institut der Dermatologie und Venereologie *n*
皮肤癣病 Scherpilzflechte *f*
皮肤癣菌 Dermophyten *m pl*, Dermatophyten *m pl*
皮肤癣菌病 Dermatophytose *f*
皮肤癣菌的 dermatophytisch
皮肤癣菌试验培养基 Dermatophytes Test Medium *n*
皮肤血管的 dermovaskulär
皮肤血管瘤 Angioma cutis *n*, Haemangioma cutis *n*
皮肤血管平滑肌瘤 Angioleiomyom der Haut *n*
皮肤血管外坏死性肉芽肿 kutanes extravaskuläres nekrotisierendes Granulom *n*
皮肤血管炎 kutane Vaskulitis *f*
皮肤血流量 dermale Durchblutung *f*
皮肤血吸虫病 Schistosomiasis cutis *f*
皮肤芽生菌病 Hautblastomykose *f*, Blastomycosis cutis *f*
皮肤颜色 Hautfarbe *f*
皮肤眼炎 Dermatoophthalmitis *f*
皮肤痒灼感 uredo <engl.>
皮肤咬伤 Hautkauen *n*
皮肤耶斯纳淋巴细胞浸润 lymphatische Infiltration der Haut *f*(Typ: Jessner* Kanof*)
皮肤移植[术] Hauttransplantation *f*, Hautüberpflanzung *f*, Hautübertragung *f*, Epidermisation *f*
皮肤异常 Hautabweichung *f*
皮肤异色病 Poikilodermia *f*, Poikilodermie *f*, Heterochromatosis *f*
皮肤异色病的 poikilodermisch
皮肤异色病样皮肤淀粉样变性 Poikilodermaartige Hautamyloidose *f*
皮肤疫苗 Hautvakzine *f*, Dermovakzine *f*, Dermoidimpfstoff *m*
皮肤银质沉着 Hautsilberablagerung *f*
皮肤隐球菌病 Haut Kryptokokkose *f*
皮肤营养神经病 Trophodermatoneurose *f*
皮肤营养异常 Heterodermotrophie *f*
皮肤蝇蛆病 Hautmadenfraß *m*, Derma(to)myiasis *f*, Hautmyiasis *f*, Myiasis cutis *f*
皮肤硬度计 Hautelastometer *n*
皮肤用气雾剂 Hautaerosol *n*
皮肤用药的 endermal
皮肤用药法 endermale Methode *f*
皮肤幼虫移行症 kutane Larva migrans *f*
皮肤幼年黑色素瘤 juveniles Melanom der Haut *n*
皮肤与结缔组织病 Haut und Bindegewebekrankheit *f*
皮肤原发性刺激试验 primärer Schleimhautreizungstest *m*
皮肤原发性局限性淀粉样变性 primäre zirkumskripte Amyloidose der Haut *f*
皮肤源性白内障 Cataracta dermatogenes *f*
皮肤藻菌病 kutane Phycomycose *f*
皮肤造白细胞组织增生 Haut Leukose *f*

皮肤轧钳 Hautpinzette *f*
皮肤粘蛋白病 kutane Muzinose *f*
皮肤粘膜白喉 Haut-Schleimhaut-Diphthrie *f*, Diphtheria cutis et mucosae *f*
皮肤粘膜出血 Haut-Schleimhautblutung *f*, Haemorrhagia cutis et mucosae *f*
皮肤粘膜肌炎 Dermatomukomyositis *f*
皮肤粘膜类脂沉积症 Haut-Schleimhautlip(o)idosis *f*, Lip(o)idosis cutis et mucosae *f*, Urbach*-Wiethe* Syndrom *n*
皮肤粘膜利什曼病 (südamerikanische) Haut-Schleimhautleishmaniase *f*
皮肤粘膜淋巴结综合征 Haut-Schleimhaut-Lymphknoten Syndrom *n*
皮肤粘膜透明变性 Haut-Schleimhaut-Hyalinose *f*, Hyalinosis kutis et mukosae *f*
皮肤粘膜隐球菌病 kryptokokkosis kutis et mukosae *f*
皮肤粘膜脂质沉积病 Haut und Schleimhaut Lipidablagerung *f*
皮肤粘液瘤 Hautmyxom *n*
皮肤粘液囊炎 Dermosynovitis *f*
皮肤粘液样囊肿 Hautschleimzyste *f*
皮肤着色真菌病 kutane Chromomykose *f*
皮肤着色症 Chromodermatosis *f*, Chrom(at)odermatosis *f*, Chromatopathie *f*
皮肤针 Hautakupunkturnadel *f*
皮肤针刺试验 Hautstichtest *m*
皮肤真(霉)菌 Hautpilze *m pl*, Dermophyten *m pl*, Dermatomycetes *m pl*
皮肤真菌变态反应 Pilzinfektion der Hautallergie *f*
皮肤真菌病 Hautpilzerkrankung *f*, Mykodermatitis *f*, Dermatomycosis *f*, Mycosis cutis *f*
皮肤真菌反应 Dermatophytidreaktion *f*
皮肤诊疗器械包 dermatologische Diagnostik und Therapie Instrumentenset *n*
皮肤支持带 Retinacula cutis *n*
皮肤脂肪切除术 Dermolipektomie *f*
皮肤脂瘤 Dermolipom(a) *n*
皮肤志贺菌病 Haut Shigellose *f*
皮肤致敏 Sensibilisierung der Haut *f*
皮肤致敏抗体 hautsensibilisierender Antikörper *m*
皮肤致敏试验 Test auf Hautsensibilisierung *m*
皮肤致敏因子 hautsensibilisierender Faktor *m*
皮肤痣 Hautnävus *m*, kutaner Nävus *m*
皮肤肿块病 Rotlaufseuche *f*
皮肤肿瘤诱发试验 Hauttumor Induktionstest *m*
皮肤皱襞 Hautfalte *f*
皮肤皱缩 geschrumpfte Haut *f*
皮肤皱纹 Hautrunzeln *f pl*
皮肤猪囊尾蚴病 Hautzystizerkose *f*, Hautfinne *f*
皮肤转白试验 Hautbleichenprobe *f*, Hautbleichentest *m*
皮肤转移癌 Hautmetastasenkrebs *m*
皮肤转移性腺癌 kutanes metastasiertes Adenokarzinom *n*
皮肤子宫内膜异位病 kutane Endometriose *f*
皮肤自然皱纹线 Linie mit der Abhängigkeit *f*
皮肤自溶 Haut Autolyse *f*
皮肤总量 Gesamthautdosis *f*
皮肤组织细胞瘤 Histocytoma cutis *n*
皮肤组织细胞肉瘤 Histocytosarcoma cutis *n*
皮肤组织细胞增生病 kutane Histiozytose *f*
皮肤组织钻孔器 kutanes Bohrgerät *n*
皮肤最小张力线 minimale Spannung Linien der Haut *f pl*
皮革厂废水 Gerbereiabwasser *n*
皮革胶合剂 Hautleim *m*
皮革色 Lederfarbe *f*
皮革胃 Linitis plastica *f*
皮革样斑 Pergamentfleck *m*
皮革样化 lederartige Veränderung *f*, pergamentähnliche Transformation *f*
皮革纸样缢沟 pergamentartige hängende Nut *f*
皮革状(囊)胃 Ledermagen *m*, Stomachus scleroticus *m*
皮沟 Hautfurchen *f pl*, Sulci cutis *m pl*
皮管 Hautschlauch *m*
皮管断蒂 Durchtrennung des Lappenstiels *f*
皮管扩张术 Expansion in der verrohrt Hautlappen *f*
皮管钳 Gummischlauch Pinzette *f*
皮管跳行移转法 Fuß in Rohrklappe Migration *m*
皮管形成术 Rundstiellappenplastik *f*
皮管植骨拇指再造术 Rekonstruktionsoperation des Daumens durch Knochentransplantation mit Hautstiellappen *f*
皮管制作 Rundstiellappenbildung *f*
皮管转移[术] Wanderung des Rundstiellappens *f*
皮厚度计 Hautdickenmesser *m*, Adipometer *n*
皮划破试验 perkutaner Test *m*
皮坏疽 Hautbrand *m*, Hautgangrän *f*, Sphakel(ism)us *m*, Sphaceloderma *n*
皮坏死毒素 dermonekrotisches Toxin *n*
皮肌 Hautmuskel *m*, Musculus cutaneus *m*
皮肌炎 Dermatomyositis *f*
皮肌炎眼底改变 Fundusveränderung der Dermomyositis *f*
皮基 Hautblastem *n*
皮棘 Stachel *m*, Dorn *m*
皮嵴 Hautleiste *f*, Papillarlinie *f*, Crista cutis *f*
皮浆 Zellstoff *f*
皮角 Hauthorn *n*, Cornu cutaneum *n*
皮节 Dermatomer *n*
皮结核 Hauttuberkulose *f*, Tuberculosis cutis *f*
皮静脉 Hautvene *f*, Vena cutanea *f*
皮菌素 Cuticulin *n*
皮壳青霉菌 Penicillium glaucum *n*
皮克 Pikogramm *n*
皮克病性痴呆 Demenz bei Pick* Krankheit *f*
皮克睾丸腺瘤 Pick* testikuläres Adenom *n*
皮克氏病 Pick* Krankheit *f*
皮克氏综合征 Pick* Syndrom *n*
皮克体 Pick* Körper *m* (胞浆内丝状包涵物见于皮克病)
皮克威克综合征 Pickwick* Syndrom *n* (指肥胖、嗜睡、通气不足和红细胞增多)
皮克细胞 Pick* Zelle *f* (圆或多面形细胞见于皮克病的骨髓脾脏)
皮克早老性痴呆 Pick* Demenz *f*
皮孔 Lenticella *f*
皮孔菌素 Corticin *n*
皮罗果夫角(静脉角) Pirogoff* Winkel (Venenwinkel) *m*
皮罗果夫氏切断术 Pirogoff* Amputation *f*
皮罗果夫氏三角 Pirogoff* Dreieck *n*
皮罗综合征 Pierre*-Robin* Syndrom *n* (常染色体隐性畸形遗传病)
皮螨病 chorioptische Acariasis *f*
皮螨属 Chorioptes *n*
皮毛窦 Dermalsinus *m*
皮毛工人肺 Kürschner Lunge *f*
皮毛消毒法 Pelz-Desinfektion *f*
皮霉菌 Dermatophyten *n pl*, Dermophyten *m pl*
皮霉菌病 Dermatomycosis *f*, Dermomycosis *f*, Epidermatomycosis *f*
皮霉菌素 Dermatomycin *n*
皮虻属 Corizoneura *f*
皮棉 Fussel *f*
皮膜 Kutikula *f*

皮囊瘤甾醇 Arachanol *n*
皮内出血 intradermale Hämorrhagie *f*
皮内的 intrakutan, endermal, intracutan (i.c.)
皮内反应 Intrakutanreaktion *f*, Endodermoreaktion *f*, Intrakutanreaktion *f* (ICR)
皮内缝合法 Intrakutannaht *f*
皮内钙质沉着 intradermale Kalzinose *f*
皮内过敏反应 intrakutane anaphylaktische Reaktion *f*, Intrakutananaphylaxie-Reaktion *f*
皮内接种 Intrakutanimpfung *f*, Intradermalimpfung *f*
皮内接种菌苗 intradermale Vakzine *f*
皮内毛细血管瘤 intradermales Kapillare Hämangiom *n*
皮内脓肿 intradermaler Abszeß *m*
皮内试验 Intrakutantest *m*
皮内投药法 endermatische Medikation *f*
皮内癣[菌病] Endodermophytose *f*, endodermale Trichophytose *f*
皮内针 intradermale Einbettungsnadeln *f pl*
皮内真菌亚属 Parendomyces *m*
皮内痣(黏膜内痣) intradermaler Nävus *m*
皮内注射[法] Endermismus *m*, intrakutane Injektion *f*, intradermatische Injektion *f*, endermatische Injektion *f*
皮内[注射]试验 intrakutaner (od intradermaler) Test *m*
皮内注射针 Quaddelnadel *f*, Impfstempel *m*, intradermale Nadel *f*, intrakutane Nadel *f*
皮镊 Hautpinzette *f*
皮胚 Hautblastem *n*
皮片 Lappen *m*, Hautlappen *m*, Kutislappen *m*
皮片测量器 Hautlappen-Meßgerät *n*
皮片窗 Hautfenster *n*
皮片刀 Klappe Messer *n*
皮片蒂 Hilum *n*
皮片刮刀 Hauttransplantation Klinge *f*
皮片移植术 Lappenplastik *f*
皮坡氏产钳 Piper* Zange *f*
皮契茄属 Pichi-Kraut *n*, Fabiana *f*
皮牵引 Hautzug *m*
皮切除鼻成形术 Rhinoplastik mit Excision der Haut *f*
皮区 Hautfeld *n*, Dermatom *n*, radikuläres (od segmentales) Dermatom *n*, Hautsegment *n*
皮区的 dermatomisch
皮区规律 dermatomale Regel *f*
皮蛆病 Dermamyiasis *f*
皮色不佳 Kakochröa *f*
皮色苍白 Blässe *f*
皮色的 fleischfarben
皮上层(胚) Periderm *n*, Epitrichium *n*
皮上划痕 Skarifikation *f*, Amyxis *f*
皮神经 Hautnerv *m*, Nervus kutaneus *m*
皮神经的 neurokutan
皮神经黑变病 neurokutane Melanose *f*
皮神经营养血管皮瓣 neurokutaner Lappen *m*
皮神经综合征 neurokutanes Syndrome *n pl*
皮生胶囊体 Kapselkörper der Haut *m*
皮生囊状体 zystischer Körper der Haut *m*
皮生拟侧丝 Pseudoparaphyse der Haut *f*
皮生真菌 Pilz der Haut *m*
皮试 Hauttest *m*, Kutanprobe *f*
皮试剂量 Hauttestdose *f*
皮手套 Lederhandschuh *m*
皮索根管钻 Peeso* Wurzelkanal Bohrer *m*
皮坦盖伊缩乳术 Pitanguy* Reduzierung Mammaplastik *f*
皮特罗夫斯基氏反应 Pietrowski* Eiweißreaktion *f*, Biuretreaktion *f*
皮痛 Dermalgia *f*, Dermalgie *f*, Dermatodynie *f*, Dermatalgie *f*
皮萎缩 Atrophoderma *n*
皮萎缩病 Atrophodermatose *f*, Atrophodermatosis *f*
皮萎缩松解 Atrophodermolyse *f*
皮纹 Striae
皮纹[线] Dermatoglyphen *m pl*, Striae cutis *f pl*, Spaltungslinien *f pl*, Langer* Linien *f pl*
皮纹型 Striaemuster *n*
皮纹学 Dermatoglyphenlehre *f*
皮下 subkutan
皮下包块 subkutane Masse *f*
皮下部 subkutaner Teil *m*, Pars subcutanea *f*
皮下层 subkutane Schicht *f*, Stratum subkutaneum *n*
皮下出血 blauer Fleck *m*, Dermatorrhagie *f*, Dermorrhagie *f*
皮下创伤 subkutane Wunde *f*
皮下袋状血肿 subkutanes Taschenhämatom *n*
皮下的 subkutan (s. c.), subdermal (-is, -is, -e), hypodermal, hypodermatisch
皮下电极 subkutane Elektrode *f*
皮下恶丝虫病 subkutane Dirofilariose *f*
皮下分泌不足 Hyposteatose *f*
皮下缝合[法] Subkutannaht *f*
皮下灌注术 Hypodermoklyse *f*
皮下过敏(变应)原特异性免疫治疗 subkutane allergenspezifische Immuntherapie *f*
皮下滑膜囊 Bursa synovialis subcutanea *f*
皮下坏疽 subkutane Gangrän *f*
皮下寄生胎 Dermozymus *m*
皮下接种 hypodermatische Injektion *f*, subkutane Inokulation *f*
皮下结核性瘘 subkutane tuberkulöse Fistel *f*
皮下结节 subkutaner Knoten (od. Nodus) *m*
皮下结节型 subkutaner nodulärer Typus *m*
皮下结节性脂肪坏死 subkutane knotige Fettnekrose *f*
皮下结石症 Hypodermolithiasis *f*
皮下筋膜 subkutane Fascie *f*, Fascia subkutanea *f*
皮下静脉 subkutane Venen *f pl*, Venae subkutaneae *f pl*
皮下烙术 subkutane Kauterisation *f*
皮下瘘管性结核病 subkutane Fistelbildung Tuberkulose *f*
皮下囊尾蚴病 subkutane Kystizerose *f*
皮下囊肿 hypodermale Zyste *f*
皮下捻发感 subkutaner Krepitus *m*
皮下脓肿 subkutaner Abszeß *m*
皮下平滑肌肉瘤 subkutanes Leiomyosarkom *n*
皮下气泡 subkutanes Gasbläschen *n*
皮下气肿 Hautemphysem *n*, Aerodermoektasie *f*, Pneumoderma *n*, Emphysema cutis *n*
皮下切断术 subkutane Amputation *f*
皮下切开术 Hypodermatomie *f*, subkutane Incision *f*
皮下肉芽肿 subkutanes Granuloma *n*
皮下肉样瘤病 subkutane Sarkoidose *f*
皮下乳房切除术 subkutane Mastektomie *f*
皮下软组织肉瘤 subkutane Weichteilsarkomen *f*
皮下软组织血管瘤 subkutanes Hämangiom *n*
皮[下]石 Hautstein *m*, Kryptolith *m*
皮下输液[法] Hypodermoklyse *f*, subkutane Infusion *f*, subkutane Transfusion *f*
皮下水肿 subkutane Wassersucht *f* (od. Ödem *n*)
皮下投药法 Dermenchysis *f*
皮下萎缩 subkutane Atrophie *f*
皮下无针注射器 nadelloser Dermoinjektor *m*, jet-injector <engl.>
皮下纤维变性 subkutane Fibrose *f*
皮下纤维肉瘤 subkutanes Fibrosarkom *n*
皮下小结 subkutaner Nodulus *m*

皮下型肺吸虫病 subkutane Paragonimiasis *f*
皮下血管淋巴样增生伴嗜酸性细胞增多 subkutane vaskuläree lymphatische Hyperplasie mit Eosinophilie *f*
皮下血管收缩 subkutane Vasokonstriktion *f*
皮下血肿 subkutanes Hämatom *n*, Ekchymoma *n*
皮下荨麻疹 subkutaner Nesselfieber *m*
皮下引流 subkutaner Abfluss *m*
皮下蝇蛆病 Hypoder(mo)myiasis *f*
皮下蝇属 subkutanes Hypoderma *n*
皮下瘀斑 Ecchymosis *f*
皮下瘀血 Ecchymosis *f*
皮下掌腱膜切断术 subkutane Fasziotomie *f*
皮下脂肪 subkutanes Fett *n*
皮下脂肪测定器 hypodermale Fettmeßgeräte *n pl*
皮下脂肪层 Subkutane Fettgewebe *f*
皮下脂肪坏死 subkutane Fettnekrose *f*
皮下脂肪肉芽肿 Lipogranuloma subcutanea *n*
皮下脂肪炎 subkutane Fettgewebesentzündung *f*
皮下脂肪柱 Fettcolumna *f*
皮下脂肪组织 Unterhautfettgewebe *n*
皮下脂膜炎样 T 细胞淋巴瘤 Subkutanes pannikulitisähnliches T-Zell-Lymphom *n*
皮下脂溢性皮炎 seborrhoische Dermatitis *f*
皮下脂质肉芽肿病 Rothman*-Makai* Syndrom *n*
皮下植入法 hypodermatische Implantation *f*
皮下植入式微泵 subkutane implantierbare Mikropumpe *f*
皮下注射 Dermenchysis *f*, subkutane Injektion *f*, hypodermatische Injektion *f*
皮下注射的 hypodermisch
皮下注射法 subkutane Injektion *f*
皮下注射麻醉毒品 subkutane Injektion von Suchtstoffen *f*
皮下注射免疫疗法 subkutane Immuntherapie *f*(SCIT)
皮下注射器 hypodermatische Spritze *f*, Dermoinjektor *m*
皮下注射用片剂 hypodermische Tablette *f*
皮下注射针 hypodermatische Nadel *f*
皮下注水法 Aquapunktur *f*
皮下组织 Hypodermis *f*, Hypoderm *n*, Subkutis *f*, Tela subcutanea *f*
皮下组织蒂皮瓣 subkutane Stiel Hautlappen *m*
皮下组织缝合针 subkutane Nähnadel *f*
皮下组织囊虫病 subkutane Zystizerkose *f*
皮下组织异物性肉芽肿 Fremdkörpergranulom des subkutanen Gewebes *n*
皮下组织真菌病 subkutane Mykose *f*
皮腺 Hautdrüsen *f pl*, Glandulae kutis *f pl*
皮鞋流行病 Lederschuhe-Epidemie *f*
皮屑 Hautschuppe *f*
皮屑抗原 Hautschuppenantigen *n*
皮屑状的 schuppenartig
皮[癣]霉菌 Dermatomyzeten *m pl*
皮血管镜检查 Dermatoskopie *f*
皮血管瘤 Haut Hämangiom *n*
皮血管炎 Angiodermatitis *f*
皮亚杰的临床法 klinische Methode von Piaget* *f*
皮亚杰认知发展阶段理论 Piaget* Kognitive Entwicklung Theorie *f*
皮亚杰学派 Piagets* Schule *f*
皮炎 Hautentzündung *f*, Dermitis *f*, Cutitis *f*, Dermatitis *f*
皮炎芽生菌病 Hautentzündung Blastomykose *f*
皮样癌 Dermoidkarzinom *n*
皮样的 dermatoid, dermoid
皮样或表皮样囊肿 Dermoid- oder Epidermoidzyste *f*
皮样瘤 dermoider Tumor *m*
皮样囊肿 Haargeschwulst *f*, Dermatocystis *f*, Dermoid (zyste *f*) *n*
皮样囊肿切(摘)除术 Dermoidektomie *f*
皮移植片 Haut-Transplantat *n*
皮移植[术] Haut-Transplantation *f*
皮蝇[蛆]病 Dermatobiasis *f*
皮蝇属 Dermatobia *f*
皮[甾]五醇 Haut Pentanol *n*
皮甾四醇 Urocortisol *n*
皮粘膜的 kutanmukos(-us, -a, -um)
皮褶 Hautfalte *f*
皮褶厚度 Hautfaltendicke *f*
皮褶卡钳 Hautfaltenlehre *f*
皮褶性银屑病 Leder plissierte Schuppenflechte *f*
皮真菌 Dermatophyten *m pl*, Dermatomyzeten *m pl*
皮真菌病 Dermatomycosis *f*, Dermatomykose *f*, Dermatophytie *f*, Dermatophytose *f*
皮真菌疹 Dermatophytid *n*
皮疹 Ausschlag *m*, Effloreszenz *f*, Exanthem *n*, Eruption *f*
皮疹消失现象 Auslöschphänomen *n*, Schultz*-Charlton* Phänomen *n*
皮疹消退 Defloreszenz *f*
皮蒸发量测定法 Hygrometrie *f*
皮蒸发量测定器 Hygrometer *n*
皮支 kutaner Zweig(od. Ast) *m*, Ramus kutaneus *m*
皮支持带 Retinacula cutis *n pl*
皮脂 Hauttalg *m*, Sebum *n*, Sebum cutaneum *n*, Talg *m*
皮脂单位 Sebumeinheit *f*
皮脂的 sebace(-us, -a, -um)
皮脂分泌不足 Hyposteatose *f*, Hyposteatosis *f*
皮脂分泌过多 Hypersteatose *f*, Hypersteatosis *f*
皮脂[分泌]减少 Oligosteatose *f*, Oligosteatosis *f*
皮脂分泌异常 Dyssteatose *f*, Dyssteatosis *f*, Parasteatosis *f*
皮脂计 Sebumeter *m*
皮脂毛囊的 talgfollikulär
皮脂囊肿 Sebozystom *n*, Talgzyste *f*, Steatom *n*
皮脂囊肿病 Steatom(at)osis *f*
皮脂缺乏[症] Sebo(rrho)stase *f*, Asteatose *f*, Asteatosis (cutis) *f*
皮脂缺乏的 aesteatotisch
皮脂缺乏性皮炎 Asteatosis Kutis *f*
皮脂缺乏性湿疹 asteatotisches Ekzem *n*
皮脂蠕形螨 Demodex brevis *m*
皮脂石 Talgdrüsenkonkrement *n*, Sebolith *m*
皮脂栓 Talg-Stecker *m*
皮脂细胞 Talgzelle *f*
皮脂腺 Talgdrüsen *f pl*, Fettdrüsen *f pl*, Glandulae sebaceae *f pl*
皮脂腺癌 Talgdrüsenkarzinom *n*, Carcinoma sebaceum *n*
皮脂腺病 Steatopathie *f*, Steatose *f*, Steatosis *f*
皮脂腺肥大 Exdermoptose *f*, Exdermoptosis *f*
皮脂腺功能障碍 Steatocryptosis *f*
皮脂腺管 Talgdrüsen Kanal *m*
皮脂腺基底上皮瘤(癌) Basalzellen-Epitheliom(Carcinom) der Talgdrüse *n*
皮脂腺淋巴腺瘤 Talgdrüsen lymphadenoma *n*
皮脂腺上皮瘤 Talgdrüsenepitheliom *n*
皮脂腺腺癌 Adenokarzinom der Talgdrüse *n*
皮脂腺腺瘤 Talgdrüsenadenom *n*
皮脂腺炎 Talgdrüsenentzündung *f*, Steatadenitis *f*
皮脂腺异位 ektopische Talgdrüse *f*
皮脂腺抑制试验 Talgdrüsenhemmtest *m*
皮脂腺增生 Hyperplasie der Talgdrüse *f*
皮脂腺痣 Talgdrüsennävus *m*, Naevus sebaceus *m*
皮脂样的 talgartig, talgähnlich, sebum-like <Eng.>

皮脂溢 Stearrhoe *f*, Seborrhoea *f*, Seborrhagie *f*, Stearodermie *f*
皮脂溢的 seborrhoides, seborrhoisch, seborrhoic(-us, -a, -um)
皮脂溢性皮炎 seborrhoische Dermatitis *f*, Dermatitis seborrhoica *f*
皮脂溢性皮炎样银屑病 sesborrhoische Dermatitis Schuppenflechte *f*
皮脂溢性湿疹 Ekzema seborrhoicum *n*, Unna* Dermatose (od. Krankheit) *f*, Steatidrodermie *f*
皮脂溢性脱发 Alopezia seborrhoika *f*, Alopeza furfurazea *f*
皮脂溢性疣 seborrhoische Warzen *f*, Verruca seborthoica *f*
皮脂溢疹 Seborrhoid *n*
皮脂障碍症 Dyssteatose *f*, Dyssteatosis *f*
皮质 Rinde *f*, Kortex *m*, Substantia corticalis *f*, Cortex *m*
皮质(层) Kortex *m*
皮质[激]素传递蛋白 Transkortin *n*, Transcortin *n*
皮质[甾]醇(氢化可的松) Kortisol (Hydrokortison) *n*
皮质[甾]醇受体 Kortisol-Rezeptor *m*
皮质剥除术 Dekortikation *f*, Entrindung *f*, Exkortikation *f*
皮质层 Rindenschicht *f*
皮质冲动 kortikaler Impuls *m*
皮质醇 Kortisol *n*, Kortisol *n*
皮质醇过(增)多症 Hyperkortisonismus *m*, Cushing* Syndrom *n*, Hyperkortikalismus *m*, Hyperkortizismus *m*
皮质醇结合球蛋白 Kortisol-verbindendes Globulin *n*
皮质醇结合球蛋白异常 Kortisol-bindende Globulin-Anomalie *f*
皮质醇同位素竞争测定法 Kortisol-radiokompetierende Bestimmung *f*, Kortisol Isotop Kompetitionstest *m*
皮质醇增多综合征 Cushing* Syndrom
皮质大脑脚的 kortikopedunkulär, kortikopedunkular(-is, -is, -e)
皮质的 kortikal, cortical(-is, -is, -e)
皮质电流图 Elektrokortikogramm *n*
皮质电描记法 Elektrokortikographie *f*
皮质电图 Elektrokortikogramm *n*
皮质顶盖束 kortikotektaler Traktus *m*, Tractus corticotectalis *m*
皮质顶盖纤维 kortikotektale Fasern *f pl*, Fibrae corticotectales *f pl*
皮质窦 kortikaler Sinus *m*
皮质反应 kortikale Reaktion *f*
皮质骨移植 kortikales Knochentransplantat *n*
皮质骨移植物 kortikales Knochentransplantat *n*
皮质核束 Traktus kortikonuklearis *m*
皮质黑质束 Traktus kortikonigralis *m*
皮质红核束 Traktus kortikorubralis *m*
皮质红核纤维 kortikorubrales Faserbündel *n*, Traktus kortikorubralis *m*
皮质肌动蛋白细胞骨架 kortikale Aktin-Zytoskelett *n*
皮质激素 Kortikoide *n pl*, Kortiko(stero)ide *n pl*
皮质激素水平 Glukokortikoid Spiegel
皮质激素硬膜外注射 epidurale Injektion von Kortikosteroiden *f*
皮质集合管 kortikales Sammelrohr *n*
皮质集合小管 kortikales Sammelröhrchen *n*
皮质脊髓侧束 Traktus kortikospinalis lateralis *m*
皮质脊髓的 kortikospinal, kortikomedullär
皮质脊髓腹侧束 Traktus kortikospinalis ventrale *m*
皮质脊髓前束 Pyramidenvorderstrang *m*, Pyramidenvorderbahn *f*, Tractus corticospinalis anterior *m*, Türck* direkter Pyramidaltrakt *m*
皮质脊髓束 Pyramidenstrang *m*, Tractus corticospinalis *m*
皮质间脑的 kortikodienzephalisch
皮质精神性盲 kortikale psychische Blindheit *f*
皮质颗粒 kortikale Granula *n*
皮质可塑性 kortikale Plastizität *f*
皮质类固醇反应 Kortikosteroid Reaktion *f*
皮质类固醇[激素] Kortikosteroid *n*
皮质类固醇结合球蛋白 Kortikosteroid-bindendes Globulin (CBG) *n*
皮质类固醇性痤疮 Kortikosteroid Akne *f*
皮质类固醇性紫癜 Kortikosteroid Purpura *f*
皮质类固醇治疗 Kortikosteroid-Therapie *f*
皮质类甾醇 Kortikosteroide *n pl*, Cortico(stero)ide *n pl*
皮质类甾醇性白内障 Kortikosteroidkatarakt *f*
皮质类甾醇诱发性青光眼 Kortikosteroid-induziertes Glaukom *n*
皮质聋 kortikale Taubheit *f*
皮质慢电位 Langsames kortikales Potential *n*
皮质盲 Rindenblindheit *f*
皮质迷路 kortikales Labyinth *n*, Kortikolabyrinth *n*
皮质脑电图 Kortikal Elektroenzephalogramm *n*
皮质脑干束 kortikobulbärer Tractus *m*, Tractus corticonuclearis *m*
皮质脑桥的 corticopontin(-us, -a, -um)
皮质脑桥束 Brückenbahn *f*, Tractus corticopontinus *m*
皮质脑桥纤维 kortikale pontine Faser *f*
皮质脑桥小脑系 kortikopontozerebellares System *n*
皮质内侧部 kortikomedialer Teil *m*, Pars corticomedialis *f*, mediale Kortikale *f*
皮质内侧核群 kortikale mediale Kerngruppe *f*
皮质内骨肉瘤 intrakortikales Osteosarkom *n*
皮质内纤维结构异常 strukturelle Anomalien der Hirnrinde *f*
皮质内脏的 kortikoviszeral
皮质内脏相关学说 kortikoviszerale Theorie *f*
皮质旁骨肉瘤 juxtakortikales (od. parosteales) Osteosarkom *n*
皮质破坏 Cortex-Zerstörung *f*
皮质切除 kortikale Resektion *f*
皮质丘脑的 corticothalamic(-us, -a, -um), kortikothalamisch
皮质丘脑束 Fasciculi corticothalamici *m pl*
皮质丘脑纤维 Fibrae corticothalamicae *f pl*
皮质区 kortikale Area *f*
皮质缺损 Kortikalisdefekt *m*
皮质色素缺乏 kortikale Achromie *f*
皮质上皮细胞 kortikale Epithelzelle *f*
皮质肾单位 kortikales Nephron *n*
皮质肾钙化 kortikale Nephrokalzinose *f*
皮质素 Kortin *n*, Cortin *n*
皮质素葡萄糖耐量试验 Kortikaler Glukosetoleranztest *m*
皮质素水试验 Kortison-Wasser(-Belastungs)-Test *m*
皮质素抑制试验 Kortisol Suppressionstest *m*
皮质索 kortikaler Strang *m*
皮质条纹征 kortikaler Knochen *m*
皮质酮 Kortikosteron *n*
皮质酮甲基氧化酶 Kortikosteron-Methylenoxydase *f*
皮质酮甲基氧化酶缺乏症 Kortikosteron-Methyloxidase-Mangel *m*
皮质网状束 kortikoretikulärer Tractus *m*, Tractus corticoreticularis *m*
皮质网状纤维 kortikoretikuläre Fasern *f pl*, Fibrae corticoreticulares *f pl*
皮质温觉中枢 kortikale Temperatur Sensation Zentrum *n*
皮质纹状体的 kortikosteriatisch
皮质纹状体脊髓变性 kortikostriatalspinale Degeneration *f*, Jakob*-Creutzfeldt* Syndrom *n*
皮质纹状体纤维 Fibrae corticostriatae *f pl*
皮质下白质软化 subkortikale Leukomalazie *f*
皮质下的 subkortikal, subkortical(-is, -is, -e), infrakortikal(-is, -is, -e)
皮质下丘脑纤维 Kortex Hypothalamus Faser *f*
皮质下失语 subkortikale Aphasie *f*
皮质下系统活动 Aktivität des subkortikalen Systems *f*

皮质纤维结构不良 kortikale fibröse Dysplasie *f*
皮质纤维缺损 kortikale Faser Mangel *m*
皮质腺肥大 Exdermoptose *f*, Exdermoptosis *f*
皮质腺瘤 kortikales Adenom *n*
皮质小脑束 Kleinhirnpyramidenbahn *f*, kortikozerebellärer Traktus *m*
皮质小叶 Lobuli corticales *m pl*
皮质形成 Kortikalisierung *f*
皮质型 kortikaler Typ *m*
皮质杏仁核 kortikale Mandelkern *f*
皮质杏仁移行区 Übergangszone der Kortex Mandeln *f*
皮质性白内障 kortikale Katarakt *f*
皮质性癫痫 kortikale Epilepsie *f*, Epilepsia corticalis *f*, Jackson* Epilepsie *f*, Bravais*-Jackson* Epilepsie *f*
皮质性聋 kortikale Taubheit *f*
皮质性麻痹 kortikale Lähmung *f*
皮质性盲 kortikale Blindheit *f*
皮质性脑炎 kortikale Gehirnentzündung *f*
皮质性失语 kortikale Aphasie *f*
皮质性运用不能 kortikale Bewegungsstörungen *f pl*
皮质胸腺细胞 kortikale Thymozyten *m pl*
皮质延髓的 kortikobulbär
皮质延髓束 kortikobulbärer Traktus *m*, Tractus corticobulbaris *m*
皮质抑制 kortikale Inhibierung *f*
皮质与皮质下动机区 kortikaler und subkortikaler Motivationsbezirk *m*
皮质原锥体外系统 kortikalextrapyramidales System *n*
皮质运动区 kortikales Motorium *n*
皮质甾类 Kortikosteroide *n pl*
皮质甾体结合球蛋白 kortikales Steroid-bindendes Globulin *n*
皮质甾酮 Kortikosteron *n*
皮质整合［作用］Kortikointegration *f*, Corticointegration *f*
皮质支 Rami kortikales *m pl*
皮质中脑的 kortikomesenzephalisch
皮质柱 kortikale Kolumne *f*
皮质自主的 kortikoautonom, cortico autonom
皮皱 Runzel *f*
皮状的 dermatoid
皮赘 achrochordon <engl.>
芘 Pyren *n*
枇杷 Eriobothrya japonica *f*
枇杷仁中毒 Loquatsamen-Vergiftung *f*
枇杷叶膏 Loquat-Extrakt *m*
毗连关系 Syntopie *f*
毗邻 Benachbarte *f*
毗邻的 angrenzend
毗邻序列分析 angrenzende Sequenzanalyse *f*
铍 Beryllium *n* (Be, OZ 4), Glucinium *n* (GI)
铍病 Beryllium-Krankheit *f*, Berylliose *f*
铍尘肺 Berylliumstaublunge *f*, Berylliumlunge *f*, Berylliosis pulmonum *f*, Berylliose *f*
铍沉着症肉芽肿 Berylliumgranulom (a) *n*
铍肺 Lungenberylliose *f*
铍溃疡 Berylliumulcus *n*
铍肉芽肿 Beryllium-Granulom *n*
铍中毒 Berylliumvergiftung *f*, Berylliosis *f*, Berylliose *f*, Beryllosis *f*
疲惫 Abgeschlagenheit *f*, Exhaustio *f*
疲惫星期一 müder Montag *m*
疲乏 Müdigkeit *f*, Mattigkeit *f*, Mattheit *f*
疲竭 Müdigkeit *f*, Erschöpfung *f*
疲倦 Müdigkeit *f*, Ermüdung *f*, Langoitudo *m*, Languor *m*
疲倦毒素 Ermüdungsstoff *m*, Ermüdungstoxin *n*, Kinotoxin *n*, Kenotoxin *n*
疲倦毒素中毒 Kenotoxinvergiftung *f*
疲倦无力 Asthenie *f*
疲溃感 Erschöpfung *f*
疲溃综合征 Burnout-Syndrom *n*
疲劳 Erschöpfung *f*, Ermüdung *f*, Asthenie *f*, Fatigatio *f*
疲劳保护反应 Widerreaktion (od. Schutzreaktion) der Ermüdung *f*
疲劳病 Ermüdung-Krankheit *f*
疲劳部位 Ermüdungsstelle *f*
疲劳产物 Ermüdungsstoff *m*, Ermüdungstoxin *n*, Ermüdungsprodukt *n*
疲劳毒素 Ermüdungstoxin *n*, Kinotoxin *n*, Kenotoxin *n*
疲劳毒素中毒 Fatigue -Toxin -Vergiftung *f*
疲劳度测定仪 Ermüdungsmeter *n*
疲劳感觉阈 Sensibilitätsschwelle der Ermüdung *f*
疲劳骨折 Übermüdungsbruch *m*, Ermüdungsfraktur *f*
疲劳积累 Ermüdungsammlung *f*
疲劳检查 Ermüdungsprobe *f*
疲劳恐怖 Kopophobie *f*
疲劳描记器 Ponograph *m*
疲劳评定 Beurteilung der Ermüdung *f*
疲劳期 Ermüdungsphase *f*
疲劳强度 Ermüdungsfestigkeit *f*
疲劳曲线 Ermüdungskurve *f*
疲劳热 Hitze-Ermüdung *f*
疲劳商数 Ermüdungquotienten *m pl*
疲劳试验 Ermüdungsprobe *f*
疲劳素 Ermüdungsstoff *m*, Ermüdungstoxin *n*
疲劳图 Ermüdungsbild *n*
疲劳系数 Ermüdungskoeffizient *m*
疲劳效应 Ermüdungseffekte *m pl*
疲劳性 Müdigkeit *f*
疲劳性痉挛 Ermüdungsspasmus *m*
疲劳性事故 Ermüdungsunfall *m*
疲劳症 Apokamnose *f*
疲劳指数 Ermüdungsindex *m*
疲劳状态 Ermüdungszustand *m*
疲劳综合征 Effort-Syndrom *n*
啤酒 Bier *n*
啤酒花苦味素 Lupulin *n*
啤酒酵母 Brauereihefe *f*, Fermentum Cerevisiae *n*, Saccharomyces cerevisiae siccum *m*, Saccharomyces medicinalis *m*
啤酒苦味剂 Quassia *n*
啤酒类饮料 bierartiges Getränk *n*
啤酒酿造者 Brauereimacher *m*
啤酒食品卫生 Bier-Lebensmittelhygiene *f*
啤酒心 Bierherz *n*
琵琶拟沼螺 Assiminea lutea *f*
脾 Milz *f*, Splen *m*, Lien *m*
脾［X］线造影术 Lienographie *f*, Splenographie *f*
脾 X 线照片 Splenogramm *n*
脾 X 线照相术 Splenographie *f*, Lienographie *f*
脾包虫病 Echinokokkose der Milz *f*
脾被膜 Milzkapsel *f*
脾被膜下切除术 subkapsulare Splenectomie *f*
脾被膜下血肿 subkapsuläres Hämatom der Milz *n*
脾被膜炎 Episplenitis *f*
脾边缘区淋巴瘤 Splenisches Marginalzonenlymphom *n*
脾变位 Verschiebung der Milz *f*
脾［表面］刺激法 Splenokleisis *f*
脾病 Splenopathie *f*, Lienopathie *f*
脾病的 splenopathisch
脾部分切除术 Teilweise Milzentfernung *f*
脾测量法 Splenometrie *f*

脾肠的 lieno-intestinal
脾充血 Splenämie *f*, Splenemphraxis *f*
脾出血 Milzblutung *f*, Splenorrhagie *f*
脾穿刺 Milzpunktion *f*
脾穿刺术 Milzpunktion *f*
脾创伤 Milztrauma *n*, Milzverletzung *f*
脾丛 Plexus lienalis *m*
脾挫伤 Milz Prellung *f*
脾错构瘤 splenisches Hamartom *n*
脾大 Hypersplenomegalie *f*, Splenomegalie *f*, Splenomegalia *f*
脾大性红细胞增多 Polycytaemia megalosplenia *f*
脾的 milzig, splenisch, splenic(-us, -a, -um), lienal(-is, -is, -e)
脾蒂 Milzstiel *m*
脾蒂钳 Milz Pedikel Klemmung *f*
脾淀粉样变 Amyloidose der Milz *f*
脾动脉 Milzarterie *f*, Splenikum *n*, Arteria lienalis *f*
脾动脉结扎术 Milzarterie Legierung *f*
脾动脉瘤 Aneurysma der Milzarterie *n*
脾动脉栓塞术 Milz Arterienembolisation *f*
脾动脉造影术 Lienalisarteriographie *f*
脾窦 Milzsinus *m*, Sinus lienis *m*
脾毒素 Splenotoxin *n*, Lienotoxin *n*
脾段切除术 Segmentresektionen der Milz *f pl*
脾反应性滤泡增生 follikuläre Hyperplasie der Milz *f*
脾肺固定术 Milz-Lung-Fixierung *f*
脾缝[合]术 Splenorrhaphie *f*, Naht der Milz *f*
脾肝[巨]大 Splenohepatomegalie *f*
脾肝炎 Splenohepatitis *f*
脾膈的 splenophrenisch
脾膈韧带 lienophrenisches Ligament *n*
脾梗塞 Milzinfarkt *m*
脾梗死 Milzinfarkt *m*
脾功能亢进 Hypersplenie *f*, Hypersplenismus *m*
脾功能亢进症 Hypersplenismus *m*
脾功能亢进综合征 Hypersplenismus-Syndrom *n*
脾功能正常 Splenismus *m*
脾骨髓的 lienomedullar
脾骨髓软化 Splenomyelomalakie *f*, Lienomyelomalakie *f*
脾骨髓性白血病 lienomyelogene Leukämie *f*
脾固定术 Splenopexie *f*
脾过大 Milzerweiterung *f*, Splenomegalie *f*
脾含铁小结 Milzeisen Knotchen *n*
脾红髓 rote Pulpa der Milz *f*
脾后的 postsplenisch
脾疾病 Milz Krankheit *f*
脾集落 Milzkolonie *f*
脾集落生(形)成单位 Koloniebildungseinheit der Milz *f*, Koloniebildenden Einheiten in der Milz *f*, kolony forming unit-spleen<engl.>(CFU-S)
脾结肠的 splenocolic(-us, -a, -um)
脾结核 Milztuberkulose *f*
脾静脉 Milzvene *f*, Vena lienalis *f*
脾静脉门造影术 Splenoportographie *f*
脾静脉栓塞 Thrombose der Milzvene *f*
脾静脉血栓形成 Milzgefäßthrombose *f*, Splenothrombose *f*, Milzvenenthrombose *f*
脾静脉造影 Splenovenographie *f*
脾溃疡 Milzulcus *n*
脾疗法 Splenotherapie *f*
脾淋巴结 Milzlymphknoten *m pl*, Nodi lymphatici splenici *m pl*
脾淋巴滤泡 Milzlymphfollikel *m pl*, Folliculi lymphatici lienales *m pl*, Vesiculae griseae lienis *f pl*
脾淋巴小结 Milzlymphknötchen *n pl*, Lymphonoduli splenici *m pl*
脾磷酸二酯酶 Milz-Phosphodiesterase *f*
脾瘤 Milztumor *m*, Splenolymphoma *n*, Splenom *n*
脾毛笔形动脉 Pinselarterie *f*, Penicillus *m*
脾梅毒 Milzsyphilis *f*
脾门 Milzhilus *m*, Milzpforte *f*, Hilus lienis *m*, Porta lienis *f*
脾门静脉吻合术 splenoportale Venenanastomose *f*
脾门静脉造影术 Splenoportographie *f*, lienoportale Phlebographie *f*
脾囊肿 Milzzyste *f*
脾内的 intrasplenisch, intralienal(-is, -is, -e), innerhalb der Milz
脾内血细胞蓄积 Blutkörperchensammlung innerhalb der Milz *f*, Sissorexia *f*
脾脓肿 Milzabszeß *m*
脾旁的 parasplenisch
脾破裂 Milzruptur *f*, Ruptura lienis *f*
脾气 Temperament *n*
脾气不好的 unwirsch, wahrig
脾前襞 vordere Milzfalte *f*, Plica lienalis anterior *f*
脾腔静脉分流术 Milz Hohlvene Nebenschluss *m*
脾腔栓塞术 Milzembolisation *f*
脾鞘小动脉 kleines Arterie von Milz Mantel *n*
脾切除术 Splenektomie *f*, Milzexstirpation *f*, Lienektomie *f*
脾切除术后凶险感染 Postsplenektomie gefährliche Infektion *f*
脾切迹 Milzkerbe *f*, Incisura lienalis *f*
脾切开术 Splenotomie *f*
脾曲 Milzkrümmung *f*, Flexura lienalis *f*
脾曲结肠癌 Dickdarmkarzinom der Milzkrümmung *n*
脾曲综合征 Linken Flexur-Syndrom *n*
脾热 Milz Hitze *f*
脾溶解 Splenolyse *f*, Splenolysis *f*
脾溶素 Splenolysin *n*
脾肉瘤 Milzsarkom *n*
脾肉芽肿病 Splenogranulomatosis *f*
脾软化 Milzerweichung *f*, Splenomalazie *f*, Lienomalazie *f*
脾扫描 Milzszintigraphie *f*
脾疝 Milzhernie *f*, Splenocele *f*
脾神经痛 Splenalgie *f*
脾肾的 lienorenal, splenonephritisch
脾-肾动脉吻合术 splenorenale arterielle Anastomosie *f*
脾肾固定术 Splenorenopexie *f*
脾肾静脉分流术 splenorenaler Shunt *m*
脾肾静脉吻合术 splenorenale Anastomose *f*, Lord* Operation *f*
脾肾韧带 Ligamentum lienorenale *n*
脾肾下垂 Splenonephroptose *f*
脾肾炎的 splenonephritisch
脾刷状动脉 Milz bürstenartige Arterie *n*
脾栓塞 splenische Embolie *f*
脾素 Splenin *n*
脾髓 Milzpulpa *f*, Milzmark *n*, Pulpa lienis *f*
脾髓细胞 Pulpazelle *f*
脾髓增殖性脾大 Splenadenom(a) *n*
脾损伤 Milzverletzung *f*
脾索 Milzstrang *m*
脾体积测量指数 Milzvolumen Maßzahl *f*
脾痛 Splenalgie *f*
脾椭圆体 Ellipsoid der Milz *n*
脾外固定术 Exosplenopexie *f*
脾外伤 Milz Trauma *n*
脾萎缩 Milzatrophie *f*
脾胃的 splenikogastrisch, splenicogastric(-us, -a, -um)
脾胃血流区域 Milz und Blut Strömungsquerschnitt
脾细胞 Splenozyt *m*
脾细胞[分类]象 Splenogramm *n*

脾下垂 Milzsenkung *f*, Splenoptose *f*, Milzptose *f*
脾下的 infrasplenisch
脾纤维化 Milzfibrosis *f*
脾小结 splenisches Knötchen *n*, splenischer Nodulus *m*
脾小梁 Milzbälkchen *n pl*, Milztrabekel *f pl*, Trabeculae lienis *f pl*, Billroth* Bälkchen (od. Fasern *f pl* od. Stränge *m pl*) *n pl*
脾小体 Milz
脾型伤寒 Splenotyphus *m*
脾性白血病 Splenämie *f*, lienale Leukämie *f*
脾性各类血细胞减少 splenische Panhaematocytopenie *f*, Panhaem(at)o(cyto)penia splenica *f*
脾性粒细胞减少 splenische Granulocytopenie *f*
脾性贫血 splenische Anämie *f*, Anaemia splenica *f*, Senator* Banti* Syndrom *n*
脾性血小板减少[症] splenische Thrombocytopenie *f*
脾悬韧带 Ligamentum suspensorium der Milz *n*
脾[血]窦 Milzsinus *m*
脾炎 Milzentzündung *f*, Splenitis *f*, Lienitis *f*
脾炎黄疸 Splenikterus *m*
脾样变 Splenisation *f*
脾样变性肺炎 Splenopneumonie *f*
脾样的 spleniform, milzig, splenoid
脾胰的 lienopankreatisch, lienopancreatic (-us, -a, -um)
脾移植术 Transplantation der Milz *f*
脾异位 Splenektopie *f*, Ektopia lienis *f*
脾隐窝 Recessus lienalis *m*
脾印片 Milz Prägungen *f*
脾硬化 Splenokeratosis *f*
脾原[性]的 splenogen
脾[脏] Milz *f*, Lien *m*, Splen *m*
脾脏触诊 Milzpalpation *f*
脾脏功能亢进 Überfunktion der Milz *f*
脾脏叩诊 Milzperkussion *f*
脾脏囊肿 Milzzyste *f*
脾脏学 Splenologie *f*
脾脏中毒症 Splenotoxikose *f*
脾脏浊音 splenische Dämptung *f*
脾增大 Splenektasie *f*, Splenauxe *f*
脾战伤 Kriegsverletzung der Milz *f*
脾照射 Milzbestrahlung *f*
脾支 Rami lienales *m pl*
脾中央破裂 zentrale Ruptur der Milz *f*
脾肿大 Splenomegalie *f*, Milzvergrößerung *f*, Milzschwellung *f*, Milzanschwellung *f*
脾肿恶病质 Milz-Typhus *m*
脾肿瘤 Milztumor *m*
脾肿率 Milzschwellungsrate *f*
脾肿指数 Milzindex *m*
脾周的 perisplenisch
脾周围炎 Perisplenitis *f*, Episplenitis *f*
脾组织破坏 Splenolysis *f*
脾组织移植 Splenosis *f*
脾组织植入 Splenosis *f*, Milzgewebe-Implantation *f*
脾组织自体移植 Autotransplantation von Milzgewebe *f*
蜱 Zecke *f*, Tick *m*
蜱病 Ixodiasis *f*
蜱传斑疹伤寒 Tick-borne Typhus *m*
蜱传播的 Zecken-übertragend
蜱传(媒)回归热 Zeckenrückfallfieber *n*
蜱传(媒)脑炎 Zeckenenzephalitis *f* (ZE)
蜱传脑炎病毒 Zeckenenzephalitis-Virus *n*, Frühsommer-Meningoenzephalitis (FSME)-Virus *n*
蜱的 zecken
蜱叮咬 Zeckenbiss *m*
蜱叮咬红斑 Zeckenbiss und Erythem *n*
蜱叮咬热 Zeckenbiss-Hitze *f*
蜱螨科 Akaridae *n pl*
蜱螨目 Akarina *pl*, Akarinen *pl*, Akari *pl*
蜱螨学 Akarologie *f*
蜱螨亚纲 Akari
蜱媒出血热 Zecken-übertragendes hämorrhagisches Fieber *n*
蜱热 Rh-Fieber *n*, Zecken (biß) fieber *n*, Amerikanisches Fieber *n*
蜱属 Zecke *f*
蜱瘫痪 Zeckenparalyse *f*
蜱型立克次氏体 Rickettsia dermacentroxenus *f*, Rickettsia sibirika *f*
蜱性瘫痪 Zeckenlähmung *f*, Zeckenparalyse *f*
蜱蝇属 Melophagus *m*
蜱总科 Ixodidae *pl*

pǐ 匹癖

匹氨苄青霉素 Pivampicillin *n*
匹伐他汀 Pitavastatin *n*
匹呋甲亚胺青霉素 Pivmecillin (um) *n*
匹格列酮 Thiazolidindione (TZD) *f*
匹克病 Pick*Krankheit *f*
匹克威克综合征(肥胖低通气综合征) Pickwick*Syndrom *n*
匹拉米洞 Pyramidon (um) *n*, Aminopyrin (um) *n*
匹拉米洞中毒 Pyramidonvergiftung *f*, Pyramidonosis *f*
匹鲁卡品 Pilokarpin (um) *n*
匹莫齐特(派迷清) Pimozide *n* (抗精神病药)
匹配 Zusammenpassen *n*
匹配比较 zusammengepaßte Vergleichung *f*
匹配变量 anpassende Variable *f*
匹配测验 Spiel-Quiz *n*
匹配层 anpassende Schicht *f*
匹配对照 angepasste Kontrolle *f*
匹配法 Verfahren der Paarung *n*
匹配概率 Übereinstimmungswahrscheinlichkeit *f*
匹配规则 Übereinstimmungsregel *f*
匹配假设 Übereinstimmungsannahmen *f*
匹配滤波器 zusammengepaßter Filter *m*
匹配式热照射检测器 zusammengepaßter bolometrischer Detektor *m*
匹珀罗卡因 Piperokaine *n*
匹普鲁多 Pipradol *n*, Meratran *n*
癖 Sucht *f*, Süchtigkeit *f*
癖好 Vorliebe *f*
癖嗜 Mania *f*, Manie *f*
癖嗜学 Süchtigkeitslehre *f*
癖嗜学家 Süchtigkeitsfachleute *m pl*
癖嗜者 Süchtiger *m*

pì 屁

屁 Flatus *m*, Wind *m*

PIAN 偏骿胼片

piān 偏

偏爱 Vorzug *m*
偏爱密码子 Bevorzugte Kodonen *f*
偏铋酸钠 Natriummetawismutat *n*
偏残差 partielle Residuen *n pl*
偏侧 Seitigkeit *f*
偏侧不全麻痹 Lateralität unvollständige Lähmung *f*
偏侧颤搐 unilaterale Conwlsion *f*, Hemiballismus *m*
偏侧出汗反射 Hemidrosis-Reflex *m*, Hemihidrose-Reflex *m*
偏侧大脑皮层切除 Hemidekortikation *f*

偏侧的 hemilateral(-is,-is,-e)
偏侧癫痫症 Lateralität der Epilepsie *f*
偏侧动脉瘤 Lateralität Aneurysm *n*
偏侧多汗 Hemihyperhidrosis *f*, Hyper(h)idrosis lateralis *f*
偏侧发育不全 Hemihypoplasie *f*, Hemihypoplasia *f*
偏侧发育过度 Hemihyperplasie *f*, Hemihyperplasia *f*
偏侧肥大 Lateralität Hypertrophie *f*
偏侧感觉迟钝 Hemihypästhesie *f*
偏侧感觉过敏 Hemihyperästhesie *f*
偏侧感觉缺失 Hemianästhesie *f*, Hemianaesthesia *f*
偏侧感觉异常 Hemiparästhesie *f*
偏侧感觉障碍 Hemidysästhesie *f*
偏侧共济失调 Hemiataxie *f*
偏侧骨盆切除术 Hemipelvektomie *f*
偏侧喉切除术 Hemilaryngektomie *f*
偏侧化(偏利) Lateralität *f*
偏侧灰发[症] Hemicanities *f*
偏侧肌紧张 Hemitonie *f*, Hemihypertonie *f*
偏侧肌强直 Hemitonie *f*, Hemihypertonie *f*
偏侧甲状腺切除术 Hemithyreoidektomie *f*, Hemistrumektomie *f*
偏侧痉挛 Hemispasmus *m*
偏侧巨大发育 Hemigigantismus *m*
偏侧聋 Hemianakusis *f*
偏侧颅骨肥大 Hemikraniose *f*, Hemicraniosis *f*
偏侧颅骨切除术 Hemikraniektomie *f*
偏侧麻木 Hemianästhesie *f*
偏[侧]盲 Hemiscotosis *f*
偏侧迷走神经紧张症 Hemivagotonie *f*
偏侧面的 hemifazial
偏侧面肌痉挛(原发性偏侧面肌痉挛) hemifazialer Spasmus *m*
偏侧面瘫 Hemiproso(po)plegie *f*
偏侧面萎缩 einseitige Gesichtsatrophie *f*
偏侧木僵症 Hemikatalepsie *f*
偏侧帕金森征 Hemiparkinsonismus *n*
偏侧前列腺切除术 Hemiprostatektomie *f*
偏侧缺肢畸形 Hemiektromelie *f*
偏侧弱视 Hemiamblyopie *f*, Hemiamblyopia *f*
偏[侧]色盲 Hemichromanopsie *f*, Hemichrom(at)opsie *f*, Hemi(a)chromatopsie *f*
偏侧舌切除术 Hemiglossektomie *f*
偏侧舌瘫 Hemiglossoplegie *f*
偏侧舌炎 Hemiglossitis *f*
偏侧(身)出汗 Hemidiaphorese *f*, Hemidrosis *f*, Hemihidrose *f*
偏侧伸展过度 Hemihypermetrie *f*
偏侧肾盂积脓 Hemipyonephrose *f*
偏侧失动症 Hemiataxie *f*
偏侧失味症 Heimgeschmacksverlust *m*
偏侧失嗅症 Hemianosmie *f*
偏侧失用 Hemiapraxie *f*
偏侧试验 Lateralisierungsprobe *f*
偏侧手足抽搦 Hemitetanie *f*
偏侧手足徐动症 Heimathetose *f*
偏侧痛 Halbseitenschmerz *m*, Hemialgie *f*
偏侧痛觉减退 Heimhypalgesie *f*
偏侧痛觉缺失 Heimanalgesie *f*
偏侧头眼痛 Hemiopalgie *f*
偏侧投掷症 Ballismus *m*
偏侧凸颌 Hemivorsprung *m*
偏侧萎缩 Hemiatrophie *f*, Hemiatrophia *f*
偏侧味觉减退 Hemihypogeusie *f*
偏侧味觉缺失 Hemigeusie *f*, Hemiageusie *f*
偏侧卧位 unilaterale Lage *f*, unilaterale Position *f*
偏侧无睾[丸]者 Hemitomias *m*
偏侧无脑[畸形] Hemianenzephalie *f*
偏侧舞蹈症 Heimveitstanz *f*
偏侧下颌骨切除术 Hemimandibularektomie *f*
偏侧下身麻痹 Hemiparaplegie *f*, Hemiparaplegia *f*
偏侧下身麻木 Hemiparanästhesie *f*
偏侧协同运动不能 Heimasynergie *f*
偏侧胸廓 Heimbrustkorb *m*
偏侧嗅觉缺失 Hemianosmie *f*, Hemianosmia *f*
偏侧增生 Hemihyperplasie *f*
偏侧震颤麻痹 Hemiparkinsonismus *m*, Hemitonie *f*
偏侧椎板切除术 Hemilaminektomie *f*
偏差 Diviation *f*, Abweichung *f*, Abneigung *f*, Diklination *f*
偏差表 Deviationstabelle *f*
偏差行为 abweichendes Verhalten *n*
偏差值 Abweichwert *m*
偏常儿童 abweichende Kindern *n pl*
偏常者 Abweichen *n*
偏度量数 Asymmetrie *f*
偏度系数 Asymmetriebeiwert *m*, Asymmetriekoeffizient *m*
偏端丛毛的 lophotrich
偏端丛毛菌类 Lophotricha *n pl*
偏端单毛菌类 Monotricha *n pl*
偏端霉素 A Distamycin A
偏二甲基肼 asym-Dimethylhydrazin *n*
偏方 Volksrezept *n*, traditionales Volksrezept *n*
偏高碘酸 Metaperjodsäure *f*
偏高碘酸铵 Ammoniummetaperjodat *n*
偏高碘酸钾 Kaliummetaperjodat *n*
偏高碘酸钠 Natriummetaperjodat *n*
偏共振去偶 off-Resonanz Entkopplung *f*
偏光器 Polarisator *m*
偏光显微镜 Polarisationsmikroskop *n*
偏光显微镜术 Polarisationsmikroskopie *f*
偏航飞行错觉 Gähnenstäuschung *f*
偏好 Vorzug *m*
偏黄卵 telolecithales Ei *n*
偏回归 partielle Regressiom *f*
偏回归系数 partieller Regressionskoeffizient *m*
偏甲基苯肼 asym-Methylhydrazin *n*
偏见 Vorurteil *n*, Voreingenommenheit *f*
偏见,偏性,偏倚 Bias *n*
偏脚性 Trittsicherheit *f*
偏结核样型界线类麻风 Borderlinetuberculoidlepra *f*
偏酒石酸 Metaweinsäure *f*
偏克分子量 partielle molare Größe *f*
偏狂症 Paranoia *f*, Monomanie *f*, Monomorie *f*, Monopsychose *f*
偏离 Deviation *f*, Deflectio *f*
偏离标准的 abweichend
偏离标准者 Abweichender *m*
偏离的错误 voreingenommen Fehler *m*
偏离行为 abweichendes Verhalten *n*
偏离数据 Vorspannungangaben *f pl*
偏磷酸 Metaphosphorsäure *f*, Acidum metaphosphorikum *n*
偏磷酸酶 Metaphosphatase *f*
偏磷酸盐 Metaphosphat *n*
偏磷酸银 Silbermetaphosphat *n*
偏流 Vorspannungströmung *f*
偏铝酸钾 Kaliummetaaluminat *n*
偏铝酸离子 Metaaluminat-Ion *n*
偏盲 Halb(seiten)blindheit *f*, Hemiopia *f*, Hemiopie *f*, Hemiamaurose *f*
偏盲的 hemianoptisch
偏盲性暗点 hemianopisches Skotom *n*
偏面萎缩 Hemiatrophia faziei *f*
偏母遗传 matrokline Vererbung *f*, Matroklinie *f*

偏硼酸钾 Kaliummetaborat *n*
偏硼酸锂 Lithiummetaborat *n*
偏硼酸镁 Magnesiummetaborat *n*
偏硼酸钠 Natriummetaborat *n*
偏硼酸铅 Bleimetaborat *n*
偏硼酸银 Silbermetaborat *n*
偏三角 ungleichseitiger Triangel *m*
偏色盲 einseitige Achromatopsie *f*
偏上发育 Epinastie *f*
偏上发育的 epinastisch
偏身辨觉不能 Hemiasomatognosie *f*
偏身颤搐 Hemiballismus *m*
偏身出汗 Hemihidrose *f*, Hemidiaphorese *f*
偏身传出性共济失调 Hemidysergie *f*
偏身癫痫 Hemiepilepsie *f*
偏身多汗 Hemihyperhidrosis *f*
偏身发育障碍 Hemidystrophie *f*, Hemimikrosoma *n*
偏身肥大 Hemihypertrophie *f*
偏身肥胖 Hemiobestas *f*
偏身风湿病 Hemirheumatismus *m*
偏身感觉迟钝 Hemihyp(o)ästhesie *f*
偏身感觉过敏 Hemihyperästhesie *f*
偏身感觉减退 Hemihypoästhesie *f*
偏身感觉缺失 Hemianästhesie *f*, Hemianaesthesia *f*
偏身感觉异常 Hemiparästhesie *f*, Hemidysästhesie *f*
偏身共济失调 Hemiataxie *f*
偏身肌弛缓 Hemiatonie *f*
偏身肌无力 Hemimyasthenie *f*, Hemiamyosthenia *f*
偏身肌阵挛 Hemimyoklonie *f*, Hemiklonie *f*
偏身麻木 Hemianästhesie *f*, Hemianaesthesia *f*
偏身木僵 Hemikatalepsie *f*, Hemirigor *m*
偏身品他病 Hemipinta *f*
偏身热觉缺失 Hemithermoanästhesie *f*
偏身神经衰弱 Hemineurasthenie *f*
偏身手足搐搦 Hemitetanie *f*
偏身手足徐动症 Hemiathetose *f*
偏身水肿 Hemianasarka *n*
偏身体温过低 Hemihypothermie *f*
偏身痛觉减退 Hemihypalgesie *f*
偏身痛觉缺失 Hemianalgesie *f*
偏身投掷[症] Heimballismus *m*
偏身舞蹈病 Hemichorea *f*, Chorea dimidiata *f*, Corpus Luysi-Syndrom *n*
偏身协同不能 Hemiasynergie *f*
偏身协同动作 Hemisynergie *f*
偏身张力减退 Hemihypotonie *f*
偏身震颤 Hemitremor *m*
偏砷酸 Metaarsensäure *f*
偏食 Nahrungsmittelvorliebe *f*
偏似然函数 partielle Likelihood-Funktion *f*
偏手性(手偏利) Händigkeit *f*
偏态 Schiefheit *f*
偏态分布 Schiefverteilung *f*
偏态曲线 skew Kurve *f*
偏瘫 Halblähmung *f*, Hemiparalyse *f*, Hemiplegie *f*, Semisideration *f*
偏瘫步态 hemiplegischer Gang *m*
偏瘫的 hemiplegisch
偏瘫后的 posthemiplegisch
偏瘫后麻痹 posthemiplegische Paralyse *f*
偏瘫前的 prähemiplegisch, praehemiplegic(-us, -a, -um)
偏瘫前舞蹈病 prehemiplegische Chorea *f*
偏瘫型偏头痛 hemiplegische Migräne *f*
偏瘫性白痴 hemiplegische Idiotie *f*
偏瘫性偏头痛 hemiplegische Migräne *f*
偏瘫性强直 hemiplegische Steifigkeit *f*
偏瘫性婴儿大脑性瘫痪 hemiplegische infantile Cerebralparalyse *f*
偏瘫性[周期性]偏头痛 hemiplegische Migräne *f*
偏锑酸 Metaantimonsäure *f*
偏锑酸铵 Ammoniummetaantimonat *n*
偏锑酸钾 Kaliummetaantimonat *n*
偏锑酸钠 Natriummetaantimonat *n*
偏头神经痛 Clusterkopfschmerz *m*
偏头痛 Migräne *f*, Hemikranie *f*, Hemicrania *f*, Heterocranie *f*
偏头痛伴眩晕 Migräne-assoziierte Schwindel *f*
偏头痛持续状态 migränosus Status *m*
偏头痛先(预)兆 migräne Aura *f*
偏头痛型(性)脑梗死 komplizierte Migräne *f*
偏头痛性神经痛 migräne Neuralgie *f*
偏头痛眩晕的诊断标准 diagnostisches Kriterien für den Migräne-Schwindel *n*
偏头痛压迫器 Migrainator *m*
偏臀步态 Glutealgang *m*
偏位 Asymmetrie *f*
偏狭的(偏执的) unduldsam
偏下发育 Hyponastie *f*
偏下发育的 hyponastisch
偏相关 partielle Korrelation *f*
偏相关系数 partieller Korrelationskoeffizient *m*
偏向 Ablenkung *f*, Deviatio *f*, Deviation *f*, Deflectio *f*
偏向分离 bevorzugte Segregation *f*
偏向误差 voreingenommener Fehler *m*
偏斜 Divergenz *f*, Deviatio *f*, Deviation *f*
偏斜的 divergens, divergent
偏斜骨盆 oblique Pelvis *f*, Naegele* Becken *n*
偏斜咬合接触 auslenkender Kontakt *m*
偏心 Dezentralisation *f*
偏心的 ekzentrisch, exzentrisch
偏心性白发[症] Poliose-Exzenter *m*
偏心性萎缩 exzentrische Atrophie *f*
偏心旋转 exzentrische Rotation *f*
偏性 Tendenz *f*
偏亚砷酸钠 Natriummetaarsenit *n*
偏亚锑酸钠 Natriummetaantimonat *n*
偏眼性(眼优势) Oculardominanz *f*
偏因 Bias-Faktor *m*
偏右 Verschiebung nach rechts *f*, Deviation nach rechts *f*
偏振 Polarisierung *f*, Polarisation *f*
偏振测定法 Polarimetrie *f*
偏振光 Polarlicht *n*
偏振[光]镜 Polariskop *n*
偏振光物镜 Polarisationsobjektiv *n*
偏振光显微镜 Polarisationslichtmikroskopie *f*
偏振光显微镜 Polarisationsmikroskop *n*
偏振计 Polarimeter *n*
偏振交叉 Polarisationskreuz *n*
偏振角 Polarisationswinkel *m*
偏振镜的 polariskopisch
偏振镜的分析 polariskopisch Analyse *f*
偏振镜检查 Polariskopie *f*
偏振[平]面 Polarisationsebene *f*
偏振片 Polaroidfilter *n*, Polarisationsfolie *f*
偏振谱 Polarisationsspektrum *n*
偏振器 Polarisationsapparat *m*
偏振显微镜 Polarisationsmikroskop *n*
偏振荧光 polarisierende Fluoreszenz *f*
偏振转向[现象] optikale Inversion *f*

偏执的 paranoiker, paranoischer
偏执的性格 paranoischer Charakter *m*
偏执幻觉状态 paranoid-halluzinatorischer Zustand *m*
偏执狂的 paranoid
偏执狂的反应 paranoide Reaktion *f*
偏执狂型精神分裂症 paranoide Schizophrenie *f*
偏执狂型人格障碍 paranoide Persönlichkeitsstörung *f*
偏执狂性精神障碍 paranoide Störung *f*
偏执狂性(型)人格 paranoide Persönlichkeit *f*
偏执狂样的 paranoid, paranoides, paranoidartig
偏执狂者 Paranoiker *m*, Monomane *m*
偏执型精神分裂性精神病 paranoider Typus der schizophrenischen Psychose *m*
偏执性(样)精神病 paranoide Psychose *f*
偏执性的精神病 paranoische Psychose *f*
偏执性人格障碍 paranoide Persönlichkeitsstörung *f*
偏执性失音 Aphonie paranocia *f*
偏执样状态 paranoider Zustand *m*
偏置电流 Biasstrom *m*
偏转 Ablenkung *f*
偏转 Abweichung *f*, Deklination *f*, Deflektion *f*
偏转(光) Ausschlag *m*, Deflektion *f*
偏转构象 Umlenkungskonformation *f*
偏转系统 Ablenkungssystem *n*, Deflektionssystem *n*
偏最小二乘法回归 Partial least squares regression (PLS regression) *f*
偏左 Verschiebung nach links *f*, Deviation nach links *f*

pián 骈胼

骈头联胎 Dicephalus *m*, Dicephalopagus *m*
胼胝 Kallus *m*, Kallus *m*, Kallosität *f*, Tylosis *f*
胼胝[形成] Tylose *f*, Tylosis *f*
胼胝的 tylotisch, kallös
胼胝体 Hirnbalken *m*, Mesolobus *m*, Corpus callosum *n*, Trabs cerebri *f*
胼胝体背侧支 Ramus corporis callosi dorsalis *m*
胼胝体背静脉 Vena corporis callosi dorsalis *f*
胼胝体变性 Hirnbalken-Degeneration *f*, Marchiafava* -Bignami* Krankheit *f* (od. Syndrom *n*)
胼胝体病变综合征 Corpus callosum-Syndrom *n*
胼胝体的 kallös
胼胝体动脉瘤 Kallusaneurysma *n*
胼胝体发育不全 Korpus-kallosum-Agenesie *f*
胼胝体发育不全[症] kallöse Agenesie *f*, Balkenaplasie *f*, Agenesia corporis callosi *f*, Balkenmangel *m*
胼胝体辐射 Balkenausstrahlung *f*, Balkenfaser *f*, Radiatio corporis callosi *f*
胼胝体辐射线枕部 Kallus occipitalis *m*
胼胝体干 Balkenstamm *m*, Truncus corporis callosi *m*, Balkenkörper *m*
胼胝体沟 Balkenfurche *f*, Sulcus corporis callosi *m*
胼胝体后静脉 Vena corporis callosi postrior *f*
胼胝体切开术 Korpus-Kallosotomie *f*
胼胝体色素变性 pigmentöse Degeneration des Hirnbalkens *f*
胼胝体上的 superkallös, superkallos (-us, -a, -um)
胼胝体上脑回 supracallosaler Gyrus *m*
胼胝体损伤 Verletzung des Corpus kallosum *f*
胼胝体外伤 Kallusverletzung *f*
胼胝体膝 Balkenknie *n*, Genu corporis callosi *n*
胼胝体下的 subkallös, subcallos (-us, -a, -um)
胼胝体下区 Area subkallosa *f*, Broca* Area *f* (od. Raum *m*)
胼胝体压部 Balkenwulst *m*, Balkenpolster *n*
胼胝体压部后的皮质 retrosplenialer Kortex *m*
胼胝体缘动脉 Arteria kallosa-marginalis *f*
胼胝体肿瘤综合征 Balkentumor-Syndrom *n*, Bristowe*Syndrom *n*
胼胝体周[围]的 zirkumkallös
胼胝体周围动脉 Arteria perikallosa *f*
胼胝体嘴 Balkenschnabel *m*, Rostrum korporis kallosi *n*
胼胝性溃疡 Schwielenulkus *n*, Ulcus callosum *n*
胼胝性心包炎外周动脉 pericallosa Arterie *n*
胼胝与鸡眼 Kallus und Hühneraugen
胼胝指拐垫 Kallus Pads *m*
胼胝质 Kallus *m*, Callus *m*
胼胝状的 kallös

piàn 片

片 Tabletten *f pl*
片层 Lamella *f*, Lamelle *f*
β-片层结构 β-gefältelte Blatt-Struktur *f*
片层体 Lamellasom *n*, Lamellenkörperchen *n*
片层状结构 Lamellenstruktur *f*
片段 Fragment *n*
DNA 片段 DNA-Fragment *n*
F(ab')2 片段 F(ab')-2-Fragment *n*
Fab 片段 Fab-Fragment *n*
Facb 片段 Facb Fragment *n*
Fb 片段 Fb-Fragment *n*
Fc 片段 Fc-Fragment *n*
Fd 片段 Fd-Fragment *n*
Fv 片段 Fv-Fragment *n*
片段缩合 Fragmentkondensation *f*
片断(段) Bruchstück *n*, Fragment *n*, Teil *m*
片剂 Tablette *f*
片剂斑点 Tablettenfleck *m*
片剂包衣 Tablettenbeschichtung *f*
片剂崩解测定器 Tabletten-Disintegrationsprüfgerät *n*, Tablettenzerfallsprüfer *m*
片剂粉碎器 Tablettenpulverisiervorrichtung *f*
片剂解体仪 Tablettenzerfallinstrument *n*
片剂硬度 Tablettenhärte *f*
片剂硬度测定仪 Tablettenhärteprüfgerät *n*
片剂硬度计 Tablettenhärte-Prüfgerät *n*
片剂质量差异 Tabletten-Gewichtsvariation *f*
片流 laminare Strömung *f*
片清蛋白 Plakalbumin *n*
片球菌属 Pediococcus *m*
片山钉螺 Oncomelania nosophora *f*
片吸虫病 Fascioliasis *f*, Fasciolosis *f*
片吸虫属 Fasciola *f*
片匣 Kassette *f*
片形科 Fasciolidae *pl*
片形属 Fasciola *f*
片语重复症 Choreophrasie *f*, Choreophrasia *f*
片重调节器 Tablettengewichtsadjuster *m*
片(层)状的 laminar
片状菌托 flockige Völva *f*
片状粘连 lamellenartige Adhäsion *f*
片状制冰机 flockige Eismaschine *f*

PIAO 漂飘螵票嘌

piāo 漂飘螵

漂(漫)游狂 Wanderdrang *m*, Wandertrieb *m*, Drapetomanie *f*
漂白 Abblasen *n*, Entfärben *n*, Dekoloration *f*
漂白的 abblasend, entfärbt
漂白粉 Chlorkalk *m*, Bleichkalk *m*, Calcaria chlorata *f*
漂白粉精 Bleichpulver *n*

漂白粉液 Bleichlauge *f*
漂白剂 Bleichmittel *n*
漂白土 Bleicherde *f*
漂白治疗 Bleichbehandlung *f*
漂变 Verwandschaft *f*, Drift *f*
漂泊狂(癖) Wanderdrang *m*, Dromomanie *f*, Planomanie *f*, Drapetomanie *f*
漂泊癖(流浪者) Vagabundage *f*
漂粉精片 Calciumhypochlorit-Tablette *f*
漂浮 Flotation *f*
漂浮常数 Flotationskonstante *f*
漂浮的 -β- 脂蛋白 floating-β-Lipoprotein *n*
漂浮法 Flotationsmethode *f*
漂浮感 Schwebesensation *f*, Levitation *f*
漂浮浓集法 Flotationskonzentrationsmethode *f*
漂浮浓聚法 Flotationskonzentrationsmethode *f*
漂妇手 Waschfrauen-Hände *f*(洗衣妇女的手)
漂妇(母)样皮 Wäscherinshaut *f*
漂妇样皮形成 Bildung der Wäscherinshaut *f*
漂净结核菌素 Tuberculin (um) purum *n*, Endotin *n*
漂洗 Spülung *f*
漂移 Verwandschaft *f*, Drift *f*
漂移率 Verwandschaftsrate *f*, Driftrate *f*
漂移区 Verwandschaftsregion *f*, Driftregion *f*
飘尘 suspendierender Staub *m*, suspendierendes Teilchen *n*
飘尘污染 Verunreinigung (od.Pollution) durch suspendierenden Staub *f*
飘浮孢子 schwimmende Sporen *f pl*
螵水蚤属 Diaptomus *m*

piào 票嘌

票证检验 Banknotenprüfvorrichtung *f*
嘌呤 Purin *n*
嘌呤代谢 Purinstoffwechsel *m*, Purinmetabolismus *m*
嘌呤代谢紊乱 Purinstoffwechselsstörung *f*
嘌呤核苷 Purinnukleosid *n*
嘌呤核苷磷酸化酶缺乏(陷)症 Purinnucleosidphosphorylase Defizienz *f*
嘌呤核苷酶 Purinnukleosidase *f*
嘌呤核苷酸 Purinnukleotid *n*
嘌呤核苷酸代谢 Stoffwechsel des Purinnukleotides *m*
嘌呤核苷酸合成 Synthese des Purinnukleotides *f*
嘌呤核苷酸磷酸化酶 Purinnucleosidphosphorylase (PNP) *f*
嘌呤核苷酸循环 Purinnukleotidzyklus (PNC) *m*
嘌呤碱[基] Purinbasen *f pl*, Alloxurbasen *f pl*
嘌呤碱尿 Alloxurie *f*
嘌呤碱血 Alloxurämie *f*
嘌呤拮抗剂(物) Purinantagonisten *m pl*
嘌呤类似物 Purin-Analogon *m*, Purinanalogon *m*
嘌呤硫堇(素) Purothionin *n*
嘌呤酶 Purinase *f*
嘌呤霉素 Puromycin (um) *n*, Stylomycin *n*, Stillomycin *n*
嘌呤能 purinerge
嘌呤能神经 purinergische Nerven *m pl*
嘌呤能受体 purinergischer Receptor *m*
嘌呤生物碱 Purin-Alkaloid *n*
嘌呤体 Purinkörper *m*, Purinbase *f*
嘌呤体测定法 Methode des Purinkörpers *f*
嘌呤脱氨酶 Purinsdeaminase *f*
嘌呤脱酰胺酶 Purindeamidase *f*
嘌呤酰胺酶 Purinamidase *f*
嘌呤血的 purinämisch
嘌呤血症 Purinämie *f*

PIE 氕撇

piē 氕撇

氕 Protium *n* (1H, H1)
撇清 Abschöpfen *n*

PIN 拼贫频品聘

pīn 拼

拼读不能 Anakoluthie *f*
拼命(死) ohne Rücksicht auf sein Leben, den Tod verachten
拼图教室 Stichsäge Klassenzimmer *n*
拼写校正 Rechtschreibkorrektur *f*
拼写障碍 Rechtschreibstörung *f*

pín 贫频

贫齿动物 zahnarmes Tier *n*
贫齿目 Zahnarme *pl*, Nebengelenker *pl*, Edentata *pl*
贫乏 Armut *f*
贫乏的 dürftig
贫盘菌科 Hemiphacidiaceae *f*
贫穷妄想 Delusion der Armut *f*
贫血 Anämie *f*, Anaemia *f*, Hypämie *f*, Hyphaemia *f*
贫血的 anämisch, spanämisch
贫血的醒目标志 anämische markante Marke *f*
贫血骨髓象 anämisches Knochenmarksbild *n*
贫血面容 anämisches Gesicht *n*
贫血性变性 anämische Degeneration *f*, Polychromatophilie *f*
贫血性的静脉炎(静脉炎的褪绿) anämische Venenentzündung *f*
贫血性的萎缩 anämische Atrophie *f*
贫血性多发性神经病变 anämische Polyneuropathie *f*
贫血性多神经炎 anämische Polyneuritis *f*
贫血性乏氧[症] anämische Anoxie *f*
贫血性梗塞形成 anämische Infarktion *f*, anämische Infarzierung *f*
贫血性梗死 anämischer Infarkt *m*
贫血性精神病 anämische Insanitas *f*, anämische Psychose *f*
贫血性[脑]软化 anämische Erweichung *f*
贫血性缺氧 anämische Hypoxie *f*
贫血性瘙痒症 anämiesche Juckreiz *f*
贫血性视网膜病变 anämische Retinopathie *f*
贫血性头痛 anämischer Kopfschmerz *m*, anämische Kephalalgie *f*
贫血性心脏病 anämische Herzkrankheit *f*, anämische Kardiopathie *f*
贫血性杂音 anämisches Herzgeräusch *n*, Anämiegeräusch *n*, anämisches Geräusch *n*
贫血性痣 Naevus anaemicus *m*
贫血 - 血尿综合征 Anaemia haematorica-Syndrom *n*
贫血眼底改变 Fundusveränderung der Anämie *f*
贫血饮食 Anämienahrung *f*, Minot*-Murphy* Nahrung *f*
贫营养湖 oligotropher See *m*
贫营养化 Oligotrophierung *f*
频便 Pollakikoprose *f*
频(率)差倍增器 Frequenzdifferenz Multiplikation Instrument *n*
频带 Frequenzband *m*
频带压缩 Frequenzband-Compression *f*
频道 Frequenzkanal *m*
频段 Band *n*
频发突变 rekurrente Mutation *f*
频繁室性早搏 häufige ventrikuläre Extrasystole *f*
频咳 trockener Husten *m*

频渴 Pollakodipsie *f*
频率(数) Periodenzahl *f*, Frequenz *f*, Häufigkeit *f*
频率编码 Frequenz-Codierung *f*, Frequenzkodierung *f*
频率编码梯度 Frequenzgradientfeld *n*
频率辨别 Frequenzdiskrimination *f*
频率表 Häufigkeitstabelle *f*
频率补偿 Frequenzkompensation *f*
频[率]带 Frequenzband *n*
频率的对比器 Frequenzvergleicher *m*
频率的对抗 häufige Konfrontation *f*
频率法令 Häufigkeitsgesetz *n*
频率分辨率的因素 frequenzadaptiver Schrittmacher Frequenzauflösung Faktor *m*
频率分配 Häufigkeitsverteilung *f*
频率跟踪 Frequenz-Tracking *f*
频率合成信号发生器 Frequenzsynthesesignalgenerators *m*
频率计数器 Frequenzzähler *m*
频率加法器 Frequenzzusatz *m*
频率加权加速度 frequenzgewichtete Beschleunigung *f*
频率间隔 Frequenzintervall *n*
频率偏差测试仪 Frequenzabweichung Tester *m*
频率偏移 Frequenzverschiebung *f*
频率谱 Frequenzspektrum *n*
频率特性分析仪 Frequenzcharakteristik-Analysator *m*
频率特性曲线 frequenzcharakteristische Kurve *f*
频率调控 Frequenzmodulation(FM) *f*
频率调整 Frequenzanpassung *f*
频率调制 Frequenzmodulation *f*
频率图 Frequenzdiagramm *n*
频率响应 Frequenzantwort *f*
频率响应测试仪 Frequenzgangtester *f*
频率响应曲线 Frequenzantwortskurve *f*
频率选择开关 Frequenz-Wahlschalter *m*
频率依赖的合规性 frequenzabhängiger Compliance *m*
频率因子 Frequenzfaktor *m*
频率应答起搏器 frequenzadaptiver Herzschrittmacher *m*
频率域 Frequenzdomäne *f*
频率增强 Frequenz-Potenzierung *f*
频率指数 Frequenzindex *m*
频率轴假说 Frequenzachsehypothese *f*
频脉 Pulsus frequens *m*
频尿 Pollaki(s)urie *f*, Sychnurie *f*
频谱 Frequenzspektrum *n*
频谱测量 Spektroskopie *f*
频谱分析 Spektrumanalyse *f*
频谱分析仪 Spektrumanalysator *m*
频谱匹配 Pitch-match Frequenzanalyse *f*
频谱时间标准 Spectrum Zeit Standard *n*
频青霉菌素 Frequentin *n*
频闪观测器 Lichtblitzstroboskop *n*, Stroboskop *n*
频式听力计 diskretes Frequenzaudiometer *n*
频数表 Frequenztabelle *f*, Häufigkeitstabelle *f*
频数多边形 Häufigkeitspolygon *n*
频数分布(配) Frequenzverteilung *f*, Häufigkeitsverteilung *f*
频数分布表 Frequenzverteilungstabelle *f*
频数匹配 Frequenzanpassung *f*
频死型肠套叠 agonale Invagination *f*
频细震颤 feiner Tremor *m*
频域 Frequenzdomäne *f*, Häufigkeitsbereich *m*

pǐn 品

品行障碍 Verhaltensstörung *f*
品红 Fuchsin *n*, Rubin *n*, Magenta(-Rot) *n*
品红Ⅰ Magenta I *n*
品红Ⅱ Magenta Ⅱ *n*(碱性品红的一种成分)
品红Ⅲ Magenta Ⅲ *n*(新品红)
品红琼脂 Fuchsin-Agar *m*
品红醛试剂 Fuchsinaldehyd-Reagens *n*
品红试法 Fuchsintest *m*
品红小体 Fuchsinkörperchen *n*, Rusell* Körperchen *n*
品红亚硫酸盐琼脂 Fuchsin-Sulfit-Agar *m*
品蓝 rötliches Blau *n*
品绿 Hellgrün *n*, Malachitgrün *n*
品他病 Pinta(-Krankheit) *f*, mal del pinto <span.>
品他病梅毒螺旋体 Treponemacarateum *n*
品他密螺旋体 Treponema carateum *n*
品他热 Pintafieber *n*(一种螺旋体性皮肤病)
品他疹 Pinta* Ausschlag *m*
品脱 Pint(e) *f*(pt.)
品系 Stamm *m*
品质 Qualität *f*(Q)
品质因素(数) Qualitätsfaktor *m*
品种 Abwechslung *f*, Variant *f*
品种间杂交 intervarietele Kreuzung *f*
品种内异系交配 innere Kreuzung *f*
品种内异系交配体 innerer Kreuzungskörper *m*

pìn 聘

聘礼 Brautpreis *m*

PING 乒平评坪苹凭屏瓶蚲

pīng 乒

乒乓骨折 Ping-Pong-Fraktur *f*
乒乓机制 Ping-Pong Mechanismus *m*
乒乓球感 Knackengefühl des Ping-Pong-Balls *n*
乒乓球性骨折 Ping-Pong-Ball Bruch *m*
乒乓球样骨 Ping-Pong Knochen *m*

píng 平评坪苹凭屏瓶蚲

平凹的 plankonkav
平凹镜片 plankonkave Linse *f*
平凹球基 Bulbopod *n*, Bulbopodium *n*
平凹透镜 plankonkave Linse *f*
平板玻璃 plattes Glas *n*
平板划线法 Ausstreichen auf einer Platte *n*
平板桨式搅拌器 flacher Blattrührer *m*
平板接种[法] Plattierungsmethode *f*
平板培养 Platten-Kultur *f*
平板培养法 Plattenkultur *f*
平板培养基 Plattierungsmedium *n*
平板培养物 Plattenkultur *f*
平板牵开器 flach Aufroller *m*, flacher Retraktor *m*
平板色谱 Flachbett-Chromatographie *f*
平板式检测器 Flachdetektor *m*(FPD)
平板探测器 Flachdetektor *m*
平板体 Platysomie *f*
平板涂布培养法 Plattenausstreichkultur *f*
平板效率 Plattenfähigkeit *f*, Platteneffizienz *f*
平板型透析器 Pakettypus des Dialysators *m*
平板状的 flach
平鞭毛虫类 Lissoflagellata *pl*
平扁的 abgeflacht
平肠线 glattes Katgut *n*
平常的 gewöhnlich, offensichtlich
平喘药 Antiasthmatika *n pl*, Antasthmatika *n pl*, Asthmolytika *n pl*
平的 flach, plan(-us, -a, -um)

平的断裂 glatter Schnitt *m*
平等 Gleichheit *f*
平等原则 Regel der Gleichheit *m*
平底 flacher Boden *m*, flacher Grund *m*
平底乳钵 Flachbodenmörser *m*
平底烧杯 Flachbodenbecher *m*
平底烧瓶 Flachbodenkolben *m*, Flachbodenflasche *f*
平底洗瓶 Flachbodenwaschflasche *f*
平底足 Plattfuß *m*, Pes planus *m*
平底足检查台 Plattfuß-Untersuchungsplatz *m*
平碟 Platte *f*
平顶 abgeflachten
平顶波 Plateauwelle *f*
平顶的 abgeflacht
平顶降落 Kippen *n*
平顶形 Plateauform *f*
平顶型 Plateautypus *m*
平动 Translation *f*
平端 glatte Enden *n pl*
平(末)端 stumpfes Ende *n*
平断面解剖的 homalographisch
平断面解剖术 Homalographie *f*
平额 Homalometopus *m*
平方反比定律 Abstandsquadratgesetz *n*
平方根变换 Umwandlung der Quadratwurzel *f*
平方根距 Quadratwurzel Distanz *f*
平方根距离 Quadratwurzel Distanz *f*
平方根转换 Quadratwurzel-Umwandlung *f*
平方根转型 Quadratwurzel-Umwandlung *f*
平分线 Halbierende *f*
平分型 Halbierende *f*
平缝 Glattnaht *f*
平伏 Resupination *f*
平伏粘结(赤道键) äquatoriale Anleihe *f*
平伏[向]键(赤道键) äquatoriale Bindung *f*
平骨凿 Meißeln *n*
平光眼镜 flache Glasbrille *f*
平行 Parallele *f*
平行板电容器 Parallelplattenkondensator *m*
平行比较法 paarweiser Vergleich *m*
平行测定 paralleler Assay *m*
平行的 parallel
平行定点仪 Parallel-bezeichnetes Gerät *n*, Parallelometer *n*
平行度 Parallelität *f*
平行阀 Klappenventil
平行反应 parallele Reaktion *f*
平行附着 parallele Befestigung *f*
平行复本 parallele Form *f*
平行杠(平行杆) paralleler Stab *m*
平行杠(双杠) paralleler Leiste *m*
平行固位体 parallele Befestigung *f*
平行光管 Kollimator *m*
平行光线 parallele Strahlen *m pl*
平行光源 parallele Lichtquelle *f*
平行进化 parallele Evolution *f*
平行静脉 parallele Venen *f pl*
平行联合 Parasynapse *f*, Parasyndese *f*
平行流 laminare Strömung *f*
平行论 Parallelität *f*
平行螺旋 parabolische Spirale *f*
平行配合 Parasynapse *f*, Parasyndese *f*
平行突触 parallele Synapsen *f*
平行铣刀 parallele Mühle *f*
平行纤维 Parallelfaser *f*
平行效度 konvergente Validität *f*
平行形式 parallele Form *f*
平行游戏 paralleles Spielen *n*
平衡 Gleichgewicht *n*, Äquilibrium *n*, Bilanz *f*, Statik *f*
平衡(均势) Äquilibrierung *f*
平衡咬 balancierte Okklusion *f*
平衡棒 Halteren *m pl*, Schwingkölbchen *n pl*, Schwingkolben *m pl*
平衡不完全区组设计 inkomplett balancierter Blockplan *m*
平衡不稳 Disäquilibrium *n*
平衡侧 Balanceseite *f*
平衡常数 Gleichgewichtskonstante *f*, Äquilibriumskonstante *f*
平衡的多态性 ausgewogener Polymorphismus *n*
平衡的感觉 Gleichgewichtssensation *f*
平衡点测量 Äquilibriumspunktmessung *f*
平衡电位 Äquilibriumspotential *n*, Gleichgewichtspotential *n*
K^+ 平衡电位 Gleichgewichtspotential für K^+ *n*
平衡多态性 ausgewogenes Polymorphismus *n*
平衡法 Äquilibriumsmethode *f*
平衡反应 Äquilibriumsreaktion *f*
平衡沸点 Äquilibriumssiedepunkt *m*
平衡负荷 symmetrische Belastung *f*
平衡感 Gleichgewichtssinn *n*, Gleichgewichtsempfindung *f*, Sensus staticus *m*, Statognosie *f*
平衡感觉 Gleichgewichtssensation *f*
平衡感觉障碍 Gleichgewichtsstörung *f*, Paraäquilibrium *n*
平衡杠杆运动 Äquilibriumshebelbewegung *f*
平衡[过]的类型 äquilibrierte Art *f*
平衡检查 Äquilibriumstest *m*
平衡觉 Gleichgewichtsgefühl *n*, Sensus staticus *m*, Sensus labyrinthicus *m*
平衡觉传导路 Leitungsbahnen des Gleichgewichtssinnes *f pl*
平衡觉过敏 Hyperäquilibrium *n*
平衡觉减退 Hypoäquilibrium *n*
平衡觉障碍 Para-Gleichgewicht *f*
平衡康复 Gleichgewichtsrehabilitation *f*
平衡离子 Gegenionen *n pl*
平衡理论 Balance-Theorie *f*, Gleichgewichtstheorie *f*
平衡力法 Balanced-Force-Technik *f*
平衡麻醉 balancierte Anästhesie *f*
平衡密度溶剂 balancierte Dichte-Lösung *f*
平衡浓度 Gleichgewichtskonzentration *f*, Äquilibriumskonzentration *f*
平衡器 Gleichgewichtsapparat *m*, Schwinghebel *m*
平衡器官 Gleichgewichtsorgan *n*
平衡群体 Gleichgewicht Bevölkerung *f*
平衡溶液(缓冲溶液) ausgewogene Lösung *f*, Pufferlösung *f*
平衡膳食 balancierte Diät *f*
平衡设计 ausgewogenes Design *n*
平衡生理 Gleichgewichtsphysiologie *f*
平衡失调 Gleichgewichtsstörung *f*, Bilanzstörung *f*, Disäquilibrium *n*
平衡失调症 Disäquilibrium *n*
平衡失调综合征 Disäquilibrium-Syndrom *n*
平衡试验 Gleichgewichtsprüfung *f*, Äquilibriumstest *m*
平衡手术 Gleichgewichtsoperation *f*, Äquilibriumsoperation *f*
平衡态热力学 Gleichgewichtsthermodynamik *f*
平衡调节 Balance-Einstellung *f*
平衡透析 Gleichgewichtdialyse *f*
平衡位置 Gleichgewichtslage *f*, Äquilibriumslage *f*
平衡稳定常数 Gleichgewichtsstabilitätskonstante *f*
平衡系统 Auswuchtsystem *n*
平衡相 Gleichgewichtsphase *f*, Äquilbriumsphase *f*

平衡型 symmetrischer Typ *m*
平衡殆 balancierte Okklusion *f*
平衡盐[溶]液 balancierte Salzlösung *f*
平衡咬合(平衡闭合) balancierte Okklusion *f*
平衡液 äquilibrierte Lösung *f*, balancierte Lösung *f*
平衡仪 Gleichgewichsgerät *n*, balancierender Apparat *m*
平衡易位 Gleichgewichtstranslokation *f*, balancierte Translokation *f*
平衡运动 Gleichgewichsübung *f*
平衡运动的 statokinetisch
平衡运动觉迷路 Labyrinthus statokineticus *m*
平衡障碍 Gleichgewichtsstörung *f*
平衡蒸馏 Äqulibriumsdistilation *f*, Äquilibriumsdestilation *f*
平衡指示器 ausgewogener Indikator *f*
平衡致死 ausgewogene letale *f*
平衡致死基因 ausgewogenes letales Gen *n*
平衡状态 Gleichgewichtszustand *m*, Äqilibriumszustand *m*
平衡作用 Äquilibrierung *f*
平滑的 glatt
平滑度 Glätte *f*
平滑化处理 Glättungsverarbeitung *f*
平滑肌 glatter Muskel *m*
平滑肌层 glatte Muskelschicht *f*
平滑肌错构瘤 glattes Muskelzelles Hamartom *n*
平滑肌括约肌不协调 Dyssynergie des glatte Sphincters *f*
平滑肌瘤 Liomyom *n*, Myoma laevicellulare *n*, Leiomyoma *n*, Leiomyom *n*
平滑肌肉瘤 Leiomyosarkom *n*, Sarcoma leiomyoblasticum *n*, Leiomyoma sarcomatodes *n*
平滑肌肉瘤错构瘤 leiomyomatodes Hamartom *n*
平滑肌无力 Leiasthenie *f*
平滑肌细胞 glatte Muskelzelle *f*
平滑肌细胞动作电位 Aktionspotential der glatten Muskelzellen *n*
平滑肌细胞增生 Proliferation glatter Muskelzellen *f*
平滑肌纤维 glatte Muskelfaser *f*
平滑肌纤维瘤 Liomyofibrom *n*, Leiomyofibrom *n*
平滑肌兴奋药 Zellensreizmittel der glatte Muskulatur *n*
平滑肌性肌动蛋白 Actin der glatten Muskulatur *f*
平滑肌原纤维 glatte Muskelfibrillen *f pl*
平滑肌增生 glatte Muskelproliferation *f*
平滑肌张力障碍 Leiodystonie Wulfften*-Palthe* *f*
平滑面龋 glatte Oberflächenkaries *f*
平滑绒毛膜 Chorion laeve *n*, Zottenglatze *f*
平滑髓针 glatte Ahle *f*
平滑细胞的 levicellular
平滑型 glatter Typus *m*
平截的 abrupt
平静 Ruhe *f*
平静呼气水平 ruhiges Atmungsniveau *n*
平静呼吸 Ruheventilation *f*, Eupnoe *f*, normale Atmung *f*
平静呼吸基线 Grundlinie der ruhigen Respiration *f*
平均 Durchschnitt *m*, Äquilibrium *n*
平均 durchschnitt *m*
平均半径 Durchschnittsradius *m*
平均标准偏差 durchschnittliche Standardabweichung *f*
平均表面直径 bedeutet Flächendurchmesser *m*
平均病床使用日 durchschnittlicher Bettsarbeitstag *m*
平均病床周转率 Durchschnitt Fluktuationsrate pro Bett *f*
平均残基[分子]量 durchschnittliche Rückständesgewicht *n*
平均残基椭圆率 bedeuten Restelliptizität *f*
平均残基旋光度 durchschnittliche Restdrehwert *m*
平均残基旋转 bedeuten Rest Dreh *m*
平均差[数] Durchschnittsabweichung *f*, Mittelfehler *m*
平均刺激法 bedeutet Reize Methode, mittlere Stimulusmethode *f*
平均存取时间 durchschnittliche Zugriffszeit *f*
平均等级 Durchschnittsrang *m*, mittlerer Rang *m*
平均电流 mittlerer Strom *m*
平均电轴 durchschnittliche Elektronenachse *f*
平均动脉[血]压 mittlerer arterieller Druck *m* (MAP)
平均度 durchschnittlicher Grad *m*
平均法 Durchschnittsmethode *f*
平均分子量 mittleres Molekulargewicht *n*
平均感染量 mittlere Infektionsdosis *f* (ID50)
平均工作量测量 durchschnittliche Arbeitsbelastungsmessung *f*
平均耗氧率 durchschnittliche Sauerstoffverbrauchsrate *f*
平均红细胞容(体)积(红细胞平均容积,红细胞平均体积) durchschnittliches Erythrozytenvolumen *n*
平均红细胞血红蛋白量 mittlerer korpuskulärer Erythrozyten-Hämoglobingehalt *m*
平均红细胞血红蛋白浓度 mittlere korpuskuläre Erythrozyten-Hämoglobinkonzentration *f*
平均划线法 Plattenausstreichen *n*
平均灰度值 mittleren Grauwert *m*
平均回收率 mittlere Zurückgewinnung *f*
平均活度 mittlere Aktivität *f*
平均计算机 mittlerer Computer *m*
平均交易率 durchschnittliche Transaktionsrate *f*
平均结合常数 durchschnittliche Assoziationskonstante *f*
平均聚合度 mittlerer Polymerisationsgrad *m*
平均临床价值 mittlerer klinischer Wert *m*
平均密度 mittlere Dichte *f*
平均能量 mittlere Energie *f*
平均年龄 mittleres Alter *n*
平均尿流率 Mittel Harnflussrate *f*, durchschnittliche Harnflussrate *f*
平均排尿 Isurie *f*
平均皮肤温度 mittelere Hauttemperatur *f*
平均皮温 durchschnittliche Hauttemperatur *f*
平均偏差 durchschnittliche Abweichung *f*, mittlere Deviation *f*
平均坡度 durchschnittliche Steigung *f*
平均气道压 mittlerer Atemwegsdruck *m*
平均龋失补牙面数 Durchschnittlicher DMFT-Wert *m*
平均龋失补牙数 Durchschnittlicher DMFT-Wert *m*
平均热辐射强度 mittlere Hitzeradiationsintensität *f*
平均热容量 mittlere Hitzekapazität *f*
平均人口 mittlere Bevölkerung *f*
平均摄入量 mittleres Aufnahmevermöen *n*
平均生存期 mittlere Lebensdauer *f*
平均生存时间 mittlere Überlebenszeit *f*
平均生育数 mittlere Fruchtbarkeitszahl *f*
平均时间 mittlere Zeit *f*
平均世代间隔长度 mittlere Länge von Generation *f*
平均世代年数 mittlere Generationsjahre *n pl*
平均世代时间 mittlere Generationszeit *f*
平均寿命 durchschnittliche (od.mittlere) Lebensdauer (od. Lebenserwartung *f*) *f*
平均[数] Mittelwert *m*
平均数标准误 Standardfehler des Mittelwertes *m*
平均速度 mittlere Geschwindigkeit *f*
平均体积直径 mittlerer Volumendurchmesser *m*
平均体力负荷 durchschnittliche Körpers-Belastung *f*
平均体温 durchschnittliche Körpertemperatur *f*
平均温度 Mitteltemperatur *f*, mittlere Temperatur *f*
平均误差 mittlere Abweichung *f*, mittlerer Fehler *m*
平均误差程序 Mittelwert-Fehler Procedere *n*, Proceder der Durchschnittsfehler *m*, Verfahren der mittlere Fehler *m*

平均误差法 Methode eine Standardabweichung *f*
平均细胞体积 mittleres corpusculäres Zellenvolum *n*
平均相关时间 durchschnittliche Korrelationszeit *f*
平均向量 mittlerer Vektor *m*
平均血压 arterieller Mitteldruck *m*(Pm), mittlerer Blutdruck *m*
平均循环时间 mittlere Zirkulationsdauer *f*, mittlere Zirkulationszeit *f*
平均循环系充盈压 mittlerer zirkulatorischer Füllungsdruck *m*
平均压 Mitteldruck *m*
平均样品 mittleres Sample *n*
平均荧光 mittlere Fluoreszenz *f*
平均诱发电位 durchschnittliches evoziertes Potential *n*
平均预期寿命 mittlere Zukunft-Lebensdauer *f*
平均允(容)许浓度 durchschnittliche Arbeitsplatzkonzentration *f*
平均长度 Durchschnittslänge *f*, mittlere Länge *f*
平均直径 mittlerer Durchmesser *m*
平均值 Mittelwert *m*
平均值的置信区间 Konfidenzintervall des Mittelwertes *f*
平均致死量 mittlere Letaldosis *f*(MLD)
平均主义 Gleichmacherei *f*, Egalitarismus *m*
平均住院时间 durchschnittliche Aufenthaltsdauerlänge *f*
平均自由[路]程 mittlerer Freiweg *m*
平均组合样品 mitteleres zusammengesetztes Sample *n*
平菌痢片 -S Panfurans-S-Tab *f*, Dihydroxymethylfuratrizin-Tab *f*
平流层 Stratosphäre *f*
平流电试验 galvanischer Test *m*
平流式澄清池 rechteckige Klärbecken *f pl*
平脉 normaler Puls *m*
平面 Ebene *f*, Front *f*, Planum *n*, Planities *f*
平面 X 线照相术 Planradiographie *f*, Flachradiographie *f*
平面波 ebene Welle *f*
平面成像 Planar-Bildgebung *f*
平面导板 flache Führerplatte *f*
平面翻正反射 Oberflächen Aufrichtungsreflexes *m*
平面反光镜 Planspiegel *m*
平面复消色差的物镜 planen apoachromatic Objektiv *n*
平面关节 plane Artikulation *f*, Articulatio plana *f*
平面光栅 Plangitter *n*
平面光栅单色仪 Plangitter-Monochromator *m*
平面痕迹 Flugzeug-Trace *m*
平面回波 Planare Echo *n*
平面间距 Zwischenebenenabstand *m*, Netzebenenabstand *m*
平面镜 Planspiegel *m*, flache Linse *f*
平面目镜 plan Okular *n*
平面偏振 Linearpolarisation *f*
平面偏振光 lineares polarisiertes Licht *n*
平面视野计 Kampimeter *n*, Bjerrum* Kampimeter *n*, Bjerrum* Schirm *m*
平面视野计检查法 Kampimetrie *f*
平面投影值 Projektion *f*
平面图 Planbild *n*, Flachfigur *f*
平面物镜 flache Objektiv
平面消色差的物镜 plan achromatisches Objektiv *n*
平面信号 ebenes Signal *n*, Flächensignal *n*
平面型探头 ebene Oberflächensonde *f*
平面摇摆振动 Schüttelvibration *f*
平面源灵敏度 ebene Quellensensitivität *f*
平面脂质双层 planaren Lipid-Doppelschicht *f*
平面植入 flächiges Implantat *n*
平皿 Platte *f*
平皿接种 Plattenimpfung *f*
平皿接种法 Plattenimpfungsverfahren *n*
平皿培养 Plattenkultur *f*
平末端(两端平齐) glatte Enden *n pl*
平[末]端 spülen Ende *n*, bündig Ende *n*
平诺槲皮黄素 Binoquercetin *n*
平片 Leeraufnahme *f*, Übersichtsaufnahme *f*, Film *m*
平扫(CT 平扫) CT-Scanner *m*
平视 Orthophorie *f*
平视显示仪(器) Headup-Display *n*
平酸 flache Säure *f*
平台(波)期 Plateau *f*
平台结构 Mesastruktur *f*
平台期电位 Plateaupotential *n*
平台转换 Platform-Switching *n*
平坦的病变部位 flache Läsion *f*
平透镜 Planlinse *f*
平凸的 plankonvex
平凸镜片 plankonvexe Linse *f*
平凸透镜 plankonvexe Linse *f*
平稳的 glatt, ruhig
平稳期 Plattenphasen *f*
平稳型 Stationarität *f*
平卧 niederliegend
平卧[位] horizontale Lage *f*, zurückliegende Lage *f*
平线 horizontale Linie *f*
平(并)行收缩 Parasystolie *f*
平(并)行心律 parasystolischer Rhythmus *m*
平形四边形错觉 Parallelogramm-Illusion *f*
平阳霉素 -A5 Bleomycin A5 *n*
平移旋转扫描系统 übersetzen-drehen Scansystem *n*
平抑作用 stabilisierende Rolle *f*
平邮 Oberflächen Mail *n*
平匀排尿 Isurie *f*
平周壁 periklinale Wand *f*
平轴式[气孔] rubiaceöser Typ *m*
平锥形的 planokonisch
平准诊断 Grunddiagnostik *f*, Niveaudiagnostik *f*
平足 Plattfuß *m*, Senkfuß *m*, Platypodie *f*, Pes planus *m*
平足症 Plattfuß *m*
平嘴镊 Glattpinzette *f*
评定 Auswertung *f*, Bewertung *f*
评定量表 Bewertungsskala *f*, Ratingskala *f*
评定者误差 Beurteilerfehler *m*
评分过程 Bewertungsprozess *m*
评分算法 Bewertungsalgorithmus *m*, Scoring-Algorithmus *m*
评分系统 Bewertungssystem *n*
评分者信度 Urteilerübereinstimmung *f*
评估标准 Bewertungsmaßstab *m*
评估犯罪现场 Beurteilungstatort *m*
评估工具 Evaluationsinstrumente *n pl*
评估技术 Evaluationstechniken *f pl*
评估师,估价人 Abschätzer *m*, Beurteiler *m*
评估试验 Bewertungstest *m*
评估与强化疗效 Wirkungsevaluierung *f*
评估与再训练 Bewertung und Umschulung *f*
评估中心 Evaluationszentrum *n*, Assessmentcenter *n*
评价 Bewertung *f*
评价标准 Bewertungskriterium *n*, Auswertungskriterium *n*
评价反馈 evaluative Feedback *n*
评价反馈体系 Evaluationsforschung *f*(ER)
评价方案 Bewertungsschema *n*
评价和反馈模块 Auswertung-und Rückmeldemodul *m*, Evaluierung-und Rückkopplungsmodul *m*
评价年龄 Auswertungs alter *n*
评价组成部分 evaluative Komponente *f*
评论性幻听 argumentierende auditorische Halluzination *f*
评审表 Rezension Form *n*

坪曲线 Plateaukurve *f*
坪值 Plateau *n*
苹果酱状结节 apfelmameladenartiger Knoten *m*
苹果胶状结节 Apfelgelee Knötchen *m*
苹果酒酵母 Apfelweinhefe *f*
苹果绿 Apfelgrün *n*
苹果酸 Apfelsäure *f*, Acidum malicum *n*
苹果酸 - 草酰乙酸循环 Malat-Oxalessigsäure-Zyklus *m*
苹果酸穿梭系统 Malat-Pendel-System *n*
苹果酸合成酶 Malat-Synthetase *f*
苹果酸 - 磷酸转位酶 Malat-Phosphotranslokase *f*
苹果酸麦角新碱 Ergometrini maleas *n*
苹果酸酶 Apfelsäure-Enzym *n*, Malat-Enzym *n*
苹果酸天冬氨酸穿梭 Malat-Aspartat-Shuttle *m*
苹果酸天冬氨酸循环 Malat-Aspartat-Zyklus *m*
苹果酸脱氢酶 Malico-dehydrogenase *f*, Malatdehydrogenase *f*(MDH)
苹果酸脱水酶 Malat-Dehydrogenase *f*
苹果酸新安特甘 Pyrilaminmaleinat *n*
苹果酸盐 Malat *n*
苹果酸酯 Malat *n*
苹果酸转位酶 Malat-Translokase *f*
苹果酰[基] Malonyl *n*
苹果酰胺 Malonamid *n*
苹果酰胺酸 Malamidsäure *f*
苹果油 Apfelöl *n*
凭牙齿鉴定 Identifikation über Zähne *f*
屏 Schild *m*
屏蔽 Scheidewand *f*, Schutzwand *f*
屏蔽[防护]装置 Schutzschirmanlage *f*, Abschirmeinrichtung *f*
屏蔽常数 Abschirm-Konstante *f*
屏蔽电缆 Abschirmkabel *n*
屏蔽辐射源 Abschirmung der radioaktiven Quelle *f*
屏蔽盒 Abschirmkiste *f*
屏蔽设备 Abschirmeinrichtung *f*
屏蔽设施 Abschirmanlage *f*
屏蔽系统 Schrankenanlage *f*
屏蔽线圈 Abschirmungsspule *f*
屏蔽效能 Wirksamkeit der Abschirmung *f*
屏蔽效应 Abschirmungseffekt *m*
屏蔽原理 Schirmung-Theorie *f*
屏蔽罩 Abschirmkappe *f*
屏蔽作用 Abschirmwirkung *f*
屏风(幕) Wandschirm *m*
屏极电路 Plattenkreislauf *m*, Anodenkreis *m*
屏极皮肤距离 Fokus-Haut-Abstand *m*
屏幕 Bildschirm *m*
屏幕编辑程序 Bildschirm-Compiler *m*
屏幕处理程序 Bildschirm-Handler *f*
屏幕模式 Bildschirmmuster *n*
屏幕内存 Bildschirmspeichers *m pl*
屏幕输入显示 Bildeintrag Display *n*
屏幕文件 Bildschirm-Datei *f*
屏气遮光 Atemanhalten Verdunk(e)lung *f*
屏障 Barriere *f*, Gitter *n*
屏障避孕法 kontrazeptive Barrieremethode *f*
屏障单元 Barriereeinheit *f*
屏障功能障碍 Barrierestörung *f*
屏障过滤器 Sperrfilter *m/n*
屏障机制 Barriere-Mechanismus *m*
屏障滤光片 Barriere-Filter *m*
屏障系统 Schrankenanlage *f*
屏障效应 Barriere-Effekt *m*
屏障作用 Barriere-Aktion *f*, Barriere-Wirkung *f*
屏状核 Claustrum *n*, Vormauer *f*
屏状核层 Claustrumschicht *f*
屏状核周的 periclaustral
屏状滤光片 Barriere-Filter *m*
瓶 Flasche *f*, Küvette *f*
瓶哺法 Flasche-Füttern *n*
瓶草千里光碱 Sarracin *n*
瓶梗孢子 Phialospore *f*
瓶梗托 Phialophore *f*
瓶颈效应 Flaschenhals Effekt *m/n*
瓶菌属 Synchytrium *n*
瓶(深)绿色 Flaschengrün *n*
瓶霉属 Phialophora *f*, Phialoconidiophora *f*
瓶塞 Flaschenkork *m*
瓶式曲管 Flaschenklappe *f*
瓶形的 lagniform, flaschenförmig
瓶装水 Flaschenwasser *n*
瓶状心 flaschenförmiges Herz *n*
瓶子 Flasche *f*
瓶子状 Flaschenform *f*
瓶子状的 flaschenförmig
蜉属 Bdella *f*

PO 钋坡泼钷迫珀破粕

pō 钋坡泼

钋 Polonium *n*(Po, OZ 84)
坡度 Abhang *m*
泼尼松 Prednison(um) *n*
泼尼松龙(强的松龙) Prednisolon(um) *n*

pǒ 钷

钷 Prometium *n*(Pm, OZ 61)

pò 迫珀破粕

迫产 Schnellgeburt *f*
迫出 Vertreiben *n*, Ausstoßung *f*
迫害狂 Verfolgungswahn *m*
迫害妄想 Verfolgungswahn *m*, Persekutionsdelirium *n*, Lasegue* Delirium *n*(od. Krankheit *f*), Paranoia persecutoria *f*
迫切的 imminent, dringend
迫选法 Forced*- Choice* Verfahren *n*
珀尔斯氏贫血性小体 Perles* Anämiekörper *m*
珀尔贴效应 Peltier* Effekt *m*
珀金线 Perkinslinie *f*(髂前上棘与坐骨结节的体表连线)
珀郎宁 Peronin *n*
破癌细胞 Kanzeroklast *m*
破成骨细胞瘤 Osteoblastoklastom *n*, Osteoblastoclastoma *n*
破格摇摆乐眼 Punk-Rock-Auge *n*
破骨细胞 Osteoklast *m*, Robin* Myeloplax *m*, Freßzelle *f*
破骨细胞的破骨[作用] Osteoklastisch knochenabbau *m*
破骨细胞对骨质溶解[作用] Knochenabbau durch Osteoklasten *n*
破骨细胞对骨质吸收[作用] Knochenresorption durch Osteoklasten *f*
破骨细胞骨吸收[作用] Osteoklastisch Knochenresorption *f*
破骨细胞骨吸收 Knochenresorption durch Osteoklasten *f*
破骨细胞活化因子 Osteoklasten-aktivierender Faktor *m*(OAF)
破骨细胞瘤 Osteoklastom *n*
破骨细胞样巨细胞肿瘤 Osteoklastenartiger Riesenzelltumor *m*
破骨性粘骨膜炎 osteoklastische Mucoperiostitis *f*
破壶音 Scheppern *n*, klirrender Schall *m*, Rumor poculif essi *m*, Geräusch des gesprungenen Topfes *n*
破坏 Zerstörung *f*, Destruktion *f*

破坏[神经系统]灰质的 polioklastisch
破坏的 destruktiv, korrosiv, destruens, destruierend
破坏睾丸组织的 orchitolytisch, orchilytisch
破坏甲状腺的 thyrolytisch
破坏力 destruktive Kraft *f*
破坏瘤的 tumorizid
破坏卵巢的 ovariolytisch, oothecolytisch
破坏脑的 encephaloklastisch
破坏驱动器 Destruktionstrieb *m*
破坏溶酶体膜物质 Lysosom-Labilitätsstoff *m*, Lysosom destruktiver Stoff *m*
破坏色素的 chromatophag
破坏生物的 biolytisch
破坏性 Destruktionsvermögen *n*
破坏性病灶 destruktive Läsion *f*
破坏性产科手术 destruktive (od. destruierende) obstetrische Operation *f*
破坏性刺激[物] zerstörerisches Stimulus *m*
破坏性的 zerstörerisch
破坏性卵巢绒毛膜腺瘤 Chorioadenoma destruens (des Ovariums) *n*, invasive Mole *f*
破坏性绒毛膜腺瘤 destruierendes Chorionadenom *n*, Chorioadenoma destruens *n*
破坏性手术 destruierende Operation *f*
破坏性水泡状胎块 destruierende Blasenmole *f*
破坏性腺瘤 Adenom destruens *n*
破坏性序列 disruptive Sequenz *f*
破坏血细胞的 globulizid
破坏血细胞药 globulizides Mittel *n*
破坏胰组织的 pankreatolytisch, pankreolytisch
破坏有机质 Destruktion des organischen Materiales *f*
破坏组胺的 histaminolytisch
破坏组织的 histoklastisch
破茧 Kokonzerbrechen *n*, Kokonschnitt *m*
破茧刺 helcodermatöser Stachel *m*
破茧器 Kokonzerbrecher *m*
破旧街道 verfallene Straße *f*
破溃 Störung *f*, Unterbrechung *f*, Ulzeration *f*
破裂 Ruptur *f*, Ruptura *f*, Rhexis *f*, Effraktion *f*
破裂的 brechend, disruptiv
破裂骨折 Fissurfraktur *f*
破裂红细胞血症 Rhexiserythrozytämie *f*
破裂孔 Foramen lacerum *n*
破裂时间 Abschaltzeit *f*
破裂输卵管妊娠 destruptive Tubenschwangerschaft *f*
破裂性出血 Rhexisblutung *f*
破裂性思维 Inkohaerenz des Gedankens *f*
破裂音 Rascheln *n*, Knistern *n*
破卵器 Ovorupturgerät *n*, Eibruchapparat *m*
破膜 Ruptur der Membran *f*
破软骨细胞 Chondroklast *m*, Knorpelfreßzelle *f*
破伤风(生理性[肌]强直) Tetanus *m*, Wundstarrkrampf *m*
破伤风-百日咳疫苗 Tetanus-Pertussis-Impfstoff *m*
破伤风的 tetanisch
破伤风毒酶 Tetanase *f*
破伤风毒素 Tetanotoxin *n*, Tetanustoxin *n*
破伤风杆菌 Tetanusbazillus *m*, Bacillus tetani *m*, Clostridium tetani *n*, Nicolaier* Bazillus *m*
破伤风痉挛毒素 Spasmotoxin *n*, Tetanospasmin *n*
破伤风菌 Tetanin *n*
破伤风抗毒素 Tetanus-Antitoxin *n* (TAT), Antitoxinum tetanicum *n*, Tizzoni* Antitoxin *n*
破伤风抗毒血清 Tetanus-Antiserum *n*
破伤风抗体 Tetanus-Antikörper *m*
破伤风恐怖 Tetanophobie *f*
破伤风类毒素 Tetanustoxoid *n*, Tetanus-Anatoxin *n*
破伤风免疫球蛋白 Tetanus-Immunglobulin *m*
破伤风气性坏疽抗毒素 Tetanus-Perfringens-Antitoxin *n*
破伤风溶血[毒]素 Tetanolysin *n*
破伤风梭状芽胞杆菌 Bacillus tetani *m*, Clostridium tetani *n*, Nicolaier* Bazillus *m*
破伤风血清 Tetanus-Serum *n*
破伤风牙关紧闭 Trismus *m*
破伤风样病 Tetanismus *m*
破伤风样的 tetaniform, tetanoid
破伤风样梭状芽胞杆菌 Bacillus tetanomorphus *m*, Clostridium tetanomorphum *n*, Macintoshillus tetanomorphus *m*
破伤风疫苗 Tetanus-Impfstoff *m*
破生的 rhexigen
破髓鞘细胞 Myeloklast *m*
破碎 Thrypsis *f*, Zerbrechen *n*
破碎的家庭 zerbrochene Familie *f*
破碎机 Quetschengerät *n*
破碎器 Quetschengerät *n*
破牙细胞 Odontoklasten *m pl*
破牙质细胞 Odontoklast *m*, Zementoklast *m*
破折细胞 Klasmatozyt *m*
破折细胞增多 Klasmatocytosis *f*
破贞 Defloration *f*, Devirgination *f*
粕酒 Arrak *m*

POU 剖

pōu 剖

剖肠剪 Enterotomieschere *f*
剖腹产[术] Kaiserschnitt *m*, Hysterotokotomie *f*, Sectio caesarea *f*, Kaisergeburt *f*
剖腹产后的 nach dem Kaiserschnitt
剖腹产后晚期出血 spätpostpartale Blutung nach dem Kaiserschnitt *f*
剖腹产后再次妊娠 wiederholende Schwangerschaft nach dem Kaiserschnitt *f*
剖腹产剪 Kaiserschnitt Zange *f*
剖腹产术的 kaiserschnittlich
剖腹产子宫切除术 kaiserschnittliche Hysterektomie *f*
剖腹肠切开术 Laparoenterotomie *f*
剖腹肠造口术 Laparoenterostomie *f*
剖腹胆囊造口术 Laparocholecystostomie *f*
剖腹刀 Laparotomiemesser *n*
剖腹肝切开术 Laparohepatotomie *f*, Laparohepatotomia *f*
剖腹宫外孕胎囊切开术 Laparokelyphotomie *f*, Laparokeliphotomia *f*
剖腹回肠切开术 Laparoileotomie *f*, Laparoileotomia *f*
剖腹肌瘤切除术 Laparomyomektomie *f*
剖腹肌瘤切开术 Laparomyomotomie *f*
剖腹结肠切除术 Laparocolectomie *f*, Laparocolectomia *f*
剖腹结肠切开术 Laparokolotomie *f*
剖腹结肠造口术 Laparocolostomie *f*, Laparocolostomia *f*
剖腹卵巢切除术 abdominale Ovariektomie *f*, Laparoophorektomie *f*
剖腹盲肠切开术 Laparotyphlotomie *f*
剖腹囊肿切除术 Laparozystektomie *f*
剖腹囊肿切开术 Laparozystotomie *f*, Laparocystotomia *f*
剖腹膀胱缝[合]术 Laparozystorrhaphie *f*, Laparocystorrhaphia *f*
剖腹膀胱切开术 Laparozystidotomie *f*
剖腹脾切除术 Laparosplenektomie *f*
剖腹脾切开术 Laparosplenotomie *f*, Laparosplenotomia *f*

剖腹取子(胎)术 Kaiserschnitt *m*, Kaisergeburt *f*, Hysterotomie *f*, Hysterotomia *f*
剖腹肾切除术 Laparonephrektomie *f*, Laparonephrectomia *f*
剖腹[手]术 Laparotomie *f*, Laparotomia *f*
剖腹手术结合内镜息肉摘除 Laparotomie und endoskopische Polypektomie
剖腹输卵管卵巢切除术 Laparosalpingo-Oophorektomie *f*, Laparosalpingo-Oophorectomia *f*
剖腹输卵管切除术 Laparosalpingektomie *f*, Laparosalpingectomia *f*, abdominale Salpingektomie *f*
剖腹输卵管切开术 Gastrotubotomie *f*, Laparosalpingotomie *f*, Gastrosalpingotomie *f*
剖腹探查[术] Probelaparotomie *f*
剖腹探查结合经肠切口内镜息肉摘除 Laparotomie und Trans Enterotomie endoskopische Polypektomie *f*
剖腹位产钳 obstetrische Zange für Kaiserschnitt *f*
剖腹胃镜检查[法] Laparogastroskopie *f*, Laparogastroscopia *f*
剖腹胃切开术 Coeliogastrotomia *f*, Laparogastrotomie *f*
剖腹胃造口术 Laparogastrostomie *f*
剖腹阴道切开术 Gastrokolpotomie *f*, Laparoelytrotomie *f*, Laparokolpotomie *f*, Gastroelytrotomie *f*
剖腹阴道子宫切开术 Laparokolpohysterotomie *f*
剖腹子宫截除术 abdominale Hysterektomie *f*
剖腹子宫颈切开术 Gastrotrachelotomia *f*
剖腹子宫卵巢切除术 Coeliohystero-Oothecectomia *f*, Laparohystero-Oophorectomia *f*
剖腹子宫卵巢输卵管切除术 Laparohysterosalpingo-Oophorectomia *f*, Coeliohysterosalpingo-Oothecectomia *f*
剖腹子宫切除术 Gastrohysterectomia *f*, Laparohysterektomie *f*, Hysterolaparotomie *f*
剖腹子宫切开术 Laparouterotomie *f*, Laparohysterotomie *f*, Laparometrotomie *f*, Gastrohysterotomia *f*
剖腹子宫输卵管卵巢切除术 Laparohysterosalpingo-Oophorectomie *f*, Laparohysterosalpingo-Oophorectomia *f*
剖宫产瘢痕妊娠 Schwangere mit einer Kaiserschnittnarbe *f*
剖宫产切口钳 Kaiserschnitt Pinzette *f*
剖宫产术 Kaiserschnitt *m*, Caeserean Operation *f*
剖面 Abschnitt *m*
剖面图 Darstellung im Schnitt *f*
剖肾肾盂石切除术 Nephropyelolithotomie *f*
剖尸疣 postmortale Warze *f*
剖尸诊断 postmortale Diagnose *f*
剖视图 kreuzabschnittliche Sicht *f*
剖输卵管系膜法 Tubenenukleationsmethode *f*
剖析 Analyse *f*, Sezieren *n*
剖胸探查 Probethoracotomie *f*, Probethoracotomia *f*
剖胸探查术 Probethorakotomie *f*
剖胸止血术 Thorakotomie zur Blutstillung *f*

PU 扑铺匍脯葡蒲朴浦普谱镨蹼瀑

pū 扑铺

扑草胺 Propachlor (od.2-chloro-N-[1-methyl]-N-phenyl acetamid) *n*
扑动 Flattern *n*
扑动波 F-Welle *f*
扑动颤动 Flattern-Fibrillation *f*
扑动样眼震 flatternähnliche Oscillation *f*
扑尔敏 Chlorpheniramin (um) *n*, Chlorphenamin (um) *n*
扑粉 Conspersus *m*, Pulver abzustauben *n*
扑粉法 Inspersio *f*
扑类蝇 Helomyza modesta *f*
扑米酮 Primidonum *n*
扑面粉 Gesichtspuder *n*
扑灭 Ausrotten *n*, Austilgung *f*
扑敏宁 Pyribensamin hydrochlorid *n*
扑蛲灵(喹) Pyvinium pamoat *n*, Viprynium embonat *n*
扑疟喹啉 Plasmochin *n*, Pamaquin (um) *n*, Plasmoquine *n*
扑热息痛 Paracetamol (um) *n*, Acetaminophen *n*
扑湿痛 Mefenaminsäure *f*
扑痫酮 Primidon (um) *n*, Mysedon *n*, Mysolin *n*
扑炎痛 Benorilat *n*
扑翼样震颤 Asterixis *f*, Flattertremor *m*
铺层器 Spachtel *m*
铺床 Bettbereitung *f*
铺床法 Clinotechnik *f*
铺盖 Bettdecke *f*
铺巾 Gardine *f*
铺满培养 konfluente Kultur *f*
铺展因子 Spreizfaktor *m*

pú 匍脯葡蒲

匍匐的(爬行的) kriechend, schleichend
匍匐茎 Wurzelausläufer *m*
匍匐植物 Kriechpflanze *f*
匍行菌丝 Läufer Hyphen *f*, kriechende Hyphe *f*
匍行性脉络膜炎 serpiginöse Chorioiditis *f*
匍行性血管瘤 Angioma serpiginosum *n*
匍行疹 kriechender Ausschlag *m*
脯氨酸 Prolin *n* (Pro)
脯氨酸-4-羟化酶 Prolyl-4-Hydroxylase *f* (PHD)
脯氨酸过多症 Hyperprolinämie *f*
脯氨酸尿 Prolinurie *f*
脯[氨酸]肽酶 Prolidase *f*, Prolinase *f*
脯氨酸血[症] Prolinämie *f*
葡[萄]糖淀粉酶复合物 Gluk(o)amylase-Komplexen *m pl*
葡[萄]糖胺 Glucosamin *n*
葡[萄]糖残基 Glucose-Rest *m*
葡[萄]糖苷酶 Glukosidase *f*
葡[萄]糖激酶 Glukokinase *f*
葡[萄]糖硫苷酶(黑芥子酶) Myrosinase *f*, Thioglucosidase *f*
葡[萄]糖没食子鞣苷 Glucogallin *n*
葡[萄]糖醛酸胆红素 Bilirubinglukuronid *n*
葡[萄]糖醛酸硫酸酯 Glukuronsäuresulfat *n*
葡[萄]糖酸铁 Eisen(Ⅱ)-glukonat *n*, Ferrum gluconicum *n*
葡[萄]糖糖精 Dextrosaccharin (um) *n*
葡[萄]糖酮醛 Glucoson *n*
葡[萄]糖香荚兰醇 Glucovanillylalkohol *m*
葡[萄]糖香荚兰醛 Glucovanillin *n*
葡胺四环素 Tetracyclin glucosamin *n*
葡甘聚糖 Glykomannan *n*
葡庚糖 Glucoheptose *f*
葡庚糖抗坏血酸 Glucoheptoascorbinsäure *f*
葡甲胺 Meglumin (um) *n*
葡聚糖 Dextran *n*, Glukosan *n*, Glukan *n*
葡聚糖介导转染 Dextran-vermittelte Transfektion *f*
葡聚糖硫酸酯 Dextransulfat *n*
葡聚糖酶 Glukanase *f*, β-1,4-Glukanase *f*, β-1,3-Glukanase *f*, Dextranase *f*
葡聚糖凝胶 Dextran-Gel *n*
葡聚糖清除 Dextran-Clearance *f*
葡聚糖糖基转移酶 Glucosaminyl-Transferase *f*
葡聚糖铁 Dextriferron *n*, Ferrodextran *n*
葡聚糖蔗糖酶 Dextransaccharase *f*
葡聚糖转苷基酶 Glukosan-transglykosylase *f*
葡配甘露聚糖 Glukomannan *n*
葡糖-6-磷酸 Glukose-6-phosphat *n* (G-6-P), Glukose-6-phosphorsäure *f*

葡糖 -6- 磷酸脱氢酶 Glucose-6-Phosphatase-Dehydrogenase *f*
葡糖 -6- 磷酸酯酶 Glucose-6-Phosphatase *f*
葡糖胺 Dextrosamin *n*, D-Glukosamin *n*, Chitosamin *n*
葡糖胺聚糖 Glykosaminoglykan *f*
葡糖半乳糖羟赖氨酸 Glukosyl Galactosyl Hydroxylysin *n*
葡糖苯腙 Glukose-Phenylhydrazon *n*
葡糖醇 Glukitol *n*
葡糖淀粉酶 Gluk(o)amylase *f*
葡糖毒醛 Glucal *n*
葡糖二酸 Glukakonsäure *f*
葡糖二酸单内酯 Saccharomyces(no)Lacton *n*
葡糖二酸钙 Calciumsaccharat *n*
葡糖二酸内酯 Saccharonolacton *n*
葡糖砜钠 Natrium glucosulfon *n*
葡糖呋喃果糖苷 Glucosid-Fructo-Furanosid *n*
葡糖甘油酯 Glukosylglycerol Lipid *n*
葡糖苷 Glukosid *n*
葡糖苷酶抑制剂 Glukosidaseinhibitor *m*
葡糖苷鞘氨醇合酶 Glukosylzeramidsynthase *f*
葡糖苷酸 Glukuronid *n*
葡糖苷酸酶 Glukuronidase *f*
葡糖杆菌属 Glukonobacter *n*
葡糖化酶 Glucase *f*
葡糖基 Glukosyl-
葡糖碱 Glucosin *n*
葡糖磷酸酶 Glucophosphatase *f*
葡糖霉素 Glycomycin *n*
葡糖脑苷脂(葡糖基神经酰胺) Glukozerebrosid *n*, Glukosylceramid *n*
葡糖脑苷脂酶 Glucocerebrosidase *f*
葡糖脑苷脂贮积病 Glucocerebrosid Speicherkrankheit *m*
葡糖脑苷酯酶(葡糖神经酰胺酶) Glukocerebrosidase *f*
葡糖脑苷贮积症 Gaucher* Krankheit *f*
葡糖尿 Glukosurie *f*, Glucosuria *f*, Dextrosurie *f*
葡糖醛酸 Glukuronsäure *f*, Acidum glycuronicum *n*, Acidum glucuronicum anhydricum *n*
葡糖醛酸 -γ- 内酯 Glukuronsäure-γ-lacton *n*
葡糖醛酸苯酚甙 Phenylglukuronsäure *f*, Phenylglukuronid *n*
葡糖醛酸化物 Glukuronid *n*
葡糖醛酸基 Glukuronyl-
葡糖醛酸基转移酶 Glukuronyl-Transferase *f*
葡糖醛酸结合物 Glucuronsäure-Konjugat *n*
葡糖醛酸酶 Glukuronidase *f*
葡糖醛酸钠 Natrium glukuronat *n*
葡糖醛酸内酯 Glukuronolakton *n*, D-Glukuronsäure-γ-lakton *n*
葡糖醛酸尿 Glukuronurie *f*
葡糖醛酸生成[作用] Glykuronogenese *f*
葡糖醛酸脂酰鞘氨醇 Glucuronyl Ceramid *n*
葡糖醛酸酯 Glukuronat *n*
葡糖醛酮 Glucoson *n*
葡糖醛酰胺 Glucuronamid *n*
葡糖脎 Giukosazon *n*
葡糖山梨糖苷 Glucosidosorbosid *n*
葡糖生成[作用] Glucogenese *f*
葡糖受体 Glucorezeptor *m*
葡糖酸 D-Glukonsäure *f*, Dextronsäure *f*, Glykonsäure *f*, Acidum gluconicum *n*
葡糖酸丙酮 Gluconoaceton *n*
葡糖酸钙 Glykonsäure-Calcium *n*, Kalziumglukonat *n*
葡糖酸激酶 Glukonokinase *f*
葡糖酸内酯 Glukonsäurelakton *n*, Glukonolakton *n*
葡糖酸内酯酶 Glukonolaktonase *f*
葡糖酸盐 Glukonat *n*
葡糖酸盐(根) Glukonate *f*
葡糖糖化酶 Glukoamylase *f*
葡糖糖精 Dextrosaccharin *n*
葡糖糖脑苷脂贮积病 Glucocerebrosidosis Speicherkrankheit mit Speicherung von Cerebrosiden *f*
葡糖酮醛 Glucoson *n*
葡糖脱氢酶 Glucose-Dehydrogenase *f*
葡糖肟 Glucose-Oxime *n pl*
葡糖渥诺多甙 Glukovanillylalkohol *m*
葡糖香草醇 Glukovanillylalkohol *m*
葡糖香草醛 Glucovanillin *n*, Vanillin-α-Glucosid *n*
葡糖型抗坏血酸 Glucoascorbinsäure *f*
葡糖氧化酶 Glukose-Aerodehydrogenase *f*, Glucose-Oxidase *f*(GOD)
葡糖异硫氰酸盐 glucosinolates <engl.>
葡糖异生[作用] Gluconeogenese *f*
葡萄 Weinrebe *f*, Vitis vinifera *f*
葡萄孢镰菌素 Bostrycoidin *n*
葡萄孢霉菌病 Botrytimykose *f*
葡萄孢霉菌属 Botryosporium *n*
葡萄孢属 Botrytis
葡萄孢族 Botrytis Familie *f*
葡萄串状 Thyrsiflorum *n*
葡萄串状分生孢子梗 Thyrse *f*, Thyrsus *m*
葡萄簇状横纹肌肉瘤 botryoides Rhabdomyosarkom *n*
葡萄干 Rosinen *f pl*
葡萄干酵母 Trauben Trockenhefe *f*
葡萄庚糖 Glucoheptose *f*
葡萄精耐量曲线 Glukosetoleranzkurve *f*
葡萄酒 Wein *m*
葡萄酒斑状毛细血管瘤 portweinfleckähnliches kappiläres Hämangiom *n*
葡萄酒红(比布里希猩红丽春红) Säurefarbstoff *m*
葡萄酒酵母 Weinhefe *f*
葡萄酒色 vinicolor
葡萄酒色痣 Portweinfleck *m*, Portweinnaevus *m*, Naevus vinosus *m*
葡萄酒中毒 Rotwein-Vergiftung *f*, Oenilisme *m*
葡萄聚糖生成酶 Dextransucrase *f*
葡萄菌聚集试验 Staphylokokken-Clumping-Test *m*
葡萄科 Vitaceae *pl*
葡萄膜 Traubenhaut *f*, Uvea *f*
葡萄膜部 uvealer Teil *m*, Pars uvealis *f*
葡萄膜大脑炎 Uveoencephalitis *f*
葡萄膜的 uvealen
葡萄膜恶性黑色素瘤 Malignes Melanom der Uvea *n*
葡萄膜黑色素瘤(色素膜黑色素瘤) Aderhautmelanom *n*
葡萄膜积液 uveale Effusion *f*
葡萄膜结核 Tuberkulose der Uvea *f*
葡萄膜缺损 Uveakolobom-Syndrom *n*
葡萄膜手术 Uveaoperation *f*
葡萄膜退行性变 Degeneration der Uvea *f*
葡萄膜血管瘤 Hämangiom der Uvea *n*
葡萄膜炎 Uveitis *f*
葡萄膜炎 - 青光眼 - 前房积血综合征 Uveitis-Glaukom-Hyphäma-Syndrom *n*
葡萄膜炎性青光眼 uveales Glaukom *n*
葡萄膜异常 Anomalie der Uvea *f*
葡萄膜痣 uvealer Naevus *m*, uvealer Nävus *m*
葡萄膜肿瘤 Uveatumor *m*
葡萄木二糖 Glucoxylose *f*
葡萄球菌 Staphylokokkus *m*, Traubenkokkus *m*, Botryococcus *m*
葡萄球菌[性]肺炎 Staphylokokkenpneumonie *f*
葡萄球菌败血症 Aureus Septikämie *f*

葡萄球菌病 Staphylokokkose *f*
葡萄球菌肠毒素 Staphylokokken-Enterotoxin *n*
葡萄球菌肠毒素食物中毒 Staphyloenterotoxin-Nahrungsmittelvergiftung *f*
葡萄球菌肠毒素中毒 Staphyloenterotoxin-Vergiftung *f*
葡萄球菌蛋白 Staphylokokken Protein *n*
葡萄球菌的 staphylogen
葡萄球菌毒素 Staphylotoxin *n*, Staphylokokkentoxin *n*
葡萄球菌肺炎 Staphylokokkenpneumonie *f*
葡萄球菌感染 Staphylokokkeninfektion *f*
葡萄球菌激酶 Staphylokinase *f*, Plasmakinase *f*
葡萄球菌菌苗 Staphylokokkenvakzine *f*
葡萄球菌菌血症 Staphylohämie *f*, Staphylokokkämie *f*
葡萄球菌抗毒素 Staphylokokkenantitoxin *n*
葡萄球菌链球菌病 Staphylostreptococcosis *f*
葡萄球菌链球菌感染 Staphylostreptokokkeninfektion *f*
葡萄球菌毛囊炎 Staphylodermia follicularis *f*, Staphylokokken Follikulitis *f*
葡萄球菌脑膜炎 Meningitis durch Staphylokokken *f*
葡萄球菌凝固酶 Staphylokoagulase *f*
葡萄球菌凝集试验 Staphylokokken Verklumpung Test *m*, Staphylokokken Klumpenbildung Test *m*
葡萄球菌皮炎 Staphylodermatitis *f*
葡萄球菌溶解 Staphylokokkolyse *f*
葡萄球菌溶血素 Staphylohämolysin *n*, Staphylohämotoxin *n*, Staphylolysin *n*
α- 葡萄球菌溶血素 alpha-Staphylolysin *n*
β- 葡萄球菌溶血素 beta-Staphyolysin *n*
γ- 葡萄球菌溶血素 gamma-Staphylolysin *n*
δ- 葡萄球菌溶血素 delta-Staphylolysin *n*
ε- 葡萄球菌溶血素 epsilon-Staphylolysin *n*
葡萄球菌杀白细胞素 Staphyloleukozidin *n*
葡萄球菌食物中毒 Staphylokokken-Lebensmittelvergiftung *f*
葡萄球菌噬菌体 Staphylokokken-Bakteriophagen *m pl*
葡萄球菌属 Staphylococcus *m*
葡萄球菌素 Staphylokokkin *n*
葡萄球菌调理指数 Staphyloopsoninindex *m*, Staphylokokken-Opsonin index *m*
葡萄球菌猬集试验 Staphylokokken-Klumpentest *m*
葡萄球菌性肠炎 Staphylokokkenenteritis *f*
葡萄球菌性关节炎 Staphylokokkenarthritis *f*
葡萄球菌性睑缘炎 Staphylokokken-Blepharitis *f*
葡萄球菌性皮肤化脓 Staphylodermia *f*
葡萄球菌性皮炎 Staphylodermatitis *f*
葡萄球菌性烫伤样皮肤综合征(里特尔病婴儿剥脱性皮炎) Staphylokokken verbrüht Haut-Syndrom *n*
葡萄球菌性心内膜炎 Staphylokokkenendokarditis *f*
葡萄球菌血症 Staphylohämie *f*
葡萄醛酸胆红素 Bilirubin-Glukuronid *n*
葡萄脎 Glucosazon *n*
葡萄三聚糖 Triamylose *f*
葡萄属 Vitis *f*
葡萄穗霉 Stachybotrys chartarum *n*
葡萄穗霉中毒症 Stachybotryotoxicosis *f*
葡萄胎 Traubenmole *f*, Hydatidenmole *f*, Blasenmole *f*, Mola vesicularis *f*
葡萄胎假妊娠 sarcohysterische Schwangerschaft *f*
葡萄胎妊娠 Molenschwangerschaft *f*
葡萄胎异位 ektopische Hydatidenmole *f*
葡萄糖 Traubenzucker *m*, Glykose *f*, Dextrose *f*, Glukose *f*
葡萄糖(血糖)效应 Glukose-Effekt *m*
葡萄糖/胰岛素反应元件 Glukose/Insulin-Response-Element *n*(GIRE)
葡萄糖[苷基]呋喃果糖苷 Glukosid-Fructofuranosid *n*
葡萄糖-1-磷酸 Glucose-1-phosphat *n*(1-磷酸葡萄糖)
葡萄糖-6-磷酸 6-Glukosephosphat *n*
葡萄糖-6-磷酸[酯]酶 Glukose-6-Phosphatase *f*
葡萄糖-6-磷酸变位酶 Glukose-6-phosphat-Translocase *f* (G-6-PT)
葡萄糖-6-磷酸脱氢酶 Glukose-6-phosphatdehydrogenase *f* (G6PD)
葡萄糖-6-磷酸脱氢酶缺乏 Glucose-6-phosphat-Dehydrogenase-Mangel *m*(6-磷酸葡萄糖脱氢酶缺乏)
葡萄糖-6-磷酸脱氢酶缺乏症 Glukose-6-Phosphatdehydrogenasendefizienz *f*
葡萄糖胺醇 Glukosaminitol *n*
葡萄糖胺聚糖(氨基葡聚糖) Glykosaminoglykane *n*(GAG)
葡萄糖半定量试验 semi-quantitative Glukoseprobe *f*
葡萄糖-半乳糖吸收障碍 Glukose-Galactose-Malabsorption *f*
葡萄糖苯苷酸 Phenylglukuronid *n*
葡萄糖测试 Dextrose Test *m*
葡萄糖代谢 Glukosestoffwechsel *m*
葡萄糖代谢紊乱 Glukosestoffwechselstörungen *f pl*
葡萄糖蛋白胨水 Glucose-Pepton-Wasser *n*
葡萄糖的最大转运速率 maximale Glukosetransportgeschwindigkeit *f*
葡萄糖二酸内酯 Saccharonolakton *n*
葡萄糖发酵管 Glukose-Vergärungsröhrchen *n*
葡萄糖呋喃果糖苷 Glycosid-Fructofuranosid *n*
葡萄糖负荷试验 Zuckerbelastung *f*, Blutzuckerbelastungsprobe *f*, Dextrosebelastung *f*
葡萄糖苷蛋白 Glukosidoprotein *n*
葡萄糖苷酶 Glukosidase *f*
α- 葡萄糖苷酶 α-Glukosidase *f*
α- 葡萄糖苷酶抑制剂 Alpha-Glukosidase-Inhibitoren *m pl*
葡萄糖苷酸(基)转移酶 Glukuronosyltransferase *f pl*
葡萄糖感受器 Glukorezeptor *m*
葡萄糖高速度再吸收 maximale Glukose-Reabsorption *f*
葡萄糖过滤器 Glukose-Filter *m*
葡萄糖海葱素(甙)A Glucoscillaren A *n*
葡萄糖含量 Glukose-Gehalt *m*
葡萄糖磺胺噻唑 Glukosulfathiazol(um) *n*
葡萄糖基 Glukosyl-
葡萄糖基化[作用] Glukosylierung *f*
N- 葡萄糖基神经酰胺 N-Glukosylceramide *f*
N- 葡萄糖基神经酰胺酶 N-Glukosylceramidase *f*
葡萄糖基转移酶 Glukosyltransferase *f*
葡萄糖激酶 Glucokinase *f*
葡萄糖吉他洛甙 Glukogitaloxin *n*
葡萄糖结合蛋白 78 Glukose-bindende Protein 78
葡萄糖结合剂 dextrates <engl.>
葡萄糖可地松耐量试验 Kortison-Glukosetoleranztest *m*
葡萄糖磷酸[酯]酶 Glucose-Phosphatase *f*
葡萄糖磷酸变位酶 Phospho-glukomutase *f*(PGLUM)
葡萄糖硫苷酶 Thioglucosid-Glukohydrolase *f*
葡萄糖明胶培养基 Glukose-gelatin Medium *n*
葡萄糖耐量降低 gestörte Glukosetoleranz *f*
葡萄糖耐量试验 Glukosetoleranztest *m*
葡萄糖耐受不良 Glukoseintoleranz *f*
葡萄糖脑苷 Glukozerebrosid *n*
葡萄糖脑苷脂酶缺陷 Glucocerebrosidase-Mangel *m*
葡萄糖培养基 Dextrose Nährmedium *n*
葡萄糖钳夹 Glucose-Clamp
葡萄糖鞘氨醇 Glucosylsphingosin *m*
葡萄糖清除率 Glukoseclearance *f*
葡萄糖醛酸 Glukuronid *f*, Glukuronsäure *f*
葡萄糖醛酸甙 Glukuronid *n*
葡萄糖醛酸化物 Glukuronide *n pl*

葡萄糖醛酸基转移酶 Glukuronsäure-Transferase *f*
葡萄糖醛酸结合 Glukuronsäurekonjugation *f*
葡萄糖醛酸结合作用 Glukuronid-Konjugation *f*
葡萄糖醛酸酶 Beta glukuronidase *f*, Glukuronidase *f*
β 葡萄糖醛酸酶 β-Glucuronidase *f*
β 葡萄糖醛酸酶缺乏症 β-Glucuronidase-Mangel *m*
葡萄糖醛酸内酯 Glukuronolakton *n*
葡萄糖醛酸尿 Glukuronurie *f*
葡萄糖醛酸生成[作用] Glukuronogenese *f*, Glykuronogenesis *f*
葡萄糖醛酸酯 Glukuronat *n*
葡萄糖醛酸转移酶 Glukuronsäure-Transferase *f*, Glukuronyl-Transferase *f*
葡萄糖乳酸盐循环 Glukose-Laktat-Zyklus *m*
葡萄糖脎 Glukosazon *n*
葡萄糖受体神经元 Glucoserezeptorneuron *n*
葡萄糖酸 Gluconsäure *f*
葡萄糖酸二甲氨基乙酸酯 Glukonsäure-Dimethylacetat *n*
葡萄糖酸钙 Calciumglukonat *n*
葡萄糖酸锰 Mangangluconat *n*
葡萄糖酸内酯 Glukonsäurelakton *n*
葡萄糖酸锑钠 Natriumantimon (yl) glukonat *n*, Stibiumnatriumglukonat *n*
葡萄糖酸亚铁 Eisengluconat *n*
葡萄糖酸盐 Gluconat *n*
葡萄糖酸盐肉汤 Glukose-Bouillon *f*
葡萄糖调节蛋白 78 Glukose-reguliertes Protein 78 *n*
葡萄糖脱氢酶 Glucosedehydrogenase *f*
葡萄糖稳态 Glukosehomöostase *f*
葡萄糖香草醛 Vanillin-d-glukonsid *n*, Glucovanillin *n*
葡萄糖效应 Glukose-Effekt *m*
葡萄糖锌 Zinkgluconat *n*
葡萄糖盐水 Glukose-Salzlösung *f*
葡萄糖盐水输注 Glukose-Salzlösung-Infusion *f*
葡萄糖氧化酶 Glukose-oxidase *f*
葡萄糖氧化酶 - 过氧化物酶法 Glucose-Oxidase-Peroxidase-Methode *f*
葡萄糖液输注 Glukose-Infusion *f*
葡萄糖依赖性促胰岛多肽 glucoseabhängiges insulinotropes Polypeptid *n*
葡萄糖依赖性胰岛素释放肽 Glucose-dependent insulinotropic Peptids *n*
葡萄糖胰岛素钳夹技术 Glukose-Insulin-Clamp-Technik *f*
葡萄糖乙氧苯胺 Glucophenetidin (um) *n*
葡萄糖转运蛋白(体)4 Glukosetransporter-4 *m* (GLUT-4)
葡萄糖转运蛋白(体)2 Glukosetransporter-2 *m* (GLUT-2)
葡萄糖转运蛋白基因 Glukose-Transporter-Gen *n*
葡萄糖转运体(蛋白)-4 Glucose-Transporter 4 *m*
葡萄腺 Trauben Drüse *f*
葡萄牙僧帽水母 Portugal Mitral Quallen *f pl*
葡萄样(状)的 razemös, beerenförmig, botrytisch, azinös
葡萄样的 Trauben-like, Weintraubeartig
葡萄样肉瘤 Sarcoma botryoides *n*
葡萄样状的(蔓状的) traubenartigen razemös
葡萄柚胶 Grapefruitsaft *m*
葡萄柚汁 Grapefruitsaft *m*
葡萄渣榨酒器 Kopfband *n*
葡萄汁酵母 Saccharomyces uvarum *n*
葡萄肿 Staphylom *n*, Staphyloma *n*
葡萄肿的 staphylomatos (-us, -a, -um)
葡萄肿切除术 Staphylotomie *f*, Staphylektomie *f*
葡萄状的(蔓状的) razemös
葡萄状动脉血管瘤 Razemöses Angiom *n*
葡萄状横纹肌肉瘤 botryoides Rhabdomyosarkom *n*
葡萄状菌病 Botryomykose *f*
葡萄状菌病的 botryomykotisch
葡萄状菌肿 Botryomycoma <engl.>
葡萄状肉瘤 Traubensarkom *n*, botryodes Sarkom *n*
葡萄状神经末梢 razemöse Nervenendigung *f*
葡萄状腺 azinöse Drüse *f*
葡萄状腺瘤 razemöses Adenom *n*
葡萄状血管瘤 Rankenangiom *n*
蒲公英[苦]素 Taraxacin *n*
蒲公英[赛]烯 Taraxeren *n*
蒲公英华 Taraxacerin *n*
蒲公英黄素 Taraxanthin *n*
蒲公英浸膏 Taraxacum-Extrakt *m*
蒲公英赛醇 Taraxerol *m*
蒲公英赛酮 Taraxeron *n*
蒲公英属 Taraxacum *n*
蒲公英甾醇 Taraxasterol *m*
蒲黄 Typha *f*
蒲肯野纤维 Purkinje-Faser *f*
蒲螨科 Pyemotidae *pl*
蒲螨属 Pyemotes *m*
蒲氏间隙 Prussak* Raum *m*

pǔ 朴浦普谱镨蹼

朴素(天真或幼稚)心理学 naive Psychologie *f*
浦肯野氏泡 Purkinje* Bläschen *n*
浦肯野氏网 Purkinje* Netz *n*
浦肯野氏系统 Purkinje* System *n*
浦肯野氏细胞 Purkinje* Zelle *f*
浦肯野氏细胞层 Purkinje* Schicht *f*
浦肯野氏细胞抗体 Anti-Purkinje*-Zell-Antikörper *m*
浦肯野氏纤维 Purkinje* Faden *m* (od. Faser *f*)
浦肯野氏现象 Purkinje* Phänomen *n*
浦肯野纤维 Purkinje*-Faser *f* (网状念珠形纤维, 在心内膜下组织内)
浦肯野氏[影]像 Purkinje* Bilder *n pl*
浦 - 桑二氏[影]像 Purkinje*-Sanson* (Reflex-) Bild (od. Spiegelbildchen) *n*
普遍的获得结肠黑变 Universal erworbenen Melanose *f*
普遍符号 allgemeines Symbol *n*
普遍归属 globale Zuschreibung *f*, globale Attribution *f*
普遍规律 universales Gesetz *n*
普遍性 Universalität *f*
普遍性巴尔通氏体病 Barlonellosis generalisata *f*
普遍性的血管瘤病 universal Angiomatose *f*
普遍性癫痫 generalisierte Epilepsie *f*
普遍性钙质沉着 Calcinosis *f*, universelle Calcinosis *f*
普遍性钙质沉着皮肤 universalis Calcinosis cutis *f*
普遍性干预 universelle Präventionsmaßnahmen *f*
普遍性神经节苷脂贮积病 generalisierte Gangliosidose *f*
普遍性适应综合征 allgemeines Anpassungssyndrom *n*
普遍性水肿 Anasarka *f*, Anasarca *f*
普遍性预防 universale Prävention *f*
普遍转导 generalisierte Transduktion *f*, allgemeine Transduktion *f*
普查 Massen-Screening *f*, Massenuntersuchungen *f pl*
普查(检) Vorführung *f*, Maßuntersuchung *f*, screening <engl.>
普城沙雷菌 Serratia plymuthica *f*
普尔安 Epontol *n*, Propanidid (um) *n*
普尔弗里希效应 Pulfrich* Wirkung *f* (双眼视物可成立体像的现象)
普尔曼氏法 Purmann* Methode *f* (手术摘除动脉瘤囊的方法)
普尔沙视网膜病变 Purtscher* Retinopathie *f*
普尔夏氏病 Purtscher* Netzhautschädigung *f* (od. Syndrom *n*), Angiopathia retinae traumatica *f*
普洱茶 assamica

普伐他汀 Pravastatin *n*（调血脂药）
普及卫生知识 Popularisierung der hygienischen Wissenschaft *f*
普-杰二氏综合征 Peutz*-Jeghers*(-Klostermann*) Syndrom *n*
普卡霉素 Plicamycin *n*
普醌 Ubichinon *n*, Coenzym Q *n*, ubiquinone <engl.>
普拉德威利综合征（三低肥胖综合征）Prader*-Willi* Syndrom *n*（先天性圆脸、杏仁形眼、斜视、性腺及体格发育不良、智力低下）
普拉格雷 Prasugrel *n*
普拉克索 Pramipexol *n*
普拉洛尔 Practolol *n*
普拉西多氏（磁）盘 Placido* Scheibe *f*(od. Keratoskop *n*), Plazidoscheibe *f*
普拉西泮 Prazepam *n*
普来可那立 Pleconaril *n*
普赖厄氏反射 Preyer* Reflex *m*
普赖斯·琼斯氏曲线 Price Jones* Kurve *f*
普朗克常数 Planck* Konstante *f*
普朗克分布法则 Planck* Verteilungsgesetz *n*
普朗克氏学说 Planck* Hypothese *f*, Quantentheorie *f*
普劳斯尼兹-屈斯特纳二氏反应 Prausnitz*-Küstner* Reaktion *f*(PKR)
普劳特-文森咽峡炎和沟口炎 Plaut*-Vincent* Angina und Graben Mund *f*
普劳特氏溃疡 Plaut*-Bernheim* Geschwür *n*, nekrotisierende ulcerative Gingivitis *f*
普劳特氏咽峡炎 Plaut*-Vincent* Angina *f*, Plaut*-Vincent* Krankheit *f*
普雷茨氏疗法 Proetz* Verfahren *n*
普雷茨试验 Prötz* Test *m*（嗅敏度试验）
普雷茨体位 Prötz* Position *f*（病人仰卧于手术台头悬垂手术台外使颏部至外听道之连线与台面垂直）
普雷马克原理 Premack* Prinzip *n*
普雷马林 Premarin *n*
普雷沃氏（普氏）菌 Prevotella *f*
普里科林 Priscolin *n*, Priscol *n*
普里米酮 Primidon(um) *n*
普里米酮（扑涧酮，5-苯基-5-乙基六氢嘧啶-4,6二酮）Primidon *n*, Mysolin *n*
普林格尔病 Pringle* Krankheit *f*（皮脂腺腺瘤）
普林格尔手法 Pringle* Manöver *n*（阻断肝门处血流的措施）
普林兹梅特尔心绞痛 Prinzmetal* Angina *f*（变异性心绞痛）
普卢利沙星 Prulifloxacin *n*
普卢默病 Plummer* Krankheit *f*（自主性功能性甲状腺瘤）
普卢默文森综合征（缺铁性咽下困难）Plummer*-Vinson* Syndrom *n*
普卢默征 Plummer* Symbol *n*（突眼性甲状腺肿时患者不能上楼梯）
普芦卡必利 Prucalopride *n*
普鲁艾茨氏置换疗法 Proetz* Verdrängungsmethode *f*
普鲁本辛 Propanthelinbromid *n*, Propanthelini bromidum *n*
普鲁苄肼 Procarbazin(um) *n*
普鲁泊福 Propofol *n*
α-普鲁丁 Alphaprodin *n*
普鲁芬胺 Profenamin(um) *n*, Ethopropazin *n*
普鲁黄素 Proflavin(um) *n*
普鲁卡因 Prokain *n*, Procain(um) *n*
普鲁卡因［酰］胺 Procainamid(um) *n*
普鲁卡因苄青霉素 Prokain-Benzylpenizillin *n*
普鲁卡因封闭 Prokainblock *m*
普鲁卡因封闭治疗 Procain Blocktherapie *f*
普鲁卡因静脉复合麻醉 Procain iv konbinierte Anaesthesie *f*
普鲁卡因青霉素（普鲁卡因苄青霉素）Procain Penizillin *n*
普鲁卡因青霉素 G Prokain(-Benzyl) penizillin G *n*
普鲁卡因酰胺盐酸盐 Prokainamid hydrochlorid *n*
普鲁卡因制剂 Procain Vorbereitungen *pl*
普鲁卡因中毒（奴佛卡因中毒）Prokain-Vergiftung (Novocaine Vergiftung) *f*
普鲁米近 Promethazin(um) *n*
普鲁米那（甲苯巴比妥）Prominal *n*［商］
普鲁萨克氏间隙 Prussak* Raum *m*(od. Spalte *f*)
普鲁色林 Proserin *n*, Neostigmin(um) *n*
普鲁士蓝 Preußisch-Blau *n*, Milori-Blau *n*, Berliner Blau *n*, Ferrum borussicum *n*
普鲁士蓝反应 Preußisch-Blau-Reaktion *f*
普鲁士蓝染色 Preusisch-Blau-Färbung *f*
普鲁士蓝试验 Peußisch-Blau-Test *m*, Peußisch-BlauMethode *f*
普鲁士青 preußisch Grün *n*
普鲁维因 Pluviin *n*
普仑司特 Pranlukast *n*
普罗布考 Probucolum *n*（降血脂药）
普罗蒂厄斯综合征（变形综合征）Proteus* Syndrom *n*
普罗米那 Prominal *n*, Mephobarbital *n*
普罗帕辛 Propaesin *n*
普罗替林 Protriptylin *n*
普罗托品 Protopin *n*
普罗威登菌属 Providencia *f*
普罗威登斯菌属 Providencia stuartii *f*
普洛明 Promin *n*
普洛斯的明 Prostigmin *n*
普马拉病毒 Puumala virus *f*(PUUV)
普马嗪 Promazin(um) *n*
普奈洛尔 Propranolol *n n*
普萘洛尔（心得安）Propranololum *n*（受体阻滞药）
普尼拉明（心可安）Prenylaminum *n*（钙拮抗药）
普诺二氮（杂）苯［嗪］Prenoxdiazin
普-诺二氏杆菌 Preisz*-Nocard* Bazillus *m*, Corynebacterium pseudotuberculosis *n*
普帕尔氏韧带 Poupart* Band (od. Ligament) *n*, Ligamentum Pouparti *n*
普帕尔线 Pouparts* Linie *f*（腹壁上经腹股沟韧带中点的垂直线）
普屈被动转移试验 Prausnitz*-Küstner* passive Transfertest *m*
普-屈二氏反应 Prausnitz*-Küstner* Reaktion *f*(PKR)
普瑞巴林 Pregabalin *n*
普塞普氏反射 Puusepp* Reflex *m*
普氏菌 Prevotella *f*
普氏立克次氏体 Rickettsia prowazeki *f*
普适供血者 universaler Donator *m*, Universalspender *m*
普适受血者 universaler Empfänger *m*, Universalempfänger *m*
普适性量表 generische Skala *f*
普通 X 线照相术 einfache Radiographie *f*
普通变形杆菌 Proteus vulgaris *m*, Bacillus proteus vulgaris *m*, Bacillus vulgaris *m*
普通病毒 Straßenvirus *n*
普通病室 allgemeines Krankenzimmer *n*
普通产床 gewöhnliches Gebärbett *n*
普通肠线 allgemeines (od. einfaches) Katgut *n*
普通大肠杆菌 Bacillus coli communis *m*
普通的 allgemein, gemeinsam, vulgar (-is, -is, -e), vulgär
普通的实验动物 gebräuchliche Versuchstiere *n pl*
普通粉刺 Acne vulgaris *f*
普通肝素 unfraktioniertes Heparin *n*
普通感觉 Zönästhesie *f*, Könästhesie *f*
普通感觉减退 Hyposensibilisierung *f*
普通感觉紊乱 Cenestopathie *f*
普通感觉异常 Paracenesthesia *f*
普通感冒（伤风，着凉）gewöhnliche Erkältung *f*, allgemeine

Erkältung *f*
普通感冒病毒 Erkältungsvirus *n*
普通杠杆 allgemeiner Hebel *m*
普通航空邮件 gewöhnliche Postsendung *f*
普通护理 allgemeine Pflege *f*
普通护士 allgemeine Pflegerin *f*
普通换药车 allgemeiner Medikamentwagen *m*
普通机械闹钟 gewöhnlicher mechanischer Wecker *m*
普通级动物 konventionelle Tiere *f*
普通教学论 allgemeine Didaktik *f*
普通接骨板 primäre Osteosynthese *f*
普通抗原 gemeinsames Antigen *n*
普通类杆菌 Bacteroides vulgatus *m*
普通命名法 triviale Nomenklatur *f*
普通能力倾向测试电池 allgemeine Eignungsprüfung Batterie *m*
普通镊 allgemeine Pinzette (od. Forzeps) *f*
普通培养基 ordinäres Kulturnährmedium *n*
普通气体常数 universelle Gaskonstante *f*
普通人造石 Hartgips *m*
普通生理学 allgemeine Physiologie *f*, Allgemeinphysiologie *f*
普通生物化学 allgemeine Biochemie *f*, Allgemeinbiochemie *f*
普通生育率 allgemeine Fertilitätsrate *f*
普通声级计(测量表) gemeinsamer Schallpegelmesser *m*
普通试验 konventioneller Test *m*
普通手术剪 Operationsschere *f*
普通手术台 gewöhnlichen Operationstisch *m*
普通松焦油 ordinärer Holzteer *m*
普通天平 gewöhnlichen Gleichgewichtn, Ordinary Balance *f*
普通田鼠 Feldmaus *f*, Microtus arvalis *f*
普通脱发 gemeinsamer Haarausfall *m*
普通脱发症 Alopezie generalisation, Alopecia Verallgemeinerung *f*
普通外科学 Allgemeinchirurgie *f*
普通微生物学 allgemeine Mikrobiologie *f*, Allgemeinmikrobiologie *f*
普通文本信息打字 einfaches SMS Schreiben *n*
普通握力计 Griffdynamometer *n*
普通息肉样肿瘤 allgemeiner polypoider Tumor *m*
普通系统论 allgemeine Systemtheorie *f*
普通心理学 allgemeine Psychologie *f*
普通型骨肉瘤 konventionelles Osteosarkom *n*
普通型急性淋巴细胞白血病 akute lymphatische Leukämie der gemeinsamen Typ *m*
普通型偏头痛 gemeinsame Migräne *f*
普通型气管导管 Gewöhnlichen Endotrachealtubus *m*
普通型血细胞计数板 ordinäre Zählkammer *f*
普通性的脱发 universal Alopezie *f*
普通序列图 Sequenz *f*
普通样式的床 Klar Stil Bett *n*
普通医院 allgemeines Hospital *n*
普通胰岛素 reguläres Insulin *n*
普通胰岛素注射液 Gewöhnliche Insulin-Injektion *f*
普通因素 Generalfaktor *m*
普通饮食 Vollkost *f*
普通邮件 Oberfläche Mail *f*
普通诊察器械 gemeinsames diagnostisches Instrument *n*
普通直接喉镜 Laryngoskop *n*
普通止血钳 Ordinary Hämostat, gewöhnlichen Gefäßklemme *f*
普通总帐 allgemeines Hauptbuch *n*
普瓦泽伊氏间隙 Poiseuille* Raum *m*
普威综合征 Prader*-Willi*-Syndrom *n* (先天性圆脸、杏仁形眼、斜视、性腺及体格发育不良及智力低下)
普-文[二氏]综合征 Plummer*-Vinson* Syndrom *n*, Dysphagia sideropenica *n*
普治 Massenbehandlung *f*
谱 Spektrum *n*
β谱 β-Spektrum *n*
谱带 Band *n*
谱带[基]原线 Nullinie *f*, Nullücke *f*
谱带宽度 Spektralbandweite *f*, effektive Bandweite *f*
谱带头 Bandkopf *m*
谱带组 Bandgruppe *f*
谱峰伸前 Leitgipfel *m*
谱系 Abstammung *f*
谱系方法 Stammbaummethode *f*
谱系分析 Stammbaumanalyse *f*
谱系树 Stammbaum *m*
谱系图 Stammbaumdiagramm *n*
谱线轮廓 Linienprofil *n*
谱线稳定器 Spektrumlinie-Stabilisator *m*
镨 Praseodym *n* (Pr, OZ 59)
蹼 Schwimmhaut *f*
蹼颈 Pterygium colli *n*
蹼形瘢痕 schwimmfußartige Narbe *f*
蹼指 Palmidaktylie *f*, Syndaktylie *f*, Symbrachydaktylie *f*
蹼趾 Symbrachydaktylie *f*
蹼状阴茎 Schwimmhautpenis *m*, Palmenrute *f*, Penis palmatus *m*
蹼足 Palmifuß *m*
蹼足的 schwimmfußartig

pù 瀑

瀑布幻觉 Wasserfall-Halluzination *f*
瀑布效应 Wasserfall-Effekt *n*
瀑布形胃 Kaskademagen *m*, Wasserfallmagen *m*
瀑布学说 Kaskadehypothese *f*, Wasserfalltheorie *f*
瀑布样反应 Kaskade *f*

Q

QI 七妻栖萋期欺漆齐芪其奇歧祈脐骑棋旗鳍企杞启起气汽契械器憩

qī 七妻栖萋期欺漆

七倍的 heptaploid
七倍体 Heptaploide *f*
七倍性 Heptaploidie *f*
七步心理训练法 sieben Schritte psychologische Trainingsmethode *f*
七产妇 Septipara *f*
七发 sieben Runden *pl*
七氟丁酸酐 Heptafluor(o)buttersäureanhydrid *n*
七氟醚 Sevofluran *n*
七氟烷 Sevofluran *n*
七价的 siebenwertig, heptavalens, septavalens
七价元素 siebenwertiges Element *n*
七角形 Heptagon *n*, Siebeneck *n*
七聚体 Heptamer *n*
七里香甙甲 Erysimin *n*, Helveticosid *n*, Pungent- Glykosid A *n*
七氯 Heptachlor *n*
七巧板 Tangram *n*
七情 leidenschaftlich
七日热(病) Siebentagefieber *n*
七日热钩端螺旋体 Leptospira hebdomadis *f*
七日热问号血清型钩端螺旋体 Serogruppe- Leptospirose *f*
七鳃鳗 Lampetra japonica *f*
七色的 heptachrom
七伤 sieben Verletzte *f*
七水合硫酸锌 Zinkvitriol *m*, Vitriolweiß *n*
七水合物 Heptahydrat *n*
七胎儿 Siebenling *m*
七肽 Heptapeptid *n*
七烯类 Heptan *n*
七星针 siebensternförmige Nadel *f*
七旬老人 Siebzigjähriger *m*, Siebzigjährige *f*
七氧化二铼 Rheniumheptoxid *n*
七氧化二氯 Chlorheptoxid *n*
七氧化二锰 Manganheptoxid *n*
七叶[苷]配基 Aescigenin *n*
七叶[树]甙 Äskulin *n*, Aesculin(um) *n*
七叶[树]皂甙 Escin *n*
七叶甙 Äskulin *n*, Aesculin *n*
七叶甙元 Äskuletin *n*, Aesculetin *n*
七叶内酯 Äskuletin *n*, Aesculetin *n*
七叶树 Hippocastanum *n*, Aesculus turbinata *f*
七叶树[溶血]皂角素 Aescin *n*
七叶树[属植物] Roßkastanie *f*
七叶树科 Hippocastanaceae *f pl*
七叶树属 Aesculus *f*
七叶树糖甙 Äsculosid *n*, Aesculinum *n*
七叶皂甙 Aescin *n*
七月霉素 Julimycin *n*
七月树碱 Argyrin *n*
七指(趾)畸形 Heptadaktylie *f*, Siebenfingrigkeit *f*
妻子角色 Ehefraurolle *f*
栖[息场]所 Habitat *n*, Nistplatz *m*
栖息 Bewohnen *n*, Habitatio(*n*) *f*
栖息场所 Wohnungseite *f*
栖息习性 Habitatio(*n*) *f*
栖牙普雷沃菌 Prevotella denticola *f*
萋尼氏抗酸染色 Ziehl Nissl* säurefeste Färbung *f*
期 Phase *f*, Stadium *n*, Periode *f*
G0 期 Zellzyklusphase G0 *f*
G1 期 G1-Phase *f*
G2 期 G2 Phase *f*
M 期 M-phase *f*, M-Periode *f*, Mitosephase *f*
S 期 S-Phase *f*, S-Periode *f*, DNA-Synthese-Phase *f*
M 期促进因子 Phase-fördernder Faktor *m*
期待 Erwartung *f*
期待焦虑 werdende Angst *f*
期待疗法 symptomatische Behandlung *f*, exspektative Behandlung *f*
期后收缩 Hysterosystole *f*
期间发病密度 Intervallinzidenzdichte *f*
期间患病率 Prävalenz über einen Zeitraum *f*
期间患病数 Periodenprävalenz *f*
期间患病数 Prävalenz *f*
Ⅰ期临床试验 Phase Ⅰ-Studie *f*, Versuchsphase Ⅰ *f*
Ⅱ期临床试验 Phase Ⅱ-Studie *f*, Versuchsphase Ⅱ *f*
Ⅲ期临床试验 Phase Ⅲ-Studie *f*, Versuchsphase Ⅲ *f*
期前收缩 Extrasystole *f*
期前兴奋 vorzeitige Erregung *f*
0 期去极 Depolarisation in Phase 0 *f*
0 期去极幅度 Depolarisationsamplitude in Phase 0 *f*
0 期去极速度 Depolarisationsgeschwindigkeit in Phase 0 *f*
S 期特异性药物 spezifisches Arzneimittel für S-Phase *n*
期外 DNA 合成 außerplanmäßige DNA-Synthese *f*
期外收缩 Extrasystole *f*
期望 Erwartung *f*
期望报酬 werdende Belohnung *f*
期望理论 werdende Theorie *f*
期望频率 erwartete Frequenzen *pl*
期望平面 Erwartungsebene *f*
期望曲面 Erwartungsoberfläche *f*
期望寿命 Lebenserwartung *f*
期望说 Lebenserwartungstheorie *f*
期望误差 Erwartungsfehler *m*
期望效应 Pygmalion-Effekt *m*
期望效用值 erwartete Nützlichkeit *f*
期望性知觉方式 erwartende Wahrnehmung *f*
期望知觉 erwartende Wahrnehmung *f*
期望值 erwartende Wert *f*
期限 Termin *n*
期中 Mittelsemester *n*
期中分析 Zwischenanalyse *f*
期中人口 mitte-Jahres-Bevölkerung *f*
期终储存 Terminal-Reserve *f*
欺骗 Betrug *m*
漆[性]皮炎 Lackdermatitis *f*, Lackkrätze *f*, Lackkrankheit *f*
漆斑菌属 myrothecium toda *n*
漆酚 Urushiol *n*
漆黑的 dunkel
漆黄素 Fisetin *n*

漆酶 Laccase *f*
漆皮 Schellack *m*, Anstrich *m*
漆树 Lacksumach *m*, Rhus verniciflua (s. vernifera) *f*
漆树黄酮 Fisetin *n*
漆树科 Anacardiaceae *f pl*
漆树皮炎 Rhus-Dermatitis *f*
漆树属 Rhus *f*, Sumach *m*
漆树酸 Anacardinsäure *f*
漆中毒 Lackvergiftung *f*

qí 齐芪其奇歧祈脐骑棋旗鳍

齐墩果 Olea *f*
齐墩果醇酸 Oleanolsäure *f*
齐墩果酸 Oleanolsäure *f*, Caryophyllin *n*
齐墩果糖 Oleandrose *f*
齐墩果酮酸 Oleanolsäure *f*
齐墩果烷 Oleanan *n*
齐墩果油 Olivenöl *n*, Oleum olivarum *n*
齐多夫定(叠氮胸苷) Zidovudin *n*
齐尔氏石炭酸品红染剂 Ziehl* Karbolfuchsin-Farb (en) stoff *m*
齐福氏综合征 Zieve* Syndrom *n*
齐格勒催化剂 Ziegler* Katalysator *m*
齐-黑二氏综合征 Chediak* (-Steinbrinck*)-Higashi* Syndrom *n*
齐聚物 Oigomer (e) *n*
齐拉西酮 Ziprasidon *n*
齐曼点 Ziemann* Punkte *f*
齐曼手法 Zieman* Technik *f*
齐默曼法 Zimmerman* Methode *f*
齐姆森氏运动点 Ziemssen* motorische Punkte *m pl*
齐纳二极管 Zener* Diode *f*
齐纳击穿 Zenerdurchbruch *m*
齐内染色 Ziehl*-Neelsen*-Färbung *f*
齐-尼二氏染剂 Ziehl*-Neelsen* Farb (en) stoff *m*
齐培丙醇 Zipeprol *n*
齐平末端 flaches Ende *n*
齐射说 volley Theorie *f*
齐同性 Homogen (e) ität *f*
齐整阵挛 Kataklonus *m*
芪(二苯乙烯) Stilben *n*
芪类 Stilben *n*
其他采样器 andere Probierer *pl*
其他数据 sonstige Daten *pl*
其他体细胞型肿瘤 Tumor anderes somatischen Zellentyps *m*
其他未分化癌 anderes undifferenziertes Karzinom *n*
其他信号发生器 anderer Signalgenerator *m*
其他医用射线设备及用具 andere medizinische Röntgengerät und Gerät *pl*
奇[数]电子 ungepaarte Elektrons *pl*
奇[数]多倍体 Oddpolyploid *n*
T 奇[数]噬菌体 T-odd Phage *m*
奇才 Wunder *m*
奇臭 Kakosmie *f*
奇放线菌素 Spectinomycin (um) *n*, Actinospectacin *n*
奇幻期 Zauberphase *f*
奇幻全能 magische Allmacht *f*
奇幻思维 magisches Denken *n*
奇结节 Tuberculum impar *n*
奇静脉 azygische Blutader *f*
奇静脉弓 Bogen der azygischen Blutader *m*
奇静脉弓淋巴结 Lymphknoten des azygischen Bogen *m*
奇静脉造影术 Azygographie *f*
奇-柯二氏综合征 Gianotti*-Crosti* Syndrom *n*
奇克杀菌法则 Chick* Regel für Sterilisation *f*
奇昆古尼亚热 Chikungunyafieber *n*
奇脉 Pulsus paradoxus *m*
奇诺因 Kinoin (um) *n*
奇偶数信度 Paritätszuverlässigkeit *f*
奇数偶数法 Paritätstechnik *f*
奇特表情 seltsamer Ausdruck *m*
奇特行为 bizarres Verhalten *n*, wunderliches Verhalten *n*
奇特妄想 seltsame Täuschung *f*
奇特性 Seltsamkeit *f*
奇特语言 Jargon-Rede *f*
奇特姿态 seltsame Haltung *f*
奇线 azygische Linie *f*
奇形怪状 Grotesk *f*
奇形怪状的 grotesk
奇形嫁接(异种嫁接,异种移植物) Xenograftmodell *n*
奇痒感 Kitzelempfindung *f*, Titillatio (*n*) *f*
奇异变形杆菌 Proteus mirabilis *m*
奇异变形杆菌素 Miracin *n*, Mirabilicin *n*
奇异行为 seltsames Verhalten *n*
奇异酵母 seltsame Hefe *f*
奇异矩阵 singuläre Matrix *f*
奇异情境 seltsame Situation *f*
奇异思维 seltsames Denken *n*
奇异瞳孔现象 paradoxes Pupillenphänomen *n*, paradoxes Pupillenzeichen *n*
奇异性平滑肌瘤 seltsames Leiomyom *n*
奇异值分解 singuläre Wertzerlegung *f* (SVD)
歧化[作用] Dismutation *f*, Disproportionierung *f*
歧化反应 Dismutierungsreaktion *f*
歧化酶 Dismutase *f*
歧离的 zerstreut, verstreut, auseinandergerissen
歧伞花序 Dichasium *n*
歧义密码子 Unklarheit-Codon *n*
歧异巴贝虫 Babesia bigenmina *f*
祈求语功能 nachfrage-Funktion *f*
脐 Nabel *m*, Umbilicus *m*, Omphalus *m*
脐[带]肉芽肿 Nabelschnursgranulom *n*
脐[带]血 Nabelschnurblut *n*
脐[静脉]切迹 Incisura umbilicalis *f*
脐[正]中襞 plica umbilicalis mediana *f*
脐[正]中韧带 Ligamentum umbilicale medianum *n*
脐凹 nabel *m*
脐包 nabelbläschen *n*
脐部 nabelgegend *f*, Regio umbilicalis *f*
脐部肝突出 Hepatomphalozele *f*, Hepatomphalos *m*, Hepatomphalus *m*
脐部感染 Nabelinfektion *f*
脐部积血 Hämatomphalos *m*, Haematomphalus *m*
脐部联胎 Omphalomonodidymus *m*, Omphalopagus *m*, Monomphalus *m*
脐部卵黄管息肉 Polyp des embryonalen Dottergangs in Nabelschnur *m*
脐部脂肪过多 Lipomphalus *m*
脐部滋养层 Trophoblast der Nabelschnur *m*
脐侧韧带 Ligamentum umbilicale laterale *n*
脐插管 Nabelschnur-Katheterisierung *f*
脐肠瘘 Umbilical-Darmfistel *f*
脐肠系膜管残留 embryonale Überreste *pl*
脐肠系膜静脉 Vena omphalomesenterica *f*
脐肠系膜血管 Vasa omphalomesenterica *f*
脐成形术 Umbilical- Angioplastie *f*
脐出血 Nabelschnurblutung *f*, Nabelblutung *f*, Omphalorrhagie *f*
脐带 Nabelschnur *f*, Nabelstrang *m*, Funiculus umbilicalis *m*, Chorda umbilicalis *f*
脐带白喉 Nabeldiphtherie *f*

脐带瘢痕 Nabel- Narbe *f*
脐带边缘附着 netzkabel marginale Insertion *f*
脐带布 Nabelbinde *f*, Nabelverband *m*
脐带缠绕 Netzkabelsverschränkung *f*
脐带出血 Nabelblutung *f*, Omphalorrhagie *f*
脐带处理 Nabelpflege *f*
脐带穿刺术 perkutane Nabelschnur-Blutentnahme *f*
脐带刀 Omphalotom *n*
脐带发育异常 Nabelschnurdysplasie *f*
脐带帆状附着 Insertio velamentosa *f*
脐带附着 Nabelschnuransatz *m*, Insertio funiculi umbilicalis *f*
脐带附着异常 abnormaler Nabelschnuransatz *m*, Nabelschnuransatz-Anomalie *f*
脐带复纳器 Apotheter *m*
脐带［根部］扭转 Nabelschnurtorsion *f*, Torsio funiculi umbilicae *f*
脐带过度扭转 übermäßige Torsion der Nabelschnur *f*
脐带过短 zu kurze Nabelschnur *f*
脐带过长 zu lange Nabelschnur *f*
脐带还纳器 Apotheter *m*
脐带还纳术 Omphalotaxis *f*
脐带机械性损伤 mechanische Verletzung der Nabelschnur *f*
脐带畸胎瘤 Nabelschnurteratom *n*
脐带夹 Nabelschnurklemme *f*
脐带假结 falscher Nabelschnurknoten *m*
脐带剪 Nabelschere *f*
脐带胶质 Nabelschnursulze *f*, Wharton* Sulze *f*
脐带结扎用麻线 Leinenzwirn für Nabelschnurunterbindung *m*
脐带瘤 Nabel(schnur-)tumor *m*
脐带脉搏 Nabelschnur-Impuls *m*
脐带囊肿 Zyste der Schnur *f*
脐带扭转 Nabelschnurstorsion *f*
脐带圈 Nabelschnurumschlingung *f*, Nabelstrangumschlingung *f*
脐带绕颈 Nabelschnurumschlingung des Halses *f*
脐带水肿 Ödem der Schnur *n*
脐带缩窄 Nabelschnurstriktur *f*
脐带脱垂 Nabelschnurprolaps *m*, Nabelschnurvorfall *m*, Omphaloproptose *f*
脐带系膜 Mesokard *n*
脐带狭窄 Stenose der Schnur *f*
脐带先露 Nabelschnurvorlagerung *f*, Nabelschnurvorliegen *n*
脐带血干细胞移植 Nabelschnurblutstammzelltransplantation *f*
脐带血管 Nabel(schnur)gefäße *n pl*
脐带血管钙化 Verkalkung der Nabelschnurgefäße *f*
脐带血管瘤 Nabelschnurhämangiom *n*
脐带血管异常 Abnormität des Nabelgefäßes *f*, Anomalie des Nabelgefäßes *f*
脐带血肿 Hämatom der Schnur *n*
脐带循环 Umbilikalkreislauf *m*
脐带压挤(断)器 Omphalotriptor *m*
脐带压挤(断)术 Omphalotripsie *f*
脐带炎 Funisitis *f*
脐带异常 Nabelschnuranomalie *f*
脐带因子 Cord-Faktor *m*
脐带杂音 Nabelschnurgeräusch *n*
脐带长度 Länge der Nabelschnur *f*
脐带真结 wahrer Nabelschnurknoten *m*
脐带肿瘤 Nabelschnurtumor *m*
脐的 nabel-
脐点 Hilum *n*, Omphalion *n*, Nabelpunkt *m*
脐动脉 Nabelarterie *f*, Arteria umbilicalis *f*
脐动脉索 Chorda arteriae umbilicalis *f*
脐动脉炎 Arteriitis des Nabels *f*
脐发育异常 Entwicklungsstörungen des Nabels *pl*
脐粪瘘 Nabelkotfistel *f*
脐高 Omphalion-Höhe *f*
脐菇属 Omphalia *n*
脐海绵肿 Nabelschwamm *m*, Fungus umbilicalis *m*
脐环 Nabelring *m*, Anulus umbilicalis *m*
脐积水 Nabelwasserbruch *m*, Hydromphalus *m*
脐结石 Nabelschnurskonkretion *f*
脐静脉 Nabelvene *f*, Vena umbilicalis *f*
脐静脉曲张 Caput medusae *n*, Varicomphalus *m*, Varix umbilici *m*
脐静脉索部 fossa venae umbilicalis *f*, Pars chordae venae umbilicalis *f*
脐静脉炎 Omphalophlebitis *f*, Phlebitis umbilicalis *f*
脐溃疡 Omphalelkosis *f*, Ulcus umbilici *n*
脐链壶菌属 Resticularia *n*
脐裂 Omphaloschisis *f*
脐瘤 Nabeltumor *m*, Nabelgeschwulst *f*, Omphalom *n*, Omphalophyma *n*
脐瘘 Nabelfistel *f*, Fistula umbilicalis *f*
脐囊肿 Dottergangszyste *f*
脐内侧襞 plica umbilicalis medialis *f*
脐内侧韧带 Ligamentum umbilicale mediale *n*
脐尿管 Urachus *m*, Harngang *m*, Harnstrang *m*
脐尿管癌 Urachuskarzinom *n*
脐尿管病变 Urachusläsion *f*
脐尿管窦道 Urachussinus *m*
脐尿管恶性肿瘤 bösartige Neubildung des Urachuses *f*
脐尿管放线菌病 Aktinomykose des Urachus *f*
脐尿管积脓 Urachal-Empyem *n*
脐尿管结核 die Tuberkulose des Urachus *f*
脐尿管瘘 Urachusfistel *f*, Fistula urachalis *f*
脐尿管囊肿 Urachuszyste *f*
脐尿管憩室 Divertikel des Urachus *m*
脐尿管切除术 Resektion des Urachuses *f*
脐尿管索 Ligamentum umbilicale medium *n*, Chorda urachi *f*
脐尿管脱垂 Vorfall des Urachuses *m*
脐尿管未闭 offener Urachus *m*
脐尿管腺癌 Adenokarzinom des Urachus *n*, Urachusadenokarzinom *n*
脐尿管异常 Urachusanomalie *f*
脐尿瘘 Fistel des Urachus *f*
脐尿囊 Zyste des Urachus *f*
脐旁皮瓣 Seitenumbilikusklappe *f*
脐旁皮瓣阴茎再造术 Phalloplastik mit Seitenumbilikusklappe *f*
脐旁韧带 Ligamentum umbilicale laterale *n*
脐旁疝 Hernia par(a)umbilicalis *f*
脐膨出 Omphalozele *f*
脐膨出修补术 Verschluß des Omphalozele *m*
脐破裂 Omphalorrhexis *f*
脐腔 Nabelhöhle *f*
脐切除术 Nabelexzision *f*, Omphalektomie *f*, Umbilektomie *f*
脐区 Nabelgegend *f*, Regio umbilicalis *f*
脐韧带 Ligamentum umbilicale *n*
脐绒毛膜 Omphalochorion *n*
脐肉瘤 Sarcomphalocele *f*
脐肉芽肿 Nabelgranulom *n*
脐乳头三角 Nabelschnur-Mamillarlinie-Dreieck *n*
脐疝 Nabelhernie *f*, Nabelringbruch *m*, Umbilikalhernie *f*, Hernia umbilicalis *f*
脐疝修补术 Reparatur für Nabelbruch *f*
脐上［部］反射 Umbilicalkopfreflektor *m*
脐上区 obere Zone des Nabels *f*
脐上胸联胎 Thoradelphus *m*, Thorakodelphus *m*
脐石 Nabelstein *m*, Omphalolith *m*
脐凸出 Exumbilicatio *f*, Exomphalie *f*, Exomphalia *f*
脐突出 Omphalozele *f*, Nabelschnurbruch *m*

脐突出-巨舌-巨躯体综合征 Omphalocele-Makroglossie-makrosomatisches Syndrom *n*, Beckwiths* Syndrom *n*
脐突无柄的 umbilicalplötzlichensessil
脐外侧襞 Plica umbilicalis lateralis *f*
脐窝(孔) Nabelgrube *f*, Delle *f*, Omphalos *m*
脐息肉 Nabelpolyp *m*
脐心 Nabelzentrum *n*, Acromphalus *m*
脐形成 Nabelentwicklung *f*, Omphalogenesis *f*, Umbilicatio *f*
脐形的 Nabelartig
脐血管联胎 Omphaloangiopagus *m*
脐血管内血栓形成 Thrombose in Nabelgefässe *f*
脐血管血栓 Nebenschnurthrombose *f*
脐血源性细胞 Nabelschnurblut abgeleitete Zellen *pl*
脐炎 Nabelentzündung *f*, Omphalitis *f*
脐腰皮瓣阴茎再造术 Nebenschnurhüftklappe-Penisrekonstruktion *f*
脐液溢 Nabelausfluß *m*, Omphalorrhoe *f*
脐异位胃[粘膜] Nabelschnuraberrante-Magen *f*
脐晕 Nabelschnurswarzenhof *m*
脐整形术 Umbilicoplastik *f*
脐正中襞 mediale Nabelfalte *f*
脐正中韧带 Urachusstrang *m*
脐脂瘤 Liparomphalus *m*
脐周绞痛 periumbilikale Kolik *f*
脐周静脉曲张 Varicomphalus *m*, Cirsomphalus *m*, Caput Medusae *n*
脐状的 nabelartig
脐状突起 Bosse *f*
骑兵屈腱炎 Tendinitis des Pferdes *f*
骑跨伤 Spreizverletzung *f*
骑跨性栓塞 reitender Embolus *m*
骑跨性血栓 reitender Thrombus *m*
骑跨主动脉 übergeordnete Aorta *f*
骑马者骨 Reiterknochen *m*
骑马者扭伤 Reiterzerrung *f*, Reiterverstauchung *f*
骑士臀 Satteltasche *f*
骑自行车者损伤 Radfahrersverletzung *f*
棋盘刺激 Schachbrett-Stimutalion *f*
棋盘错觉 Schachbrettsillusion
棋盘花 Zygadenus venenosus *m*
棋盘花碱 Zygadenin *n*
棋盘 Damebrett *n*
棋盘状斑 mosaikförmige (od. tessellate) Makula *f*
旗形皮瓣 Fahnenlapenn *m*
旗鱼精蛋白 Xiphin *n*
鳍 Flosse *f*
鳍脚 Haftorgan *n*, Haltezange *f*
鳍脚亚目 Pinnipedia *pl*
鳍龙目 Sauropterygia *pl*
鳍条 Röntgen der Rippen *n*
鳍状肢芽 Flossen-Knospe *f*

qǐ 企杞启起

企业补充医疗保险 zusätzliche Krankenversicherung des Unternehmens *f*
企业劳动保险医疗制度 Unternehmensversicherungssystem *n*
企业医疗卫生支出 Ausgaben des Unternehmens auf der Gesundheit *pl*
企业自身卫生管理 Gesundheitsverwaltung durch selbständiges Establishment *f*
杞柳甙 Salipurposide *n pl*
启动 Initiation *f*
启动刺激 Primer *m*
启动蛋白 Einleitungsproteine *f*
启动电位 Anfangspotential *n*
启动基因 Promotor-Gen *n*
启动剂 Initiator *m*
启动开关 Start-Taste *f*
启动密码子 Initiator-Codon *n*
启动器 Auslöser *m*
启动区 Promotor *m*
启动推进论 Kompetenz-Progression-Theorie *f*
启动效应 Priming-Effekte *m pl*
启动信号 initiales Signal *n*
启动修正 Start-Modifikation *f*
启动因子 Initiator *m*
启动元件 Initiatorelement *n*
lac 启动子 lac-Promoter *m*
启动子 Promotor *m*
tac 启动子 tac-Promoter *m*
trp 启动子 trp-Promoter *m*
λPL 启动子 λPL-Promoter *m*
λPR 启动子 λPR-Promoter *m*
启动子 CAAT 区 CAAT-Box *f*
启动子 CAT 区 CAT-Box *f*
lac 启动子表达载体 lac Promotor-Expressionsvektor *m*
tac 启动子表达载体 tac Promotor-Expressionsvektor *m*
trp 启动子表达载体 trp Promotor-Expressionsvektor *m*
λ 启动子表达载体 λ Promotor-Expressionsvektor *m*
启动子廓清 Promoter-Clearance *f*
启动子区域 Promotorregion *f*
启动子融合基因载体 Promoter vermengender Genübertrager *m*
启动子上升突变 steigende Promoter-Mutation *f*
启动子调控 Promotorregulation *f*
启动子突变 Promoter-Mutation *f*
启动子突变型 Promoter-Mutant *m*
启动子下降突变 sinkende Promoter-Mutation *f*
启动子与转录调控 Promotor und transkriptionelle Regulation *f*
启动子左臂,右臂(左臂启动子,右臂启动子) Codon PL, PR *n*
启动作用 Einleitung *f*
启发 Erleuchtung *f*
启发法(式) Entscheidungsregel *f*, Heuristik *f*
启发式的分类 heuristische Klassifizierung *f*
启发式的[研究] Heuristik *f*
启发式规则 heuristische Regel *f*
启发式过程 heuristisches Verfahren *n*
启发式教学法 heuristische Lehrmethode *f*
启发式决策实践 heuristische Entscheidungspraxis *f*
启发式推理策略 heuristische argumentierende Strategie *f*
启发式问题求解层次 heuristische problemlösende Hierarchie *f*
启发式映射 heuristisches Mapping *n*
启发式知识 heuristisches Wissen *n*
启发式组配功能 heuristische Kombinationsfunktion *f*
启发效应 Aufklärungseffekt *m*
启示 Erleuchtung *f*
启示性梦 hellseherischer Traum *m*
启通 Helltastung *f*
启用 Entlarvung *f*
起病 Beginn einer Krankheit *m*, (Krankheits-) Anfang *m*
起病方式 Anfangsmodus der Krankheit *m*
起病缓慢 langsamer Ausbruch *m*
起病期 Anfangsstadium der Krankheit *n*
起病隐袭 insidiöser Anfang der Krankheit *m*, schleichender (Krankheits-) Anfang *m*
起搏 Pacing *n*
起搏刺激 Pacingstimulation *f*
起搏导管及器具 Pacingkatheter und -geräte
起搏点 Schrittmacher *m*, Erregungsbildungsort *m*, Erregungs-

bildungszentrum *n*
起搏电极 Schrittmacher-Elektrode *f*
起搏电流 Pacemaker-Strom *m*
起搏电位 Schrittmacher-Potential *n*
起搏方式 Herzstimulationsweise *f*
起搏功能 Schrittmacher-Funktion *f*
起搏节律 Schrittmacher-Rhythmus *m*
起搏频率 Schrittmacherfrequenz *f*, Erregungsbildungsfrequenz *f*
起搏器 Schrittmacher *m*
DDD 起搏器 DDD-Schrittmacher *m*
DDI 起搏器 DDI-Schrittmacher *m*
DVI 起搏器 DVI-Schrittmacher *m*
VVI 起搏器 VVI-Schrittmacher *m*
VVT 起搏器 VVT-Schrittmacher *m*
AAT 起搏器(心房触发型按需起搏器) AAT-Schrittmacher *m*
AOO 起搏器(心房非同步起搏器) AOO-Schrittmacher *m*
VAT 起搏器(心房同步心室起搏器) VAT-Schrittmacher *m*
VDD 起搏器(心房同步心室起搏器) VDD-Schrittmacher *m*
VOO 起搏器(心房同步心室起搏器) VOO-Schrittmacher *m*
AAI 起搏器(心房抑制型按需起搏器) AAI-Schrittmacher *m*
起搏器奔放 ausreißer Herzschrittmacher *m*
起搏器病人固定带 Patient-Harnish *m*, Patient-Gurtzeug *n*
起搏器不应期 Refraktärperiode des Herzschrittmacher *f*
起搏器导联 Schrittmacherleitung *f*
起搏器电极 Schrittmacher-Elektrode *f*
起搏器电极线 Schrittmacher-Leitungsdraht *m*
起搏器放置盒 Kästchen für Schrittmacher *n*
起搏器功能障碍 Schrittmacher-Fehlfunktion *f*
起搏器介导性心动过速 Schrittmacher-Tachykardie *f*
起搏器脉冲监视器 Schrittmacher-Pulsmonitor *m*
起搏器囊袋 Herzschrittmacher-Kapseltasche *f*
起搏器相关性心动过速 Herzschrittmacher verwandte Tachykardie *f*
起搏器逸搏间期 Schrittmacher-Escapeintervall *n*
起搏器植入术 Schrittmachersimplantation *f*
起搏器综合征 Schrittmachersyndrom *n*
起搏区 Pacemaker *m*
起搏系统 Pacing-System *n*
起搏系统分析仪 Pacing-System-Analyzer *m*
起搏细胞 Schrittmacherzellen *f pl*
起搏心律 Schrittmacher-Rhythmus *m*
起搏阈值 Schrittmacher-Schwell(en)wert *m*
起搏周长 durchschritte Taktdauer *f*
起搏转复除颤 Schrittkardioverter-Defibrillation *f*
起步样细胞 Schrittmacher-ähnliche Zellen *pl*
起层 Startschicht *f*
起层 / 室床中间神经元 O/A Interneuron *n*
起床 aufstehen *v*
起点 Ursprung *m*
起点压 Null-Druck *m*
起动 Initiation, Aktivierung *f*
起动电流 Anlaufstrom *m*
起动电压 Einsatzspannung *f*, Anlaufspannung *f*
起动基因 Promotor-Gen *n*, Initiator-Gen *n*
起动模式 Aktivierungsmuster *n*
起动前复合体 Komplex vor Beginn *m*
起动位点 Initiationsstelle *f*
起动效应 Priming-Effekt *m*
起动信号 Startzeichen *n*, Startsignal *n*
起动因子 Initiationsfaktoren *m pl*, Starter-Faktoren *m pl*, Initiatoren *m pl*
起动转矩 Anlaufmoment *n*
起端 Ursprung *m*
起伏 Fluktuation *f*
起伏线 Wellenlinie *f*
起付线 Abzugsfranchise *f*
起核 Ursprungskerne *m pl*, Nuclei originis *m pl*
起立不能 Stehunfähigkeit *f*, Astasie *f*, Astasia *f*, Anorthosis *f*
起立不能的 astatisch
起立不能发作 astatischer Anfall *f*
起立步行不能症 Astasie-Abasie *f*
起[立步]行恐怖 Stasobasophobie *f*
起立床 Kipptisch *m*
起立辅助皮带 Ledergürtel für Aufstehen *m*
起立行走癖 Tasikinesie *f*, Tasikinesia *f*
起立恐怖 Stasophobie *f*
起立困难 Dysstasie *f*, Dysstasia *f*
起立性低血压 Positionshypotonie *f*, Orthostase-Syndrom *n*
起立性心脏反射 orthokardialer Reflex *m*
起立训练器 Stehentrainer *m*
起立训练台 Stand-up-Trainingplatz *m*
起立训练用椅子 Lehrstuhl für Aufstehenstraining *m*
起泡 aufbrausen, (auf) schäumen
起泡[肥]皂水 Seifenlauge *f*
起泡分离法 Schaum-Trennverfahren *n*
起泡剂 Schaummittel *n*, Schaumerzeugungsmittel *n*, Schaumbildner *m*
起泡器 Schaumapparat *m*, Barboteur *m*
起疱 Vesikation *f*, Vesikulation *f*
起疱的 blasenziehend, blasenbildend
起疱剂 Blasenmittel *n pl*, Vesikantia *n pl*, Vesikatoria *n pl*
起偏光棱镜 Polarisationsprisma *n*
起偏器 Polarisator *m*
起偏振棱镜 Polarisationsprisma *n*
起偏[振]器(镜) Polarisator *m*
起赛前反应 präkompetitive Reaktion *f*
起赛前热症 präkompetitives Fieber *n*
起赛前无欲状 präkompetitive Apathie *f*
起赛前状态 präkompetitiver Zustand *m*
起始 Ausgang *m*, Anfang *m*, Beginn *m*, Initiation *f*
起始(开始,起始作用,发端,引发,启动作用,起始反应) Einleitung *f*
起始(译)密码子 Starter-Kodon *n*, Initiatorkodon *n*
起始 RNA Initiator-RNA *f*
起始 tRNA Initiator-tRNA *f*
起始点 Ausgangsort *m*
起始队列 Inceptionskohorte *f*
起始复合物 Initiationskomplex *m*
起始核 Herkunftsnucleus *m*
起始耐药 anfängliche Medikamentenresistenz *f*
起始期 Initiierungsphase *f*
起始前复合物 Präinitiationskomplex *m*
起始时间自动控制 Startzeit automatisch steuer *n*
起始事件 Anfangsevent *n*
起始物 Initiator *m*
T- 起始细胞 initiale T-Zelle *f*
起始向量 initialer Vektor *m*
起始悬浮培养 ursprüngliche Suspensionskultur *f*
起始因子 Starter-Faktor *m*, Initiationsfaktor *m*, Initiator *m*
起始值 Startwert *m*
起始子 Initiator *m*
起始子结合蛋白 herkunftsbindendes Protein *n*(OBP)
起霜[作用] Effloreszenz *f*, Ausblühung *f*
起诉 verklagen
起诉人 Ankläger *m*
起诉书 Anklage *f*
起诉者 Ankläger *m*
起卧训练床 Aufstehen-Bett *n*

起效 Ausbruch *m*
起氧化物歧化酶 Superoxiddismutase *f*
起因 Kausalität *f*
起源 Herkunft *f*
起源中心学说 Theorie der Ursprungsmiete *f*
起云的 bewölkt
起止同源的 kreisläufig
起中部位 Promotorstelle *f*
起皱 Korrugation *f*
起皱纹的 gefurcht
起沫 schäumend
起子 Elevator *m*, Hebel *m*

qì 气汽契械器憩

气[泡]栓[塞] Luftembolie *f*, Gasembolie *f*, Aeroembolie *f*, Aeroembolismus *m*
气[体]栓[塞] Gasembolie *f*
气[体]液[体]反应 Gas-Flüssigkeit-Reaktion *f*
气[相色谱][傅里叶变换]红[外光谱]联用仪 Gaschromatograph/Fourier-Transformations-Infrarot-Spektrophotometer *m*
气孢[杆]菌素(多粘菌素B) Aerosporin *n*
气钡灌肠造影 Barium-Kontrasteinlauf *m*
气钡双层造影 Pneumobarium-Doppelkontrastuntersuchung *f*
气泵 Luftpumpe *f*
气表 Gasmesser *m*
气传导率 Leitfähigkeit *f*
气传真菌 aerogene Pilze *pl*
气喘 Asthma *n*
气喘的 asthmatisch
气喘发作 asthmatischer Anfall *m*
气喘晶体 Asthmakristalle *m pl*, Charcot*-Leyden* Kristalle *m pl*
气喘痨 Asthmatophthise *f*, Asthmophthisis *f*
气喘危象 asthmatische Krise *f*
气喘线 Hebungsline *f*
气喘性端坐呼吸 Asthmatorthopnea *f*
气喘性支气管炎 Asthmabronchitis *f*
气喘样呼吸 asthmatoide Respiration *f*
气喘原的 asthmogen
气喘纸 Asthmapapier *n*
气喘状态 Status asthmaticus *m*
气窗 Lüftungsfenster *n*
气锤工病 Presslufthammerkrankheit *f*
气促 Atemnot *f*, Dyspnoe *f*, Kurzatmigkeit *f*
气促的 kurzatmig
气袋 Gassack *m*
气单胞菌感染 Aeromonasinfektion *f*
气单胞菌溶素 Aerolysin *n*
气单胞菌属 Aeromonas *f*
气导 Luftleitung *f*
气道 Luftweg *m*, Atemweg *m*
气道保持通畅 Luftsteuerung *f*
气道传导率 Atemwegsdurchlässigkeit *f*
气道反应性 Reagibilität des Atemwegs *f*
气道感受器 Atemwegsrezeptor *m*
气道高反应性 Atemwegshyperreaktivität AHR *f*
气道梗阻 Schlundverstopfung *f*
气道梗阻性疾病 Atemwegsobstruktionskrankheit *f*, obstruktive Atemwegserkrankung *f*
气道管理 Airway-Management *n*
气道激发试验 Atemwegsprovokationstest *m*
气道控制 Atemwegskontrolle *f*
气道侵袭性肺曲菌病 invasive pulmonale Aspergillose des Atemwegs *f*
气道吻合口狭窄 Atemwegsanastomosestenose *f*
气道压力监测 Atemwegsdrucküberwachung *f*
气道炎症 Atemwegsentzündung *f*
气道中心性肺间质纤维化 zentrale pulmonale interstitielle Fibrose des Atemwegs *f*
气道重塑 Umbau der Atemwege *m*
气道阻力 Luftweg-Resistenz *f*
气道阻塞 Luftweg-Obstruktion *f*
气垫 Luftkissen *n*, Luftpolster *n*
气垫床 Luftmatratze *f*
气垫轴承超速离心机 Luftlager-Ultrazentrifuge *f*
气动变送单元组合仪表 pneumatisches Sendeinheit-Kombiinstrument *n*
气动单元组合仪表 pneumatische Einzelbank-Zentren *pl*
气动多功能提取器 pneumatischer multifunktionaler Extraktor *m*
气动辅助单元组合仪表 pneumatisches Hilfseinheit-Kombiinstrument *n*
气动骨锯 pneumatische Knochensäge *f*
气动呼吸机 pneumatisches Beatmungsgerät *n*
气动基地式调节仪表 pneumatische Basis-Leitstelle *f*
气动计算单元组合仪表 pneumatisches Recheneinheitsbankzentrum *n*
气动假手 gasbetriebene Handprothese *f*, pneumatische Armprothese *f*
气动控制器 pneumatischer Regler *m*
气动力噪声 aerodynamischer Lärm *m*
气动轮椅 pneumatischer Rollstuhl *m*
气动取皮机 false gasgetriebenes Dermatom *n*
气动式眼压计 pneumatischer Tonometer *m*
气动调节单元组合仪表 pneumatisch steuernde Einzelbank-Zentren *pl*
气动涡轮牙钻 Preßluftturbinendentalmotor *m*
气动显示单元组合仪表 pneumatisches Anzeigeeinheitsbankzentrum *n*
气动心室辅助 pneumatische Ventrikelsssistenz-Methode *f*(全称气相色谱-傅里叶变换红外光谱联用仪)
气动型呼吸器 pneumatischer Ventilator *m*
气动转换单元组合仪表 pneumatisches Kommutatoreinheitsbankzentrum *n*
气窦 pneumatisierter Sinus *m*
气短 Kurzatmigkeit *f*
气氛条件 atmosphärische Bedingung *f*
气氛效应 Atmosphere-Effekt *m*
气封的 Luft gesperrt
气腹[术] Pneumoperitoneum *n*, Pneumaskos *n*
气腹造影 Pneumoperitoneographie *f*
气腹征 pneumoperitoneales Zeichen *n*
气杆菌属 Aerobacter *n*
气哽 Ersticken *n*
气哽的 erstickend
气哽感觉 erstickte Sensation *f*
气功所致精神障碍 Qigong-induzierte psychische Störung *f*
气骨导比较试验(林纳试验) Rinne-Versuch *m*
气-骨导差 Luft-Knochen-Differenz *f*
气骨导对比试验 Rinne* Versuch *m*
气骨导间距 Air-Bone-Gap *f*
气鼓 Tympania *f*, Tympanismus *m*
气鼓传导 aerotympanische Konduktion *f*
气鼓的 tympanitisch
气固色谱法 Gas-Fest(körper)-Chromatographie *f*
气管 Luftröhre *f*, Trachea *f*
气管[软骨]环 Anulus tracheae *m*

气管癌 Trachealkarzinom *n*, Luftröhrenkrebs *m*
气管闭锁 tracheale Atresie *f*
气管病 Tracheopathia *f*
气管部[心音]听诊 Tracheophonesis *f*
气管杈 Bifurkation der Luftröhren *f*
气管插管 Trachealkanüle *f*
气管插管加压人工呼吸 künstliche Druck(be)atmung durch tracheale Intubation *f*
气管插管麻醉 tracheale Intubationsnarkose *f*
气管插管麻醉后喉炎 Laryngitis nach der trachealen Intubationsnarkose *f*
气管插管术 Tracheaintubation *f*
气管插入器械包 Intubator-Besteck *n*
气管冲洗 Drosselwäsche *f*
气管出血 Tracheorrhagie *f*
气管穿刺投药法 Tracheofistulisation *f*
气管窗形切除术 fenestration der Luftröhre *f*
气管胆道瘘 fistula bronchobiliaris *f*
气管刀 Tracheotom *n*
气管导管 Trachealkatheter *m*, Trachealtubus *m*
气管导管固定套囊 trachealer Katheter festhaftende Manschette *f*
气管导管接头 (Tracheal-) Katheter (isolierrohr) muffe *f*
气管导管套囊 Manschette für trachealen Katheter *f*
气管导管套囊充气管 aufblähende Tube der Manschette für trachealen Katheter *f*
气管导管误入食道 ösophageale Intubation *f*
气管导管斜口 Kantenbruch des trachealen Katheters *m*
气管导管引导钳 Trachealkatheter-Einführungszange *f*, Endotrachealkatheter(einführungs)zange *f*, intratracheale Katheterspinzette *f*
气管滴药 endotracheale Instillation *f*
气管滴注法 intratracheale Instillation *f*
气管断裂 Bruch der Luftröhre *m*
气管沸泡音 tracheales Rasseln *n*, Trachealrasseln *n*
气管分裂术 Tracheofissur *f*
气管缝合术 Tracheorrhaphie *f*
气管干燥症 Trachealxerosis *f*, Xerotrachea *f*
气管钩 Trachealhäkchen *n*, Trachealretraktor *m*
气管喉切开术 Tracheolaryngotomie *f*
气管后带 tracheales hinteres Band *n*
气管后间隙 retrotrachealer Raum *m*
气管呼吸音 Trachealatmen *n*
气管化脓 Tracheopyosis *f*, eitrige Tracheitis *f*
气管环 Tracheenring *m*
气管环韧带 Ligamenta annularia trachealis *n pl*
气管肌 musculus trachealis *m*
气管结核 tracheale Tuberkulose *f*
气管痉挛 Tracheospasmus *m*
气管静脉 Venae tracheales *f pl*
气管镜检查 Tracheoskopie *f*
气管镜检查的 tracheoskopisch
气管窥镜检查用吸引管 Saugrohr für Bronchoskop *n*
气管溃疡 Trachielkosis *f*
气管扩张 Trachealektasie *f*, Trachiektasie *f*, Luftröhrendilatation *f*
气管扩张器 Trachealdilatator *m*
气管扩张钳 Trachealdilatator *m*, tracheal-erweiternde Zange *f*
气管裂 Tracheoschisis *f*
气管裂开术 Tracheofissur *f*
气管淋巴结 tracheale Lymphadenitis *f*
气管鳞状上皮癌 Trachealplattenepithelkarzinom *n*
气管隆嵴 Carina tracheae *f*
气管隆凸(嵴) Bifukationssporn *m*, Carina tracheae *f*
气管隆突 Tracheaskarina *f*
气管瘘 Trachealfistel *f*
气管瘘整复术 plastische Operation der Trachealfistel *f*
气管麻醉喷雾器 trachealer anästhetischer Atomiseur *m*
气管囊肿 Trachealzyste *f*
气管内插管 endotracheale Intubation *f*
气管内吹入法 intratracheale Insufflation *f*
气管内吹入麻醉 intratracheale Insufflationsanästhesie *f*
气管内导管 Endotrachealtubus *m*, Endotrachealkatheter *m*
气管内导管插入钳 Endotrachealtubus-Einführungszange *f*
气管内导管套囊 Endotrachealtubus-Manschette *f*
气管内导管吸引术 Absaugung der intratrachealen Kanal *f*
气管内导气管 endotrachealer Atemweg *m*
气管内滴药 endotracheale Instillation *f*
气管内空气 tracheale Luft *f*
气管内麻醉 intratracheale Anästhesie *f*
气管内膜炎 Endotracheitis *f*
气管内[全身]麻醉 intratracheale Narkose *f*, Intratrachealnarkose *f*, Endotrachealnarkose *f*, endotracheale Narkose *f*
气管内人工气道 endotrachealer Atemweg *m*
气管内投药[法] intratracheale Medikation *f*
气管内异位甲状腺 intratracheale ektopische Schilddrüse *f*
气管内异物 Intratrachealfremdkörper *m*
气管内注入[法] intratracheale Injektion *f*
气管内注射 Intratrachealinjektion *f*
气管脓溢 Tracheoblennorrhea *f*
气管旁淋巴结 nodi lymphatici tracheales *m pl*
气管膨出 Tracheozele *f*
气管偏移 tracheale Verlagerung *f*
气管平滑肌瘤 Trachealleiomyom *n*
气管破裂 Trachearuptur *f*
气管蹼 Tracheaweb *n*
气管气流温度测量器 Trachealluftstrom-Temperatur Detektor *m*, Trachealluftstrom-Temperatur-Meßgerät *n*
气管气疝 Tracheoaerocele *f*
气管憩室 Trachealdivertikel *n*
气管牵开器 Trachealretraktor *m*
气管牵引感 Oliver*-Cardarelli* Zeichen *n*, Porter* Zeichen *n*
气管前间隙 Prätrachealraum *m*
气管前淋巴结 vortracheales Lymphknoten *n*
气管切除术 Trachealresektion *f*
气管切开 Tracheotomie *f*
气管切开刀 Tracheotom *n*
气管切开导管 Tracheotomiekatheter *m*, Tracheotomietube *f*
气管切开钩 Tracheotomiehaken *pl*
气管切开后狭窄 posttracheotomische Stenose *f*, Posttracheotomie-Stenose *f*
气管切开拉钩 Retraktor für Tracheotomie *m*
气管切开气管内导管 endotrchealer Katheter für Tracheotomie *m*
气管切开器械包 Instrumentenbesteck für Tracheotomie *n*
气管切开术 Tracheotomie *f*
气管切开套管 Tracheostomiekanüle *f*
气管切开置管 Tracheotomie *f*
气管阙如 Fehlen der Trachea *n*, Defizienz der Trachea *f*
气管乳头状瘤 Papillom der Trachea *n*, Trachealpapillom *n*
气管软骨 Trachealknorpel *m*, *pl*, Luftröhrenknorpel *m pl*, Cartilagines tracheales *f pl*
气管软骨瘤 Trachealchondrom *n*
气管软骨软化 tracheale Chondromalazie *f*
气管软骨炎 tracheale Chondritis *f*
气管软化 Tracheomalazie *f*, Luftröhrenerweichung *f*
气管三角 tracheales Dreieck *n*
气管三角区 Trigonum tracheale *n*
气管上部切开术 Tracheotomia superior *f*
气管食管病学 Broncho-ösophagologie *f*

气管食管的 tracheo-ösophageal
气管食管隔 tracheoösophageales Septum *n*
气管食管裂 Ösophago-trachealspalte *f*, tracheoösophageale Spalte *f*
气管 - 食管瘘 Tracheoösophagealfisteln *f*
气管食管褶 tracheoösophageales Falten *n*
气管手术窥镜器械包 Bronchoskopsinstrumenten *pl*
气管手术器械包 tracheales Instrumentenbesteck *n*
气管死后温度测定 Bestimmung der Obduktionstemperatur von der Luftröhre *f*
气管损伤 Trachea-Verletzung *f*
气管损伤修复术 reparative Operation der verletzten Trachea *f*
气管套管 Trachealkanüle *f*
气管痛 Trachealgia *f*
气管外的 extratracheal
气管位置 Tracheallage *f*
气管吸痰术 tracheale Aspiration *f*
气管吸引导管 Tracheal-Absaugkatheter *m*
气管息肉 Trachealpolyp(us) *m*
气管狭窄 Trachealstenose *f*, Tracheostenosis *f*
气管下部切开术 Tracheotomia inferior *f*
气管下的 infratracheal(-is, -is, -e)
气管腺 Tracheaverschraubung *f*
气管腺癌 Trachealadenokarzinom *n*, Adenokarzinom der Trachea *n*
气管腺样囊性癌 adenozystisches Karzinom der Trachea *n*
气管形成术 Tracheoplastik *f*
气管性呼吸音 Trachealatmungsgeräusch *n*
气管胸膜瘘管 bronchopleurale Fistel *f*
气管袖式切除术 tracheale Manschettenresektion *f*
气管炎 Luftröhrenentzündung *f*, Tracheitis *f*
气管移位 tracheale Verlagerung *f*
气管异物 Trachealfremdkörper *m*
气管异物钳 Trachea-Fremdkörperzange *f*
气管用卷棉子 Trachea-Applikator *m*
气管用喷雾器 Zerstäuber für Trachea *m*
气管用手术窥镜 Bronchoskop zur Chirurgie *n*
气管原的 tracheogen
气管圆柱瘤 Trachealzylindrom *n*, adenozystisches Karzinom der Luftröhre *n*
气管造口 Tracheostoma *n*
气管造口[切开]导管 Tracheotomietubus *m*
气管造口术 Tracheostomie *f*, Tracheostomia *f*
气管造口套管 Tracheostomie-Kanüle *f*
气管造口重建 tracheostomaler Wiederaufbau *m*
气管粘膜 Schleimhaut der Luftröhre *f*
气管粘膜疝样突出 Tracheozele *f*
气管粘膜下组织 Tela-Submukosa der Luftröhren *f*
气管粘膜炎 Endotracheitis *f*
气管战伤 Kriegsverletzung der Luftröhre *f*
气管支气管瘢痕狭窄 tracheobronchiale narbige Striktur *f*
气管支气管创伤 tracheobronchiale Verletzung *f*
气管支气管的 tracheobronchial
气管支气管淀粉样变 tracheobronchiale Amyloidose *f*
气管支气管结核 tracheobronchiale Tuberkulose *f*
气管支气管镜检查[法] Tracheobronchoskopie *f*
气管支气管扩张 Trachea-Bronchiektasie *f*
气管支气管淋巴结 Lymphonodi tracheobronchiales *m pl*
气管支气管曲菌病 tracheobronchiale Aspergillose *f*
气管支气管乳头状瘤 Tracheobronchialpapillom *n*
气管支气管软化 Tracheobronchialmalazie *f*, Tracheobronchopathia malacica *f*
气管支气管上淋巴结 Nodi lymphatici tracheobronchiales superiores *m pl*
气管支气管树异物 Fremdkörper im tracheo-bronchealen Baum *m*
气管支气管狭窄 Tracheobronchialstenose *f*
气管支气管下淋巴结 Nodi lymphatici tracheobronchiales inferiores *m pl*
气管支气管炎 Tracheobronchitis *f*
气管支气管异物 Tracheobronchialfremdkörper *m*
气管支气管增大[症] Tracheobronchomegalie *f*
气管脂肪瘤 Luftröhrenlipom *n*, Lipom der Trachea *n*
气管中部切开术 Tracheotomia media *f*
气管肿瘤 Tumoren der Trachea *m pl*
气管重建术 Trachealrekonstruktion *f*
气管周炎 Peritracheitis *f*
气管注入法 intrabronchiale Injektionsmethode *f*
气过水声 Gurgeln *n*
气候变动 Klimaschwankung *f*
气候变化 Klimawechsel *m*
气候病 meteoropathie *f*
气候病理学 meteoropathologie *f*
气候分类 Klima-Klassifikation *f*
气候感觉指数 klimatischer sensitiver Index *m*
气候疗法 Heilklimatotherapie *f*, Klimakur *f*, Klimatherapie *f*
气候耐受性 Klima-Toleranz *f*
气候适应 Akklimatisation *f*, klimatische Anpassung *f*
气候室 Klimakammer *f*
气候卫生 klimatische Hygiene *f*
气候习服 klimatische Eingewöhnung *f*
气候性滴状角膜病变 klimatische Tropfenkeratopathie *f*
气候性角膜病变 klimatische Keratopathie *f*
气候学 Klimatologie *f*, Klimatik *f*
气候要素 klimatisches Element *n*
气候异常 klimatische Anomalie *f*
气候因素 Klimafaktor *m*
气候影响性[反应] meteorotropie *f*, Meteorotropismus *m*
气候与健康 Klima und Gesundheit
气化[法] Vergasungsmethode *f*, Vergasungsverfahren *n*, evaporierende Methode *f*
气化型 Vergasungstyp *m*, pneumatischer Typ *m*
气化[作用] Vergasung *f*, Pneumatolyse *f*
气怀 Brust-Neid *m*
气急(促) Kurzatmigkeit *f*
气脊髓造影术 Pneumomyelographie *f*
气界 Erdatmosphäre *f*
气绝 Atemlosigkeit *f*
气孔 Stoma *n*, Spaltöffnung *f*, Spiraculum *n*
气孔附着孢 Stomata angeschlossene Spore *f*
气孔后的 postspiracular(-is, -is, -e)
气孔数 Stomata-Zahl *f*
气孔指数 Stomata-Index *m*
气控操作 Atemkontrolle *f*
气浪 Explosionswelle *f*, Druckwelle *f*
气浪性脑震荡 Blast-Gehirnerschütterung *f*
气烙术 Gasocausis *f*
气冷背心 luftgekühlte Weste *f*
气力式输送机 pneumatischer Förderer *m*
气量计 Luftmesser *m*, Luftwaage *f*, Gasometer *n/m*
气疗箱 Domicilium *n*
气流 Luftstrom *m*, Luftströmung *f*, Luftzug *m*
气流吹袭 schlagen, Belasen
气流吹袭负荷 Blastladung *f*
气流吹袭环境 Windblast-Umgebung *f*
气流吹袭伤 Blastverletzung *f*
气流动力学 Aerodynamik *f*
气流粉碎[法] Feinzerkleinerung durch Luftstrom *f*, Feinze-

rkleinerung durch Luftströmung *f*
气流干燥机 pneumatisches Trockengerät *n*
气流混合器 pneumatischer Mischer *m*
气流计 Luftströmungsmesser *n*
气流恐怖 Aerophobie *f*
气流冷却指数 Windchill-Index *m*
气流缺失试验 Text vom fehlenden Atemstrom *m*
气流速度 Luftstromgeschwindigkeit *f*, Gasstromgeschwindigkeit *f*
气流速率 Luftstromgeschwindigkeitszahl *f*
气流形态 Strömungsmuster *m*
气流噪声 Luftstromgeräusch *n*
气流阻力 Luftstromwiderstand *m*
气瘤 Pneumatocele *f*, Pneumozele *f*, Physozele *f*
气路系统 Pneumatiksystem *n*
气门 Atemloch *n*, Stigma *n*, Spiraculum *n*
气门板 stigmale Platte *f*
气门的 spiracular(-is, -is, -e)
气门环 spiracularer Ring *m*
气门裂 spiraculare Spalte *f*
气门钮 spiracularer Knopf *m*
气密 Luftdichtheit *f*
气密[封]性 Luftdichtigkeit *f*
气密舱 hermetische Kabine *f*
气密的 luftdicht
气密式供氧面罩 geschlossenausführte Sauerstoffmaske *f*
气密座舱 positive Druckkabine *f*
气敏电极 Gas-Messelektrode *f*
气敏性能 Gassensingimmobilie *f*
气磨洞形器 Airdent-Turbinenmaschine *f*
气囊 Luftsäcke *m pl*
气囊病 Luftsackkrankheit *f*
气囊导管 Ballonkatheter *m*
气囊反搏 Ballongegenpulsation *f*
气囊呼吸瓣面罩 Beatmungsbeutel *m*
气囊矫形装置 pneumatische Orthese *f*
气囊扩张导管 Ballon erweiternder Katheter *m*
气囊扩张器 pneumatischer Dilator *m*
气囊扩张术 Ballondilatation *f*
气囊排出试验 Ballonausscheidungstest *m*
气囊飘浮导管 Swan-Ganz-Katheter *m*
气囊输尿管导管 Ballonkatheter *m*
气囊输尿管导管扩张器 Balloomkatheterdilatator *m*
气囊双腔管 Miller*-Abbott* Tubus *m*
气囊填塞 Ballontamponade *f*
气囊压迫术 Ballontamponade-Chirurgie *f*
气囊止血带 pneumatisches Tourniquet *n*
气囊肿 Aerozele *f*, Luftzyste *f*
气脑 Pneumocephalus *m*
气脑脊髓造影术 Pneumoencephalomyelographia *f*
气脑疗法 zerebrale Pneumotherapie *f*
气脑造影[术] Gasenzephalographie *f*, Luftenzephalographie *f*, Enzephalopneumographie *f*
气脑造影照片 Luftenzephalogramm *n*, Pneumoencephalogramm *n*
气尿 Luftharnen *n*, Harnblasenwind *m*, Pneumaturie *f*
气凝胶[体] Aerogel *n*
气脓心包 Pneumopyoperikard *n*, Pneumopyopericardium *n*
气脓胸 Pneum(o)empyem *n*, Pneumopyothorax *m*
气脓肿 tympanitische Abszess *f*
气泡 Luftblase *f*, Luftbläschen *n*, Gasblase *f*
气泡监测器 Blasenmonitor *m*
气泡检测仪 Luftblasendetektor *m*
气泡流量计 Luftblase-Durchflussmesser *m*
气泡器 Barboteur *m*
气泡入血致死 Aerhämoktonie *f*
气泡栓塞 Bubblembolie *f*
气泡水按摩装置 (Luft-) Blase-Hydromassage-Gerät *n*, Gasblase-Hydromassage-Gerät *n*
气泡探测器 Air-Bubble-Detektor *m*
气泡探测仪 Luftblasendetektor *m*, Gasblasendetektor *m*
气泡吸收管 Luftblasen schwemmender Absorber *m*
气泡型氧合器 Luftblasenoxygenator *m*
气泡血症 Pompholyhaemia *f*
气泡样的 physaliform
气泡浴 Luftperbad *n*, Luftsprudelbad *n*
气泡浴装置 Luftblasenbad für Wasserheilkunde *n*
气泡阻尼 Blasendämpfung *f*
气瓶 Luftflasche *f*
气魄 Verve *f*
气枪 Luftgewehr *n*
气枪头 Schubdüse des Luftbläsers *f*
气腔 Luftkammer *f*
气腔结节 Luftraum-Knoten *m*
气腔实变 Luftraum- Konsolidierung *f*
气腔形成 Pneumatisation *f*
气球 Ballon *m*, Luftballon *m*
气球病 Ballon-Krankheit *f*
气球菌属 Aerococcus *n*
气球细胞痣 Ballon-Nävuszellnävi *pl*
气球样变[性] ballonierende Degeneration *f*
气球样[二尖瓣]后叶综合征 Ballonierung-Hinterblättchensyndrom *n*
气球样二尖瓣综合征 Ballonierung-Mitralklappensyndrom *n*
气球样细胞 Ballonzellen *f pl*
气球状变性 Ballonierung-Degeneration *f*
气球状细胞黑色素瘤 Ballonzellenmelanom *n*
气球状细胞痣 Ballonzellnävus *m*
气圈 Erdatmosphäre *f*
气容积描记器 Aeroplethysmograph *m*, Aeroplethysmographium *n*
气溶胶采样器 Aerosol-Sampler *m*
气溶胶传播 Aerosoltransport *m*, Aerosoltransmission *f*
气溶胶分析器 Aerosolanalysator *m*
气溶胶分钟衰减率 Aerosol-Minuten-Abklingquote *f*
气溶胶感染 Aerosol-Infektion *f*
气溶胶干法自动采样器 automatischer Aerosol-Sampler *m*
气溶胶观测仪 Aerosol-Betrachter *m*
α 气溶胶核素分析仪 alpha Aerosol-Nuclein-Analysator *m*
气溶胶基因传递 Aerosol-Gentransfer *m*
气溶胶监测器 Aerosol-Monitor *m*
α 气溶胶监测仪 alpha Aerosol-Monitor-Meter *m*
气溶胶颗粒 Aerosolteilchen *n*
气溶胶力学 Aerosolmechanik *f*
气溶胶粒度分级采样器 Aerosol-Sampler für Klassifizierung *m*
气溶胶粒子发生器 Aerosol-Partikel-Generator *m*
气溶胶粒子直径 Aerosol-Teilchendurchmesser *m*
气溶胶两级个人采样器 Aerosol zweistufiger persönlicher Sampler *m*
气溶胶醚二甲苯 Aerosol-Äther-Xylol *n*
气溶胶免疫 Aerosolimmunität *f*
气溶胶凝并半减寿时间 Aerosol kondensierte Halbwertszeit *f*
气溶胶喷雾器 Sprühdose *f*
气溶胶[体] Luftkolloid *n*, Aerosol(um) *n*
气溶胶吸入扫描 Aerosolinspirationsscanning *n*
气溶胶云团 Aerosolwolke *f*
气溶胶[治疗]学 Aerosolologie *f*
气溶疗法 Aerosol-Therapie *f*
气乳瘤 Pneumogalactocele *f*

气褥 Luftbett *n*
气色 Aussehen *n*, Gesichtfarbe *f*
气色谱法 Gaschromatographie *f*
气升式发酵罐 Airlift-Fermenter *m*
气升式搅拌 Airlift-Typ-Agitator *m*
气升式生物反应器 Airlift-Bioreaktor *m*
气生的 Luft-, luftig
气生根 Radix aerialis *f*
气生菌丝体 Luftmyzel *n*
气生菌素 Luftrhizomorphe *f*
气生植物 Aerophyten *m pl*
气湿 Luftfeuchtigkeit *f*
气湿订正值 Korrekturwert der Luftfeuchtigkeit *m*
气室 Windkessel *m*
气栓再分布 Emboli-Umverteilung *f*
气水冲洗器 Luft-Wasser-Spritze *f*
气水垫床 Luft-Wirbelschicht *f*
气水心包 Pneumohydropericardium *n*
气水胸 Pneumohydrothorax *m*
气水浴 brausendes Bad *n*
气态 Gas(en)zustand *m*
气态废物 gasförmige Abfälle *pl*
气态麻醉药 gasförmiges Anästhetikum *n*
气态氧 gasförmiger Sauerstoff *m*
气态元素 gasförmige Elemente *n pl*, elementares Gas *n*
气套 Luftmantel *m*
气体 Gas *n*
气体报警 Gasalarm *m*
气体爆炸球 Gas brennende Glühbirne *f*
气体比重测定法 Aerometrie *f*
气体比重计 Luftwaage *f*, Luftmesser *m*, Aerometer *n*
气体比重瓶 Gas-Pyknometer *n*/*m*, Gas-Dichteflasche *f*
气体采样 Gas-Probeentnahme *f*
气体采样泵 Gassampingpumpe *f*
气体采样管 Gasprobenahmetube *f*
气体采样器 Gasprobenehmer *m*, Gasprobenentnahmegerät *n*
气体测定[法] Eudiometrie *f*
气体测热计 Gaskalorimeter *m*
气体常数 Gaskonstante *f*
气体成分 Gaszusammensetzung *f*
气体出口 Gasaustritt *m*
气体储存 Gasspeicher *m*
气体传感器 Gassensor *m*
气体纯度 Gasreinheit *f*
气体代谢 Gasstoffwechsel *m*, Gasaustausch *m*, Gasumsatz *m*, Gasmetabolismus *m*
气体代谢检查 Gasstoffwechselbestimmung *f*
气体导电 Gas-Elektrizitätsleitung *f*
气体的传送带 Gasförderband *n*
气体滴定管 Gasbürette *f*
气体电池 Gaselement *n*
气体电离计数器 Gasionisierungszähler *m*
气体电离探测器 Gasionisationsdetektor *m*
气体定量的 gasometrisch
气体定量[法] Gasometrie *f*
气体定量器 Gasometer *n*/*m*
气体定律 Gasgesetz *n*
气体动力学 Aerodynamik *f*
气体动脉内膜剥除术 Gas-Endoarteriektomie *f*
气体毒物 gasiges Gift *n*
气体发生器 Gasentwicklungsapparat *m*, Gasgenerator *n*, Gaserzeuger *m*
气体阀 Gasventil *n*
气体反应 Gasreaktion *f*
气体方程式 Gasgleichung *f*
气体放电 Gasentladung *f*
气体放电管 Gasentladungsrohr *n*, Gasentladungsröhre *f*
气体放电区 Gasentladungszone *f*
气体放电式计数管 Gasentladungszähler *m*
气体分布 gasige Verteilung *f*, Gasverteilung *f*
气体分离 Gastrennung *f*
气体分离器 Gasabscheider *m*
气体分析[法] Gasometrie *f*, Gasanalyse *f*
气体分析器 Gasanalysator *m*, Gasanalysenapparat *m*, Gasprüfgerät *n*
气体分压 Gaspartialdruck *m*
气体分子的速率分布函数 Geschwindigkeit-Verteilungsfunktion *f*
气体分子运动论 kinetische Gastheorie *f*
气体光谱 gasförmiges Spektrum *n*
气体过滤管 Gasfilterröhre *f*
气体坏疽 Gasbrand *m*
气体环境 Gasumgebung *f*
气体回声 Gas-Echo *n*
气体回收 Gasrückgewinn *m*, Gaswiedergewinnung *f*
气体混合 Gasgemisch *n*
气体激光器 Gaslaser *m*
气体计数 Gas-Zählung *f*
气体检定器 Gasdetektor *m*
气体交换 Gaswechsel *m*, Gasaustausch *m*
气体交换面积 Gas-Austauschfläche *f*
气体交换受损 eingeschränkter Gasaustausch *m*
气体交换障碍 Gasaustauschstörung *f*
气体净化设备 Gasreinigungsanlage *f*
气体静力学 Aerostatik *f*
气体克分子体积 Grammolekülvolumen des Gases *n*
气体扩散定律 Gasdiffusionsgesetz *n*
气体扩散法 Gasdiffusionsmethode *f*, Gasdiffusionsverfahren *n*
气体扩散率 Diffusibilität des Gases *f*
气体扩散速率 Diffusionsgeschwindigkeit *f*
气体扩张器 pneumatischer Dilatator *m*
气体疗法 Pneumatotherapie *f*, Pneumotherapie *f*
气体流量计 Gasstrommesser *m*, Gasstromuhr *f*, Gasometer *n*
气体滤器 Gasfilter *m*
气体弥散 Gasdiffusion *f*
气体弥散障碍 Störung der Gasdiflusion *f*
气体密度计 Gasdichtemesser *m*, Dasymeter *n*
气体密度天平检测器 Gasdichtewaage-Detektor *m*
气体灭菌[法] Gassterilisation *f*
气体灭菌剂 gasige Sterilisiermittel *n pl*
气体浓度分数 Bruchteil der Gaskonzentration *m*
气体排出活瓣(阀) Auslassventil *n*
气体膀胱压力容积测定 Gas-Zystometrie *f*
气体瓶车 Gaszylinder-Karre *f*
气体清除 Gasscavenging *f*
气体热量计 Gaskalorimeter *m*
气体容积 Gasvolumen *n*
气体溶解定律 Henry Gesetz *n*
气体色层[分离]法 Gaschromatographie *f*
气体色层分析仪 Gaschromatograph *m*
气体杀菌剂 gasige Desinficientia *n pl*
气体摄取模拟 Gasaufnahme-Simulation *f*
气体示踪法 false Gas-Tracermethode *f*
气体衰减曲线 Gasdämpfungskurve *f*
气体栓塞 Luftembolie *f*
气体双聚焦质谱仪 Gas doppelfokussierendes Massenspektrometer *n*
气体损伤综合征 Gas-Läsion-Syndrom *n*

气体淘析 Gaselutriation *f*
气体体积分析法 gasvolumetrische Methode *f*
气体天平 Gaswaage *f*
气体推进剂 Treibgas *n*
气体温度计 Gasthermometer *n*
气体吸收 Gasabsorption *f*
气体吸收器 Gasabsorber *m*
气体吸收压力阶差 Gasabsorption-Druckgradient *m*
气体洗涤器 Gaswascher *m*
气体洗瓶 Gaswaschflasche *f*
气体消毒剂 gasförmiges Disinfektionsmittel *n*
气体消毒器 Gas-Sterilisator *m*
气体泄漏 Gasleckage *f*
气体泄漏试验 Gasaustritt-Test *m*
气体形成 Gasbildung *f*
气体压力 Gasdruck *m*
气体压力表 Luft-Manometer *m*
气体压力调节器 Gasdruckregulator *m*
气体压缩机 Kompressor *m*
气体液化[作用] Gasliquefaktion *f*
气体运输 Gastransport *m*
气体(态)杂质 gasige Unreinheit *f*, gasige Unreinigkeit *f*
气体在血液中的运输 Transport von Gasen im Blut *m*
气体张力测量法 Aerotonometrie *f*
气体张力计 Aerotonometer *m*
气体[治疗]学 Atemlehre *f*
气体中毒 Gasvergiftung *f*
气体中毒的 gaskrank
气体重量单位 Krith *n*
气透膜 gasdurchlässige Membran *f*(简称气 - 红联用仪)
气团 Luftmasse *f*
气味 Odor *m*, Geruch *m*
气味辨别 Geruchserkennung *f*
气味测量(定)法 Odorimetrie *f*, Olfaktometrie *f*
气味测量计 Odorimeter *m*, Olfaktometer *m*
气味的来源 witternde Quelle *f*
气味很浓的 stark-riechend
气味鉴别 Geruchsdifferenzierung *f*
气味恐怖 Angst vor Gas *f*
气味棱镜 Odorprisma *n*
气味色情 Osphresiolagnia *f*
气味色情者 Osphresiolagnist *m*
气味试验 Geruchsprüfung *f*
气味学说 Geruchstheorie *f*
气味阈值 Geruchsschwelle *f*
气味组分 geruchproduzierender Bestandteil *m*, gerucherzeugender Bestandteil *m*
气温 Lufttemperatur *f*
气温逆增 Temperaturinversion *f*
气涡轮机 Luftturbine *f*
气涡轮牙钻机 zahnärztliche Luftturbine *f*
气雾捕集器 Rauchsammler *m*
气雾发生器 Zerstäuber *m*
气雾罐 Aerosolskanne *f*
气雾剂 Aerosol *n*
气雾疗法 Aerosoltherapie *f*
气雾免疫 Aerosol-Immunität *f*
气雾免疫法 Aerosol-Immunisierung *f*
气雾瓶 Aerosol-Flasche *f*
气雾室 nebelkammer *f*, Nebelkamera *f*, Aerosolkammer *f*
气息异常 anomaler Hauch *m*
气相 Gasphase *f*
气相层析 Gaschromatographie *f*
气相传质 massentransport in Gasphase *m*, Massenaustausch in Gasphase *m*
气相二氧化硅 geglühtes Siliciumdioxid *n*
气相反应 Gasphase-Reaktion *f*
气相聚合[法] Polymerisation in der Gasphase *f*
气相扩散 Gasphasendiffusion *f*
气相裂化 Dampfphasekracken *n*, Krackung in Gasphase *f*
气相热量滴定 thermometrische Titration in Gasphase *f*
气相色谱(层)法 Gaschromatographie *f*
气相色谱仪 Gaschromatograph *m*
气相色谱 - 质谱[分析]法 Gaschromatographie-Massenspektrometrie *f*(GC-MS)
气相色谱质谱联用仪 Gaschromatograph-Massenspektrometer *n*
气相色谱质谱仪 Gaschromatographie-Massenspektrometer *m*
气相色谱柱 Gaschromatographiesäule *f*
气相温度滴定法 thermometrische Titration in Gasphase *f*
气相氧化 Gasphasenoxidation *f*
气相 - 液相色谱法 Gas-Liquid-Chromatographie *f*
气象参数 meteorologischer Parameter *m*
气象记录器 meteorograph *m*
气象色谱分析技术 Gaschromatographieanalyse *f*
气象色谱 - 质谱法 Gaschromatographie-Massenspektrometrie *f*
气象条件 meteorologische Bedingung *f*, Wetterbedingung *f*
气象卫星 Wettersatellit *m*, meteorologischer Satellit *m*
气象学 Aerologie *f*, Meteorologie *f*, Aerographie *f*
气象要素 meteorelogicales Element *n*
气象仪器 meteorologisches Instrument *n*
气象因素 meteorologischer Faktor *m*
气小房 Cellulae pneumaticae *f pl*
气新月征 Luftsichelzeichen *n*
气性蜂窝[组]织炎 Gasphlegmone *f*, Phlegmona emphysematosa *f*
气性腹膜炎 Pneumoperitonitis *f*
气性坏疽杆菌 Gasbazillen *m pl*
气性坏疽 Gasgangrän *f*, Gasbrand *m*, Gangraena emphysematosa *f*
气性坏疽毒素 Gasbrand-Toxin *n*
气性坏疽感染 Gasbrand-Infektion *f*
气性坏疽抗毒素 Gasgangrän-Antitoxine *n pl*
气性坏疽血清 Gasödemserum *n*, Antigasganrän-Serum *n*, Antigasödem-Serum *n*
气性碱中毒 gasige Alkalose *f*
气性膀胱炎 Cystitis emphysematosa *f*
气性膀胱炎 Luft-Blasenentzündung *f*
气性肾盂肾炎 Pneumopyelonephritis *f*
气性水肿 gasförmiges Ödem *n*
气性酸中毒 respiratorische Azidose *f*, KohlensäureAzidose *f*
气胸 Pneumothorax *m*, Aerothorax *m*
气胸抽气器 Aspirator *m*
气胸针 Pneumothoraxnadel *f*
气 - 血流量比率 Gas-Durchblutung-Verhältnis *n*
气血屏障 Blut-Gas-Barriere *f*
气血栓 Luftembolie-Thrombose *f*
气血心包 Pneumohäm(at)operikard *n*
气血胸 Pneumohäm(at)othorax *m*
气血症 Pneumohämie *f*, Pneumathämie *f*, Aerämie *f*, Pneumatosis sanguinis *f*
气血组织屏障 Luft-Blut-Gewebe-Schranke *f*
气压 Luftdruck *m*, Gasdruck *m*, Atomsphärendruck *m*
气压变动 barometrische Schwankung *f*
气压表 Barometer *m*
气压病 Luftdruckkrankheit *f*, Dysbarismus *m*
气压舱 Druckbehälter *m*
气压舱检查法 Druckkabine-Untersuchung *f*
气压测量法 Barometrie *f*

气压创伤性鼻窦炎 barotraumatische Sinusitis *f*
气压创伤性中耳炎 barotraumatische Barotitis *f*
气压单位 Atmos *n*
气压弹道碎石 pneumatische Lithotripsie *f*
气压耳炎 Barotitis *f*
气压高度 barometrische Höhe *f*
气压过渡舱 Luftschleuse *f*
气压计(表) Barometer *n*
气压记录器 Barograph *m*
气压控制膝关节 pneumatisches gesteuertenes Kniegelenk *n*
气压描记器 Barograph *m*, Variograph *m*, Variometer *n*
气压伤 Druckverletzung *f*
气压伤性气胸 Barotrauma Pneumothorax *m*
气压式眼压测定 Pneumotonometrie *f*
气压式蒸馏水器 Dampfkompression-Branntweinbrenner *m*
气压事故 Druck-Unfall *m*
气压实验室 pneumatische Prüfkammer *f*
气压室 Atmosphärendruckkammer *f*
气压[损]伤 Barotrauma *n*, Aerotrauma *n*
气压损伤性鼻窦炎 barotraumatische Sinusitis *f*
气压损伤性迷路炎 barotraumatische Labyrinthentzündung *f*
气压损伤性外耳炎 Aerootitis externa *f*
气压损伤性中耳炎 barotraumatische Mittelohrentzündung *f*, Otitis media barotraumatica *f*
气压效应 Wirkung des Luftdrucks *f*
气压性鼻窦损伤 Sinus-Barotrauma *n*
气压性鼻窦炎 Barosinusitis *f*
气压性耳痛 pneumatische Ohrenschmerzen *pl*
气压性疾病 pneumatische Krankheit *f*
气压性损伤 Barotrauma *n*
气压性休克 luftiger Schock *m*
气压眼压计 pneumatischer Tonometer *n*
气压[性]牙痛 Aerodontalgia *f*, Barodontalgie *f*, Aerodontalgie *f*
气压应激 Druckbelastung *f*
气压止血带 pneumatische (Blutleere-) Binde *f*
气压治疗 Luftdruck-Therapie *f*
气压中耳炎 Barotitis media *f*
气压自记器 Barograph *m*
气样的 gasförmig, luftförmig
气液层析 Gas-Flüssigkeitschromatographie *f*
气液界面 Gas-Flüssigkeit-Grenzfläche *f*
气液平衡 Dampf-Flüssigkeit-Gleichgewicht *n*
气液色层分离法 Gas-Flüssigkeitschromatographie *f*
气液色谱法 Gas-Flüssigkeitschromatographie *f*
气液系统 Gas-Flüssigkeit-System *n*
气-血屏障(血-气屏障) Blut-Luft-Schranke *f*
气乙醚麻醉 Gas-Äthernarkose *f*
气引导式教育 false leitfähige Bildung *f*
气浴 Luftbad *n*
气闸 Schieber *m*, Dämpfer *m*
气闸调节器 Schieberregler *m*
气胀 Aufblähung *f*, Luftauftreibung *f*, Flatulenz *f*
气胀的 blähend
气胀术 Ballonierung *f*
气胀痛 Gas -Schmerzen *pl*
气枕床 Bett mit geringem Luftverlust *n*
气支气管影征 Gas-Bronchogramm-Zeichen *m*
气质 Temperament *n*
气质归因 dispositionelle Zurechnung *f*
气质和性格量表 Temperament-Charakter-Inventar *n*
气质类型 Temperamentstyp *m*
气质论 Crasiologia *f*
气质美化 Temperamentverschönerung *f*
气质调查维度 Dimension der Temperamentsumfrage *f*
气质性格量表 Temperament-Charakter-Inventar *n*
气质血型说 Blutgruppetheorie des Temperaments *f*
气中菌丝体 mycelium aëriale *n*
气中生物 Aeroplankton *n*
气肿 Emphysem *n*, Emphysema *n*, Pneumozele *f*
气肿的 emphysem-
气肿性胆囊炎 Pneumocholezystitis *f*, emphysematöse Cholezystitis *f*
气肿性的 emphysematöse
气肿性肺大疱 emphysematöse Bulla *f*
气肿性呼吸困难 Pneumatodyspnea *f*
气肿性急性胆囊炎 akute emphysematöse Cholezystitis *f*
气肿性膀胱炎 emphysematöse Zystitis *f*
气肿性炭疽 Anthrax emphysematosus *m*
气肿性阴道炎 Colpitis emphysematosa *f*, emphysematöse Kolpitis *f*
气肿性阴道炎 gasförmige Vaginitis *f*
气肿性阴道粘膜增生 Colpohyperplasia emphysematosa *f*
气柱 Gassäule *f*
气阻 Erstickung *f*, Ersticken *n*
汽 Dampf *m*, Dunst *m*
汽车爆炸伤 Verletzung vom Automobilplatzen *f*
汽车擦伤 Schürfwunden von Automobil *f*
汽车乘客损伤 Verletzung von Fluggästen *f*
汽车方向盘损伤 Lenkradverletzung *f*
汽车方向盘撞痕 Imprint des Lenkrades *n*
汽车废气 Automobilemission *f*
汽车废气污染 Verschmutzung des Automobilabgases *f*, Verunreinigung des Automobilabgases *f*
汽车挤压伤 zerdrückende Verletzung vom Automobil *f*
汽车驾驶员损伤 Verletzung des Autofahrers *f*
汽车碾伤 Automobil-Quetschverletzung *f*
汽车排气测定仪 Autoabgase-Messgerät *n*
汽车事故 Autounfall *m*
汽车事故的损伤 Verletzung von Autounfall *f*
汽车死亡事故 Todesfälle von Kraftfahrzeug *pl*
汽车损伤 Automobil-Verletzung *f*
汽车压迫损伤 Kompressionverletzung durch Automobil *f*
汽车噪声 Autolärm *m*
汽车辗伤 Quetschverletzung durch Automobil *f*
汽车撞伤 Anstoßverletzung durch Automobil *f*
汽管装配工气喘 Dampfmonteuren -Asthma *n*
汽化器 Vergaser *m*, Verdampfer *m*, Verdunstungsapparat *m*
汽化潜热 latente Verdampfungswärme *f*
汽化热 Verdampfungswärme *f*
汽化性 Verdampfbarkeit *f*, Verdampfungsfähigkeit *f*
汽化[作用] Vaporisation *f*, Verdampfung *f*
汽阱 Dampftrap *m*
汽流灭菌 Sterilisation mit strömendem Dampf *f*
汽密度 Dampfdichte *f*
汽雾试验 Dampf-Test *m*
汽相 Dampfphase *f*
汽相反应 Dampfphase-Reaktion *f*
汽油 Gasolin *n*, Benzin *n*, Petrolbenzin *n*
汽油炉 Benzinkocher *m*
汽油性癔病 Benzinhysterie *f*
汽油中毒 Benzinvergiftung *f*
汽油醉态 Benzintrunkenheit *f*
契合差异综合法 Gelenkmethode von Vereinbarung und Unterschied *f*
契合法 Methode der Vereinbarung *f*
契机 Moment *m*
契维茨过渡性神经纤维层 transitorische Nervenfaserschicht von Chievitz* *f*

契维茨器 Chievitzs* Organ *n*
契维茨氏层 Chievitz* Schicht *f*(od. Augenbecher *m*)
契约 Verbindlichkeit *f*
契约模式 Vertragsmodel *n*
槭属 Acer *n*, Ahorn *m*
槭[树]科 Aceraceae *f pl*
槭素 Acerin *n*
槭糖 Ahornzucker *m*
槭糖尿病 Ahornsirupkrankheit *f*, Ahornsirupharnkrankheit *f*, Ahornzuckerkrankheit *f*
器 Organ *n*
器孢子 Pycnidiospore *f*
器壁效应 Wandeffekt *m*
器分生孢子 Pycnocomidium *n*
器官 Organ *n*
器官 X 线照相术 Organographie *f*
器官白蛋白 Organalbumin *n*
器官保护 Organbewahrung *f*
器官病理学 Organpathologie *f*
器官成形的 organplastisch
器官成形术 Organplastik *f*
器官充满度测量法 plethysmometrie *f*
器官充满度测量器 plethysmometer *n*
器官簇移植 Cluster-Transplantation *f*, Organclusterstransplantation *f*
器官的 organisch, organismisch
器官抵抗力减弱 Mionexia *f*
器官定位支持术 Cataphraxis *f*
器官毒理学 Organtoxikologie *f*
器官毒性 Organtoxizität *f*
器官发生 Organogenese *f*, Organbildung *f*, Organopo(i)ese *f*
器官发生的 organogenetisch
器官发生期 organogenetisches Zeitraum *m*
器官发育不全 Abtreibung *f*
器官发育障碍 Dysorganoplasie *f*
器官功能障碍综合征 Multiorgandysfunktionssyndrom *n*(ODS)
器官供体 Organspender *m*
器官固定术 Organopexie *f*
器官灌流 Organperfusion *f*
器官过程疗法 Organprozesstherapie *f*
器官获得 Organbeschaffung *f*
器官计数 Organ-Zählung *f*
器官计数探测器 Organzählungsdetektor *m*
器官寄生虫 Organozoon *n*, Organparasit *m*
器官捐献 Organspende *f*
器官捐赠 Organdonation *f*
器官疗法 Organbehandlung *f*, Organotherapie *f*
器官瘤 Organoma *n*
器官命名法 Organonymie *f*, Organnomenklatur *f*
器官模型 Organmodell *n*
器官耐受量 Organtoleranzdosis *f*
器官培养 Organkultur *f*
器官培养物 Organkultur *f*
器官配型 Organanpassung *f*
器官嵌顿 Organinkarzeration *f*
器官切除后再植入手术 Bank-Chirurgie *f*
器官区域 organische Region *f*
器官缺失畸形 Organagenesie *f*
器官缺损修补材料 ausbesserndes Material für Organfehler *n*
[器官]融合 Syzygium *n*, Sy(n)zygie *f*
[器官]融合的 syzygi(-us, -a, -um)
器官神经症 Organneurose *f*
器官生理学 Organphysiologie *f*
器官实质病 parenchymatöse Krankheit *f*
器官水平 Organspiegel *m*
器官死亡 Organtod *m*
器官特异性 Organspezifität *f*
器官特异性抗体 organspezifischer Antikörper *m*
器官特异性抗原 organspezifische Antigene *n pl*
器官特异性自身免疫性疾病 organspezifische Autoimmunkrankheit *f*
器官特征模型 organotypisches Modell *n*
器官提取物 Organextrakt *m*
器官体积测量法 Onkometrie *f*
器官体积测量器 Onkometer *n*
器官体积描记法 Oncographia *f*
器官体积描记器 Onkograph *m*, Onkometer *n*
器官形成期 Periode der Organogenese *f*
器官形成区 organbildender Bereich *m*
器官形成物质 organbildende Substanzen *f pl*
器官型培养 organotypische Kultur *f*
器官性的 organogenetisch
器官性发音困难 Olophonie *f*, Dysphonia organica *f*
器官性欲 Orgel-Libido *f*
器官学 Organologie *f*
器官血流量 organisches Blutstromvolumen *n*
器官血液坠积 viszerale Hypostase *f*
器官循环 Organkreislauf *m*
器官样的 organoid
器官样痣 organähnlicher Nävus *m*
器官药理学 Organopharmakologie *f*
器官移植 Organtransplantation *f*
器官移植排斥 Organtransplantationsablehnung *f*
器官移植术 Transplantation *f*
器官营养的 organotrophisch
器官愉悦 Organvergnügen *n*
器官原基 Organanlage *f*
器官源的 organogenetisch
器官再生 Organregeneration *f*
器官摘除 Organabbau *m*
器官轴型胃扭转 organo-axiale Twist *f*
器官专有抗原 organspezifisches Antigen *n*
器官转化 Thaumatropie *f*
器官自卑感 Organminderwertigkeit *f*
器官组织发育不全 Organ-Geweloe-Aplasie *f*
器官[组织]灌洗 Organperfusion *f*
器具 Vorrichtung *f*
器菌核 Pycnosclerotium *n*
器皿消毒器 Gerätesterilisator *m*
器物文化 materielle Kultur *f*
器械 Apparatus *m*, Apparat *m*, Instrument *n*
器械操作法 Instrumentierung *f*
器械冲力计 Manudynamometer *n*
器械橱 Instrumentenkabinett *n*
器械的 instrumentell
器械感 Equipmentgefühl *n*
器械护士 OP-Schwester *f*
器械检查 instrumentelle Untersuchung *f*
器械叩诊 instrumenteller Stoß *m*
器械疗法 Apparatotherapie *f*
器械灭菌法 mechanische Sterilisation *f*
器械评定 Gerätetest *m*
器械钳 Instrumentenzange *f*
器械死腔 Apparate-ungenutzter Raum *m*
器械体操 mechanogymnastik *f*
器械托盘架 Apparategestell *n*
器械握法 Instrumentsigna *pl*
器械消毒液 Desinfektionsflüssigkeit für Instrument *f*

器械信号 Instrument-Signal *n*
器械性食管穿孔 instrumentelle esophageale Perforierung *f*
器械预防 mechanische Prophylaxe *f*
器械治疗 Mechanotherapie *f*, medikomechanische Heilmethode *f*
器械桌 Instrumententisch *m*
器质论 Organizismus *m*
器质性 organisch
器质性勃起功能障碍 organische Erektionsstörung *f*
器质性侧凸 organische Skoliose *f*
器质性大脑综合征 organisches Gehirnsyndrom *n*
器质［性］的 organismisch, organisch
器质性癫痫 organisches Gehirnsyndrom *n*
器质性反应型［精神病］organische Reaktionsart *f*
器质性肝肾综合征 parenchymales hepatorenales Syndrom *n*
器质性关闭不全 organische Insuffizienz *f*
器质性幻觉性状态 organischer halluzinatorischer Zustand *m*
器质性幻觉症 organische Halluzinose *f*
器质性幻觉状态 organischer halluzinatorischer Zustand *m*
器质性疾病 parenchymatöse Krankheit *f*, organische Krankheit *f*
器质性脊柱侧凸 organische Skoliose *f*
器质性睑内翻 organisches Entropium *n*
器质性焦虑症 organische Angststörung *f*
器质性精神病 organische Psychose *f*, Organpsychose *f*
器质性精神病的 anergastisch
器质性精神病综合征 Syndrom der organischen Psychosen *n*
器质性精神分裂症样障碍 organische schizophrenieähnliche Erkrankung *f*
器质性精神障碍 organische psychische Störung *f*
器质性精神状态 organischer psychischer Zustand *m*
器质性精神综合征 organisches Psychosyndrom *n*
器质性巨结肠 organisches Makrokolon *n*, organisches Megakolon *n*
器质性刻板症 organische Ordnungsliebe *f*
器质性聋 organische Taubheit *f*
器质性挛缩 organische Kontraktur *f*
器质性麻痹 organische Paralyse *f*
器质性木僵 organischer Stupor *m*
器质性脑病 Enzephalose *f*, Encephalosis *f*
器质性脑［病］综合征 Enzephalose-Syndrom *n*
器质性情感障碍 organisch affektive Störung *f*
器质性情感综合征 organisches Stimmungssyndrom *n*
器质性人格异常 organische Persönlichkeitsstörung *f*
器质性弱视 organische Amblyopie *f*
器质性肾功能不全 organische Niereninsuffizienz *f*
器质性肾衰竭 organischer Nierenversagen *m*
器质性失音症 Aglossie *f*
器质性收缩期杂音 organisch bedingtes systolisches Geräusch *n*
器质性瘫痪 organische Lähmung *f*
器质性痛经 organische Dysmenorrhö *f*
器质性头痛 organischer Kopfschmerz *m*
器质性狭窄 organische Stenose *f*
器质性心理综合征 organisches Psychosyndrom, *n*
器质性心脏病 organische Herzkrankheit *f*, organische Kardiopathie *f*
器质性性功能障碍 organische sexuelle Dysfunktion *f*
器质性眩晕 organische Gleichgewichtsstörung *f*
器质性哑 organisch bedingte Alalie *f*, Alalia organica *f*
器质性阳痿 organische Mannesschwäche *f*
器质性遗忘 organischer Gedächtnisverlust *m*, organische Vergesslichkeit *f*
器质性幽门狭窄 organische Pylorusstenose *f*
器质性杂音 organisches Geräusch *n*
器质性躁狂障碍 organisches manisches Zustandsbild *n*
器质性障碍 organische Störung, *f*

憩室 Divertikel *n*, Diverticulum *n*, Ausbuchtung *f*, Aussackung *f*
憩室病 Divertikulose *f*, Diverticulosis *f*
憩室出血 Divertikelblutung *f*
憩室穿孔 Divertikelperforation *f*
憩室切除术 Divertikulektomie *f*
憩室疝 Divertikelhemie *f*, Divertikelbruch *m*, Hernia diverticularis *f*
憩室形成 Divertikelbildung *f*, Divertikularisation *f*
憩室炎 Divertikulitis *f*
憩室周炎 Peridivertikulitis *f*

QIA 掐恰髂

qiā 掐

掐 kneifen, zwicken
掐死 drosselnd

qià 恰髂

恰加斯氏病 Chagas* Krankheit *f*
恰加肿 Chagoma *n*
恰佩克琼脂 Czapek*-Agar *m*
恰氏利什曼原虫 Leishmania chagasi *f*
髂 Hüfte *f*, Ilium *n*
髂部联胎 Iliopagus *m*, Ileadelphus *m*, Iliadelphus *m*
髂耻弓 Arcus iliopectineus *m*
髂耻滑囊炎 Bursitis iliopectinea *f*
髂耻筋膜 fascia iliopectinea *f*
髂耻隆起 Eminentia iliopubica *f*
髂耻囊 Bursa iliopectinea *f*
髂耻韧带 Ligament iliopectineus *n*
髂耻束 Trakt *m*
髂耻线 Linea iliopectinea *f*, Linea terminalis (pelvis) *f*
髂耻缘 iliopubischer Rand *m*
髂丛 plexus iliaci *m*
髂粗隆 Tuberositas iliaca *f*
髂动脉 Hüftarterie *f*
髂动脉后输尿管 Ureter der retroiliac Arterie *m*
髂动脉瘤 Aneurysma des Iliakalgefäße *n*
髂动脉栓塞 Beckenarterienembolie *f*
髂耳点 ilioaurikulärer Punkt *m*
髂腹股沟和髂腹下神经阻滞 ilioinguinale und iliohypogastrische Nervenblockade *f*
髂腹股沟皮瓣 ilioinguinaler Hautfetzen *m*
髂腹股沟皮瓣转移术 Leistenhautlappentransfer *m*
髂腹股沟神经 Ilioinguinalis *m*, Nervus ilioinguinalis *m*
髂腹间离断术 abdomino-iliakale Amputation *f*
髂腹下神经 Iliohypogastrikus *m*, Nervus iliohypogastricus *m*
髂股成形术 iliofemorale Angioplastie *f*
髂股的 iliofemoral
髂股静脉血栓形成 Thrombose der iliofemoralen Vene *f*
髂股韧带 Ligamentum iliofemorale *n*
髂股三角 Iliofemoraldreieck *n*, Bryant* Dreieck *n*
髂骨 Darmbein *n*, Os ilium *n*, Ilium *n*
髂骨部分切除术 iliakale partielle Nephrektomie *f*
髂骨穿刺针 iliakale Punktionsnadel *f*
髂［骨］粗隆 Tuberositas iliaca *f*
髂［骨］的 iliakal
髂骨高 Iliumhöhe *f*
髂骨骨髓炎 Darmbein-Osteomyelitis *f*, Osteomyelitis des Darmbeins *f*
髂骨骨移植 iliakaler Knochenspan *m*
髂骨骨折 fraktur des Darmbeins *f*, Darmbeinbruch *m*
髂骨化脓性骨髓炎 iliakale Iliumosteomyelitis *f*
髂骨嵴骨骺炎 Epiphys (e) itis des Darmbeinkamms *f*

髂骨挤压试验 iliakaler Druckversuch *m*
髂骨截骨术 false iliakale Osteotomie *f*
髂骨截骨延长术 iliakale Osteotomie und Verlängerung *f*
髂骨宽 Iliumbreite *f*
髂骨-肋软骨 Rippen-Becken *m*
髂骨皮瓣 iliakaler Knochenhautfetzen *m*
髂骨切取术 Knochenexzision des Darmbeins *f*
髂骨体 Darmbeinkörper *m*, Corpus ossis ilii *n*
髂骨尾骨肌 Darmbein-Steißbeinmuskel *m*, Musculus iliococcygeus *m*
髂骨下部 Subilium *n*
髂骨下的 subiliakal
髂骨血源性骨髓炎 hämatogene Iliumosteomyelitis *f*
髂骨延长术 Beckenverlängerung *f*
髂骨移植 Beckenknochentransplantation *f*
髂骨移植隆鼻术 Nasenkorrektur durch iliakales Knochentransplantat *f*
髂[骨]翼 Beckenschaufel *f*, Ala ossis ilii *f*
髂骨翼骨折 Fraktur der Beckenschaufel *f*, Beckenschaufelbruch *m*
髂骨指数 Darmbeinindex *m*
髂骨最小宽 Mindestiliumbreite *f*
髂后截骨术 Beckenosteotomie *f*
髂后上棘 Spina iliaca posterior superior *f*
髂后上棘点 Hinteriliospinilis *f*
髂后上棘高 iliospinale posterior height <engl.>
髂后下棘 Spina iliaca posterior inferior *f*
髂肌 Hüftbeinmuskel *m*, Darmbeinmuskel *m*, Musculus iliacus *m*
髂肌腱下囊 Bursa subtendinea iliaca *f*
髂棘测量计 Iliometer *n*
髂棘间径 Diameter interspinosa *f*
髂棘撕脱骨折 Abrissfraktur vom Beckenrücken *f*
髂嵴 Darmbeinkamm *m*, Hüftbeinkamm *m*, Crista iliaca *f*
髂嵴点 Beckenkammpunkt *m*
髂嵴高 Beckenkammhöhe *f*
髂嵴骨化 Beckenkammossifikation *f*
髂嵴间径 Diameter intercristalis *f*
髂嵴间宽 Beckenkammbreite *f*
髂嵴间线 Beckenkammlinie *f*, Linea intermedia cristae iliacae *f*
髂嵴髂棘宽度指数 Cristo-spinaler Index *m*
髂嵴移植 Beckenkammtransplantation *f*
髂间径 bisiliac Durchmesser *m*
髂间淋巴结 interiliakaler Lymphknoten *m*
髂结节 Tuberculum iliacum *n*
髂结节间线 intertuberkuläre Linie *f*
髂筋膜 Fascia iliaca *f*
髂筋膜隔室 Faszie-Beckenfach *n*
髂筋膜间隙阻滞 Faszie-Beckenfachblock *m*
髂颈线 Calvé-Linie *f*
髂胫束 Tractus iliotibialis *m*, Maissiat* Band *n* (od. Streifen *m*)
髂胫束粗隆 Tuberositas tractus iliotibialis *f*
髂胫束肌腱固定术 fixation der Iliotibialtraktsehne *f*
髂胫束紧缩术 iliotibiale Crunchchirurgie *f*
髂胫束挛缩 Kontraktur des Maissiat* Bandes *f*
髂胫束挛缩试验 Ober-Test *m*
髂胫束挛缩征 Ober-Zeichen *n*
髂胫束摩擦综合征 Iliotibialtrakt-Reibung-Syndrom *n*
髂胫束试验 Iliotibialtest *m*
髂胫束转移术 Versetzung des Iliotibialtrakts *f*
髂胫束综合征 Iliotibialtraktssyndrom *n*
髂静脉 Vena iliaca *f*
髂静脉受压综合征 Hüftvenedruckssyndrom *n*
髂静脉血栓 Beckenvenenthrombose *f*
髂肋肌 musculus iliocostalis *m*
髂淋巴结 Lymphglandulae iliacae *f pl*
髂淋巴囊 Darmbeinlymphbeutel *m*
髂内动脉 Arteria iliaca interna *f*
髂内动脉结扎术 Abbinden der internen Hüftarterie *n*
髂内静脉 Vena hypogastrica *f*, Vena iliaca interna *f*
髂内淋巴结 Lymphoglandulae hypogastricae *f pl*, Nodi lymphatici iliaci interni *m pl*
髂脓肿 Darmbeinabszess *m*, Iliakalabszess *m*
髂前上棘 Spina iliaca anterior superior *f*
髂前上棘点 Ilium-Wirbelsäulenpunkt *m*, iliospinaler Punkt *m*
髂前上棘高 Ilium-Wirbelsäulenhöhe *f*, iliospinale Höhe *f*
髂前上棘骨骺分离 Epiphysiolyse des vorder-oberen Darmbeinstachels *f*
髂前上棘间径 Diameter interspinosa *f*
髂前上棘间宽 Ilium-Wirbelsäulenbreite *f*, iliospinale Breite *f*
髂前上棘间线 interspinale Linie *f*
髂前上棘撕脱骨折 Abrißfraktur des vorder-oberen Darmbeinstachels *f*, Abrißbruch des vorder-oberen Darmbeinstachels *m*
髂前下棘 Spina iliaca anterior inferior *f*
髂外动脉 Arteria iliaca externa *f*
髂外动脉插管 äußere Beckenarterie *f*
髂外静脉 Vena iliaca externa *f*
髂外淋巴结 Nodi lymphatici iliaci externi *m pl*
髂外内侧淋巴结 Nodi lymphatici iliaci externi mediales *m pl*
髂外外侧淋巴结 Nodi lymphatici iliaci externi laterales *m pl*
髂外中间淋巴结 Nodi lymphatici iliaci externi intermedii *m pl*
髂尾肌 Darmbein-Steißbeinmuskel *m*, Iliococcygeus *m*, Musculus iliococcygeus *m*
髂窝 Darmbeingrube *f*, Hüftbeingrube *f*, Fossa iliaca *f*
髂窝脓肿 Iliakalabszeß *m*, iliakaler Abszeß *m*
髂窝脓肿切开引流术 Inzision und Drainage des Iliakalabszeßes *f*
髂胸联胎 Ischiothorakopagus *m*, Iliothoracopagus *m*
髂腰动脉 Arteria iliolumbalis *f*
髂腰肌 Hüft-Lendenmuskel *m*, Iliopsoas *m*, Musculus iliopsoas *m*
髂腰肌后移术 Retroposition des Lenden-Darmbeinmuskels *f*
髂腰肌滑囊炎 Bursitis des Lenden-Darmbeinmuskels *f*
髂腰肌肌腱 Lenden-Darmbeinmuskelsehne *f*
髂腰肌退缩 Iliopsoas-Rückzug *m*
髂腰肌退缩术 Rückzugchirurgiedes Lenden-Darmbeinmuskels *f*
髂腰静脉 Vena iliolumbalis *f*
髂腰肋肌综合征 Lenden-Darmbeinmuskel-Syndrom *n*
髂腰韧带 Ligamentum iliolumbale *n*
髂腰三角 Bryant-Dreieck *n*
髂腰综合征 Darmbein-Syndrom *n*
髂总动脉 Arteria iliaca communis *f*
髂总静脉 Vena iliaca communis *f*
髂总淋巴结 Nodi lymphatici iliaci communes *m pl*
髂总内侧淋巴结 Nodi lymphatici iliaci communes mediales *m pl*
髂总外侧淋巴结 Nodi lymphatici iliaci communes laterales *m pl*
髂总中间淋巴结 Nodi lymphatici iliaci communes intermedii *m pl*
髂坐线 Nelaton-Linie *f*

QIAN 千迁牵铅谦签前钱钳潜浅谴欠茜嵌

qiān 千迁牵铅谦签

千层纸甙 Tetuin *n*
千单位 Kiloeinheit *f*
千道尔顿 Kilodalton *n*

千电子伏[特] Kiloelektronenvolt *n*(KeV)
千分尺 mikrometer *n*
千伏[特] Kilovolt *n*(KV)
千伏[特]安[培] Kilovoltampere *n*(KVA)
千伏峰值 Kilovoltspitze *f*
千赫[兹] Kilohertz *n*
千碱基 Kilobase *f*
千碱基对 Kilobasenpaar *n*
千焦[耳] Kilojoule *n*
千金藤碱 Stephanin *n*
千居里 Kilocurie *n*
千卡 Kilokalorie *f*
千克 Kilogramm *n*(kg)
千[克]卡 Kilogrammkalorien *f*
千克米 Meterkilogramm *n*(mkg)
千里光 Seneciowinde *f*
千里光病 Seneciokrankheit *f*, Kreuzkrautkrankheit *f*
千里光次碱 Necine *n pl*
千里光次酸 Necisäure *f*
千里光碱 Seneciphyllin *n*, Senecionin *n*
千里光醛 Senezialdehyd *n*
千里光属 Senecio *f*
千里光素 Senecin(um) *n*
千里光酸 Seneciosäure *f*
千里光叶碱 Senecifolin(um) *n*
千里通 Telegnose *f*
千里眼 Hellseherei *f*
千立方米 Kiloster *n*
千米 Kilometer *n/m*(km)
千年不烂心碱 Solamarin *n*
千日菊属 Spilanthes *f*
千日菊素 Spilanthol *n*
千升 Kiloliter *n/m*(kl)
千瓦[特] Kilowatt *n*(kW)
千瓦小时 Kilowattstunde *f*(kWh)
千兆周 Kilomegahertz *n*
千周 Kilozykel *n*, Kilohertz *n*
千足虫灼伤 millipedeverbrennung *f*
迁入 Immigration *f*
迁徙 Migration *f*
迁徙行为 migratorisches Verhalten *n*
迁徙性病灶 metastatischer Herd *m*, metastatischer Fokus *m*
迁徙性钙化 metastatische Kalzifikation *f*, metastatische Verkalkung *f*
迁徙性手足搐搦症 Transitkrampfkrankheit *f*
迁延不愈 protrahierter Krankheitsverlauf *m*
迁延型 protrahierter Typ(us) *m*
迁延性肺嗜酸细胞浸润症 andauernde Lungeneosinophilie *f*
迁延性肝炎 andauernde Hepatitis *f*
迁延性滑膜炎 persistierende Synovitis *f*
迁延性昏迷 persistierendes Koma *n*
迁延性戒断 langgezogene Aberkennung *f*
迁延性肾小球肾炎 persistierende Glomerulonephritis *f*
迁延性窒息 aufgehaltene Asphyxie *f*
迁延移行 protrahierte Migration *f*
迁移 Migration *f*
迁移(徙) Translation *f*, Migration *f*
迁移的分析概括说 Analyse-Verallgemeinerung-Theorie der Übertragung *f*
迁移的人 Heimatloser *m*, Verschleppter *m*
迁移行为 Transferbenehmen *n*
迁移率 Mobilität *f*
迁移时间 Migrationszeit *f*
迁移数 Überführungszahl *f*
迁移系数 Überführungszahl *f*
迁移效应 Migrationseffekt *m*
迁移性红斑 Migranserythem *n*
迁移性偏倚 Migrationsbias *n*
牵开器 Retraktor *m*
牵开器压紧器 Impaktor für Retraktor *m*
牵开器支撑器 Retraktor-Halter *m*
牵拉肩 false gezogene Schulter *f*
牵拉觉 Dehnensensation *f*
牵拉屈曲型损伤 Ablenkungflexionverletzung *f*
牵拉伸展型损伤 Ablenkungextensionverletzung *f*
牵拉试验 Traktionstest *m*
牵拉痛 Distraktionschmerz *m*
牵拉性骨骺炎 Zusammenziehungepiphysitis *f*
牵拉性脱发 Traktionsalopezie *f*
牵拉性休止期脱发 Traktionstelogeneffluvium *n*
牵拉肘 gezogener Ellbogen *m*, malgaigne-Subluxation *f*
牵连感觉 Synästhesie *f*, Synaesthesia *f*
牵连观念 Beziehungsidee *f*
牵连味觉 Gustatismus *m*
牵牛脂(子)次酸 Ipurolsäure *f*
牵牛脂(子)酸 Pharbitsäure *f*
牵牛子甙 Pharbitin(um) *n*, Pharbitisin *n*
牵牛子酸甲 Pharbitsäure A *f*
牵舌器 Glossotilt *n*
牵涉痛 bertragener Schmerz *m*
牵涉性触痛 übergreifende Zartheit *f*
牵涉性疼痛 ausstrahlender Schmerz *m*
牵涉性痛 übertragener Schmerz *m*, Telalgie *f*
牵涉性痛定律 Gesetz der Übertragungsschmerz *n*
牵伸绷带 Streckbandage *f*
牵伸器 Distraktionsvorrichtung *f*
牵伸钳 Reißklemme *f*
牵伸术 Catatasis *f*
牵伸外科综合手术台 Operationstisch für allgemeine Extension *m*
牵胎钩 Embryulcus *m*
牵引 Zugkraft *f*
牵引绷带 Zugverband *m*, Streckverband *m*, Extensionsverband *m*
牵引不足 Unterextension *f*, Hypoextension *f*
牵引出术 Extraktion *f*
牵引床 Extensionsbett *n*, Streckbett *n*
牵引对抗牵引复位法 Zugkraft-Gegenzug Methode *f*
牵引复位 Reposition durch Zug *f*
牵引杆 Zugkraftsbar *m*
牵引感 Zuggefühl *n*
牵引弓 Extensionsbügel *m*, Bügel *m*
牵引钩 Traktionshaken *m*
牵引关节融合术 Streckarthrodese *f*
牵引滑轮 Rädertractioner *n*
牵引回旋复位法 Kocher-Methode *f*
牵引记录单 Tractograph *m*
牵引夹板 Streckschiene *f*
牵引架 Galgen für Traktion *m*, Extensionsgerüst *n*
牵引矫治 orthodontische Zugbehandlung *f*
牵引萌出 forcierte Eruption *f*
牵引器 Traktor *m*, Streckapparat *m*
牵引钳 Extensionsklammer *f*
牵引式产床 Extensionsgeburtsbett *n*, Extensionskreißbett *n*
牵引试验 Traktion-Test *m*
牵引术 Traktion *f*, Extension *f*
牵引丝 Chromosomenfiber *f*
牵引碎颅器 Kraniotraktor *m*
牵引痛 ziehender Schmerz *m*, Dolor translatus *m*
牵引推拿法 Traktionsmanupulation *f*

牵引纤丝 Zugkraftsfaser *f*
牵引性憩室 Traktionsdivertikel *n*, Extensionsdivertikel *n*
牵引性食管憩室 Zugkraftsoesophagusdivertikel *n*
牵引性视网膜脱离 Tractionsnetzhautablösung *f*
牵引性视网膜小簇状物 Gliose der Netzhautbüschel wegen Traktion *f*
牵引性支气管扩张 Extensionsbronchiektasie *f*
牵引用矫形器 Streckorthese *f*
牵引用三角脚台 dreieckig-Standfuß für Traktion *m*
牵引针剪拔钳 Extensionsschneider *m*
牵引肘 Kindermädchenellenbogen *m*
牵引装置 Extensionsframe *m*
牵张成骨[术] Distraktionsosteogenese *f*
牵张反射 Verlängerungsreflex *m*, myostatischer Reflex *m*
牵张感受器 Streckrezeptor *m*, Dehnungsrezeptor *m*, Dehnungsfühler *m*
牵张力 Abscherkraft *f*
牵张性骨生成 Distraktionknochengeneration *f*
铅 Blei *n* (Pb, OZ 82)
19-α- 铅 plumbum-204 *n* (204Pb)
铅/肌酐比率 Blei-Kreatinin-Verhältnis *n*
铅白 Bleiweiß *n*, Album plumbi *n*
铅暴露 Bleiexposition *f*
铅背心 Schutzleiter ärmelloses Kleidungsstück *n*
铅笔叩诊 Plesch* Perkussion *f*
铅笔头触痛 Schmerzgefühl durch Bleistift-Palpieren *n*
铅笔样粪 Bleistiftkot *m*
铅玻璃 Bleiglas *n*
铅尘 Bleistaub *m*
铅当量 Bleigleichwert *m*
铅毒恶病质 Bleikachexie *f*, Cachexia saturnina *f*
铅毒性多发性神经炎 Bleipolyneuritis *f*
铅毒性黄疸 Ikterus saturninus *m*
铅毒性口炎 Bleistomatitis *f*
铅毒性麻痹 Bleilähmung *f*
铅毒性脑病 Bleienzephalopathie *f*, Encephalopathia saturnina *f*
铅毒性脑炎 Bleinnzephalitis *f*
铅毒性神经炎 Bleineuritis *f*
铅毒性肾炎 Blei (schrumpf) niere *f*, Nephritis saturnina *f*
铅毒性震颤 Tremor saturninus *m*
铅防护 Bleischutz *m*
铅防护罩 Bleischutzdecke *f*
铅负荷 Bleibelastung *f*
铅管样强直 Bleirohrartige Rigidität *f*
铅黄 massikot *m*, Massicot *m*, Bleioxyd *n*
铅黄肠球菌 Enterocokkus casseliflavus *f*
铅灰色 Bleigrau *n*
铅及其化合物中毒(不包括四乙基铅) Vergiftung durch Blei oder Bleiverbindungen (ohne Bleitetraäthyl) *f*
铅剂性神经病 Bleipolyneuropathie *f*
铅绞痛 Bleikolik *f*
铅巾毒 Bleivergiftung *f*, Bleiintoxikation *f*, Plumbismus *m*, Saturn (ial) ismus *m*
铅疗法 Plumbotherapia *f*, Saturnotherapia *f*
铅麻痹 Bleilähmung *f*
铅帽子 Bleischutzhaube *f*
铅屏[风] Bleiabschirmung *f*
铅容 Bleichgesicht *n*
铅色的 bleifarbig
铅色素 Bleifarbstoff *m*
铅肾病 Bleipolyneuropathie *f*
铅室法 Bleikammerprozess *m*
铅手套 Bleihandschuhe *m pl*
铅糖 Bleizucker *m*, Saccharum plumbi *n*
铅围裙 Bleischürze *f*
铅污染 Bleipollution *f*, Bleiverschmutzung *f*
铅吸收 Bleiresorption *f*
铅线 Bleilinie *f*, Bleisaum *m*, Burton* Linie *f*
铅橡皮 Bleigummi *n/m*
铅橡皮布 Bleigummituch *n*
铅[橡皮]手套 Bleihandschuhe *m pl*
铅[橡皮]围裙 Bleischürze *f*
铅性滑膜炎 Bleisynovitis *f*
铅蓄电池 Bleiakkumulator *m*
铅烟 Bleirauch *m*
铅盐 Bleisalz *n*
铅异物 Bleifremdkörper *m*
铅硬膏 Bleipflaster *n*
铅制容器 Bleigefäss *n*
铅中毒肝脏 Leberbleivergiftung *f*
铅中毒贫血 Blei (vergiftungs) anämie *f*
铅中毒神经病 Bleienzephalopathie *f*
铅中毒肾 Nierenbleivergiftung *f*
铅中毒性大脑炎 hämische Cerebriti *f*
铅中毒性关节痛 Bleivergiftungarthralgie *f*
铅中毒性口炎 Bleistomatitis *f*, Stomatitis saturnina *f*
铅中毒性脑病 Bleienzephalopathie *f*
铅中毒性弱视 bleivergiftende Amblyopie *f*
铅中毒性神经病 bleivergiftende Neuropathie *f*
铅中毒性痛风 bleivergiftendes Zipperlein *n*
铅中毒性震颤 bleivergiftendes Zittern *n*
铅砖 Bleistein *m*
铅准直 γ 闪烁探头 Leitstruktureinblendung Gamma-Szintillation-Messsonde *f*
铅准直器 Bleikollimator *m*
铅字码 Bleimarke *f*
谦卑(逊) Bescheidenheit *f*, Demut *f*, Demütigung *f*
谦卑需求 Verfallbedarf *m*
签名 Unterschrift *f*
签名分析 Unterschriftsanalyse *f*

qián 前钱钳潜

前 Vor-
前 B [淋巴]细胞 Prä-B-Lymphozyt *m*
前 B 细胞 Prä-B-Zelle *f*
前 B 细胞受体 Prä-B-Zellrezeptor *m*
前 B 细胞型急性淋巴细胞白血病 Prä-B-Zell-Typ akute lymphatische Leukämie *f*
前 S 抗体 Pre-S-Antikörper *m*
前 S 抗原 Pre-S-Antigen *n*
前 T [淋巴]细胞 Prä-T-Lymphozyt *m*
前 Tα 链 Prä-T α-Kette *f*
前 T 细胞 Prä-T-Zelle *f*
前 T 细胞 α Prä-T-Zelle α *f*
前 T 细胞受体 Prä-T-Zellrezeptor *m*
前 T 细胞替代 α 链 prä-T-Zellkette *f*
前 α- 链 Pro-α-Kette *f*
前 β- 脂蛋白 Präbetalipoproteine *n pl*
前阿黑皮素(原) Pro-Opi-Omelanocortin *n*
前凹的 procöl
前白蛋白 Präalbumin *n*
前白连合 Commissura anterior alba *f*
前板层 Vorlamelle *f*
前半喉额面垂直切除术 vordere frontale vertikale Hemilarygektomie *f*
前半喉切除术 vordere Hemilarygektomie *f*
前半体 Propodosoma *n*
前半月板股骨韧带 vorderes meniscofemorales Ligament *n*

前半月瓣 Valvula semilunaris anterior *f*
前瓣叶 anteriores Segel *n*
前包钦格复合体 Pre-Bötzinger-Komplex *m*
前背板 Pronotum *n*
前背侧核 nucleus anterodorsalis *m*
前鼻测压法 anteriore Rhinomanometrie *f*
前鼻棘 anteriorer Nasaldorn *m*
前鼻棘点 anteriorer Nasaldorn *m*
前鼻嵴 anteriore Nasalspina *f*
前鼻镜检查 Rhinoscopia anterior *f*
前鼻孔 vorderes Nasenloch *n*, Naris anterior *f*
前鼻孔闭锁 Atresie des vorderen Nasenlochs *f*
前鼻孔填塞 Tamponade des vorderen Nasenlochs *f*
前鼻孔狭窄 Stenose des vorderen Nasenlochs *f*
前鼻中隔镜 vorderes Septumspekulum *n*
前壁 vordere Wand *f*, Paries anterior *m*
前壁心肌梗塞 Vorderwandmyokardinfarkt *m*
前臂 Vorderarm *m*, Antebrachium *n*, Antibrachium *n*
前臂背侧皮瓣 Rückenhautklappe des Unterarms *f*
前臂部筋膜瓣 Unterarmfrontlappen *m*
前臂部皮瓣 Unterarmhautfetzen *m*
前臂残肢过短假肢 Prothese kurzes Unterarms *f*
前臂撑拐杖 Vorderarm-Krücke *f*, Achselkrücke *f*
前臂分叉术 Kruckenberg* Bifurkation *f*
前臂骨间背侧神经卡压综合征 dorsales Zwischenknochennervenkompressionssyndrom des Unterarms *n*
前臂骨间膜 Membrana interossea antebrachii *f*
前臂骨筋膜室综合征 osteofasciales Kompartmentsyndrom des Unterarms *n*
前臂拐肘杖 Unterarmkrücke *f*
前臂后骨筋膜鞘 Flexorenloge des Unterarms *f*
前臂后皮神经 nervus cutaneus antebrachii posterior *m*
前臂后区(面) Regio antebrachii posterior *f*
前臂肌间隔综合征 intremuskuläres Septum-Syndrom des Unterarms *n*
前臂急性筋膜间室综合征 akutes Fazienkompartmentsyndrom des Unterarms *n*
前臂加手长 Unterarm-Hand-Länge *f*
前臂假肢 Armprothese *f*
前臂间歇痛 intermittierender Schmerz des Unterarms *pl*
前臂筋膜 Unterarmfaszie *f*, Fascia antebrachii *f*
前臂静脉压 Unterarmvenendruck *m*
前臂两极性脱位 Bipolaritätsluxation des Unterarmes *f*
前臂内侧肌间隔 Mediales antebranchiales intermusculares Septum *n*
前臂内侧皮神经 Nervus cutaneus antebrachii medialis *m*
前臂内侧缘 Mittelrand des Unterarms *m*
前臂皮瓣 Unterarmhautlappen *f*
前臂前骨筋膜鞘 Flexorenloge des Unterarms *f*
前臂前区(面) Regio antebrachii anterior *f*
前臂屈肌止点上移术 Sehnetransposition nach Bunnell *f*
前臂缺血挛缩 ischämische Kontraktur des Unterarms *f*
前臂缺血性肌挛缩 ischämische Kontraktur im Unterarm *f*
前臂桡侧骨皮瓣 radialer osteo-Hautlappen des Unterarms *m*
前臂伸肌抗阻力试验 Widerstandsprobe des Unterarmextensors *f*
前臂伸肌张力试验 Cozen-Test *m*
前臂伸展夹板 Vorderarmextensionsschiene *f*, Unterarmextensionsschiene *f*
前臂手长指数 Unterarm-Hand-Index *m*
前臂双骨折 Unterarmfraktur *f*, Vorderarmfraktur *f*, Fractura antebrachii *f*
前臂套 Armband *n*
前臂托助行器 Rahmen mit Unterarmrest *m*
前臂外侧肌间隔 laterales antebranchiales intermusculares Spetum *n*
前臂外侧皮瓣 radialer Unterarmlappen *m*
前臂外侧皮神经 nervus cutaneus antebrachii Iateralis *m*
前臂外侧缘 seitlicher Unterarmrand *m*
前臂围度指数 Unterarm-Umfang-Index *m*
前臂旋前畸形 Pronationdeformität des Unterarms *f*
前臂旋转功能重建 Rekonstruktion der Drehung des Unterarmes *f*
前臂与手功能前展长 funktionale Unterarm-Handlänge *f*
前臂长 Unterarmlänge *f*
前臂长围指数 Unterarm-Länge Umfangsindex *m*
前臂掌侧间隙 Unterarmspalmarraum *m*
前臂掌侧间隙感染 Infektion des Unterarmspalmarraums *f*
前臂掌侧筋膜间隙综合征 Unterarmkompartmentsyndrom *n*
前臂正中静脉 Vena mediana antebrachii *f*
前臂支撑拐 Unterarmsupportkrücke *f*
前臂至手前展长 Länge vom Unterarm zur Hand *f*
前臂轴损伤 Unterarmwellenschaden *m*
前臂最大宽 maximale Unterarmbreite *f*
前臂最大围 maximaler Unterarmumfang *m*
前臂最小围 minimaler Unterarmumfang *m*
前鞭毛 Tractellum *n*
前鞭毛体(型) Leptomonasform *f*, promastigote Form *f*
前表象 Prerepresentation *f*
前病毒 Provirus *n*
前补体因子 Vorergänzungsfaktor *m*
前不均倾位(内格勒倾斜) anteriorer Asynklitismus *m*
前部 Pars anterior *f*
前部睫状体炎 anteriore Ziliarkörperentzündung *f*
前部尿道下裂 anteriore Hypospadie *f*
前部缺血性视神经病变 anteiore ischämische Optikusneuropathie *f*
前部镶嵌状角膜营养不良 anteriore krokodilhautartige Hornhautdystrophie *f*
前部撞击综合征 Vorimpingement-Syndrom *n*
前舱 nasekabine *f*
前侧壁心肌梗塞 Anterolateralinfarkt *m*
前侧腹膜外引流 anterolaterale extraperitoneale Drainage *f*
前侧片 Episternum *n*
前侧鬃 propleurale Borste *f*
前层 vordere Schicht *f*
前肠 Vorderdarm *m*
前肠门 Vorderdarmpforte *f*
前尘瓣 vorderes Segel *n*
前成牙本质细胞 Präodontoblast *m*
前成釉细胞 Präameloblast *m*
前成脂肪细胞 Präadipozyt *m*
前翅 vorderer Flügel *m*, Primaries *n*
前冲步态 Antriebgang *m*
前穿质 Substantia perforata anterior *f*
前穿质支 Rami substantiae perforatae anteriores *m pl*
前床突 Processus clinoideus anterior *m*
前垂体功能减退 Hypophysenvorderlappeninsuffizienz *f*, Hypopituitarismus *m*
前垂体功能亢进 Überfunktion des Hypophysenvorderlappens *f*, Hyperpituitarismus *m*
前垂直半规管 vorderer vertikaler knöcherner Bogengang *m*
前唇 Labium anterius *n*
前唇加长修(整)复术 verlängerte Lippenplastik *f*
前唇原长整复术 nicht-verlängerte Lippenplastik *f*
前雌激素 Proöstrogene *n pl*
前次剖宫产 vorheriger Kaiserschnitt *m*
前次月经 letzte Menstruationsperiode *f*
前囟的 bregmatisch

前存活关卡 Prosurvival-Checkpoint *m*
前带 Präzone *f*
前带现象 Prozonenphänomen *n*
前单核细胞 Promonozyt *m*
前弹性层 vorderes Limina-Blatt *n*, Bowman* Membran *f*, Lamina elastica anterior *f*
前弹性纤维 vorfedernde Faser *f*, Oxytalanfaser *f*, präelastische Faser *f*
前蛋白胨 Propeptone *n pl*
前蛋白胨尿 Propeptonurie *f*
前导 Frontzahnführung *f*
前导离子 führendes Ion *n*
前导链 führender Strang *m*
前导区 führender Bereich *m*
前导肽 führendes Peptid *n*
前导肽酶 führende Peptidase *f*
前导序列 Leader-Sequenz *f*
前的 anterior
前底段（S Ⅷ） Segmentum basale anterius（S Ⅷ）*n*
前底段支气管 Bronchus segmentalis basalis anterior *m*
前底支 Ramus basalis anterior *m*
前电位 Präpotential *n*
前淀粉样蛋白 Amyloid-Protein-Vorläuferstoff *m*
前顶 Oberhaupt *n*, Oberkopf *m*, Sinciput *n*
前顶体颗粒 proacrosomale Granula *n pl*
前顶先露 sincipitale Präsentation *f*
前定和谐 prästabilierte Harmonie *f*
前定论 Predeterminismus *m*
前定位 Praelokalisation *f*
前端 Extremitas anterior *f*
前端处理机 Vorfeldrechner *m*, Vorschaltrechner *m*
前端的 anterior, frontend
前端计算机 frontender Computer *m*
前段 Segmentum anterius *n*
前段（超声生物显微镜） Ultraschallbiomikroskopie des vorderen Segmentes *f*
前段 / 虹膜新生血管形成 Neovaskularisation des vorderen Segmentes（Iris）*f*
前段创伤修复 Reparatur des Traumas des vorderen Segmentes *f*
前段动脉 Arteria segmenti anterioris *f*
前段支气管（B Ⅲ） Bronchus segmentalis anterior（B Ⅲ）*m*
前俄狄浦斯期 Preödipale Periode *f*
前额 Stirn *f*, Frons *f*
前额白质切断术 präfrontale Leukotomie *f*
前额岛状皮瓣 präfrontaler Insellappen *m*
前额窦穿刺术 frontale Punktion *f*
前额窦刮匙 frontaie Kürette *f*
前额窦灌洗管 Spülkanüle der Stirnhöhle *f*, Stirnhöhlenspülkanüle *f*
前额窦扩孔锉 Stirnhöhlenraspel *f*
前额窦探条 Stirnhöhlensonde *f*, Stirnhöhlenbougie *f*
前额窦探针 Stirnhöhlensonde *f*
前额窦粘膜剥离器 Schleimhautelevator der Stirnhöhle *m*, Stirnhöhleschleimhaut-Elevator *m*
前额面喉切除术 vordere frontale Laryngektomie *f*
前额颞皮瓣 Temporalstirnlappen *m*
前额皮瓣 Stirnlappen *m*
前额皮肤皱纹 Stirnfalten *pl*
前额皮质 präfrontaler Cortex *m*
前额头皮皮瓣 präfrontale Kopfhautklappe *f*
前额凸出者 Cyrtometopus *m*
前额叶皮质 präfrontales Kortex *n*
前额叶切断术 präfrontale Lobektomie *f*
前额叶损伤综合征 Präfrontales Schäden-Syndrom *n*
前额叶综合征 Präfrontallappensyndrom *n*
前额整形术 Stirnplastik *f*
前额中部皮瓣 zentraler Stirnlappen *m*
前腭弓 vorderer Gaumenbogen *m*
前腭突（原发腭） anteriorer Gaumenprozess *m*
前发缘低下 niedriger vorderer Haaransatz *m*
前反颌 ehemaliger Antikiefer *m*
前方脑（脊）膜膨出 anteriore Meningozele *f*（从脊柱前方突出的罕见脑脊膜膨出）
前方牵引装置 Protraktionsgerät *n*
前方式 Forwardmodus *m*
前房 Vorderkammer *f*
前房（眼球） vordere Augenkammer *f*
前房冲洗器 vorderer Augenkammerirrigator *m*
前房出血 Vorderkammerblutung *f*, Hyphäma *n*
前房穿刺术 Vorderkammerpunktion *f*
前房穿刺针 Parazentese-Nadel *f*
前房穿孔刀 Parazentese-Messer *n*
前房分裂综合征 Spaltungssyndrom des Vorderkammers *n*
前房管分流到环带 vorderer Augenkammertubschunt zum einkreisenden Band *m*
前房积脓 Hypopyon *n*
前房积脓性角膜溃疡 Ulcus serpens corneae *m*
前房积脓性角膜炎 Hypopyonkeratitis *f*
前房积血 Hyphäma *n*
前房加深 Vertiefung der Vorderkammer *f*
前房间沟 anteriore interatriale Nute *f*
前房角 Kammerwinkel *m*, Filtrationswinkel *m*, Kammerbucht *f*
前房角穿刺 Goniopunktur *f*
前房角镜 Gonioskop *n*
前房角镜检查 Gonioskopie *f*
前房角切开刀 Goniotom *n*
前房角切开术 Goniotomie *f*
前房角隙 Spatia anguli iridocomealis *n pl*
前房角小梁网 Trabekelwerk des Kammerwinkels *n*
前房角新生血管形成 Neovaskulation des Vorderkammerwinkels *f*
前房人工晶状体 Vorderkammerintraokularlinsen *pl*
前房深度 Vorderkammertiefe *f*
前房深度测量仪 Messungsgerät für Vorderkammertiefe *n*
前房始基 Anlage der vorderen Augenkammer *f*
前房相关免疫偏离 Vorderkammer assoziierte Immunabweichung *f*
前房异物镊 Vorderkammer-Fremdkörperzange *f*
前房有晶体眼人工晶状体 Vorderkammerintraokularlinsen des phakischen Auges *f pl*
前分泌素 Prosekretin *n*
前分生组织 Promeristem *n*
前负荷 Vorlast *f*
前腹壁缺损 vordere Bauchdeckenstörung *f*
前腹侧核 nucleus anteroventralis *m*
前钙化［甾］醇 Precalciferol *n*
前概率 priori-Wahrscheinlichkeit *f*
前概念 Vorurteil *n*, Vorverständnis *n*
前肝间质 Praehepaticus *m*
前肛 Urafter *m*
前高血压 Prähypertonie *f*
前隔交界 anteroseptale Kommissur *f*
前根 Vorderwurzel *f*
前根电位 Vorderwurzel-Potential *n*
前根动脉 vordere Wurzelarterie *f*
前根静脉 vordere Rootvene *f*
前跟关节面 facies articularis calcanea anterior *f*
前弓 Arcus anterior *m*

前弓反张 Episthotonus *m*, Emprosthotonus *m*
前弓反张位置 Emprosthotonos *n*
前弓区 vorderer Bogenbereich *m*
前弓位 lordotische Stellung *f*, lordotische Position *f*
前弓性破伤风 Starrkrampf anticus *m*
前拱形 T 波 plateau T-Welle *f*, Plateau-T-Zacke *f*
前股 Divisiones anteriores *f pl*
前骨半规管 Canalis semicircularis anterior *m*
前骨壶腹 Ampulla ossea anterior *f*
前骨间神经卡压综合征 vordere Zwischenknochennerven-Engpasssyndrom *n*
前骨母细胞 Präosteoblaste *f*
前骨髓瘤细胞 premyeloma Zellen *f pl*
前固有束 Vorderstrangrest *m*, Vorderstranggrundbündel *n*, Fasciculus proprius anterior *m*
前关节面 facies articularis anterior *f*
前关节囊松解术 anteriore Kapselrelease-Chirurgie *f*
前光视紫红质 Bathorhodopsin *n*
前过敏原 Proallergen *n*
前海葱甙 A Proscillaridin A *n*
前行掩蔽 Vorwärtsmaskierung *f*
前核 Vorkern *m*, Pronukleus *m*
前核染质 Prochromatin *n*
前核糖体 preribosomale Ribonukleinsäure *f*
前核细胞 Prokaryotenzelle *f*
前颌指数 Zwischenkieferindex *m*
前黑色素小体 Prämelanosoma *n*
前黑素体 Premelanosom *n*
前黑素细胞 Premelanozyt *m*
前横径 Diameter anterotransversa *f*
前喉切除术 vordere Laryngektomie *f*
前后扁的 obcompressed
前后不符的 inkonsequent, beziehungslos
前后抽屉征 posterior-anteriorer Schubladentest *m*
前后对比 aufeinanderfolgender Kontrast *m*
前后发展原则 Anterorposteriosprinzip *n*
前后方向投照(影) anteroposteriore Projektion *f*
前后关系 Kontext *m*
前后径 Diameter anteropostrior *f*
前后路联合融合术 Vorderfusion *f*
前后路联合手术 kombinierter anterior-posterior Verfahren *m*
前后曲线 vordere und hintere Kurve *f*
前后设计法 Vorher-Nachher-Design *n*
前后位 anteroposteriore Position *f*
前后位投照(影) anteroposterior Projektion *f*
前后向(矢状)胸深 sagittale Brusttiefe *f*
45°-前后斜位 45° anteroposteriore Schräglage *f*
前后一致的 einheitlich, aneinanderklebend, zusammenklebend
前后影响 kontextueller Einfluss *m*
前胡内酯 Peucedanin *n*, Peucedalacton *n*
前胡色[原]酮 Peucenin *n*
前胡属 Haarstrang *m*, Peucedanum *n*
前胡素 Peucedanin *n*
前壶腹神经 nervus ampullaris anterior *m*
前踝骨折(蒂氏骨折) Tillaux-Fraktur *f*
前踝上皮瓣 anteriorer supramalleolärer Lappen *m*
前寰椎 Proatlas *m*
前寰椎畸形 vorherige Atlasdeformität *f*
前黄素 Proflavin *n*
前活化剂 Proaktivator *m*
前基底段 Segmentum basale anterius *n*
前基膜 anteriore Basalmembran *f*
前基因组 Pregenom *n*
前激活物 Proaktivitor *m*
前激酶 Prokinase *f*
前激素原 Preprohormon *n*
前激肽释放酶 Präkallikrein *n*
前激肽释放酶活性(激肽释放酶原活性) Präkallikrein-Faktor-Aktivität *f*
前极 Polus anterior *m*
前极性[白]内障 Cataracta polaris anterior *f*
前脊髓综合征 Anterior-Rückenmark-Syndrom *n*
前加速素 Proaccelerin *n*, Faktor V *m*
前加速因子 Proaccelerin *n*
前尖 Parakon *n*
前尖瓣 Cuspis anterior *f*
前间壁梗死 anteroseptaler (Myokard-) Infarkt *m*
前间隔滑膜切除术 Synovektomie vorderer Septums *f*
前间隔破裂 vordere Septumreptur *f*
前间隔心肌梗塞 anteroseptaler Myokardinfarkt *m*
前间隙 anteriores Diastema *n*
前肩峰成形术 vorne Schulterarthroplastik *f*
前减数分裂 Premeiose *f*
前浆细胞 Proplasmozyt *m*, Proplasmazelle *f*
前降支 Ramus anterior descendens *m*
前降支动脉 vordere absteigende Koronararterie *f*
前交叉缺陷性膝 vordere Kreuzband-defizientes Knie *n*
前交叉韧带 vorderes Kreuzband *m*
前交叉韧带翻修术 Reparatur vorderer Kreuzbandplastik *f*
前交叉韧带髂胫束加强术 Verstärkung des vorderen Kreuzbandes mit Tractus iliotibialis *f*
前交叉韧带切断术 Durchschneidung vorderer Kreuzbandplastik *f*
前交叉韧带缺如膝 vordere Kreuzbandplastik fehlendes Knie *n*
前交叉韧带缺损 Störung vorderer Kreuzbandplastik *f*
前交叉韧带撕裂 Riss vorderer Kreuzbandplastik *m*
前交叉韧带损伤(前十字韧带损伤) Verletzung vorderer Kreuzbandplastik des Knies *f*
前交叉韧带重建术 Rekonstruktion vorderer Kreuzbandplastik *f*
前交界腱索 Vorderkommissurenchorda *f*
前交通动脉 Arteria communicans anterior *f*
前交通动脉瘤 anteriores Kommunikationsaneurysma *n*
前交通静脉 vordere kommunizierende Vene *f*
前胶原[蛋白] Präkollagen *n*
前胶原 C 端蛋白酶 C-terminale Prokollagen Protease *f*
前胶原 C 端内肽酶 C-terminale Prokollagen Endopeptidase *f*
前胶原 N 端蛋白酶 N-terminale Prokollagen Protease *f*
前胶原 N 端内肽酶 N-terminale Prokollagen Endopeptidase *f*
前胶原半乳糖转移酶 Procollagen-Galactosyltransferase *f*
前胶原分子 Präkollagen-Molekül *n*
前胶原赖氨酸 5-加双氧酶 Procollagen Lysin 5 - Dioxygenase *f*
前胶原肽酶 Präkollagen-Peptidase *f*
前胶原纤维 Präkollagenfasern *f pl*
前焦点 vorderer Brennpunkt *m*
前焦距 vordere Brennweite *f*
前焦平面 anteriore Brennebene *f*
前角 Vorderhorn *n*, Cornu anterius *n*
前角蛋白 Prekeratin *n*
前角囊吸虫属 Procerovum *n*
前角撕裂 Vorderhornträne *f*
前角细胞 Vorderhornzelle *f*
前接体 Spleißosom *n*
前节 vorderes Segment *n*
前结节 Tuberculum anterius *n*
前睫状动脉 anteriore Ziliararterie *f*
前睫状巩膜切开 anteriore ziliare Sklerotomie *f*
前睫状体炎 vordere Ziliarkörpersentzündung *f*
前界 Präzone *f*
前界层 Lamina limitans anterior *f*

前界的 präzonal
前界膜角膜营养不良类型 1 vordere grenzmembranöse Hornhautdystrophie Typ 1 *f*
前进错误 Prozessivitätsfehler *m*
前进法 Vorwärtsselektion *f*
前进性遗忘症 Vorwärtsamnesie *f*
前颈髓综合征 Vorrückenmark-Syndrom *n*
前臼齿 Prämolarzähne *m pl*, Prämolaren *m pl*
前臼齿发育不良、多汗、早年白发综合征 Prämolare Aplasie-Hyperhidrose-vorzeitige Canities Sydrom *n*, Böök-Syndrom *n*
前巨核细胞 Promegakaryozyt *m*
前距腓韧带 vordere Talofibularplastik *f*
前距腓韧带断裂 Ruptur der vorderen Talofibularplastik *f*
前距关节面 facies articularis talaris anterior *f*
前锯肌 musculus serratus anterior *m*
前锯肌粗隆 Tuberositas musculi serrati anterioris *f*
前锯肌影 Schatten des Vorderen Serratus *m*
前开颌 Öffnung in Vorderbacken *f*
前抗凝血酶 Pro-antithrombin *n*
前抗原 Präantigen *n*, Proantigen *n*
前口目 Prosostomata *n pl*
前馈 positive Rückkopplung *f*, Mitkopplung *f*
前馈控制 Vorkopplungkontrolle *f*, Vorsteuerung *f*
前馈控制系统 Vorwärtskopplungssteuersystem *n*
前馈性抑制 Feedforwardsinhibition *f*
前馈抑制 Feedforwardsinhibition *f*
前括约肌 vorderer Sphinkter *m*
前赖氨酸 Prolysin *n*
前朗氏细胞 Pre-Langerhans*-Zelle *f*
前酪氨酸酶 Protyrosinase *f*
前泪嵴 anteriore lakrimale Crista *f*
前类脂 Prälipoid *n*
前梨状区 vorbirnenförmiger Bereich *m*
前连合 Commissura anterior *f*
前连合喉镜 Commissura-anterior-Laryngoskop *n*
前连合喉切除术 Commissura-anterior-Laryngektomie *f*
前连合切除术 vordere Kommissurotomie *f*
前连合纤维 Präkommissuralfasern *f pl*
前连合型感觉障碍 Sensibilitätsstörung der vorderen Kommissur *f*
前联会 Präsynapse *f*
前链接步骤 Vorwärtsverkettungsschritt *m*
前链接方式 Vorwärtsverkettungsmodus *m*
前列地尔 Alprostadil *n*
前列环素 Prostazyklin *n*
前列环素 I2 Prostazyklin I2 *n* (PGI2)
前列环素合成酶 Prostazyklin-Synthetase *f*
前列腺 Vorsteherdrüse *f*, Prostata *f*
前列腺 X 线照片 Prostatogramma *n*
前列腺 X 线照相术 Prostatographie *f*
前列腺癌 Prostatakarzinom *n*
前列腺癌短距离放射治疗 Brachytherapie bei Prostatakrebs *f*
前列腺癌放射治疗 Strahlentherapie des Prostatakarzinoms *f*
前列腺癌辅助内分泌治疗 uvante Hormontherapie *f*
前列腺癌高强度聚焦超声治疗 hochintensiver fokussierter Ultraschall *m* (HIFU)
前列腺癌骨相关事件 Skelett-bezogene Ereignise von Prostatakarzinom *n pl*
前列腺癌骨转移 Prostatakrebs mit Knochenmetastase *m*
前列腺癌观察等待治疗 Beobachten und Abwarten für Prostatakrebs
前列腺癌化学疗法 Chemotherapie des Prostatakrebs *f*
前列腺癌局灶治疗 fokale Therapie bei Prostatakrebs *f*
前列腺癌冷冻治疗 Kryotherapie bei Prostatakrebs *f*
前列腺癌内分泌治疗 hormonelle Therapie des Prostatakarzinoms *f*
前列腺癌治愈性治疗 heilende Behandlung des Prostatakarzinoms *f*
前列腺癌主动监测 aktive Überwachung des Prostatakarzinoms *f*
前列腺按摩[术] Prostatamassage *f*
前列腺按摩液 ausgedrückte Prostatasekretion *f*
前列腺被膜 Prostatakapsel *n*
前列腺表皮内肿瘤形成 Prostata-intraepitheliale Neoplasie *f*
前列腺病 Prostatopathie *f*
前列腺病态 Prostatismus *m*
前列腺部 Pars prostatica (urethrae) *f*
前列腺部分切除术 partielle Prostatektomie *f*
前列腺部尿道 Prostataharnröhre *f*
前列腺测量器 Prostatometer *n*
前列腺持针钳 prostatischer Nadelhalter *m*
前列腺穿刺活检术 Prostatabiopsie *f*
前列腺穿刺套管针 prostatischer Trokar *m*
前列腺丛 Plexus prostaticus *m*
前列腺蛋白 Prostatein *n*
前列腺导管癌 duktales Prostatakarzinom *n*
前列腺的 prostatisch
前列腺底 Basis prostatae *f*
前列腺电切除术 Elektro-prostatektomie *f*
前列腺电切开 Galvano-prostatotomie *f*
前列腺电灼器 Prostataelektrokoagulator *m*
前列腺窦 Sinus prostaticus *m*
前列腺毒素 Prostatotoxin (um) *n*
前列腺恶性肿瘤 bösartige Neubildung der Prostata *f*
前列腺放线菌病 Aktinomykose der Vorsteherdrüse *f*, Prostataaktinomykose *f*
前列腺肥大 Prostatahypertrophie *f*, Prostatahyperplasie *f*
前列腺肥大性尿道狭窄球囊扩张术 Ballondilatation für prostatische hypertrophe Harnröhrenstenose *f*
前列腺缝合器 prostatischer Nähapparat *m*, prostatischer Nahtapparat *m*
前列腺缝合器械包 prostatisches Nähapparat-Besteck *n*
前列腺缝合针 prostatische Nähnadel *f*
前列腺根除术 radikale Prostatektomie *f*
前列腺环素 Prostazyklin *n*, Prostacyclin *n*
前列腺活组织检查 Prostata-Biopsie *f*
前列腺肌瘤切除术 Prostatomyomectomia *f*
前列腺加热器 prostatischer Heiz (körp) er *m*
前列腺尖 Apex prostatae *f*
前列腺检查 Prostatauntersuchung *f*, Prostataexamination *f*, Prostataexaminierung *f*
前列腺检查及按摩术 Prüfung und Massage der Prostata
前列腺剪 Prostata-Schere *f*
前列腺结核 Prostatatuberkulose *f*
前列腺[结]石 Prostatastein *m*, Prostatakonkrement *n*
前列腺结节性增生 noduläre Hyperplasie der Prostata *f*
前列腺结石切除术 Resektion der Prostatasteine *f*
前列腺筋膜 fascia prostatae *f*
前列腺精囊包虫病 Echinokokkenkrankheit der Vorsteherdrüse und Samenblase *f*
前列腺精囊切除术 Prostatovesiculectomia *f*
前列腺精囊炎 Prostatovesikulitis *f*
前列腺静脉丛 Plexus venosus prostaticus *m*
前列腺颗粒细胞 prostatische granulare Zelle *f*
前列腺溃疡 Prostatelcosis *f*
前列腺拉钩 Prostataretraktor *m*
前列腺冷冻外科 prostatische Kryochirurgie *f*, Prostatakryochirurgie *f*

前列腺冷却器 prostatischer Kühler *m*
前列腺粒子植入治疗 Samen dauerhafte Implantation von Prostata *f*
前列腺连接部切开术 Prostatakommissurotomie *f*
前列腺良性肿瘤 gutartige Neubildung der Prostata *f*
前列腺淋巴肉瘤 Prostatalymphosarkom *n*
前列腺鳞状化生 plattenepithelmetaplasien der Prostata *f*
前列腺瘤 Prostata-Tumor *m*
前列腺梅毒 Prostatitis syphilitica (s. luica) *f*
前列腺囊 Prostatakapsel *f*, Capsula prostatae *f*
前列腺囊肿 Prostatazyste *f*
前列腺-尿道记忆金属支架置入术 Implantation des Harnröhrenmemorymetallstents *f*
前列腺尿道压力室 Druckkammer prostatischer Urethra *f*
前列腺凝固体 Prostatakonkrement *n*
前列腺凝结体 prostatisches Konkrement *n*
前列腺凝结物 Concretiones prostaticae *f pl*
前列腺脓肿 prostatischer Abszeß *m*, Prostataabszeß *m*
前列腺脓肿引流术 Drainage des Prostataabszess *f*
前列腺膀胱切开术 Prostatocystotomia *f*
前列腺膀胱炎 Prostatocystitis *f*
前列腺平滑肌肉瘤 Prostataleiomyosarkom *n*, prostatisches Leiomyosarkom *n*
前列腺气囊扩张术 Ballondilatation von Prostatakrebs *f*
前列腺牵开器 prostatischer Retraktor *m*
前列腺牵引器 prostatischer Traktor *m*, Prostatatraktor *m*, Syms* Traktor *m*
前列腺前组织 preprostatisches Gewebe *n*
前列腺钳 prostatische Faßzange *f*
前列腺鞘 prostatischer Schaft *m*
前列腺切除刀包 Prostatektomie-Instrumentenbesteck *n*
前列腺切除器(镜) Resektoskop *n*
前列腺切除术 Prostatektomie *f*, Prostataresektion *f*
前列腺切开术 Prostatotomie *f*
前列腺缺如 Abwesenheit von Prostata *f*
前列腺肉瘤 Prostatasarkom *n*
前列腺上皮内瘤 prostatische intraepitheliale Neoplasie *f*
前列腺石 Prostatastein *m*
前列腺石切除术 Prostatolithotomia *f*
前列腺素 Prostaglandine *n pl* (PG)
前列腺素 A2 Prostaglandin A2 *n* (PGA2)
前列腺素 D2 Prostaglandin D2 *n*
前列腺素 D 合成酶 Prostaglandin-D Synthase *f*
前列腺素 E Eprostaglandin E
前列腺素 E1 Prostaglandin E1
前列腺素 E2 Prostaglandin E2 *n* (PGE2)
前列腺素 E2 还原酶 Prostaglandin-E2 Reduktase *f*
前列腺素 E 合成酶 Prostaglandin-E Synthase *f*
前列腺素 F2 Prostaglandin F2 *n* (PGF2)
前列腺素 G2 Prostaglandin G2 *n* (PGG2)
前列腺素 H2 Prostaglandin H2 *n* (PGH2)
前列腺素 H2 D 异构酶 Prostaglandin-H2 D-Isomerase *f*
前列腺素 H2 E 异构酶 Prostaglandin-H2 E-Isomerase *f*
前列腺素 I2 Prostaglandin I2 *n* (PGI2)
前列腺素 I 合成酶 Prostaglandin-I Synthase *f*
前列腺素合成酶 Prostaglandin-Synthase *f*
前列腺素类 Prostaglandine *f*
前列腺素内过氧化物合成酶 Prostaglandin-Endoperoxd Synthase *f*
前列腺素引产 Prostaglandin-Geburtseinleitung *f*
前列腺酸性磷酸酶 Prostata-Phosphatase *f*
前列腺损伤 prostatische Verletzung *f*
前列腺特异性抗原 Prostata-spezifisches Antigen *n*
前列腺特异性抗原密度 PSA-Dichte *f* (PSAD)
前列腺特异性抗原速率 PSA- Geschwindigkeit *f* (PSAV)
前列腺痛 Prostatalgie *f*, Prostatadynie *f*, Prostataschmerz *m*
前列腺外的 extraprostatisch
前列腺外科包膜 chirurgische Kapsel der Prostata *f*
前列腺[烷]酸 Prostanosäure *f*
前列腺微波治疗 Mikrowellen-Therapie von Prostata *f*
前列腺峡 Isthmus prostatae *m*
前列腺纤维化 Prostatafibrose *f*
前列腺腺癌 prostatisches Adenokarzinom *n*, Prostataadenokarzinom *n*
前列腺腺瘤样增生 adenomähnliche Prostatahyperplasie *f*
前列腺小管 Ductuli prostatici *m pl*
前列腺小囊 Utriculus prostaticus *m*
前列腺小细胞癌 kleinzelliges neuroendokrines Karzinom der Prostata *n*
前列腺炎 Prostatitis *f*
前列腺炎的 prostatitisch
前列腺叶 Prostatalappen *m*
前列腺叶持钳 Prostatalappenfaßzange *f*, Young* Zange für Prostatalappen *f*
前列腺液 Prostatasaft *m*, Succus prostaticus *m*
前列腺液检查 Prostatasekret-Untersuchung *f*
前列腺液溢 Prostatorrhoe *f*
前列腺移行细胞癌 Übergangszellkarzinom der Prostata *n*
前列腺硬癌 prostatisches Skirrhus *n*
前列腺造影 Prostatographie *f*
前列腺增大 Prostatavergrößerung *f*
前列腺增生[症] Prostatahyperplasie *f*
前列腺增生性尿道狭窄球囊扩张术 Ballondilatation für Prostatahypertrophie Harnröhrenstenose *f*
前列腺增生抑制药 Prostatawachstumsinhibitor *m*
前列腺摘除器 Prostata-Enukleator *m*, Prostataenukleator *m*
前列腺症候群 Prostatismus *m*
前列腺支 Prostatabranche *f*
前列腺支架 prostaticer Stent *m*
前列腺肿瘤 Prostatatumor *m*, Prostatageschwulst *f*
前列腺周的 periprostatisch
前列腺周围脓肿引流术 Drainage von periprostaticen Abszesse *f*
前列腺周炎 Periprostatitis *f*, Paraprostatitis *f*
前裂隙腱索 vordere gespaltene Chorda *f*
前临床疾病 präklinische Krankheit *f*
前淋巴细胞 Prolymphozyt *m*
前淋巴细胞淋巴肉瘤 prolymphozytäres Lymphosarkom *n*
前流层析分析 Frontalanalyse *f*
前颅底平面 SN Ebene *f*
前颅底综合征 Syndrom der vorderen Schädelbasis *n*
前颅窝 vordere Schädelgrube *f*
前颅测压计 anterialer fontaneller Monometer *m*
前路脊髓减压融合术 vordere Rückenmarksdekompression und Fusion *f*
前路脊柱固定器械 Fixationsgeräte für vordere Wirbelsäulen *n pl*
前路脊柱融合术 anteriore Spondylodese *f*
前路减压融合术 anteriore Dekompression und Fusion *f*
前路截骨融合术 anteriore Osteotomie und Fusion *f*
前路颈椎固定术 anteriore zervikale Fixierung *f*
前路颈椎椎体切除术 anteriore zervikale Korpektomie *f*
前路内固定器械 anteriore fixierungsvorrichtungen *f pl*
前路上颈椎融合术 Straße vor zervikaler Fusion *f*
前路胸廓成形术 anteriore Thorakoplastik *f*
前路腰椎椎间融合术 anteriore Lendenwirbelfusion *f*
前路椎间盘切除术 anteriore Diskektomie *f*
前路椎体间融合术 anteriore Lendenwirbelfusion *f*
前路椎体切除术 anteriore Korpektomie *f*

前卵泡细胞 prefollicle Zelle *f*
前逻辑思维 prälogisches Denken *n*
前毛细管吻合 Präkapillaranastomose *f*
前毛细血管 Präkapillaren *f pl*
前毛细血管括约肌 Präkapillarsphinkter *m*
前酶 Proenzym *n*, Proferment *n*, Zymogen *n*
前酶原 Prozymogen *n*, Präzymogen *n*
前面 Facies anterior *f*
前面的 vorder, front, frontal
前面高 vordere Höhe *f*
前面观 Norma facialis *f*
前面视野 Frontansicht *f*
前膜半规管 Ductus semicircularis anterior *m*
前膜壶腹 Ampulla membranacea anterior *f*
前磨牙 Prämolarzähne *m pl*, Prämolaren *m pl*, Praemolares *m pl*, Dentes praemolares *m pl*
前磨牙卡环 Prämolarklammer *f*
前囊层 vordere (Linsen-) Kapsel *f*
前囊膜混浊 Opaziät der vorderen Kapsel *f*
前囊膜切开 vordere Kapsulotomie *f*
前脑 Vorderhirn *n*, Vorgroßhirn *n*, Prosenzephalon *n*, Prosencephalon *n*
前脑出血 Vorderhirnblutung *f*, Hämorrhagie des Vorderhirns *f*
前脑啡肽原 Pre-Proenkephalin *n*
前脑内侧束 Fasciculus prosencephalicus medialis *m*
前脑泡 Vorderhirnbläschen *n*
前脑腔 Prosocoele *f*
前脑无裂畸形 Holoprosencephalie *f*
前内侧核 anteromedialer Kern *m*
前内侧面 facies anterior medialis *f*
前内侧丘纹动脉 anteromediale thalamostriate Arterie *f*
前内侧中央动脉 anteromediale zentrale Arterie *f*
前内侧中央支 anteromediale zentrale Niederlassung *f*
前内的 anterointernal
前尿道 Urethra anterior *f*
前尿道瓣膜 anteriore Urethralklappe *f*
前尿道加温器 Vorderharnröhrenwärmer *m*
前尿道淋病 vordere Harnröhrengonorrhöe *f*
前尿道破裂伤 Ruptur der vorderen Harnröhre *f*
前尿道损伤 Verletzung vorderer Harnröhre *f*
前尿道炎 Urethritis anterior *f*
前颞叶切除术 anteriore temporale Lobektomie *f*
前凝乳酶原 Prorennin (um) *n*, Prochymosin *n*, Renninogen *n*
前凝血激酶 Prothrombokinase *f*
前凝血酶 Prothrombin *n*, Prothrombase *f*
前凝血酶复合物 Prothrombinkomplex *m*
前凝血酶减少[症] Prothrombinopenie *f*, Hypoprothrombinämie *f*
前凝血酶时间 Prothrombinzeit *f*, Thromboblastinzeit *f*
前凝血酶消耗试验 Prothrombinkonsumptionstest *m*
前凝血酶血 Prothrombinämie *f*
前凝血酶因子 Prothrombinfaktor *m*
前凝血酶原 Prothrombinogen *n*, Faktor Ⅷ *m*
前凝血[酶]致活酶 Prothrombokinase *f*
前旁交界腱索 vordere paracommissurale Chorda *f*
前旁正中腱索 vordere paramediale Chorda *f*
前[排]肾盏 anteriorer Kelch *m*
前盆腔廓清术 vordere Beckenexenteration *f*
前盆腔脏器除去术 vordere Beckeninhaltsausräumung *f*
前皮支 Ramus cutaneus anterior *m*
前葡萄膜 vordere Uvea *f*
前葡萄膜炎 Uveitis anterior *f*
前葡萄肿 Staphyloma anterior *n*
前期 Prophase *f*, Präphase *f*
前期爱抚 Vorspiel *n*
前期白斑 Preleukoplakia *n*
前期坏疽 Prewundbrand *m*
前期快感 früher Nervenkitzel *m*
前期性乐 Voreuphorie *f*
前期牙本质 Prädentin *n*
前期牙骨质 Zementoid *n*
前期郁滞 Prästase *f*
前起始复合物 Präinitiationskomplex *m*
前气门亚目螨 Prostigmata *pl*
前腔静脉 vordere Hohlvene *f*
前强啡肽原 Pre-Prodynorphin *n*
前侵袭素 Proinvasin *n*
前青春期 Prepubertät *f*
前倾 Anteversion *f*, Anteversio *f*
前倾测验 Vorwärts-Quiz *n*
前倾的 antevertiert
前倾弯 Tip-forward-Biegung *f*
前清蛋白 Präalbumin *n*
前清蛋白原 Preproalbumin *n*
前穹[窿] Fornix anterior *m*
前球蛋白 Präglobulin *n*
前区 Präzone *f*
前区现象 Prozonenphänomen *n*
前驱斑 Primärfleck *m*, Primärplaque *f*
前驱的 prodromal
前驱给药法 Prämedikation *f*
前驱昏迷 Präkoma *n*
前驱疾病 vorgeschichte Krankheit *f*
前驱麻醉 Pränarkose *f*, Präanästhesie *f*
前驱麻醉剂 Pränarkotika *n pl*
前驱期 Prodromalstadium *n*, Stadium prodromale *n*
前驱期精神分裂症 prodromale Schizophrenie *f*
前驱期青光眼 Glaucoma prodromale *n*, Glaucoma imminens *n*
前驱糖尿病 Prädiabetes *m*
前驱糖尿病患者 Prediabetiker *m*
前驱药 Prämedikament *n*
前驱症状 Prodromalerscheinung *f*, Prodromalzeichen *n*, Prodrom *n*
前驱症状的 prodromal
前屈 Anteflexio *f*
前屈的 vorgebeugt
前屈过度 Hyperanteflexio *f*
前躯细胞 Vorläuferzelle *f*
前曲位检查[乳房]法 sich vorwärtsbeugendes Manöver *n*
前群 vordere Gruppe *f*
前染色体 Prochromosom *n*
前染色质 Prochromatin *n*
前热原 Präpyrogene *n pl*
前绒毛 Prochorion *n*
前溶酶体 Prälysosom *n*
前乳头肌 Musculus papillaris anterior *m*
前乳牙 predeciduouser Zahn *m*
前入路胸椎间盘切除术 vordere Brustdiskektomie *f*
前软骨 Vorknorpel *m*, Protochondrium *n*
前软骨干细胞 false Epiphyse- Stammzelle *f*
前软骨组织 Vorknorpelgewebe *n*
前塞扎里红皮病 Pre-Sézary*-Erythroderm *n*
前塞扎里红皮病综合征 Pre-Sézary*-Erythroderm-Syndrom *n*
前鳃亚纲 Prosobrachia *f*
前色素层 vordere Pigmentschicht *f*, Stratum pigmenti anterior *n*
前筛窦 vordere Siebbeinhöhle *f*
前扇叶 anteriore Jakobsmuschel *f*
前上的 anterosuperior
前上皮 Epithelium anterius (corneae) *n*

"前哨"抗体 Sentinel-Antikörper *m*
前哨淋巴结 Sentinellymphknoten *m*
前哨痔 Vorpostenfalte *f*
前舌腺 Glandula lingualis anterior *f*
前摄干扰 proaktive Interferenz *f*
前摄抑制 proaktive Hemmung *f*
前摄易化 proaktive Erleichterung *f*
前伸殆 protrudierte Okklusion *f*, Occlusio anterior *f*
前伸关系 protrusive Beziehung *f*
前伸髁导斜度 Neigung der protrusiven Kondylenführung *f*
前伸髁道 Protrusionsbahn des Kondylus *f*
前伸平衡 Protrusionsgleichgewicht *n*
前伸殆颌位 exkursive Bewegung der Vorstülpung *f*
前伸咬殆运动 protrudierte Okklusionsbewegung *f*, protrudierte Kaubewegung *f*
前伸移动 protrudierte Bewegung *f*
前身(体) Vorläufer *m*
前身部联胎 Emprosthozygose *f*
前身致癌剂 Präkarzinogen *n*
前神经孔 neuroporus anterior *m*
前肾 Vorniere *f*, Pronephros *m*
前肾管 Ductus pronephricus *m*
前肾素(大肾素,前血管紧张肽原酶) Big-Renin *n*
前肾小管 Vornierenkanälchen *n pl*
前升支 Ramus anterior ascendens *m*
前生命化学 präbiotische Chemie *f*
前生殖器欲阶段 Pregenitalphase *f*
前十二指肠 Protoduodenum *n*
前十二指肠炎 Protoduodenitis *f*
前十字韧带 Ligamentum cruciatum anterius *n*
前十字韧带断裂 Ruptur des vorderen Kreuzbandes *f*
前实验设计 preexperimentales Design *n*
前矢状径 Conjugata anterior *f*
前视内镜 vorwärts betrachtendes Endoskop *n*
前视神经病变 anteriore Optikusneuropathie *f*
前视图 Frontalansicht *f*
前视网膜 vordere Netzhaut *f*
前视胃镜用清洗刷 vorwärts betrachtende dergastroskopische Spülbürste *f*
前视胃镜用取样钳 vorwärts betrachtende gastroskopische Probenahme-Zange *f*
前视叶 Colliculus superior laminae tecti *m*
前适应 Voradaption *f*
前室间沟 Sulcus interventricularis anterior *m*
前室间支 Ramus interventricularis anterior *m*
前室旁核 Nucleus paraventricularis anterior *m*
前嗜铬组织 prechromaffine Gewebe *f*
前噬菌体 Prophage *m*
前噬菌体原 Präprophage *m*
前手性 Prochiralität *f*
前手性单位 prochirale Einheit *f*
前手性的 prochiral
前手性分子 prochirale Moleküle *n pl*
前手性中心 prochirales Zentrum *n*
前束支阻滞 Faszikelblock *m*
前睡眠阶段综合征 Vorschlafphase- Syndrom *n*
前速激肽原 Pre-Protachykinin *n*
前塑后瓷全口牙 Totalprothese mit plastischern Frontzähne und Porzellanseitenzähne *f*
前随机设计 Prerandomization -Design *n*
前髓帆 Velum medullare anterius *n*
前髓帆系带 Frenulum veli medullaris anterioris *n*
前髓帆组织 Epitela *f*
前髓细胞 Prämyelozyt *m*, Promyelozyt *m*
前羧[基]肽酶 Prokarboxypeptidase *f*
前索 Vorderstrang *m*, Funiculus anterior *m*
前索核 Vorderstrangskern *m*
前索综合征 vorderes Schnursyndrom *n*
前肽 Propeptid *n*
前提 Annahme *f*, Hypothese *f*, These *f*
前提规则 vorrangige Regel *f*
前提结点 vorrangiger Knoten *m*
前提结论关系 Vorläufer-Konsequente-Beziehung *f*
前提有效性 prämisse Gültigkeit *f*
C3 前体 Pro-C3
C4 前体 Pro-C4
C5 前体 Pro-C5
前体(身) Präkursor *m*
前体 mRNA Prä-mRNA
前体 RNA Prä-RNA
前体 RNA 加工蛋白 Vorläufer-RNA bearbeitendes Protein *n*
前体 rRNA präribosomale Ribonukleinsäure *f*
前体蛋白质剪接 Präproteinspleißen *n*
前[体]激素 Prähormone *n pl*
前体酶 Proenzym *n*, Proferment *n*
前体物 Vorläufer *m*
前体细胞 Vorläuferzelle *f*
前体综合征 Vorläufer-Syndrom *n*
前条件作用 Vorkonditionierung *f*
前庭 Vorhof *m*
前庭 Vorhof *m*, Vestibulum *m*
前庭本体性错觉 vestibuloproprioceptive Illusion *f*
前庭襞 Plica vestibularis *f*
前庭部 Pars vestibularis *f*
前庭测量[法] vestibuläre Vermessung *f*
前庭成形术 Vestibulumplastik *f*
前庭窗 Vorhoffenster *n*, Fenestra vestibuli *f*
前庭窗小窝 Fossula fenestrae vestibuli *f*
前庭唇 Labium vestibulare *n*
前庭刺激 vestibuläre Stimulation *f*, vestibuläre Reize *pl*
前庭大腺 Glandula vestibularis major *f*, Bartholin* Drüse *f*
前庭大腺囊肿 Zyste der Bartholinschen Drüse *f*, Bartholin* Zyste *f*
前庭大腺囊肿切除术 Exzision der Bartholinschen Zyste *f*
前庭大腺囊肿造口术 Marsupialisation der Bartholinschen Zyste *f*
前庭大腺脓肿 Abscessus Bartholini* *m*
前庭大腺炎 Bartholinitis *f*, Adenitis vulvovaginalis *f*
前庭[导]水管 false vestibulärer Aquädukt *m*
前庭的 vestibulär
前庭动眼反射 vestibulookulärer Reflex *m*
前庭动眼反应 vestibulookuläre Reaktion *f*
前庭毒性 vestibuläre Giftigkeit *f*
前庭盾 Vorhofschild *m*
前庭耳蜗器官 Organum vestibulocochleare *n*
前庭反射 vestibuläre Reflexe *m pl*
前庭感觉 vestibuläre Empfindung *f*, Vestibularempfindung *f*
前庭肛门 Anus vestibularis *m*
前庭根 Radix vestibularis *f*
前庭功能 vestibuläre Funktion *f*
前庭功能变温试验 vestibularfunktionärer kalorischer Test *m*
前庭功能检查 vestibulärer Funktionstest *m*
前庭功能检查法 Vestibular(is)prüfung *f*
前庭功能试验 Vestibular(is)prüfung *f*
前庭沟加深术 vestibuläre Extension *f*
前庭核 vestibulärer Kern *m*
前庭嵴 Crista vestibuli *f*
前庭嵴 vestibuläre Crista *f*

前庭脊髓反射 vestibulospinaler Reflex *m*
前庭脊髓反应 vestibulospinale Reaktion *f*
前庭脊髓束 Tractus vestibulospinalis *m*
前庭觉 vestibuläre Wahrnehmung *f*
前庭阶 Vorhoftreppe *f*, Scala vestibuli *f*
前庭静脉 Venae vestibulares *f pl*
前庭裂 Rima vestibuli *f*
前庭盲端 Vorhofblindsack *m*, Caecum vestibulare *n*
前庭迷路 vestibuläres Labyrinth *n*, Labyrinthus vestibularis *m*
前庭面 Vestibularfläche *f*, Facies vestibularis *f*
前庭膜 membrana vestibularis *f*, Reissner* Membran *f*
前庭囊 vestibulärer Beutel *m*
前庭内侧核 mittelvestibulärer Nucleus *m*
前庭平衡控制 Vestibulo-Ausgleich-Kontrolle *f*
前庭破坏 vestibuläre Destruktion *f*
前庭器官 Vestibularorgan *n*, Vestibularapparat *m*, Apparatus vestibularis *m*
前庭球 Vorhofschwellkörper *m*, Vorhofzwiebel *f*, Bulbus vestibuli *m*
前庭球动脉 Arteria bulbi vestibuli (vaginae) *f*
前庭球静脉 Vena bulbi vestibuli *f*
前庭球连合 Commissura bulborum *f*
前庭球中间部 Pars intermedia bulborum *f*
前庭区 Area vestibularis *f*
前庭韧带 Ligamentum vestibulare *n*
前庭上核 oberer vestibulärer Nucleus *m*
前庭上区 Area vestibularis superior *f*
前庭神经 Vestibular(is)nerv *m*, Gleichgewichtsnerv *m*, Nervus vestibuli *m*
前庭神经 Schwann 细胞瘤 Akustikusneurinom *n*
前庭神经核 Vestibulariskerne *m pl*, Nuclei nervi vestibularis *m pl*
前庭神经脊核 Nucleus spinalis nervi vestibuli *m*
前庭神经节 Ganglion vestibulare *n*
前庭神经节细胞 vestibuläre Ganglienzelle *f*
前庭神经颅侧核 Nucleus vestibularis cranialis *m*
前庭神经内侧核 Nucleus vestibularis medialis *m*
前庭神经切除术 Vestibularis(neur)ektomie *f*
前庭神经切断术 Vestibularis(neur)ektomie *f*
前庭神经上核 Nucleus vestibularis superior *m*
前庭神经损害 Vestibular(is)nervenverletzung *f*
前庭神经外侧核 Nucleus vestibularis lateralis *m*
前庭神经下核 Nucleus vestibularis inferior *m*
前庭神经纤维 Vestibular(is)nervenfaser *f*
前庭神经炎 Vestibular(is)nervenentzündung *f*, Neuritis vestibularis *f*
前庭神经元炎 Neuronitis vestibularis *f*
前庭生理学 vestibuläre Physiologie *f*
前庭实验 vestibulärer Test *m*
前庭适应 vestibuläre Anpassung *f*
前庭水管 Aquaeductus vestibuli *m*
前庭水管静脉 Vena aquaeductus vestibuli *f*
前庭水管内口 Apertura interna aquaeductus vestibuli *f*
前庭水管外口 Apertura externa aquaeductus vestibuli *f*
前庭蜗器 Organum vestibulocochleare *n*
前庭蜗神经 Nervus vestibulocochlearis *m*
前庭蜗神经蜗部 Pars cochlearis nervi vestibulocochlearis *f*
前庭习惯 vestibuläre Gewöhnung *f*, vestibuläre Habituation *f*
前庭下核 unterer vestibulärer Nucleus *m*
前庭下区 Area vestibularis inferior *f*
前庭小脑反应 vestibulocerebelläre Reaktion *f*
前庭小脑束 Tractus vestibulocerebellaris
前庭小腺 Glandulae vestibulares minores *f pl*
前庭信号 vestibuläres Signal *n*
前庭性错觉 vestibuläre Ursprungsillusion *f*
前庭(源)性癫痫 vestibuläre Epilepsie *f*
前庭性共济[运动]失调 vestibuläre Ataxie *f*
前庭性幻觉 vestibuläre Halluzination *f*
前庭性视觉识别障碍综合征 Syndrom der vestibulären Dysop(s)ie *n*
前庭性眩晕 vestibulärer Schwindel *m*, Schwankschwindel *m*, Vertigo vestibularis *f*
前庭性眼球震颤 vestibulärer Nystagmus *m*
前庭性眼震 vestibulärer Nystagmus *m*
前庭炎 Vestibulitis *f*
前庭-眼反射 vestibulär-okulärer Reflex *m*
前庭眼反射 vestibulookulärer Reflex *m*
前庭眼反射增益 Verstäkung des vestibuloockulären Reflexes *f*
前庭眼系统 vestibulookuläres System *n*
前庭诱发电位 vestibuläre evozierte Potentiale *f*
前庭诱发肌源性电位 vestibuläres evoziertes myogenes Potential *n*
前庭障碍 vestibuläre (Funktions-) Störung *f*
前庭支 Rami vestibulares *m pl*
前庭知觉反应 Vestibulo-Wahrnehmungs-Reaktion *f*
前庭植物性紊乱 vestibuläre vegetative Störung *f*
前庭重振 vestibuläre Rekrutierung *f*
前庭装置 Vestibularapparat *m*
前庭锥体 Pyramis vestibuli *f*
前庭自动旋转试验 vestibulärer Autorotationstest *m*
前庭自主神经反应 vestibuläre autonomische Reaktion *f*
前瞳孔膜 anteriore Pupillenmembran (in Embryo) *f*
前头 Stirn *f*, Frons *f*, Vorderhaupt *n*, Sinciput *n*
前头盆倾势不均 vorderer Asynklitismus *m*, Naegele* Obliquitat *f*
前透镜 Frontlinse *f*
前透明质酸酶 Proinvasin *n*
前凸 Lordose *f*, Lordosis *f*
前凸位置 lordotische Haltung *f*
前突 Processus anterior *m*, Lordose *f*, Lordosis *f*, Protrusion *f*, Protrusio *f*
前突变 Prämutation *f*
前突度 vorne Vorstülpung *f*
前腿基节 proximales Beinteil des Unterschenkels *n*
前蜕膜细胞 predeciduale Zelle *f*
前脱位 vordere Luxation *f*
前外侧沟 Sulcus lateralis anterior *m*
前外侧开胸术 anterolaterale Thorakotomie *f*
前外侧连合 anterolaterale Kommissur *f*
前外侧面 Facies anterolateralis *f*
前外侧皮质脊髓束 Pyramidenvorderseitenstrangbahn *f*
前外侧切口 anteriorer lateraler Einschnitt *m*
前外侧丘纹动脉 Arteriae thalamostriatae anterolaterales *f pl*
前外侧乳头肌 anterolateraler Papillarmuskel *m*
前外侧索硬化 anteriore Lateralsklerose *f*
前外侧囟 Fonticulus anterolateralis *m*
前外侧中央动脉 Arteriae centrales anterolaterales *f pl*
前外弓状纤维 Fibrae arcuatae externae ventrales *f pl*
前弯 Nachvornbeugung *f*, leichte Anteflexion *f*
前弯导丝器 Führer für oben gebogene Draht *m*
前弯引丝器 Direktor für oben gebogene Draht *m*
前网织细胞增生性皮肤异色病 prereticulotische Poikilodermie *f*
前维生素 Provitamin *n*
前维生素 A(胡萝卜素) Prävitamin A *n*
前维生素 D3 Prävitamin D3 *n*
前尾蚴 Prozerkoid *n*
前位 Vorlagerung *f*, Vorverlegung *f*, Antepositio *f*

前位子宫 Vorverlagerung des Uterus *f*, Antepositio uteri *f*
前位坐姿 vorwärts sitzende Stellung *f*
前胃 Vormagen *m*, Nebenmagen *m*, Proventriculus *m*
前胃蛋白酶 Propepsin *n*, Pepsinogen *n*
前胃泌素释放多肽 Pro-Gastrin-freisetzendes Peptid *n*
前胃液素 Progastrin *n*
前稳态 Präkumulationsgleichgewicht *n*
前稳态动力学 presteadystate Kinetik *f*
前乌喙骨(前喙状骨) Präcoracoid *n*
前习俗道德期 präkonventionelle Phase *f*
前习俗道德水平 ehemalige Ebene der Moral *f*
前下壁心肌梗死 anteroinferiorer Myokardinfarkt *m*
前纤维蛋白 Profilin *n*
前纤维蛋白溶酶 Proplasmin *n*, Profibrinolysin *n*
前线救护车 Frontkrankenwagen *m*
前向传导阻滞 vordere Leitungsstörung *f*
前向角散射 Vorwärtsstreulicht *n*
前向流速曲线 Vorwärtsgeschwindigkeitskurve *f*
前向散射光脉冲宽度 Breite vorwärts aufgelockerter Lichtintensität *f*
前向散射光强度 vorwärts aufgelockerte Beleuchtungsstärke *f*
前向衰竭 Vorwärtsversagen *n*
前向性 Geradheit *f*
前向荧光脉冲宽度 Breite vorwärts aufgelockerter Lichtintensität *f*
前向运动 progressive Motilität *f*
前向运动精子 progressiver Samen *m*
前小房 Cellulae anteriores *f pl*
前斜角肌 musculus scalenus anterior *m*
前斜角肌结节 Tuberculum musculi scaleni anterioris *n*
前斜角肌切断术 Vorscalenectomie *f*
前斜角肌压迫 vordere schiefe Kompression *f*
前斜角肌综合征 Skalenus-Syndrom *n*
前心尖部除极向量 antero-apicaler ventrikulärer Aktivierungsvektor *m*
前新生层 Procambium *n*
前囟 Stirnfontanelle *f*, Fonticulus anterior *m*
前囟闭合 Schluß der Stirnfontanelle *m*, Stirnfontanellenschluß *m*
前囟穿刺 Stirnfontanellenpunktion *f*
前囟点 Bregma *n*
前囟点至左右耳门上点连线高 auriculo-bregmatische Größe *f*
前囟角Ⅰ bregmatischer Winkel von Glabella *m*
前囟角Ⅱ bregmatischer Winkel von Nasion *m*
前囟联胎畸形 Bregmatodymia *f*
前囟门 vordere Fontanelle *f*
前囟突起 Stirnfontanellenvorwölbung *f*
前囟先露 Bregma-Einstellung *f*, Vorderhauptslage *f*
前囟心脏反射 bregmocardiascher Reflex *m*
前囟直径 Durchmesser der vorderen Fontanelle *m*
前信使 RNA Präkursor-mRNA *f*
前杏仁核区 vormandelförmiger Bereich *m*
前性器期 vorgenitale Phase *f*
前胸 Prothorax *m*
前胸壁重建术 Rekonstruktion des vorderen Brustwand *f*
前胸壁综合征 Syndrom der vorderen Brustwand *n*
前胸腹板 Prosternum *n*
前胸腺 Glandula prothoracica *f*
前胸腺激素 prothorakales Drüsehormon *n*
前胸腺细胞 Prothymocyte *f*
前胸腺向性激素 prothorakotropes Hormon *n*
前胸栉 Prothorakalkamm *n*
前胸栉刺 Sporn des Prothorakalkamms *m*
前胸鬃列 pronotale Borstenlinie *f*
前嗅核 anteriorer olfaktorischer Kern *m*
前悬带板 vordere Zonulalamelle *f*
前血管紧张肽原酶 Big-Renin *n*
前血管炎综合征 Präangiitis-Syndrom *n*
前鸦片碱 Protopine *n*
前牙 Frontzähne *m pl*, Frontalzähne *m pl*, Vorderzähne *m pl*
前牙暗间隙 Negativraum vorderer Zähne *m*
前牙的殆运循环 okklusale Auflage der Frontzähne *f*
前牙反 Vorkreuzbiss *m*
前牙反殆 vorderer Kreuzbiss *m*
前牙反咬合 vorderer Kreuzbiss *m*
前牙关系 Frontzahnbeziehung *f*
前牙开 negativer Überbiss *m*
前牙排列 Frontzahnaufstellung *f*
前牙桥体 Vorderzahn-Pontik *m*
前牙修复体 ehemaliger Zahnersatz *m*
前牙言语间隙 vordere verbale Clearance *f*
前牙印模托盘 Frontzahn-Abdrucklöffel *m*
前牙轴倾弯 axiale positionelle Beuge *f*
前咽 Pharynx anterior *m*
前言语期发展 vorsprachliche Entwicklung *f*
前沿电子 Randelektron *n*
前沿分析法 frontale Analyse *f*
前沿轨道 frontale Orbita *f*
前羊膜 Proamnion *n*
前羊膜褶 vordere Amnionfalte *f*, Plica amniotica anterior *f*
前羊水 Vorwasser *n*
前咬标 führer des vorstehenden Biss *m*
前咬合 Vorbißstellung *f*
前药 Produrg *n/f*
前叶 Vorderlappen *m*, Lobus anterior *m*
前叶裂 Vorderlappengespalte *f*
前胰蛋白酶 Protrypsin *n*, Trypsinogen *n*
前胰岛素 Proinsulin *n*
前胰岛素原 Pre-Proinsulin *n*
前胰高血糖素原 Proglukagonogen *n*
前移 Vorverlagerung *f*, Antecessio *f*
前移术 Vorstoß *m*
前异化分裂 Präheterokinese *f*
前意识 Vorbewußtes *n*
前意识的 unterbewusst
前蚓部 Praevirmis *m*
前有丝分裂 Promitosis *f*
前幼虫 Praelarva *f*
前诱变剂 Promutagen *n*
前语言行为 vorsprachliches Verhalten *n*
前语言期 vorsprachliche Phase *f*
前原脑啡肽 Preproenkaphalin *n*
前缘 Margo anterior *m*
前缘层 vordere Grenzschicht *f*
前缘脉 Vena costalis *f*
前运思期 vorbetrieblich
前运算阶段 Aufklärungsphase *f*
前早 RNA Pre-Early-RNA *f*
前(早)期癌 frühkarzinom *n*, Prophase-Karzinom *n*
前(早)期癌状态 Präkanzerose *f*
前(早)期肝硬变 Präzirrhose *f*
前粘连 Synechia(iridis) anterior *f*
前瞻时间长度 Protension *f*
前瞻性巢式病例对照研究 prospektive eingebettete Fall-Kontroll-Studie *f*
前瞻性队列研究 prospektive Kohortenstudie *f*
前瞻性放射状角膜切开术评估研究 Studie der prospektiven Evaluierung der radialen Keratotomie *f*
前瞻性记忆 prospectiver Speicher *m*

前瞻性调查[研究] prospektive Untersuchung *f*, voraussichtliche Untersuchung *f*
前兆 Vorreiter *m*, Vorgänger *m*
前真核生物 Proeukaryote *f*
前征 Vorreiter *m*, Vorgänger *m*
前正中裂 Fissura mediana anterior *f*
前正中线 Linea mediana anterior *f*
前支 Ramus anterior *m*
前知觉 Preperception *f*
前肢 Vorderglied *n*, obere Extremität *f*
前肢芽 obere Extremitaetenknospe und untere Extremitaetenknospe *f*
前脂肪细胞 Präadipozyt *m*
前脂肪细胞因子 Präadipozyten faktor *m*
前脂[类]物质 Prelipidsubstanz *f*
前脂酶 Prolipase *f*
前值预测法 Vorwert-Prognose *f*
前殖吸虫属 Prosthogonimus *m*
前质体 Proplastiden *m pl*
前致癌物 Präkarzinogen *n*
前致癌原 Prokarzinogen *n*
前致活剂 Proaktivator *m*
前致活酶 Prokinase *f*
前致甲状腺肿素 Progoitrin *n*
前致热物 Präpyrogene *n pl*
前致突变物 Premutagen *n*
前置放大 Vorverstärkung *f*
前置放大器 Vorverstärker *m*
前置放大器饱和 Vorverstärkersättigung *f*
前置镜 Hruby* Linse *f*, Hruby* Vorsatzglas *n*
前置胎盘 Placenta praevia *f*
前置胎盘钳 Placenta praevia-Zange *f*
前置血管 Vasa praevia *f*
前中毛 antero-medianes Haar *n*
前中期 Prometaphase *f*
前中心粒组织导体 Vorzentriol-Veranstalter *m*
前中央沟 Sulcus intermedius anterior *m*
前终静脉 anteriore terminale Vene *f*
前主腱索 vordere Haupt-Chorda *f*
前主焦点 vorderer Hauptbrennpunkt *m*
前主静脉 Vena cardinalis anterior *f*
前柱 Vordersäule *f*, Columna anterior *f*
前转化(变)素 Prokonvertin *n*, Faktor Ⅶ *m*
前转移 RNA Vortransfer-RNA *f*
前锥形白内障 Cataracta pyramidalis anterior *f*
前锥形晶状体 Lentikonus anterior *m*
前缀 Vorsilbe *f*, Präfix *n*, Vorspann *m*
前纵隔 Mediastinum anterius *n*
前纵隔切开术 anteriore Mediastinotomie *f*
前纵隔线 vordere mediastinale Linie *pl*
前纵韧带 Ligamentum longitudinale anterius *n*
前纵韧带断裂 Ruptur des vorderen Längsbandes *f*
前纵韧带骨化 Ossifikation vorderes Längsbands *f*
前纵韧带撕裂 Riss vorderes Längsbands *m*
前纵韧带松解术 Ausschüttung vorderes Längsbands *f*
前纵韧带损伤 Verletzung vorderes Längsbands *f*
前奏的 prodromal
前足 Vorderbein *n*
前组鼻窦 vordere Gruppe der Nasennebenhöhlen *f*
前组筛窦 vordere Gruppe der Ethmoidalzellen *f*
前祖 B 细胞 Prä-pro-B-Zelle *f*
钱币分拣测试仪 münzensortiertester *m*
钱币形的 nummulär, münzenförmig
钱币形银屑病 Psoriasis nummularis *f*
钱币样病灶 münzenförmiger Herd *m*
钱币音 münzenklirren *n*
钱币状的 nummulär
钱币状红斑 nummuläres Erythem, *n*
钱币状角膜炎 münzenförmige Keratitis *f*, Keratitis nummularis *f*, Dimmer* Keratitis *f*
钱币状皮炎 nummuläre Hautentzündung *f*
钱币状融合性乳头瘤病 nummuläre und konfluente Papillomatose *f*
钱币状神经性皮炎 nummuläre Neurodermitis *f*
钱币状湿疹 Ekzema nummulare *n*
钱币状痰 nummuläres Sputum *n*
钱币状银屑病 nummuläre Psoriasis *f*
钱伯伦产钳 Chamberlen-Zange *f* (为产科钳的始祖)
钱串 Geldrolle *f*
钱串状的 nummulär
钱串状红细胞 Rouleau *m*
钱德勒体操 Chandler* Gymnatik *f*
钱氏线 Qian* Linie *f*
钱癣 Tinea corporis *f*, Tinea circinata *f*, Tinea glabrosa *f*, tropischer Ringwurm *m*
钳 Zange *f*, Forzeps *f*, Klemme *f*
钳闭 Einklemmung *f*, Inkarzeration *f*
钳闭的 eingeklemmt, inkarzeriert
钳齿毛 Pilus dentalis *m*
钳丹 Bleirot *n*, Minium *n*
钳的 zangenförmig, zangenartig
钳夹 Klammerhalter *m*
钳夹活检[术] Zangenbiopsie *f*
钳夹术 Clamp-Technik *f*
钳口带槽持针钳 geriefter Nadelhalter *m*
钳口有孔持针钳 nadelhalter mit Loch *m*
钳镊缸 Zangentopf *m*
钳取活检 Protractor-Biopsie *f*, Zangenbiopsie *f*
钳取器 (Fremdkörper-) Faßzange *f*
钳石痣 Pflasterstein-Nävus *m*
钳式肛门镜 zangenförmiger Analspiegel *m*
钳式三叶腹部固定牵开器 zangenförmiger Dreiklingenbauchdeckenhaken *m*
钳胎术 Embryulcia *f*
钳蝎属 Tityus *m*
钳蝎属蝎毒素 Buthotoxin *n*
钳形表 Amperemeter von Arbeitstyp *n*
钳形的 zangenförmig, zangenartig
钳压电路 Clampingschaltung *f*, Klemmschaltung *f*
钳压法 Klemmendruck *m*, Forcipressur *f*
钳蠓属 Forcipomyia *f*
钳状的 zangenförmig
钳状体 Forceps *f*
钳子 Kneifzange *f*, Bleißzange *f*
潜变量 latente Variable *f*
潜出血 okkulte Blutung *f*
潜伏 Latenz *f*, Inkubation *f*
潜伏斑疹伤寒 schlafender Typhus *m*
潜伏的 latent
潜伏感染 latente Infektion *n*
潜伏感染膜蛋白 schafendes Membranprotein *n*
潜伏过程 latenter Prozess *m*
潜伏化 Freisetzungsverzögerung *f*
潜伏记忆 Cruptomnesia *n*
潜伏阶段 Wartezeit *f*, Verborgenheit *f*, Latenz *f*
潜伏流行过程 latente Epidemisation *f*
潜伏梅毒 Syphilis latens *f*
潜伏梦 latenter Traum *m*

潜伏膜蛋白 schafendes Membranprotein *n*
潜[伏]能 latente Energie *f*
潜伏期 Inkubationsstadium *n*, Stadium incubationis *n*, Latenzphase *f*, latente Phase *f*
潜伏期病原携带者 Brutkastenüberträger *m*
潜伏期带菌者 Inkubationskeimträger *m*
潜伏期的 präpatezzeitig
潜伏期数据 Latenzdaten *n pl*
潜伏期延长 Verlängerung der Latenz *f*
潜伏时[间] Latenzzeit *f*
潜伏通路 latenter Signalweg *m*
潜伏消退 latentes Aussterben *n*
潜伏性病毒 latentes Virus *n*
潜伏性病毒感染 latente Virusinfektion *f*
潜伏性腹膜炎 silente Bauchfellentzündung *f*
潜伏性感染 latente Infektion *f*
潜伏性结核 latente Tuberkulose *f*
潜伏性迷路炎 latente Labyrinthitis *f*
潜伏性脓胸 latentes Empyem *n*
潜伏性神经炎 latente Neuritis/Nervenentzündung *f*
潜伏性手足抽搐 latente Krampfkrankheit *f*
潜伏性隧道溃疡 untergrabendes verbergendes Geschwür *n*
潜伏性痛风 unterdrücktes Zipperlein *n*
潜伏性微生物[原]病 latenter Mikrobismus *m*
潜伏性猩红热 Scarlatina latens *f*
潜伏性眼球震颤 latenter Nystagmus *m*
潜伏性中耳炎 latente Otitis media *f*
潜伏学习 latentes Erlernen *n*
潜伏状态 Wartezeit *f*, Verborgenheit *f*, Latenz *f*
潜函 Taucherglocke *f*, Senkkasten *m*, Caisson *n/m*
潜函病 Taucherkrankheit *f*, Caisson-Krankheit *f*
潜函聋 Caisson-Ertaubung *f*
潜函作业 Caisson-Arbeit *f*
潜涵病 Caissonkrankheit *f*
潜涵性聋 Caisson-Taubheit *f*
潜行剥脱 Sneak-Exfoliation *f*
潜行的 untergraben, unterminiert, ausgehöhlt
潜行性边缘 ausgehöhlte Ecke *f*
潜行性溃疡 unterminiertes Ulkus *n*, unterminiertes Geschwür *n*, Ulcus serpiginosum *n*
潜行性龋 untergrabende Karies *f*, Grübchenkaries *f*
潜觉 Cryptaesthesia *f*
潜亏 potentielle Fähigkeit oder Energie *f*
潜力(势) Potential *n*, Potenz *f*
潜毛性瘘 Haarnestgrübchen *n*, Fistula pilonidalis *f*, Sinus pilonidalis *m*
潜毛性囊肿 Pilonidalzyste *f*
潜没牙 untergetauchter Zahn *m*
潜能 Potentialenergie *f*
潜热 latente Wärme *f*
潜溶剂 Kosolvens *n*
潜溶性(度) Kosolvenz *f*
潜生的 verborgenlebend
潜视力仪 Messgerät der potentiellen Sehschärfe *n*
潜水 Tauchen *n*
潜水病(沉箱病) Caisson-Krankheit *f*
潜水错觉 Tauchillusion *f*
潜水反射 Tauchreflex *m*
潜水服 Tauchanzug *m*, Taucheranzug *m*
潜水呼吸器 Tauchatemschutzgerät *n*
潜水减压 (Taucher-) Dekompression *f*
潜水面 Tafelwasser *n*, Grundwasserspiegel *m*
潜水面罩 submarine Maske *f*
潜水缺氧症 Taucheranoxie *f*
潜水生理学 Unterwasserphysiologie *f*
潜水实验 Unterwassertest *m*
潜水心理学 Taucherpsychologie *f*
潜水医学 Tauchermedizin *f*
潜水员 Taucher *m*, Taucherin *f*
潜水员病 Caisson-Krankheit *f*, Taucherkrankheit *f*, Druckluftkrankheit *f*
潜水员耳炎 Taucherotitis *f*
潜水员麻痹 Taucherslähmung *f*
潜水员屈肢痛 Tauchersbiegungen *f pl*, Taucherkrankheit *f*
潜水员营养 Tauchernutrition *f*
潜水员症 Druckluftskrankheit *f*
潜水作业 Taucharbeit *f*
潜艇救生浮标 Rettungsboje *f*, Rettungsring *m*
潜像(影) latentes Bild *n*
潜血 okkultes Blut *n*
潜血检查 Okkultbluttest *m*
潜血试验 okkulter Bluttest *m*
潜抑 Repression *f*
潜抑作用 latente Unterdrückung *f*
潜意识 Unterbewußtes *n*, Unterbewußtsein *n*
潜意识的 bewusstlos, unbewusst, ohnmächtig, besinnungslos
潜意识的焦虑 besinnungslose Ängstlichkeit *f*
潜意识的抑制 Zensor *m*
潜意识同性恋 besinnungslose Gleichgeschlechtlichkeit *f*
潜意识性谎言 besinnungslose Falschheit *f*
潜意识压抑力 Zensur *f*
潜意识衍生物 unbewusste Verzweigung *f*
潜隐(症)病毒属 Adelonosus *n*
潜隐感染 latente Infektion *f*
潜[隐记]忆 Kryptomnesie *f*, Cryptamnesia *f*
潜隐梦意 latenter Trauminhalt *m*
潜隐期 Latenzphase *f*, latenter Zeitraum *m*
潜[隐期]神经胶质瘤 Cryptoglioma *n*
潜隐体 Kryptozoiten *m pl*
潜隐同性恋 latente Gleichgeschlechtlichkeit *f*
潜隐污染物 latenter Schadstoff *m*
潜隐型精神分裂症 latente Schizophrenie *f*
潜隐型偏执狂 latente Paranoia *f*
潜隐型同性恋 latente Homosexualität *f*
潜隐性脑积水 okkulter Hydrozephalus *m*
潜隐子 Kryptozoiten *m pl*
潜影 Latentbild *n*
潜在 Wartezeit *f*, Verborgenheit *f*, Latenz *f*
潜在变量 lauernde Variable *f*
潜在并发症 latente Komplikation *f*
潜在病灶 latenter Krankheitsherd *m*
潜在不良药物反应 potenzielle unerwünschte Arzneimittelwirkungen *pl*
潜在的 latent, potentiell, virtuell
潜在的功能失调性假设 potenzielle dysfunktionale Annahme *f*
潜在的护理诊断 potenzielle Pflegediagnose *f*
潜在的同种异型 latenter Allotyp *m*
潜在多样性 potentielle Vielfalt *f*
潜在感觉 Kryptästhesie *f*, Cryptaesthesia *f*
潜在工作损失年数 Anzahl der Jahre der potenziellen Verlust von Arbeitsplätzen *f*
潜在活化部位 latente Aktivierungsstelle *f*
潜在记忆 Kryptomnesie *f*, Cryptanamnesia *f*, Cryptamnesia *f*
潜在剂量 mögliche Dosis *f*
潜在价值损失年数 geschätzte Jahre des potenziellen Verlusts *pl*
潜在减寿年[数] potenzielle verlorenene Lebensjahre *pl*
潜在结构 latente Struktur *f*

潜在结构分析 latente Strukturanalyse *f*
潜在精神的 kryptopsychisch
潜在酶 latentes Enzym *n*
潜在能力 potentielle Fähigkeit *f*
潜在起搏点 potentieller Schrittmacher *m*
潜在人格理论 implizite Theorie der Persönlichkeit *f*
潜在糖耐量异常 potentielle Abnormalität der Glukosetoleranz *f*
潜在特质 Ausgangseigenschaft *f*
潜在特质理论 latente Eigenschaftstheorie *f*
潜在污染区 potenzieller kontaminierter Bereich *m*
潜在污染物 potentieller Verschmutzer *m*, potentieller Verunreiniger *m*, potentieller Schadenstoff *m*
潜在消退 potenzielle Abschwächung *f*
潜在效应 Geheimtippseffekt *m*
潜在型 potentieller Typ *m*
潜在型克山病 potentielle Kokuzan-Krankheit *f*, potentielle Keshan-Krankheit *f*
潜在性 Möglichkeit *f*, Potentialität *f*
潜在性感染 latente Infektion *f*
潜在性损伤 latentes Trauma *n*, latente Verletzung *f*
潜在性致癌因素 latenter Kanzerogenfaktor *m*
潜在需求 potenzieller Bedarf *m*
潜在学习 latentes Lernen *n*
潜在因素 potentieller Faktor *m*
潜在因子 latenter Faktor *m*
潜在影响分数 potenzielle Impactfraktionen *pl*
潜在蒸散量 potentielle Evapotranspiration *f*
潜在知识 implizites Wissen *n*, stilles Wissen *n*
潜在致癌物(原) potentielles Karzinogen *n*
潜在致癌原 potenzielles Karzinogen *n*
潜在致病菌 potenzieller Krankheitserreger *m*
潜在致死性损伤 potentieller letaler Schaden *m*
潜在组成部分 potentielle Bestandteile *m pl*
潜蚤病 Dermatophiliasis *f*, Tungiasis *f*
潜蚤属 Dermatophilus *m*

qiǎn 浅谴

浅(平)前房 flache Vorderkammer *f*
浅Ⅱ°烧伤 oberflächliche Verbrennung zweiten Grades *f*
浅凹 Grübchen *n*
浅板层角膜移植术 oberflächliche lamelläre Keratoplastik *f*
浅杯状的 cyathiförmig
浅表的 superfiziell, oberflächlich
浅表肾单位 superfizielles Nephron *n*
浅表损伤 superfizielle Verletzung *f*, oberflächliche Verletzung *f*
浅表疼痛 superfizieller Schmerz *m*, Oberflächenschmerz *m*
浅表型胃癌 superfizielles Magenkarzinom *n*, Magenoberflächenkarzinom *n*
浅表性瘢痕 oberflächliche Narbe *f*
浅表性骨髓炎 oberflächliche Osteomyelitis *f*
浅表性回状红斑 superfizielles gewundenes Erythem *n*
浅表性基底细胞癌 superfizielles Basaliom *n*
浅表性基底细胞上皮瘤 superfizielles Basalzellepitheliom *n*
浅表性结痂 superfizielles Verharschen *n*
浅表性扩张性恶性黑素瘤 superfizielles spreitendes malignantes Melannom *n*
浅表性扩张性黑素瘤 superfizielles spreitendes Melannom *n*
浅表性念球菌病 oberflächliche Candidiasis *f*
浅表性脓疱性毛囊炎 superfizielle pustulöse Follikulitis *f*
浅表性膀胱癌 superfizieller Blasenkrebs *m*
浅表性舌炎 superfizielle Glossitis *f*
浅表性胃炎 superfizielle Gastritis *f*
浅表性血栓性静脉炎 superfizielle Thrombophlebitis *f*
浅表性游走性舌炎 superfizielle migratorische Glossitis *f*
浅表性游走性血栓性静脉炎 superfizielle migratorische Thrombophlebitis *f*
浅表血管黏液瘤 oberflächliches Angiomyxom *n*
浅表种植 oberflächliche Implantation *f*
浅部 Pars superficialis *f*
浅部触诊法 superfizielle Palpation *f*, superfizielle Tastuntersuchung *f*
浅[部的] superfiziell
浅部拉钩 superfizieller Haken *m*, superfizieller Retraktor *m*
浅部霉菌病 oberflächliche Mykose *f*
浅部线 superfizielle X-Strahlen *pl*
浅部线照射 superfizielle Röntgenstrahlung *f*
浅部真(霉)菌病 superfizielle Mykose *f*
浅层 Lamina superficialis *f*
浅层 X 线治疗 superfizielle Röntgentherapie *f*
浅层髌下滑囊 oberflächliche subpatellare Bursaschleimhaut *f*
浅层次[结构] flache Hierarchie *f*
浅层地下水 phreatisches Wasser *n*
浅层点状角膜炎 Keratitis punctata superficialis *f*
浅[层]反射 superfizieller Reflex *m*, Oberflächenreflex *m*
浅层巩膜炎 Episkleritis *f*
浅层角膜炎 Keratitis superficialis *f*
浅层囊性结肠炎 superfizielle Colitis *f*
浅[层]皮质 superfizielle Rinde *f*, superfizieller Kortex *m*
浅层潜水高氟地区 Bereich des flachen Grundwasser mit hohem Fluoridgehalt *m*
浅层龋 superfizielle (Zahn-) Karies *f*
浅层诵读困难 Surface-Dyslexie *f*
浅层线疗法 superfizielle Röntgenbehandlung *f*
浅层线治疗机 superfizielle Röntgenbehandlungseinheit *f*
浅层心肌 oberflächliche Schicht des Myokardes *f*
浅纯粉红色 pure Hellrosa *n*
浅丛 superfizieller Plexus *m*
浅催眠状态 oberflächliche Hypnose *f*, Hypotaxie *f*
浅的 oberflächlich, seicht, flach, geistlos, dürftig
浅碟形 pateriförmig
浅度烧伤 oberflächliche Brandwunde *f*
浅发色的 hellhaarig
浅反射 superfizieller Reflex *m*, Oberflächenreflex *m*
浅粉堇色 Floßblumenblau *n*
浅肤色的 von heller Gesichtsfarbe
浅覆盖 flache Abdeckung *f*
浅覆殆 flacher Überbiss *m*
浅感觉 Oberflächensensibilitat *f*, Oberflächenempfindung *f*
浅感觉测试 Test oberflächlicher Sensation *m*
浅感觉检查法 superfizielle Sensibilitätsprüfung *f*
浅镉黄色 Hellkadmiumgelb *n*
浅肱动脉 oberflächliche Oberarmarterie *f*
浅沟(裂) Superfissur *f*
浅红色的 hellrot
浅呼吸 oberflächliche Atmung *f*, seichte Atmung *f*
浅黄褐色 gelbliche braune Farbe *f*
浅黄褐色的 hirschartig
浅黄假单胞菌 Pseudomonas luteola *m*
浅黄链丝菌素 Flaveolin *n*
浅黄奈瑟菌 Neisseria flavescens *f*
浅黄色的 gelblich, flavescent
浅昏迷 leichtes Coma *n*
浅肌腱 oberflächliche Sehne *f*
浅肌腱固定术 Fixierung oberflächlicher Sehne *f*
浅棘层 superfizielle Stachelzellschicht *f*, Stratum spinosum superficiale *n*
浅甲沟炎 superfizielle Paronychie *f*, superfizielle Perionychie *f*
浅筋膜 Fascia superficialis *f*

浅静脉 superfizielle Vene *f*, Vena superficialis *f*
浅静脉炎 oberflächliche Venenentzündung *f*
浅溃疡 Schwäre *f*
浅蓝霉素 Caerulomycin *n*
浅淋巴管 Vasa lymphatica superficialia *f*
浅麻醉 leichte Narkose *f*
浅麻醉期 Lichtnarkosesphase *f*
浅面 seichte Oberfläche *f*
浅内颗粒层 äußere Körnerschicht *f*
浅脓疱性毛囊周炎(博克哈特脓疱病) superfizielle pickelige Perifollikulitis *f*
浅脓肿 superfizille Abszeß *f*
浅皮质[区] oberflächlicher Cortex *m*
浅轻昏迷 Semikoma *n*
浅染 Unterfärbung *f*
浅染色 plaebeiten *n*
浅色 helle Farbe *f*
浅色皮肤 helle Haut *f*
浅色团 Hypsochrom *n*
浅色团作用 Hypsochromie *f*
浅色小细胞性[的] hypochromatisch-mikrozytisch
浅色效应 hypsochromer Effekt *m*
浅色移动 hypochromatische Verschiebung *f*
浅色脂溢性角化病 hypochrome seborrhoische Keratose *f*
浅深淋巴管吻合术 Anastomose zwischen oberflächlichen und tiefen Lymphgefäße *f*
浅式腹部牵开器 (seichter) Bauchdeckenhaken *m*
浅睡眠[期] Leichtschlaf *m*, Halbschlaf *m*, Körperschlaf *m*
浅睡眠期 paradoxer Schlaf *m*, desynchronisierter Schlaf *m*
浅速呼吸 oberfächliche beschleunigte Atmung *f*, seichte beschleunigte Atmung *f*
浅痛觉测试 superfizieller Algsthesiatest *m*
浅型水浴锅 seicht(tauchend)es Wasserbad *n*
浅支 Ramus superficialis *m*
浅棕色的 hellbraun
谴责 Tadel *m*
谴责他人的 extrastrafend
谴责者 Ankläger *m*

qiàn 欠茜嵌

欠矫 Unterkorrektur *f*
欠伸 Gähnen *n*, Chasmus *m*
欠爽 Malaise *f*, Unwohlsein *n*, Unpäßlichkeit *f*
茜草暗大红色 Karmesinrot *n*
茜草甙 Rubian *n*
茜草褐色 Krappbraun *n*
茜草红色 Krapprot *n*
茜草科 Rubiaceae *f pl*
茜[草]素 Alizarin *n*
茜草酸 Munjistin *n*
茜素铵 Ammoniumalizarinat *n*
茜[素]红 Alizarinrot *n*.Krapprot *n*
茜素红 S Alizarinrot S *n*
茜素红 S 试法 Alizarinrotprobe *f*, Alizarinrot-Test *m*
茜[素]黄 Alizaringelb *n*, Krappgelb *n*
茜素黄 G Alizaringelb G *n*
茜素黄 R Alizaringelb R *n*
茜素磺酸钠 Alizarinrot S *n*, alizarinsulfonsaures Natrium *n*
茜素卡红 Alizarinkarmin *n*
茜素蓝 Alizarinblau *n*
茜素亮蓝 Brillantalizarinblau *n*
茜素亮紫 3B Alizarinbrillantviolett 3B *n*
茜素亮紫 R Alizarinbrillantviolett R *n*
茜素青绿 Alizaringrün *n*
茜素染料 Alizarinfarbstoff *m*
茜素试法 Alizarinprobe *f*, Alizarin-Test *m*
茜素酸苷 Galiosin *n*
茜素紫 Alizarinviolett *n*
嵌斑按蚊 Anopheles tesselatus *m*
嵌杯病毒科 Calicividae *f*
嵌闭疝 eingekerkerte Hernie *f*
嵌闭胎盘 Placenta incarcerata *f*
嵌插截骨术 eingelegte Osteotomie *f*
嵌插型骨折 Intercalationbrüche *pl*
嵌顿 Einklemmung *f*, Inkarzeration *f*
嵌顿包茎还纳术 Reposition der Paraphimose *f*, Paraphimose-Reposition *f*
嵌顿包茎手法复位 manuelle Reposition der Paraphimose *f*
嵌顿粪便 eingekeilte Fäzes *pl*
嵌顿疝 eingeklemmte Hernie *f*
嵌顿[性]包茎 Paraphimose *f*, Paraphimosis *f*
嵌顿性股疝 eingeklemmte Schenkelhernie *f*, Hernia femoralis incarcerata *f*
嵌顿性疝 eingeklemmte Hernie *f*, Hernia incarcerata *f*
嵌顿性输尿管结石 eingeklemmter Harnleiterstein *m*
嵌顿性斜疝 Hernia obliqua incarcerata *f*
嵌二萘 Pyren *n*
嵌合 Gomphosis *f*
嵌合 DNA chimäre DNA *f*
嵌合病毒 chimäres Virus *n*
嵌合蛋白质 chimäres Protein *n*
嵌合基因 chimäres Gen *n*
嵌合抗体 chimärer Antikörper *m*
嵌合抗原受体 Chimäre-Antigen-Rezeptor *m*
嵌合皮瓣 chimärer Lappen *m*
嵌合素 1 Chimäre 1 *f*
嵌合体 Mosaik *n*, Chimäre *f*
嵌合体的 chimär
嵌合体动物 Chimären *pl*
嵌合突起 Mosaikfortsatz *m*
嵌合现象 Chimärismus *m*
嵌合型 Mosaikformen *f pl*
嵌合性 Mosaizismus *m*
嵌合载体 chimärer Vektor *m*
嵌合状态 Chimärismus *m*
嵌甲 eingewachsener Nagel *m*, Onychokryptose *f*, Onychokryptosis *f*, Unguis incarnatus *m*
嵌甲的 nageleingewachsen
嵌金属片牙 Zahn mit Metalleinsatz *m*
嵌入 Einkeilung *f*, Impaktion *f*, Impaktation *f*, Interkalation *f*
嵌入蛋白 Embedded-Protein *n*
嵌入法 Einlagefüllung *f*
嵌入剂 Interkalationsmittel *n*
嵌入染料 interkalierender Farbstoff *m*
嵌入式关节融合术 eingelegte Arthrodese *f*
嵌入式网关 eingebettetes Eingangstor *n*
嵌入式系统 eingebettetes System *n*
嵌入[性]骨折 eingekeilte Fraktur *f*, Fractura impacta *f*
嵌入性脱位 eingekeilte Luxation *f*
嵌入性牙周膜 inserierte Wurzelhaut *f*
嵌入压 Keildruck *m*
嵌入移植物 Inlay-Transplantat *n*
嵌入诱变剂 interkalierendes Mutagen *n*
嵌入植骨法 Knocheneinlegung *f*
嵌塞 Impaktion *f*, Impaktation *f*
嵌塞的 impaktiert
嵌塞解除[法] Auskeilung *f*
嵌沙样病毒 Arenavirus *n*

嵌套过程 eingebettetes Verfahren *n*
嵌套设计 eingenistetes Design *n*
嵌套式表示法 eingebettete Darstellung *f*
嵌体 Einlagefüllung *f*
嵌体包埋料 Inlayeinbettungsmasse *f*, Inlayeinbettungsmittel *n*
嵌体固位体 Inlay-Haltespange *f*
嵌体蜡 Inlaywachs *n*
嵌压性神经病 Verstrickung-Neuropathie *f*

QIANG 枪腔强墙蔷抢羟强呛

qiāng 枪腔

枪刺刀畸形 Bajonettstellung *f*
枪刺样牙钳 Bajonett-Pinzette *f*, Bajonett-Zahnzange *f*
枪刺状畸形 bajonettförmige Abnormität *f*
枪弹擦痕 Streifschuß *m*
枪［弹］创 Schussverletzung *f*, Schusswunde *f*
枪［弹］创擦伤 Abschürfung an Schußverletzungen *f*
枪［弹］创出口 Ausgang der Schusswunden *m*
枪［弹］创创口外形 Erscheinungsbil der Schusswunden *n*
枪［弹］创挫伤轮 Schleifring der Schusswunden *m*
枪［弹］创骨折线 Bruchlinie der Schusswunden *f*
枪弹创管 Schußwundkanal *m*
枪［弹］创火药沉积斑点 Erkennungszeichen der Schusswunden *pl*
枪［弹］创火药烧伤 Schmauchspuren *pl*
枪［弹］创皮肤碎片 Marisken der Schusswunden *pl*
枪［弹］创枪口印痕 Mündungsmarkierungen der Schusswunden *pl*
枪弹创入口 Schussverletzungseingang *m*
枪［弹］创污垢轮 Schmutzring von Schußverletzungen *m*
枪［弹］创形成栓子 Embolus von Schußverletzungen *m*
枪［弹］创异物 Fremdkörper in Schußwunden *m*
枪［弹］创远期并发症 langfristige Komplikation der Schußverletzungen *f*
枪［弹］创子弹栓塞 Embolie bei Schussverletzungen *f*
枪弹贯穿伤 Durchschuß *m* (od. wunde *f*)
枪弹痕迹 Schusswaffe Marke *f*
枪弹检验 Schusswaffenidentifikation *f*
枪［弹］伤(创) Schußwunde *f*
枪击音(声) Pistolenschußton *m*, Pistolenschußschall *m*
枪击自杀 Selbsterschießung *f*
枪口印痕 (Gewahr-) Mündungseindruck *m*
枪口印痕类型 Muster des Mündungseindruck *n*
枪蝰 Bothrops atrox *f*
枪杀 Erschießen *n*, Erschießung *f*
枪伤尸体解剖 Autopsie eines Exitus wegen Schusswunden *f*
枪伤受害人 Schussopfer *n*
枪形鼻用镊 bajonettförmige Nasenpinzette *f*
枪形肠钳 bajonettförmige Darmklemme *f*
枪形持针钳 bajonettförmiger Nadelhalter *m*
枪形耳用镊 bajonettförmige Ohrpinzette *f*
枪形环状刮匙 bajonett-kreisförmige Kürette *f*
枪形脑夹钳 bajonettförmige Gehirnklemme *f*
枪形取样钳 bajonettförmiger Samplingklemme *f*
枪形压肠板 bajonettförmiger Darmspatel *m*
枪眼 Schußloch *n*
枪状［白］内障刀 bajonettförmiges Starmesser *n*
枪状电凝镊 Bajonett-Koagulationsforceps *n*
枪状镊 bajonettförmige Pinzette *f*, Bajonett-Pinzette *f*
枪状双腔吸虫 Dicrocoelium dendriticum *n*
枪状组织镊 bajonettförmige Pinzette *f*
腔 Lumen *n*, Kaverne *f*, Kavität *f*, Cavitas *f*
腔壁线 Lumenwandlinie *f*
腔肠淀粉酶 Aktinodiastase *f*
腔肠动物 Hohltiere *n pl*
腔肠动物门 Coelenterata *pl*
腔的 höhlenbildend
腔洞灌(注)洗法 Retrojektion *f*
腔肺动脉分流术 Cavo-Lungearterie Shunt *m*
腔分泌 Hohlraumssekretion *f*
腔［管］Lumen *n*
腔间的 interkavernös
腔精座 Spermodochidium *n*
腔静脉 Hohlvene *f*, Kava *f*, Vena cava *f*
腔静脉插管术 Katherisation der Hohlvene *f*
腔静脉窦 Hohlvenensack *m*, Hohlvenensinus *m*, Sinus venarum cavarum *m*
腔静脉沟(窝) Sulcus venae cavae *m*, Fossa venae cavae *f*
腔静脉后输尿管 posthohler Ureter *m*
腔静脉孔 foramen venae cavae *n*
腔静脉瘤栓取出术 Vena-cava-Thrombektomie *f*
腔静脉滤器 Vena-cava-Filter *m*
腔静脉［脉］后输尿管 circumcavaler Ureter *m*
腔静脉前淋巴结 Nodi lymphatici praecavales *m pl*
腔静脉钳 Hohlvenenklemme *f*
腔静脉损伤 Hohlvenentrauma *n*
腔静脉外侧淋巴结 Nodi lymphatici cavales laterales *m pl*
腔静脉心房的 veno-auricular(-is, -is, -e), veno-atrial(-is, -is, -e)
腔静脉型房间隔缺损 Vena-cava-Vorhofseptumdefekt *m*
腔静脉血栓切除 Cavathrombektomie *f*
腔静脉炎 Celophlebitis *f*, Cavitis *f*, Phlebitis cavae *f*
腔静脉异位连接 anomale Verbindung von Vena Cava *f*
腔静脉游离夹 Hohlvenenclip *m*
腔静脉游离钳 Hohlvenenklemme *f*
腔静脉造影 Kavographie *f*
腔静脉照相术 Kavographie *f*
腔口部皮肤结核病 Tuberkulosis-Kutis-Orificialis *f*
腔口部周围浆细胞增生病 circumorificiale Plasmazytose *f*
腔口结核 Tuberculosis cutis orificialis *f*
腔口周围浆细胞增多综合征 Syndrom der circumorificialen plasmacytose *n*
腔阔盘吸虫 Eurytrema coelomaticum *n*
腔内超声 intrakavitäre Ultraschalluntersuchung *f*
腔内超声检查 Endosonographie *f*
腔内的 intrakavernös, intrakavitär
腔内的 intrakavernös, intrakavitär, intracavernos(-us, -a, -um)
腔内放射疗法 intrakavitäre Strahlentherapie *f*
腔内隔绝术 endovaskuläre Exklusion *f*
腔内隔绝系统 endovaskuläres Exklusionssystem *n*
腔内冠状血管成形术 transluminale Koronarangioplastie *f*
腔内后装治疗 intrakavitäre Afterloading-Therapie *f*
腔内络合 intralaminaler Komplex *m*
腔内泌尿外科 Endourologie *f*
腔(囊)内切除术 intrakapsuläre Exzision *f*
腔内碎石治疗 intrakorporale Lithotripsie *f*
腔内探头 endoluminale Sonde *f*
腔内线疗法 intrakavitäre Röntgentherapie *f*
腔内修复术 endovaskuläre Aneurysma-Reparatur *f*
腔内血管外科 Endovaskularistionschirurgie *f*
腔内移植物系统 endovaskuläres Prothesesystem *n*
腔内异物摘除器 intrakavitäres Fanggerät *n*, capiat <engl.>
腔内照射 intrakavitäre lrradiation *f*
腔上囊 Bursa fabricii *f*
腔上囊等(类)同组织 bursasäquivalentes Gewebe *n*
腔上囊等同器官 bursaäquivalentes Organ *n*
腔上囊等同性细胞 bursaäquivalente Zellen *pl*

腔上囊类同器官 Bursaäquivalent *n*
腔上囊依赖淋巴细胞 B-Lymphozyt *n*
腔式发育 lakunäre Entwicklung *f*
腔室综合征 Kompartmentsyndrom *n*
腔隙 Lakune *f*, Lacuna *f*
腔隙分子层 Lacunar molekulare Schicht *f*
腔隙分子层中间神经元 L-M Interneuron *n*
腔隙莫拉菌 Moraxella lacunata *f*
腔隙内侧淋巴结 medialer Lymphknoten der Lakune *m*
腔隙缺损 Lakunadefekt *m*
腔隙韧带 Ligamentum lacunare *n*
腔隙外侧淋巴结 seitlischer Lymphknoten der Lakune *m*
腔隙性 lakunärer Infarkt *m*
腔隙性梗塞 lakunärer Infarkt *m*
腔隙性脑梗死 lakunärer Infarkt *m*
腔隙中间淋巴结 mittlerer Lymphknoten der Lakune *m*
腔隙状脑坏死 Lacunar zerebrale Nekrose *f*
腔性转移 kavernöse Metastase *f*
腔液音 Hydatismus *m*

qiáng 强墙蔷

强安定药 major Tranquilizer *m*
强不均衡型 starke-und-heftige Art *f*
强不可遏制型 stark uneingeschränkte Art *f*
强产 Zwangsarbeit *f*
强大酵母 Bierhefe robustus *f*
强代谢型 extensiver Metabolismus *m*
强蛋白银 starkes Protargol *n*
强的松 Prednison *n*, Metacortandracin *n*
强的松龙 Prednisolon *n*, Metacortandralon *n*
强度 Stärke *f*, Intensität *f*, Kraft *f*
强度辨别 Intensitätsdiskriminierung *f*
强度辨差阈差异试验 Unterschiedsschwellendifferential-Test *m*, difference limen difference test <engl.>(DLD test)
强度辨差阈试验 Unterschiedsschwellentest *m*, difference limen test <engl.>(DL test)
强度差别阈 Intensitätsdifferenzschwellenwert *m*
强度分析 Intensitätsanalyse *f*
强度级 (Schall-) Stärkepegel *m*
强度量表 Intensitätsskala *f*
强度匹配的 Intensivität angepasst
强度-时间曲线 Reizzeit-Spannungskurve *f*, Weiss*-Hoorweg* Hyperbel *f*
强度时间曲线测定装置 Curve-Tester *m*
强度缩放 Intensitätsskalierung *f*
强度因素 Intensitätsfaktor *m*
强度指数 Intensitätsindex *m*
强二波脉 überdikroter Puls *m*
强反响性叩[诊]音 hypersonorer Perkusionsschall *m*, hypersonorer Perkussionston *m*, hypersonorer Klopf-schall *m*
强反响性音 hypersonorer Schall *m*
强反应性个体 Responder *m*
强放射性的 hochaktiv
强放射性工作室 Heißzelle *f*
强放射性实验室 Heißlabor *n*
强啡肽 Dynorphin *n*
强啡肽新啡肽类 Dynorphin-neoendorphin *n*
强肝剂 Hepatinica *n pl*
强光刺激 Blendlichtstimulation *f*
强光反射 Starklichtreflex *m*, Notfall-Lichtreflex *m*
强光视觉 photopisches Sehen *n*
强光眼炎 Photophthalmie *f*, Photophthalmia *f*
强化 Potenzierung *f*, Intensivieren *n*
强化程式 Verstärkungsplan *m*
强化处置 Konsolidierungsansatz *m*
强化刺激 Verstärkungsimpuls *m*
强化的对比效应 verbesserter Kontrast-Effekt *m*
强化感情模式 Model der Affektionsstärkung *n*
强化个案管理 intensives Fallmanagement *n*
强化固有观念理论 Stärkung der inhärenten Konzept Theorie *f*
强化计划表 Verstärkungsplan *m*
强化技术 Verstärkungstechnik *f*
强化剂 Analeptikum *n*
强化假设 Verstärkungshypothese *f*
强化理论 Verstärkungstheorie *f*
强化律 Stärkunggesetz *n*
强化麻醉 potenzierte Narkose *f*, potentiale Anästhesie *f*
强化区 Enhancement-Bereich *m*
强化乳 angereicherte Milch *f*
强化社区行动 Stärkung der Maßnahmen der Gemeinschaft *f*
强化时间表 Verstärkung der Stundenplan *f*
强化食品 verstärktes Nahrungsmittel *n*, potenziertes Nahrungsmittel *n*
强化食品标志制度 Regulierung von angereicherten Lebensmitteln *f*
强化食品的载体与强化剂 Trägersubstanz und Stärkungsmittel von angereicherten Lebensmittel
强化食物 angereichertes Lebensmittel *n*
强化酸性戊二醛 potenzierter saurer Glutaraldehyd *m*
强化梯度 Verstärkungsgradient *m*
强化物 Verstärker *m*
强化性 T 细胞 amplifizierende T-Zelle *f*, amplifier T cell <engl.>
强化血糖控制 intensive Blutzuckerkontrolle *f*
强化依随性 Kontingenz der Bewehrung *f*
强化因素 verstärkender Faktor *m*, Verstärkungsfaktor *m*
强化因子 Intensitätsfaktor *m*
强化因子顺序 Enhancersequenz *f*
强化值 Verstärkungswert *m*
强化(力)治疗 Intensivbehandlung *f*, Intensivtherapie *f*
强奸 Notzucht *f*, Vergewaltigung *f*
强奸案件 Fall von Vergewaltigung *m*
强奸鉴定 Expertise von Vergewaltigung *f*
强奸精神创伤综合征 Rape-Trauma-Syndrom *n*
强奸杀人 Mord durch Vergewaltigung *m*
强奸受害人 Opfer einer Vergewaltigung *n*
强奸受害人精子检验 Untersuchung der Vergewaltigungsopfer für Spermien *f*
强奸外生殖器 Vergewaltigung der äußeren Genitalien *f*
强奸证据试验 Tests zum Nachweis von Vergewaltigung *f pl*
强奸罪 Verbrechen der Vergewaltigung *n*
强碱 starke Base *f*, starkes Alkali *n*
强碱中毒 Vergiftung des starken Alkali *f*
强健的 stark und gesund, kräftig
强筋松 Spantol *n*, Spaleston *n*
强均衡徐缓型 strong balanced slow type <engl.>
强均衡迅速型 strong balanced rapid type <engl.>
强口呼吸 schnaufende Atmung *f*
强劳动力 tüchtige Arbeitskraft *f*
强离子差 Starkionunterschied *m*(SID)
强力(制)呼吸 forcierte Atmung *f*, Zwangsatmung *f*
强力测验 Festigkeitsprüfung *f*
强力呼气的 extra-expiratori(-us, -a, -um), extra-expiratory <engl.>
强力霉素 Doxycyclin *n*, Vibramycin *n*
强力射散的 körperfremd Austreibungs-
强力吸引器 Massenaspirator *m*
强力型 leistungsstarker Typ *m*
强烈(强度,剧烈) Intensität *f*

强烈不可制止型 starkunkontrollierter Typ *m*, strong unrestrained type <engl.>
强烈的欲望 Brunst *f*
强烈感受疗法 starke Gefühle der Therapie *f*
强烈搅拌(tat) kräftiges Rühren *n*
强烈情感 Zwangsaffekt *m*, Zwangsgefühl *m*, Leidenschaft *f*, Passio *f*
强烈情感的 passional
强脉 starker Impuls *m*
强内心百乐明 Tranylcypromine *n pl*
强启动子 Strong-Promotor *m*
强亲和毒素 Prototoxin *n*
强亲和类毒素 Prototoxoid *n*
强溶剂 starkes Solvens *n*, starkes Lösungsmittel *n*
强闪光眼炎 Blitzphtophthalmie *f*
强声疗法 integrierte Ultraschall-Therapie *f*
强嗜碱性的 hyperbasophilic(-us, -a, -um)
强饲法 Zwangsernährung *f*
强速尿灵 Mefrusid *n*, Baycaron *n*
强酸 starke Säuren *f pl*
强酸中毒 Vergiftung der starken Säure *f*
强调 Akzentuierung *f*
强握反射 Greifreflex *m*
强效抗逆转录病毒治疗 antiretrovirale Therapie *f*
强效药 potente Arznei *f*, Magisterium *n*
强心甙 Herzglykoside *n pl*
强心的 herzstärkend
强心苷类 Herzglykoside *n pl*
强心苷元 Herzaglykon *n*
强心剂 Herzstimulans *n*
强心利尿剂 herzanregendes Diureticum *n*
强心灵 Thevetin *n*
强心性配糖体 Herzglykoside *n pl*
强心药 Herzmittel *n pl*, Kardiotonika *n pl*, Kardiaka *n pl*
强心甾 Kardenolide *n pl*, Cardenolid-Glykoside *n pl*
强型 sthenischer Typ(us) *m*, strong type <engl.>
强兴奋型 stark-erregender Typ(us) *m*, strong excited type <engl.>
强性的 epistatisch
强氧化自由基 stark oxydierendes freies Radikal *n*
强饮法 forcierte Flüssigkeitsaufnahme *f*, forced fluid <engl.>
强荧光 Hyperfluoreszenz *f*
强硬性多关节炎 Polyarthritis ankylopoietica *f*
强硬性椎关节炎 Spondylarthrose ankylopoietica *f*
强有力 Überzeugungskraft *f*
强直 ①Steife *f*, Steifheit *f*, Starre *f*, Starrheit *f* ②Tetanie *f*
强直病 Stiff-Krankheit *f*
强直刺激 tetanische Stimulation *f*, tatanische Reizung *f*
强直刺激后单次刺激的肌颤搐计数 posttetanische Zählung *f*
强直刺激后计数 prostarrkrampfartige Zählung *f*
强直刺激后增强(强直后电位) posttetanische Potenzierung *f*
强直的 tatanisch, tonisch, spastisch, spastic(-us, -a, -um)
强直发作 tonischer Anfall *m*
强直反射 tonischer Reflex *m*
强直固定 tonisch befestigt
强直后加强 posttetanische Potenzierung *f*
强直后疲乏 posttetanische Erschöpfung *f*
强直后强化 posttetanische Potenzierung *f*
强直内固定 tonische interne Fixierung *f*
强直心脏综合征 Syndrom des steifen Herzens *n*, "stiff-heart" syndrome <engl.>
强直型 unnachgiebig
强直性抽搐 tonische Zuckung *f*
强直性癫痫 tonische Epilepsie *f*
强直性发作 tonischer Anfall *m*
强直性昏厥 Starrsucht *f*, Aochlesie *f*, Katalepsie *f*, Catalepsia *f*
强直性昏厥的 kataleptisch
强直性昏厥性抑郁症 kataleptische Melancholie *f*
强直性昏睡的 cataleptolethargisch
强直性肌萎缩 myotonische Dystrophie *f*
强直性肌营养不良 tetanische Muskeldystrophie *f*
强直性肌营养不良蛋白激酶 myotonische Dystrophie Proteinkinase *f*
强直性脊柱(椎)炎 Spondylitis ankylopoetica *f*
强直性脊柱炎评估 Assessment von Spondylitis ankylopoetica *m*
强直性脊椎狭窄 Spinalstenose ankylosans *f*
强直性截瘫 tetanoid Querschnittslähmung *f*
强直性惊厥 tetanische Konvulsion *f*
强直性痉挛 tonischer Spasmus *m*
强直性平底足 plattbodiger Fuß *m*
强直性平足症 Lehrlingsplattfuß *m*
强直性收缩 tatanische Kontraktion *f*, tonische Kontraktion *f*
强直性瞳孔 Pupillenstarre *f*, Argyll Robertson* Phänomen *n*
强直性咽肌痉挛 tonischer Pharynxmuskelkrampf *m*, tonischer Krampf des Pharynxmuskels *m*
强直性眼偏斜 tonische Augenabweichung *f*
强直性椎管狭窄 Spinalstenose ankylosans *f*
强直样的 tetanusartig
强直阵挛性的 tonischklonisch
强直阵挛性发作 tonisch-klonischer Anfall *m*
强直阵挛性痉挛 tonisch-klonischer Spasmus *m*
强直[状态] Spastizität *f*, Status spasticus *m*
强直姿势癫痫 tonische posturale Epilepsie *f*
强制 Zwang *m*
强制措施 Zwangsmaßnahmen *f pl*
强制的 zwanghaft
强制分配法 zwanghafte Distributionsmethode *f*
强制干预 Intervention zur Durchsetzung *f*
强制观念 Zwangsidee *f*
强制呼吸 forcierte Atmung *f*, Zwangsatmung *f*
强制假设 Zwangshypothese *f*
强制精神病人入院 Unterbringung *f*
强制力 Zwangsgewalt *f*
强制入院 Zwangseinweisung *f*
强制喂饲 Zwangsernährung *f*
强制性插入思维 Gedankendruck *m*
强制性痴笑 Zwangskichern *n*
强制性的 zwangsmäßig
强制性规则 Zwangsregel *f*
强制性肌肉营养失调 mandatory Muskeldystrophie *f*
强制性哭 Zwangsweinen *n*
强制性使用运动疗法 Constraint-induzierte Bewegungstherapie *f*
强制性思维 Zwangsdenken *n*
强制性思维 Zwangsgedanke *m*
强制性笑 Zwangslachen *n*
强制性医疗 Zwangsbehandlung *f*
强制性医疗保险 obligatorische Krankenversicherung *f*
强制性医学检查 obligatorische medizinische Untersuchung *f*
强制性运动疗法 Constraint-induzierte Bewegungstherapie *f*
强制选择测验法 erzwungene wählende Testmethode *f*
强制异核体 Zwangsheterokaryon *n*
强制营养法 Zwangsalimentation *f*
强制-诱导性运动疗法 Constraint-induzierte Bewegungstherapie *f*
强制执行 gewaltsame Hinrichtung *f*
强制住院 Zwangsasylierung *f*
强终止子 starker Terminator *m*

强壮 Sthenie *f*, Sthenia *f*, Eusthenie *f*
强壮的 tonisch, roborierend, roborans, sthenisch, sthenic(-us, -a, -um), analeptisch, analeptic(-us, -a, -um)
强壮剂 Analepticum s, Energizer s, Tonic s
强壮酵母 starke Bierhefe *f*
强壮体型 sthenischer Typ(us) *m*, Typus athleticus *m*
强壮体型的 sthenisch, sthenoplastic(-us, -a, -um)
强壮性发热 sthenisches Fieber *n*
强壮药(剂) Abhärtungsmittel *n pl*, Tonika *n pl*, Analeptika *n pl*, Roborantia remidia *n pl*
强组织相容性抗原 starkes Histokompatibilitätsantigen *n*
墙花毒苷(甙) Cheirotoxin *n*
墙花苷(甙)甲 Cheirosid A *n*
墙拉力器 Wand-Riemenscheibe *f*
墙面温度计 Wandthermometer *n*
蔷色胶枝菌素 Glioresein *n*
蔷薇果 Hagebutte *f*
蔷薇红酰胺 Peonin *n*
蔷薇糠疹 Pityriasis rosea *f*, Pityriasis maculata circinata *f*
蔷薇科 Rosaceae *pl*
蔷薇霉素 Rosamycin *n*
蔷薇色酵母属 Rhodotorula *f*
蔷薇色丝状[红微]菌属 Rhodomicrobium *n*
蔷薇色酸 Aurin *n*, Rosolsäure *f*, Phenylrot *n*
蔷薇属 Rosa *f*
蔷薇素 Roseonin(um) *n*
蔷薇亚科 Rosoideae *pl*
蔷薇油 Rosenöl *n*
蔷薇疹 Roseola *f*
蔷薇疹的 roseol(-us, -a, -um)

qiǎng 抢羟强

抢救 notfalltherapie *f*
抢救包 Erste-Hilfe-Verbandpäckchen *n*
抢救车 Rettungswagen *m*
抢救措施 Sofortmaßnahme *f*, Erste-Hilfe-Massnahme *f*
抢救队 Rettungsteam *n*
抢救工作 Rettungsarbeit *f*, Rettungsaktion *f*
抢救配合 Rettungskoordination *f*
抢救推车 notfall-Karre *f*, Notfall-Wagen *m*
抢救组 Rettungsmannschaft *f*
2-羟[基]-1,4-萘醌 2-Hydroxy-1,4-Lawson *n*
8-羟[基]-2,7,10-三氧[基]癸酸 Hypusin *n*
3-羟[基]-2-氨[基]苯甲酸 3-Hydroxyanthranilsäure *f*
4-羟[基]-3,5-二碘苯甲腈 Ioxynil *n*
7-羟[基]-4'-甲氧异黄酮 Formononetin *n*
6-羟[基]-7,8-二甲氧-4-苯香豆素 Kuhlmannin *n*
β-羟[基]-β-甲基戊二酸单酰 CoA β-Hydroxy-β-Methyl Glutaryl-CoA, HMG-CoA
5-羟[基]巴比妥酸 Barbitursäure *f*
6-羟[基]苯并氢化吡喃 6-Hydroxychroma *n*
羟[基]丙二酸 Tartronsäure *f*
羟[基]丙酮酸磷酸 Hydroxypyruvat-Phosphat *n*
β-羟[基]丁酸 β-Hydroxybuttersäure *f*
3-羟[基]丁酮 3-Hydroxy-Butanon *n*
羟[基]豆蔻酸 Hydroxymyristinsäure *f*
11-β-羟[基]二十碳-顺-11-单烯酸 lesguerolische Säure *f*
羟[基]泛酸 Pantothenol *n*
羟[基]化[作用] Hydroxylierung *f*
4-羟[基]甲[基]脯氨酸 4-Hydroxy-N-Methylprolin *n*
羟[基]甲[基]吲哚 Hydroxyskatol *n*
羟[基]赖氨酸 Hydroxylysin *n*
羟[基]硫胺 Oxythiamin *n*
4-羟[基]六氢吡啶羧酸 4-Hydroxypipecolinsäure *f*
羟[基]咪唑丙酸 Hydroxyimidazol-Propansäure *f*
羟[基]嘌呤 Oxypurin *n*
2-羟[基]苹婆酸 2-Hydroxysterculicsäure *f*
羟[基]脯氨酸 Hydroxyprolin *n*
羟[基]脯氨酸 Oxyprolin *n*, Hydroxyprolin *n*
9-羟[基]前列腺烯酸 9-Hydroxyprostenoate *f*
3-羟[基]犬尿氨酸 3-Hydroxykynurenin *n*
羟[基]神经苷脂 Oxynervon *n*
羟[基]神经酸 Hydroxynervonsäure *f*
17-α-羟[基]十八碳三烯酸 17-α-kamlolenische Säure *f*
11-羟[基]十八碳-顺9,15-二烯酸 densipolische Säure *f*
3羟[基]十六[烷]酸 3-Hydroxy-Palmitinsäure *f*
14-羟[基]十六碳-7-烯酸 Ambrettolsäure *f*
5-羟[基]小檗碱 5-Hydroxyl-Berberin *n*
8-羟[基]衣散酸 isanolische Säure *f*
羟[基]乙酸 Glykolsäure *f*
α-羟[基]己酸 α-Hydroxykapronsäure *f*
2-羟[基]硬脂酸2 2-Hydroxystearische Säure *f*
羟[基]月桂酸 Hydroxylauric Säure *f*
17-羟[基]孕[甾]酮 17-Hydroxyprogesteron *n*
羟[基烃]酸 Oxysäure *f*, Hydroxysäure *f*
17-羟-11-脱氢皮质酮 17-Hydroxy-11-Dehydrokortiko-steron *n*
17-羟-11-脱氧皮质[甾]酮 17-Hydroxy-11-Desoxycorti-costeron *n*
17-羟-11-脱氧皮质[甾]酮 17-Hydroxy-11-Desoxykortiko-steron *n*
15-羟-11-脱氧皮质酮 15-Hydroxy-11-Desoxykortiko-steron *n*
17-β-羟-11-脱氧皮质酮 17-β-Hydroxy-11-Desoxykortiko-steron *n*
3-羟-3-甲基戊二酸单酰 CoA 3-Hydroxy-3 Methyl Glutaryl-CoA
3-羟3-甲基戊二酰辅酶A 3-Hydroxy-3-metihylglutar-CoA
3-羟3-甲基戊二酰辅酶A合成酶 Hydroxymethylglutaryl-CoA-Synthase *f*
3-羟3-甲基戊二酰辅酶A裂解酶 Hydroxymethylglutaryl-CoA-Lyase *f*
3-羟-3-甲戊醛酸 Mevalonsäure *f*
5-羟-4-差向四环素 5-Hydroxy-4-Epi-Tetracyclin *n*
7-羟-6-甲氧香豆素 Scopoletin *n*
N-羟-N-甲酰甘氨酸 Hadacidin *n*
2-[α羟α羟乙基]氢 Wasserstoff-2 *m*(2H), Deuterium *n*
γ-羟-α-酮戊二酸 γ-Hydroxy-α-Ketoglutarsäure *f*
β-羟-β-甲基戊二酸单酰辅酶A还原酶 β-Hydroxyl-β-Methyl-glutaryl Reduktase des Coenzyms A *f*, HMG-CoA-Reduktase *f*
羟氨苄青霉素 Amoxicillin *n*
羟氨基 Hydroxylamin *n*
羟胺 Hydroxylamin *n*
羟胺硫蒽酮 Hycanthon(um) *n*
羟胺硝喹 Oxamniquin(um) *n*
羟胺重排 Hydroxylamin-Neuordnung *f*, Hydroxylamin-Umordnung *f*, hydroxylamine rearrangement <engl.>
羟胺唑头孢菌素 Cefatrizine *n pl*
5-羟巴比土酸盐 5-Hydroxybarbiturat *n*
羟保泰松 Hydroxyphenylbutazon *n*
羟苯 Oxybenzol *n*, Phenol *n*
羟苯甲酮 Oxybenzone *n*
羟苯酮尿 Oxyphenylketonurie *f*, Hydroxyphenylketonuria *f*
羟苯乙醇胺 Octopamine *n pl*
羟苯乙酮 Oxyacetophenon *n*, Hydroxyacetophenon(um) *n*
羟苯异丙胺 Oxyamphetamin(um) *n*, Hydroxyamphetami *n* (um) *n*, Paredrinex *n*

羟吡唑嘧啶 Allopurinol *n*
羟苄基青霉素 Hydroxybenzylpenicillin *n*
羟苄四唑头孢菌素 Cefazolin(um) *n*
羟丙茶碱 Hydroxypropyltheophyllin *n*, Proxyphyllin(um) *n*
羟丙二异戊胺 Oxypropylen-diisoamylamine *n pl*
羟丙基甲基纤维素 Hydroxypropylmethylcellulose *f*
羟丙酸β-内酯 β-Propiolakton *n*, β-Propiolacton(um) *n*
羟丙酮 Hydroxyazeton *n*, Azetol *n*
羟雌[甾]二醇 Hydroxyestradiol *n*
羟雌[甾]三醇 Hydroxyestriol *n*
羟雌[甾]酮 Hydroxyestron *n*
2-羟胆钙化醇 2-Hydroxycholekalziferol *n*
2-羟胆骨化醇 2-Hydroxycholekalziferol *n*
2-羟胆固醇 2-Hydroxycholesterin *n*
羟胆固醇 Oxycholesterol *n*
羟胆碱 Oxycholin *n*, Muskarin *n*
7-α-羟胆甾醇 7-α-Hydroxycholesterol *n*, 7-α-Hydroxy-cholesterin *n*
羟胆甾醇 Oxycholesterol *n*
2-羟丁卡因 2-Hydroxytetracain(um) *n*
羟丁酸 Hydroxybuttersäure *f*, Oxybuttersäure *f*
羟丁酸酶 Oxybutyrase *f*
羟丁酸钠 natriumoxybat *n*
羟丁酸尿 Oxybutyria *f*
羟丁酸脱氢酶 Hydroxybuttersäure-dehydrogenase *f*
羟丁酸血 Oxybutyricacidaemia *f*
羟毒芹碱 Hydroxyl Coniin *n*
6-羟多巴 6-Hydroxydopa *n*
羟多巴胺 Hydroxydopamin *n*
羟二酮静脉麻醉 intravenöse Hydroxydionanästhesie *f*
羟氟烯素 Triamicinolonum-hexazetonid *n*
羟高铁血红素 Hematin *n*
羟睾[甾]酮 Hydroxytestosteron *n*
羟钴胺[素] Hydroxycobalamin(um) *n*, Vitamin B12 *n*
羟花生四烯酸 Hydroxyl-Arachidonsäure *f*
羟化 Hydroxylierung *f*
16-羟化酶 16-Hydroxylase *f*
17α-羟化酶 17α-Hydroxylase *f*
1 α-羟化酶 1α-Hydroxylase *f*
7-羟化酶 7-Hydroxylase *f*
羟化酶 Hydroxylase *f*
11β-羟化酶缺乏症 11β-Hydroxylase-Mangel *m*
17-羟化酶缺乏症 17-Hydroxylase-Mangel *m*
17[α]-羟化酶缺乏症 17α-Hydroxylase-Mangel *m*
羟化酶缺乏症(缺陷) Hydroxylase-Mangel *m*
16-羟化酶缺失综合征 16-α-Hydroxylase-Defekt-Syndrom *n*
羟化酶缺失综合征 Hydroxylase-Deletionssyndrom *n*
11β-羟化酶缺陷 11β-Hydroxylase-Mangel *m*
16-羟化酶缺陷 16-Hydroxylase-Defizienz *f*
17,20-羟化酶缺陷 17,20-Hydroxylase-Mangel *m*
17-α-羟化酶缺陷 17-α-Hydroxylase-Defizienz *f*
2-羟化酶缺陷 2-Hydroxylase-Defizienz *f*
21-羟化酶缺陷症 21-Hydroxylase-Defizienz *f*
羟化四甲铵 Tetramethylammoniumhydroxid *n*, Tetramin *n*
羟化物 Hydroxide *n pl*
羟化作用 Hydroxylierung *f*
羟磺胺吡啶 Hydroxysulfapyridin *n*
α-羟肌酸 Creaton *n*
羟基 Hydroxylgruppe *f*, Wasserrest *m*, Alkoholrest *m*
8-羟基-2'脱氧鸟嘌呤核苷 8-Hydroxy-2'-Desoxyguanosin *n*
3-羟基-3-甲基戊二酰辅酶A 3-Hydroxy-3-Methylglutaryl-Coenzym-A *n*
3-羟基-3-甲基戊二酰辅酶还原酶抑制剂 HMG-CoA-Reduktase-Inhibitoren *pl*
11-羟基-5,8,10,14-廿碳四烯酸 12-Hydroxy-5,8,10,14-Eicosatetraensäure *f*
2-羟基-6-氨基嘧啶 2-Hydroxy-6-Aminopyrimidin *n*
8-羟基-7-碘喹啉-5-磺酸 8-Hydroxy-7-Jodchinolin-5-Sulfonsäure *f*
β-羟基β-甲基戊二酰辅酶A还原酶 β-Hydroxy-β-MethylglutaryI-CoA-Reduktase *f*
羟基胺 Hydramin *n*
羟基斑蝥胺 N-Hydroxycantharidimid *n*
羟基保泰松 Oxyphenbutazon(um) *n*
羟基苯 Hydroxybenzol *n*, Oxybenzon(um) *n*, Phenol *n*
羟基苯丙胺 Hydroxyamphetamin(um) *n*
羟基丙基纤维素 Hydroxypropylcellulose *f*
3-羟基丙腈 Athylencyanhydrin *n*
羟基丙酮 Hydroxyazeton *n*, Azetol *n*
羟基测定 Hydroxylgruppe-Bestimmung *f*
羟基促脱皮甾酮 Ecdysterone *n pl*
羟基大黄素 Hydroxyemodin *n*
7-α-羟基胆固(甾)醇 7-α-Hydroxycholesterin *n*
羟基胆碱 Muskarin *n*, Muscarin *n*
羟基胆甾醇 Hydroxy-Cholesterol *n*
γ-羟基丁丙酯 Gamma-Hydroxybutyrat *n*
羟基丁二酸 Äpfelsäure *f*, Acidum malicum *n*
γ-羟基丁酸 γ-Hydroxybuttersäure *f*, γ-Oxybuttersäure *f*
γ-羟基丁酸钠 natriumgammahydroxybutyrat *n*
γ-羟基丁酸钠 Sodium-γ-Hydroxybulyrat *n*
γ-羟基丁酸钠静脉麻醉 intravenöse Natriumgamma-Hydroxybutyrat-Anästhesie *f*
γ-羟基丁酸盐 γ-Hydroxybutyrat *n*
15α-羟基毒毛旋花子甙元 15α-Strophandogenin *n*
6-羟基多巴胺 6-Hydroxydopamin(um) *n*
羟基蒽醌 Hydroxyanthrachinon *n*
羟基二苯乙内酰脲 Hydroxydiphenylhydantoin *n*
α-羟基二氮蒽 α-Oxyphenazin *n*
14-羟基番茄次碱 14-Hydroxytomatidin *n*
N-羟基芳香胺 N-Hydroxy Arylaminen *pl*
羟基佛手[柑]内酯 Bergaptol *n*
2-羟基钙化醇 2-Hydroxycholekalziferol *n*
羟基攻击降解 Degradation durch Umsetzung mit Hydroxyl-Radikal *f*
γ-羟基谷氨酸 γ-Hydroxy Glutaminsäure *f*
11-羟基花生四烯酸 11-Hydroxyeicosatetraensäure *f*
羟基化反应 Hydroxylierung *f*
羟基化合物 Oxyverbindung *f*
羟基化酶 Hydroxylase *f*
羟基化作用 Hydroxylierung *f*
羟基积雪草酸 brahmic acid <engl.>
3-3-羟基甲基戊二酸 3-Hydroxy-3-Methylglutarylsäure *f*
羟基甲基戊二酰-CoA还原酶抑制剂 Hydroxymethylglutaryl-CoA-Reduktase-Inhibitor *m*
羟基解痉素 Oxyspasmolytin *n*
8-羟基喹啉 8-Hydroxychinolin *n*, 8-Oxychinolin *n*
2-羟基喹啉 Carbostyril *n*
羟基喹啉 Hydroxychinolin *n*, Oxychinolin *n*
8-羟基喹啉-5-磺酸 (8-)Hydroxychinolin(-5-)sulfonsäure *f*
8-羟基喹哪啶 8-Oxychinaldin *n*
羟基赖氨酸吡啶酚 Hydroxylysin-Pyridinolin *n*
羟基磷灰石 Hydroxyapatit *m*
羟基磷灰石过滤法 Hydroxyapatit Filtration *f*
羟基磷灰石结晶 Hydroxyapatit-Crystal *n*
羟基磷灰石眼眶植入物 Orbitaimplantaten von Hydroxyapatit *pl*
羟基氯喹 Hydroxychloroquin *n*

羟基马桑毒素(杜廷) Tutin *n*
羟基那可丁 Oxynarcotin(um) *n*
羟基尿素 Hydroxyurea *f*
羟基脲 Hydroxyurea *f*, Hydroxycarbamid(um) *n*
羟基偶氮苯 Hydroxyazobenzol *n*, Oxyazobenzol *n*
6-羟基嘌呤 6-Hydroxypurin *n*, Hypoxanthin *n*, Sarkin *n*
羟基犬尿氨酸 3-Hydroxykynurenin *n*
羟基犬尿氨酸尿[症] Hydroxykynureninurie *f*, Hydroxykynureninuria *f*
羟基犬尿氨酸原尿[症] Hydroxykynureninogenurie *f*, Hydroxykynureninogenuria *f*
3-羟基犬尿素 3-Hydroxykynurenin *n*
羟基三尖杉碱 Hydroxycephalotaxine *n pl*
羟基色菌绿素 Oxychlororaphin *n*
羟基色菌素 Oxychlororaphin *n*
9-羟基十八碳-反10,12-二烯酸 chimorphecolische Säure *f*
羟基烷基酶 Hydroxy-alkyl-Enzym *n*
25-D羟基维生素D 25-Hydroxyvitamin D *n*
羟基吴茱萸碱 Hydroxyevodiamine *n pl*
羟基喜树碱 Hydroxycamptothecine *n pl*
7-羟基香豆素 Umbelliferon *n*
17-β-羟基熊果酸 pomolid acid <engl.>
羟基血红素 Hämatin *n*
羟基洋地黄甙 Strospesid *n*
羟基洋地黄毒甙 Gitoxin *n*
羟基洋地黄毒甙元[配基] Gitoxigenin *n*
羟基乙酸氧化酶 Glycollat Oxidase *f*
羟基乙酰苯胺 Acetaminophen *n*
9-羟基异吩噁唑 9-Hydroxyisophenoxazole *n pl*
α-羟基异吩噁唑 α-Hydroxyisophenoxazole *f*
β-羟基异戊酰紫草素 β-Hydroxyisovalerylshikonin *n*
β-羟基异缬氨酸尿症 β-Hydroxyisovalinuria *f*
羟基吲哚 Hydroxyindol *n*
羟基吲哚氧位甲基移位酶 Hydroxyindole-O-Methyl-Transferase *f*
5-羟基吲哚乙酸 5-Hydroxyindol(yl)essigsäure *f*
19-羟基吲哚乙酸 hydroxyindoleacetische Säure *f*
羟基与氨甲酰基转移酶 Karboxyl-und carbamoyl Transferasen *pl*
羟基芫花素 Hydroxygenkwanin *n*
羟基孕[甾]烯醇酮 Hydroxypregnenolon *n*
羟基樟脑 Oxokampfer *m*, Hydroxykampfer *m*, Oxykamp-fer *m*
羟基长春碱 Vincadiolin *n*
羟基脂肪酸 Hydroxyfettsäure *f*
5-羟甲[基]胞嘧啶 5-Hydroxymethyl-Cytosin *n*
N-羟甲[基]吡啶 N-Hydroxymethylpyridin *n*
羟甲[基]四氢叶酸 Hydroxymethyltetrahydrofolic Säure *f*
羟甲[基]吲哚 Skatoxy *n*
羟甲[基]吲哚硫酸 skatoxylsulfuric Säure *f*
羟甲丙基甲基麦角酰胺 Methysergid(um) *n*
羟甲基 Hydroxymethyl *n*
羟甲基胞嘧啶 Hydroxymethylzytosin *n*
羟甲基胆汁合酶 hydroxymethylbilane Synthase *f*
羟甲基汞 Methylquecksilber-Hydroxid *n*
羟甲基化[作用] Hydroxymethylierung *f*
羟甲基化酶 Hydroxymethylase *f*
羟甲基糠醛 Hydroxymethylfurfural *n*
5-羟甲基尿嘧啶 5-Hydroxymethyluracil *n*
羟甲金霉素 Clomocyclin(um) *n*, N2-Hydroxymethyl-Chlortetrazyklin *n*
羟甲金四环素 Clomocyclin(um) *n*, N2-Hydroxymethyl-Chlortetrazyklin *n*
羟甲氯四环素 Chlormethylenzyklin *n*, Clomocyclin(um) *n*
羟甲去甲雄烯酮 Benorteron(um) *n*
羟甲戊二酸(抗高脂蛋白血症药) Meglutol *n*
羟甲香豆素 Hymecromon *n*
羟甲雄二烯酮 Methandrostenolon *n*, Metandienon(um) *n*
羟甲雄烷吡唑 Stanozolol(um) *n*
羟甲亚甲孕酮 Melengestrol(um) *n*
羟甲左吗喃 Levorphanol(um) *n*, Levorphan(um) *n*
羟甲唑啉 Oxymetazolin 818ye *n*
羟腈 Cyanohydrin *n*
羟咖啡因 Hydroxykoffein *n*, Hydroxycoffein(um) *n*
羟考酮 Oxycodon *n*
羟可待因 Hydroxycodein(um) *n*
8-羟喹啉锑复[合]剂 8-Hydroxy-Chinolin-Antimon-Komplex *m*
羟喹酞磺胺噻唑 Hydroxychinolin *n*, Oxychinolin *n*
羟赖氨醛醇 Hydroxyallysine-Aldol *n*
羟赖氨酸 Hydroxylysin *n*
羟赖氨酸尿[症] Hydroxylysinuria *f*
羟赖氨酰糖苷 Hydroxylysyl-Glykosid *n*
3-羟酪胺 3-Hydroxytyramin(um) *n*, Dopamin *n*
羟酪胺 Hydroxytyramin *n*
β-羟酪胺 Octopamin *n*, β-Hydroxytyramin *n*
β-羟酪酸尿 Beta-Oxybutyria *f*
3β-羟类固醇脱氢酶 3β-Hydrocysteroid-Dehydrogenase *f*
3-羟类固醇脱氢酶缺乏症 Mangel der 3β-Hydroxysteroid-Dehydrogenase *m*
17-羟类甾醇 17-Hydroxysteroid *n*
17-羟类甾醇测定 17-Hydroxysteroid-Bestimmung *f*
25-羟类甾醇脱氢酶 25-Hydroxysteroid-Dehydrogenase
ë5-3 β-羟类甾醇脱氢酶缺陷 ë5-3 β-Hydroxysteroid-Dehydrogenase-Defizienz *f*
16SrRNA 羟类甾醇氧化还原酶缺陷 16-Hydroxysteroid-oxidoreduktase-Defizienz *f*
羟离子 Hydroxylion *n*
6-羟栎皮酮 6-Hydroxyalkyl Quercetin *n*
羟链霉素 Hydroxystreptomyzin *n*
3β-羟邻氨基苯甲酸 3β-Hydroxyorthoaminobenzoesäure *f*
羟磷灰石 Hydroxyapatit *m*
羟磷灰石结晶 kristalldes Hydroxy(l)apatit *n*
羟氯奎 Hydroxychlorochin *n*, Hydroxychloroquin(um) *n*
2-羟麦角骨化醇 2-Hydroxyergokalziferol *n*
羟萘酸苄酚宁 Bepheniumhydroxynaphthoat *n*, Bepheniumembonat *n*
羟脑苷脂 Phrenosin *n*, Zerebron *n*
14-羟廿碳四烯酸 Hydroxyeicosatetraenoic Säure *f*
5-羟尿嘧啶 5-Hydroxyuracil *n*
羟哌苯丙嗪 Perphenazin(um) *n*, Trilafon *n*
羟哌氟丙嗪 Fluphenazin *n*, Fluphenazinönanthat *n*
羟哌甲苯二酚 Rimiterol *n*
17-羟皮质激素类 17-Hydroxykortikosteroide *n pl*
204 羟皮质类甾(固)醇 11-Hydroxykortikosteroide *n pl*
17-羟皮质酮 17-Hydroxykortikosteron *n*
羟嘌呤酶 Oxypurinase *f*
羟泼尼缩松 Desonid *n*
羟脯氨酸 Oxyprolin *n*, Hydroxyprolin *n*
羟脯氨酸酶 Oxyprolinase *f*
羟脯氨酸血症 Hydroxyprolinämie *f*
羟脯氨酰[基] Hydroxypropyl *n*
2-羟普鲁卡因 2-Hydroxyprocain(um) *n*
羟芪脒 Hydroxystilbamidine *f*
羟桥络合物 Hydroxybrückenkomplex(verbindung *f*) *m*
羟嗪 Atarax *n*, Hydroxyzin(um) *n*
羟炔诺酮 Noretynodrel(um) *n*
12-羟柔毛霉素 12-Hydroxydaunomycin *n*, Adriamyci *n*(um) *n*
2.5-羟软木三萜酮 Cerin *n*

5-羟色氨酸 5-Hydroxytryptophan *n*
羟色氨酸 Hydroxytryptophan *n*
5-羟色氨酸脱羧酶 5-Hydroxytryptophan-dekarboxylase *f*
5-羟色胺 5-Hydroxytryptamin *n*, Serotonin *n*
羟色胺 Hydroxytryptamin *n*
5-羟色胺 N-乙酰基转移酶 5-Hydroxytryptamin-N-azetyl-transferase *f*
5-羟色胺拮抗剂 5-Serotonin-Antagonist *m*
5-羟色胺瘤 Serotoninoma *n*
5-羟色胺能神经元 serotoninergisches Neuron *n*
5-羟色胺受体 Serotonin-Rezeptor *m*
5-羟色胺受体拮抗药 Serotonin-Rezeptorantagonist *m*
5-羟色胺受体受体激动剂 Serotoninrezeptoragonist *m*
5-羟色胺综合征 Serotonin-Syndrom *n*
5-羟色醇 5-Hydroxytryptophol *n*
5-羟色醛 5-Hydroxyindolazetaldehyd *m*
羟神经苷脂 Hydroxynervon *n*
13-羟十八碳二烯酸 13-Hydroxy-Octadecadiensäure, (13-HODE) *f*
45°羟双氢鞘氨醇 Hydroxysphingosin *n*, Phytosphingosin, *n*
5-羟四环素 5-Hydroxytetrazyklin *n*
羟酸 Hydroxylsäure *f*
α-羟酸氧化酶 α-Hydroxysäure-Oxidase *f*
17-羟脱氢酶 17-Hydroxydehydrogenase *f*
17-羟脱氧皮质酮 17-Hydroxydesoxykortikosteron *n*
2-羟维生素 D3 2-Hydroxycholekalziferol *n*
羟肟酸 Hydroximsäure *f*
羟戊甲吗啡 Etorphin *n*
羟烯脑苷脂 Hydroxynervon *n*
L-β-羟酰辅酶 A L-β-Hydroxyacyl-CoA *n*
β-羟酰辅酶 A β-Hydroxyacyl-CoA *n*
β-羟酰辅酶 A 脱氢酸 β-Hydroxyacyl-CoA-dehydrogenase *f*
羟酰辅酶消旋酶 Hydroxyacyl-CoA-Racemase *f*
7-羟香豆素 7-Hydroxykumarin *n*
羟缬氨酸 Hydroxyvalin *n*
羟辛可宁 Hydroxycinchonin *n*
羟雄[甾]烯二酮 Hydroxyandrostenedion *n*
11β-羟雄烯二酮 11β-Hydroxyandrostenedion *n*
羟血糖苷酯 Glycolhemetosid *n*
羟烟曲霉醌 Hydroxyfumigatin(um) *n*
羟氧基正缬氨酸 L-δ-Hydroxy-γ-oxonorvalin *n* (HON)
羟(氧)嘌呤 Oxypurin *n*
羟乙[基]淀粉 Hydroxyethylstärke *f*
羟乙[基]硫胺焦磷酸 Hydroxyäthyl-Thiaminpyrophosphat *n*
羟乙胺 Kolamin *n*, Colamin *n*
羟乙基阿朴叩卜林 Hydroxyäthylapocuprein *n*
羟乙基阿朴奎宁 Hydroxyäthylapochinin *n*
羟乙基茶碱 Oxyäthyltheophyllin *n*, Etofyllin(um) *n*
羟乙基淀粉 Hydroxyethylstärke *f*
羟乙基化[作用] Hydroxyäthylierung *f*
羟乙基磺酸盐 Hydroxyäthylsulfonat *n*
羟乙基纤维素 Hydroxyäthylzellulose *f*
羟乙膦酸钠 Etidronat *n*
羟乙醛 Glykolaldehyd *n*
羟乙酸 Glykolsäure *f*
羟乙酸合成酶 Azetohydroxysäuresynthetase *f*
羟乙酸盐 Glykolat *n*
N-羟乙酰甘油露糖胺 N-Glycolylmannosamin *n*
羟乙酰基 Glykolyl-
N-羟乙酰神经氨[糖]酸 N-hydroxyacetylneuraminicsäure *f*
羟吲哚 Hydroxyindolessigsäure *f*
5-羟吲哚甲基转移酶 5-Hydroxyindol-methyltransferase *f*
羟吲哚生物碱 oxindole Alkaloid *n*
5-羟吲哚乙醇 5-Hydroxytryptophol *n*
5-羟吲哚乙醛 5-hydroxyindole Acetaldehyd *n*
5-羟吲哚乙酸 5-Hydroxyindolylessigsäure (5-HIAA, 5-HIE) *f*
羟孕[甾]二酮 Hydroxydione *f*
17-羟孕酮 17-Hydroxyprogesteron *n*
羟孕酮己酸酯 Hydroxyprogesteronkaproat *n*
17-羟孕烯醇酮 17-Hydroxypregnenolon *n*
17-α-羟甾[类] 17-α-Hydroxysteroid *n*
羟甾类脱氢酶 Hydroxysteroiddehydrogenase *f*
羟脂肪酸 ω-Hydroxyfettsäure *f*
L-β-羟脂肪酰辅酶 A (L-)β-Hydroxyacyl-CoA *n*
β-羟脂肪酰辅酶 A 脱氢酶 β-Hydroxyacyl-CoA-dehydrogenase *f*
L-β-羟脂酰 CoAL-β Hydroxyl-Acyl L-β CoA *n*
β-羟脂酰脱水酶 β-Hydroxyl-Acyl-Dehydrase *f*
羟值 Hydroxylwert *m*
羟自由基 Hydroxylradikal *n*
强迫 Zwang *m*, Vergewaltigung *f*
强迫侧卧位 erzwungene seitliche Position *f*
强迫冲动 Zwangsimpulse *m*
强迫的 zwanghaft
强迫动作[强迫仪式] Zwangshandlung *f*, zwangsmische Bewegung *f*, erzwungene Zeremonie *f*
强迫蹲位 forcierte Hockstellung *f*, erzwungene Hockstellung *f*, gezwungene Hockstellung *f*
强迫分娩 Zwangsgeburt *f*, Schnellentbindung *f*, erzwungene Geburt *f*
强迫俯卧位 erzwungene Bauchlage *f*, Zwangsbauchlage *f*
强迫观念 Zwangsgedanke *m*, Zwangsidee *f*, Obsessio(*n*) *f*, psychische Rumination *f*
强迫观念的 zwanghaft
强迫观念强迫思维性 obsessiv zwanghaft
强迫观念强迫思维性神经症 Zwangsneurose *f*
强迫观念强迫思维性障碍 Zwangsstörung *f*
强迫观念性神经功能病 Zwangsneurose *f*
强迫观念与行为的障碍 Zwangsstörung *f*
强迫行为 Zwang *m*, Kompulsion *f*, Zwangsverhalten *n*, Zwangshandlung *f*
强迫行为的控制 Steuerungszwang *m*
强迫怀疑 erzwungene Verdächtigen *n*
强迫幻想 erzwungene Fantasie *f*
强迫回忆 erzwungene Erinnerung *f*
强迫接触 erzwungener Kontakt *m*
强迫接种 Zwangsimpfung *f*, Impfzwang *m*
强迫克隆化 gezwungenes Klonen *n*
强迫立位 erzwungene Aufrechtstellung *f*, gezwungenes Stehen *n*
强迫谱系障碍 forced-Spektrum-Störung *f*
强迫人格 anankastische (od. zwanghafte) Persönlichkeit *f*
强迫思考 Gegrübel *n*
强迫思维(思维反刍) zwanghafte Gedanken (od. Rumination *f*), Denkdeprivation *f*
强迫体位 Zwangslage *f*, Zwangsstellung *f*, Zwangshaltung *f*
强迫洗刷 Waschzwang *m*
强迫想法 erzwungene Idee *f*
强迫型 Zwangstyp *m*
强迫型人格 zwanghafte Persönlichkeit *f*, Zwangspersönlichkeit *f*
强迫型人格障碍 zwanghafte (od. anankastische) Persönlichkeitsstörung *f*, Zwangspersönlichkeitsstörung *f*
强迫性 zwanghaft, obsessiv
强迫性沉思 Zwangsrumination *f*, Zwangsdenken *n*
强迫性痴笑 Zwangslachen *n*
强迫性冲动 Zwangsimpuls *m*
强迫性动作 Zwangshandlungen *f pl*, Triebhandlungen *f pl*
强迫性赌博 Spielsucht *f*
强迫性对立观念 kompulsive ambivalente Idee *f*

强迫性对立思维 obsessive gegenüberliegende Gedanken *m pl*
强迫性发作 Zwangsangriff *m*
强迫性反复思考 Zwangsrumination *f*
强迫性反复思虑状态 zwanghafter Zustand *m*
强迫性反应 zwanghafte Reaktion *f*, Zwangsreaktion *f*
强迫性反应性格 Persönlichkeit der kompulsiven Reaktion *f*
强迫性犯罪癖 zwangsneurose Kriminalität *f*
强迫性复述 Zwangswiederholung *f*
强迫性格 zwanghafter Charakter *m*
强迫性观念插入症 Onomatomanie *f*
强迫性行为 Anankasmus *m*
强迫性核对 Zwangskontrolle *f*
强迫性怀疑 zwanghafte Zweifel *m pl*
强迫性回忆 obsessive Reminiszenz *f*
强迫性计数 kompulsive Zählung *f*
强迫性检查 kompulsive Eichung *f*
强[迫性紧]握 Zwangsgreifen *n*, zwanghaftes Greifen *n*
强迫性精神障碍 Zwangsirrsinn *m*
强迫性恐怖 Zwangsphobia *n*
强迫性恐怖症 Zwangsbefürchtung *f*
强迫性恐己犯罪 Enosiophobie *f*
强迫性清洁 zwanghafte Reinigung *f*
强迫性情感 Zwangsemotion *f*
强迫性穷思竭虑 obsessives Wiederkäuen *n*
强迫性穷思熟虑 obsessive Rumination *f*, Zwangsrumination *f*
强迫性人格 obsessive Persönlichkeit *f*, kompulsive Persönlichkeit *f*
强迫性人格特点 anankastische Eigenschaft *f*
强迫性人格障碍 zwanghafte (od. anankastische) Persönlichkeitsstörung *f*, Zwangspersönlichkeitsstörung *f*
强迫性神经功能病 Zwangsneurose *f*
强迫性神经官能症 Zwangsneurose *f*
强迫性神经症 Zwangsneurose *f*
强迫性手淫 zwanghafte Masturbation *f*
强迫性思考 Zwangsdenken *n*
强迫性思维 Obsession *f*, Zwangsdenken *n*, Zwangsvorstellung *f*
强迫性素质 Zwangskonstitution *f*
强迫性疼痛 Zwangsschmerz *m*
强迫性洗濯 Zwangswaschung *f*
强迫性性格 zwanghafter Charakter *m*
强迫性仪式 Zwangsritual *n*
强迫性仪式[动作] Zwangszeremonie *f*, Zwangszeremoniell *n*, Zwangsritual *n*
强迫性疑己犯罪 Enosimanie *f*
强迫性预演 erzwungene Generalprobe *f*
强迫性欲望 Zwangsimpuls *m*
强迫性圆周运动 Zwangsreitbahnbewegung *f*
强迫性谵妄 Zwangsdelirium *n*
强迫性障碍 Zwangsstörung *f*
强迫性症状 Zwangssymptom *n*
强迫性重复 Wiederholungszwang *m*, Repetitionszwang *m*
强迫性重复动作 zwanghafte Wiederholung *f*
强迫性重复行为 Anankasmus *m*, zwanghafte Wiederholung *f*
强迫性重复言语 zwanghafte Palilalie *f*
强迫性综合征 Zwangssymptom *n*
强迫性阻挠观念 aufdringlicher Gedanke *m*
强迫言语 erzwungene Rede *f*
强迫仰卧位 Zwangsrückenlage *f*
强迫运动 kompulsive Bewegung *f*, Zwangsbewegung *f*
强迫障碍 Zwangsstörung *f*
强迫症 Zwangskrankheit *f*, Obsession *f*
强迫[症]的 obsessiv
强迫[症]状态 Zwangszustand *m*, Anankasmus *m*, obsessiver Zustand *m*
强迫综合征 übersteuertes Syndrom *n*
强迫坐位 Zwangssitzstellung *f*

qiàng 呛

呛咳 Husten *m*
呛噎 Choke *m*

QIAO 跷敲乔荞桥憔巧翘鞘

qiāo 跷敲

跷跷板性眼震 Wippe Nystagmus *m*
跷跷板状 wippeförmiger Nystagmus *m* (眼球震颤)
敲除 Knockout *m*
敲除基因 Gen-Knockout *m*
敲击(叩音) Knock-in
敲击板 klopfendes Brett *n*
敲落肩 Schultertrennung, herabgesetzte Separation *f*

qiáo 乔荞桥憔

乔布综合征 Job-Syndrom *n* (常染色体隐性遗传的中性白细胞病)
乔丹手术 Jordan*-Operation *f* (倾倒综合征的纠正手术之一)
乔福骨折 Chauffeur*-Knochenbruch *m*
乔洛斯基分解 Choleskey* Zersetzung *f*
乔木 Arbor *f*
乔松酮 Pinostrobin *n*
乔赞综合征Ⅲ Chotzen-Syndrom *n* (染色体显性遗传尖头并指伴上睑下垂等)
荞麦碱 Fagopyrin *n*
桥本甲状腺炎伴甲状腺毒症 Hashimoto* Toxikose *f*
桥本氏病 Hashimoto* Struma *f*, Hashimoto* Kropf *m*
桥本氏甲状腺机能亢进 Hashimoto* Hyperthyreose *f*
桥本氏甲状腺炎 Hashimoto* Threoiditis *f*
桥本氏甲状腺肿 Hashimoto* Struma *f*, Struma lymphomatosa *f*
桥臂 Brachium pontis *n*
桥变 bridging <engl.>
桥池 Brückenzisterne *f*
桥固位体 Brückenhalter *m*
桥环 Brückenring *m*
桥环大环内酯 Ansamakrolide *n pl*
桥环的 endocyclisch
桥基 Endpfeilerbrücke *f*
桥基牙 Pfeilerzahn *m*
桥基桩 Stützpfeilerposten *pl*
桥键 Brückenbindung *f*
桥接坏死 Überbrückungsnekrose *f*
桥接环杂环化合物 heterozyklisches Mittel *n*, Überbrückenring *m*
桥接生物标志物 Bridging Biomarker <engl.>
桥接性坏死 Brückennekrose *f*
桥静脉 Überbrückungsader *m pl*
桥粒 Desmosom *n*, Haftplatte *f*
桥粒的 desmosomal
桥粒点 Haftpunkte *m pl*
桥粒损害 Verletzung des Desmosoms *f*
桥粒型连接 desmosomale Verbindung *f*
桥连亲和素-生物素法(桥连抗生物素蛋白-生物素法) überbrückte Avidinbiotinmethode *f*, BAB-Methode *f*
桥梁法 Brückenmethode *f*
桥脑 Pons *m*, Brücke *f*
桥脑出血 Ponsblutung *f*, Ponshämorrhagie *f*, Bräckenblu-tung *f*, Brückenhämorrhagie *f*
桥脑动物 pontines Tier *n*
桥脑前池 Vorbrückenzisterne *f*

桥脑肿瘤 Pons-Tumor *m*
桥脑综合征 Brückenhauben-Syndrom *n*, Raymond*-Cestan* Syndrom *n*
桥式(文氏电桥) Wien*Brücke *f*
桥式交叉血管吻合术 Querbrücke-Gefäßanastomose *f*
桥体 Brückenkörper *m*
桥膝枕波 pon geniculare Welle des Hinterkopfes *f*
桥小脑角 Kleinhirn-Brückenwinkel *m*, Angulus cerebellopontinus *m*
桥小脑角表皮样囊肿 Epidermoidzyste des Kleinhirnbrückenwinkels *f*
桥小脑角动静脉畸形 zerebrale venoese Maformation im Kleinhirnbrückenwinkel *f*
桥小脑角脑膜瘤 Kleinhirnbrückenwinkel-Meningeom *n*
桥形皱襞 Überbrückungsfalte *f*
桥延沟静脉 Blutader des pontomedullären Sulkus *f*
桥延体核 Zellkern des pontobulbären Körpers *m*
桥延外侧综合征 laterales pontomedulläres Syndrom *n*
桥原子 Brückenatom *n*
桥状瘢痕 überbrückte Narbe *f*
桥状坏死 Überbrückungsnekrose *f*
桥状离子 Brückenion *n*
桥状移植 brückeähnliche Transplantation *f*
憔悴 Abmagerung *f*, Emaziation *f*

qiǎo 巧

巧克力 Schokolade *f*
巧克力(样)囊肿 Schokolade(n)zyste *f*
巧克力培养基 Schokoladennährboden *m*
巧克力琼脂 Schokoladenagar *n*
巧克力琼脂培养基 Schokoladenagar-Nährmedium *n*
巧克力色 schokoladen
巧克力色琼脂培养基 Schokoladenagar *m*
巧遇 Glücksfall *m*

qiào 翘鞘

翘鼻 Stumpfnase *f*
鞘 Scheide *f*, Theka *f*, Theca *f*, Vagina *f*
鞘氨[基]醇 Sphingosin *n*, Sphingol *n*
鞘氨醇-1-磷酸盐 Sphingosin-1-Phosphat *n*
鞘氨醇半乳糖苷 Psychosin *n*
CoA 鞘氨醇半乳糖苷脂酰[基]转移酶 CoA-Psychosineacyltransferase *f*
鞘氨醇磷脂 Spingophospholipid *n*
鞘氨醇脂质沉积病 Sphingosinlipidspeicherkrankheit *f*
鞘氨脂 Sphingosin *n*
鞘翅 Elytron *n*
鞘翅目 Koleoptera *pl*, Coleoptera *pl*
鞘的 vaginal(-is, -is, -e), thekal
鞘化纤维 markhaltige Faser *f*
鞘间的 intervaginal(-is, -is, -e)
鞘间隙 Spatia intervaginalia *n pl*
鞘磷脂 Sphingomyeline *n pl*, Sphingophospholipide *n pl*
鞘磷脂沉积病 Sphingomyelinlipidose *f*
鞘磷脂类激活剂蛋白 Sphingolipid-Aktivatorprotein *n*
鞘磷脂酶 Sphingomyelinase *f*
鞘磷脂酶缺陷症 Sphingomyelinase-Mangel *m*
鞘流 mantelfluid *n*
鞘瘤 Hüllentumor *m*
鞘毛细血管 eingescheidete Kapillaren *f pl*
鞘膜 Tunica vaginalis *f*
鞘膜壁层 Lamina parietalis tunicae vaginalis *f*, Parietal-platte der Tunica vaginalis *f*
鞘膜恶性肿瘤 maligne Hydrozele *f*
鞘膜翻转修补术(Jaboulay-) Winkelmann Operation der Hydrozele *f*
鞘膜高位结扎术 Ligatur der Tunica vaginalis *f*
鞘膜积脓 vaginale Pyozele *f*, vaginale Pyocele *f*
鞘膜积血 vaginale Hämatozele *f*, vaginale Haematocele *f*
鞘膜积液 Hydrozele *f*, Hygrozele *f*, Wasserbruch *m*
鞘膜开窗术 fensterung der Tunica vaginalis *f*
鞘膜良性肿瘤 benigne Hydrozele *f*
鞘膜囊肿切除术 Resektion der Samenstrangezyste *f*
鞘膜腔 Höhle der Tunica vaginalis *f*, Cavum der Tunica vaginalis *n*
鞘膜乳糜积液 Chylozele *f*, Hydrocele chylosa *f*
鞘膜上间隙 supraviginaler Zwischenraum *m*
鞘膜细胞增殖 Hyperplasie der Tunica vaginalis *f*
鞘膜脏层 Lamina visceralis tunicae vaginalis *f*
鞘膜折叠术 Tunicaplikation *f*
鞘内巴氯芬注射泵 intrathekale Baclofen-Pumpe *f*
鞘内的 intrathekal
鞘内给药 Intrathekale Verabreichung *f*
鞘内神经溶解术 intrathekale Neurolyse *f*
鞘内压(特别指脑脊液压) intrathekaler Druck *m*
鞘内注射 intrathekale Injektion *f*
鞘韧带 Ligamentum vaginale *n*
鞘髓磷脂沉积[症] Sphingomyelin-Lipidose *f*, Sphingo-myelinose *f*
鞘糖脂 Glycosphingolipid *n*
鞘糖脂沉积病 Glycosphingolipid-Lipidose *f*
鞘突存留 Vestigium vom Scheidenhautfortsatz *n*
鞘突剩件 Vestigium processus vaginalis *n*
鞘外结缔组织 epivaginales Bindegewebe *n*
鞘小皮 Hüllenhäutchen *n*
鞘脂 Sphingolipid, Glycosphingolipid *n*
鞘脂类激活剂蛋白 Sphingolipid-Aktivatorprotein, GR.-Aktivatorprotein *n*
鞘状结构 (myelin) scheidenartige Struktur *f*

QIE 切茄怯窃

qiē 切

切 Schneiden *n*
切比雪夫滤波路 Chebyshev Filter *m*
DNA 切变 DNA-Schere *f*
切变 Schere *f*
切变二色性 Scherdichroismus *m*
切变率 Scherrate *f*
切变模量 Schubmodul *m*
切变应力 Scherspannung *f*
切补修复 Schnitt-und Fleckenreparatur *f*
切齿孔 Schneidezahnloch *n*
切除[术] Entfernung *f*, Resektion *f*, Exzision *f*, Ektomie *f*
切除扁桃体的 tonsillopriv
切除大脑 Dezerebration *f*, Dezerebrierung *f*
切除刀 Exsektor *m*
切除腓骨的筋膜切开术 fibulectomische Fasziotomie *f*
切除后恶化瘤 Übergangstumor *m*
切除活检 Exzisionsbiopsie *f*
切除活组织检查 Ausrottungsbiopsie *f*
切除镜 Resektoskop *n*
切除疗法 Resektionstherepie *f*
切除卵巢 Eierstockentfernung *f*, Ovariektomie *f*
切除卵巢的 eierstockentfernt, eierstockextirpiert, ovari-priv (-us, -a, -um)
切除酶 Excisionase *f*
切除钳 Resektionszange *f*
切除肽 internes Proteinfragment *n*

切除吻合 Resektion und Anastomose *f*
切除性关节成形术 Resektionsarthroplastik *f*
切除性关节融合术 Resektionarthrodese *f*
切除性牙周膜新附着术 excisionales neues Verbindungsattachment *n*
切除胸腺小鼠 thymoektomierte Mäuse *f*
切除修复 Ausrottungsreparatur *f*
切创 Schnittwunde *f*
切刀 Schneidmaschine *f*
切导 Schnittführung *f*
切导盘 Tabelle schneidender Anleitung *f*
切导斜度 Schneidezahnführungsneigung *f*
切导针 Stift schneidender Anleitung *m*
切道 schneidender Weg *m*
切道斜度 schneidende Wegneigung *f*
切[迪阿克]-东二氏综合征 Chediak*-Higashi* Syndrom *n* (od. Krankheit *f*)
切端沟 schneidende Nut *f*
切端支托 schneidender Rest *m*
切断 Trennung *f*
切断刀 Amputationsmesser *n*
切断技工钳 Beißzange *f*, Drahtschere *f*
切断迷走神经的 vagotomiert
切[断]面 Sektion *f*, Schnittfläche *f*
切断钳 Schneidezange *f*
切断术 Amputation *f*, Amputatio *f*
切断性溃疡 amputierendes Geschwür *f*
切断牙钳 die besteuerte Zange *f*
切尔诺贝利核事件 Atomunfall von Tschernobyl *m*
切尔诺贝利事件 Tschornobyl-Unfall *m*
切尔诺夫脸谱图 Chernoff Gesichter *pl*
切割 zerspalten, schnitten
切割电极 Schneidelektrode *f*
切割机 Schneidmaschine *f*
切割沙片 Schrämscheibe *f*
切割伤 eingeschnittene Verletzung *f*
切割针 Schneidnadel *f*
切骨术 Osteotomie *f*
切痕 Schnittkennzeichen *n*
切红辣椒工人肺 Lunge des Paprikateilers *f*
切换率 Wechselquote *f*
切换时间 Schaltzeit *f*
切会阴卧位 Steinschnittlage *f*
切(剪)混合 scherende Mischung *f*
切嵴 Crista incisiva *f*
切迹 Inzisur *f*, Incisura *f*, Einschnitt *m*
I 切迹 Isthmuskerbe *f*
切迹位投照 Kerbenprojektion *f*
切痂术 Escharectomy *n*, Escharectomychirurgie *f*
切腱剪 tenotomische Schere *f*
切角 inzisaler Winkel *m*
切接(拼接) Splicing *n*, Verbinden *n*
切开[法] Inzision *f*, Incisio *f*, Schnittführung *f*
切开法重睑成形术 Blepharoplastik-Einschnitt *m*
切开复位[术] blutige (Knochen-) Reposition *f*
切开复位固定法 blutige (Knochen-) Reposition und Befestigung *f* offene Reposition und Fixierung *f*
切开复位内固定 offene Reposition und Osteosynthese *f*
切开复位髓内钉固定 blutige (od. offene) (Knochen-) Reposition und intramedulläre Nagelung *f*
切开挂线法 Inzision und Fadenligatur *f*
切开后活组织检查 Inzisionsbiopsie *f*
切开活检 Inzisionsbiopsie *f*
切开肌肉活检术 Cut-Muskelbiopsie *f*
切开剪 Inzisionsschere *f*
切开引流 Inzision und Drainage *f*
切开整复内固定 blutige Reposition und innere Fixierung *f*
切开重睑术 Hautschnittmethode zum Bau von supratarsalen Falte *f*
切砍(开)创 Schnittwunde *f*
切刻 Kerbe *f*, Knast *m*, Kittchen *n*, Einschneiden *n*
切刻环状 geklaut zirkuläre DNA *f*
切口 Inzision *f*
巴尔氏切口 Bar* Inzision *f*
巴特尔氏切口 Battle* (Bauch-) Schnitt *m*
贝格曼氏切口 Bergmann* Inzision *f*
贝文切口 Bevan* Einschnitt *m* (用于暴露胆囊的切口)
彻丽切口 Cherney* Inzision *f* (下腹部横切口)
迪维尔氏切口 Deaver* Inzision *f*
弗格森切口 fergusson* Inzision *f* (上颌骨切除术切口)
华伦氏切口 Warren* Schnitt *m*
卡巴切口 Kammerer*-Battle*Inzision *f* (腹部垂直切口)
科赫尔切口 Kocher*Inzision *f* (胆囊手术时右侧肋弓下的切口)
罗戴切口 Rockey*-Davis*Inzision *f* (类似麦氏切口,皮肤切口为横型)
迈拉特切口 Maylard* Inzision *f* (妇科手术用腹部切口)
麦克阿瑟氏切口 McArthur* Inzision *f*
麦克伯尼氏切口 McBurney* Inzision *f*
麦氏切口 McBurney* Inzision *f* (与腹外斜肌纤维平行的腹部切口)
麦耶氏弯形切口 Meyer* Schnitt *m*, Meyer* Hockey-Schlägerschnitt *m*
芒罗·克尔切口 Munro* Kerr*Inzision *f* (子宫下段横切口行剖宫产)
佩特兹氏切口 Perthes* Querschnitt *m*
普法南施蒂尔切口 Pfannenstiel* Inzision *f* (耻骨上的腹部的弧形横切口)
舒哈特切口(阴道旁切口) Schuchardt* Inzision *f*
维歇尔氏髂腰部切口 Vischer* Schnitt *m*
切口感染 Infektion der Schnittwunde *f*
切口裂开 Wundruptur *f*
切口酶 nickase *f*
切口平移 nick-Translation *f*
切口疝 narbenbruch *m*, Hernia cicatricalis sive cicat-ricea *f*
切口疝修补术 Hernioplastik für Narbenbruch *f*
切口相关折返性房性心动过速 incisional atriale Reentry-Tachykardie *f*
切口移位 nick-Translation *f*
切蜡器 Paraffinabschneider *m*
切离 Entfernung *f*, Ausschneidung *f*
切离的 exzidiert
切离酶 Excisionase *f*
切(剪)力 Scherkraft *f*, Scherungskraft *f*, Schubkraft *f*
切料机 Rohmaterialschneider *m*, Rohstoffschneidmaschine *f*
切伦科夫辐射 Cerenkoff* Strahlung *f*
切面 Sektion *f*, Schnittfläche *f*
切面超声心动描计(记)术 Querschnitt Echokardiographie *f*
切面回声描记术 Tomoechographie *f*
切面面积 Querschnittfläche *f*
切面显像 Querschnittsdarstellung *f*
切脑刀 Hirnmesser *n*
切脑器 decerebrator <engl.>
切盘 Trennscheibe *f*
切皮刀 Dermatotom *n*
切皮机 Dermatom *n*
切皮强度试验 Incisionfestigkeitsprüfung *f*
切片 Schnitt *m*, Sectio *f*

切片标本 Schnittpräparat *n*
切片带 Schnittband *n*
切片刀 Mikrotom-Messer *n*, Messer des Mikrotoms *n*
切片刀刀架 mikrotommesserhalter *m*, Mikrotommesserträger *m*
切片刀附件 Zubehöre der Mikrotommessers *pl*
切片刀研磨[用]鞘 Messerschleifscheide des Mikrotoms *f*
切片刀自动研磨器 automatische Scharfschleifmaschinedes Mikrotommessers *f*
切片法 Mikrotomie *f*
切片机 Mikrotom *n*
切片机刀片 Mikrotom-Messer *n*, Messer des Mikrotoms *n*
切片染色 Schnittfärbung *f*
切片染色法 Schnittenfärbung *f*
切片术 Mikrotomie *f*
切器 Schnittinstrument *n*
切取活检 Inzisionsbiopsie *f*
切伤 Schnittwunde *f*
切石刀 Steinmesser *n*, Lithotom *n*
切胎头剪 Kraniotomie-Schere *f*
切线叩诊 Tangentialpercussion *f*
切线伤 Tangentialwunde *f*
切线神经纤维 Tangentialnervenfasern *f pl*
切线位 Tangentialposition *f*
切线位投射 Tangentialprojektion *f*
切线状射击 tangentiales Feuer *n*
切向加速度 Tangentialbeschleunigung *f*
切向力 Tangentialkraft *f*
切向切片 Tangentialschnitt *m*
切削油 Schneidöl *n*
切牙 Schneidezahn *m*, Beißzahn *m*, Dens incisivus *m*
切[牙]道 incisor path <engl.>
切牙的 inzisal, inzisiv, incisiv(-us, -a, -um)
切牙缝 Sutura incisiva *f*
切牙骨 Bürzel *m*, Os incisiwm *n*
切牙管 Canalis incisivus *m*, Ductus incisivus *m*
切牙管囊肿 Zyste des Canalis incisivus *f*, nasopalatinale Zyste *f*
切牙孔 Foramen incisivum *n*
切牙乳头 Papilla incisiva *f*
切牙窝 Fossa incisiva *f*
切牙形无缝冠 schneidezahnförmige stufenlose Krone *f*
切牙用正畸带环片 orthodontischer Bandstreifen für Schneidezähne *m*
切药机 Aufschnittmesser *n*
切龈术 Gingivektomie *f*
切应变 Scherdehnung *f*, Schubverformung *f*
切应力 Scherspannung *f*, Schubspannung *f*
切缘 Schneidekante *f*, Margo incisalis *m*
切缘坏死 abgestreifte Haut am Rande *f*
切缘结节 Mamelon *n*
切支托 Auflagedorn *m*
切肢刀 Amputationsmesser *n*
切肢者 Amputierter *m*
切脂减肥术 Gewichtsabnahme durch Fettabscheiden *f*
切脂术 Schneiden Fett Chirurgie *f*

qié 茄

茄蛋白酶 Solanain *n*
茄定 Solanidin *n*
茄碱 Solanin *n*
茄科 Solanaceae *f pl*
茄形瓶 auberginеförmige Flasche *f*

qiè 怯窃

怯场 Wettbewerbsfrucht *f*
窃视症 Mixoskopie *f*
窃血现象 Steal-Phänomen *n*
窃衣 Torilis anthriscus *m*
窃衣属 Torilis *m*

QIN 侵亲芹秦嗪禽勤揿

qīn 侵亲

侵犯 Aggression *f*, Angriff *m*
侵犯行为 Aggressionsverhalten *n*
侵犯焦虑 Angriffsangst *f*
侵犯性 Aggressivität *f*
侵犯眼眶 orbitale Invasion *f*
侵权 Tort *m*
侵权行为 Verletzungstat *f*
侵染 Infestation *f*
侵染点 Infektionsgericht *n*
侵染检测 Invasor-Assay *n*
侵染性 Infektiosität *f*
侵入 Invasion *f*
侵入病菌 Angreifer *m*, Eindringskrankheitskeim *m*
侵入的 eingedrungen
侵入力 Invasionsvermögen *n*, Invasivitüt *f*, Eindringsvermögen *n*, Eindringsfähigkeit *f*
侵入门户 Eintrittspforte *f*
侵入期 Invasionsstadium *n*, Stadium invasionis *n*
侵入扫视 sakkadische Intrusion *f*
侵入途径 Invasionsweg *m*
侵入性胎盘 invasive Plazenta
侵入血管[壁]的 angioinvasiv
侵蚀 Erosion *f*, Erosio *f*, Arrosion *f*, Anfressung *f*
侵蚀的 erodens, erosiv(-us, -a, -um), korrosiv, angefres-sen
侵蚀性痤疮 Aknevarioliformise *f*
侵蚀性动脉瘤 Arrosionsaneurysma *n*
侵蚀性脊柱炎 erosive Spondylitis *f*
侵蚀性溃疡 Ulkus rodens *n*, Ulcus corrodens *n*, Ulkus terebrans *n*
侵蚀性葡萄胎 invasive Hydatidenmole *f*(ivasive Blasenmole)
侵填体 Tylosis *f*
侵袭 Invasion *f*, Attacke *f*
侵袭力 Aggressivitätsvermögen *n*
侵袭耐格里原虫 naegleria invadens *f*
侵袭期 Invasionsstadium *n*, Stadium invasionis *n*
侵袭前的 präinvasiv
侵袭素 Invasin *n*
侵袭性 NK 细胞白血病 aggressive NK-Zell-Leukämie *f* (ANKL)
侵袭性胞外酶 invasive Exoenzyme *pl*
侵袭性鼻窦曲菌病 invasive Aspergillose der Nasennebenhöhle *f*
侵袭性鼻窦曲菌病 invasive sinus Aspergillose *f*
侵袭性垂体腺瘤 invasives Hypophysenadenom *n*
侵袭性大肠杆菌 invasive E. coli *pl*
侵袭性的 invasiv
侵袭性肺曲霉病 invasive pulmonale Aspergillose *f*
侵袭性肺炎链球菌疾病 invasive Pneumokokken-Erkrankung *f*
侵袭性肺真菌病 Invasionslungenmykose *f*, invasive pulmonale Pilzerkrankung *f*
侵袭性感染 invasive Ansteckung *f*, Infektion der invasiven Brandwunde *f*
侵袭性骨母细胞瘤 aggressives Osteoblastom *n*
侵袭性骨肿瘤 invasiver Knochentumor *m*
侵袭性黑素瘤 Invasionsmelanom *n*
侵袭性淋巴瘤 aggressives Lymphom *n*
侵袭性毛基质瘤 Invasionspilomatrixoma *n*

侵袭性酶 invasive Enzyme *pl*
侵袭性葡萄胎 destruierende Blasenmole *f*
侵袭性曲霉病 invasive Aspergillose *f*
侵袭性曲霉病动物模型组 invasive Aspergillose-Animal-Modells *pl*
侵袭性雀斑样痣恶性黑素瘤 invasives Lentigo-maligna-Melanom *n*
侵袭性生长 invasives Wachstum *n*
侵袭性水泡状胎块 invasive Blasenmole *f*
侵袭性纤维瘤病 aggressive Fibromatose *f*
侵袭性纤维性甲状腺炎 Riedel* Strumitis *f*, Riedel* Struma *f*
侵袭性血管黏液瘤 aggressives Angiomyxom *n*
侵袭性牙周炎 aggressive Parodontitis *f*
侵袭性婴儿纤维瘤病 aggressive infantile Fibromatose *f*
侵袭性真菌性鼻-鼻窦炎 invasive fungale Rhinosinusitis *f*
侵袭性支气管损害 präinvasive bronchiale Läsion *f*
侵袭性指(趾)乳头状腺瘤 aggressives digitales papilläres Adenom *n*
侵袭因素 aggressive Faktoren *m pl*
亲本 Elternteil *m*
亲本品系 Elternstamm *m*
亲本组合 elterliche Kombination *f*
亲病灶性 Pathotropismus *m*
亲补体的 komplementophil
亲代 Parentalgeneration *f*, P-Generation *f*, Generatio pa-rentalis *f*
亲代 DNA Eltern-DNA *f*, elterliche DNA *f*
亲代病毒 Stammvirus *m*
亲代染色体 elterliche Chromosomen *pl*
亲代谢性受体 pro-metabolische Rezeptoren
亲代印记 elterliche Prägung *f*
亲代组合 Elternkombination *f*
亲电性 Elektrophilizität *f*
亲电中心 elektrophiles Zentrum *n*
亲电[子]的 elektrophil
亲电[子]反应 elektrophile Reaktion *f*
亲电子反应性 Elektrophilität *f*, Elektrophilie *f*
亲电子基团 elektrophile Gruppe *f*
亲电子剂 elektrophiles Agens *n*
亲电[子]加成 elektrophile Addition *f*
亲电[子]取代[作用] elektrophile Substitution *f*
亲电[子]试剂 elektrophiles Reagens *n*
亲电子物质 Elektrophil *n*
亲毒的 giftempfindlich
亲毒素的 giftempfindlich
亲肺的 pneumotrop
亲肺性 Pneumotropismus *m*
亲肺性病毒 pneumotrope Viren *n pl*
亲附 Attachment *n*
亲肝的 hepatotrop
亲肝毒物 hepatotropes Gift *n*
亲肝型放射性物质 hepatotrope radioaktive Substanz *f*
亲骨型放射性物质 osteotrope radioaktive Substanz *f*
亲骨性肿瘤 Proknochentumoren *pl*
亲硅羟基作用 silanophile Interaktion *f*
亲合(和)力(性) Affinität *f*, Avidität *f*
亲合(和)力假说 Avidität-Hypothese *f*
亲合标记 Affinitätsmarkierung *f*
亲合层析[法] Affinitätschromatographie *f*
亲合力 Begierde *f*, Gier *f*, Avidität *f*
亲合色谱法 Affinitätschromatografie *f*
亲合素 Avidin *n*
亲合素-生物素-过氧化物酶复合物法 Avidin-Biotin-Peroxydase komplexe Methode *f*(ABC Methode)
亲合素-生物素化碱性磷酸酶 avidin-biotinylierte alkalische Phosphatase *f*
亲和 Affinität *f*
亲和标记 Affinitätsmarkierung *f*
亲和标记法 Affinitätsmarkierung *f*
亲和标记技术 Affinitätsmarkierungstechnik *f*
亲和标记物 Affinitätstag *m*
亲和层析 Affinitätschromatographie *f*
亲和常数 Affinitätskonstante *f*
亲和纯化 Affinitätsreinigung *f*
亲和的 kompatibel
亲和力 Affinität *f*
亲和力常数 Affinitätskonstante *f*
亲和力成熟 Affinitätsreifung *f*
亲和免疫细胞化学技术 Avidin-Immunzytochemie *f*
亲和曲线 Affinität(s)kurve *f*
亲和色谱[法] Affinitätschromatografie *f*
亲和色谱[法] Affinitätschromatographie *f*
亲和生物传感器 Affinität-Biosensor *m*
亲和势 Affinität *f*
亲和素 Avidin *n*
亲和素生物素[过氧化物酶]复合物法 Avidin-Biotin-Komplex-Methode *f*(ABC)
亲和素-生物素-过氧化物酶复合物技术 Avidin-Biotin-Peroxidase-Komplex-Technik *f*, Avidin-Biotin-Peroxydase komplexe Methode *f*(ABC Methode)
亲和素生物素酶复合物酶联免疫吸附试验 Avidin-Biotindase-Komplex ELISA *m*
亲和素生物素染色 Avidin-Biotin-Färbung *f*
亲和性 Affinität *f*
亲和性标记试验 Affinitätsmarkierungstest *m*
亲和性的成熟 Affinitätsreifung *f*
亲和[性]转移 Transgression *f*
亲和杂种细胞 Affinität-Hybridzelle *f*
亲核的 karyotrop, nukleophil, kernsuchend
亲核反应 nukleophile Reaktion *f*
亲核反应性 nukleophilität *f*
亲核基团 nukleophile Gruppe *f*
亲核取代 nukleophile Substitution *f*
亲核试剂 nukleophiles Reagens *n*
亲核物质 nukleophil *n*
亲核性 nukleophilität *f*
亲核性重排 nukleophile Umlagerung *f*
亲核性芳香取代 nukleophile aromatische Substitution *f*
亲核[性]加成 nukleophile Addition *f*
亲核中心 nukleophiles Zentrum *n*
亲红细胞的 erythrozytotrop, haematotropic(-us, -a, -um)
亲红细胞毒 hemotropes Gift *n*
亲肌凝蛋白 Tropomyosin(um) *n*
亲寄生物的 parasitotrop
亲寄生物性 Parasitotropismus *m*, Parasitotrophie *f*
亲结合簇的 haptophil
亲结核菌的 tuberculotrop
亲近 Familiarität *f*
亲近繁殖 Endogamie *f*
亲近感对孤立感[阶段] Intimität gegenüber Isolation *f*
亲精神性 psychotrop
亲精神药物 Psychopharmakon *n*
亲菌的 bakteriotrop
亲菌素 bakteriotrope Substanz *f*, Tropin *n*
亲菌性血清 bakteriotropes Serum *n*
亲离子型的 ionotrop
亲淋巴细胞的 lymphozytotrop
亲瘤的 onkotrop, tumoraffin
亲媒的 lyophil, lösungsfreundlich

亲媒胶体 lyophiles Kolloid *n*
亲密 Intimität *f*
亲密度 Vertrautheit *f*
亲密度平衡模型 Gleichgewichtsmodell der Intimität *n*
亲密对孤独 Intimität zur Einsamkeit *f*
亲密距离 intime Distanz *f*
亲免蛋白 Immunophilin *n*
亲免素 Immunophiline *n pl*
亲脑灰质的 polioencephalotrop
亲内脏的 viszerotrop, splanchnotrop
亲内脏性病毒 viszerotropes Virus *n*
亲皮的 dermotrop, dermatotrop
亲皮性病毒 dermotrope Viren *n pl*, Hautviren *n pl*
亲破伤风毒素的 tetanophil
亲葡萄球菌的 staphylotrop
亲戚 Verwandtschaft *f*, Verwandte *m/f*
亲戚的 verwantschaftlich
亲器官的 organ(o)trop
亲器官性 Organotropie *f*, Organotropismus *m*, Organaffinität *f*
亲躯体的 somatotrop
亲躯体细胞的 somatotrop
亲权鉴定 Vaterschaftsgutachten *n*
亲权纠纷 gestrittene Vaterschaft *f*
亲权认定 Vaterschaftstest *m*
亲权相对机会 relative Chance der Vaterschaft *f*
亲权指数(亲属指数) Eltern-Index *m*, Verhältnis-Index *m*
亲人动物性真菌 anthropozoophiler Pilz *m*
亲人性真菌 anthropophiler Pilz *m*
亲溶血素的 hämolysophil
亲软骨的 knorpelwendig
亲社会行为 prosoziales Verhalten *n*
亲神经的 neurotrop
亲神经性 Neurotropie *f*, Neurotropismus *m*
亲神经性病毒 neurotrope Viren *n pl*
亲神经元的 neuronotrop
亲嗜性逆转录病毒 ecotroper Retrovirus *m*
亲手做的(手工制品) Handwerk *n*
亲属 Verwandte *f*, Verwandter *m*
亲属关系 Verwandtschaft *f*
亲属活供体 verwandter Lebendspender *m*
亲属结构 Verwandtschaftsstruktur *f*
亲属类似性 Familie-Schein *m*
亲属人类学 kinanthropologie *f*
亲属系统 Verwandtschaftssystem *n*
亲属应激量表 Verwandte-Stress-Masstab *m*
亲水 Hydrophilie *f*, Hydrophilia *f*
亲水的 hydrophil, hydrophil(-us, -a, -um), wasserfreundlich, wasserliebend, hydropektisch
亲水端 hydrophiles Terminal *n*
亲水管 hydrophiler Kanal *m*
亲水基[团] hydrophile Gruppe *f*
亲水极 hydrophiler Pol *m*
亲水键 hydrophilische Bindung *f*
亲水胶体 hydrophiles Kolloid *n*
亲水亲油平衡值 HLB-Wert *m*, hydrophil-lipophil balance value <engl.>
亲水溶胶 hydrophiles Sol *n*
亲水软膏 hydrophile Salbe *f*
亲水微胶粒 hydrophile Mizelle *f*
亲水位点 hydrophile Seiten *f pl*
亲水物 Hydrophil *n*
亲水系统 hydrophiles System *n*
亲水小管 hydrophiler Kanal *m*
亲水性 Hydrophilie *f*
亲水[性]的 hydrophil, hydrophil(-us, -a, -um)
亲水性接触镜 hydrophile Kontaktlinse *f*
亲水性软膏 hydrophile Salbe *f*
亲水性霜 hydrophile Creme *f*
亲水性物质 hydrotrope Substanz *f*
亲水性洗剂 hydrophile Lotion *f*
亲水性效应 hydrophiler Effekt *m*
亲调理素的 opsoninaffin
亲调理素性 Opsonophilia *f*
亲同种补体的 isokomplementfreundlich
亲同种抗体 homophiler Antikörper *m*
亲同种[抗原]的 homophil
亲同种细胞的 homozytotrop, homozytophil
亲同种细胞抗体 homozytotroper Antikörper *m*
亲同种细胞粘附分子 homophile Zelladhäsionsmoleküle *n pl*
亲土性真菌 geophiler Pilz *m*
亲胃的 gastrotrop
亲细胞的 zytotrop, zytophil, zellaffin
亲细胞抗体 zytotroper Antikörper *m*
亲细胞素 Zytotropine *n pl*
亲细胞性 Zytotropismus *m*
亲细胞性血清 zytotropes Serum *n*
亲型 elterlicher Typ(us) *m*
亲性腺的 gonadotrop
亲血的 hämotrop, hämophil
亲血色[球]蛋白 Haptoglobin *n*, Haptoglobulin *n*
亲血细胞型放射性物质 blutzellensuchende radioaktive Substanz *f*
亲液补体 lyophiles Komplement *n*
亲液的 lyophil, lösungsfreundlich
亲液胶体 lyophiles Kolloid *n*
亲液物 Lyophil *n*
亲异种补体的 heterokomplementophil
亲异种细胞的 heterozytotrop
亲异种细胞抗体 heterozytotroper Antikörper *m*
亲银细胞 argentaffine Zellen *f pl*
亲银性 Argentaffinität *f*
亲油的 lipophil
亲油基 lipophile Gruppe *f*
亲油性 Lipophilie *f*
亲有机物质的 organophil
亲缘 Blutsverwandtschaft *f*, Konsanguinität *f*
亲缘关系 Blutsverwandschaft *f*, Konsanguinität *f*
亲缘系数 Verwandtschaftskoeffizient *m*
亲脂[性]的 lipophil
亲脂的 lipophil
亲脂肪的 lipotrop
亲脂素 Adipophilin *n*
亲脂体 lipophiler Körper *m*
亲脂性 Lipophilie *f*, Lipophilia *f*, Lipotropie *f*
亲脂性病毒 lipophile Viren *pl*
亲脂性基团 lipophile Gruppe *f*
亲脂性葡聚糖凝胶 lipophiles Sephadex *n*
亲植物神经系统的 autonomtrop
亲质子溶剂 protophiles Lösungsmittel *n*
亲质子物 protophile <engl.>
亲质子性 Protophilia *f*
亲肿瘤的 tumoraffin
亲肿瘤剂 Pro-Tumor-Wirkstoff *m*
亲株 Elternstamm *m*
亲子固结 Eltern-Kind-Fixierung *f*
亲子关系的类型 Art der Eltern-Kind-Beziehung *f*
亲子关系概率 Wahrscheinlichkeit der Eltern-Kind-Beziehung *f*
亲子间关系 Nachkommenschaft-Eltern-Verwandschafts-verh-

ältnis *n*, offspring-parent relationship <engl.>
亲子间相关 Kind-Eltern-Beziehung *f*
亲子鉴定 Vaterschaftsgutachten *n*
亲子交配 Eltern-Kind-Paarung *f*
亲自的 persönlich

qín 芹秦嗪禽勤

芹菜 Sellerie *f*, Apium graveolens *n*
芹[菜]甙 Apiin *n*
芹[菜]甙元 Apigenin *n*
芹糖 Apiose *f*
芹糖基转移酶 Apiosyltransferase *f*
芹叶黄连 Coptis brachypetala *f*
芹子烷 Selinane *n pl*
α-芹子烯 α-Selinene *n pl*
秦艽丙素 Gentianol *n*
秦艽碱甲 Gentianin *n*
秦艽碱乙 Gentianidine *n pl*
秦皮 Cortexfraxini *n*
秦皮甙 fraxin *n*
秦皮素 fraxetin *n*
秦皮素[葡萄糖]甙 Äskulin *n*, Aesculin (um) *n*
秦皮乙素 Äsculetin *n*
秦氏膜 Zinn* Zone *f*, Zonula ciliaris *f*
秦氏韧带 Zinn* Ligament *n*, Zinn* Ring *m*, Anulus tendineus communis *m*
嗪 Oxazin *n*
嗪霉素 Oxazinomycin *n*
禽白血病综合征 Vogel-Leukose-Komplex *m*
禽成髓细胞白血病病毒 Vogelmyeloblastosevirus *n*
禽刺螨属 Ornithonyssus *m*
禽痘 Geflügelpocken *f pl*, Varicellae *f pl*
禽痘病毒 Geflügelpockenvirus *m*
禽结核 Geflügeltuberkulose *f*
禽距 Vogelsporn *m*, Calcar avis *n*
禽抗肿瘤病毒 Vogelgrippe-anti-Krebs-Virus *m*
禽类疥疮 Geflügelkrätze *f*
禽类神经嵴细胞抗原-1 Vogelgrippe Neuralleiste NC-1
禽类嗜肝 DNA 病毒属 Geflügel hepatotropen DNA-Virus *n*
禽流感 Vogelgrippe *f*
禽流感病毒 Vogelgrippe-Virus *n*
禽螨 Vogelmilbe *f*
禽螨病 Gamasoidosis *f*
禽螨皮炎 Gamasid-Dermatitis *f*
禽疟 Vogelmalaria *f*
禽虱 Mallophaga *f*
禽疫 Geflügelpest *f*
勤奋 Fleiß *m*
勤奋对自卑 Fleiß gegenüber Minderwertigkeit
勤务 Service *m*

qìn 揿

揿针 Nadeln *f*

QING 青轻氢倾清鲭情氰庆

qīng 青轻氢倾清鲭

青白联合手术 konbinierte Chirurgie der Katarakt und Filterung *f*
青白色 grünlichweiß
青斑 Livedo *f*, Macula caerulea *f*
青斑样的 livedoartig, livedoid <engl.>
青斑样皮炎 livedoähnliche Dermatitis *f*
青斑状血(脉)管炎 Livedo-Vaskulitis *f*
青鼻病 blaue Nasekrankheit *f*
青菜 ①kleiner Kohl *m* ②Gemüse *n* (①小白菜 ②蔬菜)
青草病 Gräserfieber *n*, Graskrankheit *f*
青草皮炎 Gräserdermatitis *f*, Wiesengrasdermatitis *f*, Wiesengräserdermatitis *f*
青春痴呆 Hebephrenie *f*
青春的 ephebisch, pubeszent
青春痘疤痕 Aknenarben *f pl*
青春[发育]期 Adoleszenz *f*, Pubertät *f*
青春发育期龈炎 Pubertätsgingivitis *f*
青春后期 postpubertäre Phase *f*
青春静止期 juvenile Pause *f*
青春期 Adoleszenz *f* (11~18 岁)
青春期保健 Gesundheitsversorgung für Jugendlichen *f*, jugendliche Pflege *f*
青春期鼻咽血管纤维瘤 juveniles nasopharyngeales Angiofibrom *n*
青春期不良行为方式 ungesundes Verhalten im Jugendalter *n*
青春期痴呆 Hebephrenie *f*, hebephrene Demenz *f*, He-boid *n*, Pubertätsidiotie *f*
青春期痴呆型 Heboid (ophrenie)-Typ (us) *m*, Hebephre-nie-Typ (us) *m*
青春期痴呆性兴奋 Heboidophrenie-Erregung *f*, Hebephrenie-Erregung *f*
青春期痴呆者 Pubertätsidiot *m*
青春期痤疮 jugendliche Akne *f*
青春期的 pubertär, puberal, pubisch, ephebic (-us, -a, -um)
青春期的(青年的) jugendlich
青春期的发动 Pubertätsbeginn *m*
青春期的亲子关系 Eltern-Kind-Beziehung des Heranwachsende *f*
青春期癫痫 pubertäre Epilepsie *f*
青春期发音困难 Dysphonia puberum *f*
青春期发育突进 jugendlicher Wachstumsschub *m*
青春期发育延迟症 Jugendliche Entwicklungsverzögerung Krankheit *f*
青春期高危险行为 hochriskante jugendliche Verhalten *n pl*
青春期高血压 jugendlicher Bluthochdruck *m*
青春期后的 postpuber (t) al
青春期后时期 Postpubertät *f*
青春期急激成长 jugendlicher Spurt *m*
青春期脊柱侧凸 adoleszente Skoliose *f*
青春期健康 jugendliche Gesundheit *f*
青春期精神病 Heboid *n*, Pubertätspsychose *f*, Hebephrenie *f*, Heboidophrenie *f*
青春期精神病学 Jugendpsychiatrie *f*
青春期精神创伤 Pubertät-Trauma *n*
青春期开始 Pubarche *f*
青春期咳 Pubertätshusten *m*, Cynobex hebetica *f*
青春期髋内翻 Adolescent Coxa vara *n*
青春期类偏执狂 jugendliche Paranoia *f*
青春期母亲 jugendliche Mütter *f*
青春期女性乳腺肥大症 juvenile Hypertrophie der weiblichen Brustdrse *f*
青春期前的 präpuber (t) al, präpubertär
青春期前全垂体功能减退 präpubertärer Panhypopituitarismus *m*
青春期前时期 Präpubertät *f*, Vorpubertät *f*
青春期前牙周炎 präpubertäre Parodontitis *f*
青春期曲细精管衰竭 puberaler Samenkanälchenfehler *m*
青春期妊娠 Teenagerschwangerschaft *f*, adoleszente Schwangerschaft *f*
青春期乳房开始发育 T(h)elarche *f*
青春期乳腺炎 Pubertätsmastitis *f*
青春期神经衰弱 praecoxe Neurasthenie *f*

青春期生长突增 jugendlicher Wachstumsschub *m*
青春期声变 Dysphonia puberum *f*
青春期疏离 jugendliche Entfremdung *f*
青春期提前 Pubertas praecox *f*
青春期危机 Pubertätskrise, Adoleszenzkrise *f*
青春期纤维腺瘤 juveniles Fibroadenom *n*
青春期心理卫生 adolescenmentale Gesundheit *f*
青春[期]心理学 Jugendpsychologie *f*
青春期心律不齐 juvenile Arrhythmie, Sinusarrhythmie *f*
青春期性发育 sexuelle Entwicklung in der Adoleszenz *f*
青春期性危机 Adoleszenzkrise *f*
青春期性意识 pubertäres Bewusstsein *n*
青春期需要 heranwachsendes Bedürfnis *n*
青春期延迟 verzögerte Pubertät *f*
青春期医学 Jugenheilkunde *f*, Ephebiatrie *f*
青春期抑郁症 jugendliche Depression *f*
青春期龈炎 Pubertätsgingivitis *f*, Gingivitis pubertalis *f*
青春期忧郁 jugendliche Depression *f*
青春期早恋心理 Psychologie der jugendlichen Schwärmerei *f*
青春期子宫 Pubertätsuterus *m*, puberale Gebärmutter *f*
青春期综合征 Pubertätssyndrom *n*
青春前痤疮 vorpubertäre Akne *f*
青春前期 Vorpubertät *f*
青春前期牙周炎 Präpubertätsparodontitis *f*
青春双歧杆菌 B.adolescantis Bifidobacterium adolescantis *n*
青春晚期 spätere Adoleszenz *f*
青春腺 Pubertätsdrüse *f*
青春型痴呆 Hebephrenie *f*
青春型肌萎缩 juvenile Muskelatrophie *f*
青春型精神分裂症 hebephrene Schizophrenie *f*
青春型精神分裂症的 hebephren
青春型精神分裂症患者 Jugendirresein *n*
青春早期 frühe Adoleszenz *f*
青葱绿色 sattgrün
青的 Coeruleus *m*
青光眼 Glaukom *n*, Glaucoma *n*
青光眼半球测试 glaukomatöser Hemisphäretest *m*
青光眼杯 glaukomatöse Exkavation *f*, glaukomatöse Papilleneindellung *f*
青光眼变化几率 Wahrscheinlishkeit der glaukomatösen Anderung *f*
青光眼的 glaukomatös
青光眼的概率分析 glaukomatöse Wahrscheinlishkeitanalyse *f*
青光眼房水引流装置 Glaukom-Kammerwasser-Drainage-Implantaten *n pl*
青光眼激发试验 Glaukombelastungsprobe *f*
青光眼睫状体炎危象综合征 zyklitisches Glaukom *n*, Posner*-Schlossman* Syndrom *n*
青光眼盲 Glaukose *f*, Glaucosis *f*
青光眼内障 Glaukomkatarakt *f*
青光眼手术 Glaukomchirurgie *f*
青光眼性斑点状白内障 glaukomatöse fleckige Katarakt *f*
青光眼性视神经乳头凹陷 glaukomatöse Papilleneindellung *f*, glaukomatöse Exkavation *f*
青光眼引流植入物 Glaukom-Drainage-Implantaten *n pl*
青光眼晕轮 Halo glaucomatosus *m*
青光眼治疗 Glaukomtherapie *f*
青汗症 Zyanhidrose *f*, Cyanhidrosis *f*
青蒿琥酯 Artesunat *n*
青蒿琥酯钠 odium artesunate natrium Artesunat *n*
青蒿琥酯片 Artesunat Tablette *pl*
青蒿碱 Abrotin *n*, Abrotanin *n*
青蒿素 Arteannuin *n*
青花鱼 Skombroid
青花鱼中毒 Scombroidvergiftung *f*
青幻视 indicophose <engl.>
青龙木 Scombroidfish *m*
青霉 grüner Kahm *m*
青霉胺 Penizillamin *n*, Penicillaminum *n*
青霉胺引起匐行性穿通性弹力纤维病 penicillamininduzierte Chastosis Ptrforans Serpiginsa *f*
青霉胺引起天疱疮 Penicillamin-induzierter Pemphigus *m*
青霉胺引起萎缩 Penicillamin-induzierte Atrophie *f*
青霉病 Penizilliose *f*
青霉毒素 Mykotoxin des Penizillins *n*, Penizillinmykotoxin *n*
青霉菌 Penicillium notatum *n*
青霉菌属 Penicillium *n*
青霉葡[萄]糖氧化酶 Notatin *n*
青霉醛 Penilloaldehyd *m*
青霉溶素 Penicilliumlysin *n*
青霉噻唑基 Penicilloyl *n*
青霉噻唑酸 penicilloische Säure *f*, Penicilloesäure *f*
青霉噻唑盐 Penicilloat *n*
青霉杀菌素 Penicilliumspinosad *n*
青霉属 Penicillium *n*, Pinselschimmel *m*
青霉素 Penizillin *n*
青霉素-152(苯氧乙基青霉素钾) Penicillin-152, Penicillin-152 Kalium *n*
青霉素 B Penizillin B *n*
青霉素 BT Penizillin BT *n*, Butylmerkaptomethylpenizillinsäure *f*
青霉素 F Penizillin F *n*, Pentenyl-penizillinsäure *f*
青霉素 F 钠(2-戊烯青霉素) Natrium Penicillin F *n*
青霉素 G Penizillin G *n*, Benzylpenizillin *n*
青霉素 G 氨乙酯 Leocillin *n*, Penaethamat *n*, Penethacillin *n*
青霉素 G 二乙氨基乙酯 Penaethamat *n*, Leocillin *n*
青霉素 G 钾 Kaliumpenicillin G *n*
青霉素 G 钾盐 Kaliumpenicillin G *n*
青霉素 G 铝[盐] Aluminiumpenicillin G *n*
青霉素 G 钠(苄青霉素钠) Natrium Penicillin G *n*, Natriumpenicillin G *n*
青霉素 G 普鲁卡因油注射液 ölige Injektion(slösung) des Penizillin G-Procains *f*
青霉素 G 双酯 Penamecillin(um) *n*
青霉素 K Penizillin K *n*, Heptyl-penizillinsäure *f*
青霉素 K 钠(庚青霉素钠) Natrium Penicillin Kalmecillin *n*, Allylmercaptomethylpenicillin *n*
青霉素 N Penizillin N *n*, Adicillin *n*, Cephalosporin N *n*
青霉素 O Penizillin O *n*, Almecillin *n*, Allylmerkapto-methylpenizillin *n*
青霉素 O 钾 Penicillin O Kalium *n*
青霉素 O 钠(烯丙硫甲青霉素钠) Penicillin O Natrium *n*
青霉素 P(对甲苯氧甲青霉素) Penicillin P *n*
青霉素 P-12(苯唑青霉素) Penicillin P-12 *n*
青霉素 S(γ-氯丁烯硫甲青霉素) Penicillin S *n*
青霉素 S 钾(γ-氯丁烯甲青霉素钾) Penicillin S Kalium *n*
青霉素 V Penizillin V *n*, Phenoxymethyl-Penizillin *n*
青霉素 V 钙 Penizillin V-Kalzium *n*
青霉素 V 钙(苯氧甲基青霉素钙) Phenoxymethylpenicillin-Calcium *n*
青霉素 V 甲哌四环素 Penimepicyclin(um) *n*
青霉素 V 甲哌四环素(青霉素羟乙哌嗪甲基四环素) Penicillin V mit Mepicyclin *n*
青霉素 V 钾 Penicillin V Kalium *n*
青霉素 V 钠 Penicillin V Natrium *n*
青霉素 X Penizillin X *n*, Hydroxybenzyl-penizillinsäure *f*
青霉素 X 钠(对羟苄青霉素钠) Natrium-Penicillin X *n*
青霉素不敏感肺炎链球菌 Penicillin unsensitiver Streptoco-

ccus pneumoniae *m*
青霉素单位 Penizillin-Einheit *f*
青霉素滴眼剂 Guttae penicillini *f pl*
青霉素二酸 Penillsäure *f*
青霉素反应 Penicillin Reaktion *f*
青霉素富集法 Penicillin-Bereicherungstechnik *f*
青霉素过敏[性] Penizillin-Anaphylaxie *f*
青霉素过敏反应 Penicillin-Allergie *f*
青霉素结合蛋白 Penicillin-bindendes Protein *n*
青霉素抗体 Penicillin-Antikörper *m*
青霉素类 Penizilline *n pl*
青霉素铝 Penicillin-Aluminium *n*
青霉素酶 Penizillase *f*, Penizillinase *f*
青霉素敏感肺炎链球菌 Penicillin-sensitiver Streptococcus pneumoniae *m*
青霉素耐药性肺炎链球菌 Penicillin-resistente Streptococcus pneumoniae *m*, Penicillin-resistenter Pneumokokkus *m*
青霉素[酰胺]酶 Penicillinamidase *f*
青霉酸 Penizillsäure *f*, Acidum penicillicum *n*
青霉[酸衍]胺 Penillamin *n*
青霉头(帚) Penicillus *m*
青霉烷类 Pename *pl*
青霉烯类 Peneme *pl*
青霉烯酸 Penizillensäure *f*, Acidum penicillenicum *n*
青霉烯酸盐 Penicillenat *n*
青霉烯酰聚赖氨酸 Penicilloyl-polylysin *n*
青霉烯酰聚赖氨酸试验 Penicilloyl-Polylysin-Test *m*
青霉氧化酶 Penicillium-Oxidase *f*
青[母]贝碱 Chinpeimine *n pl*
青木香内酯 saussurea lactone <engl.>
青年 Jugend *f*
青年鼻咽血管纤维瘤 juveniles Nasenrachenfibrom *n*, juveniles Nasopharyngealfibrom *n*, Jugendnasenrachen-Fibrom *n*
青年扁平疣 Verruca plana juvenilis *f*
青年病学 Jugendheilkunde *f*, Ephebiatrie *f*
青年成熟期发病型 matruity-Altersdiabetes der Jugendzeit *m*
青年成熟期发病型糖尿病 matruity-Altersdiabetes der Jugendzeit *m*
青年初期心理特点 frühe psychologische Eigenschaft des Jugends *f*
青年春季疹 juveniler Frühlingsausschlag *m*
青年的创造心理特点 psychologische Eigenschaften des Jugends *pl*
青年复发性视网膜出血 Eales* Krankheit *f*
青年肝硬化 juvenile Zirrhose *f*
青年黑[素]瘤 juveniles Melanom *n*
青年环 Embryotoxon *n*, Arcus juvenilis *m*
青年[角膜]弓 Embryotoxon *n*, Arcus juvenilis *m*
青年精神病 jugendliche Psychose *f*
青年类风湿性关节炎 juvenile theumatoide Arthritis *f*
青年良性黑色素瘤 juveniles benignes Melanom *n*
青年良性血管内皮瘤 gutartiges juveniles Angioendothe-liom *n*
青年期 Jünglingsalter *n*, Adoleszentenalter *n*, Adolescen-tia *f*
青年期变形性骨软骨炎 Osteochondritis deformans juve-nilis *f*
青年期痤疮 Brautkrätze *f*, Akne juvenilis *f*
青年期的 jugendlich, juvenil, juvenil (-is, -is, -e)
青年期甲状腺肿 Jugendstruma *f*, Jugendkropf *m*, Struma juvenilis *f*
青年期胫骨骨突炎(施拉特病) Schlatter*-Krankheit *f*
青年期心理卫生 psychische Gesundheit des Jugends *f*
青年[人] Jugendliche *m/f*, Adoleszent *m*
青年同一性形成 jugendliche Identitätsbildung *f*
青年心理学 Jugendpsychologie *f*
青年型间歇性黄疸 lcterus juvenilis intermittens *m*
青年型脑囊性肿瘤 juveniler zystischer Tumor des Gehirns *m*
青年型运动神经元病 juvenile Motoneuronerkrankung *f*
青年性多发性息肉症 juvenile Polyposis *f*
青年性高尿酸血症 Jugend-Hyperurikämie *f*
青年性黑色素瘤 juveniles Melanom *n*
青年性黄[色瘤]肉芽肿 juveniles Xanthogranulom *n*
青年性毛细胞星形细胞瘤 juveniles pilozytisches Astrozytom *n*
青年性视网膜劈裂症 juvenile Retinoschisis *f*
青年性意识的发展 Entwicklung des jugendlichen Bewusstseins *f*
青年医(病)学 Jugendheilkunde *f*, Ephebiatrie *f*
青年疣 Verruca juvenilis *f*
青尿症 Glauk(os)urie *f*, Glaucosuria *f*, Indikanurie *f*
青脓素 Pyoverdin *n*
青皮红肉鱼类食物中毒 Lebensmittelvergiftung durch Fische mit dunkelblauer Haut und rotem Fleisch *f*
青色尿 Zyanurie *f*, Cyanuria *f*
青少年 Jugend *f*(13~19 岁)
青少年 GM1 神经节苷脂病 GM1-Gangliosid-Erkrankung der Jugendlichen *f*
青少年鼻咽部纤维瘤 das juvenile Nasen-Rachen-Fibrom *n*
青少年成人起病型糖尿病 juveniler Erwachsenanfallender Diabetes *m*
青少年的日常生活活动能力 adoleszente idiopathische Skoliose *f*
青少年恶性贫血 juvenile perniziöse Anämie *f*
青少年犯罪 Jugendkriminalität *f*
青少年风湿性关节炎 juvenile rheumatoide Arthritis *f*
青少年高血压 juvenile Hypertonie *f*, jugendliche Hyper-tonie *f*
青少年骨骺炎 juvenile Epiphysitis *f*
青少年骨软骨炎 juvenile Osteochondrose *f*
青少年骨外层变形肥厚[症] juvenile Hyperostosen Knochenerkrankunge mit Zunahme der Knochendichte
青少年喉乳头状瘤病 juvenile Larynxpapillomatose *f*
青少年黄斑变性 juvenile Makuladegeneration *f*
青少年肌张力障碍性脂沉积症 Jugend-Dystonie-Lipidose *f*
青少年肌阵挛性癫痫 juvenile myoklonische Epilepsie *f*
青少年畸形性跟骨骨软骨炎 juvenile Osteochondrose kalkanearen Missbildung *f*
青少年脊椎骨软骨炎 adoleszente vertebrale Osteochondritis *f*
青少年脊椎驼背后凸症 Scheuermann* Krankheit *f*
青少年精神病 juvenile Psychosis *f*
青少年开角型青光眼 juveniles Offenwinkelglaukom *n*
青少年类风湿性关节炎 juvenile theumatoide Arthritis *f*
青少年期的 jurvenil
青少年期的假想观众 imaginäres Publikum des Jugendalters *n*
青少年[期]精神病 juvenile Psychose *f*
青少年丘疹性皮炎 juvenile papulöse Dermatitis *f*
青少年妊娠 jugendliche Schwangerschaft *f*
青少年失神癫痫 Absence-Epilepsie des Jugendalters *f*
青少年失神性癫痫 Absence-Epilepsie des Jugendalters *f*
青少年髓外浆细胞瘤 adoleszentes extramedulläres Plasmozytom *n*
青少年特发性(慢性/类风湿性)关节炎相关的虹膜睫状体炎 juvenile idiopathische (chronische / rheumatoide) Arthritis assoziierte Iridozyklitis *f*
青少年网络成瘾 jugendliche Internetssucht *f*
青少年违法[行为] Jugendkriminalität *f*
青少年吸烟 Rauchen bei Jugendlichen *n*
青少年纤维性星形细胞瘤 juveniles pilozytisches Astrozytom *n*
青少年心理学 juvenile Psychologie *f*
青少年型胫骨内翻 adoleszente Tibiavarus *f*

青少年型类风湿病 juvenile rheumatoide Erkrankungen *f*
青少年型类风湿性关节炎 juvenile rheumatoide Arthritis *f*
青少年型脑视网膜变性 juvenile cerebroretinale Degeneration *f*
青少年型皮肌炎 juvenile Dermatomyositis *f*
青少年型青光眼 juveniles Glaukom *n*
青少年型糖尿病 juveniler Diabetes *m*
青少年型息肉病 juvenile Polyposis *f*
青少年型震颤麻痹 jugendliche Schüttellähmung *f*
青少年性青光眼 juveniles Glaukom *n*, Glaucoma infantile *n*
青少年性牙周炎 juvenile Parodontitis *f*
青少年酗酒 jugendlicher Alkoholmiβbrauch *m*
青少年早发的2型糖尿病 Altersdiabetes [veraltender] [Typ-2-Diabetes] *m*
青少年震颤[性]麻痹 juvenile Paralysis Agitans *f*, juvenile Parkinsonsche Krankheit *f*
青石棉 Krokidolith *m*
青藤碱 Sinomenin *n*
青藤属 Sinomenium *n*
青铜 Bronze *f*
青铜黄色 bronzegelb
青铜老玫瑰色 bronzealtrosa
青铜绿色 bronzegrün
青铜色 bronzen Bronze *f*
青铜色的 bronzen, bronzefarbig
青铜色糖尿病 Bronzediabetes *m*, bronzefarbiger Diabetes *m*
青铜症 Bronze-Syndrom *n*
青蛙 Frosch *m*
青蛙样姿势 froschartige Position *f*
青血症 Zyanämie *f*, Cyanaemia *f*
青叶醇 Blätteralkohol *m*
青叶醛 Blätteraldehyd *n/m*
青鱼 Mylopharyngodon piceus *m*, Mylopharyngodon aetops *m*
青枝骨折 Grünholzfraktur *f*, Grünholzbruch *m*
青肿 Prellung *f*
青肿的 geprellt
青贮饲料病 Silo-Füller-Krankheit *f*
青壮年猝(急)死综合征 Syndrom des plötzlichen Todes *n*
青紫 Zyanose *f*, Cyanosis *f*
青紫斑 Pelidnoma *n*
青紫病 blaue Krankheit *f*
青紫的 zyanotisch
青紫蓝兔 Chinchillakaninchen *n*
青紫霉素 Lividomycinum *n*
青紫色素杆菌 Chromobacterium violaceum *n*
青紫色萎缩 zyanotische Atrophie *f*
青紫色血栓性静脉炎 blaue Thrombophlebitis *f*
青紫[色]窒息 blaue Apnoe *f*, Asphyxia livida *f*
青紫型先天性畸形 zyanotische angeborene Herzmißbildung *f*
青紫型先天性心脏病 zyanotische angeborene Herzkrankheit *f*, zyanotische angeborene Kardiopathie *f*
κ[轻]链 κ(kappa)-Light-Kette *f*
λ[轻]链 λ(lambda)-Light-Kette *f*
轻按摩 Klopfmassage *f*
轻比重溶液 hypobare Lösung *f*
轻便妇科检查床 leichtes gynäkologisches Untersuchungsbett *n*
轻便轮椅 leichter Rollstuhl *m*
轻便气瓶 leichte Gasflasche *f*
轻便切片机 handliches Mikrotom *n*
轻便式感应治疗机 tragbares Faradisiergerät *n*
轻便式湿度滴定器 tragbarer Feuchtigkeitstitrierapparat *m*, tragbares Feuchtigkeitstitriergerät *n*
轻便心电图描记器 cardiette <engl.>
轻便型盒式磁带录象机 tragbarer Kassettenvideorekorder *m*
轻便型肌电描记器 tragbarer Elektromyograph *m*
轻便型离子透入器 handlicher Iontophoreseapparat *m*
轻便型手术显微镜 einfaches Operationsmikroskop *n*
轻便型紫外线辐射器 tragbarer Ultraviolettstrahler *m*, tragbare Ultraviolettlampe *f*
轻便血氨分析仪 Blut-Ammonium-Mikrometer *n*
轻便牙科电机 tragbare elektrische Dentalmaschine *f*
轻便牙科椅 tragbarer dentaler Stuhl *m*
轻便氧气瓶 tragbare Sauerstoff-Flasche *f*
轻便诊察台 tragbarer Untersuchungstisch *m*
轻便诊断X线机 tragbare diagnostische Röntgeneinrichtung *f*, tragbare diagnostische Röntgenanlage *f*
轻病区 milde Endemiegebiete *n pl*
轻擦法 Streicheln *n*
轻搽 leichter Klaps *m*
轻触感受性 epikritische Sensibilität *f*
轻触觉 epikritische Sensation *f*
轻刺激 Untererregung *f*
轻呆小病 Semikretinismus *m*
轻呆小病者 Halbkretin *m*
轻到中度疼痛 leichte bis mäßige Schmerzen *m pl*
轻的 mild, mitigans, lev(-is, -is, -e), mit(-is, -is, -e)
轻度 mild
轻度迟钝 milder Muff *m*
轻度迟滞 milde Retardation *f*
轻度出血 Hyporrhoea *f*
轻度催眠 Hypohypnose *f*
轻度的 geringgradig
轻度低能 Schwachkopf *m*
轻度地方性砷中毒 milde endemische Arsenvergiftung *f*
轻度发炎的 wenig entzündet
轻度肺结核 minimale Tuberkulose *f*
轻度畸形儿 Hemiterata *f*
轻度脊椎滑脱 milde Spondylolisthesis *f*
轻度睑下垂 Semiptosis *f*
轻度精神发育迟滞 leichte mentale Retardierung *f*
轻度精神失常 Hypolepsiomania *f*
轻度精神障碍 Paraphora *f*
轻度克汀病 milder Kretinismus *m*
轻度[恐怖] Paraphobie *f*
轻度脑功能障碍 minimale Braindysfunction *f*
轻度前屈 Antekurvatur *f*
轻度缺氧 milde Hypoxie *f*
轻度缺氧症 milde Anoxie *f*
轻度认知功能障碍 milde kognitische Störung *f*
轻度认知损伤(障碍) milde Kognitionsbeeinträchtigung *f*
轻度认知障碍 milde kognitive Störung *f*, leichte kognitive Beeinträchtigung *f*
轻度妊高征 milde PIH
轻度妊娠毒血症 milde Schwangerschaftstoxämie *f*
轻度烧伤 sanfte Verbrennung *f*
轻度肾功能损害 milde Nierenläsion *f*
轻度失水 milde Dehydration *f*
轻度收敛 Hypostypsis *f*
轻度收敛的 hypostyptisch
轻度衰弱 Hyposthenie *f*, Hyposthenia *f*
轻度睡眠的 hypohypnotisch, hypohypnotic(-us, -a, -um)
轻度损伤 leichte Verletzung *f*
轻度童样痴呆 Hypomoria *f*
轻度弯曲 Hettocyrtosis *f*
轻[度]炎症 leichte Entzündung *f*, Subinflammation *f*
轻[度]炎症的 subinflammatorisch, subinflammatori(-us, -a, -um)
轻度异常的 paranormal

轻度异常脑电图 paranormales Elektroenzephalogramm *n*
轻度抑郁障碍 milde Depression *f*
轻度影响 milder Effekt *m*, geringer Wirkungserfolg *m*
轻度应激障碍 milde kognitive Beeinträchtigung *f*
轻度智力落后 milde Retardierung *f*
轻度中毒 milde Vergiftung *f*, Vergiftung leichten Grades *f*
轻度中暑 Hitzschlag leichten Grades *m*
轻度肿大 milde Schwellung *f*
轻粉中毒 Kalomelvergiftung *f*
轻浮 Schwindel *m*
轻抚法 Streichmassage *f*
轻感染 Subinfektion *f*, Infectio banalis *f*
轻工业 Leichtindustrie *f*
轻核 leichter Kern *m*
轻核聚变反应 Fusionsreaktion des leichten Kerns *f*, Verschmelzungsreaktion des leichten Kerns *f*
轻黄疸的 subikterisch
轻昏迷 Semikoma *n*, Semicoma *n*, Semikomatose *f*
轻昏迷的 semikomatös, halbkomatös
轻霍乱 Cholerine *f*
轻截瘫 Parese *f*
轻金属 Leichtmetal *n*
轻精神病 Merergasie *f*
轻精神病的 merergastisch
轻咳 Hüsteln *n*, Tussicula *f*
轻叩 leises Klopfen *n*
轻叩[诊] leichte Perkussion *f*
轻叩法 leichte Perkussion *f*, leises Klopfen *n*
轻离子 leichtes Ionen *n*
λ 轻链 Lambda-Leichtkette *f*
轻链 Leichtketten *f pl*, L-Ketten *f pl*
轻链(κ)异型因子 Inv-Faktoren *m pl*
轻链(λ)异型因子 Oz-Faktor *m*
轻链病 Leichtkettenkrankheit *f*
轻链蛋白尿 Leichtkettenproteinurie *f*
轻链核因子 Leichtketten Kernfaktor-kappa *m*
轻链恒定区 Konstantregion der Light-Kette *f*
κ- 轻链抗血清 κ(kappa) Leichtketten-Antiserum *n*
λ- 轻链抗血清 λ(lambda) Leichtketten-Antiserum *n*
轻链可变区 Variabelregion der Light-Kette *f*
轻链球菌 Streptococcus mitis, S mitis *m*
轻链肾病 Leichtkettennephropathie *f*
轻链相关性淀粉样变 Light-Kette assoziierte Amyloidose *f*
轻链型 Typ der Light-Kette *m*
轻链亚型 Subtyp der Light-Kette *m*
轻率性错认 hyperbolische Fehlidentifizierung *f*
轻麻风 Paraleprosis *f*
轻麻醉的 subnarkotisch
轻酶解肌球蛋白 L-Meromyosin *n*
轻偏瘫 Hemiparese *f*, Hemiparesis *f*, Hemimyasthenie *f*
轻巧的家务操作 leichte Haushaltsarbeit *f*
轻巧助听器 tragbares Hörgerät *n*
轻轻地伴随改变运动方向的伸张 abwechselndes langsames Stretching *n*
轻轻地持续伸张 langsame beibehaltene Ausbereitung *f*
轻轻地摇动 langsames Schaukeln *n*
轻热 leichtes Fieber *n*, Febricula *f*
轻热的 subfebril
轻伤 leichte Verletzung *f*
轻伤害 kleiner Schaden *m*
轻伤组 Leichtwundegruppe *f*
轻声低语 Gemurmel *n*
轻失音症 milde Aphonie *f*
轻视疾病心理 Pathomeiose *f*
轻收敛剂 Subastringentia *n pl*
轻鼠疫 Parapestis *f*, Pestis minor *f*, Pestis levis *f*
轻瘫 Parese *f*, Paresis *f*
轻瘫步态 paretischer Gang *m*
轻瘫的 subparalytisch, paretisch, paretic(-us, -a, -um)
轻瘫性痛觉缺失 paretische Analgesie *f*
轻体力劳动 leicht-körperliche Arbeit *f*, körperliche Arbeit leichten Grades *f*
轻天花 Varioloidum *n*, Variola minor *f*, Variolois *f*, Variola levis *f*
轻痛 Hypodynie *f*
轻透气服 leichte durchlässige Kleidung *f*
轻[外]伤 mikrotrauma *n*
轻微变化型 mindeste Veränderungsgruppe *f*
轻微病变性肾小球肾炎 Minimal-Change-Glomerulonephritis *f*
轻微的 leicht, gering, geringfügig
轻微精神病 kleinere Psychose *f*
轻微脑功能失调 Minimalhirnschaden *m*, Minimalhirndysfunktion *f*
轻微脑[功能]损伤 Minimalhirnschaden *m*
轻微脑功能障碍 minimale Braindysfunction *f*
轻微脑功能障碍综合征 Minimalhirndysfunktion-Syndrom *n*, Syndrom des Minimalhirnschadens *n*
轻微脑损伤综合征 Mild-Hirn-Trauma-Syndrom *n*
轻微伤 minimale Verletzung *f*
轻微事故 kleiner Unfall *m*
轻微损伤 vernachlässigbare Verletzung *f*
轻微损伤后的急死 plötzlicher Tod nach kleineren Verletzungen *m*
轻微笑 lächeln *v*
轻微性肾小球病变 minimale glomeruläre Abnormitäten *f*
轻尾分布 leichtschwänzige Verteilung *f*
轻泻的 laxativ(-us, -a, -um)
轻泻剂(药) Laxativa *f pl*, Laxantia *n pl*, Laxiermittel *n pl*
轻泻药成习 Abführmittel-Gewohnheit *f*
轻型 Mitis-Form *f*, Mitis-Typ *m*
轻型持针钳 nadelhalter leichten Typs *m*, leichter Nadel-halter *m*
轻型大疱性皮肤松解 Dermolysis bullosa mitis *f*
轻型地中海贫血 Thalassaemia minor *f*
轻型多形红斑 leichtes Kokardenerythem *n*
轻型复发性阿弗他溃疡 kleine rezidivierende Aphthe *f*, Minorform der chronisch rezidivierende Aphthen *f*
轻型腹部牵开器 leichter Bauchhalter *m*, leichter Bauchhaken *m*, Bauchhalter leichten Typs *m*
轻型化脓性阑尾炎 eitrige Appendizitis der leichten Type *f*
轻型精神病 kleinere Psychose *f*
轻型救护飞机 leichter Krankenwagen *m*
轻型口疮 kleinere Aphthe *f*
轻型痢疾 ambulante Dysenterie *f*, leichte Form der Dysenterie *f*
轻型链球菌 Streptococcus mitis *m*
轻型轮椅 leichter Rollstuhl *m*
轻型麻疹 milde Masern *pl*
轻型女色情狂 geringere Nymphomanie *f*
轻型伤寒 Abortivtyphus *m*, Typhus ambulatorius *m*
轻型糖尿病 Diabetes levis *m*
轻型天花 Variola minor *f*
轻型头盔 leichter Helm *m*
轻型胃肠型炭疽 leichter Magen-Darm-Milzbrand *m*
轻型心绞痛 leichte Angina pectoris *f*
轻型痒疹 Juckausschlagmitis *f*
轻型抑郁症 Hypodepression *f*
轻型肢端皮炎 milde Acrodermatitis *f*
轻性产褥热 Gebärfieber *n*
轻[性]蜡僵 Hypokatalepsie *f*

轻[性]僵住 Hypokatalepsie *f*
轻性精神病 Minorpsychose *f*, Psychosis minor *f*
轻性聋 Baryacusia *f*
轻性抑郁[症] milde Depression *f*
轻性躁狂 Hypomanie *f*
轻痒疹 Prurigo mitis *f*, Prurigo mihi *f*
轻液体石蜡 Vaseline liquidum leve *f*
轻忧郁症 Hypomelancholie *f*
轻油 leichtes Öl *n*, Leichtöl *n*
轻晕厥 Eclysis *f*
轻躁狂 Submanie *f*, Hypomanie *f*, Mania mitis *f*, Mania levis *f*
轻躁狂的 hypomanisch
轻躁狂发作 hypomanische Episode *f*
轻躁狂人格 hypomanische Persönlichkeit *f*
轻躁狂者 Hypomaniker *m*
轻谵妄 Subdelirium *n*
轻症急性胰腺炎 leichte akute Pankreatitis *f*, milde akute Pankreatitis *f*
轻症认知损害 milde kognitive Beeinträchtigung *f*
轻症中暑 milder Hitzschlag *m*
轻跖行的 subplantigrad
轻质碳酸镁 Magnesium carbonicum leve *n*
轻质氧化镁 Magnesium oxydatum leve *n*
轻质液状石蜡 Paraffinum liquidum leve *n*
轻中风 Hypapoplexie *f*
轻子 Leptonen *n pl*
轻作业 leichte Arbeit *f*
氢 Hydrogenium *n* (H, OZ 1)
19- 氢 Wasserstoff-1 *m* (1H)
氢泵 Wasserstoffpumpe *f*
氢 - 铂电极系统 Wasserstoff-platinelektrodensystem *n*
氢传递 Wasserstofftransfer *m*
氢胆红素 Hydrobilirubin *n*
氢弹 Wasserstoffbombe *f*
氢的 hydric (-us, -a, -um)
氢碘的 iodohydric (-us, -a, -um)
氢碘酸 Jodwasserstoff *m*, Jodwasserstoffsäure *f*, Acidum hydrojodicum *n*
氢碘酸二甘氨酸碘 Bursoline *n pl*
氢碘酸辛可芬 Cinchophenhydrojodid *n*
氢碘酸盐 Hydriodas *m*
氢电极 Wasserstoffelektrode *f*
氢放电灯 Wasserstoffentladungslampe *f*
氢分析器 Wasserstoff-Analysator *m*
氢分子激光器 Wasserstoffmoleküllaser *m*
氢氟硅酸盐 Hydrofluorsilikat *n*
氢氟化钾 Kaliumhydrofluorid *n*
氢氟化钠 Natriumhydrofluorid *n*
氢氟甲噻嗪 Hydroflumethiazid (um) *n*
氢氟噻嗪 Hydroflumethiazid *n*
氢氟酸 Fluorwasserstoffsäure *f*, Flußsäure *f*, Acidum hydrofluoricum *n*
氢氟酸烧伤 Verbrennung durch Fluorwasserstoff *f*
氢氟酸灼伤 Fluorwasserstoffsäurenverbrennung *f*
氢氟碳化合物 Fluorkohlenwasserstoffe, FKW *pl*
氢负离子 Hydridion *n*
氢[高]铁氰酸盐 Hydroferrizyanat *n*
氢供体 Wasserstoff-Donor *m*
氢光谱 Wasserstoffspektrum *n*
氢过氧化花生四烯酸 Hydroperoxyeicosatetransäure *f*
氢过氧化酶类 Hydroperoxidasen *pl*
氢过氧化物 Hydroperoxid *n*
氢和维生素 C 稀释曲线测定 Wasserstoff und Ascarbin-säure-Verdünnungs (kurven) bestimmung *f*
氢核束 H-Strahl *m*
氢琥珀酸甘草次酸 Carbenoxolon (um) *n*
氢化 Hydrierung *f*, Hydrogenierung *f*
氢化白果酸 Hydroginkgolsäure *f*
氢化白果亚酸 Hydroginkgolinsäure *f*
氢化钡 Bariumhydrid *n*
氢化催化剂 Hydrogenationskatalysator *m*, Hydrierungs-katalysator *m*
氢化胆红素 Hydrobilirubin *n*
氢化胆碱 Cholinae *f pl*
氢化胆甾醇 Hydrocholesterol *n*
氢化芳族化合物 hydroaromatische Verbindung *f*
氢化钙 Kalziumhydrid *n*
氢化剂 Hydrogenationsmittel *n*, Hydrogenierungsmittel *n*
氢化钾 Kaliumhydrid *n*
氢化间苯二酚 Hydroresorcinol *n*
氢化可的松 Hydrocortison (um) *n*, Hydrokortison *n*, Kor-tisol *n*
氢化可的松灌肠剂 Hydrocortison-Enema *n*
氢化可的松琥珀酸钠 Hydrocortisonnatriumsuccinat *n*
氢化可力丁 Hydrokollidin *n*
氢化叩卟啉 Hydrocuprein (um) *n*
氢化奎尼丁 Hydrochinidin *n*
氢化裂解 hydrogeniertes Kracken *n*, Hydrierungskrack-ung *f*, hydrogenierte Krackung *f*
氢化铝锂 Lithium-aluminiumhydrid *n*
氢化铝锂还原 Reduktion durch Lithium-aluminiumhydrid *f*
氢化吗啡 Hydromorphin *n*
氢化麦角胺 Dihydroergotamin (um) *n*
氢化麦角碱 Dihydroergotoxin (um) *n*
氢化麦角异毒碱 Hydroergotinin *n*, Ergotoxin *n*
氢化酶 Hydrogenase *f*
氢化酶体 Hydrogenosome *n*
氢化酶系 Hydrogenosome *n*
氢化钠 Natriumhydrid *n*
氢化萘胺 Hydronaphthylamin *n*
氢化萘酚 Hydronaphthol *n*
氢化偶氮苯 Hydroazobenzol *n*
氢化硼钾 Kaliumborhydrid *n*
氢化硼钠 Natriumborhydrid *n*
氢化泼尼松 Hydroprednisolonum *n*, Hydroprednison *n*
氢化器 Hydrieranlage *f*, Hydrierungsgerät *n*, Hydrogenator <engl.>
氢化强的松 Metacortandralon *n*, Prednisolon (um) *n*, Hydroprednison *n*
氢化热 hydrogenierte Wärme *f*, Hydrierungswärme *f*
氢化溶剂 Hydrogenationssolvens *n*, Hydrogenationslö-sungsmittel *n*, Hydrierungslösungsmittel *n*
氢化铷 Rubidiumhydrid *n*
氢化铯 Zäsiumhydrid *n*
氢化物 Hydride *n pl*
氢化物发生法 Hydrid-Generation *f*
氢化物发生 - 原子荧光光谱法 Hydrid-Generation-Atomfluoreszenzspektrometrie *f*
氢化物发生原子化法 Hydrid Atomisierungsverfahren *f*
氢化物发生原子化器 Hydridgeneration-Atomiseur *m*
氢化小檗碱 Hydroberberinum *n*
氢化辛可尼丁 Hydrocinchonidin *n*
氢化辛可宁 Hydrocinchonin *n*
氢化乙啡啶 Hydroethidin *n*
氢化银 Silberhydrid *n*
氢化荧光素 Fluoreszein *n*, Fluorescein (um) *n*
氢化植物油 hydrogeniertes Pflanzenöl *n*
氢化装置 Hydrogenationsapparat *m*, Hydrieranlage *f*
氢化作用 Hydrogenation *f*, Hydrierung *f*, Hydrogenisierung *f*

氢火焰电离检测器 Wasserstoffflammenionisationsdetektor *m*
氢火焰离子化检测器(火焰离子化检测器) Flammenionisationsdetektor *m*
氢火焰离子检测器 Wasserstoffflammenionisationsdetektor *m*
氢基葡糖苷酶 Glucosamindase *f*
氢基糖苷磷酸转移酶基因选择 Econeo-Gen-Auswahl *f*
氢键 Wasserstoff(brücken)bindung *f*
氢键结合 Wasserstoffbindung *f*
氢解酶 Hydrogenlyase *f*
氢解作用 Hydrogenesis *f*
氢可的松-21-二乙氨基醋酸酯 Hydrocortamat(hydrochlorid) *n*
氢可酮 Hydrocodon *n*, Dihydrocodeinonum *n*
氢醌 Hydrochinon *n*, p-Dihydroxybenzol *n*
氢醌苄醚 Hydrochinonmonobenzylether *m*
氢醌电极 Wasserstoff-Chinon-Elektrode *f*
氢醌二甲基醚 Hydrochinondimethyläther *m*
氢醌一苄基醚 Hydrochinonmonobenzyläther *m*
氢醌一甲基醚 Hydrochinonmonomethyläther *m*
氢离子 Wasserstoffion *n*
氢离子泵抑制药 H+-Pumpen-Hemmer *m*
氢离子比色计 Ionokolorimeter *n*
氢离子测定器 Wasserstoffdeterminationsapparat *m*
氢离子的 wasserstoffionisch
氢[离子]呼吸试验 Wasserstoff-Atemtest *m*
氢离子回渗 Wasserstoffionenrückdiffusion *f*
氢离子活度 Wasserstoffionenaktivität *f*
氢离子激光 Wasserstoffion-Laser *m*
氢离子跨膜梯度 Transmembrangradient des Wasserstoftions *m*
氢离子浓度 Wasserstoffionenkonzentration *f*, Wasserstoftionenexponent *m*
氢离子浓度测定法 Wasserstoffionenkonzentrationsbestimmungsmethode *f*
氢离子[浓度]计 pH-Meter *n*, pH-Messer *m*
氢离子浓度记录器 pH-Schreiber *m*
氢离子浓度指数 Wasserstoffionenexponent *m*
氢离子试纸 Wasserstoffionenreagenzpapier *n*
氢离子移转 Wasserstoffionentransfer *m*
氢离子指示剂 Wasserstoffionenindikator *m*
氢离子指数 Wasserstoffionenexponent *m*
氢离子指数计 pH-Meter *n*, pH-Messer *m*
氢离子指数试纸 pH-(Reagenz-)Papier *n*
氢硫化铵 Ammoniumhydro(gen)sulfid *n*, Ammoniumsulfhydrat *n*, Ammonium hydrosulfuratum *n*
氢硫化铵血 Hydrothionammonaemia *f*
氢硫化钡 Bariumhydrosulfid *n*
氢硫化钙 Kalziumhydrosulfid *n*, Kalziumhydrogensulfid *n*
氢硫化钾 Kaliumhydro(gen)sulfid *n*
氢硫化钠 natriumsulfhydrat *n*, Natrium hydrosulfuratum *n*
氢硫化物 Sulfhydrat *n*
氢硫酸 Acidum hydrosulfuricum *n*
氢卤化作用 Wasserstoffhalogenisieren *n*, Wasserstoffhalogenierung *f*
氢卤酸 Halogenwasserstoffsäure *f*
氢氯化物 Hydrochlorid *n*
氢氯噻嗪 Hydrochlorothiazid *n*
氢氯酸 Hydrochlorsäure *f*, Chlorwasserstoffsäure *f*, Aci-dum hydrochloricum *n*, Acidum hydrochloratum *n*
氢吗啡酮 Hydromorphon *n*
氢钠离子交换 Wasserstoff-Natrium-Austausch *m*
氢硼化物 Borhydride *n pl*
氢气 Hydrogen *n*
氢气发生器 Wasserstoffgenerator *m*
氢气流 Wasserstoffstrom *m*, Wasserstoffströmung *f*
氢桥 Wasserstoffbrücke *f*, H-Brücke *f*
氢清除法 Wasserstoff-Clearance-Technik *f*
氢氰酸 Blausäure *f*, Zyanwasserstoffsäure *f*, Formonitril *n*, Acidum hydrocyanicum *n*
氢氰酸食物中毒 Lebensmittelvergiftung durch Blausäure *f*
氢氰酸中毒 Blausäurevergiftung *f*, Zyanvergiftung *f*, Hydrozyanismus *m*
氢受体 Wasserstoffakzeptor *m*
氢酸 Wasserstoffsäure *f*
氢碳键 Kohlenwasserstoffkette *f*
氢硒基 Selenyl-
氢溴化物 Hydrobromid(um) *n*
氢溴酸 Hydrobromsäure *f*, Bromwasserstoffsäure *f*, Acidum hydrobromicum *n*
氢溴酸3-羟基甲基吗啡喃 Methorphinanhydrobromid *n*
氢溴酸东莨菪碱 Scopolaminum hydrobromicurn *n*
氢溴酸后马托品 Homatropinhydrobromid *n*, Homatropinum hydrobromicum *n*
氢溴酸加兰他敏 Galanthaminhydrobromid *n*
氢溴酸甲基可待因 Methylcodeinhydrobromid *n*
氢溴酸甲[羟]吗啡喃 Methorphinanhydrobromid *n*
氢溴酸羟苯异丙胺 Hydroxyamphetaminhydrobromid *n*
氢溴酸三演苯胺 Tribrom(o)anilinhydrobromid *n*
氢溴酸山莨菪碱 Anisodaminhydrobromid *n*
氢溴酸盐 Hydrobromate *n pl*
氢压力 Wasserstoffdruck *m*
氢亚硫酸盐 Hydrosulfit *n*
氢氧 Wasserstoffsauerstoff *m*
氢氧吹管 Knallgasgebläse *n*
氢氧化铵 Ammoniumhydroxid *n*
氢氧化钡 Bariumhydroxid *n*, Bariumhydrat *n*
氢氧化铋 Bismutum hydroxydatum *n*, Bismutum hydricum *n*
氢氧化钙 Kalziumhydroxid *n*, Kalziumhydrat *n*, Kalkhydrat *n*, Calcium oxydatum hydricum *n*
氢氧化钙垫底剂 Calciumhydroxid-Liner *m*
氢氧化钙盖髓剂 Kalziumhydroxid für Pulpenüberkappung *n*, Kalziumhydrat für Pulpenüberkappung *n*
氢氧化钙糊剂 Kalziumhydroxidpasta *f*
氢氧化钙制剂 Löschkalkpräparat *n*
氢氧化高镍 Nickelhydroxid *n*
氢氧化高铈 Cerihydroxid *n*
氢氧化高钴 Kobaltihydroxid *n*
氢氧化锆 Zirkonhydroxid *n*
氢氧化镉 Kadmiumhydroxid *n*
氢氧化汞 Merkurhydroxid *n*, Quecksilberhydroxid *n*
氢氧化钾 Kaliumhydroxid *n*, Kaliumhydrat *n*, kaustische Pot(t)asche *f*
氢氧化钾酒精溶液 alkoholische Pot(t)asche *f*, alkoholisches Kaliumhydroxid *n*
氢氧化钾中毒 Kaliumhydroxid-Vergiftung *f*
氢氧化镧 Lanthanhydroxid *n*
氢氧化锂 Lithiumhydroxid *n*
氢氧化铝 Aluminiumhydroxid *n*, Alumina hydrata *f*, Aluminium hydroxydatum *n*
氢氧化铝凝胶 Aluminiumhydroxidgel *n*, Aluminiumhydratgel *n*
氢氧化铝吸附类毒素 Aluminiumhydrat-adsorbiertes Toxoid *n*
氢氧化镁 Magnesiumhydroxid *n*, Magnesiumhydrat *n*, Magnesium oxydatum hydricum *n*
氢氧化镁铝 Magaldrat *n*
氢氧化锰 Manganohydroxid *n*, Maganhydroxydul *n*
氢氧化钼 Molybdänhydroxid *n*
氢氧化钠 Natriumhydroxid *n*, Natrium hydroxydatum *n*, Ätzsoda *f*, Ätznatron *n*
氢氧化钠中毒 Natriumhydroxid-Vergiftung, Vergiftung von

Natriumhydroxid *f*
氢氧化镍 Nickelohydroxid *n*, Nickeloxydulhydrat *n*
氢氧化钯 Palladiumhyroxid *n*
氢氧化铍 Berylliumhydroxid *n*
氢氧化铅 Bleihydroxid *n*
氢氧化铷 Rubidiumhydroxid *n*
氢氧化铯 Cäsiumhydroxid *n*
氢氧化铈 Cerohydroxid *n*
氢氧化锶 Strontiumhydroxid *n*
氢氧化四甲基铵 Tetramethylammoniumhydroxid *n*
氢氧化四乙基铵 Tetraäthylammoniumhydroxid *n*
氢氧化铁 Eisen(Ⅲ)hydroxid *n*, Ferrihydroxid *n*, Ferrum oxydatum hydricum *n*
氢氧化铜 Kupferhydroxid *n*, Cuprihydroxid *n*
氢氧化物 Hydroxide *n pl*
氢氧化物沉淀 Präzipitation der Hydroxide *f*
氢氧化锡 Stannihydroxid *n*
氢氧化锌 Zinkhydroxid *n*
氢氧化亚铂 Platinhydroxydul *n*
氢氧化亚铬 Chromhydroxydul *n*
氢氧化亚铁 Eisenhydroxydul *n*
氢氧化亚铜 Kupferhydroxydul *n*
氢氧化亚锡 Stannohydroxydul *n*
氢氧化银 Silberhydroxid *n*
氢氧化重氮苯 Diazobenzolhydroxid *n*
氢氧化钴 Kobalthydroxydul *n*
氢氧基 Hydroxyl *n*
氢氧离子 Hydroxylion *n*
氢氧离子浓度 Hydroxylionkonzentration *f*
氢氧离子指数 Hydroxylionenexponent *m*
氢氧酶 Hydroxylase *f*
氢氧焰 Sauerstoff-Wasserstoff-Flamme *f*
氢指数 Wasserstoffexponent *m*
氢转移 Wasserstoffübertragen *n*, Wasserstoffübertragung *f*
氢转移反应 Wasserstoffübertragungsreaktion *f*
氢转移酶 Wasserstofftransportase *f*
倾侧错觉 Kippe-Illusion *f*
倾倒 Dumping *n*
倾倒步态 stürzender Gang *m*
倾倒平板培养基 Gußplatte *f*
倾倒综合征 Dumpingsyndrom *n*, Postgastrektomie-Syndrom *n*
倾听 hören
倾听法 Hören-Methode *f*
倾析 Dekantation *f*, Defusion *f*
倾向 Trend *m*, Tendenz *f*, Clisis *f*, Invergenz *f*
倾向父权的机会 Wahrscheinlichkeit für Vaterschaftstests *f*
倾向集合 dispositionelles Set *n*
倾向评分分析 Propensitätbewertungsanalyse *f*
倾向性 Tendenz *f*
倾向因素 prädisponierender Faktor *m*
倾斜 Inklination *f*, Inclinatio *f*, Obliquität *f*
倾斜错觉 Neigung-Illusion, Tilt-Illusion *f*
倾斜的 abschüssig
倾斜度 Deklinationsgrad *m*
倾斜关节 Inklinationsgelenk *n*
倾斜后效 Kippfolgezustand *m*
倾斜计 Neigungsmesser *m*, Schrägmesser *m*, Inklinometer *n*, Klinometer *n*
倾斜角 Kippwinkel *m*
倾斜灵敏度 Neigungsempfindlichkeit *f*
倾斜轮椅 anfälliger Warenkorb *m*
倾斜平台试验 Tilt-Plattform-Test *m*
倾斜扫描 schiefe (od. schräge) Abtastung *f*, Schrägscanning *n*, oblique scan <engl.>
倾斜生长的 plagiotrop
倾斜式微压计 rückläufiger Mikromanometer *m*
倾斜手术台 Kippgerät *n*
倾斜水平仪 nivellier(instrument *n*) mit Kippschraube (und Libelle) *m*
倾斜牙 gekippter Zahn *m*
倾斜抑制[试验] Tilt-Suppression *f*
倾斜桌实验 Kipptisch-Test *m*
倾泻 Dekantation *f*, Dekantierung *f*, Defusion *f*
倾泻[法] Dekantation *f*
倾泻器 Dekantierapparat *m*
倾泻综合征 Dumpingsyndrom *n*, Jejunalsydrom *n*
倾注 Überschwemmung *f*
倾注培养 Plattengussverfahren *n*
倾注平皿 Gußplatte *f*
清(觉)醒状态 erwachender Zustand *m*
清产核资 Kapitalsüberprüfung *f*
清炒 einfaches Pfannenrühren *n*
清澈的 klar, durchsichtig
清晨 früh morgens, mane primo
清除 Clearance *f*, Reinigung *f*
清除剂 Klärungsmittel *n*, Reinigungsmittel *n*, Reiniger *m*
清除率 Clearance *f*
清除率试验 Clearance-Test *m*
清除酶 Katalase *f*
清除曲线 Clearance-Kurve *f*
清除试验 Clearance-Test *m*
清除速率常数 Eliminationsrate-Konstante *f*
清除系统 Spülsystem *n*
清除细胞 Abräumzellen *f pl*, Abraumzellen *f pl*, Körnchenzellen *f pl*
清除因子 Klärfaktor *m*, Klärungsfaktor *m*
清楚的 klar, distinkt
清创缝合术 Débridement und Sutura *n/f*
清创术 Wundausschneidung *f*, Wundreinigung *f*, Wund-toilette *f*, Débridement *n*
清单号 Inventarnummer *m*
清淡流质饮食 milde flüßige Nahrung *f*
清蛋白 Albumin *n*
清蛋白/肌酐比值(尿微量清蛋白) Albumin/Kreatinin-Quotient (Urin Mikro-Albumin) *m/n*
清蛋白-非酯化脂肪酸复合体 albumen-nichtveresterter Fettsäure-Komplex *m*
清蛋白尿 Albuminurie *f*
清蛋白凝集素 Albuminagglutinin *n*
清蛋白盐 Albuminat *n*
清蛋白原 Proalbumin *n*
清道夫手术 aasfressende Chirurgie *f*
清道夫受体 Scavenger-Rezeptor *m*, Scavengerrezeptoren *m pl*
清道工人 Straßenkehrer *m*, Straßenreiniger *m*, Müllarbeiter *m*
清风藤碱 Sinoacutin *n*
清教主义 Puritanismus *m*
清洁 Sauberkeit *f*
清洁的 sauber, rein
清洁动物 Tierreinigung *f*, saubere Tiere *n pl*
清洁度 Reinheitsgrad *m*
清洁灌肠 Reinigungseinlauf *m*, Reinigungsklistier *n*, Spülklistier *n*
清洁级动物 saubere Tiere *n*
清洁剂 Detergentia *n pl*, Reinigungsmittel *n pl*
清洁间歇导尿 saubere intermittierende Katheterisation *f*
清洁尿培养 frische Urinkultur *f*
清洁器 Reiniger *m*
清洁区 Reinigungsbereich *m*

清洁伤口 Wundereinigung *f*
清洁生产 Produktionsintegrierter Umweltschutz *m*
清洁霜 Reinigungscreme *f*
清洁卫生 Sauberkeit *f*
清洁液 Klärlösung *f*, Reinigungslösung *f*
清净剂 Waschmittel *n*
清蜡器 Paraffin-Reiniger *m*
清理呼吸道无效 unwirksame Sekretentfernung *f*
清凉的 kühlend
清凉剂(药) Kühlmittel *n*, Refrigerans *n*
清凉饮料 kalter Trunk *m*, Erfrischungsgetränk *n*
清凉油 kühlende Salbe *f*
清亮囊泡 klares Bläschen *n*
清亮区 klare Zona *f*
清亮型突触小泡 klare Synapsenvesikel *f*
清律 Gesetz der Qing-Dynastie *n*
清明的 luzid, hell, leuchtend, lucid (-us, -a, -um)
清明度试验 Klarheitstest *m*
清脑的 zephalokathartisch, cephalocathartic (-us, -a, -um)
清脑药 Cephalocathartica *n pl*
清漆 Lack *m*
清扫水 Reinigungslösung *f*
清砂 Gußputzen *n*
清水池 Reinwassertank *m*, Reinwasserbehälter *m*
清水龙 Halazon *n*
清髓性治疗 myeloablative Therapie *f*
清晰程度 Lesbarkeit *f*, Definitionsmacht *f*
清晰的发音 Artikulation *f*
清晰度 Definitionsmacht *f*
清晰文本语言接口 Klartextsprache-Schnittstelle *f*
清晰性 Klarheit *f*
清洗暴晒 saubere Einstrahlung *f*
清洗的 abwaschend, auswaschend, säubernd
清洗法 Abwaschung *f*, Auswaschung *f*, Ablutio *f*
清洗机 Washmaschine *f*
清洗剂 Abwaschmittel *n*, Abluentia *n*, Emundantia *n*
清洗癖(沐浴癖) Ablutomania *f*
清洗消毒器 Reinigungs-Desinfektionsgerät *n*
清洗效果测试指示物 Bodenuntersuchung *f*
清洗作用 Reinigungswirkung *f*
清泻山扁豆 Cathartocarpus-Fistel *f*
清醒 Besinnung *f*, Bewußtsein *n*
清醒拔管 bewusste Extubation *f*
清醒波 Wachwelle *f*
清醒插管(术) bewusste (od. Wache) Intubation *f*
清醒的 nüchternd, lucid (-us, -a, -um)
清醒度 Helligkeit *f*
清醒反应 erwachende Reaktion *f*
清醒开颅术 bewusste Kraniotomie *f*
清醒口气管插管 wache orotracheale Intubation *f*
清醒盲目鼻气管插管 wache blinde nasotracheale Intubation *f*
清醒性镇静[作用] erwachende Sedierung *f*
清醒镇静 bewusste Sedierung *f*
清血法 Haemocatharsis *f*, Haematocatharsis *f*
清血剂 Haematocatharticum *n*
清液层 überstehende Flüßigkeitsschicht *f*
清音 heller Schall *m*
清音带 Area des hellen Schalls *f*, Zone des hellen Schalls *f*
鲭 makrele *f*, Scomber scombrus *m*
鲭精蛋白 Scombrin *n*
鲭精组蛋白 Schrombrone *n pl*
鲭科 Scombridae *pl*
鲭属 Scomber *m*, Skomber *m*
鲭亚目的 scombroid
鲭鱼肉中毒 Scombroidvergiftung *f*
鲭组蛋白 Scombron *n*

qíng 情氰

情报 Information *f*
情操 Sentiment *n*
情动性反应障碍 Parataxe *f*
情妇 Hetäre *f*
情感 Affekt *m*, Emotion *f*, Empfindung *f*, Gemüt *n*
情感爆发 emotionaler Ausbruch *m*
情感标志 affektives Zeichen *n*
情感不成熟 emotionale Unreife *f*
情感不快 Dispareunia *f*
情感不稳定 Labilität der Affekte *f*
情感不协调 ataktisches Gefühl *n*, Inkongruenz der Affektion *f*
情感不足 Hypoaffektivität *f*
情感成熟 emotionale Reife *f*
情感痴呆 affektive Demenz *f*
情感迟钝 Affektstupor *m*, Gefühlsstumfheit *f*
情感冲动 affektiver Impuls *m*
情感脆弱 affektive Fragilität *f*
情感淡漠 Apathie *f*, Apathia *f*, Azedie *f*
情感淡漠的 apathisch
情感倒错 Parapathie *f*, Parathymie *f*, Parathymia *f*
情感的 emotional, affektiv
情感的两性差异 Unterschied der Emotion zwischen den Geschlechtern *m*
情感低沉 Abflachung des Affekts *f*
情感低落 Hypothymergasie *f*
情感低落型 emotionale niedrige Form *f*
情感低落性整体反应 Hypothymergasie *f*
情感颠倒 Umkehrung des Affekts *f*
情感度 Zuneigung *f*
情感发展 affektive Entwicklung *f*
情感反常 Paramanie *f*
情感反应系统 affektives Reaktionssystem *n*
情感反应型 affektiver Reaktiontyp *m*
情感反映 Reflexion des Gefühls *f*
情感反转 Gegenaffekt *m*
情感方面 emotional
情感分类学 emotionale Taxonomie *f*
情感分离 emotionale Trennung *f*
情感分裂型精神分裂症 schizo-affektive Schizophrenie *f*
情感丰富敏感 Hyperthymie *f*
情感感染 Ansteckung des Affekts *f*
情感高涨 Hyperthymergasie *f*, Hyperemotivität *f*
情感功能 emotionale Funktion
情感固着 affektive Fixierung *f*
情感关系 Gefühlbeziehung *f*
情感观点采择 affektive Perspektivenübernahme *f*
情感过程 affektiver Prozess *m*
情感过强 Hyperaffektivität *f*, Hyperemotivität *f*
情感过强的 hyperaffektiv, hyperaffect (-us, -a, -um)
情感过弱 Hypoaffektivitat *f*, Reizunterempfindlichkeit *f*
情感过盛 Hyperthymergasie *f*
情感过盛的 hyperthymergastisch
情感过盛型 hyperaffektiver Typ *m*
情感耗竭 Erschöpfung *f*
情感和行为健康 emotionale und psychologische Gesundheit *f*
情感唤起说 affektive geweckte Theorie *f*
情感活泼 Hyperthymergasie *f*
情感(绪)激动状态 affektiver Zustand *m*
情感记忆 Affekt-Erinnerung *f*
情感减弱的 hypoaffektiv, hypoaffect (-us, -a, -um)

情感减退 Hypothymie *f*, Gefühlsverödung *f*, Gefühlsverarmung *f*
情感减退的 hypothym
情感减退人格 hypothymische Persönlichkeit *f*
情感教育 affektive Erziehung *f*
情感接触 affektiver Kontakt *m*
情感冷淡(漠) affektive Verflachung *f*
情感冷漠 Kühlung der Affektion *f*
情感两极性 Bipolarität des Gefühls *f*
情感逻辑 affektive Logik *f*, affektive Folgerrichtigkeit *f*
情感麻木 emotionale Taubheit *f*
情感矛盾 affektive Ambivalenz *f*
情感逆转 Inversion der Zuneigung *f*
情感虐待 emotionaler Missbrauch *m*
情感配额 emotionale Quote *f*
情感曲线 Gefühlkurve *f*
情感缺乏 Athymie *f*
情感缺乏性格 Emotionen fehlender Charakter *m*
情感三维理论 dreidimensionale Theorie der Emotion *f*
情感三维说 dreidimensionale Theorie der Emotion *f*
情感生活 Gefühlsäußerung *f*, Gefühlsleben *n*, Affektleben *n*, Gemütsleben *n*
情感失禁 emotionale Inkontinenz *f*
情感顺应性 emotionale Anpassungsfähigkeit *f*
情感体验 affektive Erfahrung *f*
情感消退 Ausbleichen der Zuneigung *n*
情感效应 emotionale Wirksamkeit *f*
情感协调 Übereinstimmung *f*
情感心理的 thymopsychisch, thymonoic <engl.>
情感欣快 emotionale Euphorie *f*
情感型 affektive Kategorie *f*, Gefühl-Typ *m*
情感型精神分裂症 affektive Schizophrenie *f*
情感型人格 Gefühlmäßige Persönlichkeit *f*
情感型人格障碍 affective Persönlichkeitsstörung *f*
情感性 Emotionalität *f*, Emotionalismus *m*
情感性暗示 affektive Anspielung *f*
情感性闭经 emotionale Amenorrhoe *f*
情感性单狂(躁郁症的躁狂期) affektive Monomanie *f*
情感性的 thymogen, emotionell, affektiv
情感性癫痫 Affektepilepsie *f*, psychogene Epilepsie *f*, Epilepsia affectiva *f*
情感性反应 affektive Reaktion *f*
情感性反应型 affektiver Reaktiontyp *m*
情感性感觉 Gefühlssensation *f*
情感性沟通 gemeinsames Gefühl *n*
情感性幻想 Affektfantasy *f*
情感性饥饿 Affekthunger *m*
情感性缄默 emotionale Betäubung *f*
情感性经闭 emotionale Amenorrhoe *f*
情感性精神病 affektive Psychose *f*, Affektpsychose *f*, Emotionspsychose *f*, Thymergasie *f*
情感性精神病反应 affektive psychotische Reaktion *f*
情感性精神错乱 affektive Entfremdung *f*
情感性精神分裂症 affektive Schizophrenie *f*
情感性精神障碍 affektive Störung *f*
情感性痉挛 Affektkrämpfe *m pl*
情感性恐慌反应 affektive Panikreaktion *f*
情感性逻辑 affektive Logik *f*
情感性麻痹 Emotionslähmung *f*
情感性木僵 Emotionsstupor *m*, affektiver Stupor *m*
情感性人格 affektive Persönlichkeit *f*
情感性思维(想) affektives Denken *n*
情感性糖尿 emotionale Glukosurie *f*
情感性休克 affektiver Schock *m*
情感性遗忘 affektive Amnesie, emotionale Amnesie *f*
情感性抑郁症 affektive Melancholie *f*
情感性意义系统 Bedeutungssystem *n*
情感性运动不能 emotionale Bewegungsarmut *f*
情感性整体反应 Thymergasie *f*
情感性综合征 affektives Syndrom *n*
情感需要 emotionales Bedürfnis *n*
情感学习 emotionales Lernen *n*
情感依附的 anaklitisch
情感移位 Umsetzung der Affektion *f*
情感因素 emotionale Faktoren *m pl*
情感幼稚 emotionale Infantilität *f*
情感运动 Affektionsmotor *m*
情感增盛 Hyperthymie *f*, Hyperthymia *f*
情感增盛的 hyperthym
情感增盛人格 hyperthymische Persönlichkeit *f*
情感增盛型 Hyperthymie *f*
情感障碍 Affektstörung *f*
情感障碍的 affektstörend
情感障碍犯罪 Kriminalität aufgrund Gemütskrankheit *f*
情感正常 Euthymie *f*, Euthymia *f*
情感职能 rollenemotional
情感置换 Umsetzung der Affektion *f*
情感转换 Umwandlung der Affektion *f*
情感转移 Übertragung *f*
情感状态 affektiver Zustand *m*
情感阻抑 Affektionsblock *m*
情感阻滞 Blockieren der Affektion *n*
情节记忆 episodisches Gedächtnis *n*
情节性遗忘 episodische Amnesie *f*
情结 Komplex *m*, Complexus *m*
情结标志 komplexer Indikator *m*
情结心理学 komplexe Psychologie *f*
情景 feld *n*
情景化信息加工 situierte Aktion *f*
情景记忆 episodisches Gedächtnis *n*
情景模式 kontextuelles Modell *n*
情景评估方法 Szenario-Auswertungsmethode *f*
情景性信息加工 situative Action *f*
情景意识 Situationsbewusstsein *n*
情景意识丧失 Verloren des Situationsbewusstseins *n*
情景作用 situierte Aktion *f*
情境 Situation *f*
情境暗示 cricurmstantiale Suggestion *f*
情境测验 situativer Test *m*
情境归因 situative Attribution *f*
情境记忆 episodisches Gedächtnis *n*
情境决定因素 situative Determinante *f*
情境控制 situative Kontrolle *f*
情境论 Situationismus *m*
情境驱力 episodisches Laufwerk *n*
情境同一性理论 situierte Identitätstheorie *f*
情境误认 situatives Missverständnis *n*
情境性多动症 situative Hyperaktivität *f*
情境性危机 situative Krise *f*
情境因素 situativer Faktor *m*
情况 Kondition *f*, Status *m*, Zustand *m*
情商 emotionaler Quotient *m*
情书狂 Erotographomanie *f*
情调 Gefühlston *m*
情绪 Stimmung *f*, Gemüststimmung *f*, Emotion *f*
情绪标志 emotionales Label *n*
情绪表现 emotionale Erscheinung *f*, emotionaler Ausdruck *m*, emotionale Auspressung *f*

情绪病理学 emotionale Pathologie *f*
情绪波动 Stimmungsschwankung *f*
情绪剥夺 emotionale Deprivation *f*
情绪不成熟 emotionale Unreife *f*
情绪不良 Dysthymie *f*
情绪不稳 Stimmungslabilität *f*
情绪不稳定［虚弱］障碍 emotionale labile（asthenische）Störung *f*, emotionale Instabilität *f*
情绪不稳型人格 emotionale instabile Persönlichkeit *f*
情绪不稳型人格障碍 emotionale instabile Persönlichkeitsstörung *f*
情绪测量 emotionale Messung *f*
情绪成熟 emotionale Reife *f*
情绪冲击疗法 emotional überschwemmende Herangehensweisen *pl*
情绪创伤 emotionales Trauma *n*
情绪创伤后精神分裂症 postemotive Schizophrenie *f*
情绪猝变 Psycholepsie *f*
情绪脆弱 emotionale Labilität *f*
情绪代偿失调 emotionale Dekompensation *f*
情绪淡漠型 amorpher Typ *m*
情绪的 emotional, emotionell
情绪的激活说 Aktivierung der Emotion *f*
情绪的评定-兴奋说 Evalution-Erregungstheorie der Emotion *f*
情绪低落 Niedergeschlagenheit, Depression *f*
情绪动机理论 motivationale Theorie der Emotion *f*
情绪恶劣 Dysthymie *f*
情绪二因素理论 Zwei-Faktor-Theorie der Emotion *f*
情绪发泄 ausgedrückte Emotion *f*
情绪发展 emotionale Entwicklung *f*
情绪反应 Gefühlsreaktion *f*, Affektreaktion *f*
情绪反应降低 Hypoaffektivität *f*
情绪反应亢进 Hyperemotivität *f*, Hyperaffektivität *f*
情绪［反应］形式 emotionales Muster *n*
情绪改变 emotionale Veränderung *f*, emotiorialer Wechsel *m*
情绪感觉 emotionales Gefühl *n*
情绪高涨 Hochstimmung *f*
情绪关注应对 Emotionsorgenbewältigung *f*
情绪广度 emotionale Bandbreite *f*
情绪过敏 emotionale Allergie *f*
情绪和情感 Emotion und Gefühl
情绪唤起 emotionale Erregung *f*
情绪基调 emotionaler Ton *m*
情绪激活说 Aktivierungstheorie der Emotionen *f*
情绪记忆 emotionales Gedächtnis *n*
情绪健康 emotionale Gesundheit *f*
情绪解除抑制 emotionale Enthemmung *f*
情绪紧张 emotionaler Stress *m*
情绪控制 emotionale Kontrolle *f*
情绪联结 emotionale Bindung *f*
情绪论 Gefühlsbetontheit *f*, Pathos *n*
情绪敏感性素质 emotionale Verfassung *f*
情绪模式 emotionales Muster *n*
情绪年龄 emotionales Alter *n*
情绪评分 emotionale Skala *f*
情绪评价 emotionale Wertschätzung *f*
情绪气氛 emotionales Klima *n*
情绪认知理论 gelaunt kognitive Theorie *f*
情绪三因素说 drei Faktoren der Emotion *pl*
情绪神经学观点 neurologisches Herangehen an Emotion *m*
情绪生理反应 emotionale physiologische Reaktion *f*
情绪失读 Alexithymie *f*
情绪识别 Anerkennung von Emotionen *f*
情绪适当 emotionale Angemessenheit *f*
情绪适应 emotionale Anpassung *f*
情绪释放 emotionale Befreiung *f*
情绪顺应 emotionale Anpassung *f*
情绪体验 emotionale Erfahrung *f*
情绪颓废 emotionale Deterioration *f*
情绪脱敏 emotionale Desensibilisierung *f*
情绪危象 emotionale Krise *f*
情绪为中心的应对 Emotionsorgenbewältigung *f*
情绪维度 emotionale Dimension *f*
情绪畏缩儿童 emotionales Außenseiterkind *n*
情绪紊乱 emotionale Störung *f*
情绪稳定［性］emotionale Stabilität *f*
情绪兴奋剂 Motivationsstimuli *m pl*
情绪性 Emotionalität *f*
情绪性白细胞增多 emotionale Leukozytose *f*
情绪性背景 emotionaler Hintergrund *m*
情绪性不安全感 emotionale Unsicherheit *f*
情绪性代谢的 emotional-metabolisch, emotiometabolic（-us, -a, -um）
情绪性单狂 emotionale Monomanie *f*
情绪性癫痫 emotionale Epilepsie *f*
情绪性多汗 emotionale Hyperhidrosis *f*
情绪性腹泻 emotionaler Durchfall *m*, emotionale Diarthoe *f*
情绪性过度反应 emotionale Überreaktion *f*
情绪性活动的 emotiomotori（-us, -a, -um）
情绪性思维 emotionaler Gedanke *m*
情绪性糖尿 emotionale Glukosurie *f*
情绪性休克 emotionaler Schock *m*
情绪性血管变化的 emotiovaskulär, emotiovascular（-is, -is, -e）
情绪性意象法 gefühlserregende Bildlichkeit *f*
情绪性症状加剧 emotionales Overlay *n*, psychogene Überlagerung *f*
情绪药物 Stimmungsarz（e）nei *f*, mood drug <engl.>
情绪依附 Anaclise *f*
情绪依恋 emotionale Bindung *f*
情绪因素 emotionaler Faktor *m*
情绪引导的行为 Emotion führendes Verhalten *n*
情绪应激反应 Emotionkonzentrierte Bewältigung *f*
情绪应急理论 Notfall-Theorie der Emotion
情绪应急说 Notfall-Theorie der Emotion
情绪忧伤 emotionale Bedrängnis *f*
情绪幼稚 emotionale Unreife *f*
情绪与品行紊乱 Störung der Emotionen und Verhalten *f*
情绪语言 emotionale Sprache *f*
情绪障碍 emotionale Störung *f*
情绪障碍儿童教育 Bildung für die emotional gestörte Kinder *f*
情绪障碍和精神分裂症访谈程式 Zeitplan affektiver Störung und der Schizophrenie *n*
情绪障碍症 Dysthymie *f*
情绪支持 gelaunte Unterstützung *f*
情绪指标 emotionaler Indikator *m*
情绪中枢 emotionales Zentrum *n*, Emotionszentrum *n*
情绪助长作用 Emotion addierende Funktion *f*
情绪转换 Umwandlung von Emotionen *f*
情绪状态 emotionaler Zustand *m*
情绪状态测试 Test der Profile des Stimmungzustands *m*
情绪自动唱机说 Juke-Box-Theorie der Emotion *f*
情绪阻滞 emotionale Blockierung *f*
情欲的 erotisch
情欲高潮 Orgasmus *m*
情欲［性］偏执狂 Paranoia erotica *f*
情欲［性］妄想狂 Erotmanie *f*, Verrücktheit *f*, Paranoia *f*, Paranoia erotica *f*

情综 Komplex *m*, Complexus *m*
情综性遗忘 katathyme Amnesie *f*
氰 Zyan *n*, Cyan *n*, Cyanogen *n*
氰阿克林 Cyacrin *n*
氰[氨苯]磺[酰]胺 Cyano-sulfanilamidum *n*, Sulcimidum *n*
氰氨[基]化钙 Zyanamidkalzium *n*
氰胺 Zyanamid *n*
氰苯哌酯 Diphenoxyiat(um) *n*
氰吡酮 Milrinon *n*
β-氰丙氨酸 β-Cyanoalanin *n*
氰丙烯酸异丁酯 Isobutyl-2-Cyanoacrylat *n* (IBCA)
氰丙烯酸酯 Zyanoacrylat *n*
氰醇 Zyanhydrin *n*, Hydroxynitrile *n pl*
氰醇合成 Zyanhydrin-Synthese *f*
氰甙[苷] Blausäureglykosid *n*, zyanogenes Glykosid *n*
氰定-3-葡萄糖方甙 Cyanidin-3-Glucosid *n*
氰仿 Cyanoform *n*
氰高钴酸钾 Kaliumkobaltizyanid *n*, Kobaltizyankalium *n*
氰高钴酸盐试纸 Kobaltizyanid-Papier *n*
氰[高]铁酸盐 ferrizyanwasserstoff(säure *f*) *m*, hydrofer-ricyanate <engl.>
氰钴胺[素] Zyanokobalamin *n*, Cyanocobalamin(um) *n*, Vitamin B12 *n*
氰化铵 Ammoniumzyanid *n*
氰化钡 Bariumzyanid *n*
氰化钙 Kalziumzyanid *n*
氰化高钴试纸 Kobaltizyanid-Papier *n*
氰化高铁细胞色素氧化酶 Zyanozytochromoxidase *f*
氰化高铁血红蛋白 Hämiglobinzyanid *n*, Zyanhämiglobin *n*, Zyanmethämoglobin *n*, Zyanferrihämoglobin *n*
氰化高铁血红素 Cyanhaematinum *n*
氰化镉 Kadmiumzyanid *n*
氰化汞 Quecksilber(Ⅱ)-Zyanid *n*, Mercurius cyanatus *m*, Hydrargyrum cyanatum *n*
氰化钴 Kobaltozyanid *n*
氰化合物 Cyano-Verbindung *f*
氰化合物中毒 Zyanidvergiftung *f*
氰化甲烷 Methylcyanid *n*, Acetonitril *n*
氰化甲烷试验 Acetonitril-Test *m*
氰化钾 Kaliumzyanid *n*, Zyankalium *n*, Kalium cyanatum *n*
氰化钾中毒 Kaliumzyanidvergiftung *f*
氰化金属 Mettalzyanid *n*
氰化钠 Natriumzyanid *n*, Zyannatrium *n*, Natrium cyanatum *n*
氰化钠中毒 Natriumzyanidvergiftung *f*
氰化氢 Blausäure *f*, Hydrozyansäure *f*, Zyanwasserstoffsäure *f*, Acidum hydrocyanatum *n*
氰化氢中毒 Blausäurevergiftung *f*, Hydrozyanismus *m*
氰化纱布 Zyanidgaze *f*
氰化铜 Kupferzyanid *n*
氰化物 Zyanid *n*
氰化物法 Zyanidverfahren *n*
氰化物-抗坏血酸试验 Zyanid-Ascorbinsäure-Test *m*
氰化物气体 Cyanidrauch *m*
氰化物污染 Zyanid-Verschmutzung *f*, Zyanid-Verunreinigung *f*
氰化物中毒 Zyanidvergiftung *f*
氰化物中毒的胃[改变] Zyanidvergiftungsmagen *m*
氰化物中毒尸斑 postmortale Lividität von Zyanidvergiftungen *f*
氰化物中毒死亡的尸斑 Lividität von Zyanidtod *f*
氰化物中毒致死时间 Letal-Zeit von Zyanidvergiftung *f*
氰化锌汞 Quecksilberzinkzyanid *n*, Lister* Antiseptik *f*
氰化溴甲苯 Brombenzylzyanid *n*
氰化血红蛋白 Cyanhaemoglobinum *n*, Zyanhämoglobin *n*
氰化血红蛋白吸收光谱 Zyanhämoglobin-Absorptionsspektrum *n*
氰化亚铜 Kupferzyanür *n*
氰化银 Silberzyanid *n*
氰化正铁肌红蛋白 Zyanmetmyoglobin *n*
氰化正铁血红蛋白 Zyanmethämoglobin *n*
氰化正铁血红蛋白吸收光谱 Zyanhematin-Absorptionsspektrum *n*
氰化作用 Cyanisierung *f*
氰基丙烯酸辛酯 Oktylzyanoakrylat *n*
α-氰基丙烯酸正丁酯 n-Butyl-α-zyanoakrylat *n*
氰基的 zyanophor
氰基键合相 Zyanobindungsphase *f*, Cyanobindungsphase *f*
氰甲[基]巯基糖苷 Zyanomethylthioglykosid *n*
氰甲基化[作用] Zyanomethylierung *f*
氰[甲基]头孢菌素 Cephacetrile *n pl*
氰甲酸的 zyanameisensauer, cyanformicic(-us, -a, -um)
氰[蓝]霉素 Cyanomycin *n*
氰硫基乙酸异冰片酯 Isobornyl-thiozyanoazetat *n*
氰尿酰氯 Zyanurchlorid *n*
氰醛 Zyanaldehyd *m/n*
氰酸 Zyansäure *f*, Acidum cyanicum *n*
氰酸铵 Ammoniumzyanat *n*
氰酸钾 Kaliumzyanat *n*, Kaliumcyanicum *n*
氰酸酯[盐] Zyanat *n*, Cyanat *n*
氰钛胺[素] Vitamin B12a, Hydroxokobalamin *n*
氰铁化亚铁 Ferroferrizyanid *n*
氰铁酸 Ferrizyanwasserstoffsäure *f*
氰铁酸盐 Ferrizyanid *n*
氰戊菊酯(速灭杀丁) Fenvalerat *n*
氰酰胺 Zyanamid *n*
氰血红蛋白 Zyan(ferri)-hämoglobin *n*
氰亚铁酸锌 Ferrozyanzink *n/m*
氰亚铁酸盐 Ferrozyanid *n*, Eisenzyanid *n*
氰乙醇 Zyanoethanol *n*
氰乙肼 Zyanoäthylhydrazin *n*, Cyanacezidum *n*
氰乙酸乙酯 Äthylcyanacetat *n*
氰蚁酸的 cyanformicic(-us, -a, -um), zyanameisensauer

qìng 庆

庆大霉素 Gentamicin *n*, Gentamycin(um) *n*
庆大霉素硫酸盐 Gentamycinsulfat *n*
庆大霉素中毒 Gentamicin-Vergiftung *f*

QIONG 穷穹琼

qióng 穷穹琼

穷尽式搜索 exhaustive Untersuchung *f*
穷人医疗保险 Krankenversicherung für Arme *f*
穷思竭虑 Rumination *f*
穹隆下器 Subfornikalorgan *n* (SFO)
穹窿 Gewölbe *n*, Fornix *m*, Markbogen *m*, Laquear *n*
穹窿穿刺 Culdocentesis *f*
穹窿带 Gewölbeband *n*, Tenia fornicis *f*
穹窿回 Randbogen *m*, Gyrus fornicatus *m*
穹窿回峡 Isthmus des fornikalen Gyrusm *m*
穹窿脚 Gewölbeschenkel *m*, Gewölbebogen *m*, Crus fornicis *n*
穹窿结膜 Conjunctiva fornicis *f*
穹窿静脉瘘 Fornix-venöse Fistel *f*
穹窿连合 Fornixkommissur *f*, Commissura fornicis *f*
穹窿切口 Fornixinzision *f*
穹窿区 Fornixbereich *m*
穹窿体 Fornixkörper *m*, Gewölbekörper *m*, Corpus fornicis *n*
穹窿为基底的结膜瓣 fornixbasierter Bindehautsflap *m*

穹窿下器 Subfornikalorgan *n*
穹窿周围核 Perifornikalkern *m*
穹窿柱 Fornix-Spalte *f*
穹窿柱 Gewölbesäule *f*, Columna fornicis *f*
穹窿状核糖核蛋白微粒 Gewölbe-Ribonukleoproteinteile *m pl*
琼-莫二氏反应 Jones*-Mote* Reaktion *f*
琼氏不动杆菌 Acinetobacter junii *m*
琼斯骨折 Jones* Bruch *m*(第5跖骨基底骨折)
琼斯切除关节成形术 Jones* Resektionsarthroplastik *f*
琼斯试验(膝过伸试验) Jones* Test *m*
琼斯手术 Jones* Operation *f*(膝关节重建前交叉韧带的一种手术)
琼脂 Agar-Agar *m*, Agar *m*, Gelatina carragheen *f*, Gelatina japonica *f*
琼脂包埋剂 Agareinbettmasse *f*, Agareinbettungsmittel *n*
琼脂杯法 Agarbecher-Methode *f*
琼脂不动杆菌 Agar Acinetobacterie *f*
琼脂穿刺培养 Agarstichkultur *f*
琼脂单向扩散试验 Agargel-radiale Immunodiffusionstest *m*
琼脂电泳 Agar-Elektrophorese *f*
琼脂二糖 Agarbiose *f*
琼脂杆菌属 Agarbacterium *n*
琼脂管 Agar-Röhre *f*, Agar-Tube *f*
琼脂光电光度计 Agarphotoelektrophotometer *n*
琼脂划线培养 Agarstrichkultur *f*
琼脂胶 Agaropectin *n*
琼脂胶电泳 Agarose-Gelelektrophorese *f*
琼脂胶体强度计 Agargallertfestigkeitsprüfgerät *n*, Agargallertfestigkeitsprüfinstrument *n*
琼脂菌属 Agarbakterium *n*
琼脂空斑技术 Agarplaque-Technik *f*
琼脂块法 Agarblock-Verfahren *n*
琼脂扩散 Agar-Diffusion *f*
琼脂扩散法 Agar-Diffusionsverfahren *n*
琼脂扩散方法 Agar-Diffusionsverfahren *n*
琼脂扩散试验 Agar-Diffusionstest *m*
琼脂酶 Gelase *f*
琼脂凝胶 Agar-Gel *n*
琼脂凝胶扩散试验 Agar(-Gel)-Diffusionstest *m*
琼脂培养基 Agar-Nährboden *m*
琼脂片法 Agardiskus-Methode *f*
琼脂平板 Agarplatte *f*
琼脂平板培养法 Agarplattenverfahren *n*, Agarplattenkul-turmethode *f*
琼脂平板培养基 Agarplatte-Nährboden *m*
琼脂平皿 Agarplatte *f*
琼脂溶解保温器 Agar-geschmelzter-isolierter Behälter *m*
琼脂深层培养 Agar-Tiefenkultur *f*
琼脂双扩散测定法 Agardoppeldiffusionstechnik *f*
琼脂双向扩散试验 Agar-Doppel-Immunodiffusionstest *m*
琼脂水解酶 Agarase *f*
琼脂素 Gelasin *n*
琼脂糖 Agarose *f*, Gelose *f*
琼脂糖电泳 Gelose-Elektrophorese *f*
琼脂糖凝胶 Bio-Gel A *n*
琼脂糖凝胶(脂)电泳 Agarose-Gelelektrophorese *f*
琼脂斜面 Schrägagar *n*
琼脂斜面培养基 Schrägagarkultur *f*
琼脂悬块 Agarhängeblock *m*
琼脂印模材料 Agar-Abformmaterial *n*
琼脂针刺培养 Agarstichkultur *f*

QIU 丘秋蚯楸囚犰求球巯

qiū 丘秋蚯楸

丘 Cumulus *m*, Colliculus *m*
丘格尔-斯特劳斯(Churg-Stauss)综合征 Churg*-Strauss* Syndrom *n*
丘脑 Thalamus *m*, Thalamencephalon *n*
丘脑背内侧核 mediodorsaler Thalamusnukleus *m*
丘脑背内侧核切开术 dorsomediale Thalamotomie *f*
丘脑背外侧核内侧部 medialer Teil des dorsolateralen Thalamickern *m*
丘脑被盖的 thalamoteg(u)mental
丘脑出血 Sehhügelblutung *f*, Thalamushämorrhagie *f*
丘脑大脑脚的 thalamocrural(-is,-is,-e), thalamopedun-cular(-is,-is,-e)
丘脑带 Taenia thalami *f*
丘脑的 thalamisch, thalamic(-us,-a,-um), thalamoen-cephali(-us,-a,-um)
丘脑底部 Subthalamus *m*
丘脑底部切开术 Subthalamotomie *f*
丘脑底核 Subthalamuskern *m*
丘脑癫痫 thalamische Epilepsie *f*
丘脑电[流]图 Elektrothalamogramm *n*
丘脑电图 Elektrothalamogramm *n*
丘脑顶叶束 Tractus thalamoparietalis *m*
丘脑顶叶纤维 Fibrae thalamoparietales *f pl*
丘脑动物 Thalamuswesen *n*
丘脑豆状核部 Pars thalamolenticularis *f*
丘脑豆状核的 thalamolenticular(-is,-is,-e)
丘脑腹侧核 ventraler Thalamuskern *m*
丘脑腹外侧核 äußerer ventraler Thalamuskern *n*
丘脑后部 Metathalamus *m*
丘脑后辐射 Radiatio occiptothalamica *f*
丘脑后核 Nucleus posterior thalami *m*
丘脑后节的 pulvinar
丘脑后静脉 Vena metathalamica *f*
丘脑后外侧综合征 postero-laterales thalamisches Syndrom *n*
丘脑化学破坏术 Chemothalamektomie *f*
丘脑毁损术 Thalamotomie *f*
丘脑间粘合 Adhaesio interthalamica *f*
丘脑冷冻破坏法 Kryothalamektomie *f*
丘脑内侧核 Nucleus medialis thalami *m*
丘脑内侧综合征 Syndrom des medialen Thalamus *n*
丘脑内髓板 Lamina medullaris interna thalami *f*
丘脑内纤维 Fibrae intrathalamicae *f pl*
丘脑皮层非特异投射系统 unspezifisches thalamokortikales Projektionssystem *n*
丘脑皮质的 thalamocortical(-is,-is,-e)
丘脑皮质束 Tractus thalamocorticalis *m*, Stabkranz des Thalamus *m*
丘脑破坏法 Thalamektomie *f*
丘脑前辐射 Radiationes thalamicae anteriores *f pl*
丘脑前腹侧核 Nucleus ventralis thalami anterior *m*
丘脑前核 Nucleus anterior thalami *m*
丘脑前核切开术 vordere Thalamotomie *f*
丘脑前结节 Tuberculum anterius thalami *n*
丘脑前外侧综合征 antero-laterales thalamisches Syndrom *n*
丘脑切开术 Thalamotomie *f*
丘脑乳头体的 thalamomammilar(-is,-is,-e)
丘脑上部 Epithalamus *m*
丘脑上静脉 Vena epithalamica *f*
丘脑室旁核 paraventrikuläres Kern des Thalamuses *m*
丘脑束 fasciculus thalamicus *m*

丘脑髓板 Laminae medullares thalami *f pl*
丘脑髓板切开术 Thalamolaminotomie *f*
丘脑髓纹 Stria medullaris thalami *f*
丘脑痛综合征 Thalamusschmerzsyndrom *n*
丘脑图 Thalamogramm *n*
丘脑外侧核 Nuclei laterales thalami *m pl*
丘脑外层 Ectothalamus *m*
丘脑外髓板 Thalamuszwickel *m*, Lamina medullaris externa thalami *f*
丘脑网状核 Nucleus reticularis thalami *m*
丘脑纹状体的 thalamostriat(-us, -a, -um)
丘脑纹状体静脉 thalamostriate Vene *f*
丘脑下部 Hypothalamus *m*, Regio subthalamica *f*
丘脑下部促垂体激素释放因子 hypophyse-stimulierende Freisetzungsfaktoren von Hypothalamus *m pl*
丘脑下部沟 Sulcus hypothalamicus *m*
丘脑下部核 subthalamischer Kern *m*, Nucleus subthala-micus *m*, Nucleus hypothalamicus *m*
丘脑下部核综合征 Syndrom des subthalamischen Kerns *n*, Luys* Körper-Syndrom *n*
丘脑下部激素 hypothalamische Hormone *n pl*, Hypothalam-ushormone *n pl*
丘脑下部脑垂体门脉循环 hypothalamushypophysioportaler Kreislauf *m*
丘脑下部释放激素 hypothalamisches Releasing-Hormon *n*
丘脑下部释放抑制激素 hypothalamisches Releasing-Inhibit-ing-Hormon *n*
丘脑下部释放因子 hypothalamischer Releasing-Faktor *m*
丘脑下部损伤 Hypothalamusverletzung *f*
丘脑下部性闭经 hypothalamische Amenorrhoe *f*
丘脑下部性肥胖 hypothalamische Fettsucht *f*
丘脑下部中枢 hypothalamisches Zentrum *n*
丘脑下的 hypothalamisch, subthalamisch, subthalamic(-us, -a, -um)
丘脑下脚 Pedunculus thalami inferior *m*
丘脑下静脉 Vena hypothalamica *f*
丘脑下切开术 Hypothalamotomie *f*
丘脑下丘脑纤维 Thalamohypothalamusfasern *f*
丘脑型感觉障碍 thalamische Empfindungsstörung *f*, thalamische Sensibilitätsstörung *f*
丘脑性痴呆 Thalamusdemenz *f*
丘脑性内隐斜视 thalamische Esophorie *f*
丘脑性疼痛 thalamischer Schmerz *m*, Thalamusschmerz *m*
丘脑性瞳孔 Thalamusschüler *pl*
丘脑枕 thalamisches Pulvinar *n*
丘脑正中核 Nuclei mediana thalami *m pl*
丘脑支 Ramus thalamicus *m*
丘脑中间腹侧核 Nucleus ventralis intermedius thalami *m*
丘脑中央辐射 Radiationes thalamicae centrales *f pl*
丘脑肿瘤 Thalamustumor *m*
丘脑综合征 Thalamus-Syndrom *n*, Déjerine*-Roussy* Syndrom *n*
丘疱疹 papulöses Bläschen *n*, papelige Vesicula *f*, Papulovesikel *n*
丘斯综合征(丘斯血管炎) allergische Granulomatose *f*(变应性肉芽肿性血管炎)
丘纹上静脉 Vena thalamostriata superior *f*
丘纹下静脉 Vena thalamostriata inferior *f*
丘系 Schleife *f*, Leminiscus *m*, Laqueus *m*
丘系层 Stratum lemnisci *n*
丘系交叉 Schleifenkreuzung *f*, Decussatio lemniscorum *f*
丘系三角 Schleifendreieck *n*, Trigonum lemnisci *n*
丘系下层 Infralemniscus *m*
丘疹 Eruptio papularis *f*, Papel *f*, Papula *f*
丘疹病 Papulosis *f*
丘疹的 papulös, papulos(-us, -a, -um)
丘疹坏死的 apulonekrotisch
丘疹坏死性皮[肤]结核[疹] papulonekrotisches Tuberkulid *n*, Tuberculosis papulonecrotica *f*
丘疹结节 Papelnknötchen *n*
丘疹结节的 papulonodular
丘疹结节性的 papulotuberös, papulotuberos(-us, -a, -um)
丘疹鳞屑的 papulosquamös
丘疹鳞屑性梅毒疹 papulosquamöses Syphilid *n*
丘疹脓疱 pustulöse Papel *f*
丘疹脓疱性的 papelig-pustelig, papulopustular(-is, -is, -e)
丘疹脓疱性梅毒疹 papulopustulöses Syphilid *n*
丘疹水疱 Papulovesikeln *n*
丘疹水疱性的 papelig-blasig, papulovesicular(-is, -is, -e)
丘疹苔藓样银屑病 papulöse lichenähnliche Psoriasis *f*
丘疹脱屑 Papuloabschilferung *f*
丘疹形成 Papelbildung *f*
丘疹型皮肤念珠菌病 papuloförmige Hautcandidiasis *n*
丘疹性(状)荨麻疹 papulöse Urticaria *f*, Urticaria papulosa *f*
丘疹性痤疮 papulöse Akne *f*
丘疹性红斑 Erythema papulatum *n*
丘疹性红斑的 papelig-gerötet, papuloerythematos(-us, -a, -um)
丘疹性红皮病 Papuloerythroderm *n*
丘疹性虹膜炎 Iritis papulosa *f*
丘疹性环状肉芽肿 Papulogranuloma annulare *n*
丘疹性黄瘤 papulöses Xanthom *n*
丘疹性结核疹 papulöses Tuberkulid *n*
丘疹性酒渣鼻 Papulöse Rosazea *f*
丘疹性玫瑰糠疹 Papulöse Pityriasis rosea *f*
丘疹性梅毒疹 Papulöse Syphilis *f*
丘疹性皮病 Exormie *f*, Exormia *f*
丘疹性肉样瘤 papulöses Sarkoid *n*
丘疹性色素沉着 Papulöse Pigmentierung *f*
丘疹性湿疹 Ekzema papulosum *n*, Ekzema papulatum *n*
丘疹性血管角化瘤 Papulöse Angiokeratome *f*
丘疹性血管形成 Papulöse Angiogenese *f*
丘疹性痒疹 Papulöse Prurigo *f*
丘疹性粘蛋白病 papulöse Mucinosis *f*
丘疹性粘蛋白沉积[症] Lichen myxoedematosus *m*
丘疹性肢端皮炎 Papulöse Acrodermatitis *n*
丘疹样的 papelähnlich, papuloide(-us, -a, -um)
丘疹样荨麻疹 papulöse Urtikaria *f*
丘疹样紫癜 papelähnliche Purpura *f*
丘疹状 akniform
丘疹状梅毒疹 papulöses Syphilid *n*
丘疹状瘙痒性疹 apokrine Miliaria *f*, Fox-Fordyce-Krankheit *f*
丘疹状粟疹 miliaria papulosa *f*
丘疹状阴道炎 papulöse Vaginitis *f*, Vaginitis papulosa *f*
丘疹状掌跖角化病 Palmoplantarkeratosen papulosa *n*
丘疹-紫癜性手套袜套综合征 Pickel-Purpura Handschuhe Socken-Syndrom *n*
丘状的 hügelartig
秋刀鱼毒素 Saurin *n*
秋冬抑郁 saisonale Depression *f*
秋海棠 Begonia evansiana *f*
秋季红斑 Erythem im Herbst *n*
秋季卡他 Autumnalkatarrh *m* Heuschnupfen *m*
秋季热 Herbstfieber *n*
秋季热钩端螺旋体 Leptospirose autumnalis *f*
秋季热同号血清型钩端螺旋体 Leptospirose interrogans Serogruppe autumnalis *f*
秋葵 Hibiscus esculentus *m*
秋葵素 Okrin *n*
秋兰姆 Thiram(um) *n*

秋裂碱胺 Colchiceinamidum *n*
秋令热钩端螺旋体 Leptospirose autumnalis *f*
秋蜱 Rote Ernte *f*
秋水仙 Herbstzeitlose *f*, Colchicum autumnale *n*, Colchicin *n*
秋水仙胺 Demecolcin(um) *n*, Colcemid *n*
秋水仙碱 Colchicin(um) *n*, Kolchizin *n*
秋水仙碱甙 Colchicoside *n pl*
秋水仙碱食物中毒 Colchicin-Lebensmittelvergiftung *f*
秋水仙碱试验 Colchicin-Test *m*
秋水仙碱效应 Colchicin-Effekt *m*
秋水仙属 Colchicum *n*
秋水仙素(碱) Kolchizin *n*, Colchicin(um) *n*
秋水仙酰胺 Colchicinamid(um) *n*
秋水仙效应有丝分裂 Kolchizinmitose *f*, Colchicinmitose *f*, C-Mitose *f*
秋水仙脂 Colchicoresin *n*
秋恙螨 Herbst(gras)milbe *f*, Trombicula autumnalis *f*
秋英甙 Cosmosin *n*
蚯蚓 Regenwurm *m*
蚯蚓的 lumbrical(-is, -is, -e), regenwurmartig
蚯蚓磷脂 Lombricin *n*
蚯蚓素 Lumbricin *n*
蚯蚓血红蛋白 Hämoerythrin *n*, Hämerythrin *n*
蚯蚓血红蛋白辅基 Haemoferrinum *n*
蚯蚓状的 lumbricoid
楸树 Katalpe *f*, Trompetenbaum *m*

qiú 囚犰求球巯

囚犯 Sträfling *m*
囚犯两难情境测验 Gefangenendilemma *n*
囚笼意识 Käfigbewusstsein *n*
犰狳 Gürteltier *n*
犰狳属 Dasypus *m*, Euphractus *m*
求爱的狂热病 fanatismus *m*
求爱型 erotische Art *f*
求雌狂 Satyriomanie *f*, Satyriasis *f*, Satyrismus *m*, Gynä-komanie *f*
求婚狂 Gamomanie *f*
求积仪 planimeter *n*, Integrator *m*
求解 Berechnung *f*
求救信号 Notsignal *n*
求偶行为 Balzverhalten *n*
求偶狂 Gamomanie *f*, Gamomania *f*, Gamenomanie *f*, Gamenomania *f*
求偶期 Brunst *f*
求神启示 Visionssuche *f*
求食本能 nahrhafter Instinkt *m*
求同法 Verfahren der Zustimmung *n*
求同趋势 Tendenz zu identifizieren *f*
求心的 zentripetal
求医行为 medizinisch hilfesuchendes Verhalten *n*
求医率 medizinisch hilfesuchende Rate *f*
求异法 Differenz-Methode *f*
求异偏倚 exotisches Bias *n*
求援癖 Helffimmel *m*
求知的需要 Kenntnisbedürfnis *n*
求知欲 Wissensdurst *m*, Erkenntnisdrang *m*
求中的 zentripetal
求助 Hilfe *f*
求助行为 hilfesuchendes Verhalten *n*
求助正文 Hilfetext *m*
球 Sphäre *f*, Bulbus *m*, Globus *m*, Glomus *n*
球瓣 Kugelventilklappe *f*
球棒模型 ball-and-stick model <engl.>
球棒恙螨属 Globularoschongastia *f*
球棒状发 Club-Haar *n*
球孢子菌病 Kokzidioidomykose *f*, Coccidioidomycosis *f*
球孢子菌病性关节炎 kokzidioidotische Arthritis *f*
球孢子菌的 coccidioidal
球孢子菌目 Coccidiidea *pl*
球孢子菌瘤 Coccidioidoma *n*
球孢子菌属 Coccidioides *m*
球孢子菌素 Kokzidioidin *n*
球孢子菌性脑膜炎 Coccidioides bakterielle Meningitis *n*
球孢子菌性肉芽肿 Coccidioidalgranulom *n*, Granuloma coccidioides Ophüls* *n*, Granuloma coccidioidomycoticum *n*
球壁硬度 Rigidität der okulären Wand *f*
球鞭毛体 Spheromastigotes *pl*
球部癫痫 bulbäre Epilepsie *f*
球部尿道 bauchige Harnröhre *f*
球部尿道吻合术 Anastomose der Harnröhre bolbous *f*
球差 sphärische Aberration *f*
球虫 Coccidium *n*
球虫病 Kokzidiose *f*, Coccidiosis *f*
球虫的 coccidial
球虫目 Coccidia *n pl*, Kokzidien *n pl*
球胆 Ballblase *f*, Gummiblase *f*
AC 球蛋白 AC-Globulin *n*
α- 球蛋白 Alpha-Globulin *n*, α-Globulin *n*
β- 球蛋白 Beta-Globulin *n*, β-Globulin *n*
γ- 球蛋白 Gamma-Globulin *n*, γ-Globulin *n*
球蛋白 Globulin *n*, Globin *n*
α1 球蛋白 α1-Globulin *n*
α2 球蛋白 α2-Globulin *n*
球蛋白(加速凝血球蛋白,凝血因子) AC Globulin *n*
球蛋白脲 Globulose *f*
球蛋白 X X-Globulin *n*, Globulin X *n*
球蛋白尿 Globulinurie *f*, Globulinuria *f*
球蛋白试验 Globulinprobe *f*
球蛋白锌胰岛素 Globulin Zink-Insulin *n*
球蛋白血 Globulinämie *f*, Globulinaemia *f*
球蛋白血栓 Globulin-Thrombus *m*, hämatoblastischer Thrombus *m*, Thrombus globulinaris *m*
β1 球蛋白转运蛋白 β1-Globulin-Transportprotein *n*
球滴定管 Kugelbürette *f*
球顶长颈瓶形 lecythiform <engl.>
球动脉 bulbäre Arterie *f*
球对称(球形) Sphärizität *f*
球腹蒲螨 Pyemotes ventricosus *n*
球杆菌 Kokkobazillus *m*, Coccobacillus *m*
球杆菌的 kokkobazillär
球杆菌属 Coccobacillus *m*
球管 CT-Röhre *f*
球管反馈 Tube-Feedback *n*
球管平衡 glomerulotubuläre Balance *f*, glomerulotubuläres Gleichgewicht *n*
球果菌科 Sphaeriaceae *pl*
球果菌属 Sphaeria *f*
球果状 Strobiliform *f*
球海绵体反射 penile Reflex *m*
球海绵体反射潜伏期测定法 Latenztest des bulbokavernösen Reflexes *m*
球海绵体肌 Bulbokavernosus *m*, Musculus bulbo-cavernosus *m*, Musculus bulbospongiosus *m*, Accelerator urinae *m*
球海绵体肌反射 Bulbospongiosus-Reflex *m*
球海绵体肌反射潜伏时间 Latenzzeit des bulbokavernösen Reflexes *f*
球海绵体肌脊髓核 Spinalnukleus von bulbocavernosus *m*

球颌[突]囊肿 Globulomaxillarzyste *f*
球红霉素 Globorubromycin *n*
球后出血 retrobulbäre Blutung *f*
球后的 retrobulbär, retrobulbar (-is, -is, -e), retrookulär
球后溃疡 postbulbäres Ulkus *n*
球后毛细血管 retrobulbäre Kapillaren *f pl*
球后毛细血管网 postglomeruläres Kapillarnetz *n*
球后十二指肠溃疡 postbulbäres Zwölffingerdarmgeschwür *n*
球后视神经炎 Retrobulbärneuritis *f*, Neuritis optica retrobulbaris *f*
球后注射 retrobulbäre Injektion *f*
球后阻滞 retrobulbärer Block *m*
球花分苷 Globularetin *n*
球花科 Globulariaceae *pl*
球花苦苷 Globularin *n*
球花属 Globularia *f*
球基皮层 Bulbipellis *f*
球基质 Kollenmatrix *f*
球嵴 bulbärer Grat *m*
球剂 Globuli *m pl*
球间区 interglobuläre Area *f*
球间隙 interglobularer Zwischenraum *m*, Spatia interglobularia *n pl*
球间牙本质 Interglobulardentin *n*
球浆体 Sphäroplast *m*
球结膜 Augenapfelbindehaut *f*, Conjunctiva bulbi *f*, Tunica conjunctiva bulbi *f*
球结膜恶性肿瘤切除术 Entfernung des malignen Konjunktivaltumors *f*, Entfernung des bösartigen Konjunktivaltumors *f*
球结膜环[状]切[除]术 Peritektomie *f*, Periektomie *f*, Peridectomia *f*
球结膜环状切开术 zirkuläre Umschneidung *f*, Peritomie *f*
球结膜水肿 Konjunktivalödem *n*, Chemose *f*, Chemosis conjunctivae *f*
球结膜异位 Augenapfelbindehaut-Heterotopie *f*, Heterotopie der Augenapfelbindehaut *f*
球茎 Kormus *m*, Bulbus *m*
球茎状膨大的 bauchig
球晶 Sphärokrystall *m*
球静脉 bulbäre Vene *f*
球镜当量 sphärische Äquivalenz *f*
球菌 Kokkus *m*, Kugelbakterie *f*, Coccus *m*, Kokkobazillus *m*
球菌的 kokkenbezüglich
球菌科 Coccaceae *pl*
球菌属 Coccus *m*
球菌性口炎 coccigenic Stomatitis *f*
球菌性须疮 Pneumokokken sycosis *n*
球菌引起的 kokkenbedingt
球菌原的 kokkenbedingt
球空洞症 Syringomyelie *f*
球粒体 Sphaeroplast *m*
球硫细菌属 Thiosphaerella *f*
球笼瓣 Kugelventil *n*
球螺旋纤维 bulbospirale Faser *f*
球麻痹 Bulbärparalyse *f*, Paralysis bulbaris *f*
球霉菌素 Coccidioidin *n*
球面波 Kugelwelle *f*
球面的 sphärisch
球面镜(片) sphärische Linse *f*, sphärisches Glas *n*, Lens spharica *f*
球面象差 sphärische Aberration *f*, Kugelgestaltfehler *m*, sphärische Abweichung *f*, Öffnungsfehler *m*
球面校正透镜 sphärische Korrekturlinsen *f pl*
球磨机 Kugelmühle *f*
球囊 Sacculus *m*
球囊斑 Hörfleck *m*, Macula sacculi *f*
球囊闭塞导管 Verschlussballonkatheter *m*
球囊闭塞动脉灌注 Ballonokklusion arterieller Verschluss *m*
球囊闭塞试验 Sacculus-Okklusionstest *m*, Ballonokklusionstest *m*
球囊导管 Ballonskatheter *m*
球囊导管扩张法 Ballondilatation *f*
球囊导管血管成形术 Angioplastie-Ballonkatheter *m*
球囊耳蜗的 sakkulokochleär, sacculocochlear (-is, -is, -e)
球囊房间隔造口术 Ballon Vorhof Septostomie *f*
球囊减压术 Dekompression des Sacculus *f*
球囊酵母属 Coccidiascus *n*
球囊菌属 Rhizoclosmatium *n*
球囊扩张 Ballon-Dilatation *f*
球囊扩张式 ballonaufpumpbar
球囊扩张式支架 Ballon-Stent *n*
球囊切开术 Sacculotomy *n*
球囊筛区 Macula cribrosa media *f*, Area cribriformis saccularis *f*
球囊神经 Nervus saccularis *m*
球囊式活瓣 Ballonvalve *f*
球囊式金属支架 ballonexpandierbarer Metallstent *m*
球囊血管成形术 Ballonangioplastie *n*
球囊隐窝 Recessus sphaericus *m*
球囊造瘘术 Ballon-Gastrostomie *f*
球内系膜 intraglomeruläres Mesangium *n*
球内系膜区 intraglomeruläre Mesangium-Region *f*, intraglomerular mesangial region <engl.>
球内系膜细胞 intraglomeruläre Mesangium-Zelle *f*
球拟酵母 Torulopsis *f*
球拟酵母病 Torulopsidose *f*, Torulopsosis *f*
球拟酵母属 Torulopsis *f*
球拟酵母亚科 Torulopsoideae *f*
球拍状甲 Rackettnagel *m*
球拍状菌丝 Rackethyphen *n*
球拍状菌丝体 Racketmyzel *n*
球拍状拇指甲 Racketförmiger Daumen *m*
球拍状胎盘 Placenta marginata *f*
球拍状细胞 Racketzelle *f*
球旁复合体 juxtaglomerulärer Komplex *m*
球旁器 juxtaglomerulärer Apparat *m*
球旁细胞 juxtaglomeruläre Zelle *f*
球旁细胞瘤 juxtaglomerulärer Zelltumor *m*
球旁纤维化 periglomeruläre Fibrose *f*
球切除术 Glomektomie *f*
球上颌囊肿 globulomaxilläre Zyste *f*
球神经麻痹 bulbäre Lähmung *f*
球室沟 bulboventricularer Sulcus *m*
球室袢 bulboventricularer Loop *m*
球体 Sphäroplast *m*
球体细胞 Glomus Zelle *f*
球体形成 Sphäroidisierung *f*
球头剪 Wundschere *f*
球头探针 Sondelampe *f*
球外的 extrabulbär
球外系膜区 extraglomeruläre Mesangium-Region *f*, extraglomerular mesangial region <engl.>
球外系膜细胞 extraglomeruläre Mesangiumzelle *f*
球窝关节 Sphäroidgelenk *n*, Pfannengelenk *n*, Kugel-gelenk *n*, Articulatio sphaeroidea *f*
球腺 Knäueldrüsen *f pl*, Glandulae glomiformes *f pl*
球形 kugelförmig
球形白细胞 globuläre Leukozyten *f pl*, sphärische Leukozyten

f pl
球形瓣膜 Kugelventilklappe *f*
球形包涵体 sphärisches Einschlußkörperchen *n*
球形病毒 kugelförmiges Virus *n*
球形蛋白 globuläres Protein *n*
球形的 sphärisch, sphaeric(-us, -a, -um), sphaeroides, sphaeroide (-us, -a, -um), globos(-us, -a, -um), globiform
球形对称 sphärische Symmetrie *f*
球形钙化层状小体 rundlicher lamellärer geschichteter Einschlußkörper *m*, Schaumann* Körper *m* (od. Körperchen *n*)
球形[红极毛杆菌]烯 Spheroiden *n*
球形红细胞 Sphärozyt *m*, Kugelzelle *f*
球形红细胞病 Sphärozytose *f*
球形红细胞的 sphaerocytic(-us, -a, -um)
球形红细胞性贫血 spherocytische Anämie *f*
球形红细胞增多 Sphärozytose *f*, Sphaerocytosis *f*
球形红细胞症 Sphärozytose *f*, Mikrosphärozytose *f*
球形肌动蛋白 globuläres Aktin *n*
球形角膜 Kugelhornhaut *f*, Keratoglobus *m*
球形角膜变性 sphäroidale Hornhautdegeneration *f*
球形酵母 sphärische Hefe *f*
球形晶状体 Lentiglobus *m*, Kugellinse *f*, Sphärophakie *f*
球形晶状体青光眼 Sphärophakie-Glaukom *n*
球形冷凝器 Allihn Kondensator *m*
球形挛缩 sphärische Kontraktur *f*
球形潜水器 Bathysphäre *f*
球形人工瓣膜 Kugelventilprothese *f*
球形乳房 sphärische Brüste *f*
球形烧瓶 Ballon *m*
球形体 sphärischer Körper *m*, Sphäroid *n*
球形头畸胎 Sphärokephalie *f*, Sphaerocephalus *m*
球形突出物 Knopf *m*
球形温度计 Kugel-Thermometer *m*
球形温度计温度 Kugel-Temperatur *f*
球形细胞脑白质营养不良 Globoidzelle-Leukodystrophie *f*, Krabbe-Krankheit *f*
球形细胞性贫血 Kugelzelle-Anämie *f*
球形心 kugelförmiges Herz *n*
球形血栓 Kugelthrombus *m*
球形牙 sphärische Zähne *pl*
球形芽胞杆菌 Bacillus sphaericus *m*
球形芽柄细菌 Blastocaulis sphaerica *f*
球形乙酰胆碱酯酶 Kugelform AChE
球形银汞合金 sphärisches Silberamalgam *n*
球形脂联素 globuläres Adiponektin *n*
球型瓣膜 Kugelventilklappe *f*
球型肌动蛋白 globuläres Aktin *n*, G-Aktin *n*
球型正态分布 sphärische Normalverteilung *f*
球性非典型性增生 globoide atypische Hyperplasie *f*
球样的 globoid
球样体 Sphaeroplast *m*, globoider Körper *m*
球样细胞白质营养不良 globoid Leukodystrophie *f*
球样细胞性脑白质营养不良症 Globoidzell-Leukodystrophie *f*
球衣细菌属 Sphaerotilus *m*
球周麻醉 periokuläre Anästhesie *f*
球周注射 peribulbäre Injektion *f*
球柱镜片(球柱面镜片) sphärozylindrische Linse *f*
球状胞 Sphärozyt *m*
球状病灶 Rundherd *m*
球状出血 Ballblutung *f*
球状带 Zona glomerulosa *f*
球状蛋白[质] Sphäroproteine *n pl*
球状的 sphärisch, sphaeric(-us, -a, -um), bulboide(-us, -a, -um), glomiform(-is, -is, -e)
球状动静脉吻合 Glandula globiformis *n*
球状感觉 Sphaeraesthesia *f*
球状核 Kugelkern *m*
球状骺板 globiforme Epiphyse *f*
球状踝关节 Kugel-und Sockel-Sprunggelenk *m*
球状肌动 globuläres Aktin *n*
球状肌动蛋白 globuläres Aktin G-Aktin *n*
球状截骨术 sphärische Osteotomie *f*
球状精子 Sphärospermium *n*
球状瘤 Sphaeroma *n*
球状上颌囊肿 globulomaxilläre Zyste *f*
球状深脓疱 Ecthyma globulum *n*
球状石 Sphaerolith *m*
球状体 Sphäroid *n*
球状体白质脑病 sphärische Körper-Leukenzephalopathie *f*
球状突 Processus globularis *m*
球状脱氧核糖核酸 globuläre Desoxyribonukleinsäure *f*, globuläre DNS *f*
球状物 Bulbus *m*
球状细胞 Globoidyelle *f*
球状细胞癌 Rundzellkarzinom *n*, Carcinoma globocellulare *n*
球状线粒体 Chondriosphäre *f*
球状小粒 globuläres Körnchen *n*, globuläres Granulum *n*
球状小体 Corpuscula bulboidea *n pl*
球状亚单位结构 globuläre Untereinheitenstruktur *f*
球状硬便 faecaloma *n*, Stercoroma *n*
球状针晶丛 Sphaerhaphiden *n pl*, sphärische Raphiden *n pl*
球钻 Rundamboß *m*
巯基 Sulfhydrylgruppe *f*
巯基螯合剂 Thiochelatbildner *m pl*
21- 巯基噁唑啉 2-Merkapto-oxazolin *n*
23SrRNA 巯基 -4- 丙基咪唑 2-Merkapto-4-propylimidazol *n*
巯[基]丙酮酸 mercapto Brenztraubensäure *f*
巯[基]肌苷 mercapto Inosin *n*
巯[基]组氨酸 Thiolhistidin *n*
巯[基]组氨酸三甲[基]内盐 Thionin *n*
25- 巯基苯并噻唑 2-Merkaptobenzothiazol *n*
25- 巯基苯咪唑 2-Merkaptobenzimidazole *n pl*
巯基丙酸 merkaptopropionsäure *f*
巯基醋酸 Thioglykolsäure *f*, Merkaptoessigsäure *f*, Acidum mercaptoaceticum *n*
巯基蛋白水解酶 Sulfhydryl Protease *f*
巯基化合物 Sulfhydryl *n*
巯基酶类 sulfhydryl-enthaltende Fermente *n pl*
25- 巯基咪唑 25-Merkaptoglyoxalin *n*, 25-Merkaptoimidazol *n*
巯基棉 Sulfhydryl Baumwolle *f*
巯基棉纤维 Sulfhydrylbaumwolle *f*
巯基尿酸前体 Pre-Mercaptursäure *f*
6- 巯基嘌呤 6-Merkaptopurin *n*, Merkaleukin *n*
β- 巯基乙胺 β-Merkaptoäthylamin *n*
25- 巯基乙醇 25-Merkaptoäthanol *n*
巯基乙酸 Thioglykolsäure *f*
巯基乙酸钙 Kalziumthioglykolat *n*
巯基乙酸钠 natriumthioglykolat *n*
巯基乙酸盐 Thioglykolat *n*
巯基乙酰萘胺 Thionalid *n*
25- 巯基唑啉 25-Mercapto-oxazolin *n*
巯甲丙脯氨酸 Captopril *n*
巯甲丙脯氨酸试验 Captopril-Test *m*
巯乙胺 Becaptan *n*, Mercaptamin(um) *n*
巯组氨酸三甲[基]内盐 Ergothionein *n*

QU 区曲驱屈祛蛆躯趋鼩取龋去

qū 区曲驱屈祛蛆躯趋

14-区 16S rRNA Site *f*
2-区 23S-rRNA-Website *f*
5SrRNA 区 5S rRNA-Site *f*
区 Area *f*, Regio *f*, Zone *f*, Zona *f*, Sphäre *f*
布罗德曼区 Brodmann* Bereichen *f*(大脑皮质的不同细胞层排列的特殊区域)
布罗卡区 Broca* Region *f*(左额下回)
布罗卡旁嗅区 Bereich subcallosal *m*(胼胝体下区)
布罗卡运动语言区 Broca*-Motor-Sprachraum *m*
费累西格氏区 Flechsig* Felder *n pl*
弗莱西格原基区 flechsig ursprüngliche Zonen *f*(中央前、后回皮质)
福雷尔 1 区 Feld H1 Forel *n*(含丘脑束纤维的区域)
福雷尔 2 区 Feld H2 Forel *n*(含豆核束纤维的区域)
福雷尔区 feld H Forel *n*(含联系丘脑与下丘脑的纵行细纤维区)
基塞尔巴赫氏区 Kiesselbach* Ort *m*, Little* Area *f*
结希区 Nodal-His-Region *f*(房室结及希氏束区)
科恩海姆区 Cohnheim Bereiche *f*(肌原纤维的深色多边形区)
科佐利诺区 Cozzolino Zone *f*([耳卵圆]窗前小裂)
克勒尼希区 Krönig Blickfeld *n*(肺尖的叩响区)
赖赫区 Larimer*-Heckerman* Bereich *m*(憩室区,在咽与食管相接处,最易发生憩室)
利索厄缘区 Lissauer Randzone *f*(脊髓表面与后角尖间的白质)
利特尔区(基塞尔巴赫区) Little* Bereich *m*(鼻中隔软骨部血管丛区)
罗兰多区(大脑皮质运动区) Rolando Zone *f*
米夏利斯氏菱形区 Michaelis* Raute *f*(od. Rhombus *m*)
帕努姆区 Panum-Areal *n*(视网膜融合区)
皮奥里核 Porry* Nukleus *m*(od. Kern *m*)(肝脏背部的叩诊浊音区)
韦尼克第二运动语言区 Wernicke-Feld *n*
韦尼克区(言语中枢) Wernicke-Zone *f*
希斯区(胚神经管的四个纵增厚束) His-Zone *f*
希斯中性区(神经管背部增厚区) neutrale Zone von His *f*
CAAT 区 CAAT-Box *f*
D 区 D-Bereich *m*
Fc 区 fc-Region *f*
GGGCGG 区 GGGCGG Box *f*
HLA-D 区 HLA-D-Region *f*
Hogness 区 Hogness Box *f*
I 区 I-Region *f*
J 区 J-Region *f*
N 区 N-region *f*
Pribnow 区 Pribnow Box *f*
Qa 区 Qa Region *f*
SOS 区 SOS-Box *f*
S 区 S-Region *f*
TATA 区 TATA-Box *f*
V 区 V-Region *f*
区别 differentiell, differenziert
区别的强化 Differentialstärkung *f*
区别反应 Unterscheidungsreaktion *f*
区别试验 Unterscheidungstest *m*
区别性错分 distinktive Fehlklassifikation *f*
区别性的 unterschiedlich
区别性诊断 Differentialdiagnose *f*
区别种 Differentialarten *pl*
区带电泳 Zonenelektrophorese *f*
区带离心[法] Zonenzentrifugation *f*
区带转头(离心机) zonaler Rotor *m*
区带状胃炎 zonale Gastritis *f*
区的 regionär, regional(-is, -is, -e), zonal(-is, -is, -e)
区段 Segment *n*
区段性复制 segmentale Duplikation *f*(SDs)
区分能力倾向测验 Differentialfähigkeitentest *m*
区分效度 Differentialgültigkeit *f*
区分效应 Differenzeffekt *m*
区分性溶剂 unterschiedliches Solvens *n*, differenzie-rendes Lösungsmittel *n*
区分指数 Unterschied-Index *m*
C 区基因 C-Gen *n*
V 区基因 V-Gen *n*
区间 Intervall *n*
区间变量 Intervalvariable *f*
区间表示法 intervallbasierte Darstellung *f*
区间发病率 Intervalinzidenzdichte *f*
区间估计 intervale(Ab-)Schätzung *f*
区间删失 intervallzensierte Daten *pl*
区间事件 Intervallereignis *n*
区力 Feldkraft *f*
T 区淋巴瘤 T-Zonen-Lymphom *n*
区室 Fach *n*
区室化 Kompartimentierung *f*
区室作用 Kompartimentierung *f*
区系 Fauna *f*, Flora *f*
Ⅰ区相关抗原 I-Region assoziierte Antigen *n*
区医院 Distrikt-Hospital *n*
区域 Region *f*, Bezirk *m*, Gebiet *n*, Bereich *m*, Zone *f*
区域半宽度 Peakhalbwertsbreite *f*, Halbbreite *f*, Halbwert(s) breite *f*
区域保健筛选数据 regionale Gesundheits-Screening-Daten *f*
区域标志 Wahrzeichen *n*
区域采样 Flächenstichprobe *f*
区域抽样 Flächenstichprobe *f*
区域定位 regionale Zuordnung *f*
区域定位图 regionale Zuordnung *f*
区域反射 segmentaler Reflex *m*, Reflexus regionalis *m*
区域分割 Bereichssegmentation *f*
区域分裂和合并 Regionaufteilen und Zusammenführen
区域供暖 Fernwärme *f*
区域骨架 regionaler Skeleton *m*
区域关系 Bereichbeziehung *f*
区域规划 regionaler Plan *m*, regionale Planung *f*
区域化 Kompartimentierung *f*
区域环境影响评价 regionale Umweltverträglichkeitsprüfung *f*
区域或城市代码 Region oder Stadt-Code
区域集中供热 regionale Wärmeversorgung *f*, regionale Wärmelieferung *f*
区域剂量测定法 Flächendosimetrie *f*, Flächendosimessung *f*, regionale Dosimetrie *f*, regionale Dosimessung *f*
区域宽度 Peak(halbwerts)breite *f*
区域扩展 Zonenverbreitung *f*
区域麻醉 Feldanästhesie *f*, regionäre Anästhesie *f*
区域脑血流 regionaler zerebraler Blutfluss *m*
区域神经阻滞 regionale Nervenblockade *f*
区域生长 Region wachsend
区域时间常数 regionale Zeitkonstante *f*
区域填充 Regionfüllung *f*
区域图 Bereich *m*
区域网络 regionales Netzwerk *n*
区域卫生规划 regionale Gesundheitsplanung *f*

区域性肺功能 regionale Lungenfunktion *f*, regionale Pulmonalisfunktion *f*
区域性化疗 regionale Chemotherapie *f*
区域性救治 regionale Rettung *f*
区域性门静脉高压症 segmentale portale Hypertension *f*
区域性脑代谢率 regionale zerebrale Stoffwechselrate *f*
区域性脑血流 regionaler zerebraler Blutfluss *m*
区域性疼痛 regionaler Schmerz *m*
区域性心肌梗死 regionaler Herzinfarkt *m*
区域性胰腺切除术 regionale Pankreatektomie *f*
区域医疗保健系统 regionales Gesundheitssystem *n*
区域医学地理 regionale medizinische Geographie *f*
区域增加 Bereichaddition *f*
区域增长 Regionwachslung *f*
区域阻滞 regionaler Block *m*
区域阻滞麻醉 Regionalblock-Anästhesie *f*
区组 Block *m*
区组编码 Blockkodierung *f*
区组码 Blockcode *m*
区组设计 Block-Design *n*
区组随机化 Blockrandomisierung *f*
区组效应 Block-Effekt *m*
曲 flexur *f*, Flexura *f*, Kurvatur *f*, Curvatura *f*
曲[菌]酸 Kojisäure *f*, Acidum kojicum *n*
曲安奈德 Aritokol, Triamcinolone (Glukokortikoid) *n*
曲安缩松(去炎舒松) Triamcinolonacetonid *n*
曲部 Pars convoluta *f*
曲的 flexuos (-us, -a, -um), flexori (-us, -a, -um)
曲度(率)性屈光不正 Krümmungsametropie *f*
曲度计 Kyrtometer *n*
曲度远视 Krümmungshyperopie *f*, Krümmungshyperme-tropie *f*
曲恩汀 Trientin *n*
曲二糖 Kojibiose *f*
曲古霉素 Trichomycin *n*
曲古抑菌素 A Trichostatin A *n*
曲棍球棒 Hockeyschläger *m*
曲棍球棒状电极 hockey-Stabelektrode *f*
曲核细胞性淋巴瘤 Zell-gewundene Lymphome *f*, nconvoluted-cell lymphoma <engl.>
曲剂 fermentiertes Medikament *n*
曲剑形 acinaciform
曲解病情 verdrehendes Symptom *n*
曲颈夹 Retortenklemme *f*, Retortenklammer *f*
曲颈甑 Retorte *f*
曲菌 Kolbenschimmel *m*, Aspergillus *m*
曲菌病 Aspergillose *f*
曲菌球 Aspergillom *n*
曲菌性心内膜炎 Aspergillusendokarditis *f*
曲率 Krümmungsgrad *m*, Kurvatur *f*
曲率半径 Krümmungshalbmesser *m*, Krümmungsradius *m*
曲率指数 Krümmungindex *m*
曲率中心 Krümmungszentrum *n*, Krümmungsmittelpunkt *m*, Krümmungsmitte *f*
曲马多 Tramadol *n*
曲霉 Gießkannenschimmel *m*, Kolbenschimmel *m*, Aspergillus *m*
曲霉(菌)病 Aspergillose *f*, Aspergillosis *f*, Mycosis aspergillina *f*
曲霉病 Aspergillose *f*
曲霉病性关节炎 Aspergillus-Arthritis *f*
曲霉蛋白酶 Aspergillus-Proteinase *f*
曲霉的 aspergillin (-us, -a, -um)
曲霉毒素 Aspertoxin *n*
曲霉技术协作组 Kollaboration für Aspergillus-Technologie *f*
曲霉菌 Aspergillus Arten *m*
曲霉菌病 Aspergillose *f*
曲霉菌感染 Aspergillus-Infektion *f*
曲霉菌性眼内炎 Aspergillus-Endophthalmitis *f*
曲霉菌性支气管-肺炎 Aspergillus Bronchopneumonie *f*
曲霉科 Aspergillaceae *pl*
曲霉瘤 Aspergillus Tumor *m*
曲霉瘤(球) Aspergillose *f*
曲霉目 Aspergillales *n*
曲霉属 Aspergillus *m*
曲霉[菌]素 Aspergillin *n*
曲霉酸 Aspergillsäure *f*, Acidum aspergillicum *n*
曲霉致敏的严重支气管哮喘 schwere bronchiale Asthma von Aspergillus Sensibilisierung *f*
曲霉中毒 Aspergillotoxicosis *f*, Aspergillus-Toxikose *f*
曲霉肿 Aspergillom *n*
曲霉族 Aspergilleae *f*
曲美芬 Trimethaphan *n*
曲面测量法 Kyrtometrie *f*
曲面测量计 Kyrtometer *n*, Cyrtometer *n*
曲面断层线机 Panorama Röntgentomographie Einheit *f*
曲面断层线片 Panorama *n*
曲面体层摄影 Pantomographie *f*
曲面重建 gebogener Wiederaufbau *m*, Gebogene Planare-Umstrukturierung *f*
曲尼司特 Tranilast *n*
曲普坦类 Triptan *n*
曲前列环素 Treprostinil *n*
曲屈反射 Beugereflex *m*
曲调 Melodie *f*
曲妥单抗 Trastuzumab *m*
曲腕畸形 Karpokyphose *f*, Carpus curvus *m*, Madelung* Deformität *f*
曲膝状的 Geniculi *n*
曲膝状的 knieförmig
曲膝状弯曲 Geniculation *f*
曲细精管 Samenkanälchen *n pl*, Tubuli seminiferi contorti *m pl*
曲细精管发育不良综合征 samenkanälches Dysplasie-Syndrom *n*
曲细精管发育不全 testikuläre Dysgenesie *f*
曲细精管内精原细胞瘤 false intratubuläre Keimzelle Neoplasie des unklassifizierten Typs *f* (IGCNU)
曲细精管索 Samenstrang *m*
曲细精管索 seminiferous Netzkabel *f*
曲线 Kurve *f*
  [剂]量效[应]曲线 Dosiseffekt Kurve *f*
  埃加曲线(埃利斯曲线) Ellis*-Garland* Kurve *f* (胸膜腔积液的胸部形线)
  巴恩斯曲线 Barnes* Kurve *f* (以骶岬为中心的曲线以示小骨盆腔的出口)
  布拉格曲线(电离强度曲线) Bragg* Kurve *f*
  达莫瓦索曲线(埃利斯线) Damoiseau* Kurve *f* (胸膜腔积液的胸部形线)
  弗斯曲线 Frank*-Starling* Kurve *f* (测心排出量及其他心室功能的描记曲线)
  高斯曲线 Gaußkurve *f* (钟形曲线,常态分布曲线)
  哈里森曲线 Harrison* Kurve *f* (肋下缘沟)
  加兰曲线 Garland* Kurve *f* (胸膜腔积液时胸部形线,表示胸膜腔积液上缘)
  卡鲁斯曲线 Kurve Carus *f* (骨盆轴曲线)
  卡迈生存曲线 Kaplan* Meier Überlebenskurven *f pl*
  蒙森曲线(代偿性弯曲曲线) Monson* Kurve *f*
  普赖斯·琼斯曲线 Price*-Jones*-Kurve *f* (表示红细胞直径大小变化频率分布的曲线)
  施佩曲线(牙排列的解剖曲线) Spee* Kurve *f*

特劳伯曲线(特赫曲线) Traube*-Hering*-Kurven *f*(血压曲线因受呼吸中枢兴奋性升降的影响呈有节律的变异并与呼吸运动平行)
温德利希曲线(伤寒典型热型) Wunderlich* Kurve *f*
曲线参数 Kurvenparameter *m*
曲线方程 Kurvengleichung *f*
曲线分析 Kurvenanalyse *f*
曲线高度 Höhe der Kurve *f*
曲线关系 krummlinige Beziehung *f*
曲线回归 nichtlineare Regression *f*
曲线面积 fläche unter der Kurve *f*
曲线描记器 Kymograph *n*
曲线拟合 Kurvenanpassung *f*
曲线配合 Anpassung der Kurve *f*, Kurvenanpassung *f*
Spee 曲线曲度 Spee-Kurve *f*
曲线速度 kurvenförmige Geschwindigkeit *f*
曲线图 Kurvenbild *n*, Kurvenblatt *n*
曲线图 Kurvendiagramm *n*
曲线图解 Kurvendiagramm *n*
曲线相关 Kurvenkorrelation *f*, krümmlinige Korrelation *f*
曲线形态 Kurvenform *f*
曲线修匀 Abschluss der Kurve *m*
曲线演化 Kurvenevolution *f*
曲线振动均数 Durchschnittszahl der Kurvenoszillation *f*
曲影症 Dysmorphopsia *f*
曲张的 varicos(-us, -a, -um), cirsoide(-us, -a, -um)
曲张精索静脉切除术 Varicocelectomia *f*
曲张静脉刀 Cirsotom *n*
曲张静脉缝合结扎术 Naht und Unterbindung der variкösen Vene *f*
曲张静脉破裂出血 Varizenblutung *f*
曲张静脉切除术 Varikektomie *f*, Cirsectomia *f*
曲张静脉切开术 Varikotomie *f*, Cirsotomia *f*
曲张静脉炎 Varikophlebitis *f*
曲张静脉硬化法 Varikosklerisation *f*, Varizenverödung *f*
曲张静脉硬化注射疗法 Cirsenchysis *f*
曲张静脉造影术 Varikographie *f*, Varicographia *f*
曲张静脉扎术 Cirsodesis *f*
曲张链菌素 Streptovaricin *n*
曲张链丝菌素 Streptovaricin *n*
曲张体 Krampfadern *f*
曲张[状]动脉瘤 Krampfadern geformtes Aneurysma *n*, cirsoid Aneurysma *n*
曲张[状]静脉瘤 Cirsaneurysma *n*, Aneurysma cirsoideum *n*
曲折 Ablenkung *f*, Deflexion *f*
曲折的 flexuous
曲轴现象 kurbelwelles Phänomen *n*
曲唑酮(美抒玉) Trazodone *f*
驱避剂 chemisches Mittel zur Abwehr blutsaugender Ektoparasiten *n*, repellent <engl.>
驱肠虫的 anthelminthic(-us, -a, -um), anthelmintisch
驱肠虫疗法 anthelmintische Therapie *f*, anthelmintische Behandlung *f*
驱肠虫药 Anthelminthika *n pl*, Antihelminthika *n pl*
驱虫草属 Spigelia *f*
驱虫草素 Spigelin(um) *n*
驱虫的 anthelmintisch
驱虫豆素 Chrysarobin *n*
驱虫合欢 Albizzia anthelmintica *f*
驱虫合欢碱 Musennin *n*
驱虫净 Tetramisol(um) *n*
驱虫苋 Chaya *n*
驱虫药 Wurmmittel *n pl*, Abtreibemittel *n pl*, Vertreibungsmittel *n pl*, Anthelminthika *n pl*
驱除(散)的 abstoßend
驱除的 abstoßend
驱动蛋白 Kinesin *n*
驱动力 treibende Kraft *f*, Triebkraft *f*, Antriebskraft *f*
驱动器 Treiber *m*
驱动压 Treibdruck *m*
驱动源 Antriebsvorrichtung *f*
驱毒 Dekontamination *f*
驱风的 blähungswidrig, carminativ
驱风剂 Karminativa *n pl*, Blähungsmittel *n pl*, Physetica *n pl*
驱汞疗法 quecksilber(aus) treibende Behandlung *f*, drive mercury treatment <engl.>
驱蛔虫药 milbentötendes Medikamente *n*
驱蛔灵 Piperazin(um) *n*
驱蛔素 Askaridol *n*, Ascaridin *n*
驱蛔萜 Ascaridol *n*
驱寄生虫药 Parasitenmittel *n pl*, Antiparasitika *n pl*
驱昆虫剂 Insektenschutzmittel *n pl*, Insektenabwehrmittel *n pl*, Insectifuga *n pl*
驱力 Impuls *m*
驱力刺激 Drivestimulus *m*
驱力动机理论 Antriebstheorie der Motivation *f*
驱力唤起 Antriebserregung *f*
驱力降低理论 Laufwerk-Reduktion Theorie *f*
驱力目标 Antriebsziel *n*
驱力水平 Ansteuerung *f*
驱力指向行为 antrieborientiertes Verhalten *n*
驱梅治疗 antisyphilitische Behandlung *f*, antiluetische Behandlung *f*
驱蛲虫药 Oxyuricidum *n*
驱蛲灵(净) Stilbaziumjodid *n*
驱蠕虫的 anthelmintisch, anthelminthic(-us, -a, -um)
驱蠕虫药 Vermifuga *n pl*, Anthelminthika *n pl*, Antihel-minthika *n pl*
驱鲨剂 Sharkrepellent *n*
驱砷治疗 absetzende arsenhaltige Behandlung *f*
驱石的 steintreibend
驱石剂 Lithagoga *n pl*, Lithica *n pl*
驱鼠剂 Nagetierschutzmittel *n*
驱睡的 schlafhindernd, einschläferungswidrig
驱绦虫的 bandwurmvertreibend, bandwurmabtreibend
驱绦虫剂 vertreibende Bandwurmmittel *n pl*, Taenifuga *n pl*
驱蚊的 mückenverscheuchend, culcidal(-is, -is, -e)
驱蚊剂 Antimückenmittel *n*, Anophelizid *n*, Anophelifuge *f*
驱蚊油 Antimückenmittelöl *n*, anophelizides Öl *n*
驱血法 Blutleere *f*, Ausblutung *f*, Anämisierung *f*
驱逐性脉络膜出血 expulsive choroidale Hämorrhagie *f*
屈 flexion *f*, Flexio *f*
屈拇长肌腱腱鞘炎 Tenosynovitis des langen Daumen-beugers *f*, Tendovaginitis des langen Daumenbeugers *f*
屈侧 Beugeseite *f*
屈侧面 Flexuroberfläche *f*
屈侧网状色素皮病 netzähnliche pigmentierte Flexurdermatose *f*
屈侧网状色素异常 netzartige pigmentierte Anomalie von Flexuren *f*
屈侧性湿疹 Biegeekzem *n*
屈侧性银屑病 Biegepsoriasis *f*
屈侧银屑病 Biegepsoriasis *f*
屈从 Sklaverei *f*, Compliance *f*
屈从人格 unterwürfige Persönlichkeit *f*
屈大麻酚 Tetrahydrocannabinol *n*
屈服点 Fließgrenze *f*, Fließpunkt *m*, Streckgrenze *f*
屈服应力 Fließspannung *f*, Biegegrenze *f*

屈服值 Streckgrenzenwert *m*, Fließgrenze-Wert *m*, Fließpunkt-Wert *m*
屈光 Refraktion *f*, Brechung *f*
屈光不等 Anisometropie *f*
屈光不正 Refraktionsanomalie *f*, Refraktionsfehler *m*, Refraktionsstörung *f*, Brechungsfehler *m*, Ametropie *f*
屈光不正的 ametropisch
屈光不正检查器 Ametrometer *m*
屈光不正者 Ametrop *m*
屈光参差 Anisometropie *f*, Anisometropia *f*
屈光参差的 anisometropisch
屈光参差矫正 Korrektur der Anisometropie *f*
屈光参差性弱视 anisometropische Ambliopie *f*
屈光参差者 Anisometrop *m*
屈光测量 Dioptrometrie *f*
屈光的 dioptrisch
屈(折)光度 Brechkrafteinheit *f*, Dioptrie *f*, Diopter *m*
屈光度地形图 Topographie der Brechkraft *f*
屈光度交叉 Kreuz der Brechkraft *n*
屈光度均值 dioptrisches Mittel *n*
屈光度曲线 dioptriesche Kurve *f*
屈光度调节环 Dioptrieneinstellring *m*
屈光度预测公式 vorausberechnende Formeln der dioptrie *pl*
屈光改变 Refraktionsveränderung *f*
屈光计 Dioptrometer *n*, Optometer *n*, Refraktometer *n*, Indexometer *n*
屈光计检查 Refraktometrie *f*
屈光检查法 Refraktometrie *f*, Optometrie *f*, Dioptroskopie *f*
屈光检查计 Anaclasimeter *n*
屈光检查器 Striascopium *n*
屈光矫正 Korrektur von Fehlsichtigkeiten *f*
屈光介质 Refraktionsmedium *n*
屈光力 Brechkraft *f*
屈光力因素的放大 Vergrößerung verursacht von Brechungsfaktoren *f*
屈光率 Brechungsindex *m*, Refraktionsexponent *m*
屈光散光隐形眼镜 refractive astigmatismatische kontactlinsen *pl*
屈光系统 dioptrisches System *n*
屈光系统不良性屈光不正 refractive Ametropie *f*
屈光性激光角膜切削术 photorefraktive Keratektomie *f*
屈光性激光角膜实质层切削术 intrastromale photorefraktive Keratektomie *f*
屈光性角膜/屈光手术 keratorefractive / refraktive Chirurgie *f*
屈光性角膜切开术 refraktive Keratotomie *f*
屈光性角膜切削术 refraktive Keratektomie *f*
屈光性角膜手术 refraktive Hornhautchirurgie *f*
屈光性角膜移植术 refraktive Keratoplastik *f*
屈光性晶体置换(透明晶状体摘除/屈光性晶状体摘除术) refraktiver Umtausch der Linse (klare Linsenextraktion / refraktive Lensektomie) *m*
屈光性调节性内斜视 refraktive akkommodierende Esotropie *f*
屈光学 Dioptrik *f*
屈光影象计 Dioptoeikonometer *n/m*
屈光正常 Emmetropie *f*, Orthopsie *f*
屈光指数 Brechungsindex *m*, Brechungsquotient *m*, Brechungsverbältnis *n*, Brechungsexponent *m*
屈光指数性远视 Breschungsindexeshypermetropie *f*
屈光装置 dioptrischer Apparat *m*
屈肌 Beugemuskeln *m pl*, Beuger *m pl*, Flexoren *m pl*
屈肌成形[术] Flexorplastik *f*, Flexor-Angioplastie *f*
屈肌反射 Flexorreflex *m*, Beugereflex *m*
屈肌反射试验 Flexorreflex-Test *m*, Beugereflex-Test *m*
屈肌化脓性腱鞘炎 flexor eitrige Tenosynovitis *f*
屈肌腱滑膜鞘 flexorsehne Synovialschaft *m*
屈肌腱滑膜切除术 Synovektomie der Beugesehnen *f*
屈肌腱滑膜炎 Beugesehne Sehnenscheidenentzündung *f*
屈肌腱鞘切除术 Resektion des Beugesehnenscheide *f*
屈肌腱撕裂 Beugesehnereiß *m*
屈肌腱吻合术 Beugesehne-Anastomose *f*
屈肌腱修复术 flexorsehnerepar *f*
屈肌腱移植术 flexorsehnetransplantation *f*
屈肌起点前移术 Antedisplacement der Flexorursprungs *n*
屈肌起点综合征 Flexor-Ausgangspunkt-Syndrom *n*
屈肌浅肌腱 oberflächliche Beugesehne *f*
屈肌强直 Tetanus des Beugemuskels *m*
屈肌狭窄性腱鞘炎 flexor stenosierende Sehnenscheidenentzündung *f*
屈肌褶纹 flexorerhöhung *f*
屈肌支持带 flexorenretinakulum *n*, Retinaculum flexorum *n*
屈肌总腱鞘 Vaginae tendinum musculi flexorum communium *f pl*
屈颈试验 Bruzinski* Nackenzeichen *n*
屈髋屈膝试验 Hüftbeuger-Knie-Test *m*
屈髋现象 Joffroy* Reflex *m*
屈率计 Keratometer *m*
屈挠不能 Ankylose *f*, Acampsia *f*
屈曲 Beugung *f*, Abknickung *f*, Flexion *f*, Inflexion *f*
屈曲、侧屈、旋转控制胸腰骶椎矫形器 TLS Flexion-lateral-Dreh (F-L-R) Control Orthese *f*
屈[曲]反射 Beugereflex *m*, Flexorreflex *m*
屈曲过度 Hyperflexion *f*
屈曲畸形 Flexionsdeformität *f*
屈曲截骨术 Flexionosteotomie *f*
屈曲控制胸腰骶矫形器 thorako-lumbosakrale Orthese *f*
屈曲牵张型骨折 gebeugt-gestreckte Fraktur *f*
屈曲位关节外强直 Flexionsgelenk-Ankylose *f*
屈曲协同运动模式 Flexion-Synergiemuster *n*
屈曲性 Flexibilitas *f*, Flexibilität *f*
屈曲性骨折 Flexionfraktur *f*
屈曲性截瘫 Flexionsparaplegie *f*
屈曲性脑性截瘫 cerebrale Paraplegie in der Flexion *f*
屈曲压缩型骨折 gebeugte Impressionsfraktur *f*
屈曲与伸展 flexion und Streckung
屈曲指 Kamptodaktylie *f*, Gampsodaktylie *f*, Hakenfinger *m*
屈曲趾 gebeugte Fußzehe *f*
屈伸、侧屈控制腰骶矫形器 lumbosakralen orthosion (Flexion-Extension seitliche Kontrolle *f*
屈伸运动 Beugung und Streckung *f*, Flexion und Extension *f*
屈生丁 Trasentinum *n*
屈氏试验 Wyman*-Studie *f*
屈戌关节 Scharniergelenk *n*, Winkelgelenk *n*, Ginglymus *m*
屈斯特疝 Küster* Hernie *f*
屈斯特氏疝 Küster* Hernie *f*, Hernia inguinalis superficialis *f*, Hernia inguinosuperficialis *f*
屈腕试验 Hand-Vorderarmzeichen *n*, Léri* Zeichen *n*
屈腕试验 Leri* Zeichen *n*
屈昔多巴 Droxidopa *n*
屈膝 Kniebeugung *f*, Kniebeuge *f*, Kniefall *m*
屈膝假肢 gebogene Knieprothese *f*
屈膝运动 Kniebeugung *f*
屈戌动关节 Qu Xu* Bewegungsfugen *f*
屈展旋伸征 Patrick* Probe *f*
屈折 Deflexion *f*
屈折枪创 abgelenkte Schußwunde *f*
屈折枪弹创 abgelenkte Schusswunde *f*
屈褶痕 Beugungfalte *f*
屈肢痛 Traucherkrankheit *f*, Dekommpressionskrankheit *f*,

Gliederschmerz *m*
屈肢症 Taucherkrankheit *f*
屈指功能重建 Rekonstruktion der Fingerflexion *f*
屈指肌腱腱鞘炎 Tendovaginitis des Fingerbeugers *f*
屈指肌腱铰链式矫正装置 Beugeglenkorthese *f*
屈指肌腱异常 Anomalien der Beugesehnen *f*
屈指肌总腱鞘 gemeinsame synoviale Hülle von Flexordigitalmuskeln *f*
屈趾征 Strunsky-Zeichen *n*
屈肘功能重建 Rekonstruktion der Ellenbogenflexion *f*
祛病疗法 heilsame Therapie *f*
祛病延年二十势 zwanzige Übung für Fitness *f*
祛痰的 expectorisch, expectorans
祛脂乙酯 Clofibrat(um) *n*
祛痰剂(药) Expektorantia *n pl*
蛆 Made *f*
蛆[虫]病 Myasis *f*
蛆寄生于尸体上 Madenbefall des Körpers *m*
躯干 Rumpf *m*, Truncus *m*
躯干瘢痕挛缩 narbige Kontraktur des Rumpfes *f*
躯干不对称 Rumpfasymmetrien *pl*
躯干不全畸胎 Perosomus *m*, Perokormie *f*, Perocormus *m*
躯干的 körperstammbezüglich
躯干泛发性血管角质瘤 Angiokeratoma corporis diffusum *n*
躯干肌瓣 Stammmuskelnflap *m*
躯干宽指数 Rumpfbreitenindex *m*
躯干立直反射 Körperstellreflex *m*
躯干联胎畸形 Somatodymia *f*
躯干前屈症 Rumpfbeugung Krankheit *f*
躯干前曲症 Kamptokormie *f*, Camptocormia *f*
躯干神经 somatische Nerven *m pl*
躯干弯曲 Kamptokormie *f*, Camptocormia *f*
躯干下部痣(巨痣) badendes Rumpfnävus *n*
躯干性共济失调 trunkuläre Ataxie *f*
躯干支持 Körperstammunterstützung *f*
躯干椎 Rumpfwirbel *m*
躯裂畸胎 Schistocormus *m*
躯裂[畸形] Schistocormia *f*
躯体 Körper *m*, Soma *n*
躯体X线[照]片 Somatogramm *n*
躯体矮小 Kleinwuchs *m*, Mikrosomie *f*
躯体变形恐惧 Körperdysmorphe *f*
躯体病 Somatopathie *f*, Somatopathia *f*
躯体病的 somatopathisch
躯体病幻想 Somatophrenie *f*
躯体病治疗 Somatotherapie *f*
躯体不存在感 Absence von Gefühlsdasein *f*
躯体[部位]辨认不能 Asomatognosie *f*
躯体残障 körperliche Behinderung *f*
躯体传出脑神经 somatische efferente Hirnnerven *m pl*
躯体传出纤维 somatische efferente Fasern *f pl*
躯体传入纤维 somatische efferente Fasern *f pl*
躯体刺激素 somatotropes Hormon *n*, Somatotropin *n*, Wachstumshormon *n*
躯体的 somatisch, körperlich, physisch
躯体翻正反射 Körperstellreflex *m*
躯体肥厚 Pachysomie *f*, Pachysomia *f*
躯体分域组构(躯体定位组构) somatotopische Organisation *f*
躯体[感]觉 Körperempfindung *f*, Körpergefühl *n*, Somatesthesia *f*
躯体感觉的 somatosensorisch, somatosensibel, somästhetisch
躯体感觉皮层 somatische sensorische(Großhirn-) Rinde *f*
躯体感觉皮质 somatosensorischer Kortex *m*
躯体感觉区 somatisches sensorisches Rindenfeld *n*, somästhetisches Rindenfeld *n*
躯体感觉上的错觉 somatosensorische Illusionen *f pl*
躯体感觉心理区 somästhetopsychisches(Rinden-) Feld *n*
躯体感觉性癫痫 somatosensorische Epilepsie *f*
躯体感觉性发作 somatosensibele Krampfanfälle *m pl*
躯体感觉诱发电位 somatosensorisches evoziertes Potential *n*
躯体感染所致精神障碍 physikalische Infektion verursacht psychische Störungen *f*
躯体功能 somatische Funktion *f*
躯体功能代表区 somatisches Funktionshirnrindenfeld *n*
躯体化 Somatisation *f*
躯体化障碍 Somatisierungsstörung *f*
躯体活动 Varizenblutung *f*
躯体活动障碍 körperliche Aktivitätshindernisse *f*
躯体疾病 körperliche Erkrankungen *f pl*
躯体疾病伴发情感障碍 medizinische Störung verbunden mit medizinischen Bedingungen *f*
躯体疾病所致精神障碍 geistliche Erkrankung aufgrund systematischen Krankheiten *f*
躯体觉 Synästhesie *f*
躯体解剖学 Somatotomie *f*
躯体裂 Somatoschisis *f*
躯体脑皮层定位组织 somatotopische Organisation *f*
躯体内脏的 somatoviszeral, körpereingeweidebezüglich
躯体内脏反射 somatoviszeraler Reflex *m*
躯体皮层定位 somatotopische Lokalisierung *f*
躯体平衡 Körpergleichgewicht *n*
躯体前后摇摆 Körperschaukelstuhl *m*
躯体认识不能 Körperagnosie *f*
躯体容积描记器 Körperplethysmograph *m*
躯体神经 somatische Nerven *m pl*
躯体神经系统 somatisches Nervensystem *n*
躯体神经纤维 somatische Nervenfaser *f*
躯体神经症 physikalische Neurose *f*
躯体失认症 Körperbildagnosie *f*
躯体死 somatischer Tod *m*
躯体痛 körperlicher Schmerz *m*, Somatalgie *f*, Somatalgia *f*
躯体温度分布描记术 Thermotopographie *f*, Thermotopographia *f*
躯体稳定素 Somatostatin *n*
躯体系统 somatisches System *n*
躯体效应 somatische Wirkung *f*
躯体效应器 somatisches Erfolgsorgan *n*
躯体心理学 Somatopsychologie *f*
躯体形式的自主神经功能失调 somatoforme autonome Dysfunktion *f*
躯体形式障碍 somatische Störung *f*
躯体形式自主神经紊乱 somatoforme autonome Dysfunktion *f*
躯体型疼痛障碍 somatische Schmerzstörung *f*
躯体性 Körperlichkeit *f*
躯体性功能 somatische Funktion *f*
躯体性幻觉 somatische Halluzination *f*
躯体性焦虑 somatische Angst *f*, somatische Dysphorie *f*
躯体性精神病 Somatopsychose *f*, Somatopsychosis *f*
躯体[性]神经功能病 Somatoneurose *f*, Pathoneurose *f*, Physioneurosis *f*
躯体[性]神经功能病的 physiopathisch
躯体性欲 Körperlibido *f*
躯体学 Somatologie *f*
躯体学的 somatologisch
躯体亚健康 Körpershalbgesundheit *f*
躯体依(顺)从 somatische Anpassungsfähigkeit *f*
躯体依赖性 körperliche Abhängigkeit *f*
躯体移动障碍 Beeinträchtigung der physischen Mobilität *f*

躯体意象 Körperbild *n*
躯体应激 physischer Stress *m*
躯体运动 körperliche Bewegung *f*, Körperbewegung *f*
躯体运动神经末梢 somatisches motorisches Nervenende *n*
躯体早熟 somatische Praecoxitas *f*, körperliche Vorzeitigkeit *f*
躯体症状 körperliche Symptome *n pl*
躯体治疗 Somatotherapie *f*, Somatotherapia *f*
躯体重力错觉 somatogravische Illusion *f*
躯型发生 Somatogenese *f*, Somatogenie *f*
躯域传感网络 Körper-Sensor-Netzwerke *pl*
躯椎 Rumpfwirbel *m pl*, Rumpfvertebrae *f pl*
趋-避式动机冲突 Trend-Vermeidung Motiv Konflikt *m*
趋肠粘膜毒性 Enterotoxigenesis *f*
趋触性 Thigmotaxis *f*, Haptotaxis *f*
趋磁性细菌 magnetotaktisches Bakterium *n*
趋地性 Geotaxis *f*
趋电性 Galvanotaxis *f*, Elektrotaxis *f*
趋光的 phototaktisch
趋光活动感光记纹器 Photokinesis *n*
趋光节律 phototaktischer Rhythmus *m*
趋光性 Phototaxis *f*, Phototropismus *m*
趋合 Schließung *f*
趋合律 Gesetz der Schließung *n*
趋合因素 Schließfaktor *m*
趋核染质性 Chromatotaxis *f*
趋化受体 chemotaktischer Rezeptor *m*
趋化肽 chemotaktisches Peptid *n*
趋化性 Chemotaxis *f*, Chemotropismus *m*
趋化性测定 chemotaktischer Assay *m*
趋化性的 chemotaktisch
趋化性介质 chemotaktischer Mediator *m*
趋化性缺陷 chemotaktischer Defekt *m*
趋化性细胞因子 Chemokin *n*
趋化性细胞因子 CC 亚家族 Chemokin-CC-Unterfamilie *f*
趋化性细胞因子 CX3C 亚家族 Chemokin-CX3C-Unterfamilie *f*
趋化性细胞因子 C 亚家族 Chemokin-C-Unterfamilie *f*
趋化性细胞因子受体 Chemokinrezeptor *m*
趋化抑制蛋白 Chemotaxis inhibitorisches Protein *n*
C 趋化因子 Chemokin-C *n*
趋化因子 chemotaktischer Faktor *m*
趋化因子 CXC 亚家族受体 CXC Unterfamilie-Rezeptor *m*
趋化因子测定 Erprobung des chemotaktischen Faktors *f*, chemotactic factor assay <engl.>
趋化因子辅助受体 Chemokin Co-Rezeptor *m*
趋化因子基质细胞衍生因子 Stromazellen-derivativer Faktor-1, SDF-1, CXCL12 *m*
趋化因子家族 Chemokinfamilie *f*
趋化因子灭活剂 chemotaktischer-Faktor-Inaktivator *m*
趋化因子受体 Chemokinrezeptoren *m pl*
趋化因子抑制剂 Inhibitor chemotaktischer Faktoren *m*
趋化应答 chemotaktische Reaktion *f*
趋化游走 chemotaktische Transmigration *f*
趋化作用 chemotaktische Wirkung *f*, chemotaktische Aktion *f*
趋交感神经的 sympathikotrop
趋菌素 Bakteriotropine *n pl*
趋内脏现象 Viscerotropismus *m*
趋配子性 Gameto-Taxis *f*
趋脾胸腺细胞 milz-besiedelnder Thymozyt *m*, spleen-seekingthymocyte <engl.>
趋气性 Aerotropismus *m*
趋器官性 Organotaxis *f*, Organotropia *f*
趋热性 Thermotaxis *f*
趋日性 Heliotaxis *f*
趋日症 Heliotropismus *m*
趋溶酶体药物 lysosomotropische Arznei *f*
趋渗的 osmophil, osmiophil
趋渗性 Osmotaxis *f*, Osmotaxe *f*
趋生态性 Ecotaxis *f*
趋声性 Phonotaxis *f*
趋湿性 Hygrotaxis *f*
趋实体性 Stereotaxis *f*, Thigmotaxis *f*
趋食性 Sitotaxis *f*, Sitotropismus *m*
趋势 Trend *m*, Tendenz *f*
趋势报告集 Trendberichtset *n*
趋势分析 Tendenzanalyse *f*
趋势检验 Trend-Test *m*
趋势面分析 Tendenzebene-Analyse *f*
趋嗜曙红细胞的 eosiono(philo)taktisch
趋水性 Hydrotaxis *f*
趋同 Konvergenz *f*
趋同型的 konvergent
趋同性结合 homophile Bindung *f*
趋完满律 Schwangerschaftsgesetz *n*
趋完形律 Schwangerschaftsgesetz *n*
趋温的 thermotaktisch
趋温性 Thermotaxis *f*
趋细胞的 cytotrop
趋细胞性 Zytotaxis *f*, Cytotropismus *m*
趋向 Klassenzug *f*
趋向行为 Adientverhalten *n*
趋[向]性 Taxis *f*, Tropismus *m*
趋向素 Attraxin *n*
趋性 Taxis *f*
趋血蚊属 Hämagogus *m*
趋氧性 Aerotaxis *f*
趋氧作用 Aerotaxis *f*
趋药性 Chemotaxis *f*, Chemotropismus *m*
趋异 Divergenz *f*
趋异性结合 heterophile Bindung *f*
趋于固定 bewegende Fixation *f*
趋于平均 gleitender Durchschnitt *m*
趋中性 Centrotaxis *f*
趋组织性 Histotropismus *m*

qú 鼩

鼩鼱 Waldspitzmaus *f*, Sorex araneus *m*

qǔ 取龋

取出 Extraktion *f*, Extractio *f*
取出步骤 Phereseabläufe *m pl*
取出法 Pherese *f*
取出内脏 Eviszeration *f*
取出器 Extraktor *n*
取代 Substitution *f*, Ersatz *m*
取代苯 substituiertes Benzol *n*
取代的 ersetzend, substituiert
取代反应 Substitutionsreaktion *f*
取代基 Substituent *m*
取代基常数 Substituent-Konstante *f*
取代基效应 Substituentseffekt *m*
取代物 Substitut *m*
取代物修饰 Substituentsmodifikation *f*
取代效应 substituierender Effekt *m*
取代衍生物 Substitutionsderivat *n*
取代展开[法] Verschiebungsentwicklung *f*
取代作用 Substitution *f*, Substituierung *f*
取弹钳 (Schrot-)Kugelzange *f*

取得资格 Qualifying *n*
取断根术 Entfernung der gebrochenen Wurzel *f*
取环术 Entfernung des intrauterinen Pessars *f*
取景器 Okularfenster *n*
取瘤质刀 Kelektom *n*
取卵 Eiersammlung *f*
取模 Abdrucknehmen *n*
取暖设备 erhitzende Ausrüstung *f*
取皮刀 Dermatom *n*
取皮机 Dermatom *n*
取皮器 Hauttransplantationsmesser *n*
取皮用两面胶胶膜 Dermatape *f*
取钱币器 münzefänger *m*
取石篮 Korbextraktor *m*
取石钳 Steinfaßzange *f*
取食行为 fressverhalten *n*
取数时间 Zugriffszeit *f*
取栓导管 Embolektomiekatheter *m*
取栓术 Embolektomie *f*
取水设备 Gerät für Wassersammlung *n*
取向 Orientierung *f*
取向极化 Orientierungspolarisation *f*
取向因素 Orientierungsfaktor *m*
取消 Stornierung *f*
取消策略 Rule-out-Strategie *f*
取笑 Hänselei *f*
取样 Probenahme *f*, Probeentnahme *f*
取样标准误 Standardfehler der Probenahme *m*
取样法 Probenahmeverfahren *n*
取样管 Koupon *m*
取样技术 Sampling-Technik *f*
取样理论 Stichprobentheorie *f*
取样匹配 matching-to-sample <engl.>
取样容积 Probenahmevolumen *n*
取样示波器 Sampling-Oszilloskop *n*
取异物钳 pharyngale Fremdkörperzangen *pl*
取针钳 nadelhalter *m*
取证 Beweise aufnehmen
取子弹器 Schussauszieher *m*
龋 Zahnkaries *f*, Caries *f*, Caries dentium *f*
龋、失、补牙齿数 (Gesamt-) Zahl der erkrankten fehlenden und gefüllten Hähne *f*
龋病 Karies *f*, Caries *f*
龋病发病率 Kariesinzidenz *f*
龋病活跃性检测 Kariesaktivitätstest *m*
龋病学 Kariologie *f*
龋齿 kariöser Zahn *m*, Zahnkaries *f*, Saprodontie *f*
龋齿激光光谱分析仪 Zahnkaries-Iaserspektralanalysator *m*
龋齿挖匙 Kariesexkavator *m*
龋齿预防 Prophylaxie der Zahnkaries *f*
龋的 kariös
龋电测仪 Elektrikkariemoniter *m*, elektrisches Kariesmessgerät *n*
龋洞 Zahnkavität *f*, Zahnhöhle *f*, Cavum dentis *n*
龋洞分类 Klassifikation der Zahnhöhle *f*, Klassifikation der Zahnkavität *f*
龋发病率 Kariesfrequenz *f*
龋发生 Cariogenesis *f*
龋患率 Kariesfrequenz *f*
龋活动试验 Kariesaktivitätstest *m*, Kariesaktivitätsprobe *f*
龋活动性 Kariesaktivität *f*
龋活跃性试验 Kariesaktivitätstest *m*
龋失补 zerfalle fehlende Füllung *f*
龋失补牙 zerfalle fehlende Zahnfüllung *f*
龋失补牙面 zerfalle fehlende Füllungsoberfläche *f*
龋蚀 Karies *f*, Caries *f*
龋蚀[程度]指数 Caries-Severity-Index *m*
龋蚀显示(检知)液(龋坏显示剂) Kariesdetektor *m*
龋蚀性 Kariosität *f*
龋损区 dekadente Area *f*
龋牙 Zahnkaries *f*
龋易感性 Kariesanfälligkeit *f*
龋易患率(性) Kariesanfalligkeit *f*

qù 去

去氨基麦醇溶蛋白抗体 deamidierte Gliadin-Antikörper *m pl*
去氨[基精]加压素 Desmopressin *n*
去氨加压素 Desmopressin *n*
去半乳糖酸性糖蛋白 Agalacto-Orosomucoid *n*
去饱和[作用] Entsättigung *f*
去饱和酶 Desaturase *f*
去饱和色盘试验 Test der desaturierten 15-Farben *m*
去表皮皮瓣 ipilierer Hautlappen *m*
去补体 Dekomplettieren *n*
去残疾预期寿命 Lebenserwartung der Nicht-Behinderung *f*
去颤器 Defibrillationsgerät *n*
去除剂 Entferner *m*
去除热原法 depyrogenation <engl.>, Depyrogenisierung *f*
去传入作用 Deafferentation *f*
去春化作用(脱春化) Devernalization *f*
去磁 Demagnetisierung *f*, Entmagnetisierung *f*
去大脑 Dezerebration *f*, Dezerebrierung *f*, Enthirnung *f*, Decerebratio *f*
去大脑的 acerebral(-is, -is, -e)
去[大]脑僵(强)直 Enthirnungsstarre *f*, Dezerebrationsstarre *f*
去大脑皮层综合征 apallisches Syndrom *n*
去大脑皮质动物 entrindenes Tier *n*
去大脑皮质状态 dekortikaler Zustand *m*
去大脑皮质综合征 kortikales Syndrom *n*
去大脑强直发作 Enthirnungsstarre-Anfall *m*
去大脑术 Dezerebration *f*
去大脑状态 Dezerebrationszustand *m*
去大脑姿势 Enthirnungshaltung *f*
去带乙状结肠原位新膀胱术 orthotope Detenia-Sigmoid Neoblase *f*
去蛋白[作用] Deproteinisierung *f*
去氮法 Denitrogenierung *f*
去氮作用 Denitrifikation *f*
去电子作用 deelectronation <engl.>
去毒 Entgiftung *f*
去毒激素 entgiftendes Hormon *n*
去分化 Dedifferenzierung *f*, Anaplasie *f*
去分化脊索瘤 entdifferenziertes Chordom *n*
去分化皮质旁骨肉瘤 dedifferenziertes parostales Osteosarkom *n*
去分化平滑肌肉瘤 entdifferenziertes Leiomyosarkom *n*
去分化软骨肉瘤 entdifferenziertes Chondrosarkom *n*
去分化型骨 dedifferenziertes Knochen *n*
去分化脂肪肉瘤 dedifferenziertes Liposarkom *n*
去封闭性抗体 deblockierender Antikörper *m*
去封闭因子 deblockierender Faktor *m*, Deblockierungsfaktor *m*
去辅基蛋白 Apoprotein *n*
去钙作用 Entkalkung *f*, Dekalzifikation *f*
去甘油化作用 Deglycerolization *f*
去肝的 dehapatisiert
去睾 Kastration *f*
去睾样状态 eunuchoider Zustand *m*
去睾者 Eunuch *m*
去个体化 Deindividuation *f*

去垢的 reinigend, depurativ, pellant <engl.>
去垢剂 Detergens *n*, Fleckenreiniger *m*
去冠器 Kronenentferner *m*
去过敏 Deallergisation *f*, Deallergisierung *f*
去核 Enukleation *f*
去核的 entkernt
去核细胞 entkernte Zelle *f*
去活毒液 Anavenom *n*
去活化过程 Desaktivierungsprozesse *m pl*
去获能 Decapacitation *f*
去机构化运动 Deinstitutionasbewegung *f*
去肌醇肉汤 inositfreie Bouillon *f*
去激发 Deexzitation *f*
去极化 Depolarisation *f*
去极化电极 Depolarisationselektrode *f*
去极化肌肉松弛剂 Depolarisationsblocker *m*, depolarisierendes Muskelrelaxans *n*
去极化肌松剂 neuromuskulärer depolarisierender Agent *m*
去极[化]剂 Depolarisator *m*
去极化类肌[肉]松[弛]药 depolarisierendes Muskelrelaxans *n*
去极化类肌肉松弛药 Depolarisationsmuskelrelaxans *n*
去极化阻滞 Depolarisationsblock *m*
去极化[作用] Depolarisation *f*, Depolarisierung *f*
去甲[基]川陈皮素 Demethylnobiletin *n*
去甲[基]肾上腺素 Noradrenalin *n*
5-去甲[基]双氧川陈皮素 5-Norcitromitin *n*
去甲[基]烟碱 Nornicotine *n pl*
去甲阿托品 Noratropinum *n*
去甲氨基比林 Noramidopyrin *n*
去甲变肾上腺素 Normetanephrin *n*
去甲槟榔次碱 Guvacin *n*
去甲槟榔碱 Guvacolin *n*
去甲丙咪嗪 Desimipramin *n*
18-去甲二醋酸甾 18-Norsteroiddiacetat *n*
去甲二氢愈创木酸 Nordihydroguajaretsäure *f*
18-去甲睾酮 19-Norandrostenolon *n*
去甲基当药屾酮 Norswertianin *n*
去甲基[法尔]杜鹃素 Demethylfarrerol *n*
去甲基化 Demethylierung *f*
N-去甲基吗啡 n-Allyl Morphin *n*
7-去甲基银杏双黄酮(素) Bilobetin *n*
去甲基淫羊藿甙 Desmethylicariin *n*
去甲基淫羊藿甙 Noricariin *n*
19-去甲基甾体化合物 19-Norsteroide *n pl*
去甲金霉素 Demethylchlortetracyclin(um) *n* (DMCT), Declomycin *n*
去甲类固醇 Norsteroid *n*
去甲利福平 Demethylrifampicin *n*
去甲莨菪碱 Norhyoscyamin *n*, Solandrin *n*
去甲莨菪烷 Nortropan *n*
去甲络石甙 Nortracheloside *n pl*
去甲氯丙咪嗪 Desmethyl-Chlorimipramin *f*
去甲氯四环素 Demethylchlortetracyclin(um) *n*, Declomy-cin *n*
去甲麻黄碱 Norephedrin *n*
去甲绵马素 Desaspidin *n*
去甲那可丁 Nornarkotin *n*
去甲哌替啶 Anileridin *n*, Normeperidin *n*
去甲蟛蜞菊内酯 Demethylwedelolacton *n*
去甲羟[基]安定 Oxazepam(um) *n*
去甲去水淫羊藿黄素 Nor-β-anhydroicaritin *n*
去甲三尖杉碱 Demethylcephalotaxine *n pl*
去甲山豆根碱 Nordauricinoline *n pl*
去甲肾上腺素 Noradrenalin *n*
去甲肾上腺素及特异性 5-HT 能抗抑郁药 Noradrenalin und spezifischen 5-HT auf Antidepressiva *n*
去甲肾上腺素能背侧束 dorsale noradrenerge Bündel *n*
去甲肾上腺素能腹侧束 ventrale noradrenerge Bündel *n*
去甲肾上腺素能神经元 norepinephrinergisches Neuron *n*
去甲肾上腺素能受体 noradrenergischer Rezeptor *m*
去甲肾上腺素运载体 Noradrenalintransporter *m*
去甲四环素 Demecyclin(um) *n*, Demethyltetrazyklin *n*
去甲替林 Aventyl-Nortriptylin *n*
去甲托品酮 Nortropinon *n*
去甲伪麻黄碱 Norpseudoephedrin *n*
去甲酰酶 Deformylase *f*
去甲新福林 Norfenefrin(um) *n*
去甲雄甾烯醇酮 Norandrostenolon *n*, Nortestosteronum *n*
去甲亚麻酸 norlinolenische Säure *f*
去甲氧安定 Demoxepam *n*
去甲氧利血平 Deserpidin(um) *n*, Recanescin *n*, Desmethoxyreserpin *n*
去甲氧罂粟碱 Eupaverin *n*
去甲唑啉头孢菌素 Ceftezol *n*
去碱 Auslaugen *n*
去碱咖啡 kaffee hag <engl.>
去离子混合树脂 mischbett Vollentsalzer *n*
去离子水 deionisiertes Wasser *n*
去离子作用 Deionisation *f*, Deionisierung *f*, Entionisierung *f*
去粒 Degranulation *f*
去磷酸化 Dephosphorylierung *f*
去氯羟嗪 Decloxizin *n*
去敏灵 Pyribenzamin *n*
去沫剂 Antischaummittel *n pl*
去男性特征 Demaskulinisation *f*
去脑 Dezerebrierung *f*, Dezerebration *f*, Enthirnung *f*
去脑动物 enthirntes Tier *n*, Enthirnungstier *n*, Dezerebrierungstier *n*
去脑法 Dezerebration *f*, Dezerebrierung *f*, Enthirnung *f*
去脑器 Decerebrator *m*
去脑强直 decerebrate Steifigkeit *f*
去脑术 Exzerebration *f*, Dezerebrierung *f*, Enthirnung *f*
去脑样病人 enthirnungsähnlicher Patient *m*, decerebrate <engl.>
去耦 Entkopplung *f*
去耦合电路 Entkopplungsschaltung *f*
去泡沫 Entschäumung *f*
去胚卵 exembryoniertes Ei *n*
去皮 Schälen *n*
去皮层僵直(去皮层强直) kortikale Steifigkeit *f*
去皮层强直 entrindende Rigidität *f*
去皮层综合征 kortikales Syndrom *n*
去皮的 geschält
去皮质 Dekortikation *f*, Dekortizierung *f*, Exkortikation *f*, Entrindung *f*
去皮质僵直 Entrindungsstarre *f*
去皮质强直 entrindende Rigidität *f*
去皮质术 Dekortikation *f*, Dekortizierung *f*, Exkortikation *f*, Entrindung *f*
去皮质状态 Entrindungszustand *m*
去皮质综合征 entrindetes Syndrom *n*
去屏蔽 Entrasterung *f*
去葡[萄]糖桂竹香毒甙 Desglucocheirotoxin *n*
去羟肌苷 Didanosin *n*
去羟米松 Desoximetason *n*
去氢贝母碱 Peiminin *n*, Fritillarin *n*, Verticinon *n*
去氢胆酸 Dehydrocholsäure *f*, Chologon *n*, Decholin *n*
去氢毒藜碱 Aphyllidine *n pl*
去氢毒芹碱 Coniceine *n pl*
去氢莪术二酮 Dehydrocurdione *n pl*

去氢钩藤碱 Corynoxeine *n pl*
去氢甲睾酮 methandienon *n*
去氢姜黄二酮 Dehydrocurdione *n pl*
去氢可的松 Prednison(um) *n*, Dehydrocortison *n*
去氢毛钩藤碱 Hirsuteine *n pl*
去氢皮质醇 Dehydrocortisol *n*, Prednisolon(um) *n*
去氢氢化可的松 Hydroprednison *n*, Hydroprednisolonum *n*
去氢吐根碱 Dehydroemetin(um) *n*
去氢延胡索碱 Dehydrocorydalin *n*
去氢依米丁 Dehydroemetin *n*
16-去氰洋地黄毒甙元 16-Anhydrodigitoxigenin *n*
去溶剂化 Desolvatation *f*
去舌术 Elinguation *f*
去射气 Entemanieren *n*
去神经 Denervierung *f*, Entnervung *f*
去神经超敏状态 Denervation-Hypersensibilität *f*
去神经的 denerviert
去神经电位 Denervierung-Potenzial *n*
去神经法 Denervation *f*, Denervierung *f*, Entnervung *f*
去神经后的过度兴奋 Denervationsuprasensitivität *f*
去神经性膀胱 denervierte Blase *f*
去神经增敏 Denervation-Hypersensitivierung *f*
去神经支配 Denervierung *f*
去肾性高血压 renoprive Hypertonie *f*
去升华作用 Desublimation *f*
去生机 Devitalisation *f*, Devitalisierung *f*
去生殖腺者 Kastrat *m*
去湿 Lufttrocknung *f*, Entfernung von Feuchtigkeit *f*
去湿机 Entfeuchter *m*, Entfeuchtungsapparat *m*
去湿剂 Entfeuchtungsmittel *n*, Trockenmittel *n*
去湿器 Luftentfeuchter *m*
去势 Kastrieren *n*, Entmannen *n*
去势抵抗性前列腺癌 Kastration-resistenter Prostatakrebs *m* (CRPC)
去势焦虑 Kastrationsangst *f*
去势情综 Kastrationskomplex *m*
去势细胞 Kastrationszellen *f pl*
去势者 Eunuch *m*
去势治疗 Kastration *f*
去势状态 Eunuchism *n*
去适应 Deacclimatization *f*
去水 Entwässerung *f*, Dehydratisieren *n*
去水阿托品 Apoatropin *n*, Atropamin *n*
去水的 entwässert, anhydrisch, anhydric(-us, -a, -um)
去水剂 Dehydratisierungsmittel *n*
去水吗啡(阿朴吗啡) Apomorphin *n*
去水糖 Anhydrozucker *m*
去水异紫草素 Anhydroalkannin *n*
去水淫羊藿[黄]素 Anhydroicaritin *n*
去水[作用] Entwässerung *f*, Dehydration *f*
去死因寿命表 Sterbetafel ohne spezifische Todesursache *f*
去酸 entsäuern
去酸[作用] Entsäuerung *f*, Entsäuren *n*
去髓 Pulpaexstirpation *f*
去髓术 Pulpektomie *f*, Pulpectomia *f*
去糖基[作用] Deglykosylierung *f*
去条件化 Dekonditionierung *f*
去条件作用 Dekonditionierung *f*
去铁胺 Desferrioxamin *n*
去铁胺试验 Deferoxamin-Test *m*
去铁敏(胺) Desferrioxamin *n*, Deferoxamin(um) *n*
去铁酮 Deferipron *n*
去同步化波 desynchronisierte Welle *m*
去同步化[作用] Desynchronisierung *f*, Desynchronisation *f*
去同步睡眠 Desynchronisierungsschlaf *m*
去同步作用 Desynchronisation *f*
去痛定 Piminodin(um) *n*
去(脱)铁铁蛋白 Apoferritin *n*
去(脱)氧胆酸 Desoxycholsäure *f*, Acidum desoxychol-(al)icum *n*
去唾液酸胎球蛋白 Asialoglycophorin *n*
去唾液酸糖蛋白 Asialoglykoprotein *n*
去唾液酸糖苷 Asialoglycosid *n*
去唾液酸铜蓝蛋白 Asialo Ceruloplasmin *n*
去唾液酸血型糖蛋白 Asialofetuin *n*
去唾液酸运铁蛋白 Asialotransferrin *n*
去唾液酸[作用] Desialylierung *f*
去文化作用 Dekulturation *f*
去污 Dekontamination *f*
去污的 reinigend
去污粉 Reiniger *m*, Scheuerpulver *n*
去污剂 reinigendes Mittel *n*, Reinigungsmittel *n*, Detergens *n*
去污区 Dekontaminierungsbereich *m*
去污染[作用] Dekontamination *f*
去雾器 Demister *m*
去习服 Deacclimatization *f*
去习惯化 Dishabituation *f*
去细菌[作用] Entkeimung *f*
去纤[维]颤[动] Defibrillation *f*
去纤颤器 Defibrillator *m*
去纤苷 Defibrotid *n*
去纤酶 Defibrinogenase *f*
去纤维蛋白的 defibriniert
去纤维蛋白[法] Defibrination *f*, Defibrinierung *f*
去纤维蛋白血 defibiniertes Blut *n*, Schüttelblut *n*
去纤维蛋白综合征 Defibrinationssyndrom *n*, Defibrinierungssyndrom *n*
去纤维蛋白[作用] Defibrinierung *f*
去相 Dephasierung *f*
去象征化 Desymbolization *f*
去小脑[法] Dezerebellation *f*, Dezerebellierung *f*
去雄 Entmannung *f*
去雄耐受前列腺癌 Kastriere-resistenter Prostatakrebs *m*
去血红蛋白 Hämoglobinentzug *m*
去血浆的 plasmapheretisch
去血浆法 Plasmapherese *f*, Plasmapheresis *f*
去炎松 Triamcinolon(um) *n*, Fluoxiprednisolonum *n*
去炎松悬液 Triamcinolon-Suspension *f*
去盐 Entsalzung *f*, Desalinatio(n) *f*
去盐化 Entsalzen *n*, Desalination *f*
14-去氧-11,12-二去氢穿心莲内酯 14-Desoxy-11,12-Didehydroandrographolide *n pl*
14-去氧-11-氧化穿心莲内酯 14-De(s)oxy-11-Oxoandrographolide *n pl*
6-去氧-3-甲[基]-D-古洛糖 Virenose *f*
去氧-D-甘露糖-辛酮糖酸 Deoxy-D-manno-octulosonsäure *f*
去氧安定 medazepam *n*
去氧贝母碱 Peiminin *n*
去氧苯巴比妥 Desoxyphenobarbital *n*, Primidon(um) *n*, Mysolin *n*
去氧穿心莲内酯 Desoxyandrographolide *n pl*
去氧醋糖 Demethyl-Vinelose *f*
去氧胆酸钠 natriumdesoxycholat *n*
去氧甘草次酸 Desoxyglycyrrhetinsäure *f*
去氧核糖醇 Deoxyribitol *n*
去氧核糖核酸 Desoxyribonukleinsäure *f*, Acidum desoxyribonucleinicum *n*

去氧核糖核酸合成仪(DNA-合成仪) DNA-Synthesizer *m*
去氧核糖核酸连接酶 DNA Ligase *f*
去氧核糖核酸酶 Desoxyribonuklease *f*
去氧核糖核酸图谱 DNA-Profil *n*
去氧核糖核酸自动序列分析仪 DNA-Sequenzierer *m*
去氧剂 beruhigt vergosseneer Stoff *m*
去氧甲基睾酮 Desoxymethyltestosteron(um) *n*
去氧赖氨酸吡啶酚 desoxy Lysyl-Pyridinolin *n*
去氧麻黄碱(甲基苯丙胺) Methamphetamin *n*(中枢兴奋及升压药)
11-去氧皮[质]甾酮 11-Dehydrokortikosteron *n*
去氧皮质[甾]酮 Desoxycorticosteronum *n*, Desoxycorton(um) *n*
去氧羟嗪 Decloxizin *n*
11-去氧氢化可的松 11-Desoxy-Hydrocortison *f*
去氧肾上腺素 Phenylephrin *n*
去氧塔罗糖 Deoxyltalose *f*
α-去氧糖 α-Desoxyzucker *m*
去氧糖胺 Desosamine *n pl*
去氧土霉素 Doxycyclin(um) *n*, Vibramycin *n*
去氧五味子素 De(s)oxyschizandrin *n*
去氧喜树碱 Desoxycamptothecin *n*
去氧血红蛋白铜 Cuprohemol *n*
去氧紫草素 De(s)oxyshikonin *n*
去乙酰环丙氯地孕酮 Cyproteron *n*
去乙酰毛花甙丙 Deslanosid(um) *n*, Desazetyldigilanid C *n*, Desazetyllanatosid C *n*
去乙酰秋水仙碱 Desacetylcolchicin *n*
去乙酰长春酰胺 Vindesin(um) *n*
去抑制 Enthemmung *f*
去抑制现象 Enthemmung *f*
去油的 entölend
去郁敏 Desipramin(um) *n*, Norimipramin *n*
去脏术 Devisceratio(n) *f*, Eviszeration *f*, Evisceratio *f*, Exenteratio(n) *f*
去枕平卧 ohne Kissen Prostration *f*
去蒸发 Devaporierung *f*
去脂 Entfetten *n*
去脂乳 magermilch *f*, entrahmte Milch *f*
去脂体质 fettfreie Masse, FFM *f*
去脂体重 fettfreie Körpermasse *f*
去脂整形术 fat plastische Chirurgie *f*
去质子[作用] Protonenabstraktion *f*
去中心化 Dezentralisierung *f*
去肿瘤因子疫苗 Deonkogener-Faktor-Vakzine *f*, deoncogenic factor vaccine <engl.>
去种特异性抗体 Despezifizierungsantikörper *m*
去注意 Dezentrierung *f*
去自我中心 Dezentralismus *m*
去阻遏 Derepression *f*
去阻滞 Entblocken *n*

QUAN 圈权全诠泉拳痊蜷醛鬈颧犬劝

quān 圈

圈杆菌素 Polypeptin *n*, Circulin *n*
圈套导管 Zwingekatheter *m*
圈套器 Ekraseur *m*, Schnürer *m*
圈套烧灼术 Snarekauter *m*
圈形卡环 Verschlussring *m*
圈踪 Kreis der Suche nach Spuren *m*

quán 权全诠泉拳痊蜷醛鬈颧

权电流 gewichteter Strom *m*
权电阻 gewichteter Widerstand *m*
权衡 Bilanzierung *f*
权力 Autorität *f*
权力性影响力 Behördenbefugnis *n*
权力意志 Wille zur Macht *m*
权利 macht *f*
权能期 totipotente Periode *f*
权数 Gewicht *n*
权威 Autorität *f*
权威方法 definitive Methode *f*
权威结构理论 authoritative Strukturtheorie *f*
权威型家长 autoritative Eltern *pl*
权威性格(人格) autoritärer Charakter *m*
权威性家庭 authoritative Familie *f*
权系数 Gewichtskoeffizient *m*
权限 Kompetenz *f*
权重 Gewicht *n*
权重的均数差 gewichtete mittlere Differenz *f*
权重误差 Gewichtsfehler *m*
权重系数 Gewichtskoeffizient *m*
权重因子 Gewichtsfaktor *m*
全T细胞试剂 Pan-T-Zell-Reagenz *f*
全氨基酸尿症 generalisierte Aminoazidurie *f*
全白甲 Leukonychie totalis *f*
全孢型 eu-Form *f*
全孢子的 holosporous
全保留复制 konservative Replikation *f*
全[鼻]窦炎 Pansinusitis *f*
全鼻甲 totale Nasenmuschel *f*, panturbinate <engl.>
全鼻[旁]窦切除术 Pansinusektomie *f*
全鼻缺损 insgesamt nasaler Defekt *m*
全鼻再造 Neuaufbau einer gannzen Nase *m*
全鼻再造术 rekonstruierende Rhinoplastik *f*, Rekonstruktion der Nase *f*
全鼻中隔 Panseptum *n*
全闭式座舱 völlig geschlossenes Cockpit *n*
全臂丛神经损伤 komplette Verletzung des Plexus brachialis *f*
全臂丛损伤 totale Brachial-Plexusverletzung *f*
全臂长 Gesamtsrmlänge *f*
全鞭毛的 holotrich, holomastigot
全变态 Holometabolie *f*, vollständige Metamorphose *f*
全变态的 holometabolisch, holometabol(-us, -a, -um)
全变态类 Holometabola *n pl*
全标记 allgemeine Kennzeichnung *f*
全髌股关节成形术 vollpatellofemorale Endoprothetik *f*
全病毒灭活疫苗 inaktivierter Ganzvirus-Impfstoff *m*
全波太阳灯 Allwellensolarlicht *n*
全波整流式X线机 vollwellengleichgerichter Röntgenapparat *m*, vollwellenrectifiziertes Röntgengerät *n*
全玻璃的 vollverglast
全补偿系统 völlig kompensatorisches System *n*
全部报告法 Verfahren gesamtes Berichts *n*
全部鼻旁窦切开术 Prosopodiaschisis *f*
全部表情 Pantomimik *f*
全部的通气支持 vollständige Atemhilfe *f*
全部感觉 Panästhesie *f*
全部感觉的 panästhetisch
全部固体的 holosterisch
全部坏死 totale Nekrose *f*, vollständige Nekrose *f*
全部技能 Repertoire *n*
全部切断术 komplette Amputation *f*
全部损害 Totalläsion *f*
全部体静脉异位连接 insgesamt anomale Verbindung von systemischen Vene *f*

全部脱发 Alopecia totalis *f*
全部吸收不良 Pan-malabsorption *f*
全部血细胞计数 komplette Blutkörperchen(aus)zählung *f*
全部液压型骨科手术台 voll-ölhydraulischer orthopädischer Operationstisch *m*
全草 Kraut *n*
全层巩膜切除术 vollschichtige Sklerektomie *f*
全层皮片 volle Dicke Hauttransplantation *f*
全层皮[移植]片 Transplantat der ganzen Haut *n*
全层眼睑活检 vollschichtige Augenlidbiopsie *f*
全差动接口电路 volle diff Schnittstellenschaltung *f*
全肠道外营养 totale parenterale Ernährung *f*
全肠灌洗 ganze Darmirrigation *f*
全肠外营养 totale parenterale Ernährung *f*
全场视网膜电图 Ganzfeld-Elektroretinographie *f*
全程变量 globale Variable *f*
全程督导化疗 vollständige Überwachungschemotherapie *f*
全程命令 globale Herrschaft *f*
全程血尿 gesamte Hämaturie *f*
全齿止血钳 voll-gezähnte Gefäßklemme *f*
全虫抗原 Ganzwurmantigene *n pl*
全垂体 ganze Hypophyse *f*
全垂体功能减退 Panhypopituitarismus *m*
全垂体功能减退性恶病质 Kachexie hypophysiopriva *f*
全唇裂 komplette Cleft-Lippe *f*
全瓷冠 Vollkeramikkrone *f*
全雌的 hologyn
全蛋白质 Holoprotein *n*
全蝶筛切除术 totale Spheno-Ethmoidektomie *f*
全动关节 totalbewegliches Gelenk *n*
全动脉炎 Panarteriitis *f*
全窦炎 Pansinusitis *f*
全毒素 Holotoxin *n*
全额预算单位 Full-Zahlung Budgetierung Einheit *f*
全额预算管理 volles Budget-Management *n*
全耳廓缺损的修复 volle Ohrendefektreparatur *f*
全耳炎 Panotitis *f*
全耳再造 Ohrenrekonstruktion *f*
全反构象 all-trans-
全反射 Totalreflexion *f*
全反射角 Winkel der Totalreflexion *m*, Totalreflexions-winkel *m*
全反式视黄醇累积 Akkumulation des all-trans-Retinols *f*
全反式视黄醛 Trans-retinen *n*
全反式维甲酸 All-trans-Retinsäure *f*(ATRA)
全反式维生素 All-Trans-Retinolsäure *f*
全反维生素 A 酸 Trans-Vitamin A Säure *f*
全方位管理模式 vollständigr Verwaltungsmodus *m*
全肺灌洗 totale Lungenirrigation *f*
全肺气量 totale Lungenkapazität *f*, totale Atemkapazität *f*
全肺切除术 totale Pneum(on)ektomie *f*
全肺腺泡肺气肿 panacinar Emphysem *n*, Lungenaufblähung *f*
全肺阻力 gesamter pulmonaler Widerstand *m*
全费注册者 voll bezahlter Registrant *m*
全封闭 all geschlossen
全氟化碳 Perfluorcarbon *f*(PFC)
全氟煤油 Polyfluor Kerosin *n*
全氟碳化合物 Perfluorkohlenstoff *m*
全氟碳化合物液 perfluorchemische Lösung *f*
全氟烃类 Perfluoralkane *n pl*
全氟异丁烯 Perfluorisobutylen *n*
全幅射通量计 totaler Strahlungsflußmesser *m*, totales Fluxmeter *n*, totaler Fluxmesser *m*
全腐生物 Holosaprophyte *f*
全腹壁成形术 Volle Bauchdeckenstraffung *f*
全腹脏下垂 Pantoptose *f*, Panoptosis *f*
全覆盖 komplette Überdeckung *f*
全覆盖加压服 Full-Cover Druck Anzug *m*
全覆盖抗荷裤 volle Deckung Anti-G-Hose *f*
全肝素(未分馏肝素) unfraktioniertes Heparin *n*
全高 Gesamthöhe *f*
全睾丸炎 Panorchitis *f*
全沟硬蜱 Ixodes persulcatus *m*
全股骨切除术 totale Femurresektion *f*
全骨髓病 Panmyelopathie *f*, Panmyelopathia *f*
全骨髓的 panmyeloid
全骨髓萎缩 Knochenmarkschwund *m*, Markschwund *m*, Panmyelophthise *f*, Panmyelophthisis *f*
全骨髓再生障碍 Panmyelophthise *f*, Panmyelophthisis *f*
全骨髓增生 Panmyelose *f*, Panmyelosis *f*
全骨髓中毒症 Panmyelotoxicosis *f*
全骨炎 Panost(e)itis *f*
全骨移植 vollständige Knochentransplantation *f*
全关节表面[关节]成形术 vollständige Gelenkfläche Arthroplastik *f*
全关节结核 vollständige Gelenktuberkulose *f*
全关节炎 Panarthritis *f*
全关节置换关节成形术 vollständiger Gelenkersatz *m*
全关节置换术 totaler Gelenkersatz *m*
全冠 Vollkrone *f*
全冠成形器 Krone Contouer *m*
全冠贴面 voller Furnier *m*
全冠修复 vervollständige koronale Restauration *f*
全国健康调查 nationale Gesundheitserhebung *f*
全国临床研究数据汇集 Bündelung von nationalen Daten der klinischen Forschung *f*
全国人口普查 landesweite Volkszählung *f*
全国生物医学研究基金会 nationale Biomedizinische Forschungsstiftung *f*(NBRF)
全国数据通信网络 landesweit Daten Kommunikationsnetz *n*
全国卫生统计中心 nationales Zentrum für Gesundheit-statistiken *n*
全国医学理事会 Ärztekammer *m*
全国智力测验 nationaler Intelligenz-Test *m*
全过程质量控制 vollständigee Qualitätssicherheit *f*
全合成 de novo-Synthese *f*
全合成雌激素 synthetisches Oestrogen *n*
全合子 Holozygote *f*
全颌种植体 komplettes Implantat *n*
全虹膜切除术 totale Iridektomie *f*
全喉切除术 totale Laryngektomie *f*
全喉切除术后发音重建 Stimmungsrehabilitation nach totaler Laryngektomie *f*
全厚瓣 Mukoperiostlappe *f*
全厚度 volle Dicke *f*
全厚皮片 Vollhauttransplantat *n*
全厚粘膜骨膜瓣 Schleimhaut-Periost-Lappen *m*
全踝关节成形术 totale Sprunggelenkangioplastie *f*
全踝关节翻修术 totale Sprunggelenk Revisionsoperation *f*
全踝关节置换术 Sprunggelenk-Endoprothetik *f*
全或无 alles oder nichts
全或无定律 Alles-oder-Nichts-Gesetz *n*
全或无法则 Alles-oder-Nichts-Prinzip *n*
全或无反应 Alles-oder-Nichts-Reaktion *f*
全或无思维 Alles-oder-Nichts-Denken *n*
全或无现象 Alles-oder-Nichts-Phänomen *n*, Alles-oder-Nichts-Erscheinung *f*
全或无学习 Alles-oder-Nichts-Lernen *n*
全肌 ganzer Muskel *m*, whole muscle <engl.>

全肌型的 ganzmuskulär, völligmuskulär, holomyarial <engl.>
全基因组(核苷酸切除)修复 globales Genom NER *n*(GG-NER)
全基因组关联分析 genomweite Associationsstudie *f*
全基因组拷贝数变异 Kopienzahlvariationen *f pl*
全基因组扫描 genomweiter Scan *m*
全基因组扫描技术 genomweite Kopplungskartierung *f*
全畸形 Pantamorphia *f*
全畸形的 Pantamorphia betreffend
全脊髓麻醉 totale Spinalanästhesie *f*
全脊柱放射检查 Totalspinalradiographie *f*
全脊柱截骨术 vollständige Spinalosteotomie *f*
全脊椎滑脱 vollständige Spondylolisthesis *f*
全记忆对策 Spiel mit perfektem Rückruf *n*
全加器 Volladdierer *m*
全加压服 Scaphandre *f*
全加压头盔 voller Druck Helm *m*
全甲状腺切除 totale Thyr(e)oidektomie *f*
全肩关节成形术 vollständige Schulterarthroplastik *f*
全肩关节翻修术 vollständige Schulterrevisionsoperation *f*
全肩关节置换术 totale Schulterarthroplastik *f*
全睑球粘连 Pantankyloblepharon *n*
全浆分泌 holokrine Sekretion *f*
全浆分泌的 holokrin
全浆分泌腺 holokrine Drüse *f*
全交替 totales Alternansniveau *n*
全焦镜 omnifocale Linse *f*
全角膜移植 totale Keratoplastik *f*
全结肠切除回肠贮袋肛管吻合术 totale Kolektomie mit Ileum-Tasche-anal Anastomose *f*
全结肠切除术 Pankolektomie *f*
全结肠切除永久性回肠造口术 totale Kolektomie mit permanenter Ileostomie *f*
全结肠炎 Pankolitis *f*
全结直肠切除术 totale Proktokolektomie *n*
全晶体超声雾化器 Kristall Ultraschallvernebler *m*
全晶体管式心电图机 volltransistorisierter Elektrokardio-graph *m*
全景 X 线机 Panorama-Röntgengerät *n*
全景 X 线摄影[术] Panoramaradiographie *f*
全景片 panoramaartiger Film *m*
全景摄片 Panoramaaufnahme *f*
全景图 Panoramabild *n*, Panoramagramm *n*
全胫骨移植 vollständige Tibiatransplantation *f*
全静脉[内]麻醉 totale intravenöse Anästhesie *f*
全静脉营养 totale parenterale Ernährung *f*
全局[性]调控 globale Regulierung *f*
全局描述 globale Beschreibung *f*
全局索引 globaler Index *m*
全局调节子 globale Regulon *f*
全局同义词 globale Synonyme *n pl*
全距 Variationsbreite *f*
全距骨融合术 vollständige Talusfusion *f*
全菌柄的 perstipitate
全抗原 Holoantigen *n*
全科医师 Hausarzt *m*, Allgemeinarzt *m*
全可凝集的 panagglutinierbar
全口托牙 Vollprothese *f*, Totalprothese *f*
全口[吸虫]类 Holostomata *n pl*
全口牙拔除 Extraktion von allen Zähnen *f*
全口牙列 vollständiger Bezahnung *f*
全口义齿 Vollprothese *f*
全口义齿附着剂 Klebemittel für Totalprothese *n*, Total-prothese-Haftmittel *n*
全口义齿术 Vollprothese Prothese *f*
全口义齿修复术 Vollprothese Prothese *f*
全口义齿修复学 komplette Prothetik *f*
全口义齿印模 Vollprothese Eindruck *m*
全髋关节成形术 Totalhüftarthroplastik *f*
全髋关节翻修术 Totalhüftarthroplastik *f*
全髋关节置换术 totaler Hüftgelenkersatz *m*
全奎宁 totaquine <engl.>
全醌型 Holochinoid *n*
全脸型消防面罩 Vollgesichtliche Feuerwehrleute Maske *f*
全量 Volldose *f*
全裂 holoblastische Furchung *f*
全裂卵 holoblastische Eizelle *f*
全淋巴[系统]照射 totale lymphatische Bestrahlung *f*
全聋 komplette Taubheit *f*, vollständige Taubheit *f*
全氯萘 Perchlornaphthalin *n*(Perna)
全氯乙烯 false Perchlorethylen *n*
全麻痹 Panplegie *f*, Panplegia *f*
全麦粉营养价值 Nährwert von Vollkornmehl *m*
全盲 totale Farbenblindheit *f*, Ablepsia totalis *f*
全毛序 holotriches System *n*
全貌照相 Overallfotografie *f*
全酶 Holoenzym *n*, Holoferment *n*
全酶与辅基 Holoenzym und prosthetische Gruppe *n*, *m*
全霉素 Holomycin *n*
全迷路炎 Panlabyrinthitis *f*
全密封面罩 perfekt abgedichtete Maske *f*
全面[能]的 allseitig
全面抽出式机械通风 allgemeine mechanische Sauglüftung *f*, allgemeine mechanische saugende Bewetterung *f*
全面的护理信息系统 vollmaßstäbliches Pflege-Informations-System *n*
全面高 morphologische Gesichtshöhe *f*
全面规划 umfassende Planung *f*
全面合格测验 allgemeine Eignungsprüfung *f*
全面化 Generalisation *f*, Generalisierung *f*
全面检查 systematische Untersuchung *f*
全面交叉组合(完全交叉) vollständig gekreuzt
全面康复 ganzheitliche Heilung *f*
全面普查 allgemeine Volkszählung *f*
全面强直-阵挛发作 pauschalisierter tonisch-klonischer Anfall *m*
全面送入式机械通风 allgemeine mechanische Durchlüf-tung *f*, allgemeine mechanische blasende Bewetterung *f*
全面调查 umfassende Untersuchung *f*, komplette Untersuchung *f*
全面通风 allgemeine Lüftung *f*, Generalventilation *f*
全面性癫痫伴热性发作重叠综合征 generalisierte Epilepsie mit Fieberkrämpfen *f*
全面性癫痫伴热性惊厥附加症 generalisierte Epilepsie mit Fieberkrämpfen plus *f*
全面性癫痫持续状态 pauschalisierter Status epilepticus *m*
全面性发作 generalisierte Anfälle *pl*
全面性强直阵挛发作 generalisierter tonisch-klonischer Anfall *m*
全面性强直-阵挛性癫痫持续状态 generalisierter tonisch-klonischer Status epilepticus *m*
全面性遗忘 allgemeine Amnesie *f*
全面照明 Allgemeinbeleuchtung *f*, gleichförmige Be-leuchtung *f*
全面指数 totaler Gesichtsindex *m*
全面质控策略 umfassende Qualitätskontrolle-Strategie *f*
全面质量管理 absolute Qualitätskontrolle *f*
全民食盐加碘 universelle Salzjodierung *f*(USI)
全民药物治疗 Mass-Drug Administration *f*
全男性的 holandrisch
全男性基因 holandrisches Gen *n*

全脑功能障碍 globale Gehirndysfunktion *f*
全脑死亡 ganzer Hirntod *m*
全脑血管造影 zerebrale Angiographie *f*
全脑炎 Panenzephalitis *f*, Panencephalitis *f*
全内反射成像 Totalreflexion *f*
全内脏转位 Situs inversus totalis *m*
全内脏转位 vollständige Umsetzung der Eingeweide *f*
全能 Omnipotenz *f*, Totipotenz *f*, Totipotentia *f*
全能[性] Totipotenz *f*
全能干细胞 totipotente Stammzelle *f*
全能麻醉机 automatische multifunktionale Anästhesiemonitor *m*
全能神经营养因子 Pan-Neurotrophin *n*
全能妄想 Wahn der Allmacht *m*
全能细胞 totipotente Zelle *f*, omnipotente Zelle *f*
全年生的 perennat
全酿酶 Holozymase *f*
全尿路摄片 Nieren-Ureter-Blasenröntgenographie *f*
全凝集 Panagglutination *f*
全凝集素 Panagglutinine *n pl*
全脓胸 diffuses Empyem *n*
全[膀胱]壁纤维变性 panmurale Harnblasenfibrose *f*, Hunner* Ulkus *n*
全胚层的 panblastisch
全胚胎培养 Whole-Embryo-Kultur *f*
全盆腔廓清术 totale Becken-Exenteratio *f*
全盆腔清除术 Totalausräumung des Beckenraums *f*, Totalausräumung der Beckenhöhle *f*
全盆腔脏器除去术 Totalbeckeninhaltausräumung *f*
全凭静脉麻醉 totale intravenöse Anästhesie *f*(TIVA)
全屏幕数据介绍 Vollbild-Daten Einführung *f*
全屏幕询问驱动器 Vollbild-Fragebogen Treiber *m*
全葡萄膜炎 Panuveitis *f*
全谱扫描 vollständiger Scan *m*
全前循环梗死 vollständiger vorderer Zirkulationsinfarkt *m*
全[潜]能细胞 totipotente Zelle *f*, omnipotente Zelle *f*
全腔静脉肺动脉连接术 totale kavopulmonare Verbindung *f*
全切除 Enbloc-Resektion *f*, totale Ausräumung *f*, Totalexzision *f*
全切开术 Holotomie *f*, Holotomia *f*
全氢[化]菲 Perhydrophenathren *n*
全氢化维生素 A Perhydrovitamin A *n*
全球变暖 globale Erwärmung *f*
全球大气监测系统 Global Atmospheric Monitoring System *n*
全球大气污染 globale Luftverschmutzung *f*
全球定位系统 navigationssystem *n*
全球化 Globalisierung *f*
全球环境监测系统 globales Umwelt-Monitoring-System *n*
全球疾病负担 globale Krankheitslast, GBD *f*
全球气候变暖 globale Erwärmung *f*
全球性救生袋 globale Überlebensausrüstung *f*
全去甲劳丹碱 norlaudanosoline *f*
全染[色]的 Panoptisch
全染色体 DNA 探针 totale chromosomale Sonde *f*
全染性 Panchromia *f*
全热带的 in Tropen überall vorkommend, tropicopolitan <engl.>
全人工听骨 false totale Gehörknöchelchen-Prothese *f*
全人工心脏 Vollkunstherz *n*
全人护理 gesamte Patientenversorgung *f*
全人群策略 bevölkerungsbezogene Strategie *f*
全乳房切除术 totale Mastektomie *f*
全软骨炎 Panchondritis *f*
全腮腺切除 totale Parotidektomie *f*, Totalparotidektomie *f*
全色的 panchromatisch, heptachrom
全色盲 Monochromasie *f*, Monochromatopsie *f*, Achro-matopsie *f*, Achromatopsia *f*
全色盲者 Monochromat *m*, Achromat *m*
全色染剂 panchromatischer Farbstoff *m*, panchromatisches Färbungsmittel *n*
全疝 kompletter Leistenbruch *m*
全上消化道内镜检查[术] Panendoskopie *f*
全身 X 线刀 Röntgen-Ganzkörper-Messer *m*
全身 X 线电子计算机断层扫描机 Ganzkörper-Computertomographen Scanner *m*
全身白化病 Albinismus totalis *m*, Albinismus universalis *m*, Alphodermie *f*, Alphodermia *f*
全身病 Allgemeinerkrankung *f*, Holopathie *f*, konstitutionelle Krankheit *f*
全身[播散]性的 generalisiert, generalisat(-us, -a, -um)
全身播散性结核 generalisierte Tuberkulose *f*, Tuberculosis generalisata *f*, Tuberculosis disseminata *f*
全身播散性综合征 systemisches verbreitetes Syndrom *n*
全身不适 Zenestopathie *f*, allgemeines Krankheitsgefühl *n*
全身持久性 Generalausdauer *f*
全身充血 Panhyperämie *f*, Panhyperaemia *f*
全身出汗 Panhidrose *f*, Panhidrosis *f*
全身脆弱性骨硬化 systemische Osteopoikilosis *f*
全身弹力纤维发育异常 systematische elastische Faserndysplasie *f*
全身弹性组织离解 generalisierte Elastolyse *f*
全身的 systemisch, systematisch, systematisiert, generalisiert
全身的(影响全身的,内吸收的,系统的,分类的,系统性,全身性) systemisch
全身电传导 Ganzkörper elektrische-Leitfähigkeit *f*
全身电热浴器 elektrowarmer Badeapparat für Ganzkörper *m*
全身动脉炎 Panarter(i)itis *f*
全身毒性效应 systemische toxische Wirkung *f*
全身毒性症状 system(at)isches toxisches Symptom *n*
全身毒作用 systematische toxische Wirkung *f*
全身断离锉碎 Zerstörung des ganzen Körpers *f*
全身多血[症] Panhyperaemia *f*
全身发作 generalisierter Anfall *m*
全身反应 Allgemeinreaktion *f*, Systemreaktion *f*
全身反应测定仪 Allgemeinreaktionsmeßapparatur *f*
全身反应时间 allgemeine Reaktionszeit *f*
全身放射线照射 Ganzkörperbestrahlung *f*
全身放射自显影[术] Ganzkörperautoradiographie *f*
全身浮肿 Anasarka *f*, Anasarca *f*
全身伽马刀 Ganzkörper-Gammamesser *m*
全身感觉 Allgemeingefühl *n*, Gemeingefühl *n*, Sensatio generalis *f*
全身感染 allgemeine lnfektion *f*, Allgemeininfektion *f*
全身感应电疗法 allgemeine Faradisation *f*
全身骨外层肥厚病 generalisierte kortikale Hyperostose *f*
全身骨硬化 Osteopetrosis generalisata *f*
全身关节炎 Hamarthritis *f*, Panarthritis *f*, Holarthritis *f*
全身关节炎的 holarthritic(-us, -a, -um)
全身灌流疗法 systematische Perfusionsbehandlung *f*
全身过敏 systemische Anaphylaxie *f*
全身过敏反应 systemische Anaphylaxie *f*
全身黑斑病 universale Melasmen *pl*
全身化 generalisiert
全身唤醒 allgemeine Erregung *f*
全身唤醒反应 allgemeine Erregungsreaktion
全身肌紧张 Holotonie *f*, Holotonia *f*
全身肌紧张的 holotonic(-us, -a, -um)
全身肌强直 Holotonie *f*, Holotonia *f*
全身肌强直的 holotonic(-us, -a, -um)
全身肌强直综合征 Moersch*-Woltman* Syndrom *n*, stiffman syndrome <engl.>

全身疾病 Allgemeinerkrankung *f*
全身挤压伤 körperliche Squeeze *f*
全身计数 Ganzkörperzählung *f*
全身计数器 Ganzkörperzähler *m*, Gesamtkörperzähler *m*
全身剂量 Ganzkörperdosis *f*
全身加压服 Ganzkörperdruckanzug *m*
全身检查 Allgemeinuntersuchung *f*
全[身]浸浴 Vollbad *n*
全身剧痛 Periodynia *f*
全身狂跃动作 ballistische Bewegung *f*
全身理学疗法器 Ganzkörper-Therapie-Einheit *f*
全身疗法 allgemeine Therapie *f*, Allgemeinbehandlung *f*, konstitutionelle Behandlung *f*
全身淋巴结放射线照射 totale lymphatische Bestrahlung *f*
全身麻痹症 Paralyse *f*
全身麻醉 allgemeine Narkose *f*, Allgemeinnarkose *f*, Voll-narkose *f*, Allgemeinbetäubung *f*
全身麻醉药 Allgemeinnarkotikum *n*
全身梅毒 Syphilis universalis *f*, Syphilemia *f*
全身梅毒病 systemische Syphilis *f*
全身免疫 allgemeine Immunität *f*
全身免疫法 generalisierte Immunisation *f*, generalisierte Immunisierung *f*, allgemeine Immunität *f*, generalisierte Immunität *f*
全身囊状纤维性骨炎 systemische zystische faserigen Osteitis *f*
全身疲劳 Ganzkörpermattigkeit *f*, Ganzkörpermüdigkeit *f*
全身偏侧萎缩 totale Hemiatrophie *f*
全身强直性抽搐 generalisierte tonisch-klonische Anfällefrequenz *f*
全身强壮药 Tonica generalia *n pl*
全身清除 Gesamt-Clearance *f*
全身扫描机 Ganzkörperscanner *m*, Ganzkörperszintiscanner *m*
全身扫描图 Ganzkörperskanogramm *n*
全身闪烁扫描图 Ganzkörperszintigramm *n*
全身生活反应 allgemeine vitale Reaktion *f*
全身尸蜡 allgemeines Fettwachs *n*
全身适应综合征 allgemeines Anpassungssyndrom *n*
全身衰弱 allgemeinkörperliche Schwäche *f*, Asthenia universalis *f*
全身水疗淋浴器 ganzkörperlicher hydrotherapeutischer Schauer *m*
全身水肿 Hydrosarka *f*, Anasarka *f*
全身水肿的 hautwassersüchtig
全身瘫 Holoplexie *f*, Panplegie *f*
全身糖原贮积病 generalisierte Glykogenspeicherkrankheit *f*, generalisierte Glykogenose *f*
全身特发性毛细血管扩张 generalisierte wesentliche Telangiektasie *f*
全身体格检查 allgemeine körperliche Untersuchung *f*
全身体积描记法 allgemeiner Plethysmograph *m*
全身同位素照相机 ganzkörperliche Isotopenkamera *f*, Ganzkörperisotopenkamera *f*
全身痛 Pantalgie *f*, Panalgie *f*
全身脱毛 Alopecia universalis *f*
全身萎缩 Panatrophia *f*, Pantatrophia *f*
全身效应 systematische Wirkung *f*, Systemwirkung *f*
全身型癫痫 generalisierte Epilepsie *f*
全身型肌张力障碍 systemische Dystonie *f*
全身型血管角质瘤 generalisierte Angiokeratome *f*
全身型幼年类风湿性关节炎 systemische juvenile rheumatoide rthritis *f*(SysJRA)
全身性 Shwartzman 反应 generalisierte Shwartzman* Reaktion *f*(GSR)
全身性并发症 systemische Komplikationen *f pl*
全身性剥脱性皮炎 Dermatitis exfoliativa generalisata *f*, Schälrötelsucht *f*
全身性痤疮 generalisierte Akne *f*
全身性代谢钙质沉着症 universelle metabolische Calcinosissy *f*
全身性单纯疱疹 disseminierter Herpes simplex *m*
全身性的 systematisch, general, generalisiert
全身性癫痫 generalisierte Epilepsie *f*
全身性发作 generalisierte Anfälle *f*
全身性反应 Systemreaktion *f*, Allgemeinreaktion *f*
全身性钙化防御 systemische Kalziphylaxie *f*
全身性钙质沉着 Calcinosis universalis *f*
全身性肝素化 Heparinisieren *n*
全身性感染 systematische Infektion (od. Ansteckung) *f*
全身性骨化性肌炎 verallgemeinerte Myositis ossificans *f*
全身性骨黄色瘤病 generalisierte Xanthomatose ossium *f*
全身性骨外层肥厚病 generalisierte Kortikalisüberentwicklung *f*
全身性骨质疏松 systemische Osteoporose *f*
全身性红斑 generalisiertes Erythem (a) *n*
全身性红斑狼疮 systematischer Lupus erythematosus *m*, Lupus erythematodes disseminatus *m*
全身性化疗 systemische Chemotherapie *f*
全身性肌强直 systemische Myotonie *f*
全身性肌阵挛 verallgemeinerteMyoklonie *f*
全身性疾病 systemische Erkrankung *f*
全身性淋巴结病综合征 generalisiertes Lymphadenopathie-Syndrom *n*
全身性淋巴结肿大 verbreitete Lymphadenectasis *f*
全身性麻痹(麻痹性痴呆症) generalisierte Paralyse *f*
全身性免疫复合物病 systemische Immunkomplexkrankheit *f*
全身性囊性纤维性骨炎 Ostitis fibrosa cystica generalisa-ta *f*
全身性牛痘 Vaccin (i) a generalisata *f*
全身性牛皮癣 Psoriasis universalis *f*
全身性扭转性肌张力障碍 generalisierte Torsionsdystonie *f*
全身性疱疹 Herpes generalisatus *m*
全身性皮脂溢 Seborrhoea generalis *f*, Cutis testaceae *f*
全身性贫血 Anaematosis *f*
全身性破伤风 Holotetanus *m*
全身性屈曲性癫痫 generalisierte Epilepsie Flexion *f*
全身性曲霉菌病 generalisierte Aspergillose *f*
全身性神经节苷脂病 generalisierte Gangliosidose *f*
全身性适应反应 allgemeine Anpassungsreaktion *f*
全身性适应综合征 oxidiertes Phospholipid *n*
全身性水肿 Anasarka *f*, Anasarca *f*
全身性先天性多毛症 Hypertrichose universalis congenita *f*
全身性纤维性骨病 Hypertrichose faseriger congenita *f*
全身性芽生菌病 systemische Blastomycose *f*
全身性炎症反应综合征 systemisches inflammatorisches Response-Syndrom *n*
全身性脂肪过多症 allgemeine Lipomatose *f*
全身性脂肪萎缩 totale Lipatrophie *f*
全身性脂肪营养不良 generalisierte Lipodystrophie *f*
全身性致密性骨病 Osteopoikilose *f*
全身休息 allgemeine Ruhe *f*, konstitutioneller Rest *m*
全身虚弱 allgemeine Körperschwäche *f*
全身血管扩张剂 systemischer Vasodilatator *m*
全身血管阻力 Systemischer Gefäßwiderstand *m*
全身炎症反应综合征 systemisches inflammatorisches Response-Syndrom *n*
全身痒疹 Pruritus universalis *m*
全身因素 systematischer Faktor *m*
全身营养不良 Pantatrophia *f*
全身应用皮质激素 systemische Applikation des Kortikoides *f*
全身鱼鳞病 generalisierte Ichthyose *f*
全身浴槽 ganzkörperlicher Badetank *m*
全身运动 allgemeine Bewegung *f*

全身照射 Ganz(körper)bestrahlung *f*, Totalbestrahlung *f*, Allgemeinbestrahlung *f*
全身振动 Ganzkörper-Schwingung *f*
全身震颤 Synclonus tremens *m*
全身镇静剂 allgemeines Beruhigungsmittel *n*
全身症状 Allgemeinsymptom *n*
全身支持治疗 unterstützende Behandlung des Körpers *f*
全身致密性骨炎 Osteopathia condensans generalisata *f*, Osteopoikilosis *f*
全身中毒性毒剂 generale Toxika *n pl*, resorptiv wirkende Gifte *n pl*
全身中毒性毒剂中毒 allgemeine toxische Vergiftung *f*
全身作用 Allgemeinwirkung *f*, system(at)ische Aktion *f*
全神贯注 Entrückung *f*
全肾切除术 komplette Nephrektomie *f*
全盛期 Acme *f*
全湿的 durchnäßt, ganznaß
全实验室自动化 vollständige Laborautomatisierung *f*
全食 Vollkost *f*
全视角评价 Vollkreisbeurteilung *f*
全视野面罩 ganze Visionsmaske *f*
全适供血者 Universalspender *m*, Allgruppenspender *m*
全适受血者 Universalempfänger *m*, Allgruppenempfänger *m*
全收缩高平顶型 holosystolischer Hochplateau-Typ *m*, pansystolischer Hochplateau-Typ *m*
全收缩[期]的 holosystolisch, pansystolisch
全收缩期杂音 pansystolic Murmeln *n*
全手套状撕脱伤 entwickelnde Verletzung der Hand *f*
全舒张[期]的 holodiastolisch, pandiastolisch
全数字 ganz digitalisiert
全栓调节蛋白 Thrombomodulin *n*
全双核期的 holodikaryotic
全酸蚀粘结技术 Total-Ätz-Technik *f*
全瘫 Panplegie *f*, Panplegia *f*, totale Paralyse *f*
全套 kompletter Satz *m*, ganze Garnitur *f*
全套防寒服 volle arktische Kleidung *f*
全套放射量计 Integrationsdosimeter *m*
全套服装 komplette Kleidungsmontage *f*
全套抗体 Antikörper-Repertoire *f*
全套器械 Instrumentarium *n*
全套设备 eine komplette Anlage *f*, ein Anlagekomplex *m*
全套输液器 komplettes Transfusionssystem *n*
全体 Gesamtheit *f*
全体层照相术 Pantomographie *f*
全体的 alle, ganz, total, sämtlich
全体法 globale Methode *f*
全体会议 plenarsitzung *f*
全体机组成员 komplette Crew *f*
全体人员 Personal *n*
全体死亡 allgemeiner Tod *m*, biologischer Tod *m*, endgültiger Tod *m*
全天候的 allwetter
全听骨链[重建]假体 totale Gehörknöchelchen-Ersatz-Prothese *f*
全听骨赝复(物)体 Totalprothese *f*
全通道沟通网络 alle Kanäle Kommunikationsnetz *n*
全头高 volle Kopfhöhe *f*
全头皮撕脱伤 vollständiger Kopfhautausriss *m*
全秃 totale Alopezie *f*
全突变 volle Mutation *f*
全图像引导手术 Vollbild-Chirurgie *f*
全腿长 totale Beinlänge *f*
全托托儿所 Wochenheim *n*, Wochentagesheim *n*
全脱位 komplette Luxation *f*, vollkommene Luxation *f*
全微生物疫苗 Ganzorganismus-Impfstoff *m*
全尾蚴 Plerozerkoid *n*, Vollfinne *f*
全胃肠外营养 totale parenterale Ernährung *f*
全胃切除术 totale Gastrektomie *f*, totale Magenresektion *f*
全胃炎 Pangastritis *f*
全文记录 wörtliche Wiedergabe *f*, wortgetreue Mitschrift *f*
全文检索服务 Volltext-Retrieval Service *n*
全文数据库 Volltext-Datenbank *f*
全文文献检索系统 Volltext-Dokument-Retrieval-System *n*
全无脑的 pantanenzephalisch
全无脑畸胎 Pantanenzephalus *m*, Pantanencephalus *m*
全无脑[畸形] Pantanenzephalie *f*, Pantanencephalia *f*
全无牙 totale Anodontie *f*
全息记录衍射光栅 holografisch aufgezeichnetes Beugungsgitter *n*
全息理论 Hologramm Theorie *f*
全息术 Holographie *f*
全息图 Hologramm *n*
全息照相 Holograph *m*
全息照相存储器 holographischer Speicher *m*
全息[照相]术 Holographie *f*
全膝关节成形术 totaler Kniegelenkersatz *m*
全膝关节翻修术 Revisionsoperation aller Kniegelenke *f*
全膝关节置换[术] Knieendoprothetik *f*
全细胞百日咳疫苗 vollzellularer Pertussis-Impfstoff *m*
全细胞电压钳技术 ganze Zelle Voltage-Clamp Technik *f*
全细胞可溶性蛋白图谱分析 numerische Analyse der elektrophoretischen Proteinmuster *f*
全细胞型 pancellular<engl.>
全限制型人工膝关节 total eingeschränkte Schenkelprothese *f*
全腺泡型肺气肿 panacinar Emphysem *n*
全相关 Vollkorrelation *f*
全相关系数 Koeffizient der gesamten Korrelation *m*
全消色差的 pantachromatic(-us, -a, -um)
全小叶型肺气肿 chronische Emphysem Hypertrophe *f*
全效量 volleffektive Dosis *f*
全心房心脏移植 total atrioventrikuläre Herztransplantation *f*
全心衰竭 Insuffizienz des ganzen Herzens *f*
全心炎 Pankarditis *f*, Pancarditis *f*
全心增大 generalisierte Herzvergrößerung *f*
全信息对策 Spiel mit perfekter Information *n*
全型 Holotypus *m*
全性腺机能减退 Panhypogonadismus *m*
全雄基因 holandrische Gene *n pl*
全休 komplette Ruhe *f*, ganztägige Arbeitsbefreiung *f*
全血 Vollblut *n*
全血比容 Ganzkörper Hämatokrit *m*
全血测定 Vollbluttest *m*
全血初细胞增生 Erythroleukothrombocythaemia *f*
全血的粘度 Blutviskosität *f*
全血管炎 Panangi(i)tis *f*, Panvaskulitis *f*
全血活化凝固时间 aktivierte Gerinnungszeit *f*
全血量 gesamtes Blutvolumen *n*, totales Blutvolumen *n*, Gesamtblutmenge *f*
全血凝固时间 Vollblutgerinnungszeit *f*
全血凝块溶解时间 Vollblutthrombolysezeit *f*
全血凝血时间 Vollblutgerinnungszeit *f*
全血亲(氏族) Full-sib *f*
全血清除 Vollblut-Clearance *f*
全血铁测定 Bestimmung des totalen Bluteisens *f*, Bestimmung des Gesamtbluteisens *f*
全血细胞减少伴先天性缺陷 Panzytopenie mit Geburtsfehler *f*
全血细胞减少及多发性畸形 Panzytopenie und mehrere Anomalien *f*
全血细胞减少症 Panzytopenie *f*, Panhaem(at)o(cyto)penia *f*

全血细胞减少肢体畸形综合征 Panzytopenie Dysmelie-Syndrom *n*
全血血氧计 Vollblut Oximeter *m*
全血粘度 Vollblutviskosität *f*
全压 Gesamtdruck *m*
全压服 völlig druckloseer Anzug *m*
全牙冠 Vollkrone *f*
全牙列缺失 totale Anodontie *f*, Anodentia totalis *f*
全眼底接触镜 panfundusskopische Kontaktlinse *f*
全眼球炎 Panophthalmie *f*, Panophthalmitis *f*
全眼窝再造术 vollständiger Orbitalwiederaufbau *m*
全仰卧式座椅 voll Rückenlage Sitz *m*
全叶型肺气肿 panlobäres (Lungen-) Emphysem (a) *n*
全腋淋巴清除术 totale axilläre Lymphadenektomie *f*
全胰腺切除术 totale Pankreatektomie *f*
全阴道子宫切除术 Pankolpohysterektomie *f*
全阴茎重建术 totale Penisrekonstruktion *f*
全营养混合液 vollständige Nährstoffmischung *f*, gesamte Nährstoffsbeimischung *f*
全硬化 Pansklerosis *f*, Pansclerosis *f*
全有全无律 Alles-oder-Nichts-Gesetz *n*
全缘的 ganzlich, völlig
全造血系的 panhaemopoietic (-us, -a, -um)
全摘出[白]内障钩 Starhaken *m*
全长 volle Länge *f*
全罩式呼吸面罩 Atmen Gesichtsmaske *f*
全罩式面罩 Vollmaske *f*
全蒸发法 Pervaporatio *f*
全支托 vollständiger okklusaler Rest *m*
全知(能)妄想 Allmacht *f*
全脂奶粉 Vollmilchpulver *n*
全脂乳 Vollmilch *f*
全直肠结肠切除术 Panproktokolektomie *f*
全植入式导管药盒系统 implantierbaren Reservoir-, Hafen- und Katheter-Verbindungssystem *n*
全植入药物释放系统 total implantiertes Arzneimittelabgabesystem *n*
全趾甲移植术 komplette Zehennagel Pfropfen *n*
全质分泌 Holokrine *f*
全质分泌腺 holokrine Drüse *f*
全重叠式 völlig ekliptische Form *f*
全重叠式 vollständig verfinsterte Form *f*
全肘关节成形术 vollständige Ellenbogenendoprothetik *f*
全肘关节翻修术 vollständige Ellbogenrevision *f*
全肘关节置换术 vollständige Ellenbogenendoprothetik *f*
全椎板切除术 vollständige Laminektomie *f*
全椎间盘置换术 vollständiger Bandscheibenersatz *m*
全子宫卵巢切除术 Panhystero-Oophorectomia *f*
全子宫切除术 Panhysterektomie *f*, Panhysterectomia *f*
全子宫输卵管卵巢切除术 Panhystero-salpingo-Oopherektomie *f*, Panhystero-salpingo-oophorectomia *f*
全子宫输卵管切除术 Panhysterosalpingoektomie *f*, Panhysterosalpingectomia *f*
全子宫阴道切除术 Panhystero-kolpektomie *f*, Pan-hysterocolpectomia *f*
全自动测序仪 vollautomatische DNA-Sequenzer *m*
全自动滴定管 vollautomatische Bürette *f*
全自动分隔分装机 vollautomatische Verpackungsmaschine Teilung *f*
全自动免疫分析仪 vollautomatischer Immunoassay-Analysator *m*
全自动尿沉渣分析仪 automatisierter Urin-Sediment-Analysator *m*
全自动浓度比色计 vollautomatisches Densitometer *n*
全自动起搏器 vollautomatischer Herzschrittmacher *m*
全自动生化分析仪 automatisches biochemisches Analysegerät *n*
全自动双腔起搏 vollautomatische Zweikammerstimulation *f*
全自动心脏起搏器 vollautomatischer Zweikammer-Schrittmacher *m*
全自动血凝仪 automatisches Koagulationsinstrument *n*
全自动血细胞分析仪 Automatischer Blutzellen-Analyser *m*
全自动医用压力消毒器 vollautomatischer Autoklav *m*
全自主神经功能不全型(Guillain-Barre综合征) Guillain*-Barré*-Syndrom *n*
诠释 Erklärung *f*
泉水 Brunnenwasser *n*, Quellwasser *n*, Aqua fontana *f*
泉水卫生 Sanierung des Brunnenwassers *f*
拳参 Polygonum bistorta *n*, Natterwurzel *f*, Natterkraut *n*, Drachenwurz *f*
拳斗[样]姿态 pugilistische Haltung *f*, pugilistische Attitüde *f*
拳击 Boxen *n*
拳击[手]酩酊样状态 Punch-Trunkenheit *f*
拳击耳(耳血肿) prizefightes Ohr *n*
拳击脑部外伤 Hirn-Trauma aus dem Boxsport *n*
拳击伤 Boxen Verletzung *f*
拳击手脑病(拳击手外伤性脑病) Boxer-Enzephalopathie *f*
拳击手视网膜剥离 netzhautablösung in Boxer *f*
拳击员痴呆 Dementia pugilistica *f*, chronisch traumatische Enzephalopathie *f*, faustkämpferisches Parkinson-Syndrom *n*, Boxer-Syndrom *n*
拳击员脑病 Boxerenzephalopathie *f*, Boxer-Enzephalopathie *f*, Punch-drunk-Syndrom *n*
拳击者骨折 Boxerfraktur *f*
拳击姿势 erste Percussion *f*
拳叩试验 Amboss-Test *m*
拳叩诊 erstes Abklopfen *n*
痊愈 Ausheilung *f*, Erholung *f*, Sanation *f*
痊愈率 Heilungsziffer *f*
蜷科 Thiaridae *f*
蜷曲振动 Drill(ungs)schwingung *f*, Torsionsschwingung *f*, Torsionspendelung *f*, Dreh(ungs)schwingung *f*
蜷缩反射 zusammengekauerte Reflexion *f*
蜷缩姿势 Hocke *f*
蜷腿背卧位 dorsale Rigidposition *f*
蜷腿侧卧位 Coiled Position *f*
醛 Aldehyd *m*, Aldehydum *n*
醛醇 Aldehydalkohol *m*, Aldol *n*
醛醇缩合[反应] Aldolreaktion *f*
醛复红 Aldehyd-Fuchsin *n*
醛复红染色 Aldehydfuchsinfärbung *f*
醛苷 Aldehyd Glykosid *f*
醛固酮 Aldosteron *n*
醛固酮/肾素活性比值 Reninbewegungshäufigkeit *f*
醛固酮过多症 Aldosteronismus *n*
醛固酮减少症 Hyperaldosteronismus *m*
醛固酮瘤 Aldosteron-produzierender Tumor *m*
醛固酮缺乏 Aldosteronsmangel *m*
醛固酮腺瘤 Aldosteron-produzierendes Adenom *n*
醛固酮诱导蛋白 Aldosteron-induziertes Protein *n*
醛固酮增多症 Hyperaldosteronismus *n*
醛化反应 Aldehydreaktion *f*
醛基 Aldehydgruppe *f*
ε 醛基赖氨酸 Allysine *f*
醛基纤维素 Aldozellulose *f*
醛碱 Aldin *n*
醛赖氨酸残基 Allysin-Residuum *n*
醛裂解酶 Aldehydlyase *f*

醛磷酰胺 Aldophosphamid *n*
醛酶 Aldehydase *f*
醛醚沉淀法 Formalin-Ether-Sedimentation *f*
醛凝试验 Formolgeltest *m*, Formolgelreaktion *f*
醛歧化酶 Aldehydmutase *f*
醛酸 Aldehydsäuren *f pl*, Aldehydkarbonsäuren *f pl*
醛缩醇 Azetal *n*, Acetalum *n*
醛缩酶 Aldolase *f*, Zymohexase *f*
醛缩酶 C 型同工酶 Aldolase Isozym vom Typ C *n*
醛缩作用 Aldehydkondensation *f*
醛糖 Aldehydzucker *m*, Aldose *f*
醛糖胺醇 Aldosaminitol *f*
醛糖二糖酸 Aldobionsäure *f*
醛糖苷 Aldoside *n pl*
醛糖还原酶 Aldose-Reduktase *f*
醛糖还原酶抑制剂 Aldose-Reduktase-Inhibitor *m*
醛糖降解 Degradation der Aldose *f*, Aldose-Degradation *f*
醛糖内酯 Aldonolakton *n*
醛糖酸内酯 aldonsaures Lakton *n*
醛糖[糖]酸 Aldonsäure *f*
醛酮 Aldehydketon *n*
醛酮变位酶 Aldoketomutase *f*, Glyoxalase *f*
醛酮重排 Aldehyd-keton-Neuordnung *f*
醛脱氢酶 Aldehyd-Dehydrogenase *f*
醛肟 Aldoxime *n pl*
醛污染 Aldehyd-Verschmutzung *f*
醛亚胺 Aldimine *n pl*
醛氧化酶 Aldehyd-Oxidase *f*
醛甾酮 Aldosteron *n*
醛甾酮过多症 Hyperaldosteronismus *m*
醛甾酮过少症 Hypoaldosteronismus *m*
醛甾酮减少 Aldosteronopenie *f*, Aldosteronopenia *f*
醛甾酮类药 Aldosteron *n*
醛甾酮瘤 Aldosteronom *n*
醛甾酮尿 Aldosteronurie *f*, Aldosteronuria *f*
醛甾酮生成 Aldosteronogenesis *f*
醛甾酮抑制药 Aldosteron-Hemmer *m*
醛甾酮诱导蛋白 aldosteron-induzierendes Eiweiß *n*
醛甾酮增多症 Hyperaldosteronismus *n*
醛酯 Aldehyd-Ester *m*
鬈发液 wellende Lösung *f*
鬈曲 gekräuselt
颧部褐青色痣 nävus fuscoceruleus zygomaticus *f*
颧部牵拉法 zygomatische Extension *f*
颧部缩小成形术 Jochbein-Reduktionplastik *f*
颧部突出度 Jochbein-Projektion *f*
颧大肌 Musculus zygomaticus major *m*
颧的 zygomatisch, zygomatic (-us, -a, -um), malar (-is, -is, -e)
颧点 Jugale *n*, Jochbeinpunkt *m*
颧蝶的 zygomatikosphenoidal, zygomaticosphenoide (-us, -a, -um), zygomaticosphenoidal (-is, -is, -e)
颧额的 zygomatiko-frontal, zygomaticofrontal (-is, -is, -e)
颧额宽度指数 Jochbein-Unterkiefer-Index *m*
颧弓 Jochbogen *m*, Wangenbogen *m*, Zygoma *n*, Arcus zygomaticus *m*
颧弓根 Jochbeinwurzel *f*
颧弓骨折 Jochbogenfraktur *f*
颧弓骨折口内切开复位术 intraorale Inzision und Reduk-tion der Jochbogenfraktur *f*
颧弓骨折口外切开复位术 extraorale Inzision und Reduk-tion der Jochbogenfraktur *f*
颧弓韧带 Jochbeinligament *n*
颧弓位投照术 Röntgenographie von Jochbogen *f*
颧骨 Jochbein *n*, Wagenknochen *m*, Backenknochen *m*, Os malare *n*
颧骨、颧弓骨折 Jochbein- und Jochbogenfraktur *f*
颧骨剥离器 Jochbein-Elevator *m*, malarer Elevator *m*
颧骨的 zygomatisch, zygomatic (-us, -a, -um), malar (-is, -is, -e)
颧骨点 Jugale *f*
颧骨弓 Jochbein *n*
颧骨骨折 Jochbeinfraktur *f*
颧骨后缩 Jochbeinretrusion *f*
颧骨间的 intermalar (-is, -is, -e)
颧骨间距 Wangenknochen- Abstand *m*
颧骨间宽度 bizygomatic Breite *f*
颧骨减低 Wangenknochenreduzierung *f*
颧骨前移增高术 vordere Jochbeinaugmentation *f*
颧骨挺 Jochbein Aufzug *m*
颧骨下的 inframalar (-is, -is, -e)
颧骨与颧弓骨折 Jochbein- und Jochbogenfraktur *f*
颧骨最高 hohes Wangenknochen *n*
颧颌的 zygomatiko-maxillar, zygomaticomaxillar(-is, -is, -e), jugomaxillar (-is, -is, -e)
颧颌点 Zygomaxillare *f*
颧颌缝 Sutura zygomaticomaxillaris *f*, Sutura malomaxil-laris *f*
颧肌 Musculus zygomaticus *m*
颧颊潮红的 Jochbein-bündig
颧眶的 zygomatiko-orbital, zygomaticoorbital (-is, -is, -e)
颧眶动脉 Arteria zygomatico-orbitalis *f*
颧眶孔 Foramen zygomaticoorbitale *n*
颧淋巴结 malarer Lymphknoten *m*, Nodus lymphaticus malaris *m*
颧面的 zygomatiko-fazial, zygomatico-facial (-is, -is, -e)
颧面孔 Foramen zygomaticofaciale *n*
颧面支 Ramus zygomaticofacialis *m*
颧颞的 zygomatiko-temporal, zygomatico-temporal (-is, -is, -e)
颧颞孔 Foramen zygomaticotemporale *n*
颧颞神经 zygomaticotemporale Nerve *f*
颧颞支 Ramus zygomaticotemporalis *m*
颧区 Regio zygomatica *f*
颧上颌的 zygomatiko-maxillar, zygomamaxillar, zygoma-tico-maxillar (-is, -is, -e)
颧上颌点 jugomaxillary Punkt *m*
颧上颌高 subtense GB
颧上颌角 zygo-oberkiefer Winkel *m*
颧上颌支柱 Jochbein-Oberkiefersäule *f*
颧神经 Nervus zygomaticus *m*
颧神经交通支 Ramus communicans cum nervo zygoma-tico *m*
颧突 Jochfortsatz *m*, Processus zygomaticus *m*
颧突点 Jochfortsatz *m*
颧突尖 Jochbein Punkt *m*
颧突间的 interjugal (-is, -is, -e)
颧下的 infrajugal (-is, -is, -e), infrazygomatic (-us, -a, -um)
颧下颌宽指数 Jochbein-Frontal-Index *m*
颧小肌 Musculus zygomaticus minor *m*
颧缘 Margo zygomaticus *m*
颧支 Rami zygomatici *m pl*

quǎn 犬

犬 Canis familiaris <engl.>
犬巴贝虫 Babesia canis *m*
犬巴斯德菌 Pasteurella canis *f*
犬布鲁(氏杆)菌 Brucella canis *f*
犬布氏杆菌 Brucella canis *f*
犬齿(牙) Eckzahn *m*, Hakenzahn *m*, Hundszahn *m*, Dens caninus *m*
犬齿肌 Musculus caninus *m*
犬齿窝 Eckzahngrube *f*, Fossa canina *f*

犬齿窝感染 Infektion der Eckzahngrube *f*, Eckzahn-grubeninfektion *f*
犬齿窝深 fossa Eckzahntiefe *f*
犬的 canin (-us, -a, -um)
犬恶丝虫 Dirofilaria immitis *f*
犬恶丝虫病 Herzwurmerkrankung *f*
犬吠样咳 Bellhusten *m*, bellender Husten *m*, Brüllhusten *m*, Cynobex hebetica *f*
犬[复孔]绦虫 Hundebandwurm *m*, Dipylidium caninum *n*, Taenia elliptica *f*
犬复孔绦虫病 Dipylidiasis *f*
犬肝移植 Hundelebertransplantation *f*
犬弓首蛔虫 Hundespulwurm *m*, Toxocara canis *f*
犬弓首蛔蚴移行症 menschliche (od. humane) Toxokariasis *f*, Larva migrans visceralis (der Toxocara canis) *f*
犬弓首线(蛔) Toxocara canis *f*
犬弓首线虫 false Toxocara cani *f*
犬钩[口线]虫 Hundehakenwurm *m*, Ancylostoma caninum *n*
犬黑舌病 Hundeplage *f*
犬红细胞免疫血清 Antihunde-Erythrocyten-Immunserum *n*
犬后睾吸虫 Opisthorchis noverca *f*
犬棘头虫 Onciola canis *f*
犬疥疮 Hundekrätze *f*
犬惊病 Hundehysterie *f*
犬科 Canidae *f pl*
犬恐怖 Kynophobie *f*, Kynophobia *f*
犬类狂犬病 Rabies canina *f*, Hundswut *f*
犬立克次体 Rickettsia canis *f*
犬利什曼病 Hundeleishmaniose *f*
犬猫蛔虫 Ascaris marginata *f*
犬免疫球蛋白 Hund-Immunglobulin *n*
犬内脏利什曼病 viszerale Leishmaniasis des Hundes *f*, Leishmaniasis visceralis canis *f*
犬尿氨酸 Kynurenin *n*
犬尿氨酸甲酰胺酶 Kynurenin-Formamidase *f*
犬尿氨酸甲酰化酶 Kynurenin-Formylase *f*
犬尿氨酸酶 Kynureninase *f*
犬尿氨酸羟化酶 Kynurenin-Hydroxylase *f*
犬尿碱 Kynurine *f*
犬尿喹啉酸 Kynurensäure *f*
犬尿酸 Kynurensäure *f*
犬尿烯酸 false Kynurensäure *f*
犬啮虱 Tribodectea canis *f*
犬蜱 Hundezecke *f*
犬属 Canis *f*/*m*
犬绦虫 Taenia elliptica *f*, Dipylidium caninum *n*
犬温热病毒 Staupe-Virus *n*
犬瘟热 Staupe *f*
犬瘟热病毒 Staupe-Virus *n*
犬细小病毒 canines Parvovirus *n*
犬小孢子菌 Microsporum canis *n*
犬型钩端螺旋体 Leptospira canicola *f*
犬血巴通体 Haemobartonella canis *f*
犬血蜱 Haemaphysalis leachi *f*
犬牙样的 eckzahnförmig, caniniform
犬咬伤 Hundebissen *n*
犬医学 Hundeheilkunde *f*, Kyniatrie *f*
犬癔病 Hundehysterie *f*
犬硬蜱 Ixodes canisuga *n*
犬蚤 Hundefloh *m*
犬栉头蚤 Hundefloh *m*, Ctenocephalides canis *f*

quàn 劝

劝导疗法 überzeugende Therapie *f*
劝慰 Komfort *m*

QUE 炔缺瘸雀确阙

quē 炔缺

炔 Alkin *n*
炔丙醇 Propargylalkohol *m*
炔丙基 Propargylgruppe *f*
炔醇 Alkynol *n*
炔雌醇 Äthinyl-östradiol *n*, Ethinylestriadolum *n*
炔雌醇-3-环戊醚 Quinestrol *n*
炔雌醇-3-甲醚 Mestranol (um) *n*, 17-α-Äthinyl-Östradiol-3-Methyläther *m*
炔雌醚 Quinestrol *n*
炔呋菊酯(呋喃菊酯) Prothrin *n*
炔基 Alkinyl *n*
炔基化合物 alkinyle Verbindung *f*
炔己蚁胺中毒 Ethinamat Vergiftung *f*
炔键 Azetylenbindung *f*
炔诺酮 Norethisteron (um) *n*
炔属化合物 Azetylenverbindung *f*
炔[属]烃 Alkin *n*
炔系 Alkin-Serie *f*
炔己蚁胺 Äthinamat *n*, Ethinamt (um) *n*
炔异诺酮 Norethynodrel *n*
炔孕酮 Ethisteron *m*
缺α-球蛋白症 α-Globulinopenia *f*
缺α-脂蛋白血[症] Analphalipoproteinämie *f*, Analphalipoproteinaemia *f*
缺β-脂蛋白血[症] Abetalipoproteinämie *f*, Abetalipoproteinaemia *f*
缺γ-球蛋白血 Agammaglobulinämie *f*, Agammaglobulinaemia *f*
缺白蛋白血 Blutalbuminmangel *m*, Analbuminaemia *f*
缺[胞]核的 kernlos
缺臂[畸形] Leipobrachia *f*, Lipomerie *f*, Lipomeria *f*
缺齿(牙) Hypodontie *f*, Agomphiasis *f*
缺代偿性碱中毒 unkompensierte Alkalose *f*
缺代偿性酸中毒 unkompensierte Azidose *f*
缺氮尿 Anazoturie *f*, Anazoturia *f*
缺点 fehler *m*
缺点矫正 Mängelbeseitigung *f*
缺碘 Jodmangel *m*
缺碘土壤 joddefiziente Böden *pl*
缺碘性甲状腺肿 Jodmangelstruma *f*
缺电子化合物 Elektron-Defekt-Verbindung *f*
缺电子化合物 Elektronendefekt-Verbindung *f*
缺电子重排反应 Elektronendefizienz-Umlagerung *f*
缺顶露脑畸胎 Hyperenzephalus *m*
缺对染色体的 Nullisom
缺对[染色体]生物 Nullisome *f*
缺对性 Nullisomie *f*
缺乏 Defizienz *f*, Absenz *f*, Absentia *f*
缺乏弹性 unelastisch
缺乏的 frei/ohne
缺乏色素 Achromie *f*
缺乏色素斑 achromatisches Patch *n*
缺乏色素的 achromatisch
缺乏色素痣 achromatische Nävus *f*
α-GalA 缺乏症 α-Gal-A-Mangel *m*
缺钙 Kalkmangel *m*, Kalziprivation *f*, Acalcerosis *f*
缺钙的 kalzipriv, calcipriv (-us, -a, -um)
缺钙血[症] Kalzipenie *f*, Acalcaemia *f*
缺钙血友病 Hämophilia calcipriva *f*

缺钙症 Kalkavidität *f*, Kalziumavidität *f*, Acalcicosis *f*, Acalcerosis *f*
缺钙状态 Kalkhunger *m*, Kalkavidität *f*, Kalziumavidität *f*
缺过氧化氢酶血 Akatalasämie *f*, Acatalasaemia *f*
缺汗的 anhidrotisch
缺汗症 Anhidrose *f*
缺级 fehlende Oder
缺甲(无甲) Anonychia *f*
缺钾 Kaliummangel *m*, Kaliopenie *f*
缺钾性碱中毒 hypokaliämische Alkalose *f*
缺钾综合征 Kaliummangel-Syndrom *n*
缺句测验 unvollständiger Satz-Test *m*
缺刻状的 erodiert
缺口翻译法(切口平移法) Nick-Translation *f*(一种脱氧核糖核酸探针标记法)
缺口平(位)移[法] Nick-Translation *f*
缺口修补(复) Lückenreparatur *f*
缺乐症 Anhedonie *f*
缺磷的 aphosphagenic
缺磷症 Aphosphorosis *f*
缺氯的 chloropriv
缺氯性氮血[症] chloropenische Azotämie *f*, chloroprive Azotämie *f*, hypochlorämische Azotämie *f*
缺镁性手足搐搦 Magnesiumtetanie *f*
缺钠 natriummangel *m*
缺脑回的 lissencephalic
缺脑回[动物]的 lissenzephal
缺脑回动物类 Lissencephala *f*
缺胼胝体的 incallos(-us, -a, -um)
缺省 Versäumnis *n*
缺省前提 Versäumnis-Annahm *f*
缺省值 Versäumnis-Annahmwert *m*
缺失 Deletion *f*, Defizienz *f*, Defectus *m*
Rh 缺失 Rh-Deletion *f*
缺失定位 Deletionskartierung *f*
缺失定位法 Deletionskartierung *f*
缺失环 Streichung Schleife *f*
H- 缺失孟买血型 H-Abwesenheit Bombay Blutgruppe *f*
缺失体 Deletant <engl.>
缺失突变 Mangel-Mutation *f*
缺失突变型 Mangel-Mutante *f*
Rh 缺失型 Rh-Abwesenheitsart *f*
缺失性低钠血症 depletionale Hyponatriämie *f*
缺失性畸形 Reduktionsmißbildung *f*
缺失杂合子 Heterozygote Streichung *f*
缺失值 fehlende Daten *n pl*
缺失作图 Deletionskartierung *f*
缺手(无手) Acheirie *f*
缺水 Wasserdefizit *n*, Wasserarmut *f*, Exsikkose *f*, Hydropenie *f*
缺水的 wasserarm
缺水热 Durstfieber *n*, Exsikkosefieber *n*, Exsikkationsfieber *n*, Dehydrationsfieber *n*
缺水性脱水 hypertone Dehydration *f*
缺水血[症] Anhydrämie *f*, Anhydraemia *f*, Anydrämie *f*, Anydraemia *f*
缺水状态 Exsikkose *f*
缺损 Defekt *m*, Kolobom *n*, Coloboma *n*
缺损的 defectiv(-us, -a, -um)
缺损畸胎 defektives Monstrum *n*
缺损性骨折 mangelhafter Bruch *m*
缺损症状 defektives Symptom *n*
缺碳酸血[症] Akapnämie *f*, Akapnie *f*, Hypokapnie *f*, Hypokarbie *f*
缺碳酸血[症]的 akapnoisch
缺碳酸盐血[症] Akarbie *f*, Acarbia *f*
缺体 22 nullisomisch
缺体生物 nullisomie <engl.>
缺体四体补偿现象 nulli-Tetra Entschädigung *f*
缺铁性红细胞生成 eisendefiziente Erythropoiese *f*
缺铁性聋 eisendefiziente Hörminderung *f*
缺铁性贫血 Eisenmangelanämie *f*, Anaemia oligosider-aemica *f*
缺铁性瘙痒症 Eisenmangel Juckreiz *m*
缺铁性吞咽困难 Dysphagia sideropenia *f*
缺铁性吞咽困难综合征 Paterson*-Kelly*-Syndrom *n*
缺铁性吞咽困难综合征(普文综合征) Plummer*-Vinson*-Syndrom *n*
缺铁性咽下困难(普文综合征) sideropenic Dysphagie *f*
缺图测验 unvollständiges Bild Test *n*
缺硒病 Selenmangelkrankheit *f*
缺席 Abwesenheit *f*
缺隙保持器 platzhalter *n*
缺夏孢型的 demicyclic
C1 缺陷 C1-Mangel *m*
C2 缺陷 C2-Mangel *m*
C3 缺陷 C3-Mangel *m*
C4 缺陷 C4-Mangel *m*
C5 缺陷 C5-Mangel *m*
C6 缺陷 C6-Mangel *m*
C7 缺陷 C7-Mangel *m*
C8 缺陷 C8-Mangel *m*
C9 缺陷 C9-Mangel *m*
缺陷 Defekt *m*, Defectus *m*, Vitium *n*
IgA 缺陷 IgA-Mangel *m*
缺陷病毒 defektes Virus *n*, Satellitenvirus *n*
缺陷病毒颗粒 Satellitenviruspartikel *f*
缺陷的 defekt
缺陷儿童 behindertes Kind *n*
缺陷儿童教育 Ausbildung von behinderten Kindern *f*
缺陷干扰质粒 fehlerhaftes störendes Teilchen *n*
缺陷和痴呆 Defizite und Demenz
缺陷矫治 Korrektion des Defektes *f*, Defekt-Korrektion *f*
缺陷矫治率 Korrekturrate des Defektes *f*, Defektkorrekturrate *f*
缺陷率 Defektrate *f*
缺陷心理学 Defekt-Psychologie *f*
缺陷型逆转录病毒 defektes Retrovirus *n*
缺陷性干扰颗粒 defektes störendes Partikel *n*
缺陷转导噬菌体 defekte Wandlerspalt Phage *f*
缺锌侏儒症 Kleinwuchs durch Zinkmangel verursacht *m*
缺血 Ischämie *f*, Ischaemia *f*
缺血半暗带 ischämische Penumbra *f*
缺血半影 ischämische Penumbra *f*
缺血后处理 ischämische Postkonditionierung *f*(IPostC, IPC)
缺血后性充血 reaktive Hyperämie *f*
缺血急死 plötzlicher Tod von Ischämie *m*
缺血期 ischämisches Stadium *n*, Ischämiephase *f*
缺血缺氧性脑病 hypoxische ischämische Enzephalopathie *f*
缺血损伤 ischämische Verletzung *f*
缺陷[性]病毒 defektes Virus *n*
缺血性肠病 ischämische Enteropathie *f*
缺血性肠病综合征 ischämisch enteropathisches Syndrom *n*, Syndrom der ischämischen Enteropathie *n*
缺血性肠梗阻 ischämischer Ileus *m*, ischämischer Darmverschluß *m*
缺血性肠绞痛 ischämische Darmkolik *f*
缺血性的 ischämisch
缺血性低氧症 ischämische Hypoxie *f*
缺血性二尖瓣反流 false ischämische Mitralklappeninsuffi-

zienz *f*
缺血性二尖瓣功能不全 ischämische Mitralinsuffizienz *f*
缺血性二尖瓣关闭不全 false ischämischer Mitralklappeninsuffizienz *f*
缺血性骨不连接 blutgefäßlos nicht angeschlossen
缺血性骨关节病 ischämische Osteoarthropathie *f*
缺血性骨坏死 ischämische Osteonekrose *f*
缺血性坏死 ischämische Nekrose *f*
缺血性肌病 ischämische Myopathie *f*
缺血性肌挛缩 ischämische Muskelkontraktur *f*
缺血性肌萎缩 ischämische Muskelatrophie *f*
缺血性急性肾[功能]衰竭 ischämisches akutes Nierenversagen *n*
缺血性结肠炎 ischämische Kolitis *f*
缺血性溃疡 ischämische Ulkus *n*
缺血性挛缩 ischämische Kontraktur *f*
缺血性脑病 ischämische Enzephalopathie *f*
缺血性[脑]软化 anämische Aufweichung *f*
缺血性脑血管疾病 ischämische zerebrovaskuläre Erkrankung *f*
缺血性脑卒中 ischämischer Schlaganfall *m*
缺血性缺氧 ischämische Anoxie *f*
缺血性缺氧期 Phase ischämischer Hypoxie *f*
缺陷[性]溶源 defektes Lysogen *n*
缺血性神经病 ischämische Neuropathie *f*
缺血性神经炎 ischämische Neuritis *f*
缺血性视神经病 ischämische Optikusneuropathie *f*
缺血性视神经乳头病变 ischämische Neuropathie der Sehnervenpapille *f*
缺血性停搏 ischämische Verhaftung *f*
缺血性胃炎 ischämische Gastritis *f*
缺血性心肌病 ischämische Kardiomyopathie *f*
缺血性心脏病 ischämische Herzkrankheit *f*, anämische Herzkrankheit *f*
缺血性阴茎异常勃起 ischämischer Priapismus *m*
缺血性龈萎缩 ischämische Atrophie *f*
缺陷[性]原噬菌体 defekte Prophage *f*
缺血性再灌注损伤 Ischämie-Reperfusionsschaden *m*
缺血性再灌注综合征 Ischämie-Reperfusion-Syndrom *n*
缺血性肢体 Ischämie-Reperfusionsverletzung *f*
缺血性卒中 ischämischer Schlaganfall *m*
缺血修饰性清蛋白 Durchblutungsnot abgeändertes Albumin *n*
缺血预处理 ischämische Vorbehandlung *f*
缺血预适应 ischämische Präkonditionierung *f*
缺血预调控 ischämische Präkonditionierung *f*
缺血-再灌注 Ischämie-Reperfusion *f*
缺血再灌注损伤 Ischämie-Reperfusionsverletzung *f*, Ischämie-Reperfusionsschaden *m*
缺血再灌注[性]心律失常 Ischämie-Reperfusion Arrhythmie *f*
缺血状态 ischämischer Zustand *m*
缺牙 Agomphiasis *f*, Hypodontie *f*
缺牙[症] defiziente Zahnzahl *f*
缺牙间隙 Schaltlücke *m*
缺牙症 zahnlose Krankheit *f*
缺盐 (Koch-)Salzmangel *m*
缺盐危象 Salzmangelsyndrom Krise *f*
缺盐性脱水 Kochsalzexsikkose *f*
缺盐指标 Index des Kochsalzmangels *m*, Kochsalz-mangel-Index *m*
缺盐综合征 Kochsalzmangelsyndrom *n*, Salzmangelsyndrom *n*
缺养滞生 microbinert
缺氧 Sauerstoffmangel *m*, Sauerstoffhunger *m*, Sauerstoffdefizit *n*, Hypoxie *f*
缺氧保藏法 anaerobiotische Präservation *f*, anaerobiotische Bewahrung *f*
缺氧保藏法 sauerstofffreie Aufbewahrung *f*
缺氧报警器 Hypoxie Alarm *m*
缺氧报警装置 Hypoxie Alarmgerät *n*
缺氧的 anoxisch
缺氧发作 hypoxische Faszination *f*
缺氧反应 Hypoxie-Antwort *f*
缺氧反应元件 Hypoxie-Reaktion-Element *n* (HRE)
缺氧肺气肿 Emphysem vom Sauerstoffmangel *n*
缺氧负荷 hypoxischer Stress *m*
缺氧后反应 post-hypoxische Reaktion *f*
缺氧后异常 posthypoxisches Paradoxon *n*
缺氧后意识障碍 Sauerstoff Paradox *n*
缺氧机制 Hypoxiemechanismus *m*
缺氧极限 Hypoxie Grenze *f*
缺氧耐力 Hypoxie Toleranz *f*
缺氧耐力试验 Hypoxämietoleranztest *m*
缺氧培养 anaerobe Kultivierung *f*
缺氧缺血性脑病 hypoxische ischämische Enzephalopathie *f*
缺氧试验 Hypoxie-Test *m*
缺氧适应 Anpassug an Anoxie *f*
缺氧危险 hypoxische Gefährdung *f*
缺氧细胞 Oxygen-defiziente Zellen *f pl*
缺氧线粒体[改变] Sauerstoffmangel Mitochondrium *n*
缺氧心搏停止法 anoxische Herzstillstand-Methode *f*
缺氧性抽搐 anoxische Konvulsion *f*
缺氧性的 anoxisch, hypoxisch
缺氧性肺动脉高压 hypoxische pulmonale Hypertonie *f* (HPH)
缺氧性肺功能不良 hypoxische Lungenfunktionsstörung *f*, anoxische Lungenfunktionsstörung *f*
缺氧性肺血管收缩 hypoxische pulmonale Vasokonstriktion *f*
缺氧性喉痉挛 Hypoxie-Laryngospasmus *m*
缺氧性痉挛 hypoxischer Krampf *m*
缺氧性脑病 anoxische Enzephalopathie *f*
缺氧性脑损伤 hypoxische Verletzung des Gehirns *f*
缺氧性强直性抽搐 anoxischer tetanischer Krampf *m*
缺氧性缺氧 hypobarische Hypoxie *f*
缺氧性损伤 anoxische Verletzung *f*
缺氧性停搏 anoxische Verhaftung *f*
缺氧性窒息 anoxische Asphyxie *f*
缺氧血[症] Anoxämie *f*, Anoxaemia *f*
缺氧血[症]的 anoxämisch
缺氧诱导因子 Hypoxie-induzierbarer-Faktor *m* (HIF)
缺氧诱导因子-1 Hypoxie-induzierbarer Faktor 1 *m* (HIF-1)
缺氧晕厥 Hypoxie Synkope *f*
缺氧症 Anoxie *f*
缺氧状态 anoxische Bedingung *f*
缺掌骨[畸形] Ectrometacarpia *f*
缺枝煤炱属 Meliolina *f*
缺肢 Ektromelie *f*
缺肢[畸形] Lipomerie *f*, Lipomeria *f*, Ektromelie *f*, Ektromelia *f*
缺肢畸胎 Ektromelus *m*, Peromelus *m*
缺跖骨[畸形] Ectrometatarsia *f*
缺指(趾) Hypodaktylie *f*, Adaktylie *f*, Adactylia *f*
缺指(趾)骨[畸形] Ectrophalangia *f*
缺指(趾)畸形(外胚层发育不良,裂唇及裂腭综合征) Ektrodaktylie-ektodermalen Dysplasie-Lippen-und Gaumenspaltes Syndrom *n*
缺趾 fehlende Fußzehe *f*
缺中子短半衰期 neutronenarme Kurzhalbwertzeit *f*, neutronenarme Kurzhalbwertdauer *f*
缺中子同位素 neutronenarmes Isotop *n*
缺转铁[球]蛋白血 Atransferrinämie *f*

缺足［畸形］ Ektropodie *f*, Ektropodismus *m*

qué 瘸

瘸腿 Lahme *f*, Lahmen *n*, Hinken *n*

què 雀确阙

雀稗属 Paspalum *n*
雀稗中毒 Paspalismus *m*
雀斑 Ephelis *f*, Märzenfleck *m*, Naevus lenticularis *m*
雀斑样的 fleckchen ähnlich
雀斑样色素痣 Sommersprossen-like Nävi *f*
雀斑样痣 Leberflecken *n*
雀斑样痣病 Lentiginose *f*
雀斑样痣型 Lentigo Art *f*
雀斑状的 lentiginös
确定 feststellung *f*
确定程度 Gewissheitsgrad *m*
确定的 bestimmt, definitiv
确定能力 Potenzenbestimmung *f*
确定偏倚 Ermittlungsbias *n*
确定试验 Bestätigungsprobe *f*
确定型临床护理决策 affirmative klinische Pflegenentscheidung *f*
确定性假设 Diskriminierungshypothese *f*
确定性结核 unverwechselbare Tuberkulose *f*
确定性领域 deterministische Domain *f*
确定性流程图 deterministische Fließbild *f*
确定性数据处理 deterministische Datenverarbeitung *f*
确定性因子 Sicherheitsfaktor *m*
确定性质 deterministische Natur *f*
确立团队满足感 Selbstgefälligkeit des eingerichteten Team *f*
确立细胞系 etablierte Zelllinie *f*
确切 Präzision *f*
确切定义的问题 wohldefiniertes Problem *m*
确切定义的相关性标准 wohldefinierte Relevanzkriterien *n pl*
确切概率 genaue Wahrscheinlichkeit *f*
确认 Bestätigen *n*, Identifikation *f*, Identifizierung *f*
确认病人 identifizierter Patient *m*
确认度 Beweiskraft *f*
确认致癌原 erprobtes Karzinogen *n*
确实溶酶体 definitives Lysosom *n*
确实性 Sicherheit *f*
确信 Versicherung *f*
确诊 sichere Diagnose *f*, genaue Diagnosenstellung *f*
确诊不能 Akrisie *f*, Acrisia *f*
确诊试验 Test der sicheren Diagnose *m*
确证 Verifikation *f*, Bestätigung *f*
确证偏倚 festgestelltes Bias *n*
确证试验 Bestätigungstest *m*
确证信息 bestätigende Information *f*
确证中和试验 bestätigender Neutralisationstest *m*
阙如(发育不全) Agenesie *f*

QUN 群

qún 群

群 Gruppe *f*
群编码 Ensemble-Codierung *f*
群从 Population *f*, Verknüpfung *f*
G 群单体综合征 Gruppe G Monosomie-Syndrom *n*
群婚 Gruppenehe *f*, Gemeinschaftsehe *f*
群集 Konstellation *f*
群集的 gekräht
群集分析 Clusteranalyse *f*
群集素 Cluster *n*
群集算法 Clustering-Algorithmus *n*
群集现象 soziales Phänomen *n*
群集性 Geselligkeit *f*
群际冲突 Intergruppenkonflikt *m*
群际关系 interfraktioneller Bezug *m*
群际行为 Intergruppenverhalten *n*
群际接触假设 Intergruppenkontakt Hypothese *f*
群际疗法 interfraktionelle Therapie *f*
群居本能 Instinkt der Geselligkeit *m*
群居的 in Herden lebend, in Gemeinschaften lebend, gesellig
群居动物 geselliges Tier *n*, Herdentier *n*
群居昆虫 soziale Insekten *n pl*
群居性的 gregari(-us, -a, -um)
群居性痢疾 Asyl-Ruhr *f*
群聚 Aggregation *f*
群抗原 Gruppenantigen *n*
A 群链球菌感染 Gruppe A Streptokokkenansteckung *f*
D 群链球菌感染 Gruppe D Streptokokkenansteckung *f*
群落 Gesellschaft *f*, Gemeinschaft *f*, Coenobium *n*, Kolonie *f*
群落地 Lokalität *f*
群落交错区 Ökoton *n*, Übergangsgesellschaft *f*
群落生境 Biotop *n*
群落效应 Community-Effekt *m*
群落形成单位 Kolonienbildungseinheit *f*
群落遗传学 Genidentismus *m*
群凝集［反应］ Gruppenagglutination *f*
群生棘 Gruppenstachel *m*, Gruppenspina *f*
群速度 Gruppengeschwindigkeit *f*
群特异抗原 gruppenspezifisches Antigen *n*
群体 Kolonie *f*, Population *f*, Coenobium *n*
群体(种群) Bevölkerung *f*
群体暗示 Gruppenvorschlag *m*
群体倍增时间 Verdopplung der Populationszeit *f*
群体倍增水平 Verdopplung der Population Ebene *f*
群体标准化 Gruppenstandardisierung *f*
群体差异 Gruppendifferenz *f*
群体超我 Gruppen Über-Ich *f*
群体成员 Gruppenzugehörigkeit *f*
群体传播 Gruppenkommunikation *f*
群体道德 Gruppenmoral *f*
群体动力［学］ Gruppendynamik *f*
群体动态 Populationsdynamik *f*
群体对比 Group-Vergleich *m*
群体反射 massenreflex *m*
群体反应性抗体 Panel-reaktiver Antikörper *m*
群体访谈 Gruppeninterview *n*
群体分类 Gruppeneinteilung *f*
群体分裂 Gruppenkernspaltung *f*
群体分析 Clusteranalyse *f*
群体感染 Gruppenansteckung *f*
群体功能 Gruppenfunktion *f*
群体归属需要 Brauch für den Beitritt *m*
群体规范 Gruppennorm *m*
群体行为 Gruppenverhalten *n*
群体极化效应 Gruppen Polarisationseffekt *m*
群体加力 Gruppeninkrement *n*
群体检查 Reihenuntersuchung *f*, Massenuntersuchung *f*
群体健康 Aggregatsgesundheit *f*
群体健康教育 Gesundheitserziehung der Gemeinschaft *f*
群体健康流行病学 Gesundheitsepidemiologie *f*
群体接纳 Gruppenakzeptanz *f*
群体结构 Konzernstruktur *f*
群体精神病 massenhaftauftretende psychogene Erkrankung *f*

群体决策 Entscheidungsfindung in Gruppen *f*
群体绝对化 Gruppenabsolutismus *m*
群体密度 Bevölkerungsdichte *f*
群体免疫 Herdenimmunität *f*, Gruppenimmunität *f*
群体免疫力 Herdenimmunität *f*
群体谬误 Gruppentäuschung *f*
群体能力 Gruppenfähigkeit *f*
群体凝聚力 Gruppenzusammenhalt *m*
群体偏见 Gruppenvorurteil *n*
群体偏倚 Aggregation Bias *n*
群体频率 Bevölkerungsfrequenz *f*
群体普查 massenvollerhebung *f*
群体气氛 Gruppenatmosphäre *f*
群体人格 Gruppenpersönlichkeit *f*
群体认可 Gruppensanktion *f*
群体筛选检查 Reihenuntersuchung *f*
群体社会化 Gruppensozialisation *f*
群体生产率 Gruppenproduktivität *f*
群体生态学 Synökologie *f*, Synecologia *f*, Populationsökologie *f*
群体试验 Populationsexperiment *n*, Gruppenexperiment *n*
群体衰败过程 Inzucht *f*
群体顺从偏见 Gruppenvorurteil *n*
群体讨论 Gruppendiskussion *f*
群体调查 massenuntersuchung *f*, Massenerhebung *f*
群体同一性 Gruppenidentifizierung *f*
群体突变效应 Auswirkungen auf Bevölkerungsmutation *f*
群体团结 Gruppeneinheit *f*
群体问题解决 Gruppenproblemlösung *f*
群体吸引力 Gruppenattraktivität *f*
群体细胞遗传学 Bevölkerung Zytogenetik *f*
群体效应 Gruppeneffekt *m*
群体心理 Gruppengeist *m*
群体心理学 Gruppenpsychologie *f*
群体心理治疗 Gruppenpsychotherapie *f*
群体心理治疗机制 Mechanismus der Gruppenpsychotherapie *m*
群体性歇斯底里 Massenhysterie *f*
群体压力 Gruppendruck *m*
群体药代动力学 Populationspharmakokinetik *f*
群体药动学 Populationspharmakokinetik *f*
群体医学 Bevölkerungsmedizin *f*
群体遗传学 Populationsgenetik *f*
群体意识 Gruppenbewusstsein *n*
群体因素论 Gruppenfaktorentheorie *f*
群体约束力 Gruppensanktion *f*
群体灾难 Massenkatastrophe *f*
群体诊断 Massendiagnose *f*
群体治疗 Gruppentherapie *f*
群体咨询 Gruppenberatung *f*
群体作业 Gruppenleistung *f*
群因素说 Gruppe-Faktor-Theorie *f*
群游现象(微生物) Schwärmen *n*
群葬 Massengrab *n*
群众反应 Volkantwort *f*
群众关系 Öffentlichkeitsarbeit *f*
群众行为 Massenverhalten *n*
群众心理 Massengeist *m*
群众心理学 Massenpsychologie *f*
群众意识 Massenbewusstsein *n*
群众运动 Massenbewegung *f*
群组试验 Gruppen-Test *m*
群组随机对照试验 Cluster-randomisierte Untersuchung *f*
群组调查研究 Kohortenstudie *f*

R

RAN 燃染

rán 燃

燃 entflammen
燃料 Brennstoff *m*, Triebstoff *m*, Kraftstoff *m*, Brennmaterial *n*
燃料电池 Brennstoffzelle *f*, Brennstoffelement *n*
燃料分子 Kraftstoff-Moleküle *n*
燃料燃烧 Kraftstoffverbrennung *f*
燃料使用 Brennstoffanwendung *f*
燃料油 Brennöl *n*
燃料油脱硫 Brennöldesulfurierung *f*, Desulfurierung des Brennöls *f*
燃煤污染型氟中毒 Verbrennung von Kohle Fluorose *f*
燃煤污染型砷中毒 kohlebefeuerter Arsenismus *m*
燃煤型地方性氟中毒 kohlebefeuerte Fluorose *f*
燃煤型氟中毒 kohlebefeuerte Fluorose *f*
燃烧 Verbrennung *f*, Entflammung *f*, Kombustion *f*
燃烧安定性 Verbrennungsstabilität *f*
燃烧产物 Verbrennungsprodukt *n*, Verbrennungsergebnis *n*
燃烧池 Verbrennungszelle *f*
燃烧催化剂 Verbrennungsbeschleuniger *m*, Verbrennungskatalysator *m*
燃烧当量 Verbrennungsgleichwertigkeit *f*
燃[烧]点 Zündpunkt *m*, Brennpunkt *m*, Entzündungspunkt *m*
燃烧法 Verbrennungsmethode *f*, Verbrennungsverfahren *n*
燃烧反应 Verbrennungsreaktion *f*
燃烧分析 Verbrennungsanalyse *f*
燃烧管 Verbrennungsrohr *n*
燃烧管冷却 Verbrennungsrohrabkühlung *f*
燃烧过程 Verbrennungsvorgang *m*, Verbrennungsprozeß *m*, Verbrennungsverlauf *m*
燃烧过程控制 Verbrennungskontrolle *f*
燃烧炉 Verbrennungsofen *m*
燃烧器 Brenner *m*
燃烧强度 Verbrennungsintensität *f*
燃烧热 Verbrennungswärme *f*
燃烧室 Verbrennungskammer *f*
燃烧室容积 Volumen der Verbrennungskammer *n*
燃烧速率 Verbrennungsgeschwindigkeit *f*
燃烧完全度 Verbrennungsvollständigkeit *f*, Vollständigkeit der Verbrennung *f*
燃烧温度 Verbrennungstemperatur *f*
燃烧原理 Verbrennungsprinzip *n*
燃烧装置 Verbrennungsanalysengerät *n*
燃素 Phlogiston *n*
燃素学说 Phlogistontheorie *f*

rǎn 染

染尘法 Staubexpositionsmethode *f*, Staubexpositionsverfahren *n*
染毒 Belastung durch Giftstoffe *f*
染毒[地]区 Kontaminationsbereich *m*
染毒柜 Giftexposure-Kabinett *n*
染毒室 Giftexposure-Kammer *f*
染毒途径 Expositionspfade *m*
染发剂 Haarfärbemittel *n*
染发液 Haarspülung *f*
染缸 Färbeküvette *f*
染剂 Farbstoff *m*, Farbmittel *n*
阿尔茨海默染剂 Alzheimer* Farbstoff *m*（用以显示内格里小体）
阿丘卡罗氏[银鞣酸]染剂 Achucárro* (Tanninsilber-) Farbstoff *m*
拜-海二氏染剂 Biondi*-Heidenhain* Farbstoff *m*
鲍伊染剂 Bowie* Farbstoff *m*（显示球旁细胞的弱嗜碱性胞浆和特殊颗粒）
贝斯特卡红染剂 Best* Carminefarbstoff *m*（显示糖原的染剂）
本达染剂 Benda* Farbstoff *m*（显示神经组织）
本斯莱氏中性龙胆紫橙黄G染剂 Bensley* Farbstoff des neutralen Gentianaoranges G *m*
伯默氏苏木精染剂 Böhmer* Hämatoxylinfarbstoff *m*
布扎格洛氏染剂 Buzaglo* Farbstoff *m*
达文波特染剂 Davenport* Farbstoff *m*（用于显示各种神经组织成分）
德拉非尔德氏苏术精染剂 Delafield* Hämatoxylinfarbstoff *m*
多米尼西氏染剂 Dominici* Farbstoff *m*
多纳氏芽胞染剂 Dorner* Sporenfarbstoff *m*
费范染剂 Verhoeff*-Van* Giesonfarbstoff *m*（显示弹性纤维的组织病理学染剂）
丰马染剂 Fontana-Masson-Farbstoff *m*（染黑素和嗜银物质的染剂，可用于某些肿瘤的诊断）
冯科萨氏染剂 von Kossa* Farbstoff *m*
戈莫里银乌洛托品染剂 Gomori* Methenamin Silberfärbung *f*
革兰氏碘染剂 Gram* Jodfarbstoff *m*
古德帕斯丘染剂 Goodpasture* Farbstoff *m*（显示过氧化酶反应）
哈里斯氏苏木精染剂 Harris* Hämatoxylinfarbstoff *m*
海登海因铁苏木精染剂 Heidenhain* Eisenhämatoxylinfarbstoff *m*
吉姆萨氏染剂 Giemsa* Farbstoff *m*
赖特氏染剂 Wright* Farbstoff *m*
勒夫勒碱性美蓝染剂 Löeffler* Alkalimethylenblaufarbstoff *m*
利什曼氏染剂 Leishman* Farbstoff *m*
罗克琐尔固蓝染剂 Luxol-Fast-Grünspanbecherling *m*
罗曼诺夫斯基氏染剂 Romanowsky* Farbstoff *m*
洛兰·史密斯染剂 Lorrain*-Smith* Farbstoff *m*（染脂酸）
吕弗勒氏染剂 Löffler* Farbstoff *m*
马洛里蹈红美蓝染剂 Mallory*-Phloxin-Methylenblaufarbstoff *m*（显示结缔组织）
马洛里氏结缔组织染剂 Mallory* Bindegewebsfarbmit-tel *n*
马洛里氏磷钨酸苏水精染剂 Mallory* Phosphorwolframsäure-Hämatoxylinfarbstoff *m*
马洛里氏三重染剂 Mallory* Dreifachfärbungsmittel *n*
马森染剂 Masson*-Farbstoff *m*（染结缔组织）
马氏染剂 Macchiavellos-Farbstoff *m*（染立克次体）
迈尔氏苏木精明矾染剂 Mayer* Hämalaunfarbstoff *m*
梅-格二氏染剂 May*-Grünwald* Farbstoff *m*
米利根氏三色染剂 Milligan* Trichromfärbungsmittel (od. Dreifachfärbungsmittel) *n*
米沙利斯染剂 Michaelis* Farbstoff *m*（染血细胞）
奈瑟氏二重染剂 Neisser* Doppelfärbungsmittel (od. Zweifachfärbungsmittel) *n*

尼尔森氏染剂 Neelsen* Farbstoff *m*
欧利希氏三酸染剂 Ehrlich* Triazidfarbstoff *m*
欧利希氏酸性苏木精染剂 Ehrlich* saures Hämatoxy-lin (-Farbstoff *m*) *n*
欧利希氏中性染剂 Ehrlich* Neutralfarbstoff *m*
庞-金二氏染剂 Ponder*-Kinyoun* Farbstoff *m*
齐尔氏石炭酸品红染剂 Ziehl* Karbolfuchsinfarbstoff *m*
齐-尼二氏染剂 Ziehl*-Neelsen* Karbolfuchsinlösung *f*
恰乔染剂 Ciaccio* Farbstoff *m*(显示类脂质的染剂)
塞勒染剂 Seller* Farbstoff *m*(用于诊断狂犬病)
施马染剂 Dternheimer*-Malbin* Farbstoff *m*(尿液分析的染剂)
斯-布二氏染剂 Stovall*-Black* Farbstoff *m*
苏丹黑脂肪染剂 Sudan B Schwarzlot *n*(显示军团菌和细菌细胞内的脂肪液泡)
维尔赫夫染剂 Verhoeff* Farbstoff *m*(染弹性组织)
魏尔希氏染剂 Welch* Farbstoff *m*
魏格特氏染剂 Weigert* Pikrokarminfarbstoff *m*
乌纳氏碱性亚甲蓝染剂 Unna* Alkalisches-Methylblau-Farbstoff *m*
香克氏染剂 Shunk* Farbstoff *m*
佐藤-庄司二氏染剂 Sato*-Shoji* Farbstoff *m*
染料 Farbstoff *m*, Färbungsmittel *n*
染料激光 Farbstofflaser *m*
染料激光器 Farbstofflaser *m*
染料拒染试验 Farbausschlußtest *m*
染料木甙 Genistin *n*
染料木黄酮 Genistein *n*
染料木素 Genistein *n*
染料偶联 Farbstoffkopplung *f*
染料排泄功能试验 Farbstoffexkretionstest *m*, Farbstoff-Funktionsprobe *f*
染料试验 Farbtest *m*
染料稀释法 Farbverdünnungsmethode *f*
染料稀释法心输出量仪 Herzleistungsmessmonitor mit Farbverdünnungsmethode *m*
染料稀释技术 Farbverdünnungstechnik *f*
染料稀释曲线测定 Bestimmung der Farbstoffverdünnungskurve *f*
染料稀释曲线法 Farbstoffverdünnungskurvenmethode *f*
染浅色的 hypochromatisch
染色 Färbung *f*
染色X线造影术 Chromatoröntgenographie *f*
染色半体 Chromatide *n pl*
染色标本 gefärbtes Präparat *n*
染色不同的 heterochrom, heterochromatisch
染色不足 Hypochromasie *f*
染[色]槽 Färbekufe *f*, Färbefass *n*
染色带 eingefärbte Zone *f*
染色单体 Chromatide *n pl*
染色单体不分离 Chromatiden-Non-Disjunktion *f*
染色单体倒位 Chromatidsinversion *f*
染色单体断裂 Chromatid (en) bruch *m*
染色单体分离 Chromatidsegregation *f*
染色单体干涉 Chromatidstörung *f*
染色单体互换 Chromatidenaustausch *m*
染色单体畸变 Chromatidsaberration *f*
染色单体间隙 Chromatidslücke *f*
染色单体交换 Chromatid-Austausch *m*
染色单体粒 Chromatidkorn *n*
染色单体桥 Chromatidenbrücke *f*
染色单体缺失 Chromatiddeletion *f*
染色单体型畸变 Chromatidaberration *f*
染色单体型突变 Chromatidenwanderung *f*
染色单体易位 Chromatidtranslokation *f*
染色单体转换 Chromatidkonversion *f*
染色的 tinktoriell, tinktorial
染色法 Färbung *f*, Färbemethode *f*
阿尔伯特氏白喉杆菌染色法 Albert* Diphtherie-Färbung *f*
安东尼尔荚膜染色法 Anthony* Kapselfärbung *f*
贝提氏固定亚甲蓝染色法 Bethe* Färbemethode *f*
博迪恩氏胶体银染色法 Bodian* Färbung (od. Methode) *f*
达法诺氏硝酸钴染色法 Da Fano* (Imprägnations-) Methode *f*
达文波特氏镀银染色法 Davenport* Methode *f*
德尔里奥·霍特加氏镀银染色法 (del Rio) Hortega* (Silberfärbungs-) Methode *f*
德特菲尔德染色法 Dieterle* Färbung *f*(一种浸银法)
费尔金染色法 Feulgen* Färbung *f*(显示染色体)
丰塔纳氏染色法 Fontana* Silbermethode *f*
富特氏染色法 Foot* Silberimprägnation *f*
富特氏碳酸银氨染色法 Foot* Silberkarbonat-Färbungsmethode *f*
高尔基氏混合染色法 Golgi* Doppelimprägnierung-(smethode) *f*
格雷汉氏α-奈酚派若宁染色法 Graham* α-Naphthol-pyroninfärbungsmethode *f*
革兰氏[染色]法 Gram* (Färbungs-) Methode *f*
革兰氏染色[法] Gram* Färbung (smethode) *f*
古德帕斯彻氏染色法 Goodpasture* Färbung *f*, Peroxydasefärbungsmethode *f*
海登海因氏铁苏木精染色法 Heidenhain* Eisenhämatoxylinfärbung *f*
霍特加氏染色法 Hortega* Methode *f*
霍特加氏银染色法 Hortega* Silbermethode *f*
吉姆萨氏染色[法] Giemsa* Färbung *f*
卡斯塔涅达染色法 Castanede* Färbung *f*(显示立克次体染色法)
柯克斯氏改良高尔基氏升汞染色法 Cox* Färbemethode *f*, modifizierte Golgi* Sublimatmethode *f*
赖特氏染色[法] Wright* Färbung (smethode) *f*
兰逊氏吡啶银染色法 Ranson* (Pyridin-Silber-) Färbung *f*
朗飞氏氯化金染色法 Ranvier* Goldimprägnation-(smethode) *f*
利夫桑氏染色法 Liefson* Färbungsmethode *f*
吕弗勒氏鞭毛染色法 Löffler* Geißelfärbung *f*
马尔基氏染色法 March* Färbung (od. Methode) *f*
马基阿韦洛氏立克次氏体染色法 Macchiavello* Fär-bung *f*
马克西莫夫染色法(苏木精伊红天青Ⅱ染色法) Maximow* Färbung *f*
梅氏芽胞染色法 May* (Sporen-) Färbung *f*
奈瑟氏染色法 Neisser* Polkörperchenfärbung *f*
尼斯尔氏染色法 Nissl* Färbung *f*
帕尔氏改良魏格特氏髓鞘染色法 Pal* Markscheidenfärbung *f*, modifizierte Weigert* Färbung *f*
帕帕尼科拉乌氏染色法 Papanicolaou* Färbung *f*
帕彭海姆染色法 Pappenheim* Färbung *f*(身体各种分泌物涂片的染色法)
帕普银染法 Pap* Silber-Methode *f*(显示网状纤维)
潘菲尔德氏染色法 Penfield* (Färbungs-) Methode *f*
佩尔德劳氏改良比尔朔夫斯基氏染色法 Perdrau* Methode *f*, modifizierte Bielschowsky* Methode *f*
齐尼抗酸染色[法] Ziehl*-Neelsen* Färbung *f*
史-迪二氏染色法 Smith*-Dietrich* Färbung *f*
特氏金胺若丹明荧光染色[法] Truant Auramin-Rhodamin-Färbung *f*(显示分枝杆菌)
外尔氏快速染色法 Weil* Schnellfärbung *f*
韦尔染色法 Weil* Färbung *f*(染髓鞘)

韦森染色法 Wayson* Färbung *f*(显示端极染色的方法,专用于显示鼠疫杆菌)
魏格特氏间苯二酚品红染色法 Weigert* Resorcin-Fuchsinfärbung *f*
魏格特氏髓鞘染色法 Weigert* Markscheidenfärbung *f*
魏格特氏铁苏木精染色法 Weigert* Eisenhämatoxylinfärbung *f*
魏格特氏纤维蛋白染色法 Weigert* Fibrinfärbung *f*
沃康孢子染色法 Wirtz-Conklin* Sporenfärbung *f*
希门尼斯染色 Giemenez* Färbung *f*(一种衣原体、立克次体和军团菌染色法)
希斯氏荚膜染色法 Hiss* Kapselfärbung *f*
希斯氏染色法 Hiss* Färbung *f*
绪方-绪方二氏镀银染色法 Ogata*-Ogata* Silberfär-bung *f*
印度墨汁染色[法] indische Tintekapselfärbung *f*
詹纳尔氏染色法 Jenner* Färbung *f*
F 染色法 F-Färbemethode *f*(经磷酸处理以费尔金染色法染染色体)
T 染色法 T-Färbemethode *f*(仅染染色体末端)
染色反应 Farbenreaktion *f*
染色缸 Färbeküvette *f*
染色工 Färber *m*
染色过度(深) Hyperchromatismus *m*, Hyperchromatose *f*, Hyperchromatosis *f*
染色过浅 Hypochromasie *f*
染色剂 Fleck *m*, Farbstoff *m*
染色剂瓶 Färbungsflasche *f*
染[色]架 Färbebrücke *f*
染色检查 Chromoskopie *f*
染色检尿法 Chrom(o)urinographie *f*
染色粒 Chromomer *m*, Idiomer *n*, Karyomer *m*
染色皿 Färbeschälchen *n*
染色钮 Knopf *m*
染色烧杯 Färbebecher *m*
染色实验 Farbtest *m*
染色输尿管镜检查 Chromoureteroskopie *f*
染色丝 chromatischer Faden *m*, chromatisches Filament *n*
染色体 Kernschleife *f*, Kernfaden *m*, Idiosom *n*, Chromosom *n*
[染色体]Ag 显带 Ag Bändelung *f*
[染色体]G 显带 G Bändelung *f*
[染色体]Q 带 Q Bändelung *f*
A 染色体 A Chromosom *n*
W 染色体 W Chromosom *n*
X 染色体 X Chromosom *n*
Y 染色体 Y Chromosom *n*
Z 染色体 Z Chromosom *n*
B 染色体(超数染色体) B Chromosom *n*
染色体 21-三体综合征 Trisomie 21-Syndrom *n*, Down* Syndrom *n*
染色体 DNA Chromosom DNA *f*
染色体 D-三体综合征 Trisomie D-Syndrom *n*
染色体 E-三体综合征 Trisomie E-Syndrom *n*
染色体 RNA Chromosom RNA *f*
染色体倍性 Chromosomenploidie *f*
染色体臂 Chromosomenschenkel *m*, Chromosomenarm *m*
染色体变迁 chromosomale Verschiebung *f*
染色体变异 Chromosomenaffektion *f*
染色体病 Chromosomenaberration *f*
染色体不分离 Chromosomennondisjunktion *f*, chromosomale Nichttrennung *f*
染色体不稳定性 Chromosomeninstabilität *f*
染色体不稳定综合征 Chromosom-Instabilität-Syndrom *n*
染色体不育 chromosomale Sterilität *f*
染色体步查 Chromosomenwalking *n*
染色体步移法定位 Chromosomenwalkingmethode *f*
染色体操作 Chromosomenmanipulation *f*
染色体插入 Chromosomeninsertion *f*
染色体重叠 Chromosomenwiederholung *f*, chromosome repeat <engl.>
染色体重复 Chromosomenduplikation *f*
染色体重排 Chromosomenneuordnung *f*, Chromosomenumlagerung *f*
染色体重塑 Chromatinremodellierung *f*
染色体重组 intrachromosomale Rekombination *f*
染色体脆弱综合征 Chromosomenbrüchigkeitssyndrom *n*
染色体脆性 Chromosomenfragilität *f*
染色体脆性位点 fragile Stelle *f*
染色体代换 Chromosomensubstitution *f*
染色体代换系 Chromosomensubstitutionsllinie *f*
染色体带 Chromosomenband *n*
染色体带(G 带) G-Band *n*
染色体带(Q 带) Q-Band *n*
[染色体]带型 (Chromosomen-)Bändelungmuster *n*
染色体蛋白 Chromosomin *n*
染色体倒位 Chromosomeninversion *f*
染色体的 chromosomal
染色体低固缩区的 negativ heteropyknotisch
染色体定位 chromosomale Zuordnung *f*
染色体丢失 Chromosomeneliminierung *f*
染色体断裂 Chromosomenbruch *m*
染色体断裂剂 Chromosomenklastogen *n*
染色体断裂综合征 Chromosomenbruch-Syndrom *n*, Bruchsyndrom des Chromosoms *n*
染色体断片 Chromosomenfragment *n*
染色体多态[现象] Chromosomenpolymorphismus *m*
染色体多态性 chromosomaler Polymorphismus *m*
染色体分布 Chromosomenverteilung *f*
染色体分带技术 chromosome banding technique <engl.>
染色体分类分析计算机 Computer für Chromosomenklassifikationsanalyse *m*
染色体分离 Chromosomendisjunktion *f*
染色体分析 Chromosomenanalyse *f*
染色体粉碎 Chromosomenpulverisierung *f*
染色体复合 Chromosomenwiedervereinigung *f*, chromosomales Reunion *n*
染色体复制 Chromosomreplikation *f*
染色体高固缩区的 positiv heteropyknotisch
染色体工程 Chromosomeningenieurtechnik *f*
染色体构型 Chromosomenkonfiguration *f*
染色体骨架 Chromosomenskeleton *m*
染色体合成 Chromosomensynthese *f*
染色体互换 Chromosomenaustausch *m*
染色体环 Chromosomenring *m*
染色体基数 grundlegende Zahl der Chromosomen *f*
染色体基因 Chromogen *n*
染色体畸变 chromosomale Aberration *f*, Chromosomenaberration *f*
染色体畸变分析法 Analyse der chromosomalen Aberration *f*
染色体畸变综合征 Chromosomenabweichung-Syndrom *n*
染色体疾病 Chromosomenstörung *f*
染色体集合 Versammlung der Chromosomen *f*
染色体集缩 Chromosomenkondensation *f*
染色体加倍 Chromosomenverdopplung *f*
染色体间易位 interchromosomale Translokation *f*
染色体检查 Untersuchung des Chromosoms *f*
染色体交叉 Chromosomenchiasmata *n pl*
染色体交换 chromosomales Crossover *n*
染色体结 Chromosomendrehknopf *m*

染色体结构 Chromosomenstruktur *f*, Struktur des Chromosoms *f*
染色体结构改变 chromosomale strukturelle Veränderung *f*
染色体结构畸变 chromosomale strukturelle Aberrationen *f*
染色体结构嵌合体 Mosaik der Chromosomenstruktur *n*
染色体结构异常 chromosomale strukturelle Anomalie *f*, chromosomale Struktur-Abnormalität *f*
染色体介导的基因转移 Chromosom-vermittelter Gentransfer *m*
染色体介导的基因转移定位 Mapping des Chromosom-vermittelten Gentransfers *n*
染色体介导耐药性 Chromosom-vermittelte Widerstandsfähigkeit *f*
染色体均染区 chromosomale homogene Färbungsregion *f*
染色体连锁 X-chromosomale geistige Retardierung *f*(染色体连锁的智能低下症)
X 染色体连锁高钙尿性肾石病 X-Chromosom-verbundene hyperkalkurinale Nephrolithiasis *f*
染色体连锁铁粒幼细胞贫血 X-chromosomale Sideroblastenanämie *f*
X- 染色体连锁遗传 X-Verknüpfung-Vererbung *f*
Y- 染色体连锁遗传 Y-chromosomale Vererbung *f*
染色体联合 Chromosomenvereinigung *f*
染色体裂隙 Chromosomenlücke *f*
染色体流式分选 Chromosom-Flowsortierung *f*
染色体螺旋 Chromosomenspiralisation *f*
染色体螺旋 Chromosonema *n*
染色体模式图 Chromosomenideogramm *n*, Idiogramm *n*
染色体内畸变 intrachromosomale Aberration *f*
染色体内易位 intrachromosomale Translokation *f*
染色体内重组 intrachromosomale Neukombinierung *f*
染色体逆位 Chromosomeninversion *f*, Inversion des Chromosoms *f*
染色体泡 Karyomer *m*, Chromosomenbläschen *n*
染色体配对 Chromosomenpaarung *f*
染色体膨突 chromosomaler Hauch *m*
染色体片段的转移和重组 Transfer und Rekombination von Chromosomensegment
染色体牵丝 chromosomale Faser *f*, Chromosomenfaser *f*
染色体嵌合 chromosomale Chimäre *f*
染色体嵌合体 Chromosomenmosaik *n*, Chromosomen-chimäre *f*
染色体桥 Chromosomenbrücke *f*, chromosomale Brücke *f*
染色体区 Chromosomenregion *f*
染色体全数 Chromosomenkomplement *n*
染色体缺失 Chromosomendeletion *f*
染色体人工加倍 künstliche Chromosomenverdoppelung *f*
染色体融合 Chromosomenfusion *f*, chromosomale Fusion *f*
染色体摄入 Chromosomenzufuhr *f*
染色体失衡 chromosamales Ungleichgewicht *n*
染色体失活 X-Chromosom-Inaktivierung *f*
染色体失活嵌合体 X-inaktives Mosaik *n*
染色体失活中心 X-Inaktivierungszentrum *n*
染色体识别 Chromosomenanerkennung *f*
染色体疏松 chromosomaler Puff *m*
染色体数目 Chromosomenzahl *f*
染色体数目畸变 chromosomale numerische Aberration *f*
染色体数目嵌合体 Chromosomenzahl-Mosaik *n*
染色体数目异常 numerische Chromosomenanomalie *f*, numerische Abnormalität des Chromosoms *f*
染色体丝 Chromosomenfaden *m*
染色体碎裂 Chromosomenfragmentierung *f*
染色体探针杂交 Chromosomensondenhybridisierung *f*
染色体提前凝缩 vorzeitige Chromosomenkondensation *f*
染色体添加 Chromosomenaddition *f*
染色体添加系 Chromosomenadditionslinie *f*
染色体跳步文库 Bücherei des Chromosomenspringens *f*
染色体跳查 Chromosomenspringen *n*
染色体突变 Chromosomenmutation *f*
染色体图 Chromosomenkarten *f pl*
染色体涂片检查 Smear-Färbung-Untersuchung *f*
染色体涂染 Chromosomenmalerei *f*
染色体外 DNA extrachromosomale DNA *f*
染色体外的 extrachromosomal
染色体外分子 extrachromosomales Molekül *n*
染色体外基因 extrachromosomales Gen *n*
染色体外遗传 extrachromosomale Vererbung *f*
染色体外遗传因子 extrachromosomaler genetischer Faktor *m*, extrachromosomaler Vererbungsfaktor *m*
染色体微管 chromosomale Mikrotubuli *m pl*
染色体位移 chromosomale Verschiebung *f*
染色体文库 Chromosomenbibliothek *f*
染色体显带 Chromosomenbandierung *f*
染色体显带技术 Chromosomenbändelungstechnik *f*
染色体显微切割 Chromosomenmicrodissection *f*
染色体消除 Chromosomenelimination *f*
染色体消减 Chromosomendiminution *f*
染色体型 chromosomales Muster *n*
染色体型畸变 Chromosomentyp-Verirrung *f*
染色体性别 chromosomales Geschlecht *n*
染色体性别决定区(Y 染色体性别决定区) sexentscheidende Region von Y *f*
染色体学 Chromosomologie *f*
染色体学说 Chromosomentheorie *f*
染色体遗传 chromosomale Vererbung *f*
染色体遗传学 chromosomale Genetik *f*
染色体遗传学说 chromosomale Vererbungslehre *f*
染色体遗失 Chromosomenverlust *m*
染色体异常 Chromosomenanomalien *f pl*
染色体异态性 Chromosomenheteromorphismus *m*
染色体易位 Chromosomentranslokation *f*
染色体缢痕 Chromosomeneinklemmung *f*
染色体原位抑制(杂交) chromosomale Insitu-Unterdrückung (Hybridisierung) *f*
染色体原位杂交 chromosomale In-situ-Hybridisierung *f*
染色体粘连 Chromosomenbindung *f*
染色体整合 chromosomale Integration *f*
染色体支架 Chromosomenscaffold *n*
染色体置换系 Chromosomsubstitutionerregerstamme *m*
染色体中介基因转移 Transfer des chromosomvermit-telten Gens *m*
染色体周史 chromosomaler Zyklus *m*
染色体轴 Chromosomencore *m*
染色体转移 Chromosomentransfer *m*
染色体自然加倍 natürliche Chromosomenverdopplung *f*
染色体综合征 Chromosom-Syndrom *n*
染色体组 Chromosomensatz *m*, Genom *n*, Chromosomensatz *m*
染色体组的 genomisch
染色体组分析 Genomanalyse *f*
染色体组工程 Genomtechnik *f*
47XXX 染色体组型 47-XXX Karyotyp *m*
47XYY 染色体组型 47-XYY Karyotyp *m*
染色体组型 Karyotyp *m*
染色体组型分析 Genomanalyse *f*
[染色体组型]丹佛体制 Denver-System *n*
染色体组异源多倍体 allopolyploides Genom *n*
染色体作图 Chromosomenkartierung *f*
染色涂片 Fleck-Abstrich *m*
染色涂片检查 Untersuchung des Färbungsausstriches *f*, Untersuchung des färbenden Ausstriches *f*
染色微粒 Chromiole *f*
染色线 Chromonema *n*

染色性缺乏 Achromasie *f*, Achromatosis *f*
染色质 Chromatin *n*, Karyotin *n*
X 染色质 X-Chromatin *n*
Y 染色质 Y-Chromatin *n*
染色质边集 Chromatinmargination *f*
染色质的 chromatinisch
染色质过多性核分裂 hyperchromatische Karyokinese *f*
染色质过少性核分裂 hypochromatische Karyokinese *f*
染色[质]核蛋白 Chromonukleoprotein *n*
染色质核仁 Karyosom *n*, Chromozentrum *n*, Chromatinnukleolus *m*
染色质核酸 Chromonukleinsäure *f*
染色质活化 chromatische Aktivierung *f*
染色质间颗粒 Interchromatingranulate *f*
染色质结构 Chromatinstruktur *f*
染色质均匀化 Homogenisierung des Chromatins *f*
染色质抗体 Chromatinantikörper *m*
染色质粒 Chromatingranula *n pl*
染色质螺旋化 Chromatinspiralisation *f*
染色质凝聚 Chromatin-Kondensation *f*, Chromatin-Agglutination *f*
染色质纽 Spirem *n*
染色质纽期(丝球[期]) Strang *m*
染色质桥 Chromatinbrücke *f*
染色质球 chromatische Sphäre *f*
染色质溶解 Chromatolyse *f*, Chromatolysis *f*
染色质溶解的 chromatolytisch
染色质丝 Chromatinfibrillen *f pl*
染色质体 Chromatinkörper *m*
染色质网 Chromatin-Netzwerk *n*
染色质纹 stichochrome <engl.>
染色质消减 chromatische Abnahme *f*
Y 染色质小体 Y-Chromatin-Körper *m*
染色质压缩模 Modell der Chromatinsverpackung *f*
染色质阳性 Chromatin positiv
X 染色质阳性 X-Chromatin positiv
染色质阳性的 chromatinpositiv
染色质移动 Chromatokinesie *f*
染色质阴性 Chromatin negativ
X 染色质阴性 X-Chromatin negativ
染色质阴性的 chromatinnegativ
染色质增加 Chromasie *f*
染色质重建 Chromatinrekonstruktion *f*
染色质重塑 Chromatinremodellierung *f*
染色质周颗粒 Perichromatingranula *n*
染色质周粒 perichromatische Granulate *f*
染色质周[围]颗粒 perichromatische Granulate *f*
染色质周围纤维 perichromatische Fibrillen *f pl*
染色质组型(核型) Karyotyp *m*
染色中心 Chromozentren *n pl*
染深色的 hyperchromatisch
染苏丹的 sudanophil
染苏丹性 Sudanophilie *f*
染液 Farblösung *f*, Farbflüssigkeit *f*, Farbstoffbrühe *f*, Färbeflotte *f*

RANG 壤让

rǎng 壤

壤土 Lehm *m*, Lehmerde *f*

ràng 让

让德尔氏固定液 Gendre* Fixier(ungs)flüssigkeit *f*
让-莫二氏现象 Gengou*-Moreschi* Phänomen *n* (od. Reaktion *f*)
让塞尔姆氏小结 Jeanselme* Knoten *m*, juxtaartikulärer Knoten *m*

RAO 饶桡扰绕

ráo 饶桡

饶舌 Loquacitas *f*, Loquazität *f*, Lerema *n*
饶舌癖 Verbomanie *f*
桡侧半肢畸形 radiale Hemimelie *f*
桡侧侧副韧带 radiales Seitenband *n*
桡侧返动脉 Arteria recurrens radialis *f*
桡侧副动脉 Arteria collateralis radialis *f*
桡侧副韧带 Ligamentum collaterale radiale *n*
桡侧副韧带损伤 Kollateralbandverletzung *f*
桡侧滑囊炎 radiale Bursitis *f*
桡侧滑液囊 radiale Bursa *f*
桡侧箕状纹 Radialloop *m* (一种指纹)
桡侧面 Facies radialis *f*
桡侧偏斜(位) radiale Abweichung *f*
桡侧球棒手畸形 radiale Klubhilfe *f*
桡侧屈腕肌腱缝[合]术 Tenorrhaphie des Musculus flexor carpi radialis *f*
桡侧腕短伸肌 Musculus extensor carpi radialis brevis *m*
桡侧腕短伸肌腱 kurzer radialer Extensorkapal *m*
桡侧腕短伸肌囊 Bursa musculi extensoris carpi radialis brevis *f*
桡侧腕屈肌 Musculus flexor carpi radialis *m*
桡侧腕屈肌腱鞘 Vagina tendinis musculi flexoris carpi radialis *f*
桡侧腕伸肌腱鞘 Vagina tendinum musculorum extensor-um carpi radialis *f*
桡侧腕长伸肌 Musculus extensor carpi radialis longus *m*
桡侧腕长伸肌腱 langer radialer Extensorkapal *m*
桡侧缘 Margo radialis *m*
桡侧远侧关节囊 distale radiale Gelenkkapsel *f*
桡侧纵行缺陷 longitudinaler radialer Defekt *m*
桡侧纵列 radialer longitudenaler Strahl *m* (轴前)
桡尺骨 Radio-Elle *f*
桡尺骨钉 Nagel für Radius und Ulna *m*
桡尺骨分离 Radioulnarseparation *f*
桡尺骨骨性联接 radioulnare Synostose *f*
桡尺骨双骨折 Radioulnarfraktur *f*, radioulnare Fraktur *f*
桡尺骨性连接 Radioulnarosteounion *f*
桡尺关节损伤 Radioulnargelenkverletzung *f*
桡尺关节脱位 Radioulnardislokation *f*
桡尺近侧关节 Articulatio radioulnaris proximalis *f*
桡尺连结 Radioulnarsyndesmosis *f*
桡尺联合 Syndesmosis radioulnaris *f*
桡尺远侧关节 Articulatio radioulnaris distalis *f*
桡尺远端关节损伤 ulnare distale Gelenkverletzung *f*
桡动脉 Arteria radialis *f*
桡动脉岛状皮瓣 radialer Arterieinselflap *m*
桡动脉贵要静脉吻合术 arteriovenöse Anastomose von Arteria radialis zu Vena basilica *f*
桡动脉脉搏 Radialispuls *m*
桡动脉逆行岛状皮瓣 umkehrer radialer Arterieinselflap *m*
桡动脉皮瓣 Speichenarterieflap *m*
桡动脉剖开术 Dissektion der Arteria radialis *f*
桡动脉置管 Speichenarteriepunktion *f*
桡反射 radialer Reflex *m*
桡肱骨粘液囊炎 radiohumerale Bursitis *f*
桡肱指数 Radio-Humerus-Index *m*
桡骨 Radius *m*, Armspeiche *f*, Armspindel *f*
桡骨半肢症 Radial-Hemimelie-Syndrom *n*
桡骨背侧结节 Rückentuberkelradius *m*
桡骨背侧入路 radiale dorsale Radiussanschauung *f*

桡骨成角 radiale Angulation *f*
桡骨尺侧倾斜 radiale Ulnasneigung *f*
桡[骨]尺[骨]的 radioulnar(-is,-is,-e)
桡骨粗隆 Tuberositas radii *f*
桡骨的 radial(-is,-is,-e)
桡骨点 radialer Punkt *m*
桡骨发育不全血小板减少性综合征 Radiusaplasie-Thrombozytopenie-Syndrom *n*
桡骨肱二头肌的 radiobicipital(-is,-is,-e)
桡[骨]肱[骨]的 radiohumeral(-is,-is,-e)
桡骨肱骨指数 Radio-Humerus-Index *m*
桡骨骨(膜)瓣 Radialknochenflap *m*, Periostlappen *m*
桡骨骨干最小周长 mindestens Umfang des distalen Hälfte des Radius *m*
桡骨骨间嵴 Radialzwischenknochenleiste *f*
桡骨骨折 Radiusfraktur *f*, Fractura radii *f*
桡骨后侧面进路 Thompson Ansatz der radialen Knochendichte *m*
桡骨环韧带 Ligamentum an(n)ulare radii *n*
桡骨环状关节面 Circumferentia articularis radii *f*
桡骨环状韧带 Radiusringband *n*
桡骨急性骨髓炎 radiale akute Myelitis *f*
桡骨假关节 radiale Pseudarthrose *f*
桡骨茎突 Processus styloideus radii *m*
桡骨茎突点 Stylionradiale *m*
桡骨茎突点高 radiale Styliongröße *f*
桡骨茎突骨折 Fraktur des Processus styloideus radii *f*
桡骨茎突腱鞘炎 Sehnenscheidentendovaginitis *f*
桡骨茎突切除术 Sehnenscheidenexzision *f*
桡骨颈 Collum radii *n*
桡骨颈骨折 Radiushalsfraktur *f*
桡骨慢性骨髓炎 radiale chronische Osteomyelitis *f*
桡骨膜反射 Radiusperiostreflex *m*
桡骨切迹 Incisura radialis *f*
桡骨缺失 Fehlen des Radius *n*
桡骨缺损 Radiusdefekt *m*
桡骨生理长 physiologische Länge des Radius *f*
桡骨手掌的 radiopalmar(-is,-is,-e)
桡骨手指的 radiodigital(-is,-is,-e)
桡骨缩短术 Radiusverkürzung *f*
桡骨体 Corpus radii *n*
桡骨头 Caput radii *n*
桡骨头半脱位 Radiusköpfchensubluxation *f*, Kindermädchenellenbogen *m*
桡骨头高 Höhe der oberen Kante des Radius *f*
桡骨头骨骺分离 Trennung von Radiusköpfchen und Knochenepiphyse *f*
桡骨头骨折 Radiusköpfchenfraktur *f*, Fractura capitis radii *f*
桡骨头前脱位 ventrale Luxation des Radiusköpfchens *f*
桡骨头切除关节成形术 Radiuskopfresektion und Arthroplastik *f*
桡骨头切除术 Radiuskopfresektion *f*
桡骨头脱位 Radiuskörperchenluxation *f*
桡骨头完全脱位 vollständige Luxation des Radiusköpfchens *f*
桡骨弯曲 Radius curvus *m*
桡骨腕关节面 Facies articularis carpea radii *f*
桡骨窝 Fossa radialis(humeri) *f*
桡骨下端粉碎性骨折 Splitterbruch des distalen Endes des Radius *m*
桡骨下端骨折 Colles* Fraktur *f*, Fractura Collesi *f*
桡骨小头凹 Fovea capituli radii *f*
桡骨小头半脱位 Radiusköpfchensubluxation *f*
桡骨小头骨折 Radiusköpfchenfraktur *f*
桡骨小头后外侧入路 posterolateraler Angang des Radiuskops *m*
桡骨小头坏死 radiale Kopfnekrose *f*
桡骨小头脱位 Radiusköpfchenluxation *f*
桡骨远端骨骺分离 distale radiale Epiphysentrennung *f*
桡骨远端骨骺损伤 radiale distale epiphysäre Verletzung *f*
桡骨远端骨骺炎 distale Epiphysitis des Radius *f*
桡骨远端骨软骨病 distale Radiusosteochondrose *f*
桡骨远端截骨术 Osteotomie des distalen Radius *f*
桡骨远端巨细胞瘤 Riesenzelltumor des distalen Radius *m*
桡骨长厚指数 Kalibersindex des Radius *m*
桡骨掌侧切口(亨利切口) Henry Incision *f*
桡骨最大长 maximale Länge des Radius *f*
桡管综合征 Radial-Tunnel-Syndrom *n*
桡箕 Radialloop *m*
桡静脉 Venae radiales *f pl*
桡前粘液性水肿 preradiales Myxödem *n*
桡切迹 Radialausschnitt *m*
桡三角韧带 Radialtriquetrumligament *n*
桡神经 Nervus radialis *m*
桡神经缝[合]术 Neurorrhaphie des Nervus radialis *f*
桡神经沟 Sulcus nervi radialis *m*
桡神经肌支 Muskelzweig des Radialnervs *m*
桡神经麻痹 radiale Lähmung *f*
桡神经浅支卡压综合征(手袖病) Wartenberg*-Syndrom *n*, Hand-Cuff Krankheit *f*
桡神经损伤 Verletzung des Nervus radialis *f*
桡神经显露法 Freilegung des Nervus radialis *f*
桡神经移位术 Transposition des Radialis *f*
桡神经阻滞 Radialnervblock *m*
桡腕背侧韧带 Ligamentum radiocarpeum dorsale *n*
桡腕的 radiocarpe(-us,-a,-um)
桡腕关节 Articulatio radiocarpea *f*, radiokarpale Artikulation *f*
桡腕关节不稳定 Instabilität der Radiokarpalgelenke *f*
桡腕关节镜检查 Radiokarpalarthroskopie *f*
桡腕关节融合术 Radiokarpalarthrose *f*, die Fusion von Radiokarpalgelenk *n*
桡腕关节脱位 Luxatio radiocarpea *f*
桡腕关节炎 Radiokarpalarthritis *f*
桡腕关节造影 Radiokarpalarthrographie *f*
桡腕掌侧韧带 palmares radiokarpales Ligament *n*
桡窝 Fossa radialis *f*
桡月骨融合术 radiolunäre Knochenfusion *f*
桡月关节融合术 radiolunäre Arthrodese *f*
桡月关节远端稳定性 Stabilität radiolunärer Arthrodese *f*
桡月角 radiolunäre Winkel *f*
桡月韧带 Radio-Lunatum-Ligament *n*
桡月头骨中轴 Radio-Lunatum-capitate Mitteäxte *f*
桡舟骨融合术 Radialkahnbeinfusion *f*
桡舟角 Radiuskahnbeinwinkel *f*
桡舟头韧带 Radio-Kahnbein-capitates Ligament *n*

rǎo 扰

扰动 Störung *f*, Perturbation *f*, Verwirrung *f*
扰角蝇 Lyperosia irritans *f*
扰率 Torsion *f*
扰相 Interferenzphase *f*
扰血蝇 Haematobia irritans *f*
扰蚤 Pulex irritans *m*

rào 绕

绕核(板层)白内障 zonulärer Katarakt *m*
绕核[性]白内障 Schichtstar *m*, Cataracta zonularis *f*
绕圈病 kreisende Krankheit *f*, Listeriose *f*
绕(衍)射 Beugung *f*, Diffraktion *f*
绕射分析 Diffraktionsanalyse *f*
绕射效应伪影 Artefakt aus Beugungseffekt *n*

绕转 Revolution *f*
绕组 Wicklung *f*, Windung *f*

RE 惹热

rě 惹

惹兰罗念珠菌 Candida zeylanoides *f*
惹利埃病 Gerlierkrankheit *f*
惹利埃综合征(地方性麻痹性眩晕) Gerlier-Syndrom *n*
惹利氏缝术 Gely* Naht *f*
惹烯 Reten *n*, I-Methyl-7-isopropylphenanthren *n*

rè 热

热 Hitze *f*, Fieber *n*, Calor *m*, Febris *f*
Q 热 Q-Fieber *n*, Queenslandfieber *n*, Fragezeichenfieber *n*
热按摩法 Thermomassage *f*
热板 Wärmeplatte *f*
热包裹 Wärmepackung *f*
热保留 Wärmeschutz *m*
热笔描记式心电图机 Wärmeschrelbstift-Elektrokardiograph *m*, heat stylus electrocardiograph <engl.>
热毙点 thermischer Totpunkt *m*
热变电阻器 Heißleiter *m*, Thermistor *m*
热变电阻桥 Thermistorbrücke *f*
热变性 Erhitzungsdenaturierung *f*
热变性试验 Erhitzungsdenaturierung-Test *m*
热病 Pyreticosis *f*, Tropenfieber *n*
热病(性)的 fieberhaft, febril(-is, -is, -e)
热病抗原 febriles Antigen *n*
热病论 Pyretographie *f*
热病脉 Fieberpuls *m*, febriler Puls *m*
热病性尿 Fieberharn *m*
热病性疱疹 Fieberbläschen *n*
热病性荨麻疹 Urticaria febrilis *f*
热病学 Pyretologie *f*
热病饮食 Fieberdiät *f*
热病谵妄 Fieberdelir *n*, Delirium febrile *n*
热病治疗法 Pyretotherapie *f*
热不稳定毒素 hitzeanfälliges Toxin *n*
热不稳定抗体 hitzelabiler Antikörper *m*
热不稳定试验 Hitzelabilitätstest *m*
热操作系统 Hotbetriebssysteme *n pl*
热测量 Wärmemessung *f*
热层或热成层 Thermosphäre *f*
热产生 Thermogenese *f*
热产生的 thermogen, wärmeerzeugend
热潮红 Hitzewallung *f*
热沉淀 Thermopräzipitation *f*, Coctopraecipitatio *f*
热沉淀素 Koktopräzipitin *n*, Coctopraecipitin *n*
热沉淀素试验 Thermopräzipitin-Test *m*
热沉淀素诊断液 diagnostische Lösung des Thermopräzipitins *f*
热沉淀原 Thermopräzipitinogen *n*, Koktopräzipitinogen *n*
热沉球蛋白 Pyroglobulin *n*
热沉球蛋白血[症] Pyroglobulinämie *f*
热成像技术 Wärmebild-Aufklärung *f*
热处理 Wärmebehandlung *f*
热穿透伤 Hitze durchlöchernde Wunde *f*
热传导 Wärmeleitung *f*
热传导系数 Wärmeleitfähigkeitskoeffizient *m*
热传导性 Wärmeleitfähigkeit *f*, Wärmeleitungsvermögen *n*
热传递 Wärmeübergang *m*
热喘 Hitzehecheln *n*
热喘呼吸 Hecheln *n*
热磁效应 thermomagnetischer Effekt *m*
热磁氧分析器 thermomagnetischer Sauerstoffanalysator *m*
热促疾病 Hitze verschlechterte Krankheiten *f pl*
热带 tropische(od. warme) Zone *f*, Tropenzone *f*
热带阿米巴 Entamoeba tropicalis *f*
热带巴贝虫病 tropische Piroplasmose *f*
热带孢子丝菌病 tropische Sporotrichose *f*
热带扁平苔藓 tropischer Lichen ruber planus *m*
热带病 Tropenkrankheit *f*, tropische Krankheit *f*
热带病特别规划 UNDP/World Bank/WHO Spezielle Programme für Forschung *n pl*
热带病学 Tropenmedizin *f*
热带臭虫 Cimex hemipterus *m*
热带触染性血管纤维瘤 Angiofibroma contagiosum tropicum *n*
热带丛林生存 Überleben im tropischen Urwald *n*
热带痤疮 tropische Akne *f*
热带的 tropisch, tropic(-us, -a, -um), tropical(-is, -is, -e)
热带地方的 intertropic(-us, -a, -um), intertropical(-is, -is, -e)
热带地方菌 Bacterium intertropicum *n*
热带毒疮(雅司病) Frambesia tropica *f*
热带恶病质 tropische Kachexie *f*
热带耳病 tropisches Ohr *n*
热带(性)肺嗜酸细胞浸润症 tropische Lungeneosinophilie *f*
热带肺嗜酸性粒细胞增多症(热带念珠菌) tropische Lungeneosinophilie *f*
热带腹股沟淋巴结炎 tropische Leistenbeule *f*
热带腹股沟乳头[状]瘤 Papilloma inguinale tropicum *n*, Acanthoma inguinale(s. tropicum) *n*
热带腹泻 tropische Diarrhoe *f*, Diarrhoea tropica *f*
热带钙化性胰腺炎 tropische verkalkte Pankreatitis *f*
热带股癣 Tinea tropicalis *f*
热带化脓病 Kurunegalu-Ulkus *n*, Pyosis tropica *f*
热带化脓性肌炎 Myositis purulenta tropica *f*
热带坏疽性溃疡 Ulcus gangraenosum tropicum *n*
热带肌炎 Myositis tropica *f*
热带假丝酵母菌 Candida tropicalis *f*
热带[接]触[传]染性血管纤维瘤 tropische Angiofibrom-Dellwarze *f*
热带浸泡足 tropischer Fußbrand *m*
热带浸泡足综合征 Symdrom des tropischen Fußbrands *n*
热带痉挛性截瘫 tropische spastische Paraparese *f*
热带痉挛性下肢轻瘫(HTLV 相关性脊髓病) tropische spastische Paraparese *f*
热带巨红细胞性贫血 Anaemia tropica macrocytaria *f*, makrozytäre Tropenanämie *f*
热带巨脾综合征 tropisches Splenomegalie-Syndrom *n*
热带军队卫生 tropische Truppenhygiene *f*
热带口疮 tropische Aphthen *f pl*
热带口炎性腹泻 tropische Spure *f*
热带溃疡 Ulcus tropicum *n*
热带梨浆虫病 tropische Piroplasmose *f*
热带利什曼病 Leishmaniasis tropica *f*
热带利什曼[原]虫 Leishmania tropica *f*
热带链球菌皮炎 tropische Streptodermatitis *f*
热带内脏皮肤利什曼病 viszerotrope kutane Leishmaniose *f*
热带念珠菌 Candida tropicalis *f*
热带脾大 Kala-Azar *f*, Splenomegalia tropica *f*
热带贫血 tropische Anämie *f*, Anaemia tropica *f*
热带禽螨 tropische Vogelmilbe *f*
[热带]日晒褐黄斑 Chloasma bronzinum *n*
热带肉芽肿 Granuloma tropicum *n*
热带神经衰弱 tropische Neurasthenie *f*, Tropenneuasthenie *f*
热带嗜曙红细胞增多性气喘 tropisches eosinophiles Asthma *n*

热带嗜曙红细胞增多[症] tropische Eosinophilie *f*, Weingarten* Syndrom *n*
热带鼠螨皮炎 Afrikanische Rattenmilbe-Dermatitis *f*
热带苔癣 Hitzepickel *m*, Lichen tropicus *m*
热带糖尿病 tropischer Diabetes *m*
热带萎黄病 Chlorosis tropica *f*
热带卫生 Tropenhygiene *f*
热带象皮病 tropische Elephantiasis *f*
热带小泡性肢端皮炎 tropische Akrodermatitis vesiculosa *f*
热带性贲门痉挛 Kardiospasmus tropicalis *m*
热带性肺嗜酸细胞浸润症 tropische pulmonale Eosinophilie *f*
热带性汗闭 tropische Anhidrosis *f*
热带性肌炎 tropische Myositis *f*
热带性巨脾综合征 Syndrom der tropischen Splenomegalie *f*
热带性口炎 tropische Stomatitis *f*
热带性口炎性腹泻 tropische Sprue *f*
热带性无汗性衰弱 tropische anhidrotische Asthenie *f*
热带性咽下困难 tropische Dysphagie *f*
热带性胰腺炎 tropische Pankreatitis *f*
热带性遗忘 tropische Amnesie *f*
热带性脂肪泻 tropische Fettruhr *f*
热带医(病)学 Tropenmedizin *f*, tropische Medizin *f*
热带营养性贫血 tropische alimentäre Anämie *f*
热带雨林 tropischer Regenwald *m*
热带[原]虻 Tabanus tropicus *m*
热带蚤 tropischer Floh *m*
热带脂肪泻 tropische Steatorrhoe *f*
热单位 Wärmeeinheit *f*
热当量 kalorisches Äquivalent *n*
热导池 thermische Leitfähigkeitszelle *f*
热导池检测器 Wärmeleitfähigkeitsdetektor *m*
热导检测器 Wärmeleitfähigkeitsdetektor *m*
热导率 Wärmeleitfähigkeit *f*
热导式二氧化硫分析器 Wärmeleitfähigkeit SO_2 Analysator *m*
热导式分析仪器 Wärmeleitfähigkeits-Analysator *m*
热导式氢分析仪 Wärmeleitfähigkeit wasserstoffhaltiges Analysegerät *n*
热导体 Heißleiter *m*, Wärmeleiter *m*
热导析气计 Katharometer *n*, Wärmeleitfähigkeitsmesser *n*
热岛效应 Wärmeinseleffekt *m*
热的 heiß, caloric (-us, -a, -um), febril (-is, -is, -e)
热的有害影响 Heat-negative-Effekte *m pl*
热灯 Thermolampe *f*
热点 Wärmepunkte *m pl*
热点成像 Hotspot-Imaging *n*
热电 Pyroelektrizität *f*
热电比测器 thermoelektrischer Komparator *m*
热电当量 elektrisches Äquivalent der Kalorie *n*
热电的 pyroelektrisch
热电动势 thermoelektrische Kraft *f*
热电堆 Thermosäule *f*
热电继电器 pyroelektrisches Relais *n*
热电空调器 thermoelektrische Klimaanlage *f*
热电流 thermoelektrischer Strom *m*, Thermostrom *m*
热电偶 thermoelektrisches Element *n*
热电偶安培计 Thermoamperemeter *n*, Thermostrommesser *m*
热电偶辐射计 thermoelektrisches Radiometer *n*
热电偶检测器 Thermoelementdetektor *m*
热电偶温度计 thermoelektrisches Thermometer *n*
热电体 Pyroelektrikum *n*
热电效应 thermoelektrischer (od. pyroelektrischer) Effekt *m*
热电学 Pyroelektrizität *f*
热电站废水 Abwasser des Heizkraftwerks *n*
热电子 Thermoelektron *n*
热电子线管 thermische Elektronröntgenröhre *f*
热[电]阻 thermischer Widerstand *m*, Wärmewiderstand *m*
热电阻温度计 thermoresister Thermometer *m*
热毒素 Thermotoxin *n*
热度 Wärmegrad *m*
热对流 Wärmekonvektion *f*
热发光剂量计(热释发光剂量计,热释光剂量计) Thermolumineszenz-Dosimeter *m*
热发生 Fieberentwicklung *f*, Pyretogenesia *f*, Pyretogenesis *f*, Pyretogenia *f*
热发生的 fiebererzeugend, pyretogen
热发生器 Wärmeerzeuger *m*
热防护 Wärmeschutz *m*
热放散 Thermolyse *f*
热放散的 thermolytisch
热放射疗法 Radiothermie *f*
热废水 heißes Abwasser *n*
热[分]解 Pyrolyse *f*, Thermolyse *f*
热[分]解的 pyrolytisch
热分析 thermische Analyse *f*, Thermoanalyse *f*
热分析仪 thermischer Analyser *m*
热分析仪器 thermometrische Analysator *m*
热风炉 Heißwindofen *m*
热敷 Warmwasserumschlag *m*, Fomentatio *f*, Fomentum *n*
热敷布 heißer Umschlag *m*
热敷袋 Wärmflasche *f*
热敷护理 heiße Kompressenpflege *f*
热辐射 Hitzestrahlung *f*, Hitzblitz *m*
热辐射法 Strahlungswärme-Methode *f*
热辐射计 Wärmestrahlungsmesser *m*
热辐射器 Wärmestrahler *m*
热辐射强度 Wärmestrahlungsintensität *f*, Intensität der Hitzestrahlung *f*
热辐射伤 Hitzestrahlungverbrenung *f*
热辐射[线] Wärmestrahlung *f*
热负荷 Wärmebelastung *f*
热负荷指数 Wärmespannung-Index *m*
热感测定仪 Hitzesensimeter *n*, wärmeempfindliches Meter *n*
热感受器 Wärmerezeptor *m*, Ruffini* Endorgan *n*
热功当量 mechanisches Wärmeäquivalent *n*
热固性聚合物 wärmeaushärtendes Polymer *n*
热固性树脂 duroplastisches Harz *n*
热光 Kaloreszenz *f*
热裹法 heiße Packung *f*
热含量 Wärmeinhalt *m*
热函 Wärmefunktion *f*, Enthalpie *f*
热耗损 Wärmeverluste *m pl*
热和冷 Hitze und Kälte
热核爆炸 thermonukleare Explosion *f*
热核的 thermonuklear
热核反应 thermonukleare Reaktion *f*
热核反应堆 thermonuklearer Reaktor *m*, Kernfusionsreaktor *m*
热核技术 Thermonukleonik *f*
热核武器 thermonukleare Waffe *f*
热化 Kalorisation *f*
热化学 Thermochemie *f*
热化学的 thermochemisch
热化学反应式 thermochemische Gleichung (od. Reaktionsformel) *f*
热化学方程式 thermochemische Gleichung *f*
热化学[方]法 thermochemische Methode *f*
热化学式分析仪器 thermochemische Analyse-Instrumente *n pl*
热化学式氧分析器 thermochemischer Sauerstoff-Analysator *m*
热环境 thermische Umgebung (od. Umwelt) *f*

热换算因数 Wärmeumrechnungsfaktor *m*
热会聚 thermische Konvergenz *f*
热活检 heiße Biopsie *f*
热激 Hitzeschock *m*
热激蛋白 Hitzeschockprotein *n*
热激蛋白质 Hitzeschockprotein *n*
热激反应 Hitzeschock-Reaktion *f*
热激红斑 Erythema caloricum *n*
热激活镍钛丝 wärmeaktiviertes Nickel-Titanium-Kabel *n*, thermisch aktiviertes Ni-Ti Kabel *n*
热激基因 Hitzeschockgen *n*
热激性皮炎 Dermatitis calorica *f*
热激因子 1 Hitzeschock-Faktor 1 *m*
热挤压 heiße Kompressen *f pl*
热记忆式金属支架 Thermal-Memeroy-Metallstand *m*
热继电器 Thermorelais *n*
热寂(死)时间 Wärmetod-Zeit *f*
热价 Kalorienwert *m*
热渐退 Fieberlyse *f*, Fieberlysis *f*
热僵 Hitzestarre *f*
热僵硬 Wärmeversteifung *f*
热交换 Wärmeaustausch *m*
热交换器 Wärmeaustauscher *m*
热交换区 Wärmeaustauschzone *f*
热交换水箱 Temperatur wechselnder Wasserbehälter *m*
热角膜成形术 Thermokeratoplastik *f*
热觉 Hitzegefühl *n*
热觉过敏 Hyperthermästhesie *f*, Hyperthermalgesie *f*
热接触伤 Thermokontaktbrandwunde *f*
热接触性荨麻疹 Heat-Kontakturtikaria *f*
热接触阈限值 Schwellengrenzwert der Wärmeexposure *m*
热结节 heißer Knoten *m*
热解 Pyrolyse *f*
热解产物 pyrolysierendes Produkt *n*
热解过程 pyrolitischer Prozess *m*
热解气相层析 Pyrolyse-Gaschromatographie *f*
热解气相色谱法 Pyrolysegaschromatographie *f*
热[解]重[量]分析术 Thermogravimetrie *f*
热紧张 Wärmebelastung *f*
热浸法 Methode der heißen Mazeration *f*
热浸泡 Heißeinweichen *n*
热痉挛 Fieberkrampf *m*
热卡 Kalorie *f*
热卡限制 kalorische Restriktion *f*
热抗体 warme Antikörper *m*
热炕癌 Kangri-Krebs *m*
热可变蛋白 hitzeinstabiles Protein *n*
热空气 Heißluft *f*
热空气疗法 Heißluftbehandlung *f*, Heißlufttherapie *f*
热空气灭菌法 Heißluftsterilisation *f*
热空气气球 Heißluftballon *m*
热空气箱 Heißluftkasten *m*
热恐怖 Thermophobie *f*
热狂 Wut *f*
热扩散 Thermodiffusion *f*
热扩散比 Thermodiffusionsverhältnis *n*
热扩散流 thermischer Diffusionsstrom *m*, Thermodiffu-sionsstrom *m*
热扩散时间 Thermodiffusionzeit *f*
热扩散势 Thermodiffusionspotential *n*, thermischer Dif-fusionspontential *n*
热扩散系数 Thermodiffusionskoeffizient *m*, thermischer Diffusionskoeffizient *m*
热扩散因子 Thermodiffusionsfaktor *m*, thermischer Diffusionsfaktor *m*
热浪 Hitze *f*
热烙气管切开术 Thermotracheotomie *f*
热烙器 Thermokauter *m*
热烙术 Thermokaustik *f*, Thermokauterisation *f*
热冷溶血素 Heiß-Kalt-Hämolysin *n*
热离子 Thermion *n*
热离子发射检测器 Thermionenemissionsdetektor *m*
热离子管 therminonisches Ventil *n*
热离子检测器 thermionischer Detektor *m*
热离子学 Thermionik *f*
热力测定 Kalorimetrie *f*
热力穿透时间 Wärmedurchdringungzeit *f*
热力红斑 Hitzeerythem *n*, Erythema caloricum *n*
热力灭菌法 Hitzesterilisation *f*
热力灭菌器[空气] Wärmesterilisierung *f*
热力消毒 thermische Desinfektion *f*
热力消毒灭菌 Hitzesterilisation *f*
热力学 Thermodynamik *f*, Wärmekraftlehre *f*
热力学的 thermodynamisch
热力学第二定律 zweiter Hauptsatz der Thermodynamik *m*
热力学第三定律 dritter Hauptsatz der Thermodynamik *m*
热力学第一定律 erster Hauptsatz der Thermodynamik *m*
热力学定律 thermodynamisches Gesetz *n*
热力[学]过程 thermodynamischer Vorgang (od. Prozeß) *m*
热力学活性 thermodynamische Aktivität *f*
热力学零定律 nullter Hauptsatz der Thermodynamik *m*
热力学平衡态 thermodynamischer Gleichgewichtszustand *m*
热力[学]势 thermodynamisches Potential *n*
热力学稳定性 thermodynamische Stabilität *f*
热力学系统 thermodynamisches System *n*
热力学效率 thermodynamischer Wirkungsgrad *m*
热力循环 thermodynamischer Kreisprozeß *m*
热力致死时间 Hitze-Abtötungszeit *f*
热力致死时间曲线 Hitze-Abtötungszeit-Kurve *f*
热(惹)利缝[合]术 Gély*-Naht *f*(肠连续缝合)
热量 Wärmemenge *f*
热量测定 Wärmemengenmessung *f*, Kalorimetrise *f*, Kalorimetrie *f*
热量单位 Wärmeeinheit *f*
热量滴定法 thermometrische Titration *f*
热量法 Kolorimetrie *f*
热量计 Kalorimeter *n*
热量交换计算 Kalkulation des Wärmeaustausches *f*
热量平衡公式 Kalorienbalancengleichung *f*
热量器 Kaloriskop *n*
热量商数 Kalorienquotient *m*
热量摄取(入) Kalorienzufuhr *f*
热量需要 Kalorienbedarf *m*
热量值 Kalorienwert *m*
热疗灯 Wärmelampe *f*
热疗法 Wärmetherapie *f*
热疗设备 Wärmetherapie-Ausstattung *f*
热疗学 Thermatologie *f*
热疗装置 Wärmepackungen *f pl*, elektrische Wärmepackungen *f pl*
热裂解 Wärmeriß *m*
热裂伤 Heat-Lazeration *f*
热流 Wärmestrom *m*
热卤化作用 thermische Halogenierung *f*
热挛缩 Hitzekontraktur *f*
热灭活 Hitzeinaktivierung *f*
热灭活的 hitzeinaktiviert
热灭活点 Thermoinaktivierungspunkt *m*

热灭活法 Thermoinaktivierung *f*
热敏、湿敏元件参数测量仪 parametrische Messapparatur für Thermistorelement und feuchtempfindliches Gerät *f*
热敏电阻 Heißleiter *m*, Thermistor *m*
热敏电阻传感器 Thermistor-Sensor *m*
热敏电阻检测器 Thermistor-Detektor *m*
热敏电阻丝 Hitzdrahtanemometer *m*
热敏电阻温度计 Thermistor-Thermometer *n*
热敏感突变 wärmeempfindliche Mutation *f*
热敏感突变型 wärmeempfindliche Mutant *m*
热敏神经元 wärmeempfindliches Neuron *n*
热膜式血流计 Blutausstrich-Blutdurchflussmesser *m*
热耐力 Hitzetoleranz *f*
热耐受性 Hitzetoleranz *f*
热能 kalorische (od. thermische) Energie *f*
热能储存率 Speicherungsrate der kalorischen Energie *f*
热能的 thermisch
热能分析器 Thermoenergie-Analysegerät *n*
热能平衡 Energiebilanz *f*
热能摄入量 Kalorienzufuhr *f*
热能消耗 Verbrauch (od. Konsumption *f*) der kalorischen Energie *m*
热能需要量 Kalorienbedarf *m*
热能营养 Ernährung von Energie *f*
热凝固 Hitzekoagulation *f*
热凝固术 Thermokoagulation *f*
热凝物 Duroplast *m*, Duromer *n*, härtbarer Kunststoff *m*, duroplastisches Hochpolymer *n*
热喷雾接口 Thermospray-Interface *n*
热膨胀 Thermoexpansion *f*
热膨胀继电器 Wärmeschubrelais *n*
热平衡 Wärmebilanz *f*, Wärmeausgleich *m*
热平衡指数 Thermogleichgewichtsindex *m*
热屏蔽 Wärmeabschirmung *f*
热破裂 Wärmeruptur *f*
热谱带 Wärmebänder *n pl*
热气冲刺[激]法 Heißluft-Spülung *f*
热气候 heißes Wetter *n*
热气流疗法 Aerothermotherapie *f*
热气炉 Heizofen *m*
热气灭菌法 Heißluftsterilisation *f*
热气灭菌器 Heißluftsterilisator *m*
热气球 Heißluftballon *m*
热气浴 Ganzhitzebad *n*, Heißluftbad *n*, Suda(to)rium *n*
热气浴室 Sudatorium *n*
热强度 Wärmeintensität *f*
热强度指数 Wärmeintensitätsindex *m*
热情 Begeisterung *f*
热球蛋白 Pyroglobulin *n*
热球式电风速计 Thermoglobalanemometer *m/n*
热球式风速计 Thermobulbus-Anemometer *m*
热球温度计 Heizglobus-Anemometer *m*
热缺血时间 Warmischämie-Zeit *f*
热容量 Wärmekapazität *f*
热溶血试验 Wärmehämolysetest *m*
热色谱法 Heißchromatographie *f*
热色效应 thermochromischer Effekt *m*
热闪光防护装置 thermische Schutzvorrichtung *f*
热伤害感受器 Heat-Schmerzrezeptor *m*
热上升期 Fieberanstieg *m*
热烧伤 Thermoverbrennung *f*
热射病 Hitzschlag *m*
热射线 Wärmestrahl *m*
热[射线]性[白]内障 Cataracta calorica *f*
热生物传感器 kalorimetrischer Biosensor *m*, Thermalbiosensor *m*
热湿敷 heiße feuchte Kompresse *f*
热湿交换器 Atemluftbefeuchter *m*
热石英灯 heiße Quarzlampe *f*
热食癖 Thermophagie *f*
热试验 Warmversuch *m*, Warmprobe *f*, Warmprüfung *f*
热视 Thermovision *f*
热适应 Heat-Akklimatisation *f*
热适应 Wärmeadaptation *f*
热室 heiße Zelle *f*
热释电效应 pyroelektrischer Effekt *m*
热释光 Thermolumineszenz *f*
热释光测(剂)量计 Thermolumineszenzdosimeter *n*
热梳 heißer Kamm *m*
热梳脱发 Heißkamm-Alopezie *f*
热舒适区 Thermobehaglichkeitszone *f*
热衰竭 Hitzeerschöpfung *f*, Erschöpfung durch Hitze *f*
热水 Warmwasser *n*
热水袋 Wärmeflasche *f*
热水的 hydrothermal
热水锅炉 Warmwasserboiler *m*
热水漏斗 Warmwassertrichter *m*
热水瓶 Thermosflasche *f*, Warmwasserflasche *f*
热水浴 heißes Bad *n*, Balneum calidum *n*
热水坐浴 heißes Bad *n*
热丝热解器 Filamentpyrolysegerät *n*
热死率 Wärmetodesziffer *f*
热死时间 Wärmetodeszeit *f*
热死亡时间 Hitze-Abtötungszeit *f*
热死温度 Wärmetodespunkt *m*
热塑夹板 thermoplastische Schiene *f*
热塑夹板固定 thermoplastische Schienung *f*
热塑食品容器卫生 Lebensmittelhygiene von thermoplastischen Lebensmittel-Container *m*
热塑树脂 thermoplastisches Harz *n*
热塑塑料 Thermoplast *m*
热损害细胞伸长 Dehnung durch thermische Schädigung *f*
热损伤肝脏[改变] Leber von thermischen Schäden *f*
热损伤间质水肿 Interstitialödem von Wärmeverletzungen *n*
热损失 Thermosterese *f*, Wärmeverluste *m pl*
热台熔点测定 Fieberschub-Schmelzpunkt-Bestimmung *f*
热探头凝固[术] Heizgerätprobe-Koagulation *f*, Koagulationssonde *f*
热碳酸盐[水]浴 Nauheimbad *n*
热退期 Stadium decrementi *n*, Stadium defervescentiae *n*
热危象 febrile Krise *f*
热微量转移法 Thermomicroapplikationssprengung *f*
热温觉迟钝 Thermhypästhesie *f*
热稳定性 thermische Stabilität *f*, Wärmebeständigkeit *f*
热污染 thermische Verunreinigung (od. Verschmutzung) *f*
热稀释法 thermische Verdünnungsmethode *f*, Wärme-Verdünnungsmethode *f*
热稀释法心输出量仪 Monitor der Thermodilutionsmethode *m*
热稀释肺动脉导管法 thermodilutione Pulmonalarterienkatheterisation (Fick-Methode) *f*
热稀释技术 thermische Verdünnungstechnik *f*
热稀释曲线 thermische Dilutionskurve *f*
热稀释心输出量 Wärmeaufblähung-Herzleistung *f*
热限 febrile Decke *f*
热线 Hotline *f*
热线风速仪 Hitzdrahtanemometer *n*
热线服务 Hotline-Service *m*
热象图 Thermogramm *n*
热象照相机 Thermographkamera *f*

热消毒法 Hitzesterilisation *f*
热消耗 Glühverlust *m*, Wärmeverlust *m*
热消退 Pyretolysis *f*
热效率 thermischer Wirkungsgrad *m*, Wärmewirkungsgrad *m*
热效应 kalorischer Effekt *m*
热解曲线 Pyrolysekurve *f*
热形状记忆式支架 thermischer Formgedächtnis-Stent *m*
热型 Fiebertyp(us) *m*, Fieberkurve *f*
热性的 fiebrig, caloric(-us, -a, -um)
热性多色性贫血 fieberhafte pleochrome Anämie *f*
热性发热 Hitze-Pyrexie *f*
热性呼吸困难 Wärmedyspnoe *f*, Wärmepolypnoe *f*
热性坏疽 Wärmebrand *m*
热性肌强直 Wärmestarre *f*
热性肌张力计 Thermotonometer *n*
热性疾病 fieberhafte Erkrankung *f*
热性惊厥 Fieberkrämpfe *f*
热性痉挛 Hitzekrämpfe *n pl*
热性脉 fiebriger Puls *m*, Fieberpuls *m*
热[性]脓肿 Wärmeabszess *m*
热性疱疹 Hidroa febrilis *f*, Herpes febrilis *m*
热性蔷薇疹 Dreitagefieber *n*
热性水疱 Herpes-Simplex *n*
热性痛觉 Thermalg(es)ie *f*
热性痛觉过敏 Thermhyperalgesie *f*
热性痛觉缺失 Thermanalgesie *f*
热性荨麻疹 Wärmeurtikaria *f*
热性谵妄 Fieberdelir *n*, Delirium febrile *n*
热休克 Hitzeschock *m*
热休克蛋白 Hitzeschockprotein *n*
热休克蛋白(热激蛋白质 HSP27) HSP27-Hitzeschockprotein *n*
热休克蛋白(热激蛋白质 HSP90) HSP90-Proteine *n pl*
热休克蛋白质 32 Hitzeschockprotein 32 *n*
热休克蛋白质类 Hitzeschockproteine *n pl*
热休克反应 Hitzeschockresponse *f*
热休克反应传导通路 Hitzeschock-Reaktionsweg *m*
热休克同族蛋白 Hitzeschock-Protein-Familie *f*
热休克相关(同源)蛋白 70 Hitzeschockkognatprotein *n*
热休克因子 Hitzeschock-Faktor(HSF) *m*
热休克元件 Hitzeschock-Element *n*
热虚脱 Hitzekollaps *m*
热蓄积 Wärmestauung *f*, Wärme(auf)speicherung *f*
热学 Wärmelehre *f*, Kalorik *f*
热学式分析仪 thermometrischer Analysator *m*
热血动物 homoiothermisches Tier *n*
热血肿 thermisches Hämatom *n*
DNA 热循环仪 DNA Wärmezyklus *m*
热循环装置 Thermozirkulator *m*
热压 Heißpressen *n*, Warmpressen *n*
热压灭菌法 Autoklavierung *f*
热压灭菌器 Autoklavsterilisator *m*
热压器 Autoklav *m*
热压伤(热挤压伤) Hitzedruckschaden *m*
热压式蒸馏水器 Warmpressschnapsbrenner *m*
热压蒸馏器 Digestor *m*
热压自然通风 Hitzedruck-Naturzuglüftung *f*
热牙胶 warme Guttapercha *f*
热盐水溶解试验 Heißsalzlösung-Löslichkeitstest *m*
热盐水注射治疗 pyrosaline Injektiontherapie *f*
热罨(敷) Bähung *f*, Fomentum *n*, Fomentatio *f*
热液体烧伤 Verbrennungsgefahr durch heiße Flüssigkeiten *f*
热抑制中枢 thermo-inhibitorisches/hemmendes Zentrum *n*
热阴极 Glühkathode *f*
热饮 heißes Getränk *n*, Heißgetränk *n*
热应激 Wärmestreß *m*
热应激蛋白 Hitzeschockprotein *n*
热应激反应 Hitzestressreaktion *f*
热应激障碍 Hitzestresseserkrankungen *f*
热应激指数 Hitzestress-Index *m*
热硬化处理 Weiterverarbeitung *f*(义齿)
热油处理法 Fett-Siede-Heilbehandlung *f*
热浴 Caldarium *n*
热浴盆 Whirlpool *n*
热原 Fieberstoffe *m pl*, Pyrogene *n pl*
热原病 Thermokrankheit *f*
热原检查法 Pyrogentest *m*
热原物 Pyrogene *n pl*
热原效应 pyrogene Wirkung *f*
热原质 Pyrogen *n*
热源 Wärmequelle *f*
热源的 pyretogen
热源性无汗症 thermogene Anhidrosis *f*
热源性物质代谢 thermogener Stoffwechsel *m*
热运动 thermische Bewegung *f*
热噪声 thermisches Rauschen *n*
热噪音 Wärmegeräusch *n*
热债 Wärmeschuld *f*
热障 Hitzebarriere *f*
热针仪 Wärmeakupunkturinstrument *n*
热真空舱 thermische Vakuumkammer *f*
热诊断 thermische Diagnose *f*
热疹 Hitzeausschlag *m*
热振幅 thermische Amplitude *f*
热蒸汽 heiße Dämpfe *m pl*
热蒸汽灭菌器 Dampfsterilisator *m*
热值 Kalorienwert *m*, Heizwert *m*, Brennwert *m*
热致发光 Thermolumineszenz *f*
热致死时间 Wärmetodeszeit *f*
热滞后[现象] thermische Hysteresis *f*, Wärmehysteresis *f*
热中子 thermisches Neutron *n*, Thermoneutron *n*
热重分析 thermogravimetrische Analyse *f*
热骤退 Fieberkrise *f*
热灼剂 Thermokaustika *n pl*
热灼伤 thermische Verbrennung *f*, Thermalverbrennung *f*
热阻 Wärmewiderstand *m*
热作用 Wärmewirkung *f*
热作用骨折 Wärmeknochenbruch *m*
热作用呼吸道综合征 durch Hitze verursachter Atemkomplex *m*

REN 人壬仁忍刃认任韧轫妊

rén 人壬仁

人 Mensch *m*
人、环境与作业模式 Mensch-Umwelt-Besatzung-Modell *n*
人Ⅱ型疱疹病毒 Herpesvirus hominis Typ Ⅱ *n*
人 T 淋巴细胞病毒 1 型 humane T-Zell-lymphotropes Virus *n*
人 T 细胞白血病病毒 humanes T-Zell-Leukämievirus *n*
人 T 细胞向淋巴性病毒Ⅲ型抗体 humanes T-Zell-lymphotropes Virus Typ Ⅲ *n*
人 β 防卫素 humanes Beta-Defensin *n*
人 β 干扰素基因 humanes Interferon β *n*
人 β 亚单元绒毛膜促性腺激素 menschliche Betauntereinheit von Choriongonadotropin *f*
人 γ 重链亚型 menschliche γ schwerkette Unterklasse *f*
人埃立克体病 menschliche Ehrlichiose *f*
人矮小病 Zwergwuchs *m*
人艾滋病毒(人类免疫缺陷病毒) Humaner Immundefizienzvirus *n*

人白细胞分化抗原 Human-Leukozyten-Differenzierungs-Antigen（HLA）*n*
人白细胞抗原 Humanleukozytenantigen *n*（HLA）
人白细胞抗原系 Humanleukozytenantigen-System *n*（HLA-System）
人白细胞位点 A Humanleukozytenlocus A *m*
人白细胞组织相容性抗原 Humanleukozyten-Histokompatibilitätsantigene *n pl*
人本存在主义 humanistischer Existenzialismus *m*
人本文化 menschbasierte Kultur *f*
人本主义 Humanismus *m*
人本主义存在主义心理治疗 humanistisch-existenzielle Therapie *f*
人本主义心理学 humanistische Psychologie *f*
人本主义心理治疗 humanistische Psychotherapie *f*
人本主义治疗的种类 Variante der humanistischen Therapien *f*
人丙种球蛋白 Humangammaglobulin *n*
人博卡病毒 humanes Bocavirus *n*
人参 Ginseng *m*
人参草黄甙 Panasenosid *n*
人参醇 Panaxynol *n*
人参黄酮甙 Panasenosid *n*
人参[浸]膏 Ginseng-Extrakt *m*
人参宁 Ginsenin *n*
人参三七 Panax-Pseudoginseng *n*
人参萜 Panacen *n*
人参[萜]二醇 Panaxadiol *n*
人参[萜]三醇 Panaxatriol *n*
人参[萜]三酮 Panaxitron *n*
人参辛甙 Panaxin *n*
人参皂甙 Ginsenoside *n pl*
人参皂甙元[基] Panaxsapogenol *n*
人参皂苷 Rd Ginsenosid *n*
人参皂苷 Rg1 Ginsenosid Rg1 *n*
人肠道孤病毒 ECHO-Virus *n*, enteric cytopath（ogen）ic human orphan virus <engl.>（ECHO-Virus）
人肠道孤病毒 enterisches zytopathogenes menschliches Waisen-Virus *n*
人肠道细胞病变孤病毒 enterisches zytopathogenes menschliches Waisen-Virus *n*
人肠道致细胞病变孤儿病毒（艾柯病毒）menschliches enterisches zytopathisches Orphan-Virus *n*
人肠滴虫 Enteromonas hominis *f*
人齿衬底材料 Prothesenpolsterungsmaterial *n*
人齿清洁剂 Prothesenreinigungsmittel *n*
人畜共患病 Zoonose *f*
人畜共患传染病 anthropo Zoonose *f*
人畜共患寄生虫 parasitäre Zoonose *f*
人传递函数 menschliche Übertragungsfunktion *f*
人传染性软疣病毒 Molluscum contagiosum Virus *n*
人垂体促性腺激素 menschliches hypophysäres Gonado-tropin *n*, human hypophyseal gonadotrophin <engl.>（HHG）
人[垂体]生长激素 menschliches Wachstumshormon *n*
人道 humanistische Perspektive *f*
人道主义 Humanismus *m*
人的 menschlich
人的（人类的）human
人的差错 menschliches Versagen *n*
人的基本需要 Grundbedürfnis *n*
人的准则 humanes Kriterium *n*
人等孢子球虫 Isospora hominis *f*
人电催眠法 Hypnose durch menschliche Elektrizität *f*
人定向障碍 menschliche Orientierungsstörung *f*
人痘接种 Variolisation *f*, Variolation *f*
人对人评定量表 zwischenmenschliche Bewertungsskala *f*
人多瘤病毒 menschliches Polyomavirus *n*
人二倍体细胞 menschliche diploide Zelle *f*, diploide Zel-le des Menschen *f*
人二倍体细胞狂犬病疫苗 humane diploide Zelle Tollwutimpfstoff *m*
人二倍体细胞疫苗 menschlicher diploider Zell-Impfstoff *m*
人粪处理 Behandlung der Fäkalien *f*, Fäkal（ien）abfuhr *f*
人粪壳 Sordaria humana *f*
人粪尿 Fäkalstoffe *m pl*, Mistjauchen *f pl*
人肤（皮）蝇 Dermatobia hominis *f*
人附睾蛋白 4 humanes Epididymisprotein 4 *n*
人副流感病毒（仙台病毒）menschliches Parainfluenzavirus *n*
人改型抗体 umgebildeter vermenschlichter Antikörper *m*
人肝癌细胞系 7402 BEL-7402-Zellen *f pl*
人肝微体 humane Lebermikrosomen *f pl*
人感染高致病性禽流感（人禽流感）menschliche Infektion der hoch pathogenen aviären Influenza *f*
人格 Persönlichkeit *f*, Personalität *f*
人格败坏 Personlichkeitsverschlechterung *f*
人格崩溃 Persönlichkeitsdesintegration *f*
人格变化 Veränderung der Persönlichkeit *f*
人格标记 Persönlichkeitskennzeichnung *f*
人格病理学基本评估问卷 dimensionales Assessment des Persönlichkeit-Pathologie-Fragebogens *n*
人格测量 Persönlichkeitsmaßnahme *f*
人格测验 Personlichkeitstest *m*
人格层次 Hierarchie der Persönlichkeit *f*
人格冲突 Persönlichkeitskonflikt *m*
人格的性别差异 Persönlichkeitsunterschied zwischen den Geschlechtern *m*
人格定向测验 Inventar der Persönlichkeitsorientierung *n*
人格动力论 dynamische Theorie der Persönlichkeit *f*
人格动力学 Persönlichkeitsdynamik *f*
人格堕落 Zerfall der Persönlichkeit *m*
人格发展理论 Entwicklungstheorie des Lebensverlaufs und der Persönlichkeit *f*
人格分层说 Schichtentheorie *f*
人格分离 Dissoziation der Personlichkeit *f*
人格分裂 gespaltene Persönlichkeit *f*
人格分析 Personlichkeitsanalyse *f*
人格改变 Persönlichkeitsänderung *f*, Wesensänderung *f*
人格改造 Reform des Charakters *f*
人格行为反应 Personlichkeitshaltung-Reaktion *f*
人格和行为障碍 Persönlichkeit- und Verhaltensstörung *f*
人格化 Personalisation *f*
人格化照顾 persönliche Betreuung *f*
人格鉴定 Beurteilung der Persönlichkeit *f*
人格结构 Persönlichkeitsaufbau *m*
人格解体 Entpersönlichung *f*, Depersonalisation *f*, Selbstentfremdung *f*, Persönlichkeitsverlust *m*
人格解体综合征 Depersonalisationssyndrom *n*
人格扩张 Inflation *f*
人格类型 Persönlichkeitstyp *m*
人格理论 Persönlichkeitstheorie *f*
人格面板 Persönlichkeitspaneele *n pl*
人格品质 Persönlichkeitsmerkmal *n*
人格评定 Persönlichkeitsbeurteilung *f*
人格倾向 Persönlichkeitstendenz *f*
人格情境互动 Persönlichkeits-Situation-Interaktion *f*
人格缺陷 Personalitätsdefekt *m*
人格社会化 Sozialisierung der Persönlichkeit *f*
人格失常 Charakterunordnung *f*
人格适应 Persönlichkeitsanpassung *f*

人格素质 Persönlichkeitsverfassung *f*
人格特点 Personalitätscharakter *m*
人格特征 Persönlichkeitscharaktereigenschaft *f*
人格特征突出化 Akzentuierung der Persönlichkeiteigenschaft *f*
人格调查 Persönlichkeitsfragebogen *m*
人格调查问卷 Persönlichkeitsfragebogen *m*
人格五因素模型 5-Faktor-Modell *n*
人格效应 Persönlichkeit-Effekt *m*
人格协调 Integration der Persönlichkeit *f*
人格心理学 Persönlichkeitspsychologie *f*
人格心理学家 Persönlichkeitspsychologe *m*
人格形成 Bildung der Persönlichkeit *f*
人格形成说 formative Theorie der Persönlichkeit *f*
人格学 Personologie *f*
人格异常 Persönlichkeitsstörung *f*
人格因素说 Theorie der Persönlichkeitsfaktoren *f*
人格因素问卷 Fragebogen über 16 Personalitätsfaktor *m*
人格障碍 abhängige Persönlichkeitsstörung *f*(依赖型)
人格障碍 anankastische Persönlichkeitsstörung *f*(强迫性)
人格障碍 ängstliche Persönlichkeitsstörung *f*(焦虑[回避]型)
人格障碍 asthenische Persönlichkeitsstörung *f*(衰弱型)
人格障碍 dissoziale Persönlichkeitsstörung *f*(社交紊乱型)
人格障碍 emotional instabile Persönlichkeitsstörung *f*(情绪不稳型)
人格障碍 explosionsfähige Persönlichkeitsstörung *f*(暴发型)
人格障碍 gefühlsbedingte Persönlichkeitsstörung *f*(情感性)
人格障碍 histrionische Persönlichkeitsstörung *f*(表演型)
人格障碍 narzisstische Persönlichkeitsstörung *f*(自恋型)
人格障碍 organische Persönlichkeitsstörung *f*(器质性)
人格障碍 paranoide Persönlichkeitsstörung *f*(偏执型)
人格障碍 Personlichkeitsstörung *f*
人格障碍 schizoide Persönlichkeitsstörung *f*(分裂型)
人格障碍犯罪 Kriminalität aufgrund Persönlichkeitsstörung *f*
人格诊断 Diagnose des Charakters *f*
人格整合 Integration der Persönlichkeit *f*
人格整合不良 Bionegativität *f*
人格重建 Personlichkeitsrekonstruktion *f*
人格主义 Personalismus *m*
人格主义心理学 personalistische Psychologie *f*
人格转换 Personlichkeitstransformation *f*, Transformation der Persönlichkeit *f*
人格组织 Persönlichkeitsorganisation *f*
人工半骨盆置换术 künstliche hemipelve Austauschware *f*
人工半关节成形术 künstliche Hemiarthroplastik *f*
人工瓣环 prothetischer Ventil-Ring *m*
人工(造)瓣膜 künstliche Herzklappe *f*, Herzklappenpro-these *f*
人工瓣膜病 prothetische Ventil-Krankheit *f*
人工瓣膜功能障碍 Klappenprothesesdysfunktion *f*
人工瓣膜机械性故障 mechanische Funktionsstörung der prothetischen Herzklappe *f*
人工瓣膜机械性溶血 mechanische Hämolyse durch Kunstklappe *f*
人工瓣膜机械性失效 mechanischer Fehler der prothetischen Valve *m*
人工瓣膜栓塞 Thrombose der prothetischen Valve *f*
人工瓣膜替换术 Kunstklappenersatz *m*
人工瓣膜心内膜炎 Klappenprothesesendokarditis *f*
人工瓣膜植入术 Implantation der Kunstklappe *f*
人工瓣膜置换 Kunstklappenersatz *m*
人工瓣膜置换后心内膜炎 Klappenprothese-Endokarditis *f*
人工被动免疫 künstliche passive Immunität *f*, künstliche Leihimmunität *f*
人工鼻 Kunstnase *f*
人工剥离胎盘术 manuelle Ablösung der Plazenta *f*, manuelle Plazentalösung *f*
人工剥膜 manuelles Membranabstreifen *n*
人工采光 künstliches Tageslicht *n*
人工产物 Artefakt *m*, Artefact *m*, Kunstprodukt *n*
人工肠液 künstlicher Darmsaft *m*, künstlicher Intestinalsaft *m*
人工充血法 künstliche Hyperämisierung *f*, Hyperämisierung *f*
人工传染 artifizielle (od. künstliche) Infektion *f*
人工刺激 artifizielle Stimulation *f*, künstliche Reizung *f*
人工单性生殖 Künstliche Parthenogenese *f*
人工胆管 artifizieller Choledochus *m*
人工导水管 artifizieller Aquädukt *m*
人工(造)的 künstlich, artifiziell, artefiziell, artificial (-is, -is, -e)
人工镫骨装置 Stapesprothese *f*
人工低温(诱导低温) induzierte Hypothermie *f*
人工冬眠 künstliche Hibernation *f*
人工对比 künstlicher Kontrast *m*
人工耳 Kunstohr *n*
人工耳蜗 Cochleaprothese *f*, Cochlea-Implantat *n*
人工耳蜗赝复物 Cochlea-Prothese *f*
人工耳蜗植入 Cochlea-Implantation *f*
人工二尖瓣 künstliche Mitralklappe *f*
人工发热 künstliches Fieber *n*
人工繁殖 künstliche Propagation *f*
人工繁殖率 Rate der künstlichen Fortpflanzung (od. Vermehrung) *f*
人工放射性 künstliche Radioaktivität *f*
人工放射性核素 künstliches Radionuklid *n*
人工放射性元素 künstliches Radioelement *n*
人工肺 künstliche Lunge *f*, Oxygenator *m*
人工孵化 künstliche Inkubation *f*
人工辐射带 artifizieller Strahlungsgürtel *m*
人工附加染色体 künstliches menschliches Episomalchromosom *n*
人工概念 artifizielles Konzept *n*
人工肝[脏] künstliche Leber *f*
人工肝灌注 künstliche Leberperfusion *f*
人工肝支持系统 Unterstützungssystem für Kunstleber *n*
人工肝支持治疗 Unterstützungstherapie für Kunstleber *f*
人工肛门 Kunstafter *m*, künstlicher After *m*, Anus artefecialis *m*
人工肛门袋 Manuell-Anus-Tasche *f*
人工肛门圈 Manuell-Anus-Kreis *m*
人工股骨颈置换术 Ersatzchirurgie des Oberschenkelhals *f*
人工股骨头 Hüftgelenkprothese *f*
人工股骨头拔出器 Femurkopfprothese-Extraktor *m*
人工股骨头杯 Hüftgelenkprothese-Tasse *f*
人工股骨头成形术 Arthroplastik des künstlichen Femurkopfes *f*
人工股骨头打入器 Femurkopfprothese-Fahrer *m*
人工股骨头置换术 Hemiarthroplastik *f*
人工骨 künstlicher Knochen *m*
人工骨材料 künstliches Knochenmaterial *n*
人工骨盆 Künstliches Becken *n*
人工骨置换术 Ersatzoperation des künstlichen Knochens *f*
人工鼓膜 artifizielles Trommelfell *n*
人工关节 künstliches Gelenk *n*
人工关节成形术 künstliche Arthroplastik *f*
人工关节代替术 Ersatzoperation des künstlichen Gelenks *f*
人工关节翻修术 künstliche Endoprothetik *f*
人工关节强直 künstliche Ankylose *f*
人工关节植入物 künstliches Gelenkimplantat *n*
人工关节置换术 prosthetischer Ersatz des Gelenks *m*
人工关节重建术 Wiederaufbau von künstlichen Gelenken *m*
人工管道 künstliche Kanalisierung *f*
人工光源 künstliche Lichtquelle *f*, Quelle des künstlichen Lichtes *f*
人工合成 künstliche Synthese *f*
人工合成蛋白质 synthetisches Protein *n*

人工合成高分子聚合物 synthetisches Polymer *m*
人工合成基因 synthetisches Gen *n*
人工合成胶体 synthetisches Kolloid *n*, künstliches Kolloid *n*
人工合成结晶胰岛素 synthetisches krystalinisches Insulin *n*
人工合成抗原 künstliches Antigen *n*
人工合成培养基 synthetisches Medium *n*
人工合成食用色素 synthetischer Lebensmittilfarbstoff *m*
人工合成血管 künstliche Blutgefäße *n pl*
人工横膈 Diaphragmaprothese *f*, künstliches Diaphragma *n*
人工喉 künstlicher Kehlkopf *m*, Kehlkopfprothese *f*
人工喉言语 laryngeale Kunstsprache *f*
人工后天免疫 künstliche erworbene Immunität *f*
人工呼吸 künstliche Beatmung *f*
人工呼吸[法] künstliche Atmung *f*, künstliche Beatmung *f*, künstlicher Gasaustausch *m*
人工呼吸器(机) Beatmungsapparat *m*, Atemapparat *m*, Beatmungsgerät *n*, Resuszitator *m*, künstliches Beatmungsgerät *n*
人工环境 künstliche Umgebung *f*
人工获得性免疫 künstlich erworbene Immunität *f*
人工[机械]瓣膜 künstliche mechanische Klappe *f*
人工肌腱 künstliche Sehne *f*
人工肌肉 künstlicher Muskel *m*
人工基因 künstliches Gen *n*
人工记忆 künstliches Gedächtnis *n*
人工甲 Nagel-Artefakte *n pl*
人工假怒 Scheinwut *f*
人工假体置换术 Protheseendoprothetik *f*
人工肩关节 künstliches Schultergelenk *n*
人工建造的环境 aufgebaute Umgebungen *f pl*
人工腱 künstliche Sehne *f*
人工腱索 künstliche Chordae *f*
人工角膜 Hornhautprothese *f*, Keratoprothese *f*
人工接头 synthetischer Linker *m*
人工接头连接 synthetischer Linker *m*
人工晶体大疱性角膜病 pseudophakische bullöse Keratopathie *f*
人工晶体度数计算 Berechnung der IOL-Brechungskraft *f*
人工晶体前膜 Vordermembran der artifiziellen Linse *m*
人工晶体屈光力测定 Bestimung der Intraokularlinsebrechkraft *f*
人工晶体眼屈光手术 pseudophakische refraktive Chirurgie *f*
人工晶体源性青光眼 pseudophakisches Glaukom *n*
人工晶[状]体 künstliche Linse *f*
人工晶状体眼 intraokulares Pseudoauge *n*
人工颈椎 künstliche Halswirbel *m pl*
人工绝经 künstliche Menopause *f*
人工绝经期状态 künstlicher Menopausenzustand *m*
人工抗毒素 künstliches Antitoxin *n*
人工抗原 künstliches Antigen *n*
人工控制 künstliche Kontrolle *f*
人工髋关节 künstliches Hüftgelenk *n*
人工髋关节安装器械包 Hüftgelenk-Installinstrumente *n pl*
人工髋关节拔出器 Hüftgelenk-Extraktor *m*
人工髋关节代替术 prosthetischer Ersatz des Hüftgelenks *m*
人工髋关节髋臼定位器 Acetabulum-Locator *m*
人工髋关节手术器械包 Instrumentenbesteck für Hüftprothese *m*
人工括约肌 künstlicher Schließmuskel *m*
人工疗养因子 manuelle rekuperative Faktor *m*
人工裂解 künstliche Lysis *f*
人工流产 artifizieller (od. künstlicher) Abort *m*, Abactio partus *f*, Abactus venter *m*
人工流产比率 Abtreibung-Verhältnis *n*
人工流产并发症 Komplikation befolgende Abtreibung *f*
人工流产的子宫 Uterus der Abtreibung *m*
人工流产负压吸引器 Vakuumextraktor für den künstlichen Abort *m*
人工流产[负压]吸引术 Vakuumextraktion für den künstlichen Abort *f*
人工流产率(比) Rate des artifiziellen Abortes *f*
人工流产钳刮术 Evakuierung und Kürettage für Abtreibung *f*
人工流产手术器械包 Instrumentenbesteck für abortive Operation *n*
人工流产吸引管 Aspirationsrohr des künstlichen Abortes *n*
人工流产综合征 Abtreibungsyndrom *n*
人工瘘管 künstliche Fistel *f*
人工论 Artificialismus *m*
人工免疫 künstliche Immunität *f*
人工免疫法 künstliche Immunisation *f*
人工免疫接种 künstliche Immunisierung *f*
人工膜 synthetische Membrane *f pl*
人工耐毒法 Mithridatismus *m*
人工尿道 künstliche Harnröhre *f*
人工尿道括约肌置入术 Implantation des künstlichen Harnröhrensphinkters *f*
人工排卵 künstliche (od. artifizielle) Ovulation *f*
人工膀胱 künstliche Harnblase *f*
人工培养 künstliche Kultur *f*
人工培养基 künstliches Kulturmedium *n*
人工皮肤 prosthetische Haut *f*
人工皮炎 künstliche Dermatitis *f*
人工偏振片 Polaroidkamera *f*
人工破膜术 Blasensprung *f*, Künstliche Blasensprung *f*
人工破膜引产[术] Geburtseinleitung mit dem künstlichen Blasensprung *f*
人工气腹[术] artifizielles (od. künstliches) Pneumoperitoneum *n*
人工气管 künstliche Luftröhre (od. Trachea) *f*
人工气候试验箱 künstlicher Klimakammer *m*
人工气候室 Klimakammer *f*, Phytotron *n*, pneumatische Kammer *f*
人工气体环境 künstliche Gasumgebung *f*
人工气胸 künstlicher Pneumothorax *m*
人工气胸疗法 Piezotherapie *f*
人工气胸器 Pneumothoraxapparat *m*
人工气胸术 künstlicher Pneumothorax *m*
人工气胸针 Nadel für künstlichen Pneumothorax *f*
人工器官 künstliches Organ *n*
人工全膝关节 künstliches Totalknie *n*
人工染色体 künstliches menschliches Chromosom *n*
人工桡骨头置换术 Ersatz des künstlichen Radiuskops *m*
人工热源照射法 Ignisatio (n) *f*
人工韧带 Kunstband *n*
人工韧带重建术 künstliche Bandrekonstruktion *f*
人工溶解 künstliche Lyse *f*
人工乳突 künstliche Mastoid
人工神经网络 künstliches neuronales Netz *n*
人工神经元网络 künstliches neuronales Netzwerk *n*
人工肾[脏] künstliche Niere *f*, Hämodialysator *m*
人工肾病人监护器 Monitor der Hämodialysator-Patienten *m*
人工肾防护装置 Nieren-Schutzsystem *n*
人工肾辅助装置 unterstützendes Gerät der Nieren *n*
人工肾透析液 Dialyse-Lösung für künstliche Niere *f*
人工肾透析装置 Gerät für künstliche Niere *n*
人工肾用泵管 Pumpe für künstliche Niere *f*
人工肾盂积液 manueller Nierenbeckenerguss *m*
人工肾脏机 künstliche Niere *f*, Dialysegerät *n*
人工生物瓣膜 Bioprothese-Klappe *f*
人工生物膜 künstliche Biomembran *f*
人工实验环境 künstliches experimentelles Umfeld *n*
人工食道 künstliche Speiseröhre *f*, Ösophagusprothese *f*
人工[水]蛭 künstlicher Blutegel *m*, Bdellometer *n*, Bdel-

lometrum *n*
人工受精 künstliche Befruchtung *f*
人工受氢体 künstlicher Wasserstoffakzeptor (od. Hydrogen-akzeptor) *m*
人工受孕 künstliche Befruchtung (od. Insemination) *f*
人工授粉 künstliche Bestäubung *f*
人工授精 artifizielle (od. künstliche) Insemination (od. Besamung) *f*
人工授精供者 künstlicher Besamung-Spender *m*
人工输卵管 künstlicher Ovidukt *m*, künstliche Salpinx *f*
人工输尿管 künstlicher Harnleiter *m*
人工双分子脂膜 artifizielle Lipid-Doppelschicht *f*
人工太阳光 künstliches Sonnenlicht *n*
人工糖尿 artifizielle Glukosurie *f*
人工甜味剂 artifizielles Versüßungsmittel *n*, künstlicher Süßstoff *m*
人工通气 künstliche Beatmung *f*
人工通气道 künstlicher Atemweg *m*
人工瞳孔 künstliche Pupille *f*
人工突变株 künstliche Mutante *f*
人工脱敏 künstliche Desensibilisierung *f*
人工胃液 simulierter (od. künstlicher) Magensaft *m*
人工喂养 künstliche Fütterung *f*
人工喂养制品 Präparat der künstlichen Fütterung *n*
人工吸血管 Bdellometer *n*, Bdellometrum *n*
人工膝关节 künstliches Kniegelenk *n*
人工膝关节代替术 prosthetischer Ersatz des Kniegelenks *m*
人工习服 künstliche Eingewöhnung *f*
人工下丘脑 künstlicher Hypothalamus *m*
人工现实感技术 erweiterte virtuelle Realität *f*
人工消化 künstliche Verdauung *f*
人工心房起搏 Vorhofschrittmacherstimulation *f*
人工心肺机 Pumpenoxygenator *m*, Herz-lungenmaschine *f*
人工心肺机泵管 Pumpe der Herz-Lungen-Maschine *f*
人工心肺设备 künstliche Herz-Lungen-Ausrüstung *f*
人工心室起搏 Kammerschrittmacherstimulation *f*
人工心脏 künstliches Herz *n*
人工心脏瓣膜 künstliche Herzklappe *f*
人工心脏起搏 künstliche (Herz-) Schrittmacherstimulation *f*
人工心脏起搏器 künstlicher Herzschrittmacher *m*
人工心脏起搏器置入术 Implantation des künstlichen Herz-schrittmachers *f*
人工性唇痂 künstliche Lippverharschung *f*
人工胸椎 künstliche Brustwirbel *pl*
人工选择 künstliche Selektion *f*
人工血管 künstliches Gefaß *n*
人工血管旁路术 künstlicher vaskulärer Bypass *m*
人工血管狭窄 Transplantationsstenose *f*
人工荨麻疹 künstliche Urtikaria *f*
人工牙齿 Kunstzahn *m*
人工牙列 künstliches Gelenk *n*
人工亚冬眠 künstliche Subhibernation *f*
人工盐 künstliches Salz *n*
人工眼 Kunstauge *n*
人工眼泪 künstliche Träne *f*
人工眼球 künstliche Augapfel *m*
人工阳光 künstliches Sonnenlicht *n*
人工氧腹 Oxyperitoneum *n*
人工氧腹器 Oxyperitoneum-Apparat *m*
人工腰椎 künstliche Lendenwirbel *m*
人工腰椎间盘置换术 künstlicher lumbaler Bandscheibenersatz *m*
人工胰岛 künstliche Pankreasinseln *f pl*
人工胰腺 künstliches Pankreas *n*
人工移植物 künstliches Körpergewebe *n*
人工癔症 künstliche Hysterie *f*
人工阴道 künstliche Scheide *f*
人工引产 künstliche Geburtseinleitung *f*
人工引产仪 künstlicher Geburtseinleitungsapparat *m*
人工营养法 Auffütterung *f*, artifizielle Alimentation *f*
人工硬脑膜 künstliche Dura (mater) *f*
人工诱导性细菌拮抗作用 induzierter bakterieller Antagonismus *m*
人工语言 synthetische Sprache *f*, Kunstsprache *f*
人工月经周期 künstlicher menstrueller Zyklus *m*, künstlicher Menstruationszyklus *m*
人工杂交 künstliche Hybrid (is) ation *f*
人工脏器 künstliches Organ *n*
人[工]造的 künstlich
人工照明 künstliche Illumination (od. Beleuchtung) *f*
人工真皮 künstliche Dermis *f*
人工脂膜炎 künstliche Pannikulitis *f*
人工植入 künstliches Implantat *n*
人工指 Kunstfinger *m*
人工指关节 Phalanx Gelenkprothese *f*
人工指间关节代替术 Prothesenersatz des interphalangealen Gelenks *m*
人工制品 Artefakt *n*
人工智能 künstliche Intelligenz *f*
人工智能程序 Programm der künstlichen Intelligenz *n*
人工智能方法学 Methodik der künstlichen Intelligenz *f*
人工智能技术 Technik der künstlichen Intelligenz *f*
人工智能壳 Shell der künstlichen Intelligenz *f*
人工智能模型建造 Modellbau der künstlichen Intelligenz *m*
人工中耳 Mittelohrimplantat *n*
人工重力 künstliche Schwerkraft *f*
人工重力模拟器 künstlicher Schwerkraft-Simulator *m*
人工肘关节 künstliches Ellenbogengelenk *n*
人工肘关节代替术 Prothesenersatz des Ellenbogengelenkes *m*
人工主动免疫(接种) künstliche aktive Immunisierung *f*
人工椎间盘 künstliche Bandscheibe *f*
人工自动免疫 künstliche aktive Immunität *f*
人骨肉瘤 humane Osteosarkomzelle *f*
人行动模型 aktionaler Modell des Menschen *m*
人化的 humanisiert
人蛔虫 Ascaris lumbricoides (hominis) *f*
人蛔虫受精卵 befruchtete (od. fertilisierte) Eier der Ascaris lumbricoides *n pl*
人蛔虫未受精卵 unbefruchtete Eier des Ascaris lumbricoides *n pl*
人机对话 Mensch-Maschine-Dialog *m*
人机对话方式 Mensch-Maschine Dialogmodus *m*
人机对话式数据录入和检索 interaktive Dateneingabe und Abruf *m*
人机对话式图表利用 Interactive-Chart-Utility <engl.>
人机方式 Mensch-Computer-Mod
人机概念 Mensch-Maschine-Konzept *n*
人机工程学 Ergonomie *f*
人机功能比较 funktionaler Mensch-Maschine-Vergleich *m*
人机功能分配 Mensch-Maschine-Funktionszuordnung *f*
人机共生 Mensch-Maschine-Symbiose *f*
人机关系 Mensch-Maschine-Beziehung *f*
人机环境配置形成 Mensch-Maschine-Umwelt-Konfiguration *f*
人机环境系统 Mensch-Maschine-Umwelt-System *n*
人机兼容性 Mensch-Maschine-Kompatibilität *f*
人机接口 Mensch-Maschine-Schnittstelle *f*
人机接口系统 Mensch-Computer-Interface-System *n*
人机结合 Mensch-Maschine-Integration *f*
人机界面 Mensch-Maschine-Schnittstelle *f*
人机联系 Mensch-Machine-Kontakt *m*
人机匹配 Mensch-Maschine-Match *m*

人机通讯 Mensch-Maschine-Kommunikation *f*
人机系统 Mensch-Computer-System *n*, Mensch-Machine-System *n*
人机系统评价 Bewertung von Mensch-Maschine-System *f*
人机系统设计 Gestaltung von Mensch-Maschine-System *n*
人机相互作用 Mensch-Computer-Interaktion *f*
人机一体化 Mensch-Maschine-Integration *f*
人机智能系统 Mensch-Maschine-Intelligenz-System *n*
人肌肉肉孢子虫(林氏肉孢子虫) Sarcocystis lindemanni *f*
人际冲突 interpersonelle Konflikte *m pl*
人际的 interpersonell
人际定向 interpersonelle Orientierung *f*
人际沟通 zwischenmenschliche Kommunikation *f*, interpersonelle Kommunikation *f*
人际关系 persönliche Beziehung *f*, interpersonelle Beziehung *f*
人际关系的美 Schönheit der menschlichen Beziehung *f*
人际关系基本取向 grundlegende interpersonelle Beziehungsorientierung *f*
人际关系技能发展 interpersonelle Entwicklung von Fähigkeit *f*
人际关系问题顾问 Prozessberater *m*
人际关系心理疗法 interpersonelle Psychotherapie *f*
人际关系原则 Prinzip der zwischenmenschlichen Beziehung *n*
人际关系治疗 zwischenmenschliche Therapie *f*
人际关系专家 Expert für menschliche Beziehung *m*
人际关系咨询 zwischenmenschliche Beratung *f*
人际行为方式 interpersonelles Verhaltensmodell *n*
人际教学 interpersonelle Lehre *f*
人际接触 interpersoneller Kontakt *m*
人际距离 interpersonelle Entfernung *f*
人际距离学 Proxemik *f*
人际理论 interpersonelle Theorie *f*
人际排斥 interpersoneller Ausschluss *m*
人际认知 interpersonelle Kognition *f*
人际认知问题解决 interpersonelles kognitives Problemlösen *n*
人际特征环模型 zwischenmenschlicher Circumplex *m*
人际吸引 interpersonelle Attraktion *f*
人际相互作用 interpersonelle Interaktion *f*
人际相互作用类型 Typ der interpersonellen Interaktion *m*
人际信息传播的心理功能 psychologische Funktion der zwischenmenschlichen Informationsverbreitung *f*
人际信息传播原则 Prinzip der zwischenmenschlichen Informationsverbreitung *n*
人际信息传播障碍 Störung der zwischenmenschlichen Informationsverbreitung *f*
人际知觉法 Fremdbild-Methode *f*
人酵母菌 Blastocystis hominis *f*
人结肠直肠癌 menschlicher Kolorektalkrebs *m*
人疥疮 menschliche Krätze *f*
人疥螨 Sarcoptes scabiei hominis *m*
人居环境 menschliche Siedlungen *f pl*
人巨细胞病毒感染 menschliche Cytomegalovirus-Infektion *f*
人绝经促性腺激素 menschliches Menopausengonadotropin *n*, human menopausal gonadotropin <engl.>(HMG)
人绝经期促性腺激素 menschliches Menopausegonadotropin *n*
人均卫生费用 Gesundheitsausgabe pro Kopf *f*
人抗狂犬病免疫球蛋白 menschliches Anti-Tollwut-Immunglobulin *n*
人科 Hominidae *f pl*
人疴 Hermaphrodit *m*
人口 Bevölkerung *f*, Population *f*
人口爆炸 Bevölkerungsexplosion *f*
人口倍增时间 Verdopplungszeit für die Bevölkerung *f*
人口变动 Veränderung der Bevölkerung *f*
人口布局 Verteilung der Bevölkerung *f*
人口城市化 Urbanisierung *f*
人口城市集中 Verstädterung *f*, Urbanisierung *f*
人口出生率 Geburtenrate *f*
人口地域构成 regionale Zusammensetzung der Bevölkerung *f*
人口动态 Populationsdynamik *f*
人口繁殖率 Fortpflanzungsrate der Bevölkerung *f*
人口分布 Bevölkerungsverteilung *f*
人口惯性 Bevölkerung-Dynamik *f*
人口结构 Bevölkerungsstruktur *f*
人口结构 Konstruktion der Bevölkerung *f*
人口金字塔 Bevölkerungspyramide *n*
人口净密度 Nettowohndichte *f*
人口静态 Populationsstatik *f*, stationäre Bevölkerung *f*
人口控制 Bevölkerungskontrolle *f*
人口老化 Alterung der Bevölkerung *f*
人口密度 Bevölkerungsdichte *f*, Populationsdichte *f*
人口内在自然增长率 intrinsische Rate des natürlichen Bevölkerungswachstums *f*
人口年龄构成 Altersstruktur der Bevölkerung *f*
人口年轻化 Verjüngung der Bevölkerung *f*
人口平均增长速度 durchschnittliche Anstieg-Geschwindigkeit der Bevölkerung *f*
人口普查 Volkszählung *f*
人口普查 Zensus *m*, Volkszählung *f*
人口普查标准时间 Standardzeit für die Volkszählung *f*
人口普查方案 Volkszählung-Planung der Bevölkerung *f*
人口普查区域 Volkszählungsbereich *m*
人口普查试点 Pilot der Volkszählung *m*
人口普查员 Zähler der Volkszählung *m*
人口普查资料 Zensusinformation *f*
人口普查资料编码 Codierung der Volkszählungsdaten *f*
人口普通登记 Volkszählung-Registrierung *f*
人口迁移 Populationsmigration *f*, Bevölkerungsmigration *f*
人口迁移变动 demographische Abwanderung der Bevölkerung *f*
人口迁移率 Migrationsrate der Bevölkerung *f*
人口腔内丝虫 Filaria hominis oris *f*
人口社会变动 sozialer Wandel der Bevölkerung *m*
人口社会构成 gesellschaftliche Zusammensetzung der Bevölkerung *f*
人口死亡率 Bevölkerungssterblichkeitsrate *f*
人口素质 Bevölkerungsqualität *f*
人口调查 Bevölkerungsvorausberechnung *f*
人口调查单位 Einheit der Bevölkerungsvorausberechnung *f*
人口调查方案 Bevölkerungsbefragung-Programm *n*
人口统计 Bevölkerungsstatistik *f*
人口统计的 bevölkerungsstatistisch
人口统计数据 demographische Daten *pl*
人口[统计]条例 Akt der Volkszählung *m*
人口统计图 Demogramm *n*
人口统计信息 demografische Informationen *pl*
人口统计学 Demographie *f*
人口推算 Bevölkerungsberechnung *f*
人口下降 Entvölkerung *f*
人口信息源联机数据库 Onlineinformationen der Bevölkerung *f*
人口学 Demographie *f*, Bevölkerungswissenschaft *f*
人口学需要紧急处理的 bevölkerungsstatistisch imperativ
人口预测 Vorhersage der Bevölkerung *f*
人口再生产 Reproduktion der Bevölkerung *f*
人口增长 Bevölkerungswachstum *n*, Bevölkerungszuwachs *m*
人口增长率 Bevölkerungswachstumrate *f*
人口政策 Bevölkerungspolitik *f*
人口转变 demografischer Wandel *m*
人口自然变动 natürliche Veränderung der Bevölkerung *f*
人口自然构成 natürliche Zusammensetzung der Bevölkerung *f*

人口自然增长率 natürliche Bevölkerungswachstumrate *f*
人口总密度 Gesamtwohndichte *f*
人口总数 Bevölkerungsgröße *f*
人狂犬病免疫球蛋白 menschliches Tollwut-Immunglobulin *n*
人类 Menschheit *f*, Humanität *f*
人类 DNA Human-DNA *n*
人类 T 细胞白血病病毒 humanes T-Zell-Leukämie-Virus *n*
人类 T 细胞淋巴细胞病毒 humanes T-Zell-lymphotropes Virus *n*
人[类]白细胞抗原 menschliche Leukozyten-Antigen *n*, humanes Leukozytenantigen *n*
人类白细胞抗原系统 HLA-System *n*
人[类]白细胞抗原组织相容性系统 Human-Leukozyten-Antigen(HLA) Histokompatibilitätssystem *n*
人类白细胞血型系统 humanes Leukozyten-Antigen-Blutgruppensystem *n*
人类必需脂肪酸缺乏 Mangel menschlicher essentieller Fettsäuren *m*
人类[变性]肺病毒 menschliches Metapneumovirus *n*, humanes Metapneumovirus *n*
人类表观基因计划 Humanepigenomprojekt *n*
人类成长过程 menschliche Wachstum-Sequenz *f*
人类的 menschlich, human(-us, -a, -um)
人类多态研究中心家系 CEPH Familien *f pl*
人类恶丝虫属感染 menschliche Infektion mit Dirofilaria *f*
人类发生的 anthropozoisch, anthrogenic(-us, -a, -um)
人类发育年龄分期 unterteilte Periode des menschlichen körperlichen Wachstums *f*
人类发展 menschliche Entwicklung *f*
人类法医学 forensische Anthropologie *f*
人类防御机制 menschliche Abwehrmechanismen *pl*
人类肺病毒 menschliches Metapneumovirus *n*
人类分布学 Anthropogeographie *f*
人类分子遗传学 menschliche molekulare Genetik *f*
人类高级神经活动 menschliche höhere Nervenaktivität *f*
人类工程学 human engineering <engl.>
人类工效学 Ergonomie *f*, Ergonomik *f*
人类共生 menschliche Symbiose *f*
人类行为 menschliches Benehmen *n*
人类行为学 Anthroponomie *f*
人类行为一般控制理论 allgemeine Feedback-Theorie des menschlichen Verhaltens *f*
人类红细胞抗原 menschliches Erythrozytenantigene *n pl*
人类红细胞亚型抗原 Untergruppe von menschlichen A Erythrozytenantigen *f*
人类猴痘 Affenpocken beim Menschen *f pl*
人类环境 Umwelt der Menschheit *f*
人类环境改造学的介入 ergonomischer Eingriff *m*
人类活动学 Anthropokinetik *f*
人类基本需要层次论 Theorie der menschlichen Grundbedürfnishierarchie *f*
人类基德血型 Kidd* menschliche Blutgruppe *f*
人类基因组规划 Humangenomprojekt *n*
人类基因组[国际]组织 Human-Genom-Organization *f*
人类基因组学 Humangenomik *f*
人类基因组制图 menschliche Genom-Abbildung *f*
人类基因组组织 Humangenomorganisation *f*
人类疾病动物模型 Tiermodell der menschlichen Krankheit *n*
人类疾病网络 Humankrankheitnetzwerk *n*
人类家庭 menschliche Familie *f*
人类接口 menschliche Schnittstelle *f*
人类进化学 Anthroponomie *f*
人类凯尔血型 menschliche Kell*-Blutgrupppe *f*
人[类]抗血友病因子 menschlicher Antihämophiliefaktor *m*
人类联想记忆 menschlicher assoziativer Speicher *m*
人类刘易斯血型 Lewis* Humanblutgruppe *f*
人类卢瑟兰血型 lutherische menschliche Blutgruppe *f*
人类孟德尔遗传 mendelsche Regeln beim Menschen *f pl*
人类迷津 menschliches Labyrinth *n*
人类免疫缺陷病毒(HIV)病的痴呆 Demenz mit Humanem Immundefizienz- Virus(HIV)-Krankheit *f*
人类免疫缺陷病毒(艾滋病病毒) menschliches immunschwäches Virus *n*, Human Immunodeficiency Virus *n*
人类免疫缺陷病毒伴发痴呆 HIV-assoziierte Demenz *f*
人类免疫缺陷病毒伴发肌病 HIV-assoziierte Myopathie *f*
人类免疫缺陷病毒伴发急性精神病性障碍 HIV-assoziierte akute psychotishe Störung *f*
人类免疫缺陷病毒伴发急性应激反应 HIV-assoziierte akute Stressreaktion *f*
人类免疫缺陷病毒伴发脊髓病 HIV-assoziierte Myelopathie *f*
人类免疫缺陷病毒伴发淋巴瘤 HIV-assoziierte Lymphome *f*
人类免疫缺陷病毒伴发脑膜炎 HIV-assoziiertes Meningitis *n*
人类免疫缺陷病毒伴发轻度认知/运动障碍 HIV-assoziierte leichte kognitive/motorische Störung *f*
人类免疫缺陷病毒伴发情感障碍 HIV-assoziierte affektive Störung *f*
人类免疫缺陷病毒伴发神经精神障碍 HIV-assoziierte neuropsychiatrische Erkrankung *f*
人类免疫缺陷病毒伴发适应障碍 HIV-assoziierte Anpassungsstörung *f*
人类免疫缺陷病毒伴发炎症性多神经病 HIV-assoziierte inflammatorische Polyneuropathie *f*
人类免疫缺陷病毒伴发谵妄 HIV-assoziiertes Delirium *n*
人类免疫缺陷病毒伴发自杀 HIV-assoziierter Selbstmord *m*
人类免疫缺陷病毒包被蛋白 HIV-Envelope-Protein *n*
人类免疫缺陷病毒病痴呆 Demenz in Human Immunodeficiency Virus(HIV) Erkrankung *f*
人类免疫缺陷病毒病性痴呆 Demenz bei HIV-Krankheit *f*
人类免疫缺陷病毒肠病 HIV-Enteropathie *f*
人类免疫缺陷病毒蛋白 HIV-Protein *m*, Immundefizienz-Virus-Protein *m*
人类免疫缺陷病毒蛋白酶 HIV-Protease *f*
人类免疫缺陷病毒蛋白酶抑制剂 HIV-Protease-Inhibitor *m*
人类免疫缺陷病毒感染相关的 Humaner Immundefizienzvirus-Infektion assoziiert
人类免疫缺陷病毒脑病 HIV-Enzephalopathie *f*
人类免疫缺陷病毒逆转录酶 HIV-Reverse-Transkriptase *f*
人类免疫缺陷病毒相关性肾病 HIV-assoziierte Nephropathie *f*
人类免疫缺陷病毒相关性涎腺疾病 HIV-assoziierte Speicheldrüsenerkrankung *f*
人类免疫缺陷病毒消耗综合征 HIV-Verlustsyndrom *n*
人类免疫缺陷病毒整合酶 HIV-Integrase *f*
人类免疫缺陷病毒整合酶抑制剂 HIV-Integrase-Inhibitor *m*
人类免疫学 humane Immunologie *f*
人类脑计划 Humangehirnprogramm *n*
人类疱疹病毒 Heminis von Herpes-Virus *n*
人类疱疹病毒 6 型 Humaner Herpes-Virus 6 *n*(HHV-6)
人类疱疹病毒 7 型 Humaner Herpes-Virus 7 *n*
人类疱疹病毒 8 型 Humaner Herpes-Virus 8 *n*
人类偏肺病毒 humanes Metapneumovirus *n*
人类起源 Anthropogenese *f*, Anthropogenie *f*, Herkunft der Menschheit *f*
人类起源的 anthropozoisch
人类起源理论 anthropozoische Theorie *f*
人类潜能 menschliches Potenzial *n*
人类求偶模式 menschliches Balzmuster *n*
人类群体遗传学 menschliche Populationsgenetik *f*
人类认知过程 menschlicher kognitiver Prozess *m*

人类认知活动 menschliche kognitive Aktivität *f*
人类乳头瘤病毒 humanpathogenes Papillomvirus *n*
人类乳腺癌抗原 NY-BR-1 humanes Brustkrebs-Antigen NY-BR-1 *n*
人类社会生物学 menschliche Soziobiologie *f*
人类生化遗传学 menschliche biochemische Genetik *f*
人类生态学 Humanökologie *f*
人类生物节律 menschlicher biologischer Rhythmus *m*
人类生物学 Humanbiologie *f*, Anthropobiologie *f*
人类生长发育流行病学 Epidemiologie des menschlichen Wachstumshormons *f*
人类生长激素 menschliches Wachstumshormon *n*
人类生殖工程 Humanreproduktionengineering *n*
人类嗜淋巴细胞病毒 humanes T-Zell-lymphotropes Virus *n*
人类胎盘催乳素 humanes Plazentalaktogen *n*
人类体格学 Konstitutionsanthropologie *f*
人类体型审定检查 Anthroposkopie *f*
人类位置 menschliche Position *f*
人类文化学 Kulturanthropologie *f*
人类文献编制 menschliche Dokumentation *f*
人类习性学 Humanethologie *f*
人类细胞白血病淋巴瘤病毒 humanes T-Zell-leukämisches lymphotropes Virus *n*（HTLV）
人类细胞系 humane Zelllinie *f*
人类细胞遗传学 Zytogenetik der Menschheit *f*, Humanzytogenetik *f*
人类细胞遗传学命名国际体制 internationales System von humaner zytogenetikischer Nomenklatur *n*, internationales System für humane zytogenetikische Nomenklatur *n*
人类细小病毒 Humanparvovirus *n*
人类腺病毒 Humanadenovirus *n*
人类心理的 anthropopsychical
人类信息符号系统 Symbolsystem der menschlichen Information *n*
人类性欲 menschliche Sexualität *f*
人类学 Anthropologie *f*
人类学测量 anthropologische Messung *f*
人类学家 Anthropologe *m*
人类血小板抗原 humanes Platelet-Antigen *n*
人类血型 menschliche Blutgruppe *f*
人类血型的低频抗原 privates Antigen aus menschlichen Blutgruppen *n*
人类遗传基因 Humangenom *n*
人类遗传学 Anthropogenetik *f*, Humangenetik *f*
人类因素工程 Human-Faktor-Engineering *n*
人类因子 menschlicher Faktor *m*
人类有机体 menschlicher Organismus *m*
人类与环境 Mensch und Umwelt
人类致癌物 Humankarzinogen *n*
人类致癌性 human carcinogenicity <engl.>
人类智慧 menschliche Intelligenz *f*
人类中心论 Anthropocentrismus *m*
人类猪链球菌 menschliche Streptokokke suis *f*
人类猪链球菌感染 menschliche Streptokokke suis Infektion *f*
人类资源系统 System der Humanressourcen *n*
人类组织相容性抗原 humanes Leukozythistokompatibilitäts antigen *n*
人离体牙 Human ausgezogene Zähne *m pl*
人力 Arbeitskräfte *f pl*
人力资本 Humankapital *n*
人力资本法 Humankapitalansatz *m*
人力资源 Humanressourcen *f pl*
人力资源管理 Humanressourcenmangement *n*
人力资源规划 Personalplanung *f*
人脸失认症 Gesichtsagnosie *f*
人裂殖酵母菌 Schizosaccharomyces hominis *m*, Saccharomyces hominis *m*
人淋巴细胞抗原 humanes T-Lymphozyten-Antigen *n*
人淋巴细胞瘤细胞系 Jurkat-Zelllinie *f*
人淋巴细胞位点 A Humanlymphozyten-Locus A *m*
人淋巴细胞样干扰素 menschliche lymphoblastoide Interferon *n*
人淋巴细胞样细胞 menschliche Lymphoblastoidzelle *f*
人淋巴细胞组织相溶性抗原 Humanlymphozytenhistokompatibititätsantigen *n*
人卵泡刺激激素 humanes follikelstimulierendes Hormon *n*
人麻疹免疫血清 Humanmasernimmumserum *n*, humanes Masernimmunserum *n*
人毛滴虫 Trichomonas hominis *f*
人毛滴虫病 Trichomoniasis *f*
人免疫球蛋白 humanes Immunglobulin *n*, Humanimmunglobulin *n*
人免疫缺陷病病毒脑病 HIV-Enzephalopathie *f*
人免疫缺陷病毒 humanes Immundefizienz-Virus *n*
人免疫缺陷病毒 1 逆转录酶 1 HIV-1 reverse Transkriptase *f*
人免疫缺陷病毒包被蛋白 HIV-Hüllprotein *n*
人免疫缺陷病毒消耗综合征 HIV Verlustsyndrom *n*
人免疫缺陷病毒整合酶 HIV Integrase *f*
人免疫缺陷病毒整合酶抑制剂 HIV Integrase-Inhibitor *m*
人免疫血清球蛋白 menschliches Immunserumglobulin *n*
人民卫生出版社 Volksverlag für Gesundheitswesen *n*
人民医院 Volkskrankenhaus *n*, Volkshospital *n*
人名[命名]疾病 namengebende Krankheit *f*
人蛲虫 Madenwurm *m*
人脑可塑性 menschliche neuronale Plastizität *f*
人尿酸盐转运子 humaner Urat-Transporter *m*
人疱疹病毒 1 型 Humanes Herpes-Virus 1 *n*, HHV-1
人疱疹病毒 2 型 Humanes Herpes-Virus 2 *n*, HHV-2
人疱疹病毒 3 型 Humanes Herpes-Virus 3 *n*, HHV-3
人疱疹病毒 4 型 Humanes Herpes-Virus 4 *n*, Epstein-Barr-Virus *n*
人疱疹病毒 5 型 Humanes Herpes-Virus 5 *n*, HHV-5
人疱疹病毒 6 型 Humanes Herpes-Virus 6 *n*, HHV-6
人疱疹病毒 7 型 Humanes Herpes-Virus 7 *n*, HHV-7（与 6 接近）
人疱疹病毒 8 型 Humanes Herpes-Virus 8 *n*, HHV-8, Kaposisarkom assoziiertes Herpesvirus *n*
人胚肺 Embryolunge des Menschen *f*
人胚肾 Embryoniere des Menschen *f*
人胚胎干细胞 menschliche embryonale Stammzellen *f pl*
人胚纤维母细胞 Embryofibroblast des Menschen *m*
人脾印片方法 menschliches Milzimpressum-Verfahren *n*
人平衡器运载体 1 menschlicher äquilibrierender Transporter 1 *m*
人破伤风免疫球蛋白 menschliches Tetanus-Immunglobulin *n*
人葡萄球菌 Staphylokokke hominis *f*
人脐带血 menschliches Placentablut *n*
人禽流行性感冒 menschliche Vogelgrippe *f*
人球蛋白抗体试验 Antihumanglobin-Test *m*
人群 Bevölkerung *f*(总体)
人群病因比分 ätiologische Fraktion der Population *f*
人群病因分值(人群归因分值,人群归因危险度) populationsattributables Risiko *n*
人群测试 Menschen-Test *m*
人群超额率 Bevölkerungsüberschussrate *f*
人群的自然实验 natürliches Experiment der Bevölkerung *n*
人群毒理学 Bevölkerungstoxikologie *f*
人群归因分值(人群病因分值) ätiologische Fraktion der Bevölkerung *f*(PEF)
人群归因危险度(人群病因分值) populationsattributables Risiko *n*
人群监测 Überwachung der Bevölkerung *f*

人群健康 Bevölkerungsgesundheit *f*
人群健康水平 Gesundheitniveau der Bevölkerung *n*
人群可预防分值 vermeidbare Anteile der Bevölkerung *m pl*
人群恐怖 Anthropophobie *f*
人群免疫 Gruppenimmunität *f*
人群免疫性 Herdenimmunität *f*
人群免疫状态 Gruppenimmunitätszustand *m*
人群特异危险比分 Risikosanteil der Population *m*
人群特异危险度 Attributables Risiko der Population *n*
人群特异危险度百分比 Prozent des attributablen Risiko der Population *n*
人群消费理论 Theorie des Bevölkerungsverbrauchs *f*
人群研究 Bevölkerungsepidemiologie *f*
人群已保护比分 vermeidbarer Anteil der Population *m*
人群易感性 Empfindlichkeit der Bevölkung *f*
人人享有职业卫生 Arbeitshygiene für alle *f*
人绒[毛]膜促甲状腺激素 human chorionic thyrotrophin <engl.>(HCT)
人绒毛膜促乳腺生长激素 humanes Chorionsomatomammotrophin *n*
人绒[毛]膜促生长生乳激素 human chorionic somato-mammotrophin <engl.>(HCS)
人绒毛膜促性腺激素抗原 humanes Choriongonadotropinantigen *n*
人绒[毛]膜促性腺激素 Humanchoriongonadotrop(h)in *n*, human chorionic gonadotrophin <engl.>(HCG)
人绒[毛]膜促性腺激素β-亚单元分析系统 human chorionic gonadotropic β-subunit assay system <engl.>
人绒毛膜生长素 menschliches Chrioauswuchschromosom *n*
人绒[毛]膜生长激素 human chorionic somatotrophin <engl.>(HCS)
人肉孢子虫 menschliche Sarcocystis *f*
人乳 Menschenmilch *f*, Frauenmilch *f*
人乳哺育 Menschenmilch-Ernährung *f*
人乳光蛋白 Opalisin *n*
人乳头瘤病毒感染 Human-Papillomavirus-Infektion *f*
人乳头瘤病毒疫苗重组四价 Human-Papillomavirus-Impfstoff-rekombinanter Quadral *m*
人乳头[状]瘤病毒 humanes Papillomvirus *n*
人乳头[状]瘤病毒感染 Human-Papillomavirus-Infektion *f*
人乳营养价值 Ernährungswert der Frauenmilch *m*
人身安全 persönliche Sicherheit *f*
人身测定 anthropometrische Identifikation *f*, Identifika-tion mit der Anthropometrie *f*
人身权利 Recht der Person *n*
人身自由 persönliche Freiheit *f*
人肾素 Humanrenin *n*
人生长激素 Wachstumshormon des Menschen *n*, human growth hormone <engl.>(HGH)
人生长激素释放抑制素 Releasinghemmer des Wachstumshormons *m*
人声 Vokal *m*
人虱 menschliche Laus *f*
人虱属 Pediculus *m*
人时发病率 Inzidenz von Mannstunden *f*
人事不省 Bewußtlosigkeit *f*, Unbewußte *n*, Unbewustheit *f*, Unempfindlichkeit *f*
人事不省的 bewußtlos, unbewußt
人事管理者 Personalmanager *m*
人事心理学 Personalpsychologie *f*
人嗜单核细胞埃立克体病 menschliche monozytensüchtige Ehrlichiose *f*
人嗜粒细胞无形体病 menschliche granulozytensüchtige Anaplasmose *f*
人嗜吞噬细胞无形体感染 Human-Phagocytophilum-Infektion *f*
人寿保险 Lebensversicherung *f*
人兽[传染]病 Anthropozoonose *f*, Zooanthroponose *f*
人兽共患病 Zoonose *f*
人兽共患寄生虫病 动物源性寄生虫病 zoonotische parasitäre Erkrankung *f*
人兽性交(兽欲,兽奸) Bestialität *f*
人属 Homo *m*
人胎盘催(生)乳[激]素 humanes Plazentalaktogen *n*
人胎盘催(生)乳[激]素 Somatomammotrop(h)in *n*, menschliches Plazenta-Laktatioshormon *n*, human placentar lactogen <engl.>(HPL)
人胎盘血白蛋白 Albumin des menschlichen Plazentablutes *n*
人胎盘血丙种球蛋白 Gamma-Globulin des menschlichen Plazentablutes *n*
人胎盘羊膜细胞 Amnionzelle der menschlichen Plazenta *n*
人体白细胞抗原 Humanleukozytenantigen *n*(HLA)
人体白细胞抗原B27 menschliches Leukozyten-Antigen B27 *n*(HLA B27)
人体斑贴试验 Human-Patch-Test *m*
人体暴露 Exposition des Menschen *f*
人体变量 menschliche Variable *f*
人体病理学 menschliche Pathologie *f*
人体残骸鉴定 Begutachtung des menschlichen Überbleibsels *f*
人体测量[学] Anthropometrie *f*
人体测量[术] Somatometrie *f*
人体测量的 somatometrisch
人体测量法 anthropometrische Methode *f*
人体测量鉴定法 anthropometrishe Identifizierung *f*
人体测量器 Anthro(po)meter *n*, Somatometer *n*
人体测量试验装置 anthropometrishes Testgerät *n*
人体测量数据 anthropometrishes Datum
人体测量学 Anthropometrie *f*
人体测量学的应用 Nutzung der Anthropometrie *f*
人体测量学家 Anthropometrist *m*
人体测量仪 anthropometrishes Gerät *n*
人体的燃烧 Verbrennung des menschlichen Körpers *f*
人体电阻 elektrischer Widerstand des menschlichen Körpers *m*
人体发育学 Humanentwicklung *f*
人体防卫组织 Abwehrgewebe des Menschen *n*
人体肺螨病 menschliche Lungenacariasis *f*
人体辐射细胞遗传学 menschliche Strahlung-Zytogenetik *f*
人体工程实验室 Human Engineering Labor *n*
人体工程学 human engineering <engl.>
人体工程知识库 humantechnisierte Wissensbasis *f*
人体功能 menschliche Leistungsfähigkeit *f*
人体活组织检查 menschliche Biopsie *f*
人体机能 menschliche Funktion *f*
人体肌肉功能评估 menschliche Muskelfunktionsbeurteilung *f*
人体基因图 Darstellung des menschlichen Genoms *f*
人体寄生虫学 Humanparasitologie *f*, Parasitologie des Menschen *f*
人体减压 menschliche Dokompression *f*
人体解剖学 Anatomie des Menschen *f*, Anthropotomie *f*
人体进化论 Anthroponomie *f*
人体均衡美 Balance und Schönheit des Körpers
人体科学 somatishe Wissenschaft *f*
人体冷藏法 krzonishe Aussetzung *f*
人体冷冻学 Kryogenik des Menschen *f*, human cryogenics <engl.>
人体力学 Körpermechanismus *m*
人体伦琴当量 Rem *n*, roentgen-equivalent man <engl.>
人体轮廓线 Körperskizze *f*
人体曼[森]氏裂头蚴病(曼[森]氏裂头蚴病) Sparganose

mansoni *f*
人体美 Schönheit des menschlichen Körpers *f*
人体免疫缺损病毒(艾滋病病毒)包膜蛋白 gp120 HIV-Hüllprotein gp120 *n*
人体免疫缺损病毒(艾滋病病毒)蛋白酶抑制剂 HIV-Proteaseinhibitoren *m pl*
人体免疫缺损病毒(艾滋病病毒)共感染 HIV-Koinfektion *f*
人体免疫缺损病毒(艾滋病病毒)相关的脂肪营养不良综合征 HIV-assoziiertes Lipodystrophie-Syndrom *n*
人体免疫缺损病毒(艾滋病病毒)整合酶 HIV-Integrase *f*
人体免疫缺损病毒(艾滋病病毒)整合酶抑制剂 HIV-Integrase-Inhibitoren *m pl*
人体模型 Modell des Menschen *n*, anatomisches Modell *n*
人体耐力试验 menschlicher Toleranz-Test *m*
人体胚胎学 Embryologie des Menschen *f*, Humanem-bryologie *f*
人体普雷沃菌 Prevotella corporis *m*
人体倾斜试验 Goniometertest *m*
人体球虫病 Coccidiosis hominis *f*
人体缺锌症 Zinkmangel im menschlichen Körper *m*
人体染色体国际体制 Denver-Klassifikation *f*
人体热平衡方程 Bilanzgleichung der Körperwärme *f*
人体绒膜促性腺激素 humanes Choriongonadotropin *n*
人体生存环境试验 Test der Lebensumgebung *m*
人体生理学 Humanphysiologie *f*
人体时钟 biologische Uhr *f*
人体实验 Experiment am Menschen *n*
人体实验离心机 Zentrifuge des menschlichen Tests *f*
人体试验 menschlicher Test *m*
人体兽比翼线虫病 menschliche Mammomonogamose *f*
人体特征 persönliches Merkmal *n*
人体外形 körperliche Konfiguration *f*
人体污染负荷 Belastung des Körpers von Umweltverschmutzung *f*
人体限动气囊 aufblasbare Blase des Körpers *f*
人体响应 biodynamische Antwort *f*
人体锌生物利用率 Bioverfügbarkeit von Zink im menschlichen Körper *f*
人体锌需要量 Zinkbedarf des menschlichen Körpers *m*
人体形态学 Humanmorphologie *f*
人体学 Anthroposomatologie *f*
人体研究志愿者 Freiwillige des Humanexperiments *m/f*
人体因素工程学 Engineering der menschlichen Faktoren *n*
人体营养 menschliche Ernährung *f*
人体运动电影照相机 Kineskop *n*, Kinetoskop *n*
人体运动电影照相术 Kineskopie *f*, Kinematoskopie *f*
人体运动分析系统 Lokomotionsanalyse-System *n*
人体振动计 menschliche Vibrationsmessung *f*
人体重[量]指数 Körpergewichtsindex *m*
人体诸区 Regiones corporis humani *f pl*
人体锥虫 Trypanosoma hominis *n*
人体组织 1 表现型 1 PGM1 Phänotypen von menschlichem Gewebe *m pl*
人体组织碎片 menschliches Gewebefragment *n*
人体组织学 Humanhistologie *f*
人体最大容许负荷 maximal zulässige Körperbelastung *f* (MZKB)
人天(自)然杀伤细胞 humane natürliche Killerzelle *f*
人头虱 Blastocystis hominis *f*
人为 Künstlichkeit *f*
人为差错 menschliches Versagen *n*
人为促酶(合成酶) Synzym *n*
人为痤疮 artifizielle Akne *f*
人为的 künstlich
人为分类法 künstliche Klassifikation *f*
人为关节强硬术 Arthrodese *f*, Arthrodesis *f*, künstliche Ankylose *f*
人为化 Personifikation *f*
人为环境 künstliche Umgebung *f*
人为甲状腺毒症 künstliche Thyreotoxikose *f*
人为梦行[症] künstlicher Somnambulismus *m*
人为神经症 künstliche Neurose *f*
人为失误 menschliches Versagen *n*
人为事故 künstlicher Misserfolg *m*
人为条件 artifizielle Kondition *f*
人为条件 künstliche Bedingung *f*
人为污染物 künstliche Verunreinigung *f*
人为误差 individueller Fehler *m*, menschliches Versagen *n*
人为现象 künstliche Erscheinnung *f*, Artefakt *m*
人为现象的 artefiziell, arteficial (-is, -is, -e)
人为形成的二叉分枝法 künstliche Dichotomie *f*
人为性皮炎 Dermatitis artefacta *f*
人为性糖尿病 Diabetes artificialis *m*
人为性荨麻疹 Urticaria factitia *f*
人为选择 künstliche Selektion *f*
人为演替 anthropogene Sukzession *f*
人为因素 Artefakt *n*
人为障碍 künstliche Störung *f*
人为指令 Pseudoinsnstruktion *f*
人为紫癜病 Purpura factitia *f*
人文景观 kulturelle Sehenswürdigkeit *f*
人文科学心理学 geistwissenschaftliche Psychologie *f*
人文学科 Geistwissenschaft *f*
人物定向 persönliche Orientierung *f*
人物简介 Biographie *f*
人物误解 persönliches Missverständnis *n*
人系统特性 Charaktereigenschaften des menschlichen Systems *f pl*
人系统中心 menschliche Zentraleinspeisung *f*
人先天性红细胞生成性卟啉症 kongenitale erythropoetische Porphyrie *f*
人纤维蛋白酶原 Humanfibrinogen *n*
人腺病毒 Adenovirus hominis *n*
人像测验 Manikin-Test *m*
人心果 Achras sapota *f*
人心果甙 Sapotin *n*
人心果甙元 Sapotinetin *n*
人心果属 Achras *f*
人猩红热免疫血清 antitoxisches Scharlachserum des Menschen *n*, Moser* Serum *n*
人形描画 Zeichnung der menschlichen Figur *f*
人型结核菌 Mycobacterienhominis *n*
人型旧结核菌素 Humanalttuberkulin *n* (HAT)
人型支原体 Mykoplasmenhominis *n*
人性 Menschennatur *f*, Humanität *f*
人性化服务 persönliche Pflege *f*
人性假设 Hypothese der Menschheit *f*
人性学 Ethologie *f*
人胸腺细胞抗原 Humanthymozyt-Antigen *n*
人血白蛋白 Humanblutalbumin *n*
人血丙种球蛋白 Gammaglobulin des menschlichen Blutes *n*
人血草碱 Talatisamin *n*
人血浆蛋白部分 menschliche Plasmaproteinfraktion *f*
人血浆蛋白粉 plasmanate <engl.>
人血清白蛋白 Humanserumalbumin *n* (HSA)
人血清清蛋白 menschliches Serumprotein *n*
人血清转铁蛋白 Human-Serum-Transferrin *n*
人血丝虫 Filaria sanguinis hominis *f*
人芽胞酵母菌 Blastocystishominis *n*
人芽囊原虫(芽胞酵母菌) Blastocystis hominis *f*

人芽囊原虫病 Blastocystosis hominis *f*
人羊膜细胞 Humanamnionzelle *f*
人咬痕 menschliche Bisssspuren *f pl*
人咬伤 Menschenbiß *m*
人胰岛素 menschliches Insulin *n*
人胰岛素抗体 Humaninsulin-Antikörper *m*
人胰生长素释放激素 menschliche Bauchspeicheldrüsen-GRH *n pl*
人椅分离 Menschsitztrennung *f*
人因素 menschlicher Faktor *m*
人因素工程 Technik menschlicher Faktoren *f*
人因素评价 Auswertung in menschlichem Faktor *f*
人因素调查 Investigation menschlicher Faktoren *f*
人因素心理学 Psychologie des menschlichen Faktors *f*
人用疫苗 Impfstoff für den menschlichen Gebrauch *m*
人与环境间的适应 Person-Umwelt-Passung *f*
人与环境相互作用 Mensch-Umwelt-Interaktion *f*
人与人的相互作用 interpersonelle Interaktion *f*
人员测验 Personal-Test *m*
人员防护 Personenschutz *m*
人员分析 Personalanalyse *f*
人员功能测定 Personalfunktionstest *m*
人员救援信标 Lichtfeuer der personeller Rettung *n*
人员配备和安装系统 Ausstattung- und Ablaufplanungssystem von Personal *n*
人员潜能 Personalpotenz *f*
人员伤亡 personelle Unfallopfer *n pl*
人员卫生处理 Personal- Dekontamination *f*
人员选拔 Personalauswahl *f*
人员训练 Personaltraining *n*
人猿 Menschenaffe *m*
人猿型骨盆 Pelvis anthropoides *f*
人源单克隆抗体 vermenschlichter monoklonaler Antikörper *m*
人源化抗体 vermenschlichter Antikörper *m*
人源性人畜共患病 Zooanthroponose *f*
人蚤 Menschenfloh *m*, Pulex irritans *m*
人造瓣膜血栓清除术 Thrombektomie der prothetischen Herzklappe *f*
人造鼻子 Kunstnase *f*
人造冰 künstliches Eis *n*
人造雌酚 Synestrol *n*
人造的 artifiziell, künstlich
人造碟形二尖瓣 künstliche discförmige Mitralklappe *f*
人造碟形主动脉瓣 aortische discförmige Kippscheibe *f*
人造丁香 künstliche Gewürznelke *f*
人造肺扩张剂 Erweiterungspräparat der künstlichen Lunge *n*
人造沸石 Permutit *n*
人造革 Kunstleder *n*
人造钴蓝色 künstliches Kobaltblau *n*
人造关节(假关节) künstliche Gelenke *f pl*
人造冠 künstliche Krone *f*
人造海水 künstliches Seewasser *n*
人造黑素 Melanoid *n*
人造环境舱 Umweltkabine *f*
人造黄油病 Margarine Krankheit *f*
人造假体 künstliche Prothese *f*
人造矿物纤维粉尘 künstliche Mineralfaser *f*, Staub *m*
人造奶油 Kunstbutter *f*, Margarine *f*
人造皮 Kunsthaut *f*
人造器官 künstliches Organ *n*
人造球形二尖瓣 künstliche sphärische Mitralklappe *f*
人造生物心脏瓣膜 bioprosthetisches Ventil *n*
人造石 Kunststein *m*, Zahnstein *m*
人造石围模法(料) Stein-Investment *n*
人造输尿管 künstlicher Ureter *m*
人造双叶心脏瓣膜 Zwei-Flügel-Ventile *n*
人造丝 Rayon *m*
人造丝角膜炎 Kunstseide-Keratitis *f*
人造糖 Glutose *f*
人造托牙 Zahnprothese *f*
人造微针 künstliche Mikronadel *f*
人造纤维 Rayon *m*
人造心脏 Kunstherz *n*
人造血管 Gefäßprothese *f*
人造血管移植术 Gefäßprothesentransplantation *f*
人造血清 künstliches Serum *n*
人造血液 künstliches Blut *n*
人造眼 künstliches Auge *n*
人造阴茎 Penisprothese *f*
人造有机粉尘 künstlicher organischer Staub *m*
人造织物贴补 Reperatur mit künstlicher Weberei *f*
人造指甲 künstlicher Fingernagel *m*
人造重力飞船 künstliches Schwerluftschiff *n*
人证 Aussage des Zeugen *f*
人支原体 Mykoplasmenhominis *n*
人质幻觉 Geiselhalluzination *f*
人质谈判 Geiselverhandlung *f*
人智学 Anthroposophie *f*
人中 Philtrum *n*
人中点 Philtrumpunkt *m*
人中嵴 Philtrumspalte *f*
人种 Rasse *f*, Menschenrasse *f*, ethnische Gruppe *f*
人种的 ethnisch
人种方法学 Ethnomethodologie *f*
人种间对比 ethnischer Vergleich *m*
人种精神病学 Ethnopsychiatrie *f*
人种科学 ethnische (od. ethnologische) Wissenschaft *f*
人种群 ethnische Gruppe *f*
人种生物学 Ethnobiologie *f*
人种心理学 Ethnopsychologie *f*
人种学 Ethnologie *f*
人种学的 ethnologisch, ethnisch
人种学研究 ethnographische Forschung *f*
人种药理学 Ethnopharmakologie *f*
人种语言学 Ethnolinguistik *f*
人种语义学 Ethnosemantik *f*
人种真菌学 Ethnomykologie *f*
人种志 Ethnographie *f*
人重组 IL-2 Aldesleukin *n*
人转录终端因子 Human-Translation-Terminationsfaktor-Gen *n* (ETF)
人子宫颈癌传代细胞 HeLa-Zelle *f*
人自身免疫性淋巴细胞增生综合征(Canale-Smith 综合征) autoimmune lymphoproliferative Syndrome *n pl*
人自体组织移植术 Autoplastik (od. Autotransplantation) *f*
人字点 Lambda *n*
人字点大孔后缘点角 okzipitaler Winkel *m*
人字点骨 lambdaförmiger Knochen *m*
人字点枕外隆凸点角 Lambda-Inion-Winkel *m*
人字缝 Winkelnaht *f*, Lambdanaht *f*, Sutura lambdoidea *f*
人字缝尖 Lambda *n*
人字形绷带 Ährenverband *m*, Spica *f*
人字形的 lambdoide (-us, -a, -um)
人字形截骨术 Chevron Osteotomie *f*
人字缘 Margo lambdoideus *m*
人组织型纤维蛋白溶酶原激活剂 menschlicher Gewebe-Plasminogen-Aktivator *m*
人佐剂病 menschliche adjuvante Krankheit *f*

壬苯醇醚 Nonylphenoxypolyäthoxyäthanol *n*, Nonoxynol(um) *n*
壬二酸 Azelainsäure *f*
壬二酰[基] Azelaic Acyl *n*
壬基 Nonyl *n*
壬基酚 Nonylphenol *n*
壬酸 Pelargonsäure *f*
壬糖 Nonosen *f pl*
壬烷 Nonan *n*
壬烯 Nonylen *n*
仁 Kern *m*
仁川伊蚊 Aedes chemulpoensis *m*
仁慈效应 Milde-Wirkung *f*

rěn 忍

忍冬甙 Lonicerin *n*
忍冬毒甙 Xylostein *n*
忍冬黄酮(素) Loniceraflavon *n*
忍冬科 Caprifoliaceae *pl*
忍冬属 Heckenkirsche *f*, Lonicera *f*
忍耐 Ausdauer *f*
忍耐力和适应性 Ausdauer und Fitness
忍受能力 Fähigkeit zum Ertragen *f*
忍痛能力 Schmerzertragene Fähigkeit *f*

rèn 刃认任韧韧妊

刃天青 Resazoin *n*, Resazurin *f*
认可 Autorisation *f*
认可表格 Einverständniserklärung *f*
认可证书 Anerkennungzertifizierung *f*
认生 Angst vor Fremden *f*
认识 Erkennung *f*, Noëse *f*
认识不能 Agnosie *f*, Agnosia *f*
认识的 kognitiv, noëtisch
认识发生 Noegenesis *f*
认识过程 kognitiver Prozeß *m*
认识论 Erkenntniskritik *f*, Erkenntnistheorie *f*, Epistemologie *f*
认识能力 Wahrnemungsvermögen *n*, Erkenntnisvermögen *n*, Erkenntniskraft *f*
认识心理学 kognitive Psychologie *f*
认识性感觉 Sensatio gnostica *f*
认识性精神病 Allopsychose *f*
认同 Identität *f*, Identifikation *f*
认同策略 Strategie zur Identifizierung *f*
认同迷失状态 Identitätsdiffusion *f*
认同危机 Identitätskrise *f*
认同延期状态 Identitätsmoratorium *n*
认同要素 Identifikation *f*
认同早闭状态 Identitätsabschottung *f*
认同障碍 Identitätsstörung *f*
认证 Zertifizierung *f*
认知 Kognition *f*
认知(能力)训练 kognitives Training *n*
认知表征 kognitive Representation *f*
认知不全 Dysgnosie *f*
认知测验 kognitiver Test *m*
认知成分 kognitive Komponente *f*
认知错误 kognitiver Fehler *m*
认知倒错 Paragnosie *f*
认知定势 kognitiver Satz *m*
认知定向 kognitive Orientierung *f*
认知发现说 Kognitionsentdeckungstheorie *f*
认知发展 kognitive Entwicklung *f*
认知发展阶段 kognitiver Entwicklungsstand *m*
认知发展理论 Theorie der kognitiven Entwicklung *f*
认知反应 kognitive Reaktion *f*
认知方面 kognitiver Aspekt *m*
认知方式 kognitiver Stil *m*
认知费解性 kognitive Undurchdringlichkeit *f*
认知分类学 kognitive Taxonomie *f*
认知分析治疗 kognitiv analytische Theapie *f*
认知复杂性 kognitive Komplexität *f*
认知干预手段 kognitiver Interventionansatz *m*
认知革命 kognitive Revolution *f*
认知工程学 kognitive Ingenieurwissenschaft *f*
认知工效学 kognitive Ergonomie *f*
认知工作 kognitive Aufgabe *f*
认知工作负荷 kognitive Arbeitsbelastung *f*
认知功能 kognitive Funktion *f*
认知[能力]减弱 kognitive Beeinträchtigung *f*
认知功能评估 Bewertung der kognitiven Funktion *f*
认知[功能]障碍 kognitive Fehlfunktion *f*, kognitive Funktionsstörung *f*
认知过程 kognitiver Prozess *m*
认知行为 kognitives Verhalten *n*
认知行为矫正法 kognitive Verhalstensmodifikation *f*
认知行为疗法(治疗) kognitive Verhaltenstherapie *f*
认知行为治疗 kognitive Theapie *f*
认知和感知缺陷 kognitive und perzeptuelle Defizit *f*
认知和交流 Kognition und Kommunikation *f*
认知和谐 kognitive Konsonanz *f*
认知混乱 kognitive Erkrankungen *f*
认知机制 kognitiver Mechanismus *m*
认知记忆 Rekognitionsgedächtnis *n*
认知技能 kognitive Fähigkeit *f*
认知监察 kognitive Kontrolle *f*
认知矫正治疗 kognitive Sanierung *f*
认知结构 kognitive Struktur *f*
认知结构 kognitives Konstrukt *n*
认知科学 Kognitionswissenschaft *f*
认知疗法 kognitive Therapie *f*
认知模式 kognitives Modell *n*
认知内驱力 kognitiver Antrieb *m*
认知能力 kognitive Fähigkeit *f*
认知能力发展 Entwicklung der kognitiven Fähigkeit *f*
认知平衡 kognitive Balance *f*
认知评估 kognitive Bewertung *f*, kognitive Evaluation *f*
认知评价 Kognitionsauswertung *f*
认知情结 kognitive Komplexität *f*
认知人格理论 Persönlichkeitstheorie *f*
认知任务 kognitive Aufgabe *f*
认知社会心理学 kognitive Sozialpsychologie *f*
认知社会学习理论 kognitive soziale Lerntheorie *f*
认知神经科学 kognitive Neurowissenschaft *f*
认知神经生物学 kognitive Neurobiologie *f*
认知生理理论 kognitiv-physiologische Theorie *f*
认知生理心理学 kognitive Physiopsychologie *f*
认知失能 Agnosie *f*
认知失调 kognitive Dissonanz *f*
认知试验 kognitiver Test *m*
认知水平 Erkennungsniveau *n*, kognitive Ebene *f*
认知损害 kognitive Beeinträchtigung *f*
认知调节 kognitive Regulierung *f*
认知同化说 kognitive Assimilationstheorie *f*
认知图 kognitive Karte *f*
认知图式 kognitives Schema *n*
认知问题求解 kognitive Problemlösung *f*
认知问题求解程序 kognitiver Problemlöser *m*
认知习性学 kognitive Ethologie *f*

认知限制 kognitive Grenze *f*
认知协调 kognitive Koordination *f*
认知心理生理学 kognitive Psychophysiologie *f*
认知心理学 kognitive Psychologie *f*
认知兴趣 erkenntnisleitendes Interesse *n*, Erkennungsneugier *f*
认知性焦虑 kognitive Angst *f*
认知性能 kognitive Leistungsfähigkeit *f*
认知性事件相关电位 kognitives Ereignis verbundenes Potential *n*
认知性映射 kognitives Mapping *n*
认知选择 kognitive Selektivität *f*
认知学习 kognitives Lernen *n*
认知学习方式 kognitiver Lernstil *m*
认知训练系统 kognitives Training-System *n*
认知一致说 kognitive Konsistenztheorie *f*
认知因素 kognitive Wahrnehmungsfaktor *m*
认知因子 kognitiver Faktor *m*
认知与感知 Kognition und Wahrnehmung
认知增强治疗 kognitive Verbesserungsbehandlung *f*
认知障碍 kognitive Störung *f*
认知整合成分 kognitive Integration und kognitive Komponenten
认知整合与认知能力 kognitive Integration und Kapazität
认知症状 kognitive Symptomatik *f*
认知重建法 kognitive Restrukturierung *f*
认知状态 kognitiver Status *m*
认知自控法 Selbstkontrolle der Kognition *f*
任克层 Reinke* Schicht *f*
任克间隙 Reinke* Raum *m*
任克水肿 Reinke* Ödem *n*
任内氏试验 Rinne* Versuch *m*
任内试验 Rinne* Test *m*
任务导向的生物反馈 aufgabenorientiertes Biofeedback *n*
任务分析 Aufgabenanalyse *f*
任务分析概念 Aufgabenanalyse-Konzept *n*
任务卷入 Aufgabenbeteiligung *f*
任务相关神经网络 taskbezogenes neuronales Netzwerk *n*
任务性群体 aufgabenorientierte Gruppe *f*
任肖细胞 Renshaw* Zellen *f pl*
任性 Willkür *f*
任性的儿童 eigensinniges Kind *n*
任选字 optionales Wort *n*
任意 Willkür *f*, (aufs) Geratewohl *n*
任意层次 arbiträre Ebene *f*
任意方向上的加速度 Beschleunigung in beliebiger Richtung *f*
任意分布 freie Verteilung *f*
任意分布法 verteilungsfreie Methode *f*
任意分布检验(非参数检验) verteilungsfreier Test *m*
任意假定 willkürliche Annahme *f*
任意量 beliebiges Quantum *n*, Quantum libet (s. placeat) *f*
任意皮瓣 zufällige Klappe *f*
任意平均数 beliebiger Durchschnitt *m*
任意时间间隔 beliebige Zeitspanne *f*
韧带 Band *n*, Ligament *n*, Ligamentum *n*, Syndesma *n*
　阿朗希乌斯氏韧带 Ligamentum venosum *n*, Ligamentum Arantii *n*
　贝利尼氏韧带 Bellini* Ligament (od. Band) *n*, Ligamentum iliofemorale *n*
　贝坦氏韧带 Bertin* Ligament (od. Band) *n*, Ligamentum iliofemorale *n*
　比吉洛氏韧带 Bigelow* Ligament (od. Band) *n*, Ligamentum iliofemorale *n*
　德农维利叶氏韧带 Denonvillier* Ligament (od. Band) *n*, Ligamentum puboprostaticum *n*
　福利厄斯肌(锤骨外侧韧带) Foliu* Muskel *m*
　黑塞尔巴赫氏韧带 Hesselbach* Band *n*, Ligamentum interfoveolare *n*
　亨特氏韧带 Hunter* Ligament *n*, Ligamentum teres uteri *n*
　坎贝尔氏韧带 Campbell* Band *n*
　坎珀尔氏韧带 Camper* Band (od. Ligament) *n*, Fascia diaphragmatis urogenitalis *f*
　克拉多氏韧带 Clado* Band (od. Ligament) *n*, Ligamentum suspensorium ovarii *n*
　库柏氏韧带 Cooper* Ligament (od. Band) *n*, Ligamentum pectineale *n*
　库柏氏悬韧带 Cooper* Band (od. Ligament) *n*, Ligamentum suspensorium mammae *n*
　普帕尔氏韧带 Poupart* Band (od. Ligament) *n*, Ligamentum inguinale *n*
　秦氏韧带 Zinn* Ligament *n* (od. Ring *m*), Annulus tendineus communis *m*
　特赖茨氏韧带 Treitz* Band (od. Ligament) *n*, Plica duodenojejunalis *f*
　韦萨留斯氏韧带 Vesalius* Band *n*, Ligamentum inguinale *n*
　许克氏韧带 Hueck* Ligament *n*, Ligamentum pectinatum anguli iridocornealis *n*
　札格勒斯氏韧带 Zaglas* Bänder *n pl*, Ligamenta sarcoiliaca dorsalia *n pl*
韧带病 Desmopathie *f*
韧带成形术 Syndesmoplastik *f*
韧带的 desmal, ligamentos (-us, -a, -um)
韧带的粘弹性 Viskoelastizität *f*
韧带短缩术 Ligamentverkürzung *f*
韧带断裂 Bänderruptur *f*
韧带分离 Syndesmodiastasis *f*
韧带缝[合]术 Syndesmorrhaphie *f*
韧带骨赘 Syndesmophyt *m*
韧带固定术 Syndesmopexie *f*, Desmopexie *f*
韧带加强术 Ligamentverstärkung *f*
韧带间的 interligamentär, interligamentos (-us, -a, -um)
韧带联合 Bandhaft *f*, Bandfuge *f*, Syndesmosis *f*, Syndesmose *f*, Symphysis ligamentosa *f*
韧带联合扭伤 Syndesmoseverstauchung *f*
韧带捩伤 Bänderzerrung *f*
韧带论 Syndesmographie *f*
韧带膜 Peridesmium *n*
韧带膜的 peridesmisch
韧带膜炎 Peridesmitis *f*
韧带内的 intraligamentär, intraligamentos (-us, -a, -um)
韧带内肌瘤 intraligamentäres Myom *n*
韧带内平滑肌瘤 intraligamentäres Leiomyom *n*
韧带内妊娠 intraligamentäre Schwangerschaft *f*
韧带扭伤 Bänderzerrung *f*, Verstauchung (od. Zerrung) des Bandes *f*
韧带破裂 Desmorrhexis *f*
韧带强硬 Ligamentverstärkung *f*
韧带切除术 Syndesmektomie *f*
韧带切开术 Desmotomie *f*
韧带绒[毛]膜的 syndesmochorial (-is, -is, -e)
韧带伸展 Desmektasie *f*
韧带撕裂 Bänderzerreißung *f*, Bänderriß *m*
韧带松弛 Bänderschlaffheit *f*
韧带损伤 Bänderverletzung *f*
韧带损伤重建术 Ligamentwiederaufbau *m*
韧带痛 Desmodynie *f*
韧带外的 extraligamentär, extraligamentos (-us, -a, -um)
韧带位 ligamentäre Position *f*
韧带稳定性 Bandstabilität *f*
韧带细胞瘤 Ligament-Zell-Tumor *m*
韧带修补术 Reparation des Bandes *f*

韧带修复 Bandreparatur *f*
韧带学 Desmologie *f*, Syndesmologia *f*, Bänderlehre *f*
韧带炎 Desmitis *f*, Syndesmitis *f*
韧带样瘤 Desmoidtumor *m*
韧带异位 Syndesmectopia *f*
韧带硬化 Sklerodesmie *f*
韧带愈合 Ligamentheilung *f*
韧带再造术 Rekonstruktion des Bandes *f*
韧带展长 Verlängerung des Bandes *f*, Bänderverlängerung *f*
韧带整复术 Ligamentplastik *f*
韧带置换术 Ligament-Endoprothetik *f*
韧带周的 periligamentär
韧度 Tenazität *f*
韧力 Festigkeit *f*
韧皮 Bast *m*
韧皮部 Phloëm *n*
韧皮射线 Bremstrahlung *f*
韧皮束 Phloëmbündel *n*
韧皮纤维 Bastfaser *f*, Phloëmfaser *f*
韧型纤维 zäh(ig)e Faser *f*
韧性 Haftfestigkeit *f*, Zähfestigkeit *f*
韧粘素 Tenascin *n*
韧致辐射 Bremsstrahlung *f*, Bremsröntgenstrahlung *f*
妊高征 Schwangerschaft induzierte Hypertonie *f*
妊娠 Schwangerschaft *f*, Gravidität *f*, Maternität *f*
妊娠白线 Schwangerschaftsnarbe *f*, Schwangerschaftsstreifen *m*
妊娠斑 Cyasma *n*
妊娠并发症 Eklampsie *f*
妊娠病 Schwangerschaftskrankheit *f*
妊娠卟啉症 Schwangerschaftsporphyrie *f*
妊娠产物遗留 Retention des Schwangerschaftsproduktes *f*
妊娠初乳 Colostrum gravidarum *n*
妊娠蛋白尿 Schwangerschaftsproteinurie *f*
妊娠的 schwanger, gravid(-us, -a, -um)
妊娠毒血症 Schwangerschaftstoxikose *f*
妊娠毒血症眼底改变 Augengrund-Veränderung während der Schwangerschaftstoxikose *f*
妊娠多胎 multiple(od. mehrfache) Schwangerschaft *f*
妊娠烦 Störung während der Schwangerschaft *f*
妊娠反应 Schwangerschaftsreaktion *f*
妊娠肝内胆汁淤积症 intrahepatische Cholestase in der Schwangerschaft *f*
妊娠高血压[病] Schwangerschaftshypertonie *f*
妊娠高血压综合症(妊高症) Schwangerschaft induzierte Hypertonie *f*
妊娠过期 übertragene Schwangerschaft *f*
妊娠合并传染性肝炎 mit infektiöser Hepatitis assoziierte Schwangerschaft *f*
妊娠合并肺结核 mit Lungentuberkulose assoziierte Schwangerschaft *f*
妊娠合并骨软化 Schwangerschaftsosteomalazie *f*
妊娠合并急性阑尾炎 mit akuter Appendizitis assoziierte Schwangerschaft *f*
妊娠合并阑尾炎 Schwangerschaftsappendizitis *f*
妊娠合并卵巢癌 Schwangerschaft mit Eierstockkrebs *f*
妊娠合并女外阴癌 Schwangerschaft mit Vulvakarzinom *f*
妊娠合并肾盂肾炎 Schwangerschaftspyelonephritis *f*
妊娠合并输卵管癌 Schwangerschaft mit Eileiterkrebs *f*
妊娠合并糖尿病 Schwangerschaftsdiabetes *m*
妊娠合并心血管病 mit kardiovaskulärer Krankheit assoziierte Schwangerschaft *f*
妊娠合并心脏病 Schwangerschaftskardiopathie *f*
妊娠合并血液病 mit Blutkrankheit(od. Hämopathie) assoziierte Schwangerschaft *f*
妊娠合并症 Schwangerschaftskomplikation *f*, Komplikation der Schwangerschaft *f*
妊娠合并子宫颈上皮内瘤样病变 Schwangerschaft mit intraepithelialen Neoplasien der Zervix-ähnliche Läsionen *f*
妊娠幻想 Schwangerschaftsfantasie *f*
妊娠黄褐斑 Chloasma gravidarum *n*
妊娠黄体 Schwangerschaftsgelbkörper *m*, Corpus luteum graviditatis *n*
妊娠黄体瘤 Schwangerschaftsluteom *n*
妊娠或产褥期大的孤立性黄素化滤泡囊肿 große einsame Lutein Follikelzysten während Schwangerschaft oder Wochenbett *f*
妊娠急性黄色肝萎缩 geburtshilfliche akute gelbe Leberatrophie *f*
妊娠急性脂肪肝 akute Fettleber der Schwangerschaft *f*
妊娠节片 gravides Proglottid *n*
妊娠结局 Ausgang der Schwangerschaft *m*
妊娠惊悸 Palpitation wegen der Schrecke während der Schwangerschaft *f*
妊娠惊厥 Geburtseklampsie *f*, Eclampsia gravidarum *f*
妊娠剧吐 Hyperemesis gravidarum *f*
妊娠剧吐合并代谢紊乱 Hyperemesis gravidarum mit Stoffwechselstörung *f*
妊娠糠疹 Pityriasis gravidarum
妊娠流涎 Ptyalismus gravidarum *m*, Sialorrhoea gravidarum *f*
妊娠瘤 pregnancy tumor <engl.>
妊娠率 Schwangerschaftsrate *f*, Fruchtbarkeitsziffer *f*
妊娠免疫试验 immunologischer Schwangerschaftstest *m*
妊娠面斑 Schwangerschaftsmaske *f*
妊娠末期 Trimester der Schwangerschaft *n*
妊娠呕吐 Geburtserbrechen *n*, Emesis gravidarum *f*, Schwangerschaftserbrechen *n*
妊娠疱疹 Schwangerschaftsherpes *m*, Herpes gestationis *m*
妊娠皮炎 Dermatitis gestationis *f*
妊娠期 Schwanger(schafts)periode *f*, Tragzeit *f*
妊娠期保健 Schwangerenvorsorge *f*
妊娠期背痛 Rückenschmerz während der Schwangerschaft (od. Gravidität *f*) *m*
妊娠期鼻炎 Rhinitis während der Schwangerschaft *f*
妊娠期便秘 Schwangerschaftsobstipation *f*
妊娠期垂体腺瘤 Hypophysenadenom während der Schwangerschaft *n*
妊娠期大肠杆菌病 Colibacillosis gravidarum *f*
妊娠期胆石病 Cholelithiasis in der Schwangerschaft *f*
妊娠期的 gravid(-us, -a, -um)
妊娠期动脉瘤 Aneurysma in der Schwangerschaft *n*
妊娠期恶心 Nausea gravidarum *f*
妊娠期发音困难 Schwangerschaftsdysphonie *f*
妊娠期复发性肝内胆汁淤积 rekurrente intrahepatische Cholestase während der Schwangerschaft *f*
妊娠期复发性黄疸 rekurrente lkterus während der Schwangerschaft *m*
妊娠[期]褐黄斑 Schwangerschaftschloasma *n*, Chloasma gravidarum *n*
妊娠期肝内胆汁淤积症 intrahepatische Cholestase während der Schwangerschaft *f*
妊娠期肝脏胆汁郁积症 Hepatocholestasis während der Schwangerschaft *f*
妊娠期高苯丙氨酸血症(母体) mütterliche Hyperphenylalaninämie *f*
妊娠期高血压疾病 hypertensive Erkrankung während der Schwangerschaft *f*
妊娠期黑斑病 Melasma gravidarum *n*
妊娠期霍乱 Cholera während der Schwangerschaft *f*
妊娠期急性阑尾炎 akute Appendizitis während der Schwangerschaft *f*

妊娠期急性脂肪肝 akute Fettleber während der Schwangerschaf *f*
妊娠期甲状腺机能亢进 Hyperthyroidismus während der Schwangerschaft *m*
妊娠期甲状腺疾病 Thyreopathie während der Schwangerschaft *f*
妊娠期尖锐湿疣 Condyloma acuminatum während der Schwangerschaft *n*
妊娠期监测 Schwangerschaftsüberwachung *f*
妊娠期胶原[疾]病 Kollagenkrankheit während der Schwangerschaft *f*
妊娠期结肠癌 Dickdarmkarzinom während der Schwangerschaft *n*
妊娠期经闭 Schwangerschaftsamenorrhoe *f*, Graviditätsamenorrhoe *f*
妊娠[期]精神病 Schwangerschaftspsychose *f*, Gestationspsychose *f*
妊娠期精神障碍 psychische Störung während der Schwangerschaft *f*
妊娠期静脉曲张 Schwangerschaftsvarizen *f pl*
妊娠期巨红细胞性贫血 makrozytäre Anämie während der Schwangerschaft *f*
妊娠期溃疡性结肠炎 Colitis ulcerosa während der Schwangerschaft *f*
妊娠期阑尾炎 Schwangerschaftsappendizitis *f*
妊娠期粒层细胞增生 Granulosazellproliferation während der Schwangerschaft *f*
妊娠期颅内肿瘤 intrakranieller Tumor während der Schwangerschaft *m*
妊娠期面神经麻痹 Fazialislähmung während der Schwangerschaft *f*
妊娠期母体变化 mütterliche Veränderung während der Schwangerschaft *f*
妊娠期尿路结石 Schwangerschaftsharnstein *m*
妊娠期乳腺 Brustdrüse während der Schwangerschaft *f*
妊娠期软骨营养障碍 Chondrodystrophie während der Schwangerschaft *f*
妊娠期瘙痒 Pruritus gravidarum *m*
妊娠期色素沉着 Schwangerschaftspigmentierung *f*, Pigmentation während der Schwangerschaft *f*
妊娠[期]贫血 Schwangerschaftsanämie *f*, Anaemia gravidarum (s. graviditatis) *f*
妊娠期肾上腺皮质增生 Adrenokortikohyperplasie (od. Nebennierenrindenhyperplasie) während der Schwangerschaft *f*
妊娠期肾炎 Schwangerschaftsnephritis *f*, Nephritis gravidarum *f*
妊娠期生理性肾积水 physiologische Hydronephrose der Schwangerschaft *f*
妊娠期糖耐量减低 gestörte Glukosetoleranz während der Schwangerschaft *f*
妊娠期特发性胆汁郁积症 idiopathische Cholestase während der Schwangerschaft *f*
妊娠期细胞肥大性包涵体病 zytomegale Einschlußkrankheit wßhrend der Schwangerschaft *f*
妊娠期纤维软疣 Fibroma molluscum gravidarum *n*
妊娠期限 Schwangerschaftsterm *m*
妊娠期消化性溃疡 Magengeschwür während der Schwangerschaft *f*
妊娠期血管舒缩性鼻炎 vasomotorische Rhinitis während der Schwangerschaft *f*
妊娠期血容量 Blutvolumen während der Schwangerschaft *n*
妊娠期血压 Blutdruck während der Schwangerschaft *m*
妊娠期血液变化 Blutveränderung während der Schwangerschaft *f*
妊娠期牙龈瘤 Schwangerschaftsepulis *f*
妊娠期龈炎 Schwangerschaftsgingivitis *f*
妊娠期蛛网膜下腔出血 Schwangerschaftssubarachnoidalblutung *f*
妊娠期子宫内膜 Schwangerschaftsendometrium *n*
妊娠前的 prägravid
妊娠丘疹性皮炎 papulösen Schwangerschaftsdermatitis *f*
妊娠肉芽肿 Granulom gravidarum *n*, Graviditätsgranulom *n*
妊娠乳[房]晕 Schwangerschaftsbrustwarzenhof *m*, Areolamammae secunda *f*
妊娠瘙痒性荨麻疹性丘疹及斑块 pruriginöse urtikarielle Papeln und Plaques der Schwangerschaft
妊娠瘙痒症 Prurigo gravidarum *n*, Graviditätsjuckreiz *m*
妊娠神经炎 Schwangerschaftsneuritis *f*
妊娠肾 Schwangerschaftsniere *f*
妊娠肾病 Schwangerschaftsnephropathie *f*
妊娠肾炎 Schwangerschaftsnephritis *f*, Nephritis gravidarum *f*
妊娠肾盂炎 Schwangerschaftspyelitis *f*, Encyopyelitis *f*
妊娠生理 Physiologie der Schwangerschaft *f*, mütterliche Physiologie während der Schwangerschaft *f*
妊娠生物试验 biologischer Test der Schwangerschaft *m*, Aschheim*-Zondek* Reaktion *f*
妊娠试验 Schwangerschaftstest *m*
妊娠试验浓缩检查 Urinkonzentration für Schwangerschaftstest *f*
妊娠试验稀释检查 Urinverdünnung für Schwangerschaftsversuch *f*
妊娠首三个月 erstes Trimenon der Schwangerschaft *n*
妊娠水泡 Schwangerschaftsblase *f*, Blase der Schwangerschaft *f*
妊娠水肿 Schwangerschaftsödem *n*
妊娠速算历 Geburtskalender *m*, birth calender <engl.>
妊娠[胎盘]滋养层成瘤性疾病 Schwangerschaftsdiabete Trophoblasterkrankung *f*
妊娠糖尿病 Gestationsdiabetes *m*
妊娠体态 gebärfähige Haltung *f*
妊娠体温表 Schwangerschaftsthermometer *m/n*
妊娠同种异体免疫 Alloimmunisierung in der Schwangerschaft *f*
妊娠图 Schwangerschaftsbild *n*
妊娠蜕膜 Decidua graviditatis *f*
妊娠晚期 drittes Trimenon der Schwangerschaft *n*
妊娠纹 Schwangerschaftsnarben *f pl*, Schwangerschafts-streifen *m pl*, Striae gravidarum (s. graviditatis) *f pl*
妊娠细胞 Schwangerschaftszellen *f pl*
妊娠现象 Schwangerschaftserscheinnung *f*
妊娠腺 Schwangerschaftsdrüsen *f pl*
妊娠相关甲型血浆蛋白 Schwangerschaft-assoziiertes alpha-Plasmaprotein *n*
妊娠相关血浆蛋白A Schwangerschaft assoziiertes Plasmaprotein A *n*
妊娠相关乙型血浆蛋白 Schwangerschaft assoziiertes beta-Plasmaprotein *n*
妊娠心脏病的 gravidocardiac (-us, -a, -um)
妊娠性多神经炎 Schwangerschaftspolyneuritis *f*
妊娠性高血压 Schwangerschaftshypertonie *f*
妊娠性黄疸 Schwangerschaftsikterus *m*
妊娠性急性胰腺炎 Schwangerschaft-induzierte akute Pankreatitis *f*
妊娠性口炎 Stomatitis gravidarum *f*
妊娠性类天疱疮 Pemphigoid gestationis *m*, Gestationspemphigus *m*
妊娠性视网膜炎 Schwangerschaftsretinitis *f*
妊娠性糖尿 Schwangerschaftsglukosurie *f*, Graviditätsglukosurie *f*
妊娠性舞蹈病 Chorea gravidarum *f*
妊娠性龈瘤 Schwangerschaftsepulis *f*
妊娠[性]龈炎 Schwangerschaftsgingivitis *f*, Gingivitis gravidarum *f*
妊娠学 Kyesiologie *f*

妊娠痒疹 Prurigo gestationis *f*
妊娠一时性高血压 vorübergehende Hypertension der Schwangerschaft *f*
妊娠溢液 Hydrorrhoea gravidarum *n*, Graviditätshydrorrhoea *f*
妊娠龈炎 Gingivitis gravidarum *n*, Graviditätsgingivitis *f*
妊娠早期 erstes Trimenon der Schwangerschaft *n*, Früh-schwangerschaft *f*
妊娠早期舞蹈病 Chorea gravidarum *n*, Graviditätschorea *f*
妊娠诊断 Schwangerschaftsdiagnostik *f*, Zyesiognose *f*
妊娠诊断试验 Schwangerschaftstest *m*
妊娠正常 Eucyesis *f*
妊娠脂肪肝 Schwangerschaftsfettleber *f*
妊娠中毒［症］Schwangerschaftstoxikose *f*, Gestose *f*, Gestationstoxikose *f*
妊娠中毒症心脏病 Herzerkrankungen in der Schwangerschaftstoxikose *f*
妊娠中期 das 2. Trimester der Schwangerschaft *n*, zweites Trimenon der Schwangerschaft *n*
妊娠终止 Schwangerschaftsende *n*
妊娠滋养层瘤形成 trophoblastische Schwangerschaftsneoplasie *f*
妊娠滋养细胞疾病 Schwangerschaftstrophoblastkrankheit *f*
妊娠滋养细胞肿瘤 Schwangerschaftstrophoblasttumor *m*
妊娠子宫 Uterus gravidus *m*
妊娠子宫的火器伤 Schussverletzungen der Gebärmutter
妊娠子宫扭转 Torsion des Uterus gravidus *f*
妊娠子宫箝闭 Inkarzeration des Uterus gravidus *f*, Uterus gravidus incarceratus *m*
妊娠子宫倾斜 Loxocyesis *f*
妊娠子宫液溢 Fruchtwasserabgang *m*, Hydrorrhoea gravidarum *f*

RI 日

rì 日

日班 Tagesschicht *f*, Tagesdienst *m*
日班护士 Tagesschwester *f*
日报单 Tagesblatt *n*
日本餐馆综合征 Japanisches-Restaurant-Syndrom *n*
日本大蠊 Japanische Quitte *f*
日本钩口线虫 Ancylostoma japonica *f*
日本洪水热（日本河流热，恙虫病）Japanisches-Fluss-Fieber *n*
日本棘隙吸虫 Echinochasmus japonicus *m*
日本矫形外科学会 japanische Gesellschaft für Orthopädie *f*（JOA）
日本裂体吸虫 japanischer Pärchenegel *m*, Schistosoma japomcum *n*
日本螺旋体 Spirochaeta japonica *f*
日本脑炎 japanische Enzephalitis *f*, Encephalitis japonica *f*
日本漆树 japanischer Lackbaum *m*
日本秋季型钩端螺旋体病 Hasami-Fieber *n*
日本人 Japaner *m*
日本人错觉 japanische Illusion *f*
日本沙蚕素 Thelepin *n*
日本疏螺旋体（郭氏疏螺旋体）japanische Quitte *f*
日本血蜱 Haemaphysalis japonica *f*
日本血吸虫 Schistosoma japonicum *n*, Bilharzia japonica *f*
日本血吸虫病 Katayama-Krankheit *f*, Schistosomiasis japonica（s. asiatica s. orientalis）*f*
日本羊踯躅素 Rhodojaponin *n*
日本恙虫 Leptus autumnalis *m*
日本药局方 Japanische Pharmakopöe *f*
日本伊蚊 Aedes japonicus *m*
日本医蛭 Hirudo japonica（s. nipponica）*f*
日本乙型脑炎 Encephalitis japonica *f*, Japan-B-Enze-phalitis *f*（JBE, JE）
日本乙型脑炎病毒 Japan-B-Enzephalitis-Virus *n*（JBE-Virus）
日本乙型脑炎疫苗 Japan-B-Enzephalitis-Vakzine *f*
日本硬蜱 Ixodes japonensis *m*
日本沼虾 Macrobrachium nipponensis *n*
日变化 Tagesschwankung *f*
日常工作 Alltagsbeschäftigung *f*, Routinearbeit *f*, Alltagesarbeit *f*
日常活动量表 Aktivitäten des täglichen Lebens *f pl*（ADL）
日常活动视力表 Sehschärfestafel für tägliche Aktivitäte *f*
日常检查 tägliche Inspektion *f*
日常生活 Alltagsleben *n*, alltägliches Leben *n*
日常生活电子辅助器 elektronisches Hilfsmittel für das tägliche Leben *n*
日常生活动作 Aktivitäten des Alltagslebens *f pl*
日常生活活动差异 Unterschied im Alltagsleben *m*
日常生活活动分级标准 Skala der alltäglichen Verrichtungen *f*
日常生活活动能力评估 Fähigkeitsbeurteilung des täglichen Lebens *f*
日常生活活动训练 Training der Alltagsaktivitäten *n*
日常生活技能 Geschicklichkeiten des täglichen Lebens *f pl*
日常生活能力 Aktivitäten des täglichen Lebens *f pl*
日常生活能力量表 Skala der alltäglichen Verrichtung *f*
日常生活能力评定 Auswertung der Alltagsaktivitäten *f*
日常生活实际语言使用量 praktischer Sprachgebrauch im Alltagsleben *m*
日常生活调节 tägliche Regulierung *f*
日常生活训练 Training für das tägliche Leben *n*
日常生活注意测验（日常专注力测验）Test der täglichen Aufmerksamkeit *m*
日常生物节律 täglicher biologischer Rhythmus *m*
日程 Programm *n*, Tagesplan *m*, Tagesordnung *f*
日程表 Tagesordnung *f*, Programm *n*
日出模式 Sonnenaufgangsmodell *n*
日戴型角膜接触镜 Tageskontaktlinsen *f pl*
日当药黄素 Swertiajaponin *n*
日发的 quotidian（-us, -a, -um）, cotidian（-us, -a, -um）
日发恶性疟原虫 Plasmodium falciparum quotidianum *n*
日发疟 Quotidiana *f*, Quotidianfieber *n*, Malaria cotidiana（s. quotidiana）*f*
日光 Sonnenlicht *n*
日光斑 Solarlentigo *f/m*
日光病 Heliopathie *f*
日光防护系数 Lichtschutzfaktor *m*（SPF）
日光放射区 Strahlungsbereich des Sonnenlichtes *n*
日光放射现象 Tageslichtradioaktivität *f*
日光空气疗法 Helioaerotherapie *f*, Helioaerotherapia *f*
日光恐怖（畏光羞明）Heliophobie *f*
日光恐惧 Lichtscheu *f*
日光疗法 Solartherapie *f*, Heliotherapie *f*
日光敏感性 Lichtempfindlichkeit *f*, Lichtsensibilität *f*
日光培养箱 Tageslichtsbrutkasten *m*
日光热 Dengue-Fieber *n*, Denguero *n*
日光湿疹 Sommerekzem *n*, Sommereruption *f*, Ekzema solare *n*
日光损伤的 sonnenlichtbeschädigt
日光型胶片 Tageslicht-Film *m*
日光性变性 Solardegeneration *f*
日光性唇炎 aktinische Cheilitis *f*
日光性痤疮 Solarisakne *f*
日光性弹力纤维变性综合征 solares elastotisches Syndrom *n*
日光性弹力纤维病 Solarelastosis *f*
日光性弹力组织变性 Elastosis solaris *f*
日光性的 solari（-us, -a, -um）
日光性角化病 solare Keratose *f*

日光性皮炎 Solardermatitis *f*
日光性苔藓 Solarisflechte *f*
日光性荨麻疹 Urticaria solaris *f*
日光性痒疹 Prurigo solaris *f*
日光性紫癜 Solarpurpura *f*
日光易感的 Sonnenlicht empfindlich
日光引起的 sonneinduziert
日光浴 Sonnenbad *n*, Sonnenbestrahlung *f*, Insolation *f*, Insolatio *f*
日光浴室 Hallenlichtbad *n*, Solarium *n*
日光照到的 sonnenlichtserreichend
日光照射 Sonnenstrahlung *f*
日光照射的 sonnenexponiert
日光照射区 Sonne-ausgesetzter Bereich *m*
日光致敏剂 Sonnenlicht-sensibilisierendes Mittel *n*
日光状 sonnenartig
日记 Tagebuch *n*
日记法 Tagebuch-Verfahren *n*
日记记录法 Aufnahme des täglichen Tagebuchs *f*
日间残留物 Tagesreste *m pl*
日间手术 ambulante Operation *f*
日间医院 Tageshospital *n*, Tagesklinik *f*
日间照护中心(日间治疗) Tagespflege *f*
日节律(日周期节律) Tagesrhythmus *m*
日均暴露剂量 durchschnittliche Tagesdosis *f*
日可见光 sichtbares Licht von der Sonne *n*
日落现象(夜间精神错乱) abendliche Verwirrtheit *f*
日落综合征 Sonnenuntergang-Syndrom *n*
日冕[形]病毒 Coronavirus *n*
日内瓦命名法 Genf-Nomenklatur *f*
日平均 Tagesdurchschnitt *m*
日平均曝光量 durchschnittliche tägliche Exposition *f*
日平均容许浓度 durchschnittliche tägliche zulässige Konzentration *f*
日平均最高浓度 tägliche Maximaldurchschnittskonzentration *f*
日平均最高容许浓度 tägliche maximal zulässige Durchschnittskonzentration *f*
日曝光时间 tägliche Expositionszeit *f*
日期 Datum *n*
日期计算 Datumsberechnung *f*
日容许摄入量 tägliche zulässige Aufnehmungsmenge *f*
日晒 Sonnenbestrahlung *f*, Solarisation *f*
日晒法 Solarisationsmethode *f*
日晒红斑 Erythema solare *n*
日晒伤 Sonnenbrand *m*
日晒性皮炎 Dermatitis solaris *f*, Helioderm(at)itis *f*
日晒盐 Meersalz *n*
日射病 Sonnenstich *m*, Helionosus *m*, Ictus solis *m*, Insolation *f*, Insolatio *f*
日射性脊髓炎 Heliomyelitis *f*
日射性精神病 Insolationspsychose *f*
日射性脑炎 Insolationsenzephalitis *f*, Heli(o)enzephalitis *f*
日蚀[性]盲 ekliptische Blindheit *f*
日蚀性视网膜病 ekliptische Retinopathie *f*
日托[儿童]教学计划 Tagespflegeprogramm *n*
日托托儿所 Kinderkrippe *f*, (Kinder-) Hort *m*
日托医院 Tagesklinik *f*
日托中心 Kita *f*
日夜型软性隐形眼镜 durchgehende weiche Kontaktlinsen *f pl*
日月技工钳 Solilunare Zange *f*
日月潭按蚊 Anopheles jeyporiensis candidiensis *m*
日照 Bestrahlung *f*, Insolatio(n) *f*, Sonnenscheindauer *f*
日照时间 Sonnenscheindauer *f*
日疹 Sonnenausschlag *m*, Sonnenrash *m*
日志 Journale *pl*
日志扫描域 Journal-Scanning-Bereich *m*
日重[夜轻]病 Hemeropathie *f*
日周期 Tagesperiodizität *f*
日周期节律 Tagesrhythmus *m*, täglicher Rhythmus *m*
日最低需要量 tägliche Mindestanforderung *f*

RONG 茸荣狨绒容溶榕熔蝾融冗

róng 茸荣狨绒容溶榕熔蝾融

茸毛 Härchen *n*
茸毛似的毛[发] flauschiges Haar *n*
茸毛状纤毛 flauschiges Flimmerhaar *n*
荣格集体心理治疗 jungianische Gruppenpsychotherapie *f*
荣格联想测验 Jung-Assoziationstest *m*
荣格人格理论 Persönlichkeitstheorie von Jung *f*
荣格氏肌 Jung* Muskel *m*, Musculus pyramidalis auriculae *m*
荣格心理学 Jungian* Psychologie *f*
荣格心理治疗 jungianische Psychotherapie *f*
荣誉感 Ehrgefühl *n*
狨猴 Krallenaffe *m*
绒[毛]癌 Choriokarzinom *n*
绒[毛]膜 Zottenhaut *f*, Chorion *n*, Membrana chorii *f*
绒[毛]膜癌 Chorionkarzinom *n*
绒[毛]膜促性腺激素 Choriongonadotropin *n*, gonadotropes Chorionhormon *n*
绒[毛]膜促性腺激素放射免疫分析 Radioimmunoassay des gonadotropen Chorionhormons *m*
绒[毛]膜的 chorial
绒[毛]膜发生 Choriogenesis *f*
绒[毛]膜瘤 Choriom(a) *n*
绒[毛]膜囊 Chorionblasen *f pl*
绒[毛]膜内层 Endochorion *n*
绒[毛]膜尿囊 Chorioallantois *f*
绒[毛]膜尿囊的 chorioallantoisch
绒[毛]膜尿囊胎盘 Chorioallantoisplazenta *f*
绒[毛]膜绒毛活检 Chorionzottenbiopsie *f*
绒[毛]膜上的 epichorial
绒[毛]膜上皮 Chorionepithel *n*
绒[毛]膜上皮癌 Chorionepitheliom *n*, Chorio(n)epithelioma *n*
绒[毛]膜上皮细胞增生 Chorionepitheliosis *f*
绒[毛]膜生长[激]素 Chorion-Somatotropin *n*
绒[毛]膜受血的 haemochorial(-is, -is, -e)
绒[毛]膜胎盘的 chorioplacentar(-is, -is, -e)
绒[毛]膜退行性变性 choriale retrograde Degeneation *f*
绒[毛]膜-蜕膜间隙 chorio-dezidualer Zwischenraum *m*
绒[毛]膜外层 Exochorion *n*
绒[毛]膜外胚层 Chorion-Ektoderm *n*
绒[毛]膜外妊娠 Graviditas exochorialis *f*
绒[毛]膜下的 subchorial(-is, -is, -e)
绒[毛]膜下蜕膜 Decidua placentalis subchorialis *f*, Winkler* Schlußplatte *f*
绒[毛]膜腺瘤 Chorioadenom(a) *n*
绒[毛]膜血管瘤 Chorioangiom(a) *n*, Chorangiom *n*
绒[毛]膜血管内皮胎盘 hemoendotheliale Plazenta *f*
绒[毛]膜血管纤维瘤 Chorioangiofibrom *n*, Choriofibroangiom *n*
绒[毛]膜循环 Chorionkreislauf *m*
绒[毛]膜羊膜炎 Chorioamnionitis *f*
绒[毛]膜液 Liquor chorii *m*
绒[毛]膜增殖 Chorioblastosis *f*
绒螯蟹属 Eriocheir *m*
绒毛 Zotte *f*, Villus *m*, Flaum *m*, Flor *m*, Floccus *m*
绒毛[状]腺瘤 villöses Adenom *n*

绒毛襞 Plicae villosae *f pl*
绒毛变性 Zottendegeneration *f*
绒毛干 Zottenstamm *m*
绒毛干动脉壁硬化 villöse Stammnierenarterienstenose *f*
绒毛管状腺癌 tubulovillöses Karzinom *n*
绒毛和绒毛腺管状乳头状瘤 villöse und villoglanduläre Papillaradenome *f pl*
绒毛活检技术 Chorionzottenbiopsie *f*
绒毛间的 intervillös
绒毛间隙 Zwischenzottenraum *m*, intervillöser Raum *m*, Lacuna intervillosa *f*
绒毛间血栓 intervillöser Thrombus *m*
绒毛间循环 intervillöser Kreislauf *m*
绒毛间质 villöses Stroma *n*
绒毛结节状滑膜炎 Synovitis villosonodularis *f*
绒毛瘤 Zottentumor *m*, Zottengeschwulst *f*
绒毛毛细血管扩张 Dilatation der villösen Kapillare *f*
绒毛膜板 Chorionplatte *f*
绒毛膜采样 Chorionzottenbiopsie *f*
绒毛膜促性腺素兴奋试验 HCG Stimulationstest *m*
绒毛膜活检 Chorionzottenbiopsie *f*
绒毛膜腔 extraembryonische Kavität *f*
绒毛膜绒毛取样 Chorionzottenprobenahme *m*
绒毛膜外胎盘 Placenta extrachorales *f*
绒毛膜型中间型滋养细胞 Choriontyp zwischenliegender Trophoblast *m*
绒毛膜羊膜炎 Chorionamnionitis *f*
绒毛内的 intravillös
绒毛前滋养细胞 previllöser Trophoblast *m*
绒毛生成前的 prävillös, praevillos(-us, -a, -um)
绒毛收缩素 Villikinin *n*
绒毛胎盘 Zottenplazenta *f*, Topfplazenta *f*, Placenta olliformis (s. villosa) *f*
绒毛外滋养细胞 extravillöser Trophoblast *m*
绒毛吸取 Zottenaspiration *f*
绒毛心 Zottenherz *n*, Mantelherz *n*, Trichocardia *f*, Cor villosum *n*
绒毛型中间型滋养细胞 villöser zwischenliegender Trophoblast *m*
绒毛炎 Fluffentzündung *f*
绒毛叶 Zottenbäumchen *n*, Zottenbüschel *n*, Cotyledon *f*
绒毛运动 Zottenmotorik *f*
绒毛状癌 Zottenkarzinom *n*, Zottenkrebs *m*, Carcinoma villosum *n*
绒毛状的 villös, villos(-us, -a, -um)
绒毛状结节性滑膜炎 villonoduläre Synovitis *f*
绒毛状菌落 flaumige Kolonie *f*
绒毛状瘤 villiöser Tumor *m*, Papillom *n*
绒毛状绒[毛]膜 villöses Chorion *n*
绒毛状乳头[状]瘤 villöses Papillom *n*
绒毛状突出 villöser Fortsatz *m*
绒毛状外被 villöse Decke *f*
绒毛状腺瘤 Zottenadenom *n*
绒毛状心包 villöses Perikard *n*
绒毛状心包炎 Pericarditis villosa *f*
绒毛滋养细胞 villöser Trophoblast *m*
绒膜促乳素 Chorionmammotropin *n*
绒膜绒毛 Chorionzotten *f pl*
绒球 Flocculus *m*
绒球脚 Flockenstiel *m*, Pedunculus flocculi *m*
绒球旁小叶 Lobulus paraflocculаris *m*
绒球小结 Nodulus flocculi *m*
绒球小结叶 Lobus flocculonodularis *m*
绒状的 samtig, samtartig
容(而)貌 Gesichtszug *m*
容(体)积 Volumen *n*
容尘量 Staubspeicherfähigkeit *f*
容积比 Volumenverhältnis *n*
容积测量感受器 volumetrischer Rezeptor *m*
容积传递 Volumentransmission *f*
容积弹性 Volumenelastizität *f*
容积弹性模量 Volumenelastizitätsmodul(us) *m*
容积导电 Volumenleitung *f*
容积导体 Volumenleiter *m*
容积的 volumetrisch
容积分布 Volumendistribution *f*
容积负荷 Ladevolumen *n*
容积激发(高分辨率各向同性容积激发) Volumenanregung *f*
容积计 Volumometer *n*, Volumenmeter *n*
容积计算 Kapazitätsberechnung *f*
容积可视化 Volumenvisualisierung *f*
容积克分子的 molar
容积克分子浓度 volumetrische molare Konzentration *f*
容积控制呼吸 volumenkontrollierte Beatmung-Seufzeratmung *f*
容积控制通气 volumenkontrollierte Beatmung *f*
容积率 Komplottverhältnis *n*
容积脉搏 Volumenpuls *m*
容积描记法 Plethysmographie *f*
容积描记器 Plethysmograph *m*
容积描记图换能器 Plethysmogrammtransduktur *m*
容积曲线 Volumenkurve *f*
容积渗克分子的 osmolar(-is, -is, -e)
容积渗克分子浓度 Osmolarität *f*
容积渗克分子溶液 Osmolarlösung *f*
容积式流量计 volumetrischer Strömungsmesser *m*
容积透视 Volumenrendering *n*
容积性泻药 Füllungsausführungsmittel *n pl*
容积压力曲线 Druck-Volumen-Kurve *f*
容积指数 Volumenindex *m*, Volumensindex *m*
容积转换型通气机 volumenzyklischer Ventilator *m*
容抗 Kondensanz *f*, kapazitiver Widerstand *m*
容量 Aufnahmevermögen *n*, Kapazität *f*
容量[方]法 volumetrische Methode *f*
容量[分析计算用]因数 volumetrischer Faktor *m*
容量保障支持通气 Volumen gesicherter Stützdruck *m*
容量比 Kapazitätsverhältnis *n*
容量测定 maßanalytische(od. volumetrische) Bestim-mung *f*
容量沉淀法 Fällungsmaßanalyse *f*, volumetrische Präzipitationsmethode *f*
容量的 volumetrisch, kapazitiv
容量分布 Volumendistribution *f*
容量分析[法] Maßanalyse *f*, Volumetrie *f*, volumetrische Analyse *f*
容量负荷 Volumenladung *f*
容量负荷过度 Volumenüberladung *f*
容量复苏 Volumengabe *f*
容量感受器 Volumenrezeptoren *m pl*
容量刻度 Volumenskalenmarke *f*
容量控制 Volumenkontrolle *f*
容量-流速测定 Bestimmung der Volumen-Strömungs-Geschwindigkeit *f*
容量瓶 Meßflasche *f*
容量器皿 volumetrischer Apparat *m*.
容量色 Volumenfarbe *f*
容量调节 Volumenregulation *f*
容量稳衡 volumetrische Homöostasis *f*
容量吸移管 volumetrische Pipette *f*
容量校准因素 volumetrischer Korrekturfaktor *m*
容量血管 kapazitive Gefäße *n pl*
容量依赖性高血压 volumenabhängige Hypertonie *f*

容量仪器 volumetrischer Apparat *m*
容量因子 Kapazitätsfaktor *m*
容量与流速控制器 Kontroller für Volumen-Strömungs-geschwindigkeit *m*
容量支持 Volumenunterstützung *f*
容量支持通气 volumenunterstützende Beatmung *f*
容貌耳宽 physiognomische Ohrenbreite *f*
容貌耳长 physiognomische Ohrenlänge *f*
容貌耳指数 physiognomischer Ohrenindex *m*
容貌美学 Gesichtsästhetik *f*
容貌面高 physiognomische Gesichtshöhe *f*
容貌面指数 physiognomischer Gesichtsindex *m*
容貌上面高 physiognomische obere Gesichthöhe *f*
容貌上面指数 physiognomischer oberer Gesichtindex *m*
容貌重建 Rekonstruktion von Funktionen *f*
容模溶解度 molare Löslichkeit *f*
容纳细胞 permissive Zelle *f*
容器 Gefäß *n*
容器清洗干燥机械 Klar- und Trockenmaschine für Container *f*
容忍不同价值观念 Annahme anderes Wertesystems *f*
容忍极限 menschliche Toleranzgrenze *f*
容忍力 menschliche Toleranz *f*
容忍模棱两可 Unklarheitstoleranz *f*
容忍区间 Fehlermarge *f*
容忍上限 Toleranzobergrenze *f*
容忍下限 Toleranzuntergrenze *f*
容受性舒张 rezeptive Relaxation *f*
容限 Toleranz *f*
容许(限) Toleranz *f*
容许标准 Akzeptanzkriterium *n*
容许残留量 zulässige Resthöhe *f*
容许的 erlaubt
容许公差 Abnahmetoleranz *f*
容许剂量 zulässige Dosis *f*
容许接触浓度 maximal zulässige Konzentration *f*
容许接触限值 zulässiger Expositionsgrenzwert *m*
容许界限 Toleranzgrenze *f*, zulässiges Limit *n*
容许量 Verhalt *m*
容许浓度 zulässige Konzentration *f*, Toleranzkonzentration *f*
容许排放 zulässige Entladung *f*
容许日摄入量 annehmbare Tagesdosis *f*
容许输出水平 zulässiges Ausgangsniveau *n*, permissible output level <engl.>
容许温度 zulässige Temperatur *f*
容许误差 zulässiger Fehler *m*
容许细胞 permissive Zelle *f*
容许应力 zulässige Spannung *f*
容许噪音标准 permissiver Geräuschpegel *m*, annehmbarer Geräuschspiegel *m*
容易腐烂的 verderblich
容易识别信号 leicht erkennbares Signal *n*
容重 Raumgewicht *n*
溶癌的 karzinolytisch
溶癌呤 Tisupurin *n*
溶癌素 Carcinolysin *n*
溶白(清)蛋白素 Albuminolysin *n*
溶白喉菌素 Diphtheriolysin *n*
溶白细胞酶 Leukoferment *n*
溶胞产物 Lysat *n*
溶胞的 lytisch
溶胞素 Lysin *n*
溶胞[作用] Lyse *f*
溶出度 Auflösung *f*
溶触的 zerflossen
溶耵聍剂 Ceruminolytika *n pl*
溶度积 Löslichkeitsprodukt *n*
溶度积常数 Konstante des Löslichkeitsprodukts *f*
溶度积原理 Prinzip des Löslichkeitsprocukts *n*
溶度计 Lysimeter *n*
溶肝的 hepatolytisch, hepatolytic (-us, -a, -um)
溶肝素 Hepatolysin *n*
溶睾丸组织的 orchilytisch
溶骨的 osteolytisch
溶骨肉瘤 osteolytisches Sarkom *n*
溶骨髓鞘质素 Myelinolysin *n*
溶骨性癌 osteolytischer Krebs *m*
溶骨性骨肉瘤 osteolytisches Osteosarkom *n*
溶骨性疾病 osteolytische Knochenkrankheit *f*
溶骨性痛 osteolytisches Karzinom *n*
溶骨性转移性骨肿瘤 osteolytischer metastasierender Knochentumor *m*
溶骨作用 Osteolyse *f*
溶合 Solvatation *f*, Salvatisierung *f*
溶合胞体素 Synzytiolysin *n*
溶红细胞的 globulolytisch
溶红细胞系的 erythronoklastisch
溶化(解) Lyse *f*, Lysis *f*, Auflösung *f*
溶化的 lytisch
溶化牵引 Lösungsmittelziehen *n*
溶化物 Solvat *n*, gelöster stoff *m*
溶化性蛋白尿[症] kolliquativ Proteinurie *f*
溶化性[皮肤]结核 Tuberculosis (cutis) colliquativa *f*
溶化药 Dissolventia *n pl*
溶黄体素 Luteolysin *n*
溶肌肉的 sarkolytisch
溶剂(媒) (Auf-) Lösungsmittel *n*, Solvens *n*, Dissolven-tium *n*
溶剂层 Lösungsmittel-Schicht *f*
溶剂萃取 Lösungsmittelherausziehen *n*
溶剂的盐析 Solvensaussalzung *f*
溶剂发酵 Lösungsmittel-Fermentation *f*
溶剂分解[作用] Solvolyse *f*
溶剂合(化)物 Solvat *n*
溶剂合离子 Lyonium-Ion *n*
溶剂化显色 Solvatochromie *f*
溶剂化学说 Solvattheorie *f*
溶剂化[作用] Solvatation *f*, Solvatisierung *f*
溶剂回收 Lösungsmittelrückgewinnung *f*, Rückgewinnung des Lösungsmittels *f*
溶剂解离 Solvolyse *f*
溶剂浸出法 Lösungsmittelextraktion *f*
溶剂空白 Blindlösung *f*
溶剂蓝 Lösungsmittelblau *n*
溶剂强度 Lösungs (mittel) stärke *f*
溶剂水分 Lösungswasser *n*
溶剂提取 Lösungsmittelextraktion *f*, Solventextraktion *f*
溶剂提取法 Extraktionsverfahren des Lösungsmittels *n*
溶剂拖曳 Lösungsmittelwiderstand *m*
溶剂吸附作用 Lösungsmitteladsorption *f*
溶剂相 Lösungsmittelphase *f*
溶剂效率 Solventeffizienz *f*
溶剂效应 Lösungsmitteleffekt *m*
溶剂选择性 Solventselektivität *f*
溶[剂]致液晶 lyotropes Flüssigkristallsystem *n*
溶剂滞留 Solventretention *f*
溶剂转变 Volumenübertragung *f*
溶痂 gelöste Schorf *f*
溶甲状腺的 thyr(e)olytisch
溶甲状腺素 Thyrolysin(um) *n*

溶胶 Sol *n*
溶胶化[作用] Solbildung *f*, Solatio *f*
溶胶素 Gelsolin *n*
溶胶素型格子样角膜变性 Gelsolin-Art gitterige Hornhautdystrophie *f*
溶胶原 Procollagen *n*
溶胶原的 kollagenolytisch
溶结核菌的 tuberkulolytisch
溶解 Lyse *f*, Lysis *f*, Lösung *f*, Auflösung *f*, Dissolution *f*
溶解本领 Lösungsvermögen *n*, Lösevermögen *n*
溶解产物 Lysat *n*
溶解蛋白的 proteolytisch
溶解的 lytisch, lysierend, lyteri (-us, -a, -um)
溶解度 Löslichkeit *f*, Auflösbarkeit *f*
溶解度表 Löslichkeitstabelle *f*, Lösungsgradtabelle *f*
溶解度参数 Löslichkeitsparameter *m*
溶解度测定 Löslichkeitsbestimmung *f*
溶解度定律 Löslichkeitsgesetz *n*
溶解度法 Löslichkeitsmethode *f*
溶解度积 Löslichkeitsprodukt *n*
溶解度曲线 Löslichkeitskurve *f*
溶解度指数 Löslichkeitsindex *m*, Löslichkeitsexponent *m*
溶解法 Lösungsmethode *f*
溶解反应 lytische Reaktion *f*
溶解肝细胞的 hepatolytisch, hepatolytic (-us, -a, -um)
溶解坏死 lytische Nekrose *f*
溶解激酶 Lysokinase *f*
溶解精子的 spermatolytisch, spermatolytic (-us, -a, -um)
溶解颗粒 lytische Granula *f*
溶解淋巴组织的 lymphatolytisch
溶解期 Resolutionsstadium *n*, Stadium der Lösung *n*
溶解气体 gelöstes Gas *n*
溶解热 Lösungswärme *f*, Auflösungswärme *f*
溶解尸体 Auflösen des Körpers *n*
溶解试验 Löslichkeitstest *m*
溶解栓子 lösender Embolus *m*
溶解速率 Auflösungsgeschwindigkeit *f*
溶解途径 lytischer Weg *m*
溶解微生物的 microbivorous <engl.>
溶解物 Lysat *n*
溶解纤维蛋白的 fibrinolytische
溶解纤维蛋白原的 fibrinogenolytisch, fibrinogenolytic (-us, -a, -um)
溶解型 Lysotyp *m*
溶解性 Löslichkeit *f*
溶解性固体 löslicher Festkörper *m*
溶解性坏死 lytische Nekrose *f*
溶解性有机碳 gelöster organischer Kohlenstoff *m*
溶解性总固体 gesamte gelöste Feststoffe *m pl*
溶解血栓的 thrombolytisch
溶解血栓剂(药) Thrombolytika *n pl*
溶解血栓疗法 thrombolytische Therapie *f*
溶解血纤维蛋白的 fibrinolytisch
溶解氧 gelöster Sauerstoff *m*
溶解氧测定仪 gelöster Sauerstoffanalysator *m*
溶解氧滴定 Titration des gelösten Sauerstoffes *f*
溶解氧滴定管 gelöste Sauerstoffbürette *f*
溶解氧下垂曲线 Wannenlage des gelösten Sauerstoffs *f*
溶解原纤维的 fibrillolytisch, fibrillolytic (-us, -a, -um)
溶晶状体性青光眼 phakolytisches Glaukom *n*
溶精子素 Spermatolysin *n*
溶菌的 bakteriolytisch
溶菌反应 bakteriolytische Reaktion *f*
溶菌剂 bacteriolysant <engl.>
溶菌介体 bakteriolytischer Ambozeptor *m*
溶菌酶 Lysozym *n*, Fleming* Enzym *n*
溶菌酶释放蛋白 Muramidase freigesetztes Protein *n*
溶菌酶突变型 Lysozymsmutante *f*
溶菌免疫 bakteriolytische Immunität *f*
溶菌生产的 lysigen
溶菌试验 bakteriolytischer Test *m*
溶菌素 Bakteriolysine *n pl*
β 溶菌素 Betalysin *n*
溶菌素生成 Lysogenie *f*, Lysogenese *f*
溶菌现象 bakteriolytisches Phänomen *n*
溶菌性抗体 bakteriolytischer Antikörper *m*
溶菌性细菌 Lysobacteria *n pl*
溶菌周期 lytischer Zyklus *m*
溶菌[作用] Bakteriolyse *f*
溶蜡素 Cerolysin *n*
溶淋巴细胞剂 lympholytischer Agent *m*
溶卵白的 ovolytisch
溶卵白素 Ovolysin (um) *n*
溶卵酶 Oocytase *f*
溶螺旋体的 spirochätalytisch
溶螺旋体素 Spirochätolysin *n*
溶媒(剂) Lösungsmittel *n pl*, Lösemittel *n pl*, Dis-solventia *n pl*
溶媒丙二醇 Propylenglykolträger *m*
溶媒吸附[作用] Solventadsorption *f*
溶酶体 Lysosom *n*
溶酶体 α 葡糖苷酶 lysosomale α-Glucosidase *f*
溶酶体 α 葡糖苷酶缺乏 lysosomaler α-Glucosidase-Mangel *m*
溶酶体病 lysosomale Krankheit *f*
溶酶体残余小体 lysosomaler Restkörper *m*
溶酶体的 lysosomal
溶酶体累积病 lysosomale Speicherkrankheit *f*
溶酶体膜 Lysosommenbran *f*
溶酶体失稳物 lysosomaler Labilizer *m*
溶酶体失稳性疾病 lysosomale Destabilisierung *f*
溶酶体稳定剂(物) Lysosomstabilisator *m*
溶酶体相关2A型膜蛋白 Lysosom assoziiertes Membranprotein-Typ-2A *n*
溶酶体相关膜蛋白 Lysosom assoziiertes Membranprotein *n*
溶酶体相关膜糖蛋白质类 Lysosom assoziiertes Glykoprotein *n*
溶酶体性疾病 lysosomale Krankheit *f*
溶酶体蓄积病 lysosomale Speicherkrankheit *f*
溶酶体贮积病酶分析 Analyse der lysosomalen Speicherkrankheit *f*
溶酶体贮积症 Lysosomspeicherkrankheit *f*
溶内皮的 endotheliolytisch, endotheliolytic (-us, -a, -um)
溶尿酸的 urisolvent
溶脲脲原体 Ureaplasma urealyticum *n*
溶皮素 Dermolysin *n*
溶脾素 Splenolysin *n*
溶葡萄菌素 Lysostaphin *n*
溶葡萄球菌酶 Lysostaphin *n*
溶清蛋白素 Albuminolysin *n*
溶肉瘤素 Phenylalaninmustard *n*, Sarcolysin *n*
溶肉细胞 Sarkolyt *n*, Sarcolytus *m*
溶软组织的 sarkolytisch, sarcolytic (-us, -a, -um)
溶软组织细胞 Sarkolyt *n*, Sarcolytus *m*
溶上皮的 epitheliolytisch, epitheliolytic (-us, -a, -um)
溶上皮素 Epitheliolysin *n*
溶上皮血清 antiepitheliales Serum *n*
溶神经素 Neurolysin (um) *n*
溶神经细胞素 Neurocytolysin (um) *n*
溶肾素 Nephrolysin *n*

溶生的 lysigenetisch
溶生素 Biolytika *f*
溶石的 steinauflösend, litholytisch, saxifrag (-us, -a, -um)
溶石疗法 steinauflösende Behandlung *f*, litholytische Therapie *f*
溶石术 Lithodialysis *f*
溶石液灌注器 litholyte <engl.>
溶栓 Thrombolyse *f*
溶栓疗法 thrombolytische Therapie *f*
溶栓酶 Streptokinase *f*
溶栓治疗 Lysetherapie *f*
β-溶素 Betalysin *n*
溶素 Lysin *n* (Lys)
溶素生成 Lysogenese *f*, Lysogenie *f*
溶素原 Lysinogen *n*
溶髓鞘质素 Myelinolysin *n*
溶细胞的 cztolytisch
溶细胞毒素 Synocytotoxin (um) *n*
溶细胞感染 zytolytische Infektion *f*
溶细胞介体 zytolytischer Ambozeptor *m*
溶细胞素 Zytolysin *n*
溶细胞型 cztolytischer Typ *m*
溶细胞型过敏反应 Typ Ⅱ Überempfindlichkeitsreaktion *f*
溶细胞性 T [淋巴]细胞 zytolytischer T-Lymphozyt *m*
溶细胞性抗体 zytolytischer Antikörper *m*
溶细胞性自然杀伤细胞 zytolytische natürliche Killerzelle *f*
溶细胞因子 zytolytischer Faktor *m*
溶纤剂 Methylcellulose *f*
溶纤维蛋白激酶 Fibrinolysokinase *f*
溶纤维蛋白酵素 Fibrinolysin *n*
溶纤维蛋白酶 Fibrinolysin *n*
溶纤维蛋白药 Fibrinolytikum *n*
溶纤维蛋白致活酶 Fibrinolysokinase *f*
溶心肌素 Cardiolysin *n*
溶性淀粉 lösliche Stärke *f*
溶胸腺素 Thymolysin *n*
溶血 Blutzerfall *m*, Blutzerstörung *f*, Hämolyse *f*
溶血巴斯德菌 Beulenpestbakterium *n*
溶血百分率 Perzent der Hämolyse *n*
溶血棒状杆菌 Corynebacterium haemolyticum *n*
溶血补体量 Hämolyse des Komplements *f*
溶血产物 Hämolysat *n*
溶血毒素 Hämotoxine *n pl*
溶血反应 hämolytische Reaktion *f*
溶血活性蛋白质 hämolytisches aktives Protein *n*
溶血[剂]量 hämolytische Dosis *f*
溶血介体 hämolytischer Ambozeptor *m*
溶血精脂 Lysoseminolipid *n*
溶血抗体 hämolytischer Antikörper *m*
溶血空斑试验 Hämolyse-Plaque-Assay *m*
溶血链球菌 Hämolyse-Streptokokkus *m*
溶血磷酸甘油酯 Lysophosphoglyzerin *n*
溶血磷脂 Lysophosphatid *n*
溶血磷脂酶 Lysolezithinase *f*, Lysophospholipase *f*
溶血磷脂素类 Lysophosphatid *n*
溶血磷脂酸 Lysophosphatidsäure *f*
溶血磷脂酰胆碱 Lysophosphatidylcholin *n*
溶血孪生球菌(黑尿热) Schwarzwasserfieber *n*
溶血卵磷脂 Lysolezithin *n*, Lysolekithin *n*
溶血卵磷脂酰基转移酶 Lysolecithinsacyltransferase *f*
溶血酶 Plasmin *n*
溶血脑磷脂 Lysokephalin *n*
溶血脑硫脂 Lysosulfatid *n*
溶血尿毒症综合征(加瑟综合征) hämolytisch-urämisches Syndrom *n*, Gasser*-Syndrom *n*
溶血神经节苷脂 Lysogangliosid *n*
溶血时间 Hämolysezeit *f*
溶血蚀斑试验 Hämolyse-Plaque-Assay *m*
溶血试验 hämolytischer Test *m*
溶血栓剂(药) Thrombolytikum *n*
溶血栓疗法 thrombolytische Therapie *f*
溶血栓素 Thrombolysin *n*
溶血栓治疗 Thrombolysetherapie *f*
α-溶血素 alpha Hämolysin *n*
β-溶血素 beta Hämolysin *n*
溶血素 Erythrozytolysin *n*, Hämolysin *n*
溶血素试验 Hämolysin-Test *n*
α-溶血素性溶血 alpha Hämolyse *f*
β-溶血素性溶血 beta Hämolyse *f*
γ-溶血素性溶血 gamma Hämolyse *f*
溶血素原 Hämolysinogen *n*
溶血梭状芽胞杆菌 Clostridium h(a)emolyticum *n*
溶血肽 Melittin *n*
溶血糖脂 Lysoglykolipid *n*
溶血途径 lytischer Weg *m*
溶血危象 hämolytische Krise *f*
溶血[性]的 hämolytisch, haemolytic (-us, -a, -um)
溶血性毒物 Hämolytika *n pl*, hämolytische Toxika *n pl*
溶血性杆菌 Bacillus h(a)emolyticus *m*, Clostridium h(a)emolyticum *n*
溶血性高胆红素血症 hämolytische Hyperbilirubinämie *f*
溶血性黄疸 Icterus haemolyticus *m*, Gubler* lkterus *m*
溶血性黄疸贫血病 Anaemia icterohaemolytica *f*
溶血[性]抗体 hämolytischer Antikörper *m*
α 溶血性链球菌 alpha-hämolysierende Streptokokken *f*
溶血性链球菌 hämolysierende Streptokokken *m pl*, H-Streptokokken *m pl*
溶血性链球菌性坏疽 hämolytischer Streptokokkenbrand *m*
溶血性尿毒症 hämolytische Urämie *f*
溶血[性](型)尿毒症综合征 hämolytisch-urämisches Syndrom *n*
溶血性疟 Malaria haemolytica *f*
溶血性脾大 Splenomegalia haemolytica *f*
溶血性贫血 hämolytische Anämie *f*
溶血性青光眼 hämolytisches Glaukom *n*
溶血性肾病 hämolytische Nephrose *f*
溶血性嗜血杆菌 Haemophilus haemolyticus *m*
溶血性输血反应 hämolytische Transfusionsreaktion *f*
溶血血液 hämolytisches Blut *n*
溶血因子 hämolytischer Faktor *m*
溶血指数 hämolytischer Index *m* (H.J.)
溶血[作用] Hämolysation *f*, Hämo(zyto)lyse *f*
溶液 Lösung *f*, Flüssigkeit *f*, Liquor *m*
　鲁格溶液 Ruge* Lösung *f* (由冰醋酸、40% 甲醛和蒸馏水组成的染剂)
　阿耶姆溶液 Hayem* Lösung *f* (红细胞计数时,用以稀释血液的溶液,含氯化汞、氯化钠、硫酸钠及水)
　奥尔塞弗溶液 Alsever* Lösung *f* (保存羊红细胞)
　奥尔特溶液 Orth* Lösung *f* (由苗勒液和甲醛溶液组成的组织标本固定液)
　奥尔特氏溶液 Orth* Lösung *f*
　巴斯德溶液 Pasteur* Lösung *f* (用于真菌培养)
　本尼迪特溶液 Benedict* Lösung *f* (易于还原的铜盐溶液,检糖)
　硼酸酒精溶液 Alkohollösung der Borsäure *f*
　伯内特溶液(氯化锌溶液) Burnett* Lösung *f*
　布罗夫溶液(醋酸铝溶液) Burow* Lösung *f*
　岑克尔氏溶液 Zenker* Lösung *f*
　察-多二氏溶液 Czapek*-Dox* Lösung *f*

达金氏溶液 Dakin* Lösung *f*
杜拉伯金溶液 Drabkin* Lösung *f*(用于测定血红蛋白,溶解红细胞并将血红蛋白转化为氰化正铁血红蛋白)
杜诺凡氏溶液 Donovan* Lösung *f*
多贝尔氏溶液 Dobell* Lösung *f*
法兰特溶液 Farrat* Lösung *f*(细菌涂片封固剂,含甘油、水、砷酸、阿拉伯胶)
费林氏溶液 Fehling* Lösung *f*
弗累明克斯氏溶液 Vleminckx* Lösung *f*
福尔马林岑克尔氏溶液 Formol*-Zenker* Lösung *f*
福勒氏溶液 Fowler* Lösung *f*
福尼奥氏溶液 Fonio* Lösung *f*
高山溶液 Takayama* Lösung *f*(含葡萄糖、氢氧化钠、吡啶,鉴定血痕时用)
高山氏溶液 Takayama* Lösung *f*
革兰氏溶液 Gram* Lösung *f*(碘 1,碘化钾 2,蒸馏水 300 组成,用于细菌染色)
哈林顿氏溶液 Harrington* Lösung *f*
哈姆迪溶液 Hamdi* Lösung *f*(固定组织标本用)
哈特曼氏溶液 Hartman* Lösung *f*
吉尔森溶液 Gilson* Lösung *f*(由氯化汞、硝酸、冰醋酸、70% 的酒精和蒸馏水组成的固定液)
卡 - 达二氏溶液 Carrel*-Dakin* Lösung *f*
卡达液 Carrel* -Dakin* Flüssigkeit *f*(稀次氯酸钠溶液)
卡哈尔氏金氯化汞溶液 Cajal* Goldsublimat-Lösung *f*
卡努瓦溶液 Carnoy* Lösung *f*(用于组织固定的一种酸性固定液)
凯泽林溶液 Kaiserling* Lösung *f*(固定标本用)
康迪液 Condy* Flüssigkeit *f*(高锰酸钾钠溶液)
柯林斯溶液 Collins* Lösung *f*(用于器官保存)
科恩溶液 Cohn* Lösung *f*(培养酵母菌)
克拉克溶液 Clark* Lösung *f*(血钙定量用)
拉巴拉克溶液 Labarraque* Lösung *f*(用等量的水稀释的次氯酸钠)
兰德尔溶液 Randall* Lösung *f*(含冰醋酸、重碳酸钠和枸橼酸钾的溶液,专门用于治疗缺钾,口服)
兰格溶液 Lang* Lösung *f*(含升汞、氯化钠和醋酸的水溶液)
朗格溶液 Lange* Lösung *f*(胶态金溶液,用于测定脑脊液球蛋白)
里埃溶液 Rees*-Ecker* Lösung *f*(血小板计数用的稀释液)
林格氏溶液 Ringer* Lösung *f*
林 - 洛二氏溶液 Ringer*-Locke* Lösung *f*
林 - 台二氏溶液 Ringer*-Tyrode* Lösung *f*
卢戈尔氏溶液 Lugol* Lösung *f*
洛克氏溶液 Locke*(-Ringer*) Lösung *f*
洛林溶液(生理盐液) Locke-Ringer-Lösung *f*
吕弗勒氏碱性溶液 Löffler* alkalische Lösung *f*
吕弗勒氏亚甲蓝溶液 Löffler* Methylenblaulösung *f*
马让迪溶液 Magendie* Lösung *f*(含硫酸吗啡的溶液,胃肠外使用)
迈耶溶液 Mayer* Lösung *f*(磷酸钾、硫酸镁和磷酸钙水溶液,为细菌培养基)
蒙塞尔氏溶液 Monsel* Lösung *f*(od. Salz *n*)
穆尔氏溶液 Moore* Lösung *f*
内格利溶液 Naegeli* Lösung *f*(用于真菌和酵母菌的培养)
内斯勒溶液 Nessler-Lösung *f*(含碘化汞钾的试剂,测定含氮物质)
柠檬酸盐洛克氏溶液 zitrierte Locke* Lösung *f*, Locke* Na-Zitratlösung *f*
欧洲柯林斯液 Euro-Collins-Lösung *f*(改良溶液,用于器官保存)
佩雷尼溶液 Perenyi* Lösung *f*(胚胎固定液)
皮特金溶液 Pitkin* Lösung *f*(比重低于脑脊液的普鲁卡因溶液)
齐尔氏溶液 Ziehl*(-Neelsen*) Lösung *f*
赛德黑尔姆溶液 Seyderhelm* Lösung *f*(用于尿沉渣染色)
舍利鲍姆溶液 Schllibaum* Lösung *f*(火棉胶及丁香油的溶液,用于组织学的操作,使石蜡切片贴上玻片)
施莱希溶液 Schleich* Lösung *f*(含氯仿、乙醚及石油醚,吸入麻醉用)
泰罗德溶液 Tyrode* lösung *f*(灌注兔肠和组织培养中的一种平衡盐溶液)
图瓦宗溶液 Toison* Flüssigkeit *f*(红细胞计数稀释液)
威诺格拉德斯基溶液 Winogradsky* Lösung *f*(培养细菌用)
稀释达金溶液(稀次氯酸钠溶液) modifizierte Dakin-Lösung *f*
TAC 溶液 TAC-Lösung *f*(含丁卡因、肾上腺素及可卡因的混合溶液,急诊时局麻用药)
溶液标定 Standardisierung der Lösung *f*
溶液的配制 Zubereitung der Lösung *f*
溶液法 Lösungsverfahren *n*
溶液密度检定器 Detektor für Lösungsdichte *m*
溶液浓度检定器 Detektor für Lösungskonzentration *m*
溶液培养 Hydrokultur *f*
溶液片剂 Lösungstablette *f*
溶液稳定性 Lösungsstabilität *f*
溶液吸收法 Lösungsabsorptionsverfahren *n*
溶液型气雾剂 Lösungsaerosolformulierung *f*
溶于脂肪的 lipoidlöslich
溶原病毒 lysogenes Virus *n*
溶原化状态 lysogenisierter Zustand *m*
溶原化[作用] Lysogenization *f*
溶原现象 Lysogenesis *f*
溶原性 Lysogenie *f*
溶原性菌株 lysogener Stamm *m*
溶原性噬菌体 lysogener Phage *m*
溶原性噬菌体检查 lysogene Bakteriophagenuntersuchung *f*
溶原性细菌 lysogene Bakterie *f*
溶原性转变 lysogene Konversion *f*
溶原转换 lysogene Umwandlung *f*
溶原状态 lysogener Zustand *m*
溶胀 Schwellung *f*, Quellung *f*
溶胀度 Quellungsgrad *m*, Quellgrad *m*
溶胀行为 anschwellendes Verhalten *n*
溶胀值 Quellwert *m*
溶真菌细菌 mykolytische Bakterien *f pl*
溶真菌作用 Mycolysis *f*
溶脂肪的 lipolytisch
溶质 Gelöste *n*, gelöster (od. aufgelöster) Stoff *m*, gelöster Körper *m*
溶质分离容积 gelöstes Distributionvolumen *n*
溶质隔离 gelöste Isolierung *f*
溶质累积 gelöste Akkumulation *f*
溶质失调 gelöstes Ungleichgewicht *n*
溶组织的 histolytisch, histolytic (-us, -a, -um)
溶组织酶 histolytisches Ferment *n*, histolytisches Enzym *n*
溶组织内阿米巴 Entamoeba histolytica *f*
溶组织内阿米巴病(痢疾) Amöbenruhr *f*
溶组织酿母菌 Torula histolytica *f*
溶组织梭菌(溶组织梭状芽胞杆菌) Clostridium *n*, Histolyticum *n*
溶组织梭状芽胞杆菌 Clostridium histolyticum *n*
溶组织隐球菌 Cryptococcushistolyticus *n*
榕树 Banyanbaum *m*, Ficus bengalensis *m*
熔点 Fusionspunkt *m* (Fp)
熔点[测定]管 Schmelzpunktröhrchen *n*, Schmelzpunkt-bestimmungsrohr *n*

熔点测定器 Schmelzpunktapparat *m*, Meldometer *n*, Schmelzpunktbestimmungsapparat *m*
熔点测定仪(显微熔点测定仪) Schmelzpunktmikroskop *n*
熔点毛细管 Schmelzpunkt-Kapillarröhre *f*
熔点图 Schmelzpunktdiagramm *n*
熔断器 Sicherung *f*
熔封 Zuschmelzen *n*
熔锅 (Metall-) Schmelztiegel *m*
熔合 Fusion *f*
熔合的 fusional (-is, -is, -e)
熔化 Fusion *f*
熔化玻璃试池 Glasschmelzzelle *f*
熔化的 fus (-us, -a, -um), fusional (-is, -is, -e)
熔化法 Fusionsmethode *f*, Verschmelzungsmethode *f*
熔化热 Schmelzwärme *f*, Schmelzungswärme *f*
熔解 Fusion *f*, Schmelzung *f*, Schmelzen *n*
熔解热 Schmelzwärme *f*
熔解温度 Schmelztemperatur *f*
熔块 Schmelzstück *n*
熔蜡器 Paraffinschmelzer *m*
熔离 Liquation *f*, Seigern *n*
熔融 Fusion *f*
熔融带 Schmelzzone *f*
熔融法 Fusionsmethode *f*
熔融硝酸钾 geschmolzenes Kaliumnitrat *n*
熔融盐类 geschmolzene Salze *n pl*
熔锡锅 Zinnschmelzenpfanne *f*
熔牙 Verschmelzungszähne *m pl*, verschmolzene Zähne *m pl*
熔盐 geschmolzenes Salz *n*
熔渣 Schlacke *f*
熔珠反应 Perl (en) reaktion *f*
熔珠试验 Perlenprobe *f*
蝾螈 Salamander *m*
蝾螈毒素 Salamand (e) rin *n*
融合 Fusion *f*, Koaleszenz *f*, Konkreszenz *f*, Konfluenz *f*
融合表达 Fusionsausdruck *m*
融合波群 Fusionskomplex *m*
融合搏动 fusion beat <engl.>
融合成纤维细胞培养 konfluente Fibroblastenkultur *f*
融合虫 Syzygium *n*
融合蛋白质 Fusionsprotein *n*
融合的 konfluierend, konfluent, confert (-us, -a, -um), fus (-us, -a, -um), fusional (-is, -is, -e)
融合复制 fusionierte Replikon *n*
融合核 Fusionskern *m*
融合后不稳 Postfusionsinstabilität *f*
融合坏死 konfluierende Nekrose *f*
融合基因 Fusionsgen *n*
融合畸形 Fusionsmissbildung *f*
融合剂 Fusionsagens *n*
融合孔 Fusionspore *f*
融合恐惧 Fusionsangst *f*
融合块 fusionale Masse *f*
融合肋骨 Konglomeratrippe *f*, Verschmelzungsrippe *f*, Fusionsrippe *f*
融合肾 Verschmelzungsniere *f*, Konglomeratniere *f*, Fusionsniere *f*
融合生殖(有性生殖) Syngamy *f*
融合术 Fusion *f*
融合体 Fusionskörper *m*
融合细胞 Fusionszelle *f*
融合细胞培养 Fusionszellkultur *f*
融合现象 Verschmelzungsphänomen *n*, Fusionsphänomen *n*
融合性麻疹 Konfluenzmasern *pl*
融合性脓疱病 Kommissurenimpetigo *f*
融合性强直 fusionierter Tetanus *m*
融合性乳突炎 einschmelzende Mastoiditis *f*
融合性思维 synkretes Denken *n*
融合性天花 Variola confluens *f*
融合性网状乳头状瘤病 Papillomatosis confluens et reticularis *f* (PCR), Gougerot*-Carteaud* Syndrom *n* (od. Papillomatose *f*)
融合性荨麻疹 Urtikariaconferta *f*
融合性支气管肺炎 konfluierende (od. pseudolobäre) Bronchopneumonie *f*
融合性状 Verschmelzungscharakter *m*
融合牙 Dentes confusi *m pl*
融合遗传 Vererbung-quantitativer Merkmale *f*
融合抑制剂 Fusionsinhibitor *m*
融合趾 fusionierter Fußzeh *m*
融合椎 fusionierter Wirbel *m*
融合子 Fusant *f*
融核体(含核) Synkaryon *f*
融解 Schmelzen *n*
融解区域 Schmelzendomäne *f*
融解温度 Schmelztemperatur *f*
融入社会 soziale Integration *f*

rǒng 冗

冗余 DNA überflüssige DNA *f*
冗余度 Redundanz *f*
冗余率 Redundanzverhältnis *n*
冗余顺反子 nicht gebrauchtes Cistron *n*

ROU 柔揉葇鞣肉

róu 柔揉葇鞣

柔脑[脊]膜 Leptomeninx *f*, Meningina *f*, Pia mater *f*, Secundina cerebri *f*
柔光手术灯 Operationslampe mit gedämpftem (od. mildem) Licht *f*
柔和杂音 weiches Geräusch *n*
柔红(毛)霉素 Daunomycin *n*
柔脉 weicher Puls *m*, Pulsus mollis *m*
柔毛 Primärhaar *n*, Lanugo *f*
柔毛霉素 Daunorubicin *n*
柔毛状的 flockig
柔脑脊膜癌 leptomeningeales Karzinom *n*
柔脑[脊]膜病 Leptomeningopathie *f*, Leptomeningopathia *f*
柔脑[脊]膜瘤 Leptomeningiom (a) *n*
柔脑[脊]膜炎 Piemeritis *f*, Leptomeningitis *f*, Leptomeningitis cerebralis *f*
柔脑膜黑素细胞增生病 leptomeningeale Melanozytose *f*
柔脑膜鲜红斑痣 leptomeningeale Naevusflammeus *f*
柔嫩的 zart
柔情 zärtliches Gefühl *n*
柔曲计 Flexometer *n*
柔韧性的 flexibel, flexibil (-is, -is, -e)
柔软 Flaumigkeit *f*
柔软的 weich, moll (-is, -is, -e)
柔软度 Biegsamkeit *f*
柔软剂 Weichmacher *m*
柔软器官 weiches Organ *n*
柔软体操 thythmische Gymnastik *f*, Freiübung *f*
柔弱的 delikat
柔顺(韧)性 Flexibiltät *f*, Flexibilitas *f*
柔性 Flexibilität *f*
柔性线圈 flexible Rolle *f*
揉擦剂 Einreibemittel *n*, Anatriptikum *n*
揉擦疗法 Einreibungskur *f*

揉面感 teigige Empfindung (od. Sensation) *f*, teigiges Gefühl *n*
揉面痒病 Bäckerkrätze *f*, Bäckerekzem *n*
揉捻法 massierende und verdrehende Manipulation *f*
揉捏法 Kneten *n*, Knetung *f*, pétrissage <frz.>
葇荑花序 Kätzchen *n*, Amentum *n*
鞣仿 Tannoform *n*
鞣酐 Phlobaphene *n pl*
鞣革 Gerbung *f*
鞣红 Tanninrot *n*
鞣红细胞 gebräunte Erythrozyten *f*
鞣花丹宁(鞣花鞣质) Ellagitannin *n*
鞣花酸 Ellagsäure *f*
鞣明胶 Tanningelatine *f*
鞣酸 Tanninsäure *f*, Gerbsäure *f*, Galläpfelgerbsäure *f* Acidum tannicum *n*
鞣酸[后叶]加压素 Tannatvasopressin *n*
鞣酸蛋白 Albuminum tannicum *n*, Tanninum albuminatum *n*
鞣酸的 tanninsauer, gerbsauer
鞣酸法 Kunke *f*
鞣酸甘油 Tanninglycerin *n*, Glycerinum tannatum *n*
鞣酸甘油剂 gerbsaures Glyzerit *n*, Gerbsäure-Glyzerit *n*
鞣酸红细胞法 gebräunte Erythrozytenmethode *f*
鞣酸红细胞血凝试验 tannin-behandelter Erythrozyten-Hämagglutinationstest *m*
鞣酸化红细胞试验 Test der braungebrannten Erythrozyten *m*
鞣酸酒石酸铝 Aluminiumtanotartrat *n*
鞣酸酪蛋白 Tannokasein *n*
鞣酸疗法 tanning <engl.>
鞣酸铝 Tannal *n*, Tannalum *n*
鞣酸酶 Tannase *f*
鞣酸软膏 Tanninsalbe *f*
鞣酸试验 Tanninprobe *f*, Tannintest *m*
鞣酸盐 Tannat *n*
鞣酸愈创木仿 Tannonguajaform *n*
鞣质 Tannin *n*

ròu 肉

肉 Fleisch *n*, Caro *f*
肉白色 fleischweiß
肉孢子虫 Sarcosporidium *n*
肉孢子虫病 Sarcosporidiasis *f*
肉孢子虫毒素 Sarkozystin *n*, Sarcocystin (um) *n*
肉孢子虫科 Sarcocystidae *f*
肉孢子虫囊 Sarkosporidienschläuche *m pl*, Miescher* Schläuche *m pl*
肉孢子虫属 Sarcocystis *f*
肉孢子囊 Sarkocyste *f*
肉鞭毛虫亚门 Sarcomastigophora *pl*
肉的 fleischig, carnos (-us, -a, -um)
肉店气味 Geruch der Fleischerei *m*
肉豆蔻 Muskatnuß *f*, Myristica fragrans *f*
肉豆蔻科 Myristicaceae *f pl*
肉豆蔻醚 Myristicin *n*
肉豆蔻脑 Myristicol *n*
肉豆蔻醛 Myristinaldehyd *m*
肉豆蔻属 Myristica *f*
肉豆蔻酸 Myristinsäure *f*, Acidum myristicum *n*
肉豆蔻酸盐 Myristat *n*
肉豆蔻酸异丙酯 Isopropylmyristat *f*
肉豆蔻碎粒 Muskatreibe *f*
肉豆蔻萜 Myristicen *n*
肉豆蔻酮 Myriston *n*
肉豆蔻酰 Myristoyl *n*
肉豆蔻酰胺 Myristinamide *n pl*
肉豆蔻样的 muskatnußartig
肉豆蔻脂 Butyrum Nucistae *n*
肉豆蔻中毒 Muskatnussvergiftung *f*
肉豆蔻状的 muskatnußförmig, muskatnußartig
肉毒胺 Ptomaine *n pl*
肉毒病 Botulismus *m*
肉毒[毒素]试验 Botulinustoxin-Test *m*, Botulin-Test *m*
肉毒毒素注射 Injektion von Botulinumtoxin *f*
肉毒杆菌 Botulinusbazillus *m*, Clostridium botulinum *n*, Bacillus van Ermengem* *m*
肉毒杆菌毒素 Botulinumtoxin *n*
肉毒杆菌毒素(A 型) Botulinumtoxin Typ A *n*
肉毒杆菌毒素 -A Botulinumtoxin A *n*
肉毒杆菌毒素疗法 Botulinumtoxin-Therapie *f*
肉毒杆菌类毒素 Botulinustoxoid *n*
肉毒杆菌食物中毒 Botulinusbazillus-Lebensmittel-vergiftung *f*
肉毒杆菌中毒 Botulismus *m*
肉[毒]碱 Karnitin *n*
肉毒碱 O 转乙酰酶 Carnitin-O-Acetyl-Transferase *f*
肉毒碱二乙酯 Oblitin *n*
肉[毒]碱缺乏病 Carnitinmangel *m*
肉毒碱 - 脂肪酰转移酶 Carnitin-Acyltransferase *f*
肉毒碱脂酰转移酶 I Carnitinacyltransferase I *f*
肉毒抗毒素 Botulinus-Antitoxin *n*
肉毒类毒素 Botulinum-Toxoid *n*
肉毒素 Kreotoxin *n*
肉毒梭[杆]菌 Botulinum *n*
肉毒梭菌毒素食物中毒 Lebensmittelvergiftung durch Clostridium-Botulinum-Toxin *f*
肉毒梭菌食物中毒 Lebensmittelvergiftung durch Botulinum *f*
肉毒梭菌素 Boticin *n*
肉毒[梭状芽孢]杆菌 Clostridium botulinum *n*, Bacillus botulinus *m*, Bacillus van Ermengem* *m*
肉毒鱼 cigua-produzierender Fisch *m*
肉毒质 Creatoxicon *n*, Kreotoxicon *n*
肉毒中毒 Botulismus *m*, Kerner* Krankheit *f*
肉毒中毒血清 Antibotulismus-Serum *n*
肉粉色 fleischrosa
肉阜 Karunkel *f*, Caruncula *f*
肉膏 Fleischextrakt *m/n*
肉膏明胶 Fleischextraktgelatine *f*
肉桂 Laurus cassia (s. cinnamomum) *f*
肉桂苯哌嗪 Cinnarizin *n*
肉桂醇 Styron *n*, Zimtalkohol *m*, Alcohol cinnamylicus *m*
肉桂基(叉) Zimt-
肉桂霉素 Cinnamycin *n*
肉桂醛 Cinnamaldehyd *m*, Cinnamal (um) *n*, Cinnamylaldehyd *m*
肉桂色的 zimtbraun
肉桂酸 Cinnamylsäure *f*, Acidum cinnam (yl) icum *n*
肉桂酸酯氯霉素 Chloramphenicolmonocinnamat *n*
肉桂形的 zimtfötmig
肉果 Sarcocarpium *n*
肉基质 Sarcomatrix *f*
肉碱检测 Karnitintest *m* (卡尼汀, 肉毒碱, 维生素)
肉碱脂酰转移酶 -1 Carnitin-Palmitoyl-Transferase-1 *f*
肉浸膏培养基 Fleischextraktnährboden *m*
肉浸液(汁) Fleischwasser *n*, Fleischextrakt *m*
肉浸液培养基 Infusionsnährboden *m*
肉浸液琼脂 Fleischinfusionsagar *m*
肉浸质 Zomidin *n*
肉类 Fleisch *n*
肉类保藏 Fleischkonservierung *f*
肉类产品 Fleischprodukt *n*
肉类加工[处理] Fleischverarbeitung *f*

肉类联合加工厂 Fleischverarbeitungsfabrik *f*, Fleischerei *f*
肉类食品 Fleischwaren *f pl*
肉瘤 Sarkom *n*, Sarcoma *n*
阿伯内西肉瘤(变性脂肪瘤) Abernethy* Sarkom *n*
何杰金氏肉瘤 Hodgkin* Sarkom *n*
卡波济氏肉瘤 Kaposi* Sarkom *n*, Sarcoma idiopathicum multiplex haemorrhagicum *n*
枯氏细胞肉瘤 Kupffer* Zellsarkom *n*
鲁斯氏肉瘤 Rous* Sarkom *n*
皮肤卡波济氏肉瘤 Kaposi* Sarkom der Haut *n*
延森肉瘤 Jensen* Sarkom *n*(鼠恶性瘤)
尤因瘤(恶性骨肉瘤) Ewing*Tumor *m*
尤因氏肉瘤 Ewing* Sarkom *n*
肉瘤变 sarkomatöse Veränderung *f*
肉瘤病 Sarkomatose *f*, Sarcomatosis *f*
肉瘤病毒 Sarkomvirus *n*
鲁斯氏肉瘤病毒 Rous* Sarkomvirus *n*
肉瘤的 sarkomatös
肉瘤发生 Sarcomagenesis *f*
肉瘤黑[色]素 Sarkomelanin *n*
肉瘤化肌瘤 Leiomyoma sarcomatodes *n*
肉瘤霉素 Sarkomycin *n*
肉瘤生成(发生) Sarkomagenese *f*, Sarkombildung *f*, Sarcomagenesis *f*
肉瘤型 sarkomatöser Typ *m*
肉瘤性变性 sarkomatöse Degeneration *f*
肉瘤性甲状腺肿 sarkomatöse Struma *f*
肉瘤性[睑]外翻 Ectropium sarcomatosum *n*
肉瘤性[造]白细胞组织增生 Sarkoleukose *f*
肉瘤样 karzinomförmig
肉瘤样癌 Karzinomsarcomatodes *f*, Sarcocarcinoma *f*
肉瘤样变化 Sarcomatoidänderung *f*
肉瘤样的 sarkomatoid
肉瘤样间皮瘤 Sarkomatoidmesotheliom *n*
肉瘤样结节病 Sarkoidose *f*, Sarcoidosis *f*
肉瘤样瘤 sarkomähnlicher Tumor *m*
肉瘤样神经病 Sarcoidneuropathie *f*
肉霉酸 carlic Acid *n*
肉膜 Dartos *m*, Tunica dartos *f*
肉膜的 sarcolemmic(-us, -a, -um)
肉膜肌 Dartsmuskel *m*
肉膜囊 sarkolemmaler Beutel *m*
肉膜样组织 Dartoidsgewebe *n*
肉膜状的 hodensackhautähnlich
肉品卫生 Fleischhygiene *f*
肉色 Karnation *f*
肉色的 blutrot, fleischfarbig
肉色青霉菌素 Carneolutescin *n*
肉珊瑚甙元 Sarcostin *n*
肉生生物 Sarkobionten *m pl*
肉食 Creophagismus *m*
肉食动物 Karnivore *m*, Fleischfresser *m*
肉食过多 Karnismus *m*
肉食恐怖 Karnophobie *f*
肉食疗法 Zomotherapie *f*
肉食螨属 Cheyletus *m*
肉食癖 Karnismus *m*
肉食[性]的 fleischfressend, carnivor
肉穗花序 Kolben *m*, Spadix *m*
肉汤 Fleischbrühe *f*, Bouillon *f*
肉汤滤液 Bouillonfiltrat *n*, Fleischbrühfiltrat *n*
肉汤滤液结核菌素 Bouillonfiltrat-Tuberkulin *n*, Denys* Tuberkulin *n*
肉汤培养[物] Bouillonkultur *f*
肉汤培养基 Fleischbrühkulturmedium *n*, Bouillonkultur(medium *n*) *f*
肉汤琼脂 Bouillonagar *m*
肉汤稀释法 Bouillondilutionsmethode *f*, Bouillonverdünnungsmethode *f*
肉体的 körperlich
肉体虐待 körperliche Misshandlung *f*
肉体施虐色情 manueller Sadismus *m*
肉丸 Fleischball *m*
肉纤维质的 fleischig-faserig
肉性的 fleischig
肉芽 Fleischwärzchen *n*, Granulation *f*, Granulatio *f*
肉芽发生 Granulation *f*
肉芽过多 Hypersarkose *f*, Hypersarkosis *f*
肉芽块 Acestom *n*
肉芽生长的 inkarnativ
肉芽形成 Granulierung *f*
肉芽性骨炎 Granulierungosteitis *f*
肉芽性鼓膜炎 granuläre Myringitis *f*
肉芽性腱鞘炎 Granulosatenosynovitis *f*
肉芽性阑尾炎 Granulosaappendizitis *f*
肉芽性尿道炎 Granulosaurethritis *f*
肉芽性肾盂炎 Pyelitis granulosa *f*
肉芽性狭窄 Granulationstenose *f*
肉芽性愈合 Heilung per granulationem *f*, Heilung durch Granulation *f*
肉芽肿(瘤) Granulom *n*, Granuloma *n*, Granulationstumor *m*, Granulationsgeschwulst *f*
肉芽肿棒状杆菌 Corynebacterium granulosum *n*
肉芽肿病 Granulomatose *f*, Granulomatosis *f*
肉芽肿的 granulomatös, granulomatos(-us, -a, -um)
肉芽肿的形成 Granulomabildung *f*
肉芽肿反应 granulomatöse Reaktion *f*
肉芽肿及肉芽肿性炎症 Granulom und granulomatöse Entzündung
肉芽肿荚膜杆菌 Calymmatobacterium granulomatis *n*
肉芽肿型 Blutschwamm vom Granulationsgewebetyp *m*
肉芽肿型结核球(瘤) granulomatöses Tuberkulom *n*
肉芽肿型尿道肉阜 granulomatöse Form der Harnröhrenkarunkel *f*
肉芽肿性阿米巴性脑炎 granulomatöse amöbische Enzephalitis *f*
肉芽肿性鼻炎 granulomatöse Rhinitis *f*
肉芽肿性壁性心内膜炎 Endocarditis parietalis granulomatosa *f*
肉芽肿性肠炎 granulomatöse Enteritis *f*
肉芽肿性唇炎(米舍尔肉芽肿性唇炎) granulomatöse Cheilitis *f*, Cheilitis* granulomatosa *f*
肉芽肿性动脉炎 granulomatöse Arteriitis *f*
肉芽肿性杜诺凡菌 Donovaniagranulomatis *f*
肉芽肿性反应 granulomatöse Reaktion *f*
肉芽肿性肺炎 granulomatöse Pneumonie *f*
肉芽肿性肝炎 granulomatöse Hepatitis *f*
肉芽肿性睾丸炎 granulomatöse Orchitis *f*, Orchitis granulomatosa *f*
肉芽肿性喉炎 granulomatöse Kehlkopfentzündung *f*
肉芽肿性甲状腺炎 granulomatöse Thyr(e)oiditis *f*
肉芽肿性结肠炎 granulomatöse Kolitis *f*, Colitis granulomatosa *f*
肉芽肿性酒渣鼻 granulomatöse Rosazea *f*
肉芽肿性巨唇炎 granulomatöse Macrocheilitis *f*
肉芽肿性口周皮炎 granulomatöse periorale Dermatitis *f*
肉芽肿性阑尾炎 granulomatöse Appendizitis *f*, Appendicitis granulosa *f*
肉芽肿性淋巴瘤病 Lymphomatosis granulomatosa *f*, Hodgkin*

Krankheit *f*
肉芽肿性皮肤松弛症 granulomatöse schlaffe Haut *f*, granulomatöse Cutis laxa *f*
肉芽肿性葡萄膜炎 granulomatöse Uveitis *f*
肉芽肿性前列腺炎 granulomatöse Prostatitis *f*
肉芽肿性乳腺炎 Granulomatöse Mastitis *f*
肉芽肿性食管炎 granulomatöse Ösophagitis *f*
肉芽肿性胃炎 granulomatöse Gastritis *f*
肉芽肿性心肌炎 granulomatöse Myokarditis *f*
肉芽肿性血管炎 Angiitis granulomatosa *f*
肉芽肿性炎 granulomatöse Entzündung *f*
肉芽肿性龈瘤 Epulis granulomatosa *f*
肉芽肿性脂性渐进性坏死 Necrobiose-Lipoidica-Granulomatose *f*
肉芽肿性子宫内膜炎 granulomatöse Endometritis *f*
肉芽肿血管炎 granulomatöse Vaskulitis *f*
肉芽组织 Granulationsgewebe *n*
肉芽组织型血管瘤 Blutschwamm (od. Hämangiom *n*) vom Granulationsgewebetyp *m*
肉芽组织血管瘤 Hämangiom des Granulationsgewebes *n*
肉眼 bloßes Auge *n*
肉眼病理学 Makropathologie *f*
肉眼观察的 makroskopisch
肉眼检查 Makroskopie *f*
肉眼[检查]的 makroskopisch
肉眼鉴定 visuelle Identifizierung *f*
肉眼凝集反应 makroskopische Agglutination *f*
肉眼脓尿 makroskopische Pyurie *f*
肉眼视力 Visus naturalis *m*
肉眼损害 makroskopisch erkennbare Schädigung *f*
肉眼血 makroskopisches Blut *n*
肉眼血尿 Makrohämaturie *f*, makroskopische Hämaturie *f*
肉样的 karnös, carnos(-us, -a, -um), carne(-us, -a, -um), carniform (-is, -is, -e)
肉样瘤 Sarkoid *n*
肉样瘤病 Sarkoidose *f*, Hutchinson*-Boeck* Granuloma-tose *f*
肉样瘤反应 sarkoide Reaktion *f*
肉样瘤试验 Kveim-Test *m*
肉样瘤心脏病 sarkoide Herzerkrankungen *f*
肉样瘤性唇炎 Sarcoidcheilitis *f*
肉样瘤样反应 sarkoide ähnliche Reaktion *f*
肉样胎块 Fleischmole *f*
肉样息肉 fleischige Polypen *f*
肉样质 Sarcode *f*
肉叶芸香 Harmelraute *f*, Peganum harmala *n*
肉叶芸香醇 Harmol *n*
肉叶芸香碱 Harmin *n*
肉疣 Ekphyma *n*
肉欲 Appetenz *f*, fleischliche Begierde *f*
肉欲的 fleischlich
肉欲主义 Sensualismus *m*
肉蚤科 Sarcopsyllidae *pl*
肉蚤属 Sarcopsylla *f*
肉汁 Fleischextrakt *m*, Bouillon *f*
肉汁疗法 Sarcotherapia *f*, Zomotherapie *f*
肉质 Fleisch *n*
肉质变 Karnifikation *f*
肉质的 fleischig
肉质化 Karnifikation *f*, Karnisation *f*, Carnificatio *f*
肉质下泄 Kreatorrhoe *f*
肉质样脓肿 carniformiger Abszess *m*
肉中毒 Fleischvergiftung *f*, Kreotoxismus *m*
肉柱 Balkenmuskeln *m pl*, Trabeculae carneae *f pl*
肉赘 Warze *f*, Verruca *f*
肉足纲 Sarcodina *n pl*

RU 如铷儒蠕乳入褥

rú 如铷儒蠕

如厕 Toilettengang *m*
如果则对 Wenn-dann-Paare *n pl*
如果则结构 Wenn-dann-Konstrukte *pl.*
如果则判别树 Wenn-dann-Entscheidungsbaum *m*
铷 Rubidium *n* (Rb, OZ 37)
儒丹氏病 Jourdain* Krankheit *f*
蠕变 Schleichen *n*, Kriechen *n*
蠕虫 Würmer *m pl*, Helminthen *f pl*, Rundwürmer *m pl*
蠕虫病 Wurmkrankheit *f*, Helminthose *f*, Helminthiasis *f*, Invermination *f*
蠕虫病的 verminotisch
蠕虫的 helminthic(-us, -a, -um), helminthisch, verminos (-us, -a, -um)
蠕虫动脉瘤 Wurmaneurysma *f*
蠕虫感染 anthelmintische Infektion *f*
蠕虫感受性 anthelmintische Anfälligkeit *f*
蠕虫寄生 Helminthismus *m*
蠕虫抗体 anthelmintischer Antikörper *m*
蠕虫抗原 anthelmintische Antigen *n*
蠕虫恐怖 Helminthophobie *f*, Vermiphobie *f*
蠕虫类 Vermes *m pl*
蠕虫瘤 Helminthoma *n*
蠕虫卵 Vermesei *n*
蠕虫卵镜检法 Helminthoovoskopie *f*
蠕虫培养 Wurmkultur *f*
蠕虫皮炎 Stephanofilariasis *f*, Dermatitis verminosa *f*
蠕虫人畜共同传染病 anthelmintische Zoonose *f*
蠕虫形的 wurmförmig
蠕虫型皮肤萎缩 wurmförmige Hautatrophie *f*
蠕虫性肠梗阻 Ileus verminosus *m*
蠕虫性弹性瘤 würmlicher elastischer Tumor *m*
蠕虫性动脉炎 verwurmte Arteriitis *f*
蠕虫性绞痛 verwurmte Kolike *f*
蠕虫[性]痢疾 helminthische Ruhr *f*, anthelmintische Dysenterie *f*
蠕虫性脓肿 helminthischer Abszeß *m*
蠕虫性葡萄膜[色素层]炎 anthelmintische Uveitis *f*
蠕虫性心肌炎 helminthische Myokarditis *f*
蠕虫性眼炎 verwurmte Ophthalmie *f*
蠕虫性支气管炎 wurminfizierte Bronchitis *f*
蠕虫学 Helminthologie *f*
蠕虫血红蛋白 Hämerythrin *n*, Hämoerythrin *n*
蠕虫样的 wurmartig, skolekoid, vermiform (-is, -is, -e)
蠕虫样踝节菌 wurmförmige Sprunggelenkbakterie *f*
蠕虫样粒 wurmförmige Granalien *f pl*
蠕虫样皮肤萎缩 wurmförmige Hautatrophie *f*
蠕虫样皮萎缩 Atrophoderma vermiculatum *n*
蠕虫样收缩 wurmförmige Kontraktion *f*
蠕虫样小体 wurmförmiger Körper *m*
蠕虫疫苗 Helmintheimpfstoff *m*
蠕虫蚴移行症 Larva migrans *f*
蠕虫肿 Wurmtumor *m*
蠕虫状的 wurmförmig
蠕虫足 Vermipodium *n*
蠕动 Peristaltik *f*, Peristole *f*, peristaltische Bewegung *f*
蠕动泵 Peristaltikpumpe *f*
蠕动波 peristaltische Welle *f*
蠕动迟钝 Erstarrungperistalticus *f*, atonische Verstopfung *f*
蠕动迟缓 Hypoperistaltik *f*

蠕动冲 peristaltischer Ansturm *m*
蠕动的 peristaltisch, peristolisch
蠕动反射 peristaltischer Reflex *m*
蠕动感染 Invermination *f*
蠕动功能减退 Hypanakinesie *f*
蠕动过强 Hyperperistaltik *f*, Hyperanakinesis *f*
蠕动良好 Euperistaltik *f*, Euperistalsis *f*
蠕动螨 vermiformige Milbe *f*
蠕动缺失 Hypanakinesie *f*
蠕动停止 Aperistaltik *f*, Aperistalsis *f*
蠕动消失 Peristaltikverlust *m*, Verlust der Peristaltik *m*
蠕动徐缓 Bradystalsis *f*
蠕动音 peristaltisches Darmgeräusch *n*
蠕动运动 peristaltische Bewegung *f*
蠕动障碍 Dysperistaltik *f*
蠕动正常 Euperistaltik *f*, Euperistalsis *f*
蠕动中枢 peristaltisches Zentrum *n*
蠕形螨 wurmförmige Milbe *f*
蠕形螨病 Demodicidosis *f*
蠕形螨科 Demodicidae *f pl*
蠕形螨属 Demodex *m*
蠕形螨性肉芽肿 Demodexgranulom *n*
蠕形住肠蛲(线)虫(蛲虫) Enterobius vermicularis *m*, Madenwurm *m*

rǔ 乳

乳癌 Mammakarzinom *n*, Brustkrebs *m*
乳癌的脑转移灶 Hirnmetastasen des Mammakarzinoms *f pl*
乳癌根治术 Radikaloperation des Mammakarzinoms *f*
乳癌广泛切除术 extensive Resektion des Mammakarzinoms *f*
乳癌扩大根治术 erweiterte radikale Mastektomie *f*
乳白蛋白 Milchalbumin *n*, Laktalbumin *n*
乳白蛋白水解物 Hydrolysat des Milchalbumins *n*, Laktalbumin-Hydrolysat *n*
乳白痘 Samoa-Pocken *f pl*, Glaspocken *f pl*, Kuba-Pocken *f pl*
乳白痘类天花 Amaas *m*
乳[白]光 Opaleszenz *f*
乳白密码子 opale Kodon *f*
乳白色 Milchfarbe *f*
乳白色的 galochrous, milchig, opsline
乳白[石]突变型 opale-Mutante *f*
乳白型突变 opale Mutation *f*
乳白型抑制突变 opale Suppressormutation *f*
乳斑 Macula lactea *f*
乳比重计 Laktometer *n*, Galaktometer *n*, Hydrolaktometer *n*, Laktodensimeter *n*
乳钵 Mörser *m*, Reibschale *f*
乳侧切牙 laterale (od. seitliche) Milchschneidezähne *m pl*
乳沉淀素 Laktopräzipitin *n*, Lactopraecipitin(um) *n*
乳齿 Wechselzahn *m*, Milchzahn *m*
乳传播病 milchübertragene Krankheit *f*
乳传播的 milchübertragen
乳蛋白疗法 Laktoproteintherapie *f*
乳蛋白酶 Galaktase *f*
乳蛋白[质] Laktoprotein *n*, Milcheiweiß *n*
乳蛋蔬菜食者 Laktoovovegetari(an)er *m*
乳导管乳头[状]瘤病 Milchgangpapillomatose *f*, Papillomatose des Mllchgangs *f*
乳的 lacteal(-is, -is, -e), lactic(-us, -a, -um)
乳冻[食品] Dickmilch *f*, Quarkspeise mit Sahne *f*
乳毒病 Milchkrankheit *f*
乳毒素 Laktotoxin *n*, Galaktotoxin *n*
乳多空病毒 Papovavirus *n*
乳多泡病毒 Papovavirus *n*, Papillom-polyomavacuola-ting-Virus *n*
乳(婴)儿 Brustkind *n*, Brustsäugling *m*, Lactens *m*
乳儿肠脂质 Stearentin *n*
乳儿肌阵挛性脑病 myoklonische Enzephalopathie des Kindes *f*
乳儿剧吐 Hyperemesis lactentium *f*
乳儿期 Säuglingsalter *n*
乳房 Brust(drüse) *f*, Milchdrüse *f*, Mamma *f*
乳房 X 线照片 Mammogramm *n*, Mastogramm *n*
乳房 X 线照相术 Mammographie *f*, Mastographie *f*
乳房癌(乳腺癌) peristaltischer Krebs *m*
乳房癌肉瘤 Karzinosarkom der Mamma *n*, Mammakarzinosarkom *n*, Brust(drüsen)karzinosarkom *n*
乳房癌样湿疹 Krebsekzem der Brust *n*
乳房瓣 Brustflap *m*
乳房标本放射造影[术] Brustradiographieprobe *f*
乳房病 Mastopathie *f*, Mastopathia *f*
乳房病的 mastotisch
乳房病损毁坏术 Zerstörung der Läsion der Brust *f*
乳房病症 Briststörung *f*
乳房剥离器 Brustdissektor *m*
乳房不典型性增生 untypische Hyperplasie der Brust *f*
乳房不对称 Mammaasymmetrie *f*
乳房部分切除乳头游离移植 Teilmammektomie mit freier Brustwarzentransplantation *f*
乳房部分切除术 partielle Mastektomie *f*
乳房操作 Brustverfahren *n*
乳房侧面观 Brustseitenaufnahme *f*
乳房超声[波]成像术 Ultrasonographie der Brust *f*
乳房超声波检查 Ultraschallmammographie *f*
乳房超声波检查法 Brustultraschalluntersuchung *f*
乳房超声波图 Brustultrasonogramm *n*
乳房超声成像 Sonomammographie *f*
乳房超声检查 Ultraschallmammographie *f*
乳房超声扫描 Ultraschall-Brust-Screening *n*
乳房潮红 flammende Röte der Brust *f*
乳房成形术 Mastoplastik *f*, Mammaplastik *f*
乳房成形术伴分层移植皮片 Brustplastik mit Split-Transplantatdicke *f*
乳房成形术伴两个乳房内注射 Brustplastik mit Injektion in beiden Brüsten *f*
乳房成形术伴全层移植皮片 Brustplastik mit voller Dicke *f*
乳房成形术伴一个乳房内注射 Brustplastik mit Injektion in einer Brust *f*
乳房成形术用蒂状移植物 Brustplastik mit gestielten Lappens *f*
乳房成形修改术 Brustplastikrevision *f*
乳房充血 Brustdrüsenschwellung *f*
乳房出血 Mastorrhagie *f*, blutende Mamma *f*
乳房初发育 Thelarche *f*
乳房初期梅毒 primäre Syphilis der Brust *f*
乳房初长 Thelarche *f*
乳房次全切除术 Zwischensumme-Mastektomie *f*
乳房丛 Plexus mammarius *m*
乳房挫伤 Brustkontusion *f*
乳房错构瘤切除术 Exzision des Brsuthamartoms *f*
乳房大小不等 Anisomastie *f*
乳房大叶管 Lobärgang der Brust *m*
乳房单纯切除术 einfache Mastektomie (od. Mammaamputation) *f*
乳房单管造影摄片 Mammaductogramm einzelner Kanal *n*
乳房单输乳管造影摄片 Mammagalaktogramm einzelner Kanal *n*
乳房导管部分切除术 partielle Exzision des Milchgangs *f*
乳房导管造影摄片 Mammaductogramm *n*
乳房倒经 Mastomenie *f*

乳房的 mammal(-is,-is,-e),mammari(-us,-a,-um)
乳房的乳晕组织 Zellgewebe der Brust *n*
乳房的自我检查 Brustselbstprüfung *f* [SBE]
乳房动脉 Brustkorbarterie *f*
乳房动脉心室内植入术 Brustkorbarterieimplantation *f*
乳房多管造影摄片 Brustkorbarterieimplantation *f*
乳房多输乳管造影摄片 Mammaductogramm von multiplen Leitungsröhren *n*
乳房恶性淋巴瘤 malignes Lymphom der Brust (od. Mamma) *n*
乳房恶性肿瘤 maligne Tumoren der Mamma (od. Brust) *m pl*
乳房恶性肿瘤切除术 Ausschneidung des bösartigen Mammatumors *f*
乳房二度烧伤 Brustverbrennung zweiten Grades *f*
乳房发育 Entwicklung der Brustdrüse *f*
乳房发育不良 Mammadysplasie *f*
乳房发育不全 Brustagenesie *f*
乳房放大摄影(照)片 Vergrößerungsmammographie *f*
乳房放射学检查 radiographische Prüfung der Brust *f*
乳房放线菌病 Aktinomykose der Brust *f*
乳房非产褥期脓肿 unpuerperaler Abszess der Brust *m*
乳房非创伤性血肿 atraumatisches Brusthämatom *n*
乳房肥大症 Mammahypertrophie *f*
乳房肺吸虫病 Brustparagonimiasis *f*
乳房蜂窝组织炎 Brustzellulitis *f*
乳房缝术 Mastorrhaphie *f*
乳房复旧不全 Brustsubinvolution *f*
乳房复位成形术 Reduktionsplastik *f*
乳房复原不全 Subinvolution der Brust(drüse) *f*
乳房改变 Veränderung der Brust *f*
乳房改变期间消瘦 Abnahme während der Veränderungen der Brust *f*
乳房改良根治术 modifizierte radikale Brustamputation *f*
乳房干板X线照相术 Xeroradiographie der Brustdrüse *f*
乳房干板线摄影[术] Xeromammographie *f*
乳房根治[切除]术 radikale Mastektomie *f*
乳房根治性广泛切除术 erweiterte radikale Mastektomie *f* (ERM)
乳房功能 Bustfunktion *f*
乳房固定术 Hängebrustoperation *f*, Mastopexie *f*
乳房过度肥大 Gigantomastie *f*
乳房过敏 erregbare Brust *f*
乳房过小(小乳房) Mikromastie *f*
乳房过早发育 vorzeitige Thelarche *f*, frühreife Thelarche *f*
乳房汗腺癌 Schweißdrüsenkarzinom der Mamma *n*, apokrines Karzinom der Mamma *n*
乳房汗腺囊瘤 Hidrokystom der Brust *n*
乳房后的 retromammär, retromammari(-us,-a,-um)
乳房后间隙 retromammärer Raum *m*
乳房后囊 retromammäre Bursa *f*
乳房后脓肿 retromammärer Abszeß *m*
乳房后脓肿口袋 retromammäre Tasche *f*
乳房后脓肿移植物 retromammäre Implantation *f*
乳房后乳腺炎 retromammäre Mastitis *f*
乳房后移植物 retromammäre Implantation *f*
乳房护理 Brustpflege *f*
乳房坏疽 Mammagangrän *f*, Gangrän der Brust *f*
乳房活组织检查 Biopsie der Brust(drüse) *f*
乳房肌肉 Brustmuskulatur *f*
乳房基底部 Brustbase *f*
乳房畸形 Brustmalformation *f*
乳房及甲状腺超声切面显像 Brust- und Schilddrüsenultraschalltomograph *m*
乳房疾病 Brusterkrankung *f*
乳房棘球蚴病 Echinokokkose der Brust *f*
乳房加重 Barymazie *f*, Barymastie *f*
乳房夹 Brustklemme *f*
乳房假体 Brustprothese *f*
乳房假体包膜挛缩 sofortige Einführung der Brustprothese *f*
乳房假体即时插入术 Sofortinsertion der Brustprothese *f*
乳房假体修改术 Revision der Brustprothese *f*
乳房假体延期插入术 verspätete Einführung der Brustprothese *f*
乳房假体植入 Brustprothese *f*
乳房假体周围囊切开术 periprothetische Kapsulotomie der Brust *f*
乳房尖 Brustspitze *f*
乳房间的 intermammär
乳房间区 intermamillärer Bereich *m*, intermamilläre Region *f*
乳房检查 Brustprüfung *f*
乳房疖 Furunkel der Brust *m*
乳房节段性切除术 segmentale Resektion der Brust *f*
乳房节段性纤维囊性乳腺病 segmentale Fibroadenosis der Brust *f*
乳房结缔组织 Bindegewebe der Brust *n*
乳房结核 Mammatuberkulose *f*
乳房解剖学和生理学 Anatomie und Physiologie der Brust
乳房筋膜 Brustfascia *f*
乳房进化异常 Brustentwicklungsstörung *f*
乳房浸润性小叶状癌 infiltrierendes (od. invasives) lobu-läres Karzinom der Mamma (od. Brust) *n*
乳房静脉曲张 Mammavarikose *f*, variköse Vena der Brust *f*
乳房巨大纤维肉瘤 Cystosarcoma phylloides der Brust (od. Mamma) *n*
乳房巨大性乳腺炎 enorme (od. gewaltige) Mastitis *f*, gargantuan mastitis <engl.>
乳房颗粒多边形细胞 granulare polyedrische Zelle der Brust *f*
乳房块局部切除术 lokale Exzision von Klumpen in der Brust *f*
乳房块切开活组织检查 Inzisionsbiopsie der Brustmesse *f*, Inzisionsbiopsie von Brustmasse *f*
乳房溃疡 Mastelkosis *f*, Masthelcosis *f*
乳房扩大根治术 erweiterte radikale Mastektomie *f*
乳房良性病变 benigne Brustläsion *f*
乳房良性肿瘤切除术 Exzision des gutartigen Mammatumors *f*
乳房良性潴留囊肿 benigne Retentionszyste der Brust *f*
乳房淋巴管炎 Galactangioleucitis *f*
乳房淋巴瘤 Lymphom der Mamma *n*
乳房淋巴肉瘤 Lymph(o)sarkom der Mamma (od. Brust) *n*
乳房鳞状上皮细胞癌 Plattenepithelkarzinom der Mamma (od. Brust) *n*
乳房瘤 Mastonkus *m*
乳房隆起部 Milchleiste *f*
乳房盲目性活组织检查 blinde Biopsie der Brust *f*
乳房梅毒 Syphilis der Brust *f*
乳房[奶]胀 Milchschwellung *f*
乳房囊内乳头[状]瘤 intracystisches papillom der Mamma *n*
乳房囊尾蚴病 Cysticercosis der Mamma *f*, Cysticercosis mammae *f*, Brustsparganose *f*
乳房囊腺瘤 Cystadenoma mammae *n*
乳房囊性病 Zystenmamma *f*, (fibrös-)zystische Mastopathie *f*
乳房囊性疾病 zystische Erkrankung der Brust *f*
乳房囊性增生病 zystische Hyperplasie der Brust *f*
乳房囊肿 Zyste der Brust (od. Mamma) *f*
乳房囊肿切除术 Exzision der Galaktozele *f*
乳房囊肿挖除术 Evakuierung der Galaktozele *f*
乳房囊肿吸引术 Aspiration der Galaktozele *f*
乳房内侧支 Rami mammarii mediales *m pl*
乳房内丛 mamillärer innerlicher Plexus *m*
乳房内的 intramammär

乳房内动脉 Arteria mammaria interna *f*
乳房内动脉肋骨外侧支 äußerer Seitenzweig der innerlichen Brustkorbarterie *m*
乳房内动脉乳房支 mamilläre Branche der innerlichen Brustkorbarterie *f*
乳房内动脉胸骨支 innerer Seitenzweig der innerlichen Brustkorbarterie *m*
乳房内动脉至心肌吻合术 Anastomose der innerlichen Brustkorbarterie zum Myocardium *f*
乳房内浆细胞瘤 intramammäre Lymphoszintigraphie *f*
乳房内窥镜检查 Endoskopie der Brust *f*
乳房内淋巴管 intramammärer Lymphgang *m*
乳房内淋巴结 intramammärer Lymphknoten *m*
乳房内淋巴结切除术 Exzision des intramammären Lymphknotens *f*
乳房内淋巴闪烁图检查 innerliche mamilläre Lymphoszintigraphie *f*
乳房内脓肿 intramammärer Abszeß *m*
乳房内闪烁成像 intramammäre Szintigraphie *f*
乳房内输液 intramammäre Fusion *f*
乳房脓肿 Milchdrüsenabszeß *m*, Brustdrüsenabszeß *m*, Mammaabszeß *m*, Galaktapostema *n*
乳房脓肿切开引流术 Inzision und Dränege des Mam-maabszeßes *f*
乳房旁的 paramammär
乳房旁淋巴结 Nodi lymphatici paramammarii *m pl*
乳房佩吉特病 Paget-Karzinom *n*
乳房劈裂瓣 aufgeteilte Brustklappe *f*
乳房皮肤 Haut der Brust *f*
乳房皮肤缝术 Naht der Brusthaut *f*
乳房皮肤皮脂囊肿 Atherom der Brusthaut *n*
乳房皮肤切开术 Inzision der Brusthaut *f*
乳房皮下切除术 Unterhautmastektomie *f*
乳房皮下组织 Subkutangewebe der Brust *n*
乳房皮下组织病损切除术 Exzision einer Läsion der Unterhaut von Brust *f*
乳房皮脂腺 Brustfettdrüse *f*
乳房前的 prämammär, praemammal (-is, -is, -e), prae-mammari (-us, -a, -um)
乳房前脓肿 prämammärer Abszeß *m*
乳房钳(夹) Mammaklemme *f*
乳房切除后患侧臂严重水肿 Elephantiasischirurgica *f*
乳房切除术 Mammaamputation *f*, Mammektomie *f*
乳房切除术伴区域淋巴结切除术 Mastektomie mit Exzision von regionalen Lymphknoten *f*
乳房切除术后 Postmastektomie *f*
乳房切除术后淋巴管肉瘤综合征 Postmastektomie-Lymphangiosarkom-Syndrom *n*
乳房切除术后淋巴水肿综合征 Lymphödem-Syndrom nach Mastektomie *f*
乳房切除术皮下成形术 Unterhautmastektomie *f*
乳房切除术用于男子女性型乳房 Mastektomie für Gynäkomastie *f*
乳房切开伴深部探查术 Mastotomie mit tiefer Exploration *f*
乳房切开术 Mastotomie *f*
乳房切开术伴深部脓肿引流 Mastotomie mit Drainage des tiefen Abszess *f*
乳房切开引流术 Mastostomie *f*, Mastostomia *f*
乳房青春期巨大性肥大 massive pubertäre Hypertrophie der Brust *f*
乳房球菌属 Mammococcus *n*
乳房区 Regio mammalis *f*
乳房区段切除术 segmentäre Mastektomie *f*
乳房全切除术 totale Mastektomie *f*
乳房缺失 Amastie *f*
乳房热图检查法 Thermomastographie *f*
乳房韧带 Brustbänder *m pl*
乳房肉瘤 Mammasarkom *n*
乳房乳黄疸 Muttermilch-Gelbsucht *f*
乳房乳头 Mammila *f*, Papilla mammae *f*
乳房乳头状癌 papilläres Karzinom der Mamma *n*
乳房乳头状瘤 Papillom der Mamma (od. Brustdrüse) *n*
乳房乳头状腺囊癌 papilläres adenoidzystisches Karzi-nom der Mamma *n*
乳房乳腺管内乳头状瘤切除术 Exzision des intraduktalen Brustpapilloms *f*
乳房软骨瘤 Mastochondroma *n*, Mastochondrosis *f*
乳房三度烧伤 Brustverbrennung dritten Grades *f*
乳房筛状管内癌 intraduktales kribriformes Karzinom der Mamma *n*
乳房闪烁显像 Brustszintigraphie *f*
乳房上的 supramammär, supramammari (-us, -a, -um)
乳房上内象限 oberer innerer Quadrant der Brust *m*
乳房上外象限 oberer äußerer Quadrant der Brust *m*
乳房烧伤 Verbrennung der Brustdrüse (od. Mamma) *f*
乳房射线照像术 Mastographie *f*
乳房摄影的 mammographisch
乳房摄影幻灯片 Film-Folien-Mammographie *f*
乳房摄影装置 mammographische Vorrichtung *f*
乳房摄影[照]片 Film-Folien-Mammographie *f*
乳房深三度烧伤 schwere Brustverbrennung dritten Grades *f*
乳房神经痛 Mammaneuralgie *f*
乳房生理学 Brustphysiologie *f*
乳房湿疹 Mammaekzem *n*, Eczema mammae *n*
乳房实性癌 solides Karzinom der Mamma *n*, Carcinoma solidum mammae *n*
乳房实性管内癌 intraduktales solides Karzinom der Mamma *n*
乳房实质[组织] Brustparenchym *n*
乳房手术 Brustchirurgie *f*
乳房手术的病人选择 Auswahl der Patienten für Mammachirurgie *f*
乳房输乳管瘘切除术 Ektomie der Platzwunde von Brust *f*
乳房撕裂伤缝术 Naht der Brustlazeration *f*
乳房髓样癌 medulläres Karzinom der Mamma *n*
乳房损伤 Brustverletzung *f*
乳房梭形细胞癌 Spindelzellkarzinom der Mamma *n*
乳房缩减成形术 Brustplastikreduktion *f*
乳房缩减成形术模式 Muster für Brustplastikreduktion *n*
乳房缩小成(整)形术 Brustplastikreduktion *f*
乳房疼痛 Brustschmerzen *m pl*
乳房体 Corpus mammae *n*
乳房痛 Mastodynie *f*, Mastodynia *f*, Mastalgie *f*
乳房托 Brusthalter *m*
乳房外 Paget 病 extramammäre Paget*-Krankheit *f*
乳房外侧支 Brustseitenzweig *m*
乳房外的 extramammär
乳房外动脉 seitliche Brustkorbarterie *f*
乳房外佩吉特病 extramammäres Paget* Karzinom *n*
乳房微钙化 Brustmikrokalzifikation *f*
乳房萎缩 Mammaatrophie *f*, Mastatrophie *f*
乳房卫生 Hygiene der Brustdrüse *f*
乳房温度记录法 Mammathermographie *f*, Thermomastographie *f*
乳房吸引术 Brustaspiration *f*
乳房息肉 Polyp der Brust (od. Mamma) *m*
乳房细针抽吸活组织检查 Feinnadelaspirationsbiopsie der Brust *f*
乳房细针活组织检查 Feinnadelbiopsie der Brust *f*

乳房下垂 Hängebrust *f*, Mastoptose *f*
乳房下垂矫正术后 Korrektur nach Ptosis *f*
乳房下的 inframammär, inframammar(-is, -is, -e), sub-mammär, submammal(-is, -is, -e)
乳房下内象限 unterer innerer Quadrant der Brust *m*
乳房下切口 inframammäre Incision *f*
乳房下区 Regio inframammalis *f*, inframammäre Region *f*
乳房下乳腺炎 subframammäre Mastitis *f*
乳房下外象限 unterer äußerer Quadrant der Brust *m*
乳房下缘高 Unterbrusthöhe *f*
乳房下折叠 inframammärer Falz *m*
乳房下皱襞 untermamilläre Falte, inframammärer Falz *m*
乳房下皱襞切口 Incision des inframammären Falz *f*
乳房下皱褶癌 Unterbrustfalte-Karzinom *n*, Umschlagsfalte-Carcinoma *n*
乳房纤维变性 Fibrose der Mamma(od. Brust) *f*
乳房纤维瘤 Mastofibrom *n*, Mammafibrom *n*
乳房纤维囊性疾病 fibrozystische Brusterkrankung *f*
乳房纤维囊性乳腺病 fibrozystische Brustmastopathie *f*
乳房纤维肉瘤 Fibrosarkom der Mamma(od, Brust) *n*
乳房纤维腺瘤 Brustadenofibrom *n*
乳房纤维腺瘤切除术 Ektomie des Brustadenofibroms *f*
乳房纤维硬化 Fibrosclerosis mammae *f*
乳房线 Mamillarlinie *f*
乳房线摄影 Mastographie *f*
乳房线摄影(乳房)实质影像 mammografische Parenchymmusterung *f*
乳房线造影 Brust-Röntgenaufnahme-Angiographie *f*
乳房腺瘤 Adenom der Mamma(od. Brustdrüse) *n*
乳房腺瘤病 Adenomatose der Mamma(od. Brust) *f*
乳房腺泡 Brustalveolus *m*
乳房腺肉瘤 Adenosarkom der Mamma(od. Brustdrüse) *n*
乳房腺体纤维成分 fibroglanduläre Elemente *n pl*
乳房腺体增生 Hyperplasie der Brustdrüse *f*
乳房腺纤维瘤 Adenofibrom der Mamma(od. Brust) *n*
乳房小泡 Brustalveolus *m*
乳房小叶 Brustläppchen *n*
乳房小叶管 lobulärer Brustkanal *m*
乳房小叶增生 Hyperplasie von Brustläppchen *f*
乳房楔形切除术 Wedge-Exzision der Brust *f*
乳房芯针活组织检查 Brustnadelbiopsie *f*
乳房形的 brustförmig
乳房悬带 Suspensorium mammae *n*
乳房悬吊成形术 Aufhaltung der Brustplastik *f*
乳房悬吊固定术 Brust-Suspension-Fixierung *f*
乳房悬韧带 Ligamenta suspensoria mammae *n pl*
乳房血管内皮瘤 Angioendotheliom der Brust(od. Mamma) *n*
乳房血管肉瘤 Angiosarkom der Mamma(od. Brust) *n*, Brustangiosarkom *m*
乳房血栓性静脉炎 Thrombophlebitis der Brust *f*, Mondor* Krankheit *f*
乳房血吸虫病 Brustschistosomiasis *f*
乳房血肿 Hämatom der Brust *n*
乳房压痛 Druckschmerzhaftigkeit der Brust *f*
乳房芽 Brustknospe *f*
乳房炎 Mammitis *f*, Milchdrüsenentzündung *f*, Mastitis *f*
乳房叶 Brustlappen *m*
乳房叶状囊性肉瘤 Cystosarcoma phylloides der Brust *n*
乳房液 Mammaflüssigkeit *f*
乳房腋突 axillärer Prozess der Brust *m*
乳房腋尾 axillärer Schwanz der Brust *m*
乳房一度烧伤 Brustverbrennung ersten Grades *f*
乳房移植 Brusttransplantation *f*
乳房异常组织切除术 Exzision des aberranten Mammagewebe *f*
乳房异物除去术 Entfernung von Mammafremdkörper *f*
乳房阴影 Brustschatten *m*
乳房硬化 Zaranthan *n*
乳房硬结 Brustverhärtung *f*
乳房痈 Brustkarfunkel *m*
乳房瘀斑 Mastekchymose *f*
乳[房]晕 Warzenhof *m*, Areola mammae *f*
乳房再造[术] Brustrekonstruktion *f*
乳房早熟 prämature Thelarche *f*
乳房造影摄片 Mammographieaufnahme *f*
乳房造影术 Mammographie *f*, Galaktographie *f*
乳房增大 Mastauxe *f*, Barymazie *f*, Barymastie *f*
乳房增大成形术 Mammaaugmentation *f*
乳房增大成形术的禁忌证 Mammaaugmentation *f*
乳房增大成形术后 nach der Mammaaugmentation
乳房增生 Atrophie der Brust *f*
乳房粘液样癌 Carcinoma mucoides der Mamma *n*, Mukoidkarzinom(od. Gallertkarzinom) der Mamma *n*
乳房胀 Sparganose *f*
乳房真皮固定术 Dermomastopexie *f*
乳房诊断性操作 Diagnoseverfahren auf Brust *n*
乳房整形外科剪 Schere für Mammaplastik *f*
乳房支 Rami mammarii *m pl*
乳房支持[韧]带 Ligamenta suspensoria mammae *n pl*
乳房脂肪坏死 Fettnekrose der Brust *f*
乳房脂肪瘤 Lipom der Brust *n*
乳房脂肪组织 Fettgewebe der Brust *n*
乳房植入法 Brustimplantation *f*
乳房植入体[物] Mammaprothese *f*
乳房植入物插入术 Brustimplantateinsetzen *n*
乳房植入物除去术 Brustimplantatentfernen *n*
乳房植入物修改术 Revision von Brustimplantat *f*
乳房中央部分 Mittelbereich der Brust *m*
乳房肿块 Brustlum *m*
乳房肿块切除术 Lumpektomie der Brust *f*
乳房肿瘤 Mammatumor *m*
乳房肿瘤因子 Mammatumor-Faktor *m*
乳房肿胀 Brustdrüsenanschwellung *f*
乳房重建术 Brustrekonstruktion *f*
乳房重建术用瓣 Brustrekonstruktion mit TRAM-Lappen *f*
乳房周期性纤维囊性乳腺病 periodische Fibroadenosis der Brust *f*
乳房注射 Brustspritze *f*
乳房灼红斑 Erythemverbrennung der Breast *f*
乳房自检法(乳房自我检查) Selbstuntersuchung der Brust *f*
乳房组织瓣修复 Reparatur von Brustgewebeflap *f*
乳房组织冰冻切片 Brustgewebe eingefrorener Schnitt *n*
乳房组织的异位 ektopisches Brustgewebe *n*
乳房组织工程 Brustgewebeprojekt *n*
乳房组织毁坏术 Brustgewebezerstörung *f*
乳房组织切除术 Brustgewebeausschneidung *f*
乳房组织填充物 Füllmaterial des Brustgewebes *n*
乳房组织学 Brusthistologie *f*
乳房组织增生 Brustdrüsenhyperplasie *f*, Mastoplasie *f*, Mastoplastia *f*
乳分支杆菌 Mycobacterium lacticola *n*
乳杆[菌]酸 lactobacillische Säure *f*
乳杆菌属 Azidobakterie *f*, Lactobacillus *m*, Lactobacterium *n*, Betabacterium *n*
乳膏剂 Creme *f*
乳菇科 Lactariaceae *f pl*
乳菇属 Lactarius *m*, Reizker *m*
乳菇酸 lactarische Säure *f*
乳菇状的 lactarioid

乳菇紫素 Lactaroviolin *n*
乳管 Milchgang *m*
乳管闭塞 Milchgangverschluss *m*
乳管堵塞 Milchgangverstopfung *f*
乳管壶腹 Ampulle des Milchgangs *f*
乳管浸润性癌 invasives duktales Karzinom der Mamma *n*
乳管扩张 Komedomastitis *f*
乳管扩张症 Gangektasie der Mamma *f*
乳管瘘 Milchfistel *f*, Galactosyrinx *f*
乳管内乳头状瘤 intraduktales Papillom *n*
乳管炎 Milchgangentzündung *f*, Galaktophoritis *f*
乳管造影摄片 Galaktogramm *f*
乳管造影术 Galaktographie *f*
乳光 Opaleszenz *f*
乳光蛋白 Opaleszin *n*
乳光的 opalisierend, opaleszierend
乳光菌落 opaleszente Kolonie *f*
乳光牙本质 opaleszierendes Dentin *n*
乳果糖 Laktulose *f*, Lactulosum *n*
乳果糖糖浆 Lactulosesirup *m*
乳过氧化物酶 Laktoperoxidase *f*
乳汗症 Galact(h)idrosis *f*
乳化 Emulgierung *f*, Emulsionieren *n*
乳化的 emulgiert, emulgierbar, emulsiv (-us, -a, -um)
乳化法 Emulsionsverfahren *n*
乳化过程 Emulsionsprozeß *m*
乳化基质 Emulsionsträger *m*
乳化剂 Emulsionsmittel *n pl*, Emulgiermittel *n pl*, Emulgatoren *m pl*
乳化剂粘度 Viskosität des Emulsionsmittels *f*
乳化颗粒 emulgierte Partikel *f*
乳化理论 Emulsionstheorie *f*
乳化器 Emulgierapparat *m*, Emulgator *m*
乳化脂肪 emulgiertes Fett *n*
乳化作用 Emulgierwirkung *f*
乳环状试验 Milch-Ringtest *m*
乳剂 Emulsion *f*
乳剂[型]软膏基质 Emulsionssalbengrundlage *f*
乳剂搁置寿命 Emulsionshaltbarkeitszeit *f*
乳剂结核菌素 bazilläres Emulsionstuberkulin *n*
乳剂性蛋白尿[症] Emulsionproteinurie *f*
乳痂 Milchborke *f*, Milchschorf *m*, Galactophlysis *f*, Lactigo *f*
乳尖牙 Milcheckzahn *m*
乳间 Colpus *m*
乳-碱综合征 Milch-Alkali-Syndrom *n*
乳浆剂 Magma *n*
乳胶 Emulsion *f*
乳胶变态反应 Latex-Allergie *f*
乳胶过敏症 Latex-Allergie *f*
乳胶结合试验 Latexfixierungstest *m*
乳胶敏感 Latexsensibilisierung *f*
乳胶凝集反应 Latexagglutinationsreaktion *f*
乳胶凝集试验 Latexagglutinationstest *m*
乳胶凝集抑制试验 Latex-Agglutination-Hemmtest *m*
乳胶微球 Latex *m*
乳胶休 Emulsoid *n*, Emulsionskolloid *n*
乳胶医用手套 Latexchirurgenhandschuh *m*
乳酒 Omeire *f*
乳疽[疖] Mammafurunkel *f*
乳廓内动脉 interne Brustwandarterie *f*
乳酪 Käse *m*, Joghurt *m*
乳酪淀粉霉 Amylomyces rouxii *f*, Rouxiiamylase *f*
乳酪分支杆菌 Mycobacterium butyricum *n*
乳酪工人肺 Lunge der Käsearbeiter *f*
乳酪弧菌 Vibrio tyrogenus *m*, Deneke* Spirillum *n*
乳酪计 Laktoskop *n*
乳酪螨 Käsemilbe *f*
乳酪样的 käsig
乳类 Milch *f*
乳类蛋白 Laktoprotein *n*, Milcheiweiß *n*
乳类制品 Milchprodukt *n*
乳链球菌 Streptococcus lactis *m*
乳链球菌肽(素) Nisin *n*
乳疗法 Galaktotherapie *f*, Milchkur *f*
乳磷酸钙 Kalziumlaktophosphat *n*
乳磷酸镁 Magnesiumlaktophosphat *n*
乳瘤 Milchgeschwulst *f*
乳瘘 Milchfistel *f*, Brustdrüsenfistel *f*
乳漏 Galaktorrhoe *f*
乳漏挂线切开法 Ligation und Schnitt der Galaktorrhoe *f*
乳酶 Galaktenzyme *n pl*
乳酶生 Lactasin *n*, Biofermin *n*
乳门齿 laubwechselnder Schneidezahn *m*
乳糜 Milchsaft *m*, Speisesaft *m*, Darmlymphe *f*, Chylus *m*
乳糜池 Milchzysterne *f*, Cisterna chyli *f*, Ampulla chyli *f*, Receptaculum chyli *n*
乳糜池梗阻 Obstruktion der Milchzysterne *f*
乳糜腹泻 Diarhoea chylosa *f*
乳糜管 Chylusgefäß *n*
乳糜管扩张 Chylektasie *f*
乳糜管瘤 Chylangiom(a) *n*
乳糜管囊肿 Chyluszyste *f*
乳糜管曲张 Chylusvarix *m*
乳糜过少 Oligochylie *f*
乳糜汗 Chylidrosis *f*, chylöse Perspiration *f*
乳糜化[作用] Chylifaktion *f*, Chylifikation *f*
乳糜淋巴水肿 chylöse Lymphödem *f*
乳糜尿 milchiger Harn *m*, Chylurie *f*, Galacturia *f*
乳糜尿检查 Untersuchung der Chylurie *f*
乳糜气胸 Chylopneumothorax *m*
乳糜缺乏 Achylie *f*
乳糜生成 Chylopoiesis *f*, Chylification *f*
乳糜水样的 chylaquös, chylwäßrig
乳糜脱氢酶 Lactatdehydrogenase *f*
乳糜微粒 Chyluskörner *n pl*, Chyluskörnchen *n pl*, Chy-lomikronen *n pl*
乳糜微粒残粒 Chylomikronenreste *m pl*
乳糜微粒图 Chylomikrogramm *n*
乳糜微粒血[症] Chylomikronämie *f*
乳糜微粒血[症]综合征 Chylomikronämie-Syndrom *n*
乳糜吸收 chylöse Absorption *f*
乳糜隙 Spatium chyli *n*
乳糜小体 Chyluskörperchen *n*
乳糜泻 Morbus coeliacus *m*
乳糜泻双抗原筛检 Zöliakie-Dual-Antigen-Screen *f*
乳糜泻综合征 Zöliakie-Syndrom *n*, Morbus coeliacus *m*
乳糜心包 Chyloperikard *n*
乳糜形(生)成 Chylifaktion *f*, Chylifikation *f*, Chylopoiesis *f*
乳糜形成的 chylopoietisch
乳糜形成障碍 Dyschylie *f*
乳糜[性]的 chylös, chylos (-us, -a, -um), chymös
乳糜性腹膜炎 chylöse Peritonitis *f*
乳糜[性]腹水 Ascites chylosus *m*
乳糜性腹泻 chylöse Diarrhö *f*
乳糜性关节炎 chylöse Arthritis *f*, Arthritis chylosa *f*
乳糜性积液 chylöser Erguß *m*
乳糜性渗出液 chylöse Ausschwitzung *f*
乳糜性水腹 Chyloperitoneum *n*

乳糜[性水]胸 Chylothorax *m*, Chylopleura *f*
乳糜性水肿 chylöse Wassersucht *f*
乳糜性心包积液 Chyloperikard *n*
乳糜性心包炎 Chyloperikarditis *f*
乳糜性胸膜炎 chylöse Rippenfellentzündung *f*
乳糜性胸水 chylöser Pleuraerguss *m*
乳糜性血尿 Hämatochylurie *f*
乳糜胸 Chylothorax *m*
乳糜学 Chylologie *f*
乳糜血[症] Chylämie *f*
乳糜样的 chyliform, chylusähnlich, chylusartig
乳糜样渗出 chylusartige Effusion *f*, chylusähnlicher Erguß *m*
乳糜样胸膜炎 chyliformige Pleuritis *f*, Chyloidpleuritis *f*
乳糜液 Chylothorax *m*
乳糜溢 Chylorrhoe *f*
乳糜正常 Euchylie *f*
乳糜脂 Chylusfett *n*
乳米糊培养基 Milchreis-Nährbodenträger *m*
乳泌缺乏 Agalaktie *f*, Agalactosis *f*, Agalasia *f*
乳泌停止 Agalorrhoea *f*
乳母 Amme *f*, Lactans *n*, Nutrix *f*
乳母营养 Muttermilchernährung *f*
乳囊肿 Milch-Zyste *f*
乳内动脉 innere Brustkorbarterie *f*
乳内动脉穿支 durchbohrender Zweig der inneren Brustkorbarterie *m*
乳内动脉大隐静脉复合移植 Vena-saphena-Transplantation der inneren Brustkorbarterie *f*
乳内动脉移植 Transplantation der inneren Brustkorbarterie *f*
乳内动脉支气管支 bronchialer Zweig der inneren Brustkorbarterie *m*
乳内动脉植入术 Implantation der Arteria mammaria interna *f*
乳内静脉 innere mamilläre Vene *f*
乳内淋巴结 Lymphoglandulae mammariae internae *f pl*
乳酿酶 Galaktozymase *f*
乳凝[聚] Milchgerinnung *f*
乳凝抑制试验 Latex-Agglutinationshemmtest *m*
乳牛肝菌 Kuhschwung *m*
乳牛肝菌属 Röhrling *m*
乳旁淋巴结 Beckenlymphknoten *m pl*
乳品微生物 Milchfertignahrungskeime *m pl*
乳品细菌 Milchfertignahrungsbakterien *f pl*
乳葡萄糖 Laktoglukose *f*
乳清 Laktoserum *n*, Molke *f*
乳清蛋白 Laktalbumin *n*
乳清[核]苷酸 orotidylische Säure *f*
乳清类粘蛋白 Laktoserummukoid *n*, Molkenmukoid *n*
乳清疗法 Orotherapia *f*
乳清酸 Acidum oroticum *n*
乳清酸核苷 Orotidin *n*
乳清酸核苷5磷酸脱羧酶 Orotidin-5'-Phosphat Decarboxylase *f*
乳清酸核苷酸 Orotsäurenukleotid *n*
乳清酸磷酸核糖转移酶 Orotatphosphoribosyltransferase *f*
乳清酸尿[症] Orotazidurie *f*
乳球蛋白 Laktoglobulin *n*
乳球菌 Galactococcus *m*
乳醛 Milchaldehyd *n/m*
乳三糖脂醛鞘氨醇 Lactotriosylceramide *f*
乳色 Lakteszenz *f*, Opaleszenz *f*
乳色斑 Macula lactea *f*
乳色的 opalescens, opaleszent
乳生成 Laktogenese *f*, Galaktopoese *f*
乳生成的 laktogen
乳石 Milch(gang)stein *m*
乳食的 laktivor, lactivor(-us, -a, -um), galaktophag
乳食疗法 Galaktotherapie *f*, Lactotherapia *f*
乳鼠 Säuglingsmaus *f*
乳栓 Milchthrombus *m*
乳四糖 Lactotetrose *f*
乳四糖[基]脂酰鞘氨醇 Lactotetrosylceramide *f*
乳酸 Milchsäure *f*, Yoghurt *m*, Acidum lacticum *n*
乳酸铋 Bismutum lacticum *n*
乳酸定性检查 qualitative Untersuchung der Milchsäure *f*
乳酸发酵 (bakterielle) Milchsäuregärung *f*
乳酸钙 Kalziumlaktat *n*, Calcium lacticum *n*
乳酸杆菌 Laktobakterium *n*, Laktobazillus *m*, Milchsäurestäbchen *n*, Bacillus acidi lactici *m*
乳酸杆菌素 Lactobacillin *n*
乳[酸]杆菌属 Laktobazillus *m*
乳[酸]杆菌族 Laktobazillen *pl.*
乳酸干溜液 Lakton *n*
乳酸锆 Zirconiumlaktat *n*
乳酸酵母 Bierhefe *f*
乳酸菌 Milchsäurebakterien *f pl*
乳酸菌酶 Lactacidase *f*
乳酸菌素 Lactein *n*, Lactolin *n*
乳酸链杆菌亚属 Streptobacterium *n*
乳酸链球菌肽 Nisin *n*
乳酸林格氏液 Ringer-Laktat *m*
乳酸酶 Lactalase *f*
乳酸锰 Manganlaktat *n*, Manganum lacticum *n*
乳酸钠 Natriumlaktat *n*, Natrium lacticum *n*
乳酸尿 Laktazidurie *f*
乳酸凝集试验 Milchsäureagglutinationstest *m*
乳酸生成 Milchsäurebildung *f*, Laktifikation *f*
乳酸锶 Strontiumlaktat *n*
乳酸酸中毒 Laktatazidose *f*
乳酸铁 Ferrilaktat *n*
乳酸铁蛋白 Laktoferrin *n*
乳酸铜 Kupferlaktat *n*
乳酸脱氢酶 Laktatdehydrogenase *f*
L-乳酸脱氢酶 L-Laktatdehydrogenase *f*
乳酸脱氢酶-C4 Laktatdehydrogenase-C4 *f*
乳酸脱氢酶病毒 Laktatdehydrogenasevirus *n*
乳酸脱氢酶类 Laktatdehydrogenase *f*
乳酸脱氢酶同功酶 Isoenzyme der Laktatdehydrogenase *n pl*
乳酸脱氢酶同功酶检查 Untersuchung (od. Bestimmung) der Isoenzyme der Laktatdehydrogenase *f*
乳酸消旋酶 Milchsäurerazemase *f*
乳酸性酸中毒 Laktatazidose *f*
乳酸血 Laktikämie *f*
乳酸循环 Milchsäurezyklus *m*
乳酸亚铁 Eisen(Ⅱ)-laktat *n*, Ferrolaktat *n*, Ferrum lacticum *n*
乳酸盐 Laktat *n*
乳酸盐林格溶液 Ringer-Laktat-Lösung *f*
乳酸镇痛新 Pentazocinlactat *n*
β-乳糖 Beta-Lactose *f*
乳糖 Milchzucker *m*, Lakto(bio)se *f*, Lactosum *n*
乳糖N己糖 Lacto-N-Hexose *f*
乳糖N拟己糖 Lacto-N-Neohexose *f*
乳糖N拟三岩藻庚糖 Lacto-N-Neotrifucoheptose *f*
乳糖N拟四糖 Lacto-N-Neotetrose *f*
乳糖N拟四糖醇 Lacto-N-Neotetrataiol *n*
乳糖N三岩藻糖庚糖 Lacto-N-Trifucoheptose *f*
乳糖N双岩藻己糖 Lacto-N-Difucohexose *f*
乳糖N双岩藻糖四糖 Lacto-N-Difucotetrose *f*
乳糖N四糖 Lacto-N-Tetrose *f*

乳糖N四糖醇 Lacto-N-Tetrataiol *n*
乳糖N岩藻糖戊糖 Lacto-N-Fucopentose *f*
乳糖N岩藻糖戊糖苷基 Lacto-N-Fucopentosyl *n*
乳糖胺 Galactosamin *n*
乳糖胺[基]N脂酰鞘氨醇 Lactosaminylceramide *f*
乳糖胺聚糖 Lactosaminoglycan *n*
乳糖不耐受[症] Laktoseintoleranz *f*
乳糖操纵子 Lac-Operon *n*
乳糖胆汁培养基 Lactosegalle-Nährbodenträger *m*
乳糖发酵 Milchzuckergärung *f*, Milchzuckerfermentierung *f*
乳糖合成酶 Laktosesynthetase *f*
乳糖合酶 Lactose-Synthase *f*
乳糖基酰基鞘氨醇过多症 Laktosylzeramidose *f*
乳糖[基]N脂酰鞘氨醇 Lactosylceramid *n*
乳糖[基]N脂酰鞘氨醇积储症 Lactosylceramidosis *f*
乳糖酶 Laktase *f*
乳糖酶缺乏 Laktasemangel *m*, Alactasia *f*
乳糖耐受不良 Laktose-Intoleranz *f*
乳糖尿 Laktosurie *f*
乳糖神经酰胺唾液酸基转移酶 Lactosylceramid-Sialyltransferase *f*
乳糖石蕊明胶 Laktoselackmusgelatine *f*
乳糖石蕊琼脂 Lactose Lackmus-Agar *m*
乳糖酸 Milchzuckersäure *f*
乳糖酸红霉素 Erythromycinlaktobionat *n*
乳糖系列 Lacto-Serie *f*
乳铁传递蛋白 Lactoferrin *n*
乳铁蛋白 Laktoferritin *n*
乳烃素 Lactenin *n*
乳痛 Mastalgie *f*
乳头 Brustwarze *f*, Warze *f*, Papille *f*, Papilla *f*, Nippel *n*
乳头凹[内]陷矫正术 Verbesserungsverfahren der Schlupfwarze *n*
乳头凹陷 kraterförmige Brustwarze *f*, Mamilla circumvallata obtecta *f*
乳头保护器 Nippelbeschützer *m*
乳头被盖束 Fasciculus mamillotegmentalis *m*
乳头病损切除术 Exzision der Nippelläsion *f*
乳头部导管腺瘤 duktales Adenom der Brustwarze *n*
乳头部侵蚀性乳腺病 erosive Adenose der Brustwarze *f*
乳头部乳头状腺瘤 papilläres Adenom der Brustwarze *n*
乳头部增生旺盛的乳头状瘤病 floride Papillomatosis der Brustwarze *f*
乳头层 Stratum papillare *n*
乳头成形术 Mamillenplastik *f*, Thelaplastik *f*
乳头出血 Thelorrhagie *f*, Brustwarzenblutung *f*
乳头单纯癌 Carcinoma simplex der Brustwarze *n*
乳头的 papillös, papillär, papillar (-is, -is, -e), mamillar (-js, -is, -e)
乳头点 Warzenpunkt *m*, Mamillarpunkt *m*, Thelion *n*
乳头发育异常 unnormale Entwicklung der Brustwarze *f*
乳头肥大 papilläre Hypertrophie *f*
乳头高 Nippelshöhe *f*
乳头管 Papillargänge *m pl*
乳头过小 Mikrothelie *f*, Mikrothelia *f*
乳头和乳晕重建术 Brustwarzen- und Warzenhofrekonstruktion *f*
乳头坏死 Papillennekrose *f*
乳头环状静脉 Thelophlebostemma *n*
乳头黄斑束 Makulabündel *n*, papillomakuläres Bündel *n*
乳头肌 Papillarmuskel *m*
乳头肌断裂 Fragmentation (od. Fragmentierung) des Papillarmuskels *f*
乳头肌功能不良 Papillarmuskelfehlfunktion *f*
乳头肌功能紊乱 Funktionsstörung (od. Dysfunktion) des Papillarmuskels *f*
乳头肌功能异常 Dysfunktion des Papillarmuskels *f*
乳头肌联合处融合 Papillarmuskel-Vereinigung *f*
乳头肌延长 Papillarmuskelextension *f*
乳头肌综合征 Papillarmuskel-Syndrom *n*
乳头基底细胞癌 Basalzellkarzinom der Brustwarze *n*
乳头集合管 papilläre Sammelrohr *f*
乳头夹 Nippelklemme *f*
乳头间的 intermamillar, interpapillär, interpapillar (-is, -is, -e)
乳头间距 Internippleabstand *m*
乳头间宽 Brustwarzenbreite *f*
乳头间上皮突 interpapillärer epithelialer Prozess *m*
乳头间突 interpapillärer Holzdübel *m*
乳头脚 Mamillenstiel *m*
乳头结节核 tuberomamillärer Kern *m*
乳头静脉环 Hallers Kreis *m*
乳头皲裂 Brustwarzenrhagade *f*, Brustwarzenschrunde *f*
乳头孔 Foramina papillaria renis *f*
乳头溃疡 Brustwarzenverschwärung *f*
乳头溃疡形成 Nippelulzeration *f*
乳头扩张器 Zitzendilatator *m*
乳头括约肌成形术 Papillosphincteroplastik *f*
乳头括约肌切开 Sphinkterotomie *f*
乳头括约肌球囊扩张术 endoskopische Papillosphinktero-Ballondilatation *f*
乳头裂 Nippelfissur *f*
乳头裂开症 zerklüftetes Nippel *n*
乳头瘤 Papillom (a) *n*
乳头瘤病 Papillomatose *f*
乳头瘤病毒 Papillomavirus *n*
乳头瘤病毒科 Papillomaviridae *f*
乳头瘤的 papillomatös
乳头瘤多瘤猴空泡病毒 Papovavirus *n*, PAPOVA-virus *n*, papillomapolyomasimian vacuolating virus <engl.>
乳头瘤型尿道肉阜 papillomatöse Form der Harnröhrenkarunkel *f*
乳头瘤性皮内痣 papillomatöser intradermaler Nävus *m*
乳头瘤性增生 papillomatöse Hyperplasie *f*, papillomatöse Wucherungen *f pl*
乳头隆起复合体 tuberomamillärer Komplex *m*
乳头糜烂性腺瘤病 erosive Adenomatose der Brustwarze
乳头蘑属 Catathelasma *f*
乳头内弹性组织变性 intrapapillare Elastose *f*
乳头内翻 invertierte Brustwarzen *f pl*
乳头内缩 Einziehung der Brustwarze *f*
乳头内陷 Schlupfwarze *f*
乳头内(凹)陷 kraterförmige Brustwarze *f*
乳头内陷矫正术 Brustwarzenwiederherstellungschirurgie *f*
乳头脓肿 Abszeß der Brustwarze *m*, Brustwarzenabszess *m*
乳头排出物 Brustdrüsensekretion *f*
乳头旁瘤 Paratheliom (a) *n*
乳头佩吉特病 Paget* Karzinom *n*
乳头膨起 Thelerethismus *m*, Thelotismus *m*
乳头皮肤 Brustwarzenhaut *f*
乳头皮下组织 Brustwarzensubkutangewebe *n*
乳头切除术 Papillektomie *f*
乳头切开刀 Zitzentellermesser *n*
乳头切开探查术 Inzision und Exploration von Brustwarze
乳头丘脑束 Fasciculus thalamomamillaris (s. mamillothalamicus) *m*
乳头缺如 Brustwarzenabwesenheit *f*
乳头肉瘤 Papillosarkom *n*
乳头乳晕复合体 Nippel-Areola-Komplex *m*

乳头乳晕角化过度症 Hyperkeratose von Brustwarze und Brustwarzenhof *f*
乳头乳晕色素沉着 Pigmentation der Brustwarze und des Brustwarzenhofs *f*
乳头乳晕湿疹样癌 Paget-Erkrankung *f*
乳头乳晕炎性癌变 Paget* Krebs (od. Krankheit *f*) der Mamille und des Brustwarzenhofs *m*
乳头乳晕再造(重建)术 Rekonstruktion von Brustwarze und Brustwarzenhof *f*
乳头色素营养不良 papilläre und pigmentäre Dystrophie *f*
乳头上部切开 obenpapilläre Inzision *f*
乳头上的 supramammillär
乳头上核(下丘脑) supramammillärer Kern *m*
乳头上交叉 supramammilläre Durchkreuzung *f*
乳头湿疹 Mammaekzem *n*, Mamillenekzem *n*
乳头湿疹样癌 ekzematöses Karzinom der Brustwarze *n*, Paget* Karzinom *n* (od. Krebs *m*)
乳头湿疹样乳房癌 Paget-Karzinom der Brust *n*
乳头视网膜炎 Papilloretinitis *f*
乳头手术 Brustwarzenoperation *f*
乳头水肿 Papillenädem *n*, Papilloedema *n*
乳头缩回 Brustwarzenretraktion *f*
乳头缩小术 Brustwarzenreduzierung *f*
乳头体 Markhüugel *m*, Globulus medullaris *m*, Corpus mamillare *n*
乳头体传出纤维 efferente Mamillenfasern *f pl*
乳头体核 Mamillenkern *m*
乳头体内侧核 Nucleus corporis mamillaris medialis *m*
乳头体前静脉弓 premamillärer venöser Bogen *m*
乳头体区 Mamillenregion *f*
乳头体外侧核 Nucleus corporis mamillaris lateralis *m*
乳头体中间核 Zwischenmamillenkern *m*
乳头痛 Thelalgie *f*
乳头突 Processus papillaris *m*
乳头外围切口 peripherer Schnitt der Brustwarze *m*
乳头细胞 papilläre Zelle *f*
乳头下的 subpapillär, inframamillar (-is, -is, -e)
乳头下毛细血管网 subpapilläres Netzwerk *n*
乳头下网 Rete subpapillare *n*
乳头下血管丛(网) subpapillärer Gefäßplexus *m*
乳头线 Warzenlinie *f*, Mamillarlinie *f*, Linea mamillaris *f*
乳头腺癌 Adenokarzinom der Mamille *n*
乳头腺瘤 Adenom der Brustwarze *n*
乳头小凹 Foveolenpapillen *f pl*
乳头小脓肿 papilläre Microabscess *f*
乳头形成 Mammilatio (n) *f*
乳头形的 brust (warzen) förmig, mammilliform (-is, -is, -e), mammiform (-is, -is, -e)
乳头性囊肿 papilläre Zyste *f*
乳头炎 Akromastitis *f*, Papillitis *f*, Thelitis *f*, Mamillitis *f*
乳头炎病毒 Mammilitisvirus *n*
乳头样的 mammilloide (-us, -a, -um)
乳头移植物 Brustwarzentransplantat *n*
乳头溢血 Thelorrhagia *f*
乳头溢液 Brustwarzenausflußm, Brustdrüsensekretion *f*
乳头游离移植的乳房缩小整形术 Reduktionsplastik des Brustwarzentransplantats *f*
乳头再造(重建)术 Brustwarzenrekonstruktion *f*
乳头罩 Brust (warzen) hütchen *n*, Warzenhütchen *n*
乳头诊断性操作 diagnostisches Verfahren der Brustwarze *n*
乳头直径 Brustwarzendurchmesser *n*
乳头肿瘤 Thelema *n*
乳头周围的 peripapillar (-is, -is, -e), peripapillär
乳头周围型脉络膜硬化 peripapilläre choroidale Sklerose
乳头状癌 papillärer (od. dendritischer) Krebs *m*, Carci-noma papillare *n*
乳头状的 papilliform, papillär, papillös, papilliform (-is, -is, -e), papillar (-is, -is, -e)
乳头状汗腺腺瘤 Syringadenoma papilliferum *n*
乳头[状]肌 Musculi papillares *m pl*
乳头状甲状腺癌 papilläres Schilddrüsenkarzinom *n*
乳头状甲状腺囊性腺瘤 papilläres Schilddrüsenzystadenom *n*
乳头状间皮瘤 papilläres Mesotheliom *n*
乳头状结节 papillärer Tuberkel *m*
乳头状淋巴性囊腺瘤 Cystadenolymphoma papilliferum *n*
乳头状瘤 Filzgeschwulst *f*, Papillom (a) *n*, Papillom *n*, Warzengeschwulst *f*
乳头状瘤病 Papillomatose *f*, Papillomatosis *f*
乳头状瘤病毒 Papilloma-Viren *n pl*
乳头状瘤病毒感染 Papillomavirus-Infektion *f*
乳头状瘤病毒属疫苗 Papillomavirus-Impfstoff *m*
乳头状瘤的 papillomatös, papillomatos (-us, -a, -um)
乳头[状]瘤性甲状腺肿 papillomatöse Kropf *f*, adenomatöse Struma *f*
乳头[状]瘤性膀胱炎 Papillomatosacystitis *f*
乳头状隆凸 Mammillation *f*
乳头状囊腺瘤 papilläres Zystadenom *n*, papilläres zystisches Adenom *n*, Papilloadenozystom *n*, Cystadenoma papillare *n*
乳头状脑膜瘤 papilläres Meningeom *n*
乳头状内皮细胞增生 papilläre Endothelzellproliferation *f*
乳头状泡黏液性腺瘤 papilläres muzinöses Adenom *n*
乳头状皮炎 Dermatitis papillaris *f*
乳头[状]肉瘤 Papillosarcoma *n*
乳头状沙眼 papilläres Trachom *n*, Trachoma papillare *n*
乳头状[上皮]瘤 papilläre Epitheliom *f*
乳头状肾细胞癌 papilläres Nierenzellkarzinom *n*
乳头状室管膜瘤 papilläres Ependymom *n*
乳头状突起表皮细胞 papilläre Epidermiszellen *f pl*
乳头状唾液腺瘤 Sialadenompapilliferum *n*
乳头状微小癌 papilläres Mikrokarzinom *n*
乳头状物 Mamelon *n*
乳头状腺癌 papilläres Adenokarzinom *n*, Adenocarcinoma papilliferum *n*
乳头状腺囊瘤 Papilloadenozystom *n*, Adenocystoma papilliferum *n*
乳头状小汗腺腺瘤 papilläres Ekkrinadenom *n*
乳头状小体 Papillen *f pl*
乳头状龈炎 papilläre Gingivitis *f*
乳头状增生 papilläre Hyperplasie *f*
乳头状痣 Naevus papillaris (s. papillomatosus) *m*
乳头状紫癜 Purpurapapillosa *f*
乳头状腙瘤 papilläres Adenom *n*, Adenoma papilliferum
乳突 Mastoid *m*, Warzenfortsatz *m*, Processus mastoideus *m*
乳突壁 Paries mastoideus *m*
乳突部 Pars mastoidea *f*
乳突部触痛 mastoider Druckschmerz *m*, Mastoiddruckschmerz *m*
乳突部耳炎 Otitis mastoidea *f*, Mastoidotitis *f*
乳突穿刺术 Mastoidozenthese *f*, Mastoidpunktion *f*
乳突单纯切除术 simple Mastoidektomie *f*
乳突单纯凿开术 simple Mastoidotomie *f*
乳突胆脂瘤 Cholesteatom des Warzenfortsatzes *n*
乳突导静脉 Vena emissaria mastoidea *f*
乳突导血管 Emissariummastoideum *n*
乳突的 mastoide (-us, -a, -um), Mastoid- *adj*.
乳突点 Mastoidzelle *f pl*
乳突电极 Elektrode am Mastoid *f*
乳突顶骨的 parietomastoide (-us, -a, -um), warzenfortsatzscheitelbeinbezüglich

乳突窦 Warzenfortsatzhöhle *f*, Antrum mastoideum *n*
乳突窦入口 Aditus ad antru tympanicum *m*
乳突窦(腔)炎 Intramastoiditis *f*
乳突附件 Adnexa mastoidea *f*
乳突改良根治术 modifizierte radikale Mastoidektomie *f*
乳突根治术 radikale Mastoidektomie *f*
乳突骨瘤 Osteom des Mastoides *n*
乳突骨膜炎 externe Mastoiditis *f*, Mastoiditis externa *f*
乳突[骨]炎 Mastoidosteitis *f*
乳突鼓窦凿开术 Mastoidoantrotomie *f*
乳突刮匙 Mastoidlöffel *m*
乳突后的 retromastoide(-us, -a, -um), Retromastoid- *adj.*
乳突后枕下开颅术 Retromastoid suboccipitale Kraniotomie *f*
乳突积脓 Mastoidempyem *n*
乳突尖 Mastoidale *n*, Mastoidspitze *f*
乳突间的 intermastoide(-us, -a, -um), Intermastoid-
乳突间距 Intermastoidraum *m*
乳突间线 Intermastoidlinie *f*
乳突角 Angulus mastoideus(ossis parietalis) *m*, Mastoidangulus *n*
乳突结核 Mastoidtuberkulose *f*
乳突孔 Foramen mastoideum *n*
乳突淋巴结 Nodi lymphatici mastoidei *m pl*, Mastoidbeckenlymphknoten *pl.*
乳突鳞部的 mastosquamös, squamomastoide(-us, -a, -um), Squamomastoid- *adj.*
乳突瘘 Mastoidfistel *f*
乳突瘘闭合术 Verschluß der Mastoidfistel *m*
乳突内[膜]炎 Endomastoiditis *f*
乳突内脓肿 Intramastoid Abszess *m*
乳突脓肿 Matoidabszess *m*
乳突旁的 paramastoide(-us, -a, -um)
乳突旁突 Processus paramastoideus *m*, Paramastoidprocessus *m*
乳突[平]凿 Mastoid(flach)meißel *m*
乳突气房 Warzenfortsatzzellen *f pl*, Cellulae mastoideae *f pl*
乳突牵(撑)开器 Mastoidhaken *m*
乳突腔 Warzenfortsatzhöhle *f*
乳突切除术 Mastoidektomie *f*
乳突切迹 Incisura mastoidea *f*, Matoidincisura *f*
乳突区 Regio mastoidea *f*, Mastoidregion *f*
乳突胆脂瘤 Cholesteatom des Warzenfortsatzes(od. Mastoides) *n*
乳突上的 supramastoidal(-is, -is, -e), supramastoid
乳突上嵴 Crista supramastoidea *f*
乳突痛 Mastoidalgie *f*
乳突吸引管 Saugrohr für Mastoid *n*
乳突小房 Warzenfortsatzkörperchen *n pl*, Warzenfortsatzzellen *f pl*, Mastoidzellen *f pl*, Cellulae mastoideae *f pl*
乳突小管 Mastoidcanaliculus *m*
乳突囟 Fonticulus mastoideus *m*, Casserio* Fontanelle *f*
乳突形 Brustwarzenform *f*
乳突型糜烂 Erosio papillaris *f*
乳突性耳炎 Mastoidzellenotitis *f*
乳突炎 Warzenfortsatzentzündung *f*, Mastoiditis *f*
乳突咬骨钳 Mastoidhohlmeißelzange *f*, Hohlmeißelzange für Mastoid *f*
乳突异物 Fremdkörper des Mastoids *m*
乳突圆凿 Mastoiddelle *f*
乳突缘 Margo mastoideus *m*, Mastoidmargo *m*
乳突凿开术 Mastoidotomie *f*
乳突诊察器 Pneumatoskop *n*
乳突枕骨的 occipitomastoide(-us, -a, -um)
乳突支 Ramus mastoideus *m*, Mastoidramus *m*
乳突周的 paramastoide(-us, -a, -um), paramastoid
乳突周炎 Paramastoiditis *f*
乳突状的 Mastoid-
乳微粒 Lactoconium *n*
乳酰胺 Lactamid *n*
乳酰非那替汀 Milchsäure-phenetidid *n*, Lactylphenetidin(um) *n*
乳酰谷胱甘肽裂解酶 Lactoylglutathionelyase *f*
乳酰[基] Lactoyl *n*
乳酰肾上腺素 Lactyladrenalin *n*
乳酰四氢蝶呤 Lactoyltetrahydropterin *n*
乳酰托品因 Lactyltropein *n*
乳酰乙氧基苯胺 Milchsäure-p-phenetidin *n*, Lactylphenetidinum *n*
乳腺 Milchdrüse *f*, Brustdrüse *f*, Glandula mammaria(s. lactifera) *f*
[乳腺]导管原位癌 duktales Karzinom in situ *n*
乳腺X线机 mammografische Unit *f*
乳腺癌 Mammakarzinom *n*, Milchdrüsenkrebs *m*
乳腺癌保乳治疗 brusterhaltende Heilbehandlung für Mammakarzinom *f*
乳腺癌病毒 Brustkrebs-Virus *n*
乳腺癌的淋巴结 Lymphknoten des Brustkrebs *m pl*
乳腺癌的形成 Involution des Brustkrebs *f*
乳腺癌骨转移 Knochenmetastase des Brustkrebs *f*
乳腺癌基因 Brustkrebs-Gen *n*
乳腺癌耐药蛋白 Abwehrprotein des Brustkrebs *n*
乳腺癌切除术后淋巴管肉瘤 Stewart-Treves-Syndrom *n*
乳腺癌肉瘤 Karzinosarkom der Mamma *n*
乳腺癌筛查 Brustkrebs-Screening *n*
乳腺癌筛查指引 Brustkrebs-Screening-Anzeige *f*
乳腺癌筛选指示器 Brustkrebs-Screening-Anzeigegerät *n*
乳腺癌糖蛋白 Brustkrebsglykoprotein *n*
乳腺癌特定存活者 spezifisches Überleben von Brustkrebs *n*
乳腺癌危险因素 Risikofaktoren für Brustkrebs *m pl*
乳腺癌相关性淋巴水肿 Brustkrebs verbundenes Lymphödem *n*
乳腺癌遗传咨询知识调查表 Fragebogen für genetische Beratung des Breastkrebs *m*
乳腺癌早期检测 Früherkennung von Brustkrebs *f*
乳腺癌组织学分级系统 Nottingham kombinierter histologischer Grad *m*
乳腺包虫病 Mammaechinokokkose *f*
乳腺保健 Brustgesundheit *f*
乳腺闭合 Okklusion der Milchdrüse *f*
乳腺表皮样癌 Plattenepithelkarzinom(od. Epidermoid-karzinom) der Mamma *n*
乳腺病 Mastopathie *f*, Mastopathia *f*
乳腺病病毒 Mammatumorvirus *n*
乳腺病的 mastotisch
乳腺病毒属 Mastadenovirus *n*
乳腺病先兆 Proemialbrust *f*
乳腺哺乳期脓肿 Laktationsmammaabszeß *m*, Mammaabszeß während der Laktation *m*
乳腺不典型髓样癌 atypische medulläre Karzinom *f*
乳腺布鲁杆菌病 Brucellose der Brustdrüse *f*
乳腺超声断层摄影 Brust-Ultraschall-Tomographie *f*
乳腺[超声]扫描仪 Brust-Scanner *m*
乳腺充气造影 Aeromammographie *f*
乳腺充盈 Galactoplerosis *f*
乳腺出血 Mastorrhagie *f*, blutende Mamille(od. Mamma) *f*
乳腺出血性坏死 Brustblutungsnekrose *f*
乳腺错构瘤 Brusthamartom *n*
乳腺单纯癌 Carcinoma simplex der Mamma *n*
乳腺导管癌 mamillares duktales Karzinom *n*
乳腺导管灌洗 mamilläre duktale Lavage *f*
乳腺导管扩张症 mamilläre Duktektasie *f*
乳腺导管瘘 mamilläre duktale Fistel *f*
乳腺导管硬化病 mamilläre duktale Sklerose *f*
乳腺导管造影 Duktographie der Brustdrüse *f*

乳腺导管造影术 Galaktographie *f*
乳腺导管增生 duktale Hyperplasie der Mamma *f*
乳腺蒂 areolare Stiele *m pl*
乳腺典型髓样癌 typischer Markschwamm der Brust *m*
乳腺淀粉样瘤 Mammaamyloidtumor *m*
乳腺顶泌腺化生 apokrine Metaplasie der Brust *f*
乳腺恶性肿瘤 bösartiger Mammatumor *m*
乳腺发育 Mammogenese *f*
乳腺发育不良 Mammadysplasie, Dysplasie der Brustdrüse *f*
乳腺发育激素 mammogene Hormone *n pl*, mammogenisches Hormone *n pl*
乳腺发育异常 unnormale Entwicklung der Brust *f*
乳腺放线菌病 Mammaaktinomykose *f*
乳腺肥大 Hypermastie *f*, Mammahypertrophie *f*
乳腺分泌性癌 sekretorisches Mammakarzinom *n*
乳腺粉刺癌 Komedokarzinom der Mamma (od. Milchdrüse) *n*
乳腺粉刺性管内癌 intraduktales Komedokarzinom der Brust *n*
乳腺钙化反应性 Mastokalzergie *f*
乳腺钙化防御 Mastocalciphlaxis *f*, Kalziphylaxie (od. Calciphylaxis) der Mamma *f*
乳腺梗塞 Infarzierung der Brust *f*
乳腺梗死 Brustinfarzierung *f*
乳腺骨肉瘤 Osteosarkom der Milchdruse *n*
乳腺管 Ductus lactiferi *m*
乳腺管病损切除术 Exzision von Läsion des Milchgangs *f*
乳腺管扩张 peristaltischer Sound *m*
乳腺管扩张[症] Milchgangerweiterung *f*
乳腺管内乳头状瘤 intrakanalikuläres Papillom der Mamma *n*
乳腺管内型纤维腺瘤 intrakanalikuläres Fibroadenom der Mamma *n*
乳腺管石 mamillärer Stein *m*
乳腺管外[周]型纤维腺瘤 perikanlikuläres Fibroadenom der Mamma *n*
乳腺管造影术 peristaltischer Sound *m*
乳腺管状腺瘤 röhrenförmiges Adenom der Brust *n*
乳腺过敏 erregbare Brust *f*
乳腺过少 Hypomastie *f*
乳腺后囊 retromammäre Bursa *f*
乳腺后脓肿 retromammärer Abszeß *m*
乳腺后脂肪 retromammäres Fett *n*
乳腺活组织检查 Brustbiopsie *f*
乳腺肌切开术 Mammamyotomie *f*
乳腺激素 Mammin *n*
乳腺及甲状腺专用超声诊断设备 Ultraschallausrüstung für Brust-und Schilddrüse *f*
乳腺嵴 Milchleiste *f*
乳腺假性淋巴瘤 Brustpseudolymphom *n*
乳腺间质炎 Perimastitis *f*
乳腺胶原球样变 brustkollagenähnliche Degeneration *f*
乳腺疖肿 Furunkel der Mamma *m*
乳腺[结缔组织及上皮]增生症 Zyklomastopathie *f*, cyclomastopathy <engl.>
乳腺结构不良 Mammadysplasieerkrankung *f*
乳腺结核 Mammatuberkulose *f*, Tuberkulose der Mamma *f*
乳腺结节病 Brustsarkoidose *f*
乳腺浸润性癌 invasiver Brustkrebs *m*
乳腺巨型纤维腺瘤 Riesenfibroadenom der Mamma *n*
乳腺抗生瘤 Antibioma der Mamma (od. Milchdrüse) *n*
乳腺蓝顶囊肿 "Blue-dome" Zyste der Mamma *f*
乳腺类型 Mammasmuster *n*
乳腺良性肿瘤 gutartiger Mammatumor *m*
乳腺淋巴管 Lymphgefäß der Brustdrüse *n*
乳腺鳞状细胞癌 Plattenepithelkarzinom der Mamma *n*
乳腺瘤 Mastadenoma *n*
乳腺瘤病毒 Mammatumorvirus *n*
乳腺瘤细胞 Mammatumorzelle *f*
乳腺瘘 Fistel der Mamma *f*, Brustdrüusenfistel *f*
乳腺卵巢癌易感基因 Brust-und Eierstockkrebs Suszeptibilitätsgene *n pl*
乳腺[钼靶]X线摄影术(乳腺X线照相术) Mammographie *f*
乳腺囊性病 fibrozystische Erkrankung der Brust *f*, fibrocystische Krankheit *f*
乳腺囊性增生病(症) zystische Hyperplasie der Mamma *f*
乳腺囊肿(乳性鞘膜积液) Galatom (a) *n*, Galaktozele *f*
乳腺囊肿病 zystische Erkrankung der Brust *f*
乳腺囊肿充气造影 Brustdrüse-Pneumographie *f*, Aerocystographie *f*
乳腺囊肿液 Brustzystenfluid *n*
乳腺囊肿液蛋白 Brustzystenfluidprotein *n*
乳腺内的 intramammär
乳腺内的神经痛 Mammaneuralgie *f*
乳腺内动脉损伤 Verletzung der inneren Brustkorbarterie *f*
乳腺内动脉血管造影[术] Angiographie der inneren Brustkorbarterie *f*
乳腺内静脉损伤 Verletzung der inneren mamillären Vene *f*
乳腺内脓肿 intramammärer Abszess *m*
乳腺内切口 intramammäre Inzision *f*
乳腺内切口修正男性女乳症 intraareolar Einschnitt für Gynäkomastie-Korrektur *m*
乳腺脓肿 Mammaabszeß *m*
乳腺排出物 Brustentladung *f*
乳腺佩吉特病 Paget* Karzinom *n*
乳腺佩吉特病和导管内癌 Paget*-Karzinom und intraduktales Karzinom der Brust
乳腺佩吉特氏病 Paget* Krankheit (der Brustwarze und Areola) *f*
乳腺皮肤 Haut der Brustdrüse *f*
乳腺皮样囊肿 Dermoidzyste der Mamma *f*
乳腺前脓肿 prämammärer Abszeß *m*
乳腺切除后 Postmastektomie *f*
乳腺切除术 Mammektomie *f*, Mastektomie *f*
乳腺切除术后淋巴管肉瘤 Postgastrektomie-Lymphangiosarkom *n*, Stewart*-Treves* Syndrom *n*
乳腺切除术后淋巴水肿综合征 Mastektomie-Lymphödem-Syndrom *n*
乳腺切口 Mammainzision *f*
乳腺切线野 Tangentialbrustfeld *n*
乳腺区 Mammabereich *m*
乳腺区段切除术 segmentäre Mastektomie *f*
乳腺缺如 Amastie *f*
乳腺热图 Mammathermogramm *n*
乳腺肉瘤 Mammasarkom *n*
乳腺肉芽肿 Granulom der Milchdrüse *n*
乳腺乳头状癌 papilläres Karzinom der Mamma *n*, Carcinoma papilliferum mammae *n*
乳腺筛状癌 cribriformes Karzinom der Mamma *n*, Carcinoma cribriforme mammae *n*
乳腺闪烁成像[术] Brust-Szintigraphie *f*
乳腺上的 supramammär, supramammaric (-us, -a, -um), supramamillär *adj.*
乳腺上皮分化 mamilläre epitheliale Differenzierung *f*
乳腺上皮内癌 intraepitheliales Karzinom der Mamma *n*, Paget* Krankheit *f*
乳腺上皮样肉瘤 epithelioides Sarkom der Brustdrüse *n*
乳腺上皮肿瘤 epithelialer Mammatumor *m*, epithelialer Tumor der Mamma *m*
乳腺摄影 Mammographie *f*
乳腺摄影X线机 Mammographie-Röntgengerät *n*
乳腺摄影装置 Mammographie-Gerät *n*

乳腺生物物理检查 biophysikalische Untersuchung der Brust *f*
乳腺石 Mastolith *m*
乳腺实质型 Brustparenchympettern *n*
乳腺丝虫病 Brustfilariasis *f*
乳腺髓样癌 medulläres Karzinom der Mamma *n*
乳腺停经激素 Brusthormone *n pl*
乳腺痛 Mastalgie *f*, Mammalgie *f*
乳腺外侧突 lateraler Prozess der Brustdrüse *m*
乳腺外佩吉特氏病 extramammäre Paget* Krankheit *f*
乳腺外佩杰病 extramammäres Paget-Karzinom *n*
乳腺外伤 Mammaverletzung *f*, Brustverletzung *f*
乳腺萎缩 Mammaatrophie *f*, Mastatrophie *f*
乳腺下的 submammär, submammal (-is, -is, -e), untermammär *adj.*
乳腺下脓肿 submammary Abszess *m*, untermammärer Abszess *m*
乳腺下折叠切口 untermammäre Foldinzision für Augmentation *f*
乳腺下植入法 untermammäre Implantation *f*
乳腺下植入沟 untermammäre Furche *f*
乳腺下植入物 untermammärer Implantat *m*
乳腺下重建 untermammäre Rekonstruktion *m*
乳腺先天性异常 kongenitale Anomalie (od. Abnormalität) der Mamma *f*
乳腺纤维化 Fibrose der Brustdrüse *f*
乳腺纤维瘤 Fibroadenom der Brust *n*
乳腺纤维囊性变 fibrozystische Mastopathie *f*
乳腺纤维囊性病 fibrozystische Erkrankung der Brust *f*, fibrocystische Krankheit *f*
乳腺纤维囊性增生症 fibrozystische Brust-Hyperplasie *f*
乳腺纤维肉瘤 Fibrosarkom der Mamma *n*
乳腺纤维腺病 Fibroadenomatose der Mamma *f*, Fibroadenosis mammae *f*
乳腺纤维腺瘤 Mammafibroadenom *n*, Adenofibrom (od. Fibroadenom) der Mamma *n*, Brustfibroadenom *n*
乳腺纤维硬化病 Fibrosclerosis mammae *f*
乳腺线摄影机 spezielle Einheit für Mammographie *f*
乳腺腺癌 Adenokarzinom der Mamma *n*
乳腺腺胞发育 Azinusentwicklung der Brust *f*
乳腺腺病 Adenose der Mamma *f*
乳腺腺病毒属 Mastadenovirus-Gattung *f*
乳腺腺管造影 Brustductographie *f*
乳腺腺瘤 Adenom der Mamma *n*
乳腺腺叶切除术 Lobektomie der Mamma *f*
乳腺小管癌 tubuläres Mammakarzinom *n*
乳腺小球 Milch (fett) kügelchen *n*
乳腺小叶 Lobuli glandulae mammeriae *m pl*, Lobuli mammae *m pl*
乳腺小叶癌 lobuläres Karzinom der Mamma *n*
乳腺小叶发育 läppchenförmige Entwicklung der Brust *f*
乳腺小叶型癌 lobuläres Karzinom der Brustdrüse *n*
乳腺小叶原位癌 Carcinoma in situ Iobulare der Mamma *n*
乳腺小叶周血管瘤 perilobuläres Hämangiom der Brustdrüse *n*
乳腺学 Mastologie *f*
乳腺炎 Brustdrüsenentzündung *f*, Milchdrüsenentzündung *f*, Mast (aden) itis *f*
乳腺炎性癌 Mastitis carcinomatosa *f*, inflammatorisches Karzinom der Mamma *n*
乳腺衍化生长因子Ⅰ brustabgeleiteter Wachstumfaktor-Ⅰ *m*
乳腺样腺 mammaähnliche Drüse *f*
乳腺叶 Lobi glandulae mammariae *m pl*, Lobi mammae *m pl*
乳腺叶状囊肉瘤 Cystosarcoma phylloides der Mamma *n*
乳腺腋突 axillärer Prozess der Brustdrüse *m*
乳腺影像 Brust-Bild *n*
乳腺硬癌 szirrhöses Karzinom der Mamma *n*
乳腺硬变 Cirrhosis mammae *f*, Mastitis interstitialis chronica *f*
乳腺硬化性腺病 sklerosierende Adenose der Brust *f*
乳腺月经性复旧 menstruelle Involution der Brust *f*
乳腺增生 Hyperplasie der Milchdrüse *f*
乳腺增生病(症) Cyclomastopathie *f*
乳腺粘液癌 schleimbildendes Mammakarzinom *n*, Carcinoma mucinosum mammae *n*
乳腺褶 Mammafaltung *f*
乳腺支 Mammaabzweigung *f*
乳腺脂肪坏死 Mammafettnekrose *f*
乳腺肿瘤 Mammatumor *m*, Milchdrüsentumor *m*
乳腺肿瘤病毒 Mammatumorvirus *n*
乳腺肿瘤因子 Mammatumor-Mittel *n*
乳腺周期 Mammazyklus *n*
乳腺周期性分泌性改变 sekretorische zyklische Veränderung der Brust *f*
乳腺周期性增生性改变 proliferative zyklische Veränderung der Brust *f*
乳腺周围的 periareolar
乳腺周围炎 Perimastitis *f*
乳腺潴留囊肿 Mammaretentionszyste *f*
乳腺赘生物 Mammaneubildungen *f pl*
乳腺自身检查 Selbstuntersuchung der Brust *f*
乳腺组织 Brustgewebe *n*
乳腺组织增生 Mammaplastik *f*
乳香 Weihrauch *m*, Kirchenharz *n*, Kirchenrauch *m*
乳香二烯酮酸 Masticadienonsäure *f*
乳香树 Boswellia carteru *f*
乳香[树]脂 Olibanoresin *f*
乳香[甾]二烯酮酸 masticadienonisches Acid *n*
乳香[脂]酸 Boswellinsäure *f*
乳性囊性积液 Galaktozele *f*
乳性疱疹 Galactophlysis *f*
乳性鞘膜积液 Galaktozele *f*
乳性乳房肿胀 milchige Brustdrüsenschwellung *f*
乳血症 Galaktämie *f*
乳牙 Milchzähne *m pl*, Milchgebisse *n pl*
乳牙残余 Milchzahnrest *m*
乳牙槽 Alveolus deciduus *m*
乳牙氟斑牙 Milchzahnfluorose *f*
乳牙和恒牙的发育 Entwicklung der temporären und permanenten Zähne *f*
乳牙颌期 Milchzahngebiss *n*
乳牙恒牙区别 Differenz zwischen Permanent- und Milchzähnen *f*
乳牙列 deziduales Gebiß *n*, Dentitio prima *f*
乳牙萌出 Durchbruch der Milchzähne *m*, erste Dentition *f*
乳牙胚 Milchzahnanlage *f*
乳牙期 Milchzahnperiode *f*
乳牙脱落 Exuviation *f*
乳牙晚出 Dentitio tarda *f*, verspäteter Milchzahndurchbruch *m*
乳牙晚脱 verspätete (od. verzögerte) Exuviation *f*
乳牙早出 Dentia praecox *f*, Dentitio praecox *f*, vorzeiti ger Milchzahndurchbruch *m*
乳牙早[期缺]失 vorzeitiger Milchzahnverlust *m*
乳牙早失 verfrühte Abstoßung des Milchzahns *f*
乳牙滞留 Milchzahnretention *f*, Retention der Milchzähne *f*
乳样的 galaktoid
乳业细菌学 Milchwirtschaftsbakteriologie *f*
乳[液]比重测定法 Galaktometrie *f*
乳[液]比重计 Galaktometer *n*, Laktometer *n*
乳液闭止 Ischogalaktie *f*
乳液的 galactic (-us, -a, -um)
乳液分泌缺乏 Galaktozemie *f*, Agalactosis *f*
乳液分泌抑制 Galactoschesis *f*, Galactischia *f*
乳液管 Latexbehälter *m*

乳液漏失 Galaktozemie *f*
乳液生成 Galaktosis *f*
乳液(汁)积滞 Milchstauung *f*, Galaktostase *f*, Galaktostasis *f*
乳液异常 Galactacrasia
乳抑菌素 Lactenin *n*
乳溢 Galaktorrhoe *f*
乳溢-闭经综合征 Galaktorrhoe-Amenorrhoe-Syndrom *n*
乳溢综合征 Galaktorrhoe-Syndrom *n*
乳婴 Saugling *m*
乳营养法 Galaktotrophie *f*
乳郁阻 Ischogalaktie *f*
乳浴 Milchbad *n*, Balneum lacteum *n*
乳原性病 milchübertragene Krankheit *f*
乳晕 Brustwarzenhof *m*, Warzenring *m*, Warzenhof *m*
乳晕蒂 areolarer Stiel der Brust *m*
乳晕发育不全 Hypoplasie des Warzenhofs *f*
乳晕构建 Brustwarzenvorhof-Konstruktion *f*
乳晕静脉丛 Plexus venosus areolaris (s. mamillae) *m*
乳晕脓肿 Abszeß des Warzenhofs *m*
乳晕皮肤 Haut der Brustwarze *f*
乳晕皮下组织 Subkutangewebe des Warzenhofs *n*
乳晕神经纤维瘤 areolare Neurofibrom *n*
乳晕外围切口 periareolar Einschnitt *m*
乳晕下导管乳头状瘤病 subareolare Ductpapillomatose *f*
乳晕下的 subareolar
乳晕下淋巴管丛 retromamillär lymphatischer Plexus *m*
乳晕下脓肿 subareolarer Abszeß *m*
乳晕下区 subareolarer Bereich *m*
乳晕下纤维化 subareolare Fibrose *f*
乳晕腺 Glandulae Montgomerii *f pl*, Glandulae areolaxes *f pl*, Montgomery* Becher *m pl* (od. Drüsen *f pl*)
乳晕腺囊肿 Zyste der Montgomery* Drüse *f*
乳晕腺炎 Infektion von Montgomery-Drüsen *f*
乳晕炎 Areolitis *f*
乳晕[缘]切口 periareolarer Einschnitt *m*
乳晕再造[术] areolarer Wiederaufbau *m*
乳晕周围乳房固定术 periareolare Bruststraffung *f*
乳晕状脉络膜营养不良 areolare Aderhautdystrophie *f*
乳运铁蛋白 Lactotransferrin *n*
乳粘蛋白 Laktomucin *n*
乳胀 Brustdrüsenanschwellung *f*
乳胀热 Milchfieber *n*
乳罩 Brusthütchen *n*
乳汁(液) Milch *f*, Mammasekret *n*, Latex *f*
乳汁斑 Milchflecken *m*
乳汁斑 ABO 型 ABO Gruppen im Milchfleck *f pl*
乳汁斑检验 Untersuchung des Milchfleckens *f*
乳汁闭止的 ischogalaktisch, ischogalactic (-us, -a, -um)
乳汁闭止剂 Ischogalaktomittel *n*
乳汁不良 Cacogalactia *f*
乳汁传染 milchübertragene Infektion *f*
乳汁多糖 Saccharogalaktorrhoe *f*
乳汁分泌 Milchsekretion *f*
乳汁管 laktiertes Rohr *n*
乳汁过多 Hyperlaktation *f*, Hypergalaktie *f*, Galactoplerosis *f*
乳汁过多的 hypergalactic (-us, -a, -um)
乳汁过敏症 Latexallergie *f*
乳汁环状试验 Milchringtest *m*, Milchringversuch *m*
乳汁检验 Milchprüfung *f*
乳汁减少 Milchmangel *m*, Hypogalaktje *f*, Hypogalactia *f*, Oligogalaktie *f*, Stillschwäche *f*
乳汁减少的 hypogalactic (-us, -a, -um)
乳汁流出 Abfluss der Milch *m*
乳[汁]瘘 Milchfistel *f*
乳汁囊肿 Milchzyste *f*
乳汁失禁 Galaktorrhoe *f*, Inkontinenz der Milch *f*
乳汁细胞 Latexzellen *f pl*
乳汁淤积 Milchstau(ung *f*) *m*, Galaktostase *f*, Galaktostasis *f*, Muttermilchverschlammung *f*
乳汁潴留性囊肿 Milchretentionszyste *f*
乳汁潴留性乳腺炎 Milchstauungsmastitis *f*, zusammengebackene Brust *f*, Stagnation-Mastitis *f*
乳汁状 Milchform *f*
乳脂 Milchfett *n*, Sahne *f*, Rahm *m*, Cremor lactis *m*
乳脂测定器 Butyroskop *n*, Galaktoskop *n*, Azidobutyrometer *n*
乳脂含量 Milchfettgehalt *m*
乳脂计 Butyrometer *n*, Laktobutyrometer *n*, Galaktoskop *n*
乳脂试验瓶 Fetttestflasche für Rahm-Test *f*
乳脂微粒 Corpuscula lactis *n pl*, Milchkügelchen *n pl*
乳制品 Milchprodukte *n pl*
乳中毒 Galaktotoxismus *m*
乳中切牙 mittlerer Milchschneidezahn *m*
乳状 Lakteszenz *f*
乳状斑 Milchflecke *m pl*, Milchflecken *m pl*
乳状蛋白尿 emulsierte (od. emulgierte) Albuminurie *f*
乳状的 milchig, milchähnlich, milchartig
乳状尿 milchiger Harn *m*
乳状汁 milchiger Saft *m*
乳浊 Opaleszenz *f*
乳浊型气雾剂 Aerosol-Emulsion *f*
乳浊液 Emulsion *f*

rù 入褥

入胞 Endozytose *f*
入胞现象 Endozytose *f*
入会仪式 Initiationsritus *m*
入静(沉思) Meditation *f*
入静词 Mantra *n*
入静状态 meditativer Zustand *m*
入口 Aditus *m*, Introitus *m*
入口点 Einstiegspunkt *m*
入口管 Einführungsrohr *n*, Zuleitungsrohr *n*, Zulaufrohr *n*, Zuführungsrohr *n*
入口横径 Diameter transversa des Beckeneingangs *f*, Transversaldurchmesser des Beckeneingangs *m*
入口平面 Eintrittsebene *f*, (Becken-) Eingangsebene *f*
入口气体 Einlaßgas *n*
入口前后径 Diameter sagittalis (s. anteroposterior) des Becken-Eingangs *f*
入口速度 Eintrittsgeschwindigkeit *f*, Zulaufgeschwindigkeit *f*
入口微静脉 Einlassvenüle *f*
入口斜径 schräger Durchmesser des Becken-Eingangs *m*, Diameter obliqua des Beckeneingangs *f*
入口压力 Eintrittsdruck *m*, Zulaufdruck *m*
入迷 Ekstase *f*
入迷的 ekstatisch
入眠前朦胧意象 Vorstellung vor dem Einschlaf *f*
入脑时间常数 Gehirnzeitkonstante *f*
入盆 Eintreten des fetalen Kopfs *n*
入侵处 Invasion-Court *m*
入侵检测 Angrifferkennung *f*
入球动脉玻璃样变 hinbringende Arteriole-Hyalinisierung *f*
入球微动脉 afferente Arteriole *f*
入球小动脉 Arteriola glomerularis afferens *f*
入肉 Inkarnation *f*
入鳃动脉 Arteria branchialis afferens *f*
入射 Inzidenz *f*
入射波 einlaufende (od. einfallende) Welle *f*

入射的 einfallend, einlaufend
入射点 Auftreffpunkt *m*
入射光瞳 Eintrittspupille *f*
入射角 Einfall(s)winkel *m*, Inzidenzwinkel *m*
入射角与开角 Einfallswinkel und Öffnungswinkel
入射粒子 einfallendes(od. einlaufendes) Teilchen *n*
入射线 einfallender Strahl *m*, Einfallsstrahl *m*
入室试验 Einbruchtest *m*
入睡 Einschlafen *n*
入睡和睡眠障碍 Einschlaf und Schlafstörungen
入睡恐怖症 Hypnophobie *f*
入睡前/觉醒前现象 einschläferndes Phänomen *n*
入睡前幻觉 hypnagoge Halluzination *f*
入睡前状态 hypnagog Phänomene *n pl*
入睡状态 einschläfernder Zustand *m*
入胃的 introgastrisch, introgastric(-us, -a, -um)
入学成熟 Schulfähigkeit *f*, Schulreife *f*
入学儿童 schulreifes Kind *n*
入学年龄 schulreifes Alter *n*
入学水平 Eingangsstufe *f*
入学注册 Einschulung *f*
入学准备 Schulreife *f*
入学准备测验 Schulreifeteste *m pl*
入院 Krankenhausaufnahme *f*, Hospitalaufenthalt *m*, Aufnahme (ins Kranenkhaus) *f*
入院病人 stationärer Patient *m*
入院部 Station *f*, stationäre Abteilung *f*
入院程序 Zulassungsverfahren *n*
入院处 Aufnahme(in einem Krankenhaus) *f*
入院率偏倚 Eintrittstatebias *n*
入院日期 Aufnahmedatum *n*
褥疮 Auflagegeschwür *n*, Decubitus *m*, Dekubitus *m*, Dekubitalgeschwür *n*, Dekubitalnekrose *f*
褥疮的 decubital
褥疮溃疡 Druckgeschwür *n*
褥疮前红斑 Erythema paratrimm(e)a *n*
褥疮性溃疡 Dekubitalgeschwür *n*
褥疮修复 Dekubitusreparatur *f*
褥单 Bettlaken *n*, Bettuch *n*
褥汗 puerperale Schweißabsonderung(od. Perspiration) *f*
褥式缝合法(术) Matratzennaht *f*
褥子 Bettunterlage *f*, Bettdecke *f*

RUAN 软朊

ruǎn 软朊

软X射线 weiche Röntgenstrahlung *f*
软X线管 weiche Röntgenröhre *f*
软X线机 weiche x-ray-Einheit *f*
软X线摄影 weiche Röntgen-Radiographie *f*
软α-线 weiches Alpha-Strahlen *n*, weicher α-Strahl *m*
软β-发射体 weicher β-strahler *m*
软癌 Carcinoma molle(s. spongiosum) *n*
软斑病细胞 Hansemann* Zelle *f*
软斑病小体 Michaelis*-Gutmann* Körperchen *n*
软斑症 Malakoplakie *f*
软便 weicher Stuhl *m*
软布敷料 Verbandmull *m*
软部切开术 Malakotomie *f*
软测量 softe Abtastung *f*
软衬帽 Mütze *f*
软垂疣 Akrochordon *n*
软磁盘 Diskette *f*
软磁盘驱动器 Diskettenlaufwerk *n*
软导管 Weich(gummi)katheter *m*, Nelaton* Katheter *m*
软的 weich, flaccid(-us, -a, -um)
软底板蜡 weiches Basisplatte-Wachs *n*
软电线 Schnur *f*
软垫 Matratze *f*
软垫隔离室 Gummizelle *f*
软垫样增生 kissenförmige Hyperplasie *f*
软锭剂 Pastillen *f pl*
软腭 weicher Gaumen *m*, Palatum molle *n*
软腭缝[合]术 Palatorrhaphie *f*
软腭弓 weicher Gaumenbogen *m*, Arcus palatini *m*
软腭过短 zu kurzes Gaumensegel *n*
软腭肌麻痹 Uranoplegia *f*, Gaumenlähmung *f*
软腭拉钩 Gaumen(segel)haken *m*
软腭裂 Gaumensegelspalte *f*
软腭麻痹 Gaumen(segel)ähmung *f*, Uranoplegia *f*
软腭牵开器 Gaumen-Retractor *m*
软腭-咽-喉麻痹 palatopharyngolaryngeale Paralyse *f*
软[腭]硬腭裂 Uranostaphyloschisis *f*
软腭阵挛 palataler Myoklonus *m*
软[肥]皂 weiche Seife *f*, Sapo mollis *m*
软膏敷裹 Salbenverband *m*
软膏灌装机 Salbefüllmaschine *f*
软膏罐 Salbenkrug *m*, Salbentopf *m*
软膏盒 Salbenschachtel *f*, Salbenbüchse *f*
软膏基质 Salbengrundlage *f*
软膏[剂] Salbe *f*, Unguentum *n*, Inunktion *f*, Inunctio *f*
软膏浓制品 konzentriertes Salbenpräparat *n*
软膏纱布 Gazesalbe *f*
软膏调刀 Salbenspatel *m*
软膏锡管填充器 Füllmaschine für zusammenlegbare Zinntube *f*
软垢指数 Schmutz-Index *m*
软骨 Knorpel *m*, Cartilago *f*
软骨癌 Chondrocarcinoma *n*
软骨瓣 Knorpelflap *m*
软骨病 Chondropathie *f*, Chondropathia *f*, Chondrose *f*, Chondrosis *f*
软骨病理学 Chondropathologie *f*
软骨剥脱 Knorpelpeeling *n*
软骨部 Pars cartilaginea *f*
软骨成形术 Knorpelplastik *f*, Chondroplastik *f*
软骨成长不全 Achondrogenesis *f*
软骨雏形 Knorpel-Modell *n*
软骨储备区 Knorpelreservezone *f*
软骨错构瘤 Knorpelhamartom *m*
软骨蛋白 Chondroproteide *n pl*
软骨刀 Knorpelmesser *n*, Chondrotom *n*
软骨岛 Knorpelinsel *f*
软骨的 knorpelig, kartilaginär chondral(-is, -is, -e), chondric (-us, -s, -um)
软骨二糖 Chondrosine *f*
软骨发生 Chondrogenesie *f*
软骨发育不良 Chondrodysplasie *f*, Chondrodysplasia *f*, Dyschondroplasie *f*, Dyschondroplasia *f*
软骨发育不良伴海绵状血管瘤 Dyschondroplasie mit kavernösem Angiom *f*
软骨发育不良伴血管瘤 Maffucci-Syndrom *n*, Dyschondroplasie mit Blutschwamm *f*
软骨发育不良伴血管瘤综合征 Dyschondroplasie mit Blutschwammsymdrom *f*
软骨发育不全 Achondroplasie *f*, Achondroplasia *f*, Chondrohypo (dys)plasie *f*
软骨发育不全处理 Achondroplasie-Management *n*
软骨发育不全及瑞士型无丙球蛋白血症 Achondroplasie

und Schweizer Typ-Agammaglobulinämie
软骨发育不全性侏儒 achondroplastischer Zwerg *m*
软骨发育异常 Dyschondroplasie *f*, Dyschondroplasia *f* Chondrodysplasie *f*, Chondrodysplasia *f*
软骨发育异常并发血管瘤 Maffucci* Syndrom *n*, Chondrodysplasie-Hämangiom-Syndrom *n*
软骨发育异常血管瘤综合征 Dyschondroplasia-Hämangiome-Syndrom *n*
软骨肥大 Knorpelhypertrophie *f*
软骨分离 Chondrodialysis *f*
软骨钙化 Knorpelverkalkung *f*, kartilaginäre Kalzifikation *f*
软骨钙化关节病 chondrocalcifische Arthropathie *f*
软骨钙化区 Zone der verkalkenen Knorpel *f*
软骨钙质沉着[症] Chondrocalcinosis *f*
软骨骼 Chondroskelett *n*
软骨骨刺 Knorpelansporn *m*
软骨骨化 (en)chondrale Ossifikation *f*
软骨骨瘤 Chondroosteom *n*
软骨骨膜瘤 Chondroperiosteoma *n*
软骨骨生成障碍 Dyschondrosteosis *f*
软骨骨营养障碍 Chondroosteodystrophie *f*
软骨骨质生长 Knorpelknochenwachstum *n*
软骨固定术 Knorpelfixierung *f*, Chondrofixation *f*
软骨刮擦法形成对耳轮 Scratchingmethode der Anthelixbildung *f*
软骨寡肽基质蛋白 knorpeliges Oligopeptide- Matrixprotein *n*
软骨骺的 chondroepiphyseal(-is, -is, -e)
软骨骺炎 Chondroepiphysitis *f*
软骨化 Verknorpelung *f*
软骨化骨 Enchondralknochen *m*
软骨化生 Knorpelmetaplasie *f*
软骨化中心 Verknorpelungszentrum *n*
软骨坏死 Knorpelnekrose *f*, Chondronecrosis *f*
软骨肌瘤 Chondromyom(a) *n*
软骨肌纤维瘤 Knorpelmyofibrose *f*
软骨基质 Knorpelkittsubstanz *f*, Knorpelgrundsubstanz *f*
软骨基质钙化区 Verkalkungszone der Knorpelgrundsub-stanz *f*
软骨棘 Knorpelwirbelsäule *f*
软骨间部 Pars intercartilaginea *f*
软骨间的 interchondral(-is, -is, -e), intercartilagine(-us, -a, -um)
软骨间关节 Articulationes interchondrales *f pl*
软骨间积液 interchondrale Flüussigkeitsansammelung *f*
软骨间切口 interknorpelige Inzision *f*
软骨剪 Knorpelschere *f*
软骨胶 Knorpelleim *m*, Chondrin *n*
软骨胶素 Chondrosin *n*
软骨结合 Synchondrose *f*, Knorpelhaft *f*, Knorpelfuge *f*, Junctura cartilaginea *f*, Knorpelgelenk *n*
软骨结合切开术 Synchondrotomie *f*
软骨连结 Knorpelgelenk *n*
软骨瘤 Chondrom *n*, Chondro(phy)ma *n*
软骨瘤病 Chondromatose *f*, Chondromatosis *f*
软骨瘤切除术 Exzision des Chondroms *f*
软骨瘤性巨细胞瘤 Knorpelriesenzellentumor *m*
软骨颅 Knorpelschädel *m*, Chondrokranium *n*
软骨论 Chondrographie *f*
软骨慢性损伤 chronische Knorpelverletzung *f*
软骨毛发发育不良 Knorpel-Haar-Hypoplasie *f*
软骨帽 Knorpelkappe *f*
软骨膜 Knorpelhaut *f*, Perichondrium *n*
软骨膜的 perichondral
软骨膜骨 perichondraler Knochen *m*
软骨膜骨化 perichondrale Ossifikation *f*
软骨膜瘤 Perichondrom *n*
软骨膜[下]骨化 Ectostosis *f*, perichondrale Ossifikation *f*
软骨膜下软骨骨化 Ectostosis *f*
软骨膜下生长 appositionelles Wachstum *n*
软骨膜炎 Perichondritis *f*
软骨膜炎的 perichondritisch
软骨膜移植术 perichondriale Plantation *f*
软骨母细胞 Chondroblast *m*
软骨母细胞瘤 Chondroblastom(a) *n*
软骨母细胞型成骨肉瘤 chondroblastisches osteogenes Sarkom *n*
软骨母细胞型骨肉瘤 chondroblastisches Osteosarkom *n*
软骨母细胞性脑膜瘤 chondroblastisches Meningeom *n*
软骨囊 Knorpelkapsel *f*
软骨内成骨 Entochondrostosis *f*, enchondrale Knochenbildung *f*
软骨内的 intrakartilaginär, intrakartilaginös, intracartilagine(-us, -a, -um), enchondral(-is, -is, -e)
软骨内骨 enchondrales Knochen *n*, Knorpelinsel *f*
软骨内骨化 enchondrale Ossifikation *f*
软骨内骨形成 intrakartilaginäre Knochenbildung *f*
软骨内皮瘤 Chondroendotheliom(a) *n*
软骨内生长(间质生长) endochondrales Wachstum *n*
软骨内小管 Kanal in einem verknochernden Knorpel *m*
软骨黏液肉瘤 Knorpelmyxosarkom *n*
软骨镊(钳) Knorpelzange *f*
软骨皮肤角膜营养不良综合征 chondrodermales Hornhautdystrophie-Syndrom *n*
软骨皮炎 Dermatochondritis *f*
软骨破裂 Chondroklasie *f*
软骨葡萄糖 Chondroglukose *f*, Chondroglykose *f*
软骨前组织 protochondrales Gewebe *n*
软骨腔隙 Knorpelhöhlchen *n*
软骨切除鼻成形术 Rhinoplastik mit Exzision des Knorpels *f*
软骨切除术 Knorpelresektion *f*, Chondrektomie *f*
软骨溶解 Chondrolyse *f*
软骨肉瘤 Chondrosarkom *n*
软骨肉瘤病 Chondrosarkomatose *f*
软骨肉瘤的 chondrosarkomatös
软骨软化 Knorpelerweichung *f*, Chondromalazie *f*, Chondromalacia *f*
软骨深层坏死 Nekrose der Chondrozyten in der tiefen Zone des Knorpels *f*
软骨生成 Chondroplasie *f*
软骨室管膜瘤 Chondroependymom(a) *n*
软骨疏松 Chondroporose *f*, Chondroporosis *f*
软骨素 Chondroitin *n*
软骨素已糖 Chondroitin Hexose *f*
软骨素裂解酶 Chondroitin Lyase *f*
软骨[素硫]酸 Chondroitinschwefelsäure *f*, Chondroitinsulfat *n*
软骨素酶 Chondroitinase *f*
软骨素酶与软骨素裂解酶 Chondroitinase- und Chondroitinlyase *f*
软骨素四糖 Chondroitintetrasaccharid *n*
软骨素戊糖 Chondroitinpentasaccharid *n*
软骨素原 Chondrogen *n*, Chondrigen *n*
软骨酸 Chondroitsäure *f*
软骨酸尿 Chondroitinuria *f*
软骨损伤 chondrale Verletzung *f*
软骨索尿 Chondroitinuria *f*
软骨糖胺 Chondrosamin *n*
软骨糖蛋白 knorpeliges Glykoprotein *n*
软骨痛 Chondrodynie *f*, Chondrodynia *f*, Chondralgie *f*, Chondralgia *f*
软骨外胚叶发育不良 Chondroektodermaldysplasie *f*
软骨外植体 Knorpelexplantat *n*
软骨细胞 Knorpelzelle *f*, Chondrozyt *m*
软骨细胞繁殖区 Knorpelzellproliferationszone *f*

软骨细胞分化障碍 Störung der Differenzierung von Chondrozyten *f*
软骨细胞囊 Knorpelzellkapsel *f*
软骨细胞群 Chondron *n*
软骨细胞生长因子 Chondrozyt-Wachstumfaktor *m*
软骨细胞终末分化障碍 letale Differenzierung der Chondrozyten *f*
软骨下板 subchondrale Knochenlamelle *f*
软骨下的 subchondral(-is,-is,-e)
软骨下骨板 unterkartilaginöse Knochenlamelle *f*
软骨下骨囊性变 zystische Degeneration des unterchondralen Knochens *f*
软骨下囊肿 subchondrale Zyste *f*
软骨下缘切口 unterchondrale Inzision *f*
软骨纤维瘤 Chondrofibrom(a) *n*
软骨陷窝 Knorpelhöhlchen *n*
软骨腺瘤 Chondroadenom(a) *n*
软骨小梁 cartilaginöse Trabekel *f*
软骨屑移植术 Knorpelpropfungtransplantation *f*
软骨屑移植物 Knorpelpropfungtransplantat *n*
软骨形成 Chondrogenese *f*, Chondrogenesis *f*, Chondroplasie *f*
软骨形成的 chondrogen
软骨形成前的 prochondral
软骨形成中心 Knorpelbildungszentrum *n*
软骨性骨骼 Knorpelskelett *n*
软骨性关节 Knorpelgelenk *n*
软骨性面颅 kartilaginöser Gesichtsschädel *m*
软骨性外耳道 Meatus acusticus externus cartilagineus *m*
软骨性外生骨疣 kartilaginöse Exostosis *f*
软骨学 Knorpellehre *f*, Chondrologie *f*
软骨血管病 Chondroangiopathie *f*, Chondroangiopathia *f*
软骨炎 Knorpelentzündurlg *f*, Chondritis *f*
软骨衍生生长因子 Knorpel-abgeleiteter Wachstumsfaktor *m*
软骨样的 chondroid, knorpelartig
软骨样感觉 chondroides Gefühl *n*, chondroide Empfindung *f*
软骨样骨 knorpelartiger Knochen *m*
软骨样汗管瘤 knorpelartiges Syringom *n*
软骨样化生 chondroide Metaplasie *f*
软骨样脊索瘤 chondroides Chordom *n*
软骨样脾周炎 Zuckergussmilz *f*
软骨样脂肪瘤 chondroides Lipom *n*
软骨样组织 chondroides Gewebe *n*
软骨移植耳再建术 (plastische) Rekonstruktion der Ohrmuschel mit Knorpeltransplantation *f*
软骨移植[术] Knorpeltransplantation *f*
软骨移植物 Knorpeltransplantat *n*
软骨营养不良 Chondrodystrophie *f*, Chondrodystrophia *f*
软骨营养不良性矮小 Chondrodystrophicananosomie *f*
软骨营养不良性钙化 Knorpel dystrophische Kalzifikation *f*
软骨营养不良性肌强直 Knorpel dystrophische Myotonie *f*
软骨营养不良性侏儒骨盆 chondrodystrophisches Zwergbecken *n*
软骨营养不良血管瘤综合征(马方综合征) Chondrodystrophie-Hämangiome-Syndrom *n*
软骨营养的 chondrotrophisch
软骨营养障碍 Chondrodystrophie *f*
软骨营养障碍性肌强直 chondrodystrophische Myotonie *f*
软骨营养障碍性软化症 kartilaginöse Ernährungsstörungen-Osteomalazie *f*
软骨硬蛋白 Chondroalbuminoid *n*
软骨疣 Chondrophyt *m*
软骨游离体 kartilaginöser freier Gelenkkörper *m*
软骨鱼催产素 Glumitocin *n*
软骨鱼纲 Chondrichthyes *f*
软骨原骨 knorpeliger Knochen *m*
软骨[源]生成因子 cartilagederiveder Wachstumfaktor *m*
软骨藻酸 domoic acid <engl.>
软骨增生区 Zone des proliferierenden Knorpels *f*
软骨增殖过多 Hyperchondroplasie *f*
软骨增殖区 Knorpelproliferationszone *f*
软骨粘蛋白 Chondromukoid *n*, Chondromuzin *n*
软骨粘膜移植物 kartilaginöse Mucosaltransplantation *f*
软骨粘液瘤 Chondromyxom *n*
软骨粘液肉瘤 Chondromyxosarkom *n*
软骨粘液纤维瘤 Chondromyxofibrom *n*
软骨粘液样纤维瘤 chondromyxoides Fibrom *n*
软骨脂瘤 Chondrolipom(a) *n*
软骨周成骨 Knorpelhautossifikation *f*
软骨贮备区 Knorpelreservezone *f*
软骨状睾丸肉肿(瘤) Chondrokele *f*, Chondrocele *f*
软骨组织 Knorpelgewebe *n*
软骨组织变形 Chondrometaplasie *f*
软骨组织工程 Knorpelgewebe-Engineering *n*
软故障 Weichfehler *m*
软管 Schlauch *m*
软海绵围领 Halskrause aus softem Foam *f*
软瘊 weiche Warze *f*
软化 Erweichung *f*, Malakie *f*, Malacia *f*, Osteomalazie *f*
软化斑 Malakoplakie *f*
软化病 Malakopathie *f*, Köhler* Krankheit *f*
软化的 malacissans, malacic(-us,-a,-um), malazisch
软化试验 Erweichungsprüfung *f*
软化型氟骨症 malacoma Skelettfluorose *f*
软化性软骨营养障碍 Chondrodystrophie-Malazie *f*
软化牙本质 erweichtes(od. entkalktes) Dentin *n*
软鸡眼 weiche Hühnerauge *f*
软脊膜 Pia mater spinalis *f*
软脊膜下脓肿 Abszess unter der weichen Hirnhaut *m*
软甲 Hapalonychie *f*
软甲症 Hapalonychia *f*, Softnagel-Krankheit *f*
软碱 schwache Base *f*
软件 Weichteil *m*, Software *f*
软件监管 Software-Supervision *f*
软件需求规格说明书 Software Requirements Specification *f*, Software-Anforderungsspezifikation *f*
软件验证 Software-Verifikation *f*
软键 Bildschirmtaste *f*
软胶囊 weiche Kapsel *f*
软角蛋白 weiches Keratin *n*
软脚 Plattfuß *m*, Schaukelfuß *m*, Flachfuß *m*
软金属丝压肠板 biegsamer Drahtdarmschutzplatte *f*
软蜡 Weichwachs *n*
软离子化方法 weiche Ionisation *f*
软脉冲 weicher Puls *m*
软毛 Pappus *n*, Spitzbart *m*
软毛青霉二酸酐 Puberulonsäure *f*
软毛青霉素 Puberulin *n*
软毛青霉酸 puberulische Säure *f*
软毛青霉酮酸 Puberulonsäure *f*
软锰矿 Pyrolusit *m*
软膜 Pia mater *f*
软膜的 pial(-is,-is,-e)
软膜内的 intrapial(-is,-is,-e)
软膜上的 epipial(-is,-is,-e)
软膜[神经]胶质膜 pia-Glia-Membran *f*
软膜下的 subpial(-is,-is,-e)
软膜蛛网膜 Pia arachnoidea *f*
软膜蛛网膜炎 Piaarachnitis *f*, Leptomeningitis *f*
软木 Kork *m*

软木尘肺 Korkstaublunge *f*
软木[醇]酸 phellonische Säure *f*
软木花椒素 Suberosin *n*
软木塞 Kork *m*, Korken *m*
软木塞法 Kork(en)methode *f*
软木脂 Subersin *n*
软脑膜 weiche Hirnhaut *f*, Pia mater encephali *f*
软脑膜癌病 leptomeningeale Karzinomatose *f*
软脑膜充血 piale(od. leptomeningeale) Kongestion *f*
软脑膜间的 interpial(-is, -is, -e)
软脑膜囊肿 leptomeningeale Zyste *f*
软脑膜血管瘤病 leptomeningeale Angiomatose *f*
软脑膜炎 Leptomeningitis *f*
软内障 Phakomalazie *f*, Cataracta mollis *f*
软凝乳 weiche Quarkmilch *f*
软盘 Floppydiskette *f*
软皮病 Myxodermie *f*
软皮轮 Buffrad *n*
软皮帽 flexibles lederartiges Käppchen *n*
软蜱 Lederzecke *f*
软蜱科 Laufzecken *pl*, Lederzecken *pl*, Argasidae *pl*
软琼脂糖 weiche Agarose *f*
软龋 kariöse Zähne *m pl*
软韧的 punkig
软弱的 schwach, kraftlos, schwächlich
软弱无力 Enervation *f*
软射线 weiche Strahlen *m pl*, Weichstrahlen *m pl*
软石蜡 weiches Paraffin *n* Weichparaffin *n*, Paraffinum molle *n*
软食 Breikost *f*, Breimahlzeit *f*, weiche Speise *f*, leichte Kost *f*
软式救生包 weiche Überlebensausrüstung *f*
软水 weiches Wasser *n*, Weichwasser *n*
软水器 erweiche Wassereinheit *f*
软水蛭属 Limnatis *f*
软瘫 schlaffe Lähmung *f*, Paralysis flaccida *f*
软瘫的婴儿 schlappe Babys *n pl*
软体动物 Molluska *n pl*, Weichtiere *n pl*
软体动物杀灭剂 Molluskizide *n pl*
软体动物学 Malakologie *f*
软体系列 Molluserien *f pl*
软拖鞋 Mokassin *n*
软驼毛刷 Brüste des weichen Kamelhaars *f*
软围领 weiche Halskrause *f*
软围腰 weiches Korsett *n*
软文化 weiche Kultur *f*
软锡管 collapsible tube <engl.>
软锡管填充器 Abfüllmaschine für Verformungsrohr *f*
软下疳 weicher Schanker *m*
软下疳的 chancroidal
软下疳性腹股沟淋巴结炎 schankröser(od. virulenter) Bubo *m*
软纤维瘤 weiche Fibrom *f*
软性[白]内障吸出术 Aspiration der Cataracta mollis *f*
软性成形架 flexible Casting-Krempe *f*
软性的 weich, weichlich
软性毒品 weiche Droge *f*
软性甲状腺肿 Strumamollis *f*
软性勒沟 weiche Strangulierungnut *f*
软性肋骨尺 biegsame Rippenmaßskale *f*
软性膀胱尿道镜 flexibeles Zystourethroskop *n*
软性乳头状瘤 Papilloma molle *n*
软性肾镜 flexibeles Nephroskop *n*
软性输尿管镜 flexibeles Ureteroskop *n*
软[性]下疳 weicher Schanker *m*, Ducrey* Krankheit *f*
软性纤维瘤 Fibroma molle *n*
软性胸腰骶矫形器 softe Thorco-lumbosakrale Orthese *f*
软性压肠板 flexibele Darmschutzplatte *f*
软性腰骶矫形器 softe lumbosakrale Orthese *f*
软性缢沟 weiche hängende Nut *f*
软性阴影 weicher Schatten *m*
软性隐形眼镜 weiche Kontaktlinse *f*
软性整形外科压板 flexibele chirurgische Plastikplatte *f*
软性足弓托 softe Senkfußeinlage *f*
软牙瘤 weiches Odontom *n*
软龈 schwammiges Zahnfleisch *n*
软饮料 Softgetränk *n*
软硬腭成形术 Uranostaphyloplastik *f*
软硬腭缝合术 Uranostaphylorrhaphie *f*
软硬腭裂 Uranostaphyloschisis *f*
软疣 Molluscum *n*
软疣病毒属 Molluscum-Virus *n*
软疣的 mollusc(-us, -a, -um)
软疣痘病毒属 Molluscipoxvirus *n*
软疣小体 Molluskum-Körperchen *n*, Paterson*(-Henderson*) Körperchen *n*
软疣样痣 Mollusciformisnävus *m*, Naevus mallusciformis *m*
软皂 weiche Seife *f*
软皂脂 Mollin *n*
软脂 weiches Fett *n*
软脂酸 Palminsäure *f*, Palmitinsäure *f*
软脂酸氯霉素 Chloramphenicolpalmitat *n*
软脂酸盐 Palmitat *n*
软脂酸脂 Palmitin *n*
软脂酮 Palmiton *n*
软脂脱酰酶 Palmityldeacylase *f*
软脂酰辅酶 A Palmitylkoenzym A *n*
软质探针 biegsame Sonde *f*
软质听诊器 weiches Stethoskop *n*
软质牙 weiche(od malakotische) Zahne *m pl*
软质饮食 weiche Ernährung *f*
软痣 weiche Mole *f*
软轴牵开器 flexibler Welleretraktor *m*
软组织 Weichteile *m pl*
软组织鼻根点 Nasion von Weichgewebe *n*
软组织鼻下点 Subnasale von Weichgewebe *f*
软组织变形 Weichgewebeverformung *f*
软组织标记 Weichgewebemarker *m pl*
软组织残留异物 Residualfremdkärper in den Weichteilen *n*
软组织垫 Weichgewebepad *n*
软组织附着点 Weichgewebebefestigungspunkt *m*
软组织钙化 Weichgewebekalzifikation *f*
软组织骨化性纤维黏液样瘤 ossifizierender Fibromyxoidtumor des Weichgewebes *m*
软组织骨瘤 Osteom des Weichgewebes *n*
软组织骨肉瘤 Osteosarkom des Weichgewebes *n*
软组织腱鞘囊肿 Ganglionzyste des Weichgewebes *f*
软组织解剖学 Sarkologie *f*
软组织巨细胞瘤 Riesenzell(en)tumor der Weichteile *m*, Weichteilriesenzelltumor *m*
软组织颏前点 Pogonion von Weichgewebe *f*
软组织颏下点 Menton von Weichgewebe *f*
软组织块 Raumforderung des Weichgewebes *m*
软组织扩张器 Weichgewebe-Expander *m*
软组织拉钩 Weichgeweberetraktor *m*
软组织挛缩 Weichgewebekontraktur *f*
软组织气肿 Weichgewebepneumatose *f*
软组织溶解 Sarkolyse *f*
软组织软骨瘤 Chondrom des Weichgewebes *n*
软组织摄影 Weichteildarstellung *f*, Weichteilradiographie *f*
软组织生长障碍性疾病 Weichgewebewachstumsstörungen *f pl*

软组织松解术 Weichgewebelyse *f*
软组织损伤 Weichteilverletzung *f*
软组织萎缩 Weichegewebeatrophie *f*
软组织下垂 Weichgewebedurchhängen *n*
软组织陷入 Einsenkung des Weichteilgewebes *f*
软组织血管瘤 Weichgewebeangiom *n*
软组织之颏前点 Weichgewebekinnpunkt *m*
软组织肿瘤 Weichgewebeneoplasma *n*
软组织肿胀 Weichgewebeschwellung *f*
软最大化 weichhe Maximierung *f*
朊 Protein *n*, Eiweiß *n*
朊病毒 Prion *n*
朊病毒(蛋白)病 Prionenkrankheit *f*
朊病毒蛋白 Prionvirusprotein *n*
朊粒 Prion *n*
朊粒病 Prionenerkrankung *f*
朊粒蛋白 Prion-Protein *n*

RUI 芮蚋锐瑞

ruì 芮蚋锐瑞

芮氏线 Retzius-Line *f*
芮斯堡神经 Wrisberg-Nerv *m*
蚋 Stechmücke *f*, Kriebelmücke *f*
蚋病 Simulium-Krankheit *f*
蚋科 Simuliidae *pl*
蚋属 Kriebelmücke *f*, Simulium *n*
蚋咬 Mückenstich *m*
锐波 steile Welle *f*
锐的 charf
锐度 Schärfe *f*
锐耳用钩 scharfes Ohrhäkchen *n*
锐化矛盾型[认知]风格 Schärfenstil *m*
锐化效应 Schärfeneffekt *m*
锐角 spitzer Winkel *m*
锐利的(有尖头的,尖形的) acuminata
锐敏的 schartsinnig, feinfühlig, subtil
锐敏性 Schärfe *f*
锐器 Scharfausrüstung *f*
锐器[损]伤 scharfinstrumentelle Verletzung *f*
锐器创 Wunden durch Scharfausrüstung *f pl*
锐器解剖法 scharfe Dissektion *f*
锐器伤 Verletzung durch scharfes Instrument *f*
锐匙 scharfer Löffel *m*
锐匙口牙刮匙 scharfe Zahnkurette *f*
锐双齿牵开器 zweizinkiger scharfer Haken *m*
锐痛 heftiger Schmerz *m*
锐缘蜱属 Argas *m*
瑞波西汀 Reboxetin *n*
瑞典国家食品管理局 Schwedische Food Administration *f*
瑞典式按摩 schwedische Massage *f*
瑞典式步行 schwedisches Walking *n*
瑞典式膝部矫形器 schwedische Knieorthese *f*
瑞典式膝支架 schwedischer Kniekäfig *m*
瑞叮醇 Retinol *m*, Vitamin A *n*
瑞叮醛 Retinen *n*, 3-Debydroretinal *n*
瑞芬太尼 Remifentanil *n*
瑞利定律 Rayleigh* Gesetz *n*
瑞利干涉仪 Rayleigh-Interferometer *m*
瑞利判据 Rayleigh-Kriterium *n*
瑞利散射 Rayleigh* Streuung *f*
瑞利散射光 Rayleigh-Lichtstreuung *f*
瑞利条纹 Rayleighsstreifen *m*
瑞列绦虫病 Raillietiniasis *f*
瑞列绦虫属 Raillietina *f*
瑞穆尔-梯曼反应 Reimer*-Tiemann* Reaktion *f*
瑞诺甙 Reynoutrin *n*
瑞匹诺坦 Repinotan *n*
瑞普米星 Reprofilierung *f*
瑞士干酪样室间隔缺损(筛状室间隔缺损) ventrikulärer Septumdefekt von dem schweizen Typ *m*
瑞士干酪样增生 Schweizer-Käse-Hyperplasie *f*
瑞士蓝 Swissblau *n*
瑞士奶酪 Schweizer Käse *m*
瑞士体操球运动 schweizerischer Gymnastikball *m*
瑞士型淋巴细胞减少性无丙球蛋白血症 lymphopenische Agammaglobulinämie von dem schweizerischen Typ *f*
瑞士型无丙种球蛋白血症 Schweizagammaglobulinämie *f*, Schweizerische Agammaglobulinämie *f*
瑞士型胸腺发育不良 Thymusdysplasie von dem schweizen Typ *f*
瑞氏染剂 Wright* Lösung *f*
瑞氏染色 Wright* Färbung *f*
瑞氏染液 Wright* Farbstoff *m*
瑞舒测试法 Wright*-Schober* Test *m*
瑞司细胞(里德细胞) Reed*-Sternberg* Zelle *f*(多核分叶状巨细胞)
瑞斯托霉素辅因子 Ristocetin-Kofaktor *m*
瑞斯托霉素诱导血小板凝集 Ristocetin-induzierte Plättchenverklumpung *f*
瑞斯托霉索 Ristocetin *n*
瑞特氏综合征 Reiter* Syndrom *n*(od. Krankheit *f* od. Trias *f*)
瑞体肽 Efalizumab *m*
瑞替加滨 Retigabin *n*
瑞替普酶 Repaglinid *n*
瑞文推理矩阵 Raven* Progressive Matrix *f*
瑞香 Seidelbast *m*, Daphne odora *f*
瑞香甙 Daphnin *n*
瑞香科 Thymelaeaceae *pl*
瑞香内酯 Daphnetin *n*
瑞香属 Daphne *f*
瑞香素 Daphnetin *n*
瑞香烷 Daphnane *n pl*
瑞香中毒 Daphnismus *m*

RUN 闰润

rùn 闰润

闰板 Schaltlamellen *f pl*
闰管 Schaltstück *n*
闰管癌 Schaltstück-Karzinom *n*
闰盘 Disci intercalares *m pl*, Ebner* Glanzstreifen *m pl*
闰绍氏细胞 Renshaw* Zelle *f*
闰细胞 Schaltzellen *f pl*, interkaläre Zellen *f pl*
润发油痤疮 Pomadesakne *f*
润肤细布 Emollientsmusselin *n*
润滑剂 Gleitmittel *n pl*, Lubricantia *n pl*, Schmiermittel *n*
润滑胶冻 Gleitgelee *n*
润滑皮肤 Hautschmierung *f*
润滑器 Lubrikator *m*
润滑洗剂 Lotio emolliens *f*
润滑细胞 Schmierungszelle *f*
润滑性轻泻药 Schmierfähigsabführmittel *n*
润滑性泻药 emolliente Kathartika *n pl*
润滑药 Emollientia *n pl*
润滑油 Schmieröl *n*
润滑油皮炎 Schmieröldermatitis *f*
润滑浴 Schmierungsbad *n*

润滑[作用] Schmierung *f*, Lubrikation *f*
润湿 Benetzung *f*
润湿剂 Netzmittel *n pl*, Benetzungsmittel *n pl*, Humectantia *n pl*
润湿热 Benetzungswärme *f*
润湿误差 Benetzungsfehler *m*
润湿性 Benetzbarkeit *f*
润药 Demulcentia (remedia) *n pl*

RUO 若弱

ruò 若弱

若贝尔氏缝合术 Jobert* Naht *f*
若(稚)虫 Nymphe *f*
若丹明 B Rhodamin B *n*
若蛹 Nymphochrysalis *f*
弱安定剂(药) schwaches Tranquillaxans *n*, minor tranquilizer <engl.>
弱场 Schwachfeld *n*, schwaches Feld *n*
弱代谢型 schwacher Metabolismus *m*
弱蛋白银 Argyrol *n*
弱蛋白银滴眼剂 Argyrol-Augentropfen *n*
弱的 schwach, fess (-us, -a, -um)
弱点 Schwäche *f*
弱电解质 schwacher Elektrolyt *m*
弱毒性 Hypotoxicitas *f*, Hypotoxizität *f*
弱二波[脉]的 subdikrotisch, hypodikrotisch
弱二波脉 subdikrotischer Puls *m*, Subdikrotie *f*
α、β 弱放射性测量装置 schwächlicher Alpha-und Beta radioaktiver Messer *m*
弱分泌型 schwacher sekretierender Typ *m*
弱汞软膏 verdünnte Quecksilbersalbe *f*
弱光层 disphotische Zone *f*
弱光视力的 stenophotisch
弱化 Schwächung *f*
弱化载体 Schwächungsträger *m*
弱化子 Dämpfer *m* Attenuator *m*
弱化作用 abschwächende Wirkung *f*
弱碱 schwache Base *f*
弱碱性的 schwachalkalisch
弱键合 schwache Einbindung *f*
弱精子症 Asthenospermie *f*
弱抗原 Schwachsantigen *n*
弱脉 Pulsus debilis *m*, schwacher Puls *m*
弱敏的 unterempfindlich, hyposensitiv (-us, -a, -um)
弱敏[性] Hyposensibilität *f*
弱启动子 Schwachspromotor *m*
弱亲和毒素 Tritotoxin *n*, Tritoxin *n*
弱亲和类毒素 Epitoxoid *n*
弱染的 schwachfärbend
弱染性 Amblychromasia *f*
弱视 Amblyopie *f*, Amblyopia *f*, Amblyopsie *f*, Amblyopsia *f*
弱视矫正法 amblyopiatrics <engl.>
弱视矫正器 Typoskop *n*
弱视镜 Amblyoskop *n*
弱视镜测试 amblyoscopische Prüfung *f*
弱视性眼球震颤 amblyopischer Nystagmus *m*
弱视眼操练[疗]法 Pleoptik *f*
弱视眼操练器 Pleo (p) tophor *m*
弱视者 Schwachsichtige *m/f*, amblyope <engl.>
弱酸 schwache Säure *f*
弱酸性的 schwachsauer, acescent, schwachsäuerlich
弱酸盐 schwachsaures Salz *n*
弱条件刺激物 schwach-konditionierender Stimulus *m*, schwachbedingter Reiz *m*
弱硝酸银 Schwachsilbernitrat *n*
弱型 schwacher Typ *m*
弱音助听器 Mikroaudiphon *n*
弱荧光 Hypofluoreszenz *f*
弱致病菌 schwachpathogene Bakterein *f pl*
弱致病菌的 schwachpathogene bakteriell
弱智儿康复 Rehabilitation für geistig behinderte Kinder *f*
弱智儿童 geistigbehindertes Kind *n*
弱终止子 Schwachsterminator *m*
弱组织适合性抗原 schwaches Histokompatibilitätsantigen *n*

S

SA 撒洒撒脎萨

sā 撒

撒拉辛[碱] Sarracin *n*
撒利汞 Salyrgan *n*, Mersalyl *n*, Mersalin *n*, Mersalpin *n*
撒尿 Miktion *f*, Urinieren *n*, Harnen *n*, Harnausscheidung *f*

sǎ 洒撒

洒西林 Oxacillin(um) *n*
洒西林钠 Oxacillin-Natrium *n*
撒[布] Streuen *n*, Bestreuen *n*
撒布的 adspersori(-us, -a, -um), bestreut
撒布粉 Streupuder *m*, Pulvis adspersorius *m*
撒布散(粉)剂 Empasma *n*
撒粉法 Pulververfahren *n*, Pulvermethode *f*

sà 脎萨

脎 Osazone *n pl*
萨宾疫苗 Sabin* Impfstoff *m*(预防脊髓灰质炎的活毒疫苗)
萨宾-赞尔德曼氏染色试验 Sabin*-Feldman*(Färbe-)Test *m*
萨博试验 Szabo* Test *m*(检胃内盐酸)
萨布罗葡萄糖琼脂 Sabouraud* Glucose-Agar *m*
萨布罗氏培养基 Sabouraud* Nährboden *m*
萨顿病 Sutton* Krankheit *f*(复发坏死性粘膜腺周炎,裂隙性肉芽肿)
萨顿法律 Sutton* Gesetz *n*
萨顿痣(病)(晕轮痣) Sutton* Naevus Krankheit *f*, Halo Naevus *m*
萨尔科夫斯基试验 Salkowski* Test *m*(检血中一氧化碳、胆固醇、吲哚、葡萄糖、肌酐)
萨尔科维奇氏尿钙粗定量法 Sulkowitch* Probe *f*
萨尔萨皂甙 Sarsasaponin *n*
萨尔萨皂甙原 Sarsasapogenin *n*
萨费染料试验 Sabin*-Feldman* Farbtest *m*(诊断弓形体病的血清学试验)
萨赫塞试验 Sachsse* Test *m*(检尿糖)
萨霍吻合术(萨霍管) Sucquet*-Hoyer* Anastomose *f*(手足小动静脉吻合)
萨吉乌拉手术 Sugiura* Verfahren *n*(贲门周围的联合断流术)
萨克斯抗原 Sachs* Antigen *n*(含胆固醇牛心之醇浸出液的抗原)
萨克斯液 Sacks* Lösung *f*
萨拉曼[沙门]杆菌 Salaam* Bakterium *n*
萨拉霉素 Saramycetin *n*(抗生素)
萨林 Thalline *f*, Paramethoxytetrahydroquinoline *f*(沙啉,对甲氧基四氢喹啉)
萨路试验 Salkowski*-Ludwig* Test *m*(检尿酸)
萨罗 Salol *n*, Phenylum salicylicum *n*
萨洛尼卡热 Saloniki* Fieber *n*, Schutzengrabenfieber *n*
萨姆醇酸 Thamnolsäure *f*
萨姆纳试剂 Sumner* Reagens *n*(测尿中葡萄糖)
萨纳霉素 Sanamycin *n*, Actinomycin C *n*
萨南试验 Sahli*-Nencki* Test *m*(检胰的解脂能力)
萨佩[乳头]晕下丛(淋巴) Sappey* subareolärer Plexus *m*
萨洒皂角苷配基 Sarsasapogenin *n*(萨尔萨皂苷元)
萨瑟恩印迹法 Southern*-Blot* Methode *f*(检混合片断)
萨氏钳 Satinsky* Klemme *f*
萨斯病 SARS, schweres akutes respiratorisches Syndrom *n*
萨托夫试验 Saathoff* Test *m*(检粪内脂肪)
萨席试验 Salkowski*-Schipper* Test *m*(检胆色素)

SAI 腮塞噻鳃赛

sāi 腮塞噻鳃

腮弓 Kiemenbogen *m*
腮弓综合征 Kiemenbogen-Syndrom *n*
腮后腺 ultimobranchiale Drüse *f*
腮裂癌 Kiemengangkarzinom *n*
腮裂囊肿 Kiemenfurche-Zyste *f*
腮腺 Ohrspeicheldrüse *f*, Parotis *f*, Glandula parotis *f*
腮腺癌 Parotiskarzinom *n*
腮腺侧位投照技术 seitliche (od. laterale) Radiographie der Parotis *f*
腮腺床 Parotisbett *n*
腮腺丛 Plexus parotideus (nervi facialis) *m*
腮腺单形性腺瘤 monomorphes Adenom der Parotis *n*
腮腺导管颊粘膜瓣再造术 Wiederherstellung des Parotisduktus mit Schleimhautlappen *f*
腮腺导管瘘 Fistel des Ductus parotideus *f*
腮腺导管损伤 Parotisgangverletzung *f*, Verletzung des Ductus parotideus *f*
腮腺导管吻合术 Anastomose des Ductus parotideus *f*
腮腺导管再造术 Rekonstruktion des Ductus parotideus *f*, Wiederherstellung des Ductus parotideus *f*
腮腺导管转移成形术 Transposition des Ductus parotideus *f*
腮腺的 parotideal, parotide(-us, -a, -um), parotidic(-us, -a, -um)
腮腺多形性腺瘤 pleomorphes Adenom der Parotis *n*, Parotis-Mischtumor *m*
腮腺肥大 Hypertrophie der Glandula parotis *f*, Paroti-deomegalie *f*
腮腺功能亢进 Hyperparotidismus *m*
腮腺管 Ductus parotideus *m*, Stenon* Gang *m*
腮腺管囊肿 Parotis Zyste *f*
腮腺管乳头 Papilla parotidea *f*, Papilla des Ductus parotideus *f*
腮腺管移植术 Transplantation des Ductus parotideus *f*
腮腺后间隙综合征 retroparotideales Syndrom *n*, Villaret* Syndrom *n*
腮腺后前位投照技术 Sagittalröntgenaufnahme der Parotis *f*, posterioanteriore Röntgenaufnahme der Parotis *f*
腮腺后腔 retroparotidealer Raum *m*
腮腺后腔综合征 retroparotideales Syndrom *n*, Villaret* Syndrom *n*
腮腺混合瘤 Parotismischtumor *m*
腮腺混合瘤浅叶切除术 superfizielle Lobektomie des Parotismischtumors *f*
腮腺活组织检查 Biopsie der Parotis *f*
腮腺肌上皮瘤 Myoepitheliom der Parotis *n*
腮腺基底细胞腺瘤 Basalzell(en)adenom der Parotis *n*
腮腺激素 Parotin *n*
腮腺间隙 Spatium parotideum *n*
腮腺碱性蛋白 basisches Parotisprotein *n*
腮腺筋膜 Fascia parotidea *f*
腮腺静脉 Venae parotideae *f pl*
腮腺淋巴结 Nodi lymphatici parotidei *pl*

腮腺淋巴瘤性腺瘤 Adenoma lymphomatosum der Parotis *n*
腮腺瘘 Parotisfistel *f*
腮腺瘘修补术 Parotisfistelverschluß *m*, repair of parotid fistula <engl.>
腮腺囊腺瘤 Zystadenom der Parotis *n*
腮腺囊肿 Parotiszyste *f*
腮腺内丛 Plexus intraparotideus *m*
腮腺内淋巴结结节病 Sarkoidose der intraparotidealen Lymphknoten *f*
腮腺脓肿 Parotisabszeß *m*
腮腺脓肿切开引流术 Inzision und Dränage des Parotisabszeäes *f*
腮腺气瘤 Parotispneumatozele *f*
腮腺浅淋巴结 Nodi lymphatici parotidei superficiales *m pl*
腮腺鞘 Parotiskapsel *f*
腮腺切除术 Parotidektomie *f*
腮腺区淋巴结炎 Lymphadenitis im Parotisbereich *f*
腮腺乳头 Papilla parotidea *f*
腮腺乳头状囊腺癌 papilläres Zystadenokarzinom der Parotis *n*
腮腺深淋巴结 Nodi lymphatici parotidei profundi *m pl*
腮腺嗜酸性淋巴肉芽肿 eosinophiles Lymphogranulom der Parotis *n*
腮腺素 Parotin *n*
腮腺酸性蛋白 saure Parotisprotein *n*
腮腺损伤 Verletzung der Ohrspeicheldrüse *f*
腮腺外淋巴结 extraparotide Lymphdrüse *f*
腮腺萎缩 Parotisatrophie *f*
腮腺涎管造影术 Sialographie der Parotis *f*
腮腺腺泡细胞癌 Azinuszellkarzinom der Parotis *n*
腮腺腺体瘘 Ohrspeicheldrüse Fistel *f*
腮腺血管瘤 Hämangiom der Parotis *n*
腮腺炎 Ohrspeicheldrüsenentzündung *f*, Paroti(di)tis *f*
腮腺炎病毒 Myxovirus parotitidis *n*, Mumps-Virus *n*
腮腺炎病毒感染 Mumpsvirusinfektion *f*
腮腺炎的 parotitisch
腮腺炎活病毒疫苗 Mumpsvirus-Lebendimpfstoff *m*
腮腺炎皮肤试验抗原 Mumps-Hauttest-Antigen *n*
腮腺炎性睾丸炎 Mumps-Orchitis *f*, Orchitis parotidea *f*
腮腺炎性关节炎 parotitische Arthritis *f*
腮腺炎性麻痹 parotitische Paralyse *f*
腮腺炎性脑膜炎 Mumps-Meningitis *f*
腮腺炎性胰[腺]炎 Mumps-Pankreatitis *f*
腮腺咬肌筋膜 Fascia parotideomasseterica *f*
腮腺咬肌区 Regio parotideomasseterica *f*
腮腺硬癌 Parotido-szirrhus *m*
腮腺硬变 Parotido-sklerose *f*
腮腺硬化 Parotidosklerose *f*
腮腺造影 Sialographie der Parotis *f*
腮腺增生 Hyperplasie der Parotis *f*
腮腺摘除术 Parotidektomie *f*
腮腺粘液表皮样癌 Mukoepidermoidkarzinom der Parotis *n*
腮腺支 Rami parotidei *m pl*
腮腺中性蛋白 neutrales Parotisprotein *n*
腮腺肿胀 Parotisschwellung *f*
腮腺重蛋白 schweres Parotisprotein *n*
塞宾口服疫苗 Sabin* Schluckvakzine *f*, Sabin* Schluckimpfstoff gegen Poliomyelitis *m*
塞宾氏疫苗 Sabin* Impfstoff *m*
塞伯尔疫苗 Semple* Vakzine *f*
塞登手术 Seddon* Operation *f*(肱二头肌功能重建术)
塞厄病(综合征) Senear Usher*-Syndrom *n*, Pemphigus erythematosus(红斑性天疱疮)
塞尔丁格技术 Seldinger* Technik *f*(经皮血管造影术)
塞尔丁格针 Seldinger* Nadel *f*
塞尔手术 Serre* Operation *f*(矫正因瘢痕挛缩引起口角歪斜的手术方法)
塞尔特氏结核菌素 Selter* Tuberkulin *n*
塞尔托利氏细胞 Sertoli*(Stötz-) Zellen *f pl*, Fußzellen *f pl*
塞尔托利氏细胞瘤 Sertoli* Zell-Tumor *m*, Androblastom *n*
塞尔托利[细胞]柱 Spalte von Sertoli* *f*(由足细胞所组成的细胞柱)
塞尔托利综合征 Sertoli* Zelle-Syndrom *n*
塞尔维亚 Serbien *n*
塞尔沃-鲁塞尔综合征 Silver*-Russell* Syndrom *n*
塞发洛斯 Cephalot(h)in *n*, Cefalotinum *n*
塞庚啶 Cyproheptadin *n*(抗过敏药)
塞哈帕亚克法 Sehapayak* Methode *f*(一种经直肠前膨出切开修补术)
塞喉幻觉 Globus hystericus *m*
塞克尔综合征(塞克尔鸟头侏儒症) Seckel* Vogelkopfzwerg *m*
塞克硝唑 Secnidazol *n*
塞来昔布 Celecoxib *n*
塞雷布利宁 Cerebrinin *n*
塞雷尼试验 Sereny* Test *m*(测定细菌侵袭力)
塞利格曼准备性假设 Bereitschafthypothese von Seligman *f*
塞利洛尔 Celiprolol *n*
塞罗仿(三溴酚铋) Xeroform *n*, Bismutum tribromphenylicum *n*(抗感染药)
塞洛西宾 Psilocybin *n*(二甲 4 羟色胺磷酸酯)
塞曼变宽 Zeeman* Verbreiterung *f*
塞曼氏效应 Zeeman* Effekt *m*
塞曼效应校正法 Zeeman*-Effekt-Korrektur *f*
塞米施氏[角膜]溃疡 Saemisch* Ulkus *n*
塞米施氏手术 Saemisch* Operation *f*(od. Sektion f od Schnitt *m*)
塞姆假肢 Syme* Prothese *f*
塞姆截肢术 Sam* Amputation *f*
塞姆离断术 Sam* Exartikulation *f*
塞姆利基森林脑炎 Semliki*-Forest-Enzephalitis *f*
塞姆切除术 Sam* Resektion *f*
塞姆切除修复术 Sam* Exzisionsreparaturchirurgie *f*
塞普综合征 Seip*-Lawrence* Syndrom *n*
塞式流动 plastisches Fließen mit festem Kern *n*
塞斯坦-切奈二氏综合征 Cestan*-Chenais* Syndrom *n*
塞替派(硫替派) Thiotepum *n*
塞条 Tamponstreifen *m*
塞维索事件 Seveso-Katastrophe *f*, Seveso-Dioxin Entlassung *f*
塞蚊亚属 Cellia *f*
塞西尔手术 Cecil* Operation *f*(治疗尿道下裂)
塞药 Turunda *f*, Suppositorium *n*
塞札赖红皮病 Sézary* Erythroderma *n*
塞札赖网状细胞增生病 Sézary* Retikulose *f*
塞[子] Stöpsel *m*, Tampon *m*, Pfropf *m*, Bysma *n*
塞子形的 Stöpselförmig
噻嗒派 Thiotepum *n*
噻孢霉素 Cephalothin *n*, Cefalotin(um) *n*
噻孢霉素钠 Cephalothinnatrium *n*
噻苯达(咪)唑 Thiabendazol(um) *n*
噻啶 Thialdin *n*
噻吩 Thiophen *n*
噻吩丙氨酸 Thienylalanin *n*
噻吩甲苯胺 Methaphenilen *n*
噻吩甲吡胺 Methapyrilen *n*
噻吩甲叉 Thenyliden *n*
噻吩甲二胺 Thenyldiamin *n*
噻吩甲酸 Thlophensäure *f*
噻吩甲酰三氟丙酮 Thenoyltrifluorazeton *n*
噻吩甲氧头孢菌素 Cefoxitin *n*
噻吩三氟甲酰丙酮 Thenoyltrifluoraceton *n*

噻康唑 Tiozonazol *n*（局部抗真菌药）
噻洛芬酸 Tiaprofensäure *f*
噻氯匹啶 Ticlopidin *n*
噻吗咯尔 Timolol *n*（肾上腺素受体阻滞药）
噻嘧啶 Pyrantel（um）*n*
噻奈普汀 Tianeptin *n*
噻喃 Thiopyran *n*
噻帕米 Tiapamil *n*
噻嗪 Thiazine *n pl*
噻嗪类 Thiazide *n pl*（利尿药）
噻嗪类利尿剂 Thiazindiuretika *n pl*
噻嗪染料 Thiazinfarbstoff *m*
噻羧青霉素 Ticar（cillin）*n*, Ticarpenin *n*
噻亭 Thetine *n pl*
噻唑 Thiazol *n*
噻唑苯咪唑 Thiabendazol *n*
噻唑啉 Thiazolin *n*
噻唑啉酮苯胺 Anilinothiazolinon *n*（ATZ）
噻唑青胺 Dithiazanin *n*
噻唑烷 Thiazolidin *n*
噻唑烷二酮 Thiazolidindion *n*
鳃 Kiemen *f pl*
鳃的 branchial（-is, -is, -e）
鳃窦 Branchial Sinus *m*
鳃-耳-肾综合征 Branchio-oto-renales Syndrom *n*（BOR-Syndrom）
鳃弓 Branchialbogen *m*, Kiemenbogen *m*
鳃弓肌 M. brachialis *m*
鳃弓神经 Kiemen（bogen）nerv *m*
鳃［弓］下隆起 Hypobranchialeminentia *f*
鳃弓综合征 Kiemenbogen-Syndrom *n*
鳃沟 Kiemenfurchen *f pl*
鳃呼吸 Kiemenatmung *f*
鳃迹 Kiemenrest *m*
鳃间隔 interbranchial Septum *n*
鳃节 Branchiomerie *f*, Branchiomerismus *m*
鳃裂 Kiemenspalte *f*, Fissura branchialis *f*
鳃裂癌 Kiemenspaltekrebs *m*
鳃裂畸形 Kiemenfurchenfehlbildung *f*
鳃裂囊肿 Kiemengang（s）zyste *f*, Branchialzyste *f*
鳃瘘 branchiale Fistel *f*, Branchialfistel *f*
鳃瘘切除术 branchiale Fistulektomie *f*
鳃囊肿切除术 Resektion der Branchialzyste *f*
鳃下的 hypobranchial, infrabranchial（-is, -is, -e）
鳃原性癌 branchiogenes Karzinom *n*, Branchiom（a）*n*

sài 赛

赛伯特氏结核菌素 Seibert* Tuberculin *n*
赛茨厂石棉垫滤器 Seitz* Filter *m*
赛德尔氏暗点 Seidel* Skotom *n*
赛德尔试验 Seidel* Test *m*（检肌醇）
赛德利茨［矿泉］粉试验 Seidlitz* Pulver* Test *m*（使胃充气膨胀，有利于显示疝出的胃，如膈疝）
赛庚啶 Cyproheptadin *n*, Periactin *n*
赛卡平 Secapin *n*（与蜂毒肽相同有溶血作用）
赛科纳瓦 Saquinavir *n*
赛力散 Agrosan *n*, Phenylmerkuriacetat *n*（PMA）
赛璐玢 Zellophan *n*
赛璐珞 Zelluloid *n*, Celluloid *n*
赛罗卡因 Xylocain *n*, Lidocain *n*
赛明顿体 Symington* Körper *m*, anococcygeal Körper *m*, Ligamentum anococcygeus *n*（肛尾体肛尾韧带）
赛姆氏截肢术 Syme* Amputation *f*
赛姆手术 Syme* Operation *f*（足切断术）
赛前过分激动状态 überspannend vor Wettbewerb
赛前冷漠状态 Apathienzustand vor Wettbewerb *m*
赛前盲目自信状态 selbst überschätzter Zustand vor Wettbewerb *m*
赛前心理状态 psychischer Zustand vor Wettbewerb *m*
赛前心理准备 mentale Vorbereitung vor Wettbewerb *f*
赛前状态 präkompetitiver Zustand *m*
赛特贝格病 Seitelberger* Krankheit *f*（婴儿神经轴索营养不良）
赛吸磷 Crotoxyphos *n*

SAN 三伞散

sān 三

三A综合征 Triple A-Syndrom, alacrima Achalasie Addison-Syndrom *n*
三N培养基 NNN Medium *n*, Novy*-Nicolle*-McNeal* Medium *n*
三P试验 Plasma-Protamin-Parakoagulation-Test *m*, 3PTest *m*
三R原则 3R-Prinzip *n*
三X综合征 Triple-X-Syndrom *n*
三氨［苯］蝶啶 Triamteren（um）*n*
三胺 Triamine *n pl*
三凹症 Drei Vertiefungen *pl*
三溴苯胺 Tribromanilin *n*
三溴苯酚 Tribromphenol *n*, Bromol *n*
三溴甲烷 Tribrommethan *n*, Formylum tribromatum *n*, Bromoform *n*
三白草 Saururus loureiri（s. chinensis）*m*
三白草科 Saururaceae *pl*
三瓣［膜］的 trivalvulär, trivalvular（-is, -is, -e）
三瓣的 trivalve
三孢的 trisporous
三胞胎 Drilling *n*, Triplet *n*
三杯试验 Dreigläserprobe *f*
三倍的 triplex, triplici（-us, -a, -um）
三倍［染色］体 Triploidie *f*, Trisomie *f*
三倍体综合征 Triploidie-Syndrom *n*
三苯胼 Triphenylstibin *n*
三苯胺 Triphenylamin *n*
三苯［基］甲醇 Triphenylcarbinol *n*
三苯［基］甲烷 Triphenylmethan *n*
三苯基磷 Triphenylphosphan *n*
三苯基氯化四唑 Triphenyltetrazoliumchlorid *n*
三苯基氯甲烷 Triphenylchlormethan *n*
三苯甲基化［作用］ Tritylation *f*
三苯甲［基］氯 Tritylchlorid *n*
三苯甲基吗啉 N-tritylmorpholin *n*
三苯甲［基］纤维素 Tritylzellulose *f*
三苯膦 Triphenylphosphin *n*
三苯乙醇 Triparanol（um）*n*
三苯乙烯 Triphenyläthylen *n*
三臂畸胎 Tribrachius *m*
三臂卡环 dreiarmige Spange *f*
三边的 trilateral, dreiseitig
三边孔 Foramen trilaterum *n*, mediale Achsellücke *f*
三边式佩特滋病矫形器 trilaterale Legg-Perthes-Orthese *f*
三边视网膜母细胞瘤 trilaterales Retinoblastom *n*
三鞭毛阿米巴 Trimastigamoeba *f*
三鞭毛的 trimastigat（-us, -a, -um）, dreigeißlig
三鞭毛细胞 trimastigote <engl.>
三丙烯胺 Triallylamin *n*
三波［脉］的 trikrot
三波脉［现象］ Trikrotie *f*
三侧性视网膜母细胞瘤 trilaterales Retinoblastom *n*
三层的 dreischichtig, trilaminar（-is, -is, -e）

三层分散结构 dreistufige dezentrale Struktur *f*
三叉的 trigemin(-us,-a,-um)
三叉点(指纹三角) Triradius *m*
三叉结节 Trigeminus-Tuberkel *n*, Tuberculum trigeminus *n*
三叉蕨素 Aspidin *n*
三叉丘脑束 Tractus trigeminothalamicus *m*
三叉丘系 Lemniscus trigemini *m*
三叉取石钳 Trilabe *n*
三叉神经 Trigeminus *m*, Nervus trigeminus *m*
三叉神经半月节后根感觉部分分断术 Rhizotomia retrogasseriana partialis *f*
三叉神经半月节后根切断术 Rhizotomia retrogasseriana *f*
三叉神经半月节切除术 Gasserektomie(des Nervus trigeminus) *f*
三叉神经池造影 Trigeminus-Zisternographie *f*
三叉神经刀 trigeminales Messer *n*
三叉神经的 trigeminal(-is,-is,-e)
三叉神经封闭术 Trigeminus-Blockade *f*
三叉神经感觉根 Radix sensoria nervi trigemini *f*
三叉神经感觉主核 Hauptsensorischer Trigeminuskern *m*
三叉神经根 Trigeminuswurzel *f*
三叉神经根切断术 Trigeminus Rhizotomie *f*
三叉神经核 Trigeminuskern *m*, Nucleus nervi trigemini *m*
三叉神经后根切断术 operative Durchtrennung der hinteren Trigeminuswurzel *f*
三叉神经脊束 Tractus spinalis nervi trigemini *m*
三叉神经脊束核 Nucleus tractus spinalis nervi trigemini *m*
三叉神经减压术 Trigeminusdekompression *f*
三叉神经剪 Nervus trigeminus Schere *f*
三叉神经交感神经综合征 paratrigeminales Syndrom *n*, Raeder* Syndrom *n*
三叉神经节 Ganglion trigeminale *n*
三叉神经节减压法 Dekompression des Ganglion trigeminale (s. semilunare) *f*
三叉神经节支 Ramus ganglionis trigemini *m*
三叉神经节阻滞 Trigeminus-Ganglion Block *m*
三叉神经拉钩 Trigeminushaken *m*
三叉神经麻痹 Trigeminuslähmung *f*
三叉神经末段撕脱术 Avulsion des peripheren Astes des Trigeminus *f*
三叉神经脑桥核 Nucleus pontinus nervi trigemini *m*
三叉神经腔 Cavum trigeminale *n*
三叉神经鞘瘤 Trigeminusneurinom *n*
三叉神经切断刀 Nervus trigeminus Messer *n*
三叉神经切断术 Trigeminus Rhizotomie *f*
三叉神经切迹 Trigeminuskerbe *f*
三叉[神经]丘脑束 Tractus trigeminothalamicus *m*
三叉神经神经纤维瘤 Trigeminusneurofibrom *n*
三叉神经手术器械包 Instrumentenbesteck für Trigeminusoperation *m*
三叉神经损伤 Trigeminusverletzung *f*
三叉神经痛 Trigeminusneuralgie *f*, Neuralgia trigeminalis *f*
三叉神经痛的 trigeminusneuralgisch, prosopalgisch
三叉神经微血管减压术 mikrovaskuläre Trigeminusdekompression *f*
三叉神经下颌支封闭 Block des mandibularen Astes des Trigeminus *m*
三叉神经性咳 Trigeminus-Husten *m*
三叉神经压迹 Impressio trigemini *f*
三叉神经炎 Trigeminusneuritis *f*
三叉神经营养性损害 Trigeminus-trophische Läsion *f*
三叉神经营养性综合征 trophisches Trigeminussyndrom *n*
三叉神经运动根 Radix motoria nervi trigemini *f*
三叉神经运动核 Nucleus motorius nervi trigemini *m*
三叉神经支 Ramus ganglii trigemini
三叉神经中脑核 Nucleus mesencephalicus nervi trigemini *m*
三叉神经中脑束 Tractus mesencephalicus nervi trigimini *m*
三叉神经中脑束核 Nucleus tractus mesencephalici nervi trigemini *m*
三叉神经主核 Nucleus nervi trigemini *m*
三叉神经阻滞 Trigeminusblock *m*
三叉自主神经性头痛 Trigemino-autonome Kopfschmerzerkrankungen *f*
三产妇 Drittgebärende *f*, Tripara *f*, Tertipara *f*
三齿蒿 Artemisia tridentata *f*
三齿子宫钳 dreizinkige Uterus(faß)zange *f*
三次曲线 Kurve dritter Ordnung *f*
三次生牙 tertiäre Zähnen
三刺[皂荚]碱 Triacanthin *n*
三醋酚汀 Trisatin *n*, Triacephentin *n*, Triacetyldiphenolisatin *n* Triacetyldihydroxyphenylisatin *n*
三醋精散 Triacetin-Pulver *n*
三醋酸酯 Triacetat *n*
三代的 trisubstituiert
三带喙库蚊 Culex tritaeniorhynchus *m*
三氮杂苯 Triazin *n*
三氮唑核苷 Ribavirin *n*
三低肥胖综合征 又称普拉德-威利综合征 Prader*-Willi* Syndrom
三点步行 Dreipunktgang *m*
三点步态 Drei-Punkt-Gang *m*
三点测交 Drei-Punkt-Test *m*
三点固定原则 Tripelpunktfixationsprinzip *n*
三点试验 Tripelpunktprobe *f*
三点[支撑坐]位 Dreibeinstellung *f*
三碘化铋 Wismuttrijodid *n*
三碘化钾 Kaliumtrijodid *n*
三碘化磷 Phosphortrijodid *n*
三碘化砷 Arsentrijodid *n*, Arsenicum jodatum *n*
三碘化物 Trijodid *n*
三碘季铵酚 Flaxedil *n*, Gallaflex *m*, Gallamin *n*, Gallamintriäthyljodid *n*
三碘甲烷 Jodoform *n*, Trijodmethan *n*, Formylum trijodatum *n*
三碘甲腺丙酮酸 Trijodthyropyruvsäure *f*
三碘甲腺乙酸 Trijodthyr(e)o(nin)essigsäure *f*
三碘甲腺原氨酸 Trijodthyronin *n*
三碘甲腺原氨酸测定 Trijodthyroninprobe *f*
三碘甲腺原氨酸测定药箱 Kistchen für Trijodthyroninprobe *n*
三碘甲状腺氨酸钠 Natriumtrijodthyronin *n*
三碘甲状腺原氨酸 Trijodthyronin, T3 *n*
三碘甲状腺原氨酸结合实验 T3 Aufnahme test
三碘甲状腺原氨酸树脂摄入(吸收)试验 Trijodthyronin Harzaufnahme Test *m*
三碘甲状腺原氨酸型甲状腺毒症 Trijodthyronin-Thyreotoxikose *f*
三电极系统 Dreielektrodensystem *n*
三电子键 Dreielektronbindung *f*
三叠纪 Trias *f*, triassische Periode *f*
三叠系 Triassystem *n*, triassisches System *n*
三丁基锡 Tributylzinn *n*
三定点缝合法 Dreipunktnaht *f*
三度对称 Würfelsymmetrie *f*, räumliche (o.d kubische) Symmetrie *f*
三度房室传导阻滞 totaler atrioventrikulärer Block *m*, totaler AV-Block *m*
三度红斑 Erythem Ⅲ. Grades *n*
三度空间 Dreidimension *f*, Dreidimensionalität *f*, dreidimensionaler Raum *m*
三度烧伤 Verbrennung Ⅲ. Grades *f*, Combustio escharotica *f*

三对甲氧苯[基]氯乙烯 Chlorotrianisen *n*
三耳畸胎 Triotus *m*
三发性甲状旁腺功能亢进症 tertiärer Hyperparathyreoidismus *m*
三房心 Triatriatum *n*
三肺叶切除术 Trilobektomie *f*
三废 die drei Abfallstoffe (Abgase, Abwässer und industrielle Rückstände)
三废治理 "Die drei Abfallstoffe"-Behandlung *f*
三分髌骨 Ein Drittel der Patella *f*
三分叉的 dreigabelig, trichotomisch
三分叉根 Trifurkation der Wurzel *f*
三分法 Drei-Wege-Klassifikation *f*
三分子反应 trimolekulare Reaktion *f*
三分子机制 trimolekularer Mechanismus *m*
三氟溴甲烷 Trifluor(mono)brommethan *n*
三氟丙嗪 Triflupromazin(um) *n*
三氟醋酸酐 Trifluoracetanhydrid *n*
三氟醋酸乙酯 Athyltrifluoressigsäure *f*
三氟化磷 Phosphortrifluorid *n*
三氟化锰 Mangantrifluorid *n*
三氟化硼 Bortrifluorid *n*
三氟甲基 Trifluormethyl *n*
三氟甲基-2'-脱氧尿核苷 Trifluormethyl-2'-desoxyuridin *n*
三氟甲基甲哌丙基吩噻 Trifluoperazin *n*
三氟甲噻嗪 Trifluormethylthiazid *n*
三氟甲烷 Fluoroform *n*, Trifluormethan *n*
三氟拉嗪 Trifluoperazin *n*, stelazine *f*(安定药)
三氟氯氰菊酯 Cyhalothrin *n*
三氟哌丁苯 Trifluperidol(um) *n*
三氟哌啶醇 Psicoperidol *n*, Trifluperidol *n*
三氟吡啦嗪 Trifluoperazin(um) *n*
三氟普马嗪 Triflupromazin *n*
三氟噻吨 Flupenthixol(um) *n*
三氟三氯乙烷 Trifluortrichloräthan *n*
三氟胸[腺嘧啶核]苷 Trifluorthymidin *n*
三氟溴氯乙烷 Halothan *n*, Fluothan *n*
三氟乙醚惊厥疗法 Indoklon krampfhafte Therapie *f*
三氟乙酸 Trifluoressigsäure *f*
三氟乙酰苯胺 Trifluorazetanilid *n*
三氟乙酰解 Trifluoracetolyse *f*
三氟异丙醇 Trifluor-Isopropanol *n*
三复等位基因学说 3-Multiple-Allele-Theorie *f*
三甘氨酸铋钠 Bismuthnatriumtriglycollamat *n*
三甘露糖[基]神经酰胺 Trimannosylceramide *f*
三睾[畸形] Triorchidie *f*
三睾[畸形]者 Triorchide *m*
三个月的 trimestral, vierteljährlich
三根分叉部 Trifurkation *f*
三股螺旋 Triplett-Helix *f*
三关节固定(融合)术 Tripelarthrodese *f*
三关节融合术 Tripelarthrodese *f*
三管型 drei Kanäle *pl*
三硅酸镁 Magnesiumtrisilikat *n*, Trisomin *n*
三硅酸盐 Trisilicat *n*, Trisilikat *n*
三癸酸甘油酯 Tricaprin *n*
三辊滚轧机 Dreiroller *m*
三滚筒软膏研磨机 drei Rollen-Salbe-Mühle *f*
三滚筒式轧丸机 drei Rollen-Pillescherblock *m*
三行睫 Tristichiasis *f*
三合激素 triple hormone <engl.>
三合药 Tripharmakon *n*, Tripharmacum *n*
三合一 Dreiklang *m*
三合一飞行服 drei in einem Anzug
三合诊 kombinierte Untersuchung *f*, vaginorectoabdominale Untersuchung *f*
三核的 dreikernig
三核苷酸 Trinucleotid *n*, Trinukleotid *n*
三核苷酸的重复数动态性扩展 dynamische Expansion der Wiederholungen vom Trinukleotid *f*
三核苷酸重复扩增 Trinukleotid-Repeat-Expansion *f*
三核苷酸重复片段扩增突变 Trinucleotid-Ausbau-Mutation *f*
三核苷酸重复序列 Trinukleotid-Repeat-Sequenz *f*, Trinukleotidwiederholungen *pl*
三化螟 Triporyza incertulas *f*, Schoenbius intertulus *m*
三踝骨折 trimalleoläre Fraktur *f*
三环[类]抗抑郁药 trizyklisches Antidepressivum *n*
三环风向风速仪 Windrichtung und Geschwindigkeit-Messgerät mit drei Tassen *n*
三环化合物 trizyklische Verbindung *f*
三环抗忧郁药 trizyklische Antidepressiva *n pl*
三环类 trizyklisch
三环类抗抑郁药 trizyklische Antidepressiva *n pl*
三环双季铵 Triclobisonium *n*
三环杂环化合物 3 heterozyklische Verbindungen *pl*, 3 Ringverbindungen *pl*
三磺合剂 Trisulfonamidmixtur *f*
三磺嘧啶口服混悬液 trisulfapyrimidine orale Suspension *f*
三磺片 Trisulfonamidtablette *f*
三磺软膏 Trisulfonamidsalbe *f*
三茴香基氯乙烯 Chlorotrianisen *n*
三级、四级致病因子 Klasse Ⅲ und Ⅳ Agenten *pl*
三级电离 tertiäre Lonisation *f*
三级反应 dreistufige Reaktion *f*
三级弓 tertiärer Bogen *m*
三级呼吸细支气管 tertiäre respiratorische Bronchiolen *f pl*, Bronchioli respiratorii Ⅲ. Ordnung *m pl*
三级肌间丛 tertiäre Komponente des Plexus myentericus *f*
三级结构 Tertiärstruktur *f*
三级颗粒 tertiäres Granulat *n*
三级卵泡 Tertiärfollikel *m*
三级目标人群 tertiäre Zielgruppe *f*
三级绒毛 Tertiärzotten *f pl*
三级绒毛干 Tertiärstammzotten *f pl*
三级循环反应 dritte kreisförmige Reaktion *f*
三级循环反应阶段 tertiäre kreisförmige Reaktion *f*
三级医疗服务 tertiäre Versorgung *f*
三级预防 drei Ebenen Prävention *f*
三极管 Triode *f*, Dreipolröhre *f*
三极管饱和区 BJT-Sättigungsbereich *m*
三极管参数 BJT-Parameter *m*
三极管电流增益 BJT-Stromverstärkung *f*
三极管放大区 BJT-Aktivbereich *m*
三极管共基组态 BJT-Basisschaltung *f*
三极管共射组态 BJT Emitterschaltung *f*
三极管互补对称 BJT-Komplementärsymmetrie *f*
三极管混合 Π 形模型 BJT-Hybrid-Π-Modell *n*
三极管击穿电压 BJT-Durchbruchspannung *f*
三极管极限参数(定额) BJT Bewertung *f*
三极管结电压值 BJT-Kreuzung-Spannungswert *m*
三极管结构 BJT-Bau *m*
三极管截止区 BJT-Sperrbereich *m*
三极管偏置电路 BJT-Vorspannungsschaltkreise *f*
三极管特性曲线 BJT-Eigenschaft *f*
三极管图解分析 BJT-Grafikanalyse *f*
三己芬迪 Trihexyphenidyl(um) *n*, Artane *f*
三己酸甘油酯 Kapronfett *n*, (Glycerin-) Tricaproin *n*
三己糖苷神经酰胺 ceramide trihexoside <engl.>

三己糖神经酰胺 Trihexosylceramid *n*, Ceramidtrihexosid *n*
三甲噁唑烷二酮 Tridion *n*, Trimetin *n*, Trimethadion *n*
三甲胺 Trimethylamin *n*
三甲苯磷酸盐 Tritolylphosphate *f*
三甲苄二氢嘧啶抗性基因 trimethorim Resistenzgen *n*
三甲酚过氧化物酶试验 Trikresol-Peroxidase-Test *m*
三甲花翠苷 Hirsutin *n*
三甲花翠素 Hirsutidin *n*
三甲黄嘌呤 Trimethylxanthin *n*, Caffein *n*, Coffein *n*
三甲基 Trimethyl *n*
三甲[基]胺 Trimethylamin *n*
三甲[基]苯 Trimethylbenzol *n*
三甲基苯酰 Trimethobenzamid *n*
三甲基苄二氨基嘧啶抗性 Trimethoprim-Resistenz *f*
三甲基苄二氨基嘧啶敏感 Trimethoprim-Empfindlichkeit *f*
三甲基甘氨酸 Trimethylglykokoll *n*, Trimethylglyzin *n*, Betain *n*
三甲[基]硅[基] Trimethylsilyl *n*
三甲[基]硅[基]化[作用] Trimethylsilylierung *f*
三甲[基]硅[基]化唾液酸 trimethylsilylierte Sialinsäure *f*
三甲[基]硅烷化脑苷脂 trimethylsilyl Cerebrosid *n*
三甲基环己烯酮 Trimethylzyklohexenon *n*
三甲[基]氯硅烷 Trimethylchlorsilan *n*
2,2,7-三甲基鸟嘌呤 2,2,7-Trimethylguanin *n*
三甲基羧基丁酰甜菜碱 Carnitin *n*, Novain *n*, Trimethyloxybutyrobetain *n*
三甲基乙烯 Trimethyläthylen *n*
三甲基异咯嗪 Trimethyl-Isoalloxazin *n*, Lumiflavin *n*
三甲季铵化合物 Methonium-Verbindungen *f pl*
三甲硫酚樟脑磺酸盐 Trimethaphancamsylat *n*, Trimethaphancamphorsulfonat *n*
三甲泼拉嗪 Trimeprazin *n*, Temaril *n*
三甲噻方樟脑磺酸盐 Trimethaphancamsylat *n*, Trimetaphancamphorsulfonat *n*
三甲胂 Trimethylarsin *n*
三甲双酮 Trimethadion(um) *n*
三甲烯 Trimethylen *n*
三甲烯二胺 Trimethylendiamin *n*
三甲氧苄[二]氨嘧啶 Trimethoprim(um) *n*, TMP
三甲氧苄嗪 Trimetazidin(um) *n*
三甲氧苄嗪,心康宁,冠脉舒,强抗心绞痛 Trimetazidin *n*
三甲唑烷二酮 Trimethadionum *n*
三价 Trivalenz *f*, Dreiwertigkeit *f*
三价的 dreiwertig, trivalent
三价钴的(前缀) Kobalti-
三价菌(疫)苗 trivalente (od. dreiwertige) Vakzine *f*
三价磷酸盐 trivalentes (od. dreiwertiges) Phosphat *n*
三价磷酸盐结晶 Kristall des dreiwertigen Phosphates *m*
三价钼的(前缀) Molybdäni-
三价镍[的](前缀) Nickeli-
三价气性坏疽抗毒素 dreiwertiges Gasgangränantitoxin *n*, trivalentes Gasgangränantitoxin *n*
三价砷 dreiwertiges Arsen *n*
三价酸 dreiwertige (od. dreiatomige) Säure *f*
三价阳根的 tripositiv
三价元素 Triade *f*
三尖瓣 Dreizipfelklappe *f*, Trikuspidalis *f*, Valva tricuspidalis *f*
三尖瓣瓣环成形术 Trikuspidalklappe Anuloplastik *f*
三尖瓣闭锁 Trikuspidal (klappen) atresie *f*
三尖瓣低位 Abwärtsverlagerung der Trikuspidalis *f*
三尖瓣反流 Trikuspidalinsuffizienz *f*
三尖瓣复合 Trikuspidalklappe Komplex *m*
三尖瓣隔侧尖 Cuspis medialis (valvulae tricuspidalis) *f*
三尖瓣关闭不全 trikuspidale Insuffizienz *f*, Trikuspidal (klappen)
三尖瓣后[尖]瓣 Cuspis posterior (valvulae tricuspidalis) *f*
三尖瓣环 Trikuspidalring *m*, Trikuspidalklappe Ring *m*
三尖瓣畸形 Ebstein* (Herz-) Anomalie *f*
三尖瓣内侧尖 Cuspis medial (valvulae tricuspidalis) *f*
三尖瓣前[尖]瓣 Cuspis anterior (valvulae tricuspidalis) *f*
三尖瓣切开术 Trikuspidalklappe valvotomy
三尖瓣区 Trikuspidalklappe-Bereich *m*
三尖瓣[区]杂音 trikuspidales Geräusch *n*
三尖瓣曲线 Trikuspidalkurve *f*, tricuspid tracing <engl.>
三尖瓣听诊区 Auskultationsgebiet der Trikuspidalklappe *n*
三尖瓣狭窄 Trikuspikal (klappen) stenose *f*
三尖瓣心内膜炎 Trikuspidalklappe Endokarditis *f*
三尖瓣修复术 Trikuspidalklappe-Reparatur *f*
三尖瓣缘尖 marginale Schwelle Trikuspidalklappe *f*
三尖瓣置换术 Trikuspidalklappe-Austausch *m*
三尖的 dreizipfelig, tricuspidal (-is, -is, -e)
三尖论 trituberculare Theorie *f*
三尖杉 Cephalotaxus fortunei *m*
三尖杉碱 Cephalotaxin *n*
三尖杉酮碱 Cephalotaxinon *n*
三尖杉酯碱 Harringtonin *n*, Cephalotaxin *n*
三尖牙 Trikonodontie *f*
三碱基钙 Tricalciumphosphat *m*
三碱[价]的 dreibasig
三件套可膨胀性阴茎起勃器 dreiteilige aufblasbare Penisprothese *f*
三腱固定术 Dreisehne-Fixierung *f*
三键 Azetylenbindung *f*, Dreifachbindung *f*
Bonwill 三角 Bonwill* Dreieck *n*
C 三角 C-Triradius *m*
三角 Trigonum *n*, Delta *n*, Triangulum *n*, Triangulus *m*
 艾因托文氏三角 Einthoven* Dreieck *n*
 波替氏三角 Petit* Dreieck *n*, unteres Lendendreieck *n*
 波替氏腰三角 Trigonum lumbale petiti *n*, Petit* Dreieck *n*, unteres Lendendreieck *n*
 博尔顿三角 Bolton* Dreieck *n*(由鼻根、蝶鞍、枕骨髁后点连成)
 布莱思特氏三角 Bryant* Dreieck *n*, Iliofemoraldreieck *n*
 邓纳姆三角 Dunham* Dreiecke *n*(矽肺时线照片上形成的三角影)
 法拉博夫三角 Farabeuf* Dreieck *n*(在颈上部,其斜边为颈内静脉和面静脉,底边为舌下神经)
 冯韦伯氏三角 von Weber* Dreieck *n*
 格哈特三角 Gerhardt* Dreieck *n*(在左第 3 肋上方,叩诊呈浊音的三角区,见于动脉导管未闭)
 格-勒二氏三角 Grynfelt* (-Lesshaft*) Dreieck *n*
 格林费尔特氏三角 Grynfelt* Dreieck *n*
 格罗科氏三角 Grocco* Dreieck *n*
 贡菲三角(贡博三角) Gombault*-Philippe* Dreieck *n*
 汉克氏三角 Henke* Dreieck *n*, Trigonum inguinale *n*
 黑塞尔巴赫氏三角 Hesselbach* Dreieck *n*, Trigonum nguinale *n*
 加兰德三角 Garland* Dreieck *n*(胸腔积液叩诊体征)
 杰克逊安全三角 Jacksons* Warndreieck *n*(颈前下部,两胸锁乳突肌内侧缘间的三角区)
 卡纳维尔三角(掌心三角) Kanavel* Dreieck *n*
 坎宾三角形工作区 Kambin* Dreieck-Arbeitszone *f*(在进行显微镜腰椎间盘切除时在此三角区无明显血管及神经)
 科德曼三角 Codman* Dreieck *n*(骨肿瘤时一放射线征象)
 科格三角(格罗科三角) Korányi Grocco* Dreieck, Grocco* Dreieck *n*(胸腔积液时背部三角浊音区)
 科赫三角 Koch* Dreieck *n*(右心房隔侧壁上的三角区)
 拉贝三角(胃三角) Labbé* Dreieck *n*(胃接触前腹壁的区域)

莱塞三角 Lesser* Dreieck *n*（二腹肌舌下神经三角）
赖尔氏三角 Reil* Dreieck *n*, Trigonum lemnisci *n*
朗根贝克三角 Langenbeck* Dreieck *n*（股骨颈三角）
劳赫富斯三角 Rauchfuss* Dreieck *n*（渗出性胸膜炎时，健侧脊柱旁有三角形的浊音区）
勒斯哈夫特三角（格林费尔特三角）Lesshaft* Dreieck, Grynfeltt* Dreieck *n*（腰上三角）
利文斯顿三角 Livingston* Dreieck *n*（髂耻脐三角，阑尾炎时的触诊敏感区）
马尔盖尼氏三角 Malgaigne* Dreieck *n*（od. Grube *f*）, Trigonum caroticum *n*
麦丘恩氏三角 Macewen* Dreieck *n*
帕弗利克三角 Pawlik* Dreieck *n*（阴道三角）
皮罗果夫氏三角 Pirogoff* Dreieck *n*
特劳特曼三角（迷路三角）Trautmann* Dreieck *n*（于乙状窦、岩上窦与面神经之间）
韦尼克三角 Wernicke* Dreieck *n*（内囊后角内区间）
沃德三角 Ward* Dreieck *n*（股骨颈小梁三角）
［心包穿刺］安全三角 Sicherheitsdreieck *n*
三角［皱］襞 Plica triangularis *f*
三角凹 Fovea triangularis *f*
三角绷带 Triangelverband *m*
三角襞 Plica triangularis *f*
三角波发生器 Triangle-Generator *m*
三角波脉冲电流疗法 Dreieckimpulsstromtherapie *f*, Therapie mit dem Dreieckimpulsstrom *f*
三角布绷带 Dreiecktuchverband *n*
三角的 dreieckig, triquetr(-us, -a, -um), trigonal(-is, -is, -e)
三角缝针 dreieckige Nähnadel *f*
三角骨 Dreieck(s)bein *n*, Os triquetrum (s. triangulare) *n*
三角骨骨折 Triangular-Knochenbruch *m*
三角骨缺损 Triangular-Knochendefekt *m*
三角函数 Dreiecksfunktion *f*
三角肌 Delta-Muskel *m*, Musculus deltoideus (s. triangu-laris) *m*
三角肌瓣 Deltamuskel-Klappe *f*
三角肌粗隆 Tuberositas deltoidea *f*
三角肌动脉 Deltamuskel-Arterie *f*
三角肌肌腱断裂 Deltoid-Sehnenruptur *f*
三角肌筋膜 Fascia deltoidea *f*
三角肌挛缩 Deltoid-Kontraktur *f*
三角肌麻痹 Deltoid-Lähmung *f*
三角肌区 Regio deltoidea *f*
三角肌萎缩 Deltamuskelatrophie *f*
三角肌下的 subdeltoide(-us, -a, -um)
三角肌下滑囊炎 Bursitis subdeltoidea *f*
三角肌下囊 Bursa subdeltoidea *f*
三角肌下囊炎 Bursitis subdeltoidea *f*
三角肌下粘液囊炎 subdeltoidea Bursitis *f*
三角肌胸大肌间三角 Trigonum deltoideopectorale *n*, Mohrenheim* Grube *f*
三角肌支 Ramus deltoideus *m*
三角嵴 Crista triangularis *f*
三角尖型缝合针 scharfe dreieckige Nähnadel *f*, dreieckige chirurgische Nadel *f*
三角间隙 dreieckiger Raum *m*
三角巾 Dreieckstuch *n*
三角巾包扎法 Dreieckstuchverband *m*, Mitella triangularis *f*
三角模式 epidemiologisches Dreieck *n*
三角钳 Triangulationszange *f*, triangulare Zange *f*
三角区 Trigonum *n*, Area triangularis *f*
三角韧带 Ligamentum deltoideum (s. triangulare) *n*
三角束 Tractus triangularis *m*
三角梃 dreieckiger Hebel *m*, Cryer* Elevator *m*
三角头畸胎 Trigonozephalus *m*, Trigocephalus *m*
三角头畸形 Trigonozephalie *f*, dreieckiger Schädel *m*, Trigonocephalia *f*
三角头［畸形］ Dreieckschädel *m*, Keilschädel *m*, Caput triganum *n*
三角头［畸形］的 trigonozephalisch
三角网格演化 verformbares Dreiecksnetz *n*
三角窝 Fossa triangularis *f*
三角窝隆起 Eminentia fossae triangularis *f*
三角形的 deltaförmig, triangulär, triangular(-is, -is, -e), deltoide(-us, -a, -um), trigon(-us, -a, -um)
三角形骨盆 Pelvis triangularis *f*
三角形肌 dreieckiger Muskel *m*
三角形连接 dreieckiger Anschluss (D-Anschluss, Dreieck) *m*
三角形皮瓣迁移法 Verschiebeplastik des dreieckigen Hautlappens *f*
三角形融点测定管 Dreiecksform-Schmelzpunkt-Rohr *m*
三角形秃发 dreieckige Alopezie *f*
三角形牙根梃 dreieckiger Wurzelhebel *m*
三角形子宫 dreieckiger Uterus *m*, Uterus triangularis *m*
三角胸肌淋巴结 deltoideopectoraler Lymphknoten *m*, Nodi lymphatici deltoideopectoralis *m*
三角针 dreieckige Nadel *f*
三角指骨 Deltaphalanx *f*
三脚拐 Dreifuß *m*
三脚架 Stativ *n*, Tripus *m*, Dreifuß *m*
三脚架征 Stativ-Zeichen *m*
三脚架种植体 Stativ-Implantat *n*
三节机臂 dreigliedriges Doriot-Gestänge *n*
三节指骨拇指 triphalangealer Daumen *m*
三颈烧瓶 Dreihalskolben *m*
三颈蒸馏瓶 dreihalsiger Destillierkolbe *m*
三聚甲醛 Trioxymethylen *n*
三聚硫代甲醛 Trithioformaldehyd *n*
三聚硫酮 Trithioaceton *n*
三聚氯醛 Trichloral *n*
三聚氰胺 Melamin *n*
三聚氰胺甲醛 Melamin-Formaldehyd, MF *n*
三聚氰酸 Cyanursäure *f*, Acidum tricyanicum *n*
三聚体(物) Trimeres *n*
三聚体的 trimer
三聚乙硫醛 Trithioacetaldehyd *n/m*
三聚乙醛 Paracetaldehydum *n*, Paraldehyd *m*
三聚乙醛中毒 Paraldehyd-Vergiftung *f*, Paraldehydismus *m*
三开门式器械桌 Instrumenttisch mit drei Schiebetüren *m*
三髁骨折 trimalleolare Fraktur *f*
三克隆丙种球蛋病 triklonale Gammopathien *f*
三口烧瓶 drei Hälsen Kolben *m*
三棱刮刀 Dreikantschaber *m*
三棱镜 Prisma *n*
三棱镜法 Prismenmethode *f*
三棱镜片 Prismenlinse *f*, prismatische Gläser *pl*
三棱镜视力计 Prismenoptometer *n/m*
三棱镜组 Kunststoffprismas-Stäbe *pl*
三棱针 drei kantige Nadeln *pl*
三棱状体温表 prismaartiges Thermometer *n*
三联 Trilogie *f*, Triade *f*
三联苯 Terphenyl *n*
三联单 Dreifachquittung *f*
三联的 trigeminal(-is, -is, -e), triplex, tripel
三联多肽链 Tripelpolypeptid *n*, Triplet des Polypeptides *n*
三联反应 dreifache Reaktion *f*
三联关节融合术 Triple-Arthrodese *f*
三联管 Dreifachröhre *f*
三联截骨术 Tripleosteotomie *f*

三联菌(疫)苗 Tripelvakzine *f*
三联抗原 Tripelantigen *n*
三联律 Trigeminie *f*
三联脉 Wachtelschlagpuls *m*, Trigeminie *f*, Pulsus trigemmus *m*
三联密码 Triplet(t) *n*
三联胎 Monstrum trigeminum (s. triplex) *n*
三联体 Triplet *n*
三联体密码 Dreibasenkode *m*, Triplet(t)kode *m*, 3BasenCode *m*
三联体密码子 Triplett-Code *m*
三联体突触复合体 synaptischer Komplex der Triade *m*
三联[体]微管 Triplet(t) mikrotubuli *m pl*, Mikrotubuli des Tripletes *m pl*
三联现象 Trigeminie *f*
三联因素学说 Drei-Faktoren-Theorie *f*
三联症 Trisymptomenkomplex *m*, Trisyndrom *n*, Trilogie *f*, Triade *f*, Symptomentrias *f*
三裂的 trifid
三邻甲苯磷酸酯 Tri-o-Kresylphosphat *n*
三磷酸胞[嘧啶核]苷 Zytidintriphosphat *n*
三磷酸肌醇酯 Myoinositoltriphosphat *n*
三磷酸硫胺素 Thiamintriphosphat, TTP *n*
三磷酸酶 Triphosphatase *f*
三磷酸鸟苷 Guanosintriphosphat *n* (GTP)
三磷酸鸟苷结合蛋白 Guanosintriphosphat-Bindungsprotein *n*
三磷酸鸟苷结合蛋白调节物 Guanosintriphosphat-Bindungsprotein-Regulator *m*
三磷酸鸟苷磷酸水解酶 Guanosintriphosphat-Phosphohydrolasen *pl*
三磷酸鸟苷磷酸水解酶活化剂 GTP phosphohydrolase Aktivatoren *pl*
三磷酸鸟苷磷酸水解酶联肽链延长因子 GTP Phosphohydrolase-verbunde Elongationsfaktoren *pl*
三磷酸鸟苷酶活化蛋白 GTPase-aktivierendes Protein *n*
三磷酸尿苷 Uridintriphosphat *n* (UTP)
三磷酸吡啶核苷酸 Triphosphopyridinnukleotid *n* (TPN)
三磷酸脱氧胞苷 Desoxyzytidintriphosphat *n* (dCTP)
三磷酸脱氧核糖核苷 dNTPs *n*
三磷酸脱氧胸苷 Desoxythymidintriphosphat *n* (dTTP)
三磷酸腺苷 Adenosintriphosphat *n* (ATP)
三磷酸腺苷酶 Adenosintriphosphatase *f* (ATP-ase)
三磷酸腺苷敏感钾通道开放剂 ATP-sensitiven Kaliumkanaläöffner *m*
三磷酸腺苷敏感性钾通道通路 ATP-sensitive Kaliumkanal (K ATP) *m*
三磷酸腺苷钠盐 Natriumadenosintriphosphat *n*
三磷酸腺苷受体 ATP-Rezeptor *m*
三磷酸盐(根) Triphosphat *n*
三硫化[二]铁 Ferrisulfid *n*
三硫化二砷 Chinagelb *n*, Operment *n*, Arsentrisulfid *n*, Arsenum citrinum *n*
三硫化二锑 schwarzes Schwefelantimon *n*, Spießglanz *m*, Grauspießglanz *m*, Antimontrisulfid *n*
三硫化四磷 Phosphortrisulfid *n*, Phosphorsesquisulfid *n*
三硫化锑 Antimontrisulfid *n*
三硫化物 Trisulfid *n*
三硫磷 Trithion *n*
三馏蒸馏水 dreifach destilliertes Wasser *n*
三卤化物 Trihalogenid *n*
三卤甲烷 Haloform *n*
三轮车 Dreirad *n*
三轮类抗抑郁药 trizyklische Antidepressiva *n*
三氯苯 Trichlorbenzol *n*
三氯苯达唑 Triclabendazol *n*
三氯苯氮甲基乙炔基碘 Haloprogin *n*
三氯苯酚 Trichlorphenol *n*, Phenotum trichloratum *n*
2,4,5-三氯苯氧乙酸 2,4,5-Trichlorphenoxyessigsäure *f*
三氯丙烷 Trichlorpropan *n*
三氯醋酸 Trichloressigsäure *f* (TCE)
三氯醋酸酒精 Trichloressigsäurealkohol *m*, trichloressigsaurer Alkohol *m*
三氯醋酸乙酯 Trichloräthylacetat *n*
三氯丁醇防腐剂 Chlorobutanol-Konservierungsstoff *m*
三氯丁二醇 Butylchloralhydrat *n*
三氯氟氰菊酯 Cyhalothrin *n*
三氯硅烷 Trichlorsilan *n*
三氯硅烷中毒 Trichlorsilanvergiftung *f*
三氯化铋 Wismutbutter *f*, Wismuttrichlorid *n*, Wismut (Ⅲ)-chlorid *n*
三氯化碘 Jod (tri) chlorid *n*, Jodum trichloratum *n*
三氯化钴 Kobalttrichlorid *n*
三氯[化]联苯 Trichlorbiphenyl *n*
三氯化钌 Rutheniumtrichlorid *n*
三氯化磷 Phosphortrichlorid *n*
三氯化磷中毒 Phosphortrichloridvergiftung *f*
三氯化硼 Bortrichlorid *n*, Borchlorid *n*
三氯化砷 Arsentrichlorid *n*, Arsenum trichloratum *n*
三氯化钛 Titantrichlorid *n*
三氯化锑 Spießglanzbutter *f*, Antimontrichlorid *n*, Causticum antimoniale *n*
三氯化物 Trichlorid *n*
三氯甲烷 Chloroform (ium) *n*, Trichlormethan *n*
三氯甲烷中毒 Chloroformvergiftung *f*
三氯三乙烯砷 Trichlortrivinylarsin *n*
三氯杀螨醇 Kelthan *n*
三氯生 又称三氯羟苯醚 Triclosan *n*
三氯叔丁醇 Chlorbutanol *n*, Trichlorbutanol *n*
三氯铁胆青盐 Ferrobilin *n*
三氯硝基甲烷 Trichlornitromethan *n*, Chlorpikrin *n*
三氯溴甲烷 Trichlorbrommethan *n*
三氯氧磷 Phosphoroxidchlorid *n*, Phosphoroxychlorid *n*
三氯氧磷中毒 Phosphoroxychloridvergiftung *f*
三氯乙醇 Trichloräthanol *n*
三氯乙醛 Trichlorazetaldehyd *m*
三氯乙醛麻醉法 Chloral-Narkose *f*
三氯乙酸 Trichloressigsäure *f*, Acidum trichloraceticum
三氯乙烷 Trichloräthan *n*
三氯乙烯 Azetyltrichlorid, Trichloräth (yl) en *n*, Trichloroaethylenum *n*
三氯乙烯麻醉 Trichloräth (yl) en-Narkose *f*
三氯乙烯吸入器 Trichloräth (yl) en-Inhalator *m*, Trichloräth (yl) en-Inhalierapparat *m*
三氯乙烯中毒 Trichloräth (yl) envergiftung *f*
三氯异丙醇 Trichlorisopropylalkohol *m*, Isopral *n*
三氯异氰尿酸 Trichlorisocyanursäure *f*
三氯蔗糖 Trichlorsaccharose *f*
三脉佩兰叶 Ayapana *f*
三盲法 Tripelblindversuch *m*
三霉素 Triostin *n*
三面畸胎 Triprosopus *m*, Triopodymus *m*
三面接触镜 drei Spiegel Kontaktlinse *f*
三名法 Trinom *n*
三明治技术 Sandwichtechnik *f*
三目镜筒 Trinokulartubus *m*
三目显微镜 trinokulares Mikroskop *n*
三脑室底造瘘术 Ventrikulostomie des dritten Ventrikulus *f*
三排毛抛光刷 dreireihige Polierbürste *f*
三哌喹 Tripiperaquin *n*
三胚层的 tridermisch

三胚层胚盘 dreiblättrige Keimscheibe *f*
三胚层性瘤 tridermischer Tumor *m*
三偏磷酸酯酶 Trimetaphosphatase *f*
三片层结构 Trilamellenstruktur *f*, trilamellare Struktur *f*
三品 drei Klassen der Medikamenten *pl*
三平面骨折 Triplane-Fraktur *f*
三蹼并指 Triple Syndaktylie *f*
三七皂甙 Arasaponin *n*, Sanchinosid *n*
三期环形红斑 tertiäres circinates Erythem *n*
三期梅毒 Syphilis Ⅲ *f*, tertiäre Syphilis *f*
三期梅毒疹 tertiäres Syphilid *n*
三期扫描 Dreiphase-Scannen *n*
三期石棉肺 tertiäre Asbestlunge (od. Asbestose) *f*
三前臂[畸形] Triantebrachia *n*
三腔二房心 Cor triloculare biatriatum (s. biauriculare) *n*
三腔二气囊管 Sengstakes-Blakemores-Rohr *n*
三腔管压迫止血 Ballontamponade *f*
三腔心 drei Kammern Herz *n*, trilocular Herz *n*, cor triloculare *n*
5,7,4'-三羟[基]黄酮 Apigenin *n*
2',5,7 三羟[基]4'甲氧异黄酮 Ferreirin *n*
三羟基二苯甲酮 Trihydroxybenzophenon *n*
三羟基吲哚 Trihydroxyindol *n*
N-三羟甲[基]氨基甲烷 Trihydroxymethylaminomethan *n* (THAM), Tromethamin *n*
三羟甲[基]氨基甲烷缓冲液 THAM Puffer *m*
N-三[羟甲基]-2-氨基乙磺酸 trihydroxymethyl 2 aminoethansulfonsäure *f*
N-三[羟甲基]氨基丙磺酸 trihydroxymethyle aminopropane Sulfonsäure *f*
N-三羟甲[基]甲基甘氨酸 Tris (hydroxymethyl) Methylglycin *n*
三羟甲基氨基甲烷 Trihydroxymethylaminomethan *n* (THAM), Tromethamin *n*
三羟甲基氨基甲烷磷酸盐 1,4,5-Inositoltrisphosphat *n*
三亲株交配 triparental mating
三嗪 Triazm *n*
三嗪咪唑胺 Dacarbazine *n pl*, 5-(3,3-dimethyl-l-triazeno) imidazole-4-carboxamide (DTFC) <engl.>
三氢化砷 Arsin *n*
三氢氧化锰 Mangan (i) hydroxyd *n*, Mangantrihydroxyd *n*
三氢氧化钼 Molybdäntrihydroxyd *n*
三氢氧化镍 Nickelhydroxyd *n*
三氰酸 Tricyansäure *f*
三躯畸胎 Trisomata *n pl*
三曲康唑 triaconazole *n*
三取代物 Trisubstitutionsprodukt *n*
三[染色]体 Trisoma *n*
三[染色]体的 trisom
三[染色]体性 Trisomie *f*
三人关系 Dreiecksbeziehung *f*
三人群体 Dreiklang *m*
三人双目手术显微镜 drei Personen twin visuelles Operationsmikroskop *n*
三人组分 Triangulation *f*
三人组合疗法 Dreieck-Therapie *f*
三刃钉 Dreilamellennagel *m*, Smith* Petersen* Nagel *m*
三日疟 Quartana *n*, Quartanfieber *n*, Malariae-Malaria *f*, Febris quartana *f*
三日疟原虫 Quartanaparasit *m*, Plasmodium malariae (s. quartanae) *n*
三色的 trichromatisch
三色觉感受器 Dreifarbenempfindlichkeit-Rezeptor *m*
三色堇 Dreifaltigkeitskraut *n*, lacea *f*, Viola tricolor *f*
三色堇黄甙 Violanthin *n*
三色堇黄质 Violaxanthin *n*
三色染色 Trichromfärbung *f*
三色染液 Trichromfärbung *f*
三色视 Dreifarbenempfindlichkeit *f*, Trichromasie *f*, Trichromatismus *m*, Trichromatop (s) ia *f*
三色视的 trichromatisch
三色柿醌 Diosquinon *n*
三色[现象] Trichromasie *f*, Trichro(mat)ismus *m*, Dreifarbigkeit *f*
三色[现象]的 trichroitisch
三色[学]说 Dreifarbentheorie *f*, Young*-Helmholtz* Theorie *f*
三射[染色]体 triradial Chromosom *n*
三生构造 Tertiärstruktur *f*
三生菌丝 tertiäres Myzel (ium) *n*
三十六[烷]酸 Cerotinsäure *f*
三十烷 Triacontan *n*
三室的 trilocular (-is, -is, -e)
三室模型 Drei-Kompartiment-Modell *n*
三手[畸形] Tricheirus *m*
三输尿管畸形 Harnleiter-Verdreifachung *m*
三束支传导阻滞 Trischenkelblock *m*
三数的 tridymous
三水氨苄青霉素 Ampicillintrihydrat *n*
三酸甘油酯 Triglyzeride *n pl*
三酸甘油酯血[症] Triglyzeridämie *f*
三酸[根]盐 Trisalz *n*
三酸碱 Trisäure-Basis *f*
三酸染剂 Trisäure-Fleck *m*
三羧酸 Trikarbonsäure *f*
三羧酸循环 Trikarbonsäure-Zyklus *m*, Szent-Györgyi*-Krebs* Zyklus *m*
三胎 Drillinge *m pl*
三胎产 Drillingsgeburt *f*
三胎妊娠 Drillingsschwangerschaft *f*
三胎早产 Drillingsfrühgeburt *f*
三苔色酸 pyrophore säure *f*
三态点 Tripelpunkt *m*
三肽 Tripeptid *n*
三肽酶 Tripeptidase *f*
三糖 Trisaccharid *n*
三糖酶 Trisaccharidase *f*
三糖培养基 Tripelzuckernährboden *m*
10-三体 Trisomie 10 *f*, Cockayne-Syndrom *n*
三体 Trisomie *f*
三体畸胎 Triplett-Monster *n*
X 三体染色体畸变 triple X-Chromosomenabweichung *f*
三体[染色体]生物 Trisomie *f*
三体型 Trisomie *f*, Edwards* Syndrom *n*
22-三体[型] Trisomie 22 *f*
E1 三体综合征 E1-Trisomie-Syndrom *n*, Edwards* Syndrom *n* (od. Trisomien *f*)
13 三体综合征 Trisomie 13 Syndrom, Patau* Syndrom *n*
18 三体综合征 Trisomie 18 Syndrom, Edwards* Syndrom *n*
21-三体综合征 Trisomie 21-Syndrom *n*, Down* Syndrom
三体综合征 Trisomie-Syndrom *n*
三天 Triduum *n*
三萜 Triterpen *n*
三萜类 triterpenes <engl.>
三萜[烯] Triterpen *n*
三萜系化合物 triterpenoid <engl.>
三萜皂甙 Triterpenoidsaponin *n*
三萜皂苷元 Triterpenoid-Sapogenin *n*
三通 Trinitrotoluol *n*. Triton *n*
三通管 Dreiwegestück *n*

三通活瓣(栓) Dreiwegeventil *n*
三通活塞 Dreiwegehahn *m*
三通活栓 Dreiwegeventil *n*
三通开关 Dreiwegschalter *m*
三通连接管 Drei-Wege-Anschluss *m*
三通食道管 Dreiwege-Osophagustube *f*
三酮嘌呤 Hamsäure *f*, Triketopurin *n*
三瞳[畸形]Triplokorie *f*, Triptokorie *f*
三筒显微镜 trinokulares Mikroskop *n*, Mikroskop mit Trinokulartubus *n*
三头拐杖 Trizeps-Krücke *f*
三头肌 Trizeps *m*, Musculus triceps *m*
三头肌反射 Trizepsreflex *m*
三头肌皮下脂肪厚度 Trizeps Hautfalten (TSF) Dicke *f*
三头肌(部)皮褶厚度 Trizepshautfaltendicke *f* (TSF)
三头畸胎 Trizephalus *m*
三头悬带 Kleeblatt- Schlinge *f*
三突触环路 trisynaptischer Weg *m*, Drei-Synapse-Schleife *f*
三突触回路 trisynaptic Schaltung *f*
三弯牙机臂 Contraarm *m*
三维 CT 血管造影 dreidimensionale CT-Angiographie *f*
三维超声成像仪 Dreidimensionale (3D) Ultraschallbildgebung Scanner *m*
三维超声成像技术 dreidimensionale Ultrasonographie *f*
三维超声心动图检查 dreidimensionale Echokardiographie *f*
三维超声诊断法 dreidimensionale Ultraschalldiagnostik *f*
三维储存 dreidimensionale Speicherung *f*
三维的 dreidimensional
三维定量构效关系 dreidimensionale quantitative Struktur-Aktivitäts-Beziehung *f*
三维动态频谱分析仪 dreidimensionaler dynamischer Spektrum-Analysator *m*
三维仿真 3D-Emulation *f*
三维光栅 dreidimensionaler Raster *m*
三维计算机断层扫描和磁共振图像 drei Dimensionen (3D) CT MR-Bilder *pl*
三维结构 dreidimensionale Struktur *f*
三维解剖显视 drei Dimensionen (3D)-Visualisierung der Anatomie *f*
三维可视化 dreidimensionale Visualisierung *f*
三维空间 dreidimensionaler Raum *m*
三维立体[手术]定位 stereotaktische
三维模型 dreidimensionales Modell *n*
三维培养 dreidimensionale Kultur *f*
三维器官图像 drei Dimensionen (3D)-Bild der Organen *n*
三维全肘关节镜检查 Die 3D-Total-Ellbogenarthroskopie *f*
三维人体内脏 drei Dimensionen (3D) menschliche Eingeweiden *pl*
三维图 drei Dimensionen (3D)-Grafiken *pl*
三维图像处理 dreidimensionale Bildverarbeitungsvorrichtung *f*
三维图形重构 dreidimensionale grafische Rekonstruktion *f*
三维显示 dreidimensionaler Rahmen *m*
三维象 dreidimensionales Bild *n*
三维旋转 dreidimensionale Rotation *f*
三维语言 dreidimensionale Sprache *f*
三维域 dreidimensionale Domäne *f*
三维运动 dreidimensionale Bewegung *f*, räumliche Bewegung *f*
三维再建面 drei Dimensionen (3D)-rekonstruiert Oberfläche *f*
三维中心视野断层成像[术] drei Dimensionen zentraler Feld-Tomographie *f*
三位性视网膜母细胞瘤 trilaterales Retinoblastom *n*
三烯甲雌醇核 Estratrien *n*
三烯类 Triene *f*
三烯炔诺酮 Norgestrienon *n*
三烯烃 Alkatrien *n*
三烯脂肪酸 triethenoid Fettsäure *f*
三细胞的 trizellulär, tricellular (-is, -is, -e)
三峡大坝 Drei-Schluchten-Damm *m*
三峡水库 Drei-Schluchten-Reservoir *n*
三仙丹 Merkurioxyd *n*, Quecksilberoxyd *n*
三酰胺 Triamid *n*
三酰甘油(甘油三酯) Triacylglycerol *n*
三相 Dreiphase *f*, Triphase *f*
三相波 dreiphasische Welle *f*
三相的 dreiphasig, dreiphasisch, triphasisch
三相点 Tripelpunkt *m*
三相电度表 Drehstrom-Wattstunden-Meter *m*
三相电路 Drehstromkreis *m*
三相电源 Drehstromquelle *f*
三相功率 Drehstromleistung *f*
三相交流电 Dreiphasenwechselstrom *m*, dreiphasischer Wechselstrom *m*
三相气雾剂 Dreiphasenaerosol *n*
三相全波整流 X 线机 dreiphasischer Vollweggleichrichtungsröntgenapparat *m*
三相三线制 Drehstrom-Drei-Leiter-System *n*
三相四线制 Drei-Phasen-Vier-Leiter-System *n*
三相异步电动机 Drehstrom-Asynchronmotor *m*
三向辐射 Triradiation *f*
三硝基苯 Trinitrobenzol *n* (TNB)
三硝基苯酚 Bittersäure *f*, Trinitrophenol *n*
2,4,6-三硝基[苯]酚 2,4,6-Trinitrophenol *n*
三硝基苯基[团]TrinitrophenyI-Gruppe *f*
三硝基苯甲酸 Trinitrobenzoesäure *f*
2,4,6-三硝基苯甲硝胺 2,4,6-Trinitrophenylmethylnitramin *n*, Tetryl *n*
三硝基苯肼 Trinitrophenylhydrazin *n*
三硝基酚 Trinitrophenol *n*, Pinkrinsäure *f*
三硝基甘油 Trinitrin *n*, (Tri-) Nitroglyzerin *n*
三硝基甲苯 Trinitrotoluol *n* (TNT)
三硝基甲苯中毒 Trinitrotoluolvergiftung *f*
三硝基甲酚 Trinitrokresol *n*
三硝基甲烷 Trinitrometban *n*, Nitroform *n*
2,4,6-三硝基间苯二酚 2,4,6-Trinitroresorcinol *n*
三硝基纤维素 Trinitrozellulose *f*, Pyroxylin *n*
三硝酸甘油[酯] Salpetersäureglyzerinester *m*, Trinitrin *n*, Nitroglyzerin *n*
三硝酸三乙醇胺[酯] Triäthanolamintrinitrat *n*, Trolnitrat (um) *n*
三硝酸三乙醇胺重磷酸酯 Triäthanolamintrinitratdiphosphat *n*
三硝酸盐 Trinitrat *n*
三效蒸馏水器 tri-Effekt-Brennerei *f*
三斜晶系 triklines Kristallsystem *n*
三辛酸甘油酯 Tricaprylin *n*
三溴丙烯 Tribromhydrin 九, Tribrompropan *n*
三溴代乙醇 Tribromethanol *n*
三溴合剂 Mixtura Tribromidorum *f*
三溴化铋 Wismuttribromid *n*
三溴化磷 Phosphortribromid *n*, Phosphorbromür *n*
三溴化铯 Zäsiumtribromid *n*
三溴化物 Tribromid *n*
三溴芦荟苷 Tribromaloin *n*
三溴片 Tribromidtablette *f*
三溴叔丁醇 Brometon *n*
三溴乙醇 Bromethol *n*, Avertin *n*, Tribromäthanol *n*, Alcohol tribromaethylicus *m*
三溴乙醇溶液 Tribromäthanollösung *f*
三溴乙醛 Bromal *n*, Tribromazetaldehyd *n*

三穴的 trifoveolate
三亚胺三嗪 Triäthylenmelamin *n*(TEM)
三亚麻油酸甘油酯 Trilinolein *n*
三眼导尿管 Dreiaugenkatheter *m*, dreiäugiger Blasenkatheter *m*
三眼畸胎 Triophthalmus *m*
三氧的 trihydrisch
三氧化二铋 Wismutasche *f*, Wismut(Ⅲ)oxid *n*, Wismutkalk *m*, Wismuttrioxid *n*
三氧化二氮 Stickstofftrioxid *n*
三氧化二钒 Vanadintrioxid *n*
三氧化二铬 Chromioxid *n*, Chrom(Ⅲ)oxid *n*
三氧化二磷 Phosphortrioxid *n*
三氧化二硫 Schwefeltrioxid *n*
三氧化二锰 Manganioxid *n*
三氧化二钼 Molybdänsesquioxid *n*
三氧化二镍 Nickel(sesqui)oxid *n*
三氧化二砷 Arsentrioxid *n*, Acidum arsen(ic)osum *n*
三氧化二砷失活剂 Arsentrioxiddevitalisierungsmittel *n pl*
三氧化二砷中毒 Arsentrioxidvergiftung *f*
三氧化二锑 Antimontrioxid *n*
三氧化二铁 Ferrioxid *n*, Ferrum oxydatum rubrum *n*
三氧化二钴 Kobaltioxid *n*
三氧化铬 Chromtrioxid *n*
三氧化硫 Schwefeltrioxid *n*
三氧化硫中毒 Schwefeltrioxidvergiftung *f*
三氧化锰 Mangantrioxid *n*
三氧化钼 Molybdäntrioxid *n*
三氧化物 Trioxid *n*
三氧嘌呤 Harnsäure *f*, 2, 6, 8-Trioxypurin *n*
三要素法 Drei-Faktor-Methode *f*
三叶草[图]形 Kleeblatt-Form *f*, clover leaf pattern <engl.>
三叶虫纲 Trilobiten *m pl*
三叶的 trilobat(-us, -a, -um)
三叶钉 Dreilamellennagel *m*
三叶豆甙 Trifolin *n*
三叶豆紫檀甙 Trifolirhizin *n*
三叶腹壁固定牵开器 Dreiblatt Bauch Fixierung Retraktor *m*
三叶结肠钳 dreiblätterige Dickdarmklemme *f*
三叶素 Trilobin *n*
三叶胎盘 Placenta tripartita(s. triloba s. triplex) *f*
三叶头 Kleeblattschädel *m*
三叶形骨盆 Pelvis triradialis(s. tritaciata) *f*
三乙胺 Triäthylamin *n*
三乙胺磷(塞替派) Triethylenphosphoramid, *n*(抗肿瘤药)
三乙撑(烯)磷酰胺 Triäthylenphosphoramid *n*(TEPA)
三乙撑(烯)硫代磷酰胺 Triäthylenthiophosphoramid *n*
三乙撑蜜胺 Triäthylenmelamin *n*(TEM)
三乙撑三聚氰酰胺 Triäthylenmelamin *n*(TEM)
三乙醇胺 Triäthanolamin *n*
三乙醇胺十二烷苯磺酸盐 Triethanolamin Dodecylbenzolsulfonat *n*
三乙胆碱 Triäthylcholin *n*
三乙碘化加拉明 Flaxedil *n*
三乙基羟化四甲胺 Triethyl-Hydroxylierung-Tetramethylammonium *n*
三乙基锡 Triäthylzinn *n*
三乙眠砜 Methylsulfonalum *n*, Trional(um) *n*
三乙酸甘油酯 Triacetin *n*, Glyzerintriazetat *n*
三乙酸盐 Triacetat *n*
三乙烯 Triäthylen *n*
三乙烯(撑)三聚氰酰胺 Triäthylenmelamin *n*(TEM)
三乙烯(撑)[亚]胺三嗪 Triäthylenmelamin *n*(TEM), Tretamin(um) *n*
三乙烯乙二醇 Triäthylenglykol *n*
三乙酰夹竹桃霉素 Oleandomycintriazetat *n*, Triazetyloleandomycin *n*(TAO), Triacetyloleandomycinum *n*
三乙酰焦桔酚 Triazetylpyrogallol *n*, Lenigallol *n*
三乙酰焦没食子酚 Triazetylpyrogallol *n*, Lenigallol *n*
三异丙[基]苯磺酰氯 triisopropylphenylsulfonyl Chlorid *n*
三翼肠吻合钳 dreiblätterige Darmklemme *f*
三翼钉拔出器 Dreilamellennagelextraktor *m*
三翼钉拔出术 Extraktion des Dreilamellennagel *f*
三翼钉打拔器 Einschlag-und Auszuggerät des Dreilamellennagels *n*
三翼钉导引针 Führungssonde des Dreilamellennagels *f*
三翼钉固定 Immobilisierung mittels Dreilamellennagels *f*
三翼钉内固定术 innere Immobilisierung mittels Dreilamellennagels *f*
三翼股骨颈钉 Dreilamellennagel für Schenkelhals *m*, Schenkelhalsdreilamellennagel *m*
三翼股骨颈固定钉 zentral perforierter Schenkelhalsdreilamellennagel *m*
三翼直肠窥器 Tripelblattenrektalspekulum *n*, trilobates Rektalspekulum *n*
三因子转导 Drei-Faktor-Transduktion *f*
三阴性 triple-negative
三阴性乳腺癌 triple-negativer Brustkrebs *m*
三音律 Tripelrhythmus *m*
三用喷枪 drei Möglichkeiten Spritze *f*
三用听诊器 triple change stethoscope <engl.>
三用误差分选仪 drei Zweck Fehler Wahlschalter *m*
三用轧皮机 vielseitiges Fel-Walzwerk *n*
三油酸甘油酯 Triolein *n*, Olein *n*
三元醇 dreibasiger Alkohol *m*
三元复合物 ternärer Komplex *m*
三元复合物因子 ternärer Komplex Faktor *m*
三元回归 Dreivariable-Regression *f*
三元论 Trialismus *m*
三元络合物 ternärer Komplex *m*
三元取代的 tripelsubstituiert
三元取代物 Trisubstitutionsprodukt *n*
三元酸 dreibasige Säure *f*
三元相图 tertiäres Zustandsdiagramm(od. Phasendiagramm) *n*
三原色 Dreiprimärfarbe *f*
三原色论 trichromatische Theorie *f*
三原色学说 Dreifarbentheorie *f*, Young*-Helmholtz* Theorie *f*
三原型 Triarchetypen *m pl*, triarch <eng.>
三原子的 dreiatomig
三原子氢 dreiatomiges Hydrogen *n*, H3
三月桂酸甘油酯 Laurostearin *n*, Trilaurin *n*
三月期 Trimenon *n*
三月期的 dreimonatlich, trimenstru(-us, -a, -um)
三爪钩 Dreispitzhaken *m*
三爪牵开器 dreizinkiger Haken(od. Retraktor) *m*
三爪钳 dreizinkige(Haken-)Zange *f*
三折(双摇)病床 drei-Kurbel beidseitig wagging Bett *n*
三者关系 triadische Relation, Trias *f*
三针实验 drei-Nadel-Experiment *n*
三征 Trias *f*
三肢麻痹 Triplegie *f*
三肢瘫 Triplegie *f*
三肢体电极 drei Extremitätenelektroden *pl*
三脂酰甘油 Triacylglycerol *n*
三指(趾) Tridactylismus *m*
三指(趾)的 tridactyl(-us, -a, -um)
三酯[化合]物 Triester *m*
三中心[型]反应 three-center reaction <engl.>
三种法律责任 drei Arten der gesetzlichen Pflichten *pl*

三重电离的 tripelionisiert
三重反应 Tripelantwort *f*, dreifache Reaktion *f*
三重感受器理论 dreifach rezeptor Theorie *f*
三重截骨术 Triple-Osteotomie *f*
三重染色法 Dreifachfärbung *f*
三重线 Triplet(t) *n*
三重线态 Triplettzustand *m*
三重性酸碱平衡紊乱 Dreifach-Säure-Basen-Gleichgewichts-störung *f*
三重压力系统 dreifaches Drucksystem *n*
三轴参照系 triaxiales Referenzsystem *n*, dreiachsiges Bezugssystem *n*
三轴运动 Dreiachsenbewegung *f*
三棕榈酸甘油酯 Tripalmitin *n*
三足离心机 dreibeinigen Zentrifuge *f*
三足[畸形] Tripodia *f*
三足[手]杖 Stativ *n*
三足胸部联胎 Thorakopagus Tripus *m*
三唑 Triazol *n*
三唑巴坦 Tazobactam *n*
三唑核苷 Triazol-Nukleosid *n*
三唑类 Triazol *n*
三唑仑 Triazolam *n*
三唑酮 Trazodon *n*
三唑烷 Triazolidin *n*

sǎn 伞散

伞 Fimbrie *f*, Lacinia *f*
伞包 Fallschirm Tasche *f*
伞襞 Plica fimbriata *f*
伞端 Fimbrienende *n*
伞房花形的 korymbiform, corymbos(-us, -a, -um)
伞房花序 Corymbus *m*
伞桂属 Umbellularia *f*
伞桂酮 Umbellulon *n*
伞花基 Cymenyl-
伞降救生艇 Fallschirm-durchgeführtes Rettungsboot *n*
伞菌 Agaricus rubellus *m*
伞菌科 Agaricaceae *pl*
伞菌属 Agaricus *m*
伞毛 Pili *m pl*
伞毛蛋白 Pilin *n*
伞毛抗原 Pilusantigen *n*
伞毛形成 Fimbriatio *f*
伞丝状的 baumwollähnlich, byssoid <engl.>
伞箱[包] Rutsches-Boot *n*
伞形 umbelliförmig, umbraculiförmig
伞形(顶)青霉菌素 Corylophylin *n*
伞形成 Fimbriatio *f*
伞形单指套 schirmförmiger Einzelfingerling *m*
伞形的 fimbriat
伞[形]花内酯 Umbelliferon *n*
伞[形]花内酯甲醚 Herniarin *n*
伞形花序 Umbella *f*, Dolde *f*
伞形科 Umbelliferae *f pl*
伞形三糖 Umbelliferose *f*
伞形双指套 schirmförmiger Doppelfingerling *m*
伞形酸 schirmförmige Säure *f*
伞形酮 Umbelliferon *n*
伞状过滤器 Dach-Filter *m*
伞状毛霉菌 Mucor corymbiefer *m*, Lichtheimia corymbifera *f*
伞状体 Fimbriatum *n*
散斑噪声 又称斑点噪声 Speckle-Rauschen *n*
散布 Streuen *n*, Streuung *f*, Dissemination *f*
散布的 streuend, gestreut
散布型 Disseminationstyp *m*
散布重复 DNAdurchsetzte wiederholende DNA
散布重复序列 eingestreute repetitive Sequenzen *f*
散弹创 Schrotflinte-Wunde *f*
散弹枪 Schrotflinte *f*
散弹枪式实验 Schrotflinte-Experiment *n*
散点图 Streudiagramm *n*
散发的 sporadisch
散发气味的 riechend
散发气味腺体 Krypten odoriferae, Krypten praeputiales *f*
散发性的 sporadisch
散发性斑疹伤寒 sporadischer Typhus *m*
散发性呆小病 sporadischer Kretinismus *m*
散发性单纯性非毒性甲状腺肿 sporadische einfache euthyreote Struma *f*
散发性发病 sporadische Inzidenz *f*
散发性非甲状腺肿[大]性呆小病 sporadischer nongoitrous Kretinismus *m*
散发性高甘油三酯血症 sporadische Hypertriglyzeridämie *f*
散发性甲状腺肿 sporadische Struma *f*
散发性甲状腺肿[大]性呆小病 sporadischer Kropf Kretinismus *m*
散发性结节性非毒性甲状腺肿 sporadische knotige euthyreote Struma *f*
散发性巨大B细胞淋巴瘤 diffuses großzelliges B-Zell-Lymphom *n*
散发性克汀病 sporadischer Kretinismus *m*
散发性痢疾 sporadische Ruhr *f*
散发性牛脑脊髓炎 sporadische Rinder Enzephalomyelitis *f*
散发性牛造白细胞组织增生 sporadische Rinderleukose *f*
散发性偏瘫性偏头痛 sporadische hemiplegische Migräne *f*
散发性色素绒毛结节状滑膜炎 sporadische pigmentierte villonoduläre Synovitis *f*
散发性肾小球囊肿性肾病 Sporadische glomerulozystische Nierenerkrankung *f*
散发性胃癌 diffuses Magenkarzinom *n*
散发性甲状腺肿 sporadische Struma *f*
散发性足跖汗孔角化病 Porokeratose plantaris discreta *f*
散房花形的 corymbose
散房花形二期梅毒 corymbose sekundäre Syphilis *f*
散房花形梅毒疹 corymbose Syphilid *n*
散房花序 Doldentraube *f*
散光 Stabsichtigkeit *f*, Zerrsichtigkeit *f*, Astigmatismus *m* (As)
散光的 astigmatisch
散光计 Astigmatometer *n*
散光检查表 Astigmatokarte *f*
散光矫正镜 Hydrodiaskop *n*, Wasserbrille *f*
散光镜 Astigm(at)oskop *n*
散光镜检查 Astigmatoskopie *f*
散光盘[表] astigmatische Scheibe *f*
散光盘屈光检查 Brechungstest mit astigmatischem Ziffernblatt *m*
散光轴位 Achse des Astigmatismus *f*
散[剂] Pulver *n*, Puder *m*
散剂定量分包机 quantitative Pulver-Partition-Verpackungsmaschine *f*
散剂分量器 Puderteilapparat *m*
散焦 Defokussierung *f*, Entfokussierung *f*, Entbündelung *f*
散居儿童 dispergiertes Kinder *n*
散居儿童保健 Gesundheitspflege der dispergierten Kindern *f*
散开 Divergenz *f*
散开不足 Divergenzinsuffizienz *f*
散开的 divergierend, divergent
散开过多 überdivergieren *n*

散开机能不全 Divergenzinsuffizienz *f*
散开射线 divergente(od. divergierende) Strahlen *m pl*
散开性棱镜 divergent Prisma *n*
散开性斜视 Strabismus divergens *m*
散孔材 zerstreutporiges Holz *n*
散粒效应噪声 Effekt-Geräusche *f*
散裂产物 Spallationsprodukte *pl*
散乱蛋白 zerzaustes Protein *n*
散漫性神经系 diffuses Nervensystem *n*
散沫花 Lawsonia inermis(s. alba) *f*
散沫花属 Lawsonia *f*
散沫花素 Lawson *n*
散沫花叶 Henna *f*
散热的 thermolytisch, wärmeabgebend
散热量 Menge der Wärmeabgabe *f*, wärmeabgebende Quantität *f*
散热器 Radiator *m*
散热途径 Wärmeabgabeweg *m*
散热中枢 Kühlzentrum *n*
散热[作用] Wärmeabgabe *f*, Thermolyse *f*, Wärmeableitung *f*, Körperwärme-Verlust *m*
散射 Zerstreuung *f*, Streuung *f*
散射测浑法 Nephelometrie *f*
散射的 verstreut
散射电子 Streuelektron *n*
散射光 Streulicht *n*
散[射]光照明 Streuleuchte *f*, diffuse Beleuchtung *f*
散射光子 gestreute Photons *pl*
散射回声 Streu(ungs)echo *n*, Scatterecho *n*
散射角 Streu(ungs)winkel *m*
散射粒子 Streu(ungs)partikel *f*, Streuteilchen *n*
散射免疫扩散 radiale Immundiffusion *f*
散射体 Streukörper *m*, Streumaterial *n*, Streusubstanz *f*, streuendes Teilchen *n*
散射图样 Streuungsbild *n*
散射系数 Streukoeffizient *m*
散射线 Streustrahlen *m pl*, gestreute Strahlen *m pl*
散射效应 Streuungseffekt *m*, streuender Effekt *m*
散射因数 Streu(ungs)faktor *m*
散射源 Heizkörper *m*
散射浊度单位 nephelometrische Trübungseinheit, NTU *f*
散射浊度法 Nephelometrie *f*
散射浊度计 Nephelometer *n*
散塔草属 Eriodictyon *n*
散瞳 Mydriase *f*, Mydriasis *f*
散瞳的 mydriatisch, mydriatic(-us, -a, -um)
散瞳合剂 mydriatische Mixtur *f*
散瞳剂的使用 Verwendung des Mydriatikum *f*
散瞳强直 mydriatische Steifigkeit *f*
散瞳药 Mydriaticumn *n*, Mydriatikum *n*
散瞳中枢,睫状脊髓中枢 mydriatisches Zentrum *n*, ziliospinales Zentrum *n*
散在内分泌 diffuse endokrine *f*
散在性损害 wahllose Läsion, gemischte Läsion *f*
散装产品 Schüttgüter *pl*

SANG 桑嗓丧

sāng 桑

桑 Morus alba *f*
桑橙素 Maclurin *n*
桑代克的学习率 Lerntheorie nach Thorndike *f*
桑德尔灵敏度 Sandell*'s Empfindlichkeit *f*
桑德霍夫病 Sandhoff* Krankheit *f*(神经节苷酯贮积病)
桑德罗克试验 Sandrock* Test *m*(检血栓形成)
桑德迈尔反应 Sandmeyer* Reaktion *f*
桑德平行四边形错觉 Sander* Parallelogramm-Illusion *f*
桑德斯特姆体 Sandstrom* Körper *m*, Nebenschilddrüse *f*(甲状旁腺)
桑毒蛾 Euproctis similis *f*
桑福德试验 Sanford* Test *m*(检溶血)
桑格序列测定法 Sanger* Methode *f*(测碱基)
桑寄生科 Loranthaceae *f pl*
桑寄生属 Loranthus *m*
桑科 Moraceae *f pl*
桑毛虫 Euproctis similis *f*
桑[木]黄素 Morin *n*
桑拿浴(芬兰式[蒸气]浴) Sauna Bad *n*, Sauna *f*, finnische Sauna *f*, türkisches Bad *n*
桑普森氏囊肿 Sampson* Zyste *f*, Schokoladenzyste *f*
桑色素 Morin *n*
桑葚 Morum *n*, Fructus Mori *m*
桑葚胚 Maulbeerkeim *m*, Maulbeerkugel *f*, Morula *f*
桑葚胚的 morular
桑葚胚期 Maulbeerstadium *n*
桑葚胚形成 morulation *f*
桑葚体 Morula *f*
桑葚形 Maulbeerform *f*
桑葚形齿 Maulbeerzahn *m*
桑葚形细胞 mulberry Zell *n*
桑葚样(状)的 maulbeerförmig, maulbeerähnlich
桑葚样细胞 morular Zell, Beeren Zell *n*
桑葚样痣 mulberry Marke *f*, Nävus morus *f*
桑葚状结石 Maulbeerstein *m*
桑葚状磨牙 Mulberrmolaren *n*
桑椹胚 Morula *f*
桑氏综合征 Sanfilippo* Syndrom
桑属 Morus *f*
桑树 Maulbeerbaum *n*
桑塔沃里病(综合征) Santavuori* Erkrankung(-Syndrom) f(n)(家族性黑朦性白痴[少年型],伴出生后即存在的症状)
桑托里尼氏管 Santorini* Duktus *m*, Ductus pancreaticus accessorius *m*
桑托里尼氏裂 Santorini* Fissur(od, Spalte) *f*, Incisura cartilaginis meatus acustici *f*
桑托里尼氏乳头 Santorini* Papille *f*, Ampulla Vateri *f*
桑西胺 Thonzylamin *n*, Neohetramin *n*
桑枝 Mulberrzweig *m*

sǎng 嗓

嗓音 Stimme *f*
嗓音分析 Stimmanalyse *f*
嗓音及言语病理学 Stimme-und Sprachpathologie *f*
嗓音起点 Stimme Anfangszeitpunkt *m*
嗓音外科学 Phonochirurgie *f*
嗓音显微外科 Stimme-Mikrochirurgie *f*
嗓音医学 Phoniatrie *f*
嗓子 Larynx *m*
嗓子红肿 Rötung und Schwellung des Halses *f*
嗓子痛 Halsschmerzen *m pl*

sàng 丧

丧偶老年人 die verwitweten Alte *m/f*
丧气 Niedergeschlagenheit *f*
丧亲 Trauerfall *m*
丧亲后情绪调整期 Trauer Zeitraum *n*
丧(丢)失 Verlust *m*, Deprivatio *f*
丧失控制力 Kontrollverlust *m*

丧失能力 Arbeitsunfähigkeit *f*, Verlust der Fähigkeit *m*
丧失亲人和居丧反应 Trauer und Trauer Reaktion *f*

SAO 搔骚缫扫瘙

sāo 搔骚缫

搔弹音 Kratzbombe-Ton *m*
搔刮 Kürettage *f*
搔刮试验 Kratztest *m*, Scratch-Test <engl.>
搔[扒]反射 Kratzreflex *m*
搔痒病 Viehkrankheit *f*
搔抓 Kratzen *n*
搔抓感 kratzende Sensation *f*
搔抓声 kratzendes Geräusch *n*
骚动(乱) Tumultus *m*
骚动性流行 Provokation Epidemie *f*
骚扰阿蚊 Armigeres obturbans (s. subalhatus) *m*
骚扰伊蚊 Aedes vexans *m*
缫丝工皮炎 Seidenraupenkrankheit *f*, Seidendermatitis *f*

sǎo 扫

扫查臂 Tastarm *n*
扫查冻胶 Scannen Gel *n*
扫描 Abtasten *n*, Abtastung *f*, Szintigraphie *f*, scanning <engl.>
CT 扫描 Computertomographie-Scan, CT-Scan *n*
扫描程序 Scanner *m*
扫描电极 Abtastelektrode *f*, Ablenkungselektrode *f*
扫描电镜 Rasterelektronenmikroskop *n*
扫描电镜技术 Rasterelektronenmikroskopie (SEM)-Techniken *pl*
扫描电[子显微]镜 Rasterelektronenmikroskop *n*, Elektronenrastermikroskop *n*, Scan(ning) etektronenmikro-skop *n*
扫描电子显微[镜]术 Scanning-Elektronenmikroskopie *f*, Rasterelektronenmikroskopie *f*
扫描电[子显微]镜照片 Scan(ning) elektronenmikrobild *n*, Scan(ning) elektronenmikrogramm *n*
扫描发生器 Kipp(schwingungs) generator *m*, Abtastgenerator *m*
扫描法(术) Szintigraphie *f*, Abtastmethode *f*
扫描放大器 Sweep-Lupe *f*
扫描高能电子衍射 Scan(ning) hochenergieelektron-Diffraktion *f*, Scan(ning) hochenergieelektron-Beugung *f*
扫描光阑 Abtastblende *f*, Rasterblende *f*
扫描机(器) Scanner *m*, Abtaster *m*
扫描剂 Scan(ning) kontrastmittel *n*
扫描量热仪 Differentialabtastkalorimeter *m*
扫描面积 Abtastfläche *f*
扫描隧道显微镜 Rastertunnelmikroskop, *n*
扫描隧道显微术 Rastertunnelmikroskopie *f*
扫描探针显微镜 Rastersondenmikroskop *n*
扫描透射电子显微镜 Raster-Transmissionselektronenmikroskop *n*
扫描显微分光光度计 Scannen-Mikrospektralphotometer *m*
扫描显微[镜]光度计 Scan(ning) mikroskop-Photometer *n*, Rastermikroskop-Photometer *n*
扫描线密度 Abtastzeilendichte *f*
扫描转换器 Abtastkonverter *m*
扫频图示仪 Sweep Frequency Grafik Instrument *n*
扫频仪 Sweepfrequenz-Instrument *n*
扫视 visuelles Abtasten *n*
扫视发生器 Sakkade-Generator *m*
扫视跟踪 sakkadische Nachführbewegung *f*
扫视实验 Sakkade-Test *m*
扫视性眼球追踪运动 sakkadische Augenverfolgungsbewegung *f*
扫视障碍 sakkadische Dysfunktion *f*
扫烟囱工人癌 Schornsteinfeger-Krebs, Ruß Krebs *m*

sào 瘙

瘙痒 Jucken *n*, Juckreiz *m*, Pruritus *m*
瘙痒病(症) Pruritus *m*
瘙痒的 juckende
瘙痒样紫癜 pruritische Purpura *f*

SE 色涩铯瑟

sè 色涩铯瑟

色氨[基]酸 Tryptophan *n*
色氨酸 Tryptophan *n* (Try)
色氨酸吡咯酶 Tryptophanpyrrolase *f*
色氨酸操纵子 Tryptophanoperon, trp-Operon *n*
色氨酸反应 Tryptophanreaktion *f*, Tryptophantest *m*
色氨酸负荷试验 Tryptophan-Belastungstest *m*
色氨酸过氧物酶 Tryptophan-Peroxidase *f*
色氨酸合[成]酶 Tryptophan-Synth(et)ase *f*
色氨酸加氧酶 Tryptophanoxygenase *f*, Tryptophanpyrrolase *f*
色氨酸酶 Tryptophanase *f*, Tryptophanindollyase *f*
色氨酸尿[症] Tryptophanurie *f*
色氨酸羟化酶 Tryptophanhydroxylase *f*
色氨酸缺乏 Tryptophanmangel *m*
色氨酸缺乏的 hypotryptophanisch
色氨酸三甲[基]内盐 Hypaphorin *n*
色氨酸碳链酶 Tryptophan-Desmolase *f*
色氨酸脱羧酶 Tryptophan-Decarboxylase *f*
色氨酸血[症] Tryptophanaemia *f*
色氨酸转移核糖核酸连接酶 Tryptophan-tRNA Ligase *f*
色氨酰[基] Tryptophanyl *n*
色胺 Tryptamine *n pl*
色胺醇 Tryptosol *n*
色胺酸酶 Tryptophanase
色巴息 Serpasil *n*, Reserpin *n*
色斑 Pigmentfleck *m*, stain <engl.>
色变易 Allochroismus *m*
色标 Tonskala *f*, Farbenskala *f*
色表系 Farberscheinungssystem *n*
色彩 Farbton *m*
色彩对比法 Farbkontrast *m*
色彩恐惧 Chromatophobie *f*
色彩视觉中心 Farbsehzentrum *n*
色彩校正 又称层析[法] Farbkalibrierung *f*
色彩心理效应 psychologische Wirkung von farben *f*
色彩学 Chromatologie *f*
色层(谱)法 Chromatographie *f*
色层分离 chromatographische Trennung *f*
色层分离堆 Chromatopile *f*
色层分离法 Chromatographie *f*
色层[分离法]分析 stratographische (od. chromatographische) (Adsorptions) Analyse *f*
色层分离谱 Chromatogramm *n*
色层分离显谱 Entwickelung des Chromatogramms *f*
色层分析 chromatographische Analyse *f*
色层分析放射自显影 chromatographische Autoradiographie *f*
色层分析仪 Chromatograph *m*
色层分析仪用纸 (Filter-) Papier für Chromatographie *n*
色层分析柱 Chromatographie-Säule *f*
色[层]谱 Chromatogramm *n*
色层图分光光度计 Chromatogramm-Spektrophotometer *n*, Chromatogramm-Spektralphotometer *n*
色层吸附 chromatographische Adsorption *f*, Adsorptionschromatographie *f*
色层吸附柱 chromatographische Adsorptionssäule *f*, Adsorp-

tionschromatographie-Säule *f*
色差 chromatische Aberration *f*, Farbfehler *m*
色纯度 Farbreinheit *f*
色醇 Tryptophol *n*
色甙[苷] Nasunin *f*
色带 Farbzone *f*
色蛋白 Chromoproteid *n*, Chromoprotein *n*
色的 chromatisch
色度 Kolorit *n*, Farbenstufe *f*
色度计 Kolorimeter *n/m*, Farb(en)messer *m*, Farbmeßgerät *n*
色度图 Farbtafel *f*
色度学 Farbmetrik, *f* Farbenlehre *f*
色对比 Farbenkontrast *m*
色对抗 Farbe Antagonist *m*
24 色多元荧光原位杂交 24-Farben-Multiplex-Fluoreszenz in situ Hybridisierung *f*
色二孢属 Diplodia *f*
色甘酸 Cromoglicinsäure *f*, Cromolyn *n*
色甘酸[二]钠 Dinatriumcromoglicicum *n*
色甘酸盐 Cromoglycat *n*, Cromoglycas *m*
色光灯 chromolume <engl.>
色光混合 Farben-und Lichtmischung *f*
色光疗法 Chromophototherapie *f*, photochromatische Therapie *f*
色光系数 Chroma Helligkeitskoeffizient *f*
色汗[症] Chromokrinie *f*, Chrom(h)idrosis *f*, Chromathidrosis *f*
色环 Farbenring *m*, Farb(en)kreis *m*, Farbtonkreis *m*
色幻视 Chromatopsia *f*, Chrom(at)opsie *f*, Chroopsie *f*, Chrotopsia *f*
色混合 Farb(en)mischung *f*
色混合器 Farbenmischapparat *m*, Farb(en)mischer *m*
色基 Farbbasen *f pl*, Chromophore *m pl*
色觉 Farbempfindung *f*, Farbensinn *m*, Sensus chromaticus *m*
色觉不全 Chromatodysopsie *f*
色觉[测量]计 Chromatoskiameter *n*
色觉计 Farbenmesser *m*, Chromatometer *n*, Chromometer *n*, Chrom(at)optometer *n*
色觉检查 Farbsinnprobe *f*, Farbensinnprüfung *f*, Farbentest *m*, Chrom(at)optometrie *f*
色觉检查[图]表 Farbsinnpriiufungstafel *f*
色觉检查表 Farbetestkarten *pl*
色觉检查器 Chromoskop *n*
色觉敏度 Schärfe des Farbsinns *f*
色觉试验 Farbensinnprüfung *f*, Farbsinnprobe *f*
色觉视野 Gesichtsfeld der Farbempfindungen *n*
色觉适应 Farbanpassung *f*
色觉说 Farbenlehre *f*
色觉异常 Chromatopsie *f*
色觉异常检查镜 Anomaloskop *n*
色觉阈 chromatische Grenzfestung *f*
色觉障碍 Farbenfehlsichtigkeit *f*, Farbensinnstörung *f*, Dyschromasie *f*, Farbenanomalie *f*
色觉中枢 Farbzentrum *m*
色菌绿素 Chlororaphin *n*
色拉 Salat *m*
色联觉 Chromästhesie *f*
色料 Pigment *n*
色列普粉 Salep *m*
色码 Farbcode *m*
色满 Chroman *n*
色满酮 Chromanon *n*
色盲 Farbenblindheit *f*, Chromatodysopsie *f*, Parachromatismus *m*, Parachromatopsie *f*
色盲本 Farbenblindheit-Prüfbuch, n Farbkarte *f*
色盲测验 Farbenblindheit-Test *m*
色盲测验器 Leukoskop *n*
色盲测验图 Farbblindheit-Test *m*
色盲计 Leukoskop *n*
色盲检查表 Farbenblindheitsprüfungstafel *f*
色盲检查镜 Anomaloskop *n*
色盲检查书 Farbenblindheitsprüfungsbuch *n*
色盲检查仪 color blindness tester <engl.>
色盲者 Achromat *m*, Monochromat *m*
色毛菌病 Chromotrichomykose *f*
色霉素 Chromomycin *n*
色霉素 A3 Chromomycin A3 *n*, Aburamycin B *n*, Toyomycin *n*
色盘 Farbenscheibe *f*
色偏振 chromatische Polarisation *f*
色品 Chromatizität *f*
色平衡滤色器 Farbengleichungsfilter *m*
色谱 Farbspektrum *m*
色谱法 Chromatographie *f*
高压液相色谱法 Hochdruckflüssigkeitschromatographie *f*
亲和色谱法 Affinitätschromatographie *f*
液相色谱法 Flüssigchromatographie *f*
色谱法鉴定 chromatographische Identifikation *f*
色谱分析 Chromatographie *f*
色谱峰区域宽度 chromatographische Peakhalbwertsbreite *f*
色谱工作站 chromatographischer Arbeitsplatz *m*
色谱-红外光谱联用系统 gekoppelter Chromatograph mit Infrarotphotometer *m*
色谱聚焦 Chromatofokussierung *f*
色谱数据处理机 chromatographischer Datenprozessor *m*
色谱图 Chromatogramm *n*
色谱图计算 Chromatogramm-Berechnung *f*
色谱吸附 chromatographische Adsorption *f*
色谱仪 Chromatograph *m*
色谱仪 Chromatographie *f*
色谱仪器 Chromatographie-Gerät *n*
色谱质-谱联用 Chromatographie-Messenspektrometrie *f*
色强 Farbintensität *f*
色情 Erotik *f*, Erotismus *m*
色情变态者 Erotopath *m*
色情倒错 Genokatachresie *f*
色情的 erotisch
色情化 Erotisierung *f*
色情精神病 erotische Psychose *f*
色情狂 Liebeswahn(sinn) *m*, Erotomanie *f*, Erotikomanie *f*, Furor genitalis *m*, Tentigo *f*
色情狂的 erotomanisch, erotomaniacal(-is,-is,-e)
色情狂尿道液溢 Urethrorrhoe ex libidine *f*
色情狂者 Erotomaniacus *m*, Erotomaniker *m*
色情杀人 Lustmord *m*
色情杀人狂 Sex-Mörder *m*
色情妄想 erotischer Wahn *m*
色情性癫痫 erotische Epilepsie *f*
色情性精神障碍 erotische Wahnsinn *m*
色情躁狂症 Cretomania *f*
色区 Farbzone *f*
色圈 Farbkreis *m*, Halon *n*
色认识不能 Farbenagnosie *f*
色弱 Farbenschwäche *f*
色弱视 Farbenamblyopie *f*, Farbenasthenopie *f*
色三角 Farbdreiecke *f*
色散本领 chromatisches Dispersionsvermögen *n*, Farbenzerstreuungsvermögen *n*
色散[现象] chromatische Dispersion *f*, Farbenzerstreuung *f*
色失认 Farbe-Agnosie *f*
色视标 Farbziel *n*

色视差 chromatische Parallaxe *f*
色视觉 Farbensinn *m*, Farbensehen *n*
色视野 Farb(en)gesichtsfeld *n*
色视野检查法 Farbenperimetrie *f*, Farbengesichtsfeldbestimmung *f*
色视症 Chrom(at)opsie *f*, Chroopsie *f*, Chromopsia *f*, Chrotopsia *f*
色适应 Farbanpassung *f*
色素 Farbstoff *m*, Pigment *n*
色素斑 Pigmentfleck *m*
色素变色 Pigmentverfärbung *f*
色素变性 Pigmentflecken-Degeneration, Pigmentdegeneration *f*
色素不均 Anisochrom(as)ie *f*
色素不均的 anisochromatisch
色素层 Pigmentschicht *f*
色素层痣 Uvea-Nävus *m*
色素[产生]过多 Polychromie *f* pleiochromie *f*
色素沉着 Pigmenteinlagerung *f*, Pigmentierung *f*, Pigmentation *f*, Pigmentatio *f*
色素沉着斑 Pigmenteinlagerungsmakula *f*
色素沉着不足 Hypopigmentation *f*
色素沉着的 pigmentiert
色素沉着过度 Überpigmentierung *f*, Hyperpigmentierung *f*, Hyperpigmentation *f*
色素沉着绒毛结节性滑膜炎 Synovi(ali)tis pigmentosa villosonodularis *f*
色素沉着息肉综合征 Peutz* Jeghers* (Klostermann*) Syndrom *n*, Pigmentfleckenpolypose *f*
色素沉着性血管肉瘤 Angiosarcoma pigmentosum *n*
色素沉着异常 Dyspigmentation *f*
色素代谢 Pigmentstoffwechsel *m*
色素的 pigmentös, pigmentos(-us, -a, -um)
色素复原 Pigmentosregeneration *f*
色素杆菌属 Chromobacterium *n*
色素固定 Chromopexie *f*
色素过多[症] Hyperchromatose *f*, Hyperchromatosis *f*, Hyperchromatismus *m*
色素过少性血细胞增多症 Hypochromatocytosis *f*
色素减少斑 hypopigmentiertes Fleck *f*
色素减少的 hypopigmentiert
色素减退 Depigmentierung, *f* Hypopigmentierung *f*
色素减退斑 Depigmentierung macule *f*
色素减退性肉样瘤病 hypopigmentierte Sarkoidose *f*
色素减退痣 naevus depigmentosus *m*
色素结缔组织 pigmentiertes Bindegewebe *n*
色素菌属 Chromatium *n*
色素颗粒 Pigmentgranula *n pl*, Pigmentkörnchen *n pl*
色素扩散 Diffusion des Pigments *f*
色素粒 Pigmentgrana *n pl*
色素毛痣 Naevus pigmentosus pilosus *m*
色素弥散障碍 Pigmentdispersion Erkrankung *f*
色素膜-脑膜-脑炎 Uveomeningoenzephalitis *f*
色素膜-脑膜炎 Uveomeningitis *f*
色素膜内翻 Entropium Uveae *f*
色素内镜检查[术] Farbstoff-Endoskopie *f*, Chromoendoskopie *f*
色素尿[症] Chromaturie *f*, Pigmenturie *f*
色素排除的 chromagoque <engl.>
色素漂泊 Pigment-Bleichen *n*
色素缺乏 Pigmentmangel *m*, Achrom(as)ie *f*, Achromatosis *f*, Achroma *n*
色素绒毛结节性滑膜炎 pigmentierte villonoduläre Synovitis *f*
色素溶解 Pigmentolysis *f*
色素溶素 Pigmentolysin *n*
色素上皮 Pigmentepithel(des Auges) *n*
色素上皮病变 Pigmentepitheliopathie *f*
色素上皮层 Pigmentepithelschicht *f*
色素上皮细胞 Pigmentepithelzellen *f pl*
色素舌 pigmentierte Zunge *f*
色素生成 Pigmentbildung *f*
色素失禁 Inkontinenz-Pigment, *n* Bloch-Sulzberger-Pigment-Inkontinenz *f*
色素失禁型 Incontinentia Art *f*
色素失控制症 Incontinentia pigmenti *f*
色素失调(禁)症 Incontinentia pigmenti *f*, Sulzberger* Syndrom *n*
色素石 Pigmentstein *m*
色素体 Chromoplast *m*, Chromatoplast *m*
色素细胞癌 Chromoma *n*
色素细胞的 pigmentzellulär
色素细胞瘤 Chromatophorom(a) *n*
色素细胞痣 Pigmentzellnävus *m*, Naevus pigmentosus *m*
色素形(生)成 Pigmentbildung *f*, Pigmentogenesis *f*
色素型隆突性皮肤纤维肉瘤 pigmentiertes Dermatofibrosarkom *n*, Pigment-Typ (Bednartumor) *m*
色素性扁平苔藓 Lichen planus pigmentosus *m*
色素性胆石 Farbe chololith *m*
色素性分界线 Pigmentstörunge-Demarkationslinie *f*
色素性肝硬变 Pigmentzirrhose *f*
色素性化妆品皮炎 pigmentierte kosmetische Dermatitis *f*
色素性基底细胞癌 pigmentierte Basalzellkarzinom *n*
色素性结石 Pigmentstein *n*
色素性胫前斑 pigmentierte pretibiale Flecken *pl*
色素性口周红斑 pigmentiertes peribuccal Erythem Brocq *n*, Erythrose peribuccale pigmentaire *f*
色素性毛表皮痣 pigmentierter haariger epidermaler Naevus *m*
色素性毛囊囊肿 pigmentierte follikuläre Zyste *f*
色素性玫瑰疹 Roseola Pigmentosa *f*
色素性青光眼 pigmentiertes Glaukom *n*, Pigmentglaukom *n*
色素性绒毛结节性滑膜炎 pigmentierte villonoduläre Synovitis *f*
色素性乳头状营养不良 Dystrophia papillaire et pigmentaire *f*
色素性肾上腺皮质腺瘤 pigmentiertes Nebennierenrinden-Adenom *n*
色素性肾上腺腺瘤 pigmentiertes Nebennierenadenom *n*
色素性视网膜病 pigmentierte Retinopathie (Retinopathia pigmentosa) *f*
色素性视网膜炎 Retinitis pigmentosa *f*
色素性视网膜炎糖尿病耳聋综合征 Alstrom* Syndrom *n*
色素性梭形细胞痣 pigmentierter Spindelzellnävus (Spitz* Nävus) *m*
色素性萎缩 Pigmentstörunge Atrophie *f*
色素性小汗腺顶端汗腺瘤 pigmentierte eccrine Acrospiroma *f*
色素性荨麻疹 Urticaria pigmentosa *f*
色素性痒疹 Prurigo pigmentosa *f*
色素性干皮病 Xeroderma pigmentosum *n*
色素性紫癜 Pigmentstörunge-Purpura *f*
色素性紫癜性苔藓样皮病 pigmentierte Purpura lichenoide Dermatose *f*
色素性紫癜性苔癣样皮炎 Dermatitis lichenoides purpurica pigmentosa *f*
色素性紫癜性疹 Pigmentstörunge Purpura Eruption *f*
色素血管性斑痣性错构瘤病 Phakomatose pigmentovascularis *f*
色素吲[排泄]诊断[法] Chromodiagnose *f*
色[素]原 Chromogen *n*
色素直接变黑 sofort Pigmentdunkelung *f*
色素质 Chromatoplasma *n*
色[素]痣 Pigmentnävus *m*
色索脱失 Depigmentation *f*
色索细胞 Farb(stoff)zelle *f*, Chromozyt *m*, Pigmentozyt *m*, Pigmentzelle *f*
色索性基底细胞上皮瘤 pigmentiertes Basaliom *n*
色索性绒毛结节状滑膜炎 Synovi(ali)tis pigmentosa villo-

sonodularis *f*
色调 Farbton *m*, Farbtönung *f*, Tönung *f*, Farbenstufe *f*
色调 B 度 Farbton B *m*, Tönung B *f*
色调常性 Farbton-Konstanz *f*
色听 farbiges Hören *n*
色听[联觉] Farbenhören *n*, Auditio solorata *f*
色酮 Chromon *n*
色酮酚 Chromonol *n*
色陀螺 Farbe-Top
色烷 Chroman *n*
色味[联觉] Farbenschmecken *n*, Gustatio solorica *f*
色温 Farbtemperatur *f*
色误差 chromatischer Fehler *m*
色象联觉 Phonopsie *f*, Synopsia *f*
色[像]差 Farbenzerstreuung *f*, Farbenfehler *m*, chromatische Aberration *f*
色形编码 Farbe-Formkodierung *f*
色嗅 farbiges Riechen *n*, farbige Riechende *pl*
色诱导 chromatische Induktion *f*
色欲 Appetenz *f*
色[原]酮 Chromon *n*
色原烷 Chroman *n*
色原烷醇 Chromanol *n*
色原烯醇 Chromenol *n*
色泽 Färbung *f*, Farbe und Glanz *f/m*
色泽诊断[法] Chromodiagnostik *f*, Chromodiagnose *f*
色纸 Farbenpapier *n*
色质 Farbmittel *n*
色锥 Pyramide der Farben *f*
涩味 bitterer (od. astringenter od. herbiger) Geschmack *m*
137 铯 Caesium-137 *n*, Cäsium-137 *n*
铯 Zäsium *n*, Cäsium *n* (Cs, OZ 55)
137 铯治疗机 137Cäsiumcuriegerät *n*
瑟丹内酯 Sedanolid *n*
瑟福林 Thephorin *n*, Phenindamintartrat *n*
瑟霍征 Thurston* Holland Zeichen *n*(骶板三角骨折症)
瑟利德米 Thalidomid (um) *n*
瑟斯顿蔡夫量表 Thurstone*-Chave* Skala *n*
瑟斯顿等距法 Thurstone* Verfahren des gleich erscheinen Intervalls *n*
瑟斯顿气质程序表 Thurstone* Temperament Zeitplan *m*
瑟斯顿态度量表 Thurstone* Haltung Skala *n*
瑟韦综合征 Thibierge*-Weissenbach* Syndrom *n*(钙质沉着症)

SEN 森

sēn 森

森林的 waldig, silvatic (-us, -a, -um), sylvatic (-us, -a, -um)
森林革蜱 Dermacentor silvarum *m*
森林古猿 Pithecus silvarum *m*
森林矩头蜱 Dermacentor silvarum *m*
森林恐怖 Hylophobia *f*
森林脑炎 Waldenzephalitis *f*
森林脑炎病毒 Waldenzephalitisvirus *n*
森林脑炎灭活疫苗 Frühsommer-Meningoenzephalitis (FSME)-Impfstoff *m*
森林蜱 Waldzecke *f*, Dermacentor silvarum *m*
森林气候 Waldklima *n*
森林群落 Waldgesellschaft *f*
森林鼠 Holz-Ratte *f*, Mus sylvaticus *m*
森林鼠疫 silvatische Pest *f*
森林型黄热病 sylvatisches Gelbfieber *n*
森林雅司病 Hautschleimhautleismaniase *f*, südamerikanische Leismaniasis *f*, forest yaws <engl.>
森林硬蜱 Ixodes persulcatus *m*
森林资源 Waldressource *f*
森尼林 Thenylen *n*, Histadyl *n*
森宁手术 Senning* Operation *f*(大动脉转位矫正术)
森普耳氏疫苗 Semple* Vakzine *f*
森林[气候]疗法 Dasetherapie *f*, Dasetherapia *f*
森[斯塔肯]布[莱克莫尔]管 Sengstaken*-Blakemore* Rohr *n*(填塞食管静脉曲张出血用的三腔二囊管)
森田疗法 Morita-Therapie *f*(日本心理治疗学派)

SENG 僧

sēng 僧

僧帽瓣 Mitralklappe *f*
僧帽瓣的 mitral (-is, -is, -e)
僧帽瓣梗阻 Mitral-Obsturetion *f*
僧帽细胞 Mitralzellen *f pl*
僧帽样(状)的 mitroide (-us, -a, -um)

SHA 杀沙纱砂莎鲨傻煞

shā 杀沙纱砂莎鲨

杀阿米巴的 amöbizid
杀阿米巴药(剂) Amoebacid *n*, amöbizides Mittel *n*
杀阿米巴药物中毒 Amoebacidvergiftung *f*
杀白细胞[毒]素 Leukozidin *n*
杀孢子的 sporizid
杀孢子剂(药) Sporicida *n pl*
杀鞭毛菌素 Flagecidin *n*, Anisomycin *n*
杀变形菌素 Proticin *n*
杀病毒的 virozid
杀病毒剂(药) Virucida *n pl*
杀病毒菌素 Virocidin *n*
杀草净 Dipropetryn *n*, Cotofor *n*
杀(敌)草快 Diaquatdibromid *n*, Diquat *n*
杀草强 Aminotriazol *n*, Amerol *n*
杀肠虫的 wurmtötend
杀肠虫剂(药) Vermicidum *n*, Vermizidum *n*
杀成虫剂(药) Imagocidum *n*, Imagizid *n*
杀虫 Desinsektion *f*, Ungezieferbekämpfung *f*
杀虫剂(药) Pestizide *n pl*, Insektizide *n pl*
杀虫剂敏感性 Insektizidsensibilität *f*
杀虫剂中毒 Insektizidvergiftung *f*
杀虫(扑)磷 Methidatbion *n*
杀虫脒 Chlordimeform *n*, Chlorphenamidin *n*
杀虫气雾剂 Insekten-Aerosol *n*
杀稻瘟菌素 Blasticidin *n*
杀滴虫霉素 Trichomycin, *n* Hachimycin *n*
杀肺炎球菌的 pneumokokkentötend
杀肺炎球菌剂(药) Pneumokokkenzid *n*
杀分支菌素(酸) Mycobacidin *n*
杀杆菌的 bazillizid
杀杆菌剂(药) Bacillicida *n pl*
杀害 Enecation *f*
杀弧菌的 vibriozid
杀蛔虫的 askaridtötend
杀蛔虫剂(药) Askarizid *n*, Antispulwurmmittel *n*, Lumbricid *n*
杀脊髓灰质炎病毒的 poliomyelitisvirustötend
杀寄生虫剂 Parasitizid *n*
杀寄生物的 schmarotzervernichtend, parasiten (ab) tötend
杀寄生物剂(药) Parasitizid *n*, Parasiticidum *n*
杀结核菌的 tuberkulozid
杀结核菌剂(药) Tuberculocida *n pl*
杀结核菌素 Tuberkulozidin *n*

杀疥虫的 mitizid
杀疥虫剂(药) (krätze-) milbentötendes Mittel *n*
杀疥螨的 sarkoptesmilbentötend
杀疥螨药 Skabizid *n*, Scabicidum *n*, Scabieticidum *n*
杀精子的 spermicidal (-is, -is, -e)
杀精[子]剂(药) Spermizid *n*, Spermiozid *n*, Spermicidum *n*, Spermatozoicidum *n*
杀菌 Sterilisierung *f*, Sterilisation *f*
杀菌的 bakterizid, bazillizid, germizid, germicidal (-is, -is, -e)
杀菌灯 bakterizide (od. germizide) Lampe *f*
杀菌肥皂 germizide (od. keimtötende) Seife *f*
杀菌剂 Bakterizid *n*, Germicidium *n*
杀菌剂中毒 Bakterizidvergiftung *f*
杀菌[能]力 bakterizide Kraft *f*, Bakterizidie *f*
杀菌[曲]线 Bakterizidkurve *f*
杀菌素 Bakteri (o) zidine *n pl*
杀菌肽 Cecropin *n*
杀菌温度 Hitzetod-Punkt *m*
杀菌消毒 bakterizide Sterilisation *f*
杀菌性抗菌素 bakterizide Antibiotika *n pl*
杀菌药 Bakterizid *n*, Bactericidum *n*, Germicid *n*
杀狂犬病病毒的 rabicidal (-is, -is, -e)
杀昆虫的 insektizid
杀[昆]虫剂(药) Insektizide *n pl*, Insecticida *n pl*
杀[昆]虫器 Desinsektor *m*
杀[昆]虫药中毒 Insektizidvergiftung *f*
杀利什曼[原]虫的 leishmanizid, leismaniatötend
杀利什曼原虫药中毒 Leishmanizidvergiftung *f*
杀链菌素 Streptasol *n*, N-Sulfanilylglycin *n*
杀链球菌的 streptokokkentötend
杀链球菌剂(药) Streptococcicida *n pl*
杀裂殖体剂(药) Schizontenmittel *n*, Sporontozid *n*
杀淋[球]菌剂(药) Gonococcocida *n pl*, Gonocida *n pl*
杀卵的 ovizid
杀卵剂(药) Ovizid *n*, Ovozid *n*, Ovicidum *n*
杀螺菌素 Spirillizidine *n pl*
杀螺旋体的 spirochätentötend
杀螺旋体剂(药) Spirochaeticida *n pl*
杀螺[旋状细]菌的 spirillizid, spirillozid
杀螨的 akarizid, acaricid
杀螨剂(药) Akarizide *n pl*, Acaricide *n pl*
杀螨特 Aramit *n*
杀毛滴虫的 trichomonazid, trichomonacid (-us, -a, -um)
杀毛滴虫剂(药) Trichomonacidum *n*
杀霉菌的 fungizid
杀霉菌剂(药) Fungizide *n pl*
杀霉菌素 Moldcidin *n*
杀密螺旋体的 treponemozid
杀灭对数值 Töten-Logarithmus *m*
杀灭[疟原虫]配子体预防 gametozide Prophylaxe *f*
杀螟丹 Cartap *n*, Padan *n*
杀螟硫磷 Folithion *n*, Fenitrothion *n*
杀蛲虫剂(药) Oxyuricidum *n*
杀脑膜炎球菌的 meningokokkentötend
杀念[珠]菌素 Candicidin *n*
杀酿母素 Cerevioc (c) idin *n*
杀啮齿类的 rodentizid, nagetiertötend
杀啮齿类剂(药) Rodentizid *n*
杀疟原虫的 plasmozid, malariacidal (-is, -is, -e), plasmodisch, plasmodientötend
杀疟原虫剂(药) Plasmodicidum *n*
杀配子[体]的 gametozyt (en) tötend
杀配子[体]剂(药) Gameto (zyto) zid *n*
杀葡萄球菌剂 Staphylocida *n pl*, staphylokokkentötende Mittel *n pl*
杀人 Totschlag *m*, Androphonia *f*
杀人,利他性 Mord, altruistisch *m*
杀人,魔力 Mord, magisch *m*
杀人冲动 Mord-Impuls *m*
杀人行为 Totschlag *m*
杀人祭献 Mactation *f*
杀人狂 Mordsucht *f*, Mordtrieb *m*, Homizidomanie *f*, Androphonomanie *f*
杀人忧郁症 mörderische Melancholie *f*
杀人[罪]者 Mord *m*
杀蠕虫的 wurmtötend
杀蠕虫剂(药) Helminthizid *n*, Vermicid *n*
杀蠕(肠)虫药 wurmtötende Medizin *f*
杀软体动物剂 Molluskizide *n pl*
杀伤半径 Todesradrus *m*
杀伤概率 töte Wahrscheinlichkeit *f*
杀伤和降解 Tötung und Degradation *f*, *f*
杀伤剂 Unfall-Agent *m*
杀伤巨噬细胞 Killer-Makrophagen *m pl*
杀伤凝集素样受体 Killerzell-Lektin-ähnlicher Rezeptor *m*
杀伤区医疗抢救 Rettungsdienst in antipersonnel Region *m*
杀伤细胞 Killer-Zelle *f*
杀伤细胞激活性受体 Killerzell-Aktivierungsrezeptor *m*
杀伤细胞免疫球蛋白样受体 Killerzell-Immunoglobulin-ähnlicher Rezeptor *m*
杀伤[细胞]凝集素样受体 Killerzell-Lektin-ähnlicher Rezeptor *m*
杀伤[性]T 淋巴细胞 Killer-T-Zelle *f*, Killer-T-Lymphozyt *m*
杀伤细胞抑制性受体 Killerzell-inhibitorischer Rezeptor *m*
杀伤性细胞 T-Killerzelle *f*
杀伤株 Killer-Stamm *m*
杀伤作用 abtötende Wirkung *f*
杀上皮[细胞]毒素 Epitheiiotoxin *n*
杀生物的 biozid
杀生物剂 Biozid *n*, Biocidum *n*
杀手菌株 Killer-Stamm *m*
杀鼠剂(药) Rodentizid *n*, Rattengift *n*
杀鼠剂中毒 Rodentizidvergiftung *f*
杀鼠灵 Warfarin (um) *n*
杀鼠迷 Coumatetralyl *n*
杀鼠嘧啶 Crimidin *n*
杀鼠酮 Pindone *n pl*
杀水蛭的 hirudizid, blutegeltötend
杀水蛭剂(药) Hirudicid (um) *n*
杀丝虫的 filaricidal (-is, -is, -e)
杀丝虫剂(药) Filarizide *n pl*, Filaricida *n pl*
杀丝虫药物中毒 Filarizidvergiftung *f*
杀髓剂(药) (Pulpa-) Devitalisierungsmittel *n pl*
杀胎 Foeticidium *n*
杀炭疽菌的 anthraxbazillen (ab) tötend
杀绦虫的 täniazid
杀绦虫剂(药) Tänizide *n pl*, Bandwurmmittel *n pl*, Taenicida *n pl*
杀体表寄生虫剂(药) Insektenpulver *n*
杀外寄生虫药 Ektoparasitizide *n pl*
杀微生物的 mikrobizid
杀微生物剂(药) mikroben (ab) tötendes Mittel *n*, Microbicidum *n*
杀尾蚴的 zerkarientötend
杀尾蚴剂(药) zerkarientötendes Mittel *n*
杀蚊的 mückentötend, culicidal (-is, -is, -e)
杀蚊剂(药) Moskitozide *n pl*, Cuhcida *n pl*
杀细胞的 zytozid

杀细胞剂(药) zellabtötendes Mittel *n*
杀细胞素 Zellozidin *n*, Cellocidin *n*
杀细胞效应 zytozide Wirkung *f*
杀纤毛虫毒索 Infusoriotoxin *n*
杀线虫的 nematodenabtötend
杀线虫剂(药) Nematizide *n pl*, Nematocida *n pl*
杀小袋虫的 balantidientötend
杀小袋[纤毛]虫剂(药) balantidientötendes Mittel *n*
杀血吸虫的 schistosomentötend
杀血吸虫剂(药) Schistosomazid *n*, Schistosomizid *n*
杀血吸虫药中毒 Schistosomizidvergiftung *f*
杀芽孢剂 Sporenvertilgungsmittel *n*
杀隐球菌素 Cryptocidin *n*
杀婴 Infanticidum *n*
杀婴型 Infanticidum-Modus *m*
杀蝇剂(药) Fliegengift *n*, Fliegenbekämpfungsmittel *n*
杀幼虫的 larvizid, larventötend
杀幼虫剂(药) Larvizide *n pl*, Larvicida *n pl*
杀蚴的 larventötend
杀蚴剂 Larvizid *n*
杀原虫剂(药) Protozoacidum *n*
杀原生动物剂(药) Protozoacidum *n*
杀蚤项圈 Floh-Kragen *m*
杀蚤项圈皮炎 Floh-Kragen-Dermatitis *f*
杀蟑螂粉 Kakerlake-Pulver *n*
杀真菌的 fungizid
杀[真]菌剂(药) Fungizid *n*
杀真菌素 Kabicidin *n*, Cabicidin *n*
杀枝曲菌素 Mycocidin *n*
杀主寄生的 perthophytisch
杀主寄生菌 Perthophyt *m*
杀主寄生性 Perthophytismus *m*
杀锥虫的 trypanozid
杀锥虫剂(药) Trypanocida *n pl*, Trypanosomicida *n pl*, Trypanosomacida *n pl*
杀锥虫[作用] Trypanocidia *f*, Trypanozidie *f*
杀子孢子剂(药) Sporozoitizide *n pl*, Sporozoiticida *n pl*
沙[粒]瘤小体 Psammomkorn *n*, Psammomkörper *m*, Psammomkugel *f*
沙阿霉素 Zaomycin *n*
沙癌 Psammokarzinom *n*
沙巴达碱 Cevadillin *n*, Sabadillin *n*
沙巴达[子] Cevadilla *f*, Sabadilla *f*
沙巴定[碱] Sabadin *n*
沙保弱培养基 Sabouraud* Pilzagar *m*
沙比纤维 Perforieren-Faser *f*, Sharpey's Faser *f*
沙波明 Sabromin *n*
沙伯罗培养基 Sabouraud* Dextrose-Agar *m*
沙卜林 Saprin *n*
沙参 Adenophora axilliflora *f*
沙蚕毒素 Nereistoxin *n*
沙虫病 Sandwurm-Krankheit *f*
沙袋 Sandsack *m*
沙丁胺醇 Salbutamol *n*
沙丁鱼精蛋白 Sardinin *n*
沙尔帕屈里哀学派 Salpetriere Schule *f*
沙尔潘吉耶错觉 charpentiersche Täuschung *f*
沙芬酰胺 Safinamid *n*
沙格司亭 Sargramostim *n*
沙跟手术刀包 Instrumentenbesteck für Trachomoperation *n*
沙黄 Safranin *n*
沙加斯肿 Chagoma *n*
沙克列汀 Saxagliptin *n*
沙奎那韦 Saquinavir, SQV *n*
沙腊菌素 Saramycetin *n*
沙雷菌属 Serratia *pl*
沙雷氏菌属 Serratia *f*
沙雷氏菌族 Sarratieae *pl*
沙立度胺(酞胺哌啶酮,反应停) Thalidomid *n*(镇静安眠药)
沙利比林 Salipyrin *n*, Salazolon *n*
沙利比唑酮 Salipyrazolon *n*, Antipyrinsalizylat *n*
沙利度胺类似衍生物 Lenalidomid *n*
沙利福民 Saliformin *n*, Urotropinsalizylat *n*
沙利红蛋白吸管 Sahli's Hämoglobin Rohr *n*
沙利氏法 Sahli* Methode *f*
沙利氏血红蛋白计 Sahli* Hämoglobinometer *n*
沙利氏血色素计 Sahli* Hämometer *n*
沙利文堵耳试验 Sullivan* Okklusionstest *m*
沙利文集体心理治疗 Gruppenpsychotherapie von Sullivan* *f*
沙利文人际说 Sullivan* zwischenmenschliche Theorie *f*
沙利文试验 Sullivan* Test *m*(检尿内半胱氨酸)
沙利文主义 Sullivanismus *m*
沙砾体癌 Sandkrebs *m*
沙砾样钙化 Gravel-like Verkalkung *f*
沙粒病毒 Arenavirus *n*
沙粒病毒属 Arenaviridae *pl*
沙粒体 Psammomkorn *n*, Psammomkörper *m*, Psammomkugel *f*, Psammomkörperchen *n*
沙粒性粘液上皮瘤 Epitheliom myxomatodes psammosum *n*
沙林 Sarin *n*
沙啉 Thallin *n*, Paramethoxytetrahydroquinolin *n*
沙瘤 sand Tumor *m*, psammoma *n*
沙漏胆囊 Sanduhr Gallenblase *f*
沙漏胃 Sanduhrmagen *m*
沙漏样杂音 Sanduhr-Murmeln *n*
沙滤 Sandfiltration *f*
沙滤池 Sandfilter *m*
沙螨 Chigger *m*, Chigger mite *f*
沙螨皮炎 schrubber Jucken *n*
沙美利定 sameridinum *n*
沙门肠炎菌 Salmonella Enteritidis *f*
沙门甙 Sarmentocymarin *n*
沙门甙元 Sarmentogenin *n*
沙门菌肠炎 Salmonella Enteritidis *f*
沙门菌属 Salmonelle *f*
沙门菌性骨髓炎 Salmonellen Osteomyelitis *f*
沙门菌引起的 salmonellen
沙门伤寒疫苗 又称伤寒沙门氏疫苗 Impfstoff gegen Typhus *m*
沙门氏杆菌感染 Salmonella-Infektion *f*
沙门氏菌 Salmonella *f*
沙门氏菌病 Salmonellose *f*
沙门氏菌单相分离技术 monophasische Isolierungstech nik der-Salmonellen *f*
沙门氏菌食物中毒 Lebensmittelvergiftung durch Salmonella-Gruppe *f*, Salmonella(gruppe)-Nahrungsmittelvergiftung *f*
沙门氏菌属 Salmonella *f*
沙门氏菌型 Salmonella-Typ *m*
沙门氏菌性肺炎 Salmonellenpneumonie *f*
沙门氏菌性关节炎 Salmonellenarthritis *f*
沙门氏菌族 Salmonella-Gruppen *f pl*, Salmonelleae *f pl*
沙门-志贺氏琼脂培养基 Salmonella-Shigella-Agar *m* (S-SAgar)
沙漠疮 Wüste Wunde, *f* Gallipoli Wunde, *f* Veldt Wunde, *f* Barcoo rot
沙漠化 Wüstenbildung *f*
沙漠生存 Wüste-Überleben *n*
沙漠生的 eremophilus
沙那霉素 Sanamycin *n*, Actinomycin C *n*

沙蓬特错觉 Charpentier* Illusion *f*
沙蓬特光带 Charpentier* Band *n*
沙蓬特柯沙列夫错觉 Charpentier* Koseleff Illusion *f*
沙平 Sapin *n*
沙肉瘤 Psammosarcoma *n*, Sarcoma psammosum *n*
沙色发的 sandig-Haare
沙沙克 Picopicogramm *n*, Avogramm *n*
沙虱热 Tsutsugamushi-Fieber *n*
沙土鼠 Gerbillus gerbillus *m*
沙土浴 Erde-Bad *n*
沙歇氏神经节 Schacher* Ganglion *n*, Ganglion ciliare *n*
沙眼 Körnerkrankheit *f*, Granulose *f*, Granulosis *f*, Trachom *n*, Trachoma *n*
沙眼包涵体 Trachomkörperchen *n*, Prowazek* Einschlußkörper *m*
沙眼-包涵体结膜炎 trachomatöse Einschlußkonjunktivitis *f*, Trachom und Einschlußkörperchenkonjunktivitis *f*
沙眼包涵体结膜炎病原体 Trachoma-Inclusion-Conjunctivitis-Agens *n*
沙眼病毒 Trachomvirus *n*
沙眼锉 Trachomraspel *f*
沙眼的 trachomatös, trachomatos (-us, -a, -um)
沙眼防治中心 Zentrum der Vorbeugung und Therapie des Trachoms *n*
沙眼刮匙 Trachomkörette *f*
沙眼滤泡挤压术 Expression der trachomotösen Follikel *f*
沙眼毛刷 Trachompinsel *m*
沙眼摩擦术 trachoma grattage <engl.>
沙眼镊 Trachompinzette *f*, Trachomzange *f*
沙眼小体 Trachomkörperchen *n pl*
沙眼性膜炎 Keratitis trachomatosa *f*
沙眼血管翳 Pannus trachomatosus *m*
沙眼衣原体 Chlamydia trachomatis *f*, Chlamydozoon trachomatis *n*
沙眼衣原体感染 Chlamydia trachomatis-Infektion *f*
沙样(状)的 sandartig, arenace (-us, -a, -um), arenos (-us, -a, -um), psammös
沙样瘤 Psammom *n*, Acervuiom *n*
沙样瘤小体 psammoma Körper *m*
沙伊手术 Scheie* Operation *f* (治疗青光眼,白内障针吸术)
沙浴 Sandbad *n*, Balneum arenae *n*
沙浴疗法 Psammotherapie *f*, Arenation *f*, Ammotherapie *f*
沙蚤 Chigoe *f*, Dermatophilus penetrans *m*
沙蚤咬 chigoe Biss *m*
沙钟胃 Stunden-Glas Magen *m*
沙状体 Sandkörperchen *n pl*, Corpora arenacea *n pl*
纱布 Gaze *f*, Tela *f*, Mull *m*
纱布绷带 Bindenverband *m*, Gazebinde *f*, Mullbinde *f*
纱布剥离钳 Kornzange für Verbandwechsel *f*
纱布剪 Verbandschere *f*
纱布卷 Rolle *f*
纱布口罩 Gazemaske *f*
纱布棉拭 Mulltupfer *m*
纱布塞 Gazetampon *m*, Tamponstopfer *m*
纱布拭子 Mulltupfer *m*
纱布填塞术 Streifentamponade *f*, Gaze (streifen) tamponade *f*
纱布条 Gazestreifen *m*
纱布条填塞 Streifentamponade *f*
纱布团 Krullgaze *f*
纱布贮槽 Gazetrommel *f*, Verbandtromcuel *f*
纱厂热 Mühle-Fieber *n*
纱垫 Gazeverband *m*
纱芯形蒸发器 Dochtverdampfer *m*
砂管保藏 sand Kultur *f*
砂锅 Kasserolle *f*, Schmortopf *m*
砂晶 Sandkristall *m*
砂砾培养 Kies -Kultur *f*
砂粒病毒 Arenavirus *n*
砂粒体 psammoma Körper *m*
砂粒体型脑膜瘤 Psammomatöses Meningeom *n*
砂[砾] Kies *m*
砂轮 Schleifrad *n*, Schleifscheibe *f*
砂轮夹头 Schleifscheibenfutter *n*
砂滤棒过滤器 Sand (Filterung) Stange *f*
砂滤桶 Filtertank *m*
砂片夹轴 Dorn zum carborundum Festplatte *m*
砂糖 Kristallzucker *m*
砂条 grinder Gürtel *m*, Zierleiste *f*, Schleiffolie *f*
砂芯坩埚 gesinterter Tiegel *m*
砂芯漏斗 Glasfilterfritte-Filtertrichter *m*
砂芯滤棒 Sand (Filterung) Stange *f*
砂纸 Sandpapier *n*, Schleifpapier *n*
砂纸带 Sandpapierstreifen *m*, Sandpapierband *n*
砂纸片(盘) Sandpapierscheibe *f*
砂纸锥 Sandpapierkegel *m*
砂钟形变形 sanduhrförmige Deformierung *f*
莎草属 Cyperus *m*
鲨胆固醇 Scymnol *n*
鲨肝醇 Batylalkohol *m*, Batilol (um) *n*
鲨肝已糖 Scyllit *n*
鲨革 Chagrin *n*
鲨革样斑 Chagrinfleck *m*
鲨革样皮 Chagrinhaut *f*
鲨肌醇 Scyllitol *n*
鲨烯 Squalen *n*
鲨烯合成酶 Squalensynthetase *f*
鲨油醇 Selachylalkohol *m*
鲨油酸 Selacholeinsäure *f*
鲨鱼 Hai *m*
鲨鱼弧菌 Vibrio carchariae *m*

shǎ 傻

傻子 Dummkopf *m*, Tor *m*, Narr *m*, Blödling *m*

shà 煞

煞白 (Leichen-) Blässe *f*

SHAI 筛晒

shāi 筛

筛 Sieb *n*
筛斑 Siebfleck *m*, Macula cribrosa *f*
筛板 Siebgewebe *n*, Sieb (bein) platte *f*, Cribrum *n*, Lamina cribrosa *f*
筛板骨折 Fraktur der Siebplatte *f*
筛板后区 retrolaminarer Bereich *m*
筛板前区 prälaminarer Bereich *m*
筛鼻[骨]的 ethmonasal (-is, -is, -e)
筛鼻甲[骨]的 ethmoturbinal (-is, -is, -e)
筛查 Durchsiebung *f*
筛查测验 Screening-Test *m*
筛查检查 Screening-Untersuchung *f*
筛查体检 körperliche Untersuchung des Screenings *f*
筛查性测验 Sichtungstest *m*
筛的 cribros (-us, -a, -um)
筛蝶窦刮匙 sphenoethmoidale Kürette *f*
筛蝶窦炎 ethmosphenoidale Sinusitis *f*
筛蝶窦咬骨钳 sphenoethmoidale Hohlmeißelzange *f*
筛蝶窦圆凿 sphenoethmoidaler Hohlmeißel *m*

筛(窦)顶 Dach der Siebbeinhöhlen *n*
筛蝶[骨]的 sphenoethmoidal(-is,-is,-e)
筛动脉结扎术 Ligatur der Arteria ethmoidalis *f*
筛窦(房) Ethmoidalzelle *f*, Siebbeinhöhle *f*, Siebbeinzelle *f*, Antrum ethmoidale *n*, Sinus ethmoidales *m*
筛窦(房)切除术 Ethmoidektomie *f*
筛窦刮匙 Kürette für Siebbeinhöhle *f*
筛窦灌洗管 Spülkanüle für Siebbeinhöhle *m*
筛窦开放术 Ethmoidotomie *f*
筛窦钳(镊) Zange für Siebbeinhöhle *f*
筛窦切开水 Ethmoidotomie *f*
筛窦手术包 Instrumentenbesteck für ethmoidale Operationn *n*
筛窦炎 Siebbeinhöhlenentzündung *f*, Ethmoid(oanthr)itis *f*, Sinuitis ethmoidalis *f*
筛额窦炎 ethmofrontale Sinusitis *f*, Sinusitis ethmofrontalis *f*
筛额[骨]的 ethmofrontal(-is,-is,-e)
筛腭[骨]的 ethmopalatal(-is,-is,-e), palatoethmoidal(-is,-is,-e)
筛房(窦) Ethmoidalzellen *f pl*, Cellulae ethmoidales *f pl*
筛分 Klassifikation *f*, Klassifizierung *f*, Absiebung *f*, Siebklassierung *f*
筛分机 Sichter *m*, Siebmaschine *f*
筛沟 Sulcus ethmoidalis *m*
筛骨 Riechbein *n*, Siebbein *n*, Ethmoid *n*, Os ethmoidale *n*
筛骨垂直板 Lamina perpendicularis ossis ethmoidalis *f*
筛骨的 ethmoide(-us,-a,-um), ethmoides, ethmoidal(-is,-is,-e)
筛骨后的 postethmoidal(-is,-is,-e)
筛骨迷路 Siebbeinlabyrinth *n*, Labyrinthus ethmoidalis(s. olfactorius) *m*
筛[骨]泡 Antrum ethmoidale *n*, Bulla ethmoidalis *f*
筛骨平凿 Flachmeißel für Siebbein *m*
筛骨切除术 Resektion des Siebbeins *f*, Ethmoidektomie *f*
筛骨外侧部 Ektoethmoid *n*
筛骨炎 Ethmoid(oanthr)itis *f*
筛骨咬骨钳 Hohlmeißelzange für Siebbein *f*
筛骨纸板 Lamina papyracea *f*
筛骨中部 Mesethmoid *n*
筛骨钻 Siebbeinbohrer *m*
筛管 Siebtubus *m*
筛颌缝 Sutura ethmoideomaxillaris *f*
筛颌[骨]的 ethmomaxillär, ethmoidomaxillar(-is,-is,-e)
筛后动脉 Arteria ethmoidalis posterior *f*
筛后孔 Foramen ethmoidale posterius *n*
筛后神经 Nervus ethmoidalis posterior *m*, Luschka* Nerv *m*
筛嵴 Crista ethmoidalis(ossis palatini) *f*
筛检试验 Auswahlprüfverfahren *n*
筛检诊断水平 Screening-Niveau *n*
筛筋膜 Fascia cribrosa *f*
筛静脉 Venae ethmoidales *f pl*
筛孔 Foramen ethmoidafe *n*
筛孔盘 Lochscheibe *f*
筛泪缝 Sutura ethmoidolacrimalis *f*
筛泪[骨]的 ethmoidolacrimal(-is,-is,-e)
筛犁[骨]的 vomeroethmoide(-us,-a,-um)
筛漏斗 Infundibulum ethmoidale *n*
筛漏斗造口术 Infundibulotomie *f*
筛颅[骨]的 ethmocranial(-is,-is,-e)
筛迷路 Siebbeinlabyrinth *n*
筛前动脉 Arteria ethmoidalis anterior *f*
筛前孔 Foramen ethmoidale anterius *n*
筛前神经 Nervus ethmoidalis anterior *m*
筛前神经痛 Neuralgie des Nervus ethmoidalis anterior *f*
筛前神经综合征 ethmoidalis anterior Nerven-Syndrom *n*
筛前小房 Sinus ethmoidei antriores *m pl*, Cellulae anteriores *f pl*
筛切迹 Incisura ethmoidalis *f*
筛区 Area cribrosa *n*
筛上颌窦炎 Sinusitis ethmoidomaxillaris *f*
筛突 Processus ethmoidalis *m*
筛丸机 Pille-Siebmaschine *f*
筛网 Siebgewebe *n*
筛网状软化灶 retikuläre Erweichung-Läsion *f*
筛析 Sieben *n*
筛细胞 cribrate Zelle *f*, cribrose Zelle *f*
筛小房 Cellulae ethmoidales *f pl*
筛形视野 siebförmes Sehfeld *n*, siebförmes Gesichtsfeld *n*
筛选 Durchsiebung *f*
筛选斑贴试验包 Screening-Patch-Test-Kit *n*
筛选方法 Screening-Verfahren *n*
筛选模型 Screening-Modell *n*
筛选试验 Screening-Test *m*
筛选听力计 Screening-Audiometer *n/m*
筛域 Siebfläche *f*
筛状癌 Carcinoma cribriforme(s. cribrosum) *n*
筛[状]板 Siebbeinplatte *f*
筛状变性 siebförmige Degeneration *f*
筛状处女膜 Siebhymen *m*, Hymen cribriformis(s. fenestratus) *m*
筛状的 kribriform, ethmoidal(-is,-is,-e), ethmoides, cribriform(-is,-is,-e), cribros(-us,-a,-um)
筛状结构 siebförmige Struktur *f*
筛状室间隔缺损 Schweizer Käse Ventrikelseptumdefekt *m*
筛状胎盘 kribriforme Plazenta *f*
筛状游离植皮术 gesiebte freie Hauttransplantation *f*
筛子 Sieb *n*

shài 晒

晒 in der Sonne ausgesetzt
晒斑 Erythema solare *n*
晒斑的 sonnenverbrannt
晒干 Trocknen in der Sonne *n*
晒黑 Solarium *n*, Sonnenbrand *m*, Sonnenbräune *f*
晒伤 Sonnenbrand *m*

SHAN 山杉钐珊煽闪疝扇善擅膳

shān 山杉钐珊煽

山(岩)蒿 Artemisia brachyloba *f*
山艾 Artemisia frigida *f*
山扁豆碱 Chaksin *n*
山扁豆属 Cassia r
山扁豆酸 Cassinsäure *f*, Endocrocin *n*
山伯格氏[皮肤]病 Schamberg* Dermatose *f*, progressive pigmentierte Dermatose *f*
山茶 Camellia japonica *f*
山茶属 Camellia *f*
山慈菇 rhizoma pleionis, *f* Orithyia edulis, *f* Tulipa edulis Bak
山达脂 Sandaraca *f*, Sandarac *n*, Sandarak *n*
山大茴 Illicium lanceolatum *n*
山大茴中毒 Vergiftung des Illicium lanceolatum *f*
山道年 Santoninsäurelakton *n*, Santonin(um) *n*
山道年蒿 Zitwer *m*, Zitwerwurzel *f*, Artemisia cina *f*
山道年花 Zitwerblüten *f pl*, Flores Cinae *f pl*
山道年酸 Santoninsäure *f*
山道年肟 Santoninoxim *n*
山道年中毒 Santoninismus *m*
山地酶 Orinase *f*
山顶 Culmen monticuli(cerebelli) *n*
山豆根酚碱 Dauricolin *n*

山豆根碱 Dauricin *n*
山矾 Symplocos pnunifolia *f*
山矾属 Symplocos *f*
山菲利普氏病 Sanfilippo* Syndrom *n*
山夫顿堡沙门菌 Salmonella senftonberg *f*
山柑子碱 Glycosin *n*, Arborinin *n*
山梗菜次碱 Lobinin *n*
山梗菜碱 Libelin *n*, Lobelin(um) *n*
山梗菜蓝色 Lobelia Blau *n*
山梗菜烷(酮)碱 Lobelanin *n*
山梗菜烷定 Lobelanidin *n*
山梗菜中毒 Lobelism
山梗烷醇 Lobelanidin *n*
山梗烷醇酮 Lobelin *n*
山梗烷酮 Lobelanin *n*
山荷叶属 Diphylleia *f*
山核桃属 Carya *f*
山核桃素 Caryin *n*
山胡椒属 Daphnidium *n*
山鸡椒 Litsea citrata *f*, Daphnidium cubeba *n*
山姜 Alpinia japonica *f*
山姜素 Alpinetin *n*
山姜素酮 Alpinon *n*
山金车 Wohlverleih *m*, Arnica montana *f*
山金车苦素 Arnicin *n*
山金车属 Arnica *f*, Arnika *f*
山榄果 Achras sapota *f*
山榄果甙原 Sapotinetin *n*
山榄科 Sapotaceae *pl*
山榄烯 Sapotalen *n*
山梨醇麦康凯琼脂基础 Sorbitol-MacConkey-Agar-Basis *f*
山梨醇溶液 Sorbitlösung *f*
山梨醇脱氢酶 Sorbitdehydrogenase *f*(SDH)
山梨聚糖 Sorbitan *n*
山梨[树]的 sarbic(-us,-a,-um)
山梨酸 Sorbinsäire *f*
山梨糖 Sorbin(ose) *f*, Sorbose *f*
山梨[糖]醇 Sorbit *n*, Sorbitol *n*, Sorbitum *n*, Sionon *n*
山梨[糖]醇铁 Ferrisorbitol *n*
山梨[糖]醇铁针剂 Injectio Ferri Sorbitolis *f*
山梨糖醇脱氢酶 Sorbitoldehydrogenase *f*
山梨糖酮 Sorboson *n*
山黧豆食物中毒 lathyrus Lebensmittelvergiftung *f*
山黧豆属 Lathyrus *m*
山黧豆素 Lathyrin *n*
山黧豆中毒 Odoratismus *m*, Lat(h)yrismus *m*
山莨菪 Anisodus tanguticus *m*
山莨菪碱 Anisodamine *n pl*
山萝卜科 Dipsacaceae *pl*
山萝卜属 Scabiosa *f*
山毛榉的 fagineous
山毛榉素 Fagin *n*
山奈 Kaempferia galanga *f*
山奈甙 Kaempferitrin *n*
山奈二氢素 Aromadendrin *n*
山奈酚 Kaempferol *n*
山奈黄素 Kaempferol *n*
山奈甲黄素 Kaempferid *n*
山奈属 Kaempferia *f*
山丘型 Hügeltyp *m*
山雀蓝色 titmouse Blau *n*
山茱萸甙 Cornin *n*
山托扑他 Sandoptal *n*, Butalbital *n*
山莴苣素 Lactucin *n*
山魈 Mandrill *m*
山小桔素 Glycosin *n*
山羊豆甙 Galutedin *n*
山羊豆属 Galega *f*
山羊莫拉菌 Moraxella caprae, M.caprae *f*
山药 rhizoma Dioscoreae *f*
山蝇 Musca sorbens *f*
山油柑碱 Acronycin *n*
山嵛酸 Behensäure *f*, Acidum behenicum *n*
山缘草碱 Adlumin *n*
山越橘甙 Idaein *n*
山蚤属 Oropsylla *f*
山楂属 Weißdorn *m*, Crataegus *m*
山楂素 Crataegin *n*
山楂酸 Crataegussäure *f*
山栀子甙 Shanzhisid *n*
山蛭属 Haemadipsa *f*
杉绿色 Zederngrün *n*
钐 Samarium *n*(Sm, OZ 62)
珊瑚 Koralle *f*
珊瑚菜 Phellopterus littoralis *m*
珊瑚菜内酯 Phellopterin *n*
珊瑚虫 Korallentiere *n pl*
珊瑚红色[的] Korallenrot *n*
珊瑚菌 Club Pilz *m*, Koralle Pilz *m*
珊瑚菌科 Clavariaceae *pl*
珊瑚菌属 Clavaria *f*
珊瑚硬蛋白 Gorgonin *n*
珊瑚状的 korallenförmig, korallenartig
珊瑚状结石 Korallenstein *m*
煽动疗法 Provokative Therapie *f*

shǎn 闪

闪点 Flammpunkt *m*
闪点测定 Flammpunktprüfung *f*
闪点测定器 Flammpunktprüfer *m*
闪点试验 Flammprobe *f*
闪电击 Blitzschlag *m*
闪电恐怖 Gewitterangst *f*, Keraunophobie *f*
闪电烧伤 Blitzbrandwunde *f*
闪电性麻痹 Lähmung durch Blitzschlag *f*
闪电性神经[功能]病 Keraunoneurose *f*
闪电样的 blitzartig
闪电样疼痛 blitzartiger Schmerz *m*
闪电状的 fulgurant, foudroyant
闪电状发病 Sideration *f*
闪电足 lanzinierende(od. blitzartige) schmerzende Füße *m pl*
闪光 Fulguration *f*, Flimmern, *n* Blinken, *n* Blitz *m*
闪光暗点 Flimmerskotom *n*
闪光编码 Kodierung der Blitzrate *f*
闪光辨别 Flicker-Diskriminierung *f*
闪光刺激 Photostimulation *f*, Flimmerlichtaktivation *f*, Flimmerlichtreizung *f*
闪光的 splendent
闪光灯 Blitzlichtlampe *f*, Blitzlampe *f*
闪光灯记忆 flashbulb Speicher *m*
闪光法 Lichtblitz *m*
闪光放射摄影术 Flash-Radiographie *f*
闪光感[觉] Flimmerempfindung *f*, Helligkeitsflimmern *n*, Coruscatio *f*
闪光光解 Blitzlichtphotolyse *f*, Blitzlichtfotolyse *f*
闪光光谱 Funkenspektrum *n*, Flashspektrum *n*
闪光幻觉 Spintherism *n*
闪光幻视 Spintherismus *m*, Spintheropie *f*

闪光卡 Flash-Karte *f*
闪光恐怖 Selaphobia *f*
闪光来电显示器 blinkende Anzeige *f*
闪光盲 Flimmer-Blindheit *f*
闪光融合 Flimmerverschmelzungsfrequenz *f*
闪光融合频率 Flimmer(verschmelzungs) frequenz *f*, Flimmergrenze *f*, (kritische) Fusionsfrequenz *f*
闪光融合器 Vorrichtung-Flimmerverschmelzungsfrequenz *f*
闪光视觉诱发电位 Flimmer-visuelles evoziertes Potential *n*
闪光同步器 Flimmer-Synchronizer *m*
闪光细胞 Glitzer-Zellen *pl*
闪光现象 Flicker-Phänomen *n*
闪光信号 Blinksignal *n*, Blinkzeichen *n*, Blinkwesen *n*
闪光性暗点 Flimmerskotom *n*
闪光性玻璃体液化 Synchisis scintillans *f*
闪光诱发癫痫 Flimmern-Epilepsie *f*
闪光[致]盲 durch Flimmer bedingte Blindheit *f*
闪回现象 Flashback *n*
闪火法 Flimmer-Feuer-Schröpfen *n*
闪[燃]点 Flammpunkt *m*
闪烁 Flimmern *n*. Szintillation *f*, Szintillieren *n*
闪烁[能]谱计 Szintillationsspektrometer *n*
γ-闪烁成像 γ-Szintigraphie *f*
闪烁分光计 Szintillationsspektrometer *n/m*
闪烁辐射仪 Szintillationsradiometer *m*
闪烁伽玛照相机 Gammakamera *f*, γ-Szintillationskamera
闪烁光 Flackern *n*, Flimmern *n*
闪烁光反应 Flimmernreaktion *f*
闪烁幻视 Photoma *n*
闪烁计数 Szintillationszählung *f*
闪烁计数器 Szintillationszähler *m*, Szintillationsdetektor *m*, Szintillator *m*
闪烁技术 Szintillationstechnik *f*
闪烁剂 Szintillator *m*
闪烁甲状腺功能自动运算测定仪 Szintillations funktion der Schilddrüse Meter *m*
闪烁检测器 Szintillationsdetektor *m*
闪烁晶体 Szintillationskristall *m*, Szintillatorkristall *m*
闪烁矿山辐射仪 Szintillations-Mine-Radiometer *m*
闪烁量光法 Flimmern-Photometrie *f*
闪烁脉冲 Szintillationsimpuls *m*
闪烁屏 Szintillationsschirm *m*
闪烁器 Szintillator *m*
闪烁融合频率 Flimmerfusionsfrequenz *f* (FFF), FlimmerVerschmelzungsfrequenz *f*, Flimmer-Verschmelzungsschwelle *f*
闪烁扫描[法] Szintigraphie *f*
闪烁扫描器 Szintiscanner *m*, Szintigraph *m*
闪烁扫描图 Szintigramm *n*
闪烁射气仪 schillernder Ausstrahlung Detektor *m*
闪烁视网膜电图 Flimmer-Elektroretinogramm *n*
闪烁探测器 Szintillationsdetektor *m*
闪烁探头 Szintillationssonde *f*
闪烁体 Szintillator *m*
闪烁图[像] Szintigramm *n*, Radiogramm *n*
闪烁现象 Flicker-Phänomen *n*
闪烁效应 Funkeleffekt *m*, Flickereffekt *m*
闪烁眩晕 Flimmern-Vertigo *m*
闪烁液 Szintillationsflüßigkeit *f*
闪烁照相机 Szintillationskamera *f*
闪烁照相机图像分析器 Szintillationskamera-Bildzerleger *m*
闪烁照相师 Szintiphotograph *m*
闪烁照相术 Szintigraphie *f*, Radiographie *f*
γ闪烁照相术 γ-Szintigraphie *f*
闪烁自显影 Szintillations Autographie *f*
闪痛 blitzartiger Schmerz *m*
闪锌矿 Zinkblende *f*
闪腰 Verstauchung der Lende *f*
闪蒸法 Verfahren Entspannungsverdampfung *n*
闪蒸进样法 Flash-Verdampfen Injektion *f*

shàn 疝扇善擅膳

疝 Bruch *m*, Hernie *f*, Hemia *f*
疝成形术 Herniorrhaphie *f*
疝出 Herniation
疝穿刺术 Hernioupunktur *f*, Herniopunctura *f*
疝带(托) Bruchband *n*, Bracherium *n*
疝刀 Kelotom *n*, Herniotom *n*
疝的 Bruchband *n*
疝缝[手]术 Herniorrhaphie *f*
疝复位器 herniärer Repositor *m*
疝复位术 herniäre Reposition *f*
疝根治器 Strephotom *n*
疝根治术 operative Bruchversorgung *f*
疝管 Bruchkanal *m*
疝环 Bruchring *m*, Orificium hernialis *n*
疝夹 Leistenbruch-Klemme *f*
疝夹钳 Leistenbruch-Zange *f*
疝颈 Bruchhals *m*
疝口 Bruchpforte *f*
疝拉钩 Hernien-Retraktor *m*
疝阑尾切除术 herniale Appendektomie *f*, Hernioappendektomie *f*
疝门 Bruchring *m*
疝囊 Herniensack *m*, Bruchsack *m*, Saccus hernialis (s. herniosus) *m*
疝囊高位缝扎术 Hochpositionsherniorrhaphie *f*, Hochligatur für Herniensack *f*
疝囊颈 Bruchsackhals *m*, Collum herniae *n*
疝囊内缝术 Endoherniorrhaphie *f*
疝囊扭转 Herniensackdrehung *f*, Herniensackumdrehen *n*, Bruchsackdrehung *f*
疝囊腔 Herniensacklumen *n*, Herniensackhöhle *f*, Bruchsacklumen *n*
疝囊切除[术] Herniensackresektion *f*, Exzision för Herniensack *m*
疝囊造口术 Ektokelostomie *f*
疝囊造影术 Herniografie *f*
疝内缝[合]术 Endoherniorrhaphie *f*, Endoherniotomie *f*
疝内容物 Hernieninhalt *m*, Bruchsackinhalt *m*
疝内修补术 Endoherniorrhafie *f*
疝气带 Bruchband *n*, Bracherium *n*
疝气刀 Hernien Messer *n*
疝气囊 Pneumatozele *f*, Physozele *f*
疝牵开器 Herniohaken *m*
疝钳 Herniozange *f*, Hernienklemme *f*
疝切开术 Kelotomie *f*, Herniotomie *f*, Herniotomia *f*
疝入组织 Herniengewebe *f*
疝手法复位术 manuelle Reposition der Hernie *f*, Hernienreposition mit Handhabung *f*
疝水囊肿 Hernien-Hydrozele *f*
疝探条 Herniensonde *f*
疝托 Hernienträger *m*
疝外被盖 Hernienbekleidung *f*, Hernienüberzug *m*
疝[修补]针 Herniennadel *f*
疝形成 Herniatio(n) *f*
疝性动脉瘤 herniale Aneurysma *f*
疝性脑挫伤 Hernia-Hirnkontusion *f*
疝性鞘膜积液 Hydrocele hernialis *f*
疝修补(复)术 Hernio(r) rhaphie *f*

疝学 Herniologie *f*
疝整复术 Hernioplastik *f*
疝周的 periherniär, perihernial (-is, -is, -e)
扇贝 Jakobsmuschel *m*
扇河豚属 Triodon *m*
扇面 Kreisauschnitt *m*
扇索状的 himantioid
扇头蜱属 Rhipicephalus *m*
扇鲀属 Triodon *m*
扇形 Flabelliform, f Sektor *m*
扇形磁场质谱仪 Magnetsektor-Massenspektrometer *m*
扇形单睾吸虫 Haplorchis taichui *m*
扇形的 ventilatorious, Ventilator-geformt, überbacken
扇形[离心]机 Sektorzelle *f*
扇形骨膜剥离器 fäacherförmiges Periostraspatorium *n*
扇形喷头 Sektordüse *f*
扇形皮瓣 Sektorklappe *f*
扇形嵌合体 sektorielle Chimäre *f*
扇形扫查 Branche Scanographie *f*
扇形扫描 Sektorenabtastung *f*
扇形扫描技术 Sektor-Scan-Technik *f*
扇形扫描仪 Sektor-Scanner *m*
扇形射束扫描 fan-Strahlabtastung *f*
扇形探头 Sektor-Sonde *f*
扇形突变 Branche Mutation *f*
扇叶 Fächerklappe *f*
扇状变异 sectoring *f*
善得定 Sandostatin *n*
善恶(是非)判断能力试验 Gut und Böse-Test *m*
善饥 Wolfshunger *m*, Heißhunger *m*, Hyperorexie *f*, Bulimie *f*
善饥的 heißhungrig, bulimös
善饥症 Limosis *f*
善渴 Dipsosis *f*
擅于(善于)社交的 gesellig
膳食 Kost *f*, Diät *f*
膳食标准 diätetische Standard *m*
膳食补充剂 Nahrungsergänzungsmittel *n*
膳食补充物 Nahrungsergänzungsmittel *n*
膳食参考摄入量 diätetische Referenzmenge *f*
膳食单一 Single-Typ-Ernährung *f*
膳食的 prandial, diätetisch
膳食供给标准 Diätration *f*
膳食供应 Gastronomie *f*
膳食和健康委员会 Ausschuss für Ernährung und Gesundheit *m*
膳食计算法 Bromatometrie *f*
膳食检查 Chaos-Inspektion *f*
膳食军官 Chaos-Offizier *m*
膳食卡 Essenskarte *f*
膳食疗法 Diätotherapie *f*, Diätbehandlung *f*
膳食评估 Ernährungsassessment *n*
膳食食品 diätetisches Lebensmittel *n*
膳食史法 diätetische historische Methode *f*
膳食剔除法 diätetische Exklusion *f*
膳食调查 Kostplanuntersuchung *f*, Diätregeluntersuchung
膳食调配 Diätplanung *f*
膳食纤维 Diätfaser *f*
膳食学 Diätetik *f*
膳食学家 Diätetiker *m*
膳食叶酸当量 diätetische Folat-Äquivalente *f* (DFE)
膳食营养素参考摄入量 diätetische Referenzmenge *f*
膳食营养推荐标准 Empfehlungsmenge für Nahrungmittel *f*
膳食预订系统 Mahlzeit Bestellsystem *n*
膳食指南 Ernährungsrichtlinie *f*
膳食制度 Diätsystem *n*

SHANG 伤商熵上尚

shāng 伤商熵

伤 Verletzung *f*
伤疤 Narbe *f*
伤兵 Verwundeter *m*, verwundeter Soldat *m*
伤病率 Rate der Verwundeten und Kranken *f*, dienstuntaugliche Rate *f*
伤病员 Verwundete und Kranke *m*, Dienstuntaugliche (r) *m*
伤病员后送系统 Patienten-Evakuationskanal *m*
伤病员类别 Patientenalter *n*
伤病员容量 Patienten-Kapazität *f*
伤病员收容能力 Patienten-Kapazität *f*
伤病员运载能力 Patienten-Tragfähigkeit *f*
伤病治疗 Wunde- und Krankenbehandlung *f*
伤残 (Körper-) Verstümmelung *f*
伤残程度 Grad der Behinderung *m*
伤残儿童 ungültiges Kind *n*
伤残儿童保健 Gesundheitsvorsorge behinderter Kinder *f*
伤残抚恤 Behindertenpension *f*
伤残模型 Behinderungsmodell *n*
伤残损失生存年 mit Behinderung gelebte Lebensjahr *n*
伤残调整寿命年 behinderungsbereinigtes Lebensjahr *n*
伤风 Erkältung *f*, Gravedo *f*, Koryza *f*, Schnupfen *n*
伤风病毒 Erkältungsvirus *n*
伤风综合征 Koryza-Syndrom *n*
伤害 verletzen
伤害程度 Gradation des Traumas *f*
伤害刺激 schädlicher Reiz *m*
伤害[刺激]感受器 Nozi(re)zeptor *m*, Noci(re)ceptor *m*
伤害发生率 Verletzung-Morbidität *f*
伤害反射 nozizeptiver Reflex *m*
伤害感受器 Nozizeptor *m*
伤害感受性疼痛 nozizeptiver Schmerz *m*
伤害监测 Verletzungsmonitoring *f*
伤害流行病学 Verletzungsepidemiologie *f*
伤害生命的 biophthrös
伤害死亡率 Verletzung-Sterblichkeitsrate *f*
伤害性传入 nozizeptive Afferenz *f*
伤害性刺激 schädliche Stimulation (od. Reizung) *f*
伤害性刺激物 schädliches Stimulans (od. Reizmittel) *n*
伤害性知觉 Noziperzeption *f*, schädliche Perzeption (od. Wahrnehmung) *f*
伤害致死率 Sterblichkeit durch Verletzungen *f*
伤寒 Bauchtyphus *m*, Abdominaltyphus *m*, Typhus abdominalis *m*, Febris typhoides *f*
伤寒败血病 Typhus-Septikämie *f*
伤寒棒状杆菌 Corynebacterium typhi *n*
伤寒[病](面)容 typhöses Gesicht *n*, Facies typhosa *f*
伤寒病饮食 Abdominaltyphusdiät *f*
伤寒带菌者 Typhusbakterienträger *m*, Typhusbazillenträger *m*, Typhusdauerausscheider *m*
伤寒的 typhös, typhos (-us, -a, -um)
伤寒毒血症 Typhotoxinämie *f*
伤寒肺炎 Typhopneumonie *f*, Pneumotyphus *m*
伤寒副伤寒霍乱菌苗 Typhus-Paratyphus und CholeraImpfstoff *m*
伤寒副伤寒甲乙[混合]菌苗 Typhus-Paratyphus (A und B)-Impfstoff *m* (TA.B.-Impfstoff)
伤寒副伤寒甲乙三联菌苗 TA.B.-Triple-Impfstoff *m*
伤寒副伤寒菌苗 TA.B.-Impfstoff *m*
伤寒杆菌 Typhusbakterie *f*, Typhusbazillus *m*, Bacillus typhi *m*, Bacillus typhosus *m*
伤寒杆菌肾盂肾炎 Typhuspyelonephritis *f*

伤寒[杆菌]性胃肠炎 Gastroenteritis typhosa *f*
伤寒后的 posttyphös, posttyphos(-us,-a,-um)
伤寒脊柱病 Spondylitis typhosa *f*
伤寒脊椎炎 Spondylitis typhosa *f*
伤寒[兼]白喉 Typhusdiphtherie *f*, Typhodiphtheria *f*
伤寒菌胞浆素 Typhoplasmin *n*
伤寒菌蛋白 Typhoprotein *n*
伤寒菌毒素 Typhotoxin *n*
伤寒菌毒素中毒 Typhotoxinismus *m*
伤寒菌苗 Typhusimpfstoff *m*
伤寒菌苗发热疗法 Typhusvakzine-Fiebertherapie *f*
伤寒菌苗接种 Typhusvakzine-Impfung *f*
伤寒菌溶酶 Typhase *f*
伤寒菌素 Typhoidin *n*
伤寒菌素试验 Typhoidin-Test *m*
伤寒菌血症 Typhämie *f*
伤寒溃疡期 Ulzerationsstadium beim Typhus abdominalis *n*, Stadium der Geschwürsbildung bei Typhus abdominalis *n*
伤寒类热病 typhoide Erkrankungen *f pl*
伤寒蔷薇疹 Roseola typhosa *f*
伤寒肉芽肿 Typhusgranulom *n*
伤寒沙门菌 Typhusbazillus *m*, Salmonella typhi *f*
伤寒沙门菌感染 Infektion mit Salmonella Typhi *f*
伤寒沙门氏疫苗(沙门伤寒疫苗) Typhusimpfstoff *m*
伤寒试验 Typhus-Test *m*
伤寒所致精神障碍 psychische Störung aufgrund des Typhus *f*
伤寒细胞 Typhuszelle *f*
伤寒小结 Typhusknötchen *n*
伤寒型 typhöser Typ(us) *m*
伤寒型产褥热 Loch(i)otyphus *m*
伤寒型肺炎 Pneumonia typhosa *f*, Typhopneumonie *f*
伤寒型霍乱 Typhus-Cholera *f*
伤寒型麻疹 Typhus-Masern *f*
伤寒型脑膜炎 Typhusminingitis *f*
伤寒型疟疾 Malariatyphoid *n*
伤寒型疟疾的 typhomalarial(-is,-is,-e)
伤寒型土拉菌病 typhoidal Tularämie *f*
伤寒性骨髓炎 Osteomyelitis typhosa *f*
伤寒性脊椎[病] Typhus-Wirbelsäule *f*, Spondylitis typhosa *f*
伤寒性脊椎炎 Spondylitis typhosa *f*, Typhus-Wirbelsäule *f*
伤寒性胸膜炎 Typhus-Rippenfellentzündung *f*
伤寒血清 Typhus-Serum *n*
伤寒血清凝集试验 Typhus-Agglutinationsprobe *f*, Gruber* Widal*(-Wright*) Reaktion *f*
伤寒血清型沙门菌 Salmonella Typhi *f*
伤寒样糙皮病 Typhus-Pellagra *f*
伤寒样的 typhoid
伤寒样热 typhoides Fieber *n*
伤寒样症状 typhöse Symptomatik *f*, tphöses Krankheitsbild *n*, Typhosis *f*
伤寒症 Typhus *m*
伤寒状态 Status nervosus(s. typhosus) *m*
伤号 Verwundete(r) *m*
伤痕 Narbe *f*
伤后存活时间 Überlebenszeit nach einer Verletzung *f*
伤后急性肾功能衰竭 posttraumatisches akutes Nierenversagen *n*
伤后营养不良 Wunde-Dystrophie *f*
伤科 traumatologische Abteilung *f*, Abteilung für Traumatologie *f*
伤科医院 Unfallkrankhaus *n*, Traumatocomium *n*
伤口 Wunde *f*, Vulnus *n*
伤口白喉 Wunddiphtherie *f*
伤口崩裂 Wunddehiszenz *f*, Wundruptur *f*
伤口闭合 Wundschließung *f*
伤口二期愈合 sekundäre Wundheilung *f*
伤口敷料 Wundverband *m*
伤口护理 Wundbehandlung *f*, Wundmanagement *n*
伤口假膜 chirurgische Diphtherie *f*, Wunde Diphtherie *f*
伤口裂开 Wunddehiszenz *f*
伤口肉毒中毒 Wundbotulismus *m*
伤口愈合 Wundheilung
伤力 Überanstrengen *n*, überanstrengung *f*
伤情 Zustand der Wunde *m*
伤情分度 Gradierung der Verletzung *f*
伤情计分法 Injury Severity Score <engl.>(ISS)
伤势 Verletzungszustand *m*, Zustand der Verletzung *m*
伤亡 Verwundete und Gefallene *m*, Unfall *m*, Unglücksfall *m*
伤亡人员 Opfer *n*
伤亡运输站 Transportstation für Verwundeten und Gefallenen *f*, casualty clearing station <engl.>(CCS)
伤心 Traurigkeit *f*, voller Herzweh *m*
伤性骨化 posttraumatische Ossifikation *f*
伤员 Verwundete(r) *m*, Kriegbeschädigter *m*
伤员分类 Klassifikation der Verwundeten *f*
伤员后送 Transport der Verwundeten nach Hinterland *m*
伤员后送袋 Evakuierung von Verwundeten Beutel *m*
伤员拣别分类 Klassifikation der Verwundeten *f*
伤员紧急医疗卡 Notarzt-Schlagwortliste *f*
伤员救护 erste Hilfe der Verwundeten *f*
伤员空运 Lufttransport der Verwundeten *m*
伤员运输站 Transportstation der Verwundeten *f*, clearing station <engl.>
商标权 Markenrecht *n*
商环 Shang-Ring *m*, Ring-Shang-Gerät *n*
商环包皮环切术 Shang-Ring-Beschneidung *f*
商陆[根] Radix phytolaccae *f*
商陆促细胞分裂素 poke weed mitogen(PWM)<engl.>
商陆毒素 Phytolaccatoxin *n*
商陆果[实] Fructus phytolaccae *m*
商陆碱 Phytolaccine *n pl*
商陆科 Phytolaccaceae *pl*
商陆凝集素 Phytolacca-Agglutinin *n*
商陆属 Phytolacca *f*
商陆丝裂素 Phytolacca-Mitogen *n*
商陆有丝分裂原 poke weed mitogen(PWM)<engl.>
商陆中毒 Vergiftung der Phytolacca acinosa *f*
商品的价格 der Preis einer Ware *m*
商品分析 Handelsanalyse *f*
商品中间体 Handels-Zwischenprodukt *n*
商[数] Quotient *m*
商业健康保险 kommerzielle Krankenversicherung *f*
商业杀(无)菌 kommerzielle Sterilisation *f*
商业心理学 Wirtschaftspsychologie *f*, kommerzielle Psychologie *f*
商业药学 kommerzielle Apotheke *f*
商业医疗保险模式 private Krankenversicherung *f*
商誉 Unternehmenswert *m*
熵 Entropie *f*
熵变 Entropieveränderung *f*
熵产生 Entropiezeugung *f*, Entropieproduktion *f*
熵常数 Entropiekonstante *f*
熵和无序 Entropie und Unordnung *f*
熵判别 Entropie-Diskriminierung *f*
熵平衡 Entropiebilanz *f*

shàng 上尚

上 superior
上凹 Fovea superior *f*
上半规管 Canalis semicircularis superior *m*
上半喉切除术 obere Hemilaryngektomie *f*, supraglottische

Teilresektion des Kehlkopfs *f*
上半月叶 Lobulus semilunaris superior *m*
上抱器 oberer(od vorderer)Umklammer *m*
上鼻道 Meatus nasi superior *m*
上鼻甲 Concha nasalis superior *f*, Morgagni* Muschel *f*
上臂 Oberarm *m*
上臂丛 obere Armplexus *f*
上臂丛神经麻痹 obere Plexus brachialis Lähmung *f*
上臂丛神经损伤 Verletzung des oberen Plexus brachialis *f*
上臂根部厚 scye Breite *f*
上臂根部围 scye Umfang *m*
上臂肌区 Armmuskelbereich *m*
上臂肌围 Armmuskelumfang *m*
上臂假肢 Oberarmprothese *f*
上臂内侧皮神经 innerer Hautnerv des Oberarms *m*
上臂皮瓣鼻再造术 Nasenrekonstruktion mit Oberarm-Klappe *f*
上臂围 Trizeps Umfang *m*, Bizepsumfang *m*, Oberarmumfang *m*
上臂型臂丛损伤 Verletzung des Plexus brachialis *f*
上臂压迫试验 Trousseau* Phänomen(ot. Zeichen) *n*
上臂长 Oberarmlänge *f*
上臂长围指数 Oberarmlänge-Umfang-Index *m*
上臂支持杖 Oberarm-Krücke *f*(Unterarm Krücke *f*)
上臂周径 又称臂围 Armumfang *m*
上臂最大围 maximaler Bizepsumfang *m*
上臂最小围 minimaler Bizepsumfang *m*
上鞭毛体 Epimastigote *f*
上表皮 obere Epidermis *f*
上表皮移植片 Oberhauttransplantat *n*
上部 Oberteil *m*, Pars superior *f*
上部的 super(-ior, -ior, -ius)
上部结构 Überbau *f*
上采样 Upsampling *n*
上[层]清液 überstehende Flüssigkeit *f*
上层大气电离辐射 ionisierende Strahlung der äusseren(od. oberen) Atmosphäre *f*
上层抗原 oberständiges(od. superes) Antigen *n*
上层[取的]试样 oberständige Probe *f*
上层社会 Oberklasse *f*
上差别阈 höhere Differenzschwelle *f*
上肠系膜动脉综合征 Arteria mesenterica superior Syndrom *n*
上齿槽点 Supradentale, f
上齿槽后神经麻醉 (Leitungs-)Anästhesie des Nervus alveolaris posterior superior *f*
上齿槽神经 Nervi alveolares superiores *m pl*
上齿槽突高 Prozess alveolaris Höhe *f*
上齿槽外点 Ectomalare *f*
上齿槽缘点 superior-Prosthion *n*
上齿槽座点 Subspinale *n*
上唇 Oberlippe *f*, Labium superius oris *n*
上唇侧面观 Oberlippe-Profil *n*
上唇点 Oberlippe-Punkt *m*
上唇动脉 Arteria labialis superior *f*
上唇动脉结扎术 Ligatur der Arteria labialis superior *f*
上唇方肌 Musculus quadratus labii superioris *m*
上唇肥大者 Anocheilon *n*, Anochilos *n*, Anochilon *n*
上唇高度 Oberlippe-Höhe *f*
上唇结节 Procheilon *n*, Prolabium *n*, Tuberulum labii superioris *n*
上唇静脉 Vena labialis superior *f*
上唇裂 Oberlippenspalte *f*, Fissura labii superioris *f*
上唇水肿 Oberlippenödem *n*
上唇系带 Oberlippenbanächen *n*, Frenulum labii superioris (oris) *n*
上唇线 Oberlippe *f*, High Lippe Linie *f*
上唇正中裂 Medianspake der Oberlippe *f*
上唇支 Rami labiales superiores *m pl*
上唇中点 Labrale superius *f*
上代 frühere Generationen *f pl*
上担子 Epibasidium *n*(pl epibasidia)
上的 super(-ior, -ior, -ius)
上帝情结 Gott-Komplex *m*, Jehova Komplex *m*
上端 Extremitas superior *f*
上段 Segmentum superius *n*
上段动脉 Arteria segmenti superioris *f*
上段支气管 Bronchus segmentalis superior *m*
上额的 Kiefer-
上腭 Gaumen *m*
上腭穿孔 Gaumenperforation *f*
上方采光 Oberlicht *n*, obere Belichtung *f*
上方角膜缘角结膜炎 superiore limbale Keratokonjunktivitis *f*
上份腹膜后[间]隙 superior Retroperitonealraum *m*
上腹不适 Oberbauch-Unbehaglichkeit *f*
上腹部 Oberbauch *m*, Epigastrium *n*
上腹部搏动 Pulsatio epigastrica *f*, Sorbiculus cordis *m*
上腹部穿刺 Oberbauchpunktion *f*
上腹部的 epigastrisch, epjgastric(-us, -a, -um)
上腹部动脉 epigastrische Arterie *f*
上腹[部]感觉 epigastrisches Gefühl *n*
上腹部寄生畸胎 Epigastrius(parasiticus) *m*
上腹部寄生胎 Thorakopagus epigastrius *m*
上腹部切口 epigastrische Inzision *f*
上腹[疼]痛 Epigastralgie *f*, Oerbauchschmerz *m*
上腹部痛 Epigastralgie *f*
上腹部先兆 epigastrische Aura *f*
上腹反射 epigastrischer Reflex *m*
上腹缝合术 Oberbauchnaht *f*, Epigastrorrhaphie *f*
上腹旁的 parepigastrisch, parepigastric(-us, -a, -um)
上腹区 epigastrische Zone *f*, Oberbauchgegend *f*
上腹疝 Epigastr(i)ozele *f*, Hernia epigastrica *f*
上腹疼痛综合征 epigastrisches Schmerzsyndrom *n*
上腹下丛 Plexus hypogastricus superior *m*
上腹心包穿刺术 epigastrische Perikardpunktion *f*
上腹胀 epigastrische Distention *f*
上橄榄核 Nucleus olivaris superior *m*
上橄榄核簇 oberer Olivenkomplex *m*
上橄榄体 obere Olive *f*
上干 Truncus superior *m*
上根 Radix superior *f*
上巩膜炎 Scleritis anterior *f*
上鼓室 Epitympanon *n*
上鼓室的 epitympanal, epitympanic(-us, -a, -um)
上鼓室径路 Epitympanon-Leitung *f*
上鼓室切开术 Epitympanotomie *f*
上鼓室炎 Epitympanitis, f Atticitis *f*
上鼓室凿开术 Attiko(antro)tomie *f*
上关节凹 Fovea articularis superior *f*
上关节面 Facies articularis superior *f*
上关节突 Processus articularis superior *m*
上光机 Glanzmaschine *f*
上颌前部骀 Okklusionsfilm des vorderen Oberkiefers *m*
上颌全摘出术持骨钳 Knochenfafaßzange für totale Oberkieferresektion *f*
上颌 Oberkiefer *m*(OK), Maxilla *f*
上颌鼻发育不全 maxilläre nasale Hypoplasie *f*
上颌鼻甲的 maxilloturbinal(-is, -is, -e)
上颌不全畸胎 Epiagnathus *m*
上颌侧位体层片 seitliche Tomogramm Oberkiefer *m*
上颌侧向暴露用牵开器 oberseitlich exponierender Haken *m*
上颌齿槽弓宽 Kiefer-alveoläre Breite *f*

上颌齿槽弓长 Kiefer-alveoläre Länge *f*
上颌齿槽指数 Kiefer-Alveolar-Index *m*
上颌穿刺套管针 Trokar für Kieferhöhle *m*
上颌唇的 maxillolabial (-is, -s, -e)
上颌粗隆 Tuberositas maxillaris *f*
上颌粗隆软组织肥大修整术 Exzision der hypertrophischen Weichteile der Tuberositas maxillaris *f*
上颌的 maxillär, maxillar (-is, -is, -e)
上颌第二磨牙 maxillärer (od. oberer) 2. Molar *m*
上颌第三磨牙 maxillärer (od. oberer) 3. Molar *m*, Weisheitszahn *m*
上颌第一磨牙 maxillärer erster (od. oberer) Molar *m*
上颌动脉 Arteria maxillaris *f*
上颌窦 Kieferhöhle *f*, Sinus maxillaris *m*, Sinus Highmori *m*
上颌窦癌 Kieferhöhlenkarzinom *n*
上颌窦钡剂注射器 Bariuminjektionsspritze für Kieferhöhle *f*
上颌窦鼻内开窗术 nasale Fensterung der Kieferhöhle *f*
上颌窦出血性息肉 hämorrhagischer Polyp der Kieferhöhle *m*
上颌窦穿刺冲洗法 Punktion und Spülung der Kieferhöhle *f*
上颌窦穿刺法(术) Kieferhöhlenpunktion *f*
上颌窦穿刺针 Kieferhöohlenpunktionsnadel *f*
上颌窦穿孔器 Perforator für Sinus maxillaris *m*
上颌窦锉 Raspel für Sinus maxillaris *f*
上颌窦单纯切开术 einfache Inzission für Sinus maxillaris *f*
上颌窦窦孔 Ostium maxillare *n*
上颌窦对比检查 Kontrastuntersuchung des Sinus maxillaris *f*
上颌窦对孔凿 Oberkiefer-Resektion-Meißel *m*
上颌窦恶性肿瘤 maligner Tumor der Kieferhöhle *m*, maligner Tumor des Sinus maxillaris *m*
上颌窦副口 Para-Ostium der Kieferhöhle *n*
上颌窦根治术 Radikaloperation des Sinus maxillaris *f*
上颌窦骨膜剥离器 Periostelevatorium der Kieferhöhle *n*
上颌窦骨折 Kieferhöhlenfraktur *f*
上颌窦刮匙 Kürette für Sinus maxillaris *f*
上颌窦灌洗管 spülkanüle Kieferhöhle *f*
上颌窦后鼻孔息肉 antrochoanaler Polyp *m*
上颌窦积脓 Kieferhöhlenempyem *n*, Highmore* Empyem *n*
上颌窦积液 Antrozele *f*
上颌窦镜 Antroskop *n*, Sinusoskop *n*
上颌窦开窗术 maxillare Fensterung soperation *f*, Kieferhöhlenfensterung *f*
上颌窦开口 Kieferhöhlenöffnung *f*
上颌窦裂孔 Hiatus maxillaris *m*
上颌窦瘘 Kieferhöhlenfistel *f*
上颌窦囊肿 Oberkiefer Zyste *f*
上颌窦内壁开窗 Fensterung der medialen Kieferhöhlenwand *f*
上颌窦气压伤 Kieferhöhle-Barotrauma *n*
上颌窦钳 Kieferhöhlenzange *f*
上颌窦切除凿 Oberkiefer-Resektion-Meißel *m*
上颌窦切开术 Oberkiefer-Sinusotomie *f*
上颌窦手术 Kieferhöhlenoperation *f*
上颌窦手术刀包 Instrumentbesteck für Kieferhöhlenoperation *n*
上颌窦探条 Bougie für Kieferhöhle *f*
上颌窦探针 Sonde für Kieferhöhle *f*
上颌窦痛 Genyantralgie *f*
上颌窦息肉 Kieferhöhlenpolyp *m*
上颌窦修补术 Reparationsplastik der Kieferhohle *f*
上颌窦炎 Kieferhöhlenentzündung *f*, Genyantritis *f*, Sinusitis maxillaris *f*
上颌窦咬骨钳 Hohlmeißelzange für Kieferhöhle *f*
上颌窦凿 Kieferhöhle-Meißel *m*
上颌窦造影 Oberkiefer Sinographie *f*
上颌窦粘膜剥离器 (Schleimhaut-) Elevatorium der Kieferhöhle *n*
上颌窦粘膜刀 Schleimhautmesser der Kieferhöhle *n*
上颌窦粘膜下囊肿 submuköse Zyste der Kieferhöhle *f*
上颌窦止血气囊 Kieferhöhle-hämostatischer Beutel *m*
上颌窦止血钳 Kieferhöhle-Arterienklemme *f*
上颌窦肿瘤 Kieferhöhlentumor *m*
上颌额点 Maxillofrontale *n*, Maxillofrontalpunkt *m*
上颌额指数 Kiefer-frontal-Index *m*
上颌腭的 maxillopalatin (-us, -a, -um)
上颌发育不足 Oberkieferhypoplasie *f*, Maxillahypoplasie *f*
上颌发育过度 Oberkieferhypoplasie *f*, Maxillahyperplasie *f*
上颌弓 Arcus maxillaris *m*
上颌沟 Oberkieferfurche *f*
上颌骨 Oberkiefer *m*, Exognathion *n*, Maxilla *f*
上颌骨癌症 Oberkieferkarzinom *n*
上颌骨鼻嵴 Crista nasalis (maxillae) *f*
上颌骨部分切除[术] partiäre Oberkieferresektion *f*
上颌骨次全切除 subtotale Oberkieferresektion *f*
上颌骨的 maxillär, maxillar (-is, -is, -e)
上颌骨额突 Processus frontalis maxillae *m*
上颌骨骨髓炎 Oberkieferosteomyelitis *f*
上颌骨骨折 Oberkieferfraktur *f*
上颌骨骨折口内复位固定术 Zugang von Mundvorhof für Reposition und Stabilisierung der Oberkieferfraktur *m*
上颌骨骨折口外复位固定术 Zugang von Extramundvorhof für Reposition und Stabilisierung der Oberkieferfraktur *m*
上颌骨骨折切开复位固定术 operative Reposition und Stabilisierung der Oberkieferfraktor *f*
上颌骨后退 Oberkieferrückgang *m*
上颌骨畸形 Oberkiefermissbildung *f*
上颌骨节段性截骨术 segmentäre Oberkieferosteotomie *f*
上颌骨眶下沟 Sulcus infraorbitalis maxillae *m*
上颌骨扩张[术] Gaumennahterweiterung *f*
上颌骨前突 Oberkiefer-Prognathismus *m*
上颌骨切除术 Oberkieferresektion *f*
上颌骨切除术缺陷 Maxillektomiedefekt *m*
上颌骨全切除术 totale Oberkieferresektion *f*
上颌骨缺损 Oberkieferdefekt *m*
上颌骨炎 Maxillitis *f*
上颌横断片 okklusaler Film von Oberkiefer *m*
上颌横行骨折 Le Fort* Ⅲ Fraktur *f*, Querfraktur des Oberkiefer *f*
上颌横行截骨术 Le Fort* Ⅲ Osteotomie *f*, quer Oberkieferosteotomie *f*
上颌横向发育不良 transversale Maxillahypoplasie *f*
上颌后部殆片 Okklusionsfilm des hinteren Oberkiefers *m*
上颌后堤区 hinteres Abdämmgebiet *n*
上颌后缩 Oberkiefer-Retrusion *f*, Kiefer-Retrognathie *f*
上颌火器伤 Feuerwaffenverletzung des Oberkiefers *f*
上颌积脓 Kieferhöhlenempyem *n*, Empyema maxillare *n*
上颌寄生胎的 epignathous <engl.>
上颌寄生胎畸胎 Epignathus *m*
上颌间缝 Sutura intermaxillaris *f*
上颌结节 Tuber maxillae *m*
上颌结节注射法 Injektion des Tuber maxillare *f*
上颌结区增生 Hyperplasie des Tuber maxillare *f*
上颌截骨术 Oberkieferosteotomie *f*
上颌静脉 Venae maxillares *f pl*
上颌雷弗特Ⅰ型截骨术 Le Fort* Ⅰ-Oberkieferosteotomie *f*
上颌雷弗特Ⅱ型截骨术 Le Fort* Ⅱ-Oberkieferosteotomie *f*
上颌裂 Oberkiefer Fissur *f*
上颌隆起 Oberkiefer Prominenz *f*, Oberkiefer-Prozess *m*
上颌面 Facies maxillaris *f*
上颌面部损伤 Kiefer-Verletzung *f*
上颌面的 maxillofazial, maxillofacial (-is, -is, -e)
上颌面修复植入术 Kiefer-Prothesenimplantation *f*
上颌磨牙 maxillärer (od. oberer) Molar *m*

上颌磨牙钳 Oberkiefermolarenzange *f*
上颌囊肿 Oberkieferzyste *f*
上颌牛角钳 maxilläre Kuhhornzange *f*, Kuhhornzange für Maxilla *f*
上颌平面 Oberkieferebene *f*
上颌前部不对称 anteriore Oberkieferasymmetrie *f*
上颌前部殆片 okklusaler Film vom anterioren Oberkiefer *m*
上颌前突 Oberkieferprotrusion *f*, maxilläre Prognathie *f* maxilläre Protrusion *f*, Prognathie *f*, Prognathismus *m*
上颌前牙 obere Schneidezähne *m pl*
上颌前牙钳 Zange für obere Schneidezähne *f*
上颌颧的 maxillojugal (-is, -is, -e)
上颌神经 Nervus maxillaris *m*
上颌神经阻滞麻醉 Reithosenanästhesie des N. maxillaris *f*
上颌双尖牙钳 Zange für obere Prämolaren (od. Bikuspidaten) *f*
上颌水平截骨术 Le Fort* Ⅰ Osteotomie *f*, horizontal Oberkieferosteotomie *f*
上颌体 Oberkieferkörper *m*, Corpus maxillae *n*
上颌痛 Siagonagra *f*
上颌突 Oberkieferwulst *m*, Kieferfortsatz *m*, Oberkieferfortsatz *m*, Processus maxillaris *m*
上颌下的 inframaxillär, inframaxillar (-is, -is, -e), submaxillar (-is, -is, -e)
上颌压缩 Oberkieferkompression *f*
上颌牙 Oberkieferzahn *m*, oberer Zahn *m*
上[颌]牙丛 Plexus dentalis superior *m*
上颌牙的 maxillodental (-is, -is, -e)
上颌牙弓 Arcus dentalis superior *m*
上颌牙列 Oberkieferdentition *f*
上颌咽的 maxillopharyngeal (-is, -is, -e)
上颌义齿 Oberkieferprothese *f*
上颌印模托盘 Abdrucklöffel für Oberkiefer *m*
上颌用咬骨钳 Oberkiefer-Rongeurs *n*
上颌圆枕 maxillärer Toru (lu) s (od. Wulst) *m*, Oberkieferwulst *m*
上颌正中囊肿 nasopalatine Zyste *f*, Nasopalatinalzyste *f*
上颌中切牙牙槽嵴顶点 superior Prosthion *f*
上后锯肌 Musculus serratus posterior superior *m*
上呼吸道 obere Atemwege *m pl*, obere Luftwege *m pl*
上呼吸道感染 Erkältungsinfekt der oberen Luftwege *m*, Erkältungskrankheit der oberen Luftwege *f*
上呼吸道感受器 oberer Atemwege-Rezeptor *m*
上呼吸道梗阻 obere Atemwege-Obstruktion *f*
上呼吸道过敏反应 Uberempfindlichkeitsreaktion der oberen Luftwege *f*
上呼吸道狼疮 Lupus der oberen Luftwege *m*
上呼吸道炎 Entzündung der oberen Luftwege *f*
上滑膜 Membrana synovialis superior *f*
上黄斑 Macula superior *f*
上级补助收入 Einnahme aus der höheren Autorität *pl*
上级框架 superior Rahmen *m*
上级类别 übergeordnete Kategorie *f*
上级类别词 upperordinate-level Begriff *m*
上极 oberer Pol *m*
上极限 Limes superior *m*
上甲皮 Eponychium *m*
上甲状旁腺 Glandula parathyreoidea superior *f*
上尖牙 Augenzahn *m*, oberer Eckzahn *m*
上睑 Oberlid *n*, Palpebra superior *f*
上睑凹陷 Oberlidsenkung *f*
上睑板 Tarsus superior palpebrae *m*
上睑板肌 Musculus tarsalis superior *m*
上睑承建术 Rekonstruktion des oberen Lides *f*
上睑[动脉]弓 Arcus palpebralis superior *m*
上睑弓 Oberlidbogen *m*
上睑沟 Oberlidsulkus *m*
上睑静脉 Venae palpebrales superiores *f pl*
上睑皮肤过多 übermäßige Oberlidhaut *f*
上睑皮肤皱褶 Oberlidhautfalte *f*
上睑区 Oberlidregion *f*
上睑提肌 Lidheber *m*, Levator palpebrae superioris *m*, Musculus levator palpebrae superioris *m*
上睑提肌切除徙前术 Resektion und Vorlagerung des Musculus levator palpebrae superioris *f*
上睑外翻 Oberlidektropium *n*
上睑下垂 Augenlidvorfall *m*, Ptose *f*, Blepharoptosis *f*
上睑下垂矫正术 Korrektion der Ptose *f*
上睑下垂手术刀 Ptosismesser *n*
上睑下垂手术刀铲 Ptosisspatel *m*
上睑下垂修复 Reparatur der Oberlidptose *f*
上睑缘 Oberlidrand *m*
上睑整形术 Oberlid-Plastische-Chirurgie *f*
上睑重建术 Oberlid-Wiederaufbau *f*
上角 Cornu superius *n*
上角膜缘角膜结膜炎 Keratoconjunctivitis am oberen Hornhautrand *f*
上结肠室 Holotyphlon *n*, oberer Dickdarmventrikel *m*
上进心 Drang zur Verbesserung *m*
上颈椎 obere Halswirbelsäule *f*
上颈椎不稳 obere Halswirbelsäule-Instabilität *f*
上颈椎内固定术 obere Halswirbelsäule-Innenfixation *f*
上颈椎融合术 obere Halswirbelsäule-Fusion *f*
上颈椎损伤 Obere Halswirbelsäule-Verletzung *f*
上颈椎稳定性 oberen Halswirbelsäule-Stabilität *f*
上胫腓关节外伤性分离 traumatische Separation des oberen tibiofibularen Gelenks *f*
上颏棘 Spina mentalis superior *f*
上髁 Epicondylus *m*
上髁的 epikondylär
上髁痛 Epikondylalgie *f*
上髁炎 Epicondylitis *f*
上髁注射 Epicondylus-Einspritzung *f*
上孔亚纲 Parapsida *f*
上蜡 Wachsen *n*
上肋凹 Fovea costalis superior *f*
上类淀粉体 oberer Amyloid Körper *m*
上迷[小]管 Ductulus aberrans superior *m*
上泌尿道感染 obere Harnwegsinfektion *f*
上泌涎核 Nucleus salivatorius superior *m*
上面部骨折 Obergesichtsfraktur *f*
上面部慢性红斑性水肿 chronisches erythematöses Ödem der Oberseite *n*
上面高 oberes Gesichtshöhe *n*
上面酵母 Oberfläche Hefe *f*, Oberhefe *f*
上面宽 obere Gesichtshälfte Breite *f*
上面形态高 Oberseite Länge *f*
上面指数 oberer Gesichtshälfte Index *m*
上膜壶腹 Ampulla membranacea superior *f*
上内侧缘 Margo superomedialis *m*
上内隐斜视 Hyperesophorie *f*, Esohyperphorie *f*
上尿路 obere Harnwege *f*
上尿路感染 obere Harnwegsinfektion *f*
上尿路梗阻 Obstruktion der oberen Harnwege *f*
上尿路结石 oberes Harnwegsstein *n*
上颞线 Linea temporalis superior *f*
上胚层 Epiblast *m*
上皮 Epithel (ium) *n*
上皮癌 Epitheliom *n*, Epithelioma *n*, Epizytom *n*
上皮瘢痕 epithelite <engl.>

上皮层 Epithelschicht *f*, Epithellage *f*
上皮层角膜营养不良 Epithelhornhautdystrophie *f*
上皮肠腺化生 intestinale Metaplasie des Epithels *f*
上皮的 epithelial
上皮抚育细胞 epitheliale Pflegezelle *f*
上皮附着 epitheliales Geschiebe *n*
上皮钙通道 epithelialer Kalziumkanal *m*
上皮钙粘素 epitheliale Cadherin (E-Cadherin) *n*
上皮根鞘 Epithelscheide *f*
上皮管型 Epithelzylinder *m*
上皮化生 epitheliale Metaplasie *f*
上皮肌的 epithefiomuskulär, epitheliomuscular (-is, -is, -e)
上皮肌上皮癌 epitheliales Myoepithelkarzinom *n*
上皮 - 肌上皮细胞岛 Inseln aus Epi-Myoepithelien *f pl*
上皮基膜 Basalmembran des Epithels *f*
上皮基质连接 Epithel-Stroma-Übergang *f*
上皮间充质转化 epitheliale mesenchymale Transdifferenzierung *f*
上皮 - 间质转化 Epithel-mesenchymale Transition (EMT) *f*
上皮角膜炎 epitheliale Keratitis *f*
上皮孔道 epitheliale Pore *f*
上皮瘤 epitheliale Geschwulst *f*, Epizytom *n*, Epitheliom *n*, Epithelioma *n*
上皮瘤病 Epitheliomatose *f*, Epitheliomatosis *f*
上皮瘤的 epitheliombetreffend
上皮卵巢癌 epitheliale Ovarialkarzinom *n*
上皮膜抗原 epitheliales Membranantigen *n*
上皮囊肿 Epithelzysten *f pl*
上皮内癌 intraepitheliales Karzinom *n*
上皮内癌或原位癌 intraepitheliales Karzinom *n*, Carcinoma in situ *n*
上皮内的 endoepithelial, intraepithelial (-is, -is, -e)
上皮内淋巴细胞 intraepitheliale Lymphozyte *m*
上皮内瘤变 intraepitheliale Neoplasia *f*
上皮内瘤样病变 intraepitheliale Neoplasie *f*
上皮内囊肿 intraepitheliale Zysten *f pl*
上皮内腺 Glandula intraepithelialis (s.endoepithelialis) *f*
上皮黏液性病变 epitheliale muzinöse Läsion *f*
上皮鞘 Epithelscheide *f*
上皮绒[毛]膜的 epitheliochorial (-is, -is, -e)
上皮绒[毛]膜胎盘 Placenta epitheliochorialis *f*
上皮溶解 Epitheliolyse *f*, Epitheliolysis *f*
上皮软疣 Molluscum epitheliale *n*
上皮生长因子 epithelialer Wachstumsfaktor *m*
上皮生长因子受体 epidermaler Wachstumsfaktorrezeptor *m*
上皮剩余 epithelialer Rest *m*, Epithelrest *m*
上皮受损斑 Epithelschaden *m*
上皮树突突触 epitheliodendritische Synapse *f*
上皮脱落 Exuviation *f*, Epithalaxie *f*
上皮脱屑 Epithalaxie *f*, Epithalaxia *f*
上皮外的 extraepithelial
上皮外胚层 epitheliales Ektoderm *n*
上皮网状细胞 epitheliale Retikulumzelle *f*
上皮细胞 Epithelzelle *f*, Epizyt *m*
上皮细胞层 Epithelschichtung *f*, Epithelzellenschicht *f*, Epithelzellenlage *f*
上皮细胞钙黏蛋白 epitheliale Cadherin (E-Cadherin) *n*
上皮细胞管型 Epithelzellen Besetzung *f*
上皮细胞肌成纤维细胞转分化 epitheliale Myofibroblastenransdifferenzierung *f*
上皮细胞基底膜区域 epitheliale Basalmembranzone *f*
上皮细胞瘤 Epithelzellengeschwulst *f*, Epitheliom *n*
上皮细胞膜抗原 epitheliales Membranantigen *n*
上皮细胞黏蛋白 epitheliales Mucin *n*
上皮细胞皮肤抗体 epithelialer Hautantikörper *m*
上皮细胞生长因子 Epidermiswachstumsfaktor *m*
上皮细胞团 Epithelmasse *f*
上皮细胞相关抗原 epithelialbezogenes Antigen *n*
上皮细胞型胸腺瘤 epitheliales Thymom *n*
上皮细胞增生 epitheliale Hyperplasie *f*
上皮下的 subepithelial (-is, -is, -e)
上皮下膜 subepitheliale Membran *f*
上皮下腺 subepitheliale Drüse *f*
上皮下长 Epithel downgrowth *n*
上皮下痣 subepithelialer Nävus *m*
上皮腺 Glandulae epitheliales *f pl*
上皮新月 epithelialer Halbmond *m*
上皮形成 Dermatisation *f*, Reepithelisierung *f*, Epithelisierung *f*
上皮形成的 epitheliogen, epitheliogenic <engl.>
上皮型钙黏着蛋白 epitheliale Cadherin (E-Cadherin) *n*
上皮性癌 Epithelkarzinom *n*
上皮性玻璃样质 epitheliale Hyalinisation *n*
上皮性肝母细胞瘤 epitheliales Hepatoblastom *n*
上皮性间皮瘤 epitheliales Mesotheliom *n*
上皮性结膜干燥症 Xerosis epithelialis conjunctivae *f*
上皮性囊肿 epitheliale Zyste *f*
上皮性肉芽肿 epitheliales Granulom *n*
上皮性乳头状瘤 epitheliales Papillom *n*
上皮性网状细胞 epitheliale Retikulumzelle *f*
上皮性胸腺激活因子 Epithelzellen des Thymus-aktivierender Faktor *m*
上皮性牙源性肿瘤 epitheliale odontogene Tumoren *m pl*
上皮性肿瘤 Epithel (zellen) geschwulst *f*
上皮牙瘤 epitheliales Odontom *n*
上皮芽 Epithelial-Knospe *f*
上皮炎 Epithelitis *f*
上皮样的 epitheloid
上皮样平滑肌瘤 Leiomyoblastom *n*
上皮样平滑肌肉瘤 epitheloides Leiomyosarkom *n*
上皮样肉瘤 Sarcoma epithelioideum *n*
上皮样体 Epitheiioidkörper *m*, epithelioider Körper *m*
上皮样微静脉 Epithelioidvenula *f*
上皮样细胞 epithelioide Zelle *f*
上皮样细胞肉芽肿 epitheloidzelliges Granulom *n*
上皮样细胞痣 epitheloidzelliger Nävus *m*
上皮样腺 epithelioide Drüse *f*
上皮样型滑膜肉瘤 epitheloides Synovialsarkom *n*
上皮样型间皮瘤 epitheloides Mesotheliom *n*
上皮样血管瘤 epitheloides Hämangiom *n*
上皮样血管内皮细胞瘤 epitheloides Hämangioendotheliom *n*
上皮样血管肉瘤 epitheloides Angiosarkom *n*
上皮样遗迹 epitheloider Körper *m*, epitheloider Rest *m*
上皮移植术 epitheliale Transplantation *f*
上皮原纤维 Epitheliofibrillen *f pl*
上皮再形成 Reepithelialisierung *f*
上皮增生 epitheliale Proliferation *f*
上皮增殖 Epitheliose *f*
上皮增殖的 epitheliogenetisch, epitheliogenetic (-us, -a, -um)
上皮痣 epithelialer (od. epidermaler) Nävus *m*, Naevus epidermalis *m*
上皮珠 Perlen *f pl*, Epithelperlen *f pl*
上皮足突 epithelialer Fuß Prozess *m*
上皮组织 Epithelgewebe *n*, Tela epithelialis *f*
上皮组织肿瘤 Tumor des Epithelgewebes *m*, epitheliale Geschwulst *f*
上气道 Oberatemweg *m*
上气道疾病 Oberatemwegserkrankung *f*
上气道咳嗽综合征 Hustensyndrom des oberen Atemwegs *n*
上前段 Segmentum anterius superius (renis) *n*

上前段动脉 Arteria segmenti anterioris superioris (renis) *f*
上腔静脉 Vena cava superior *f*
上腔静脉-肺动脉分流术 Vena-cava-superior-Arteriapulmonalis-Shunt *m*
上腔静脉-肺动脉吻合术 Vena-cava-superior-Arteriapulmonalis-Anastomose *f*
上腔静脉梗阻 Obstruktion der Vena cava superior *f*
上腔静脉梗阻性疾病 obstruktive Veränderung der Vena cava superior *f*
上腔静脉和右肺动脉吻合术 Vena-Cava-Superior-rechte Arteriapulmonalis-Anastomose *f*
上腔静脉口 Ostium venae cavae superioris *n*
上腔静脉扩张 Dilatation der oberen Hohlvene *f*
上腔静脉逆行灌注 retrograde Perfusion über der oberen Hohlvene *f*
上腔静脉压迫 Vena-cava-superior-Kompression *f*
上腔静脉压迫综合征 Vena-cava-superior-Syndrom *n*
上腔静脉异常连接 anomale Verbindung der Vena cava superior *f*
上腔静脉造影 Angiographie der Vena cava superior *f*
上腔静脉重建术 Vena cava superior-Rekonstruktion *f*
上腔静脉综合征 Vena-cava-superior-Syndrom *n*
上腔静脉阻塞 Obstruktion der Vena cava superior *f*
上切牙 obere Schneidezähne *m pl*
上清液 oberständige Flüssigkeit *f*
上穹窿 oberes Gewölbe *n*, Fornix superior *m*
上穹窿再造术 Rekonstruktion des oberen Gewölbes *f*
上丘 Colliculus superior *m*
上丘白质层 Strata alba colliculi superioris *n pl*
上丘臂 Brachium colliculi superioris *n*
上丘灰质层 Stratum griseum colliculi superioris *n*
上丘连合 Commissura colliculorum superiorum *f*
上丘脑 Epithalamus *m*
上丘脑连合 Kommissur des Epithalamus *f*, Commissura epithalamica *f*
上三角瓣手术法 obere dreierkige (Haut-) Lappentechnik *f*
上筛斑 Macula cribrosa superior *f*
上舌段 Segmentum lingulare superius *n*
上舌段支气管 Bronchus lingularis superior *m*
上舌支 Ramus lingularis superior *m*
上射视野 hinausgeschloßenes Gesichtsfeld *n*, ober schlächtiges Blickfeld *n*
上神经节 Ganglion superius *n*
上神经元麻痹 Paralyse des oberen Neurons *f*
上肾单位肾病 obere Nephron Nephrose *f*
上升 Aufstieg *m*, Elevation *f*, Elevatio *f*
上升步 Aufstiegsgang *m*
上升错觉 aszendierende (od. aufsteigende) Wahrnehmungstäuschung (od. Illusion) *f*
上升的 aszendierend, aufsteigend, elevat (-us, -a, -um), ascendens
上升段 aufsteigender Abschnitt *m*
上升角 Steigwinkel *m*, Steigungswinkel *m*
上升阶段 aufsteigende Stufe *f*, aufsteigendes Stadium *n*
上升时间 Anstiegszeit *f*
上升速度 Steiggeschwindigkeit *f*, Aufstieggeschwindigkeit *f*
上升相 aufsteigende Phase *f*
上升型心绞痛 Krescendostenokardie *f*
上升性胆管性肝炎 aszendierende Cholangiohepatitis *f*
上升性能 Steigfähigkeit *f*
上升支 Rami ascendens *m pl*
上食管括约肌 False oberer Ösophagussphinkter *m*
上矢状窦 Sinus sagittalis superior *m*
上矢状窦梗塞 Infarkte des Sinus sagittalis superior *pl*
上矢状窦沟 Sulcus sinus sagittalis superioris *m*
上矢状窦血栓形成 Sinus-sagittalis-superior-Thrombose *f*
上市核准 Genehmigung für das Inverkehrbringen *f*
上市后监察 Post-Marketing-Überwachung *f*
上市许可证 free sale-Zertifikat *n*
上市药品监督规范 Gute Beitrag-Marketing-Surveillance Practice, GPSP
上视不能 Parinaud* Syndrom *n*
上输尿管点 oberer Ureterpunkt *m*
上输尿管压痛点 Druckpunkt des oberen Ureters *m*
上水道 Wasserversorgungsleitung *f*
上水平线 superior horizontale Linie *f*
上(前)髓帆 Velum medullare superius *n*
上(前)髓帆系带 Frenulum veli medullaris anterioris *n*
上调 Hochregulation *f*
上跳性眼球震颤 Upbeatnystagmus *m*
上臀围 oberer Hüftumfang *m*
上外侧的 superolateral (-is, -is, -e)
上外侧软骨 oberer seitlicher Knorpel *f*
上外隐斜视 Hyperexophorie *f*, Exohyperphorie *f*
上位的 epistatisch, epigyn (-us, -a, -um), epigynisch, epigynic (-us, -a, -um)
上位花 epigynische Blüte *f*
上位基因 epistatisches Gen *n*
上位菌环 superior Ring *m*, Ring superius *m*
上位性 Epistase *f*
上位学习 übergeordnetes Lernen *n*
上位异位肾 obere ektopische Niere *f*
上位运动神经元 oberes Motoneuron *n*
上胃肠道 oberer Gastrointestinaltrakt *m*
上胃 oberer Magen *m*
上吻合静脉 Vena anastomotica superior *f*
上下齿槽座角 obere und untere alveoläre Sitzwinkel *m*
上下的 supero-inferior
上下法 Top-Down-Methode *f*
上下颌不等的 anisognathisch, anisognathic (-us, -a, -um)
上下颌的 maxillomandibular (-is, -is, -e)
上下颌固定 maxillomandibuläre Fixierung *f*
上下颌联合骨折 kombinierte Ober-und Unterkieferfraktur *f*
上下颌牵引 maxillomandibuläre Traktion *f*
上下颌牙齿 oberer und unterer Zahn *m*
上下颌支抗 maxillomandibuläre Verankerung *f*
上下级冲突 untergeordneter Aufsicht Konflikt *m*
上下甲状旁腺 Glandulae parathyroideae inferiores et superiores *f pl*
上下三颌骨不[相]称 Dysallelognathie *f*, Dysoligognathie *f*
上下性偏盲 horizontale Hemianopsie *f*, altitudinale Hemianopsie *f*
上-下移动法 Auf- und Ab- Methode *f*
上下肢长度指数 intermembraler Index *m*
上显斜视 Strabismus manifestus sursumvergens *m*
上限 Obergrenze *f*
上限频率 hohe 3-dB-Frequenz *f*
上限危险度 Obergrenze Risiko *f*
上限值 maximale Arbeitsplatzkonzentration Decke *f*, TLV-C
上项线 Linea nuchae superior *f*
上消化道出血 Blutung des oberen Verdauungskanals *f*
上消化道出血开腹探查术 Probelaparotomie für Blutung des oberen Verdauungskanals *f*
上消化道憩室 Divestikel des oberen Vesdaunngskanals *n*
上斜肌 Musculus obliquus superior *m*
上斜肌腱鞘 Sehnenscheide des Musculus obliquus superior *f*
上斜视 Aufwärtsschielen *n*, Strabismus sursumvergens *m*
上行的 aufsteigend, aszendierend, ascendens
上行感染 retrograde Infektion *f*, aszendierende Infektion *f*
上行沟通 Aufwärtskommunikation *f*

上行管 aufsteigende Tube *f*, aufsteigender Kanal *m*
上行激动系统 aufsteigendes aktivierendes System *n*
上行色层分离[法] aszendierende (od. aufsteigende) Chromatographie *f*
上行束 aszendeierender (od. aufsteigender) strang *m*
上行调节 Upstream-Regulierung *f*
上行网状抑制系统 aufsteigendes retikuläres hemmendes system (ARIS) *n*, Upstream-Mesh-Unterdrückungssystem *n*
上行纤维 aufsteigende (od. aszendierende) Faser *f*
上行性胆管炎 aszendierende Cholangitis *f*
上行性的 aufsteigend, aszendierend, ascendens
上行性感染 aszendierende Infektion *f*
上行性脊髓灰质炎 aufsteigende Poliomyelitis *f*
上行性脊髓麻痹 aufsteigende Spinallähmung *f*
上行性脊髓缺血损伤 aufsteigende ischämische Rückenmarksschädigung *f*
上行性脊髓炎 aszendierende Myelitis *f*, Myelitis ascendens *f*
上行性溃变 aszendierende Degeneration *f*
上行性麻痹 aszendierende Paralyse *f*, Paralysis ascendens *f*
上行性肾盂造影术 aszendierende (od. retrograde) Pyelographie *f*
上行性水肿 aszendierendes Ödem *n*
上行性网状激动系统 aufsteigendes retikuläres Aktivierungssystem *n*
上行性炎[症] aszendierende Entzündung (od. Inflammation) *f*
上行抑制系统 aufsteigendes inhibitorisches System *f*
上行展开法 aszendierende (od. aufsteigende) Entwicklungsmethode *f*
上行轴突细胞 aufsteigende Axonzelle *f*, aszendierende Axon-Zelle *f*
上胸深 obere Brusttiefe *f*
上胸围 oberer Brustumfang *m*
上胸椎 obere Brustwirbelsäule *f*
上悬式离心机 - über angetriebene Zentrifuge *f*
上牙 obere Zähne *m pl*
上牙槽后动脉 Arteria alveolaris superior posterior *f*
上牙槽后神经 Nervus alveolaris superior posterior *m*
上牙槽后支 Rami alveolares superiores posteriores *m pl*
上牙槽静脉 Vena alveolaris superior *f*
上牙槽前动脉 Arteriae alveolares superiores anteriores *f pl*
上牙槽前神经 Nervus alveolaris superior anterior *m*
上牙槽前[缘]点 Prosthion *n*
上牙槽前支 Rami alveolares superiores anteriores *m pl*
上牙槽神经 Nervi alveolares superiores *m pl*
上牙槽中神经 Nervus alveolaris superior medius *m*
上牙槽中支 Ramus alveolaris superior medius *m*
上牙丛 Plexus dentalis superior *m*
上牙弓 Arcus dentalis superior *m*
上牙颌骨切开术 Maxillotomie *f*
上牙龈支 Rami gingivales superiores *m pl*
上牙支 Rami dentales superiores *m pl*
上咽 Epipharynx *m*
上眼睑皱褶 Eyefold des oberen Augenlids *n*
上仰错觉 Pitch (ing) bis Illusion *f*, klettern Illusion *f*
上腰三角 oberes Lendendreieck *n*, Grynfelt* Dreieck *n*
上腰椎 obere Lendenwirbelsäule *f*
上叶肺静脉 Vena pulmonalis des Oberlappens *f*
上叶后段 Segmentum posterius des Oberlappens der Lunge *n*, Segmentum posterius lobi superioris *n*
上叶尖段 Segmentum apicale lobi superioris *n*
上叶前段 Segmentum anterius lobi superioris *n*
上叶上舌段 Segmentum lingulare superius lobi superioris *n*
上叶下舌段 Segmentum lingulare inferius lobi superioris *n*
上蚓静脉 Vena superior vermis *f*
上隐斜视(眼) Hyperphorie *f*, Anaphorie *f*, Anaphoria *f*, Anatropia *f*
上隐斜眼的 anatropisch
上瘾的 süchtig
上游 flussaufwärts
上游表达序列 flussaufwärts Ausdruck-Reihenfolge *f*
上游刺激因子 stromaufwärtiger stimulierender Faktor, USF *m*
上游激活位点 flussaufwärts Aktivierungsstelle *f*
上游激活序列 stromaufwärtige Aktivatorsequenz *f*, stromaufwärts aktivierende Sequenz *f*, stromaufwärts Aktivierungssequenz *f*
上游激活因子序列 flussaufwärts Aktivator-Sequenz, *f*
上游结合因子 flussaufwärtser verbindlicher Faktor *m*
上游启动子 stromaufwärtiger Promotor *m*
上游启动子成分 stromaufwärtige Promotorelement *n*
上游启动子元件 stromaufwärtige Promotorelement *n*
上游气道阻力 vorgeschalteter Widerstand *m*
上游序列 stromaufwärts-Sequenz *f*
上游抑制序列 flussaufwärts Unterdrückung Sequenz *f*
上游诱导序列 stromaufwärtige induzierenden Sequenz *f*
上游阻遏序列 stromaufwärtige Unterdrückung Sequenz *f*
上釉 Glasierung *f*, Glasieren *n*
上缘 Margo superior *m*
上运动神经元 oberes Motoneuron *n*
上运动神经元瘫痪 obere motorische Nervenlähmung *f*
上枕骨 Supraokzipitalknochen *m*
上支 Ramus superior *m*
上肢 obere Extremität *f*, Extremitas superior corporis *f*, Membrum superius (corporis) *n*
上肢大血管战伤 Kriegsverletzung der großen Gefäße der oberen Extremität *f*
上肢带 Cingulum membri superioris *n*, Involutio extremitatis superioris *f*
上肢带骨 Cingulum exeremitatis superioris *n*
上肢带连结 Gelenke Schultergürtel *m*, juncturae cinguli membri superioris *f*
上肢带韧带 Ligamenta cinguli extremitatis superioris *n pl*
上肢骨 Knochen der oberen Extremität *m*
上肢回旋运动器 Rotation-Trainer oberen Extremität *m*
上肢肌节 oberes Extremität-Myotom *n*
上肢假肢 Prothese für die oberen Extremitäten *f*
上肢假肢操纵训练 Kontrolle-Training der oberen Extremität-Prothese *f*
上肢假肢使用训练 Verwenden-Training der oberen Extremität-Prothese *f*
上肢矫形器 Orthese für die obere Extremität *f*
上肢截瘫 Paraplegia brachialis (s. superior) *f*
上肢截肢者 obere Extremität-Amputierter
上肢康复机器人 Roboter-Armtrainer *m*
上肢淋巴水肿 Lymphödem der oberen Extremität *n*, lymphatisches Ödem der oberen Extremität *n*
上肢麻痹 Paralyse der oberen Extremität *f*
上肢浅静脉 oberflächliche Vene der oberen Gliedmaße *f*, Vena extremitatia superiores superficiales *f*
上肢切断术 Vorderviertel-Amputation *f*
上肢屈肘位皮牵引 Extension der oberen Extremität mittels Heftplasters in Beugestellung des Ellenbogengelenks *f*
上肢取栓术 Embolektomie der oberen Extremität *f*
上肢缺血 obere Extremitätenischämie *f*
上肢深静脉 tiefe Vene der oberen Gliedmaße *f*, Vena superiores extremitatia superiores profundae *f*
上肢神经卡压综合征 Nervenkompressionssyndrome der oberen Extremität *n*
上肢神经战伤 Kriegsverwundung des Armnervs *f*
上肢无脉病 Pulslos-Krankheit *f*, Takayasu* Krankheit *f*,

Aortenbogen-Syndrom *n*
上肢先天性畸形 kongenitale Deformität der oberen Extremität *f*
上肢心血管综合征 digitokardiales (od. atriodigitales) Syndrom *n*, Holt*-Oram* Syndrom *n*
上肢芽 obere Extremitätenknospe *f*
上肢芽与下肢芽 obere und untere Extremitätenknospen *pl*
上肢长 obere Extremität-Länge *f*
上肢诸肌 Musculi membri superioris *m pl*
上肢诸肌训练台 oberer Gliedmaßen Muskeln Ausbildung Tisch *m*
上肢综合训练器 oberer Gliedmaßen Trainer *m*
上直肌 Musculus rectus superior *m*
上中切牙点 maxilläre Schneidezahn *m*
上终支 obere Endast *m*, Rami terminales superiores *f*
上主静脉 Venae cardinales superiores *f pl*, Venae supracardinales *f pl*
上转 Supraduktion *f*, Sursumduktion *f*, Sursumvergenz *f*
上孖肌 Musculus gemellus superior *m*
上子实层 epihymenium *n*
上纵隔 Mediastinum superius *n*
上纵隔切开减压术 Dekompression (od. Druckentlastung) durch obere Mediastinotomie *f*
上纵肌 Musculus longitudinalis superior *m*
上纵束 Bogenbündel *n*, Fasciculus arcuatus *m*, Fasciculus occipitofrontalis *m*, Fasciculus longitudinalis superior *m*
尚茨股骨截骨术 Schantz* Femurosteotomie *f*
尚茨截骨术 Schantz* Osteotomie *f*
尚斯骨折 Chance-Fraktur *f*

SHAO 烧稍芍杓少少绍哨

shāo 烧稍

烧杯 Becherglas *n*
烧杯夹 Becherglasklemme *f*
烧杯刷 Becherbürste *f*
烧碱 Atznatron *n*, Atzsoda *f*, Natriumhydroxid *n*
烧碱石棉 Sodaasbest *m*
烧焦 Verbrennen *n*
烧结板 Sinterungsplatte *f*
烧结聚乙烯滤材 gesinterte Polyethyle-Filtermedien *pl*
烧结性 Sinterfähigkeit *f*
烧烙术 Kaustik *f*, Kauterisation *f*
烧瓶 Kolben *m*, Kuvette *f*
烧瓶夹 Kolbenklemme *f*
烧瓶架 Kolbenträger *m*
烧瓶心 Herz von Wasser-Flasche *n*
烧瓶形的 kolbenförmig, flaschenförmig
烧瓶样溃疡 flaschenförmiges Geschwür *n*
烧伤 Verbrennung *f*, Brandwunde *f*, Ambustio *f*, Combustio *f*, Encauma *n*
烧伤疤痕 Brandnarbe *f*
烧伤瘢痕的压迫疗法 Kompressions-Behandlung von Brandnarbe
烧伤瘢痕溃疡 Brandnarbe-Geschwür *f*
烧伤表皮热血肿 epidermale wärme Hämatom vor Verbrennungen *f*
烧伤并发症 Komplikationen der Verbrennung *f pl*
烧伤病房 Krankenzimmer der Verbrennung *n*
烧伤残余创面 restliche Verbrennungswunde *f*
烧伤程度 Verbrennungsausmaß *n*
烧伤处理 Verbrennungsbehandlung *f*
烧伤创面处理 Wundbehandlung der Verbrennung *f*
烧伤创面脓毒症 Brandwundensepsis *f*
烧伤的三度分类法 drei Grade Klassifizierung von Verbrennungen *pl*
烧伤毒素 Burn-Toxin *n*
烧伤分级 Grad von Verbrennung *n*, thermische Abstufung von Verbrennungen *f*
烧伤敷料 Brandwundenverband *m*
烧伤感染 Infektion der Verbrennung *f*
烧伤后败血症 Sepsis nach der Brandwunde *f*
烧伤后肾炎 Nephritis folgenden brennen *f*
烧伤机体 verbrannter Körper *m*
烧伤急救 Brandwunde-Erstbehandlung *f*
烧伤急症处理 erste Hilfe (od. Sofortbehandlung) der Verbrennung *f*
烧伤科 Verbrennungsabteilung *f*
烧伤六度分类法 sechs Grade Klassifizierung der Verbrennungen *pl*
烧伤面积评定 Auswertung des Verbrennungsbereichs *f*
烧伤模型 Verbrennungsmodell *n*
烧伤宁 Sulfadiazinargentum *n*
烧伤拳击姿势 pugilistic Haltung nach Verbrennungen *f*
烧伤热破裂 wärme Ruptur von Verbrennungen *f*
烧伤上皮脱落 Häutung-Epidermis der Verbrennungen *f*
烧伤深度 Verbrennungstiefe *f*
烧伤深度评定 Auswertung der Verbrennungstiefe *f*
烧伤受害人 Verbrennungsopfer *n*
烧伤水泡 Verbrennungen Blister *m*, Blister für Verbrennungen
烧伤死后变化 Verbrennungener postmortalen Veränderungen *pl*
烧伤四级分类法 vier Grade Klassifizierung der Verbrennungen
烧伤外科学 Verbrennungschirurgie *f*
烧伤温度 Brenntemperatur *f*
烧伤性低钾血症 Hypokaliämie des Brennens *f*
烧伤性肾功能衰竭 Nierenversagen bei Verbrennungen *n*
烧伤性休克 Verbrennungsschock *m*
烧伤性自残 Skävolismus *m*
烧伤学 Brandwunde *f*
烧伤胰腺 Brennen-Bauchspeicheldrüse *f*
烧伤植皮 Hauttransplantation der Verbrennung *f*
烧伤指数 Verbrennungsindex *m*
烧伤治疗 Verbrennungsbehandlung *f*
烧伤中心 Verbrennungscenter *n*
烧死 Verbrennungstod *m*
烧死尸体 gebrannte Körper *pl*
烧死尸体的处理 Entsorgung der abgebrannten Stellen *f*
烧死尸体的鉴定 Identifizierung der verbrannten Leichen *f*
烧死尸体的拳击姿势 pugilistic Haltung in gebrannten Körpern *f*
烧心 Sodbrennen *n*, Pyrosis *f*
烧灼 Kauterisierung *f*, Adustion *f*, Brand *m*, Abbeizen *n*
烧灼电极 Kaustikelektrode *f*
烧灼法(术) Kaustik *f*, Kauterisation *f*
烧灼感 brennendes Gefühl *n*
烧灼剂 Thermokaustika *n pl*
烧灼剪 Kauter-Schere *f*
烧灼酒精灯 eolipyle
烧灼勒除器 Diathermieschlinge *f*, hot Snare *f*
烧灼灭菌法 Ignisterilisation *f*, Verglühungssterilisation *f*
烧灼皿 Ignitionsschale *f*
烧灼痛 Kausalgie *f*, brennender Schmerz *m*
烧灼样足 burning feet <engl.>
稍呈白粉状的 pruinulose
稍呈棒形的 clavulate
稍呈红色的 rubeolous
稍呈砖格状的 paucimuriförmig
稍带玫瑰色的 roseolate, roseolous
稍具革质的 coriacellate
稍具纤毛的 ciliatulate
稍为粗糙的 grob, derb, knorrig, kratzig, rauh

sháo 芍杓

芍药醇 Paeonol *n*
芍药甙 Paeoniflorin *n*
芍药花甙 Paeonin *n*
芍药属 Paeonia *f*
芍药素 Paeonidin *n*
杓 Löffel *m*
杓采样 Probenahme mit Löffel *f*, Löffelprobenahme *f*
杓关节面 Facies articularis arytenoidea *f*
杓横肌 Musculus aryt(a)enoideus transversus *m*
杓会厌襞 aryepiglottische Falte *f*
杓会厌部 Pars aryepiglottica *f*
杓会厌的 aryepiglottisch, aryepiglottic(-us, -a, -um)
杓会厌肌 Musculus aryepiglotticus *m*
杓肌 Musculus arytenoideus *m*
杓肌固定术 Arytänoidopexie *f*
杓间襞 Plica interarytaenoidea *f*
杓间切迹 Incisura interarytaenoidea *f*
杓兰素 Cypripedin *n*
杓皿 Kasserolle *f*
杓声带肌 Musculus aryvocalis *m*
杓斜肌 Musculus aryt(a)enoideus obliquus *m*
杓形药丸计数器 Zähler der löffelförmigen Pille *m*
杓状的 arytaenoide(-us, -a, -um)
杓状会厌襞 Plica aryepiglottica *f*, Tourtual* Membran *f*
杓状软骨 Aryknorpel *m*, Gießbeckenknorpel *m*, Stellknorpel *m*, Cartilago arytaenoidea *f*
杓状软骨底 Basis cartilaginis arytaenoideae *f*
杓状软骨固定术 Arytänoidopexie *f*, King* Operation *f*
杓状软骨关节面 Facies articularis arytaenoidea *f*
杓状软骨激光切除术 Laserresektion des Aryknorpels *f*
杓状软骨尖 Apex cartilaginis arytaenoideae *f*
杓状软骨切除术 Ary(tänoid)ektomie *f*
杓状软骨丘 Colliculus cartilaginis arytaenoideae *m*
杓状软骨炎 Arytenoiditis *f*, Arytänoiditis *f*
杓状软骨摘除术 Arytänoidektomie *f*

shǎo 少

少孢子虫属 Oligosporogenea *f*
少孢子虫亚目 Oligosporidia *pl*
少胞质的 oligoplastisch
少草酸盐饮食 oxalatarme Diät *f*
少蛋白饮食 eiweißarme Diät *f*, eiweißarme Kost *f*
少动性躁狂 unproduktive Mania *f*
少动症 Hypokinesie *f*
少关节型幼年类风湿关节炎 pauciarticular juvenile rheumatoide Arthritis *f*
少汗的 hypohidrotic(-us, -a, -um)
少汗外胚层发育不良 hypohidrotische ektodermale Dysplasie *f*
少汗[症] Hypo(h)idrosis *f*, Oligohidrose *f*, Oligohidrosis *f*, Oligohydria *f*
少核质的 oligopyren
少肌型 Meromyaria *f*, meromyrial type <engl.>
少肌症 Sarkopenie *f*
少节棘球绦虫 Echinococcus oligarthrus *m*
少节指(趾) Hypophalangie *f*
少精液症 Oligospermie *f*
少精子症 Oligospermatism *n*
少泪症 Oligodakrya *f*
少量 kleine Menge *f*
少量多餐 häufige und kleine Mahlzeit *f*
少量金属的 oligometallisch
少[卵]黄的 oligolezithal, dotterarm
少钠饮食 niedrige Natrium-Diät *f*
少囊的 oligozystisch
少尿 Olig(o)urie *f*, Oligurese *f*, Hypurie *f*, Hypurese *f*
少尿期 Oligurie-Stadium *n*
少尿型肾功能不全 Oligurie-Niereninsuffizienz *f*
少染色质的 oligopyren
少弱畸精子症 Oligoathenoteratospermie *f*
少弱精子症 Oligoasthenozoospermie *f*
少数民族 Minderheit *f*
少数民族群体 Minderheit *f*, ethnische Minderheit *f*
少数民族卫生 Gesundheit für nationale Minderheit *f*
少突胶质瘤 Oligodendrogliom *n*
少突胶质母细胞 oligodendroblast *m*
少突胶质细胞 Oligodendrozyt *m*, Oligadendrogliazelle *f*
少突胶质细胞瘤 Oligodendrogliom *n*, Oligodendrozytom *n*
少突胶质细胞肿瘤 Oligodendrogliomtumor *m*
少突神经胶质 Oligo(dendro)glia *f*, Mesoglia *f*
少突神经胶质瘤病 Oligodendrogliomatosis *f*
少突神经胶质细胞 Oligodendrogliazelle *f*, Oligodendrozyt *m*
少突神经胶质[细胞]瘤 Oligodendrogliom *n*
少纤维饮食 ballaststoffarme Kost *f*
少牙[畸形] Oligodontie *f*
少盐低钠血性综合征 (Koch-) Salzmangel und Hyponatriämie-Syndrom *n*
少盐饮食 kochsalzarme Ernährung *f*, kochsalzarme Diät *f*, kochsalzarme Kost *f*
少营养的 oligotrophisch, oligotrophic(-us, -a, -um)
少语[症] Hypologie *f*
少渣膳食 niedrige Rückstände Ernährung *f*
少渣饮食 schlackenarme Kost *f*
少枝胶质瘤 Oligodendrogliom *n*, Oligodendrozytom *n*
少脂饮食 fettarme Diät(od Kost) *f*
少指(趾)[畸形]Oligodaktylie *f*

shào 少绍哨

少年蛋白尿 juvenile Albuminurie *f*, Adoleszentenalbuminurie *f*
少年的 juvenil, juvenil(-is, -is, -e)
少年儿童人口系数 juvenile Koeffizient *f*
少年法庭 Jugendgericht *n*
少年犯集团 juvenile Bande *f*
少年犯罪 Kriminalität unter Heranwachsenden *f*
少年高尿酸血症肾病家族 familiäre juvenile hyperurikämische Nephropathie, FIHN *f*
少年亨廷顿舞蹈症 juvenile Huntington* Krankheit *f*
少年脊髓痨 juvenile Tabes *f*
少年劳动定额 Jungendarbeitsnorm *f*
少年类风湿性关节炎 juvenile Rheumatoid-Arthritis *f*
少年期恶性贫血 juvenile perniziöse Anämie *f*
少年期精神错乱 jugendlicher Wahnsinn *m*
少年期慢性多关节炎 juvenile chronische Polyarthritis *f*
少年特发性骨质疏松症 juvenile idiopathische Osteoporose *f*
少年卫生员 juveniler Sanitäter(od. Krankenpfleger) *m*
少年心理学 juvenile Psychologie *f*
少年型 juvenile Form *f*
少年型黑棘皮症 juvenile Acanthosis nigricans *f*
少年型家族性进行性脊肌萎缩症 juvenile familiäre progressive spinale Muskelatrophie *f*, Wohlfart*-Kugelberg*-Welander*-Krankheit
少年型全身麻痹症 juvenile Paralyse *f*
少年型神经节甙脂沉积病 juvenile Gangliosidose *f*
少年型血色病 juvenile Hämochromatose *f*
少年型震颤麻痹 Paralysis agitans juvenilis *f*
少年性脱发 juvenile Alopezie *f*
少女保健 Mädchen-Pflege *f*

少女弧菌 Vibrio damsela *m*
少女异常恐惧感 Parthenophobia *f*
少壮时期 Postpubertät *f*
绍丁氏液 Schaudinn* Lösung *f*
绍塔氏手术 Schauta* Operation *f*
绍曼氏[小]体 Schaumann* Körper *m pl* (od. Körperchen *n pl*)
哨兵肠袢征 Sentinel Darmschlinge Zeichen *n*
哨兵淋巴结 Schildwächterlymphknoten *m*
哨兵淋巴结组织检验法 Schildwächterlymphknotenbiopsie *f*
哨兵攀征 Schildwächter-Schleife *f*
哨兵袢 sentinel Schleife *f*
哨兵痔 Schildwache-Hämorrhoide *f*, sentinel pile <engl.>
哨笛音 Pfeifen *n*, pfeifendes Rasseln *n*
哨点监测 Schildwächter-Überwachung *f*
哨点健康事件 Schildwächter-Gesundheitsereignis *n*
哨点实践 Schildwächter-Praxis *f*
哨点医生 Schildwächter-Arzt *m*
哨声杂音 pfeifendes Geräusch *n*

SHE 奢舌蛇舍设社射涉赦摄麝

shē 奢

奢侈灌流 profuse Perfusion *f*
奢侈基因 Luxus-Gen *n*

shé 舌蛇

舌 Zunge *f*, Glossa *f*, Lingua *f*
舌癌 Zungenkarzinom *n*, Glossocarcinoma *n*
舌白斑病 lchthyosis linguae *f*, Leukoplakia linguae (s, lingualis) *f*
舌保护器 Zunge-Beschützer *m*
舌背 Zungenrücken *m*, Dorsum linguae *n*
舌背静脉 Venae dorsales linguae *f pl*
舌背裂纹 Fissur der Zungenrückenoberfläche *f*
舌背支 Rami dorsales linguae *m pl*
舌扁桃体 Zungenmandel *f*, Zungengrundtonsille *f*, Tonsilla lingualis *f*
舌扁桃体肥大 Hypertrophie der Zungenmandel *f*, Zungenmandelhypertrophie *f*, Zungentonsillenhypertrophie *f*
舌扁桃体奋森氏感染 Vincent* Infektion der Zungenmandel *f*
舌扁桃体溃疡膜性咽峡炎 Angina ulceromembranosa der Zungenmandel *f*
舌扁桃体脓肿 Abszeß der Zungenmandel *m*
舌扁桃体切除术 Exzision der Zungenmandel *f*
舌扁桃体炎 Angina lingualis *f*, Tonsillitis lingualis *f*
舌扁桃体异物 Fremdkörper in der Zungenmandel *m*
舌表皮脱落 Exkoriation der Zunge *f*
舌病 Glossopathie *f*
舌部分切除术 partiale Glossektomie *f*
舌部甲状腺 linguale Schilddrüse *f*
舌部拉钩 Zungenhaken *m*
舌部牵开器 Zungenretraktor *m*
舌侧夹板 linguale Schiene *f*
舌侧牙支托 Cingulum-Rest *m*
舌侧翼缘 lingualer Flansch *m*
舌侧支托 lingualer Rest *m*
舌颤动 Zungentremor *m*
舌成形术 Glossoplastik *f*
舌垂直肌 Musculus verticalis linguae *m*
舌唇的 glossolabial (is, -is, -e)
舌唇喉麻痹 glossolabiolaryngeale Lähmung *f*, Glossolabiallaryngealparalyse *f*, Paralysis glossolabiolaryngea *f*
舌唇麻痹 glossolabiale Paralyse *f*, glossolabiale Lähmung *f*, Paralysis glossolabialis *f*
舌唇愈着术 Zungenlippenadhäsion *f*
舌刺 Zungengitter *m*
舌大 Makroglossie *f*, Macroglossia *f*
舌带状疱疹 Zoster lingualis *m*
舌的 lingular (-is, -is, -e), glottic (-us, -a, -um), glossic (-us, -a, -um), lingual (-is, -is, -e)
舌的死后改变 postmortale Veränderung der Zunge *f*
舌底(下)神经节 Ganglion submandibulare *n*
舌底神经 Nervus sublingualis *m*, sublingualer Nerv *m*
舌淀粉样变性 amyloide Degeneration der Zunge *f*
舌动感觉的 glossokinästhetisch
舌动脉 Zungenarterie *f*, Arteria lingualis *f*
舌动描记器 Glossograph *m*
舌多形细胞型横纹肌瘤 pleomorphes Rhabdomyom der Zunge *n*
舌腭的 glossopalatin (-us, -a, -um)
舌腭弓 Gaumenzungenbogen *m*, Arcus glossopalatinus *m*, Arcus palatinus anterior *m*
舌腭肌 Gaumenzungenmuskel *m*, Musculus palatoglossus *m*
舌腭腺 palatoglossale Drüse *f*
舌发育不全 Ateloglossie *f*
舌帆 Velamentum linguae *f*, Plica glossoepiglottica *f*
舌肥大 Glossauxesis *f*, Hypertrophia linguae *f*
舌肥厚 Pachyglossie *f*
舌奋森氏感染 Vincent* Infektion der Zunge *f*
舌缝[合]术 Glossorrhaphie *f*
舌腹侧 ventrale Fläche der Zunge *f*
舌杆 linguale Leiste *f*
舌杆条 linguale Schienenleiste *f*
舌干燥 Sausarismus *m*
舌根 Zungenwurzel *f*, Zungengrund *m*, Radix linguae *f*
舌根扁桃体铲除刀 Guillotine für Zungenmandel *f*
舌根减容术 Verkleinerungsoperation der Zungenwurzel *f*
舌根前部 vorderer Teil des Zungengrundes *m*
舌根[异位]甲状腺肿 Zungengrundstruma *f*, Struma baseos linguae *f*
舌弓 Lingualbogen *m*, Mershon* Bogen *m*
舌弓矫正器 Lingualbogengerät *n*
舌弓软骨 Reichert-Knorpel *m*
舌弓式间隙保持器 Lingualbogenplatzhalter *f*
舌沟 Zungenfurche *f*
舌骨 Zungenbein *n*, Hyoid *n*, Hyoideum *n*, Os hyoideum *n*
舌骨大角 Cornu majus ossis hyoidei *n*
舌骨大角半脱位性咽下困难 Dysphagie Valsalviana *f*
舌骨大角骨折 Fraktur des Cornu majus ossis hyoidei *f*
舌骨的 hyoide (-us, -a, -um)
舌骨弓 Hyoidbogen *m*
舌骨骨折 Zungenbeinfraktur *f*, Fraktur des Zungenbeins *f*
舌骨喉的 hyolaryngeal (-is, .is, -e)
舌骨后的 retrohyoide (-us, -a, -um), posthyoide (-us, -a, -um)
舌骨后囊 Bursa retrohyoidea *f*
舌骨会厌的 hyoepiglottic (-us, -a, -um)
舌骨会厌韧带 Ligamentum hyoepiglotticum *n*
舌骨甲状软骨的 hyothyroide (-us, -a, -um)
舌骨颏的 hyomental (-is, -is, -e)
舌骨内的 intrahyoide (-us, -a, -um)
舌骨前的 prähyoide (-us, -a, -um)
舌骨上的 suprahyoide (-us, -a, -um)
舌骨上肌 Musculi suprahyoidei *m pl*
舌骨上肌群 suprahyoidale Muskeln *pl*
舌骨上颈清扫术 suprahyoidale Halsdissektion *f*
舌骨上囊肿 suprahyoidale Ranula *f*
舌骨上平喉切除法 horizontale supraglottische Laryngektomie *f*, supraglottische horizontale Laryngektomie *f*
舌骨上区淋巴组织切除法(术) Lymphadenektomie der sup-

rahyoiden Gegend *f*
舌骨上三角 suprahyoides Dreieck *n*
舌骨上水平喉切除法 suprahyoidale horizontale Laryngektomie *f*
舌骨上支 Ramus suprahyoideus *m*
舌骨舌的 hyoglossal, hyogloss(-us, -a, -um), hypoglossic(-us, -a, -um)
舌骨舌肌 Hyoglossus *m*, Musculus hyoglossus *m*
舌骨体 Zungenbeinkörper *m*, Corpus ossis hyoidei *m*
舌骨下的 subhyoid, infrahyoidal(-is, -is, -e), infrahyoide(-us, -a, -um)
舌骨下颌的 hyomandibular(-is, -is, -e)
舌骨下肌 Musculi infrahyoidei *m pl*
舌骨下肌群 infrahyoidale Muskeln *pl*
舌骨下淋巴结 untere Zungenbein-Lymphknoten *m*, Nodi lymphatici infrahyoidei *m*
舌骨下囊 Bursa infrahyoidea *f*, Boyer* Bursa *f*
舌骨下咽切开术 subhyoid Pharyngotomia *f*
舌骨下支 Ramus infrahyoideus *m*
舌骨小角 Cornu minus ossis hyoidei *n*
舌骨综合征 Zungenbein-Syndrom *n*
舌横肌 Musculus transversus linguae *m*
舌横纹肌肉瘤 Rhabdomyosarkom der Zunge *n*
舌后的 retrolingual(-is, -is, -e)
舌后坠 Zurücksenken der Zunge *n*, Glossokoma *n*
舌坏疽 Cacoglossia *f*
舌回 Gyrus lingualis *m*
舌会厌的 glossoepiglottisch
舌会厌外侧襞 Plica glossoepiglottica lateralis *f*
舌会厌正中襞 Plica glossoepiglottica mediana *f*
舌活组织检查 Biopsie der Zunge *f*
舌肌 Zungenmuskulatur *f*, Musculus linguae *m*
舌肌母细胞瘤 (Granularzell-) Myoblastom der Zunge *n*, Myoblastenmyom der Zunge *n*
舌疾病 Zungenerkrankung *f*
舌假上皮瘤样增生 pseudoepitheliomatöse Hyperplasie der Zunge *f*
舌尖 Zungenspitze *f*
舌尖麻木 Gefühllosigkeit(od. Stumpfheit) der Zungenspitze *f*
舌尖现象 Spitze der Zunge-Phänomen *f*
舌尖腺 Glandula lingualis anterior *f*, Nuhn* Drüse *f*, Blandin* (-Nuhn*) Drüse *f*
舌检查 Glossoskopie *f*, Zungenbetrachtung *f*, Glossoscopia *f*
舌腱膜 Aponeurosis linguae *f*
舌角化过度 Hyperkeratose Linguae *f*, schwarze Zunge *f*
舌角化型鳞癌 verhornendes Plattenepithelkarzinom der Zunge *n*
舌结核 Tuberkulose der Zunge
舌痉挛 Zungenkrampf *m*, Glossospasmus *m*, Spasmus linguae (s. lingualis) *m*
舌静脉 Vena lingualis *f*
舌菌状乳头充血 Stauung der Papillae fungiformes *f*
舌颏距离 hyomentaler Abstand *m*
舌溃疡 Zungenulkus s, Zungengeschwür *n*
舌力计 Glossodynamometer *n*
舌连接杆 Zahnregulierungsklammer *f*, Ligualbügel *m*
舌裂 Zungenspalte *f*, gespaltene Zunge *f*, Glossoschisis *f*
舌裂畸胎 Diglossus *m*
舌裂畸形 Spaltzunge *f*, Schistoglossie *f*, Diglossia *f*
舌裂伤 Zungenlazeration *f*
舌淋巴管瘤 Lymphangiom der Zunge *n*, Makroglossie *f*
舌淋巴结 Zungenlymphknoten *m*, Nodi lymphatici linguales *m*
舌鳞状[上皮]细胞癌 Plattenepithelkarzinom der Zunge *n*
舌滤泡 Zungenbälge *m pl*, Zungenbalgdrüsen *f pl*, Folliculi linguales *m pl*
舌滤泡陷凹 Krypte der Zungenbalgdrüsen *f*
舌麻痹 Zungenlähmung *f*, Glossoplegie *f*, Sausarismus *m*
舌盲孔 Foramen caecum linguae *n*, Morand* Foramen *n*
舌面 Zungenfläche *f*
舌面干 Truncus linguofacialis *m*
舌面隆凸 Cingulum *n*
舌面窝 linguale Fossa *f*
舌内的 intralingual(-is, -is, -e), entoglossal(-is, -is, -e), entogloss(-us, -a, -um)
舌黏膜 Zungenschleimhaut *f*, Tunica mucosa linguae *f*
舌脓肿 Zungenabszeß *m*
舌脓肿切开引流术 Inzision und Drainage des Zungenabszeßes *f*
舌牵引 Zunge-Traktion *f*
舌钳 Zungenzange *f*
舌切除术 Glossektomie *f*, Glossosteresis *f*
舌乳头 Zungenpapillen *f pl*, Papillae gustus (s. linguales) *f pl*
舌乳头萎缩 Atrophie der Zungenpapillen *f*, Zungenpapillenatrophie *f*
舌乳头炎 Linguopapillitis *f*, Papillitis lingualis *f*
舌乳头状瘤 Zungenpapillom *n*, Papillom der Zunge *n*
舌烧伤 Zungenverbrennung *f*
舌伸出 Vorsprung der Zunge *f*
舌深动脉 Arteria profunda linguae *f*
舌深静脉 Vena profunda linguae *f*
舌神经 Zungennerv *m*, Nervus lingualis *m*
舌神经损伤 Zungennervenverletzung *f*
舌试验 Zunge-Test *m*, Zunge-Phänomen *n*
舌嗜酸性溃疡 Eosinophile-Zunge *f*
舌损伤 Zungenverletzung *f*
舌苔 Zungenbelag *m*
舌瘫 Zungenlähmung *f*
舌体 Zungenkörper *m*, Corpus linguae *n*
舌痛 Zungenschmerz *m*, Zungenbrennen *n*, Glottalgie *f*, Glossalgie *f*, Glossagra *f*
舌退缩 Glossokoma *n*
舌外伤 Zungenverletzung *f*, Verletzung der Zunge *f*
舌萎缩 linguale Atrophie *f*
舌未分化型鳞癌 undifferenziertes Plattenepithelkarzinom der Zunge *n*
舌系带 Zungenbändchen *n*, Frenulum linguae *n*
舌系带成形术 plastische Operation des Zungenbändchens *f*
舌系带刀 Ankylotom *n*
舌系带短缩 Ankyloglossie *f*, Ankyloglosson *n*, Ankyloglossus *m*
舌系带畸形 Deformität des Zungenbandchens *f*
舌系带切开术 Ankylotomie *f*
舌系带缩短 Frenulumverkürzung *f*
舌系带延长术 Verlängerung des Zungenbändchens *f*
舌下 sublingual, hypoglossal(-is, -is, -e), hypoglossic(-us, -a, -um)
舌下襞 Plica sublingualis *f*
舌下变应(过敏)原特异性免疫治疗 sublinguale allergenspezifische Immuntherapie *f*
舌下部 Hypoglottis *f*
舌下垂 Glossoptose *f*, Glossoptosis *f*
舌下的 sublingual
舌下动脉 Unterzungenarterie *f*, Arteria sublingualis *f*
舌下阜 Caruncula sublingualis *f*
舌下给药 sublinguale Arzneigabe *f*, sublinguale Medikation *f*
舌下含服免疫疗法 sublinguale Arzneigabe-Immuntherapie *f*
舌下间隙 Spatium sublinguale *n*, Sublingualloge *f*
舌下间隙蜂窝[组]织炎 Zellulitis (od. Cellulitis) des Spatium liguale *f*
舌下间隙感染 Infektion der Sublingualloge *f*
舌下静脉 Vena sublingualis *f*
舌下静脉曲张 sublinguale Varikose *f*

舌下溃疡 sublinguales Geschwür *n*, sublinguales Ulkus *n*
舌下面 Facies inferior linguae *f*
舌下囊肿 Hydroglossa *f*, Ranula *f*
舌下囊肿袋形[缝合]术 Marsupialisation der Ranula *f*
舌下囊肿的 ranular(-is, -is, -e)
舌下囊肿修治术 Bat(h)rachoplastik *f*
舌下脓肿 sublingualer Abszeß *m*
舌下片[剂] Sublingualtabietten *f pl*
舌下区 sublingualer Bereich *m*
舌下肉阜 sublinguale Karunkel *f*
舌下神经 Unterzungennerv *m*, Nervus sublingualis (s. hypoglossus) *m*
舌下神经伴行静脉 Vena comitans nervi hypoglossi *f*
舌下神经病 N hypoglossus Krankheit *f*
舌下神经管 Hypoglossuskanal *m*, Canalis hypoglossi *m*
舌下神经管静脉丛 Circellus venosus hypoglossi *m* Plexus venosus canalis hypoglossi *m*, Trolard* Plexus *m*
舌下神经核 Nucleus nervi hypoglossi *m*
舌下神经疾病 Krankheit des N. hypoglossus *f*
舌下神经降支 Ramus descendens nervi hypoglossi *m*
舌下神经交通支 Rami communicantes cum nervo linguali *m pl*
舌下神经麻痹 Hypoglossuslähmung *f*
舌下神经袢 Hypoglossusschlinge *f*, Hypoglossusbogen *m*, Ansa nervi hypoglossi *f*
舌下神经三角 Trigonum nervi hWoglossi *n*
舌下神经舌骨三角 Pirogoff* Dreieck *n*
舌下神经损伤 Hypoglossusverletzung *f*, Unterzungennervenverletzung *f*
舌下神经障碍 Hypoglossusstörung *f*
舌下投药法 sublinguale Medikation *f*
舌下温度 sublinguale Temperatur *f*
舌下腺 Unterzungendrüse *f*, Sublingualdrüse *f*, Glandula sublingualis *f*, Rivinus* Drüse *f*
舌下腺凹 Fovea sublingualis *f*
舌下腺结石[病] Stein(krankheit *f*) der sublingualen Drüse *m*
舌下腺瘘 Fistel der sublingualen Drüse *f*
舌下腺囊肿 sublingualis Zyste *f*
舌下腺脓肿切开引流术 Inzision und Drainage des Abszeßes der sublingualen Drüse *f*
舌下腺小管 Ductus sublinguales minores *m pl*, Rivinus* Kanäle *m pl*, Walther* Gänge *m pl*
舌下腺炎 Sublinguitis *f*, Hypoglossiadenitis *f*
舌下腺摘除术 Resektion der Unterzungendrüse *f*
舌下炎 Subglossitis *f*
舌下腙大管 Ductus sublingualis major *m*, Bartholin* Gang *m*
舌下组织炎 Hypoglossitis *f*, Paraglossitis *f*
舌现象 Zungenphänomen *n*, Schultze* Zungenphänomen *n*
舌腺 Zungendrüsen *f pl*, Glandulae linguales *f pl*
舌腺癌 Adenokarzinom der Zunge *n*
舌相仪 glossograph Instrument *n*
舌向错位 linguale Version *f*
舌向阻生 linguoangular Impaktion *f*
舌向阻生第三磨牙 lingual(wärts) impaktierter dritter Molar *m*
舌形 Linguiform *f*, lingual Kontur *f*
舌形虫 Zungenwurm *m*, Linguatula *f*, Pentastomum *n*
舌形虫病 Linguatulose *f*, Linguatuliasis *f*, Pentastomose *f*, Pentastomiasis *f*
舌形虫科 Linguatulidae *pl*
舌形虫目 Zungenwürmer *pl*, Linguatulida *pl*, Pentastomida *pl*
舌形虫属 Linguatula *f*
舌形的 zungenförmig, linguiform(-is, -is, -e)
舌学 Glossologie *f*
舌血管瘤 Zungenhämangiom *n*, Hämangiom der Zunge *n*
舌牙的 linguodental(-is, -is, -e)
舌咽 Glossopharyngeum *n*
舌咽的 glossopharyngeal(-is, -is, -e), glossopharynge(-us, -a, -um)
舌咽肌 Musculus glossopharyngeus *m*
舌咽迷走及副神经麻痹综合征 Vernet* Syndrom *n*
舌咽神经 Glossopharyngeus *m*, Nervus glossopharyngeus *m*
舌咽神经病 glossopharyngeuse Krankheit *f*
舌咽神经根切断术 glossopharyngeale Rhizotomie *f*
舌咽神经核 Nucleus nervi glossopharyngei *m*
舌咽神经切断术 Neurotomie des Glossopharyngeus *f*
舌咽神经上节 Ganglion superius nervi glossopharyngei *n*, Ehrenritter* Ganglion *n*, Müller* Ganglion *n*
舌咽神经痛 Glossopharyngeusneuralgie *f*, Neuralgia glossopharyngealis *f*
舌咽神经阻滞 Block des N.glossopharyngeus *m*
舌咽式呼吸 glossopharyngeuse Atmung *f*, Frosch-Atmung *f*
舌炎 Glossitis *f*
舌炎的 glossitisch
舌炎性贫血 glossitische Anamie *f*
舌样的 glossoid
舌银屑病 Psoriasis linguae *f*, Leukoplakie lingualis *f*
舌龈的 linguogingival(-is, -is, -e)
舌龈角 linguogingival Winkel *m*
舌蝇 Zungenfliege *f*, Tsetsefliege *f*
舌蝇属 Glossina *f*
舌痈 Glossanthrax *m*
舌原位癌 Carcinoma in situ der Zunge *n*, präinvasives Karzinom der Zunge *n*
舌圆柱瘤 Zylinderom der Zunge *n*
舌缘 Margo linguae *m*
舌运动不能 Inankyloglossie *f*
舌运动受限 Ankyloglossie *f*
舌运动障碍 Ankyloglossie *f*
舌运动中枢 glossokinesthetisches Zentrum *n*
舌再植 Replantation der Zunge *f*, Zungenreplantation *f*
舌粘连 adhärente Zunge *f*, Zungenadhäsion *f*
舌粘膜 Zungenschleimhaut *f*, Tunica mucosa linguae *f*
舌粘膜白斑病 Leukokeratosis linguae (s. lingualis) *f*
舌粘液表皮样癌 Mukoepidermoidkarzinom der Zunge *n*
舌粘液囊肿 Mukozele der Zunge *f*
舌震颤 Tremor linguae *m*
舌正中沟 Sulcus medianus linguae *m*
舌症状学 Zungensymptomatologie *f*
舌支 Rami linguales *m pl*
舌支托 Auflagezunge *f*
舌脂酶 linguale Lipase *f*
舌质 Textur(od. Gefüge *n*) der Zunge *f*
舌中隔 Zungenscheidewand *f*, Zungenseptum *n*, Septum linguae *n*
舌肿大 Glossauxesis *f*
舌周炎 Periglossitis *f*
舌状的 zungenfömig, ligulat(-us, -a, -um)
舌状叶 linguiförmiger Lobus *m*
舌灼伤 Zungenverbrennung *f*
舌灼痛 Zungenbrennen *n*, Glossopyrosis *f*
舌纵裂 Diastematoglossia *f*
蛇床内酯 Cnidilid *n*
蛇毒 Schlangengift *n*
蛇毒胨 venom Pepton *n*
蛇毒抗蛇毒合剂 Venin-Antivenin *n*
蛇毒抗栓酶 Schlangengift-antithrombotisches Enzym *n*
蛇毒疗法 Venomotherapie *f*, Venomisation *f*
蛇毒磷酸二酯酶 (Schlange-) Venomphosphodiesterase *f*
蛇毒凝血酶 Reptilase *f*

蛇毒溶血卵磷脂 Lecithid *n*
蛇毒溶血试验 Tiergift-Hämolysetest *m*
蛇毒神经毒素 Schlangengift Neurotoxin *n*
蛇毒素 Ophiotoxin *n*
α-蛇毒素 α-Schlangengift *n*
蛇毒性白细胞溶解 Venom-Leukozytolyse *f*, Schlangengift-Leukozytolyse *f*
蛇毒性溶血 venom Hämolyse *f*
蛇毒血凝酶 Hemocoagulase *f*
蛇毒[液]中毒 Schlangengiftvergiftung *f*
蛇毒致炎酶 Echidnase *f*
蛇根草 Ophiorrhiza japonica *f*
蛇根混合碱 Alseroxylon *n*
蛇根碱 Serpentin *n*
蛇根马兜铃 virginische Schlangenwurzel *f*, Aristolochia serpentaria *f*, Serpentaria *f*
蛇根术 Schlangenwurz *f*, Rauwolfia serpentina *f*, Ophioxylon serpentinum *n*
蛇根双碱 Serpentinin *n*
蛇根藤 Ophioxylon serpentinum *n*
蛇根藤素 Ophioxylin *n*
蛇根亭宁 Serpentinin *n*
蛇根甾醇 Serposterol *n*
蛇黄质 Lacertofulvin *n*
蛇恐怖 Ophi(di)ophobie *f*
蛇恐怖症 Ophidiophobie *f*
蛇麻花 Hopfen *n*
蛇麻素 Lupulinum *n*
蛇麻酮 Lupulon *n*
蛇麻烷 Humulan *n*
蛇麻烯 Humulen *n*
蛇莓 Duchesnea indica *f*
蛇凝血素 Hämokoagulm *n*
蛇女头 Medusenhaupt *n*, Caput medusae *n*
蛇皮状鱼鳞病 Ichthyose Serpentina *f*
蛇婆子 Waltheria americana *f*
蛇葡萄属 Ampelopsis *f*
蛇葡萄素 Ampelopsin *n*
蛇肉肽 Ophidin *n*
蛇舌状虫病 Porozephalose *f*, Porocephaliasis *f*, Porocephalosis *f*
蛇舌状虫属 Porocephalus *m*
蛇石 Schlangenstein *m*
蛇天然抗蛇毒抗体 natürliches Gegengift der Schlange *n*
蛇头草 Chelone *f*
蛇头草属 Chelone *f*
蛇头草素 Chelonin *n*
蛇头疔 Schlangenkopf-Furunkel *n*
蛇蝎毒蛋白 Tier-toxisches Protein *n*
蛇形单胞菌 Ophidiomonas *f*
蛇形螺旋体科 Serpulinaceae *f*
蛇形螺旋体属 Serpulina *f*
蛇形毛圆线虫 Trichostrongylus colubriformis *m*
蛇亚目 Ophidia *pl*
蛇咬 Schlangenbiß *m*
蛇咬伤 Schlangenbiß *m*
蛇咬中毒 Ophidismus *m*, Ophidiasis *f*

shě 舍

舍恩拜因试验 Schnbein* Probe *f*
舍费尔氏反射 Schäffer* Reflex *m*
舍古林综合征 Sjögren* Syndrom *n*, Sicca-Syndrom *n*
舍曲林 别称左洛复 Sertralin *n*
舍入(取整) Runden *n*
舍蝇 Musca domestica vicina *f*

shè 设社射涉赦摄麝

设备 Gerät *n*, Anlage *f*, Apparat *n*
设备多功能性 Gerät-Vielseitigkeit *f*
设备故障分析 Gerät-Schadensanalyse *f*
设备失效 Ausfall des Geräts *m*
设备选项 Anlagenoption *f*
设定 Einstellung *f*
设定参数 Setup-Parameter *m*
设计 Design *n*
设计变量 Entwurfsvariable *f*
设计参数 Entwurfsparameter *m*
设计操作 Design-Betrieb *m*
设计和修饰 Design und Modifikation
设计偏倚 Design-Bias *n*
设计药 Designer-Droge *f*
设计准则 Design-Kriterium *n*
设想 Phantasie *f*, Vermutung *f*, Annahme *f*
设置 installieren
社会 Gemeinde *f*
社会,团体,协会,学会,群栖,群集,组合 Gesellschaft *f*
社会/家庭良好状况 Soziale / Familie-Wohlbefinden *n*
社会保险 Sozialversicherung *f*
社会变迁 Sozialwandel *m*
社会标准化倾向 Sozialnorm *f*
社会病 soziale Krankheit *f*
社会病理学 soziale Pathologie *f*, Sociopathologie *f*
社会病态 Soziopath *n*
社会病态人格 Soziopathe-Persönlichkeit *f*
社会残疾保障保险 soziale Sicherheit-Invaliditätsversicherung *f*
社会测量法 伙伴选择法 Soziometrie *f*
社会成本 Sozialkosten *f*
社会处境不利的儿童 sozial benachteiligtes Kinder *n*
社会达尔文主义 Sozialdarwinismus *m*, sozialer Darwinismus *n*
社会的 sozial
社会地位 gesellschaftliche Stellung *f*
社会定型 Sozialestereotyp *m*
社会动员 Sozialmobilisierung *f*
社会法制观念取向 die legalistische Orientierung am Gesellschaftsvertrag *f*
社会犯罪学 soziale Kriminologie *f*
社会方面 sozialaspekt *m*
社会风俗习惯 gesellschaftliches Sitte *f*
社会服务人员 Sozialarbeiter *m*
社会福利 Sozialfürsorge *f*
社会福利机构 soziale Wohlfahrtsagentur *n*
社会福利政策 Wohlfahrtspolitik *f*
社会负担 Sozialbelastung *f*
社会干预 Sozialintervention *f*
社会隔离 soziale Isolation *f*, soziale Isolierung *f*
社会工作者 Sozialarbeiter *f*
社会公德 Sozialmoral *f*
社会公平性 sozialgerechtigkeit *f*
社会功能 sozialfunktion *f*
社会功能完好 intakte Sozialfunktion *f*
社会功能主义理论 soziale Funktionalismustheorie *f*
社会固定印象 sozialer Stereotyp *m*
社会关系测量学 Soziometrie *f*
社会观 Sozialorientierung *f*
社会[心理]卫生 soziale Hygiene *f*
社会行动 Sozialaktion *n*
社会行动理论 soziale Aktionsthe *f*
社会行为 Sozialverhalten *n*
社会行为药学 soziale-Verhaltens Apotheke *f*

社会互动状况 sozialinteraktion *f*
社会互助 Sozial-Solidarität *f*
社会化 Sozialisation *f*
社会化的品行障碍 sozialisierte Verhaltensstörung *f*
社会化过程 Sozialisationsprozess *m*
社会环境 soziale Umwelt *f*, gesellschaftliche Milieu *f*
社会活动功能 soziale Aktivitätsfunktion *f*
社会活动能力 Sozialaktivität-Fähigkeit *f*
社会基本医疗保险 die grundlegende soziale Krankenversicherung *f*
社会技能训练 Sozialkompetenztraining *n*
社会监督 Sozialkontrolle *f*
社会健康 sozialgesundheit *f*
社会交往 soziale Kommunikation *f*
社会角色 soziale Rolle *f*
社会角色冲突 Konflikt der sozialen Rolle *m*
社会阶层 Gesellschaftsklasse *f*
社会结构 Sozialstruktur *f*
社会紧张刺激 sozialer Stress *m*
社会经济的 Sozioökonomisch
社会经济地位 sozioökonomischer Status *m*
社会经济结果 sozioökonomisches Ergebnis *n*
社会经济状况 sozioökonomischer Status *m*
社会精神 sozialer Geist *m*
社会精神病学 Sozialpsychiatrie *f*, oziale Psychiatrie *f*
社会竞争 sozialer Wettbewerb *m*
社会救助 Sozialhilfe *f*
社会康复 soziale Rehabilitation *f*
社会口腔医学 / 社区口腔医学 allgemeine Stomatologie *f*
社会离心空间 soziofugaler Raum *m*
社会利益 soziales Interesse *n*
社会民主工党 SDLP *f*
社会内向量表 Sozialintroversion *f*
社会能力欠缺 soziale Unfähigkeit *f*
社会判断 Sozialurteil *n*
社会气氛 Sozialklima *n*
社会情境 Sozialsituation *f*
社会情绪过程 sozioemotionale Prozess *m*
社会情绪性群体 soziale emotionale Gruppe *f*
社会情绪专家 sozioemotionaler Spezialist *m*
社会人 gesellschaftlicher Menschen *m*, soziales Wesen *n*
社会人口统计数据 soziodemographische Daten *pl*
社会人类学 Sozialanthropologie *f*
社会认可 soziale Anerkennung *f*
社会认同性 Sozialidentität *f*
社会认知 Sozialerkenntnis *f*, Sozialkognition
社会认知理论 sozial-kognitive Theorie *f*
社会融合 Sozialeingliederung *f*
社会弱势群体 schwache Bevölkerungsschicht *f*
社会渗透 soziale Infiltration *f*
社会生活能力 soziale Anpassungsfähigkeit *f*
社会生活能力史 Geschichte der sozialen Lebensfähigkeit *f*
社会生活缺陷 soziale Lebensbeeinträchtigung *f*
社会生态理论 sozial-ökologische Theorie *f*
社会失认 soziale Agnosie *f*
社会史 soziale Geschichte *f*
社会适应 soziale Anpassung *f*
社会适应崩溃综合征 soziales Zusammenbruch-Syndrom *n*
社会适应能力 soziale Anpassungsfähigkeit *f*
社会适应问题咨询 Beratung bei sozialen Anpassungsproblemen *f*
社会适应型 koinotropic- Art *f*
社会态度 Sozialeinstellung *f*
社会态度量表 Sozialeinstellung-Skala *f*
社会网络干预 Intervention des Sozialnetzwerks *f*
社会卫生措施 soziale Hygiene-Strategie *f*
社会卫生支出 soziale Gesundheitsausgabe *f*
社会文化环境 soziokulturelle Umfeld *n*
社会文化模式 soziokulturelles Modell *n*
社会系统 Gesellschaftssystem *n*
社会相互作用 Sozialinteraktion *f*
社会心理的 Psychosozial
社会心理发育 psychosoziale Entwicklung *f*
社会心理紧张 psychosoziale Belastung *f*
社会心理决定因素 sozialpsychologische Determinanten *pl*
社会心理康复服务 psychosoziales Rehabilitationsservice *n*
社会心理流行病学 psychosoziale Epidemiologie *f*
社会心理气氛 sozialpsychologisches Klima *n*
社会心理生理学 Sociopsychophysiologie *f*
社会心理性侏儒 psychosozialer Zwerg *m*
社会心理学 Sozialpsychologie *f*, Soziopsychologie *f*
社会心理治疗 soziale Psychotherapie *f*
社会心理作业治疗 psychosoziale Ergotherapie *f*
社会性别 soziales Geschlecht *n*
社会性动机 Sozialmotiv *n*
社会性功能 soziale Funktionsfähigkeit *f*
社会性行为 soziales Verhalten *n*, Sozialverhalten *n*
社会性疾病 soziale Krankheit *f*
社会性昆虫 soziales Insekt *n*
社会性能力欠缺 gutartige Psychopathie *f*
社会性死亡 Sozialtod *m*
社会性退缩综合征 soziales Zusammenbruch-Syndrom *n*
社会性微笑 soziales Lächeln *n*
社会性意志缺损 soziale Abulia *f*
社会学 Soziologie *f*
社会学习理论 Soziallerntheorie *f*
社会压力 sozialer Stress *m*
社会压力源 sozialer Stressor *m*
社会言语 soziale Rede *f*
社会药房 öffentliche Apotheke *f*
社会医疗保险 soziale Krankenversicherung
社会医疗保险模式 Modus der soziale Krankenversicherung *m*
社会医疗救助 soziale medizinische Hilfe *f*
社会医学 soziale Medizin *f*
社会医学的 sozialmedizinisch
社会医学指标 sozialmedizinischer Index *m*
社会依赖性影响 sozialer abhängiger Einfluss *m*
社会抑制 soziale Hemmung *f*
社会意识 soziales Bewusstsein *n*
社会意识形态 soziale Ideologie *f*
社会因素 sozialer Faktor *m*
社会印象 sozialimpression *f*
社会营销 Social-Marketing *n*
社会营养 soziale Ernährung *f*
社会营养监测 soziale Überwachung der Ernährungslage *f*
社会影响 soziale Auswirkung *f*, sozialer Einfluss *m*
社会影响理论 soziale Einflusstheorie *f*
社会影响治疗 soziale Einflusstherapie *f*
社会优待 Sozialpräferenz *f*
社会优抚 soziale besondere Sorgfalt *f*
社会语言学 sociallinguistics, Soziolinguistik *f*
社会愿望 soziale Erwünschtheit *f*
社会再适应量表 soziale Wiederanpassung-Ratingskala *f*
社会赞许 soziale Anerkennung *f*
社会责任 soziale Verantwortung *f*
社会支持 soziale Unterstützung *f*
社会支持度 Sozialunterstützung *f*
社会知觉 soziale Wahrnehmung *f*
社会制度 soziales System *n*

社会治疗 Soziotherapie *f*, Sozialtherapie *f*
社会智力 soziale Intelligenz *f*
社会智能 soziale Intelligenz *f*
社会助长作用 soziale Erleichterung *f*
社会转型 soziale Umstellung *f*
社会转型评定量表 soziale Umstellung-Ratingskala *f*
社会资本 Sozialkapital *n*
社会资源 Sozialressource *pl*
社交的相互性 soziale Reziprozität *f*
社交够用指数 sozialer Adäquatindex *m*
社交孤立 gesellschaftliche Vereinsamung *f*, Sozialisolation *f*
社交活动 Sozialaktivität *f*
社交技巧 Sozialfertigkeit *f*
社交焦虑障碍 soziale Angststörung *f*
社交恐怖 soziale Phobie/Soziale Angststörung *f*
社交恐惧症 soziale Phobie *f*, Sozialphobie *f*, Soziophobie *f*
社交适宜空间 sociopetal Raum *m*
社交紊乱型人格障碍 dissoziale Persönlichkeitsstörung *f*
社交性 Geselligkeit *f*
社交性神经症 soziale Neurose *f*
社交性饮酒 soziales Trinken *n*
社交障碍 Sozialhemmung *f*
社区 Gemeinde *f*
社区保健 kommunale Gesundheitsversorgung *f*
社区保健护理管理信息系统 Community Health Nursing Management Informationssystem *n*
社区保健援助 Gemeinde-Gesundheit-Hilfe *f*
社区保健站 Gesundheitseinrichtung auf Gemeindeebene *f*
社区保健指标 Gemeinde-Gesundheit-Anzeige *f*
社区暴力 Gemeinschaftsgewalt *f*
社区参与 Gemeinschaftsbeteiligung *f*
社区参与和环境 Gemeinschaft-Beteiligung und Umwelt *f*, *f*
社区筹资 Gemeinschaftsfinanzierung *f*
社区对象模式 Gemeinschaftsobjektmodell *n*
社区儿童保健 Community Kind-Gesundheitsfürsorge *f*
社区访谈 Gemeinschaftsinterview *n*
社区感染 Gemeinschaftsinfektion *f*
社区干预 Tätigwerden der Gemeinschaft *n*
社区干预法 Gemeinde Interventionsansatz *m*
社区干预项目 Gemeinschaftsinterventionsprogramm *n*
社区个案管理模式 gemeinschaftliches Case-Management-Modell *n*
社区护理 Gemeinschaftspflege *f*, Gemeindepflege *f*
社区护理管理 Gemeinschaftspflegemanagement *n*
社区护理［学］Gemeinschaftskrankenpflege *f*
社区护士 Gemeindeschwester *f*, Diakoniekrankenschwester *f*
社区环境 Gemeinschaftsumgebung *f*, Gemeinschaftsumwelt *f*
社区环境污染 Gemeinschaftsumweltverschmutzung *f*
社区伙伴模式 Gemeinschaftspartner-Modell *n*
社区获得性 MRSA ambulant erworbener MRSA *m*
社区获得性败血症 ambulant erworbene Sepsis *f*
社区获得性肺炎 ambulant erworbene Pneumonie *f*
社区获得性感染 ambulant erworbene Infektion *f*
社区建设 Gemeinschaftsbildung *f*
社区健康 Gemeinschaftsgesundheit *f*
社区健康促进 Gemeinschaftsgesundheitsförderung *f*
社区健康代言人 Fürsprecher für Gemeinschaftsgesundheit *m*
社区健康档案 Gemeinschaftskrankenakte *f*
社区健康访视 Gemeinschaftsgesundheitsbesuch *m*
社区健康服务 Gemeinschaftsgesundheitsdienst *m*
社区健康干预 Gemeinschaftsgesundheitsintervention *f*
社区健康行动 Gemeinschaftsgesundheitsmaßnahme *f*
社区健康护理 Gemeinschaftsgesundheitspflege *f*
社区健康护理计划 Plan für Gemeinschaftsgesundheitspflege *m*
社区健康护理评估 Assessment der Gemeinschaftsgesundheitspflege *n*
社区健康护理评价 Evaluation der Gemeinschaftsgesundheitspflege *f*
社区健康护理实施 Implementation der Gemeinschaftsgesundheitspflege *f*
社区健康护理诊断 Diagnostik der Gemeinschaftsgesundheitspflege *f*
社区健康计划策略 geplante Maßnahme für den Gesundheitsbereich *f*(PATCH)
社区健康教育 Gemeinschaftsgesundheitsbildung *f*
社区健康教育评估 Assessment der Gemeinschaftsgesundheitsbildung *n*
社区健康援助 Gemeinde-Gesundheit-Hilfe *f*
社区精神病学 Gemeindepsychiatrie *f*
社区精神科护士 Psychiatrieschwester der Gemeinde *f*
社区精神卫生 gemeindenahe psychosoziale Versorgung *f*
社区精神卫生保健 gemeindepsychiatrische Versorgung *f*
社区精神卫生法案 gemeindepsychiatrisches Gesetz *n*
社区精神卫生服务 gemeindepsychiatrische Gesundheitsservice *n*
社区精神卫生中心 gemeindepsychiatrisches Zentrum *n*
社区精神医学 Gemeindepsychiatrie *f*
社区开发 Gemeinschaftsexploitation *f*, Gemeinschaftsentwicklung *f*
社区康复 gemeindebasierte Rehabilitation *f*
社区康复工作者 gemeindebasierter Rehabilitationsarbeiter *m*
社区康复护理 gemeindebasierte Rehabilitationspflege *f*
社区康复护理评定 gemeindebasierte Rehabilitationspflege-Evaluation *f*
社区康复护理评估 gemeindebasiertes Rehabilitationspflege-Assessment *n*
社区康复模式 gemeindebasiertes Rehabilitationsmodell *n*
社区康复内容 gemeindebasiertes Rehabilitationsprogramm *n*
社区康复体系 gemeindebasiertes Rehabilitationssystem *n*
社区康复协调员 gemeindebasierter Rehabilitationskoordinator *m*
社区康复训练 gemeinschaftliches Rehabilitationstraining *n*
社区口腔医学 Gemeinde-Zahnmedizin *f*
社区联盟 Gemeinschaftskoalition *f*
社区论坛 Gemeinschaftsforum *n*
社区能力 Gemeinschaftskapazität *f*
社区能力模式 Gemeinschaftskapazitätsmodell *n*
社区评估 Gemeinschaftsassessment *n*
社区融入 Gemeindeintegration *f*
社区生活 Gemeindeleben *n*
社区生命力 Gemeinschaftsvitalität *f*
社区试验 Gemeinde-Studie *f*
社区授权 Gemeinschaft-Empowerment *n*
社区网络 Gemeinde-Netzwerk *n*
社区网络系统 Gemeinde-Netzwerk-System *n*
社区为基础的病例对照研究 gemeindebasierte Fall-Kontroll-Studie *f*
社区卫生 Gemeinde-Gesundheit *f*
社区卫生筹资 gemeinschaftliche Gesundheitsfinanzierung *f*
社区卫生服务 gemeinschaftlicher Gesundheitsdienst *m*
社区卫生服务营销 gemeinschaftliches Gesundheitsdienst-Marketing *n*
社区卫生服务站 gemeinschaftliches Gesundheitsdienst-Station *f*
社区卫生服务中心 Gemeinschaftsgesundheitsdienst-Zentrum *n*
社区卫生规划 Gemeinde-Gesundheit-Planung *f*
社区卫生中心 Gemeinschaftsgesundheitszentrum *n*
社区卫生资源 Gemeinschaftsgesundheit-Ressource *f*
社区心理卫生 gemeindenahen psychosoziale Versorgung *f*
社区心理卫生中心 gemeindepsychiatrisches Gesundheitszentrum *n*
社区心理学 Gemeindepsychologie *f*, Gemeinschaftspsychologie *f*

社区性尿路感染 gemeinschaftliche Harnflächeninfektion *f*
社区血液中心 Gemeinde-Blutzentrum *n*, Gemeindepsychologie *f*
社区牙周指数 Community Periodontal Index *m* (CPI)
社区牙周治疗需要指数 Gemeinde-parodontaler Index für Behandlungsbedarf, *m*
社区研究 Gemeinschaftsstudie *f*
社区医疗保健监测系统 Gemeinde-medizinische Versorgung-Monitoring-System *n*
社区医学 Gemeinde-Medizin *f*
社区医院 Gemeinschaft-Krankenhaus *n*
社区营养 Gemeinschaftsnahrung *f*
社区灾害性事件 gemeinschaftliches katastrophenereignis *n*
社区增权 Gemeinschaftsstärkung *f*
社区障碍 Gemeinschaftshindernis *n*
社区照顾者 Gemeinschaftspfleger *m*
社区诊断 Gemeinschaftsdiagnose *f*, Community-Analyse *f*
社区职能 Gemeinschaftskompetenz *f*
社区综合干预 Gemeinschaftsintervention *f*
社区组织 Gemeinschaftsorganisation *f*
社团组织 Sozialgruppe *f*
射靶疗法 gezielte Therapie *f*
射程 Reichweite *f*, Schußweite *f*, Schußbereich *m*, Erprobungstrecke *f*
射出 Ejakulation *f*
射出口 Ausschußöffnung *f*
射钴 Radiocobalt *n*
射硅 Radiosilicon *n*
射击 Schuß *n*
射击残留物 Shot-Rückstand *m*
射击方向 Schießrichtung *f*
射击角度 Schusswinkel *m*
射击距离 Reichweite *f*, Schußweite *f*
射击脉 Pistolenschußpuls *m*
射击命中角度 Projektil-Eintrittswinkel *m*
射击伤 Schußverletzung *f*
射击事故 Schießen-Vorfälle *pl*
射击死 Tod der Dreharbeit *m*
射极输出器 Emitterfolger *m*
射镓 Radiogallium *n*
射束 Strahlenbündel *n*, Strahlenbüschel *n*
射精 Samenentleerung *f*, Samenerguß *m*, Samenfluß *m*, Ejakulation *f*, Emissio seminis *f*
射精不能 Ejakulation-Impotenz *f*
射精迟缓 Ejakulation retardata *f*
射精的 ejaculatori (-us, -a, -um)
射精管 Ductus ejaculatorius *m*, Spritzkanälchen *n*
射精管闭锁 Atresie des Ductus ejaculatorius *f*
射精管梗阻 Verschluss des Ductus ejaculatorius *m*
射精管缺失 Fehfen des Ductus ejaculatorius *n*
射精过早 Prospermie *f*, Ejaculatio praecox *f*
射精潜伏期 Ejakulationslatenzzeit *f*
射精痛 Ejakulationsschmerz *m*
射精徐缓 Bradyspermatismus *m*
射精障碍 defekte Ejakulation *m*
射流 Efflux *m*
射流技术 Fluidik *f*
射流扫描 Ausströmungsskandieren *n*
射氯 Radiochlor *n*
射脉菌属 Phlebia *f*
射镁 Radiomagnesium *n*
射频 Radiofrequenz *f*
射频磁场 Radiofrequenz-Magnetfeld *n*
射频带宽 Hochfrequenz-Bandbreite *f*
射频导管消融[术] Radiofrequenz-Katheterablation *f*
射频电烙治疗 RF-Elektrokauter Therapie *f*
射频电疗法 Radiofrequenz-Elektrotherapie *f*
射频电流疗法 Radiofrequenzelektrotherapie *f*
射频放电检测器 Radiofrequenzentladungsnachprüfer *m*
射频辐射 Radiofrequenz (RF)-Emission *f*, Hochfrequenzstrahlung *f*
射频辐射防护 Radiofrequenz-Strahlenschutz *m*
射频辐射污染 Radiofrequenz-Strahlenverschmutzung *f*
射频滑膜切除术 Radiofrequenz-Synovektomie *f*
射频辉光放电等离子体沉积 RFGE Plasmasenkung *f*
射频脉冲 Hochfrequenzimpuls *m*, *m* (RF-Puls)
射频屏蔽 Radiofrequenz-Abschirmung *f*, HF-Abschirmung *f*
射频识别传感器 Radiofrequenz-Identifikationssensor *m*
射频手术消融[术] Radiofrequenz chirurgische Ablation *f*
射频温控热凝术 Radiofrequenz-Thermokoagulation *f*
射频线圈 Radiofrequenz-Wendel *f*
射频消融 Radiofrequenzablation *f*
射频消融测试 Radiofrequenzablation-Test *m*
射频消融术 Radiofrequenzablation *f*
射频轴 Frequenzachse *f*
射气 Emanation *f*
射气计 Emanometer *n*
射气疗法 Emanationstherapie *f*
射气投置器 Emanator *m*
射气治疗院 Emanatotium *n*
射枪音 kanonenschlagartiger Ton *m*, Pistolenschußton *m*, Duroziez* (Doppel-) Geräusch (od. Zeichen) *n*
射乳反射 Milchejektionsreflex *m*
射入口 Einschußöffnung *f*
射钽 Radiotantalum *n*
射痛 stechende Schmerzen, stechende Schmerzen *pl*
α-射线 Alfastrahlen *m pl*
β-射线 Betastrahlen *m pl*
δ-射线 Deltastrahlen *m pl*
γ-射线 Gammastrahlen *m pl*
S 射线 S-Strahlen *m pl*, Goldstein* Strahlen *m pl*
射线 Strahl *m*
W 射线 W-Strahlen *m pl*
X 射线 X-Strahlen *m pl*
射线[发生]学 Aktinologie *f*
射线病 Strahlenkrankheit *f*, aktinische Krankheit *f*
X 射线测厚仪 x-ray Dickenmessgerät *n*
β 射线测厚仪 β-ray Dickenmessgerät *n*
γ 射线测厚仪 γ-ray Dickenmessgerät *n*
α 射线测量仪 α-Teilchens Meter *n*
射线发生 Aktinogenesis *f*
射线发生的 aktinogen
射线防护 Strahlenschutz *m*
γ-射线放射性 γ-Aktivität *f*
射线分布指示计算机 Radiationsdistributionskomputer *m*, Strahlendistributionskomputer *m*
X 射线分析 Röntgenanalyse *f*
射线感光度 radiologische Empfindlichkeit *f*
X 射线干涉仪 Röntgeninterferometer *m*
X 射线管 Röntgenröhre *f*
X 射线光电子光谱学 Röntgenphotoelektronenspektroskopie *f*
X射线光电子能谱仪 X-Photoelektronenspektroskopie *f* (XPS)
射线化学 Aktinochemie *f*
X 射线激光器 X-Röntgenlaser *m*
射线激活 Radioaktivierung *f*
γ 射线计数器 γ-ray Zähler *m*
X 射线剂量 Dosis der X-Strahlen *f*
X 射线剂量测定法 Röntgendosimetrie *f*
X 射线剂量计 Röntgendosimeter *n*, Röntgendosismesser *m*
射线角化症 Strahlenkeratosis *f*

X 射线结构分析 Röntgenstrukturanalyse *f*
X 射线结晶学 Röntgenkristallographie *f*
射线警报器 Strahlung Alarmeinheit *f*
射线可透的 strahlendurchlässig
射线可透性 Strahlendurchlässigkeit *f*, Strahlendurchgängigkeit *f*
射线疗法 Strahlenbehandlung *f*, Strahlentherapie *f*, Aktinotherapie *f*
γ 射线疗法 γ-Strahlen-Therapie *f*
射线疗法的 aktinotherapeutisch, actinotherapeutic (-us, -a, -um)
γ 射线密度计 γ-ray-Densitometer *n*
γ- 射线能量 γ-Energie *f*
γ- 射线能谱测定法 γ-Strahlenspektrometrie *f*, Gammastrahlenspektrometrie *f*
射线皮炎 Radiodermatitis *f*, Aktinodermatitis *f*, Strahlendermatitis *f*
α- 射线谱 α-Strahlungsspektrum *n*, Alphastrahlungsspektrum *n*
X 射线散射 Röntgen (strahlen) streuung *f*
X 射线伤害 Röntgenschaden *m*, (X-) Strahlenschaden *m*
β- 射线烧伤 β-Strahlenverbrennung *f*
X 射线摄谱仪 Röntgen (strahlen) spektrograph *m*
γ 射线摄影术 γ-Radiographie *f*
X 射线损伤 Röntgenverletzung *f*
射线探测器 Strahlendetektor *m*
射线投置器 Emanator *m*
射线透射的 (röntgen) strahlendurchgängig
射线透射性 Strahlendurchgängigkeit *f*
X 射线图 Röntgendiagramm *n*
X 射线拓扑图 Röntgentopogramm *n*
X 射线拓扑学 Röntgentopographie *f*
X 射线显微分析术 X-Mikroanalyse *f*
X 射线显微摄影术 Röntgenmikrophotographie *f*
X 射线小角衍射 Röntgenkleinwinkeldiffraktion *f*, Röntgenstrahlung mit kleinwinkeliger Diffraktion *f*
射线心动图仪 Aktinokardiograph *m*
X 射线性脱发 X-ray Alopezie *f*
X 射线衍射 Röntgendiffraktion *f*
X 射线衍射法 Röntgendiffraktionsmethode *f*
X 射线衍射分析 X-Röntgenbeugungsanalyse *f*
X 射线衍射仪 X-Diffraktometer *n*
X 射线荧光光谱学 Röntgenfluoreszenzspektroskopie *f*
X 射线荧光光谱仪 X-Röntgenfluoreszenzspektrometer *n*
γ 射线源 γ-ray Soure *n*
γ 射线源弹丸 γ-ray Kapsel *f*
射线增敏剂 Radiosensibilisator *m*
X 射线照片 röntgenogram *m*
γ 射线照射区 γ-ray Feld *n*
X 射线照相 Röntgenograph *m*
射线照相机 MTRA
射线照相术 Radiographie *f*
X 射线诊断 Röntgendiagnose *f*
射线指示仪 Strahlung Anzeige *f*
射血分数 Austreibungsfraktion *f*
射血期 Austreibungsphase *f*, Austreibungsperiode *f*
射[血]前期 preejection Zeitraum PEP *n*
射血相 Ejektionsphase *f*
涉水产品 wasserähnliche Produkt *n*
赦免妄想 Verblendung der Vergebung *f*
摄片 Radiographie *f*, Aufnahme *f*
摄片架 photographischer Ständer *m*
摄片条件 Radiographiebedingung *f*
摄谱术 Spektrographie *f*
摄谱仪 Spektrograph *m*
摄取 Aufnahme *f*
摄取量 aufgenommene Menge *f*
摄入 Ingestion *f*
DNA 摄入 DNA-Aufnahme *f*
摄入量评估 Aufnahme-Abschätzung *f*
摄入性内化 introjizierte Internalisierung *f*
摄生法 Diasostik *f*, Eubiotik *f*
摄生学 Eubiotik *f*
摄食 Ingestion *f*, Nahrungsaufnahme *f*
摄食的 ingestiv (-us, -a, -um)
摄食行为 Ingestionsverhalten *n*
摄食活动 Ingestionsaktivität *f*, Aktivität der Nahrungsaufnahme *f*
摄食恐怖 Cibophobia *f*
摄食调节 Regulation der Nahrungsaufnahme *f*
摄食问题 Fütterung-Problem *n*
摄食系统 Zuführsystem *n*
摄食学 Phagologie *f*
摄食抑制 Fütterung Inhibition *f*
摄食障碍 Ingestionsstörung *f*
摄食正常 Euphagie *f*
摄食中枢 Nahrungsaufnahmezentrum *n*, Fütterungszentrum *n*, Freßzentrum *n*
摄氏 Celsiusm
摄氏度 Grad Celsius *n*
摄氏体温表 Celsius-Fieberthermometer *m*
摄氏温[度]标 Celsius* Skala *f*
摄氏温度计 Celsius* Thermometer *n*, Celsius-Thermometer *n*
摄吸 Clisis *f*
摄像 Vidikon *n*
摄像管 Vidikon *n*, Vidikonaufnahmeröhre *f*
摄像机 Kamera *f*
摄盐过多性水肿 Salz-Ödeme *f*
摄氧 Sauerstoffaufnahme *f*
摄影 Photographieren *n*, Aufnahme *f*
摄影的 Foto-
摄影观察室 fotografische Observationskuppel *f*
摄影接目镜 fotografisches Okular *n*
摄影科 fotografischer Bereich *m*
摄影师 Fotografer *m*
摄影术 Photographie *f*
摄影显微镜 Photomikroskop *n*
摄影仪 Spektrograph *m*
摄影质量 Bildqualität *f*
摄影作用 fotografische Wirkung *f*
摄远镜头 Teleobjektiv *n*
摄制缩微胶卷 Mikrofilm *m*
麝吡啶 Muscopyridin *n*
麝猫后睾吸虫病 Opisthorchiasis viverrini *f*
麝莫仿 Thymoform *n*
麝香草的 thymic (-us, -a, -um)
麝香草酚 Thymolkampfer *m*, Thymol (um) *n*, Camphora thymi *f*
5- 麝香草酚甲醚 5-Methylthymyläther *m*
麝香草酚酒精 Thymolalkohol *m*
麝香草酚酞 Thymolphthalein *n*
麝香草酚絮状试验 Thymolflockungstest *m*, Neefe* Test *m*
麝香草酚樟脑 Thymian-Kampfer *m*
麝香草酚浊度试验 Thymol (trübungs) test *m*
麝香草根 Sumbul *n*, Sumbulwurzel *f*
麝香[草]醌 Thymochinon *n*
麝香草脑 Thymol *n*
麝香草脑处理 Behandlung mit Thymol *f*
麝香草脑甲醛 Thymoform *n*
麝香草脑酞 Thymolphthalein *n*
麝香草油 Thymianöl *n*, Oleum Thymi *m*
麝香根 Ferula Sumbul *m*
麝香[环]酮 Muskon *n*
麝香猫科 Viverridae *f pl*

麝香氢醌 Thymohydrochinon *n*
麝香树根 Moschus-Wurzel *f*, Sumbul *m*
麝香味的 moschate
麝子油醇 Farnesol *n*

SHEN 申伸身呻砷钟娠深神沈审肾胂渗慎

shēn 申伸身呻砷钟娠深

申诫罚 verurteilende Strafe *f*
申克氏孢子丝菌 Sporotrichum schenckii *n*
申克氏孢子丝菌病 Sporotrichosis schenckii *f*
申请人 Antragsteller *m*
伸 Erweiterung *f*, Extension *f*
伸侧 Streckseite *f*
伸反射 Streckreflex *m*
伸肌 Ausstrecker *m*, Ausstreckmuskel *m*, Ausspanner *m*, Strecker *m*, Extensor *m*
伸肌点 Extensorenpunkt *m*
伸肌反射 Extensorenreflex *m*
伸肌腱创伤性脱位 traumatische Luxation der Strecksehne *f*
伸肌腱断裂 Strecksehnenruptur *f*
伸肌腱扩张部 Strecksehnenexpansion *f*
伸肌腱切断术 Strecksehne-Amputation *f*
伸肌腱粘连松解术 Strecksehne-Tendolyse *f*
伸肌键修复 Strecksehne-Reparatur *f*
伸肌上支持带 Retinaculum musculorum extensorum superius *n*
伸肌下支持带 Retinaculum musculorum extensorum inferius *n*
伸肌支持带 Retinaculum extensorum *n*
伸肌装置 Streckmuskel-Mechanismus *m*
伸肌装置功能障碍 Streckapparat-Dysfunktion *f*
伸筋草 Lycopodium clavatum *n*
伸筋草醇 Clavatol *n*
伸筋草碱 Clavatin *n*, Claviformin *n*
伸筋草宁碱 Clavolonin *n*
伸拇长肌腱缝[合]术 Tenorrhaphie des Extensor pollicis longus *f*
伸屈运动 Extension-Flexion-Bewegung *f*
伸入运动 Emperipolesis *f*
伸舌痴呆 Mongolismus *m*, kalmuckische (od. mongoloide) Idiotie *f*, Down* Syndrom *n*
伸舌样白痴 trisomale (od. kalmückische od. mongoloide) ldiotie *f*, Mongolismus *m*, Down* Syndrom *n*
伸舌运动 Hinausstreckung der Zunge *f*
伸缩泡 kontraktile Vakuole *f*
伸缩振动 Streckungsschwingung *f*
伸腿臀位 reine Steißlage *f*
伸腿臀先露 reine Steißlage *f*
伸腕功能重建术 Funktionsrekonstruktion der Handgelenkextension *f*
伸腕支具 Orthese der Handgelenkextension *f*
伸膝试验 Knieextensionstest *m*
伸展 Streckung *f*, Ausstreckung *f*, Ausdehnung *f*, Extension *f*
伸展不足 Hypometrie *f*
伸展创 Extensionswound *n*
伸展挫裂创 Strecken-Platzwunde *f*
伸展蛋白 Extensin *n*
伸[展]反射 Extensorenreflex *m*, Streckreflex *m*
伸展过度 Überstreckung *f*, Hyperextension *f*, Hyperextensio *f*
伸展过度的 überstreckt, überdehnend
伸展过度性强直 paratonische Steifigkeit *f*
伸展肌 gedehnter Muskel *m*
伸展截骨术 Erweiterung-Osteotomie *f*
伸展疗法 Dehnungstherapie *f*
伸展挛缩 Streckkontraktur *f*
伸展曲线 Extensionskurve *f*
伸展染色质 extendes chromatin *n*
伸展细胞 Tanyzell *n*
伸展协同运动模式 Gesamtausdehnung-Muster *n*
伸展型肱骨髁上骨折 Extensionstyp der suprakondylären Fraktur des Humerus *m*
伸展型颈椎损伤 extensionale Halswirbelverletzung *f*
伸展性 Extensi(bili)tät *f*, Distraktibilität *f*
伸展运动 Streckungsübung *f*
伸张 Extension *f*
伸长反应 verlängernde Reaktion *f*
伸长细胞 Tanyzyt *m*
伸长牙 extrudierter Zahn *m*
伸直 Streckung *f*, Geradmachen *n*
伸直位关节外强直 extensionale extraartikuläre Ankylose *f*
伸直性截瘫 Extensionsparaplegle *f*
伸直装置肌腱炎 Gerade Gerät Sehnenentzündung *f*
伸指功能重建术 Funktionsrekonstruktion der Fingerextension *f*
伸指肌滑膜切除 Synovektomie der Strecksehne *f*
伸指肌腱腱鞘炎 Tenosynovitis des Musculus extensor digitorum *f*
伸指肌异常 Abnormalität der Strecksehne *f*
伸指现象 Finger (spreiz) zeichen *n*, Gordon* Reflex *m* (od. Zeichen *n*), Fingerspreizungsphänomen *n*, Souques* Zeichen *n*
伸趾肌腱腱鞘炎 Tenosynovitis der Strecksehne *f*
伸趾现象 Babinski* (Zehen-) Reflex *m*
身材 Statur *f*
身材矮小 Mikrosom *n*
身材矮小症 Kleinwuchs *m*
身材的 gestaltlich, statural (-is, -is, -e)
身材高大的 megasom
身段表情 Körperausdruck *m*
身份 Identität *f*, Status *m*, Kaste *f*
身份,文化的 Identität, kulturell *f*
身份,性别的 Identität, sexuell *f*
身份,种族的 Identität, ethnisch *f*
身份识别障碍 Identitätsstörung *f*
身份危机 Identitätskrise *f*
身份问题 Identitätsproblem *n*
身份证明号码 Identifizierungsnummer *f*
身份证明卡 Personalausweis *m*, ID-Karte *f*
身高 Körperhöhe *f*
身高别体重 Gewicht für die Höhe *n*
身高测量杆 Meßstab *m*
身高的 statural (-is, -is, -e)
身高计 Körpergröße-Meter *n*
身高年龄 höhe Alter *n*
身高生长高峰 Peakhöhe-Geschwindigkeit *f*
身高体重计 Größe-und Gewicht-Messlehre *f*
身高体重器械 Körpergröße und-gewicht Instrument *n*
身高体重指数 Quetelet* Index *m*
身高胸围指数 Index von Körpergröße und Brustumfang *m*
身高预测 vorausgesagte (od. vorherberechnete) Körper-größe *f*
身高坐高指数 Index der Sitzhöhe / Körpergröße *m*
身躯自我 physisches Selbst *n*
身体暴力 Körpergewalt *f*
身体比例 Körperproportion *f*
身体变化 körperliche Veränderung *f*
身体变形的障碍 körperdysmorphe Störung *f*, Dysmorphophobie *f*
身体部位 Körperbereich *m*
身体部位失认 Autotopagnosie *f*
身体策略 Körperpolitik *f*
身体成分 Körperzusammensetzung *f*

身体尺寸 physikalische Größe *f*
身体大小 Körpergröße *f*
身体的 körperlich, physic(-us, -a, -um)
身体的素质 Konstitution des Körpers *f*
身体的约束 körpereinschränkung *f*
身体发育 körperliches Wachstum *n*
身体发育测量误差 Fehler der körperlichen Wachstums-Messung *m*
身体发育统计 Statistik der Körperentwicklung *f*
身体发育指标 Indikator für des körperliche Wachstum *m*
身体负荷 Körper-Belastung *f*
身体感觉 somatosensorisch
身体干燥 Exsikkose *f*
身体功能 Körperfunktion *f*
身体合格证书 Tauglichkeitszeugnis *n*
身体和谐 körperliche Harmonie *f*
身体活动能力 körperliche Leistung *f*
身体机能 somatische Funktion *f*
身体积热指数 Körperwärme Storage Index *m*
身体检查 Somatoskopie *f*, körperliche Untersuchung *f*
身体健全 körperliche Gesundheit *f*
身体结构 Karosseriestruktur *f*
身体紧张 körperlicher Stress *m*
身体夸示 Körperdisplay *n*
身体劳损 körperliche Uberanstrengung *f*
身体力学 Körpermechanik *f*
身体满意感 Körperzufriedenheit *f*
身体虐待 Körpermisshandeln *n*
身体疲劳 körperliche Ermüdung *f*
身体评估 Körperbeurteilung *f*
身体曲线 Körperkurve *f*
身体缺点(陷) körperliche Fehler(od. Defekt) *m*
身体上部加压服 oberes Druck-Kleidungsstück *n*
身体适应力测试器 Tester für körperliche Anpassungsfahigkeit *m*
身体水分 Körperwasser *n*
身体素质 Körperkonstitution *f*, Konstitution *f*
身体体积描记器 Bodyplethysmograph *m*
身体图式 Körperschema *f*
身体外形 Körperimage *n*
身体吸引力 Körperattraktivität *f*
身体象 Körperbild *n*
身体性焦虑 somatische Angst *f*
身体需要 somatologische Notwendigkeit *f*
身体学 Körperlehre *f*, Somatologie *f*
身体学的 somatologisch
身体掩饰 Körperverheimlichung *f*
身体摇摆 Körperschwankung *f*
身体依赖性 körperliche Abhängigkeit *f*
身体意象 Körperbild *n*
身体影响刺激 Körpereinfluss-Stimulation *f*
身体语言 Körpersprache *f*
身体原[因]的 physiogen
身体正常 Eutaxie *f*
身体指数 physischer Index *m*
身体治疗 somatische Therapie *f*
身体治疗集体 Körpertherapie-Gruppe *f*
身体中心疗法 Körper -zentrierte Therapie *f*
身体钟 innerer Uhr *m*
身体自我体验 Körper-Ich *n*
身心 Körper und Seele *m/f*, Leib und Seele *m/f*
身心的 somatopsychisch, psychosomatisch
身心发育治疗 Geist-Körper-Entwicklungstherapie *f*
身心发展规律 Gesetz der somatopsychische Entwicklung *n*
身心护理 physische und psychische Pflege *f*
身心健康调查表 Fragebogen der körperlichen und seelischen Gesundheit *m*
身心口腔医学 psychosomatische Zahnmedizin *f*
身心疲劳 physische und psychische Abgeschlagenheit *f*
身心失调 somatopsychische Störung *f*
身心妄想 somatopsychische Wahn *m*
身心问题 Körper, Geist Problem *n*
身心学 Somatopsychics *n*
身心医学 Psychosomatik *f*, psychosomatische Medizin *f* Ganzheitsmedizin *f*
身心障碍 somatopsychische Störung *f*
身长 Körperlänge *f*, Körpergröße *f*, ganze Höhe *f*
身长测定 Statur-Bestimmung *f*
身长估计 Schätzung der Statur *f*
身长计 Körpergröße- Messlehre *f*
身长体重计 Meßapparat für Körperhöhe (od. Grösse) und Körpergewicht *m*
呻吟 Stöhnen *n*, Seufzer *m*
呻吟不安 Stöhnen und Unruhe *pl*
砷 Arsen *n*(As, OZ 33), Arsen(i)um *n*(As)
砷 / 肌酐比率 Arsen/Kreatinin-Ratio *f*
砷斑法 Arsenfleck-Methode *f*
砷暴露 Arsenexposition *f*
砷暴露史 Geschichte der Arsenexposition *f*
砷代谢产物 Arsenmetabolite *f*
砷的 arsenikalisch, arsenical(-is, -is, -e)
砷毒性多发性神经炎 Arsenpolyneuritis *f*, arsenikalische Polyneuropathie *f*
砷毒性麻痹 Paralysis arsenicalis *f*
砷凡纳明 Arsphenomin *n*
砷分离 Arsenolysis *f*
砷粉 Arsenpulver *n*
砷含量 Arsengehalt *m*
砷黑变病 Arsenmelanose *f*
砷华 Arsen(ik)blüute *f*
砷化[三]氢 Arsin *n*, Arsenwasserstoff *m*
砷化镓场效应管 Galliumarsenid *m*
砷化镓激光器 Gallium-Arsenid-Laser *m*
砷化镓探测器 Galliumarsenid(GaAs)-Detektor *m*
砷化氢发生法 Arsine-Generierungsmethode *f*
砷化氢中毒 Arsenwasserstoffvergiftung *f*
砷化物 Arsenid *n*
砷化物中毒 Arsenidvergiftung *f*
砷及其化合物中毒 Vergiftung von Arsen & seine Verbindungen *f*
砷剂 Arsenpräparate *n pl*, Arsenjkalien *n pl*
砷剂促动作用 Arsenoaktivierung *f*, Arsenoaktivation *f*
砷[剂]角化病 Arsenkeratose *f*
砷剂自血疗法 Arsenoautohämotherapie *f*, Arsenoautohaemotherapia *f*
砷甲基化 Arsenmethylierung *f*
砷角化病 Keratose-Arsenica *f*
砷解毒剂 Arsengegengift *n*, Antidotium-Arsenici *n*
砷镜 Arsen(ik)spiegel *m*
砷离子透入法 Arsenionisation *f*
砷疗法 Arsenisation *f*, Arsenotherapie *f*
砷疗后复发 Relaps nach Arsenotherapie *m*, Rezidiv nach Arsenotherapie *n*
砷钼蓝法 Arsenmolybdänblau-Verfahren *n*
砷钼酸铵试法 Ammoniumarsenomolybdattest *m*
砷癖 Arsenophagie *f*, Arsenikessen *n*
砷受体 Arsenozeptor *m*
砷素测定器 Arsenbestimmungsgerat *n*
砷酸 Arsensäure *f*, Acidum arsenic(ic)um *n*
砷酸铵 Ammoniumarsenat *n*

砷酸二氢铵 Ammoniumdihydroarsenat *n*
砷酸二氢钾 Kaliumdihydroarsenat *n*
砷酸钙 Kalziumarsenat *n*
砷酸钙中毒 Kalziumarsenatvergiftung *f*
砷酸钾 Kaliumarsenat *n*
砷酸镁铵 Ammoniummagnesiumarsenat *n*, Magnesiumammoniumarsenat *n*
砷酸钠（sekundäres）Natriumarsenat *n*, Natrium arsenicicum *n*
砷酸氢二钠 Natriumhydroarsenat *n*
砷酸铁 Ferriarsenat *n*
砷酸盐 Arsenate *n pl*
砷酸盐衍生物的半抗原 Haptene aus Derivaten der Arsanilsäure *pl*
砷酸银 Silberarsenat *n*
砷所致肺癌、皮肤癌 arseninduzierter Lungenkrebs und Hautkrebs *m*
砷甜菜碱 Arsenobetain *n*（AsB）
砷污染 Arsenverschmutzung *f*
砷制剂 Arsenpräparat *n*
砷中毒 Arsenvergiftung *f*, Arsenizismus *m*, Arseniasis *f*
砷中毒消化系统症状 Verdauungssymptom der Arsenvergiftung *n*
砷中毒性多神经炎 Arsenpolyneuritis *f*
砷中毒性口炎 Arsenstomatitis *f*, Stomatitis arsenicalis *f*
砷中毒循环系统症状 Kreislaufsystemssymptom der Arsenvergiftung *n*
砷中毒中枢神经系统症状 Zentralnervensystemssymptom der Arsenvergiftung *n*
砷中毒周围神经损害 peripherer Nervenschaden der Arsenvergiftung *m*
砷族 Arsen-Gruppe *f*, Arsen-Familie *f*
砷组 Arsen-Gruppe *f*
钟［基］Arsonium *n*
娠烷 Pregnan *n*
娠烯二酮 Pregnendion *n*, Progesteron *n*
深［层］皮质复合体 tiefer Cortexkomplex *m*
深Ⅱ°烧伤 tiefe Verbrennung zweiten Grades *f*
深暗大红色 carmine purple, tiefes Karmin *n*
深暗红紫色 tiefes Karminviolet *n*
深板层角膜内皮移植术 endotheliale Keratoplastik der tiefe Lamelle *f*
深板层角膜移植术 Keratoplastik der tiefe Lamelle *f*
深部 Pars profunda *f*
深部（深在性）红斑狼疮 Lupus erytematosus profundus *m*
深部侧副韧带 tiefes seitliches Zusatzband *n*
深部触诊法 Tiefenpalpation *f*
深部电极 Tiefenelektrode *f*
深部反射 tiefer Reflex *m*
深部感觉 Bathyästhesie *f*, Tiefensensibilität *f*, tiefe Sensibilität *f*
深部感觉迟钝 Bathyhypästhesie *f*, Bathyhypaesthesia *f*
深部感觉传导路 tief-sensorische Leitungsbahn *f*
深部感受性 Tiefensensibilität *f*
深部红斑性狼疮 tiefer Lupus erythematosus *m*
深部滑行触诊法 tiefe Gleitpalpation *f*
深部回状红斑 tiefes gyrates Erythem *n*
深部结扎器 Tiefenknoter *m*
深部结扎针 Tiefenligatur（en）nadel *f*
深部浸润型内异症 tiefe infiltrierende Endometriose *f*
深部拉钩 tiefer Hakenm
深部霉（真）菌病 tiefe Mykose *f*
深部囊性结肠炎 tiefes zystisches Colitis *n*
深部脑刺激 tiefe Hirnstimulation *f*
深部脑电图 Tiefenelektroenzephalogramm *n*
深部脑电图学 tiefe Elektroenzephalographie *f*
深部软组织平滑肌瘤 Leiomyom der tiefen Weichteile *n*
深部软组织平滑肌肉瘤 Leiomyosarkom der tiefen Weichteile *n*
深部手术持针钳 chirurgischer Nadelhalter für tiefe Region *m*
深部手术剪 tiefe Schere *f*
深部送线器 Fadenführer für tiefe Region *m*
深部粟粒疹 Miliaria Profunda *f*
深部损伤 tiefe Läsion *f*
深部疼痛［觉］tiefe Schmerzempfindung *f*
深部体温 Kerntemperatur *f*, tiefe Körpertemperatur *f*
深部体温测温法 tiefe Körper-Thermometrie *f*
深部温度计 tiefes Thermometer *n*
深部纤维组织细胞瘤 tiefes fibröses Histiozytom *n*
深部线疗法 Tiefe X-Strahlentherapie, f hohe-Spannung roentgen Therapie, f tiefe röntgene-Strahlentherapie *f*
深部线治疗机 tiefe-X-raytreatment Einheit *f*
深部胸腔剪 Thoraxschere *f*
深部血管磁疗机 tief-vaskuläre Magnetotherapieeinrichtung *f*
深部血肿 tiefes Hämatom *n*, tiefliegendes Hämatom *n*
深部压觉 tiefe Druck Sensibilität *f*
深部硬斑病 Morphea profunda *f*
深部掌跖疣 Myrmecia Warze, tiefe palmoplantar Warze *f*
深部真菌病 tiefe Mykose *f*
深部止血钳 Gefäßklemme für tiefe Region *f*
深部椎板牵开器 tiefer Wirbelsäulen-Retraktor *m*
深部组织 tiefe Gewebe *f*
深部钻 Tiefenbohrung *f*
深层 tiefe Schicht *f*, Lamina profunda *f*
深层 X 线治疗 Röntgentiefentherapie *f*
深层次除皱术 tiefe Rhytidectomie *f*
深层地下水 Tiefbrunnenwasser *n*
深层反射 Tiefenreflex *m*
深层高氟地下水地区 der Bereich des tiefen Grundwasser mit hohem Fluoridgehalt *m*
深层巩膜 tiefe Schicht der Lederhaut *f*
深层巩膜炎 tiefe Skleritis *f*
深层角膜炎 tiefe Keratitis *f*, Keratitis profunda *f*
深层结构 Tiefenstruktur *f*
深层菌落 tiefe Kolonie *f*
深层囊性结肠炎 Colitis cystica profunda *f*
深层培养 Tiefenkultur *f*
深层皮质单位 tiefe Cortex-Einheit *f*
深层龋 tiefe Karies *f*
深层通气发酵 submerse aerobe Fermentationsbedingung *f*
深层心理学 Tiefenpsychologie *f*
深插触诊法 Insertionstiefenpalpation *f*
深橙镉色 tief orange Cadmium *m*
深穿刺法 Bathystixis *f*, Bathyzentese *f*, Bathycentesis *f*
深丛 tiefer Plexus *m*
深催眠状态 Narkoidhypnose *f*
深的 tief, profund（-us, -a, -um）
深低温 tiefe Hypothermie *f*
深低温保藏 Kryokonservierung *f*
深低温麻醉心脏直视手术 offene Herzoperation unter Tiefenhypothermie-Anästhesie *f*
深低温停循环［技术］tiefhypothermen Kreislaufstillstand *m*
深丁香紫玫瑰色 dunkellila Rose *f*
深冻 Tiefkühlen *n*, Tiefkühlung *f*
深冻伤 tiefe Erfrierung *f*
深度 Tiefe *f*
深度 X 线照射 Röntgentiefenbestrahlung *f*
深度 X 线治疗 Röntgentiefentherapie *f*
深度白痴 absoluter Schwachsinn *m*
深度辨别 Tiefendiskriminierung *f*
深度测量法 Bathymetrie *f*
深度穿孔伤 tiefe perforierende Verletzung *f*
深度催眠 Hypnocarcosis *f*

深度固定保护钻 Tiefenkontrollbohrer *m*
深度昏迷 Tiefenkoma *n*
深度计(规) Tiefenmesser *m*
深度疗法 Tiefentherapie *f*
深度扫描器 tiefer Abtaster *m*, tiefer Scanner *m*
深度烧伤 innige Brandwunde *f*
深度蚀刻 Tiefätzen *n*
深度睡眠 Tiefschlaf *m*
深度睡眠前时期 Prädormitium *n*
深度诵读困难 Tiefendyslexie *f*
深度线索 Tiefenhinweis *m*
深度镇静作用 tiefe Sedierung *f*
深度知觉 Tiefwahrnehmung *f*
深反射 Tiefenreflex *m*
深粉红色 kirschrot
深肤色的 dunkelhäutig
深复殆 Deckbiß
深腹部牵开器 tiefer Bauchspatel *m*, tiefer Bauchhaken *m*
深覆 Tiefbiss *m*
深覆盖 tiefer Overjet *m*
深覆殆 tiefer Überbiss *m*
深感觉 Tiefensensibilität *f*
深感觉测试 Tiefenwahrnehmungstest *m*
深镉黄色 dunkeles Kadmiumgelb *n*
深海潜水员精神综合征 Tiefenrausch-Syndrom *n*
深红 Hochrot *n*
深红酵母 Saccharomyces rubrum *m*
深红醌 Rhodoquinon *n*, Rhodochinon *n*
深红色的 dunkelrot, rubicund(-us, -a, -um), ruf(-us, -a, -um)
深红沙雷菌 Serratia rubidaea *f*
深呼吸 Tiefatmen *n*
深呼吸试验 Tiefatmungstest *m*
深黄色 dunkelgelb
深会阴筋膜 Fascia perinei superficialis *f*, Fascia perinei *f*
深昏迷 tiefes Koma *n*
深肌腱反射 tiefer Sehnenreflex *m*
深筋膜 Fascia profunda *f*
深筋膜室软组织肉瘤 tiefes Faszienkompartiment-Weichteilsarkomen *n*
深筋膜血管网 tiefes Fasziengeflecht *n*
深静脉 Vena profunda *f*, tiefe Vene *f*
深静脉穿刺针 Punktionsnadel der Vena profunda *f*, Punktionsnadel der tiefen Vene *f*
深静脉栓塞 Embolie der tiefen Vene *f*
深静脉通畅试验 Perthes* test *m*
深静脉血栓 tiefe venöse Thrombose *f*(TVT), tiefe Venenthrombose *f*
深静脉血栓形成 Thrombose der tiefen Vene *f*
深静脉注射针 Injektionsnadel der tiefen Vene *f*
深静脉阻塞 tiefe Venenthrombose *f*
深冷冻食品 Tiefkühlkost *f*
深裂的 rhagadiform(-is, -is, -e)
深淋巴管 Vasa lymphatica profunda *n pl*
深绿色 dunkelgrün
深麻醉 Tiefnarkose *f*
深麻醉期 tiefes Narkosestadium *n*
深慢呼吸 grosse und verlangsamte Atmung *f*, Kussmaul* Atmung *f*
深玫瑰粉色 tiefrosa
深眠状态 Parasomnie *f*
深面 Tiefenfläche *f*, tiefe Fläche *f*
深脓疱 Lochgeschwür *n*, Lochschwäre *f*, Ekthym *n*
深脓疱病 Ekthyma, Ekthym *n*
深脓疱的 ekthymatous
深盘假体 Deep-Dish-Prothese *f*
深皮质区 tiefes Rindenfeld *n*
深龋齿 tiefe Zahnkaries *f*
深染的 hyperchromatisch
深染色 dunkeles Anfärben *n*
深染色的 hyperchromatisch
深染细胞 hyperchromatische Zelle *f*
深入访谈 Tiefeninterview *n*
深入会谈法 intensives Interview *n*
深色的 hyperchrom, dunkelfarbig
深色菌丝外层 Parathecium *n*
深色皮肤 Dunkelhaut *f*
深色染色质 Hyperchromatin *n*
深色效应 hyperchromer Effekt *m*
深色移动 bathochrome(od. dunkelfarbige) Verschiebung *f*
深式腹部牵开器 tiefer Bauchdeckenhaken *m*
深睡眠类型 Tiefschlafrhythmus *m*
深睡期 Stadium des Tiefschlafes *n*
深思 Grübeln *n*
深思静坐 Meditation *f*
深粟疹 Miliaria profunda *f*
深谈 Intensivinterview *n*, Tiefeninterview *n*, Tiefenbefragung *f*
深透胸部成像系统 einsichtiges Thorakobildungssystem *n*
深位的 tief-liegend
深吸气 Tiefinspiration *f*
深吸气量 tiefes Einatmungsvolumen *n*, tiefe Inspirationskapazität *f*
深吸气性呼吸 Apneuse-Respiration *f*, Dauereinatmung *f*
深陷的 tiefhohl
深陷性溃疡 tiefes Ulkus *n*
深压触诊法 Tiefdruck-Palpation *f*
深咬合 Tiefbiss *m*
深渊恐怖症 Laitmatophobie *f*
深蕴心理学 Tiefenpsychologie *f*
深在的 tiefliegend, tiefsitzend
深在水疱 tiefsitzendes Vesikel(Bläschen *n*, Brandblase *f*)
深在性红斑狼疮 Lupus erythematosus profundus *m*
深支 Ramus profundus *m*
深棕色 tiefes Braun *n*

shén 神

神被膜下血肿 renales subkapsuläres Hämatom *n*, Subkapsuläres Hämatom der Niere *n*
神话癖 Mythomanie *f*
神经 Nerv *m*, Nervus *m*
　阿诺德氏神经 Arnold* Nerv *m*, Ramus auricularis nervi vagi *m*
　安德施氏神经 Andersch* Nerv *m*, Nervus tympanicus *m*
　贝尔氏神经 Bell* Nerv *m*, Nervus thoracalis longus *m*
　科图尼约氏神经 Cotunnius* Nerv *m*, Nervus nasopalatinus *m*
　兰利氏神经 Langley* Nerv *m*, Pilomotornerv *m*
　维杜斯氏神经 Vidianus* Nerv *m*, Nervus canalis pterygoidei *m*
　雅各布逊氏神经 Jacobson* Nerv *m*, Nervus tympanicus *m*
神经[病]学 Neurologie *f*
神经[传]递质 Neurotransmitter *m*
神经[毒]碱 Neurin *n*
神经(官能)症 Neurose *f*
神经[肌]运动的 neuromotorisch
神经[性]垂体 Neurohypophyse *f*
神经[原]性斜颈 neurogener Schiefhals *m*, Torticollisneurogenica *f*
神经[症]性尿 nervöser Urin *m*
神经[中]毒 neurotoxisch
神经[肌]运动的 neuromotorisch
神经安定[麻醉]剂 neuroleptische Anästhetika *n pl*, neuroleptische Betäubungsmittel *n pl*
神经安定的 neuroleptisch

神经安定麻醉 neuroleptische Anästhesie *f*
神经安定药 Neuroplegika *n pl*, Neuroplegica remedia *n pl*, Neuroleptika *n pl*
神经安定镇痛麻醉 Neuroleptanalgesie *f*(NLA)
神经安定镇痛术 Neuroleptanalgesie *f*
神经氨[糖]酸 Neuraminsäure *f*
神经氨[糖]酸[苷]酶 Neuraminidase *f*
神经氨[糖]酸糖蛋白 Neuraminglykoprotein *n*
神经氨酸 Neuraminsäure *f*
神经氨酸[基]乳糖 Neuraminlaktose *f*
神经氨酸苷酶 Neuraminidase *f*
神经氨酸酶 Neuramidinase *f*
神经氨酸酶抑制剂 Neuraminidasehemmer *m*
α_2 神经氨酸糖蛋白 α_2-Neuraminoglykoprotein *n*
神经白塞氏病 Nerve-Behcet-Krankheit *f*
神经白细胞介素 Neuroleukin *n*
神经板 Neuralplatte *f*
神经胞质 Neuroplasma *m*
神经保护剂 Neuroprotektivum *n*
神经保护作用 neuroprotektiver Effekt *m*
神经本身的 idioneural
神经崩溃 Nervenzusammenbruch *m*
神经编码 neuronaler Kodierung *f*
神经变态反应 Neuroallergie *f*, Nerven(gewebs)allergie *f*
神经变性 Neuroegeneration *f*
神经变性病 Lewy-Körper-Krankheit *f*
神经变性的 neurodegenerativ
神经变性疾病 neurodegenerative Erkrankungen *f pl*
神经变应性 Neuroallergie *f*, Nerven(gewebs)allergie *f*
神经表皮的 neuroepidermal(-is, -is, -e)
神经病 Neuropathie *f*, Neuropathia *f*
神经病靶酯酶 Neuropathie Target Esterase *f*(NTE)
神经病变 nervöse Veränderung *f*
神经病的 neuropathisch, neuropathic(-us, -a, -um)
神经病定位体征 Lokalisationszeichen der neurologischen Krankheit *n pl*
神经病发病机理 Neuropathogenesis *f*
神经病理性疼痛 neuropathischer Schmerz *m*
神经病理学 Neuralpathologie *f*, Neuropathologie *f*
神经病疗法 Neurotherapie *f*, Neuriatria *f*
神经病素质 neuropathische Diathese *f*
神经病体质 neuropathische Konstitution *f*
神经病性跗关节炎 neuropathische Fußwurzelarthrose *f*
神经病性骨关节病 neuropathische Osteoarthropathie *f*
神经病性关节病 neuropathische Gelenkerkrankung *f*, Arthropathia neuropathica(s. neurogenica) *f*
神经病性关节炎 neuropathische Arthritis *f*, Arthritis neuropathica *f*
神经病性踝关节炎 neuropathische Sprunggelenksarthrose *f*
神经病性肌强直 neuropathische Myotonie *f*
神经病性脚气病 neuropathische Beriberi *f*
神经病性声带麻痹 neuropathische Stimmbandlähmung *f*
神经病性水肿 neuropathisches Ödem *n*
神经病性脱发 Alopecia neurotica *f*
神经病性膝 neuropathische Knie *n*
神经病性膝关节炎 neuropathische Kniegelenksarthrose *f*
神经病性肘关节炎 neuropathische Ellbogensarthrose *f*
神经病学 Neurologie *f*, Nervenheilkunde *f*
神经病学表现 neurologische Manifestation *f*
神经病学家 Neurologist *m*, Neurologe *m*
神经病学知识库系统 neurologisches Wissensbank-System *n*
神经病学专业 neurologische Expertise *f*
神经病血液学 Neurohämatologie *f*
神经病诊断 Neurodiagnose *f*, Neurodiagnosis *f*
神经病诊断技术 Neurodiagnosentechnik *f*, neurodiagnostische Technik *f*
神经剥离器 Nervenraspatorium *n*
神经剥离器(刀) Nervenleitung *f*
神经不发育 Agenesie der Nerven *f*
神经不可逆损伤 inreversible Nervenverletzung *f*
神经不稳定 Neurotonie *f*
神经部 Pars neuralis *f*
神经部分断裂 teilweise Neurotmesis *f*
神经测量 Neurometrik *f*
神经层 Nervenschicht *f*
神经肠管 Markdarmgang *m*, Canalis neurentericus *m*, Braun* Kanal *m*, Kowalevsky* Kanal *m*
神经成分 Nervenkomponente *f*
神经成胶质细胞病 Neurospongioblastosis *f*
神经成熟障碍 neuronaler Reifungsdefekt *m*
神经成束素 Neurofascin *n*
神经成像 Neurobildgebung(Neuroimaging) *f*
神经成像术 Neurographie *f*
神经成形术 Neuroplastik *f*
神经冲动 Nervenimpuls *m*
神经冲动传导 Leitung des Nervenimpulses *f*
神经冲动正常 Eumetria *f*
神经抽出术 Nervenausreißung *f*, Nervenexhairese *f*, Nervenextraktion *f*, Neurexhairese *f*, Neurexairesis *f*
神经穿刺术 Neurocentesis *f*
神经传导 Nervenleitung *f*
神经传导测定 Nervenleitungsmessung *f*
神经传导功能障碍 Neurotransmission-Dysfunktion *f*
神经传导速度 Nervenleitungsgeschwindigkeit *f*
神经传导学说 Neurotransmission-Theorie *f*
神经传导阻滞 Nervenblock *m*
神经传递 Neurotransmission *f*
神经传递素 Neurotransmitter *m*
神经垂体 Neurohypophyse *f*
神经垂体蛋白 Neurophysin *n*
神经垂体激素 Neurohypophysenhormone, neurohypophysäre Hormone *n pl*
神经垂体激素载体蛋白 Neurophysin *n*
神经垂体肽 Neurophysin *n*
神经垂体芽 Neurohypophysenknospe *f*
神经垂体营养不良综合征 Neurohypophysendystrophie-Syndrom *n*
神经刺激器 Nervenstimulator *m*
神经丛 Nervenplexus *m*, plexus nervosus *m*
神经丛病 Plexopathie *f*, plexuserkrankung *f*
神经丛麻醉 Plexusanästhesie *f*
神经丛型感觉障碍 sensorische Störung von Nervenplexustyp(us) *f*
神经丛炎 Plex(usneur)itis *f*
神经粗大 verdicktes Nerv *n*, Nervenvergrößerung *f*
神经挫伤 Nervenkontusion *f*
神经错误匹配学说 Neurofehlanpassungstheorie *f*
神经蛋白 Neuroprotein *n*
神经刀 Nerv(en)messer *n*, Neurotom *n*
神经的 neural, neural(-is, -is, -e), nervos(-us, -a, -um), nervos
神经递质 Neurotransmitter *m*
神经递质代谢 Metabolie des Neurotransmitters *f*
神经递质抑制剂 Neurotransmitterhemmer *m*
神经蒂移植 Transplantation des Nervenstiels *f*, Nervenstieltransplantation *f*
神经电刺激器 Elektroneurostimulator *m*
神经电流 neuroelektrische Ströme *m pl*
神经电[流描记]图 Elektroneurogramm *n*
神经电生理 Elektroneurophysiologie *f*

神经电图 Elektroneurogramm *n*
神经电图描记术 Elektroneurographie *f*
神经电图学 Elektroneurographie *f*
神经电位 Neuropotential *n*
神经动作电流 Nervenaktionsstrom *m*, Aktionsstrom *m*
神经动作电位 Nervenaktionspotential *n*
神经毒 Nervengift *n*, Neurotoxin *n*
神经毒剂 neurotoxisches Mittel *n*
神经毒理学 Neurotoxikologie *f*
神经毒力 Neurovirulenz
神经毒气 Nervengas *n*
神经毒素 Nervengift *n*, Neurotoxin *n*
神经毒物 Nervengift *n*
神经毒物质 Nervengift *n*
神经毒性 Neurotoxizität *f*
神经毒性酯酶 neurotoxische Esterase *f*
神经毒血清 neurotoxisches Serum *n*
神经毒酯酶 neurotoxische Esterase *f*
神经毒作用 neurotoxische Wirkung *f*
神经断端切除刀 Neurotom für Nervenstumpf *n*
神经断裂 Separation der Nerven *f*, Nervenseparation *f*
神经断伤 Neurotmesis *f*
神经多发性血管母细胞瘤 multiples (Häm-) Angioblastom des Nervs *n*
神经多肽 Neuropeptide *n pl*
神经耳科学 Neuro(o)tologie *f*, Neurotologia *f*
神经发生 Neurogenie *f*
神经发生的 neurogen, neurogenetic (-us, -a, -um)
神经发育不成熟 entwicklungsneurologische Unreife *f*
神经发育疗法 Neuroentwicklungstherapie *f*
神经发育学治疗 Neuroentwicklungsbehandlung *f*
神经发育原则 Neuroentwicklungsprinzip *n*
神经反射 Nervenreflex *m*
神经反射弧 Reflexbogen (der Nerven) *m*
神经反射性低血压 reflektorische Hypotension *f*, Reflexhypotension *f*
神经反射障碍 Störung des Nervenreflexes *f*
神经反射 Nervenreflex *m*
神经反应时测定器 Neuramebimeter *n*, Neuramoebimeter *n*
神经放电 Nervenentladung *f*
神经分布 Eneurosis *f*, Nervenverteilung *f*
神经分泌 Neurosekretion *f*
神经分泌颗粒 neurosekretorische Granula *n pl*
神经分泌神经元 neurosekretorische Neuron *n*
神经分泌细胞 neurosekretorische Zelle *f*
神经分支 Nervenäste *m pl*, Verzweigung der Nerven *f*
神经分支新生 Odogenesis *f*
神经缝[合]术 Nervennaht *f*, Neuro(r)rhaphie *f*
神经肤 Neurohaut *f*
神经钙蛋白 Calcineurin *n*
神经钙黏素 N-Cadherin *n*
神经苷脂 Nervon *n*
神经感觉功能异常 neurosensorische Beschwerden *n pl*, Neurosensibilitätsstörung *f*
神经感觉细胞 neurosensorische Zelle *f*
神经干 Nervenstamm *m*
神经干叩击试验 Hoffmann*-Tinel* Zeichen *n*, Hoffmann* Klopfzeichen *n*, Tinel* Zeichen *n*
神经干内微血管网 mikrovaskuläres Netzwerk innerhalb des Neurostamms *n*
神经干细胞 Nervenstammzelle *f*
神经干型感觉障碍 sensorische Störung des Nervenstammes *f*, Sensibilitätsstörung der Nervenstammzelle *f*
神经干镇静剂 Nervenstammsedativum *n*, Beruhigungsmittel des Nervenstamm *n*
神经割伤 Schnittwunde der Nerven *f*, Schnittverletzung der Nerven *f*
神经根 Nervenwurzel *f*
神经根拉钩 Nervenwurzelhaken *m*
神经根麻醉 Rhizanaesthesia *f*, Nervenwurzelariästhesie *f*
神经根牵开器 Nervenwurzelhaken *m*
神经根切除术 Nervenwurzelresektion *f*, Radiculectomia *f*
神经根切断术 Radik(ul)otomie *f*, Rhizotomie *f*, Rhizotomia *f*
神经根神经病 Radikuloneuropathie *f*
神经根神经炎 Radikuloneuritis *f*
神经根痛 Wurzelneuralgie *f*, Wurzelschmerz *m*, Radiculalgia *f*
神经根吸引拉钩 Saughaken der Nervenwurzel *m*
神经根吸引牵开器 Saugretraktor der Nervenwurzel *m*
神经根细胞 Rhizoneuron *n*
神经根压板 Nervenwurzelhaken *m*
神经根炎 Wurzelneuritis *f*, Radikuloneuritis *f*
神经根[硬脊膜]套膜纤维变性 hülsenförmige Nervenwurzelfibrose *f*
神经根综合征 Wurzelsyndrom *n*
神经根阻滞 Nervenwurzelblockade *f*
神经功能 Nervenfunktion *f*
神经功能病 Neurose *f*
神经功能病的 neurotisch
神经功能不足 Hyponeurie *f*
神经功能的部分保留区 teilweise Konservierungsbereich der Neurofunktion *f*
神经功能亢进 Hyperneurie *f*
神经功能联系失(不)能 Diaschisis *f*
神经功能性表皮脱落 neurotische Abschürfung *f*, neurotische Excoriatio(n) *f*
神经功能障碍 neurologische Dysfunktion *f*, Dysneurie *f*
神经沟 Nervenrinne *f*, Rückenfurche *f*, Neuralfurche *f*
神经固定 Neurofixation *f*
神经关节病素质 Neuroarthritismus *m*
神经官能性抑郁[症] neurotische Depression *f*
神经官能障碍 neurotische Störung *f*
神经官能症 Neurose *f*, Neurosis *f*, Psychoneurose *f*, Psychoneurosis *f*
神经官能症的 neurotisch, neurotic (-us, -a, -um)
神经官能症性表皮剥脱 neurotische Abschürfung *f*, neurotische Excoriatio(n) *f*
神经管 Neuralrohr *n*, Medullarrohr *n*
神经管闭合不全 Dysr(h)aphie *f*, Araphia *f*
神经管闭合不全状态 Status dysraphicus *m*
神经管底板 Bodenplatte *f*
神经管节 Neuromeren *n pl*
神经管母细胞瘤 Medulloblastom *n*
神经管腔 Neurocoele *f*
神经管外界膜 äußere Gliagrenzmembran der Neurotube *f*
神经管尾端遗迹 Überbleibsel des Schwarzneuralrohrs *n*
神经管原肠的 neuroenterisch.
神经过程的灵活性 Labilität des Neuroprozesses *f*
神经过敏 Nervosität *f*
神经过敏的 nervös, nervos (-us, -a, -um)
神经过敏稳定类型 neurotischer Stabilitätstyp *m*
神经过敏症 Neurotizismus *m*
神经海绵质 Neurospongium *n*
神经行为测试 verhaltensneurologischer Test *m*
神经行为毒理学 verhaltensneurologische Toxikologie *f*
神经行为核心测试组合 neurobehaviorale Kerntestbatterie *f*
神经行为畸胎学 verhaltensneurologische Teratologie *f*
神经行为评分 verhaltensneurologisches Wertung *f*
神经行为学 Neuroethologie *f*

神经耗损性阻滞 neurolytischer Block *m*
神经核 Nervenkern *m*
神经黑色素 Neuromelanin *n*
神经化学 Neurochemie *f*
神经化学传递 neurochemische Transmission *f*
神经化学调节物质 Neuroregulator *m*
神经化学物质 neurochemische Substanz *f*
神经化学相关物 neurochemisches Korrelat *n*, neurochemische Entsprechende *f*
神经化因子 Neutralisierungsfaktor *m*
神经环 Nervenring *m*
神经环路 Neuralkreis *m*
神经灰质 Nervengrau *n*, Substantia grisea neuralis *f*, Cinerea neuralis *f*
神经回路 Neuralkreis *m*
神经活动 Nervenaktion *f*
神经活检 Nervenbiopsie *f*
神经活性类固醇 neuroaktives Steroid *n*
神经活组织检查 Nervenbiopsie *f*
神经或脊髓性休克 neurogener oder spinaler Schock *m*
神经机能病 Neurose *f*, Neurotica *f*
神经机能不足 Hyponeurie *f*
神经机能亢进 Hyperneurie *f*
神经机能性表皮脱落 neurotische (Haut-) Abschürfung (od. Exkoriation) *f*
神经机能障碍 Dysneurie *f*
神经肌病的 neuromyopathisch
神经-肌接头 Myoneuraljunktion *f*, neuromuskuläre Junction *f*
神经肌连接 neuromuskuläre Verbindung *f*
神经肌[连]接点(头) neuromuskuläre Verbindung *f*, Junctio myoneuralis *f*
神经肌肉本体促进法(神经肌肉本体易化法) propriozeptive neuromuskuläre Erleichterung *f*
神经肌肉变 neuromuskuläre Erkrankung *f*
神经肌肉标本 Nerv-Muskelpräparat *n*
神经肌肉传递 neuromuskuläre Transmission *f*
神经肌肉刺激器 neuromuskuläre Stimulator *m*
神经肌肉错构瘤 neuromuskuläres Hamartom *n*
神经肌肉单位 neuromuskuläre Einheit *f*
神经肌肉的 neuromuskulär
神经肌肉电刺激 neuromuskuläre Elektrostimulation *f*
神经肌肉反馈 neuromuskuläre Rückkoppelung *f*
神经肌肉功能 neuromuskuläre Funktion *f*
神经肌肉疾病 neuromuskuläre Erkrankung *f*
神经肌肉接点 neuromuskuläre Endplatte *f*
神经肌肉紧张状态 neuromuskulärer Streß *m*
神经肌肉控制系统 neuromuskuläres Kontrollsystem *n*
神经肌肉器 neuromuskulärer Apparat *m*
神经肌肉松(阻断)弛剂 neuromuskuläre Entspannungsmittel *n*
神经肌肉系统 neuromuskuläres System *n*
神经肌肉性上睑下垂 neuromuskuläre Ptose *f*
神经肌肉应激素 neuromuscular stress hormone <engl.>
神经肌肉应激性 neuromuskuläre Erregbarkeit *f*
神经肌肉应激性增高 Steigerung der neuromuskulären Erregbarkeit *f*
神经肌肉张力过强 neuromuskuläre Hypertension *f*
神经肌肉障碍 neuromuskuläre Störung *f*
神经肌肉阻断药 neuromuskuläres blockierendes Mittel *n*
神经肌肉阻滞 neuromuskuläre Blockade *f*
神经肌肉阻滞剂 neuromuskuläres Blockierungsagen *n*
神经肌梭 neuromuskuläre Spindel *f*
神经肌细胞 neuromuskuläre Zelle *f*
神经肌炎 Neuromyositis *f*
神经肌易化技术 propriozeptive neuromuskuläre Fazilitation *f*
神经激素 Neurohormone *n pl*
神经激素的 neurohormonell, neurohormonal (-is, -is, -e)
神经激酞 Neurokinin *n*
神经嵴 Neuralleiste *f*, Ganglienleiste *f*, Crista neuralis *f*
神经挤压伤 Nerven-Quetschverletzung *f*
神经脊髓炎 Neuromyelitis *f*
神经计算 Neuralberechnung *f*
神经计算机 Neurocomputer *m*
神经颊囊 Hypophysentasche *f*, Rathke* Tasche *f* (od. Beutel *m*)
神经假体 Neuralprothese *f*
神经架桥法 nerve bridging <engl.>
神经间的 interneural (-is, -is, -e)
神经减压 Nervendekompression *f*
神经减压术 Nerven-Dekompression *f*
神经剪 Nervenschere *f*
神经碱 Neurin *n*
神经腱梭 neurotendinöse Spindel *f*
神经键(突触) Synapse *f*
神经浆 Neuroplasma *n*
神经降压素(肽) Neurotensin *n*
神经降压肽 Neurotensin (NT) *n*
神经降压肽细胞 Neurotensin-Zelle *f*
神经交叉吻合术 Cross-anastomose der Nerven *f*
神经胶质 (Neuro-) Glia *f*, Kölliker* Retikulum *n*
神经胶质瘢痕 Glianarben *f pl*
神经胶质被膜 Teloglia *f*
神经胶质成熟因子 glialer Reifungsfaktor *m*
神经胶质的 gliös
神经胶质瘤 Gliom *n*, Glioma *n*, Neurogliom (a) *n*
神经胶质瘤病 Neurogliosis *f*, Gliomatosis *f*, Gliomatose *f*
神经胶质瘤的 gliomatös
神经胶质瘤碱性蛋白 basische Gliomprotein *n*
神经胶质瘤息肉综合征 Gliompolyposis-Syndrom *n*
神经胶质微丝 Gliafibrillen *pl*
神经胶质细胞 Gliazelle *f*
神经胶质细胞瘤 Neurogliozytom *n*, Gliozytom *n*
神经胶质细胞周的 perigliös
神经胶质纤维 Neurogliofaser *f*
神经胶质纤维状酸性蛋白 gliöses fibrilläres saures Protein *n*
神经胶质增生 Gliose *f*, Gliosis *f*
神经胶质中丝 neurogliöses Filament *n*
神经角蛋白 Neurokeratin *n*
神经接通 Neuralschaltung *f*
神经节 (Neuro-) Ganglion *n*, Ganglienknoten *m*, Ganglion nervosum *n*
阿诺德氏神经节 Arnold* Ganglion *n*, Ganglion auriculare (s. oticum) *n*
埃伦里特氏神经节 Ehrenritter* Ganglion *n*, Ganglion superius nervi glossopharyngei *n*
安德施氏神经节 Andersch* Ganglion *n*, Ganglion petrosum *n*
博赫达勒克氏神经节 Bochdalek* Ganglion *n* plexus dentalis superior *m*
博克氏神经节 Bock* Ganglion *n*, Ganglion caroticum *n*
弗兰肯豪塞氏神经节 Frankenhäauser* Ganglion *n*, Ganglion cervicale uteri *n*
弗罗里普神经节 Froriep* Ganglion *n* (人胚胎最低枕段神经节)
甘塞氏神经节 Ganser* Ganglion *n*, Nucleus interpeduncularis *m*
加塞氏神经节 Gasser* Ganglion *n*, Ganglion trigeminale *n*
克洛凯氏神经节 Cloquet* Ganglion *n*, Ganglion nasopalatinum *n*
兰利神经节 Langley*Ganalion *n*, Ganglion submandibulare *n* (下颌下神经节)

李氏神经节(子宫颈神经节) Lee* Ganglion *n*, Ganglion cervicalis (uteri) *n*
里斯伯格神经节 Wrisberg* Ganglion *n*, Ganglion cardiaca *n*
路德维希神经节 Ludwig*Ganglion *n*, Ganglion Atrium dextrum *n*(右心房神经节)
洛布斯坦神经节 Lobstein* Ganglion *n*(内脏大神经膨大部)
迈斯纳神经节 Meissner*Ganglion *n*, Ganglion mesentericum inferius *n*(肠粘膜下丛神经节)
梅克尔神经节 Ganglion Meckeli* *n*, Ganglion pterygopalatinum *n*(翼腭神经节)
梅克尔小神经节 Meckel*Ganglion *n*, Ganglion submandibulare *n*(下颌下神经节)
美克尔氏神经节 Meckel* Ganglion *n*, Ganglion pterygopalatinum *n*
奇神经节 Ganglion impar *n*
瓦尔特氏神经节 Walther* Ganglion *n*, Ganglion coccygeum *n*
瓦伦丁神经节 Valentin* Ganglion *n*(上牙槽神经中支与后支连接部的膨大,鼓室神经膨大)
神经节[传导]阻滞的 ganglioplegisch
神经节被囊 ganglionäre Kapsel *f*, Ganglienkapsel *f*
神经节病 Gangliopathie *f*, Gangliopathia *f*
神经节的 ganglios(-us, -a, -um)
神经节段 Neuralsegment *n*
神经节苷脂 Ganglioside *n pl*
神经节苷脂 GM1 Gangliosid-GM1 *n pl*
神经节苷脂 GM2 Gangliosid-GM2 *n pl*
GM1 神经节苷脂病 GM1-Gangliosidose *f*
GM2 神经节苷脂病 GM2-Gangliosidose *f*
GM2 神经节苷脂病Ⅰ型 Typ-Ⅰ der GM2-Gangliosidose *m*(婴儿型 GM2 神经节苷脂病)
GM2 神经节苷脂病Ⅱ型 Typ-Ⅱ der GM2-Gangliosidose *m*(急性早期婴儿型 GM2 神经节苷脂病)
GM2 神经节苷脂病Ⅱ型 O 变异型 O-Variante der GM2-Gangliosidose *f*
GM2 神经节苷脂病Ⅲ型 Typ-Ⅲ der GM2-Gangliosidose *m*(晚期婴儿型 GM2 神经节苷脂病)
GM2 神经节苷脂病 B 变异型 B-Variante der GM2-Gangliosidose *f*
神经节苷脂沉积症 Gangliosidose *f*
神经节苷脂抗体 Gangliosid-Antikörper *m*
神经节苷脂唾液酸酶 Gangliosidsialidase *f*
GM1 神经节苷脂贮积病 GM1-Gangliosidose *f*
GM2 神经节苷脂贮积病 GM2-Gangliosidose *f*
神经节后肾上腺素能纤维 postganglionärer adrenerger Faser *m*
神经节基质 Stroma ganglii *n*
神经节间的 interganglionär, interganglionar(-is, -is, -e)
神经节间质 Mesenchym des Ganglions
神经节剪 Schere für Ganglion *f*
神经节胶质瘤 Gangliogliom *n*
神经节瘤 Gangliom *n*, Ganglioma *n*
神经节麻痹 Ganglioplegia *f*
神经节母细胞瘤 Ganglioneuroblastom *n*
神经节三糖 Galabiose *f*
神经节三糖脂酰鞘氨醇 Gangliotriosylceramid *n*
神经节神经胶质瘤 Ganglioneurogliom(a) *n*
神经节神经母细胞瘤 Ganglioneuroblastom(a) *n*
神经节受体 ganglionärer Rezeptor *m*
神经节四糖 Gangliotetrose *f*
神经节四糖脂酰鞘氨醇 Gangliotetrosylceramid *n*
神经节系列 Ganglioserie *f*
神经节细胞 Ganglienzelle *f*, Gangliozyt *m*
神经节细胞层 Ganglienzellschicht *f*
神经节细胞瘤 Ganglienzellgeschwulst *f*, Gangliozytom *n*, Gangliocytoma *n*
神经节细胞缺乏[症] Aganglionose *f*
神经节星形细胞瘤 Ganglioastrozytom *n*, Ganglioastrocytoma *n*
神经节性衰弱 Gangliasthenie *f*, Gangliasthenia *f*
神经节炎 Ganglionitis *f*
神经节样的 ganglioides, ganglienähnlich
神经节支 ganglionäre Aste *m pl*, Raml ganglionares *m pl*
神经节中枢 Ganglienzentrum *n*, ganglionäres Zentrum *n*
神经节周[围]的 perigangiionär
神经节状的 ganglien, ganglioform, gangliform
神经节阻滞药(剂) Ganglienblocker *m pl*, Ganglioplegika *n pl*, Gangliolytika *n pl*
神经结构 Nervensystemstrukturablauf *m*
神经解剖学 Neuroanatomie *f*
神经解体 Nervenzusammenbruch *m*
神经介素 Neuromedin *n*
神经介质 Neurotransmitter *m*
神经介质系统 Neurotransmittersystem *n*
神经紧张 Nervenanspannung *f*
神经紧张不全 Neurodystonie *f*, Neurodystonia *f*
神经紧张素(肽) Neurotensin *n*
神经紧张性充血 neurotonischer Blutandrang *m*, neurotonische Blutwallung *f*, neurotonische Kongestion *f*
神经精神病 Neuropsychopathie *f*
神经精神病的 neuropsychopathisch
神经精神病学 Neuropsychiatrie *f*
神经精神病学临床评定表 Programm für klinische Beurteilung in der Neuropsychiatrie *n*
神经精神的 neuropsychisch
神经精神性呼吸困难 neuropsychische Dyspnoe *f*
神经精神性狼疮 neuropsychiatrischer *m*
神经精神药理学 Neuropsycho-Pharmakologie *f*
神经精神综合征 neuropsychiatrisches Syndrom *n*
神经卡压病 Einklemmungsneuropathie *f*
神经康复小组 neurologisches Rehabilitationsteam *n*
神经抗增殖蛋白 antiproliferatives Neuroprotein *n*
神经科 Abteilung der Neurologie *f*, neurologische Abteilung *f*
神经科打诊锤 neurologischer Perkussionshammer *m*
神经科软体征 neurologisches Weichheitszeichen *n*
神经科学 Neurowissenschaft *f*
神经科医师 Nervenarzt *m*, Neurolog *m*, Neurologist *m*
神经科重症监护病房 Neurologie-ICU *n*
神经可塑性 Neuroplastizität *f*
神经可塑性原则 Prinzip der Neuroplastizität *n*
神经叩击器 Neurokinet *n*
神经拉钩 Nervenretraktor *m*, Nervenhaken *m*
神经莱姆病 neurologische Lyme* Borreliose *f*
神经类型 Nerventyp *m*
神经类型学说 Nerventypenlehre *f*
神经力 Nervenkraft *f*
神经连接 Nervenverbindung *f*
神经裂伤 Lazeration des Nervs *f*
神经淋巴瘤病 Neurolymphomatose *f*, Neurolymphomatosis *f*
神经瘤 Neurom *n*, Neuroma *n*
神经瘤病 Neuromatosis *f*
神经瘤的 neuromatos(-us, -a, -um)
神经瘤切除法(术) Exzisiom des Neuroms *f*, Exetirpation des Neuroms *f*
神经瘤性象皮病 Elephantiasis neur(in)omatosa(s. neuromatodes) *f*
神经颅 Hirnschädel *m*, Gehirnschädel *m*, Neurokranium *n*
神经伦理学 Neuroethik *f*
神经螺旋体病 Neurospirochaetosis *f*
神经麻痹性充血 neuroparalytische Kongestion *f*

神经麻痹性角膜炎 Keratitis neuroparalytica *f*
神经蔓延 neurogene Ausbreitung *f*
神经梅毒 Nervensyphilis *f*, Neurolues *f*, Neurosyphilis *f*
神经梅毒复发 Neurorezidiv *n*
神经梅毒性痴呆 neurosyphilitische Demenz *f*
神经迷路炎 Neurolabyrinthitis *f*
神经迷植 Fehlinnervation *f*
神经免疫内分泌学 Neuroimmunoendocrinologie *f*
神经免疫调节 Neuroimmunmodulation *f*
神经免疫性疾病 immunoneurologische Krankheit *f*
神经免疫学 Neuroimmunologie *f*
神经模式 Nervenmuster *n*
神经膜 Neurolemm *n*
神经膜瘤 Neurolem(m)om *n*, Neurinom *n*
神经膜鞘 Nervenscheide *f*
神经膜细胞 Lemnozyt *m*
神经膜纤维瘤 Neuromembran-Fibrom *n*
神经末端(梢) Nervenendigung *f*, Teleneuron *n*
神经母细胞 Neuroblast *m*
神经母细胞瘤 Neuroblastom *n*
神经母细胞瘤性脑病 neuroblastomatöse Enzephalopathie
神经母细胞瘤样神经鞘瘤 neuroblastomähnliches Neurilemmom *n*
神经囊尾蚴病 Neurocysticercose *f*
神经内的 intranerval, endoneural
神经内分泌 neuroendokrin
神经内分泌[细胞]瘤 neuroendokriner Tumor *m*
神经内分泌癌 neuroendokrines Karzinom *n*
神经内分泌大细胞 magnozelluläre neuroendokrine Zelle *f*
神经内分泌的 neuroendokrin, neuroendocrin(-us, -a, -um)
神经内分泌反应 neuroendokrine Reaktion *f*
神经内分泌换能器 neuroendokriner Transduktor *m*
神经内分泌颗粒 neuroendokrine Granulum *n*
神经内分泌理论 neuroendokrine Theorie *f*
神经内分泌瘤 neuroendokrines Neoplasma *n*
神经-内分泌-免疫调节网络 neuroendokrin-immunoregulatorisches Netzwerk *n*
神经-内分泌-免疫网络 neuroendokrin-immunes Netz *n*
神经内分泌细胞 Neuroendokrinzelle *f*
神经内分泌细胞癌 neuroendokrines Zellkarzinom *n*
神经内分泌细胞化生 neuroendokrine Zellmetaplasie *f*
神经内分泌细胞增生 neuroendokrine Zellhyperplasie *f*
神经内分泌细胞肿瘤 neuroendokriner Tumor *m*
神经内分泌小细胞 Neuroendokrinzelltumor *m*
神经内分泌性肥胖 neuroendocrine Fettleibigkeit *f*
神经内分泌性颅病 Craniopathia neuroendocrina *f*
神经内分泌学 Neuroendokrinologie *f*
神经内分泌异常分化 neuroendokrine abnorme Differenzierung *f*
神经内分泌应激反应 neuroendokriner Stressreaktion *f*
神经内分泌肿瘤 neuroendocriner Tumor *m*
神经内窥镜清除血肿 Hämatomentferung mit Neuroendoskopie *f*
神经内麻醉 intraneurale Anästhesie *f*
神经内膜 Endoneurium *n*
神经内膜的 endoneurial <engl.>
神经内膜炎 Endoneuritis *f*
神经内神经束膜瘤 intraneurales Perineuriom *n*
神经内松解术 Endoneurolysis *f*, innere Neurolyse *f*
神经能 Neurorrheuma *n*, neurale Energie *f*
神经镊 Nervenpinzette *f*
神经脓肿 nervöser Abszess *m*
神经袢移植 Nervenschlingentransplantation *f*
神经旁的 paraneural(-is, -is, -e)
神经旁分泌 Neuroparakrinie *f*
神经旁血管 paraneurales Gefäß *n*
神经旁血管丛 paraneurale Gefäßplexus *m*
神经旁阻滞 paraneuraler Block *m*
神经胚 Neurula *f*
神经胚期 Neurulastadium *n*
神经胚形成 Neurulation *f*
神经培养 neuronale Kultur *f*
神经皮肤成黑素细胞增生病 Melanoblastosis neurocutanea *f*, neurokutane Melanoblastose *f*
神经皮肤的 neurokutan
神经皮肤黑色素病 neurokutane Melanose *f*
神经皮肤黑色素痣序列征 neurokutaner Melanose-Sequenz *f*
神经皮肤血管瘤 neurokutanes Hämangiom *n*
神经皮肤血管瘤病 neurokutane Angiomatose *f*
神经-皮肤综合征 neurokutanes Syndrom *n*
神经皮炎 Neurodermitis *f*
神经疲劳 Nervenermüdung *f*, neurale Ermüdung *f*
神经破坏性阻滞 neurolytischer Block *m*
神经启发式程序 neuroheuristische Programmierung *f*
神经牵伸术 Nervendehnung *f*, Neurectasis *f*, Neurotonie *f*
神经牵伸术的 neurotonisch
神经牵引伤 Traktionsverletzung der Nerven *f*
神经前体细胞 neuronalen Vorläuferzelle *f*
神经潜伏期 neurale Latenz *f*
神经嵌压症 Engpassneuropathie *f*
神经强壮剂 Neurotonika *n pl*, Nerventonika *n pl*
神经鞘 Neurolemm *n*, Endolemma *n*
神经鞘半乳糖苷 Nervenscheide-Galaktosidase *f*
神经鞘磷脂积累症 Sphingomyelin(ipoid)ose *f*, Sphingomyelinosis *f*, Phosphatid(lipoid)ose *f*, Niemann*-Pick* Krankheit *f*
神经鞘磷脂酶 sphingomyelinase *f*
神经鞘瘤 Schwann(ogli)om *n*, Neurilemmom *n*, Neurinom *n*
神经鞘瘤病 Neurinomatose *f*
神经鞘瘤样平滑肌瘤 neurilemmomartiges Leiomyom *n*
神经鞘膜瘤病 Neurinomatosis *f*
神经鞘膜囊肿 Nervenscheidenzyste *f*
神经鞘黏液瘤 Neurvenscheiden-Myxom *n*
神经鞘肉瘤 Neurilemmosarcoma *n*
神经鞘神经 Nervi nervorum *m pl*
神经鞘髓磷脂沉积症 Sphingomyelinlipidose *f*
神经鞘髓磷脂固醇类脂质沉积症 Sphingomyelinsterinlipoidose *f*
神经鞘髓磷脂网状内皮组织增生病 Retikuloendotheliose des Sphingomyelin *f*
神经鞘髓磷脂贮积病 Sphingomyelin-Thesaurismose *f*, Niemann*-Pick* Krankheit *f*
神经鞘细胞 Lemnozyt *m*
神经鞘纤维肉瘤 Nervenscheiden-Fibrosarkom *n*
神经鞘炎 Schwannitis *f*
神经鞘肿瘤 Nervenscheidentumor *m*
神经切除 Enervierung *f*, Denervierung *f*, Denervation *f*
神经切除术 Entnervung *f*, Neurektomie *f*, Neurectomia *f*
神经切断夹持钳 Haltezange für Neurotomie *f*
神经切断术 Neurotomie *f*, Nervendiszision *f*
神经轻瘫 Parese der Nerven *f*
神经丘 Nervenhügel *m*
神经球 Nervenbulbus *m*
神经球蛋白 Neuroglobin *m*
神经驱动 neurogener Antrieb *m*
神经趋化性 Nerven-Chemotaxe *f*
神经曲霉病 Neuroaspergillose *f*
神经肉瘤 Neurosarkom *n*
神经乳头水肿 Papillenödem *n*
神经乳头炎 Neurothelitis *f*

神经软化 Neuromalazie *f*, Neuromalakie *f*
神经上的 epineural, supraneural(-is, -is, -e)
神经上皮 Neuroepithel *n*, Neuralepithel *n*
神经上皮的 neuroepithelial(-is, -is, -e)
神经上皮瘤 Neuroepitheliom(a) *n*
神经上皮细胞 Neuroepithelzellen *f pl*
神经上皮小体 neuroepitheliales Körperchen *n*
神经上皮(性)肿瘤 neuroepitheliale Tumor *m*
神经梢膜 Epilemm(a) *n*
神经梢膜的 epilemmal <engl.>
神经生理的 neurophysiologische.
神经生理学 Neurophysiologie *f*
神经生理学方法 neurophysiologischer Ansatz *m*
神经生理学疗法 neurophysiologische Therapie *f*
神经生物化学 Neurobiochemie *f*
神经生物素 Neurobiotin *n*
神经生物学 Neurobiologie *f*
神经生长素 Nervenwachstumsfaktor *m*
神经生长抑制因子 Nervenwachstumsinhibitor *m*, Nervenwachstumshemmfaktor *m*
神经生长因子 Nervenwachstumsfaktor *m*
神经生长因子受体 Nervenwachstumsfaktor-Rezeptor *m*
神经生长因子受体超家族 Nervenwachstumsfaktor-Rezeptor-Superfamilie *f*
神经失调症 Dysautonomie *f*
神经失用症 Neurapraxie *f*, Neuropraxis *f*
神经视网膜 neurale Retina *f*, neurale Netzhaut *f*
神经视网膜病 neurale Retinopathie *f*
神经视网膜炎 Neuroretinitis *f*
神经视网膜缘 neuroretinaler Rand *m*
神经适应 Neuroanpassung *f*, Neuroadaption *f*, Neuroadapatation *f*
神经嗜银斑 neuritische argentophile Plaque *f*
神经手术 Nervenoperation *f*
神经受体 Neurorezeptor *n*
神经受体体层显(成)像 Neurorezeptor-Tomographie *f*
神经受压综合征 Nervenkompressionssyndrom *n*
神经疏螺旋体病 Bannwarth* Syndrom *n*
神经束 Nervenbündel *n*, Nervenstrang *m*
神经束的修复 Reparatur der Nervenbündel *f*
神经束缝[合]术 faszikuläre Naht des Nervens *f*
神经束间移植术 interfaszikuläre Nerventransplantation *f*
神经束膜 Perineurium *n*
神经束膜的 perineural
神经束膜缝合[术] perineurale Naht *f*
神经束膜瘤 Perineuriom *n*
神经束膜囊肿 perineurale Zyste *f*
神经束膜内膜炎 Endoperineuritis *f*
神经束膜上皮 Perineuralepithel *n*, perineurales Epithel *n*
神经束膜松解术 perineurale Neurolyse *f*, Endoneurolyse *f*, interfaszikuläre Neurolyse *f*
神经束膜炎 Perineuritis *f*
神经束膜炎的 perineuritisch
神经衰弱 Nervenschwäche *f*, Neurasthenie *f*, Neurasthenia *f*, Aneurie *f*, Defatigatio mentis *f*
神经衰弱的 neurasthenisch, neurasthenic(-us, -a, -um)
神经衰弱患者 Neurastheniker *m*
神经衰弱性特征 neurasthenisches Stigma *n*
神经衰弱性眩晕 neurasthenischer Schwindel *m*
神经衰弱性眼疲劳 neurasthenische Asthenopie *f*
神经衰弱综合征 Neurasthenie-Syndrom *n*, neurasthenisches Syndrom *n*
神经丝 Neurofilament *n*
神经丝蛋白 Neurofilamentprotein *n*
神经撕脱法 Nervenexhairese *f*, Nervenextraktion *f*, Nervenausreißung *f*, Neurexhairese *f*
神经松弛剂 Neuroleptika *n pl*
神经松弛药 Neuroleptikum *n*
神经松解术 Neurolyse *f*
神经酸 Nervonsäure *f*
神经髓鞘脱失病 Nerven-Demyelinisierung-Krankheit *f*
神经损害 nervöse Läsion *f*
神经损伤 Nervenverletzung *f*
神经缩氨酸 Neuropeptid *n*
神经索 Funiculus *m*, Nervenstrang *m*
神经肽 Neuropeptid *n*
神经肽 Y Neuropeptid Y *n*
神经肽类 Neuropeptide *pl*
神经瘫痪性的 neuroparalytisch, neuroparalytic(-us, -a, -um)
神经套管术 Tubulisation *f*
神经特殊能量 spezifische Nervenenergie *f*
神经特殊能量说 Theorie der spezifischen Nervenenergie *f*
神经特质 neurotische Eigenschaft *f*
神经疼痛性肌萎缩症 Nervenschmerzen-Muskelatrophie *f*
神经疼痛性脊柱侧弯 Nervenschmerzen-Skoliose *f*
神经体液 Neurohumor *m*
神经体液传递 neurohumorale Transmission *f*
神经体液的 neurohumoral(-is, -is, -e)
神经体液论 Neurohumoralismus *m*
神经体液性调节 neurohumorale Regulation *f*
神经体液装置 neurohumoraler Apparat(us) *m*
神经调节 Neuroregulation *f*, nervale Regulation *f*
神经调节蛋白 Neuregulin *n*
神经调节器 Neuromodulator *m*
神经调节肽 Neuromedin *n*
神经调制物 Neuromodulator *m*
神经调质 Neuromodulator *m*
神经通路 Nervenbahn *f*
神经痛 Nervenschmerz *m*, neuralgischer Schmerz *m*, Neuralgie *f*, Neuralgia *f*
神经痛的 neuralgisch
神经痛性肌萎缩 neuralgische Amyotrophie *f*
神经痛样的 neuralgiform(-is, -is, -e)
神经退变性疾病 neurodegenerative Erkrankung *f*
神经退行性变 Neurodegeneration *f*
神经外剥离术 äußere Neurolyse *f*, Ectoneurolysis *f*
神经外层的 neuroektodermal
神经外的 nerventfernt
神经外科 Neurochirurgie *f*
神经外科持刀器 neurochirurgischer Messerhalter *m*
神经外科穿线器 neurochirurgischer Nadeleinfädler *m*
神经外科放射治疗 neurochirurgische Strahlentherapie *f*
神经外科护理 neurochirurgische Krankenpflege *f*
神经外科监护病房 neurochirurgische Intensivstation *f*
神经外科立体定向术 neurochirurgische Stereotaxie *f*, Stereotaxie der Neurochirurgie *f*
神经外科器械包 Instrumentenbesteck für Neurochirurgie
神经外科取瘤钳 neurochirurgische Tumorzange *f*
神经外科手术床 Operationstisch für Neurochirurgie *m*
神经外科手术器械包 neurochirurgischer Instrumentensatz *m*
神经外科显微剥离器 neurochirurgischer Microdissektor *m*
神经外科显微持针钳 mikrochirurgischer Nadelhalter *m*
神经外科显微钩 mikrochirurgischer Haken *m*
神经外科显微手术剪 mikrochirurgische Schere *f*
神经外科显微手术器械包 neuromikrochirurgischer Instrumentensatz *m*
神经外科显微组织钳 neurochirurgische Mikropinzette *f*
神经外科学 Neurochirurgie *f*
神经外科血管内治疗学 neurochirurgische endovaskuläre

Therapie *f*, endovaskuläre Therapie der Neurochirurgie *f*
神经外科研究所 Institut der Neurochirurgie *n*
神经外科用刀及支持器械 neurochirurgisches Messer und Halteinstrument *n*
神经外科用角形组织剪 neurochirurgische winkelige Gewebsschere *f*
神经外科用颅骨夹 neurochirurgische Schädelklemme *f*
神经外科用平骨凿 neurochirurgischer Flach-Meißel *m*
神经外科用手术剪 neurochirurgische Schere *f*
神经外科用咬骨钳 neurochirurgischer Rongeur *m*
神经外科用组织夹持钳 neurochirurgische Pinzette *f*
神经外科蛛网膜刀 neurochirurgisches arachnoides Messer *n*
神经外科助缝器 neurochirurgischer Hilfeligator *m*
神经外膜 Epineurium *n*
神经外膜的 epineurial <engl.>
神经外膜缝[合]术 Epineurium-Naht *f*, epineurale Naht *f*, epineurale Neurorrhaphie
神经外膜粘液瘤 Myxom(a) des Epineurium *n*
神经外胚层 neurales Ektoderm *n*
神经外胚层发育不良 neuroektodermale Dysplasie *f*
神经外胚层肿瘤 neuroektodermale Tumoren *m pl*
神经外胚叶起源 neuroektodermale Herkunft *f*
神经外伤 Neurotrauma *f*
神经完全断裂 komplette Neurotmese *f*
神经网 Nervennetz *n*, Grundnetz *n*
神经网络 neuronales Netzwerk *n*
神经网络模式图 schematische Darstellung des neuronalen Netzwerks *f*
神经网络应用 neurale Netzwerkanwendung *f*
神经微粒 Neurosom *n*
神经微丝 Neurofilament *n*
神经微丝蛋白 Neurofilamentprotein *n*
神经微丝突变 Mutation in der Neurofilamente *f*
神经萎缩 Nervenatrophie *f*, Neuratrophia *f*
神经萎缩的 nervenatrophisch, neuratrophic(-us, -a, -um)
神经吻合术 Nervenanastomose *f*
神经无力 Enervation *f*, Enervierung *f*
神经五糖 Gangliopentose *f*
神经习性学 Neuroethologie *f*
神经系放射学 Neuroradiologie *f*
神经系汞中毒 Quecksilbervergiftung des Nervensystems *f*
神经系染色体病 chromosomale Störungen des Nervensystems *f pl*
神经系溶酶体贮积病 lysosomale Speicherkrankheiten des Nervensystems *f pl*
神经系统 Nervensystem *n*
神经系统白质 weiße Substanz des Nervensystems *f*
神经系统变性疾病 degenerative Erkrankungen des Nervensystems *f pl*
神经系统的 neurologisch
神经系统的可塑性 Plastizität im Nervensystem *f*
神经系统电刺激 elektrische Stimulation des Nervensystems *f*
神经系统定位体征 fokale neurologische Zeichen *n pl*
神经系统毒理学 Neurotoxikologie *f*
神经系统发育异常性疾病 abnormale Entwicklungskrankheit des Nervensystems *f*
神经系统复杂疾病 komplexe Nervensystem-Erkrankung *f*
神经系统副肿瘤综合征 paraneoplastisches Nervensystem-Syndrom *n*
神经系统灰质 graue Substanz des Nervensystems *f*
神经系统疾病 Nervensystem-Erkrankung *f*
神经系统寄生虫感染 parasitäre Infektion des Nervensystems *f*
神经系统监测 Nervensystem-Monitoring *f*
神经系统类型 Typ des Nervensystems *m*
神经系统囊虫病 Zystizerkose des Nervensystems *f*
神经系统损害 Nervensystem-Schaden *m*
神经系统特有蛋白 spezifisches Protein des Nervensystem *n*
神经系统体格检查 körperliche Untersuchung des Nervensystems *f*
神经系统退行性疾病 neurodegenerative Störung *f*
神经系统先天性疾病 angeborene Krankheit des Nervensystems *f*
神经系统血管疾病 Gefäßerkrankung des Nervensystems *f*
神经系统中毒 Vergiftung des Nervensystems
神经系统状态 Nervenstatus *m*, Neurostatus *m*
神经系统自身免疫疾病 Autoimmunkrankheit des Nervensystems *f*
神经系遗传性变性疾病 heredodegenerative Erkrankungen des Nervensystems *f pl*
神经系重金属中毒 Schwermetallvergiftung des Nervensystems *f*
神经细胞 Nervenzelle *f*
神经细胞[胞]体 Neurosom *n*, neuronale Soma *f*
神经细胞保护时间窗 schützendes Zeitfenster der Nervenzellen *n*
神经细胞凋亡 neuronale Apoptose *f*
神经细胞固缩 neuronale Schrumpfung *f*
神经细胞激动素 Neurozytokine *f*
神经细胞激动素族 Familie der Neurozytokine *f*
神经细胞蜡样质脂褐素病 neuronale Zeroidlipofuszinose *f*
神经细胞瘤 Neurocytoma *n*
神经细胞瘤骨转移 Knochenmetastasen von Neuroblastom *f*
神经细胞黏附分子 neurales Zelladhäsionsmolekül *n*
神经细胞缺血性变化 neuronale ischämische Veränderung *f*
神经细胞体 Ganglienkörper *m*, Cyton *n*
神经细胞图像处理 neuronale Bildverarbeitung *f*
神经细胞卫星现象 Satellitose der Nervenzellen *f*
神经细胞[线状]排列 Neurotagma *n*
神经细胞学 Neurozytologie *f*
神经细胞炎 Celluloneuritis *f*
神经细胞移植 Nervenzelltransplantation *f*
神经细胞营养不良 neuroinidia <engl.>
神经细胞再生 Nervenzellregeneration *f*
神经细胞粘附(合,连)分子 Nervenzelladhäsionsmoleküle *n pl*
神经细丝 Neurofilament *n*
神经细丝蛋白 Neurofilamentprotein *n*
神经下血管 subneurales Gefäß *n*
神经纤丝 Nervenfibrille *f*
神经纤维 Nervenfaser *f*
α 神经纤维 α-Fasern *f pl*
神经纤维变性 Nervenfaserdegeneration *f*
神经纤维层 Nervenfaserschicht *f*
神经纤维缠结 neurofibrilläre Verwicklung *f*
神经纤维蛋白 Nervenfaser-Protein *n*
神经纤维类型 (Nerven-)Fasergruppen *f pl*
神经纤维瘤 Neurofibrom(a) *n*, Fibroneurom *n*
神经纤维瘤病 Neurofibromatose *f*, Neurofibromatosis *f*
神经纤维瘤病Ⅱ型 Neurofibromatose Typ Ⅱ *f*
神经纤维瘤病Ⅰ型 Neurofibromatose Typ Ⅰ *f*
神经纤维瘤切除术 Neurofibromektomie *f*, Resektion des Neurofibroms *f*
神经纤维瘤性脊柱侧凸 Neurofibrom-Skoliose *f*
神经纤维瘤性象皮病 Elephantiasis neurofibromatosus *f*
神经纤维曲张 Neurovaricosis *f*
神经纤维肉瘤 Neurofibrosarkom *n*
神经纤维束 Nervenfaserbündel *n*, Faserstrang *m*
神经纤维松解法 Endoneurolyse *f*
神经纤维网 Neuropil(em) *n*
神经纤维网线 Neuropilfäden *m pl*
神经酰胺 Ceramid *n*
神经酰胺酶 Ceramidase *f*
神经酰胺酶缺乏 Ceramidasemangel *m*

神经酰胺贮(沉)积病 Ceramide-Speicherkrankheit *f*
神经向性 Neurotropismus *m*
神经小体 Nervenkörperchen *n pl*
神经效应器接头 Verbindung des Neuroeffektors *f*, Neuroeffektorjunktion *f*
神经心肌病性黑痣病 neurokardiomyopathische Lentiginose *f*
神经心理(学)测试 neuropsychologischer Test *m*
神经心理问卷 neuropsychologischer Fragebogen *m*
神经心理学 Neuropsychologie *f*
神经心理障碍 neuropsychologische Beeinträchtigung *f*
神经心脏的 neurokardial, neurocardial (-is, -is, -e)
神经信息 neuronale Information *f*
神经型 Nerventyp *m*
神经型巴尔通氏体病 Neurobartonellose *f*, Neurobartonellosis *f*
神经型波状热 Neuromelitokokkose *f*
神经型克汀病 neurologischer Kretinismus *m*
神经型一氧化氮合酶 neuronale Stickoxidsynthase (nNOS) *f*
神经兴奋传导 Leitung der Nervenerregung *f*
神经兴奋器 neuraler Stimulator *m*
神经兴奋性实验, 神经兴奋性试(实)验 Nervenerregbarkeit-Test *m*
神经兴奋样的 neuromimetisch
神经性[毒]蕈中毒 Mycetismus nervosus *m*
神经性[耳]聋 nervöse Taubheit *f*
神经性鼻炎 nervöse Rhinitis *f*
神经性勃起功能障碍 neurogene erektile Dysfunktion *f*
神经性颤搐 jumps <engl.>
神经性的 neurotisch, nervös
神经性毒剂 Nervengift *n*
神经性毒剂中毒 Nervengiftvergiftung *f*
神经性耳鸣 nervöses Ohrensausen *n*, Tinnitus nervosusm
神经性发热 Thermoneurosis *f*
神经性肺水肿 neurales Lungenödem *n*
神经性分泌的 neurosekretorisch
神经性分泌作用 Neurosekretion *f*, Neurokrinie *f*, Neurocrinia *f*
神经性腹泻 nervöser Durchfall *m*
神经性骨关节病 neuropathische Osteoarthropathie *f*
神经性关节病 Neuroarthropathie *f*, Charcot* Gelenk *n* (od. Arthropathie *f*)
神经性关节功能障碍 neuropathische Dysfunktion *f*
神经性寒战 nervöses Kältezittern *n*
神经性后遗症 neurologische Folgeerscheinung *f*
神经性呼吸 neurale (od. zerebrale) Atmung *f*, neurale (od. zerebrale) Respiration *f*, Corrigan* Atmung *f*
神经性呼吸急促 nervöse Tachypnoe *f*
神经性呼吸暂停 nervöse Apnoe *f*
神经性肌强直 Neuromyotonie *f*
神经性肌营养不良症 muskuläre Trophoneurose *f*
神经性减压病 neurologische Dekompressionskrankheit *f*
神经性减压障碍 neurologischer Dysbarismus *m*
神经性焦虑 neurotische Angst *f*
神经性痉挛 Neurospasmus *m*
神经性溃疡 trophoneurotisches Geschwür *n*, Ulcus tro-phoneuroticum *n*
神经性老年聋 neurale Presbyakusis *f*
神经性聋 nervöse Taubheit *f*
神经性麻痹 Neuroplegie *f*, Neuroparalyse *f*, Paralysisneuralis (s.neuropathica) *f*
神经性麻痹的 neuroparalytisch, neuroparalytic (-us, -a, -um)
神经性磨牙症 Bruxomanie *f*, Bruxomania *f*
神经性能 Neurokym *n*
神经性嗳气 nervöses Aufstoßen *n*
神经性呕吐 neurogenes Erbrechen *n*
神经性膀胱 nervöse Blase *f*
神经性皮肤病 Neurodermie *f*, Neurodermatose *f*
神经性皮肌炎 Neurodermatomyositis *f*
神经性皮萎缩 Neurodermatrophie *f*, Neurodermatrophia *f*
神经性皮炎 Neuroderm (at) itis *f*, Vidal* Krankheit *f*
神经性皮炎疹 neurodermatiticher (Haut-) Ausschlag *m*, Hautausschlag der Neurodermatitis *m*
神经性疲劳 nervöse Ermüdung *f*
神经性气喘 nervöses Asthma *n*
神经性热 Nervenfieber, Neuropyra *f*
神经性热的 neuropyretisch, neuropyretic (-us, -a, -um)
神经性失调 neurologische Störung *f*
神经性失音[症] nervöse Aphonie *f*
神经性食欲过旺 Hyperorexia nervosa *f*
神经性食欲缺乏 Anorexia mentalis (s. nervosa) *f*
神经性睡眠 nervöser Schlaf *m*
神经性素质 neuropathische Konstitution *f*
神经性贪食 Ess-Brechsucht *f*
神经性贪食症 Bulimia nervosa *f*
神经性糖尿 nervöse Glykosurie *f*
神经性糖尿病 neurogener Diabetes *m*
神经性疼痛 neuropathischer Schmerz *m*
神经性调节 nervale Regulation *f*, neurale Steurung *f*
神经性痛 neuropathischer Schmerz *m*
神经性萎缩 neurogene Atrophie *f*
神经性消耗 nervöser Konsum *m*, nervöse Auszehrung *f*
神经性消化不良 nervöse Dyspepsie *f*
神经性斜颈 neuropathischer Torticollis *m*
神经性休克 neurogener Schock *m*, Nervenzusammen-bruch *m*
神经性需要 neurotischer Bedarf *m*
神经性血液循环器官 Neurohämalorgan *n*
神经性循环衰弱 neurozirkulatorische Asthenie *f*
神经性咽下困难 Dysphagie nervosa *f*, Esophagismus *m*
神经性眼肌强直 okulare Neuromyotonie *f*
神经性眼疲劳 nervöse Asthenopie *f*
神经性厌食[症] Anorexia nervosa (s. mentalis) *f*
神经性抑郁 neurotische Depression *f*
神经性营养不良 nervöse Dystrophie *f*
神经性营养不良的 neurodystrophisch
神经性营养障碍 Dystrophoneurose *f*, Dystrophoneurosis *f*
神经性运动诱发电位 Neurologisches motorisches evoziertes Potential *n*
神经性阵挛的 neuroklonisch
神经性肢端骨质溶解 neurogene Akroosteolyse *f*
神经性紫癜 Purpura nervosa *f*, Purpura fulminans *f*, Henoch* Purpura *f* (od. Syndrom *n*)
神经修复 Reparatur des Nervs *f*
神经修复技术 Nervenreparaturverfahren *n*
神经学 Neurographie *f*
神经学说 neuronale Theorie *f*
神经学预后 neurologische Prognose *f*
神经血管的 neurovaskulär
神经血管反射综合征 Syndrom des neurovaskulären Reflexes *n*
神经血管性水肿 neurovaskuläres Ödem *n*
神经血吸虫病 Neuroschistosomiasis *f*
神经血循环衰弱症 neurozirkulatorische Asthenie *f*
神经循环衰弱 neurozirkulatorische Asthenie *f*
神经循环无力症 neurozirkulatorische Asthenie *f*
神经循环性虚脱 neurozirkulatorischer Kollaps *m*
神经压迫 Nervenkompression *f*
神经压迫综合征 Nervenkompressionssyndrom *n*
神经压痛点 Nervendruck (schmerz) punkte *m pl*
神经压轧术 Neurotripsie *f*
神经炎 Neuritis *f*

实验性变态性神经炎 experimentelle allergische Neuritis *f*
神经炎的 neuritisch
神经炎后的 postneuritisch
神经炎性斑块 neuritische Plaques *f pl*
神经眼科体征 neuro-ophthalmologisches Syndrom *n*
神经眼科学 Neuroophthalmologie *f*
神经 - 眼 - 皮肤综合征 neuro-okulokutanes Syndrom *n*
神经眼血管瘤病 neuro-okuläre Angiomatose *f*
神经样的 neuroid
神经样管 neuroide Röhren *f pl*
神经药理学 Neuropharmakologie *f*
神经药物 Neuroleptikum *n*
神经胰岛的 neuroinsulär, neuroinsular(-is, -is, -e)
神经胰岛复合体 neuroinsulärer Komplex *m*
神经移入肌肉术 Neurosarcocleisis *f*
神经移位术 Transposition der Nerven *f*
神经移植[术] Nerventransplantation *f*, Nervenpfropfung *f*, Neurotisation *f*
神经移植物 Nerventransplantat *n*
神经遗传学 Neurogenetik *f*
神经异位 Nervenektopie *f*
神经抑制剂 Neuroleptika *n pl*, Neuroplegika *n pl*, Neuro-plegica remedia *n pl*
神经易化 neuronale Erleichterung *f*
神经疫苗 Neurovakzine *f*
神经因素 neuraler Faktor *m*
神经营养变性 neurotrophische Degeneration *f*
神经营养不良 Nervenunterernährung *f*, Neuratrophia *f*
神经营养不良的 neuratrophic(-us, -a, -um)
神经营养不良性疾病 Nervenunterernährungskrankheit *f*, nervenatrophische Krankheit *f*
神经营养不足 Neurotrophasthenie *f*
神经营养的 neurotroph(isch)
神经营养生长因子 neurotropher Wachstumsfaktor *m*
神经营养素 Neurotropin *n*
神经营养素 -3 neurotrophin-3, NT-3 *n*
神经营养素 -3 基因 Neurotrophin-3 Gen *n*
神经营养素 -4 Neurotrophin-4, NT-4 *n*
神经营养素 -4/5 Neurotrophin-4/5, NT-4/5 *n*
神经营养素 -6 Neurotrophin-6, NT-6 *n*
神经营养素 7 Neurotrophin-7, NT-7 *n*
神经营养物质 neurotrophe Faktoren *m pl*
神经营养性骨萎缩 neurotrophischer Knochenschwund *m*
神经营养性关节炎 neurotrophische Arthritis *f*
神经营养性坏疽 neurotrophische Gangrän *f*
神经营养性肌萎缩 neurotrophe Atrophie *f*
神经营养性角膜炎 neurotrophische Keratitis *f*
神经营养性溃疡 neurotrophes Geschwür *n*
神经营养性萎缩 neurotrophe Atrophie *f*
神经营养性效应 neurotropher Effekt *m*
神经营养血管 Vasa nervorum *n pl*
神经营养因子 neurotrophe Faktor *m*, neurotrophischer Faktor *m*
神经营养因子 -3 Neurotrophin-3, NT-3 *n*
神经营养因子 4/5 Neurotrophin-4/5, NT-4/5 *n*
神经营养因子家族 Neurotrophine *pl*
神经营养因子受体家族 Neurotrophin-Rezeptor-Familie *f*
神经影像监测 Neuroimaging-Überwachung *f*
神经游离移植术 freie Nerventransplantation *f*
神经诱导[过程] neurale Induktion *f*
神经鱼鳞病样综合征 neuroichthyosiformes Syndrom *n*
神经语言程序疗法 neurolinguistische Programmierung *f*
神经语言学 Neurolinguistik *f*
神经元 Nerveneinheit *f*, Neuron *n*
神经元 LBS Nervenzelle LBS *f*
神经元胞体 Nervenzellkörper *m*
神经元变性 neuronale Degeneration *f*
神经元存活因子 neuronaler Überlebensfaktor *m*
神经元的 neurisch, neuronal
神经元凋亡抑制蛋白 neuronales Apoptose-inhibitorisches Protein *n*
神经元发育不全 Neuronagenesis *f*
神经元放电 neuronale Entladung *f*
神经元分化因子 neuronaler Differenzierungsfaktor *m*
神经元钙化 Verkalkung der Neuronen *f*
神经元核仁组织 Nukleolusorganisator *m*
神经元回路 neuronale Schaltung *f*
神经元集合 neurisches Ensemble *n*, Neuronenensemble *n*
神经元集群 euronales Ensemble *n*
神经元间 Interneuron *n*
神经元间的 interneuronal(-is, -is, -e)
神经元间接触 Ephapse *f*
神经元间接触的 ephaptisch
神经元间联系 interneuronale Korrelation *f*
神经元检查法 Neuronographie *f*
神经元胶质细胞粘连分子 Neurogliazelladhäsionsmolekül *n*
神经元接头 Synapse *f*
神经元介质 Neurohumor *m*
神经元介质的 neurohumoral(-is, -is, -e)
神经元抗体 neuronaler Antikörper *m*
神经元颗粒空泡变性 granulovakuoläre Degeneration der Neuronen *f*
神经元可塑性 neuronale Plastizität *f*
神经元母细胞瘤 Neuroblastom *n*
神经元内血糖不足 Oxyachrestia *f*
神经元神经胶质细胞粘附分子 Neurogliazelladhäsionsmolekül *n*
神经元识别 Neuronenerkennung *f*
神经元嗜酸性变 eosinophile Degeneration der Neuronen *f*
神经元特异性 Neuronenspezifität *f*
神经元特异性烯醇化酶 neuronenspezifische Enolase *f*
神经元特异性烯醇酶 spezifische Enolase der Neuronen *f*
神经元通讯 interneuronale Kommunikation *f*
神经元突起 Neurit *m*
神经元萎缩 Neuronatrophie *f*, Neuronatrophia *f*
神经元细胞核抗体 Neuronenkern-Antikörper *m*
神经元细胞抗体 neuronaler Zellen-Antikörper *m*, Neuronenantikörper *m*, Nervenzellen-Antikörper *m*
神经元纤维缠结 neurofibrilläres Bündel *n*, Neurofibrillenbündel *n*
神经元纤维的 neurofibrillär
神经元型烟碱受体 neuronal nicotinisch Receptor *m*
神经元兴奋阈 Neuronenschwelle *f*
神经元性发育不良 Neuronen-Dysplasie *f*
神经元[学]说 Neurontheorie *f*, Neuronenlehre *f*
神经元炎 Neuronitis *f*
神经元营养障碍 neuronale Dystrophie *f*
神经元硬化病 Neuronatrophia *f*
神经元周少突胶质细胞 perineuronale Oligodendrogliazelle *f*, perineuronaler Oligodendrozyt *m*
神经元周细胞 perizelluläre Zelle *f*
神经元柱状安排 säulenartige Anordnung der Zellen *f*
神经原浆丛 nervoprotoplasmischer Plexus *m*
神经原纤维 Neurofibrillen *f pl*
神经原纤维变性 Neurofibrillen-Degeneration *f*
神经原纤维缠结 neurofibrilläre Tangles, NFT <engl.>
神经原纤维过表达 Neurofibrilläre Überexpression *pl*
神经原[性]的 neurogen
神经原性关节炎 neurogene Arthritis *f*, Arthritisneurogenica *f*
神经原性膀胱 neurogene Blase *f*

神经原性肉瘤 neurogenes Sarkom *n*
神经原性休克 neurogener Schock *m*
神经原性学说 neurogene Theorie *f*
神经原性肿瘤 neurogene Geschwulste *f pl*, neurogeneTumoren *m pl*
神经源纤维缠结 neurofibrilläres Bündel *n*, Neurofibrillenbündel *n*
神经源性大肠 neurogener Dickdarm *m*
神经源性低血压 neurogene Hypotonie *f*
神经源性肺水肿 neurogenes Lungenödem *n*
神经源性分化因子 1 neurogener Differenzierungsfaktor 1 *m*
神经源性高血压 neurogene Hypertonie *f*
神经源性关节病 neurogene Arthropathie *f*
神经源性关节挛缩 neurogene Arthrokontraktur *f*
神经源性肌萎缩 neuritische Muskelatrophie *f*, neurotische Atrophie *f*
神经源性溃疡 neurogenes Geschwür *n*
神经源性尿崩症 neurogener Diabetes insipidus *m*
神经源性细胞因子族 neurogene Zytokinefamilie *f*
神经源性斜颈 neurogener Torticollis *m*
神经源[性]性早熟 neurogene vorzeitige Pubertät *f*
神经源性阳痿 neurogene Impotenz *f*
神经源性肢端骨质溶解 neurogene akrale Osteolyse *f*
神经源质 Neurogen *n*
神经运动力 Neurimotilitas *f*
神经运动性障碍 neuromotorische Störung *f*
神经甾体 Neurosteroid *n*
神经再生 neurale Regeneration *f*
神经再生电位 neurogenes Nervenregeneration-Potenzial *n*
神经增殖过度 Hyperneuroma *n*
神经毡 Neuropil *n*
神经张力不稳定 Neurotonie *f*
神经张力平衡 Nerven(system) gleichgewicht *n*, Neuroequilibrium *n*
神经张力性肌反应 neurotonische Reaktion *f*
神经障碍性脊柱侧凸 neurologische störungsassoziierte Skoliose *f*
神经褶 Neuralfalte *f*
神经镇静剂 Neurosedativa *n pl*
神经镇静止痛法 Neuroleptanalgesie *f*
神经症 Neurose *f*, Neurosis *f*
神经症的 psychoneurotisch, neurotisch
神经症改变 Alternanz der Neurose *f*
神经症矛盾 neurotisches Paradox *n*
神经症素质 neuropathische Diathese *f*
神经症特性 neurotische Eigenschaft *f*
神经症性表皮脱落 neurotische Exkoriation *f*
神经症性抽动 neurotischer Tic *m*
神经症性格 neurotischer Charakter *m*
神经症性抑郁症 neurotische Depression *f*
神经症性障碍 neurotische Störung *f*
神经支配 Innervation *f*, Innervierung *f*
神经支切断术 Ramisektion *f*, Ramikotomie *f*
神经植入术 Nervenimplantation *f*
神经质 Nervosität *f*, Neurotizismus *m*
神经质抽动 neurotischer Tic *m*
神经质的 nervös
神经质儿童 neurotisches Kind *n*
神经质人格 neurotische Persönlichkeit *f*
神经质型 nervöser Typ *m*
神经质性格 neurotischer Charakter *m*
神经痣 neuraler Nävus *m*, neuroid Nävus *m*
神经中毒的 neurotoxisch
神经中毒症 Neurotoxikose *f*
神经中枢 Nervenzentrum *n*
神经中枢外伤 Trauma des Nervenzentrums *n*
神经终器 Nervenendorgan *n*, Nervenendapparat *m*
神经终丝 Neuropodium *n*
神经周[围]的 perineural
神经周[围]麻醉 paraneurale Anästhesie *f*
神经周[围间]隙 perineurale Spalte (od Spatia *n pl*) *m pl*
神经周围阻滞 perineuraler Block *m*
神经周纤维母细胞瘤 perineurales Fibroblastom *n*
神经轴 neurales Axon *n*
神经轴分解 Axolysis *f*
神经轴胚 Neurula *f*
神经轴上的 supraneural (-is, -is, -e)
神经轴索曲张 Filovaricosis *f*
神经轴突断裂 Axonotmesis *f*
神经轴突反射 Neuraxon-Reflex *m*
神经轴突营养不良 neuroaxonale dystrophies *f pl*
神经轴性营养不良 neuroaxonale dystrophie *f*
神经转移术 Verlegung des Nervs *f*
神经追踪法 Nerv-Tracing-Methode *f*
神经滋养血管 Vasa nervorum *n pl*
神经自身的 idioneural
神经足 synaptischer Knopf *m*
神经阻断(滞)剂 nervenblockierendes Mittel *n*
神经阻滞 Nervenblock *m*, Nervenblockade *f*
神经阻滞技术 Nervenblockaden-Technik *f*
神经阻滞剂恶性综合征 malignes neuroleptisches Syndrom *n*
神经阻滞疗法 Nervenblocktherapie *f*
神经阻滞麻醉 Nervenblock (ade) anästhesie *f*
神经组织 Nervengewebe *n*
神经组织崩解 Neurolyse *f*, Neurolysis *f*
神经组织蛋白 S100 Nervengewebeprotein S100 *n*
神经组织蛋白质类 Nervengewebeproteine *pl*
神经组织工程 Nervengewebeengineering *n*
神经组织培养 Nervengewebskultur *f*
神经组织学 Neurohistologie *f*
神经组织移植 Nervengewebe-Plantation *f*
神经组织再生 Nervengeweberegeneration *f*
神经组织肿瘤 Tumor des Nervengewebes *m*, Geschwulstdes Nervengewebes *f*
神力 Manna *n*
神灵附体状态 Geistbesessenheitszustand *m*
神灵主义医学模式 spiritualistisches medizinisches Modell *n*
神秘的 anagogisch
神秘教义 Kabbalismus *m*
神秘考验 mysteriösee Test *m*
神秘思维 magisches Denken *n*
神秘体验 mystische Erfahrung *f*
神秘主义 Sufismus *m*, Hermetik *f*, Okkultismus *m*
神奈川试验 Kanagawa-Test *m*
神奈川现象 Kanagawa-Phänomen *n*
神圣智慧 Theosophie *f*
神态 (Gesichts-) Ausdruck *m*, Expression *f*, Gestik *f*, Miene *f*
神童(奇才) Wunderkind *n*
神学 Theologie *f*
神游[症] Poriomanie *f*, Poriomania *f*
神游状态 Fuguezustand *m*
神志 Bewußtsein *n*, Sensorium *n*
神志迷糊 Bewußtseinstrübung *f*, sensorische Verwi-schung *f*
神志清醒 Bewutsein *n*, Besinnung *f*
神志清醒的 bewußt
神志丧失 Bewußtseinsverlust *m*, Bewußt (sein) losigkeit *f*
神志丧失的 bewußtlos
神志状态 Mentalstatus *m*, mentaler Status *m*

shěn 沈审

沈氏气体分析管 Shen* gasometrischer Tubus *m*, Shen* gasometrische Tube *f*
沈通氏线 Shenton* Linie *f*
沈通线(申顿线) Shenton* Linie *f*(线片闭孔上缘与股骨颈下线的连线)
审查 Forschung *f*, Anfragen *n*
审查机构 Inspektion *f*
审定滴定管 geeichte Bürette *f*
审美标准 ästhetischer Standard *m*
审美表象 ästhetische Präsentation *f*
审美的需要 ästhetisches Bedürfnis *n*
审美对象 ästhetisches Objekt *n*
审美感觉 ästhetische Empfindung *f*, ästhetisches Gefühl *n*
审美个性 ästhetische Persönlichkeit *f*
审美观 ästhetischer Standpunkt *m*
审美观念 ästhetisches Konzept *n*
审美价值 ästhetischer Wert *m*
审美鉴赏 ästhetische Schätzung *f*
审美角 ästhetischrer Winkel *m*
审美教育 ästhetische Bildung *f*
审美经验 ästhetische Erfahrung *f*
审美静观 ästhetische Kontemplation *f*
审美理解 ästhetisches Verständnis *n*
审美理想 ästhetisches Ideal *n*
审美疗法 ästhetische Therapie *f*
审美能力 ästhetische Fähigkeit *f*
审美判断 ästhetische Beurteilung *f*
审美品位 ästhetischer Geschmack *m*
审美平面 ästhetische Ebene *f*
审美评价 ästhetische Abschätzung *f*, ästhetische Bewertung *f*
审美情感 ästhetische Emotion *f*
审美趣味 ästhetisches Interesse *n*
审美实践活动 ästhetische Praxis *f*
审美态度 ästhetische Haltung *f*
审美体验 ästhetische Erfahrung *f*
审美享受 ästhetischer Genuss *m*
审美效果 ästhetische Wirkung *f*
审美心理定式 geistige Einstellung der Ästhetik *f*
审美心理学 Schönheitspsychologie *f*, ästhetische Psychologie *f*
审美修养 ästhetische Kultur *f*
审美要求 ästhetische Anforderung *f*
审美意识 ästhetisches Bewusstsein *n*
审美知觉 ästhetische Perzeption *f*
审美直觉 ästhetische Intuition *f*
审美主体 ästhetisches Subjekt *n*
审美注意 ästhetische Aufmerksamkeit *f*
审判的 richterlich, gerichtlich, juristisch
审判心理学 forensische Psychologie *f*, Jury-Psychologie *f*
审慎 Übergewissenhaftigkeit *f*
审讯 Manöverkritik *f*, gerichtliche Untersuchung *f*
审讯心理学 Psychologie der Vernemmung *f*

shèn 肾胂渗慎

肾 Niere *f*
肾 X 光摄影术 Renographie *f*
肾 X 光透视图 Renogramm *n*
肾 X 线造影术 Nephrographie *f*
肾 X 线[造影]照片 Nephrogramm *n*
肾 X 线照相术 Nephrographie *f*, Renographie *f*
肾阿米巴病 renale Amöbiasis *f*
肾癌 Nierenkarzinom *n*
肾癌的多药耐药性 Multidrug-Resistenz des Nierenkrebs *f*
肾癌骨转移 Nierenkrebs-Knochenmetastase *f*
肾癌肉瘤 Karzinosarkom der Niere *n*
肾癌栓塞后综合征 Postembolization-Syndrom des Nierenkarzinoms *n*
肾瘢痕 Nierennarbenbildung *f*
肾包虫病 Echinokkose der Niere *f*, Echinokokkenkrankheit der Niere *f*
肾包虫囊肿 Echinokokkuszyste der Niere *f*
肾包膜 Nierenkapsel *f*
肾被膜剥除术 Nephrokaps(ul)ektomie *f*
肾被膜下 renalsubkapsulär
肾病 Nephrose *f*, Nephropathie *f*
肾病的 nephropathisch
肾病的畸形综合征 nephrotisches Mikrozephaliesyndrom *n*
肾病范围蛋白尿 nephrotischer-Bereich Proteinurie *f*
肾病面容 nephrotisches Gesicht *n*
肾病肾反射 renorenaler Reflex *m*
肾病损 Nierenschädigung *f*
肾病性佝偻病 renale Rachitis, Rachitis renalis *f*
肾病性肾炎 nephrotische Nephritis *f*, Nephrosonephritis *f*
肾病性水肿 nephrotisches Ödem *n*
肾病[性]综合征 Nephrose-Syndrom *n*
肾病学 Nephrologie *f*
肾病学家 Nephrologe *m*
肾病眼底改变 Augenhintergrundveränderung bei Nierenkrankheit *f*
肾病灶清除术 Kavernostomie der Niere *f*, Herdausräumung (od. Herdbeseitigung) der Niere *f*
肾病综合征(爱泼斯坦综合征) nephrotisches Syndrom *n*, Epstein*Syndrom *n*
肾不发生 Nierenagenesie *f*, Agenesie der Nieren *f*
肾部分切除术 partielle Nephrektomie *f*
肾部分缺损 partieller Nierendefekt *m*
肾肠的 renointestinal(-is. -is, -e)
肾超声检查[术] renale Ultraschalluntersuchung *f*
肾超声碎石术 Ultraschall-Lithotripsie von Nieren *f*
肾弛缓 Nephratonie *f*
肾冲击触诊[法] Ballotement der Niere *n*, Nierenballote-ment *n*
肾出血 Nierenblutung *f*, Haemorrhagia renalis *f*
肾出血性囊肿 hämorrhagische Zyste der Niere *f*
肾储备功能下降 verminderte renale Reserve *m*, Nierenfunktionsreserven-Rückgang *m*
肾穿刺活检 Nierennadelbiopsie *f*, Nierenpunktion *f*, renale Nadelbiopsie *f*
肾穿刺[术] Nierenpunktion *f*, Renipunktur *f*
肾穿刺针 Nierenpunktionsnadel *f*, renale Punktionsnadel *f*
肾创伤 Nierentrauma *n*
肾丛 Plexus renalis *m*
肾促红细胞生成因子 renaler Erythropo(i)esefaktor *m*, renaler erythropoetischer Faktor *m*
肾挫裂伤 Zerreißung der Nieren *f*
肾挫伤 Kontusion der Niere *f*
肾错构瘤 Nierenhamartom *n*, Hamartom der Niere *n*
肾大盏 Calyces renales majores *m pl*
肾代偿性肥大 kompensatorische Hypertrophie der Niere *f*
肾带断裂 Nierenstielruptur *f*, Ruptur des Nierenstiels *f*
肾带扭转 Nierenstieldrehung *f*, Nierenstieltorsion *f*
肾带钳 Nierenstielklemme *f*
肾带撕裂伤 Zerreißung des Nierenstiels *f*, Nierenstielzerreißung *f*
肾单位 Nephron *n*
肾单位结构 Struktur des Nephrons *f*
肾单位袢 Schleife des Nephrons *f*, Ansa nephroni *f*
肾蒂挫裂伤 Zerreißung des Nierenstiels *m*

肾蒂淋巴管剥脱术 Stripping des renalen Lymphgefäßes *n*
肾蒂伤 Ruptur der renalen Pediculus *f*
肾电图用导尿管电极 ureterale Elektrode für Elektrorenogramm *n*
肾淀粉样变 Nierenamyloidose *f*, Amyloidniere *f*
肾动静脉瘘 arteriovenöse Fistel der Niere *f*
肾动脉 Nierenarterie *f*, Arteria renalis *f*
肾动脉分流术 Nierenarterien-Shunt *m*
肾动脉灌注术 Nierenarterieninfusion *f*
肾动脉灌注显(成)像 Nierenarterienperfusionsbildgebung *f*
肾动脉夹层动脉瘤 Aneurysma dissecans der Nierenarterien *n*
肾动脉假肢旁路 aortorenaler Prothesenbypass *m*
肾动脉瘤 Nierenarterienaneurysma *n*, Aneurysma der Nierenarterie *n*
肾动脉内膜切除术 renale Endarteriektomie *f*
肾动脉内膜增生 Endarterium-Hyperplasie der Nierenarterie *f*
肾动脉球囊导管扩展 Nierenarterie-Ballonkatheter-Expansion *f*
肾动脉缺血性高血压 renale ischämische Hypertonie *f*, Drosselungshochdruck *m*, Goldblatt* Hochdruck *m*
肾动脉栓塞 Embolie der Nierenarterie *f*
肾动脉栓塞术 Nierenarterienembolisation *f*
肾动脉狭窄 Nierenarterienstenose *f*, Stenose der Nierenarterie *f*
肾动脉狭窄段切除吻合术 Nierenarterienstenose Resektion und Anastomose *f*, *f*
肾动脉狭窄性高血压 Hypertonie infolge Nierenarterienstenose *f*, nierenarterienstenotische Hypertonie *f*
肾动脉纤维增生病 Fibroplasie der Nierenarterie *f*
肾动脉血管瘤 Nierenarterienaneurysma *n*, Aneurysmader-Nierenarterie *n*
肾动脉血栓形成 Nierenarterienthrombose *f*, Thromboseder Nierenarterie *f*
肾动脉炎 Nierenarteriits *f*, renale Arteriitis *f*
肾动脉异常 Nierenarterienanomalie *f*
肾动脉硬化 Nephroarteriosklerose *f*, Nierenarleriosklerose *f*
肾动脉硬化症 Nierenarterio(lo)sklerose *f*
肾动脉造影 Nierenarteriographie *f*
肾动脉造影器械 Instrument der Nierenarteriographie *n*
肾动态显像 dynamische Renographie *f*
肾动态照相 dynamische Renographie *f*
肾窦 Sinus renalis *m*
肾窦回流 Rückfluss des Pyelosinuses *m*
肾窦拉钩 Retraktor für Nierensinus *m*
肾窦囊肿 Nierensinuszyste *f*
肾窦内肾盂切开取石术 intrasinusale Pyelolithotomie *f*
肾毒抗体 nephrotoxischer Antikörper *m*
肾毒素 Nephrotoxin *n*
肾毒物 Nierengiftstoff *m*, Nephrogiftstoff *m*
肾毒性 Nierentoxizität *f*
肾毒性肾炎 nephrotoxische Nephritis *f*
肾毒性损伤 nephrotoxische Läsion *f*, nephrotoxische Verletzung *f*
肾毒性物质 nephrotoxische Substanz *f*
肾毒性药物 nephrotoxisches Arzneimittel *n*
肾毒性因素 nephrotoxischer Faktor *m*
肾毒血清 nephrotoxisches Serum *n*
肾段 Nierensegmente *n pl*, Segmenta renalia *n pl*
肾断层造影[术] Nephrotomographie *f*
肾多囊性疾病 polyzystische Nierenerkrankung *f*
肾恶性肿瘤 bösartiger Nierentumor *f*
肾发酵病 Nephrozymosis *f*
肾发生 Nephrogenese *f*
肾发育不良(全) Nierenhypoplasie *f*
肾发育异常 Nierendysplasie *f*
肾发育障碍 Nierendysgenesie *f*
肾放线菌病 Nierenaktinomykose *f*, Aktinomykose der Niere *f*
肾肥大 Hypernephrotrophie *f*
肾肺的 nieren-lungenbezüglich, renopulmonari(-us, -a, -um), renopulmonal(-is, -is, -e)
肾分化发育不全 renale Hypodysplasie *f*
肾缝[合]术 Nierennaht *f*, Nephro(r)rhaphie *f*
肾副血管 akzessorische Blutgefäße der Niere *n pl*
肾腹的 nephroabdominal(-is, -is, -e)
肾钙斑 Randall* Plaque *f*
肾钙斑学说 Theorie der Randall* Plaque *f*
肾钙化 Nierenverkalkung *f*
肾钙化囊肿 verkalkte Zyste der Niere *f*, verkalkte Nierenzyste *f*
肾钙乳 Milch der verkalkten Nierensteinen *f*
肾钙素 Nephrocalcin *n*
肾钙盐(质)沉积 Nephrokalzinose *f*, Nephrocalcinosis *f*
肾钙质沉着(症) Nephrokalzinose *f*
肾甘氨酸和氨基酸运输的障碍 renales Transporthindernis von Glyzin und Aminosäure *n*
肾梗塞(死) Niereninfarkt *m*
肾弓状静脉 Venae arcuatae renis *f pl*
肾功能 Nierenfunktion *f*
肾功能不全 Niereninsuffizienz *f*
肾功能恶化 Verschlechterung der Nierenfunktion *f*
肾功能检查 Nierenfunktionsprufuüng *f*
肾功能减退型 Nierenhypofunktionstyp(us) *m*, nierenfunktionsverminderter Typ *m*
肾功能试验 Nierenfunktionsprüfung *f*
肾[功能]衰竭 Nierenversagen *n*
肾功能损害 Nierenfunktionsstörung *f*
肾功能损伤 eingeschränkte Nierenfunktion *f*
肾功能仪 Radioisotopentracer der Nierenfunktion *m*
肾功能障碍 Nierenfunktionsstörung *f*, Nierendysfunktion *f*
肾功能组合试验 renaler Funktionskombination-Test *m*
肾固定术 Nephropexie *f*
肾管 Nephridium *n*
肾灌注扫描 Nierenperfusionsszintigraphie *f*, Renalperfusionsscanning *n*
肾和骨髓联合移植 kombinierte Nieren-Knochenmark-Transplantation *f*
肾和尿路综合征 Nieren-und Harnwege-Syndrom *n*
肾后结肠 postrenales Kolon *n*
肾后性氮质血症 postrenale Azotämie *f*
肾后性的 postrenal(-is, -is, -e)
肾后性急性肾功能衰竭 postrenales akutes Nierenversagen *n*
肾后性尿路完全梗阻 postrenale vollkommene Harnwegsobstruktion *f*
肾后性少尿 postrenale Oligurie *f*
肾化脓 Nephropyose *f*
肾坏死 Nierennekrose *f*
肾混浊肿胀 trube Schwellung der Niere *f*
肾活[组织]检[查] Nierenbiopsie *f*, Nephrobiopsie *f*
肾机械性损伤 mechanisches Trauma der Niere *n*
肾积尿血 Urohämatonephrose *f*, Urohaematonephrosis *f*
肾积脓 Pyonephrose *f*
肾积水 Hydronepbrose *f*
肾畸胎瘤 Nierenteratom(a) *n*
肾畸形 Nlierenanomalie *f*
肾激肽系统 Nieren-Kallikrein-System *n*
肾极切除术 polare Nephrektomie *f*
肾急性肾小管肾炎 akute tubuläre Nephritis *f*
肾集合管癌 Nierensammelrohrkarzinom *n*
肾集合系统 renales Sammelsystem *n*
肾集合小管 Sammelkanälchen der Niere *n pl*
肾脊角 renaler vertebraler Winkel *m*
肾寄生虫病 Nierenparasitose *f*, parasitäre Erkrankungder Niere *f*
肾假瘤 Pseudotumor der Niere *m*

肾间的 interrenal(-is,-is,-e)
肾间体 Interrenalkörper *m*
肾间质瘤 mesenchymale Geschwulst der Niere *f*, mesenchymaler Tumor der Niere *m*
肾间质水肿 interstitielles Odem der Niere *n*
肾间质细胞 renal interstitielle Zelle *f*
肾间质纤维化 renale interstitielle Fibrose *f*
肾间组织 interrenales Gewebe *n*
肾交叉性异位 gekreuzte Nierenektopie *f*
肾绞痛 Nierenkolik *f*, Colica renalis *f*
肾节 Nephrotom *n*
肾结肠的 nephrocolic(-us,-a,-um)
肾结肠固定术 Nephrokolopexie *f*
肾结肠下垂 Nephrokoioptose *f*
肾结核 Nierentuberkulose *f*, Phthisis renalis (s. renis) *f*
肾结石 Nierenstem *m*, Nephrolith *m*
肾结石病 Nierensteinleiden *n*
肾结石三明治疗法 Sandwich-Therapie von Nierenstein *f*
肾筋膜 Fascia renalis *f*, Gerota* Faszie (od. Kapsel) *f*
肾近曲小管 Tubuli renalis contorti proximales *m pl*
肾静脉 Venae renales *f pl*
肾静脉采样 nierenvenöse Probenentnahme *f*
肾静脉弓 venöse Bögen der Niere *m pl*
肾静脉栓塞 Nierenvenenembolie *f*
肾静脉血栓形成 Nierenvenenthrombose *f*, Thrombose der Nierenvene *f*
肾静脉造影 Nierenphlebographie *f*
肾镜碎石取石术 Nephrolithotomie-Lithotripsie *f*
肾局部灌注 lokale Nierenperfusion *f*
肾局灶性钙化 fokale Nierenverkalkung *f*
肾颗粒细胞癌 granularzelliges Karzinom der Niere *n*
肾颗粒状萎缩 Granularatrophie der Niere *f*
肾孔 Nephrostom *n*
肾溃疡 Nephrelcosis *f*
肾扩张 Nephrektasie *f*
肾类癌 Nierenkarzinoid *n*
肾良性肿瘤 gutartiger Nierentumor *m*, benigrie (od. gutartige) Geschwulst der Niere *f*
肾裂伤 Zerreißung der Niere *f*
肾裂伤缝合术 Naht der Nierezerreißung *f*
肾裂伤修补术 Reparatur der Nierezerreißung *f*
肾淋巴肉瘤 Nierenlymphsarkom *n*, Lymphosarkom (a) der Niere *n*
肾瘤 Nephrom *n*
肾瘘 Nirenfistel *f*
肾漏性高钙尿症 Nieren-Leck-Hyperkalziurie *f*
肾鹿角结石 Nieren (becken) ausgußstein *m*, Nieren (becken) hirschgeweihstein *m*
肾轮流量计 renaler Rad-Durchflussmesser *m*
肾麻痹 Nephroparalyse *f*
肾马尿酸酶 Histenzym *n*
肾梅毒 Nierensyphilis *f*, Nierenlues *f*
肾霉菌病 Nierenmykose *f*
肾门 Hitus renalis *m*, Porta renis *f*
肾门的 reniportal(-is,-is,-e)
肾门静脉 renale Pfortader *f*
肾弥漫性脂瘤 Lipom diffusum renis *n*, lipomatöse Nephritis *f*
肾迷走血管 aberrierende Nierengefaäße *n pl*
肾迷走血管切断术 Durchtrennung des aberrierenden Nierengefäßes *f*
肾面 Facies renalis *f*
肾母细胞瘤 Nephroblastom *n*, Wilms* Tumor *m*
肾母细胞瘤病 Nephroblastomatose *f*
肾母细胞型 Nephroblast Typ *m*
肾囊 Nierenvesikel *n*
肾囊动脉 Kapselarterie *f*
肾囊封闭 Nierenkapselblock *m*
肾囊静脉 Kapselvene *f*
肾囊腺瘤 Zystadenom der Niere *n*
肾囊性病 nierenzystische Erkrankung *f*
肾囊性淋巴管瘤 renales zystisches Lymphangiom *n*
肾囊肿 Nierenzyste *f*
肾囊肿去顶术 Unroofing der Nierenzyste *f*
肾囊肿形成 Nephrozystose *f*
肾囊状肿大 Cystonephrose *f*
肾内的 intrarenal(-is,-is,-e)
肾内反流 intrarenaler Reflux, IRR *m*
肾内神经母细胞瘤 intrarenales Neuroblastom *n*
肾内肾积水 intrarenale Hydronephrose *f*
肾内肾素-血管紧张素系统 intrarenales Rennin-Angiotensin-System *n*
肾内压 intrarenaler Druck *m*
肾内脂肪块 renale Lipomatose, Lipomatose renis *f*
肾逆向旋转 Rückwärtsdrehung der Niere *f*
肾念珠菌病 renale Candidiasis *f*
肾酿酶 Nephrozymase *f*
肾尿素清除率 renale Harnstoff-Clearance *f*
肾脓肿 Nierenabszeß *m*
肾脓肿引流术 Drainage des Nierenabszeßes *f*
肾排出量 Nieren-Ausgang *m*
肾排泄 Nierenexkretion *f*
肾旁的 pararenal(-is,-is,-e)
肾旁假囊肿 pararenale Pseudozyste *f*
肾旁囊肿 paranephrische Zyste *f*
肾旁脂体 pararenaler Fettkßrper *m*
肾膀胱吻合术 Nephrocystanastomosis *f*
肾膀胱炎 Nephrozystitis *f*
肾泡 Nierenvesikel *n*
肾胚瘤切除术 Resektion des embryonalen Nephro (blasto) ms *f*
肾胚胎分叶 fetale Lobulierung der Niere *f*
肾胚胎瘤 embryonaler Tumor der Niere *m*
肾胚胎性[癌肉]瘤 Nephroblastom *n*, embryonales Adenosarkom *n*, Wilms* Tumor *m*
肾胚细胞瘤 Nephroblastom *n*, Wilms* Tumor *m*
肾膨结线虫 Palisadenwurm *m*, Dioctophyma renale *n*
肾膨结线虫病 Dioctophymiasis renale *f*
肾皮质 Nierenrinde *f*, Cortex renis *m*
肾皮质的 renocortical(-is,-is,-e)
肾皮质[多发性]脓肿 (multiple) Nierenrindenabszesse *m pl*
肾皮质坏死 Nierenrindennekrose *f*
肾皮质脓肿 Nierenrindenabszeß *m*
肾皮质腺瘤 renales kortikales Adenom, Adenom der Niere *n*
肾皮质小管腺瘤 röhrenförmiges renales kortikales Adenom *n*
肾皮质小叶 kortikale Läppchen der Niere *n pl*
肾皮质匀浆 Nierenrindenhomogenat *n*
肾皮质指数 Index der Nierenrinde *m*
肾脾固定术 Nephrosplenopexia *f*
肾片小球 Nierenkörperchen *n pl*, Nierenknäuel *m pl*, Nierenglomeruli *m pl*, Glomeruli (renis) *m pl*
肾平滑肌瘤 Leiomyom der Niere *n*
肾平滑肌肉瘤 Leiomyosarkom der Niere *n*
肾破裂 Nierenruptur *f*
肾[葡萄]糖阈 Nierenschwelle für Glucose *f*
肾前列腺素 renales Prostaglandin *n*
肾前性蛋白尿[症] prärenale Proteinurie *f*
肾前性氮质血症 prärenale Azotämie *f*
肾前性的 prärenal
肾前性急性肾功能衰竭 prärenales akutes Nierenversagen *n*

肾前性尿毒症 prärenale Urämie *f*
肾前性少尿 prärenale Oligurie *f*
肾钳 Nieren-Pinzette *f*
肾切除 nephrektomieren
肾切除术 Nephrektomie *f*
肾切开取石术 Nephrolithotomie *f*
肾切开术 Nephrotomie *f*
肾清除 renale Clearance *f*
肾清除率 Nieren(plasma)clearance-Rate *f*
肾穹隆部穿刺 Punktion durch renalen Fornix *f*
肾球囊内压 Druck in der Glomeruluskapsel *m*
肾球旁细胞瘤 juxtaglomerulärer Zelltumor *m*
肾球旁小体 juxtaglomerulärer Apparat *m*
肾区 Nierengegend *f*
肾区叩击痛 Klopfschmerz in der Nierengegend *m*
肾区杂音 Geräusch in der Nierengegend *n*
肾曲管坏死 Tubulusnekrose *f*
肾曲小管 Tubuli renales contorti *m pl*, Schachowa*Tubuli *m pl*
肾曲小管直部 Tubuli renales recti *m pl*
肾全层裂伤 Zerreißung(od. Lazeration) der totalen Schichten der Niere *f*
肾缺如 Nierenagenesie *f*
肾缺失 Fehlen der Niere *n*, Anephrogenesis *f*
肾缺血 renale Ischämie *f*, Ischämie der Niere *f*
肾阙如 Nierenagenesie, Agenesie der Nieren *f*
肾溶解 Nephrolyse *f*, Nephrolysis *f*
肾溶解的 nephrolytisch
肾溶质负荷 renale gelöste Last *f*
肾肉瘤 Nierensarkom *n*, Nephrosarcoma *n*
肾乳头 Nierenpapille *f*
肾乳头坏死 (Nierenl) Papillennekrose *f*, Nekrose der Nierenpapille *f*
肾乳头筛区 Area cribrosa papillae renalis *f*
肾乳头状癌 papilläres Karzinom des Nierenbeckens *n*
肾乳头[状]瘤病 Papillomatose der Niere *f*
肾软斑病 Malakoplakie der Niere *f*
肾软化 Nephromalakie *f*
肾扫描 Nierenszintigraphie *f*, Nieren-Scanning *n*
肾闪烁显影 Renalszintillationsentwicklung *f*
肾闪烁照相剂 Nierenszintigraphie-Kontrastmittel *n pl*
肾上的 epinephral, suprarenal(-is, -is, -e)
肾上极 Oberpol der Niere *m*
肾上腺 Nebenniere *f*, Adrenal *n*, Epinephron *n*, Epinephros *m*, Glandula suprarenalis *f*
肾上腺X线[照]片 Adrenogramm *f*
肾上腺癌肉瘤 adrenales Karzinosarkom *n*
肾上腺并合 suprarenale Inkorporation *f*
肾上腺病 Adrenalopathie *f*
肾上腺部分切除术 partielle Adrenalektomie *f*
肾上腺产伤 Nebennierengeburtsverletzungen *f pl*
肾上腺出血 Nebennierenblutung *f*
肾上腺次全切除术 subtotale(od. partielle) Adrenalektomie *f*
肾上腺丛 Plexus suprarenalis *m*
肾上腺大 Adrenomegalie *f*
肾上腺的 adrenal, adrenal(-is, -is, -e)
肾上腺淀粉样变 Amyloidose der Nebenniere *f*, amyloide-Degeneration der Nebenniere *f*
肾上腺动脉栓塞 Embolie der Nebennierenarterie *f*
肾上腺动脉造影[术] Arteriographie der Nebenniere *f*
肾上腺毒素 Adrenotoxin *n*
肾上腺毒性 Nebennieren-Toxizität *f*
肾上腺恶性嗜铬细胞瘤 bösartiges(od. malignes) Phäochromozytom der Nebenniere *n*
肾上腺发育不全 Nebennieren-Hypoplasie *f*
肾上腺非功能性皮质腺瘤 nichtfunktionelles Adenom der-Nebenniere *n*
肾上腺功能病 Adrenalismus *m*
肾上腺功能不全 Nebenniereninsuffizienz *f*, Insufficientiaadrenalis *f*
肾上腺功能低下 adrenale Hypofunktion *f*
肾上腺功能减退 Hypoadrenalismus *m*
肾上腺功能亢进 Hyperadrenalismus *m*
肾上腺功能缺失 Anadrenalismus *m*
肾上腺功能停滞 Adrenopause *f*
肾上腺功能紊乱 Funktionsstörung der Nebennieren-(rinde) *f*
肾上腺功能早现 vorzeitige Adrenarche *f*
肾上腺环死 Nekrose der Nebenniere *f*
肾上腺黄素 Adrenolutin *n*
肾上腺机(功)能不足 Nebennierenrindeninsuffizienz *f*
肾上腺假性囊肿 adrenale Pseudozyste *f*
肾上腺交感神经胚细胞瘤 adrenales Sympathogoniom *n*
肾上腺结核 Nebennierentuberkulose *f*
肾上腺结节增生 noduläre Nebennierenhyperplasie, knotige Nebennierenrindenhyperplasie *f*
肾上腺静脉 Vena suprarenalis *f*
肾上腺静脉采样术 Nebennierenvenöser Probenentnahme *f*
肾上腺巨细胞 adrenale Zytomegalie *f*
肾上腺抗体 adrenaler Antikörper *m*
肾上腺类固醇 Adrenokortikosteroide *n pl*
肾上腺类皮质激素 Adrenokortikoide *n pl*, Kortikosteroiden *pl*, adrenale Kortikosteroidrindenhormone *n pl*
肾上腺瘤 Nebennierengeschwulst *f*, Nebennierentumor *m*
肾上腺梅毒 Nebennierensyphilis *f*, Nebennierenlues *f*, Syphilis der Nebenniere *f*
肾上腺门 Hilus der Nebenniere, Hilus glandulae suprarenalis *m*
肾上腺男性化及肾上腺[性]性征综合征 adrenaler Vilismus und adrenogenitales Syndrom *m/n*(AGS)
肾上腺囊肿 Nebennierenzyste *f*, Zyste der Nebenniere *f*
肾上腺脑白质发育不良 Adrenoleukodystrophie *f*
肾上腺内出血 intraadrenale Blutung *f*, innere Nebennierenblutung *f*
肾上腺能神经元 adrenergisches Neuron *n*
肾上腺能阻滞药 adrenergischer Blockierungsagent *m*
肾上腺偶发瘤 adrenales Inzidentalom *n*
肾上腺皮质 Nebennierenrinde, (NNR, Nnr), Cortex glan-dulae suprarenalis *m*
肾上腺皮质癌 Nebennierenrindenkarzinom *n*, Carcinomacorticale *n*
肾上腺皮质变性 Nebennierenrindendegeneration *f*
肾上腺皮质病 Nebennierenrindenerkrankung *f*, Krankheitder Nebennierenrinde *f*
肾上腺皮质大结节性增生 makronoduläre Nebennierenhyperplasie *f*
肾上腺皮质的 adrenokortikal
肾上腺皮质非功能性肿瘤 unfunktioneller adrenokortikaler Tumor *m*
肾上腺皮质功能 Nebennierenrindenfunktion *f*
肾上腺皮质功能不全 Nebennierenrindeninsuffizienz *f*
肾上腺皮质功能亢进 Hyper(adreno) kortizismus *m*
肾上腺皮质功能障碍 Dyskortizismus *m*
肾上腺皮质功能正常 Isoadrenokortizismus *m*
肾上腺皮质激素 Nebennierenrindenhormon *n*
肾上腺皮质激素过多[症] Hyperkortikoidismus *m*
肾上腺皮质激素性骨坏死 Nebennierenrindenhormone-induzierte Osteonekrose *f*
肾上腺皮质结节 Nebennierenrinden(NNR)-Nodulus *m*
肾上腺皮质类固醇类 Nebennierenrindensteroide *n pl*, Kortikosteroid *n*

肾上腺皮质瘤 Corticosuprarenoma *n*
肾上腺皮质弥漫性增生 diffuse Nebennierenrindenhyperplasie *f*, diffuse Hyperplasie der Nebennierenrinde *f*
肾上腺皮质球状带 glomerulare Zone der Nebennierenrinde *f*, Zona glomerulosa der Nebennierenrinde *f*
肾上腺皮质生乳素 Kortilaktin *n*, Cortilactin *n*
肾上腺皮质束状带 faszikuläre Zone der Nebennierenrinde *f*, Zona fasciculata der Nebennierenrinde *f*
肾上腺皮质网状带 retikuläre Zone der Nebennierenrinde *f*, Zona reticularis der Nebennierenrinde *f*
肾上腺皮质危象 Adrenalkrise *f*
肾上腺皮质萎缩 Nebennierenrindenatrophie *f*
肾上腺皮质细胞移植 Nebennierenrinden-Zelltransplantation *f*
肾上腺皮质腺癌 Nebennierenrindenadenokarzinom *n*
肾上腺皮质腺瘤 Nebennierenrindenadenom *n*
肾上腺皮质甾酮 Kortikosteron *n*
肾上腺皮质增生 Adrenokortikohyperplasief, Nebennierenrindenhyperplasie *f*
肾上腺皮质脂沉积病 adrenokortikale Lipoidose *f*
肾上腺皮质肿瘤 Nebennierenrindengeschwulst *f*, adrenokortikaler Tumor *m*
肾上腺皮质综合征 adrenokortikales Syndrom *n*
肾上腺切除术 Adrenalektomie *f*, Epinephrektomie *f*
肾上腺球状带 adrenale Zona glomerulosa *f*
肾上腺醛固酮癌 Aldosteron-sezernierendes NNR-Karzinom *n*
肾上腺醛固酮瘤 Aldosteron-produzierendes Nebennierenadenom *n*
肾上腺醛固酮腺瘤 adrenokortikales Aldosteron-produzierendes Adenom *n*
肾上腺缺乏(切除)的 adrenopriv
肾上腺缺失 Fehlen der Nebennieren *n*
肾上腺扫描 Nebennierenszintigraphie *f*
肾上腺扫描剂 Nebennierenszintigraphie-Kontrastmittel *n pl*, Kontrastmittel der Nebennierenszintigraphie *n pl*
肾上腺色素缩氨脲 Carbazochrom(um) *n*
肾上腺色质(素) Adrenochrom *n*
肾上腺上动脉 Arteria suprarenalis superior *f*
肾上腺神经母细胞瘤 Neuroblastom der Nebenniere *n*
肾上腺生殖器综合征(先天性肾上腺皮质增生症,肾上腺性变态征) adrenogenitales Syndrom *n*
肾上腺生殖综合征 adrenogenitales Syndrom *n*
肾上腺嗜铬母细胞瘤 Nebennierenmarkphäochromoblastom *n*, Phäochromoblastom des Nebennierenmarks *n*
肾上腺嗜铬细胞瘤 Nebennierenmarkphäochromozytom *n*
肾上腺嗜铬细胞瘤切除术 Phäochromozytom-Resektion *f*
肾上腺嗜酸细胞瘤 adrenales Onkozytom *n*
β-2 肾上腺受体拮抗剂 Beta-2-Adrenorezeptorantagonist *m*
β 肾上腺受体拮抗剂 Beta-Adrenorezeptorantagonist *m*
肾上腺束状带 adrenale Zona fasciculata *f*
肾上腺素 Adrenalin(um) *n*, Epinephrin(um) *n*, Suprareninn
肾上腺素的β-1受体抗拮抗药物 ß-1-Adrenorezeptorantagonist *m*
肾上腺素反应 Adrenalinreaktion *f*
肾上腺素红 Adrenochrom *n*
肾上腺素能β对抗物 adrenergischer ß- Antagonist *m*, Beta-Adrenoantagonist *m*
α 肾上腺素能的 α-adrenergisch
α2- 肾上腺素能激动剂 α2-adrenerger Agonist *m*
肾上腺素能解药 adrenolytisches Agens *n*, Adrenolytikum
肾上腺素能摄取抑制剂 adrenergischer Aufnahmehemmer *m*
肾上腺素能神经 adrenergische Nerven *m pl*
肾上腺素能神经抑制药 Adrenergstatika *n pl*
肾上腺素能神经元 adrenergisches Neuron *n*
肾上腺素能受体 adrenergischer Rezeptor *m*, Adreno(re)zeptor *m*
β 肾上腺素能受体 β-Adreno(re)zeptor *m*
肾上腺素能受体激动剂 Adrenorezeptoragonist *m*
β2 肾上腺素能受体激动剂 β2-Adrenozeptor-Agonist *m*
肾上腺素能受体拮抗剂 Adrenorezeptorantagonist *m*
肾上腺素能纤维 adrenergische Faser *f*
肾上腺素能阻滞剂 adrenergischer Blockierungsagent *m*
肾上腺素尿 Adrenalinurie *f*
肾上腺素喷雾[剂] Nebula adrenalinae *f*, Adrenalinspraym
肾上腺素溶液 Adrenalinlösung *f*
肾上腺素生成 Adrenalinbildung *f*
肾上腺素试验 Adrenalintest *m*
α- 肾上腺素受体 α-Adrenozeptor *m*
β- 肾上腺素受体 β-Adrenozeptor *m*
α- 肾上腺素受体拮抗剂 α-Adrenorezeptorantagonist *m*
β- 肾上腺素受体拮抗剂(β 阻滞剂) β-Adrenorezeptorantagonist *m*
肾上腺素血症 Adrenal(in)ämie *f*, Epinephrinämie *f*
肾上腺素盐酸盐 Adrenalinum hydrochloridum *n*
肾上腺素中毒 Adrenalinvergiftung *f*
肾上腺酸 adrenale Säure *f*
肾上腺髓质 Nebennierenmark *n*(NNM, Nnm), Medullaglandulae suprarenalis *f*, Substantia medullaris glandulae suprarenalis *f*
肾上腺髓质的 adrenomedullär, adrenomedulla r(-is, -is, -e)
肾上腺髓质非功能性肿瘤 Nebennierenmarktumor *m*
肾上腺髓质激素 Nebennierenmarkhormon *n*
肾上腺髓质瘤 Medullosuprarenom *n*, Medullosurrenalomn, Phäochromozytom *n*
肾上腺髓质切除 Medullektomie *f*
肾上腺髓质嗜铬细胞瘤 Phäochromozytom des Nebennierenmarks *n*
肾上腺髓质素 Adrenomedullin *n*
肾上腺髓质肽 Peptid Adrenomedullin *n*
肾上腺髓质细胞 Nebennierenmarkzelle *f*
肾上腺髓质细胞移植 Nebennierenmark-Zelltransplantation *f*
肾上腺髓质显(成)像 Nebennierenmarkbildgebung *f*
肾上腺髓质增生 Nebennierenmarkhyperplasie *f*
肾上腺髓质肿瘤 Nebennierenmarktumoren *m pl*
肾上腺髓质组织移植 Nebennierenmarksgewebetransplantation *f*
肾上腺损伤 Nebennierenverletzung *f*
肾上腺素倒转作用 Adrenalinumkehreffekt *m*
肾上腺素能递质 adrenergischer Transmitter *m*
肾上腺探查术 Probeoperation der Nebenniere *f*
肾上腺糖皮质激素 Glukokortikoid *n*
肾上腺酮 Adrenalon(um) *n*, Adrenon *n*, Stryphnon *n*
肾上腺外的 extrasuprarenal(-is, -is, -e), extraadrenal(-is, -is, -e)
肾上腺外嗜铬细胞瘤 extraadrenales Phäochromozytom *n*
肾上腺网状带 adrenale Zona reticularis *f*
肾上腺危象 Adrenalkrise *f*
肾上腺萎缩 Nebennierenatrophie *f*
肾上腺[细胞]残迹瘤 Nebennierenresttumor *m*
肾上腺细胞移植 Nebennierenzelltransplantation *f*
肾上腺下动脉 Arteria suprarenalis inferior *f*
肾上腺腺瘤 Nebennierenadenom *n*
肾上腺 - 性变态综合征 adrenogenitales Syndrom *n*
肾上腺性的 adrenogen
肾上腺性男性化 adrenaler Virilismus *m*
肾上腺性青铜色皮病 Bronze(haut) krankheit *f*, Melasmasuprarenale *n*, Addison* Krankheit *f*, Melasma Addisonin
肾上腺[性]生殖的 adrenogenital
肾上腺性性征综合征 应为"肾上腺性腺征综合征" adrenogenitales Syndrom *n*
肾上腺性征综合征 adrenogenitales Syndrom *n*(AGS)
肾上腺雄激素 adrenales Androgen *n*

肾上腺雄甾酮 Adrenosteron *n*
肾上腺血管瘤 Nebennierenhämangiom *n*
肾上腺血管造影［术］Nebennierenangiographie *n*, Angiographie der Nebenniere *f*
肾上腺血清 Adrenalserum *n*, adrenales Serum *n*
肾上腺血肿 Nebennierenhämatom *n*
肾上腺压迹 Impressio suprarenalis *f*
肾上腺炎 Adren（a）itis *f*, Hypernephritis *f*
肾上腺氧化酶 Adrenoxidase *f*
肾上腺样的 hypernephroid
肾上腺样瘤 hypernephroide Geschwulst *f*, Hypernephromn, Grawits* Tumor *m*
肾上腺移植术 Nebennierentransplantation *f*, Transplanta-tion der Nebenniere *f*
肾上腺原的 adrenogen, hypernephrogen
肾上腺源性男性化综合征 adrenaler Virilismus *m*
肾上腺增大 Nebennierenvergrößerung *f*
肾上腺摘除 Nebennierenentfernung *f*, Adrenalektomie *f*
肾上腺真性囊肿 wahre Nebennierenzyste *f*
肾上腺支 Rami suprarenales *m pl*
肾上腺中动脉 Arteria suprarenalis media *f*
肾上腺肿瘤 Nebennierentumoren *m pl*
肾上腺肿瘤切除术 Exzision des Nebennierentumors *f*
肾上腺肿瘤栓塞术 Embolisation der Nebennierentumoren *f*
肾上腺转移癌 metastatisches Nebennierenkarzinom *n*
肾上腺转移性肿瘤 metastatischer Tumor der Nebennierem
肾上腺卒中 Nebennierenapoplexie *f*
肾上盏结石 oberer Kelchstein *m*
肾上腙［功能障碍］病 Adrenalopathia *f*
肾上腙静脉造影术 Nebennierenvenographie *f*, Venographie der Nebenniere *f*
肾上腙皮质多肽 Adrenokortikopolypeptide *n pl*
肾上腙皮质功能衰竭 Nebennierenrindenversagen *n*, adrenokortikales Versagen *n*
肾上腙素计 Adrenalinoskop *n*
肾神经节 Ganglia renalia *n pl*
肾神经鞘瘤 Schwann（ogli）om der Nebenniere *n*
肾-肾反射 renorenaler Reflex *m*
肾渗血 Sickerblutung der Niere *f*, Nephrostaxis *f*
肾升压素 Nephrin *n*
肾石 Nierenstein *m*, Nephrolith *m*
肾石病 Nephrolithiasis *f*
肾石的 nephrolithisch
肾石钳 Nierensteinklemme *f*
肾石切除术 Nephrolithotomie *f*, Lithonephrotomie *f*
肾实质 Nierenparenchym *n*
肾实质癌（hypernephroides）Nierenkarzinom *n*, Karzinom des Nierenparenchyms *n*
肾实质挫伤 Nierenparenchymkontusion *f*, Kontusion des Nierenparenchyms *f*
肾实质断层造影 Nierenparenchym-Tomographie *f*
肾实质断层造影洗出法 Reinigungsmethode der Nierenparenchym-Kontrast-tomographie *f*, Auswaschurographie mit Tomographie *f*
肾实质厚度 Dicke des Nierenparenchyms *f*
肾实质体层摄影 Nephrotomographie *f*
肾实质性肾炎 parenchymatöse nephtitis *f*
肾实质造影 Nephroparencymgraphie *f*
肾嗜酸细胞瘤 renales Onkozytom *n*
肾输尿管部分切除术 Heminephroureterektomie *f*, Heminephroureterectomia *f*
肾输尿管膀胱切除术 Nephroureterozystektomie *f*, Nephroureterocystectomia *f*
肾输尿管切除术 Nephroureterektomie *f*, Nephroureterectomia *f*
肾输尿管切除术伴膀胱袖口状切除 Nephroureterektomie mit Blasemanschette *f*
肾数目异常 abnorme Menge der Nieren *f*
肾衰 Niereninsuffizienz *f*, Nierenversagen *m*
肾衰管型 Harnzylinder des Nierenversagens *m*
肾衰竭 Nierenversagen *n*, Versagen der Niere *n*
肾衰弱 Nierenschwäche *f*, Nephrasthenia *f*
肾衰指数 Nierenversagen-Index *m*
肾栓塞 Nierenembolie *f*
肾水肿的 hydrorenal（-is, -is, -e）
肾松解的 nephrolytisch, nephrolytic（-us, -a, -um）
肾松解术 Nephrolyse *f*
肾素 Renin *n*
肾素反应性分泌醛固酮腺瘤 Aldosteron-produzierendes Renin-responsives Adenom *n*
肾素分泌瘤 Reninoma *n*
肾素活化质 Reninaktivator *m*
肾素活性 Reninaktivität *f*
肾素活性测定 Bestimmung der Reninaktivität *f*
肾素血管紧张［素］系统 Renin-Angiotensin-System *n*
肾素-血管紧张素-醛固酮系统 Renin-Angiotensin-Aldosteron-System *n*
肾素-血管紧张素系统 Renin-Angiotensin-System（RAS）*n*
肾素依赖性高血压 reninabhängige Hypertonie *f*
肾素抑制药 Renininhibitor *m*
肾髓样病 breiige Nierenerkrankung *f*
肾髓质 Nierenmark *n*
肾髓质癌 renomedulläres Karzinom *n*
肾髓质坏死 Nierenmarknekrose *f*, Nekrose des Nierenmarks *f*
肾髓质囊性病（髓质海绵肾）medulläre zystische Erkrankung der Nieren *f*
肾髓质射线 Markstrahl der Niere *m*
肾髓质肽（肾上腺髓质素）Adrenomedullin *n*
肾碎裂伤 Nierenruptur *f*
肾损害 Schaden der Niere *m*, Nierenschaden *m*
肾损伤 Nierenverletzung *f*, Trauma der Niere *n*
肾损伤因子 Nierenschädigungmolekül-1（KIM-1）*n*
肾索测定 Reninbestimmung *f*
肾糖阈 renale Glucoseschwelle *f*, Nierenschwelle für Glucose *f*
肾特定氯离子通道 nierenspezifischer Chloridkanal *m*
肾-体液控制系统 Nieren-Körperflüssigkeit-Kontrollsystem *n*
肾替代疗法 Nierenersatztherapie *f*
肾调节 Nierenregulation *f*, Regulation der Niere *f*
肾痛 Nephralgie *f*, Nierenschmerz *m*
肾痛的 nierenschmerzlich, nierenschmerzhaft
肾痛危象 nephralgische Krise *f*
肾透明细胞癌 hellzelliges Nierenkarzinom *n*
肾透析 Nierendialyse *f*
肾突出 Nephrozele *f*
肾图 Nephrogramm *n*, Renographie *f*
肾图仪 Renogrammausrüstung *f*
肾托 Nierenbruchband *m*
肾外的 extrarenal
肾外骨盆 extrarenales Becken *n*
肾外膜 Perinephrium *n*
肾外肾盏 extrarenaler Kelch *m*
肾外水损失 extrarenaler Wasserverlust *m*
肾外型肾盂 extrarenales Pyelon *n*
肾外性蛋白尿 extrarenale Albuminurie *f*
肾外性尿毒症 extrarenale Urämie *f*
肾外因素 extrarenaler Faktor *m*
肾网膜固定术 Nephroomentopexie *f*
肾危象 Nierenkrise *f*
肾萎缩 Nierenschrumpfung *f*, Atrophia renalis *f*

肾胃的 nephrogastrisch, renogastric(-us, -a, -um)
肾胃压迹 Impressio gastrica renis *f*
肾细胞癌 Nierenzellkrebs *m*, Nierenzellkarzinom *n*
肾细胞癌经导管栓塞术 Transkatheterembolisation des Nierenzellkarzinoms *f*
肾细胞癌抗原 Nierenzellkarzinom-Antigen *n*
肾细动脉疾病 renale Arteriolopathie *f*
肾细动脉硬化 renale Arteriolosklerose *f*
肾下垂 Nierensenkung *f*, Nephroptose *f*
肾下垂Ⅲ度 Nephroptose, Grad Ⅲ *f*
肾下垂Ⅱ度 Nephroptose, Grad Ⅱ *f*
肾下垂Ⅳ度 Nephroptose, Grad Ⅳ *f*
肾下垂Ⅰ度 Nephroptose, Grad Ⅰ *f*
肾下垂危象 Dietl* Krise *f*
肾下腹主动脉重建术 infrarenale Aortenrekonstruktion *f*
肾下极 unterer Pol der Niere *m*
肾下盏结石 unterer Kelchstein *m*
肾先天畸形 kongenitale Anomalie der Niere *f*
肾先天性异常 kongenitale Anomalie der Niere *f*
肾纤维瘤 Nieren(mark)fibrom *n*
肾纤维膜 Tunica fibrosa renis *f*
肾纤维样肉瘤 fibroides Nierensarkom *n*
肾嫌色细胞癌 chromophobes Nierenzellkarzinom *n*
肾显(成)像 Nierenbildgebung *f*
肾线摄影术 Renographie *f*
肾线透视图 Renogramm *n*
肾腺癌 Nierenadenokarzinom *n*, Adenokarzinom der Niere *n*
肾腺变性 Nebennierenentartung *f*
肾腺瘤 Nierenadenom *n*, Adenom der Niere *n*
肾小动脉痉挛 Nierenarteriolenspasmen *m pl*
肾小动脉硬化症 Nierenarteriolosklerose *f*
肾小管 Nierenkanälchen *n pl*, Harnkanälchen *n pl*, Nierentubuli *m pl*
肾小管蛋白 Tamm*-Horsfall* Protein *n*
肾小管对氨马尿酸最大排泌量 maximale tubulare Exkretion der Paraaminohippursäure *f*
肾小管对磷的重吸收试验 Phosphorrückresorption-Test der Nierentubuli *m*
肾小管分泌 tubuläre Sekretion *f*
肾小管负荷量 tubuläre Ladung *f*
肾小管钙化 Verkalkung der Nierenkanälchen *f*
肾小管功能不全 tubuläre Insuffizienz *f*
肾小管功能失常综合征 Fanconi* Syndrom *n*, Fanconi*-deToni*-Debre* Syndrom *n*
肾小管管型 Nierenzylinder *m*, Harnzylinder *m*
肾小管回流 tubulärer Reflux *m*
肾小管间质[性]肾疾病 tubulointerstitielle Nierenkrankheit *f*
肾小管-间质性肾炎 tubulointerstitielle Nephritis *f*
肾小管磷酸盐转运障碍 Störungen des renalen tubulären Phosphattransports *m*
肾小管排钠率比值 Verhältnis der tubulären Natriumexkretionsfraktion *n*
肾小管排泄 tubuläre Exkretion *f*
肾小管排泄最高限 tubuläres Maximum *n*
肾小管袢 Henle* Schleife *f*
肾小管破裂 Tubulorrhexis *f*
肾小管葡萄糖最大重吸收量 tubuläres Glukoserückresorptionsmaximum *n*
肾小管上皮细胞 Harnkanälchenepithelien *n pl*, Tubulusepithelien *n pl*
肾小管酸化尿功能 harnansäuernde Funktion des Nierenkanälchens *f*
肾小管酸中毒 renotubuläre Azidose, RTA *f*
肾小管萎缩 Renotubulusatrophie *f*
肾小管吸收不良 tubuläre Rückresorptionsstörung *f*
肾小管-小球反馈机制 tubulo-glomerulärer Feedback-Mechanismus *m*
肾小管性蛋白尿 tubuläre Proteinurie *f*
肾小管性的 renotubulär
肾小管性骨软化 renale tubuläre Osteomalazie *f*
肾小管性酸中毒 tubuläre Azidose *f*
肾小管样结构 nierenkanäalchenartige Struktur *f*
肾小管周围毛细血管 peritubuläre Kapillare *f*
肾小管最大排泄量 maximale tubuläre Ausscheidungskapazität *f*
肾小管最大排泄量 maximale tubuläre exkretorische Kapazität *f*, maximale tubuläre Ausscheidungskapazität *f*
肾小管最大重吸收量 maximale tubuläre Rückresorptionskapazität *f*, tubuläres Rückresorptionsmaximum *n*
肾小管最大转运量 tubuläres Transportmaximum *n*
肾小管最大转运率 tubuläres Transportmaximum, Maximum der tubulären Transportrate *n*
肾小管最高功能 tubuläres Maximum *n*
肾小囊壁层 parietales(Epithel-)Blatt der Bowmanschen-Kapsel *n*
肾小囊壁(外)层上皮 Kapselepithel *f*
肾小囊腔 Bowman* Kapselraum *m*
肾小囊脏(内)层上皮 Glomerulusepithelien *n pl*
肾小囊脏层 viszerales(Epithel-)Blatt der Bowmanschen-Kapsel *n*
肾小球(血管球) Glomerulus *m*
肾小球被膜性肾炎 Nephritis glomerulocapsularis *f*
肾小球病 Glomerulopathie *f*, glomeruläre Nierenerkrankung *f*
肾小球肥大 glomeruläre Hypertrophie *f*
肾小球高灌注 glomeruläre Hyperperfusion *f*
肾小球高血压 glomeruläre Hypertonie *f*
肾小球过度滤过假说 glomeruläre Hyperfiltration-Hypothese *f*, übermäßige glomeruläre Filtrationshypothese *f*
肾小球过度滤过学说 glomeruläre Hyperfiltrationshypothese *f*
肾小球过滤 glomeruläre Filtration *f*
肾小球基底膜 glomeruläre Basalmembran *f*, Basalmembran der Glomerulumkapillaren *f*
肾小球基底膜抗原 glomerulärer Basalmembran-Antigene *n pl*
肾小球疾病 Glomeruluserkrankung *f*
肾小球滤过功能 glomeruläre Filtrationsfunktion *f*
肾小球滤过率 glomeruläre Filtrationsrate *f*(GFR)
肾小球滤过膜 glomeruläre Filtrationsmembran *f*
肾小球滤过压 glomerulärer Filtrationsdruck *m*
肾小球滤液 Glomerulusfiltrat *n*
肾小球毛细血管 glomeruläre Kapillare *f*
肾小球毛细血管袢 Glomerulumkapillarschlinge *f*, Glomeruluskapillarschlinge *f*
肾小球毛细血管血流量 glomeruläre kapilläre Plasmaströmung *f*
肾小球毛细血管血压 glomerulärer Kapillardruck *m*, intraglomerulärer Kapillardruck *m*
肾小球毛细血管压 Glomerulumkapillardruck *m*
肾小球囊 Bowman* Kapsel *f*
肾小球旁细胞 juxtaglomeruläre Zellen *f pl*
肾小球旁细胞瘤 juxtaglomerulärer Zelltumor *m*
肾小球旁细胞增生症 Bartter* Syndrom *n*, Hyperplasieder juxtaglomerulären Zellen *f*
肾小球旁增生 juxtaglomeruläre Hyperplasie *f*
肾小球清除率 glomeruläre Clearancerate *f*
肾小球球旁器 juxtaglomerulärer Apparat *m*
肾小球肾炎 Glomerulonephritis *f*, glomeruläre Nephritis *f*
IgA 肾小球肾炎 IgA-Glomerulonephritis *f*
肾小球通透性 glomeruläre Permeabilität *f*
肾小球系膜 Mesangium *n*
肾小球系膜细胞 Mesangialzelle *f*
肾小球性蛋白尿 glomeruläre Proteinurie *f*
肾小球性的 glomerulär

肾小球性骨营养不良 glomeruläre Osteodystrophie *f*
肾小球性肾炎 glomeruläre Neprhritis *f*, Glomerulonephritis *f*, Nephritis vascularis *f*
肾小球性血尿 glomeruläre Hämaturie *f*
肾小球炎 Glomerulitis *f*
肾小球样结构 nierenknäuelartige Struktur *f*, glomeriformer Bau *m*
肾小球有效滤过压 effektiver Filtrationsdruck des Glomerulus *m*
肾小球原位免疫复合物 In-situ-Immunkomplex des Glomerulus *m*
肾小球源性血尿 glomeruläre Hämaturie *f*
肾小球-远端肾小管短路 Kurzschluß(od. Shunt) zwischen Glomerulus und distalen Nierenkanälchen *m*
肾小球灶性硬化 fokale Glomerulosklerose *f*
肾小球周围纤维化 periglomeruläre Fibrose *f*
肾小区 Nierengegend *f*, Nierenregion *f*
肾小体 Rindenkörperchen *n pl*, Corpuscula renis *n pl*
肾小细胞癌 kleinzelliges Nierenzellkarzinom *n*
肾小叶 Nierenläppchen *n*, Reniculus *m*
肾小叶间动脉 Arteriae interlobulares renis *f pl*
肾小叶间静脉 Venae interlobares renis *f pl*
肾小盏 Calyces renales mjnores *m pl*
肾效率 Niereneffizienz *f*
肾楔形切除术 Keilresektion von Nieren *f*
肾心[脏]的 nephrokardial, nephrocardiac(-us, -a, -um)
肾新生物 Nierenneoplasma *n*
肾星形静脉 Venae stellatae renis *f pl*, Verheyen* Sternvenen *f pl*
肾星状小静脉 Sternvenen der Niere *f pl*
肾形 Nierenform *f*
肾形的 nierenförmig
肾形骨盘 Nierenschale *f*
肾形盘 Nierenschale *f*
肾形胎盘 Placenta reniformis *f*
肾型斑疹伤寒 Nephroflecktyphus *m*
肾型伤寒 Nephrotyphus *m*, Renotyphus *m*
肾性矮小综合征 renales Kleinwuchs-Syndrom *n*
肾性氨基酸尿 renale Amin(o)azidurie *f*
肾性代偿 renale Kompensation *f*
肾性蛋白尿 renale(od. echte) Albuminurie *f*
肾性恶病质 renale Kachexie *f*
肾性腹水 nephrotischer Aszites *m*
肾性高钙尿 renale Hyperkalziurie *f*
肾性高甘氨酸尿 renale Hyperglyzinurie *f*
肾性高血压 renale(od. nephrogene) Hypertonie *f*
肾性佝偻病 renale Rachitis *f*
肾性骨病 renale Osteopathie *f*
肾性骨软化症 renale Osteomalazie *f*
肾性骨萎缩 renaler Knochenschwund *m*
肾性骨营养不良 renale Osteodystrophie *f*
肾性骨硬化症 renale Osteosklerose *f*
肾性骨质病 renale(od. nephrogene) Osteopathie *f*
肾性管型 Nierenzylinder *m*, Harnzylinder *m*
肾性红细胞生成素 renales Erythropoietin *n*
肾性呼吸困难 renale Dyspnoe *f*, renale Atemnot *f*
肾性脑病 renale(od. nephrogene) Enzephalopathie *f*
肾性贫血 renale(od. nephrogene) Anämie *f*
肾性葡萄糖尿 renale Glykosurie *f*
肾性气喘 renales Asthma *n*
肾性少尿 renale Oligurie *f*
肾性肾功能衰竭 intrarenales akutes Nierenversagen *n*
肾性生长停滞综合征 renales Wachstumsstörung-Syndrom *n*
肾性视网膜病 Ritinopathia renalis *f*
肾性水肿 renales(od. nephrogenes) Ödem *n*
肾性糖尿 normoglykämische(od. orthoglykämische od.renale) Glukosurie *f*
肾性糖尿病 renaler Diabetes *m*
肾性无尿 renale Anurie *f*
肾性纤维囊状骨质生成 renale fibrozystische Osteose *f*
肾性纤维性骨炎 Ostitis fibrosa renalis *f*
肾性幼稚型 renaler(od. nephrogener) Infantilismus *m*
肾性幼稚综合征 Niereninfantilismus-Syndrom *n*
肾性侏儒(矮小)综合征 Nierenzwergsyndrom *n*
肾性侏儒症 renaler Minderwuchs *m*, renaler Zwergwuchsm
肾性紫癜 renale Purpura *f*
肾旋转不全 unvollständige Drehung der Niere *f*
肾旋转异常 Malrotation der Nieren *f*
肾血池显(成)像 renale Blut-Pool-Bildgebung *f*, renale Blutpoolszintigraphie *f*
肾血管的 renovaskulär, renovascular(-is, -is, -e)
肾血管蒂 renaler Gefäßstiel *m*
肾血管肌肉脂肪瘤 Nierenangiomyolipom *n*, Angiomyolipom der Niere *n*
肾血管畸形 renale vaskuläre Anomalie *f*
肾血管疾病 renovaskuläre Krankheit *f*
肾血管痉挛 renaler Angiospasmus(od. Vasospasmus) *m*
肾血管瘤 Nierenangiom *n*
肾血管内支架置入术 renale intravaskuläre Stentplatzierung *f*
肾血管平滑肌脂肪瘤 Nierenangiomyolipom *n*, Angiomyolipom der Niere *n*
肾血管球 Glomerulus *n*
肾血管球硬化症 Glomerulosklerose *f*
肾血管收缩 renale Vasokonstriktion *f*
肾血管栓塞 Embolie der Nierengefässe *f*
肾血管损伤 Verletzung der Nierengefäße *f*
肾血管外皮细胞瘤 renales Hämangioperizytom *n*
肾血管性高血压 renovaskuläre Hypertonie *f*
肾血管修复术 renovaskuläre Rekonstruktion *f*
肾血管异常 Anomalie der Nierengefässe *f*
肾血管杂音 renovaskuläres Geräusch *n*
肾血管造影[术] renale Angiographie *f*
肾血管照相法 renale Angiographie *f*
肾血管重建术 renale Revaskularisation *f*
肾血管阻力 renaler Gefäßwiderstand *m*
肾血浆流量 renaler Plasma(durch) fluß *m*
肾血流动力学 renale Hämodynamik *f*
肾血流量 Blut(durch) fluß der Niere *m*
肾血流量的自身调节 Autoregulation des Nierenblutflusses *f*
肾血流总量 totaler renaler Blut(durch) fluß *m*
肾血吸虫病 renale Bilharziose *f*, renale Schistosomiase *f*
肾[血]循环 Nierenkreislauf *m*, renale Zirkulation *f*
肾血肿 Nierenhämatom *n*, Hämatom der Niere *n*
肾压迹 Impressio renalis *f*
肾炎 Nephritis *f*, Bright* Krankheit *f*, Nierenentzündung *f*
肾炎的 nephritisch
肾炎水肿 nephritisches Ödem *n*
肾炎型肾病 nephritischer Typ NS *n*
肾炎型肾病综合征 nephrotisches Syndrom *n*
肾炎性丹毒 Nephroerysipelas *n*
肾炎性视网膜炎 nephritische Retinitis *f*
肾炎性心脏病 nephritische Herzkrankheit *f*
C3 肾炎因子 C3-nephritischer Faktor *m*
肾炎因子 nephritischer Faktor *m*
肾炎综合征 nephritisches Syndrom *n*
肾叶 Nierenlappen *m pl*, Lobi renales *m pl*
肾叶间动脉 Arteriae interiobares renis *f pl*
肾移植 Nierentransplantation *f*
肾移植后肺部感染 pulmonale Infektionen nach der Nierentransplantation *f*

肾移植后骨病 Osteopathie nach der Nierentransplantation *f*
肾移植受者皮肤和皮下组织软化斑 Malakoplakie der Haut und des Subkutangewebes in einem Nierentransplantatempfänger *f*
肾移植[术] Nierentransplantation *f*
肾移植物 Nierentransplantat *n*
肾异位 Nierendystopie *f*, Ectopia renis *f*
肾异位血管 ektopische Nierengefässe *n pl*
肾异质性 Nierenheterogenität *f*
肾异种组织肿瘤 Tumor des heteroplastischen Gewebesder Niere *m*
肾营养不良 Nephrodystrophie *f*
肾营养异常 Heteronephrotrophie *f*, Heteronephrotrophia *f*
肾影碘 Pyelectan *n*, Iodoxyl (um) *n*
肾硬变[症] Nephrosklerose *f*
肾硬化的 nephrosklerotisch
肾痈 Nierenkarbunkel *m*
肾有效血浆流量 effektiver renaler Plasma (durch) fluß *m*
肾淤血 Stauungsniere *f*, Nierenstauung *f*
肾盂 Nierenbecken *n*, Pelvis renalis *f*
肾盂癌 Nierenbeckenkarzinom *n*
肾盂白斑病 Nierenbeckenleukoplakle *f*
肾盂测量法 Pyelometrie *f*
肾盂成形术 Pyeloplastik *f*, Nierenbeckenplastik *f*
肾盂充气造影术 Gaspyelographie *f*, Pneumopyelographie *f*
肾盂充气造影照片 Gaspyelogramm *n*, Pneurnopyelogramm *n*
肾盂的 pyelic (-us, -a, -um)
肾盂恶性肿瘤 bösartige Neubildung des Nierenbeckens *f*
肾盂分叉 zweigeteiltes Nlierenbecken *n*, Pyeloschisis *f*
肾盂负影 negatives Pyelogramm *m*
肾盂腹侧切开取石术 Nephropyelolithotomie durch ventrale Inzision *f*
肾盂回肠膀胱吻合术 Pelvioileoneocystostomia *f*
肾盂回肠皮肤吻合术 pyeloileokutane Anastomose *f*
肾盂积尿 Uronephrose *f*
肾盂积脓 Pyonephrose *f*
肾盂积脓尿 Uropyonephrose *f*
肾盂积水 Harnstauungsniere *f*, Hydronephrose *f*, Hydronephrosis *f*, Uronephrose *f*
肾盂积水的 hydronephrotisch
肾盂积血 Hämatonephrose *f*, Haem (at) opelvis *f*
肾盂间质回流 pyelointerstitialer Reflux *m*
肾盂检查法 Pyeloskopie *f*
肾盂结石 Nierenbeckenstein *m*, Pyelolith *m*
肾盂静脉回流 pyelovenöser Reflux *m*
肾盂静脉曲张 Varikose des Nierenbeckens *f*
肾盂静脉炎 Pyelophlebitis *f*
肾盂镜 Pyeloskop *n*
肾盂镜检 Pyeloskopie *f*
肾盂镜检查术 Pyeloskop N
肾盂扩张 Pyelektasie *f*, Prähydronephrose *f*
肾盂良性肿瘤 gutartige Neubildung des Nierenbeckens *f*
肾盂淋巴回流 pyelolymphatischer Reflux *m*
肾盂鳞状上皮癌 Nierenbecken-Plattenepithelkarzinom *n*
肾盂鳞状细胞癌 Nierenbecken-Plattenepithelkarzinom *n*
肾盂毛细血管扩张症 Telangiektasie des Nierenbeckens *f*
肾盂内 T 管引流术 Nierenbeckendrainage durch T-Rohr *f*
肾盂内压测定 Whitaker* Test *m*
肾盂尿路上皮细胞癌 Urothelkarzinom des Nierenbeckens *n*
肾盂旁囊肿 parapelvine Zyste *f*
肾盂旁囊肿切除术 Resektion der parapelvinen Zyste *f*
肾盂膀胱吻合术 Pyelozystostomie *f*, Pyelocystanastomosis *f*
肾盂破裂 Nierenbeckenruptur *f*, Ruptur des Nierenbeckens *f*
肾盂憩室 Diverkulum des Nierenbeckens *n*
肾盂切开气压弹道碎石术 Pyelotomie und pneumatische Lithotripsie *f*
肾盂切开取石术 Pyelolithotomie *f*
肾盂切开术 Pyelotomie *f*
肾盂切开探查术 Erforschung durch Pyelotomie *f*
肾盂乳头[状]癌 papilläres Karzinom des Nierenbeckensn
肾盂乳头[状]瘤 Nierenbeckenpapillom *n*, Papillom des Nierenbeckens *n*
肾盂上皮细胞 Epithelzellen des Nierenbeckens *f pl*
肾盂上皮细胞癌 Epitheliom des Nierenbeckens *n*
肾盂肾病 Pyelonephrose *f*
肾盂肾窦反流 Rückfluss des Pyelosinuses *m*
肾盂肾反流 pyelorenaler Rückfluss *m*, pyelorenaler Reflux *m*
肾盂肾静脉的 pyelovenös
肾盂肾石切除术 Pyelonephrolithotomie *f*
肾盂肾炎 Pyelonephritis *f*
肾盂肾炎固缩肾 pyelonephritische Schrumpfniere *f*
肾盂肾炎致病性大肠埃希菌 nephropathogene E. coli *f*
肾盂肾盏扩张 Pyelokaliektasie *f*, Pyelokelchektasie *f*
肾盂石切除术 Pyelolithotomie *f*
肾盂输尿管成形术 Ureteropyeloplastik *f*, Ureteropelviplastik *f*
肾盂输尿管的 pyeloureteral
肾盂输尿管扩张 Pyeloureterectasis *f*
肾盂输尿管连接[部] Nierenbeckenabgangsverbindungsstelle *f*, Ureterabgangsstenose *f*
肾盂输尿管连接处梗阻 Ureterabgangsobstruktion *f*
肾盂输尿管平滑肌肿瘤 glatter Muskeltumor von Nierenbecken und Harnleiter *m*
肾盂输尿管松解术 Pyeloureterolyse *f*
肾盂输尿管吻合术 Pyeloureterostomie *f*, Ureteropyelostomie *f*, pyeloureterale Anastomose *f*
肾盂输尿管炎 Pyeloureteritis *f*, UreteropyeIJtis *f*
肾盂输尿管炎性 pyeloureteral
肾盂输尿管造影术 Pyeloureterographie *f*, Ureteropyelographie *f*
肾盂未分化癌 undifferenziertes Karzinom des Nierenbeckens *n*
肾盂洗 / 刷 Nierenbecken waschen / schrubben
肾盂 X 线造影 Nephropyelographie *f*
肾盂 X 线[照]片 Pyelogramm *n*
肾盂腺 Glandulae pelvis renalis *f pl*
肾盂腺癌 Pyeladenokarzinom *n*
肾盂小管反流 pyelotubulärer Rückfluss *m*, pyelotubulärer Reflux *m*
肾盂血管瘤 Hämangiom des Nierenbeckens *n*
肾盂血管周围反流 pyeloperivenöser Rückfluss *m*
肾盂炎 Pyelitis *f*, Nierenbeckenentzündung *f*
肾盂炎的 pyelitisch
肾盂移行细胞癌 Übergangszellkarzinom des Nierenbeckens *n*, Transitionalzellkarzinom des Nierenbeckens *n*
肾盂原发性囊肿 primäre Zyste des Nierenbeckens *f*
肾盂原位癌 Karzinom in situ des Nierenbeckens *n*
肾盂原性囊肿 pyelogene Zyste *f*
肾盂造口(瘘)术 Pyelostomie *f*
肾盂造瘘闭合术 Schließung von Pyelostomie *f*
肾盂造瘘管置换术 Ersatz von Pyelostomie-Rohr *m*
肾盂造影剂 pyelographische Kontrastmittel *n pl*
肾盂造影术 Pyelographie *f*
肾盂脂肪瘤样增生 lipomartige Hyperplasie *n*
肾盂脂肪肉瘤 Liposarkom des Nierenbeckens *n*
肾盂肿瘤 Nierenbeckentumor *m*, Tumor des Nierenbeckens *m*
肾盂周围囊肿 peripelcikale Zyste *f*
肾阈 Nierenschwelle *f*
肾原性的 nephrogen
肾原性尿崩症 nephrogener Diabetes insipidus *m*, Diabetes insipidus renalis *m*
肾原性水肿 renales Ödem *n*

肾源性 nephrogen
肾源性疾病 nephrologische Erkrankung f
肾源性水肿 Nierenödem n
肾远曲小管 Tubuli renales contorti distales m pl
肾脏 Niere f
肾脏,流行病学和费用中心 Zentrum für Nieren, Epidemiologie und Kosten n
肾脏保存 Nierenkonservierung f
肾脏病 Erkrankung der Niere f, Nephropathie f, Renopathie f, Nephropathia f
肾脏病变 Nierenveränderung f
肾脏病的患病率和模式 Morbilität und Mode von Nierenerkrankungen f
肾脏病学 Nephrologie f
肾脏产氨作用 renale Ammoniakbildung f
肾脏触诊 Palpation der Niere f
肾脏穿刺套针 Nierentrokar(t) m
肾脏毒理学 Nierentoxikologie f
肾脏感染性疾病 renale Infektionskrankheit f
肾脏供体 Nierenspender m
肾脏钩端螺旋体 Leptospira interrogans f
肾脏活检 Nierenbiopsie f
肾脏获得性囊性病 erworbene zystische Nierenerkrankung f
肾脏机械性损伤 mechanisches Trauma in der Niere n
肾脏激素 Nierenhormone n pl, renale Hormone n pl
肾脏疾病 Nierenkrankheit f
肾脏疾病生活质量简表 Kurzform der Lebensqualität für die Nierenerkrankung f
肾脏疾病所致精神障碍 psychische Störung aufgrund der Nierenerkrankungen f
肾脏疾病问卷 Fragebogen für die Nierenerkrankung m
肾脏拉钩 Nierenhaken m
肾[脏]皮[肤]的 renocutane(-us, -a, -um)
肾脏牵开器 Nierenhaken m
肾脏钳 Nieren(faß)zange f
肾脏清除率 Nierenclearance f
肾脏取石钳 (Nieren-)Steinzange f
肾脏摄影压迫装置 Kompressor für Nephrographie m
肾脏嗜酸细胞瘤 renales Onkozytom n
肾脏探查术 Erforschung der Nieren f
肾脏提起钳 Nierenfaßzange f
肾脏替代治疗 Nierenersatztherapie f
肾脏间质疾病 interstitielle Krankheiten der Niere f pl
肾脏相互平衡 renales Gegengewicht n
肾脏旋转异常 Nierenmalrotation f
肾脏血流量 renaler Blut(durch)fluß m
肾脏压板 Nierenspatel f
肾脏药 renale Medikamente n pl
肾脏移植 Nierentransplantation f
肾脏战伤 Kriegsverletzung der Niere f
肾[脏]轴 renale Achse f
肾脏转移性肿瘤 metastatischer Nierentumor m
肾[脏]自截 Autonephrektomie f
肾造口术 Nephrostomie f
肾造口术用管 Nephrostomiekatheter m, Nephrostomierohr n
肾造瘘闭合术 Schließung der Nephrostomie f
肾造瘘术 Nephrostomie f
肾造影剂 renographische Kontrastmittel n pl
肾造影术 Renographie f
肾[造影]图 Renogramm n
肾增大 Nephromegalie f
肾盏 Nierenbecher m, Kelch m, Calix m, Calix renalis m
肾盏积脓 Pyokalix m, Pyokalikose f
肾盏积水(液) Hydrokalix m
肾盏静脉瘘 kalikovenöse Fistel f
肾盏扩大 Kaliektasie f, Kelchektasie f
肾盏囊肿 Kelchzyste f
肾盏憩室 Kelchdivertikel n
肾盏憩室封闭术 Schließung des Kelchdivertikels f
肾盏憩室结石 Kelchdivertikelstein m
肾盏输尿管吻合术 Harnleiter-und Nierenkelche-Anastomose f
肾盏外渗 extracalyceale Extravasation f
肾针刺活检 renale Nadelbiopsie f
肾针吸活体组织检查 Nierennadelaspirationsbiopsie f
肾真菌病 renale Pilzkrankheit f
肾支 Nierenast m, Ramus renalis m
肾支气管瘘 nephro-bronchiale Fistel f
肾脂肪瘤 Nierenlipom n, Lipom der Niere n
肾脂肪囊 Nierenfettkapsel f, Capsula adiposa renis f
肾直小管 Tubuli renales recti m pl
肾直小静脉 Venulae rectae renis f pl
肾指数 Nierenindex m, renaler Index m
肾中毒 Nierenvergiftung f
肾中毒的 nephrotoxisch, nephrotoxic(-us, -a, -um)
肾中盏结石 mittlerer Kelchsystem-Stein m
肾肿大 Nierenvergrösserung f
肾肿瘤 Nierentumor m, Nierengeschwulst f
肾肿瘤冷冻治疗 Kryotherapie für Nierentumor f
肾肿瘤射频消融治疗 Radiofrequenztherapie bei Nierentumoren f
肾重碳酸盐阈 Bikarbonatschwelle der Niere f
肾周病变切除术 perirenale Läsionsresektion f
肾周的 pararenal, pararenal(-is, -is, -e), perirenal, perirenal(-is, -is, -e)
肾周活组织检查 Biopsie der perirenalen Region f
肾周积水 Hydroperinephrose f
肾周筋膜炎 perirenale Fasciitis f
肾周膜 Perinephrium n
肾周膜的 perinephrial <engl.>
肾周尿性囊肿 perirenales Urinom n
肾周脓肿 Nierenbettabszeß m
肾周脓肿切开引流术 Inzision und Dränage des perirenalen Abszeßes f, f
肾周脓肿引流术 Drainage des perirenalen Abszeßes f
肾周区域探查术 Erforschung der perirenalen Region f
肾周围充气 perirenale Luftfüullung f, Pneumoperiren m
肾周围囊肿 perirenale Zyste f
肾周围脓肿切开引流术 Inzision und Dränage des perirenalen Abszeßes f
肾周围血肿 perirenales Hämatom n
肾周[围]炎 Perinephritis f, Paranephritis f
肾周围注气法 perirenale Luftfüllung(od. Insufflation) f
肾周性 perinephrintisch
肾周血肿 perirenales Hämatom n
肾周引流术 perirenale Drainage f
肾周粘连松解术 Lyse von perirenalen Adhäsionen f
肾周脂肪瘤 perirenales Lipom n
肾周脂肪肉瘤 perirenales Liposarkom n
肾柱 Columnae renales f pl, Columnae Bertini f pl
肾锥乳头 Papilla der Nierenpyramide f
肾锥体 Nierenpyramiden f pl, Pyramides renales f pl, Malpighi* Pyramiden f pl
肾锥体底 (renale) Pyramidenbasis f, Basis pyramidis renalis f
肾子宫内膜异位症 Endometriose der Niere f
肾紫癜 Nierenpurpura f
肾自截 Autonephrektomie f
肾自溶 Nierenautolyse f
肾综合征出血热 hämorrhagisches Fieber mit Nierensyndrom n

肾综合征出血热病毒 Virus des hämorrhagischen Fiebers mit Nierensyndrom *n*
肾足细胞 Nierenpodozyt *m*
肾阻塞 Nierenblock *m*
肾组织直接免疫荧光 direkte Immunfluoreszenz von Nierengewebe *f*
胂 Arsin *n*
胂苯甘氨酸 Arsenophenylglycin *n*, Spirarsyl *n*
胂凡纳明 Arsphenamin *n*(606)
胂凡纳明钠 Natriumarsphenamin *n*
胂凡纳明治疗的 arsphenamin-therapeutisch, arsphenamized <engl.>
胂凡纳明[注射后]黄疸 Ikterus nach der Arsphenamininjektion *m*, Gelbsucht nach der Arsphenamininjektion *f*
胂硫醇 Arsthinol(um) *n*
胂酸 Arsonsäuren *f pl*
胂酸盐 Arsonat *n*
渗出 Ausschwitzung *f*, Ausguß *m*, Exsudation *f*
渗出期 exsudative Phase *f*, exsudatives Stadium *n*
渗出润滑模型 Weeping-Lubrikation-Modell *n*
渗出物 Exsudat *n*
渗出细胞 exsudatives Körperchen *n*
渗出型 exsudativer Typ *m*
渗出性病变 exsudative Veränderung *f*
渗出性玻璃体视网膜病变 exsudative Vitreoretinopathie *f*
渗出性肠病 exsudative Enteropathie *f*, Enteropathia exsudativa *f*
渗[出性出]血 Sickerblutung *f*, Haemorrhagia per diapedesin *f*, Diapedeseblutung *f*
渗出性的 exsudativ
渗出性多形红斑 Erythema exsudativum multiforme *n*
渗出性肺结核 exsudative Lungentuberkulose *f*
渗出性腹水 exsudativer Aszites *m*
渗出性腹泻 exsudative Diarrhö *f*
渗出性关节炎 exsudative Arthritis *f*
渗出性红斑 Erythema exsudativum *n*
渗出性滑膜炎 exsudative Synovitis *f*
渗出性积液 exsudativer Erguß *m*
渗出性结核性胸膜炎 exsudative tuberkulöse Pleuritis *f*, pleuritis tuberculosa exsudativa *f*
渗出性脉络膜视网膜炎 exsudative Chorioretinitis *f*
渗出性脉络膜脱离 exsudative Aderhautablösung *f*
渗出性脉络膜炎 exudative Chorioiditis *f*, Chorioiditis exsudativa *f*
渗出性盘状苔藓样皮炎 exsudative diskoide lichenoide Dermatitis *f*, Dermatitis exsudativa discoideset lichinoides *f*
渗出性盘状苔癣样皮炎 Dermatitis exsudativa discoideset lichinoides *f*
渗出性神经性皮炎 exsudative Neurodermitis *f*
渗出性肾小球肾炎 exsudative Glomerulonephritis *f*
渗出性肾炎 exsudative Nephritis *f*
渗出性视网膜病 exsudative Retinopathie *f*, Coats* Syndrom *n* (od. Krankheit *f*), Retinitis exsudativa externa *f*
渗出性视网膜脱离 exsudative Netzhautablösung *f*
渗出性视网膜炎 exsudative Retinitis *f*, Retinitis exsudativa *f*
渗出性水肿 exsudatives Ödem *n*
渗出性缩窄性心包炎 exsudative konstriktive Perikarditis *f*
渗出性心包炎 exsudative Perikarditis *f*, Pericarditis exsudativa *f*
渗出性胸膜[腔]积液 exsudativer Pleuraerguss *m*
渗出性胸膜炎 exsudative Pleuritis *f*, pleuritis exsudativa *f*
渗出性炎[症] exsudative Entzündung *f*, Inflammatio exsudativa *f*
渗出性炎症反应 exsudative Entzündung *f*
渗出性中耳炎 exsudative Mittelohrentzündung *f*, Otitismedia exsudativa *f*
渗[出]液 Exsudat *n*
渗出液囊肿 Exsudationszyste *f*
渗出[作用] Exsudation *f*
渗克分子 Osmol *n*
渗量 Osmolarität *f*
渗漏 Effusion *f*, Leckage *f*
渗漏蛋白 Leck-Protein *n*
渗漏基因 Leck-Gen *n*
渗漏膜斑模型 Leckpatch-Modell *n*
渗漏上皮 leckes Epithel *n*
渗漏突变 Leckmutation *f*
渗漏物 Effusion *f*
渗漉 Perkolieren *n*
渗漉法 Perkolation *f*
渗漉器 Perkolator *m*
渗漉液 Perkolat *n*
渗滤 Diakolation *f*
渗滤法 Perkolation *f*
渗滤器 Perkolator *m*, Filter *m*
渗入 Endosmose *f*
渗入的 endosmotisch
渗入麻醉 Permeation-Anästhesie *f*
渗水性 Wasserpermeabilität *f*, Wasserdurchlässigkeit *f*
渗透 Osmose *f*
渗透泵控释片 Osmopumpekontrollierte Retardtablette *f*
渗透池 osmotische Zelle *f*
渗透脆性 osmotische Brüchigkeit(od. Fragilität) *f*
渗透脆性试验 osmotischer Fragilitätstest *m*
渗透当量 osmotisches Aquivalent *n*
渗透的 osmotisch
渗透抵抗 osmotische Resistenz *f*
渗透干燥 osmotische Trocknung *f*
渗透功 osmotische Arbeit *f*
渗透管 Permeationsröhrchen *n*
渗透剂 Eindringmittel *m*
渗透疗法 Osmotherapie *f*
渗透能 osmotische Energie *f*
渗透浓度 osmotische Konzentration *f*
渗透平衡 osmotisches Aquilibrium(od. Gleichgewicht) *n*
渗透商 Permeabilitätsquotient *m*
渗透梯度 osmotischer Gradient *m*
渗透调节 Osmoregulation *f*
渗透系数 osmotischer Koeffizient *m*
渗透现象 osmotisches Phänomen *n*
渗[透]析 Dialyse *f*
渗透性 Permeabilität *f*, Durchlässigkeit *f*
渗透性脆性 osmotische Fragilität *f*
渗透性腹泻 osmotischer Durchfall *m*
渗透性利尿 osmotische Diurese *f*
渗透性利尿药 osmotische Diuretika *n pl*
渗透性脑水肿 osmotisches Hirnödem *n*
渗透性轻泻药 salziges Abführmittel *n*, salziges Laxans *n*
渗透性溶解 osmotische Lyse *f*
渗透性溶血 osmotische Hämolyse *f*
渗透性肾病 osmotische Nephrose *f*
渗透性损伤 osmotischer Schaden *m*
渗透性休克 osmotischer Schock *m*
渗透学 Osmosologie *f*
渗透学说 Permeationstheorie *f*
渗透压 osmotischer Druck *m*
渗透压测定仪 Osmometer *n*
渗[透]压感受器 Osmorezeptoren *m pl*
渗透压感受性神经元 osmoreceptives neuron *n*
渗透压计 Osmometer *m*

渗透压克分子 Osmol *n*
渗透压[力]测定法 Osmometrie *f*
渗透压力差 osmotische Druckdifferenz *f*
渗透压[力]计 Osmometer *n*
渗透压浓度 Osmolalität *f*
渗透压梯度 osmotischer Druckgradient *m*
渗透压调节器 Osmoregulator *m*
渗透压突变体 osmotische Mutante *f*
渗透压系数 osmotischer Druckkoeffizient *m*
渗透阻力 osmotische Resistenz *f*
渗透[作用] Osmose *f*, Osmosis *f*
渗透作用的 osmolar
渗(透)析膜 Dialysiermembran *f*
渗(透)析器 Dialysator *m*
渗析器反应 Dialysatorreaktion *f*
渗析铁 Dialysiereisen *n*
渗(透)析液 Dialysierflüssigkei *f*, Dialysat *n*
渗血 Sickerblutung *f*, Staxis *f*, Suffusion *f*, Suffusio (sanguinis) *f*
渗血囊肿 Extravasationszyste *f*
渗压缓冲[作用] osmotische Pufferung *f*
渗压计 Osmometer *m*
渗压性利尿药 Osmodiuretikum *n*
渗液性瘤 nässender Tumor *m*
渗溢 Aussickern *n*, Durchsickern *n*, Leckage *f*
慎重 Vorsicht *f*, Umsichtigkeit *f*, Besonnenheit *f*

SHENG 升生声绳省圣盛剩

shēng 升生声

升 Liter *n* (1, ltr)
升白细胞的 leukogenic <engl.>
升部 Pars ascendens (duodeni) *f*
升高 Exaggeration *f*, Hochlagerung *f*, Erhebung *f*
升汞 Quecksilbersublimat *n*, Sublimat (um) *n*, Quecksilber (Ⅱ)-chlorid *n*, Mercurius corrosivus *m*, Sublimatumcorrosivum *n*
升汞毒片 Toxitabellae Hydrargyri Bichloridi *f pl*, Quecksilberchlorid-Toxitabletten *f pl*
升汞溶液片 Tabellae solutionis Hydrargyri Bichloride *f pl*, Quecksilberchlorid-Lösungstabletten *f pl*
升汞试验 Quecksilberchlorid-Test *m*
升汞中毒 Sublimatvergiftung *f*
升汞中毒致死时间 Letalzeit der Sublimatvergiftung *f*
升颌肌 Unterkieferheber *m*
升颌运动 Unterkiefer-Hebebewegung *f*
升华 Sublimation *f*, Sublimierung *f*
升华硫 Flores Sulfuris *f pl*
升华热 Sublimationswärme *f*
升华物 Sublimat (um) *n*
升降[式]浴槽 erhöhtes Badgefäß *n*
升降机错觉 Elevator-Illusion *f*, Fahrstuhleffekt *m*
升降色层分离[法] aszendierend-deszendierende Chromatographie *f*
升结肠 Aszendens *n*, Colon ascendens *n*
升结肠癌 Karzinom des Colon ascendens *n*
升结肠系膜 Mesocolon ascendens *n*
升量瓶 Literflasche *f*
升流式厌氧填充床反应器 Aufwärtsströmung anaeroben Festbettreaktor, UAPB *m*
升麻 Rhizoma Cimicifugae *f*
升麻醇 Cimigenol *n*, Cimicifugol *n*
升麻碱 Cimicifugin *n*
升麻[三]醇木糖甙 Cimigenolxyloside *n pl*
升麻属 Cimicifuga *f*
升调节(上调、增量调节) Hochregulation *f*
升线二波脉 anadikroter Puls *m*
升线三波脉 anatrikroter Puls *m*
升线一波脉 anaktroter Puls *m*
升线重波脉 anakroter Puls *m*
升血糖素分泌性肿瘤 Glukagonom *n*
升压[变压]器 Aufwärtstransformator *m*, spannungserhöhender (od. übersetzender) Transformator *m*
升压利尿剂 Haem (at) opiesis-Diuretika *n pl*
升压区 Kompressorbereich *m*
升支 Ramus ascendens *m*
升支垂直截骨术 Vertikale ramusosteotomie *f*
升秩 aufsteigende Rang *f*
升重量 Litergewicht *n*
升主动脉 Aorta ascendens *f*
升主动脉插管 aufsteigende Aortenkanüle *f*
升主动脉成形术 aufsteigende Aortoplastie *f*
升主动脉-肺动脉分流术 aufsteigender Aorta-Lungenarterie-Shunt *m*
升主动脉-腹主动脉转流术 aufsteigender Aorta-Bauchaorta-Shunt *m*
升主动脉瘤 Aneurysma der Aorta ascendens *n*
升主动脉瘤置换术 Ersatz des aufsteigenden Aortenaneurysmas *m*
升主动脉-右肺动脉吻合术 Aorta ascendens-Arteria pulmonalis dextra-Anastomose *f*, Waterston* Anastomose *f*
升主动脉阻断 aufsteigende Aortenokklusion *f*
生(产)分生孢子体 Konidiome *n*
生孢梭菌 Clostridium sporogenes *n*
生本能 Lebenstrieb *m*
生柄原 Steliogen *n*
生病 Erkranken *n*, Kranken *n*
生病的 krank, aegrot (-us, -a, -um)
生卟啉类固醇 porphyrinogenisches Steroid *n*
生菜 Salat *m*
生菜油 Salatöl *n*
生产 Geburt *f*, Entbindung *f*, Gebären *n*, Produktionf
生产的 produktiv
生产废水 Industrieabwasser *n*
生产废水的农药污染 Pestizidkontamination durch Industrieabwasser *f*
生产过剩病 Überproduktionskrankheit *f*
生产环境 Arbeitsumwelt *f*
生产基因 Erzeugergen *n*, Produzentengen *n*
生产可能性边界 Produktionsmöglichkeitsgrenze *f*
生产力 Produktivität *f*
生产率 Produktivität *f*, Ergiebigkeit *f*
生产群 Produktionsgruppe *f*
生产胎数 Geburtenzahl *f*
生产条件 Arbeitsbedingung *f*
生产细胞系 Produzentenzellinie *f*
生产性毒物 gewerbliches Gift *n*, Industriegift *n*
生产性粉尘 Industriestaub *m*, Gewerbestaub *m*
生产性粉尘作业危害程度分级 Klassifizierung der Gefahrenstufe aufgrund der Industriestaubbelastung *f*
生产性农药中毒 industrielle Pestizidvergiftung *f*
生产性损伤 industrielle Verletzungen *f pl*
生产性通风 gewerblische Ventilation (od. Belüftung) *f*
生产性外伤 industrielles Trauma *n*
生产性有害因素 industrielle Noxen *f pl*
生产性噪声 industrieller Lärm *m*, Industrielärm *m*
生产性照明 industrielle Beleuchtung *f*, Industriebeleuchtung *f*
生产要素 Produktionsfaktor *m*
生产者 Produzent *m*, Erzeuger *m*
生成程序 Erzeugungsroutine *f*
生成核 Produktskern *m*

生成理论 Erzeugungstheorie *f*, Generationstheorie *f*
生成葡糖的 glucogenen
生成器官的 organopoietisch
生成热 Bildungswärme *f*
生成热卡的 kalorigen
生成溶素的 lysogen
生成肾组织的 nephropoietisch
生成素 Poietin *n*
生成物 Produkt *n*
生成新组织的 textoblastisch
生成语法 Erzeugungsgrammatik *f*
生成语义学 Erzeugungssemantik *f*
生成障碍 Dyspo(i)ese *f*
生成障碍的 dyspoietic(-us, -a, -um)
生成周期 Wachstum *n*
生成转化论 generative Transformationstheorie *f*
生成自由能 Formation der freien Energie *f*
生存 Existenz *f*, Animation *f*, Dasein *n*, Vita *f*
生存、交往和成长理论 Theorie der Existenz, Kommunikation und Entwicklung *f*
生存本能 Geschlechtstrieb *m*, Sexualtrieb *m*, Eros *m*
生存袋 Überlebensbeutel *m*
生存斗争 Existenzkampf *m*, Lebenskampf *m*
生存分析 Überlebensanalyse *f*
生存概率 Überlebenswahrscheinlichkeit *f*
生存环境 überlebensfähige Umwelt *f*
生存竞争 Existenzkampf *m*, Kampf ums Dasein *m*
生存空间 Lebensraum *m*, Vivosphäre *f*
生存链 Überlebenskette *f*
生存率 Überlebensrate *f*
生存能力 Lebensfähigkeit *f*, Existenzfähigkeit *f*
生存人年数 Jahre der gelebten Personen *n pl*
生存人数 Zahl der Überlebenden *f*
生存毯 Überlebensdecke *f*, Rettungsdecke *f*
生存物品 Überlebenshilfsmittel *n pl*
生存性 Überlebensfähigkeit, Überlebenswahrscheinlichkeit *f*
生存训练 Überlebenstraining *n*, Survivaltraining *n*, Survival-Training *n*
生存意志 Überlebenswille *f*
生存饮食 Mindestdiät *f*
生存者 Überlebende(r) *f/m*
生存值 Überlebenswert *m*
生存指数 Überlebensindex *m*
生存质量 Lebensqualität *f*
生存质量表 Lebensqualitätskala *f*
生胆汁的 gallenbildend
生蛋白的 proteinogen
生的 roh
生的本能 Lebenstrieb *m*
生电性钠泵 elektrogenische Natriumpumpe *f*
生豆浆食物中毒 rohe Sojamilch-Vergiftung *f*
生豆浆中毒 Vergiftung durch nichtabgekochte Sojabohnenmilch *f*
生发层 Keimzone *f*, Zona germinativa *f*
生发的 germinal(-is, -is, -e)
生发剂 Haarwuchsmittel *n*
生发囊 Brutkapsel *f*
生发泡 Vesicula germinativa *f*, Purkinje* Blaschen *n*
生发细胞 germinative Zelle *f*
生发药 Haarerzeugungsmittel *n pl*, trichogene Mittel *n pl*
生发油 Haarwasser *n*
生发中心 Keimzentrum *n*
生发中心母细胞 Zentroblast *n*
生腐菌 Saprobakterien *f pl*, saprogene Bakterien *f pl*
生父 leiblicher Vater, biologischer Vater *m*
生根的 wurzelfassend
生根内的 radikikolous
生根培养基 Wurzelmedium, Bewurzelungsmedium *n*
生骨的 knochenproduzierend, ossifizierend, osteogen, ossifer(-us, -a, -um)
生骨节 Sklerotom *n*
生骨纤维 osteogene Fasern *f pl*
生骨组织 osteogenes Gewebe *n*
生还者综合征 Überlebende(r)-Syndrom *n*
生汗的 schweißbringend, schweißbildend, sudorjfer(-us, -a, - um)
生红酸 erythrogene Säure *f*
生后垂体性侏儒 postnataler hypophysärer Zwerg(wuchs) *m*
生后的 postnatal
生后感染 postnatale Infektion *f*
生后肾的 metanephrogen
生后肾原基 Metanephrosblastem *n*, metanephrogenes Blastem *n*
生后肾组织 metanephrogenes Gewebe *n*
生后牙本质 postnatales Dentin *n*
生糊精的 dextrinogen
生化处理 biochemische Behandlung *f*
生化毒理学 biochemische Toxikologie *f*
生化反应 biochemische Reaktion *f*
生化分析 biochemische Analyse *f*
生化分析系统 biochemisches Analysensystem *n*
生化工程 biochemisches Ingenieurwesen *n*
生化耗氧量 biochemischer Sauerstoffverbrauch *m*
生化检验室 biochemisches Laboratorium *n*
生化检验仪器 biochemisches Instrument *n*
生化妊娠 biochemische Schwangerschaft *f*
生化需氧量 biochemischer Sauerstoffbedarf *m*
生化需氧量负荷 Belastung des biochemischen Sauer-stoffbedarfs *f*
生化学说 biochemische Theorie *f*
生化药理学 biochemische Pharmakologie *f*
生化遗传型 biochemischer Genotyp *m*
生化遗传学 biochemische Vererbungslehre *f*, biochemische Genetik *f*
生化指标 biochemisches Kriterium *n*
生活 Leben *n*
生活变化单位 Lebensveränderungseinheit *f*
生活变迁事件 Lebensveränderungsereignis *n*
生活的 lebend, vital, vital(-is, -is, -e)
生活反应 vitale Reaktionen *pl*
生活反应概念 Konzept der vitalen Reaktion *n*
生活方式 Lebensweise *f*, Lebensstil *m*, Lebensform *f*
生活方式疾病 Lebensstil-Krankheit *f*
生活方式评估 Lebensstilbeurteilung *f*
生活方式相关疾病 Lebensstilassoziierte Erkrankungen *f pl*
生活费 Lebenskosten *f pl*
生活丰度 Lebensfülle *f*
生活风格 Lebensstil *m*
生活感情抑郁 Lebensdepression *f*
生活 - 工作疗法 Vita-Ergotherapie *f*
生活观念 Lebenskonzept *n*
生活过程 Lebensproze ß *m*
生活环 Biozyklus *m*
生活环境 Lebensumfeld *n*
生活环境控制装置 Lebensumfeld-Steuergerät *pl*
生活技能咨询 Lebensfertigkeitsberatung *f*
生活阶段 Lebensphase *f*, Lebensstadium *m*
生活结构 Lebensstruktur *f*
生活紧张状态测量 Bewertung von Lebensbelastung *f*
生活经历彩虹说 Lebenslaufregenbogen
生活经历调查表 Fragebogen zu Lebenserfahrung *m*
生活经验 Lebenserfahrung *f*

生活剧本 Lebensskript *n*
生活空间访谈法 Lebensraumbefragung *f*
生活力 Lebenskraft *f*, Vitalität *f*, Biosis *f*
生活力的 biodynamisch
生活力缺失 Abiotrophie *f*, Abiotrophia *f*
生活力缺失的 abiotrophisch
生活力缺损 Abiose *f*
生活力突变 Lebenskraftmutation *f*, Vitalitätsmutation *f*
生活疗法 Lebenstherapie *f*
生活满意度评定量表 Bewertungsskala der Lebenszufriedenheit *f*
生活满意度指数 Lebenszufriedenheitsindex *m*
生活目标 Lebensziel *n*
生活能力 Lebensfähigkeit *f*
生活能力减弱的 apobiotisch
生活期间 intra vitam
生活期内的 intravital(-is,-is,-e)
生活情景 Lebensszene *f*
生活史 Lebensgeschichte *f*, Lebenszyklus *m*
生活事件 Lebensereignis *n*
生活事件量表 Lebensereignisskala *f*
生活事件压力 Lebensereignisstress *m*
生活事件压力问卷 Umfrage zu Lebensereignissen LES *f*
生活体验 Lebenserfahrung *f*
生活污水 häusliches Abwasser *n*
生活污水处理 Behandlung des häuslichen Abwassers *f*
生活物质 Lebensmittel *n*
生活习惯 Lebensgewohnheit *f*
生活现实性 Lebensrealismus *m*
生活现象 Lebensphänomen *n*, Lebenserscheinung *f*, vitales Phäanomen *n*
生活压力 Lebensstress *m*
生活饮用水采集 Trinkwasserprobenahme *f*
生活饮用水水质标准 bakteriologisches Kriterium der Trink- und Brauchwasserqualität *n*, Trinkwasserstandard *m*
生活饮用水卫生标准 Gesundheitsstandard der Trinkwasser *m*
生活应对困难 Schwierigkeit des Lebensmanagements *f*
生活用水 Trinkwasser und Brauchwasser *n*
生活用水量 Wasserverbrauch für Haushalt *m*
生活有规律 organisiertes Leben *n*
生活制度 Lebensregime *n*
生活质量 Lebensqualität *f*
生活质量概念 Lebensqualitätskonzept *n*
生活质量量表 Lebensqualitätsskala *f*
生活质量评定量表 Lebensqualität-Beurteilungsskala *f*
生活质量评价 Lebensqualitätsbeurteilung *f*
生活质量研究 Lebensqualitätsforschung *f*
生活质量综合评定问卷 generische Inventur zur Lebensqualität *f*
生活周期 Lebenszyklus *m*, Biozyklus *m*
生活自理和防护辅助器具 Hilfsmittel für Menschenpflege und Schutz *n*
生活自用辅助器具 Selbsthilfsmittel *n*
生活组织模式 Lebensorganisationsmuster *n*
生机 Vitalität *f*
生机的 lebend, vital, vital(-is,-is,-e)
生机论 Vitalismus *m*
生肌的 myogen, sarcopoietic(-us,-a,-um)
生肌节 Muskelursegment *n*, Muskelplatte *f*, Myotom *n*
生肌调节因子 myogener Regulationsfaktor *m*
生肌细胞 myogene Zelle *f*, Myoblast *m*
生甲的 onychogen
生甲物质 onychogenische Substanz *f*
生碱性的 alkalibildend
生姜 Ingwer *m*, Rhizoma Zingiberis Recens *f*
生角质的 keratogen
生角质区 keratogene Zone *f*
生金色链霉菌 Streptomyces aureofaciens *m*
生精上皮 seminipares Epithel *n*, Samenepithel *n*
生精上皮波 Welle des seminjparen Epithels *f*, Welle des Samenepithels *f*
生精上皮周期 Samenepithelzyklus *m*
生精细胞 samenbildende Zelle *f*
生精细胞检查 Untersuchung der Spermatogenesezellen *f*
生精小管 seminipare Tubuli *m pl*, Tubuli seminiferi *m pl*
生精小管生长因子 Wachstumsfaktoren der Samenkanälchen *f*
生精小管索 Samenstrang *m*
生精子的 spermatogenic(-us,-a,-um), samenbildend
生精阻滞 Spermatogenese-Verhaftung *f*
生境 Habitat *n*
生境型 Habitattyp *m*
生境因素 Habitatfaktor *m*
生境综错 Habitatkomplex *m*
生客恐惧 Fremdenfeindlichkeit *f*, Xenophobie *f*
生来的 konnat(al), angeboren
生理 physiologische Okklusion *f*
生理殆 physiologische Okklusion *f*
生理安全高度 physiologische Sicherheitsmindesthöhe *f*
生理凹陷 physiologische Exkavation *f*
生理饱和差 physiologisches Sättigungsdefizit *n*
生理变化 physiologische Veränderung *f*
生理变态反应 physiologische Allergie *f*, induzierte Allergie *f*
生理变异 physiologische Variation *f*
生理病理学 Physiopathologie *f*
生理参数 physiologischer Parameter *m*
生理参数遥测仪器 Telemetriegerät der physiologischen Parameter *n*
生理参数专用检测装置 spezielles Prüfgerät für physiologische Parameter *n*
生理层次 physiologisches Level *n*
生理常数 physiologische Konstante *f*
生理储备 physiologische Reserve *f*
生理刺激器 physiologischer Stimulator *m*, physiologisches Reizgerät *n*
生理刺激器电极 physiologische Reizgerätelektrode *f*
生理大气层 physiologische Atmosphäre *f*
生理的需要 physiologischer Bedarf *m*
生理等效高度 physiologische äquivalente Höhe *f*
生理滴定法 physiologische Titration *f*
生理动机 physiologisches Motiv *n*
生理动力学 physiologische Dynamik *f*
生理动物模型 physiologisches Tiermodell *n*
生理毒物动力学型 physiologische basierte Toxikokinetik *f* (PBTK)
生理对比度 physischer Kontrastverlauf *m*
生理多样性 physiologische Variabilität *f*
生理发育 physiologische Entwicklung *f*, physiologisches Wachstum *n*
生理发展的性别差异 geschlechtsspezifischer Unterschied in der körperlichen Entwicklung *m*
生理反应 physiologische Reaktion *f*
生理反应指数 Index der physiologischen Reaktion *m*
生理方法 physiologische Methode *f*
生理防御 physiologische Abwehr *f*, physiologische Verteidigung *f*
生理负荷耐限 physiologische Stresstoleranzgrenze *f*
生理功(机)能 physiologische Funktion *f*
生理功能低下 physiologische Unterfunktion (od. Hypofunktion) *f*
生理功能指数 Index der physiologischen Funktion *m*
生理骨折 physiologische Fraktur *f*

生理规律 physiologisches Gesetz *n*
生理过程 physiologischer Prozess *m*
生理过程恒定 physiologische Homöostase (od. Homeostasis) *f*
生理和职业功能 körperliche und berufliche Funktion *f*
生理化学 physiologische Chemie *f*
生理化学的 physiochemisch
生理环 physiologischer Ring *m*
生理换能器 physiologischer Wandler *m*
生理唤起 physiologische Erregung *f*, physiologische Erweckung *f*
生理活性 physiologische Aktivität *f*
生理机能测验 Physiometrie *f*
生理机能的性别差异 geschlechtsspezifischer Unterschied in der körperliche Funktionsfähigkeit *m*
生理机制 physiologischer Mechanismus *m*
生理肌强直 physiologische Muskelrigitität *f*, physiologischer Tetanus *m*, physiologische Myotonie *f*
生理积聚法 physische Sammelmethode *f*
生理激奋 physiologische Erregung *f*
生理极限 physiologische Grenze *f*
生理记录仪 physiologisches Aufzeichnungssystem *n*
生理加速度 physiologische Beschleunigung *f*
生理监测 physiologische Überwachung *f*, physiologische Beobachtung *f*
生理监测数据 physiologische Überwachungsdaten *n pl*
生理监测系统 physiologisches Überwachungssystem *n*
生理健康 körperliche Gesundheit *f*, physiologische Gesundheit *f*
生理焦虑 physiologische Angst *f*
生理阶度 physiologischer Gradient *m*
生理节律(奏) physiologischer Rhythmus *m*
生理节律逆转 Umkehr des zirkadianen Rhythmus *f*
生理节律失调 zirkadiane Dysregulation *f*
生理节律震荡器 zircadianer Oszillator *m*
生理解毒作用 physiologische Detoxikation *f*, physiologische Entgiftung *f*
生理解剖的 physiologisch-anatomisch
生理紧张 physiologischer Stress *m*
生理紧张指数 Index des physiologischen Stresses *m*
生理控制论 physiologische Kybernetik *f*
生理零度 physiologische Null *f*
生理龄期 Stadium der physiologischen Alters *n*
生理氯化钠溶液 physiologische Kochsalzlosung *f*, normale Salzlösung *f*
生理盲点 physiologisches Skotom *n*
生理模型 physiologisches Modell *n*
生理耐受性 physiologische Toleranz *f*
生理耐限 physiologische Toleranzgrenze *f*
生理能力 physische Potenz *f*
生理年龄 physiologisches Alter *n*
生理年龄组 physiologische Altersgruppe *f*
生理排泄法 physiologische Exkretionsmethode *f*
生理疲劳 physiologische Ermüdung *f*
生理平衡 physiologisches Gleichgewicht *n*
生理屏障 physiologische Barriere *f*
生理前置放大器 physiologischer Vorverstärker *m*
生理情况 physiologischer Zustand *m*
生理驱力 physiologische Triebkraft *f*, physiologische Antriebskraft *f*
生理升限 physiologische Obergrenze *f*
生理生化特征 physiologische und biochemische Eigenschaft *f*
生理声学 physiologische Akustik *f*
生理失调 physiologische Störung *f*
生理时间 physiologische Zeit *f*
生理实验仪器 physioexperimentelle Instrumenten *n pl*
生理试验 physiologischer Test *m*
生理适应性 physiologische Anpassung *f*
生理数据处理装置 physiologisches datenverarbeitendes Gerät *n*, physiologischer Datenverarbeiter *m*
生理死腔 physiologischer Totraum *m*
生理缩复环 physiologischer Retraktionsring *n*
生理特征 physiologische Charakteristik *f*
生理调节 physiologische Regulation *f*
生理弯曲 physiologische Kurvatur *f*
生理违拗 physiologischer Negativismus *m*
生理无效腔 physiologischer Totraum *m*
生理无效腔占潮气量比值 Verhältnis von physiologischem Totraum zu Tidalvolumen *n*
生理吸收 physiologischen Resorption *f*
生理习惯 physiologische Gewohnheit *f*
生理现象 physiologische Erscheinung *f*
生理陷凹 physiologische Exkavation *f*
生理心理学 physiologische Psychologie *f*
生理心理障碍 psychophysiologische Störung *f*
生理心理治疗 physiologische Psychotherapie *f*, Physio-psychotherapie *f*
生理信息 physiologisches Signal *n*
生理型 physiologische Form *f*
生理性白细胞增多 physiologische Leukozytose *f*
生理性鼻甲周期 physiologischer Nasenmuschelzyklus *m*
生理性鼻中隔偏曲 physiologische krumme Nasenscheidewand *f*
生理性闭经 physiologische Amenorrhoe *f*
生理性充血 physiologische Hyperämie *f*, physiologische Kongestion *f*
生理性错觉 physiologische Illusion *f*
生理性蛋白尿 physiologische Albuminurie *f*, physiologi-sche Proteinurie *f*
生理性的 physiologisch, physiologic (-us, -a, -um)
生理性低球蛋白血症 physiologische Hypogammaglobulinämie *f*
生理性癫痫 physiologische Epilepsie *f*
生理性断乳 physiologische Entwöhnung *f*
生理性多精受精 physiologische Polyspermie *f*
生理性肥大 physiologische Hypertrophie *f*
生理性分裂 physiologische Aufspaltung *f*
生理性分流 physiologischer Nebenschluß *m*, physiologischer Shunt *m*
生理性腹泻 physiologischer Durchfall *m*
生理性干扰 physiologische Interferenz *f*
生理性后遗症 physiologische Folge *f*
生理性呼吸 physiologische Atmung *f*, physiologische Respiration *f*
生理性呼吸困难 physiologische Dyspnae *f*, physiologische Atemnot *f*
生理性黄疸 physiologischer Ikterus *m*
生理性脊柱前凸 physiologische Lordose *f*
生理性矫治手术 physiologischer korrigierender Eingriff *f*
生理性拮抗 physiologischer Antagonismus *m*
生理性疲劳 physiologische Ermüdung *f*
生理性贫血 physiologische Anämie *f*
生理性脐疝 physiologischer Nabelbruch *m*
生理性热适应 physiologische Wärmeadaptation *f*
生理性肾积水 physiologische Hydronephrose *f*
生理性适应 physiologische Akkommodation *f*
生理性死腔量 Totraumvolumen *n* (VD)
生理性死亡 physiologischer Tod *m*
生理性酸中毒 physiologische Azidose *f*
生理性缩复环 physiologischer Retraktionsring *m*
生理性体温调节 physiologische Thermoregulation *f*
生理性体重下降 physiologischer Körpergewichtsverlust *m*
生理性调节 physiologische Akkommodation *f*

生理性瞳孔阻滞 physiologischer Pupillarblock *m*
生理性秃发 physiologische Alopezie *f*
生理性萎缩 physiologische Atrophie *f*
生理性细胞死亡 physiologische Zellapoptose *f*
生理性新血管形成 physiologische Neovaskularisation *f*, physiologische Gefäßneubildung *f*
生理性眩目 physiologische Blendung *f*
生理性血胆红质过高症 physiologische Hyperbilirubinämie *f*
生理性血管再生 physiologische Neovaskularisation *f*, physiologische Gefäßneubildung *f*
生理性延迟发育 physiologische verzögerte Entwicklung *f*
生理性眼球震颤 physiologischer Nystagmus *m*
生理性厌食 physiologische Anorexie *f*, physiologische Appetitlosigkeit *f*
生理性药物依赖 physische Abhängigkeit *f*
生理性意识丧失 physiologische Bewusstlosigkeit *f*
生理性因素 physiologische Faktoren *m pl*
生理性音 physiologischer Schall *m*
生理性杂音 physiologisches Geräusch *n*
生理性再生 physiologische Regeneration *f*
生理性震颤 physiologischer Tremor *m*
生理性自体稳衡 physiologische Homöostase *f*
生理需求 physiologischer Bedarf *m*
生理学 Physiologie *f*
生理学测量 physiologische Messung *f*
生理学的 physiologisch, physiologic (-us, -a, -um)
生理学监测 physiologische Überwachung *f*, physiologische Beobachtung *f*
生理学鉴定 physiologische Beurteilung *f*
生理学模型和模拟 physiologische Modellierung und Simulation *f*
生理学评定 physiologische Evaluation *f*, physiologische Bewertung *f*
生理学数据 physiologische Daten *n pl*
生理学外的 extraphysiologisch
生理学训练 physiologisches Training *n*
生理学主义 Physiologismus *m*
生理压力 physiologischer Stress *m*
生理研究所 physiologisches Institut *n*
生理盐溶液 physiologische Kochsalzlösung *f*, normale Salzlösung *f*
生理盐水 physiologische Kochsalzlösung *f*, normale Salzlösung *f*
生理盐水涂片法 Abstrich (methode *f*) mit der normalen-Salzlösung *m*, Schmiermethode mit der normalen Salzlösung *f*
生理氯化钠溶液 Kochsalzlösung, normale Salzlösung, physiologische Kochsalzlösung *f*
生理药动学模型 PBPK-Modell *n*
生理依赖性 physische Abhängigkeit *f*
生理仪 physiologisches Instrument *n*
生理遗传学 physiologische Genetik *f*
生理异宗配合[现象] physiologisches Heterothallism *n*
生理因子 physiologischer Faktor *m*
生理影响 physiologische Wirkung *f*, physiologischer Effekt *m*
生理应激 physiologischer Stress *m*, physiologische Belastung *f*
生理应激反应 physiologische Streßreaktion *f*
生理有效性 physiologische Verfügbarkeit *f*
生理阈值 physiologischer Schwellenwert *m*
生理障碍 physiologische Störung *f*
生理职能 Rolle-physikalisch, RP
生理止血能 physiologische hämostatische Funktion *f*
生理指标(数) physiologischer Index *m*
生理钟 physiologische Uhr *f*
生理状态 physiologischer Zustand *m*
ASA 生理状态分级 ASA physiologische Status-Klassifikation *f*
生理阻抗元件 physiologische Impedanzkomponente *f*
生理作用 physiologische Wirkung *f*, physiologischer Effekt *m*
生力物质 ergogen (isch) e Stoffe *m pl*, ergogenische Substanzen *f pl*
生瘤 Tumorbildung *f*, Onkogenese *f*, Geschwulstbildung *f*, Geschwulstentstehung *f*
生瘤的 tumorigen, onkogen, geschwulstbildend
生卵的 eierproduzierend, oogen
生毛基 germinale Haarmatrix *f*
生毛体 Blepharoplast *m*, Blepharoblast *m*
生霉的 schimmelig
生面团 Teig *m*
生面团似的 teigig
生命 Leben *n*, Biosis *f*, Vita *f*
生命保险要求 Schadenversicherungsforderungen *f pl*
生命保障 Lebensgarantie *f*
生命保障舱 Lebenserhaltungskabine *f*
生命保障设备 lebenserhaltende Geräte *n pl*
生命保障系统 Lebenserhaltungssystem *n*
生命表法 Sterbetafelmethode *f*
生命产生的 biogen
生命的 biotisch, vital (-is, -is, -e)
生命的抑郁 vitale Depression *f*
生命登记 vitales Registern *pl*
生命登记系统 Vitales Registrierungssystem *n*
生命法学 Wissenschaft des Lebensgesetzes *f*
生命分子 Biomolekül *n*
生命感觉 Vitalsensibilität *f*, vitale Sensibilität *f*
生命规律学 Bionomie *f*
生命过程 Lebensprozeß *m*
生命活动 Vitalaktivität *f*
生命机能 Vitalfunktionen *f pl*
生命结 Lebensknoten *m*, Nodus vitalis *m*
生命结构原型 Prototyp der Lebensstruktur *m*
生命卡 Lebenskarte *f*
生命力 Lebensfähigkeit *f*, Lebensspannung *f*
生命论 Biognosis *f*
生命期 Lebensstufe *f*, vitales Stadium *n*
生命起源 Lebensursprung *f*
生命器官 vitales Organ *n*
生命探测器 Lebensdetektor *m*
生命特征 Lebenszeichen *n pl*
生命体征数据 Vitaldaten *n pl*
生命体征稳定 stabiles Vitalzeichen *n*
生命体征正常 normales Lebenszeichen *n pl*
生命统计[学] Biostatistik *f*
生命维持舱 Lebenserhaltungskabine *f*
生命维持系统 Lebenserhaltungssystem *n*
生命现象 Lebenserscheinung *f*
生命信息疗法 Lebensinformationstherapie *f*
生命信息学 Lebensinformatik *f*
生命信息医学 Lebensinformationsmedizin *f*
生命学 Zoobiotismus *m*
生命抑郁 vitale Depression *f*
生命征 Vitalzeichen *n* (血压、脉搏、呼吸等)
生命征数据 Vitaldaten *n pl*
生命支持系统 Lebensstützsystem *n*
生命指数 Lebensindex *m*
生命质量 Lebensqualität *f*
生命质量研究 Lebensqualitätsforschung *f*
生命质量指数 Lebensqualitätsindex *m*
生命中枢 Lebenszentrum *n*
生命周期 Lebenszyklus *m*
生命周期的过渡期 Übergänge des Lebenszykluses *m pl*

生命周期转换 Übergänge des Lebenszykluses *m pl*
生命自生 Biopo(i)ese *f*
生尿的 urogen
生脓 Pyogenie *f*, Pyogenesis *f*
生脓的 pyogen
生泡试验 Blasenprobe *f*
生皮肌节 Dermomyotom *n*, Dermomyotomus *m*
生皮节 Dermatom *n*
生皮脂的 sebifer(-us, -a, - um)
生葡糖的 glucogenen
生漆皮炎 Lack-Dermatitis *f*
生漆食品卫生 Lebensmittelhygiene des Rohlacks *f*
生前出血 prämortale Blutung *f*
生前或死后浸水 prämortale oder postmortale Immersion *f*
生前或死后牙齿脱落 prämortaler oder postmortaler Zahnverlust *m*, prämortaler oder postmortaler Zahnausfall *m*
生前伤 prämortale Verletzung *f*
生前消化 prämortale Verdauung *f*
生氰的 cyanogenetic(-us, -a, -um)
生氰作用 Cyanogenesis *f*
生龋的 kariogen
生龋性 cariogenicity <engl.>
生热 Thermogenese *f*
生热的 thermogen
生热学 Wärmeerzeugungslehre *f*
生热营养素 kalorischer Nährstoff *m*
生热中枢 Erwärmungszentrum *n*
生热作用 Thermogenese *f*, Pyrogenese *f*
生肉芽剂 incarnates Mittel *n*
生乳 Laktogenese *f*
生乳的 laktogen
生乳[激]素 Prolaktin *n*, Galaktin *n*, Mammotropin *n*
生乳激素释放抑制因子 protectin release inhibitory factor(PRIF), Prolaktinfreisetzunginhibitionsfaktor *m*
生乳激素释放因子 prolactin releasing factor <engl.>(PRF), Prolaktinfreisetzungsfaktor *m*
生乳热 Galaktopyra *f*, Milchfieber *n*
生乳素抑制激素 prolactin inhibiting hormone <engl.>(PIH)
生色的 chromogen, farbstoffbildend
生色基因 chromogenes(od. farbstoffbildendes) Gen *n*
生色团 Chromophore *n pl*
生上皮 Epithelisation *f*, Epithelisierung *f*, Epithelorganisation *f*
生肾带 nephrogene Zone *f*
生肾节 Nephrotom *n*
生肾素 Nephropoietin *n*
生肾索 nephrogener Strang *m*
生肾组织 nephrogenes Gewebe *n*
生石灰 Ätzkalk *m*, gebrannter Kalk *m*, Calx viva *f*, Calcaria usta *f*
生食的 crudivorat(-us, -a, -um)
生食癖 Omophagie *f*
生视紫质的 sehpurpurbildend, purpurifer(-us, -a, -um)
生丝 Rohseide *f*
生丝素 Fibroin *n*
生死检定法 Bioskopie *f*
生死检定器 Bioskop *n*
生松素 Pinocembrin *n*
生松素醇 Pinobanksin *n*
生酸的 säurebildend
生髓[鞘]的 myelinogenetisch
生态比较研究 ökologische Vergleichsstudie *f*
生态表型 Ökophänotyp *m*
生态差异[型] Ökoline *f*
生态等级 ökologische Hierarchie *f*, ökologische Rangordnung *f*
生态毒理学 Ökotoxikologie *f*
生态毒性 Ökotoxizität *f*
生态多态现象 ökologischer Polymorphismus *m*
生态分布 ökologische Verteilung(od. Verbreitung) *f*
生态隔离 ökologische Isolation *f*, ökologische Isolierung *f*
生态公共卫生 ökologische öffentliche Hygiene *f*
生态环境 ökologische Umwelt *f*
生态基础设施 ökologische Infrastruktur, EI *f*
生态界 Ökosphäre *f*
生态金字塔 ökologische Pyramide *f*
生态流行病学 Ökoepidemiologie *f*
生态灭绝 Ökozid *n*
生态平衡 ökologisches Gleichgewicht *n*
生态气候 Ökoklima *n*
生态气候学 Ökoklimatologie *f*
生态趋势研究 ökologische Trendstudie *f*
生态失调 ökologische Störung *f*
生态瞬时评估法 kurzzeitiges Umweltassessment *n*
生态饲养所 Vivarium *n*, Tiergehege *n*
生态体系 Ökosystem *n*, ökologisches System *n*
生态同类群 ecodeme <engl.>
生态位 Nische *f*
生态系统毒物 Ökosystem-Gift *n*
生态系统服务 Ökosystemdienstleistung *f*
生态系统服务功能 Ökosystemdienstleistungsfunktion *f*
生态系统负荷力 Ökosystem-Belastbarkeit *f*
生态系统健康 Ökosystemgesundheit *f*
生态相互影响 ökologische Wechselwirkung *f*, ökologische Interaktion *f*
生态小境 ökologische Nische *f*
生态效应 ökologische Wirkung *f*
生态心理学 ökologische Psychologie *f*
生态学 Ökologie *f*
生态学比较研究 ökologische Vergleichsstudie *f*
生态学处理 ökologische Handhabung *f*
生态学的 ökologisch
生态学方法 ökologischer Ansatz *m*
生态学横断面研究 ökologische Querschnittsstudie *f*
生态学谬误 ökologischer Trugschluss *m*, ökologischer Fehlschluss *m*
生态学模式 ökologisches Modell *n*
生态学相关 ökologische Korrelation *f*
生态学效度 ökologische Validität *f*
生态学研究 ökologische Studie *f*
生态循环规律 ökozyklisches Gesetz *n*
生态遗传疾病 ecogenetische Erkrankung *f*
生态遗传学 Ökogenetik *f*, ökologische Genetik *f*
生态因子 ökologischer Faktor *m*
生态灶 Nische *f*
生态种 Ökospecies *f*
生态锥体 ökologische Pyramide *f*
生态组织 ökologische Organisation *f*
生痰 Sputum crudum *n*
生糖氨基酸 glukogene(od. glukoplastische) Aminosäuren *f pl*
生糖的 glukogen
生糖兼生酮氨基酸 glukogene und ketogene Aminosäure *f*
生糖尿激素 diabetogenes Hormon *n*
生糖因子 glykotropischer Faktor *m*, Antiinsulin-Faktor *m*
生糖原的 glykogenen
生体毒素 Biotoxin *n*
生体化学反应学 Biotrepia *f*, biotrepy <engl.>
生体[内]转化 Biotransformation *f*
生甜味基 Glukophore *m pl*
生铁 Roheisen *n*
生酮氨基酸 ketoplastische Aminosäuren *f pl*

生酮的 ketogen, ketoplastisch
生酮抗酮比值 ketogenes antiketogenes Verhältnis *n*
17- 生酮类甾醇测定 Bestimmung der 17-Ketogenenste-roide *f*
生酮饮食 ketogene Kost *f*
生酮作用 Ketogenese *f*
生痛的 dolorogen
生味基 sapophore <engl.>
生胃酮 Carbenoxolonnatrium *n*, Biogastron *n*
生物 Lebewesen *n pl*, Organismen *m pl*, Bionten *m pl*, Kreaturen *f pl*
生物、心理、社会医学模式 bio-psycho-medizinisches Modell *n*
生物安全等级 Biosicherheitsstufe *f*
生物安全防护水平 Biosicherheitsstufe *f*
生物安全柜 biologischer Sicherkeitsschrank *m*
生物安全实验室 Biosicherheitslabor *n*
生物安全水平(等级) Biosicherheitsniveau *n*
生物胺 biogene Amine *n pl*
生物胺检查 Bestimmung der biogenen Amine *f*
生物半衰(排)期 biologische Halbwert(s)zeit *f*, biologische Halbwertdauer *f*, biologische Halbwertperiode *f*
生物瓣膜 Bio-valva *f*
生物瓣支架 biologische Klappenhalterung *f*
生物胞素 Biocytin *n*
生物被膜 Biofilm, BF *m*, biologischer Film *m*
生物苄呋菊酯 Bioresmethrin *n*
生物变异 biologische Variation *f*
生物变异株 biologische Variante *f*
生物变应性异常 Allobioergie *f*
生物病原体 biologischer pathogener Keim *m*
生物病源性疾病 Bionose *f*, Bionosis *f*
生物玻璃 Bioglass *n*
生物材料 biologisches Material *n*
生物材料监测 Überwachung der biologischen Materialien *f*
生物材料检验 Analyse von biologischem Material *f*
生物材料装运 Versand der biologischen Materialien *m*
生物采油 organische Ölgewinnung *f*
生物参考区间 biologische Bezugsintervall *n*
生物舱 Bionutzlastbehälter *m*, Biokabine *f*
生物测定 Lebendversuch *m*, biologische Bestimmung (od. Erprobung) *f*, bioassay <engl.>
生物测量 Biometrie *f*
生物测试设备 biologische Instrumentation (od. Instru-mentierung) *f*
生物层 Biosphäre *f*, Ökosphäre *f*
生物差异 biologische Defferenz *f*
生物成长学 Anachronobiologie *f*, anachronistische Biologie *f*
生物处理法 biologische Behandlung *f*
生物传感器 Biosensor *m*, biologischer Sensor *m*, biologischer Messfühler *m*
生物传热 Biowärme-Transfer *m*
生物磁效应 biomagnetischer Effekt *m*
生物磁学 Biomagnetismus *m*
生物刺激效应 Biostimulationseffekt *m*
生物催化剂 Biokatalysator *m*
生物催化作用 Biokatalyse *f*
生物大分子 Biomakromolekül *n*
生物大分子代谢 Stoffwechsel des Biomakromoleküls *m*
生物大分子损伤 große biomolekulare Verletzung *f*
生物的 biotisch
生物等排基团 Bio-Isoterie-Gruppe *f*
生物等排[现象] Bioisosterismus *m*
生物等排性 Bioisosterismus *m*
生物地理化学 Biogeochemie *f*
生物地理学 Biogeographie *f*
生物地球化学说 biogeochemische Hypothese *f*
生物地球化学性地方病 biogeochemische Volkskrankheit *f*
生物地球化学性疾病 biogeochemische Krankheit *f*
生物电 Bioelektrizität *f*
生物电池 Biozelle *f*
生物电发生 Bioelektrogenese *f*
生物电放大器 bioelektrischer Verstärker *m*
生物电化学 Bioelektrochemie *f*
生物电极 Bioelektrode *f*
生物电控制 bioelektrische Kontrolle *f*
生物电流 Bioströme *m pl*
生物电位 Biopotential *n*, bioelektrisches Potentia *n*
生物电现象 bioelektrisches Phänomen *n*
生物电信号 bioelektrisches Signal *n*
生物电子学 Bioelektronik *f*
生物电阻抗 bioelektrische Impedanz *f*
生物电阻抗测量 bioelektrische Impedanzmessung *f*
生物电阻抗分析 Impedanzanalyse *f*
生物动力(态)学 Biodynamik *f*, Biodynamismus *m*
生物动力心理学 biodynamische Psychologie *f*
生物动态的 biodynamisch
生物毒素 Biotoxin *n*
生物发光 Biolumineszenz *f*
生物发光分析 Biolumineszenzanalyse *f*
生物发酵室 biologisches Fermentierungskabinett *n*, biologische Gärkammer *f*, biologischer Gärkeller *m*
生物发生律 Gesetz der Biogenese *n*, biogenetischer (Grund-) Gesetz *n*
生物发生[学] Biogenese *f*, Biogenesis *f*
生物反馈 biologische Rückkopp(e)lung *f*
生物反馈治疗 Therapie der biologischen Rückkopp(e)lung *f*, Biofeedback-Behandlung *f*
生物反馈治疗高血压 Biofeedback-Therapie von Bluthochdruck *f*
生物反馈治疗心身疾病 Biofeedback-Therapie von psychosomatischen Erkrankung *f*
生物反应蛋白质芯片质谱仪 Biosensor-Chip-Massenspektrograph *m*
生物反应修饰剂 Modifikator der biologischen Antwort *m*
生物防除 biologische (Schadlings-) Bekämpfung *f*
生物防御 Biophylaxie *f*
生物防御的 biophylaktisch
生物仿真材料 anthropomorphes Biomaterial *n*
生物放大系统 biologisches Verstärkungssystem *n*
生物放大效应 biologische Amplifikation *f*
生物肥料 Biodüngemittel *n*, biologischer Dünger *m*
生物分解的 lebenauflösend, biolytisch, biolytic (-us, -a, -um)
生物分解[作用] Biolyse *f*
生物分析[法] Bioanalyse *f*
生物分子固定化 Immobilisierung von Biomolekülen *f*
生物分子相互作用分析 biomolekulare Interaktionsanalyse *f*
生物敷料 biologisches Dressing *n*
生物腐质 Biodetritus *m*
生物负载 Biobelastung *f*
生物高分子 Biomakromolekül *n*
生物工程学 Bioingenieurwissenschaft *f*
生物功效学 Bioergonomie *f*
生物官能部分 biofunktioneller Anteil *m*
生物航天学 Bioastronautik *f*
生物耗(需)氧量 biologischer Sauerstoffbedarf *m*
生物合成 Biosynthese *f*
生物合成基因克隆 Klon der Biosynthesegene *m*
生物合成路径 biosynthetischer Weg *m*
生物化学 Biochemie *f*, biologische Chemie *f*

生物化学的 biochemisch
生物化学发光 biochemische Lumineszenz *f*
生物环境调节技术 Biotronik *f*, biotronics <engl.>
生物换能器 biologischer Umwandler *m*
生物黄酮类 Bioflavonoide *n pl*
生物活动温度临界线 kritische Grenze der biokinetischen-Temperatur *f*
生物活动温度限度 biokinetische Temperaturgrenze *f*
生物活化 Bioaktivation *f*, biologische Aktivierung *f*
生物活力 biologos <engl.>
生物活性 biologische Aktivität *f*, Bioaktivität *f*
生物活性玻璃 bioaktives Glas *n*
生物活性分子 bioaktives Molekül *n*
生物活性分子转运 bioaktiver Molekültransfer *m*
生物活性肽 bioaktives Peptid *n*
生物活性炭法 biologische Aktivkohle BCA *f*
生物活性物质 Ergone *n pl*, Ergine *n pl*, bioaktive Substanzen *f pl*
生物活性药物 wirksames Medikament *n*, biologisch-wirksames Mittel *n*
生物活性中心 bioaktives Zentrum *n*
生物机能结构学 Biostatik *f*
生物积累 Bioakkumulation *f*
生物技术药物 Biotech-Medizin *f*
生物剂量 biologische Dosis *f*
生物假阳性血清反应 falsch positive biologische serologische Reaktion *f*
生物价值 biologischer Wert *m*
生物监测 biologische Überwachung *f*
生物检材 biologisches Material *n*
生物检(测)定 Bioassay *m*
生物碱 Alkaloid *n*
生物碱的 alkaloidisch
生物碱电离常数 Ionisationskonstante des Alkaloids *f*
生物碱剂量规定 Alkalo(id)dosimetrie *f*
生物碱类 Alkaloide *n pl*
生物碱试剂 Alkaloidreagenzien *n pl*
生物碱预试验 Vorprüfung von Alkaloiden *f*
生物降解聚合物 bioabbaubares Polymer *n*
生物降解型输尿管导管 bioabbaubarer Ureterkatheter *m*
生物降解作用 Biodegradation *f*
生物胶体 Biokolloid *n*
生物节律 Biorhythmus *m*, Biorhythmik *f*, biologischer Rhythmus *m*
生物节律失调 Biorhythmusstörung *f*
生物界 Lebewelt *f*
生物进化 biologische Evolution *f*
生物进化演替 biogene Sukzession *f*
生物精神病学 Biopsychiatrie *f*, biologische Psychiatrie *f*
生物净化 biologische Reinigung *f*
生物静力学 Biostatik r
生物科学 Biowissenschaften *f pl*
生物可降解 bioabbaubar
生物可降解制剂 bioabbaubarer Agent *m*
生物可利用度 Bioverfügbarkeit *f*
生物可吸收与蚀解材料 bioresorbierbares und bioerodierbares Material *n*
生物控制论 Biokybernetik *f*
生物控制系统 System der biologischen Bekämpfung *n*, biokybernetisches System *n*
生物类似药物治疗 biosimilare Arzneimitteltherapie *f*
生物力学 Biomechanik *f*
生物力学作用 biomechanische Wirkung *f*
生物立体照相测量术 Bio-Stereophotogrammetrie *f*
生物利用度 biologische Verfügbarkeit *f*
生物量热法 Biokalorimetrie *f*, biologische Kalorimetrie *f*
生物流变学 Biorheologie *f*, biologische Rheologie *f*
生物论 Biognose *f*, Biognosis *f*
生物滤池 Biofilter *m*
生物敏感 Biosensorik *f*
生物敏感膜 biosensitive Membran *f*
生物模拟 Biosimulation *f*
生物膜 Biomembran *f*
生物内生的 endobiotisch
生物能量分析 bioenergetische Analyse *f*
生物能[量]学 Bioenergetik *f*
生物农药 biotische Pestizide *n pl*
生物浓集 biologische Akkumulation *f*
生物浓缩 biologische Konzentration *f*
生物屏障 biologische Barriere *f*
生物曝气法 Bioaeration *f*
生物起源 Biogenese *f*, Biogenesis *f*
生物起源说 Biogenese *f*
生物气候学 Bioklimatologie *f*, Bioklimatik *f*, Phänologie *f*
生物气体 Biogas *n*
生物气象学 Biometeorologie *f*
生物前的 präbiotisch
生物潜伏期 biologische Latenzperiode *f*, biologische Inkubationszeit *f*
生物取样 biologische Probeentnahme *f*
生物圈 Biosphäre *f*, Okosphäre *f*
生物圈污染 Biosphäre-Kontamination *f*, Biosphäre-Verschmutzung *f*
生物全息[照相]术 Bioholographie *f*
生物群 Biota *f*
生物群落 Biozönose *f*, Bioc(o)enosis *f*
生物群落学 Biozönotik *f*, Biozönologie *f*
生物群生态学 Synökologie *f*
生物燃料 Biotreibstoff *m*
生物燃料电池 Biobrennstoffzelle *f*
生物染色剂 Biofarbstoff *m*
生物热力学 Biothermodynamik *f*
生物色素 Biochroma *n*, biochrome <engl.>
生物杀伤剂 Biozid *n*
生物熵 Bioentropie *f*
生物渗透 Biosmose *f*, Bio(o)smosis *f*
生物渗透的 biosmotisch, bio(o)smotic(-us, -a, -um)
生物生态学 Bioökologie *f*
生物声学 Bioakustik *f*
生物失活 biologische Inaktivierung *f*
生物试剂 biologisches Reagenz *n*
生物试验 biologischer Test *m*
生物属型 Biotyp(us) *m*
生物属型学 Biotypologie *f*
生物数学 Biomathematik *f*
生物衰变 biologischer Zerfall *m*
生物双名法 binominale Nomenklatur *f*
生物水力学的 biohydraulisch
生物死亡 biologischer Tod *m*
生物素 Biotin *n*, Faktor H *m*, Vitamin H *n*
生物素标记的核酸探针 Biotin-markierte Nukleinsäuresonde *f*
生物素(酰)化 Biotinylierung *f*
生物素化物酶缺乏 Biotinidasemangel *m*
生物素-亲合素-过氧化物酶复合物 Avidin-Biotin-Peroxidase-Komplex *m*
生物素-亲和素系统 Biotin-Avidin-System *n*
生物素酰核苷酸 biotinyliertes Nukleotid *n*
生物素依赖性羧化酶缺乏症 biotinabhängiger Carboxylase-

mangel *m*
生物碎屑 Biodetritus *m*
生物索赖氨酸 Biocytin *n*
生物索载体蛋白 Biotin-Trägerprotein *n*, Biotin-Schlepperprotein *n*
生物调节器 Bioregulator *m*
生物统计学 Biostatistik *f*, Biometrie *f*, Biometrik *f*
生物统计学和生物信息学 Biostatistik/Bioinformatik *f/f*
生物统计学家 Biostatistiker *m*
生物统计遗传学 biometrische Genetik *f*
生物图像引导的放疗 biologische bildgeführte Strahlentherapie *f*
生物拓扑学 Biotopologie *f*
生物外生 epibiotisch
生物危害 Biogefährdung *f*
生物危险 Biorisiko *n*
生物微针 Bio-Mikronadel *m*
生物卫星 Biosatellit *m*
生物污染 Biokontamination *f*
生物无机化学 bioanorganische Chemie *f*
生物武器 biologische Waffen *f pl*
生物物理化学 biophysikalische Chemie *f*
生物物理学 Biophysik *f*
生物系统 Biosystem *n*, Biosystema *n*
生物系统建模 Ökosystemmodellierung *f*
生物显微镜 Biomikroskop *n*
生物显微镜 / 检查 Biomikroskopie-Prüfung *f*
生物相 biologische Phase *f*
生物相互作用 biologische Interaktion *f*
生物效价 biologischer Titer (od. Wert) *m*
生物效应 biologische Wirkung *f*, biologischer Effekt *m*
生物心理社会医学模式 bio-psycho-sozial-medizinisches Modell *n*
生物芯片 Biochip *m*
生物芯片技术 Biochiptechnik *f*
生物信号处理应用会议 Sitzung für die Anwendungsgebiet der Biosignalverarbeitung *f*
生物信息论 biologische Informationstheorie *f*
生物信息数据库 Bioinformationsdatenbank *f*
生物信息学 Bioinformatik *f*
生物型 Biotyp (us) *m*
El Tor 生物型 El Tor-Biotyp *m*
生物型人工肝 Bioartifizielle Leber *f*
生物性病因 biopathogene Krankheitsursache *f*
生物性传播 biologische Übertragung *f*
生物性毒物 Biotoxine *n pl*
生物[性]发光 Biolumineszenz *f*
生物性关系 biologische Beziehung *f*
生物性积累 Bioakkumulation *f*, biologische Akkumulation *f*
生物性叫喊心理疗法 Bio-Schrei-Psychotherapie *f*
生物性抗原 biologisches Antigen *n*
生物性媒介 biologischer Vektor *m*
生物性清创 biologische Wundausschneidung *f*
生物性热适应 biologische Wärmeadaption *f*
生物性损伤 biologische Verletzung *f*
生物性污染 biologische Kontamination (od. Verschmutzung) *f*
生物需氧量 biologischer Sauerstoffbedarf *m*
生物选择性电极 Bio-selektive Elektrode *f*
生物学 Biologie *f*
生物学半衰期 biologische Halbwertdauer (od. Halbwertzeit) *f*
生物学变异 biologische Variation *f*
生物学标志 Biomarker *m*
生物[学标准]鉴定 Bioassay *m*
生物学成熟的倾斜 Neigung der biologischen Reife *f*
生物学处理站 biologische Behandlungsstation *f*
生物[学]的 biologisch
生物学反映修饰物 Modifikator der biologischen Antwort *m* (加强自体抗癌力等)
生物[学]富集 biologische Konzentration *f*
生物学关系缓和 biologische Detente *f*
生物学行为 biologisches Verhalten *n*
生物学假阳性 biologische falsche Positivität *f* (BFP), biologically false positivity (BFP) <engl.>
生物[学]假阳性反应 biologische falsche positive Reaktion (BFPR), biological false positive reaction (BFPR) <engl.>
生物学控制 biologische Bekämpfung (od. Kontrolle) *f*
生物学宽度 biologische Breite *f*
生物学扩大系统 biologisches Vergrößerungssystem *n*
生物学模式 biologisches Modell *n*
生物学耐受量 biologische Toleranz *f*
生物学评价 biologische Bewertung
生物学屏障 biologisches Containment *n*
生物学死亡 allgemeiner (od. biologischer od endgültiger) Tod *m*
生物学死亡期 Stadium des biologischen Todes *n*
生物学性质 biologische Eigenschaft *f*
生物学循环 Biozyklus *m*, biologischer Kreislauf (od. Zyklus) *m*
生物学诊断 biologische Diagnose *f*
生物学指标 biologischer Indikator *m*
生物学肿瘤溶解综合征 biologische Tumorlysesyndrom *n*
生物学转化 Biotransformation *f*
生物血管 biologisches Blutgefäß *n*
生物氧化池 biologischer Oxidationsteich *m*
生物氧化[作用] biologische Oxidation *f*
生物样品预处理 Vorbehandlung der biologischen Proben *pl*
生物样品正常值 Normalwerte der biologischen Proben *m pl*
生物遥测扫描 Biotelescanning *n*
生物遥测[术] Biotelemetrie *f*
生物药 biopharmazeutisch
生物药剂学 Biopharmazie *f*, Biopharmazeutik *f*
生物医学 Biomedizin *f*
生物医学测量法 biophysiologische Messung *f*
生物医学传导通路 Weg in der Biomedizin *m*
生物医学动物模型 biomedizinisches Tiermodell *n*
生物医学工程 biomedizinisches Ingenieurwesen *n*
生物医学工程学 biomedizinische Ingenieurkunst *f*
生物医学光学 biomedizinische Optik *f*
生物医学换能器 biomedizinischer Umwandler *m*
生物医学伦理学联机数据库 Online-Bioethik *f*
生物医学模式 biomedizinische Modell *n*
生物医学用膜 biomedizinische Membran *f*
生物因素所致职业病 biologische Arbeitsstoffe-induzierte Berufskrankheit *f*
生物因子 biologischer Agent *m*, biologischer Faktor *m*
生物荧光 Biolumineszenz *n*
生物应答调变剂 biologische Response-Modifier *m*
生物有效剂量 biologische wirksame Dosis *f*
生物有效率 Bio-Verfügbarkeitsgrad *m*, biologischer Verfügbarkeitsgrad *m*
生物有效性 Bio-Verfügbarkeit *f*, biologische Verfügbarkeit *f*
生物宇航探索 biologische Raumprobe *f*
生物宇[宙]航[行]学 Bio-Kosmonautik *f*, biologische Kosmonautik *f*
生物宇宙探测器 biologische (Welt-) Raumsonde *f*
生物阈限值 biologischer Schwellenwert (od. Grenzwert) *m*
生物元素 Bioelemente *n pl*
生物原病 Bionose *f*, Bionosis *f*
生物源蠕虫 Biohelminthen *f pl*
生物源蠕虫病 Biohelminthiasis *f*

生物源异戊二烯法则 biogene Isoprenregel *f*
生物战 biologischer Kampf *m*, biologische Kriegsführung *f*
生物指示物 Bioindikator *m*, biologischer Indikator *m*
生物指数 biologischer Index *m*
生物制品(剂) biologisches Produkt *n*
生物制品疗法 Biotherapie *f*, biologische Therapie *f*
生物制品研究所 Institut für biologisches Produkt *n*
生物治疗 Biotherapie *f*
生物致癌因素 biologisches Karzinogen *n*
生物致死线 nekrobiotischer Strahl *m*
生物中心疗法 biozentrische Therapie *f*
生物钟 biologische (od. physiologische) Uhr r
生物钟驱动的行为 Uhrantriebsverhalten *n*
生物转化 Biotransformation *f*
生物转化论 Biotransformationismus *m*
生物转盘法 biodise method <engl.>
生物转移 biologischer Transport *m*
生物自生 Archebiose *f*, Archegenesis *f*, Abiogenese *f*, Abiogenesis *f*
生物自卫[本能] Biophilia *f*
生物阻抗心排出量监测 Bioimpedanz-HZV-Monitoring *f*
生物组织特性的测定 Ultraschall-Gewebe-Charakterisierung *f*
生物作用 biologische Aktion (od. Wirkung) *f*
生细胞的 zellenbildend
生细刺的 spinulogen
生涎的 sialogen
生心板 Herzplatte *f*, Myoepikardmantel *m*
生心区 kardiogener Bereich *m*
生心中胚层 kardiogenes Mesoderm *n*
生血 Hämatogenese *f*, Haem(at)osis *f*
生血的 häm(at)opoetisch, häm(at)oplastisch
生血红蛋白的 hämoglobinogen
生血器官 hämatogene Orgel, hämatopoetische Orgel *f*
生血腺 Glandulae haematopoeticae *f pl*
生血性卟啉症 erythropoetische Porphyrie *f*
生血性原卟啉症 erythropoetische Protoporphyrie *f*
生血质 hematogen <engl.>
生血组织 hämatopoetisches Gewebe *n*
生血组织增殖 Hämoblastose *f*, Haemoblastosis *f*, Hämolymphadenose *f*
生牙的 odontogen
生牙列缺失 Adontie *f*, Zahnlosigkeit *f*
生牙质纤维 dentinogene Fasern *f pl*, Korff* Fasern *f pl*
生芽 Germination *f*, Keimung *f*
生芽的 keimend
生盐基的 basenerzeugend
生药 Drogen *f pl*, Arzneimittelrohstoffe *m pl*, Rohdroge *f*
生药拉丁名 lateinischer Name der Droge *m*
生药学 Pharmakognosie *f*
生药学的 pharmakognostisch
生药学家 Pharmakognost *m*
生油的 ölbildend
生与死的 thanatobiologisch
生育 Fortpflanzung *f*
生育胺 Tokopherylamine *n pl*
生育保险 Mutterschaftsversicherung *f*
生育表 Fertilitätstafel *f*, Fruchtbarkeitstafel *f*
生育成活率 Fortpflanzungserfolg, Reproduktionserfolg *m*
β-生育酚 Beta-Tocopherol *n*
γ-生育酚 Gamma-Tokopherol *n*
α生育酚 α-Tocopherol *n*
生育酚(醇) Tokopherol *n*, Tocopherol(um) *n*
生育酚[基] Tocopheryl *n*
α-生育酚当量 α-Tocopheroläquivalent, α-TE *f*
α-生育[酚基]醌 Tokopherylchinon *n*, (α)-Tokopherylqumon *n*
α-生育酚缺乏 α-Tokopherolmangel *m*
生育观 Geburtsanschauung *f*
生育健康 reproduktive Gesundheit *f*
生育津贴 Mutterschaftsgeld *n*
生育控制 Geburtenkontrolle *f*, Geburtenregelung *f*
生育力 Fruchtbarkeit *f*, Fertilität *f*, Eugenesie *f*
生育率 Fruchtbarkeitsziffer *f*, Fertilitätsziffer *f*
生育能力低下 Subfertilität *f*
生育年龄 Gebäralter *n*
生育期 Fruchtbarkeitsperiode *f*, child-bearing period <engl.>
生育期保健 reproduktive medizinische Versorgung *f*, reproduktive Gesundheitspflege *f*
生育史 Gebärgeschichte *f*, child-beanng history <engl.>
生育酸 Tokopheronsäure *f*
生育统计 Fertilitätsstatistik *f*
生育维生素 Fruchtbarkeitsvitamin *n*
生育性无睾症 fertiler Eunuch *m*
生育医疗服务 reproduktive Gesundheitspflegedienstleistung *f*
生育意愿 Zahl der Kinderwünschten *f*
生育因子 Fertilitätsfaktor *m* (F-Faktor)
生育预测 Fruchtbarkeitsprojektion *f*, Fertilitätsprojektion *f*
生育指数 Fertilitätsindex *m*, Fruchtbarkeitsindex *m*
生育咨询 Fertilitätsberatung *f*
生原说 Biogenese *f*, Biogenesis *f*
生原体 Biogen *n*, Biogenmolekül *n*, Biogensubstanz *f*, Biophor *m*
生粘液的 blennogen, schleimbildend
生长 Wachstum *n*, Wuchs *m*, Vegetation *f*
生长板 Vegetationsplatte *f*, Wachstumsplatte *f*, Wachstumsmantel *m*
生长不良的 schlechtwachsend
生长迟缓 Wachstumsretardierung *f*
生长刺激物 Wachstumsreizstoff *m*, growth stimulatingsubstance <engl.>
生长促进素 Auxogen *n*
生长促乳[激]素 Somatomammotropin *n*
生长的 wachsend
生长点 Wachstumspunkt *m*
生长度减退 Wachstumsabnahme *f*
生长发育 Wachstum und Entwicklung *n* und *f*
生长发育迟缓 Wachstumsretardation *f*
生长发育高峰期 Wachstumspeak *m*
生长发育畸形 Entwicklungsanomalie *f*
生长发育加速度 Beschleunigung (od. Akzeleration) bei Wachstum und Entwicklung *f*
生长发育监测 Wachstumsmonitoring *f*
生长发育评价 Auswertung (od. Bewertung) von Wachstum und Entwicklung *f*
生长发育调查 Wachstums-und Entwicklungsuntersuchung *f*
生长发育统计 Statistik der Wachstum und Entwicklung *f*
生长发育长期趋势 säkularer Wachstumstrend *m*
生长发育正常值 Normalwert des Wachstums *m*
生长方式 Wachstumsmuster *n*
生长分化因子 Wachstumsdifferenzierungsfaktor *m*
生长分数 Wachstumsfraktion *f*
生长负调节 negavtive Wachstumsregulation *f*, negavtive Regulation des Wachstums *f*
生长改变 Wachstumsänderung *f*
生长高峰 Wachstumsspeak *m*, Wachstumsspitze *f*
生长关键期 kritische Wachstumsperiode *f*, kritische Periode des Wachstums *f*
生长关连蛋白 Wachstumassoziierte Proteinen *pl*
生长轨迹 Wachstumskanalisation *f*
生长过度 Überwachsen *n*
生长缓慢性骨髓瘤 indolentes Myelom *n*
生长激素 Wachstumshormon *n*, Somatotropin *n*, somatotropes

Hormon *n*
生长激素不敏感综合征 Wachstumshormon-Unempfindlichkeit (Resistenz)-Syndrom *n*
生长激素促分泌物受体 Wachstumshormon-Sekretagogum-Rezeptor *m*
生长激素单独缺乏综合征 Syndrom des isolierten Wachstumshormonmangels *n*
生长激素分泌激发试验 Provokationstest der Wachstumshormonsekretion *m*
生长激素抗体 Wachstumshormonantikörper *m*
生长激素类 Wachstumshormone, *pl*
生长激素瘤 Somatotropinom *n*
生长激素缺乏性侏儒症 Wachstumshormonmangel-Kleinwuchs *m*, Wachstumshormonmangel-Zwergwuchs *m*
生长激素释放激素 Somatotropin-releasing-Faktor *m* (SRF)
生长激素释放激素试验 Wachstumshormonfreisetzung-Hormon-Test *m*
生长[激]素释放抑制激素 Somatostatin *n*, Wachstumshormonfreisetzunghemmendes Hormon *n*
生长激素释放抑制因子 Somatostatin *n*, somatotropin releasing inhibiting factor <engl.> (SRIF)
生长激素受体 Wachstumshormon-Sekretagogum-Rezeptor *m*, Wachstumshormon-Releasing-Hormon-Rezeptor *m*
生长激素细胞 somatotrophe Zelle *f*
生长激素细胞腺瘤 Somatotropin-Adenom *n*
生长激素依赖性胰岛素样生长因子 wachstumshormonabhängiger insulinähnlicher Wachstumsfaktor *m*
生长激素抑制激素 Wachstumshormon-inhibierende Hormone *f*
生长激素重组体 Rekombinante des menschlichen Wachstumshormons *f*
生长激素轴 Wachstumshormonachse *f*
生长加速度 Wachstumsbeschleunigung *f*
生长介素 Somatomedin *n*
生长快速 Tachyauxesis *f*
生长联合蛋白 Wachstumsassoziiertes Protein *n*
生长卵泡 wachsender Follikel *m*
生长率 Wachstumsgeschwindigkeit *f*, Wachstumsrate *f*
生长模式 Wachstumsmodell *n*
生长培养基 Wachstumskultur *f*
生长偏离 Wachstumsabweichung *f*
生长期 Wachstumsperiode *f*, Wachstumsphase *f*
生长期疼痛 Wachstumsschmerz *m*
生长潜力 Wachstumspotenzial *n*
生长区 Wachstumszone *f*
生长曲线 Wachstumskurve *f*
生长商数 Wachstumsquotient *m*
生长素分泌激发试验 Provokationstest der Wachstumshormon-Sekretion *m*
生长速度 Wachstumsgeschwindigkeit *f*
生长特性选择 Wachstumsmerkmalsselektion *f*
生长疼痛 wachsende Schmerzen *pl*
生长调节剂 Wachstumsregulator *m*
生长调节素 Somatomedin *n*
生长调节血清三肽 Wachstumsmodulierendes Serumtripeptid *n*
生长停滞 Wachstumsrückstand *m*, Wachstumsstockung *f*
生长痛 Wachstumsschmerz *n*
生长突进 Wachstumsschub *m*
生长旺盛的 eugonisch, wuchernd
生长温度 Wachstumstemperatur *f*
生长温度范围 Wachstumstemperaturbereich *m*, Wachstumstemperaturamplitude *f*
生长紊乱线 Wachstumsstörung-Linie *f*
生长物质 Wuchsstoffe *m pl*, Wachstumssubstanzen *f pl*
生长细胞 Auxozyt *m*, Gonotokont *m*
生长线 Wachstumsstreifen *m pl*, Wachstumslinien *f pl*, Intermediärstreifen *m pl*
生长相关癌基因 Wachstum-verwandtes Onkogen *n*
生长相关蛋白 43 Wachstumassoziiertes Protein-43 *n*
生长相关基因 Wachstum-verwandtes Gen *n*
生长形 Wachstumsform *f*
生长型 Wachstumsmuster *n*
生长学 Auxologie *f*
生长延迟 Wachstumsverzögerung *f*
生长液 Wachstumsmedium *n*, wachstumförderndes Medium *n*
生长抑素 Somatostatin *n*, Wachstumshormonfreisetzunghemmendes Hormon *n*
生长抑素瘤 Somatostatinom *n*
生长抑素受体显像 Somatostatin-Rezeptor-Szintigraphie *f*
生长抑素细胞 Somatostatinzellen *f pl*
生长抑制 Wachstumshemmung *f*
生长抑制基因 Wachstumssuppressorgen *n*
生长抑制剂 Wachstumsinhibitor *m*, Wachstumshemmer *m*
生长抑制试验 Wachstumshemmung-Test *m*
生长抑[制]素瘤 Somatostatinom *n*
生长抑制因子 Wachstumshemmungsfaktor *m*
生长因子 Wachstumsfaktoren *m pl*, Somatomedine *n pl*
生长因子受体 Wachstumsfaktorrezeptor *m*
生长因子受体结合蛋白 2 Wachstumsfaktorrezeptor-gebundenes Protein 2 *n* (GRB2)
生长与胚胎发育 Wachstum und Embryonalentwicklung
生长障碍 Hypotrophie *f*
生长锥 Wachstumskegel *m*
生长阻遏剂 Wachstumssuppressor *m*
生长阻滞剂 Wachstumshemmer *m*
生汁的 saftzeugend, succid (-us, -a, -um)
生枝的 ramigen
生脂[肪]的 lipogen, adipogenös
生脂质的 lipogen, adipogenös
生殖 Fortpflanzung *f*, Zeugung *f*, Reproduktion *f*, Genese *f*, Genesis *f*
生殖板 Genitalplatte *f*, Genitalstrang *m*
生殖保健 reproduktive Gesundheitpflege *f*
生殖不能 Agenesie *f*, Agenesia *f*, Agenesis *f*, Zeugungsunfähigkeit *f*, Impotentia generandi *f*
生殖(发)层 Keimschicht *f*
生殖成熟周期 gonotrophischer Zyklus *m*
生殖道横纹肌瘤 genitales Rhabdomyom *n*
生殖道畸形 Genitaltraktmissbildung *f*
生殖的 reproduktiv, genital (-is, -is, -e)
生殖窦 Sinus genitalis *m*
生殖毒理学 Reproduktionstoxikologie *f*
生殖毒物 reproduktives Gift *n*
生殖毒性 Reproduktionstoxizität *f*
生殖毒性试验 reproduktiver Toxizitätstest *m*
生殖方式 Fortpflanzungsweise *f*, reproduktiver Modus *m*
生殖隔离 reproduktive Isolation (od. Isolierung) *f*
生殖工程 Fortpflanzungstechnologie *f*
生殖工程学 Reproduktionsengineering *n*
生殖功能病 Genetopathie *f*, Genetopathia *f*
生殖沟 Sulcus genitalis *m*
生殖股的 genitofemoral (-is, -is, -e)
生殖股神经 Nervus genitofemoralis *m*
生殖管 Geschlechtsgang *m*, Gonadukt *m*, Gonodukt *m*, Genitalkanal *m*
生殖[腺]嵴 Genitalleiste *f*, Keimleiste *f*
生殖行为 Fortpflanzungsverhalten, Reproduktionsverhalten *n*
生殖核 generativer Kern *m*
生殖活动 Genitalaktivität *f*

生殖嵴 Genitalleiste *f*
生殖甲片 Genitalsclerit *n*
生殖健康 Reproduktionsgesundheit *f*
生殖健康促进 reproduktive Gesundheit Förderung *f*
生殖健康教育 reproduktive Gesundheitserziehung *f*
生殖健康教育与促进 reproduktive Gesundheitserziehung und-förderung *f*,*f*
生殖阶段 genitale Phase *f*, Genitalstadium *n*
生殖节 Gonotom *n*
生殖结节 Genitalhäcker *m*, Tuberculum genitale *n*
生殖菌丝 generative Hyphe *f*, generativer Pilzfaden *m*, generative Pilzhyphe *f*
生殖菌丝体 reproduktives Myzel *n*
生殖孔 Genitalöffnung *f*, Genitalporus *m*, Gonoporus *m*, Genitalpore *f*
生殖控制 Reproduktionskontrolle *f*
生殖理论 Reproduktionstheorie *f*
生殖力 Fortpflanzungsfähigkeit *f*, Reproduktionsfähigkeit *f*
生殖力障碍 Dysgenesie *f*, Dysgenesis *f*
生殖隆起 Genitalschwellung *f*, Torus genitalis *m*
生殖率 Reproduktionsrate *f*, Fortpflanzungsrate *f*
生殖泌尿器的症状 urogenitales Symptom *n*
生殖泌尿系统 Urogenitalsystem *n*
生殖免疫学 reproduktive Immunologie *f*
生殖母细胞 Gonozyt *m*
生殖母细胞瘤 Gonozytom *n*, Gonocytoma *n*
生殖能力 Fortpflanzungsfähigkeit *f*, Reproduktionsfähigkeit *f*, Reproduktionskapazität *f*
生殖尿道瘘 Urogenitalfistel *f*, Fistula urogenitalis *f*
生殖盘 gonotyl <engl.>
生殖器 Genitalapparat *m*, Begattungsorgan *n*, Geschlechtsapparat *m*, Apparatus genitalis *m*
生殖器成形术 Genitoplastik *f*
生殖器的 genital, genital (-is, -is, -e)
生殖器发育不全 Hypogenitalismus *m*
生殖器发育过度 Hypergenitalismus *m*
生殖器发育障碍 Dysgenitalismus *m*
生殖器反射 Genitalreflex *m*
生殖器反应丧失 Versagen der genitalen Reaktion *n*, Ausfall der genitalen Reaktion *m*
生殖器肥大 Aedoeoauxe *f*
生殖器肛门的 genitoanal
生殖器肛门区疣状癌 verruköses Karzinom des Genitoanalbereiches *n*
生殖器功能障碍 Dysgonismus *m*, Dysgonesia *f*
生殖器[官]期 genitale Phase *f*
生殖器回缩综合征 Genitalretraktionssyndrom *n*
生殖器畸形 Genitalmißbildung *f*
生殖器假象皮病 Pseudoelephantiasis des Geschlechtsapparats *f*
生殖器检查 Aedoeoskopie *f*, Untersuchung der Genitalien *f*
生殖器阶段 phallische Phase *f*
生殖器结核 Genitaltuberkulose *f*
生殖器解剖学 Aedoeotomie *f*
生殖器巨大畸形 Makrogenitosomie *f*
生殖器溃疡 Genitalulkus *n*
生殖器溃疡综合征 Genitalulkus-Syndrom *n*
生殖器念珠菌病 genitale Candidiasis *f*
生殖器疱疹 Herpes genitalis *m*
生殖器疱疹感染 Genital-Herpes-Infektion *f*
生殖器平滑肌瘤 Genitalleiomyom *n*
生殖器期 False genitale Phase *f*
生殖器神经小体 Genitalnervenkörperchen *n pl*, Corpuscula nervosa genitalia *n pl*
生殖器施虐欲 Genitalsadismus *m*
生殖器痛 Aedoeodynie *f*
生殖器脱垂 Aedoeoptose *f*, Genitalprolaps *m*
生殖器外的 extragenital
生殖器外淋菌性臁疮 extragenitales gonokokkales Ekthym *n*
生殖器外面的 progenital, progental (-is, -is, -e)
生殖器外下疳 extragenitaler Schanker *m*
生殖器萎缩 Aedoeoatrophia *f*
生殖器性爱 genitale Liebe *f*
生殖器性别 genitales Geschlecht *n*
生殖器学 Aedoeologie *f*
生殖器炎[症] Aedoeitis *f*
生殖器异常 Anomalie der Genitalien *f*
生殖器疣 Genitalwarze *f*, Feigwarze *f*
生殖器粘膜皮炎 Aedoeomycodermatitis *f*
生殖器支原体 Mycoplasma genitalium *n*
生殖器肿瘤 Genitaltumor *m*
生殖器侏儒 genitaler Kleinwuchs *m*
生殖腔 Genitalhöhle *f*, Genitalkammer *f*, Atrium genitale *n*
生殖权利 reproduktives Recht *n*
生殖染色质 Geschlechtschromatin *n*
生殖乳头 Geschlechtspapille *f*
生殖上皮 Keimdrüsenepithel *n*, Geschlechtsepithel *n*
生殖肾节 Gononephrotom *n*
生殖生理 reproduktive Physiologie *f*, Physiologie der Zeugung *f*
生殖适合度 reproduktive Fitness *f*
生殖丝 Genitalfilament *n*
生殖索 Genitalstrang *m*, Funiculus genitalis *m*, Valentin*-Pflüger* Strang *m*
生殖图 Genkarte *f*
生殖危害 Fortpflanzungsgefährdung *f*
生殖无能 Zeugungsunfähigkeit *f*, Agenesie *f*, Agenesis *f*, Agenesia *f*
生殖吸盘 Genitalsaugnapf *m*
生殖系基因治疗 Keimzellentherapie *f*
生殖系结核 Tuberkulose des Genitalsystems *f*
生殖系嵌合体 Keimbahnmosaik *f*
生殖系统 Genitalsystem *n*, Geschlechtsorgan *n*, Geschlechtsapparat *m*, Systema genitale *n*
生殖系统毒理学 Toxikologie des Genitalsystems *f*
生殖细胞 Fortpflanzungszelle *f*, Generationszelle *f*, Keimzelle *f*, Geschlechtszelle *f*
生殖细胞不发育症 Germinalzellaplasie *f*, Aplasie derKeimzelle *f*
生殖细胞基因治疗 Gentherapie der Keimzelle *f*
生殖细胞嵴 Keimzellenteiste *f*, Leiste der Keimzellen *f*
生殖细胞决定体 Oosom *n*
生殖细胞连迹 Keimbahn *f*
生殖细胞瘤 Goniom (a) *n*, Germinom *n*
生殖细胞瘤的 germinombezüglich, germinombetreffend
生殖细胞索 Geschlechtsstrang *m*, Sexualstrang *m*
生殖细胞突变 Genitalzellmutation *f*
生殖细胞系列基因 gonodozelluläres seriales Gen *n*
生殖细胞系学说 Keimbahntheorie *f*
生殖细胞样癌细胞 keimzellenähnliche Krebszelle *f*
生殖细胞肿瘤 Keimzelltumor *m*
生殖细胞周期 Keimzellenzyklus *m*
生殖腺 Keimdrüse *f*, Genitaldrüse *f*, Gonade *f*
生殖腺的 gonadal (-is, -is, -e)
生殖腺发生 Gonadogenese *f*
生殖腺嵴 Genitalleiste *f*
生殖腺(器官)发育不良 Hypogenitalismus *m*
生殖腺索 Gonadenkordel *f*
生殖腺性别 Gonadengeschlecht *n*
生殖型菌丝体 reproduktives Myzel *n*

生殖学 Genesiologie *f*
生殖翼 Genitalflügel *m*
生殖营养周期 genitaler Zyklus *m*
生殖障碍 Dysgenesie *f*
生殖褶 Genitalfalte *f*
生殖支 genitaler Zweig *m*
生殖支原体 Mycoplasma genitalium *f*
生殖肢 Gonopode *f*
生殖职业流行病学 reproduktive arbeitsmedizinische Epidemiologie *f*
生殖制止[法] Genesistasis *f*
生殖质 Keimplasma *n*, Idioplasma *n*
生殖周期 Genitalzyklus *m*
生殖锥 Fertilisationskegel *m*
生殖腙发育不全 Hypogenitalismus *m*, Gonadendysgenesie *f*
生紫色的 purpurifer(-us, -a, -um)
生自 conigenous <engl>
声 Schall *m*, Ton *m*, Klang *m*
声摆 Klangpendel *n*
声板 Resonanzboden *m*
声半价层 Halbwertschicht des Klangs *f*
声襞 Stimm(band)falte *f*, Ferrein* Band(od. Ligament) *n*
声表面波 Oberflächenakustikwelle *f*
声病 Stimmbeschwerde *f*
声波 Schallwelle *f*
声波定位器 Schallortungsgerät *n*
声波粉碎机 Schalldisintegrator *m*, sonischer Disintegrator *m*
声波生物传感器 又称音码器 akustischer Biosensor *m*
声波长 Schallwellenlänge *f*
声波照相法 Phonophotographie *f*
声场 Klangfeld *n*, Schallfeld *n*
声场测试 Schallfeld-Test *m*
声传导 Schallübertragung *f*
声创伤 Schalltrauma *n*, akustisches Trauma *n*
声创伤性聋 Knalltrauma-Taubheit *f*, Knalltrauma-Gehörlosigkeit *f*
声带 Stimmband *n*, Chorda vocalis *f* plica vocalis *f*
声带动象 Bewegungsbild der Stimmlippen *n*, Hochfrequenzkinematographie des Kehlkopfs *f*
声带肥厚 Hypertrophie des Stimmbands *f*
声带沟 Sulcus vocalis *n*, Sulcus glottidis *n*, Stimmlippenfurche *f*
声带固定[术] Chordopexie *f*
声带活组织检查 Biopsie des Stimmbands *f*
声带肌 Stimmbandmuskel *m*, Musculus vocalis *m*
声带肌炎 Myochorditis *f*
声带角化过度[症] Hyperkeratose des Stimmbands *f*
声带矫正 Stimmbandkorrektion *f*
声带接触性溃疡 kontaktieres Ulcus des Stimmbands *n*
声带接触性肉芽肿 Kontaktgranulom des Stimmbands *n*
声带结节 Stimmbandknötchen *n*, Nodulus vocalis *m*
声带麻痹 Stimmbandlähmung *f*, Paralyse des Stimmbands *f*
声带囊肿 Stimmbandzyste *f*
声带内注射 Injektion im Stimmband *f*
声带内注射法 intracordale Injektion *f*
声带切除术 Chordektomie *f*
声带伸长术 Stimmbandverlängerung *f*
声带损伤 Stimmbandsverletzung *f*
声带缩短术 Stimmbandverkürzung *f*
声带瘫痪矫正术 Korrektion der Stimmbandlähmung *f*
声带突 Stimmbandfortsatz *m*, Mucro baseos(cartilaginisarytaenoideae) *m*, Processus vocalis *m*
声带外移固定术 seitliche Kordopexie *f*
声带外展麻痹 Abduktionslähmung des Stimmbands *f*
声带息肉 Polyp des Stimmbands *m*
声带息肉钳 Zange für Polyp des Stimmbands *pl*
声带小结 Stimmbandknötchen *n*, Nodulus vocalis *m*
声带小结形成 Knötchenbildung des Stimmbands *n*, Stimmbandknötchenbildung *f*
声带炎 Stimmbandentzündung *f*, Chorditis vocalis *f*
声带粘膜白斑病 Leukoplakie des Stimmbands *f*
声带粘膜下填充术 submuköse Implantation der Stimmlippen *f*
声带粘液息肉 Schleimpolyp des Stimmbandes *m*
声导纳 Feldadmittanz *f*, Schalladmittanz *f*
声 - 电换能器 akustisch-elektronischer Umwandler *m*
声定位 akustische Positionierung *f*
声发射 akustische Emission *f*
声反射 Schallreflexion *f*, akustische Reflexion *f*
声反射鼻测量法 akustische Rhinomanometrie *f*
声反射衰减 akustische Reflexabschwächung(od. Hyporeflexie) *f*
声反射衰减试验 akustischer Reflexabschwächungstest *m*, Test der akustischen Reflexabschwächung *m*
声反射阈 akustische Reflexschwelle *f*
声分析器 Schallanalysator *m*, Tonanalysator *m*
声辐射计 Schallradiometer *n*/*m*, akustisches Radiometern
声辐射器 Schallstrahler *m*, akustischer Radiator(od.Strahler) *m*
声干涉 Tonstörung *f*, Interferenz der Schallwellen *f*
声光换能器 akustisch-optischer Umwandler *m*
声光现象 Sonolumineszenz SL *f*
声化学 Phonochemie *f*
声环境实验室 Schallumgebung-Laboratorium *n*
声混合 Klangmischung *f*
声级 Schallpegel *m*
声级计 Schallpegelmeter *n*/*m*, Lautstärkemesser *m*, Schallpegelmesser mit Bewertung *m*
声级计校准器 Kalibrator des Schallpegelmessers *m*
声键 Klangschlüssel *m*
声觉 Schallemfindung *f*
声聚焦器 Klangfocuser *m*
声孔径 Schallöffnung *f*
声量计 Phonometer *n*, Lautstärkemesser *m*
声量指示器 Lautstärkeanzeiger *m*, Volum(en) zeiger *m*, Volumenanzeiger *m*
声滤波器 akustischer Filter *m*
声门 Glottis *f*, Glottis vocalis(s. intermembranacea s. phonatoria) *f*
声门的 glottisch, glottic(-us, -a, -um)
声门梗阻性水肿 obstruktives Glottisödem *n*
声门结核 Tuberkulose glottidis *f*, Tuberkulose der Glottis *f*
声门痉挛 Stimmritzenkrampf *m*, Glottiskrampf *m*, Spasmus glottidis *m*
声门镜 Glottiskop *n*
声门裂 Stimmritze *f*, Glottisspalte *f*, Rima glottidis(s.laryngis) *f*
声门裂测量器 Schistometer *m*
声门描记[法] Glottographie *f*
声门旁间隙 paraglottischer Raum *m*
声门切除术 Glottidectomia *f*
声门区 glottische Region *f*, glottischer Bereich *m*, glottischer Bezirk *m*, glottische Zone *f*
声门区癌 Glottiskarzinom *n*
声门上半喉切除术 supraglottische Laryngektomie *f*
声门上的 supraglottisch, supraglottic(-us, -a, -um)
声门上喉癌 supraglottisches Karzinom *n*
声门上区 supraglottisches Feld *n*
声门上区癌症 supraglottisches Karzinom *n*
声门上型的 supraglottisch
声门上炎 supraglottitische Entzündung *f*
声门水肿 Glottisödem *n*
声门图 Glottogramm *n*

声门下的 subglottisch, infraglottisch, infraglottic (-us, -a, -um)
声门下喉癌 subglottisches Karzinom *n*
声门下喉炎 Laryngitis hypoglottica *f*, Laryngitis subglottica *f*
声门下腔 Cavum infraglotticum *n*
声门下区 subglottische (od. infraglottische) Region *f*
声门下区癌症 subglottisches Karzinom *n*
声门下水肿 subglottischen Ödeme *f*
声门下狭窄 subglottische Stenose *f*
声门下型 subglottisch.
声门下血管瘤 subglottisches Hämangiom *n*
声门型 glottisch.
声迷路 Labyrinthus acusticus *m*
声密度 Klangdichte *f*
声纳 Sonar *n*, akustische Suszeptanz *f*
声能 Schallenergie *f*
声耦合 akustische Kopplung *f*
声频 Audiofrequenz *f*, Tonfrequenz *f*, Schallfrequenz *f*
声频电疗机 tonfrequenter (od. audiofrequenter) elektrotherapeutischer Apparat *m*
声频发生器 Tonfrequenzgenerator *m*
声频振荡器 Audiofrequenzoszillator *m*, Tonfrequenzoszillator *m*
声谱 Klangspektrum *n*, Schallspektrum *n*, akustisches Spektrum *n*
声谱描记[法] Klangspektrographie *f*, Schallspektrographie *f*
声谱图 Schallspektrogramm *n*
声谱仪 Schallspektrograph *m*, Sonagraph *m*, Tonspektrograph *m*
声强测量仪 Schallstärkemeter *m*
声强[度] Schallintensität *f*, Schllstärke *f*
声强反射系数 Reflexionskoeffizient der Schallintensität *m*, Reflexionskoeffizient der Schallstärke *m*
声强级 Schallstärkepegel *m*
声强计 sound intensity meter <engl.>
声桥 akustische Meßbrücke *f*
声全息照相装置 akustischer holographischer Apparat *m*
声韧带 Ligamentum vocale *n*
声弱 Leptophonie *f*
声弱的 leptophonisch
声束 Schallbündel *n*, Schallstrahlenbündel *n*, Schallwellenbündel *n*
声束形成 Beamforming *n*
声顺 Schallkomplianz *f*
声嘶 Heiserkeit *f*, Trachyphonie *f*, Raucitas *f*, Raucedo *f*
声嘶的 heiser
声速 Schallgeschwindigkeit *f*
声损伤 akustisches Trauma *n*
声特性阻抗 Schallkennimpedanz *f*
声调 Intonation *f*
声透镜 Schallinse *f*, akustische Linse *f*
声透镜聚焦 Fokussierung der akustischen Linse *f*, akustische Fokuseinstellung *f*
声透疗法 False Phonophorese *f*
声透射 Schallübertragung *f*, akustische Übertragung *f*
声图 Phonogramm *n*, Sonagramm *n*
声图案 Klangbild *n*
声-图表式多导生理记录仪 Polygraph von Phono-Karte-Typ (us) *m*
声图仪 Schallspektrograph *m*
声望 Popularität *f*, Beliebtheit *f*
声纹鉴定 Stimmenausdrucksidentifizierung *f*
声吸收 Schallabsorption *f*
声吸收系数 Schallabsorptionskoeffizient *m*
声线 Schallstrahl *m*
声响 Schall *m*, Ton *m*, Klang *m*, Laut *m*
声响恐怖 Phonophobie *f*
声象转换器 akustischer Bildkonverter *m*, Schallbildwandler *m*, akustischer Bildwandler *m*
声像 Schallbild *n*, akustisches Bild *n*
声像记忆系统 echoisches Speichersystem *n*
声像理论 Klangbildtheorie *f*
声像图特征 sonographische Eigenschaft *f*
声学 Akustik *f*, Schallehre *f*
声学定量信号 akustischen Quantifizierung (AQ)-Signal *n*
声学全息[技]术 akustische Holographie *f*
声学显微镜 Sonomikroskop *n*
声学仪器 akustische Instrumente *n pl*
声压 Schalldruck *m*, akustischer Druck *m*
声压级 Schalldruckpegel *m*
声哑 Heiserkeit *f*
声音 Schall *m*, Stimme *f*, Ton *m*, Vox *f*
声音保真度 Klangtreue *f*
声音报警 akustischer Alarm *m*
声音逼真度 Klangtreue *f*
声音变调 Paraphonie *f*
声音波动 Klangflutter *m*
声音产生 Stimmbildung *f*, Stimmproduktion *f*, Stimmerzeugung *f*
声音的空间知觉 Klangraumwahrnehmung *f*
声音的运动知觉 Bewegungswahrnehmung von Klang *f*
声音符号论 Lautsymbolik *f*
声音回答装置 akustisches Antwortgerät *n*
声音命令 Sprachbefehl *m*
声音强度 Schallstärke *f*, Schallintensität *f*
声音识别 Stimmerkennung *f*, Spracherkennung *f*
声音识别技术 Spracherkennungstechnologie *f*
声音输入 Spracheingabe *f*
声音输入装置 akustisches Eingabegerät (od. Eingabewerk) *n*
声音嘶哑 Heiserkeit *f*, Trachyphonie *f*, Raucitas *f*
声音响亮 Megaphonie *f*
声音延时 akustische Zeitverzögerung *f*
声音异常 Heterophonie *f*, Kakophonie *f*
声音阴影 Schallschatten *m*
声音语言 Prosodiensprache *f*
声音正常 Euphonie *f*
声印 Stimmabdrücke *m pl*
声影 Schallschatten *m*, akustischer Schatten *m*
声诱发电位 akustisches evoziertes Potential *n*
声域 Stimmumfang *m*, Schallfeld *n*
声誉 Prestige *f*
声源 Schallquelle *f*
声源、声振信号发生器 Schallquelle und Schallsignalgeneratoren
声源测定法 Klangperimetrie *f*
声源定位 Klanglokalisierung *f*, auditive Lokalisation *f*
声源方位 akustische Peilung *f*
声源功率 Schallleistung der Quelle *f*
声源空间 Lokalisierung der Schallquelle *f*
声源空间定位 Lokalisierung (od. Lokalisation) der Schallquelle *f*
声韵异常 Dysprosodie *f*
声增益 akustischer Gewinn *m*
声振参数分析处理仪 Schallvibrationsparameter-Analysator *m*
声振测量仪 Klangvibrationsmessgeräte *n pl*, Schallschwingungsgeräte *n pl*
声振分析仪 Klangvibrationsanalysator *m*, Schallschwingungsanalysator *m*
声振信号发生器 Schallschwingungsgenerator *m*
声振信号激励器 Schallschwingungserreger *m*
声振仪器校准装置 Kalibriervorrichtungen der Schallschwingungsgeräte *f pl*
声子 Phonon *n*, Schallquant *n*
声阻抗 Schallwiderstand *m*, Schallimpedanz *f*, akustische-Impedanz *f*

声阻抗测听仪 Schallwiderstandsaudiometer *n*, Schallimpedanzaudiometer *n*
声阻抗匹配 Schallimpedanzanpassung *f*
声阻抗试验 akustischer Impedanztest *m*

shéng 绳

绳结 Knoten *m*
绳套 Schleife *f*
绳状弹性探条 filiforme elastische Bougie *f*, elastischeHaarsonde *f*
绳状的 restiform (-is, -is, -e)
绳状体 Strickkörper *m*, Corpus restiforme *n*, Eminentiarestiformis *f*

shěng 省

省立医院 Provinzkrankenhaus *n*, provinziales (od. provinzielles) Hospital *n*
省略的 elliptisch
省略法 Ellipse *f*
省能原则 Wenigstenenergie-Prinzip *n*
省时法 Zeitsparmethode *f*
省时分 Zeitsparpartitur *f*
省卫生厅 provinziales Gesundheitsamt *n*, Provinzgesundheitsamt *n*

shèng 圣盛剩

圣草次甙 Eriocitrin *n*
圣草甙 Eriodictin *n*
圣草枸橼甙 Eriocitrin *n*
圣草属 Eriodictyon *n*
圣草素(酚) Eriodictyon *n*
圣华金河热 Kokzidioidomykose *f*, San-Joaquin Fieber *n*, Coccidioidomycosis *f*
圣路易脑炎 St. Louis* Enzephalitis *f*
圣路易脑炎病毒 St. Louis* Enzephalitis-Virus *m*
圣路易型脑炎 Encephalitis St. Louis* *f*, Enzephalitis St.Louis* *f*, Enzephalitis Typ C *f*
圣约翰草 Echtes Johanniskraut *n*
盛行 Pravalenz *f*
剩(残)余电 Restelektrizität *f*, residuale Elektrizität *f*
剩(残)余尿 Restharn *m*, Resturin *m*
剩磁 Restmagnetismus *m*, Residualmagnetismus *m*
剩余 Überschuss *m*
剩余标准差 Reststandardabweichung *f*
剩余臭氧 Restozon *n*
剩余蛋白 Restprotein *n*
剩余的 residual, vestigial (-is, -is, -e)
剩余法 Residualmethode *f*
剩余核 Restkern *m*
剩余核辐射 Restkernstrahlung *f*, residuale Kernstrahlung *f*
剩余价力 Restvalenzkraft *f*, residuale Valenzkraft *f*
剩余碱 Alkaliüberschuß *m*, Basenüberschuß *m*, Alkalrückstand *m*
剩余尿 Restharn *m*, Resturin *m*
剩余尿量 Restharnvolumen *n*
剩余物 Rest *m*, Remanentia *f* (Rem)

SHI 尸失师诗虱狮施湿十石时识实拾食蚀莳史矢豕使始屎士氏示世市式势事饰试视拭柿是适舐室铈舐释嗜噬螯

shī 尸失师诗虱狮施湿

尸阿托品 Ptomatropin *n*
尸胺 Kadaverin *n*, Cadaverin *n*
尸斑 Leichenflecke *m pl*, Totenflecke *m pl*, Livores mortis *m pl*
尸斑部分点状出血 petechiale Blutung bei Totenflecke *f*, petechiale Hämorrhagie bei Totenflecke *f*
尸斑定位 Lokalisierung der Totenflecken *f*
尸斑位移 Verschiebung der Totenflecken *f*
尸斑位置 Lage der Leichenflecken *f*
尸斑消失 Verschwinden der Leichenflecken *n*
尸斑颜色 Farbe der Totenflecken *f*
尸斑移动 Verschiebung der Leichenflecke *f*, Verschiebung der Totenflecke *f*
尸变 Leichenveränderung *f*
尸臭 Leichengeruch *m*, Leichenduft *m*, Modergeruch *m*
尸毒 Leichenaikaloide *n pl*, Leichenbasen *f pl*, Leichengifte *n pl*, Ptomaine *n pl*
尸毒碱 Ptomain *n*, Leichengift *n*
尸毒性疣 Verruca necrogenica *f*
尸骸 Leichenüberbleibsel *n*, Humanüberbleibsel *n*
尸奸 Leichenschändung *f*, Nekromanie *f*, Nekrophilie *f*
尸检 Sektion *f*, Autopsie *f*, Sectio cadaveris *f*
尸检器械包 Sektionsinstrumentenbesteck *n*
尸检台 Sektionstisch *m*
尸检诊断 postmortale Diagnose *f*
尸碱 Leichengifte *n pl*, Ptomaine *n pl*, kadaveröse Alkaloide *n pl*
尸碱尿 Ptomatinurie *f*
尸僵 Leichenstarre *f*, Totenstarre *f*, Rigor mortis *m*, Spasmus cadavericus *m*
尸僵鹅皮形成 Gänsehaut nach der Totenstarre *f*
尸僵缓解 Minderung der Totenstarre *f*
尸僵形成 Totenstarre *f*, Leichenstarre *f*
尸僵再现 Wiedererscheinen der Totenstarre *n*
尸厥 leichenhaft Synkope *f*
尸蜡 Leichenwachs *n*, Leichenfett *n*, Fettwachs *n*, Adipocera *f*
尸蜡变 Adipoceratio (n) *f*
尸蜡的发掘 Exhumierung der Adipocere *f*
尸蜡[样]的 leichenfettig
尸冷 Totenkälte *f*
尸绿 grünliche Verfärbung des Kadavers *f*, grünliche Verfärbung der Leiche *f*
尸体 Leiche *f*, Kadaver *m*, Leichnam *m*
尸体白骨化 Skeletonisation des Körpers *f*
尸体保存 Konservierung der Leiche *f*, Präservation derLeiche *f*
尸体被动物毁坏 Körperzerstörung durch Tiere *f*
尸体被昆虫与蛆毁坏 Körperzerstörung durch Insekten und Maden *f*
尸体处理 Leichenbehandlung *f*
尸体的 kadaverös
尸体动物咬坏 Leichenzerstörung durch Tiere *f*
尸体发掘 Exhumierung *f*, Leichenausgrabung *f*
尸体防腐 Einbalsamierung *f*
尸体防腐者 Einbalsamierer *m*
尸体沸水煮坏 Leichenzerstörung durch Verkochung *f*
尸体分解 Leichenzersetzung *f*, postmortale Zersetzung *f*
尸体缝合针 Kadaver-Nähnadel *f*
尸体腐败 Leichenverwesung *f*, Leichenzersetzung *f*, Leichenzerstörung *f*, Leichenfäulnis *f*
尸体腐烂分解 Leichenverwesung *f*, Leichenzersetzung *f*, Leichenzerstörung *f*, Leichenfäulnis *f*
尸体供体 Leichenspender *m*
尸体护理 Leichenpflege *f*
尸体化学 postmortale Chemie *f*
尸体化学物质烧坏 Leichenzerstörung durch Chemikalien *f*
尸体毁坏 Leichenzerstörung *f*
尸体火化 Leichenverbrennung *f*, Totenverbrennung *f*, Kremation *f*
尸体火烧坏 Leichenzerstörung durch Feuer *f*
尸体架 Totenbahre *f*

尸体检查 Leichenschau *f*, Totenschau *f*, Leichenuntersuchung *f*, Nekropsie *f*
尸体鉴定 Identifikation (od. Identifizierung) der Leiche *f*
尸体僵硬 Leichenversteifung *f*
尸体角膜混浊 postmortale Trübung der Hornhaut *f*
尸体解剖 Autopsie *f*
尸体解剖记录 Autopsieaufzeichnung *f*
尸体解剖评价 Autopsie-Evaluation *f*
尸体解剖室 Sektionssaal *m*
尸体解剖细菌学 Sektionsbakteriologie *f*
尸体解剖诊断 Obduktionsdiagnose *f*, Sektionsdiagnose *f*
尸体痉挛 Spasmus cadavericus *m*
尸体恐怖 Nekrophobie *f*
尸体昆虫毁坏 Leichenverstörung durch Insekten *f*
尸体冷藏柜 Leichenkühlschrank *m*
尸体冷藏箱 Leichenkühlschrank *m*
尸体冷却 Leichenkühlung *f*
尸体冷却曲线 Leichenkühlkurven *f pl*
尸体脾移植 Leichenspeelen-Transplantation *f*
尸体剖检 Obduktion *f*, Autopsie *f*, Nekrop(s)ie *f*, Sectioanatomica *f*
尸体蛆毁坏 Leichenverstörung durch Maden *f*
尸体上生的 leichenhaft
尸体炭化 Leichenverkohlung *f*
尸体现象 Leichenerscheinungen *f pl*
尸体血液 Leichenblut *n*
尸体鱼吃坏 Leichenverstörung durch Fische *f*
尸体指纹捺印 eingefärbter Fingerabdruck des Leichens *m*
尸温曲线 Leichentemperaturkurve *f*
尸温下降 Kühlung der Leichentemperatur *f*
失败定向 Fehlerorientierung *f*, Ausfallorientierung *f*
失败恐惧 Kakorrhaphiophobie *f*
失败率 Versagenshäufigkeit *f*, Ausfallsrate *f*, Ausfallshäufigkeit *f*
失败模式 Versage Muster *n*
失败神经症(失败综合征) neurotische Versagen *n*
失败效应 Unterlegene-Effekt *m*
失败主义 Defätismus *m*
失辨觉能 Agnosie *f*, Agnosia *f*
失辨色能 Farbenagnosie *f*
失常 Abnormalität *f*
失常细胞系 abweichender (od. aberranter) Klon *m*
失巢凋亡 Anoikis *f*
失弛缓症 Achalasie *f*, Achalasia *f*
失代偿 Dekompensation *f*
失代偿性的 dekompensiert
失代偿性肝硬化 dekompensierte Leberzirrhose *f*
失代偿性碱中毒 unkompensierte Alkalose *f*
失代偿性酸中毒 unkompensierte Azidose *f*
失代偿性旋转性脊柱侧凸 dekompensierte Rotationsskoliose *f*
失蛋白胃肠病 eiweißverlierende (od. exsudative) Gastroenteropathie *f*, Gordon* Syndrom *n*
失蛋白性胃病 Protein-verlierende Gastropathie *f*
失掉空间知觉 visuelle räumliche Agnosie *f*
失定向 Disorientation *f*
失读症 Leseunfähigkeit *f*, Buchstabenblindheit *f*, alektische Störung *f*, Alexie *f*, Alexia *f*
失歌症 Amusie *f*, Amusia *f*
失魂落魄 Seelenverlust *m*
失(灭)活 Inaktivierung *f*, Deaktivation *f*
失活干尸化 Devitalisierungsmumifikation *f*
失活骨移植 Inaktivierung Knochentransplantat *n*
失活染色质 inaktives Chromatin *n*
失活牙 devitaler Zahn *m*
失活中心 Inaktivierungszentrum *n*
失活组织 Devitalisierungsgewebe *n*, abgetötetes Gewebe *n*
失钾性肾病 kaliumverlierende Nephropathie *f*
失碱性酸中毒 alkaliverlierende Azidose *f*
失禁 Inkontinenz *f*, Incontinentia *f*
失控复制 unkontrollierte Replikation *f*
失控感 unkontrollierbares Gefühl *n*
失控假设 unkontrollierte Hypothese *f*
失控质粒载体 unkontrollierter Plasmidvektor *m*
失粒 Degranulation *f*
失恋的心理补偿 mentale Kompensation für die Liebeskranke *f*
失恋心理 Gesinnung der Liebeskranke *f*
失落感 Verlustgefühl *n*
失眠的 schlaflos, insomn(-is, -is, -e)
失眠患者 schlafloser Patient *m*
失眠[症] Schlaflosigkeit *f*, Anhypnie *f*, Anhypnosis *f*, Pernoktation *f*, Pervigilium *n*, Insomnie *f*
失眠症,非器质性 Schlaflosigkeit, nichtorganisch *f*
失眠治疗 Schlafstörung-Therapie *f*
失敏 Desensibilisierung *f*
失明 Blindheit *f*, Erblindung *f*, Ablepsie *f*
失母爱综合征 maternales Deprivation-Syndrom *n*
失钠性肾病 natriumverlierende Nephropathie *f*
失能期望寿命 Lebenserwartung mit Behinderung *f*
失能时间 Zeit der Unfähigmachung *f*
失能调整生命年 Behinderungsangepasste Lebensjahren DALYs *pl*
失能型空间定向障碍 unfähige räumliche Desorientierung *f*
失能性毒剂 energieverlierter Giftstoff *m*
失能眩光(生理眩光) physiologische Blendung *f*
失拟 mangelnde Anpassung *f*
失配 Fehlanpassung *f*
失匹配负波 fehlanpassende negative Welle *f*
失去电子 Elektronenverlust *m*
失去活动 Inaktivierung *f*
失去活力 Devitalisation *f*, Devitalisierung *f*
失去母亲 maternale Deprivation *f*
失去平衡 Ungleichgewicht *n*
失热 Wärmeverluste *m pl*
失认[症] Agnosie *f*, Agnosia *f*
失荣 Zervixkarzinom *n*
失锐 Unschärfe *f*
失神 Denkpause *f*, Apsychie *f*, Absentia mentalis *f*
失神经支配 Denervierung *f*
失声 Obmuteszenz *f*
失事 Katastrophe *f*
失水 Wasserverlust *m*
失水性热衰竭 wasserverlierende Hitzeerschöpfung *f*
失算症 Akalkulie *f*
失调 Ungleichgewicht *n*, Unausgeglichenheit *f*, Unausgewogenheit *f*, Mißverhältnis *n*, Ataxie *f*
失调电流与失调电压 Offset-Strom und Spannung *m*, *f*
失调 - 归因模型 Modell der Dissonanz-Attribution *n*
失调理论 Dissonanztheorie *f*
失调型构音障碍 ataktische Dysarthrie *f*
失调运动 ataxische (od. ataktische) Bewegung *f*
失同步 Desynchronisation *f*, Desynchronse *f*
失同步作用 Desynchronisation *f*
失忘[症] Alethie *f*
失望 Verzweiflung *f*, Enttäuschung *f*
失误 Fehler *m*, Irrtum *m*
失显 Nonpenetranz *f*
失效的 ungültig, ausgestorben, erloschen
失效分析(故障分析) Schadensanalyse *f*
失效名称 ungültiger Name *m*

失效期 Datum der Ungültigkeit *n*
失效时间分析(生存分析) Überlebens(zeit)analyse *f*, Verweildaueranalyse *f*
失写 Schriftverlust *m*, Agraphie *f*, Agraphia *f*
失心恐怖(惧) Phrenophobie *f*
失形恐怖(惧) Dysmorphie *f*
失嗅[觉] Anosmie *f*, Anosmia *f*
失学儿童 ungeschultes Kind *n*
失血 Blutverlust *m*, Entblutung *f*, Exsanguinatio(n) *f*
失血后贫血 posthämorrhagische Anämie *f*
失血死 Verblutung *f*, Verblutungstod *m*
失血性贫血 hämorrhagische Anämie *f*
失血性休克 Entblutungsschock *m*, hämorrhagischer Schock *m*
失血性周围循环衰竭 hämorrhagische periphere Kreislaufsschwäche *f*
失言 Lapsus Linguae *m*
失盐性[低钠]综合征 Verlusthyponatriämie *f*, Salzmangelsyndrom *n*, Salzverlustsyndrom *n*
失盐性热衰竭 salzverlierende Hitzeerschöpfung *f*
失盐性肾病 salzverlierende Nephropathie *f*
失盐性肾炎 Salzverlustnephritis *f*, salzverlierende Nephritis *f*
失盐性肾炎综合征 Salzverlustnephritis-Syndrom *n*
失业保险 Arbeitslosenversicherung *f*
失液 Flüssigkeitsverlust *m*
失音 Stimmlosigkeit *f*, Aphonie *f*, Tonlosigkeit *f*
失音的 stimmlos, tonlos, aphonisch
失音[症] Aphonie *f*, Aphonia *f*
失用律 Gesetz der Nichtnutzung *n*
失用性萎缩 Inaktivitätsatrophie *f*
失用症 Apraxie *f*, Apraxia *f*
失用综合征 Nichtnutzungssyndrom *n*
失语、失用、失读综合征 Aphasie-Apraxie-Alexie-Syndrom *n*
失语[症] Sprachverlust *m*, Aphasie *f*, Aphasia *f*, Aphemie *f*
失语的 aphatisch, aphasisch
失语韵[症] Prosodienverlust *m*, Verslehrenverlust *m*
失语者 Aphasiker(in *f*) *m*
失语症，乱杂性 Aphasie *f*, Jargon *m*
失语症语态测验 Sprachmodalitätstest für Aphasie *m*
失运动能 Akines(i)e *f*, Akinesis *f*, Akinesia *f*
失真 Verzerrung *f*
失真度 Verfälschungsgrad *m*
失真度测量仪 Tester des Verzerrungsgrads *m*
失真语音 Sprachverzerrung *f*
失职 Delinquenz *f*, Pflichtversäumnis *n*
失重 Schwerelosigkeit *f*, Zero-g *n*
失重错视 schwerelose (od. abarische) Illusion *f*, abarische Sehtäuschung *f*
失重的 schwerelos
失重反应 schwerelose(od. abarische) Reaktion *f*
失重飞行实验室 schwereloses Flightlabor(atorium) *n*
失重适应 Schwerelosigkeitsanpassung *f*
失重效应 Schwerelosigkeitswirkung *f*, Schwerelosigkeitseffekt *m*
失重[状态] schwereloser(od. abarischer) Zustand *m*, Zero-g *n*
失踪 Verschwinden *n*
失踪人 Vermisster *m*, Vermisste *f*
师生关系 Lehrer-Schüler-Beziehung *f*
师徒传艺式思维训练 Lehrlingsausbildung im Denken *f*
诗歌疗法 Gedichttherapie *f*
虱 Laus *f*, Dreckskerl *m*
虱病 Läusekrankheit *f*, Pedikulose *f*, Verlausung *f*, Morbus pediculosus *m*
虱传斑疹伤寒 Läusetyphus *m*, epidemisches Fleckfieber *n*, epidemischer Flecktyphus *m*, Läusefleckfieber *n*
虱传播 läuseübertragen, läusegetragen
虱传播的 läuseübertragen
虱传型回归热 Läuserüuckfallfieber *n*
虱的 pedikulär
虱恐怖 Pedikulophobie *f*, Phthiriophobie *f*
虱螨 Acarus tritici *m*
虱媒回归热 Läuserückfallfieber *n*
虱目 (echte) Läuse *pl*, Anoplura *pl*, Phthiraptera *pl*
虱属 Pediculus *m*
虱型斑疹伤寒 Läusetyphus *m*, epidemisches Fleckfiebern, epidemischer Flecktyphus *m*, Läusefleckfieber *n*
虱源疾病 läuseübertragene Krankheit *f*
虱状蒲螨 Pyemotes ventricosus *m*
狮齿菊属 Leontodon *n*, Taraxacum *n*
狮弓蛔虫 Toxocara apraxia(s. leonina) *f*
狮面 Löwengesicht *n*, Löwenaussatz *m*, Leontiasis *f*, Facies leontina(s. leprosa) *f*
狮面型麻风 Lepra lepromatosa *f*
狮容 Löwenaussehen *n*, Löwengesicht *n*, Facies leontinaf
施蒂林核 Stilling* Nukleus *m*(Kern *m*)(胸核)
施恩 Edgar. H. Schein*
施芬假淋巴瘤 Pseudolymphom der Spiegler-Fendt *n*
施工区 Baugebiet *n*
施工区环境医学规划 umweltmedizinische Planung im Baubereich *f*
施工区医疗卫生服务体系 medizinische Service-System im Baubereich *pl*
施行 Administration *f*
施互巴赫氏试验 Schwabach* Versuch *m*
施莱脑炎(出血性脑炎) Strümpell*-Leichtenstern* Enzephalitis, hämorrhagische Enzephalitis *f*
施-兰氏切迹 Schmid*-Lanterman* Einkerbungen *f pl*
施勒辛格试验 Schlesinger* Versuch *m*(检尿内尿胆素)
施雷格尔氏线 Schreger*(-Hunter*) Streifen *m pl*, Faserstrefen *m pl*
施镭器 Radiumapplikator *m*
施累姆氏管 Schlemm* Kanal *m*
施礼性痉挛 BlHitz-Nick-Salaam-Krämpfe *m pl*(BNSKrämpfe)
施利茨眼压计 False Schiötz* Tonometer *m*, Augendruckmessgerät nach Schiötz* *n*, Impressionstonometer *m*
施利希特试验 Schlichter* Test *m*(血清杀菌活性试验)
施伦粒(卵核) Schrön* Granula *n pl*
施罗德试验 Schroe der* Versuch *m*(检尿素)
施罗伊德楼梯错觉 Schroeder* Treppenillusion *f*
施米茨氏痢疾杆菌 Schmitz* Bakterie *f*(od. Bazillus *m*), Shigella schmitzii *f*
施米特手术 Schmidt* Operation *f*(直肠癌手术腹壁肠造口)
施密特氏综合征 Schmidt* Syndrom *n*
施魔术者 Zauberer *m*
施莫尔结节 Schmorl* Knötchen *n*
施穆粒(穆赫粒) Schrön*-Much* Granula *n pl*, Much* Granula *n pl*(粒状结核菌，仅受革兰氏法染色)
施奈德氏法 Schneider* Methode *f*
施奈德氏膜 Schneider* Membran *f*, Nasenschleimhaut *f*
施内东综合征 Sneddon* Syndrom *n*
施内伦视锐 Snellen* Sehschärfe *f*
施虐狂 Sadismus *m*
施虐狂外生殖器 Genitalien des Sadismus *f pl*
施虐狂者 Sadist *m*, Sadistin *f*
施虐色情者 Sadist *m*, Sadistin *f*
施虐受虐行为 sadomasochistisches Verhalten *n*
施虐受虐狂 Sadomasochismus *m*
施虐淫癖 Sadismus *m*
施虐者 Sadist *m*, Sadistin *f*
施虐症 Sadismus *m*

施佩曲线 Spee* Kurve *f*(牙列面曲线)
施皮茨痣 Spitz* Nävus *m*, gutartigen juvenilen Melanom *n*
施皮格勒试剂 Spiegler* Reagens *n*(检尿白蛋白)
施皮格勒试验 Spiegler* Test *m*(检白蛋白)
施皮罗试验 Spiro* Test *m*(检尿内马尿酸及尿素)
施普伦格氏畸形 Sprenger* Deformation *f*
施氏假单胞菌 Pseudomonas stutzeri *f*
施氏滤器 Seitz* Filter *m*
施他林心脏法则 Starling* Herzgesetz *n*
施塔迈经阴道膀胱颈悬吊术 Stamey* transvaginale Blasenhalssuspension *f*
施特尔瓦格氏征 Stellwag* Zeichen (od. Phänomen od. Symptom) *n*
施特尔瓦格症状 Stellwag* Symptom *n*(甲状腺功能亢进的一个眼部症状)
施特拉斯堡试验 Strassburg* Test *m*(检无白蛋白的尿中的胆汁酸)
施特劳斯氏反应 Straus* Reaktion *f*
施特吕姆佩尔氏反射 Strümpell* Reflex *m*(od. Tibialisphänomen *n*)
施特试验(效应) Staub*-Traugott* Test *m*(正常人口服葡萄糖,经一小时后再服第二剂,血糖并不升高)
施图道夫手术 Sturmdorf* Operation *f*(对病变的子宫颈内膜做锥形切除术)
施瓦巴赫氏[音叉]试验 Schwabach* Versuch *m*
施瓦巴赫试验 Schwabach*Test *m*(音叉检听力)
施瓦茨曼缩乳术 Schwartzman* Mammoreduzierungsplastie *f*
施瓦茨曼综合征 Shwachman*-Diamond* Syndrom *n*
施瓦茨试验 Schwartz* Test *m*(检大隐静脉曲张时静脉瓣的功能)
施瓦尔贝核 Schwalbe* Nukleus *m*(Kern *m*)(前庭神经内侧核)
施瓦尔贝鞘(弹性纤维鞘) Schwalbe* Hülle *f*
施瓦尔贝氏间隙 Schwalbe* Raum *m*, Spatia intervaginalia nervi optici *n pl*
施瓦尔贝氏孔 Schwalbe* Foramen *n*, Foramen caecumposterior *n*
施瓦尔贝氏裂 Schwalbe* Fissur *f*
施瓦尔贝氏小体 Schwalbe* Körperchen *n*, Caliculus gustatorius *m*
施万核(神经鞘细胞核) Schwann* Nukleus *m*(Kern *m*) Kern *m*
施万膜(施万鞘,神经鞘) Schwann* Membran *f*, Neurilemm *n*
施万鞘(许旺鞘,神经鞘) Hülle von Schwann* *f*
施万细胞瘤 Schwannzelltumor *m*
施韦格尔·塞德尔鞘(动脉鞘) Schweigger*-Seidel* Hülle *f*
施用粉剂 Pudern *n*
施用过程的农药污染 Pestizidkontamination bei des Anwendungsprozesses *f*
施主杂质 Donatorstörstellen *f*
施转计 Tropometer *n*
湿布包裹 feuchte (od. nasse) Packung *f*
湿[布]裹浴 Packbad *n*
湿的 naß, feucht, nässend
湿电池 Naßelement *n*, nasses Element *n*
湿度 Feuchtigkeit *f*, Humidität *f*
湿度测定的 hygrometrisch, hygrometric (-us, -a, -um)
湿度测定法 Hygrometrie *f*, Feuchtigkeitsmessung *f*
湿度传感器 Feuchtesensor *m*
湿度计 Feuchtigkeitsmesser *m*, Feucht(e)messer *m*, Hydrometer *n*, Näßgehaltmesser *m*
湿度记录器 Hygrograph *m*
湿度描记器 Hygrometrograph *m*
湿度试验 Humiditätstest *m*, Naßprobe *f*, Nässprobe *f*, Feuchtigkeitsprüfung *f*
湿度箱 Feuchtigkeitskasten *m*
湿度蓄水池 Feuchtereservoir *n*
湿度仪表 Hygrometer *m*, Feuchtigkeitsmesser *m*
湿法包埋 Naßpräparat *n*(显微镜下标本处理)
湿法[制粒] Naßverfahren *n*, nasser Weg *m*
湿肺 nasse (od. feuchte) Lunge *f*, Überwässerungslunge *f*, Wasserlunge *f*
湿肺综合征 nasses Lungen-Syndrom *n*
湿敷 feuchter Umschlag *m*, feuchte Packung (od. Auflage) *f*, feuchter Wickel *m*
湿敷箱 Hydrokollator *m*
湿固定 Feuchtfixierung *f*
湿寒气候 feuchtkaltes Klima *n*
湿黑球温度 Feuchtkugeltemperatur *f*
湿化疗法 Feuchttherapie *f*
湿化器肺 luftbefeuchte Lunge *f*
湿化作用 Befeuchtung *f*
湿灰法 Naßveraschung *f*
湿觉 Feuchtgefühl *n*, Naßgefühl *n*
湿浸 feuchte Infusion *f*
湿空气 feuchte Luft *f*
湿冷 Klammheit *f*
湿啰音 feuchte Rasselgeräusche *n pl*
湿敏传感器 Feuchtemessumformer *m*
湿气 Feuchtigkeit *f*, Humidum *n*
湿球 Feuchtkugel *f*
湿球 - 黑球温度 Feuchtkugeltemperatur *f*
湿球温度 Feuchtkugeltemperatur *f*
湿球温度指数 Index der Feuchtkugeltemperatur *m*
湿热 Schwüle *f*, feuchte Hitze *f*
湿热敷 feuchtheiße Kompresse *f*
湿热灭菌法 Sterilisation durch feuchte Hitze *f*
湿热灭菌 Feuchtheißsterilisation *f*
湿热灭菌器 Feuchtheißsterilisator *m*
湿热气候 feuchtheiße Klima *f*
湿热试验箱 feuchter heißer Testkammer *m*
湿热消毒 feuchte Hitzedesinfektion *f*
湿润 Feuchtigkeit *f*, Nässe *f*
湿润的 nass, aufgeweicht, feucht
湿[润]点 feuchter (od. nasser) Punkt *m*
湿[润]剂 Netzmittel *n pl*
湿润温室 gefeuchtes Gewächshaus (od. Treibhaus) *n*
湿润性湿疹 nässendes Ekzem *n*, nässende Flechte *f*
湿式除尘 Naßabscheidung *f*, Naßentstaubung *f*
湿式除尘器 Naß(staub)reiniger *m*, Naßentstauber *m*
湿式流量计 Nassgasdurchflußmesser *m*, Naßdurchflußmesser *m*
湿式燃烧 Naßverbrennung *f*
湿式凿岩 Naßbohren *n*, Wasserspülbohrung *f*
湿式作业 Naßbetrieb *m*, feuchte Arbeit *f*
湿温仪 Thermohygrometer *m/n*, Thermohygrograph *m*
湿吸杯 feuchter Schröpfkopf *m*
湿消化法 Wet-Digestion *f*
湿型 feuchter Typ *m*
湿(干)型腹膜结核 naße (trockene) tuberkulöse Peritonitis *f*
湿型抗浸服 feuchte Antibelichtungsklage *f*
湿型溺死 feuchter Ertrinkungstod *m*
湿性癌 Sumpfkrebs *n*, naßes Krebs *n*
湿性保暖垫 feuchte warme Matratze *f*
湿性保暖垫加温器 Packwärmer für feuchte warme Matratze *m*
湿性坏疽 Erweichungsbrand *m*, feuchter Brand *m*, Gangraena humida *f*
湿性脚气病 Beriberi humida *f*
湿性结核性胸膜炎 feuchte tuberkulöse Pleuritis *f*
湿性咳嗽 feuchter (od. produktiver) Husten *m*
湿性啰音 feuchte Rasselgeräusche *n pl*

湿性龋 feuchte Karies *f*
湿性心包炎 Pericarditis humida *f*
湿[性]粘结[技术] Nassklebung *f*
湿验定 Naßprobierkunst *f*, Naßerprobung *f*
湿疣 Feuchtwarze *f*, Feigwarze *f*, Ficus *f*, Kondylom *n*
湿疣病 Condylomatosis *f*
湿疣性的 condylomatos (-us, -a, -um)
湿疣样的 kondylomatös, kondylomähnlich
湿疹 Schwinde *f*, nässende Flechte *f*, Grind *m*, Ekzem *n*, Ekzeman
湿疹、血小板减少、反复感染综合征 Ekzeme und Thrombozytopenie wiederholte Infektionen-Syndrom *n*
湿疹病 Ekzemkrankheit *f*, Ekzematose *f*, ekzematöse Erkrankung *f*
湿疹的 ekzematisch, ekzematös, ekzematos (-us, -a, -um)
湿疹痘 Ekzeme vaccinatum *n*
湿疹化 Ekzematisierung *f*
湿疹性皮炎 ekzematöse Dermatitis *f*
湿疹血小板减少免疫缺陷综合征 Wiskott* Aldrich* Syndrom *n* (维奥综合征)
湿疹样癌 Krebsekzem *n*, Carcinoma intradermale *n*
湿疹样的 ekzematiform, ekzematoid
湿疹样疱疹 ekzematöse Herpes *f*
湿疹样疹 Ekzematid *n*
湿疹样紫癜 ekzematoide Purpura *f*, Purpura ekzematoides *f*
湿制颗粒 Feuchtgranulation *f*
湿装柱法 Feuchtverpackungsmethode *f*

shí 十石时识实拾食蚀莳

十八碳二烯酸 Linolsäure *f*, Leinölsäure *f*
十八碳 56 二烯酸 laballenische Säure *f*
十八碳反 13 烯 911 二炔酸 exokarpische Säure *f*
十八碳反 11 烯 9 炔酸 Santalbinsäure *f*, Phytosphingosin *n*
十八碳三烯 4 酮酸 α-Licansäure *f*
十八碳三烯酸 Linolensäure *f*, Acidum jecoricum *n*
十八碳[神经]鞘氨醇 Oktadecasphingenin *n*
十八碳顺 8 反 10 顺 12 三烯酸 jakarische Säure *f*
4,8,12,15 十八碳四烯酸 moroctische Säure *f*
十八碳四烯酸 Parinarsäure *f*
十八碳 6 酮酸 lactarinische Säure *f*
十八碳烷胺 Octadecylamin *n*
十八碳 11 烯酸 Vaccensäure *f*
十八[烷]醇 Oktadecylalkohol *m*, Stearylalkohol *m*
十八[烷]醛 Stearinaldehyd *m*
十八[烷]酸 Stearinsäure *f*
十八[烷]糖脂 Stearylglykolipid *n*
十八[烷]酰 Stearyl *n*
十八烷酰辅酶 A Stearylcoenzym A *n*
十八[烷]酰基 Stearyl *n*
十八[烷]异麦芽寡糖 Stearylisomaltosyloligosaccharid *n*
十八[烷]异麦芽糖 Stearylisomaltose *f*
十八[烷]异麦芽糖庚糖 Stearylisomaltoheptose *f*
十次最大重复量 10 Wiederholungenmaximum *n*
十大功劳碱 Mahonin *n*
十大功劳属 Mahonia *f*
十滴水 Rheo-Kamphoradin *n*, "Zehn Tropfen" *m*
十多岁 Teenageralter *m* (13~19 岁)
十二步骤小组 zwölf Schritte-Gruppe *f*
十二肋综合征 Zwölf-Rib-Syndrom *m*
十二面体 Dodekaeder *n*
十二岁磨牙 zweiter bleibender Mahlzahn *m*, 12 Jahr Molarm
十二碳 5 烯酸 denticotische Säure *f*, linderische Säure *f*
十二碳 9 烯酸 Lauroleinsäure *f*
十二[碳]烯酸 Dodecensäure *f*
十二糖[基]-N 脂酰鞘氨醇 Dodecaglucosylceramid *n*
十二烷 Dodekan *n*
十二烷胺 Dodecylamin *n*
十二烷基 Dodecyl *n*
十二烷基苯磺酸钠 Natriumdodecylbenzolsulfonat *n*
十二[烷]基苯硫酚 Dodecylthiophenol *n*
十二烷[基]硫酸钠 Natriumdodecylsulfat *n*, Natriumlaurylsulfat *n*
十二[烷]醛 Laurinaldehyd *m*
十二[烷]酸 Laurinsäure *f*
十二烷基磺酸钠 Natriumdodecylsulfat *n*
十二烷基硫酸钠聚丙烯酰胺凝胶电泳 Polyacrylamidgelelektrophorese in Natriumdodecylsulfat *f*
十二烯 Dodecylen *n*
十二小时尿沉渣计数 12-Stunden-Urinsediment-Zählung *f*, 12-Stunden-Harnsediment-Zählung *f*
十二脂肠纤维镜 Fiberduodenoskop *n*
十二指肠 Zwölffingerdarm *m*, Duodenum *n*, Dodekadaktylon *n*
十二指肠 X 射线照片 Duodenogramm *n*
十二指肠 X 线术 Duodenographie *f*
十二指肠白点综合征 duodenales Weißfleckensyndrom *n*
十二指肠瘢痕 Zwölffingerdarm-Narbe *f*
十二指肠闭合钳 Duodenalverschlußklemme *f*
十二指肠闭锁 Duodenalatresie *f*, Atresia duodeni *f*
十二指肠闭锁和狭窄 Duodenalatresie und Stenose *f*, *f*
十二指肠壁 Duodenalwand *f*, uodenale Falte *f*
十二指肠壁内血肿 intramurales Duodenum-Hämatom *n*
十二指肠病毒 Duovirus *n*
十二指肠病损电灼疗法 Fulguration der Läsion des Duodenums *f*
十二指肠病损毁坏术 Zerstörung der Läsion des Duodenums *f*
十二指肠病损内窥镜毁坏术 endoskopische Zerstörung der Läsion des Duodenums *f*
十二指肠病损切除术 Exzision einer Läsion des Duodenums *f*
十二指肠病灶切除术 Duodenalherdresektion *f*
十二指肠残端 Duodenalstumpf *m*
十二指肠残端漏 Duodenalstumpf-Leckage *f*
十二指肠残端破裂 Bruch des Zwölffingerdarmstumpfs *m*
十二指肠残端置管造口术 Rohrenterostomie in Zwölffingerdarmstumpf
十二指肠插管法和吸引术 duodenale Intubation und Aspiration *f*, *f*
十二指肠成形术 Duodenalplastik *f*
十二指肠虫 Haken Wurm *m*
十二指肠出血 duodenale Blutung *f*
十二指肠穿刺术 Enterozentese des Zwölffingerdarms *f*
十二指肠大乳头 Papilla duodeni major *f*, Papilla Vateri *f*, Santorini* Karunkel (od. Papille) *f*
十二指肠带 Zwölffingerdarm-Band *m*
十二指肠胆囊造口吻合术 Cholezystoduodenostomie *f*, Duodenozystostomie *f*
十二指肠胆石除去术 Entfernung von Gallensteinen aus Zwölffingerdarm *f*
十二指肠胆总管切开取石术 transduodenale Choledocholithotomie *f*
十二指肠胆总管切开术 Duodenocholedochotomie *f*
十二指肠胆总管切开探查术 Probeduodenocholedochotomie *f*
十二指肠导管 Duodenalschlauch *m*, Duodenalsonde *f*
十二指肠的 duodenal, duodenal (-is, -is, -e)
十二指肠低张造影 hypotone Duodenographie *f*
十二指肠动脉 Arteria duodenalis *f*, Zwölffingerdarmarterie *f*
十二指肠恶性肿瘤 bäsartiger (od. maligner) Duodenaltumor *m*
十二指肠反流 duodenale Regurgitation *f*
十二指肠分离术 Zwölffingerdarm-Ausschluss *f*
十二指肠分泌 Duodenalsekret *n*
十二指肠分泌调节 duodenale sekretorische Regulation *f*
十二指肠缝术 Duodenorrhaphie *f*, Naht des Zwölffingerdarms *f*

十二指肠副乳头 duodenale Minorpapille *f*
十二指肠肝的 duodenohepatisch, hepatoduodenal, hepatoduodenal (-is, -is, -e), zwölffingerdarm-leberbezüglich
十二指肠隔膜 duodenales Diaphragma *n*
十二指肠梗阻 duodenaler Ileus *m*, Duodenalverschluß *m*, Duodenalileus *m*
十二指肠梗阻学说 Duodenalverschluß-Theorie *f*, Theorieder Duodenalobstruktion *f*
十二指肠钩[口线]虫 Ancylostoma duodenale *n*
十二指肠钩虫病 Ankylostomiasis duodenale *f*
十二指肠钩虫致钩虫病 Ankylostomiasis durch Ancylostoma duodenale *f*
十二指肠钩口线虫 Ancylostoma duodenale *f*
十二指肠固定到腹壁 Fixierung von Duodenum bis Bauchdecke *f*
十二指肠固定术 Fixation des Duodenums *f*
十二指肠固有层 duodenale Eigenschicht *f*
十二指肠管 Duodenalkatheter *m*, Duodenalsonde *f*
十二指肠管引流 Drainage von Zwölffingerdarm *f*
十二指肠冠过大 Megabulbus *m*
十二指肠后的 retroduodenal
十二指肠后动脉 retroduodenale Arterien *f pl*, Arteriae retroduodenales *f pl*
十二指肠后窝 retroduodenale Fossa *f*
十二指肠后隐窝 Recessus retroduodenalis *m*
十二指肠壶腹癌 duodenales ampulläres Karzinom *n*
十二指肠环 C-Schleife *f*
十二指肠回肠吻合术 Duodenoileostomie *f*
十二指肠疾病 Erkrankung des Zwölffingerdarms *f*
十二指肠贾第虫 Giardia duodenalis *f*
十二指肠假憩室 Pseudodivertikel des Duodenums *n*, Pseudodivertikel des Zwölffingerdarms *m*
十二指肠检查器 Zwölffingerdarm-Testset *m*
十二指肠浆膜 duodenale Serosa *f*
十二指肠浆膜下层 duodenale Subserosa *f*
十二指肠降部 Pars descendens duodeni *f*
十二指肠结肠的 duodenocolic (-us, -a, -um)
十二指肠结肠瘘 duodenokolische Fistel *f*
十二指肠结肠系膜襞 Plica duodenalis mesocolon *f* plica duodenomesocolica *f*
十二指肠结肠系膜的 duodenomesokolisch
十二指肠结肠系膜隐窝 Waldeyer* Grube *f*
十二指肠 - 结肠综合征 Duodenum-Kolonsyndrom *n*
十二指肠静脉 Zwölffingerdarm-Ader *f*, Vena duodenales *f*
十二指肠镜 Duodenoskop *n*
十二指肠镜检查 Duodenoskopie *f*
十二指肠镜用清洗刷 duodenoskopische Waschbürsten *pl*
十二指肠镜用取样钳 Probenahmenpinzette der Duodenoskopie *f*
十二指肠镜用细胞刷 Zytologiebürsten der Duodenoskopie *m pl*
十二指肠空肠襞 Plica duodenojejunalis *f*
十二指肠空肠侧侧吻合术 Seit-zu-Seit-Duodenojejunostomie *f*
十二指肠空肠的 duodenojejunal
十二指肠空肠襻不全旋转 unvollständige Drehung der Plica duodenojejunalis *f*
十二指肠空肠曲 Flexura duodenojejunalis *f*
十二指肠空肠吻合术 duodenojejunalis Anastomose *f*
十二指肠空肠窝疝 duodenojejunale Hernie *f*
十二指肠空肠隐窝 Recessus duodenojejunalis *m*, Jonnesco* Fossa (od. Grube) *f*
十二指肠空肠造口吻合术 Duodenojejunostomie *f*
十二指肠溃疡 Zwölffingerdarmgeschwür *n*, Duodenalulkus *n*, Ulkus duodeni *n*
十二指肠溃疡闭合术 Schließung des Ulcus duodeni *f*
十二指肠溃疡病 Zwölffingerdarmgeschwür *f*
十二指肠溃疡缝术 Naht der Zwölffingerdarmgeschwür *f*
十二指肠溃疡喷火口对缝缝合 Bernähung des Geschwürskrater des Duodenums *f*
十二指肠溃疡切除术 Exzision des Ulcus duodeni *f*
十二指肠扩张 Duodenalektasie *f*
十二指肠良性肿瘤 gutartiger (od. benigner) Duodenaltumor *m*
十二指肠临床操作 medizinisches Verfahren am Zwölffingerdarm *n*
十二指肠瘘[管] Duodenalfistel *f*, Fistula duodenalis *f*
十二指肠瘘闭合术 Schließung der duodenalen Fistel *f*
十二指肠泌素 Duocrinin *n*
十二指肠内刺激 IDS *f*, intraduodenale Stimulation *f*
十二指肠内的 intraduodenal, intraduodenal (-is, -is, -e)
十二指肠内窥镜活组织检查 endoskopische Biopsie des Zwölffingerdarms *f*
十二指肠内瘘 interne Duodenalfistel *f*
十二指肠内投药法 transduodenale Medikamente *f*
十二指肠内胃粘膜异位 duodenale Magenschleimhautektopie *f*
十二指肠内异位胰 ektopische Bauchspeicheldrüse im Zwölffingerdarm *f*
十二指肠扭转 Volvulus des Duodenums *m*
十二指肠袢 Duodenalschleife *f*
十二指肠旁襞 Plica paraduodenalis *f*
十二指肠旁的 paraduodenal
十二指肠旁疝 paraduodenale Hernie *f*
十二指肠旁索带 Ladd* Band *m*
十二指肠旁索带切断术 Ladd* Operation *m*
十二指肠旁隐窝 Recessus paraduodenalis *m*
十二指肠膨部 Divertikel duodeni *m*
十二指肠破裂 duodenaler Bruch *m*
十二指肠蹼 duodenale Schwimmhaut *f*
十二指肠憩室 Duodenaldivertikel *n*, Duodenaltasche *f*, Diverticulum duodeni *n*
十二指肠憩室切除术 Divertikulektomie von Zwölffingerdarm *f*, Exzision von Duodenaldivertikel
十二指肠憩室炎 duodenale Divertikulitis *f*
十二指肠前的 preduodenal
十二指肠前门静脉 preduodenal Pfortader *f*
十二指肠钳 duodenale Pinzette *f*
十二指肠腔 Duodenallumen *n*
十二指肠腔内憩室 IDD; intraluminaler Divertikel des Duodenums *m*, intraluminale Duodenaldivertikel *m*
十二指肠切除术 Duodenektomie *f*, Zwölffingerdarmresektion *f*
十二指肠切开活组织检查 offene Biopsie des Zwölffingerdarms *f*
十二指肠切开术用于活组织检查 Duodenotomie für die Biopsie *f*
十二指肠切开探查术 Inzision und Exploration von Duodenum *f*, *f*
十二指肠切开异物除去术 Duodenotomie für Fremdkörperentfernung *f*, Fremdkörperentfernung aus Zwölffingerdarm durch Inzision *f*
十二指肠切开引流 Inzision und Drainage von Zwölffingerdarm *f*, *f*
十二指肠球(冠)部 Bulbus duodeni *m*
十二指肠球部的 bulboduodenal
十二指肠球部后的 postbulbar (-is, -is, -e)
十二指肠球部检查镜 Duodenalbulboskop *n*
十二指肠球部溃疡 Ulkus des Bulbus duodeni *n*
十二指肠球部括约肌 bulboduodenaler Schließmuskel *m*
十二指肠球部内镜 Bulboskop
十二指肠球后部 postbulbärer Teil des Duodenums *m*
十二指肠球后溃疡 postbulbäres Ulcus duodeni *n*
十二指肠球(部内)镜 Bulboskop *n*
十二指肠球镜检查 Bulboscopie *f*
十二指肠球抑胃素 Bulbogastron *n*

十二指肠乳头 duodenale Papille *f*, Papilla duodeni *f*
十二指肠乳头胆道口壶腹 Ampulla Vateri *f*
十二指肠乳头括约肌切开术 Papihosphinkterotomie *f*
十二指肠乳头切开术 duodenale Papillotomie *f*, Duodenalpapillotomie *f*
十二指肠乳头炎 duodenale Papillitis *f*, Duodenalpapillitis
十二指肠上襞 Plica duodenalis superior *f*
十二指肠上部 Pars superior duodeni *f*
十二指肠上动脉 supraduodenale Arterie *f*, Arteria supraduodenalis *f*
十二指肠上皮 duodenales Epithel *n*
十二指肠上曲 Flexura duodeni superior *f*
十二指肠上隐窝 Recessus duodenalis superior *m*
十二指肠肾瘘 duodenorenale Fistel *f*
十二指肠肾韧带 duodenorenales Ligament *n*, Ligamentum duodenorenale *n*
十二指肠升部 aufsteigender Teil des Zwölffingerdarms *m*, Pars ascendens duodeni *f*
十二指肠十二指肠吻合术 Duodenoduodenostomie *f*
十二指肠手术 Zwölffingerdarmoperation *f*
十二指肠水平部 Pars horizontalis duodeni *f*
十二指肠撕裂伤缝术 Naht der Platzwunde von Zwölffingerdarm *f*
十二指肠松解术 Duodenolyse *f*, Duodenalmobilisierung *f*
十二指肠探条 Zwölffingerdarmsonde *f*
十二指肠探子 Zwölffingerdarmsonde *n*
十二指肠停滞症 Duodenalstase *f*
十二指肠头 Protoduodenum *n*
十二指肠头炎 Protoduodenitis *f*
十二指肠脱垂 duodenaler Prolaps *m*
十二指肠外瘘 externe Duodenalfistel *f*
十二指肠胃反流 duodenogastraler Rückfluss *m*
十二指肠吻合术 Duodenoduodenostomie *f*
十二指肠息肉 Duodenalpolyp *m*, Zwölffingerdarmpolyp *m*
十二指肠系膜 Mesoduodenum *n*
十二指肠系膜的 mesoduodenal (-is, -is, -e)
十二指肠细胞色素 duodenales Zytochrom *n*
十二指肠狭窄 Duodenalstenose *f*, duodenale Stenose *f*
十二指肠狭窄综合征 Ladd* Syndrom *n*
十二指肠下襞 Plica duodenalis inferior *f*
十二指肠下部 absteigendes Duodenum *n*, Pars inferior duodeni *f*
十二指肠下垂 Duodenoptose *f*
十二指肠下括约肌 Villemin* Schließmuskel *m*
十二指肠下曲 Flexura duodeni inferior *f*
十二指肠下隐窝 Recessus duodenalis inferior *m*
十二指肠纤维镜 Duodenofiberskop *n*
十二指肠纤维窥镜 Duodenofiberskop *n*, Fiberduodenoskop *n*
十二指肠腺 Duodenaldrüsen *f pl*, Glandulae duodenales *f pl*, Glandulae Brunneri *f pl*, Brunner* Drüsen *f pl*
十二指肠腺癌 duodenales Adenokarzinom *n*
十二指肠腺瘤 Adenom der Brunner* Drüsen *n*, Brunner* Adenom *n*
十二指肠腺体增殖 Hyperplasie der Duodenaldrüsen *f*
十二指肠消化性溃疡 Magengeschwür von Zwölffingerdarm *f*
十二指肠小肠造口吻合术 Duodenoenterostomie *f*
十二指肠小袋虫 Balantidium duodeni *n*
十二指肠小乳头 Papilla duodeni minor *f*, Papilla duodeniaccessoria *f*, Papilladuodeni Santorini *f*
十二指肠悬肌 Musculus suspensorius duodeni *m*
十二指肠悬韧带 Ligamentum suspensorium duodeni *n*
十二指肠旋转不良 Malrotation des Duodenums MD *f*
十二指肠血管压迫症 vaskuläre Kompression des Duodenums *f*
十二指肠压迹 Impressio duodenalis *f*
十二指肠炎 Duodenitis *f*, Dodekadaktylitis *f*
十二指肠液 Duodenalsaft *m*
十二指肠液采取器 Extraktor für Duodenalsaft *m*
十二指肠液分析 Duodenalsaftanalyse *f* (DFA)
十二指肠液试验 Duodenalsaft-Test *m*
十二指肠液引流术 duodenale Dränage *f*
十二指肠胰泌素试验 duodenaler Sekretin-Test *m* (DST)
十二指肠引流管 Duodenalablaufsonde *f*
十二指肠引流术 duodenale Drainage *f*
十二指肠引流液 duodenaler Drain *m*
十二指肠引流液检查 Examinierung des duodenalenDrains *f*
十二指肠隐窝 Recessus duodenalis *m*
十二指肠壅滞(积)症 Duodenalstase *f*
十二指肠壅积症 duodenale Stase *f*
十二指肠幽门狭窄 duodeno-pylorische Verengung *f*
十二指肠与十二指肠吻合术 Duodenoduodenostomie *f*
十二指肠原发肿瘤 Primärtumor von Zwölffingerdarm *m*
十二指肠造口除掉 Entfernung von Duodenostomie *n*
十二指肠造口缝术 Schließung von Duodenostomie *f*
十二指肠造口术 Duodenostomie *f*
十二指肠造瘘术 Duodenostomie *f*
十二指肠造影 Duodenographie *f*
十二指肠粘膜 Duodenalschleimhaut *f* (DM)
十二指肠粘膜肌层 Lamina muscularis von Zwölffingerdarmschleimhaut *f*
十二指肠粘膜下层 duodenale Submukosa *f*
十二指肠支 Rami duodenales *m pl*
十二指肠制动器 Duodenalbremse *f*
十二指肠肿瘤 Duodenaltumor *m*, Zwölffingerdarmtumor *m*
十二指肠重复 Vervielfältigung des Duodenums *f*
十二指肠周的 periduodenal
十二指肠周围炎 periduodenitis *f*
十二指肠周围异常韧带 abnormales Ligament von paraduodenum *n*
十二指肠周炎 Periduodenitis *f*
十二指肠周组织 periduodenale Gewebe *f*
十二指肠主动脉瘘 duodenoaortische Fistel *f*
十二指肠纵襞 Plica longitudinalis duodeni *f*
十分的 gründlich
十分法 Zehnerregel *f*, Regel von Zehn *f*
十分位数 Dezil *n*
十分之一当量的 dezinormal, zehntelnormal
十份的 dekadisch
十氟化硫 Schwefeldekafluorid *n*
十几岁孩子 Jugendliche *m/f*, zehnjähriges Kind *n*
十甲季铵 Decamethonium *n*
十进位年龄 Dezimalalter *n*
十进制 Dezimalskala *f*
十进[制电子计数]管 Dekadenzählröhre *f*, dekadischeZählröhre *f*
十进制加法器 Dekadenaddierer *m*, Dekadenadditionsmaschine *f*
十克 Dekagramm *n* (dag)
十六[碳]稀酸 Hexadecensäure *f*, Palmitoleinsäure *f*
十六[烷]醇 Cetanolum *n*, Cetylalkohol *m*, Hexadekanoln, Hexadekan-1-ol *n*
十六[烷]基 Cetyl *n*, Hexadecyl *n*
十六醇 Cetylalkohol, Hexadecylalkohol *m*
十六导程记录纸 16-Ableitungsregistrierpapier *n*
十六进制 Hexadezimalsystem *n*
十六酸 Hexadekansäure *f*
十六烷 Hexadekan *n*
十六烷醛 Hexadecanal *n*
十氯[化]茶 Deka (hydronaphtha) lin *n*
十氯喹啉 Dekahydrochinolin *n*
十氯酮 Chlordecon *n* (杀虫杀真菌药)
十面体 Zehnflächner *m*, Dekaeder *n*
十年生存率 zehnjährige Uberlebensrate *f*

十硼烷 Dekaboran *n*
十升 Dekaliter *n*(dal)
十水合物 Dekahydrat *n*
十四[碳]烯 Tetradecen *n*
十四[烷]酸 Tetradekansäure *f*, Acidum myristicum *n*
十四[烷]酰 Tetradecanoyl *n*
十四酸盐 Myristat *n*
十四肽胃泌素 Tetradekapeptidgastrin *n*
十四烃基硫酸钠 Natriumtetradecylsulfat *n*
十肽 Dekapeptid *n*
十烃季铵 Decamethonium *n*
十烷双胺 Decamethonium *n*
十烷双胍 Synthalin *n*
十五儿茶酚 Pentadezylcatechol *n*
十一碳烯酸 Undezylensäure *f*, Acidum undecenoicum (sundecylenicum) *n*
十一萜醇 Undecaprenol *n*
十一烯酸锌 Zinkundecylenat *n*
十指指纹法 Daktyloskopie *f*, Zehnfingerdaktylographie *f*
十字槽接骨螺钉 Quernutknochenschraube *f*
十字管 Kreuzrohr *n*, Kreuzstück *n*
十字花科 Cruciterae *f pl*
十字交叉采样法 gekreuzte Probenahme *f*
十字交叉缝合法 Kreuzungsnaht *f*
十字隆起 Eminentia cruciformis *f*
十字韧带 Kreuzband *n*, Ligamentum cruciatum *n*
十字韧带断裂 Ruptur des Kreuzbandes *f*
十字韧带修补术 Kreuzbandreparationsplastik *f*
十字韧带重建术 Rekonstruktion des Kreuzbandes *f*
十字丝 Kreuzfilament(um) *n*
十字头骨螺钉旋凿 Kreuzkopfschraubenzieher *m*
十字纹孔 gekreuzter Tüpfel *m*
十字线接目镜 Kreuzokular *n*
十字线目镜 Criss-cross-Okular *n*
十字形 Kreuzform *f*
十字形的 cruciform (-is, -is, -e), cruciat (-us, -a, -um)
十字形分裂 kreuzförmige Division *f*
十字形环 kreuzförmiger Ring *m*, Kreuzschleife *f*
十字形结构 kreuzförmige Struktur *f*
十字形迷津 kreuzförmiges Labyrinth *n*
十字型卡环 Kreuz(ungs)klammer *m*
十字杂交 Kreuzhybridisierung *f*
十足目 Zehnfüß(l)er *m pl*, Zehnfußkrebse *m pl*
石胆酸 Lithocholsäure *f*, Acidum lithochol Uicum *n*
石的 calculos(-us, -a, -um)
石房蛤毒素 Saxitoxin *n*
石房蛤毒素食物中毒 Saxitoxin-Lebensmittelvergiftung *f*
石膏 Gips *m*, Gypsumn
石膏包扎法 Gipsverband *m*
石膏背心 Gipskorsett *n*, Gipsmieder *n*
石膏绷带 Gipsverband *m*, Gipsbinde *f*
石膏绷带固定术 Gipsimmobilisation *f*, Gipsimmobilisierung *f*
石膏绷带剪 Gipsschere *f*
石膏拆除钳 Gips(verband)spreizer *m*
石膏撑开器 Gipsspreizer *m*
石膏床 Gipsbett *n*, Bauchliegeschale *f*
石膏代模 Gipsgußform *f*
石膏刀 Gipsmesser *n*
石膏粉 Gipsmehl *n*, Gipspulver *n*
石膏割刀 Gipsmesser *n*
石膏[管型]综合征 Gipsabgüsse -Syndrom *n*
石膏夹板 Gipsschiene *f*
石膏夹板固定术 Gipsschienenimmobilisation *f*
石膏剪 Gipsschere *f*, Gipsabreißzange *f*
石膏锯 Gipssäge *f*
石膏卷 Gipsverbandrolle *f*
石膏卷浸泡法 Durchtrankungsmethode der Gipsverbandrolle *f*
石膏领 Gipskrawatte *f*
石膏模型 Gipsmodell *n*, Gipsabdruck *m*, Gipsabguß *m*, Stone-Modell *n*
石膏模型修整机 Gips(modell)-Trimmer *m*
石膏切刀 Gipsmesser *n*
石膏溶解清扫剂 gipsschmelzender Reiniger *m*
石膏纱布 Gipsmull *m*, Gipsgaze *f*
石膏调刀 Gipspatel *m*
石膏托 Gipsschale *f*
石膏压疮 Druckdekubitus durch Gipsverband *m*
石膏样发癣菌 Trichophyton gypseum *n*
石膏样小孢子菌 Microsporum gypseum *n*
石膏腰围 Gipsabdruck *m*, Gipsmodell *n*
石膏硬化剂 Gipshärt(ungs)mittel *n*
石膏状的 gipshaltig
石膏综合征 Gips-Syndrom *m*
石骨症 Osteopetrose *f*
石黑蓝色 plumbagoblau
石斛碱 Dendrobin *n*
石斛酮碱 Nobilonin *n*
石花菜 Agartange *m pl*, Gelidium-Arten *f pl*
石花菜科 Gelidiaceae *pl*
石化 Versteinerung *f*, Petrosis *f*, Petrifikation *f*, Petrifica-tio *f*
石化胎块 versteinerte Eimole *f*, Steinmole *f*, Lithokelphusm
石灰 Kalk *m*, Calx *f*, Calcaria *f*, Calcarea *f*, Calcareum *n*
石灰氮 Kalkstickstoffe *m pl*, Calcii carbimidum *n pl*
石灰的 kalkartig, kalkig
石灰乳 Kalkmilch *f*
石灰烧伤 Kalziumoxid-Brandwunde *f*
石灰石 Kalkstein *m*
石灰水 Kalkwasser *n*, Aqua Calcariae (s, Calcis) *f*
石灰小体 Kalkkörperchen *n*
石灰岩 Kalkstein *m*
石灰盐尿 Calcariuria *f*
石灰质的 kalkig, calcare(-us, -a, -um)
石间生的 lapidose <engl.>
石街 Steinstraße *f*
石块 Stein *m*
石蜡 Paraffinn
石蜡癌 Paraffinkrebs *n*
石蜡包埋的 paraffineingebettet
石蜡包埋[法] Paraffineinbettung *f*
石蜡垫 Paraffin-therapeutisches Gerät *n*
石蜡敷糊 geschmeidiges Paraffin *f*, biegsames Paraffin *n*
石蜡糊法 Paraffinpackung *f*
石蜡疗法 Keritherapie *f*, Kerotherapia *f*
石蜡瘤 Paraffinom *n*, Paraffingranulom *n*
石蜡膜 Parafilm *m*
石蜡切片 Paraffinschnitt *m*
石蜡切片法 Paraffinschnittmethode *f*
石蜡试验 Paraffin-Test *m*
石蜡涂料的食品卫生 Lebensmittelhygiene der Paraffinschicht *f*
石蜡液剂 Vasoliment(um) *n*
石蜡浴 Paraffinbad *n*
石蜡浴槽 Paraffinbadewanne *f*
石蜡浴疗法 Keritherapie *f*, Kerotherapia *f*
石蜡治疗 Paraffintherapie *f*
石莲华属 Cotyledon *f*
石榴红色的 granatrot, punice(-us, -a, -um)
石榴碱 Pelletierin *n*
石榴科 Punicaceae *pl*

石榴皮碱 Punicin *n*, Pelletierin (um) *n*
石榴石红褐色 granatbraun
石榴石红色 granatrot
石榴属 Punica *f*
石榴酸 Punicinsäure *f*
石棉 Asbest *m*, Byssolith *m*, Amiant *m*, Amianthus *m*
石棉板 Asbestplatte *f*
石棉沉积症 Asbestose *f*
石棉沉着病(症) Asbestose *f*, Asbestosis *f*, Amianthosis *f*
石棉沉着病小体 Asbestkörperchen *n pl*, Körperchen der-Asbestose *n pl*
石棉带 Asbestband *n*
石棉垫滤器 Asbesteinlage-Filter *n*
石棉肺 Asbestlunge *f*, Bergflachslunge *f*, Amianthosis *f*, Asbestosis pulmonum *f*
石棉肺诊断 Diagnose der Asbestose *f*
石棉金属网 Asbestdrahtnetz *n*
石棉滤器 Asbestfilter *m*
石棉所致肺癌、间皮瘤 Asbest-induzierter Lungenkrebs、Mesotheliom *m*、*n*
石棉污染 Asbestverschmutzung *f*
石棉纤维 Asbestfaser *f*
石棉小体 Asbestkörperchen *n pl*
石棉心铁丝网 asbest-zentrales Drahtnetz *n*
石棉样变性 Asbestdegeneration *f*
石棉样的 absbestartig, asbestförmig
石棉样[头]癣 Asbestgrind *m*, Tinea asbestina (s.amian-tacea) *f*
石棉样纤维 asbestförmige Faser *f*
石棉疣 Asbestwarze *f*
石棉致癌性 Karzinogenität des Asbests *f*
石棉状糠疹 Pityriasis amiantacea *f*
石棉状头癣 Tinea amianthacea *f*
石面的 epilithisch
石磨机 Steinmühle *f*
石末沉着病 Flintkrankheit *f*, Chalicosis *f*
石末肺 Flintkrankheit *f*, Chaluicosis *f*, Chalicosis lapidarum (s. pulmonum) *f*
石墨 Wasserblei *n*, Graphit *m* plumbago *f*, Carbo mineralis *m*
石墨[尘]肺 Graphitlunge *f*, Graphitpneumokoniose *f*
石墨电极 Graphitelektrode *f*
石墨肺 Graphitlungen *f pl*
石墨坩埚 Graphittiegel *m*
石墨化碳墨 graphitisiertes Kohlenschwarz *n*
石墨卡套 Graphitaderendhülse *f*
石墨炉原子化法 Zerstäubungsmethode des Graphitrohrofens *f*
石墨碳 Graphitkohle *f*, graphitischer Kohlenstoff *m*
石墨纤维变性 Graphitfibrose *f*
石南素 Ericolin *n*
石尿症 Lithurese *f*
石器 Steingerat *n*
石茸酸 Gyrophorsöure *f*
石蕊 Lackmus *m*, Rentierflechte *f*, Cladonia rangiferina *f*
石蕊红 Lackmusrot *n*
石蕊红素 Erythrolein *n*
石蕊精 Azolit(h)min *n*
石蕊蓝 Lackmusblau *n*
石蕊[牛]乳试验 Lackmusmilchtest *m*
石蕊乳(汁) Lackmusmilch *f*
石蕊乳清 Lackmusmolke *f*
石蕊乳试验 Lackmusmilchtest *m*
石蕊乳糖琼脂 Lackmus-Laktoseagar *n*
石蕊试验 Lackmustest *m*
石蕊试纸 Lackmuspapier *n*
石蕊属 Cladonia *f*, Roccella *f*
石蕊素 Azolit(h)min *n*
石蕊酸 Roccelsäure *f*, Roccelin *n*
石蕊样放线菌素 Litmocidin *n*
石杉碱甲 Huperzin A *n*
石伤 Steinquetschung *f*
石松 Moosfarn *m*, (Kolben-) Bärlapp *m*, Lycopodium clavatum *n*
石松醇 Lycoclavanol *n*
石松碱 Lycopodin *n*
石松科 Lycopodiaceae *pl*
石松属 Lycopodium *n*, Lykopodium *n*
石松素 Lycoclavanin *n*
石松脂烷 Pimaran *n*
石松子 Lycopodium *n*, Sporae lycopodii *f pl*
石松[子]碱 Lycopodin *n*
石松子酸 Lycopodiumsäure *f*
石松子油酸 Lycopodiumölsäure *f*, Lycopodiumoleinsäure *f*
石蒜 Lycoris radiata *f*
石蒜胺 Lycoramin *n*
石蒜碱 Lycorin *n*
石蒜科 Amaryllidaceae *pl*
石蒜素 Lycorisin *n*
石蒜中毒 Vergiftung durch Lycoris radiata *f*
石胎 Lithopädion *n*, Osteopädion *n*
石胎儿 Osteopedion *n*, Steinfetus *m*
石胎盘 Plazentaverkalkung *f*
石炭纪 Steinkohlenzeit *f*
石炭酸 Karbolsäure *f*, Karbol *n*, Phenol (um) *n*, Acldumphenylicum *n*
石炭酸饱和溶液 gesättige Karbollösung (od. Phenollö-sung) *f*, gesättige Karbolsäurelösung *f*
石炭酸处理 Behandlung mit Phenol (od. Karbol) *f*
石炭酸的 karbolsauer
石炭酸甘油 Phenolglycerin *n*
石炭酸酒精 Karbolalkohol *m*, Phenolalkohol *m*
石炭酸硫紫 Carbolthionin *n*
石炭酸龙胆紫染剂 Karbolgentianavioletfarbstoff *m*
石炭酸品(复)红溶液 Karbolfuchsin (lösung *f*) *n*
石炭酸品红稀释液 verdünnte Karbolfuchsinlösung *f*
石炭酸品红液 Karbolfuchsinlösung *f*
石炭酸烧伤 Chlorwasserstoff-Brandwunde *f*
石炭酸系数 Phenolkoeffizient *m*
石炭酸亚甲蓝 Karbolmethylenblau *n*
石炭酸盐 Carbolat *n*, Phenolat *n*
石炭酸中毒 Karbolismus *m*
石头心 Steinherz *n*
石细胞 Steinzelle *f*
石蟹 Steinkrabbe *f*
石蟹属 Potamon *m*
石样的 lithoid
石英 Quarz *m*
石英玻璃 Quarzglas *n*
石英灯 Quarzlampe *f*, Kromayer* Lampe *f*
石英粉 Quarzpulver *n*, Quarzmehl *n*
石英粉尘 Quarzstaub *m*
石英汞紫外线灯 Quarzquecksilberultraviolettlampe *f*
石英管 Quarzrohr *m*
石英光 Quarzlicht *n*
石英晶体 Quarzkristall *m*
石英棱镜 Quarzprisma *n*
石英棱镜摄谱仪 Quarzprismenspektrograph *m*
石英片 Quarzplatte *f*
石英透镜 Quarzlinse *f*
石英微天平 Quarzmikrowaage *f*

石英温度计 Quarzthermometer *n*
石油 Petroleum *n*, Erdöl *n*
石油苯 Petroleumbenzin *n*
石油痤疮 Ölakne *f*
石油化工厂废水 Abwasser aus petrochemischem Werk *n*, Abwasser der petrochemischen Fabrik *n*
石油胶冻封闭 Petroleumgallerte-Dichtung *f*
石油酵母 Petroleumhefe *f*
石油酵母蛋白 Petroleum-Hefeeiweiß *n*
石油精 Benzinum Petrolei *n*, Naphtha *n*
石油精癖 Benzinomanie *f*, Benzinsucht *f*
石油醚 Petroleumäther *m*
石油凝胶 Petrolat *n*, Vaseline *f*, Petrolatum *n*
石油吸入性肺炎 Öl(aspirations)-Pneumonie *f*, Fettpneumonie *f*, Pneumonia lipoidica *f*
石原色盲测验 Ishihara* Test *m*
石原慎太郎色觉测试法 Ishihara* Farbtafeln/Farbprobe-Methode *f*
石制代型 Hartgipsgußform *f*
石蛭 Herpobdella atomaria *f*
石中生的 petrogen
石竹科 Caryophyllaceae *pl*
石竹属 Dianthus *m*
石竹烯 Caryophyllen *n*
时标 Zeitskala *f*, Zeitmaßstab *m*
时差症 Jetlag *m*, Zeitzonenkater *m*
时差综合征 Jetlag-Syndrom *n*
时辰药理学 Chronopharmakologie *f*
时代精神 Zeitgeist *m*
时代趋向 Zeittendenz *f*
时代性遗忘 epochale Amnesie *f*
时点动态数列 dynamische Zeitpunktreihe *f*
时点患病率 Punktprävalenz *f*
时点数列 Zeitpunktreihe *f*
时动研究 Zeitbewegung-Studie *f*
时方 nichtklassischen Rezept *n*
时分多路复用 Zeitmultiplex *n*, Mehrfachausnutzung mit Zeitteilung *f*
时基 Zeitbasis *f*, Zeitlinie *f*
时基线 Zeitlinie *f*, Linie der Zeitbasis *f*
时计 Chronometer *n*, Zeitmesser *m*
时间 Zeit *f*
时间变异的 Zeit verändernd, zeitvariable
时间变异数据 Zeit verändernde Daten
时间辨认不能 Zeitagnosie *f*
时间标度 zeitlicher Rahmen *m*, Zeitmaßstab *m*, Zeitplan *m*, Zeitskala *f*
时间标记器 Zeitmarkengeber *m*, Zeitmarkengenerator *m*
时间标志 Zeitmarkierung *f*, Zeitmarkengebung *f*
时间标志发生器 Zeitmarkengenerator *m*
时间表 Terminplan *m*; Zeitplan *m*; Ablaufplan *m*
时间测定 Chronometrie *f*; Zeitmessung *f*
时间测量仪 Zeitmeßgerät *n*
时间常数 Zeitkonstante *f*
时间戳 Zeitstempel *m*
时间错觉 zeitliche Illusion *f*
时间带 Zeitzone *f*
时间定向 zeitliche Orientierung *f*
时间毒理学 chronische Toxikologie *f*
时间飞越 Laufzeit Flugzeit
时间肺活量 Atemzeitvolumen *n*
时间分辨力 zeitliche Auflösung *f*
时间分辨荧光分析法 zeitaufgelöste
时间分辨荧光免疫测定 zeitaufgelöster Fluoroimmunoassay *m*
时间分辨荧光免疫分析 zeitaufgelöster Fluorimmunoassay *m*
时间分布 Zeitverteilung *f*, zeitliche Verteilung *f*
时间感觉 Zeitbewusstsein *n*, Zeitempfinden *n*, Zeitgefühl *n*
时间感受性 Chronosuszeptibilität *f*
时间隔离 zeitliche Isolation *f*
时间估计 Einschätzung von Zeit *f*
时间观 Zeitorientierung *f*
时间管理 Zeiteinteilung *f*, Zeitmanagement *n*
时间 - 活动模式 Zeit-Aktivitäts-Muster *n*
时间及频率测量仪器 Zeit und Frequenz Messinstrument *n*
时间剂量关系 Zeitdosis Beziehung *f*
时间继电器 Zeitrelais *n*
时间加权平均浓度 Zeit-Gewicht-Mittelkonzentration *f*
时间加权平均容许浓度 zulässiger Konzentration-zeitgewichteter Durchschnitt *m*
时间加权平均阈限值 maximale Arbeitsplatzkonzentration-zeitlich gewichteter Durchschnitt TLV-TWA
时间价值 Zeitwert *m*
时间间隔 Zeitabstand *m*, Zeitabschnitt *m*, Zeitintervall *n*, Zeitspanne *f*
时间间隔计 Zeitfolgeregler *m*, Intervalometer *n/m*
时间间隔计数 Zähler für Zeitintervalul *m*, Zeitintervall-zähler *m*
时间减影 zeitliche Subtraktion *f*, Zeitsequenz Schaltung *f*
时间界限性遗忘 umschriebene Amnesie *f*
时间决定的费用效益模型 zeitabhängiges Kosten-Nutzen-Modell *n*
时间决定的关系 zeitabhängiges Verhältnis *n*
时间决定的数据 zeitabhängige Daten
时间恐怖 Chronophobie *f*
时间累积说 zeitliche Stapelung Theorie *f*
时间迷律 zeitliches Labyrinth *n*
时间密度曲线 zeitliche Dichtekurve *f*
时间谱带展宽 zeitliche Bandenverbreiterung *f*
时间强度曲线 Reizzeitstromkurve *f*
时间切(分)片 Zuordnen von Zeitscheiben *n*
时间曲线 Zeitkurve *f*
时间取样法 Zeitprobenahmeverfahren *n*
时间权衡法 Zeit-Abtausch *m*
时间 - 容积曲线 Zeit-Volumen-Kurve *f*(T-V Kurve)
时间生物学 Chronobiologie *f*
时间属性 zeitliche Eigenschaft *f*
时间顺序 chronologische Ordnung *f*
时间特异性 zeitliche Spezifität *f*
时间特异性药物 phasenspezifisches Mittel *n*
时间调查 Zeit(er)forschung *f*, Zeituntersuchung *f*
时间透视 Zeitperspektive *f*
时间维 Zeitdimension *f*
时间误差 Zeitfehler *m*
时间系列分析 Zeitreihenanalyse *f*
时间系列模型 Zeitreihenmodell *n*
时间响应 Zeit-Rückmeldung *f*
时间效应偏倚 Zeiteffekt-Bias *n*
时间 - 效应曲线 Zeit-Effekt-Kurve *f*
时间心理学 Zeitpsychologie *f*
时间信号 Zeitsignal *n*, Zeitzeichen *n*, Zeitticken *n*
时间信号按钮 zeitliche Recall-Taste *f*
时间性 Zeitlichkeit *f*
时间性毒性 chronische Toxizität *f*
时间性总和 zeitliche Summation *f*
时间序列 Zeitreihe *f*
时间序列分析 Zeitreihenanalyse *f*
时间序列数据 turnusmäßige Zeitdaten *pl*
时间序列研究方法 Zeitreihenstudie *f*
时间序列值 zeitsequentieller Wert *m*

时间延迟 Zeitverzögerung *f*
时间延迟成分 Zeitverzögerung-Komponente *f*
时间研究 Zeitstudium *n*
时间药理学 Chronopharmakologie *f*
时间依赖 Zeitabhängigkeit *f*
时间依赖性突触可塑性 zeitabhängige synaptische Plastizität *f*
时间因数 Zeitfaktor *m*
时间增益补偿 Zeitgewinn Entlohnung
时间增益控制 Zeit-Verstärkungsregelung *f*
时间知觉常数 perzeptuelle Zeitkonstante *f*
时间指示器 Zeitindikator *m*
时间治疗 Chronotherapie *f*
时间轴 Zeitachse *f*
时间转换呼吸器 zeitzyklisches Beatmungsgerät *n*
时间总和 Zeitsummation *f*
时距 Zeitintervall *n*, Zeittakt *m*
时刻表 Zeittabelle *f*
时空混沌 raumzeitliche Chaos *n*
时空结构 temporal-räumliche Struktur *f*
时空性分辨 raum-zeitliche Diskrimination *f*
时空性开关 zeitlicher Schalter *m*
时量关系 Zeit-Konzentration-Verwandschaftsverhältnis *n*
时量曲线 Zeit-Konzentration Kurve *f*
时量相关半衰期 kontextsensitive Halbwertszeit *f*
时频分析 Zeit-Frequenz-Analyse *f*
时期 Zeitraum *m*, Periode *f*
时期动态数列 Periode-dynamische Serie *f*
时期患病率 Periodenerkrankungsrate *f*
时期数列 Zeitreihe *f*
时期专一 spezifische Bühne *f*
时区病 Zeitzonenkrankheit *f*
时区疲劳 Zeitzone-Müdigkeit *f*
时态层次 zeitliche Hierarchie *f*
时态关系 zeitliche Beziehung *f*
时态假设 zeitliche Hypothesen *f*
时态距离 zeitlicher Abstand *m*
时态控制系统 zeitliche Kontrollsystem *n*
时态模式 zeitliches Muster *n*
时态模式匹配程序 zeitliches Mustervergleich Programm *n*
时态目标手法 zeitliche Objekte-Manipulation
时态趋势分析 zeitliche Trendenzanalyse *f*
时态实体 zeitliche Einheit
时态实体和联系 zeitliche Einheit und Vereinigung *f*
时态实用软件包 zeitliche Utility-Paket *n*
时态特征 zeitliches Merkmal *n*
时态维 temporale Dimension *n*
时态谓词 zeitliches Prädikat *n*
时态演绎 zeitliche Deduktion *f*
时态依赖实体 zeitlich abhängige Entität *f*
时态优等信息 zeitliche Vortritt Informationen *f*
时态域 zeitliches Reich *n*
时态约束 zeitliche Einschränkung *f*
时态知识库 zeitliche Wissensbasis *f*
时限 Frist *f*, Termin *m*, testgesetzte Zeit *f*
时相电影 Phase-Film *m*
时相同步 Phasenverriegelung *f*
时相图 Phasenbild *n*
时相性的 phasisch
时相性运动神经元 phasisches Motoneuron *n*
S 时相延迟 S Phasenverschiebung *f*
时相直方图 Phase-Histogramm *n*
时相专一 Phase-Spezifikum *n*
时效关系 Zeit-Effekt-Verwandtschaftsverhältnis *n*
时序抽样 Probenahme für die Zeitreihen *f pl*
时序电路 Zeitfolgeschaltung *f*
时序分析 Zeitreihenanalyse *f*
时序基因 zeitliches Gen *n*
时序及协调性 Timing & Koordination
时序检验 Logrank-Test *m*
时序控制 Programmfolgesteuerung *f*
时序年龄 chronologisches Alter *n*（CA）
时序设计 Zeitreihen-Design *n*
时序性单配（动物） sequentielle Monogamie *f*
时序性一夫一妻制 sequentielle Monogamie *f*
时序资料 Zeitreihendaten *pl*
时域 Zeitdomäne *f*
时域反射计 Zeitbereichsreflektometer *m*
时针方向的 uhrzeigersinnig
时值 Kennzeit *f*, Chronaxie *f*
时值测惫器 Chronaximeter *n/m*, Chronomyometer *n/m*
时值测定 Chronaximetrie *f*
时值测量［法］ Chronaxi（e）metrie *f*
时值计 Chronaxi（e）meter *n*
时值计的 chronaximetrisch
时值记时器 Chronoskop *n*
时滞 Zeitverzug *m*, Verzögerungszeit *f*, Verzugszeit *f*, Zeitverzögerung *f*
时滞摄影 Zeitraffer-Cinematographie *f*
时钟 Taktzähler *m*
时钟基因 Uhrgen *n*, Clockgen *n*
时钟控制窗口 Taktsteuerung Fenster *n*
时钟脉冲产生器 Taktimpulsgenerator *m*
时钟驱动电路 Takttreiberschaltung *f*
时钟值 Taktwert *m*
识别 Kognition, Identifizierung, Anerkennung, recognization *f*
识别 4 个碱基对的限制酶 vier Basenpaar Kutter *m*
识别 6 个碱基对的限制酶 sechs Basenpaar Kutter *m*
识别标记 Kennzeichen *n*
识别部位 Erkennungsstelle *f*
识别符 Kennzeichnung *f*
识别号码 Identifizierungsnummer *f*
识别和粘附 Erkennung und Adhäsion *f*, *f*
识别机 Erkennungsapparat *m*
识别码 Identifikationscode *m*
识别能力 Unterscheidungsvermögen *n*
识别期 Erkennungsphase *f*
识别速度 Erkennungsgeschwindigkeit *f*
识别特征 Unterscheidungsmerkmal *n*
识别位点 Erkennungsstelle *f*
识别位置 Erkennungsstelle *f*
识别相 kognitive Phase *f*
识别信号 Unterscheidungssignal *n*
识别性工作 kognitive Aufgabe *f*
识别序列 Erkennungssequenz *f*
识别异己 Erkennen von körperfremden *n*
识别阈 Erkennungsgrenzwerte *mpl*
识别子 Diskriminator *m*
识记 Registrierung, Speicherung *f*
识记效果预测力 Gefühl zu wissen *n*
识记障碍 Störung der Registrierung *f*
识模 Strukturerkennung *f*
识字测验 Lesetest *m*
识字中枢 visuelles Sprachzentrum *n*
实变 Konsolidierung *f*, Konsolidation *f*
实变体征 Konsolidationszeichen *n*
实词 Inhaltswort *n*
实得分数 erhalte Punktzahl *f*
实地参观 Spotbesuch *m*

实地教学 praktische Instruktion *f*
实地勘查 Feldtest *m*
实地演示 praktische Demonstration *f*
实感温度 effektive Temperatur *f*
实际安全剂量 praktische sichere Dosis *f*
实际病床使用率 reale Auslastung pro Bett
实际产履 praktisches Produkt *n*
实际滴定值 praktischer Titer *m*
实际焦点 tatsächlichen Fokus *m*
实际能力 tatsächliche Fähigkeit *f*
实际能量消耗 tatsächliche Energieausgabe *f*
实际年龄 chronologisches Alter *n*
实际频数 tatsächliche Frequenz *f*
实际使用试验条件 tatsächliche Nutzung von Testbedingung *f*
实际试验 eigentlicher Test *m*
实际[数]值 aktueller(od. praktischer) Zahlenwert *m*
实际速度 tatsächliche Geschwindigkeit *f*
实际酸度 wahre(od. aktuelle) Azidität *f*
实际碳酸氢盐 aktuelles Bikarbonat *n*
实际完备性 tatsächliche Vollständigkeit
实际应力 tatsächliche Beanspruchung *f*
实际诊断敏锐性 tatsächlicher diagnostischen Scharfblick *m*
实践脱敏法 Desensibilisierung in vivo *f*
实践效果 Praxis-Effekt *m*
实践智力 praktische Intelligenz *f*
实践智能 praktische Intelligenz *f*
实龄 chronologisches Alter *n*
实胚 Parenchymula *f*
实情会诊过程 wirklicher Leben Konsultationsprozess *m*
实施 Lieferung, Verwaltung *f*
实施策略 Umsetzungsstrategie *f*
实施护理 Pflegeintervention *f*
实施评价 Umsetzung Evaluation *f*
实施卫生与植物卫生措施协定 Vereinbarung über die Anwendung der sanitären und phytosanitären Maßnahmen *f*
实施心理护理 mentale Pflegeintervention *f*
实时 Echtzeit *f*, Realzeit *f*
实时B型超声扫描装置 Realzeit-B-Modus-Ultrasonographie-Skanner *m*
实时病人监护 Echtzeit-Überwachung des Patienten *f*
实时采样 Echtzeitabtastung *f*
实时操作 Echtzeit-Betrieb *m*
实时超声检查 Realzeit-Ultrasonographie *f*, Real-Time-Ultrasonographie *f*
实时处理 Echtzeit-Transaktion *f*
实时定量 PCR quantitative Echtzeit- PCR *f*
实时定量聚合酶链式反应 quantitative Echtzeit-Polymerase-Kettenreaktion *f*
实时动态聚焦 Echtzeit dynamische Fokussierung *f*
实时计算机 Realzeit-Computer *m*, Real-Time-Computerm, Realzeitrechner *m*, Echtzeitrechner *m*
实时聚合酶链反应 (RT-PCR) Echtzeit-PCR *f*(rtPCR)
实时逻辑公式 Echtzeit-Logikformel *f*
实时逆转录 PCR Echtzeit-Reverse-Transkriptase-PCR *f*
实时频谱分析 Echtzeit Spektralanalyse *f*
实时数据显示 Echtzeit-Daten-Display *n*
实时[通信]介质 Echtzeit-Medien *f*
实时系统 Realzeitsystem *n*
实时显示 Echtzeit-Anzeige *f*
实时显像 Echtzeit-Bildgebung *f*
实时信息系统 Echtzeit-Informations-System *n*
实时性能 Echtzeit-Performance *f*
实时荧光定量PCR仪 real-time quantitative PCR, RQ-PCR echtzeitquantitative PCR *f*
实时荧光定量聚合酶链式反应 Echtzeit-fluoreszierende Polymerase-Kettenreaktion *f*
实时应用 Echtzeit-Anwendung *f*
实时质量控制 Echtzeit-Qualitätskontrolle *f*
实时钟 Echtzeituhr *f*
实数 echte-Zahl *f*
实体 Entitat *f*
实体癌 solides Karzinom *n*, Carcinoma solidum *n*
实体错觉 haptische Illusion *f*
实体的 substanziell
实体法 materielles Recht *n*, Entitätsregel *f*
实(立)体[感]觉 Stereognosie *f*
实体感觉缺失 Astereognose *f*
实(立)体感觉消失 Stereoanästhesie *f*, Astereognose *f*, astereognosia *f*(实体觉缺失)
实体关系 Entitätsbeziehung *f*
实体关系列表 ER-Diagrammerstellung *f*
实体关系模型 Entität-Beziehungsmodell *n*
实体关系模型技术 ER-Modellierungstechnik *f*
实体关系数据库 Entität-Beziehung Datenbank *f*
实体关系图 Entität-Beziehung Diagramm *n*
实体关系图表模型 ER Diagramm Model *n*
实体集合 Entitätenmengen *f*
实(立)体镜 Stereoskop *n*
实体觉 Stereognose *f*(辨别)
实体觉的 stereognostisch
实体觉缺失 Astereognose *f*
实体类别 Entitätsklasse *f*
实体类型 Entitätstyp *m*
实体流向网络 Entität-direktionale Netzwerkkommunikation *f*
实体瘤 solider Tumor *m*
实体囊性汗腺瘤 feste-zystische Hidradenom
实(立)体视觉 Stereopsis *f*
实体显微镜 Stereomikroskop *n*
实体型导管原位癌 solides duktales Carcinoma in situ *n*
实体性基底细胞上皮瘤 festes basales Epitheliom *n*
实[体]性腺癌 solides Adenokarzinom *n*
实尾蚴 Plerocercus *m*
实物 materielles Objekt *n*
实物教学 Objekt-Lehre *f*
实物示教 physische Demonstration *n*
实物试验 eigentlicher Test *m*
实物投影器 materielles Objektprojektor *m*
实物证据 handfeste Beweise *mpl*
实习护士 Lernschwester *f*
实习研究员 Wissenschaftspraktikant *m*
实习医师 (Medizinal-) Praktikant *m*, Interner *m*
实习医学生 Krankenhausbelegarzt *m*, Externer *m*, Famulus *m*
实现治疗 Verwirklichung-Therapie *f*
实象 reelles Bild *n*
实性肺水肿 solides Ödem der Lunge
实性或多囊型成釉细胞瘤 solides oder multizystisches Ameloblastom *n*
实性畸胎瘤 solides Teratom *n*
实性黏液癌 solides muzinöses Karzinom *n*
实性腺泡状横纹肌肉瘤 solides alveoläres Rhabdomyosarkom *n*
实性(体)肿瘤 solider Tumor *m*, solide Geschwulst *f*
实性子宫 solider Uterus *m*
实验 Versuch *m*, Experiment *n*
  奥贝恩氏实验 O'Beirne* Versuch *m*
  弗雷德里克氏实验 Frédéricq* Versuch *m*
  胡同实验 Gasse-Experiment *n*
  加尔瓦尼实验 Galvani* Versuch *m*(动物电流)

马里奥特氏实验 Mariotte* Versuch *m*
齐翁氏实验 Cyon* Versuch *m*
屈斯实验 Nussbaum's Versuch *m*（示膀胱上皮的不透性）
托因比氏实验 Toynbee* Versuch *m*
瓦尔萨尔瓦氏实验 Valsalva*（Preßdruck-）Versuch *m*
实验报告 Versuchsreport *m*, Versuchsprotokoll *n*, Versuchsbericht *m*
实验变量 experimentelle Variable *f*
实验病理学 experimentelle Pathologie *f*
实验步骤 experimentelle Prozedur *f*, Versuchsprogram *m*
实验处理 experimentelle Behandlung *f*
实验单位 experimentelle Einheit *f*
实验的 experimentell
实验的异戊二烯法则 empirische Isoprenregel *f*
实验动物 Versuchstier *n*
实验动物福利 Labortierschutz *m*
实验动物行为学 Labortierethologie *f*
实验动物伦理 Labortierethik *f*
实验动物模型 experimentelles Tiermodell *n*
实验动物设施 Labortieranlage *f*
实验动物饲养管理 Labor-Tierhaltung *f*
实验动物学 Versuchstierkunde *m*
实验动物医学 Labortier-Medizin *f*
实验动物遗传育种学 Labortier genetische Zucht Wissenschaft *f*
实验对象 Versuchssubjekt *n*
实验对照 experimentelle Kontrolle *f*
实验法 experimentelle Methode *f*
实验方案 experimenteller Zeitplan *m*
实验方法 Versuchsmethode *f*
实验方法学 experimentelle Methodik *f*
实验规程 Laboratoriumsvorschriften *f pl*
实验技术 Laboratoriumstechnik *f*
实验进度表 Laborzeitplan *m*
实（经）验公式 empirische Formel *f*
实验精神病理学 experimentelle Psychopathologie *f*
实验精神病学 experimentelle Psychiatrie *f*
实验控制 experimentelle Kontrolle *f*
实验控制装置 Experiment-Steuergerät *n*
实验口腔医学 experimentelle Stomatologie *f*
实验流行病学 experimentelle Epidemiologie *f*
实验美学 experimentelle Ästhetik *f*
实验胚胎学 experimentelle Embryologie *f*
实验人群 Versuchsperson *f*
实验设计 Versuchsprojekt *n*
实验设计模型 experimentelle Design-Modelle *n pl*
实验生理学 experimentelle Physiologie *f*
实验生物卫星 experimenteller Biosatellit *m*
实验生物学 experimentelle Biologie *f*
实验生物研究所 Institut der experimentellen Biologie *n*
实验式 empirische Forme *f*
实验室 Labor（atorium）*n*
实验室安全 Laborsicherheit *f*
实验室报告 Laborbericht *m*
实验室传播 Labor-Ausbreitung *f*
实验室大体观察 große Labor Beobachtung *f*
实验室多用搅拌器 Mehrzwecklaborrührapparat *m*, Mehrzwecklabormischer *m*
实验室分析 Laboranalysen *f*
实验室感染 Labor（atoriums）infektion *f*
实验室高速搅拌器 schnellaufende Laborrührer（od. Labormischer）*m*, Laborschnellmischer *m*
实验室工作环境设备 Labor- Arbeitsumfeld-Einrichtung *f*
实验[室]管理规范 Gute Laborpraxis, GLP *f*
实验室规则 Labor-Politik
实验室级器械 Labormaßstab-Apparat *m*
实验室计算机 Laborcomputer *m*
实验室记录器 Laborregistrierapparat *m*
实验室间比对 Ringversuch *m*
实验室检查 Laboruntersuchung *f*, Laborversuch *m*, Laboratoriumsversuch *m*
实验室检验技术与方法 Labor-Techniken und Verfahren
实验室结果 Laborergebnis *n*
实验室流行病学 Labor-Epidemiologie *f*
实验室全自动化 totale Laborautomation *f*
实验室群体 Laborpopulation *f*
实验室认可 Laborakkreditierung *f*
实验室认可计划 Laborakkreditierung-Programm *n*
实验室设备 Laborausrüstung *f*
实验室生物安全 Labor-Biosicherheit *f*
实验室生物安全防护 Labor-biosicherheit-Schutz *m*
实验室实验 Laborexperiment *n*
实验室试剂 Labor（atoriums）reagenz *n*
实验室试验结果 Labor-Testergebnis *n*
实验室试验选择 Labor-Testauswahl *f*
实验室数据 Labordaten *f*
实验室数据处理 Labor-Datenverarbeitung *f*
实验室所见 Laborbefund *m*
实验室系统 Laborsystem *n*
实验室信息系统 Laborinformationssystem *n*
实验室医学 Labormedizin *f*
实验室语言能力测试 Labor-Sprachprüfung *f*
实验室诊断 Labordiagnostik *f*
实验室诊断系统 Labor-Diagnose-System *n*
实验室质量控制 Labor-Qualitätskontrolle *f*
实验室自动化 Laborautomation *n*
实验室自动化系统 Laborautomationssystem *n*
实验手册 Laborhandbuch *n*
实验术 Experimentierung *f*, Experimentation *f*
实验数据 Versuchsdaten *n pl*, experimentelule Daten *n pl*
实验数据采集存储和分析 experimentelle Datenerfassung-Speicherung und Analyse
实验数据处理设备 experimentelle Daten Handhabungstechnik *f*（EDHE）
实验台 experimenteler Tisch *m*
实验外科 experimentelle Chirurgie *f*
实验卫生学 experimentelle Hygiene *f*
实验误差 Versuchsfehler *m*, experimenteller Fehler *m*
实验细胞学 experimentelle Zytologie *f*
实验现实性 experimenteller Realismus *m*
实验效率 Effizienz des Experiments *f*
实验效应 experimenteller Effekt *m*
实验心理学 experimentelle Psychologie *f*
实验性变态反应性脑脊髓炎（实验性自身免疫性脑脊髓炎）experimentelle allergische Enzephalomyelitis *f*
实验性变态[反应]性脑脊髓炎 experimentelle allergische Enzephalomyelitis, EAE *f*
实验性变态[反应]性神经炎 experimentelle allergische Neuritis, EAN *f*
实验性变态反应性重症肌无力 experimentelle allergische Myasthenia gravis *f*
实验性尘肺 experimentelle Pneumokoniose *f*
实验性传心（通灵）术 experimentelle Telepathie *f*
实验性动物模型 experimentelles Tiermodell *n*
实验性高血压 experimentelle Hypertonie *f*
实验性过敏性葡萄膜 experimentelle anaphylaktische Uveitis *f*（EAU）
实验性甲状腺炎 experimentelle Schilddrüsenentzündung *f*
实验性精神病 experimentelle Psychose *f*, Modellpsychose *f*

实验性神经功能病 experimentelle Neurose *f*
实验性神经官能症 experimentelle Neurose *f*
实验性神经症 experimentelle Neurose *f*
实验性肾炎 experimentelle Nephritis *f*
实验性双生 experimentelle Zwillingsbildung *f*
实验性系统 Pilot-System *n*
实验性心灵感应 experimentelle Telepathie *f*
实验性研究 Pilotstudie *f*, Experimentaluntersuchung *f*
实验性(导向性)研究计划 Pilot-Forschungsprojekt *n*
实验性疫苗 experimenteller Impfstoff *m*
实验性游戏 experimentelles Spiel *n*
实验性诊断 experimentelles Diagnose *n*
实验性指导语 experimentelle Instruktion *f*
实验性子系统 Pilotierung Subsystem *n*
实验性自身免疫性(变态反应性)脑脊髓炎 experimentelle autoimmune Enzephalomyelitis *f*
实验性自身免疫性灰质病模型 experimentelle autoimmune graue Substanz Krankheit *f*(EAGMD)
实验性自身免疫性甲状腺炎 experimentelle autoimmune Thyreoiditis *f*(EAT)
实验性自身免疫性脑脊髓炎 Experimentelle autoimmune Enzephalomyelitis *f*
实验性自身免疫性葡萄膜炎 experimentelle autoimmune Uveitis *f*
实验性自身免疫性肾小球肾炎 experimentelle autoimmune Glomerulonephritis *f*
实验性自身免疫性运动神经元病 experimentelle autoimmune Motoneuronerkrankung *f*(EAMND)
实验性自身免疫性重症肌无力 experimentelle autoimmune Myasthenia gravis *f*(EAMG)
实验研究 Praxisforschung *f*
实验研究设计 experimentelles Studiendesign *n*
实验药理学 experimentelle Pharmakologie *f*
实验药物遗传学 experimentelle Pharmakogenefik *f*
实验医学 experimentelle Medizin *f*
实验医学研究所 experimentelles medizinisches Institut *n*, Institut für experimentelle Medizin *n*
实验仪器 Laboratoriumsapparat *m*
实验因素 experimenteller Faktor *m*
实验营养学 Test nutriology, experimentelle Neurologie
实验用动物 Tiere für die Forschung *f*
实验者 Experimentator *m*
实验者偏见 Experimentator Bias *n*
实验者期望效应 Experimentator-Erwartungseffekt *m*
实验者效应 Experimentator Effekte *m pl*
实验诊断 laboratorische Diagnose *f*
实验诊断学 laboratorische Diagnostik *f*
实验值 experimenteller Wert *m*
实验指导 experimentelle Instruktion *f*
实验治疗 experimentelle Therapie *f*
实验治疗学 experimentelle Akologie *f*
实验肿瘤 experimenteller Tumor *m*, Experimeritaltumorm
实验主义 Experimentalismus *m*
实验装置 experimenteller Apparat(us) *m*
实验准备 Bereitschaft der Praxis *f*
实验桌 experimenteller Tisch *m*
实验自我观察 experimentelle Selbstbeobachtung *f*
实验组 experimentelle Gruppe *f*
实音 Dämpfung *f*
实音的 flach
实用单位 praktische Einheit *f*
实用的 praktisch
实用分类 praktische Kassifikation *f*
实用分析 praktische Analyse *f*
实用工具程序 Hilfswerkzeug *n*
实用解法 funktionale Lösung *f*
实用模型和模拟 praktisches Modell und Simulation
实用数据管理程序 praktischer Datenmanager *m*(PDM)
实用通则 praktisches Prinzip *n*
实用主义 Pragmatismus *m*
实在的 existentiell
实证的 empirisch
实证法 empirische Methode *f*
实证论 Empirismus, Positivismus *m*
实证研究方法 empirische Technik *f*
实证哲学 positivistische Philosophie *f*
实证治疗 Validationstherapie *f*
实证主义 Positivismus *m*
实证主义者 Empiriker *m*
实质 Parenchym *n*, Parenchyma *n*
实质的 parenchymatös, parenchymatos(-us, -a, -um)
实质的成分 substanzieller Bestandteil *m*
实质核 kompakter Kern *m*
实质内的 intraparenchymatös
实质内植入法 parenchymatöse Implantation
实质期 parenchymatöse Phase *f*
实质器官 parenchymatöses Organ *n*, Organon parenchy-matosum *n*
实质区 Vollfläche *f*
实质细胞 Parenchymzelle *f*
实质显影 parenchymatöse Röntgenographie *f*
实质[性]变性 parenchymatöse Degeneration *f*
实质性出血 parenchymatöse Blutung *f*
实质性毒物 parenchymatöse Gifte *n pl*
实质性毒物中毒 parenchymatöse gifte Vergiftung *f*
实质性肌炎 parenchymatösen Myositis *f*
实质性脊髓炎 parenchymatöse Rückenmarksentzündung *f*
实质性甲状腺肿 Struma parenchymatosa
实质性角膜炎 Keratitis parenchymatosa *f*
实质性器官 parenchymatöses Organ *n*
实质性神经梅毒 parenchymatöse Neurosyphilis *f*
实质性小脑变性 parenchymatöse zerebellare Degenera-tion *f*
实质性学习 Substanz Lernen *n*
实质性炎症 parenchymatöse Entzündung *f*
实质性脏器损伤 Verletzung des parenchymatösen Or-gans *f*
实质中毒 parenchymatöse Vergiftung *f*
实质组织 Parenchymgewebe *n*
实重 wahres Gewicht *n*
实足年龄 chronologisches Alter *n*
拾取电压 Ansprechspannung *f*
拾物试验 Pick-up-Test *m*
食玻璃癖 Hyalophagie *f*
食草动物 Herbivoren *m pl*, Pflanzfresser *m pl*
食虫的 insektenfressend, carnivor
食虫动物 Insektenfresser *m*
食虫月 Insektenfresser *pl*, Insektivora *pl*
食醋 Essig *m*
食蛋白的 proteinfressend
食道 Speiseröohre *f*, Ösophagus *m*
食道癌胸膜带 Speiseröhrenkrebs Pleura Streifen *m*
食道穿孔 Ösophagusperforation *f*
食道活体取样钳 ösophageal Biopsiezange *f*
食道静脉曲张 Ösophagusvarizen *f pl*
食道镜 Ösophagoskop *n*
食道卷棉子 Speiseröhre-Applikator *m*
食道空肠吻合固定钳 Ösophagojejunostomieklemme *f*
食道内导管 intraösophageale Tube *f*
食道内取钱币器 intraösophagealer Münzenfänger *m*

食道内压力计 intraöosophageales (od. intraösopha-gisches) Manometer *n*
食道破裂 Ösophagusruptur *f*
食道-气管内电磁异物吸出器 elektromagnetische Ösophagotrachealfremdkörperauffänger *m*
食道-气管内窥手术床 Endoskopie-Tisch *m*
食道-气管内异物 ösophagotrachealer Fremdkörper *m*
食道-气管内异物取出器 Ösophagotrachealfremdkörperfänger *m*
食道-气管异物破碎器 Ösophagotrachealfremdkörperzerkleinerer *m*
食道气囊 Ösophagusballon *m*
食道损伤 Schädigung der Speiseröhre *f*
食道探条 Ösophagussonde *f*
食道吞钡检查 Ösophagographie nach Schlucken vonBariumsulfat-Brei *f*
食道胃探测器 Ösophagus-und Magendetektor *m*
食道细胞采取管 Ösophagus exfolierten Zelle Sammelrohr *n*
食道细胞采取器 Ösophaguszellkollektor *m*
食道下端括约肌 untere Ösophagussphinkter *m*
食道腺 Ösophagusdrüusen *f pl*
食道炎 Ösophagitis *f*, Speiseröhrenentzündung *f*
食道用镭探条 öosophageale (od. ösophagische) Radiumsonde *f*
食道直接内窥管 ösophagische Endoskopie-Tube *f*
食淀粉癖 Amylophagie *f*
食饵性高血糖 diätetische Hyperglykämie *f*
食饵 Fressen *n*
食粪的 kotfressend, coprophag (-us, -a, -um)
食粪癖 Kotessen *n*, Kotfressen *n*, Skatophagie *f*, Koprophagie *f*
食粪癖的 scatophag (-us, -a, -um)
食管性唾液分泌的 ösophagosalivatorisch, oesophagosali vatori (-us, -a, -um), oesophagosalival (-is, -is, -e)
食骨癖 Osteophagie *f*, Osteophagia *f*
食管 Speiseröhre *f*, Öesophagus *m*
食管(道)癌 Ösophaguskrebs *m*, Ösophaguskarzinom *n*
食管癌切除术 Resektion des Ösophaguskarzinoms *f*
食管癌肉瘤 Karzinosarkom der Speiseröhre *n*, Ösopha-guskarzinosarkom *n*
食管瘢痕 Ösophagusnarbe *f*
食管瘢痕狭窄 narbige Striktur des Ösophagus *f*, narbige Stenose des Ösophagus *f*
食管钡餐检查[法] Ösophagusuntersuchung mit Bariumkontrastmahlzeit *f*
食管贲门痉挛 Ösophagokardiospasmus *m*
食管贲门失弛缓症 ösophagokardiale Achalasie *f*
食管贲门腺 sophageale Kardialdrüse *f*
食管贲门粘膜裂伤 Lazeration der ösophagokardialenSchleimhaut *f*, Mallory*-Weiss* Syndrom *n*
食管闭锁 Ösophagusatresie *f*, Atresia oesophagi *f*
食管闭锁和食管气管瘘 Ösophagusatresie Ösophagusatresia und Ösophageale Fiste *f*, *f*
食管壁内神经丛 Plexus intramuralis des Ösophagus *m*
食管襞折术 Ösophagoplikation *f*
食管病 Ösophagopathie *f*
食管[部分]切除术 (Subtotale) Ösophagusresektion *f*, (subtotale) Ösophagektomie *f*
食管肠吻合术 Ösophagoenterostomie *f*
食管超声内镜 ösophagealer endoskopischer Ultraschall *m*
食管成形术 Ösophagoplastik *f*
食管出血 Speiseröhrenblutung *f*, Ösophagorrhagie *f*
食管穿孔 Ösophagusperforation *f*
食管创伤 Trauma der Speiseröhre *n*
食管丛 Plexus oesophageus *m*
食管错构瘤 Ösophagushamartum *n*, ösophageales Hamartom *n*
食管刀 Ösophagotom *n*
食管导程(联) Ösophagusableitung *f*
食管[导]管 ösophageal Tube *f*
食管的 ösophageal, oesophage (-us, -a, -um)
食管滴酸试验 ösophagealer Säureperfusionstest *m*
食管动脉 Arteriae oesophageae *f pl*
食管对端吻合术 End-zu-End-Anastomose des Osophagusf
食管多发性气性类囊肿 ösophageale Pneumatosis cys-toides *f*
食管恶性黑瘤 malignes Melanom des Ösophagus *n*, Melanomalignom des Ösophagus *n*
食管恶性淋巴瘤 malignes Lymphom der Speiseröhre *n*
食管非角化型鳞癌 nichtverhornendes Plattenepithelkarzinom des Ösophagus *n*
食管腐蚀[性烧]伤 Ösophagusverätzung *f*
食管功能性障碍 Funktionsstörung des Ösophagus *f*
食管管型 Ösophagusausguß (körper) *m*
食管-冠状动脉综合征 Ösophago-Koronararterien-syndrom *n*
食管后丛 Plexus oesophageus posterior *m*
食管后的 retrooesophage (-us, -a, um), retrooesophagic (-us, -a, -um)
食管后右锁骨下动脉 retroesophageal rechtes subclavain Arterie *n*
食管环 Ösophagusring *m*
食管回流 Ösophagusreflux *m*
食管活检钳 ösophageale Biopsiezange *f*
食管[肌]贲门肌切开术 Ösophagokardiomyotomie *f*
食管肌瘤 Ösophagusmyom *n*, ösophageales Myom *n*
食管肌切开术 Ösophagomyotomie *f*
食管[肌]胃肌切开术 Ösophagogastromyotomie *f*
食管肌性运动障碍 ösophageale myogene Dyskinesie *f*
食管肌营养不良 Muskeldystrophie im Ösophagus *f*
食管基底细胞癌 Basalzellenkarzinom des Ösophagus *n*
食管畸形 Ösophagusmißbildung *f*
食管及胃肠道念珠菌病 Candida-infektion in der Speiseröhre und dem Magen-Darmkanal *f*
食管假憩室 Pseudodivertikel des Ösophagus *m*
食管假肉瘤 ösophageales Pseudosarkom *n*
食管角化型鳞癌 verhornendes Plattenepithelkarzinomdes Ösophagus *n*
食管结肠胃吻合术 Ösophagokologastrostomie *f*
食管结核 Ösophagustuberkulose *f*
食管痉挛 Speiseröhrenkrampf *m*, Ösophagospasmus *m*, Ösophagismus *m*
食管静脉 Venae oesophageae *f pl*
食管静脉曲张 Ösophagusvarizen *f pl*
食管静脉曲张出血 Ösophagusvarizenblutung *f*
食管静脉曲张内镜结扎[术] endoskopischer Gummi *m*
食管静脉曲张破裂 Ruptur einer ösophagealen varix
食管静脉曲张破裂出血 ösophagusvarizen-Hämorrhagie *f*
食管镜 Ösophagoskop *n*
食管镜检查 Ösophagoskopie *f*
食管镜检查法 Ösophagoskopie *f*
食管镜手柄 Griff für Ösophagoskop
食管局限性痉挛 lokaler Speiseröhrenkrampf *m*
食管颗粒细胞瘤 Granularzelltumor des Ösophagus *m*
食管空肠成形术 Ösophagojejunoplastik *f*
食管空肠胃吻合术 Ösophagojejunogastrostomie *f*
食管空肠吻合术 Ösophagojejunostomie *f*
食管跨粘膜电位测定 transmukosale Potentialdifferenz Assay Speiseröhre *f*
食管窥镜检查用吸引管 Saugrohr für Ösophagoskop
食管溃疡 Ulcus oesophagi *n*
食管扩张 Ösophagusektasie *f*, Ösophagektasie *f*
食管扩张器 ösophagealer Dilatator *m*

食管扩张术 Ösophagusbougierung *f*
食管拉网 ösophagealer Abrasionsballon *m*
食管类癌瘤 Karzinoid des Ösophagus *n*
食管良性巨大细胞瘤 gutartiger (od. benigner) Riesenzell (en) tumor des Ösophagus *m*
食管良性肿瘤 gutartiger (od. benigner) Ösophagustumorm
食管裂孔 Speiseröhrenschlitz *m*, Hiatusoesophageus *m*
食管[裂孔]旁疝修补术 Hernioplastik der paraösophagealen Hiatushernie *f*
食管裂孔疝 Hiatushernie *f*
食管淋巴管瘤 Ösophaguslymphangiom *n*, ösophageales Lymphangiom *n*
食管鳞状上皮 Plattenepithel des Ösophagus *n*
食管鳞状上皮癌 Plattenepithelkarzinom der Speiseröhre *n*
食管鳞状上皮细胞癌 Plattenepithelkarzinom des Ösophagus *n*, Ösophagusplattenepithelkarzinom *n*
食管鳞状细胞癌 Ösophagus-Plattenepithelkarzinom *n*, plattenepithelkarzinom des Ösophagus *n*
食管瘘 Ösophagusfistel *f*
食管瘘切除术 Exzision der Ösophagusfistel *f*
食管麻痹 Ösophagoplegie *f*, Lemoparalysis *f*
食管霉菌病 Ösophagomykose *f*
食管弥漫性痉挛 diffuser Ösophagospasmus (od. Spei-seröhrenkrampf) *m*
食管弥漫性憩室 diffuser Divertikel des Ösophagus *m*
食管囊肿 Ösophaguszyste *f*, ösophageale Zyste *f*
食管内 pH 测定 intraösophageale pH-Bestimmung *f*
食管内导管 intraösophageale Tube *f*
食管内窥检查 Ösophagoskopie *f*
食管内切开术 interne (od. innerliche) Ösophagotomie *f*
食管内探头 ÖOsophagussonde *f*
食管内听心器 Endostethoskop *n*
食管内听诊器 Endostethoskop *n*
食管内胃粘膜异位 intraösophageale Magenschleim-hautektopie *f*
食管内压 intraesophagealer Druck *m*
食管内压力测定 intraösophageale Manometrie *f*
食管内压力计 intraösophageales Manometer *n*
食管[内]异位组织 intraösophageales ektopisches Gewebe *n*
食管内造口术 Oesophagostomia interna *f*
食管念珠菌病 ösophageale Candidose *f*
食管旁食管裂孔疝 paraösophageale Hiatushernie *f*
食管旁食管裂孔疝修补术 Reparatur für paraösophageale Hiatushernie
食管平滑肌瘤 Osophagusleiomyom *n*, Leiomyom des Ösophagus *n*
食管平滑肌瘤摘出术 Enukleation des ösophagealenLeiomyoms *f*
食管平滑肌肉瘤 ösophagusleiomyosarkom *n*, ösophageales Leiomyosarkom *n*
食管破裂 Ösophagusruptur *f*
食管蹼 ösophageale Schwimmhaut *f*
食管气管瘘 Ösophagotrachealfistel *f*
食管气管瘘修补术 Reparatur für Tracheoösophagealfistel *f*
食管气管造瘘术 Ösophagus-Tracheal-Fistelbildung *f*
食管气囊填塞术 Luftballontamponade der Speiserohre *f*
食管憩室 Speiseröhrendivertikel *n*, Ösophagusdivertikel *n*, Diverticulum oesophagi *n*
食管憩室切除修补术 Exzision und Reparatur des Speiseröhrendivertikels *f*
食管前丛 Plexus oesophageus anterior *m*
食管切除术 Ösophagektomie *f*
食管切开术 Ösophagotomie *f*
食管曲张静脉破裂出血 Ösophagusvarizenblutung *f*, Hämorrhagie infolge der Ruptur der Ösophagusvarizen *f*
食管阙如 Fehlen des Ösophagus *n*
食管肉瘤 Ösophagussarkom *n*, Ösophageales Sarkom *n*
食管蠕虫 Speiseröhrenwurm *m*
食管乳头[状]瘤 Ösophaguspapiltom *n*, ösophageales Papillom *n*
食管三角 Triangle von Ösophagus *m*
食管疝 ösophageale Hernie *f*
食管上皮内癌 intraepitheliales Karzinom des ösophagus *n*
食管烧伤 Ösophagusverbrennung *f*
食管神经丛 Plexus oesophageus *m*
食管神经纤维瘤 Ösophagusneurofibrom *n*, ösophageales-Neurofibrom *n*
食管神经性运动障碍 ösophageale nervöse Dyskinesie *f*
食管生理缩窄部 physiologische Ösophagusenge-Portion *f*
食管失弛缓症 Ösophagusachalasie *f*
食管十二指肠吻合术 Ösophagoduodenostomie *f*
食管食管吻合术 Ösophago-Ösophagostomie *f*, ösophagoösophageale Anastomose *f*
食管嗜酸细胞肉芽肿 eosinophiles Granulom des Ösophagus *n*
食管受压性咽下困难 Dysphagia lusoria *f*
食管酸灌注试验 ösophagealer Säureperfusionstest *m*
食管酸碱度监控 Ösophagus-pH-Überwachung *f*
食管损伤 Ösophagusverletzung *f*
食管损伤修复术 Reparatur der Ösophagusverletzung *f*
食管瘫痪 Ösophagoplegie *f*
食管探条 ösophageale Bougie *f*
食管痛 Ösophagodynie *f*, Speiseröhrenschmerz *m*
食管突出 Ösophagozele *f*, Speiseröhrenbruch *m*
食管脱落细胞学检查 exfoliative zytologische Untersuchung des Ösophagus *f*
食管唾液反射 ösophagosalivatorischer Reflex *m*
食管外的 extraösophageal
食管外膜 Adventitia des Ösophagus *f*
食管外切开术 extern (al) e Ösophagotomie *f*
食管未分化癌 undifferenziertes Karzinom des Ösophagus *n*
食管胃成形术 Ösophagogastroplastik *f*
食管胃底固定术 Ösophagofundopexie *f*
食管胃角 ösophagogastrischer Winkel *m*
食管胃结合处 gastroösophagealer Übergang *m*, ösophagogastrale Junction *f*
食管胃静脉破裂出血 ösophageale und gastrische Varizenblutung *f*(食管胃静脉曲张出血)
食管胃静脉曲张 Ösophagus-und Magenvarize *f*
食管胃镜检查 Ösophagogastroskopie *f*
食管胃切除术 Ösophagogastrektomie *f*
食管胃体端侧吻合术 End-zu-Seit-Ösophagogastrostomie *f*
食管胃吻合术 Ösophagogastrostomie *f*
食管胃粘膜异位 heterotope Magenschleimhaut im Ösophagus *f*
食管温度 ösophageale Temperatur *f*
食管吻合器 Ösophagus anastomat <lat.>
食管息肉 Ösophaguspolyp *m*, ösophagealer Polyp *m*
食管狭窄 Ösophagusstenose *f*, Ösophagusstriktur *f*, Stenosis oesophagi *f*
食管狭窄的扩张与支架技术 Dilatation und Stentimplantation von Ösophagusstriktur *f*
食管狭窄逆行扩张术 retrograde Dilatation von Ösophagusstriktur *f*
食管下端横断术 untere Ösophagus-Durchschneidung *f*
食管下端括约肌 kardioösophagealer Sphinkter *m*, Musculus sphincter oesophagi inferior *m*
食管下端括约肌压力 unterer Ösophagussphinkter-Druck *m*
食管下端粘膜环(沙士基氏环) Schatzki* Ring *m*, Schleimhaut-Ring der unteren Speiseröhre *m*
食管下段线 Zickzacklinie der unteren Speiseröhre *f*

食管先天性畸形 angeborene Ösophagusmißbildung *f*, angeborene Anomalie des Ösophagus *f*, kongenitaleösophageale Anomalie *f*
食管纤维肌瘤 Ösophagusfibromyom *n*, sophagusmyofibrom *n*, ösophageales Fibromyom *n*
食管纤维瘤 ösophageales Fibrom *n*
食管纤维血管瘤 ösophageales Fibroangiom (od. Angio-fibrom) *n*
食管纤维脂肪瘤 ösophageales Fibrolipom *n*
食管 X 线照相术 Ösophagographie *f*
食管 X 线[照]片 Ösophagogramm *n*
食管腺 Ösophagusdrüsen *f pl*, Speiseröhrendrüsen *f pl*
食管腺癌 Ösophagusadenokarzinom *n*, ösophagealesAdenokarzinom *n*
食管腺导管 Ausführungsgang der Ösophagusdrüse *m*
食管腺瘤 Ösophagusadenom *n*, Adenom des Ösophagusn
食管消化性溃疡 peptisches Speiseröhengeschwür *n*, Ulcus pepticum oesophagi *n*
食管小细胞癌 kleinzelliges Ösophaguskarzinom *n*
食管心电图 Ösophagus-EKG *n*
食管性多涎 Ösophagosalivation *f*, ösophageale Salivation *f*
食管性嗳气 ösophageale Eruktation *f*, ösophageales Aufstoßen *n*
食管胸壁瘘 Ösophagusbrustwand-Fistel *f*
食管胸膜瘘 ösophagopleurale Fistel *f*
食管修补术 Reparatur des Ösophagus *f*
食管血管瘤 ösophageales Angiom *n*
食管血管炎 Angiitis der Speiseröhre *f*
食管压迹 ösophageale Impression der Leber *f*, Impressiooesophagea hepatis *f*
食管言语 Speiseröhre-Rede *f*
食管炎 Speiseröhrenentzündung *f*, Ösophagitis *f*, Oesophagitis *f*
食管液溢 Ösophagorrhoe *f*, Oesophagorrhoea *f*
食管异物 Fremdkörper in der Speiseröhre *m*, Ösophagusfremdkörper *m*
食管异物钳 Speiseröhre Fremdkörperzangen *f*
食管音 Ösophagusstimme *f*
食管疣状扁平细胞痫 warzenförmiges Pflasterzellkarzinom (od. Plattenepithelkarzinom) des Ösophagus *n*
食管运动功能障碍 ösophageale Dysfunktion für Bewegungsfunktion *f*
食管造影 Ösophagographie *f*
食管粘膜表皮样癌 mukoepidermoides Karzinom des Ösophagus *n*
食管粘膜糜烂 Erosion der Ösophagusschleimhaut *f*
食管粘膜内癌 Frühkarzinom des Ösophagus *n*, intramuköses Karzinom des Ösophagus *n*
食管粘膜下癌 submuköses Karzinom des Ösophagus *n*
食管粘膜下脓肿 submuköser Abszeß des Ösophagus *m*
食管支气管瘘 Ösophagobronchialfistel *f*
食管脂肪瘤 ösophageales Lipom *n*
食管肿瘤 Ösophagustumor *m*
食管重复畸形 Duplikation der Speiseröhre *f*
食管周的 periösophageal, periösophagial
食管周脓肿 periösophagealer Abszeß *m*
食管自发性破裂 spontane Ösophagusruptur *f*
食管纵隔瘘 ösophagomediastinale Fistel *f*
食后 post prandium (p.p.), post cibos (cibum)
食后白细胞减少 postprandiale Leukopenie *f*, Haemoclasia *f*
食后的 postalimentär, postprandial, postzönal, postzenal
食后痛 postprandialer Schmerz *m*
食后胃灼热 Phagopyrose *f*, Sodbrennen *n*
食秽癖 Rhypophagie *f*
食具消毒剂 Tafelgeschirr-Desinfektionsmittel *n*
食菌的 mycetophage
食菌蝇 Trauermücken
食菌中毒 Myzetismus *m*
食酪螨属 Tyrophagus *m*
食疗 Ernährungstherapie *f*
食毛癖 Haaressen *n*, Trichophagie *f*
食糜 Speisebrei *m*, Chymus *m*
食糜过少 Oligochymie *f*
食糜缺乏 Chymiatrie *f*
食糜生成 Chymifikation *f*
食糜团 Massa des Chymus *f*, chymöse Massa *f*
食糜溢 Chymorrhoe *f*
食母生 getrocknete Hefetablette *f*
食品(物) Nahrungsstoffe *m pl*, Nahrungsmittel *n pl*, Lebensmittel *n pl*, Alimente *n pl*
食品 2,4,5-T 污染 Lebensmittel 2,4,5-T Verunreinigung
食品 2,4-D 污染 Lebensmittel 2,4-D Verunreinigung
食品 N 亚硝基化合物污染 Lebensmittel N-Nitrosoverbindungen-Umweltverschmutzung *f*
食品艾氏剂污染 Lebensmittel-Aldrin*-Verschmutzung *f*
食品安全 Lebensmittelsicherheit *f*
食品安全标准 Lebensmittelsicherheitstandard *m*
食品安全法 Lebensmittelrecht *n*
食品安全风险监测 Überwachung der Lebensmittelsicherheitsrisiken *f*
食品安全风险评估 Beurteilung der Lebensmittelrisiken *f*
食品安全国家标准 nationaler Lebensmittelsicherheitstandard *m*
食品巴氏消毒法 Lebensmittelpasteurisation *f*
食品包装 Nahrungsmittelpackung *f*, Lebensmittelpackung *f*
食品薄理学 Lebensmitteltoxikologie *f*
食品保藏 Lebensmittelaufbewahrung *f*, Lagerung des Lebensmittels *f*
食品保存 Lebensmittelkonservierung *f*
食品保护 Schutz von Lebensmitteln *m*
食品苯并(a)蒽污染 Lebensmittelbenzo (a) (BA) Verschmutzung
食品苯并(a)芘污染 Lebensmittel-Benzo (a) pyren Verschmutzung *f*
食品比热 Lebensmittel spezifische Wärme *f*
食品比热与冻结点 Lebensmittel spezifische Wärme und Gefrierpunkt *f*
食品变温工艺 variable Temperatur-Technik von Lebensmitteln *f*
食品标准 Lebensmittelnorm *f*
食品标准委员会 Lebensmittelnorm-Komitee *n*
食品丙烯酰胺污染 Lebensmittel-Acrylamid-Umweltverschmutzung *f*
食品掺假 Lebensmittelverfälschung *f*
食品超高压技术 Lebensmittel-Ultra-Hochdruckverfahrenstechnik *f*
食品超声杀菌 Lebensmittel-Ultraschall-Sterilisation *f*
食品成分数据 Nahrungsmittelzusammensetzung Daten *m pl*
食品除草剂污染 Lebensmittel-Herbizid Verschmutzung *f*
食品储存卫生要求 hygienische Anforderung an Lebensmittellagerung *f*
食品青霉污染 Lebensmittel Penicillum islandicum Verschmutzung *f*
食品店员湿疹 Lebensmittelhändler Ekzeme
食品店员痒病 Lebensmittelhändler Juckreiz
食品丁酸梭菌污染 Lebensmittelclostridium-butyricum Verschmutzung *f*
食品冻结与食品卫生 Lebensmittelfrost und Lebensmittelhygiene
食品毒理学 Lebensmitteltoxikologie *f*
食品多菌灵污染 Lebensmittel-carbendazol Verschmutzung *f*
食品二甲基亚硝胺污染 Lebensmittel N-Nitrosodimethylamin Verschmutzung *f*
食品发酵保藏 Lebensmittelgährung-Erhaltung *f*
食品发色剂 Lebensmittelfarben-Fixiermittel *n*
食品法典 Lebensmittelkodex *m*

食品法典委员会 Codex-Alimentarius-Kommission *f*(CAC)
食品法典委员会农药残留委员会 Codex-Komitee für Rückstände von Schädlingsbekämpfungsmitteln *n*(CCPR)
食品法典委员会兽药残留委员会 Codex-Komitee für Rückstände von Tierarzneimitteln in Lebensmitteln *n*(CCRVDF)
食品法典委员会一般原则委员会 Codex-Komitee für Allgemeine Grundsätze *n*(CCGP)
食品反应 Lebensmittel Reaktion
食品防腐剂 Lebensmittelantiseptika *n pl*
食品放射天然本底 natürlicher radioaktiver Hintergrund in Lebensmittel *n*
食品放射性污染 Lebensmittel Verschmutzung mit Radioaktivität
食品放射性污染差异系数 Diskriminierung (DF) von Lebensmitteln radioaktive Verseuchung *f*
食品放射性污染处理 Umgang mit Lebensmitteln radioaktive Verseuchung *f*
食品放射性污染来源 Herkunft von Lebensmitteln radioaktive Verseuchung *f*
食品废弃部 Lebensmittelabfall *m*
食品分析 Lebensmittelanalytik *f*
食品氟污染 Verunreinigung (od. Kontamination) der Lebensmittel durch Fluorid *f*
食品辐照剂量 Dosierung von Lebensmittelbestrahlungen *f*
食品辐照目的与质量 Ziel und Qualität der Bestrahlung von Lebensmitteln
食品辐照杀菌机制 Mechanismus der Bestrahlung von Lebensmitteln Desinfektion *m*
食品辐照卫生要求 hygienischen Ansprüche der Bestrahlung von Lebensmitteln
食品辐照源与剂量 Quelle und Dosierung der Bestrahlung von Lebensmitteln *f*
食品腐败变质 Lebensmittelverderb *m*
食品高热处理产生的有害物质 schädliche Stoffe in Lebensmitteln durch hoch thermische Behandlung *f*
食品镉污染 Verunreinigung der Lebensmittel durch Kadmium *f*
食品根霉属污染 Lebensmittel Rhizopus Verschmutzung *f*
食品工程研究所 Lebensmitteltechniklabor *n*
食品工业 Lebensmittelindustrie *f*
食品工艺卫生 Lebensmittelhygiene in verfahrenstechnischen
食品汞污染 Verunreinigung der Lebensmittel durch Quecksilber *f*
食品和药物管理局 Lebensmittel-und Arzneimittelzulassungsbehörde *f*
食品褐变 Lebensmittel Bräunung *f*
食品黑葡萄穗霉污染 Lebensmittelstachyborysatra Verschmutzung *f*
食品糊化与生熟标志 Lebensmittel Paste-Umform-und Indikator *m*
食品化学 Lebensmittelchemie *f*
食品化学品法典 Kodex für Lebensmittel-Chemikalien *m*
食品化学品法典委员会 Ausschuss für Lebensmittel Chemicals Codex *m*
食品黄杆菌属污染 Lebensmittel-Flavobacterium-Verschmutzung *f*
食品黄绿青霉污染 Lebensmittel Penicillum citreo-vinide Verschmutzung *f*
食品黄曲霉污染 Lebensmittel Aspergillus flavus contmination *f*
食品挥发性盐基总氮 Lebensmittel flüchtige Basenstickstoffe *f*
食品加工 Lebensmittelverarbeitung *f*
食品加工厂 Lebenmittelverarbeitungsfabrik *f*
食品加工辅助剂 Hilfsmittel für die Lebensmittelindustrie *n*
食品加工助剂 Verarbeitungshilfsstoff *m*
食品加热杀菌 thermische Desinfektion von Lebensmittel *f*
食品加热杀菌的F值与Z值 F-und Z-Wert von Lebensmitteln thermische Desinfektion *m*
食品加热杀菌F值 F-Wert von thermische Lebensmitteldesinfektion *m*
食品加热杀菌Z值 Z-Wert von thermische Lebensmitteldesinfektion *m*
食品甲拌磷污染 Lebensmittel-Phorat-Verschmutzung *n*
食品假单胞菌属污染 Lebensmittel Pseudomonas Verschmutzung *n*
食品监督 Lebensmittelüberwachung *f*
食品监督管理 Lebensmittelaufsicht und Verwaltung
食品检查 Lebensmittelüberwachung *f*
食品检验 Lebensmittelinspektion *f*
食品交叉污染 Lebensmittelkreuzverschmutzung *f*, Lebensmittelkreuzkontamination *f*
食品节菱孢属污染 Lebensmittel-Arthrinium-Verschmutzung *f*
食品金属毒物污染 Lebensmittel toxische Metall-Verschmutzung *f*
食品进出口 Lebensmittel Im-und Export
食品桔青霉污染 Lebensmittel Penicillum citrinum Verschmutzung *f*
食品菌落总数 Gesamtzahl der Bakterienkolonie in Lebensmitteln *f*
食品抗结剂 Lebensmittelantiklebemittel *n pl*
食品抗氧化剂 Lebensnuttelantioxidationsmittel *n pl*
食品来源 Nahrungsmittelversorgung *f*
食品老化 Lebensmittel-Alterung *f*
食品冷藏温度范围 Temperaturbereich von Lebensmitteln Kaltkonservierung *m*
食品冷冻保藏 einfriere Lebensmittelerhaltung *f*
食品冷冻工艺 Lebensmittel gefrieren Technik *f*
食品冷冻升华法 freezes Sublimationsverfahren von Lebensmitteln *n*
食品冷链保藏 Lebensmitteln Kühlkette Erhaltung *f*
食品冷却与冷冻 Lebensmitteln Kühlen und Gefrieren
食品镰刀菌属污染 Lebensmittel Fusarium Verschmutzung *f*
食品六六六污染 Lebensmittel bezene hexachloride (BHC) Verschmutzung *f*
食品马拉硫磷污染 Lebensmitteln-Malathion-Verschmutzung *f*
食品霉 Lebensmittelschimmel (pilz) *m*
食品霉菌毒素污染 Lebensmittel-Mykotoxinkontamination *f*
食品霉菌菌相 Lebensmittel mouldflora *f*
食品霉菌污染 Lebensmittel-Formverschmutzung *f*
食品每日摄入量 tägliche Nahrungsaufnahme *f*
食品木贼镰刀菌污染 Lebensmittel Fusarium epuisti Verschmutzung
食品耐量 Lebensmittel-Toleranz *f*
食品拟除虫菊酯类污染 Lebensmittel-Pyrethroid-Verschmutzung *f*
食品拟支胞镰刀菌污染 Lebensmittel-Fusarium-sporotrichioide Kontamination *f*
食品凝固剂 Lebensmittelhärter *m*, Lebensmittelhärt (ungs) mittel *n*
食品膨松剂 Lebensmitttelexpander *m*
食品漂白剂 Bleichmittel der Lebensmittel *n pl*
食品企业 Lebensmittelbetrieb *m*
食品企业卫生 Lebensmittelbetrieb-Hygiene *f*
食品企业卫生调查 Sanitätsinspektion des Lebensmittelbetriebs *f*
食品气体保藏 Lebensmittel-Lagerung in kontrollierter Atmosphäre *f*
食品气味 Geschmacksverstärker *m*
食品铅污染 Lebensmittel-plumbum-Verschmutzung *f*
食品强化剂 Lebensmittel-Stärkungsmittel *n*
食品青霉菌属污染 Lebensmittel-Penicillum-Verschmutzung *f*
食品曲霉菌属污染 Lebensmittel-Aspergillus-Verschmutzung *f*
食品热处理 Lebensmittel thermische Behandlung *f*
食品人等孢子球虫污染 Lebensmitteln Isospora hominis Verschmutzung *f*
食品日摄入量 Tagesaufnahme des Lebensmittels *f*

食品容具 Lebensmittelbehälter *m*, Lebensmittelkontainer *m*
食品容许量 zulässige Nahrungsmittelmenge *f*
食品色素 Lebensmittelfarbe *f*
食品杀菌的 D 值 D-Wert in Lebensmitteln Sterilisation *m*
食品砷污染 Arsenverunreinigung des Lebensmittels *f*
食品生产经营 Lebensmittel-Produktion und Handel
食品水分活性 Wasseraktivität in Lebensmitteln *f*
食品酸味剂 saures Mittel des Lebensmittels *n*
食品碳化水化合物的焦糖化 Karamelisierung von Kohlenhydraten in der Nahrung *f*
食品糖渍保藏 Lebensmittelkonservierung mit Zucker getränkt *f*
食品添加剂 Lebensmitteladditiv *n*
食品添加剂和污染物法典委员会 Codex-Komitee für Lebensmittelzusatzstoffe und Kontaminanten *n*(CCFAC)
食品添加剂使用标准 Standard für die Verwendung von Lebensmittelzusatzstoffen *m*
食品添加剂使用卫生标准 hygienischer Standard auf Verwendung der Zusatzstoffe *m*
食品脱水 Lebensmittel-Dehydrierung *f*
食品脱水保藏 dehydrierte Lebensmittel-Erhaltung *f*
食品脱水后处理 Lebensmittel-Behandlung nach der Dehydratisierung *f*
食品危险度 Lebensmittelrisiken *n pl*
食品微波加热 Lebensmittel Mikrowellenheizung
食品微生物腐败 mikrobieller Verderb von Lebensmitteln *m*
食品微生物学 Lebensmittelmikrobiologie *f*
食品卫生保护 hygienischer Schutz der Lebensmittel *m*
食品卫生标准 Standard der Lebensmittelsanitätspflege *m*
食品卫生标准中的质量指标 Sanitärer Qualitätsindex in Lebensmitteln Hygienestandard *m*
食品卫生道德规范 moralische Normalität von Lebensmittelhygiene *f*
食品卫生法 Lebensmittelhygiene-Recht *n*
食品卫生法律规范 rechtliche Normalität Lebensmittelhygiene *f*
食品卫生感官指标 Lebensmittelhygiene-Sinnesorgan index *m*
食品卫生技术规范 technische Normalität Lebensmittelhygiene *f*
食品卫生监督 Überwachung der Gesundheit von Lebensmitteln *f*
食品卫生监视员 Lebensmittelgesundheitsbeamter *m*
食品卫生检验 Lebensmittel- hygienische Analyse *f*
食品卫生良好生产工艺 Lebensmittel verarbeitenden Praxis der Lebensmittelhygiene *f*
食品卫生许可证 Lebensmittelhygiene-Lizenz *f*
食品卫生学 Lebensmittelhygiene *f*
食品卫生质量鉴定 Qualifikation (od. Qualitätsauswertung) der Lebensmittelsanitätspflege *f*
食品味觉 Geschmackssinn von Lebensmitteln *m*
食品污染 Lebensmittelverunreinigung *f*
食品西维因(胺甲萘)污染 Lebensmittel-Carbaryl-Verschmutzung *f*
食品细菌 Lebensmittelbakterien *f pl*
食品细菌学 Nahrungsmittelbakteriologie *f*
食品细菌总数 Gesamtzahl der Bakterien in Nahrungsmitteln *m*
食品销售卫生要求 sanitare (od. hygienische) Anforderungen an Lebensmittel-Verkauf *f pl*
食品新资源物质 Materialien von neue Nahrungsquelle *f pl*
食品学 Bromatologie *f*
食品熏蒸剂污染 Lebensmittel Begasungsmittel Verschmutzung *f*
食品芽孢梭菌属污染 Lebensmittel Clostridium Verschmutzung *f*
食品亚硝基吡咯烷污染 Lebensmittel N-Nitrosopyrrolidin Verschmutzung *f*
食品烟曲霉污染 Lebensmittel-Aspergillus-fumigatus Verschmutzung *f*
食品烟熏 Lebensmittel-Begasung *f*
食品盐渍保藏 Lebensmittel gesalzen Erhaltung *f*
食品药品管理局 Behörde zur Überwachung von Nahrungs-und Arzneimitteln *f*
食品药品化妆品法 Food, Drug and Cosmetic Act *m*
食品药品相互作用 Lebensmittel-Arzneimittel-Wechselwirkung *f*
食品药物管理局 Lebensmittel und Arzneimittelverwal-tungsamt *n*, Verwaltungsamt für Lebens-und Arzneimittel *n*
食品营养质量指数 Index ernährungsphysiologische Qualität vom Lebensmitteln *f*
食品有机汞农药污染 Lebensmittel orangomercurial Pestizidbelastung *f*
食品有机磷农药污染 Lebensmittel Organophosphor-Pestizid Verschmutzung *f*
食品有机氯农药污染 Lebensmittel-Organochlor-Pestizidbelastung *f*
食品有机砷污染 Lebensmittel-Organoarsen-Verschmutzung *f*
食品与药品管理局 Lebensmittel-und Medikament-Verwaltungsbehörde *f*
食品圆弧青霉污染 Lebensmittel-Penicillum-cyclopium-Verschmutzung *f*
食品运输卫生要求 hygienische Anforderung an Lebens-mitteltransport *f*
食品杂环胺污染 Lebensmittel-heterozyklische Amine Verschmutzung *f*
食品杂色曲霉污染 Lebensmittelaspergillus-versicolor Verschmutzung *f*
食品增稠剂 Verdickungsmittel der Lebensmittel *n pl*
食品粘质沙雷菌污染 Lebensmittel Serratia marcescens Verschmutzung *f*
食品展青霉污染 Lebensmittel Penicillum patulum Verschmutzung *f*
食品赭曲霉污染 Lebensmittelaspergillusochraceus Verschmutzung *f*
食品着色剂 Lebensmittelfarbstoff *m*
食品真菌污染 Lebensmittel Pilze Verschmutzung *f*
食品中放射性物质限量标准 radioaktiver Stoffe begrenzt Inhalte Standard in Lebensmitteln *m*
食品中(咪唑喹啉)型致突变型 Imidazochinolin (IQ) Typ-Mutante im Lebensmitteln *f*
食品中非(咪唑喹啉)型致突变物 nicht-Imidazochinolin (NIQ) Typ-Mutante in Lebensmittel *f*
食品中农药允许残阳量 zulässiger Rückstand der Pestizide in Nahrungsmittel *m*
食品中水分 Feuchtigkeit im Lebensmittel *f*
食品中外来化学物安全系数 Sicherheitsfaktor von xenobotics in Lebensmitteln *m*
食品中仲胺 sekundäre Amin in Lebensmitteln *f*
食品助剂 Lebensmittel-Ergänzung *f*
食品综合危险度 Lebensmittel-mehrere Risikofaktor *m*
食品总 DDT 污染 Lebensmittel-insgesamt DDT Verschmutzung *f*
食品佐剂 Lebensmittelhelfsmittel *n*, Lebensmittelhilfsstoff *m*
食谱 Kochbuch *n*, Kochrezept *n*, Diätschema *n*, Speise-(n)karte *f*
食谱制订 Manü-Planen *n*, Speisenplan *m*
食趣[生活] Ichthyophagie *f*
食肉的 zoophag, zoobi (ont) ophag
食肉动物 karnivores Tier *n*, Fleichfresser *m*
食肉目 Carnivora *pl*
食入 Ingestion *f*
食入的 ingestiv (-us, -a, -um)
食入型裂头蚴病 ingestion Sparganose *f*
食尸癖 Nekrophagie *f*
食石癖 Lithophagie *f*
食堂 Speisehalle *f*, Speisesaal *m*, Kantine *f*, Mensa *f*
食堂管理 Verwaltung der Kantine *f*
食土癖 Maueressen *n*, Erdeessen *n*, Chthonophagie *f*, Geophagie *f*

食土癖者 Geophage *m*
食团 Nahrungsbrei *m*, Bolus *m*
食污癖 Rhypophagie *f*
食物 Nahrungsmittel *n*
食物氨基酸互补 ergänzende Maßnahmen der Aminosäure in der Nahrung *f*
食物保藏 Lebensmittelkonservierung *f*
食物保存 Lebensmittelkonservierung *f*
食物变态反应 Nahrungsallergie *f*
食物变应性 Nahrungsallergie *f*
食物剥夺 Nahrungsentzug *m*
食物不消化碳水化合物 nicht verfügbar Kohlenhydrate in der Nahrung *n*
食物不足 Entkräftung *f*
食物残渣 Nahrungsrest *m*
食物成分 Nahrungs(mittel)komposition *f*, Nahrungs(mittel)bestandteil *m*, Nahrungs(mittel)zusammensetzung *f*
食物成分表 Tabelle der Zusammensetzung von Lebensmitteln *f*
食物传播的 nahrungsmittel-übertragen
食物传播性流行 Lebensmittel-übertragene Epidemie *f*
食物传染 Nahrungsmittel-übertragene Infektion *f*
食物传染疾病 nahrungsmittel-übertragene Krankheit *f*
食物刺激物 Nahrungsreiz *m*
食物代码 Lebensmittel-Code *m*
食物的卡价 Lebensmittel-Kalorienwert *m*
食物的热价 Lebensmittel-Wärmeäquivalent *n*, Brennwert von Lebensmitteln *m*
食物的特殊动力效应 spezifische dynamische Wirkung der Nahrung *f*, SDA von Lebensmitteln *f*
食物毒 Bromatotoxin *n*
食物毒素 Bromatotoxin *n*, Sitotoxin *n*
食物毒性 Diätotoxizität *f*
食物毒性的 diätotoxisch, diätfeindlich
食物反流 Nahrungsregurgitation *f*
食物反射 Nahrungsreflex *m*, alimentärer Reflex *m*
食物非条件反射 unbedingter Nahrungsreflex *m*
食物分解 Lebensmittelpyrolyse *f*
食物分享 Lebensmittelaustausch *m*
食物腐败 Verderb der Speise *m*
食物哽噎 Würgen auf Lebensmittel
食物管理 Lebensmittelkontrolle *f*
食物过敏 Lebensmittelallergie *f*
食物过敏原 Nahrungsmittelallergen *n*
食物化学 Lebensmittelchemie *f*
食物加稠剂 Lebensmittel-Verdickungsmittel *n*
食物结构 Lebensmittelaufbau *m*
食物结构模式 Lebensmittelaufbau- Muster *n*
食物金字塔 Ernährungspyramide *f*
食物进肠过速症 Tachyalimentatio(n) *f*
食物颗粒 Nahrungspartikel *f*
食物利用率 Lebensmittel-Verwendungsrate *f*
食物链 Nahrungskette *f*
食物论 Bromatographie *f*
食物螨 Lebensmittelmilben *pl*
食物酶渍 Nahrungsmittel-Beizen *n*, Nahrungsmittel-Einsalzung *f*
食物泡 Nahrungsvakuole *f*
食物偏爱 Nahrungsvorliebe *f*
食物频率法 Lebensmittel-Frequenz-Methode *f*
食物平衡表 Lebensmittelbilanzaufstellung *f*
食物嵌塞 Nahrungsimpaktion *f*, Nahrungseinkeilung *f*, Nahrungseinklemmung *f*
食物热价 Nahrungsenergie *f*, Nahrungskalorie *f*
食物摄取 Nahrungsaufnahme *f*
食物搜索 Nahrungssuche *f*
食物碎屑 Speisereste *m pl*, Nahrungstrümmer *m pl*
食物特殊动力作用 spezifische dynamische Wirkung derNahrung *f*
食物条件反射 bedingter Nahrungsreflex *m*
食物同化率 Nahrungsassimilationsrate *f*
食物团肠梗阻 Nahrungsmittelbezoarileus *m*
食物网 Nahrungsnetz *n*, Nahrungswebe *f*
食物细菌比 Lebensmittel-um-Mikroorganismen Verhältnis *n*
食物纤维 Nahrungs(pflanzen)faser *f*
食物性湿疹 Lebensmittelekzem *n*
食物性哮喘 Lebensmittelasthma *n*
食物性荨麻疹 Lebensmittel-Urtikaria *f*
食物样品采集 Lebensmittel-Probenahme *f*
食物样品前处理 Vorbehandlung von Lebensmittelsprobe *f*
食物溢出道 Hochwasserentlastung von Lebensmitteln *f*
食物因素 Nahrungsfaktor *m*
食物营养价 Lebensmittel-Wert *m*
食物营养强化 Nahrungsanreicherung *f*, Speiseanreicherung *f*
食物诱发性产热 Diät -induzierte Thermogenese *f*
食物源性疾病 Lebensmittel-übertragene Krankheit *f*
食物源性寄生虫病 Lebensmittel-übertragbare Parasitose *f*
食物滞留 Nahrungsmittelretention *f*
食物中毒 Nahrungsmittelvergiftung *f*, Lebensmittelvergiftung *f*, Sitotoxismus *m*, Bromatotoxismus *m*
食物中毒暴发 Lebensmittelvergiftung Ausbruch *m*
食物中毒病原 Erreger von Lebensmittelvergiftungen *m*
食物中毒档案 Lebensmittelvergiftungen Rekord *m*
食物中毒发病机制 Pathomechanismus von Lebensmittelvergiftungen *m*
食物中毒发生频率 Inzidenzrate von Lebensmittelvergiftungen *f*
食物中毒分类 Klassifizierung von Lebensmittelvergiftungen *f*
食物中毒管理 Administration von Lebensmittelvergiftungen *f*
食物中毒规模 Lebensmittelvergiftungen Skala *f*
食物中毒好发食品 Lebensmittel verursacht Vergiftungen einfach *f*
食物中毒检验用样品 Proben für Lebensmittelvergiftungen Analyse *f*
食物中毒临床表现 klinisches Erscheinungsbild von Lebensmittelvergiftungen *n*
食物中毒流行病学 Epidemiologie von Lebensmittelvergiftungen *f*
食物中毒调查处理 Inspektion und Handhabung derNahrungsmittelvergiftung *f*
食物中毒性白细胞缺乏症 alimentäre toxische Aleukie *f*
食物中毒义务报告人 obligatorischer Reporter von Lebensmittelvergiftungen *m*
食物中毒中的食物关系 Lebensmittel-Verhältnis von Lebensmittelvergiftungen *n*
食线虫的 nematophagen
食蟹猴 Javaneraffe *m*, Langschwanzmakak *m*, Krabbenesser *m*
食蟹猴疟原虫 Plasmodium cynomolgi *n*
食血的 blutsaugend, hämatophagös
食盐 Speisesalz, Kochsalz, Natriumchlorid *n*
食盐氟化 Salzfluoridierung *f*
食盐加碘 jodiertes Speisesalz *n*
食盐热 Salzfieber *n*
食盐食糖浓度与水分活性值 Salz und Zucker-Konzentration im Zusammenhang mit Wasser in Lebensmitteln *f*
食盐性水肿 Salz-Ödeme *n*
食用酵母 Dhar-Hefe *f*, Nährhefe *f*, Futterhefe *f*
食用肉类 eßbares Fleisch *n*
食用色素 Lebensmittelfarbe *f*
食用酸 eßbare Säure *f*
食用微生物 eßbare Mikroorganismen *f*
食用香料 eßbares Gewürz *n*

食用油 Speiseöl *n*
食用油脂 Eßöl *n*, eßbares Fett und Öl *n*
食用油脂加热试验 Hitze-Test von Speiseöl *m*
食用油脂抗氧化剂 Antioxydationsmittel des Eßöls *n*
食用油脂理化常数及掺伪鉴别 physikalisch-chemische Konstanten und Wertermittlung für die Fälschung von Speiseöl
食用油脂酸败的卫生意义 Sanitär Sinne von Speiseöl Ranzigkeit *f*
食用蔗糖 diätetische Saccharose *f*
食用植物油浸出溶剂 extrahiertes Lösungsmittel des pflanzlichen Speiseöls *n*
食用植物油水化 Hydratation des pflanzliches Speiseöls *f*
食幼虫的 larvenfressend
食欲 Appetit *m*, Eßlust *f*, Nahrungstrieb *m*, Orexis *f*
食欲不振 Eßunlust *f*, Inappetenz *f*, Asitie *f*, Anorexie *f*
食欲倒错 parorexie *f*
食欲过盛 Hyperorexie *f*
食欲减退 Anorexie *f*, Appetitlosigkeit *f*, Hypophagie *f*, Anorexief, Anorexia *f*
食欲亢进 Hyperorexia *f*
食欲缺乏的 appetitlos
食欲丧失 Appetitverlust *m*
食欲丧失,心因性 Appetitlosigkeit, psychogene *f*
食欲无常 launischer Appetit *m*
食欲性胃液 Appetit(magen)saft *m*
食源的 durch Lebensmittel übertragen
食源性感染 Lebensmittelinfektion *f*
食源性寄生虫 nahrungsmittel-übertragene Parasit *m*
食真菌的 mykophag
食真菌动物 Pilzfresser *m*
食植物的 pflanzenfressend
食指 Zeigefinger *m*, Index *m*
食指固有伸肌 Zeigefingerstrecker *m*, Musculus extensorindicis proprius *m*
食指近侧指关节宽 maximale Finger Ⅱ Breite *f*
食指桡侧动脉 radiale Arterie des Zeigefingers *f*
食指伸肌 Streckmuskel des Zeigefingerm
食指远侧指关节宽 Finger Ⅱ Breite *f*
食指长 Finger Ⅱ Länge *f*
食指掌侧长 Finger Ⅱ Länge bei Fazies palmares
食指转位拇指再造术 Rekonstruktion des Daumens nach Index Finger Transfer *f*
食指转位术 Transposition des Zeigefingers *f*
食竹腺棘癌 Adenoakanthom des Ösophagus *n*, Ösophagusadenoakanthom *n*
蚀斑技术 Plaque-Technik *f*
蚀斑形成细胞 plaquebildende Zelle *f*
蚀变性肾小球肾炎 alterative Glomerulonephritis *f*
蚀刻 Ätzung *f*, Anätzen *n*, Radierung *f*, Radierätzerei *f*
蚀刻剂 Ätzmittel *n*
蚀刻试验 Ätzprobe *f*, ätzender Test *m*
蚀刻用石蜡 ätzendes Wachs *n*
蚀象 Ätzfigur *f*, Ätzbild *n*
莳萝 Dill *m*, Anethum graveolens *n*
莳萝油脑 Dill(öl)-Apiol *n*

shǐ 史矢豕使始屎

史哥林 Scolin *n*
史莱奥综合征 Smith*-Lemli*-Opitz* Syndrom *n*(一种遗传性综合征,包括同时存在的多种先天性畸形)
史米德氏神经节 Schmiedel* Ganglion *n*, GanglHion caroticum inferior *n*
史密斯高碘酸降解 Smith* Periodat Abbau *m*
史密斯时间延迟补偿器 Smith* Zeitverzögerung Kompensator *m*
史密斯氏骨折 Smith* Fraktur *f*
史密斯试验 Smith* Test *m*(检胆色素、前凝血酶时间)
史密斯手术 Smith* Operation *f*(白内障囊外摘除术)
史密斯脱位 Smith* Dislokation *f*(跖骨与第一楔骨间的脱位)
史密斯预报控制 Smith*-Prädiktor Kontrolle *f*
史特朗康贝尔兴趣调查 Starke*-Campbell* Interesse Inventar
史特朗职业兴趣量表 berufliche Prüfung des Interesses *f*
史文生氏手术 Swenson* Operation *f*
史 - 约综合征 Stevens*-Johnson* Syndrom *n*
矢车菊甙 Zyanin *n*
矢车菊甙元 Zyanidin *n*
矢车菊蓝色 Kornblumenblau
矢量乘法 Vektormultiplikation *f*
矢[量]积 Vektorprodukt *n*
矢量疗法 Vektor-Therapie *f*
矢量示波器 Vektor-Oszilloskop *n*
矢量显示器 Vektorskop *n*
矢量心动描记法 Vektor-Echokardiographie *f*
矢量眼电图 Vektor-Elektrookulogramm *n*
矢面 Sagittalebene *f*
矢(向)量 Vektor *m*
矢[向]量的 vektoriell
矢(向)量图 Vektordiagramm *n*, Vktorbild *n*
矢(向)量心电图 Vektorkardiogramm *n*
矢囟 Fontanella obelica(s.sagittalis) *f*
矢状的 sagittal(-is, -is, -e)
矢状窦 Sinus sagittalis *m*
矢状窦裂伤 Lazeration des Sinus sagittalis *f*
矢状窦脑膜瘤 Meningiom des Sinus sagittalis *n*
矢状窦旁脑膜瘤 parasagittales Meningiom *n*
矢状窦血栓形成 Sinus longitudinalis-Thrombose *f*
矢状缝 Scheitelnaht *f*, Sagittalnaht *f*, Pfeilnaht *f*, Suturasagittalis *f*
矢状沟 Sulcus sagittalis *m*
矢状脊柱后凸 sagittale Kyphose *f*
矢状截骨术 sagittalen Osteotomie *f*
矢状径 Sagittaldurchmesser(des Beckens) *m*
矢状丽 Sagittalebene *f*
矢状面扫描 Sagittalscan *m*
矢状劈开截骨术 sagittale Split-Osteotomie *f*
矢状切片 Sagittalschnitt *m*
矢状曲线 Sagittalkurve *f*, sagittale Kurve *f*
矢状扫查 Sagittalscan *m*
矢状缘 Margo sagittalis(ossis patietalis) *m*
豕草固(甾)醇 Ambrosterol *n*
使变形的 Verformen *n*
使成骨骼 Skelettierung *f*
使成木乃伊 Mumifizierung *f*
使成雾状 umnebeln, zerstäuben
使干燥 trocknen
使欢乐的 erfrischend
使结合 sich zusammentun
使解毒 entgiften
使君子氨酸 Quisqualsäure *f*, Acidum quisqualicum *n*
使君子氨酸受体 Quisqualat Rezeptor *m*
使君子科 Combretaceae *pl*
使君子属 Quisqualis *f*
使君子酸 Quisqualsäure *f*
使君子中毒 Quisqualis indica-Vergiftung *f*
使皲裂 spalten
使软化 erweichend
使受孕 Befruchtung *f*
使突变 mutieren
使无效 entkräften
使用 verwenden
使用(酒精或药物) verwenden(Alkohol oder Droge)

使用冰袋 Benutzung der Eisbeutel *f*
使用方式 Verabreichungsverfahren *n*
使用工具能力 Tool -anwendende Fähigkeit *f*
使用律 Gesetz der Verwendung *n*
使用麻醉品 Doping *n*
使用寿命 Nutzungsdauer *f*
使用完整性 Nutzung-Integrität *f*
使用系数 Leistungsziffer *f*
使用性能 Betriebseigenschaft *f*
使用 - 依赖 nutzungsabhängig
始(启)动 Initiierung *f*, Initiation *f*
始(启)动电位 Anfangspotentialn
始波 Initialecho *n*, initialer Puls *m*
始动环节 Einleitungsschritt *m*
始动机制 Initialmechanismus *m*, Startmechanismus *m*
始动型纤维 Initialfaser *f*
始动因子 Initiationsfaktor *m*, IF
始动影响 Initialeinfluß *m*, Starteinfluß *m*
始段 Initialsegment *n*
始发剂 Initiator *m*
始沸点 anfänglicher Siedepunkt *m*
始基 Erbanlage *f*, Anlage *f*, Rudiment *n*, Primordium *n*
始基卵泡 primordialer Follikel *m*, Primordialfollikel *m*
始基囊肿 Primordialzyste *f*, primordiale Zyste *f*
始基子宫 rudimentärer Uterus *m*
始体 Initialkörper *m pl*, Initialkörperchen *n pl*
始祖鸟 Archäopteryx *f*/*m*
屎肠球菌 Enterococcus faecium *m*
屎类杆菌 Bacteroides merdae *m*

shì 士氏示世市式势事饰试视拭柿是适脲室铈舐释嗜噬螫

士兵心脏综合征 neurozirkulatorische Asthenie *f*, Da Costa* Syndrom *n*
士的宁 Strychnin(um) *n*
士的宁锋电位发射 Strychnin Spike Entladung *f*
士的宁试验 Strychinintest *m*
士的宁中毒 Strychnismus *m*, Strychninismus *m*
士气调查 Moral-Umfrage *f*
氏族精神病学 Sippenpsychiatrie *f*
示病性症状 pathognomonisches Symptom *n*
示波法 Oszillographie *f*
示波管 Oszilloskopröhre *f*, Oszillographenröhre *f*
示波管屏面刻度 Schirmebene-Skala des Oszilloskops *f*, Oszillographenschirm-Skala *f*
示波极谱法 oszillographische Polarographie *f*
示波镜 Oszilloskop *n*
示波屏 Oszillographenschirm *m*, Oszillograph *n*
示波器的 oszillographisch, oszillometrisch
示波器附件 Oszilloskop-Zubehör *n*
示波血压计 Sphygmooszillometer *n*
示波仪测量法 Oszillometrie *f*
示差分光光度法 Differential Spektrophotometrie *f*
示差折光检测器 differentieller Brechungsindexdetektor *m*
示度 Ablesung *f*
示范 Demonstration *f*
示范模型 Vorführmodell *n*
示构分析 rationelle Analyse *f*
示教接目镜 demonstratives Okular *n*
示教镜 Demonstrationsskop *n*
示教听诊器 Demonstrationsstethoskop *n*
示教显微镜 Demonstration Mikroskop *n*
示教用反光镜 Demonstrationsspiegel *m*
示例 Paradigma *n*
示数 Ablesung *f*
示性式 rationelle Formel *f*
示意图 schematisches Diagramm *n*, Schemadarstellung *f*, schematische Darstellung *f*
示预后症状 prognostisches Symptom *n*
示振仪 Vibrograph *m*, Schwingungsschreiber *m*
示(食)指 Zeigefinger *m*
示(食)指桡侧动脉 Arteria radialis indicis *f*
示(食)指伸肌 Musculus extensor indicis *m*
示值范围 Indikationsbereich *m*
示指拇指化 Zeigefingerdaumen *m*
示指桡侧动脉 Arteria radialis indicis *f*
示踪 Spur *f*
示踪[方]法 Tracermethode *f*, Tracerverfahren *n*, Indika-tormethode *f*
示踪标记 Spurmarkierung *f*
示踪分析 Traceranalyse *f*, Spurenanalyse *f*, Indikatorana-lyse *f*
示踪化学 Spurenchemie *f*
示踪技术 Tracertechnik *f*
示踪剂 Traceragens *n*, Tracer *m*, Indikator *m*, Indikator-substanz *f*
示踪量级 Tracerniveau *n*
示踪钠离子 markiertes Natriumion *n*
示踪气体 Spurengas *n*
示踪实验 Tracerexperiment *n*, Spurenexperiment *n*
示踪同位素 Tracerisotop *n*, Leitisotop *n*, Indikatorisotopn, Spurisotrop *n*
示踪物 Tracer *m*, Indikator *m*
示踪元素 Tracerelement *n*, Indikatorelement *n*, Leitele-ment *n*
示踪原子 Spuratom *n*, Indikatoratom *n*
世代 Generation *f*, Generatio *f*
世代交替 Generationswechsel *m*, Ammenzeugung *f*, Di-genesis *f*
世代效应 Generation-Effekt *m*
世界大流行病 pandemische Krankheit *f*
世界大流行性传染 pandemische Infektion *f*
世界观 Weltansicht *f*, Weltanschauung *f*
世界精神康复学会 Weltverband der psychiatrischer Rehabilitation *m*
世界流行的 pandemisch
世界人口 Weltbevölkerung *f*
世界卫生大会 World Health Kongress *m*, WHC
世界卫生组织 Weltgesundheitsorganisation *f*(WHO)
世界卫生组织 1948 年宪法 WHO-Verfassung von 1948 *f*
世界物理治疗联盟 Weltverband für Physiotherapie *m*
世界性大流行 Pandemie *f*, Pandemia *f*
世界性的 Kosmopolit *m*
世界性分布的 universal
世界野生动物基金会 Welt-Wildtiere-Fonds *m*
世界银行 Weltbank WB *f*
世袭的 hereditär, heriditari(-us, -a, -um)
市场包装 Marktpackung *f*
市场机制 Marktmechanismus *m*
市场价格 Marketpreis *m*
市场经济 Marktwirtschaft *f*
市场经济体制 marktwirtschaftliches System *n*
市场失灵 Marktversagen *n*
市场心理学 Marketing-Psychologie *f*
市场需求 Marktnachfrage *f*
市立医院 Stadtkrankhaus *n*
市区医院 Stadtbezirkshospital *n*
市人民医院 städtisches Volkshospital(od. Krankenhaus) *n*
市卫生局 Stadtgesundheitsamt *n*
市卫生研究所 Stadtgesundheitsforschungsinstitut *m*
市蝇 Musca sorbens *f*
式 Formula *f*, Typ *m*

式量电位 formales Potential *n*
式样 Typ *m*, Stil *m*, Mustern, Modell *n*
势 Kraft *f*, Macht *f*, Stärke *f*, Gewalt *f*
势差 Potentialdifferenz *f*
势陡梯度 Potentialgradient *m*, Potenfialgefälle *n*
势降 Potential(ab)fall *m*
势垒 Potentialwall *m*, Patentialbarriere *f*
势垒电容 Barrierekapazität *f*
势能 Lageenergie *f*, potentielle Energie *f*
事故 Unfall *m*, Zufall *m*, Unglücksfall *m*, Vorfall *m*
事故保险 Unfallversicherung *f*
事故病理学 Unfall-Pathologie *f*
事故多米诺说 Unfall-Domino-Theorie *f*
事故发生 einen Unfall erleiden
事故防止 Unfallverhütung *f*
事故分析 Unfallanalyse *f*
事故环境监测 versehentliche Umweltüberwachung *f*
事故检查官 Inspektor von Unfällen *m*
事故控制 Unfallkontrollierung *f*
事故率 Unfallrate *f*
事故倾向 Unfallneigung *f*
事故倾向者 unfallträchtige Person *f*
事故伤 Unfallverletzung, ACCI *f*
事故死亡 Unfalltod, Unfallversicherung *f*
事故通风 Notbelüftung *f*, Notventilation *f*
事故性低温 Unfallhypothermie *f*, Spontanhypothermie *f*
事故性神经功能病 Unfallneurosen *f*
事故性神经症 Unfallneurosen *f*
事故预防 Unfallverhütung *f*
事故遇难者 Katastrophenopfern *n*
事故原因 Unfallursache *f*, Ursache von Unfällen *f*
事故照明 Notbeleuchtung *f*
事后聪明偏向 Rückschaufehler *m*
事后矛盾 post-Ambivalenz *f*
事件 Ereignis-Affäre *f*
事件报告系统 Ereignisberichtssystem *n*
事件记录 Ereignisaufzeichnung *f*
事件历史分析 Ereigniszeitanalyse *f*
事件相关电位 ereigniskorreliertes Potential *n*
事件相关功能磁共振 ereignisbezoge funktionelle Magnetresonanztomographie *f*
事件相关诱发电位 ereigniskorreliertes Potential *n*
事件重建 Rekonstruktion des Ereignises *f*, Ereignisrekonstruktion *f*
事实的,真实的 sachlich
事务性沟通 geschäftsmäßige Kommunikation *f*
事物表象 Dingvorstellung *f*
事先洗涤 Vorwaschen *n*
事业支出 Ausgabe der Unternehmen *pl*
饰蚋 Simulium ornatum *n*
试餐 Probediät *f*, Probemahlzeit *f*
试槽(池) Prüfzelle, Versuchszelle *f*
试产 Probeproduktion *f*
试池定位器 Zellenpositioner *m*
试池架 zellenhalter *m*
试错法(检误法) Versuch-und-Irrtum-Methode *f*
试戴 Einprobe *f*
试戴假牙 Erprobung der Zahnprothese *f*, Erprobung deskünstlichen Gebißes *f*
试刀架 Rahmen für den Test Staarmesser *m*
试点项目 Pilotprojekte *n*
试点研究 Pilotstudie *f*
试飞试验 Flugerprobung *f*
试镉灵 cadion <engl.>
试管 Reagenzglas *n*, Probierglas *n*, Reagenzröhre *f*
试管动物 Reagenzglas Tier *n*
试管法 Reagenzglasmethode *f*, Teströhrenmethode *f*
试管夹 Reagierglashalter *m*, Reagenzglashalter *m*
试管架 Reagierglasgestell *n*, Reagenzglasgestell *n*, Probierröhrengestell *n*
试管离心机 Reagenzglaszentrifuge *f*
试管内 in vitro
试管内活性 In vitro-Aktivität *f*
试管内抗药性 In vitro-Resistenz *f*
试管培养 Vitrokultur *f*, Reagenzglaskultur *f*, Invitro-Kulturf
试管生殖 Reagenzglasreproduktion *f*
试管受精 In-vitro-Fertilisation *f*
试管刷 Reagenzglasbüurste *f*, Reagierglasburste *f*
试管涡流混悬器 Reagenzglas-Mischen-Aufhängung *f*
试管洗涤机 Reagenzglaswäscher *m*
试管婴儿 Retortenbaby *n*
试管植物 Reagenzglas-Pflanze *f*
试管状表皮突 Test-Rohr-geformten Reteleisten *f*
试行的 tentativ
试剂 Reagens *n*, Reagenz *n*, Reagensmittel *n*
　埃尔利希甲醛试剂 Ehrlich* Aldehyd-Reagens
　埃尔利希重氮试剂 Ehrlich* Diazoreagens(用于肝脏病等的诊断)
　奥伯迈尔试剂 Obermayer* Reagens *n*(检尿蓝母)
　鲍姆试剂 Böhme* Reagens *n*(检吲哚)
　本尼迪特氏试剂 Benedict* Reagens *n*
　博格试剂 Bogg* Reagens *n*(测定乳中蛋白质)
　布莱克试剂 Schwarz* Reagens *n*(检尿中 β 羟丁酸)
　布吕克试剂 Brücke* Reagens *n*(检生物碱)
　杜伦试剂 Tollens* Reagens *n*
　凡登白氏偶(重)氮试剂 van den Bergh* Diazoreagens *n*
　斐林氏试剂 Fehling* Reagens *n*
　富歇试剂 Fouchet* Reagens *n*(检血胆红素)
　格里尼亚氏试剂 Grignard* Reagens *n*
　海恩斯试剂 Haines* Reagens *n*(检尿糖)
　黑格试剂 Hager* Reagens *n*(检尿糖)
　卡-弗二氏试剂 Karl*-Fischer* Läsung *f*(od. Reagensn)
　克拉默 2.5 试剂 Cramer* 2.5 Reagens *n*(检葡萄糖)
　离液序列高的试剂 chaotropes Mittel *n*
　罗森塔勒试剂 Rosenthaler* Reagens *n*(检测生物碱)
　马尔梅试剂 Marme* Reagens *n*(用以沉淀生物碱)
　马奎斯试剂 Marquis* Reagenz, Formalin-Schwefelsäure-Reagens *n*(甲醛硫酸试剂)
　麦耶氏试剂 Meyer*(Blut-) Reagens *n*
　曼德林试剂 Mandelin* Reagens *n*(检生物碱)
　梅克试剂 Mecke* Reagens *n*(亚硒酸硫酸试剂)
　米龙氏试剂 Millon* Reagens *n*
　默纳尔试剂 Mörner* Test *m*(检酪氨酸)
　奈兰德氏试剂 Nylander* Reagens *n*
　内斯勒试剂 Nessler* Reagens *n*(检水中氨量)
　彭措尔特试剂 Penzoldt* Reagens *n*(检尿中葡萄糖、丙酮及检胃吸收能力)
　让德尔固定液 Gendre* Fixierungsflüssigkeit *f*(一种组织学试剂)
　坦勒试剂 Tanret* Reagens *n*(检尿中白蛋白)
　特普弗尔氏试剂 Täpfer* Reagens *n*
　托里布累氏试剂 Triboulet* Reagens *n*
　乌费尔曼试剂 Uffelmann* Reagens *n*(检胃内乳酸含量)
　希夫氏试剂 Schiff* Reagens *n*
　谢布勒试剂 Scheibler* Reagens *n*(由钨酸钠和磷酸制备)
　谢尔试剂 Schaer* Reagens *n*(检生物碱)
　伊洛斯维试剂 Ilosvay* Reagens *n*(检亚硝酸盐)
　伊扎试剂 Izar* Reagens *n*(用等量亚油酸和蓖麻醇酸配成)
　中山试剂 Nakayama* Reagens *n*(检胆色素)

试剂的质量保证 Qualitätssicherung von Reagenzien *f*
试剂盒(箱) Reagenyienkasten *m*
试剂空白 Reagenzienleerwert *f*
试剂瓶 Reagenzienflasche *f*
试钾灵 Natrium-2-chlor-3-nitrotoluol-5-sulfonat *n*
试镜夹 Klammer der Probelinse *f*
试镜框架 Gestell der Probelinse *n*
试镜片 Probierglas *n*
试镜片的消毒 Probierlinsendesinfektion *f*
试镜箱 (Probier-) Brillenkasten *m*
试卤灵 Resorufin *n*
试铝灵 Aluminon *n*
试镁灵 Magneson *n*
试镍剂 Nickelreagenz *n*
试切 Versuchsinzision *f*
试切创 Probeschnittwunde *f*
试切痕 Zögern-Marke *f*
试砷法 Arsen(ik)probe *f*, Arsentest *m*
试砷管 Arsen(ik)proberohr *n*, Arsenversuchsrohr *n*
试砷瓶 Arsenversuchsflasche *f*, Arsenprobeflasche *f*
试砷器 Arsenikdeterminierungsapparat *m*
试视力字体 Optotypen *f pl*
试钛灵 Tiron *n*
试探创 Zögern Wunden *f*
试探法 Heuristiken *f*
试探行为 Probeverhalten *n*
试探性试验 running test <engl.>
试铁灵 Ferronn
试铜灵 Cupron *n*, α-Benzoinoxim *n*
试味 Schmecken *n*
试味者 Schmecker *m*
试验 Test *m*, Versuch *m*, Experiment *n*, Tentamen *n*
阿德勒氏试验 Adler*-Benzidin* Reaktion *f*
阿利翁试验 Hallion* Test *m*(检动脉瘤的侧支循环)
阿-宋二氏试验 Ascheim*-Zondek* Reaktion *f*
埃尔利希试验 Ehrlich* Test *m*(检尿胆素原,重氮试验)
埃尔斯伯格试验 Elsberg* Test *m*(检嗅觉的改变,有助于鉴别颅内或颅外肿瘤)
埃哈德试验 Erhard* Test *m*(检伪聋)
埃里克森试验 Erichsen* Test *m*(检骶髂疾患)
埃氏琼脂平板毒力试验 Elek* Test, Toxizität Test *m*(检测白喉杆菌毒素)
艾因霍恩线绳试验 Einhorn* String-Test *m*(检测上消化道出血的部位)
奥伯梅尔试验 Obermayer* Test *m*(检尿蓝母)
奥伯米勒试验 Obermüller* Test *m*(检胆固醇)
奥伯氏试验 Ober* Zeichen *n*(od Test *m*)
奥富试验 Oakley*-Fulthorpe(双向扩散试验)
奥哈试验 Osgood*-Haskins* Test *m*(检白蛋白)
奥克特罗尼试验 Ouchterlony* Test *m*(双向扩散试验)
奥利弗试验 Oliver* Test *m*(①检白蛋白 ②检胆汁酸 ③检糖 ④检吗啡)
坂口试验 Sakaguchi* Test *m*(检精氨酸)
邦查达试剂 Bonchardat* Reagens *n*(一种常用的生物碱试验)
保邦戴试验 Paul*-Bunnell*-Davidsohn-Test *m*(鉴别三种类型的嗜异绵羊红细胞凝集素)
保邦试验 Paul-Bunnell Test *m*, heterophile Antikörper-Reaktion *f*(异嗜抗体反应,嗜异凝集反应)
本尼迪特氏定量试验 Benedict* quantitative Glukose-probe *f*
本斯琼斯氏蛋白试验 Bence Jones* Eiweißkörper-Reaktion *f*
彼得里试验 Petri* Test *m*(检尿蛋白质)
波蒂厄斯迷津试验 Porteus Labyrinth-Test *m*(检智力)
波尔试验 Pohl* Test *m*(检球蛋白)
波拉契试验 Pollacci* Test *m*(检尿白蛋白)
波利策试验 Politzer* Test *m*(检一侧耳聋)
波斯纳试验 Posner* Test *m*(检尿白蛋白来源)
波特试验 Porter* Test *m*(检尿蓝母,检过量尿酸)
伯利试验 Burchard*-Liebermann* Test, Liebermann
博达尔试验 Bodal* Test *m*(检测色觉的彩方试验)
博兹塞维奇试验 Bozicevich* Test *m*(旋毛虫病血清试验)
布罗德本特试验 Broadbent* Test *m*(检语音功能的大脑优势)
布氏杆菌凝集试验 Brucella-Serumagglutinationstest *m*
布-特二氏试验 Brodie*-Trendelenburg* Versuch *m*
蔡塞尔试验 Zeisel* Test *m*(检秋水仙碱)
丹佛发育筛选试验 Denver Developmental Screening-Test *m*(检学龄前儿童的发育)
邓纳姆溶液 Dunham* Lösung *f*(蛋白胨和氯化钠的生理盐水溶液,做吲哚试验用)
狄克氏试验 Dick* Test *m*(od. Probe od Reaktion *f*)
蒂菲耶试验 Tuffier* Test *m*(检动脉瘤的侧支循环)
蒂佐尼试验 Tizzoni* Test *m*(检组织中铁)
东德试验 Donders* Test *m*(检色觉)
冻加压试验 Kälte-Druck-Test *m*, Brown*-Hines* Test *m*
杜安试验 Duane* Test *m*(检伪装单眼全盲,检隐斜视程度)
杜加斯试验 Dugas* Test *m*(检肩关节脱位)
杜克试验 Duke* Test *m*(测定出血时间,消毒手指,刺一小孔,定期吸去血液,直至流血停止,并计算时间)
多尔曼试验 Dolman* Test *m*(检优势眼)
多-兰二氏试验 Donath*-Landsteiner* Versuch *m*(od. Reaktion *f*)
厄斯特贝格试验 Osterberg* Test *m*(检羟丁酸)
乏色曼氏试验 Wassermann* Reaktion *f*
法伯试验 Farber* Test *m*(检胎粪以测知新生儿肠道的通闭)
法尔试验 Farr* Test *m*(一种用放射免疫法测定抗体的试验)
范德韦尔登试验 van den Velden* Test *m*(检胃游离盐酸)
范登伯格氏试验 van den Bergh* Reaktion *f*
范斯莱克试验 Van Slyke* Test *m*(检氨基氮及尿素)
[冯]雷克林豪森氏试验 von Recklinghausen* Probe *f*
非希伯格浓缩试验 Fishber* Konzentrationstest *m*(检肾功能)
非洲蟾蜍试验 Xenopus* Test *m*(用非洲雌的有爪蟾蜍检早孕)
菲杜试验 Fishman*-Doubilet* Test *m*(快速鉴别诊断急性胰腺炎)
肥达氏[凝集]试验 Widal* Reaktion *f*, Widal* Agglutinationstest *m*
芬肯施泰因试验 Funkenstein* Test *m*(检测中枢自主神经反应性)
冯阿尔多尔试验 von Aldor* Test *m*(检尿)
冯策门试验 von Zeynek*-Mencki* Test *m*(检血迹)
冯雷克林豪森试验 von Recklinghausen* Test *m*(检心功能)
冯马施克试验 von Maschke* Test *m*(检肌酸酐)
冯皮尔凯试验 von Pirquet* Test *m*, Pirquet* Reaktion *f*(皮肤结核菌素反应)
冯雅克什试验 von JakschC* Test *m*(①检胃酸 ②检尿酸 ③检尿葡萄糖 ④检黑色素)
弗拉克试验 Flack* Test *m*(一种心肺功能试验)
弗莱施尔氏试验 Fleischl* Gallenprobe *f*
弗莱氏试验 Frei* Intrakutantest rn
弗朗西斯试验 Francis* Test *m*(检肺炎球菌抗体,检尿胆酸)
弗里德里克森试验 Friderichsen* Test *m*(检维生素缺乏)
弗伦克尔试验 Fränkel* Test *m*(体位引流法检查鼻窦炎)

弗约试验 Voelcker*-Joseph* Test *m*（靛胭脂试验）
福尔哈德试验 Volhard* Test *m*（检氯化物、肾功能的浓缩试验及稀释试验）
福 - 吴二氏试验 Folin*-Wu* Test *m*
福谢伊试验 Foshay* Test *m*（检土拉菌病皮内试验）
富尼埃试验 Fournier* Test *m*（检共济失调）
富歇试验 Fouchet* Test *m*（检血或尿中胆红素）
改良谋森塔氏浓缩 - 稀释试验 modifizierter Mosenthal* Konzentration-Verdünnungsversuch *m*
盖恩斯伦试验 Gaenslen* Test *m*（检骶髂关节疾患）
盖来氏试验 Gelle* Versuch *m*
冈利试验 Gunning*-Lieben* Test *m*（检尿丙酮）
冈宁试验 Gunning* Test *m*（检尿丙酮）
刚果红试验 Kongorotprobe *f*
高尔特试验 Gault* Test *m*（检单耳伪聋）
高山试验 Takayama* Test *m*（血色原结晶试验）
高田 - 荒二氏试验 Takata*-Ara*（-Jezler*）Reaktion *f*
戈登试验 Gordon* Test *m*（检脑脊液中的球蛋白及白蛋白）
戈特林试验 Göthlin* Test *m*（检毛细血管脆性）
格博试验 Gregerson*-Boas* Test *m*（检潜血）
格哈特试验 Gerhardt* Test *m*（检尿中乙酰乙酸，检尿中胆色素）
格雷厄姆试验 Graham* Test *m*（四碘酚酞钠胆囊造影线检查法）
格雷费试验 Graefe* Test *m*（检隐斜视）
格里格试验 Grigg* Test *m*（检蛋白质）
格里斯试验 Griess* Test *m*（检唾液中亚硝酸盐）
格罗斯试验 Gross* Test *m*（检粪胰蛋白酶）
格梅林试验 Gmelin* Test *m*（检尿中胆色素）
古特蔡特试验 Gutzeit* Test *m*（检砷化物）
光田试验 Mitsuda* Test *m*（麻风菌素试验）
哈佛台阶试验 Harvard* Stufentest *m*
哈拉试验 Harding*-Ruttan* Test *m*（检乙酰乙酸）
哈里森点试验 Harrison*-Spot-Test *m*（检尿中胆色素）
哈马斯滕试验 Hammarsten* Test *m*（检球蛋白及胆色素）
哈默施拉格试验 Hammerschlag* Test *m*（检血液比重）
哈默氏试验 Hamel* Test *m*
哈特试验 Hart* Test *m*（检尿中羟基丁酸）
海布试验 Hines*-Brown* Test *m*, kalten pressor-Test *m*（冷加压试验）
汉密尔顿试验 Hamilton* Test, Lineal-Test *m*（直尺试验）
汉姆氏试验 Ham* Test *m*
豪厄尔试验 Howell* Test *m*（检凝血酶原）
赫德尔森试验 Huddleson* Test *m*（检人的布鲁菌病）
赫勒试验 Heller* Test *m*（①检尿白蛋白 ②检尿血 ③检尿糖）
赫特利试验 Hurtley* Test *m*（检乙酰乙酸）
赫脱试验 Herter* Test *m*（检吲哚、粪臭素）
黑茨伯格试验 Herzberg* Test *m*（检胃液游离盐酸）
黑林试验 Hering* Test *m*（检立体视觉）
黑斯毛细血管试验 Hess Kapillar-Test *m*（检毛细血管脆性）
亨奥试验 Hench*-Aldrich* Test *m*（测定唾液与汞结合能力）
亨克试验 Henle*-Coenen* Test *m*（检侧支循环）
胡科试验 Huppert*-Cole* Test *m*（检胆色素）
胡讷氏试验 Huhner* Test *m*
胡珀特试验 Huppert* Test *m*（检胆色素）
怀特赛德试验 Whiteside* Test *m*（检牛亚临床型乳腺炎）
惠特克试验 Whitaker* Test *m*（肾盂内压测定）
惠约试验 Wheeler*-Johnson* Test *m*（检尿嘧啶、胞核嘧啶）
霍蒂斯试验 Hotis* Test *m*（检牛乳房炎）
霍夫迈斯特试验 Hofmeister* Test *m*（检亮氨酸，检胨）
霍夫曼试验 Hoffmann* Test *m*（检酪氨酸）
霍格本试验（非洲蟾蜍试验） Hogben* Test, Xenopus*-Test *m*（用非洲雌的有爪蟾蜍检早孕）
霍华德试验 Howard* Test *m*（检肾功能）
霍科试验 Hopkins*-Cole* Test *m*（检蛋白质）
霍姆格伦彩线试验 Holmgren* Test *m*（检色盲）
霍佩·赛勒试验 Hoppe*-Seyler* Test *m*（检血一氧化碳，检黄嘌呤）
霍普金斯噻吩试验 Hopkins*（检乳酸）
霍斯利试验 Horsley* Test *m*（检液体中葡萄糖）
基利安试验 Killian* Test *m*（糖耐量试验）
基耶达试验 Kjeldahl* Test *m*（检有机化合物中氮含量）
吉兰试验 Gibbon*-Landis* Test *m*（检外周循环）
吉斯双缩尿素试验 Gies* Biuret-Test *m*（检蛋白质）
加利福尼亚乳腺炎试验 California Mastitis Test CMT *m*（检牛亚临床乳腺炎试验）
加藤试验 Kato* Test *m*（人体蠕虫负荷的定量估计法）
贾沃尔斯基试验 Javorski* Test, Jaworski* Test *m*（检葫芦胃）
杰拉德试验 Gerrard* Test *m*（检尿葡萄糖）
近藤试验 Kondo* Test *m*（检吲哚及甲基吲哚）
靳宁试验 Jenning* Test *m*（检色觉）
京茨伯格试验 Günzberg* Test *m*（检胃游离盐酸）
居伊内试验 Cuignet* Test *m*（检假装性单眼盲）
卡迈试验 Kastle*-Meyer* Test *m*（酚酞试验，检大便隐血）
卡普兰试验 Kaplan* Test *m*（检脊髓液球蛋白及白蛋白）
卡普希诺夫试验 Dapsinow* Test *m*（检尿中胆色素）
卡索尼反应 Casoni Reaktion *f*, Casoni intrakutaner Test *m*（检棘球蚴病皮内试验）
卡索尼氏皮内试验 Casoni* Intrakutantest *m*
卡特林试验 Kathrein* Test *m*（检尿中胆色素）
卡万氏试验 Kveim* Test *m*
坎吉试验 Kantor*-Gies* Versuch *m*（检蛋白质）
康氏试验 Kahn* Luestest *m*（od. Flockungsreaktion *f*）
科贝尔试验 Kober*-Test *m*（检雌激素）
科贝特试验 Kobert* Test *m*（检液体中血红蛋白）
科恩试验 Cohn* Test *m*（检色觉）
科尔默氏试验 Kolmer* Test *m*（od. Komplementbin-dungsreaktion *f*）
科罗特科夫试验 Korotkoff* Test *m*（检动脉瘤远端的侧支循环）
科塞尔试验 Kossel* Test *m*（检次黄嘌呤）
科瓦尔斯基试验 Kowarsky* Test（检尿糖、血糖）
克贝试验 Cross* und Bevan* Reagens *n*（用于分解纤维素）
克拉夫茨试验 Crafts* Versuch *m*（检锥体束病变）
克来恩氏试验 Kline* Test *m*
克莱豪尔试验 Kleihauer Test *m*, Kleihauer*-Betke*-Test *m*（酸洗脱试验）
克兰普顿试验 Crampton* Test *m*（卧位及站立时分别测量脉搏与收缩期血压，脉搏与血压相差 75 以上示身体状况良好，相差 65 以下示身体状况不良）
克利莫夫试验 Klimow* Versuch *m*（检尿血）
克罗基维茨试验 Krokiewicz* Versuch *m*（检尿中胆色素）
克纳普试验 Knapp* Test *m*（检尿糖，检胃液中有机酸）
克纳试验 Kerner* Test *m*（检液体中肌酐）
克维姆试验 Kveim* Test *m*（检结节病的皮肤试验）
肯特曼试验 Kentmann* Test *m*（检液体中甲醛）
库尔曼试验 Kuhlmann* Test *m*（测儿童智力）
库米试验 Kurzrok*-Miller* Test *m*（检宫颈粘液对精子适合性的体外试验）
库姆斯氏试验 Coombs* Test *m*
奎克试验 Quick* Test *m*（马尿酸试验，检肝功能，检凝血酶时间）
奎克止血带（压脉带）试验 Quick Tourniquet-Test *m*（毛细血管脆性试验）
奎肯斯提特氏试验 Queckenstedt* Test *m*（od. Phänomen

od. Zeichen *n*)
昆兰试验 Quinian* Test *m*(检胆汁)
拉伯试验 Raabe* Test *m*(检尿白蛋白)
拉布托试验 Rabuteau* Test *m*(检尿盐酸,检胃内盐酸)
拉登道夫试验 Ladendorff* Test *m*(检液体中是否有血)
拉尔夫试验 Ralfe* Test *m*(检尿内丙酮,检尿蛋白胨)
拉哈试验 Ruttan*-Hardisty* Test *m*(检血迹)
拉赫曼试验 Lachman* Test *m*(检测严重膝损伤病人膝十字韧带的试验)
拉蒙絮凝试验 Ramon*-Flockung* Test *m*(用抗毒素滴定毒素含量)
莱奥试验 Leo* Test *m*(检游离盐酸)
莱加尔试验 Legals Test *m*(检尿中丙酮,检吲哚)
莱科试验 Lyle*-Curtman* Test *m*(检血)
莱塞尔试验 Lesser* Test *m*(检分泌物中是否含碘)
莱文森试验 Levinson* Test *m*(脑脊液试验,检结核性脑膜炎及其他颅内疾病)
莱因施试验 Reinsch* Test *m*(检测液体或组织内砷、汞等重金属)
兰茨曼试验 Rantzman* Test *m*(检丙酮)
兰斯菲尔德沉淀试验 Lancefield Fällungstest *m*(链球菌分型试验)
朗格试验 Lang* Test *m*(检牛磺酸)
朗格试验 Lange* Test *m*(检尿内丙酮)
劳斯试验 Rous* Test *m*(检含铁血黄素)
勒巴克试验 Rebuck* Test *m*(皮肤窗技术)
雷伯格试验 Rehberg* Test *m*(检肾功能)
雷诺试验 Reynold* Test(检丙酮)
雷契尼试验 Lechini* Test *m*(检尿潜血)
李氏试验 Lee* Test *m*(检胃液中凝乳酶)
里斯试验 Rees* Test *m*(检白蛋白)
里瓦尔塔试验 Rivalta* Test *m*(鉴别漏出液与渗出液)
利本试验 Lieben* Test *m*(检尿内丙酮)
利比希试验 Liebig* Test(检胱氨酸)
利伯曼试验 Liebermann* Test(检尿中蛋白质)
利拉试验 Lieben*-Ralfe* Test *m*(检尿中丙酮)
利普斯试验 Lipps* Test *m*(检尿内胆汁及血红蛋白)
利什特海姆试验 Lichtheim* Test *m*(检失语时皮层及相关纤维受损轻重)
林德曼试验 Lindemann* Test(检尿内乙酰乙酸)
林尼氏[音叉]试验 Rinne* Versuch *m*
刘皮试验 Lewis*-Pickering* Test *m*(加温试验,检周围循环状况)
龙舍兹试验 Ronchese* Test *m*(尿中氨定量法)
隆巴德试验 Lombard* Test(检伪聋)
鲁比诺试验 Rubino* Test *m*(检麻风)
鲁宾氏试验 Rubin* Test *m*
鲁布纳试验 Rubner* Test *m*(检血一氧化碳,检尿乳糖、果糖等)
鲁赫曼试验 Ruhemann* Test *m*(检尿中尿酸)
鲁森试验 Roussin* Test *m*(显微镜检查血迹)
鲁索试验 Russo* Test(检伤寒)
吕克试验 Lücke* Test *m*(检马尿酸)
吕特克试验 Lüttke* Test *m*(检胃液游离盐酸)
伦道夫试验 Randolph* Test *m*(检尿蛋白胨)
伦德试验 Lundh* Test *m*(检胰腺功能)
罗伯茨试验 Roberts* Test(检尿白蛋白、尿糖)
罗尔沙赫试验(墨迹测验) Rorschach*-Test, Test inkblot(心理测验)
罗格试验 Rosenbach*-Gmelin* Test *m*(检尿中胆色素)
罗开试验 Robinson*-kepler* Test *m*(检肾上腺皮质功能不全)
罗姆伯格氏试验 Romberg* Versuch *m*
罗琼试验 Rose*-Jones* Test *m*(检脑脊液球蛋白)
罗瑟雷试验 Rothera* Test *m*(检丙酮)
罗森塔尔试验 Rosenthal* Test *m*(检尿血、肝功能)
罗斯氏试验 Rous* Test *m*
罗瓦试验 Rose*-Waaler* Test *m*(检类风湿因子)
罗辛试验 Rosin* Test *m*(检靛红)
洛温索尔试验 Löwenthal* Test *m*(检尿葡萄糖)
洛伊试验 Loewi* Test *m*(于眼结膜囊内滴入肾上腺素,如有糖尿病、胰腺功能不全及甲状腺功能亢进,引起瞳孔扩大)
马查多试验 Machado* Test Machdo*-Guerreiro* Test *m*(补体结合试验,检锥虫病)
马格皮试验 Magpie* Operation *f*(检汞盐)
马奎斯试验 Marquis* Test *m*(检吗啡)
马雷沙尔试验 Maréchal* Test *m*(检尿内胆色素)
马洛特试验 Malot* Test *m*(尿内磷酸定量试验)
马塞试验 Masset* Test *m*(检尿内胆色素)
马施克试验 Maschke* Test *m*(检肌酐)
马斯特氏二阶运动试验 Master* Zwei-Stufen-Test *m*
马塔斯试验 Matas* Test *m*(检侧支循环状况)
马修斯试验 Mathews* Test *m*(检尿中乳糖及葡萄糖)
迈尔霍弗试验 Mayerhofer* Test *m*(检结核性脑膜炎脑脊液)
迈利厄斯试验 Mylius* Test *m*(检胆汁酸)
迈耶试验 Mayer* Test *m*(检生物碱)
麦克莱恩试验 MacLean* Test *m*(检胃液中乳酸)
麦克芒恩试验 MacMunn* Test *m*(检尿蓝母)
麦克唐纳试验 MacDonald* Test *m*(磺溴酞钠试验,检肝功能)
麦克威廉试验 MacWilliams* Test *m*(检尿白蛋白)
麦威试验(尿素浓缩试验) MacdLeande*-Wesselow* Test *m*, Harnstoffkonzentration Test *m*(检肾功能)
芒图试验 Mantoux* Test *m*(结核菌素皮内试验)
梅毒螺旋体补体结合试验 Treponema pallidum Komplementbindungsreaktion(TPCF) Test *m*
梅毒螺旋体制动试验 Treponema pallidum Immobilisierung(TPI)-Test *m*
梅格斯试验 Meigs* Test *m*(检乳中含脂量)
梅斯特试验 Mester* Test *m*(检风湿病)
梅特试验 Mett* Test *m*(测验胃蛋白酶活力)
门德尔试验 Mendel* Test *m*, Mantoux-Test *m*(结核菌素皮内试验)
门图氏试验 Mendel*-Mantoux*(Tuberkulin-) Probe *f*
蒙蒂涅试验 Montigne* Test *m*(检醇溶固醇)
蒙特内格罗反应 Montenegro* Reaktion *f*, Montenegro* Test *m*(利什曼病皮肤试验)
蒙特内格罗试验 Montenegro-Test *m*(检利什曼病)
猕因子配合试验 Rh-Kompatibilitätstest *m*
米尔德试验 Mulder* Test *m*(检葡萄糖、蛋白质)
米尔斯试验 Mills* Test *m*(检网球员肘病)
米哈伊洛夫试验 Michailow* Test *m*(检液体中蛋白质)
米库试验 Miller-Kurzrok Test *m*(宫颈粘液精液相结合试验,测精子活动力)
米勒德试验 Millard* Test *m*(检白蛋白)
米龙试验 Millon* Test *m*(检蛋白质及含氮化合物)
米切尔利希试验 Mitscherlich* Test *m*(检胃中磷)
米特尔麦耶试验 Mittelmeyer* Test *m*(检前庭功能)
敏反应皮肤试验 Hautüberempfindlichkeitstest *m*
莫顿试验 Morton* Test *m*(检跖骨痛)
莫尔试验 Mohr* Test *m*(检胃盐酸)
莫雷蒂试验 Moretti* Test *m*(伤寒尿色反应)
莫雷利试验 Morelli* Test *m*(鉴别漏出液与渗出液)
莫里茨试验(反应) Möritz Test *m*, Möritz Reaktion *f*(鉴别漏出液与渗出液)
莫利施试验 Molisch* Test *m*(检尿葡萄糖,检液体中蛋白质)

莫洛尼反应(白喉类毒素皮肤反应) Moloney* Reaktion *f*, Moloney* Test *m*(测定机体对白喉类毒素超敏反应的皮肤试验)
莫洛尼试验 Moloney-Test *m*(测对白喉类毒素的迟发过敏反应)
莫默内试验 Maumené* Test *m*(检尿葡萄糖)
莫斯科维茨试验(充血试验) Moschcowitz Test, Hyperämie Test *m*(检肢体动脉硬化)
莫伊尼汉试验 Moynihan* Test *m*(检葫芦胃)
墨菲试验 Murphy* Test *m*(肾冲击触诊)
默纳尔试验 Mörner* Test *m*(检尿酪氨酸,硝普钠试验,检半胱氨酸丙酮等)
默斯试验 Moerner*-Sjöqvist* Test *m*(检尿中尿素)
穆尔试验 Moore* Test *m*(检糖)
内斯勒试验 Nessler* Test *m*(检游离氨)
纳夫齐格试验 Naffziger* Test *m*(压迫颈静脉检神经根受压)
纳格尔试验 Nagel* Test *m*(检色觉)
南斯基试验 Nencki* Test *m*(检吲哚)
尼克试验 Nickerson*-Kveim* Test *m*(检结节病)
尼普试验 Nippe* Test *m*(血液鉴定试验)
尼伊里试验 Nyiri* Test *m*(检肾浓缩功能)
农阿试验(农阿反应) Nonne-Apelt Test *m*, Nonne-Apelt Reaktion *n*(检脑脊液中超量球蛋白)
农内试验 Nonne* Test *m*(检脑脊液中超量球蛋白)
诺贝尔试验 Nobel* Test *m*(检乙酰乙酸、丙酮,检胆色素)
诺特试验 Knott-Test *m*(用于检测血中微丝蚴或蠕虫幼虫的方法)
诺伊菲尔德试验 Neufeld* Test *m*(肺炎球菌等荚膜菌特异免疫血清反应)
诺伊康试验 Neukomm* Test *m*(检胆汁酸)
帕普试验 Pap* Test, Papanicolaou-Test *m*(脱落细胞染色钳检)
帕特里克试验 Patrick* Test *m*, Patrick Zeichen *n*(检髋关节炎)
帕雄试验 Pachon* Test *m*(动脉瘤时测定血压以检测侧支循环的状况)
派特森试验 Patterson* Test *m*(检血内尿素超量的滤纸试验)
潘迪氏试验 Pandy* Test *m*
培穆试验 Pelouse-Moore Test *m*(检尿糖)
佩尔施试验 Perls* Test *m*(检含铁血黄素)
佩吉特试验 Paget* Test *m*(鉴别实质肿瘤和囊肿)
佩特兹氏试验 Perthes* Versuch *m*
佩藤科弗试验 Pettenkofer* Test *m*(检尿胆酸)
佩维试验 Pavy* Test *m*(检尿葡萄糖)
佩泽塔基试验 Petzetaki* Test *m*(检伤寒尿液试验)
彭措尔特试验 Penzoldt* Test *m*(检丙酮,检尿葡萄糖)
彭菲试验 Penzoldt*-Fischer Test *m*(检酚)
披尔奎氏试验 (von) Pirquet* Reaktion *f*,(od. Test *m*)
皮里阿试验 Peria* Test *m*(检酪氨酸)
珀迪试验 Purdy* Test *m*(检尿白蛋白)
珀迪液 Purdy* Flüssigkeit *f*(变更的费林尿糖试验液)
普拉奇试验 Plugge* Test *m*(检酚)
普赖尔试验 Preyer* Test *m*(检血一氧化碳)
普雷茨试验 Proetz* Test *m*(嗅敏度试验)
普-屈反应(试验) Prausnitz*-Küstner* Reaktion *f*(Test *m*)(检变态反应的血清皮内试验)
普屈试验 Prausnitz*-Küstner* Test *m*(检变态反应的血清皮内试验)
奇马试验 Küken*-Martin* Test *m*(测粪便消毒剂的效能)
切莫试验 Chimani*-Moos* Test *m*(检伪装耳聋)
琼坎试验(尿素浓缩试验) Jones*-Cantarow* Test Harnstoffkonzentration Test *m*(检肾功能)
屈尔茨试验 Külz* Test *m*(检羟丁酸)
宿主抵抗力试验 Wirtsresistenztest *m*
宿主间介试验 wirtsvermittelender Versuch *m*
宿主介导试验 wirtsvermittelend Versuch *m*
太森试验 Tyson* Test *m*(检尿内胆汁酸)
泰迪试验 Tidy* Test *m*(检尿白蛋白)
泰勒试验 Taylor* Test *m*(检血迹)
泰希曼试验 Teichmann* Test *m*(检血迹)
坦勒试验 Tanret* Test *m*(检白蛋白)
唐纳逊氏试验 Donaldson* Reaktion *f*
特兰布斯蒂试验 Trambusti* Test *m*(结核菌素皮内试验)
特雷托普试验 Tretop* Test *m*(检尿白蛋白)
特鲁索试验 Trausseau* Test *m*(检尿内胆汁)
特伦德伦伯格氏试验 Trendelenburg* Versuch *m*
特罗默试验 Trommer* Test *m*(检尿糖)
特曼试验 Terman* Test *m*(检智力)
腾喜龙试验 Tensilon* Test *m*(检重症肌无力)
图迪休姆试验 Thudichum* Test *m*(检肌酸酐)
图片排列试验 Bild Anordnung Test *m*
托尔凯试验 Torquay* Test *m*(检胆汁)
托尔梅伦试验 Thorma hlen* Test *m*(检尿内黑色素)
托马斯试验 Thomas* Test *m*(检髋关节屈曲畸形)
托诺施试验 Tollens*-Neuberg*-Schwket* Test *m*(检糖醛酸)
瓦达试验 Wada* Test(检语言功能的优势半球)
瓦尔萨尔瓦试验 Valsalva* Test *m*(检气胸)
瓦尔特溴化物试验 Walter* Bromid* Test *m*(检精神病者血与脑脊液中溴化物)
瓦格纳试验 Wagner* Test *m*(检潜血)
瓦罗试验 Waaler*-Rose* Test *m*(检类风湿因子)
瓦瑟曼试验 Wassermann* Test *m*(检梅毒)
外-斐二氏试验 Weil*-Felix* Reaktion *f*
王氏试验 Wang* Test *m*(尿蓝母定量试验)
威茨试验 Witz* Test *m*(检胃液盐酸)
威沙特试验 Wishart* Test *m*(检丙酮血症)
韦伯氏试验 Weber* Versuch *m*
韦策尔试验 Wetzel* Test *m*(检血中一氧化碳)
韦彭试验 Weppen* Test *m*(检吗啡)
韦斯试验 Wijs* Test *m*(以碘液测碘值)
维得勒试验 Wideroe* Test *m*(检穿刺液)
维德马克试验 Widmark* Test *m*(检醇中毒)
维尔皮昂试验 Vulpian*(检肾上腺素)
维塔利试验 Vitali* Test *m*(检生物碱,检胆色素)
艉针结核菌素试验 Sterneedle Tuberkulin-Test *m*(艉针为自动六针头装置,浸有1~2滴结核菌素)
魏德尔试验 Weidel* Test *m*(检尿酸、黄嘌呤、黄嘌呤体)
魏尔试验 Weyl* Test *m*(检尿中硝酸、肌酸酐)
魏费试验 Weil*-Felix* Test *m*(斑疹伤寒血清凝集反应)
魏兰德试验 Welland* Test *m*(检双眼立体视觉功能)
魏希布罗特试验 Weichbrodt* Test *m*(检脑脊液中球蛋白)
温策尔试验 Wenzell* Test *m*(检士的宁)
温德尔试验 Wender* Test *m*(检葡萄糖)
温克勒试验 Winckler* Test *m*(检生物碱、胃液游离盐酸、碘)
沃尔德曼试验 Woldman* Test *m*(检胃肠病变酚酞)
沃尔姆·米勒试验 Worm*-Müller* Test *m*(检尿葡萄糖)
沃李试验 Vogel*-Lee* Test(检汞)
沃伦试验 Warren* Test *m*(检尿糖)
沃姆利试验 Wormley* Test *m*(检生物碱)
沃普试验 Voges*-Proskauer* Test *m*(鉴别大肠杆菌与产气杆菌)
沃施试验 Watson*-Schwartz* Test *m*(检卟啉胆色素原,协助诊断急性卟啉病)
沃斯特试验 Wurster* Test *m*(检过氧化氢、酪氨酸)
乌丹试验(技术) Oudin* Test *m*(凝胶基质中的单向扩散

沉淀试验)
乌德兰茨基试验 Udránszky* Test *m*(检胆汁酸,检酪氨酸)
乌尔茨曼试验 Ultzmann* Test *m*(检胆色素)
乌尔里希试验 Ulrich* Test *m*(检白蛋白)
乌费尔曼试验 Uffelmann* Test *m*(检胃内盐酸及乳酸含量)
乌拉胆碱敏感性试验 Urecholine Überempfindlichkeit Test *m*(检神经源性膀胱功能障碍)
乌姆贝尔试验 Umber* Test *m*(检猩红热)
伍德伯里试验 Woodbury* Test *m*(检尿内乙醇)
伍德试验 Woods* Test *m*(检交感性眼炎)
西布试验 Siebold Bradbury* Test(检尿内水杨酸)
西坎试验 Sicard*-Canteloube* Test *m*(检脑脊液蛋白质)
西姆斯试验 Sims* Test(检精子活动力)
西沃勒托试验 Scivoletto* Test *m*(检尿内盐酸)
希尔德布兰特试验 Hildebrandt* Test *m*(检尿中尿胆素)
希尔默试验 Schirmer* Test *m*(检干性角膜结膜炎)
希黑试验 Hickey-Hare-Test *m*(检尿崩症)
希克反应 Schick* Reaktion *f*(od. Test *m*)(白喉毒素皮内试验)
希勒氏试验 Schiller* Jodprobe *f*
希林试验 Schilling* Test *m*(检胃肠道对维生素 12 的吸收)
希齐格试验 Hitzig* Test *m*(检耳前庭功能)
锡克氏试验 Schick* Test *m*(od. Probe od. Reaktion *f*)
锡克氏试验液 Schick* Testlösung *f*
谢弗试验 Schaffer* Test *m*(检尿内亚硝酸盐)
谢雷尔试验 Scherer* Test *m*(检肌醇、酪氨酸等)
谢利瓦诺夫试验 Selivanoff* Test *m*, Seliwanows Test *m*(检尿中果糖)
雅达斯佐恩试验 Jadassohn* Test *m*(用硼酸水冲洗法检后尿道疾病)
雅费试验 Jaffé* Test *m*(检肌酐、葡萄糖,检尿蓝母)
雅克曼试验 Jacquemin* Test *m*(检酚)
雅内试验 Janet* Test *m*(鉴别功能性或器质性感觉缺失)
扬森试验 Jansen* Test *m*(检畸形性髋关节炎)
野口试验 Noguchi* Test' *m*(检脑脊液中球蛋白)
伊利试验 Ely* Test *m*(一种伸髋试验,检股外侧筋膜挛缩)
伊洛斯维试验 Ilosvay* Test *m*(检欲测定的物质中有无亚硝酸盐)
约翰逊试验 Johnson* Test *m*(检尿白蛋白)
约勒斯试验 Jolles* Test *m*(检尿中胆色素、尿蓝母)
赞格迈斯特试验 Zangemeister* Test *m*(亲子血清鉴定)
赞克试验 Tzanck* Test *m*(检疱液的细胞)
扎莱斯基试验 Zaleski* Test *m*(检血中一氧化碳)
中山试验 Nakayama* Test(检胆色素)
祖克罗斯试验 Zouchlos* Test *m*(检尿白蛋白)
试验棒 Probestab *m*, Probestange *f*, Teststab *m*
试验报告 Prüfungsbericht *m*, Versuchsprotokoll *n*
试验标本 Versuchspräparat *n*
试验步骤 Testprogramm *n*, Versuchsprogramm *n*
试验舱 Prüfkammer *f*
试验抽样 experimentelle Probenahme *f*
试验带 Test Strip *m*
试验的 experimentell
试验电荷 Testladung *f*
试验动物 Versuchstier *n*
试验动物减压 Versuchstier Dekompression *f*
试验法 Versuchsmethode *f*
试验规格 Prüfvorschrift *f*
试验混合物 Prüfmischung *f*, Testmischung *f*, Probemischung *f*
试验计划 Versuchsprogramm *n*, Prüfprogramm *n*, Test-programm *n*
试验结果 Prüf(ungs) ergebnis *n*, Versuchsergebnis *n*, Versuchsresultat *n*
试验结果的复验性 Reproduzierbarkeit des Versuches *f*
试验期 Versuchsstadium *n*
试[验溶]液 Probeflüssigkeit *f*, Versuchsflüssigkeit *f*, Prüfungsflüssigkeit *f*
试验膳食 Testdiät *f*
试验设备 experimentelle Ausrüstung *f*
试验室 Laboratorium *n*
试验数据 Versuchsdatum *n*
试验条件 Versuchsbedingung *f*
试验箱及气候环境试验设备 Testkammern und klimatische Umwelt Prüfeinrichtungen *f*
试验性的 tentativ
试验性局部治疗 experimentelle lokale Behandlung *f*
试验性使用 experimenteller Einsatz *m*
试验性调查 Umfrage-Test *m*
试验液 Probeflüssigkeit *f*, Prüfungsflüssigkeit *f*, Versuchsflüssigkeit *f*, Testlösung *f*
试验饮食 experimentelle Diät *f*
试验输定证书 Prüfungszeugnis *n*, Prüfschein *m*
试验预期值 Vorhersagewert von Test *m*
试验者 Experimentator *m*, Probierer *m*
试验装置 Versuchseinheit *f*
试样 Probestück *n*, Probe *f*, Versuchsprobe *f*
试样收集 Probesammlung *f*
试样在线预处理 Probe auf-Linie Vorbehandlung *f*
试药瓶 Reagenzflasche *f*
试银灵 Rhodanin *n*
试用义齿 Übergangszeit Prothese *f*
试用隐形眼镜验配 Probe-Kontaktlinsen-Anpassung *f*
pH 试纸 pH-Testpapier *n*, Lackmuspapier *n*
试纸 Testpapier *n*, Reagenspapier *n*, Reagenzpapier *n*, Charta exploratoria *f*
视暗蛋白 Scotopsin *n*
视暗质 Scotopsin *n*
视白质 Sehweiß *n*, Leukopsin *n*
视杯 Augenbecher *m*, Cupula oculi *f*, Caliculus ophthal-micus *m*
视杯缘 Augenbecherrand *m*
视辨距不良 okuläre dysmetrie *f*
视标 Sichtmarke *f*, Sehzeichen *n*, Sichtziel *n*, Optotype *f*
视测滴定法 visuelle Titration *f*
视测浊度测定法 Skopometrie *f*
视测浊度计 Skopometer *m*
视察 Inspektion *f*
视差 Parallaxe *f*
视差的 parallaktisch
视差式立体线片 Parallaxe Stereogram *n*
视场(野) Sichtfeld *n*, Sehfeld *n*, Gesichtsfeld *n*
视场光阑 Feldblende *f*
视场弯曲 Krümmung des Gesichtsfelds *f*, Gesichtsfeldkrümmung *f*
视错觉 optische Täuschung *f*, Pseudoskopie *f*, illusionäres Sehen *n*, Pseudoblepsie *f*
视蛋白 Opsin *n*
视动 Visuomotor *m*
视动刺激 optokinetische Stimulation *f*
视动的 visuell kinästhetisch
视动投影仪 optokinetischer Projektor *m*
视动性后(残留)眼球震颤 optokinetischer Nachnystagmus *m*
视动性眼球震颤 optokinetischer Nystagmus *m*
视动眼震刺激仪 optokinetischen Nystagmus Stimulator *m*
视动眼震试验 Prüfung des optokinetischen Nystagmus *f*
视动作疗法 visuelle Aktionstherapie *f*
视度计 Sichtmesser *m*
视翻正反应 optische Stellreaktion *f*
视放(辐)射 Radiatio optica *f*, Sehstrahlung *f*

视放射 Sehstrahlung *f*
视杆 Sehstäbchen *n*
视杆内节 inneres Segment des Sehstäbchens *n*
视杆视锥层 visuelle Stäbchen- und Zapfenschicht *f*
视杆视锥细胞层 Schicht der Stäbchen und Zapfen *f*
视杆外节 äußeres Segment des Sehstäbchens *n*
视杆细胞 Stäbchenzelle *f*
视感控器 Perzeptron *n*
视感知发育 Wahrnehmungsentwicklung *f*
视功能指数 Index der Sehfunktion *m*
视光学 Optometrie *f*
视褐质 Fuszin *n*
视后象 Nachbild *n*
视幻觉 Gesichtshalluzination *f*, Aphose *f*, optische (od.visuelle) Halluzination *f*
视幻象 Phantasmoskopie *f*
视黄醇 Retinol (um) *n*, Vitamin A *n*
视黄醇当量 Retinol Equivalent *n*, RE
视黄醇结合蛋白 4 Retinol-Binding Protein-4 *n*
视黄醇结合蛋白 retinolbindendes Protein *n*
视黄醇类 X 受体 Retinoid X-Rezeptor (RXR) *m*
视黄醇 - 磷酸甘露糖 retinyl-Phosphomannose *f*
视黄醇磷酸酯 retinyl Phosphat *n*
视黄[基] retinyl
视黄基酯 Retinylester *m*
视黄葡糖苷酸 retinyl Glucuronid *n*
视黄醛(质) Retinen *n*
视黄醛还原酶 Retinenreduktase *f*, retinale Reduktase *f*
视黄醛结合蛋白 retinenbindendes (od. retinenkonjugier-tes) Protein *n*
视黄醛脱氢酶 retinenedehydrogenase *f*
视黄醛异构酶 Retinenisomerase *f*
视黄酸 Retinsäure *f*, Retinoinsäure *f*
视黄酸受体/类维生素 A X 受体 Retinsäure-Rezeptor/Retinoid-X-Rezeptor *m*/*m*
视见函数 Sichtbarkeitsfunktion *f*
视交叉 Kreuzungsfaser (des Optikus) *f*, Chiasma opticumn, Decussatio optica *f*
视交叉部胶质瘤 Glioma optico-chiasmatica *n*
视交叉部探查术 explorative Chirurgie am Chiasma opticum *f*
视交叉部蛛网膜炎 Sehnervenkreuzung-Arachnoiditis *f*
视交叉的 opticochiasmatic (-us, -a, -um), chiasmat (-is, -is, -e)
视交叉后区 retrochiasmatisches Feld *n*
视交叉胶质瘤 optisches chiasmales Gliom *n*
视交叉前角 vorderer Chiasmawinkel *m*
视交叉上核 suprachiasmatischer Kern *m*
视交叉血管畸形 Gefäßmissbildung am Chiasma opticum *f*
视交叉支 Chiasmaast *m*
视交叉综合征 Chiasma-Syndrom *n*
视角 Sehwinkel *m*. Blickwinkel *m*, Gesichtswinkel *m*
视角距离 Visueller Winkelabstand *m*
视[基]板 faseroptischen Platte *f*, Optik Plakode *f*, ophthalmologische Plakode *f*
视觉 Gesichtssinn *m*, Visus *m*
视觉[反射]性癫痫 photic Epilepsie *f*
视觉保留记忆测试 visueller Retentionstest *m*
视觉报警 visueller Alarm *m*
视觉编码 visuelle Codierung *f*
视觉辨别 visuelle Diskriminierung *f*
视觉辨别力 visuelle Resolution *f*
视觉辨别敏度 visuelle Diskriminationsschärfe *f*
视觉辨认 Visuognosis *f*
视觉残疾 Fehlsichtigkeit *f*
视觉测试仪 Sehprüf (ungs) gerät *n*
视觉处理流 visuelle Verarbeitungsstrom *m*
视觉传出系统 visuelles efferentes System *n*
视觉传导路 Sehbahn *f*
视觉刺激 visuelle Stimulation *f*, visueller Reize *m*
视觉刺激物 visueller Stimulus *m*
视觉导触 optisch-gerichtet erreichend
视觉倒错 Parorasis *f*
视觉的 optisch, visuell, visual (-is, -is, -e)
视觉电生理检查法 elektrophysiologische Untersuchung der Sehfunktion *f*
视觉定向 visuelle Orientierung *f*
视觉对比 visueller Kontrast *m*
视觉发生器电位 visuelles Generatorpotenzial *n*
视觉发育 visuelle Entwicklung *f*
视觉发展 visuelle Entwicklung *f*
视觉法则 Gesetz der visuellen Wahrnehmung *n*
视觉反馈 visuell Rückmeldung *f*
视觉防护 Sichtschutz *m*
视觉防护装备 visuelle Schutzvorrichtung *f*
视觉分辨 visuelle Diskriminierung *f*
视觉分析器 visualer Analysator *m*
视觉跟踪 visuelle Verfolgung *f*
视觉过敏 Optik Hyperästhesie *f*
视觉后像 visuelles Nachbild *n*, visuelle Nachabbildung *f*
视觉化 Visualisierung *f*
视觉集成显示器 integrierte optische Anzeige *f*
视觉记忆 visuelles Gedächtnis *n*
视觉加工 Visuale Verarbeitung *f*
视觉假体 Sehprothese *f*
视觉鉴别试验 visueller Diskriminierungstest *m*
视觉竞争 visuelle Rivalität *f*
视觉聚焦 visuelle Fokussierung *f*
视觉空间 visueller Raum *m*
视觉 - 空间辨别障碍 Erkennungsstörung der visuellenräumlichen Beziehung *f*
视觉空间的结构 visuo-räumliche Struktur *f*
视觉空间技巧 visuell-räumliche Fähigkeit *f*
视觉控制 visuelle Kontrolle *f*
视觉类比评分法 visuelle Analogskala *f*
视觉模糊 den Blick trüben
视觉模拟 visuelle Simulation *f*
视觉能力 Fakultät der Vision *f*, Sehleistung *f*
视觉皮层 Sehrinde *f*, Cortex visivus *m*
视觉疲劳 visuelle Ermüdung *f*
视觉品质 visuelle Qualität *f*
视觉器官 Sehorgan *n*, Visuum *n*
视觉区 visueller Bereich *m*
视觉缺失 Blindheit *f*, optische Anästhesie *f*
视觉缺陷 Sehfehler *m*, Dysopsie *f*
视觉缺陷者 visuelle Behinderte *f*
视觉人体计划 visueller Körperplan *m*
视觉任务 Sehaufgabe *f*
视觉锐敏 Sehscharfe *f*, Oxyopie *f*, Oxyopia *f*
视觉丧失眼球震颤 Sehverlust-verursachter Nystagmus *m*
视觉扫描 visuelle Abstasten *f*
视觉色素 Sehpigmente *n*
视觉失认症 visuelle Agnosie *f*
视觉时间误差 visueller Zeitfehler *m*
视觉适应 visuelle Adaptation *f*
视觉舒适 Euphoropsie *f*
视觉双重说 Duplex-Theorie der visuellen Wahrnehmung *f*
视觉思维 visuelles Denken *n*
视觉搜索 visuelle Suche *f*
视觉损害 Sehstörung *f*

视觉探索 visuelle Exploration *f*
视觉替代技巧 Substitutionsfähigkeit der Vision *f*
视觉调节反射 optischer Akkommodationsreflex *m*
视觉同时对比 optischer Simultankontrast *m*
视觉投射区 visuelles Projektionsfeld *n*
视觉图像辨认机 Visualstrukturerkennungsmaschine *f*, visuelle Strukturerkennungsmaschine *f*
视觉图形背景分辨困难 Schwierigkeit bei der Figur-Grund-Identifikationsfähigkeit *f*
视觉途径 Sehbahn *f*
视觉物质 Sehsubstanz *f*
视觉系统 Sehsystem *n*
视觉系统蛋白 Sehsystem-spezifisches Protein *n*, Sehsystem-Protein *n*
视觉先兆 visuelle Aura *f*
视觉纤维 visuelle Fasern *f pl*
视觉显示 Sichtanzeige *f*
视觉显示器 Sichtanzeigevorrichtung *f*
视觉象 optisches Bild *n*, optische (od. visuelle) Abbildung *f*
视觉消失 Anopsie *f*, Anopie *f*
视觉心理区 visuopsychisches Feld (od. Gebiet) *n*
视觉信号 visuelles Signal *n*
视觉型 visueller Typ *m*
视觉性刺激 visuell sexuelle Stimulation *f*, VSS
视觉性空间定向障碍 visuale Raumdesorientierheit (od.Raumdesorientierung) *f*
视觉性认识不能 Objektblindheit *f*, Objektagnosie *f*, Optische Agnosie *f*
视觉性失用 Visuelle Apraxie *f*
视觉性失语 visuelle Aphasie *f*
视觉性眩晕 Gesichtsschwindel *m*
视觉言语区 visueller Sprachraum *m*
视觉掩蔽 visuelle Verdeckung *f*
视觉眼电图 visuelles Elektrookulogramm *n*
视觉艺术 visuelle Kunst *f*
视觉异常 Paropsie *f*, Parablepsis *f*
视觉诱发电位 optisches Erregungspotential *n*
视觉诱发反应 visuelle evozierte Reizantwort (VER) *f*
视觉阈 Sehschwelle *f*
视觉阈限 visuelle Schwelle *f*
视觉运动反应时 vis(u)omotorische Reaktionszeit *f*
视觉运动灵活性 visuomotorische Flexibilität *f*
视觉噪音 visuelles Geräusch *n*
视觉障碍 Parablepsis *f*, Dysop(s)ie *f*, Dysopsia *f*
视觉追随运动测试 Test der Augenfolgerungsbewegung *m*
视觉追踪 visuelle Verfolgung *f*
视[觉]中枢 optisches (od. psychooptisches) Zentrum *n*, Gesichtszentrum *n*, Sehsphäre *f*, Sehzentrum *n*
视界以外的 extravisuell, extravisual (-is, -is, -e)
视近调节 positive Akkommodation der *f*
视镜 Visuskop *n*
视空间觉失认[症] visuelle-räumliche Agnosie *f*
视蓝质 Kyanophan *n*
视力 Sehschärfe *f*(S), Gesichtsschärfe *f*, Sehvermögen *n*, Visus *m*
视力标准 Vision-Standard *m*
视力表 Sehtafel *f*
视力表照明装置 Beleuchtungsanlage der Sehprobentafel *f*
视力表指示棒 Zeigerstange der Sehprobentafel *f*, Zeiger-stock der Sehprobentafel *m*
视力病 Opsionosis *f*
视力不良 hypopsie *f*
视力测定(验) Sehtest *m*, Sehprobe *f*, Sehprüfung *f*
视力测定法 Optometrie *f*
视力错觉测试仪 Prüf(ungs)gerät der optischen Illusion *n*
视力的 visuell, visual (-is, -is, -e), optic (-us, -a, -um)
视力范围 Sichtbereich *m*, Sichtweite *f*
视力过强 Hyperopsie *f*, Hyperopsia *f*
视力计 Visuometer *n*, Optometer *n*
视力检查 Sehprüfung *f*, Sehtest *m*, Gesichtsprüfung *f*
视力减退 Sehkraftabnahme *f*, Sehschärfeabnahme *f*, Sehschärfeverminderung *f*
视力近点 Nahpunkt des Sehens *m*
视力康复 visuelle Rehabilitation *f*
视力良好,术后畏光 gute Schärfe, postoperative Photophobie GAPP f, *f*
视力模糊 Nebelsehen *n*, Nephelopsia *f*, verschwommenes Sehen *n*
视力疲劳 Augenschwäche *f*, Asthenopsie *f*, Asthenopie *f*, Asthenopia *f*
视力缺损 Fehlsichtigkeiten *f pl*
视力受损 Sehstörung *f*
视力衰弱 Asthenopie *f*, Augenschwäche *f*
视力提高 Visusanstieg *m*
视力听觉的 audiovisuell, visuoaudotori (-us, -a, -um)
视力下降 Sehstörung *f*
视力消失 Anopie *f*, Anopsie *f*
视力再生 Senopie *f*, Gerontopie *f*
视力障碍 Sehstörung *f*, visuale Störung *f*
视力诊察设备 test diagnostisches Instrument *n*
视路 Sehbahn *f*
视敏度 Sehschärfe *f*(S)
视敏度曲线 Sehschärfekurve *f*
视盘 Sehnerv(en)papille *f*, Sehnerv(en)scheibe *f*
视盘不发育 Optik Aplasie *f*
视盘带状萎缩(视神经束综合征) bandförmig Atrophie *f*, in optischem Tractus-Syndrom *f*
视盘缺损 Kolobom der Sehnervenscheibe *n*
视盘水肿 Papillenödem *n*
视盘陷凹 Sehnerven(scheiben) exkavation *f*, Excavatiodisci (s. papillae) *f*
视盘周围神经炎 peripapillare Neuritis *f*
视泡 Vesicula ophthalmica *f*, Vesica ophthalmica *f*
视泡腔 ventriculus opticus *m*
视频电话 Videophon *n*
视频电压表 Videofrequenz Voltmeter *m*
视频分配放大器 Video distributive Verstärker *m*
视频辅助胸腔镜手术 Video-assistierte Thorakoskopie *f*
视频毫伏表 Video-Frequenz Millivoltmeter *m*
视频喉镜 Videolaryngoskop *n*
视频角膜地形图 Video- Hornhauttopographie *f*
视频角膜镜检查法 Videokeratoskopie *f*
视频角膜内皮显微镜检查法 Video-Spiegelmikroskopie *f*
视频设备 Videogerat *n*
视频纤维镜 Video-Glasfasermikroskop *n*
视频显示 Bildausgabe *f*
视频眼底检查法 Video-Ophthalmoskopie *f*
视频帧存储器 Videobildspeicher *m*
视器 Sehorgan *n*, Organum visus *n*, Organon visus *n*
视前内侧核 Nucleus praeopticus medialis *m*
视前区 Area praeoptica *f*
视前区的 präoptische
视前区下丘脑前部 präoptische vorderen Hypothalamus *m*, PO / AH
视前区性别双态性核 sexueller dimorphen Kern von präoptischem Bereich *m*
视前外侧核 Nucleus praeopticus lateralis *m*
视青质 Kyanophan *n*
视丘 Sehhügel *m*
视丘辐射线 Thalamusstrahlung *f*

视丘下部 Hypothalamus *n*
视丘下部损伤 Hypothalamus Verletzungen *f pl*
视区 optisches Wahrnehmungsfeld *n*
视乳头 Sehnervkopf *m*, Sehnervscheibe *f*, Optikuspapillef, Papilla nervi optio *f*
视[乳头]盘凹 Sehnerven (scheiben) exkavation *f*
视[乳头]盘玻璃膜疣 Drusenpapille *f*
视[乳头]盘黑[色]素细胞瘤 Melanozytom der Sehnervscheibe *n*
视[乳头]盘缺损 Sehnerv (scheiben) kolobom *n*
视乳头[盘]色素沉着 Pigmentierung der Sehnervenpapillaf *f*
视乳头海绵状血管瘤 kavernöses Hämangiom des Sehnervenkopfs *n*
视乳头黑色素细胞瘤 Melanozytom des Sehnervenkopfs *n*
视乳头睫状动脉 ziliare Arterie des Sehnervenkopfs *f*
视乳头毛细血管瘤 kapilläres Hämangiom des Sehnervenkopfs *n*
视乳头上膜 Membrana epipapillaris *f*
视乳头视网膜病 Papilloretinopathie *f*
视乳头视网膜炎 Papilloretinitis *f*
视乳头水肿 Papillenödem *n*, Papilloedema *n*
视乳头炎 Papillitis *f*
视乳头肿瘤 Papillentumor des Sehnervenkopfs *m*
视乳头周[围]的 paripapillar (-is, -is, -e)
视乳头周围神经纤维层 peripapilläre Nervenfaserschicht *f*
视乳头周围纤维 peripapilläre Faser *f*
视色理论 Theorie von Farbensehen *f*
视色素 visuales Pigment *n*
视上背侧连合 Commissurae supraopticae dorsales *f pl*
视上垂体束 Tractus supraopticohypophysialis *m*
视上腹侧连合 Commissurae supraopticae ventrales *f pl*
视上核 Nucleus supraopticus *m*
视上区 Area supraoptica *f*
视上纤维 supraoptische Faser *f*
视神经 Optikus *m*, Nervus opticus *m*
视[神经]睫状神经的 optikoziliar, opticociliar (-is, -is, -e)
视[神经]盘病变 Papillopathie *f*
视[神经]盘视网膜病变 Papilloretinopathie *f*
视神经[乳头]炎 Sehnervenentzündung *f*
视神经保护 Sehnervenprotektion *f*
视神经挫伤 Contusio des Nervus opticus *f*
视神经管 Canalis opticus *m*
视神经管骨折 Sehnervkanal-Fraktur *f*
视神经管减压术 Dekompression des Canalis opticus *f*
视神经疾病 Sehnerverkrankung *f*
视神经脊髓炎 Optikomyelitis *f*, Ophthalmoneuromyelitis *f*, Neuromyelitis optica *f*, Devic* Syndrom *n*
视神经检查 Untersuchung des Sehnervus *f*
视神经减压术 Dekompression des Sehnervus *f*
视神经剪 Enukleation Schere *f*
视神经胶质瘤 Optikusgliom *n*
视神经胶质母细胞瘤 Sehnervenglioblastom *n*
视神经孔 Foramen opticum *n*
视神经孔鼻根间径 Opticonasion *n*
视神经脉络膜视网膜炎 Neurochorioretinitis *f*
视神经脉络膜炎 Neurochorio (i) ditis *f*
视神经脑脊髓病 optische Neuroenzephalomyelopathie *f*
视神经脑膜瘤 Meninieom des Nervus opticus *n*
视神经内鞘 innere Scheide des Optikus *f*, Vagina internanervi optia *f*
视神经盘 Sehnervenscheibe *f*, Discus nervi optici *m*
视神经前段缺血性视乳头病变 vordere ischemische Papillo-Neuropathie *f*
视神经鞘[膜] Optikusscheide *f*
视神经鞘间隙 Spatia intervaginalia nervi optici *n pl*
视神经缺损 Optikuskolobom *n*
视神经乳头 Papille des Sehnerven *f*
视神经乳头黑素瘤 Melanozytom Papille *f*
视神经乳头水肿 Papillenödem *n*
视神经乳头萎缩 Atrophie der Sehnervpapille *f*
视神经筛板区 laminarer Bereish des Sehnervs *m*
视神经头 Sehnervenkopf *m*
视神经外鞘 Außenmantel des Sehnervs *m*
视神经系统 visuelles Nervensystem *n*
视神经先天异常 kongenitale Anomalie des Sehnervus *f*
视神经纤维层 Schicht aus Glasfaser *f*
视神经血管环 Circulus Zinnii *m*, Circulus vasculosus nervioptici *m*, Haller* Gefäßkranz (od. Gefäßring od. Arte-rienkreis) *m*
视神经炎 Sehnerventzündung *f*, Optikusneuritis *f*, Ophthalmoneuritis *f*, Neuritis optica *f*
视神经硬膜鞘 Dura des Sehnervus *f*
视适应 visuelle Anpassung *f*
视室内空气质量 Luftqualität in Innenräumen, IAQ *f*
视束 Tractus opticus *m*
视束灰质 Opticocinerea *f*
视束上核 Nucleus supraopticus *m*
视束损害 Läsion des Tractus opticus *f*
视束支 Ast des Tractus opticus *m*
视调节 visuelle Unterkunft *f*
视听测试仪 visuoauditorischer Prüfer (od. Tester) *m*
视听动触多感官教学法 visuelle-auditiven-kinästhetischen-taktile Methode *f*
视听幻觉症 Psychalia *f*, Mentalia *f*
视听觉的 audiovisuell, visuoauditori (-us, -a, -um)
视听觉性刺激试验 Visuelle und auditive Stimulationsexperiment *n*
视听率 audiovisuelle Rate *f*
视听系统 audiovisuelles System *n*
视听协调 audiovisuelle Integration *f*
视听性刺激 audiovisuelle Stimulation *f*
视网膜 Netzhaut *f*, Retina *f*
视网膜[皱]襞 retinale Falte *f*
视网膜白点状病变 Retinopathia punctata albicans *f*
视网膜斑痣性母斑病 Phakomatose der Netzhaut *f*
视网膜鼻侧上小动脉 Arteriola nasalis retinae superior *f*
视网膜鼻侧上小静脉 Venula nasalis retinae superior *f*
视网膜鼻侧下小动脉 Arteriola nasalis retinae inferior *f*
视网膜鼻侧下小静脉 Venula nasalis retinae inferior *f*
视网膜变性 Netzhautdegeneration *f*
视网膜病 Retinopathie *f*
视网膜病变 Retinopathie *f*
视网膜剥离 Ablatio retinae *f*, Retinodialysis *f*
视网膜剥离手术器械包 Instrumentenbesteck für retinodialysische Operation *n*
视网膜剥离用视野计 Perimeter für Netzhautablösung *n*
视网膜布尔讷维氏病 Bourneville* Krankheit der Netzhaut *f*
视网膜彩色照相术 Chromoretinographie *f*
视网膜成血管细胞瘤 Netzhaut Hämangioblastom *n*
视网膜赤道部 Äquatorialabteilung der Netzhaut *f*
视网膜出血 Netzhautblutung *f*, Haemorrhagia retinae *f*, Apoplexia retinalis (s. retinae) *f*
视网膜出血症 又称出血性视网膜病变 retinale Blutung *f*, retinale Hämorrhagie *f*
视网膜挫伤 Contusio der Retina *f*
视网膜大鹅卵石样病变 groß-kieselsteinförmige Degeneration der Netzhaut *f*
视网膜的 retinal (-is, -is, -e)
视网膜点格状变性 Gitter Degeneration der Netzhaut *f*
视网膜电[流]描记法 Elektroretinographie *f*

视网膜电击伤 elektrische Verletzung der Netzhaut *f*
视网膜电流描记术 ERG(elektroretinographie)*f*
视网膜电流图 b 波 b Welle des Elektroretinogramms *f*
视网膜电流网 Elektroretinogramm *n*(ERG)
视网膜电描记术 Elektroretinographie *f*
视网膜电图 Elektroretinogramm, ERG *n*
视网膜电图波 Welle des Elektroretinogramms *f*
视网膜电图机 Elektroretinograph *m*
视网膜电图描记器 Electroretinograph *m*, ERG *m*
视网膜电图描记术 Elektroretinographie, ERG *f*
视网膜动脉闭塞 Okklusion der Retinalarterien *f*
视网膜动脉痉挛 Angiospasmus der Netzhaut *m*
视网膜动脉内膜炎 Endoarteri(i)tis der Netzhaut *f*
视网膜动脉栓塞 Embolie der Netzhautarterie *f*
视网膜动脉压测量法 Ophthalmodynamometrie *f*
视网膜动脉硬化 Arteriosklerose der Netzhaut *f*
视网膜动脉周围炎 retinale Periarteri(i)tis *f*
视网膜动脉粥样硬化 Atherosklerose der Netzhaut *f*
视网膜动脉阻塞 Obstruktion der Netzhautarterie *f*
视网膜断裂 Netzhautzerreissung *f*
视网膜发育不良 retinale Aplasie *f*
视网膜反射厚度 Dicke des retinalen Reflexes *f*
视网膜反射宽度 Breite des retinalen Reflexes *f*
视网膜感觉层 sensorische Schicht der Netzhaut *f*
视网膜感染 Netzhautinfektion *f*
视网膜格样变性 Gitternetzhautdegeneration *f*, gittrige Netzhautentartung *f*
视网膜光度计 retinales Photometer *n*
视网膜光敏感度 retinale photosensitivität *f*
视网膜黑变病 retinale Melanose *f*, Retinamelanose *f*
视网膜红光反射 roter Reflex von Retina *m*
视网膜虹膜部 Pars iridica retinae *f*
视网膜厚度分析 Analyse der Netzhautdicke *f*
视网膜厚度分析仪 Analysegerät der Netzhautdicke *n*
视网膜环状病变 Retinopathia circinata *f*
视网膜黄斑 Macula lutea *f*, Soemmering* Fleck *m*, Macularetinae *f*
视网膜疾病 Erkrankung der Netzhaut *f*
视网膜假体 Netzhautprothese *f*
视网膜检眼镜 Stigmatometer *n*
视网膜检影法 Skiaskopie *f*, Retinoskopie *f*
视网膜结核 Tuberkulose der Netzhaut *f*
视网膜睫状体部 Pars ciliaris retinae *f*
视网膜静脉闭塞 Retinalvenenverschluss *m*
视网膜静脉血栓形成 Netzhautvenenthrombose *f*, Venenfthrombose der Netzhaut *f*
视网膜静脉周围炎 Periphlebitis retinae *f*
视网膜静脉阻塞 Netzhautvenensperre *f*, Obstruktion der Netzhau Wenen *f*
视网膜镜 Retinoskop *n*, Skiaskop *n*
视网膜镜检查 Skiaskopie *f*, Schatten-Test *m*
视网膜锯齿缘断离 Dialyse der Ora serata retina *f*
视网膜裂孔 Netzhautriß *m*
视网膜绿色素 Chlorophan *n*
视网膜脉络膜病 Chorioretinopathie *f*, Chorioretinopathia *f*
视网膜脉络膜侧支血管 retinochorioidale Kollateralgefäße *n*
视网膜脉络膜的 retinochorioidal(-is, -is, -e)
视网膜脉络膜炎 Retinochorioiditis *f*
视网膜盲点 blinder Fleck der Netzhaut *m*
视网膜毛细血管无灌注 retinale Kapillärgefäß ohne Perfusion *n*
视网膜毛细血管母细胞瘤 retinales kapilläres Hämangioblastom *n*
视网膜母细胞瘤 Retinoblastom(a) *n*
视网膜母细胞瘤基因 Retinoblastomgen *n*
视网膜母细胞瘤基因(RB) Retinoblastomgen RB *n*
视网膜囊状变性 zystoide Degeneration der Netzhaut *f*
视网膜脑膜脑炎 Retinomeningoenzephalitis *f*
视网膜内侧小动脉 Arteriola medialis retinae *f*
视网膜内侧小静脉 Venula medialis retinae *f*
视网膜内层 Entoretina *f*
视网膜内核层 [Retina]innere Körnerschicht *f*
视网膜内间隙 intraretinaler Raum *m*
视网膜内界膜 innere Körnerschicht *f*
视网膜内网层 Membrana limitans interna *f*
视网膜颞侧上小动脉 Arteriola temporalis retinae superior *f*
视网膜颞侧上小静脉 Venula temporalis retinae superior *f*
视网膜颞侧下小动脉 Arteriola temporalis retinae inferiorf
视网膜颞侧下小静脉 Venula temporalis retinae inferior *f*
视网膜凝结仪 Laser Netzhaut Koagulator *m*
视网膜胚瘤 Diktyom(a) *n*
视网膜劈裂 Retinoschisis *f*
视网膜贫血 Netzhaut Anämie *f*
视网膜破裂 Netzhaut Ruptur *n*
视网膜葡萄肿 Netzhaut Staphylom *n*
视网膜气体充填 Netzhauttamponade mit Gas *f*
视网膜前出血 präretinale Blutung *f*, Haemorrhagia praeretinalis *f*
视网膜前的 präretinal
视网膜缺血 Ischämie retinae *f*
视网膜色素 retinale Pigmente *n pl*
视网膜色素变性 Pigmentdegeneration der Netzhaut *f*
视网膜色素层 Pigmentschicht der Netzhaut *f*, Stratumpigmenti retinae *n*
视网膜色素沉着聚集症,熊踪迹 Bärenspure(gruppierte Pigmentierung der Netzhaut)*f*
视网膜色素上皮层 retinales Pigmentepithel *n*
视网膜色素上皮腺癌 Adenokarzinom des retinalen Pigmentepithels *n*
视网膜色素上皮中央乳晕状萎缩 zentrale areolare Atrophie des Hornhautpigmentepithels *f*
视网膜色素细胞 Pigment Zelle der Netzhaut *f*
视网膜烧伤 Netzhautverbrennung *f*
视网膜神经胶质瘤 Netzhautgliom *n*
视网膜神经纤维层 retinaler Nervenfaserschicht *f*
视网膜神经纤维瘤病 retinale Neurofibromatose *f*
视网膜视部 Pars optica retinae *f*
视网膜视乳头炎 Retinopapillitis *f*
视网膜适应 Netzhaut Anpassung *f*
视网膜双极细胞 retikuläre Bipolarzelle *f*
视网膜水平细胞 horizontale Zelle der Netzhaut *f*, retikuläre Horizontalzelle *f*
视网膜水肿 Netzhautödem *n*, Retinaödem *n*, Albedo retinae *f*
视网膜撕裂 Netzhautrißwunde *f*, Netzhautzerreißung *f*
视网膜髓上皮瘤 Medulloepitheliom der Netzhaut *n*
视网膜损伤 Verletzung der Netzhaut *f*
视网膜体层摄像 Heiderberg Netzhauttomographie HRT *f*
视网膜铁质沉着病 Siderose der Netzhaut *f*
视网膜痛 Neurodealgie *f*
视网膜图像 Netzhautbild *n*
视网膜脱离 Netzhautablösung *f*
视网膜脱离电透热术 Elektrodiathermie für Netzhautablösung *f*
视网膜脱离光凝固术 Lichtkoagulation(od. Photokoagulation) für Netzhautablösung *f*
视网膜脱离激光凝固术 Laser-Photokoagulation für Netzhautablösung *f*
视网膜脱离冷凝术 Kryopexie für Netzhautablösung *f*
视网膜脱离手术 Netzhautablösungsoperation *f*

视网膜脱离透热术 Diathermie für Retinaablösung *f*
视网膜外层 Ectoretina *f*
视网膜外核层 retikuläre äußere Körnerschicht *f*
视网膜外界膜 äußere Körnerschicht *f*
视网膜外网层 Membrana limitans externa *f*
视网膜网间细胞 Interplexiformzelle *f*
视网膜萎缩 Netzhautatrophie *f*
视网膜萎缩性裂孔 atrophisches Netzhautloch *n*
视网膜蜗牛足迹样变性 Schneckenspurdegeneration der Retina *f*
视网膜无长突细胞 amakrine Zelle *f*
视网膜细胞 Zellen der Netzhaut *f pl*
视网膜下积液放出术 Evakuation der subretinalen Flüssigkeit *f*
视网膜下囊尾蚴病 subretinale Zystizerkose *f*
视网膜下丘脑纤维 retinohypothalamische Fasern *f*
视网膜下渗出 subretinale Exsudation *f*
视网膜先天异常 kongenitale Anomalie der Netzhaut *f*
视网膜相应点 entsprechender Netzhautpunkt *m*
视网膜像 Netzhautbild *n*, Optogramm *n*
视网膜小动脉痉挛 Spasmus der retinalen Arteriole *m*
视网膜-小脑血管瘤病 retinozerebellare Angiomatose *f*, Angiomatosis retinocerebellosa *f*
视网膜星形细胞错构瘤 retinales astrozytäres Hamartom *n*
视网膜星状细胞瘤 retinales Astrozytom *n*
视网膜性偏头痛 retinale Migräne *f*
视网膜性眼疲劳 Netzhaut-Asthenopie *f*
视网膜血管 Vasa sanguinea retinae *f*
视网膜血管[纱]膜 gefäßhaltiger Schleier der Netzhaut *m*, Gefäßhaut der Netzhaut *f*
视网膜血管瘤 Angioma retinae *n*
视网膜血管瘤病 Netzhautangiomatose *f*, Retinaangiomatose *f*
视网膜血管母细胞瘤 Netzhaut-Hämangioblastom *n*
视网膜血管血压计 Ophthalmodynamometer *m*
视网膜血管炎 retinale Vaskulitis *f*
视网膜血管样纹 angioide Netzhautstreifen *m pl*
视网膜血管异常 Anomalie des Netzhautgefäßes *f*
视网膜血管荧光素造影 Fluoreszenzangiographie der Netzhaut *f*
视网膜血压测量[法] Ophthalmodynamometrie *f*
视网膜血压计 Ophthalmodynamometer *n*
视网膜血柱节段形成 Segmentierung der retinalen Säulen *f*
视网膜炎 Retinitis *f*
视网膜影象计 retinales lkonometer *n*
视网膜有髓[鞘]神经纤维 markhaltige Nervenfaser der Netzhaut *f*
视网膜原基瘤 Netzhaut Anlage Tumor *m*
视网膜原基肿瘤 Retina-Anlage-Tumor *m*
视网膜粘连中的视网膜色素上皮 Netzhautpigmentepithel in Netzhautadhäsion *n*
视网膜照度 retinale Beleuchtungsstärke *f*
视网膜照相机 retinale Kamera *f*
视网膜褶皱 retinale Falte *f*
视网膜震荡 Netzhauterschütterung *f*, Commotio retinae *f*
视网膜正常对应 normale Netzhautkorrespondenz *f*
视网膜脂血[症] retinale Lipämie *f*
视网膜痣 Nävus der Netzhaut *m*
视网膜中层 Mesoretina *f*
视网膜中心动脉压测定 Druckmessung der retinalen Zentralarterie *f*
视网膜中央动脉 Zentralarterie der Netzhaut *f*, Arteriacentralis retinae *f*, Zinn* Arterie *f*
视网膜中央动脉压 Blutdruck der Arteria centralis retinaem *m*
视网膜中央动脉阻塞 zentraler Retinalarterienverschluss *m*
视网膜中央静脉 Vena centralis retinae *f*
视网膜中央静脉血栓形成 Zentralvenenthrombose der Netzhaut *f*
视网膜中央静脉阻塞 zentraler Netzhautvenenverschluss *m*
视网膜肿瘤 retinaler Tumor *m*, Netzhautgeschwulst *f*
视网膜周边部囊状变性 Blessig* Zysten *f pl*
视网膜灼伤 Verbrennung der Netzhaut *f*
视纹区 Gestreifter Cortex *m*
视窝 Sehgrube *f*
视物变形[症] Metamorphopsie *f*, Dysmorphopsie *f*
视物[大小]不称症 Dysmetropsie *f*
视物畸变症 Metamorphopsie *f*
视物显大[症] Vergrößertsehen *n*, Dysmegalopsie *f*, Megalopsie *f*
视物显多症 Mehrfachsehen *n*, Polyop(s)ie *f*, Polyopia *f*
视物显美症 Kalopsie *f*
视物显小[症] Liliputsehen *n*, Mikrop(s)ie *f*
视物显小的 microptic(-us, -a, -um)
视物显小性幻觉 Mikrohalluzination *f*, Liliputhalluzinationf, mikropsychische Halluzination *f*
视细胞 Sehzellen *f pl*
视细胞层 Sehzellenschicht *f*
视线 Sehlinie *f*, Blicklinie *f*, Gesichtslinie *f*, Visierlinie *f*
视线固定 Fixation der Sehlinie *f*, Fixierung der Blicklinie
视线固定点 Fixierpunkt (od. Blickpunkt) der Visierlinie *m*
视线固定方向 feste Richtung (od. Orientierung) der Sehlinie *f*
视线固定面 Fixationsebene (od. Blickebene) der Sehlinie *f*
视线固定运动 Fixationsbewegung der Sehlinie *f*
视像 Vision *f*, Blick *m*
视像储存 ikonisch Speicher *m*
视像存留 Palinopsie *f*
视像错位 visuelle Allesthesie *f*
视像符号 ikonisches Zeichen *n*
视像性表象 ikonische Repräsentation *f*
视性眼阵挛 Opsoklonus *m*
视性语言中枢 optisches Sprachzentrum *n*
视性运动病 optisch-induzierte Bewegungskrankheit *f*
视性自动错觉 visuelle Autokinese *f*
视旋转能力 optische revolvierenden Macht *f*
视崖 visuelle Klippe *f*
视野(场) Gesichtsfeld *n*, Gesichtskreis *m*
视野测定 Gesichtsfeldmessung *f*, Messung des Gesichtsfelds *f*
视野测量器 Kampimeter *n*
视野测试 Gesichtsfelduntersuchung *f*
视野单像区(双眼单视界) Horopter *m*
视野分析仪 Gesichtsfeld-Analysator *m*
视野计 Perimeter *n*, Gesichtsfeldmesser *m*
视野计用纸 Perimeterpapier *n*
视野检查 Gesichtsfeld Prüfung Perimetrie *f*
视野检查[法] Perimetrie *f*, Gesichtsfeldbestimmung *f*
视野检查法的不同种类 Variation der Perimetrie *f*
视野检查法中的各种变数 Variable der Perimetrie *f*
视野检查中的视岛 Sehinsel in Perimetrie *f*
视野竞争 retinale Rivalität *f*
视野镜 Zykloskop *n*
视野可变光阑环 Leuchtfeldblende Ring *m*
视野逆转 Inversion des Gesichtsfeldes *f*
视野缺损 Gesichtsfeldausfall *m*, Gesichtsfelddefekt *m*
视野缩小 Gesichtsfeldeinschränkung *f*
视野图 Zyklogramm *n*
视音距 visuovocal Abstand *m*
视隐窝 Recessus opticus *m*
视诱发电位 visuell evoziertes Potenzial *n*
视原基 Optik-Rudiment *n*
视远调节 negative Akkommodation *f*
视运动性语言中枢 visuales motorisches Sprachzentrum *n*

视在功率 Scheinleistung *f*
视知觉 visuelle Wahrnehmung *f*
视轴 Gesichtsachse *f*, Gesichtslinie *f*, Axis opticus *m*
视轴测定立体镜 Haploskop *n*
视轴矫正的 orthoptisch
视轴矫正器 Orthoptoskop *n*
视轴矫正师 Orthoptist *m*
视锥 visualer Zapfen *m*
视锥蛋白基因 Gen des M-zapfenzellulären Opsins *n*
视锥光传导 zapfenzelluläre Phototransduktion *f*
视锥视杆层 Stäbchenund Zapfenschicht *f*
M 视锥细胞 M-Zapfen *m*, M-Zapfenzelle *f*
视锥细胞 Zapfenzellen, Netzhautzapfenzellen *f*
视锥细胞与视锥杆细胞营养不良 Dystrophie der Zapfenzellen und Zapfenzellen- Stäbchehzellen *f*
视紫 Sehpurpur *m*
视紫蛋白 Rhodopsin-Protein *n*
视紫红蛋白 Rhodopsin-Protein *n*
视紫[红]质 Rodopsin *n*, Photopigment *n*
视紫红质受体 Rhodopsin-Rezeptor *m*
视紫红质抑制蛋白 Arrestin *n*
视紫蓝质 Jodopsin *n*, visuales Violett *n*
视紫质激酶 Rhodopsin Kinase *f*
视紫[素] visuelle Violett *n*, Sehpurpur *m*
视紫质样受体 Rhodopsin-ähnlicher Rezeptor *m*
视自动性错觉 vorläufigen Autokinesesillusion *f*
拭镜纸 Linsenpapier *n*
柿属 Diospyros *f*
是非判断能力测验 Wissenstest *m*
适当 Relevanz *f*
适当传输加工理论 Übertrage entsprechenden Verarbeitung Theorie *f*
适当的 adäquat, angemessen, passend, geeigriet
适度的 gemäßigt
适度运动 moderate Bewegung *f*
适合 Passung *f*
适合(宜)刺激 adäquater (od. homologer) Reiz *m*, adäquate Reizung *f*
适合程度 geeigneter Grad *m*
适合的 kompatibel
适合度 Fitness *f*, Anpassungstoleranz *f*
适利达 Xalatan *n*
适量 Quantum satis *n* (q.s.), Quantum sufficit *n* (q-suff.)
适量饮酒 moderater Alkoholkonsum *m*
适配蛋白 Adapterprotein *n*
适配体蛋白 Adapterprotein *n*
适体服装 körpergerechte Kleidung *f*
适温的 mesophil
适形放射治疗 konforme-Strahlentherapie, CRT *f*
适宜梦 Komfort-Traum *m*
适宜摄入量 ausreichende Zufuhr *f*
适宜性 Fitness *f*
适应 Anpassung *f*, Akkommodation *f*, Adaptierung *f*
适应[性]反应 adaptive Reaktion *f*
适应[作用] Adap(ta)tion *f*
适应不良 Maladaptation *f*, mangelnde Anpassungsfähigkeit *f*
适应不良,教育的 Anpassungsstörung *f*, ausbildungs
适应不良,文化适应上的 Anpassungsstörung *f*, Akkulturation *f*
适应不良性行为 unpassendes Verhalten *n*
适应不良性人格 inadäquate (od. unangemessene) Persönlichkeit *f*
适应的 akkommodativ, adaptiv
适应度 Adaptation *f*
适应反应 Adaptationsreaktion *f*
适应辐射 adaptive Radiation (od. Ausstrahlung) *f*
适应和代偿策略 Anpassungs-und kompensatorische Strategie *f*
适应计 Adaptometer *n*
适应技术 adaptive Technologie *f*
适应控制 adaptive Kontrolle (od. Regelung) *f*
适应疗法 adaptiver Behandlungsansatz *m*
适应酶 Adaptationsferment *n*, adaptives Ferment *n*, adaptives Enzym *n*
适应模式 adaptiver Modus *m*
适应耐受性 Adaptationstoleranz *f*
适应能力 Adaptabilität *f*, Anpassungsfähigkeit *f*, Anpassungsvermögen *n*, Akkommodationsfähigkeit *f*
适应能力商数 adaptiver Quotient *m*
适应期 Anpassungsphase *f*
适应前期 präadaptive Phase *f*, Präadaptionsphase *f*
适应收容环境 Institutionalisierung *f*
适应水平 Adaptationsniveau *n*
适应心理治疗 adaptive Psychotherapie *f*
适应性 Adaptabilität *f*, Akkommodabilität *f*, Flexibilität *f*, Flexibilitas *f*
适应性改变 adaptive Veränderung *f*
适应性行为 adaptives Verhalten *n*
适应性活动 adaptive Aktivität *f*
适应性免疫 adaptive Immunität *f*
适应性免疫系统 adaptives Immunsystem *n*
适应性免疫系统的特殊类型 spezifische Art von adaptiven Immunsystem *f*
适应性免疫系统与…相互作用 Wechselwirkung des adaptiven Immunsystems *f*
适应性免疫应答 adaptive Immunantwort *f*
适应性器械类型 adaptive Geräteart *f*
适应性随机分组 adaptive Randomisierung *f*
适应性障碍中品行紊乱 Störung des Verhaltens in Anpassungsstörung *f*
适应性正力通气 adaptive Druckbeatmung, APV *f*
适应性状发生 Adaptogenese *f*
适应性座椅 adaptiver Sitz *m*
适应原 Adaptagen *n*
适应站 Übergangsheim *n*
适应障碍 Anpassungsstörung *f*
适应证,指征 Indikation *f*
适应证 Indikation *f*
适应症候群 Adaptationssyndrom *n*
适应值 adaptiver Wert *m*
适应综合征 Adaptationssyndrom *n*, Anpassungssyndrom *n*, Selye* Syndrom *n*
适用表 entsprechende Tabelle *f*
适于胎龄儿 geeignet für Gestationsalter Säugling, AGA
适者生存 Überleben *n* des Angepasstesten
适中的 mäßig, gemäßigt, angemessen
适中法 Methode der richtigen Mitarbeiter *f*
适中温度 neutrale Temperatur *f*
脲 Albumose *f*, Albuminose *f*, Proteose *f*
脲蛋白脲 Pepton *n*
室 Raum *m*, Kammer *f*, Camera *f*, Ventrikel *m*, Ventriculus *m*
室壁动脉瘤 (intra) murales Aneurysma *n*, Ventrikelwandaneurysma *n*, Herzwandaneurysma *n*
室壁激动时间 Herzkammeraktivierungszeit *f*
室壁瘤 Herzwandaneurysma *n*, Ventrikelaneurysma *n*
室壁瘤切除术 ventrikuläre Aneurysmektomie *f*
室壁运动 ventrikuläre Wandbewegung *f*
室襞 Taschenfalt *f* plica ventricularis (s. vestibularis) *f*
室颤 Herzkammerflimmern *n*
室带 falsches Stimmband *n*, Taschenband *n*, Ligamentumventriculare (s. vestibulare) *n*

室带性发音障碍 ventrikuläre Dysphonie *f*
室的 ventrikulär, ventricular(-is, -is, -e)
室顶 Paukenhöhlendach *n*
室房传导 ventriculoatrial Wärmeleitung *f*
室高 Raumhöhe *f*
室隔缺损 Ventrikelseptumdefekt *m*
室管膜 Ependym(a) *n*
室管膜病 Ependymopathie *f*
室管膜层 Stratum ependymale *n*
室管膜的 ependymal
室管膜瘤 Ependymom *n*, Ependymozytom *n*
室管膜母细胞瘤 Ependymoblastom *n*
室管膜囊肿 ependymale Zyste *f*
室管膜上神经元 supraependymale Neuronen *n*
室管膜细胞 Ependymozyt *m*, Ependymzelle *f*
室管膜细胞瘤 Ependymozytom *n*
室管膜下层 subependymale Schicht *f*
室管膜下出血 subependymale Hämorrhagie(od. Blutung) *f*
室管膜下巨细胞星形细胞瘤 ubependymal Riesenzellarteriitis Astrozytom *n*
室管膜下瘤 Subependymom *n*
室管膜炎 Ependymitis *f*
室管膜肿瘤 ependymaler Tumor *m*
室间传导阻滞 interventrikulärer Block *m*
室间的 interventrikulär, interventricular(-is, -is, -e)
室间隔 Kammerscheidewand *f*, Ventrikelseptum *n*, Septum interventriculare *n*
室间隔除极向量 Depolarisationsvektor des Ventrikelseptums *m*
室间隔穿孔 Perforation der Kammerscheidewand *f*, Ventrikelseptumperforation *f*
室间隔底部 Basis der Kammerscheidwand *f*
室间隔肌部 Septum musculare ventriculorum *n*
室间隔膜部 Septum membranaceum ventriculorum *n*
室间隔膜部瘤 Aneurysma des membranösen Ventrikelseptums *n*
室间隔膜部缺损 Defekt des membranösen Ventrikelseptums *m*
室间隔曲线 Ventrikelseptumkurve *f*
室间隔缺如 Ventrikelseptumdefekt *m*
室间隔缺损 Ventrikelseptumdefekt *m*
室间隔缺损缝[合]术 Ventrikelseptumdefektverschluß durch direkte Naht *m*
室间隔缺损修补术 Ventrikelseptumdefektverschluß *m*
室间隔阙如 Fehlen der Scheidewand *n*
室间隔完整 intaktes Ventrikelseptum *n*
室间隔支 Rami septi interventricularis *m pl*
室间隔左室面 linke Fläche der Kammerscheidewand *f*
室间沟 interventrikuläre Nut *f*
室间孔 Foramen interventriculare *n*, Foramen Monroi *n*, Monro* Foramen *n*
室瘤 Ventrikelaneurysma *n*, Aneurysma ventriculare *n*
室律不整 ventrikuläre Arrhythmie *f*
室率 Ventrikularrate *f*
室内[传导]阻滞 intraventrikulärer(Herz-) Block *m*
室内差异传导 (intra) ventrikuläre aberrante Leitung *f*
室内定位 Indoor-Location *f*
室内氡钍分析器 Zimmer Radon und Thorium-Analysator *m*
室内氡污染 Luftverschmutzung in Innenräumen von Radon *f*
室内化学性污染 chemische Innenraumverschmutzung *f*
室内环境 Innenraumumwelt *f*
室内环境污染 Innenraum-Umweltverschmutzung *f*
室内空气生物学 intramurale Aerobiologie *f*
室内空气污染 Luftverschmutzung in Innenräumen *n*
室内空气污染物 Raumluft Schadstoffe *m*
室内空气质量 Luftqualität in Innenräumen(IAQ) *f*
室内空气质量参数 Raumluftqualität-Parameter *m*
室内空气中挥发性有机化合物 flüchtige organische Verbindungen in der Raumluft *f*
室内来源 Innenraum-Quelle *f*
室内盆栽植物 Zimmerpflanze *f*
室内燃烧 Innenraum-Verbrennung *f*
室内射气分析仪 Zimmer Emanation Analysator *m*
室内生物性污染 biologische Innenraumverschmutzung *f*
室内微小气候 Innen Mikroklima *n*
室内污染 Luftverschmutzung in Innenräumen *f*
室内下水装置 Hausabfluss *m*
室内小气候 Innenraumklima *n*, Innenraum-Kleinklima *n*
室内用轮椅 Innenraum-Rollstuhl *m*
室内质量控制 Innenraum-Qualitätscontrolling *f*
室旁垂体束 paraventriculohypophysealer Trakt *m*
室旁核 Nuclei paraventriculares *m pl*
室旁纤维 paraventrikuläre Fasern *f pl*, Fibrae paraventriculares *f pl*
室扑 Kammerflattern *n*
室韧带 Taschenband *n*, Ligamentum ventriculare *n*
室上嵴 Trikuspidalleiste *f*, Crista supraventricularis *f*, Wolff* Leiste *f*
室上性 supraventrikuläre
室上性的 supraventrikulär, supraventricular(-is, -is, -e)
室上性节律 supraventrikulärer Rhythmus *m*
室上性心动过速 supraventrikuläre Tachykardie *f*
室上性心律失常 supraventrikuläre Arrhythmie *f*
室上性阵发性心动过速 paroxysmale supraventrikuläreTachykardie *f*
室深系数 Koeffizienz der Raumtiefe *m*
室外来源 Outdoor-Quelle *f*
室外吸引装置 Außenaspirator *m*
室外作业 Arbeit im Freien *f*, Außenarbeit *f*
室温 Zimmertemperatur *f*, Zimmerwärme *f*, Raumtemperatur *f*
室温谱仪 Umgebungstemperatur α-Spektrometer *n*
室性 ventrikulär, ventricular(-is, -is, -e)
室性奔马律 ventrikulärer Galopprhythmus *m*
室性并行收缩 ventrikuläre Parasystole *f*
室性夺获 Einfangen der Kammer *n*, ventricular capture <engl.>
室性二联律 ventrikuläre bigemina
室性反复心律 ventrikulärer reziprokaler Rhythmus *m*
室性节律 ventrikulärer Rhythmus *m*
室性期前收缩 ventrikuläre Kontraktion, *f* ventrikuläre Extrasystolen *f*, infranodal Extrasystole *f*
室性[过]早搏[动] ventrikuläre Extrasystole *f*, Kammerextrasystole *f*
室性[过]早搏[动]复合波 ventrikuläre Komplexe *m pl*, VPC
室性[过]早搏[动]去极化 ventrikuläre Depolarisation, VPD
室性期外收缩 ventrikuläre Extrasystole *f*, Kammerextrasystole *f*
室性融合波 ventnkuläre Kombinationssystole *f*, ventricu-lar fusion beat <engl.>
室性时相性窦性心律不齐 ventrikulophasische Sinusarrhythmie *f*
室性[脱]逸搏[动] ventrikulärer Escape Beat *m*
室性晚电位记录仪 ventrikulärer späten potenziellen Recorder *m*, VLP
室性纤颤死亡 Tod durch Kammerflimmern *m*
室性心动过速 Ventrikeltachykardie *f*, ventrikuläre Tachykardie *f*
室性心律失常 ventrikuläre Arrhythmie *f*
室性异位搏动 ventrikulärer ektopischer Schlag *m*
室性逸搏 Ausbrechen der Kammer *n*, ventrikulärer Ersatzschlag *m*, ventrikuläre Ersatzsystole *f*
室性逸搏性节律 ventrikulärer Ersatzrhythmus *m*
室性阵发性心动过速 paroxysmale ventrikuläre Tachykardie *f*,

paroxysmale Kammertachykardie *f*
室性自搏性节律 Ventrikeleigenrhythmus *m*, Kammer-automatie *f*, Kammerautomatismus *m*
室性自搏性心动过速 idioventrikuläre Tachykardie *f*
室性自搏性心律 idioventrikulärer Rhythmus *m*
室早二联律 ventrikuläre Bigeminie *f*
室早复合波 ventrikulärer Komplexe *m*
室中隔 Kammerscheidewand *f*, Ventrikelseptum *n*, Septum ventriculorum *n*
室中隔缺损 Ventrikelseptumdefekt *m*
室周后核 Nucleus periventricularis posterior *m*
室周灰质 periventrikuläre grauen Substanz *f*, periaquäduktale grauen Substanz *f*
室周器官 zirkumventrikuläres Organ *n*
室周系统 periventrikuläres System *n*
室周纤维 Fibrae periventriculares *f pl*
室皱襞 Taschenfalte *f*, falsches Stimmband n plica ventricularis (s. vestibularis) *f*
铈 Cer(ium) *n* (Ce, OZ 58), Zer *n*, Zerium *n*
铈量法 Zerimetrie *f*, Cerimetrie *f*
铈酸盐氧还滴定法 Zerat-Redoxtitration *f*
舐唇 Lippes lecken *n*
舐剂 Latwerge *f*, Electuarium *n* (Elect.)
舐吸式 Raspeln-sauger Typ *m*
舐阳色情 bukkaler Geschlechtsverkehr *m*
释出气体法 Gasentwicklungsmethode *f*, Gasevolutionsmethode *f*, Gasfreisetzungsmethode *f*
释出气体分析仪 Analysator des freigesetzten Gases *m*
释放 Freisetzung *f*, (Frei-)Abgabe *f*, Freigabe *f*
释放[作用] Freisetzung *f*, Auslösung *f*, Abgabe *f*
释放反应 Frelsetzungsreaktion *f*, Freiabgabereaktion *f*, Auslösereaktion *f*
释放机制 Releasemechanismus *m*
释放激素 Releaser *m*, Releasing-Faktor *m* (RF), Releasing-Hormon *n*, Freiabgabefaktor *m*
释放疗法 Release-Therapie *f*
释放能力 Freisetzungsfähigkeit *f*
释放能量 freigesetzte Energie *f*
释放时间 Auslösungszeit *f*, Auslösezeit *f*
释放体 Entlaster *m*
释放物质 freigemachte (od. freigesetzte) Substanz *f*
释放抑制激素 loslasses Hemmung Hormon *n*, RIH *n*
释放因子 Releaser *m*, Releasing-Faktor *m*, Releasing-Hormon *n*
释放症状 Release-Symptom *n*
释梦 Interpretation der Traum *f*, Traumdeutung *f*
释能反应 exergonische (od. exoenergetische od. energieabgebende) Reaktion *f*
释义 Interpretation *f*
释义翻译输出 paraphrasierter Interpretation Ausgang *m*
释义妄想 Interpretation Wahn *m*
释义文本 Interpretation Text *m*
释义性妄想 Interpretationsdelusion *f*, interpretierter Wahn *m*
嗜癌的 krebsaffin
嗜癌素 Carzinophilin *n*
嗜爱 Vorliebe *f*
嗜苯胺的 anilinfarbenfreudig
嗜苯胺蓝颗粒 Azurgranula *n pl*, Azurkörnchen *n pl*, azurophile Granula *n pl*
嗜苯胺蓝性 Azurophilie *f*
嗜苯胺篡颗粒 Azurgranula *n pl*, Azurkörnchen *n pl*, azurophile Granula *n pl*
嗜表皮的 epidermotrop
嗜表皮性小汗腺癌 epidermotropes ekkrinen Karzinom *n*
嗜补体的 komplementophil
嗜氮的 nitrophil
嗜碘阿米巴属 Pseudolimax *n*, Jodamöba *f*, Iodamoeba *f*
嗜碘变形虫属 Pseudolimax *n*, Jodamöba *f*, Iodamoeba *f*
嗜碘的 jodophil, jodinophil
嗜碘反应 jodophile Reaktion *f*
嗜碘颗粒 jodinophile Granula *n pl*
嗜碘体 jodophil, jodinophil
嗜碘细胞 jodophile Zelle *f*
嗜动物[血]的 zoophil
嗜动物的 zoophil
嗜动物性真菌 zoophiler Pilz *m*
嗜毒癖者 Toxikomane *m*
嗜多染红细胞 polychromatisches Erythrozyten *n*
嗜多色性红细胞 polychrom(atisch)er Erythrozyt *m*
嗜锇板层小体 osmiophilischer Lamellarkörper *m*
嗜锇的 osmiophil
嗜锇颗粒 osmiophile Granula *n pl*
嗜锇小体 osmiopbiles Körperchen *n*
嗜锇性板层小体 osmiophiules Lamellenkörperchen *n*
嗜肺巴斯德杆菌 Pasteurella pneumotropica *n*
嗜肺军团菌 Legionellen pneumophila
嗜粪的 koprophil
嗜粪癖 Koprophilie *f*, Skatophilie *f*
嗜复红小体 fuchsinophiles Körperchen *n*, Fuchsinkörperchen *n*, Russell* (-Krukenberg*) Körperchen *n*
嗜肝 DNA 病毒科 Hepadnaviridae *pl.*
嗜肝病毒 Hepatitis B-wie Viren
嗜肝病毒科 Hepadnaviridae *f*
嗜肝病毒属 Heparnavirus *m*
嗜刚果红血管病,脑淀粉样血管病 congophilic angiopathy, cerebral amyloid angiopathy <engl.>
嗜高渗菌 osmophile Keime *m pl*
嗜高渗性的 osmophil
嗜高温菌 Hyperthermobakterien *f pl*
嗜铬的 chromaffin, phäochrom
嗜铬反应 chromaffine Reaktion *f*
嗜铬副神经节 sympathische (chromaffine) Paraganglien *n pl*
嗜铬颗粒蛋白 chromaffines Protein *n*
嗜铬粒蛋白 Chromogranin *n*
嗜铬母细胞瘤 Chromaffinoblastoma *n*, Phäochromoblastom *n*
嗜铬体 Paraganglion *n*
嗜铬系统 chromaffines System *n*
嗜铬细胞 Pheochromozyten *m pl*, phäochrome (od.chromaffine) Zellen *f pl*, Kohn* Kärperchen *n pl*
嗜铬细胞癌 Phäochromozytom *m*
嗜铬细胞瘤 Phäochromozytom *n*, Chromaffinom *n*, chromaffiner Tumor *m*
嗜铬细胞瘤伴糖尿病 Phäochromozytom mit Diabetes *n*
嗜铬细胞瘤定性诊断 qualitative Diagnose des Phäochromozytoms *n*
嗜铬细胞瘤 - 甲状腺髓样癌 Phäochromozytom-Schilddrüsenkarzinom *m*
嗜铬细胞增生 Hyperplasie der Phäochromozyten *f*
嗜铬组织 chromaffines Gewebe *n*
嗜光的 photophil
嗜广场癖 Agoraphilie *m*
嗜好 Gewohnheit *f*, Sucht *f*, Vorliebe *f*
嗜黑色素细胞性病毒 melanozytotropes Virus *n*
嗜红色的 erythrophil
嗜碱[染色]的 basophil
嗜碱胞浆 Basoplasma *n*
嗜碱胞浆副网浆 Basizytoparaplastin *n*
嗜碱的 basophil
嗜碱分叶核粒细胞 basophiler segmentkerniger Granulozyt *m*

嗜碱副染色质 Basiparachromatin *n*, Basikaryoplastin *n*
嗜碱副网质 Basiparaplastin *n*
嗜碱杆状核粒细胞 basophiler stabkerniger Granulozyt *m*
嗜碱颗粒 basophile Granula *n pl*
嗜碱粒细胞 basophiler Granulozyt *m*, Basophil *m*
嗜碱粒细胞脱粒试验 basophiler Degranulationstest *m*
嗜碱染色微粒 basophile Granula *n pl*
嗜碱染色质 Basichromatin *n*
嗜碱髓细胞 basophiler Myelozyt *m*
嗜碱细胞癌活化测试 Basophilenaktivierungstest *m*
嗜碱细胞增多[症] Basophilismus *m*, Basophilie *f*, Basozytose *f*
嗜碱性 Basophilie *f*
嗜碱性[细胞]与肥大细胞系统 Basophile-Mastzellen-System *n*
嗜碱性变性 basophile Degeneration *f*
嗜碱性成红血细胞 basophile Erythroblast *f*
嗜碱性垂体细胞 pituitäre basophile Zelle *f*, basophile Zelle der Hypophyse *f*
嗜碱性点彩红细胞 basophil punktierter Erythrozyt *m*
嗜碱性肥大细胞 basophile Mastzelle *f*
嗜碱性分叶核粒细胞 basophiler Segmentkerniger *m*
嗜碱性红细胞 basophiler Erythrozyt *m*
嗜碱性粒细胞 basophiler Granulozyt *m*
嗜碱性粒细胞集落形成单位 koloniebildende Einheit von basophilen Granulozyt *f*
嗜碱性粒细胞减少 basophile Granulozytopenie *f*
嗜碱性粒细胞聚集反应 Jones-Mote Reaktion *f*
嗜碱性粒细胞增多症 basophile Granulozytose *f*
嗜碱性晚幼粒细胞 basophiler Metagranulozyt *m*
嗜碱性细胞 basophile Zelle *f*
嗜碱性细胞白血病 Basophilenleukämie *f*, basophile Leukämie *f*
嗜碱性细胞减少症 Basozytopenie *f*
嗜碱性细胞瘤 basophiles Adenom *n*, Adenorna basophilicum *n*
嗜碱性细胞腺瘤 basophiles Adenom *n*
嗜碱性早幼粒细胞 basophiler Promyelozyt *m*
嗜碱性正成红细胞 basophiler Normoblast *m*
嗜碱性中幼粒细胞 basophiler Myelozyt *m*
嗜碱异染性的 basometachromophil
嗜角质性真菌 keratophilic Pilz *m*
嗜酒 Philoxenie *f*
嗜酒者 Alkoholiker *m*, Alkoholkranker *m*
嗜巨噬细胞抗体 Makrophagen cytophilen Antikörper *m*
嗜卡红的 karminophil
嗜抗原的 antigen(t)ophil
嗜蓝色细胞 cyanophile Zelle *f*
嗜老人癖 Gerontophilie *f*
嗜冷的 kryophil, psychrophil
嗜冷菌 psychrophile Bakterie *f*
嗜冷生物 psychrophil
嗜冷细菌 psychrophile Bakterien *f*
嗜冷性微生物 psychrophile (od. kryophile) Mikroorganismen *m pl*
嗜冷性细菌 Kältebakterien *f pl*, psychrophile Bakterien *f pl*
嗜两性 amphophil
嗜龙胆紫的 gentianophil
嗜络细胞瘤 Phäochromozytom *n*
嗜麦芽黄单胞菌 Xanthomonas maltophilia *n*
嗜麦芽假单胞菌 Pseudomonas maltophilia *n*
嗜麦芽窄食单胞菌 Stenotrophomonas maltophilia *n*
嗜猫癖 Aelurophilie *f*, Gatophilie *f*
嗜眠[症] Hypnopathie *f*, Hypnosie *f*
嗜眠的 somnolent
嗜眠发作 False Narkolepsie *f*
嗜沫嗜血菌 Haemophilus aphrophilus *m*
嗜尿的 uronophil
嗜派洛宁细胞 pyroninophile Zelle *f*
嗜泡沫嗜血杆菌 Hämophilus aphrophilus *m*
嗜品红的 fuchsinophil, fuchsinophilic (-us, -a, -um)
嗜品红细胞 fuchsinophile Zelle *f*
嗜品红性 Fuchsinophilia *f*
嗜气性 aerophil
嗜青年癖 Ephebophilie *f*
嗜群血蜱 Haemaphysalis concinna *f*
嗜染的 chromophil, chromophilic (-us, -a, -um)
嗜染细胞 chrom(at)ophile Zelle *f*
嗜染性 Chromophilia *f*
嗜热的 thermophil
嗜热菌 Thermophjle *n pl*, thermophile Bakterien *f pl*
嗜热菌蛋白酶 Thermolysin *n*
嗜热生物 thermophile *f*
嗜热嗜酸细菌 thermoacidophile Bakterien *f*
嗜热芽胞杆菌 Bacillus thermophilus *m*
嗜热脂肪芽胞杆菌 Bacillus stearothermophilus *m*
嗜人按蚊 Moskito Anthropophage *m*
嗜人瘤蝇 Cordylobia anthropophaga *f*
嗜人瘤蝇蝇蛆病 Tumbufliege Myiasis *f*
嗜人血的 anthropophil
嗜鞣酸粒 tannophile Granula *n pl*
嗜乳酸杆菌 Bacillus acidophilus *m*, Lactobacillus acidophilus *m*, Boas* Stäbchen *n*
嗜色细胞 chromophile Zelle *f*
嗜神经病毒 neurotropes Virus *n*
嗜神经性 neurotrop
嗜神经性虫媒病毒 neurotropes Arbovirus *n*
嗜神经性的 neurotrop
嗜湿的 hygrophile *f*
嗜食癖 Addephagie *f*
嗜兽癖 Zoomania, Zoophilie *n*
嗜曙(伊)红白细胞减少 Eosinopenie *f*
嗜曙(伊)红棒状物 eosinophile stabförmige Masse *f*
嗜曙(伊)红的 eosinophil
嗜曙(伊)红粒 eosinophile Granula *n pl*
嗜曙(伊)红粒细胞[增多性]肺浸润 Löffler* Eosinophilie *f* (od. Infiltrat *n*), eosinophiles Lungeninfiltrat *n*
嗜曙(伊)红细胞 eosinophile Zelle *f*
嗜曙(伊)红细胞增多 Eosinophilie *f*
嗜曙(伊)红细胞指数 Eosinophilie-Index *m*
嗜水气单胞菌 Aeromonas hydrophila *n*
嗜睡(眠) Lethargie *f*
嗜睡,嗜眠[症],瞌睡 Schläfrigkeit *f*
嗜睡;恍惚 Schlafsucht, Somnolenz *f*
嗜睡的 lethargisch
嗜睡贪食综合征 Hypersomnie-Bulimie-Syndrom *n*
嗜睡性脑炎 Encephalitis lethargica *f*
嗜睡症 Lethargie *f*, Singer* Krankheit *f*
嗜睡综合征 Somnolenz-Syndrom *n*
嗜苏丹的 sudanophil
嗜苏丹体 sudanophil
嗜苏丹性 Sudanophilie *f*
嗜苏丹性白质萎缩 sudanophile Leukodystrophie *f*
嗜酸[性]染色质 lanthanin, oxychromatin
嗜酸[性]晚幼粒细胞 eosinophile Metamyelozyten *f*
嗜酸[性]细胞 Eosinozyten *f*, Eosinophile zyten *f*
嗜酸变性 azidophile Degeneration *f*
嗜酸的 azidophil, oxyphil, eosinophil
嗜酸副染色质 Oxyparaplastin *n*
嗜酸杆状核粒细胞 eosinophiler stabkerniger Granulozytm
嗜酸菌 azidophile Bakterie *f*, Acidophilus *m*

嗜酸粒细胞 Eosinophile *f*, eosinophiles Granulozyt *n*
嗜酸粒细胞 Eosinophile *m*, eosinophiler Granulozyt *m*
嗜酸粒细胞[过敏]趋化性因子 eosinophiler chemotaktischer Faktor *m*
嗜酸粒细胞刺激因子 Eosinophiler stimulierenden Faktor *m*
嗜酸粒细胞集落刺激因子 Eosinophiler koloniestimulierenden Faktor *m*
嗜酸粒细胞计数 Eosinophile Zählung *f*
嗜酸粒细胞减少[症] Eosinopenie, hypoeosinophilia *f*
嗜酸粒细胞趋化因子 eosinphiler chemotaktischer Faktor *m*
嗜酸粒细胞肉芽肿 eosinophiles Granulom *n*
嗜酸粒细胞生成素 eosinophiles Granulopoietin *n*
嗜酸粒细胞腺瘤 oxyphiles (od. onkozytäres) Adenom *n*, Onkozytom *n*
[腮腺]嗜酸粒细胞腺瘤 oxyphiles Granularzelltumoren Adenom *n*, Onkozytom *n*, pyknocytoma *n*
嗜酸粒细胞性白血病 eosinophile Leukämie *f*
嗜酸粒细胞性腹膜炎 eosinophile Peritonitis *f*
嗜酸粒细胞性脑膜肺炎 eosinophile Meningoenzephalitis *f*
嗜酸粒细胞衍生抑制物 eosinophile-derivierter Inhibitorm, eosinophile-abgeleiteter Inhibitor *m*
嗜酸粒细胞增多[症] Eosinophilie *f*
嗜酸粒细胞增多性肺浸润 eosinophiles Lungeninfiltrat *n*
嗜酸粒细胞增多症 Eosinophilie *f*
嗜酸粒细胞增多综合征 hypereosinophiler Syndrom *m*
嗜酸粒细胞增生性淋巴肉芽肿 eosinophile-proliferatives-Lymphogranulom *n*
嗜酸染色的 oxychromatisch
嗜酸染色质 Oxychromatin *n*
嗜酸染色质的 oxychromatisch
嗜酸晚幼粒细胞 eosinophiler Metamyelozyt *m*
嗜酸细胞 oxyphile (od. azidophile) Zelle *f*
嗜酸细胞癌 eosinophiles Karzinom *n*
嗜酸细胞肺浸润综合征 eosinophiles Lungeninfiltrat *n*, Löffler* Syndrom *n*
嗜酸细胞减少症 Eosinopenie *f*
嗜酸细胞类癌 eosinophiles Karzinoid *n*
嗜酸细胞瘤 eosinophiler Onkozytom *m*
嗜酸细胞囊肿 eosinophile Zyste *f*
嗜酸细胞肉芽肿 eosinophiler Granulom *m*
嗜酸细胞腺癌 eosinophiles Adenokarzinom *n*
嗜酸细胞型类白血病反应 eosinophile leukämoide Reaktion *f*
嗜酸细胞型类白血病反应 eosinophiler Typ leukämoide Reaktion *f*
嗜酸细胞型乳头状癌 eosinophiles papillares karzinom *n*
嗜酸细胞型肾上腺皮质癌 Onkozytisches Nebennierenrinde-Karzinom *n*
嗜酸细胞型肾上腺皮质腺瘤 Onkozytisches NNR Adenoma *n*
嗜酸细胞型血管球瘤 eosinophiler Glomustumor *m*
嗜酸细胞性白血病 Eosinophilenleukämie *f*
嗜酸细胞性胆囊炎 eosinophile Cholezystitis *f*
嗜酸细胞性肺炎 eosinophile Pneumonie *f*
嗜酸细胞性脑膜脑炎 eosinophile Meningoenzephalitis *f*
嗜酸细胞性膀胱炎 eosinophile Zystitis *f*
嗜酸细胞性胃肠炎 eosinophile Gastroenteritis *f*
嗜酸细胞性胃炎 eosinophile Gastritis *f*
嗜酸细胞性哮喘 eosinophiles Asthma *n*
嗜酸细胞性心内膜心肌病 eosinophile Endomyokard Krankheit *f*
嗜酸细胞性真菌性鼻窦炎 eosinophile fungale Sinusitis *f*
嗜酸细胞血管淋巴[样]增生 eosinophile angiolymphzytäre Hyperplasie *f*
嗜酸细胞阳离子蛋白 eosinophiles kationisches Protein *n*
嗜酸细胞增多肌痛综合征 Eosinophilie-Myalgie-Syndrom *n*
嗜酸细胞增多性肺浸润 eosinophiles Lungeninfiltrat *n*, Löffler* Eosinophilie *f*
嗜酸细胞增多性肺炎 Löffler* Eosinophilie *f* (od. Syndrom *n*)
嗜酸细胞增多性肺炎(肺浸润) eosinophile pulmonalen Infiltration *f*, Löffler* Eosinophilie *f*, Löffler* Syndrom *n*
嗜酸细胞增多性心肌病 hypereosinophile Kardiomyopathie *f*
嗜酸细胞增多综合征 Eosinophilie-Syndrom *n*
嗜酸细胞增生性淋巴肉芽肿 eosinophile lymphatischen Granulom *n*, eosinophile proliferative Lymphogranuloma *n*
嗜酸细胞指数 eosinophile Index *m*
嗜酸小体 eosinophiles Körperchen *n*
嗜酸性[白]细胞 eosinophiler (od. azidophiler) Leukozyt *m*
嗜酸性[白]细胞减少 Azidozytopenie *f*, Eosinopenie *f*
嗜酸性白细胞增多 Azidozytose *f*, Eosinophilie *f*
嗜酸性白细胞增多综合征 Eosinophilie-Syndrom *n*
嗜酸性棒状物 eosinophile-Masse wie Stange *f*
嗜酸性肠炎 eosinophile Enteritis *f*
嗜酸性肺部疾病 eosinophile Lungenerkrankung *f*
嗜酸性肺炎 eosinophile Pneumonie *f*
嗜酸性分泌颗粒 azidophile Sekretgranula *n pl*
嗜酸性分叶核粒细胞 azidophiler segmentkerniger Granulozyt *m*
嗜酸性蜂窝织炎 eosinophile Pneumonie *f*
嗜酸性海绵层水肿 eosinophile Spongiose *f*
嗜酸性筋膜炎 eosinophile Fasziitis *f*
嗜酸性颗粒 eosinophile (od. azidophile) Granula *n pl*
嗜酸性粒细胞刺激因子 Eosinophil-stimulating-Faktor *m*
嗜酸性粒细胞过氧化物酶 eosinophile Peroxidase, EPO *f*
嗜酸性粒细胞集落刺激因子 Eosinophil-colonystimu-lating-Faktor *m*
嗜酸性粒细胞集落形成单位 koloniebildende Einheit von eosinophilem Granulozyt *f*
嗜酸性粒细胞计数 Eosinophilenzählung *f*
嗜酸性粒细胞减少 Eosinopenie *f*
嗜酸性粒细胞绝对值 absoluter Wert der Eosinophilen *m*
嗜酸性粒细胞趋化因子 eosinophiler chemotaktischer Faktor *m*
嗜酸性粒细胞性多发性肌炎 eosinophile Polymyositis *f*
嗜酸性粒细胞性胃肠炎 eosinophile Gastroenteritis *f*
嗜酸性粒细胞衍生神经毒素 Eosinophil Derived Neurotoxin, EDN eng.
嗜酸性粒细胞阳离子蛋白 eosinophiles kationisches Protein *n*, ECP *n*
嗜酸性粒细胞增多 Eosinophilie *f*
嗜酸性粒细胞增多-肌痛综合征 Eosinophilie-Myalgie-Syndrom *n*
嗜酸性粒细胞增多性脑膜炎 erhöhte eosinophile Meningitis *f*
嗜酸性淋巴肉芽肿 eosinophiles Lymphogranulom *n*
嗜酸性脓疱性毛囊炎 eosinophile pustulöse Follikulitis *f*
嗜酸性脓肿 eosinophiler Abszeß *m*
嗜酸性食管炎 eosinophile Ösophagitis *f*
嗜酸性晚幼粒细胞 eosinophiler Metamyelozyt *m*
嗜酸性胃肠炎 eosinophile Gastroenteritis *f*
嗜酸性胃炎 eosinophile Gastritis *f*
嗜酸性细胞刺激因子 eosinophiler stimulierender Faktor *m*
嗜酸性细胞瘤 eosinophiler Tumor *m*
嗜酸性细胞肉芽肿 eosinophiles Granulom *n*
嗜酸性细胞腺瘤 eosinophiles Adenom *n*, Adenoma acidophilicum *n*
嗜酸性细胞性壁层弹力纤维性心内膜炎 Endocarditisparietalis fibroplastica eosinophilica *f*
嗜酸性细胞增生 eosinophile Hyperplasie *f*
嗜酸性小体 eosinophiler Körper *f*
嗜酸性血管中心性纤维化 eosinophile angiozentrische Fibrose *f*
嗜酸性早幼粒细胞 eosinophiler Promyelozyt *m*
嗜酸性中幼粒细胞 eosinophiler Myelozyt *m*

嗜糖黄杆菌 Flavobacterium multrivorum *n*
嗜天青颗粒 Azurgranula *f*
嗜铁的 siderophil
嗜吞噬细胞无形体 Anaplasma phagocytophilum *f*
嗜温黄杆菌 Flavobacterium thalpophilum *n*
嗜温菌 mesotherme (od. mesophile) Bakterien *f pl*
嗜温微生物 mesophil
嗜蚊库蠓 Culicoides anophelis *m*
嗜污癖 Mysophilie *f*
嗜无机物质的 prototroph
嗜洗癖 Waschenzwang *m*
嗜细胞[性]抗体 zytophiler Antikörper *m*
嗜细胞的 zytophil
嗜心肌病毒 myokardiotropes Virus *n*
嗜血杆菌属 Haemophilus *m*
嗜血杆菌性阴道炎 Hämophilus-Vaginitis *f*
嗜血杆菌疫苗 Hämophilus-Impfstoff *m*
嗜血杆菌族 Haemophileae *f pl*
嗜血红蛋白的 hämoglobinophil
嗜血菌 H(a)emophilus *m*
嗜血菌病 Hämophilus Krankheit *f*
嗜血菌属 Hämophilus *m*
嗜血细胞综合征 hämophagozytisches Syndrom *n*
嗜血支原体病 Hämophilus Mykoplasmose *f*
嗜压菌 barophile Bakterien *f pl*
嗜亚甲蓝的 methylenophil
嗜盐的 halophil (-us, -a, -um)
嗜盐杆菌属 Halobacterium *n*
嗜盐菌 halophile Bakterien *f pl*
嗜盐菌肠炎 Halobacterium-Enteritis *f*
嗜盐菌食物中毒 halobakteriale Lebensmittelvergiftung *f*
嗜盐球菌属 halococcus *n*
嗜盐细菌 halophile Bakterie *f*, halophile Bakterien *f pl*
嗜盐性 Halophilie *f*
嗜药癖 Pharmakophilie *f*
嗜伊红白细胞减少 Eosinopenie, hypoeosinophilia *f*
嗜伊红棒状物 eosinophile -Masse wie Stange *f*
嗜伊红粒 eosinophiles Granulat *n*
嗜伊红粒细胞[增多性]肺浸润 pulmonale Infiltration mit Eosinophilen, Löffler* Eosinophilie *f*
嗜伊红细胞 Eosinocyte *m*, Eosinophil *m*, eosinophile Zellen *f pl*, acidophil *m*
嗜伊红细胞减少 Eosinophilopenia *f*
嗜伊红细胞性心内膜心肌疾病 eosinophle endomyokardiale Erkrankung *f*
嗜伊红细胞增多 Eosinophilie *f*
嗜伊红细胞指数 heterophiles Index *m*
嗜异抗体 heterophiler Antikörper *m*
嗜异抗原 heterophiles-Antigen *n*
嗜异凝集试验 Heterophilen-Agglutinationstest *m*
嗜异染的 metachromatophil
嗜异染细胞 heterophile Zelle *f*
嗜异食 Paroxie *f*, Pica *f*
嗜异性半抗原 heterophiles Hapten *n*
嗜异性抗体 heterophiler Antikörper *m*, Forssman* Anti-körper *m* (F-Antikörper)
嗜异性抗体试验 heterophiler Antikörper-Test *m*
嗜异性抗原 heterophiles Antigen *n*, Forssman* Antigen *n* (F-Antigen)
嗜异性凝集鉴别试验 heterophiler Agglutinationsdifferenzierungstest *m*
嗜异性凝集试验 heterophiler Agglutinationstest *m*
嗜异种细胞的 heterozytotrop
嗜异种细胞抗体 heterozytotroper Antikörper *m*
嗜银的 argentophil, argyrophil, argentaffin
嗜银颗粒 argentaffine Granula *n pl*
嗜银细胞 Silberzelle *f*, argentaffine Zelle *f*
嗜银细胞瘤 Argentaffinom *n*
嗜银纤维 Silberfaser *f*, argentophile (od. argyrophile) Faser *f*
嗜银性 Argentaffinität *f*, Argyrophilie *f*
嗜中性 neutrophil, Neutrophilie *f*
嗜中性白细胞 neutrophiler Leukozyt *m*
嗜中性白细胞减少[症], 中性粒细胞减少症 Neutropenie *f*
嗜中性白细胞无能综合征 impotentes neutrophiles Syndrom *n*
嗜中性的 neutrophil
嗜中性颗粒 neutrophile Granula *n pl*
嗜中性粒细胞 neutrophiler Granulozyt *m*
嗜中性粒细胞分裂象 mitotisches Bild der neutrophilen-Granulozyten *n*
嗜中性粒细胞趋化因子 neutrophiles Chemokine *n*
嗜中性粒细胞特异性抗原 neutrophiles-spezifisches Antigen *n*
嗜中性粒细胞幼稚型 jugendlicher Typ der neutrophilen-Granulozyten *m*
噬白细胞作用 Leukozytophagie *f*
噬斑原位杂交 In-situ-Hybridisierung *f*
噬核体 Karyophagus *m*
噬核细胞 Karyophagus *m*
噬黑素细胞 melanophage *f*
噬红细胞的 erythrophagisch, hämophagisch, hämatophagös, haematophagos (-us, -a, -um)
噬红细胞细胞 Zellphagozyt *m*, Erythrophage *m*, Häm(at)ophage *m*, Häm(at)ophagozyt *m*
噬红细胞现象 Erythrophagie *f*
噬红细胞作用 Häm(at)ophagozytose *f*, Erythrophagozytose *f*, Häm(at)ophagie *f*
噬菌斑 Bakteriophage-Plaque *f*
噬菌斑生成单位 plaqueziehgerät *n*
噬菌斑突变型 Plaque-Mutant *m*
噬菌斑吸起 Plaque-Hybridisierung *f*, Benton-Davis Technik *f*, Phagenlift *m*, Plaquenlift *m*
噬菌斑形成筛选 Plaque Form Screening *n*
噬菌斑杂交 Plaque-Hybridisierung, Benton-Davis-Technik *f*
噬菌体 Bakteriophagen *m pl*
γ 噬菌体 Gamma-Phagen *f*
λ 噬菌体 Lambda-Bakteriophagen, λphage *f*
plac 噬菌体 Phagen plac *f*
Q 噬菌体 Phagen Q *f*
T4 噬菌体 Phagen T4 *f*
RNA 噬菌体 RNA Phagen *f*
噬菌体分型 Phagentypisierung *f*
噬菌体基片 Endplatte der Bakteriophagen *f*
噬菌体颈部 hohler Stift der Bakteriophagen *m*
噬菌体颈圈 Kragen der Bakteriophagen *m*
噬菌体颈须 Schnurfaser der Bakteriophagen *f*
噬菌体抗体 Phagenantikörper *m*
噬菌体抗体库 Phagenantikörper-Bibliothek *f*
噬菌体抗性突变型 Phagen resistenter Mutant *m*
噬菌体科 Phagaceae *f pl*
噬菌体可收缩尾部 kontraktile Scheide (od. Schwanzhül-le) der Bakteriophagen *f*
噬菌体疗法 Bakteriophagentherapie *f*
噬菌体裂解试验 lytischer Test der Bakteriophagen *m*
噬菌体溶解作用 Phagolyse *f*
噬菌体髓部 inneres Schwanzrohr der Bakteriophagen *n*
噬菌体头膜 Kopfmembran der Bakteriophagen *f*
噬菌体尾部 Schwanz der Bakteriophagen *m*
噬菌体尾管 Schwanzhülle der Bakteriophagen *f*
噬菌体尾丝 Schwanzfaser der Bakteriophagen *f*

噬菌体显示库 Phagendisplaybibliothek *f*
噬菌体型 Lysotyp *m*, Phag-Typ *m*
噬菌体学 Bakteriophagologie *f*
噬菌体学的 bakteriophagologisch
噬菌体亚目 Phagineae *f pl*
噬菌体有效感染 produktive Infektion der Bakteriophagen *f*
λ 噬菌体载体 Phagenvektor *m*
λ 噬菌体载体法 Phagen-Vektor-Methode *f*
噬菌体展示技术 Phagen-Display *n*
噬菌体展示文库 Phagendisplay-Bibliothek *f*
噬菌体中和 Phagen-Neutralisation *f*
噬菌体中和试验 Bakteriophagen-Neutralisationstest *m*
噬菌体重组 Phagen-Rekombination *f*
噬菌体重组缺陷型 Rekombination von defiziente Mutante *f*
噬菌体转换 Phagekonversion *f*
噬菌吸起 Plaque-Hybridisierung *f*, Benton-Davis Technik *f*, Phagenlift *m*, Plaquenlift *m*
噬菌现象 Bakteriophagie *f*
噬菌[现象]的 bakteriophag
噬菌作用 Phagozytose *f*
噬粒 Phasmid, Phagemid *n*
噬人鲨 Weißhai *m*
噬色素的 chromatophag
噬色细胞 Chromophagen *m pl*, Pigmentophagen *m pl*
噬神经细胞 Neuronophage *m*
噬神经细胞现象 Neuro(no)phagie *f*
噬神经细胞作用 Neuro(no)phagie *f*
噬细胞 Phagozyt *m*
噬细胞的 phagozytär
噬细胞菌属 Cytophaga *f*
噬雄噬菌体 male-spezifische Bakteriophagen *f*
噬血细胞的 hämatophag
噬血细胞吞噬作用 Hämophagozytose *f*
噬血细胞性淋巴组织细胞增生症 hämophagozytische Lymphohistiozytose, HLH *f*
噬血细胞性网状细胞增生症 hämophagozytische Retikulose *f*
噬血细胞综合征 Hämophagozytisches Syndrom *n*
噬血者 Häm(at)ophage *m*
噬脂[性] Lipophagie *f*
噬脂的 lipophag
噬脂细胞 Lipophag *m*
螫伤 Stichwunde *f*
螫蝇属 Stomoxys *f*

SHOU 收手寺守首寿受授售兽瘦

shōu 收

收(储)钙素 Calsequestrin *n*
收到日期 Eingangsdatum *n*
收-发两用探头 Sende-Empfang-Sonde *f*
收费定价 Ladungssammlung- Preise *m pl*
收复物 Zurückeroberung *f*
收割热 Ernte Fieber, Feld-Fieber *m*
收割者肺 Mähdrescher Lungenkrebs *m*
收回 Rückzug *m*
收获期前向运动 systolische anteriore Bewegung <engl.>
收肌 Adduktor *m*
收肌管 Canaluis adductorius (Hunteri) *m*, Hunter* Kanal *m*
收肌腱裂孔 Hiatus tendineus (s. adductorius) *m*
收肌结节 Tuberculum adductorium *n*
收集 Sammlung *f*
收集管 sammelndes Röhrchen *n*
收集癖 Sammelwut *f*
收集品 Sammlung *f*
收集瓶 Sammelflasche *f*
收集器 Sammelbecken *n*, Sammelgefäß *n*, Sammelvor-richtung *f*, Sammelbehälter *m*
收集系统 Sammelsystem *n*
收敛 Konvergenz *f*, Anastaltik *f*, Anastalsis *f*
收敛的 styptisch, konvergierend, adstringens, adstringierend, styptic (-us, -a, -um)
收敛酸镉 Cadmium Trizinat
收敛药(剂) Adstringentia *n pl*, Stopfarzneien *f pl*, Anastaltika *n pl*, adstringierende (od. zusammenziehende) Mittel *n pl*
收敛作用 Stypsis *f*
收录视组合机 Kombination A-V-System *n*
收能反应 endergonische (od. endoenergetische) Reaktion *f*
收容 Pflegeeinrichtungen *f*
收容的 receptacular <engl.>
收容疗法 receptaculare Behandlung *f*
收容入院 Institutionalisierung *f*
收入[病人] zugeben
收入差距 Einkommensunterschied *m*
收入弹性 Einkommenselastizität *f*
收入结构 Einkommensstruktur *f*
收入效应 Einkommenseffekt *m*
收入预算 Einkommensbudget *n*
收入政策 Einkommenspolitik *f*
收入最大化 Einkommensmaximierung *f*
收湿的 hygroskopisch
收缩 Kontraktion *f*, Zuckung *f* (Z), Zusammenziehung *f*, Entquellung *f*
收缩[期血]压 systolischer Blutdruck *m*
收缩表型 kontraktiler Phänotyp *m*
收缩波 Kontraktionswelle *f*
收缩持续时间 Kontraktionsdauer *f*, Systolendauer *f* (SD)
收缩单位 kontraktile Einheit *f*
收缩蛋白 kontraktiles Protein (od. Eiweiß) *n*
收缩蛋白质 kontraktiles Protein *n*
收缩的 kontrakt, kontraktil, systolisch
收缩法则 Kontraktionsgesetz *n*, Kontraktionsprinzip *n*
收缩反应 Reaktion der Kontraktilität *f*
收缩幅度 Kontraktionsamplitude *f*
收缩功能 Kontraktionsfunktion *f*
收缩后松弛 Entspannung nach Kontraktion *f*
收缩环 Verengung Ring, kontraktiler Ring *m*
收缩环性难产 Kontraktionsringdystokie *f*
收缩机制 Kontraktionsmechanismus *m*
收缩间期 Intersystole *f*
收缩间质细胞 kontraktile interstitielle Zelle *f*
收缩力 Retraktionskraft *f*, Kontraktilität *f*, Kontraktionsvermogen *n*
收缩末期容积 endsystolisches Volumen *n*
收缩末期压力-容积关系 endsystolische Druck-Volumen-Beziehung (ESPVR) *f*
收缩能力 False Kontraktilität *f*
收缩泡 Pulsationsvakuole *f*, kontraktile Vakuole *f*
收缩频率 Kontraktionsfrequenz *f*
收缩期 Systolie *f*, Systolia *f*
收缩期奔马律 systolischer Galopprhythmus *m*
收缩期搏动 systolischer Schlag (od. Impuls) *m*
收缩期的 systolisch
收缩期附加音 systolisches Zusatzgeräusch *n*
收缩期高血压 systolische Hypertension *f*
收缩期回缩 systolische Einziehung *f*
收缩期喀喇音 systolischer Click *m*
收缩期末容积 Ende-systolisches Volumen *n*, endsystolisches Volumen *n*

收缩期末容积指数 Ende-systolische Volumenindex *f*
收缩期末压 Ende-systolischer Druck *m*, endsystolischer Druck *m*
收缩期喷射喀喇音 systolischer Ejektionsklick *m*
收缩期喷射音 systolischer Austreibungston *m*
收缩期前瓣叶前向运动 systolische anteriore Bewegung *f*
收缩期前奔马律 präsystolischer Galopp *m*
收缩期三音律 systolischer Dreierrhythmus (od. Galoppthytmus) *m*
收缩期心房音 systolischer aurikulärer Herzschall *m*, systolischer Vorhofton *m*
收缩期心跳停止 systolischer Herzstillstand *m*
收缩期心音 systolischer Herzton (od. Herzschall) *m*
收缩期阴茎动脉最大血流速度 maximale systolische Strömungsgeschwindigkeit in den Penisarterien *f*
收缩期杂音 systolisches Geräusch *n*
收缩期震颤 Systoienvibration *f*
收缩前期 Präsystole *f*
收缩前期奔马律 präsystolischer Galopprhythmus *m*
收缩前杂音 Präsystolikum *n*, präsystolisches Geräusch *n*
收缩球 Kontraktion-Ball *m*
收缩热 Verkürzungswärme *f*, Kontraktionswärme *f*
收缩肾 Schrumpfniere *f*
收缩时间 Kontraktionszeit *f*
收缩时间间期 systolisches Intervall *n*
收缩实验 Kontraktion-Test *m*
收缩晚期 späte Systole *f*, Spätsystole *f*
收缩晚期喀喇音 spätsystolischer Click *m*
收缩晚期杂音 spätsystolisches Geräusch *n*
收缩细胞 kontraktive Zelle *f*
收缩性 Kontraktilität *f*
收缩性瘢痕 Narbenschrumpfung *f*
收缩性蛋白 kontraktiles Protein (od. Eiweiß) *n*
收缩性能 Kontraktilität *f*
收缩性心力衰竭 systolische Herzinsuffizienz *f*
收缩压 systolischer Druck *m*
收缩要素 Kontraktionselement *n*
收缩因素 Retraktionsfaktor *m*
收缩阈值 Kontraktion-Schwelle *f*
收缩早期喀喇音 sofortsystolischer (od. frühsystolischer) Click *m*
收缩早期喷射音 sofortsystolischer (od. frühsystolischer) Austreibungston *m*
收缩早期杂音 Sofortsystolikum *n*, sofortsystolisches (od. frühsystolisches) Geräusch *n*
收缩中、晚期喀喇音 Mitte-und Endsystolischer Klick *m*
收缩中期的 mesosystolisch
收缩中期喀喇音 mesosystolischer Click *m*
收缩中期喀喇音 - 收缩晚期杂音综合征 Syndrom des mesosystolischen Clicks mit dem spätsystolischenGeräusch *n*
收缩中期杂音 mesosystolisches Geräusch *n*
收缩总合 Summation der Kontraktion *f*
收益 Ergebnis *n*
收支平衡分析 Rentabilitätsanalyse *f*
收支预算表 Einnahmen-und Ausgaben-Budgettabelle *f*

shǒu 手苧守首

手按计时器 Handzeitschreiber *m*
手按计数器 manuelle Zähler *m*
手保护器 Handprotektor *m*
手背 Handrücken *m*, Dorsum manus *n*
手背部软组织 Weichgewebe auf Rückteil der Hand *n*
手背尺侧的 dorsoulnar (-is, -is, -e)
手背腱膜 Aponeurosis dorsalis manus *f*
手背筋膜 Fascia dorsalis manus *f*
手背静脉网 Rete venosum dorsale manus *n*
手背面 Facies Dorsalis Manus *n*
手背桡侧的 dorsoradial (-is, -is, -e)
手背长 Handrücken Länge *f*
手臂上举和下落测验 Test für das Hochheben und Fallen der Arme *m*
手 - 臂震动综合征 Hand-Arm-Vibration-Syndrom *n*
手编程序 manuelles Programm *n*
手表皮脱落 Häutung von den Händen *f*
手表情 manuellen Ausdruck von Emotionen *m*
手部瘢痕挛缩 Narbenkontraktur der Hand *f*
手部变性性胶原性斑块 degenerative kollagenen Plaque der Hände *f*
手部动作的发展 Entwicklung der Handaktion *f*
手部骨筋膜室 osteofasziales Kompartiment der Hand *n*, osteofasziales Fach der Hand *n*
手部骨筋膜室综合征 osteofasziales Kompartmentsyndrom der Hand *n*
手部骨锯 Hand Knochensäge *f*
手部筋膜瓣 Faszienklappe der Hand *f*
手部皮瓣 Hautklappe der Hand *f*
手部湿疹 Handekzem *n*
手部手术剪 Schere für Handchirurgie *f*
手部外科器械包 Handchirurgie Instrumente *n pl*
手部狭窄性腱鞘炎 stenosierende Sehnenscheidenentzündung der Hand *f*
手部鱼际间隙感染 Infektion des Thenarraums *f*
手部增生性关节炎 hypertrophischen Arthritis der Hand *f*
手部肿瘤 Handtumor *m*
手部自动牵开器 Hand automatischer Retraktor *m*
手操作神经元 Handmanipulation Neuronen *n*
手册 Handbuch *n*
手成形术 Chiroplastik *f*
手持电动颅骨钻 elektrischer Handtrepan (od. Handbohrapparat) *m*
手持电钻 elektrischer Handbohrer *m*, elektrische Handbohrmaschine *f*
手持放大镜 in Hand gehalte Lupe *f*
手持分光计 Handspektroskop *n*
手持风速表 Hand-Anemometer *n*
手持检眼镜 Handophthalmoskop *n*, Handaugenspiegel *m*
手持角膜镜 Handkeratoskop *n*
手持近点视力计 Handoptometer für den Nahpunkt *n*
手持裂隙灯 Handspaltlampe *f*
手持裂隙灯显微镜 Tragbares Spaltlampenmikroskop *n*
手持汽油喷火管 Hand Benzin Gebläse *f*
手持烧灼器 Handkauter *m*
手持式检测仪 Handerfassungssystem *n*
手持式照明压舌器 Zungenspatel von Handlampe-Typ *m*
手持试验光计 Handoptometrieapparat *m*
手持视野计 Handperimeter *n*
手持眼用电磁吸铁器 tragbarer Elektromagnet *m*
手传振动 Handübertragene Schwingungen *f*
手垂症 Hängehand *f*, Fallhand *f*, Carpoptosis *f*
手导镜 Ch(e)iroskop *n*
手的 manuell
手的功能发育 Entwicklung der Handfunktion *f*
手的功能位 Funktionsstellung der Hand *f*, Funktionsposition der Hand *f*
手的休息位 Ruhestellung der Hand *f*
手电烧伤 elektrische Verbrennungen an Händen *f pl*
手动测视野法 manuelle Perimetrie *f*
手动的 manuell
手动紧急吸引器 Vitalograph Notfall-Aspirator *m*
手动轮椅 manueller Rollstuhl *m*

手动球磨机 handtreibende Kugelmühle *f*
手动扫查 manuelles Abscannen *n*
手动压力测试 manueller Stresstest *m*
手动作敏捷测验 manueller Geschicklichkeit-Test *m*
手段 Mittel *n*
手段对象 Mittel-Objekt *n*
手段活动 Mittel-Aktivität *f*
手段目的步骤 Mittel-Zweckprozedur *f*
手段目的分析 Mittel-Zweck Analyse *f*
手段目的关系 Mittel-Zweck Beziehung *f*
手段目的关系的辨认能力 Mittel-Zweck Kapazitäten *f*
手段目的期待 Mittel-Zweck Lebenserwartung *f*
手段相互依赖 Mittel-Interdependenz *f*
手发育不全 Atelocheirie *f*
手法 Handgriff *m*, Manipulation *f*, Encheirese *f*, Encheiresis *f*
德李氏[产科]手法 (de) Lee* Handgriff *m*
海-埃二氏手法 Heiberg*-Esmarch* Handgriff *m*
利奥波德氏[产科]手法 Leopold* Handgriffe *m pl*
皮纳尔氏[足牵引]手法 Pinard* Handgriff *m*
瓦尔萨尔瓦氏手法 Valsalva* (Preßdruck-) Versuch (od. Handgriff) *m*
手法复位 manuelle Reposition *f*
手法呼吸管理 manuelle Respirationskontrolle *f*
手法回纳 manuelle Reposition *f*
手法通气 manuelle Ventilation *f*
手法整复 manuelle Reduktion *f*
手法治疗 manuelle Therapie *f*
手斧 Dexel *f*
手辅助腹腔镜活体供肾切取术 Handassistierte laparoskopische Lebendspender Nephrektomie *f*
手稿 Handschrift *f*
手稿名 Handschrift *f*
手稿模式 Handschrift Type *f*
手工 Handarbeit *f*
手工拔发 manuelle Epilation *f*
手工操作曝光法 manuelle Belichtungssteuerung *f*
手工的 manuell, manual (-is, -is, -e)
手工灌注法 Füllung durch Hand *f*
手工劳动 Handarbeit *f*
手工训练 manuelle Trainingseinheit *f*
手工艺 Kunsthandwerk *n*
手功能康复 Handfunktion-Rehabilitation *f*
手功能评定 funktionelle Bewertung von Hand *f*
手功能障碍 Handfunktionsstörung *f*
手骨 Handbein *m*
手固定钢板 Mini-Platte für Handchirurgie *f*
手关节 Handgelenk *n*
手关节病 Hand-Arthropathie *f*
手关节屈伸运动器 Handgelenk flection-Erweiterung Trainer *m*
手关节旋转运动器 Handgelenk drehender Trainer *m*
手关节炎 Chirarthritis *f*
手和口腔粘膜反应性结节性增生 reaktive noduläre Hyperplasie der Hand und Mundschleimhaut *f*
手活动 Handbewegung *f*
手机 Handstück *n*
手技 Handgriff *m*
手迹 Handschrift *f*, Holograf *m*
手矫形器 Handorthese *f*
手紧捏 Pressen der Hand *n*
手痉挛 Handkrampf *m*, Handspasmus *m*, Ch(e)irospasmus *m*
手卷 Handrolle *f*
手开关 Handschalter *m*
手控 Handsteuerung *f*
手控呼吸器 manuelles Beatmungsgerät *n*
手控听力计 Handsteuerung-Audiometer *m*
手控通气 manuelle Beatmung *f*
手控植皮刀 manuelles Dermatom *n*
手块 Handmass *n*
手裂[畸形] Spalthand *f*
手灵巧测验 manuelle Geschicklichkeit Test *m*
手轮 Handrad *n*
手内肌功能重建 Rekonstruktion der intrinsischen Handmuskeln *f*
手内肌紧张试验 intrinsische Muskelverspannung-Test *m*
手内肌阳性位 Binnenmuskelplusstellung *f*
手内肌阴性位 Binnenmuskelminustellung *f*
手内在肌麻痹 Intrinsikmuskellähmung der Hand *f*
手牵足蹬法 Hippokrates* Methode *f*
手枪[枪]创 durch Handfeuerwaffen verursachte Wunden *f pl*
手取胎盘[术] manuelle Entfernung der Plazenta *f*
手式编码单 manuelles Codierung Blatt *n*
手势 Gebärde *f*, Ausdrucksbewegung *f*, Gestik *f*
手势测验 Handtest *m*
手势语 Handsprache *f*, Gestik *f*
手术 Operation *f* (Op.)
埃弗斯布施手术 Eversbusch* Operation *f*(眼上睑下垂矫正术)
埃利奥特手术 Elliot* Operation *f*(治青光眼)
埃米特手术 Emmet* Operation *f*(①会阴裂伤修补术 ②宫颈裂伤缝合术 ③膀胱阴道造瘘引流术)
埃皮手术 Aries-Pitanguy* Operation *f*(使巨乳房缩小的乳房成形术)
埃塞尔手术 Esser* Operation *f*, epithelialen Inlay *n*(上皮内置法)
埃斯特兰德手术 Estlander* Operation *f*(脓胸肋骨切除术)
埃斯提斯氏手术 Estes* Operation *f*
奥伯手术 Ober* Operation *f*(关节囊切开术)
奥尔斯豪森手术 Olshausen* Operation *f*(子宫后倾矫正手术)
巴克手术 Buck* Operation *f*(髌骨、胫骨头与腓骨头的楔形切除术)
巴特尔手术 Schlacht* Operation *f*(使腹直肌暂时移位的一种阑尾炎手术)
巴西尼氏手术 Bassini* Operation *f*
波尔亚手术 Polya* Operation *f*(胃次全切除后将胃的断端与空肠进行端侧吻合的手术)
波默罗伊氏手术 Pomeroy* Methode *f*
波-史-吉三氏手术 Potts* (-Smith*-Gibson*) Operation *f*
博兹曼手术 Bozeman* Operation *f*(子宫膀胱缝合术)
布朗手术 Browne* Operation *f*(一种尿道下裂成形术)
布里克手术 Bricker* Operation *f*(回肠替代膀胱皮肤造口术)
布罗菲手术 Brophy* Operation *f*(腭裂手术)
布罗克手术 Brock* Operation *f*(经右心室封闭式肺动脉瓣膜切开术)
布-陶二氏手术 Blalock*-Taussig* Anastomose (od. Operation) *f*
戴维尔手术 Daviel* Operation *f*(一种白内障摘出术)
丹迪手术 Dandy* Operation *f*(经后颅窝三叉神经感觉根切断术)
丹尼斯·布朗手术 Denis*-Browne* Operation *f*(治疗尿道下裂)
德农维利埃斯手术 Denonvilliers* Operation *f*(鼻成形术)
迪达手术 Dupuy*-Dutemps* Operation *f*(下睑成形术,改良泪囊鼻腔吻合术)
迪尔森手术 Dührssen* Operation *f*(阴道式子宫固定术)
迪芬巴赫手术 Dieffenbach* Operation *f*(髋关节三角状缺损修补法)
迪皮特伦手术 Dupuytren* Operation *f*(肩关节切断术)

迪普莱手术 Duplay* Operation *f*(尿道上裂或尿道下裂的各种矫形手术)
迪特尔手术 Dittel* Operation *f*(前列腺肥大手术)
蒂尔施手术 Thiersch* Operation *f*(一种植皮手术)
杜阿梅尔手术 Duhamel* Operation *f*(治疗先天性巨结肠)
范胡克手术 van Hook* Operation *f*, Uretero-Ureterostomie *f*(输尿管输尿管吻合术)
菲尔普斯手术 Phelps* Operation *f*(矫治畸形足)
费米斯特手术 Phemister* Operation *f*(使用松质骨的高嵌体移植片治疗稳定但不连接的骨折)
芬尼手术 Finney* Operation *f*(胃十二指肠吻合术)
弗尔夫勒手术 Wölfler* Operation *f*(胃空肠吻合术)
弗格森手术 Fergusson* Operation *f*(用于上颌切除术)
弗拉基米罗夫手术 Vladimiroff* Operation *f*(跗骨切除术)
弗拉手术 Fredet*-Ramstedt* Operation *f*(先天幽门狭窄环状肌切断术)
弗兰克手术 Frank* Operation *f*(胃造口术)
弗朗哥手术 Franco* Operation *f*(耻骨上膀胱切开术)
弗朗手术 Frost*-Lang* Operation *f*(眼球剜出后置入一金属球的手术方法)
弗里尔手术 Freyer* Operation *f*(耻骨上肥大的前列腺剜出术)
弗罗因德手术 Freund* Operation *f*(先天性漏斗胸肋软骨切除术)
弗-潘二氏手术 Foster*-Penfield* Operation *f*
弗斯手术 Frazier*-Spiller* Operation *f*(三叉神经痛缓解术)
福瑟吉尔手术 Fothergill* Operation *f*(骨盆底修补手术,治子宫脱垂)
富卡拉手术 Fukala* Operation *f*(晶状体摘除术以治疗高度近视)
富勒手术 Fuller* Operation *f*(一种精囊切开术)
改良韦氏手术 modifizierte (od. verbesserte) Wertheim* Operation *f*
戈南手术 Gonin* Operation *f*(治视网膜脱离)
戈斯手术 Goebell*-Stoeckel* Operation *f*(移植腹直肌束于膀胱颈治疗女性直立性尿失禁)
格德尔斯通手术 Girdlestone* Operation *f*(髋关节切除术)
格芬手术 Gröndahl*-Finney* Operation *f*(食管胃成形术)
格雷费手术 Graefe* Operation *f*(经巩膜切口摘除白内障)
格伦手术 Glenn* Operation *f*(治疗先天性青紫型心脏病的姑息手术,上腔静脉与右肺动脉吻合,以增加肺循环的血流量)
哈金斯手术 Huggins* Operation *f*(前列腺癌的睾丸切除术)
哈特曼手术 Hartmann* Operation *f*(切除病变结肠,近端结肠造口)
海勒氏手术 Heller* Operation *f*
海米手术 Heineke*-Mikulicz* Operation *f*(幽门扩张术)
海伊手术 Hey* Operation *f*(跖跗离断,切除部分内侧楔状骨)
海因手术 Heine* Operation *f*(治疗青光眼)
汉考克手术 Hancok* Operation *f*(一种切肢术)
豪尔顿手术 Haultain* Operation *f*(为亨廷顿手术改良法,用于慢性子宫内翻的复位)
何慈氏手术 Holth* Operation *f*
赫伯特手术 Herbert* Operation *f*(治疗青光眼)
亨特手术 Hunter* Operation *f*(动脉瘤的动脉结扎术)
亨廷顿手术 Huntington* Operation *f*(慢性子宫内翻经腹复位术)
怀特黑德手术 Whitehead* Operation *f*(痔切除术)
怀特手术 White* Operation *f*(睾丸切除术)
惠普尔氏手术 Whipple* Operation *f*
惠特曼手术 Whitman* Operation *f*(髋关节成形术,距骨切除术)
霍尔思手术 Holth* Operation *f*(用钻孔法作巩膜切除)
霍尔斯特德氏手术 Halsted* Schnitt (zur Mamma-Amputation) *m*
霍法手术 Hoffa* Operation *f*(先天性髋关节脱位的手术)
霍亨内格手术 Hochenegg* Operation *f*(治直肠癌,直肠切除保留肛门括约肌)
基弗手术 Killian*-Freer* Operation *f*(鼻中隔粘膜下切除术)
基利安手术 Killian* Operation *f*(治额窦积脓)
吉福德手术 Gifford* Operation *f*(限界性角膜切开术)
吉格利手术 Gigli* Operation *f*(耻骨切开术,用于难产)
吉利斯手术 Gillies* Operation *f*(通过发际上颞区切口整复颧骨及颧弓骨折的手术,用上皮外置法矫正眼睑外翻)
吉列姆手术 Gilliam* Operation *f*(子宫后倾矫正术,经腹壁将圆韧带固定于腹横筋膜上)
金氏手术 König* Operation *f*(杓状软骨固定术,杓肌固定术)
卡德尔手术 Kader* Operation *f*, Kader-Senn* Operation *f*(胃造口术)
卡普手术 Carpue* Operation *f*(印度式鼻成形术)
卡赛手术 Kasai* Operation *f*(肝门部胆管空肠吻合术)
卡赞吉手术 Kazanjian* Operation *f*(颊沟加深术,颧上颌骨骨折整形手术)
凯勒手术 Keller* Operation *f*(外翻矫正术)
凯利手术 Kelly* Operation *f*(①治疗女性应力性尿失禁 ②杓状软骨固定术 ③杓肌固定术)
康曼多手术 Commando* Operation *f*(治疗口腔癌的一种手术方法)
康韦手术 Conway* Operation *f*(乳房成形术)
考-路二氏手术 Caldwell*-Luc* Operation *f*
科赫尔钳 Kocher-Zange *f*(手术时夹持组织或压迫出血组织用)
科隆纳手术 Colonna* Operation *f*(股骨颈囊内骨折修复术,髋关节囊内关节成形术)
科特手术 Cotte* Operation *f*(骶骨前神经切除术)
科廷手术 Cotting* Operation *f*(趾嵌甲手术)
克巴手术 Kürte*-Ballance* Operation *f*(面神经舌下神经吻合术)
克拉斯克手术 Kraske* Operation *f*(一种直肠癌手术)
克里默手术 Krimer* Operation *f*(腭成形术)
克伦莱因手术 Krönlein* Operation *f*(治面神经痛及清除眶内肿瘤)
拉茨科手术 Latzko* Operation *f*(剖宫产术,膀胱阴道瘘修复术)
拉雷手术 Larrey* Operation *f*(肩关节断离术)
拉皮德斯手术 Lapidus* Operation *f*(矫正外翻)
拉斯泰利手术 Rastelli* Operation *f*(矫正大血管动脉干错位和肺动脉闭锁及心脏异常的手术)
腊姆斯提特氏手术 Ramstedt*(-Weber*) Operation *f*
朗多尔手术 Landolt* Operation *f*(下睑成形术)
朗格氏手术 Lange* Operation *f*
勒·福尔手术 Le Fort* Operation *f*, Le Fort-Neugebauer* Operation *f*(修复或预防子宫脱垂手术)
雷格诺利手术 Regnoli* Operation *f*(舌切除的一种方法)
里德尔手术 Ridell* Operation *f*(额窦前壁、下壁切除术)
利波手术 Leadbetter*-Politano* Operation *f*(输尿管膀胱造口术,治疗膀胱肾反流)
利斯弗朗手术 Lisfranc* Operation *f*(肩关节切断术,跖跗关节切断术)
利特雷缝[合]术 Littré* Naht *f*(肠坏疽手术之缝合术)
刘易斯手术 Lewis* Operation *f*(一种全股骨切除,人工全股骨置换术)

洛伦茨手术 Lorenz* Operation *f*(先天性髋脱位复位术)
洛斯利手术 Lowsley* Operation *f*(修复轻度尿道上裂)
马尔斯手术 Mules* Operation *f*(眼球内容剜出,植入人工玻璃体)
马马克手术 Marshall*-Marchetti*-Krantz* Operation *f*(治疗应力性尿失禁)
马斯塔德手术 Mustard* Operation *f*(大血管转位时,纠正血流动力学缺陷的心房内手术)
马塔斯氏手术 Matas* Operation *f*
迈尔斯氏手术 Miles* Operation *f*
麦吉尔氏手术 McGill* Operation *f*
麦克布赖德手术 McBride* Operation *f*(矫正外翻)
麦克尤恩手术 Macewen* Operation *f*(治膝外翻,疝根治术)
曼彻斯特手术 Manchester* Operation (Fothergill*) *f*
梅奥手术 Mayo* Operation *f*(胃肠吻合术)
梅德尔手术 Maydl* Operation *f*(结肠造口术)
梅勒尔手术 Meller* Operation *f*(泪囊摘出术)
米库利奇手术 Mikulicz* Operation *f*
米里手术 Millin* Operation *f*(治疗应力性尿失禁)
米切尔手术 Millin* Operation *f*(矫正外翻)
莫斯科维茨手术 Moschcowitz* Operation *f*(修复股疝的手术)
莫泰手术 Motais* Operation *f*(治睑下垂)
纳夫齐格手术 Naffziger* Operation *f*(治眼球突出)
尼森手术 Nissen* Operation *f*(胃底成形术,治疗反流性食管炎)
佩蒂手术 Patey* Operation *f*(改良乳癌根治术)
佩雷拉手术 pereyra* Operation *f*(治疗应力性尿失禁)
蓬塞氏手术 Poncet* Operation *f*
齐格勒手术 Ziegler* Operation *f*(形虹膜切除术)
塔尔马手术 Talma* Operation *f*(腹水时的网膜固定术)
坦纳手术 Tanner* Operation *f*(治疗食管曲张静脉出血)
特伦德伦伯格手术 Trendelenburg* Operation *f*
托蒂氏手术 Toti* Operation *f*
托雷克氏手术 Torek* Operation *f*
托希尔森手术 Torkildsen* Operation *f*(脑室脑池造口引流术)
瓦因伯格手术 Vinebergs Operation *f*(乳内动脉植入心肌以增加侧支循环的生长)
威策尔手术 Witzel* Operation *f*(胃造口术)
韦伯斯特手术 Webster* Operation *f*(子宫后位矫正术)
韦太姆氏手术 Wertheim* Operation *f*
维克达济尔氏手术 Vicq d'Azyr* Operation *f*
魏尔氏手术 Weir* Operation *f*
翁布雷丹手术 Ombredanne* Operation *f*(睾丸固定术)
沃特金斯手术 Watkins* Operation *f*(治子宫脱垂和脱出)
沃特手术 Wassers* Operation *f*(阴道上部腹膜外剖腹产术)
沃特斯顿手术 Waterstons* Operation *f*(将升主动脉与右肺动脉吻合,先天性肺动脉瓣狭窄的姑息疗法)
西尔弗手术 Silver* Operation *f*(矫正外翻)
西斯特朗克手术 Sistrunk* Operation *f*(甲状舌管囊肿及窦道的切除术)
希布斯手术 Hibbs* Operation *f*(用于治疗脊柱结核病的一种脊柱融合术)
希思手术 Heath* Operation *f*(一种口腔科手术)
肖帕尔手术 Chopart* Operation *f*(脚部截断,保留跟骨、距骨及部分跗骨的截肢手术)
谢德氏手术 Schede* Operation *f*
意大利式手术(塔利亚科齐手术) italienische Operation, Tagliactian Operation *f*(一种鼻成形术)
印度式手术 Indian Operation *f*(一种鼻成形术)
詹坦手术 Jantene* Operation *f*(一种大动脉转位的复位手术)

手术暗示 Suggestion der Operation *f*
手术瘢痕隆起 Erhöhung *f*
手术鼻镜 Nasenspekulum für die Operation *n*
手术并发症 operative Komplikation *f*, Operationskomplikation *f*
手术步骤 operatives Verfahren *n*, operative Prozedur *f*
手术操作 Operationstechnik *f*
手术产 operative Entbindung *f*
手术衬衣 Operationsanzug *m*
手术出血 Operationsblutung *f*, operative Blutung *f*
手术处理 False Operationsbearbeitung *f*
手术床(台) Operationstisch *m*
手术创伤 Operationswunde *f*
手术刺激 chirurgische Stimulation *f*
手术单 Operationstuch *n*
手术刀 Operationsskalpell *n*, Messer *n*, Skalpell *n*
手术刀柄 Skalpellheft *n*
手术刀片 chirurgische Messerklinge *f*
手术刀片安全装拆钳 Klemme für auswechselbare Messerklinge *f*
手术导航 chirurgische Navigation *f*
手术的 operativ
手术灯 Operationslampe *f*
手术电极 operative (od. chirurgische) Elektrode *f*
手术反光灯 operative Reflektorlampe *f*
手术方案 operatives Programm *n*, operativer Plan *m*
手术飞机 Clinicopter *m*, Clinocopter *m*
手术分类单位 operative taxonomische Einheit, OTU *f*
手术复位 operative Reposition *f*
手术后瘢痕性喉狭窄 postoperative Narbenstenose des Kehlkopfs *f*
手术后半规管瘘 postoperative Bogengangsfistel *f*
手术后鼻腔粘连 postoperative Adhäsion der Nasenhöhle *f*
手术后鼻咽狭窄 postoperative Nasopharynxstenose *f*
手术后并发症 postoperative Komplikation *f*
手术后颤抖 postoperatives Zittern *n*
手术后处理 postoperative Pflege *f*
手术后唇裂畸形 Deformation infolge der Hasenscharte-Operation *f*
手术后胆道狭窄 postoperative Gallenwegsstriktur *f*
手术后胆管残余结石 postoperativer residualer Gallengangstein *m*
手术后胆囊造影术 postoperative Cholangiographie *f*
手术后低胰岛素血症 postoperative Hypoinsulinämie *f*
手术后恶心与呕吐 postoperative Übelkeit und Erbrechen
手术后放射治疗 postoperative Strahlentherapie *f*
手术后肺不张 postoperative Atelektase *f*
手术后肺炎 postoperative Pneumonie *f*
手术后肛括约肌失禁 postoperative Inkontinenz des analen Sphinkters *f*
手术后肛门狭窄 postoperative Analstriktur *f*
手术后睾丸机能减退 postoperative Hypofunktion des Hodens *f*
手术后睾丸缺失 postoperative Anorchi (di) e *f*
手术后横结肠功能紊乱 postoperative Dysfunktion des Transversums *f*
手术后喉瘘 postoperative Larynxfistel (od. Kehlkopfsfistel) *f*
手术后喉软骨膜炎 postoperative Perichondritis laryngea *f* *m*
手术后会阴撕裂缝[合]术 Naht des postoperativen Dammrißes *f*
手术后急性胃扩张 postoperative akute Magendilatation *f*
手术后脊柱感染 Spinalinfektion nach der Operation *f*
手术后甲状旁腺损伤 postoperative Verletzung der Parathyreoidea *f*
手术后甲状腺机能减退 postoperativer Hypothyroidismus *m*
手术后进行性坏疽 postoperative progressive Gangrän *f*
手术后进行性细菌性共生性坏疽 postoperative progressive

bakterielle synergetische Gangrän *f*
手术后精神病 postoperative Psychose *f*
手术后精神状态 postoperativer psychischer Zustand *m*
手术后精索血肿 postoperatives Hämatom des Samenstrangs *n*
手术后淋巴管闭塞 postoperative Lymphgefässokklusion *f*
手术后卵巢缺失 postoperatives Fehlen des Ovars *n*
手术后卵巢衰竭 postoperatives Ovarialversagen *n*
手术后脉络膜脱离 postoperative Aderhautablösung *f*
手术后脑脊液瘘 postoperative Zerebrospinalflüssigkeitsfistel *f*
手术后脑脊液性鼻[液]溢 postoperative Rhinoliquorrhoe *f*
手术后尿道瘘 postoperative Urethra(i)fistel (od. Harnröhrenfistel) *f*
手术后尿道狭窄 postoperative Harnröhrenstriktur *f*
手术后脓胸 postoperatves Empyem *n*
手术后膀胱出血 postoperative Blasenblutung *f*
手术后气胸 postoperativer Pneumothrax *m*
手术后前列腺出血 postoperative Prostatablutung *f*
手术后乳突瘘 postoperative Mastoidfistel *f*
手术后腮腺炎 postoperative Parotitis *f*
手术后疝 Hernia postoperativa *f*
手术后上颌窦瘘 postoperative Kieferhöhlenfistel *f*
手术后食管瘘 postoperative Ösophagusfistel *f*
手术后食管炎 postoperative Ösophagitis *f*
手术后输卵管缺失 postoperatives Fehlen des Eileiters *n*
手术后输尿管损伤 postoperative Ureterverletzung *f*
手术后外耳道狭窄 postoperative Gehörgangsstenose *f*
手术后胃瘘 postoperative Magenfistel *f*
手术后胃破裂 postoperative Magenruptur *f*
手术后小肠瘘 postoperative Dünndarmfistel *f*
手术后小肠损伤 postoperative Dünndarmverletzung *f*
手术后小肠粘连 postoperative Dünndarmverwachsung (od. Dünndarmadhäsion) *f*
手术后休克 postoperativer Schock *m*
手术后咽狭窄 postoperative Pharynxstenose *f*
手术后幽门梗阻 postoperative Pylorusstenose *f*
手术后淤胆 postoperative Gallenstauung *f*
手术后直肠狭窄 postoperative Rektumstriktur *f*
手术后中耳肉芽生长 postoperative Granulationen im Mittelohr *f pl*
手术后椎间盘炎 Discitis nach der Operation *f*
手术后子宫颈缺失 postoperatives Fehlen der Zervix *f*
手术后子宫缺失 postoperatives Fehlen des Uterus *f*
手术基本操作 basische Operationstechnik *f*, Grundoperationstechnik *f*
手术及急救器具 chirurgisches und erstes-Hilfe Gerät *n*
手术监护 Operationüberwachung *f*
手术监护器 Operationsmonitor *m*
手术剪 chirurgische Schere *f*, Operationsschere *f*
手术矫形 operative Korrektion *f*
手术巾夹 Tuchklemme *f*
手术进路 operativer Zugang *m*
手术窥镜 operatives Spekulum *n*
手术率 Operabilität *f*, Operabilitas *f*
手术镊 chirurgische Pinzette *f*
手术膀胱镜 Operationszystoskop *n*
手术[期]中的 intraoperativ
手术[期]中治疗 intraoperative Pflege *f*
手术期内输血抢救 intraoperative Blood Rettung *f*
手术器械 operative Instrumenten *n pl*
手术器械包 Operationsbesteck *n*, chirurgisches Besteck *n*
手术器械台 Operation Vorrichtungstisch *m*
手术前的 präoperativ
手术前的评估和计划 präoperative Beurteilung und Plan
手术前护理 postoperative Pflege *f*
手术前精神状态 präoperative psychische Verfassung *f*
手术前准备 Operationsvorbereitung *f*
手术钳 chirurgische Zange *f*
手术切除 Exzision *f*
手术[切开]复位 operative (od. blutige) (Knochenbruch-) Reposition *f*
手术区(野) Operationsfeld *n*
手术取石 chirurgische Lithotripsie *f*
手术热 chirurgischer Fieber *n*
手术舌的 postoperativ, postoperativ (-us, -a, -um)
手术设备 chirurgische Ausrüstung (od. Einrichtung) *f*
手术史 Operationsgeschichte *f*
手术室 Operationssaal *m*, Operationszimmer *n*, latreionn
手术室布局 chirurgisches Layout *n*
手术室护士长 Operationsschwester *m*
手术室信息系统 OP-Informations-System *n*
手术手套 Operationshandschuh *m*
手术死亡率 operative Mortalität *f*
手术损伤 operative Verletzung *f*
手术台 Operationstisch *m*
手术台操纵机构 Steuerorgan des Operationstisches *m*
手术台辅助装置 Zusatzeinrichtung für Operationstisch *f*
手术台用枕 Kopfkissen für Operationstisch *n*
手术探查 Probeoperation *f*
手术危险性 Operationsrisiko *n*
手术显微镜 Operationsmikroskop *n*
手术显微镜彩色电视系统 Farbvideosystem für Operationsmikroskop *n*
手术显微镜及放大镜 Operationsmikroskop und Lupe
手术修补 operative Reparatur (od. Wiederherstellung) *f*, operative repair <engl.>
手术延长 Operationsverlängerung *f*
手术研究 Operation-Research *n*
手术衣 Operationsmantel *m*, Operationsanzug *m*
手术椅 Operationsstuhl *m*
手术意外 chirurgische Pannen *f*
手术阴道窥镜 operatives Vaginalspekulum *n*
手术用电刀 elektrochirurgisches Messer *n*
手术用防水衣 wasserdichter Operationsanzug *m*
手术照明灯 Operationslampe *f*
手术者 Operator *m*, Operateur *m*
手术整复 operative (od. blutige) (Knochenbruch) Reposition *f*
手术止血 operative Blutstillung *f*, chirurgische Hämostase *f*
手术指征 Operationsindikation *f*
手术治疗 operative Behandlung (od. Therapie) *f*
手术中胆囊造影术 operative Cholangiographie *f*
手术重建 chirurgische Rekonstruktion *f*
手术助理护士 Operationsschwester *f*
手死后表皮分离 Obduktion Trennung von Epidermis aus den Händen *f*
手损伤 Verletzung an Händen *f*
手套 Handschuh *m*
手套(袜套)式感觉消失 Handschuh (Strumpf)-Anästhesie *f*
手套架 Handschuhgestell *n*, Gestell für Handschuh *n*
手套式绷带 handschuhförmiger Verband *m*
手套式感觉缺失 Handschuhanästhesie *f*
手套式麻木 Handschuh-Anästhesie *f*
手套箱 Handschuhkasten *m*, Handschuhbox *f*
手套样表皮脱落 Handschuh-wie Häutung *m*
手套状感觉缺失 handschuhähnlicher sensorischer Verlust *m*
手提热压蒸气灭菌器 tragbarer Drucksterilisierapparat (od. Drucksterilisator) *m*
手提式X线机 tragbare Röntgenanlage (od. Röntgeneinrichtung) *f*, tragbares Röntgengerät *n*

手提式分光镜 Handspektroskop *n*
手提式压力蒸汽消毒器 portable Druck Dampf-Sterilisator *m*
手提式氧气瓶 tragen-rund Sauerstoff-Flasche *f*
手提转速度测试 Sant Ana Fingerfertigkeit Test *m*
手痛 Ch(e)iralgia *f*
手痛风 Ch(e)iragra *f*
手推车 Schubkarren *m*, Schiebkarren *m*, Handwagen *m*
手外科器械包 Handoperationsbesteck *n*
手外伤 Handverletzung *f*
手外伤肌腱修复用缝合针 Nadel für Naht der Handsehnenverletzung *f*
手外在肌 extrinsischer Muskel *m*
手腕 Handwurzel *f*
手[腕]足痉挛 karpopedaler Spasmus *m*, Spasmus carpopedalis *m*
手卫生 Handhygiene *f*
手卫生设施 Handhygiene-Einrichtungen *f*
手握电极 umklammerte Griffelektrode *f*
手握力 Handkraft *f*
手相术 Chiromantie *f*, Handlesen *n*
手相学 Chirologie *f*
手携式计算机 tragbar Computer *m*
手携式决策辅助系统 tragbare Entscheidung-Beihilferegelung *f*
手写体 Manuskript Schrift *f*
手心 HandtelHler *m*, Palma manus *f*
手性 Chiralität *f*
手性(征)的 chiral
手性(征)规则 Chiralitätsregel *f*
手性拆分 chirale Trennung *f*
手性分子 chirales Molekül *n*
手性固定相 chirale stationäre Phase, CSP *f*
手性合成 chirale Synthese *f*
手性面 chirale Ebene *f*
手性试剂 chirales Reagenz *n*
手性碳原子 chirales Kohlenstoffatom *n*
手性药物(左旋,右旋) chirale Chemikalien *f pl*
手性优择 chirale Präferenz *f*
手性中心 chirales Zentrum *n*
手性轴 chirale Achse *f*
手休息位 erholsame Position der Hand *f*
手续 Verfahren *n*
手癣 Tinea manuum *f*
手压式喷雾吸入器 Hand-Druck Art Spray Inhalator *n*
手眼协调神经元 Hand-Auge-Koordination Neuronen *n*
手摇干湿度计 Schleuderpsychrometer *n*
手摇骨钻 Drillbohrer *m*
手摇离心机 Handzentrifuge *f*
手摇颅骨钻 handbetriebener Schädelbohrer (od. Trepan) *m*
手摇颅骨钻架 handbetriebener Schädelbohrer Rack *n*
手摇切片机 Rotationsmikrotom *n*
手摇三轮车 handangetriebenes Dreirad *n*
手摇筛 Handschüttelsieb *n*
手摇温湿度计 Hand-Psychrometer *m*
手摇压片机 handgetriebene Pastillenpresse (od. Tablettiermaschine) *f*
手摇钻 Handbohrmaschine *f*
手淫 Masturbation *f*, Onanie *f*
手印 Handabdruck *m*
手印检验 Handabdruck Prüfung *f*
手用器械 Handinstrument *n*
手语 Handsprache *f*, Fingersprache *f*, Daktylophasie *f*, Chirologie *f*
手语交流 Kommunikation mit Gebärdensprache *f*
手运动觉 Cheirocinaesthesia *f*, Cheirokinaesthesia *f*
手运动觉的 ch(e)irokin(esi)ästhetisch

手再造 Handrekonstruktion *f*
手长 Handlänge *f*
手长宽指数 Hand-Index *m*
手掌 Hohlhand *f*, Handfläche *f*, Handteller *m*, Vola manus *f*
手掌边缘性角皮病 marginales keratoderma von Handfläche *n*
手掌的 palmar, palmar(-is, -is, -e)
手掌多汗[症] palmare Hyperhidrose *f*
手掌法 Regel von Handfläche *m*
手掌反射 palmaris Reflex *m*
手掌和脚掌纤维瘤病 Palmar-und Plantarfibromatose *f*
手掌面 Fazies palmare Manus *n*
手掌胼胝损伤 Handtellerschwielenverletzung *f*
手掌牵开器 Handtellerhaken *m*
手掌纤维瘤病 Palmarfibromatose *f*
手掌印 Handtellerabdruck *m*, Palmarabdruck *m*
手掌远横纹 Linea mensalis *f*
手杖 Gehbarren *m*, (Spazier-) Stock *m*
手针麻醉 Handakupunktur-Anästhesie *f*
手支撑位 Hand-Unterstützung *f*
手执握围 Griffumfang *m*
手指 Finger *m*, Digitus *m*
手指[护]套 Fingerling *m*, Daktylotheka *f*
手指瘪皱 Wasch(frauen)hände *f pl*, Wäscher(innen)-hände *f pl*
手指侧方岛状皮瓣 seitlicher Finger-Insellappen *m*
手指侧方皮瓣 seitlicher Fingerlappen *m*
手指的 fingerartig
手指鹅颈畸形 Schwanenhalsdeformität von Finger *f*
手指缝[合]针 Fingernähnadel *f*
手指功能综合测试仪 Syntheseprügerät der Fingerfunk-tion *n*, Syntheseprüinstrument der Fingerfunktion *n*
手指画测验 Finger Malerei Test *m*
手指肌力练习器 Fingermuskeln Exerciser *m*
手指肌腱移植术 Sehnentransplantation des Fingers *f*, Fingersehnentransplantation *f*
手指甲 Fingernagel *m*
手指间关节 Articulationes interphalangeae manus *f pl*
手指间关节侧副韧带断裂 Ruptur des kollateralen Ligaments des interphalangealen Gelenks *f*, Zerreißung des Seitenbands des interphalangealen Gelenks *f*
手指腱滑膜鞘 synoviale Sehnenscheide des Fingers *f*
手指腱鞘 Fingersehnenscheide *f*
手指腱纤维鞘 fibröse Sehnenscheide des Fingers *f*
手指矫形器 Fingerorthese *f*
手指结核 Tuberkulose des Fingers *f*
手指静脉 Fingervene *f*
手指卷带 Fingerverband *m*, Chirotheca *f*
手指卷裹测试仪(器) Fingerrollenprüinstrument *n*, Fingerrollenprüfgerät *n*
手指练习桌 Finger Ausbildung Tisch *m*
手指灵活性测验器 Testgerät für die manuelle Geschicklichkeit *m*
手指扭伤和牵拉伤 Fingerverstauchung und Traktionsverletzung *f*, *f*
手指皮牵引 Extension der Fingerhaut *f*
手指牵开器 Fingerhaken *m*
手指钳 Fingerzange *f*
手指敲击 fingerklopfend
手指敲击测验 Finger-Tapping-Test *m*
手指屈肌腱鞘炎 Sehnenscheidenentzündung der Hand Sehnen *f*
手指认识不能 Fingeragnosie *f*
手指失用[症] Fingerapraxie *f*
手指手掌训练器 Finger-Handfläche Exerciser *m*
手指体积描记器 Fingerplethysmograph *m*
手指外科手术刀包 Fingeroperationsbesteck *m*, Instrumentenbesteck für Fingeroperation *m*

手指弯斜 Klinodaktylie *f*
手指血管神经岛状皮瓣 neurovaskulärer Finger-Insellappen *m*
手指训练用插件 Zubehör für Fingertrainer *n*
手指训练用抽屉及开关组 Schubladen und Switchs für Finger Trainingsgerät
手指训练用水龙头 Wasserhahn für Fingertrainer *m*
手指样 Finger-wie
手指样的 fingerförmig
手指用接骨板 Fingerplatten *f*
手指再建术 Fingerwiederherstellung *f*, Fingerrekonstruktion *f*
手指再造 Finger-Wiederaufbau *m*, Finger-Rekonstruktion *f*
手指再植 Fingerreplantation *f*
手指展开测量仪 Fingerspreizmesser *m*
手指长短不均 Anisodaktylie *f*, Anisodactylus *m*
手指震颤 Tremor des Fingers *m*, Fingertremor *m*
手指支持 Fingerauflage *f*
手-指支具 Hand-Finger-Orthose *f*
手指字母 manuales Alphabet *n*
手指卒中 Finger-Schlaganfall *m*
手舟骨 Skaphoid *n*, Os scaphoideum *n*
手舟骨骨软骨炎 Osteochondritis des Kahnbeins der Hand *f*
手舟骨骨折 Skaphoidfraktur *f*
手舟骨骨折不愈合 schlechte Vereinigung der Skaphoidfraktur *f*
手舟骨近侧部分切除术 proximale Kahnbein-Osteoektomie *f*
手舟骨脱位 Skaphoidluxation *f*
手舟骨完全脱位 komplette Skaphoidluxation *f*
手舟骨无菌性坏死 aseptische Nekrose des Kahnbeins der Hand *f*
手助腹腔镜 Hand-assistierte laparoskop *n*
手助腹腔镜活体肾切取术 Hand-assistierte laparoskopische Lebendspender-Nephrektomie *f*
手转胎头术 manuelle Drehung des Fötuskopfs *f*
手足抽搐(搦)[症] Tetanie *f*, Krampfkrankheit *f*
手足搐搦静止期 tetanode <engl.>
手足搐搦性白内障 Tetaniestar *m*, Cataracta tetanica *f*
手足发绀[症] Akrocyanosis *f*
手足复发性脓疱疹 rezidivierende Pusteln der Hände und Füße *f pl*
手足复发性疱疹 rekurrierender (od. rezidivierender) Herpes der Hände und Füße *m*
手足皲裂 Rhagade der Hände und Füße *f*
手-足-口病 Hand-Fuß-Mundkrankheit *f*
手-足-口综合征 Hand-Fuß-Mundkrankheit *f*, Hand-Fuß-Mundsyndrom *n*
手足脓疱性银屑病 pickelige Psoriasis der Hände und Füße *f*
手足痛 Chiropodalgie *f*
手足痛风 Cheiropodagra *f*
手足顽固性脓疱病 persistente Pustulose der Hände und Füße *f*
手足顽固性脓疱疹 widerspenstige Eruptionen der Hände und Füße *f*
手足徐动 Athetose *f*, Athetosis *f*
手足徐动样痉挛 athetotischer Spasmus *m*
手足徐动症 Athetose *f*
手足徐动症的 athetotisch, athetic (-us, -a, -um)
手足徐动症样运动 athetotische Bewegung *f*
手足徐动症样综合征 Athetose-Syndrom *n*
手足癣 Tinea der Füße und Hände *f*
手最大宽 maximale Handbreite *f*
苧醇 Thujylalkohol *m*
苧烷 Thujan *n*
守法心理学 Rechts-bleibende Psychologie *f*
守恒 Erhaltung *f*
守恒定律的数学表达 mathematischer Ausdruck des Erhaltungssatzes *m*
守戒,条件性 Abstinenz *f*
守能构像 orthodoxe Konformation *f*
首创精神 Initiative *f*
首次[剂]量 Anfangsdosis *f*, Initialdosis *f*
首次免疫法 initiale Immunisation *f*
首次通过成像法 First-pass Abbildung *f*
首[次通]过效应 first pass effect <engl.>
首次遗精 erste Emission *f*
首过消除 First-pass Eliminierung *f*
首过效应 First-pass-Effekt *m*
首剂效应 First Dosis Wirkung *f*
首裂 Fissura prima *f*
首尾衔连 Tandemarray *m*
首选药 Medikament der ersten Wahl *n*
首要的 hervorragend, primär, vital
首要动机 Hauptmotivation *f*
首要宿主 primären Host, Endwirt *m*
首要支持系统 primäre Support-Gruppe *f*
首因律 Recht des Vorrangs *n*
首因效应 Vorrangwirkung *f*
首优问题 hohes Prioritätsproblem *n*
首字母(姓名开头字母) Initiale *f*

shòu 寿受授售兽瘦

寿命 Lebensdauer *f*
寿命表 Tabelle der Lebensdauer *f*
寿命表法 Lebensdauertabellenmethode *f*
寿命损失年 Verlorene Lebensjahre, YLL *pl*
mRNA 寿命与翻译 mRNA Lebensdauer durch Übersetzung
寿命中位数 mittlere Länge des Lebens *f*
寿命中止 Ende des Lebens *n*
受传者 Proband *m*
受创伤的治疗者 verwundete Heiler *m*
受到约束的能量 gebundene Energie *f*
受电子体 Elektronenakzeptor *m*, Elektronenfänger *m*
受冻 Erfrierung *f*
受感染宿主 infizierter Wirt *m*
受害[者]学 Viktimologie *f*
受害者(人) Opfer *n*
受害者神经症 Opfer-Neurose *f*
受害者学 Viktimologie *f*
受害者研究 Viktimologie *f*
受寒 Erkältung *f*, Frigorismus *m*
受寒衰竭 Erschöpfung infolge Kälte *f*
受欢迎者 persönliche Grata *f*
受饥饿儿童 Hunger-Kindheit *f*
受激电子 angeregtes Elektron *n*
受激分子 angeregtes Molekül *n*
受激辐射 stimulierte Strahlung *f*
受激核 angeregter Nukleus (od. Kern) *m*
受激态 angeregter Zustand *m*
受激原子 angeregtes Atom *n*
受检率 Prüfung Rate *f*
受精 Befruchtung *f*, Konzeption *f*, Fertilisation *f*, Fecundatio *f*
受精(孕)卵 befruchtete Eizelle *f*, Spermov(i)um *n*, Oosperm *m*, Cytula *f*
受精[能]力 Fruchtbarkeit, Befruchtungsfähigkeit *f*
受精核 Synkaryon *n*
受精抗原-1 Befruchtung-Antigen-1 *n*
受精抗原-2 Befruchtung-Antigen-2 *n*
受精龄 Fertilisation Alter *n*
受精卵 fruchtbares Ei, befruchtete Eizelle *f*, Zygote *f*
受精卵胞质 Cytuloplasma *n*
受精卵核 Keimkern *m*, Maritonukleus *m*
受精卵结扎实验 Spemann* (Schnürungs-) Versuch *m*

受精卵与胚胎培养 Zygote und Embryokultur
受精率 Befruchtungsrate *f*
受精膜 Befruchtungsmembran *f*, Oberflächenmembran *f*
受精膜生成素 Oocytin *n*
受精囊 Spermatheca *f*, Receptaculum seminis *n*, Bursaseminalis *f*
受精前的 progam
受精丝 gewunde Hyphe, rezeptive Hyphe *f*
受精素 Fertilisin *n*
受精体 rezeptiver Körper *m*
受精突 rezeptive Papille (pl Papillen) *f*
受控试验 Kontrollversuch *m*
受累 Befall *m*, Verwick(e)lung *f*
受累同胞对分析 Affected-Sib-Pair Analyse, ASP-Analyse *f*
受磷蛋白 Phospholamban *n*
受磷酸蛋白 Phospholamban *n*
受卵者 Ei-Empfänger *m*
受纳细胞 permissive cell <engl.>
受虐待儿童 missbrauchtes Kind *n*
受虐儿童 battered child <engl.>
受虐儿童综合征 (Kindes-)Mißhandlungssyndrom *n*, Battered-Child-Syndrom *n*
受虐行为 masochistisches Verhalten *n*
受虐狂 Passivismus *m*, Masochismus *m*
受虐狂破坏行为 masochistische Sabotage *f*
受虐狂人格 masochistische Persönlichkeit *f*
受虐狂者 Masochist *m*
受虐癖 Masochismus *m*
受虐癖人格 masochistische Persönlichkeit *f*
受虐[色情]狂(受虐淫癖) Masochismus *m*
受虐型人格障碍 masochistische Persönlichkeitsstörung *f*
受虐性格 masochistischer Charakter *m*
受虐淫 passive Algolagnie *f*
受胚者 Embryo-Empfänger *m*
受迫振动 erzwungene Schwingung *f*
受气候影响的 meteorotrop
受器 Akzeptor *m*, Acceptor *m*
受氢体 hydrogener Akzeptor *m*
受区 Empfängerstelle *f*
受染的 infiziert
受热 Wärme-Exposure *f*
受热器 Kühlkörper *m*
受伤率 Verletzungsrate *f*
受试物 Testsubstanz *f*
受试者 Versuchsperson *f*, Versuchsobjekt *n*, Proband *m*
受试者工作特征 ROC *f*
受试者工作特征曲线 Grenzwertoptimierungskurve *f*
受体 Rezeptor *m*, Akzeptor *m*, Acceptor *m*
A1 受体 A1 Rezeptor *m*
α 受体 α-Rezeptor, alpha-Rezeptor *m*
β 受体 βRezeptor, beta-Rezeptor *m*
C1q 受体 C1q-Rezeptor *m*
C3a 受体 C3a Receptor *m*
C3b 受体 C3b Receptor *m*
C5a 受体 C5a Rezeptor *m*
Fc 受体 Fc-Rezeptor *m*
Fcγ 受体 Fcγ Rezeptor *m*
Fc ε 受体 Fc ε Rezeptor *n*
GABA 受体 GABA (γAminobuttersäure)-Rezeptor *m*
H1 受体 H1-Rezeptor *m*
H2 受体 H2-Rezeptor *m*
Fc-IgG 受体 IgG-Rezeptor *m*
RIG-I 受体 RIG-I-ähnlicher Rezeptor *m*
受体,胆碱能 False cholinergischer Rezeptor *m*
受体,多巴胺 False Dopamin-Rezeptor *m*
受体,多巴胺 D2 False Dopamin D2-Rezeptor *m*
受体,谷氨酸 False Glutamat-Rezeptor *m*
受体,免疫 Immun-Rezeptor *m*
受体,腺苷 A1 Adenosin 1-Rezeptor *m*
受体,腺苷 A2A Adenosin 2A-Rezeptor *m*
受体,烟碱 False Nikotinrezeptor *m*
Fc ε 受体Ⅱ Fc ε RⅡ
C3 受体 C3 Rezeptor *m*
受体编辑 Rezeptoreditierung *n*
受体病 Rezeptorkrankheit *f*
受体部位 Rezeptorsitz *m*
受体操纵通道 Rezeptor-betriebener Kanal *m*, ROC
受体储备 Rezeptor-Reserve *f*
cAMP 受体蛋白 cAMP Rezeptorprotein *n*
IP3 受体蛋白 IP3 Rezeptorprotein *n*
受体蛋白 Rezeptorprotein *n*
受体定位 Rezeptorlokalisation *f*, Rezeptor-Lokalisierung *f*
受体毒理学 Rezeptortoxikologie *f*
受体 - 反应偶联 Rezeptor-Response-Kupplung *f*
受体基序 Rezeptor-Motiv *n*
受体激动剂结合 Rezeptoragonist-Verbindung *f*
受体疾病 Rezeptorkrankheit *f*
受体交联 Rezeptorenvernetzung *f*
H2- 受体拮抗剂 H2-Rezeptorantagonist *m*
受体拮抗模型 Rezeptorantagonist- Modell *n*
受体拮抗体 Rezeptorantagonist *m*
受体拮抗药 Rezeptorantagonist *m*
受体拮抗作用 Rezeptor-Antagonismus *m*
受体结构 Rezeptorstruktur *f*, Rezeptor-Struktur *f*
受体结合测定 Rezeptorbindungsprobe *f*, Rezeptor-Bindungsassay *m*
受体介导的胞吞作用 受体介导的吞噬作用,受体介导胞吞作用 rezeptorvermittelte Endozytose *f*
受体介导内吞作用 rezeptorvermittelte Endozytose *f*
受体酪氨酸激酶 Rezeptortyrosinkinase *f*
受体鸟苷酸环化酶 Rezeptor-Guanylylcyclase *f*
受体胚胎 Akzeptorembryo *m*
受体 - 配体相互作用 Rezeptor-Ligand-Wechselwirkung *f*
受体破坏酶 receptor destroying enzyme (RDE) <engl.>
受体缺陷 Rezeptor-Defizienz *f*
受体上调 Rezeptor-Hochregulation *f*
受体丝氨酸 / 苏氨酸激酶 Rezeptor-Serin / Threonin-Kinase *f*
受体调节 Rezeptor-Regulation *f*
受体调控性通道 Rezeptor betreibender Kanal *m*
受体图示法 Rezeptor-Kartographie *f*
受体细胞 Rezeptor-Zelle *f*
受体细胞粘附分子 -1 Rezeptor Zelladhäsionsmolekül -1 *m*
受体下调 Rezeptor-Herunterregulation *f*
受体相关酪氨酸激酶 Rezeptor-assoziierte Tyrosinkinase *f*
受体相互作用蛋白 rezeptorinteragierendes Protein *n*
受体兴奋药 Rezeptor-Stimulans *n*
受体性对抗 Rezeptor-Antagonismus *m*
受体选择 Empfängerauswahl *f*
受体学说 Rezeptor-Theorie *f*
受体药理学 Rezeptorpharmakologie *f*
受体抑制物 Rezeptorinhibitor *m*
受体痣 Rezeptor-Muttermal *n*
H1 受体阻断剂 H1 Rezeptorantagonist *m*
H2 受体阻断剂 H2 Rezeptorantagonist *m*
受体阻断药 Rezeptorenblocker *m*
受体阻滞 Rezeptorblock *m*
受体阻滞剂 Rezeptorenblocker *m*
受调分泌 regulatorische Sekretion *f*
受外控制妄想 Öffentlichkeitswahn *m*

受限 Restriktion *f*, Begrenzung *f*, Einschränkung *f*
受限自然语言 eingeschränkte natürliche Sprache *f*
受薪工作 Lohnarbeit *f*
受[血]者 Blutempfänger *m*
受压中心 Druck-Kernstück *n*
受氧体 Oxygen-Akzeptor *m*
受胰蛋白酶作用 trypsinieren
受约束非线性回归 eingeschränkte nichtlineare Regression *f*
受孕 Befruchtung *f*, Gravidität *f*, Konzeption *f*, Conceptiof
受孕的 befrucht
受孕卵 befruchtete Eizelle *f*, Spermov(i)um *n*, Oospermm, Cytula *f*
受孕率 Schwangerschaftsrate *f*, Fruchtbarkeitsziffer *f*
受者 Empfänger *m*, Akzeptor *m*, Rezipient *m*, Acceptor *m*
受者肾切除术 Empfänger-Nephrektomie *f*
受治疗者 Subjekt *n*
受主杂质 Empfänger-Verunreinigung *f*
授精[作用] Samenübertragung *f*, Besamung *f*, Insemination *f*, Fertilisation *f*
授精管 Fertilisation-Rohr *n*
授权 Delegation *f*
授乳 Stillen *n*, Laktifikation *f*, Laktation *f*, Lactatio *f*
授乳期乳腺 Laktationsmilchdrüse *f*
授时器 Zeitgeber *m*
授予 übertragen
授予序列号的核苷酸链 SepID String *m*
售后监察 Post-Marketing-Überwachung *f*
兽齿类 Theriodont *n*
兽服型的 therencephalous <engl.>
兽奸 Bestialismus *m*, Sodomie *f*
兽奸者 Sodomit *m*
兽类 Tiere *n pl*
兽类[嗜]衣原体 Chlamydophila pecorum *f*
兽类衣原体 Chlamydia pecorum *f*
兽皮 Pelz *m*
兽肉中毒 Zootrophotoxismus *m*
兽体解剖 Theriotomie *f*
兽体解剖学 Theriotomie *f*, Tierzergliederung(skunst) *f*
兽形拟态 Theriomimikry *f*
兽牙 animal(isch)e Zähne *m pl*
兽痒螨 Räudemilben *f pl*
兽咬伤 Tierbiß *m*
兽药 Tierarzneimittel *n*
兽医 Tierarzt
兽医的 veterinärisch, tierärztlich
兽医毒理学 Veterinärtoxikologie *f*
兽医管理人员 Tierarzt-Administrator *m*
兽医教员 Tierarzt-Erzieher *m*
兽医免疫学 Veterinärimmunologie *f*
兽医器械 Veterinärinstrumente *f*, Tierarztinstrumentarium *n*
兽医生理学 Veterinärphysiologie *f*
兽医[师] Tierarzt *m*, Veterinär *m*
兽医微生物学 Veterinärmikrobiologie *f*
兽医学 Tierheilkunde *f*, Veterinärmedizin *f*
兽医院 Veterinärhospital *n*
兽疫 Tierseuchen *f pl*, Viehseuchen *f pl*
兽疫流行 Epizootie *f*
兽疫性淋巴管炎 Lymphangitis epizootica *f*
兽疫学 Epizoo(tio)logie *f*
瘦果 Achenium *n*
瘦素抵抗 Leptinresistenz *f*
瘦素受体基因 Leptinrezeptorgen *n*
瘦素信号通路 Leptin-Signalweg *m*
瘦体质 Magermasse *f*
瘦体重 magere Körpermasse *f*
瘦长型的 leptosom, leptosomatic(-us, -a, -um)
瘦长型者 Leptosomer *m*
瘦组织 Magergewebe *n*

SHU 书枢叔梳舒疏输蔬赎熟暑属蜀鼠数薯曙术束树竖数漱

shū 书枢叔梳舒疏输蔬

书面标准 Schriftstandard *m*
书面言语传播 Verbreitung in der Schriftsprache *f*
书面言语的发展 Entwicklung der Schriftsprache *f*
书写不能 Logagraphie *f*, Agraphie *f*, Agraphia *f*
书写错误 Paragraphie *f*
书写倒错 Paragraphie *f*
书写动觉的 schreibenkinästhetisch
书写分析 Schreiben-Analyse *f*
书写技能 Schreibfertigkeit *f*
书写痉挛 Graphospasmus *m*, Mogigraphie *f*
书写狂 Schreibenmanie *f*
书写困难 Dysgrafie *f*
书写疗法 Graphotherapie *f*
书写能力测定仪 Schreibfähigkeitsprüfgerät *n*, Schreibfähigkeitsprüfinstrument *n*
书写区 Schreibfeld *n*
书写时间 Zeit des Schreibens *f*
书写试验 Handschrift-Test *m*
书写水平 Handschrift-Ebene *f*
书写卫生 Schreibhygiene *f*
书写习惯 Schreiben-Gewohnheit *f*
书写心理学 Schreibenpsychologie *f*
书写障碍 Dysgraphie *f*
书写障碍，书写困难 false Schreibstörung *f*, Dysgraphie *f*
书写震颤 Schreibentremor *m*
书写中枢 Schreibzentrum *n*
书信咨询 Beratung mit Brief *f*
枢寰椎畸形 Fehlbildung des Atlases und Epistropheuses *f*
枢纽 Axis *f*
枢纽区 Scharnierregion *f*, hinge region <engl.>
枢椎 Axis *f*, Epistropheus *m*, Vertebra dentata *f*
枢椎齿状突骨折 Fraktur des Dens epistrophei(s. axis) *f*
枢椎的 epistrophic(-us, -a, -um)
枢椎全宽 insgesamter Querdurchmesser der Achse *m*
枢椎损伤 atlantoaxiale Verletzung *m*
枢椎下半脱位 atlantoaxiale Subluxation *f*
枢椎椎弓骨折 atlantoaxiale Wirbelbogenfraktur *f*
枢椎椎孔指数 Index des Wirbelloch der Achse *m*
枢椎椎孔最大横径 maximaler Querdurchmesser des Wirbelloch der Achse
枢椎椎体指数 Index des Wirbelkörpers des Axixes *m*
叔胺 tertiäre Amine *n pl*
叔胺类三环抗忧郁药 tertiäramintrizyklische Antidepressiva *n pl*
叔伯指数 onkelhaft-Index *m*
叔醇 tertiärer Alkohol *m*
叔丁喘宁 Terbutalin(um) *n*
叔丁基 Tertinarbutyl *n*
叔丁氧羰基 tertiäre-Butoxycarbonyl *n*
叔丁氧羰酰[基] tertiären-Butyloxycarbonyl *n*
叔丁酯 tertiären-Butylester *n*
叔碱 tertiäre Base *f*
叔霉索 Tertiomycin *n*
叔氢 tertiärer Wasserstoff *m*
叔碳 tertiärer Kohlenstoff *m*

叔烃 tertiärer Kohlenwasserstoff *m*
梳 Kamm *m*
梳头 kämmen
梳妆用具 Toilettenartikel *m pl*
梳状部 kammförmiger(od. kammartiger)(An-)Teil *m*
梳状带 Zona pectinata *f*, Zona externa membranae basilaris *f*
梳状的 pectinat(-us, -a, - um)
梳状隔 Septum pectinati *n*
梳状肌 Musculi pectinati *m pl*
梳状菌丝 pectinata Hyphen *f*
梳状菌丝体 pectinatum Myzel *n*
梳状体 Pektinatus Körper *m*
梳状线 Linea pectinea *f*, Linea dentata *f*
舒巴克坦 Sulbactam *n*(青霉烷砜)
舒巴坦 Sulbactam *n*
舒必利 Sulpirid(um) *n*
舒-查二氏反应 Schultz*-Charlton* Phanomen *n*
舒查试验 Schultz*-Charlton* Test *m*(猩红热的皮疹消失反应)
舒喘灵(宁) Salbutamol(um) *n*, Ventolin *n*
舒戴反应 Schuliz*-Dale* Reaktion *f*(豚鼠回肠、子宫角体外过敏试验)
舒多普利 Sultoprid(um) *n*
舒尔策氏束 Schultze* Bündel *n*, Fasciculus Schultze* *m*, Fasciculus interfascicularis *m*
舒尔策氏束 Schultze* Bündel *n*, Fasciculus semilunaris *m*
舒尔策氏胎盘 Schultze* Plazenta *f*
舒尔策试验 Schultze* Test *m*(检纤维素、胆固醇)
舒尔茨戴尔试验 Schultz*-Dale* Test *m*
舒尔茨雷德菲尔德效应 Schultz-Redfield-Effekt *m*
舒尔曼病 又称少年性椎体骨软骨病,青年性驼背 Schulmann* Krankheit *f*
舒尔特试验 Schulte* Test *m*(检蛋白质)
舒芬太尼 Sufentanil *n*(麻醉性镇痛药)
舒-亨综合征 Schonlein*-Henoch* Syndrom *n*
舒缓激肽 Bradykinin *n*
舒林酸 Sulindac *n*
舒曼氏体 Schaumann* Körper *m pl*
舒密茨志贺氏菌 Shigella schmitzii *f*
舒姆氏试验 Schumm* Probe(od. Reaktion) *f*
舒尼替尼 Sunitinib *n*
舒宁 Oxazepam(um) *n*
舒适 Komfort *m*
舒适带 Behaglichkeitszone *f*, Behagluichkeitsbereich *m*
舒适范围 Komfort-Zone *f*
舒适改变 Komfortänderung *f*
舒适线 Komfort-Linien *f pl*
舒适响度范围 behaglicher(od. komfortabeler) Lautstarkebereich *m*
舒适响度级 behagliches(od. komfortabeles) Lautstärkeniveau *n*
舒适指数 Behaglichkeitsziffer *f*
舒缩交替的 systaltisch
舒血管肠肽 vasoactive intestinal peptide(VIP) <engl.>
舒血管肠肽瘤 VIPoma *m*
舒血管神经 Vasodilatatoren *m pl*
舒血管肽 Vasodilatationspeptid *n*
舒血管纤维 Vasodilatator Faser *f*
舒张 Entspannung, Diastole *f*
舒张初期 Protodiastole *f*
舒张初期的 protodiastolisch
舒张的 diastolisch
舒张电位 diastolisches Potential *n*
舒张后期杂音 postdiastolisches Rauschen *n*
舒张末期 enddiastolische Phase *f*
舒张末期容积 enddiastolisches Volumen *n*
舒张末期压力-容积关系 enddiastolische Druck-Volumen-Beziehung(EDPVR) *f*
舒张末期阴茎血流速度 enddiastolische Strömungsgeschwindigkeit von Penisarterien *f*
舒张期 Diastole *f*
舒张期奔马律 diastolischer Galopp *m*
舒张期储备 diastolHische Reserve *f*
舒张期后的 postdiastolisch
舒张期隆隆样杂音 diastolisches rumpelndes Rauschen *n*
舒张期末容积指数 enddiastolischer Volumenindex *m*
舒张期末压 enddiastolischer Druck *m*
舒张期容积 diastolisches Volumen *n*
舒张期三音律 diastolischer Gallopprhythmus(od. Dreierthythmus) *m*
舒张期停跳 diastolischer Stillstand *m*
舒张期心音 diastolischer Herzton *m*
舒张期杂音 diastolisches Herzgeräusch *n*
舒张期震颤 diastolisches Schwirren *n*
舒张期终末压 enddiastolischer Druck *m*
舒张期自动去极化 automatische diastolische Depolarisation *f*
舒张前期 protodiastolische Phase *f*
舒张素 Relaxin *n*
舒张晚期 spätdiastolische Phase *f*
舒张晚期奔马律 spätdiastolischer Galopp *m*
舒张晚期心室缓慢充盈波 spätdiastolische langsame Ventrikelfüllungswelle *f*
舒张晚期杂音 spätdiastolisches Herzgeräusch *n*
舒张性停止 diastolischer Stillstand *m*
舒张性心力衰竭 diastolische Herzinsuffizienz *f*
舒张压 diastolischer Blutdruck *m*, DBP
舒张阈 diastolische Schwelle *f*
舒张早期奔马律 protodiastolischer Galopprhytmus *m*
舒张早期心室快速充盈波 protodiastolische schnelle Ventrikelüfllungswelle *f*
舒张早期杂音 diastolisches Sofortgeräusch *n*, Sofortdiastolikum *n*
舒张中期 Mesodiastole *f*
舒张中期奔马律 mesodiastolischer Galopprhytmus *m*
舒张中期杂音 mesodiastoluisches Geräusch *n*
疏电子的 elektrophob
疏忽 Unachtsamkeit *f*
疏忽大意的过失 unvorsichtige Fahrlässigkeit *f*
疏忽行为 Fahrlässigkeit *f*
疏忽综合征 Nachlässigkeit-Syndrom *n*
疏离 Entfremdung *f*
疏离,青春期的 Entfremdung *f*, jugendlich
疏螺体素 Borrelidin
疏螺旋体[属] Borrelia *f*
疏棉状毛的 lanugoartig
疏溶剂作用 solvophobe Interaktion *f*
疏水参数 hydrophober Parameter *m*
疏水常数 hydrophobe Konstante *f*
疏水的 hydrophob, hydrophobic(-us, -a, -um)
疏水端 hydrophobes Terminal *n*
疏水分子 hydrophobes Molekül *n*
疏水基 hydrophobe Gruppe *f*
疏水基团 hydrophobe Gruppe *f*
疏水极 hydrophober Pol *m*
疏水键[合] hydrophobe Bindung *f*
疏水胶体 hydrophobes Kolloid *n*
疏水胶体系 hydrophobes Kolloidalsystem *n*, hydrophobes kolloidales System *n*

疏水结合 hydrophobe Kombination *f*
疏水力 hydrophobe Kraft *f*
疏水位点 hydrophobe Stelle *f*
疏水物质 hydrophobe Substanz *f*
疏水相互作用 hydrophobe Wechselwirkung *f*
疏水性 Hydrophobie *f*
疏水性的 hydrophob, wasserfeindlich, hydrophobic (-us, -a, -um)
疏水性凝胶 hydrophobes Gel *n*
疏水性前导肽 hydrophobes führendes Peptid *n*
疏水性球形胆碱酯酶 hydrophobe Kugelform AChE *f*
疏水性软膏 hydrophobe Salbe *f*
疏水性相互作用 hydrophobe Wechselwirkung (od. Interaktion) *f*
疏水中心 hydrophober Kern *m*
疏水作用 hydrophobe Wechselwirkung *f*
疏水作用层析 hydrophobe Chromatographie *f*
疏松 Rarefaktion *f*, Rarefactio *f*
疏松结缔组织 lockeres Bindegewebe *n*, Tela maltharis *f*
疏松[状态] Rarefizierung *f*
疏通 Deoppilatio (n) *f*
疏通的 deoppillativ (-us, -a, -um)
疏通药 deoppilant <engl.>
疏泄 Katharsis *f*
疏泄-沉思疗法 kathartische-meditative Therapie *f*
疏泄疗法 Katharsis *f*
疏液的 lyophob
疏液胶体 lyophobes Kolloid *n*
疏液物 lyophobe
疏油的 oleophobic (-us, -a, -um)
疏远 Entfremdung *f*, Verfremdung *f*
疏脂性的 lipophobic (-us, -a, -um)
输出 Ausstoßung *f*, Ausstoß *m*, output <engL>
输出冲动 efferenter Impuls *m*
输出的 ektobatisch, exodisch, efferens, efferent, deferens
输出电阻 Ausgangswiderstand *m*
输出段[肠袢]综合征 Syndrom der abführenden Schlingen *n*
输出管 Vas efferens *n*, Endröhre *f*
输出行为 Skill-Ausgang *m*
输出量 Herzauswurfvolumen *n*, Herzschlagvolumen *n*
输出淋巴管 efferentes Lymphgefäß *n*
输出软管 Zapfschlauch *m*
输出小动脉 Arteriola efferens *f*
输出小管 Ductului efferentes *m pl*
输胆管道 GalHlenwege *m pl*, Gallengänge *m pl*
输胆总管 Ductus choledochus *m*
输胆总管液 Füllsigkeit im Choledochus *f*
输导组织 leitendes Gewebe *n*, Leitungsgewebe *n*
输精管 Samenleiter *m*, Ductus deferens *m*, Iter seminarium *n*
输精管闭锁 Atresie des Samenleiters *f*
输精管襞 Samenleiterfalte *f*, plica ductus deferentis *f*
输精管穿刺术 Vasopunktur *f*
输精管丛 Plexus deferentialis *m*
输精管道 seminale Passage *f*
输精管的 deferential (-is, -is, -e)
输精管动脉 Arteria ductus deferentis *f*, Arteria deferentialis *f*
输精管堵塞术 Okklusion des Vas deferens *f*
输精管断裂 Samenleiterruptur *f*
输精管发育不全 Hypoplasie der Samenleiter *f*
输精管分离钳 Samenleiter trennende Pinzette *f*
输精管缝[合]术 Vasorrhaphie *f*
输精管复通术 Refertilisierungsoperation *f*
输精管睾丸吻合术 Vasoorchidostomie *f*
输精管梗阻 Samenleiter-Behinderung *f*
输精管钩 Samenleiterhaken *m*
输精管壶腹 Samenleiterampulle *f*, Ampulla ductus deferentis *f*, Henle* Ampulle *f*
输精管壶腹部 Pars ampullae ductus deferentis *f*
输精管畸形 Mißbildung (od. Anomalie) des Samenleiters *f*
输精管加压注气试验 Luftdrucktest des Vas deferens *m*
输精管节育术 Vasektomie *f*
输精管结核 Tuberkulose des Samenleiters *f*
输精管结扎术 Samenleiterunterbindung *f*, Vasoligatur *f*
输精管精囊切除术 Vasovesikulektomie *f*
输精管梅毒 Syphilis des Samenleiters *f*
输精管镊 Samenleiterpinzette *f*
输精管皮外固定钳 Samenleiter externaldermic Fixierung Zangen *f pl*
输精管钳 Samenleiterklemme *f*
输精管切除术 Vasektomie *f*, Samenleiterresektion *f*, Deferentektomie *f*
输精管切断术 Vasotomie *f*, Samenleiterdurchtrennung *f*
输精管缺失 Fehlen des Samenleiters *n*
输精管杀精药液灌注 Perfusion des Spermizid-Lösung für Vasdeferens *f*
输精管剩件 Rudiment (od. Vestigium) des Samenleiters *n*
输精管损伤 Samenleiterverletzung *f*, Verletzung des Samenleiters *f*
输精管探查术 Samenleiter-Exploration *f*
输精管吻合术 Samenleiteranastomose *f*
输精管狭窄 Samenleiterstriktur *f*
输精管炎 Deferentitis *f*
输精管药物注射粘堵术 chemische Okklusion des Vasdeferens *f*
输精管异位 Ektopie des Samenleiters *f*
输精管再通 Rekanalisation des Samenleiters *f*
输精管造口术 Vasostomie *f*, Belfield* Operation *f*
输精管造影 Vasographie *f*
输精子的 seminifer (-us, -a, -um)
输卵管 Muttertrompete *f*, Salpinx *f*, Eileiter *m*
输卵管癌肉瘤 Karzinosarkom des Eileiters *n*
输卵管把持钳 Faßzange des Eileiters *f*
输卵管闭锁 Atresia tubaria *f*
输卵管部分切除术 partiale Salpingoektomie *f*
输卵管部分切除造口术 Salpingostomatoplastik *f*, Salpingostomatostomie *f*
输卵管成熟性畸胎瘤 reifes Teratom des Eileiters *n*
输卵管成形术 Salpingoplastik *f*
输卵管穿刺套管针 Eileitertrokar (t) *m*, Trokar des Eileiters *m*
输卵管的 tubal (-is, -is, -e)
输卵管动脉 Arteria fallopii *f*
输卵管堵塞 Tubenverschluß *m*, Eileirerverlegung *f*
输卵管端 Extrimitas tubaria *f*
输卵管恶性瘤 bösartige Geschwulst der Tube *f*, maligner Tumor des Eileiters *m*
输卵管恶性葡萄胎 destruierende Blasenmole der Tube *f*
输卵管发育不良 Eileiteragenesie *f*, Agenesie des Eileiters *f*
输卵管发育异常 tubale Dysplasie *f*
输卵管封闭 tubaler Block *m*
输卵管缝[合]术 Salpingorrhaphie *f*
输卵管复通术 Salpingostomie *f*
输卵管腹膜 Perisalpinx *f*
输卵管腹膜的 tuboperitoneal (-is, -is, -e)
输卵管腹膜血肿 peritubares Hämatom *n*
输卵管腹腔的 tuboabdominal (-is, -is, -e)
输卵管腹腔口 Ostium ovaricum *n*, Ostium abdominaletubae uterinae *n*
输卵管腹腔妊娠 Graviditas tuboabdominalis *f*
输卵管梗阻 Tubenverschluß *m*, Eileiterverlegung *f*, Salpingemphraxis *f*

输卵管宫角植入术 cornuale Tubenimplantation *f*
输卵管固定术 Salpingopexie *f*
输卵管硅胶圈绝育术 tubale Silikonring-Sterilisation *f*
输卵管痕迹 tubale Spur *f*
输卵管壶腹 Ampulla tubae uterinae *f*
输卵管壶腹部 Pars ampullaris tubae uterinae *f*
输卵管壶腹部妊娠 Graviditas tubari(c)a ampullaris *f*
输卵管壶腹流产 ampullärer Abort *m*
输卵管肌层 Myosalpinx *f*
输卵管积浆液 Sactosalpinx serosa *f*
输卵管积脓 Pyosalpinx *f*
输卵管积脓破裂 Pyosalpinxruptur *f*, Ruptur der Pyosalpinx *f*
输卵管积水 Hydrosalpinx *f*
输卵管积水扭转 Hydrosalpinxtorsion *f*, Torsion der Hydrosalpinx *f*
输卵管积血 Häm(at)osalpinx *f*
输卵管积液 Saktosalpinx *f*
输卵管夹持镊 Eileiter haltezange *f*
输卵管间质部 Pars interstitialis tubae uterinae *f*
输卵管间质部妊娠 interstitielle Schwangerschaft *f*, Graviditas tubari(c)a interstitialis *f*
输卵管间质炎 Salpingitis interstitialis *f*
输卵管绞痛 Tubenkolik *f*, Colica tubaris *f*
输卵管结核 tuberkulöse Salpingitis *f*, Salpingitis tuberculosa *f*, Eileitertuberkulose *f*
输卵管结节性峡炎 Salpingitis isthmica nodosa *f*
输卵管结扎[术] Tubenligatur *f*
输卵管结扎钩 Eileiter Ligatur Haken *m*
输卵管结扎拉钩 Eileiter Ligatur Retraktor *m*
输卵管结扎钳 Eileiterligaturenzange *f*, Tubenligaturenzange *f*
输卵管静脉曲张 Tuboovarialvarikozele *f*
输卵管镜 Falloposkop *n*
输卵管绝育手术后宫内妊娠 intrauterine Schwangerschaft nach Tubensterilisation *f*
输卵管绝育术 Tubensterilisation *f*
输卵管绝育术改良卷曲结扎切断法 modifizierte Pomeroy* Methode der Tubensterilisation *f*
输卵管绝育术后异位妊娠 ektopische Schwangerschaft nach Tubensterilisation *f*
输卵管绝育术卷曲结扎切断法 Pomeroy* Methode der Tubensterilisation *f*
输卵管颗粒细胞癌 Granulosazellkarzinom der Tube *n*
输卵管扩张 Tubenerweiterung *f*, tubäre Dilatation *f*
输卵管阔韧带的 tuboligamentos(-us, -a, -um)
输卵管阔韧带妊娠 tuboligamentose Schwangerschaft *f*
输卵管拉钩 Eileiter-Retraktor *m*
输卵管淋病 Eileiter-Gonorrhoe *f*
输卵管流产 Tubenabort *m*, tubärer Abort *m*
输卵管瘤 Salpingioma *n*
输卵管漏斗 Fransentrichter *m*, lnfundibulum tubae utermae *n*
输卵管漏斗卵巢的 infundibuloovarial(-is, -is, -e)
输卵管卵巢的 tuboovarial(-is, -is, -e)
输卵管卵巢囊肿 Tub(o)ovarialzyste *f*
输卵管卵巢脓肿 Tub(o)ovarialabszeß *m*
输卵管卵巢切除术 Salpingo-Oophorektomie *f*, Salpingo-Ovariektomie *f*, Salpingo-Oothektomie *f*
输卵管卵巢妊娠 tuboovariale Schwangerschaft *f*, Graviditas tuboovarialis(s. tuboovarica) *f*
输卵管卵巢疝 Salpingo-Oophorocele *f*, Salpingo-Oopho-rokele *f*
输卵管卵巢炎 Tub(o)ovaritis *f*, Salpingo-Oophoritis *f*, Salpingo-Ovaritis *f*, Salpingo-Oothecitis *f*
输卵管囊肿 Zyste der Tube *f*
输卵管内膜 Endosalpinx *f*
输卵管内膜炎 Endosalpingitis *f*
输卵管内胚胎移植 tubaler Embryotransfer *m*
输卵管扭转 Eileiterdrehung *f*, Tubotorsion *f*, Tubentorsion *f*, Tubartorsion *f*
输卵管脓肿 tubaler Abszess *m*
输卵管皮样囊肿 Dermoidzyste der Tube *f*
输卵管平滑肌瘤 tubales Leiomyom *n*
输卵管破坏性绒毛膜腺瘤 Chorionepitheliom der Tube *m*, Chorioadenoma destruens der Tube *n*
输卵管破裂 Tubenruptur *f*
输卵管葡萄胎 Tubenmole *f*, Blasenmole der Tube *f*
输卵管憩室 Tubendivertikel *n*
输卵管钳 Salpinxzange *f*
输卵管切除术 Salpingektomie *f*, Salpingectomia *f*
输卵管切断术 Tubendurchschneidung *f*
输卵管切开术 Fallotomie *f*, Salpingotomie *f*
输卵管侵袭葡萄胎 invasive Tubenmole *f*
输卵管缺失 Fehlen des Eileiters *n*
输卵管妊娠 Tubenschwangerschaft *f*, Eileiterschwanger-schaft *f*, Graviditas tubaria *f*, Tubengravidität *f*, Fallopio* Schwangerschaft *f*
输卵管妊娠流产 Tubenabort *m*
输卵管妊娠破裂 äußerer Fruchtkapselaufbruch *m*, Rupturder Tubenschwangerschaft *f*, Ruptura tubae gravidae *f*
输卵管妊娠破裂出血 Ruptur und Blulung der Eileiterschwangerschaft *f*
输卵管妊娠滋养细胞疾病 Eileiterschwangerschaft-Trophoblastenerkrankung *f*
输卵管绒毛膜癌 Choriokarzinom(od. Chorionepitheliom) des Eileiters *n*
输卵管绒毛膜上皮癌 Chorio(n)epitheliom des Eileiters *n*
输卵管绒毛膜腺瘤 Chorioadenom des Eileiters *n*
输卵管肉瘤 Sarkom des Eileiters *n*
输卵管乳头状瘤 tubales Papillom *n*
输卵管乳头状腺癌 papilläres Adenokarzinom des Eilei-ters *n*, Adenocarcinoma papilliferum des Eileiters *n*
输卵管伞 Fimbriae tubae *f pl*, Laciniae tubae *f pl*
输卵管伞部(端) Tubenfilmbrienende *n*
输卵管伞部妊娠 Fimbrienschwangerschaft des Eileiters *f*
输卵管伞端包埋术 Fimbrieneinbettung des Eileiters *f*
输卵管伞附件囊肿 Morgagni* Zysten *f pl*
输卵管伞切除术 Tubenfimbrienexzision *f*, Exzision der Tubenfimbrie *f*
输卵管伞粘连 Tubenfimbrienadhäsion *f*, Adhäsion(od. Verwachsung) der Tubenfimbrie *f*
输卵管疝 tubaler Leistenbruch *m*
输卵管上皮肿瘤 epitheliale Tumoren des Eileiters *m pl*
输卵管烧灼术 tubäre Kauterisation *f*
输卵管生殖细胞癌 Germinocarzinoma der Tube *n*
输卵管输卵管吻合术 Salpingo-Salpingostomie *f*
输卵管输尿管吻合术 Salpingo-Ureterostomie *f*
输卵管水泡状胎块 葡萄胎 Blasenmole der Tube *f*
输卵管胎块 Tubenmole *f*
输卵管提取板 Eileiter düsen *f*
输卵管提取钩 Eileiter Erhöhung Haken *m*
输卵管通畅试验 Prüfung der Durchgängigkeit der Eileiter *f*
输卵管通气法(术) Tubendurchblasung *f*, Tubenpersufflation *f*, Insufflatio tubae *f*, Pertubation *f*
输卵管通气记波描记器 Pertubationskymograph *m*
输卵管通气器 tubärer Insufflator *m*, Pertubationsgerät *n*
输卵管通色素法 chromotubation <engl.>
输卵管通液术 Tubendurchgängigkeitsprüfung mit Flüßigkeitsinstillation *f*
输卵管未成熟畸胎瘤 unreifes Teratom des Eileiters *n*
输卵管吻合术 Tubenanastomose *f*, tubäre Anastomose *f*

输卵管无性细胞瘤 Dysgerminom des Eileiters *n*
输卵管息肉 tubaler Polyp *m*
输卵管系膜 Mesosalpinx *f*
输卵管峡部 lsthmus tubae uterinae *m*
输卵管峡部妊娠 lsthmusgravidität *f*, Graviditas tubari(c) aisthmica *f*
输卵管纤毛细胞 Flimmerzelle des Eileiters *f*
输卵管腺癌 Adenokarzinom des Eileiters *n*
输卵管腺瘤样瘤 Adenomatoidtumor des Eileiters *m*
输卵管性不孕 tubal Unfruchtbarkeit *f*
输卵管性月经 tubäre Menstruation *f*
输卵管血管瘤 tubales Hämangiom *n*
输卵管炎 Salpingitis *f*, Tubenentzündung *f*
输卵管药物绝育导管 Eileiter Katheter für die Sterilisation Abhilfe *m*
输卵管移位术 Eileiter-Umsetzung *m*
输卵管移植术 Implantation von Rohr *f*
输卵管阴道的 tubovaginal(-is, -is, -e)
输卵管痈 Tubenkarzinom *n*
输卵管造口术 Fallostomie *f*, Salpingostomie *f*
输卵管造影术 Salpingographie *f*
输卵管造影注射器 Infusionsspritze für Salpingographie *f*
输卵管粘堵术 tubäre Sterilisation mit chemischer Kauterisation *f*
输卵管粘连分离术 Salpingolyse *f*, Salpingolysis *f*
输卵管整复术 tubale Plastik *f*
输卵管支 tubäre Verzweigung *f*, Ramus tubarius *m*
输卵管中肾管瘤 Mesonephrom des Eileiters *n*
输卵管肿瘤 Tubengeschwulst *f*, Tumor des Eileiters *m*
输卵管周围血肿 peritubares Hämatom *n*, Haematoceleperitubaria *f*
输卵管周围炎 Perisalpingitis *f*
输卵管周粘连 peritubare Adhäsion(od. Verwachsung) *f*
输卵管转移癌 metastatisches Karzinom der Tube *n*
输卵管滋养细胞癌 tubäres Trophoblastom *n*, Tropho-blastom des Eileiters *n*
输卵管子宫的 tubouterin(-us, -a, -um)
输卵管子宫口 Ostium uterinum tubae *n*
输卵管子宫内膜样癌 endometrioides Karzinom der Tube *n*
输卵管子宫内膜异位 Tubenendometriose *f*, Endometrio-sis tubae *f*
输卵管子宫内膜异位症 Endometriosis der Tuben *f*
输卵管子宫妊娠 Graviditas tubouterina *f*
输卵管子宫植入术 uterine Implantation der Tube *f*
输卵管阻塞 tubale Obstruktion *f*
输尿的 harnleitend
输尿管 Harnleiter *m*, Ureter *m*
输尿管癌 Ureterkarzinom *n*, Harnleiterkarzinom *n*
输尿管白斑病 Ureterleukoplakie *f*, Leukoplakie des Ureters *f*
输尿管瓣膜 Harnleiter Ventil *n*
输尿管被动扩张 passive Ureterdilatation *f*
输尿管闭塞 ureterale Okklusion *f*
输尿管闭锁 Harnleiteratresie *f*, Ureteratresie *f*
输尿管壁内部 Pars intramuralis(ureteris) *f*
输尿管病 Harnleiterleiden *n*, Ureteropathia *f*
输尿管部分切除术 partielle(od. partiäre) Ureterektomie *f*
输尿管肠的 uretero-intestinal
输尿管肠瘘 Harnleiterdarmfistel *f*
输尿管-肠-皮肤尿流改道术 Ureter-Darm-Haut-Harnableitung *f*
输尿管肠吻合口狭窄 Uretero enterischen Striktur *f*
输尿管肠吻合术 Harnleiterdarmanastomose *f*, ureterointestinale Anastomose *f*, Ureteroenterostornie *f*, Nesbit* Anastomose *f*
输尿管成形术 Ureteroplastik *f*
输尿管出血 Harnleiterblutung *f*, Ureterorrhagie *f*
输尿管穿孔 Harnleiter-Perforation *f*
输尿管丛 Plexus uretericus *m*
输尿管导管 Harnleiterkatheter *m*, Uretersonde *f*, Ureterkatheter *m*
输尿管导管插入术 Ureterenkatheterismus *m*
输尿管导管结垢 Ureter-Katheter-Verkrustung *f*
输尿管的 ureteric(-us, -a, -um)
输尿管动脉 ureterale Arterie *f*
输尿管端端吻合术 End-zu-End-Ureterostomie *f*
输尿管钝性损伤 stumpfe Verletzungen des Harnleiters *f*
输尿管恶性肿瘤 bösartiger Tumor des Harnleiters *m*
输尿管发育不全 Harnleiteraplasie *f*
输尿管放射性损伤 Harnleiter-Strahlverletzung *f*
输尿管放线菌病 Aktinomykose des Ureters *f*
输尿管缝[合]术 Ureternaht *f*, Ureterorrhaphie *f*
输尿管腹部 Pars abdominalis ureteris *f*
输尿管腹膜包裹术 Peritonisierung des Ureters *f*
输尿管梗阻 Harnleiterobstruktion *f*
输尿管梗阻性肾萎缩 ureter-obstruktive Nierenatrophie *f*
输尿管钩 Ureterhaken *m*
输尿管贯穿伤 durchdringende Verletzung des Harnleiters *f*
输尿管-回肠皮肤造口术 False Uretero-Ileumkutane Umleitung *f*, Ureteroileokutaneostomie *f*
输尿管回肠吻合术 Ureteroileostomie *f*
输尿管积尿 Uroureter *m*
输尿管积水 Stauungsureter *m*, Ureterhydrose *f*, Hydr(o) ureter *m*, Uroureter *m*
输尿管畸形 Uretermißbilclung *f*, Anomaluie des Ureters *f*
输尿管间襞 Plica interureterica *f*
输尿管间的 interureteric(-us, -a, -um)
输尿管间嵴 Ureterwulst *m* plica interureterica *f*
输尿管间嵴肥大 Hypertrophie des Ureterwulstes *f*
输尿管绞痛 Harnleiterkolik *f*
输尿管结肠的 ureterocolic(-us, -a, -um)
输尿管结肠吻合术 Ureterokolostomie *f*
输尿管结核 Uretertuberkulose *f*
输尿管结石 Ureterstein *m*, Ureterolith *m*
输尿管镜 Ureteroskop *n*
输尿管镜和肾镜 Ureteroskop und Nephroskop
输尿管镜活组织检查 ureteroscopic Biopsie *f*
输尿管镜激光碎石术 ureteroskopische Laserlithotripsie *f*
输尿管镜检查 Ureteroskopie *f*
输尿管镜检查术 Ureteroskopie *f*
输尿管镜切除术 ureteroscopic Resektion *f*
输尿管镜下输尿管病灶切除术 ureteroskopische Resektion von Harnleiter-Läsionen *f*
输尿管镜下输尿管扩张术 Harnleiter-Dilatation unter Ureteroskop *f*
输尿管开口移位 Verlagerung der Ureteröffnung *f*
输尿管开口异位 ektopische Harnleitermündung *f*
输尿管口 Uretermündung *f*, Ureterostium *n*, Ostium ureteris *n*
输尿管口扩张术 Erweiterung der Harnröhrenöffnung *f*
输尿管口囊肿 Ureterozele *f*, Ureterostiumzyste *f*
输尿管口囊肿脱垂 Prolaps der Ureterozele *m*
输尿管口喷尿描记法 Urorhythmographie *f*
输尿管口脱垂 Prolaps der Uretermundung *m*
输尿管口异位 ektopische Ureteröffnung *f*
输尿管扩张[术] Ureterdilatation *f*
输尿管扩张器 Harnleiter-Dilatator *m*
输尿管良性肿瘤 gutartige Neubildung des Ureters *f*
输尿管鳞状上皮细胞癌 Plattenepithelkarzinom des Ureters *n*
输尿管瘘 Harnleiterfistel *f*
输尿管盲肠吻合术 Ureterotyphlostomie *f*, Harnleiterblinddarmanastomose *f*
输尿管梅毒 Syphilis des Ureters *f*

输尿管囊肿 Ureterzyste *f*
输尿管逆行插管 retrograder Ureterenkatheterismus *m*
输尿管逆行入路手术 retrograde Harnleiter-Zugang-Chirurgie *f*
输尿管尿道吻合术 Uretero-Urethrostomie *f*
输尿管尿路上皮癌 Urothelkarzinom des Harnleiters *n*
输尿管扭曲 Ureterabknickung *f*, Harnleiterknick *m*
输尿管扭转 Torsion des Harnleiters *f*
输尿管膀胱成形术 Ureterozystoplastik *f*
输尿管膀胱的 ureterovesikal
输尿管膀胱交界处狭窄 Striktur der Uretermündung *f*
输尿管膀胱镜 Ureterzystoskop *n*
输尿管膀胱开口 Ostium ureteris vesicae urinariae *n*
输尿管膀胱开口处挛缩 Kontraktur der ureterovesikalen-Mündung *f*
输尿管膀胱开口处狭窄 Striktur der ureterovesikalenMündung *f*
输尿管膀胱口 ureterovesikale Öffnung *f*
输尿管膀胱内吻合术 transvesikale Ureterozystostomie *f*
输尿管膀胱三角肠吻合术 Ureterotrigonoenterostomie *f*
输尿管膀胱三角乙状结肠吻合术 Ureterotrigonosigmoidostomie *f*
输尿管膀胱外吻合术 extravesikale Ureterozystostomie *f*
输尿管膀胱吻合术 Ureteroneozystostomie *f*, Ureterovesikostomie *f*, Ureterblasenanastomosis *f*
输尿管膀胱移植术 Ureterozystotransplantation *f*
输尿管膀胱再吻合术 Ureteroneozystostomie *f*, Ureterozystoneostomie *f*
输尿管盆部 Pars pelvina ureteris *f*
输尿管膨(脱)出 Ureterprolaps *m*
输尿管皮肤瘘 Ureter-Hautfistel *f*, ureterokutane Fistel *f*
输尿管皮肤造口术 Ureter-Hautanastomose *f*, Ureterokutaneostomie *f*
输尿管破裂 Ureterorrhexis *f*, Ureterodialysis *f*
输尿管憩室 Diverticulum ureterale *n*
输尿管牵开器 Ureterhaken *m*
输尿管前腔静脉 vena cava ureteris anterior *f*
输尿管钳 Ureterzangen *f pl*
输尿管切除术 Ureterektomie *f*
输尿管切开取石[术] UreterolHithotomie *f*
输尿管切开术 Ureterotomie *f*
输尿管切开探查术 explorative Harnleiter-Operation *f*
输尿管取石钳 Uretersteinzange *f*
输尿管[屈曲]角形成 Angulation des Ureters *f*
输尿管全长切除术 totale Ureterektomie *f*
输尿管缺失 Fehlen des Ureters *n*
输尿管肉瘤 Sarkom des Ureters *n*
输尿管乳头[状]癌 papilläres Karzinom des Ureters *n*
输尿管乳头[状]瘤 Harnleiterpapillom *n*, Papillom des Ureters *n*
输尿管乳头[状]瘤病 Harnleiterpapillomatose *f*, Papillomatose des Ureters *f*
输尿管疝 Ureterozele *f*
输尿管上段 oberer Ureter *m*
输尿管肾部分切除术 Ureteroheminephrektomie *f*
输尿管肾镜 Ureterorenoskop *n*
输尿管肾切除术 Ureteronephrektomie *f*
输尿管肾盂成形术 Ureteropelviplastik *f*
输尿管肾盂积水 Harnleiterhydronephrose *f*, Hydroureternephrose *f* Ureter(o)hydronephrose *f*
输尿管肾盂交界处狭窄 Striktur des Ureterabgangs *f*
输尿管肾盂接[合]处狭窄 Striktur des Ureterabgangs *f*, Ureterabgangsstenose *f*
输尿管肾盂肾炎 Ureteropyelonephritis *f*
输尿管肾盂吻合术 Ureteropyeloneostomie *f*, Ureteroneopyelostomie *f*
输尿管肾盂炎 Uretropyelitits *f*
输尿管肾盂再吻合术 Ureteroneopyelostomie *f*
输尿管肾盂造影术 Ureteropyelographie *f*
输尿管石病 Ureterolithiasis *f*
输尿管石切除术 Ureterolithotomie *f*
输尿管输卵管吻合 Salpingoureterostomie *f*, Ureterosalpingostomie *f*
输尿管输尿管吻合术 Uretero-Ureterostomie *f*
输尿管水肿 Harnleiterödem *n*
输尿管撕裂 Harnleiterriss *m*
输尿管松解术 Ureterolyse *f*
输尿管损伤 Ureterverletzung *f*
输尿管探条 Ureterbougie *f*
输尿管套叠 Intussuszeption des Ureters *f*
输尿管套蔑 Invagination (od. Intussuszeption) des Ureters *f*
输尿管脱垂 Ureterprolaps *m*, Prolaps des Ureters *m*
输尿管外膜 Tunica adventitia ureteris *f*
输尿管外伤 Ureterverletzung *f*, Trauma des Ureters *n*
输尿管息肉 Ureterpolyp *m*, Polyp des Ureters *m*
输尿管狭窄 Ureterstenose *f*, Ureterenge *f*, Harnleiterstenose *f*, Harnleiterstriktur *f*
输尿管狭窄经腔扩张与支架成形术 transluminale Dilatation und Stentimplantation der Ureterstenose *f*
输尿管狭窄性疾病 Ureterstriktur Krankheit *f*
输尿管纤维上皮息肉 ureterfibroepithelialer Polyp *m*
输尿管性痛经 ureterale Dysmenorrhoe *f*
输尿管压迫器 Ureterdepressor *m*
输尿管压痛点 Ureterpunkt *m*, Pasteau* Punkt *m*
输尿管芽 Harnleiterknospe *f*, Ureterknospe *f*
输尿管炎 Harnleiterentzündung *f*, Ureteritis *f*
输尿管移行上皮细胞癌 Transitionalkarzinom (od. Übergangszellkarzinom) des Ureters *n*
输尿管移植 Uretertransplantation *f*
输尿管乙状结肠的 ureterosigmoidal (-is, -is, -e)
输尿管乙状结肠吻合术 Ureterosigmoidostomie *f*
输尿管异位 Harnleiterdystopie *f*, Ureterdystopie *f*, Ektopia ureteris *f*
输尿管阴道的 ureterovaginal (-is, -is, -e)
输尿管 - 阴道瘘 Harnleiterscheidenfistel *f*, Uretervaginalfistel *f*, Fistula ureterovaginalis *f*
输尿管引流式胰腺移植 Ureterdrainage-Pankreastransplantation *f*
输尿管原位癌 Karzinom in situ der Harnleiter *n*
输尿管再植术 Harnleiterreimplantation *f*
输尿管造口术 Ureterostomie *f*
输尿管造影术 Ureterographie *f*
输尿管造影照片 Ureterogramm *n*
输尿管粘膜撕脱 Harnleiterausriss *m*
输尿管粘膜损伤 Schaden von Harnleiter-Schleimhaut *m*
输尿管粘膜下结石 submuköser Harnleiterstein *m*
输尿管粘液蓄积 Ureterophlegma *n*
输尿管折叠术 dung Harnleiter *m*
输尿管支架 Ureterschiene *f*
输尿管支架管 Harnleiterschiene *f*
输尿管支架取出术 Harnleiterschiene-Entfernung *f*
输尿管支架置换术 Harnleiterschiene-Ersatz *m*
输尿管支架置入术 Harnleiterschiene-Insertion *f*
输尿管支架综合征 Harnleiterschiene-Syndrom *n*
输尿管脂肪瘤 Lipom des Ureters *n*
输尿管直肠吻合术 Ureterorektostomie *f*
输尿管滞后现象 Harnleiter-Hysterese *f*
输尿管肿瘤 Harnleitertumor *m*
输尿管周[围]脓肿 periureteraler Abszeß *m*
输尿管周[围]炎 Periureteritis *f*, Ormond* Syndrom *n*
输尿管子宫的 ureterouterin

输尿管子宫颈的 ureterozervikal
输尿管子宫颈瘘 Harnleiterzervixfistel *f*, Fistula ureterocervicalis *f*
输尿管子宫内膜异位症 Harnleiterendometriose *f*
输尿性假性囊肿假性输尿管囊肿 harnableitende Pseudozyste *f*
输气器 Aerophor *m*
输乳的 galaktophorisch, milchührend, lactifer (-us, -a, -um), galaktophor (-us, -a, -um)
输乳窦 Milchsinus *m*, Milchsaeckchen *n*, Milchzysterne *f*, Ampulla lactifera *f*
输乳管 Milchgänge *m pl*, Galaktophora *n pl*
输乳管窦 Milchsäckchen *n*, Milchzysterne *f*, Milchsinusm, Ampulla lactifera *f*
输乳孔 Milchpore *f*
输乳小管 Tubulus lactiferus *m*
输入 Eingabe *f*, input <engl.>
输入层 Eingabeschicht *f*
输入肠袢 afferente Darmschlinge *f*
输入程序 Eingabeprogramm *n*
输入冲动 afferenter Impuls *m*
输入的 zuführend, afferens, afferent, advehens
输入电容 Eingangskapazität *f*
输入电阻 Eingangswiderstand *m*
输入动脉 afferente Arterie *f*
输入段综合征 Syndrom der zuführenden Schlinge *f*, afferent loop syndrome <engl.>
输入管 Afferenz *f*, Vas afferens *n*
输入函数 Inputsfunktion *f*
输入和输出信号 Eingabe-Ausgabesignal *n*
输入淋巴管 afferente Lymphgefasse *n pl*, Vasa afferentianodi lymphatici *n pl*
输入袢梗阻 Obstruktion der zuführenden Schlinge *f*
输入袢急性梗阻 akute Obstruktion der zuführenden Schlinge *f*
输入袢慢性梗阻 chronische Obstruktion der zuführenden-Schlinge *f*
输入袢淤滞 Stauung in der zuführenden Schlinge *f*
输入输出操作 Eingabe-Ausgabe-Operation *f*
输入输出分析 Eingabe-Ausgabe-Analyse *f*
输入输出接口 Eingabe-Ausgabe-Schnittstelle *f*
输入输出设备 Eingabe-Ausgabe-Gerät *n*
输入输出手段 Eingabe-Ausgabe-Einrichtung *f*
输入输出信息 Eingabe-Ausgabe-Information *f*
输入输出中断 Eingabe-Ausgabe-Unterbrechung *f*
输入数据 Eingabedaten *n pl*
输入文件 Eingabedatei *f*
输入小动脉 afferente Arteriole *f*
输入信号 Eingabesignal *n*
输送带 Förderband *n*, Transportband *n*
输血泵 Bluttransfusionspumpe *f*
输血并发症 Komplikation der Bluttransfusion *f*
输血操作者 transfusionist <engl.>
输血传播病毒 Transfusion-übertragener Virus *m*
输血传播性的 transfusion-übertragen
输血[法] Bluttransfusion *f*
输血反应 Bluttransfusionsreaktion *f*
输血方法 (Blut-) Transfusionsmethode *f*
输血服务 Bluttransfusionsdienst *m*
输血过滤滴管 Martin* Tropfkugel *f*, (Blut-) Transfusionsfilt(ri)ertropfrohr *n*
输血后非甲非乙非丙型肝炎 nicht A nicht B nicht C-Posttransfusionshepatitis *f*
输血后肝铁质沉着病 hepatische Hämosiderose nach Transfusion *f*, Posttransfusionsleberhämosiderose *f*, (Post-) Transfusionssiderose der Leber *f*
输血后肝炎 Posttransfusionshepatitis *f*
输血后紫癜 Posttransfusionspurpura *f*
输血后紫癜综合征 Posttransfusionspurpura-Syndrom *n* (PTP)
输血技士 Transfusionstechniker *m*
输血胶管 Latexröhre für Bluttransfusion *f*
输血瓶 Bluttransfusionsflasche *f*
输血器 Bluttransfusionsgerät *n*, Bluttransfusionsapparat *m*
输血器械 Bluttransfusionsgerät *n*, Bluttransfusionsapparat *m*
输血前程序 Pretranfusionsprozeduren *f pl*
输血时空气栓塞 Luftembolie bei der Transfusion *f*
输血输液导管 Transfusionskanüle und Infusionsröhre
输血套管 Transfusionskanüle *f*
输血途径 Transfusionsweg *m*, Transfusionsroute *f*
输血相关肺损伤 Transfusion-Lungeninsuffizienz, TRALI *f*
输血相关急性肺损伤 Transfusionsbedingtes akutes Lungenversagen *n*
输血相关性移植物抗宿主病 transfusion-assoziierte Graft-versus-Host-Erkrankung *f*
输血相关性移植物抗宿主反应 Transfusion-assoziierte Graft-Versus-Host-Reaktion *f*
输血性疟疾 Transfusionsmalaria *f*
输血医学 Transfusionsmedizin *f*
输血诱发的凝血病 Transfusion-induzierte Koagulopathie *f*
输血诱发性变态反应 Transfusion-induzierte Allergie *f*
输血与血液学研究所 Institut für Bluttransfusion und Hämatologie *n*
输血站 Blutspenderstation *f*
输血针 (Blut-) Transfusionsnadel *f*
输氧 Sauerstoffbehandlung *f*, Sauerstoffzufuhr *f*
输氧管 Nasenkanüle *f*
输液 Infusion *f*
输液泵 Infusionspumpe *f*
输液滴量监视器 Infusionstropfenmonitor *m*
输液管 Infusionsröhre *f*
输液剂 Infusionslösung *f*
输液架 Ständer (od. Stativ *n*) für Infusion *m*
输液胶管冲洗器 Infusionsröhrenirrigator *m*
输液节流夹 Infusionsquetschhahn *m*
输液疗法 Infusionstherapie *f*
输液瓶 Infusionsflasche *f*
输液器 Infusionsgerät *n*
输液器械 Infusionsapparat *m*, Transfusionsausstattung *f*
输液输血用针 Transfusionsnadel *f*
输液微粒 Infusion-Teilchen *n*
输液血注射筒 Transfusionsinjektor *m* Transfusionsspritze *f*
输液装置 Infusionsgerät *n*, Infusionsapparat *m*
输注 Infusion *f*
输注泵 Infusionspumpe *f*
蔬菜 Gemüse *n*
蔬菜日 Gemüsetag *m*, grüner Tag *m*
蔬菜日光皮炎 Gemüse-Sonnendermatitis *f*
蔬食 Gemüsediät *f*

shú 赎熟

赎罪 Sühnung *f*
赎罪性行为 Sühneverhalten *n*
熟的 reif, gekocht, zubereitet, coct (-us, -a, -um)
熟读 Lektüre *f*
熟练 Fähigkeit *f*
熟练测验 Geschicklichkeitstest *m*, Fähigkeitstest *m*
熟练的 geübt, gelernt, geschickt
熟练工人 Facharbeiter *m*
熟练试验 Fähigkeitstest *m*
熟练水平测验 Geschicklichkeitstest *m*

熟虑 Vorsicht *f*, Vernunft *f*, Umsicht *f*
熟石膏 Alabaster(gips) *m*, gebrannter Gips *m*
熟悉 Familiarität *f*, Vertrautheit *f*, Vertraulichkeit *f*
熟悉度 重复 Familiarität *f*
熟悉感 Vertrautheitsgefühl *n*
熟习性假设 Hypothese der Vertrautheit *f*
熟语 idiomatischer Ausdruck *m*, Idiom *n*, Phraseologismus *m*

shǔ 暑属蜀鼠数薯曙

暑假腹泻 Sommerdiarrhoe *f*
暑热病 Sommerfieber *n*
暑热性荨麻疹 Wärmeurtikaria *f*
属 Gattung *f*, Genus *n*, Gruppe *f*
属的 generisch, typhusähnlich
属典型种 generischer Typ *m*
属级的 generisch
属间杂交 Gattungskreuzung *f*
属间杂种细胞 Gattungskreuzung-Hybridzelle *f*
属名 Gattungsname *m*
属模式种 generischer Typ *m*
属性 Attribut *n*, Eigenschaft *f*
属性比较 Attributsvergleich *m*
属性边界 Eigenschaft-Grenze *f*
属性分类 Klassifizierung der Attribute *f*
属性选择 Auswahl von Attributen *f*
属性资料 Attributdatum *n*, Sachdatum *n*
蜀黍红斑 Pellagra *f*
蜀黍疹 durra rash <engl.>
蜀羊泉次碱 Soladulcidin *n*
蜀羊泉次碱四糖甙 Soladulcidintetrosid *n*
蜀羊泉碱 Soladulcin *n*
鼠白血病病毒 Maus-Leukämie-Virus *n*
鼠棒状杆菌 Corynebacterium kutscheri *n*
鼠鞭虫 Trichuris muris *n*
鼠齿钳 Allis* Klemme(od. Zange) *f*
鼠臭味 Rattengeruch *m*
鼠的 murin
鼠痘病毒 Mäusepockenvirus *n*, Ektromelievirus *n*
鼠毒素 murines Toxin *n*
鼠多头绦虫 Multiceps glomeratus *n*
鼠放线菌 Actinomyces muris ratti *m*, Streptobacillusmoniliformis *m*
鼠肺炎 Mäusepneumonitis *f*
鼠肺炎病毒 murines Pneumonievirus *n*
鼠肺炎衣原体 Mäusepneumonitis-Chlamydia *f*
鼠肝炎病毒 Maus-Hepatitis-Virus *m*
鼠弓形体 Toxoplasma gondii *f*
鼠固定器 Rattenhalter *m*
鼠轨迹测定仪 kleine Tieraktivitätsmesser *n*
鼠滚转病 Maus-Rollkrankheit *f*
鼠灰色 Mausgrau *n*
鼠巨细胞病毒 Muromegalovirus *m*
鼠抗眼镜眼皮炎因子 Ratte-Antispektakelaugen-Faktor *m*
鼠科 Muridae *f pl*
鼠科动物 mausartig, murin
鼠类模型 Mausmodell *n*
鼠李 Rhamnus dahurica *f*
鼠李[黄]素 Rhamnetin *n*, β-Rhamnocitrin *n*
鼠李精 Rhamnegin *n*
鼠李科 Rhamnaceae *pl*
鼠李酶 Rhamnase *f*
鼠李柠檬素 Rhamnetin *n*, β-Rhamnocitrin *n*
鼠李属 Rhamnus *f*
鼠李糖 Rhamnose *f*, Isodulzit *n*, Isodulcit *n*
鼠李糖醇 Rhamnitol *n*
鼠李糖甙 Rhamnosid *n*
鼠李糖[基]转移酶 Rhamnosyltransferase *f*
鼠李糖配基 Sorigenin *n*
鼠李泻素 Rhamnoemodin *n*
鼠李子绿色 saftgrün
鼠链球[棘虫] Moniliformis moniliformis *m*
鼠笼 Rattenkäfig *m*
鼠麻风杆菌 Baallus leprae murium *m*, Mycobacteriumleprae murium *m*
鼠螨 Rattenmilbe *f*
鼠螨皮炎 Rattenmilbe-Dermatitis *f*
鼠螨痒病 Rattenmilbe-Krätze *f*
鼠密度 Rattendichte *f*
鼠密度调查 Untersuchung der Rattendichte *f*
鼠脑脊髓炎 Maus-Encephalomyelitis *f*
鼠脑抗原 Mäusehirn-Antigen *n*
鼠脑灭活疫苗 inaktivierte Mäusehirn-Vakzine *f*
鼠疟 Rattenmalaria *f*
鼠蹊 Leiste *f*, Leistenbeuge *f*
鼠钳 Rattenforzeps *f*
鼠曲草[黄]素 Gnaphaliin *n*
鼠肉瘤病毒 Rous*-Sarkom* Virus *n*
鼠乳腺瘤病毒 Maus-Mammatumorvirus *n*
鼠伤寒杆菌 Bacillus typhimurium *m*, Danysz* Bazillus *m*
鼠伤寒沙门杆菌 Salmonella typhimurium *m*
鼠伤寒沙门菌回复突变试验 Rückmutationstest mit Salmonella typhimurium *m*
鼠伤寒[沙门氏]菌 Breslau-Bakterium *n*, Salmonella typhimurium *f*
鼠神经生长因子 Ratte-Nervenwachstumsfaktor *m*
鼠虱 Rattenlaus *f*
鼠嗜血支原体 Ratte-blutrünstige Mycoplasma *f*
鼠属 Rattus *m*, Mus *m*
鼠双微基因 2 MDM2-Gen *n*
鼠髓基质细胞系 Maus-Knochenmark-Stroma Zelllinie *f*
鼠特灵 Norbormid *n*
鼠尾草酚 Carnosol *n*
鼠尾草苷 Salvianin *n*
鼠尾反应 Mäuseschwanzreaktion *f*
鼠尾脉搏测定仪 Rattenschwanz-Pulssensor *m*
鼠尾容积测定仪 Rattenschwanz-Plethysmograph *m*
鼠尾状的 myurus
鼠型斑疹伤寒 murines Fleckfieber *n*, Typhus murinus *m*
鼠性的 murm
鼠亚科 Murinae *f pl*
鼠咬热 Rattenbißfieber *n*, Rattenbißkrankheit *f*
鼠咬热钩端螺旋体 Rattenbissfieber-Leptospirose *f*
鼠咬热关节炎 Rattenbissfieber-Arthritis *f*
鼠咬热密螺旋体 Rattenbissfieber-Treponema *n*
鼠咬热小螺菌 Spirilum minus *n*, Spirochaeta morsusmuris *f*
鼠疫 Pest *f*, Febris pestis *f*
鼠疫巴氏菌素 Pesticin *n*
鼠疫杆菌 Pestbakterium *n*, Pestbazillus *m*, Bacteriumpestis c, Bacillus yersini *m*, Kitasato* Bazillus *m*
鼠疫杆菌异染粒 polare Granula des Bacillus pestis *n pl*
鼠疫菌苗 Pestvakzine *f*, Otten* Impfstoff *m*
鼠疫菌血症 Pestikamie *f*
鼠疫性肺炎 Lungenpest *f*, Pestpneumonie *f*
鼠疫性腹股沟淋巴结炎 Pestbeule *f*, Pestbubo *m*
鼠疫性脑膜炎 meningeale Plage *f*
鼠疫性咽炎 Pestpharyngitis *f*
鼠疫学 Pestologie *f*, Pestologia *f*
鼠疫血清 Pestserum *n*

鼠疫耶尔森菌 False Yersinia pestis *n*
鼠疫耶氏菌疫苗 Yersinia pestis-Impfstoff *m*
鼠疫疫苗 Pestimpfstoff *m*
鼠源性疾病 Nagetier-übertragene Krankheit *f*
鼠蚤 Rattenfloh *m*
数脉 Zählung des Pulses *f*, Pulszählung *f*
数片板 Tablettenzählplatte *f*
数片机 Tablettenzähler *m*
薯瘟锡 Fentinazetat *n*
薯蓣碱 Dioscorin *n*
薯蓣科 Dioscoreaceae *pl*
薯蓣皂甙 Dioscin *n*
薯蓣皂甙元 Diosgenin *n*
曙(伊)红 Eosin *n*

shù 术束树竖数漱

术后便秘 postoperativer Ileus, POI *m*
术后标本检查 postoperative Untersuchung des Präparates *f*
术后并发症 postoperative Komplikation *f*
术后肠套裤 postoperative Invagination (od. Intussuszeption) *f*
术后出血 postoperative Hämorrhagie *f*
术后垂体机能低下 postoperativer Hypopituitarismus *m*
术后胆道镜 postoperatives Choledochoskop *n*
术后的 postoperative
术后癫痫 postoperative Epilepsie *f*
术后肺不张 postoperative Atelektase *f*
术后肺内感染 postoperative Lungeninfektion *f*
术后复发性瓣膜病 postoperative wiedergekehrte Herzklappenerkrankung *f*
术后肝外胆管狭窄 postoperative Striktur der extrahepatischen Gallenwege *f*
术后感染 Infektion nach der Operation *f*
术后呼吸抑制 postoperative Respirationshemmung *f*
术后护理 postoperative Pflege *f*
术后昏迷 postoperatives Koma *n*
术后即装假肢 unmittelbare postoperativen prothetischen Versorgung *f*
术后脊柱感染 postoperative Wirbelsäuleninfektion *f*
术后加强治疗病室 postoperative Intensivstation, SICU *f*
术后经引流管胆管造影 postoperative T Rohr Cholangiographie *f*
术后髋外展矫形器 postoperative Hüftbeugeschiene *f*
术后疗法 Nachbehandlung *f*, postoperative Behandlung *f*
术后颅内感染 postoperative intrakraniale Infektion *f*
术后颅内压力增高 postoperative intrakraniale Drucksteigerung *f*
术后脓胸 postoperatives Empyem *n*
术后评估 postoperative Bewertung *f*
术后气胸 postoperativer Pneumothorax *m*
术后认知功能障碍 postoperative kognitive Dysfunktion *f*
术后肉芽肿 postoperatives Granulom *n*
术后肾动脉狭窄和闭塞 postoperative Nierenarterien-Stenose und Okklusion
术后苏醒延迟 verzögerte postoperative Erholung *f*
术后梭形细胞结节 postoperativer Spindelzellnodulus *m*
术后疼痛 postoperativer Schmerz *m*
术后眼内炎 postoperative Endophthalmitis *f*
术后胰腺炎 postoperative Pankreatitis *f*
术后抑郁状态 postoperative Depression *f*
术后镇痛 postoperative Analgesie *f*
术后支气管肺炎 postoperative Bronchopneumonie *f*
术后支气管镜吸引术 postoperative bronchoskopische Aspiration *f*
术后止(镇)痛 postoperative Analgesie *f*
术后椎间盘炎 postoperative Discitis *f*
术间切口 intraoperative Inzision *f*
术前胆管引流 präoperative biliäre Drainage *f*
术前护理 präoperative Pflege *f*
术前化疗 präoperative Chemotherapie *f*
术前检查 präoperative Untersuchung *f*
术前焦虑 präoperative Angst *f*
术前用药 Prämedikatjon *f*
术前镇静 präoperative Sedierung *f*
术前准备 präoperative Vorbereitung *f*
术前自体血储备 präoperative Eigenblutreserve *f*
术语 Nomenklatur *f*
术中(时)胆道造影术 intraoperative Cholangiographie *f*
术中并发症 intraoperative Komplikationp *f*
术中超声 intraoperative Sonographie *f*
术中出血 intraoperative Blutung *f*
术中出血量 intraoperativer Blutverlust *m*
术中胆道测压术 intraoperative Druckmessung des Gallenwegs *f*
术中胆道镜 intraoperatives Choledochoskop *n*
术中胆道造影 intraoperative Cholangiographie *f*
术中回收式自身输血 intraoperative Autotransfusion *f*
术中监护 intraoperatives Monitoring *n*
术中经T形管胆道造影 intraoperative T-Rohr-Cholangiographie *f*
术中内镜检查[术] intraoperative Endoskopie *f*
术中溶栓 intraoperative Thrombolyse *f*
术中输血 intraoperative Bluttransfusion *f*
术中输液 intraoperative Transfusion *f*
术中死亡率 intraoperative Sterblichkeit *f*, intraoperative Mortalität *f*
术中血管造影 intraoperative Angiographie *f*
术中血液回收 intraoperative Blutrückgewinnung *f*
术中用胆管镜 intraoperative Cholangioskopie *f*
术中知晓 intraoperative Bewusstsein *n*
束 Bündel *n*, Strang *m*, Fasciculus *m*, Trakt *m*
束,道 Tractus *m*
束臂试验 Tourniquet-Probe *f*, Rumpel*-Leede* Test *m*
束颤 Faszikulation *f*
束颤电位 Faszikutionspotential *n*
束带样痛 Gürtelschmerz *m*
束带状感觉 Gürtelgefühl *n*, Zonästhesie *f*
束缚电荷 gebundene Ladung *f*
束缚电子 gebundenes Elektron *n*
束间的 interfaszikulär, interfascicular (-is, -is, -e)
束间少突胶质细胞 interfaszikulärer Oligodendrozyt *m*
束间束 Fasciculus interfascicularis *m*, Schultze* Komman
束间形成层 interfaszikuläres Kambium *n*
束勒感 Zonästhesie *f*
束内的 intrafaszikulär, intrafascicular (-is, -is, -e)
束旁核 Nucleus parafascicularis *m*
束切断术 Traktotomie *f*
束生的 büschelförmig
束丝 Synema *f*
束外形成层 extrafaszikuläres Kambium *n*
束细胞 Strangzellen *f pl*, Cellulae funiculares *f pl*
束性动眼神经麻痹 faszikuläre Lähmung der Okulomotoriusnerven *f*
束支 Schenkel *m*
束支传导阻滞 Schenkelblock *m*
束支性传导 Schenkelleitung *f*
束支以下的传导通路 Faszikel *m*
束支阻滞 Schenkelblock *m*
束状 Faszikelform *m*
束状带(层) Zona fasciculata *f*

束状担子 faszikuläre Basidie *f*
束状的 faszikulär, fascicular(-is, -is, -e)
束状骨 Faserknochen *m*
束状回 Gyrus fasciolaris *m*, Fascia cinerea *f*
束状角膜炎 Gefäßbändchenkeratitis *f*, Keratitis fascicularis (s. fasciculosa) *f*
树胶 Gummi *n*, Balsamm
树胶滴瓶 Gummiarabikum-Tropfflasche *f*
树胶溶液 Gummilösung *f*
树胶树脂 Gummiharz *n*
树胶样肿 Gumma syphiliticum *n*, Syphilom *n*
树胶肿 Gummiknoten *m*, Syphilom *n*, Gummigeschwulstf, Gumma *n*
树胶肿的 gummös
树胶肿性梅毒 Syphilis gummosa *f*
树胶肿样淋巴管炎 gummöse Lymphangitis *f*
树胶状的 gummiartig
树皮或表皮上生的 dermatogen
树皮上的 epiphloeodisch
树皮状的 phloeodisch
树鼩 Spitzhörnchen *n*
树-树突触 dendrodendritische Synapse *f*
树体突触 dendrosomatische Synapse *f*
树突 Dendrit *m*
树突刺 Dendritenstachel *m*
树突电位 Dendritenpotential *n*
树突构筑 Dendroarchitektur *f*
树突棘 Dendritenstachel *m*
树突细胞疫苗 dendritische Zellvakzine *f*
树突型神经元 isodendritische Neuronen *n pl*
树突样上皮细胞 dendritische Epithelzelle *f*
树突运输 Dendritentransport *m*
树突状上皮细胞 dendritische epidermale Zelle *f*
树突状细胞 dentritische Zelle *f*, Dendritenzelle *f*
树突状细胞肉瘤 dendritisches Zell-Sarkom *n*
树形图 Baumdiagramm *n*
树芽征 tree-in-bud Zeichen *n*
树样分支的 arbore(-us, -a, -um), arborescens
树液 Sappe *f*
树枝状的 dendritisch, dendritic(-us, -a, -um), arbore(-us, -a, -um), arborescens, baumartig
树枝状角膜炎 Keratitis arborescens *f*
树枝状雷击伤 dendritischer Blitzeinschlag *m*
树枝状算法 dendritischer Algorithmus *m*
树枝状突起 dendritischer Processus *m*
树枝状纹 Arborisations streifen *m*
树枝状细胞 dendritische Zelle *f*
树脂 Harzn, Resina *f*
树脂螯合剂 Harz-Chelatbildner *m*
树脂醇 Harzalkohole *m pl*, Resinole *n pl*
树脂醇苷 Resinol-Glykosid *n*
树脂导管 Harzgang *m*, Harzröhre *f*
树脂道(管) Harzkanal *m*
树脂的 harzig, harzählich
树脂非离子吸附法 nichtionische Harzabsorptionsmethode *f*
树脂隔离物 Harzisolierstoff *m*, Harzisoliermaterial *n*
树脂固位件 plastische Retention *f*
树脂盒 Harzkasten *m*
树脂化 Harzen *n*, Verharzen *n*, Verharzung *f*
树脂交换柱 Harzaustauscherkolonne *f*
树脂聚合器 Harz-Polymerisationseinheiten *f pl*
树脂桥体 Resina-Pontik *m*, resin bridge pontics <engl.>
树脂鞣醇 Resinotannole *n pl*
树脂乳牙 Harzmilchzahne *m pl*
树脂砂片 Harzkarborundschleifscheibe *f*
125I-I3 树脂摄取试验 125I-I3-Harz-Aufnehme-Prüfung *f*
ABS 树脂食品卫生 Lebensmittelhygiene des ABS-Harzes *f*
AS 树脂食品卫生 Lebensmittelhygiene des AS-Harzes *f*
树脂水泥 Harzzementen *pl*
树脂酸 Harzsäuren *f pl*, Resinosäuren *f pl*
树脂酸盐 Resinate *n pl*
树脂套冠 Harzkrone *f*
树脂型酸 Harzsäuren *f pl*, Resinosäuren *f pl*
树脂性的 harzig
树脂牙面 Harzfläche des Zahns *f*
树脂样的 harzähnlich, harzartig, harzig, harzicht
树状的 dendriform(-is, -is, -e), baumartig, baumähnlich, baumförmig
树状结构 Laube *f*
树状毛 baumartiges (od. baumähnliches) Haar *n*
树[状]突 Dendrit *m*
树状突周的 peridendritisch
树状细胞 dendritische Zelle *f*, Dendritenzelle *f*
竖脊肌 Musculus erector spinae *m*
竖[立]毛 Piloerektion *f*, Aufrichten der Haare *n*, erektiles Haar *n*, Piloarrektion *f*
竖毛反射 Pilomotorenreflex *m*, Gänsehautreflex *m*
竖毛反应 Pilomotorenreaktion *f*
数 Zahl *f*
数/模转换器 D/A-Wandler, ADC *m*
数[量平]均分子量 Durchschnittszahlmolekulargewicht *n*
数代遗传 Kopplung *f*
数据 Information *f*, Datum *n*
数据安全监视器 Datensicherheitsmonitor *m*
数据逼近 Datennäherung *f*
数据变换 Datenaustausch *m*
数据采集和分析 Datenerfassung und-analyse
数据处理 Datenbehandlung *f*, Datenverarbeitung *f*
数据处理中心 Datenverarbeitungszentrum *n*
数据处理装置 Datenverarbeitungssystem *n*, Datenverarbeitungseinheit *f*
数据点密度 Dichte von Datenpunkten *f*
数据分配器 Demultiplexer *m*
数据关联 Data-Association *f*
数据核查 Datenprüfung *f*
数据获取(采集) Datenerfassung *f*
数据集 Datenpakete *n Pl*
数据记录器 Datenrekorder *m*, Datenlogger *m*, Datenregistriergerät *n*
数据建模 Datenmodellierung *f*
数据解释 Interpretation der Daten *f*
数据库 Datenbank *f*, Datenbibliothek *f*, Datenbasis *f*
数据来源 Datenquelle *f*
数据量化分析 quantitative Datenanalyse *f*
数据驱动 datengetrieben.
数据容量 Datenkapazität *f*
数据筛选 Daten-Screening *f*
数据视频监测 digitale Videoüberwachung *f*
数据输出 Datenausgabe *f*
数据数字计算机 digitaler Datenverarbeiter *m*
数据缩减 Datenreduktion *f*
数据挖掘 Data-Mining *f*
数据[信息]存储 Datenspeicherung *f*
数据选择器 Multiplexor *m*
数据有效性 Datengültigkeit *f*
数据[自动]记录 Datenprotokollierung *f*
数理思维 mathematischer Gedanke *m*
数理统计 mathematische Statistik *f*

数量 Quantität *f*, Quantum *n*
数量(量值)估计 Magnitude Estimation *f*
数量分组 numerische Gruppierung *f*
数量估计法 Magnitude-Schätzungsmethode *f*
数量畸变 quantitative Aberration *f*
数量级 Größenordnung *f*
数量显示 quantitative Anzeige *f*
数量消长 Quantitätsvarianz *f*
数量性状 quantitativer Charakter *m*
数量性状基因座 Region eines quantitativen Merkmals *f*
数量遗传 quantitative Vererbung *f*
数量遗传学 quantitative Genetik *f*
数列修匀 Glättung der Zahlenreihe (od. Zahlenfolge) *f*
数码(字)成像 digitale Bildgebung *f*
数码(字)显示器 digitale Anzeige *f*
数码式仪表 digitales Instrument *m*
数码相机 Digitalkamera *f*
数模转换器 Digital-Analog-Konverter, DAC *m*
数目胜过 übertreffen
数学分测验 Mathematik-Untertest *m*
数学流行病学 mathematische Epidemiologie *f*
数学模式 mathematisches Modell *n*
数学期望 mathematische Erwartung *f*
数学生物学 mathematische Biologie *f*
数学心理学 mathematische Psychologie *f*
数学信息显示系统 digitales Informationsdarstellung-System *n*
数学形态学 mathematische Morphologie der Mathematik *f*
数学演绎法 mathematisch-deduktive Methode *f*
数学药理学 mathematische Pharmakologie *f*
数值 numerischer Wert *m*
数值变量 numerische Variable *f*
数值变量分类 Kategorisierung von numerischen Variablen *f*
数值动态模拟 numerische dynamische Simulation (od. Nachbildung) *f*
数值范围 numerischer Bereich *m*
数值仿真(模拟) numerische Simulation *f*
数值分类法 zahlenmäßige klassifikation *f*, numerischetaxonomische Technik *f*, numerische Klassifikation *f*
数值分类学 numerische Taxonomie *f*
数值分析 numerische Analyse *f*
数值孔径 numerische Apertur *f*
数值模拟 Numerische Simulation *f*
数值数据 numerisches Datum *n*
数字 Ziffer *f*, Zahl *f*, Nummer *f*
数字 X 射线 digitaler Röntgenstrahl *m*
数字 X 线成像 digitale Radiologie, DR *f*
数字 X 线射线摄影术 digitale Radiographie *f*
数字比较器 Digitalvergleicher *m*
数字编码 numerische Codierung *f*, Digitalkodierung *f*, Ziffercode *m*
数字编码器 Digitalkodierer *m*
数字编码压力计 digitales Programm-Manometer *n*
数字差分计算机 digitaler Differentialcomputer *m*
数字超声心动图 digitales Echokardiogramm *n*
数字存储示波器 digitales Speicheroszilloskop *n*
数字打印顶载式天平 Digitaldruckstopladenwaage *f*
数字打印分析天平 Analysenwaage mit Digitaldrucker *f*
数字的 digital, numerisch
数字电路 又称数字化乳腺摄影 Digitalschaltung *f*
数字电子计算机 digitaler Elektronenrechner *m*
数字定级法 numerische Rating-Skala *f*, NRS *f*
数字多用表 Digital-Multimeter *n*
数字放疗模型 digitales Radiomodell *n*
数字放射摄影 digitale Radiographie *f*
数字放射线照相术 digitale Radiographie *f*
数字放射学 digitale Radiologie *f*
数字分光光度计 digitales Spektrophotometer *n*
数字符号测验 Digitalsymboltest *m*
数字符号替换测验 Digit-Symbol-Substitution-Test *m*
数字辐射模型 Digital-Strahlungmodell *n*
数字功率表 digitales Leistungsmesser *n*
数字广度测验 Digitalspannweitenprüfung *f*, digital spantest <engl.>
数字恒温器 Digital-Thermostat *m*
数字化 Digitalisierung *f*
数字化可视人 digitaler sichtbarer Mensch *m*
数字化乳腺摄影 又称数字化钼靶片 digitale Mammographie *f*
数字化生理人 digitale Physiologemenschen *m pl*
数字化物理人 digitaler physikalischer Mensch *m*
数字化仪 Digitizer *m*
数字化照相术 digitalisierte Fotografie *f*
数字基因表达谱 digitales Genexpressionsprofil *n*
数字计 digitales pH-Meter *n*
数字计算机 Digitalrechnenmaschine *f*, Zifferrechengerät *n*, Digitalrechner *m*, Ziffernrechner *m*
数字记录器 Digitalrekorder *m*
数字减影脑血管造影检查 digitaler Subtraktionsangiographie-Test *m*
数字减影颞下颌关节造影 digitale Subtraktionsarthrographie des Temporomandibulargelenks *f*
数字减影术 digitale Subtraktionstechnik *f*
数字减影涎腺造影 digitale Subtraktionssialographie *f*
数字减影血管造影 digitale Subtraktionsangiographie *f*, DSA
数字减影血管造影线机 digitale Subtraktionsangiografie-Einheit *f*, DSA
数字减影荧光照相术 digitale Subtraktionfluorographie *f*
数字建模法 numerische Modellierung *f*
数字交流转换装置 digitaler Wechselstrom *m*
数字解剖学模型 digitales Anatomiemodell *n*
数字解剖学图谱 digitaler Anatomieatlas *m*
数字控制计算机 digitaler Kontrollrechner *m*
数字滤波 digitale Filterung *f*
数字滤波器 Digitalfilter *m*
数字 - 模拟转换器 Digital-Analog-Umsetzer *m*
数字模式 digitales Modell *n*
数字脑 Digitalegehirn *n*
数字能力 Nummer-Fazilität *f*, numerische Fähigkeit *f*
数字欧姆表 Digital-Ohmmeter *n*
数字偏振计 digitales Polarimeter *m*
数字频率表 digitaler Frequenzmesser *m*
数字频率计 digitaler Frequenzmesser *m*
数字评定量表 numerische Ratingskala *f*, NRS
数字评定系统 numerisches Ratingsystem *n*
数字签名 digitale Signatur *f*
数字人 Digitalmensch *m*
数字扫描变换 digitale Abtastumwandlung, DSC *f*
数字扫描转换器 Digital-Abtastwandler *m*
数字时基校正器 digitale Zeitbasiskorrektureinrichtung *f*
数字式参数显示干扰电疗机 digitaler Interferenzstromtherapie-Apparat *m*
数字式测风仪 Digital-Anemometer *n*
数字式测量显微镜 digitales Messmikroskop *n*
数字式电子定时器 digitaler elektronischer Zeitgeber *m*
数字式定时器 digitaler Zeitgeber (od. Zeitmesser) *m*
数字式离子计 digitaler Ionenaktivitätsmeter *m*
数字式卤素分析仪 digitaler Halogen-Analysator *m*
数字式频率分析仪 digitaler Frequenzanalysator *m*
数字式气压计 Digital-Barometer *n*

数字式石英电子手表 digitale elektronische Quarz-Armbanduhr *f*
数字式石英电子钟 digitale elektronische Quarzuhr *f*
数字式酸度计 digitales pH/mV-Meter *n*
数字式袖珍风速表 digitales Taschenanemometer *n*
数字式照度计 digitaler Belichtungsmesser *m*
数字酸碱度计(数字 pH 计) digitales pH-Meter *n*
数字特技效果发生器 digitaler Spezialeffekt-Generator *m*
数字体温计 digitales Thermometer *n*
数字调节器 digitaler Regulator *m*
数字听觉器官 Digitalehörorgan *n*
数字通信测量仪器 digitaler Kommunikationstester *m*
数字图像 digitalisiertes Bild *n*
数字图像处理 digitale Bildverarbeitung *f*
数字图像数据 Digitalbilddaten *n pl*
数字万用表 Digitalmultimeter *n*
数字微流体 digitaler Tropfen *m*
数字温度计 Digitalthermometer *n*
数字系统 Zahlensystem *n*
数字显示 Digitalanzeige *f*
数字显示听力计 digitales Audiometer *n*
数字显示紫外分光光度计 digitales Ultraviolettspektrophotometer *n*
数字线摄影 digitale Radiografie *f*, DR
数字相位表 digitaler Phasenmesser *m*
数字信号处理板 digitales Signal-Panel *n*
数字信号处理器 digitaler Signalprozessor (DSP) *m*
数字信息显示系统 Digitalinformationsdarstellung-System *n*
数字血管成像 digitale Gefäßdarstellung *f*
数字血管剪影术 digitale Subtraktionsangiographie *f*
数字仪表及装置 digitales Instrument und Gerät
数字荧光成像 digitale Fluorographie *f*
数字荧光镜检查 digitale Durchleuchtung *f*, DF *f*
数字指示灯 digitale Anzeigelampe *f*
数字转换器 Digiverter *m*, Digitalumsetzer *m*
数字资料 Digitaldaten *n pl*
漱口 Gurgeln *n*
漱口剂(药) Mundwasser *n*, Gargarisma *f*

SHUA 刷

shuā 刷

刷擦 Bürsten
刷屏显示 Refresh-Bildschirm *m*
刷取 Bürsten
刷拭活检 Bürstenbiopsie *f*
刷细胞 Pinselzelle *f*
刷型 Bürstentyp *m*
刷牙 Putzen der Zähne *n*
刷缘膜 Bürstensaummenbran *f*
刷状擦伤 Bürstenabrieb *m*
刷状细胞 Bürstenzelle *f*
刷状缘 Bürstensaum *m*, Bürstenbesatz *m*
刷状缘膜囊 Bürstensaummembranvesikel *n*
刷子 Pinsel *m*

SHUAI 衰摔甩

shuāi 衰摔

衰变 Zerfall *m*
α-衰变 Alpha-Zerfall *m*, α-Zerfall *m*
β-衰变 Beta-Zerfall *m*, β-Zerfall *m*
γ-衰变 Gamma-Zerfall *m*, γ-Zerfall *m*
衰变产物 Zerfallsprodukt *n*
衰变常量 Zerfallskonstante *f*
衰变常数 Zerfallskonstante *f*
衰变定律 Zerfallsgesetz *n*
衰变方式 Zerfallsmode *f*
衰变激活因子 Zerfall-Aktivierungsfaktor *m*
衰变加速因子 Zerfall-Beschleunigungsfaktor *m*
衰变链 Zerfallskette *f*
衰变能 Zerfallsenergie *f*
衰变期 Zellfallsperiode *f*
衰变时间 Zerfall(s)zeit *f*, Abklingzeit *f*
衰变因数 Zerfallsfaktor *m*, Dämpfungsfaktor *m*
衰减 Abschwächung *f*, Schwächung *f*, Dämpfung *f*
衰减,减弱,稀释 dämpfen v
衰减测定装置 Dämpfungsmeßinrichtung *f*
衰减测量装置 Dämpfungsmessgerät *n*
衰减常数 Abkling(ungs)konstante *f*
衰减的家族性腺瘤样息肉病 abgeschwächte familiäre adenomatöse Polyposis *f*
衰减距离 Dämpfungslänge *f*
衰减模型 Dämpfungsmodell *n*
衰减器 Attenuator *m*, Abschwächer *m*
衰减曲线 Abklingkurve *f*, Abklingungskurve *f*, Schwächungskurve *f*
衰减系数 Schwächungskoeffizient *m*
衰减长度 Schwächungslänge *f*, Abklingungslänge *f*
衰竭 Versagenszustand *m*, Siechtum *n*, Marasmus *m*, Erschöpfung *f*
衰竭的 erschöpft
衰竭阶段 Erschöpfungsphase *f*
衰竭期 Erschöpfungsphase *f*
衰竭性精神病 Erschöpfungspsychose *f*
衰竭性木僵 Erschöpfungsstupor *m*
衰竭性谵妄 Erschöpfungsdelirium *n*
衰竭[状态] Versagungsgustand *m*, Prostration *f*
衰竭综合征 Prostrationssyndrom *n*
衰老 Vergreisung *f*, Alterung *f*, Senilitas *f*, Senilität *f*, Senium *n*
衰老 或称"老化" Seneszenz *f*
衰老斑 senile Plaque *f*, Plaque der Senilität *f*
衰老现象 Senilismus *m*
衰老性记忆下降 Rückgang der Gedächtnisleistung beim Älterwerden *f*
衰老性退缩行为 regressives Verhalten beim Älterwerden *n*
衰老性脱氧核糖核酸毁损 DNA-Schaden beim Älterwerden *m*
衰老性性行为 Sexualverhalten beim Älterwerden *n*
衰老性智力衰退 geistiger Verfall beim Älterwerden *m*
衰老者 kindlich gewordener Greis *m*, dotard <engl.>
衰落 Niedergang *m*, Verschlechterung *f*
衰弱 Schwäche *f*, Kraftlosigkeit *f*, Hinfälligkeit *f*, Leptosomie *f*, Asthenie *f*
衰弱的 asthenisch, abgelebt, gebrechlich, dekrepid
衰弱期(恶病质) Kachexie *f*
衰弱型 asthenischer Typ(us) *m*
衰弱型病态人格 psychopathische Personalität (od. Persönlichkeit) von asthenischen Typ(us) *f*
衰弱性发热 asthenisches Fieber *n*, Febris asthenica *f*
衰弱综合征 asthenisches Syndrom *n*
衰退 Involution *f*, Dämpfung *f*, Degeneration *f*, Verschlechterung *f*
衰退期 Involutionsperiode *f*
衰退期神经官能症 Involutionspsychose *f*
衰退期妄想狂状态 Zustand der Involutionsparanoia *m*
衰退期歇斯底里 involutionäre Hysterie *f*
衰退肾小球 Obsoleszenzglomerulus *m*
衰亡期 Rückgangsphase *f*
摔倒 taumeln
摔跌伤 Taumeln-Verletzung *f*
摔伤 Taumelverletzung *f*

shuǎi 甩

甩鞭伤 Schleudertrauma *n*
甩打 flügelschlagen
甩打伤 flügelschlagende Verletzung *f*
甩平式转头 ausschwenkbarer Rotor *m*, zurückschwenkbarer Rotor *m*

SHUAN 闩栓

shuān 闩栓

闩 Obex *m*, Riegel *m*
栓剂 Zäpfchen *n*, Suppositorium *n*
栓剂变形测定器 Suppositoriendeformationsprüfer *m*
栓剂变形测定仪 Suppositoriendeformationsprüfer *m*
栓剂基质 Suppositoriengrundmasse *n pl*
栓剂软化点测定器 Prüfer des Suppositorienerweichungspunktes *m*
栓剂调制器 Suppositoriengerät *n*
栓剂液化时间测定器 Prüfer der Suppositorienverflüssigungszeit *m*
栓内层 Phelloderm *n*
栓塞 Embolie *f*, Embolia *f*
栓塞,脂肪 False Fettembolie *f*
栓塞的多普勒检查 Doppler-Detektion von Embolisation *f*
栓塞后综合征 postembolisches Syndrom *n*
栓塞化疗 Chemoembolie-Therapie *f*
栓塞剂 Embolisationsmittel *n*
栓塞气体 embolisches Gas *n*
栓塞性动脉瘤 embolisches Aneurysma *n*
栓塞性肺脓肿 embolischer Lungenabszeß *f*
栓塞性肺炎 embolische Pneumonie *f*
栓塞性骨损伤 embolische Knochenläsion *f*
栓塞性坏疽 embolische(s) Gangrän *f/n*
栓塞性坏死 embolische Nekrose *f*
栓塞性眶静脉炎 intraorbitale Thrombophlebitis *f*
栓塞性脉管炎 Thrombangiitis *f*
栓塞性脓肿 embolischer Abszeß *m*
栓塞性肾小球肾炎 embolische Glomerulonephritis *f*
栓塞性肾炎 embolische Nephritis *f*
栓塞性小结 embolisches Knötchen *n*
栓塞性小腿溃疡 thrombotischer Ulcus cruris *m*
栓塞症 embolische Erkrankung *f*
栓塞治疗 Emboliebehandlung *f*
栓细胞 Zapfenzelle *f*
栓(楔)状核 Pfropfkern *m*, Nucleus emboliformis *m*
栓状核 Nucleus emboliformis *m*
栓子 Pfropf *m*, Blutpfropf *m*, Gefäßpfropf *m*, Embolus *m*
栓子的 embolisch, embolic(-us,-a,-um)
栓子机化 Organisation des Embolus *f*
栓子所致点状出血 petechiale Blutungen aus Embolien *f pl*
栓子性梗死 embolischer Infarkt *m*
栓子血症 Embolämie *f*, Embolaemia *f*
栓子状的 emboloid, emboliform(-is,-is,-e)

SHUANG 双霜爽

shuāng 双霜

双氨吖啶 Proflavin *n*
双氨吖啶二盐酸盐 Proflavindihydrochlorid *n*
双胺丙酰胺 Diampromid *n*
双胺嘧啶 Diaminopyrimidin *n*
双凹夹 Bikonkavklemme *f*, bikonkave Klemme *f*
双凹面透镜 Bikonkavlinse *f*, bikonkave Linse *f*
双凹盘形 bikonkave Scheibe *f*
双白蛋白血 Bisalbuminämie *f*
双半乳糖甘油二酯 Digalactosyldiglycerid *n*
双瓣直肠窥器 Trélat* Spekulum *n*
双棒 Doppelstrich *m*
双孢子的 zweisporig
双胞孢子 Doppelporen *f pl*
双胞的 zweisporig
双胞胎 Zwillingem *pl*
双倍浓 doppelte Stärke *f*
双倍期 Diplophase *f*
双倍体 Diploid *n*
双苯丙胺 Prenylaminum *n*, Phenpropaminum *n*
双苯氮革 Azapetin *n*
双苯丁胺 Terodilin(um) *n*
双苯克冠胺 Mepramidil(um) *n*
双苯硫脲 Thiambutosin *n*
双苯杀鼠酮 Diphacin *n*
双苯乙硫酯 Tifenamil(um) *n*, Thiphenamil *n*
双苯乙内酰脲 Diphenylhydantoin *n*
双鼻[畸形] Doppelnase *f*, Rhinodymie *f*, Dirhinie *f*, Dirhinus *m*, Dirhynus *m*
双鼻侧偏盲 binasale Hemianopsie *f*
双鼻腔 Doppelnasenhöhle *f*
双鼻腔的 dirhinal(-is,-is,-e)
α,α' 双吡啶 α,α'-Dipyridyl *n*
双笔记录仪 Zweischreibzeugrekorder *m*
双臂卡环 Doppelarmklammer *f*
双边的 doppelseitig
双边相互作用 Doppelblindinteraktion *f*
双边形钙化 Doppel-Kontur-Kalzifikation *f*
双边缘的 zweischneidig
双鞭阿米巴属 Dimastigamoeba *f*
双鞭变形虫属 Dimastigamoeba *f*
双鞭藻黄质 Dinoxanthin *n*
双苄基异喹啉 Bisbenzylisoquinolin *n*
双变包的 amphichromatisch, amphichromatic(-us,-a,-um)
双变最正态总体 bivariabele Normalpopulation *f*
双标记 Doppelmarkierung *f*
双标记法 Doppelmarkierungsmethode *f*
双标记放射自显影 doppelmarkierte Autoradiographie *f*
双表达载体 Doppel-Expressionsvektor *m*
双髌骨综合征 Double- Patella-Syndrom *n*
双丙吡胺 Disopyramid *n*
双丙酮醇 Diacetonalkohol *m*
双波长分光光度法 Zweiwellenlängen Spektrophotometrie *f*
双槽类 Dibothridiata *n pl*
双槽头绦虫病 Diphyllobothriase *f*, Diphyllobothriasis *f*
双槽蚴病 Sparganose *f*
双侧唇裂 bilaterale Spaltlippe *f*, beid(er)seitige Lippenspalte *f*
双侧唇裂修复术 Reparatur der bilateralen Lippenspalten *f*
双侧的 beiderseitig, doppelseitig, bilateral(-is,-is,-e)
双侧额部减压术 bilaterale frontale Dekompression *f*
双侧恶性突眼[症] bilateraler maligner Exophthalmus *m*
双侧腭裂 bilateralen Gaumenspalte *f*
双侧肺门阴影异常搏动 Hilustanz *m*
双侧分支阻滞 doppelseitiger Schenkelblock *m*
双侧肝胆管空肠吻合术 bilaterale cholangiojejunostomie des Gallengangs *f*
双侧睾丸切除术 bilaterale Orchiektomie *f*
双侧睾丸未降 bilateraler Maldescensus testis *m*
双侧割口式二尖瓣分离手术 beiderseits schneidende mitrale Kommissurotomie *f*
双侧股骨头缺血性坏死 bilaterale Femurkopfnekrose *f*

双侧寰枢椎间关节融合术 bilaterale atlantoaxiale intervertebrale Gelenksfusion *f*
双侧脊椎间关节脱位 bilaterale Wirbelsäule-Dislokation *f*
双侧加盖植骨术 bilaterales gestempeltes Knochentransplantat *n*
双侧甲状软骨切开术 bilateraie Thyreotomie *f*
双侧检验 zweiseitiger Test *m*
双侧减张缝［合］术 bilaterale Entspannungsnaht *f*
双侧开胸 bilaterale Thorakotomie *f*
双侧开胸横断胸骨切口 bilaterale transversale Thorakosternotomie *f*
双侧卵巢楔形切除术 bilaterale Ovarialkeilexzision *f*, bilaterale keilförmige Oophorektomie *f*
双侧面瘫 Diplegia facialis *f*
双侧颞叶切除行为综合征 Klüver-Bucy-Syndrom *n*
双侧颞叶切除综合征 Temporallappensyndrom *n*, Klüver*-Bucy*(-Terzian*) Syndrom *n*
双侧乳腺癌 bilateraler Brustkrebs *m*
双侧疝带 Doppelbruchband *n*
双侧上腔静脉缺如 Fehlen der bilateralen oberen Hohlvenen *n*
双侧肾不发育综合征 False bilaterale Nierenagenesie *f*
双侧手足徐动症 bilaterale Athetose *f*
双侧输尿管梗阻 bilaterale Ureterobstruktion *f*
双侧束支传导阻滞 zweiseitiger Schenkelblock *m*
双侧顺行脑灌注 bilaterale antegrade Hirnperfusion *f*
双侧瘫痪 Diplegie *f*
双侧贴附植骨术 bilaterales befestigtes Knochentransplantat *n*
双侧听神经纤维瘤 bilaterales akustisches Neurofibrom *f*
双侧脱位 zweiseitige Luxation *f*
双侧完全腭裂 doppelseitige komplete Gaumenspalte *f*
双侧心界扩大 doppelseitige Herzvergrößerung *f*
双侧心室肥大 bilaterale Kammerhypertrophie (od. Ventrikelhypertrophie) *f*
双侧型真两性畸形 Hermaphroditimus verus bilateralis *m*
双侧性的 doppelseitig, bilateral, beiderseitig, zweiseitig
双侧性喉麻痹 zweiseitige Kehlkopflähmung *f*, bilaterale Laryngoparalyse *f*
双侧［性］偏盲 bilaterale Hemianopsie *f*
双侧性肾不发育综合征 bilaterale Nierenaplasie *f*
双侧性阵发性慢波 bilaterale paroxysmale langsame Welle *f*
双侧龈乳头复位翻瓣术 doppelpapilläre Gingivoplastik *f*
双侧支气管［内］麻醉 bilaterale endobronchiale Anästhesie *f*
双层金属片 Bimetallstreifen *m*
双层菌幕 Doppelschleier *m*
双层滤料滤池 Filterbett der doppelten Deckmaterialien *n*
双层免疫荧光技术 Doppelschicht-Immunfluoreszenz *f*
双层膜 bilaminare (od. zweischichtige) Membran *f*
双层折式产床 doppelstock-(auf-) klappbares Geburtsbett *n*
双叉悬壅垂 Uvulaspalte *f*, Uvula bifida *f*
双插管窥镜 Doppelkatheterungsendoskop *n*
双齿子宫钳 zweizinkige Uteruszange *f*
双翅目 Zweiflügler *pl*, Diptera *pl*
双翅目的 zweiflügelig
双翅目昆虫叮咬 Zweiflügler-Biss *m*
双稠吡咯碱 Pyrrolizidinalkaloid *n*
双床房间 Suite mit zwei Schlafzimmern *f*
双唇畸形 Doppellippe *f*
双唇［症］ Doppellippe *f*
双雌交配 Parthenomixis *f*
双雌受精 Digynie *f*
双醋酚丁 Diphesatinum *n*, Bisatin *n*, Oxyphenisatin(um) *n*, Diazetyldiphenolisatin *n*
双醋炔诺醇 ÄAthynodioldiacetat *n*
双醋炔诺酮 Ethynodioldiacetat *n*
双大黄酸 Dirhein *n*
双胆囊 Doppelgallenblase *f*
双道液体闪烁计数器 Dual-Channel-Flüssigszintillationszähler *m*
双等位基因 biallelisches Gen *n*
双等位基因标记 biallelischer Genmarker *m*
双滴虫目 Diplomonadida *pl.*
双蒂桥式皮瓣 Brückenlappen *m*
双碘方 Dijodoform *n*
双碘喹啉 Dijodoquin *n*, Dijodoxichinolinum *n*
双碘酪氨酸 Dijodtyrosin *n*
双碘羟基喹啉 Diodoquin *n*, Dijodohydroxychinolin(um) *n*
双电层 elektrische Doppelschicht *f*
双丁环腺苷酸 dibutyl-cAMP <engl>
双丁酰环磷酸腺苷 dibutyryl-zyklisches Adenosinmonophosphat *n*
双顶间径 Diameter biparietalis *m*
双顶径 parietaler Durchmesser *m*
双顶驼峰 zweispitziger Höcker *m*
双动电流 diadynamischer Strom *m*
双端腹部牵开器 Doppelendenbauchdeckenhaken *m*, Roux* Hakenm
双端固定桥 starre feste Brücke *f*
双短强直刺激 Double-Burst- Stimulation *f*
2,2-双对苯酚丙烷 2,2-bis-p-Hydroxyphenyl-Propan *n*
双对氯苯基二氯乙烷 Dichlordiphenyldichlorethan *n*
双对氯苯基三氯甲烷 Dichlordiphenyltrichlorethan, DDT *n*
双对氯苯基三氯乙烷 Dichlordiphenyltrichlorethan, DDT *n*
双对氯苯基乙烯 Dichlordiphenylethylen, DDE *n*
双对数 doppelt logarithmisch *pl*
双儿茶精 Dicatechin *n*
双耳的 biaural, binaurikulär, binaural (-is, -is, -e)
双耳分听 dichotischen Anhörung *f*, dichotisches Hören *n*
双耳间强度差 interaurale Intensitätsdifferenz *f*
双耳间时间差 interaurale Zeitdifferenz *f*
双耳交替响度平衡试验 Nachweis des Lautheit-Ausgleiches zwischen beiden Ohren *m*
双耳交替响度平衡试验法 ABLB-Test *m*
双耳同时冷热试验 gleichzeitiger binauraler bithermischer kalorischer Test *m*
双耳同温灌注试验 gleichzeitiger binauraler bithermischer Test *m*
双耳(筒)听诊器 Schlauchstethoskop *n*, binaurikuläres Stethoskop *n*
双二乙氨乙［基］芴酮 Tilorone <engl>
双方 Diade *f*
双房的 bilokulär, bilocular (-is, -is, -e)
双房肥大 kombinierte atriale Hypertrophie *f*
双房扩大 kombinierte atriale Vergrößerung *f*
双房子宫 bilokulärer Uterus *m*, Uterus bilocularis (s.bipartitus) *m*
双肺分别通气 unabhängige Lungenventilation *f*, differentielle Lungenventilation *f*
双分解 doppelte Umsetzung *f*, Doppelzersetzung *f*
双分泌性细胞 dualsekretorischen Zelle *f*
双分泌性肿瘤 amphikriner Tumor *m*
双分子层 bimolekulare Schicht *f*
双分子的 bimolekular
双分子反应 bimolekulare Reaktion *f*
双分子碱性水解 bimolekulare basische Hydrolyse *f*
双分子历(进)程 bimolekularer Mechanismus *m*
双分子酸催化水解 bimolekulare sauere katalysierte Hydrolyse *f*
双分子消除 bimolekulare Elimination *f*
双酚 A Bisphenol A, BPA *n*
双份录入 doppelte Buchführung *f*
双峰 Zweigipfel *m*
双峰的 zweigipflig, bimodal
双峰分布 zweigipflige Verteilung *f*

双峰稽留热 zweigipfeliges kontinuierliches Fieber *n*
双峰形的 dikrot
双峰[型]P 波 P-biatriale, P-cardiale
双氟可龙(二氟米松) Diflucortolon *n*(皮质激素类药)
W,W'-双氟烷基醚 W,W'-Difluoralkyl-Äther *m*
双负反馈系统 double negatives Feedback-System *n*
双复磷 Toxogonin *n*
双杆菌 Diplobacillus *m*, Diplobakterie *f*
双杆菌的 diplobazillär diplobacillar(-is, -is, -e)
双隔贫属 Dimeriellopsis *m*
双铬酸钾 Kaliumdichromat *n*
双功超声 Duplexsonographie *f*
双功能螯合剂 bifunktioneller Chelatbildner *m*
双功能抗体 bifunktioneller Antikörper *m*
双功能抗原 bifunktionelles Antigen *n*
双功能试剂 bifunktionelles Agens *n*
双功能氧化酶 bifunktionelle Oxidase *f*
双宫颈 Doppelzervix *f*
双共振 Doppelresonanz *f*
双钩 Doppelhaken *m*
双股的 doppelsträngig
双股核糖核酸病毒 doppelsträngiges RNA-Virus *n*
双股核栅核酸病毒 Doppelstrang-RNS-Virus *n*, doppelsträngiges RNS-Virus *n*
双股螺旋 Zweistranghelix *f*
双股螺旋形神经丝 paariges helikales Filament *n*
双股噬菌体属 Diplodnabactivirus *n*
双骨折 Doppelfraktur *f*
双胍 Biguanide *n pl*
双胍,缩二胍降血糖药 Biguanid *n*
双关的 zweideutig
双关节鼻中隔咬骨钳 Hohlmeißelzange mit Doppelgelenk für Nasenseptum *f*
双关节骨钉切断器 Nagelabschneider mit Doppelgelenk *m*
双关节骨剪 Knochenschere mit Doppelgelenk *f*
双关节肌 biartikulärer Muskel *m*
双关节间室型假体 Doppelgelenk-Fach Prothese *f*
双关节肋骨咬骨钳 Hohlmeißelzange mit Doppelgelenk für Rippe *f*
双关节咬骨钳 Hohlmeißelzange mit Doppelgelenk *f*
双关密码子 zweideutiges Kodon *n*
双关溶酶体 zweideutiges Lysosom *n*
双关义名 zweideutiges Nomen *n*
双管微电极 doppeltubäre Mikroelektrode *f*
双管温度计 doppeltubäres Thermometer *n*
双管型 Doppeltubus-Typ *m*, doppeltubärer Typ *m*
双管征 Double-duct-Zeichen *n*
双冠胺(美普地尔) Mepramidil *n*, Diphenamiar *n*
双光谱指示 Bispektralindex *m*
双光气 Diphosgen *n*, Perstoff *m*
双光气中毒 Diphosgenismus *m*
双光人工晶状体 bifokale Intraokularlinse *f*
双光束分光光度仪(计) Zweistrahlspektrophotometer *n*
双光束光密度计 Zweistrahldensitometer *n*
双光束显微分光光度计 Zweistrablmikrospektrophotometer *n*
双光子过程 Zweiphotonenprozeß *m*
双光子吸收法 Dual-Photonen-Absorptiometrie *f*, DPA *f*
双轨制 Zweispur-Plan *m*
双滚筒式轧丸机 Zweitrommelpillescherblock *m*
双过程学习说 zwei Prozess-Lerntheorie *f*
双行睫 Distichie *f*, Distichiasis *f*
双合倒转术 bimanuelle(od. kombinierte) Wendung *f*
双合扪诊 bimanuelle Palpation *f*
双合透镜 Doppelobjektiv *n*
双合诊 bimanuelle Untersuchung *f*
双合子的 zweieiig, dizygot, dizygotisch
双核 Doppelkern *m*
双核阿米巴腹泻 Diarrhoe Dientamoeba *f*
双核阿米巴属 Dientamoeba *f*
双核并裂 dikaryotische Kernteilung *f*
双核单元化 Diploidisierung *f*
双核的 zweikernig, binuklear
双核二倍体细胞 dikaryotische diploide Zelle *f*
双核分裂 konjugierte Division, konjugierte Kernteilung *f*
双核化 Dikaryotization *f*
双核化菌丝体 dikaryotisches Myzel(ium) *n*
双核或多核神经元 zwei- oder multinukleäres Neuron *n*
双核接合子 zweikernige Zygote *f*
双核菌丝体 dikaryotisches Myzel(ium) *n*
双核粒细胞 zweinukleärer Granulozyt *m*
双核期 zweikernige Phase *f*
双核仁 Amphinukleolus *m*
双核细胞 binukleare(od. doppelkernige) Zelle *f*, Dikaryon *n*
双核形成 Binukleation *f*
双核型 Dikaryon *n*
双核子实体 dikaryotischer Fruchtkörper *m*
双颌畸形 Doppelkieferfehlstellung *f*
双颌前突 bimaxilläre Protrusion *f*
双颌前移术 maxillomandibuläre Umstellungsosteotomie *f*, bimaxilläre Umstellungsosteotomie *f*
双颌外科 bimaxilläre Chirurgie *f*
双花扁豆 Dolichos biflorus *m*
双花扁豆凝集素 Dolichos bifows agglutinin *n*
双踝骨折 bimalleoläre Fraktur *f*
双环胺 Bentyl *n*, Dicyclomin *n*, Dicycloverin(um) *n*
双环单萜 bizyklisches Monoterpen *n*
双环霉素 Bicyclomycin *n*
双环氧乙烷 Dioxiran *n*, Butadiendioxid *n*
双环己哌啶 Perhexilin *n*, Pexid *n*
双缓冲 Doppelpufferung *f*
双黄酮 Bisflavon *n*
双磺胺 Disulfan *n*, Disulon *n*
双活套 doppel-Looper *m*
双积分 Doppelintegral *n*
双基的 diradikal
双畸胎 Doppelbildung *f*, Duplicitas *m*, Doppelmonstrum *n*
双箕斗 Doppelschleifenquirl *m*
双箕状纹 Doppelschleife *f*
双极成神经细胞 bipolarer Neuroblast *m*
双极导程 bipolare Ableitung *f*
双极导出 bipolares Ableiten *n*
双极导联 bipolare Ableitung *f*
双极的 bipolar, bipolar(-is, -is, -e)
双极电极 Bipolarelektrode *f*
双极电解 bipolare Elektrolyse *f*, Bielektrolyse *f*
双极电灼术 bipolarer[elektrische]Kauter *m*
双极固定频率起博器 bipolarer Schrittmacher mit konstanter (od. fixierter) Frequenz *m*
双极假体 bipolare Prothese *f*
双极髋关节成形术 bipolare Hüftendoprothetik *f*
双极髋关节置换假体 bipolare Hüftprothese *f*
双极髋关节置换术 bipolare Hüftendoprothese *f*
双极毛孢属 Dilophospora *f*
双极起搏器 bipolarer Schrittmacher *m*
双极染色法 Bipolarfarbung *f*
双极神经细胞 bipolare Nervenzelle *f*
双极神经元 bipolares Neuron *n*
双极松解术 bipolare Lyse *f*

双极体 Dipol *m*
双极细胞 Bipolarzelle *f*
双极细胞层 Bipolarzell(en)schicht *f*
双极消融 bipolaren Ablation *f*
双极心室抑制起搏器 bipolarer ventrikulärinhibitorischer-Schrittmacher *m*
双极性 Bipolarität *f*
双剂量口服胆囊造影 orale Cholezystographie mit doppelter Dosis *f*
双迹阴极射线示波器 zweispurige Kathodenstrahlröhre *f*, Oszilloskop *n*
双加氧酶 Dioxygenase *f*
双夹心免疫荧光法 Sandwich-Immunfluoreszenz *f*
双甲膌 Diformazan *n*
双甲基乙炔睾[丸]酮 Secrosteron *n*, Dimethisteron(um) *n*
双甲酮 Dimedon *n*
双价抗体 bivalenter Antikörper *m*
双价体 Bivalent *n*
双价疫苗 bivalenter Impfstoff *m*
双尖的 zweispitzig
双尖牙 Bikuspidat *m*, Dens bicuspidatus(s. bicuspis) *m*
双键 Doppelbindung *f*, Zweifachbindung *f*
双键位移 Verschiebung der Doppelbindung *f*
双交换 Doppelaustausch *m*
双焦点[透]镜 Doppelfokusglas *n*, Zweistärkenglas *n*, Bifokalglas *n*
双焦点透镜段 Bifokalglas-Segment *n*
双焦点眼镜 bifokale Brille *f*, Bifokalglas *n*, Bifokusglas *n*
双焦镜片的棱镜作用 prismatische Effekt der bifokalen Linse *m*
双角单颈子宫 Uterus bicornis unicollis *m*
双角的 zweihörnig, bicorn(-is, -is, -e), zweiwink(e)lig
双角色的易装症 Doppelrolle-Transvestismus *m*
双角双子宫 Uterus duplex bicornis *m*
双角形牙槽骨凿 zweiwink(e)liger Alveolenmeißel *m*
双角子宫 Uterus bicornis(s.bixornutus) *m*
双角子宫吻合术 Anastomose des Uterus bicornis *f*
双节型产床 geschnittenes Geburtsbett *n*
双结 Doppelknoten *m*, chirurgischer Knoten *m*
双解磷 Trimedoxim *n*
双金属温度计 Bimetallthermometer *n*
双晶体眼 biphakisches Auge *n*
双精入卵 Dispermie *f*
双肼苯哒嗪 Dihydralazin(um) *n*, Nepresol *n*
双肼酞嗪 Dihydralazin(um) *n*, Nepresol *n*
双卡综合征 Doppel-Entrapment-Syndrom *n*
双抗体法 Doppelantikörpermethode *f*, double antibodymethode <engl.>
双抗体放射免疫法 Doppelantikörper-Radioimmunmethode *f*
双抗体夹心法 Doppel-Antikörper-Sandwich-Methode *f*
双抗体检测 Doppelantikörperassay *m*, Doppel-Antikörper-Test *m*
双颏 Doppelkinn *n*
双髁骨折 bikondyläre Fraktur *f*
双髁状关节 bicondylares Gelenk *n*, Articulatio bicondylar *f*
双克隆丙种球蛋白病 biklonale Gammopathie *f*
双孔处女膜 Hymen bifenestratus(s. biforis) *m*
双孔的 doppelporös
双控头快速旋扫式型仪 schneller rotierender B-Scanner mit zwei Wandler *m*
双控头扫描机 Doppel-Wandler-Scanner *m*
双口[畸形] Distomie *f*
双口内瘘 Fistula bimucosa *f*
双口吸虫属 Distomum *n*, Amphistomum *n*
双口子宫 Uterus biforis *m*
双框征 Doppelmantel-Zeichen *n*
双棱镜 Doppelprisma *n*, Biprisma *n*
双连球 Doppelluftballon *m*
双联体 Dublett *n*
双联听诊器 Dual-Stethoskop *n*, Kombinationsstethoskop *n*
双链 DNA doppelsträngiges DNA *n*, dsDNA
双链 RNA 病毒 doppelsträngige RNA-Virus *n*
双链 RNA 依赖性蛋白激酶 doppelsträngige RNA-abhängige Proteinkinase *f*
双链蛋白聚糖 Biglykan *n*
双链的 doppelsträngig
双链断裂 Doppelstrangbrüche *m pl*
双链分子 Duplexmolekül *n*
双链复制 doppelsträngiges RNA-Replikation *f*
双链环状 doppelsträngiges zyklisches DNA *n*
双链螺旋 doppelsträngiger Helix *m*
双链酶 Streptokinase-Streptodornase *f*(SK-SD)
双链霉素 Streptoduocin *n*
双链尿激酶型纤溶酶原激活物 Zweiketten-Urokinase-Plasminogen-Aktivator *m*
双链球菌 Diplostreptococcus *m*
DNA 双链体 DNA-Duplexmolekül *n*
双链体 Duplex *m*
双链脱氧核糖核酸 doppelsträngige Desoxyribonukleinsäure *f*
双链线状 doppelsträngiges lineares DNA *n*
双链组织纤溶酶原激活物 Zweiketten-Gewebe-Plasminogen-Aktivator *m*
双量子转移实验 Doppelquantentransfer-Experiment *n*
双磷酸盐 Bisphosphonat *n*
双磷脂酰甘油 Cardiolipin *n*
双硫丙氨酸 Zystin *n*
双硫醇 Dithiol *n*
双硫基 Disulfidgruppe *f*
双硫磷 Biothin *n*
双硫磷 Dithiophos *n*
双硫仑 Disulfiram *n*
双硫醒 Disulfiram *n*(戒酒硫)
双硫腙 Dithizon *n*, Diphenylthiokarbazon *n*
双硫腙苯基汞 Phenylquecksilberdithizonat *n*
双硫腙比色法 Dithizonkolorimetrie *f*
双硫腙汞 Quecksilberdithizonat *n*
双硫腙甲基汞 Methylquecksilberdithizonat *n*
双硫腙试法 Dithizonprobe *f*
双孪晶 Zwillingskristall *m*
双卵接合子鉴别 zweieiige Zygote-Identifizierung *f*
双卵孪生 dizygote(od. binovulare) Zwillinge *m pl*
双卵双胎儿 zweieiige Zwillinge *m pl*, binovulare Zwillinge *m pl*
双卵性的 zweieiig, binovular
双卵性双胎 zweieiige Zwillinge *m pl*(ZZ), erbverschiedene (od. binovulare od. dizygote) Zwillinge *m pl*
双轮式 zweirädrig
双螺旋 Doppelhelix *f*
双螺旋结构 Doppelhelix *m*
双螺旋模型 Doppelhelixmodell *n*
双氯胺 T Dichloramin T *n*
双氯苯二氯乙烷 Dichlorophenyldichloroäthan *n*
双氯[苯甲异噁唑]青霉素 Dicloxacillin *n*
双氯苯双胍己烷 Chlorhexidin(um) *n*, Hibitan *n*
双氯[苯唑]青霉素钠 Dicloxacillin-Natrium *n*, Veraci(1)linn, Dicloxapen *n*
双氯芬酸 Diclofenac *n*
双氯芬酸钠 又称二氯芬酸，二氯芬酸钠，双氯灭酸钠，双氯灭痛，双氯高灭酸钠，双氯灭痛酸，双氯灭酸，服他灵 Diclofenac(Natrium) *n*
双氯酚 Dichlorophen *n*

双氯酚酸 Diclofenac *n*
双氯磺酰胺 Dichlorphenamid *n*, Diclofenamid *n*
双氯甲醚 Dichlor(o)methyläther *m*
双氯甲氧苄青霉素 Clometocillin(um)*n*, Rixapen *n*
双氯烷基醚 Bichloroalkyläther *m*
双氯西林 Dicloxacillin *n*
双脉冲 Dipuls *m*
双盲对照 Doppelblindkontrolle *f*
双盲法 doppelter Blindversuch *m*
双盲关系 Doppelblindinteraktion *f*
双盲实验 Doppelblindversuch *m*
双盲试验 Doppelblindversuch *m*
双盲研究 Doppelblindforschung *f*, Doppelblindstudie *f*
双毛细管压力计 Doppelkapillarmanometer *n*
双没食子酸 Digallussäure *f*
双酶[梭状芽胞]杆菌 Clostridium bifermentans *n*
双酶[梭状芽胞]杆菌 Martellilus bifermentans *m*, Clostridium bifermentans *m*
双霉素 Amphomycin *n*
双嘧哌胺醇 Dipyridamol *n*, Persantin *n*
双面畸胎 Doppelgesicht *n*, Diprosopus *m*, Heteroprosopus *m*
双面角 Diederwinkel *m*
双名的 binominal
双命名法 binominale(od. binomische) Nomenklatur *f*
双模拟 Double-Dummy *m*
双目放大镜 Binokularlupe *f*, Stereolupe *f*
双目间接检眼镜 binokulares indirektes Ophthalmoskop *n*
双目检眼镜 Stereoophthalmoskop *n*, Binophthalmoskopn
双目镜 Binokulum *n*
双目(筒)显微镜 Binokularmikroskopn, binokulares Mikroskop *n*
双目显微镜 Binokularmikroskop *n*
双囊壁的 doppelwandig, bitunicat
双囊三腔导尿管 Harnröhre mit Doppelballon und drei Lumen
双囊状脑软化 doppelt zystische Enzephalomalazie *f*
双脑 Hydrocephalus *m*
双能光子吸收测量 Dualenergie-Photonenabsorptiometrie *f*, DPA
双能量减影 Dual-Energie-Subtraktion *f*
双能量X射线吸收测定术 Dual-Röntgen-Absorptiometrie *f*
双能线吸收测量 Dual-Röntgen-Absorptiometrie *f*
双尿道 Doppelurethra *f*
双尿道口 Doppelharnröhrenmündung *f*
双颞侧偏盲 bitemprale Hemianopsie *f*
双颞间径 bitemporale Schädelbreite *f*, Diameter bitemporalis *m*
双颞窝类 Diapsida *f*
双牛儿基 Geranylgeranyl *n*
双排量机机制 Doppelverschiebemechanismus *m*
双盘吸虫病 Distomiasis *f*, Distomatose *f*, Distomatosis *f*
双盘吸虫属 Distomum *n*
双盘状胎盘 Placenta bidiscoidalis *f*
双膀胱 Doppelblase *f*
双泡式肝腹水引流管 Doppelballonkatheter für Leber und Aszites *m*
双片对比显微镜 Komparaskop *n*, Komparomikroscop *n*
双片探头 Zweikrystallsonde *f*, Zwillingskristallsonde *f*
双频谱分析 BIA Bispektralanalyse *f*
双频谱脑电指数 False bispektraler Index *m*, BIS *m*
双平方 Biquadrat *n*
双平面隆乳术 Dual-Plane-Brustvergrößerung *f*
双栖寄生 Amphixenia *f*
双歧[乳]杆菌 Lactobacillus Bifidus *m*, Bifidobacterium *n*
双歧杆菌 Bifidobacterium *n*
双歧杆菌属 Bifidobacterium *n*
双脐畸胎 Ensomphalus *m*
双气囊三腔管 Sengstaken*-Blakemore* Sonde *f*
双前臂畸形 Diantebrachia *n pl*
双腔肠减压管 Miller*-Abbott* Sonde *f*(od. Schlauch *m*, od. Tubus *m*)
双腔导尿管 Doppellumenkatheter *m*
双腔房室顺序起搏 Doppelkammer-AV-Sequentialstimulation *f*
双腔假体 Doppellumenprothese *f*
双腔囊引流管 Doppellumenkatheter *m*
双腔起搏 Zweikammerstimulation *f*
双腔起搏器 Zweikammerschrittmacher *m*
双腔气管导管 Doppellumen-Trachealtubus *m*
双腔取栓导管 Doppellumen-Embolektomiekatheter *m*
双腔人工流产吸引管 Doppellumenaspirationsrohr für künstlichen Abort *n*
双腔通气道 Doppellumen-Atemweg *m*
双腔胃 Sanduhrmagen *m*, bilokulärer Magen *m*, Ventrikulus bilocularis *m*,
双腔吸虫病 Dicrocoeliasis *f*
双腔吸虫属 Dicrocoelium *n*
双腔心 bilokuläres Herz *n*, Cor biloculare *n*
双腔心脏所致急死 plötzlicher Tod für cor biloculare *m*
双腔引流管 Doppelkanaldränagerohr *n*
双腔支气管导管 Doppellumen-Endotrachealkatheter *m*
双腔子宫 Uterus bilocularis *m*, bilokuläre Gebärmutter *f*
1,25-双羟[基]钙化醇 1,25-Dihydroxycholecalciferol *n*
3,4-双羟苯丙氨酸 3,4-Dihydroxyphenylalanin *n*
双羟丙茶碱 Diprophyllin(um) *n*, Neothyllin *n*
双羟萘酸羟嘧啶 Oxantel pamoat *n*
双羟萘酸噻嘧啶 Pyrantelpamoat *n*, Pyrantelembonat *n*
双羟洋地黄毒甙 Diginatin *n*
双羟洋地黄毒甙元 Diginatigenin *n*
双切口筋膜切开术 Doppel-Inzision-Fasziotomie *f*
双亲的 biparental, parental
双亲中值 parentaler Mittelwert *m*
双氢埃托啡 Dihydroetorphin *n*
双氢胆固醇 Dihydrocholesterol *n*
双氢睾酮 Dihydrotestosteron *n*
双氢睾丸酮 Dihydrotestosteron *n*
双氢汉黄芩素 Dihydrowogonin *n*
双氢可待因 Dihydrocodein *n*
双氢可待因酮 Dihydrocodeinon *n*
双氢克尿塞 Dihydrochlorothiazid *n*, Hydrochlorothiazid(um) *n*
双氢链霉素 Dihydrostreptomycin(um) *n*
双氢氯噻嗪 Dihydrochlorothiazid *n*(DCT), Hydrochlorthiazid *n*
双氢麦角胺 Dihydroergotamin *n*
双氢青蒿素 Dihydroartemisinin *n*
双氢速甾醇 Dihydrotachysterol *n*
双氢洋槐[黄]素 Dihydrorobinetin *n*
双氢叶酸还原酶 Dihydrofolat-Reduktase *f*, Dihydrofolsäure-Reduktase *f*
双氢吲哚酮类 Dihydroindolring *m*
双氰氨 Bicyanamid *n*
双球菌 Diplokokken *m pl*
双球菌病 Diplococcosis *f*
双球菌的 diplokokkenbezüglich
双球菌霉素 Diplomyzin *n*
双球菌属 Diplococcus *m*
双球菌血症 Diplokokkämie *f*
双球菌样的 diplokokkenähnlich
双屈光手术 Bioptik *f*
双躯[畸形] Diplosoma *n*, Diplosomie *f*
双曲钩端螺旋体 Leptospira biflexa *f*
双曲线 Hyperbel *f*
双曲线脊柱侧凸 hyperbolische Skoliose *f*

双取代物 Disubstitutionsprodukt *n*
双去氧卡那霉素 B Dideoxykanamycin B *n*
双权 M 估计量 Biweight M-Schätzer *m*
双炔失碳酯 Anorethidrandipropionat *n*
双染性细胞 amphophile Zelle *f*
双人单目手术显微镜 doppeltes monokulares Operationsmikroskop *n*
双人观察镜 Dualbeobachterspiegel *m*
双人精神病 Folie adeux *f*
双人双目手术显微镜 doppeltes binokulares Operationsmikroskop *n*
双人自杀 Doppelselbstmord *m*
双刃刺创 zweischneidige Stichwunde *f*
双刃刀 zweischneidiges Messer *n*
双刃尖手术刀 Stilett *n*
双韧管状中柱 amphiphloische Siphonostele *f*
双韧维管束 bikollaterales Bündel *n*
双绒[毛]膜的 dichoriat, dichorisch
双溶剂过程 Doppelsolvetsprozeß *m*, Doppellösungsmittelprozeß *m*
双溶剂提取法 Doppelsolventextraktion *f*, Doppellösungsmittelextraktion *f*
双乳房[畸形] Bimastie *f*, Bimastismus *m*, Zweibrüstigkeitf
双噻甲哌啶 Tipepidin(um) *n*
N, O-双三甲基硅乙酰胺 N, O-bis(trimethylsilyl) acetamid *n*
N, O-双-三甲基硅乙酰胺 N, O-bis-trimethylsilylazetamid *n*
双三体 Ditrisomie *f*, Doppeltrisomie *f*
双色比色[法] Bikolorimetrie *f*, bikolorimetrische Methode *f*
双色比色计 Bikolorimeter *n*
双色镜 dichroitischer Spiegel *m*
双色平衡测试仪 bichromer Balancetester *m*
双色愈创木脂试验 bichromatische Guajakprobe *f*, BCG-Test *m*
双闪光视网膜电图 Doppelblitz-Elektroretinogramm *n*
双上腔静脉 doppelte obere Hohlvene *f*, Vena cava superior duplex *f*
双舌畸胎 Diglossus *m*
双舌[畸形] Doppelzunge *f*, Diglossia *f*
双肾 Doppelniere *f*
双肾移植 Dual-Nierentransplantation *f*
双肾盂 Doppelnierenbecken *n*
双生 Zwilling *m*
双生病毒 Geminivirus *n*
双生的 didym(-us, -a, -um)
双生儿 Zwilling *m*
双生儿输血综合征 Zwilling-zu-Zwilling-Transfusion-Syndrom *n*
双生儿调查 Zwillingsuntersuchung *f*
双生法 Zwillingsmethode *f*
双生姐妹 Zwillingsschwester *f*
双生兄弟 Zwillingsbruder *m*
双生牙 Zwillingszähne *m pl*, Doppelzähne *m pl*, Zahnzwillinge *m pl*, Dentes geminati *m pl*
双生子的 gemell(-us, -a, -um)
双生子法 Zwillingsmethode *f*
双生子卵性诊断 Zygositätsdiagnose *f*
双生子研究 Zwillingsstudie *f*
双十字缝合法 Tsuge* Naht *f*
双识别 Dual Anerkennung *f*
双识别假说 Dualerkennungshypothese *f*
双食管 Dioesophagus *m*
双视觉理论 Duplizitätstheorie des Sehens *f*
双视[乳头]盘 doppelte Sehnerv(en)scheibe *f*
双室扩大 kombinierte Ventrikelvergrößerung *f*
双室型血细胞计数板 Doppelraum-Zählkammer *f*
双手按摩子宫法 bimanuelle Massage des Uterus *f*, bimanuelle Uterusmassage *f*
双手触诊法 bimanuelle Palpation *f*
双手的 bimanuell
双手检查 bimanuelle Untersuchung *f*
双手灵活测验 Fingerfertigkeitstest *m*
双手前轮驱动轮椅 bimanueller Front-Rad-angetriebener Rollstuhl *m*
双手协调 Koordination der Hände *f*
双手协调试验 Handkoordinationstest *m*
双手压迫子宫法 bimanuelle Kompression des Uterus *f*, bimanuelle Utersuskompression *f*
双受精 Doppelbefruchtung *f*
双输精管 Doppelsamenleiter *m*, Duplikation des Vas deferens *f*
双输卵管 Doppeleileiter *m*, Duplikation des Ovidukts *f*
双输尿管 Doppelureter *m*, Harnleiterduplikatur *f*
双输尿管及肾盂 Doppelureter und Doppelnierenbecken
双束分光光度计 Zweistrahlspektrophotometer *n*
双刷神经元 doppeltes getuftetes Neuron *n*
双水平气道正压通气 bi-level-positiver Atemwegsdruck *m*
双水杨酰水杨酸奎宁 Quinisal *n*, Quininbisalicylosalicylat *n*
双丝弓 Zwillingsbogen *m*
双丝弓矫治器 Zwillingsbogen *m*, Johnson* Gerät *n*
双丝[体] Diplonema *n*
双缩脲 Biuretn
双缩脲反应 Biuretreaktion *f*
双胎 Gemini *m pl*, Gemelli *m pl*, Zwillinge *m pl*
双胎产 Zwillingsgeburt *f*
双胎产妇 Gemellipara *f*
双胎分娩 Ditokie *f*, Ditokus *m*, Zwillingsgeburt *f*
双胎分娩的 zwillingsgebärend
双胎峰 Twin-Spitz *m*
双胎交锁 verriegelte Zwillinge *pl*
双胎两头碰撞 Kollision der Zwillingsköpfe *f*
双胎妊娠 Zwillingsschwangerschaft *f*
双胎生成 Diembryonie *f*
双胎胎儿间输血 Transfusion zwischen der Zwillinge *f*
双胎胎儿交锁 Verhaken von Zwillingen *n*
双胎学 Geminologie *f*
双胎血管栓塞综合征 Verlorener-Zwilling-Syndrom *n*
双胎研究 Zwillingsforschung *f*
双胎婴 Zwillingssäuglin *m*
双胎与多胎 Zwilling und Mehrling
双胎早产 Frühgeburt der Zwillinge *f*
双态现象 Dimorphismus *m*
双瘫 Diplegie *f*, Diplegia *f*
双瘫的 diplegisch
双瘫性大脑性轻瘫 diplegische Zerebralparese *f*
双探头快速旋扫式 B 型仪 Schnelldreh-B-Scanner mit zwei-Transducer *m*
双探头扫描机 Doppeltransducer-Scanner *m*
双糖 Disaccharide *n pl*
双糖酶 Disaccharidasen *f pl*
双糖酶缺乏 Disaccharidasemangel *m*
双套圈缝合法 Doppelkreuznaht *f*
双套牙列的 diphyodont
双特异抗体 bispezifischer Antikörper *m*
双体 Dimeren *pl*
双替换学习 doppeltes Veränderungslernen *n*
双调转术 Doppel-Schalter-Operation *f*
双萜类 Diterpene *n pl*
双听技术 dichotische Anhörung *f*, dichotisches Hören *n*
双通道导尿管 Zweiwegeharnröhrenkatheter *m*
双通道导气管 Zweiwegeluftkatheter *m*

双通道示波器 Zweikanaloszilloskop *n*
双同位素技术 Doppelisotopentechnik *f*
双筒网膜 - 角膜显微镜 binokulares retinokorneales Mikroskop *n*
双筒显微镜 Binokularmikroskop *n*, Mikroskop mit Binokulartubus *n*
双筒斜管显微镜 Mikroskop mit binokularem Schrägtubusn
双头 Bizephalus *m*, Dizephalie *f*, Dizephalus *m*
双头的 zweiköpfig, bizephalisch, bizephalös, bikephalisch
双头腹壁拉钩 doppelendiger Bauchdeckenhaken *m*
双头腹壁牵升器 Roux* Haken *m*, an beiden Enden umgeschlagener Bauchdeckenhaken *m*
双头骨膜剥离器 doppelendiger Periostschaber *m*
双头骨止血钩 doppelendiger Knochenhaken *m*
双头肌反射 Bizepsreflex *m*
双头畸胎 Doppelkopf *m*, Bizephalus *m*, Bicephalus *m*, Atlo(di)dymus *m*
双头接管 doppelköpfige Übernahme *f*
双头磨光器 doppelendiges Polierinstrument *n*
双头牵开器 doppelendiger Retraktor *m*
双头牙探针 doppelendige Sonde *f*
双头粘固粉调刀 doppelendiger Zementspatel *m*
双凸镜状的 lentikulär, linsenförmig
双突颌 Doppel-Kieferprotrusion *f*
双腿支撑相 doppelte Stützphase *f*
双脱位 Doppel-Dislokation *f*
双脱氧胞苷 Dideoxycytidin *n*
双脱氧测序法 Didesoxysequenzierung *f*, Didesoxyverfahren *n*
双脱氧法 Sanger* Methode *f*, Kettenabbruchtechnik *f*, Didesoxytechnik *f*
双脱氧核苷三磷酸 Dideoxynukleosidtriphosphat *n*, ddNTP
双脱氧核苷酸 Didesoxynukleotid *n*
双脱氧序列测定 Didesoxysequenzierung *f*
双脱氧序列分析 Didesoxysequenzierung *f*
双脱氧指纹图谱 Didesoxy-Fingerabdruckmethode *f*
双唾液酸[基]乳糖四糖 Disialyllakto-N-Tetrose *f*
双唾液酸神经节苷脂 Disialogangliosid *n*
双唾液酸血糖苷脂 Disialohematosid *n*
双弯骨凿 doppelter gebogener Knochenmeißel *m*
双网染细胞 amphiarkyochrome Zelle *f*
双微导管技术 Zwei-Mikrokatheter-Technik *f*
双微体 Doppel-Chromatinstücke *n pl*
双尾的 bicaudat(-us, -a, -um)
双尾检验 zweiseitiger Test *m*
双胃 Dual-Bauch *m*
双吸移管 Doppelpipette *f*
双烯雌酚 Dienoestrol(um) *n*, Dienöstrol *n*
双烯酮 Diketen *n*
双烯孕晴 Dienogestril, STS-557 *n*
双稀释法 Doppelverdünnung *f*
双下巴 Doppelkinn *n*
双下肢截瘫 Paraplegie *f*
双酰三油酸 Digalloyltrioleat *n*
双线 Diplotän *n*
双线期 Diplotän *n*
双线圈 TMS Doppelspule TMS *f*
双线示波器 Zweistrahloszillograph *m*, Doppelstrahloszillograph *m*, Zweistrahloszilloskop *n*
双相 P 波 biphasische P-Welle *f*
双相波浪形弦形曲线 biphasische wellige Sinuskurve *f*
双相层析 biphasische Chromatographie *f*
双相的 diphasisch
双相滴定[法] diphasische Titrimetrie *f*, bipbasisches Titrationsverfahren *n*
双相动作电位 diphasisches Aktionspotential *n*
双相发热 biphasisches Fieber *n*
双相分化 biphasische Differenzierung *f*
双相分化型恶性间皮瘤 diphasisches differenziertes malignes Mesothelion *n*
双相分化型滑膜肉瘤 diphasisch-differenziertes Synovialsarkom *n*
双相抗原 diphasisches Antigen *n*
双相脉冲 diphasischer Puls *m*
双相免疫电泳 biphasische Immunelektrophorese *f*
双相气道正压通气 biphasischer positiver Atemwegsdruck *m*
双相情感性精神病 bipolare affektive Psychose *f*, bipolare-Affektpsychose *f*
双相曲线 diphasische Kurve *f*
双相热 biphasisches Fieber *f*, zwei-Phasen-Wärme *f*
双相死亡现象 diphasische Mortalität *f*
双相形的 dimorph
双相型滑膜肉瘤 biphasisches synoviales Sarkom *n*
双相型菌落 dimorphe Kolonie *f*
双相型真菌 diphasische Pilze *m pl*, dimorpher Pilz *m*
双相性 diphasisch
双相性的 diphasisch
双相性精神障碍 bipolare Störung *f*
双相性 1 型精神障碍 bipolare-1-Störung *f*
双相展开 zweidimensionale Entwicklung *f*
双香豆素 Dic(o)umarin *n*, Dic(o)umarol(um) *n*
双香豆素乙酯 Äthylbisc(o)umacetat *n*
双向表 Zwei-Wege-Tabelle *f*
双向波 biphasische Wellenform *f*
双向策略 Zwei-Säulen-Strategie *f*
双向超声检查 Zweiweg-Ultraschall-Test *m*
双向电泳 zwei-dimensionale Elektrophorese *f*
双向分化型恶性间皮瘤 bidirektionales differenziertes malignen Mesotheliom *n*
双向分化型滑膜肉瘤 bidirektionales differenziertes Synovialsarkom *n*
双向格林手术 False bidirektionale Glenn* Operation *m*, bidirektionaler Cavo-Lungearterie-Shunt *m*
双向关系 dyadische Relation *f*, dyadische Beziehung *f*
双向火箭免疫电泳 zwei-dimensionale Rocket-Immunelektrophorese *f*
双向或多向分配法 Doppel-oder Mehrfach-Verteilungsmethode *f*
双向检验 zweiseitiger Test *m*
双向拮抗剂 Dualantagonist *m*
双向扩散沉淀试验 Doppeldiffusion-Präziptation-Test *m*
双向扩散试验 Doppeldiffusionstest *m*
双向免疫扩散 Doppelimmun(o) diffusion *f*, doppelte Immunodiffusion *f*
双向免疫扩散[法] Doppelimmun(o) diffusion *f*
双向免疫扩散沉淀反应 zwei-dimensionale Immunodiffusionpräzipitationsreaktion *f*
双向免疫扩散试验 Doppelimmun(o) diffusionstest *m*
双向凝胶电泳 zwei-dimensionale Gelelektrophorese *f*
双向琼脂扩散 Doppelagardiffusion *f*
双向琼脂扩散法 Doppelagardiffusionsmethode *f*, doppelte Agardiffusionsmethode *f*
双向琼脂扩散试验 doppelter(Agar-) Diffusionstest *m*, Doppeldiffusionstest *m*
双向色谱电泳 zwei-dimensionale Chromatoelektrophorese *f*
双向通气型 Zwei-Wege-Lüftung *f*
双向透视机 biphasisches Fluoroskop *n*
双向性传导 reziproke(od. bidirektionale) Leitung *f*
双向性队列研究 又称混合型队列研究 ambispective Kohortenstudie *f*
双向性室性过早搏动 bidirektionale ventrikuläre Extrasystole *f*

双向性室性心动过速 bidirektionale ventrikuläre Tachykardie *f*
双向性心动过速 bidirektionale Tachykardie *f*
双向移植排斥模式 bidirektionale Transplantatabstörung *n*
双向异动症 bidirektionale Dyskinesie *f*
双向展开 zweidimensionale Entwicklung *f*
双向纸层析 zwei-dimensionale Papierchromatographie *f*
双向转诊 Zweiweg-Patiententransfer *m*
双向作用 dyadische Funktion *f*
双像 Doppelbild *n*
双小核草履虫 Paramecium aurelia *n*
双斜面字凿 T-förmiger Doppelblattmeißel *m*
双心房 Cor biloculare *n*
双心房肥大 biatriale Hypertrophie *f*
双心房[阴]影 doppelte atriale Kontur *f*
双心[畸形] Diplokardie *f*, Diplocardia *f*
双心腔起搏器 Zweikammerschrittmacher *m*
双心室起搏 biventrikuläre Stimulation *f*
双心体 Diplosom *n*
双信号 Doppelsignal *n*
双信号假说 Doppelsignalhypothese *f*
双信号模型 Doppelsignal-Modell *n*
双星体 Amphiaster *m*, Diaster *m*
双星体的 amphiastral
双星形的 bistellat (-us, -a, -um), bistellar (-is, -is, -e)
双形红细胞 dimorpher Erythrozyt *m*
双形贫血 dimorphe Anämie *f*
双形曲线 s-förmige Doppelkurve *f*
双形真菌索 Biformin *n*
双型 Dimorphismus *m*
双型世代的 diplobiontisch
双性化 Androgynie *f*
双性溶酶体 Amphilysosom *n*
双悬果 Cremocarpium *n*
双旋光 Birotation *f*
双熏识别 Doppelerkennung *f*, duale (Wieder-) Erkennung *f*
双蕈状 doppelpilzförmig
双压飞行服 Fliegeranzug mit doppeltem Druck *m*
双亚利桑那亚种 subsp. Diarizona *f*
双岩藻糖基乳糖己糖 Difucosyllacto-N-Hexose *f*
双眼 Binoculus *m*
双眼不等视 Heteropsie *f*, Heteropsia *f*
双眼单视镜 Binoskop *n*
双眼的 binokular, binokulär, binocular (-is, -is, -e)
双眼检眼镜 Binophthalmoskop *n*, binokulares Ophthalmoskop *n*
双眼皮 doppelfaltiger Lidrand *m*
双眼融像 binokulare Fusion *f*
双眼视觉 binokulares Sehen *n*
双眼视觉仪 Haploskop *n*
双眼视野计 binokulares Perimeter *n*
双眼调节 binokulare Akkommodation *f*
双眼罩 binokulärer Schild *m*
双焰熔封灯 Zweiflammbrenner *m*
双羊膜囊双胎 diamniotische Zwillingsschwangerschaft *f*
双阳性细胞 doppelte positive Zelle *f*
双氧水 Wasserstoffperoxid *n*, Wasserstoffsuperoxid *n*, Oxygenolum *n*, Hydrogenium peroxydatum solutum *n*, Liquor Hydrogenii peroxidi *m*
双氧铀 Uranyl *n*
双样法内标准校准 Innenstandardeichung des Doppelstichprobenverfahrens *f*
双摇病床 Doppelkurbelkrankenbett *n*
双摇手病床 Doppelkurbelkrankenbett *n*
双摇手儿童病床 Doppelkurbelkinderkrankenbett (chen) *n*
双叶瓣 zweiblättrige Herzklappe *f*
双叶皮瓣 zweilappige Klappe *f*, Zimany*zweilappige Klappe *f*
双叶胎盘 Placenta dimidiata (s. duplex s. bilob (ul) ata s. bipartita) *f*
双叶阴囊 bilobäres (od. zweilappiges) Skroturn *n*, Scrotum bipartitum *n*
双叶状种植体 Doppelblattimplantat *n*
双乙酸钠 Natriumdiacetat *n*
双乙酰基 Diacotyl 双异丙吡胺 Diisopyramid *n*
N,O 双乙酰神经氨酸 N,O-Diacetylneuraminsäure *f*
双翼托槽 Zwillingsbracket *n*
双翼阴道检查镜 zweiblättriges Vaginalspekulum *n*
双翼阴道普通手术镜 zweiblättriges vaginales operatives Spekulum *n*, zweiblättriges Vaginalspekulum *n*
双翼直肠窥器 zweiblättriges Mastdarmspekulurn (od. Rektumspekulum) *n*
双因素方差分析 Zweifaktorvarianzanalyse *f*
双因素理论 Zwei-Faktor-Theorie *f*
双因素设计 Zwei-Faktoren- Design *n*
双阴道 Vagina duplex *f*
双阴道畸形 Double Vaginalmalformation *f*
双阴茎 Penis duplex (s. duplicatus) *m*
双阴茎畸胎 Diphallus *m*
双阴茎[畸形] Diphallie *f*, Penis duplex (s. duplicatus) *m*
双阴茎头 doppelte Eichel *f*, Glans penis duplex *f*
双阴性 T 细胞 doppelte negative T Zelle *f*
双阴性细胞 doppelt positive Zelle *f*
双音 Diphonie *f*, Diplophonie *f*
双音听诊器 diechoskopisches Stethoskop *n*
双营养型 trophischer Dimorphismus *m*
双游离基 doppelte freie Radikale *n pl*
双语教育 zweisprachige Erziehung *f*
双语重测 zweisprachiger Retest *m*
双元现象 Dualphänomen *n*
双原子的 biatomar
双源计算机断层成像 CT Dual-Source-Computertomographie *f*
双源性人兽共患病 Amphixenose *f*
双杂合测试 Zwei-Hybrid-Assay *m*
双杂合子 Doppelheterozygote *f*
双杂交系统 zwei-Hybrid-System *n*
双皂甙 Bisdesmosidsaponin *n*
双灶按需[型心脏]起搏器 bifokaler Schrittmacher nach Erfordernis *m*, bifokaler Bedarfsherzschrittmacher *m*
双爪钩 zweizinkiger Haken *m*
双爪牵开器 zweizinkiger Wundhaken *m*
双爪钳 Vulsellum *n*, Vulsella *f*
双折 Duplikation *f*
双折射 Doppelbrechung *f*, Doppelreflexion *f*
双折射的 doppelbrechend
双折射性的 doppelbrechend, birefractiv (-us, -a, -um)
双着丝点断片 dizentrisches Fragment *n*
双着丝粒的 dizentrisch
双着丝粒染色体 dizentrisches Chromosom *n*
双着丝体和多着丝体 dizentrisches und polyzentrisches Chromosom *n*
双正交 biorthogonal
双支撑相 doppelte Stützphase *f*
双支阻滞 bifaszikulärer Block *m*, doppelseitiger Schenkelblock *m*
双指示剂滴定法 Doppelindikatortitration *f*
双指数分布 Doppel-Exponentialverteilung *f*
双指征 Doppelflintenphänomen *n*
双质核 Amphinukleus *m*
双质子 Diproton *n*, Doppelproton *n*
双治疗装置 Dualtherapieapparat *m*
双栉形 zweikeilförmig

双栉形的 bipectinat(-us,-a,-um)
双重爆发刺激 Doppel-Burst-Stimulation *f*
双重编码理论 Dual-Codierungstheorie *f*
双重标准 Doppelstandard *m*
双重超声 Duplexsonographie *f*
双重出血 doppelte Hämorrhagie *f*
双重道比法 Doppelkanal-Ratiomethode *f*
双重的 doppelt, duplex, duplicat(-us,-a,-um)
双重的心理健康标准 Doppelstandard für die psychische Gesundheit *m*
双重定向 doppelte Orientierung *f*
双重对比钡灌肠器 Doppel-Barium-Enema Gerät *n*
双重分离 doppelte Dissoziation *f*
双重感染 Superinfektion *f*, Doppelinfektion *f*
双重或多重免疫细胞化学技术 Doppel-oder Mehrfach-Immunzytochemie *f*
双重记忆理论 Dual-Gedächtnis-Theorie *f*
双重加热 Doppelheizelement *n*
双重价值观 doppelte Wertorientierung *f*
双重接头 Doppellinker *m*
双重结构 doppelte Konstruktion *m*
双重截骨术 Doppelosteotomie *f*
双重控制模式 doppeltes Kontrollmodus *m*
双重控制系统 doppeltes Kontrollsystem *n*
双重偏瘫 doppelte Hemiplegie *f*
双重情感 Amphithymie *f*
双重染色技术 doppelte Färbetechnik *f*
双重人格 doppelte Persönlichkeit *f*
双重人格 doppelte Persönlichkeit(od. Personalität) *f*
双重人身症 Doppelillusion *f*
双重熔点 Doppelschmelzpunkt *m*, doppelter Schmelzpunkt *m*
双重散光 Biastigmatismus *m*
双重扫描 Doppelabtasten *n*, double scanning <engl.>
双重神经支配 Doppelinnervation *f*, doppelte Innervation *f*
双重神经支配的 doppelnervig, zweifach innerviert
双重束缚 doppelte Gebundenheit *f*
双重水蒸馏器 Wasserredestillationsanlage *f*
双重思维 Doppelgedanke *m*, doppelter Gedanke *m*
双重瘫痪 doppelte Hemiplegie *f*
双重特异性蛋白激酶 Proteinkinase mit dualer Spezifität *f*
双重调节 Doppelregelung *f*
双重同位素法 Doppelisotopenmethode *f*, doppelte Isotopenmethode *f*
双重细胞 Doppelzelle *f*
双重线 doublet <engl.>
双重性酸碱失衡 Doppel-Säure-Basen-Gleichgewichtsstörung *f*
双重性心动过速 doppelte(od. duale) Tachykardie *f*
双重循环 doppelter Kreislauf *m*, Doppelzirkulation *f*, Doppelkreislauf *m*
双重牙列 doppelte Dentition *f*
双重抑郁 doppelte Depression *f*
双重意识 doppeltes Bewusstsein *n*
双重杂合子 doppelte Heterozygote *f*
双重造影[法] Doppelkontrastradiographie *f*
双重诊断 Dualdiagnose *f*
双重自我 Doppel-Ich *n*, Persönlichkeitsverdopplung *f*
双轴磁心存储器 zweiachsiger magnetischer Speicher *m*
双轴的 zweiachsig, biaxial(-is,-is,-e)
双主磁盘驱动器 Zwei-Master-Plattentreiber *m*
双主动脉 doppelte Aorta *f*
双主动脉弓 doppelter Aortenbogen *m*
双桩叶状种植体 Doppelblattimplantat *n*
双锥[形]体 Bipyramide *f*, Dipyramide *f*
双子宫 doppeltes Uterus *n*, Gebärmutter didelphys *f*
双子宫颈 doppelte Zervix *f*, doppelter Gebärmutterhals *m*
双子宫双宫颈 Uterus didelphys *m*
双子联胎 verbundener Zwilling *m*
双子星 Gemini *n*
双子叶植物 zweikeimblättrige Pflanze *f*, Dikotyle *f*
双子叶植物纲 Dicotyledoneae *f pl*
双足联胎 Dipus *m*
双组分信号传导系统 Zwei-Komponenten-Signaltransduktion *f*
双组份[物]系 Zweikomponentensystem *n*
霜 Raureif *m*, Frost *m*
霜斑样病变 Frostläsion *f*
霜冻心 gefrostetes Herz *n*
霜剂 Creme *f*, Emulsion *f*

shuǎng 爽

爽身粉 Talkumpuder *m*, Toilettenpuder *m*

SHUI 水税睡

shuǐ 水

水 pH-Wert des Wassers *m*
水按摩槽 Hydromassage-Tank *m*
水胺硫磷 Isocarbophos *n*
水包油包水乳化佐剂 Öl-in-Wasser-Emulsionsadjuvans *n*
水包油乳剂 Öl-in-Wasser-Emulsion *f*
水泵 Wasserpumpe *f*
水表 Wassermesser *m*
水玻璃 Wasserglas *n*
水不溶[性]酶 wasserunlösliches Enzym *n*
水不足 Hypohydratation *f*
水不足的 hydropenisch
水槽作用 Effekt der Wasserwanne *m*, Wassertassewirkung *f*
水层 Wasserschicht *f*
水产 Wasserprodukte *n pl*
水产食品 Meeresfrüchte *f pl*
水菖蒲酮 Shyobunon *n*
水肠菌群 coliforme Gruppe in Wasser *f*
水超载 Wasserüberlast *f*
水冲脉 Wasserhammerpuls *m*, Corrigan* Puls *m*
水冲洗法 Wasserspülung *f*
水冲洗器 Wasserspüler *m*
水充盈法 Wasserfüllung-Methode *f*
水臭 Wasserodor *m*
水臭及味 Geruch und Geschmack des Wassers
水臭氧化 Ozonisation(od. Ozonisierung) des Wassers *f*
水臭氧消毒法 Ozon-Wasserdesinfektion *f*
水除臭 Wasser-Desodorierung *f*
水处理 Wasserbehandlung *f*
水处理系统 Wasserbehandlungssystem *n*
水处理装置 Wasserbehandlungsvorrichtung *f*
水传病原体 wasserübertragenes Pathogen *n*
水传播性流行 durch Wasser übertragende Epidemie *f*
水传疾病 wasserübertragene Krankheiten *f pl*
水锤效应 Wasserhammereffekt *m*
水淬灭 Wasserhärten *n*, Wasserhärtung *f*, Abschrecken in Wasser *n*
水代谢 Wasserumsatz *m*, Wasserhaushalt *m*
水当量 Wasserwert *m*
水稻田 Reisfeld *n*
水的 wässerig, wasserartig
水的固定残渣 fester(od. fixer) Rückstand des Wassersm
水的离子积 Ionenprodukt des Wassers *n*
水的离子积常数 Ionenproduktkonstante des Wassers *f*
水的软化 Wassererweichung *f*
水的硬度 Wasserhärte *f*

水滴试法 Wassertropfentest *m*, Wassertropfenprobe *f*
水底压力计 Unterwassermanometer *n*
水底植物 Benthophyten *m pl*
水碘 Jodgehalt in Wasser *n*
水电导率 elektrische Leitfähigkeit von Wasser *f*
水电解 Wasserelektrolyse *f*
水电解仪 Wasserelektrolyser *m*
水电解质[平衡]紊乱 Wasserelektrolytstörung *f*, Störung des Wasserelektrolytes *f*, Wasser-Elektrolyt-Ungleichgewicht *n*
水电解质代谢 Wasserelektrolyt-Haushalt *m*
水电解质平衡 Wasserelektrolytgleichgewicht *n*, Wasser-Elektrolyt-Bilanz *f*
水电解质失衡 gestörter Wasser- und Elektrolythaushalt *m*
水电解质失调 Wasserelektrolytstörung *f*, Wasserelektrolytungleichgewicht *n*
水电解质紊乱 Störung des Wasser-und Elektrolythaushalts *f*
水电疗法 hydroelektrische Behandlung *f*
水电浴 hydroelektrisches Bad *n*
水貂传染性脑病 übertragbare Nerz-Enzephalopathie *f*
水动力平衡 hydrokinetische Gleichgewicht *f*
水痘 Windpocken *f pl*, Wasserpocken *f pl*, Varizellen *f pl*, Varicellae *f pl*
水痘病毒 Windpockenvirus *n*
水痘病毒活疫苗 Varicella-Virus-Lebendimpfstoff *m*
水痘病毒疫苗 Varicella-Impfstoff *m*
水痘-带状泡疹抗原 Varicella-Zoster-Antigen *n*
水痘-带状疱疹 Varicella-Zoster *m*
水痘-带状疱疹病毒 Varicella-Zoster-Virus *n*
水痘-带状疱疹病毒肺炎 Varicella-Zoster-Virus-Lungenentzündung *f*
水痘-带状疱疹病毒性间质性角膜炎 virale interstitielle Keratitis durch Varicella und Herpes Zoster *f*
水痘-带状疱疹免疫球蛋白 Varicella-Zoster-Immunoglobulin *n*
水痘带状疱疹脑炎 Varicella-Zoster-Enzephalitis *f*
水痘肺炎 False Varizellenpneumonie *n*
水痘后脑炎 Enzephalitis nach Windpocken *f*
水痘接种 Varizellisation *f*
水痘脑病 Varizellenenzephalopathie *f*
水痘脑炎 Varizellenenzephalitis *f*
水痘-疱疹病毒免疫球蛋白 False Windpocken-Herpesvirus-Immunglobulin *n*
水痘性肺炎 Varizellenpneumonie *f*
水痘性角膜炎 Varicella-Keratitis *f*
水痘性结膜炎 Varicella-Konjunktivitis *f*
水痘样 Varicelliform *f*
水痘样的 varizelliform
水痘样皮疹 Eruptio varicelliformis *f*
水痘样天花 varizelloide Pocken *f pl*
水痘样疹 varicelliforme Eruption *f*
水痘疫苗 Varizelle-Impfstoff *m*
水飞 Pulverisieren *n*
水飞蓟 Frauendistel *f*, Mariendistel *f*, Silberdistel *f*, Silybum marianum *n*
水飞蓟宁 Silydianin *n*
水飞蓟素 Silybin *n*, Silymarin *n*
水肺 Taucherlunge *f*
水分 Feuchtigkeit *f*
水分[含量] Wasserwert *m*, Wassergehalt *m*
水分测定 Feuchtigkeitsbestimmung *f*, Wassergehaltbestimmung *f*
水分测定器 Feuchtigkeitsmesser *m*, Wassergehaltmesser *m* Feuchtigkeitsmeßgerät *n*, Feuchtigkeitsmeßinstrument *n*
水分测定仪 Feuchtigkeitsmesser *m*, Wassergehaltmesserm, Feuchtigkeitsmeßgerät *n*, Feuchtigkeitsmeßinstrument *n*
水分定量分析器 Wasserinhaltanalysator *m*
水分过多 Hyperhydratation *f*
水分过少 Hypohydratation *f*
水分快速测定仪 schneller Feuchtigkeitsbestimmungtester *m*
水分析 Wasseranalyse *f*
水分滞留过多 Hyperhydropexie *f*, Hyperhydropexia *f*
水粪便污染 fäkale Kontamination des Wassers *f*
水风媒传播的 wasserwindblütig, hydroanemophil
水封瓶 Wasserabschlußflasche *f*
水封瓶闭式引流 geschlossene Dränage mit Wasserabschlußflasche *f*
水封式连续灭菌器 hydrostatischer kontinuierlicher Sterilisator *m*
水氟含量合格率 Passquote von Fluorid-Gehalt im Wasser *f*
水垢 Kesselstein *m*, Wasserstein *m*
水固定残渣 fester Rückstand des Wassers *m*
水管锅炉 Wasserrohrkessel *m*
水果 Obst *n*, Frucht *f*
水过剩 Wasserüberschuß *m*
水含氟量 Fluoridgehalt des Wassers *m*
水[含]量过多 Hypervolia *f*
水[含]量过少 Hypovolia *f*
水[含]量正常 Euvolia *f*
水合[作用]又称水化 Hydratisierung *f*, Hydratation *f*
水合的 hydratisch, hydrate(-us, -a, -um)
水合电子 hydratisiertes Elektron *n*
水合丁基氯醛 Butylchloralhydrat *n*
水合过度 Überhydration *f*, Überwässerung *f*, Überhydratation *f*
水合肼 Hydrazinhydrat *n*
水合离子 hydratisches Ion *n*
水合铝硅酸钾 hydratisches Kaliumaluminiumsilikat *n*
水合氯醛中毒 Chloralhydratvergiftung *f*
水合酶 Hydratase *f*
水合能 Hydratationsenergie *f*
水合热 Hydratationswärme *f*
水合三溴乙醛 Bromalhydrat *n*, Bromalum hydratum *n*
水合水 Hydratwasser *n*, Hydratationswasser *n*
水合物 Hydrat *n*
水合氧化物 hydratisches(od. hydratisiertes)Oxid *n*
水合质子 hydratisches Ion *n*
水合作用 Hydratation *f*
水花 Sprühwasser *n*, Gischt *m*, Schaum *m*, Spray *m/n*
水华 Wasserblüte *f*
水滑导丝 hydrophiler Führungsdraht *m*
水化层 Hydrathülle *f*, Hydratationshülle *f*
水化法肾盂造影 hydratisiertes Phelograph *n*
水[化]合物 Hydrat *n*
水化理论 Hydratationstheorie *f*
水化酶 Hydratasen *f pl*
水化密度 hydrathaltige Dichte *f*
水化学消毒法 chemische Wasserdesinfektion *f*
水化作用 Hydratation *f*, Hydratisierung *f*
水环境农药污染与健康 Wasser-Pestizidbelastung und Gesundheit
水黄皮次素 Karanjin *n*
水黄皮[黄]素 Pongapin *n*
水黄皮油 Pongamia-Ol *n*
水浑浊度 Wassertrübung *f*
水混凝沉淀 Koagulation und Sedimentation des Wassers
水活性 Wasseraktivität *f*
水基质系统 Wasserbasensystem *n*
水剂青霉素 wässriges Penicillin *n*
水加氯量 zusätzliches Chlor des Wassers *n*
水检(测)压计 Hydromanometer *n*
水胶体 Hydrokolloid *n*
水胶体印模材料 Hydrokolloid Abdruckmaterial *n*

水窖 Wasser-Keller *m*
水解 Hydrolyse *f*
水解[产]物 Hydrolysat *n*, Hydrolyseprodukt *n*
水解[基]质 Hydrolyt *n*
水解[作用] Hydrolyse *f*, Hydrolysis *f*
水解测定 hydrolytische Bestimmung *f*
水解常数 Hydrolysenkonstante *f*
水解沉淀 hydrolytische Präzipitation *f*
水解沉淀反应 hydrolytische Präzipitationsreaktion *f*
水解蛋白 Proteinhydrolysate *n pl*
水解蛋白注射液 Injektionslösung der Proteinhydrolysate *f*
水解的 hydrolytisch
水解滴定 hydrolytische Titration *f*
水解度 Hydrolysegrad *m*, Grad der Hydrolyse *m*
水解反应 Hydrolyse *f*
水解分裂 hydrolytische Spaltung *f*
水解肝素 Proheparin *n*
水解活化[作用] hydrolytische Aktivierung (od. Aktivation) *f*
水解剂 hydrolytisches Reagenz *n*
水解降解 hydrolytische Degradation *f*
水解酶 hydrolytische Enzyme *n pl*, Hydrolasen *f pl*
水解酶类 Hydrolase *f*
水解缩合 hydrolytische Kondensation *f*
水解脱氨 hydrolytische Desamidierung (od. Desaminierung) *f*
水解植物蛋白 hydrolysiertes Pflanzeneiweiß *n*, HVP *n*
水[界]圈 Hydrosphäre *f*
水浸 Wasserimmersion *f*
水浸-电极法 Wasserlagerung-Elektroden-Verfahren *n*
水浸法 Wasserlagerung *f*
水浸软作用 mazerierte Wirkung des Wassers *f*
水浸尸 eingetauchter Kadaver *m*
水浸系接物镜 Wasserimmersionsobjektiv *n*
水浸液 Infusion *f*
水浸足 Fußbrand *m*
水晶 Quarz *m*, (Berg-) Kristall *m*
水晶兰苷 Monotropein *n*
水晶样包涵体 kristalloide Inklusion *f*
水井 Brunnen *m*
水井卫生 Sanierung des Brunnens *f*
水净化 Wasseraufreinigung *f*
水净亏损 reiner Wasserverlust *m*
水坑试验 Pfütze-Test *m*, Puddle-Test *m*
水坑症 Pfützenzeichen *n*
水空气离子治疗机 hydroaeroionotherapeutischer Apparat *m*
水孔 Wasserpore *f*
水孔蛋白 又称水通道蛋白 Aquaporin-Protein *n*
水孔蛋白类 Aquaporin-Protein-Klasse *f*
水恐怖 Hydrophobie *f*
水库库底卫生清理 Sanitär-Klärung von Behälterboden *f*
水库卫生 Stauseesanierung *f*, Sanierung des Wasserresevoirs *f*
水蓝色 wasserblau
水冷服 wassergekühlter Anzug *m*
水冷帽 wassergekühlte Kappe *f*
水冷凝器 Wasserkondensor *m*
水冷器 Wasserkühler *m*
水冷却 Wasserkühlung *f*, Abkühlung des Wassers *f*
水冷[线]管 wassergekühltes Rohr *n*
水离子积 Ionenprodukt des Wassers *n*
水离子积常数 lonenproduktskonstante des Wassers *f*
水力冲动搅拌器 hydraulischer Agitator (od. Rührer) *m*
水利工程 Wasserengineering *f*
水利尿 Wasserdiurese *f*
水利尿试验 Wasserdiureseversuch *m*
水量热器 Wasserkalorimeter *n*
水量正常 Euhydration *f*
水疗操纵台 Hydrotherapie-Kontrolltisch *m*, Hydrotherapie-Steuerstand *m*
水疗法 Wasserbehandlung *f*, Wasserkur *f*, Hydrotherapie *f*, Hydriatrik *f*
水疗方案 Hydrotherapie-Programm *n*
水疗离心泵 Hydrotherapie-Zentrifugalpumpe *f*
水疗淋浴器 hydrotherapeutische Dusche *f*, hydrotherapeutischer Schauer *m*
水疗设备 Hydrotherapiegerät *n*, Wassertherapiegrät *n*
水疗坐位淋浴器 hydrotherapeutische Sitzdusche *f*
水蓼[黄]素 Persicarin *n*
水淋式除尘器 Einspritzstaubentferner *m*, Einspritzstaub (ab) scheider *m*, Einspritzniederschlagapparat *m*
水流抽气管 Wasserstromaspirator *m*
水流冷凝器 Wasserstromkondensor *m*
水流冷却器 Wasserstromkühler *m*
水流吸引器 Wasserstromaspirator *m*
水硫化物 Wassersulfid *n*
水硫酸盐 Wassersulfat *n*
水龙骨科 Polypodiaceae *pl*
水龙骨属 Polypodium *n*
水氯胺消毒法 Chloramin-Wasserbehandlung *f*
水氯化物 Chlorid von Wasser *n*
水麦角异毒碱 Hydroergotinin *n*
水媒 Hydrophilie *f*
水媒病流行 durch Wasser übertragende Epidemie *f*
水媒传布 Hydrochorie *f*
水门汀充填 Zementfüllung *f*
水迷宫试验 Wasserlabyrinthtest *m*
水蜜剂 Hydromel *n*
水蜜丸 Wasserhonigpille *f*
水磨[法] Levigation *f*
水母 Meduse *f*, Qualle *f*
水母[素发光]蛋白质 Aequorin *n*
水母蛋白 Aequorin *n*
水母毒素 Quallengift *n*, Medusocongestin *n*
水母发光蛋白 Aequorin *n*
水母属 Medusa *f*
水母头 Caput medusae *n*
水幕 Wasserschleier *m*
水幕隔热 Wasserabschirmung *f*, Wasserschirm *m*, Wasserschutzwand *f*
水钠潴留 Salz-und Wasserretention *f*
水囊 wässrige Kapsel *f*
水囊法 Wasser füllender Ballon-Methode *f*, Wasserballon-Methode *f*
水囊感 Wassersack-Sensation *f*
水囊瘤 Hydroma *n*, Hygroma *n*, Hygrom *n*, Hygroma cysticum *n*
水囊性肌瘤 Hydromyom *n*
水囊引产 Geburtseinleitung mit Wassersack *f*
水囊肿 Hydrozyste *f*, Hygrozele *f*, Hydrozele *f*
水囊肿切除术 Hydrozelektomie *f*
水脑性白痴 hydrozephale Idiotie *f*
水泥 Zement *m*
水泥尘肺 Zementstaublunge *f*
水泥烧伤 Bindemittelverbrennung *f*
水泥湿疹 Zementekzem *n*
水凝胶 Lyogel *n*, Hydrogel *n*
水牛背 Stiernacken *m*, Büffelnacken *m*
水脓疱 Vesikopustel *f*, Vesicopustula *f*
水蟠管 Wasser (rohr) schlange *f*, Wasserschlangenrohr *n*
水泡变性 hydropische Degeneration *f*
水泡带绦虫 Taenia hydatigena *f*

水泡化 Blebbing *n*
水泡性口炎 False vesikuläre Stomatitis *f*
水泡性口炎病毒 vesikuläres Stomatitisvirus *m*
水泡音 Blasenschall *m*
水泡状变性 hydatidiförmige Degeneration *f*
水泡状胎块 Blasenmole *f*, Traubenmole *f*, Hydatidenmole *f*, Acephalocystis racemosa *f*
水疱 Schwitzbläschen *n pl*, Bläschen *n pl*, Vesiculae *f pl*, Phlyctaenae *f pl*
水疱病 Hydroa *f*, Hidroa *f*
水疱病与口蹄疫猪肉 Schweinefleisch von Hydroa und Aphthenseuche *n*
水疱大疱的 vesikobullös, vesikulobullös
水疱大疱性扁平苔藓 vesikulobullöser Lichen planus *m*
水疱的 vesikulär, vesicular(-is, -is, -e)
水疱脓疱的 vesiculopustular(-is, -is, -e)
水疱皮 Pustelhaut *m*
水疱期 vesikuläres Stadium *n*
水疱形成 Bläschenbildung *f*, Vesjkulation *f*
水疱型药物[性]皮炎 Dermatitis medicamentosa bullosa *f*
水疱性扁平苔藓 vesikulärer Lichen Planus *m*
水疱性口腔炎病毒 Virus der Stomatitis vesiculosa *n*
水疱性口腔炎样病毒 vesikuläre stomatitisähnliche Viren *pl*
水疱性口炎 Stomatitis vesicularis(s. vesiculosa) *f*
水疱性类天疱疮 vesikuläres Pemphigoid *n*
水疱性立克次体病 vesikuläre Rickettsiose *f*
水疱性疱疹病毒 vesikuläres Stomatitisvirus *n*
水疱性湿疹 Blasenekzem *n*
水疱性荨麻疹 Urtikaria vesiculosa *f*, vesikuläre Nesselsucht *f*
水疱样的 phlyktänular, phlyctaenodes, phlyctaenulos(-us, -a, -um)
水疱液 Bläschenflüssigkeit *f*
水皮球 Wasserball *m*
水平 Niveau *n*
水平(准)仪 Wasserwaage *f*, Libelle *f*, Nivellierinstrument
水平板 Horizontalplatte *f*
水平半规管 horizontaler Bogengang *m*
水平半喉切除术 horizontale Hemilaryngektomie *f*
水平半月板 horizontaler Meniskus *m*
水平标度 Horizontalskala *f*
水平参考线 horizontale Bezugslinie *f*
水平层流 horizontale Laminarströmung *f*
水平层流洁净室 horizontale Laminarströmung-Luftreinigungszimmer *n*
水平传播 Horizontal-Transmission *f*
水平传递(播) Horizontaltransmission *f*
水平垂直部分喉切除术 vertikal-horizontale partielle Laryngektomie *f*
水平的 horizontal
水平电泳仪 Horizontalelektrophorese *f*
水平定位针 horizontale Positionierungsadel *f*
水平定向 horizontale Orientierung *f*
水平断层 X 线机 Horizontalplanigraph *m*
水平对称 horizontale Symmetrie *f*
水平分离性偏斜 DHD getrennte Horizontalabweichung *f*
水平复位瓣 horizontale repositionierte Klappe *f*
水平横裂 Fissura transversa horizontalis *f*
水平衡 Wasserbilanz *f*
水平肌链 horizontale Muskelkette *f*
水平集 Level-Set *n*
水平截骨术 horizontale Osteotomie *f*
水平裂 Fissura horizontalis *f*
水平面 Horizontalebene *f*, Transversalebene *f*
水平面轮廓图 Horizontalkontur *f*
水平偏斜 Horizontalabweichung *f*
水平平行流 horizontale Laminarströmung *f*
水平褥式缝合 horizontale Matratzennaht *f*
水平式层流洁净台 horizontale Laminarströmung-Reinarbeitstisch *m*
水平视差 horizontale Disparität *f*
水平思维 Querdenken *n*
水平撕裂 horizontaler Riss *m*
水平投射 Horizontalprojektion *f*
水平位心 horizontales Herz *n*
水平位牙槽纤维 horizontale dentoalveoläre Faser *f*
水平位缢死 horizontale Hängeposition *f*
水平温差 horizontale Temperaturdifferenz *f*
水平细胞 Horizontalzelle *f*
水平纤维 Horizontalfaser *f*
水平线 Horizontallinie *f*, Horizontale *f*
水平型吸收 horizontale Resorption *f*
水平性偏盲 horizontale Hemianopsie *f*
水平性眼球震颤 horizontaler Nystagmus *m*
水平性注视麻痹 horizontale Blicklähmung *f*
水平眼睑缩短 horizontale Augenlidverkürzung *f*
水平直线轮廓 horizontale Linienkontur *f*
水平阻生 horizontale Impaktion *f*
水平阻生第三磨牙 horizontal impaktierte dritte Mahlzähne *m pl*
水瓶心脏 Wasserflaschenherz *n*
水曝气 Wasserbelüftung *f*
水栖的 aquatic(-us, -a, -um)
水气腹 Hydraeroperitoneum *n*, Hydropneumoperitoneum
水气囊肿 Hydrophysozele *f*
水气圈 wässerige Atmosphäre *f*
水气心包 Hydropneumoperikard *n*
水气胸 Hydropneumothorax *m*
水气肿症 Hydropneumatosis *f*
水汽凝结 Feuchtigkeitsniederschlag *m*, Feuchtigkeitskondensation *f*
水枪 Wasserspritze *f*
水枪头 Wasserspritzdüse *f*
水芹 Rohrkümmel *m*, Wasserkümmel *m*, Wasserfenchel *m*, Oenanthe aquatica *f*
水芹毒素 Oenanthotoxin *n*
水芹醛 Phellandral *n*
水芹烯 Phellandren *n*
水禽蛋食品卫生 Lebensmittelhygiene der Wasservögeleier *f*
水圈 Hydrosphäre *f*
水泉群落 Crenium *n*
水缺乏 Wasserdefizit *n*, Wassermangel *m*
水热法 hydrothermales Verfahren *n*
水热量计 Wasserkalorimeter *n*, Flüssigkeitskalorimeter *n*
水溶胶 Hydrosol *n*
水溶解性固体 wasserlösliche Feststoffe *m pl*
水溶型辅酶 Q10 wasserlösliche Coenzym Q10 *n*
水溶性 Wasserlöslichkeit *f*
水溶性的 wasserlöslich
水溶性毒物 wasserlösliches Gift *n*
水溶性基质 wasserlösliche Base *f*
水溶性浸出物 wasserlösliches Extrakt *n*
水溶性抗原 wasserlösliches Antigen *n*
水溶性软膏 wasserlösliche Salbe *f*
水溶性维生素 wasserlösliches Vitamin *n*
水溶性伊红 wasserlösliches Eosin *n*, Eosin WS *n*, gelbliches Eosin *n*, Eosin Y *n*
水溶性造影剂 wasserlösliche Kontrastmittel *n pl*
水溶性佐剂 wasserlöslichesuvans *n*

水溶液 wässerige Lösung *f*
水乳胶体 wässerige Emulsion *f*
水褥 Wasserbett *n*
水软化 Wassererweichung *f*
水"三氮" drei Arten von Stickstoffverbindungen im Wasser *f pl*
水色度 Farbengrad des Wassers *m*
水砷 Arsengehalt im Wasser *n*
水生的 aquatic(-us, -a, -um), aquatisch
水生动物 Wassertier *n*
水生环境 aquatische Umwelt *f*
水生昆虫 Wasserinsekt *n*
水生栖热菌 Thermus aquaticus *m*
水生生物 Wasserbewohner *m*
水生生物鉴定 Bestimmung des Wasserbewohners *f*
水生生物学 Hydrobiologie *f*
水生(域) aquatisches Ökosystem *n*
水生物学处理 hydrobiologische Behandlung *f*
水生植物 Wasserpflanze *f*, Hydrophyt *m*
水试验 Wasser(druck)versuch *m*, Wasser(druck)prülung *f*, Wasser(druck)probe *f*
水手皮肤 Seemanushaut *f*
水苏 Stachys aspera(s. japonica) *f*
水苏碱 Stachydrin *n*
水苏糖 Stachiose *f*, Stachyose *f*
水塔 Wasserturm *m*
水台氯醛 Chloralhydrat *n*
水台氢离子 Oxoniumion *n*, Hydroniumion *n*
水台醛 Aldehydhydrat *n*
水体 Gewässer *n*
水体富营养化 Eutrophierung von Gewässer *f*
水体富营养化防治 Bekämpfung(od. Kontrolle) der Wassereutrophierung *f*
水体净化 Wasserreinigung *f*, Wasseraufbereitung *f*, Wasserpurifizierung *f*
水体卫生防护 Sanitärschutz der Gewässer *m*
水体污染 Wasserverschmutzung *f*, Wasserpollution *f*, Wasserverunreinigung *f*
水体污染调查 Untersuchung der Wasserverunreinigung *f*
水体污染指数 Wasserpollutionsindex *m*, Wasserverunreinigungsindex *m*
水体自净 Selbstreinigung des Wassers *f*, Autopurifikation des Wassers *f*
水田黄杆菌 Flavobacterium mizutaii *n*
水听器校准装置 Hydrophon-Kalibrator *m*
水通道 Aquaporin *n*
水通道 1 Aquaporin 1 *n*
水通道 3 Aquaporin 3 *n*
水通道蛋白 Aquaporin(AQP) *n*
水通道蛋白 0 Aquaporin 0 *n*
水通道蛋白 -4 Aquaporin-4 *n*
水通道蛋白 -4 受体抗体 Aquaporin-4-Rezeptor-Antikörper *m*
水头损失 Verlust des Wassergefälles *m*
水头无大脑症 Hydrocephalus mit Acephalus *m*
水土疗法 Klimatotherapie *f*
水土适应 Akklimatisation *f*
水丸 Wasserpille *f*
水微生物污染 mikrobielle Verunreinigung des Wassers *f*
水位 Wasserstand *m*, Wasserpotential *n*, Wasserspiegel *m*
水位差 Wasserspiegelunterschied *m*, Wasserspiegeldifferenz *f*
水味 Wassergeschmack *m*
水温 Wassertemperatur *f*
水温润的 Wasser befeuchtet
水文监测 hydrologische Uberwachung *f*
水污染 Wasserverschmutzung *f*, Wasserpollution *f*
水污染防治法 Wasserschutzgesetz *n*
水污染指示生物 Indikatororganismus der Wasserverschmutzung *n*
水雾性白视 Wassernebel-Whiteout *m*
水螅 Hydra *f*
水洗除尘器 Wasserspülungsentstauber *m*, Wasserspülskrubber *m*
水系指示剂 Aquasystemindikator *m*
水细菌学 Wasserbakteriologie *f*
水下操作 Unterwasserbetrieb *m*
水下的 subaqual
水下呼吸 Unterwasseratmung *f*
水下呼吸装置 Unterwasseratemgerät *n*
水下居住舱 Unterwassereinwohnerkabine *f*
水下劳动能力 Unterwasserbetrieb *m*
水下喷射浴 Unterwasserdusche *n*
水下生活 Unterwasserhabitat *n*
水下视觉 Unterwasservision *f*, subaquales Sehen *n*
水下体操浴 kinetotherapeutisches Bad *n*
水下听觉 Unterwasserhören *n*, subaquales Hören *n*
水下心理学 Unterwasserpsychologie *f*
水下作用 Unterwassereffekt *m*
水仙 Narzisse *f*, Narcissus tazetta *m*
水仙胺 Narcissamin *n*
水仙花 Narzisse *f*
水仙花碱 Tazettin *n*
水仙环素 Narciclasin *n*
水仙碱 Narcissin *n*
水仙属 Narcissus *m*, Narzisse *f*
水藓 Torfmull *m*
水相 wäßrige Phase *f*
水泻 Kolliquationsdurchfall *m*, wäßrige Diarrhoe *f*, Hydrodiarrhoe *f*
水泻低钾无胃酸综合征 Hydrodiarrhoe-Hypokaliämie-Hypochlorhydrie-Syndrom *n*
水泻剂 Hydragoga *n pl*
水泻综合征 Hydrodiarrhoe-Syndrom *n*, Syndrom der wäßrigen Diarrhoe *n*
水性 Aquosität *f*
水性多尿 Hydrodiurese *f*
水性肺气肿 Emphysema aquosum *n*
水性排出物 wäßriger Ausfluß *m*
水胸 Hydrothorax *m*
水胸的 hydrothorakal
水需氯量 Chlorbedarf des Wassers *m*
水循环 Wasserzirkulation *f*
水循环连续漂洗装置 kontinuierlicher Wasserkreislaufdurchspüler *m*
水压 Wasserdruck *m*, hydraulischer Druck *m*
水压法 Wasserdruckprobe *f*, Wasserdruckprüfung *f*, Wasserdruckversuch *m*
水压扩张器 hydrostatischer Dilatator *m*
水压扩张术 hydrostatische Dilatation *f*
水压调节器 Hydrostat *m*
水盐代谢 Wasser-Elektrolyt-Haushalt *m*
水盐代谢紊乱 Störung des Wasser-Elektrolyt-Haushaltes *f*, Wasser-Elektrolyt-Haushalt-Störung *f*
水眼 Hydrophthalmie *f*, Hydrophthalmus *m*
水罨(敷) Wasserumschlag *m*
水杨醇 Saligenin *n*
水杨甙 Salizin *n*
水杨酶苷 Geosid *n*
水杨尿酸 Salicylursäure *f*
水杨醛 Salizylaldehyd *n*/*m*, Acidum salicylosum *n*
水杨醛肟 Salizylaldoxim *n*
水杨酸 Salizylsaure *f*, Spir(oyl)säure *f*, Acidum salicylicum *n*

水杨酸安替比林 Antipyrinum salicylicum *n*
水杨酸铵铝 Ammoniumaluminiumsalizylat *n*
水杨酸苯胺 Salizylanilid *n*
水杨酸苯酯 Salizylsäurephenylester *m*, Salol *n*, Phenylium salicylicum *n*
水杨酸铋 Wismutsalicylat *n*
水杨酸毒扁豆碱 Physostigminsalicylat *n*
水杨酸反应 Salicylreaktion *f*, Salizylreaktion *f*
水杨酸火棉胶 Collodium salicylatum *n*
水杨酸甲苯酯 Kresylsalizilat *n*
水杨酸甲酯 Salizylsäuremethylester *m*, Methylsalizylat *n*, Methylium salicylicum *n*
水杨酸类药，水杨酸[盐]类药 Salicylat *n*
水杨酸类药物中毒 Salicylatvergiftung *f*
水杨酸疗法 Salizyltherapie *f*
水杨酸铝 Aluminiumsalizylat *n*
水杨酸钠 Natriumsalizylat *n*, Natrium salicylicum (s. spiricum) *n*
水杨酸钠合剂 Mixtura natrii salicylatis *f*, Natriumsalizylatmixtur *f*
水杨酸钠咖啡因 Koffein-Natriumsalizylat *n*, Coffeinum-Natrium salicylicum *n*
水杨酸钠可可[豆]碱 Theobromino-Natrium salicylicum *n*, Theobromin-Natrium-Salizylat *n*, Diuretin *n*
水杨酸钠治疗 Natriumsalizylattherapie *f*
水杨酸偶氮磺胺吡啶 Salizylazosulfapyridin *n*
水杨酸偶氮磺胺二甲嘧啶 Salizylazosulfadimidin (um) *n*
水杨酸软膏 Salizylsalbe *f*
水杨酸三溴苯酯 Tribromphenylsalizylat *n*
水杨酸乌洛托品 Urotropinsalizylat *n*, Hexamethylentetramin-salizylat *n*
水杨酸盐 Salizylat *n*
水杨酸盐类中毒 Salizylatenvergiftung *f*
水杨酸乙酯 Athylsalizylat *n*, Aethylium salicylicum *n*, Aether salicylatus (s. salicylicus) *m*
水杨酸硬膏 Salizylpflaster *n*
水杨酸中毒 Salizylvergiftung *f*, Salizylismus *m*
水杨酰胺 Salizylamid *n*
水杨酰苯胺 Salicylanilid *n*
水样保存 Wasserprobe (stück) präservation *f*
水样变化 hydropische Veränderung *f*
水样变性 hydropische Degeneration *f*
水样采取 Wasserprobenahme *f*, Wasserprobenentnahme
水样采样点选择 Selektion (od. Auswahl) des Wasserproben-entnahmepunktes *f*
水样采样器 Wasserprobenahmeinstrument *n*
水样的 wässerig, wäßrig
水[样腹]泻 Hydrodiarrhoe *f*, Hydrochezie *f*
水样透明细胞 wasserhelle Zelle *f*
水样稀便 wäßeriger Stuhl *m*
水样液 Kammerwasser *n*
水音 Hygrechema *n*
水银 Quecksilber *n* (Hg), Mercurius *m*, Argentum vivum *n*
水银测(检)压计 Quecksilbermanometer *n*
水银的 merkurial, mercurial (-is, -is, -e)
水银弧光灯 Quecksilberdampflampe *f*
水银检压计描笔 (Schreib-) Feder des Quecksilbermanometers *f*
水银减压计 Quecksilbervakuummeter *n*
水银开关 Quecksilberschalter *m*
水银脉搏描记法 Palographie *f*
水银脉搏描记器 Palograph *m*
水银气压计 Quecksilberbarometer *n*
水银温度计 Quecksilberthermometer *n*, merkuriales Thermometer *n*
水银压力计 Quecksilbermanometer *n*
水银真空计 Quecksilbervakummeter *m*
水银蒸馏器 Quecksilberdestillationsapparat *n*
水银蒸气灯 Quecksilberdampflampe *f*
水银柱 Quecksilbersäule *f*
水银柱血压计 merkuriales Sphygmomanomter *n*
水淫 Undinismus *m*
水引起瘙痒 Wasser induziertes Jucken *n*
水硬度 Wasserhärte *f*, Wasserhärtegrad *m*
水硬度滴定管 hydrotimetrische Bürette *f*
水硬度计 Hydrotimeter *n*
水永久硬度 permanente Wasserhärte *f*
水有关的疾病 wasserbedingte Krankheit *f*
水余氯 Restchlor im Wasser *n*
水俣病 Minamata-Krankheit *f*
水浴 Wasserbad *n*
水浴锅 Wasserbad *n*
水浴疗法 Hydrotherapeutik *f*
水浴式熔蜡器 Wasserbadparaffinschmelzer *m*
水浴心理疗法 Hydropsychotherapie *f*
水浴摇床 Schüttelbad *n*
水浴质量保证 Qualitätssicherung der Wasserbäder *f*
水源 Wasserquelle *f*
水源传染 wasserübertragene Infektion *f*
水源管理 Kontrolle der Wasserquelle *f*
水源卫生防护 sanitäre Protektion der Wasserquelle *f*
水源性传播 durch Wasser übertragende Übertragung *f*
水源性的 diahydric (-us, -a, -um)
水源选择 Selektion (od. Auswahl) der Wasserquelle *f*
水暂时硬度 temporäre Wasserhärte *f*
水葬 Wasserbestattung *f*
水蚤 Wasserfloh *m*, Flohkrebs *m*, Hüpferling *m*
水蚤属 Daphnia *f*
水藻 Algae *f pl*
水藻菌 Wasserschimmelpilze *m pl*
水震荡音 Sukkussionsgeräusch *n*, Sukkusionsschall *m*
水蒸气 Wasserdampf *m*
水蒸气浓缩器 Wasserdampfkondensor *m*
水蒸气烧伤 Dampfverbrennungen *f pl*
水蒸气蒸馏法 Wasserdampfdestillation *f*,
水脂乳化物 Wasser-Lipidemulsion *f*
水值 Wasserwert *m*
水止血法 Hydrohämostase *f*
水质 Wasserqualität *f*
水质本底监测 Grundüberwachung der Wasserqualität *f*
水质标准 Standard der Wasserqualität *m*
水质采样器 Wasserprobennehmer *m*
水质测量仪 Wasserqualitätsmessgerät *n*
水质除臭 Wasserentrüchelung *f*
水质除氟 Wasserentfluorierung *f*
水质除锰 Entfernung von Mangen von Wasser *f*
水质除铁 Wasserenteisenung *f*
水质分析 Wasseranalyse *f*, Wasseruntersuchung *f*
水质分析仪 Wasser (qualitäts) analysator *m*
水质感官性状 ästhetische Eigenschaft des Wassers *f*
水质化学性状 chemische Eigenschaft des Wassers *f*
水质监测 Überwachung der Wassergäte *f*
水质监测浮标 Wasserqualität Überwachende Boje *f*
水质监测仪 Wasserqualitätsmonitor *m*
水质监测站 Überwachungsstation der Wassergüte *f*
水质检查器 Wasserqualuitätsprüfer *m*
水质检验 Hydroskopie *f*
水质软化 Wasserenthärtung *f*
水质污染 Wasserverschmutzung *f*
水质污染监测 Verschmutzungskontrolle der Wasserqualität *f*
水质污染监测仪器 Wasserverschmutzungsmonitor *m*

水质污染指数 Wasserverschmutzungsindex *m*
水质污染组合分析仪 kombinierter Wasserverschmutzungsanalysator *m*
水质物理性状 physikalische Eigenschaft des Wassers *f*
水质细菌学 Wasserbakteriologie *f*
水质细菌学指标 bakteriologisches Kriterium des Wassers *n*
水质污染指示剂 Wasserverschmutzungsindikator *m*
水质指数 Wasserqualitätsindex *m*
水致传染病 wasserübertragene Infektion *f*
水致地方病 wasserübertragene Endemie *f*
水蛭 Egel *m*, Blutegel *m*, Hirudo sanguisorba *f*
水蛭病 Hirudiniasis *f*
水蛭疗法 Blutegeltherapie *f*, Hirudin(is)ation *f*
水蛭皮炎 (Blut-)Egeldermatitis *f*
水蛭侵入 (Blut-)Egelinvasion *f*
水蛭属 Hirudo *f*, Hemiclepsis *f*, Iatrobdella *f*
水蛭素 Hirudin *n*
水蛭素防凝 Hirudin(is)ation *f*
水蛭素抗凝 Hirudin(is)ation *f*
水蛭吸血法 (Blut-)Egelblutentzug *m*
水蛭咬伤 Blutegelbiß *m*
水滞留 Wasserspeicherung *f*, Hydropexie *f*, Hydropexis *f*
水中猝死 plötzlicher Tod im Wasser *m*
水中毒 Wasserintoxikation *f*, Wasservergiftung *f*
水中呼吸器 Taucherlunge *f*
水中急死 plötzlicher Tod im Wasser *m*
水中扩散 Hydrodiffusion *f*
水中尸体的肺[改变] Lunge der Leichen aus Wasser *f*
水中有毒物质 Toxikcum des Wassers *n*, Gift des Wassers *n*, toxischer Stoff des Wassers *m*
水中运动 Unterwasserübung *f*
水中运动疗法 Hydrokinesi(o)therapie *f*
水肿 Ödem *n*, Oedema *n*, Hydronkus *m*, Hydrops *m*, Wassersucht *f*
水肿变性 hydropische Degeneration *f*
水肿的 ödematös, oedematos(-us, -a, -um), hydropic(-us, -a, um), hydropisch
水肿期 dematöse Phase *f*
水肿梭状芽胞杆菌 Clostridium oedematis (s. oedematiens) *n*
水肿形成 Ödematisierung *f*
水肿型声带息肉 ödematöser Polyp der Stimmlippe *m*
水肿性变性 hydropische Degeneration (od. Veränderung) *f*
水肿性丹毒 ödematöses Erysipel *n*
水肿性喉炎 ödematöse Laryngitis *f*, ödematöse Kehlkopfentzündung *f*
水肿性轻瘫 Hydroparese *f*
水肿性肉芽组织 ödematöses Granulationsgewebe *n*
水肿性痛风 ödematöse Gicht *f*
水肿性荨麻疹 Urticaria oedematosa *f*
水肿性阴囊疝 ödematöse Skrotalhernie *f*
水肿性硬化病 Sklerödem *n*
水肿性肿胀 ödematöse Schwellung *f*
水肿液 ödematöse Flüssigkeit *f*
水肿因子 ödematöser Faktor *m*
水潴留 Wasserretention *f*
水煮 kochen mit Wasser
水煮法 kochende Tasse-Schröpfen *n*
水柱 Wassersäule *f*
水柱[式]肺量计 Hydrospirometer *n*
水柱[式]脉搏描记器 Hydrosphygmograph *m*
水柱式恒温器 Hydrothermostat *m*
水状[大]便 wäßriger Stuhl *m*
水状液 wasserartige Augenflüssigkeit *f*, Humor aquosus
水资源危机 Wasserressourcenkrise *f*, Wasserwirtschaftskrise *f*
水紫外线消毒法 Wasserdesinfektion mit UV-Strahlen *f*
水自净 Selbstreinigung des Wassers *f*
水渍状的 hygrophan
水总固体 Gesamtfeststoffgehalt des Wassers *n*, Gesamtfeststoffe des Wassers *m pl*
水总矿化度 gesamte Mineralisierung des Wassers *f*

shuì 税睡

税收 Steuer *f*
税收政策 Steuerpolitik *f*
税收制 Steuereinnahmen-System *n*
睡袋 Schlafsack *m*
睡行[症] Schlafwandeln-Störung *f*
睡行症 Schlafwandeln *n*, Somnambulismus *m*
睡觉(眠) Schlaf *m*
睡惊症 Schlafangst *f*
睡莲 Nymphaea tetragona *f*
睡莲科 Nymphaeaceae *pl*
睡美人 Dornröschen *f*
睡梦状态 Traumzustand *m*
睡眠 Schlaf *m*
睡眠,快速眼动睡眠,异相睡眠 False Schlaf *m*, paradoxer Schlaf *m*
δ睡眠[诱导]肽 δ-schlafinduzierendse Peptid *n*, δ-SIP *n*
睡眠病 Schlafkrankheit *f*
睡眠波 Schlafspindel *f*, Schlafwelle *f*
睡眠剥夺 Schlafentzug *m*
睡眠剥夺精神病 Schlafentzug-Psychose *f*
睡眠不足 Schlafmangel *m*
睡眠促进物质 schlaffördernde Substanz *f*
睡眠倒错 Parasomnie *f*
睡眠动作记录器 Somnokinematograph *m*
睡眠毒素理论 Vergiftungstheorie des Schlafs *f*
睡眠发作 Schlafanfall *m*, Narkolepsie *f*, Hypnolepsie *f*
睡眠过度(嗜睡) Hypersomnie *f*, Hypersomnia *f*
睡眠后麻痹 postdormitale Lähmung *f*, postdormitale Paralyse *f*
睡眠呼吸紊乱指数 Schlaf-respiratorischer Störungsindex *m*
睡眠呼吸暂停 Schlafapnoe *f*
睡眠呼吸暂停,阻塞性 False Schlafapnoe, obstruktive *f*
睡眠呼吸暂停的 ESS 评分 ESS-Auswertung von Schlafapnoe *f*
睡眠呼吸暂停低通气指数 Apnoe-Hypopnoe-Index(AHI) *m*
睡眠呼吸暂停指数 Schlaf-Apnoe-Index *m*
睡眠呼吸暂停综合征 Schlafapnoesyndrom *n*, SAS
睡眠呼吸障碍 schlafbezogene Atmungsstörung *f*
睡眠呼吸中枢 Schlaf-Atemzentrum *n*
睡眠活动周期 Schlafzyklus *m*, Schlafaktivitätszyklus *m*
睡眠肌肉痉挛 Einschlafzuckung *f*
睡眠肌阵挛 Schlafmyoklonus *m*
睡眠觉醒时程障碍 Schlaf-Wachstörung *f*, Schlaf-Wach-Rhythmusstörung *f*, Störung des Schlaf-Wach-Zeitplans *f*
睡眠-觉醒时程障碍,非器质性 Störung des Schlaf-Wach-Rhythmus, nichtorganisch *f*
睡眠觉醒障碍 Schlaf-Wachstörung *f*, Schlaf-Wach-Rhythmusstörung *f*, Störung des Schlaf-Wach-Zeitplans *f*
睡眠觉醒周期 Schlaf-Wach-Zyklus *m*, Schlaf-Wach-Rhythmus *m*
睡眠阶段 Schlafstadium *n*, Schlafphase *f*
睡眠节律倒错 Inversion des Schlafrhythmus *f*
睡眠节律颠倒 Inversion des Schlafrhythmus *f*
睡眠节律颠倒,心因性 Inversion des schlafrhythmus, psychogen *f*
睡眠恐惧 Schlafangst *f*, Hypnophobie *f*
睡眠疗法 Schlaftherapie *f*, Narkotherapie *f*, Schlafkur *f*
睡眠麻痹 Schlaflähmung *f*, Schlafparalyse *f*, postdormital Paralyse *f*
睡眠模式 Schlafmuster *n*
睡眠磨牙症 nächtliches Zähneknirschen *n*, Bruxismus *m*
睡眠期 Schlafphasen *f pl*, Schlafstadien *n pl*

睡眠前麻痹 prädormitale Lähmung *f*, prädormitale Paralyse *f*
睡眠潜伏期 Schlaflatenz *f*
睡眠失常 Parasomnie *f*
睡眠失调 Dyssomnie *f*, Schlafstörung *f*
睡眠梭形(状)波 Schlafspindel *f*, Schlafwelle *f*
睡眠效应 Schläfereffekt *m*
睡眠性催眠法 Schlafhypnose *f*
睡眠性呼吸暂停 Schlafapnoe *f*
睡眠性麻痹 Schlaflähmung *f*
睡眠性酩酊状态 Schlaftrunkenheit *f*
睡眠性血红蛋白尿 Schlafhämoglobinurie *f*
睡眠学 Hypnosophie *f*
睡眠学习 Schlaflernen *n*
睡眠夜惊 Nachtangst *f*, Schlafangst *f*
睡眠异常 Parahypnose *f*
睡眠抑制 Schlafhemmung *f*
睡眠抑制学说 Schlafhemmungstheorie *f*
睡眠与休息 Schlafen und Ruhen
睡眠债 Schlafschuld *f*
睡眠障碍 Schlafstörung *f*
睡眠障碍,非器质性 Schlafstörung *f*, nichtorganisch
睡眠者效应 Schläfer-Effekt *m*
睡眠质量 Schlafqualität *f*
睡眠治疗 Schlaftherapie *f*
睡眠窒息 Schlafapnoe *f*
睡眠窒息综合征 Schlafapnoesyndrom *n*
睡眠中猝死 nächtlicher plötzlicher unerwarteter Tod *m*
睡眠中呼吸多次暂断 Schlafapnoe *f*
睡眠中枢 Schlafzentrum *n*
睡前的 prädormital
睡前幻觉 hypnagogische Halluzination *f*, hypnagogische Sinnestäuschung *f*
睡前期 Prädormitium *n*
睡时 Schlafzeit *f*, Hora decubitus *f* (Hor decub, H.d.)
睡熟 Tiefschlaf *m*
睡醒 Aufwachen *n*
睡醒转换障碍 Schlaf-Wach-Übergangsstörungen *f pl*
睡意 Schläfrigkeit *f*
睡游症 Somnambulismus *m*, Schlafwandeln *n*, Nachtwandeln *n*
睡醉 Schlaftrunkenheit *f*

SHUN 吮顺瞬

shǔn 吮

吮唇 Lippenlutschen *n*
吮拇指癖 Daumenlutschen *n*
吮乳 Thelasmus *m*, Saugen *n*
吮乳不能 Athelasmus *m*, Saugschwäche *f*
吮乳的 saugend
吮舌 Zunge-aussaugend
吮吸 Saugen *n*
吮吸反射 Saugreflex *m*
吮吸功能异常 Saugstörung *f*
吮指 Fingerlutschen *n*
吮指癖 Daumenlutschen *n*
吮指习惯 Daumenlutschen *n*

shùn 顺瞬

顺铂 Cisplatin *n*
顺产 natürliche (od. normale od. regelrechte) Geburt *f*, Eutokie *f*, Eutocia *f*, Expulsio spontanea *f*
顺磁 Paramagnetismus *m*
顺磁共振 paramagnetische Resonanz *f*
顺磁共振波谱仪 elektronenparamagnetischer Resonanzspektrometer *m*
顺磁屏蔽 paramagnetische Abschirmung *f*
顺磁性 Paramagnetismus *m*
顺磁性的 paramagnetisch
顺磁性对比剂 paramagnetischen Kontrastmittel *n pl*
顺磁性物质 paramagnetische Materialien *n pl*
顺磁性造影剂 paramagnetischen Kontrastmittel *n*
顺磁质 paramagnetischer Stoff *m*, paramagnetische Substanz *f*
顺次放松 progressive Entspannung *f*
顺从 Konformität *f*
顺从动作 Fügung *f*
顺从行为 gehorsames Verhalten *n*, konformistisches Verhalten *n*
顺从阶段 konformistisches Stadium *n*, konformistische Stufe *f*
顺从人格 konformistische Persönlichkeit *f*, konformistische Personalität *f*
顺从性 Gehorsamkeit *f*, Compliance *f*
顺从性格 konformer Charakter *m*
顺错构像 synklinale Konformation *f*
顺叠构像 synperiplanare Konformation *f*
顺丁烯二[酸]酐 Malein(säure)anhydrid *n*
顺丁烯二醛 Maleinaldehyd *n*
顺丁烯二酸 Maleinsäure *f*
顺丁烯二酸吡拉明 Pyrilaminmale(in)at *n*
顺丁烯二酸单酰乙酰乙酸 Maleylacetoacetat *n*
顺丁烯二酸新安特甘 Pyrilaminmaleinat *n*, Neoanterganmaleinat *n*
顺丁烯二酰[基]Maleoyl *n*
顺丁烯二酰肼 Malein(säure)hydrazid *n*
顺丁烯二酰亚胺 Male(in)imid *n*
顺丁烯酰胺酸 Male(in)aminsäure *f*
顺反测验 cis-trans-Test *m*
顺反构型 cis-trans-Konfiguration *f*
顺反式互补[作用] cis-trans-Komplementierung *f*
顺反异构 cis-trans-Isomerie *f*
顺反异构体 cis-trans-Isomer *n*
顺反异构现象 cis-trans-Isomerie *f*
顺反子 Zistron n. Cistron *n*
顺反子内互补 intercistronische Ergänzung *f*
顺反子内抑制 intercistronische Unterdrückung *f*
顺风耳 Hellhörigkeit *f*, Hellhören *n*
顺行冲动 anterograder Impuls *m*
顺行穿刺 antegrade Punktion *f*
顺行的 antegrad, anterograd, orthodrom
顺行灌注 antegrade Perfusion *f*
顺行静脉造影 aszendierende Phlebografie *f*
顺行溃变 anterograde Degeneration *f*
顺行脑灌注 antegrade zerebrale Perfusion *f*
顺行尿路造影 antegrade Urographie *f*
顺行尿液引流 antegrade Harnableitung *f*
顺行皮瓣 antegrader Hautfetzen *m*
顺行式胆囊切除术 antegrade Cholezystektomie *f*
顺行输尿管镜检查 antegrades Ureteroskop *n*
顺行性健忘 anterograde Amnesie *f*
顺行性跨神经元溃变 anterograde transneuronale Degeneration *f*
顺行性溃变 anterograde Degeneration *f*
顺行性尿路造影 antegrade Urografie *f*
顺行性遗忘 anterograde Amnesie *f*
顺行轴突运输 anterograder axonaler Transport *m*
顺结 Weiberknoten *m*
顺流 anterograder Fluss *m*
顺面 cis-Gesicht *n*
顺扭转 positive Torsion *f*
顺排计算机文件 sequentielle Computerdatei *f*
顺时针方向 Uhrzeigersinn *m*

顺时针方向的 uhrzeigersinnig
顺式 cis-Form *f*
顺式阿曲(屈)库铵 Cis-Atracurium *n*
顺式反式同分异构酶 cis-trans-Isomerase *f*
顺式构像 cisoide Konformation *f*
顺式互补 cis-Komplementierung *f*
顺式激活[作用] cis-Aktivierung *f*
顺式加成[作用] cis-Addition *f*
顺式甲基丁烯二酸 Zitrakonsäure *f*, Acidum citraconicum *n*
顺式十氯化萘 cis-Dekalin *n*
顺式双氯双氨铂 cis-Platindiaminodichlorid *n*
顺式调控元件 cis-aktives Element *n*
顺式显性 cis-Dominanz *f*
顺式消除 cis-Eliminierung *f*
顺式效应 cis-Effekt *m*
顺式型 Cis-AB-Typ *m*
顺式溴代丁烯二酸 cis-Bromomaleinsäure *f*
顺式杂基因子 cis-Heterogenote *f*
顺式脂肪酸 cis-Fettsäure *f*
顺式自杀 cis-Suizid *n*
顺式作用 cis-Wirkung *f*
顺式作用要素 cis-Wirkungselement *n*
顺式作用元件 cis-Wirkungselement *n*
顺势疗法 Homöopathie *f*, Homöotherapie *f*
顺势疗法的 homöotherapeutisch, homöopathisch
11-顺视黄醇 11-cis-Retinol *n*
顺视黄醛 cis-Retinen *n*
顺乌头酸 cis-Aconitat *n*, cis-Akonksäure *f*
顺向变性 又称华勒氏变性 anterograde Degeneration *f*
顺向插入 orthodrome Insertion *f*
顺向传导 orthodrome Leitung *f*
顺向的 orthodrom
顺向迁移 proaktiver Transfer *m*
顺向轴突运输 orthodromer Axon-Transport *m*
顺序 Sequenz *f*
顺序拔牙 serielle Extraktion *f*
顺序变化理论 geordnete Änderungstheorie *f*
顺序变量 ordinale Variable *f*
顺序表达 sequenzielle Expression *f*
顺序表位 sequentielles Epitop *n*
DNA 顺序测定 DNA-Sequenzierung *f*
RNA 顺序测定 RNA-Sequenzierung *f*
DNA 顺序测定化学法 chemische Methode der DNA-Sequenzierung *f*
顺序处理 sequenzieller Prozess *m*
顺序递增 schrittweise Elongation *f*
顺序方式 sequentielle Weise *f*
顺序分析 False Sequenzanalyse *f*
顺序规则 Sequentialregel *f*
顺序决定簇 sequentielle Determinante *f*
顺序量表 Ordinalskala *f*, Rangskala *f*
顺序临床试验数据 serielle klinische Studiendaten *n pl*
顺序缺失 Sequenzlöschung *f*
顺序失常 asequence <engl.>
顺序数据集 sequentiale Datei *f*
顺序数据检索 sequentielle Datenwiedergewinnung *f*
顺序四分子 geordnete Tetrade *f*
顺序随机存取 sequentieller Direktzugriff *m*
顺序统计量 Order-Statistik *f*
顺序误差 Folgefehler *m*, Sequenzfehler *m*
顺序显示 sequentielle Anzeige *f*
顺序效应 Order-Effekt *m*
顺序性 Taktizität *f*
顺序性决定簇 sequentielle Determinante *f*
顺序抑制 sequentiale (od. sequentielle) Hemmung *f*
顺序诊断 sequentielle Diagnose *f*
顺序最小二乘法 sequentielle Methode der kleinsten Quadrate *f*
顺异构[化合]物 Maleinoid *n*
顺应 Akkommodation *f*
顺应不良 Verhaltensstörung *f*, Fehlanpassung *f*
顺应良好 gut angepasst
顺应率 Konformitätsrate *f*, Compliance-Rate *f*
顺应性 Volumendehnbarkeit *f*, compliance <engl.>
顺应性减低性心力衰竭 Herzversagen infolge verminderter Volumendehnbarkeit *n*
顺芷醛 Tiglinaldehyd *n*
顺芷酸 Tiglinsäure *f*
顺钟向旋转 Rechtslauf *m*, Rechtsdrehung *f*
顺钟向转位 Vertikalisation *f*
瞬 Moment *m*, Augenblick *m*
瞬变的 transient
瞬变相 transiente Phase *f*
瞬变运动 transiente Bewegung *f*
瞬反射 okulärer Schutzreflex *m*, Blinzelreflex *m*
瞬间僵硬 Momentanversteifung *f*
瞬间向量 Momentanvektor *m*
瞬间综合心电向量 resultierender Momentanvektor *m*
瞬膜 Nickhaut *f*, Augendecke *f*, Blinzhaut *f*, Membrana nictitans *f*
瞬膜反射 Nickhautreflex *m*
瞬目 Lidschlag *m*, Augenblinzeln *n*, Zwinkern *n*
瞬目反应 Lidschlagreaktion *f*
瞬时 momentan, augenblicklich
瞬时表达 transiente Expression *f*
瞬时采样 momentane (od. plätzliche) Proben (ent) nahme *f*
瞬时程序员 transienter Programmierer *m*
瞬时蛋白尿 transiente Proteinurie *f*
瞬时的 augenblicklich, momentan, sofortig, transient
瞬时发病密度 momentane Inzidenzdichte *f*
瞬时反应性 Momentan-Reaktivität *f*, momentane Reaktivität *f*, augenblickliche Reaktivität *f*
瞬时呼吸流量 momentaner Atemfluss *m*
瞬时记忆 unmittelbares Gedächtnis *n*, Ultrakurzzeitgedächtnis *n*
瞬时间隔 temporäres Intervall *n*
瞬时偶极 momentaner Dipol *m*
瞬时平衡 laufendes Gleichgewicht *n*, Übergangsgleichgewicht *n*, Transientgleichgewicht *n*
瞬时燃烧 Momentanverbrennung *f*
瞬时热分析仪 transienter Thermoanalysator *m*
瞬时死亡率 momentane Sterblichkeit *f*(瞬时率)
瞬时信息 zeitliche Information *f*
瞬时形象记忆 ikonisches Gedächtnis *n*
瞬时型感受器 transienter Rezeptor *m*
瞬时性苯丙酮酸尿 transiente Phenylketonurie *f*
瞬时性高苯丙氨酸血症 transiente Phenylketonurie *f*
瞬时知识库 temporale Wissensbasis *f*
瞬时值 Momentanwert *m*
瞬时中间产物 transientes Intermediärprodukt *n*
瞬时中子 Momentanneutron *n*, momentanes Neutron *n*
瞬时转染 transiente Transfektion *f*
瞬时阻遏 transiente Repression *f*, ransiente Unterdrückung *f*
瞬态的视觉昏暗 transitorische Verdunkelung des Sehens *f*
瞬态平衡 laufendes (od. transientes) Gleichgewicht *n*, Übergangsgleichgewicht *n*
瞬态响应 transiente Response *f*
瞬态诱发性耳声发射 transiente evozierte otoakustische Emission TEOAE *f*
瞬眼 Niktation *f*, Nic(ti)tatio *f*
瞬眼反射 opticofacialer Augenlidreflex *m*

SHUO 说朔硕蒴

shuō 说

说服 Persuasion *f*
说服教育 Persuasionserziehung *f*
说服疗法 Persuasionstherapie *f*
说服性沟通 persuasive Kommunikation *f*
说服性沟通矩阵 persuasive Kommunikationsmatrix *f*
说好话偏向 vorgetäuscht gute Vorspannung *f*
说话不切题 Vorbeireden *n*
说话困难 Dysphonie *f*, Stimmstörung *f*
说坏话偏向 vorgetäuscht schlechte Vorspannung *f*
说谎 Lüge *f*
说谎癖 Verlogenheit *f*, Lügenhaftigkeit *f*
说明 Erklärung *f*, Anleitung *f*, Interpretation *f*
说明变量 erklärende Variable *f*
说明书 Gebrauchsanweisung *f*, Bedienungsanleitung *f*
说明性非言语行为 Illustrator *m*
说明性和过程化程序设计 deklarative und prozedurale Programmierung *f*
说明性妄想 Erklärungswahn *m*

shuò 朔硕蒴

朔弗尔试验 Schopfer* Test *m*(检血内维生素)
硕大白蛉 Phlebotomus major *m*
硕大白蛉吴氏亚种 Phlebotomus major Wui *m*
硕大利什曼原虫 Leishmania major *f*
硕大症 Gigantismus *m*, Riesenwuchs *m*
蒴柄 Seta *f*
蒴果 Kapsel(frucht) *f*

SI 司丝私思斯锶撕嘶死四似伺饲

sī 司丝私思斯锶撕嘶

司法 Judikatur *f*, Justiz *f*
司法部门监督 Überwachung der Justizbehörden *f*
司法化学 justizielle Chemie *f*
司法机关 Gerichtsorgan *n*
司法鉴定 justizielle Identifizierung *f*, gerichtliche Identifizierung *f*
司法解剖 forensische Autopsie *f*, gerichtliche Leichenschau *f*
司法精神病学 gerichtliche (od. forensische) Psychiatrie *f*
司法精神病学鉴定 forensische psychopathische Expertise *f*
司法精神病学评定 forensische Beurteilung der Psychiatrie *f*
司法精神医学 forensische Psychiatrie *f*, Gerichtspsychiatrie *f*, Rechtspsychiatrie *f*
司法科学 gerichtliche Wissenschaft *f*
司法权 Judikative *f*, richterliche Gewalt *f*
司法心理学 forensische Psychologie *f*, gerichtliche Psychologie *f*
司氟沙星 Sparfloxacin *n*
司机胼胝 Fahrer-Kallus *m*
司可巴比妥(速可眠) Secobarbital (Seconal) *n*
司可巴比妥处理 Secobarbital-Behandlung *f*
司可巴比妥钠 Natriumsecobarbital *n*
司可巴比妥治疗 Secobarbital-Therapie *f*
司可林 Succinylcholin *n*
司来吉兰 Selegilin *n*
司-立二氏细胞 Sternberg*-Reed* Zelle *f* (od. Riesenzelle *f*)
司眠脲 24 Sedormid *n*, 2 Isopropy-l4 Pentenoylurea *n*
司盘类 Geometridae *f pl*, spans <engl.>
司匹曲线 Spee* Kurve *f*
司氏白蛉 Phlebotomus sergenti *m*
司氏伯特绦虫 Bertiella studeri *f*
司坦唑 Stanozolol *n* (司坦唑醇)
司特奇-韦伯氏病 False Sturge*-Weber* Syndrom *n*
司药 Apotheker *m*, Pharmazeut *m*, Drogist *m*
丝 Splitter *m*
丝氨酸 Serin *n*
丝氨酸/苏氨酸蛋白酶 Serin/Threonin-Protease *f*, Serin/Threonin-Proteinase *f*
丝氨酸蛋白酶 Serinproteinase *f*
丝氨酸蛋白酶 3 抗体 Serinprotease 3-Antikörper *m*
丝氨酸蛋白酶抑制剂 Serpin *n*
丝氨酸蛋白水解酶 Serinproteinase *f*
丝氨酸磷脂 Serinkephalin *n*, Serinphosphatid *n*
丝氨酸尿 Serinurie *f*
丝氨酸羟甲基移位酶 Serinhydroxymethyltransferase *f*, SHM
丝氨酸脱氨酶 Serinde(s)aminase *f*
丝氨酸脱水酶 Serinhydrolyase *f*, Serindehydratase *f*
丝氨酸酯肽酶 Serinesteropeptidase *f*
丝氨酸转羟甲[基]酶 Serintranshydroxymethylase *f*
丝氨酸转移核糖核酸连接酶 Serin-tRNA-Ligase *f*
丝氨酰[基] Seryl *n*
丝虫 Haarwurm *m*, Filaria *f*
丝虫[属] Filaria *f*
丝虫[性]象皮病 Elephantiasis filarica *f*
丝虫病 Wuchereriasis *f*, Filariose *f*, Fitariosis *f*, Filariasis *f*, Setariase *f*
丝虫病防治所 Institut für Filarienkontrolle *n*
丝虫病三联症 False Friess*-Pierrou* Syndrom *n*
丝虫病肾病 Filariennephropathie *f*
丝虫病性象皮病 Elephantiasis filariasis *f*
丝虫补体结合试验 Filarienkomplementbindungstest *m*
丝虫科 Filariidae *pl*, Filarien *pl*
丝虫目 Filarioidea *pl*
丝虫热 Filarienfieber *n*, Filarienlymphangitis *f*
丝虫属 Filaria *f*, Filarie *f*
丝虫性睾丸炎 Filarien-Orchitis *f*
丝虫性滑膜炎 Filarien-Synovitis *f*
丝虫性精索炎 Filarienfunikulitis *f*
丝虫性囊肿 Filarien-Zyste *f*
丝虫性脓肿 Filarienabszeß *m*
丝虫性皮肤病 Filarien-Dermatose *f*
丝虫性肉芽肿 Filariengranulom *n*
丝虫性嗜酸(伊红)细胞增多 Filarien-acidophile (Eosin)-Zellenerhöhung *f*
丝虫性嗜酸性脓肿 eosinphile Filarienabszess *m*
丝虫性嗜伊红细胞增多 Filarien-Hypereosinophilie *f*
丝虫性心包炎 Filarienperikarditis *f*
丝虫性硬结 filariale Induration *f*
丝虫周期性 Filarienperiodizität *f*
丝虫状的 Filarien-ähnlich
丝虫状幼虫 Filarien-ähnliche Larve *f*
丝蛋白 Fibroin *n*, Seidenfibroin *n*
L 丝氮酸脱水酶 L-Serindehydratase *f*
丝缝线 Seidennahtmaterial *n*
丝光绿蝇 Lucilia sericata *f*
丝核体 Miliarkörper *m*
丝胶蛋白 Serizin *n*
丝兰 Yucca *f*
丝兰皂甙 Yucconin *n*
丝兰皂甙元 Yuccagenin *n*
丝裂红素 Mitochromin *n*
丝裂吉霉素 Mitogillin *n*
丝裂霉素 Mitomycin *n*
丝裂霉素 C Mitomycin C *n*
丝裂霉素激活蛋白激酶家系 mitogenaktivierte Proteinkinase *f*, MAPKs *f*

丝裂原 Mitogen *n*
丝裂原活化蛋白 mitogenaktiviertes Protein *n*
丝裂原活化蛋白激酶 mitogen activated protein kinase（MAPK）<engl.>
丝裂原植物血凝素 Mitogen-Phytohämagglutinin *n*
丝林霉素 Mitogillin *n*
丝球 Spirem *n*
丝圈式间隙保持器 又称丝圈式固定缺隙保持器 Loop-Lückenhalter *m*
丝石竹酸 Gypsosäure *f*
丝石竹皂甙 Gypsosid *n*
丝石竹皂甙元 Gypsogenin *n*
丝式应变计 Dehnungsmeßstreifen *n*
丝噬体 Lagmid *n*
丝／苏氨酸蛋白激酶 Serin/Threonin-Kinase（PSTK）*f*
丝素蛋白 Seidenfibroin *n*
丝纹树［甾］胺 Funtumin *n*
丝线 Seide *f*, Seidengarn *n*, Seidenfaden *m*
丝心蛋白 Fibroin *n*
丝样的 seidig
丝织导管 Seidengespinstkatheter *m*
丝质的 seidig
丝［状伪］足 Filopodium *n*
丝状变性 filamentöse Degeneration *f*
丝状病毒属 Filoviren *m pl*
丝状蛋白 Filamin *n*
丝状的 filiform, filiform（-is, -is, -e）, filamentos（-us, -a, -um）
丝状反应 Mandelbaum* Fadenreaktion *f*
丝状红细胞凝集毒素 filamentöses Hämagglutinin *f*
丝状角膜病 filamentöse Keratopathie *f*
丝状角膜病变 fadenförmige Keratopathie *f*
丝状角膜炎 Fädchenkeratitis *f*, Keratitis filamentosa（s. filiformis）*f*
丝状菌 Schimmelpilz *m*, Pilz *m*
丝状菌病 Hyphomykose *f*, Fadenpilzerkrankung *f*, Hyphomykosis *f*
丝状菌的 hyphomyzetisch
丝状菌类 Hyphomycetes *m pl*
丝状菌瘤 Hyphomyzetom *n*
丝状菌落 filamentose Kolonie *f*
丝状脉 fadenformiger Puls *m*
丝状乳头 Papillae filiformes *f pl*
丝状噬菌体 filamentöser Phage *m*
丝状探子 Haarsonde *f*
丝状线粒体 Chondriomit *m*
丝状小体 filamentöses Körperchen *n*
丝状形成 Fadenbildung *f*, Filamentation *f*
丝状型菌落 filamentöse Kolonie *f*
丝状雄配子 Mikrogamet *m*
丝状血凝素 filamentöse Hämagglutinin *n*
丝状疣 Fadenwarze *f*, Verruca filiformis *f*
丝状蚴 filariforme Larve *f*
丝状真菌 Fadenpilz *m*, myzelialer Pilz *m*, filamentöser Pilz *m*
丝足 Filopodium *n*
私案 Fall der Privatangelegenheiten *m*
私立医院 privates Krankenhaus *n*
私人健康保险 private Krankenversicherung *f*
私人开业 private Praxis *f*
私人空间 Privatbereich *m*
私人卫生支出 private Gesundheitsausgabe *f*
私人信息公司 Privates Informationsunternehmen *n*
私人钥匙 privater Schlüssel *m*
私人诊所 Privatklinik *f*
私生 Unehelichkeit *f*
私生的 unehelich
私生率 Unehelichkeitsrate *f*
私生子 Bastard *m*, uneheliches Kind *n*, Bankert *m*
私通 Unzucht *f*
私有的个体型决定簇 private idiotypische Determinante *f*, IDI
私有的特异性 private Spezifität *f*
私有抗原 private Antigene *n pl*
思辨 Spekulation *f*
思辨心理学 spekulative Psychologie *f*
思考型 gedankenvoller（od nachdenklicher）Typ *m*
思考型［认知］风格 reflexionsstil *m*
思考性精神专注 Kathexis des Denkens *m*
思考中断 Gedankenblockade *f*
思流 Gedankenfluß *m*, Gedankenströmung *f*
思睡的 schläfrig
思维被插入 Gedankeneingebung *f*, Gedankeninsertion *f*
思维被夺 Gedankenentzug *m*
思维被广播 Wahn der Gedankenausbreitung *m*
思维被约束 Gedankenbeschränkung *f*
思维奔逸 Ideenflucht *f*, Hyperpsychose *f*, Gedankenflucht *f*
思维变化过速 Hypermetamorphose *f*
思维剥夺 Gedankenentzug *m*
思维播散 Gedankenausbreitung *f*
思维不连贯 Denkinkohärenz *f*
思维插入 Gedankeneingebung *f*, Gedankeninsertion *f*
思维插入或被撤走 Gedankeneingebung order Gedankenentzug
思维插入妄想 Wahn der Gedankeneingebung *m*
思维迟钝 Denkhemmung *f*, Bradypsychie *f*, Bradyphrenie *f*
思维独创性 Originalität des Denkens *f*
思维发育 Denkentwicklung *f*
思维发展 Denkenentwicklung *f*
思维发展的两性差异 geschlechtsspezifischer Unterschied in der Denkentwicklung *m*
思维方法 Denkweise *f*
思维分裂 Gedankenspaltung *f*
思维广播 Gedankenausbreitung *f*
思维过程 Denkprozeß *m*
思维过程改变 Veränderung des Denkprozesses *f*
思维化声 Gedankenhören *n*, Gedankenlautwerden *n*
思维回响 Gedankenecho *n*
思维混乱 unlogischer Gedanke *m*
思维机 Denkmaschine *f*
思维可逆性 Reversibilität des Denkens *f*
思维扩散 Gedankenausbreitung *f*
思维联结 Gedankenverknüpfung *f*
思维流 Gedankenstrom *m*
思维鸣响 Gedankenlesen *n*
思维模拟 Gedankensimulation *f*
思维内容障碍 Störung des Denkinhaltes *f*
思维贫乏 Gedankenarmut *f*, Gedankenleere *f*, Gedankenschwund *m*
思维破裂 Gedankensprung *m*
思维强迫症 intellektuelle Zwangskrankheit *f*, intellektuelle Obsession *f*
思维认同 Denkidentität *m*
思维散漫 Denkzerfahrenbeit *f*, verworrenes Denken *n*
思维散漫 Lockerheit der Gedanken *f*
思维渗透 Interpenetration *f*
思维属性障碍 Störung des Denkattributs *f*
思维松弛 Gedankenlockerheit *f*
思维松散 Gedankenlockerheit *f*
思维停顿 Denkpause *f*
思维脱轨 Entgleisung des Gedankens *f*
思维显形 sichtbares Denken *n*, visibler Gedanke *m*
思维心理学 Gedankenpsychologie *f*

思维形式障碍 formale Denkstörung *f*
思维型 Denkertyp *m*
思维性人格 Denkertyp von Persönlichkeit *m*
思维序列 Gedankengang *m*
思维压力 Gedankendruck *m*
思维异化 Denkentfremdung *f*
思维抑制 Denkhemmung *f*
思维云集 Gedankendruck *m*, Gedanke-Versammlung *f*
思维粘滞 Zähflüssigkeit des Denkens *f*
思维障碍 Denkstörung *f*
思维阻隔 Gedankenabreißen *n*, Gedankenheit *f*, Gedankensperrung *f*
思维作业 mentale Aufgabe *f*
思乡病 Heimsucht *n*, Heimweh *n*, Heimkrankheit *f*
思想 Idee *f*, Denken *n*
思想被撤销 Gedankenentzug *m*
思想被广播 Gedankenausbreitung *f*
思想迟钝 Denkhemmung *f*, Bradypsychie *f*, Bradyphrenie *f*
思想迟缓 Denkenretardierung *f*
思想传递 Gedankenübertragung *f*
思想灌输 Inokulation *f*
思想僵化 Ossifikation *f*, Gedankeninelastizität *f*, inelastischer Gedanke *m*
思想交通 Telästhesie *f*, Telepathie *f*
思想体系 Ideologie *f*
思想退缩 Gedankenentzug *m*
思想脱离现实 unrealistisches Denken *n*
思想型 Denkertyp *m*
思想意识 Ideologie *f*
思想重复 Psychorhythmie *f*
思想专注 Denkenkathexis *m*
思想阻滞 DenkenBlockierung *f*
斯比试验 Stanford*-Binet* Test *m*（测智力）
斯宾塞维尔纳原则 Spence*-Werner* Prinzip *n*
斯伯丁理查德森手术 Spalding*-Richardson* Operation *n*
斯伯丁征 Spalding* Zeichen *n*（线照片胎儿颅顶骨重叠为死亡征象）
斯-布二氏染剂 Strovall*-Black* Farbstoff *m*
斯［带芬斯］氏按蚊 Anopheles stephensi *m*
斯德哥尔摩综合征 Stockholm-Syndrom *n*
斯德拉顿视野实验 Stratton*Experiment *n*
斯登格氏试验 Stenger* Versuch *m*
斯蒂尔桥体 Steele* Brückenglied *n*
斯蒂克勒综合征 Stickler* Syndrom *n*
斯蒂林色盲测验 Stilling* Test *m*
斯蒂文斯定律 Stevens* Gesetz *n*
斯甘导管 Swan*-Ganz* Katheter *m*（气囊漂浮导管）
斯-哈二氏综合征 Stryker*-Halbeisen* Syndrom *n*
斯基恩氏腺 Skene* Drüsen *f pl*, Glandulae urethrales urethrae femininae *f pl*
斯金纳程序 Skinner* Programm *n*
斯金纳的反射理论 Skinner* Reflextheorie *f*
斯金纳的强化理论 Skinner* Verstärkungstheorie *f*
斯金纳的习得律 Skinner* Akquisitionsgesetz *n*
斯金纳线 Skinner* Linie *f*（髋关节线片弯线）
斯金纳箱（盒） Skinner* Box *f*, Konditionierungskammer *f*（动物条件反射试验箱）
斯卡尔帕液（内淋巴） Sarpa* Flüssigkeit *f*
斯卡帕氏筋膜 Scarpa* Faszie *f*（腹壁皮下组织与腹外斜肌之间的筋膜）
斯卡帕氏孔 Scarpa* Foramen *n*
斯卡帕氏膜 Scarpa* Membran *f*, Membrana tympani secundaria *f*
斯卡帕氏葡萄肿 Scarpa* Staphyloma *n*, Staphyloma posticum *n*
斯卡帕氏鞘 Scarpa* Scheide *f*, Fascia cremasterica *f*
斯卡帕氏三角 Scarpa* Dreieck *n*, Trigonum femorale *n*
斯卡帕氏神经 Scarpa* Nerv *m*, Nervus nasopalatinus *m*
斯卡帕氏神经节 Scarpa* Ganglion *n*, Ganglion vestibulare *n*
斯卡帕液 Scarpa* Flüssigkeit *f*（内淋巴）
斯-卡-韦三氏综合征 Sturge*-Kalischer*-Weber* Syndrom
斯坎佐尼手术 Scanzoni* Operation *f*（枕后位时，用产钳旋转胎头的方法）
斯科特橡胶脑室针 Gummi-ventrikuläre Nadel *f*
斯［克里耶宾］氏并殖吸虫 Paragonimus skrjabini *m*
斯［克里耶宾］氏并殖吸虫病 Paragonimiasis skrjabini *f*
斯叩达氏鼓音 Skoda* Tympanie *f*
斯叩达氏叩响 Skoda* Resonanz（od. Tympanie）*f*
斯奎尔氏导管 Squire* Katheter *m*
斯拉维安斯基膜（玻璃膜） Slavianski* Membran *f*, glasartige Membran *f*
斯莱病 Sly* Syndrom *n*（粘多糖贮积病Ⅶ型）
斯-李二氏细胞 Sternberg*-Reed* Zelle *f*
斯利柱 Spitzka-Lissauer Bündel *n*（脊髓背外侧束）
斯-列二氏综合征 Stein*-Leventhal* Syndrom *n*
斯路德氏神经痛 Sluder* Neuralgie *f*, Ganglion sphenopalatinum-Syndrom *n*
斯梅利氏剪 Smellie* Schere *f*
斯米尔诺夫检验 Smirnov* Test *m*
斯奈德火柴试验 Snider* Streichholztest *m*
斯内伦氏［近距］视力表 Snellen* Tabellen（od. Sehtafeln）*f pl*
斯内伦氏反射 Snellen* Reflex *m*
斯内伦氏视力表 Snellen* Sehprobe *f*
斯内伦试验 Snellen* Test *m*（检一侧诈盲）
斯佩里第四级语言映像程序 4 Sperry*vierte Sprachkartograph *m*
斯佩曲线 Spee* Kurve *f*（牙列面曲线）
斯彭格勒氏结核菌素 Spengler* Tuberkulin *n*, Perlsucht-Tuberkulin *n*
斯彭斯法尿道憩室袋形缝［合］术 Spence* Marsupialisation *f*
斯皮茨卡核 Spitzka* Nukleus *m*（od. Kern *m*）（动眼神经核，在中脑水管下的灰质内）
斯皮茨卡氏束 Spitzka* Bündel *n*, Tractus dorsolatera-lis *m*
斯皮尔曼等级相关系数 Spearman* Rangkorrelationskoeffizient *m*
斯皮尔曼二因素说 Spearman* Zwei-Faktor-Theorie *f*
斯皮尔曼简捷相关 Spearman* Footrule-Korrelation *f*
斯皮格尔氏疝 Spieghel* Hernie *f*, Hernia lineae semilunaris *f*（腹股沟韧带上方的一种腹壁疝）
斯皮格尔叶（肝尾状叶） Spigelian* Lappen *m*
斯皮内利手术 Spinelli* Operation *f*（治疗子宫脱垂内翻）
斯普垂直瓣技术 Scardino*-Prince* vertikale Klappe-Technik *f*
斯普拉-道来大鼠 Sprague*-Dawley* Ratte *f*, Sprague*-Dawley* Rat *m*
斯普兰格类型论 typologische Theorie von Spranger* *f*
斯普林试验 Spurling* Test *m*（颈椎间孔挤压试验）
斯氏肺吸虫病 False Steinmann* Paragonimiasis *f*
斯氏假单胞菌 Pseudomonas stutzeri *f*
斯氏检验 Student* Test *m*（统计学用）
斯氏狸殖吸虫 Pagumogonimus skrjabini *m*
斯氏普罗威登菌 Providencia stuartii *f*
斯（苏尔加）氏分枝杆菌 Mycobacterium szulgai *n*
斯他斯氏移液管 Stas* Pipette *f*
斯塔德里尼核 Staderini* Nukleus *m*（Kern *m*）（闰核）
斯塔克变宽 Stark* Erweiterung *f*
斯塔克效应 Stark* Effekt *m*
斯塔林方程 Starling*Gleichung *f*
斯［塔林］氏心杠杆 Starling* Herzhebel *m*
斯塔提辛（苄磺胺苯酸） Staticin *n*（青霉素治疗辅助剂）
斯太内尔氏瘤 Steiner* Tumor *m*, juxtaartikulärer Knoten *m*, Jeanselme* Knoten *m*

斯坦德勒肘关节融合术 Steindler* Ellbogen-Arthrodese *f*(肘关节肘后植骨融合术)
斯坦福比纳智力量表 Stanford*-Binet* Intelligenzskala *f*
斯坦福比奈测验 Stanford*-Binet* Test *m*
斯坦福成就测验 Stanford* Leistungstest *m*
斯坦福智力测验 Stanford* Intelligenztest *m*
斯坦抗原(回归热血清学诊断) Stein* Antigen *n*
斯坦利沙门菌 Salmonelle stanley *f*
斯坦曼氏钢针 Steinmann* Nagel *m*
斯坦姆肠造口术 Stamms* Enterostomie *f*
斯[坦尼]氏结扎法 Stannius* Ligatur *f*
斯坦尼氏结扎法 Stannous* Abbinden *n*
斯坦特植皮术 Stent* Hauttransplantation *f*(内嵌植皮术)
斯坦维位 Stenver* View *n*(颞骨后前斜位)
斯坦因试验 Stein* Test *m*(检迷路病)
斯坦因手术 Stein* Operation *f*(用取自上唇的皮瓣整复下唇的一种手术)
斯陶特原子模型 Stuart* Atommodell *n*
斯忒藩定律 Stefan*(-Boltzmann*) Gesetz *n*
斯特恩伯格氏巨细胞 Sternberg* Riesenzelle *f*
斯特恩盖拉赫实验 Stern*-Gerlach* Experiment *n*
斯特尔囊 Heister* Divertikel *n*(颈静脉上球)
斯特尔瓦格氏征 Stellwag* Zeichen *n*
斯特兰斯基征 Strunsky* Zeichen *n*(屈趾征)
斯特朗职业兴趣量表 Strong* Interessensinventar *n*
斯特劳斯生物试验 Straus* biologischer Test *m*(检鼻疽)
斯特里特发育分期 Streeter* Entwicklungshorizonte *m pl*
斯特龙贝克缩乳术 Strombeck* Brustverkleinerung *f*
斯特鲁弗试验 Struve* Test *m*(检尿血)
斯特鲁普色词测验 Stroop* Farb-Wort-Test *m*
斯特伦贝克手术 Strömbeck* Operation *f*(乳房成形术)
斯特奇-韦伯综合征 Sturge*-Weber* Syndrom *n*, SWS *n*
斯特综合征 Stewart*-Treves* Syndrom *n*, Lymphangiosarkom nach Mastektomie *n*, Lymphangiosarkom nach der Mastektomie *n*(淋巴管肉瘤,常见于乳癌根治术后)
斯滕森氏管 Stenon* Gang *m*, Ductus parotideus *m*
斯滕森氏实验 Stensen* Versuch *m*(od. Experiment *n*)
斯锑黑克 Stihek *n*, Natriumstibogluconat *n*, Sticon *n*
斯锑康 Sticon *n*, Natriumstibogluconat *n*, Stihek *n*
斯提尔氏病 Still* Krankheit *f*(od. Syndrom *n*)
斯替明碱 Stemin *n*
斯替宁碱 Stenin *n*
斯图尔特氏因子 Stuart*(-Prower*) Faktor *m*, Faktor X *m*
斯图尔特原理 Stewart* Prinzip *n*(测定器官总血流量)
斯图基氏反射 Stookey* Reflex *m*
斯托尔检验 Stoll-Test *m*(粪内虫卵计数法)
斯托尔克袢(胚胎肾小管之原始袢) Storck-Schleife *f*
斯托尔氏虫卵计算法 Stoll* Methode (od. Zählung von Hakenwurmeier) *f*
斯托尔氏肺炎 Stoll* Pneumonie *f*
斯托克试验 Lager-Test *m*(检尿内丙酮)
斯托克斯定律 Stokes* Gesetz *m*(od. Regel *f*)
斯托克斯试验 Stokes* Test *m*(检氧合血红蛋白)
斯托克斯手术 Stokes* Operation *f*(膝关节切断术)
斯托克维斯试验 Stokvis* Test *m*(检尿胆色素)
斯旺甘兹导管 Swan*-Ganz*Katheter *m*
斯威试剂 Scott*-Wilson* Reagens *n*(测定丙酮与双醋酸)
斯韦德贝里单位 Svedberg* Einheit *f*(大分子沉淀系数,=1013 秒)
斯-韦二氏综合征 Sturge*-Weber* Syndrom *n*, Dimitri* Krankheit *f*, Angiomatosis trigeminocerebralis *f*
斯温森手术 Swenson* Operation *f*(切除巨结肠保留肛门括约肌的手术)
斯-亚二氏综合征 Adams*-Stokes* Syndrom *n*(od. Krankheit *f* od Symptomenkomplex *m*)
斯耶格伦氏综合征 Sjögren* Syndrom *n*, Sicca-Syndrom *n*
斯-约二氏综合征 Stevens*-Johnson* Syndrom *n*
锶 Strontium (metallicum) *n*(Sr, OZ 38)
84 锶 Strontium-84 *n*(84Sr)
撕开的 zerrissend
撕裂 Zerreißung *f*, Lazeration *f*, Divulsion *f*, Delazeration
撕裂,裂伤 Risswunde *f*
撕裂半月板 Meniskusriss *m*
撕裂创 Spaltung Wunden *f pl*
撕裂的 lacer(-us, -a, -um)
撕裂骨折 Abrissfraktur *f*
撕裂强度 Reißfestigkeit *f*
撕裂伤 Lazeration *f*, Rißwunde *f*
撕裂痛 reißender Schmerz *m*
撕裂性断离 Lazerationstrennung *f*
撕裂状的 lacer(-us, -a, -um)
撕痛 reißender Schmerz *m*
撕脱骨折 Abrißfraktur *f*
撕脱皮肤回植术 Replantation der abgerissenen Haut *f*
撕脱伤 Avulsionswunde *f*, Abriß *m*
撕脱性骨折 Abrissfraktur *f*
嘶嘎声 Heiserkeit *f*
嘶哑 Heiserkeit *f*, rauher Hals *m*, Raucedo *f*, Sklerophonie *f*

sǐ 死

死白细胞聚集 Leukexosis *f*
死产 Totgeburt *f*
死产率 Totgeburtsrate *f*, Totgeburtenhäufigkeit *f*
死的 tot
死的冲动 Todestrieb *m*
死骨 Sequester *m*, Sequestrum *n*
死骨片 (Knochen-) Sequester *m*, Sequestrum *n*
死骨钳 Sequesterzange *f*
死骨切除 Nekrotomie *f*
死骨(清)除术 Sequestrum-Dissection *f*
死骨摘除术 Sequesterotomie *f*, Sequesterentfernung *f*, Sequestrektomie *f*
死后 post mortem (p.m.)
死后白骨化 postmortale Skelettierung *f*
死后变化 Leichenveränderungen *f pl*
死后出血 postmortale Blutung *f*
死后创 postmortale Wunde *f*
死后毒理学 Postmortem-Toxikologie *f*
死后毒物再分布 postmortale Umverteilung von Gift *f*
死后分娩 Leichengeburt *f*, Sarggeburt *f*
死后分尸 postmortale Zerstückelung *f*
死后焚尸 postmortale Leichenverbrennung *f*
死后缝[合]术 Sutura postmortum *f*, postmortale Naht *f*
死后腐败 postmortale Fäulnis *f*
死后(腐败气体所致)呕吐 postmortales Erbrechen *n*
死后改变 postmortale Veränderung *f*
死后骨折 postmortale Frakturen *f pl*
死后化学 postmortale Chemie *f*
死后化学变化 postmortale chemische Veränderung *f*, chemische Leichenveränderung *f*
死后肌肉收缩性 postmortale Kontraktilität *f*
死后基因检测 postmortaler Gentest *m*
死后间隔时间 又称死亡时间 postmortales Intervall, PMI *n*
死后检查 postmortale Untersuchung *f*, Obduktion *f*, Autopsie *f*
死后僵直 又称尸僵 postmortale Starrheit *f*
死后角膜混浊 postmortale Hornhauttrübung *f*
死后浸软作用 postmortale Mazeration *f*
死后经过时间的推断 Todeszeitsbestimmung *f*

死后昆虫咬伤 postmortaler Insektenstich *m*
死后凝血 又称鸡脂样凝血,豚脂样凝血 postmortale Gerinnung *f*
死后呕吐 postmortales Erbrechen *n*
死后皮肤分离 postmortale Epidermistrennung *f*
死后皮下出血 postmortale Prellungen *f pl*
死后皮下气体形成 postmortale subkutane Gasbildung *f*
死后剖腹产术 postmortaler Kaiserschnitt *m*
死后气体形成 postmortale Gasbildung *f*
死后气肿状态 postmortaler emphysematöser Zustand *m*
死后强直 Totenstarre *f*, postmortale Steifigkeit *f*
死后切除 postmortale Verstümmelung *f*
死后染色法 postmortale Färbung *f*
死后热效应 postmortale Hitzeeinwirkung *f*
死后人为现象 postmortale Artefakte *n pl*
死后溶血 postmortale Hämolyse *f*
死后溶血染色 postmortale hämolytische Färbung *f*
死后伤 postmortale Verletzung *f*
死后烧伤 postmortale Verbrennung *f*
死后烧伤骨折 Frakturen durch postmortale Verbrennungen *f pl*
死后烧伤血肿 postmortales Verbrennungshämatom *n*
死后生物化学 postmortale Biochemie *f*
死后尸体冷却 postmortale Körperkühlung *f*
死后[尸体]僵直 postmortale Steifigkeit *f*, Totenstarre *f*
死后尸体剖检 postmortale Autopsie *f*, Leichenöffnung *f*, Leichensektion *f*
死后尸体染色 postmortale Färbung *f*
死后水疱 postmortale Blasen *f pl*
死后水疱形成 postmortale Blasenbildung *f*
死后损害 postmortale Läsion *f*
死后损伤 postmortale Verletzungen *f pl*
死后胃内容物 postmortaler Mageninhalt *m*
死后纤维蛋白溶解 postmortale Fibrinolyse *f*
死后现象 postmortale Phänomene *n pl*
死后悬尸 postmortale Hängen *n*
死后血凝块 Leichengerinnsel *n*, postmortales Gerinnsel *n*, weißes Speckhautgerinnsel *n*
死后血液改变 postmortale Blutveränderungen *f pl*
死后血液下坠 postmortale Hypostase *f*
死后血液坠积 postmortale Hypostase *f*
死后血坠积 postmortale Hypostase *f*
死后循环 postmortaler Umlauf *m*
死后眼改变 postmortale Augenveränderungen *f pl*
死后诊断 postmortale Diagnose *f*
死后自溶 postmortale Autolyse *f*
死缓 Todesurteil mit Gnadenfrist *n*
死结 fester Knoten *m*
死精子症 Nekrospermie *f*
死菌接种 abgetötete Vakzination *f*
死菌苗 Totimpfstoff *m*, abgetotete Vakzine *f*
死菌[疫]苗 Totimpfstoff *m*, abgetotete Vakzine *f*
死前陈述 prämortale Aussage *f*, prämortales Statement *n*
死前酒精浓度 prämortale Alkoholkonzentration *f*
死前缺氧 prämortale Anoxie *f*, prämortaler Sauerstoffmangel *m*
死前伤 prämortale Verletzungen *f pl*
死腔 Totraum *m*, toter Raum *m*
死腔气量增加 vermehrtes Luftvolumen des Totraums *n*
死腔容量 Totraumvolumen *n*
死腔通气量 Totraumventilationsgröße *f*
死腔样通气 totraumahnliche Ventilation *f*
死区 Totzone *f*
死区域 tote Zone *f*, Totzone *f*
死伤 Verluste *m/f*
死尸 Leiche *f*
死时间 Totzeit *f*
死时间校正 Totzeitkorrektion *f*
死手症 Totenhand *f*
死水 Totwasser *n*, totes Wasser *n*
死胎 Fruchttod *m*, abgestorbene Frucht *f*
死胎不下 vergebliche Wehen bei abgestorbener Frucht *f*
死胎滞留 Retention der abgestorbenen Frucht *f*
死胎滞留综合征 Fruchttod-Syndrom *n*
死体积 totes Volumen *n*
死体营养的 nekrotroph
死亡 Sterben *n*, Ableben *n*, Mors *f*, Exitus letalis *m*, Tod *m*
死亡保险 Todesfallversicherung *f*
死亡报告摘要 Rechnung der Mortalität *f*
死亡本能 Todestrieb *m*
死亡本能的 thanatotisch
死亡病人处理 postmortale Behandlung des Patienten *f*
死亡蛋白 Todesprotein *n*
死亡登记 Todesregistrierung *f*
死亡方式 Todesart *f*
死亡分类 Klassifizierung des Todes *f*
死亡概率 Sterbewahrscheinlichkeit *f*
死亡构成比 proportionale Sterblichkeitsrate *f*
死亡过程 Todesprozess *m*
死亡机制 Todesmechanismus *m*
死亡记录 Totenregister *m*
死亡焦虑 Todesangst *f*
死亡结构域 Todesdomäne(DD) *f*
死亡近因 nächste Todesursache *f*
死亡恐怖 Todesangst *f*, Angor animi *m*, Nekrophobie *f*
死亡恐惧 Todesangst *f*, Thanatophobie *f*
死亡力 Kraft der Mortalität *f*
死亡率 Todesziffer *f*, Sterblichkeitsrate *f*, Sterblichkeitsziffer *f*, Sterbeziffer *f*, Mortalität *f*
死亡率趋势 Trend der Mortalität *m*
死亡率统计 Sterblichkeitsstatistiken *f pl*, Todesfallstatistik *f*, Mortalitätsstatistik *f*
死亡判定 Todesfeststellung *f*, Todesbestimmung *f*
死亡期 Todesphase *f*
死亡确证 sicheres Todeszeichen *n*
死亡时间 Todeszeitpunkt *m*, Todeszeit *f*
死亡时间采样 Probenahme der Totzeit *f*
死亡时间传送 Transport der Totzeit *m*
死亡时间推断 Abschätzung der postmortalen Intervall *f*
死亡事故 Todesfall *m*
死亡事故频率 tödliche Unfallhäufigkeit *f*
死亡受体 Todesrezeptor *m*
死亡受体 4 Todesrezeptor 4 *m*
死亡受体 5 Todesrezeptor 5 *m*
死亡顺序 Todesordnung *f*
死亡速率 Todesgeschwindigkeit *f*, Todesrate *f*
死亡梭杆菌 Fusobacterium mortiferum *n*
死亡体验 Nahtoderfahrung *f*, Nahtoderlebnis *n*
死亡统计 Todesstatistik *f*, Sterbestatistik *f*, Todesfallstatistik *f*, Mortalitätsstatistik *f*
死亡统计学 Nekrologie *f*
死亡妄想 Todeswahnsinn *m*, Necromimese *f*
死亡效应结构域 Todeseffektordomäne *f*
死亡信号 Todessignal *n*
死亡宣告 Todeserklärung *f*
死亡学 Thanatologie *f*
死亡血凝块 postmortales Gerinnsel *n*, Leichengerinnsel *n*, weißes Speckhautgerinnsel *n*, Sterbegerinnsel *n*
死亡诱因 prädisponierende Ursache des Todes *f*, induziere Todesursache *f*

死亡原因 Todesursachen *f pl*
死亡原因统计 Todesursachen-Statistik *f*
死亡诊断 Todesdiagnose *f*
死亡征象 Todeszeichen *n*, Todeskriterium *n*, Signum mortis *n*, Sterbeerscheinung *f*
死亡证 Totenschein *m*, Sterbeurkunde *f*
死亡证明 Sterbeurkunde *f*, Totenschein *m*
死亡证明书 Todesbescheinigung *f*, Totenschein *m*
死亡专率 spezifische Sterbeziffer (od. Mortalität) *f*
死物寄生菌 Leichenflora *f*, Saprophyt *m*
死物上生长物 Saprophyt *m*
死细胞染色 Todeszellenfärbung *f*
死腔 Totraum *m*
死刑 Todesstrafe *f*
死刑复核程序 Verfahren für die Überprüfung des Todesurteils *n*
死刑罪 Kapitalverbrechen *m*, todeswürdiges Verbrechen *m*
死牙 devitaler Zahn *m*
死样状态 Todeszustand *m*
死疫苗 abgetötete Vakzine *f*
死因 Todesursache *f*
死因别死亡率 ursachenspezifische Todesrate *f*
死因别死亡专率 ursachenspezifische Todesrate *f*
死因不明 unbestimmte Todesursache *f*
死因分析 Todesursachenanalyse *f*
死因构成 Todesursachenbildung *f*
死因构成比 proportionale Mortalitätsrate *f*
死因谱 Todesspektrum *n*
死因顺位 Rangordnung der Todesursachen *f*
死因统计 Todesursachenstatistiken *f pl*
死因学 Thanatologie *f*
死婴 totgeborenes Kind *n*
死永停滴定法 Stillstandstitration *f*, dead-stop titration <engl.>
死永停终点法 Stillstands (titrations) endpunkt-Verfahren *n*
死于麻醉 Tod unter Narkose *m*
死征的 thanatognomonisch
死状迷睡 death-trance <engl.>

sì 四似伺饲

四斑按蚊 Anopheles quadrimaculatus *m*
四瓣头插入固定式导尿管 vierflügeliger selbsthaltender Harnblasendauerkatheter *m*
四杯试验前列腺检查 Meares-Stamey 4-Gläser-Test *m*
四倍包装量 vervierfache Packungen *f pl*
四倍体 Tetraploid *n*
四倍体细胞 tetraploide Zelle *f*
四倍性 Tetraploidie *f*
四苯基环戊间二烯 Tetraphenylzyklopentadien *n*
四苯硼[酸]钠 Natriumtetraphenylborat *n*
四苯嗪 Tetrabenazin *n*
四苯乙烯 Tetraphenyläthylen *n*
四吡咯 Tetrapyrrol *n*
四边形的 vierseitig, quadrilateral (-is, -is, -e)
四步触诊法 Leopold* Vier-Handgriffe *m pl*
四步手法 Vier-Handgriffe bei der abdominalen Palpation *m pl*
四槽浴 Vierzellenbad *n*
四草酸钾 Kaliumtetraoxalat *n*
四层冷阱 vier Kühlfallen *f pl*
四叉直肠窥器 vierblättriges Mastdarmspekulum (od. Rektumspekulum) *n*
四产 viergeburtenzahl *f*
四产妇 Quadripara *f*
四齿配位体 Quadridentat *n*
四川并殖吸虫病 Paragonimus szechuanensis *m*
四川肺吸虫 Paragonimus szechuanensis *m*
四川肺吸虫病 Paragonimiasis szechuanensis *f*
四川卫氏并殖吸虫 Paragonimus westermani szechuanensis *m*
四次方最大旋转(四等分极限轴转法,四分最大正交旋转) Quartimax-Drehung *f*
四醋酸铅 Bleitetraacetat *n*
四簇介体 Quadrizeptor *m*
四氮杂茂 Tetrazol *n*
四氮唑比色法 Tetrazol (ium)-Kolorimetrie *f*
四氮唑蓝 Tetrazol (ium) blau *n*
四氮唑蓝试验 Tetrazolblau-Test *m*
四导程记录纸 Vierkanalregistrierpapier *n*
四道脑电图机 vier Kanäle-Elektroenzephalograph *m*
四等分 Quartierung *f*
四点步 Vierpunktgang *m*
四点步行 Vierpunktgang *m*
四点检查器 Vierpunktprüfgerät *n*
四点控制法 Vierpunktkontrollverfahren *n*
四碘苯酚磺酞 Tetrajodphenolsulfonphthalein *n*
四碘酚酞 Tetrajodphenolphthalein *n*
四碘化铂 Platintetrajodid *n*
四碘甲腺乙酸 Tetrajodthyro (nin) essigsaure *f* (TETRAC)
四碘甲状腺乙酸 Tetrajodthyro (nin) essigsäure *f* (TETRAC)
四碘甲状腺原氨酸 Tetrajodthyronin *n*, Thyroxin *n* (T4)
四碘荧光黄素 Tetrajodfluoreszein *n*, Jodeosin *n*, Erythrosin *n*
四碘荧光素 Tetrajodfluoreszein *n*
四叠板 Vierhügelplatte *f*, Lamina quadrigemina *f*
四叠体 Vierhügel *m pl*, Vierlingskörper *m pl*, Quadrigeminalkörper *m pl*, Corpora quadrigemina *n pl*
四叠体池 quadrigeminale Zisterne *f*
四叠体的 quadrigemin (-us, -a, -um)
四叠体静脉 quadrigeminale vene *f*
四叠体上臂 Brachium colliculi superioris *n*
四叠体上丘 Colliculus superior corpororum quadrigeminum *m*
四叠体受压综合征 Depressionssyndrom des Quadrigeminalkörpers *n*
四叠体下臂 Brachium colliculi inferioris *n*
四叠体下丘 Colliculus inferior corpororum quadrigeminum *m*, Testis cerebri *m*
四度烧伤 Verbrennung vierten Grades *f*
四段触诊 vierstufige Palpation *f*
四对的 tetradidymous <engl>
四方[的] quadratisch
四方晶系 tetragonales Kristallsystem *n*
四方形的 tetragonal
四分孢子 Tetrade *f*, Tetraspore *f*
四分孢子的 tetrasporisch
四分孢子体 Tetrasporophyt *m*
四分孢子状态 Tetraspore *f*
四分采样法 Quartierungsprobe (ent) nahme *f*
四分点 Quartil *n*
四分法 Quartierung *f*
四分染色单体 Tetrachromat *n*
四分体 Tetrade *f*
四分位数 Quartile *f*
四分位数间距 Intervall der Quartile *n*
四分之三冠 Dreiviertelkrone *f* (3/4 Krone)
四分之一盲 Tetranopsie *f*
四分子分析 Tetradenanalyse *f*
四氟化硅 Siliciumtetrafluorid *n*
四氟化硫 Schwefeltetrafluorid *n*
四氟化碳 Tetrafluormethan *n*
四氟化物 Tetrafluorid *n*
四氟化铀 Urantetrafluorid *n*
四氟乙烯 Tetrafluroäthylen *n*

四格表 Vierfeldertafer *f*
四格表资料 Daten der Vierfeldertafel *n pl*
四个成串刺激 Zug der vier Stimulation *m*
四个一组 Tetrade *f*
四根鞭毛 vier Flagellen *f pl*
四号橙 Orange Ⅳ *n*
四合体 Quartett *n*
四核苷酸 Tetranukleotid *n*
四核苷酸假说 Tetranucleotid-Hypothese *f*
四核苷酸酶 Tetranukleotidase *f*
四画测验 vier-BilderTest *m*
四环的 tetrazyklisch, tetracyclic(-us, -a, -um)
四环或多环杂环化合物 4 Heterocyclen mit 4 oder mehren Ringe *n pl*, heterozyklische Verbindungen mit 4 oder mehren Ringe *f pl*
四环类 tetrazyklisch
四环类抗生素 Tetracyclinantibiotika *n pl*
四环类抗抑郁药 tetrazyklische Antidepressiva *n pl*
四环素 Tetrazyklin *n*(T), Tetracyclin(um) *n*(TC)
四环素抗性 Tetracyclinresistenz *f*, Tcr
四环素抗性基因 Tetracyclinresistenzgen *n*, Tcr-Gen *n*
四环素敏感 tetracyclinsensitiv, Tcs
四环素性脂肪肝 Tetrazyklin-Fettleber *f*
四环素牙 Tetracyclin-Zähne *f*
四环素亚甲赖氨酸 Tetracyclinmethylenelysin *n*
四环素眼膏 Tetrazyklin-Augensalben *f pl*
四环素着色牙 Tetracyclin-verfärbter Zahn *m*
四环素族抗生素 Tetracyclinantibiotika *n pl*
四级蛋白结构 quaternäre Proteinstruktur *f*
四级结构 Quartärstruktur *f*
四极管 Vierelektrodenröhre *f*, Tetrode *f*
四极滤质器 Quadrupolmassenfilter *n*
四极性 Quadripolarität *f*, Tetrapolarität *f*
四极性的 vierpolig, quadripolar, tetrapolar
四极质谱计 Quadrupolmassenspektrometer *m*
四季豆食物中毒 Lebensmittelvergiftungen durch Phaseolus vulgaris *f pl*
四季豆中毒 Phaseolus-Vergiftung *f*
四甲蒽丙胺 Melitracen *n*
四甲氟 Dimefox *n*
四甲基 Tetramethyl-
四甲基苯 Tetramethylbenzol *n*
四甲基吡嗪 Tetramethylpyrazin *n*
四甲基碘化铵 Tetramethylammoniumjodid *n*
四甲基丁二腈 Tetramethylsuccinonitril *n*
四甲基对苯二胺 Tetramethyl-p-phenylendiamin *n*
四甲基罗丹明异硫氰酸盐 Tetramethylrhodaminisothiocyanat *n*
四甲基脲 Tetramethylharnstoff *m*
四甲基脲酸 Tetramethylharnsäure *f*
四甲[基]葡糖甲[基]苷 Methyl-Tetramethylglucosid *n*
四甲基双环庚胺 Mecamylamin(um) *n*
四甲[基]乙二胺 Tetramethylethylendiamin *n*, TEMED
四甲铅 Tetramethylblei *n*(TMB)
四甲氧基硅 Tetramethoxymonosilan *n*
四价 Tetravalenz *f*, Vierwertigkeit *f*
四价氨化合物 quaternäre Ammoniumverbindung *f*
四价的 quaternär
四价染色体 quadrivalentes(od. tetravalentes) Chromosom *n*
四价体 Quadrivalent *n*
四聚体(物) tetramer <engl.>
四聚物结构 tetramere Struktur *f*
四口烧瓶 Vierhalskolben *m*
四联 tetragen
四联的 tetragen(-us, -a, -um)
四联菌苗 Tetraimpfstoff *m*
四联疗法 Vierfachtherapie *f*
四联律 Quadrigeminie *f*, Quadrigeminus *m*, Pulsus quadrigeminus *m*
四联球菌 Tetrakokkus *m*
四联症 Tetralogie *f*
四列的 vierreihig
四列睫 Tetrastichiasis *f*
四裂的 viertheilig
四裂体 Tetrade *f*
四磷酸六乙酯 Hexaäthyltetraphosphat *n*
四〇四九 Malathion *n*
四硫代砷酸钾 Kaliumthioarsenat *n*
四硫代砷酸钠 Natriumthioarsenat *n*
四硫代锑酸钾 Kaliumthioantimonat *n*
四硫代锑酸钠 Natriumthioantimonat *n*
四硫酸根离子 Tetrathionat-Ion *n*
四硫酸钠 Natriumtetrathionat *n*
四硫酸盐 Tetrathionat *n*
四卵细胞期 Vier-Zell-Eistadium *n*
四轮步行扶车 four-wheel walker <engl.>
四氯苯 Tetrachlorbenzol *n*
四氯苯二甲酸酐 Tetrachlorphthalanhydrid *n*
四氯苯酚 Tetrachlorphenol *n*
四氯苯醌 Chloranil *n*
四氯吡咯 Pyrrolidin *n*
四氯二苯砜 Tetradiphon *n*
四氯化铂 Platintetrachlorid *n*
四氯化锇 Osmiumtetrachlorid *n*
四氯化钒 Vanadintetrachlorid *n*
四氯化硅 Siliciumtetrachlorid *n*
四氯化锰 Mangantetrachlorid *n*
四氯化钼 Molybdäntetrachlorid *n*
四氯化铅 Bleitetrachlorid *n*
四氯化钛 Titantetrachlorid *n*
四氯化碳 Kohlenstofftetrachlorid *n*, Perchlormethan *n*, Carboneum tetrachloratum *n*, Tetrachlorkohlenstoff *m*
四氯化碳中毒 Kohlenstofftetrachlorid-Vergiftung *f*
四氯化碳中毒线粒体[改变] Tetrachlorkohlenstoff-Mitochondrien *f pl*
四氯化锡 Zinn(tetra)chlorid *n*, Zinnbutter *f*, Stannichlorid *n*
四氯化锡中毒 Stannichlorid-Vergiftung *f*
四氯甲烷 Tetrachlorkohlenstoff *m*, Tetrachlormethan *n*, Perchlormethan *n*
四氯醌 Chloranil *n*
四氯水杨酰胺 Tetrachlor(o)salicylamid *n*
四氯水杨酰苯胺 Tetrachlorsalicylanilid *n*
四氯乙烷 Tetrachloräthan *n*
四氯乙烯 Äthylentetrachlorid *n*, Tetrachloräthylen *n*, Perchloräthylen *n*, Aethylenum tetrachloratum *n*
四氯乙烯中毒 Tetrachlorethan-Vergiftung *f*
四咪唑 Tetramizol *n*, Tetramisol(um) *n*
四面体 Tetraeder *n*
四面体的 tetraedrisch
四面体构型 tetraedrische Konfiguration *f*
四面体化学 tetraedrische Chemie *f*
四面体形 Tetraedroid *n*
四面体杂化 tetraedrische Hybridisation *f*
四膜虫属 Tetrahymena *f*
四喃唑嗪 Terazosin *n*
四脑室囊虫取除术 Hydatidoektomie des vierten Ventrikels *f*
四期梅毒 False quartäre Syphilis *f*
四强雄蕊 Stamina tetradynamia *f*
1,2,5,8-四羟蒽醌 (1,2,5,8-)Tetraoxyanthrachinon *n*

四羟基对苯醌 Tetra(hydr)oxychinon *n*
四羟醌钠 Dinatriumtetrahydroxyquinon *n*
四亲本小鼠 tetraparentale Maus *f*
四氢[化]萘 Tetrahydronaphthalin *n*, Tetralin *n*
四氢巴马汀 Tetrahydropalmatin *n*
四氢吡喃 Tetrahydropyran *n*
四氢大麻酚 Tetrahydrocannabinol *n*, THC
四氢蝶啶 Tetrahydropteridin *n*
四氢蝶酰谷氨酸 Tetrahydropteroylglutaminsäure *f*
四氢呋喃 Tetrahydrofuran *n* (THF)
四氢化的 tetrahydric(-us,-a,-um)
四氢化锗 Germaniumtetrahydrid *n*
四氢黄连碱 Tetrahydrocoptisin *n*
四氢可的松 Tetrahydrokortison *n*, Urocortison *n*
四氢萘唑啉 Tetrahydrozolin *n*
四氢皮[质甾]醇 Tetrahydrocortisol *n*
四氢皮[质甾]酮 Tetrahydrocorticosteron *n*
四氢醛固酮 Tetrahydroaldosteron *n*
四氢噻吩 Thiophan *n*
四氢生物蝶呤 Tetrahydrobiopterin *n*
四氢脱氧皮质酮 Tetrahydrodeoxycorticosterone (THDOC) *n*
四氢烟酸 Guvacin *n*
四氢氧化钯 Palladiumtetrahydroxid *n*
四氢叶酸 Tetrahydrofolsäure *f*
四氢叶酸脱氢酶 Tetrahydrofolatdehydrogenase *f*
四氢乙酸 Guvacin *n*
四氢异喹啉生物碱 Tetrahydroisochinolinalkaloid *n*
四氢孕烯醇酮 Tetrahydro-Pregnenolon (THP) *n*
四氢掌叶防已碱 Tetrahydropalmatin *n*
四氢中胆红素 Mesobilan *n*
四氰乙烯 Tetrazyanoäthylen *n*
四日市哮喘[病] Yokkaichi-Asthma *n*
四射[染色]体 quadriradiales Chromosom *n*
四手畸胎 Tetrachirus *m*
四束支传导阻滞 Vierfaszikelblock *m*, quadrifaszikulärer Block *m*
四胎 Vierlinge *m pl*
四胎儿 Vierling *m*, Quadriplet(t) *n*, Quadruplet(t) *n*
四胎妊娠 Vierlingsschwangerschaft *f*
四胎生 Vierlingsgeburten *f pl*, Vierlinge *m pl*
四肽胃泌素 Tetragastrin *n*
四羰化镍 Nickeltetracarbonyl *n*, Nickelcarbonyl *n*
四糖 Tetrose *f*, Tetrasaccharid *n*
四体 2+2tetrasomisch
四体[染色体]生物 Tetrasomie *f*
四体生物 tetrasomisch, tetrasomal
四体性 Tetrasomie *f*
四体性的 tetrasomal
四萜 Tetraterpen *n*
四头[绷]带 Falkenbinde *f*, Habichtsbinde *f*
四头肌 Quadrizeps *m*
四头肌反射 Quadrizepsreflex *m*, Patellarsehnenreflex *m*
四头肌痉挛 Quadrizeps-Spasmus *m*
四头肌收缩试验 Quadrizeps-Kontraktionstest *m*
四唾液酸神经节苷脂 Tetrasialogangliosid *n*
四维超声心动图检查 vierdimensionale Echokardiographie *f*
四位体 Tetraploid *n*
四位性 Tetraploidie *f*
四烯类 Tetraene *n pl*
四显性组合 Quadruplex *m*
四线双交换 viersträngiger doppelter Genaustausch *m*
四相点 Quadrupelpunkt *m*, Vierfachpunkt *m*
四硝基季戊四醇 Pentaerythritoltetranitrat *n*
四硝基甲烷 Tetranitromethan *n*
四型 Tetramorphismus *m*
四型的 tetramorphisch
四溴酚酞 Tetrabromphenolphthalein *n*
四溴酚酞磺酸钠 Bromsulfophthalein *n*, Brom(o)sulf(ophth)alein *n* (BSP)
四溴酚酞钠 Natriumtetrabromphenolphthalein *n*
四溴化铂 Platintetrabromid *n*
四溴化碳 Kohlenstofftetrabromid *n*, Tetrabromkohlenstoff *m*
四溴甲状腺氨酸 Tetrabromothyronin *n*
四溴荧光素 Tetrabromfluoreszein *n*
四氧化钌 Rutheniumtetraoxyd *n*
四氧化锇 Osmiumtetraoxyd *n*, Acidum perosmicum *n*
四氧化氯 Chlorintetroxid *n*
四氧化三锰 Manganomanganioxid *n*
四氧化三铅 Blei(Ⅱ)-orthoplumbat *n*
四氧化三铁 Eisenmohr *m*, Ferrum oxydato-oxydulatum *n*
四氧化物 Tetraoxid *n*
四氧嘧啶 Alloxan *n*
四氧嘧啶糖尿 Alloxanglykosurie *f*
四氧嘧啶糖尿病 Alloxandiabetes *m*
四乙铵 Tetraethylammonium *n*, TEA
四乙基胺 Tetraethylammonium *n*, TEA
四乙[基]铵化氢氧 Tetraäthylammoniumhydroxid *n*
四乙[基]铵化溴 Tetraäthylammoniumbromid *n*
四乙基酚藏红 Tetraäthylphenosafranin *n*
四乙基罗丹明 Tetraethylrhodamin *n*
四乙基铅 Tetraäthylblei *n*
四乙基铅中毒 Tetraäthylblei-Vergiftung *f*
四乙基秋蓝姆化二硫 Disulfiram *n*, Tetraethylthiuramdisulfid *n*
四乙基原硅酸酯 Tetraäthylorthosilikat *n*
四乙氧基硅 Tetraäthoxymonosilan *n*
四音律 Viererrhythmus *m*
四用测定仪 Vier-Funktionen-Tablettenprüfgerät *n*
四元回归 Vierfachregression *f*, Quadrupelregression *f*
四原型 tetrarch <engl.>
四支点式杖 einstellbare viereckige Krücke *f*
四肢 Glied *n*, Akroterie *f*, Acroteria *f*
四肢 DSA 技术 Extremität-digitale Subtraktionsangiographie *f*
四肢病 Akropathie *f*, Akropathia *f*
四肢不全 Peromelie *f*
四肢不全畸胎 Peromelus *m*
四肢不全性偏瘫 fehlende Gliedmaßen-Hemiplegie *f*
四肢电极 Extremitätenelektroden *f pl*, Elektroden der Extremitäten (od. Gliedmaßen) *f pl*
四肢电极缚带 Extremitätenelektrodenband *m*
四肢动脉造影 Extremitätenarteriographie *f*
四肢动脉粥样硬化 Arteriosklerose der Extremitätenarterien *f*
四肢钝器伤 Extremitätenverletzung durch stumpfe Gewalt *f*
四肢骨 Ossa extremitatis *n pl*
四肢关节炎 Gliedmaßen-Arthritis *f*
四肢行动 Fortbewegung *f*, Lokomotion *f*
四肢截瘫 Tetraplegie *f*
四肢静脉造影 Extremitätenvenographie *f*
四肢麻痹 Quadruplegie *f*
四肢麻木 Akroanästhesie *f*
四肢脓疱性银屑病 Psoriasis pustulosa der Extremitäten *f*, pustulöse Psoriasis der Extremitäten *f*
四肢轻瘫 Tetraparese *f*
四肢瘫 Quadriplegie *f*, Tetraplegie *f*
四肢瘫功能指数 Tetraplegie-Funktionsindex *m*
四肢瘫痪 Quadriplegie *f*
四肢疼痛 Extremitätenschmerzen *m pl*, Gliederschmerzen *m pl*
四肢血压 Blutdruck der Extremitäten *m*
四肢真菌病 Pilzerkrankung der Extremitäten *f*
四肢周径 Zirkumferenz der Extremitäten *f*, Extremitätenumfang *m*

四指宽 Palmus(pl palmi)*m*
四重交替对称轴 vierzählige alternierende Symmetrieachse *f*
四足畸胎 Tetrapus *m*
四唑(四氮杂茂) Tetrazol *n*
四唑氮法 Tetrazolium-Methode *f*
四唑氮蓝 1Nitroblautetrazolium *n*, NBT
四唑氮蓝试验 Nitroblautetrazolium-Test *m*, NBT-Test *m*
四唑还原酶 Tetrazoliumreduktase *f*
四唑硫蒽酮 Doxantrazol *n*
似薄壁组织的 parenchymisch, parenchymoid
似曾经历症 Déjà-vécu-Erlebnis *n*
似曾听说症 Déjà-vécu-Erlebnis *n*
似曾听闻症 Déjà-Hören *n*
似曾相识体验 falsche Anerkennung *f*
似曾相识症 Déjà-vu-Erlebnis *n*, Déjà-vu-Phänomen *n*
似臭氧的 ozonähnlich
似地衣的 lichenoid(es)
似动 Scheinbewegung *f*
似动现象 Scheinbewegung-Phänomen *n*
β 似动现象 β-Bewegung *f*
似动运动 Gamma-Bewegung *f*, Scheinbewegung *f*
似动知觉 Scheinbewegungswahrnehmung *f*
似肥皂的 seifenartig
似伏革菌素 Kortikoid *n*
似杆菌的 bakterienäbnlich
似革的 lederartig
似合度 Güte der Anpassung *f*
似核形的 kernförmig
似核状的 nucleiform(-is, -is, -e), kernähnlich
似糊精的 dextrinoid
似黄蜡色的 cerinous <engl>
似角质的 keratoid
似绢状的 seidenähnlich, sericellous <engl>
似菌体的 thalloid
似块茎的 knollig, tuberös
似肋骨状的 rippenähnlich
似马鞍菌状的 helvelloid
似马链球菌 S. equisimilis *m*, Streptococcus equisimilis *m*
似奶油的 cremig
似囊尾蚴 Cysticercoid *n*
似囊状体的 cystidioid
似牛肝菌的 Röhrenpilz *m*, Röhrling *m*, Steinpilz *m*
似牛肉的 bullig
似牛肉红色的 bullig rot, dunkelrot
似皮肤的 dermatioid
似皮革的 lederartig
似然比 Likelihoodquotient *m*, likelihood ratio <engl.>
似然比检验 Likelihood-Ratio-Test *m*
似然函数 Likelihoodfunktion *f*
似然率 Likelihood-Verhältnis *n*
似然性(值) Likelihood *f*
似绒泡菌的 physaroid
似扇形的 fächerförmig
似虱螨科 Tarsonemidae *f pl*
似狮的 löwenartig
似是而非 Plausibilität *f*
似是而非[合情]的推理 plausible Begründung *f*
似是而非[合情]的选择 plausible Wahl *f*
似疏丝组织的 prosenchymisch
似水的 wässrig
似绦虫的 (band) wurmähnlich
似纹枯菌状的 hypochnoid
似显性 pseudodominant, quasidominant
似象牙的 elfenbeinähnlich, eburneous <engl>
似小杯的 cupuloid
似鸦的 krähenartig
似岩石的 rockig, petrifact <engl>
似羊皮纸质的 pergamentartig
似氧臭的 ozonähnlich
似胰岛素生长因子 nsulinähnliche Wachstumsfaktoren *m pl*, IGF
似真菌的 pilzartig, schwammartig
似纸的 papierartig, pergamentartig
[似蚓]蛔[线]虫 Ascaris lumbricoides(hominis)*f*
伺服 Servo *n*
伺服电机 Servomotor *m*
伺服机构 Servomechanismus *m*
伺服机械手 Servomanipulator *m*
伺服机制 Servomechanismus *m*
伺服麻醉 Servonarkose *f*
伺服马达 Servomotor *m*, Stellmotor *m*
伺服系统 Servosystem *n*
饲 Fütterung *f*
饲肥星形细胞瘤 gemistozytisches Astrozytom *n*
饲料 Futter *n*, Mast *f*
饲料中毒 Futtervergiftung *f*
饲鸟者肺 Vogelzüchterlunge *f*
饲养 Fütterung *f*, Züchtung *f*, Aufzucht *f*, Mästung *f*
饲养层技术 Züchtungsschichttechnik *f*
饲养场 Farm *f*
饲养动物者 Züchter *m*
饲养培养 Futterkultur *f*
饲养细胞 Feederzelle *f*
饲养员 Viehzuchter *m*, Geflügelzüchter *m*, Tierwärter *m*
饲蚁丝 Bromatium *n*

SONG 松宋送诵

sōng 松

松柏醇 Koniferylalkohot *m*, Alcohol coniferylicus *m*
松柏醇试剂 Koniferylalkohol-Reagenz *n*
松柏甙 Koniferin *n*, Coniferin *n*, Laricin *n*
松贝碱 Sonpeimine *n pl*
松弛 Erschlaffung *f*, Entspannung *f*, Laxität *f*, Laxitas *f*, Relaxation *f*
松弛部 Pars flaccida *f*
松弛的 schlaff, locker
松弛反应 Entspannungsreaktion *f*
松弛环化分子 entspanntes zyklisches Molekül *n*
松弛[环状]DNA entspannte zirkuläre DNA *f*
松弛[激]素 Relaxin *n*
松弛技术 Entspannungstechnik *f*
松弛控制 entspannte Kontrolle *f*
松弛疗法 Erholungstherapie *f*
松弛螺旋 entspannte Spirale *f*, entspannte Wendel *f*
松弛酶 Relaxationsenzym *n*
松[弛]皮[肤]张力线 Linien der minimaler Spannung *f pl*, Ausdrucksfalten *f pl*
松弛时间 Relaxationszeit *f*, Erschlaffungszeit *f*
松弛效应 Erschlaffungseffekt *m*
松弛心境 entspannte Stimmung *f*
松弛[型]调控 entspannte Kontrolle *f*
松弛型质粒 Relaxationsplasmid *n*
松弛性 schlaff, locker
松弛性扁平足 schlaffer Plattfuß *m*
松弛性二尖瓣综合征 Syndrom der schlaffen Mitralklappe *n*, floppy mitral valve syndrome <engl.>
松弛性麻痹 schlaffe Lähmung *f*, Paralysis flaccida *f*
松弛性偏瘫 schlaffe Hemiplegie *f*
松弛性瘫痪 False schlaffe Lähmung *f*

松弛性外翻 entspanntes Ektropium *n*
松弛性跖痛症 schlaffe Metatarsalgie *f*
松弛状态 entspannt, spannungsfrei, locker
松弛作用 Relaxation *f*
松垂皮肤病 Cutis laxa *f*
松醇 Pinitol *n*
松丹宁酸 Pinitannsäure *f*
松的 schlaff, locker
松动度 Schlaffheitsgrad *n*
松动术 Mobilisation *f*
松动牙固定术 Fixierung der lockeren Zähne *f*
松二糖 Turanose *f*
松果旁体 Parapinealorgan *n*
松果体 Pinealdrüse *f*, Epiphyse *f*, Corpus pineale *n*, Epiphysis cerebri *f*
松果体柄 Pinealstiel *m*
松果体病 Epiphyseopathie *f*
松果体垂体的 pinealhypophysär, conariohypophysia (-is, -is, -e)
松果体的 pineal (-is, -is, -e), epiphyseal (-is, -is, -e)
松果体钙斑 verkalkter Fleck der Pinealdrüse *m*
松果体功(机)能亢进 Hyperpinealismus *m*
松果体功能障碍 Pinealismus *m*
松果体畸胎瘤 Epiphysenteratom *n*, Zirbeldrüsenteratom *n*, Teratom der Pinealdrüse *n*
松果体激素 Epiphysenhormone *n pl*
松果体抗促性腺激素 Epiphysenantigonadotropin *n*, Pinealantigonadotropin *n*
松果体瘤 Pinealom *n*
松果体母细胞瘤 Pineoblastom *n*
松果体囊肿 Zirbeldrüsenzyste *f*
松果体旁器[官] parapineales Organ *n*
松果体旁器囊肿 Zirbeldrüsenzyste *f*
松果体胚细胞瘤 Pinealistumor *m*
松果体区域肿瘤切除术 Exzision des Tumors der Pinealregion *f*
松果体上隐窝 Recessus suprapinealis *m*
松果体神经 Nervus conarii *m*
松果体生殖细胞瘤 pineales Germinom *n*
松果体石 Zirbeldrüsensand *m*, Zirbeldrüsenstein *m*
松果体细胞 Pinealozyt *m*, Pinealzelle *f*
松果体细胞肿瘤 Pineozytom *n*
松果体移位 Verlagerung der Zirbeldrüse *f*
松果体隐窝 Recessus pinealis *m*
松果体肿瘤 Zirbeldrüsentumor *m*
松果体综合征 Zirbeldrüsensyndrom *n*
松果腺 Zirbeldrüse *f*, Corpus pineale *m*, epiphysäre Drüse *f*
松果形的 pinienzapfenförmig
松果状瘤 Pinealom *n*
松槲皮[黄]素 Pinoquercetin *n*
松花蛋营养价值 Nährwert des Pitaneis *m*
松环 entspannt zirkuläres DNA *n*
松焦油 Fichtenteer *m*, Pix Cedri (s. Pini) *f*, Pix abietinarum *f*
松焦油软膏 Holzteersalbe *f*
松节油 Terpentin (öl) *n*, Therebinthina *f*, Terebenthen *n*, Oleum Terebinthinae *n*
松节油擦剂 Linimentum terebinthinatum *n*
松节油脑 Terpentinkampfer *m*
松节油热敷布 Terpentintuch *n*
松节油中毒 Terpentin-Vergiftung *f*
松解的 lytisch
松解环[状]脱氧核糖核酸 lockere zykloide DNS *f*
松紧内裤 Suspensorium *n*, Jockstrap *m*
松紧织物 Stockinette *f*, Trikotierte *f*, Trikotschlauch *m*
松科 Pinaceae *pl*
松蓝 Isatis tinctoria *f*
松馏油 Teeröl *m*
松馏油酒 Teerwein *m*, Vinum picis *m*
松萝属 Usnea *f*
松萝酸 Usininsäure *f*
松毛虫病 Dendrolimiasis *f*
松毛虫关节炎 Raupen (haar) arthritis *f*
松毛虫皮炎 Raupen (haar) dermatitis *f*
松毛虫属 Dendrolimus *m*
松毛虫性骨关节病 Dendrolimus-Osteoarthrose *f*
松毛虫性骨关节炎 Dendrolimus-Osteoarthritis *f*
松木色的 kieferfarbig
松奈错觉 Zollner* Illusion *f*
松茸醇 Matsutakenalkohol *m*
松软瓣膜综合征 Floppy valve-Syndrom *n*
松软的 schlapp, schlaff, labberig, weich
松软组织 Weichteile *m pl*
松三糖 Melezitose *f*
松散粉剂 Streupuder *m*, lockerer Puder *m*, Streupulver *n*
松属甙 Verecundin *n*
松鼠 Eichkätzchen *n*, Eichhörnchen *n*
松鼠猴 Totenkopfäffchen *n*, Saimiri sciureus *m*
松鼠尾状的 sciuroid
松树 Kiefer *m*, Pinie *f*, Kien *m*
松斯冠状动脉导管 Sones* Koronarkatheter *m*
松香 Kolophonium *n*
松香酸 Abietinsäure *f*
松香酸酐 Abietinanhydrid *n*
松香烷 Abietanen *pl*
松香硬膏 Harzpflaster *n*
松香油 Retinol *n*, Codol *n*
松蕈酸 Agaricinsäure *f*
松牙固定术 Fixation der Lockerungszähne *f*, Stabilisierung der gelockten Zähne *f*
松叶素 Pinosylvin *n*
松油醇 Terpineol *n*
松油烯 Terpinen *n*
松甾酮 Ponasteron *n*
松针甘 Pungenin *n*
松针状的 pinoid
松脂[香] Harzpech *n*, Kiefernharz *n*, Resina Colophonium *f*
松质 Substantia spongiosa *f*
松质骨 Spongiosa *f*, spongiöser Knochen *m*
松质骨结核 Spongiosa-Tuberkulose *f*
松质骨块移植融合术 Fusion der Spongiosa (knochen) transplantation *f*
松质骨瘤 Osteom spongiosum *n*
松质骨嵌入植骨术 Spongiosa-implantierte Knochentransplantation *f*
松质骨植骨法 Spongiosa (knochen) transplantation *f*
松质型 Spongiosa-Typ *m*
松装容积 Schüttvolumen *n*, scheinbares Volumen *n*
松状的 kieferartig

sòng 宋送诵

宋-阿二氏试验 Zondek*-Aschheim* Reaktion *f*
宋律 Gesetz der Song-Dynastie *n*
宋南先试验 Sonnenschein* Test *m* (检士的宁)
宋内氏菌痢 Sonne* (-Kruse*) Dysenterie *f*
宋内氏痢疾杆菌 Sonne* Bazillus *m*, Bacterium sonnei *n*, Bacillus Sonne* *m*
宋内氏志贺氏杆菌 Shigella sonnei *f*, Shigella Gruppe D *f*
宋内志贺菌群 Shigella sonnei *f*, S. sonnei *f*
宋氏冠状动脉导管 Sones* Koronarkatheter *m*
送出的 deferens

送达剂量 abgegebene Dosis *f*
送风式防毒面具 Luftzufuhr(ungs)gasmaske *f*
送卡箱 Karteneingabefach *n*
送药车 Medizinwarenkorb *m*
送医送药上门 Hausanlieferung der medizinischen Versorgung *f*
诵读技能 orale Lesefähigkeit *f*
诵读困难 Leseschwäche *f*, Leseschwierigkeit *f*, Dyslexie *f*
诵读能力 Lesefähigkeit *f*

SOU 搜嗽

sōu 搜

搜出 frettieren
搜集 Sammle *f*, Recharbeit *f*
搜集本能 Sammeln-Instinkt *m*
搜集资料 Datensammlung *f*
搜索 Suche *f*, Durchsuchung *f*
搜索策略 Suchstrategie *f*, Recherchestrategie *f*
搜索精度 Suchgenauigkeit *f*
搜索路径 Suchpfad *m*, Suchweg *m*

sòu 嗽

嗽必妥 Salbutamol(um) *n*

SU 苏酥俗诉素速宿粟嗉塑溯

sū 苏酥

苏[阿]糖 Threose *f*
苏氨酸 Threonin *n* (Thr)
苏氨酸合成酶 Threoninsynthetase *f*
苏氨酸醛缩酶 Threoninaldolase *f*
苏氨酸脱氢酶 Threonin-Desaminase *f*
苏氨酸脱水酶 Threonindehydratase *f*
苏氨酸转移核糖核酸连接酶 Threonin-tRNA-Ligase *f*
苏氨酰 Threonyl *n*
苏布(麝香根) Sumbul *n*(兴奋、镇痉剂)
苏布油 Sumbulöl *n*
苏打 Soda *f*, Natron *n*
苏打石灰 Atemkalk *m*
苏打水 Sodawasser *n*
苏丹 Sudan *n*
苏丹Ⅰ Sudan Ⅰ *n*
苏丹Ⅱ Sudan Ⅱ *n*
苏丹Ⅲ Sudan Ⅲ *n*, 1-(p-Phenylazophenylazo)-2-naphthol *n*
苏丹Ⅳ Sudan Ⅳ *n*, Scharlachrot *n*
苏丹 G Sudan Ⅲ *n*, Suden G *n*
苏丹 R Sudan R *n*
苏丹黑 Sudanschwarz B *n*
苏丹红 Scharlachrot Ⅲ *n*
苏丹红Ⅲ Scharlachrot Ⅳ *n*
苏丹红Ⅳ Sudan Ⅳ *n*
苏丹黄 G Sudangelb G *n*
苏丹蓝 Sudanblau CN *n*
苏丹绿 4B Sudangrün 4B *n*
苏丹染色 Sudanfärbung *f*
苏丹染色剂 Sudanfarbstoffe *m pl*
苏格兰脑炎 Scotland-Enzephalitis *f*
苏合香 Storax *m*, Liquidambar orientalis *f*, Balsamum storacis liquidum (s. styracis liquidum) *n*
苏合香醇 Styracitol *n*
苏合香脑 Styracol *n*
苏合香树脂 Storesin *n*
苏合香树脂醇 Storesinol *n*
苏合香烯 Styren *n*
苏合香英 Styracin *n*
苏-荷二氏管 Sucquet*-Hoyer* Kanäle *m pl* (od. Anastomosen *f pl*)
苏化 203 中毒 Sulfotep-Vergiftung *f*
苏克氏现象 Souques* Zeichen *n*, Fingerspreizungsphänomen *n*
苏拉明 Suramin *n*
苏拉明钠 Naganol *n*, Suramin-Natrium *n*
苏联春夏型脑炎 Russische Frühjahrsommerenzephalitis *f*
苏联春夏型脑炎病毒 Russisches Frühjahrsommerenzephalitis-Virus *n*
苏联蜱传脑炎 Russische Zeckenenzephalitis *f*
苏联远东型脑炎 Russische Frühjahrsommerenzephalitis *f*
苏林金氏杆菌外毒素 Exotoxin von Bacillus thuringiensis *n*
苏门树脂酸 Sumaresinolsäure *f*
苏-莫二氏法 Souligoux*-Morestin* Methode (od. Dränage) *f*
苏木 Lignum sappan *n*
苏木精 Hämatoxzlin(um) *n*, Hydroxybrasilin *n*
苏木精明矾 Hämalaun *n*
苏木精明矾二氢四溴荧光素藏红 Hämalaunphloxinsafranin *n*
苏木精明矾染剂 Hämalaunfarbsmittel *n*
苏木精染色法 Hämatoxylinfarbung *f*
苏木精锶染剂 Hemastrontium *n*
苏木精伊红染剂 Hämatoxylin-Eosin-Farbsmittel *n*
苏木精伊红染色 Hämatoxylin-Eosinfärbung *f*
苏木精-伊红染色法 Hämatoxylin-Eosinfärbung *f*
苏木精伊红天青Ⅱ染色法 Hämatoxylin-Eosin-Azurblau Ⅱ-Färbung *f*
苏木素小体 Hämatoxylinkörperchen *n*
苏木紫 Hämatoxylin(um) *n*, Hydroxybrasilin *n*
苏木紫染液 Hämatoxylinlösung *f*
苏木紫小体 Hämatoxylinkörperchen *n*
苏木紫伊红染剂 Hämatoxylin-Eosin-Farbsmittel *n*
苏萨溶液 Susa-Gemisch *n*
苏糖 Threose *f*
苏糖醇 Threit *n*
苏[糖]构型 Threokonfiguration *f*
L-苏糖酸 L-Threonsäure *f*
苏特黄素 Sotetsulflavon *n*
苏铁 Cycas revoluta (s. circinalis s. media) *f*
苏铁甙 Zykasin *n*
苏铁苷 Zykasin *n*
苏铁科 Cycadaceae *pl*
苏铁属 Cycas *f*
苏铁素 Cycasin *n*
苏通氏培养基 Sauton* Nährmedium *n* (od. Salzlösung *f*)
苏消安,二羟马利兰,丁四醇磺酯 Treosulfan *n*
苏型构型 Threokonfiguration *f*
苏醒 Wecken *n*
苏醒期躁动 Agitation beim Erwachen *f*
苏醒期谵妄 Delirium beim Erwachen *n*
苏醒延迟 Verzögerung des Erwachens *f*
苏云金杆菌 Bacillus thuringiensis *m*
苏云金芽胞杆菌 Bacillus thuringiensis *m*
酥(酪)胺 Tyramin *n*, Systogen *n*, 3-Parahydroxyphenyläthylamin *n*
酥麻 schlaff und taub
酥油 Butter *f*, Rahm *m*, Sahne *f*
酥油茶 mit Butter versetzter Tee *m*

sú 俗

俗名 volkstumliche Bezeichnung *f*, geläufiger Name *m*

sù 诉素速宿粟嗉塑溯

诉讼 Rechtsstreit *m*, Gerichtsverfahren *n*, gerichtliche Schritte *m pl*

诉讼案件 Rechtsstreit *m*
诉讼程序 Handel-Verfahren *n*
诉讼狂 Querulantenwahn(sinn) *m*, Paranoia litigiosa *f*
诉讼能力 Kapazität der gerichtlichen Schritte *f*
诉讼权利 strittiges recht *n*
诉讼妄想 Prozeßsucht *f*
诉讼心理学 Rechtsstreitigkeiten psychologie *f*
素菜 vegetarisches Gericht *n*
素餐 vegetarisches Essen *n*, Pflanzenmahlzeit *f*
素瓷滤器 Porzellanfilter *m*
素淡膳(饮)食 magere Diät, Schonkost *f*, Diätverpflegung *f*
素食 Pflanzenkost *f*, vegetarische Ernährung *f*, vegetabilische Kost *f*, Pflanzendiät *f*
素食的 pflanzenfressend, phytophag
素食者 Vegetari(an)er *m*
素食主义 Vegetarismus *m*
素数 Primzahl *f*
素馨 großblütiger Jasmin *m*, Jasminum grandiflorum *n*
素馨酮 Jasmon *n*
素养 Alphabetisierung *f*
素因 Anlage *f*, Anfälligkeit *f*, Disposition *f*, Diathese *f*
素因性的 prädisponierend
素质 Veranlagung *f*, Disposition *f*, Diathese *f*, Diathesis *f*
素质性变态人格状态 konstitutioneller psychopathischer Zustand *m*
素质性病态人格者 konstitutioneller Psychopath *m*
素质性精神变态 primäre Psychopathie *f*, konstitutionelle Psychopathie *f*
素质性精神病 konstitutionelle Psychose *f*
素质性痒疹 diathetische Prurigo *f*, Prurigo diathesique *f*
素质性因素 konstitutioneller Faktor *m*
素质医学 konstitutionelle Medizin *f*
速波睡眠 paradoxer Schlaf *m*, REM-Schlaf *m*, REM sleep(rapid eye movement sleep) <engl.>
速测计 Tachymeter *m*
速成班 Schnellklasse *f*
速动比率 Einzugsliquidität *f*
速动观察器 Rotoskop *n*
速冻蔬菜营养价值 Nährwert der schnell gefroren Gemüse *m*
速度 Geschwindigkeit *f*
速度测量法 Velocimetrie *f*
速度测验 Geschwindigkeitstest *m*
速度常数 Geschwindigkeitskonstante *f*, Ratenkonstante *f*
速度沉降法 Sinkgeschwindigkeit *f*
速度方程 Geschwindigkeitsgleichung *f*, Ratengleichung *f*
速度分布 Geschwindigkeitsverteilung *f*
速度杠杆运动 schnelle Hebelbewegung *f*
速度恒常性 Geschwindigkeitskonstanz *f*
速度计 Geschwindigkeitsmesser *n*, Velocimeter *m*
速度梯度 Geschwindigkeitsgradient *m*, Geschwindigkeitsgefäll *n*
速发过敏性 unmittelbare(od sofortige) Hypersensitivität *f*
速发相哮喘反应 unmittelbare asthmatische Reaktion *f*
速发型 Soforttyp *m*
速发型变态反应 unmittelbare(od. sofortreagierende) allergische Reaktion *f*
速发型超敏反应 unmittelbare (od. sofortreagierende) Hypersensibilität *f*
速发型毒作用 sofortige Toxwirkung *f*
速发型短暂反应 unmittelbares Einschwingverhalten *n*
速发型子孢子 Tachysporozoite, TS *n*
速发性孢子体 Tachy-Sporozoit(e) *m*
速发性毒性效应 unmittelbare Toxwirkung *f*
速发性矽肺 akute Silikose *f*
速干手消毒剂 alkoholisches Handdesinfektionsmittel *n*
速固醇 Tachysterol *n*
速激肽 Tachykinin *n*
速记才能 stenographische Begabung *f*, stenographische Fähigkeit *f*
速记能力 stenographische Begabung *f*, stenographische Fähigkeit *f*
速记员麻痹 Lähmung notariorum *f*, Schreibkrampf *m*
速甲基化 Schnellmethylierung *f*
速可巴比妥钠 Natriumsecobarbital *n*
速可眠 Secobarbital(um) *n*, Secobarbiton *n*, Seconal *n*
速可眠中毒 Seconalvergiftung *f*
速(快)痛 blitzartiger Schmerz *m*
速流动力学 Kinetik des schnellen Fluss *f*
速流技术 Technik des schnellen Fluss *f*
速率 Geschwindigkeit *f*, Rate *f*
速率常数 Geschwindigkeitskonstante *f*
速率单调性分析 Rate-monotonic Analysis(RMA) *f*
速率公式 stöchiometrische Reaktionsgleichung *f*
速率计 Geschwindigkeitsanzeiger *m*, Ratemeter *n*
速率近红外颗粒透射法 False geschwindigkeitsinfrarotnahes Partikelübertragungsverfahren *n*
速率类型 Geschwindigkeitstyp *m*
速率散射比浊法 Geschwindigkeit-Nephelometrie *f*
速率学说 Geschwindigkeitstheorie *f*
速率抑制散射比浊 Geschwindigkeitshemmung-Nephelometrie *f*
速脉 schnellender Puls *m*
速眠安(咪达唑仑) Midazolam *n*
速灭杀丁 Sumicidin *n*
速灭威 Tsumacide *n pl*
速尿呼气试验 Harnstoff-Atemtest *m*
速尿[灵] Furosemid *n*
速溶突变体 schnelle Lyse-Mutante *f*
速溶突变型 schnelle Lyse-Mutante *f*
速生菌丝 schnell bildende Hyphen *f pl*
速食癖 Tachyphagie *f*
速示计 Tachometer *m*
速示视觉 tachistoskopische Sicht *f*
速示仪 Tachymeter *n*, Tachometer *n*
速视器 Tachistoskop *n*
速跳运动 saltatorische Bewegung *f*
速效的 schnellwirkend
速殖子 Tachyzoiten *m pl*
速转实体镜 Tachistoskop *n*
宿命论 Determinismus *m*, Fatalismus *m*
宿命神经病 Schicksalsneurose *f*
宿营卫生 Quartier-Hygiene *f*
宿主 Wirt *m*, Wirtsorganismus *m*, Hospes *m*
宿主抵抗力 Wirtsresistenz *f*
宿主范围 Wirtsbereich *m*, Wirtsspektrum *n*
宿主范围突变株 Wirtsbereichmutanten *f pl*
宿主防御 Wirtsabwehr *f*
宿主-供者组合 Host-Donor-Kombination *f*
宿主回避性 Wirtsvermeidung *f*
宿主控制的限制和修饰作用 hostgesteuerte Beschränkung und Modifikation
宿主密度 Wirtsdichte *f*
宿主免疫缺乏 Wirtsimmundefizienz *f*
宿主免疫应答 Wirtsimmunantwort *f*
宿主特异性 Wirtsspezifität *f*
宿主细胞 Wirtszelle *f*
宿主易感性 Wirtsempfänglichkeit *f*
宿主诱发变异 wirt-induzierte Modifikation *f*
宿主种的特异性 Wirtsspeziesspezifität *f*, Wirtsartspezifität *f*
宿主状态 Wirtszustand *m*
粟褐色的 kastanienbraun
粟粒斑 miliare Plaque *f*

粟粒动脉瘤 Miliaraneurysma *n*, miliares Aneurysma *n*
粟粒疥疮 Scabies miiiaris *f*
粟粒型肺结核 miliare Lungentuberkulose *f*, Phthisis miliaris *f*
粟粒性播散 miliare Verbreitung (od. Ausbreitung) *f*
粟粒性结核[病] Miliartuberkulose *f*, Tuberculosis miliaris *f*
粟粒性脉络膜结核[病] Miliartuberkulose der Chorioidea
粟粒性囊性动脉瘤 miliares sackförmiges Aneurysma *n*
粟粒性脓肿 Miliarabszess *m*
粟粒性肉样瘤 miliares Sarkoid *n*
粟粒性寻常狼疮 Tuberkulose luposa miliaris *f*
粟粒性硬化 Miliarsklerose *f*, miliare Sklerose *f*
粟粒性(状)的 miliar, miliar(-is, -is, -e)
粟粒样病变 miliare Läsion *f*
粟粒疹 Milium *n*
粟粒状的 miliar
粟粒状坏死性痤疮 Acne necrotica miliaris *f*
粟粒状脓肿 Miliarabszess *m*
粟粒状栓塞 miliare Embolie *f*
粟丘疹 Milium *n*, Akne albida *f*
粟丘疹样的 miliaartig, schweißfrieselartig
粟疹 Rieselausschlag *m*, Miliaria *f*
粟疹的 schweißfrieselartig
嗉囊 Kropf *m*
塑变值 Plastiztätsgrenze *f*
塑胶膜培养 Kunststofffolienkultur *f*
塑胶直接充填 direkte Harzfüllung *f*
塑料 Kunststoffe *m pl*
塑料安瓿 Kunststoffampulle *f*
塑料袋采样法 Auswahlverfahren mit Plastiktüte *n*
塑料袋窒息 Ersticken durch Plastiktüte *n*
塑料单 Plastiktuch *n*, Kunststofftuch *n*
塑料导管针 plastische Führungsnadel *f*, Führungsstift mit Kunststoffrohr *m*
塑料的 plastisch
塑料封包[疗法] Kunststoffokklusion *f*
塑料隔离器 Kunststoffisolator *m*
塑料管 plastische Tube *f*, Kunststoffrohr *n*
塑料管内置术 Gußfüllung der plastischen Tube *f*
塑料冠 Kunststoffkrone *f*
塑料海绵 plastischer Schwamm *m*
塑料踝足矫形器 Kunststoff-Knöchel-Fuß-Orthese *f*
塑料夹板 Kunststoffschiene *f*
塑料节育环 plastischer Kontrazeptionsring *m*
塑料结核菌素注射器 plastische Tuberkulinspritze *f*
塑料救生服 plastischer Überlebensanzug *m* plastischer Rettungsanzug *m*
塑料连冠斜面导板 kontinuierliche Kunststoffkrone mit schräger Führungsplatte
塑料滤材 plastischer Filter *m*
塑料全口牙 plastische Totalprothese *f*
塑料容(食)器的食品卫生 Lebensmittelhygiene des Kunststoffbehälter *f*
塑料容器 plastischer Behälter *m*
塑料塞 plastischer Stöpsel *m*
塑料闪烁体 plastischer Szintillator *m* plastikszintillator *m*
塑料手套 plastischer Handschuh *m*
塑料听诊器 plastisches Stethoskop *n*
塑料血管夹 plastischer Transfusionsbeutel *m*
塑料牙 plastischer Kunstzahn *m*
塑料牙面 Kunststofflaminatfurnier *n*
塑料制的操作箱 Kunststoffkabinett *n*
塑料座部 Kunststoffsitz *m*
塑模 Gußform *f*
塑形 Modellierung *f*
塑型阴茎(佩罗尼病) Penis plastica *m*, Peyronie-Krankheit *f* (纤维性海绵体炎)
塑性流动 plastisches Fließen *n*
塑性粘度 plastische Viskosität *f*
溯源性 Traceability *f*

SUAN 酸蒜算

suān 酸

酸 Säure *f*, Acidum *n* (A., Ac., Acid.)
酸白蛋白 Azidalbumin(at)e *n pl*
酸白蛋白尿 sau(e)re Albuminurie *f*
酸败 Ranzigkeit *f*, Ranzidität *f*, Azeszenz *f*
酸败的 ranzig
酸败性 Ranzidität *f*
酸败脂肪 ranziges Fett *n*
酸败[作用] Ranzidität *f*
酸变性蛋白 Syntonin *n*
酸不溶性灰分 säureunlösliche Asche *f*
酸菜 Essiggemüse *n*, gesäuerter kohl *m*
酸橙[黄]素 Auranetin *n*
酸处理 Säurebehandlung *f*
酸催化 Säurekatalyse *f*
酸催化的 säurekatalysieft
酸催化剂 sau(e)rer Katalysator *m*
酸催化缩聚作用 säurekatalysierte Polykondensation *f*
酸催化重排作用 säurekatalysierte Umlagerung *f*
酸催化重排作用 säurekatalytische Neuordnung (od. Umstellung) *f*
酸蛋白水解 Säureproteasen *f pl*
酸的 sauer, acid(-us, -a, -um)
酸电离常数 lonisationskonstante der Säure *f*
酸定量仪 Säureschätzvorrichtung *f*
酸度 Säuregrad *m*, Azidität *f*, Aziditätsgrad *m* (Az.)
酸度常数 Säuregrad-Konstante *f*
酸度计 Azidimeter *n*, Azidometer *n*, pH-Meter *n*
酸度检定 Säuregradprüfung *f*, Azidität-Test *m*
酸度调节剂 Säuerungsmittel *n*
酸度指数 Aziditätsindex *m*
酸腐蚀 Säureverätzung *f*
酸酐 Säureanhydrid *n*
酸根 Säureradikal *n*, Saurerest *m*
酸根离子 Säureion *n*
酸过多 Hyperazidität *f*
酸过多性消化不良 hyperpeptische Gastritis *f*, Hyperplasie *f*
酸过少 Hypazidität *f*
酸含量 Säuregehalt *m*
酸化 Ansäurerung *f*, Einsäuern *n*, Säuern *n*, Azidifizierung *f*
酸化的 angesäuert, sauermachend
酸化剂 azidifizierender (od. sauermachender) Agent *m*
酸化了的 angesäuert
酸化尿液 azidifizierter Urin *m*, angesäuerter Harn *m*
酸化器 Azidifikator *m*
酸化溶血试验 Versauerung-Hämolysetest *f*
酸化试管 Ansäuerungsreagensglas *n*
酸化血清溶血试验 Sauerserumhämolyse-Test *m*
酸化血清试验 Sauerserum-Test *m*
酸化饮食 versauernde Diät *f*
酸化正铁血红蛋白 Versauerung-Methämoglobin *f*
酸基 Säurerest *m*, Säureradikal *n*, Säuregruppe *f*
酸碱催化剂 Säure-Base(n)-Katalysator *m*
酸碱催化[作用] Säure-Base(n)-Katalyse *f*
酸碱代谢 Säure-Base(n)-Stoffwechsel *m*
酸碱滴定[法] Säure-Base-Titration *f*
酸碱度 Wasserstoffexponent *m*, Wasserstoffionenkonzentration

f,pH-Wert m
酸碱度敏感突变体 pH-sensitive Mutante f
酸碱度试纸 pH-Reagenzpapier n,Lackmuspapier n
酸碱反应 Säure-Base(n)-Reaktion f
酸碱兼性 amphotere Eigenschaft f,amphoterer Charakter m
酸碱兼性的 amphoter,amphoteric(-us,-a,-um)
酸碱络合物 Säure-Base(n)-Komplex m
酸碱敏感多聚体 pH-empfindliches Polymer n
酸碱平衡 Säure-Base(n)-Gleichgewicht n,Säure-Base(n) Haushalt m
酸碱平衡失调 Säure-Base(n)-Gleichgewichtsstörung f
酸碱平衡紊乱 Säure-Base(n)-Gleichgewichtsstörung f
酸碱失调 Säure-Basen-Ungerechtigkeit f
酸碱调节 pH-Regulation f
酸碱指示剂 Säure-Base(n)-Indikator m
酸碱转换 Säure-Basen-Übergang m
酸浆果红素 Physalin n
酸降解 Säuredegradation f
酸解 Säure-Spaltung f
酸金牛醌 Rapanon n
酸矿水 Säuremineralwasser n
酸类中毒 Acidismus m
酸离解常数 Säuredissoziationskonstante f
酸量标准测定法 Standardazidimetrie f
酸量法标准物质 azidimetrische Standardsubstanz f
酸霉素 Acidomycin n,Mykobacidin n
酸敏感离子通道 säureempfindlicher Ionenkanal,ASIC m
酸奶 Sauermilch f
酸凝集反应 Säureagglutination(sreaktion) f
酸浓度 Säurekonzentration f
酸缺乏 Anazidität f
酸缺乏的 anacid(-us,-a,-um)
酸溶胶原[蛋白] Prokollagen n
酸溶血试验 Säure-Hämolysetest m
酸乳 Joghurt m,Kefyr m,Kefir m,Kephier m
酸涩 Acor m
酸涩的 sauer,säuerlich,herb
酸蚀处理 Säureätzung f
酸蚀剂 Ätzmittel n
酸蚀[技]术 Säure-Ätztechnik f
酸蚀面 ätzende Fläche f
酸式 Aciform f
酸式草酸钾 saures Kaliumoxalat n,Kaliumbioxalat n
酸式醋酸钾 saures Kaliumacetat n
酸式醋酸钠 saures Natriumacetat n
酸式滴定管 Säuretitrationstube f,Säurebürette f
酸式酒石酸钾 saures Kaliumtartrat n
酸式酒石酸钠 saures Natriumtartrat n
酸式硫酸盐 Bisulfat n,saures Sulfat n
酸式亚硫酸盐 saures Sulfit n,Bisulfit n
酸式盐 saures Salz n,Sauersalz n
酸水解 Säurehydrolyse f
酸水解酪蛋白 säurehydrolysiertes Casein n
酸藤子酚 Embelin n
酸藤子醌 Rapanon n
酸提出物 Säureextrakt m
酸提取 Säureextraktion f
酸痛 ziehender Muskelschmerz m,Muskelkater m
酸透析 Säuredialyse f
酸脱氢酶 Azidodehydrogenase f
酸味 saurer Geschmack m
酸味剂 Säuerungsmittel n
酸误吸综合征 False Mendelson* Syndrom n
酸雾 Säurenebel m
酸烯醇式丙酮酸羧激酶 Phosphoenolpyruvatcarboxykinase f
酸稀释 Säureverdünnung f
酸洗废水 Abwasser von Beizerei n
酸洗脱[技]术 Säureelutionstechnik f
酸洗脱斑 Säureelutionsfleck m
酸性α-醋酸萘酯酶 Säure-α-Naphthylazetatesterase f
酸性氨基葡聚糖 sauren Glykosaminoglykane n pl
酸性氨基酸 saure Aminosäure f
酸性成纤维细胞生长因子 saurer Fibroblastenwachstumsfaktor m,aFGF m
酸性单磷酸酯酶 saure Monophosphoesterase f
酸性蛋白酶 saure Proteinasen f pl
酸性蛋白质 saures Protein n
酸[性]的 säuernd
酸性碘铂酸盐溶液 saure Iodoplatinatlösung f
酸性靛蓝 Indigocarmin n
酸性毒物 saurer Giftstoff m
酸性二氯化锡溶液 saure Zinndichloridlösung f
酸性反式激活蛋白 saurer Transaktivator m
酸性反应 Säurereaktion f
酸性废水 saures Abwasser n
酸性分解 saure Dekomposition(od. Zersetzung) f
酸性覆盖霜 Säuremantelcreme f
酸性铬盐 saures Chromsalz n
酸性枸橼酸盐葡萄糖 Acid-Citrate-Dextrose <eng>
酸性核蛋白 saures Kernprotein n
酸性红 Eosin n
酸性喉炎 saure Laryngitis f
酸性黄 Kurkumin n,Helianthin(B) n,Diferuloylmethan n
酸性肌强直 saure Strenge f
酸性激活区 saure Aktivierungsdomäne f
酸性间胺黄 Metanilgelb n
酸性酒精 Säurealkohol m
酸性酒石酸烟碱 saures Nikotintartrat n
酸性蓝 Säureblau n
酸性蓝黑 6B Säureblauschwarz 6B n
酸性亮蓝 saures Brillantblau n
酸性裂解 Säurespaltung f
酸性磷酸[盐] Säurephosphat n,saures Phosphat n
酸性磷酸[酯]酶 saure Phosphatase f
酸性磷酸单酯酶 Säurephosphatase f,saure Phosphatase f
酸性磷酸酶染色 Färbung mit saurer Phosphatase f
酸性磷酸酶试验 Säurephosphatase-Test m
酸性磷酸盐 saures Phosphat n
酸性绿 Säuregrün n
酸性尿 saures Urin(od. Harn) m,Azidurie f,Acidurie f
酸性偶氮染料 saure Azofarbstoffe m pl
酸性培养基 saures Medium n
酸性品红 Fuchsin S n,Saurefuchsin n
酸性品红染剂 Säurefuchsinfarbstoff m,Säurefuchsinfarbmittel n
酸性气体 saures Gas n
酸性茜素黑 saures Alizarinschwarz n
酸性茜素蓝 saures Alizarinblau n
酸性茜素蓝黑 saures Alizarinblauschwarz n
酸性羟高铁血红素 Säurehämatin n
酸性鞘磷脂酶 saure Sphingomyelinase,ASM f
酸性清蛋白 Säureeiweiß n
酸性染剂 Säurefarbstoff m,Säurefarbmittel n
酸性染料 Säurefarbstoff m
酸性染料比色法 Säurefarbstoff-Kolorimetrie f
酸性染色 Säurefärbung f
酸性溶剂 Säuresolvens n,saures Lösungsmittel n
酸性三号橙 OrangeⅢ n
酸性神经酰胺酶 saure Ceramidase f

酸性食糜 saurer Chymus *m*
酸性食物 saures Lebensmittel *n*
酸性水解酶 saure Hydrolase *f*
酸性四号橙 Orange Ⅳ *n*
酸性苏木精染剂 saurer Hämatoxylinfarbstoff *m*
酸性碳酸盐 saures Karbonat *n*
α1-酸性糖蛋白（血清类粘蛋白）
酸性物质 saures Material *n*
酸性氧化物 Säureoxid *n*, saures Oxid *n*
酸性乙酸萘酯酶 saure α-Naphthylacetatesterase *f*
酸性异铁蛋白 saure Isoferritine, AIF *n pl*
酸性樱红 saures Kirschrot *n*
酸性浴 Säurebad *n*, Balneum acidum *n*
酸性枣红 Bordeaux *n*
酸性皂甙 saures Saponin *n*
酸性粘多糖 saures Mucopolysaccharid *n*
酸性正铁血红蛋白吸收光谱 saures Hämatinabsorptionsspektrum *n*
酸性正铁血红素 saures Hämatin *n*
酸性脂酶缺乏症 Säurelipasemangel *m*, Wolman*Krankheit *f*
酸性转录激活蛋白 saurer Transkriptionsaktivator *m*
酸性灼伤 Säure(n)verbrennung *f*
酸性紫 Säureviolett *n*
酸性组分 saure Komponente *f*, Säurekomponente *f*
酸血症 Azidämie *f*
酸样收接器 Tropfbehälter *m*, drip collector <engl.>
酸液 Säurelösung *f*
酸[液]比重计 Azidometer *n*, Azidimeter *n*
酸诱导的结肠炎 Säure-induzierte Kolitis *f*
酸雨 saurer Regen *m*
酸浴 Säurebad *n*
酸枣仁甙元 Jujubogenin *n*
酸枣仁皂甙 Jujubosid *n*
酸值 Säurezahl *f*(SZ)
酸指数 Säureexponent *m*
酸中毒 Säurevergiftung *f*, Azidose *f*, Acidosis *f*, Azidamie *f*
酸中毒，乳酸性 Laktatazidose *f*
酸中毒的 azidämisch, azidotisch, acidotic(-us, -a, -um)
酸中毒后的 postazidämisch, postacidotic(-us, -a, -um)
酸中毒深大呼吸 Kussmaul* große Atmung *f*
酸中和 Säureneutralisation *f*, Säureneutralisierung *f*
酸中和容量 Säureneutralisationskapazität *f*, Säureneutralisierungskapazität *f*

suàn 蒜算

蒜氨酸 Alliin *n*
蒜[氨酸]酶 Alliinase *f*, Alliinlyase *f*
蒜臭素 Diallyldisulfid *n*
蒜甙 Allin *n*
蒜苷 Alliin *n*
蒜藜芦碱 Jervin *n*
蒜硫胺素 Allithiamin *n*
蒜素 Allicin *n*
蒜头素 Sativin *n*
蒜味 Knoblauchgeschmack *m*, Knoblaucharoma *f*
蒜制菌素 Allistatin *n*
算法 Algorithmus *m*, Algorithm *m*
算法语言 Algorithmensprache *f*
算法状态机 algorithmische Zustandsmaschine, ASM *f*
算法状态机图 algorithmisches Zustandsmaschine-Diagramm *n*, ASM-Diagramm *n*
算术操作 arithmetische Operation *f*
算术[等差]级数 arithmetische Reihe *f*
算术对数纸 arithmetisches Logarithmenpapjer *n*
算术格纸 arithmetisches kariertes Papier *n*
算术技能障碍 Rechenstörung *f*
算术技能障碍，特定的 Rechenstörung *f*, spezifische
算术逻辑单元 Rechenwerk *n*
算术平均[数] arithmetisches Mittel *n*
算术平均值 arithmetischer Mittelwert *m*
算数均数 arithmetischer Mittelwert *m*
算数平均径 Durchschnitt-Durchmesser *m*
算数缺陷症 arithmetischer Defekt *m*

SUI 随髓碎隧燧穗

suí 随

随从生活 Metabiose *f*
随发性的 zufällig
随访 follow-up survey <engl.>
随访数据 Nachbeobachtungsdaten *n pl*, Follow-up-Daten *n pl*
随访文件 Nachbeobachtungsmappe *f*, Follow-up-Mappe *f*
随访研究 Nachbeobachtungsstudie *f*, Folgestudie *f*, Anschlussstudie *f*, Nachbeobachtungsuntersuchung *f*
随父定居 patrilokale Residenz *f*
随行就市定价法 Folge-Börsenkurs-Methode *f*
随后的 weiterverfolgend, follow-up <engl.>
随机 Zufall *m*, random <engl.>
随机变量 stochastische Variable *f*, Zufallsvariable *f*
随机不排除率 Random-Ausschluss *m*
随机抽(取)样 Zufallsauswahl *f*, zufällige Auswahl *f*, Stichprobenerhebung *f*, Zufallstichprobe *f*
随机的 stochastisch
随机第二阶段研究 randomisierte Phase Ⅱ-Studie *f*
随机对照实验 randomisierte kontrollierte Studie *f*
随机对照试验的 meta 分析报告规范 Berichterstattungsqualität von Metaanalyse von randomisierten kontrollierten Studien, QUORUM *f*
随机法 Adressrechnung *f*
随机分配 zufällige Zuteilung *f*, randomisierte Zuteilung *f*
随机分析 stochastische Analyse *f*
随机分组 Zufallszuteilung *f*, zufällige Zuteilung *f*
随机父亲 zufälliger Vater *m*
随机个体 zufälliges Individium *n*
随机共振 stochastische Resonanz *f*
随机过程 Zufallsprozeß *m*, stochastischer Prozeß *m*
随机护士 fliegender Krankenschwester *m*
随机化 Randomisation *f*, Randomisierung *f*, Stochastischierung *f*
随机化方法 Randomisierungsmethode *f*
随机化区组设计 zufällige Block(versuchs)plan *m*
随机婚配 Zufallspaarung *f*, random mating <engl.>
随机交配 Zufallspaarung *f*, Panmixie *f*
随机交配品系 zufällig gezüchteter Stamm *m*
随机扩增多态性 zufällig amplifiziertes polymorphes DNA *n*
随机扩增多态性技术 zufällig amplifiziertes polymorphes DNA-Technik *f*
随机临床试验 randomisierte klinische Studie *f*
随机模型 stochastisches Modell *n*
随机尿 Random-Urin *m*
随机尿微量清蛋白 Random-Urin-Mikroalbumin-Protein *n*
随机排列表 Zufallspermutationstabelle *f*
随机排列微管 zufällige Anordnung der Mikrotubuli *f*
随机配伍组设计 randomisiertes Blockdesign *n*
随机起伏 stochastische Fluktuation *f*, stochastische Schwankung *f*
随机区组设计 randomisiertes Blockdesign *n*
随机区组试验 zufälliger(od. randomisierter) Blockversuch *m*
随机取样 Zufallsstichprobe *f*, Randomisierung *f*
随机扰动 stochastische Störung *f*

随机扰动项 zufällige Störung *f*
随机筛选 zufällige Siebung *f*, randomized screening <engl.>
随机事件 Zufallsereignis *n*
随机数表 Zufallszahlentabelle *f*
随机数目(字)表 Zufallszahlentabelle *f*
随机数字 Zufallszahlen *f pl*
随机搜索 Zufallssuche *f*
随机图形 Zufallsgrafik *f*
随机推理 randomisierte Inferenz *f*
随机误差 zufälliger Fehler *m*, Zufallsfehler *m*, Zufälligkeitsfehler *m*
随机效应 stochastischer Effekt *m*
随机效应模型 Random-Effekt-Model *n*
随机信号 Zufallssignal *n*, Randomsignal *n*
随机信号多普勒效应 Randomsignal-Dopplereffekt *m*
随机性 Zufälligkeit *f*, Stochastizität *f*
随机性故障 zufällige Störung *f*
随机性损害 zufälliger Schaden *m*
随机选择 Zufallsauswahl *f*
随机样本(品) Stichprobe *f*
随机遗传漂变 zufallsgemässe genetische Draft *f*
随机引物 Zufallsprimer *m*
随机引物标记 Markierung des Zufallsprimer *f*
随机引物法 Random-Priming *f*
随机应答技术 Randomized-Response-Technik *f*
随机育种 Zufallszucht *f*
随机运动 Zufallsbewegung *f*
随机整合 Zufallsintegration *f*
随机质配 zufällige Plasmogamie *f*, Perittogamie *f*
随机质配的 perittogamous <engl>
随机字布局 zufällige Wortstellung *f*, Zufallswortstellung *f*
随机字发生器 Zufallswortgenerator *m*
随机组 Zufallsgruppe *f*
随机组设计 Design der zufälligen Gruppe *n*
随女方定居 matrilokale Residenz *f*
随时消毒 begleitende (od. gleichzeitige) Desinfektion *f*
随体 Satellit *m*
随体联合 Satellitenassoziation *f*
随体区 SAT-Bereich *m*
随体染色体 Satellitenchromosom *n*, SAT-Chromosom *n*
随体脱氧核糖核酸 Satelliten-DNS *f*
随意 Zufallszucht *f* (动物饲养)
随意闭合式假手 freiwillige Schließbare Hand *f*
随意的 freiwillig
随意动作 Freiwilligkeit *f*, volitionaler (vorsätzlicher) Akt *m*
随意过程 freiwilliger Prozess *m*
随意行为 freiwilliges Verhalten *n*
随意后注意 postwillkürliche Aufmerksamkeit *f*
随意活动 freiwillige Tätigkeit *f*
随意肌 willkürlicher Muskel *m*
随意肌松弛药 Relaxans des willkürlichen Muskel *n*
随意控制 willkürliche Kontrolle *f*
随意排尿 willkürliche Miktion *f*
随意皮瓣 zufällige Klappe *f*
随意识记 willkürliche Speicherung *f*
随意收缩 willkürliche Kontraktion *f*
随意调节 willkürliche Regulation *f*
随意图形 Zufallsgestalt *f*
随意想像 freiwillige Phantasie *f*
随意型皮瓣移植 zufälliges Hautlappentransplantat *n*
随意性眼球震颤 willkürlicher Nystagmus *m*
随意性质粒 promiskuitives Plasmid *n*
随意样本 Zufallsprobe *f*, Schürfprobe *f*
随意营养法 freiwillige Alimentation *f*, freiwillige Ernährung *f*
随意运动 Willkurmotorik *f*
随意运动的 willkürmotorisch
随意运动中枢 psychomotorisches Zentrum *n*
随意注意 willkürliche Aufmerksamkeit *f*
随遇生物 Tychocoen *n*
随诊制度 follow-up system <engl.>

suǐ 髓

髓 Mark *n*, Marksubstanz *f*, Medulla *f*, Pulpa *f*
髓[微]动脉 Pulpaarterie *f*
髓[微]静脉 Pulpavene *f*
髓板 Markblätter *n pl*
髓板肥厚部分 Knotenblech *n*
髓板内核 intralaminarer Kern *m*
髓壁 Pulpawand *f*
髓的 medullär, medullar (-is, -is, -e)
髓动脉 Pulpaarterien *f pl*
髓窦 Marksinus *m*
髓放线 Markstrahl *m*
髓盖 Pulpaüberkappung *f*, Pulpadach *n*
髓沟 Medullarrinne *f*, Medullarfurche *f*
髓管 Pulpenkanal *m*, Markschlauch *m*
髓管网 Myelospongium *n*
髓管洗洁器 Pulpenkanalreiniger *m*
髓冠 Kronenpulpa *f*, Pulpa coronalis *f*
髓过氧[化]物酶 Myeloperoxydase *f*
髓过氧化物酶缺乏 Myeloperoxidasemangel *m*
髓过氧化物酶缺陷 Myeloperoxidase-Defizienz *f*
髓过氧化物酶染色 Myeloperoxidase-Färbung (MPO) *f*
髓过氧化物酶系统 Myeloperoxidasesystem *n*
髓过氧物酶 Myeloperoxidase *f*
髓核 Gallertkern *m*, Pulposus *m*, Nucleus pulposus *m*
髓核化学溶解术 Chemonukleolyse *f*
髓核钳 Gallertkernrongeure *m pl*
髓核溶解 Nucleus pulposus-Auflösung *f*
髓核溶解术 Nukleolyse *f*
髓核退变 Nucleus pulposus-Degeneration *f*
髓核脱出 Bandscheibenvorfall *m*
髓核脱水 Nucleus pulposus-Dehydratation *f*
髓核吸收 Nucleus pulposus-Absorption *f*
髓核游离 Nucleus pulposus-Freiwerden *n*
髓核造影 Nukleographie *f*
髓核摘除术 Pulposusexstirpation *f*, Entfernung des Nucleus pulposus *f*
髓化 Medullisation *f*
髓坏死 Pulpanekrose *f*
髓角 Pulpahörner *n pl*
髓节 Myelomer *n*, Rückenmark (s) segment *n*
髓静脉 Pulpavenen *f pl*
髓磷脂 Myelin *n*
髓磷脂 0 蛋白 0 Myelin-P0-Protein *n*
髓磷脂 2 蛋白 2 Myelin-P2-Protein *n*
髓磷脂(含)蛋白脂质蛋白 Myelinproteolipidprotein *n*
髓磷脂碱性蛋白 又称碱性髓鞘蛋白 Myelin-Basisches Protein *n*
髓磷脂碱性蛋白质类 Myelin-basisches Protein *n*
髓磷脂染剂 Myelinfärbungsmittel *n*
髓磷脂溶解素 Myelinolysin *n*
髓磷脂相关糖蛋白 Myelin assoziiertes Glykoprotein *n*
髓磷脂相关糖蛋白抗体 myelinassoziierter Glykoproteinantikörper *m*
髓磷脂象 Myelinfigur *f*
髓母肌母细胞瘤 Medullomyoblastom *n*
髓母细胞瘤 Medulloblastom *n*
髓脑 Myelencephalon *n*, Nachhirn *n*

髓内出血 intramedulläre Hämorrhagie (od. Blutung) *f*
髓内的 intramedullär
髓内钉 Marknagel *m*
髓内动静脉畸形 intramedulläre arteriovenöse Malformation *f*
髓内钢针 Marknagel *m*
髓内高分化骨肉瘤 intramedulläres gut-differenziertes Osteosarkom *n*
髓内弓形针 Marknagel *m*, intramedulläre Bogennadel *f*
髓内弓形针打击器 Impaktor des Marknagels *m*, Impaktor für der Ender Nadel *m*
髓内弓形针器械包 Instrumente der intramedullären Ender* Nadel *n pl*
髓内钩针 intramedullärer Haken *m*
髓内钩针打拔器 Impaktor und Auszieher des intramedullären Haken
髓内钩针器械包 hakenförmige Marknagel-Instrumente *n pl*
髓内海绵状血管瘤 intramedulläres höhlenartiges Hämangiom *n*
髓内细针 feiner Marknagel *m*
髓内细针器械包 feiner Marknagel-Instrumente *n pl*
髓内针 Marknagel *m*
髓内针拔出术 Extraktion (od. Ausziehung) des Marknagels *f*
髓内针固定 Marknagelung *f*
髓内针固定植骨术 Marknagelung-Knochentransplantation *f*
髓内针内固定术 innere Fixation mit Marknagelung *f*
髓内脂肪瘤 intramedulläres Lipom *n*
髓内肿瘤 intramedullärer Tumor *m*
髓内转移瘤 intramedullärer metastatischer Tumor *m*
髓脓肿 Pulpaabszeß *m*
髓袢 Schleifenkanal *m*, Henle* Schleife *f*
髓袢粗段 dicker Teil der Henle* Schleife *m*
髓袢功能障碍 Funktionsstörung der Henle* Schleife *f*
髓袢降支 absteigender Teil der Henle* Schleife *m*
髓袢利尿药 Schleifendiuretika *n pl*
髓袢升支 aufsteigender Teil der Henle* Schleife *m*
髓袢升支粗段 dicker aufsteigender Teil der Henle* Schleife *m*
髓袢细段 dünner Teil der Henle* Schleife *m*
髓襻升支粗段 medullärer dicker aufsteigender Schenkel (MTAL) *m*, aufsteigender dicker Schenkel der Henle* Schleife *m*
髓旁肾单位 juxtamedulläres Nephron *n*
髓腔 Pulpahöhle *f*, Pulpakammer *f*, Markhöhle *f*, Markraum *m*
髓腔闭锁 Obliteration des Markraums *f*
髓腔绞刀 konische Reibahle *f*
髓腔扩大器 Dilatator der Markhöhle *m*
髓腔扩大器械包 Dilatator der Markhöhle *m*
髓腔内骨髓炎 Markhöhle-Osteomyelitis *f*
髓腔内植骨 intramedulläres Knochentransplantat *n*
髓腔切开术 Odontotrypie *f*
髓腔植骨法 Knochentransplantation der Markhöhle *f*
髓鞘 Myelinscheide *f*, Markscheide *f*
髓鞘变性 Myelindegeneration *f*
髓鞘蛋白 Myelinprotein *n*
髓鞘蛋白 O Myelinprotein O *n*
髓鞘碱性蛋白 Myelinbasisprotein *n*
髓鞘联合糖蛋白 Myelin assoziiertes Glykoprotein *n*
髓鞘切迹 Schmidt*-Lantermann* Spalt *m*
髓鞘染色[法] Markscheidenfärbung *f*, Myelinfarbung *f*
髓鞘溶解，中心性脑桥 False zentrale pontine Myelinolyse *f*
髓鞘溶解症 zentrale pontine Myelinolyse-Syndrom *n*
髓鞘脱失病 Entmarkungskrankheiten *f pl*, Demyelinisierungskrankheiten *f pl*
髓鞘脱失状态 Status dysmyelinisatus *m*
髓鞘相关糖蛋白 Myelin assoziiertes Glykoprotein *n*
髓鞘形成 Markbildung *f*, Myelinogenese *f*, Myelinogenie *f*, Myelinisation *f*, Myelogenese *f*
髓鞘形成标记 Myelinisierungsmarker *m*
髓鞘样结构 鞘样小体 Myelinstruktur *f*
髓鞘质瘤 Myelinom *n*
髓神经纤维朗飞结 Ranvier* Knoten *m*
髓肾钙化 medulläre Nephrokalzinose *f*
髓生囊状体 medulläres Zystid *n*
髓石 Dentikel *n*, Denticulus *m*
髓室 Pulpahöhle *f*, Pulpakammer *f*, Cavum dentis *n*
髓室壁 Pulpakammerwand *f*
髓室底 Pulpaboden *m*
髓室顶 Pulpadach *n*
髓素蛋白 Myelinprotein *n*
髓索 Markstränge *m pl*
髓体 Corpus medullare (cerebelli) *n*
髓头端腹外侧区 rostrale ventrolaterale Medulla *f*
髓外的 extramedullär
髓外浆细胞瘤 extramedulläres Plasmozytom *n*
髓外贴附植骨术 extramedulläres befestigtes Knochentransplantat *n*
髓外造血 extramedulläre Hämatopoese *f*
髓外造血灶 extramedullärer häm (at) oplastischer Herd (od. Fokus) *m*
髓外肿瘤 extramedullärer Tumor *m*
髓微动脉 Pulparteriole *f*
髓微静脉 Pulpavenole *f*
髓纹 Markstreifen *m pl*, Striae medullares *f pl*
髓系分化因子 myeloischer Differenzierungsfaktor *m*
髓系肉瘤 Myelosarkom *n*
髓系树突状细胞 myeloide dendritische Zelle *f*
髓细胞 Myelozyt *m*
髓细胞(粒细胞)系[列] myeloische Serie *f*, myelozytische Serie *f*
髓细胞的 myelozytisch, myeloisch
髓细胞瘤 Myelozytom *n*
髓细胞性白血病 myelozytische Leukämie *f*
髓细胞血症 Myelozythämie *f*, Myelhämie *f*
髓细胞样白血病细胞 myeloische Leukämiezelle *f*
髓细胞样干细胞 myeloische Stammzelle *f*
髓细胞组织增生 Myelozytomatose *f*, Myelocytomatosis *f*
髓形成 Medullisation *f*
髓性白血病 myeloische Leukämie *f*
髓性造血干(祖)细胞 myeloischer Hämozytoblast *m*
髓性脂肪瘤 Myelolipom *n*
髓样 DC myeloische dendritische Zelle *f*
髓样癌 Medullarkarzinom *n*, Medullarkrebs *m*, Carcinoma medullare (s. spongiosum) *n*
髓样白血病 myeloische Leukämie *f*
髓样白血病细胞系，人早幼粒白血病细胞系 HL-60-Zellen *pl*
髓样差异因子 88 myeloischer anderer Faktor 88 *m*
髓样的 pulpös, pulpaförmig, markartig
髓样分化蛋白 -2 myeloisches differenziertes Protein-2 (MD-2) *n*
髓样分化因子 88 myeloischer Differenzierungsfaktor 88 *m*
髓样干细胞 myeloide Stammzelle *f*
髓样化生 myeloische Metaplasie *f*
髓样甲状腺癌 medulläres Schilddrüsenkarzinom *n*
髓样结构 medulläre Figur *f*
髓样瘤 Enzephalom *n*, Encephaloma *n*
髓样谱系 Myeloid-Linie *f*
髓样树突状细胞 myeloide dendritische Zelle *f*
髓样体 myeloischer Körper *m*
髓样细胞 myeloische Zelle *f*
髓样肿瘤 medullärer Tumor *m*
髓样肿胀 markige Schwellung *f*
髓样肿胀期 Stadium der markigen Schwellung *n*

髓样祖细胞 myeloische Vorläuferzelle *f*
髓针 Räumnadel *f*
髓脂瘤 Myelolipom *n*
髓质 Mark *n*, Marksubstanz *f*, Medulla *f*
髓质放线 Markstrahl *m*
髓质海绵肾 Markschwammniere *f*
髓质激素 medulläres Hormon *n*
髓质集合小管 Sammelrohre im Mark *n pl*
髓质钾 medulläres Kalium *n*
髓质淋巴窦 medullärer Sinus *m*
髓质囊性病 Markzyste *f*, Markschwammniere *f*
髓质囊肿病 medulläre Zystenerkrankung *f*
髓质内区 innere Zone des Marks *f*
髓质切除术 Medullektomie *f*
髓质上皮细胞 medulläre Epithelzelle *f*
髓质射线 Markstrahl *m*
髓质外区 äußere Zone des Marks *f*
髓质微循环 medulläre Mikrozirkulation *f*
髓质型食管癌 Medullarkarzinom des Ösophagus *n*
髓周牙本质 zirkumpulpales Dentin *n*
髓状的 medullär, medullar (-is, -is, -e)
髓组织 Pulpagewebe *n*

suì 碎隧燧穗

碎骨钳 Knochenquetschklemme *f*, Knochenquetschzange *f*
碎裂 Brechung *f*, Fragmentation *f*, Fragmentierung *f*
碎裂电位 fragmentiertes Potenzial *n*
碎颅器(钳) Kephalokranioklast *m*, Hirnschädelzange *f*, Kranioklast (er) *m*, Basiothryptor *m*
碎颅术 Kranioklasie *f*, Kephalotripsie *f*, Kephalokraniotomie *f*
碎片 Splitter *m*, Fragment (um) *n*, Bruchstück *n*
碎片的 fragmentiert
碎片红细胞 Fragmentozyt *m*
碎片离子 Fragmentionen *n pl*
碎片离子峰 Fragmentgipfel *m*, Fragmentspitze *f*
碎片模式 Fragmentierungsmuster *n*
碎片钳 Splitterzange *f*
碎片体 Fragmentkörperchen *n*
碎片状坏死 stückweise Nekrose *f*
碎肉机 Fleischwolf *m*
碎肉肉汤培养基 Hackfleischsuppe-Kulturmedium *n*
碎尸 Zerstück (e) lungsleiche *f*
碎尸检查 Untersuchung der Zerstuckelungsleiche *f*
碎石的 lithotriptisch
碎石膀胱镜 Lithotriptoskop *n*
碎石器 Steinbrecher *m*, Lithothryptor *m*, Lithotriptor *m*, Lithotripter *m*
碎石术 Steinzertrümmerung *f*, Lithoklasie *f*, Lithotripsie *f*
碎石洗出术 Litholapaxie *f*, Bigelow* Operation *f* (od. Litholapaxie *f*)
碎胎刀 Embryotom *n*
碎胎剪 Embryotoschere *f*
碎胎术 Zerstuckelung *f*, Embryothlasis *f*, Embryotomie *f*
碎屑 Stückchen *n*, Debris *m*, Schutt *m*, Schrott *m*
碎屑状坏死 stückwerkliche Nekrose *f*
碎压草莓红色 Erdbeerrot *n*, zerquetschte Erdbeere *f*
隧道 Tunnel *m*, Cuniculus paca *m*
隧道技术 Tunneltechnik *f*
隧道式干燥器 Tunneltrockner *m*, Tunnelexsikkator *m*
隧道式小肠插管造口术 Witzel* Enterostomie *f*
隧道式转移 Durchtunnelung *f*
隧道视觉 Tunnelblick *m*
隧道视野 Tunnelblick *m*
隧道效应 Tunneleffekt *m*
隧道型感染 Tunnel-Infektion *f*
隧道型主动脉瓣下狭窄 Tunnel-subvalvuläre Aortenstenose *f*
隧道植皮术 Tunnel-Hauttransplantation *n*
燧石 Feuerstein *m*, Flint *m*
穗 Spike *m*
穗花杉双黄酮 Amentoflavon *n*
穗形 Spiciform *m*
穗状的 steinschmätzerartig

SUN 孙损

sūn 孙

孙囊 Enkelzyste *f*

sǔn 损

损害 Schädigung *f*, Läsion *f*, Schaden *m*
损害内的 intraläsional
损害内喷射注射 intraläsionale Strahlinjektionsvorrichtung *f*
损害认知功能 beeinträchtigende Kognition *f*
损害周围的 periläsional
损耗[量] Verlust *m*, Abnutzung *f*
损坏 Beschädigung *f*
损毁法 Läsionsmethode *f*
损毁肺 zerstörte Lunge *f*
损毁外貌 Entstellung *f*, Verunstaltung *f*, Disfigurement *m*
损伤 Verletzung *f*, Läsion *f*
DNA 损伤 DNA-Schäden *m pl*
损伤、病废和病残的国际分类 internationale Klassifikation der Beeinträchtigungen, Behinderungen und Benachteiligungen *f*
损伤处痛 homotope Schmerzen *m pl*
损伤等级评定和分配 Beeinträchtigungsbewertung und Aufteilung
损伤电流 Demarkationsstrom *m*, Verletzungsstrom *m*
损伤电位 Demarkationspotential *n*, Längs-Querschnitt-Potential *n*, Verletzungspotential *n*, Verletzungsspannung *f*
损伤反应学说 Verletzungsantwort-Hypothese *f*
损伤放电 Verletzungsentladung *f*
损伤分度标准 Schadenkriterium *n*
损伤和功能限制 Beeinträchtigung und funktionelle Einschränkung *f*
损伤和治疗 Beeinträchtigung und Behandlungen
损伤后大脑肿胀 posttraumatische zerebrale Schwellung *f*
损伤后肝病 posttraumatische Hepatopathie *f*
损伤后行为能力 Handlungsvermögen nach Beschädigung *n*
损伤机制 Verletzungsmechanismus *m*
损伤鉴定 Identifizierung der Verletzung *f*
损伤类型 Verletzungsmuster *n*
损伤率 Schadenrate *f*, Beschädigungsrate *f*
损伤时间推定 Schätzung der Verletzungszeit *f*
损伤时间推断 Verletzungszeitmessung *f*, Verletzungszeitnahme *f*
DNA 损伤试验 DNA-Verletzungstest *m*
损伤受害者的射线[检查] X-Strahlung des Verletzungsopfers *f*
损伤死亡 Traumatod *m*
损伤死因 Todesursache durch Verwundung *f*
损伤特异性内切酶 schadenspezifische Endonuklease *f*
损伤相关模式分子 Schaden-assoziiertes molekulares Muster *n*
损伤型 Schädigungstypen *m pl*
损伤性闭经 traumatische Amenorrhoe *f*
损伤性超声心动图 invasive Echokardiographie *f*
损伤性刺激 destruktiver Reiz *m*, zerstörerischer Reiz *m*
损伤性胆管狭窄 Gallengangsverengerung nach Trauma *f*, posttraumatische Gallengangsstenose *f*
损伤性的 traumatisch
损伤性动静脉瘘 traumatische arteriovenöse Fistel *f*

损伤性动脉痉挛 traumatischer Arterienkrampf *m*
损伤性多器官功能不全 traumatische multiorganische Insuffizienz *f*
损伤性肝功能不全 traumatische Leberinsuffizienz *f*
损伤性膈疝 traumatische Zwerchfellhernie *f*
损伤性骨化 traumatische Ossifikation *f*
损伤性骨营养不良 traumatische Osteodystrophie *f*
损伤性关节炎 traumatische Arthritis *f*
损伤性喉肉芽肿 traumatisches Granulom des Kehlkopfs *n*
损伤性滑膜炎 traumatische Synovitis *f*
损伤性踝关节炎 traumatische Arthritis des oberen Sprunggelenks *f*
损伤性假性动脉瘤 traumatisches Pseudoaneurysma *n*, traumatisches falsches Aneurysma *n*
损伤性颈动脉血栓形成 1traumatische Karotisthrombose *f*
损伤性弥散性血管内凝血 traumatische disseminierte intravaskuläre Blutgerinnung *f*
损伤性气胸 traumatischer Pneumothorax *m*
损伤性脱位 traumatische Luxation *f*
损伤性心功能不全 traumatische Herzinsuffizienz *f*
损伤性血胸 traumatischer Hämothorax *m*
损伤性(影像学)检查 invasive Untersuchung *f*
DNA 损伤修复 Reparatur der DNA-Schädigung *f*
损伤蓄积 Schädigungsakkumulation *f*
损伤严重度评分 Verletzungsschwere-Partitur *f*
损伤严重性计分 Verletzungsschwerenscoring *n*
损伤因素 Verletzungsfaktor *m*
损伤与疾病 False Verletzung und Krankheit
损伤与疾病的关系 Beziehung von Verletzung und Krankheit *f*
损伤指数 Verletzungsindex *m*
损失 Verlust *m*
损失精液 Samenverlust *m*
损失重 Gewichtsverlust *m*, Gewichtsabnahme *f*, Gewichtsverminderung *f*

SUO 梭羧缩索锁

suō 梭羧缩

梭波 Spindelwelle *f*
梭菌蛋白酶 Clostripain *n*
梭菌螺旋体性坏疽 fusospirochätäre Gangrän *f*
梭菌螺旋体性咽炎 fusospirochätäre Pharyngitis *f*
梭菌螺旋体性龈炎 Fusospirochätengingivitis *f*, nekrotische ulzerative Gingivitis *f*
梭菌肽酶 A Clostridiopeptidase A *f*
梭链孢属 Fusidium *n*
梭链孢酸 Fusidinsäure *f*
梭螺菌龈炎 Fusospirochätengingivitis *f*
梭螺旋体性支气管炎 fusospirochätäre Bronchitis *f*
梭曼 Soman *n*
梭内肌 intrafusale Muskeln *m pl*
梭内肌纤维 intrafusale Muskelfaser *f*
梭内纤维 intrafusale Faser *f*
梭外肌 extrafusale Muskeln *m pl*
梭外肌纤维 extrafusale Faser *f*
梭箱 Pendelfach *n*, Schützenkasten *m*
梭箱试验 Schützenkasten-Test *m*
梭形白内障 Spindelstar *m*, Cataracta fusiformis *f*
梭形波 Spindelwelle *f*
梭形的 spindelförmig, fusiform (-is, -is, -e)
梭形动脉瘤 Aneurysma fusiforme *n*
梭形杆菌及螺旋体的 fusospirochätär
梭形杆菌螺旋体性坏疽 fusospirochätäre Gangrän *f*
梭形杆菌螺旋体性龈炎 fusospirochätäre Gingivitis *f*
梭[形]杆菌属 False Fusobakterium *n*
梭形杆菌属 Fusobacterium *n*, Fusiformis *m*
梭形肌 Musculus fusiformis *m*
梭形裂缝 spindeförmige Spalte (od. Fissura) *f*
梭形螺旋菌性的 fusospirochätär
梭形螺旋体性的 fusospirochätär
梭形切口 spindelförmige Inzision *f*
梭形细胞 Spindelzelle *f*
梭形细胞癌 Spindelzell(en)karzinom *n*
梭形细胞层 Spindelzell(en)schicht *f*
梭形细胞的 fusozellulär
梭形细胞和上皮样细胞痣 Spindelzellnävus und epitheloidzellnävus *m*
梭形细胞类癌 spindelzelliges Karzinoid *n*
梭形细胞鳞状细胞癌 Plattenepithelkarzinom der Spindelzelle *n*
梭形细胞肉瘤 Spindelzellsarkom *n*, Sarcoma fusocellulare *n*
梭形细胞型鳞状细胞癌 spindelzelliges Plattenepithelkarzinom *n*
梭形细胞型胸腺瘤 Thymoma fusicellulare *n*
梭形细胞性胚胎性横纹肌肉瘤 Spindelzelliges embryonales Rhabdomyosarkom *n*
梭形细胞血管内皮瘤 Hämangioendotheliom der Spindelzelle *n*, Hemangioendothelioma fusicellulare *n*
梭形细胞增生 Spindelzellproliferation *f*
梭形细胞脂肪瘤 Lipom der Spindelzelle *n*, Lipoma fusicellulare *n*
梭形细胞痣 Spindelzellnävus *m*
梭形肿大 spindelförmige Schwellung *f*
梭形(状)的 spindelförmig, fusiform (-is, -is, -e)
梭状杆菌 fusiforme Bakterie *f*, Bacillus fusiformis *m*
梭状回 Gyrus fusiformis *m*
梭状畸形 spindelförmige Deformität *f*
梭状芽孢杆菌属 Clostridium *n*
梭状芽胞杆菌 Kiostridium *n*
梭状芽胞杆菌感染 Clostridieninfektion *f*
梭状芽胞杆菌属 Clostridium *n*
梭状芽胞杆菌性肌坏死 clostridiale Myonekrose *f*
羧苯磺胺 Probenecidum *n*, Benemid *n*
羧苄青霉素 Karboxybenzylpenizillin *n*, Carbenicillin *n*
羧苄西林 Carbenicillin *n*
羧花氰 Carbocyanin *n*
羧化酶 Karboxylasen *f pl*
羧化[酶]辅酶 Kocarboxylase *f*
羧化[作用] Karboxylierung *f*
羧基 Karboxylgruppe *f*
N- 羧基 -DL- 丙氨酸 N-Karboxy-DL-Alanin *n*
羧基吡喃酮丙氨酸 Karboxy-γ-Pyron-Alanin *n*
羧基端 Karboxylende *n*, C-terminales Ende *n*
羧基多肽酶 Karboxypolypeptidase *f*
羧基化剂 Karboxylierungsagens *n*
羧[基]化[作用] Karboxylierung *f*
羧基裂解酶 Karboxylyase *f*
羧基末端 Karboxylterminal *n*
羧基末端内肽酶 Karboxylterminalendopeptidase *f*
6- 羧基尿苷酸 6-Karboxy-Uridylat *n*
6- 羧基尿苷酸脱羧酶 6-Karboxyuridylat-Dekarboxylase *f*
6- 羧基尿嘧啶 6-Karboxyurazil *n*
羧基尿嘧啶核苷酸 Karboxyuridylat *n*
[6-]羧基尿嘧啶核苷酸脱羧酶 Karboxyuridylat-Dekarboxylase *f*
羧基歧化酶 Karboxydismutase *f*
羧基生物素 Karboxybiotin *n*
羧[基]肽酶 Karboxypeptidase *f*
羧[基]肽酶原 Prokarboxypeptidase *f*
羧基转移酶 Karboxyltransferase *f*
羧甲淀粉钠 Natriumkarboxymethylstärke *f*
羧甲[基] Karboxymethyl *n*
羧甲基化[作用] Karboxymethylierung *f*

羧甲基壳聚糖 Carboxymethylchitosan *n*
羧甲基纤维素 Karboxymethylzellulose *f*
羧甲基纤维素钠 Natriumkarboxymethylzellulose *f*
羧甲[基]乙内酰脲酶 Karboxymethylhydantoinase *f*
羧甲基组氨酸 Karboxymethylhistidin *n*
羧甲司坦 Carbocistein *n*
羧噻吩青霉素 Tlcarciflin *n*
羧酸 Karboxylsäuren *f pl*, Karbonsäuren *f pl*
羧酸酯类 Karboxylester *m pl*
羧酸酯酶 Karboxylesterase *f*
羧肽酶 Karboxypeptidase *f*
羧肽酶 H Carboxypeptidase H *f*
羧肽酶样转换酶 Karboxypeptidase B-ähnliche Konvertase *f*
羧肽酶原 Prokarboxypeptidase *f*
缩氨[基]硫脲 Thiosemikarbazon *n*(THK)
缩氨基脲 Semikarbazon *n*
缩鼻术 Rhinomiose *f*, Nasenverkleinerung *f*
缩肠绒毛素 Villikinin *n*
缩胆囊素胆囊造影 Cholecystokinin-Cholezystographie *f*
缩胆囊素拮抗药 Cholecystokinin-Antagonist *m*
缩胆囊肽细胞 Cholecystokininzelle *f*
缩胆囊肽胰酶分泌素 Cholecystokinin-Pankreozymin *n*, CCK-PZ
缩胆囊物质 cholezystokinetische Substanz *f*
缩短 Kontrahieren *n*, Contractio *f*, Verkürzung *f*
缩短热 Verkürzungswärme *f*,(Muskel-) Kontraktionswärme *f*
缩二胍 Biguanid *n*(BG)
缩二脲 Biuret *n*
缩二脲反应 Biuretreaktion *f*
缩帆结 Kreuzknoten *m*
缩放 Vergrößerung und Minimierung
缩放仪 Dioptrograph *m*
缩放因子 Zoomfaktor *m*
缩酚酸环醚 Depsidon *n*
缩酚酸类 Depsid *n*
缩复作用 Retraktionseffekt *f*
缩宫素 Oxytozin *n*
缩宫素枸橼酸盐 Oxytozinzitrat *n*
缩宫素激惹试验 Oxytocin-Provokationstest *m*
缩宫素酶 Oxytocin-Enzym *n*
缩合法 Kondensationsmethode *f*
缩合反应 Kondensationsreaktion *f*
缩合酶 Kondensationsenzym *n*
缩合葡萄糖 Polyglukose *f*
缩合鞣质 kondensiertes Tannin *n*
缩合物 Kondensat *n*
缩合[作用] Verdichtung *f*, Kondensation *f*
缩颌 Opisthognathie *f*, Retrognathie *f*, Brachygnathie *f*
缩回 Retraktion *f*, Retractio *f*
缩肌 Schnürmuskel *m*, Konstriktor *m*, Retraktor *m*, Constrictor *m*
缩减 Reduktion *f*
缩减成形术 Reduktionsplastik *f*
缩减的 reduziert
缩减值 Reduktionswert *m*
缩聚产物 Polykondensat *n*
缩聚反应 Polykondensationsreaktion *f*
缩聚物 Kondensationsprodukt *n*
缩聚[作用] Polycondensation *f*, Polymerisation *f*, Kondensierung *f*, Kondensation *f*
缩硫醇 Mercaptol *n*
缩醛 Azetal *n*, Acetalum *n*
缩醛化[作用] Azetalation *f*, Azetalisierung *f*
缩醛键 Azetalbindung *f*
缩醛磷脂 Azetalphosphatid *n* plasmalogen *n*
缩醛磷脂酰胆碱 Phosphatidylcholin *n*
缩醛磷脂酰丝氨酸 Phosphatidylserin *n*
缩醛形成 Azetalformation *f*, Azetalbildung *f*
缩乳术 Brustverkleinerung *f*, Mammareduktion *f*
缩砂仁素 Alpinon *n*
缩砂仁素 -3- 乙酸酯 Alpinon-3-Azetat *n*
缩时显微电影术 Zeitrafferaufnahme *f*
缩食综合征 Syndrom der reduzierten Nahrung *n*
缩水甘油 Glyzid(ol) *n*
缩水甘油醛 Glyzidaldehyd *m*, 2, 3-epoxypropionaldehyd *n*
缩肽类 Depsipeptide *n pl*
缩酮 Ketal *n*
缩瞳 Miose *f*, Miosis *f*, Myose *f*, Myosis *f*
缩瞳的 miotisch, miotic(-us, -a, -um)
缩瞳核 Edinger*-Westphal* Nucleus(od. Kern) *m*
缩瞳剂 Myotika *n pl*, Miotica remedia *n pl*, Miotika *n pl*
缩瞳中枢 Pupillo-Konstriktorzentrum *n*, Edinger*-Westphal* Nucleus(od. Kern) *m*
缩微平片 Mikrofiche *n*, Mikroplanfilm *m*
缩微摄影机 Mikrofilmkamera *f*
缩微照片 Mikrofiche *n*, Mikroplanfilm *m*
缩尾均值 winsorisierte Mittelwert *m*
缩小 Schrumpfung *f*, Verkleinerung *f*
缩小的 schrumpfend, verkleinernd
缩小镜 Reduzierungsglas *n*
缩小膜壳绦虫 Hymenolepis diminuta *f*
缩小膜壳绦虫病 Hymenolepiasis diminuta *f*
缩血管反射 vasokonstriktorischer Reflex *m*
缩血管神经 Vasokonstriktoren *m pl*, vasokonstriktorische Nerven *m pl*
缩血管神经纤维 Vasokonstriktion-Nervenfaser *f*
缩血管物质 vasokonstriktorische Substanz *f*
缩血管纤维 vasokonstriktorischre Faser *f*
缩血管药 Vasokonstriktor *m*
缩血管中枢 vasokonstriktorisches Zentrum *n*
缩血管作用 vasokonstriktorische Aktion(od Wirkung) *f*
缩阳症 Genitalretraktionssyndrom *n*
缩影 X 线照相术 Miniaturroentgenographie *f*
缩影胶片 Mikrofilm *m*
缩余釉上皮 reduziertes Schmelzepithel *n*, reduced enamel epithelium <engl.>
缩原高碘酸 Paraperjodsäure *f*
缩窄 Konstriktion *f*, Koarktation *f*, Coarctatio *f*
缩窄的 konstriktiv, konstriktorisch, constrict(-us, -a, -um)
缩窄型 konstriktorischer Typ *m*
缩窄型食管癌 konstriktiver Typ des Ösophaguskarzinoms *m*
缩窄性的 konstriktiv, konstriktorisch
缩窄性结膜囊再造术 Rekonstruktion des konstriktorischen Bindehautsacks *f*
缩窄性乳头炎 stenosierende Papillitis *f*
缩窄性心包炎 konstriktive Perikarditis *f*, Pericarditis constrictiva *f*
缩窄性心肌病 konstriktive Kardiomyopathie *f*
缩窄性心内膜炎 konstriktive Endokarditis *f*, Löffler* Endokarditis *f*
缩窄性心脏病 konstriktive Herzkrankheit *f*
缩窄性主动脉动脉炎 konstriktive Aortoarteritis *f*

suǒ 索锁

索虫科 Mermithidae *pl*
索带切除术 Stimmbandresektion *f*, Cordectomia *f*
索带状粘连 strangförmige Adhäsion(od. Verwachsung) *f*
索的 funikular, funicular(-is, -is, .e), chordal(-is, -is, -e)
索尔代尼试剂 Soldaini* Reagens *n*(检尿中葡萄糖)
索尔代尼试验 Soldaini* Test *m*(检尿糖)

索尔特骨盆截骨术 Salter*Beckenosteotomie *f*
索尔特氏增长线 Salter* Limie *f*, Wachstumslinie im Zahnzement *f*
索耳克疫苗 Salk* Impfstoff *m*
索非那新琥珀酸盐 Solifenacin *n*
索佛那 Sulfonal *n*, ulfonmethan(um) *n*
索格斯累利特浸出瓶 Soxhlet* Extraktionskolben *m*
索格斯累利特提取器 Soxhlet* Extraktionsapparat *m*
索沟 Strangulationsmarke *f*
索控式假手 False Utility-Hand *f*
索拉非尼 Sorafenib *n*
索勒拉试验 Solera* Test *m*(检唾液硫氰酸盐)
索伦森氏缓冲液 Sorensen* Azetatpuffer *m*
索马吉氏反射 Somagyi* Reflex *m*
索马甜 Thaumatin *n*
索密痛 Somedon *n*
索莫吉氏法 Somogyi* Methode(od. Blutzuckerbestimmung) *f*
索旁软骨 parachordaler Knorpel *m*
索前板 prochordal Platte *f*
索氏梭菌 Clostridium sordellii *n*
索氏提取器 Soxhlet*Extractor *m*
索氏[脂肪]抽提器 Soxhlet* Extractor *m*
索他洛尔 Sotalol *n*
索纤维 funikuläre Faser *f*
索性脊髓病 funikuläre Myelopathie *f*
索亚夫手术 Soave* Operation *f*(治疗先天性巨结肠症)
索样的 strangförmig, funikulär, funicular(-is, -is, -e)
索引 Index *m*
索引表 Konkordanzliste *f*
索引病例 Indexfall *m*, Indexpatient *m*
索引词 Indexterm *m*, Schlagwort *m*
索引错误 Indexfehler *m*
索引化 Indexierung *f*
索状瘢痕 Seilnarbe *f*
索状的 seilartig, schnurförmig
索状脉 Straffpuls *m*
索状因子 Cord-Faktor *m*
索状组织 Stranggewebe *f*
锁㪘 Zwangbiß *m*
锁边缝合法 Hohlsaumnaht *f*
锁髌综合征 gesperrtes Patella-Syndrom *n*
锁存器 Verriegeln *n*
锁钉 Schlossstift *m*, Verriegelungsstift *m*
锁定钢板 Verriegelungsplatte *f*
锁定加压钢板 False verriegelnde Verriegelungsplatte *f*
锁定时间 Sperrzeit *f*
锁肛 Hedratresie *f*, Aproktie *f*, Atresia ani *f*
锁肱指数 Klavicle-Humerus-Index *m*
锁骨 Schlüsselbein *n*, Drosselbein *n*, Klavikel *f*, Klavikula *f*, Clavicula *f*
锁骨瓣 klavikulare Lappe *f*
锁骨部臂丛神经探查术 Brachial-Plexusexploration *f*
锁骨的 klavikulär, clavicular(-is, -is, -e)
锁骨骨干中部高 Höhe des Schlüsselbeins am Mittelpunkt *f*
锁骨骨干最小宽 Mindestbreite des Schlüsselbeins *f*
锁骨骨折 Klavikulafraktur *f*, Fractura claviculae *f*
锁骨后臂丛神经探查术 Brachial-Plexusexploration *f*
锁骨后的 retroklavikulär
锁骨间韧带 Ligamentum interclaviculare *n*
锁骨结核 Schlüsselbein-Tuberkulose *f*
锁骨淋巴下干 Subclavian-Lymphstamm *m*
锁骨[淋巴]下干 Truncus subclavius *m*
锁骨颅骨发育不全 Dysostosis cleidocranialis *f*
锁骨前的 präklavikulär
锁骨切除术 Schlüsselbeinresektion *f*, Kleidektomie *f*, Cleidektomia *f*, Klavikulektomie *f*
锁骨切断术 Schlüsselbeindurchtrennung *f*, Kleidotomie *f*, Klavikotonue *f*, Clavicotomia *f*
锁骨切迹 Incisura clavicularis *f*
锁骨上部 supraklavikulärer Teil *m*, Pars supraclavicularis
锁骨上[刺激]点 supraklavikulärer Punkt *m*
锁骨上大窝 grp Oberschlüsselbeingrube *f*
锁骨上[大]窝 Supraklavikulargrube *f*, Schlüsselbeingrube *f*, Oberschlüsselbeingrube *f*, Fossa supraclavicularis major *f*
锁骨上的 supraklavikulär, supraklavikular, supraclavicular(-is, -is, -e)
锁骨上法臂丛神经阻滞 Plexusanästhesie durch supraklavikulären Route *f*
锁骨上后神经 Nervi supraclaviculares posteriores *m pl*
锁骨上间隙 supraklavikuläres Spatium *n*
锁骨上交感神经切除术 supraklavikuläre Sympathektomie *f*
锁骨上扣击试验 Mosleg* Test *m*
锁骨上淋巴结 supraklavikulärer Lymphknoten *m*
锁骨上淋巴结肿大 Schwellung des supraklavikulären Lymphknotens *f*
锁骨上内侧神经 Nervi supraclaviculares mediales *m pl*
锁骨上区 supraklavikuläre Gegend *f*, Supraklavikular gegend *f*, Regio supraclavicularis *f*
锁骨上三角 supraklavikuläres Dreieck *n*
锁骨上神经 Nervi supraclaviculares *m pl*
锁骨上外侧神经 Nervi supraclaviculares laterales *m pl*
锁骨上窝 Oberschlüsselbeingrube *f*
锁骨上小窝 Fossa supraclavicularis minor *f*
锁骨上中间神经 Nervi supraclaviculares intermedii *m pl*
锁骨体 Schlüsselbein-Schaft *m*, Corpus claviculae *n*
锁骨痛风 Schlüsselbein-Gicht *f*
锁骨外端切除术 Exzision des lateralen Endes der Klavikula *f*
锁骨下臂丛神经探查术 subklavikuläre Brachial-Plexusexploration *f*
锁骨下部 subklavikulärer Teil *m*, Pars subclavicularis *f*
锁骨下盗血综合征 Subclavian-steal-Syndrom *n*, Entzugssyndrom *n*, Subklavia-Anzapfsyndrom *n*
锁骨下的 subklavikular, subclavi(-us, -a, -um), subclavicular(-is, -is, -e), infraclavicular(-is, -is, -e)
锁骨下动脉 Unterschlüsselbein-Arterie *f*, Schlüsselbeinarterie *f*
锁骨下动脉插管 subklavikuläre arterielle Kanüle *f*
锁骨下动脉丛 Plexus subclavius *m*
锁骨下动脉盗血综合征 Subclavian-steal-Syndrom *n*, Entzugssyndrom *n*, Subklavia-Anzapfsyndrom *n*
锁骨下动脉带片法 subklavikuläre Klappentechnik *f*
锁骨下动脉带片反转法 umgekehrte subklavikuläre Klappentechnik
锁骨下动脉-肺动脉吻合术 Blalock*-Taussig* Operation(od. Anastomose) *f*
锁骨下动脉沟 Sulcus subclaviae *m*, Sulcus arteriae subclaviae *m*
锁骨下动脉偷漏综合征 Subclavian-steal-Syndrom *n*, Entzugssyndrom *n*, Subklavia-Anzapfsyndrom *n*
锁骨下肌 Subklavius *m*, Musculus subclavius *m*
锁骨下肌神经 Nervus subclavius *m*
锁骨下[肌]神经 Subklavius *m*, Nervus subclavius *m*
锁骨下静脉 Unterschlüsselbein-Vene *f*, Vena subclavia *f*
锁骨下静脉穿刺 Subklavia-Punktion *f*
锁骨下静脉肺动脉分流术 subklavikulärer Pulmonaler Arterienshunt *m*
锁骨下静脉沟 Sulcus venae subclaviae *m*
锁骨下静脉血栓切除 subklavikuläre-Venenthrombektomie *f*
锁骨下淋巴结 subklavikuläre Lymphknoten *m pl*
锁骨下袢 Subklaviaschlinge *f*, Ansa subclavia *f*
锁骨下窃血综合征 Subclavian-steal-Syndrom *n*, Entzugssyn-

drom *n*, Subklavia-Anzapfsyndrom *n*
锁骨下三角 infraklavikuläres Dreieck *n*, Fossa infraclavicularis *f*
锁骨下脱位 Luxatio subclavicularis *f*
锁骨下窝 Infraklavikulargrube *f*, Fossa infraclavicularis *f*
锁骨下杂音 subklavikuläres Murmeln *n*
锁骨线 Klavikularlinie *f*, Schlüsselbeinmittellinie *f*
锁骨胸肌三角 Trigonum clavipectorale *n*
锁骨长厚指数 Format-Index des Schlüsselbeins *m*
锁骨支 Ramus clavicularis *m*
锁骨中线 Medioklavikularlinie *f*, Linea medioclavicularis *f*(MCL)
锁骨最大长 Maximallänge des Schlüsselbeins *f*
锁固机制 Verriegelungsmechanismus *m*, Sperrmechanismus *m*, Arretiermechanismus *m*
锁嵴 Schlußleiste *f*
锁间韧带 Ligamentum interclaviculare *n*
锁孔手术 Schlüsselloch-Chirurgie *f*
锁孔样损害 Schlüsselloch-Läsion *f*, schlüssellochförmige Läsion *f*
锁孔状骨折 Schlüsselloch-Fraktur *f*, schlüssellochförmiger (Knochen-) Bruch *m*
锁肋综合征 Kostoklavikularsyndrom *n*
锁链缝[合]术 Kettennaht *f*
锁链[赖氨]素 Desmosin *n*
锁颅骨发育不全 Dysostosis cleidocranialis *f*
锁切迹 Incissura clavicularis *f*
锁相环 Phasenregelkreis (PLL) *m*
锁胸筋膜 Fascia clavipectoralis *f*
锁钥学说 Schloß-und Schlüssel-Theorie *f*
锁状连合 Klemmverbindung *f*, Klammerverbindung *f*, Clampverbindung *f*

T

TA 他铊塌塔獭踏

tā 他铊塌

他巴唑 Tapazol *n*, Methimazol *n*
他动态平衡Ⅲ级平衡 instationäres dynamisches Gleichgewicht *n*
他多西林 Penicillin G *n*, Benzathin *n*
他觉性耳鸣 objektiver Tinnitus *m*
他觉验光法 Methode der objektiven Refraktion *f*, objektive Retinoskopie *f*
他精人工授精 artifizielle Insemination von Stifter *f*
他克林 Tacrin *n*
他克莫司 Tacrolimus *n*
他勒 homicide Strangulation *f*
他律 Fremdbestimmung *f*, Heteronomie *f*
他律道德 heteronome Moral *f*
他莫昔芬(三苯氧胺) Tamoxifen *n*(抗雌激素药)
他莫昔芬伴随的子宫内膜病变 Tamoxifen-assoziierte Endometriumsläsion *f*
他喷他多 Tapentadol *m*
他人暗示 Heterosuggestion *f*
他人定向 fremdbestimmte Orientierung *f*
他人定型 Heterostereotyp *m*
他人心理 andere Psyche *f*
他杀 Homizid *m*, Totung *f*, Totschlag *m*, Mord *m*
他杀创 homizidale Wunde *f*
他杀刺创 homizidale Stichverletzungen *f pl*, homizidale Stichwunden *f pl*
他杀打击 homizidales Schlagen *n*
他杀钝器伤 homizidale stumpfe Gewalteinwirkung *f*
他杀砍创 homizidale gehackte Wunde *f*
他杀勒死 homizidale Strangulierung *f*
他杀溺死 homizidale Ertrinken *n*
他杀枪创 homizidale Schussverletzungen *f pl*, homizidale Schusswunden *f pl*
他杀切创 homizidale Schnittverletzung *f*, homizidale Schnittwunde *f*
他杀伤 homizidale Verletzung *f*
他杀烧伤 homizidale Brandwunde *f*
他杀受害者 Mordopfer *n*, Tötungsopfer *n*
他杀死 homizidaler Tod *m*
他杀死[亡]物证 Spurenmaterial des homizidales Tod *n*, Sachbeweis des homizidales Tod *n*, objektiver Beweis des homizidales Tod *m*
他杀缢死 homizidales Hängen *n*
他杀中毒 homizidale Vergiftung *f*
他伤 Trauma(od. Verletzung *f*) von anderen Leute *n*
他汀[类] Statin *n*
他向的 außenbestimmt, außengeleitet, fremdbestimmt
他中心的 allozentrisch
他莫西芬 三苯氧胺 TAM *m*
201 铊 Thallium-201 *n*
铊 Thalliumn(Tl, OZ 81)
铊[闪烁]扫描 Thallium-Scanning *n*
铊成像 Thallium-Imaging *n*
铊臭氧试纸 Thallium Ozon-Testpapier *n*
铊负荷试验 Thallium Stresstest *m*
铊及其化合物中毒 Thallium und seine Verbundene Vergiftung
铊扫描 Thallium-Scan *m*
201 铊心肌灌注闪烁造影术 Thallium-201 myocardial Perfusionsszintigraphie *f*
铊中毒 Thalliotoxikose *f*, Thalliumvergiftung *f*
铊中毒生长期脱发 anagene Alopecia durch Thalliumvergiftung *f*
塌鼻梁 Sattelnase Deformität *f*
塌陷 Kollaps *m*, Collapsus *m*
塌陷肺间歇性通气 Kollabierten Lunge Stoßlüftung *f*
塌陷畸形 kollabierter Teratismus *m*

tǎ 塔獭

塔板 Kolonnenboden *m*
塔板理论 Plattentheorie *f*
塔板数 Bodenzahl *f*
塔崩 Tabun *m*
塔的分馏效率 Fraktioniereffizienz der Kolonne *f*
塔雕氏斑 Tardieu* Flecken *m pl*
塔顶馏出物 Obendestillat *n*
塔尔伯特普拉图律 Talbot-Plateau Gesetz *n*
塔格糖 Tagatose *f*
塔拉[乌头]胺 Tarastisamin *n*
塔兰氏筋膜 Tarin* Faszie *f*, Fascia Tarini *f*
塔洛夫囊肿(神经束膜囊肿) Tarlov*Zyste *f*
塔颅 尖头 Turm Schädelbasis *f*(颅)
塔罗甲[基]糖 Talomethylose *f*
塔罗糖 Talose *f*
塔 - 麦二氏产钳 Tucker*-Maclean* Zange *f*
塔莫手术 Tama-Morrison-Operatin *f*(网膜固定术)
塔姆氏结核菌素 Thamm* Tuberkulin *n*, Tuberculoalbumin *n*
塔尼尔氏产钳 Tarnier* Zange *f*
塔皮阿氏综合征 Tapia* Syndrom *n*
塔日酸 Taririnsäure *f*
塔氏钝缘蜱 Ornithodorus tartakovskyi *m*
塔式分解 金字塔分解 Pyramide Zersetzung *f*
塔式蒸馏器 Turmdestilationsapparat *m*, turmförmiger Destilationsapparat *m*
塔头 - 并指畸形症 Apert* Syndrom *n*, Akrozephalosyndaktylie *f*
塔头 - 并指畸形症 Apert*-Syndrom *n*
塔头畸形 Akrozephalie *f*, Acrocephalia *f*
塔维斯托克小组训练 Tavistock Gruppentraining *n*
獭褐色 otterbraun
獭猫巴贝虫 Babesia herpailuri *f*

tà 踏

踏板运动试验 Laufbandbelastung-Test *m*
踏步试验 Stufentest *m*
踏步运动试验 Laufband-Test *m*
踏车功能试验器 Fahrrad-Ergometer *n*
踏车运动试验 Fahrradbelastungstest *m*
踏凳 Fußbank *f*, Schemel *m*

TAI 胎台抬苔太态肽钛泰酞

tāi 胎

胎 Fetus *m*, Fötus *m*

胎斑 Geburtsmal *n*, Geburtsfleck *m*, Mongolenfleck *m*
胎便 Kindspech *n*, Mekonium *n*, Meconium *n*, Mutterpech *n* (粪)
胎便斑 Mekoniumfärbung *f*
胎便斑型 ABO-Gruppen in der Mekoniumfärbung *f pl*
胎便检验 Mekoniumtest *m*, Farber* Test *m*
胎便小体 Mekoniumkörperchen *n pl*
胎产式 Lage (od. Haltung od. Position) des Fetuses *f*
胎次 Geburtenfolge *f*
胎毳毛 WolUlhaar *n*, Primärhaar *n*, Lanugo *f*
胎蛋白 Fetoprotein *n*
胎的 fetal
胎动 Embryokinese *f*, Fruchtbewegung *f*, Kindsbewegung *f*
胎动初感 Gefühl der ersten Kindsbewegung *n*
胎[儿] Fetus *m*, Keimling *m*, Frucht *f*, Cyema *n*
胎儿氨基蝶呤效应 fetale Aminopterin Wirkung *f*
胎儿保健 fetale Versorgung *f*
胎儿苯妥英钠综合征 fetales Phenytoin-Syndrom *n*
胎儿病 Fetose *f*, Fetalkrankheit *f*, Fetopathie *f*
胎儿测定法 Fetalometrie *f*, Fetometrie *f*
胎儿测听[法] fetale Audiometrie *f*
胎儿产间死亡 Fruchttod während der Geburt, *n*
胎儿产前死亡 Fruchttod vor der Geburt *m*
胎儿产时窒息 Geburtsasphyxie *f*
胎儿超声心动图 fetale Echokardiographie *f*
胎儿超声心动仪 fetaler Ultraschallkardiograph *m*
胎儿成红细胞增多症 fetale Erythroblastose *f*
胎儿成熟度 fetaler Reifegrad *m*
胎儿成熟度判断 Beurteilung des fetalen Reifegrades *f*
胎儿大小估计 Beurteilung der Fetalgröße *f*
胎儿带 fetale Zone *f*
胎儿的 fötal, foetal (-is, -is, -e), fetal, fetal (-is, -is, -e)
胎儿电子监护 fetale Elektronenüberwachung *f*, fetal electronic monitoring <engl.>
胎儿毒性 Fetotoxizität *f*
胎儿断头钩 Dekapitationshaken *m*
胎儿断头剪 Dekapitationsschere *f*
胎儿断头术 Dekapitation des Fetuses *f*
胎儿发育 Fruchtentwicklung *f*, Fetalentwicklung *f*, Fetogenese *f*, Fetatio *f*
胎儿发育异常 abnormale Fetalentwicklung *f*
胎儿反应停综合征 fetales Thalidomid-Syndrom *n*
胎儿肺成熟 Laufzeit von fetaler Lunge *f*
胎儿肺成熟度 Reifegrade der fetalen Lunge *m*
胎儿肺膨胀不全 fetale Atelektase *f*
胎儿肺炎 fetale Pneumonie *f*, fetale Lungenentzündung *f*
胎儿分割器 Somatom *n*
胎儿风疹综合征 Rötelnembryofetopathie *f*
胎儿浮球感 Ballotement des Fetuses *n*
胎儿附件 Anhangsgebilde des Fetuses *n*
胎儿腹水征 Zeichen des fetalen Asziteses *n*
胎儿肝成熟度 Reifegrade der fetalen Leber *m*
胎儿膈肌高度 Höhe des fetalen Diaphragmas *f*
胎儿弓形体感染综合征 fetales Toxoplasmose-Syndrom *n*
胎儿宫内发育 intrauterines fetales Wachstum *n*
胎儿宫内肺炎 intrauterine Pneumonie *f*
胎儿宫内情况监护 intrauterine fetale Elektronenüberwachung *f*, intrauterine fetal electronic monitoring <engl.>
胎儿宫内缺氧 intrauterine fetale Anoxie *f*
胎儿宫内生长迟缓 intrauterine Wachstumsretardation *f* (IUWR)
胎儿宫内窒息 fetale Asphyxie *f*, intrauterine fetale Asphyxie *f*
胎儿供体 fetaler Spender *m*
胎儿佝偻病 Rachitis foetalis *f*
胎儿骨软骨发育不良 Osteochondrodysplasia tetaris *f*
胎儿过熟 Postmaturität *f*, infantile Postmaturität *f*
胎儿海因综合征 fetales Hydantoin-Syndrom *n* (胎儿乙内酰脲综合征)
胎儿和卵巢组织 Fötus (Fetus) und Eierstock (Ovar)-Gewebe *n*
胎儿和新生儿溶血性疾病 Hämolytische Erkrankung des Feten und Neugeborenen *f*
胎儿核 embryonaler Kern *m*, Linsenanlage *f*, Linsenplatte *f*
胎儿红细胞生成 Erythropoese des Fetuses *f*
胎儿呼吸 fetale Atmung *f*, fetale Respiration *f*
胎儿呼吸运动 fetale Respirationsbewegung *f*
胎儿环境 fetales Umfeld *n*
胎儿黄疸 fetaler Ikterus *m*
胎儿肌张力 fetaler Muskeltonus *m*
胎儿畸形 fetale Mißbildung *f*, Monstrum *n*
胎儿间输血综合征 leto-fetales Transfusionssyndrom *n*
胎儿监护 fetale Überwachung *f*
胎儿监护器 fetaler Monitor *m*
胎儿接合性 fetale Zygotie (twin Zygotie Test) *f*
胎儿结核 fetale Tuberkulose *f*
胎儿晶状体核 fetaler Linsenkern *m*
胎儿镜 Fetoskopie *f*
胎儿镜检查 Fetoskopie *f*
胎儿镜检查的 fetoskopisch
胎儿镜手术 fetoskopische Chirurgie *f*
胎儿窘迫 fetale Not *f*, intrauterine Asphyxie *f*
胎儿酒精综合征 fetales Alkoholsyndrom (FAS) *n*, Alkoholembryopathie *f*
胎儿巨细胞病毒综合征 fetales Zytomegalovirus-Syndrom *n*, fetales Zytomegalievirus-Syndrom *n*
胎儿抗原 fetales Antigen *n*
胎儿抗原性 fetale Antigenität *f*
胎儿颅径 kranialer Diameter des Fetuses *m*
胎儿面娩出式 Schultz-Mechanismus *m* (舒尔策机制)
胎儿面容综合征 Robinow*-Syndrom *n*
胎儿面综合征 fetales Gesichtssyndrom *n*
胎儿-母亲出血 fetomaternale Blutung *f*, fetalmaternale Hämorrhagie *f*
胎儿-母亲间输血综合征 fetalmaternales Transfusionssyndrom *n*
胎儿母体[经胎盘]输血 fetalmaternale Transfusion *f*
胎儿母体出血 fetomaternale Blutung *f*, fetomaternale Hämorrhagie *f*
胎儿耐受 fetale Toleranz *f*
胎儿脑积水 fetaler Hydrocephalus *m*
胎儿年龄与体重关系 Beziehung zwischen fetales Alter und Gewicht *f*
胎儿虐待 fetale Misshandlung *f*
胎儿皮肤成熟度 Reifegrade der fetalen Haut *m*
胎儿皮肤脱屑 Schuppung der fetalen Haut *f*
胎儿皮脂 Käsefirnis *m*, Vernix caseosa *f*, Käseschmiere *f*, Fettschmiere *f*
胎儿皮质 fetale Rinde *f*, fetaler Kortex *m*
胎儿期保健 fetales Gesundheitswesen *n*
胎儿期的 pränatal
胎[儿]期 fetale Phase *f*, fetale Periode *f*, Pränatalperiode *f*
胎儿期心理卫生 Psychohygiene der Fötuszeit *f*
胎儿缺碘效应 fetaler Jodmangel-Effekt *m*, fetaler Iodmangel-Effekt *m*
胎儿缺氧 fetale Hypoxie *f*
胎儿绒癌 fetales Chorionkarzinom *n*
胎儿软骨发育不良 Chondrodysplasia fetalis (Gruber*-Grebe*) *f*
胎儿软骨发育不全 fetale Achondroplasie *f*
胎儿软骨软化 Chondromalazie fetalis *f*
胎儿软骨营养不良 Chondrodystrophia fetalis *f*, Kaufmann*-

Parrot* Krankheit *f*
胎儿软骨营养障碍 Ernährungsstörung des fetalen Knorpel *f*
胎儿身长 Länge des Fötuses *f*
胎儿肾成熟度 Reifegrade der fetalen Nieren *m*
胎儿生命(存)征 Lebenszeichen des Fetuses *n*
胎儿生长迟缓 Wachstumsretardation des Fetuses *f*
胎儿石化 Lithopädion *n*, Osteopedion *n*, Osteopädion *n*, Steinkind *n*
胎儿寿命表 fetale Lebenstafel *f*
胎儿输血综合征 plazentales Transfusionssyndrom *n*, fetales Transfusionssyndrom *n*
胎儿水肿 fetales Ödem *n*, Hydrops fetalis *m*, Hydrops fetus universalis *m*
胎儿死亡率 fetale Sterberate *f*, fetale Todesrate *f*
胎儿死亡综合征 Fruchttod-Syndrom *n*
胎儿碎颅底器 Basilyst *n*, Basiotriptor *m*
胎儿胎儿输血 fetofetale Transfusion *f*
胎儿胎盘单位 fetale plazentale Einheit *f*
胎儿胎盘的 fetoplazentar
胎儿胎盘失血 fetale plazentale Blutung *f*
胎儿体重 fetale Gewicht *f*
胎儿体重测量 fetale Gewichtsmessung *f*
胎儿听力刺激试验 fetale akustische Stimulation-Test *m*
胎儿头皮牵引术 Anwendung der Willett* Zange *f*
胎儿头臀长 Scheitel-Steiß-Länge *f*
胎儿唾液腺成熟度 Reifegrade der fetalen Speicheldrüsen *m*
胎儿外科 fetale Chirurgie *f*
胎儿外科学 fetale chirurgie *f*
胎儿弯曲菌 Campylobacter fetus *f*
胎[儿]位[置] Lage *f*, Stellung *f*, Position *f*
胎儿吸引顺产器 ventouse obstétricale <frz>
胎儿下降感 Aufhellung *f*
胎儿先天性皮肤念珠菌病 fetale angeborene kutane Candidiasis *f*
胎儿纤维结合素 fetales Fibronektin *n*
胎儿纤维连接蛋白 fetales Fibronektin *n*
胎儿心搏过速 fetale Tachykardie *f*, fetale Tachycardia *f*
胎儿心搏率 Herz(schlag)frequenz des Fetuses *f*
胎儿心搏徐缓 fetale Bradykardie *f*
胎儿心电图机 fetales Elektrokardiograph *n*
胎儿心动过缓 fetale Bradykardie *f*, fetale Bradycardie *f*
胎[儿]心音 kindliche Herztöne *m pl*, Kindsherztöne *m pl*
胎儿心音记录器 fetaler Phonokardiograph *m*
胎儿心音听诊器 fetales Herztönerohr *n*
胎儿心音图 Kindsherztönenkarte *f*
胎儿型畸胎瘤 embryonales Teratom *n*
胎儿型甲状腺腺瘤 fetales Schilddrüsenadenom *n*
胎儿型腺瘤 fetales Adenom(a) *n*
胎儿性别判定器 obstetrische Sexbeurteilungsausrüstung *f*, Geschlechtsbestimmungsapparat *m*
胎儿性佝偻病 fetale Rachitis *f*
胎儿性软骨营养不良 Unterernährung des fetalen sexualen Knorpel *f*(障碍)
胎[儿]性心内膜炎 fetale Endokarditis *f*, fetale Herzinnenhautentzündung *f*
胎儿性休克 fetaler Schock *m*
胎儿休眠期 fetale Schlafphase *f*
胎儿学 Fetologie *f*
胎儿血红蛋白 fetales Hämoglobin *n*, Hämoglobin F *n*
胎儿血红蛋白 APT 试验 APT-Test des fetalen Hämoglobins *m*
胎儿血红蛋白洗脱试验 fetaler Hämoglobin-Elutionstest *m*
胎儿血红蛋白型 fetaler Hämoglobin-Phänotyp *m*
胎儿血栓性血管病 fetale thrombotische vaskuläre Krankheit *f*
胎儿血型 fetale Blutgruppe *f*
胎儿血循环 fetaler Kreislauf *m*, Fetalkreislauf *m*, fetale Zirkulation *f*
胎儿循环系统 fetales Zirkulationssystem *n*
胎儿压出法 Ausdruck des Fetuses *m*
胎儿医学 Fetalmedizin *f*
胎儿乙醇综合征 fetales Alkohol-Syndrom *n*
胎儿异常 fetale Abnorm(al)ität *f*
胎儿意外 fetaler Unfall *m*
胎儿有核红细胞增多症 fetale Erythroblastose *f*, Erythroblastosis fetalis *f*
胎儿鱼鳞病 Ichthyose fetalis *f*, Ichthyosis fetalis *f*
胎儿杂音 fetales Geräusch *n*
胎儿造血 fetale Haemopo(i)ese *f*
胎儿造影术 fetographie *f*
胎儿指甲长度 Fingernagellänge des Fetuses *f*
胎儿窒息 fetale Asphyxie *f*, Apnoea foetalis *f*
胎儿肿瘤抗原 onkofetales Antigen *n*
胎儿重量指数 Fötusgewicht Index *m*
胎[儿姿]势 Haltung des Fetuses *f*
胎儿坐高 fetale Sitzhöhe *f*
胎发 fetale Haare *n pl*, Lanugo *f pl*
胎方位 fetale Position *f*, fetale Einstellung *f*
胎粪 Mekonium *n*, Meconium *n*
胎粪肠梗阻 Mekoniumblockade *f*, intestinale Obstruktion durch Mekonium *f*
胎粪充塞综合征 Mekoniumpfropfsyndrom *n*
胎粪钙化影 verkalkender Kontrast des Mekoniums *m*
胎粪浸染 Mekonium Färbung *f*
胎粪排空延迟 Meconium Entleerung Verzögerung *f*
胎粪误吸 Mekoniumaspiration *f*
胎粪吸入 Mekoniumaspiration *f*
胎粪吸入综合征 Mekoniumaspirationssyndrom *n*
胎粪小体 Mekoniumkörperchen *n pl*
胎粪性便秘 Mekoniumkonstipation *f*
胎粪性肠梗阻 Mekoniumileus *m*
胎粪性腹膜炎 Mekoniumperitonitis *f*
胎粪性鞘膜积液 Mekonium Hydrozele *f*
胎粪溢 Mekoniorrhoe *f*
胎粪阻塞综合征 Mekoniumpfropfsyndrom *n*
胎垢 Smegma embryonum *n*, Vernix caseosa *f*
胎垢检验 Untersuchung des embryonalen Smegmas *f*
胎及葡萄胎妊娠 Molenschwangerschaft *f*
胎记 Geburtsfleck *m*, Geburtsmal *n*
胎教 pränatale Ausbildung *f*
胎块 Eimole *f*, Mola(uterina) *f*, Mole *f*
胎块的 molar
胎龄 embryonales Alter *n*
胎龄评估 Beurteilung des Gestationsalter *f*, Beurteilung des Schwangerschaftsalter *f*
胎瘤抗原 onkofetales Antigen *n*
胎毛 Lanugo *f*, Flaum(haar *n*) *m*, Fetalhaarkleid *n*
胎毛过多 Hypertrichosis lanuginosa *f*
胎膜 Fruchthaut *f*, Embryolemma *n*, Velamentum infantis *n*, Fruchthülle *f*
胎膜穿破钳 Blasensprenger *m*, Forzeps für Punktion der Fruchthülle *f*
胎膜破裂 Blasensprung *m*
胎膜石化 Steinmole *f*, Lithokelyphos *m*, Lithokelyphus *m*
胎膜胎儿石化 Lithokelyphopädion *n*, Kelypholithopaedion *n*
胎膜先破 vorzeitiger Blasensprung *m*
胎膜已破 Blasengesprung *m*
胎膜早破 frühzeitiger Blasensprung *m*
胎-母输血 fetomaternales Transfusion *f*
胎内[成]胎 Intrafetation *f*

胎内行为 pränatales Verhalten *n*
胎内寄生胎 En(d)adelphus *m*, Endokyema *n*
胎内胎 Fetus in fetu *m*, fetale Inklusion *f*, Foetalinklusion *f*, Inclusio foetalis *f*
胎牛血清 fetales Kälberserum *n*
胎盘 Fruchtkuchen *m* plazenta *f* placenta *f*, Maza *f*
胎盘[血]窦 plazentarer Sinus *m*
胎盘癌细胞 transplazentarer Krebs *m*
胎盘丙种球蛋白 Plazenta-Gammaglobulin *n*
胎盘病 Plazentopathie *f* plakopathie *f*
胎盘剥离 Mutterkuchenlösung *f* plazentalösung *f*, Nachgeburtslösung *f*
胎盘剥离不全 inkomplete Plazentalösung *f*, inkomplete Separation der Plazenta *f*
胎盘剥离后滞留 Retention der abgelösten Plazenta *f*
胎盘剥离性子宫猝出血 Uteroplazenta(r) apoplexie *f*, Couvelaire* Syndrom(uterus) *n*
胎盘部分残留 Plazenta(r) reste *m pl*
胎盘部分粘连 partiäre Plazentaradhäsion *f*
胎盘部位结节 Plazenta Knoten *m*
胎盘部位小结 Plazenta Knötchen *n*
胎盘部位滋养细胞疾病 Plazenta Trophoblasterkrankung *f*
胎盘部位滋养细胞肿瘤 trophoblastärer Plazentabetttumor (placental site trophoblastic tumor[Eng.]) *m*
胎盘残留 Plazenta erhalten
胎盘成熟度 Reifegrade der Plazenta *m*
胎盘出血 Plazenta-hämorrhagie *f*
胎盘促性腺激素 Gonadotropin der Plazenta *n*, Cyonin *n*
胎盘催乳激素 Plazenta(r) laktogen *n* plazenta(r) prolaktin
胎盘催乳素 Plazenta(r) prolaktin *n*
胎盘的 plazentar, placentar(-is, -is, -e), placentari(-us, -a, -um)
胎盘的母血循环 mütterlicher Kreislauf der Plazenta *m*
胎盘的物质交换和转运 Stoffaustausch und Transit der Plazenta
胎盘低置 tiefer Sitz(od. niedrige Implantation *f*) der Plazenta *m*
胎盘定位 plazentare Lokalisation *f*
胎盘胨 Plazenta(r) pepton *n*
胎盘窦 Sinus placentalis *m*
胎盘毒素 Plazentotoxin *n*
胎盘毒性 plazentare Toxizität *f*
胎盘发生 Plazentation *f*
胎盘放射性核素象 Radionuklidbild der Plazenta *n*
胎盘分离 Plazentalösung *f*
胎盘分离的 plazentagelöst
胎盘钙化 Plazenta(r) verkalkung *f* plazentare Kalzifikation *f*
胎盘钙黏素 P-Cadherin *n*
胎盘隔 Septum placentae *n* plazenta(r) septum *n*
胎盘隔囊肿 Plazenta Septum-Zyste *f*
胎盘梗塞[形成] Plazenta(r) verödung *f*, (weißer) Plazenta(r) infarkt *m* plazentarer Infarkt *m*
胎盘梗死 Plazentainfarkt *m*
胎盘功能不全 Plazenta(r) dysfunktion *f* plazenta(r) insuffizienz *f*
胎盘功能检查[法] Untersuchung der Plazenta(r) funktion
胎盘功能减退 deprimierte Plazenta(r) funktion *f*
胎盘后的 retroplazentar
胎盘后血肿 retroplazentares Hämatom *n*
胎盘呼吸 Plazenta(r) respiration *f*
胎盘霍夫包尔氏细胞 Hofbauer* Zelle *f*
胎盘机化 Organisation der Plazenta *f*
胎盘激素 Plazenta(r) hormone *n pl*, plazentare Hormone *n pl*
胎盘及卵匙 Plazentaund Ovumkürette
胎盘碱性磷酸酶 plazentale alkalische Phosphatase *f*
胎盘结核 Plazentatuberkulose *f*
胎盘巨细胞 Plazentariesenzelle *f*, Langhans* Riesenzelle *f*
胎盘郎罕氏层 plazentare Langhans* Zellschicht *f*
胎盘老化 Altern der Plazenta *n*
胎盘硫酸脂酶缺乏症 Plazenta Schwefelsäure Lipasemangel *m*
胎盘瘤 Plazentom *n* placentoma *n*
胎盘绿色素 Haematochlorin *n*
胎盘泌乳激素 Plazentalaktogen *n*
胎盘泌乳素对乳房的作用 Auswirkungen des Plazentalaktogen auf die Brust *f pl*
胎盘免疫 Plazenta-Immunität *f*
胎盘膜 Plazentarschranke *f* plazentaschranke *f*
胎盘母体部 Placenta materna *f*
胎盘母体面 maternale Oberfläche der Plazenta *f*
胎盘难产 Plazenta(r) dystokie *f* plazentare Dystokie *f*
胎盘囊肿 Plazenta(r) zyste *f*
胎盘内血肿 intraplazentares Hämatom *n*
胎盘盆 Plazenta(r) becken *n*
胎盘屏障 Plazenta(r) schranke *f*, plazenta(r) barriere *f*
胎盘破裂 Plazenta Ruptur *f*
胎盘期 Plazenta(r) periode *f*
胎盘钳 Plazenta(r) zange *f*
胎盘嵌顿 Plazenta(r) inkarzeration *f*, Incarceratio placentae *f* placenta captiva *f*
胎盘切线扫描 tangentiale Abtastung der Plazenta *f*
胎盘球蛋白 Plazenta(r) globulin *n*
胎盘绒癌 Plazenta Chorionkarzinom *n*
胎盘绒毛 Plazenta(r) zotten *f pl*, Villi placentae *m pl*
胎盘绒毛膜血管瘤 Chorioangiom(a) der Plazenta *n*
胎盘溶素 PJazentolysin *n*
胎盘扫描 plazentare Abtastung *f*
胎盘生乳素 Lactogenhormon der Plazenta *n*
胎盘生乳素测定 Lactogenhormon-Erprobung der Plazenta *f*
胎盘生长激素 Wachstumshormon der Plazenta *n*
胎盘实质 Plazenta Parenchym *n*
胎盘输血 Transfusion der Plazenta *f*
胎盘水肿 Ödem der Plazenta *n*
胎盘胎儿部 Placenta foetalis *f*, Pars *f*(o) etalis placentae *f*
胎盘胎儿面 fetale Oberflache der Plazenta *f*
胎盘特异基因 4 plazentaspezifisches Gen 4 *n*
胎盘脱垂 Plazenta(r) vorfall *m*, Prolapsus placentae *m*
胎盘外的 extraplazentar
胎盘位置 plazentare Site *f*, plazentale Site *f*
胎盘息肉 Plazenta(r) polyp *m*, Polypus placentarius *m*
胎盘细胞毒素 Plazentozytotoxin *n*
胎盘下的 subplazental
胎盘纤维化 plazentare Fibrose *f*
胎盘纤维脂肪变性 fibrös-fettige Degeneration der Plazenta *f*
胎盘小叶 Plazentalappung *f*, plazentarer Lobulus *m*
胎盘形 plazentare Form *f*
胎盘形成 Plazentation *f*
胎盘形成期出血 Plazentationsblutung *f*
胎盘形成前的 praeplazentar
胎盘血 plazentares Blut *n*
胎盘血管瘤 Plazenta(r) hämangiom *n*
胎盘血栓形成 plazentare Thrombose *f*
胎盘循环 plazentarer Kreislauf *m* plazenta(r) kreislauf *m*
胎盘炎 Plazentitis *f*, Placentitis *f*
胎盘样的 placentoid <engl>
胎盘叶 Plazentalappen *m*
胎盘异常 plazentare Mißbildung(od. Abnorm(al)ität) *f*
胎盘杂音 Plazenta(r) geräusch *n*
胎盘早剥 plazentare Abbrechung *f*
胎盘早期剥(分)离 vorzeitige Plazentalösung *f*, Abrutio placentae *f*, Ablatio placentae *f*
胎盘造影术 Plazentographie *f*

胎盘造影照片 Plazentogramm *n*
胎盘粘连 adhärente Plazenta *f*
胎盘障壁 plazentare Barriere *f*
胎盘脂肪性坏死 fibrös-fettige Degeneration der Plazenta *f*
胎盘直径 Durchmesser der Plazenta *m*
胎盘植入 plazentare Implantation *f*
胎盘制剂疗法 Plazenta-Therapie *f*
胎盘滞留 Plazentaretention *f*, Retentio placentae *f*
胎盘卒中 plazentare Apoplexie *f*
胎脾移植 Transplantation der fetalen Milz *f*
胎前期的 praefoetal
胎球蛋白 Fetuin *n*, α1-Fetoglobulin *n*
α-胎球蛋白 α-Fetoprotein *n*, Alpha-Fetoprotein *n*(甲胎球蛋白)
胎绒毛叶 fetale Cotyledon *f*
胎生 Viviparie *f*
胎生的 vivipar
胎生动物 Vivipara *f pl*
胎生青记 Geburtsmal *n*, Geburtsfleck *m*
胎生牙 nataler Zahn *m*
胎生痣 Muttermal nt Geburtsfleck *m*, Geburtsmal *n*
胎势 fetale Haltung *f*, Ektogonie *f*
胎死 Fetaltod *m*
胎死率 Fetalsterblichkeit *f*, antenatale Mortalität *f*
胎体 fetaler Körper *m*
胎体器官 fetales Organ *n*
胎体营养 Embryotrophia *f*
胎体营养的 embryotrophisch
胎体营养物 Embryotrophe *f*
胎头 fetaler Kopf *m*
胎头拔露 Einschneiden des Kindskopfes *n*
胎头变形 Modifikation des Kindskopfes *f*
胎头测量 Kephalometrie *f*
胎头测量计 fetales Kephalometer *n*
胎头测量钳 Labidometer *n*, Labimeter *n*
胎头冲击触诊[法] Ballotememt des kindlichen Kopfes *n*
胎头初露 Einschneiden des Kindskopfes *n*
胎头大小 Größe des fetalen Kopfes *f*
胎头刀 Kephalotom *n*
胎头倒转术 kephalische Version
胎头低横位 tiefe Querlage des fetalen Kopfs *f*
胎头浮 fliegender Magnetkopf *m*
胎头高低[情况] Zustand des fetalen Kopfes *m*
胎头高直位 hoher Geradstand des fetalen Kopfs *m*
胎头截断器 Dekapitator *m*, Dekollator *m*
胎头可塑性 Plastizität des fetalen Kopfes *f*
胎头牵引带 Kopftraktion mit Seidenband *f*
胎头牵引钳 Kephalotraktor *m*
胎头切开器 Kraniotom *n*
胎头切开术 Kephalotomie *f*, Zephalotomie *f*
胎头倾势 Synklitismus *m*
胎头倾势的 synklitisch
胎头屈曲 Flexion des fetalen Kopfes *f*
胎头入盆 Engagement des fetalen Kopfes *n*
胎头伸展过度 Überdehnung des fetalen Kopfes *f*
胎头双顶间径 biparietaler Durchmesser des Foetuses *m*
胎头水肿 Caput succedaneum *m*
胎头吸引术 Applikation des Vakuumtraktors *f*
胎头下降 Descensus des fetalen Kopfes *m*
胎头下降停滞 protrahierter Descensus *m*
胎头下降延缓 protrahierter Descensus *m*
胎头衔接 Eintreten des Kopfes *n*
胎头衔接受阻 Blockade des Eintretens des fetalen Kopfes *f*
胎头线测量法 Kephalometrie von Röntgen *f*
胎头血肿 Kephalohämatom *n*, Cephalohaematoma *n*
胎头羊膜 Pileus *m*
胎头仰伸 Extension des fetalen Kopfes *f*
胎头着冠 Durchschneiden des Kindskopfes *n*
胎头中线 Mittellinie des fetalen Kopfes *f*
胎头状态 Zustand des fetalen Kopfes *m*
胎臀倒转术 pelvische Version *f*
胎臀牵引术 Extraktion des Verschlusses *f*
胎位 Fruchtstellung *f*, Kindslage *f*, Geburtslage *f*, Haltung *f*
胎位倒转术 Wendung *f*, Version *f*
胎位听筒 fetales Herztönerohr *n*
胎位异常 Lageanomalie *f*
胎先露 fetale Vorzeigung *f*, fetale Präsentation *f*
胎先露异常 Abnormalität der fetalen Präsentation *f*
胎纤维内窥镜检查 fetale Fibroendoskopie *f*
胎心 fetales Herz *n*
胎心测定仪 fetaler Herzmonitor *m*
胎心宫缩图 Abbildung der fetalen Herzfrequenz-Uteruskontraktionen *f*
胎心律 fetaler Herzrhythmus *m*
胎心率基线 Basislinie der fetalen Herzfrequenz *f*
胎心率监测 fetales Herzfrequenz-Monitoring *n*
胎心跳动 Fetaler Herzschlag *m*
胎心样心房 fetales Atrium *n*
胎心音 fetales Herzton *n*
胎型 Fatalismus *m*
胎型子宫 Uterus des fetalen Typus *m*
胎性佝偻病 fetale Rachitis *f*
胎性环状佝偻病 fetale zyklische Rachitis *f*
胎血管丛 fetaler Vaskularplexus *m*
胎血红蛋白 fetales Hämoglobin *n*
胎婴死亡率 fetoinfantile Sterbeziffer *f*
胎原性难产 fetale Dystokie *f*
胎源 fetale Quelle *f*
胎脏除去术 obstetrische Eviszeration *f*
胎脂 Vernix caseosa *f*
胎脂斑 Vernix caceosa-Färbung *f*
胎脂检验 Untersuchung der Vernix caceosa *f*
胎痣 Geburtsfleck *m*, Muttermal *n*
胎足倒转术 Podoversion *f*
胎足牵引 fetale Fußtraktion *f*
胎座 Plazenta *f*

tái 台抬苔

台 Bett *n*
台苯齐林 Dibenzylin *n*, Phenoxybenzamin *n*
台秤 Brückenwaage *f*
台垫 Kissen *n*, Matratze *f*, Einlage *f*
台级色谱法 Stufenchromatographie *f*
台阶试验 Stufentest *m*, Master* Test *m*
台金氏溶液 Dakin* Lösung *f*, Natriumhypochlorit-Lösung *f*
台金注射器 Dakin Spritze *f*
台盼红 Trypanrot *n*
台盼蓝 Trypanblau *n*, Naphthaminblau *n*
台盼蓝注射法 Trypanblau-Injektionsmethode *f*
台式 Tischmodell *n*
台式低中速离心机 Tischmodell-Zentrifuge mit niedriger und mittlerer Geschwindigkeit *f*
台式电动牙钻机 Tischmodell-elektrische dentale Maschine *f*
台式短波治(电)疗机 Kurzwellentherapiegerät (Tischmodell *n*) *n*
台式汞柱血压计 Tischmodell des Quecksilbersphygmomanometer *n*
台[罗德]氏液 Tyrode* Lösung *f*

台式计算机 Tischrechenmachine *f*, Tischcomputer *m*
台式计算机疾病 Calcular Krankheit *f*
台式离心机 Tischzentrifuge *f*
台式血压计 Tischmodell des Sphygmomanometer *n*
台式压力蒸汽消毒器 Tischmodell-Hochdruckdampf-Sterilisator *m*
台式牙科电机 Tischdentalelektromotor *m*
台湾棘带吸虫 Zentrocestus taiwanense *n*
台湾铗(蠓)蠓 Lasiohelea taiwana *f*
台湾三尖杉碱 Wilsonin *n*
台湾伊蚊 Aedes taiwanensis *m*
台微尺 Tischmikrometer *m*
抬高 Elevation *f*, Erheben *n*
抬高患肢 Erhöhung des Gliedes *f*
抬举感 erhebendes Gefühl *n*
抬举性心尖搏动 erhebender Herzspitzenstoß *m*
抬起 erheben
抬手测验 Test für das Hochheben der Hände *m*
抬腿足背屈试验 Bragard* Zeichen *n*
苔 Belag *m*, Muscus *m*, Moos *n*
苔虫类 Moostierchen *n pl*, Polyzoa *n pl*
苔纲 Hepaticae *pl*
苔黑酚 Orcin *n*, Orzin *n*
苔黑素 Orcinn, Orzin *n*
苔聚糖酶 Lichenase *f*
苔类植物 Hepatica *f*
苔绿色 Moosgrün *n*
苔色素 Orchilla *n*, Orseille (-Farbstoff *m*) *f*
苔色酸 Orsellinsäure *f*, Orsellsäure *f*
苔属 Carex *f*
苔藓 Flechtenausschlag *m*, Flechte *f*, Schwinde *f*, Muscus *m*
苔藓[激]动素 Bryokinin *n*
苔藓类 Moose *n pl*, Moospflanzen *f pl*
苔藓纤维 Moosfaser *f*
苔藓样变 Lichenifikation *f*
苔藓样变的 lichenifiziert
苔藓样淀粉样变 lichenoide Amyloidose *f*
苔藓样淀粉样变性病 lichenoide Amyloidose *f*
苔藓样副银屑病 lichenoide Parapsoriasis *f*
苔藓样角化病 lichenoide Keratose/Keratosis *f*
苔藓样结核疹 lichenoides Tuberkulid *n*
苔藓样糠疹 lichenoide Pityriasis *f*
苔藓样类银屑病 lichenoide Parapsoriasis *f*
苔藓样梅毒疹 lichenoides Syphilid *n*
苔藓样念珠状病 lichenoider moniliörmiger Morbus *m*
苔藓样皮肤结核病 lichenoide Hauttuberculose *f*
苔藓样网状类银屑病 lichenoide und netzförmig Parapsoriasis *f*
苔藓样细胞 moosige Zelle *f*
苔藓样纤维 mossige Fiber *f*
苔藓样痣 lichenoides Muttermal *n*
苔藓植物 Bryophyte *m pl*
苔藓植物门 Bryophyta *m pl*
苔癣 Lichen *m*
苔癣病 Lichen *m*
苔癣化 Lichenifikation *f*, Lichenisation *f*
苔癣形成 Lichenisation *f*
苔癣样的 licheniform, lichenoid (es)
苔癣样念珠菌病 lichenoide Monilliasis *f*
苔癣样皮肤结核 lichenoide Tuberkulose *f*
苔癣样皮炎 lichenoide Dermatitis *f*
苔癣状类牛皮癣 Parapsoriasis lichenoides *f*
苔癣状牛皮癣 lichenoide Psoriasis *f*
苔样足 moosiger Fuß *m*
苔状的 moossig
苔状细胞 Mooszelle *f*
苔状纤维 Moosfiber *f*

tài 太态肽钛泰酞

太尔松综合征 Terson*Syndrom *n*, Glaskörpereinblutungen *f pl*
太氟纶 Teflon *n*
太古代 Archaikum *n*
太古的 urzeitlich, vorzeitlich
太赫兹光谱 Terahertz-Spektroskopie *f*
太监 Eunuch *m*
太空 Weltraum *m*, Weltall *n*
太空船 Raumschiff *n*
太空服 Raumanzug *m*, Weltraumanzug *m*
太平冰箱 Leichenhalle-Refrigerator *m*
太平间 停尸房,停尸间 Leichenhalle *f*, Leichenschauhaus *n*
太平洋硬蜱 Ixodes pacificus *n*
太田环 Ota Ring *m*
太田环 Ota* Ring *m*
太田母斑 Ota* Nävus *m*
太田氏胎盘钳 Ota* Plazentazange *f*
太田痣 Ota* Nawsm
太息定 Tacitin *n*, Benzogtamin *n*
太阳丛 Plexus solaris *m*, Sonnengeflecht *n*, Solargeflecht *n*
太阳导航 Sonnennavigation *f*
太阳灯 Sonnenlampe *f*, Solluxlampe *f*
太阳反光镜 Signalspiegel der Sonne *m*
太阳辐射 Sonnenstrahlung *f*
太阳辐射面积 Sonnenstrahlungsbereich *f*
太阳光谱 Sonnenspektrum *n*
太阳活动周期 Sonnenzyklus *m*
太阳镜 Sonnenbrille *f*
太阳粒子辐射 Sonnenkorpuskularstrahlung *f*, solare Korpuskularstrahlung *f*
太阳能电池 Sonnenbatterie *f*, Solarbatterie *f*
太阳能蒸馏器 Solarbrenner *m*
太阳神经丛 Plexus solaris *m*, Sonnengeflecht *n*
太阳神经丛麻痹 Abepithymie *f*
太阳眼镜 Sonnenschutzbrille *f*
太阳耀斑 Sonneneruption *f*
太阳宇宙线 Solarstrahlung *f*
太阳质子事件 Solar-Proton-Ereignis (SPE) *n*
太阳紫外线辐射 solare UV-Strahlung *f*
态度 Attitüde *f*, Einstellung *f*
态度 - 变化情境模型 Modell der Haltung-Änderung Situation *n*
态度测量 Attitude-Messung *f*
态度改变 Einstellungsänderung *f*, Einstellungswandel *m*, Verhaltensänderung *f*
态度和信仰 Einstellungen und Glaubensinhalte
态度接种法 Inokulation der Attitüde *f*
态度理论 Attitüdentheorie *f*, Einstellungstheorie *f*
态度量表 Verhaltensskala *f*
态度平衡理论 Attitüdentheorie/Einstellungstheorie des Gleichgewichts *f*
态度群集 Attitüde-Cluster *m*
态度图式 Einstellungsschema *n*
态度问卷 Einstellungsumfrage *f*
态度形成 Einstellungsformation *f*
态度形成学习 Lernen der Einstellungsbildung *n*
态度障碍 Haltungsbarriere *f*
态函数 Zustandsfunktion *f*
C 肽 C-Peptid *n*(胰岛素原形成胰岛素时所去掉的一段肽链)
C- 肽 C-Peptide *n*
肽 Peptid *n*

肽(蛋白)脯氨酰顺反式异构酶 Peptidyl-prolyl cistrans-Isomerase *f*
肽[链图]谱法 Peptid-Mappierung *f*
肽-MHC 复合体 Peptid-MHC Komplex *m*
肽胺 Peptamin *n*
肽单元 Peptideinheit *f*
肽多(聚)糖 Mukopeptid *n*, Peptidoglycan *n*
肽多糖 Peptidoglycan *n*
C-肽反应性 C-Peptid-Reaktivitat *f*
肽分解的 peptidlytisch
肽合成 Peptidsynthese *f*
肽合成酶 Peptidsynthetase *f*
肽核酸 Peptid-Nukleinsäure *f*
肽基 Peptid tRNA *n*
肽基 Peptidyl-
肽基部位 Peptidyl-Site *f*
肽基二肽酶 Angiotensin-umwandelndes Enzym AUE *n*, Angiotensin-konvertierendes Enzym ACE *n*
肽基位 Peptidyl-Site *f*(位)
肽基转移酶 Peptidyltransferase *f*
肽基转移酶位点 Peptidyltransferase-Site *f*
肽间插入序列 intervenierende Peptidsequenz *f*
肽键 Peptid-Bindung *f*
肽键平面 Ebene der Peptidbindung *f*
肽结合槽 Peptid-Bindung Spalt *m*
肽结合基序 Peptid-Bindungsmotiv *n*
肽结合区 Eptitope-bindende Region *f*
肽聚糖 Peptidoglycan PGN *n*
肽聚糖转肽酶 Peptidoglycan-Transpeptidase *f*
肽类激素 Peptidhormon *n*
肽类抗生素 Peptid-Antibiotika *pl*
肽链 Peptidkette *f*
肽链端解酶 Exopeptidase *f*
肽链分子装配陪伴蛋白 molekulares Chaperon *n*
肽链内断酶 Peptidylpeptidhydrolase *f*, Endopeptidase *f*, Endotryptase *f*
肽链内切酶 Endopeptidase *f*
肽链片段 Peptid-Fragmenten *n pl*
肽链起始密码子 Initiationscodon der Peptidkette *n*
肽链脱甲酰基酶 Peptid-Deformylase *f*
肽链延长 Peptidelongation *f*(肽链延伸)
肽链延长因子 Peptidelongationsfaktor *m*
肽链指纹图谱 Peptidfingerabdruck *m*
肽链终止密码子 Abbruchcodon der Peptidkette *n*
肽酶 Peptidhydrolase *f*, Peptase *f*, Peptidase *f*
肽霉素 Peptid-Neomyzin *n*, Peptid-Neomycin *n*
肽内酯类 Peptidlacton *n*
肽能神经元 peptidergic neuron <engl>
肽能受体 peptidergic receptor <engl>
肽-脯氨酰顺反异构酶 Peptidyl Prolyl-cis-trans-Isomerase *f*, PPI
肽葡聚糖 Mukopeptid *n*, Peptidoglycan *n*
肽谱分析 Peptidkartierung *f*
肽醛试验 Peptid-Aldehyd-Test *m*
肽试验 Peptid-Test *m*
肽糖脂 Peptidoglykolipoid *n*
肽图 Peptid-Mappierung *f*
肽脱甲酰[基]酶 Peptid-Deformylase *f*
肽酰转移酶 Peptidyltransferase *f*
肽质量指纹图谱 Peptidmassenfingerprint *m*
钛 Titanium *n*(Ti, OZ 22), Titan *n*
钛病 Titanerkrankung *f*, Titanokoniose *f*
钛尘肺 Titanokoniose *f*
钛合金 Titanlegierung *f*, Titaniumlegierung *f*
钛基合金 Titan-Basislegierung *f*
钛镍丝 Titanium-Nickel-Draht *m*
钛射线 Titanstrahl *m*
钛酸钡 Bariumtitanat *n*
钛酸铅 Bleititanat *n*
钛盐滴定法 Titanometrie *f*
钛釉食品卫生 Lebensmittelhygiene des Titaniums und der Glasur *f*
泰尔登 Tardan *n*, Taractan *n*, Chlorprothixen *n*
泰国出血热 Thai-hämorrhagisches Fieber *n*
泰乐菌素 Tylosin(um) *n*
泰勒级数 Taylorreihe *f*
泰勒氏缝[合]术 Taylor* Naht *f*
泰利霉素 Telithromycin *n*
泰洛伦 Tiloron(um) *n*
泰齐氏综合征 Tietze* Syndrom *n*
泰然淡漠 Schönegleichgultigkeit *f*, Indifferenz *f*
泰-萨二氏病 Tay*-Sachs* Syndrom *n*, Tay*-Sachs*Krankheit *f*, amaurotische familiäre Idiotie *f*
泰森腺 Vorhautdrüse *f*, Tyson Drüse *f*(包皮腺)
泰氏脉络膜炎 Tay* Chorioiditis *f*, Chorioiditis guttata senilis *f*
泰雅玫瑰色 Tyrian-Rose *f*
泰泽病原体 Tyzer Organismus *m*
酞 Phthaleine *n pl*
酞氨[苄]青霉素 Talampicillin(um) *n*
酞胺哌啶酮 Thalidomid *n*
酞丁安 Phthiobuzonum *n*
酞酐 Phthalsäureanhydrid *n*
酞磺胺醋酰 Phthalylsulf(anil) azetamid *n*(PSA)
酞磺胺噻唑 Phthalylsulfathiazol(um) *n*
酞基 Phthalidyl-
酞基异喹啉 Pht(h)alidyl-Isochinolin *n*
酞类 Phthaleine *n pl*
酞试验 Phthaleine-Test *m*
酞酸 Phthalsäure *f*, Acidum phthalicum *n*
酞酸酐 Phthalsäureanhydrid *n*
酞酸咖啡因 Phthalkoffein *n*
酞酸盐 Phthalat *n*
酞酸酯 邻苯二甲酸酯 Phthalat *n*
酞酰磺胺嘧啶 Pyrimidin *n*, Phthalylsulfadiazin(um) *n*
酞酰磺胺噻唑 Phthalylsulfathiazol(um) *n*(PST)
酞酰磺乙酰胺 Phthalylsulf(anil) azetamid *n*, Thalisul *n*
酞酰肼 Phthalylhydrazin *n*
酞酰亚胺基戊二酰胺 Thalidomid *n*

TAN 坍贪摊瘫谈弹痰谭檀坦钽毯叹炭探碳

tān 坍贪摊瘫

坍缩 kollabierte DNA *f*
坍塌的 baufällig, heruntergekommen
贪婪丙酸杆菌 Propionibacterium avidum *n*
贪婪的 geizig
贪婪癖 Avidität *f*
贪食 Fresserei *f*, Völlerei *f*
贪食[症] Bulimie *f*, Bulimiasis *f*, Polyphagie *f*, Akorie *f*
贪食不饱 Insatiabilitas *f*
贪食库蚊 Culex voraxm
贪食癖 Phagomanie *f*, Sitomanie *f*
贪睡症 Hypersomnie *f*
贪睡症,非器质性 Hypersomnie, nichtorganische *f*
贪欲 Begierde *n*
贪欲丧失 Appetitverlust *m*
摊蜡器 Paraffinausbreitungsapparat *m*, Paraffin ausbreitendes Gerät *n*

摊石膏器 Gipsausbreitungsgerät *n*, Gipsspachtel *m*
摊药器 Spachtel *m*
瘫痪 Lähmung *f*, Paralyse *f*, Paralysis *f*
瘫痪的 paralytisch, paralytic(-us, -a, -um)
瘫痪发作 paralytischer Ausbruch *m*, paralytischer Schlag *m*
瘫痪检查法 Untersuchung der Paralyse *f*
瘫痪前期 präparalytische Phase *f*
瘫痪型 paralytischer Typus *m*
瘫痪性白痴 paralytische Dummheit/Idiotie *f*
瘫痪性步行不能 paralytische Abasie/Gehunfähigkeit *f*
瘫痪性睑外翻 paralytisches Ektropium *n*
瘫痪性失音 paralytische Aphonie *f*
瘫痪性舞蹈病 paralytische Chorea *f*
瘫痪性斜视 paralytisches Schielen *n*
瘫痪性咽下困难 paralytische Dysphagie *f*
瘫痪症穴位治疗仪 Akupunkturpunkt-therapeutisches Instrument für Paralyse *n*

tán 谈弹痰谭檀

谈话策略 Gesprächspolitik *f*
谈话法 Gesprächsmethode *f*
谈话规则 Gesprächsregel *f*
谈话恐怖症 Lalophobie *f*, Logophobie *f*
谈心小组 Encountergruppe *f*
弹簧采血针 Blutschnäpper *m*, Francke* Nadel *f* (od. Schnäpper *m*)
弹簧秤 Federwaage *f*
弹簧钢圈 Federstahlring *m*
弹簧弓卡环 Federbogenring *m*
弹簧固定桥 befestigte Federbrücke *f*
弹簧管(布尔东管) Rohrfeder *f*
弹簧夹 Federklemme *f*, Schlauchklemme *f*
弹簧螺圈 Schraubenfeder *f*, Spiralfeder *f*, Sprungfeder *f*
弹簧圈 Spule *f*
弹簧韧带 Federligament *n*
弹簧式刺血针 Federschnäpper *m*
弹簧式阻力运动器 Federwiderstandtrainer *m*
弹簧悬挂训练器 Federsuspensionstrainingsgerät *n*
弹机孔缝合针 chirurgische Nadel mit Springßhr *f*
弹肩[胛骨] schnappende Scapula/Schulterblatt *f*
弹进弹出试验 Ortolani-Test *m*
弹力 Federkraft *f*
弹力持骨螺钉镊 selbsthaltende Schraubenzieher *m*
弹力蛋白 Elastin *n*
弹力感 elastische Empfindung *f*, elastisches Gefuhl *n*
弹力过度性皮肤 Cutis(hyper) elastica *f*, Ehlers*-Danlos* Syndrom *n* (od. Krankheit *f*), Meekrin* Syndrom *n*
弹力护腿 elastischer Schenkel-Schützer *m*
弹力牵引 elastische Extension *f*
弹力牵引夹板 elastische Traktionsschiene *f*
弹力袜 elastischer Strumpf *m*
弹力纤维 elastische Faser *f*
弹力纤维变性 elastische Fibrose *f*, elastische Fibrosis *f*
弹力纤维瘤 Elastofibrom *n*
弹力纤维酶 Elastinase *f*, Elastase *f*
弹力纤维酶原 Proelastase *f*, Proelastinase *f*
弹力纤维松解 Fibroelastose *f*, Fibroelastosis *f*
弹力纤维增生 Fibroelastose *f*, Fibroelastosis *f*
弹力纤维痣 Bindegewebsmuttermal *n*, Naevus elasticus *m*
弹力性皮肤 Cutis(hyper) elastica *f*, Ehlers*-Danlos* Syndrom *n* (od. Krankheit *f*)
弹力样物质 Elastoid *n*
弹力圆锥 Conus elasticus *m*
弹力组织 elastisches Gewebe *n*, Tela elastica *f*, Elastika *f*, Elastica *f*
弹力组织变性 elastische Gewebsdegeneration *f*, Elastose *f*, Elastosis *f*
弹力组织增生 elastische Gewebsproliferation *f*
弹丝 Elater *n*
弹体封圈 elastischer Siegelring *m*
弹响 Schnippen *n*, Schnappen *n*
弹响肩[胛骨] schnappende Schulter *f*, schnappendes Schulterblatt *n*
弹响肩胛 schnappende Schulter *f*
弹响肩综合征 schnappendes Schulter-Syndrom *n*
弹响髋 schnappende Hüfte *f*, schnellende Hüfte *f*, Coxa saltans *f*, Perrin*-Ferraton* Krankheit *f*
弹响试验 schnappender Test *m*
弹响性腱鞘炎 schnappende Tendovaginitis *f*
弹响指 federnder Finger *m*, schnellender Finger *m*, Schnappdaumen *m*, Trigger-Finger *m*
弹性 Elastizität *f*, Rückstellvermögen *n*
弹性板 elastische Lamelle *f*, elastische Lamella *f*
弹性绷带 elastische Binde *f*, Elastoplast *m*
弹性不可逆的印模材 irreversibles elastisches Abformmaterial *n*
弹性层 elastische Schicht *f*, Elastika *f*, Elastica *f*
弹性常数 elastische Konstante *f*
弹性成像 Elastographie *f*
弹性储器 Windkessel *m*, elastisches Reservoir *n*
弹性打样膏 Dentalabdruckmasse *f*
弹性蛋白 Elastin *n*
弹性蛋白酶 Elastase *f*
弹性蛋白酶原 Proelastase *f*
弹性蛋白染色 Elastin-Färbung *f*
弹性蛋白原 Protoelastin *n*, Tropokollagen *n*
弹性的 elastisch, elastic(-us, -a, -um)
弹性动脉 elastische Arterie *f*, Windkesselarterie *f*
弹性防线 flexible Linie der Verteidigung *f*
弹性分析 Analyse der Elastizität *f*
弹性复制胶 Abdruckmasse *f*
弹性感 elastische (od. federnde) Empfindung *f*, elastisches Gefühl *n*
弹性工作时间 flexible Arbeitszeit *f*, gleitende Arbeitszeit *f*
弹性固定 federende Fixation *f*
弹性过度的 hyperelastisch
弹性回缩[力] federnder Rückstoß *m*
弹性火棉胶 Collodium elasticum *n*, Collodium flexile *n*
弹性假黄瘤 elastisches Pseudoxanthom *n*, Pseudoxanthoma elasticum *n*
弹性胶布 elastisches Heftpflaster *n*
弹性结缔组织 elastisches Bindegewebe *n*
弹性劲度 elastische Steifigkeit *f*
弹性劲度常数 elastische Steifigkeitskonstante *f*
弹[性]力 elastische Kraft *f*
弹性流体动力润滑模型 elastohydrodynamisches Schmiermodell *n*
弹性瘤 elastischer Tumor *m*
弹性模数 Elastizitätsmodul *m*
弹性膜 elastische Membran *f*, Tunica dartos elastica *f*
弹性凝胶 elastisches Gel *n*
弹性襻前房型人工晶状体 elastische Schlaufe-Vorderkammer-Intraokularlinsen *f*
弹性抛光针 elastische Poliernadel *f*
弹性碰撞 elastische Kollision *f*
弹性皮肤 elastische Haut *f*
弹性皮肤病 elastische Hautkrankheit *f*
弹性牵引 elastische Traktion *f*, elastische Zugleistung *f*

弹性软骨 elastischer Knorpel *m*, Netzknorpel *m*
弹性软骨化生 Metaplasie des elastischen Knorpels *f*
弹性散射 elastische Streuung *f*
弹性声抗 elastische akustische Reaktanz *f*
弹性势能 elastische potenzielle Energie *f*
弹性试验 Elastizitätstest *m*
弹性塑料 elastische Plastik *f*
弹性髓内针(Nancy 针) elastischer Titannagel *m*, Nancy* Nagel *m*
弹性网 elastisches Netz *n*, elastisches Rete *n*
弹性膝矫形器(软性膝矫形器) elastische Knieorthese *f*
弹性系数 Elastizitätskoeffizient *m*
弹性纤维 elastische Faser *f*
弹性纤维层 elastische Tunica fibrosa *f*
弹性纤维假黄瘤 Pseudoxanthoma elasticum *n*
弹性纤维瘤 Elastofibrom *n*
弹性纤维瘤 Elastoma *n*, elastisches Fibroma *n*
弹性限[度] Elastizitätsgrenze *f*
弹性消失 Verlust der Elastizität *f*
弹性眼压计 elastischer Blutdruckmesser *m*, elastischer Tonometer *m*
弹性样物质 Elastoid *n*
弹性义齿材料 flexibles Prothesenmaterial *n*
弹性印模材料 elastisches Abdruckmaterial *n*
弹性印模粉 elastisches Abdruckpulver *n*
弹性印模膏 elastische Abdruckpaste *f*
弹性硬蛋白 Elastin *n*, elastisches Albuminoid *n*
弹性硬蛋白酶 Elastinase *f*, Elastase *f*
弹性[硬]蛋白酶原 Proelastase *f*, Proelastinase *f*
弹性圆锥 elastischer Konus *m*
弹性圆锥 elastischer Konus *m*, Conus elasticus (laryngis) *m*
弹性粘膏绷带 cohesives Elastoplast *n*
弹性粘连蛋白 Elastonektin *n*
弹性[纤维]假黄瘤 Pseudoxanthoma elasticum *n*
弹性痣 Naevus elasticus *m*
弹性肿瘤丝虫病 elastische Tumor- Filariose *f*
弹性贮器血管 Windkesselgefäß *n*
弹性阻力 elastische Resistenz *f*, elastischer Widerstand *m*
弹性组织 elastisches Gewebe *n*, Tela elastica *f*, Elastika *f*, Elastica *f*
弹性组织[缺乏]病 Elastopathie *f*
弹性组织变性 Elastose *f*
弹性组织变性条纹 elastotisches Schlieren *n*
弹性组织离解 Elastolyse *f*
弹性[组织]瘤 Elastoma *n*
弹性[组织]粘蛋白 Elastomuzin *n*
弹性组织破裂 Elastorrhexie *f*, Elastorrhexis *f*, Elastoklasis *f*
弹性组织松解增高 gesteigerte Elastolyse *f*
弹震神经症 Granatenschock *m*
弹震休克 Granaterschütterung *f*
弹座椅 Lift-Sesselbahn *f*
痰 Sputum *n*, Auswurf *m*, Expektoration *f*, Expektorat *n*
痰、唾液 Sputum *n*
痰;吐出物 Expektoration *f*, Auswurf *m*, Aushusten *n*
痰带血 Hämoptyse *f*, Haemoptysis *f*, blutiges Sputum *n*
痰结核菌检查 Sputumuntersuchung für Tuberkelbazillen
痰菌检查率 Untersuchungskurs des Sputums *m*
痰菌阴转率 negativer Umwandlungskurs/Wandlungskurs des Sputums *m*
痰量 Menge der Expektoration *f*, Menge des Sputums *f*
痰培养 Sputumkultur *f*
痰涂片阳性肺结核患病率 Prävalenzrate von Abstrich-positiven Tuberkulose *f*
痰涂片阳性肺结核新登记率 Neuanmeldungsrate von Abstrich-positiven Tuberkulose *f*
痰纤小杆菌 Bacillus minutissimus sputi *m*
痰液 Sputum *n*, Auswurf *m*, Expectoratio *f*
痰液检查 Sputumuntersuchung *f*
痰液脱落细胞检查 Untersuchung der exfoliativen Zellen des Sputums *f*
痰液细胞学 expectorative Zytologie *f*
痰易净 Acetylcystein *n*, Mucofilin *n*
痰盂 Spucknapf *m*
谭氏普雷沃菌 Prevotella tannerae *f*
檀醇 Santalol *n*
檀木 Sandelholz *n*, Santalum *n*, Santalum album *n*(香)
檀香 Sandelholz *n*, Santalum *n*, Santalum album *n*
檀香木 Lignum Santali *n*
檀香木油 Sandel(holz)öl *n*, Santalöl *n*, Oleum Ligni Santali *n*, Oleum Santali *n*
檀香脑 Santalol *n*(醇)
檀香醛 Santalal *n*
檀香属 Santalum L
檀香萜 Santalen *n*
檀香烯 Santalen *n*

tǎn 坦钽毯

坦度螺酮 Tandospiron *n*
坦洛新 Tamsulosin *n*
坦率的 aufgeschlossen
坦率交流 offene Kommunikation *f*
坦尼森法 Tennison Methode *f*(单侧唇裂修复的手术之一)
坦沃手术 Tanner-Walker Operation *f*(食管下端胃底横断术)
坦尧尔征 Tanyol Zeichen *n*(脐向下移位的体征)
钽 Tantal *n*(Ta, OZ 73)
钽夹钳 Tantal-Klemmzange *f*, Tantalklemmzange *f*
钽丝支架 Tantal Drahtstent *n*
毯边缝合 Blanket Randnaht *f*

tàn 叹炭探碳

叹气 Seufzen *n*, Seufzer *m*
叹气(息)样呼吸 seufzende Respiration *f*
叹气的 seufzend
叹气样呼吸 asthmoide Atmung *f*, Seufzer-Atmung *f*
叹气样杂音 seufzendes Geräusch *n*
叹息 Stenagmus *m*
叹息样呼吸 seufzende Respiration *f*, Seufzer-Atmung *f*
炭 Kohle *f*, Carbo *m*
炭尘肺 Kohlenstaublunge *f*, Rußlunge *f*, Anthracosis *f*
炭肺 Anthracosis pulmonum *f*
炭肺的 anthracotisch
炭粉 Kohlepulver *n*
炭疯疫 Anthrakopestis *f*
炭黑 Kohle-Schwarz *n*
炭黑尘肺 Ruß Pneumokoniose *f*
炭弧灯 Kohle-Bogenlampe *f*
炭化 Verkohlung *f*, Karbonisation *f*
炭化尸体的鉴定 Identifikation der verkohlter Leiche *f*
炭化钨镶片显微持针钳 Mikronadelhalter mit Hartmetalleinlagen *m*
炭火蓝 kangri <engl>
炭疽 Milzbrand *m*, Anthrax *m*, Carbunculus malignus *m*, Pestis siberiana *f*
炭疽[菌]抗毒素 Anthrax-Antitoxin *n*
炭疽病 Milzbrand *m*, Anthrax *m*
炭疽的 anthrakös, anthracin(-us, -a, -um)
炭疽毒素 Anthraxtoxin *n*
炭疽杆菌 Milzbrandbazillus *m*, Bacillus anthracis *m*, Davaine* Bazillus *m*

炭疽杆菌败血症 Anthrax Septikämie *f*
炭疽杆菌肺炎 milzbrandbazilläre Pneumonitis *f*
炭疽杆菌疫苗 Bazillus Anthracis Impfstoff *m*
炭疽活菌曲 lebende Anthrax-Vakzine *f*
炭疽接种 Anthrax-Vakzination *f*
炭疽菌苗 Anthrax-Vakzine *f*, Milzbrandvakzine *f*
炭疽菌素 Anthracin (um) *n*
炭疽菌血症 Anthrakaemie *f*
炭疽菌粘液素 Anthramuzin *n*, Anthracomucin *n*
炭疽脓疱 Milzbrandbeule *f*, Milzbrandkarbunkel *m*, Hautmilzbrand *m*, Pustula maligna *f*
炭疽热 Milzbrand *m*
炭疽性肺炎 Milzbrandpneumonie *f*
炭疽性脑膜炎 Anthrax Meningitis *f*
炭疽血清 Anthrax-Serum *n*
炭疽芽孢杆菌 Bacillus anthracis *m*
炭疽芽孢菌苗 Anthraxspore-Vakzine *f*
炭疽样的 anthracoides
炭疽疫苗 Milzbrandimpfstoff *m*, Anthrax-Impfstoff *m*
炭疗法 Anthrakotherapie *f*
炭末沉着病 Anthrakose *f*, Anthracosis *f*(症)
炭末沉着病的 anthrakös, anthracotic (-us, -a, -um)
炭末沉着性变(畸)形性支气管炎 anthraköse deformierende Bronchitis *f*
炭末沉着性变形 anthraköse Deformierung *f*
炭末石末沉着病 Anthrakosilikose *f*
炭泥纱布 Torfgaze *f*
炭凝试验 Kohle-Agglutinationstest *m*
炭质的 kohlenstoffhaltig
炭助听器 Kohle-Hörapparat *m*
探测 Entdeckung *f*, Aufdeckung *f*
探测极限 Entdeckungsgrenze *f*, Aufdeckungsbeschränkung *f*
CT 探测器 CT-Detektor *m*
探测器 Detektor *m*
γ- 探测器扫描 Abtastung des Gamma-Detectors *f*
探测性数据分析 explorative Datenanalyse EDA *f*
探测性研究 Angelausflug *m*, Angelausflug-Untersuchung *f*
探测音 Sonde Ton *m*
探查 Exploration *f*, Exploratio *f*(察)
探查电极 Reizelektrode *f*, differente Elektrode *f*
探查术 Exploration *f*, Probeoperation *f*
探查性活组织检查 explorative Biopsie *f*
探查性开颅术 exploratorische Kraniotomie *f*, Probekraniotomie *f*
探查仪 Suchinstrument *m*
探察探条 auskundschaftende Bougie *f*
探宫腔术 Sondierung der Uterushöhle *f*
探究 Erforschung *f*, Exploration *f*
探究(求)行为 Explorationsbenehmen *n*
探究的 explorativ, exploratorisch
探究反射 Investigationsreflex *m*, Nachforschungsreflex *m*
探究反应 erforschende Reaktion *f*, explorative Reaktion *f*
探究驱力 Explorationsantrieb *f*
探究运动 Explorationsbewegung *f*
探镭器 Radiumprobe *f*
探尿道 Urethralsondierung *f*
探亲避孕丸 “Zu Hause” Kontrazeptionspille *f*
探亲避孕药 “Zu Hause” Kontrazeptionspille *f*
探亲药 “Zum Hause” Kontrazipientia *n pl*
探伤法 Detektivitätsdurchsuchung *f*
探伤仪 Defektdetektor *m*
探声管 Schallsonde *f*, aurale Sonde *f*
探试 Untersuchung *f*, Test *m*, Probe *f*, Tentamen *n*
探索 Exploration *f*
探索刺激 Reizexploration *f*, Reizprobe *f*
探索动机 Explorationsmotivation *f*
探索器 Untersuchungsinstrument *m*, Suchinstrument *n*
探索性试验 Explorationstest *m*, Probetest *m*
探索性因子分析 explorative Faktorenanalyse EFA *f*
探索 - 摘要 Erkundung Zusammenfassung *f*
探条 Sonde *f*, Suchnadel *f*, bougie <frz.>(针, 头, 子)
探条扩张[术] Sondendehnung *f*, Bougierung *f*
探条引产 Geburtseinleitung mit Sonde *f*
探通术 Sondierung *f*
探头 Sonde *f*, Suchnadel *f*, bougie <frz.>(针)
探头背衬 Rückendeckung der Sonde/Suchnadel *f*
探穴测温诊断仪 Akupunkturpunkt-detektiertes und Temperaturgemessenes diagnostisches Instrument *n*
DNA 探针 DNA-Sonde *f*
RNA 探针 RNA-Sonde *f*
探针 Sonde *f*, Probe *f*
探针型探头 Nadelsonde *f*
探诊深度 Sondierungstiefe *f*
探子 Sonde *f*, Suchnadel *f*, bougie <frz.>
探子尿道扩张术 Urethradilatation durch Sondierung *f*, Urethralbougierung *f*
碳 Kohlenstoff *m* (C, OZ 6), Carboneum *n* (C)
碳棒 Kohlenstab *m*
碳氮比率 Kohlenstoff-Stickstoff-Verhältnis *n*
碳氮连接酶 Kohlenstoff-Stickstoff-Ligase *f*
碳氮裂解酶 Kohlenstoff-Stickstoff
碳的 carbonic (-us, -a, -um)
14 碳 - 对氨基马尿酸 14C-paraaminohippursäure *f*
14 碳 - 多巴胺 14C-Dopamin *n*
14 碳 - 二异丙基氟磷酸 14C-Diisopropylfluorophosphat *n*
碳分子筛 Kohle-Molekularsiebe *n pl*
碳粉 Kohlepulver *n*
碳负离子 Carboanion *n*
14 碳 - 甘氨酸 14C-Glyzin *n*
碳管 Kohlerohr *n*, Karbonrohr *n*
碳含量 Kohlenstoffgehalt *m*
碳含量测定 Kohlenstoffgehalt-Bestimmung *f*
碳弧灯 Kohle-Bogenlampe *f*
碳化[作用] Verkohlung *f*, Karbonization *f*
碳化二亚胺 Carbodiimid *n*
碳化钙 Kalziumkarbid *n*, Karbid *n*, Carbid *n*
碳化硅 Siliziumkarbid *n*, Siliziumkohlenstoff *m*, Karborund *n*, Carborundum *n*
碳化钛 Titancarbid *n*
碳化铁体 Zementit *m*
碳化钨[钢]铣刀 Wolframcarbidmesser *n*
碳化钨病 Wolframkarbid-Krankheit *f*, Wolframcarbid-Krankheit *f*
碳化钨牙钻 Wolframcarbidbohrer *m*
碳化钨钻针 Wolframcarbidbohrer *m*
碳化物 Karbid *n*, Carbid *n*
碳化物牙钻 Karbidbohrer *m*
碳化血红蛋白 Carboxyhämoglobin (HbCO) *n*
碳环 Kohlenstoffaltomring *m*, Carboatomring *m*
碳环化合物 Kohlenstoffringverbindung *f*
碳架裂解反应 Fragmentierungsreaktion der Carbokette *f*
碳架异构 Carbokette-Isomere *n pl*
碳键 Carbobindung *f*
碳精助听器 Carbohörprothese *f*
碳蜡 Carbowax *n*, Polyäthylenglykol *n*
碳粒凝集反应 Carboglanula-Agglutination *f*
碳链 Carboketten *f pl*
碳链(架)异构化 Isomerisierung der Carbokette *f*

碳链[裂解]酶 Desmolase *f*, desmolytisches Enzym *n*
20,22 碳链裂解酶缺陷 20,22- Desmolase Mangel *m*
17,20 碳链酶缺乏症 17,20-Desmolasemangel *m*
20,22- 碳链酶缺乏症 20,22-Desmolasemangel *m*
碳链异构 Carbokette-Isomere *n pl*
碳硫连接酶 Kohlenstoff-Schwefel-Ligase *f*
碳硫裂解酶 Kohlenstoff-Schwefel-Lyase *f*
碳霉素 Karbomycin *n*, Carbumycin(um) *n*
碳末颗粒 Kohle-Partikel *f*
碳墨尘肺 炭黑尘肺 Kohlenstoff Pneumokoniose *f*
碳纳米管 Kohlenstoffnanoröhre *f*
14 碳 - 尿嘧啶核苷 14C-Urazilnukleosid *n*
碳平衡对照表 Kohlendioxidbilanz *f*
碳青霉烯类 Carbapeneme *pl*
碳青霉烯类抗生素 Carbapenem-Antibiotikum *n*
碳氢比 Kohlenwasserstoff-Verhältnis *n*, Carbohydrogenverhältnis *n*
碳氢氮氧元素自动分析仪 automatische Analysegerät für Kohlenstoff, Wasserstoff, Stickstoff und Sauerstoff *f*
碳氢化 Hydrokarbonization *f*
碳氢化合物 Kohlenwasserstoffem *pl*(KW-Stoffe)
碳氢化合物变性 Kohlenwasserstoff-Degeneration *f*
碳氢化合物污染 Kohlenwasserstoff-Verunreinigung *f*, Kohlenwasserstoff-Pollution *f*
碳氢化合物中毒 Kohlenwasserstoff-Vergiftung *f*
碳氢自动微量分析仪 automatische Mikroanalysegerät für Kohlenstoff, Wasserstoff *f*
碳水化[合]物 Kohlenhydtrat *n*(KH)
碳水化[合]物需要量 Kohlehydratbedürfnis *n*
碳水化合物 Kohlenhydrat *n*
碳水化合物标记 Kohlenhydrat-Marker *m*
碳水化合物代谢 Kohlenhydratstoffwechsel *m*
碳水化合物代谢紊乱 Störung des Kohlenhydratstoffwechsels *f*
碳水化合物反应元件 Kohlenhydrat-Response-Element, ChRE *n*
碳水化合物丰富饮食 kohlenhydratreiche Diät *f*
碳水化合物供给量 Kohlenhydrat-Versorgungsmenge *f*
碳水化合物耐量试验 Kohlenhydrattoleranztest *m*
碳水化合物试验 Kohlenhydrattest *m*
碳水化合物消化不良 Kohlehydratdyspepsie *f*
碳水化合物性高脂血症 kohlehydratbedingte Hyperlipidämie *f*
碳水化合物转运紊乱 Störung des Kohlenhydrattransportes *f*
碳水化物表异构酶 Kohlehydrat-Epimerase *f*
碳水化物粒 Kohlehydrat-Granalie *f*, Kohlehydratkörnchen *n*
碳水化物酶 Karbohydrase *f*
碳水化物热 Kohlehydrat-Fieber *n*, Lebensmittel-Fieber *n*
碳酸 Kohlensäure *f*, Acidum carbonicum *n*
碳酸铵 Ammoniumkarbonat *n*, Ammonium carbomcum *n*, Geistersalz *n*, Sal volatile *n*
碳酸胺 Aminokarbonat *n*
碳酸钡 Bariumkarbonat *n*
碳酸钡中毒 Bariumkarbonat-Vergiftung *f*
碳酸铋 Wismutkarbonat *n*
碳酸波形图 Kapnographie *f*
碳酸定量法 Karbometrie *f*
碳酸定量计 Karbometer *n*
碳酸二乙酯 Äthylcarbonat *n*, Diäthylcarbonat *n*
碳酸法 Karbonsäuren-Methode *f*
碳酸肥皂 Karbonsäuren-Seife *f*
碳酸复红 Karbolfuchsin *n*
碳酸钙 Kalkspat *m*, Kalziumkarbonat *n*, Kalk *m*, kohlensaurer Kalk *m*
碳酸钙结晶 Kalkkristall *m*, Calciumcarbonat-Kristall *m*
碳酸酐酶 Carb(o)anhydrase *f*(CAH), Karbo(an)hydrase *f*, Karbanhydrase *f*
碳酸酐酶抑制剂 Carboanhydrase-Inhibitor *m*, Carboanhydrase-Hemmer *m*
碳酸镉 Kadmiumcarbonat *n*
碳酸化器 Karbonisieranlage *f*
碳酸缓冲系 Karbonatpuffer-System *n*
碳酸钾 Kaliumkarbonat *n*, Kali *n*, Kalium carbonicum *n*, Perlasche *f*
碳酸镭 Radiumkarbonat *n*
碳酸锂 Lithiumcarbonat *n*
碳酸铝 Aluminiumkarbonat *n*
碳酸氯盐离子 Bicarbonat-Ion *n*
碳酸镁 Magnesium-Carbonat *n*, Magnesit *n*, Magnesium carbonicum *n*, Bitterspat *m*
碳酸锰 Mangancarbonat *n*, Manganum carbonicum *n*
碳酸钠 Natriumkarbonat *n*, Natrium carbonicum *n*, Natron *n*
碳酸钠熔融法 Natriumkarbonat-Fusion *f*
碳酸尿[症] Carbonuria *f*
碳酸汽水 Sodawasser *n*
碳酸铅 Bleicarbonat *n* plumbum carbonicum *n*
碳酸铅白 Bleiweiß *n*
碳酸氢铵 Ammoniumhydrogenkarbonat *n*, Ammoniumbicarbonat *n*
碳酸氢钙 Kalziumhydrogenkarbonat *n*, Calaumbicarbonat *n*
碳酸氢根 Bicarbonatradikal *n*
碳酸氢钾 Kaliumbikarbonat *n*, Kalium bicarbonicum *n*
碳酸氢钠 Natriumhydrogenkarbonat *n*, Natriumbikarbonat *n*, Natrium bicarbonicum *n*, Natriumhydrokarbonat
碳酸氢钠漱口液 Natriumbicarbonat-Gurgelwasser *n*
碳酸氢钠碳酸钙散 Natriumbicarbonat und Calciumcarbonat-Pulver *n*, Sippy* Pulver Nr.1 *n*
碳酸氢钠氧化镁散 Natriumbicarbonat und Magnesiumoxyd-Pulver *n*, Sippy* Pulver Nr.2 *n*
碳酸氢盐 Hydrogenkarbonat *n*, Bikarbonat *n*
碳酸氢盐缓冲系统 Bicarbonat-Puffersystem *n*
碳酸氢盐缓冲液 Bicarbonat-Puffer *m*
碳酸氢银 Silberbicarbonat *n*
碳酸缺乏性碱中毒 akapnoische metabolische Alkalose *f*
碳酸锶 Strontiumkarbonat *n*
碳酸铁 Eisencarbonat *n*
碳酸锌 Zinkkarbonat *n*, Zinkcarbonat *n*
碳酸血红蛋白 Kohlensäurehämoglobin *n*
碳酸血症 Kohlensäurehämie *f*
碳酸亚铊 Thallocarbonat *n*
碳酸亚铁 Eisen(Ⅱ)-karbonat *n*, Ferrum carbonicum *n*
碳酸亚铁芦荟素片 Ferrocarbonat und Aloin-Tabletten *f pl*
碳酸亚铁丸[剂] Ferrocarbonat-Tabletten *f pl*
碳酸盐 Carbonate *n pl*(酯)
碳酸盐缓冲系 Carbonat-Puffersystem *n*
碳酸盐结石 Karbonatstein *n*
碳酸盐脱水酶 Carboanhydrase *f*
碳酸盐硬度 Carbonathärte *f*, Karbonathärte *f*
碳酸氧铋 Bismutylcarbonat *n*, Bismutum subcarbonicum *n*
碳酸乙酯 Äthylcarbonat *n*
碳酸乙酯奎宁 Chininkohlensäureäthylester *m*, Chininum aethylcarbonicum *n*
碳酸中毒 Karbolsäurevergiftung *f*
碳 - 碳键 Kolenstoff-Kohlenstoffbindung *f*
碳碳连接酶 Kolenstoff-Kohlenstoff-Ligase *f*
碳碳裂解酶 Kolenstoff-Kohlenstoff-Lyase *f*
碳 - 碳双键 Kohlenstoff-Kohlenstoff-Doppelbindung *f*
碳碳双键异构酶 Kohlenstoff-Kohlenstoff-Doppelbindung-Isomerase *f*
碳头孢噻吩 Carbacephalothin *n*
碳头孢烯类 Carbacepheme *pl*

碳鎓 Carbonium *n*
碳鎓离子 Carbonium-Ion *n*
碳吸收剂 Kohle-Absorbens *n*
碳烯 Carbenium *n*
碳烯化学 Carbeniumchemie *f*
碳酰 Karbonyl *n*
碳酰胆碱 Carbamylcholin *n*
碳酰氟 Carbonylfluorid *n*, Fluorophosgen *n*
碳酰硫 Carbonylsulfid *n*
碳酰氯 Kohlenoxychlorid *n*, Karbonylchlorid *n*, Carboneum oxychloratum *n*, Phosgen *n*
碳酰氯中毒 Phosgenvergiftung *f*
碳循环 Kohlenstoffzyklus *m*
碳氧[亚铁]血红素 Karbonyl-Ferrohämochrom *n pl*
碳氧单胞菌属 Carboxydomonas *m*
碳氧肌红蛋白 Karboxymyoglobin *n*
碳氧连接酶 Carbon-Oxygen-Ligase *f*
碳氧裂解酶 Carbon-Oxygen-Lyase *f*
碳-氧双键 Carbon-Oxygen-Doppelbindung *f*
碳氧血红蛋白 Karboxyhämoglobin *n*, Kohlenoxidhämoglobin *n*, Kohlen(mon)oxidhämoglobin *n*
碳氧血红蛋白尸斑 Kohlenoxidhämoglobin-Leichenfleck *m*
碳氧血红蛋白吸收光谱 Absorptionsspektrum des Kohlenoxidhämoglobins *n*
碳氧血红蛋白血症 Karboxyhämoglobinämie *f*
碳阴电炉 Kohlenwiderstandsofen *m*, Kohlenstoff-Widerstandsofen *m*
碳源 Kohlenstoffquelle *f*
碳着色斑 Kohlenstoff-Fleck *m*
碳正离子 Carbonium-Ion *n*
碳种植体 Kohlenstoff-Implantat *n*

TANG 汤羰唐堂搪溏糖淌躺烫

tāng 汤羰

汤亨肩关节进路 Thompson* Henry* Schulteransatz *m*, Thompson* Henry* Ansatz der Schulter *m*
汤姆森病 Thomson* Krankheit *f*, angeborene Myotonie *f*(先天性肌强直)
汤姆森韧带 Thomson* Ligament *n*(髂耻束)
汤姆森足手术 Thomson* Fußbedienung *f*, Thomson* Fußoperation *f*(跖骨内翻软组织矫形术)
汤姆逊散射 Thomson* Streuung *f*(系光子与原子相互作用而产生的偏转光,子不丢失能量)
汤普森股骨进路 Thompson* Ansatz der Oberschenkel *m*, Thompson* Oberschenkelansatz *m*
汤普森桡骨进路 Thompson* Ansatz des Radius *m*, Thompson* Radiusansatz *m*
汤普森氏沙门氏菌 Salmonella thompson *f*
汤普森征 Thompson* Zeichen *n*(跟腱断裂的体征)
汤氏能 Towne* Stellung *f*
汤氏投影 Towne* Projektion *f*(头部 X 线投照)
汤氏位 Towne* Position *f*, Towne* Stellung *f*(为颅腔基底部 X 线投照位之一)
汤氏位片 Towne* Bild *n*(额枕位头颅平片)
汤匙 Eßlöffel *m*
汤斯综合征 Towne* Syndrom *n*(一种常染色体显性遗传综合征,有肛门缺陷及肢指异常)
汤药 Dekokt *n*, Absud *m*
羰合肌红蛋白 karboxymyoglobin *n*, Karbonyl-Myoglobin *n*
羰合血红素 Karbonyl-Häm *n*
羰花青 Carbocyanin *n*
羰化镍中毒 Nickelcarbonyl-Vergiftung *f*
羰基 Karbonylgruppe *f*, Karbonyl *n*
羰基反应 Karbonylreaktion *f*
羰基钴 Kobaltcarbonyl *n*
羰基还原 Reduktion der Karbonylgruppe *f*
羰基化合物 Karbonylverbindung *f*
羰基化作用 Karbonylisierung *f*
羰基加成反应 Karbonyladdition *f*
羰基价 Carbonylgruppe Wert CGV *m*
羰基键 Karbonylbindung *f*, carbonyl link <engl.>
羰基镍 Nickelkarbonyl *n*
羰基试剂 Karbonylreagens *n*
羰基铁 Eisenkarbonyle *n pl*
羰基氧 Karbonylsauerstoff *m*

táng 唐堂搪溏糖

唐吉甙元 Coniferin *n*, Tanghinigenin *n*
唐律 Gesetze der Tang-Dynastie *n pl*
唐纳逊氏试验 Donaldson* Test *m*(od Reaktion *f*)
唐南效应 Donnan* Effekt *m*
唐氏病征 Down* Syndrom *n*, Mongolismus und Trisomie des Chromosoms 21 *m*
唐氏综合征 Down* Syndrom *n*
唐氏综合征 21-三体综合征,先天愚型 Down*Syndrom *n*
堂(表)兄弟 Cousin ersten Grades *m*
搪瓷 Emaille *f*
搪瓷器皿食品卫生 Lebensmittelhygiene der Emaille *f*
溏便 halbflüssiger Stuhl *m*
糖 Zucker *m*, Saccharum *n*
糖[代谢]皮质激素 Glukokortiko(stero)ide *n pl*
糖[代谢]调节的 glycoregulatorisch
糖[代谢性]分布 Zucker(stoffwechsels)verteilung *f*
糖[酵]解 Glukolyse *f*, Glykolyse *f*
糖[精]酸 Saccharinsäure *f*
糖[神经]鞘脂 Glykosphingolipid *n*
糖[新陈]代谢 Kohlenhydratstoffwechsel *m*, Saccharometabolismus *m*, Glukometabolismus *m*
糖氨聚糖 Glykosaminoglykan, GAG *n*
糖胺 Osamin *n*
糖胺多糖 Glykosaminoglykan, GAG *n*(氨基聚糖)
糖胺多糖 Glykosaminoglykane, GAG *pl*(聚糖)
糖胺聚糖 Glykosaminoglykan *n*
糖储藏 Glykopexie *f*
糖醇 Zuckeralkohol *m*
糖代谢 Kohlenhydratstoffwechsel *m*, Zuckerstoffwechsel *m*, Zuckerhaushalt *m*, Glukometabolismus *m*
糖代谢的 glycometabolisch
糖代谢失常 Kohlenhydtratstoffwechselstörung *f*, Glycometabolismusstörung *f*
糖代谢紊乱 Zuckerstoffwechselstörung *f*, Kohlenhydratstoffwechselstörung *f*
Mac1 糖蛋白 Glykoprotein Mac-1 *n*, Komplement-Rezeptor 3 *m*, CR3(补体受体 3)
糖蛋白 Glykoprotein *n*, Glykoproteid *n*, Glukuprotein *n*, Glukoproteid *n*
P-糖蛋白 P-Glykoprotein *n*
糖蛋白Ⅱb/Ⅲa 抑制剂 Glykoprotein Ⅱb/Ⅲ ein Inhibitor *m*
糖蛋白 PC-1 基因 Glykoprotein PC-1-Gen *n*
糖蛋白半乳糖基转移酶 Glykoprotein β-Galaktosyltransferase *f*
糖蛋白分泌细胞 Glykoprotein-produzierende Zelle *f*
β2-糖蛋白抗体 Beta-2-Glycoprotein 1-Antikörper *m*
糖蛋白酶 Glucoproteinase *f*
糖蛋白尿 Glycoproteinurie *f*
糖蛋白唾液酸酶 Glykoprotein-Sialidase *f*
糖蛋白亚基 Glykoprotein-Untereinheit *f*
糖氮比值：G:N-Verhältnis *n*

糖的 saccharat(-us,-a,-um)
糖淀粉 Amylose *f*
糖定量法 Saccharimetrie *f*, Saccharometrie *f*
糖定量器 Saccharimeter *m*, Saccharometer *m*
糖锭[剂] Lozenge *f*, Tabuletta obducta *f*
糖毒性 Glukosetoxizität *f*
糖萼 Glykokalyx *f*(多糖包被)
糖分解的 sukroseklastisch
糖粉 Zuckerpulver *n*
糖负荷 Glucosebelastung *f*
糖苷 Glykoside *n pl*
糖苷键 Glykosidbindung *f*
糖苷键末端 terminale Glykosidbindung *f*
糖苷酶 Glykosidasen *f pl*
RNA N 糖苷酶 RNA-N-Glykosidasen *f pl*
β- 糖苷酶复合物 Beta-Glykosidasekomplex *m*, β-Glykosidasekomplex *m*
α 糖苷酶抑制剂(葡糖苷酶抑制药 α) Glucosidase-Inhibitor *m*
糖苷内切酶 Endoglykosidase *f*
糖苷酸 Glukuronid *n*
糖苷外切酶 Exoglykosidase *f*
糖酐酯 Dextransulfat *n*
糖杆菌 Saccharobazillus *m*, Lactobacillus pastorianus *m*
糖感受器 Glykorezeptor *m*
糖固定 Glykopexie *f*
糖果糕点食品卫生 Lebensmittelhygiene von Süßigkeit und Kuchen *f*
糖汗症 Saccharose-Ephidrosis *f*
糖核蛋白类 Glyconucleoprotein *n*
糖化 Verzuckerung *f*, Saccharifikation *f*
糖化白蛋白 glykiertes Albumin *n*, GA *n*
糖化本领 Saccharifikationsvermögen *n*
糖化蛋白 glykiertes Protein *n*
糖化酵母 Saccharomyces diastaticus *m*
糖化力 Saccharifikationsvermögen *n*
糖化清(白)蛋白 glykiertes Albumin *n*
糖化血红蛋白分析仪 Glycosylhämoglobin-Analysegerät *n*
糖化作用 Saccharifikation *f*
糖基 Glykan *n*, Glycosyl-
DNA 糖基[化]酶 DNA-Glykosylase *f*
糖基甘油酯 Glykoglyceride *n*
糖基化的血红蛋白 A glykosyliertes Hämoglobin A *n*
糖基化磷酸多萜醇 Glykosyl-Phosphor-Polyprenol *f*
糖基化酶 Glykosylase *f*
糖基化依赖的细胞粘附分子 Glykosylierungsabhängig Zelladhäsionsmolekül *n*
糖基化[作用] Saccharifikation *f*
糖基化终产物 Glykosylierung-Endprodukt *n*
糖基化终末产物 Endprodukte fortgeschrittener Glykierung [engl. auch AGE] *n pl*
糖基磷脂酰肌醇拮抗药 GPⅡb-Ⅲa-Antagonisten *m pl*
糖基磷脂酰肌醇锚蛋白 glycosylphosphatidylinositol-verankertes Protein *n*
糖基天冬酰胺酶 Glycosylasparaginase *f*
糖基血红蛋白试验 glykosyliertes Hämoglobin-Test *m*
糖基转移酶 Glycosyltransferase *f*
糖浆 Zuckersirup *m*, Syrupus *m*(Syr.), Sirup(us) *m*
糖浆[剂] Zuckersirup *m*, Syrupus *m*(Syr.), Sirup(us) *m*
糖浆蒸锅 Sirupdampftopf *m*
糖浆状的 sirupartig, sirupdick, sirupös
糖胶树胶工人溃疡 Chiclero Ulkus *n*
糖酵解[作用] Glukolyse *f*, Glykolyse *f*
糖酵解的 glykolytisch
糖酵解途径 glykolytischer Weg *m*
糖结合物 复合糖,结合糖 Glycokonjugat *n*
糖解酶 glykolytische Enzyme *n pl*
糖芥苷 Erysimin *n*
糖精 Sacchrimidum *n*, Saccharin(um) *n*, o-Sulfobenzoesäureimid *n*, Sulfinid *n*
糖精钠 Saccharin-Natrium *n*, Kristallose *f*
糖精钠电极 Saccharin-Natrium-Elektrode *f*, Kristallose-Elektrode *f*
糖精试验 Saccharin-Test *m*
糖抗原 19-9 Kohlenhydrat-Antigen 19-9, CA19-9 *n*
糖抗原 Kohlenhydrat-Antigen *n*
糖类 Kohlenhydrat *n*(KH), Saccharid *n*, Zucker *m*
糖类代谢 Kohlenhydratstoffwechsel *m*
糖类抗原 19-9 Kohlenhydratsantigen *n*
糖类尿 Kohlenhydraturie *f*, Glykosurie *f*
糖类吸收不良 Kohlenhydratmalabsorption *f*
糖类消化不良 Kohlenhydratdyspepsie *f*
糖类需要量 Kohlenhydratbedarf *m*
糖链抗原 19-9 Kohlenhydrat antigen19-9(CA19-9) *n*
糖量比色计 Chromosaccharometer *n*
糖量测定法 Saccharimetrie *f*
糖量计 Saccharometer *n*, Saccharimeter *n*
糖量折射计 Zucker-Refraktometer *n*
糖磷酸化酶 Saccharophosphorylase *f*
糖磷脂 Glykophospholip(o)id *n*
糖萝卜 Bete *f*, Beta vulgaris *f*
糖酶 Saccharidase *f*, Karbohydrase *f*
糖耐量 Kohlenhydrattoleranz *f*, Glukosetuleranz *f*
糖耐量减低 gestörte Glukosetoleranz *f*, Glukosetoleranzstörung <GTS, GT-Strg.> *f*
糖耐量曲线 Kohlenhydrattoleranz-Kurve *f*, Zuckertoleranz-Kurve *f*
糖耐量试验 Zuckertoleranztest *m*, Glukosetuleranztest *m*
糖耐量双曲线定律 Diplokurvengesetz der Glukosetoleranz *n*
糖尿 renale Zuckerausscheidung *f*, Saccharorrhoea(urinosa) *f*, Glukosurie *f*
糖尿病 Zuckerharnruhr *f*, Diabetes mellitus *m*, Melituria *f*, Willis* Krankheit *f*
糖尿病,2 型 Diabetes vom Typ Ⅱ *m*
糖尿病,非胰岛素依赖型 非胰岛素依赖型糖尿病 Diabetes, nicht-Insulin-abhängiger Diabetes mellitus *m*
糖尿病,实验性 糖尿病 Diabetes, experimenteller Diabetes *m*
糖尿病[性]黄皮症 Xanthosis diabetica *f*
糖尿病[性]昏迷 diabetisches Koma *n*, Coma diabeticum *n*
糖尿病饼干 diabetisches Plätzchen *n*
糖尿病并发症 Komplikation von Diabetes *f*
糖尿病大血管病变 Diabetes-Makroangiopathie *f*
糖尿病单一神经病变 diabetische Mononeuropathie *f*
糖尿病的 diabetisch, diabetic(-us, -a, -um)
糖尿病低血糖[症] diabetische Hypoglykämie *f*
糖尿病多发神经病变 diabetische Polyneuropathie *f*
糖尿病分型 Diabetes Typisierung *f*
糖尿病高渗性昏迷 diabetisches hyperosmolares Koma *n*
糖尿病高脂血症 diabetische Hyperlipidämie *f*
糖尿病和胰岛素的调节 Diabetes und Insulin Verordnung
糖尿病患者 Diabetiker *m*
糖尿病黄瘤 Xanthoma diabeticorum *n*
糖尿病肌萎缩 diabetische Amyotrophie *f*
糖尿病监测程序 Diabetes-Monitor *m*
糖尿病健康教育 Gesundheitserziehung für Diabetes mellitus *f*
糖尿病脚 diabetischer Fuß *m*
糖尿病恐怖 Diabetophobie *f*
糖尿病口腔病变 diabetische Stomatopathie *f*
糖尿病母亲婴儿 Säugling diabetischer Mutter *m*

糖尿病脑病 diabetische Encephalopathie *f*
糖尿病皮肤病变 diabetische Dermatopathie *f*
糖尿病前期 Prädiabetes *m*
糖尿病神经病变 diabetische Neuropathie *f*, Neuropathia diabetica *f*
糖尿病神经痛 diabetische neuropathische Schmerzen *m pl*
糖尿病肾病 diabetische Nephropathie *f*, DN *f*
糖尿病肾乳头坏死 diabetische Nierenpapillennekrose *f*
糖尿病肾脏病变 diabetische Nephropathie *f*, Nephropathia diabetica *f*
糖尿病试验 Diabetes-Test *m*
糖尿病视网膜病 diabetische Retinopathie *f*, Retinopathia diabetica *f*
糖尿病视网膜病变 diabetische Retinopathie (DRS) *f*
糖尿病视网膜病变玻璃体切割术研究 Studie der Vitrektomie der diabetischen Retinopathie (DRVS) *f*
糖尿病视网膜病变早期治疗评估 Studie der frühzeitigen Behandlung der diabetischen Retinopathie *f*
糖尿病酸中毒 diabetische Azidose *f*, diabetische Acidosis *f*
糖尿病糖 diabetischer Zucker *m*
糖尿病体育疗法 diabetische Motoriktherapie *f*
糖尿病酮症 diabetische Ketose *f*
糖尿病酮症酸中毒 diabetische Keto-Azidose *f*
糖尿病微动脉瘤 diabetisches Mikroaneurysma *n*
糖尿病微血管病 diabetische Mikroangiopathie *f*
糖尿病微血管病变 Diabetes-Mikroangiopathie *f*
糖尿病相关肽 Diabetes-assoziiertes peptid *n*
糖尿病心肌病 diabetische Myokardopathie *f*
糖尿病心脏病 diabetische Kardiopathie *f*
糖尿病性[假]脊髓痨 diabetische Rückenmarkschwindsucht *f*
糖尿病性白内障 diabetische Katarakt *f*
糖尿病性大疱病 diabetische Bullosis *f*
糖尿病性大疱性疹 diabetische bullöse Eruption *f*
糖尿病性的 diabetisch, diabetic (-us, -a, -um)
糖尿病性低血糖[症] diabetische Hypoglykämie *f*
糖尿病性多发性神经炎 diabetische Polyneuritis *f*, Polyneuritis diabetica *f*
糖尿病性骨病 diabetische Osteopathie *f*, Osteopathia diabetica *f*
糖尿病性骨疽 diabetische Knochen-Gangrän *f*
糖尿病性骨质疏松 diabetische Osteoporose *f*
糖尿病性关节病 diabetische Arthropathie *f*
糖尿病性龟头炎 diabetische Balanitis *f*
糖尿病性黑矇 diabetische Amaurosis *f*
糖尿病性虹膜发红 Rubeosis iridis diabetica *f*
糖尿病性坏疽 diabetische Gangrän *f*
糖尿病性坏疽 Zuckerbrand *m*, diabetische Gangrän *f*
糖尿病性幻觉症 diabetische Halluzinose *f*
糖尿病性黄斑缺血 diabetische Makula-Ischämie *f*
糖尿病性黄瘤 diabetische Xanthomatose *f*, diabetische Xanthomatosis *f*
糖尿病性黄色瘤 diabetisches Xanthom *n*
糖尿病性肌萎缩 diabetische Muskelatrophie *f*
糖尿病性假性侏儒 diabetischer Pseudozwergwuchs *m*, diabetischer Pseudominderwuchs *m*
糖尿病性假性侏儒综合征 Mauriac* Syndrom *n*, diabetischer Pseudozwergwuchs *m*
糖尿病性渐进性坏死 diabetische Necrobiosis *f*, Necrobiosis diabetica *f*
糖尿病性溃疡 diabetisches Geschwür/Ulkus *n*
糖尿病性尿崩症 Diabetes insipidus *m*
糖尿病性皮肤病 diabetische Dermatopathie *f*
糖尿病性皮疹 diabetische Dermadrome *f*
糖尿病性葡萄膜炎 diabetische Uveitis *f*
糖尿病性屈光不正 diabetischer Refraktionsfehler *m*, diabetische Refraktionsstörung *f*
糖尿病性乳酸酸中毒 diabetische Laktoazidose *f*
糖尿病性瘙痒症 diabetischer Juckreiz *m*
糖尿病性神经病变 diabetische Neuropathie *f*
糖尿病性神经炎 Diabetesneuritis *f*, Neuritis diabetica *f*
糖尿病性肾病 diabetische Nephropathie *f*
糖尿病性肾小球病变 diabetische Glomerulopathie *f*
糖尿病性肾小球硬化症 diabetische Glomerulosklerose *f*, Kimmelstiel*Wilson* Syndrom *n*
糖尿病性视网膜病 diabetische Retinopathie *f*, Retinopathia diabetica *f*
糖尿病性视网膜病变 diabetische Retinopathie *f*, Retinopathia diabetica *f*
糖尿病性酸中毒 diabetische Azidose *f*
糖尿病性苔藓 Lichen diabeticus *m*, diabetisches Xanthom *n*
糖尿病性糖尿 diabetische Glykosurie *f*
糖尿病性酮酸中毒 diabetische Ketoazidose *f*
糖尿病性酮症 diabetische Ketose *f*, diabetische Ketosis *f*
糖尿病性微血管病变 diabetische Mikroangiopathie *f*
糖尿病性心血管病变 diabetische Kardiovasculäre Läsion *f*
糖尿病性阳痿 diabetische Impotenz *f*
糖尿病性长须妇女 diabetische bärtige Frau *f*
糖尿病性脂肪泻 diabetische Steatorrhoe *f*
糖尿病性自体中毒 diabetische Autotoxikose *f*
糖尿病性足[病] diabetischer Fuß *m*, Diabetesfuß *m*
糖尿病性足病 diabetische Pfote *f*
糖尿病性足病 diabetischer Fuß[Krankheit] *m*
糖尿病血管病 diabetische Angiopathie *f*
糖尿病血色病综合征 Diabetes-Hämochromatose-Sydrom *n*
糖尿病眼底改变 diabetische Augenhintergrundveränderung *f*
糖尿病龈炎 diabetische Gingivitis *f*
糖尿病引起的急死 Sekundentod/plötzlicher Tod verursacht von Diabetes *m*
糖尿病饮食 Diabetesdiät *f*, Diabeteskost *f*
糖尿病增殖性视网膜病 diabetische proliferative Retinopathie *f*
糖尿病长胡须妇女综合征 diabetisches bärtige Frau-Sydrom *n*, Achard-Thiers-Syndrom *n*
糖尿病疹 Hautdiabetes *m*, Diabetid *n*
糖尿病脂性渐进性坏死 Necrobiosis lipoidica diabeticorum *f*, Urbach* (-Oppenheim*) Krankheit *f*
糖尿病指数 Diabetes mellitus-Index *m*
糖尿病治疗 Diabetestherapie *f*
糖尿病周围神经病变 diabetische periphere Neuropathie *f*
糖尿病周围血管病 diabetische periphere Angiopathie *f*
糖尿病自主神经病变 diabetische autonome Neuropathie *f*
糖尿病足 diabetischer Fuß *m*
糖尿症 Diabetes mellitus *m*, Willis* Krankheit *f*
糖尿症的 diabetisch, diabetic (-us, -a, -um)
糖皮质[激]素 Glukokortikoid (hormon) *n*
糖皮质激素 Glukokortikoid (hormon) *n*
糖皮质激素反应元件 Glucocorticoid-Response-Element (GRE) *n*
糖皮质激素敏感性 Glukokortikoid-Sensitivität *f*
糖皮质激素受体 Glukokortikoid-Rezeptor *m*
糖皮质激素替代疗法 Glukokortikoid-Substitutionstherapie *f*
糖皮质激素性骨质疏松症 Glucocorticoid-induzierte Osteoporose *f*
糖皮质激素诱导肿瘤坏死因子受体 Glucocorticoid-induzierter Tumornekrosefaktor-Rezeptor *m*
糖皮质类固醇 Glukokortiko (stero) ide *n pl*, S-Kortikoide *n pl*
糖皮质类固醇可抑制性醛固酮症 Glukokortikoid-supprimierbarer Aldosteronismus *m*
糖皮质[甾]类 Glukokortiko (stero) ide *n pl*, S-Kortikoide *n pl*
糖鞘脂 Glykosphingolipid *n*
糖醛酸 Uronsäure *f*, Glykuronsäure *f*, Acidum glycuronicum *n*

糖醛酸苷 Glukuronid *n*（甙）
糖醛酸磷壁酸 Uron-Teichonsäure *f*
糖醛酸循环 Uronsäure-Zyklus *m*
糖缺陷糖蛋白综合征 kohlenhydratdefizientes Glykoprotein-Syndrom *n*
糖缺陷转铁蛋白 Kohlenhydrat-defizientes Transferrin *n*
糖溶解试验 Zucker-Dissolutionstest *m*
糖肉汤培养基 Kohlenhydratbouillon *f*
糖色 Karamel *m*
糖肾阈 Zuckerschwelle *f*
糖生成 Glykogenie *f*, Glykogenese *f*
糖生成的 glykogenetisch
糖水溶血试验 hämolytischer Test mit Zuckerlösung *m*
糖水试验 (Rohr-) Zucker-Wasser-Test *m*
糖顺序 Kohlenhydratreihe *f*
糖酸类 Zuckersäuren *f pl*
糖肽 Glykopeptide *n pl*
糖肽类抗生素 Glycopeptide *pl*, Glykopeptid-Antibiotika *n pl*
糖羰（醛）酸 Uronsäure *f*
糖调节受损 gestörte Glukose-Regulierung *f*, IGR *f*
糖稳态 Glukosehaushalt *m*
糖吸收不良 Zuckermalabsorption *f*
糖型 Glykoform *f*, Zuckerform *f*
糖血 Glykämie *f*, Glukosämie *f*, Mellitämie *f*, Mellithaemia *f*
糖血症 Glukosämie *f*, Glykämie *f*
糖液比重计 Aräosaccharimeter *n*
糖衣 Zuckerüberzug *m*, Glykokalix *m*
糖衣层 Zuckergußschicht *f*
糖衣肠 Zuckergußdarm *m*, Peritonitis chronica fibrosa incapsulans *f*
糖衣肝 Zuckergußleber *f*, Curschmann* Krankheit *f*
糖衣机 Zuckergußmaschine *f*
糖衣脾 Zuckergußmilz *f*
糖衣片 zuckerüberzogene Tablette *f*, Zuckerguß-Tab. *f*
糖衣丸 Tabuletta obducta *f*, Rotula *f*, dragée <frz.>
糖依赖性胰岛素释放肽 glukoseabhängiges insulinotropes Peptid *n*
糖异生 Neoglukogenese *f*, Zuckerneubildung *f*, Glukoneogenese *f*
糖异生作用 Glykoneogenese *f*
糖溢 Glukorrhoe *f*, Glykopolyurie *f*
糖有氧氧化 aerobe Oxidation des Kohlenhydrates *f*
糖原 tierlische Stärke *f*, Glykogen *n*, Dextrinum animalis *n*, Hepatin *n*
糖原［颗］粒 Glykogengranula *n pl*
糖原病 Glykogenose *f*
糖原沉积病 Glykogenspeicherkrankheit *f*, Glykogenose *f*
糖原沉积病Ⅰ型 Glykogenose Typ Ⅰ *f*
糖原储积障碍 Dyszooamylie *f*
糖原的 glykogenen
糖原分解 Glykogenabbau *m*, Glykogenolyse *f*
糖原分解［作用］Glykogenolyse *f*
糖原分解不足 Hypoglykogenolyse *f*
糖原分解的 glykogenolytisch
糖原分泌的 glykosekretorisch
糖原合成 Glykogenie *f*, Glykogenese *f*, Glykogensynthese *f*
糖原合成酶 Glykogensynthetase *f*
糖原合成酶-3 Glykogen-Synthese-Kinase-3 *f*, Glykogensynthese Enzym -3（GSK-3）*n*
糖原合成酶基因 Glykogen-Synthese-Gen *n*
糖原合成酶激酶 3β Glykogen Synthese Kinase-3β *f*
糖原酵解 Glykolyse *f*
糖原浸润 Glykogeninfiltration *f*
糖原累积病 Glykogenspeicherkrankheit *f*, Glykogenose *f*（症）
糖原磷酸化酶 Glykogenphosphorylase *f*
糖原酶 Glykogenase *f*
糖原泡 Glykogenvakuole *f*
糖原缺乏 Glykogenverlust *m*
糖原染色 Glykogenfärbung *f*
糖原生成［作用］Glykogenaufbau *m*, Glykogenie *f*, Glykogenese *f*
糖原生成的 glykogenetisch
糖原团 Glykogenmasse *f*
糖原稳定作用 glykostatische Aktion *f*
糖原小体 Glykogenkörperchen *n*
糖原心综合征 Pompe* Krankheit *f*, Cardiomegalia glycogenica *f*
糖原性氨基酸 Glykogenesenaminosäure *f*
糖原性肝肾大 Hepatonephromegalia glycogenica *f*
糖原性肾病 Glykogennephropathie *f*
糖原性心肥大 Cardiomegalia glycogenica *f*
糖原异生［作用］Glukoneogenese *f*, Glykoneogenese *f*
糖原异生酶 Glykoneogenase *f*
糖原异生作用 Glukoneogenese *f*
糖原贮积 Glykogenspeicher *m*
糖原贮积病 Glykogenose *f*
糖原贮积病Ⅱ型 庞贝氏症，酸性麦芽糖酶缺陷病 Glykogenspeicherkrankheit Typ Ⅱ *f*
糖原贮积症 Glykogenspeicherkrankheit *f*, Glykogenose *f*, Glykogenthesaurismose *f*
糖原贮积症Ⅰ型（冯·吉尔克病）Glykogenspeicherkrankheit Typ Ⅰ *f*, Von* Gierke* Krankheit *f*, Morbus von Gierke *m*（葡萄糖-6-磷酸酶缺乏）
糖原贮积症Ⅱ型（庞皮病）Glykogenspeicherkrankheit Typ Ⅱ *f*, Pompe'sche* Krankheit *f*, Morbus Pompe *m*（α1,4 葡萄苷酶缺乏）
糖原贮积症Ⅲ型（福布斯病）Glykogenspeicherkrankheit Typ Ⅲ *f*, Forbes* Krankheit *f*, Cori-Krankheit *f*（脱支酶淀粉 1,6 葡萄苷酶缺乏）
糖原贮积症Ⅳ型（安德森病）Glykogenspeicherkrankheit Typ Ⅳ *f*, Andersen* Krankheit *f*, Morbus Andersen *m*（分支酶淀粉转葡萄糖苷酶缺乏）
糖原贮积症Ⅴ型（麦卡德尔病）Glykogenspeicherkrankheit Typ Ⅴ *f*, McArdle* Krankheit *f*, Morbus McArdle *m*（肌磷酸化酶缺乏）
糖原贮积症Ⅵ型（赫斯病）Glykogenspeicherkrankheit Typ Ⅵ *f*, Hers* Krankheit *f*, Morbus Hers *m*（肝磷酸化酶缺乏）
糖原贮积症Ⅶ型（塔瑞病）Glykogenspeicherkrankheit Typ Ⅶ *f*, Tarui* Krankheit *f*, Morbus Tarui *m*（肌磷酸果糖激酶缺乏）
糖原贮积症Ⅷ型 Glykogenspeicherkrankheit Typ Ⅷ *f*（磷酸化酶激酶缺乏）
糖原贮积症ⅠA 型 Glykogenspeicherkrankheit Typ ⅠA *f*, Von-Gierke-Krankheit *f*, Morbus von Gierke *m*（葡萄糖-6-磷酸酶缺乏）
糖原贮积症ⅠB 型 Glykogenspeicherkrankheit Typ ⅠB *f*（葡萄糖-6-磷酸酶转换酶缺乏）
糖杂体 Glykoheteroside *f*
糖甾类 Glykosteroide *n pl*
糖甾类拮抗药 Glykosteroid-Antagonisten *m pl*
糖脂 Glukolipoide *n pl*, Glykolipoide *n pl*
糖脂沉积病 Glykolipid-Lipidose *f*
糖脂蛋白 Glykolipoprotein *n*
糖脂质沉积病 Glykolipid-Lipidose *f*
糖脂质抗原 Glykolipoidantigen *n*
糖脂贮积病 Glykolipidose *f*
糖质酸盐 Saccharat *n*
糖转换 Glyco Umwandlung *f*
糖缀合物（糖复合体）Glykokonjugat *n*（物）
糖渍法 Zucker-Pokelnmethode *f*

tǎng 淌躺

淌度 Beweglichkeit *f*, Mobilität *f*
淌度法 Mobilometer *n*
淌度计 Beweglichkeitsmeter *n*, Mobilometer *n*
躺卧[位] Rückenlage *f*
躺卧的 liegend
躺在上面 darüberliegend, aufliegend

tàng 烫

烫 verbrühend
烫觉 brennendes Gefühl *n*
烫伤 Verbrühung *f*
烫伤表皮脱落 Häutung der Epidermis von Verbrühungen *f*
烫伤肺[改变] verbrühende Lungen *f pl*
烫伤后表皮脱落 Häutung nach Verbrühungen *f*
烫伤热破裂 Wärme-Bruch von Verbrühungen *m*
烫伤事故 Verbrühungsunfall *m*
烫伤水泡 Verbrennungsblase *f*
烫伤死后变化 postmortale Änderungen von Verbrühungen *f pl*
烫伤样皮肤综合征 Verbrühungshautsyndrom *n*
烫死 Verbrühungstod *m*

TAO 绦逃桃陶淘讨套

tāo 绦

绦虫 Bandwurm *m*, Taenia *f*
绦虫病 Täniose *f*, Taeniosis *f*, Taeniasis *f*, Cestodiasis *f*
绦虫毒素 Taeniotoxin *n*
绦虫感染 Bandwurminfektion *f*
绦虫纲 Cestoidea *pl*
绦虫或带 Taenia *f*
绦虫节片 Bandwurmglied *n*, Proglottide *f*
绦虫恐怖 Täniophobie *f*
绦虫类 Cestoda *n*
绦虫卵 Zestodeneier *n pl*
绦虫属 Taenia *f*, Tenia *f*, Tänie *f*
绦虫未成熟节片脱落 Hyperapolysis *f*
绦虫性[假]结核 Cestodentuberkulose *f*
绦虫性假(类)结核病 cestodische Tuberkulose *f*
绦虫性结核 ceatodische Tuberkulose *f*
绦虫学 Cestodologie *f*
绦虫幼虫(蚴) Proscolex (*pl.* proscolices) *n*
绦虫幼虫病 幼绦虫病 Cysticercus Krankheit *f*
绦虫蚴 Proscolex *m*
绦虫蚴病 Zenuriase *f*
绦虫状的 taeniaförmig, taeniaartig

táo 逃桃陶淘

逃避(跑)反应 Fluchtantwort *f*
逃避(跑)行为 Fluchtbenehmen *n*
逃避反射 Fluchtreflex *m*
逃避条件作用 Fluchtkonditionierung *f*
逃避现实 Eskapismus *m*, Flucht aus der Wirklichkeit *f*
逃避性饮酒 Fluchttrinken *n*
逃避学习 Fluchtlernen *n*
逃避原理 Fluchttheorie *f*
逃遁反应 Fluchtreaktion *f*, Flugreaktion *f*
逃离现实 Eskapismus *m*, Flucht aus der Wirklichkeit *f*
逃跑反应 Fluchtantwort *f*
逃跑行为 Fluchtbenehmen *n*
逃跑训练 Fluchttraining *n*
逃入幻想 Flucht in die Phantasie/Fantasie *f*
逃入疾病 Flucht in die Krankheit *f*
逃入健康 Flucht in die Gesundheit *f*
逃亡者 Flüchtiger *m*
逃学 Bummelantentum *n*, Schulverweigerung *f*
逃逸，漏逸 schleichen
逃逸行为 Fluchtbenehmen *n*
逃逸火箭 Rettungsrakete *f*
逃逸机制 Fluchtmechanismus *m*(逃避机理)
逃逸塔 Fluchtturm *m*
桃花色 Pfirsichblüte *f*, Roseneule *f*
桃金娘 Myrte *f*
桃金娘[烯]醇 Myrtenol *n*
桃金娘[烯]醛 Myrtenal *n*
桃金娘科 Myrtaceae *pl*
桃金娘属 Myrtus *m*, Rhodomyrtus *m*
桃金娘叶[形]探子 myrthenblattförmige Probe *f*
桃金娘油 Myltol *n*, Myrtenöl *n*
桃仁油 Pfirsichkernöl *n*
桃色 Pfirsich *m*
桃属 Persica *f*
桃叶珊瑚苷 Aucubin *n*(甙)
陶宾综合征 Taussig-Bing-Syndrom *n*(少见的复杂先天性心脏畸形)
陶瓷胆囊 Porzellan Gallenblase *f*
陶瓷的 keramisch
陶瓷绝缘线管 isolierende Keramik-Röntgenröhre *f*
陶瓷滤器 keramischer Filter *m*
陶瓷食皿卫生 Lebensmittelhygiene von Tonware *f*
陶瓷修复 Keramikrestauration *f*
陶瓷制品 Keramiken *f pl*
陶瓷助溶剂 keramisches Flussmittel *n*
陶瓷自由成形 Keramik-Freiform-Herstellung *f*
陶工尘肺 Töpfer-Pneumokoniose *f*(哮喘)
陶工支气管炎 Töpfer-Bronchitis *f*
陶罐 keramischer Topf *m*
陶器 Keramik *f*, Töpferware *f*, Tonware *f*, Töpferhandwerk *n*
陶器工绞痛 Colica figulorum *f*
陶瑟征 Trousseau Zeichen *n*
陶特曼三角区 Trautman* Dreieck *n*
陶土 Argilla *f*, Bolus alba *f*
陶土色便 tonfarbiger Stuhl *m*, kaolinfarbiger Stuhl *m*
陶土色的 tonartig
陶扎色替 Tozasertib *n*
淘虫法 Wurmwaschmethode *f*
淘米水样便 reiswasserartiger Stuhl *m*
淘汰 Rückweisung *f*, Attrition *f*
淘汰率 Rückweisungsquote *f*, Rückweisungsrate *f*
淘汰药品 obsolete Medikamente *n pl*
淘析 Elution *f*, Abschlämmung *f*, Schlämmung *f*
淘析法 Schlämmungsanalyse *f*, Elutionsanalyse *f*
淘析器 Elutionsapparatur *f*
淘洗分析 Schlämmungsanalyse *f*, Elutionsanalyse *f*
淘洗器 Elutionsapparatur *f*
淘选 Schlämmen *n*

tǎo 讨

讨贝氏鼓音区 Traube* tympanische Area *f*
讨论法 Diskussion *f*
讨论会 Seminar *n*
讨论组 Diskussionsgruppe *f*, Gesprächsgruppe *f*

tào 套

套 Ligatur *f*, Unterbindung *f*(结)
套 Reihe *f*, Serie *f*
套[管]针 Kanüle *f*, Trokar (t) *m*, Acus probatoria *f*, Hohlnadel *f*

套[马]索 Lasso-RNA
套层 Mantelschicht *f*, Envelopenschicht *f*
套叠 Indigitation *f*, Invaginatio(n) *f*, Intussusceptio(n) *f*
套叠缝合法 Invagination Naht *f*
套叠基因 verschachteltes/geschachteltes Gen *n*
套叠试验 Teleskopzeichen *n*
套叠性脆发症 Trichorrhexis invaginata *f*
套箍 Manschette *f*
套管 Kanüle *f*, Canula *f*
套管插入术 Canulation *f*
套管冷冻[探]头 Trokar Kryosonde *f*
套管冷凝器 Doppelrohr-Kondensator *m*
套管钳 Kanülenpinzette *f*
套管针穿刺肠造口术 Trokarpunktion-Enterostomie *f*
套管针穿刺术 Trokarpunktion *f*
套膜 Envelope *f*
套圈缝合法 Zwinge Naht *f*
套入 invaginieren, einstülpen
套筛 Standard-Medizinsieb *n*
套石篮 Korbextraktor *m*
套式 RP-PCR Nest RP-PCR *n*
套式封闭 circumferentiale Blockade *f*
套丝 Mantelfaser *f*
套索 Lasso *n*
套索结构 Lassostruktur *f*
套筒冠固位体 Teleskopkrone *f*
套细胞淋巴瘤 Mantelzelllymphom MCL *n*
套扎术 Ligation *f*
套折的 equitant
套装论 Gehäusetheorie *f*, Umhüllungstheorie *f*

TE 特铽

tè 特铽

特比萘芬 Terbinafin, TBF *n*
特别爱好 Vorliebe *f*, Prädilektion *f*
特别查询 Ad-hoc-Befragung *f*
特别的 außerordentlich
特别动力效应 spezielle Dynamikwirkung *f*
特别询问 Ad-hoc-Befragung *f*
特别医疗单位 spezielle medizinische Einheit *f*, Sonderkrankenhaus *n*
特布他林 Terbutalin *n*(平喘药)
特创论 Kreationismus *m*
特大细胞 Maxizelle *f*
特丁胺 tertiäres Butylamin *n*, Tertiar-Butylamin *n*
特丁醇 Tertiär-Butylalkohol *m*
特丁基 Tertiär-Butyl-
特丁基苯 tertiäres Butylbenzol *n*, Tertiär-Butylbenzol *n*
特定等位基因RCR扩增法 RCR-Amplifikation von spezifischer Allele *f*, PASA-Methode *f*(片段)
特定对象恐惧症 spezifische Phobie *f*
特定轨道 angegebener Orbit *m*, angegebener Umlauf *m*(域)
特定疾病痴呆 Demenz von angegebener Krankheit *f*
特定菌丛动物 Gnotobio(n)t *m*
特定理论 Partikularismus *m*, Partikularität *f*
特定领域知识 domänenspezifische Kenntnis *f*
特定取样 spezielle Probenahme *f*
特定生物学通路 spezifische biologische Signalwege *m pl*
特定时间间隔 spezifiziertes Zeitintervall *n*
特定食物需要 spezifischer Hunger *m*
特定性计算技能障碍 spezifische Rechenstörung *f*, Dyskalkulie *f*
特定性拼写障碍 spezifische Rechtschreibungsstörung *f*
特定性心肌疾病 spezifische Kardiomyopathie *f*
特定性言语构音障碍 spezifische Sprachartikulationsstörung *f*
特定性阅读障碍 spezifische Lesestörung *f*
特定致死基因 spezifisches Zelltodgen *n*
特发(渴感缺乏)性高钠血症 wesentliche Hypernatriämie *f*
特发病 Idiopathie *f*
特发的 idiopathisch, idiopathic(-us, -a, -um), protopathisch, spontan
特发的多发性神经炎 idiopathische Polyneuritis *f*
特发复发性含钙结石 idiopathische rezidivierende Calcium-Urolithiasis *f*
特发免疫性血小板减少性紫癜 Immunthrombozytopenische Purpura *m pl*
特发性[妇女]多发病 idiopathischer Hirsutismus *m*
特发性 CD4+T 细胞减少症 Idiopathische CD4 + Lymphozytopenie *f*
特发性矮小 idiopathischer Minderwuchs *m*, idiopathischer Kleinwuchs *m*
特发性矮小症 idiopathischer Zwergwuchs *m*
特发性白色萎缩 idiopathische Atrophie blanche *f*
特发性白色萎缩伴特发性网状青斑 idiopathische Atrophie blanche mit idiopathischer Livedo reticularis *f*
特发性半面痉挛 idiopathischer hemifazialer Spasmus *m*
特发性鼻出血 idiopathische Epistaxis *f*
特发性鼻炎 idiopathische Rhinitis *f*
特发性壁性心内膜心肌病 idiopathische murale(od. wandständige) Endomyokardose *f*
特发性扁平足 idiopathischer Plattfuß *m*
特发性不育 idiopathische männliche Infertilität *f*
特发性餐后综合征 idiopathisches postprandiales Syndrom *n*, IPPS *n*
特发性草酸钙结石 idiopathischer Calciumoxalatstein *m*
特发性肠扩张 idiopathische Darm-Dilatation *f*
特发性迟发性免疫球蛋白缺乏 idiopathischer spätmanifester Immunglobulinmangel *m*
特发性尺神经炎 idiopathische ulnare Neuritis *f*
特发性齿龈纤维瘤 idiopathische Gingivafibromatose *f*
特发性齿龈纤维瘤病及多毛症 idiopathische Gingivafibromatose und Hypertrichose/Überbehaarung *f*
特发性脆骨症 idiopathische Glasknochenkrankheit *f*
特发性单侧面部多毛症 idiopathischer einseitiger Gesichtshirsutismus *m*
特发性单叶肺气肿 idiopathisches einflügeliges Lungenemphysem *n*
特发性蛋白尿[症] idiopathische Proteinurie *f*
特发性低枸橼酸尿 idiopathische Hypocitraturie *f*
特发性低色素性贫血 idiopathische Hypochromasie *f*, idiopathische hypochrome Anämie *f*
特发性低血压[症] idiopathische Hypotension *f*
特发性癫痫 idiopathische Epilepsie *f*
特发性癫痫 idiopathische Epilepsie *f*, kryptogenetische Epilepsie *f*
特发性点状黑素减少病 idiopathische fleckförmige Hypomelanose *f*, Hypomelanosis guttata idiopathica *f*
特发性淀粉样变 idiopathische Amyloidose *f*
特发性多发性斑状色素沉着 idiopathische multiple fleckförmige Pigmentierung *f*
特发性多发性出血性肉瘤 Sarcoma idiopathicum multiplex haemorrhagicum *n*, Kaposi* Sarkom *n*
特发性多发性色素性肉瘤 idiopathisches multiples pigmentiertes Sarkom *n*
特发性范康尼氏综合征 idiopathisches Fanconi* Syndrom *n*
特发性肥大 idiopathische Hypertrophie *f*
特发性肥大性骨关节病 idiopathische hypertrophe Osteoarthropathie *f*

特发性肥厚型主动脉瓣下狭窄 idiopathische hypertrophische Subaortenstenose IRSS *f*
特发性肥厚性主动脉瓣下狭窄 idiopathische hypertrophische subaortale Stenose *f*(IHSS)
特发性肺动脉干扩张 idiopathische Dilatation/Erweiterung des Lungenstamms *f*
特发性肺动脉高压 idiopathische pulmonale arterielle Hypertonie IPAH *f*
特发性肺动脉扩张 idiopathische Pulmonalarteriendilatation *f*
特发性肺含铁血黄素沉着(积)症 idiopathische Lungenhämosiderose *f*
特发性肺含铁血黄素沉着症 idiopathische Lungenhämosiderose *f*
特发性肺间质纤维化 idiopathische interstitielle Lungenfibrose *f*
特发性肺间质纤维化急性加重 akute Exazerbation der idiopathischen interstitiellen Lungenfibrose *f*
特发性肺间质性纤维化 idiopathische interstitielle Lungenfibrose *f*
特发性肺静脉梗阻 idiopathische Lungenvenenobstruktion *f*
特发性肺脓肿 idiopathischer Lungenabszess *m*
特发性肺纤维变性 idiopathische Lungenfibrose *f*, idiopathische pulmonale Fibrose *f*(化)
特发性肺纤维化 idiopathische Lungenfibrose *f*
特发性肺炎综合征 idiopathisches Pneumonie-Syndrom IPS *n*
特发性腹膜后纤维化 idiopathische retroperitoneale Fibrose (od. Fibrosis) *f*
特发性钙结石症 idiopathische Kalzium-Stein- Krankheit *f*
特发性高钙尿 idiopathische Hyperkalz(i)urie *f*, Kalkdiabetes *m*
特发性高钙尿症 idiopathische Hypercalciurie *f*, IH *f*
特发性高睾酮血症 idiopathische Testotoxämie *f*
特发性高力性心脏综合征 idiopathisches Hyperkinetisches Herzsyndrom *n*
特发性高力状态 idiopathischer hyperkinetischer Zustand *m*
特发性高心搏出状态 idiopathischer hocher kardialer Outputzustand *m*
特发性高血压 essentielle Hypertension *f*, idiopathische Hypertonie *f*
特发性高脂血症 essentielle Hyperlipämie *f*, Bürger*-Grütz* Syndrom *n*
特发性睾丸炎 idiopathische Orchitis *f*
特发性股骨头坏死 idiopathische Hüftkopfnekrose *f*
特发性骨肥厚综合征 idiopathisches Hyperostose-Syndrom *n*
特发性骨关节病 idiopathische Arthrose *f*
特发性骨坏死 idiopathische Osteonekrose *f*
特发性骨质疏松症 idiopathische Osteoporose *f*, idiopathischer Knochenschwund *m*
特发性鼓膜炎 idiopathische Myringitis *f*
特发性虹膜囊肿 idiopathische lridozyste *f*
特发性虹膜萎缩 idiopathischer Irisschwund *m*, idiopathische Atrophie der Iris *f*
特发性呼吸窘迫综合征 idiopathisches Respiratory-Distress-Syndrom *n pl*(IRDS)
特发性黄疸 idiopathische Gelbsucht *f*, idiopathischer Ikterus *m*
特发性混合型冷球蛋白血症 idiopathische gemischte Kryoglobulinämie *f*
特发性肌红蛋白尿 idiopathische Myoglobinurie *f*, familiäre Myoglobinurie *f*
特发性肌萎缩 idiopathische Muskelatrophie *f*, idiopathischer Muskelschwund *m*, progressive Muskeldystrophie *f*, progressiver Muskelschwund *m*
特发性肌阵挛 idiopathischer Myoklonus *m*
特发性疾病 idiopathische Krankheit *f*, idiopathisches Leiden *n*
特发性脊柱侧凸 idiopathische Skoliose *f*
特发性脊柱侧凸后路手术 posteriore Chirurgie der idiopathischen Skoliose *f*
特发性脊柱侧弯 idiopathische Skoliose *f*
特发性脊柱后凸 idiopathische Kyphose *f*
特发性家族性甲状旁腺功能低下症 idiopathische familiäre Hypoparathyreose *f*
特发性甲状旁腺功能低下 idiopathischer Hypoparathyreoidismus *m*, IHP *m*
特发性甲状旁腺功能减退症 idiopathischer Hypoparathyreoidismus *m*
特发性假性肠梗阻 idiopathische intestinale Pseudo-Obstruktion *f*
特发性间质性肺炎 idiopathische interstitielle Pneumonie *f*
特发性肩松动症 idiopathische Schulter-locker-Erkrankung *f*
特发性浆细胞淋巴结病 idiopathische plasmazelluläre Lymphadenopathie *f*
特发性浆细胞龈口炎 idiopathische Plasmazell-Gingivostomatitis *f*
特发性截肢 idiopathische Amputation *f*
特发性近中心凹毛细血管扩张 idiopathische juxtafoveale Telangiektasie *f*
特发性局灶性肾小球肾炎 idiopathische fokale Glomerulonephritis *f*
特发性巨结肠 idiopathisches Megakolon *n*
特发性巨细胞性心肌炎 idiopathische Riesenzellmyokarditis *f*
特发性眶炎症 idiopathische orbitale Entzündung *f*
特发性溃疡性结肠炎 idiopathische Colitis ulcerosa *f*
特发性扩张 idiopathische Dilatation/Erweiterung *f*
特发性蓝鼓膜 idiopathisches blaues Trommelfell *n*
特发性淋巴水肿 idiopathisches Lymphödem *n*
特发性流产 idiopathischer Schwangerschaftsabbruch *m*, idiopathische Kindesabtreibung *f*
特发性马蹄内翻足 idiopathischer Klumpfuß *m*
特发性慢性鼓膜炎 idiopathische chronische Myringitis *f*
特发性慢性疲劳 idiopathische chronische Müdigkeit *f*
特发性慢性胰腺炎 idiopathische chronische Pankreatitis *f*
特发性盲点扩大综合征 Syndrom der idiopathischen Erweiterung des blinden Flecks *n*
特发性毛细血管扩张 idiopathische Telangiektasie *f*
特发性玫瑰疹 idiopathisches Dreitagefieber *n*
特发性弥漫性溃疡 idiopathisches diffuses Geschwür/Ulcus/Ulkus *n*
特发性迷路窗膜破裂 idiopathische Ruptur der Rundfenstermembran *f*
特发性面神经麻痹 idiopathische Gesichtslähmung *f*
特发性面瘫 idiopathische Fazialisparese *f*
特发性膜增殖性肾炎 idiopathische membranproliferative Nephritis *f*
特发性男性乳腺发育 idiopathische Gynäkomastie *f*
特发性尿钙增多症 idiopathische Hyperkalz(i)urie *f*, Kalkdiabetes *m*
特发性扭转张力障碍 idiopathische Torsionsdystonie *f*
特发性帕金森氏综合征 idiopathischer Parkinsonismus *m*
特发性皮肤钙质沉着 idiopathische Hautkalzinose *f*
特发性偏倚 protopathisches Bias *n*
特发性平足 idiopathischer Plattfuß *m*
特发性葡萄膜大脑炎 idiopathische Uveoenceptlalitis *f*
特发性气喘 idiopathisches Asthma *n*, nervöses Asthma *n*, echtes Asthma *n*
特发性鞘膜积液 idiopathische Hydrocele *f*
特发性青少年型骨质疏松 idiopathische juvenile Osteoporose *f*
特发性醛固酮增多症 idiopathischer Hyperaldosteronismus *m*, IHA *m*
特发性热 idiopathischer Fieber *m*
特发性溶血性尿毒综合症 idiopathisches hämolytisch-urämis-

ches Syndrom *n*
特发性身材矮小 idiopathisches Mikrosom *n*
特发性神经痛 idiopathische Neuralgie *f*, idiopathischer Nervenschmerz *m*
特发性肾病综合征 idiopathisches nephrotisches Syndrom *n*
特发性肾出血 idiopathische Nierenblutung *f*, idiopathische renale Hämorrhagie *f*
特发性肾上腺萎缩 idiopathische Nebennierenatrophie *f*
特发性肾性血尿 idiopathische renale Hämaturie *f*, Guil* Hämaturie *f*
特发性视网膜病 idiopathische Retinopathie *f*
特发性视网膜劈裂[症] idiopathische Retinoschisis *f*
特发性室性心动过速 idiopathische ventrikuläre Tachykardie *f*
特发性嗜睡病 idiopathische Hypersomnolenz *f*
特发性嗜酸性肺病 idiopathische eosinophile Lungenerkrankungen *f pl*
特发性嗜酸性食管炎 idiopathische eosinophile Ösophagitis *f*
特发性嗜酸性胃炎 idiopathische eosinophile Gastritis *f*
特发性收缩性肠系膜炎 idiopathische retraktile Mesenteritis *f*
特发性水肿 idiopathisches Ödem *n*
特发性髓外化生 idiopathische myeloische Metaplasie *f*
特发性疼痛 idiopathische Schmerzen *m pl*
特发性体位性低血压[症] idiopathische orthostatische Hypotension *f*
特发性痛风 idiopathische Gicht *f*
特发性突发性感音神经性聋 idiopathische plötzliche Taubheit *f*
特发性突聋 idiopathischer Hörsturz *m*
特发性网状青斑 idiopathische Livedo reticularis *f*
特发性妄想狂 idiopathische Paranoia *f*, idiopathischer Verfolgungswahn *m*
特发性胃炎 idiopathische Gastritis *f*
特发性无精子症 idiopathische Azoospermie *f*
特发性细菌性肌炎 idiopathische bakterielle Myositis/Muskelentzündung *f*
特发性纤维化性肺泡炎 idiopathische fibrose Alveolitis *f*
特发性心包炎 idiopathische Perikarditis *f*
特发性心肌病 idiopathische Myokard(i)opathie *f*, idiopathische Kardiomyopathie *f*
特发性心肌炎 idiopathische Myokarditis *f*, Fiedler* Myokarditis *f*(od. Syndrom *n*)
特发性心室搏动 idioventrikulärer Schlag *m*
特发性新生儿肝炎 idiopathische neonatale Hepatitis *f*
特发性新月体性肾炎 idiopathische halbmondförmige Nephritis *f*
特发性性早熟症 idiopathische geschlechtliche/sexuelle Frühreife *f*, idiopathische Pubertas praecox *f*
特发性眩晕 idiopathischer Schwindel *m*
特发性血鼓室 idiopathisches Hämotympanon *n*
特发性血尿 essentielle Hämaturie *f*
特发性血色病 idiopathische Hämochromatose *f*
特发性血色素沉着[症] IHC idiopathische Hämochromatose *f*
特发性血小板减少性紫癜 idiopathische thrombozytopenische Purpura *f*
特发性血小板减少性紫癜 Purpura idiopathica thrombopenica *f*
特发性血小板减少紫癜 idiopathische thrombozytopenische Purpura *f*, immunthrombozytopenische Purpura *f*
特发性血小板增多 idiopathische hämorrhagische Thrombozytämie *f*
特发性血小板增多症 idiopathische Thrombozytose, (essential thromocythemia [Eng.]) *f*
特发性荨麻疹 idiopathische Urticaria *f*
特发性炎症性肠病 idiopathische entzündliche Darmerkrankungen *f pl*
特发性炎症性肌炎 spontane Entzuendungsmyositis *f*
特发性眼睑痉挛 essentieller Blepharospasmus *m*
特发性一过性骨质疏松症 idiopathische transiente Osteoporose *f*
特发性阴茎异常勃起 idiopathischer Priapismus *m*
特发性阴囊钙质沉着 idiopathische skrotale Kalzinose *f*
特发性阴囊坏死 Fournier* Gangrän (od. Krankheit) *f*
特发性龈增生 idiopathische Gingivahyperplasie *f*
特发性婴儿血钙过多性硬皮病 idiopathische hyperkalzämische Sklerodermie der Säuglingen *f*
特发性硬化性腹膜炎 idiopathische sklerosierende Peritonitis *f*
特发性幼年型骨质疏松[症] idiopathische juvenile Osteoporose *f*
特发性震颤 essentieller Tremor (ET) *m*
特发性脂肪痢 idiopathische Stea(to)rrhoe *f*(泻)
特发性脂肪泻 idiopathische Steatorrhoe *f*
特发性直肠结肠炎 idiopathische Proctocolitis *f*
特发性直立性低血压[症] idiopathische orthostatische Hypotension idiopathische (orthostatische) Hypotonie *f*
特发性趾骨溶解 idiopathisches Phalanxauflösen *m*
特发性中枢性睡眠呼吸暂停 idiopathische zentrale Schlafapnoe *f*
特发性中枢性早熟 idiopathische zentrale Frühreife *f*
特发性中性白细胞减少 idiopathische Neutropenie *f*
特发性主动脉炎 idiopathische Aortitis *f*
特发性子宫破裂 Spontanruptur des Uterus *f*, Metrorrhexis *f*
特发性紫癜 idiopathische Purpura *f*
特发性纵隔炎 idiopathische Mediastinitis/Mittelfellentzündung *f*
特发性组织细胞增生病 idiopathische Histiozytose *f*
特发性醉酒 idiopathische Intoxikation *f*
特发于童年的情绪障碍 idiopathische emotionale Störung mit Beginn in der Kindheit *f*
特夫素(促吞噬素) Tuftsin *n*(主要在脾产生)
特-弗二氏综合征下颌面骨发育不全综合征 Treacher*-Collins*-Franceschetti* Syndrom *n*, mandibulofaziale Dysostosis *f*
特氟隆 Teflon *n*, Polytetrafluoräthylen *n*
特化 Spezialisierung *f*
特化染色体 spezialisiertes Chromosom *n*
特急性血肿 besonders akutes Hämatom *n*
特技效果发生器 Spezialeffekt-Generator *m*
特加诺附红细胞体 E.teganodes *n*
特-柯二氏综合征 Treacher*-Collins* Syndrom *n*, Dysostosis mandibulofacialis *f*
特科特综合征 Turcot-Syndrom *n*(肠多发性腺瘤病伴有中枢神经系统肿瘤)
特可明 Tecomin *n*
特拉匹韦 Telaprevir *n*
特拉小体(本斯·琼斯圆柱体) Trousseau*-Lallemand* Körper *m*, Bence Jones Zylinder *m*(精囊内圆柱形胶状物)
特拉唑嗪(四喃唑嗪) Terazosin *n*(降压药)
特赖茨筋膜(胰头后筋膜) Treitz* Faszie (Faszie hinter dem Kopf der Bauchspeicheldrüse) *f*
特赖茨韧带 Treitz*-Band *n*, Treitz*-Ligament *n*(十二指肠悬韧带)
特赖茨疝 Treitz* Hernie *f*, duodenojejunale Hernie *f*, retroperitoneale Hernie *f*(十二指肠空肠窝疝)
特赖茨氏肌 Treitz* Muskel *m*, Musculus suspensorius duodeni *m*
特赖皮伦胺 Tripelennamin(um) *n*, Pyribenzamin *n*
特劳贝鼓音区 Traube tympanitischer Bereich *m*
特劳贝膜 Traube* Membran *f*(亚铁氰化钾溶液与铜盐溶液相遇时,两液接触面所形成之钾膜)
特劳伯氏小体 Traube* Körperchen *n*, Achromoretikulozyt *n*
特勒视力检查卡片 Teller* Sehschärfekarten (Methode der bevorzugten Blick für kleine Kinder) *f pl*
特雷拉氏窥器 Trelat* Instrument *n*, bivalväres Rektalspekulum *n*
特里布累氏反应 Triboulet* Reaktion *f*, Triboulet* Probe *f*(od. Zeichen *n*)

特里氏综合征 Terry* Syndrom *n*, retrokristalline Fibroplasie *f*
特立安角膜边缘变性 Terrien* marginale Degeneration *f*
特利加压素[抗静脉曲张药] Terlipressin *n*
特鲁顿定律 Trouton* Regel *f*
特鲁朗静脉 Trolard* Vene *f*(上吻合静脉)
特鲁索氏棘突压痛点 Trousseau*(apophysärer) Punkt *m*
特鲁索氏征 Trousseau* Zeichen(od Phänomen) *n*
特鲁瓦西埃氏结 Troisier* Ganglion *n*(od Knoten *m*)
特鲁瓦西埃征 Troisier* Zeichen *n*(胃癌致左锁骨上淋巴结肿大)
特伦德伦堡套管 Trendelenburg* Kanüle *f*(带套囊的气管导管)
特伦德伦堡卧位 Trendelenburg*-Position *f*, Trendelenburg*-Lage *f*, Trendelenburg*-Stellung *f*(垂头仰卧位)
特伦德伦伯格氏试验 Trendelenburg* Versuch *m*
特伦德伦伯格氏征 Trendelenburg* Zeichen *n*
特伦德伦伯格氏征 Troon*-Durham*-Buerger* Abgabe *f*
特伦德伦伯体位头低脚高位 Trendelenburg*-Position *f*
特罗克摩顿氏反射 Throckmorton* Reflex *m*
特罗脱氏综合征 Trotter* Syndrom *n*, Trotter* Trias *f*, peritubales Syndrom *n*
特慢胰岛素 ultralentes Insulin *n*
特慢胰岛素锌混悬液 ultralentes Insulin-Zink-Suspension *f*
特米那林胺 Terminalin *n*
特免器官 immunologisches privilegiertes Organ *n*
特敏电阻 temperaturempfindlicher Widerstand *m*
特纳氏综合征 Turner* Syndrom *n*, Ovarialagenesie *f*
特纳牙 Turner Zahn *m*(局部釉质发育不全)
特农囊(眼球囊) Tenon*Kapsel *f*
特农氏间隙 Tenon* Raum *m*, Spatium intervaginale bulbi oculin
特农氏膜 Tenon* Faszia(od. Kapsel) *f*, Vagina bulbi *f*(囊)
特培洛啡 Diprenorphin *n*
特普弗氏试剂 Töpfer* Reagens *n*
特屈儿 Tetryl *n*, 2, 4, 6-Trinitrophenylnitramin *n*
特权部位 privilegierter Ort *m*
特殊[病征]的 semeiotisch, sui generis
特殊病前人格 Persönlichkeit des speziellen Isoprenoid *f*
特殊病征 pathognomonisches/krankheitstypisches Zeichen *n*
特殊补充因子 besonderer zusätzlicher Faktor *m*
特殊才能 besonderes Talent *n*
特殊传导系统 spezifisches Reizleitungssystem *n*
特殊传导性 spezifische Leitfähigkeit *f*
特殊蛋白质 spezifisches Protein *n*
特殊蛋白质检查 Untersuchung des spezifischen Proteins
特殊的镜片 Speziallinsen *f pl*
特殊的镜片材料 spezielle Linsematerien *f pl*
特殊的胎心听诊器 spezifische Fetoskopie *f*
特殊动力效应 spezifische-dynamische Wirkung *f*(SDW)
特殊动力型 spezifisches dynamisches Muster *n*
特殊动力作用 spezifische-dynamische Wirkung *f*(SDW)
特殊毒效应 spezielle/besondere Giftwirkung *f*
特殊断指再植术 insbesondere digitale Replantation *f*
特殊儿童 außergewöhnliches Kind *n*, besonderes Kind *n*
特殊反应 spezifische Reaktion *f*
特殊范畴命名不能 Anomie der spezifischen Kategorie *f*
特殊防护服 spezielle Schutzkleidung *f*
特殊分化粘膜 spezialisierte Schleimhaut *f*
特殊概念 spezifisches Konzept *n*
特殊杆状粒 spezifisch-stabkerniger Leukozyt *m*
特殊感官觉能量说 Gesetz der spezifischen Sinnenergie *n*
特殊感官眩晕 spezifischer Sinnschwindel *m*
特殊感觉 spezifischer Sinn *m*
特殊感觉器官 spezifische Sinnesorgane *m pl*
特殊感觉神经 spezifische Sinnesnerven *m pl*
特殊关节 spezifische Gelenke *n pl*
特殊规律心理学 idiografische Psychologie *f*
特殊规律研究法 idiografische Methode *f*
特殊坏疽溃疡性龟头包皮炎 spezifische gangränöse und ulzeröse Balanoposthitis *f*
特殊健康教育 spezielle Gesundheitsbildung *f*
特殊教育 spezielle Ausbildung *f*
特殊解毒剂 spezifisches Antidot *n*
特殊抗原转运细胞 spezialantige Transportzelle *f*
特殊颗粒 spezifisches Granulat *n*
特殊恐怖症 spezielle Phobien *f pl*
特殊口腔护理 spezielle Mundpflege *f*
特殊类型动脉瘤 Aneurysma besonderer Art *n*
特殊类型糖尿病 Diabetes spezifischer Typ *m*
特殊领域关系 domänenspezifische Beziehung *f*
特殊领域知识库 domänenspezifische Wissensbasis *f*
特殊领域专家系统 domänenspezifisches Expertensystem *n*
特殊能力 spezielle Fähigkeit *f*
特殊能力 spezifische Fähigkeit *f*
特殊能力测验 spezifische Fähigkeit Test *m*, spezielle Eignungsprüfung *f*
特殊能量定律 Gesetz der spezifischen Energie *n*
特殊躯体感觉 spezifischer somatischer Sinn *m*
特殊染色[法] spezielle Färbung *f*
特殊染色体 spezielles Chromosom *n*
特殊溶性物质 spezifische löslische Substanz *f*
特殊入浴装置 außergewöhnliche Badevorrichtung *f*
特殊膳食 Sonderdiät *f*, Sonderkost *f*
特殊神经能量 spezielle Nervenergie *f*
特殊试剂水染色 Wasserfäbung mit spezifischem Reagens *f*
特殊适向试验 spezifische Eignungsprüfung *f*
特殊体检 spezielle körperliche Untersuchung *f*
特殊吸收 spezifische Absorptionsrate *f*
特殊心房颗粒 spezifische atriale Granula *n pl*
特殊兴趣用户小组 Benutzergruppen mit besonderes Interesse *f pl*
特殊性 Spezifität *f*
特殊选择菜单 spezifische Auswahlmenü *f*
特殊学习缺陷 spezielle Lernbehinderung *f*
特殊学校 Sonderschule *f*
特殊药品 spezielles Medikament *n*
特殊抑制 spezifische Hemmung *f*, spezifische Inhibition *f*
特殊意义妄想 Verblendung von besonderer Bedeutung *f*
特殊因素 spezifischer Faktor *m*
特殊因子 spezifischer Faktor *m*
特殊因子方差 Varianzen der spezifischen Faktoren *f pl*
特殊营养 besondere Ernährung *f*
特殊应激性 spezifische Reizbarkeit/Irritabilität *f*
特殊应激性定律 Gesetz von spezifischer Reizbarkeit/Irritabilität *n*
特殊用途化妆品 Kosmetik für besondere Verwendung *f*
特殊预防 spezifische Prophylaxe *f*
特殊原因 spezifische Ursache *f*
特殊症状 charakteristisches Symptom *n*
特殊治疗 spezielle Therapie *f*
特殊中间位置 spezielle Neutralstellung/Neutralposition *f*
特殊转运 spezifischer Transport *m*
特殊组织液 spezielle Gewebsflüssigkeit *f*
特殊作用 spezifische Wirkung *f*
特突钝缘蜱 Ornithodoros tartakovskyi *m*
特土芪 Tetuin *n*
特威德三角 Tweed Dreieck *n*(线测侧位头颅用)
特效[药]疗法 spezifische Behandlung *f*
特效反应 spezifische Reaktion *f*
特效试剂 spezifisches Reagenz *n*
特效试验 spezifischer Test *m*

特效药 Spezifikum *n*, spezifisches Medikament *n*, spezifisches Mittel *n*
特性 Charakter *m*, Charakteristik *f*, Individualität *f*, Merkmal *n*
特性的 charakteritisch
特性函数 charakteritische Funktion *f*, Eigenfunktion *f*
特性巨噬细胞武装因子 spezifischer Makrophage-Bewaffnungsfaktor *m*
特性频率 Eigenfrequenz *f*, Eigenschwingung *f*
特性曲线 charakteritische Kurve *f*, Kennlinie *f*
特性曲线值 Kennlinie-Wert *m*
特性时态模式 charakteristisches zeitliches Muster *n*
特性温度 charakteristische Temperatur *f*, Eigentemperatur *f*
特性因数 Charakteristikfaktor *m*
特性粘度 innere Viskosität *f*, inhärente Viskosität *f*
特性组份 charakteritischer Bestandteil *m*, charakteristische Komponente *f*
特需消费品 spezielle Konsumgüter *n pl*
特异的 spezifisch, specific (-us, -a, -um)
特异的 5 结合蛋白 5 spezifisches 5-HT Bindungsprotein *n*
特异度 Spezifität *f*
特异度 Spezifität *f*, spezifische Eigenschaft *f*
特异多糖 spezifisches Polysaccharid *n*
特异反应 spezifische Reaktion *f*, Idiosynkrasie *f*
特[异反]应性 Idiosynkrasie *f*, Idiokrasie *f*
特[异反]应性的 idiosynkratisch, atopisch, atopic(-us, -a, -um)
特异反应[性]疾病 atopische Erkrankung *f*, Atopie *f*
特[异反]应性皮炎 atopische Dermatitis *f*
特异反应比速 spezifische Reaktionsrate *f*
特异反应性 Atopie *f*
特异封闭因子 spezifischer Blockierungsfaktor *m*
特异感染性 spezifische Infektiosität *f*
特异功能 spezifische Fähigkeit *f*
特异基因座试验 spezifischer Genlocustest *m*
特异降解法 eigentümlicher RNase-Abbau *m*
特异疗法 spezifische Therapie *f*, spezifische Behandlung *f*, spezifische Therapeutik *f*
特异免疫 spezifische Immunität *f*
特异免疫力 spezifische Immunität *f*
特异免疫球蛋白 spezifisches Immunglobulin *n*
特异凝集 spezifische Agglutination *f*
特异亲和性 Pathoklise *f*
特异溶血素 spezifisches Hämolysin *n*
特异神经能量定律 Gesetz der spezifischen Nervenenergie *n*
特异说 Theorie der Idiosynkrasie *f*
特异体质 Idiosynkrasie *f*, Idiokrasie *f*
特异体质的 idiosynkratisch
特异投射系统 spezifisches Projektionssystem *n*
特异突触 spezifische Synapse *f*
特异危险度 zurechenbares Risiko *n*
特异危险度百分比 Prozent des zurechenbaren Risikos *n*
特异位点脱氧核糖核酸甲基转移酶 standortspezifische DNA-Methyltransferase *f*
特异系统 spezifisches System *n*
特异现象 spezifisches Phänomen *n*
特异性 Spezifität *f*
特异性 β1 糖蛋白 spezielles β1 Glycoprotein, SP1 *n*
特异性传入系统 spezifisches afferentes System *n*
特异性刺激 spezifische Stimulation *f*
特异性的抗原决定簇 Determinanten von Spezifität *f pl*
特异性反应 idiosynkratische Reaktion *f*
特异性感染 spezifische Infektion *f*
特异性红细胞粘连 spezifische rote Zelladhärenz *f*
特异性基因调控 spezifische Genkontrolle/Gensteuerung *f*
特异性假设 unverwechselbares Postulat *n*
特异性进行性色素性皮病 eigentümliche progressive Pigmentkrankheit *f*
特异性巨噬细胞武装因子 spezifischer Makrophagenbewaffnungsfaktor *m*
特异性决定基 Genauigkeitsbestimmungsrückstand *m*, Spezifizität-bestimmender Rückstand *m*
特异[性]抗体 spezifischer Antikörper *m*
特异性抗体反应试验 spezifischer Antikörpertest *m*
特异性抗原 spezifisches Antigen *n*
特异性颗粒 spezifisches Granulum *n*
特异性免疫 spezifische Immunität *f*
特异性免疫反应 spezifische Immunreaktion *f*
特异性免疫封闭 spezifische Immunblockierung *f*
特异性免疫核糖核酸 spezifische Immunribonukleinsäure (RNS) *f*
特异性免疫接种 spezifische Immunisierung *f*
特异[性]免疫接种 spezifische Immunisierung *f*
特异性免疫疗法 spezifische Immuntherapie *f*
特异性免疫耐受 spezifische immunologische Toleranz *f*
特异性免疫球蛋白 spezifisches Immunglobulin *n*
特异性免疫球蛋白 E idiopathische generalisierte Epilepsie IgE *n*
特异性免疫系统 spezifisches Immunsystem *n*
特异性免疫应答 spezifische Immunantwort *f*
特异性凝集 spezifische Agglutination *f*
特异性拼写迟滞 Retardierung der spezifischen Rechtschreibung *f*
特异性拼写障碍 spezifische Rechtschreibstörung *f*
特异性体质 Idiosynkrasie *f*
特异性投射系统 spezifisches Projektionssystem *n*
特异性突聋 idiopathischer Hörsturz *m*
特异性细胞免疫 spezifische zelluläre Immunität *f*
特异性相互作用 biospezifische Wechselwirkung *f*
特异性修饰因子 spezifischer Modifikator *m*
特异性血清 spezifisches Serum *n*
特异性炎症 spezifische Entzündung *f*
特异性抑制 spezifische Hemmung *f*, spezifische Inhibition *f*
特异性阅读迟滞 spezifische Leseretardierung *f*
特异性阅读障碍 spezifische Lesestörung *f*
特异性运动功能障碍 spezifische motorische Funktionsstörung *f*
特异性脂肪痢 idiopathische Stea(to)rrhoe *f*
特异性酯酶 spezifische Esterase, SE *f*
特异性酯酶染色 spezifische Esterasenfärbung *f*
特异性转导 spezialisierte Transduktion *f* (限制性转导)
特异性自动免疫 spezifische aktive Immunität *f*
特异性组织多肽抗原 Gewebe Polypeptid-spezifisches Antigen *n*, TPS *n*
特异性作用 spezifischer Effekt *m*
特异诱导物 spezifischer Induktionsstoff *m* (剂)
特异质 Idiosynkrasie *f*, Überempfindlichkeit *f*
特异质反应 idiosynkratische Reaktion *f*
特异作用带 spezifische Wirkungszone *f*
特应性 Atopie *f*
特应性鼻炎 eigenwilliger Schnupfen *m*, Heuschnupfen *m*
特应性变态反应 atopische Allergie *f*
特应性反应 atopische Reaktion *f*
特应性反应素 atopisches Reagin *n*
特应性肝毒素 idiosynkratische Hepatotoxine *pl*
特应性红皮病 atopische Erythrodermie *f*
特应性皮炎 atopische Dermatitis *f*
特应性湿疹 atopisches Ekzem *n*, allergisches Ekzem *n*, allergische Dermatitis *f*
特应性体质者 atopisches Subjekt *n*
特应性哮喘 atopisches Asthma *n*, Asthma atopicum *n*
特有病征 pathognomonisches Zeichen *n*

特有的独特型 dominanter Idiotyp *m*, privater Idiotyp *m*(优势的独特型)
特有情境中作业 spezifische Situationserfassung *f*
特有形式 Strukturierung *f*
特约护士 spezielle Krankenschwester *f*
特约医疗 Vertragspraxis *f*
特长 Spezialität *f*
特征 Charakter *m*, Genius *m*, Charakteristik *f*, Merkmal *n*
特征 X[射]线 charakteristische Röntgenstrahlung *f*, Röntgeneigenstrahlung *f*
特征比较模型 Funktionsvergleich-Modell *n*
特征表 Feature-Liste *f*
特征侧面图测验 Feature-Profil-Test *m*
特征层次 Feature-Hierarchie *f*
特征的 charakteristisch
特征对比 charakteristischer Vergleich *m*
特征方程 Säkulargleichung *f*
特征分析 Merkmalsanalyse *f*, Feature-Analyse *f*
特征分析仪 Signaturanalysegerät *n*
特征辐射 charakteristische Strahlung *f*
特征根估计 latente Wurzelschätzung *f*
特征光谱 charakteristisches Spektrum *n*
特征函数 charakteristische Funktion *f*, Eigenfunktion *f*
特征集要(特征简述) Diagnose *f*(生物分类学)
特征记述 鉴定 Charakterisierung *f*
特征检测器 Merkmalsdetektor *m*
特征检察器 Merkmalsdetektor *m*
特征角频率 charakteristische Kreisfrequenz *f*
特征觉察 Feature-Erkennung *f*
特征觉察器 Merkmalsdetektor *m*
特征临别码 Identifizierungsnummer *f*, Identifizierungsnummer *f*
特征浓度 charakteristische Konzentration *f*
特征频率 Kennfrequenz *f*
特征谱线 charakteristische Spektrallinie *f*
特征时延 charakteristische Verzögerung *f*
特征实体 Merkmalseinheit *f*
特征提取 Merkmalsextraktion *f*
特征推理 Feature-Inferenz *f*
特征吸收峰 charakteristischer Absorptionsgipfel *m*
特征向量投影 Eigenvektorprojektion *f*
特征性病变 charakteristische Laesion *f*
特征性面容 unverwechselbare Fazies *f*
特征性症状 charakteristisches Symptom *n*
特征性组合 charakteristische Kombination *f*
特征序列 Motiv *n*
特征选择 Funktionsauswahl *f*
特征选择过程 Funktionsauswahlprozess *m*
特征语法 Grammatik von Merkmal *f*
特征值 charakteristischer Wert *m*, Eigenwert *m*
特征种 charakteristische Spezies *f*
特质 Merkmal *n*, Eigenschaft *f*
特质侧面图 Merkmal-Profil *n*
特质分泌者 Sekretor *m*
特质理论 Eigenschaftstheorie *f*
特质理论 Spezialitaetstheorie *f*
特质轮廓图 Merkmal-Profil *n*
特质群 Eigenschaftscluster *n*
特质心理学 charakteristische Psychologie *f*
特质研究 spezialitaetsorientierte Forschung *f*
特质应对方式问卷 Spezialitaetbehandlungsstyl-Fomular *n*
特种电源 spezielle Stromversorgung *f*
特种动力作用 spezifische dynamische Aktion *f*
特种防护衣 spezielle Schutzkleidung *f*
特种枪 besondere Pistole *f*
特种声振分析仪 spezifischer Schall-und Schwingungsanalysator *m*
特种声振仪器校准装置 Kalibriereinrichtung des spezifischen Schall- und Schwingungsanalysator *f*
特种试剂 spezielles Reagenz *n*
特种氧 - 煤气焊接吹管 spezielle Oxygen-Gas-Lippenpfeife *f*
特重度烧伤 außerordentlich schwere Verbrennungen *f pl*
铽 Terbium *n*(Tb, OZ 65)

TENG 疼腾藤

téng 疼腾藤

疼痛 Schmerz *m*, Algie *f*, Dolor *m*
疼痛产生 Algogenese *f*, Algogenesis *f*
疼痛刺激[物] Schmerzreiz *m*
疼痛的 schmerzhaft, dolens, dolent, alger(-us, -a, -um)
疼痛的生物化学理论 biochemische Schmerzen-Theorie *f*
疼痛反应 Schmerzantwort *f*
疼痛分级指数 Schmerzen-Rating-Index *m*
疼痛感减轻 Schmerzremission *f*
疼痛功能紊乱综合征 Schmerz-Dysfunktionssyndrom *n*
疼痛功能障碍综合征 Schmerzen Dysfunktionssyndrom *n*
疼痛过敏 Hyperalgesie *f*
疼痛弧综合征 Impingementsyndrom der Schulter *n*
疼痛恐怖 Algophobie *f*, Odynophobie *f*
疼痛恐惧 Algophobie *f*
疼痛控制器 Schmerz-Kontroller *m*, Algesie-Kontroller *m*
疼痛门诊[所] Schmerzklinik *f*
疼痛耐受力 Schmerztoleranz *f*
疼痛日记评分法 Schmerztagebuchausmass *n*
疼痛日记评分法 Schmerztagebuch-Skala *f*
疼痛受体 Schmerzen Rezeptor *m*
疼痛调控 Modulation von Schmerzen *f*
疼痛问卷表 Schmerz-Fragebogen *m*
疼痛心理应对策略 Schmerzbewältigungsstrategien *f pl*
疼痛性瘢痕 schmerzhafte Narbe *f*
疼痛性感觉缺失 Anaestgasia dolorosa *f*
疼痛性关节周围钙化 schmerzhafte periartikuläre Kalzifikation *f*
疼痛性蓝肿 blaue Thrombose *f*, Phlegmasia caerulea dolens *f*
疼痛性眼肌麻痹 schmerzhafte Ophthalmoplegie *f*
疼痛性脂瘤 lipoma dolorosa *f*
疼痛学说 Schmerztheorie *f*
疼痛淫 Algolagnosie *f*
疼痛障碍 Schmerzstörung *f*
疼痛治疗 Schmerztherapie *f*
疼痛综合征 Schmerzsyndrom *n*
疼痛足 schmerzhafte Füße *m pl*
腾氏蓝 Turnbull* Blau *n*, Ferriferrocyanid *n*
藤黄科 Guttiferae *pl*
藤黄醌茜素 Luteoskyrin *n*
藤黄酶 Lutease *f*
藤黄霉素 Luteomycin *n*
藤黄色 Gummigutt-Gelb *n*
藤黄属 Garcinia *f*
藤黄酸 Gambogiasäure *f*, Garcinolsäure *f*
藤黄微球菌 Micrococcus luteus *m*
藤黄芽生球菌 Mycococcus luteus *m*
藤菊黄素 Patuletin *n*
藤霉素 Tacrolimus *n*(免疫抑制剂)

TI 剔梯锑踢提啼题蹄鳀体剃涕替嚏

tī 剔梯锑踢

剔出器 Ejectapparat *m*

剔骨皮瓣 filetierter Lappen *m*
剔挖器 Exkavator *m*
梯度 Gradient *m*
梯度层 Gradientenschicht *n*
梯度场 Gradientfeld *n*
梯度磁场 Gradientenmagnetfeld *n*
pH 梯度电泳 pH-Gradient-Elektrophorese *f*
梯度分子筛层析 Gradient-Molekularsiebchromatographie *f*
梯度回波 Gradientenecho *n*
梯度回波序列 Gradientenechosequenz *f*
梯度混合器 Gradientenmischer *m*
梯度计算 Steigungsberechnungseinheit *f*
梯度离心 Gradientenzentrifugation *f*
梯度凝胶电泳 Gradientengelelektrophorese *f*
梯度筛选法调查 Gradientensiebuntersuchung *f*
梯度生物陶瓷 Gradienten Biokeramik *f*
梯度算子 Gradientenoperator *m*
梯度洗脱 Gradientenelution *f*, Gradiententechnik *f*
梯度线圈 Gradientenspule *f*
梯级的年龄结构 leitergleiche Altersstruktur *f*
梯级载荷 Gradient Lasten *pl*
梯洛隆 Tiloron(um) *n*
梯纹导管 treppenformiges Gefäß *n*
梯形 Trapezform *f*
梯形波脉冲电流疗法 Trapezoidimpulsstromtherapie *f*
梯形反应 Treppenreaktion *f*
梯形夹板 Leiter Schiene *f*
梯形钳 trapezoide Biegezange *f*
梯形神经系 Stufenleiter-Nervensystem *n*
梯形图 trapezoides Bild *n*
梯形影像 trapezoides Image *n*
梯栅摄谱仪 echeloner Spektrograph *m*
"梯"状条带 Leitermuster *n*, "Ladder"-ähnlicher Band *m*
锑 Stibium *n*(Sb, OZ 51), Antimon *n*(Sb)
锑斑 Antimonfleck *m*
锑尘肺 Antimon-Pneumokoniose *f*, Antimonose *f*, Antimon-Staublunge *f*
锑的 antimonial
锑电极 Antimon-Elektrode *f*
锑化三氢 Antimonwasserstoff *m*, Stibin *n*
锑剂 Antimon-Mittel *n*, Antimonpräparat *n*
锑剂中毒 Antimon(präparat) vergiftung *f*
锑皮炎 Antimon-Dermatitis *f*
锑食物中毒 Antimon-Lebensmittelvergiftung *f*
锑酸 Antimonsäure *f*, Acidum stibicum *n*, Stibonsäure *f*
锑酸钾 Kaliumantimonat *n*
锑釉食品卫生 Lebensmittelhygiene von Antimon und Glasur *f*
锑制剂 Antimonpräparat *n*
锑中毒 Antimonvergiftung *f*, Stibialismus *m*, Stibismus *m*
踢 treten

tí 提啼题蹄鳀

提(萃)余液 Raffinat *n*
提(萃)蒸馏 Extraktionsdistillation *f*
提策氏病 Tietze* Syndrom *n*, Kostochondrose *f*
提出的 umrissen, skizziert
提出物 Auszug *m*, Extrakt *m*, Extractum *n*, Diakolat *n*
提纯 Kiärung *f*, Reinigung *f*, Purifizierung *f*
提纯蛋白衍化物 purified protein derivate (of tuberculin) (PPD) <engl>
提纯的 gereinigt, purified <engl.>
提腭钩 Gaumenhaken *m*
提尔克氏变性 Türck* Degeneration *f*
提尔克氏束 Türck* Bündel *n*, Tractus temporopontinus *n*
提尔施氏手术 Thiersch* Operation *f*
提尔施氏植皮术 Thiersch* Hauttransplantationsoperation *f*, Thiersch* Operation *f*
提肛肌 Musculus levator ani *m*
提高 Elevation *f*
提高生活质量 Förderung der Lebensqualität *f*
提睾反射 Kremasterreflex *m*
提睾肌 Musculus cremaster *m*
提睾肌动脉 Arteria cremasterica *f*
提睾肌筋膜 Fascia cremasterica *f*, Fascia Cooperi *f*, Scarpa* Faszie *f*, Todd* Processus *m*
提睾中枢 Kremasterzentrum *n*
提供伙食 Gastronomie *f*
提供情报者 Informant *f*
提骨钩 Knochenhaken *m*
提罐法 erhebendes Schröpfen *n*
提肌 Aufhebemuskel *m*, Autheber *m*, Elevator *m*, Hängemuskel *m*
提肌圆枕 Torus levatorius *m*
提脚特征 fußhebendes Merkmal *n*
提口角肌 Musculus levator anguli oris *f*
提勒尔氏筋膜 Tyrrell* Faszie *f*, retrovesicales Septum *n*
提内尔氏征 Tinel* Zeichen *n*, Formikationsgefühl-Zeichen *n*
提前发作 antizipierter Ausbruch *m*, Prolepsie *f*
提前发作的 antizipiert ausbrüchig
提前反应 antizipierte Reaktion/Antwort *f*
提前教育方案 Vorsprungprogramm *n*
提琴状胎盘 Placenta panduriformis *f*
提取 Extraktion *f*, Extrahieren *n*
提取层 Extraktionsschicht *f*, Extraktionsphase *f*
提取常数 Extraktionskonstante *f*
提取法 Extraktion *f*, Extraktionsmethode *f*
提取率 Extraktionsrate *f*
提取器 Extraktor *m*
提取容量法 Volumenextraktionsmethode *f*
提取手印 Extraktion der Handabdruck *f*
提取数据 Extraktionsdatum *n*
提取烃化 Extraktionsalkylierung *f*
提取物 Extrakt *m*
提取系统 Extraktionssystem *n*
提取相 Extraktionsphase *f*
提取效率 Extraktionseffizienz *f*
提取因数 Extraktionsfaktor *m*
提取蒸馏 Extraktionsdistillation *f*
提取重量法 Extraktionsgravimetrie *f*
提上唇鼻翼肌 Musculus levator labii superioris alaeque nasi *m*
提上唇肌 Musculus levator labii superioris *m*
提上睑肌 Musculus levator palpebrae superiores *m*
提上睑肌缩短术 Verkürzung des Musculus levator palpebrae superiores *f*
提神的 antihypnotisch
提神剂 Aufheiterungsmittel *n pl*, Antihypnotika *n pl*
提示 Hinweis *m*, Vorschlag *m*
提示法 Aufforderungsmethode *f*, Antizipationsmethode *f*
提示方式 Aufforderungsverfahren *n*
提示线索 Anweisung *f*
提示性解释 Aufforderungsinterpretation *f*
提示性解释合宜度 Angemessenheit der Aufforderungsinterpretation *f*
提示性选择 Aufforderungsauswahl *f*
提示因素 Anweisung *f*
提-魏二氏综合征 Thibierge*-Weissnebach* Syndrom *n*, Calcinosis *f*
提携角 tragender Winkel *m*, Winkel des Arms *m*
提要 Auszug *m*, Übersicht *n*

提早发作 Prolepsie *f*
提早发作的 proleptisch
啼哭 Weinen *n*
啼声吸气 krähende Inspiration *f*
题目缩写 Abkürzungen als Überschrift *f pl*
蹄 Huf *m*, Ungula *f*
蹄铁形肾 Hufeisenniere *f*, Ren unguliformis *n*, Ren arcuatus *m*, Ren contretus *m*
蹄形磁铁 Hufeisenmagnet *m*
蹄形的 huftier
鳀 Sardelle *f*

tǐ 体

体 Körper *m*, Corpus *n*
阿朗希乌斯氏体 Arantius* Knötchen *n pl*, Corpora Arantii* *n pl*
奥肯氏体 Oken* Körper *m*, Mesonephros *m*
巴比阿尼氏体 Balbiani*(Dotter)kern(od Körper)*m*
巴尔通氏体 Bartonia*-Korper *m*, Bartonella bacilliformis *f*
布赫内氏体 Buchner* Albuminoidkörper *m*
多内氏体 Donne* Körperchen *n*, Colostrumkörperchen *n*
海默尔氏体 Highmore* Körper *m*, Mediastinum testis *m*
豪-若二氏体 Howell*-Jolly* Körper *m*
豪威尔氏体 Howell* Körper *m*(od Körperchen *n*)
赫令氏体 Herring* Körper *m*
鲁塞尔氏体 Russell*(-Krankenberg*)Körperchen *n*
罗森苗勒氏体 Rosenmüller* Körper *m*(od. Organ *n*), Epoophoron *n*
罗斯氏体 Ross* Körper *m*, Leukozytozoon pallidum *n*
梅尔内尔氏体 Mörner* Körper *m*, Nukleoalbumin *n*
尼斯尔氏体 Nissl* Granula(od. Körperchen)*n*, chromophiles Körperchen *n*
帕基奥尼氏体 Pacchioni* Granulationen *f pl*, Granulationes arachnoidales *f pl*
X体 X-Körper *m*
体[壁]感受器 Somatozeptor *m*
体[中]心的 Körper-zentriert
体胞无融合生殖 somatogene Apomixis *f*
体被 Integument *n*
体壁 Körperwand *f*, Paries *m*
体壁层 somatische Schicht *f*, Parietalblatt *n*
体壁的 somatisch, parietal
体壁肌节 parietales Myotom *n*
体壁瘘 parietale Fistel *f*
体变模量 Kompressionsmodul *m*
体表 Körperoberfläche *f*
体表标测 Körperoberfläche-Mapping *n*
体表标志 Körperoberflächenmarke *f*
体表等电位图 Potential-Graph der Körperoberfläche *m*
体表电极 Körperoberfläche-Elektrode *f*
体表电位 Körperoberfläche-Potential *n*
体表电位检测 Körperoberfläche Potential Mapping *n*
体表电位检测图 Körperoberfläche Potenzial Map *n*
体表高频振荡 Körperoberfläche Hochfrequenzschwingung *f*
体表活体组织采取术 superficiale Biopsie *f*
体表寄生虫 Außenparasit *m*, Epizoon *n*, Epiparasit *m*, Ektozoon *n*
体表寄生虫 Epiparasit *m*
体表寄生虫病 Epizootie *f*, Epizoonose *f*
体表寄生虫的 epizootisch, epizoisch
体表寄生的 epizoisch
体表降温 Oberflächenhypothermie *f*
体表解剖学 Oberflächenanatomie *f*
体表抗原 Oberflachenantigen *n*
体表面积 Körperoberfläche *f*
体表面积计算公式 Berechnungsformel der Körperoberfläche *f*
体表面积列线图 Körperoberflächennomogramm *n*
体表面线圈 Körperoberfläche Spule *f*
体表描记术 Plethysmographie *f*(法)
体表平行条状挫伤 Straßenbahnlinie Prellungen *f pl*
体表屏障 Körperoberflächenbarriere *f*, Körperoberflächen *n*
体表伤口污染 superfiziale Wundkontamination(od. Verschmutzung)*f*
体表图形觉 Graphesthesia *f*
体表外胚层 Oberflächenektoderm *n*, extraembryonales Ektoderm *n*
体表温度 Körperoberflächentemperatur *f*
体表心电标测图 elektrokardiographisches Map in der Körperoberfläche *n*
体表心电标测系统 EKG Körperoberfläche Mapping-System *n*
体表心电图 EKG, Oberflächen-Elektrokardiogramm *n*
体表蒸发 Oberflächenvaporisation *f*
体部 somatischer Teil *m*, Körperteil *m*, Soma *n*
体操 Gymnastik *f*, Leibesübung *f*
体操疗法 Ubungsbehandlung *f*, Gymnastiktherapie *f*
体操球 水皮球 Wasserball *m*
体操用棒 gymnastischer Schläger *m*
体操浴 kinetotherapeutisches Bad *n*, gymnastisches Bad *n*
体侧皮神经 lateraler Hautnerv *m*
体层 somatische Schicht *f*
体层 X 线照片 Laminogramm *n*, Stratigramm *n*
体层的厚度 Laminadicke *n*
体层减影 tomographische Subtraktion *f*
体层摄影 Laminographie *f*, Laminagraphie *f*, Stratigraphie *f*, Tomographie *f*
体层摄影模糊度 tomographische Unschärfe *f*
体层线照相术 Tomographie *f*
体层照片 Laminogramm *n*, Stratigramm *n*
体层照相机 Tomograf *m*, Tomograph *m*
体层照相术 Tomographie *f*, Schichtaufnahmetechnik *f*
体臭恐怖 Angst vor der Luft *f*
体蒂 Haftstiel *m*
体动型频率自适应起搏器 bewegungspürter frequenzadaptierender Herzschrittmacher *m*
体罚式管教 Machtbehauptung *f*
体肺循环分流术 systemischer Pulmonalshunt *m*
体感幻觉 Körper-Sensohalluzination *f*
体感区 Körpergefühl-Bereich *m*, somatosensorischer Bereich *m*
体感诱发电位 somatosensorische evozierte Potentiale *f*
体感诱发电位 somatosensorisches evoziertes Potential *n*
体感运动 somatosensorische Bewegung *f*
体干神经 somatische Nerven *m pl*
体格 Physis *f*, Gestalt *f*, Körperbau *m*
体格报告 Fitness-Bericht *m*
体格标准 physischer Standard *m*
体格的 physisch, konstitutionell
体格锻炼 physische Übung *f*
体格发育落后 verzögerte körperliche Entwicklung *f*
体格合格 körperliche Eignung *f*
体格检查 Somatoskopie *f*, physische Untersuchung *f*
体格健康 körperliche Fitness *f*
体格健全的 wehrfähig
体格鉴定 physikalische Auswertung *f*
体格全面状况 insgesamte Fitness *f*
体格缺陷 physischer Defekt *m*
体格生长偏离 Wachstum Abweichung *f*
体格指数 Körperindex *m*, Körperbauindex *m*
体格状态 körperliche Fitness *f*
ASA 体格状态分级 Klassifizierung des physischen Zustandes *f*
体核 Körpernucleus *m*

体核温度 Kerntemperatur *f*
体肌 Körpermuskel *m*
体积 Volumen *n*, Raum *m*
体积[单]元 Volumenelement *n*(体素)
体积电描记术 elektrische Plethysmographie *f*
体积度 spezifisches Volumen *n*
体积克分子浓度 Molarität *f*
体积克分子溶液 Molarlösung *f*
体积量 Volumendosis *f*, integrale Dosis *f*, integrale Energiedosis *f*
体积流量 Volumenstrom *m*
体积密度关系 Dichte-Größe-Beziehung *f*, Dichte-Größe-Verhältnis *n*
体积描绘仪,容积描记器 Plethysmograph *m*
体积描记法 Plethysmographie *f*
体积描记器 Plethysmograph *m*
体积描记摄影仪 Plethysmograph *m*
体积描记术 Plethysmographie *f*
体积描记图 Plethysmogramm *n*
体积摩尔浓度 Molarität *f*
体积色谱法 volumetrische Chromatographie *f*
体积缩小 Volumenreduzierung *f*
体积线圈 Volumenspule *f*
体积性轻泻药 Ballaststoffabführmittel *n*
体积粘性 Volumenviskosität *f*(度)
体积皱缩 Volumenschrumpfung *f*, Volumenschwindung *f*
体棘 Spina *f*
体检部门 physische Untersuchungsdienstleistung *f*
体检合格证 Zertifizierung von Fitness *f*
体检合格证书 medizinisches Tauglichkeitszeugnis *n*
体检所见 körperliche Befunde *m pl*
体检诊断 Diagnose durch körperliche Untersuchung *f*
体检中心 medizinisches Untersuchungszentrum *n*
体觉 Somästhesie *f*
体觉区 somästhetische Area *f*
体觉心理区 somästhetopsychische Area *f*
[同型]体节 Metameren *n pl*, homonome Segmente *n pl*
体节 Somatom *n*, Merosom *n*, Metamerie *f*, Somit *m*
体节的 metamer
体节间的 intermetamer
体节前胚 präsomitisches Embryo *n*
体节腔 somatische Kavität *f*
体静脉 systemische Vene *f*
体静脉畸形引流合并肺静脉畸形引流 anomale Verbindung von systemischer Vene mit Lungenvenenfehlmündung Entwässerung *f*
体静脉异位连接 体静脉回流畸形 anomale Verbindung von systemischer Vene *f*
体静脉异位连接到双侧心房 anomale Verbindung von systemischer Vene sowohl Atrium *f*
体块指数 Koerpermasszahl *f*
体力 Körperkraft *f*, Kondition *f*
体力保护 Schutz der Körperkraft *m*
体力表演 physische Darstellung *f*
体力不足 Hyposthenie *f*
体力测量法 Kraftmessung *f*, Sthenometrie *f*
体力测量器械 körperliches Kraftprüfgerät *n*
体力负荷 körperliche Belastung *f*
体力工作 körperliche Arbeit *f*
体力工作负荷 körperliche Belastung *f*
体力过盛 Hypersthenie *f*
体力耗竭性横纹肌溶解症 Körperlicherschöpfungsrhabdomyolyse *f*
体力活动水平 körperliche Aktivität *f*, PAL *f*
体力劳动 körperliche Arbeit *f*
体力劳动能力 körperliche Arbeitsfähigkeit *f*
体力劳动强度分级 klassifizierter Standard von Arbeitsintensität bei körperlicher Arbeit *m*
体力劳动者 Blauer Kragen-Arbeiter *m*
体力评价 Auswertung der körperlichen Fitneß *f*
体力普查试验 Fitness-Screeningtest *m*
体力衰竭 körperliche Erschöpfung *f*
体力训练 körperliches Fitness-Training *n*
体力医学 physikalische Medizin *f*
体力因素 physikalischer Faktor *m*
体力正常 Eusthenie *f*
体力指数 körperlicher Fitneßindex *m*
体力状况测定 Fitness-Test *m*
体力状态 Performanzzustand *m*
体疗师 Therapeut *m*
体疗仪器 physikalisches Sportgerät *n*
体毛 Chaeta *f*
体密度测定 Beurteilung von Körperdichte *f*
体模 Phantom *n*
体内 in vivo, im Körper
体内半衰(寿)期 Halbwertzeit *f*
体内标记 in vivo-Markierung *f*
体内超声波碎石机 inkorporaler Ultraschall-Lithotriptor *m*
体内成像 In-vivo-Bildgebung *f*
体内冲击波碎石机 inkorporaler Stoßwellenlithotripsie *m*
体内代谢 in-vivo-Stoffwechsel *m*
体内的 inkorporal, intrakorporal, endosomatisch, intracorporal (-is, -is, -e)
体内对抗搏动法 inkorporale Gegenpulsation *f*
体内反搏 inkorporale Gegenpulsation *f*
体内分布 Verteilung im Körper *f*, Distributio in vivo *f*
体内分布容积 Verteilungsvolumen *n*
体内活化分析 Aktivierungsanalyse in vivo *f*
体内活体染色 In-vivo-Vitalfärbung *f*
体内积存量 Körperbelastung *f*
体内基因治疗 In-vivo-Gentherapie *f*
体内剂量 Dosis *f*
体内寄生虫 Entoparasit *m*
体内寄生的 endobiotisch
体内寄生物 Endoparasit *m*, Entoparasit *m*, Entozoon *n*, Binnenparasit *m*(虫)
体内检材 In-vivo-Probe *f*
体内联胎畸胎 En(d)adelphus *m*, Fetus in fetu *m*
体内埋藏式除颤器 automatischer implantierbarer Kardioverter-Defibrillator *m*
体内平衡 Homeostasis *f*
体内平衡器 Homöostat *f*
体内平衡水平 homöostatische Ebene *f*
体内平均滞留率 Mittelretentionsrate im Körper *f*
体内缺水 Hydropenie *f*
体内人工心脏起搏 innerlicher künstlicher Herzschritt *m*
体内生物发光 In-vivo-Biolumineszenz-Bildgebung *f*
体内时钟 innere Uhr *f*(计)
体内事件 zentrales Ereignis *n*
体内试验法 Test im Körper *m*
体内受精 innere Besamung *f*, innere Fertilisation *f*
体内水分过多 Wasserüberschuß *m*
体内探头 intrakorpolare Probe *f*
体内微核试验 In-vivo-Mikronukleus-Test *m*
体内稳态 Homeostasis *f*, Homeostase *f*
体内稳态调节 Homöostase *f*
体内污染 innere Verunreinigung (od. Verschmutzung) *f*
体内效应 In-vivo-Wirkung *f*

体内心脏电复律 innere (elektrische) Kardioversion *f*
体内研究 In-vivo-Studie *f*
体内粘度计 innere Viskosimeter *n*
体内照射 innere Irradiation *f*
体内总水量 gesamtes Körperflüssigkeitsvolumen *n*
体能 physische Fähigkeit *f*, Körperleistung *f*
体能疗法 Körper-Energie-Therapie *f*
体能评定 körperliche Fitnessbewertung *f*
体能训练 Fitnesstraining *n*, körperliche Fitness-Training *n*
体腔 Leibeshöhle *f*, Körperhöhle *f*, Zölom *n*, Coeloma *f*
体腔 X 线照相术 Endoradiographie *f*, Endodiaskopie *f*
体腔壁痛 Körperhohlwand Schmerzen *m pl*, parietale Schmerzen *m pl*
体腔的 Coelo-, Zölom-
体腔动物 Zölomaten *m pl*
体腔感应电疗法 Endofaradisation *f*
体腔管 Zölomkanal *m*
体腔红外线治疗机 Infrarotgerät für Körperhöhlenstrahlung *n*
体腔积水 Höhlenwassersucht *f*, Höhlenerguß *m*, abgesackter Erguß *m*, Hydrops *m*
体腔积血 Hämatocele der Körperhöhlen *f*
体腔镜 Zölioskop *n*
体腔上皮 Coelothel *n*, Coelomepithel *n*, Leibeshöhlenepithel *n*, Zölomepithel *n*
体腔上皮化生 Coelomepithelmetaplasie *f*, Coelomepithelisierung *f*
体腔形成 Zölomausbildung *f*, Ausbildung der Körperhöhle *f*
体腔造影术 Endoradiographie *f*
体躯 Körper *m*, Soma *n*
体躯感觉 somatische Sensation *f*
体躯感觉诱发电位 somatosensorisches evoziertes Potential *n*
体染色细胞 Somatochrom *n*
体热 Körperwärme *f*
体热积蓄 Körperwärmespeicherung *f*
体热散失 Körperwärmeverlust *m*
体热贮存 Körperwärmespeicherung *f*
体弱 Leptosomie *f*, Debilität *f*, Dibilitas *f*
体弱儿管理 Management der gebrechlichen Kleinkinder *n*
体神经阻滞术 Körpernerven-Blockade *f*
体虱 Kleiderlaus *f*, Körperlaus *f*
体虱病 Pediculosis corporis *f*, Pediculosis vestimentorum *f*
体虱型立克次氏体 Rickettsia pediculi *f*, Rickettsia quintana *f*
体视镜 Stereoskop *n*
体视镜检 Stereoskopie *f*
体视显微镜 Stereomikroskop *n*
体视显微照相 Stereomikrograph *m*
体视学 Stereologie *f*
体树突触 somatodendritische Synapse *f*
体数据 Volumen-Daten *n pl*
体素 Voxel *n*
体素(体积单元) Voxel *n* (CT 扫描术语)
体素化 Voxelization *f*
体素重建 Voxel-Rekonstruktion *f*
体态 Haltung *f*, Attitude *f*, Statur *f*
体态标记语 Emblem *n*
体态疗法 Orgontherapie *f*
体态情感 Einstellungsgefühl *n*
体态异常 abnormale Statur *f*
体态语言 Körpersprache *f*, Gestiksprache *f*
体态语言美 Schönheit der Körpersprache *f*
体态指数 Körperbauindex *m*
体 - 体突触 somatosomatische Synapse *f*
体外 in vitro
体外包装 Verpackung in vitro *f*
体外标记 Markierung in vitro *f*
体外产生的单克隆抗体 produzierter monoklonaler Antikörper in vitro *m*
体外超声波碎石机 extrakorporaler Ultraschall-Lithotriptor *m*
体外冲击波碎石机 extrakorporaler Stoßwellenlithotripsie *m*
体外冲击波碎石术 extrakorporale Stoßwellenlithotripsie *f*
体外除颤器 externer Defibrillator *m*
体外打孔定位器 Stellungsregler von Bohren für externe Fixation *m*
体外代谢 Stoffwechsel in vitro *m*
体外的 extrakorporal, eksomatisch
体外动静脉短路 extrakorporaler arteriovenöser Shunt *m*
体外二氧化碳清除 extrakorporale CO2-Entfernung *f*, ECCO2 R *f*
体外法 exosomatisches Verfahren *n*
体外翻译 Übersetzung in vitro *f*, zellfreie Translation *f*
体外反相搏动 extrakorporaler Gegenpulsation *f*
体外放射测定 Radioprüfung in vitro *f*, Radiobestimmung in vitro *f*
体外肺膜氧合 extrakorporale Membranoxygenierung *f*
体外肝脏灌流 extrakorporale hepatische Perfusion *f*
体外固定打孔定位器 Stellungsregler von Bohren für externe Fixation *m*
体外灌注法 extrakorporale Perfusion *f*
体外光化学治疗 extrakorporale Photochemotherapie *f*
体外过敏反应 Anaphylaxie in vitro *f*, Anaphylaxia in vitro *f*
体外活体染色 Supravitalfärbung *f*
体外基因治疗 Ex-vivo-Gentherapie *f*
体外寄生虫 Ungeziefer *n*, Ekto(para)sit *m*, Epiparasit *m*
体外监测 extrakorporale Überwachung *f*
体外检材 In-vitro-Probe *f*
体外竞争性放射分析法 konkurrierende Radiobestimmung in vitro *f*
体外静脉转流 extrakorporaler Venenbypass *m*
体外抗原 Ektoantigen *n*
体外力源假肢 外部动力假肢 externe gespeiste Gliedmaßenprothese *f*
体外敏感试验 Sensibilitätstest in vitro *m*
体外模型 In-vitro-Modell *n*
体外膜[肺]氧合 extrakorporale Membranoxygenation *f*
体外膜肺 extrakorporale Membranoxygenation *f*
体外膜式氧合法 extrakorporale Membranoxygenation *f*
体外膜氧合 extrakorporaler Membran-Oxygenator (ECMO) *m*
体外膜氧合肺 extrakorporale Membran-Oxygenation, ECMO *f*
体外膜氧合器 extrakorporale Membranoxygenierung, ECMO *f*
体外膜氧合作用 extrakorporale Membranoxygenierung *f*
体外培养 Kultur in vitro *f*
体外培养法 Inkubation in vitro *f*, Züchtung in vitro *f*
体外培养集落形成单位 koloniebildende (Formende) Einheitskultur *f*
体外培养技术 In-vitro-Kultur *f*
体外起搏器 extrakorporaler Schrittmacher *m*
体外起搏术 extrakorporale Schritt-Technik *f*
体外全长转录 Volllänge-Transkription in vitro *f*
体外人工受精 In-vitro-Fertilization IVF *f*
体外人工心 extrakorporales Herz *n*
体外人工心脏起搏 extrakorporaler künstrischer Herzschritt *m*
体外肾保存 extrakorporale Nieren-Konservierung *f*
体外肾手术 extrakorporale Nierenoperation *f*
体外实验 in-vitro-Test *m*
体外式[心脏]起搏器 extrakorporaler Herzschrittmacher *m*
体外试验法 Test in vitro *m*
体外受精 äußere Besamung *f*, äußere (od. exteriore) Fertilisation *f*
体外受精 - 胚胎移植 In-vitro-Fertilisation und Embryotran-

sfer *m*
体外受精胚胎移植 In-vitro-Fetilization-Embryotransfer, IVF-ET *m*
体外受精胚胎移植技术 In-vitro-Fertilisation und Embryotransfer, IVF-ET *m*
体外受精与胚胎移植 die in-vitro-Befruchtung und der Embryotransfer *m*
体外授精 kuenstliche extrakorporale Befruchtung *f*
体外授精-胚胎移植 In-vitro-Fertilisation und Embryotransfer *m*
体外体验 außerkörperliche Erfahrung *f*
体外微核试验 In-vitro-Mikronukleus-Test (*m*) *m*
体外细胞转化 Zelltransformation in vitro *f*
体外效应 In-vitro-Wirkung *f*
体外心房固定频率起搏器 extrakorporaler Schrittmacher mit festgelegter Rate *m*
体外心脏按摩机 externes Herzmassagegerät *n*
体外心脏电复律 extrakorporale elektrische Kardioversion *f*
体外性的 xenogen
体外循环 extrakorporaler Kreislauf *m*, extrakorporale Zirkulation *f*
体外循环插管 extrakorporale Zirkulation-Kanüle *f*
体外循环管道 Herz-Bypass-Schaltung, Bolld Pumpe *f*
体外循环机 extrakorporale Kreislaufmaschine *f*, (künstliche) Herz-Lungen-Maschine *f*
体外循环设备 extrakorporales Zirkulationsgerät *n*
体外循环下心内手术 intrakardiale Operation unter dem extrakorporalen Kreislauf *f*
体外异体肝脏灌洗 extrakorporale heterologe Leberperfusion *f*
体外营养 extrakorporale Ernährung *f*
体外诱变 Mutagenese in vitro *f*
体外诱导分化 In-vitro-Differenzierung *f*
体外暂时起搏器 temporärer extrakorporaler Schrittmacher *m*
体外粘度 äußere (od. exteriore) Viskosität *f*
体外粘度计 äußeres (od. exteriores) Viskosimeter *n*
体外诊断试剂 in-vitro-Diagnostik Regent *m*
体外震波碎石 extrakorporale Stoßwellenlithotripsie *f*
体外转录 Transkription in vitro *f*, zellfreie Transkription *f*
体外转录体系 Transkriptionssystem in vitro *n*
体外自动除颤仪 automatischer externer Defibrillator *m*
体外自身感染 eigene In-vitro-Infektion *f*
体外组织工程 In-vitro-Gewebe-Projekt *n*
体位 Körperlage *f*, Körperstellung *f*, Lage *f*, Stellung *f*
体位变换床 Drehen-Bett *n*
体位的 postural
体位调节 Veränderungen der Körperhaltung *f pl*
体位性蛋白尿 posturale (od orthostatische) Albuminurie *f*
体位性低血压 orthostatische (od. posturale) Hypotension *f*
体位性疼痛 orthostatische Schmerzen *m pl*
体位性窒息 posturale Asphyxie *f*, positionelle Asphyxie *f*
体位引流[法] Lagerungsdränage *f*, posturale Drainage (od. Dränage) *f*
体位治疗 posturale Behandlung *f*
体温 Körpertemperatur *f*, Eigentemperatur *f*, Körperwärme *f*, Eigenwärme *f*
体温变化 Körperkerntemperaturveränderung *f*
体温表 klinisches Thermometer *n*, Fieberthermometer *n* (计)
华氏体温表 Fahrenheit* Thermometer *n*
摄氏体温表 Centigrad (Celsius*)-Thermometer *n*
体温测量 Körpertemperaturmessung *f*
体温单 Temperatur-Karte *f*, Temperatur-Tabelle *f*
体温调节中枢 Temperaturzentrum *n*, Wärmezentrum *n*, Heizzentrum *n*
体温分域 Temperaturtopographie *f*
体温分域图 Temperaturtopographie *f*
体温过低 Untertemperatur *f*, Hypothermie *f*
体温过高 Hyperthermie *f*, Hyperthermia *f*
体温恒定 Monothermie *f*, Homoiothermie *f*
体温计 Fieberthermometer *m* (温度计)
体温计缸 Thermometer-Gefäß *n*
体温计盘 Thermometer-Schale *f*
体温监测 Temperaturüberwachung *f*
体温节律 Körpertemperaturrhythmus *m*
体温曲线 Fieberkurve *f*
体温上升期 Temperatursteigerungsphase *f*
体温升高 Fieberanstieg *m* (发热)
体温失调 thermische Ataxie *f*
体温调定点 Temperatur-Sollwert *m*
体温调节 Temperaturregulation *f*, Wärmeregulation *f*, Thermoregulation *f*
体温调节的 thermotaktiscb, thermoregulierend
体温调节机能 thermotaktische Funktion *f*, thermoregulierende Fähigkeit *f*
体温调节数学模型 thermotaktisches Mathematik-Modell *n*
体温下降期 Deferveszenz *f*, Temperaturabfallsphase *f*
体温增高 Hyperthermie *f*
体温中枢 Wärmezentrum *n*
体无力 Somasthenie *f*, Somasthenia *f*
体系 System *n*, Systema *n*
体系论 Systematologie *f*
体系心理学 systematische Psychologie *f*
体细胞 somatische Zelle *f*, Körperzelle *f*, Somazelle *f*, Soma *n*
体细胞[染色体]加倍 somatische Dopplung *f*
体细胞[染色体]减数 somatische Reduktion *f*
体细胞[染色体]交换 somatische Überquerung *f*
体细胞[染色体]配对 somatische Paarung *f*
体细胞变异 somatische Variation *f*
体细胞变异学说 somatische Mutationstheorie *f*
体细胞产生受体 somatischer erzeugter Rezeptor *m*
体细胞的 somatisch
体细胞二次突变 sekundäre somatische Mutation *f*
体细胞分离 somatische Segregation *f*
体细胞分裂 somatische Zellteilung *f*
体细胞干细胞 Somatische (adulte) Stammzelle *f*
体细胞高频突变 somatische Hyperveränderung *f*, somatische Hypermutation *f*
体细胞核移植 somatische Kerntransplantation *f*
体细胞基因治疗 Gentherapie der somatischen Zelle *f*, somatische Gentherapie *f*
体细胞交换 somatische Kreuzung *f*
体细胞接合 somatische Kopulation *f*, Somatogamie *f*
体细胞抗原 somatisches Antigen *n*
体细胞克隆变异 somaklonale Variation *f*
体细胞联会 somatische Synapsis *f*
体细胞胚 somatischer Embryo *m*
体细胞染色体联会 somatische Synapsis *f*
体细胞染色体数 somatische Chromosomenzahl *f*
体细胞融合 somatische Zellfusion *f*
体细胞受精 somatische Betruchtung (od. Fertilisation) *f*
体细胞突变 somatische Mutation *f*
体细胞突变理论 somatische Mutationstheorie *f*
体细胞突变学说 somatische (Zell) mutationstheorie *f*
体细胞无性系变异 somaklonale Variation *f*
体细胞遗传病 genetische Störung der somatischen Zelle *f*
体细胞遗传学 somatische Genetik *f*
体细胞有丝分裂 somatische Mitose *f*
体细胞诱导 somatische Induktion *f*
体细胞杂交 somatische Zellhybride *f*

体细胞杂交法 somatische Zellhybridisation *f*
体细胞杂种 somatischer Zellhybrid *m*
体细胞杂种定位 somatische Zellhybrid-Kartierung *f*
体细胞杂种鉴定 somatische Hybridbestimmung *f*
体细胞重组 somatische Rekombination *f*
体线圈 Körperspule *f*
体象 Körperbild *n*
体象障碍 Körperbildstörung *f*, Störung des Körperbildes *f*
体象认识不能 Körperbildagnosie *f*
体心立方 körperzentrierter Kubus *m*
体心立方点阵 körperzentriertes Kubikgitter *n*
体心皮肤温度梯度 körperzentrierter Temperaturgradient der Haut *m*
体心温度 tiefe Körpertemperatur *f*, Kerntemperatur *f*
体形变异 Allometrie *f*, Allomorphose *f*
体形雕塑术 Körper Bildhauerei *f*, Körperformung Chirurgie *f*
体形感知异常 Verzerrung der körperlichen Erfahrung *f*
体形觉 stereognostisches Gefühl *n*, Stereognosie *f*
体型 Habitus *m*, Statur *f*
体型半导体应变片 Bulk-Typ Halbleiter-Dehnungsmeßstreifen *m*
体型决定[法] Somatotypisierung *f*
体型图 Profilbild *n*, physisches Profil *n*
体型图法 physisches Profil *n*
体型指数 Habitusindex *m*
体癣 Körpertrichophytie *f*, Tinea glabrosa *f*, Tinea iris *f*, Tinea corporis *f*
体循环 Körperkreislauf *m*, großer Blutkreislauf *m*
体循环[血管]阻力 systemischer Gefäßwiderstand *m*
体循环动脉血压 arterieller Blutdruck des körperkreislaufs *m*
体循环功能曲线 funktionelle Kurve des Körperkreislaufs *f*
体循环静脉回流 systemischer venöser Rückfluß *m*, systemischer venöser Reflux *m*, systemische venöse Regurgitation *f*
体循环平均压 Mitteldruck des Körperkreislaufs *m*
体循环血管阻力 systemische resistenz *f*
体循环血管阻力指数 systemischer Gefäßwiderstand-Index *m*
体循环血量 Körperkreislaufsvolumen *n*
体循环淤血 Blutstauung des systemischen Kreislauf *f*
体循环郁血 Kongestion des Körperkreislaufs *f*
体验 Erfahrung *f*
体液 Körpersaft *f*, Humor *m*, Körperflüssigkeit *f*, Krase *f*
体液[性]传递 humorale Transmission *f*
体液白蛋白 zirkurierendes Albumin *n*
体液斑检验 Untersuchung des Körpersaftsflecks *f*
体液病理学 Humoralpathologie *f*
体液不调 Dyskrasie *f*
体液不足 insuffizientes Fluid *n*
体液不足的危险 Risiko an Fluidmengenunterdeckung *n*
体液成分 Komponente der Körpersaft *f*
体液传递 humorale Transmission *f*
体液传递介质 humoraler Transmitter *m*
体液刺激 humoraler Stimulus *m*, humorale Reizung *f*
体液的 humoral
体液沸腾 Ebullismus *m*
体液分泌 humorale Sekretion *f*
体液过多 Hyperhydratation *f*
体液回吸收期 Körpersaftrückresorption Periode *f*
体液交换 Austausch von Körperflüssigkeiten *m*
体液抗体 humoraler Antikörper *m*
体液蔓延 Verbreitung via Körpersaft *f*
体液免疫 humorale Immunität *f*
体液免疫缺乏症 Defizienz der humoralen Immunität *f*
体液免疫缺损 Mangel der humoralen Immunität *m*, defekte Humoralimmunität *f*
体液免疫缺陷 humorale Immunitätsdefizienz *f*
体液免疫性 humorale Immunität *f*, Serumimmunität *f*
体液免疫应答 humorale Immunantwort *f*
体液平衡 Isohydrämie *f*, Körperflüssigkeitsbalance *f*(od. -äquilibrium *n*)
体液丧失 Verlust der Körperflüssigkeit *m*
体液渗透压 osmotischer Druck der Körperflüssigkeit *m*
体液失衡 humorales Ungleichgewicht *n*
体液说 Humoraltheorie *f*
体液调节 humorale Regulation *f*
体液调整 humorale Regulation *f*
体液头向侧转移 zephale Flüssigkeitsverschiebung *f*
体液相关的 humoral-verbunden, humoral-assoziiert
体液效应系统 humorales Effektorsystem *n*
体液性排斥反应 humorale Abstoßung *f*
体液性调节 humorale Regulation *f*
体液学说 Humoraltheorie *f*
体液因素 humoraler Faktor *m*
体液因子 humoraler Faktor *m*
体液再分配 Umverteilung der Körperflüssigkeiten *f*
体液致病学说 humorale Theorie der Erkrankung *f*
体液中刘易斯物质 Lewis Substanz in Körperflüssigkeiten *f*
体液潴留 Körpersaftretention *f*, Flüssigkeitsretention *f*
体液转移 Verschiebung der Körperflüssigkeiten *f*
体液转移说 Flüssigkeitsverschiebung-Hypothese *f*
体因性的 somatogen
体育 Gymnastik *f*, physical training <engl.>
体育锻炼 Leibesubung *f*, Gymnastikübung *f*
体育锻炼卫生 Hygiene der Gymnastikübung *f*
体育疗法 Heileur(h)ythmie *f*, Bewegungstherapie *f*, physische Therapie *f*
体育卫生 Hygiene der Gymnastik *f*
体育心理学 Psychologie des Sportunterrichts *f*
体育医学监督 medizinische Überwachung der Gymnastik *f*
体育运动 Leichtathletik *f*
体育运动所致的脊髓损伤 Rückenmarksverletzung von Gymnastik *f*
体育运动心理疗法 psychotherapeutische Methode des Sportes *f*
体运动根细胞 somatische motorische Wurzelzelle *f*
体针麻醉 Körper-Akupunktur-Anästhesie *f*
体征 physisches Zeichen *n*, Signum *n*, objektives Symptom *n*, sinnfälliges Symptom *n*
体征形成 Somatogenese *f*, Somatogenie *f*
体脂肪 Körperfett *n*
体脂肪重 Fett Gewicht (FW) *n*
体脂分布 Körperfettverteilung *f*
体脂隔热 Isolation des Körperfetts *f*
体脂率 Rate des Koerperfettes *f*
体制 System *n*
体质 Leibesbeschafenheit *f*, Habitus *m*, Konstitution *f*, Statur *f*
体质病 konstitutionelle Krankheit *f*
体质的 körperlich, physisch, konstitionell
体质类型 Konstitutionstyp *m*
体质良好 Euthesie *f*
体质论 Krasenlehre *f*
体质人类学 physische Anthropologie *f*
体质神经性皮炎 konstitutionelle Neurodermitis *f*
体质衰弱 konstitutionelle Schwäche *f*, allgemeine Asthenie *f*
体质心理学 konstitutionelle Psychologie *f*
体质性 konstitutionell
体质性低血压 konstitutionelle Hypotonie *f*
体质性肝功能不良 konstitutionelle Hepatodysfunktion *f*
体质性高胆红素血症 konstitutionelle Hyperbilirubinämie *f*
体质性高身材 konstitutioneller Hochwuchs *m*
体质性青春期延迟 konstitutionelle verzögerte Pubertät *f*

体质性性早熟 konstitutionelle vorzeitige Pubertät *f*
体质性因素 konstitutioneller Faktor *m*
体质性婴幼儿全骨髓病［变］ konstitutionelle infantile Panmyelopathie *f*
体质医学 konstitutionelle Medizin *f*
体质指数 konstitutioneller Index *m*, Body-Mass-Index BMI *m*
体重 Körpergewicht *n*
体重变化 Änderung des Körpergewichts *f*, Körpergewichtsveränderung *f*
体重波动 Gewichtschwankung *f*
体重不足 Untergewicht *n*
体重测量 Körpergewichtsmessung *f*
体重低下 Untergewicht *n*
体重过轻 Untergewicht *n*
体重过重 Übergewicht *n*
体重计 Körpergewicht-Skala *f*
体重减轻 Verlust des Körpergewichtes *m*, Körpergewichtsverlust *m*
体重恐惧 Gewicht-Phobie *f*
体重控制 Körpergewichtskontrolle *f*
体重年龄 Gewichtalter *n*
体重身高指数 Gewicht-Höhenindex *m*
体重生长高峰 Gewicht-Spitzengeschwindigkeit *f*
体重失常性经闭 dysponderöse Amenorrhoe *f*
体重调整 Regulation des Körpergewichtes *f*, Körpergewichtsregulation *f*
体重图 Gewicht Diagramm *n*
体重下降 Gewichtverlust *m*
体重循环 Geweihzyklus *m*
体重与测量 Körpergewicht und Maßnahme *f*
体重增加 Körpergewichtszunahme *f*
体重指数 Body-Mass-Index *m*, Körpergewichtsindex *m*
体重指数 Körpergewicht Index（BMI）*m*
体重指数法 Body Mass Index, BMI *m*
体 - 轴突触 somatoaxonische Synapse *f*

tì 剃涕替嚏

剃刀 Rasiermesser *n*
剃刀式植皮刀 vereinfachtes Dermatom *n*, Hauttransplantationsrasiermesser *n*
剃毛刀 Rasiermesser *n*
剃须 rasieren
剃须发恐怖症 Keirophobie *f*
剃须后洗剂 Rasierwasser *n*
剃须霜 Rasiercreme *f*
涕灭威 Aldicarb *n*, Temik *n*
涕涎分泌物 Exsudat der Nasen-und Mundschleimhaut *n*
替比夫定 Telbivudin, LdT, TBV *n*
替补疗法 Substitutionstherapie *f*
替补治疗 Ersatztherapie *f*
替代 Ersatz *m*
替代［激活］途径 alternativer（Aktivations）weg *m*
替代［中间］宿主 alternativer Wirt *m*, intermediärer Wirt *m*
替代称法 Abwiegen durch die Substitution *n*
替代的 vikariierend, succenturiat（-us, -a, -um）, vicari（-us, -a, -um）, substituiert
替代法 Substitution *f*, Ersatz *m*
替代反应 Ersatzantwort *f*
替代父亲 Ersatzvater *m*
替代行为 substitutives Verhalten *n*
替代活化的 M2 型巨噬细胞 alternative aktivierte Makrophagen-M2 *pl*
替代剪切 alternatives Spleißen *n*
替代满足 Ersatzbefriedigung *f*
替代母亲 Ersatzmutter *f*
替代品 Surrogat *n*
替代轻链 假性轻链 Surrogat der leichten Kette *n*
替代色谱［法］ Verdrängungschromatographie *f*
替代特征 substitutive Charakteristik *f*
替代体验 Sympathie *f*
替代细胞 Ersatzzelle *f*
替代效应 Substitutionseffekt *m*
替代形式 Substitute-Formation *f*, substitutive Formation *f*
替代性尝试错误 vikariierender Versuch und Irrtum *m*
替代性经验 vikariierende Erfahrung *f*
替代性强化 vikariierende Verstärkung *f*
替代性生殖 Ersatzsexualität *f*
替代性疏泄 stellvertretende Katharsis *f*
替代性体验 vikariierende Erfahrung *f*
替代性条件作用 stellvertretende Konditionierung *f*
替代性学习 vikariierendes Lernen *n*
替代性增生 Ersatzhyperplasie *f*
替代学说 Alternationsffieorie *f*
替代学习 substitutives Lernen *n*
替代药 Ersatzmedikament *n*
替代医学 alternative Medizin *f*
替代遗传学 Surrogat-Genetik *f*
替代与折中方案 Alternativen und Kompromisse *f*, *m pl*
替代治疗 Ersatztherapie *f*
替代作用 Verschiebung *f*, vikariierende Funktion *f*
替告皂甙 Tigonin *n*
替告皂甙原 Tigogenin *n*
替格瑞洛 Ticagrelor *m*
替换 Transplacement *n*, Ersatz *m*
替换测验 Doppelbestimmung *f*
替换率 Lohnersatzquote *f*
替换式 alternative Form *f*
替换突变 Substitutionsmutation *f*
替换突变型 Ersatzmutante *f*
替换型载体 Ersatzträger *m*
替换原则 Substitutionsprinzip *n*
替换治疗 alternative Medizin *f*(药)
替加氟 Tegafur *n*
替加环素 Tigecyclin *n*
替考拉宁 Teicoplanin *n*
替拉泛星 Telavancin *n*
替拉那韦 Tipranavir TPV *n*
替仑西平 Telenzepin *n*（抑制胃分泌药）
替马氟沙星 Temafloxacin *n*
替莫瑞林 Tesamoreli *n*
替莫西林 Temocillin *n*
替姆 Triäthylenmelamin *n*（TEM）, Tretamin *n*
替诺福韦 Tenofovir *n*
替诺昔康［消炎镇痛药］ Tenoxicam *n*
替派 Triäthylenphosphoramid *n*（TEPA）
替身综合征 Capgras-Syndrom *n*
替位环 verdrängte Schleife *f*
替硝唑 Tinidazol *n*
替牙间隙 Gebisslücke *f*
替牙期拥挤度的预测 Platzbedarfsanalyse im Wechselgebiss *f*
替扎尼定 Tizanidin *n*
替罪羊 Sündenbock *m*
替罪羊理论 Sündenbock-Theorie *f*
嚏根草 Helleborus *m*
嚏根草甙 Helleborein *n*, Helleborin *n*
嚏根草甙原 Hellebrigenin *n*
嚏根草属 Helleborus *m*
嚏根草中毒 Helleborus-Vergiftung *f*

嚏喷 Niesen *n*, Sternu(t)atio *f*

TIAN 天添田甜填舔

tiān 天添

天[门]冬氨酸 Asparaginsäure *f*
天[门]冬氨酸激酶 Aspartokinase *f*
天[门]冬氨酸转位酶 Aspartat-Translokase *f*
天[门]冬素 Asparagin *n*(Asp-NH2)
天[门]冬酰胺 Asparagin *n*(Asp-NH2)
天[门]冬酰胺酶 Asparagin(amid)ase *f*
天[门]冬酰苯丙氨酸甲酯 甜味素 Aspartyl phenylalanin-methylester *m*
天白色 Himmel-Weiß *n*
天才 Talent *n*, Genie *n*, Hochbegabung *f*
天才儿童 begabtes Kind *n*
天才儿童教育 Bildung für Hochbegabte *f*
天才女性 talentierte Frauen *f pl*
天才潜能 begabtes Potenzial *n*
天敌 natürlicher Feind *m*
天冬氨酸 Asparaginsäure *f*
天冬氨酸氨基甲酰转移酶 Aspartat-Carbamoyl-Transferase *f*
天冬氨酸氨基转移酶 Asparaginsäure-Transaminase *f*, Aspartat-Transaminase *f*(天冬氨酸转氨酶)
天冬氨酸氨甲酰转移酶 Aspartat-Carbamoyl-Transferase *f*
天冬氨酸半醛 Asparaginsäure-β-Semialdehyd *n*
天冬氨酸激酶 Aspartokinase *f*
天冬氨酸酶 Aspartase *f*
天冬氨酸转氨甲酰酶 Asparaginsäure-transkarbamylase *f*, Aspartatkarbamoyl-transferase *f*
天冬氨酸转氨酶 Asparaginsäure-Transaminase *f*, Aspartat-Aminotransferase *f*
天冬素 Asparagin *n*
天冬酰胺 Asparagin *n*
天冬酰胺酶 Asparaginase *f*
天鹅颈样的 scbwanhalsartig
天鹅绒般的 velvetartig
天鹅绒样肥厚 velvetartige Hypertrophie *f*
天赋的 angeboren, nativ
天赋观念 angeborene Idee *f*
天赋免疫性 angeborene Immunität *f*
天赋智力 angeborene Intelligenz *f*
天轨悬吊式装置 Suspensionseinrichtung an der Decke *f*
天花 Blattern *f pl*, Pocken *f pl*, Variola *f pl*
天花板效应 Deckeneinfluss *m*
天花板悬吊装置 Suspensionseinrichtung an der Decke *f*
天花板悬挂式电刀 Suspensionsmesserelektrode *f*
天花病毒 Pockenvirus *n*, Variola-Virus *n*, Poxvirus variolae *n*, Gordon* Elementalkörperchen *n*
天花病毒肺炎 Pocken Lungenentzündung *f*
天花病毒引种至小母牛后所得的病毒 Variola Impfstoff *m*
天花的 variolàris
天花粉 Radix trichosanthis *f*
天花粉蛋白 Trichosanthin *n*
天花粉引产 Geburtsleitung mit Radix trichosanthes *f*
天花粉中毒 Radix Trichosanthis-Vergiftung *f*
天花粉注射终止妊娠 Injektion der Radix trichosanthis für Termination der Schwangerschaft *f*
天花红斑 variolärises Erythem *n*
天花后遗症 Folge der Pocken *f*
天花接种 Blatterninokulation *f*, Variolisation *f*, Varlolation *f*
天花免疫法 Pocken Immunisierung *f*
天花小体 varioliner Körper *m*
天花性睑缘炎 varioläre Blepharitis *f*
天花样的 pockenförmig, pockenartig, varioliform(-is, -is, -e)
天花疫苗 Pocken-Impfstoff *m*
天花疫苗 Pocken-Impfstoff *m*, Variola Impfstoff *m*
天花疫苗中毒 Vergiftung durch Pocken-Impfstoff *f*
天花预防接种 Pockenimpfung *f*
天花疹 Exanthem variolosum *n*
天花状的 variolate
天降(落)水 meteorisches Wasser *n*
天空实验室 Himmellabor *n*
天蓝 Azurblau *n*(天青)
天蓝Ⅰ(天青Ⅰ) Azurblau-I *n*(天蓝A与天蓝B混合物)
天蓝Ⅱ(天青Ⅱ) Azurblau-II *n*(等量的天蓝Ⅰ与甲基硫紫氯化物的混合物)
天蓝A(天青A) Azurblau-A *n*(不对称二甲基硫紫)
天蓝B(天青B) Azurblau-B *n*(三甲基硫紫)
天蓝C Azurblau-C *n*(天青C)
天蓝绿色 azurblaues Grün *n*
天蓝染剂 azurblauer Farbstoff *m*
天蓝色 Himmelblau *n*
天蓝色的 azurblau
天绿色 Himmelgrün *n*
天麻 Rhizoma Gastrodiae *f*
天麻甙 Gastrodin *n*
天麻素 Gastrodin *n*
天门冬氨酸蛋白酶 Aspartatproteinase *f*
天门冬氨酸钾镁 Kalium-Magnesium-Aspartat *n*
天门冬氨酸转氨酶 Aspartat-Aminotransferase(AST) *f*
天门冬属 Asparagus *m*
天门冬酰胺酶 Asparaginase *f*
天名精内酯 Carpesiumlakton *n*
天明时 Diluculum *n*
天幕裂孔疝 transtentoriale Hernia *f*, transtentoriale Herniation *f*
天幕撕裂 Lazeration des Tentoriums *f*
天南星 Rhizoma Arisaematis *n*
天南星科 Araceae *pl*
天南星欧文氏菌噬菌体 Erwinia aroideae-Bakteriophage *m*
天南星中毒 Arisaema consanguineum-Vergiftung *f*
天疱疮 Wanderbläschen *n*, Pemphigus *m*, Morbus phlyctaenoides *m*
天疱疮抗体 Anti-Pemphigus-Antikörper *m*
天疱疮抗原 Pemphigus-Antigen *n*
天疱疮样扁平苔藓 Lichen planus pemphigoides *m*
天疱疮样的 pemphigoid
天疱疮样红斑 pemphigoides Erythematoid *n*
天篷 Markise *f*
天平 Balkenwaage *f*, Balancewaage *f*
天平臂 Waagenarm *m*
天平标尺 Waage-Skala *f*
天平读镜 Waage-Leseglas *n*
天平放大镜 Waage-Vergrößerungsglas *n*
天平梁 Waagebalken *m*
天平盘 Waageschale *f*
天平盘托 Waageschale-Tablett *n*
天平室 Waagezimmer *n*
天平箱 Waagekoffer *m*
天平指针 Waagezeiger *m*, Waagenindikator *m*
天平座 Waageauflage *f*
天气 Wetter *n*
天青 Azur *m*(蓝)
天青蛋白 Azurin *n*
天青蓝 Azurblau *n*
天青染色法 Azur-Färbung *f*
天然 natives DNA *n*
天然[产]物 natürliches Produkt *n*
天然被动免疫 natürliche passive Immunität *f*

天然本底辐射　natürliche Hmtergrundradiation *f*
天然标记　in vivo-Marker *m*（活体标记）
天然标志　natürliche Marke *f*
天然材料　Naturmaterialien *n pl*
天然产生的　natürlich
天然沉淀抗体　ausfällender natürlicher Antikörper *m*
天然雌激素　natürliches Östrogen *n*
天然催化剂　natürlicher Katalysator *m*
天然蛋白　natives Eiweiß *n*
天然的　physisch, natürlich, natural(-is, -is, -e), nativ
天然的同种抗体　natürlicher Isoantikörper *m*
天然等同色素　naturidentische Farben *f pl*
天然抵抗力　natürliche Resistenz *f*, Vis conservatrix *f*
天然毒素　natürliches Toxin *n*
天然对比　natürlicher Kontrast *m*
天然放射[性]本底　natürlicher radioaktiver Hintergrund *m*
天然放射性　natürliche Radioaktivitä *f*
天然放射性核素　natürliches Radionuklid *n*
天然放射性元素　natürliches radioaktives Element *n*
天然丰度　natürliche Fülle *f*
天然感染　natürliche Infektion *f*
天然干扰素　natürliches Interferon *n*, *n*-IFN *n*
天然高分子化合物　natürliche hochmolekulare Verbindung (od. Compound) *f*
天然激素　natürliche Glukokortikoide *n pl*
天然聚合物　natürliche Polymere *n pl*
天然抗体　naturlicher Antikörper *m*
天然抗体的交叉反应　Kreuzreaktion der natürlichen Antikörper *f*
天然抗体的抗原　Antigen für natürlicher Antikörper *n*
天然抗原　natives Antigen *n*
天然抗原决定簇的特异性　pezifität von Determinanten der natürlichen Antigenen *f*
天然免疫　natürliche Immunität *f*, angeborene Immunität *f*
天然免疫的　naturlich immun
天然免疫激活相关性疾病　Angeborene-Immunantwort-Aktivierung assoziierte Erkrankungen *f pl*
天然免疫系统　natürliches Immunsystem *n*
天然免疫性　natürliche Immunität *f*, Autarcesis *f*
天然免疫学　Autarcesiologia *f*
天然耐受[性]　natürliche Toleranz *f*
天然耐药　natürlicher Droge-Widerstand *m*
天然凝集素　natürliches Agglutinin *n*, Idioagglutinin *n*
天然培养基　natürliches Nährmedium *n*
天然气　natürliches Gas *n*, Naturgas *n*
天然气分析　Analyse des natürlichen Gases *f*, Naturgas-Analyse *f*
天然气混合物分析　Naturmischgas-Analyse *f*
天然溶血素　natürliches Hämolysin *n*
天然肉色　natürliche Hautfarbe *f*, Fleischfarbe *f*
天然乳化剂　natürliche Emulsion *f*
天然杀伤细胞　natürliche Killer-Zelle *f*
天然杀伤细胞，自然杀伤细胞　natürliche Killerzelle *f*
天然生物可降解材料　natürliche abbaubare Materialien *n pl*
天然食品的变色　Verfärbung von natürlichen Lebensmitteln *f*
天然食用色素　natürlicher Nahrungsmittelsfarbstoff *m*
天然水源　natürliche Wasserquelle *f*
天然淘汰　natürliche Selektion *f*
天然同种(族)凝集素　natürliches homologes Agglutinin *n*, naturliches lsoagglutinin *n*
天然同种(族)血细胞凝集素　natürliches Isohämagglutinin *n*
天然污染　natürliche Verschmutzung *f*
天然物化学　Chemie des natürlichen Produktes *f*
天然物质　Naturstoff *m*, natürliche Substanz *f*
天然细胞毒[性]受体　Rezeptor der natürlichen Zytotoxizität *m*
天然橡胶食品卫生　Lebensmittelhygiene aus Naturkautschuk *f*
天然牙列　natürliches Gebiss *n*
天然衍生支架　natürliches gewonnenes Gerüste *n*
天然药毒物　natürliches Droge-Gift *n*
天然药物　natürliche Arzneimittel *n pl*
天然自动免疫　natürliche aktive Immunität *f*
天人菊内酯　Gaillardin *n*
天上馅饼型视野缺陷　Pfannkuchen in den Himmel (obere quadrantanopische) Gesichtsfelddefekt *m*
天生(固有)嗜好　angeborene Neigung *f*
天生的　angeboren
天生反射　angeborener Reflex *m*
天使尘　Engelsstaub *m*
天台乌药酸　Lindersäure *f*
天堂的；乐园的　paradisi
天体生物物理学　Bioastrophysik *f*
天体生物学　Astrobiologie *f*
天体医学　himmlische Medizin *f*
天文钟　astronomische Uhr *f*
天仙子胺　Hyoscyamin *n*（莨菪碱）
天仙子碱　Hyoscin *n*
天线测量系统　Antenne-Messsystem *n*
天性　Instinkt *n*
天竺葵　Geranie *f*
天竺葵甙　Pelargonin *n*
天竺葵素　Pelargonidin *n*
天竺鼠　Meerschweinchen *n*, Cavia cobaya *f*
天资　Geschenk *n*, Begabung *f*
添补反应　anaplerotische Reaktion *f*
添加剂　Additiv *n*, Fremdstoff *m*
添加物　Additiv *n*, Fremdstoff *m*
添加性生长　akkretionäres Wachstum *n*
添旧霉素　Soedomycin *n*

tián　田甜填

田安　Ammoniumeisen-Methanarsenat *n*
田径运动　Leichtathletik *f*
田螺属　Viviparus *m*
田麻　Corchoropsis crenata *f*
田麻属　Corchoropsis *f*
田麦角碱　Agroclavin *n*
田鼠　Wühlmaus *f*, Mus agrarius *f*
田鼠分枝杆菌　Mycobacterium microti *n*
田鼠科　Cricetidae *pl*
田鼠属　Microtus *m*, Cricetulus *m*
田鼠亚科　Cricetinae *pl*
田头菇　Agaricus praecox *m*
田头菇属　Agrocybe *pl*
田野热　Feld-Fieber *m*
田原氏结　Tawara* Knoten *m*, Atrioventrikularknoten *m* (AV-Knoten)
甜巴旦杏　Süßmandel *f*
甜巴旦杏仁　Amygdala dulcis *f*
甜扁桃　Süßmandel *f*
甜扁桃[仁]　Amygdala dulcis *f*
甜扁桃[仁]油　Süßmandelöl *n*
甜菜　Rübe *f*, Zuckerrübe *f*
甜菜[苷]配基　Betanidin *n*
甜菜甙　Betanin *n*
甜菜甙元　Betanidin *n*
甜菜苷　Betanin *n*
甜菜红　knallrot
甜菜碱　Betain(um) *n*, Lycin *n*, Oxyneurin *n*, Trimethylglyzin *n*
甜菜醛　Betainaldehyd *m*
甜菜醛氨酸　Betalaminsäure *f*

甜菜糖 Rübenzucker *m*
甜茶内酯 Phyllodulcin *n*
甜橙皮酊 süße Orangenschale-Tinktur *f*
甜醇 Dulcin *n*, Dulzin *n*
甜的 Saccharat, sacchairinous
甜甘薯毒性 Süßkartoffel-Vergiftung *f*
甜瓜毒素 Melotoxin *n*
甜瓜形 Meloneform *f*
甜剂 Süßstoff *m*, Zuckerersatzstoff *m*, Edulkorationsmittel *n*
甜菊糖甙 Steviosid *n*
甜炼乳 gezuckerte Kondensmilch *f*
甜蜜素环己基氨基磺酸钠 Natriumcyclamat *n*, Natrium Cyclohexylamino Sulfonat *n*
甜实 süßer Knoten *m*
甜薯 Süßkartoffel *f*
甜味 süßer Geschmack *m*
甜味病 Saccharin-Krankheit *f*
甜味的 süß, süßlich, dulc(-is, -is, -e)
甜味剂 Süßstoff *m*, Süßmittel *n*
甜杏仁 süße Mandel *f*
甜叶菊甙 Steviosid *n*
填补的 ergänzend, enthetisch
填补法 Enthesis *f*
填充 Unterfütterung *f*, Füllung *f*, Füllen *n*
填充度 Kompaktheit *f*, Dichtheit *f*
填充法 Kompletion-Methode *f*
填充剂 Füllungsmaterial *n*, Füllmaterial *n*(料)
填充毛细管柱 gepackte Capillarsäule *f*
填充片段 Füllfragment *n*
填充物 Füllstoff *m*
填充柱 gepackte Säule *f*
填充柱采样管 Absorber der gepackten Säule *m*
填充柱色谱法 gepackte Säulenchromatographie *f*
填寒 Ausstopfen *n*, Tamponade *f*
填胶 Packen der Plastik *n*
填空/计算/语词/方向测验 Fertigstellung / Arithmetik / Wortschatz / Richtung Test *m*, CAVD Test *m*
填空测验 Lückenfüllung-Test *m*, Kompletion-Test *m*
填空方法 Lückenfüllung-Methode *f*, Kompletion-Methode *f*
填空模框系统 Lückenfüllung-Templatesystem *n*
填孔镊 ausstopfende Pinzette *f*
填料 Füllmittel *n*, Füllkorper *m*, Einlage *f*, Verschlußmaterial *n*
填满 auffüllen
填塞 Abfüllen *n*, Verpacken *n*, Tamponieren *n*, Tamponieren *n*
填塞法 Tamponieren *n*, Ausstopfen *n*
填塞器 Obturator *m*
填塞止血 Blutstillung (od. Hämostase od. Haemostasis) durch Tamponade *f*
填塞止血法 ausstopfende Hämostase *f*
填数测验 Anzahlfüllung-Test *m*
填图测验 Bildfüllung-Test *m*

tiǎn 舔

舔 lecken
舔唇 Lippelecken *n*

TIAO 挑条调跳

tiāo 挑

挑错测验 Absurdität-Test *m*
挑刀 Messerpick *m*
挑动 Veranlassung *f*
挑动疗法 provokative Therapie *f*
挑选测验 Screening-Test *m*

tiáo 条调

条斑状皮肤萎缩 Atrophia striata et maculosa *f*, Atrophoderma striatum et maculatum *m*
条带免疫法 Streifenimmunassay *m*
条痕 Streifen *m*, Strich *m*, Pomphus *m*
条痕板 Streifenplatte *f*, Strichplatte *f*
条痕状的 streifenförmig
条件 Bedingungen *f pl*, Zustände *m pl*
条件[性]压抑 konditionale Unterdrückung/Suppression *f*
条件 logistic 回归 konditionale logistische Regression *f*
条件必需氨基酸半必需氨基酸 bedingte essentielle Aminosäure *f*
条件病原体 opportunistischer Erreger *m*
条件操纵法 operante Konditionierung *f*
条件刺激 bedingter Reiz *m*, konditionierter Reiz *m*, Vorreiz *m*, konditionaler Stimulus *m*
条件刺激物 bedingter Reiz (od. Stimulus) *m*, konditionierter Reiz (od. Stimulus) *m*
条件刺激作用 bedingte Reizwirkung *f*
条件的 bedingt, konditional
条件定向反射听力测试 konditionierte Orientierungsantwort *f*
条件定向反应测听 Konditionierungsaudiometrie *f*
条件动作对偶表 Liste der Zustand-Aktions-Paare *f*
条件反射 bedingter Reflex *m*, konditionaler Reflex *m*, erlernter Reflex *m*, Pawlow* Reflex *m*
条件反射测听[法] konditionale Reflex-Audiometrie *f*
条件反射刺激 konditionale Reflex-Stimulation *f*
条件反射催眠法 hypnotische Methode des konditionierten Reflex *f*
条件反射的 bedingt, konditional
条件反射动机理论 konditionale Reflextheorie der Motivation *f*
条件反射法 konditionale Reflex-Methode *f*
条件反射活动 bedingte (od. konditionale) Reflex-Aktivitat *f*
条件反射活动试验 bedingter (od. konditionaler) Reflextest *m*
条件反射疗法 konditionale Reflextherapie *f*
条件反射箱 Konditionierungskammer *f*
条件反射[性]反应 konditionale Reflexreaktion *f*
条件反射性免疫 konditionale Immunität *f*
条件反射治疗 bedingte (od. konditionale) Reflex-Therapie *f*
条件反应 bedingte (od. konditionale) Reaktion *f*, bedingte (od. konditionale) Antwort *f*
条件反应性抑制 konditionale reaktive Hemmung *f*
条件反应学习 Lernen der konditionierten Reaktion *n*
条件防御运动反应 konditionale defensive motorische Reaktion *f*
条件分泌 konditionale Sekretion *f*
条件概率 konditionale Probabilität *f*
条件概率定理 Theorie der bedingten (od. konditionalen) Probabilität *f*
条件弧 konditionaler Bogen *m*
条件化假说 bedingte (od. konditionierende) Theorie *f*
条件基因 konditionales Gen *n*
条件基因打靶 bedingtes Genziel *n*
条件可食肉 bedingt eßbares Fleisch *n*
条件联系 bedingte (od. konditionale) Verbindung *f*
条件码 Konditionskode *m*
条件培养液 konditionales Medium *n*
条件期望 bedingte Erwartung *f*
条件强化 konditionierte Verstärkung *f*
条件敲除 bedingtes Knock-out *n*
条件溶血试验 konditionaler Hämolysetest *m*
条件食物反射 konditionaler Nahrungsreflex *m*
条件式陈述 konditionales Statement *n*
条件似然 bedingte Wahrscheinlichkeit *f*

条件突变 konditionale Mutation *f*
条件突变型 bedingte (od. konditionale) Mutante *f*
条件推理 bedingte Begründung *f*
条件误差 Fehler der Kondition *m*
条件显性 konditionale Dominanz *f*
条件信号 konditionales Signal *n*
条件形成 Konditionieren *n*
条件形成,条件反射 Konditionierung *f*
条件型突变 konditionale Mutation *f*
条件性必需氨基酸 konditionale essentielle Aminosäuren *f pl*
条件性病原微生物 opportunistisch pathogene Mikroorganismen *m pl*, Opportunisten *m pl*
条件性的 bedingt, konditional, konditionierend
条件性的过程 bedingte Prozesse *m pl*
条件性分支杆菌 konditionale Mykobakterien *f pl*
条件性感染 机会性感染 opportunistische Infektion *f*
条件性戒断 konditionale Entwöhnung *f*
条件性恐惧 konditionale Bange *f*
条件性皮电反应 konditionale galvanische Hautreaktion *f*
条件性情绪反应 konditionale emotionale Reaktion *f*
条件性损伤 bedingte Verletzung *f*
条件性维生素缺乏病 konditionale Avitaminose *f*
条件性位置偏爱试验 konditionierte Platzpräferenz *f*
条件性应答 konditionale Antwort *f*
条件性眨眼 konditionaler Lidschlag *m*
条件抑制 bedingte Hemmung *f*
条件有限集 endliche Menge der Bedingung *f*
条件运动反应 konditionale motorische Reaktion *f*
条件致病菌 opportunistisch pathogener Mikroorganismus *m*, Opportunist *m*, opportunistischer Krankheitserreger *m*
条件致病菌食物中毒 Nahrungsmittelvergiftung durch opportunistisch-pathogene Bakterie *f*
条件致病微生物 机会性致病真菌 opportunistischer Erreger *m*
条件致病真菌 bedingter Pilz *m*
条件致命伤 konditional-tödliches Trauma *n*
条件致死 konditionaler Tod *m*
条件致死突变 konditionale Letalmutantion *f*
条件致死突变型 konditionale Letalmutante *f*
条件致死性突变株 bedingt-letale Mutante *f*
条件致死因子 bedingter tödlicher Faktor *m*
条件作用 Konditionierung *f*
条件作用二因素说 Zwei-Faktor-Theorie der Konditionierung *f*
条例 Regulativ *n*
条目池 Itempool *m*
条索 Schnur *f*
条索状卵巢 Streifen-Gonade *f*
条图 "Limie" Spektrum *n*, Stange-Diagramm *n*
条纹 Streifen *m*, Stria *f*
条纹伪影 Streifenartefakt *m*
条纹状 Streifenbildung *f*
条纹状出血 Streifenblutung *f*
条纹状骨病 Osteopathia striata *f*
条纹状苔癣 Lichen striatus *m*, Streifenmal *n*
条形斑点杂交 Slot-Blot-Hybridisierung *f*
条形码 Barcode *m*, Strichcode *m*
条形码单位量标记 Label der Barcode-Einzeldosis *n*
条形码技术 Barcodetechnik *f*, Barcodetechnologie *f*
条形码卡片 Barcode-Karte *f*
条形码阅读机 Barcode-Leser *m*, Barcodeleser *m*
条形图 Balkendiagramm *n*, Bargraph *m*
条蕈 Amanita Phalloides *f*
条蕈毒素 Amanita-Toxin *n*, Amatoxin *n*
条状白甲 Leukonychie striata *f*
条状便 geformter Stuhl *m*
条状汗孔角化病 Porokeratosis striata *f*
条状角皮病 gestreifte Keratodermie *f*
条状切开 gestreifte Inzision *f*
条状性腺 Streifen-Gonade *f*
条状游离植皮术 isoliere Hauttransplantationschirurgie *f*
条状鱼鳞病 lineare Ichthyose *f*
条状掌跖角化病 gestreifte Palmoplantarkeratose *f*
调殆 Bißnivellierung *f*
调板 Mischtafel *f*
调拌 Spachteln *n*, Einstellen *n*
调变 Modulation *f*
调变蛋白 Modulin *n*
调变神经元 Modulator-Neuron *n*
调刀 Spatel *m*
调低作用 Herunterregulierung *f*, Herabregulation *f*
调定点 eingestellter Punkt *m*
调幅 Amplitude-Modulation *f*
调钙蛋白 Calmodulin *n*
调钙素 Calmodulin *n*
调高作用 Hochregulation *f*, Heraufregulierung *f*
调膏药板 Salbentafel *f*, Salbenplatte *f*
调光器 Abblendungsvorrichtung *f*, Dimmer *m*
调合[平]均数 harmonischer Mittelwert *m*
调和级数 harmonische Progression *f*
调和算符 Laplace-Operator *m* (拉普拉斯算子)
调和中项 harmonischer Mittelwert *m*
调殆 Okklusionseinstellung *f*
调换婴儿 Kindaustausch *m*
调剂 Dispensieren *n*
调剂台 Dispensieranstalt *f*, Dispensiertheke *f*
调剂天平 dispensierende Waage *f*
调剂学 Abgabe Apotheke *f*
调剂员 Pharmazeut *m*, Apotheker *m*
调焦 Fokussierung *f*
调焦装置 Scharfeinstellung *f*, Fokussiereinstellung *f*
调节 Kontrolle *f*, Akkomodation *f*, Adaptierung *f*, Regulation *f*
调节T细胞 regulatorische T-Zelle *f*
调节不足(过早老视) prämature Presbyopie *f*
调节部分 regulatorische Stelle *f*
调节部位 Regulationsstelle *f*, Regulator *m*
调节蛋白 Regulator-Protein *n*, regulatorisches Protein *n*
调节蛋白基因 Regulatorprotein-Gen *n*
调节蛋白质 Regulator-Protein *n*, regulatorisches Protein *n*
调节反射 Akkomodationsreflex *m* (应)
调节范围 Akkommodationsbreite *f*
调节方式 Modus der Regulation *m*
调节缝线 einstellbare Nähten *f*
调节幅度 Akkomodationsbreite *f*, Belastungsspielraum *m*, Amplitudo accomodationis *f*
调节辐辏 Akkommodationskonvergenz *f*
调节功 regulatorische Arbeit *f*
调节过的空气 konditionierte Luft *f*
调节过度 Überschüss der Akkomodation *m*
调节活化正常T细胞表达和分泌因子 Ausgedrückung der regulierten aktivierten normalen T-Zellen und sezerniert Faktoren *f*
调节机制 Regulationsmechanismus *m*
调节基因 Regulator-Gen *n*, Repressor-Gen *n* (rG)
调节集合与调节比 Accommodationskonvergenz /Accommodation-Verhältnis *n*
调节计 Akkommodometer *m*
调节剂 Moderator *m*
调节近点 Nahpunkt der Akkommodation *m*
调节痉挛 Akkommodationskrampf *m*, Spasmus accommodatorius *m*, Spasmus accommodationis *m*

调节力 Akkommodationskapazität *f*
调节力 Akkommodationskraft *f*
cAMP 调节磷蛋白 cAMP-regulatorisches Phosphoprotein *n*
T 调节淋巴细胞 regulatorische T-Zellen *f pl*
调节麻痹 Akkommodationslähmung *f*, Paralysis accommodationis *f*
调节酶 regulatorisches Enzym *n*
调节酶类 regulatorische Enzyme *n pl*
调节器 Regulator *m*
调节器官 Akkommodationsorgan *n*, Regulator *m*
调节区 Regulationsregion *f*
调节时间 Regulationszeit *f*
调节式铁哑铃 verstellbares Handturngerät *n*, verstellbare Hantel *f*
调节顺序 Regulatorsequenz *f*, regulatorische Sequenz *f*
调节肽 regulatorisches Peptid *n*
调节位点 regulatorische Stelle *f*
调节物 Moderator *m*
调节系统 Regulationssystem *n*
调节性 B 细胞 regulatorische B-Zelle *f*
调节性 T 淋巴细胞 regulatorische T Lymphozyt *m*, regulatorische T Lymphzelle *f*
调节性 T 细胞 regulatorische T-Zelle, Treg *f*
调节性多肽 regulatorisches Polypeptid *n*
调节性反射 Akkommodierender reflex *m*
调节性内斜视 akkommodative Esotropie *f*
调节性人工晶体 akkommodierende Intraokularlinse *f*
调节亚单位 regulator-subunit <engl>
调节亚基 reguiator-subunit <engl>
调节因素 Moderator *m*, regulatorischer Faktor *m*
调节因子 regulatorischer Faktor *m*
调节子 regulon <engl>
调解 Mediation *f*
调解心理学 Psychologie der Mediation *f*
调经 Regulierung der Menstruation *f*
调经药 Menogoga *n pl*, Antidysmenorrhoika *n pl*
调聚物 Telomer *m*
调控 Regulation *f*
调控代谢物 regulatorischer Metabdit *m*
调控过程 Regulierungsprozess *m*
调控基因 Regulator und Kontroll-Gen *n*
调控基因突变 Regulator und Kontroll-Genmutation
调控基因突变型 Regulator und Kontroll-Genmutante
调控区 Kontrollregion *f*
调控区 SNPs regulatorische Region *m*, SNPs *m*
调控区 SNPs Regulierungbezirk SNPs *m*, Verordnung SNP *f*
调控因子 Modulator *m*
调控子 Modulator *m*, regulon <engl.>
调理抗原 opsonisches Antigen *n*
调理素 Bakteriotropine *n pl*, Tropine *n pl* (T), Opsonine *n pl*
调理素 Opsonin *n*
调理素的 opsonisch
调理素定量法 Opsonometrie *f*
调理素反应 opsonische Reaktion *f*
调理素化 Opsonisierung *f*, Opsonisation *f*
调理素活性 opsonische Aktivität *f*
调理素免疫 opsonische Immunität *f*
调理素吞噬作用 Opsonophagozytose *f*
调理素细胞吞噬反应 opsonozytophagische Reaktion *f*
调理素细胞吞噬试验 opsonozytophagischer Test *m*
调理素学 Opsonologie *f*
调理素原 Opsonogen *n*, Opsogen *n*
调理素作用 Opsonieren *n*, Opsonifikation *f*, Opsonisation *f*
调理吞噬 Opsonopuffer-Phagozytose *f*
调理性粘连 opsonische Einhaltung *f*
调理指数 opsonischer Index *m*, Opsonirundex *m*, Wright* Index *m*
调理作用 Opsonieren *n*, Opsonifikation *f*, Opsonisation
调理作用 Opsonization *f*
调零 Nulleinstellung *f*
调频 Frequenzmodulation *f*
调平溶剂 Ausgleichslösungsmittel *n pl*
调平效应 Ausgleichseffekt *m*
调强放射疗法 intensitätsmodulierte Strahlentherapie *f*, IMRT *f*
调强放射治疗 intensitätsmodulierte Strahlentherapie *f*
调色粉 chromatisches Steuerungspulver *n*
调视麻痹 Akkomodationslähmung *f* (瘫痪)
调视瘫痪 Akkomodationslähmung *f*
调味 würzen
调味剂 Gewurz *n*, Condimentum *n*, Remedium corrigens *n* (品)
调味料相关性肺病 Condimentum-assoziierte Lungenerkrankung *f*
调味食品卫生 Lebensmittelhygiene des Gewurz *f*
调温舱 thermoregulierbare Kabine *f*
调温器 Thermostat *m*, Thermoregulator *m*
调温式镜台 thermoregulierbare Bühne *f*
调协 Koordination *f*
调谐[作用] Modulation *f*
调谐电路 Abstimmkreis *m*, Abstimmungs (strom) kreis *m*
调谐剂 Modulator *m*
调谐密码子 Modulationscodon *n*
调谐器 Stimmer *m*, Tuner *m*
调谐曲线 Abstimmkurve *f*
调谐旋钮 Abstimmknopf *m*, Wahlschalter *m*
调谐装置 Abstimmungsgerät *n*, Abstimmungsvorrichtung *f*
调谐子 Modulator *m*
调压器 Druck-Regulator *m*
调药棒 medizinischer Rührstab *m*, medizinischer Mischstab *m*
调药刀 Spatel *m*
调音器 Variator *m*
调用号 Rufnummer *f*
调整 Koordination *f*, Modulation *f*, Regelung *f*, Regulierung *f*
调整保留时间 eingestellte Retentionszeit *f*
调整保留体积 eingestelltes Retentionsvolumen *n*
调整部位 Modulationsstelle *f*
调整法 Modulationsmethode *f*
调整卵 Regulationsei *n*
调整期 Phase der Regelung *f*
调整器 Einstellungsvorrichtung *f*
调整认识法 Regelungsanerkennung *f*
调整时间 Einstellzeit *f*, Anpassungszeit *f*, Regelungszeit *f*
调整试验 Trimmen Test *m*
调整型发育 regulatorische Entwicklung *f*
调整优势比 adjustierte Odds-Ratio (od. Quotenverhältnis, Odds-Verhältnis, Kreuzproduktverhältnis) *f*
调整中枢 Koordinationszentrum *n*, Korrelationszentrum *n*
调正反应 Stellreaktion *f*
调制 Zubereitung *f*, Modulation *f*
调制波 Modulationswelle *f*, modulierte Welle *f*
调制波脉冲电流疗法 modulierte Impulsstromtherapie *f*, Schwellstromtherapie *f*
调制传递函数 Modulationsübertragungsfunktion *f*, Modulationstransferfunktion *f*, MÜF
调制度测量仪 Modulation-Tester *m*
调制法 Modulationsmethode *f*
调制方式 Modulationsmodus *m*
调制解调器 Modem *m*
调制奶粉 配方奶粉 Milchpulver *n*
调制器 Manipulator *m*, Modulator *m*
调制线 modulierter Röntgenstrahl *m*

调制信号 Modulationssignal *n*
调制型 Modulationsmodous *m*
调制中频电疗法 modulierte Mittelfrequenz-Elektrotherapie *f*
调制中频电疗法 modulierten Mittelfrequenzelektrotherapie *f*（MET）
调质 Modulator *m*
调准小点 Ausrichtungspunkt *m*
调准装置 Einstellungsvorrichtung *f*

tiào 跳

跳步测验 Bocksprungtest *m*
跳步基因 springendes Gen *n*
跳步文库 Springen-Bibliothek *f*
跳查文库 Springen-Bibliothek *f*
跳动 Subsultus *m*, Ansprung *f*, Saltation *f*, Palpitation *f*
跳动的 pulsierend, saltatorisch, saltatori（-us, -a, -um）, saltans
跳读 Sprung *m*
跳高者劳损 Hochspringer-Belastung *f*
跳行转移 uebersprinter Transfer *m*
跳火烧伤 Feuerübersprung-Verbrennung *f*
跳级 Klasse-Überspringen *m*
跳级生 beschleunigter Schüler *m*
跳级学童 beschleunigtes Kind *n*
跳楼自杀 springender Selbstmord *m*, springender Suizid *m*
跳脉 hüpfender Puls *m*
跳伞损伤 Fallschirmspringen-Verletzung *f*
跳伞训练 Fallschirmausbildung *f*
跳伞用氧气瓶 Bailout-Flasche *f*
跳台 Springen-Stand *m*
跳痛 pulsierender Schmerz *m*, klopfender Schmerz *m*
跳舞 Tanz *m*
跳跃反射 Springenreflex *m*, Saltationsreflex *m*
跳跃复制 saltatorische Replikation *f*
跳跃基因 saltatorische Gene *n pl*, Saltationsgene *n pl*
跳跃技术 Bockspringen-Technik *f*
跳跃皮瓣 gehe Klappe *f*
跳跃韧带 Spring-Ligament *n*
跳跃式传导 saltatorische Leitung *f*
跳跃式线状注射技术 pulsatile Threading-Technik *f*
跳跃式转移 skip metastasis［Eng］
跳跃探针 Springenprobe *f*
跳跃现象 springendes Phänomen *n*
跳跃性抽搐 saltatorischer Tick *m*
跳跃性舞蹈病 saltatorische Chorea *f*
跳跃者膝 Jumper-Knie *n*
跳蚤 Floh *m*

TIE 贴萜铁

tiē 贴萜

贴壁培养 adhärente Kultur *f*
贴壁因子 Adhäsionsfaktor *m*
贴标签法 Kennzeichnung *f*, Markierung *f*
贴标签机械 Markierungsmaschine *f*
贴补试验 Ersatztest der tympanischen Membran *m*
贴法 Festkleben *n*, Applikation *f*, Emplastrum *n*
贴敷法 Aufklebenmethode *f*
贴敷器 Applikator *m*
贴壳蛋食品卫生 Lebensmittelhygiene der geklebten Eierschale *f*
贴［身］的 enganliegend
贴现 Rabatt *m*
贴现率 Diskontsatz *m*
贴纸 Klebenpapier *n*
萜 Terpan *n*
萜［烯］中毒 Terpenismus *m*
萜二醇 Terpin *n*
萜类 Terpinen *n pl*
萜类生物碱 Terpenoid-Alkaloid *n*
萜类似物 Terpenoid *n*
萜品 Terpin *n*
萜品醇 Terpineol *n*
萜品烯 Terpinene *n pl*
萜烯 Terpene *n pl*（类）
萜烯类 Terpene *n pl*
萜烯系 Terpengruppe *f*

tiě 铁

铁 Eisen *n*（Fe, OZ 26）, Ferrum *n*
铁［末］染色 Eisenfärbung *f*
铁［屑］检查器 Sideroskop *n*
铁［屑］检查听音器 Siderophon *n*
铁［质］缺乏的 eisenmangelnd
铁［质］缺乏性贫血 Sideropenische Anämie *f*
铁铵矾 Eisenammoniumalaun *m*, Ferriammoniumalaun *m*
铁板样面容 ausgebügelte Fazies *f*
铁饱和度 Grad der Eisensaturation *m*
铁卟啉 Eisenporphyrine *n pl*, Ferroporphyrine *n pl*
铁卟啉蛋白 Eisenporphyrin-Protein *n*
铁补充 Eisensubstitution *f*, Eisensupplementierung *f*
^{59}铁掺入率 59Eisen-Inkorporationsrate *f*
铁铲 Spaten *m*
铁超负荷 Iron-Überlastung *f*
铁超载 Eisenüberladung *f*, Eisenüberlastung *f*
铁尘肺 Eisenlunge *f*, Lungensiderose *f*, Pneumoconiosis siderotica *f*, Siderosis pulmonum *f*
铁沉着［病］ Siderose *f*
铁沉着症 Siderose *f*
铁传递蛋白 Transferrin *n*, Siderophyllin *n*
铁传递蛋白 转铁蛋白/运铁蛋白 Siderophilin *n*, Transferrin *n*, Eisen-Transporteiweiß *n*
铁传递蛋白受体 转铁蛋白受体 Transferrin-Rezeptor *m*
铁磁［性］的 ferromagnetisch
铁磁检伤器 ferromagnetischer Verletzungsdetektor *m*
铁磁体 Ferromagnet *m*
铁磁质 ferromagnetische Substanz *f*
铁代谢 Eisenstoffwechsel *m*
铁代谢紊乱 Störung des Eisenstoffwechsels *f*
铁蛋白 Ferritin *n*, Eisenproteid *n*
铁蛋白标记 Ferritin-Markierung *f*
铁蛋白标记抗体 Ferritin-markierter Antikörper *m*
铁的 Eisen-
铁电现象 Ferroelektrizität *f*
铁矾 Eisenalaun *m*
铁矾土肺 Aluminosis（od. Aluminose）pulmonum *f*
铁矾土矿工病 Bauxit-Arbeiter-Krankheit *f*
铁肺 eiserne Lunge *f*, Cuirass-Ventilator *m*
铁 - 酚试剂 Eisen-Phenol-Reagenz *n*
铁粉 gepulverte Eisenfeilspan *m*, Pulvis ferri *m*, Limatur Martis praeparata *f*
铁坩埚 Eisentiegel *m*
铁研千钵杵 Eisenstößel *m*
铁轨样挫伤 Bahn-Linie Prellung *f*, Bluterguss Bahnlinie *f*
铁耗尽 Eisendepletion *f*
铁环架 Eisenringhalter *m*
铁灰色 eisengrau
铁剂 Eisenpräparate *n pl*, Maltialia *n pl*
铁剂疗法 Eisentherapie *f*
铁减少 Eisenmangel *m*（耗尽）

铁结合蛋白 Eisenbindungsprotein *n*, Eisen-bindendes Protein *n*
铁结合力测定 Eisenbindungskapazitatsbestimmung *f*
铁离子调节因子 Eisenregulationsfaktor *m*
铁离子应答元件 eisernes ansprechendes Element *n*
铁利用不能性的 sideroachrestisch
铁粒细胞性贫血 sideroblastische Anämie *f*
铁粒幼红细胞 Sideroblast *m*
铁粒幼红细胞性贫血 sideroblastische Anämie *f*
铁硫蛋白 Ferredoxin *n*
铁硫中心 Eisen-Schwefel-Zentrum *n*
铁路病 Eisenbahn-Krankheit *f*
铁路事故 Zugunglück *n*
铁路事故损伤 Bahn-Unfall Verletzung *f*
铁路损伤 Eisenbahnverletzung *f*, Verletzung auf Bahn *f*
铁路损伤辗断 vernichtende Amputation von Eisenbahnverletzung *f*
铁洛伦 Tiloron(um) *n*
铁明矾 Eisenalaun *m*
铁明矾法 Eisenalaun-Methode *f*
铁末沉着性纤维变性 Siderofibrose *f*
铁钦纳错觉 Titchener-Illusion *f*
铁钦纳彩色八面体 Titchener-farbliches Oktaeder *n*
铁氰根酸盐 Ferrizyanid *n*
铁氰化钾 Kalium ferricyanatum *n*, Kaliumferrizyanid *n*, Ferrizyankali(um) *n*
铁氰化铁 Ferriferricyanid *n*
铁氰化物 Ferricyanid *n*(盐)
铁氰离子 Ferricyanid-Ion *n*
铁氰酸 Ferricyanid-Acid *n*
铁缺乏 Eisendefizienz *f*, Eisenmangel *m*
铁三角架 Eisentriangel *m*
铁色皮[症] Siderodermie *f*, Siderosis cutis *f*
铁色素沉着 Eisen-induzierte Pigmentierung *f*
铁杉(树)脂酚(素) Tsugaresinol *n*
铁杉内酯 Tsugaresinol *n*
铁失利用性贫血 sideroachrestische Anämie *f*
铁石棉 Eisenasbest *m*
铁丝网 Drahtgeflecht *n*
铁苏木精染剂 Eisenhämatoxylin *n*
铁苏木素 Eisenhämatoxylin *n*(精)
铁苏木素染色 Eisenhämatoxylinfärbung *f*
铁酸钾 Kaliumferrat *n*
铁调节蛋白 Eisen-regulatorisches Protein, IRP *n*
铁调素 Hepcidin *n*
铁稳态 Eisenhomöostase *f*
铁矽尘肺 Siderosilikose *f*
铁矽末沉着病 Siderosilikose *f*
铁细菌 Eisenbakterien *f pl*
铁线虫 Mermithid-Fadenwurm *m*, Mermithid-Rundwurm *m*
铁线虫感染 Gordiacea Infektion *f*
铁芯 Eisenkern *m*
铁锈毛菌 Microsporum ferrugineum *n*
铁锈色的 eisenhaltig, rostig
铁锈色发癣菌 Ferrugineum-Trichophyton *n*
铁锈色毛(发)癣菌 氨噻肟头孢霉素 Trichophyton ferrugineum *n*
铁锈色痰 rostiges Sputum *n*, Sputum rubiginosum *n*, Sputum ferruginosum *n*
铁絮状反应 Ferroflockungsreaktion *f*
铁循环 Ferrokinesis *f*
铁哑铃 eiserne Hanteln *f pl*
铁研钵 eiserner Mörser *m*
铁研钵杵 eiserner Stößel *m*
铁盐 Eisensalz *n*
铁盐浴 Eisenbad *n*
铁氧[化]还[原]蛋白 Ferredoxin *n*
铁氧化转运辅助蛋白 Hephaestin, Hp *n*
铁营养代谢双池理论 Doppel-Pool Theorie der Eisenstoffwechsel *f*
铁营养品 Eisen-Ernährungsmittel *n pl*
铁硬膏 Eisenpflaster *m*
铁载体 Eisenträger *m*
铁整合酶 Ferrochelatase *f*
铁支架 Eisengestell *n*
铁质沉着 Siderose *f*, Siderosis *f*
铁质沉着病 Siderose *f*, Siderosis *f*
铁质沉着性小结 siderotischer Nodulus *m*
铁质沉着性真菌病 Sideromykose *f*
铁质缺乏 Eisenmangel *m*, Sideropenie *f*, Asiderose *f*, Asiderosis *f*
铁质生物利用率 eiserne Bioverfügbarkeit *f*
铁质性心肌病 Siderokardiopathie *f*
铁转运蛋白 Transferrin *n*
铁转运蛋白 1 Ferroportin 1 *n*, Fp1 *n*
铁组 Eisengruppe *f*

TING 听烃廷亭停挺

tīng 听烃

听 Hören *n*, Zuhören *n*
听鼻线 akustische Nasenlinie *f*
听齿 Gehörzähne *m pl*, Dentes acustici *m pl*, Hörzähne *m pl*
听触探究 auditive haptische Exploration *f*
听词中枢 akustisches Wortcentrum *n*
听错觉 skustische Ⅲ usion *f*
听错率 Prozent des Diskriminationsverlustes *n*
听岛 Insel des Hören *f*
听定向错觉 Illusion der auditiven Orientierung *f*
听懂 Hörverstehen *n*
听读不能 Aphemästhesie *f*
听度级 Ebene der Hörbarkeit *f*
听度计 Audiometer *m*
听短时记忆 auditorisches Kurzzeitgedächtnis *n*
听反射 akustischer Reflex *m*
听反射阈 akustische Reflex-Schwelle *f*
听辐射 auditorische Radiation *f*, Hörstrahlung *f*, Radiatio acustica *f*
听感知 Vorsprechen *n*
听感知发育 Hörentwicklung *f*
听骨 auditorische Ossicula *n pl*, Ossicula auditus *n pl*
听骨骨折 Ossiculumfraktur *f*
听骨坏死 Nekrose der auditorischen Ossicula *f*
听骨畸形 Deformitat (od. Mißbildung) der auditorischen Ossicula *f*
听骨链 Ossicula-Kette *f*
听骨链成形术 Ossikuloplastik *f*
听骨链损伤 Verletzung der Gehörknöchelchenkette *f*
听骨链重建术 Rekonstruktion der auditorischen Ossicula Kette *f*
听骨糜烂 Erosion der auditorischen Ossicula *f*
听骨韧带 Ligamenta ossiculorum auditus *n pl*
听骨脱位 Dislokation der Ossicula *f*
听管 auditorische Tube *f*
听幻觉 Gehörshalluzinationen *f pl*, Gehör(s)töuschungen *f pl*, akustische Halluzinationen *f pl*, Akoasmen *n pl*
听基板 Ohrplakode *f*, Labyrinthplakode *f*, Labyrinthplatte *f*
听觉 Hörsinn *m*, Akuästhesie *f*, Schallempfindung *f*, Acuaesthesie *f*
听觉(力)训练 Hörtraining *n*, Hörübung *f*, Hörunterricht *m*, Hörerziehung *f*

听觉保护器 akustischer Beschützer *m*
听觉编码 akustische Codierung *f*
听觉辨别 akustische Diskriminierung *f*
听觉辨光计 Optophon *n*
听觉表象 akustisches Bild *n*
听觉不良 Dysecoia *f*, Dysaesthesia acustica *f*, Dysakusis *f*
听觉测向仪 auditorisches Goniometer *n*
听觉迟钝 Bradyecoia *f*, Bradyakusie *f*, Hebetudo auris *f*, Amblyakusie *f*
听觉传导路 Hörbahn *f*
听觉刺激 akustischer Reiz *m*
听觉刺激物 akustischer Reiz *m*
听觉倒错 Falschhören *n*, Paracusis *f*, Parakusie *f*, Willis* Phänomen *n*
听觉的 auditorisch, auditori (-us, -a, -um), akustisch
听觉登记 akustisches Register *n*
听觉电话说 Telefon-Theorie des Hörens *f*
听觉定位 akustische Lokalisation *f*
听觉发展 Hörentwicklung *f*
听觉反馈 auditive Rückmeldung *f*, akustische Rückmeldung *f*
听觉反射 Stapediusreflex *m*, akustischer Reflex *m*
听觉反射性癫痫 audiogene Epilepsie *f*
听觉范围 Hörbereich *m*, Hörfläche *f*, Hörweite *f*
听觉分析 akustische Analyse *f*
听觉分析器 akustischer Analysator *m*, auditiver Analysator *m*
听觉感受蛋白 Hörenschockprotein *n*
听觉功能 Gehörfunktion *f*, Hörfunktion *f*
听觉广度 akustische Spannweite *f*, Hörweite *f*
听觉过敏 Hyperakusis *f*, Hyperaesthesia auditoria *f*, Acouesthesie *f*, Hyperaesthesia acustica *f*
听觉后像 akustisches Nachbild *n*
听觉呼吸暂停监测 Auditory Apnoe-Überwachung *f*
听觉级 Hörempfindungspegel *m*
听觉计 Akometer *m*
听觉记忆 akustisches Gedächtnis *n*
听觉检查室 Gehörprüfungszimmer *n*, Audiometrieszimmer *n*
听觉减退 Hypakusis *f*, Hypaesthesia acustica *f*, Hyp (o) akusis *f*
听觉健忘症 akustische Amnesie *f*
听觉接受区 akustische Aufnahmebereiche *m pl*
听觉节奏 auditiver Rhythmus *m*
听觉警觉作业 auditorische Vigilanzarbeit *f*
听觉警戒反射 auditorischer Vigilanzreflex *m*
听觉绝对阈限 akustische absolute Schwelle *f*
听觉亢进 Oxyekoia *f*, Oxyakoia *f*, Oxyakusis *f*
听觉困难 Hypoakusie *f*
听觉理解测验 Hörverstehen-Test *m*
听觉理论 Theorie des Hörens *f*, Hörtheorie *f*
听觉联想 akustische Assoziation *f*
听觉迷路检查椅 auditorischer Labyrinth-Prüfungsstuhl *m*
听觉敏度 Gehörempfindlichkeit *f*
听觉皮层 auditorischer Kortex *m*, Hörkortex *m*
听觉皮质 听皮层 auditorischer Kortex *m*
听觉疲劳 Hörermüdung *f*
听觉器官 Hörorgan *n*
听[觉]区 Hörsphäre *f*, Hörregion *f*, Hörbereich *f*, Hörbreite *f*
听觉缺失 Anaesthesia acustica *f*, Auditoria anaesthesia *f*
听觉缺陷 Gehörschaden *m*
听觉认知电位 auditorisches kognitives Potential *n*
听觉任务 akustische Aufgabe *f*
听觉冗余性 akustische Redundanz *f*
听觉锐敏 Oxyekoia *f*, Oxyakoia *f*, Oxyakusis *f*
听觉丧失 Hörverlust *m*
听觉丧失 Taubheit *f*, Gehörlosigkeit *f*
听觉丧失,传导性 leitfähiger Hörverlust *m*
听觉丧失,感音神经性 sensorineuraler Hörverlust *m*
听觉丧失,高频 Hochfrequenz hörverlust *m*
听觉丧失,突发 plötzliche Schwerhörigkeit *f*
听觉丧失,突发性 plötzliche Schwerhörigkeit *f*
听觉丧失,噪声性 lärmbedingter Hörverlust *m*
听觉丧失,中枢性 zentrale Schwerhörigkeit *f*
听觉闪烁 akustisches Flimmern *n*
听觉闪烁间歇 Intermittenz des akustischen Flimmerns *f*
听觉生理学 Gehörphysiologie *f*
听觉失认 Gehörsagnosie *f*, akustische Agnosie (od. Agnosia) *f*
听觉失语症 Worttaubheit *f*, auditive Aphasie *f*
听觉失知症 akustische Agnosie *f*
听觉事件相关电位 auditorisches ereigniskorreliertes Potential *n*
听觉适应 Gehöradaptation *f*
听觉疏忽 auditorische Vernachlässigung *f*
听觉衰减 akustische Dämpfung *f*
听觉顺序记忆 auditiv-sequenzielles Gedächtnis *n*
听觉损伤性耳聋 Knalltrauma-Taubheit *f*, Schalltrauma-Taubheit *f*
听觉调整器 akustische Nachstellvorrichtung *f*
听觉调整器 auditorischer Einstellungsapparat *m*
听觉通路 Hörbahn *f*
听觉投射区 auditorsensorische Area *f*
听觉位置说 Hörort-Theorie *f*
听觉稳态反应 auditory Steady State Response <engl.> *f*
听觉系统 auditorisches System *n*, Hörsystem *n*
听觉显示 akustische Anzeige *f*
听觉显示器 akustische Anzeigevorrichtung *f*
听觉心理区 akustischer psychischer Bereich *m*
听觉心理物理学 akustische Psychophysik *f*
听觉信号 akustisches Signal *n*, Schallsignal *n*, Hörsignal *n*
听觉型 akustischer Typ *m*
听觉性错觉 Paracusis *f*
听觉性认识不能 akustische Agnosie *f*
听觉性失语 auditorische Aphasie *f*, Logokophose *f*, Aphasia acustica *f*, Aphasia auditoria *f*
听觉性言语区 akustischer Sprachraum *m*, akustischer Sprachbereich *m*
听觉修复术 Hörprothese *f*
听觉言语康复 Hör-und Sprachrehabilitation *f*
听觉言语中枢 akustisches Sprachzentrum *n*
听觉掩蔽 akustische Maskierung *f*
听觉异常 Hörstörung *f*, Hörabnormität *f*
听觉诱发电位 akustisches evoziertes Potential *n*, schallinduziertes Potential *n*
听觉诱发电位 akustisches evoziertes Potential, AEP *n*
听觉诱发反应 schallinduzierte Reaktion *f*
听觉诱发脑电指数 akustischer evozierter Potential-Index *m*
听觉-语言反馈作用 Audition-Sprach-Rückkopplung *f*, auditory-speech feedback <engl.>
听觉语音 vokale Resonanz *f*
听觉域 Gehörsphäre *f*, auditorsensorische Area *f*
听觉阈 Fühlschwelle *f*, Auditionsschwelle *f*, Gehörschwelle *f*
听觉障碍 Hörschaden *m*, Dysakusis *f*, Gehörfehler *m*, Gehörstörung *f*
听觉中枢 Hörfeld *n*, Hörfläche *f*, Horzentrum *n*, akustisches Zentrum *n*
听结节 akustischer Tuberkel *m*
听距离 Hörweite *f*
听空间知觉 akustische Raumwahrnehmung *f*
听口线 akustische Mund-Linie *f*
听叩[合]诊 Auskultation-Perkussion *f*
听理解 Hörverstehen *n*
听力 Hörscharfe *f*, Horkraft *f*, Auditus *m*, Audition *f*
听力保护 Hörschutz *m*, Gehörschutz *m*

听力残疾分级标准 graduelle Abstufung der Schwerhörigkeit *f*
听力测定仪 Akumeter *n*, Audiometer *n*
听力测试 Hörtest *m*
听力测验[法] Akumetrie *f*, Acoumetrie *f*, Gehörprüfung *f*, Hörfunktionsprüfung *f*
听力范围 Hörbereich *m*
听力计校准装置 Audiometer-Kalibrator *m*
听力康复 auditive Rehabilitation *f*
听力困难 Schwerhörigkeit *f*
听力理解 Hörverstehen *n*
听力丧失类型 Hörverlust-Typen *m pl*
听力筛查 Hörscreening *n*
听力师 Audiologe *m*
听力师 Audiologe *m*, Gehörspezialist *m*
听力受损者 Hörgeschädigte *m/f*
听力水平 Hörschwelle *f*, Hörschwellenpegel *m*
听力损害 Hörstörung *f*
听力损伤 Hörschäden *m*, Schwerhörigkeit *f*
听力损伤康复 Rehabilitation von Hörgeschädigen *f*
听力损失 Hörverlust *m*, Hörminderung *f*
听力异常 Hörstörung *f*, Hörabnormität *f*
听敏度 Gehörempfindlichkeit *f*
听命 Gehorsam *n*, Folgsamkeit *f*(顺从)
听皮层 auditorischer Kortex *m*
听器爆震伤 Burst-Verletzung vom Hörorgan *f*
听容量 akustisches Volumen *n*
听神经[神经]鞘瘤 akustische Schwannom *n*
听神经病 auditorische Neuropathie *f*
听神经动作电位 Hörnerv-Aktionspotential *n*
听神经复合动作电位 auditorisches Summenaktionspotential *n*
听神经麻痹 akustische Lähmung *f*, nervöse Taubheit *f*
听神经鞘瘤 Nervenscheidentumor des Nervus acusticus *m*
听神经损伤 Hörnervschädigung *f*
听神经纤维瘤 Akustikusneurinom *n*
听神经性耳聋 neurale Taubheit *f*
听声困难 Hörschwierigkeit *f*
听说测验 复聪 Tests für Hören und Sprechen *m pl*
听统觉测验 akustischer Apperzeptionstest *m*
听稳态诱发电位 auditorisch dauerevoziertes Potential *n*
听小骨畸形 Ossicula Fehlbildung *f*
听小骨假体 Gehörknöchelchenprothese *f*
听小骨置换 Ossicula Ersatz *m*
听写 Diktat *n*
听性脑干反应 auditorische Hirnstammantwort *f*
听[性]脑干反应 Hirnstammaudiometrie *f*
听性脑干反应测听 auditorische Hirnstamm-Audiometrie *f*
听性脑干植入 auditorisches Hirnstamm-Implantat *n*
听性失语 Logocophosie *f*
听哑 Hörstummheit *f*
听语障碍 感受 Wernickesche* Aphasie *f*, Worttaubheit *f*(觉)
听阈级 Hörschwellenpegel *m*
听[音]的 akustisch, auditiv
听源性的 audiogen
听源性癫痫 audiogene Beschlagnahme *f*, audiogene Epilepsie *f*
听源性发作 audiogene Beschlagnahme *f*
听源性痉挛 audiogene Beschlagnahme *f*
听诊间隙 auskultatorische Lücke *f*
听知觉 auditive Wahrnehmung *f*, Hörwahrnehmung *f*
听众 Publikum *n*
听眦线 anthropologische basale Linie *f*, orbitomeatale Linie *f*
烃基化反应 Alkylierung *f*
烃类 Kohlenwasserstoffe *m pl*(KW-Stoffe)
烃类基质 Kohlenwasserstoff-Basis *f*

tíng 廷亭停

廷德尔灭菌法 fraktionierte Sterilisation *f*
亭式蒸馏水器 Pavillon-Branntweinbrenner *m*
停[止服]药 Zurückziehung *f*(戒毒脱瘾)
停表 Chronometer *m*
停泊蛋白 Docking-Protein *n*(船坞蛋白质)
停服鸦片 Rückzug vom Opium *m*
停经性精神病 intermenstruelles Irresein *n*
停靠蛋白质 Docking-Protein *n*
停流[法] Stopped-Flow(Methode) *m*
停药 Drogenentzug *m*
停止 Absetzen *n*, Einstellung *f*
停止的 verhaftet, festgenommen
停止转运信号 verhaltetes Übertragungssignal *n*
停止作用力 Bremsleistung *f*, Mannstoppwirkung *f*
停滞性缺氧 Stagnationsanoxie *f*, stagnierende Anoxie *f*
停钟 Chronometer *m*, Stoppuhr *f*

tǐng 挺

挺伸 Stoß *m*, Schub *m*
挺胸试验 Brust Expansion Test *m*
挺直性痉挛位置 orthotope Position *f*

TONG 通同桐铜童酮瞳统捅桶筒痛

tōng 通

通堡管 Thunberg* Tube *f*(用于技术的试管可被抽真空并且有侧臂以便加试剂)
通鼻管 Nasensonde *f*
通便药 Abführmittel *n*
通常分数 normalerweise Noten *f pl*
通导理论 Kanalisierung-Theorie *f*
通道蛋白质 Kanalprotein *n*
通道开关 Kanalumschaltung *f*
通道容量 Kanalkapazität *f*
通道药 Einstiegsdroge *f*, Zugangsdroge *f*
通道中介的转运 Kanal-vermittelter Transport *m*
通读 durchlesen
通风背心 belüftete Jacke *f*
通风飞行服 ventilierte Flugkleidung *f*
通风抗浸服 ventilierter Taucheranzug *m*
通风头盔 belüfteter Helm *m*
通风温湿度计 Ventilationspsychrometer *n*
通风系统 Belüftungssystem *n*
通感训练 Synästhesie Training *n*
通贯线 einzelne Querfalzlinie *f*
通过综合的分析 Analyse durch Synthese *f*
通货膨胀 Inflation *f*
通奸 Ehebruch *m*
通奸的 ehebrecherisch
通径分析 Pfadanalyse *f*
通径系数 Pfadkoeffizient *f*
通科开业医生 Allgemeinarzte *m pl*
通科医生 Allgemeinarzt *m*
通灵术 Hexerei *f*, Zauberei *f*(巫术)
通路 Zugang *m*
通路分析(EMT) Pathway Analyse *f*, EMT
通路屏障 Zugangshemmnisse *n pl*
通路图解 Wegdiagramm *n*
通路相互作用数据库 Pfad Interaktionsdatenbank *f*
通路游戏 Tracking-Spiel *n*
通配符字符串 Wildcard-Zeichenfolge *f*
通频带 Pass-Band *m*

通气/血流比例失调 Ventilations / Perfusions Unausgeglichenheit *f*
通气/血流比值 通气与血流灌注比值 Lüftung / Perfusions-Verhältnis *n*, Ventilations / Perfusions-Verhältnis *n*
通气反应 Atemantwort *f*
通气分布不均 ungleichmäßige Verteilung der Belüftung *f*, Fehlverteilung der Lüftung *f*
通气供应 Ventilationsversorgung *f*
通气管 Belüftungsschlauch *m*
通气灌注[核素]扫描/ Ventilations-Perfusions-Scan *m*
通气过度综合征 Hyperventilationssyndrom *n*
通气量 Luftmenge *f*
通气量计 Ventilationsmeter *m*
通气培养 Ventilationskultur *f*
通气需要 Ventilationsbedarf *m*
通气-血流比例失调 Ventilations-Perfusions-Ungleichgewicht *n*
通气压力-容量环 ventrikulärer Druck - Volumen Schleife *f*
通气与血流灌注比值/ Ventilations-Perfusions-Verhältnis *n*
通气与血流灌注比值失调 Ventilations-Perfusions-Fehlanpassung *f*
通气针 Belüftungsnadel *f*
通乳 Laktogenese *f*, Milcheinschuss *m*
通俗性 Popularität *f*
通透屏障 Permeabilitätsbarriere *f*
通透作用 Permeation *f*
通心粉食品 Makkaroni *f pl*
通信 Korrespondenz *f*, Kommunikation *f*
通信,交往,传染,交通,消息,联络,交流,(复)通讯系统 Mitteilung *f*
通信部件 Kommunikations-Komponente *f*
通信参数 Kommunikations-Parameter *m*
通信程序 Kommunikationsprogramm *n*
通信开放系统 Kommunikations-offenes System *n*
通信联系 Kommunikation *f*
通信疗法 Korrespondenztheorie *f*
通信模块 Kommunikationsmodul *m*
通信软件 Kommunikationssoftware *f*
通信设施 Kommunikationsanlage *f*
通信通道 Kommunikationskanal *m*
通信网络 Kommunikationsnetzwerk *n*
通信网络化概念 Kommunikationsnetzwerkkonzept *n*
通信网络系统 Kommunikationsnetzwerksystem *n*
通信系统 Kommunikationssystem *n*
通信线路 Kommunikationsleitung *f*
通信线路网络 Kommunikationsschaltungsnetzwerk *n*
通信信关 Kommunikations-Gateway *m*
通讯 Kommunikation *f*
通讯导航测试仪器 Kommunikations-Navigations-Messgeräte *n pl*
通讯分隔 Kommunikationsegregation *f*
通讯连接 kommunizierе Verbindung *f*
通用操作系统 Allzweck-Betriebssystem *n*
通用出院数据 einheitliche Krankenhausentlassung-Daten *m pl*
通用串行总线 universaler Serialbus *m*
通用词 Oberbegriff *m*
通用词存储卡 Speicherkarte dem Oberbegriff *f*
通用的 allgemein
通用电气安全 allgemeine elektrische Sicherheit *f*
通用电桥 Brücke für Allzweck *f*
通用电泳仪 allgemeine Elektrophorese *f*
通用封口机械 allgemeine Siegelmaschine *f*
通用符号处理设备 universele Symbol-Verarbeitungseinrichtung *f*
通用刮治器 Universal-Kürette *f*
通用呼吸器 allgemeines Beatmungsgerät *n*
通用汇编语言 gemeinsame Assemblersprache *f*
通用焦虑量表 allgemeine Angst-Skala *f*
通用矫治器 Universalgerät *n*
通用解毒剂 universeles Antidoton *n*
通用解决方法 allgemeine Lösung *f*
通用离心机 allgemeine Zentrifuge *f*
通用脉冲信号发生器 universaler Impulssignalgenerator *m*
通用密码 Universalcode *m*
通用名 allgemeine Gattungsbezeichnung *f*
通用名药品 Generika *pl*
通用模型 universales Modell *n*
通用频率计数器 allgemeiner Frequenzzähler *m*
通用谱仪 universaler Gamma-Spektrometer *m*
通用染剂 Universalfarbpaste *f*
通用闪烁探头 universale Szintillationssonde *f*
通用示波器 Oszilloskop für Allzweck *n*
通用手术台 gewöhnlicher Operationstisch *m*(床)
通用数据库 universales Datenbasis *n*
通用通信系统 allgemeines Kommunikationssystem *n*
通用线诊断设备 allgemeines diagnostisches X-Strahl-Gerät *n*
通用型 TENS konventionelle TENS *f*
通用型计算机系统 Computersystem für Allzweck-Typs *n*
通用性 Allgemeingültigkeit *f*, Universalität *f*, Interoperabilität *f*
通用药理学模拟 vielseitige pharmakologische Simulation *f*
通用药品悖论 generisches Paradox *n*
通用医学信息服务系统 universaler medizinischer Informationsdienst *m*
通用医院计算机网络 allgemeines Krankenhaus-Computernetzwerk *n*
通用引物 Universalprimer *m*, Universalgrundierung *f*
通用语言 Allzweck-Sprache *f*
通用知识库 Wissensbasis für Allzweck *f*

tóng 同桐铜童酮瞳

同版鉴别 Identifizierung der gleichen Platte *f*
同伴 Begleiter *m*
同伴教育 Peer-Bildung *f*
同伴竞争 Peer-Rivalität *f*
同伴群体 Peergruppe *f*
同胞成对比较法 Geschwisterpaare *n pl*
同胞对分析 Geschwisterpaaranalyse *f*
同胞对照 Geschwisterkontrolle *f*
同胞分析 Geschwisteranalyse *f*
同胞关系 Geschwisterreihe *f*, Geschwisterschaft *f*
同胞嫉妒 Geschwister-Eifersucht *f*
同胞竞争 Geschwisterrivalität *f*
同胞竞争障碍 Geschwisterrivalität-Störung *f*
同胞模型 Schwestermodell *n*
同胞群 Geschwisterschaft *f*
同胞兄弟姐妹 Geschwister *f pl*
同胞种 Geschwisterart *f*
同变性 Äquivarianz *f*
同病 Komorbidität *f*
同步采集 Synchronisationsakquisition *f*
同步除颤 synchronisierte Defibrillation *f*
同步的 synchron
同步电动机 Synchronmotor *m*
同步辐射 Synchrotronstrahlung *f*
同步辅助呼吸 Assistent Beatmung *f*
同步感染 Koinfektion *f*
同步化 Synchronisation *f*
同步化波 synchronierende Welle *f*
同步肌肉 synchroner Muskel *m*

同步假说 Synchronisationshypothese *f*
同步间歇正压通气 synchronisierte intermittierende Überdruckbeatmung *f*
同步间歇指令通气 synchronisierte intermittierende Beatmung *f*
同步间歇指令通气(synchronisierte) intermittierende maschinelle Beatmung *f*
同步控制 gleichzeitige Kontrolle *f*
同步起搏 synchrone Stimulation *f*
同步起搏器 synchroner Herzschrittmacher *m*
同步心室辅助 synchronisierte Ventrikulärunterstützung *f*
同步性发放 synchrone Entladung *f*
同步胸外按压与通气的复苏的方法 gleichzeitige Herzdruckmassage und Beatmung
同步血流测速计 Synchrotachometer *m*
同侧 homolateral, homonym, ipsilateral, isolateral
同侧 ipsilateral
同侧暗点 homonymes Skotom *n*
同侧颈7神经根移位术 ipsipateraler C7-Nervenwurzel-Transfer *m*
同侧前后肾 Tandem-Niere *f*
同侧输尿管端端吻合术 uretero-ureterale Anastomose *f*
同侧细胞 homonyme Zelle *f*
同层人 Kohorte *f*(同龄组)
同大的 angemessen
同单体的 homomer
同等刺激调整法 Anpassungsmethode vom entsprichten Stimulus *f*
同等的 entspricht, gleichwertig
同等位基因 Allel *n*, Isoallel *n*, Homoallel *n*
同地物种形成 sympatrische Artbildung *f*, sympatrische Speziation *f*
同点等位基因 Allel *n*, Isoallel *n*, Homoallel *n*
同点扫描紫外线荧光 UV-Fluoreszenz des synchronen Scan *f*
同端盘属 Paramphistomum *n*
同多糖 Homoglykan *n*, Homopolysaccharid *n*
同二聚体 Homodimer *m*
同犯 Komplize *m*
同分异构[作用] Isomerisierung *f*, Isomerie *f*, Isomerisation *f*
同父异母或同母异父姐妹 Stiefschwester *f*
同父异母或同母异父兄弟 Stiefbruder *m*
同感报告 Konsenserklärung *f*
同感序列 Konsensussequenz *f*
同工 tRNA Iso-tRNA *n*
同工蛋白[质] Isoprotein *n*
同工激素 Isohormon *n*
同工酶分析 Isoenzymanalyse *f*
同工酶调控 Isoenzymregulierung *f*
同工酶型 Isoenzym-Gruppen *f pl*
同工凝集素 Isolektin *n*
同工替换 Iso-Substitution *f*
同工血凝素 Isohämagglutinin *n*
同工转移 Iso-Transfer-RNA *n*
同构的 isosterisch, isoster
同行评议 Expertenueberpruefung *f*
同合性 autozygosity
同合性定位 autozygosity Mapping *n*
同核体的 homokaryotisch
同化的 assimilativ, anabolisch
同化过程 Akkulturation *f*
同化阶段 assimilative Phase *f*
同化类固醇 anaboles Steroid *n*, anabolisches Steroid *n*
同化律 Gesetz der Assimilation *n*
同化效应 Assimilationseffekt *f*
同基因的抗原 syngenes Ia-Antigen *n*
同基因免疫 isoimmunization *f*, Isoimmunisierung *f*
同基因性 Isogenicity *n*
同基因移植 Isotransplantat *n*, isograft <engl.>
同晶置换 isomorpher Ersatz *m*
同居 Zusammenleben *n*, Kohabitation *f*
同居家庭 Kohabitationsfamilie *f*
同居者 Lebenspartner *m*, Mitbewohner *m*
同聚核苷酸 Homopolynucleotid *n*
同聚体 Homopolymer *n*
同聚体尾 Schweif des Homopolymer *m*
同聚体尾连接 homopolymere Tailing ligate
同类品系 kongenen Stämme *m pl*
同类系小鼠 kongene Mäuse *f pl*
同类相关 Intraklassenkorrelation *f*
同类相食的 kannibalisch
同类意识 Bewusstsein des Geistes *n*
同裂酶 Isoschizomer *n*
同龄的 gleicher Zeitalter *m*
同龄群体 Peergruppe *f*
同龄人 Peer, Alterskohorte *f*
同龄人群 altersgleiche
同龄人咨询 Peer-Konsultation *f*
同龄组疗法 Peergruppe-Therapie *f*
同卵多胎 identische Polyembryonie *f*
同卵孪生 eineiige Zwilling *m*
同名 Homonym *m*
同名运动神经元 homonymes Motoneuron *n*
同模式 Homoeotyp *m*
同模式异名 Typonym *n*
同模式异同名 typonymer Homonym *m*
同谋 Mittäter *m*, Verschwwörer *m*
同谋犯 Mittäter *m*
同谋关系 Komplizenschaft *f*
同母异父姐妹 Halbschwester *f*
同母异父兄弟 Halbbruder *m*
同母异父兄弟姐妹 Halbgeschwister *f pl*
同盘吸虫病 Paramphistomiasis *f*
同配性别 homogametisches Geschlecht *n*
同谱色 isomere Farbe *f*
同期复孕 homophasische wiederkehrende Schwangerschaft *f*
同期钙化线 homophasische Verkalkung-Linie *f*
同期双侧序贯全肺灌洗 homophasische doppelseitige sequentiale totale Lungenirrigation *f*
同期性意志缺失 zyklische Abulie *f*
同期性瘾癖 zyklische Sucht *f*
同切[口限制性内切]酶 Isoschizomer *n*
同情[心] Sympathie *f*, Mitgefühl *n*, Mitleid *m*
同色 isomere Farbe *f*
同色的 isomer
同色异构 metamere Farben *f pl*
同色异谱 Metamerie *f*
同色异谱匹配 metamerer Abgleich *m*
同色异谱色 metamere Farben *f pl*
同时代人 Kohorte *f*
同时代人分析 Kohortenanalyse *f*
同时多野疗法 simultane Multi-Therapie *f*
同时发射 simultane Ejakulation *f*
同时感染 Koinfektion *f*
同时婚姻疗法 gleichzeitige Partnertherapie *f*
同时匹配 simultaner Abgleich *m*
同时期出生者 Geburtsjahrgang *m*
同时切断术 synchrone Amputation *f*
同时生的 connascent
同时顺行灌注和逆行灌注 kombinierte antegrade Perfusion

und retrograde Perfusion
同时图形窗口 simultanes Grafikfenster *n*
同时效度 Übereinstimmungsvalidität *f*, konkurrente Validität *f*, gleichzeitige Validitaet *f*
同时性辨别 simultane Diskriminierung *f*
同时性耳声发射 synchrone otoakustische Emission, SOAE *f*
同时性认识不能症 Simultanagnosia *f*(部分视觉认识障碍)
同时性扫描 gleichzeitiges Scannen *n*, gleichzeitige Sondierung *f*
同时性失认症 simultane Agnosie *f*
同时性条件反射 simultane Konditionierung *f*
同时诱导 gleichzeitige Induktion *f*, simultane Induktion *f*
同时原则 Zeitgenossenschaft-Prinzip *n*
同式 Syn-Typ *m*
同视点 双眼视界 Horopter *m*, Sehgrenze *f*
同视镜 Synoptophor *n*, Synoptoskop *n*
同视三棱器 Synoptoprisma *n*
同嗜性抗体 isophiler Antikörper *m*
同嗜性抗原 isophiles Antigen *n*
同属的 kongeneren, kongenerisch
同素异形现象 Allotropie *f*, Allotropismus *m*
同素异性[作用] Allotropie *f*, Allotropismus *m*
同酸甘油酯 einfaches Glycerid *n*
同态 Homomorphismus *m*
同态滤波 homomorphe Filterung *f*
同体核配 acytogamous Autogamie
同体调制 homotypische Modulation *f*
同体细胞交配 cytogamous autogamie
同尾酶 Isocaudamer *m*
同位[种族]差异体 Homotopietheorie *f*
同位素标记的核酸探针 Isotopenmarkierte Nukleinsäuresonde *f*
同位素标记技术 Isotopenmarkierung Technik *f*
同位素捕获 isotopische Ergreifung *f*
同位素二重稀释法 doppelte Isotopenverdünnungsmethode *f*
同位素间质内放疗 interstitielle Isotope-Radiotherapie *f*
同位素示踪术 Isotopenmethode *f*
同位素稀释 Isotopenverdünnung *f*
同位素稀释 - 质谱法 Isotopenverdnnungsmassenspektrometrie *f*
同位素血管造影术 Isotopen-Angiographie *f*
同位素质谱仪 Isotopen-Massenspektrometer *m*, Isotopenmassenspektrometer *m*
同温层 Stratosphäre *f*
同温层实验气球 Stratosphäre-Luftballon *m*
同窝出生的 Wurfgeschwister *f pl*
同窝对照 Wurfgeschwister-Kontrolle *f*
同物的 gänzlich
同系层析 Homochromatographie *f*
同系交配系数 Inzuchtkoeffizient *m*
同系配合 Endogamie *f*
同系物 Homologie *f*, Homonomie *f*
同系移植 Isotransplantat *n*
同系异体移植 Isotransplantat *n*
同系甾类 Homosteroid *n*
同系株 kongene Stämme *m pl*
同线基因 syntenisches Gen *n*
同线性 Syntenie *f*, syntenische Gene *n pl*(同一染色体上的二个或多个基因座)
同向[立体异构]聚合物 isotaktisches Polymer *n*
同向螺旋 konjugierte Spirale *f*
同向蠕动的 isoperistaltisch
同向双螺旋 konjugierte Spirale *f*
同向性病毒 ekotropischer Virus *m*
同向絮凝 orthokinetische Flockung *f*
同向运输 Symport *m*
同向重复[序列] direkte Wiederholung *f*
同向转移体 Symporter *m*
同向转运 Symport *m*
同向转运体 同向转移体 Symporter *m*
同心环纹 Konzentrizität *f*
同心式喷头 Ringdüse *f*
同心性板层小体 konzentrischer Lamellenkörper *m*
同心性视野缺失 umlaufende Blindheit *f*
同心性萎缩 konzentrische Atrophie *f*
同心性轴周性脑炎 Enzephalitis periaxialis concentrica *f*
同心圆的 konzentrischer Kreis *m*
同心圆多焦隐形眼镜 konzentrische multifokale Kontaktlinsen *f pl*
同心圆感受野 konzentrisches rezeptives Feld *n*
同心圆性硬化 konzentrische Sklerose *f*
同心针电极 koaxiale Nadelelektrode *f*, konzentrische Nadelelektrode *f*
同形 Isomorphismus *n*, Isomorphie *f*, Homomorphismus *n*
同形孢子 Homospore *f*, Isospore *f*
同形孢子的 isospor, homospor
同形孢子囊 Sporangium *n*(Sporangien *pl*)
同形二价体 Homomorphie *f*
同形反应 isomorpher Effekt *m*, isomorphe Reaktion *f*, isomorphe Antwort *f*
同形结合体 korpulente
同形配囊配合 Isogametangiogamie *f*
同形配囊配合的 isogametangiogametisch
同形配子 Homogamet *f*, Isogamet *f*
同形配子的 homogametisch
同形配子配合 Isomerogamie *f*
同形染色体 homomorphes Chromosom *n*
同形现象 isomorphes Phänomen *n*, Koebner Phänomen *n*
同形性[神经]胶质增生 isomorphe Gliose *f*
同形异义词 Homographie *f*
同形游动配子 Isoplanogamet *f*
同形游动配子的 isoplanogametisch
同形种 kryptische Art *f*
同型 Isotyp *m*, Homotyp *m*
同型半胱氨酸尿症 Homocysteinurie *f*, Homocystein aciduria *n*
同型半胱氨酸血症 Homocysteinämie *f*, Hyperhomocysteinämie *f*
同型变异 homologe Variation *f*, isotypische Variation *f*
同型分裂 homotypische Division *f*
同型共聚物 Homokopolymer *m*
同型基因化 Homogenetisierung *f*
同型接合子 Homozygot *m*
同型抗原 isotypisches Antigen *n*
同[型空间]配[位]的 isoster, isosterisch
同型免疫溶血 alloimmune Hämolyse *f*
同型香草酸 Homovanillinsäure *f*
同型性瘤 homologer Tumor *m*
同型移植 Isotransplantat *n*
同型种 Phenon *n*
同型转化 autogene Transformation *f*
同型转换 isotypischer Schalter *m*, Klassenwechsel *m*
同性 Homogenität *f*
同性间的社会关系 Homosozialität *f*
同性恋的 homosexuell, homoerotisch
同性恋对象 homoerotisches Objekt *n*
同性恋家庭 homosexuelle Familie *f*
同性恋惊恐反应 homosexuelle Panik *f*
同性恋恐惧 Homophobie *f*
同性恋行为 homosexuelle Handlung *f*
同性恋者 Homosexueller *m*
同性恋者肠道综合征 Homosexueller-Darmsyndrom *n*
同性恋者肛门 Anus des Homosexuellers *m*

同性恋者外生殖器 äußeres Genitale vom Homosexueller n, Homosexueller-Genitale n
同性恋咨询 Beratung der Homosexualität f
同性融合 Homosexualität f
同性色情狂 Homoerotik f
同性性欲,同性恋 Homosexualität f
同性性早熟 isosexuelle vorzeitige Pubertät f
同序的 homoplasmisch
同序性 Homoplasmie f
同旋的 zusammengerollt
同血缘 Blutsverwandtschaft f
同血缘婚 Blutsverwandtschaftsehe n
同一的 identisch
同一反应 Reaktion der Identität f
同一类别 derselbe Kategorie f, identische Kategorie f
同一律 Gesetz der Identität n
同一认定 Identifizierung f, Identifikation f
同一认定的客体 Objekt zur Identifikation n
同一性反应 Reaktion der Identität f
同一性混乱 Identitätsverwirrung f
同一性假说 Identitätshypothese f
同一性扩散 Identitätsdiffusion f
同一性危机 Identitätskrise f
同一性需要 Identitätsbedürfnis n
同一性原则 Identitätsprinzip n
同一要素 identisches Element n
同一要素说 identische Elemente-Theorie f
同一属的种 Kongener m
同义 cSNP Synonym cSNP m
同义词 Synonym n
同义的 synonym
同义密码子相对使用度 relative Nutzungsrate des synonymen Kodes f
同义取代 isosemantische Substitution f
同义突变 synonyme Mutation f
同义突变型 synonymer Mutant m
同义异义测验 synonymer antonymer Test m
同异并用法 gemeinsame Methode der Übereinstimmung und Differenz f
同意 bekräftigend
同意偏向 Akquieszenz-Bias n
同音词 Homophon n
同音等高线 isophonetische Kontur f
同音异义词 Homonym m
同釉上皮 äußeres Schmelzepithel n
同源 Homogenität f, Homologie f
同源[异型]框 Homöobox f(一种结合区)
同源[异型]域 Homeodomain m
同源 DNA 序列 homologe DNA-Sequenz f
同源帮助 homologe Unterstützung f
同源单位 homologe Einheit f
同源导入近交系 kongener Inzuchtstamm m
同源多倍单倍体 Autopolyploidie f
同源二倍化 Autodiploidisierung f
同源二价染色体 autobivalent
同源二聚体 Homodimer n
同源辅助质粒 homologes Helferplasmid n
同源盒蛋白 Homeobox-Protein n
同源盒基因 Homeobox-Gen n
同源盒基因变异 homöotische Mutation f
同源基因 homologes Gen n
同源建模 homologe Modellierung f
Src 同源结构域 Src-Homologie-3-Domäne f
同源结构域蛋白 Homeodomänenproteine n pl
同源抗血清 homologes Antiserum n
同源克隆法 homologe Klonierung f
同源框 3 Homöobox f, Homeobox f
同源框基因 Homeobox-Gen n
同源框顺序 Homeobox-Sequenz f
同源联会 Autosyndese f
同源流行 Homoepidemie f
同源配对 autosyndetische Paarung f
同源片段 homologes Fragment n
同源器官 homologes Organ n
同源嵌合体 homologes Mosaik n, Mosaik n
同源区段 homologes Segment n
同源区域 homologe Domäne f
同源群体 homogene Gruppe f
同源染色体分离 Trennung der homologen Chromosomen f
同源染色体交换 Austausch der homologen Chromosomen m
同源受体 Homorezeptor m
同源双链 Homodoppelstrang m
同源四倍体 Autotetraploidie f
同源四倍性 Autotetraploidie f
同源细胞粘附蛋白 homophiles Zelladhäsionsprotein n
同源限制性 homologe Restriktion f
同源限制因子 homologer Beschränkungsfaktor m
同源型 Homolog n
同源性表达 homologe Expression f
同源性抗原 homologes Antigen n
同源性免疫球蛋白 homologes Ig n
同源性突触抑制 homosynaptische Inhibition f
同源性血生成 homoplastische Blutbildung f
同源血管床 verwandtes Gefäßbett n
同源异倍性 Auto heteroploid n
同源异体的 allogen
同源异突变 homöotische Mutation f
同源异形 Homoeosis f
同源异形(型)基因 homöotisches Gen n(突变后使器官异位的基因)
同源异形突变[作用] homöotische Mutation f
同源异形突变体 homöotischer Mutant m
同源异形选择者基因 homöotisches Wahlschalter-Gen n
同源异源多倍体 autoallopolyploid
同源荧光技术 homogene Fluoreszenztechnologie f
同源域蛋白质 同源异形蛋白质 Homeodomänenprotein n
同源重组 homologe Rekombination f
同源重组 homologe Wiederkombination(Rekombination) f
同源重组修复 Reparatur der homologen Rekombination(HR) f
同源转化 Homoeosis f
同源转化盒 Homöobox f
同源转化突变 homöotische Mutation f
同源转化突变型 homöotischer Mutant m
同支无性交配 pedogamy <engl.>
同质 Homogenität f
同质部分合子 homogenotic merozygote
同质成核 homogene Keimbildung f
同质二聚体 Homodimer m
同质感病寄主 sympathischer Gastgeber m
同质合子 Homozygot n
同质化 Homogenisierung f
同质性 Homogenität f
同质性 Homogenität f, Gleichartigkeit f
同质性系数 Koeffizient der Homogenität f
同质移植 n Isotransplantat n, ISP Transplantation f, isologe Transplantation f, identisches Zwillinge-Transplantat n
同质异晶体 Paramorphose, f
同质异形的 dysmorph

同质粘附 homogene Adhärenz *f*
同种 übereinstimmende Arten *f pl*
同种瓣膜 Homograft-Klappe *f*
同种瓣膜置换 Homograft-Klappenersatz *m*
同种代换 artgleiche Substitution *f*
同种代换系 artgleiche Auswechsellinie *f*
同种调节 homospecifice Regulierung *f*
同种反应性 Alloreaktivität *f*
同种反应性 T 细胞 alloreaktive T Zelle *f*
同种肺动脉瓣 pulmonales Homograft *n*
同种基因的 allogenen
同种激活杀伤细胞 allo-aktivierte Killerzellen *f pl*
同种静止移植物 homostatischer Transplantat *m*
同种类型小鼠 allophenice Maus *f*
HLA 同种免疫 HLA Alloimmunisierung *f*
同种免疫溶血 alloimmune Hämolyse *f*
同种凝集素凝集反应 Isoagglutininsagglutination *f*
同种脾移植 die gleichen Arten von Milz-Transplantation *f pl*
同种器官 homologes Organ *n*
同种器官疗法 homologene Organotherapie *f*
同种溶血素 Isohemolysin *n*
同种识别 cognate Anerkennung *f*
同种添加 artgleiche Addition *f*
同种添加系 artgleiche Zugabeleitung *f*
同种同基因移植 syngenenes Transplantat *n*
同种限制性 Allorestriktion *f*
同种限制因子 homologer Einschränkungsfaktor *m*
同种相互反应 verwandte Interaktion *f*
同种效应 allogenene Wirkung *f*
同种型变异 isotype Variation *f*
同种型相(排)斥 Isotyp-Ausschluss *m*
同种型转换 免疫球蛋白[型]类别转换 Isotyp-Schalter *m*, Isotypen-Umschaltung *f*
同种性瘤 homologener Tumor *m*
同种血凝素滴度 Isohämagglutininstiter *m*
同种(族)血小板凝集素 Isothromboagglutinin *n*
同种血液凝集抑制试验 Isohemagglutinationshemmtest *m*
同种牙移植术 Homotransplantation von Zahn *f*
同种移植的角膜嵌体 homoplastisches Hornhautinlay *n*
同种移植皮片排异反应 SAR *m*
同种移植术 Allotransplantation *f*
同种移植物反应 Transplantationsreaktion *f*
同种移植物排斥[反应] Transplantationsrejection *f*
同种异基因 Allogen *n*
同种异基因的 allogenisch
同种异基因效应 allogenische Wirkung *f*
同种异基因移植物 allogenisches Transplantat *n*
同种异基因抑制作用 allogene Inhibition *f*
同种异体反应性 Alloreaktivität *f*
同种异体骨软骨移植 Knorpeltransplantation des allogenen Knochen *f*
同种异体骨移植 Knochenallotransplantat *n*
同种异体抗体 Alloantikörper *m*
同种[异体]免疫 AlloUnanfälligkeit *f*
同种异体皮 Allogene Haut *f*
同种[异体]皮肤移植物 allogene Hauttransplantation *f*
同种异体脾细胞移植 Milz-Zell Allotransplantation *f*
同种异体髂骨移植 Darmbein Allotransplantation *f*
同种异体韧带替代术 Allograft Bandersatz Chirurgie *f*
同种异体肾移植术 Nieren-Allotransplantation *f*
同种[异体]识别 Allorecognition *f*
同种异体输血 allogene Trasfusion *f*, homologe Transfusion *f*
同种异体微嵌合状态 allogenes Mikrochimärismus *m*
同种异体小肠移植术 Dünndarmsallotransplantation *f*
同种异体血管 vaskuläres Allograft *n*
同种异体移植物抗原 Alloantigen *n*
同种异体原位肝移植 Lebertransplantation *f*
同种异体组织不相容性 Allohistounverträglichkeit *f*
同种[异体]组织相容性 Allohistokompatibilität *f*
a 同种异型 a-Allotypus *m*
b 同种异型 b- Allotypus *m*
c 同种异型 c-Allotypus *m*
d 同种异型 d-Allotypus *m*
e 同种异型 e-Allotypus *m*
f 同种异型 *f*-Allotypus *m*
g 同种异型 g-Allotypus *m*
Am [同种]异型 Am- Allotypus *m*(人类重链同种异型)
Gm [同种]异型 Gm-Allotypus *m*(人类重链同种异型)
InV [同种]异型 InV-Allotypus *m*(链标志同种异型)
Km [同种]异型 Km- Allotypus *m*(人类 k 轻链同种异型)
Qz [同种]异型 Oz-Allotypus *m*(人类免疫球蛋白 λ 链同种异型抗原标志)
同种异型决定簇 allotypische Determinante *f*
Am 同种异型决定簇 Am-allotypische Determinante *f*
Gm 同种异型决定簇 Gm-allotypische Determinante *f*
Inv 同种异型决定簇 Inv-allotypische Determinante *f*
Km 同种异型决定簇 Km-allotypische Determinante *f*
同种异型免疫 Allo-Unanfälligkeit *f*
同种异型识别 Allo-Anerkennung *f*
同种异型性 allotype
同种主动脉瓣 Homoaortenklappe *f*
同种主动脉瓣置换 Aortenklappe Homograft *n*
同轴导管系统 koaxiales Kathetersystem *n*
同轴的 koaxial
同轴光照明 koaxiale Beleuchtung *f*
同轴针电极 koaxiale Nadelelektrode *f*
同株同核生殖 Homomixis *n*
同株异核生殖 Homoheteromixis *n*
同住一家的人 Haushalt *m*
同宗配合的 homothallisch
同宗异宗配合现象 Amphithallism *n*
同宗异宗配合现象的 amphithallisch
同族的 verwandt
ABO 同族抗原 ABO Isoantigen *n*
同族免疫血浆 isoimmunes Plasma *n*
同族凝集 koagglutination
同族凝集素 Isoagglutinin *f*
同族通婚制 Endogamie *f*
同族位 Isotop *n*
同族型 Isotop *n*
同族型决定簇 isotype Determinante *f*
Kern 同族型决定簇 kernisotype Determinante *f*
Mcg 同族型决定簇 Mcg-isotype Determinante *f*
Oz 同族型决定簇 Oz-isotype Determinante *f*
同组异序序列 isometrische DNA-Sequenz *f*
同祖染色体 homeologouses Chromosom *n*
桐酸 Paulowniasäure *f*
桐油食物中毒 Lebensmittelvergiftung durch Tungöl *f*
64 铜 64Cu, Kupfer-64 *n*
铜(罗丹宁)染色 Kupfer(rhodanine) Färbung *f*
铜氨液 Cuprammonia *f*
铜橙红色 kupferartig orange-rot
铜橙色 kupfer-Orange
铜红色 Kupfer-rot
铜黄色 kupferfarben gelb
铜绞痛 colica aeruginis
铜蓝蛋白缺乏血症 Ceruloplasminmangelämie *f*
铜老玫瑰色 kupferfarbene alte rote

铜离子化 Kupferionisation *f*
铜绿假单胞[杆]菌肺炎 Pseudomonas aeruginosa Pneumonie *f*
铜绿假单胞菌 绿脓杆菌 Pseudomonas aeruginosa *n*
铜绿假单胞素 Aeruginosin *n*
铜绿假单胞性脑膜炎 Pseudomonas aeruginosa Meningitis *f*
铜绿色的 aeruginose
铜霉素 Chalcomycin *n*
铜试验 Kupfer-Test *m*
铜网 Kupfergitter *n*
铜线 Kupferleitung *f*
铜粘固剂 Kupfer-Zement *m*
铜制假人 Kupfer-Puppe *f*
铜质沉着症 Kupferspeicherkrankheit *f*
童话 Märchen *n*
童男子 Junge *m*
童年 Kindheit *f*
童年孤独症 frühkindlicher Autismus *m*
童年回忆 frühe Erinnerung *f*
童年或青少年回避障碍 vermeidende Störung der Kindheit oder Adoleszenz *f*
童年离别焦虑 Trennungsangst in der Kindheit *f*
童年领域 Land der Kindheit *n*
童年期 Kindheit *f*
童年[期]分裂样障碍 schizoide Störung des Kindesalters *f*
童年[期]恐怖性焦虑 phobische Angststörung im Kindesalter *f*
童[年期]恋[爱] Kalb-Liebe *f*
童年[期]身份障碍 Gender-Identität-Störung des Kindesalters *f*
童年期社交性焦虑 soziale Angst in der Kindheit *f*
童年[期]依恋障碍 Bindungsstörung in der Kindheit *f*
童年瓦解性障碍 desintegrative Störung im Kindesalter *f*
童年性身份障碍 Störung der Geschlechtsidentität des Kindesalters *f*
童年行为障碍 Kindheit-Verhaltensstörung *f*
童年依恋障碍,反应性 reaktive Bindungsstörung des Kindesalters, *f*
童年依恋障碍,脱抑制性 enthemmte Bindungsstörung des Kindesalters, *f*
童样痴呆 Puerilismus *m*
童贞 Jungfräulichkeit *f*
2-酮-3-脱氧-6-磷酸葡糖酸 2-keto-3-deoxy-6-phosphogluconische Säure *f*
2-酮-3-脱氧-7-磷酸葡庚糖酸 2-keto-3-deoxy-7-phosphoglucoheptonic Säure *f*
2-酮-6-磷酸葡糖酸 2-keto-6-phosphogluconische Säure *f*
酮病 Ketose *f*
酮病的 ketotische
酮雌[甾]二醇 ketoestradiol
酮雌[甾]酮 Ketoestrone *f*
7-酮胆甾醇 7-Ketocholesterin *n*
酮的 ketonisch
酮二羧酸 Keto-zweibasige Säure *f*
酮咯酸 ketorolac *n*
2-酮古洛糖酸内酯 Ketoguconolacton *n*
酮肌醇 Keto-Muskel-Inosit *m*
γ 酮基-δ-氨基戊酸 γ-Keto-δ-aminovaleralsäure *f*
γ 酮基-δ-氨基戊酸脱水酶 γ-Keto-δ-aminovaleralsäure-Dehydrase *f*
γ 酮基-δ-氨越戊酸合成酶 γ-Keto-δ-aminovaleralsäure-Synthetase *f*
酮基布洛芬 Ketoprofen *n*
酮基化[作用] Ketonisierung *f*
3-酮基双氢[神经]鞘氨醇 Ketodihydrosphingosine *f*
酮己二酸 Ketoadipic Säure *f*
酮己二酸单酰 CoA Ketoadip(o)yl-CoA
酮康唑 Ketoconazol *m*
酮类的,酮基 Keto *f*
酮类固醇 Ketosteroid *n*
17-酮类甾(固)醇 17-Ketosteroid *n*(17Ks)
2-酮磷酸己糖酸 ketophosphohexonice Säure *f*
β-酮硫解酶 Ketothiolase *f*
酮木[醛]糖 Xylosone *f*
17-酮皮质类甾(固)醇 17-Ketosteroid *n*
酮葡糖酸 Ketogluconsäure *f*
9-酮前列腺烯酸 9-Ketoprostenoate *f*
酮色林 Ketanserin *n*
酮舍林 凯坦生 Ketanserin *n*
酮式烯醇式互变异构 ketoenole Tautomerisierung *f*
α-酮酸 α-Keto(n)säure *f*
3-酮酸辅酶转移酶 Ketosäure-CoA-Transferase *f*
酮酸疗法 Ketosäure-Therapie *f*
α-酮酸支链脱氢酶复合物 verzweigte α Ketosäure-Dehydrogenase-Komplexe *m pl*
酮缩醇 Ketal *m*
酮糖还原酶 Ketose-Reduktase *f*
酮糖酸 keturonice Säure *f*
酮替芬 Ketotifen<eng.>
酮戊二酸 Ketoglutarsäure *f*
α-酮戊二酸 α-Ketoglutarsäure *f*(α-KGS)
α-酮戊二酸-ω-酰胺 α-Ketoglutarat-ω-amid *n*
酮戊二酸脱氢酶 Ketoglutarsäure-Dehydrogenase *f*
α-酮戊二酸脱氢酶 α-Ketoglutarat-dehydrogenase *f*
α-酮戊二酸脱氢酶复合体 α-Ketoglutarat-Dehydrogenase-Komplexe *m pl*
α-酮戊二酸脱羧酶 α-Ketoglutarat-dekarboxylase *f*
α-酮戊二酸氧化酶[系] α-Ketoglutarat-oxidase *f*
α-酮戊二酸转位酶 α-Ketoglutarat-translokase *f*
酮戊酰胺酸 ketoglutaramice Säure *f*
酮亚胺 Ketimin *f*
酮异己酸 Ketoisocapronsäure *f*
酮异戊酸 Ketoisovaleriansäure *f*
酮硬脂酸 Ketostearinsäure *f*
17-酮甾类 17-Ketosteroid *n*
酮甾类 Ketosteroid *n*
酮症倾向糖尿病 Ketose-anfälliger Diabetes mellitus *m*
酮症酸中毒 Ketoazidose *f*
β-酮脂肪酰辅酶 A β-Ketoacyl-CoA *n*
β-酮脂肪酰辅酶 A 硫解酶 β-Ketoacyl-CoA-Thiolase *f*
β-酮脂肪酰酶还原酶 β-Ketoacylenzym-Reduktase *f*
β-酮脂肪酰酶合成酶 β-Ketoacylenzym-Synthetase *f*
β-酮脂肪酰脂酰[基]载体蛋白还原酶 β-Ketoacyl-ACP Reduktase *f*
β-酮脂肪酰脂酰[基]载体蛋白合成酶 β-Ketoacyl-ACP-Synthetase *f*
β-酮脂酰[基]合成酶 β-Ketoacyl-ACP-Synthetase *f*
3-酮脂酰[基]硫解酶 3-Ketoacyl-CoA-Thiolase *f*
β-酮脂酰还原酶 β-Ketoacyl-Reduktase *f*
β-酮脂酰合成酶 β-Ketoacylsynthase *f*
β-酮脂酰硫解酶 β-Ketoacyl-CoA-Thiolase *f*
β-酮脂酰转移酶 β-Ketoacyl-CoA-Transferase *f*
酮棕榈酸 Keto-Palmitinsäure *f*
瞳间线 Interpupillarlinie *f*
瞳孔传入途径 afferente Pupillenreaktionsnervenbahn *f*
瞳孔大小 Pupillengröße *f*
瞳孔反射反常现象 paradoxes Pupillenreaktion-Phänomen *n*
瞳孔反应障碍 Pupillenreaktivitätstörungen *f pl*
瞳孔放大剂 简称 散瞳剂 Mydriatikum *n*
瞳孔光反射 Pupillenlichtreflex *m*
瞳孔回避 Pupillenvermeidung(in relativer afferenter Pupillo-

defekt) *f*
瞳孔控制系统 Pupillesleitsystem *n*
瞳孔膜存留 Persistent pupillary membrane
瞳孔前人工晶状体 präpupillare Intraokularlinse *f*
瞳孔缺陷 Pupillendefekte *m pl*
瞳孔-视神经活检切片 Sektion des Pupille-Sehnerv (Biopsy) *f*
瞳孔征象 Pupillenzeichen *n*
瞳孔(中央)囊肿 pupilläre (zentrale) Zysten *f pl*

tǒng 统捅桶筒

统计程序 statistisches Programm *n*
统计调查 statistische Erhebung *f*
统计分布 statistische Verteilung *f*
统计分类 statistische Systematik *f*
统计分类器 statistischer Klassifizierer *m*
统计概率 statistische Wahrscheinlichkeit *f*
统计工具 Statistik-Tool *n*
统计过程控制 Kontrolle des statistischen Prozesses (SPC) *f*
统计回归模型 statistische Regressionsmodus *m*
统计检索技术 statistische Retrieval-Technik *f*
统计检验 statistischer Test *m*
统计结果异常 statistische Anomalie *f*
统计矩 statistische Moment *n*
统计考验 statistischer Test *m*
统计控制 statistische Kontrolle *f*
统计理论 statistische Theorie *f*
统计模式分类 statistische Mustersklassifizierung *f*
统计模型 statistisches Modell *n*
统计排序滤波器 Bestell-Statistik-Filter *m*
统计软件包 Statistik-Paket *n*
统计声级 statistischer Schallpegel *m*
统计数据分析 statistische Datenanalyse *f*
统计数据库系统 statistisches Daten-Basissystem *n*
统计数字 Volkszählung *f*
统计索引 statistischer Index *m*
统计推理 statistische Inferenz *f*
统计文献 statistisches Dokument *n*
统计物理学 statistische Physik *f*
统计误差 statistische Fehler *m pl*
统计显著性 statistische Signifikanz *f*
统计相关 statistische Korrelation *f*
统计效力 Teststärke *f*, statistische Macht *f*
统计心理学 statistische Psychologie *f*
统计信息 statistische Informationen *f pl*
统计信息系统 statistisches Informationssystem *n*
统计[学] Statistik *f*
统计学家 Statistiker *m*
统计学评价系统 Statistiksbewertungssystem *n*
统计学意义 statistische Signifikanz *f*
统计延时校正技术 statistische Zeit zurückgeblieben Korrekturverfahren *n*
统计研究 statistische Forschung *f*
统计遗传学 statistische Genetik *f*
统计预测 statistisches Prognoseverfahren *n*
统计制表 statistische Tabelle machen
统计质量控制 statistische Qualitätskontrolle *f*
统计专家系统 statistisches Expertensystem *n*
统觉测验 Apperzeption-Test *m*
统觉团 apperzeptive Masse *f*
统觉心理学 Apperzeption-Psychologie *f*
统觉型 Erfassungstypus *m*
统觉性视觉失认 apperzeptive Agnosie *f*
统一编码方案 einheitliche Kodierung *f*
统一编码系统 einheitliches Codierung-System *n*
统一表示法 einheitliche Darstellung *f*
统一数据库 einheitliche Datenbasis *f*
统一数据模型 einheitliches Datenmodell *n*
统一型游戏 integratives Spiel *n*
统一医学语言系统 Unified Medical Language System *n*
捅创 Stossen Wunde *f*
桶柄状撕裂 Bucket Griff Träne *f*
桶形 Tonnenform *f*
桶形的 tonnenförmig
β桶状结构 Beta Barrel *n*
筒形肛门窥镜 zylindrischen Anoskop *n*
筒形冷阱 zylinderförmige Kühlfalle *f*
筒形洗瓶 zylinderförmige Waschflasche *f*

tòng 痛

痛风结石 Gicht-Knoten *m*
痛风结石症 Weinsäure-Krankheit *f*
痛风性蛋白尿[症] gichtische Proteinurie *f*
痛风性股白肿 gichtische weiße Schenkelgeschwulst *f*
痛风性骨炎 gichtische Osteitis *f*
痛风性滑囊炎 gichtische Bursitis *f*
痛风性静脉炎 gichtische Phlebitis *f*
痛风性溃疡 gichtische Geschwür *f*
痛风性尿道炎 gichtische Urethritis *f*
痛风性糖尿病 gichtische Diabetes *f*
痛风珠 Gicht-Perle *f*
痛觉 Schmerz *m*
痛觉[测量]计 Algometer *n*
痛觉倒错 Paralgesia *f*
痛觉感受器 Schmerzrezeptor *m*
痛觉过度 Hyperpathie *f*
痛觉过敏区 Zone der Hyperalgesie *f*
痛觉敏感性 Schmerzempfindlichkeit *f*
痛觉阈限减低 Hyperalgesie *f*
痛觉增敏 Hyperalgesie *f*
痛觉障碍 Dysalg (es) ia *f*
痛控制 Schmerztherapie *f*
痛苦 Qual *f*
痛敏肽 孤啡肽 Nociceptin *n*
痛区感觉缺失 Analgesiesleidensweg *m*
痛痛病 Itai-Itai-Krankheit *f*
痛忍死 Kakothanasie *f*
痛性抽搐 schmerzhafte Krämpfe *m pl*
痛性肥胖病(症)(德卡姆病) Dercum-Krankheit *f*
痛性股白肿 leukophlegmasia dolens
痛性神经瘤 schmerzhaftes Neurom *n*
痛性肾炎 schmerzhafte Nephritis *f*
痛性糖尿病神经病变 schmerzhafte diabetische Neuropathie *f*
痛性吞咽不能 aphagia Algera
痛性压力性足部丘疹 schmerzhafte Piezogene Pedal Papeln
痛性眼肌麻痹 Tolosa Hunt-Syndrom *n*
痛性眼球萎缩 Atrophie -dolorosa
痛性运动不能 acinesia Algera *f*
痛性脂肪 schmerzhaftes Fett-Syndrom *n* (肿)
痛性脂肪过多症 schmerzhafte Lipomatose *f*
痛性脂肪突出 schmerzhafte Fettherniation *f*
痛性指肿综合征 schmerzhaftes Lipödem-Syndrom *n*
痛淫 Algolagnie *f*
痛阈 Schmerzschwelle *f*
痛阈测量仪 algometer *m*
痛知觉 pain perception *f*

TOU 偷头投骰透

tōu 偷

偷盗式诱导 zu stehlen Induktion *f*
偷渡者 blinde Passagiere *m pl*
偷窃 Diebstahl *m*
偷窃，病理性 pathologisches，Stehlen *n*
偷窃恐怖 Kleptophobia *f*
偷窃狂者 Kleptoman *m*
偷窃癖 Kleptomanie *f*
偷窃色情狂 Kleptolagnia *f*
偷窃性淫乐 Kleptolagnie *f*
偷书癖 Bibliokleptomanie *f*

tóu 头投骰

头孢氨呋肟 Cefuroxim *n*（头孢呋新）
头孢氨环烯 Ceparadin *n*
头孢氨噻 Cefofaxim *n*
头孢吡硫 Cephapirin *n*
头孢吡肟 Cefepim *n*
头孢呋辛 Cefuroxim *n*
头孢甘氨 Cephaloglycin *n*
头孢磺啶 Cefsulodin *n*
头孢甲肟 Cefmenoxim *n*
头孢甲氧环烯 Cefaroxadin *n*
头孢菌素 BL-S339 Cephalosporin BL-S339 *n*
头孢菌素 P1 Cephalosporin P1 *n*
头孢克肟 cefixim *n*
头孢雷特 Ceforanid *n*
头孢硫脒 Cefathiamidin *n*
头孢霉素 Cephalosporin *n*（头孢菌素）
头孢霉素传感器 Cephalosporin-Sensor *m*
头孢美唑 头霉腈唑 Cefmetazol *n*
头孢孟多 头孢羟苄唑 Cefamandol *n*
头孢咪唑 Cefpimizol *n*
头孢米诺 Cefminox *n*
头孢尼西 头孢磺唑 Cefonicid *n*
头孢哌酮 Cefoperazon *n*（先锋必）
头孢匹胺 头孢甲吡唑 Cefpiramid *n*
头孢匹罗 Cefpirom *n*
头孢羟氨苄 Cefadroxil *n*
头孢羟氨唑 Cefatrizin *n*
头孢曲松 Ceftriaxon *n*
头孢去甲噻肟 头孢唑肟 Cefotaxim *n*
头孢噻肟［霉素］Cefotaxim *n*
头孢噻肟钠 Cefotaxim Sodium *n*
头孢羧咪唑 AC-137 *n*
头孢他定 Ceftazidim *n*（复达欣）
头孢他啶 Ceftazidim *n*
头孢替安 头孢氨噻唑 Cefotiam *n*
头孢替坦 头霉双硫唑 Cefotetan *n*
头孢替唑 头孢去甲唑 Ceftezole *n*
头孢属 Cephalosporium *n*
头孢族 Cephalosporieae
头孢唑肟 头孢去甲噻肟 Ceftizoxim *n*
头臂缺血 brachiocephalicuse Ischämie *f*
头部充满原则 Kopf-voll Regel *f*
头部冲击 Kopfaufprall *m*
头部冲击伤 Kopf-Putsch-Verletzungen *f pl*
头部挫裂伤 Kopf-Platzwunde-Verletzungen *f pl*
头部挫伤 Kopf-Kontusion-Verletzungen *f pl*
头部打击 Kopf-Schlag *m*
头部对冲伤 Kopf-Contrecoup-Verletzungen *f pl*
头部钝器伤 Kopfverletzungen von stumpfe Gewalt *f pl*
头部固定器 Kopfhalter *m*
头部黄癣 Favus der Kopfhaut *m*
头部火花［疗法］Kopf-Brise-Methode *f*
头部结痂的 capitate verkrusteten
头部脓肿性穿凿性毛囊周围炎 Perifollikulitis capitis abscedens et suffodiens *m*
头部碰撞 Kopfaufprall *m*
头部枪创 Schussverletzungen am Kopf *f pl*
头部枪弹创 Kopfschussverletzungen *pl*
头部丘疹性组织细胞增生病 papulöse Histiozytose des Kopfes *f*
头部乳头状皮炎 Dermatitis papillaris capillitii *f*
头部瘙痒 Hauptstadt-Juckreiz *m*
头部损伤 Kopfverletzung *f*
头部损伤标准 Head-Injury-Criterion <eng.>
头部损伤后的健忘症 Amnesie nach Kopfverletzung *f*
头部损伤事故 Unfall für Kopfverletzungen *m*
头部透明隔损伤 Kopf-luziden Intervall-Verletzungen *f pl*
头部外伤 Schädeltrauma *n*
头部外伤后的脂肪栓塞 Fettembolie-folgenden Schädeltrauma *n*
头部外伤后遗症 Folgen von Kopfverletzungen *f pl*
头部外伤颅骨骨折 Schädelfrakturensschädeltrauma *n*
头部外伤所致脑水肿 Hirnödem von Schädeltrauma *n*
头部外伤早期反应 frühe Reaktionen auf Schädeltrauma *n*
头部外伤致脑膜瘤 Meningeomesschädeltrauma *n*
头部线刀 X ray Messer für den Kopf *n*
头部线电子计算机断层扫描仪 x ray Computertomographen-scanner für den Kopf *m*
头部血管磁共振造影成像 kopfvaskuläre Magnetresonanz-Angiographie-Bildgebung *f*
头部血肿 Kephalohematoma *f*
头部运动 Kopfbewegung *f*
头侧 Kopfende *n*
头侧操纵综合手术台 Kopf-gesteuerte Mehrzweck-OP-Tisch *m*
头侧异位肾 kraniale ektopische Niere *f*
头侧中肾 ranial Mesonephros *n*
头测量分析 Fernröntgenanalyse *f*
头戴耳机 Head-Set *n*
头戴双耳耳机 bitelephone <eng.>
头低脚高位 特伦德伦伯［氏］卧位 Trendelenburg'sche Lagerung *f*, Beckenhochlagerung *f*
头垫 Kopfpolster *n*
头顶鼻下点高 Scheitelpunkt auf Höhe Subnasale *m*
头顶部秃发 vertikale Alopezie *f*
头顶的 vertikal
头顶口高 Scheitelpunkt Stomion Höhe *m*
头顶头后高 Scheitelpunkt opisthocranion Höhe *m*
头顶至足跟长度 Krone zu Ferse-Länge *f*
头耳高 Scheitelpunkt tragion Höhe *m*
头发护理 Haarpflege *f*
头发烧伤 Haar-Verbrennungen *f pl*
头防护罩 Kopfschutz *m*
头盖骨 Schädel *m*
头高位倾斜 Kopf bis Neigung *m*
头高足低位 rueckenhochgelegene Lage *f*
头骨盆牵引 Halo-Beckenbereich-Traktion *f*
头后点 OP
头昏的 schwindlig
头昏眼花 Benommenheit *f*
头痂 Kopfschorf *m*
头颈部DSA 技术 Kopf-und Hals-digitale Subtraktionsangiographie *f*
头颈部癌 Kopf-und Halstumoren *m pl*
头颈部鳞癌 HNSCC

头颈部鳞状细胞癌 Plattenepithelkarzinomen des Kopfes und Halses(SCCHN) *n pl*
头颈部新生物 Kopf-Hals-Tumoren *m pl*
头颈部症状 Kopf und Hals-Symptome *n pl*
头颈外科 Kopf-und Hals-Chirurgie *f*
头颈运动中枢 Kopf-und Hals- Bewegungszentrum *n*
头颈指数 Kopf-Hals Index *m*
头宽高指数 Breite-und Höhenindex des Kopfes *m*
头宽指数 Kopfbreite Index *m*
头盔衬垫 Helm-Kissen *n*
头盔供气 Helm-Luftzufuhr *m*
头盔里衬 Helm-Liner *m*
头盔滤光镜 Helmvisier *n*
头盔面罩 Faceplate *f*
头盔平视显示器 Helm-montiert-Headup-Display *n*
头盔气囊 Kopf-Blase *f*
头盔显示器 Helm-montierteAnzeigevorrichtung *f*
头盔氧气调节器 Helm montiert Sauerstoffregler *m*
头立位倾斜 Kopf bis Tilt
头联双胎 Kraniopagus *m*
头颅测量线[照]片 kephalometrische Röntgenaufnahme *f*
头颅测量线照相术 kephalometrische Röntgenographie *f*
头颅定位器 Kephalometer *m*
头颅定位仪 Kephalometer *m*
头颅骨枪弹创 Schussverletzung des Schädels *f*
头颅骨确定年龄 Bestimmung im Alter von Schädel *f*
头颅骨确定性别 Geschlechsbestimmung vom Schädel *f*
头颅骨确定种族 Rennensbestimmung von Schädel *f*
头颅骨生长性骨折 wachsende Frakturen des Schädels *f pl*
头颅骨重建 Rekonstruktion des Schädels *f*
头颅计 Kephalometer *m*
头颅软组织伤 Weichteilsverletzung des Schädels *f*
头颅扇形扫描 kraniale Sektorabtastung *f*
头颅透光试验 Durchleuchtung des Schädels *f*
头颅线机 kraniale radiologische Einheit *f*
头颅指数 Schädelindex *m*
头霉素类 Cephamycin *n*
头霉素类抗生素 Cephalomycin Antibiotika *n*
头霉氧哌嗪 Cefbuperazon *n*
头面[骨]畸形 Dyszephalie *f*
头面垂直指数 vertikalen Cephalosporin Gesichts-Index *m*
头面高指数 vertikalen Cephalosporin Gesichts-Index *m*
头面横指数 vertikalen Cephalosporin Gesichts-Index *m*
头面宽度指数 vertikalen Cephalosporin Gesichts-Index *m*
头盆衔接 engagierter Kopf *m*
头皮[血管]内皮瘤 Endotheliom capitis *n*
头皮瓣 Kopfplane *f*
头皮擦伤 Abrieb der Kopfhaut *m*
头皮出血 Blutungen der Kopfhaut *f pl*
头皮带蒂移植[术] Skalp Stiel Transplantat *n*
头皮单纯糠疹 Pityriasis simplex capitis *m*
头皮单纯裂伤 reine Platzwunde der Kopfschwarte *f*
头皮蜂窝织炎 Sezierenszellulitis der Kopfhaut *f*
头皮缝缩术 Kopfhautareduzierung Chirurgie *f*
头皮复杂裂伤 komplexe Riss-Quetschwunde der Kopfschwarte *f*
头皮感染 Infektion der Kopfschwarte *f*
头皮环状渐进性环死 ringförmige Nekrobiose der Kopfhaut *f*
头皮及面部血管肉瘤 Angiosarkom der Kopfhaut und im Gesicht *n*
头皮结节性神经性皮炎 noduläre Neurodermitis der Kopfhaut *f*
头皮静脉输液 Skalpinfusion *f*
头皮砍创 hacke Wunden der Kopfhaut *f pl*
头皮扩张术 Kopfhautsausbau *m*
头皮裂创 Zerreissung der Kopfhaut *f*
头皮糜烂性脓疱性皮病 erosive pustulöse Dermatose der Kopfhaut *f*
头皮脓疮性湿疹 Porrigo larvalis *m*
头皮脓肿 Kopfschwarten-Abszess *f*
头皮切割蜂窝组织炎 Sezierenszellulitis der Kopfhaut *f*
头皮侵袭性毛基质瘤 invasiver matrixpotentialer Tumor der Haar der Kopfhaut *m*
头皮瘙痒症 Juckreiz der Kopfhaut *m*
头皮上皮瘤 Epitheliom capitis *n*
头皮撕裂伤 Platzwunde der Kopfhaut *f*
头皮撕脱 Ausriss der Kopfhaut *m*
头皮撕脱伤 Kopfhautsriss *m*
头皮粟粒性坏死性痤疮 Akne necrotica miliaris of skalp <eng.>
头皮损伤 Kopfhautverletzung *f*
头皮缩小术 Kopfhautverkleinerungschirurgie *f*
头皮撕脱伤头皮血肿头皮裂伤 Kopfhautsriss und Kopfbluterguss
ABO 头皮屑型 ABO-Blutgruppen in den Kopfhaut Trümmern *f pl*
头长高指数 Länge-Höhe-Index des Kopfes *m*
头长宽指数 Länge-Breite-Index des Kopfes *m*
头皮血管瘤 Kopfhauthämangiom *n*, Kopfhautangiom *n*
头皮痒疹 Prurigo der Kopfhaut *f*
头皮脂溢 Seborrhoe capitis *f*
头皮止血夹 Klemme für Kopfhaut-Hämostase *f*
头曲 kraniale Biegung *f*
头生儿 erstgeborenes Kind *n*
头损伤 Kopfverletzung *f*
头损伤 Kopfverletzungen *f pl*
头索动物亚门 Cephalochordata
头听诊器 Stethoskop für Kopf *n*
头痛的生物反馈治疗 Biofeedback-Therapie gegen Kopfschmerzen *f*
头外伤后遗忘 posttraumatische Amnesie *f*
头尾模式 Kopf-zu-Schwanz-Muster *n*
头尾轴 Kopf-zu-Schwanz-Axon *n*
头下垂症 Skalpabriss *m*
头向下倾斜 Kopf nach unten Kippen
头形 Kopfformen *f pl*
头型 Kopfformen *f pl*
头旋转区 Kopfdrehungsbereich *m*
头穴定位头罩 Kopfbedeckung für Kopfsakupunkturpunktesorientierung *f*
头眼皮肤毛细血管扩张综合征 Cephalosporin- Okulo- und Hautsteleangiektasien-Syndrom *n*
头眼协调 Kopf-Auge-Koordination *f*
头翼膜 zephalische Alae *f pl*
头影测量标志点 kephalometrische Sehenswürdigkeiten *f pl*
头影测量分析 Fernröntgenanalyse *f*
头影测量学 Kephalometrie *f*
头影描绘图 kephalometrische Verfolgung *f*
头油 Pomade *f*
头油痤疮 Pomadesakne *f*
头[与]胸廓的 kephalothorakal
头月分离 Kapitatum-Lunatum getrennt
头月关节 Kapitatum-Lunatum Gelenk *n*
头月角 Kapitatum-lunatum Winkel *m*
头月状骨不稳定 Kapitatum-Lunatum Instabilität *f*
头罩 Kopfschutz *m*
头褶 Kopffalte *f*
头针 Kopfhaut-Akupunktur *f*
头指数 Schädelindex *m*
头状骨骨折 Kapitatum Bruch *m*, Kapitatum Fraktur *f*

头状骨缩短术 Kapitatum Verkürzung *f*
头状骨脱位 Kapitatum Dislokation *f*
头状葡萄球菌 Staphylococcus capitis *m*
头最大长 maximale Kopflänge *f*
头最大宽 maximaleKopfbreite *f*
头最大围 maximaler Umfang des Kopfes *m*
投递 Vorlage *f*
投点测验 Punktierung-Test *m*
投毒罪 Straftat von Vergiftungen *f*
投料 Ernährung *f*
投射点 Auftreffpunkt *m*
投射法 projektives Verfahren *n*
投射区 Projektionsfläche *f*
投射人格测量 Projektionspersönlichkeit-Maßnahme *f*
投射神经元 Projektionsneurons *n*
投射通路 Projektionstrakt *m*
投射性嫉妒 Projektionseifersucht *f*
投射性认同 projektive Identifizierung *f*
投射中枢 Projektionszentrum *n*
投射追踪法 Projektionsverfolgung-Verfahren *n*
投身工作 Arbeitsbeteiligung *f*
投药差错 药物错投 Medikationsfehler *m*
投药费用表 Medikationsaufgrund-Liste *f*
投药医嘱 Medikamentesbestellung *f*
投药医嘱处理 medication order processing der Medikamentes-bestellung *f*
投影变换 projektive Transformation *f*
投影接目镜 Projektionsokular *n*
投影描绘器 Kamera lucida
投影生物显微镜 biologisches Mikroskop des Projektion *n*
投影数据 Übertragunsmessungen *f*
投影显示 Mikroskop des Projektion *n*
投影影像重建 Bildrekonstruktion aus Projektionen *f*
投掷骨折 Zerbrechen aus Werfen *n*
投掷运动 ballistische Bewegungen *f pl*
投掷症 Ballismus *m*
投注 Kathexis *f*
投注能量 Energie der Kathexis *f*
投注消退 Entzug der Kathexis *m*
投资回收期 Investitionen Erholungsphase *f*
投资收益率 Rendite auf Investitionen *f*
骰趾反射（门别反射）Mendel-Bechterew-Reflex *m*（足背反射正常时叩击足背引起第2~5趾背屈当某些器质性神经系统疾患时则出现跖屈的反应）

tòu 透

透X线结石 阴性结石 strahlendurchlässiger Kalkül *m*
透壁压 transmuraler Druck *m*
透光度 Transmittanz *f*, Übertragung *f*, Transmission *f*
透见荧光 gesendete Fluoreszenz *f*
透镜改正过度 Überkorrektur der Linse *f*
透镜矫正不足 Unterkorrektur der Linse *f*
透镜模型 Objektivmodell *n*
透镜效应伪影 Artefakt aus Linsen-Effekt *f*
透镜形 Lentiformis *f*
透镜制造者公式 Formel des Linsenproduzents *f*
透颅多普勒 transkranielle Dopple *f*
透明板 Lamina lucida *f*
透明边缘变性 pelluzide marginale Degeneration *f*
透明变性的 degenerierte Hyalin *n*
透明变性肉芽肿 hyalines Granulom *n*
透明带蛋白 Zona pellucida-Protein *n*, ZP *n*
透明带抗原 Zona pellucida- Antigen *n*
透明带下受精 subzonale Befruchtung *f*
透明肺综合征 transparentes Lungen-Syndrom *n*
透明隔静脉 Vena septi pellucidi *f*
透明隔 - 视神经 - 垂体发育不全 transparentes Septum-Optikus-Hypophyse Hypoplasie *f*
透明隔外伤 Trauma des Septum pellucidum *n*
透明剂 Reiniger *m*
透明胶纸带 Klebeband *m*
透明胶纸法 Tesatest *m*
透明角蛋白 Keratohyalin *n*
透明角蛋白颗粒 Keratohyalin-Granulat *n*
透明角蛋白样的 ähnlich wie Keratohyalin
透明角质颗粒 Keratohyalin Granalie *f*
透明晶状体摘除术 Extraktion der klaren Linse *f*
透明蓝色 transparent blau
透明毛质颗粒 Trichohyalin-Granulat *n*
透明色 transparente Farbe *f*
透明素 Hyalin *n*
透明条纹状的 pellucid striate
透明细胞汗管瘤 klarzelliges Syringom *n*
透明细胞汗腺腺瘤 klarzelliges Hidradenom *n*
透明细胞化生 Klarzellmetaplasie *f*
透明细胞肌黑色素细胞瘤 klarzelliger myomelanozytischer Tumor *m*
透明细胞间皮瘤 Klarzellmesotheliom *n*
透明细胞类癌 Klarzellkarzinoid *n*
透明细胞肉瘤 Klarzellsarkom *n*
透明细胞软骨肉瘤 klarzelliges Chondrosarkom *n*
透明细胞腺癌 klarzelliges Adenokarzinom *n*
透明细胞腺瘤 Klarzelladenom *n*
透明细胞腺纤维瘤 klarzelliges Adenofibrom *n*
透明细胞小汗腺癌 klarzelliges eccrines Karzinom *n*
透明细胞型脑膜瘤 klarzelliges Meningeom *n*
透明细胞型纤维组织细胞瘤 klarzelliges fibröses Histiozytom *n*
透明细胞性病变 klarzellige Läsion *f*
透明细胞性室管膜细胞瘤 klarzelliges Ependymom *n*
透明细胞增生 klarezellige Hyperplasie *f*
透明细胞肿瘤 Klarzelltumor *m*
透明小体 hyaliner Körper *m*
透明性坏死 Transparenz-Nekrose *f*
透明性角膜溃疡 transparente Geschwür der Hornhaut *f*
透明眼罩 Augenklappe *f*
透明样变 Hyalinisierung *f*
透明正片 Transparenz *m*
透明纸拭子 Zellophan-Tupfer *m*
透明纸样黄斑病变 Cellophanartige Makulopathie *f*
透明质蛋白 Hyaluronektin *n*
透明质酸 / 透明质酸钠 Hyaluronat / Natriumhyaluronat *n*
透明质酸荚膜 Hyaluronsäure Kapsel *f*
透明质酸抗体 Hyaluronidase Antikörper *m*
透明质酸葡糖胺酶 Hyaluronoglucosaminidase *f*
透明质酸葡糖醛酸酶 Hyaluronoglucuronidase *f*
透明质酸酯 Hyaluronat *n*
透明赘疣 hyaliner Auswuchs *m*
透皮 transdermal
透皮肤的 perkutane
透皮给药系统 zransdermales Arzneimittelabgabesystem *n*
透皮贴剂 transdermales Pflaster *n*
透皮治疗系统 transdermales therapeutisches System *n*
透气防护服 luftdurchlässige Schutzkleidung *f*
透气巩膜镜片 belüftete Sklerallinse *f*
透气渗透服 luftdurchlässige getränkte Kleidung *f*
透热［疗］法 Diathermie *f*
透热法 Endothermie *f*
透射（光）荧光显微镜 Fluoreszenzmikroskop mit Durchlicht *n*

透射电镜 Elektronenübermikroskop *n*, Transmissionselektronenmikroskop *n*, Durchstrahl(ungs)mikroskop *n*
透射电镜 Transmissionselektronenmikroskop *n*
透射检验 transmissive Prüfung *f*
透射扫描电子显微镜 Übertragungsrasterelektronenmikroskop *n*
透射型声成像 akustische Bildgebung der Übertragung *f*
透射性 Durchlässigkeit *f*
透射仪 Transilluminator *n*
透射照明法 transparente Beleuchtung *f*
透声性 echolucent
CT 透视 CT-Durchleuchtung *f*
透视触发 fluoroskopische Auslösung *f*
透视错觉 perspektivische Illusion *f*
透视理论 Perspektivlehre *f*
透视器 Diaskop *n*
透水性 Wasserdurchlässigkeit *f*
透析充分性 Dialyse Angemessenheit *f*
透析充分性和传输试验 Dialyse Angemessenheit und Transport-Test *m*
透析的质量 Qualität für die Dialyse *f*
透析短路 Dialyse-Shunt *m*
透析法 Dialyse *f*
透[析过]滤法 Diafiltration *f*
透析机 Dialysemaschine *f*
透析监护报警装置 Alarmlampe und Warnsummer
透析漏血计 Blutleckdetektor *m*
透析器或透析膜 Dialysator *m*
透析设备赔偿 Entschädigung für Dialyseanlage *f*
透析失衡综合征 Dialyse-Disäquilibrium-Syndrom *n*
透析物 Dialysat *n*
透析相关性盗血综合征 Dialyse-assoziiertes Subclavian-steal-Syndrom *n*, Entzugssyndrom *n*, Subklavia-Anzapfsyndrom *n*
透析相关性淀粉样变 Dialyse-assoziierte Amyloidose *f*
透析相关性反应 Dialyse-assoziierte Reaktionen *f*
透析相关性脑病 dialysebezogene Enzephalopathie *f*
透析性痴呆 Dialyse-Demenz *f*
透析性骨病 dialytische Osteopathie *f*
透析液电导监视器 Dialysatsleitfähigkeitsmonitor *m*
透析液电导仪 Dialysatsleitfähigkeitsmonitor *m*
透析液供给装置 Dialysatszuführungsvorrichtung *f*
透析液回路 Dialysat-Schaltung *f*
透析用穿刺针 Punktionsnadel für die Dialyse *f*
透析指数 Dialyse-Index *m*
透析自动化 Dialyse-Automatisierung *f*
透细胞液 transzelluläre Flüssigkeit *f*
透针 durch die Nadel
透紫外[线]玻璃 Holvi-Glas *n*

TU 凸秃突图徒途涂屠土吐钍吐兔

tū 凸秃突

凸凹透镜 konvex-konkave-Linse *f*
凸出的 hervorstechend
凸角 Lobe *f*
凸镜形的 konvex
凸壳 konvexe Hülle *f*
凸面角 konvexe Ecke *f*
凸平的 konvexe Ebene *f*
凸平展的 konvex erweitert
凸形睑 konvexes Augenlid *n*
凸形扫描仪 Konvex Scanner *m*
凸形探头 Konvexschallkopf *m*
凸阵探头 Konvex-Array-Sonde *f*
秃[发]病的 phalacrous
秃[发]的 kahlköpfig
秃发恐怖 Peladophobie *f*
秃发外科治疗 chirurgische Behandlung von Alopezie *f*
秃发性毛囊性角化性皮炎 Keratodermatitis follicularis decalvans *f*
秃发性皮肤毛囊炎 Akne decalvans(坎科病)
秃发症 Haarlosigkeit *f*
秃落毛癣菌 Trichophyton epilans *m*
秃头症 Alopezie *f*
突边裂缝状 vulviform
突变[型]基因 Mutantengen *n*
突变蛋白质 Mutein *n*(突变型蛋白)
突变发生 Mutagenese *f*
突变固定 Mutationsfixierung *f*
突变基因 mutiertes Gen *n*
突变集落 Mutations-Kolonie *f*
突变加强 Mutafacience *f*
突变进化 emergente Entwicklung *f*
突变距离 Mutationsabstand *m*
突变谱 Mutationsspektrum *n*
突变前损伤 prämutationale Schäden *m pl*
突变热点 Hot-Spot der Mutation *m*
突变生成作用 Mutagenese *f*
突变生物合成 Mutabiosynthese *f*
突变体蛋白 Mutein *n*
突变体浓缩法 mutiertes Konzentrat-Verfahren *n*
突变系 Mutantenstamm *m*
突变细胞株 mutiertes Klon *n*
突变协同作用 Mutationssynergismus *m*
突变形成 Mutagenese *f*
tRNA 突变型 tRNA-Mutante *f*
突变型细胞选择 mutante Zellauswahl *f*
突变性 Wandlungsfähigkeit *f*
突变学说 Mutations-Theorie *f*
突变延迟 Mutationsverzögerung *f*
突变遗传学 Mutationsgenetik *f*
突变种纯系动物 mutante Tiere *n pl*
突变株 Mutant *m*
突变作用 Mutation *f*
突出核蛋白病 Synuclein Krankheit *f*
突出融合蛋白 Syntaxin *n*
突出性 Salienz *f*(寻求物质行为的)
突触[小]泡蛋白 Synaptophysin *n*
突触传导 synaptische Leitfähigkeit *f*
突触传递效力 synaptische Wirksamkeit *f*
突触蛋白 Synapsin *f*
突触的可塑性 synaptische Plastizität *f*
突触递质 synaptischer Sender *m*
突触发生 Synaptogenese *f*
突触感受器 synaptischer Rezeptor *m*
突触沟 synaptischer Spalt *m*
突触核蛋白 Synuclein *n*
突触核蛋白 α Synuclein alpha *n*
突触后部 postsynaptisches Element *n*
突触后成分 postsynaptisches Element *n*
突触后膜致密区 postsynaptische Membran-Dichte *f*
突触后神经毒素 postsynaptische Neurotoxin *f*
突触后神经元 postsynaptisches Neuron *n*
突触后易化 postsynaptische Erleichterung *f*
突触后致密带 postsynaptische Dichte(PSD) *f*
突触活性区 synaptische aktive Zone *f*
突触活性依赖性 synaptische Aktivität-Abhängigkeit *f*
突触结构 synaptische Struktur *f*
突触结合蛋白 Synaptotagmin *n*

突触可塑性 synaptische Plastizität *f*
突触孔蛋白 Synaptoporin *n*
突触扣 synaptischer Bouton *m*(小结)
突触扣结 synaptischer Endknopf *m*
突触囊[小]泡 synaptische Vesicula *f*
突触膨体 synaptischer Ausbau *m*
突触前部 präsynaptisches Element *n*
突触前成分 präsynaptisches Element *n*
突触前的 präsynaptisch
突触前电位 präsynaptisches Potenzial *n*
突触前末梢 Präsynapse *f*
突触前囊泡网格 präsynaptisches Gitter *n*
突触前神经毒素 präsynaptisches Neurotoxin *n*
突触前神经元 präsynaptisches Neuron *n*
突触前受体 präsynaptischer Rezeptor *m*
突触前易化 präsynaptische Erleichterung *f*
突触前致密突起 präsynaptische dichte Projektion *f*
突触前终扣 präsynaptischer Endknopf *m*
突触强度 synaptische Stärke *f*
突触神经小体 synaptoneurosome
突触生成 Synaptogenese *f*
突触时间 Synapse-Zeit *f*
突触素 Synapsin *n*
突触素Ⅰ Synapsin Ⅰ *n*
突触体素 Synaptophysin *n*
突触突起 synaptischer Drehknopf *m*
突触小泡特异性蛋白 synaptischesvesiclespecifices protein *n*
突触性分散 synaptische Divergenz *f*
突触性聚合 synaptische Konvergenz *f*
突触延搁 synaptische Verzögerung *f*
突触终末 synaptische Boutons *pl*
突触周围区 peri-junctionale Zone *f*
突发 Burst *f*
突发反应性精神病 plötzliche reaktive Psychose *f*
突发公共卫生事件 gesundheitliche Notlage *f*
突发公共卫生事件健康教育 Gesundheitserziehung zu gesundheitlicher Krisen *f*
突发环境污染 plötzlich-auftretende Umweltverschmutzungszwischenfälle *m pl*
突发环境污染公共卫生事件 Umweltereignisse der öffentlichen Hygiene *f*
突发梅毒 plötzliche Syphilis *f*
突发伤害事件 plötzliche Schadensfälle *m pl*
突发事件 Notfällen *m pl*
突发特性 plötzliche Qualitäten *f pl*
突发性代谢 plötzlicher Stoffwechsel *m*
突发性呼吸 plötzlicher Atem *m*
突发性聋 (akuter) Hörsturz *m*
突发性生理性死亡 plötzlicher physiologischer Tod *m*
突发抑制 paroxysmale Inhibition *f*
突发谵妄 plötzliches Delirium *n*
突击测验 Drop-Quiz *n*
突破 Durchbruch *m*
突破[性]出血 Durchbruchblutungen *f pl*
突破的 erumpent
突破性疼痛 Durchbruchschmerzen *m pl*
突起蛋白 Spitze-Protein *n*
突起的 prominent
突然出现 Burst *m*
突然减压 Überraschungsdekompression *f*
突然失能 plötzliche Handlungsunfähigkeit *f*
突然以鼻吸气死亡 plötzlicher Schnüffelnstod *m*
突然意外死亡 plötzlicher unerwarteter Tod *m*
突然意外自然死亡 plötzlicher und unerwarteter natürlicher Tod *m*
突然增压 versehentliche Druckbeaufschlagung *f*
突现视幻 Erscheinung *f*
突牙 dens exsertus (Latein)
突眼性[甲状腺肿]恶病质 Kachexie exophthalmica *f*

tú 图徒途涂屠

图案化表面 gemusterte Oberfläche *f*
图案觉测试 Patten-Sinn-Test *m*
图案状白斑病 gemusterte Leukoder *m*
图案状红斑 figurates Erythem *n*
图案状红色角化病 Keratose rubra figurata *f*
图案状银屑病 Psoriasis figurata *f*
图表信息 Karteninformation *f*
图顿巨细胞 Toutonsriesenzellarteriitis *f*(见于黄色瘤)
图画线索 bildliche Cue *f*
图画知觉 Bildwahrnehmung *f*
图解表 Nomogramm *n*
图解分析 grafische Analyse *f*
图解语言 Bildsprache *f*
图距 Kartenabstand *m*
图雷恩多发性角化病 polykeratosis der Touraine *f*
图雷特家族日吉尔综合征 Gilles de la Tourette*-Syndrom *n*
图雷特综合征 抽动秽语综合征 Gilles-de-la-Tourette-Syndrom *n*, (Gilles-de-la-) Tourette'sche Krankheit *f*
图利奥现象 Tullio'sches Phänomenon *n*, Tullio- Phänomenon *n*
图例 Legende *f*
图米附红细胞体 E.tuomii *n*
图片词汇测试 Bilden-Vokabeln-Test *m*
图片挫折问卷 Bild-Frustration-Fragebogen *m*
图片固定提示 bildhaft verankert Cue *m*
图片模拟 bildliche Simulation *f*
图片信息 Bildinformation *f*
图片信息系统 Bildinformation-System *n*
图谱法 Abbildung *f*
图示 schematische Darstellung *f*
图示法 graphische Methode *f*
图示评定量表 Grafiksratingskala *f*
图示显示 Grafik-Display *n*
图式 Schema *n*
图式化 Schematisierung *f*
图式加工 schematische Verarbeitung *f*
图式形成 Musterbildung *f*
图式组织 schematische Organisation *f*
图书馆文献系统 Bibliotheksliteraturssystem *n*
图书馆信息系统 Bibliotheksinformationssystem *n*
图书目录联机数据库 Katalog im Online *m*
图腾 Totem *n*
图腾崇拜 Totemismus *n*
图腾巨细胞 Toutonsriesenzellarteriitis *f*(见于黄瘤)
图托卡因 Tutocain *n*
图显示器 bildliche Darstellung *f*
图像表达法 ikonische Repräsentation *f*
图像采集 Bildaufnahme *f*
图像采集处理系统 Bildabtastfrequenz und Verarbeitungssystem *n*
图像操作 Bildbearbeitung *f*
图像处理算法 Bildverarbeitungsalgorithmus *m*
图像处理系统 Bildverarbeitungssystem *n*
图像存储和检索 Bildspeicherung und-Bildrecherchesystem *n*
图像存储与传输系统 Bildarchivierungs-und Kommunikationssystem *n*, PACS *n*
图像存档和传输 Speichern und Ausführen des Bildes
图像存档与传输系统 Bildarchivierungs-und Kommunikations-

system *n*
图像冻结 Bildgefrieren *n*
图像对比 Bildkontrast *m*
图像分析系统 Bildanalysesystem *n*
图像复原 Image-Wiederherstellung *f*
图像傅里叶变换 Fourier-Transformation des Bildes *n*
图像归档与通信系统 Bildarchivierungs-Kommunikations-system *n*
图像和图形解释 Bild- und Musterinterpretation *f*
图像和信号解释 Bild-und Signalauswertung *f*
图像横向翻转 horizontaler Umkehr des Bildes *m*
图像获取 Bildaufnahme *f*
图像极性翻转 schwarzweißer Umkehr des Bildes *m*
图像记忆 ikonisches Gedächtnis *n*
图像监视器 Videomonitor *m*
图像解释 Bildinterpretation *f*
图像金字塔 Bildpyramide *f*
图像理解 Bildverstehen *n*
图像内插 Bildinterpolation *f*
图像平滑 Bildglättung *f*
图像驱动查询 angetriebene Abfrage des Symbol *f*
图像去(降)噪 Bild Rauschunterdrückung *f*
图像锐化 Bildscharfstellung *f*
图像熵 Bild Entropie *f*
图像视网膜电图 Muster Elektroretinogramm *n*, P-ERG *n*
图像数据 Bilddaten *pl*
图像数字化 Bilddigitalisierung *f*
图像通信 Bildkommunikationsvorrichtung *f*
图像文档系统 Bildsblagesystem *n*
图像文件 Bilddatei *f*
图像镶嵌 Bild Mosaik *n*
图像压缩 Bildkompression *f*
图像引导 bildgeführte
图像引导放射治疗 bildgeführte Radiotherapie *f*
图像引导神经外科系统 bildgeführtes Neurochirurgiesystem *n*
图像引导手术 bildgeführte Chirurgie *f*
图像重建 Bild-Rekonstruktion *f*
图像子系统 Bilder-Subsystem *n*
图形背景 Figur-Grund *m*
图形-背景分辨困难 Schwierigkeiten bei der Figur-Grund-Identifikation *f pl*
图形背景分离 Figur-Grund-Trennung *f*
图形背景关系 Figur-Grund-Beziehung *f*
图形背景判别 Figur-Grund-Diskriminierung *f*
图形背景知觉 Figur-Grund-Wahrnehmung *f*
图形背景组织 Figur-Grund-Organisation *f*
图形表格 Grafiktabellenmodus *m*
图形表示法 grafische Darstellung *f*
图形表示方法 grafische Darstellungsmethode *f*
图形程序包 Grafik-Paket *n*
图形后效 figurale Nachwirkung *f*
图形绘制 grafisches Plotten *n*
图形记忆试验 Abbildungsauswendiglernen-Test *m*
图形兼容系统 Grafik-Kompatibilität-Systems *n*
图形接口 Grafikschnittstelle *f*
图形流程图语言 grafische Ablaufplanssprache *f*
图形描绘 grafische Darstellung *f*
图形模拟 grafische Simulation *f*
图形模型 graphisches Modell *n*
图形设计 Grafik-Design *n*
图形深度线索 Bildtiefe-Cue *m*
图形识别视野检查法 Muster der Diskriminierungsperimetrie *n*
图形输出 grafische Ausgabe *f*
图形数据显示管理程序 Graphical-Data-Display-Manager *m*
图形同一性 figurale Identität *f*
图形统一性 figurale Einheit *f*
图形图像分析 mustere Bildanalyse *f*
图形显示 Grafik-Display *n*
图形显示性能 Präsentationsgrafiksfunktion *f*
图形显示终端 Grafikterminal *n*
图形形式 grafische Form *f*
图形学 Grafik *f*
图形询问语言 grafische Abfrage-Sprache *f*
图形掩蔽 Abbildungsmaskierung *f*
图形优化趋势 Prägnanz *f*
图形字符 bildhafter Charakter *m*
图伊针 Tuohy-Nadel *f*(硬膜外腔持续导管插入用、先端为直角弯曲的穿刺针)
图章戒指征 Siegelringzeichen *n*
徒长 Tumorwachstum *n*
徒手搬运 manueller Gewichttransport *m*
徒手肌力测试 manueller Muskeltest *m*
徒手肌力分级 manuelle Muskeltesteinstufung *f*
徒手肌力检查 manueller Muskeltest *m*
徒手肌力评定 manueller Muskeltest *m*
徒手肌力试验 manueller Muskeltest *m*
徒手伤 uninstrumente Verletzung *f*
徒手体操 Freihand-Übungen *f pl*
途径 Tor *n*
途径 Weg *m*
SOS 途径 SOS-Weg *m*
涂 Mantel *m*
涂包聚乙烯的铝 polyethylenbeschichtetes Aluminium *n*
涂壁空心毛细管柱 wandbeschichtete Offenrohrsäule(WCOT) *f*
涂布培养 verteilter Plattesanbau *m*
涂擦法的 iatraliptic
涂层 Schmierschicht *f*
涂层工艺 Beschichtungsverfahren *n*
涂层机 Beschichtungsanlage *f*
涂肥皂的 seifig
涂改 Veränderung *f*
涂铬的 verchromt
涂剂分析 Analyse von Farbe *f*
涂料食品卫生 Lebensmittelhygiene von Beschichtungsmaterialien *f*
涂皿培养法 Verbreitungsplate-Verfahren *n*
涂片试验 Abstrich *m*
涂清蛋白的 albuminsbeschichtet
涂上 auflagen
涂拭麻醉 Abtupfen der Anästhesie *n*
涂碳种植体 kohlenstoffsbeschichtete Implantat *f*
涂鸦期 Skizze-Phase *f*
涂咽剂 Hals-Lack *m*
涂眼药膏法 Beschichtungsmethode der Augensalbe *f*
涂油按摩 Salbungsmassage *f*
涂载体空心毛细管柱 unterstütze beschichtete Offenrohrsäule *f*
屠畜甲状腺食物中毒 Lebensmittelvergiftung durch Schilddrüse *f*

tǔ 土吐钍

土 Lehm *m*
土拨鼠肝炎病毒 Murmeltier Hepatitis-Virus(WHV)(WCHV) *n*
土厕 Plumpsklo *n*
土茶褐色 rohe Umbra *f*
土橙色 mars Orange *f*
土耳其卟啉症 türkische Porphyrie *f*
土耳其红色 Türkischrot *n*
土耳其鸦片 Türkei-Opium *n*
土耳其浴 türkisches Bad *n*

土红褐肉桂色的 hinnuleous
土荆芥油 Chenopodiumsöl *n*
土绿色 terra Grün *n*
土木香炔酸 Helenynolicsäure *f*
土青木香酸 Debilsäure *f*
土曲霉 A.terrus *m*
土曲霉酮 Terrein *n*
土壤 Boden *m*
土壤背景值 Bodenhintergrund *m*
土壤采样 Bodenrobe *f*
土壤采样器 Bodenprobenehmer *m*
土壤传染 Bodeninfektion *f*
土壤放线菌 Boden Actinomycete *f*
土壤分析 Bodenanalyse *f*
土壤杆菌素 Agrobacteriocin *n*
土壤杆菌属 Agrobakterium *n*
土壤镉污染 Boden Cadmiumverschmutzung *f*
土壤环境背景 Boden Hintergrund-Wert *m*
土壤环境农药污染与健康 Boden Pestizidbelastung und Gesundheit
土壤空气 Bodenluft *f*
土壤孔隙率 Boden-Porosität *f*
土壤淋溶液 Boden Laugenlösung *f*
土壤毛细管[现]象 Boden-Kapillarität *f*
土壤酶学评价 Boden Enzymassay *m*
土壤农药污染 Bodenverschmutzung durch Pestizide *f*
土壤农作物残毒 Boden-Kultursresttoxizität *f*
土壤水分 Bodenwasser *n*, Bodenfeuchte *f*
土壤微生物 Boden-Kleinstlebewesen *n*
土壤卫生标准 Boden Hygienestandard *n*
土壤卫生防护 Boden-Monatshygiene *f*
土壤卫生评价标准 Evaluationstandard von Boden-Monatshygiene *m*
土壤污染自净 Bodenverschmutzung Selbst-Reinigung *f*
土壤[污染]自净 Selbstreinigung von Boden *f*
土壤硒 Selen-Spiegel im Boden *m*
土壤性蠕虫病 edaphische Helminthiasis *f*
土壤需氧微生物 Sauerstoffabhängig Bakterien von Boden *pl*
土壤盐碱化 Versalzung der Böden *f*
土壤样品 Bodenprobe *f*
土壤有机质 organische Bodensubstanz *f*
土壤与健康 Boden und Gesundheit
土壤元素丰度 Elementsfülle von Boden *f*
土壤藻类 Boden Alge *f*
土壤真菌 Bodenpilz *m*
土壤质地 Bodentextur *f*
土壤质量标准 Qualitätsstandard von Boden *m*
土壤质量指数 Bodenqualität Index *m*
土壤重金属容纳量 Schwermetallsleistung von Boden *f*
土壤柱淋溶法 Boden Säulenlaugung *f*
土壤自净 Boden Selbstreinigung *f*
土色的 terreous
土生的 humicolous
土生动植物 Stammvolk *n*
土硒 Selenspiegel im Boden *m*
土星形的 saturnsförmig
土源性传播 bodenbürtige Übertragung *f*
土赭色 Siena natur *f*
土质的 erdig
土著居民 Ureinwohner *m*
吐丁内酯 Tutin *f*
吐根酸 Ipecacuanha-Säure *f*
吐根中毒 Brechwurzel-Vergiftung *f*
吐温(聚山梨酯制剂) Polysorbat(乳化剂)
吐温 -80 Tween 80 *n*
钍铈混合造影剂 Actinophor *n*

tù 吐兔

吐酒石酊 Tinktur von Antimon *f*
吐舌习惯 Zungenpressen *n*
吐诉宣泄 Katharsis *f*
兔败血病 Kaninchen-Septikämie *f*
兔沉淀素的产生 Precipitinsproduktion von Kaninchen *f*
兔肤蝇 Kaninchen-Biesfliege *f*
兔化疫苗 Lapinized-Impfstoff *m*
兔抗牛脑 100 抗体 100 Kaninchen-Antikalbshirn-100 Antikörper *m*
兔抗血清 Antiserum von Kaninchen *n*
兔口腔乳头[状]瘤 Kaninchen-Schleimhautpapillom *n*
兔梅毒 Kaninchen-Syphilis *f*
兔热性肺炎 Tularämieslungenentzündung *f*
兔乳头[状]瘤 Kaninchen-Papillom *n*
兔乳头[状]瘤病毒 Papillom-Virus von Kaninchen *m*
兔网织细胞系统 Kaninchen-Retikulozytenssystem *n*
兔血培养基 Kaninchensblut-Nährbodenträger *m*
兔血型 Blutgruppen von Kaninchen *f pl*
兔痒螨 Kaninchenfloh *m*

TUAN 团

tuán 团

团 Masse *f*
团孢霉属 Massospora *f*
团队 Team *n*
团队会议管理 Team-Meeting-Management *n*
团队控制 Gruppenkontrolle *f*
团队有效性 Teameffektivität *f*
团黑粉菌属 Sorosporium *n*
团集的 aufgehäuft
团集的孢子 Glomerulus *m*
团聚的 koazervat
团块结核疹 Tuberkulose conglomerata *f*
团块肾 Klumpen Niere *f*
团块式分级群聚 agglomeratives hierarchisches Cluster *n*
团块状细胞 Klumpen-Zellen *f pl*
团体测量 Gruppe-Maßnahme *f*
团体常模 情绪宣泄 Gruppennormen *pl*
团体冲突 Gruppenkonflikt *m*
团体个性投射测验 projektiver Test für Gruppenpersönlichkeit *m*
团体内声望 Popularität in Gruppe *f*
团体气氛 Gruppenatmosphäre *f*
团体亲和力 Gruppenkohäsionskraft *f*
团体线摄影术 Masse-Radiographie *f*
团体线缩影[小片]摄影术 Masse-Miniatur-Radiographie *f*
团体心理治疗 Gruppenpsychotherapie *f*
团体咨询 Gruppenberatung *f*
团注 Bolusinjektion *f*
团状敷料 Bolus-Verbandsmaterial *n*

TUI 推颓腿退蜕褪

tuī 推

推测 Vermutung *f*
推测的 spekulativ
推导性自知力 derivative Einsicht *f*
推断带 Inferenz-Band *m*
推断年龄 Wirbelkörper in Altersbestimmung *m*

推断品系 mutmaßliche Vielfalt *f*
推断致伤物 Schätzung des Instrumentes, das das Trauma verursacht *f*
推挤实验 Druckprüfung *f*
推荐的合理膳食营养 empfohlene Tagesdosis *f*
推荐的每日膳食中营养素供给量 empfohlene Tagesdosis *f*
推荐膳食摄入量 empfohlene Nahrungsaufnahme, RDI *f*
推荐摄入量 empfohlene Nährstoffzufuhr *f*
推进 Antrieb *m*
推进式睑结膜加皮瓣修复术 angetriebe Bindehaut-Jiapi-Lappenoperation
推进式搅拌器 Propellerrührer *m*
推进物 Treibmittel *n*
推理 / 判断异常 Begründung / Urteil-Problemen *n pl*
推理编码 Begründung-Code *m*
推理步骤 Inferenzschritt *m*
推理测验 Begründung-Test *m*
推理策略 inferentielle Strategie *f*
推理层次结构 inferentielle hierarchische Struktur *f*
推理单元 Begründung-Element *n*
推理倒错 Paralogismus *m*
推理的合理性 Berechtigung der Argumentation *f*
推理方法 Inferenzmethode *f*
推理功能 Inferenz-Funktion *f*
推理过程 Prozess der Begründung *m*
推理机 Inferenz-Maschine *f*
推理机制 Inferenz-Mechanismus *m*
推理技巧 Begründungsfertigkeit *f*
推理结构 Begründungsstruktur *f*
推理精确度 inferentielle Genauigkeit *f*
推理径迹 Inferenz-Spur *f*
推理类型 Inferenz-Typ *m*
推理模块 Begründungsmodul *m*
推理能力 inferentielle Fähigkeit *f*
推理式学习 logisches Lernen *n*
推理思维过程 inferentieller Denkprozess *m*
推理算法 Begründung-Rechenregel *f*
推理探试 inferentielle Heuristik *f*
推理问题 Begründungsproblemen *n pl*
推理系统 Begründung-System *n*
推理系统方法 Begründung-Systemanflug *m*
推理形式 Inferenz-Form *f*
推理障碍 Dyslogia *f*
推理知识 inferentielles Wissen *n*
推理执行程序 Inferenz-Macher *m*
推论 Deduktion *f*, Inferenz *f*
推论的 diskursiv
推论构想 inferentieller Konstrukt *m*
推论统计 inferentielle Statistik *f*
推论诊断 deduktive Diagnose *f*
推孟弥利尔测验 Terman*-Mirrill* Test *m*(检智力)
推磨牙向远中 Molarendistalisation *f*
推片力 Auswurfkraft *f*
推型卡环 Push-Verschluss *m*
推注 Bolus *m*

tuí 颓

颓废 Verfall *m*, Dekadenz *f*(颓唐)

tuǐ 腿

腿 Bein *n*
腿部伸展损伤 Beinestretchverletzungen *f pl*
腿损伤 Verletzung an Beinen *f*
腿痛及趾动综合征 Syndrom der schmerzhaften Beinen und Bewegens der Zehen *n*
腿型 Bein-Typ *m*
腿运动中枢 Bein-Center *n*
腿支托 Beinauflage *f*

tuì 退蜕褪

退变性成人脊柱侧凸 degenerative erwachsene Skoliose *f*
退变性骶髂关节炎 degenerative Sakroiliitis *f*
退变性脊柱侧凸 degenerative Skoliose *f*
退变性脊柱僵硬 degenerative Wirbelsäulesteifigkeit *f*
退变性脊椎前移 degenerative Spondylolisthese *f*
退变性节段不稳 degenerative segmentale Instabilität *f*
退变性神经鞘瘤 degenerativer Nervenscheidentumor *m*
退变性撕裂 degenerative Träne *f*
退变性膝关节骨关节炎 degenerative Arthrose des Kniegelenks *f*
退变性腰椎侧凸 degenerative Lumbalskoliose *f*
退变性腰椎滑脱 degenerative Spondylolisthesis *f*
退变性腰椎椎管狭窄 degenerative Spinalkanalstenose *f*
退变性椎关节强硬 degenerative Spondylose *f*
退出偏倚 Verzerrung durch Entnahmen *f*
退化定律 Gesetz der Regression *n*(哥尔登遗传定律)
退化培养系 Abweichung-Kultur *f*
退化性骨质疏松 involutive Osteoporose *f*
退化性精神病 degenerative Psychose *f*
退化性囊肿 Involution-Zyste *f*
退化性萎缩 degenerative Atrophie *f*
退化性癔症 degenerative Hysterie *f*
退化性忧郁症 involutionelle Melancholie *f*
退化雄器 Trophogone *n*
退化种 regressive Spezies *pl*
退壳激素 Schlüpfen Hormon *n*
退热浴 fiebersenkendes Bad *n*
退缩反应 zurückziehende Reaktion *f*
退缩行为 zurückziehendes Verhalten *n*
退缩性肠系膜炎 retractile Mesenteritis *f*
退行性变化 Anaplasie *f*
退行性大细胞淋巴瘤 anaplastisches großzelliges Lymphom *n*
退行性骨关节炎 degenerative Arthrose *f*
退行性骨化性肌炎 degenerative Myositis ossificans *f*
退行性关节病 degenerative Gelenkerkrankung *f*
退行性核左移 degenerative Verschiebung nach Links *f*
退行性疾病 degenerative Erkrankung *f*
退行性脊柱侧凸 degenerative Skoliose *f*
退行性脊柱关节病 Degenerative Wirbelsäulen-und Gelenkerkrankungen *f pl*
退行性脊柱滑脱 degenerative Spondylolisthesis *f*
退行性脊椎病 degenerative Wirbelsäulenerkrankungen *f pl*
退行性脊椎滑脱 degenerative Spondylolisthesis *f*(前移)
退行性睑内翻 involutionales Entropium *n*
退行性节段性不稳 degenerative segmentale Instabilität *f*
退行性内侧半月板水平撕裂 horizontaler Riss des degenerativen Innenmeniskus *m*
退行性心脏瓣膜病 senile degenerative Herzklappenerkrankungen *f pl*
退行性腰椎滑脱 degenerative Spondylolisthesis *f*
退行性腰椎融合术 degenerative Fusion der Lendenwirbelsäule *f*
退行性椎间盘病变 degenerative Disc Krankheit *f*
退行演化 regressive Evolution *f*
蜕变动作 Handeln der Desintegration *n*
蜕变作用 Handeln der Desintegration *n*
蜕壳激素 Schlüpfen-Hormon *n*
蜕膜管型 deziduale Besetzung *f*
蜕膜化 Dezidualisierung *f*
蜕膜血管病 deziduale Gefäßerkrankung *f*

蜕皮促进激素 Häutung förderndes Hormon *n*
蜕皮抑制激素 Häutung hemmendes Hormon *n*
褪黑激素 Melatonin *n*
褪色 Verfärbung *f*
褪色的 verfärbend

TUN 吞豚臀

tūn 吞

吞没 versenken
吞气 Luftschlucken *n*
吞食的 verschluckt
吞噬[细胞]计数 phagozytierende Auszählung *f*
吞噬[细胞]指数 phagozytierender Index *m*
吞噬白细胞作用 Leukophagocytose *f*
吞噬功能缺陷 Phagozytose-Mangel *m*
吞噬红细胞现象 Erythrophagocytose *f*
吞噬细胞促进因子 Tuftsin *n*
吞噬细胞糖蛋白 phagozytisches Glykoprotein *n*
吞噬细胞性功能不全综合征 phagozytierend Dysfunktion-Syndrom *n*
吞噬小体 Phagosom *n*
吞噬性溶酶体 Phagolysosom *n*
吞水音图仪 Hydrophagy-Phonoscope *n*
吞唾液症 Sialophagie *f*
吞吸性肺炎 Deglutitionslungenentzündung *f*
吞下异物 Verschlucken von Fremdkörpern *n*
吞涎症 Sialophagie *f*
吞线试验 String-Test *m*
吞鸦片瘾 Opiophagism *n*
吞咽X线电视透视检查 Videofluoroskopie-Schlucken-Studie *f*
吞咽功能障碍 Schluckfunktion-Störung *f*
吞咽肌肉训练 Muskeltraining des Schluckens *n*
吞咽纤维内窥镜检查 faseroptische endoskopische Evaluation des Schluckens *f*
吞咽压检查 Druckprüfung des Schluckens *f*
吞咽意识化 Schlucken-Bewusstsein *n*
吞咽阈 Schluckensschwelle *f*
吞咽造影录像检查 Video-Fluorographie *f*
吞咽障碍 Dysphagie *f*
吞咽障碍 Schluckstörung *f*, Dysphagie *f*
吞咽障碍(临床)检查法 klinische Untersuchung für Dysphagie *f*
吞饮[作用]胞饮[作用] Pinozytose *f*
吞饮体 Pinosome *pl*

tún 豚臀

豚草 beifußblättrige Ambrosia *f*
豚草皮炎 beifußblättrige Ambrosia-Dermatitis *f*
豚草油皮炎 beifußblättrige Ambrosia-Öl-Dermatitis *f*
豚鼠沉淀素的产生 Precipitinsproduktion von Meerschweinchen *f*
豚鼠的补体 Ergänzung von Meerschweinchen *f*
豚鼠相关肽 Agouti-verwandtes Peptid AgRP *n*
豚鼠血型测定 Blutgruppenbestimmung der Meerschweinchen *f*
豚鼠阴囊肿胀反应 Neill Mooser-Reaktion *f*
豚鼠最大值试验 Meerschweinchen-Maximierungstest *m*
豚脂样组织 speckartige Gewebe *f*
臀部弧长 Gesäßarkus *m*
臀部联胎 pygopagus
臀部美容术 kosmetische Chirurgie des Gesäßes *f*
臀大肌步态 Musculus glut(a)eus maximus-Gang *m*
臀大肌麻痹 Lähmung des Musculus gluteus maximus *f*
臀电刺激系统 Gesäß-elektrisches Stimulationssystem *n*
臀反射 Glutäalreflex *m*
臀高 glutäale Höhe *f*
臀肌粗隆 Tuberositas glutaea *f*
臀肌腱膜 Aponeurosis glutaea *f*
臀肌挛缩症 Gesäßmuskel Kontraktur *f*
臀筋膜 Fascia glutaea *f*, Gesäßfaszie *f*
臀联双胎 Pygopagus *m*
臀区 Regio glutaea *f*, Gesäßgegend *f*
臀上动脉穿支皮瓣 Superior-Gluteal-Artery-Perforator-Lappen *m*
臀上皮神经综合征 superior kutanen N. gluteus-Syndrom *n*
臀伸肌步态 Hüftstrecker-Gang *m*
臀深部挫伤 tiefe Quetschung des Gesäß *f*
臀围 Hüftumfang *m*
臀脂过多的 steatopygous
臀中肌步态 Musculus glut(a)eus medius-Gang *m*
臀中肌麻痹 Gesäßmuskel Lähmungen *f*
臀中肌下移术 nach unten Chirurgie des Gesäßmuskels *f*
臀中枢 glutäales Zentrum *n*
臀皱褶 glutäale Falte *f*

TUO 托拖脱驮陀驼妥椭拓唾

tuō 托拖脱

托 Torrn(T), Aufhängevorrichtung *f*
托吡卡胺 Tropicamid *m*
托吡酯 Topiramat *n*
托泊替康 Topotecan *n*
托槽 Bracket *n*
托槽粘着定位器 Bracketpositionierungsmanometer *m*
托达罗腱 Sehne des Todaro *f*(位于房室结内侧、心脏支架纤维系统的延续)
托德麻痹 Todd* Lähmung *f*, postepileptische Lähmung *f*(癫痫抽搐后的一时性肌无力)
托德瘫痪 Todd* Lähmung *f*(癫痫后瘫痪)
托德小体 Todd* Körper *m*(某种两栖类动物的红细胞胞浆中所见的嗜伊红结构)
托恩瓦尔特囊肿(咽囊) Schlundtasche *f*, Tornwaldt*Zyste *f*
托尔曼 Tolman *n*
托伐普坦 Tolvaptan *n*
托非索泮 tofisopam *n*
托基尔德森分流术 Torkildsen* Shunt *m*(脑室脑池分流术)
托架 Bracket *n*
托卡朋 Tolcapon *n*
托拉塞米 Torasemid *n*
托兰斯创造思维测验 Torrance* Test für kreatikven Gedanke *m*
托里斯综合征 Torres* Syndrom *n*(多发性癌症)
托利洛尔 Toliprolol *n*
托颅盘 Schädelschale für kubische Craniophor *f*
托伦瓦尔特病 Thornwaldt-Krankheit *f*(咽囊慢性炎症)
托伦瓦尔特脓肿(肿大的腺样体脓肿) Thornwaldt* Abszess *m*
托洛萨亨特综合征 Tolosa*-Hunt* Syndrom *n*(单侧眼肌麻痹合并眶后及三叉神经第一支分布区疼痛)
托马氏血细胞汁数池 Thoma*-Zeiss* Kammer *f*
托马斯·阿奎 Tomas Aquinas
托马斯分流术 Thomas* Shunt *m*(血液透析时应用的动静脉分流)
托马斯氏膝架夹 Thomas* Schiene *f*
托马斯试验 Thomas* Test *m*(检测髋部屈曲畸形程度)
托马血细胞计数板 Thoma-zählender Kammer *m*
托马液 Thoma* Flüssigkeit *f*(组织学上的脱钙液由酒精和纯硝酸组成)
托美汀 Tolmetin *n*
托莫西汀 Atomoxetin *n*
托姆斯颗粒层 Tomes-Körnerschicht *f*
托姆斯氏纤维 Tomes* Faser *f*, Dentinfaser *f*

托姆斯突 Tomes-Prozess *m*(釉质细胞突)
托派古柯碱 Tropacocain *n*
托派可卡因 Tropacocain *n*
托盘状的 hypocrateriförmig
托品烷 Tropan *n*
托瑞米芬 Toremifen *n*
托三人组分 Detriangulation *f*
托肾带 Nieren-Fachwerkträger *m*
托索戈综合征 Touraine Solente Gole-Syndrom *n*(厚皮骨膜增生症)
托泰小体 Torres-Teixeira Körper *m*(热带类天花与轻痘病者细胞中的包涵体)
托特罗定 Tolterodin *n*
托通氏巨细胞 Touton* Riesenzellen *f pl*, Touton* Schaumzellen *f pl*
托烷司琼[止吐药] Tropisetron *n*
托维亚热 Rocky-Mountain-Fleckfieber *n*(类落矶山热)
托位 Restitop
托乌综合征 Thost-Unna-Syndrom *n*
托西肩锁关节脱位分类法 Tossi Klassifizierung von Akromioklavikulargelenksdislokation *f*
托牙疮 Zahnprothese-Weh *n*
托牙磁铁 Zahnprothese-Magnet *m*
托牙分离剂 Zahnprothese-Liner *m*
托牙胶粘剂 Zahnprothesen-Klebstoff *m*
托牙接合度 Zahnprothesensanpassungsfähigkeit *f*
拖擦伤 Ziehen Verletzungen *f pl*
拖拉觉 Ziehen-Sensation *f*
拖尾[现象] Tailing *n*
拖尾峰 Tailing-Spitze *f*
拖鞋形 soleaeförmig
拖曳步态 Ziehen-Gang *m*
脱[外]壳 Schälen *n*
脱氨刀豆氨酸 Deaminocanavanin *n*
脱出式直肠切除术 durchziehene Resektion des Mastdarms *f*
脱出性脱位 Prolaps *m*
脱垂,脱出 Vorfall *m*
脱醇剂 Entalkoholisierungsagent *m*
脱碘[作用] Deiodinierung *f*
脱毒 Entschlackung *f*, Detoxifikation *f*
脱发-多汗-角膜营养不良综合征 Alopezie-Hyperhidrose-Hornhautdystrophie *f*
脱发-多汗-舌状角膜浑浊综合征 Alopezie-Hyperhidrose-zungenförmigenhornhauttrübung-Syndrom *n*
脱发多汗舌状角膜混浊综合征 Alopezie-Hyperhidrose-zungenförmige Hornhauttrübung-Syndrom *n*, Spanlang Tappeiner-Syndrom *n*
脱发性疤痕性毛囊炎 Narben-und Bündelhaarfollikulitis *f*
脱发性棘状毛囊角化病 Keratosis follicularis spinulosa decalvans(Latein)
脱发性毛发角化病 Keratosis pilaris decalvans(Latein)
脱发性毛囊红苔藓 Lichen ruber follicularis decalvans(Latein)
脱发症 Alopezie *f*
7-脱钒胆甾醇 7-Desoxycholesterin *n*, 7-desoxycholesterol <engl.>
脱反射 Dereflektion *f*
脱分化 Dedifferenzierung *f*
脱氟[作用] Defluorination *f*
脱氟烷 Desfluran *n*
脱辅[基]蛋白质 Apoeiweiß *n*
脱辅[基]酶 Apoenzym *n*
脱辅[基]色氨酸酶 Apotryptophanase *f*
脱辅基羧化酶 Apocarboxylase *f*
脱辅基脱氢酶 Apodehydrogenase *f*
脱钙[作用] Entkalkung *f*
脱钙骨 entkalkte Knochen *m*
脱钙骨基质 demineralisierte Knochenmatrix *f*
脱冠器 Kronenentferner *m*
脱过敏 Disallergization *f*
脱机数据输入 Eingabe der Off-Line-Daten *f*
脱痂期 Stadium decrustationis *n*
N-脱甲基化 N-Demethylierung *f*
脱甲脱氧四环素6 6Bonomycin *n*
5-脱甲氧泛醌-9 dimethoxy-Ubichinon *n*
脱碱[作用] Entkarbonisierung *f*
脱碱基位点 abatische Anlage *f*
脱胶 ungelatinisiert
脱骺性髋内翻 Coxa vara luxans
脱颗粒的 ungranuliert
脱颗粒作用 Degranulation *f*
脱离 Entfernung *f*
脱离层 Entfernungsschicht *f*
脱离感觉 Abbrechen-Gefühl *n*
脱离现象 Abbrechen-Phänomen *n*
脱粒蛋白 Degranulationsproteine *n pl*
脱磷酸裸盖菇素 Psilocin *n*
脱卤素 Dehalogenate *f*
脱落 Ausfall *m*, Exfoliation *f*, Exfoliatio *f*, Effluvium *n*
脱落蛋白 Split-Eiweiß *n*
脱落法细胞学检查[术] exfoliative zytologische Untersuchung *f*
脱落核糖体 ablaufendes Ribosom *n*
脱落抗原 Exoantigen *n*
脱落素 Abscisin <eng.>
脱落酸 Abscisinsäure *f*
脱落现象 Exfoliation *f*
脱毛[发]的 haarentfernend
脱毛[发]药 Enthaarungsmittel *n*
脱毛[剂]量 Enthaarungsmittelsdosis
脱毛的 enthaarend
脱毛剂 Enthaarungsmittel *n*
脱毛性毛囊炎 haarentfernende Follikulitis *f*
脱毛性湿疹 Ekzeme epilans(Latein)
脱毛症 Haarausfall *m*
脱酶镁叶绿素 Phäophytin *n*
脱镁叶绿二酸 Pheophorbine *n*
脱镁叶绿环类 Phorbide *n*
脱镁叶绿甲酯酸 Pheophorbide *n*
脱镁叶绿母环类 Phorbin *n*
脱镁叶绿素 Phäophytin *n*
脱脒基[作用] Deamidination *f*
脱嘧啶核酸 Apyrimidin-Säure *f*
脱敏[感]性 Desensitivitierung *f*
脱敏剂 Desallergisierungsmittel *n*
脱敏药物 Desensibilisierungsmedikament *n*
脱敏作用 Desensibilisierung *f*
脱膜性痢疾 membranöse Dysenterie *f*
脱皮激素 Schlüpfenshormon *n*(去氧肾上腺素)
脱嘌呤/嘧啶碱基 Apurin / Apyrimidin *n*, AP *n*
脱嘌呤[作用] Depurinierung *f*
脱嘌呤核酸 Apurinicsäure *f*
脱气 Entgasung *f*
脱气水 entgastes Wasser *n*
脱羟肾上腺素 Phenylephrin *n*
11-脱氢-17-羟皮质[甾]酮 11-Dehydro-17-Hydroxy-Corticosteron *n*
2,3 脱氢-2-脱氧乙酰神经氨[糖]酸 2,3-Dehydro-2-deoxy-N-Acetylneuraminsäure *f*
脱氢表雄酮硫酸 Dehydroepiandrosteronsulfat *n*

脱氢醋酸 Dehydroessigsäure *f*
7-脱氢胆固醇 Dehydrocholesterol *n*
脱氢胆酸钠试验 Dehydrocholate-Test *m*
7-脱氢谷甾醇 7-Dehydrositosterin *n*, 7-Dehydrositosterol *n*
脱氢还阳参油酸 Dehydrocrepenynicsäure *f*
脱氢奎尼酸 Dehydrochinasäure *f*
5-脱氢奎尼酸 Dehydrochinat *n*
脱氢皮质[甾]醇 Prednisolon *n*(泼尼松龙)
11-脱氢皮质甾酮 11-Dehydrokortikosteron *n*
脱氢视黄醇 2-Dehydroretinol *n*, Vitamin A2 *n*
3-脱氢视黄醇 3-Dehydroretinol *n*, Vitamin A2 *n*
脱氢双没食子酸 Dehydrodigallussäure *f*
脱氢肽[水解]酶 Dehydropeptidase *f*
脱氢叶绿素 Dehydrochlorophyll *n*
脱氢鱼藤酮 Dehydrorotenon *n*
脱氢作用 Dehydrierung *f*
脱色斑 depigmentierter Fleck *m*
脱色斑剂 depigmentierter Agent *m*
脱色霜 depigmentierte Creme *f*
脱色素 Depigment *n*
脱色作用 Entfärbung *f*
脱适应 Entfernung der Anpassung *f*
脱水-等渗性脱水 Dehydration - isotonische Dehydration *f*
脱水-低渗性脱水 Dehydration - hypotonische Dehydratation *f*
脱水-高渗性脱水 Dehydration - hypertonische Dehydratation *f*
脱水甲酰四氢叶酸 Anhydroleucovorin *n*
脱水明矾 entwässernder Alaun *m*
脱水生活 Anhydrobiose *f*
脱水食品 Trockennahrung *f*
脱水食品复水性 feuchtige Resorbierbssfähigkeit der Trockennahrung *f*
脱水食品水分含量与耐保藏性 Wassergehalt und Verderbwiderstehensfähigkeit der Trockennahrung
脱水作用 Dehydratation *f*
脱髓鞘神经病 demyelinisierende Neuropathie *f*
脱髓鞘性病变 Demyelinisierungserkrankung *f*
脱羧[酶]辅酶 CoA-Decarboxylase *f*
脱羧酶抑制药 Decarboxylasehemmer *m*
脱羰秋水仙碱 Demecolcin *n*
脱套式手术 unbehandschuhte Operation *f*
脱铁卟啉肌红蛋白 Apomyoglobin *n*
脱铁铁氧还蛋白 Apoferredoxin *n*
脱铁运铁蛋白 Apotransferrin *n*
脱烃[作用] Dealkylation *f*
O-脱烷基化 O-Dealkylierung *f*
脱位力 Luxationskraft *f*
脱位性肾小管性酸中毒 dislokatierte renale tubuläre Azidose *f*
脱细胞生物支架 azellulärer Organismen-Stent *m*
脱细胞真皮基质 azelluläre Hautmatrix *f*
脱酰基[作用] Deacylation *f*
脱险火箭 Rettungsrakete *f*
脱险者 Überlebender *m*
脱险装具 Rettungsapparat *m*
脱腺苷酰酶 Deadenylylationsenzym *n*
脱硝酸[作用] Denitrierung *f*
脱硝亚种 Denitrifikationsunterarten *f pl*
脱鞋器 Schuh-Entferner *m*
脱屑期 Desquamationsstadion *f*
脱屑性耳炎 desquamative Ohrenentzündung *f*
脱屑性间质性肺炎 desquamative interstitielle Lungenentzündung *f*
脱屑性局限性舌炎 Anulus-Migrans-Linguae *m*
脱屑性卡他 desquamativer Katarrh *m*
脱屑性荨麻疹 Skalierung-Urtikaria *f*
脱屑性阴道炎 desquamative entzündliche Vaginitis *f*
脱亚磺酸酶 Desulfinase *f*
脱盐袋 Entsalzenstasche *f*
脱盐盒 Entsalzensbausatz *m*
脱盐药块 Entsalzsmedikament *n*
脱阳 sexueller Schock *m*
脱阳症 Orgasmolepsie *f*
2-脱氧-2-氟甘露糖 2-Deoxy-2-Fluoromannose *f*
2-脱氧-2-氟葡萄糖 2-Deoxy-2-Fluoroglucose *f*
2-脱氧-6-鼠李糖 Boivinose *f*
2-3-脱氧半乳糖酸 2 Keto 3 deoxygalactonic Säure *f*
脱氧胞苷 Cytosin Desoxyribosid *n*
脱氧胞苷酸 Desoxycytidin-Monophosphat *n*
脱氧吡啶酚 Deoxypyridinolin, D-Pyr *n*
脱氧次黄苷酸 5 Desoxyinosin-5-Monophosphat *n*
12 脱氧胆酸 anthropodesoxycholice Säure *f*
脱氧氟葡萄糖 Fluordeoxyglukose *f*
21-脱氧氟羟强的松龙 21-Desoxytriamcinolon(um) *n*, Descinolon *n*
21-脱氧氟羟氢泼尼松 21-Desoxytriamcinolon *n*, Descinolon *n*
7-脱氧谷甾醇 7-Desoxysitosterin *n*, 7-Desoxysitosterol *n*
脱氧核苷 Desoxynucleosid *n*
脱氧核苷三磷酸 Desoxynucleosid-Triphosphat *n*
脱氧核苷酸 Desoxynucleotid *n*
脱氧核苷酸转移酶 Desoxynucleotidyltransferase *f*
脱氧核酶 DNAzyme *n pl*
D 脱氧核糖 D-Desoxyribose *f*
脱氧核糖核苷 Desoxyribonucleosid *n*
α-脱氧核糖核酸 α DNA *f*
脱氧核糖核酸 A 型 A-DNA *f*
脱氧核糖核酸 B 型 B-DNA *f*
脱氧核糖核酸 Z 型 Z-DNA *f*
脱氧核糖核酸病毒感染 DNA-Virusinfektionen *f Pl*
脱氧核糖核酸促旋酶 DNA-Gyrase *f*
脱氧核糖核酸断裂 DNA-Zersplitterung *f*
脱氧核糖核酸甲基化 DNA-Methylierung *f*
脱氧核糖核酸可变换成分 DNA-Transposonselement *n*
脱氧核糖核酸酶Ⅰ Desoxyribonuclease Ⅰ *f*
脱氧核糖核酸酶Ⅱ Desoxyribonuclease Ⅱ *f*
脱氧核糖核酸序列分析的化学法 chemisches Verfahren von DNA-Sequenzierung *n*
脱氧核糖核酸引物酶 DNA-Primase *f*
脱氧核糖磷酸盐 Desoxyribose-Phosphat *n*
脱氧核糖嘧啶光裂解酶 Desoxyribodipyrimidinsphoto-Lyase *f*
脱氧核糖酸酶 Desoxyribonuclease *f*
脱氧肌苷三磷酸 Desoxyinosinstriphosphat *n*
脱氧积分指数 integraler Index der Desoxygenierung *m*
脱氧甲[基]胞苷酸 oxymethyle Cytidylsäure *f*
脱氧精胍 DSG *n*
脱氧精胍素 15-deoxysper-gulin *n*, DSG *n*.
3′-脱氧卡那霉素 B 3′-Deoxykanamycin B *n*, Tobramycin(um) *n*
2-脱氧毛地黄糖 Diginose *f*
脱氧鸟苷 Desoxyguanosin *n*
脱氧鸟苷酸 Desoxyguanosinsmonophosphat *n*
11-脱氧皮[甾]醇 11-Cortexolon *n*
11-脱氧皮质醇 11-Deoxycortisol *n*
11-脱氧皮质酮 11-Deoxycorticosteron *n*
脱氧皮质酮 Deoxycorticosteron *n*, DOC *n*, Desoxykorston *n*
脱氧萍蓬碱 De(s)oxynupharidin *n*
2-脱氧葡萄糖 2-Desoxy-D-Glukose *f*
2-脱氧葡萄糖[法] 2-Desoxyglucose *f*
脱氧三尖杉酯碱 Deoxyharringtonin *n*
脱氧肾上腺素 Synephrin *n*
脱氧土霉素 Doxycyclin *n*(多西环素)

脱氧乌头碱 deoxy aconitin *n*
脱氧戊糖 Deoxypentose *f*
脱氧戊糖核酸 deoxypentosenucleicssäure *f*
脱氧腺苷 Desoxyadenosin *n*
5'-脱氧腺苷钴胺素 5-Desoxyadenosyl -Cobalamin *n*
脱氧腺苷酸 Desoxyadenosinsmonophosphat *n*
脱氧腺嘌呤核苷酸 Desoxy Adeninnukleotid *n*
脱氧胸苷激酶 Thymin-Desoxyribose-Kinase *f*
脱氧胸苷酸 Desoxythymidin-Monophosphat *n*
脱氧雪腐镰刀菌烯醇 Deoxynivalenol *m*
脱衣行为 Ausziehen-Verhalten *n*
脱乙酰基[作用] Deacetylierung *f*
脱乙酰壳多糖 Chitosan *n*
脱乙酰头孢菌素 C Deacetyl-Cephalosporin-C
脱阴 sexueller Schock *m*
脱阴症 Orgasmolepsie *f*
脱瘾现象 Phänomen der Abstinenz *n*
脱瘾性脑综合征 Interruptus *m*
脱支链糖原贮积病 debranche Glykogenspeicherkrankheit *f*
脱支酶缺乏 debrancher Mangel *m*
脱支因子 Entzweigungsfaktor *m*
脱脂[脂]蛋白 Apolipoprotein *n*
脱脂药棉 Saugwatte *f*
脱脂作用 entfettende Wirkung *f*
脱植基叶绿素 Chlorophyllid *n*

tuó 驮陀驼

驮瑞塞尔 Temsirolimus *n*
陀螺状胞 Nasenmuschel-Zelle *f*
陀螺状的 nasenmuschel *n*
驼背畸形 Gibbus-Fehlstellung *f*
驼鼻 Höckernase *f*
驼峰 Buckel *m*
驼峰鼻整复术 Rhinomiose der Höckernase *f*
驼峰鼻整形术 Nasenkorrektur des Buckels *f*
驼峰波 Buckel-Welle *f*
驼峰样电子致密沉积物 buckelsförmige dichte Elektronensablagerung *f*

tuǒ 妥椭

妥卡胺 Tocainid *n*
妥拉磺脲 Tolazamid *n*
妥拉唑啉 Tolazolin *n*
妥妥霉素 Totomycin *n*(四环素)
妥协 Appeasement *n*, Beschwichtigung *f*
妥协行为 Appeasement-Verhalten *n*
妥协形成 Kompromißbildung *f*
椭圆齿轮流量计 ovales Zahnrad-Durchflussmesser *m*
椭圆的 utriculär
椭圆度 Elliptizität *f*
椭圆对称 Ellipsometrie *f*
椭圆纺锤形 elliptisch-spindelförmig
椭圆偏振光 elliptisch polarisiertes Licht *n*
椭圆曲线密码学 Kryptographie mit elliptischen Kurven *f*
椭圆形红细胞病 Elliptozytose *f*
椭圆形融点测定管 ellipsenförmiges Schmelzpunkt-Rohr *n*
椭圆形细胞 elliptisches Erythrozyt *n*

tuò 拓唾

拓导课 Tutorenkurs *m*
拓扑表征 topologische Repräsentation *f*
拓扑图 Topographie *f*
拓扑心理学 topologische Psychologie *f*
DNA 拓扑异构酶 DNA-Topoisomerase *f*
拓扑异构酶 Topoisomerase *f*
拓通 Kanalisation *f*
唾腺结石 Speichelstein *m*
唾液[分泌]中枢 Speicheldrüsen-Zentrum *n*
唾液斑检验 Inspektion von Speichel-Flecken *f*
唾液斑确证试验 schlüssiger Test von Speichelsflecken *m*
唾液斑性别确定 Geschlechtsbestimmung im Speichelsflecken *f*
唾液斑血型 Blutgruppen im Speichelsflecken *f pl*
唾液斑预试验 Vorprüfung von Speichelsflecken *f*
唾液斑中红细胞酶型 Enzymsphänotypen der Erythrozyten im Speichel Flecken *m pl*
唾液薄膜 Speicheldrüsenshäutchen *n*
唾液代用品 Speichelsersatz *m*
唾液的收集 Speichelskollekte *f*
唾液淀粉酶遗传多态性 erblicher Polymorphismus des Amylase im Speichel *m*
唾液反射 Speicheldrüsen-Reflex *m*
唾液富含脯氨酸蛋白 Speichel-Prolin-reiches Protein *n*
唾液管 Sialodochium *n*
唾液管成形术 Sialodochoplastie *f*
唾液管狭窄 Sialostenose *f*
唾液管炎 Sialodochitis *f*
唾液过氧化物酶 Speichel-Peroxidase *f*
唾液绞痛 Speicheldrüsen Kolik *f*
唾液结石 Speichelstein *m*
唾液黏蛋白 (Speicheldrüsen-) Mucin *n*
唾液尿 Sialuria *n*
唾液葡糖 6-磷酸盐脱氢酶 Glucose-6-Phosphat-Dehydrogenase in der Speicheldrüsen *f*
唾液缺乏性消化不良 Speicheldrüsen-Dyspepsie *f*
唾液溶菌酶 Speichelslysozym *f*
唾液双带蛋白 Speichel-Doppelband-Proteine *n pl*
唾液酸[基]寡糖 Sialsäure- Oligosaccharid *n*
唾液酸[基]己糖[基]脂酰鞘氨醇 Sialosylhexaglycosylceramid *n*
唾液酸[基]脑苷脂 Sialosylcerebrosid *n*
唾液酸[基]乳糖 Sialolactose *f*
唾液酸[基]糖脂 Sialosylglykolipid *n*
唾液酸[基]岩藻糖[基]乳糖 N 己糖 Ⅰ Sialylfucosyllacto-N-Hexose Ⅰ *f*
CMP-NANA：GM1 唾液酸[基]转移酶 CMP-NANA：GM1Sialyltransferase *f*
CMP-NANA：GM3 唾液酸[基]转移酶 CMP-NANA：GM3 Sialyltransferase *f*
唾液酸[基]转移酶 Sialyltransferase *f*
唾液酸化刘易斯 a 血型抗原 Sialsäure- Lea-Antigen *n*
唾液酸化刘易斯 b 血型抗原 Sialsäure- Leb-Antigen *n*
唾液酸性磷酸酶 saure Phosphatase in der Speicheldrüsen *f*
唾液酸粘附蛋白 Sialoadhesin *n*
唾液酸贮积症 Sialidose *f*
唾液糖蛋白 Speicheldrüsen Glykoprotein *n*
唾液弯曲菌 Campylobacter sputorum *n*
唾液细胞 Speichel Handy *n*
唾液腺癌 Speicheldrüsenkarzinom *n*
唾液腺病 Speicheldrüse-Krankheit *f*
唾液腺病毒 Speicheldrüse-Virus *m*
唾液腺病毒病 Speicheldrüse-Virus-Krankheit *f*
唾液腺导管癌 Speicheldrüse-Karzinom *n*
唾液腺导管闭锁 Speicheldrüse-Atresie *f*
唾液腺导管扩张 Speicheldrüse-Erweiterung *f*
唾液腺肥大 唾液腺肿大症 Speicheldrüsenhypertrophie *f*
唾液腺分泌抑制 Sialoschese *f*
唾液腺化生 Sialometaplasie *f*
唾液腺结核 Speicheldrüsentuberkulose *f*
唾液腺瘘 Speicheldrüsen-Fistel *f*

唾液腺囊肿 Sialocele *f*
唾液腺切除术 Sialoadenektomie *f*
唾液腺切开引流术 Sialoadendenotomie *f*
唾液腺融合 Fusion von Speicheldrüsen *f*
唾液腺下颌骨舌侧陷入 Depression lingualer Unterkiefersspeicheldrüse *f*
唾液腺显(成)像 Speicheldrüsebildgebung *f*
唾液腺炎 Sialadenitis *f*(涎腺炎)
唾液腺造影术 Sialographie *f*
唾液腺增生 Hyperplasie der Speicheldrüse *f*
唾液腺症 涎腺症 Sialadenopathie *f*, Speicheldrüsenerkrankung *f*
唾液腺肿大[症] Sialosis *m*
唾液腺肿大症 唾液腺肥大 Sialadenopathie *f*, Speicheldrüsenerkrankung *f*
唾液腺肿瘤 Speicheldrüsen Neubildungen *f pl*
唾液学 Sialologie *f*
唾液血型 Speichelgruppen *f pl*
唾液药物浓度 Drogen-Niveau in Speichel *n*
唾液游离皮质醇 freies Cortisol im Speichel *n*, SFC *n*
唾液诊断学 Sialosemeiologie *f*
唾液酯酶 Speichel-Esterase *f*

W

WA 挖哇蛙娃瓦袜

wā 挖哇蛙

挖鼻[孔] Nasenbohren *n*
挖除 Exkavieren *n*, Exkavation *f*
挖掘 exkavieren
挖空的 ausgehöhlt
挖空术 ausgehöhlten Chirurgie *f*
挖匙 Exkavator *m*
挖牙器 zahnärztlicher Excavator *m*
挖摘(挤)者痤疮 Akne des Pflückers *f*
挖治器 Excavator *m*
哇巴囚配基 Ouabaigenin *n*
哇巴因 Wabain *n*, Ouabain(um) *n*, g-Strophanthin *n*
蛙 Frosch *m*
蛙板 Froschbrett *n*, Froschplatte *f*
蛙的 froschig
蛙腹 Froschbauch *m*
蛙科 Ranidae *pl*
蛙卵 Froschlaich *m*
蛙面 Froschgesicht *n*
蛙胚 Froschembryo *m*
蛙式体位 Frosch-Position *f*
蛙式外展矫形器 Hip statische Abduktionsorthese *f*
蛙胎畸形 Froschembryone Fehlbildung *f*
蛙腿夹 Froschbeinklemme *f*, Froschbeinklammer *f*
蛙腿式投影 Froschschenkel Projektion *f*
蛙位 Froschstellung *f*, Lorenz* Stellung *f*
蛙心插管 Froschherzkanüle *f*
蛙心灌流 Froschherzperfusion *f*
蛙心活动曲线 Herzschlagkurve des Frosches *f*
蛙心夹 Froschherzklemme *f*, Froschherz klammer *f*
蛙形腹 Froschbauch *m*
蛙眼病斑 Froschaugen *n*
蛙样呼吸 Froschatmung *f*
蛙泳膝 Brustschwimmknie *n*
蛙状鼻 Froschnase *f*

wá 娃

娃儿藤碱 Tylophorin *n*
娃儿藤属 Tylophora *f*
娃儿藤新碱 Tylophorimidin *n*

wǎ 瓦

瓦[勃]测压仪 Warburg-Apparat *m*
瓦-查氏效应 Wolff*-Chaikoff* Effekt *m*
瓦德氏法 Warder* Methode *f*
瓦顿伯格综合征 Wardenburg* Syndrom *n*
瓦尔堡呼吸酶(呼吸酶) Warburg* Atmungsenzym *n*
瓦尔堡黄酶(黄素酶) Warburg'sches gelbes Atmungsferment *n*
瓦尔代尔氏扁桃体环 Waldeyer* Rachenring *m*
瓦尔代尔液(氯化钯脱钙液) Waldeyer* Flüssigkeit *f*
瓦尔登堡-琼克角膜营养不良 Waardenburg*-Jonkers* Hornhautdystrophie *f*
瓦尔登布尔氏综合征 v. Waardenburg* Syndrom *n*, Dyszephalosyndaktylie *f*
瓦尔登斯特伦巨球蛋白血症 Waldenström* Makroglobulinämie *f*
瓦尔顿转化 Walden* Inversion *f*
瓦尔米 Valmid *n*, Ethinamat *n*
瓦尔米埃氏点 Voillemier* Punkt *m*
瓦尔萨尔法 Valsalva* Methode *f*
瓦尔萨尔瓦吹张法 Valsalva* Methode von Inflation *f*(咽鼓管通气)
瓦尔萨尔瓦[疗]法 Valsalva* Therapie *f*
瓦尔萨尔瓦氏窦 Valsalva* Sinus *m*, Sinus aortae *m*, Valsalva* Antrum *n*, Antrum mastoideum *n*
瓦尔萨尔瓦氏手法 Valsalva* Handgriff *m*
瓦尔萨尔瓦手法(动作) Valsalva* Manöver *n*(增大腹压检查精索静脉曲张)
瓦尔塔德氏细胞残余 Walthard* Zellherde *m pl*(od. Zellinseln *f pl*)
瓦尔特氏管 Walther* Gänge *m pl*, Ductus sublinguales minores *m pl*
瓦尔特氏神经节 Walther* Ganglion *n*, Ganglion coccygeum *n*
瓦尔歇氏卧位 Walcher* Hängelage *f*
瓦耳登转化[作用] Walden* Umkehr *f*
瓦格涅尔·麦尔外英重排 Wagner-Meerwein-Neuordnung *f*
瓦亨多夫膜 Wachendorf* Membran *f*(①瞳孔膜 ②原生质膜)
瓦解 Desintegration *f*
瓦解型精神分裂症 desorganisierte Schizophrenie *f*
瓦解性精神病 desorganisierte Psychose *f*
瓦雷氏点 Walleix* Punkte *m pl*, Nervendruckpunkte *m pl*
瓦伦贝格综合征 Wallenberg* Syndrom *n*
瓦伦伯氏综合征 Wallenberg* Syndrom *n*
瓦[色曼]氏反应 Wassermann* Reaktion *f*
瓦氏变性 Wallerian* Degeneration *f*
瓦氏窦 Valsalva* Sinus *m*
瓦氏呼吸计 Warburg* Respirometer *m*
瓦氏巨球蛋白血症 Makroglobulinämie Waldenström* *f*, Morbus Waldenström* *m*
瓦氏巨球蛋白血症肾病 Nierenerkrankung bei Makroglobulinämie Waldenström *f*
瓦氏试验 Valsalva* Test *m*
瓦松属 Cotyledon *f*
瓦特 Watt *n*
瓦[特小]时 Wattstunde *f*
瓦状双头甲状腺拉钩 Schilddrüse-Retractor *m*

wà 袜

袜套样表皮脱落 socke-ähnliche Exkoriation *f*
袜状烫伤 socke-ähnliche Verbrühung *f*
袜状脱皮 socke-ähnliches Exkoroation *f*
袜子式麻木 Strumpf-Anästhesie *f*

WAI 歪外

wāi 歪

歪鼻 Schiefnase *f*
歪鼻矫正术 Korrektion(od.Rektifikation) der Schiefnase *f*
歪变 Verzerrung *f*, Distorsion *f*
歪曲 Verkrümmung *f*
歪头 Torticollis *m*

歪象 Anamorphose *f*, Anamorphosis *f*

wài 外

外 extern
外[界]刺激 äußerer Reiz *m*
外[颗]粒层 Lamina granularis externa *f*
外[毛]根鞘 äußere Wurzelscheide *f*
外[神经]胶质 Ektoglia *f*
外[生]孢子 Exospore *f*, Ektospore *f*
外[子]宫颈 Ektozervix *f*, Exozervix *f*
外板 Lamina externa *f*
外半规管 Canalis semicircularis lateralis *m*
外半规管凸 Prominentia canalis semicircularis lateralis *f*
外包 Epibolie *f*
外包被 Oberfläche *f*
外包缝[合]法 Einstulpungsnaht *f*, invertierende Naht *f*
外包内陷 epibolische Invagination *f*
外包原肠胚 epibolische Gastrula *f*
外包原肠胚形成 epibolische Gastrulation *f*
外[侧]踝 Malleolus lateralis *m*
外[侧]踝关节面 Facies articularis malleoli lateralis *f*
外[侧]踝皮下囊 Bursa subcutanea malleoli lateralis *f*
外[侧]踝前动脉 Arteria malleolaris anterior lateralis *f*
外[侧]踝网 Rete malleolare laterale *n*
外[侧]踝窝 Fossa malleoli lateralis *f*
外[侧]踝支 Rami malleolares laterales *m pl*
外[侧]结节 Tuberculum laterale *n*
外[侧]结节核 lateraler tuberaler Kern *m*
外[侧]髓板 Lamina medullaris lateralis *f*
外孢子膜 Exospor(ium) *n*
外胞半单位膜面 extrazelluläres Gesicht *n*, extracellular face <engl.>
外鼻 Nasus externus *m*
外鼻基底细胞癌 Basalzellkarzinom der äußeren Nase *n*
外鼻孔 äußeres Nasenloch *n*
外鼻先天性畸形 angeborene (od. kongenitale) Fehlbildung der äußeren Nase *f*
外壁 Außenwand *f*, Paries externus (s. lateralis) *m*
外臂 äußerer Arm *m*
外标法 externe Standardmethode *f*
外标准源 externe Standardquelle *f*
外表 Aussehen *n*, Äußere *n*
外表的 gestaltisch, äußerlich
外表动机 Außenmotivation *f*
外表行为 externes Verhalten *n*
外表价 apparente Valenz *f*, Scheinvalenz *f*
外表检查 äußere Prüfung *f*
外表检视法 Ektoskopie *f*
外表吸引力 körperliche Anziehungkraft *f*
外[胞]浆 Ekto(zyto)plasma *n*, Exoplasma *n*
外[胞]浆溶解 Ektolysis *f*
外部 äußerer Teil *m*
外部的 äußer, äußerlich, exterior, extern(-us, -a, -um)
外部动机 äußere Motivation *f*
外部动力的 extern angetrieben
外部动力假肢 externe angetriebene Prothesen *f pl*
外部动力上肢假肢 externe angetriebene Armprothese *f*
外部动力由护理者操纵的轮椅 angetriebener attendant-gesteuerter Rollstuhl *m*
外部动因的内化 Internalisierung des äußeren Motiv *f*
外部感觉 äußere Empfindung *f*
外部行为 externes Verhalten *n*
外部记忆辅助 externe Gedächtnishilfe *f*
外部紧张刺激物 externer Anreiz *m*
外部空气离析器 Außenluftseparator *m*
外部评价 externe Bewertung *f*
外部强化对内在动机的影响 Effekt der extrinsischen Verstärkung auf die intrinsische Motivation *m*
外部缺血性视网膜萎缩 externe ischämische Netzhautatrophie *f*
外部设备 periphere Einrichtung *f*
外部效应 externer Effekt *m*
外部性 Externalität *f*
外部性脑积水 externer Hydrocephalus (Hydrocephalus externus) *m*
外部言语 externes Sprechen *n*
外部饮食线索 externer Essenhinweis *m*
外部真实性 externe Gültigkeit *f*
外部指向行为 nach aussen gerichtetes Verhalten *n*
外部质量控制 externe Qualitätskontrolle *f*
外部自动控制器 externer automatischer Regler *m*
外部足底静脉 externe plantare Vene *f*
外侧[咽鼓管软骨]板 Lamina cartitaginis lateralis *f*
外侧半髌韧带移位术 Umsetzung der lateralen Patellasehne *f*
外侧半骺骨干固定术 Fixierung der lateralen epiphyseale Backbone *f*
外侧半月板 Meniscus lateralis (s. fibularis) *m*
外侧半月板次全切除术 Subtotale Resektion des lateralen Meniskus *f*
外侧半月板囊肿 Lateralen Meniskus Zyste *f*
外侧半月板扰乱 Derangierung des Meniscus lateralis *f*
外侧半月板损伤 Verletzung des Meniscus lateralis *f*
外侧半月形睑结膜瓣 laterale halbmondförmige Bindehautklappe *f*
外侧背核 lateraler dorsaler Nucleus *m*
外侧鼻突 lateraler Nasenfortsatz *m*
外侧闭合楔形截骨术 laterale geschlossene Osteotomie *f*
外侧壁 Außenwand *f*, Paries lateralis *m*
外侧髌骨压迫综合征 laterales Patellakompressionssyndrom *n*
外侧部 seitlicher Anteil *m*, Pars lateralis *f*
外侧苍白球 Globus pallidus lateralis *m*
外侧侧副韧带复合体 lateraler Seitenbandeskomplex *m*
外侧侧副韧带复合体损伤 Verletzung der lateralen Seitenbandeskomplex *f*
外侧侧副韧带损伤 Verletzung des lateralen Seitenbandes *f*
外侧尺侧副韧带 laterales ulnaris kollaterales ligament *n*
外侧唇 Labium laterale *n*
外侧的 seitlich, lateral, lateral(-is, -js, -e)
外侧底段 Segmentum basale laterale *n*
外侧底段支气管 Bronchus segmentalis basalis lateralis *m*
外侧段 laterales Segment *n*, Segmentum laterale *n*
外侧段动脉 Arteria segmenti lateralis *f*
外侧段支气鹤 laterale Segmentbronchus *m*, Bronchus segmentalis lateralis *m*
外侧腭突 Processus palatinus lateralis *m*
外侧腓肠肌肌皮瓣 myocutaneous Lappen des lateralen Gastrocnemius *m*
外侧腓肠筋膜皮瓣 Fascialappen des lateralen Gastrocnemius *m*
外侧隔区 laterale Septumregion *f*
外侧根 Radix lateralis *f*
外侧弓状韧带 Ligamentum arcuatum laterale *n*
外侧沟 Sulcus lateralis *m*
外侧关节囊松解术 Lyse der lateralen Gelenkkapsel *f*
外侧关节囊征 laterale Gelenkkapsel *f*
外侧核 Nucleus lateralis *m*
外侧壶腹神经 Nervus ampullaris lateralis *m*
外侧踝 Außenknöchel *m*
外侧踝关节面 Artikulationsfläche des Außenknöchels *f*

外侧踝皮下囊 Hautschleimbeutel des Außenknöchels *m*
外侧寰枢关节 laterales Atlantoaxialgelenk *n*
外侧肩峰成形术 laterale Schulterhöheplastik *f*
外侧睑板条形瓣 laterale tarsale Streifenklappe *f*
外侧睑缝术 laterale Tarsorrhaphie *f*
外侧角 laterales Horn *n*
外侧脚 Crus laterale *n*
外侧界 äußerer Rand *m*, Margo lateralis *m*
外侧颈窦 laterales Karotissinus *n*
外侧巨细胞旁核 seitlicher paragigantocellular Kern *m*
外侧距跟韧带 laterales talocalcaneales Ligament *n*
外侧髁 Condylus lateralis *m*
外侧髁间结节 lateraler interkondylärer Knoten *m*
外侧髁间结节 Tuberculum intercondylare laterale *n*
外侧髁上嵴 Crista supercondylaris lateralis *f*
外侧髁上嵴 lateraler suprakondylärer Kamm *m*
外侧髁上线 laterale suprakondyläre Linie *f*
外侧眶切开术 seitliche Orbitotomie *f*
外侧量 externe Messung *f*
外侧裂 seitlicher Spalt *m*
外侧淋巴结 Nodi lymphatici laterales *m pl*
外侧迷走甲状腺囊肿 Zyste der lateralen akzessorischen Schilddrüse *f*
外侧面 Facies lateralis *f*
外侧凝缩法 laterales Kondensation Methode *n*
外侧皮支 Ramus cutaneus lateralis *m*
外侧偏盲 laterale Hemianopsie *f*
外侧丘系 Lemniscus lateralis (s. acusticus) *m*
外侧丘系核 Nuclei lemnisci lateralis *m pl*
外侧韧带 Ligamentum laterale *n*
外侧韧带松解术 Lyse des lateralen Ligamentes *f*
外侧舌膨大 seitliche Zungenschwellung *f*
外侧索 Funiculus lateralis *m*
外侧头 Caput laterale *n*
外侧突 Processus lateralis *m*
外侧网状核 Nucleus reticularis lateralis *m*
外侧膝关节半月板 lateraler Meniskus des Kniegelenks *m*
外侧膝状体 Corpus geniculatum laterale *n*
外侧膝状体核 Nucleus corporis geniculati lateralis *m*
外侧膝状体前视觉丧失 Sehverlust vor lateralem Knieförmigem Körper *m*
外侧膝状体支 Rami corporis geniculati lateralis *m pl*
外侧下丘脑 seitlicher Hypothalamus *m*
外侧陷窝 Lacunae laterales *f pl*
外侧腺支 lateraler drüsenartiger Teil *m*
外侧楔骨 Os cuneiforme laterale *n*
外侧心系膜 laterales Mesocardium *n*
外侧嗅束核 Lateral Riechbahn Kern *m*
外侧嗅纹 Striae olfactoriae laterales *f pl*
外侧咽鼓管软骨板 Knorpel des lateralen eustachischen Röhres *m*
外侧移位截骨术 laterale Verschiebungsosteotomie *f*
外侧缘 äußerer Rand *m*, Margo lateralis *m*
外侧缘静脉 laterale marginale Vene *f*, seitene Randvene *f*
外侧支 Ramus tateralis *m*
外侧直静脉 Venae directae laterale *f pl*, laterale gerade Venen *f pl*
外侧跖骨点 Punkt des fünften Mittelfußknochens *m*
外侧中间灰质 Substantia grisea intermedia lateralis *f*
外侧纵弓 Arcus longitudinalis lateralis *m*, lateraler Längsbogen des Fußes *m*
外侧纵纹 Stria longitudinalis lateralis *f*
外侧组 laterale Gruppe *f*
外测量 äußere Pelvimetrie *f*
外测量器 Pelvimeter für äußere Messung *n*
外层 Außenschicht *f*, Stratum externum *n*
外层板 Lamina rara externa *f*
外层核膜 äußere Kernmembran *f*
外层空间 Weltraum *m*, Weltall *n*
外层空间医学 Weltraummedizin *f*
外层瘤 Lepidom (a) *n*
外层心包炎 externe Perikarditis *f*
外层焰 äußere Flamme *f*
外差从动滤波器 Heterodyne Slave Filter *m*
外差式频率计 heterodynes Frequenzmesser *n*
外成神经细胞层 äußere neuroblastische Schicht *f*
外出血 äußere Blutung (od. Hämorrhagie) *f*
外丛[状]层 äußere plexiforme Schicht *f*
外存储器 externer Speicher *m*, Externspeicher *m*, Außenspeicher *m*
外存储器信息处理机 Außenspeicherprozessor *m*, Fileprozessor *m*
外弹性膜 Membrana elastica externa *f*
外导的(传出的,离心的) efferent
外倒转术 äußere Wendung *f*
外的 äußer, äußerlich, exterior, extern (-us, -a, -um), lateral, lateral (-is, -is, -e)
外底支 Ramus basalis lateralis *m*
外动力矫形器 externe gespeiste Orthese *f*
外动力式交替步态矫形器 externe gespeiste Gangorthese *f*
外毒素 Exotoxin *n*, Ektotoxin *n*
外毒素的 exotoxisch, ektotoxisch
外毒素抗原 Exotoxinabwehrstoff *m*
外毒性结核菌素 exotoxisches Tuberkulin *n*
外对照 externe Kontrolle *f*
外尔氏病 Weil* (-Landouzy*) Krankheit *f*, Leptospirosis icterohaemorrhagica *f*
外尔氏染色法 Weil* Färbung *f*
外耳 äußeres Ohr *n*, Auris externa *f*
外耳[道]炎[症] Gehörgangsentzündung *f*, Otitis externa *f*
外耳白喉 Diphtherie des äußeren Ohres *f*
外耳道 (äußerer) Gehörgang *m*, Antrum auris *n* Meatus acusticus externus *m*
外耳道癌 Karzinom des Meatus acusticus externus *n*
外耳道闭塞 Okklusion des Meatus acusticus externus *f*
外耳道闭锁 Gehörgangsatresie *f*, Ankylotie *f*
外耳道冲洗法 Gehörgangsspülung *f*
外耳道胆脂瘤 Gehörgangscholesteatom *n*
外耳道发育不全 Hypoplasie des äußeren Gehörgangs *f*
外耳道反射 Gehörgangsreflex *m*
外耳道感染 Gehörgangsinfektion *f*
外耳道骨瘤 Osteom des äußeren Gehörgangs *n*
外耳道骨性部 knöcherner Teil des äußeren Gehörgangs *m*
外耳道骨疣 Gehörgangsexotose *f*
外耳道畸形 Gehörgangsfehlbildung *f*
外耳道疖 Gehörgangsfurunkel *n*
外耳道拉钩 Gehörgangshaken *m*
外耳道霉菌病 Gehörgangsmykose *f*
外耳道脓肿 Gehörgangsabszeß *m*
外耳道气压伤 Barotrauma des Gehörgangs *n*
外耳道切开引流术 Inzision und Drainage des Gehörgangs
外耳道缺失 Fehlen des äußeren Gehörgangs *n*
外耳道乳头[状]瘤 Gehörgangspapillom *n*
外耳道软骨 Gehörgangsknorpel *m*, Cartilago meatus acustici *f*
外耳道软骨切迹 Incisura cartilaginis meatus acustici *f*
外耳道上棘 Stachel des äußeren Gehörgangs *m*
外耳道上三角 suprameatales Dreieck *n*, MacEwen* Dreieck *n*
外耳道湿疹 Ekzem äußeres Gehörgangs *n*
外耳道栓 Gehörgangszapfen *m*
外耳道栓塞性角化病 Keratose äußeres Gehörgangs *f*

外耳道外生骨疣 Gehörgangsexostose *f*
外耳道峡 Isthmus des äußeren Gehörgangs *m*
外耳道狭窄 Gehörgangsstenose *f*
外耳道先天畸形 angeborene Fehlbildung des äußeren Gehörgangs *f*
外耳道炎 laterale Otitis *f*, Gehörgangsentzündung *f*
外耳道异物 Gehörgangsfremdkörper *m*
外耳道异物取出术 Entfernung des Gehörgangsfremdkörpers *f*
外耳道用刮匙 Cehörgangskürette *f*
外耳道真菌病 Pilzerkrankung äußeres Gehörgangs *f*
外耳道整形术 Gehörgangsplastik *f*
外耳畸形 Mißbildung des äußeren Ohres *f*
外耳间距 Ohrabstand *m*
外耳结核 Tuberkulose des äußeren Ohres *f*
外耳孔高度指数 Hoheheit Index der offnung der external *m*
外耳类型 Typ des äußeren Ohres *m*
外耳淋巴管扩张性象皮病 lymphangiektatische Elephantiasis des äuüeren Ohres *f*
外耳门 äußere Offnung des Gehörgangs *f*, Porus acusticus externus *m*
外耳门上缘中点 Porion *n*
外耳门最高点 der höchste Punkt der äußeren Ohrtür *m*
外耳气压伤 Barotrauma des äußeren Ohres *n*
外耳湿疹 Ekzem des äußeren Ohres *n*
外耳损伤 Verletzung des äußeren Ohres *f*
外耳炎 Gehörgangsentzündung *f*, Otitis externa *f*
外耳再造 Ohrrekonstruktion *f*
外翻 Ektropium *n*, Exstrophie *f*, Eversion *f*
外翻[扁]平足 Pes planovalgus *m*, Knickplattfuß *m*
外翻的 evertierend, valg(-us, -a, -um)
外翻缝合 evertierende Naht *f*
外翻肌 Eversionsmuskel *m*, Evertor *m*
外翻畸形 Valgusdeformität *f*, Valgusstellung *f*
外翻畸形愈合 Intention der Valgus Fehlstellung *f*
外翻膝 Valgusknie *f*
外翻应力试验 Valgus Stresstest *m*
外翻状的 evertierend, valg(-us, -a, -um)
外翻足 Knickfuß *m*, Pes valgus *m*, Talipes valgus *m*
外反馈 externes Feedback *n*
外反应作用 Exterofektion *f*
外-斐二氏反应 Weil*-Felix* Reaktion *f*
外-斐二氏试验 Weil*-Felix* Test *m*
外斐试验 Weil*-Felix* Test *m*
外分泌 äußere(od. exokrine) Sekretion *f*
外分泌[性] Exokrinosität *f*
外分泌部 exokriner Teiul *m*
外分泌的 exokrin, ekkrin
外分泌汗腺囊瘤 exokrines Hidrozystom *n*
外分泌物 Exkret *n*
外分泌腺 exokrine(od. exkretorische) Drüse *f*
外分泌性癌 exokrines Karzinom *n*
外分泌性汗腺腺瘤 Ekkrines Spiradenom *n*
外分泌性皮肤圆柱瘤 Ekkrines dermal Cylindroma *n*
外分泌学 Exokrinologie *f*
外分子层 äußere Molekularschicht *f*
外敷法 Umschlag *m*, Kompresse *f*
外敷药 Arzneimittel für äußere Anwendung *n pl*, äußerlich anzuwendende Medikamente *n pl*
外辐射 äußere Strahlung *f*
外辐射带 äußerer Strahlungsgürtel *m*
外感官 externes Sinnesorgan *n*
外感受 äußere Empfindung *f*, Sensatio externa *f*
外感受器 Extero(re)zeptor *m*
外感受系统 exterozeptives System *n*
外感受性 extero(re)zeptive Sensibilität *f*
外感受性的 extero(re)zeptiv
外感受性反射 extero(re)zeptiver Reflex *m*
外感受性条件反射 exterozeptiver konditionierter Reflex *m*
外感受性唾液条件反射 exterozeptiver speichel konditionierter Reflex *m*
外感受作用 exterozeptive Funktion *f*
外感知 äußere Sinne *m pl*
外刚牵开器 Vulvaretraktor *m*, Vulvaspreizer *m*
外刚切除术 Vulvektomie *f*
外刚神经纤维瘤 Vulvaneurofibrom *n*
外根鞘 äußere Wurzelschicht *f*
外共生[现象] Exosymbiose *f*
外共生体 Ektosymbiont *m*
外骨半规管 Canalis semicircularis ossei lateralis *m*
外骨骼 Exoskeleton *n*, Dermoskeleton *n*
外骨骼式假肢 xoskeletteprothese *f*
外骨壶腹 Ampulla ossea lateralis *f*
外骨痂 externer Kallus *m*
AO 外固定 AO äußere Fixation *f*, AO äußerer Festhalter *m*
外固定术 äußere Fixation *f*, Vorverlagerung *f*, Exopexie *f*
外观 Äußere *n*, äußere Ansicht *f*, Aussehen *n*
外观的 scheinbar
外观反应 offensichtliche Reaktion *f*
外观畸形 äußerer Defekt *m*
外观检查 Untersuchung des Aussehens *f*, makroskopische Untersuchung *f*
外观容积 scheinbares Volumen *n*, Schüttvolumen *n*
外观容量分布 scheinbare Verteilung *f*
外观死亡 Scheintod *m*
外管道式 Fontan 术 extrakardiale Fontan* Operation *f*
外光电效应 lateraler photoelektrischer Effekt *m*
外轨型络合物 Anlagerungskomplex *m*, Normalkomplex *m*
外国专有权 ausländisches Patent *n*
外果皮 Exocarpium *n*
外行 Laie *m*
外行的 amateur
外核层 äußere Kernschale *f*, Außenschicht *f*, Außenschale *f*
外核酸酶 Exonuklease *f*
外呼气阻力 externer exspiratorischer Widerstand *m*
外呼吸 äußere Atmung *f*, Lungenatmung *f*
外壶腹神经 Nervus ampullaris lateralis *m*
外化 Exteriorisation *f*
外踝 Außenknöchel *m*, lateraler Knöchel *m*, Malleolus lateralis *m*
外踝骨不连接 Unanknüpfung des Außenknöchels *f*
外踝骨折 Außenknochelbruch *m*, Fractur des Malleolus lateralis *f*
外踝关节面 laterale Gelenkfläche des Talus *f*
外踝扭伤 Verstauchung des Außenknöchels *f*
外踝皮下囊 subkutaner Schleimbeutel des Außenknöchels *m*
外踝前动脉 vordere Arterie des Außenknöchels *f*
外踝上后外侧筋膜皮瓣 Fascialappen des lateralen posterosuperioren Außenknöchels *m*
外踝上皮瓣 Obenlappen des Außenknöchels *m*, lateraler supramalleolärer Lappen *m*
外踝网 Rete malleolare laterale *n*
外踝窝 Fossa malleolare laterale *f*
外踝支 Zweige malleolare laterale *m pl*
外环 äußerlicher Ring *m*
外环境 Außenumgebung *f*
外环境碘缺乏 Umwelt Jodmangel *m*
外黄卵 ectolecithale Eier *n pl*
外婚制 Exogamie *f*
外肌上皮岛 epimyoepitheliale Insel *f*

外肌束膜 externes Perimysium *n*
外基底段 Segmentum basale laterale *n*
外基因子 Exogenote *f*
外激素 Ektohormon *n*
外籍菌 过路菌 allochthoner Keim *m*, Transitkeim *m*
外剂量 externe Dosis *f*
外寄生虫 Außenparasit *m*, Ektoparasit *m*
外寄生的 ektoparasitär
外寄生物 Außenparasit *m*, Ektoparasit *m*
外加的 zugefuhrt
外加的机械性刺激 laterale mechanische Belebung *f*
外加电压 zugefuhrte Spannung *f*
外加生长 appositionales Wachstum *n*
外加性抗原 einpflanzendes Antigen *n*, implant antigen <engl.>
外监护 externe elektronische Überwachung *f*
外睑腺炎 Hordeolum externum *n*
外节 äußeres Segment *n*, Segmentum laterale *n*
外界 Außenwelt *f*, äußere Welt *f*
外界层 äußere Grenzschicht *f*, Lamina limitans externa *f*
外界的 äuserlich, exterior, extern (-us, -a, -um)
外界过敏原 Umweltallergen *n*
外界环境 Außenumgebung *f*, Außen verhältniss *n*
外界接口 Peripheriegerätschnittstelle *f*
外界空气 Umgebungsluft *f*
外界膜 Membrana limitans externa *f*
外界气压 Umgebungsluftdruck *m*
外界授时器 exogener Zeitgeber *m*
外界体验 Außenwelterfahrung *f*
外界细胞 Außenweltzelle *f*
外界影响 Fremdeinwirkung *f*
外界知识 Weltwissen *n*
外界致癌因素 exogenes Karzinogen *n*
外浸式冷阱 Tauchkühlfalle *f*
外科 chirurgische Abteilung *f*
外科标记笔 chirurgischer Markierungsstift *m*
外科病房 chirurgische Station *f*
外科病理讨论会 chirurgisches pathologisches Seminar *n*
外科病理学 chirurgische Pathologie *f*
外科病例 chirurgischer Krankheitsfall *m*
外科锤 chirurgischer Hammer *m*
外科导板 chirurgische Schablone *f*
外科的 chirurgisch, chirurgic (-us, -a, -um), chirurgical (-is, -is, -e)
外科电缆 chirurgisches Kabel *n*
外科垫布 chirurgisches Kissen *n* (od. Polster *m*)
外科肺活检 chirurgische Lungenbiopsie *f*
外科缝[合]针 chirurgische Nadel *f*
外科缝合用三爪镊 dreizinkige chirurgische Unterbindungspinzette *f*
外科感染 chirurgische Infektion *f*
外科钢丝 chirurgischer Draht *m*
外科高频切割电流 chirurgischer Hochfrequenzstrom *m*
外科汞溴红溶液 chirurgische Merbromin-Lösung *f*
外科护理学 chirurgische Krankenpflege *f*
外科加强治疗单位 chirurgische Intensivstation *f*
外科监护病房 chirurgische Intensivstation *f*
外科剪 chirurgische Schere *f*
外科结 chirurgischer Knoten *m*
外科结核 chirurgische Tuberkulose *f*
外科解剖学 chirurgische Anatomie *f*
外科颈 chirurgischer Hals *m*, Collum chirurgicum (humeri) *n*
外科军医 chirurgischer Militärarzt *m*, Militärchirurg *m*
外科抗菌[法] chirurgische Antisepsis *f*
外科抗菌药物预防 chirurgische antimikrobielle Prophylaxe *f*
外科口腔正畸学 chirurgische Kieferheilkunde *f*
外科口罩 chirurgische Maske *f*
外科理发师 chirurgischer Friseur *m*
外科帽 chirurgische Mütze *f*
外科镊 chirurgische Pinzette *f*
外科排牙板 chirurgisches Template *n*
外科盘 chirurgisches Tablett *n*
外科器械 chirurgisches Instrument *n*
外科器械学 Azidologie *f*
外科清创术 chirurgisches Debridement *n*
外科去势 chirurgische Kastration *f*
外科三角 chirurgische Dreieck *f*
外科史 Geschichte der Chirurgie *f*, chirurgische Geschichte *f*
外科手术 chirurgische Operation *f* (od. Eingriff *m*)
外科手消毒 chirurgische Händedesinfektion *f*
外科无菌技术 chirurgische keimfreie Technik *f*
外科消融 chirurgische Ablation *f*
外科猩红热 chirurgischer Scharlach *m*
外科性黄疸 chirurgischer Ikterus *m*
外科性气肿 chirurgisches Emphysem *n*
外科修复术 chirurgische Prothese *f*
外科学 Chirurgie *f*
外科学总论 Allgemeinchirurgie *f*
外科血清 chirurgisches Serum *n*
外科研究所 Institut für Chirurgie *m*, chirurgischer Institut *m*
外科医师 Chirurg *m*
外科医院 chirurgisches Hospital (od. Krankenhaus) *n*
外科引流管(外科连接管) chirurgisches Verbindungsrohr *n*
外科用高频电流 chirurgischer Hochfrequenzstrom *m*
外科针 chirurgische Nadel *f*, Acus *f*
外科诊断技术 chirurgische Diagnosetechnik *f*
外科正畸 chirurgische Kieferorthopädie *f*
外科治疗 chirurgische Behandlung (od. Therapie) *f*
外科主治医师 chirurgischer Oberarzt *m*
外科助理医师 chirurgischer Assistenarzt *m*
外科住院医师 chirurgischer Stationsarzt *m*
外科钻 chirurgischer Bohrer *m*
外髁间结节 laterales InterkondylarKnötchen *n*
外壳 Schale *f*, Hülse *f*, (Schutz-) Hülle *f*
外壳蛋白[质] Hüllenprotein *n*
外空生物学 Exobiologie *f*
外控制点 externer Kontrollpunkt *m*
外括约肌 Sphincter extemus *m*
外来不溶物 exogene unlösliche Substanz *f*
外来的 exotisch, exogen, alien (-us, -a, -um)
外来的杂质 exotische Verunreinigung *f*
外来核配合 exogener Atomkomplex *m*
外来化合物 ausländische Verbindung *f*
外来人社区 Gemeinschaft der fremden *f*
外来神经 extrinsischer Nerven *m*
外来属名 ausländischer generischer Name *m*
外来双孢臭 Amazonia peregrina *f*
外来物 Fremdartigkeit *f*
外来性病毒 exotischer Virus *m*
外来性传染病 exotische Infektionskrankheit *f*
外来医疗器械 ausländisches medizinisches Equipment *n*, Leihgerät *n*
外来者偏执反应 paranoische Reaktion des Ausländers *f*
外力 äußere Kraft *f*
外粒层 Lamina granularis externa *f*
外粒层纹 Stria laminae granularis externae *f*
外淋巴 Perilymphe *f*
外淋巴[液] Perilympha *f*, Perilymphe *f*
外淋巴的 perilymphatisch, perilymphatic (-us, -a, -um)
外淋巴管 Ductus perilymphatici *m pl*

外淋巴间隙 Zwischenraum der Perilymph *m*
外淋巴瘘 perilymphatische Fistel *f*
外淋巴隙 Spatium perilymphaticum *n*
外瘘 äußere Fistel *f*, Fistula externa *f*
外露的 ausdrücklich
外露情绪 ausdruckliches Gefühl *n*
外露兴趣 ausdruckliche Interesse *f*
外螺旋沟 Sulcus spiralis externus *m*
外脉 externale Vene *f*
外毛细胞 äuöere Haarzelle *f*
外貌 Äußere *n*, Aussehen *n*, äußere Erscheinung *f* (od. Anblick *m*)
外貌吸引力 Attraktion des Aussehens *f*
外貌知觉 physiognomische Wahrnehmung *f*
外泌汗腺 ekkrines Schweißdrüsen *n*
外面的 äußer, äußerlich, extern (-us, -a, -um)
外膜 Adventitia *f*, Tunica adventitia *f*, Envelope *f*
外膜半规管 Ductus semicircularis lateralis *m*
外膜剥离术 Abtrennung der lateralen Membran *f*
外膜层 Theca Externa *f*
外膜蛋白抗原 äußeren Membrans Proteinantigen *n*
外膜蛋白图谱分析 Profile für Protein der äußeren Membran *f*
外膜的 adventici (-us, -a, -um)
外膜壶腹 Ampulla membranacea lateralis *f*
外膜抗原 Hüllenantigen *n*, Envelope-Antigen *n*
外膜细胞 Adventitiazelle *f*
外膜小体疫苗 außenmembrane Vakzine *f*
外囊 äußere Kapsel *f*, Capsula externa *f*, Ectosack *m*
外脑[脊]膜 äußere Hirnhaut *f*
外脑膜瘤 Meningoexotheliom (a) *n*
外尿道口囊肿 Zyste der äußeren Harnröhrenmündung *f*
外尿流改道 äußere Harnableitung *f*
外排作用 Exozytose *f*
外胚层 Hautsinnesblatt *n*, Ektoderm *n*, Epiblast *m*
外胚层板 ektodermale Platte *f*
外胚层的 ektodermal
外胚层顶嵴 ektodermaler Grat *m*
外胚层发育不良 Ektodermaldysplasie *f*
外胚层发育不全综合征 ektodermale Dysplasie *f*
外胚层裂球 ektodermales Blastomer *m*
外胚层帽 ektodermale Krone *f*
外胚层器官 ektodermales Organ *n*
外胚层缺指唇裂综合征 ektodermales ectrodactzlia cheilognathus Syndrom *n*, EEC Syndrom *n*
外胚层少汗性综合征 ektodermales hypohidrotiales Syndrom *n*
外胚层体型 Ektomorphie *f*
外胚层细胞瘤 Epilepidom *n*
外胚层形成异常 Ektodermose *f*, Ektodermatosis *f*
外胚层型 ektodermale Art *f*
外胚层性软骨发育不良 ektodermale Chondrodysplasie *f*
外胚层衍生组织 ektodermales Herleitungengewebe *n*
外胚层样的 ektodermoid (al)
外胚层增殖 Ektodermose *f*, Ektodermatosis *f*
外胚层综合征 ektodermales Syndrom *n*
外胚乳 Perisperm *n*
外胚叶的 ektodermal
外胚叶发育不良 Ektodermaldysplasie *f*
外胚叶发育不全综合征 ektodermale Dysplasie *f*
外胚叶衍生细胞 ektodermale abgeleitete Zelle *f*
外皮层 Exodermis *f*
外皮质区 äußeres Rindenfeld *n*
外偏手 manus valga *f*
外偏状的 valgoid, valg (-us, -a, -um)
外片 äußeres Blatt *n*
外漂白 externes Bleaching *n*
外前后径 Durchmesser der Conjugata externa *m*
外潜伏期 äußere Inkubationszeit *f*
外切[核酸]酶 Exonuklease *f*
DNA 外切酶Ⅲ DNA-Exonuklease Ⅲ *f*
DNA 外切酶Ⅶ DNA-Exonuklease Ⅶ *f*
外切糖苷酶 Exoglykosidase *f*
外倾 Extroversion *f*, Extraversion *f*
外倾 Extrovertierte (r) *f* (向)
外倾的 extrovertiert
外倾情感型 extrovertierter Fühltyp *m*
外倾人格 extrovertierte Persönlichkeit *f*
外倾型[人格] extrovertierte Persönlichkeit *f*
外倾性格 Extravertiertheit *f*
外倾者 Extravertierte *m*
外球 Ektosphäre *f*
外群体 Fremdgruppe *f*
外群体敌视 Feindseligkeit gegenüber der Fremdgruppe *f*
外韧管状中柱 ektophloische Siphonostele *f*
外韧维管束 kollaterale vaskuläre Bündel *m pl*
外溶菌作用 äußere Bakteriolyse *f* (噬菌体)
外鳃 äußere Kieme *f*
外色 exogene Farbe *f*
外疝 äußere Hernie *f*, Hernia externa *f*
外伤 Verletzung *f*, Trauma *n*
外伤病 Trauma *n*
外伤的 traumatisch, traumatic (-us, -a, -um)
外伤骨化性腱炎 Tendinitis ossificans traumatica *f*
外伤后痴呆 posttraumatische Demenz *f*
外伤后的 posttraumatisch, posttraumatic (-us, -a, -um)
外伤后低颅压综合征 Syndrom der posttraumatischen Hirndrucksenkung (od. intrakraniellen Hypotension) *n*
外伤后癫痫 posttraumatische Epilepsie *f*, Epilepsia posttraumatica *f*
外伤后癫痫发作 posttraumatischer Anfall *m*
外伤后附睾血肿 posttraumatisches Nebenhodenhämatom *n*
外伤后附睾炎 posttraumatische Epididynutis *f*
外伤后肛门狭窄 posttraumatische Analstriktur *f*
外伤后睾丸坏死 posttraumatische Hodennekrose *f*
外伤后睾丸血肿 posttraumatisches Hodenhämatom *n*
外伤后睾丸炎 posttraumatische Testitis (od. Orchitis) *f*
外伤后骨萎缩 posttraumatische Knochenatrophie *f*
外伤后骨营养不良 traumatische osteounterernährung *f*
外伤后骨质疏松 posttraumatische Osteoporose *f*, Sudeck* Atrophie *f* (oct. Syndrom *n*)
外伤后骨质疏松症 traumatische Osteoporose *f*
外伤后骨质疏松综合征 Syndrom der posttraumatischen Osteoporose *n*, Sudeck* Syndrom *n*
外伤后喉瘘 posttraumatische Kehlkopffistel *f*
外伤后喉室脱垂 posttraumatischer Prolaps des Kehlkopfventrikels *m*
外伤后脊髓空洞症 posttraumatische Syringomyelie *f*
外伤后脊柱畸形 traumatische Wirbelsäulendeformation *f*
外伤后紧张性精神病 posttraumatische Belastungsstörung *f*
外伤后精神病 posttraumatische Psychose *f*
外伤后精索扭转 posttraumatische Samenstrangtorsion *f*
外伤后精索血肿 posttraumatisches Samenstranghämatom *n*
外伤后颈内动脉闭塞 traumatische Halsschlagaderokklusion *f*
外伤后淋巴管闭塞 posttraumatische Lymphgefäßokklusion *f*
外伤后颅内积气 traumatischer intrakranieller Pneumozephalus *m*
外伤后颅内脓肿 traumatische intrakranielle Abszess *f*
外伤后慢性骨髓炎 chronische Osteomyelitis nach Trauma *f*
外伤后慢性脊索综合征 chronisches Rückenmarksyndrom nach Trauma *n*

外伤后脑积水 posttraumatischer Hydrocephalus *m*
外伤后脑膨出 traumatische Enzephalozele *f*
外伤后脑肉芽肿 posttraumatisches Gehirngranulom *n*
外伤后脑萎缩 traumatische Hirnatrophie *f*
外伤后脑脂肪栓塞 traumatische Gehirn-Fettembolie (zerebrale Fettembolie) *f*
外伤后尿道瘘 posttraumatische Harnröhrenfistel *f*
外伤后尿道狭窄 posttraumatische Harnröhrenstriktur *f*
外伤后帕金森病 posttraumatische parkinsonsche Krankheit *f*
外伤后膀胱出血 posttraumatische Blasenblutung *f*
外伤后膀胱破裂 posttraumatische Blasenruptur *f*
外伤后前列腺瘘 posttraumatische Prostatafistel *f*
外伤后鞘膜积液 posttraumatische Hydrozele der Tunica vaginalis *f*
外伤后鞘膜血囊肿 posttraumatische Hämatozele der Tunica vaginalis *f*
外伤后人格变化 posttraumatische Persönlichkeitsänderung *f*
外伤后人格改变 posttraumatische Persönlichkeitsänderung *f*
外伤后人格障碍 posttraumatische Persönlichkeitsstörung *f*
外伤后乳房血肿 posttraumatisches Mammahämatom *n*
外伤后乳腺囊肿 posttraumatische Galaktozele *f*
外伤后神经症 posttraumatische Neurose *f*
外伤后视觉缺失 posttraumatische Blindheit *f*
外伤后输精管狭窄 posttraumatische Samenleiterstriktur *f*
外伤后输尿管瘘 posttraumatische Ureterfistel *f*
外伤后输尿管狭窄 posttraumatische Ureterstriktur *f*
外伤后头痛 posttraumatischer Kopfschmerz *m*
外伤后退行性关节炎 traumatische degenerative Arthrose *f*
外伤后紊乱 traumatische Störung *f*
外伤后小肠粘连 posttraumatische Dünndarmverwachsung *f*
外伤后心肌梗死 traumatischer Myokardinfarkt *m*
外伤后性脑水肿 traumatisches Gehirnödem *n*
外伤后眩晕 posttraumatischer Schwindel *m*
外伤后遗忘症 posttraumatische Gedächtnisschwund *f*
外伤后癔病 posttraumatische Hysterie *f*
外伤后阴茎出血 posttraumatische Penisblutung *f*
外伤后阴茎血肿 posttraumatisches Penishämatom *n*
外伤后银屑病 posttraumatische Psoriasis *f*
外伤后应激障碍 Posttraumatische Belastungsstörung *f*
外伤后支气管狭窄 posttraumatische Bronchusstenose *f*
外伤后直肠狭窄 posttraumatische Rektumstriktur *f*
外伤后综合征 posttraumatisches Syndrom *n*
外伤性［白］内障 traumatische Katarakt *f* (od. Star *m*), Cataracta traumatica *f*
外伤性鼻出血 traumatische Nasenblutung (od. Epistaxis) *f*, Epistaxis traumatica *f*
外伤性鼻窦肉芽肿 traumatisches Nasennebenhöhlengranuiom *n*
外伤性鼻骨畸形 traumatische Delormität des Nasenbeins *f*
外伤性鼻溃疡 traumatisches Nasengeschwür *n*
外伤性鼻衄 traumatische Nasenblutung (od. Epistaxis) *f*, Epistaxis traumatica *f*
外伤性鼻腔粘连 traumatische Nasenhöhlenverwachsung *f*
外伤性鼻血肿 traumatisches Nasenhämatom *n*
外伤性鼻中隔骨刺 traumatischer Septumsporn *m*
外伤性鼻中隔偏曲 traumatische Septumdeviation *f*
外伤性边缘性脱发 traumatische marginale Alopezie *f*
外伤性变性 traumatische Degeneration *f*
外伤性表皮样囊肿 traumatische Epidermoidzyste *f*
外伤性髌骨脱位 traumatische Patellaluxation *f*
外伤性玻璃体疝 traumatische Glaskörper Hernie *f*
外伤性肠破裂 traumatische Darmruptur *f*
外伤性痴呆 traumatische Demenz *f*, Dementia posttraumatica *f*
外伤性迟发性中风 traumatischer verspäteter Schlaganfall *m*
外伤性耻骨炎 traumatische Ostitis pubis *f*
外伤性抽搐 traumatische Zuckung *f*
外伤性出血 traumatische Blutung *f*
外伤性垂体变性 traumatische Hypophysendegeneration *f*
外伤性唇畸形 traumatische Deformität der Lippe *f*
外伤性大脑出血 traumatische bedingte Hirnblutung *f*
外伤性大脑挫裂伤 traumatische intrazerebrale Platzwunde *f*
外伤性大脑内出血 traumatische intrazerebrale Gehirnblutung *f*
外伤性大脑水肿 traumatisches Hirnödem *n*
外伤性丹毒 traumatisches Erysipel *n*
外伤性低颅压综合征 traumatisches intrakraniellesHypotension Syndrome *n*
外伤性癫痫 traumatische Epilepsie *f*
外伤性动静脉瘘 traumatische arteriovenöse Fistel *f*
外伤性动脉瘤 traumatisches Aneurysma *n*
外伤性耳道狭窄 traumatische Gehörgangsstriktur *f*, traumatische Gehörgangstenose *f*
外伤性耳畸形 traumatische Deformität des äußeren Ohres *f*
外伤性房角后退性青光眼 traumatisches degeneratives Winkelglaukom *n*
外伤性肺病 traumatische Lungenkrankheit *f*
外伤性肺水肿 traumatisches Lungenödem *n*
外伤性肺炎 traumatische Pneumonie *f*
外伤性膈疝 traumatische Zwerchfellhernie *f*
外伤性膈疝修补术 reparative Operation der traumatischen Zwerfellhernie *f*
外伤性跟腱炎 traumatische Achilles*-Sehnenentzündung *f*
外伤性钩椎关节病 traumatische Luschka*-Gelenkerkrankung *f*
外伤性股骨头缺血性坏死 traumatische ischämische Hüftkopfnekrose *f*
外伤性骨化性肌炎 traumatische Myositis ossificans *f*
外伤性骨囊肿 traumatische Knochenzyste *f*
外伤性骨软化 traumatische Osteomalazie *f*
外伤性骨折 traumatische Fraktur *f*
外伤性鼓膜穿孔 traumatische Perforation des Trommelfells *f*
外伤性鼓膜破裂 traumatische Trommelfellruptur *f*
外伤性关节病 traumatische Arthropathie *f*
外伤性关节旁骨瘤 traumatische juxta-artikulare Osteom *n*
外伤性关节炎 traumatische Arthritis *f*
外伤性红斑 traumatisches Erythem *n*
外伤性虹膜睫状体炎 traumatische Iridozyklitis *f*
外伤性虹膜嵌顿 traumatische Iriseinklemmung *f*
外伤性虹膜脱出 traumatischer Irisprolaps *m*
外伤性虹膜脱离 traumatische Iridodialyse *f*
外伤性虹膜萎缩 traumatische Irisatrophie *f*
外伤性喉软骨膜炎 traumatische Perichondritis des Kehlkopfs *f*
外伤性后期卒中 traumatische Spätapoplexie *f*
外伤性滑囊炎 traumatische Schleimbeutelentzündung *f*, traumatische Bursitis *f*
外伤性坏疽 traumatischer Wundbrand *m*
外伤性寰枢椎脱位 traumatische Atlanto-axiale Luxation *f*
外伤性幻觉症 traumatische Halluzinose *f*
外伤性脊髓病 traumatische Myelopathie *f*
外伤性脊髓炎 traumatische Myelitis *f*
外伤性脊柱炎 traumatische Spondylitis *f*
外伤性假性动脉瘤 traumatisches Pseudoaneurysma *n*
外伤性肩关节不稳 traumatische Schulterinstabilität *f*
外伤性肩关节前脱位切开复位术 blutige Reposition der traumatischen vorderen Schulterverrenkung *f*
外伤性健忘症 traumatische Amnesie *f*, Amnesia posttraumatica *f*
外伤性睫状体脱出 traumatischer Ziliarkörperprolaps *m*
外伤性睫状体脱离 traumatische Zyklodialyse *f*
外伤性截断 traumatische Amputation *f*
外伤性晶状体脱位性青光眼 Glaukom der traumatischen Lin-

senluxation *n*
外伤性精神病 traumatische Psychose *f*
外伤性精神异常 traumatische psychische Störung *f*
外伤性精神障碍 traumatische Psychogenie (od. psychogene Krankheit) *f*
外伤性颈椎间盘突出[症] traumatischer zervikaler Bandscheibenvorfall *m*
外伤性口瘢痕挛缩 traumatische Narbenkontraktur des Munds *f*
外伤性髋关节脱位切开复位术 blutige Reposition der traumatischen Hüftgelenkluxation *f*
外伤性阑尾炎 traumatische Blinddarmentzündung *f*
外伤性流产 traumatische Abtreibung *f*
外伤性聋 traumatische Taubheit *f*
外伤性颅骨囊肿 traumatische Schädelzyste *f*
外伤性颅骨缺失 traumaticher Schädelknochendefekt *m*
外伤性颅内血肿 traumatisches intrazerebrales Hämatom *n*
外伤性颅内压降低综合征 Syndrom der traumatischen Hirndrucksenkung (od. Schadelinnendrucksenkung) *n*
外伤性脉络膜出血和破裂 traumatische Blutung und Ruptur der Chor(i)oidea (od. Aderhaut) *f*
外伤性脉络膜视网膜病 traumatische Chorioretinopathie *f*
外伤性脉络膜脱离 traumatische Aderhautablösung *f*
外伤性脉络膜炎 traumatische Chorioretinitis *f*
外伤性朦胧状态 traumatischer Dämmer(ungs)zustand *m*
外伤性迷路炎 traumatische Labyrinthitis *f*
外伤性面瘫 traumatische Gesichtslähmung *f*
外伤性脑病 traumatische Enzephalopathie *f*
外伤性脑出血 traumatische Hirnblutung *f*
外伤性脑穿通性畸形 traumatische Porenzephalie *f*
外伤性脑挫裂伤 traumatische intrazerebrale Platzwunde *f*
外伤性脑梗死 traumatischer Hirninfarkt *m*
外伤性脑积水 traumatisches Hydrocephalus *n*
外伤性脑脊液耳漏 traumatische Otorrhö des Liquors *f*
外伤性脑脊液瘘 traumatische Liquorfistel *f*
外伤性脑脊液性鼻[液]溢 traumatische Rhinorrhoea cerebrospinalis *f*, traumatische Liquorrhoea nasalis *f*
外伤性脑膜缺损 traumatischer Meningealdefekt *m*
外伤性脑内出血 traumatische intrazerebrale Blutung *f*
外伤性脑内血肿 traumatisches intrazerebrales Hämatom *n*
外伤性脑疝 traumatische Enzephalozele *f*
外伤性脑损伤 traumatische Hirnverletzung *f*
外伤性脑萎缩 traumatische Hirnatrophie *f*
外伤性脑炎 traumatische Enzephalitis *f*
外伤性脑肿胀 traumatisches Hirnödem *n*
外伤性内眦赘皮 traumatischer Epikanthus *m*
外伤性尿道瘘 traumatische Harnröhrenfistel *f*
外伤性颞下颌关节强硬 traumatische Ankylose der Articulatio (temporo) mandibularis *f*
外伤性脓肿 traumatische Abszess *f*
外伤性皮肤钙质沉着 traumatische kutane Kalzinosis *f*
外伤性脾破裂 traumatische Milzruptur *f*
外伤性破裂 traumatischer Bruch *m*
外伤性气胸 traumatischer Pneumothorax *m*
外伤性气肿 traumatisches Emphysem *n*
外伤性前房出血 traumatische Hyphäma *n*
外伤性前房出血性青光眼 Glaukom des traumatischen Hyphämas *n*
外伤性桥脑出血 traumatische Brückenblutung *f*
外伤性切断术 traumatische Amputation *f*
外伤性青光眼 traumatisches Glaukom *n*
外伤性软骨瘤 traumatisches Osteochondrom *n*
外伤性弱视 traumatic amblyopia *f*
外伤性三角综合征 traumatisches dreieckiges Syndrom *n*
外伤性上睑下垂 traumatische Ptose *f*
外伤性上皮囊肿 traumatische epitheliale Zyste *f*
外伤性神经病 traumatische Neurose *f*
外伤性神经官能症 traumatische (od. posttraumatische) Neurose *f*
外伤性神经瘤 traumatisches Neurom *n*
外伤性神经炎 traumatische Neuritis *f*
外伤性声门梗阻性水肿 traumatisches obstruktives Glottisödem *n*
外伤性视交叉综合征 traumatisches chiasmal-Syndrom *n*
外伤性视网膜病 traumatische Retinopathie *f*
外伤性视网膜出血 traumatische Netzhautblutung *f*
外伤性视网膜脱离 traumatische Netzhautablösung *f*
外伤性视网膜炎 traumatische Retinitis (od. Netzhautentzündung) *f*
外伤性输尿管损伤 traumatische Ureterverletzung *f*
外伤性体验 traumatische Erfahrung *f*
外伤性瞳孔散大 traumatische Mydriasis *f*
外伤性头皮缺损 traumatischer Kopfhautmangel *m*
外伤性脱发 traumatische Alopezie *f*
外伤性纹身 versehentliche Tätowierung *f*, traumatische Tätowierung *f*
外伤性涎腺导管瘘 traumatische Speichelgangsfistel *f*
外伤性涎腺瘘 traumatische Speicheldrusenfistel *f*
外伤性小肠瘘 traumatische Dünndarmfistel *f*
外伤性小肠损伤 traumatische Dünndarmverletzung *f*
外伤性斜视 traumatischer Strabismus *m*
外伤性心包炎 traumatische Perikarditis *f*
外伤性心肌炎 traumatische Myokarditis *f*
外伤性心脏病 traumatische Herzkrankheit *f*
外伤性胸导管瘘 traumatische Fistel des Ductus thoracicus *f*
外伤性休克 traumatischer Schock *m*
外伤性血管性视网膜病 Angiopathia retinae traumatica *f*, Purtscher* Netzhautschädigung *f*
外伤性血尿 traumatische Hämaturie *f*
外伤性血栓 traumatischr Thrombus *m*
外伤性血栓形成 traumatische Thrombose *f*
外伤性血胸 traumatischer Hämatothorax *m*
外伤性牙周膜炎 traumatische Parodontitis (od. Perizementitis) *f*
外伤性咽狭窄 traumatische Pharynxstriktur *f*
外伤性炎症 traumatische Entzündung *f*
外伤性眼球陷没 traumatische Enophthalmie *f* (od. Enophthalmus *m*)
外伤性胰腺炎 traumatische Pankreatitis *f*
外伤性遗忘 traumatische Amnesie *f*
外伤性遗忘症 traumatische Amnesie *f*, Amnesia traumatica *f*
外伤性癔症 traumatische Hysterie *f*
外伤性硬脑膜下积液 traumatischer Subduralerguß *m*
外伤性硬脑膜下水囊瘤 traumatisches subdurales Hydrome *n*
外伤性谵妄 traumatisches Delirium *n*
外伤性砧骨脱位 traumatische Incusluxation *f*
外伤性脂肪坏死 traumatische Fettnekrose *f*
外伤性直肠炎 traumatische Proktitis *f*
外伤性窒息 traumatische Asphyxie (od. Erstickung) *f*
外伤性智能障碍 traumatisches mentale Retardierung *f*
外伤性蛛网膜下[腔]出血 traumatische Subarachnoidalblutung *f*
外伤性主动脉破裂 traumatische Aortenruptur *f*
外伤性主动脉-腔静脉瘘 tramatische Aorto-Cava Fistel *f*
外伤性椎弓崩裂 traumatische Spondylolyse *f*
外伤性椎管狭窄 traumatische Spinalstenose *f*
外伤性椎间盘突出 traumatischer Bandscheibenvorfall *m*
外伤性椎间盘脱出 traumatischer Bandscheibenvorfall *m*
外伤性子宫内膜缺失 traumatisches Fehlen des Endometriums *n*

外伤性子宫破裂 traumatische Uterusruptur *f*
外伤性自动症 traumatischer Automatismus *m*
外伤性卒中 posttraumatische Apoplexie *f*
外伤学 Traumatologie *f*
外上段静脉 laterale superiore Segmentvene *f*
外上髁 Epichondylus lateralis *m*
外肾小球 externes Glomerulus *n*
外渗 Extravasation *f*, Exsudation *f*, Exosmose *f*
外渗测定器 Exosmometer *n*
外渗物 Extravasat *n*, Extravasation *f*
外生 Exogenesis *f*, Ektogenese *f*, Ektogenesis *f*
外生[型]的 exogen(etisch), exophytisch
外生[性]骨疣 Exostose *f*
外生孢子的 exogene Sporen *f pl*
外生变量 exogene Variable *f*
外生菜花型宫颈癌 exophytische blumenkohlartige Form des Zervixkarzinoms *f*
外生的 exogen(etisch), exophytisch
外生骨疣 Exostose *f*
外生骨疣的 exostotisch
外生骨疣切除术 Exostosektomie *f*
外生骨赘切除术 exogene osteophyte Resektion *f*
外生环 exogener Zyklus *m*
外生菌根 exogene Mykorrhiza *f*
外生内皮层 exogene Endodermis *f*
外生软骨瘤 Ekchondrom *n*
外生物相 Exobiophase *f*
外生纤维 exogene Fasern *f pl*
外生型癌 exophytisches Karzinom *n*
外生型视网膜母细胞瘤 exophitisches Retinoblastom *n*
外生性骨软骨瘤 exogener Knochenknorpeltumor *m*
外生性乳头状瘤 exophytisches Papillom *n*
外生性生长 exophytisches Wachstum *n*
外生殖器 äußere Genitalien (od. Geschlechtsorgane) *n pl*, Externalia *pl*
外生殖器鲍恩病样丘疹病 bowenoide Papulose des Penis *f*
外生殖器湿疹 Ekzem der äußeren Genitalien *n*
外生殖器死后改变 postmortale Veränderung des Penis *f*
外生殖器疣状象皮病 Elephantiasis tuberosa der äußeren Genitalien *f*
外十字区 äußeres Kreuzgebiet *n*
外始式 Exarch *m*
外视图 Außenansicht *f*
外受纳器 Exterozeptor *m*
外受系统 Exosystem *n*
外水体积 Hohlraumvolumen *n*
外水蛭病 äußere Blutegelkrankheit *f*
外隧道 äußerer Tunnel *m*
外胎盘 Ektoplazenta *f*
外肽酶 Exopeptidase *f*
外套 Mantel *m*
外套层 Mantelzone *f*
外体腔 Exozöl(om) *n*, Exocoelom *n*
外调节 externe Regulierung *f*
外听道 (äußerer) Gehörgang *m*, Meatus acusticus externus *m*
外投射 Exoprojektion *f*
外突 Evagination *f*
外推法 Extrapolation *f*
外推误差 Extrapolationsfehler *m*
外推系数 Extrapolationskoeffizient *m*
外推值 extrapolierter Wert *m*
外弯 Exkurvation *f*
外弯割口缝合针 gebogene scharfe Nadel *f*
外网[状]层 äußere retikuläre Schicht *f*
外网层 äußere retikuläre Schicht *f*
外围 Peripherie *f*
外围设备 periphere Einrichtung (od. Ausrustung) *f*
外围微型计算机 peripherer Mikrocomputer *m*
外围性脉络膜视网膜炎 periphere Chor(i)oretinitis *f*
外卫性 Exophylaxie *f*
外纹体 corpus striatum
外吸渗 Exsorption *f*
外吸收 externe Absorption *f*
外下段静脉 laterale inferiore Vene *f*
外下隐斜视 Exokataphorie *f*
外纤维 äußere Faser *f*
外显反应 explizite Reaktion *f*
外显行为 externes Verhalten *n*
外显记忆 explizites Gedächtnis *n*
外显率 Penetranz *f*
外显率函数 Penetranzfunktion *f*
外显三维校准 explizites dreidimensionales Alignment *n*
外显子 Exon *n*
外显子捕获[法] Exon-Trapping *n*
外显子扩增法 Exon-Amplifikation *f*
外显子调动 Exon-Shuffle *m*
外现的 explizit
外现的情绪 ausdrückliche Emotion *f*, ausgedrückte Emotion *f*
外现反应 explizite Reaktion *f*
外现行为 explizites Verhalten *n*
外线束放射治疗 externe Bestrahlungtherapie *f*
外线束辐射治疗 externe Strahlentherapie *f*
外相 äußere Phase *f*
外向 Extraversion *f*, Extroversion *f*
外向(倾)性格[者] Extravertierte(r) *f*
外向[人格]者 extravertierte Person *f*
外向的 extravertiert
外向电流 Auswärtsstrom *m*, Abgabestrom *m*
外向攻击 Ausagieren *n*
外向化 Exteriorisation *f*
外向精神 Allopsyche *f*
外向精神的 allopsychisch
外向内向测验 Introversion/Extroversion Test *m*
外向人格 extravertierte Persönlichkeit *f*
外向投射 Extrajektion *f*, Auswärtsprojektion *f*
外向型 Extravertiertheit *f*
外向性 Extravertiertheit *f*
外向性自我意识 extravertiertes Selbstbewusstsein *n*
外消旋[变]体 razemische Modifikation *f*, Razemkörper *m*, Razemat *n*
外消旋化合物 Razemverbindung *f*, Razemkörper *m*
外消旋混合物 razemische Mixtur (od. Mischung) *f*
外消旋酒石酸 razemische Wein(stein)säure *f*
外斜视 Exotropie *f*, Strabismus divergens *m*, Außenschielen *n*
外斜视的 Wand-Augen (Exotropie) *n*
外斜线 externe schräge Linie *f*
外形 äußere Form *f*, Aussehen *n*, Kontur *f*, Äußere *n*, Umriß *m*
外形高点 Konturhöhe *f*
外形凸度 Konturhöhe, Umrißkonvexität *f*
外形性别 morphologisches Geschlecht *n*
外形修复 Umrißreparatur *f*, Nachformen *n*
外旋 Extorsion *f*, Auswärtsdrehung *f*, Auswärtsrollung *f*
外旋法 Auswärtsmethode *f*
外旋骨折 Außenrotation Knochenbruch *m*
外旋肌 Auswärtsrotator *m*, Extortor *m*
外旋位 auswärtsrotatorische Stellung *f*, Exzyklorotationsstellung *f*
外旋应力试验 Außenrotation Stresstest *m*
外旋滞后征 Außenrotation lag Syndrom *n*

外旋转 Exzyklorotation *f*
外旋转斜视 Exzyklotropie *f*, Strabismus rotatorius *m*
外旋转隐斜视 Exzyklophorie *f*
外循环下冠状动脉旁路移植术 Herzkranzgefäß-Transplantation in des äußeren Zyklus *f*
外压力 äußerer Druck *m*
外延 Ausdehnung *f*, Extension *f*
外延过宽 Übererweiterung *f*
外延过窄 Untererweiterung *f*
外眼 äußeres Auge *n*
外眼病 äußere Augenerkrankung *f*
外眼电图 Extraokulogramm *n*
外眼防御 Verteidigung des äusseres Auges *f*
外眼肌瘫痪 äußere Okulomotoriuslähmung *f*, Ophthalmoplegia externa *f*
外眼睑动脉 laterale palpebrale Arterie *f*
外眼静脉 laterale ophthalmische Vene *f*
外衣 Oberbekleidung *f*
外移行 äußere Transmigration *f*
外遗传的 epigenetisch
外遗传致癌物 epigenetisches Karzinogene *n*
外遗传致癌作用 epigenetische Karzinogenese *f*
外抑制 äußere Hemmung *f*
外抑制基因 äußerer Suppressor *m*
外意识 äußeres Bewusstsein *n*
外溢性输卵管积水 Hydrops tubae profluens *m*, intermittierende Hydrosalpinx *f*
外因 äußere (od. exogene) Ursache *f*
外因病 Exopathie *f*, exogene Krankheit *f*
外因病的 exopathisch
外因的 exogen
外因性 exogen
外因性痴呆 exogene Demenz *f*
外因性动机 exogene Motivation *f*
外因性精神病 exogene Psychose *f*
外因性气喘 Extrinsik-Asthma *n*
外因性支气管哮喘 Extrinsik-Bronchialasthma *n*
外因性中毒 exogene Toxikose *f*, Ektotoxikosis *f*
外因引起的综合征 exogen induziertes Syndrom *n*
外因语言学 Exolinguistik *f*
外因子 äußerer Faktor *m*, Extrinsikfaktor *m* (EF)
外阴 Vulva *f*, Pudendum femininum *n*
外阴[部]下疳 Vulvaschanker *m*
外阴阿米巴病 Vulvaamöbenkrankheit *f*
外阴癌 Vulvakarzinom *n*
外阴癌根治手术 Radikaloperation des Vulvakarzinoms *f*
外阴白斑[病] Vulvaleukoplakie *f*
外阴白癜风 Vulvavitiligo *f*
外阴白皮症 Vulvaleukoderma *n*
外阴白色病变 dystrophische (weiße) Veränderung der Vulva *f*
外阴闭合术 (Kolpo-) Episiokleisis *f*, Episioclisia *f*
外阴闭锁 Synechia vulvae *f*
外阴扁平苔癣 Lichen planus der Vulva *m*
外阴博温氏病 Bowen* Krankheit der Vulva *f*, präkanzeröse Dermatitis der Vulva *f*
外阴部分切除术 partielle Vulvektomie *f*
外阴擦烂 Vulva Intertrigo *f*
外阴成形术 Plastik der Genitalien *f*
外阴创伤 Vulvaverletzung *f*
外阴单纯切除术 einfache Vulvektomie *f*
外阴的 vulvär, progenital, progenital (-is, -is, -e)
外阴顶泌腺癌 Apokrindrüsenkarzinom der Vulva *n*
外阴恶性黑色素瘤 malignes Genitalienmelanom *n*
外阴恶性葡萄胎 maligne Blasenmole der Vulva *f*, Mola maligna vulvae *f*
外阴恶性肿瘤 maligne Geschwulst der Vulva *f*, bösartiger Vulvatumor *m*
外阴发育不良 Genitaliendysplasia *f*
外阴非典型增生 atypische Hyperplasie der Vulva *f*
外阴蜂窝织炎 Vulvaphlegmone *f*
外阴缝[合]术 Episio (r) rhaphie *f*
外阴干枯症 Breisky*-Krankheit *f*, Kraurosis vulva *f*
外阴干燥 Xerosis vulvae *f*
外阴干皱 Kraurosis vulvae *f*
外阴根治术 radikale Vulvektomie *f*
外阴汗管瘤 Genitalien Syringom *n*
外阴汗腺腺瘤 Vulvahidroadenom *n*
外阴汗腺样腺瘤 Adenoma hidradenoides vnlvae *n*
外阴合体细胞增生症 Vulvasynzytiose *f*
外阴会阴成形术 Episioperineoplastik *f*
外阴会阴缝[合]术 Episioperineo (r) rhaphie *f*
外阴会阴破裂 Scheidendammriß *m*
外阴混合瘤 Mischtumor der Genitalien *m*
外阴活组织采取 Biopsie der yulva *f*
外阴活组织检查 Biopsie der Vulva *f*
外阴基底细胞癌 Basalzellenkarzinom der Vulva *n*
外阴尖锐湿疣 Condyloma acuminatum der Vulva *n*
外阴检查 Untersuchung der Vulva *f*
外阴角化过度[症] Vulvahyperkeratose *f*
外阴疖病 Vulvafurunculose *f*
外阴结核 Vulvatuberkulose *f*
外阴结节病 Sarkoidose der Genitalien *f*
外阴浸润癌 invasives Vulvakarzinom *n*
外阴痉挛 Vulvismus *m*, unterer Vaginismus *m*
外阴静脉曲张 Vulvavarikose *f*
外阴克罗恩病 Crohn*-Krankheit *f*
外阴-口-眼三联综合征 Augen-Mund-Genitalsyndrom *n*, Behcet* Krankheit *f* (od. Tripelsymptom *n*)
外阴溃疡 Vulvaabszess *n*
外阴良性[肿]瘤 benigner Vulvatumor *m*
外阴淋巴管瘤 Vulvalymphangiom *n*
外阴鳞状上皮内瘤变 plattenepitheliale intraepitheliale Neoplasie der Genitalien *f*
外阴鳞状上皮细胞癌 Plattenepithelkarzinom der Vulva *n*
外阴鳞状上皮增生 Genitalien-Plattenepithel-Hyperplasie *f*
外阴脉管曲张 Vulvavarikose *f*
外阴梅毒性疾病 Vulvasyphilose *f*, syphilitische Erkfankung der Vulva *f*
外阴囊肿 Vulvazyste *f*
外阴疱疹 Vulvaherpes *m*
外阴佩吉特氏病 Paget* Krankheit der Vulva *f*
外阴皮炎 Vulvadermatitis *f*
外阴皮脂囊肿 Vulvasebozystom *n*
外阴破坏性绒毛膜腺瘤 Chorioadenoma destruens der Vulva *n*
外阴破裂 Scheiden (damm) riß *m*
外阴切开术 Episiotomie *f*
外阴侵袭性葡萄胎 invasive Blasenmole der Vulva *f*
外阴绒毛膜上皮癌 Vulvachorionkarzinom *n*
外阴肉瘤 Genitaliensarkom *n*
外阴乳头[状]瘤 Vulvapapillom *n*
外阴软下疳 weicher Schanker der Vulva *m*
外阴瘙痒[症] Vulvapruritus *m*
外阴色[素]瘤 Vulvamelanom *n*
外阴疝 Episiocele *f*
外阴上皮内瘤 intraepitheliales Karzinom der Vulva *n*
外阴神经性皮炎 Vulvaneurodermatitis *f*
外阴湿疹 Vulvaekzem *n*
外阴湿疹样[上皮内]癌 Paget* Karzinom der Vulva *n*

外阴损伤 Genitalien Verletzung *f*
外阴痛 Genitalienschmerzen *pl*
外阴萎缩 Vulvaschrumpfung *f*
外阴萎缩硬化性苔癣 Lichen sclerosus et atrophicus der Vulva *m*
外阴狭窄 Episiostenose *f*
外阴下疳 Vulvaschanker *m*
外阴纤维瘤 Vulvafibrom *n*
外阴腺癌 Adenokarzinom der Genitalien *n*
外阴象皮病 Vulvaelephantiasis *f*
外阴消毒 Vulvadesinfektion *f*
外阴血管瘤 Vulvahämangiom *n*
外阴血囊肿 Vulvahämatozele *f*
外阴血肿 Vulvahämatom *n*, Episiohämatom *n*
外阴炎 Vulvitis *f*, Episiolitis *f*, Introitis *f*
外阴阴道缝[合]术 Episioelytro(r)rhaphie *f*, Kolpoepisio(r)rhaphie *f*
外阴阴道肛门[畸形] vulvovaginaler Anus *m*
外阴阴道念珠菌病 Vulvovaginalkandidose *f*
外阴阴道炎 Vulvovaginitis *f*
外阴营养不良 Vulvadystrophie *f*
外阴硬化萎缩苔藓 Lichen sclerosus et atrophicus der Vulva *m*
外阴疣状癌 verruköses Karzinom der Genitalien *n*
外阴原位癌 Carcinoma in situ der Vulva *n*
外阴增生 Vulvahyperplasie *f*
外阴增生性营养障碍 hyperplastische Dystfophie der Vulva *f*
外阴增殖性红斑 Vulvaerythroplasie *f*
外阴粘膜白斑[病] Vulvaleukoplakie *f*
外阴脂肪瘤 Vulvalipom *n*
外阴痣 Vulvanävus *m*
外阴肿瘤 Vulvatumor *m*
外阴转移性肿瘤 metastatische Genitalientumoren *m pl*
外阴子宫内膜异位 Endometriosis der Vulva *f*
外阴走马疳 Cancrum oris *n*
外隐斜视 Exophorie *f*
外用 äußere Anwendung *f*, Applicatio externa *f*
外用避孕药 Kontrazeptiva für äußere Anwendung *n pl*
外用的 für äußere Anwendung, zum äußerluichen Gebrauch, ad usum externum (ad us. ext.)
外用碘溶液 Jodlösung für äußere Anwendung *f*
外用气雾剂 Aerosol für ärßere Anwendung *n*
外用药 Medikament für ärßere Anwendung *n*
外用药赋形剂 topischer Medikamenter Sonstiger Bestandteil *m*
外用药接触性皮炎 topische Medikament Kontaktdermatitis *f*
外用液体药剂 flüssiges Arzneimittel für ärßere Anwendung *n*
外用胰蛋白酶 Trypsin für äußere Anwendung *n*
外釉上皮 äußeres Schmelzepithel *n*
外釉上皮层 externales Emaille-Epithel *n*
外釉细胞 äußerer Adamantoblast *m*
外釉质上皮 äußeres Schmelzepithel *n*
外语学习 Fremdsprachenlernen *n*
外原 Exogenesis *f*
外原[性]的 exogen(etisch), ektogen
外原肠胚形成 Exogastrulation *f*
外原凝集素 Lektin *n*
外原脱氧核糖核酸 exogene Desoxyribonukleinsäure *f*, exogene DNS
外原性变[态反]应性肺泡炎 exogene allergische Alveolitis *f*
外原性变应原 Extrinsik-Allergen *n*
外原性传染 exogene (od. ektogene) Infektion *f*
外原性结核 exogene Tuberkulose *f*
外原性精神病 exogene Psychose *f*
外原性抗原 exogenes Antigen *n*
外原性凝血系统 Extrinsik-Gerinnungssystem *n*
外原性色素 exogenes Pigment *n*
外原性色素沉着 exogene Pigmentation *f*
外原性致热原 exogenes Pyrogen *n*
外原性中毒 Heterointoxikation *f*
外源 exogene DNA *f*
外源[性]的 exogen
外源的 exogen
外源动机 extrinsische Motivation *f*
外源化学物 exogene Chemikalien *f*
外源基因 exogenes Gens *n*
外源基因表达检测 Untersuchung zur Fremdgenexpression *f*
外源基因哺乳动物细胞表达 Fremdgenexpression in Säugerzellen *f*
外源基因酵母细胞表达 Fremdgenexpression der Hefezelle *f*
外源基因真核表达 Fremdgenexpression eukaryotischer Zelle *f*
外源基因植物细胞表达 Fremdgenexpression in der Pflanzenzelle *f*
外源凝集素 Lektin *n*
外源凝血途径 extrinsischer Weg der Blutgerinnung *m*
外源素 extrinsischer Faktor *m*
外源物 Xenobiotika *pl*
外源性 exogen
外源性变[态反]应性肺泡炎 exogene allergische Alveolitis *f*
外源性变应性肺泡炎 exogene allergische Alveolitis *f*
外源性超声波脂肪抽吸术 exogene Ultraschall-Fettabsaugung *f*
外源性触发 exogener Auslöser *m*
外源性的 exogen
外源性电烧伤 exogene elektrische Brandwunde *f*
外源性动脉高压灌注 exogene Arterie hypertensive Perfusion *f*
外源性肥胖 alimentäre Adipositas *f*
外源性感染 exogene Infektion *f*
外源性高胆固醇血症 exogene Hypercholesterolämie *f*
外源性骨髓炎 exogene Osteomyelitis *f*
外源性光敏性皮炎 exogene lichtempfindliche Dermatitis *f*
外源性过敏性肺泡炎 exogene allergische Alveolitis *f*
外源性过敏原 exogenes Allergen *n*
外源性化学物 Xenobiotika *pl*
外源性精神病 exogene Psychose *f*
外源性类脂性肺炎 exogene Lipid-Pneumonie *f*
外源性凝血 extrinsische Gerinnung *f*
外源性凝血途径 extrinsischer Gerinnungweg *m*
外源性途径 extrinsischer Weg *m*
外源性污染物 exogener Schadstoff *m*
外源性纤溶酶原激活物 exogener Plasminogen-Aktivator *m*
外源性哮喘 extrinsisches Asthma *n*
外源性血管生成抑制因子 exogener Angiogenese-Inhibitor *m*
外源性因子 Fremdstoff *m*
外源性诱导因素 exogener Induktor *m*
外源性着色牙 exogene Zahnverfärbung *f*
外源性致热原 exogenes Pyrogenie *f*
外源性重建术 exogene Wiederaufbau *m*
外源学习动机 extrinsische Lernmotivation *f*
外在蛋白或外周蛋白 extrinsisches Protein *n*
外在的 extrinsisch
外在的辅助装置 externes Hilfsmittel *n*
外在方法 externes Mittel *n*
外在记忆辅助工具 externes Gedächtnishilfsmittel *n*
外在美 äußere Schönheit *f*
外在神经元 extrinsisches Neuron *n*
外在性 Externalismus *m*
外在性子宫内膜异位症 Endometriosis externa *f*
外在真实性 externe Validität *f*, äußere Wahrheit *f*
外展 Abduktion *f*, Abduzieren *n*
外展绷带 Outreach Verband *m*
外展跛行 Outreach Lahmen *n*

外展成形术 Outreach Angioplastie *f*
外展骨折 Outreach Knochenbruch *m*
外展过度 Hyperabduktion *f*
外展过度综合征 Abspreitzungssyndrom *n*
外展肌成形术 Abduktor Muskel-plastie *f*
外展肌功能不足 Abduktor Insuffizienz *f*
外展肌松解术 Lyse des Abduktors *f*
外展肌瘫痪 Abduktorenlähmung *f*, Abduktoren paralyse *f*
外展夹板 Abduktionsschiene *f*
外展截骨术 Outreach Osteotomie *f*
外展类比 abduktive Analogie *f*
外展面神经交叉性偏瘫 Hemiplegia alternans abducento facialis *f*, Foville* Syndrom *n*
外展倾斜 Outreach Schrägstellung *f*
外展神经 Nervus abducens *m*, Abduzens *m*
外展神经交叉性偏瘫 Hemiplegia alternans abducens *f*, Raymond* Syndrom *n*
外展神经瘤 Abduzensneurom *n*
外展神经麻痹 Abduzenslähmung *f*
外展神经损伤 Verletzung des Outreach Nervs *f*
外展受限 Limit der Abduktion *n*
外展推理 abduktive Inferenz *f*
外展弯 Outreach Beuge *f*
外展位牵引术 Abduction Traktion *f*
外展隙 Outreach Lücke *f*
外展楔形截骨术 Abduction Osteotomie *f*
外展应力试验 Outreach Stresstest *m*
外展与内收 Abduktion und Adduktion *f*
外展运动 Abduktion *f*
外展专家系统 abduktives Expertensystem *n*
外展足 Knickfuß *m*, Pes abductus *m*
外照射 externe Bestrahlung *f*
外照射防护 Schutz vor externe Bestrahlung *m*
外照射急性放射病 akute Strahlenkrankheit durch externe Bestrahlung *f*
外照射剂最 Dosis der externen Bestrahlung *f*
外照射慢性放射病 chronische Strahlenkrankheit durch externe Bestrahlung *f*
外折的 herabgebogen
外枕骨 Os exoccipitale *n*
外枕裂 Fissura occipitalis *f*
外支 Ramus externus *m*
外支持韧带 äußers Unterstützung-Ligment *n*
外直肌 Musculus rectus lateralis *m*
外直肌腱膜 Lacertus musculi recti lateralis *m*
外直径 Diameter conjugata externa *f*
外植 Explantation *f*
外植体 Explantat *n*
外植体细胞培养 Explantation Zellkultur *f*
外指[状]细胞 äußere Phalangenzelle *f*
外指示剂 äußerlicher (od. externer) Indikator *m*
外指细胞 äußere Phalangenzelle *f*
外质 Exoplasma *n*, Ekto (zyto) plasma *n*
外质膜 Ektoplast *m*
外痔 äußere Hämorrhoide *f*
外痔不伴并发症 Komplikation ohne externes Hämorrhoiden *f*
外痔附属物和乳头切除术 Resektion von Schutzgebiet der externen Hämorrhoiden und Brustwarzen *f*
外痔切除术 Exstirpation der äußeren Hämorrhoiden *f*
外痔栓塞 thrombosierte äußere Hämorrhoiden *f pl*
外痔完全切除术 komplette Resektion von externem Hämorrhoiden *f*
外窒息 externes Ersticken *n*
外置 Vorlagerung *f*, Exteriorisation *f*, Extraperitonisierung *f*
外置[移植]物 Explantat *n*
外置肠切除术 Resektion des exteriorisierten (od. extraperitonisierten) Darms *f*
外置灯箱 externer Lichtkasten *m*
外置术 Vorlagerung *f*, Exsteriiorisation *f*
外中胚层发育异常综合征 Syndrom der Ektomesodermaldysplasie *n*
外终丝 Filum terminale externum *n*
外种皮 Testa *f*
外周[部] Peripherie *f*
外周[神经]性麻痹 periphere Lähmung (od. Paralyse) *f*
外周[神经]性瘫痪 periphere Lähmung (od. Paralyse) *f*
外周暗点 peripheres Skotom *n*
外周编码 periphere Codierung *f*
外周成釉细胞瘤 peripheres Ameloblastom *n*
外周刺激 peripherer Reiz *m*
外周的 peripher, peripherisch, peripheric (-us, -a, -um)
外周递质 peripherer Transmitter *m*
外周动脉病 periphere arterielle Verschlusskrankheit *f*
外周动脉化学感受器 peripherer arterieller Chemorezeptor *m* (以颈动脉体为首)
外周动脉疾病 peripherer arterieller Verschlusskrankheit *f*
外周动脉炎 periphere Arteriitis *f*
外周反射中枢 peripheres Reflexzentrum *n*
外周感受层 periphere Sinnesschicht *f*
外周感受器 peripherer Rezeptor *m*
外周公路假说 peripheren Autobahnen Hypothese *f*
外周化学感受器 peripherer Chemorezeptor *m*
外周静脉高营养 periphere intravenöse Überernährung *f*
外周静脉压 peripherer Venendruck *m*
外周巨细胞修复性肉芽肿 periphere Riesenzelle wiedergutmachendes Granulom *n*
外周淋巴结地址素 peripheres lymphatisches Addressin *n*
外周淋巴结血管地址素 peripherer lymphatischer Gefäßaddressin *m*
外周免疫器官 peripheres Immunorgan *n*
外周免疫系统 peripheres Immunsystem *n*
外周敏感化 periphere Sensibilisierung *f*
外周耐受 periphere Toleranz *f*
外周神经 peripherer Nerv *m*
外周神经传导 periphere Nervenleitung *f*
外周神经的 peripheroneural
外周神经鞘瘤 peripherer Nervenscheiden-Tumor *m*
外周神经系统 peripheres Nervensystem *n*
外周神经元肿瘤 peripherischer Neuron-Tumor *m*
外周室 peripheres Kompartiment *n*
外周髓鞘蛋白 22 基因 peripheres Mylin Protein 22 *n*
外周温度感受器 peripherer Temperatur-Rezeptoren *m*
外周型苯二氮䓬受体 peripherer Benzodiazepine-Rezeptor (PTBR) *m*
外周型软骨肉瘤 peripheres Knorpelsarkom *n*
外周性骨化性纤维瘤 periphere verknöchernde Fasergeschwulst *f*
外周性光幻视 Peripherophose *f*
外周性呼吸抑制 periphere Atemdepression *f*
外周性免疫耐受(相对免疫耐受) periphere Immuntoleranz *f*
外周性软骨瘤 peripherer Knorpeltumor *m*
外周性脱羧酶抑制药 peripherer Decarboxylasehemmer *m*
外周性性早熟 periphere vorzeitige Pubertät *f*
外周性牙源性纤维瘤 periphere odontogene Fasergeschwulst *f*
外周性止咳药 periphere Antitussiva (od. Hustenmittel) *n pl*
外周血管扩张药 peripherer Vasodilatator *m*
外周血管神经病 periphere Vasoneuropathie *f*
外周血管外科 periphere Blutgefäßchirurgie *f*
外周血管性疾病(外周血管病,周围血管疾病,末梢血管疾

病）peripherer Gefäßerkrankung *f*
外周血管阻力　peripherer Gefäßwiderstand *m*
外周血淋巴细胞　peripherer Blutlymphozyt *m*
外周血象　peripheres Blutbild *n*
外周血液　peripheres Blut *n*
外周循环　peripherer Kreislauf *m*
外周循环衰竭　peripherer Kreislaufzusammenbruch *m*
外周抑制　periphere Einschränkung *f*
外周运动神经元　peripheres Motoneuron *n*
外周致密纤维　äußere kompakte Faser *f*
外周致敏　periphere Sensibilisierung *f*
外周中枢性的　peripherozentral
外周转移　peripherer Transfer *m*
外周阻力　peripherer Widerstand *m*（od. Resistenz *f*）
外柱细胞　äußere Pfeilerzelle *f*
外转　Auswärtsdrehung *f*, Exodeviation *f*
外转胎位术　externe Version *f*
外锥体层　Lamina pyramidalis externa *f*
外锥体细胞层　externe Pyramidenschicht *f*
外眦　Kanthus lateralis（s. temporalis）*m*, Angulus oculi lateralis *m*
外眦成形术　Angioplastie des outen Augenwinkels *f*
外眦短小切口　kurzes Geschnitten des außen Augenwinkels *n*
外眦固定式　Kanthopexie des außen Augenwinkels *f*
外眦横向固定术　quere Fixierung des außen Augenwinkels *f*
外眦及韧带切开松解缝合术　geschnitten nachlässig Nahtstelle des außen Augenwinkels und des Ligaments *f*
外眦睑裂角　periphere Ecke des außen Augenwinkels *f*
外眦角　außer Augenwinkel *m*
外眦韧带　Ligment des außen Augenwinkels *n*
外眦上提术　Lifting des außen Augenwinkels *n*
外纵层　äußere Längsschicht *f*, Longitudinalschicht *f*

WAN　弯剜蜿豌丸完玩顽烷挽晚万腕

wān　弯剜蜿豌

弯　Biegung *f*, Krümmung *f*, Kurvatur *f*
弯孢霉菌　Curvularia lunata *f*
弯孢霉菌属　Curvularia
弯孢霉菌素　Curvularin *n*
弯车头　gebogenes Winkekstück *n*
弯垂石松碱　Lycocernuin *n*
弯刀综合征　Krummsäbel-Syndrom *n*（右肺静脉回流异常）
弯的　gebogen
弯骨钻　gebogener Knochenbohrer *m*
弯脊矫正术　Rhachiolysis *f*
弯甲　gebogener Nagel *m*
弯尖刃手术刀　gebogenes spitzes Skalpell *n*
弯剪　gebogene Schere *f*
弯脚规　Messschieber *m*
弯解剖镊　gebogene anatomische Pinzette *f*
弯眉毛　gebogene Augenbrauen *pl*
弯尿道探条　gebogene Harnröhrensonde *f*（od. Katheter *m*）*f*
弯盘　Nierenschale *f*
弯曲　Inkurvation *f*, Flexur *f*
弯曲部分　Krümmung *f*
弯曲错觉　Illusion der Krümmung *f*
弯曲的　gebogen
弯曲度　Kurvatur *f*, Flexibilität *f*
弯曲杆菌，空肠 空肠弯曲杆菌　Campylobacter Jejuni
弯曲杆菌样微生物　Campylobacterart-Mikroorganismen *pl*
弯曲骨折　Biegungsfraktur *f*
弯曲菌病　Campylobacter ausgelöste Krankheit *f*
弯曲菌肠炎　Campylobacter ausgelöste Darmentzündung *f*, Campylobacter-Enteritis *f*
弯曲菌感染　Campylobacter-Infektion *f*
弯曲菌属　Campylobacter *m*
弯曲式集射手术照明灯　biegsamer Lichtreflektor *m*
弯曲牙　Zahndilazeration *f*
弯曲振动　Biegungsschwingung *f*
弯生的　kampylotropisch
弯生胚珠　kampylotrop（isch）es Ovulum *n*
弯手机　gebogenes Telefon *n*
弯探子　gebogene Sonde *f*
弯梃　gebogener Hebel *m*
弯头持剑钳　gebogener Nadelhalter *m*
弯胃钳　gebogene Magenklemme *f*
弯形杆　gebogene Stange *f*, gebogener Stab *m*
弯形卡环　gebogene Klammer *f*
弯形切口　Bogenschnitt *m*, Hockeyschlägerschnitt *m*
弯形子宫内膜活检刮匙　gebogene endometriale Biopsiekurette *f*
弯血管钳　gebogene Gefäßklemme *f*
弯腰低头　Hocke *f*
弯月面　Meniskus *m*
弯止血钳　gebogene Arterienklemme *f*
弯制卡环　gebogene Klammer *f*
剜出器　Enukleator *m*
剜出术　Enukleation *f*
蜿蜒　Mäander *m*
蜿蜒的　windend
蜿蜒状动脉瘤　Aneurysma racemosum *n*
豌豆　Erbse *f*
豌豆大的　erbsengroß
豌豆骨　Erbsenbein *n*, Os tpisiforme *n*
豌豆骨关节　Erbsenbeingelenk *n*, Articulatio ossis pisiformis *f*
豌豆骨脱位　Erbsenbeinluxation *f*
豌豆凝集素　Erbsenlektin *n*
豌豆球蛋白　Erbsenglobulin *n*
豌豆素　Erbsenprotein *n*
豌豆汤样粪　Erbsensuppenstuhl *m*
豌豆状　erbsenförmig

wán　丸完玩顽烷

丸　Kügelchen *n pl*, Pillen *f pl*
丸［剂］Pillen *f pl*, Pilulae *f pl*
丸剂定量分装器　Pille-Verpackungsmaschine *f*
丸状浸膏　pilulaer Extrakt *m*
完备统计量　komplette Statistik（od.vollständige Statistik *f*）*f*
完成　Vollendung *f*
完成反应　sich vollziehende Reaktion *f*
完成行为　sich vollziehendes Verhalten *n*
完成和应用　Umsetzung und Anwendung *f*
完成活动　sich vollziehende Action *f*
完成句子测验　Satzergänzungstest *m*
完成律　Gesetz der guten Fortsetzung *n*
完成率　Abschlussquote *f*
完好状态　kompletes Wohl *n*
完满感对绝望感阶段　Integrität gegen Verzweiflung *f*, *f*
完美的　perfekt
完美歌音期　kompletter Song Zeitraum *m*
完美原则　ideales Prinzip *n*
完美主义　Perfektionismus *m*
完模标本　Holotypus *m*
完全［性］流产　vollständiger（od. kompletter）Abort *m*, Abortus completus, *n*
完全半肢畸形　komplette Hemimelie *f*
完全帮助　vollständige Unterstützung *f*
完全变化的　völlig verändert
完全变态　Holometabolie *f*, vollständige Metamorphose *f*

完全变态的 holometabolisch, holometabolic(-us,-a,-um)
完全变态类 Holometabola *pl*
完全表象 holographische Darstellung *f*
完全并指(趾) komplette Syndaktylie *f*
完全肠外营养 totale periphere Ernährung *f*
完全代偿间歇 vollständige(od. vollkommene) kompensatorische Pause *f*
完全弹性 vollkommene Elastizität *f*
完全蛋白[质] vollwertigiges Eiweiß *n*
完全的 vollständig, vollkommen, perfekt, komplett, complet(-us,-a,-um)
完全地方性疾病 vollständige Volkskrankheit *f*
完全电离 vollständige Ionisierung *f*, Vollionisierung *f*
完全短肢畸形 komplette Phokomelie *f*
完全对称性双畸胎 vollständig symmetrische Doppelmißbildung *f*
完全反应 vollständige(od. komplette) Reaktion *f*
完全费[罗因德]氏佐剂 komplettes Freund-Adjuvans *n*
完全分化的皮脂腺细胞 komplett differenzierte Talgzelle *f*
完全弗氏佐剂 komplettes Freund* Adjuvans *n*
完全负相关 komplette negative Korrelation *f*
完全覆盖的 vollständig abgedeckt
完全根部替换 kompletter Wurzelersatz *m*
完全工程化的 vollständig technisiert
完全骨折 komplette Fraktur *f*, Fractura completa *f*
完全光抗原 komplettes Photoantigen *n*
完全花 vollständige Blüte *f*
完全缓解 vollständige Remission *f*
完全恢复[健康] vollständige Rekonvaleszenz *f*
完全回缩 komplette Retraktion *f*
完全混溶性 vollständige Mischbarkeit *f*
完全激动药 kompletter Agonist *m*
完全甲基化 komplette Permethylierung *f*
完全健康 ganz gesund
完全拮抗药 kompletter Antagonist *m*
完全经闭 absolute Amenorrhoe *f*
完全竞争市场 voll konkurrierender Markt *m*
完全静脉营养 vollständige intravenöse Ernährung *f*
完全菌 Fungi perfecti *m pl*
完全康复 vollständige Genesung *f*, vollständige Erholung *f*
完全抗体 kompletter Antikörper *m*
完全抗原 komplettes Antigen *n*, Vollantigen *n*, Holoantigen *n*
完全离断 komplette Amputation *f*
完全离解 komplette Dissoziation *f*
完全连锁 komplette Kette *f*
完全流产 vollständiger(od. kompletter) Abort *m*, Abortus completus *m*
完全鹿角形肾结石 kompletter Hirschhornischer Nierenstein *m*
完全卵裂 vollständige Spaltung *f*
完全麻痹 vollständige Lähmung *f*
完全麻醉 Vollnarkose *f*, Holonarkose *f*
完全酶切 vollständige Verdauung *f*
完全尿道上裂 komplette Epispadie *f*
完全培养基 komplettes Nährboden *m*(od. Medium *n*)
完全偏盲 komplette Hemianopsie *f*
完全平衡 komplettes Gleichgewicht *n*
完全气化 vollständige Vergasung(od. Gasbildung) *f*
完全前置胎盘 Placenta praevia completa(s. totalis) *f*
完全强直收缩 komplette tetanische Kontraktion *f*
完全痊愈 komplette Heilung *f*
完全燃烧 vollständige Verbrennung *f*
完全溶血 komplette(od. totale) Hämolyse *f*
完全寿命表 komplette Lebenstafel *f*
完全数据 vollständige Daten *pl*
完全双循环 kompletter Doppelkreislauf *m*
完全随机 vollständige Randomisierung *f*
完全随机设计 komplett randomisiertes Design *n*
完全随机设计 vollständig randomisiertes Projekt *n*(od. Plannung *f*)
完全停循环 totaler Kreislaufstillstand *m*
完全突变 vollständige Mutation *f*
完全退缩 vollständige Retraktion *f*
完全吞噬 komplette Phagozytose *f*
完全臀位 vollkommene Steiß(fuß)lage *f*
完全臀位取胎术 Extractio podalica magna *f*, Extraktion der vollkommenen Steißfußlage *f*
完全臀先露 vollkommene Steißvorlagerung *f*
完全脱位 vollkommene(od. komplette) Luxation *f*
完全外显率 komplette Penetranz *f*
完全胃肠处营养 totale parenterale Ernährung *f*, totale periphere Ernährung *f*
完全无弹性 komplett unelastisch
完全无相关 gar keine Korrelation(od. Abhängigkeit) *f*
完全显性 komplette Dominanz *f*
完全相关 vollkommene Korrelation *f*
完全相同 Identität *f*
完全消毒剂 komplettes Desinfektionsmittel *n*
完全消化 Katapepsis *f*
完全心理同化期 Phase von totaler geistiger Angleichung *f*
完全型房室间隔缺损 kompletter atrioventrikulärer Septumdefekt *m*
完全型肺静脉畸形引流 komplette unförmige Drainage der Lungevene *f*
完全型肺静脉异常接合 totale Lungenvenenfehlmündung *f*
完全型心内膜垫缺损 kompletter Typ des Endokardkissendefekts *m*
完全型缢死 komplettes Erhängen *n*
完全性[脑]卒中 kompletter Schlaganfall *m*
完全性大动脉转位 totale Transposition der großen Gefäße *f*
完全性大血管错位 totale Transposition der großen Gefäße *f*
完全性单侧唇裂 komplette einseitige Lippenspalte *f*, einseitige vollständige Lippenspalte *f*
完全性断离 vollständige Abtrennung *f*
完全性房室传导阻滞 totaler Atrioventrikularblock(od. Aurikuloventrikularblock) *m*, totaler AV-Block *m*
完全性房室通道继存 totaler persistierender Atrioventrikularkanal *m*
完全性房室通道修补术 Korrektur des totalen Atrioventrikularkanals *f*
完全性房室脱节 vollständige atrioventrikuläre Dissoziation *f*
完全性肺静脉畸形引流 totale Lungenvenenfehlmündung *f*
完全性肺静脉畸形引流矫正术 Korrektur der totalen Lungenvenenfehlmündung *f*
完全性肺静脉异位连接 totale Fehlverbindung der Lungenvenen *f*
完全性睾丸女性化综合征 Syndrom der vollständigen testikulären Feminisierung *n*
完全性脊髓损伤 komplette Rückenmarksverletzung *f*
完全性结肠梗阻 kompletter Dickdarmileus *m*
完全性尿崩症 kompletter Diabetes insipidus *m*
完全性尿道关闭功能不全 komplette Harnröhrenverschlussdruck-Dysfunktion *f*
完全性尿道上裂修复术 komplette konjizierte Chirurgie der Harnröhren *f*
完全性葡萄胎和部分性葡萄胎 komplette und partielle Blasenmole *f*
完全性前置胎盘 komplette Plazenta praevia *f*
完全性疝 komplette Hernie *f*, Hernia completa *f*

完全性失语[症] globale Aphasie *f*
完全性水泡状胎块 vollständige Blasenmole (Hydatidenmole) *f*
完全性损伤 vollständige Verletzung *f*
完全性同性性早熟 vollständige gleichgeschlechtliche sexuelle Frühreife *f*
完全性心传导阻滞 kompletter Herzblock *m*
完全性心脏阻滞 totaler (od. kompletter) Herzblock *m*
完全性雄激素不敏感综合征 Syndrom der kompletten Androgen-Insensibilität *n*
完全性牙脱位 komplette Dislokation der Zahnen
完全性遗忘 komplette Amnesie *f*
完全性缢死 kompletter Tod durch Erhängen *m*
完全性右束支传导阻滞 vollständiger (od. totaler) rechtsseitiger Schenkelblock *m*
完全性远端肾小管性酸中毒 komplette distale renal-tubulärer Azidose *f*
完全性卒中 kompletter Schlaganfall *m*
完全性左束支传导阻滞 vollständiger (od. totaler) linksseitiger Schenkelblock *m*
完全选择 komplette Auswahl *f*
完全一体化药物发明组织 ganz integrierte Drugerfindung-Organazation *f*
完全依赖 vollständige Abhängigkeit *f*
完全再生 komplette Regeneration *f*, Holomorphosis *f*
完全正相关 perfekte positive Korrelation *f*
完全转导 komplette Transduktion *f*
完全转流 ganz Herz-Lungen-ablenkung *f*
完全佐剂 komplettes (Freund*) Adjuvans *n*
完善 Vollkommenheit *f*
完善蛋白质 vollwertiges Eiweiß *n*
完善阶段 vollwertige Phase *f*
完善完全性白化病 totaler Albinismus *m*
完形 Konfiguration *f*
完形说 Gestaltlehre *f*
完形填充 Füllung der Gestalt *f*
完形心理学 Gestaltpsychologie *f*
完形学派 Gestaltschule *f*
完形知觉 Gestaltwahrnehmung *f*
完整 Integrität *f*
完整的 intakt, intact (-us, -a, -um), integ (-er, -ra, -rum)
完整基因组 komplette Genome *pl*
完整肾单位学说 Intaktes-Nephron-Hypothese *f*
完整型颈肋 komplette Halsrippe *f*
完整性 Vollständigkeit *f*
完整性检验程序 Prüfung auf Vollständigkeit *f*
完整学习 globales Lernen *n*
完整转导 komplette Transduktion *f*
玩具测听计 Spiel-Audiometer *n*
玩具相关损伤 spielzeugebeziehende Verletzung *f*
玩弄女性 tändeln
顽固 Engstirnigkeit *f*, Pervertiertheit *f*
顽固的 hartnäckig
顽固的视近性融合 hartnäckige proximale Fusion *f*
顽固性便秘 Obstipation *f*, Constipatio alvi *f*
顽固性丹毒 hartnäckiges Erysipel *n*
顽固性的 hartnäckig, refraktär, unlenksam
顽固性低血压 hartnäckig Hypotonie *f*
顽固性发作性喷嚏 hartnäckiges paroxysmales Niesen *n*
顽固性腹水 hartnäckiger Aszites *m*
顽固性佝偻病 hartnäckige Rachitis *f*
顽固性回状红斑 Erythem gyratum perstans *n*
顽固性缄默 Aphonie paranoica *f*
顽固性溃疡 hartnäckiges Ulkus *n*
顽固性尿潴留 hartnäckige Harnverhaltung *f*
顽固性喷嚏 hartnäckiges (od. unlenksames) Niesen *n*
顽固性贫血 refraktäre Anämie *f*
顽固性全身性淋巴腺病 persistierende generalisierte Lymphadenopathie *f*
顽固性胃溃疡 hartnäckiges (od. unheilbares) Magenulkus
顽固性心功能不全 refraktäre Herzinsuffizienz *f*
顽固性心绞痛 refraktäre Angina pectoris *f*
顽固性心力衰竭 refraktäres Herzversagen *n*
顽固性休克 refraktärer (od. irreversibler) Schock *m*
顽固性严重疼痛的外科治疗 chirurgische Behandlung für hartnäckigen sehr Schmerz *f*
顽固性银屑病 hartnäckige Psoriasis *f*
顽固性肢端皮炎 hartnäckige Akrodermatitis *f*
顽皮 Bubenstreich *n*
顽性皮疹 refraktärer Hautausschlag *m*
顽痒 refraktärer Juckreiz *m*
烷 Akkan *n*
烷化 Alkylierung *f*, Alkylation *f*, Alkanisation *f*
烷化法 Alkylierungsmethode *f*
烷化过程 Alkylierungsprozeß *m*
烷化剂 alkylierendes Agens *n*, Alkylierungsmittel *n*
烷化剂疗法 Alkylierungsmittel-Therapie *f*
烷化物 Alkylierungsmittel *n*, Alkylverbindung *f*
烷化药 Alkylierungsmittel *n*
烷化作用 Alkylierung *f*
烷基 Alkylradikal *n*, Alkyl *n*
烷基胺 Alkylamin *n*
烷基碘 Alkyljodid *n*
烷基叠氮 Alkylazid *n*
烷基二甲基苄氯化铵 Alkyldimethylbenzyl-Ammonium *n*
烷基氟 Alkylfluorid *n*
烷基汞 Alkylquecksilber *n*
烷基硅氯烷中毒 Alkylchlorosilan-Vergiftung *f*
烷基化 Alkylierung *f*, Alkylieren *n*
烷基化合物 Alkylverbindung *f*
烷基化抗肿瘤药 alkylierende antineoplastische Mittel *f*
烷基化损伤 alkylierende Beeinträchtigung *f*
烷基化损伤修复 alkylierende Schadensbehebung *f*
烷基化物 Alkylat *n*
烷基磺酸 Alkylsulfonsäure *f*
烷基磺酸盐 Alkylsulfonat *n*
烷基磺酰氯 Alkylsulfonylchlorid *n*
烷基碱金属 Alkalialkyl *n*
烷基锂 Lithiumalkyl *n*
烷基硫 Alkylsulfid *n*
烷[基]巯基醛糖苷 Aldehyde-alkyl thio-Glycoside *f*
烷基硫脲 Alkylthioharnstoff *m*
烷基卤 Alkylhaloid *n*, Alkylhalogenid *n*
烷基镁化卤 Alkylmagnesiumhaloid *n*
烷基镁化氯 Alkylmagnesiumchlorid *n*
烷基醚 Alkyläther *n*
烷基钠 Natriumalkyl *n*
烷基萘 Alkylnaphtalin *n*
O6-烷基鸟嘌呤-DNA-烷基转移酶 O6-Alkyl-Guanin-DNA-Alkyltransferase *f*
烷基脲 Alkylharnstoff *m*
烷基铅 Bleialkyl *n*
烷基氰 Alkylzyanid *n*, Nitril *n*
烷基取代 Alkylsubstitution *f*, Alkylieren *n*
烷基三甲基季铵化合物 alkyltrimethylammoniumchloride Ammoniumverbindung *f*
烷基锌化卤 Alkylzinkhaloid *n*
烷[基]酰[基]甘油 Alkylacylglycerin *n*
烷基溴 Alkylbromid *n*

烷基衍生物 Afkylderivat *n*
烷基与芳香基转移酶 Alkyltransferase und Aryltransferase *f*
烷基转移作用 Transalkylierung *f*, Transalkylation *f*
烷烃类 Alkane *n*
烷[属]烃 Alkan *n*, Paraffin *n*
烷氧基 Alkoxylgruppe *f*, Alkoxyl *n*
烷氧基测定 Alkoxylbestimmung *f*
烷氧基化作用 Alkoxylierung *f*, Alkoxylation *f*
烷氧羰基 Alkoxykarbonyl1ruppe *f*, Alkoxykarbonyl *n*

wǎn 挽晚

挽回载体 Retterträger *m*
挽救性截骨术 Salvage-Osteotomie *f*
晚[期]基因 Spätgen *n*
晚成孢子虫亚纲 Telosporidia *pl*
晚对数(生长)期 späte log-Phase *f*
晚发二期梅毒 sekundäre Spätssyphilis *f*
晚发矽肺 Spätsilikose *f*
晚发型儿童枕叶癫痫 verzögerte kindliche occipitale Epilepsie *f*
晚发型矽肺 späte Staublunge *f*
晚发性痴呆 Spätdemenz *f*
晚发性癫痫 Spätepilepsie *f*
晚发性骨脆症 verzögerte spröde Knochenkrankheit *f*
晚发性呼吸暂停 später Atemstillstand *m*
晚发性精神分裂症 Spätschizophrenie *f*
晚发性矽肺 verzögerte Silikose *f*
晚封闭 späte Schließung *f*
晚感受器电位 spätes Rezeptorpotential *n*
晚婚 Spätheirat *f*
晚婚率 Spätheiratsrate *f*
晚间护理 Schlafbetreuung *f*
晚间温度 Abendtemperatur *f*
晚期 Spätstadium *n*
晚期 mRNA späte mRNA *f*
晚期癌 Spätkarzinom *n*
晚期癌[症] Krebs in der Spätzeit *m*
晚期病人医院(临终关怀医院,济贫医院,养育院,招待所) Sterbeklinik *f*
晚期产后出血 Spätpuerperalblutung *f*, Spätpostpartalblutung *f*
晚期产后感染 Spätpuerperalinfektion *f*, Spätpostpartalinfektion *f*
晚期代谢性酸中毒 spät metabolische Azidose *f*
晚期胆囊癌根治性切除术 radikale Resektion des späten Karzinom der Gallenblase *f*
晚期的 spät
晚期发作性精神病 Spätpsychose *f*
晚期非小细胞肺癌 später nicht-kleinzelliger Lungenkrebs (NSCLC) *m*
晚期骨梅毒 knöcherne Spätsyphilis *f*
晚期急性骨髓炎 Spät akuten Osteomyelitis *f*
晚期减速 Spätverzögerung *f*
晚期紧张症 Spätkatatonie *f*
晚期流产 Spätabort *m*
晚期梅毒 Spätsyphilis *f*, Spätlues *n*
晚期尿毒症 Spätphase der Urämie *f*
晚期胚泡 späte Blastozyste *f*
晚期青光眼干预研究 AGIS, Interventionsstudie des spätzeitig Glaukoms *f*
晚期倾倒综合征 spätes Dumping-Syndrom *n*
晚期人工瓣膜心内膜炎 spät künstliche Ventil Endokarditis *f*
晚期妊娠出血 Spätschwangerschaftsblutung *f*
晚期神经梅毒 Spätneurosyphilis *f*
晚期尸体现象 Spätpostmortalphänomen *n*
晚期石骨症 spät Osteopetrose *f*
晚期死后变化 späte Leichnam-Veränderung *f*
晚期损害 Spätläsion *f*
晚期胎死 Spätfruchttod *m*
晚期糖化终产物受体 Rezeptor für spätes Zuckerbildung-Endprodukt *m*
晚期糖基化终(末)产物 spätes Zuckerbildung-Endprodukt *n*
晚期胃癌 Spätmagenkarzinom *n*, fortgeschrittenes Magenkarzinom *n*
晚期吸气性爆裂音 endinspiratorische Krepitation *f*
晚期先天性梅毒 späte kongenitale Syphilis *f*
晚期纤维蛋白降解产物 Spätphase-Fibrindegradationsprodukt *n*
晚期心血管梅毒 späte kongenitale Syphilis *f*
晚期新生儿 spätes Neugeborenes *n*
晚期新生儿死亡率 Sterblichkeitsrate des spätes Neugeborenes *f*
晚期修补术 Spätreparatur *f*
晚期选择模型 spätes Auswahlmodell *n*
晚期隐性梅毒 Spätlatenzsyphilis *f*
晚期幼粒细胞 Metamyelozyt *m*
晚期子宫出血 späte Gebärmutterblutung *f*
晚熟 Spätreifen *m*
晚熟者 Spätreifer *m*
晚髓细胞 Metamyelozyt *m*
晚幼红细胞 normochromatischer Normoblast *m*, Metarubrizyt *m*
晚幼粒细胞 Metagranulozyt *m*, Metamyelozyt *m*
晚育 späte Ergiebigkeit *f*

wàn 万腕

万古霉素 Vancomycin *n*
万古霉素抗药性 Vancomycin-Resistanz *f*
万古霉素耐药肠球菌 Vancomycin-resistenter Enterokokken *m*
万古霉素耐药的金黄色葡萄球菌 Vancomycin-resistenter Staphylokokke *m*
万古霉素耐药的金葡菌 Vancomycin- resistenter Staphylococcus aureus *m*
万古霉素中度耐药的金黄色葡萄球菌 Vancomycin-intermediater Staphylokokke *m*
万国红十字会公约 internationales Abkommen des Roten Kreuzes *n*
万花筒现象 stroboskopische Erscheinung *f*
万能拔牙钳 Universalzahnzange *f*
万能测长仪 Universal-Längenmessgerät *n*
万能粉碎机 Universal-Zerkleinerer *m*
万能杠杆 Universalhebel *m*
万能高速冷冻离心机 Universaltiefkühlultrazentrifuge *f*
万能给血者 Universalspender *m*
万能供(给,输)血者 Universalspender *m*
万能光电比色计 universelles photoelektrisches Farbmessgerät *n*
万能滑动切片机 Universalgleitmikrotom *n*
万能滑轮 Universalrolle *f*
万能换药车 Universalverbandwagen *m*
万能胶 Alleskleber *m*
万能精密切片机 Universalpräzisionsmikrotom *n*
万能磨粉机 Universalmühle *f*
万能牵引滑轮 Universalextentionsrolle *f*
万能切片机 Universalmikrotom *n*
万能人工瓣膜 allmächtige künstliche Klappe
万能手术台 Universatoperationstisch *m*
万能手术头架 Universalbetriebslage Kopfrahmens *f pl*
万能手摇切片机 kreisendes Universalmikrotom *n*
万能受血者 Universalempfänger *m*
万能数字记录机 Universaldigitalregistriergerät *n*
万能妄想狂 ambitionierte Paranoia *f*
万能吸附剂 Universaladsorbens *n*
万能显微镜 Universalmikroskop *n*
万能研究显微镜 Universalforschungsmikroskop *n*

万能运动训练器 Universalprüfsystem *n*
万能支架 Universalstativ *n*
万能组合式牵引床 Universalextentionsbett *n*
万年青 Rhodea japonica *f*, Immergrün *n*
万年青甙 Rhodein *n*
万年青糖 Rhodeose *f*
万年青糖醇 Rhodeol *n*
万年青皂甙元 Rhodea-Sapogenin *n*
万年青紫 Rhodein *n*
万年青总甙 Rodealin *n*
万寿菊碱 Tagetiin *n*
万寿菊属 Tagetes *n*
万寿菊酮 Tageton *n*
万向测角器 Universal-Winkelmesser *m*
万向接头 Universalstecker *m*
万向信标 universelles Leuchtfeuer *n*
万应药 Allheilmittel *n*, Panazee *f*
万用表 Multimeter *n*
万用成形片固定器 Universalmatrizenhalter *m*
万用电桥 Universalbrücke *f*
万用焊接吹管 Unversallötrohr *n*
万用解毒剂 Universalantidot *n*
万用手术锯 Universalsäge *f*
万用支撑杆 Universalstützstange *f*
万有引力 Gravitationskraft *f* (G-Kraft), (unversale) Gravitation *f* (g)
万有引力定律 Gravitationsgesetz *n*, Newton* Gesetz *n*
万字格假说 Gitterhypothese *f*
腕 Handwurzel *f*, Karpus *m*, Carpus *m*
腕背侧韧带 Lilamentum carpi dorsale *n*
腕背隆突综合征 handgelenkdorsales Carina-Syndrom *n*
腕背网 Rete carpi dorsale *n*
腕背支 Ramus carpeus dorsalis *m*
腕部 Handwurzel *f*, Karpus *m*, Carpus *m*
腕部[神经]阻滞 Nervenblockade am Handgelenk *f*
腕部创口 Handwurzelverletzungen *pl*
腕部电极 Handwurzelelektrode *f*
腕部切割伤 geschnittene Handgelenk-Verletzung *f*
腕部韧带损伤 Handgelenk-Bandverletzung *f*
腕部狭窄性腱鞘炎 stenosierende Handgelenk-Sehnenscheidenentzündung *f*
腕部正中神经病变 Median Neuropathie am Handgelenk *f*
腕部肿瘤 Handgelenk-Tumor *m*
腕尺侧副韧带 Ligamentum collaterale carpi ulnare *n*
腕尺侧偏移 Handgelenk Ulnardeviation
腕尺管 Ulnartunnel *m*, Guyon-Loge *f*
腕尺管综合征 Ulnartunnel Syndrom *n*, Guyon-Loge syndrom *n*
腕创伤性滑膜炎 traumatische Synovitis der Handwurzel *f*
腕创伤性腱鞘炎 traumatische Tendovaginitis der Handwurzel *f*
腕的 karpal, carpal (-is, -is, -e), carpe (-us, -a, -um)
腕辐状韧带 Ligamentum carpi radiatum *n*
腕高 Handgelenkshöhe *f*
腕高比 Handgelenk-Höhe-Verhältnis *n*
腕高指数 Höhenindex des Handgelenks *m*
腕骨 Handwurzelknochen *m pl*, Carpalia *n pl*, Ossa carpi *n pl*
腕骨背侧脱位 Dislokation des dorsalen Handwurzelknochens *n*
腕骨边缘模糊 Unschärfe des Handwurzelknochenrandes *f*
腕骨边缘缺损 Kantendefekt des Handwurzelknochens *m*
腕骨边缘硬化 Kantensklerose des Handwurzelknochens *f*
腕骨变形 Verformung des Handwurzelknochens *f*
腕骨动态不稳 dynamische Instabilität des Handwurzelknochens *f*
腕骨分离性不稳 handwurzelknochentrennbare Instabilität *f*
腕骨沟 Sulcus carpi *m*
腕骨骨软骨炎 Osteochondritis der Handwurzelknochen *f*
腕骨骨折 Karpalfraktur *f*
腕骨弧形线 gekrümmte Linie des Handwurzelknochens *f*
腕骨间背侧韧带 Ligamenta intercarpea dorsalia *n pl*
腕骨间的 interkarpal, mediokarpal, intercarpal (-is, -is, -e), intercarpe (-us, -a, -um)
腕骨间关节 Interkarpalgelenke *n pl*, Articulationes intercarpeae *f pl*
腕骨间韧带 Ligamenta intercarpea interossea *n pl*
腕骨间掌侧韧带 Ligamenta intercarpea palmaria *n pl*
腕骨角 Ecke des Handwurzelknochens *f*
腕骨静态不稳 statische Instabilität des Handwurzelknochens *f*
腕骨膜炎 Karpalperiostitis *f*
腕骨囊样变 zystoide Änderung des Handwurzelknochens *f*
腕骨年龄 karpales Alter *n*
腕骨切除术 Karpektomie *f*
腕骨缺无 Handwurzelknochen-Mangel *m*
腕骨桡骨距离 Handwurzelknochen-Speiche Abstand *m*
腕骨脱位 Dislokation des Handwurzelknochens *f*
腕骨异常 Annomalie des Handwurzelknochens *f*
腕骨拥挤 Gedränge des Handwurzelknochens *n*
腕关节 Handwurzelgelenk *n*
腕关节半脱位 Subluxation des Handwurzelgelenks *f*
腕关节背侧滑膜切除术 Synovektomie des dorsalen Handwurzelknochens *f*
腕关节不稳 Instabilität des Handwurzelknochens *f*
腕关节不稳定 Instabilität des Handwurzelknochens *f*
腕关节部分融合术 begrenzte Handgelenk-Spondylodese *f*
腕关节成形术 Handgelenkplastik *f*
腕关节穿刺术 Handgelenk-Punktion *f*
腕关节动力学 Handgelenk-Kinematik *f*
腕关节骨关节病 Handgelenk-Osteoarthrose *f*
腕关节骨性关节炎 Arthrose des Handgelenks *f*
腕关节固定术 Arthrodese des Handwurzelgelenks *f*
腕关节厚 Tiefe des Handwurzelgelenks *f*
腕关节滑膜切除术 Synovektomie des Handgelenks *f*, Karpal Synovektomie *f*
腕关节滑膜炎 Handgelenk-Synovitis *n*
腕关节化脓性关节炎 eiterte Arthritis am Handgelenk *f*
腕关节结核 Handwurzelgelenktuberkulose *f*
腕关节类风湿性关节炎 Rheumatoide Arthritis am Handgelenk *f*
腕关节离断假肢 Prothese für Handgelenkstumpf *f*
腕关节离断术 Handgelenkstumpf *m*
腕关节面 Facies articularis carpea *f*
腕关节切除术 Resektion des Handgelenks *f*
腕关节切开引流术 Inzision und Drainage des Handgelenks *f*
腕关节屈曲畸形 Flexionskontraktur des Handgelenks *f*
腕关节融合术 Verschmelzung (od. Fusion) des Handwurzelgelenks *f*
腕关节脱位 Handwurzelluxation *f*
腕关节完全离断术 kompletter Handgelenkstumpf *m*
腕关节围 Handgelenkumfang *m*
腕关节旋转训练器 Übungsapparat für Drehung des Handwurzelgelenks *m*
腕关节炎 Karpalarthritis *f*, Handwurzelgelenkentzündung *f*
腕关节运动学 Handgelenkskinematik *f*
腕关节造影 Radiographie des Handgelenks *f*
腕关节重建术 Handgelenkswiederaufbau *m*
腕管 Handwurzelkanal *m*, Karpaltunnel *m*, Canalis carpi *m*
腕管投照 Karpaltunnelprojektion *f*
腕管综合征 Karpaltunnelsyndrom *n*
腕横韧带 Ligamentum carpi transversum *n*
腕后弯 Karpokyphose *f*, Carpus curvus *m*
腕间关节固定(融合) Fixierung des Handgelenks *f*
腕矫形器 Handgelenksorthese, WO *f*

腕结核 Handgelenkstuberkulose *f*
腕离断假肢 Handgelenkstumpf-Prothese *f*
腕联合 Handgelenksnahtstelle *f*
腕辘轳 Handgelenksrolle *f*
腕内的 intrakarpal, intracarpal(-is, -is, -e), intracarpe(-us, -a, -um)
腕桡侧副韧带 Ligamentum collaterale carpi radiale *n*
腕韧带断裂 Durchbruch des Handgelenksligmentes *m*
腕三角骨损伤 Verletzung des Triquetrums *f*, Triquetrumverletzung *f*
腕手矫形器 Handgelenk Handorthese, WHO *f*
腕手手指矫形器 Handgelenk-Hand-Finger-Orthese *f*
腕纹 Handwurzellinie *f*
腕下垂[症] Fallhand *f*, Carpoptosis *f*
腕掌背侧韧带 Ligamenta carpometacarpea dorsalia *n pl*
腕掌背屈运动器 Handgelenk und Handfläche rollen Trainer *m*
腕掌侧韧带 Ligamentum carpi volare *n*
腕掌侧网 carpi volare Netz *n*
腕掌的 karpometakarpal, carpometacarpal(-is, -is, -e), carpometaearpe(-us, -a, -um)
腕掌反射 karpometakarpaler Reflex *m*, Bechterew*-Jacobsohn* Rellex *m*
腕掌骨间的 interkarpometakarpal, intercarpometacarpal(-is, -is, -e), intercarpometacarpe(-us, -a, -um)
腕掌关节 Karpometakarpalgelenke *n pl*, Articulationes carpometacarpeae *f pl*
腕掌关节脱位 Karpometakarpal luxation *f*
腕掌掌侧韧带 Ligamenta carpometacarpea palmaria *n pl*
腕掌支 Ramus carpeus palmaris *m*
腕褶痕 Handgelenksfalte *f*
腕指的 karpophalangeal, carpophalange(-us, -a, -um), carpophalangic(-us, -a, -um)
腕中关节 Articulatio mediocarpea *f*
腕舟状骨骨折 Kahnbeinfraktur *f*, Skaphoidfraktur *f*
腕足动物 Armfüßer *m pl*
腕足痉挛 Krampf *m*
腕足类 Brachiopoda *pl*

WANG 亡王网往妄望

wáng 亡王

亡命者 Flüchtling *m*
王[宠益]氏试验 Wang* Test *m*
王不留行 Samen vaccariae *m*
王尔德氏索 Wilde* Fasern *f pl*, Striae transversae corporis callosi *f pl*
王浆 Galeé royale *n*, Weiselffuttersaft *m*, Königinenffuttersaft *m*
王浆酸 Königinnenfuttersaft *m*
王水 Königswasser *n*, Aqua regia *n*, Acidum chloronitrosum *n*

wǎng 网往

网 Netz *n*, Fasernetz *n*, Rete *n*
网[格]蛋白 Clathrin *n*
网格理论 Gitter-Theorie *f*
网格细胞 Gitterzelle *f*
网间细胞 interplexiforme Zelle *f*
网浆细胞瘤 Retikuloplasmozytom *n*
网景 Netzlandschaft *f*
网孔皮移植片 Netztransplantat *n*
网络 Netzwerk *n*
网络成瘾 Netzwerk-Abhängigkeit *f*
网络成瘾症 Netzwerk-Abhängigkeit *f*
网络成瘾综合征 Internetsucht-Syndrom *n*
网络分类器 Netzwerk-Klassifier *m*
网络分析 Netzwerk-Analyse *f*
网络分析仪 Netzwerkanalysator *m*
网络社交的 Netzwerk-sozial
网络生存时间 Netzwerk-Lebenszeit *f*
网络图像 Netzwerkbild *n*
网络学说 Netzwerktheorie *f*, Gittertheorie *f*
网络噪声特性 Charakteristik des Netzwerkgeräusches *f*
网膜 Omentum *n*, Netz *n*
网膜部分切除术 partielle Omentektomie(od. Netzresektion) *f*
网膜肠疝 Epiploenterozele *f*
网膜肠阴囊疝 Epiploenteroscheozele *f*
网膜带 Taenia omentalis *f*
网膜的 omental, omental(-is, -is, -e), epiploic(-us, -a, -um)
网膜电描记器 Elektroretinographie *f*
网膜对应点 entsprechender Punkt des retinalen Bildes *m*
网膜缝[合]术 Omentorrhaphie *f*, Epiplorrhaphie *f*
网膜股疝 Epiplomerozele *f*
网膜固定术 Netzanheftung *f*, Epiplopexie *f*, Chiazzi* Operation *f*
网膜节段性梗死 Segmentalinfarktion des Omentums *f*
网膜结节 Tuber omentale *n*
网膜孔 Foramen epiploicum *n*, Wrnslow* Loch(od. Foramen) *n*
网膜孔淋巴结 Lymphonodi foramini epiploici *m pl*
网膜门静脉造影术 Omentoportographie *f*
网膜囊 Bursa omentalis *f*
网膜囊前庭 Vestibulum bursae omentalis *m*
网膜囊上隐窝 Recessus superior omentalis *m*
网膜囊下隐窝 Recessus inferior omentalis *m*
网膜囊肿 Omentozyste *f*, Netzzyste *f*
网膜囊肿切除术 Exzision der Omentozyste(od. Netzzyste) *f*
网膜扭转 Netztorsion *f*, Omentovolvulus *m*
网膜脓肿 Netzabszeß *m*, Abszeß des Omentums *m*
网膜脾固定术 Omentosplenoplexie *f*
网膜脐疝 Epiplomphalozele *f*
网膜切除术 Omentektomie *f*, Epiploektomie *f*
网膜切开术 Omentotomie *f*
网膜肉芽脐疝 Epiplosarkomphalozele *f*
网膜疝 Netzbruch *m*, Hernia omentalis *f*, Epiplozele *f*
网膜时滞 Zeitverzögerung des Omentums *f*
网膜视象 Netzhautbild *n*
网膜适应测量计 Adaptometer des Omentums *n*
网膜素 1 Omentin-1 *n*
网膜相互作用 Netzhautinteraktion *f*
网膜像差 Netzhautdisparität *f*
网膜血肿 Netzhämatom *n*, Hämatom des Omentums *n*
网膜炎 Omentitis *f*, Epiploitis *f*
网膜移位术 Transposition des Omentums *f*
网膜异像症 Aniseikonie *f*
网膜阴囊疝 Epiploscheozele *f*
网膜粘连 Verwachsung des Omentums *f*
网膜支 Rami epiploici *m pl*
网膜肿瘤 Netztumor *m*, Tumor des Omentums *m*
网膜坐骨孔疝 Epiploischiozele *f*
网球花胺 Haemanthamin *n*
网球腿 Tennisbein *n*
网球趾 Tenniszeh *m*
网球肘 Tennisellenbogen *m*, Epicondylitis humeri lateralis *f*
网球肘松解术 Tennisellbogen Lyse *f*
网素 Plastin *n*
网纹导管 netzförmiges Gefäß *n*
网纹矩头蜱 Dermacentor reticulatus *m*
网纹细胞 netzartige Zelle *f*
网像大小 retinale Größe *f*
网形 netzförmig
网形结构 Netzwerk *n*, Netzwerkstruktur *f*

网眼 Masche *f*, Facettenauge *n*
网眼结构 Maschenstruktur *f*
网硬蛋白 Retikulin *n*
网织(状)细胞肉瘤 Retikulumzell(en)sarkom *n*
网织板(网板) netzartige Lamina *f*
网织层 Netzschicht *f*
网织红细胞 Retikulozyt *m*
网织红细胞分析仪 Retikulozyten-Analysator *m*
网织红细胞计数 Retikulozytenzählung *f*
网织红细胞减少 Retikulo(zyto)penie *f*
网织红细胞生成指数 Retikulozyten-Produktion-Index *m*
网织红细胞危象 Retikulozytenkrise *f*
网织红细胞血红蛋白量 Retikulozyten-Hämoglobin-Gehalt *m*
网织红细胞增生症 Retikulo(zyto)se *f*
网织上皮 Retothel *n* Retikulothel *n*
网织上皮的 retothelial
网织上皮瘤 Retotheliom *n*
网织纤维 Retikulumfaser *f*
网质 Poluioplasma *n*
网[质]染[色]细胞 arkyochrome Zelle *f*
网[质]纹染细胞 arkyostichochrome Zelle *f*
网周上皮 Retoperithel(ium) *n*
网状[内皮系统]组织细胞的 retikulohistiozytär
网状[内皮系统]组织细胞瘤 Retikulohistiozytom *n*
网状[内皮系统]组织细胞瘤病 Retikulohistiozyto(mato)se *f*
网状板 Lamina reticularis *f*
网状薄壁组织 retikuläres Parenchym *n*
网状变形体 retikuläres Plasmodium *n*
网状变性 retikuläre Degeneration *f*
网状部 retikulärer Teil *m*
网状层 retikuläre Schicht *f*, Corpus reticulare(corii) *n*
网状大细胞核 retikulärer großzelliger Nukleus *m*
网状带 Zona reticularis *f*
网状蛋白 Retikuloprotein *n*
网状的 netzförmig, retikulär, reticular(-is, -is, -e), retiform(-is, -is, -e)
网状发育不全 retikuläre Dysgenesie *f*
网状分子 Netzwerkmolekül *n*
网状弓形体 Toxoplasma reticularis *n*
网状构造 Netzwerkstruktur *f*, Formatio reticularis *f*
网状骨质 Substantia spongiosa *f*, Cancellus *m*
网状骨质的 gitterartig, cancellös, spongiös, spongio(-us, -a, -um)
网状核 Nuclei reticulares *m pl*
网状红斑 retikuläres Erythema *n*
网状红斑萎缩性毛囊炎 Folliculitis ulerythematosa reticulata *f*
网状红斑性粘蛋白病 REM
网状红斑性粘蛋白病综合征 REM-Syndrom *n*
网状红斑性粘蛋白沉积症 REM
网状坏死 retikuläre Nekrose *f*
网状激动系统 retikutäres aktivierendes System *n*
网状脊髓腹侧束 Tractus reticulospinalis ventralis *m*
网状脊髓内侧束 Tractus reticulospinalis medialis *m*
网状脊髓前束 Tractus reticulospinalis anterior *m*
网状脊髓束 Tractus reticulospinalis *m*
网状脊髓外侧束 Tractus reticulospinalis lateralis *m*
网状假足 Reticulopodium *n*
网状角膜变性 retikuläre Hornhautdegeneration *f*
网状结缔组织 retikuläres Bindegewbe *n*
网状结构 Netzwerkstruktur *f*, Formatio reticularis *f*
网状结构的 retikulär, gitterartig
网状结构上行激动系统 上行网织激动系统 aufsteigendes netzartiges aktivierendes System, ARAS *n*
网状结构系统 retikuläres System *n*
网状静脉 retikuläre Vene *f*
网状类银屑病 netzförmige Parapsoriasis *f*
网状脉 retikuläres Gefäß *n*
网状膜 Membrana reticularis *f*
网状内皮[组织]的 retikuloendothelial
网状内皮[作用]素 Retikuloendothelin *n*
网状内皮的 retikuloendothelial
网状内皮肉瘤 Retikuloendothelsarkom *n*
网状内皮系统 retikuloendotheluiales System *n*(RES)
网状内皮系统刺激剂 Restim *n*
网状内皮细胞 Retikuloendothelialzellen *f pl*
网状内皮细胞瘤 Retikulom *n*
网状内皮细胞增生[症] Retikuloendotheliose *f*
网状内皮抑制因子 Retikuloendo-Inhibitor *m*
网状内皮增生 Retikuloendotheliose *f*
网状内皮阻塞 Retikuloendobockade *f*
网状内皮组织增殖(生) Retikuloendotheliose *f*
网状内皮组织增殖综合征 Retikuloendotheliose-Syndrom *n*
网状青斑 Livedo reticularis *f*
网状肉皮组织 Retikuloendothelialium *n*
网状肉芽肿 Retikulogranulom *n*
网状色素性皮病 retikuläre pigmentierte Dermatopathie *f*
网状色素性皮肤异色病 retikuläre pigmentierte Poikilodermie *f*
网状上皮系统 retikuloepitheliales System *n*
网状上皮细胞 netzartige epithelische Zelle *f*
网状神经系 netzförmiges Nervensystem *n*
网状体 Retikulum *n*
网状物质 retikuläre Substanz *f*, Substantia reticularis *f*
网状系统 retikuläres System *n*
网状系统(细胞)发育不全 retikuläre Dysgenese *f*
网状细胞 Retikulumzelle *f*, Retikulozyt *m*, Granulofilozyt *m*
网状细胞发育不全 retikuläre Dysgenese *f*
网状细胞减少 Retikulopenie *f*
网状细胞肉瘤 Retikulumzell(en)sarkom *n*, Retikulosarkom *n*, Klasmatozytom *n*
网状细胞生成的 retikulozytogen, retilocytogenic(-us, -a, -um)
网状细胞性淋巴瘤 Retikulumzell(en)lymphom *n*
网状细胞性肉芽肿 Retikulohistiozytogranulom *n*
网状细胞增多[症] Retikulo(zyto)se *f*
网状细胞增多[症]样的 retikuloid
网状细胞增生[症] Retikulo(zyto)se *f*
网状下丘脑纤维 Netzfaser des Hypothalamus *m*
网状纤维 retikuläre Faser *f*, Retikulumfaser *f*
网状小体 netzartiger Körper(der Chlamydia) *m*
网状形成 Netzbildung *f*, Reticulation *f*
网状延髓纤维 Netzfaser der Medulla *m*
网状支架 Netzwerk *n*
网状肢端色素沉着 retikuläre Pigmentierung der Gliedmaßen *f*
网状植皮 netzartiges Transplantat *n*
网状植皮法 netzartiges Transplantat *n*
网状质 Substantia reticularis *f*
网状中柱 Diktyostele *f*
网状组织 Retikulum *n*
网状组织发育不良 netzartiges Gewebe Unterentwicklung *f*
网状组织发育不全 retikuläre Dysgenese *f*
网状组织细胞瘤 Retikulohistiozytom *n*
网状组织细胞肉芽肿 retikutohistiozytäres Granulom *n*
网状组织细胞增生症 Retikulohistiozyto(mato)se *f*
网状组织增生症 Retikulose *f*
往返[二氧化碳]吸收系统 nach und von Absorptionssystem *n*
往返机制 Pendelmechanismus *m*
往返性杂音 nach und von Gesäusel *n*
往复泵 Kolbenpumpe *f*
往复隔膜泵 Kolbenmembranpumpe *f*
往复式麻醉器 Anästhesieapparat mit Pendelsystem *m*

往事记忆困难 mnestische Störung *f*
往事穷思症 Monoszenismus *m*
往昔记忆 Historische Erinnerung *f*

wàng 妄望

妄辩癖（多语症）Logomanie *f*
妄想 Einbildung *f*, Delusion *f*, Delir（ium）*n*, Wahn（sinn）*m*
妄想痴呆 Paraphrenie *f*, Dementia paranoides（s. phantastica）*f*
妄想痴呆的 paraphrenisch
妄想痴呆型精神分裂症 paraphrenische Schizophrenie *f*
妄想的 wahnsinnig, wahnhaft
妄想的内容 wahnhafte Inhalt *m*
妄想构成 wahnsinnige Bildung *f*
妄想观念 Wahnidee *f*
妄想回溯 Wahnerinnerung *f*
妄想记忆 wahnhafte Erinnerung *f*
妄想狂 Paranoia *f*
妄想狂的 paranoisch
妄想狂型人格 paraphrenische Persönlichkeit *f*
妄想狂样的 paranoid（es）, paranoiaartig
妄想狂样人格障碍 paranoide Persönlichkeitsstörung *f*
妄想狂者 Paranoiker *m*
妄想狂状态 Paranoidismus *m*
妄想内容 Verblendungszusammenhang *m*
妄想情绪 Wahnstimmung *f*
妄想心境 Wahnstimmung *f*
妄想型犯罪 Verbrechen des wahnhaften Typs *n*
妄想型精神分裂症 paranoide Schizophrenie *f*
妄想性病患 wahnhafte Kranke *f*
妄想性痴呆 Paraphrenie *f*, Dementia paranoides（s. phantastica）*f*
妄想性错认 wahnhafte Fehlbestimmung *f*
妄想性幻觉症 wahnhafte Halluzination *f*
妄想性回忆 Wahnerinnerung *f*
妄想性畸形恐怖 wahnhafte Dysmorphophobie *f*
妄想性解释 Wahninterpretation *f*
妄想性精神病 wahnhafte Psychose *f*, wahnhafte Geistesstörung *f*
妄想性木僵 wahnhafter Starrheit *m*
妄想性文化信念 wahnsinniger kulturglaube *m*
妄想性抑郁症 hypochondrische Melancholie *f*
妄想性障碍 wahnhafte Störung *f*
妄想性障碍，持久的 anhaltende wahnhafte Störung *f*
妄想性障碍，感应性 induzierte wahnhafte Störung *f*
妄想性知觉 wahnhafte Wahrnehmung *f*
妄想阵发 wahnhafte Periodizität *f*
妄想症 Paraphrenie *f*
妄想知觉 Wahnwahrnehmung *f*
望下恐怖 Bathophobie *f*
望远镜 Teleskop *n*
望远镜征 Teleskop-Signum *n*
望诊 Inspektion *f*, Adspektion *f*

WEI 危威葳微韦违围唯维伟伪尾纬委萎猥鲔卫未位味畏胃谓喂猬蔚慰魏

wēi 危威葳微

危害 Gefährdung *f*, Schädigung *f*, Schaden *m*
危害表征 Schadenszufügungserscheinungsbild *f*
危害的识别 Gefahrenerkennung *f*
危害公共安全罪 Verbrechen gegen die öffentliche Sicherheit *n*
危害健康行为 Gesundheitsschädliches Verhalten *n*
危害鉴定 Schadenszufügungserfassung *f*
危害控制 Gefahrenkontrolle *f*
危害评价 Schadenszufügungsbewertung *f*
危害识别 Schadenszufügungserfassung *f*
危害特征的描述 Beschreibung von GefahrenWahrzeichen *f*
危害性 Gefährlichkeit *f*, Schädlichkeit *f*
危害性疾病 gefährliche Krankheit
危害性鉴定 Gefahrenkennzeichnung *f*
危害指数 Gefahrenindex *m*
危害转嫁 Gefahrenabwälzung *f*
危机 Krise *f*
危机对策 Krisengegenmaßnahme *f*
危机反应 Krisenreaktion *f*
危机干预 Krisenintervention *f*
危机家庭 Krisenfamilie *f*
危机状态 Krisenzustand *m*
危及生命的 lebensbedrohlich
危急（迫）Drohen *n*, Kriseln *n*, Bedrohung *f*
危急处境 Notsituation *f*
危急的 drohend, imminent, kritisch
危急护理 Intensivpflege *f*
危急护理病房 Intensivstation *f*
危急护理监护 Intensivpflege - Überwachung *f*
危急生命的 lebensbedrohlich
危急指标 wichtiger Indikator *m*
危险 gefährlich
危险程度 Schwere der Gefahr *f*
危险的 gefährlich, bedrohlich
危险动作 unsichere Handlung *f*
危险度 Risiko *n*
危险度表征 Risiko-Charakterbeschreibung *f*
危险度差（归因危险度，超额危险度）Risikodifferenz *f*
危险度管理 Risikomanagement *n*, Risikoverwaltung *f*
危险度评定 Risikobewertung *f*
危险度评估 Risikobewertung *f*
危险度评价 Risikobewertung *f*
危险度特征分析 Risikobeschreibung *f*
危险分层 Gefahrquantisierung *f*
危险分析 Gefahrenanalyse *f*
危险感觉 gefährliche Gefühl *f*
危险行为 gefährliche Handlungsweise *f*
危险环境 gefährliche Umgebung *f*
危险活动 gefährliche Tätigkeit *f*
危险警告信号 Gefahr-Warnsignal *n*
危险模式理论 Gefahrensignalmodell *n*
危险期 gefährliches（od. kritisches）Stadium *n*
危险情境 gefährliche Situation *f*
危险区 gefährlicher Bereich *m*
危险三角 gefährliches Dreieck *n*
危险三角区 gefährliches Dreieck-Region *f*
危险商值 Gefahr-Quotient *m*
危险事故 kritischer Zwischenfall *m*
危险特征 gefährliches Kennzeichnung *f*
危险物品 gefährliches Material *n*
危险物质数据库 Gefahrstoffedatenbank *f*
危险相关分子模式 gefahrbezüglicher molekularer Modus *m*
危险信标 gefährliches Leuchtfeuer *n*
危险信号 Alarmsignal *n*
危险型乳突 gefährlicher Mastoid *m*
危险性分级 Risikograd *m*
危险性分析 Risikoanalyse *f*
危险性管理 Risikoverwaltung *f*
危险性监测 Risikoüberwachung *f*
危险性交流 Risikokommunikation *f*
危险性评定 Risikobewertung *f*
危险性评估 Risikobewertung *f*
危险性使用 Risikogebrauch *m*
危险性特征的描述 Risikobeschreibung *f*

危险性信息交流 Austauschen von gefährlicher Information *n*
危险性饮酒 Risikotrinken *n*
危险压力高度 gefährliche Stresshöhe *f*
危险严重性 Risikoschweregrad *m*
危险药物条例 Kampfdrogengesetz *n*
危险因素 Risikofaktor *m*
危险因子 Risikofaktor *m*
危象 Krise *f*, Crisis *f*
危象的 kristisch
危象期腹泻 kristischer Durchfall *m*
危象前的 präkristisch
危重病护理系统 Intensives Versorgungssystem *n*
危重病人监护系统 Intensivpflegestation *f*
危重病医学 Critical Care Medicine
危重护理数据库 Intensive-Versorgung-Datenbank *f*
危重监护 Intensivpflege *f*
危重监护病房 Intensivpflegestation *f*
危重信息 kritische Information *f*
危重指标 kritischer Indikator *m*
威-阿二氏综合征 Wiskott*-Aldrich* Syndrom *n*
威布尔分布 Weibull*-Verteilung *f*, Weibull*-Distribution *f*
威布红皮病 Erythrodermie vom Typ Wilson*-Brocq* *f*
威尔伯·施拉姆 Wilbur-Schram* *m*
威尔基综合征 Wilkie* Syndrom *n*(十二指肠血管压迫症)
威尔科克森符号次序检验 Wilcoxon* Vorzeichen-Rang-Test *m*
威尔尼克区(威尔尼克中枢) Wernicke* Areal *n*(言语中枢)
威尔尼克失语[症] Wernicke* Aphasie *f*(皮质感觉性失语)
威尔尼克综合征(老年精神病态) Wernicke*-Korsakow* Syndrom *n*(主要为维生素1缺乏所致)
威尔生麦角 Wilson* Mutterkorn *n*
威尔逊病 Wilson*-Krankheit *f*(肝豆状核变性)
威尔逊氏变性 Wilson* Degeneration *f*, hepatolentikuläre Degeneration *f*
威尔逊氏病 Wilson* Krankheit *f*(od. Syndrom *n*)
威尔逊氏肌 Wilson* Muskel *m*, Musculus sphincter urethrae *m*
威尔逊氏肾病 Wilson* Nephropathie *f*
威尔逊云雾室 Wilson* Nebelkammer *f*
威坎综合征 Williams*-Campbell* Syndrom *n*(先天性支气管软化)
威肯姆纹 魏卡姆线 Wickham*-Streifung *f*
威勒布兰德因子 Willebrand*-Faktor *m*
威勒特氏钳 Willet* Galeazange *f*
威利斯垂直距离测量尺 Willis* Vertikale Entfernung Messskala *f*
威利斯环 Arterienring des Gehirns *m*(大脑动脉环)
威利斯误听 Williams*Parakusis *f*
威廉氏因子 Williams* Faktor *m*
威廉斯体操 Williams*-Gymnastik *f*
威廉斯腰骶椎矫形器 Williams* lumbosakralen Orthese *f*
威廉斯综合征 Williams-Syndrom *n*(主动脉瓣上方狭窄)
威灵仙中毒 Vergiftung durch Clematis chinensis *f*
威罗菲尼 Vemurafenib* *m*
威尼克失语 Wernicke*-Aphasie *f*
威尼克失语治疗教程 Behandlungslernprogramm für Wernicke*-Aphasie *n*
威尼斯蓝色 venezianerblau
威[切斯特]氏病 Winchester-Krankheit *f*
威[斯]他霉素 Vistamycin *n*
威慑性社会凝聚 agonischer sozialer Zusammenhalt *m*
威斯康辛大学器官保存液 UW* Organbewahrungsflüssigkeit *f*
威斯康辛疼痛简明问卷 Wisconsin*-verkürzter Schmerzfragebogen *m*
威斯康星卡片分类测验 Wisconsin-Kartensortierungstest *m*
威斯科特奥尔德里奇综合征 Wiskott*-Aldrich*-Syndrom *n* (连锁遗传的免疫缺陷综合征)
威铁哥精神病 Windigo-Psychose *f*(威铁哥为神话中食人肉的巨神)
威希二氏喉镜 wis-Hipple* Laryngoskop *m*
威吓 Einschüchterung *f*
威胁 bedrohung *f*
威胁生命 lebensbedrohlich
威胁生命感染 lebensbedrohliche Infektion *f*
威信 Kreditfähigkeit *f*
葳严仙 Caulophyllum thalictroides *n*
葳严仙碱 Caulophyllin *n*
微 Mikro *n*
微(细)小病毒 Parvovirus *n*, Picovirus *n*
β2-微(小)球蛋白 β2-Mikroglobulin *n*
微[度]斜视 Mikrostrabismus *m*
微[观]不均一性 Mikroheterogenität *f*
微[量]需氧菌 mikroaerophile Bakterien *f pl*
微安[培] Mikroampere *n*(μA)
微安[培]计 Mikroam(pere)meter *n*
微安表 Mikroam(pere)meter *n*
微暗的 dunkel
微凹的 mikro konkav
微巴 Mikrobar *n*(μb)
微板 Mikroplatte *f*
微板型化学发光检测仪 Mikroplatte-Chemilumineszenzdetektor *m*
微孢子虫病 Mikrosporidiose *f*
微孢子虫目 Mikrosporidien *pl*
微胞[团] Mizelle *f*, Micella *f*
微胞间的 intermizellar
微胞粒间液 intermizellare Flüssigkeit *f*
微胞饮现象 Mikropinozytose *f*
微胞饮作用 Mikropinozytose *f*
微变敏度 Verschiebung Schwelle Sehschärfe *f*
微波 Mikrowellen *f pl*
微波白内障 Mikrowellenkatarakt *m*
微波成像 Mikrowelle-Abbildung *f*
微波萃取 Mikrowelle-Absonderung *f*
微波等离子体发射光谱检测器 Mikrowellen-Plasma-Emissionsspektrodetektor *m*
微波电疗[法] Mikrowellentherapie *f*
微波辐射 Mikrowellenstrahlung *f*
微波辐射热效应 Wärmewirkung der Mikrowellenstrahlung *f*
微波干燥箱 Mikrowellentrockner *m*
微波功率传感器 Mikrowelle-Power-Sensor *m*
微波激射[器] Maser *m*
微波及射频治疗设备 Gerät der Mikrowellen- und Radiofrequenztherapie *n*
微波计算机多功能生化美容仪 Mikrowelle-Computer-Mehrfachfunktion-biochemischer kosmetischer Apparat *m*
微波加热法 Mikrowellenerwärmungsmethode *f*
微波加速器 Mikrowellenbeschleuniger *m*
微波检测器 Mikrowellendetektor *m*
微波疗法 Mikrowellentherapie *f*
微波灭菌 Mikrowellensterilisation *f*
微波凝固[术] Mikrowellenkoagulation *f*
微波前列腺治疗仪 Mikrowellentherapie der Prostata
微波热疗仪 Mikrowellen-Wärmetherapiegerät *n*
微波热象图检查法 Mikrowellen-Thermografie *f*
微波烧伤 Mikrowelle-Verbrennung *f*
微波食品 Mikrowelle-Lebensmitteln *pl*
微波式水分仪 Mikrowellen-Feuchtemesser *n*
微波损伤 Mikrowellenschaden *m*
微波通讯测量仪器 Mikrowellenkommunikation-Messinstru-

ment *n*
微波透热法 Mikrowellendiathermie *f*
微波透热机 Mikrowellendiathermieapparat *m*
微波网络分析仪 Mikrowellen-Netzwerkanalysator *n*
微波稳定器 Mikrowellenstabilisator *m*
微波吸收 Mikrowellenabsorbierung *f*, Mikrowellenabsorption *f*
微波线路 Mikrowellenschaltung *f*
微波消毒 Mikrowellensreinigung *f*
微波消融[术] Mikrowellenablation *f*
微波信号发生器 Mikrowellensignalgenerator *m*
微波影响 Mikrowelleneffekt *m*
微波针灸仪 Elektro-Akupunkturgerät *n*
微波诊断仪 Mikrowellendiagnostikgerät *n*
微波治疗机 Mikrowellentherapiegerät *n*
微波痔疮治疗仪 Mikrowellentherapie des Hämorrhoidens *f*
微波肿瘤治疗仪 Tumortherapie mit Mikrowellen *f*
微波组织凝固治疗 Mikrowelle Gerinnungstherapie *f*
微不足道的 geringfügig(轻微的)
微操作 Mikrooperation *f*, Mikrurgie *f*
微糙的 mikrorauh
微测压计 Mikrotonometer *n*
微差计时器 Mikrotimer *m*
微差体积描记法 Mikroplethysmographie *f*
微尘取样仪 Feinstaub-Sampler *m*
微沉淀 Mikrofällung *f*
微程序 Mikroprogramm *n*
微处理机 Mikroprozessor *m*
微穿刺 Mikropunktion *f*, Mikropunktur *f*
微穿刺术 Mikropunkturtechnik *f*
微创 Mikrotrauma *n*
微创电极 mikrotraumatische Elektrode *f*
微创二尖瓣手术 mikrotraumatische Mitralklappen-Operation *f*
微创钢板接骨术 mikrotraumatische Plattenosteosynthese *f*
微创股四头肌成形术 mikrotraumatische Quadriceps-Plastik *f*
微创冠状动脉旁路移植术 mikrotraumatischee Herzkranzgefäß-Transplantation *f*
微创和机器人辅助下二尖瓣成形术 mikrotraumatische und Roboter-assistierte Mitralklappen-Plastik *f*
微创和机器人辅助下二尖瓣手术 mikrotraumatische und Roboter-assistierte Mitralklappen-Operation *f*
微创和机器人辅助下二尖瓣置换术 mikrotraumatische und Roboter-assistierte Mitralklappen-Ersetzung *f*
微创和机器人辅助下三尖瓣成形术 mikrotraumatische und Roboter-assistierte Trikuspidalklappen-Plastik *f*
微创和机器人辅助下三尖瓣手术 mikrotraumatische und Roboter-assistierte Trikuspidalklappen-Operation *f*
微创和机器人辅助下三尖瓣置换术 mikrotraumatische und Roboter-assistierte Trikuspidalklappen-Ersetzung *f*
微创技术 mikrotraumatische Technik *f*
微创颅内血肿清除术 mikrotraumatische intraschädelische Bluterguss-Löschung *f*
微创美容 mikrotraumatische Kosmetik *f*
微创前路椎间融合术 mikrotraumatische vordere intervertebrale Spondylodese *f*
微创伤手术 mikrotraumatische Chirurgie *f*
微创手术 mikrotraumatische Operation *f*
微创外科 mikrotraumatische Chirurgie *f*
微创外科[手术] mikrotraumatische Chirurgie-Operation *f*
微创外科技术 mikrotraumatische Chirurgie-Operation-Technik *f*
微创外科手术设备 mikrotraumatische Chirurgie-Operationanlage *f*
微创心脏手术 mikrotraumatische Herzoperation *f*
微创心脏外科手术 mikrotraumatische Herzoperation *f*
微创治疗 mikrotraumatische Therapie *f*
微创主动脉瓣置换术 mikrotraumatische Aortenklappe-Ersetzung *f*
微刺 Mikrostachel *m*
微刺激方案 mini-Stimulierungskonzeption *f*
微带电泳 Mikrogürtel-Elektrophorese *f*
微带血性[的] blutstichig
微单位 Mikroeinheit *f*
3-D 微弹簧圈 3D-Mikrospule *f*
微弹簧圈注入法 Micro-spule-Injektionsverfahren *n*
微弹射击法 Mikroprojektilbeschuss *m*
微导管 Mikroweiterleitung *f*
微导管技术 Mikrokatheterisierung *f*
微导管相关的马尾综合征 Mikrokatheter-assoziiertes Kaudasyndrom *n*
微滴 Mikrotiter *m*
微滴补体结合试验 Mikrotiter-Komplementbindungsreaktion *f*
微滴单位 Mikrotitereinheit *f*
微滴核 Tröpfchenkern *m*
微滴技术 Mikrotitertechnik *f*
微滴培养 Mikrotiterkultur *f*
微点阵 Microarray *n*
微点阵分析 Mikroarrayanalyse *f*
微电感 Mikro-Stromgefühl *n*
微电击 Mikro-Stromschlag *m*
微电极 Mikroeiektrode *f*
微电极测绘技术 Mikroelektroden-Abbildungstechnik *f*
微电极放大器 Mikroelektrodenverstärker *m*
微电极拉制器 Mikroelektrodenverstärker *m*
微电极阵列 mikroelektronische Matrix *f*
微电极组 Multimikroelektrode *f*
微电量计 Mikrovoltameter *n*
微电流检测 MikrostromsTest *m*
微电流源 Mikrostromsquelle *f*
微电位计 Mikropotentiometer *n*
微电泳池 Mikroelektrophorese-Zelle *f*
微电泳仪 mikroelektrophoretisches Instrument *n*
微电子学 Mikroelektronik *f*
微动关节 Amphiarthrose *f*
微动关节的 amphiarthrodial
微动脉 Arteriole *f*
微动脉瘤 Mikroaneurysma *n*
微动脉造影术 Mikroarteriographie *f*
微动描记器 Mikrograph *m*
微动敏感床垫式睡眠监测 Schlafen-Monitor von hochempfindlicheh Matratze *m*
微动敏感床垫式睡眠监测系统 Schlafen-Monitorsystem von hochempfindlicheh Matratze *n*
微动调焦装置 Mikroregler *m*
微动作 Mikrobewegung *f*
微动作单位 Mikro-Aktionspotential *n*
微煅烧 Mikroverbrennung *f*
微法[拉] Mikrofarad *n*(μF)
微分 Differential *n*
微分比容 partielles spezifisches Volumen *n*
微分测量 Differenzmessung *f*
微分冲淡热 differentielle Verdünnungswärme(od. Lösungswärme) *f*
微分的 differentiell, differential
微分电路 differentielle Scbaltung *f*
微分法 Differenzierung *f*, Differentiation *f*
微分分析 Differentialanalyse *f*
微分干涉相差显微镜 Differential-Interferenz-Kontrast-Mikroskopie *f*
微分干涉相衬显微镜 Differential-Interferenz-Kontrast-Mikr-

oskopie *f*
微分公式 Differentialrechnungsformel *f*
β- 微分谱 β-Differentialspektrum *n*
微分器 Differentialrechner *m*
微分溶解热 differentielle Lösungswärme *f*
微分闪烁图 Differentialszintigramm *n*
微分吸收率 differentielle Absorptionsrate *f*
微分吸收热 differentielle Absorptionswärme *f*
微粉粉碎机 Feinreibeisen *n*
微粉化 Mikropulverisierung *f*, Mikronisierung *f*
微粉磨机 Mikronisierungsmühle *f*, Mikropulverisatror *m*, Strahlmuhle *f*
微风 Brise *f*
微伏[特] Mikrovolt *n* (μV)
微辐射计 Mikroradiometer *n*
微钙化 Mikroverkalkung *f*
微梗死 Mikroinfarkt *m*
微功耗直读式个人剂量报警仪 persönlicher Dosisalarm *m*
微构像 Mikrokonformation *f*
微观的 mikroskopisch, mikrokosmisch
微观电泳 Mikroelektrophorese *f*
微观动脉瘤 Mikroaneurysma *n*
微观毒性测试系统 Mikrogiftigkeit-Testsystem *n*
微观反应 Mikroreaktion *f*
微观教学 Mikrolehre *f*
微观结肠炎 mikroskopische Kolitis *f*
微观结构 Mikrostruktur *f*
微观进化 Mikroevolution *f*
微观量 mikroskopische Menge *f*
微观脓肿 Mikroabszeß *m*
微观人际行为 mikro-interpersonales Verhalten *n*
微观肾钙化 mikroskopische Nierenverkalkung *f*
微观世界 Mikrokosmos *m*
微观图 Mikrogramm *n*
微观卫生经济学 Mikrogesundheitsökonomie *f*
微观物理学 Mikrophysik *f*
微观现象 Makrophänomen *n*
微观形态 Mikrogestalt *f*
微观训练 Mikroschulung *f*
微观咨询 Mikrokonsultation *f*
微管 Mikrotubuli *m pl*
微管蛋白 Mikrotubulin *n*, Tubulin *n*
β- 微管蛋白 β-Tubulin *n n*
微管蛋白粘连 Tubulin-Anbindung *f*
微管滑动机制 mikrotubulärer Schiebemechanismus *m*
微管结构 mikrotubuläre Struktur *f*
微管介导效应 Mikrotubulus-vermittelte Wirkung *f*
微管连接蛋白 Connexin *n*
微管泡 mikrotubuläres Blaschen *n* (od. Vesikel *m*)
微管泡的 mikrotubulo-vesikular
微管泡系统 mikrotubulo-vesikuläres System *n*
微管失稳剂 Mikrotubuli-destabilisierenden Wirkstoff *m*
微管束 Mikrotubulusbündel *n*, Fasciculus microtubularis *m*
微管网状结构 mikrotubulär-retikuläre Struktur *f*
微管相关蛋白质 Mikrotubulus assoziiertes Protein *n*
微管形成(组织)中心 Mikrotubuli organisierendes Zentrum *n*
微管学说 Mikrotubuli-Theorie *f*
微管组织中心 Mikrotubulus-Organisationscenter *n*
微灌流技术 Mikroperfusionstechnik *f*
微灌注术 Mikroperfusionstechnik *f*
微光电视设备 Restlichtfernsehen *n*
微光视觉 Dämmerungssehen *n*
微光束 Mikrostrahl *m*
微过滤 Mikrofiltration *f*
微过滤器 Mikrofilter *m*
微过氧物酶体 Mikroperoxisom *n*
微核 Mikronukleus *m*
微核测试 Mikronukleustest *m*
微核试验 Mikronukleusprobe *f*, Mikronukleustest *m*
微核糖核酸 Mikro-Ribonukleinsäure *f*
微核细胞 mikrokernhaltige Zelle *f*
微黑的 schwärzlich, nigricans
微红的 errötend
微红色 rötliche Farbe *f*
微环境 Mikroumgebung (Mikroumwelt *f*) *f*
微环境细胞 Mikroumgebungszellen *f pl*
微回路 Mikrocircuits *pl*
微混浊的 leicht trübe
微机图像编档和通信系统 Mikro PACS *n*
微机网络 Mikrocomputer-Netzwerk *n*
微剂量测定[法] Mikrodosimetrie *f*
微剂量概念 mikrodosimetrisches Konzept *n*
微剂量学 Mikrodosimetrie *f*
微寄生物 Mikroparasit *m*
微加工 Mikrofabrikation *f*
微荚膜 Mikrokapsel *f*
微碱性 Alkaleszenz *f*
微碱性的 alkalisch
微胶粒 Mizelle *f*, Micella *f*, Protomer *n*
微胶粒电动毛细管色谱法 mizellare elektrokinetische Kapillarchromatographie *f*
微晶 Mikrokristall *m*, Kristallit *m*
微晶的 mikrokristallin (isch)
微晶分散 mikrokristalline Dispersion *f*
微晶粉末 mikrokristallines Pulver *n*, Mikrokristallpulver *n*
微晶结构 Mikrokristallstruktur *f*
微晶结晶 Mikrokristallisierung *f*, Mikrokristallisation *f*
微晶蜡 mikrokristallines Wachs *n*
微晶磨皮 Mikrodermabrasion *f*
微晶磨皮 / 换肤 Mikrodermabrasion *f*, Partikel Hauterneuerung *f*
微晶磨削 keramische Schleifscheiben *f pl*
微晶葡萄糖 mikrokristalline Glukose *f*
微晶纤维 mikrokristalline Zellulose *f*
微晶纤维素 mikrokristalline Zellulose *f*
微静脉 Venula *f*
微居里 Mikrocurie *f* (μCi)
微距 Mikrosporn *m*
微克 Mikrogramm *n* (μg)
微克量 Mikrogramm-Quantität *f*
微克隆 Mikroklonen *n*
微克隆技术 Mikroklonentechnik *f*
微孔 Mikropore *f*
微孔[性] Mikroporosität *f*
微孔板杂交 Mikroplatten-Hybridisierung *f*
微孔薄膜过滤法 Milliporenfiltrierverfahren *n*
微孔过滤 Milliporenfiltration *f*
微孔扩散盒 Milliporenkammer *f*
微孔滤膜 Millipore *f*
微孔滤器 Milliporenfilter *m*
微孔膜滤器 mikroporöse Membranfilter *m*
微孔筛方法 Milliporenfiltrationsmethode *f*
微孔纤维技术 Hohlfaser-Technik *f*
微库伦 Mikrocoulomb *n*
微离心管 Mikrozentrifugenröhrchen *n*
微力动作 oligodynamische Wirkung *f*
微力作用 oligodynamische Wirkung *f*
微粒 Partikel *f*, Korpuskel *n*, Teilchen *n*

微粒捕获酶免疫分析技术 mikrosomaler Enzymimmunoassay *m*
微粒的 mikronisiert
微粒辐射 Korpuskularstrahlung *f*
微粒化 Mikronisierung *f*
微粒灰黄霉素 mikronisierte Griseofulvin *f*
微粒监测 Feinstaub-Überwachung *f*
微粒结晶 Mikrokristallisation *f*
微粒酶免疫分析 mikrosomaler Enzymimmunoassay *m*
微粒密度 Teilchendichte *f*
微粒皮 Mikro-Haut *f*
微粒皮移植 Mikro-Hauttransplantation *f*
微粒全氧化体系 Mikrosomen-Oxidationssystem *n*
微粒体 Mikrosomen *n pl*
微粒体的 mikrosomal
微粒体甘油三酯转移蛋白 mikrosomales Triglycerid-Transferprotein *n*
微粒体混合功能氧化酶 Mikrosomenmischfunktionsoxidase *f*
微粒体间介试验 Microsomevermittelter Assay *m*
微粒体抗雌激素结合位点 mikrosomale Anti-Östrogen-Bindungsstelle *f*
微粒体酶 Mikrosomenenzym *n*
微粒体前列腺素合成酶 1 mikrosomale Prostaglandin E-Synthase-1(mPGES-1) *f*
微粒体血红素加单氧酶 Mikrosomale Häm-Monooxygenase *f*
微粒体血红素加氧酶 Mikrosomenhämoxygenase *f*
微粒体氧化 mikrosomale Oxidation *f*
微粒体氧化体系 Mikrosomenoxidationssystem *n*
微粒直径 Teilchendurchmesser *m*
微粒状的 mikrosomal
微粒子病 Pébrine-Krankheit *f*
微凉浴 lauwarmes Bad *n*
微量 geringe Menge *f*
微量[细胞]培养 Mikrokultur *f*
微量白蛋白尿 Mikroalbuminurie *f*
微量泵雾化器 Mikropumpenvernebler *m*
微量比色计 Mikrokolorimeter *m*
微量玻璃电极测链 Mikroglaselektrodenmeßkette *f*
微量补体结合技术 Fixationstechnik des mikrocomplements *f*
微量采集玻璃管 Mikroprobenküvette *f*
微量测定[法] Mikrobestimmung *f*
微量测定板凝集反应技术 Technik der Mikroplatten-Hämagglutination *f*
微量测定板血凝技术 Technik der Mikroplatten-Hämagglutination *f*
微量测序 Mikrosequenzierung *f*
微量测压计 Mikromanometer *m*
微量沉淀反应 Spur-Fällungsreaktion *f*
微量称量 Mikrowiegung *f*
微量弹射 Mikroprojektil *n*
微量蛋白尿 Mikroalbuminurie *f*
微量滴定板 Mikrotitrierplatte *f*
微量滴定法 Mikrotitrierung *f*
微量滴定管 Mikrobürette *f*
微量电穿孔 Mikroelektroporation *f*
微量电泳[法] Mikroelektrophorese *f*
微量电泳的 mikroelektrophoretisch
微量电泳仪 Mikroelektrophoreseapparat *m*
微量法 Mikromethode *f*, Mikrobestimmung *f*
微量分馏烧管 Mikrofraktionierrohr *n*
微量分馏柱 Mikrofraktionierkolonne *f*
微量分析 Mikroanalyse *f*, Spurenanalyse *f*
微量分析天平 mikroanalytische Waage *f*, Mikrowaage *f*
微量干燥管 Mikrotrockenrohr *n*
微量高效液相色谱仪 Mikrohochleistungsfluessigkeitschromatographie *f*
微量汞中毒 Mikromerkurialismus *m*
微量灌注泵 Mikroinfusionspumpe *f*
微量光密度计 Mikrodens(it)ometer *n*
微量过滤管 Mikrofiltrierröhre *f*
微量呼吸[压力]机 Warburg Beatmungsgerät *n*(华勃呼吸机)
微量呼吸计 Mikro(re)spirometer *m*
微量化学 Mikrochemie *f*
微量化学的 mikrochemisch
微量化学反应 Mikrochemische Reaction *f*
微量化学分析 mikrochemische Analyse *f*
微量化学仪器 mikrochemischer Apparat *m*
微量灰化 Mikroinzineration *f*
微量活动的 oligodynamisch
微量及半微量自动滴定仪 Mikro-und Halbmikro-automatische Titrator *m*
微量技术 Mikrotechnik *f*
微量加液器 Mikropipette *f*
微量搅拌器 Mikrorührer *m*
微量金属合剂 Mixtur der Spurenmetalle *f*
微量凯氏消化管 Mikro-Kjeldahl* Verdauungsröhre *f*
微量扩散法 Mikrodiffusion *f*
微量扩散分析 Mikrodiffusions-Analyse *f*
微量扩散分析仪 Mikrodiffusionsanalysator *m*
微量冷热试验 minimaler kalorischer Test *m*
微量离心管 Mikrozentrifugalröhre *f*
微量淋巴细胞毒[性]试验 Mikrolymphozytotoxizitätstest *m*
微量淋巴细胞毒性试验方法 mikrozytotoxizitatstest mit den Lymphozyten *m*
微量硫测定仪 Mikroschwefelanalysator *m*
微量免疫电泳 Mikroimmun(o)elektrophorese *f*
微量免疫荧光试验 Mikroimmunfluoreszenztest *m*
微量尿比重测定器 Urometer für winzige Harnmenge *n*
微量凝集试验 Mikroagglutinationstest *m*
微量浓缩器 Mikrokonzentrator *m*
微量平底烧杯 Mikrostehbecherglas *n*
微量平底烧瓶 Mikrostehkolben *m*
微量清(白)蛋白 Microalbuminurie *f*
微量清蛋白尿 Mikroalbuminurie *f*
微量容量瓶 Mikrovolumetriekolben *m*
微量色谱法 Mikrochromatographie *f*
微量砷测定器 Mikroarsenanalysator *m*
微量渗析 Mikrodialyse *f*
微量升华 Mikrosublimation *f*
微量试池 Mikrozelle *f*
微量输液泵 Mikroinfusionspumpe *f*
微量水测定仪 Mikrowasseranalysator *m*
微量顺序测定 Mikrosequenzierung *f*
微量天平 Mikrowaage *f*
微量调节注射器 Mikrospritze *f*
微量透析 Mikrodialyse *f*
微量脱敏法 Skeptophylaxie *f*
微量污染物 Spurenverunreinigungen *pl*
微量吸[移]管 Mikropipette *f*
微量吸管 Mikropipette *f*
微量吸收池 Mikrozelle *f*
微量细胞毒性测定 Mikrozytotoxizitätsassay *m*
微量细胞毒性试验 Mikrozytotoxizitätstest *m*
微量显色反应 Spur-Farbreaktion *f*
微量需氧的 mikroaerophil
微量血沉测定器 Mikroblutsenkungsgerät *n*
微量血清铁分析仪 Mikroeisenanalysator *m*
微量血糖计 Mikrosaccharimeter *n*
微量血细胞比容 Mikrohämatokrit *m*

微量血细胞凝集检测梅毒螺旋体抗体试验 Mikrohämagglutinationstest auf Antikörper gegen Treponema pallidum *m*
微量血液气体测定器 Mikroblutgasometer *m*
微量血液用 pH 计 Mikroblut-pH-Meter *m*
微量养料 Mikronährstoff *m*
微量氧分析仪 Mikrosauerstoffanalysator *m*
微量药物注射泵 Mikroarzneiinfusionspumpe *f*
微量液体蒸馏装置 Mikrodestillationsapparatur *f*
微量移液器 Mikropipette *f*
微量营养素 mikronutritives Element *n* Mikronährstoff *m*
微量元素 Spurenelement *n*
微量元素缺乏症 Spurenelementmangel *m*, Spurenelement defizienz *f*
微量元素营养 Spurenelementernährung *f*
微量圆底烧瓶 Mikrorundkolben *m*
微量粘度计 Mikroviskosimeter *n*, Mikroviskositätsmesser *m*
微量照射 Mikrobestrahlung *f*
微量振荡器 Mikrooszillator *m*
微量蒸馏烧管 Mikrodestillierröhre *f*
微量蒸馏烧瓶 Mikrodestillationskolben *m*
微量指形冷凝管 fingerförmiger Mikrokondensator *m*
微量中和[法] Mikroneutralisierung *f*, Mikroneutralisation
微量中和试验 Mikroneutralisationstest *m*
微量注射 Mikroinjektion *f*
微量注射[法] Mikroinjektion *f*
微量注射泵 Mikrodosierspritzenpumpe *f*
微量作用的 oligodynanusch
微流控 Mikrofluid-Steuersystem *n*
微流控芯片 Chip des Mikrofluid-Steuersystems *n*
微瘤 Mikrotumor *m*, tumorlet <engl.>
微漏 Mikroleckage *f*
微卵泡腺瘤 Mikrofollikuläres Adenom *n*
γ 微伦计 γ-Gammaröntgenmesser *n*
微伦琴 Mikroröntgen *n* (μR, μr)
微滤泡腺瘤 fetales Adenom *n*
微脉 Mikrosphygmie *f*, Pulsus parvus *m*
微脉管系统 Mikrozirkulationssystem *n*
微米 Mikrometer *n* (μm)
O 微米 DNA O-Mikro-DNA *f*
微妙的 subtil
微命令 Mikrobefehl *m*
微摩尔 Mikromol *n*
微摩尔理论 mikromolare Theorie *f*
微姆[欧] Mikromho *n*, Mikrosiemens *n* (μS)
微囊 Mikrozyste *f*
微囊[包埋]酶 mikroverkapseltes Enzym *n*
微囊化 Mikroenkapselung *f*
微囊化培养 mikroverkapselte Kultur *f*
微囊剂 Mikrokapsel *f*
微囊培养 Mikroverkapselte Kultur *f*
微囊片 Mikroverkapselte Tablette *f*
微囊型淋巴管畸形 Mikrozystische lymphatische Fehlbildung *f*
微囊肿性附件癌 Mikrozystisches adnexales Karzinom *n*
微囊注射液 Mikroverkapselte Injektion *f*
微浓度 Mikrokonzentration *f*
微脓肿 Mikroabszess *f*
微欧[姆] Mikr(o)ohm *n* (μΩ)
微泡超声血管造影 Mikrobläschenultraschallangiographie *f*
微泡内陷 mikrovesikuläre Einstülpung (od. Invagination)
微气泡 Gasmikrobläschen *n*
微气压记录器 Mikrobarograph *m*, Variograph *m*
微气压记录图 Mikrobarogramm *n*
微气压记录仪 Mikrobarograph *m*
微嵌合 Mikrochimärismus *m*
微丘疹性结核疹 mikropapulöse Tuberkulid *f*
微球 Mikrosphäre *f*
微球蛋白 Mikroglobulin *n*
β2-微球蛋白 β2-Mikroglobulin *n*
β-微球蛋白 β-Mikroglobulin *n*
微球技术 Mikrosphären-Technik *f*
微球剂 Mikroballon *m*
微球茎状膨大 bulbille
微球菌属 Micrococcus *n*
微球菌素 Micrococcin *n*
微球粒 Drogen beladene Mikrokapseln *pl*
微球体 Mikrosphäre *f*
微区 Mikroumgebung *f*
微缺的 Micro fehlende
微扰 Perturbation *f*
微扰理论 Perturbationstheorie *f*
微热 leichtes Fieber *n*, subfebrile Temperatur *f*, Eupyrexie *f*
微热[测]量计 Mikrokalorimeter *m*
微热分析仪 Mikrothermoanalysator *m*
微茸层 Blüte *f*
微绒毛 Mikrovillus *m*
微容量计数法 Mikrovolumetrie *f*
微溶的 wenigl öslich
微乳 Mikroemulsion *f*
微乳剂 Mikroemulsion *f*
微乳头状癌 mikropapilläres Karzinom *n*
微乳液电动毛细管色谱 Mikro-Emulsion elektro-kinetische Chromatographie (MEEKC) *f*
微弱的 schwach, kraftlos
微伤 Mikrotrauma *n*
微商 Derivat *n*
微射轰击 Mikroprojektil-Beschuss *m*
微神经学 Mikroneurographie *f*
微神经元 Mikroneuron *n*
微渗压计 Mikroosmometer *m*
微升 Mikroliter *m*
微生活情境 Mikro-Lebenssituation *f*
微生态平衡 Mikroeubiose *f*
微生态系 mikroökologisches System *n*, Mikroökosystem
微生态学 Mikroökologie *f*
微生物 Kieinlebewesen *n*, Mikroorganismus *m*, Mikrobe *f*, Mikrobion *n*
微生物[用]显微镜 Mikrobioskop *n*
微生物[原]病 Mikrobismus *m*
微生物闭锁生态系 mikrobielles geschlossenes Ökosystem *n*
微生物病 Mikrobismus *m*, Mikrobiose *f*
微生物病理学 Mikropathologie *f*
微生物测定[法] Mikrobenanalyse *f*, microbioassay <engl.>
微生物产品 mikrobiologische Produkte *n pl*
微生物沉淀素 Mikrobenpräzipitine *n pl*
微生物传感器 mikrobieller Sensor *m*
微生物丛 Mikrobionten *m pl*
微生物弹 mikrobieller Geschoß *n*
微生物的 mikrobiell
微生物的敏感试验 Microbial Sensitivitätstest *m*
微生物电极 mikrobielle Elektrode *f*
微生物动力学 Mikrobenkinetik *f*
微生物分类学 Taxonomie der Mikroorganismen *f*
微生物分析 mikrobiologischer Test *m*
微生物工业 mikrobiologische Industrie *f*
微生物光感受器 mikrobielle Photorezeptoren *pl*
微生物互利共生 mikrobieller biologischer Mutualismus *m*
微生物化石 Mikrofossil *n*
微生物化学电池 biochemisches Brennstoffzelle *f*

微生物换能器 mikrobieller Wandler *m*
微生物鉴[检]定 mikrobiologische Analyse(od. Identifikation) *f*, microbiological assay <engl.>
微生物降解 mikrobielle Degradation *f*, Biodegradation *f*
微生物胶原酶 mikrobielle Kollagenase *f*
微生物结(联)合 Mikrobenassoziation *f*
微生物金属累积 mikrobielle Metall-Akkumulation *f*
微生物浸矿 mikrobielle Auslaugung *f*
微生物恐怖 Mikrobiophobie *f*
微生物来源的 Mikrobe-abgeleitet
微生物离异 Mikrobendissoziation *f*
微生物量 mikrobieller Biomasse *m*
微生物农药 mikrobielles Pestizid *n*
微生物培养 mikrobielle Kultivierung *f*
微生物培养基 mikrobielles Medium *n*
微生物培养物 mikrobielle Kultur *f*
微生物气溶胶存活力和存活率 Lebensfähigkeit und Überlebensrate von mikrobiologischen Aerosol *f*
微[生]物区系 Mikroflora *f*
微[生物]生态学 Mikroökologie *f*
微生物群体 mikrobielle Population *f*, Mikrobenpopulation *f*
微生物溶血素试验 mikrobielle Hämolysintest *m*, Mikrobenhämolysintest *m*
微生物杀灭率 mikrobielle Sterilisationsrate *f*
微生物杀灭时间 mikrobielle Sterilisationszeit *f*
微生物生物甲基化 mikrobielle biologische Methylierung *f*
微生物生物间共处 mikrobielle biologische Neutralität *f*
微生物生物拮抗或偏害 mikrobieller biologischer Antagonismus oder Amensalismus *m*
微生物生物竞争 biologischer Wettbewerb *m*
微生物生物偏利共生 biologischer Kommensalismus *m*
微生物生物驱化性 mikrobielle biologische chemotaktische Reaktion *f*
微生物实验室获得感染 erworbene Infektion im mikrobiologischen Labor *f*
微生物适应 mikrobiologische Adaption *f*
微生物噬菌作用 Mikrobiophagie *f*
微生物属性 mikrobiologische Spezifikation *f*
微生物素 Mikrokin *f*
微生物危险性评价 mikrobiologische Risikobewertung, MRA *f*
微生物细胞工程 mikrobielles Zellen-Engineering *n*
微生物限制因子 mikrobieller Begrenzungsfaktor *m*
微生物效价测定 mikrobiologischer Test *m*
微生物性溃疡 mikrobielle Geschwür *f*
微生物学 Mikrobiologie *f*
微生物学测定法 mikfobiologische Analyse(od. Bestimmung) *f*
微生物学的 mikrobiologisch
微生物学分析法 mikrobiologische Analyse *f*, Mikrobioanalyse *f*
微生物学家 Mikrobiologe *m*
微生物学检查法 mikrobiologische Untersuchung *f*
微生物血症 Mikrobiohämie *f*
微生物研究所 Institut für Mikrobiologie *n*
微生物药物 mikrobielle Medizin *f*
微生物药学 mikrobielle Apotheke *f*
微生物遗传学 mikrobielle Genetik *f*
微生物战剂 mikrobielles Kriegsmittel *n*
微生物疹 Mikrobid *n*
微生物指示剂 mikrobieller Indikator *m*
微生物致变质 Deterioration *f*
微生物致突变试验 mikrobiologischer Mutagenitätsversuch *m*
微生物浊度计 Mikrobioturbidimeter *m*
微生子 Gonidie *f*
微生子梭杆菌 Fusobacterium gonidiaformans *n*
微生子体 Gonidiophor *m*
微[生]植物 Mikrophyt *m*
微湿的 näßlich, feuchtlich, angefeuchtet
微时计 Chronograph *m*
微视解剖学 mikroskopische Anatomie *f*
微室培养 Mikrokammer-Kultur *f*
微嗜氧性链球菌 mikroaerophile Streptokokken *m pl*
微束照射 Mikrobündelbestrahlung *f*
微数据 Mikrodaten *pl*
微栓塞综合征 Mikroembolismus-Syndrom *n*
微栓子 Mikroembolus *m*
微睡 Schlummer *m*
微睡眠 Mikro-Schlaf *m*
微丝 Mikrofilament *n*
微丝部 Pars filamentosa *f*
微丝结合蛋白 Mikrofilament-bindendes Protein *n*
微丝体系 Mikrofilamentsystem *n*
微丝蚴 Mikrofilarie *f*
微丝蚴肉芽肿 Mikrofilariengranulom *n*
微丝蚴血 Mikrofilarämie *f*
微丝蚴周期 Mikrofilarien-Periodizität *f*
微酸的 subazid, anazid, azeszent
微酸味 Azeszenz *f*
微酸性 Subacidity *f*
微体 Mikrokörper *m*
微体[新陈]代谢 Mikrometabolie *f*, Mikrometabolismus *m*
微填充柱 Mikrofüllkörperkolonne *f*
微调 Feineinstellung *f*, Trimmen *n*
微听觉系统 mikroauditorisches System *n*
微通道 Mikrokanal *m*
微痛 Hypodynie *f*, leichter Schmerz *m*
微透析 Mikrodialyse *f*
微透析探头 Mikrodialyse-Probe *f*
微突变 mikromutation *f*
微团 Mizelle *f*, Micella *f*
微陀螺 Mikro-Gyroskop *n*
微[小剂]量 Mikrodosis *f*
微[焰]灯 Mikrobrenner *m*
微[植]皮刀 Mikrodermatom *n*
微瓦[特] Mikrowatt *n*(μW)
微微法[拉] Pikofarad *n*(pF)
微微居里 Pikocurie *n*(pCi)
微微克 Pikogramm *n*(pg)
微微克分子 Picomole *f*
微微秒 Pikosekunde *f*(ps)
微尾型尾蚴 mikrozerköse Zerkarie *f*
微卫星 Mikrosatellit *m*
微卫星 DNA Mikrosatelliten-DNA *f*
微卫星 DNA 不稳定性 Mikrosatelliten-DNA-Instabilität *f*
微卫星不稳定性 Mikrosatelliten-Instabilität *f*
微卫星多态性 Mikrosatelliten-Polymorphismus *m*
微卫星染色体不稳定性 Mikrosatelliten-Instabilität *f*
微卫星稳定 Mikrosatelliten-stabilität *f*
微卫星重复序列 Mikrosatelliten-Repeat *n*
微温度计 Mikrothermometer *n/m*
微温浴 laues Bad *n*(29~33℃)
微吸附检测器 Mikroadsorptionsdetektor *m*
微吸管 Mikropipette *f*
微系统 Miniatur-System *n*
微细胞 Mikrozelle *f*
微细胞法 Minizellen-Methode *f*
微细胞遗传学 Mikrozytogenetik *f*
微细胞转移 Mikrozellentransfer *m*
微细结构 Feinstruktur *f*
微细脑机能障碍综合征 Syndrom der Minimalzerebraldys-

funktion *f*
微细脑损伤综合征 Syndrom des Minimalhirnschadens *n*
微细绒毛 Mikrovillim *pl*
微纤毛 Mikrozilie *f*, Mikrocilium *n*
微纤丝 Mikrofibrillen *f pl*
微纤维 Mikrofibrillen *f pl*
微纤维蛋白 Fibrillin *n*
微小 microRNA *f*, microRibonukleinsäure *f*
微小癌 Mikrokarzinom *n*
微小按蚊 Anopheles minimus *m*
微小巴贝虫 Mikro-Babesia *f*
微小棒状杆菌 Mikro-Corynebacterium *n*
微小病变 winzige Läsion *f*, leichte Verletzung *f*, sehr kleine Veränderung *f*
微小病变疾病 Nil-Krankheit *f*
微小病变肾病 Mikro-Change Nephropathie *f*
微小病变型肾病 Minimal-Change-Glomerulonephritis *f*
微小病变性肾小球肾病 Mikro-Change-Glomerulonephritis *f*
微小病毒科 RNA Picornaviridae *n*
微小残留病 mikroskopische restliche Disease *f*, MRD, mikroskopische restliche Krankheit *f*
微小残留病变 mikroskopische Resterkrankung *f*
微小创伤 Mikrotrauma *n*
微小催乳素瘤 Mikroprolaktinom *n*
微小的 winzig, klein, minut(-us, -a, -um)
微小动脉瘤 Mikroaneurysma *n*
微小梗死 Mikroinfarkt *m*
微小管 Mikrotubulus *m*
微小核糖核酸病毒属 Picorna-Viren *n pl*
微小环境 Mikroumwelt *f*
微小浸润癌 Mikroinfiltrationskarzinom *n*
微小浸润性鳞状细胞癌 mikroinvasives Squamöskarzinom *n*
微小免疫球蛋白 Mikroimmunglobulin *n*
微小膜壳绦虫 Hymenolepis nana *f*
微小膜壳绦虫病 Hymenolepiasis nana *f*
微小内蜒[阿米巴] Endolimax nana *f*
微小牛蜱 Boophilus microplus *m*
微小气候 Mikroklima *n*, Kleinstklima *n*
微小气候评价 Auswertung des Mikroklimas *f*
微小气候学 Mikroklimatologie *f*
微小器官 Miniorgan *n*
微小缺失综合征 Mikrodeletion-Syndrom *n*
微小染色体 Minichromosom *n*
微小损害 mikroskopische Läsion *f*
微小胃癌 minimales Magenkarzinom *n*
微小腺瘤病 Mikroadenomatose *f*
微小型菌落 Zwergkolonie *f*, dwarf colony <engl.>
微小血管炎 Mikrovaskulitis *f*
微小终板电位 Miniaturendplattenpotential *n* (MEPP)
微小作用测定器 minimalerAktion Landvermesser *m*
微笑美学 Lächeln-Ästhetik *f*
微笑曲线 Lächeln-Kurve *f*
微效基因 Minor-Gen *n*
微斜视 Mikrostrabismus *m*
微芯片 Mikrochip *m*
微芯片电泳 Mikrochip-Elektrophorese (MCE) *f*
微形牙科电机 Mikrodentalmotorgerät *n*, Mikromotor *m*
微形止血钳 Mikroarterienklemme *f*
微型 Miniatur *f*
微型[切]皮刀 Mikrodermatom *n*
微型铂丝螺圈 Mikroplatinspule *f*
微型持针钳 Mikronadelhalter *m*
微型电动切割器 elektronisches Mikro-Schneidwerkzeug *n*
微型电凝器 elektrischer Mikro-Kondensator *m*
微型电泳仪 Mikrogel-Elektrophorese *f*
微型耳剥离器 klanglicher Mikrodissektor *m*
微型肺不张 Mikroatelektase *f*
微型肺式调节器 Miniatur-Atemregler *m*
微型分光光度计 Mikrospektrophotometer *m*
微型粉磨机 Mikropulverisator *m*
微型钢丝钳 Mikrosaitenschneider *m*, Mikrodrahtschneider *m*
微型骨螺钉 Mikroknochenschraube *f*
微型骨钻 Mikroknochenbohrer *m*
微型灌注器 Mikroirrigator *m*
微型喉镜检查 Mikro-Laryngoskopie *f*
微型化 Mikrominiaturisierung *f*, Minimisierung *f*
微型混合器 Mikromischer *m*
微型机 Mikromaschine *f*
微型机械电子系统 elektrisches mikro-mechanisches System *n*
微型计算机 Mikrocomputer *m*, Miniaturrechner *m*
微型计算机医院信息管理系统 Mikrocomputer Krankenhaus-Informations-Management-System *n*
微型计算机饮食评价 Mikrocomputer für die Ernährungsbeurteilung *f*
微型胶囊剂 Mikrokapsel *n*
微型角膜巩膜镊 korneosklerale Mikropinzette *f*
微型接种环 Mikroöse *f*
微型拉钩 Mikrohaken *m*
微型流量式试池 Mikrodurchflußküvette *f*
微型螺帽套紧器 Mikroschraubenmutterspanner *m*
微型培养皿 Mikrokulturschale *f*
微型启动子 Minipromotor *m*
微型染色体 Minichromosom *n*
微型渗透泵 Alzet osmotische Minipumpe *f*
微型生物传感器 Mikro-Biosensor *m*
微型手术镊 Mikropinzette *f*
微型栓子 Mikro-Blutpfropf *m*
微型细胞 Mikrozelle *f*
微型显微角膜结膜剪 Mikrohornhaut-und Mikrobindehautschere *f*
微型显微角膜移植剪 Mikrohornhauttransplantationsschere *f*
微型显微滤帘除剪 Mikrotrabekelnschere *f*
微型心电图机 Miniatur-Elektrokardiograph *m*
微型血管钳 Mikrogefäßklemme *f*
微型血细胞计数器 Blutkörperchen-Mikrozählgerät *n*
微型牙科电机 Mikrodentalmotorgerät *n*, Mikromotor *m*
微型牙钻 Mikrozahnbohrer *m*, Miniaturbohrer *m*
微型牙钻套包 Miniaturbohrerbesteck *n*
微型凿 Mikro-Meißel *m*
微型照相机 Miniaturkamera *f*, Kleinstbildkamera *f*
微型振荡器 Mikrooszillator *m*
微型终板电位 Mikro-Endplattes Potenzial *n*
微型座椅供氧调节器 Sitz montiert Miniatur-sauerstoffregler *m*
微需气细菌 mikroaerophile Bakterien *f pl*
微需氧的 mikroaerophil
微需氧菌 Mikroaerobier *pl*
微需氧性非溶血性链球菌 mikroaerophile hämolytische Streptokokken *pl*
微需氧性细菌 mikroaerophile Bakterien *f pl*
微悬臂梁生物传感器 Mikro-Freitragender Biosensor *m*
微血管 Kapillare *f*, Haargefäß *n*, Mikrangium *n*
微血管壁 Haargefäßwand *f*, Kapillarwand *f*
微血管并发症 mikrovaskulären Komplikationen *f*
微血管病 Mikroangiopathie *f*
微血管病[性]溶血性贫血 mikroangiopathische hämolytische Anämie *f*
微血管病变 Mikroangiopathie *f*
微血管病性溶血性贫血 mikroangiopathische hämolytische

Anämie *f*
微血管的 mikrovaskulär
微血管缝[合]针 chirurgische Nadel für Mikrogefäße *f*
微血管合拢器 mikrovaskulärer Approximator *m*
微血管疾病 mikrovaskuläre Erkrankung *f*
微血管减压术 mikrovaskuläre Dekompression *f*
微血管痉挛 mikrovaskuläre Zuckung *f*
微血管扩张镊(钳) mikrovaskuläre Dilatationspinzette *f*
微血管扩张器 mikrovaskulärer Dilatator *m*
微血管瘤 Mikroangiome *f*
微血管麻痹 mikrovaskuläre Lähmung *f*
微血管镊 mikrovaskuläre Pinzette *f*
微血管耦合系统 mikrovaskulären Koppler-System *n*
微血管期 kapilläre Phase *f*, Kapillarphase *f*
微血管器械包 mikrovaskuläres Instrument *n*
微血管钳 Moskitoklemme *f*, Halsted* Klemme *f*
微血管吻合法趾移植术 Zehentransplantation mit mikrovaskulären Anastomosen *f*
微血管显微镜检查 Mikroangioskopie *f*
微血管血栓出血综合征 Mikrovaskuläre Thrombosen-Blutung Syndrom *n*
微血管循环 Mikrozirkulation *f*
微血管游离皮瓣 mikrovaskulärer freier Lappen *m*
微血管淤滞 Mikrozirkulationsstase *f*
微血管造影术 Mikroangiographie *f*
微血管造影照片 Mikroangiogramm *n*
微血管照相机 Mikroangiograph *m*
微血管照相术 Mikroangiographie *f*
微血管止血钳 Mikroarterienklemme *f*
微血栓 Mikrothrombus *m*
微循环 Mikrozirkulation *f*
微循环闭塞 Mikrozirkulation-Okklusion *f*
微循环功能障碍 Mikrozirkulationsdysfunktion *f*
微循环灌流不良 inadäquate Perfusion der Mikrozirkulation *f*
微循环灌流量 Mikrozirkulationsperfusion *f*
微循环力学 Mikrozirkulationsmechanik *f*
微循环衰竭 Mikrozirkulationszusammenbruch *m*
微循环显微镜 Mikrozirkulationsmikroskop *n*
微循环学 Mikrocirculogie *f*
微循环障碍 Mikrozirkulationsstörung *f*
微压表 Mikrobarometer *n*
微压力计 Mikromanometer *m*
微炎症 Micro-Inflammation *f*
微眼跳 Mikrosakkade *f*
微厌氧性的 mikroanaerob
微液滴 Tröpfchen *n*
微液流 Mikrostrom *m*
微音 Mikrofonie *f*
微音器 Mikrophon *n*
微音器电位 Mikrophonpotential *n*
微音器效应 Mikrophoneffekt *m*
微音听诊器 Mikrophonskop *n*
微饮液作用 Mikropinozytose *f*
微营养素 Mikronährstoffe *m pl*
微应激状态 Mikrostress *m*
微语言系统 Mikrosprachsystem *n*
微原纤维 Mikrofibrille *f*
微运动 Mikrobewegung *f*
微载体 Mikroträger *m*
微载体培养 Mikroträgerkultur *f*
微载体细胞培养 Zellkultur von Mikroträger *f*
微造瘘经皮肾镜术 Mikro-perkutanes Nephroskop *n*
微粘度 Mikroviskosität *f*
微粘度计 Mikroviskosimeter *n*
微针术 Mikroakupunktur *f*
微针阵列 Mikronadel-Array *m*
微诊断 Mikrodiagnose *f*
微阵列 Mikro-Array *m*
微阵列技术 Mikroarray-Technologie *f*
微阵列家系研究 Mikroarray-Ahnenforschung *f*
微脂粒 Liposom *n*
微植物 Mikrophyt *m*
微植物学 Mikrophytologie *f*
微指令 Mikrobefehl *m*, Mikroinstruktion *f*
微终板电位 Miniaturendplattenpotential *n* (MEPP)
微重力 Mikrogravitation *f*
微重力效应 Wirkung der Mikrogravitation *f*
微皱褶细胞 Mikrofaltenzelle, M-Zelle *f*, Mikrofalte-Zelle *f* (M 细胞)
β-微珠蛋白 β-Mikroglobin *n*
微注射 Mikroinjektion *f*
微柱体 Mikrozylinder *m*
微转移 Mikrometastase *f*
微紫白色 lila-weiß

wéi 韦违围唯维

韦拜儿童智力量表 Wechsler Bellevue* Intelligence Scale für Kinder *f*
韦贝尔麻痹 Weber* Lähmung *f*(动眼神经交叉性偏瘫)
韦[伯] Weberm (Wb)
韦伯定律 Webers* Gesetz *n*
韦伯费希纳定律 Weber*-Fechner*-Gesetz *n*
韦伯分数 Weber* Fraktion *f*
韦伯克莱斯坦病(脂膜炎综合征) Weber*-Christian*-Krankheit *f* (Pannikulitis *f*, Syndrom *n*)
韦伯氏器 Weber* Organ (od. Körperchen) *n*, Utriculus prostaticus *m*
韦伯氏试验 Weber* Versuch *m*
韦伯氏小体 Weber* Körperchen *n*, Utriculus prostaticus *m*
韦伯氏综合征 Weber* Syndrom *n*, Hemiplegia alternans oculomotorica *f*
韦伯综合征(大脑脚综合征) Weber*-Syndrom *n*, Weber*-Gubler*-Syndrom *n*
韦德伯恩综合征 Wedderburn* Syndrom *n*
韦德尼希霍夫曼病 Werdnig*-Hoffmann*-Erkrankung *f*
韦恩幼儿园测验 Vane*-Kindergarten-Test *m*
韦尔病 Weil*-Krankheit *f*
韦尔霍夫氏病 Werlhof* Krankheit *f*, Purpura idiopathica thrombopenica *f*
韦尔姆斯氏瘤 Wilms* Tumor *m*, Nephroblastom *n*
韦尔讷伊氏神经瘤 Verneuil* Neurom *n*, Neuroma ple-xiforme *n*
韦尔内综合征 Vernet*-Syndrom *n*
韦尔尼克失语症 Wernicke*-Aphasie *f*(性失语、听语障碍)
韦尔奇的伟伦检影镜 Welch*-Allyn* Retinoskop *n*
韦尔热 Weil*-Fieber *m*
韦格纳肉芽肿病 Wegener* Granulomg *m*(一种进行性疾病,最后身体所有器官均有广泛炎症)
韦格内氏肉芽肿[病] Wegener* Granulomatose *f*, Granuloma gangraenescens *n*
韦格内氏肉芽肿肾病 Wegener* granulomatöse Nephrose *f*
韦-霍二氏麻痹 Werdnig*-Hoffmann* Paralyse *f* (od. Syndrom *n*), infantile spinale progressive Muskelatrophie *f*
韦(维)金斯基现象 Wedensky*-Phänomen *n*
韦金斯基易化作用 Wedensky*-Erleichterung *f*
韦-柯二氏综合征 Wernicke*-Korsakow* Syndrom *n*, amnestisches Psychosyndrom *n*
韦科手足复发性大疱性表皮松解 wiederkehrende Hände- und Füße- Epidermolysis bullosa von Weber Cockayne *f*

韦-克二氏综合征 Weber*-Christian* Syndrom *n*, Panniculitis nodularis non suppurativa febrilis et recidivans *f*
韦克斯勒贝鲁威量表 Wechsler*-Bellevue*-Skala *f*
韦克斯勒成人智力表 Wechsler* Intelligenzskala für Erwachsenen *f*
韦克斯勒记忆量表 Wechsler* Memory Scale *f*
韦莱综合征 Weber*-Leyden*-Syndrom *n*
韦利斯氏环 Willis* Arterienkreis *m*, Circulus arteriosus cerebri *m*
韦利斯囊(小网膜) Omentum minus *n*
韦利斯氏囊 Willis* Tasche *f*, kleines Netz *n*, Omentum minus *n*
韦利斯氏听觉倒错 Willis* Parakusie *f*(od. Phänomen *n*), Paracusis willisii *f*
韦[利斯]氏误听 Willis* Parakusie *f*(od. Phänomen *n*), Paracusis willisii *f*
韦廉穆森合成法 Williamson-Synthese *f*
韦林搅切器 Waring*-Blender *m*
韦母氏瘤 Wilms* Tumor *m*, Nephroblastom *n*
韦尼可区 Wernicke*-Sprachzentrum *n*, sensorisches Sprachzentrum *n*
韦尼克病 Wernicke*-Krankheit *f*
韦尼克科尔萨科夫综合征 Wernicke*-Korsakoff* Syndrom *n*
韦尼克失语[症] Wernicke*-Aphasie *f*
韦尼克氏脑病 Wernicke* Enzephalopathie *f*, Pseudoencephalitis haemorrhagica superior *f*
韦尼克综合征 Wernicke* Syndrom *n*(老年精神病态)
韦尼耶微变视敏度(变位阈) Vernier*-Sehschärfe(visuelle Perzeption der minimalen Veränderung eines Strichtes) *f*
韦帕体 Weibel*-Palade* Körper *m*(血管内皮细胞特殊的胞浆内棒状微管束,可作为判断肿瘤来源于内皮细胞的标记)
韦-皮二氏现象 Westphal* -Piltz* Phänomen *n*, Orbikularisphänomen *n*
韦普曼听觉辨别测验 Wepman* Test der auditiven Diskriminierung *m*
韦荣球菌属 Veillonella *f*
韦萨留斯氏韧带 Vesalius* Band *n*, Ligamentum inguinale *n*
韦氏成人智力[量]表 Wechsler* Adult Intelligence Scale *f*
韦氏成人智力量表 Wechsler-Erwachsene-Intelligenz-Skala *f*
韦氏儿童智力量表 Wechsler* Intelligenztests für Kinder *pl*
韦氏记忆量表 Wechsler*-Gedächtnis-Skala *f*
韦氏量表 Wechsler*-Skala *f*
韦氏试验 Wechsler*-Test *m*
韦氏梭菌 Welch*(-Fraenkel*) Bazillus *m*, Clostridium aerogenes-capsulatum *n*
韦氏梭菌食物中毒 Lebensmittelvergiftung durch Clostridium welchii* *f*
韦氏误听 Parakusis Willisiana *f*
韦氏学前儿童和小学生智力量表 Wechsler* Vorschul-und Grundschulalter Skala von Intelligenz *f*
韦氏智力测验 Wechsler*-Intelligenz-Test *m*
韦氏智力量表 Wechsler*-Intelligenz-Skala *f*
韦斯顿[标准]电池 Weston-[Standard-]Element *n*, Kadmiumnormalelement *n*
韦斯顿印迹法 Western* Blot-Methode *f*
韦斯勒氏综合征 Wissler*(-Fanconi*) Syndrom *n*, Subsepsis allergica *f*
韦斯特法尔核 Westphal* Nukleus *m*(Kern *m*)(动眼神经副交感核)
韦斯特法尔氏闭眼瞳孔反射 Westphal* Reflex *m*, Lidschlußreflex *m*
韦斯特格伦氏法 Westergren* Methode *f*
韦索霍法 Weat*-Soto*-Hall*-Methode *f*
韦太姆氏手术 Wertheim* Operation *f*
韦特海默 Max*-Wertheimer*
韦耶 Weyer*

韦永氏球菌属 Veillonella *f*
违标药 falsches gekennzeichnetes Arzneimittel *n*
违法的 kriminell
违法流产 krimineller Abort *m*, Abortus criminalis *m*
违法者 Delinquent *m*
违反社会规范的行为 Dissozialität *f*
违反医理的 antimedizinisch
违光试验 Transillumination *f*
违和 Ubelbefinden *n*, Akosmie *f*
违纪人格 delinquente Persönlichkeit *f*
违拗性遗忘 negativistische Amnesie *f*
违拗性抑郁症 resistive Melancholie *f*
违拗症 Negativismus *m*
围[手]术期 Perioperation *f*
围产[期]死亡率 Perinatalmortalität *f*, Perinatalsterblichkeit *f*
围产保健 perinatale Gesundheitsversorgung *f*
围产儿死亡率 perinatale Mortalität *f*
围产期 Perinatalperiode *f*
围产期的 perinatal, perinatal(-is, -is, -e)
围产期监护 perinatale Überwachung *f*
围产期死亡 Perinataltod *m*
围产期死亡率 perinatale Sterberate *f*
围产期外科 Perinatalchirurgie *f*
围产期心肌病 peripartale Kardiomyopathie *f*
围产期心脏病 Perinatalkardiopathie *f*
围产期眼部感染 perinatale Augeninfektion *f*
围产期营养 perinatale Ernährung *f*
围产期窒息 perinatale Asphyxie *f*
围产医学 Perinatalmedizin *f*, Perinatologie *f*
围肠窦 Sinus circumintestinalis *m*
围观演示 Demonstration *f*
围婚期 perihochzeitige Periode *f*
围婚期保健 perihochzeitliches Gesundheitsversorgen *n*
围巾征 Schal-Signum *n*
围绝经期 Perimenopause *f*
围绝经期保健 perimenopausengesundheitsversorgen *n*
围绝经期综合征 Perimenopause-Syndrom *n*
围口部 Peristom *n*
围领 Kragen *m*
围模蜡 Trimmwachs *n*
围模料 Einbettmassen *f pl*
围裙 Schurz *m*, Schürze *f*
围生儿死亡 perinataler Tod *m*
围生儿死亡率 perinatale Sterberate *f*
围生期 perinatale Phase *f*
围生期保健 Perinatalvorsorge *f*
围生期评分 perinatale Punkte *m pl*
围生期死亡率 perinatale Mortalität *f*
围生期心脏病 perinatale Herzerkrankung *f*
围生期药理学 perinatale Pharmakologie *f*
围生医学 Perinatologie *f*
围生殖孔腺 Glandula circumgenitalis *f*
围食膜 peritrophische Membran *f*
围室 periphere Zelle *f*
围手术期低血压 perioperative Hypotonie *f*
围手术期护理 perioperative Krankenpflege *f*
围手术期医护 perioperative Pflege *f*
围手术期镇痛 perioperative Analgesie *f*
围术期并发症 perioperative Komplikation
围心窦 Sinus pericardii *m*
围心腔 Cavum pericardii *n*
围血管现象 umgebendes Blutgefäßen-Phänomen *n*
围腰 Korsett *n*
围蛹 Puparium *n*

围住的 umgebend
唯存间质细胞综合征 (Nur-) Leydig* Zellen-Syndrom *n*
唯我主义 Egozentrismus *m*
唯一的 einzigartig
唯一识别 einzigartige Identifizierung *f*
唯一特性 einzigartiges Merkmal *n*
唯意志论 Voluntarismus *m*
唯意志论心理学 voluntaristische Psychologie *f*
维胺酯 Retimid-Ester *m*
维 - 奥二氏综合征 Wiskott*-Aldricho (-Huntley*) Syndrom *n*
维贝格角 Wiberg-Winkel *f*
维 - 贝二氏智力量表 Wechsler*-Bellevue* Intelligenzskala *f*
维丙胺 Diisopropylaminaskorbat *n*
维持 Erhaltung *f*
维持蛋白 Erhaltungsprotein *n*
维持化疗 Erhaltungschemotherapie *f*
维持患肢良好的血液循环 Erhaltung des Blutkreislaufs der Glieder *f*
维持剂量 Erhaltungsdosis *f*
维持量 Erhaltungsdosis *f*
维持培养基 Instandhaltungsmedium *n*
维持期 Erhaltungsphase *f*
维持热 Erhaltungswärme *f*
维持性复诵 Erhaltungswiederholung *f*
维持性需要 Erhaltungsbedarf *m*
维持液 Erhaltungsflüssigkeit *f*
维持有效血液循环 Erhaltung des effektiven Blutkreislaufs *f*
维持有效循环血量 Erhaltung des effektiven Blutvolumens *f*
维持正常体温 Erhaltung der Normalkörpertemperatur *f*
维持治疗 Erhaltungsbehandlung *f*
维茨尔肠造口术 Witzel*-Enterostomie *f*
维达尔病 Vidal* Krankheit *f*
维典斯基抑制 Wedensky*-Inhibition *f*
维[度] Dimension *f*
维杜斯氏神经 Vidianus* Nerv *m*, Nervus canalis pterygoidei *m*
维多利亚蓝 Viktoriablau *n*
维多利亚紫 Viktoriaviolett *n*
维厄桑斯环 Vieussens*-Ring *m*
维厄桑斯袢(锁骨下袢) Schleife des Vieussens *f*
维恩氏位移[定]律 Wien* Verschiebungsgesetz *m*
维尔波疝 Velpeau* Hernie *f*
维尔姆斯氏瘤 Wilms* Tumor *m*, Nephroblastom *n*
维尔姆斯手术 Wilms* Operation *f*
维尔纳氏综合征 Werner* Syndrom *n*
维尔农 Vernon*
维尔松氏管 Wirsune, Gang *m*, Ductus pancreaticus wirsungi *m*
维尔烯酸盐 Ethylendiamintetraessigsäuresalz *n*
维尔肖结晶 Virchow* Kristalle *n pl* (胆红素结晶)
维尔肖淋巴结 Virchow* Lymphknoten *m*
维范综合征 Wissler*-Fanconi* Syndrom *n*
维管射线 Vaskularstrahl *m*
维管束 Gefäßbündel *n*
维管束鞘 Gefäßbündelscheide *f*
维管束真菌病 Tracheomykose *f*
维果茨基智力落后儿童发展观 Weigociji*-Entwicklungauffassung bei Kindern mit geistiger Behinderung *f*
维护 Erhaltung *f*
维甲(A)酸 α 受体 Retinsäure-Rezeptor-α *m*
维甲酸 Vitamin-A-Säure *f*, Retinoinsäure *f*
维甲酸(视黄酸, 维生素 1 酸) 1-Retinsäure *f*, Vitamin-A1-Säure *f*
维甲酸受体 Retinsäure-Rezeptor *m*
维金斯基现象 Wedenski* Phänomen *n*
维克达济尔氏手术 Vicq d' Azyr* Operation *f*, Krikothyreoidlaryngotomie *f*
维克达济尔手术 Vicq d'Azyr *Operation *f* (环甲膜喉切开术)
维克海默液 Wickersheimer* Flüssigkeit *f* (保存解剖标本用)
维克斯勒成人智力量表 Wechesler* Erwachsenenintel- ligenzskala *f*
维克托迈尔神经切断仪 Victor-Meyer*-Instrument für Nervdurchschneidung *n*
维库溴铵 Vecuroniumbromid *n*
维拉[肠]瘘 Vella*Fistel *f* (用于动物实验)
维拉雷氏综合征 Villaret* Syndrom *n*, Syndrom des Spatium retroparotideum *n*
维拉雷综合征 Villaret* Syndrom *n* (腮腺后隙综合征)
维拉帕米 Verapamil *n*
维拉皂甙元 Willagenin *n*
维[兰诺娃]氏病 Vilanova* Krankheit *f* subakute noduläre wandernde Panniculitis *f*
维勒布兰德氏病 Willebrand* (-Jürgens*) Krankheit *f* (od. Syndrom *n*), veskuläre Pseudohämophilie *f*
维里系数 Virialkoeffizient *m*
维里斯穿刺针 Veress* Nadel *f* (制造气腹用)
维隆气单胞菌 维斯念珠菌 Aeromonas veronii *m*
维罗凯[小]体 Verocay* Körper *m*
维沙明 Visammin *n*, Khellin *n*
维生素 Vitamin *n*
维生素 A Vitamin A *n*, A-Vitamin *n*, Axerophthol *n*
维生素 A1 Vitamin A1 *n*, Retinol *n*
维生素 A2 Vitamin A2 *n*, Dehydroretinol *n*
维生素 AD 胶丸 Capsulae Vitamini A et D *f pl*
维生素 A 醇 Retinol *n*, Vitamin A1 *n*
维生素 A 醋酸酯 Vitamin-A-azetat *n*
维生素 A 过多病综合征 Hypervitaminose-A-Syndrom *n*
维生素 A 过多症 A-Hypervitaminose *f*
维生素 A 过量 Vitamin A Überdosierung *f*
维生素 A 醛 Vitamin-A1-Aldehyd *n*, Retinal *n*, Retinen *n*
维生素 A 缺乏 Vitamin-A-Mangel *m*
维生素 A 缺乏病 Hypovitaminose A *f*
维生素 A 缺乏检眼器 Vitaminoskop *n*
维生素 A 酸 Vitamin-A-Säure *f*
维生素 A 原 Provitamin A *n*
维生素 A 中毒 Vitamin-A-Vergiftung *f*
维生素 B Vitamin B *n*, B-Vitamin *n*
维生素 B1 Vitamin B1 *n*, Thiamin *n*, Aneurin *n*, Oryzanin *n*
维生素 B12 Vitamin B12 *n*, Erythrotin *n*, Cyanocobalamin *n*
维生素 B12a Vitamin B12a *n*, Hydroxocobalamin *n*
维生素 B12b Vitamin B12b *n*, Aquocobalamin *n*, Aquocobamid *n*
维生素 B12c Vitamin B12c *n*, Nitrosocobalamin *n*
维生素 B12 缺乏 Vitamin-B12-Mangel *m*
维生素 B12 缺乏病 Hypovitaminose B12 *f*
维生素 B12 缺乏性痴呆 Demenz bei Vitamin-B12-Mangel *f*
维生素 B12 缺乏性神经病 Vitamin-B12-Mangelneuropathie *f*
维生素 B12 选择性吸收障碍综合征 Imerslund-Gräsbeck-Syndrom *n*
维生素 B1 缺乏病 Hypovitaminose B1 *f*
维生素 B1 缺乏性心脏病 Vitamin-B1-Mangelherzkrankheit *f*
维生素 B1 缺乏综合征 Thiamin B1-Mangel-Syndrom *n*
维生素 B2 Vitamin B2 *n*, Riboflavin *n*
维生素 B2 缺乏 Vitamin-B2-Mangel *m*
维生素 B2 缺乏病 Hypovitaminose B2 *f*
维生素 B3 Vitamin B3 *n*, Nikotinamid *n*
维生素 B4 Vitamin B4 *n*, Adenin *n*
维生素 B5 Vitamin B5 *n*, Pantothensäure *f*
维生素 B6 Vitamin B6 *n*, Pyridoxin *n*
维生素 B6 缺乏病 Hypovitaminose B6 *f*

维生素 Bc Vitamin Bc *n*, Folsäure *f*
维生素 Bc 轭合物 Vitamin-Bc-Konjugat *n*, Folsäurekonjugat *n*
维生素 BT Vitamin BT *n*, Karnitin *n*
维生素 B 复体 Vitamin-B-Komplex *m*
维生素 C Vitamin C *n*, C-Vitamin *n*, Acidum ascorbmicum *n*
维生素 C 缺乏 Vitamin-C-Mangel *m*
维生素 C 缺乏病 Hypovitaminose C *f*
维生素 C 缺乏性龈炎 Vitamin C-Mangel-Gingivitis *f*
维生素 C 真皮的注射试验 Vitamin C-Intrakutantest *m*
维生素 C 真皮内注射试验 intradermaler Vitamin-C-Test *m*
维生素 D Vitamin D *n*, Kalziferol *n*, Calciferol *n*, antirachitisches Vitamin *n*
维生素 D2 Vitamin D2 *n*, Ergokalziferol *n*, Ergocalciferol *n*
维生素 D3 Vitamin D3 *n*, Cholekalziferol *n* 7-Dehydrocholesterinum activatum *n*
维生素 D3 25 羟化酶 Vitamin D3 25-hydroxylase *f*
维生素 D 抵抗性佝偻病 Vitamin-D-resistente Rachitis *f*
维生素 D 抵抗性骨软化 Vitamin-D-resistente Osteomalazie *f*
维生素 D 反应元件 Vitamin-D Response Element, VDRE *n*
维生素 D 过多症 D-Hypervitaminose *f*
维生素 D 结合蛋白 Vitamin-D Bindeprotein *n*
维生素 D 硫酸酯 Vitamin-D-Sulfat *n*
维生素 D 缺乏[症] Hypovitaminose D *f*
维生素 D 缺乏病 Hypovitaminose D *f*
维生素 D 缺乏佝偻病 Vitamin-D fehlerhafte Rachitis *f*
维生素 D 缺乏性佝偻病 Vitamin-D-Mangle Rachitis *f*
维生素 D 缺乏性手足搐搦 Vitamin-D-Mangeltetanie *f*
维生素 D 依赖性佝偻病Ⅰ型 Vitamin-D-abhängige Rachitis Typ Ⅰ *f*
维生素 D 依赖性佝偻病Ⅱ型 Vitamin-D-abhängige Rachitis Typ Ⅱ *f*
维生素 D 原 Provitamin D *n*
维生素 D 中毒 Vitamin-D-Vergiftung *f*
维生素 D 棕榈酸酯 Vitamin D-Palmitat *n*
维生素 E Vitamin E *n*, Tokopherol *n*, Antisterilitätsvitamin *n*
维生素 E 琥珀酸酯 Vitamin E Succinat, VES *n*
维生素 F Vitamin F *n*
维生素 G Vitamin G *n*, Riboflavin *n*
维生素 H Vitamin H *n*, Biotin *n*
维生素 K Vitamin K *n*, Koagulationsvitamin *n*, antihämorthagisches Vitamin *n*
维生素 K1 Vitamin K1 *n*, Phyllochinon *n*, Phyto(me)nadion *n*
维生素 K2 Vitamin K2 *n*, Farnochinon *n*, Menachinon *n*
维生素 K3 Vitamin K3 *n*, Menadion *n*
维生素 K4 Vitamin K4 *n*, Menadiol *n*
维生素 K5 Vitamin K5 *n*
维生素 K 拮抗剂 Vitamin-K-Antagonist *m*
维生素 K 缺乏[症] Hypovitaminose K *f*
维生素 K 依赖凝血因子 Vitamin K-abhängigen Gerinnungsfaktoren *pl*
维生素 L Vitamin L *n*, Laktationsvitamin *n*
维生素 M Vitamin M *n*, Folsäure *f*
维生素 P VitaminP *n*, Citrin *n*
维生素 PP Vitamin PP *n*
维生素 P 因子 Vitamin-P-Faktor *m*
维生素 Q Vitamin Q *n*, Ubichinon *n*
维生素 T Vitamin T *n*, Karnitin *n*
维生素 U Vitamin U *n*, Cabagin *n*
维生素丙缺乏综合征 Vitamin-C-Mangelsyndrom *n*
维生素不足症 Hypovitaminose *f*
维生素醇 Retinol *n*
维生素大剂量治疗 Vitaminstoß *m*
维生素分析器 Vitameter *n*
维生素负荷试验 Vitaminbelastungsprobe *f*
维生素过多[症] Hypervitaminose *f*, Hypervitaminosis *f*
维生素过多病 Hypervitaminose *f*
维生素过多的 hypervitaminös
维生素甲过多病 Hypervitaminose A *f*
维生素拮抗物 Vitamin-Antagonist *m*
维生素滥用 Vitamin-Abusus *m*
维生素类 Vitamine *n pl*
维生素耐量试验 Vitamintoleranzprobe *f*
维生素强化食品 vitaminangereichertes Lebensmittel *n*
维生素缺乏[症] Avitaminose *f*, Vitaminmangel *m*, Hypovitaminose *f*, Avitaminosis *f*
维生素缺乏的 avitaminös
维生素缺乏行为异常 Verhaltensauffälligkeiten mit Vitaminmangel *pl*
维生素缺乏性多神经炎 Vitamin-Mangelpolyneuritis *f*
维生素缺乏性舌萎缩 Vitamin-Mangelzungenatrophie *f*, Avitaminose-Zungenatrophie *f*
维生素缺乏性营养障碍 Vitaminition hypovitaminose *f*
维生素缺乏综合征 Vitamin-Mangeisyndrom *n*
维生素缺少[症] Hypovitaminose *f*, Vitamin-Mangelkrankheit *f*
维生素失调症 Dysvitaminose *f*
维生素试验 Vitamin-Test *m*
维生素学 Vitaminologie *f*
维生素样的 vitaminoid
维生素样作用 vitaminoide Aktion *m*
维生素油剂 Oleovitamin *n*
维生素原 Provitamin *n*
维生素原的 vitaminogen
维湿涅夫斯基氏斑 Wischnewski* Fleck *m*
维斯假丝酵母菌 Candida viswanathii* *f*
维斯科特奥尔德里奇综合征 Wiskott*-Aldrich*(-Huntley*)-Syndrom, WAS *n*
维特金人格理论 Witkins* theorie von Persönlichkeit *f*
维西针 Vim-Silverman* Nadel *f*(取活检标本)
维希涅夫斯基斑 Wischnevskys* Tüpfelchen *n*
维歇尔氏髂腰部切口 Visscher* Iliolumbalschnitt *m*
维修进度 Repair-Fortschrittsverfolgung *f*
维修流程管理 Management von Wartungs-Prozess *n*
维也纳脑炎(昏睡性脑炎,流行性甲型脑炎) lethargische Enzephalitis, Vienna-Enzephalitis *f*
维也纳通用医学信息系统 Wiener Allgemeines Medizinisches Informationssystem *n*

wěi 伟伪尾纬委萎猥鲔

伟人说 Großer-Mann Theorie *f*
伟线型 Latitudinaltyp *m*, Paralleltyp *m*
伪(假)麻黄碱 Pseudoephedrin *n*, Isoephedrin *n*
伪(假)吗啡 Pseudomorphin *n*, Dehydromorphin *n*
伪(假)象 Artefakt *m*, Artefact *m*
伪(假)石榴皮碱 Pseudopelletierin *n*
伪(假)石蒜碱 Pseudolycrin *n*
伪[神经]介质 falscher Neurotransmitter *m*
伪病 Simulation *f*
伪彩色处理 Fehlfarbenverarbeitung *f*
伪彩色图像 Pseudo-Farbenbild *n*
伪差 Artefakt *n*
伪超常传导 pseudosupernormale Leitung *f*
伪胆管 falscher Gallengang *m*, Pseudogallengang *m*
伪地新线虫 P. decipiens *n*
伪地新线虫属 Pseudoterranova *n*
伪递质 falscher Transmitter *m*
伪肺结核 Pseudotuberkulose *f*
伪行为治疗 Pseudo-Verhaltenstherapie *f*

伪幻觉 Pseudohalluzination *f*
伪迹 Artefakt *m*, Artefact *m*
伪介芬碱 Pseudojervin *n*
伪聚氨基酸 Pseudo-Polyaminoacid *n*
伪科学 Parawissenschaft *f*
伪聋 Simulationstaubheit *f*, Simulierthörstörung *f*
伪麻黄碱盐酸盐 Pseudoephedrinum hydrochloricum *n*
伪盲 Simulationsblindheit *f*
伪霉菌 Pseudomycetes *m pl*
伪膜 Pseudomembran *f*
伪膜的 pseudomembranös, pseudomembranos (-us, -a, -um), Pseudomembranace (-us, -a, -um)
伪膜结膜炎 pseudomembranöse Konjunktivitis *f*, Conjunctivitis pseudomembranosa (s. pseudomembranacea) *f*
伪膜性肠炎 Enteritis pseudomembranacea (s. diphtherica) *f*
伪膜性结肠炎 Colitis pseudomembranacea (s. mucosa) *f*
伪膜性膀胱炎 pseudomembrannöse Zystitis *f*
伪膜性小肠结肠炎 pseudomembranöse Enterokolitis *f*
伪膜性炎 pseudomembranöse Entzundung *f*
伪怒 Scheinwut *f*
伪品 gefälschtes Medikament *n*
伪羟基毒芹碱 Pseudoconhydrin *n*
伪羟紫茜[草]素 Pseudopurpurin *n*
伪三维显示 pseudodreidimensionale Darstellung *f*
伪伤 fabrizierte (od. fabulierte) Wunde *f*, Pseudowunde *f*
伪饲 Scheinfütterung *f*
伪像(伪差) Artefakte *pl*
伪心理学 Pseudopsychologie *f*
伪新地蛔线虫 Pseudoterranova decipiens *f*
伪抑郁症 Pseudomelancholie *f*
伪影 Artefakt *n*
伪造 Fälschung *f*
伪造的 gefälscht
伪造品 Nachahmung *f*
伪造现场 Simulationsschauplatz *m*, gefälschter Tatort *m*
伪造证件 Pseudo-Ausweis *m*
伪证 Meineid/Eidbruch *m*
伪装 Vortäuschung *f*, Maskierung *f*, Simulation *f*
伪装笔迹 vorgetäuschte Handschrift *f*
伪装残疾 vorgetäuschte Behinderung *f*
伪装行为 vortäuschende Symptome *n pl*
伪装精神病 gespielter Wahnsinn *m*
伪装人格 Persona *f*
伪装疼痛 vortäuschender Schmerz *m*
伪装性手部综合征 verkleidetes Hand-Syndrom *n*
伪装遗忘 vorgetäuschte Amnesie *f*
伪装疹 Artefaktdermatitis *f*
伪装症状 vorgetäuschtes Symptom *n*
伪装自伤 vorgetäuschte selbstverschuldete Wunde *f*
伪装综合征 masquerade syndrom *n*
伪自杀 Pseudo-Selbstmord *m*
伪足 Pseudopodie *f*, Pseudopodium *n*
伪足样的 Pseudopodie *f*
伪足运动 amoboide Bewegung *f*, Pseudopodium-Bewegung *f*
尾 Schwanz *m*, Kauda *f*, Cauda *f*, Ende *f*
尾[部]肌节 Kaudalmyotomie *f*
尾鞍 Kaudalsattel *m*
尾鞭 Schleudertrauma *n*
尾鞭式鞭毛 Schleudertrauma-Flagellum *n*
尾部 Pars terminalis *f*, Endstück *n*
尾部面积 Schwanzbereich *m*
尾部区 Trailerbereich *m*
尾侧半月小叶 Lobulus semilunaris caudalis (s. inferior) *m*
尾侧胆碱能细胞柱 kaudale cholinerge Kolumne *f*
尾侧的 kaudal, caudal (-is, -is, -e)
尾侧橄榄核 Nucleus olivaris caudalis (s. inferior) *m*
尾侧橄榄核门 Hilus nuclei olivaris caudalis (s. inferior) *m*
尾侧泌涎核 Nucleus salivatorius caudalis (s. inferior) *m*
尾侧丘 Colliculus caudalis (s. inferior) *m*
尾侧丘臂 Brachium colliculUi caudalis (s. inferior) *n*
尾侧丘核 Nucleus colliculi caudalis (s. inferior) *m*
尾侧丘连合 Kommissur des Colliculus caudalis (s. inferior) *f*
尾侧韧带 kaudales Lig. *n*
尾侧神经孔 kaudales neurales Foramen *n*
尾侧椎板切除术 Kaudallaminektomie *f*
尾叉 Schwanzgabel *f*
尾吹气 Frischgas *n*
尾刺 analer Stachel *m*
尾丛 Plexus coccygeus *m*
尾的 kaudal, caudal (-is, -is, -e)
尾骶麻醉 Kaudalanästhesie *f*
尾端 Kaudalende *n*
尾段 Endstück *n*
尾感器纲 Phasmidia *pl*
尾干 Schwanzschaft *f*, kaudaler Griffel *m*
尾骨 Steißbein *n*, Steiß *m*, Os coccygis *n*
尾骨[血管]体 kokzygealer Body *m*
尾骨的 kokzigeal, coccygeal (-is, -is, -e), coccyge (-us, -a, -um), coccygic (-us, -a, -um)
尾骨骨折 Steißbeinfraktur *f*
尾骨肌 Steißbeinmuskel *m*, Musculus coccygeus *m*
尾骨角 Steißbeinhorn *n*, Cornu coccygeum *n*
尾骨前翘 Anteflexion des Steißbeins *f*
尾骨切除术 Kokzygektomie *f*
尾骨切开术 Kokzygotomie *f*
尾骨神经痛 Kokzygealneuralgie *f*
尾骨痛 Steiß(bein)schmerz *m*, Kokzygodynie *f*, Coccygodynie *f*
尾骨脱位 Steißbeinluxation *f*, Luxatio (ossis) coccygis *f*
尾管 Kaudaltube *f*, Steißkanal *m*
尾核 kaudaler Kern *m*
尾黑麻蝇 Bellieria melanura *f*
尾加压素Ⅱ Urotensin Ⅱ *n*
尾馏份 Endfraktion *f*
尾排卵 kopulative Ovulation *f*
尾鳍 Schwanzflosse *f*
尾鞘 Kaudalscheioe *f*
尾鳃 Kaudalkieme *f*
尾神经 Nervus coccygeus *m*
尾神经节 Ganglion coccygeum *n*, Walther* Ganglion *n*
尾数 Mantisse *f*
尾刷 Kaudalbürste *f*, Ventralbürste *f*
尾丝 anales Filament *n*
尾丝管 Polytailtube *f*
尾饲体 Steißbeinkörper *m*, Corpus coccygeum *n*
尾随追踪 folgende Verfolgung *f*
尾肽 Telopeptid *n*
尾吸盘 Kaudalsaugnapf *m*
尾小凹 Aftergrübchen *n*, Foveola coccygea *f*
尾形上皮细胞 schwanzartige Epithelzellen *f pl*
尾须 Schwanzborsten *f pl*
尾样毛发 bürstenartiges Haar *n*
尾叶 Kaudallappen *m*
尾翼 Kaudalflugel *m*
尾蚴 Zerkarie *f*, Schwanzlarve *f*
尾蚴[细胞]外被多糖 Zerkarienglykokalyx *f*
尾蚴的 zerkarie *f*
尾蚴膜反应 Zerkarien-Hüllen-Reaktion *f*

尾蚴膜反应试验 Zerkarienhüllen-Reaktion *f*
尾蚴膜试验 Zerkarien-Hüllen-Reaktion *f*
尾蚴性皮炎 Zerkariendermatitis *f*
尾长 Schwanzlänge *f*
尾褶 Schwanzfaltung *f*
尾中央核 Nucleus caudalis centralis *m*
尾重 Schwanzgewicht *n*
尾状的 caudatus
尾状核 Nucleus caudatus *m*, Caudatum *n*, Kaudatum *n*, Schweifkern *m*
尾状核病变 pathologische Veränderung des Nucleus caudatus *f*
尾状核体 Schweifkernkörper *m*, Corpus nuclei caudati *n*
尾状核头 Caput nuclei caudati *n*
尾状核尾 Cauda nuclei caudati *f*
尾状核尾支 Rami caudae nuclei caudati *m pl*
尾状突 Processus caudatus hepatis *m*
尾状叶 Lobus caudatus (s. spigeli) *m*
尾状叶动脉 Arteria lobi caudati *f*
尾状叶右[肝]管 Ductus lobi caudati dexter *m*
尾状叶支 Rami caudati *m pl*
尾状叶左[肝]管 Ductus lobi caudati sinister *m*
尾椎 Schwanzwirbel *m*
尾鬃 Kaudalborste *f*
尾足 Uropod *n*
纬度 Latitudo *f*, (geographische) Breite *f*, Breitengrad *m*
委内瑞拉马脑脊髓炎 venezolanische Pferdeenzephalomyelitis *f*
委内瑞拉马脑炎 Venezolanischen Pferdeenzephalomyelitis *f*
委内松甙 Verecundin *n*
委托(授权) Bevollmächtigung *f*
委托代理 Bevollmächtigung *f*
委托尸体解剖 Genehmigung zur Autopsie *f*
委婉语 Euphemismus *m*
委员会 Kommission *f*
萎黄病 Bleichsucht *f*, Chlorose *f*, Chlorosis *f*
萎黄病[性]肾炎 chlorotische Nephritis (od. Proteinurie)
萎黄病的 chlorotisch
萎黄病肝炎 chlorotische Hepatitis *f*
萎黄病贫血 chlorotische Anämie *f*, Chlorose *f*
萎黄病性静脉炎 chlorotische Venenentzündung *f*
萎蔫 welk
萎蔫病 Welkekrankheit *f*
萎蔫酸 Fusarinsäure *f*
萎缩 Atrophie *f*, Atrophia *f*, Schrumpfung *f*
萎缩[性]瘢痕 atrophische Narbe *f*
萎缩[性]纹 Striae atrophicae *f pl*, Lineae albicantes *f pl*
萎缩斑 Maculae atrophicae *f pl*
萎缩瘢痕 atrophische Narbe *f*
萎缩的 atrophisch, atrphicans, atrophic (-us, -a, -um)
萎缩痕 Atrophiemark *f*
萎缩卵泡 atrophischer Follikel *m*
萎缩肾 Schrumpfniere *f*, Nephrozirrhose *f*
萎缩型 atrophischer Typ *m*
萎缩型纤维组织细胞瘤 atrophisches fibröses Histiozytom *n*
萎缩型子宫内膜 atrophisches Endometrium *n*
萎缩性疤痕 atrophische Narbe *f*
萎缩性白色斑点 atrophische weiße Flecken *m pl*
萎缩性白色糠疹 Pityriasis alba atrophicans *f*
萎缩性瘢痕 atrophische Narbe *f*
萎缩性鼻窦炎 atrophische Sinusitis *f*
萎缩性鼻炎 atrophische Rhinitis *f*, Rhinitis atrophica (ns) *f*
萎缩性鼻炎矫正手术包 orthopädisches Instrumentenbesteck für atrophische Rhinitis *n*
萎缩性扁平苔癣 Lichen planus atrophicus *m*
萎缩性不连接 atrophische Nichtangeschlossen *f*
萎缩性痤疮 atrophische Akne *f*
萎缩性的 atrophisch, atrophicans, atrophic (-us, -a, -um)
萎缩性发育不良 atrophische Unterentwicklung *f*
萎缩性肺气肿 atrophisches Emphysem *n*
萎缩性肝硬变 atrophische Leberzirrhose *f*, Cirrhosis atrophica *f*, Laënnec* Zirrhose *f*
萎缩性佝偻病 atrophische Rachitis *f*
萎缩性骨不连 atrophische Nichtvereinigung *f*
萎缩性关节炎 atrophische Arthritis *f*, Arthritis atrophica *f*
萎缩性红斑 atrophisches Erythem *n*
萎缩性红色梗死 atrophischer roter Infarkt *m*
萎缩性红色毛发角化病 Keratosis pilaris rubra atrophicans *f*
萎缩性喉炎 atrophische Laryngitis *f*, Laryngitis atrophica *f*
萎缩性肌病 atrophische Muskelerkrankung *f*
萎缩性肌强直 atrophische Myotonie *f*, Dystrophia myotonia *f*, Curschmann* (-Batten*) -Steinert* Syndrom *n*
萎缩性脊髓空洞症 atrophische Syringomyelie *f*
萎缩性甲状腺炎 atrophische Thyreoiditis, AT *f*
萎缩性尖锐扁平苔藓 Lichen planus et acuminatus atrophicans *m*
萎缩性结缔组织病性脂膜炎 atrophische Panniculitis des Bindegewebes *f*
萎缩性狼疮 Lupus atrophicus *m*
萎缩性慢性苔藓样皮炎 Dermatitis lichenoides chronica atrophicans *f*
萎缩性皮病 Hautatrophie *f*
萎缩性舌炎 atrophische Glossitis *f*
萎缩性苔癣 Lichen atrophicus *m*
萎缩性脱发 Alopecia atrophica *f*
萎缩性胃炎 Gastritis atrophica *f*
萎缩性血管性皮肤异色病 atrophische vaskuläre Poikilodermie *f*
萎缩性咽炎 atrophische Pharyngitis *f*
萎缩性炎症 atrophische Entzündung *f*
萎缩性眼睑下垂 atrophische Ptosis *f*
萎缩性胰岛素脂肪营养不良 atrophische Insulin-Lipodystrophie *f*
萎缩性阴道炎 atrophische Kolpitis (od. Vaginitis) *f*, Colpitis (s. Vaginitis) atrophica *f*
萎缩性营养不良 atrophische Mangelernährung *f*
萎缩性硬化苔癣 Lichen sclerosus et atrophicus *m*
萎缩性硬化性苔藓 Lichen sclerosus et atrophicus *m*
萎缩性粘膜白斑 atrophische Leukoplakie *f*
萎缩性脂肪过多症 atrophische Lipomatose *f*
萎缩增生性胃炎 atrophisch-hyperplastische Gastritis *f*
萎缩着色性血管瘤 Angiom pigmentosum atrophicum *n*
萎亡孕卵 Verdorbenes Ovum *n*
萎陷 Kollaps *m*, Collapsus *m*
萎陷疗法 Kollapstherapie *f*
萎陷手术 Kollapsoperation *f*
萎叶酚 Chavicol *f*
萎叶性颊癌 Buyo-Wangenkrebs *m*
猥裂头蚴 Sparganum mansoni *n*
猥谈症 Koprolalie *f*
猥亵 Unzucht *f*
猥亵行为 Unanständigkeit *f*, Unzüchtigkeit *f*
猥亵行为肇事者 Sittlichkeitsvergehen *n*
猥亵性交往障碍 obszöne Störung der Kommunikation *f*
鲔蛔线虫 Thynnascaris *n*
鲔精蛋白 Thynnin *n*

wèi　卫未位味畏胃谓喂猬蔚慰魏

卫矛 Evonymus (s. Euonymus) alatus *m*
卫矛醇 Evonymitol *n*, Euonymol *n*

卫矛碱 Evonymin *n*, Euonymin *n*
卫矛科 Celastraceae *pl*
卫矛灵碱 Evorin *n*
卫矛生碱 Evozin *n*
卫矛属 Evonymus *m*, Euonymus *m*
卫矛羰碱 Evonin *n*
卫勤保障 Sanitätsdienstgewährleistung *f*
卫勤工作助理 Sanitätsdienst-Assistent *m*
卫勤后备队 Sanitätsdienstreserve *f*
卫勤活动 Sanitätsdienstaktivität *f*
卫勤人员 Sanitätsdienstpersonal *n*
卫勤系统 Sanitätsdienstsystem *n*
卫勤组织 Sanitätsdienstorganisation *f*
卫生 Hygiene *f*, Sanität *f*, Gesundheitspflege *f*
卫生包 Arzttasche *f*
卫生保护 Gesundheitsschutz *m*
卫生保健 Gesundheitspflege *f*
卫生保健部 Gesundheitsabteilung *n*
卫生保健差异 Disparität in der Gesundheitsversorgung *f*
卫生保健措施 Gesundheitspflegemaßnahme *f*, hygienische Maßnahme *f*
卫生保健的经济效益 wirtschaftlicher Nutzen des Gesundheitswesens *m*
卫生保健的社会效益 Sozialnutzen des Gesundheitswesens *m*
卫生保健定量配给 Gesundheitswesen Rationierung *f*
卫生保健改革 Gesundheitsreform *f*
卫生保健监护 Gesundheitswesen-Überwachung *f*
卫生保健经济部门 Gesundheitswesen *n*
卫生保健评价机制 Gesundheitswesen-Evaluierungsmechanismus *m*
卫生保健人员 Gesundheitspfleger *m*
卫生保健设施、人力与服务事业 Gesundheitspflegeeinrichtungen, -arbeitskräften und -Dienstleistungen *pl*
卫生保健史 Gesundheitspflegegeschichte *f*
卫生保健数据库 Gesundheitswesen-Datenbank *f*
卫生保健系统的要素 Elemente des Gesundheitssystems *pl*
卫生保健员 Gesundheitsfürsorger (in) *m/f*, Sanitäter (in) *m/f*
卫生保健制度 Gesundheitssystem *n*
卫生保健质量、享用与评价 Gesundheitspflegequalität, -zugang und -auswertung
卫生标准 hygienische Norm (od. Normative) *f*, Gesundheitsstandard *m*
卫生标准体系表 Diagramme des Hygienestandardssystems *pl*
卫生部 Gesundheitsministerium *n*
卫生部门改革 Reform des Gesundheitswesens *f*
卫生材料及敷料 Sanitäre Materialien und Dressing *n pl*
卫生财力资源 Gesundheit finanzielle Ressourcen *pl*
卫生策略 Gesundheitsstrategie *f*
卫生筹资 Gesundheitsfinanzierung *f*
卫生筹资结构 GesundheitßFinanzierungsstruktur *f*
卫生处理 sanitäre Behandlung *f*, Hygienisierung *f*
卫生促进 Gesundheitsförderung *f*
卫生措施 hygienische Maßnahme *f*, Gesundheitsfürsorge *f*
卫生措施的重点 Schwerpunkt der Gesundheitsmaßnahmen *m*
卫生的 hygienisch, sanitär, gesundheit (sdienst) lich
卫生毒理学 Gesundheitstoxikologie *f*
卫生发展规划 Gesundheitsentwicklungsprogramm *n*
卫生法法规体系 Regelungssystem des Sanitätsgesetzes *n*
卫生法分法 Differenzierung des Sanitätsgesetzes *f*
卫生法规 Gesundheits (vor) schrift *f*, Sanitätsgesetz *n*
卫生法技术鉴定 technische Identifikation des Sanitätsgesetzes *f*
卫生法立法程序 Verfahren zur Bildung des Sanitätsgesetzes *n*
卫生法条文结构 Artikelkonstruktion des Sanitätsgesetzes *f*
卫生法违法的判定 Identifizierung der illegalen Fälles gegen Sanitätsgesetz *f*
卫生法学 Gesundheitrecht *n*
卫生法与基本法 Sanitätsgesetz und Grundgesetz *n*
卫生法执法机关 Sanitätsgesetz-Durchsetzung-Agenturen *pl*
卫生方针 Gesundheitspolitik *f*
卫生防护 Hygieneschutz *m*
卫生防护带 Sanitätsschutzzone *f*
卫生防护距离 Entfernung hygienischer Schutzzone *f*
卫生防疫 antiepidemische Sanität *f*
卫生防疫补偿性收费 Ausgleichsabgabe für die Immunisierung und Epidemieschutz *f*
卫生防疫工作 Sanität und Epidemieschutz (od. Seuchenschutz) *f* u. *m*
卫生防疫管理 Management der Hygiene-und Epidemieprävention *n*
卫生防疫机构 Sanitäts-und Epidemieschutzorganisation *f*
卫生防疫站 Sanitäts-und Epidemieschutzstation *f*, Hygiene-und Seuchenschutzstation *f*
卫生防疫站站长 Vorsteher der Sanitäts-und Epidemieschutzstatio *m*
卫生防疫综合评价 umfassende Auswertung der Hygiene- und Epidemieprävention *f*
卫生风险评估 Gesundheitsrisikobeurteilung *f*
卫生服务产出 Gesundheitswesen Ausgabe *f*
卫生服务产品 Produkten für die Gesundheitsfürsorge *pl*
卫生服务成本 Gesundheitsdienst Kosten *pl*
卫生服务筹资 Finanzierung des Gesundheitsdiensts *f*
卫生服务的公益性 Gemeinwohlbedeutung des Gesundheitswesens *f*
卫生服务的经济性质 wirtschaftlicher Charakter des Gesundheitswesens *m*
卫生服务的生产性 produktiver Charakter des Gesundheitswesens *m*
卫生服务定价 Preis des Gesundheitsdiensts *m*
卫生服务对象 Objekt des Gesundheitsdiensts *n*
卫生服务范围 Umfang des Gesundheitsdiensts *m*
卫生服务费用补偿 Kompensation für Gesundheitswesen *f*
卫生服务公平 Gerechtigkeit im Gesundheitswesen *f*
卫生服务供给 Gesundheitswesen Versorgung *f*
卫生服务管理 Management des Gesundheitswesens *n*
卫生服务管理程序 Managementverfahren des Gesundheitswesens *n*
卫生服务规划工作 Gesundheitswesen Planung *f*
卫生服务计划 Gesundheitswesenplanung *f*
卫生服务绩效指数 Service-Performance-Indizes *m*
卫生服务价格 Gesundheitsdienst Preis *m*
卫生服务价格管理 Preismanagement im Gesundheitswesen *n*
卫生服务利用 Gesundheitswesenanwendung *f*
卫生服务利用指标 Gesundheitswesenanwendungsindex *m*
卫生服务评价 Gesundheitsdienst Bewertung *f*
卫生服务市场 Markt des Gesundheitswesens *m*
卫生服务水平 Gesundheit Service Niveau *n*
卫生服务提供者 Gesungheit Dienstleister *m*
卫生服务体系 Gesundheitsdienst System *n*
卫生服务调价 Preisanpassung des Gesundheitswesens *f*
卫生服务投入 gesundheitsdienster Eingang *m*
卫生服务系统 System des Gesundheitswesens *n*
卫生服务需求 Bedarf des Gesundheitswesens *m*
卫生服务需要 Gesunddienst-Bedarf *m*
卫生服务研究 Gesunddienst-Forschung *f*
卫生服务要求 Gesundheitswesenbedarf *m*
卫生服务业管理 Verwaltung des Gesundheitswesens *f*
卫生服务质量管理 Qualitätsmanagement im Gesundheitswesen *n*

卫生服务状况 Bedingung des Gesundheitsdiensts *f*
卫生改革创新能力 Fähigkeit der Hygienereformation und-Innovation *f*
卫生岗位专业培训 spezielle Ausbildung des Hygienepostens *f*
卫生给养勤务 Sanitätsdienst des Essens *m*
卫生工程 sanitäre Ingenieurwesen *n*, Gesundheitsingenieurwesen *n*
卫生工程学 Sanitäre Ingenieurwissenschaft *f*
卫生工作常规运行状态 normale Betriebszustande Gesundheitsarbeit *f*
卫生工作的目标 Gesundheitsarbeitsziel *n*
卫生工作的预测 Gesundheitsarbeitsprognose *f*
卫生工作的责任制 Verantwortungssystem der Gesundheitsarbeit *n*
卫生工作方针 Leitprinzip des Gesundheitswesens *n*
卫生工作决策 Entscheidung der Gesundheitsarbeit *f*
卫生工作决策树 Entscheidungsbaum der Gesundheitsarbeit *m*
卫生工作质量 Gesundheitsarbeitsqualität *f*
卫生工作质量管理方法 Qualitätskontrollenmethode der Gesundheitsarbeit *f*
卫生工作质量检查标准 Qualitätsuntersuchungsstandard der Gesundheitsarbeit *m*
卫生工作质量控制标准 Qualitätskontrollstandard der Gesundheitsarbeit *m*
卫生工作质量评定标准 Qualitätsbewertungsstandard der Gesundheitsarbeit *m*
卫生管理 sanitäre Kontrolle *f*
卫生管理人员 Gesundheitsmanager *m*
卫生管理信息软件 Gesundheitsmanagement-Informationssoftware *f*
卫生管理学研究方法 Forschungsmethode des Gesundheitsmanagements *f*
卫生规划 Gesundheitsprogramm *n*
卫生行动 Gesundheitsmaßnahme *f*
卫生行为 Gesundheitsverhalten *n*
卫生行为指标 Gesundheitsverhalten-Index *m*
卫生行政 Gesundheitsverwaltung *f*
卫生行政监督 gesundes Verwaltungsaufsicht *n*
卫生行政性收费 gesunde Bearbeitungsgebühr *f*
卫生行政助理 medizinischer administrativer Assistant *m*
卫生行政组织 Gesundverwaltung *f*
卫生后备队 medizinische Reserve *f*
卫生化 Hygienisierung *f*, Sanierung *f*
卫生化学 Sanitär-Chemie *n*
卫生机构 Gesundheitsorganisation *f*
卫生机构代码 Gesundheitsinstitutionskode *m*
卫生机构清算 Tilgung von medizinischer Einrichtung *f*
卫生机构预算 Budget von medizinischer Einrichtung *n*
卫生机构预算编制 Budget von medizinischer Einrichtung *n*
卫生机构预算考核 Budget-Auswertung von medizinischer Einrichtung *f*
卫生机构预算执行 die Ausführung des Haushaltsplans von Gesundheitseinrichtung *f*
卫生计划 Gesundheitspläne *pl*
卫生计划的种类 Art des Gesundheitsplans *f*
卫生计划方法 Methode des Gesundheitsplans *f*
卫生计划方针 Gesundplan *m*
卫生计划工作 Arbeit des Gesundheitsplans *f*
卫生计划工作程序 Verfahren des Gesundheitsplans *n*
卫生计划工作原则 Prinzip des Gesundheitsplans *n*
卫生计划管理 Management des Gesundheitsplans *n*
卫生计量经济学 Gesundheitsökonometrie *f*
卫生技术 Sanitätstechnik *f*, Gesundheitstechnjk *f*
卫生技术措施 sanitätstechnische Maßnahme *f*
卫生技术经济 sanitätstechnische Wirtschaft *f*
卫生技术人员 sanitätstechnisches Personal *n*
卫生假说 Hygiene-Hypothese *f*
卫生间 Toilette *f*, Klosett *n*
卫生监督 hygienische Uberwachung *f*, Gesundheitsaufsicht *f*, gesundheitliche Kontrolle *f*, Sanitätsinspektion *f*
卫生监督程序 Gesundheitsaufsichtsverfahren *n*
卫生监督法律关系 Rechtsverhältnis des Gesundheitsaufsichts
卫生监督管理相对人 relativer Mann des Gesundheitsaufsichtsmanagements *m*
卫生监督行为拘束力 Einschränkung des Gesundheitsaufsichts *f*
卫生监督行为确定力 Durchführung des Gesundheitsaufsichts *f*
卫生监督学 Wissenschaft des Gesundheitsaufsichts *f*
卫生监督主体 Subjekt des Gesundheitsaufsichts *n*
卫生检查 Hygieneinspektion *f*
卫生检查员 Gesundheitsaufseher *m*
卫生检验室 medizinisches Labor *n*
卫生检验所 medizinisches Labor *n*
卫生检验系数 hygienischer Laborskoeffizient *m*
卫生教师 Gesundheitsinstruktor *m*
卫生教育 Gesundheitserziehung *f*, Gesundheitspädagogik *f*
卫生经济评价 Auswertung für Gesundheitswirtschaft *f*
卫生经济体制改革 Reform des Gesundheitsökonomischen Systems *f*
卫生经济信息 Information der Gesundheitswirtschaft *f*
卫生经济学 Gesundheitsökonomie *f*
卫生经济与机构 Gesundheitsökonomie und Organisationen *pl*
卫生经济政策 gesunde Wirtschaftspolitik *f*
卫生局 Gesundheitsbüro *n*
卫生军官 Amtsarzt *m*
卫生科 Gesundheitsdepartment *n*
卫生立法 Gesundheitsrecht *n*
卫生连 medizinische Kompanie *f*
卫生疗法 hygienische Behandlung *f*
卫生列车 sanitärer Zug *m*
卫生领导 Hygieneleitung *f*
卫生流行病学检查 sanitätsepidemiologische Untersuchung *f*
卫生面貌 Sanitätszustand *m*
卫生排 medizinischer Zug *m*
卫生桥 sanitäre Brücke *f*
卫生桥体 sanitäres Brückenglied *n*
卫生勤务 Gesundheitswesen *n*
卫生勤务区 Gesundheitswesensbereich *m*
卫生勤务指挥部 Gesundheitswesenshauptsitz *m*
卫生情报工作 medizinischer Geheimdienst *m*
卫生情报人员 medizinisches Geheimdienstpersonal *n*
卫生人力 Gesundheitsmanpower *f*
卫生人力供给 gesunde Manpower-Versorgung *f*
卫生人力市场 Gesundheit-Manpower-Markt *m*
卫生人力需求 gesunde Nachfrage *f*
卫生人力预测 Prognose der Gesundheitsmanpower *f*
卫生人力资源 Gesundheit-Personalwesen *n*
卫生人力资源管理 Gesundheit-Personalwesen-Management *n*
卫生人员 Gesundheitsexperten *pl*
卫生杀虫剂 hygienisches Insektizid *n*
卫生设备 sanitäre Einrichtung *f*, Sanitätsanlage *f*
卫生设备警报 Warnungen des Gesundheitsgerätes *pl*
卫生生理学 Gesundheitsphysiologie *f*
卫生事业费 Gesundheitsbetriebliche Aufwendungen *pl*
卫生事业福利性 Wohl der Gesundheitsunternehmen *n*
卫生事业管理 Administration des Gesundheitswesens *f*
卫生事业机构 Institution des Gesundheitswesens *f*
卫生事业基本建设投资 Hauptbauinvestition der Gesundheitsunternehmen *f*

卫生事业计划 Gesundheitsunternehmensplanung *f*
卫生事业收入 Einnahme aus dem Unternehmen Gesundheit *f*
卫生事业性收费 institutionelle Gesundheitgage *f*
卫生事业组织 Gesundheitsunternehmensorganisation *f*
卫生事业组织结构 Organisationsstruktur der Gesundheitsunternehmen *f*
卫生事业组织特征 Organisationsmerkmale der Gesundheitsunternehmen *pl*
卫生所 Sanitätsstation *f*, Sanitätsstelle *f*, Gesundheitsstation *f*
卫生条件 hygienische Bedingung *f*, Sanitätsbedingung *f*
卫生条例 Gesundheitsordnung *f*, Gesundheits(vor)schrift *f*
卫生调查 hygienische Untersuchung *f*, Sanitatsuntersuchung *f*
卫生统计 Gesundheitsstatistik *f*
卫生统计学 Gesundheitsstatistik *f*
卫生微生物和卫生微生物学 sanitäre Mikrobe und sanitäre Mikrobiologie *f*
卫生问题 Gesundheitsproblem *n*
卫生问题的层次 Ebene des Gesundheitsproblems *f*
卫生物理学 Gesundheitsphysik *f*
卫生物力资源 Gesundheit materieller Ressourcen *f*
卫生习惯 Gesundheitsgewohnheit *f*, sanitäre Gewohnheit *f*
卫生系统 Gesundheitssystem *n*
卫生系统反应性 Gesundheit Reaktionsfähigkeit des Gesundheitssystems *f*
卫生系统绩效评价 Leistungbewertung des Gesundheitssystems *f*
卫生细菌学 sanitäre Bakteriologie *f*, Gesundheitsbakteriologie *f*
卫生项目管理 Gesundheitsprojektmanagement *n*
卫生信息数据库 Gesundheitsinformationensdatenbank *f*
卫生信息系统 Gesundheitsinformationssystem *n*
卫生信息系统管理 Gesundheitsinformationen-System-Management *n*
卫生信息学 Medizinische Informatik *f*
卫生信息与技术 Gesundheitsinformation und Technologie *f*
卫生宣传 Gesundheitspropaganda *f*
卫生学 Hygiene *f*, Gesundheitskunde *f*
卫生学博士 Hygienedoktor *m*
卫生学的 hygienisch
卫生学分析 Hygieneanalyse *f*
卫生学家 Hygieniker *m*
卫生学评价 hygienische Bewertung(od. Beurteilung) *f*
卫生学校 Sanitätsschule *f*
卫生学意义 hygienische Bedeutung *f*
卫生研究所 Hygieneinstitut *n*
卫生要求 hygienische(An-)Forderung *f*, Sanitätsanforderung *f*
卫生医师 Hygienearzt *m*, Facharzt für Hygiene *m*
卫生营 Sanitätsbataillon *n*
卫生员 Gesundheitsfürsorger *m*, Gesundheitspfleger *m*, Sanitäter *m*
卫生原则 Sänitatsprinzip *n*
卫生院 Krankenhaus(auf dem Lande) *n*
卫生运动 Gesundheitskampagne *f*
卫生增益 Zugewinn an Gesundheit *m*
卫生帐篷 Sanitätszelt *n*
卫生政策 Gesundheitspolitik *f*
卫生政策支持项目 unterstütztetes Projekt von Gesundheitspolitik *n*
卫生政策指标 Gesundheitspolitik Index *m*
卫生纸 Toilettenpapier *n*
卫生指导 Gesundheitsausbildung *f*
卫生助手 Hygieneassistent *m*
卫生专业 Gesundheitsprofession *f*
卫生装置 sanitäre Einrichtung *f*, Sanitätsanlage *f*
卫生咨询工作 Gesundheitsberatungsservice *m*
卫生咨询指导 Gesundheitsberatung und Anweisung *f*
卫生资源配置 Einrichtung der gesunden Ressource *f*
卫生总费用 National Health Kosten *pl*
卫生总费用核算 National Health Kalkulation, NHA *f*
卫生总费用年平均增长速度 durchschnittliche jährliche Wachstumsrate der gesamten Gesundheitsausgaben *f*
卫生组织 Gesundheitsorganisation *f*
卫氏并殖吸虫 Paragonimus westermani* *m*
卫氏并殖吸虫病(卫氏肺吸虫病) Paragonimiasis westermani* *n*
卫[斯特曼]氏并殖吸虫 Paragonimus westermani *m*, Distomum westermani(s. pulmonale) *n*, Lungenegel *m*
卫[斯特曼]氏并殖吸虫病 Paragonimiasis westermani *f*
卫星 Satellit *m*
卫星[式]脓肿 Satelliten-Abszesse *m pl*
卫星 DNA Satelliten-DNA *f*
α-卫星 DNA 家族 Alpha-Satelliten-DNA-Familie *f*
卫星 RNA Satelliten-DNA *f*(卫星核糖核酸)
卫星病毒 Satelliten-Viren *n pl*
卫星病毒 RNA Satelliten-RNA *f*
卫星菌落 Satelliten-Kolonien *f pl*
卫星门诊 Satelliten-Kliniken *f pl*
卫星通信技术 mobile Satellitenkommunikation *f*
卫星脱氧核糖核酸 Satelliten-DNS *f*
卫星细胞 Satellitenzelle *f*, Amphizyt *m*
卫星现象 Satellitenphänomen *n*, Trabantenphänomen *n*
卫星诊所 Satelliten-Kliniken *f pl*(医疗中心周围的)
卫星状损害 Satelliten-Läsionen *f pl*
卫星状细胞坏死 Satelliten-Zellnekrose *f*
未(不)成对电子 unpaariges Elektron *n*
未(非)结合胆红素 unkonjugiertes Bilirubin *n*
未[成]熟釉质 unreifer Zahnschmelz *m*
未饱和的 ungesättigt, nichtgesättigt
未饱和铁结合力 ungesättigte Eisenbindungskraft *f*
未保护的 ungeschützt
未闭导管钳 offene Duktusklemme *f*
未闭的 offen(liegend), ungeschlossen
未变性细菌抗原 undenaturiertes(od. natives) Bakterienantigen *n*(UBA)
未补偿碱中毒 unkompensierte Alkalose *f*
未补偿酸中毒 unkompensierte Azidose *f*
未测定阳离子 unbestimmte Kations(UC)
未测定阴离子 unbestimmte Anions(UA) *pl*
未曾体验感 Jamais-vécu-Erlebnis *n*
未曾相识感 Jamais-vu-Erlebnis *n*
未产 Nulliparität *f*
未产妇 Nullipara *f*
未成年 Impubertät *f*
未成年的 impubes, impubis
未成年人 Minderjährige *f*
未成熟 Unreife *f*
未成熟 B 细胞 unreife B-Zelle *f*
未成熟 T 细胞 unreife T-zelle *f*
未成熟白细胞 jugendlicher Leukozyt *m*, Neozyt *m*
未成熟白细胞[血]症 Neozytämie *f*, Neozytose *f*
未成熟的 unreif, rudimentär, immatur(-us, -a, -um)
未成熟儿 Frühgeborene *f*
未成熟儿鉴定 Identifikation des unreifen Fetuses *f*, Identifikation des unreifen Säuglings *f*
未成熟红细胞 unreifer Erythrozyt *m*
未成熟畸胎瘤 unreifes Teratom *n*
未成熟节片 unreife Proglottiden *f pl*
未成熟粒细胞 unreifer Granulozyt *m*
未成熟裂殖体 unreifer Schizont *m*

未成熟毛发上皮瘤 unreifes Trichoepitheliom *n*
未成熟面 unreifes Antlitz *n*
未成熟树突状细胞 unreife dendritische Zelle *f*
未成熟胎儿 unreifer Fötus *m*, Fetus immaturus *m*
未成熟细胞 unreife Zelle *f*
未成熟心肌 unreifes Myocardium *n*
未成熟型畸胎瘤 unreifes Teratom *n*
未成熟婴儿 unreifes Baby *n*
未成熟中性白(粒)细胞 unreife Neutropenie *f*
未成熟子宫 Rudimentäruterus *m*, Uterus rudimentarius *m*
未缔合的 ungebunden, unassoziiert
未定带 Zona incerta *f*
未定类 unbestimmte Gruppe *f*
未定类麻风 Lepra indeterminata *f*
未定类树枝状细胞 unbestimmte dendritische Zelle *f*
未定类细胞 unbestimmte Zelle *f*
未定数 unbestimmte Zahl *f*
未定误差 unbestimmter Fehler *m*
未定型结肠炎 unbestimmte Colitis *f*
未定型精神分裂症 undifferenzierte Schizophrenie *f*
未反应的 unreagiert, nichtreagiert
未分化 Undifferenziertheit *f*, Undifferenzierung *f*
未分化[作用] Undifferenzierung *f*, Undifferenziation *f*
未分化癌 undifferenziertes Karzinom *n*
未分化的 undifferenziert
未分化的间充质细胞 undifferenzierte mesenchymale Zelle *f*
未分化的经验模式 undifferenzierter Erfahrungsmodus *m*
未分化反应 undifferenzierte Reaktion *f*
未分化甲状腺癌 undifferenziertes Schilddrüsenkarzinom *n*
未分化间皮瘤 undifferenziertes Mesotheliom *n*
未分化间叶(充质)细胞 undifferenzierte Mesenchymzelle *f*
未分化结缔组织病 undifferenzierte Bindegewebeskrankheit *f*
未分化精原细胞瘤 anaplastisches Seminom *n*
未分化软骨肉瘤 undifferenziertes Chondrosarkom *n*
未分化上皮 undifferenziertes Epithel *n*
未分化网织细胞肉瘤 undifferenziertes Retikulumzelle-Sarkom *n*
未分化细胞 undifferenzierte Zelle *f*
未分化细胞性白血病 undifferenziertzellige Leukämie *f*
未分化小细胞癌 undifferenziertes kleinzelligers karzinom *n*
未分化型 undifferenzierter Typ *m*
未分化型恶性淋巴瘤 undifferenziertes bösartiges Lymphom *n*
未分化型精神分裂症 undifferenzierte Schizophrenie *f*
未分化型游戏 undeutliches Spiel *n*
未分化性癌 undifferenziertes Karzinom *n*
未分化性甲状腺腺癌 undifferenziertes Schilddrüsenadenokarzinom *n*
未分化性甲状腺腺瘤 undifferenziertes Schilddrüsenadenom *n*
未分类的性索间质肿瘤 nichtklassifizierter Sexualschnurstromatumor *m*
未分类类固醇细胞瘤 unklassifizierter Steroid-Zell-Tumor *m*
未分类肾小球肾炎 unklassifizierte Glomerulonephritis *f*
未分类心肌病 unklassifizierte Kardiomyopatie *f*
未分类滋养细胞病变 unklassifizierte trophoblastaäre Läsionen *f pl*
未分型精神分裂症 undifferenzierte Schizophrenie *f*
未分组资料 ungruppierte Daten *n pl*
未感知材料 unmerkliches Material *n*
未共享电子对 unbeteiligtes Elektronenpaar *n*
未固定的 unbefestigt
未观察到效应的剂量水平 niedrigste Testkonzentration ohne beobachtete Wirkung, NOEL *f*
未观察到有害效应水平 ohne beobachtete negativer Effekt Level, NOAEL *m*
未观察到有害作用水平 ohne beobachtete negativer Effekt Level, NOAEL *m*
未观察到有害作用水平或浓度 ohne beobachtete negativer Effekt Level, NOAEL or NOAEC *m*
未婚的 unverheiratet
未婚女子的名字 Mädchenname *m*
未激活的 unaktiviert
未极化的 unpolarisiert
未加工的 unverarbeitet
未甲基化的 unmethyliert
未减数孢子生殖 Apomeiose *f*
未角化的复层扁平上皮 unverhorntes mehrschichtiges Plattenepithel *n*
未接触抗原的 nichtvorbereitet
未接种组额外发病率 Extrainzidenz(rate) bei ungeimpfter Gruppe *f*
未结合补体的 nichtkomplementbindend
未结合铜 ungebundenes Kupfer *n*
未解离分子 undissoziiertes Molekül *n*
未经产 Atokie *f*, Nulliparität *f*, Nulligravidität *f*
未经产的 nulligravid, nulligravid(-us, -a, -um)
未经选择的 ungewählt
未精制的 nicht raffiniert
未净化污泥 ungereinigter Schlamm *m*, Rohschlamm *m*
未净化污水 ungereinigtes Abwasser *n*
未来成本 zukünftige Kosten *pl*
未来的血清学试验 serologischer Test in der Zukunft *m*
未来学 Futurologie *f*
未滤过的 ungefiltert
未满器的 apierotisch
未满围骨单位 unvollständig geschlossenes Osteon *n*
未萌出乳牙 durchgebrochener Milchzahn *m*
未萌出牙 durchgebrochener Zahn *m*
未破裂过的动脉瘤 nicht-rupturiertes Aneurysma *n*
未破卵泡黄素化综合征 Lutein unrupturierten Follikel-Syndrom *n*
未确定的 unbestimmt
未染色标本 ungefärbtes Präparat *n*
未认定遗骸 unbekannter Überreste
未融合的分支肺动脉 nicht-konfluenten Lungenarterien *pl*
未入学儿童 ungeschultes Kind *n*
未社会化的攻击障碍 Aggressive Störung ohne Sozialisation *f*, unsozialisierte aggressive Störung *f*
未社会化攻击反应 unsozialisierte aggressive Reaktion *f*
未受精卵 unbefruchtes Ei(od. Ovum) *n*
未受累的 unbeteiligt
未受损处女膜 intaktes Hymen *n*
未受影响的 unbeeinflusst
未熟产孢的 pedogenetisch
未熟儿 unreifer Säugling *m*
未熟儿护理 Pflege des unreifen Säuglings *f*
未熟发育 Pedogenese *f*
未熟性白内障 Cataracta immatura *f*
未脱钙的 unentkalkt
未吸收肺炎 ungelöste Pneumonie
未修匀曲线 ungeglättete Kurve *f*
未孕的 nichtschwanger, unbefrucht
未孕妇 Nulligravida *f*
未折叠 entfaltet
未折叠蛋白反应(UPR) entfaltetes Protein-Response *f*
未折叠蛋白应答 unfaltige Proteinantwort *f*
未知[溶]液 unbekannte Lösung *f*
未知受体 unklar Rezeptoren *pl*
未知样品 unbekannte Probe *f* (od. Muster *n*)
未知值 unbekannter Wert *m*
未治疗的 unbehandelt

未治疗对比组 Wartelisten-Kontrollgruppe *f*
未准许的使用 unsanktionierte Nutzung *f*
未足月妊娠 unvollständige Schwangerschaft *f*
位 Lage *f*, Position *f*, Stellung *f*
位(势)垒 Potentialbarriere *f*, Potentialberg *m*
位(势)能 potentielle Energie *f*, Potentialenergie *f*, Lageenergie *f*
位(势)能梯度 Potentialgefälle *n*, Potentialgradient *m*
位[置] Position *f*, Locus *m*
位变异构[现象] Metamerismus *m*, Metamerie *f*
位变异构的 metamer(isch)
位变异构体 Metamer *n*, Metamerid *n*
位错 Luxation *f*
AP1 位点 AP1-Stelle *f*
A 位点 A-Stelle *f*
CAP 位点 CAP-Stelle *f*
EFG 位点 EFG-Stelle *f*
EFTu 位点 EFTu-Stelle *f*
L7/L12 位点 L7/L12-Stelle *f*
位点 Stelle *f*, Locus *m*, Site *m*
位点标尺 Punkte-Skala *f*
位点参考系统 Punkte-Referenzsystem *n*
位点多态性 Sitepolymorphismus *m*
位点识别 Siteidentifikation *f*
位点特异性重组 Sitespezifische Rekombination *f*
位点直接诱变 Sitegeleitete Mutagenese *f*
位点值 Punktwert *m*
位点专一[性]诱变 Sitegeleitete Mutagenese *f*
位点专一[性]重组 Sitespezifische Rekombination *f*
位点专一的 sitespezifische
位点专一遗传重组 Sitespezifische Genrekombination *f*
位点专一诱变 Sitespezifische Mutagenese *f*
位点专一重组 Sitespezifische Rekombination *f*
位觉斑 Maculae staticae *f pl*
位觉器 Organum staticum(s. statoacusticum) *n*
位觉砂 Statolithen *m pl*
位觉砂膜 Statolithenmembran *f*, Membrana statoconiorum macularum *f*
位能障碍 Potentialbarriere *f*, Potentialberg *n*
位砂 Statolith *m*
位砂膜 Membran des Statoliths *f*
位听器 Organum statoacusticum(s. vestibulocochleare) *n*
位听神经 Nervus statoacusticus(s. vestibulocochlearis) *m*, Statoacusticus *m*
位图查询系统 Bitmap-Abfrage-System *n*
位图显示 Bitmap-Anzeige *f*
O 位相 O-Phase *f*
位相 Phase *f*
位相变易 Phasenänderung *f*, Phasenvariation *f*, Phasenwechsel *m*
位相差 Phasendifferenz *f*
位相倒置 Phasenumkehr *m*
位相记忆 Phase-Speicher *m*
位相性放电 phasische Entladung *f*
位相性激醒 phasische Erregung *f*
位相性收缩 phasische Kontraktion *f*
位相性心律不齐 phasische Unregelmäßigkeit *f*
位相序列 Phasenfolge *f*
位相状态 phasischer Zustand *m*, Phasenzustand *m*
位移 Verschiebung *f*, Verlagerung *f*
位移电流 Verschiebungsstrom *m*
位移估计 Deplacement-Abschätzung *f*
位移极化 Verschiebungspolarisation *f*
位置[感]觉 Topognosie *f*, Topästhesie *f*, Lagesinn *m*
位置[感]觉缺失 Atopognosie *f*, Topagnosie *f*, Topoanästhesie *f*
位置编码器 Positionsgeber *m*
位置不变性 posturale Beständigkeit *f*
位置不良 Kakothese *f*
位置不正 Fehlstellung *f*
位置定向 örtliche Orientierung *f*
位置反馈记录器 Positionsrückmeldungsrekorder *m*
位置反应 Positionsreaktion *f*
位置恒常性 Positionskonstanz *f*
位置记忆 Phase-Speicher *m*
位置记忆术 topologische Mnemonik *f*
位置觉 Gefühl der Position *n*
位置觉 Topodiagnose *f*
位置克隆 positionelle Klonierung *f*
位置空间 Ortsraum *m*
位置失认[症] Atopognosie *f*
位置试验 Positionstest *m*
位置同变性 posturale Äquivariante *f*
位置误差 Positionsfehler *m*
位置细胞 Platz-Zelle *f*, Ort-Zelle *f*
位置效应 Positionseffekt *m*
位置信号 Lagesignal *n*
位置信息 Positionsinformation *f*
位置性低血压(直立性低血压) posturale Hypotonie *f*, orthostatische Hypotonie *f*
位置性酒精眩晕 Positionsalkoholschwindel *m*
位置性屈光不正 Positionsfehlsichtigkeit *f*
位置性眩晕 Lageschwindel *m*, Positionsvertigo *f*
位置性眼[球]震颤 Lagenystagmus *m*, Positionsnystagmus *m*
位置性眼震 Lagenystagmus *m*, Positionsnystagmus *m*
位置学习 Positionslernen *n*
位置异构 Stellungsisomerie *f*, Stellungsisomerismus *m*
位置异构体 Stellungsisomer *n*
位置异质性 Lagenheterogenität *f*
位置因素 Positionsfaktor *m*
位置正常 Normotopie *f*, Eutopie *f*
位置正常的 normotop, eutopisch
位阻现象 sterische Hinderung *f*
位阻效应 sterischer Effekt *m*
位阻因素 sterischer Faktor *m*
味 Geschmack *m*, Geusis *f*
味错觉 geschmackliche Illusion *f*
味道偏好 Geschmackspräferenz *f*
味道嫌恶 Geschmacksaversion *f*
味的 gustatorisch
味感受器 Geschmacksrezeptor *m*
味幻觉 gustatorische(od. gustative) Halluzination *f*, Geschmackshalluzination *f*, Pseudogeu(ästhe)sie *f*
味觉 Geschmack(sinn) *m*, Gustus *m*, Geusis *f*
味觉测量法 Gustometrie *f*
味觉出汗综合征 Frey-Syndrom *n*
味觉传导路 Geschmacksbahn *f*
味觉错乱 Geschmack-Störungen *pl*, Taste-Erkrankungen *pl*
味觉倒错 Parageusie *f*, Parageusis *f*
味觉倒错的 parageusisch
味[觉]的 geschmacklich, geustisch, gustatorisch, gustatori(-us, -a, -um)
味觉对比 Geschmacksgegensatz *m*
味觉分析 Geschmacksanalyse *f*
味觉感受器 Geschmacksrezeptor *m*, gustatorischer Rezeptor *m*
味觉功能 Geschmacksfunktion *f*
味觉过敏 Hypergeusie *f*, Hyperaesthesia gustatoria *f*
味觉混合 Geschmacksmischung *f*
味觉计 Gustometer *n*
味觉检查 Gustometrie *f*, Geschmacksprüfung *f*

味觉减退 Hypogeusie *f*, Hypaesthesia gustatoria *f*
味觉接受区 Geschmacksaufnahmeraum *m*
味觉量表 Geschmacksskale *f*
味[觉]泪反射 Gustolakrimalreflex *m*
味[觉]毛 Geschmacksstiftchen *n*
味觉敏度 Geschmack Sehschärfe *f*
味觉频谱理论 Geschmackshäufigkeitstheorie *f*
味觉器官 Geschmacksorgan *n*, Organon gustus *n*
味觉区 Geschmacksfeld *n*
味觉缺乏(失)的 ageustisch
味觉缺乏[症] Ageusie *f*, Ageustie *f*, Geschmackblindheit *f*
味觉缺损 Geschmacksdefekt *m*
味觉缺陷 Geschmack-Mangel *m*
味觉融合临界点 Geschmackskritische Schmelzpunkt *m*
味觉锐敏 Oxygeusie *f*
味觉适应 Geschmacksanpassung *f*
味觉四面体 Geschmackstetraeder *n*
味觉途径 Geschmacksweg *m*
味觉细胞 Geschmackszelle *f*
味[觉]细胞 Geschmacks-Zelle *f*
味觉纤维 Geschmacksfasern *f pl*
味觉性出汗综合征 aurikulotemporales Syndrom *n*, Frey*(-Baillarger*) Syndrom *n*
味觉性多汗症 gustatorische Hyperhidrose *f*
味觉性嗅觉缺失 gustatorische Anosmie *f*
味觉异常 Geschmacksanomalie *f*, Kakogeusie *f*, Parageusie *f*, Allotriogeusie *f*
味觉阈[限] Geschmacksgrenzwert *m*
味觉障碍 Geschmcksstörung *f*, Dysgeusie *f*, Hypogeusie *f*
味觉中枢 Geschmackszentrum *n*
味精 Gourmetpulver *n*
味孔 Geschmacksporus *m*, Porus gustatorius *m*
味蕾 Geschmacksbecher *m*, Geschmacksknospe *f*, Caliculus gustatorius *m*
味蕾间的 intergemmal, intergemmal(-is, -is, -e)
味[蕾]细胞 Geschmackszelle *f*
味蕾下的 subgemmal, subgemmal(-is, -is, -e)
味蕾周的 perigemmal, perigemmal(-is, -is, -e)
味联觉 Gustatismus *m*
味盲 Geschmacksblindheit *f*
味器 Geschmacksorgan *n*, Organon gustus *n*
味团 Sapiphore Gruppen *pl*
味细胞 Geschmackszelle *f*
味腺 Geschmacksdrusen *f pl*, Ebner* Drüsen *f pl*
畏风 Anemophobie *f*
畏风症 Anemophobie *f*
畏光 Photophobie *f*
畏寒的 fröstelig, fröstelnd
畏惧 Angst *f*, Frucht *f*, Anxietas *f*
畏食 Sitophobie *f*, Zitophobie *f*
胃 Magen *m*, Gaster *f*, Ventriculus *m*
胃(蛋白)酶抑制剂 Pepstatin *n*
胃[肠][动]素 Motilin *n*
胃[肠]石 Bezoar *m*
胃[窥]镜 Gastroskop *n*
胃[泌]素分泌异常 Abnorm(al)ität der Gastrinsekretion *f*
胃[排]空 Magenentleerung *f*
胃[中]毒的 gastrotoxisch, gastrotoxic(-us, -a, -um)
胃癌 Magenkrebs *m*, Magenkarzinom *n*
胃癌 TNM 分类法 Tumor-Nodi-Metastasen-Klssifizierungssystem des Magenkarzinoms *n*, TNM-Klassfikation des Magenkarzinoms *f*
胃癌癌前病变 Präkanzerose des Magenkrebses *f*
胃癌穿孔 Perforation des Magenkarzinoms *f*
胃癌的超声内镜诊断 Endosonographie von Karzinomen des Magens *f*
胃癌防治网 prophylaktische und therapeutische Organisation für Magenkarzinom *f*
胃癌根治切除术 Radikalgastrektomie bei Magenkarzinom *f*
胃癌根治术 Radikaloperation bei Magenkarzinom *f*
胃癌姑息性切除术 palliative Gastrektomie bei Magenkarzinom *f*
胃癌骨转移 Knochenmetastasen von Magenkrebs *m*
胃癌患者术后生存质量 Lebensqualität der Beitrag Gastrektomie für Krebspatienten nach der Operation *f*
胃癌浸润胃壁深度的划分 Urteil vom Magenkrebs infiltrieren Tiefe *n*
胃癌临床病理分期 klinisch-pathologischen Staging des Magenkarzinoms *m*
胃癌模型 Magenkarzinommodell *n*
胃癌区域 Magen Krebs Bereich *m*, GCA *m*
胃癌相关抗原 magenkarzinomassoziiertes Antigen *n*
胃癌移植物 Magenkrebs Xenotransplantat *n*
胃癌诊断用细胞采取器 Nieburg* Bundel für zytologische Diagnostik vom Magenkarzinom *n*
胃安 Valemeramide *f*
胃安太定 Ranitidin *n*
胃半排空时间 Magenentleerung Halbzeit; *f*, Magenentleerung T1/2 *f*, GET 1/2 *f*
胃饱 Magen-Sättigung *f*
胃背系膜 dorsales Mesogastrium *n*
胃被动性充血 passive Stauung von Magen *f*
胃贲门 Ostium cardiacum *n*, Kardia *f*
胃贲门成形术 Kardioplastik von Magen *f*
胃贲门端 kardiale Ende des Magens *f*
胃贲门口 Cardiac Ostium Magen *n*
胃贲门淋巴环 Lymphknoten-Ring der Kardia des Magens *m*
胃贲门切迹 Cardiac Schneidezahn des Magens *m*
胃贲门切开术 Gastric Kardiotomie *f*
胃贲门区 Pars (s. Regio) cardiaca ventriculi *f*
胃贲门食道连接处 cardioesophageal Kreuzung *f*
胃贲门腺 Magen-Herz-Drüse *f*
胃贲门粘膜撕裂综合征 Mallory-Weiss Syndrom *n*
胃贲门综合征 gastrocardiales Syndrom *n*
胃泵 Magen-Pumpe *f*, Magenpumpe *f*
胃闭锁 Gastric Atresie *f*
胃铋治片 Wismutaluminat Compound Tablet *n*
胃壁 Magenwand *f*
胃壁淋巴丛 Teichmann* Netzwerk *n*
胃壁缺损 Magenwanddefekt *m*
胃壁细胞抗体 Belegzellenantikörper *m*
胃壁细胞迷走神经切断术 Parietalzellen Vagotomie *f*
胃壁细胞团块测定 Parietal Magen-Zellmasse Bestimmung *f*
胃壁造影[术] Parietographie des Magens *f*
胃壁增厚 verdickte Magenwand *f*
胃皱 Plicae gastricae *f pl*
胃变位 Gastrokateixie *f*
胃表浅扩散癌 oberflächlich ausbreitendes Magenkarzinom *n*
胃病 Magenbeschwerde *f*, Magenleiden *n*, Magenkrankheit *f*, Gastropathie *f*
胃病的 gastropatbisch
胃病损电灼疗法 Fulguration von Magen-Läsion *f*
胃病损毁坏术 Zerstörung der Läsion des Magens *f*
胃病损局部切除术 Lokalexzision der Magenlasion *f*
胃病损内镜毁坏术 Endoskopische Zerstörung der Läsion des Magens *f*
胃病损内窥镜切除术 Endoskopische Exzision von Läsion des Magens *f*
胃病损切除术 Exzision einer Läsion des Magens *f*

胃病性手足搐搦 Magen-Tetanie *f*
胃病眩晕 Magens Schwindel *m*
胃病学 Gastrologie *f*
胃病治疗 Gastrotherapie *f*
胃布鲁纳腺异位症 Brunner*-Drüse Heterotopie der Magen *f*
胃部分切除术 partielle Gastrektomie（od. Magenresektion）*f*
胃部淋巴管 Lymphgefäß des Magens *n*
胃残端 Magenstumpf *m*
胃残余物 Rückstand im Magen *m*
胃残渣 Magen-Rückstand *m*
胃操作法 Manipulation von Magen *f*
胃插管术 Intubation des Magens *f*
胃肠 Magen und Darm *m*
胃肠 X 线机 gastrointestinale x-ray-Einheit *f*
胃肠癌 Magen-Darm-Krebs *m*, GICA *m*
胃肠癌抗原 Magen-Darm-Krebs-Antigen *n*, GICA *n*
胃肠钡餐检查 Bariumkontrastmahlzeit zur Untersuchung des Magen-Darmkanals *f*, Rieder* Mahlzeit *f*, Magen-Darmpassage *f*（MDP）
胃肠变态反应 Magen-Darm-Allergie *f*, GI-Allergie *f*
胃肠病 Gastroenteropathie *f*
胃肠病学 Gastroenterologie *f*
胃肠病用药 Magen-Darm-Agents *pl*
胃肠不适 Störung von Magen-Darm *f*
胃肠测压法 Manometrie der Speiseröhre Magen rektale *f*
胃肠成形术 Gastroenteroplastik *f*
胃肠出血 Magen-Darmblutung *f*
胃肠穿孔 Magen-Darm-Perforation *f*
胃肠刺激 Magen-Darm-Reizung *f*
胃肠道 Magen-Darmkanal *m*, Gastrointestinaltrakt *m*
胃肠道钡餐造影［检查］Bariumkontrastmahlzeit zur Untersuchung des Magen-Darmkanals *f*, Rieder* Mahlzeit *f*, Magen-Darmpassage *f*（MDP）
胃肠道变态反应 Magen-Darmallergie *f*
胃肠道并发症 gastrointestinale Komplikationen *pl*
胃肠道病症 Störung des gastrointestinalen Traktes *f*, Magen-Darm-Störung *f*
胃肠道出血 Magen-Darmblutung *f*, Gastroenterorrhagie *f*
胃肠道出血显(成)像 Bildgebung der Gastroenterorrhagie *f*
胃肠道穿孔 Magen-Darm-Perforation *f*, Perforation von Magen-Darm-Trakt *f*
胃肠道穿孔线征象 X-ray Bild des Magen-Darm-Perforation *n*
胃肠道传染 alimentäre Infektion *f*
胃肠道创伤 Verletzung des Magen-Darmtrakts *f*
胃肠道蛋白［质］丢失研究 Magen-Darm-Protein-Verlust-Studie *f*
胃肠道低排出外瘘 Niedrig-Ausgang-Magen-Darm-Fistel *f*
胃肠道动静脉畸形 arteriovenöse Missbildung des Magen-Darm-Trakt *f*
胃肠道毒性 gastrointestinale Toxizität *f*
胃肠道恶性黑色素瘤 Magen-Darm-heimtückisches Melanom *n*
胃肠道分泌 Magen-Darmsekretion *f*
胃肠道感染 Magen-Darminfektion *f*
胃肠道高排出外瘘 High-Output externen Magen-Darm-Fistel *f*
胃肠道功能不全 Magen-Darm-Trakt Dysfunktion *f*, Magen-Darm-Störung *f*
胃肠道功能紊乱 funktionelle Störung des Magen-Darm-Trakt *f*, Magen-Darm-Neurose *f*
胃肠道黑色素瘤 Melanom des Magen-Darmtrakts *n*
胃肠道畸形 Magen-Darm-Fehlbildung *f*
胃肠道激素 gastrointestinales Hormon *n*
胃肠道激素系统 Magen-Darm-Hormon-System *n*
胃肠道疾患 gastrointestinale Erkrankung *f*
胃肠道间质瘤 gastrointestinaler Stromatumor *m*
胃肠道间质组织 interstitiellen Gewebe der Magen-Darmtrakt *f*
胃肠道检查 Magen-Darm-Untersuchung *f*
胃肠道浆膜 Magen-Darm-Serosa *f*
胃肠道浆膜下层 Magen-Darm-Subserosa *f*
胃肠道结核 Tuberkulose des Magen-Darmtrakts *f*
胃肠道菌丛 Magen-Darm-Flora *f*
胃肠道菌群 Magen-Darm-Bakterienflora *f*, GIBF *f*
胃肠道抗感染药 gastrointestinales Antiinfektiosum *n*
胃肠道类癌 Gastrointestinalkarzinoid *n*
胃肠道临床操作 medizinisches Verfahren am Gastrointestinaltrakt *n*
胃肠道淋巴瘤 Magen-Darm-Lymphom *n*
胃肠道淋巴样组织 Magen-Darm-Lymph-Gewebe *n*
胃肠道瘘 Magen-Darm-Fistel *f*
胃肠道毛细血管扩张症 Tel(e)angiektasie des Magen-Darmtrakts *f*
胃肠道弥漫性幼年息肉病 Magen-Darm-generalisierten juvenilen Polypose *f*
胃肠道囊肿 Zyste des Magen-Darmtrakts *f*
胃肠道内瘘 interne Magen-Darm-Fistel *f*
胃肠道内气体 Gas im Gastrointestinaltrakt *n*
胃肠道内胰组织异位症 Pankreasgewebeheterotopie im Magen-Darmtrakt *f*
胃肠道平滑肌肿瘤 Magen-Darmleiomyom *n*
胃肠道破裂 Magen-Darmruptur *f*
胃肠道闪烁成像 Magen-Darm-Trakt Szintigraphie *f*
胃肠道烧伤 Brennen von Magen-Darm *n*
胃肠道失常 Magen-Darm-Störung *f*
胃肠道失血研究 gastrointestinalen Blutverlust-Studie *f*
胃肠道嗜伊红肉芽肿 eosinophiles Granulom des Magen-Darmkanals *n*
胃肠道手术后腹泻 Diarrhoe nach Magen-Darmoperation *f*
胃肠道手术后呕吐 Erbrechen nach Magen-Darmoperation *n*
胃肠道术后胆汁性呕吐 galliges Erbrechen nach Magen-Darm-Chirurgie *n*
胃肠道水成像 Gastrographie *f*
胃肠道酸碱度 Magen-Darm-pH-Wert *m*
胃肠道损伤 Verletzung des Magen-Darm-Trakt *f*
胃肠道炭疽 Magen-Darm-Milzbrand *m*
胃肠道同位素脂肪吸收研究 Magen-Darm-Isotop Fettaufnahme-Studie *f*
胃肠道外的 parenteral
胃肠道外口并发症 Komplikation der externen Stoma des Magen-Darm *f*
胃肠道外瘘 externe Magen-Darm-Fistel *f*
胃肠道外全面营养 totale parenterale Ernährung *f*
胃肠道外伤 Verletzung des Gastrointestinaltraktes *f*
胃肠道外疫苗接种 parenterale Impfung *f*
胃肠道外营养 parenterale Ernährung *f*
胃肠道紊乱 Magen-Darm-Störung *f*
胃肠道狭窄 Magen-Darm-Stenose *f*
胃肠道纤维瘤 Magen-Darmfibrom *n*
胃肠道纤维性肿瘤 fibrösen Tumor der Magen-Darmtrakt *m*
胃肠道血管畸形 Gefäßmissbildung von Magen-Darm *f*
胃肠道血管瘤 Hämangiom des Magen-Darmkanals *n*
胃肠道血吸虫病 Magen-Darmschistosomiasis *f*
胃肠道血液循环 Magen-Darm-Durchblutung *f*
胃肠道液体 Magen-Darm-Trakt Fluid（od. Flüssigkeit）*f*
胃肠道异物 Fremdkörper im Magen-Darmtrakt *m*
胃肠道营养 肠内营养 enterale Ernährung *f*
胃肠道淤血 Blutstauung des Magen-Darmkanals *f*
胃肠道原发性恶性淋巴瘤 PMLGI, primäre maligne Lymphome des Magen-Darmtraktes *m*
胃肠道造影检查 Magen-Darmpassage *f*（MDP）

胃肠道粘膜坏死 Magen-Darm-Schleimhaut-Nekrose *f*
胃肠道粘膜脱色 Magen-Darm-Schleimhaut-Verfärbung *f*
胃肠道粘膜炎 gastrointestinale Mukositis *f*
胃肠道症状 Magen-Darm-Symptom *n*, GIS *n*
胃肠道脂肪瘤 Magen-Darmlipom *n*
胃肠道治疗系统 Magen-Darm-therapeutisches System *n*
胃肠道中毒 alimentäre Intoxikation *f*, gastrointestinale Intoxikation *f*
胃肠道肿瘤 Magen-Darm-Tumor *m*
胃肠道重叠畸形 Duplikationsanomalie des Magen-Darmtrakts *f*
胃肠道综合征 Magen-Darm-Trakt-Syndrom *n*, GIS *n*
胃肠的 gastroenterisch, gastrointestinal (-is, -is, -e)
胃肠电信号 gastrointestinales Electo-Signal *n*
胃肠电影摄影 Magen-Darm-Kinematografie *f*
胃肠动力 gastrointestinale Motilität *f*
胃肠动力亢进 Magen-Darm-Hyperkinesie *f*
胃肠动力异常 Störung der gastrointestinalen Motilität *f*
胃肠多发性息肉病综合征 gastrointestinales mehreres Polypose-Syndrom *n*
胃肠多肽 Magen-Darm-Peptid *n*
胃肠反射 Gastrointestinalreflex *m*
胃肠反应 Magen-Darm-Reaktion *f*
胃肠放射学 Magen-Darm-Radiologie *f*
胃肠放射学诊断 Magen-Darm-radiologische Diagnostik *f*
胃肠缝合夹 Magen-Darm-Nahtmaterialklammer *f*
胃肠缝合器 Magen-Darmnähapparat *m*
胃肠缝合器紧固夹 Klemmer für Magen-Darm-Naht-Instrumente *f*
胃肠缝合器械包 Magen-Darmnähapparat *m*, Magen-Darmnähtinstrumentarium *n*
胃肠浮扬试验 Magen-Darmschwimmprobe *f*
胃肠功能失调 Magen-Darmdysfunktion *f*
胃肠功能紊乱 gastrointestinale Dysfunktion *f*
胃肠功能障碍 gastrointestinale Dysfunktion *f*
胃肠回流指数 EGRI; gastrointestinaler Rückfluss-Index *m*
胃肠肌层 Magen-Darm-Muskulatur *f*
胃肠积气症 Magen-Darmpneumatose *f*
胃肠激素 gastrointestinales Hormon *n*
胃肠激素受体部位 Magen-Darm-Hormon-Rezeptor-Website *f*
胃肠激素制剂 gastrointestinalen Hormons Vorbereitung *f*
胃肠夹 Magen-Darmklemme *f*
胃肠间隙 Magen-Darm-Räume *f*
胃肠减压 Gastrointestinaldekompression *f*, Magen-Darmentleerung *f*
胃肠减压[术] Magen-Darm-Dekompression *f*
胃肠减压管 Magen-Darm-Dekompressionssonde *f*
胃肠减压术 Magen-Darm-Dekompression *f*
胃肠结石 Magen-Darm-Kalkulus *m*
胃肠镜 Magen-Darm-Endoskop *n*
胃肠镜检查 gastrointestinalen Endoskopie *f*
胃肠淋巴组织 gastrointestinales Lymphgewebe *n*
胃肠囊肿 gastrointestinal Zyste *f*
胃肠内分泌细胞 Magen-Darm-endokrine Zelle *f*
胃肠内含物 Magen-Darm-Inhalt *m*
胃肠内菌丛 Magen-Darm-Bakterienflora *f*, GIBF *f*
胃肠内窥镜 Gastroenteroendoskop *n*
胃肠内窥镜检查 gastrointestinalen Endoskopie *f*, GE *f*
胃肠内容物 Magen-Darm-Inhalt *m*
胃肠内营养 enterale Ernährung *f*, EN *f*
胃肠念珠菌病 Magen-Darm-Candidose *f*
胃肠旁路分流术用于肥胖症 Magen-Darm-Bypass-Shunt für Fettleibigkeit *m*
胃肠屏障 Magen-Darmschranke *f*, Magen-Darmbarriere *f*
胃肠气压伤 Magen-Darm-Barotrauma *n*
胃肠气胀 Flatulenz *f*
胃肠气胀治疗器械 Apparat gegen Flatulenz *m*
胃肠气滞型 Art des QI-Stagnation im Magen und Darm *f*
胃肠钳 Magen-Darmklemme *f*
胃肠切开术 Gastroenterotomie *f*
胃肠蠕动 Magen-Darmperistaitik *f*
胃肠蠕动波 Magen-Darmperistaltikwelle *f*
胃肠神经[官能]症 Magen-Darmneurose *f*
胃肠神经元集结 Magen-Darm-neuronalen Konzentration *f*
胃肠生理学 Magen-Darm-Physiologie *f*
胃肠食物过敏性 Magen-Darm-Nahrungsmittelallergie *f*
胃肠食物敏感性 Magen-Darm-Nahrungsmittel-Empfindlichkeit *f*
胃肠试验 Magen-Darm-Test *m*
胃肠嗜酸性细胞肉芽肿 Magen-Darm-eosinophiles Granulom *n*
胃肠嗜银细胞 gastrointestinale argyrophile Zelle *f*
胃肠术后营养不良 Mangelernährung nach Magen-Darm-Chirurgie *f*
胃肠双对比造影 doppelter Kontrast Radiographie für Magen-Darm-Studie *f*
胃肠双钳 Magen-Darm-Twin-Klammer *f*
胃肠损伤 gastrointestinale Beeinträchtigung *f*
胃肠肽 Magen-Darm-Peptid *n*
胃肠炭疽 Magen-Darm-Milzbrand *m*
胃肠通过 Magen-Darm-Transit *m*
胃肠通过时间 gastrointestinale Durchgangszeit *f*, Magen-Darm-Transit-Zeit *f*, GITT *f*
胃肠通过试验 gastrointestinaler Transit-Test *m*
胃肠痛 Gastroenteralgie *f*
胃肠透析 Magen-Darm-Dialyse *f*, GID *f*
胃肠透析方法 Magen-Darm-Dialyse *f*
胃肠土拉菌病 Magen-Darm-Tularämie *f*
胃肠外[高]营养 parenterale Ernährung *f*
胃肠外补充营养 SPN *f*, ergänzende parenterale Ernährung *f*
胃肠外的 parenteral, parenteral (-is, -is, -e), parenteric (-us, -a, -um)
胃肠外高营养补液 parenterale Ernährung *f*
胃肠外给养 parenterale Ernährung *f*
胃肠外途径 parenterale Route *f*
胃肠外途径中毒 Vergiftung durch parenterale Route *f*
胃肠外吸收 parenterale Absorbierung *f*
胃肠外消化 parenterale Verdauung *f*
胃肠外药物制剂 parenterale Arzneimittel-Vorbereitung *f*
胃肠外营养 parenterale Ernährung *f*
胃肠吻合口边缘溃疡 Ulcus marginale der Gastroentero-anastomosenöffnung *n*
胃肠吻合口机能障碍 Dysfunktion der Gastroenteroanas- tomosenöffnung *f*
胃肠吻合口溃疡 Gastroenteroanastomosengeschwür *n* Ulcus pepticum jejuni *n*
胃肠吻合口狭窄 Stenose der Gastroenteroan astomosenöffnung *f*
胃肠吻合术 Gastroenteroanastomose *f*, Gastroenterostomie *f* (GE)
胃肠吸引导管 Magen-Darm-Absaugkatheter *m*
胃肠吸引管 Magen-Darmsaugkatheter *m*, Mageu-Darmschlauch *m*
胃肠系膜的 gastromesenterial, gastromesenterial (-is, -is, -e), gastromesenteric (-us, -a, -um)
胃肠系统 Magen-Darm-System *n*
胃肠系统放射性同位素扫描 Radioisotopen-Scan des Magen-Darm-System *m*
胃肠系统放射性同位素研究 Radioisotopen-Studie von Magen-Darm-System *f*

胃肠系统药中毒 Vergiftung durch Magen-Darm-System Droge *f*
胃肠下垂 Gastroenteroptose *f*
胃肠纤维镜 Magen-Darm-Endoskop *n*
胃肠线摄影 Magen-Darm-X-Radiographie *f*
胃肠相关性淋巴系统 gastrointestinal-assoziiertes lymphatisches System *n*
胃肠消化 Magen-Darm-Verdauung *f*
胃肠消化不良 Magen-Darm-Dyspepsie *f*
胃肠型 gastrointestinaler Typ *m*
胃肠型放射病 Strahlenkrankheit mit Magen-Darm-Manifestation *f*
胃肠型食物中毒 Lebensmittelvergiftung von Magen-Darm-Typ *f*
胃肠型蕈中毒 gastrointestinaler Myzetismus *m*
胃肠兴奋药 gastrointestinales Stimulans *n*
胃肠学 Gastroenterologie *f*
胃肠血管造影 Magen-Darm-Blutgefäß-Radiographie *f*
胃肠血液循环 Darm-Blutzirkulation *f*
胃肠炎 Gastroenteritis *f*
胃肠炎细小病毒 Gastroenteritis-Parvovirus *n*
胃肠炎消炎片 Sulfasalazin *n*
胃肠炎型流感 Magen-Darm-Grippe *f*
胃肠药 Magen-Darm-Medikament *n*
胃肠液 Magen-Darm-Flüssigkeit *f*, Magendarmflüssigkeit *f*
胃肠胰高血糖素免疫反应性 Magen-Darm-Glucagon-Immunreaktivität *f*, GIGI *f*
胃肠胰内分泌系统 gastroenteropankreatisches endokrines System *n*, Magen-Darm-Bauchspeicheldrüse endokrines System *n*, GEP-System *n*
胃肠胰系统 gastroenteropankreatischen System *n*, GEP-System *n*
胃肠胰腺神经内分泌肿瘤 gastroenteropankreatischer neuroendokriner Tumor *m*
胃肠异常性发热 alimentärer Fieber *m*
胃肠运动 gastrointestinale Motilität *f*, Magen-Darm-Motilität *f*
胃肠运动换能器 Messumformer für Magen-Darm-Bewegung *m*
胃肠运动试餐 gastrointestinale Bewegung-Probemahlzeit *f*, Testmahlzeit der gastrointestinalen Motilität *f*
胃肠造菌群 Magen-Darm-Bakterienflora *f*
胃肠造影 Magen-Darmpassage *f*, Magen-Darmserienaufnahme *f*, Magen-Darm-Serie *f*
胃肠粘膜 Magen-Darm-Schleimhaut *f*
胃肠粘膜下层 Magen-Darm-Subschleimhaut *f*
胃肠粘膜相关淋巴组织 Schleimhaut-assoziiertes lymphatisches Gewebe *n*
胃肠张力计 Magen-Darm-Tonometer *n*
胃肠胀气 Blähung *f*, Flatulenz *f*
胃肠褶 Magen-Darm-Falte *f*
胃肠治疗系统 Magen-Darm-therapeutisches System; GITS *n*
胃肠转位 Gastrointestinaltransposition *f*
胃肠自主神经肿瘤 Magen-Darm-vegetative Nerven-Tumor *m*
胃肠综合征 Magen-Darm-Syndrom *n*, GI-Syndrom *n*
胃成像 Magen-Abbildung *f*
胃成形术 Gastroplastik *f*
胃成形术用于肥胖症 Gastroplastik bei Fettsucht *f*
胃弛缓 Magenatonie *f*, Gastroatonie *f*, Atonia (s. Laxitas) ventriculi *f*
胃冲洗 Magen-Brause *f*
胃冲洗器 Magenirrigator *m*
胃充气造影 Pneumogastrografie *f*
胃充气造影术 Pneumogastrographie *f*
胃充血 Gasträmie *f*
胃充盈 Magen-Füllung *f*
胃虫病 Magen-verminosis *f*
胃抽器 Magenpumpe *f*, Magen-Pumpe *f*
胃出口梗阻 Magen-Ausgang-Obturation *f*
胃出血 Magenblutung *f*, Gastrorrhagie *f*
胃穿孔 Magenperforation *f*
胃穿刺术 Gastrocentesis *f*
胃穿通性溃疡 Ulcus penetrans des Magens *n*, penetrierendes Magenulkus *n*
胃喘 Magen-Asthma *n*, Magen-Dyspnoe *f*
胃床 Magenbett *n*
胃次全切除术 subtotale Gastrektomie *f*
胃刺激 Magenreizung *f*
胃丛 Plexus gastricus *m*
胃促生长素 Ghrelin *n*
胃促胰酶 Chymase *f*, Labferment *n*
胃挫伤 Magenkontusion *f*
胃大部切除及胃空肠吻合术 subtotale Gastrektomie und Gastrojejunostomie *f*
胃大部切除及胃十二指肠吻合术 subtotale Gastrektomie und Gastroduodenostomie *f*
胃大弯 große Kurvatur des Magens *f*, Curvatura ventriculi major *f*
胃大弯淋巴结 Lymphknoten der großen Kurvatur des Magens *m*
胃呆 Anorexie *f*
胃代偿月经 Gastromenie *f*
胃代膀胱术 Gastrozystoplastik *f*
胃蛋白酶 Pepsin *n*
胃蛋白酶Ⅰ Pepsin Ⅰ *n*
胃蛋白酶Ⅱ Pepsin Ⅱ *n*
胃蛋白酶 A Pepsin A *n*
胃蛋白酶 B Pepsin B *n*
胃蛋白酶 C Pepsin C *n*
胃蛋白酶单位 Pepsin Einheit; PU *f*
胃蛋白酶的 peptisch
胃蛋白酶分泌 Pepsinie *f*
胃蛋白酶分泌高峰 Höhepunkt von Pepsins Ausgang; PPO *m*
胃蛋白酶过多 Hyperpepsinie *f*
胃蛋白酶过少 Hypopepsinie *f*
胃蛋白酶活力 peptische Aktivität *f*
胃蛋白酶活性测定 Bestimmung der peptischen Aktivität *f*
胃蛋白酶解肌球蛋白 Peptomyosin *n*
胃蛋白酶疗法 Pepsintherapie *f*
胃蛋白酶酶解分段 Pepsin Fragmentierung *f*
胃蛋白酶柠檬水 Pepsin-Zitronenlimo *m*
胃蛋白酶缺乏症 Apepsinie *f*
胃蛋白酶试验 Pepsintest *m*
胃蛋白酶水解 Pepsinhydrolyse *f*
胃蛋白酶肽酶 Magen-Peptidase *f*
胃蛋白酶消化 Pepsinverdauung *f*
胃蛋白酶盐剂 Pepsin-Salz *n*
胃蛋白酶盐酸 Pepsin-Salzsäure *f*
胃蛋白酶抑制剂 Pepsin-Inhibitor *m*
胃蛋白酶抑制素 Pepstatin *f*
胃蛋白酶抑制因子 Pepsin-Inhibitor *m*
胃蛋白酶元Ⅰ Pepsinogen-Ⅰ *n*, PG Ⅰ *n*
胃蛋白酶原 Pepsinogen *n*
胃蛋白酶原 Pepsinogen *n*, Propepsin *n*
胃蛋白酶原Ⅰ分泌 Sekretion von Pepsinogen *f*
胃蛋白酶原Ⅱ分泌 Sekretion von Pepsinogen Ⅱ *f*
胃蛋白酶原 A Propepsin A *n*
胃蛋白酶原 C Propepsin C *n*
胃蛋白酶原表现型 Pepsingen-Phänotyp *m*
胃蛋白酶中毒 Vergiftungen durch Pepsin *f*
胃导管 Magen-Katheter *m*
胃道(胃管) Magenkanal *m*
胃的 gastrisch, gastral, gastric (-us, -a, -um)
胃的葫芦状收缩 Sanduhr-Kontraktion des Magens *f*, HCS *f*
胃的十二指肠口 duodenale Öffnung des Magens *f*

胃的药物吸收 Magen-Absorbierung des Wirkstoffs *f*
胃低温疗法 Kryotherapie von Magen *f*
胃底 Magengrund *m*, Magenfundus *m*, Fundus ventrculi *m*
胃底截断征 amputiertes Zeichen von Magenfundus *n*
胃底静脉曲张 Magenfundusvarikose *f*
胃底胃炎 Entzündung des Magenfundus *f*, Fundusgastritis *f*
胃底腺 Fundusdrüse *f*
胃底腺区 Drüsenregion von Magenfundus *f*
胃底腺息肉 Drüsen-Polypen von Magenfundus *pl*
胃底张力减低 magenfundale Hypotonie *f*
胃底折叠术 Fundalplikation *f*
胃电 gastrointestinale elektrische Aktivität *f*
胃电刺激器 electrogastrointestinaler Anreger *m*
胃电活性异常 abnorme electrogastrointestinale Aktivität *f*
胃电活性增强 erhöhte electrogastrointestinale Aktivität *f*
胃电图 Electrogastrogramm *n*
胃电图机 Elektrogastrograph *m*
胃电图研究 electrogastrointestinale Studie *f*
胃钉 gastrointestinaler Nagel *m*
胃动抽记器 Gastrograph *m*
胃动力 gastrointestinaler Antrieb *m*
胃动力减弱 Magen-Hypokinesie *f*
胃动力亢进 Magen-Hyperkinesie *f*
胃动力药 Magens Antrieb-Droge *f*
胃动脉 gastrointestinales Arterie *n*
胃动脉结扎术 Ligation von gastrointestinalem Arterie *f*
胃动脉瘤 Magen-Aneurysma *n*
胃动脉损伤 Verletzung des gastrointestinalen Arteries *f*
胃动描记法 Gastrographie *f*
胃动素 Motilin *n*
胃动素分泌性神经内分泌瘤 Motilin-sekretorischer neuroendokriner Tumor *m*
胃豆状淋巴结 gastrointestinale linsenförmige Lymphdrüse *f*
胃窦[部] Magenantram *n*, Antrum gastricum (s. pyloricum) *n*
胃窦保留综合征 bewahrtes Magenantrum-Syndrom *n*
胃窦部潴留 Retention (od. Stauung) im Antrum pyloricum *f*
胃窦化 Antralization *f*
胃窦激惹 Antrumspasmus *m*
胃窦节律紊乱 antrale Dysrhythmie *f*
胃窦痉挛 antraler Spasmus *m*
胃窦潜移 antrales Kriechen *n*
胃窦区 Region der Magenantrums *f*
胃窦十二指肠[溃疡]切除术 Antroduodenektomie *f*
胃窦腺 Drüsen des Antrum pyloricum *f pl*
胃窦小胃 antraler Beutel *m*
胃窦血管扩张 Gefäßektasie im Magenantrum *f*
胃窦炎 Antrumgastritis *f*
胃窦粘膜剥脱术 Strippung (od. Ausschalung) der Antrumsschleimhaut *f*
胃窦潴留综合征 einbehaltene Antrum-Syndrom *n*
胃毒剂 Magengift *n*
胃毒素 Magentoxin *n*
胃毒物 Magengift *n*
胃短动脉 Arteriae gastricae breves *f pl*
胃短静脉 Venae gastricae breves *f pl*
胃短血管 kurzes Magengefäß *n*
胃多发性原发癌(胃多重原发癌) mehreres primäres Magenkarzinom *n*
胃恶性溃疡 malignes (od. bösartiges) Magenulkus *n*
胃恶性淋巴瘤 malignes (od. bösartiges) Magenlymphom *n*
胃发育不良 Magen-Dysplasie *f*
胃分流术 Magenbypass-Operation *f*, GBS *f*
胃分流术用于肥胖症 Magenbypass bei morbider Adipositas *f*
胃分泌 Magensekretion *f*
胃分泌亢进 Magen-Hypersekretion *f*
胃分泌素 Gastrin *n*
胃分枝杆菌 Magenmycobacterium *n*
胃蜂窝织炎 Magenphlegmone *f*, Linitis *f*
胃缝合器缝合用于肥胖 Magen-Heften für Fettleibigkeit *n*
胃缝[合]术 Magennaht *f*, Gastrorrhaphie *f*
胃缝术用于穿孔性胃溃疡 Gastrorrhaphie für perforierten Magengeschwürs *f*
胃缝术用于伤口缝合 Gastrorrhaphie für Naht der Wunde *f*
胃复安 Metoclopramid *n*
胃复安兴奋试验 Metoclopramid-Stimulationstest *m*
胃复康 Benactyzin *n*
胃腹[侧]动脉 gastrointestinales ventralis Arterie *n*
胃腹[侧]静脉 gastrointestinale ventralis Vene *f*
胃腹壁的 gastroparietal, gastroparietal (is, -is, -e)
胃腹动脉 gastrointestinales ventralis Arterie
胃腹膜炎 Gastroperitonitis *f*, Perigastritis *f*
胃腹系膜 ventrales Mesogastrium *n*
胃改道手术 Magenbypass *m*
胃钙质沉着症 Kalzifikation des Magens *f*
胃肝的 gastrohepatisch, gastrohepatic (-us, -a, -um)
胃肝韧带 kleines Netz *n*
胃肝炎 Gastrohepatitis *f*
胃感应电疗法 Gastrofaradization *f*
胃刚膜淋巴结 Nodi lymphatici gastroepiploici *m pl*
胃高血糖素 Gastroglukagon *n*
胃膈的 gastrophrenisch, gastrophrenic (-us, -a, -um)
胃膈韧带 Ligamentum gastrophrenicum *n*
胃功能 Funktion des Magens *f*
胃功能失调 Störung der Funktion von Magen *f*
胃功能试验 Magenfunktionsprüfung *f*
胃功能性刺激 funktionelle Magenreizung *f*
胃功能性失调 funktionelle Magenunordnung *f*
胃功能性紊乱 funktionelle Magenunordnung *f*
胃共济失调 Gastroataxie *f*
胃孤立的特发性肉芽肿 idiopathisches Granulom des isolierten Magens *n*
胃鼓胀 Magenmeteorismus *m*, Gastrotympanites *m*
胃固定术 Gastropexie *f*
胃固有腺 richtige Magendrüsen *f pl*
胃管 Magenschlauch *m*, Magensonde *f*, Magenkanal *m*, Canalis ventriculi *m*
胃管插管与洗胃术 Magenintubation und Magenspülung *f*
胃管代食管再造术 Gastroösophagoplastik *f*
胃管饲法 Magensondenernährung *f*, Gastrogavage *f*
胃冠状静脉 Venae coronaria ventriculi *f*
胃灌洗 Magenspülung *f*
胃过敏 Reizbarkeit des Magens *f*
胃何杰金氏病 Hodgkin* Krankheit des Magens *f*
胃和结肠直肠癌疫苗 Gastrimmune *f*
胃和食管贲门成形术 Kardioplastik von Magen und Speiseröhre *f*
胃虹吸管 Magensiphon *m*, Magenheber *m*
胃后动脉 Arteria gastrica posterior *f*
胃后支 Rami gastrici posteriores (nervi vagi) *m pl*
胃化生 gastrale Metaplasie *f*
胃化学感受组织瘤 Magenchemodektom *n*
胃欢 Spaston *n*, Diponium bromatum *n*
胃回肠的 gastroileac
胃回肠反射 Gastroilealreflex *m*
胃回肠吻合术 Gastroileostomie *f*
胃回肠炎 Gastroileitis *f*
胃活组织检查 Magenbiopsie *f*
胃霍奇金病 Hodgkin-Krankheit des Magens *f*

胃肌电慢波 Magen-langsame Welle *f*
胃肌电图 Gastroelektromyogramm *n*
胃肌电图活动 Magen-myoelektrische Aktivität *f*
胃肌膜环层 kreisförmige Schicht aus Muscularis des Magens *f*
胃肌膜纵层 Längs-Schicht aus Muscularis des Magens *f*
胃肌切开术 Gastromyotomie *f*
胃肌无力 Magenmyasthenie *f*
胃肌斜纤维 schräge Fasern von Magen-muscularis *f pl*
胃唧筒 Magenpumpe *f*
胃积气 Gastrotympanites *m*, Aerogastrie *f*
胃积气性消化不良 Blähungen-Dyspepsie *f*
胃基础酸排出 Basal-Säure-Ausgang des Magens *m*
胃畸形 Mißbildung des Magens *f*
胃激素 Magenhormon *n*
胃及十二指肠溃疡 Magen- und Zwölffingerdarmgeschwüre *pl*
胃疾病 Krankheit des Magens *f*
胃脊 Magen-Grat *m*
胃夹 Magenklemme *f*
胃假性淋巴瘤 Pseudolymphom des Magens *n*
胃间质瘤 Stromatumor des Magens (gastrointerstinaler Stromatumor, GIST) *m*
胃间质组织 interstitielles Gewebe des Magens *n*
胃检查[法] Magenuntersuchung *f*
胃减压 Dekompression des Magens *f*
胃减压插管术 Intubation für Magendekompression *f*
胃浆膜下组织 Magenbindegewebsschicht *f*
胃浆细胞瘤 Magenplasmozytom *n*
胃降温法 Magen-Hypothermie *f*
胃角切迹 Incisura angularis ventriculi *f*
胃绞痛 Gastralgie *f*
胃觉 epigastrische Sensation *f*
胃节段切除术 segmentale Gastrektomie *f*
胃节律紊乱 Magenrhythmusstörung *f*
胃节律障碍 Magen-Rhythmusstörung *f*
胃结肠癌 gastrokolischer Krebs *m*
胃结肠的 gastrocolic (-us, -a, -um)
胃结肠反射 Gastrokolonreflex *m*
胃结肠积气 Aerogastrocolie *f*
胃结肠间隙 gastrokolischer Raum *m*
胃结肠溃疡 gastrokolischer Geschwür *n*
胃结肠瘘 Fistula gastrocolica *f*, Magen-Dickdarmfistel *f*
胃结肠瘘闭合术 Verschluß der Magen-Dickdarmfistel *m*
胃结肠瘘修复术 Reparatur der gastrokolischer Fistel *f*
胃结肠切开术 Gastrokolotomie *f*
胃结肠韧带 Ligamentum gastrocoluicum *n*
胃结肠韧带切除术 Exzision des gastrokolischen Ligamentes *f*
胃结肠网膜 gastrokolisches Omentum *n*
胃结肠吻合术 Gastrokolostomie *f*
胃结肠下垂 Gastrokoloptose *f*
胃-结肠-心综合征 gastrokolonkardiales Syndrom *n*
胃结肠炎 Gastrokolitis *f*
胃结核[病] Magentuberkulose *f*
胃结块症 Bezoar (stein) des Magens *m*
胃结石 gastrale Konkretion *f*
胃近侧迷走神经切断术 selektive proximale Vagotomie *f*
胃痉挛 Magenkrampf *m*, Gastrospasmus *m*
胃静脉 Magenvene *f*
胃静脉曲张 Magen-Krampfader *f*
胃静脉曲张缝合器缝合 Heften von Magen-Krampfader *n*
胃静脉曲张结扎术 Ligation von Magen-Krampfader *f*
胃静脉损伤 Verletzung von Magen-Vene *f*
胃镜 Magenspiegel *m*, Gastroskop *n*
胃镜的 gastroskopische
胃镜观察 gastroskopische Beobachtung *f*
胃镜激光手术器 Laser-chirurgische Einheit für Gastroskop *f*
胃镜检查 Magenspiegelung *f*, Gastroskopie *f*
胃镜检查床 gastroskopischer Tisch *m*
胃镜检查的 gastroskopische
胃镜检查法 Gastroskopie *f*
胃镜用手术剪 gastroskopische chirurgische Scheren *f pl*
胃镜用抓取钳 Biopsiezange für Gastroskop *f*
胃镜用组织取样钳 gastroskopische Gewebeentnahmepinzette *f*
胃疽 Magen-Karbunkel *n*
胃卡他 Magenkatarrh *m*
胃抗体 Magen-Antikörper *m*
胃咳 Magenhusten *m*
胃空肠 Y 形吻合术 Roux* Y-Gastroenterostomie *f*, Roux* Anastomose *f*, Gastroenterstomia ypsilonformis *f*
胃空肠侧侧吻合术 Seit-zu-Seit-Gastrojejunostomie *f*
胃空肠的 gastrojejunal, gastrojejunal (-is, -is, -e)
胃空肠端侧吻合术 End-zu-Seit-Gastrojejunostomie *f*
胃空肠结肠的 gastrojejunocolic (-us, -a, -um)
胃空肠结肠瘘 Gastrojejunokolonfistel *f*
胃空肠结肠瘘闭合术 Verschluß der Gastrojejunokolonfistel *m*
胃空肠结肠瘘切除术 Exzision der Gastrojejunokolonfistel
胃空肠结肠瘘修复术 Die Reparatur der gastrojejunocolic Fistel *f*
胃空肠瘘闭合术 Schließung der Fistel gastrojejunalen *f*
胃空肠瘘修复术 Die Reparatur der gastrojejunalen Fistel *f*
胃空肠食管吻合术 Gastrojejunoösophagostomie *f*
胃空肠吻合口闭合术 Verschluß der Gastrojejunostomie
胃空肠吻合口处内窥镜扩张术 endoskopische Dilatation von Gastrojejunostomie *f*
胃空肠吻合口溃疡 gastrojejunales Geschwür *n*
胃空肠吻合术 Gastrojejunostomie *f*
胃空肠吻合修改术 Überarbeitung der Gastrojejunostomie *f*
胃空肠性便秘 gastrojejunale Verstopfung *f*
胃空肠炎 Gastrojejunitis *f*
胃空肠造口闭合术 Schließung von Gastrojejunostomie *f*
胃空肠造口除掉 Take-Down von Gastrojejunostomie *n*
胃空肠造口术伴迷走神经切断术 Gastrojejunostomie mit Vagotomie *f*
胃空肠造口吻合术 Gastrojejunostomie *f*
胃空速率 Geschwindigkeit der Magenentleerung *f*
胃空痛 Gastralgokenose *f*
胃跨壁压 Magen-transmuraler Druck *m*
胃窥镜 Gastroskopie *f*, GCY
胃窥器 Gastroskop *n*
胃溃烂 Magenerosion *f*
胃溃宁 Ulcerimin *n*, Sucralfatum *n*
胃溃疡[病] Magenulkus *n*, Ulcus ventriculi *n*
胃溃疡闭合术 Schließung von Magengeschwüren *f*
胃溃疡出血 Blutungen durch Magengeschwüre *pl*
胃溃疡穿孔 Perforation der Magengeschwür *f*
胃溃疡恶变 bösartige Entartung des Magenulkus *f*
胃溃疡缝术 Gastrorrhaphie von Magengeschwüren *f*
胃溃疡结扎术 Ligation von Magengeschwüren *f*
胃溃疡喷火口牢固缝合 Übernähung des Geschwürs-Krater des Magens *f*
胃溃疡切除术 Exzision von Magengeschwür *f*
胃溃疡所致急 plötzlicher Tod von der Magengeschwür *m*
胃溃疡型癌 Ulkuskarzinom des Magens *n*
胃溃疡压痛点 Boas* Punkt *m*, Mendel* Punkt *m*
胃溃疡饮食疗法 Lenhartz* Behandlung *f*
胃扩张 Magendilatation *f*, Gastrektasie *f*, Dilatatio (s. Ektasia) ventriculi *f*
胃类癌 Magenkarzinoid *n*
胃类癌的胃镜诊断 gastroskopische Diagnose von Magen-Karzinoid *f*

胃冷冻 gastrales Einfrieren *n*
胃冷却 Magen-Kühlung *f*
胃良性溃疡 gutartiges Magengeschwür *n*, benignes Magenulkus *n*
胃良性肿瘤 gutartiger Magentumor *m*
胃临床操作 medizinisches Verfahren am Magen *n*
胃淋巴管扩张 Magenlymphangiektase *f*
胃淋巴集结 Magen-Peyer-Plaques *f*
胃淋巴结 Nodi lymphatici gastrici *m pl*
胃淋巴瘤 Magenlymphom *n*
胃淋巴滤泡 Magen-Peyer-Plaques *f*
胃淋巴肉瘤 Magenlymphosarkom *n*
胃淋巴细胞肉瘤 Lymphosarkom des Magens *m*
胃淋巴样滤泡 Lymphoider Follikel von Magen *m*
胃淋巴样增生 Lymphoide Hyperplasie des Magens *f*
胃淋巴样增殖 Magenlymphoidhyperplasie *f*
胃鳞状细胞癌 Magenplattenzellenkarzinom *n*
胃瘘 Magenfistel *f*, Fistula gastrica *f*
胃瘘闭合术 Schließung der Magenfistel *f*
胃瘘管饲法 Gastrostogavage *f*, Magenfistelernährung *f*
胃瘘填塞器 Magenfistel-Obturator *m*
胃瘘修复术 Die Reparatur der Magenfistel *f*, Reparatur von Magen-Fistel *f*
胃瘘液 Dyspeptin *n*
胃瘘注洗法 Gastrostolavage *f*, Magenfistelspülung *f*
胃裸区 kahler Magenbereich *m*
胃麻痹 Magenlähmung *f*, Gastroparalyse *f*, Gastroplegie *f*
胃盲肠反射 gastrozäkaler Reflex *m*
胃盲管 Magen-Blinddarm *m*
胃毛细血管扩张 Gastrotelangiektasie *f*
胃梅毒 Magensyphilis *f*, Gastrolues *f*
胃酶 Magenenzym *n*, Magenferment *n*
胃酶解肽 Magenpeptid *n*
胃酶解血管紧张肽 Pepsitensin *n*
胃酶菌病 Gastromykose *f*
胃酶细胞 zymogene Zellen des Magens *f pl*
胃酶腺 peptische Drüse *f*
胃酶抑素 胃蛋白酶抑制素 Pepstatin *n*
胃酶抑素 A Pepstatin A *n*
胃酶抑素 B Pepstatin B *n*
胃酶抑素 C Pepstatin C *n*
胃糜烂 Magenerosion *f*
胃泌酶细胞 gastrale zymogene Zelle *f*
胃泌素 Gastrin *n*
胃泌素分泌异常 Anomalie der Sekretion von Gastrin *f*
胃泌素家族 Gastrin-Familie *f*
胃泌素瘤 Gastrinom *n*
胃泌素释放肽 Gastrin-freisetzendes Peptid *n*, GFK *f*, Gastrin-freisetzendes Peptid *n*
胃泌素释放肽 78 GRP78 *f*
胃泌素输注试验 Gastrin-Infusion-Test *m*
胃泌素细胞（G 细胞）Gastrinzelle *f*
胃泌素细胞抗体 Gastrin-Zellantikörper *m*, GCA *m*
胃泌素样受体 gastriniger Recepter *m*
胃泌素样肽 astriniges Peptid *n*
胃泌素制剂 Gastrin-Präparat *f*
胃面 Facies gastrica *f*
胃模型 Magen-Modell *n*
胃膜 Magen-Membran *f*
胃磨 Magenmühle *f*
胃纳 Appetit *m*
胃纳亢进 Hyperorexie *f*
胃囊 Magentasche *f*
胃囊带术 Magenband *n*
胃囊肿 Magenzyste *f*
胃内的 endogastral, intragastral, intragastrisch, intragastric (-us, -a, -um)
胃内的 intragastrisch
胃内给药 intragastrische Verabreichung *f*
胃内灌服法 intragastrische Magensonde *f*
胃内结块 Bezoar im Magen *m*
胃内镜刷活组织检查 Endoskopische Biopsie von Magen-Bürste *f*
胃内空气 Magengas *n*
胃内窥镜检查 Endoskopie von Magen *f*
胃内曲张静脉缝扎术 transgastrische Ligation der Magenvarizen *f*, transgastrische Unterbindung der Magenvarizen *f*
胃内容排出速度 Magenentleerungsrate *f*
胃内容排空 Magenentleerung *f*
胃内容排空时间 Magenentleerungszeit *f*
胃内容物 Mageninhalt *m*
胃内容物抽吸法 Ausatmung von gastralem Inhalt *f*
胃内容物排出速度 Geschwindigkeit der Magenentleerung *f*
胃内容物血［含量］测量 Blut im Mageninhalt Messung *n*
胃内手术剪 chirurgische Schere im Magen *f*
胃内喂饲 intragastrische Fütterung *f*
胃内压 IGP *m*, intragastrischer Druck *m*
胃内压测量法 Gastrotonometrie *f*
胃内压测量器 Gastrotonometer *n*
胃内药片 Tabletten im Magen *pl*
胃内胰剩余 pankreatischer Rest im Magen *m*
胃内异位胰组织 ektopische Pankreasgewebe im Magen *f*
胃内异物 Fremdkörper im Magen *m*, Magenfremdkörper *m*
胃内因子 Magen-Intrinsic-Faktor *m*
胃内引流式胰腺移植 Pankreastransplantation der Magenentwässerung *f*
胃内再生性息肉 regenerativer Polyp des Magens *m*
胃内增生性腺瘤样息肉 hyperplastische adenomatöse Polyp im Magen *m*
胃内照相机 Gastrokamera *f*
胃内照相术 Gastrophotographie *f*
胃内滞留时间 Magen-Transitzeit *f*
胃能动性 Magenmotilität *f*
胃能动性抑制 Hemmung der Magenmotilität *f*
胃能动性增强 erhöhte Magenmotilität *f*
胃粘连 Adhäsion von Magen *f*
胃粘连松解术 Lösung von Adhäsionen des Magens *f*
胃黏蛋白 Magenmuzin *n*
胃黏膜 Magenschleimhaut *f*, Tunica mucosa ventricului *f*
胃黏膜病变 Läsion der Magenschleimhaut *f*
胃黏膜不典型增生 atypische Hyperplasie der Magenschleimhaut *f*
胃黏膜肠化生 intestinale Metaplasie der Magenschleimhaut *f*
胃黏膜肠上皮化生 intestinale Metaplasie in Magenschleimhaut *f*
胃黏膜防御 Magenschleimhaut-Verteidigung *f*
胃黏膜防御减弱 beeinträchtigte Magenschleimhaut-Verteidigung *f*
胃黏膜肥厚 Hypertrophie der Magenschleimhaut *f*
胃黏膜分离 Ablösung der Magenschleimhaut *f*, Gastrodialyse *f*
胃黏膜肌层 muskuläre Schicht der Magenschleimhaut *f*
胃黏膜巨大肥厚病 riesige-Hypertrophie der Magenschleimhaut
胃黏膜巨大皱襞 große Magenschleimhaut-Falte *f*
胃黏膜糜烂 Erosion der Magenschleimhaut; GE *f*
胃黏膜屏障 Barriere（od. Schranke）der Magenschleimhaut *f*
胃黏膜切除术 Endogastrektomie *f*
胃黏膜脱垂［症］Magenschleimhautprolaps *m*

胃黏膜萎缩 Magenschleimhautatrophie *f*
胃黏膜下组织 gastrale submuköse Organisation *f*, Tela submucosa des Magens *f*
胃黏膜显像术 Magenschleimhaut-Bildgebung *f*
胃黏膜相关淋巴组织淋巴瘤 gastrales Mukosa-assoziiertes lymphatisches Lymphoma *n*
胃黏膜血流量 gastrales Mukosa-Blutfluss *m*, GMBF *m*
胃黏膜炎 Endogastritis *f*, Magenschleimhautentzündung *f*
胃黏膜异位 Ektopie der Magenschleimhaut *f*
胃黏膜皱壁肥大症 Gastritis hypertrophica (s. rugosa) *f*, Gastropathia hypertrophica gigantea *f*
胃黏液多糖 Magenschleim-Polysaccharid *n*
胃黏液分泌过多 Gastroblennorrhoe *f*
胃黏液素 Magenmukoitin *n*
胃黏液腺 Magenschleim-Drüse *f*
胃黏液性腺癌 muzinöses Adenokarzinom des Magens *n*
胃黏膜 gastrale Schleimhaut *f*
胃黏膜下肿瘤 gastraler submuköser Tumor *m*
胃扭转 Magentorsion *f*, Magenvolvulus *m*
胃扭转复位术 Reduzierung des Volvulus des Magens *f*
胃脓肿 Magen-Abszess *f*
胃呕吐物 gastraler Vomitus *m*
胃排空加快 Beschleunigung der Magenentleerung *f*
胃排空减少 beeinträchtigte Magenentleerung *f*
胃排空时间 Magenentleerungszeit *f*
胃排空调节 Verordnung der Magenentleerung *f*
胃排空延迟 verzögerte Magenentleerung *f*
胃排空研究 Magenentleerung-Studie *f*
胃旁路 Magen-Bypass *m*, GB *m*
胃旁路[手]术 Magen-Bypass-Operation *f*
胃旁路术 Magen-Bypass *m*
胃泡 Magenblase *f*
胃泡鼓音区 tympanitisches Gebiet über Magenblase *n*
胃膨出 Gastrozele *f*
胃膨胀 Ausdehnung des Magens *f*
胃碰撞瘤 Kollisionstumor des Magens *m*
胃皮层 gastraler Kortex *m*
胃皮肤的 gastrische Haut *f*
胃脾的 gastrosplenisch, gastrosplenic (-us, -a, - um), gastrolienal (-is, -is, -e)
胃脾动脉 gastrolienalis Arterie *f*
胃脾后动脉 gastrolienica posteriore Arterie *f*
胃脾静脉 gastrolienalis Vene *f*
胃脾韧带 Ligamentum gastrolienale *n*
胃脾网膜 gastrolienale Ligament *n*
胃漂浮缓释片 intragastrische schwimmende Tablette *f*
胃平滑肌瘤 Magenleiomyom *n*
胃平滑肌母细胞瘤 Magenleiomyoblastom *n*
胃平滑肌肉瘤 Magenleiomyosarkom *n*
胃屏障 Magen-Schild *n*, GS *n*
胃破裂 Magen-Bruch *m*
胃期 gastrische Phase *f*
胃气球 Magenballon *m*
胃气球插入术 Einsetzen des Magenballons *n*
胃气球除去术 Entfernung von Magenballon *f*
胃气肿 Magen-Emphysem *n*
胃憩室 Magendivertikel *n*
胃憩室反向术 Inversion vom Divertikel des Magens *f*
胃憩室切除术 Diverticulectomie von Magen *f*, Exzision von Magen-Divertikel *f*
胃憩室套叠术 Invagination des Divertikels von Magen *f*
胃前饱感 prägastrisches Sättigungsgefühl *n*
胃前动脉 gastrale anteriore Arterie *f*
胃前静脉 gastrale anteriore Vene *f*
胃前面 Vorderfläche des Magens *f*
胃前支 Rami gastrici anteriores (nervi vagi) *m pl*
胃钳 Magenklemme *f*
胃浅表性溃疡 superfizielles Magenulkus *n*, Exulceratio simplex *f*
胃腔积血 Häm(at)ogaster *f*
胃切除[术]后综合征 Postgastrektomie-Syndrom *n*
胃切除伴胃空肠吻合术 Die Resektion des Magens mit gastrojejunalen Anastomose *f*
胃切除伴与十二指肠吻合术 Gastrektomie mit Anastomose zum Duodenum *f*
胃切除缝合夹 Gastrotomie-Nähinstrument *n*, Magenresektion und Nähen Klemmen *n*
胃切除缝合器 Gastrotomie-Nähinstrument, Magenresektion und Nähen Klemmen *n*
胃切除后并发症 Postgastrectomie-Komplikation *f*
胃切除手术后症候群 Postgastrectomie-Syndrom *n*
胃切除术 Magenresektion *f*, Gastrektomie *f*
胃切除术伴空肠移位术 Gastrektomie mit Jejunum-Umsetzung *f*
胃切除术后胃炎 Postgastrectomie-Gastritis *f*
胃切除术后营养不良 Postgastrectomie-Unterernährung *f*
胃切除术后植物粪石 Postgastrectomie-Phytobezoar *m*
胃切除术后综合征 Postgastrectomie-Syndrom *n*
胃切开伴异物除去术 Gastrotomie mit Fremdkörperentfernung *f*
胃切开活组织检查 Gastrotomie mit Biopsie *f*
胃切开器 Gastrotom *n*
胃切开术 Gastrotomie *f*
胃切开探查术 Inzision und Exploration von Magen *f*
胃切开异物除去术 Entfernung von Fremdkörpern aus dem Magen durch Inzision *f*
胃轻度扩张 Gastrypektasie *f*
胃轻瘫 Gastroparese *f*
胃轻瘫综合征 Gastroparese-Syndrom *n*
胃轻痛 Gastrypalgie *f*
胃倾倒病 Magen-Dumping-Syndrom *n*
胃倾倒症 Magen-Dumping *n*
胃穹 Magenkuppel *m*
胃穹窿 Magenkuppel *f*
胃球 Netzballon für Magenschleimhautuntersuchung *m*
胃区 Areae gastricae *f pl*
胃曲张静脉结扎术 Ligation von Krampfadern der Magen *f*
胃全[部]切除[术] totale Gastrektomie *f*
胃全部切除术合并结肠移植术 totale Gastrektomie mit Kolontransplantation *f*
胃全部切除术合并食管空肠吻合术 totale Gastrektomie mit Ösophagojejunostomie *f*
胃全部切除术合并食管十二指肠吻合术 totate Gastrektomie mit Ösophagoduodenostomie *f*
胃全切除术用弹性直角钳 rechtwinklige Klemme für Magen total-Exstirpation *f*
胃全切除术用直角剪 rechtwinklige Schere für Magen Totalexstirpation *f*
胃全切除术用直角钳 rechtwinklige Klemme für Magen total-Exstirpation *f*
胃绒毛褶 胃绒毛襞 villöse Falte des Magens *f*
胃绒毛状腺瘤 villöses Magenadenom *n*
胃容量 Magenkapazität *f*
胃容受性舒张 Magenempfängliche Entspannung *f*
胃溶性 gastrische Löslichkeit *f*
胃肉瘤 Magensarkom *n*
胃蠕虫 Magen-Wurm *m*
胃蠕虫病 Magen-Wurm-Infektion *f*
胃蠕动波 Magenperistaltikwellen *f pl*
胃蠕动亢进 Magenhyperthyreose *f*
胃蠕动描记器 Gastrograph *m*

胃蠕动因子 Magenmotilität-Mittel *n*, GMA *n*
胃蠕动障碍 Magendysperistaltik *f*
胃乳头状腺瘤 papilläres Magenadenom *n*
胃软骨增生 Hyperplasie der Magenknorpel *f*
胃软化 Gastromalazie *f*, Magenerweichung *f*
胃蕊针吸活组织检查 Stanzbiopsie der Magen *f*
胃扫描 Magenszintigraphie *f*
胃砂漏样收缩 sanduhrige Kontraktion des Magens *f*
胃闪烁成像 Magen-Szintigraphie *f*
胃闪烁扫描 Magen-Szintigraphie *f*
胃上横气管 supraventrikuläre quer Luftröhre *f*
胃上淋巴结 Lymphoglandulae gastricae superiores *f pl*
胃上皮 Magenepithel *n*
胃上皮化生 Magen-Metaplasie *f*
胃上腔 epigastrisches Coelom *n*
胃上提术 Magen-Pull-up-Betrieb *m*
胃烧伤 Brennen im Magen *n*
胃神经 gastraler Nerv *m*, stomogastraler Nerv *m*
胃神经的 neurogastral
胃神经根炎 Gastroradikulitis *f*
胃神经功能症 Magenneurose *f*
胃神经官(机)能症(病) Magenneurose *f*
胃神经官能症 Gastroneurose *f*
胃神经机能不足 Gastrohyponervie *f*, Gastrohyponeuria *f*
胃神经机能亢进 Gastrohypernervie *f*, Gastrohyperneuria *f*
胃神经节 gastraler Ganglion *m*
胃神经内分泌癌 neuroendokrines Karzinom des Magens *n*
胃神经内分泌肿瘤 neuroendokrine-Tumor des Magens *m*
胃神经切断术 Magenneurektomie *f*, Vagotomie *f*
胃神经系统 stomogastrales Nervensystem *n*
胃神经纤维瘤 Magenneurofibrom *n*
胃神经兴奋缺乏 Agastroneurie *f*
胃神经症 Magenneurose *f*
胃渗血 Magensickerblutung *f*, Gastrostaxie *f*, Gastrostaxis *f*
胃生长抑素细胞 gastrale Somatostatinzelle *f*
胃声 Magenstimme *f*
胃十二肠镜检查 Gastroduodenoskopie *f*
胃十二指肠超声 Magen-Zwölffingerdarm-Ultraschall *m*
胃十二指肠单腔减压管 Levin* Rohr *n* (od. Tubus *m*)
胃十二指肠的 gastroduodenal, gastroduodenal (-is, -is, -e)
胃十二指肠动脉 Arteria gastroduodenalis *f*
胃十二指肠动脉瘤 Aneurysma des Magen-Zwölffingerdarms *n*
胃十二指肠动脉灌注栓塞术 Magen-Zwölffingerdarm-Arterie-Infusion und Embolisation *pl*
胃十二指肠反位 Antiposition des Magen-Zwölffingerdarms *f*
胃十二指肠化学性损伤 chemische Verletzung von Magen und Zwölffingerdarm *f*
胃十二指肠静脉 Vene des Magen-Zwölffingerdarms *f*
胃十二指肠镜检查 Gastroduodenoskopie *f*
胃十二指肠口 gastroduodenale Öffnung *f*
胃十二指肠溃疡 Gastroduodenalgeschwür *n*, Magen-Duodenaluikus *n*
胃十二指肠溃疡急性穿孔 gastroduodenale akute Perforation *f*
胃十二指肠溃疡外科治疗 chirurgische Behandlung von gastroduodenalem Ulkus *f*
胃十二指肠溃疡性幽门梗阻 Pylorusstenose wegen gastroduodenalen Ulkus *f*
胃十二指肠瘘 gastroduodenale Fistel *f*
胃十二指肠双腔导管 Gastroduodenaldoppelsonde *f*
胃十二指肠双重对比造影 gastroduodenale doppelte Kontrastsgraphie *f*
胃十二指肠顽固性溃疡 gastroduodenales hartnäckiges Ulkus *n*
胃十二指肠吻合术 Gastroduodeno (entero) stomie *f*
胃十二指肠纤维镜 gastroduodenofiberscope *f*
胃十二指肠炎 Gastroduodenitis *f*
胃十二指肠液 Gastroduodenalsaft *f*
胃十二指肠幽门部 gastroduodenaler Pylorus *m*, BIP *m*
胃十二指肠造口闭合术 Schließung von Gastroduodenostomie *f*
胃十二指肠造口除掉 Take-Down von Gastroduodenostomie *n*
胃十二指肠造口吻合术 Gastroduodenostomie *f*
胃十二指肠造影 Gastroduodenographie *f*
胃十二指肠粘膜血流量 gastroduodenale Schleimhaut des Blutflusses *f*, GDMBF *f*
胃十二指肠战伤 gastroduodenale Kriegsverletzung *f*
胃石 Magenstein *m*, Gastrolith *m*, Calculus ventriculi *m*
胃石钳 Gastrolithzange *f*
胃石症 Gastrolithiasis *f*
胃实体癌 festes Magenkarzinom *n*
胃实体癌 SCS *n*, festee Karzinom des Magens *n*
胃食管成形术 gastroösophageale Plastik *f*
胃食管的 gastroösophageal, gastrooesophage (-us, -a, -um), gastroösophagisch, gastrooesophagic (-us, -a, -um)
胃食管反流 gastroösophagealer Reflux *m*
胃食管反流病 gastroösophageale Refluxkrankheit *f*, gastroösophagealer Rückflusskrankheit *f*
胃食管反流性疾病 GORD *f*, gastroösophageale Rückflusskrankheit *f*
胃食管反流研究 gastroösophageale Rückfluss-Studie *f*
胃食管返流 gastroösophagealer Rückfluss *m*
胃食管返流性疾病 gastroösophageale Rückflusskrankheit *f*
胃食管括约肌 gastroösophagealer Sphinkter *m*
胃食管连接部 gastroösophagealer Übergang *m*, GEJ *m*
胃食管瘘闭合术 Schließung der gastroösophagealer Fistel *f*
胃食管前庭 gastroösophageales Vestibül *n*
胃食管疝 gastroösophageale Hernie *f*
胃食管生理性反流 gastroösophagealer physischer Reflux *m*
胃食管刷活组织检查 gastroösophageale Bürste Biopsie *f*
胃食管撕裂出血综合征 gastroösophageales Platzwunde-Blutung-Syndrom *n*
胃食管套叠 gastroösophageale Invagination *f*
胃食管吻合术 Gastroösophagostomie *f*
胃食管压力阶差 gastroösophagealer Druckgradient *m*, GEPG *m*
胃食管炎 Gastroösophagitis *f*
胃食管癔球 gastroösophageales Globussyndrom *n*
胃柿石 Kakifrucht-Stein im Magen *m*
胃嗜酸性肉芽肿 eosinophiles Magengranulom *n*
胃嗜银细胞 gastrale argentaffine Zelle *f*
胃嗜银细胞癌 argentaffines Magenkarzinom *n*
胃手术 Magen-Operation *f*, Betrieb am Magen *m*
胃手术后综合征 postoperatives Syndrom des Magens *n*, Postgastrektomie-Syndrom *n*
胃手术性内窥镜检查 operative Endoskopie von Magen *f*
胃舒平 Gastropin *n*
胃舒平复方氢氧化铝 Aluminium Hydroxidverbindung *f*
胃舒张 Magendiastole *f*
胃刷 Magen-Pinsel *m*
胃双液平面 gastrale Doppel-Flüssigkeitsstand *m*
胃双重造影检查 Doppelkontrastuntersuchung des Magens *f*
胃撕裂伤缝合修复术 Die Reparatur der Magen-Platzwunde durch Naht *f*
胃死后穿孔 Obduktionsperforation des Magens *f*
胃松弛 Magenentspannung *f*
胃素瘤 胃泌素瘤 Gastrinom *n*
胃酸 Magensäure *f*
胃酸测定 Magensäure-Bestimmung *f*
胃酸低 gastrale Hypoazidität *f*, Hypochlorhydrie *f*
胃酸度 Magenazidität *f*
胃酸度测定及出血诊断试剂 Gastro-Test *m*

胃酸反流 Regurgitation des Magensafts *f*
胃酸反跳 Magensäure-Rückschlag *m*
胃酸分泌 Magensäuresekretion *f*
胃酸分泌峰值 Höhepunkt der Säuresekretion *m*
胃酸分泌功能试验 Prüfung der Magensäuresekretionsfunktion *f*
胃酸过多[症] Hyperazidität *f*, Superazidität *f*, Hyperchlorhydrie *f*, Gastroxie *f*
胃酸过少[症] Hypazidität *f*, Subazidität *f*, Hypochlorhydrie *f*
胃酸及消化道隐检查绳 Teststrang für Magensäure und okkulter Verdauungstrakt *m*
胃酸减少 verminderte Azidität des Magens *f*
胃酸缺乏[症] Anhydrochlorie *f*, Achlorhydrie *f*
胃酸缺乏性贫血 Anaemia achlorhydrica *f*
胃酸缺乏性胃炎 Gastritis achlorhydrica *f*
胃酸突变 Heterochylie *f*
胃酸腺 Magensäuredrüsen *f pl*
胃酸性消化不良 sauere Dyspepsie *f*
胃酸增高 Hyperazidität *f*, Hyperchlorhydrie *f*
胃酸增加 erhöhte Magensäure *f*
胃损伤 Magenverletzung *f*
胃碳酸氢盐分泌 Magen-HCO_3-Sekretion *f*, Magen-Bicarbonatsekretion *f*
胃碳酸氢盐分泌增加 erhöhte Magen-HCO_3-Sekretion *f*
胃体 Corpus ventriculi *n*
胃体壁隔膜 gastroparietales Diaphragma *n*
胃体部 Körper der Magen *m*
胃通过时间 Magentransitzeit *f*
胃痛 Magenschmerz *m*, Gastralgie *f*, Gastrodynie *f*
胃透照灯 Gastrodiaphan *m*
胃透照镜 Gastrodiaphanoskop *n*
胃透照镜检查 Gastrodiaphanoskopie *f*, Gastrodiaphanie *f*
胃突 Magen-Grat *m*
胃托 Magen-Unterlage *f*
胃脱垂 Magen-Prolaps *m*
胃脱落细胞 exfoliative Zellen des Magens *f pl*
胃脱落细胞检查 exfoliationszytologische Untersuchung der Magenschleimhaut *f*, Exfoliationszytodiagnostik der Magenschleimhaut *f*
胃唾液反射 Gastrosalivalreflex *m*
胃脘痛治疗仪 therapeutisches Instrument zur Epigastralgie *f* (上腹部痛治疗仪)
胃网膜的 gastroomental, gastroepiploic (-us, -a, -um)
胃网膜动脉瘤 Aneurysma der GEA *n*
胃网膜右动脉 Arteria gastroepiploica dextra *f*
胃网膜右静脉 Vena gastroepiploica dextra *f*
胃网膜左(右)淋巴结 linker (rechter) gastroepiploischer Lymphknoten *m*
胃网膜左动脉 Arteria gastroepiploica sinistef *f*
胃网膜左静脉 Vena gastroepiploica sinister *f*
胃网织细胞肉瘤 Retikulosarkom (od. Retikumzellensarkom) des Magens *n*
胃网状细胞肉瘤 Retikulumzellsarkom von Magen *n*
胃危象 gastrische Krise *f*, Magenkrise *f*
胃尾部三分之一 Drittel des kaudalen Magens *n*
胃萎缩 gastrale Atrophie *f*, Gastroatrophie *f*, Magen (schleimhaut) atrophie *f*
胃胃吻合术 Gastrogastrostomie *f*, Gastroanstomose *f*
胃吻合口除掉 Take-Down der Anastomose von Magen *n*, Take-Down von Magen-Anastomose *n*
胃窝 Magengrube *f*
胃无力 Magen-Atonie *f*
胃吸引活检探头 Magen-Saug-Biopsie-Sonde *f*
胃吸引器 Magenpumpe *f*
胃息肉 Magenpolyp *m*
胃息肉病 Magenpolypose *f*
胃息肉切除术 Magen-Polypektomie *f*
胃息肉样癌 polypoides Magenkarzinom *n*
胃系膜 Magengekröse *n*, Mesogaster *f*, Mesogastrium *n*
胃系膜的 mesogastral
胃系膜内疝 Hernia mesogastrica interna *f*, Gruber* Her nie *f*
胃系膜区 mesogastrale Region *f*
胃细胞采取器 Magenexfolierter Zellsammler *m*
胃细胞黏膜相关淋巴组织 Gastric B-Zell-Schleimhaut-assoziiertes lymphatisches Gewebe, MALT *n*
胃细胞取样器 Magenzellen-Adopter *m*
胃细针吸活组织检查 Feinnadelbiopsie von Magen *f*
胃细针吸引活组织检查 Feinnadelpunktion von Magen *f*
胃峡 Magen-Isthmus *m*
胃狭窄 Magenstenose *f*, Gastrostenose *f*
胃下垂 Magensenkung *f*, Gastroptose *f*
胃下丛 gastraler inferiorer Plexus *m*
胃下淋巴结 Lymphoglandulae gastricae inferiores *f pl*
胃下腔 hypogastrisches Coelom *n*
胃先天性肌病 kongenitale Myopathie des Magens *f*
胃先天性畸形 kongenitale Magenmißbildung *f*
胃纤维化(胃象皮病,布林顿病) Brinton* Krankheit *f*
胃纤维镜 Gastrofibroskop *n*
胃纤维镜检查 Gastrofibroskopie *f*
胃纤维瘤 Magenfibrom *n*
胃纤维瘤病 gastrale Fibromatose *f*
胃显像 Magen-Bildgebung *f*
胃腺 Magendrüsen *f*, *pl*, Glandulae gastricae *f pl*
胃腺癌 Magenadenokarzinom *n*
胃腺功能减退 Magenadenasthenie *f*
胃腺功能亢进 Magenadenohypersthenie *f*
胃腺肌瘤 Magenadenomyom *n*
胃腺肌上皮瘤 Adenomyoepitheliom von Magen *n*
胃腺棘皮癌 Magenadenoakanthom *n*
胃腺瘤 Magenadenom *n*
胃腺缺乏 Magenanadenie *f*
胃腺炎 Gastr(o)adenitis *f*
胃象皮病(胃纤维化,布林顿病) Brinton* Krankheit *f*
胃消化 Magenverdauung *f*
胃消化不良 Magendyspepsie *f*
胃消化性溃疡 runde Geschwür *f*
胃小凹 Magengrübchen *n*, Foveola gastrica *f*
胃小凹型 Fovea-Muster *n*, FP *n*
胃小肠的 gastrointestinal
胃小肠结肠瘘闭合术 Schließung der gastrointestinalen Fistel *f*
胃小肠结肠瘘修复术 Reparatur der gastrointestinalen Fistel *f*
胃小肠结肠吻合术 Gastroenterokolostomie *f*, Magen-Darm-Dickdarm-Anastomose *f*, operative Magen-Darm-Dickdarm-Verbindung *f*
胃小泡 Alveolen der Magen *f*
胃小区 Magenbereich *m*
胃小弯 kleine Kurvatur des Magens *f*, Curvatura ventriculi minor *f*
胃小弯淋巴结 Lymphknoten der kleinen Kurvatur des Magens *m*
胃小窝 Magenalveole *f*
胃小窝区 gastraler Schachtgrube-Bereich *m*
胃小窝中间型 FIP *n*, foveolar-Zwischenmuster *n*
胃楔形切除术 Wedge-Resektion des Magens *f*
胃斜纤维 schräge Fasern des Magens *f pl*, schräge Magen-Fasern *f pl*
胃泻 Magen-Durchfall *m*
胃心的 gastrokardial
胃心切迹 kardiale Kerbe des Magens *f*
胃心痛 gastrokardialer Schmerz *m*
胃心综合征 gastrokardialer Symptomkomplex *m*, Roemheld*

(-Tecklenburg*-Ceconi*) Syndrom *n*
胃型 Magentyp *m*, Magenform *f*
胃型或肠型 Magen-Darm-Typ *m*
胃兴奋剂 Magenstimulans *n*
胃性眩晕 Magen-Schwindel *m*, Trousseau*-Krankheit *f*
胃修补术 Gastrorrhaphie *f*, Magennaht *f*, Übernähen der Magenwand *n*
胃修复术 Die Reparatur des Magens *f*
胃袖形切除术 Ärmel-Resektion des Magens *f*
胃选择性的 gastroselektiv
胃血管层 vaskuläre Lamina von Magen *f*
胃血管结扎术 gastrale vaskuläre Ligation *f*
胃血管球瘤 Glomustumor des Magens *m*
胃血管炎 Vaskulitis des Magens *f*
胃血流阻断术 Devaskularisation von Magen *f*
胃血吸虫病 Schistosomiasis des Magens *f*
胃循环腔 gastrovaskulärer Hohlraum *m*
胃循环系统 gastrovaskuläres System *n*
胃蕈型癌 Carcinoma fungosum des Magens *n*
胃压迹 Impressio gastrica hepatis *f*
胃牙 Magen-Zahn *m*
胃亚蛋白酶 Gastricsin *n*
胃炎 Gastritis *f*, Magenschleimhautentzündung *f*
胃炎埃希氏杆菌 Escherichia gastrica *f*
胃炎的 gastritisch
胃炎性黑矇 saburrale Amaurose *f*
胃炎症性纤维息肉 gastritischer Fibropoiyp *m*
胃疡平 Mebropin *n*
胃液 Magensaft *m*, Succus gastricus *m*
胃液 pH 测定法 Bestimmung der Magen-pH *f*
胃液采取术 (fraktionierte) Ausheberung des Magensafts *f*
胃液刺激剂 Magensekretionsreizmittel *n pl*
胃液刺激试验 Magen-Stimulationstest *m*
胃液分泌 Magen(saft)sekretion *f*
胃液分泌肠期 intestinale Phase der Magensekretion *f*
胃液分泌反应肠相 intestinale Phase der Magen-sekretorische Antwort *f*
胃液分泌反应头相 Kopf-Phase der Magen-sekretorische Antwort *f*
胃液分泌反应胃相 Gastro-Phase der Magen-sekretorische Antwort *f*
胃液分泌反应消化间相 interdigestive Phase der Magen-sekretorische Antwort *f*
胃液分泌功能试验 sekretorische Funktion-Test von Magensaft *m*
胃液分泌过多 Magen-Hypersekretion *f*
胃液[分泌]过多 Gastro(succo)rrhoe(a) *f*, Hyperchylie *f*
胃液[分泌]过少 HypochylHie *f*
胃液分泌过多性胃炎 hyperpeptische Gastritis *f*
胃液分泌能力 gastrale sekretorische Kapazität *f*
胃液分泌调节 Magensekretion-Verordnung *f*
胃液分泌头期 kephale Phase der Magensekretion *f*
胃液分泌胃期 gastrale(od. humurale) Phase der Magensekretion *f*
胃液分泌异常调节 Abnormalität von Magensekretion-Verordnung *f*
胃液分泌抑制 gastrale sekretorische Unterdrückung *f*, gastrale sekretorische Hemmung *f*
胃液分泌正常调节 normale Magensekretion-Verordnung *f*
胃液分析 Magensaftanalyse *f*
胃液检查 Magensaftuntersuchung *f*
胃液抗贫血素 Addisin *n*
胃液缺乏 Achylia gastrica *f*
胃液缺乏[症] Achylie *f*, Achylia gastrica *f*
胃液缺乏性贫血 achylishe Anämie *f*, Anaemia achylica *f*, Faber* Anämie *f* (od. Syndrom *n*)
胃液染色时间 Chromoendoskopie Zeit *f*
胃液收集术 Sammlung von Magensaft *f*
胃液素释放肽 Pepsin-freisetzendes Peptid *n*
胃液酸度 Magensäure *f*
胃液酸化药 Magen-Säuerungsmittel *n*
胃液酸碱度测量电极 Magen-pH-Elektrode *f*
胃液体充盈法 Flüssigkeit-gefüllte Magen-Methode *f*
胃液铁蛋白 Gastroferrin *n*
胃液细胞 peptische Zelle *f*
胃液腺 Magensaftdrüsen *f pl*
胃液[游离]盐酸正常 Euchlorhydrie *f*
胃液中重金属筛查 Heavy-Metal-Bildschirm auf dem Magensaft *m*
胃液潴留 Magensaftretention *f*
胃胰襞 gastropankreatische Falte *f*
胃胰的 gastropankreatisch
胃胰反射 Magen-Pankreas-Reflex *m*, gastropankreatischer Reflex *m*
胃胰韧带 gastropankreatisches Ligament *n*
胃胰[腺]炎 Gastropankreatitis *f*
胃胰腺异位 Magen-Pankreasheterotopie *f*
胃胰腺组织异位 Heterotopie vom Pankreasgewebe im Magen *f*
胃胰[皱]襞 Plicae gastropancreaticae *f pl*
胃乙醇脱氢酶 GADH *f*, Magen Alkoholdehydrogenase *f*
胃异位 Magen-Heterotopie *f*
胃异物 Frendkörper im Magen *m*
胃异物内窥镜除去术 endoskopische Entfernung von Fremdkörpern aus Magen *f*
胃异物性肉芽肿 gastrales Fremdkörpergranulom *n*
胃异形扩张 Magensanduhr *f*
胃抑多肽 gastrisches inhibitorisches Polypeptid *n*, gastric inhibitory polypeptide (GIP) <engl.>
胃抑肽 gastrisches inhibitorisches Peptid *n*, gastric inhibitory peptide <engl.>
胃抑肽瘤 Magen-hemmender Peptid-Tumor *m*
胃抑制多肽 CIP *n*, Magen-hemmendes Polypeptids *n*
胃抑制肽 gastrales hemmendes Polypeptids *n*
胃蝇蛆病 Magen-myiasis *f*
胃应激性溃疡 Stress-Geschwür des Magens *n*
胃硬癌 Magenszirrhus *m*
胃硬变 Magenzirrhose *f*
胃硬化 Magen-Sklerose *f*
胃硬皮病 gastrale Sklerodermie *f*
胃幽门部分 Pylorusteil von Magen *m*
胃幽门部切除术 gastropylorische Resektion *f*
胃幽门成形术 gastropylorische Plastik *f*
胃幽门的 gastropylorisch
胃幽门口 Pylorusostium von Magen *n*
胃幽门括约肌 gastropylorischer Schließmuskel *m*
胃幽门切除术 gastropylorische Resektion *f*
胃幽门腺 gastropylorische Drüse *f*
胃右动脉 Arteria gastrica dextra *f*
胃右静脉 Vena gastrica dextra *f*
胃右淋巴结 rechter Magen-Lymphknoten *m*
胃右下动脉 rechtes inferiores Magen-Arterie *n*
胃原发性淋巴瘤 primäres Magenlymphoma *n*, PGL *n*
胃原发性慢性假性梗阻 primäre chronische Pseudo-Obstruktion des Magen *f*
胃原性的 gastrogen
胃原性呕吐 gastrogenes Erbrechen *n*
胃源性腹泻 gastrogenischer Durchfall *m*
胃源性囊肿 Magen-Zyste *f*
胃源性呕吐 gastrogenes Erbrechen *n*

胃远端次全切除伴迷走神经切断术 distale subtotale Gastrektomie mit Vagotomie *f*
胃远端次全切除术 distale subtotale Gastrektomie *f*
胃运动 Magenmotilität *f*
胃运动功能失调 Magenfunktion-Störung *f*
胃运动功能障碍 Magen-motorische Störung *f*
胃运动过强 Magen-Hypermotilität *f*
胃运动障碍 Motilitätsstörungen des Magens *f*
胃脏冲吸器 gastrale Bewässerung und Ansaugvorrichtung *f*
胃脏冲洗器 Magen-Unterlegscheibe *f*
胃造口 Gastrostomize *f*
胃造口(瘘)术 Gastrostomie *f*
胃造口闭合术 Verschluß der Gastrostomie(od. Magenfistel) *m*
胃造口冲洗 Bewässerung von Gastrostomie *f*
胃造口缝术 Schließung der Gastrostomie *f*
胃造口管除去术 Entfernung von PEG-Sonde *f*
胃造口管更换 Änderung der Magensonde *f*
胃造口管置换术 Austausch der PEG-Sonde *m*
胃造口手术闭合术 chirurgische Schließung der Gastrostomie *f*
胃造口术 Gastrostomose *f*, Gastrostomie *f*, GT *f*
胃造口修改术 Überarbeitung der Gastrostomie *f*
胃造瘘管饲 Ernährung bei der Gastrostomie *f*
胃造瘘术 Gastrostomie *f*
胃张力 Magen-Tonus *m*
胃张力过低 Magen-Hypotonie *f*
胃张力过度的 gastrohypertonisch
胃张力过高 Magen-Hypertonie *f*
胃张力过强 gastraler Hypertonus *m*
胃张力计 Magen-Tonometrie *f*
胃张力减弱 verminderter Magen-tonus *m*
胃张力减退 gastraler Hypotonus *m*
胃张力缺乏 Magenatonie *f*
胃张力增强 erhöhter Magen-tonus *m*
胃长宁 Glycopyrrolat *n*
胃胀 Ausdehnung des Magens *f*
胃照相机 Gastrokamera *f*
胃照相机光源调节器 Lichtquellenregulator für Gastrokamera *m*
胃照相机用光源调节器 Gastrokamera-Regler *m*
胃照相检查 Gastrokamera *f*
胃遮光筒 Magen-Kegel *m*
胃折术 Magenplikatur *f*
胃真菌感染 mykotische Infektion des Magens *f*
胃振水声 Magenplätschen *n*
胃镇静药 Magensedativa *n pl*
胃脂肪瘤 Magenlipom *n*
胃脂肪酶 Magenlpase *f*
胃植物粪石 Magenphytobezoar *m*
胃滞留 Magenstauung *f*
胃滞留给药 Medikamentenverabreichung für gastrische Stauung *f*
胃滞留药物剂型 gastroretentive Arzneiform *f*
胃滞留药物释放系统 gastroretentives Drug-Delivery-System *n*
胃肿瘤 Magenkrebs *m*
胃肿瘤切除术 Exzision des Tumors des Magens *f*
胃重复[畸形] Verdoppelung des Magens *f*
胃周的 perigastrisch, perigastric(-us, -a, -um)
胃周间隙切开引流 Inzision und Drainage von perigastrischem Raum *f*
胃周期 Magenzyklus *m*
胃周围炎 Perigastritis *f*
胃周炎 Perigastritis *f*
胃皱襞 Plicae gastricae *f pl*
胃潴留 Magenstauung *f*, Magenretention *f*

胃主细胞 Hauptzelle von Magen *f*
胃转位术 Magen-trans-Position-Operation *f*
胃灼热 Sodbrennen *n*, Sod *m*, Pyrosis *f*
胃灼热的 pyrotisch
胃总容积 totales Volumen des Magens; TSV *m*
胃纵肌层 longitudinale Schicht von Magen-muscularis *f*
胃组织细胞瘤 Magenhistiozytom *n*
胃组织移位术 Umsetzung der Gewebe des Magens *f*
胃组织移植术 Transplantation von Gewebe des Magen *f*
胃左(右)淋巴结 linker(rechter) Magenlymphknoten *m*
胃左动脉 Arteria gastrica sinister *f*
胃左动脉灌注术 Infusion durch Arteria gastrica sinistra *f*
胃左动脉栓塞术 Embolisation der Arteria gastrica sinistra *f*
胃左静脉 Vena gastrica sinister *f*
胃左淋巴结 linker Magen-Lymphknoten *m*
胃左下动脉 gastrales linkes inferiores Arterie *n*
谓词交叉模型 Prädikatintersectionsmodell *n*
谓词演算 Prädikatrechnung *f*
喂奶瓶 Milchflasche *f*
喂乳性贫血 Milchanämie *f*
喂食 Fütterung *f*
喂食问题 Fütterungsproblem *n*
喂养 Fütterung *f*, Nähren *n*, Ernähren *n*
喂养不当 unsachgemäße Fütterung *f*
喂养不耐受 Fütterung-Intoleranz *f*
喂养方法 Fütterungsmethode *f*
喂养过度 Überernährung *f*
喂养疗法 Ernährungstherapie *f*, Phagotherapie *f*
猬裂头蚴 Sparganum mansoni *n*
蔚蓝色的 azurblau, himmelblau
慰欧仿 Vioform *n*, Chlorjodohydroxychinolin *n*
慰问 Anteilnahme *f*
魏贝综合征 Weiss*-Barker* Syndrom *n*
魏尔氏手术 Weir* Operation *f*, Appendikostomie *f*
魏尔希氏染剂 Welch* Farbstoff *m*
魏尔啸氏变性 Virchow* Degeneration *f*, Amyloidose *f*
魏尔啸氏定律 Virchow* Gesetz *n*
魏尔啸氏结 Virchow* Knoten *m*(Drüse *f*)
魏尔啸氏细胞 Virchow* Zellen *f pl*, Leprazellen *f pl*
魏尔啸氏小体 Virchow* Körperchen *n pl* Corpuscula thymin *pl*, Corpuscula cornei *n pl*
魏格特氏间苯二酚品红染色法 Weigert* Resorzinfuchsin-Färbung *f*
魏格特氏染剂 Weigert* Farbstoff *m*
魏格特氏髓鞘染色法 Weigert* Myelinscheidenfärbung *f*
魏格特氏铁苏木精染色法 Weigert* Eisenhämatoxylin-Färbung *f*
魏格特氏纤维蛋白染色法 Weigert* Fibrinfärbung *f*
魏卡姆线(威肯姆纹) Wickhams*-Streif *m*
魏克塞尔包姆氏杆菌 Weichselbaum* Diplokokkus *m*, Neisseria meningitidis *f*
魏塞二氏综合征 鸟头样侏儒 Seckel*-Syndrom *n*, Virchow*-Seckel*-Syndrom *n*
魏氏[梭状芽胞]杆菌 Welch*(-Fraekel*) Bazillus *m*, Clostridium perfringens *n*
魏氏血沉管 Westergren*(Blut-) Senkungsröhrchen *n*
魏斯反射 Weiss* Reflex *m*(近视反射)
魏斯勒氏缝[合]术 Wysler* Naht *f*
魏斯曼学说 Weismann* Theorie *f*
魏斯氏反射 Weiss* Reflex *m*
魏斯特格伦氏法 Westergren* Methode *f*
魏特金 H.A.Witkin* *m*
魏[特]氏丝虫 Dipetalonema viteae *n*
魏希布罗特氏反应 Weichbrodt Reaktion *f*

WEN 温榅瘟文纹闻蚊刎吻紊稳问

wēn 温榅瘟

温 warm
温标 Thermometerskala *f*, Temperaturskala *f*
温伯格试验(包虫病补体结合试验) Weinberg*-Test *m*
温差比重计 Thermohydrometer *m*
温差电 Thermoelektrizität *f*
温差电动势 thermoelektromotorische Kraft *f*
温差电堆 Thermosäule *f*
温差电流 thermoelektrischer Strom *m*, Thermostrom *m*
温差电偶 thermoelektrisches Element *n*, Thermoelement *n*
温差电偶温度计 thermoelektrischer Thermometer *m*
温彻斯特磁盘驱动器 Winchester* Disktreiber *m*
温存 Zärtlichkeit *f*
温带 gemäßigte (Klima-) Zone *f*
温带臭虫 Acanthia lectularia *f*, Cimex lectularius *m*
温的 warm, lauwarm, calid (-us, -a, -um)
温点 warmer Punkt *m*
温都林 Vindolin *n*
温都罗新 Vindorosin *n*
温度 Temperatur *f*
温[度]标 Temperaturskala *f*, Thermometerskala *f*
温[度]差 Temperaturunterschied *m*, Temperaturdifferenz *f*
温[度]觉 Thermoesthesia *f*
温度变化曲线 Temperaturvariationskurve *f*
温度表 Thermometer *m*
温度测量 Temperaturmessung *f*
温度测量的 thermometrisch
温度测量法 Thermometrie *f*, Temperaturmessung *f*
温度测量仪器 Temperaturmessinstrument *n*
温度差别按诊法 Thermopalpation *f*
温度传感器 Temperaturfuhler *m*, Temperaturtransducer *m*
温度刺激试验 Temperatur-Stimulationstest *m*
温度刺激仪 Temperaturstimulator *m*
温度错觉 Temperaturillusion *f*
温度滴定法 thermometrische Titrierung *f*
温度点 Temperaturpunkt *m*
温度分布 Temperaturverteilung *f*
温度[感]觉 Temperatursinn *m*, Therm(o)ästhesie *f*
温度[感]觉测量器 Therm(o)ästhesiometer *n*
温度[感]觉迟钝 Thermohyp(o)ästhesie *f*
温度[感]觉过敏 Thermohyperästhesie *f*
温度[感]觉缺失 Therm(o)anästhesie *f*
温度感觉神经元 thermorezeptorisches Neuron *n*
温度感觉异常 Thermoparästhesie *f*, Dystherm(o)ästhesie *f*
温度感受器 Thermorezeptor *m*, Kalororezeptor *m*
温度感受性 Temperaturempfindlichkeit *f*
温度恒定 Homothermie *f*
温度计 Fiebermesser *m*
温度计的 thermometrisch
温度计误差 Thermometerfehler *m*
温度计组 Thermometersatz *m*
温度记录法 Thermographie *f*
温度记录器 Thermograph *m*, Temperaturschreiber *m*
温度记录图 Thermogramm *n*
温度继电器 Temperaturrelais *n*, Thermostatrelais *n*
温度减退 Temperaturabfall *m*, Temperaturabnahme *f* Temperatur decrementum *n*
温度觉测试 Temperatur-Test *m*
温度觉减退 Thermohypästhesie *f*
温度控制 Temperaturregelung *f*
温度敏感的 temperatursensitiv
温度敏感水凝胶 Temperatur-empfindliches Hydrogel *n*
温度敏感突变 temperatursensitive Mutation *f*
温度敏感突变体 temperatursensitive (od. thermosensitive) Mutante *f*, Temperaturmutante *f*
温度敏感性突变株 Temperaturempfindliche Mutante *f*
温度敏感抑制突变 temperatursensitive Suppressormutation *f*
温度漂移 维恩电桥 Temperatur-Drift *f*
温度气压计 Thermobarometer *n*
温度前庭计 thermales Vestibulometer *n*
温度曲线 Temperaturkurve *f*
温度试验 Temperaturtest *m*
温度试验后眼震 postkalorischer Nystagmus *m*
温度损伤 thermische Verletzung *f*
温度探头 Thermode *f*
温度梯度 Temperaturgradient *m*
温度调节 Thermoregulation *f*, Wärmeregulierung *f*
温度调节的 thermoregulatorisch
温度调节器 Temperaturregler *m*, Thermoregulator *m*
温度误差 Temperaturfehler *m*
温度稀释法 Thermodilution *f*
温度稀释曲线测定 Bestimmung der Thermodilutionskurve *f*
温度系数 Temperaturkoeffizient *m*
温度效应 Temperatureffekt *m*
温度性伤害感受器 thermischer Nozizeptor *m*
温度性收缩 Thermosystaltismus *m*
温度性眼震 kalorischer Nystagmus *m*
温度仪表 Temperatureinstrument *n*
温度因素 Temperaturfaktor *m*
温度诱导的 thermoinduziert
温度跃迁 Temperatursprung *m*
温度正常 Normothermie *f*
温度知觉 Temperaturwahrnehmung *f*
温[克巴赫]氏房室传导阻滞 Wenckeback* Atrioventrikularblock (od. AV-Block) *m*
温感 Wärmeempfindung *f*, Temperatursinn *m*
温和病毒 moderater Virus *m*
温和的 mild, mäßig, gemäßigt, bland (-us, -a, -um)
温和决定论 Kompatibilismus *m*
温和噬菌体 temperierte Phagen *m pl*
温和相 Templatephase *f*
温和型 temperent
温和株 milder Stamm *m*
温觉 Wärmegefühl *n*
温觉的 wärmeempfindlich, therm(o)ästhetisch
温觉感受器 Thermorezeptor *m*
温觉计 Therm(o)ästhesiometer *n*
温觉阈值 Temperatur (unterschied) schwelle *f*
温结节 warmer Knoten *m*
温灸器 milder Moxibustioner *m*
温[反应性]抗体 wärmereaktionsfähiger Antikörper *m*
温克巴赫氏现象 Wenckebach* Zeichen *n*
温克尔氏病 v. Winckel* Krankheit *f*
温克勒氏法 Winkler* Methode *f*
温空气 warme Luft *f*
温控仪 Temperaturregler *m*, Temperaturkontroller *m*
温冷点 Temperaturpunkt *m*
温霉素 Caldariomycin *n*
温敏电容测湿仪 temperatursensitives kapazitives Hygrometer *n*
温敏系统 temperatursensitives System *n*
温尼朗社会成熟量表 Vineland* soziale Reife Skala *f*
温暖的 warm, calid (-us, -a, -um)
温暖器 Wärmer *m*, Erwärmer *m*
温谱图 Thermogramm *n*

温泉 heiße(od. warme)Quelle *f*, Thermalquelle *f*, Thermae *f*
温泉疗养院 Thermalquellensanatorium *n*, Thermae *f*
温泉泥疗法 Fangotherapie *f*
温热标准 thermischer Standard *m*
温热感觉 Therm(o)ästhesie *f*, Warmeempfindung *f*
温热感受器 Wärmerezeptor *m*
温热疗法 Thermotherapie *f*, Wärmetherapie *f*, Wärmebehandlung *f*
温热凝集素 Wärmeagglutinin *n*
温热性发汗 thermische Verschwitzung *f*
温热性眼[球]震[颤] Wärmenystagmus *m*, kalorischer Nystagmus *m*
温热指数 Wärmeindex *m*
温湿度仪表 Temperatur- und Feuchtigkeitsmesser *m*
温湿图 Temperatur-Feuchtigkeit-Karte *f*
温湿仪 Thermohygrograph *m*
温石棉 Chrysotil *m*
温氏管 Wintrobe-Rohr *n*(血沉试管)
温室 Treibhaus *n*, Gewächshaus *n*
温室气体 Treibhausgas *n*
温室效应 Treibhauseffekt *m*
温水 warmes Wasser *n*, lauwarmes Wasser *n*, Aqua tepida *f*
温水擦浴 Warmwasserabreibung *f*
温水处理[法] Warmwasserbehandlung *f*
温水灌肠 thermisches Klistier *n*, Warmwassereinlauf *m*
温水浸泡足 Füße eintauchen im warmen Wasser
温水拭浴 Warmwasserschwammbad *n*
温水浴 Thermalbad *n*, Balneum tepidum *n*
温斯娄氏法 Winslow* Methode *f*
温斯娄氏孔 Winslow* Foramen *n*, Foramen epiploicum *n*
温斯洛胰腺 Winslow* Bauchspeicheldrüse *f*
温特博特姆征 Winterbottom* Eichen *n*
温[特罗布]氏比容管 Wintrobe*-Hämatokritröhrchen *n*
温[特罗布]氏分血管 Wintrobe* Hamatokritröhrchen *n*
温箱 Inkubator *m*, Brutschrank *m*
温箱孵育 Inkubation *f*
温箱使用法 Nutzenmethode des Btrutkastens *f*
温性抗体 Wärme-(Auto-)Antikörper *m*
温性抗体型 Wärme-Antikörper-Typ *m*
温血的 warmblutig, homo(io)therm
温血动物 Warmblüter *m*
温血心肌停跳液 warmes Blut-Kardioplegie-Lösung *f*
温阻效应 Thermoresistenzeffekt *m*, Wärmewiderstandeffekt *m*
榅桲黄色 melin
瘟病毒属 Pestivirus *m*
瘟疫 Pest *f*

wén 文纹闻蚊

文(温)氏征 Wenckebach* Zeichen(od. Phänomen) *n*
文昌鱼 Lanzettfisch *m*, Branchiostoma lanceolatum *n*, Amphioxus lanceolatus *m*
文化 Kultur *f*
文化变迁 kultureller Wandel *m*
文化剥夺 kulturelle Deprivation *f*
文化播散 kulturelle Diffusion *f*
文化成见 kulturelles Vorurteil *n*
文化的病原体 kulturelle Pathogenität *f*
文化多元化 kultureller Pluralismus *m*
文化反移情 kulturlle Gegenübertragung *f*
文化感受性 kulturelle Empfindlichkeit *f*
文化公平测验 kultureller Gerechtigkeit-Test *m*
文化构成 kulturelle Formulierung *f*
文化关怀 Kulturbetreuung *f*
文化关怀保存 Bewahrung der Kulturbetreuung *f*
文化关怀差异 Divergenz der Kulturbetreuung *f*
文化关怀的多样性 Vielfaeltigkeit der Kulturbetreuung *f*
文化关怀的共性 Allgemeinheit in Kulturbetreuung *f*
文化关怀的统一性 Allgemeinheit in Kulturbetreuung *f*
文化关怀调试 Akkommodation der Kulturbetreuung *f*
文化关怀重建 Rekonstruktion der Kulturbetreuung *f*
文化家族性智力落后 kulturelle-familiäre geistiger Behinderung *f*
文化间沟通 interkulturelle Kommunikation *f*
文化间护理 interkulturelle Pflege *f*
文化教育 kulturelle Bildung *f*
文化精神病学 (trans) kulturelle Psychiatrie *f*
文化决定论 kultureller Determinismus *m*
文化科学心理学 kulturwissenschaftliche Psychologie *f*
文化离别之苦 kultureller Trauerfall *m*
文化盲 kulturelle Blindheit *f*
文化模式 kulturelles Muster *n*
文化能力 kulturelle Kompetenz *f*
文化派疗法 kulturalistische Therapie *f*
文化偏因 kulturelle Voreingenommenheit *f*
文化贫乏 kulturelle Armut *f*
文化身份 kulturelle Identität *f*
文化失落 kulturelle Vergesslichkeit *f*
文化适应 kulturelle Anpassung *f*, Akkulturation *f*
文化适应不良 Störung der Akkulturation *f*
文化适应困难 Schwierigkeit der Akkulturation *f*
文化适应失败 Misserfolg der Akkulturation *m*
文化适应应激 akkulturierter Stress *m*
文化相关的综合征 kulturgebundenes Syndrom *n*
文化心理学 Kulturpsychologie *f*
文化信念 kultureller Glaube *m*
文化休克 Kulturschock *m*
文化熏陶 Enkulturation *f*
文化与人格论 Theorie der Kultur-Persönlichkeit *f*
文化整合 Integration der Kultur *f*
文化滞后 Kulturverzögerung *f*
文化转移 kulturelle Übertragung *f*
文件材料检验 Untersuchung des Dokumentenmaterials *f*
文件复制 Dokument-Duplizierung *f*
文件鉴定 Dokumentenexpertise *f*
文库 Bibliothek *f*
cDNA 文库 cDNA-Bibliothek *f*
DNA 文库 DNA-Bibliothek *f*
文兰社会成熟量表 别称博乐欣 Vineland*-Sozial-Reife-Skala *f*
文盲 Analphabet *m*
文盲率 Analphabetenrate *f*
文明病 Zivilisationskrankheit *f*
文明化 Zivilisation *f*
文丘里管 Venturi*-Rohr *n*
文丘里流量计 Venturi* Rohr *n*(od. Düse *f*), Venturimeter *n*
文丘里面罩 Venturi*-Maske *f*
文森(樊尚)龈炎(咽峡炎,口炎) Akute nekrotisierende ulzeröse Gingivitis *f*
文身 Tätowierung *f*, Tatowage *f*
文身法 Tätowierung *f*, Tätowage *f*
文身鉴定 Identifizierung durch Tatowierung(smarke) *f*
文身肉芽肿 Granulom der Tätowierung *n*
文氏现象 Wenckebach*-Phänomen *n*
文氏型房室传导阻滞 Wenckebach*atrioventrikulärer-Block *m*
文饰[作用] Rationalisierung *f*, Rationalisation *f*
文体(活动)治疗师 Erholungstherapeut *m*
文体疗法 Erholungstherapie *f*
文体疗法师 Erholungstherapeut *m*

文体治疗 Erhohlungstherapie *f*
文体治疗师 Erholungstherapeut *m*
文献库偏倚 Datenbank-Bias *n*
文学心理学 Literaturpsychologie *f*
文娱疗法 Erholungstherapie *f*
文娱体育治疗 Erholung- und SportTherapie *f*
文娱治疗 Unterhaltungstherapie *f*
文娱治疗师 Erholungstherapeut *m*
文证 dokumentarischer Nachweis *m*
文证检验人员 Dokumentprüfer *m*
文证审查 Dokumentüberprüfung *f*
文字记号 wörtliche Notation *f*
文字智力 verbale Intelligenz *f*
纹 Streifen *m*, Strich *m*, Falte *f*, Stria *f*
纹间区 interstripe Region *f*
纹孔 Grube *f*
纹孔对 Tüpfelpaar *n*
纹理 Fadenlauf *m*
纹理分析 Textur-Analyse *f*
纹理化和多孔材料 texturiertes und poröses Material *n*
纹理谱法 texturierte Spektrum-Methode *f*
纹理特征 texturierte Eigenschaft *f*
纹理梯度 Texturgradient *m*
纹理梯度信息 Information des Texturgradients *f*
纹眉机 Braue-Tattoo-Maschine *f*
纹皮[下]蝇 Hypoderma lineatus (s. linearis) *m*
纹前皮质 prästriater Cortex *m*
纹体基部 ventrales Striatum *n*
纹外视皮质区 extrastriäre visuelle Areale *pl*
纹线成形 Kammausrichtung *f*
纹线总数 Gesamtkamzahl *f*
纹型 Rillenmuster *m*
纹印 DNA-Druck *m*
纹沼螺 Parafossarulus striatulus *m*
纹状的 gestreift, striär, striat (-us, -a, -um)
纹状骨 Osteopathia striata *f*
纹状管 Streifengang *m*
纹状肌 Streifenmuskel *m*
纹状角膜病变 Streifenkeratopathie *f*
纹状区 Area striata *f*
纹状体 Corpus striatum *n*, Striatum *n*
纹状体-苍白球系统 Striatum-Pallidum-System *n*
纹状体的 striär, striat (-us, -a, -um)
纹状体黑核纤维 Fibrae striatonigrales *f pl*
纹状体黑质变性 striatonigrale Degeneration *f*
纹状[体]黑质束 striatonigraler Trakt *m*
纹状体综合征 Corpus-striatum- Syndrom *n* (福格特病)
纹状小体 Corpus striatum *n*
纹状缘 Streifensaum *m*
闻香辨色 Farb(en) riechen *n*, Olfactio colorata *f*
蚊 Moskito *m*, Stechmücke *f*
蚊[子]密度 Mückendichte *f*, Anophelendichte *f*
蚊病区 Moskitoverseuchungsgebiet *n*
蚊虫叮咬 Insektenbiss *m*
蚊虫控制 Moskito-Kontrolle *f*
蚊传性出血热 Dengue-hämorrhagisches Fieber *n*
蚊科 Culicidae *f pl*
蚊龄组成 Stechmückenalterkomposition *f*
蚊媒[传播]的 mückenübertragen, mückentranmittierend
蚊式钳 Moskito-Klemme *f*
蚊式血管钳 Moskitoklemme *f*, Halsted* Klemme *f*
蚊式止血钳 Moskitoklemme *f*
蚊咬 Mückenstich *m*

wěn 刎吻紊稳

刎颈 Durchschneiden der Kehle *n*
吻[突] Proboscis *f*
吻触现象 Kuss-Phänomen *n*
吻合 Anastomose *f*
吻合[术] Anastomose *f*, Anastomosierung *f*
吻合处溃疡 Anastomosengeschwür *n*
吻合的 anastomotisch, anastomotic (-us, -a, -um)
吻合管 Vas anastomoticum (s. communicans) *n*
吻合技术 Anastomosentechnik *f*
吻合口 Anastomosenöffnung *f*, Anastomosenmündung *f*
吻合口功能不全 Anastomoseninsuffizienz *f*
吻合口空肠溃疡 Anastomosengeschwür der Jejunostomie *n*, Ulcus pepticum jejuni *n*
吻合口溃疡 Anastomosengeschwür *n*
吻合口瘘 Anastomosenfistel *f*
吻合口漏 Anastomosenleakage *f*
吻合口漏修补术 Reparatur der Anastomosenleakage *f*
吻合口切除术 Anastomosenresektion *f*
吻合口血栓 anastomotische Thrombose *f*
吻合口炎 Anastomosenentzündung *f*
吻合轮 Anastomosenrad *n*
吻合钮 Anastomosenknopf *m*, Murphy* Knopf *m*
吻合器 Anastomosenapparat *m*, Anastomat *n*
吻合器吻合法 Stapleranastomose *f*
吻合钳 Anastomosenklemme *f*
吻合术 Anastomose-Verbindung *f*
吻合术后十二指肠残端瘘 postanastomotische Duodenalfistel *f*
吻合微血管的撕脱头皮再植术 Replantation des Ausrisses des Kopfhautes durch mikrovaskuläre Anastomose *f*
吻合纤维 anastomotische Fasern *f pl*, Verbindungafasern *f pl*
吻合血管 anastomotisches Blutgefäß *n*
吻合血管的游离肠段移植 vaskularisierte Darm-Transplantation von anastomotischem Blutgefäß *f*
吻合血管骨移植 Knochen-Transplantation von anastomotischem Blutgefäß *f*
吻合血管皮瓣移植 Lappen-Transplantation von anastomotischem Blutgefäß *f*
吻合血管髂骨移植 Ilium-Transplantation von anastomotischem Blutgefäß *f*
吻合血管神经移植 Nerv-Transplantation von anastomotischem Blutgefäß *f*
吻合血管头皮再移植 Skalp-Retransplantation von anastomotischem Blutgefäß *f*
吻合支 Ramus anastomoticus *m*, Anastomotikum *n*
吻蚊属 Myzorhynchus *m*
吻膝试验 Knieküssen-Test *m*
紊流 Turbulenz *f*
紊乱 Störung *f*, Verwirung *f*, Unordnung *f*
紊乱心境 Stimmungsstörung *f*
紊乱性房性心动过速 chaotische Vorhoftachykardie *f*
稳变异构[现象] Desmotropismus *m*
稳变异构体 Allelotrop *n*
稳定 Stabilisation *f*, Stabilisierung *f*, Stabilität *f*, Konstanthaltung *f*
稳定臂 Stabilisierungsarm *m*
稳定表达 stabile Expression *f*
稳定病毒 Festvirus *m*
稳定测量器 Stetigkeitstester *m*
稳定常数 Stabilitätskonstante *f*, Beständigkeitskonstante *f*
稳定成分 stabiler Bestandteil *m* (od. Komponente *f*)
稳定程度 Stabilitätsgrad *m*
稳定的 stabil, standfest

稳定的再生愈伤组织 stabiler regenerativer Kallus *m*
稳定电位 stetiges Potenzial *n*
稳定度 Stabilität *f*, Konstanz *f*
稳定[度]试验 Stabilitätsprobe *f*
稳定方差 stabilisierende Varianz *f*
稳定功能 Wartungsfunktion *f*
稳定核 RNA stabile Kern-RNA *f*
稳定核素 stabiles Nuklid *n*
稳定核素和放射性核素 stabiles Nuklid und Radionuklid *pl*
稳定化位置效应 Wirkung der stabile Seitenlage *f*
稳定化选择 stabilisierende Selektion *f*
稳定基托 stabilisiert Grundplatte *f*
稳定计 Stabilisator *m*
稳定剂 Stabilisator *m*, Stabilisierungsmittel *n*
稳定胶体 stabiles Kolloid *n*
稳定结构 stabile Struktur *f*
稳定离子 Stabilisierungsion *n*
稳定流动(定常流动) stetiger Fluss *m*
稳定平衡 stabiles Gleichgewicht *n*
稳定期 stationäre Phase *f*
稳定期肺结核 stabile Lungentuberkulose *f*
稳定器 Stabilisator *m*
稳定区 konstante Region *f*
稳定燃烧 stabile Verbrennung *f*
稳定人口 stabile Population *f*
稳定时期(固定相,静止相,平稳期,静止[生长]期,停滞期) stationäre Phase *f*
稳定示踪同位素 stabiles Tracerisotop *n*
稳定水平 Wartungsebene *f*
稳定顺序原则 stabiles Ordnungsprinzip *n*
稳定态 stabiler Zustand *m*
pH 稳定调节 stationäre Regulation *f*
稳定同位素 Stabilisotopenverbindung *f*
稳定同位素和放射性同位素 stabile Isotopen und Radioaktiv *pl*
稳定细胞 stabile Zelle *f*
稳定细胞与细胞间相互作用 stabilisierte Zelle-zu-Zelle-Interaktion *f*
稳定型 stabiler Typ *m*, stabile Form *f*
稳定型骨盆骨折 stabiler Beckenbruch *m*
稳定型巨指症 stabiles macrodactyly-Syndrom *n*
稳定型糖尿病 stabiler Diabetes mellitus *m*
稳定型位置效应 konstante Positionswirkung *f*
稳定型心绞痛 stabile Angina pectoris *f*, stabile Stenokardie *f*
稳定性 Stabilität *f*
稳定性(度) Stabilität *f*
稳定性测试 Stabilitätsprüfung *f*
稳定性骨折 stabile Fraktur *f*
稳定性核素 stabiles Nuklid *n*
稳定性加速实验 beschleunigter Stabilitätstest *m*
稳定性假设 Stabilisierung-Postulat *n*
稳定性疟区 stabiles endemisches Malariagebiet *n*
稳定性膀胱 stabile Blase *f*
稳定性染色体畸变 stabilisierte Chromosomenaberration *f*
稳定性试验 Untersuchung der Stabilität *f*
稳定[性]同位素 stabiles Isotop *n*
稳定性同位素 58 Stabiles Isotop-58Fe *n*
稳定性同位素中子活化法 Neutronenaktivierung Verfahren von stabilen Isotopen *f*
稳定性系数 Stabilitätskoeffizient *m*
稳定性支具 Stabilität-Klammer *f*
稳定氧化酶 stabile Oxidase *f*
稳定因子 stabiler Faktor *m*, Faktor Ⅶ *m*
稳定因子缺乏症 Faktor-Ⅶ-Mangel *m*
稳定用矫形器 Stabilisierung-Orthese *f*
稳定增益系统 Stabilisierungsaugumentationssystem *n*
稳定整合 stabile Integration *f*
稳定注意 fixierte Aufmerksamkeit *f*
稳定[状]态 stabiler (od. stationärer) Zustand *m*
稳定状态感染 Steady-State-Infektion *f*
稳定[作用] Stablisation *f*, Stabilisierung *f*
稳固 Stetigkeit *f*
稳频二氧化碳激光器 frequenzstabilisierter Kohlendioxid-Laser *m*
稳频氦氖激光器 frequenzstabilisierter He-Ne-Laser *m*
稳态 stabiler (od. stationärer) Zustand *m*, Homöostase *f*
稳态功能 homöostatische Funktion *f*
稳态进动快速成像 schnelle Bildgebung mit stetigen Prozession *f*
稳态控制 homöostatische Kontrolle *f*
稳态系统 homöostatisches System *n*
稳态性分泌 stationäre Sekretion *f*
稳态血药浓度 stetige Plasmaarzneimittelkonzentration *f*
稳态血药浓度峰值 Maximalwert von stetigen Plasmaarzneimittelkonzentration *m*
稳态血药浓度谷值 Minimalwert von stationären Plasmaarzneimittelkonzentration *m*
稳态血药浓度均值 Mittelwert der stetigen Plasmaarzneimittelkonzentratio *m*
稳态噪声 steady-state Lärm *m*
稳态自由进动 Steady-State-Free Prozession *f*
稳相加速器 Synchro (zyklo) tron *n*
稳压器 Stabilisator *m*, Dämpfungsglieder *m*

wèn 问

问答法 katechetisches Verfahren *n*
问号状体位 Fragezeichen-Körperhaltung *f*
问荆甙 Equistrin *n*
问卷法 Fragebogen *m*
问卷调查 Umfrage *f*
问题 Problem *n*
问题儿童 Problemkind *n*
问题关注应对 problemfokussierte Antwort *f*
问题行为图 Problemverhaltensgraph *m*
问题家庭 Problemfamilie *f*
问题解决框架 Problem-lösen-Fachwerk *n*
问题解决治疗 Problem-lösen-Therapie *f*
问题描述 Beschreibung des Problems *f*

WENG 翁鎓

wēng 翁鎓

翁[韦里希特]氏病(综合征)(肌阵挛癫痫) Unverricht-Krankheit *f*
翁德里克人事测验 Wonderlic Personal-Test *m*
翁泰酸性地衣红染色法 Unnz Taenzer-Acid Orcein Verfahren *n*
鎓 Onium *n*
鎓离子 Oniumion *n*
鎓盐 Oniumsalz *n*

WO 萵倭涡窝蜗我肟沃卧握渥

wō 萵倭涡窝蜗

萵苣苦素 Lactupicrin *n*, Lactucin *n*
萵苣绿色 kopfsalat grün
萵苣浓汁 Lactupicrin
萵苣中毒 Lactucismus *m*
倭尔哈特氏法 Volhard* Methode (od. Chloridbestimmung) *f*
涡 Wirbel *m*, Strudel *m*, Vortex *m*
涡虫属 Planaria *f*
涡电流 Wirbelstrom *m*

涡动搅拌器 Wirbel-Rührwerk *n*
涡静脉 Venae vorticosae *f pl*
涡卷的 wirbelartig, wirbelnd
涡流 Wirbelströmung *f*, Wirbel *m*, Strudel *m*
涡流扩散 Wirbeldiffusion *f*
涡流浴装置 Wirbel-Badewanne *f*
涡轮流量计 turbo-Durchflussmesser *n*
涡轮式搅拌器 Turbinenrührer *m*
涡螺 Wirbel *m*, Volute *f*
涡旋(状)的 wirbelartig, vorticos(-us, -a, -um)
涡状眉 Quirl in Augenbraue
涡状纹 Wirbel *m*
窝 Grube *f*, Rezessus *m*, Fossa *f*
窝洞 Hohlraum *m*
MID 窝洞 MID-Hohlraum *m*(近中切缘)
MOD 窝洞 MOD-Hohlraum *m*(近中面)
窝洞壁 Kavitätenwand *f*
窝洞充填 Kavitätenfüllung *f*
窝洞垫基 Matrize *f*
窝洞涂剂 Hohlraumslack *m*
窝洞消毒 Kavitätendesinfektion *f*
窝洞修复 Kavitätenwiederherstellung *f*
窝洞预备 Kavitätenpräparation *f*
窝洞暂封剂 temporäre(od. zeitweilige) Füllungsmaterialien *n pl*
窝洞制备 Kavitätenvorbereitung *f*
窝沟点隙封闭剂 Fissurenversiegelung *f*
窝沟封闭剂 Fissurenfüllungsmaterialien *n pl*
窝沟龋 Grube und Fissuren *pl*
窝状角质层分离 dellenförmige Keratolyse *f*
蜗 Schnecke *f*, Kochlea *f*, Cochlea *f*
蜗背侧核 cochlearer dorsaler Kern *m*, Nucleus cochlearis dorsalis *m*
蜗部 Pars cochlearis *f*
蜗虫 Planarie *f*
蜗窗 Fenestra cochleae *f*
蜗窗嵴 Crista fenestrae cochleae *f*
蜗窗小窝 Fossula fenestrae cochleae *f*
蜗底 Basis cochleae *f*
蜗顶 Cupula cochleae *f*
蜗腹侧核 cochlearer ventraler Kern *m*
蜗管 Ductus cochlearis *m*, Schneckenkanal *m*
蜗管发育不全性聋 kochleardysplastische Taubheit *f*
蜗管鼓壁 Paries tympanicus ductus cochlearis *m*
蜗管基底层 Basilarmembran *f*
蜗管静脉 Vena canaliculi cochleae *f*
蜗管内电位 endokochleäres Potential *n*
蜗管内直流电位 endochleäres Gleichstrompotential *n*
蜗管前庭壁 Paries vestibularis ductus cochlearis *m*
蜗管球囊发育不全性聋 kochleosakkulusdysplastische Taubheit *f*
蜗管外壁 Paries externus ductus cochlearis *m*
蜗后性聋 retrocochleäre Taubheit *f*
蜗壳胃 cochleater Magen *m*
蜗孔 Helicotrema *n*, Breschet* Hiatus *m*
蜗螺旋管 Canalis spiralis cochleae *m*
蜗螺旋神经节 Ganglion spirale cochleae *n*, Corti* Ganglion *n*
蜗牛 Schnecke *f*
蜗[牛壳]形的 kochlear, cochlear(-is, -is, -e), cochleat(-us, -a, -um)
蜗牛酶 Helikase *f*
蜗牛属 Eulota *f*
蜗区 Area cochleae *f*
蜗神经 Nervus cochleae *m*, Kochlearis *m*, Schneckennerv *m*
蜗神经背侧核 Nucleus cochlearis dorsalis *m*
蜗神经腹侧核 Nucleus cochlearis ventralis *m*
蜗神经核 Nuclei cochleares *m pl*, Kochleariskerne *m pl*
蜗神经后核 Nucleus cochlearis dorsalis *m*
蜗神经节 Ganglion spirale cochleae *n*
蜗神经前核 Nucleus cochlearis ventralis *m*
蜗神经纤维 Schneckennerventaser *f*
蜗水管 Aquaeductus cochleae *m*, Ductus perilymphatici *m*
蜗水管静脉 Vena aquaeductus cochleae *f*
蜗水管内口 Apertura interna aquaeductus cochleae *f*
蜗水管外口 Apertura externa aquaeductus cochleae *f*
蜗小动脉丝球 Glomeruli arteriosi cochleae *m pl*
蜗小管 Aquaeductus(s. Canaliculus) cochleae *m*
蜗隐窝 Recessus cochlearis *m*
蜗支 Ramus cochlearis *m*
蜗轴 Modiolus *m*, Achse der Ohrschnecke *f*
蜗轴板 Lamina modioli *f*
蜗轴底 Basis modioli *f*
蜗轴螺旋管 Canalis spiralis modioli *m*
蜗轴螺旋静脉 Vena spiralis modioli *f*
蜗轴纵管 Canales longitudinales modiolUi *m pl*
蜗状关节 Schraubengelenk *n*, Articulatio cochlearis *f*
蜗总动脉 Arteria cochleae communis *f*

wǒ 我

我向的(内向的) autistisch
我向儿童 autistisches Kind *n*
我向人格 autistische Persönlichkeit *f*
我向思维 autistisches Denken *n*
我向型 autistische Art *f*
我向性敌对 autistische Feindschaft *f*

wò 肟沃卧握渥

肟 Oxim *n*
肟基戊二酸 oximinoglutaric Säure *f*
肟康唑 Oceral *n*
肟酶 Oximase *f*
沃[罗诺夫]氏环 Woronoff* Ring *m*
沃[温克尔]氏综合征 Vohwinkel* Syndrom *n*(遗传性残毁性角化病)
沃尔巴体属 Wolbachia *n*
沃尔夫管 Wolffscher* Kanal *m*(中肾管)
沃尔夫管囊肿 Whorfian* Zyste *f*(子宫阔韧带囊肿)
沃尔夫假设 Whorfian* Hypothese *f*
沃尔夫小体(中肾) Wolffian* Körper *m*(胎儿排泄器官)
沃尔克氏肉瘤 Walker* Sarkom *n*
沃尔曼氏病 Wolman* Krankheit *f*
沃尔什哈达玛变换 Walsh*-Hadamard* Transformation *f*
沃弗综合征(急性暴发性流行性脑膜炎) Waterhouse-Friderichsen* Syndrom *n*
沃格特小柳原田综合征(特发性葡萄膜大脑炎) Vogt*-Koyanagi*-Syndrom *n*, Vogt*-Koyanagi*-Krankheit *f*
沃加森征 Vorgarson* Sign *n*(诊断肱二头肌长头腱鞘炎的主要依据)
沃科病(综合征) Woringer Kolopp* Krankheit *f*(变形性骨炎样的皮肤网状细胞增生症)
沃克皮片 Wolfe Krause* Hauttransplantation *f*(全厚皮片,全层皮片)
沃勒变性 Wallerian* Degeneration *f*(断离神经纤维的脂肪变性)
沃林菌属 Wolinella *f*
沃伦分流术(远端脾肾静脉分流术) Warren* Shunt
沃伦切口 Warren* Einschnitt *m*(乳房手术的切口)
沃姆骨 Worm* Knochen *m*
沃纳综合征 成年型早老症 成人早老综合征 Werner*-Syndrom *n*

沃帕怀综合征(预激综合征) Wolff-Parkinson-White* Syndrom *n*
沃琼手术(踝关节复发性脱位肌腱固定术) Watson-Jones* Operation *f*
沃琼修复术(腓骨肌腱脱位骨膜瓣修复术) Waterson Jones* Reparatursoperation *f*
沃森法 Watson* Verfahren *f*(引产,测定尿胆原)
沃森克里克模型 Watson-Crick* Modell *n*(多数生物的遗传物质)
沃森链(链)(活细胞内一型链) Watson* Strang *m*
沃森试验 Watson*-Test *m*
沃斯特克氏征 Chvostek* Zeichen *n*
沃特金横突间融合 Watkin* Fusion von intertransverse Prozess *f*
沃特斯顿分流术 Waterston* Shunt(升主动脉与右肺动脉分流术)
沃辛瘤 Warthin* Tumor *m*(乳头状淋巴囊腺瘤)
沃兹活思肘关节进路 Wadsworth* Ansatz des Ellenbogens *m*(肘关节后外侧扩大进路)
卧床患者更换床单法 Wechsel des belegten Betttuchs *m*
卧床实验室 Bettruhe-Labor *n*
卧床休息 Bettruhe *f*
卧倒直立试验 recumbent-upright test <engl.>
卧轨自杀 Selbstmord durch Eisenbahn-Verletzungen *m*
卧式方形压力蒸气消毒器 horizontale quadratische Hochdruckdampf-Sterilisator *m*
卧式高压蒸气消毒柜 horizontales Autoklav *n*
卧式冷藏箱 Brust-Stil Haushaltskühlschrank *m*
卧式冷冻箱 Brust-Stil Gefrierschrank *m*
卧式圆形压力蒸气消毒器 horizontalen, runden Druck Dampf sterilisiert Schrank *m*
卧式自动离心机 horizontale automatische Zentrifuge *f*
卧室休息 Bettruhe *f*
卧位 liegende Lage *f*, Ruckenlage *f*, Decubitus *m*, Klinostatik *f*
卧位的 klinostatisch, clinostatic(-us, -a, -um)
卧位摄片 Liegendaufnahme *f*
卧位型心绞痛 Angina decubitus *f*
卧位性心动过缓 clinostatic Bradykardie *f*
卧位缢死 Hängen in liegenden Position *n*
卧椅 anfälliger Bett *n*
握把式持针钳 Griff Greifen Nadelhalter *m*
握笔法 Kugelschreiber Griff *m*
握持反射 Greifreflex *m*
握持肌强直 Greifmyotonie *f*
握紧 ballen
握克丁 Octin *n*, Isomethepten *n*
握力 Greifkraft *f*, Griffstärke *f*
握力测定法 Squeeze-Dynamometrie *f*
握力测试 Greifkraft-Test *m*
握力负荷试验 Handgriff-Stresstest *n*
握力计 Greifkraftmesser *m*, (Hände-) Druckdynamometer *n/m*
握力监测 Greifstärke-Überwachung *f*
握力减弱 Greifkraftabschwächung *f*
握力练习器 Grip-exerciser
握力圈 Greifbund *m*
握力训练器 Greithantel *f*
握拇畸形 Thumb-umklammerte Hand *f*
握器 Halteinstrument *n*
握拳尺偏试验 Faust-Ulnardeviation-Test *m*
握手测验 孤独症性敌对 Händedruck-Test *m*
渥尼克失语症 Wernicke*-Aphasie *f*
渥太华宪章 Ottawa-Charta zur Gesundheitsförderung *f*

WU 乌污巫钨诬屋无芜吴梧蜈五午伍武侮捂舞坞戊芴物误悟雾

wū 乌污巫钨诬屋

乌巴因 Ouabain *n*, g-Strophanthin *n*
乌本[箭毒]苷(甙)(乌巴因) Ouabain *n*, g-Strophanthin *n*
乌本甙 Ouabain *n*, g-Strophanthin *n*
乌本甙元 Ouabaigenin *n*, g-Strophanthidin *n*
乌尔里希—特纳综合征 (Ullrich*)-Turner*-Syndrom *n*
乌尔门(曼)反应 Ullmann* Reaktion *f*
乌脚病 schwarze Fußkrankheit *f*
乌桕脂 Sapiumfett *n*
乌桕中毒 Vergiftung(od. Intoxikation) durch Sapium sebiferum *f*, Sapium-Sebiferum-Vergiftung *f*
乌拉胆碱 Urecholin *n*
乌拉坦 Urethan *n*, Aethylium carbaminicum *n*
乌理俄通 Uriodon *n*, Iodopyracet *n*
乌洛康钠 Urokon *n*, Natriumazetrizoat *n*
乌洛托品 Urotropin *n*, Hexamethylentetramin *n*
乌洛托品银染剂 Methenamin-Silberfärbung *f*
乌毛蕨科 Blechnaceae *f pl*
乌纳染色 Unna-Färbung *f*
乌纳氏糊 Unna* Paste *f*
乌纳氏碱性亚甲蓝染剂 Unna* alkalisches Methylenblau(farbmittel) *m*
乌楠醌 Tektochinon *n*
乌-帕二氏染剂 Unna*-Pappenheim* Färbungsmittel *n*, Methylgrün-Pyronin-Farstoff *m*
乌斯烷 Ursan *n*
乌苏(发)醇 Uvaol *n*
乌苏(搔)酸 Ursolsäure *f*
乌头 Eisenhut *m*
乌头根碱 Aknotin *n*
乌头碱 Akonitin *n*, Aconitin(um) *n*
乌头碱中毒 Akonitinvergiftung *f*
乌头属 Eisenhut *m*
乌头酸 Akonitsäure *f*, Acidum aconiticum *n*
乌头酸酶 Akonitase *f*
乌头原碱 Aconin *n*
乌头植物属 Akonitum *n*, Würgepflanze *f*
乌头中毒 Aconitumvergiftung *f*
乌威病 Urbach Wiethe-Krankheit *f*(脂质蛋白沉积病)
乌烟 dunkler(od. schwarzer) Rauch *m*
乌药 Radix Linderae *f*
乌药碱 Koklaurin *n*
乌药烷 Lindenran *n*
乌亦盆 Ouabain *n*
乌贼骨 Sepiaknochen *m pl*
乌贼骨磨片 Tintenfischefestplatte *pl*
乌贼墨汁 Sepia *f*
乌贼轴突 Tintenfisch-Axon
污(沾)染物[质] Schmutzstoff *m*
污暗红色 matt Karminrot *n*
污暗猩红色 matt dunklen Purpur *m*
污橙色 neutral Orange *f*
污蛋黄色的 luteous
污点(Schmutz-) Fleck *m*, Klecks *m*
污垢类型 Muster von Schmutz *n*
污褐色的 fuscid
污红紫色 matter Purpur *m*
污黄绿色 matt gelb grün
污黄色的 icterine
污灰色 neutrales Grau *n*

污秽 Schmutz *m*
污秽的 foedate
污迹 ausarbeiten
污泥 (Faul-)Schlamm *m*, Dreck *m*
污泥[菌]分解 Schlammzersetzung *f*, Schlammdigestion *f*
污泥[菌]分解器 Schlammzersetzer *m*, Schlammzersetzungszelle *f*
污泥沉降 Schlammsedimentierung *f*
污泥池 Schlamm-Pool *f*
污泥池灌气法 Schlammbehältersaktivierung *f*
污泥处理 Schlammbehandlung *f*, Schlammbeseitigung *f*
污泥堆肥 Schlammkompostierung *f*
污泥活化 Schlammaktivierung *f*, Schlammbelebung *f*
污泥密度指数 Schlammdichteindex *m* (SDI)
污泥容积指数 Schlammvolumenindex *m*
污泥收集器 Schlammsammelgefäß *n*, Schlammkollektor *m*
污泥脱水 Schlammentwässerung *f*, Schlammdehydratisierung *f*
污泥消化[法] Schlammfaulung *f*
污染 Verschmutzung *f*, Verunreinigung *f*, Verseuchung *f*, Kontamination *f*
污染报警系统 Warnsystem für (Umwelt-) Verschmutzung *n*
污染测量仪 alpha beta radioaktive Kontaminationsmeter *m*
污染层(玷污层) Schmierschicht *f*
污染程度 Skala von Umweltverschmutzung *f*
污染传播 contaminative Übertragung *f*
污染大气 verunreinigte Atmosphäre *f*
污染的 verschmutzend, kontaminativ, aspers (-us, -a, -um)
污染的放射性 kontaminierende Radioaktivität *f*
污染的红细胞 verschmutzende Erythrozyten *pl*
污染分布 kontaminierte Distribution *f*
污染分级标准 Skala von Umweltverschmutzung *f*
污染负荷 Schadstoffbelastung *f*
污染管制站 Verschmutzungsleitstelle *f*
污染监测 Überwachung der Luftverschmutzung *f*
污染监测器 Kontaminationsmonitor *m*
污染控制 Kontaminationskontrolle *f*, Kontaminations steuerung *f*
污染模型 kontaminiertes Model *n*
污染气体 verunreinigtes Gas *n*
污染青霉素 verschmutzendes Penicillin *n*
污染区 verschmutztes Gebiet *n*, verseuchte Zone *f*
污染伤口 kontaminierte Wunde *f*
污染生物指数 biologischer Indikator für Verschmutzung *m*, biotischer Kontaminationsindex *m*
污染食品 verschmutzendes Nahrungsmittel *n*
污染事故 Kontaminationsunfall *m*
污染水 verschmutztes Wasser *n*, Schmutzwasser *n*
污染危害 Verschmutzungsgefährdung *f*
污染物标准指数 Verschmutzung-Standard-Index *m*
污染物处理 Schadstoff-Entsorgung *f*
污染物固定 Fixierung der Verunreinigung *f*
污染物生物转化 Biotransformation von Schadstoffen *f*
污染物指导性水平 Leitlinie für Kontaminanten *f*
污染物质远期效应 Langzeiteffekt des Schmutzstoffes *m*
污染物转化 Umwandlung des Schadstoffes *f*
污染血非特异性凝集现象 Hubner*-Thomsen*-Friedenreich*-Phänomen *n*
污染源 Verschmutzungsquelle *f*, Kontaminationsquelle *f*
污染源测试分析仪器 Instrument zur Schadstoffquelle Überwachung *n*
污染正态分布 kontaminierte Normalverteilung *f*
污色的 schmutzig, schmutzfärbig
污水 Abwasser *n*, Abfallwasser *n*, Abflußwasser *n*, Schmutzwasser *n*
污水泵 Abwasserpumpe *f*
污水泵站 Abwasserpumpstation *f*
污水采样方法 Abwasserprobenahmensmethode *f*
污水池 Abwasserteich *m*, Abwassersammler *m*, Klärbecken *n*
污水处理 Abwasseraufbereitung *f*, Abwasserbehandlung *f*, Abwasserbeseitigung *f*
污水处理[法] Abwasserentsorgung *f*
污水处理场 Abwasserbetrieb *m*, Abwasseranlage *f*
污水处理系统 Abwasserbehandlungssystem *n*
污水萃取法 Abwasserextraktionsmethode *f*
污水电解处理 elektrolytische Behandlung von Abwässern *f*
污水电解处理法 elektrolytische Abwasserbehandlung *f*
污水二级处理 Mittelklasse Behandlung von Abwasser *f*
污水反渗透处理法 Abwasserbehandlung durch Umkehrosmose *f*
污水分解 Abwasserzersetzung *f*, Abwasserdekomposition *f*
污水分析 Abwasseranalyse *f*
污水工程 Abwasserwerk *n*, Abwasseringenieurwesen *n*
污水管 Fallrohr *n*
污水管道 Abwasser(ab)leitung *f*
污水灌溉 Abwasserverrieselung *f*
污水化学处理法 chemische Abwasserbehandlung *f*
污水回收利用 Rückgewinnung und Benutzung des Abwassers *f*
污水加氯消毒 Abwasserchlorierung *f*
污水净化 Abwasserreinigung *f*, Abwasserklärung *f*
污水连续监测仪 kontinuierliche Überwachung für verschmutzes Wasser *f*
污水滤池 Abwasserfilteranlage *f*
污水曝气处理 Aeration des Abwassers *f*, Abwwasserbelüftung *f*
污水生化处理 biochemische Abwasserbehandlung *f*
污水生物 Saprobie *f*, Saprobiont *m*
污水生物分解 Abwasserbiolyse *f*
污水生物学处理 biologische Abwasserbehandlung *f*
污水污染 Abwasserverunreinigung *f*, Verschmutzung durch Abwasser *f*
污水厌氧处理 anaerobene Behandlung von Abwasser *f*
污水[氧化]塘 Abwasser(oxydations)teich *m*, Klärteich *m*
污水一级处理 niedrigeren Klasse Behandlung von Abwasser *f*
污水油脂 Abwasser-Klärschlamm *m*
污水真菌 Abwasser-Pilz *m*
污土色 mattes Terra-cotta *n*
污物 Schmutz *m*, Dreck *m*
污物类型 Muster von Schmutz *n*
污物桶 Kübel *m*
污蝇属 Wohlfahrtia *f*
污砖红色 mattes Ziegelrot *n*
污浊空气 Abluft *f*
巫师 Shaman *m*
巫术 Hexerei *f*(拉丁美洲说法)
巫术病 Zauberei-Krankheit *f*
巫术死亡 voodoo-Tod *m*
巫术信念 Hexe-Glaube *m*
巫医 Hexendoktor *m*
钨 Wolfram(um) *n* (W, OZ 74)
钨靶 Wolframtarget *n*
钨电极 Wolframelektrode *f*
钨钢牙钻 Wolfram(stahl)bohrer *m*
钨钢钻针 Wolfram bur
钨弧灯 Wolfram-Bogenlampe *f*
钨矿 Wolframerz *n*
钨丝 Wolframdraht *m*, Wolframheizfaden *m*
钨酸 Wolframsäure *f*, Acidum wolframicum *n*
钨酸钾 Kaliumwolframat *n*
钨酸钠 Natriumwolframat *n*
钨酸盐 Wolframat *n*

诬告(诬攀) falsche Anschuldigung *f*
屋尘螨 Dermatophagoides pteronyssinus *m*

wú 无芜吴梧蜈

无β-脂蛋白血[症] Abetalipoproteinämie *f*
无癌小鼠 krebsfreie(weiße) Maus *f*
无白细胞的 aleukozytär
无斑点的 unbefleckt, immaculat(-us, -a, -um)
无瘢痕皮肤磨削术 keine Narben-Dermabrasion *f*
无瓣的 klappenlos, evalvat(-us, -a, -um)
无瓣血管管道 ventillose Leitung *f*
无包被病毒 naktes Virus *n*
无包膜病毒 unbehülltes Virus *n*
无包皮的 vorhautlos
无包皮者 Apella *m*
无孢形成 Apospory
无孢子的 sporenlos, nichtsporentragend
无孢子生殖 Aposporie *f*
无保证的 ungerechtfertigt
无鼻 Arhinie *f*
无鼻[畸形] A(r)rhinie *f*
无壁细胞 Gymnozyt *m*
无臂畸形 Abrachie *f*, Armlosigkeit *f*
无边缘的 immarginate
无编号高级结构的语言 keine nummerierten BASIC für fortgeschrittene Strukturen
无鞭毛 Atrichie *f*, Atrichia(sis) *f*
无鞭毛的 geißellos
无鞭毛菌类 Aplanatae *f*
无鞭毛体 Amastigot *n*
无变应性 Anergie *f*
无变应性的 anergisch
无标点密码 Komma-weniger Code *m*
无标记细胞 null Zelle *f*
无标记型急性淋巴细胞白血病 null Zelltyp akute lymphatische Leukämie *f*
无表膜的 epelliculos
无表皮的 recutite
无表情 Aminia *f*
无丙种球蛋白血[症] Agammaglobulinämie *f*
无柄的 sessil
无并发症淋病 nichtkomplizierte Gonorrhoe *f*
无病 Anosie *f*
无病存活率 krankheitsfreies Überleben, DFS *n*
无病恶露 normale Lochien *f pl*
无病生存 progressionsfreies Überleben *n*
无病生存率 Disease-freies Überleben *n*
无病生存期 Krankheit-freies Überleben *n*
无病识感 keine Einsicht *f*
无波心肌梗死 non-Q-wave- Myokardinfarkt *m*
无彩色 unbunte Farben *f pl*
无彩色视觉 achromatische Vision *f*
无参考目标视野 Leerfeldsehen *n*
无残疾期望寿命 Lebenserwartung ohne Behinderung, DFLE *f*
无槽接骨螺钉 glatte(od. rinnenlose) Knochenschraube *f*
无侧丝的 aparaphysate
无差别 Gleichgültigkeit *f*
无差别的 unterschiedlos, ununterschieden
无差别点 Gleichgültigkeit-Punkt *m*
无差异曲线 Indifferenzkurve *f*
无差异性错分 nicht differenzielle Fehlklassifikation *f*
无肠的 anenteral
无齿的 edentate
无齿精细镊 feine Pinzette *f*
无齿[手术]镊 anatomische(od. flach geriebte) Pinzette *f*
无齿胃钳 zahnlose(od. flach geriebte) Magenklemme *f*
无耻的 Skorbut *f*
无赤光眼底检查 Ophthalmoskopie mit rotfreiem Licht *f*
无臭 geruchlos
无臭的 geruchlos
无触酶症 Akatalasie *f*
无创测量 nichtinvasive Messung *f*
无创的 atraumatisch
无创方法 nichtinvasive Methode *f*
无创分析 atraumatische Analyse
无创技术 atraumatische Technik *f*
无创监测 atraumatischer Monitor *m*
无创连续血压测量 atraumatisches und kontinuierliches Blutdruck-Messen *n*
无创颅内压监测 atraumatische Überwachung des intrakranialen Drucks *f*
无创伤缝[合]针 atraumatische Nadel *f*
无创[伤]缝针 atraumatische Nahtnadel *f*
无创伤性检查法 nichtinvasive Untersuchungsmethode *f*
无创[伤]技术 atraumatische Technik *f*
无创伤性诊断方法 nichtinvasive diagnostische Methode *f*
无创伤主动脉钳 atraumatische Aorta Okkluder *m*
无创双水平正压通气 atraumatische Bi-Level-Überdruckbeatmung *f*
无创性方法 nichtinvasive Methode *f*
无创性通气 atraumatische Ventilation *f*
无创血管检查 atraumatische Gefäßinspektion *f*
无创血压监测 harmlose Beobachtung des Blutdrucks *f*
无创正压机械通气(NPPV) atraumatische Überdruckbeatmung *f*
无创正压通气 atraumatische Überdruckbeatmung *f*
无唇[畸形] Acheilie *f*, Achilia *f*
无磁性眼用镊 nichtmagnetische Augenpinzetten *f pl*
无刺的 ecalcarate
无刺激的 nichtreizend
无刺激反应 Vakuum-Reaktion *f*
无刺激活动 Vakuum-Aktivität *f*
无醋酸生物过滤 acetatfreie Biofiltration *f*
无错性学习 fehlerfreies Lernen *n*
无胆管性胆汁性肝硬化 acholangice Gallenzirrhose *f*
无胆色素尿 Acholurie *f*
无胆色素尿道黄疸 acholurischer lkterus *m*
无胆石性胆囊炎(无结石性胆囊炎) akalkuläre Cholezystitis *f*
无胆汁[症] Acholie *f*
无胆汁的 acholisch
无弹性的 unelastisch
无蛋白滤液 eiweißfreies Filtrat *n*
无蛋白免疫原 lsopatin *n*, eiweißfreies Immunogen *n*
无蛋白培养基 proteinfreies Medium *n*
无氮培养基 stickstofffreier Nährboden *m*
无氮膳食 stickstofffreie Diät *f*
无导管的 duktuslos, leitungsrohrlos
无蒂的 stiellos, stengellos
无蒂骨软骨瘤 traubeneiches Osteochondrom *n*
无电极感应灯 elektrodenlose Induktionslampe *f*
无电流斑的电击伤 elektrische Verletzung ohne aktuelle Marke *f*
无电流斑电击伤 Stromschlag ohne Stromkennzeichnen *m*
无顶冠状静脉窦综合征 unüberdachtes koronares Sinus-Syndrom *n*
无定形 amorph
无定形部分 amorpher Teil *m*
无定形肠袢 gestaltlose Schlinge *f*
无定形沉淀 amorphes Präzipitat *n*

无定形的 amorph(isch)
无定形固体 amorpher Festkörper *m*
无定形基质 gestaltlose Grundsubstanz *f*
无定形蜡 amorphes Wachs *n*
无定形磷酸盐 amorphes Phosphat *n*
无定形硫 amorpher Schwefel *m*
无定形区 amorphischer Bereich *m*
无定形碳 amorpher Kohlenstoff *m*
无定形物 amorphe Substanz *f*
无定形[现象] Amorphismus *m*
无定形胰岛素 amorphes Insulin *n*
无定型二氧化硅 amorphes Siliciumdioxid *n*
无定型人格 amorphe Persönlichkeit *f*
无动力的 triebkraftlos, antriebskraftlos
无动力结构装置电化学法一氧化碳测定仪 Nichtantriebsvorrichtungsartiger elektrischer chemischer Kohlenmonoxid-Meter *m*
无动情期 Anestrus *m*
无动性缄默 akinetischer Mutismus *m*
无痘天花 Variola sine eruptione
无毒界量 Limes Null *m*, Limetten Null *m*
无毒力的 avirulent
无毒络合物 ungiftiges Chelat *n*, atoxische Chelatverbindung *f*
无毒蛇 ungiftige Schlange *f*
无毒蛇类 ungiftige Schlange *f*
无毒限量 LO Dosis *f*
无毒[性]的 ungiftig, atoxisch
无毒性效应剂量 nichtbeobachtete Effekt-Dosis *f*
无毒血清沉淀 Petitserum *n*
无毒株 avirulenter Stamm *m*
无对的 impar, unpaar(ig), azygos, azygisch
无恶露 Alochie *f*
无耳 Anotie *f*
无耳畸胎 Anotus *m*, Anotie *f*, Anotia *f*
无发 Acomia
无发的 kahl, glatzköpfig, haarlos
无反(变)应性 Anergie *f*
无反射 Areflexie *f*, Areflexia *f*
无反射性膀胱 nichtreflexe Blasé *f*
无反应的 adiaphorous
无反应肺炎 unreaktive Lungenentzündung *f*
无反应剂量 Antwortverweigerungsebene *f*
无反应性结核病 nichtreaktionsfähige Tuberkulose *f*
无防卫力 Ekphylaxis *f*
无防卫力的 ekphylaktisch
无防御力 Aphylaxis *f*
无防御力的 aphylaktisch
无放射电子俘获检测器 nichtradioaktiver (od. strahlungsloser) Elektroneneinfangsdetektor *m*
无放射影像异常的脊髓损伤 Verletzungen des Rückenmarks ohne radiologische Anomalien *f pl*
无肺[畸形] Apneumie *f*
无分化自我群体 undifferenzierte Ego-Kolonie *f*
无分流 splitlos
无缝管 nahtloses Rohr *n*
无缝冠 nahtlose Krone *f*
无缝冠冲压机 Nahtlose-Kronen-Stanze *f*, Maschine zum Stanzen nahtloser Kronen *f*
无缝金壳冠 nahtlose Goldkrone *f*
无缝壳冠 nahtlose Schaleskrone *f*
无麸质[谷蛋白]饮食 glutenfreie Diät *f*
无辅助病毒包装细胞 helferfreie Verpackung *f*
无父家庭 vaterloses Hause *n*
无复流现象 Unrückströmung-Phänomen *n*
无腹[畸形] ACELIA

无改变的 unverändert
无盖的 deckellos
无感觉 Gefühllosigkeit *f*, Unempfindlichkeit *f*, Insensibilität *f*
无感觉的 gefühllos, unempfindlich, insensibel, insensibil(-is, -is, -e)
无感知性低血糖综合征 Unwahrnehmungshypoglykämie-Syndrom *n*
无高脂血症 Ahyperlip(oid)ämie *f*
无睾的 eunuchid
无睾[畸形] Anorchi(di)e *f*, Anorchismus *m*
无睾丸 anorchia *f*
无睾者 Eunuch *m*, Anorchide *m*
无睾症 Eunuchismus *m*, Anorchidismus *m*
无隔孢子(类) Amerosporae *f*
无隔担子菌纲(全担子菌纲) Holobasidiomycetes *f*
无隔的 nichtseptiert, septumlos
无隔菌丝 Siphon *n*
无隔膜的 septumlos
无给 Nonokklusion *f*
无根的 wurzellos
无根藤次碱 Cassythidin *n*
无根藤碱 Cassythin *n*, Cassyfilin *n*
无根牙 wurzellose Zähnen *pl*
无梗孢子 Thallospore *f*
无梗的 stängellos
无功能 Junk-DNA *f*
无功能蛋白质 nichtfunktionelles Eiweiß *n*
无功能的 nichtfunktionierend, nichtfunktionell
无功能瘤 nichtfunktioneller Tumor *m*
无功能肾上腺瘤 nichtfunktioneller Tumor in der Nebenniere *m*
无功能性垂体腺瘤 pituitäres Nullzelladenom *n*
无功能性短拇指畸形 keine funktionale kurzen Daumen Deformität *f*
无功能性肾上腺皮质癌 nichtfunktionales Nebennierenrinden-Karzinom *n*
无功能性肾上腺皮质肿瘤 nichtfunktioneller (od. hormoninaktiver) Nebennierenrindentumor *m*
无功能性肾上腺肿瘤 nicht-funktioneller Nebennierentumor *m*
无功能性细胞腺瘤 nichtfunktionelles Zell-Adenom *n*
无功能性胰岛细胞瘤 nichtfunktioneller (od. hormoninaktiver) Inselzelltumor *m*
无功能性胰岛细胞腺瘤 nichtfunktionelles (od. hormoninaktives) Inselzelladenom *n*
无功能性胰腺内分泌肿瘤 nicht-funktionierender pankreatischer endokriner Tumor *m*
无功能性龈萎缩 nichtfunktionelle Atrophie *f*
无宫缩 Anodinie *f*
无共生物培养 axenische Kultur *f*, Reinkultur *f*
无钩镊 anatomisehe (od. flach geriebte) Pinzette *f*
无钩绦虫 Rinder-Bandwurm *m*, Taenia saginata (s. mediocanellata) *f*
无构造的 anhistisch
无构造动物 Anhistozoen *f pl*
无辜旁观者型 Unbeteiligter-Art *f*
无谷胶饮食 glutenfreie Diät *f*
无故障的 störungsfrei
无关 Gleichgültigkeit *f*
无关变量 Fremdwassersvariable *f*
无关刺激[物] indifferenter Reiz (od. Stimulus) *m*
无关的 ungeachtet
无关电极 indifferente Elektrode *f*, Bezugselektrode *f*
无关个体 unabhängiges Einzelnes *n*
无关节的 inartikulär
无关问题 irrelevante Frage *f*

无关系 unerheblich
无关信息 irrelevante Information *f*
无观察到副作用水平 ohne beobachtete negative Effekteebene *f*
无管的 duktuslos
无管化经皮肾手术 schlauchlose perkutane Nieren-Operation *f*
无管胃液分析 Magensaftuntersuchung ohne Sonde *f*, duktuslose Magensaftanalyse *f*
无管腺 Glandula clausa *f*, Glandula sine ductibus *f*
无灌注视网膜中央静脉阻塞 zentrale retinale Veneverstopfung ohne Perfusion *f*
无光彩的 stumpf
无光泽 matt
无光泽的 matt, glanzlos
无规卷曲 Randomspule *f*, zufällige Spule *f*
无规律的 unregelmäßig, irregulär, regellos
无规则的 zufällig
无过氧化氯酶血[症] Akatalasämie *f*, Takahara* Krankheit *f*, Akatalasämie *f*
无害的 harmlos, unschädlich, innocens, innocu(-us, -a, -um)
无害废水 unschädliches Abwasser *n*
无害化处理 Dekomtamination *f*, Desinfizierung *f*
无害杂音 unschuldige Murmeln *f pl*
无害作用阈 Schwelle der nichtschädlichen Wirkung *f*
无汗[症] Anidrose *f*, Anhydrosis *f*, Adiaphorese *f*
无汗的 adiaphoretisch, anhidrotisch, anhidrotic(-us, -a, -um)
无汗性热衰竭 anhidrotischer Hitzschlag *m*
无汗性外胚层发育异常 anhidrotische ektodermale Dysplasie *f*
无汗性外胚叶发育不良 Christ-Siemens-Syndrom *n*
无行为能力 Unfähigkeit *f*
无核的 kernlos, akaryot, anuclear(-is, -is, -e)
无核精子 apyrenes Spermium *n*
无核裂细胞 nichtgekerbte Zelle *f*, non-cleaved cell <engl.>
无核期 acaryote
无核细胞 Akaryozyt *m*
无核[细胞]区 kernloser Bereich *m*
无核原虫类 Monera *f*
无核原生质刚 Moneron *n*
无颌类 Agnatha *f*
无黑色素的 amelanotisch
无黑色素性黑素瘤 amelanotisches Melanom *n*
无黑素病 Amelanose *f*
无黑素细胞的表皮 melanozytenfreie Epidermis *f*
无黑素性雀斑样痣性恶性黑素瘤 amelanotisches Lentigo maligna Melanom *n*
无横纹的 unquergestreift
无横纹纤维 unquergetreifte(od. unwillkürliche) Muskelfasern *f pl*
无红[射]线光 rotfreies Licht *n*
无虹膜 Anir(id)ie *f*, Iriderernie *f*
无虹膜青光眼 Glaukom bei Aniridie *n*
无后颅[畸形] Notanzephalie *f*
无后效过程 Markov-Prozess *m*
无花果 Feige *f*
无花果蛋白酶 Fizin *n*, Ficin *n*
无花果酶 Ficoin *n*, Cradin *n*
无花果状的 feigenförmig
无环带的 exannulate
无环的 azyklisch
无环核苷酸 azyklische Nukleotide *f*
无环鸟苷 Acycloguanosin *n*
无环纹的 azyklisch
无患子[皂]甙 Sapindosid *n*
无患子科 Sapindaceae *pl*
无黄疸型 anikterischer Typ *m*
无黄疸型病毒性肝炎 anikterische Virushepatitis *f*
无黄疸型肝炎 anikterische Hepatitis *f*, Hepatitis sine ictero *f*
无黄疸型钩端螺旋体病 anikterische Leptospirose *f*
无黄疸的 anikterisch
无灰滤纸 aschenfreies Filterpapier *n*
无回声暗区 schalltoter dunkler Bereich *m*
无回声的 schalltot
无回声区 echofreies Areal(od. Gebiet) *n*
无回声室 Absorberhalle *f*
无喙的 schnabellos
无活[性]菌素 Nonactin *f*
无活瓣性半开放回路 halboffenes ohne Ventil-System *n*
无活动的 inaktiv
无[活动]力的 anergisch
无活塞碱性用的滴定管 Gummischlauch-verbindete Bürette *f*
无活性的 inaktiv
无火焰原子吸收 flammenlose Atomabsorption *f*
无或低应答品系 Nichtantwortsender *m*
无机材料 anorganisches Material *n*
无机成分 anorganischer Komponent *m*
无机的 anorganisch, inorganisch, unorganisch
无机毒物 anorganisches Gift *n*
无机放射性碘 anorganisches Radiojod *n*
无机废弃物 anorganischer Abfall *m*
无机分析 anorganische Analyse *f*
无机粉尘 anorganischer Staub *m*
无机腐蚀酸 anorganische ätzende Säuren *pl*
无机汞化合物中毒 anorganische Merkurkompositum-Vergiftung *f*
无机汞中毒 Vergiftung durch anorganische Quecksilberverbindung *f*
无机过氧化物 anorganisches Peroxid *n*
无机化合物 anorganische Verbindung *f*
无机化学 anorganische Chemie *f*, Abiochemie *f*
无机环境 anorganische Umwelt *f*
无机碱 anorganische Base *f*
无机碱皮肤损伤 anorganische Base-kutanes Trauma *n*
无机胶体 anorganisches Kolloid *n*
无机聚合物 anorganisches Polymer *n*
无机离子交换剂 anorganischer lonenaustauscher *m*
无机磷酸盐 anorganisches Phosphat *n*, Mineralphosphat *n*
无机磷酸盐测定法 Verfahren zur anorganische Phosphaten *pl*
无机硫酸盐 anorganisches Sulphat *n*
无机能的 nichtfunktionierend, nichtfunktionell
无机砷 anorganisches Arsen *n*
无机生理学 Abiophysiologie *f*
无机酸 anorganische Säure *f*, Mineralsäure *f*
无机酸皮肤损伤 anorganische Säure-kutanes Trauma *n*
无机碳化合物 anorganische Kohlenstoffverbindungen *pl*
无机污染物 anorganischer Schmutzstoff *m*
无机物 anorganische Substanz *f*, Mineral *n*
无机物质 anorganische Materie *f*
无机纤维 Mineralfasern *f*
无机盐[类] anorganische Salze *n pl*, Mineralsalze *n pl*
无机盐营养 Mineralernährung *f*
无机药物 anorganisches Medikament *n*
无机液体激光器 anorganischer flüssiger Laser *m*
无肌病性皮肌炎 amyopathische Dermatomyositis *f*
无肌的 muskellos
无基釉质 untergraber Schmelz *m*
无基质血红蛋白溶液 stromafreie Hämoglobinlösung *f*
无畸变极化转移增益法 verzerrungsfreie Verstärkung durch Polarisationstransfer *f*
无羁萜 Friedelin *n*

无极[性]键 homöopolare Bindung *f*
无极成神经细胞 apolare Neuroblasten *pl*
无极的 apolar
无极放电灯 elektrodenlose Entladungslampe(EDL) *f*
无极分子 apolares Molekül(od. Molekel) *n*
无极价 homöopolare Valenz *f*
无极期的 akritisch
无极细胞 apolare Zelle *f*
无脊髓的 rückenmarklos
无脊髓[畸形] Amyelie *f*, Amyelia *f*
无脊索的 Rückenmarklos
无脊索动物 Invertebraten *f*, *pl*
无脊椎的 wirbellos, invertebral, invertebral(-is, -is, -e)
无脊椎动物 Invertebraten *n pl*
无脊椎动物的学习 Lernen bei wirbellosem Tier *n*
无脊椎动物类 Invertebrata *pl*
无脊椎动物血红蛋白 Erythrocruorin *n*
无荚膜的 akapsulär
无甲的 fingernagellos
无甲[畸形] Anonychie *f*, Anonychosis *f*
无甲状腺 Athyrie *f*, Athyreosis congenita *f*
无甲状腺性克汀病 athyreotischer Kretinismus *m*
无甲状腺性血症 Athyreoidämie *f*
无假根的 arhizoidal
无价的 nullwertig
无尖牙 höckerloser Zahn *m*
无间隔的 nichtseptiert, septumlos, scheidewandlos
无脸[畸形] Ablepharie *f*
无碱基位点 Basenlücke *f*
无胶片放射学 filmlose Radiologie *f*
无胶片医学成像系统 filmloses medizinisches Bildgebungssystem *n*
无焦系统 afokales System *n*
无接触眼压计 berührungsloser Tonometer *m*
无接点传导 berührungslose Leitfähigkeitsdetektion *f*, kontaktlose Leitfähigkeitsdetektion *f*
无节的 enodis
无节律 Ar(r)hythmie *f*, Ir(r)hythmia *f*
无节律的 ar(r)thmisch, ar(r)hythmic(-us, -a, -um)
无节乳汁管 nichtartikulierter Milchgang *m*
无节制 Akrasie *f*, Inkontinenz *f*, Maßlosigkeit *f*
无结构的 strukturlos
无结构访谈(非计划性心理会谈) unstrukturiertes Interview *n*
无结构基质 amorphe Grundsubstanz *f*
无结构治疗小组 unstrukturierte Therapie-Gruppe *f*
无紧张 ohne Stress *m*
无紧张力 Atonie *f*
无晶体眼的接触镜校正 Kontaktlinsenkorrektur der Aphakie *f*
无晶状体 Aphakie *f*
无晶状体的 aphak(isch)
无晶状体的大疱性角膜炎 aphakische bullöse Keratopathie *f*
无晶状体[畸形] Aphakie *f*, Aphacia *f*
无晶状体性闭角青光眼 aphakisches Winkelblockglaukom *n*
无晶状体性青光眼 aphakisches Glaukom *n*
无晶状体眼 aphakisches Auge *n*
无晶状体眼镜 aphakische Brillen *pl*
无精 Aspermie *f*, Aspermatismus *m*
无精的 aspermatisch, aspermatic(-us, -a, -um)
无精液的 aspermatisch
无精液症 Aspermie *f*
无精子[症] Aspermatie *f*, Aspermie *f*, Azoospermatismus *m*
无精子的 samenfadenlos
无精子发生 Aspermatogenese *f*
无精子生成性不孕 aspermatogene Sterilität *f*
无精子形成男子女性乳房综合征 aspermatogenesis-Gynäkomastie-Syndrom *n*
无精子因子 Azoospermiefaktor *m*
无精子症 Aspermatogenese *f*
无颈子宫 Uterus acollis *m*
无酒精饮料 Erfrischungsgetränken *pl*
无菌 Asepsis *f*, Keimfreiheit *f*, Sterilität *f*
无菌绊创膏 steriles Heftpflaster *n*
无菌包装系统 aseptisches Verpackungssystem *n*
无菌保证水平 Sterilitätssicherheitslevel *n*
无菌操作[法] aseptische Manipulation *f*
无菌操作柜 steriles Kabinett *n*, aseptisches Manipulationskabinett *n*
无菌操作室 steriler Raum *m*, aseptische Manipulationskabine *f*
无菌操作箱 aseptisches Manipulationskabinett *n*
无菌的 keimfrei, abakteriell, aseptisch, aseptic(-us, -a, -um), bland(-us, -a, -um)
无菌动物 keimfreies(od. aseptisches) Tier *n*, Gnotobio(n)t *m*
无[下]颌[畸形] Agnathie *f*, Agnathia *f*
无[意]义[突变]抑制因子 unsinniges Suppressor *n*
无[意]义密码子 unsinniges Kodon *n*, nonsense codon <engl.>
无[意]义突变 unsinniger Mutant *m*
无[意]义突变型 unsinniger Mutant *m*
无[意]义抑制 unsinnige Unterdrückung *f*
无[意]义抑制基因 unsinniges Suppressor *n*
无[中]隔的 septumlos
无[特异颗]粒白细胞 agranuläre Leukozyten *pl*
无[细胞]免疫反应性 Anergie *f*
芜菁 Wasserrübe *f*
芜菁状的 rübenförmig
吴策线虫病 Wuchereriasis *f*
吴氏鼻-鼻咽静脉丛 Woodruff* Nasen-Nasenrachen-Venenplexus *m*
吴茱萸次碱 Rutaecarpin *n*
吴茱萸碱 Evodiamin *n*
吴茱萸苦素 Rutaevin *n*
梧桐胶 Karaya-Gummi *n*
蜈蚣 Tausendfüßer *m*
蜈蚣毒[液] Tiergift des Tausendfüßer *n*
蜈蚣毒液中毒 Myriapodotoxismus *m*
蜈蚣科 Scolopendridae *pl*
蜈蚣咬中毒 Myriapodotoxismus *m*
蜈蚣蜇伤 Skolopender-Biß *m*

wǔ 五午伍武侮捂舞

五斑按蚊 Anopheles maculipennis *m*
五斑按蚊黑小变种 Anopheles maculipennis atroparvus *m*
五板层膜 pentalaminäre Membran *f*
五瓣成形术 Fünf Z-Plastik *f*
五倍性 Pentaploidie *f*
五倍子鞣质 Gallotannin *n*
五倍子酸试验 Gallussäureprobe *f*
五步阅读法 3 SQ3R-Methode *f*
五碘化物 Pentajodid *n*
五段教学法 fünf formalen Unterricht-Schritte *f*
五分裂的 Fünf Teilungen *f*
五氟化碘 Jodpentafluorid *n*
五氟化硫 Schwefelpentafluorid *n*
五氟化物 Pentafluorid *n*
五氟利多 Penfluridol *m*
五氟溴苄 Pentafluorobenzylbromid *n*
五福花根 Sumbul *n*
五官 die fünf Sinnesorgane *n pl*(Ohr, Auge, Mund, Nase, Zunge)
五官科 Abteilung für Augen-Hals-Nasen-Ohren *f*

五官科超短波电疗机 Ultrakurzwellestherapiegerät für HNO, Augenheilkunde und Zahnmedizin
五官科高频电熨器 Hochfrequenzkauter für Augen-Hals-Nasen-Ohren *m*
五官科聚光灯 reflektierte Lichtquelle für Augen-Hals-Nasen-Ohrenheilkunde *f*
五环的 pentazyklisch
五环糖 Furanose *f*
五加甙 Eleutherosid *n*
五加科 Araliaceae *pl*
五甲哌啶 Pempidin *n*
五甲烯氮唑 Pentamethylentetrazol *n*, Pentylentetrazol *n*
五甲亚胺 Pentamethylenimin *n*
五甲氧基红 Pentamethoxylrot *n*
五价的 fünfwertig, pentavalent
五价气性坏疽抗毒素 fünfwertiges Gasgangrän-Antitoxin *n*
五价锑的 antimonial
五角双锥[体] fünfeckige (od. pentagonale) Bipyramide *f*
五角形的 fünfeckig
五节氮杂环化合物 Fünfring-heterocyclische Verbindung *f*
五聚环蛋白 Pentraxin *n*
五聚体 Pentamer *n*
五口动物门 Pentastomida *pl*
五联律 Pentageminie *f*
五联体抗原 Pentonantigen *n*
五联症 Pentalogie *f*
五邻体 Penton-Kapsomeren *pl*
五硫化二磷 Phosphorpentasulfid *n*
五硫化二钠 Natriumpentasulfid *n*
五硫化二砷 Arsenpentasulfid *n*
五卤化磷 Phosphorpentahalid *n*
五氯苯酚 Pentachlorphenol *n*
五氯酚钠 Natriumpentachlorphenol *n*
五氯酚钠中毒 Natriumpentachlorphenol-Vergiftung *f*
五氯酚杀虫剂 Pentachlorphenol-Insektizid *n*
五氯酚中毒 Pentachlorphenol-Vergiftung *f*
五氯化锑 Antimonpentachlorid *n*
五氯化物 Pentachlorid *n*
五氯联苯 pentachloriertes Biphenyl *n*
五年生存率 5-Jahre-Überlebensrate *f*
五硼烷 Pentaboran *n*
五羟色胺 5-Hydroxytryptamin *n* (5-HT), Serotonin *n*
五羟色胺摄取抑制剂 Aufnahme-Hemmer des 5-Hydroxytryptamin *m*
五羟色胺再摄取转运体 Serotonin-Wiederaufnahme-Transporter *m*
五日热 Fünftagefieber *n*, Bessarabien-Fieber *n*, Wolhyn* Fieber *n*
五日热巴尔通体 Bartonella quintana *n*
五色的 pentachromatisch
五色觉的 pentachromatisch
五室的 quinqueloculate
五胎 Fünflinge *pl*
五胎妊娠 Fünflingsschwangerschaft *f*
五肽促胃酸激素 Pentagastrin *n*
五肽胃泌素 Pentagastrin *n*
五碳糖 Pentose *f*
五糖 Pentasaccharide *f*
五唾液酸神经节四糖脂酰鞘氨醇 Pentasialo gangliotetrosyl Ceramid *n*
五位体[壳粒] Penton *n*
五味 fünf Geschmacksrichtungen *pl*
五味子醇 Schizandrol *n*
五味子素 Schizandrin *n*
五烯类 Pentaene *pl*
五[烯]霉素 Quinquamycin *n*
五眼 fünfäugig
五氧化二氮 Stickstoffpentoxid *n*
五氧化二碘 Jodpentoxid *n*
五氧化二钒 Vanadinpentoxid *n*
五氧化二钌 Ruthen (ium) pentoxid *n*
五氧化二磷 Phosphorpentoxid *n*
五氧化二磷中毒 Phosphorpentoxid-Vergiftung *f*
五氧化二钼 Molybdänpentoxid *n*
五氧化二砷 Arsenpentoxid *n*
五氧化二锑 Antimonpentoxid *n*
五杂环化合物 Heterofünfringverbindung *f*
五针松素 Strobobanksin *n*
五指手套 fünf Finger-Handschuhe *pl*
五趾(指)的 pentadaktyl
午餐前 ante prandium (a.p.)
午非氏管 Wolff* Gang *m*, Urnierengang *m*
午非氏管囊肿 Wolff* Zyste *f*
午非氏体 Wolff* Körper *m*, Urniere *f*, Mesonephros *m*
午后低热 niedriges Fieber am Nachmittag *n*
午-帕-怀三氏综合征 Wolff*-Parkinson*-White* Syndrom *n*, WPW-Syndrom *n*, Präexitationssyndrom *n*
午夜皮质醇 Mitternacht Cortisol *n*
伍德灯 Wood-Lampe *f* (诊断癣菌病)
伍德光检查 Wood-Licht-Untersuchung *f*
伍德氏光 Wood* Licht *n*
伍德氏滤板(器) Wood* Filter *m/n*
伍兹反应 Wurtz* Reaktion *f*
武德沃斯个人资料表 Woodwarth* personelle Dataskale *f*
武德沃斯量表 Woodwarth* Dataskale *f*
武断行为 durchsetzungsfähiges Verhalten *n*
武[斯忒]氏红 Wurster* Rot *n*
武[斯忒]氏蓝 Wurstet Blau *n*
武术 Kampfkünste *pl*
武装巨噬细胞 bewaffnete Makrophagen *pl*
侮辱妇女 Frauen-erniedrigend
捂痕 ersticktes Zeichen *n*
舞蹈病 Chorea *f*, Veitstanz *m*
舞蹈病的 choreiform, choreatisch, choreatic (-us, -a, -um)
舞蹈病小体 Chorea-Blutkörperchen *n*
舞蹈病性步行不能 Abasia choreatica *f*
舞蹈病样的 choreatisch
舞蹈[病]样运动 choreiforme Bewegung *f*
舞蹈狂 Chor(e)omanie *f*, Dinomanie *f*, Tanzwut *f*
舞蹈疗法 Tanztherapie *f*
舞蹈[手足]徐动症 Choreoathetose *f*
舞蹈手足徐动症样运动 choreoathetotische Bewegungen *f.pl*
舞蹈手足徐动症自残 Choreoathetose-Selbstverstümmelung *f*
舞蹈训练 Tanztraining *n*
舞蹈样动作 tänzerische Bewegungen *pl*
舞蹈样运动 choreiforme Bewegungen *f pl*
舞蹈医学 Tanzmedizin *f*
舞蹈运动 ballistische Bewegungen *f pl*
舞蹈症性步行不能 choreatische Abasie *f*
舞蹈症性抽搐 choreatischer Krampfanfall *n*
舞蹈[症]综合征 Chorea-Syndrom *n*
舞男 Gigolo *m*

wù 坞戊芴物误悟雾

坞蛋白 Docking-Protein *n*
戊巴比妥 Pentobarbital *n*
戊巴比妥钠 Pentobarbitalnatrium *n*
戊醇 Amylalkohol *m*, Alcohol amylicus *m*
戊二胺 Pentamethylendiamin *n*

戊二醛 Glutar(säuredi)aldehyd *n*
戊二酰辅酶 A Glutaryl-Koenzym A *n*
戊二酰亚胺 Glutarimid *n*
戊基 Amyln
戊基青霉素钠 Amylpenizillin-Natrium *n*
戊聚糖 Pentosan *n*
戊聚糖多硫酸酯 pentosanepolysulfateester *m*
戊硫代巴比土[酸]钠 Pentothalnatrium *n*, Thiopentalum natricum *n*
戊脉安 Verapamil *n*, lproveratril *n*
戊内酯 Valerolakton *n*
戊青霉素 Amylpenizillin *n*
戊醛 Valeraldehyd *n*
戊炔巴比妥钠 Pentobarbitalnatrium *n*
戊四氮 Pentylentetrazol *n*, Kardiazol *n*, Metrazol *n*
戊四唑 Pentylentetrazol *n*
戊酸 Valeriansäure *f*, Acidum valerianicum (s. delphinicum) *n*
戊酸雌二醇 Estradiolvalerianat *n*
戊酸甘油酯 Valerin
戊酸戊酯 Amylvalerianat *n*
戊糖 Pentose *f*
戊糖胺 Pentosamin *n*
戊糖甙 Pentosid *n*
戊糖甙酶 Pentosidase *f*
戊糖核酸 Pentose-Nukleinsäure *f*
戊糖磷酸途径 Pentosephosphatweg *m*
戊糖尿[症] Pentosurie *f*
戊糖脎 Pentosazon *n*
戊糖血[症] Pentosämie *f*
戊糖循环 Pentosezyklus *m*
戊酮 -2 Pentan-2-on *n*
戊烷 Pentan *n*
戊烷脒 Pentamidin *n*
戊烯 Amylen *n*
戊烯巴比妥钠 Vinbarbitalnatrium *n*
戊烯二醛 Glutakonaldehyd *n*
戊烯二酸 Glutaconsäure *f*
戊烯二酰[基] Glutaconyl *n*
戊烯青霉素 Pentenylpenizillin *n*, Penizillin F *n*
戊酰胺 Valeramid *n*
戊型病毒性肝炎 Virushepatitis-Typ E *m*
戊型肝炎 Hepatitis-E *f*
戊型肝炎病毒 Hepatitis-E-Virus *n*
戊型肝炎病毒属 Hepatitis E-Virus *n*
戊型肝炎抗体 Hepatitis-E-Antikörper *m*
戊乙奎醚 长托宁 Penehyclidine *f*
芴 Fluoren *n*
芴甲氧羰基 Fluorenmethoxycarbonyl *n*
芴酮 Fluorenon *n*
物候相(期) phänologische Phase *f*
物候学 Phänologie *f*
物件 Komponente *f*
物镜 Objektiv(glas) *n*
物镜测微计(尺) Objektmikrometer *n*
物镜旋座 Objektivrevolver *m*
物距 Dingabstand *m*
物理[性损]伤 Körperverletzung *f*
物理[学] Physik *f*
物理半衰期 physikalische Halbwertszeit *f*
物理爆炸 physikalische Explosion *f*
物理变化 physikaluische Veränderung *f*
物理变应性 physikalische Allergie *f*
物理变应性反应 physikalische allergische Reaktion *f*
物理常数 physikalische Konstante *f*
物理的 physrkalisch
物理方法 physikalische Methode *f*
物理防范 physikalische Einschließung *f*
物理防泄漏 physikalisch auslaufsich
物理分离法 physikalische Isolationsmethode *f*
物理符号系统 physikalisches Symbolsystem *n*
物理符号系统假设 physikalische Symbolsystemshypothese *f*
物理干扰 physikalische Störungen *pl*
物理光学 physikalische Optik *f*
物理光学仪器 physikalische optische Instrumente *f*
物理化学 physikalische Chemie *f*, Physikochemie *f*
物理化学的 physikochemisch, physikalisch-chemisch
物理化学分析 physikochemische Analyse *f*
物理化学性质 physikochemische Eigenschaft *f*
物理环境 physischen Umgebung *f*
物理检测法 physischer Test *m*
物理检查 ärztliche Untersuchung *f*
物理接近 physische Nähe *f*
物理类型 physikalischer Art *m*
物理疗法 physikalische Behandlung (od. Heilmethode) *f*, Physikotherapie *f*
物理疗法师 Physiotherapeuten *m*
物理伦琴当量 physikalisches Röntgenäquivalent *n*
物理灭菌法 physikalische Sterilisation *f*
物理屏障 physikalische Barriere *f*
物理情境 körperliche Situation *f*
物理染色体定位 physikalische Chromosomenkartierung *f*
物理人 physikalischer Mensch *m*
物理式气体分析仪 physikalischer Gasanalysator *m*
物理天平 physikalisches Gleichgewicht *n*
物理图 physikalische Karte *f*
物理图谱(限制酶切图谱) physikalische Karte *f*
物理完形 physikalische Konfiguration *f*
物理稳定性 physikalische Stabilität *f*
物理吸附 physikalische Adsorption *f*
物理现象 physikalisches Phänomen *n*
物理消毒法 physikalische Desinfektion *f*
物理性错觉 physikalische Illusion *f*
物理性毒作用 physikalische toxische Wirkung *f*
物理性能 physikalische Funktion und Leistung *f*
物理性荨麻疹 physikalischen Urtikaria *f*
物理性损伤 physikalische Verletzungen *f*
物理性体温调节 physikalische Regulation der Körpertemperatur *f*
物理性污染物 physikalische Verschmutzung *f*
物理性质 physikalische Eigenschaft *f*
物理修饰的生物效应 biologischen Wirkungen von physikalischen Verschönerungen *pl*
物理选择 physikalische Selektion *f*
物理学的 physikalisch
物理学定位 physikalische Kartierung *f*
物理学剂量测定法 physikalische Dosimetrie *f*
物理学检查 physikalische Untersuchung *f*
物理学配伍禁忌 physikalische Inkompatibilität *f*
物理学抑制 physikalischen Einschließung *f*
物理药剂学 physikalische Pharmazie *f*
物理药学 physikalische Apotheke *f*
物理医学与康复 physikalische Medizin und Rehabilitation *f*
物理因素 physikalisches Agens *n* (od. Faktor *m*)
物理因子 physikalischer Faktor *m*
物理因子疗法 physikalischer Faktor-Therapie *f*
物理影响妄想 Deiusion des physikalischen Einflußes *m*
物理诱变 physikalische Mutagenese *f*
物理诱变剂 physikalisches Mutagen *n*
物理原理 physikalisches Prinzip *n*

物理原[因]的 physikogen
物理原[因]发热 Physikopyrexie *f*
物理原则 physikalisches Prinzip *n*
物理诊断 physikalische Diagnostik *f*
物理治疗 Physi(k)otherapie *f*
物理治疗凳 Physiotherapie-Hocker *m*
物理治疗方法 Physiotherapie-Methode *f*
物理治疗技术员 Techniker der physikalische Therapie *f*
物理治疗师 Physiotherapeuten *pl*
物理治疗学 Physiatrik *f*
物理治疗训练床 Physiotherapie-Behandlungsbett *n*
物理治疗仪器 Physi(k)otherapieapparat *m*
物理治疗因子 Physiotherapie-Faktor *m*
物理致癌因素 physikalischer karzinogener Faktor *m*
物理主义心理学 physikalistische Psychologie *f*
物联网 Internet von Dinge *n*
物料平衡 Materialgleichgewicht *n*, Stoffbilanz *f*
物片距 Objekt-Film-Abstand OFA *m*
物品 Sache *f*, Objekt *n*, Gegenstand *m*
物态 Aggregatzustand *m*
物态变化 (Aggregat-)Zustandsänderung *f*
物态变数 Zustandsvariable *f*
物态方程式 Zustandgleichung *f*
物体 Körper *m*, Gegenstand *m*, Masse *f*
物体常性 Objektkonstanz *f*
物体常在 Objektpermanenz *f*
物体的精神发泄 Kathexis eines Objekts *n*
物体的精神专注 Kathexis eines Objekts *n*
物体对比 Motivkontrast *m*
物体对比度 Motivkontrastsgradient *m*
物体恒常性识别障碍 Schwierigkeiten mit der Formkonstanz *pl*
物体盲 optische Agnosie *f*
物体失认 Objektsagnosie *f*
物体显大性幻觉 makropsychische Halluzination *f*, Gulliver-Halluzination *f*
物体永存 Objektpermanenz *f*
物象 Image *n*, Bild *n*
物象不等 Aniseikonie *f*
物象显小性幻觉 mikropsychische Halluzination *f*, Liliputhalluzination *f*
物形不识 Agnosie für Form und Muster *f*
物形失知 Agnosie für Form und Muster *f*
物形自变 Metamorphose *f*
物证 Beweisstück *n*, Corpus delicti *n*
物证检验 Beweisstücksuntersuchung *f*
物证生物性试验 biologische Prüfung von Beweisen *f*
物证照相 Beweisefotografie *f*
物质 Substanz *f*, Materie *f*, Masse *f*, Stotf *m*, Körper *m*
物质[的]状态 Aggregatzustand *m*, Zustand der Substanz *m*
物质波 Materiewelle *f*
物质不灭 Massenerhaltung *f*, Erhaltung der Masse *f*
物质不灭定律 Massenerhaltungssatz *m*, Gesetz von der Erhaltung der Masse *n*
物质代谢 (Bau-)Stoffwechsel *m*, Substanzwechsel *m*, Metabolismus *m*
物质化 Materialisation *f*
物质环境 physische Umgebung *f*
物质交换 Substanzaustausch *m*
物质滥用 Drogenmissbrauch *m*
物质联系(相关)障碍 Substance-relative Störung *f*
物质浓度 Massenkonzentration *f*
物质生活质量指数 physische Qualität von Lebenindex *f*
物质使用障碍 Substanzgebrauchserkrankung *f*
物质守恒[定]律 Massenerhaltungssatz *m*, Gesetz von der Erhaltung der Masse *n*
物质物资 Materiallieferung *f*
物质蓄积 materielle Akkumulation (od. Speicherung) *f*
物质依赖 Suchtverhalten
物质自我 materielles selbst *n*
物种 Spezies *f*, Art *f*
物种典型行为 Zeit derBewusstlosigkeit *f*
物种恒定学说 Theorie der Konstanz der Arten *f*
物种灭绝 Artenabsterben *n*
物种起源 Entstehung der Arten *f*
物种形成 Speziation *f*
误差 Fehler *m*, Abweichung *f*, Abirrung *f*
误差百分数 Fehlerprozent *n*
误差变量 Regeldifferenz *n*
误差的传递 Propagation (od. Fortpflanzung) des Fehlers *f*
误差法 Irrtum-Methode *f*
误差均方 Mittlerer quadratischer Fehler *m*
误差率 Fehlerquote *f*, Fehlerhäufigkeit *f*
误差逆向传播模型(逆向传播网络) ablehnendes Verbreitung-Netzwerk *n*
误差商数 Fehlerquotient *n*
误差限 Fehlergrenze *f*
误差修正反馈法 Fehlerkorrektur-Rückmeldung-Methode *f*
误差指数 Fehlerindex *m*
误读 Fehlablesung *f*
误服中毒 akzidentielle Vergiftung (od. Intoxikation) *f*
误会 Missverständnis *n*
误解 Missverständnis *n*
误判 Fehlurteilen
误认 Missverständnis *n*
误听 Parakusie *f*, Paracusis *f*
误吸性肺炎(吸入性肺炎) Aspirationspneumonie *f*
误学 falsche Akquisition *f*
误义密码子 Fehlsinn-Codons *pl*
误译 falsche Übersetzung *f*
误用,药物或酒精 Missbrauch von Drogen oder Alkohol *m*
误用及过用综合征 Missbrauch und Übernutzung-Syndrom *n*
误用综合征 Mißbrauch-Syndrom *n*
误诊 Fehldiagnose *f*
误诊的 fehldiagnostiziert
误诊率 Fehldiagnosenrate *f*
误诊学 Fehldiagnosewissenschaft *f*
误置 verlegend
悟践心理疗法 umfassende Praxis der Psychotherapie *f*
雾 Nebelm, Dunst *m*, Nebeldunst *m*
雾发生器 Vernebler *m*, Aerosolapparat *m*
雾化疗法 Vernebelungstherapie *f*
雾化器 Zerstäuber *m*
雾化吸入[法] Aerosol-Therapie *f*, Spray-Inhalation *f*
雾化吸入疗法 Aerosol Inhalationstherapie *f*
雾化吸入术 Zerstäubung *f*
雾化系统 Vernebelungssystem *n*
雾状的 nebelisch
雾状淋浴 atomisiertes Bad *n*

X

XI 西吸希昔析矽牺息硒悉烯稀犀锡溪豨蜥熄膝鼷鱚习席袭檄洗徙喜戏系细隙

xī 西吸希昔析矽牺息硒悉烯稀犀锡溪豨蜥熄膝鼷鱚

西安大略和麦克马司特大学综合指数 Kombinationsindex von den Western Ontario und MacMaster Universitäten *m*
西奥博尔德·史密斯现象(过敏反应) Theobald Smith* Phänomen *n*
西班牙裔美国人 Hispanoamerikaner *m pl*
西北枸杞 Lycium potaninii *n*
西贝[母]碱 Sipeimin *n*
西弼氏[溃疡病]饮食 Sippy* Diät *f*
西伯鼻孢子虫 Rhinosporidium seeberi *n*
西伯利亚立克次氏体 Rickettsia sibirica *f*
西伯利亚歇斯底里 sibirische Hysterie *f*
西伯氏鼻孢子虫 Rhinosporidium seeberi *n*, Rhinosporidium equi *n*, Rhinosporidium kinealyi *n*,
西布森筋膜(西布森腱膜,胸膜上筋膜) Sibson* Faszie (Sibson* Aponeurose *f*, Membrana suprapleuralis *f*) *f*
西布逊氏切迹 Sibson* Furche (od. Grube) *f*
西部马脑炎 westliche Pferdeenzephalitis *f*
西岛瑞立绦虫 Raillietina celebensis *f*
西登哈姆氏舞蹈病 Sydenham* Chorea *f*
西地兰 Cedilanid *n*, Lanatosid C *n*
西多福韦 Cidofovir *n*
西尔弗氏综合征 Silver* Syndrom *n*
西尔维厄斯导水管(中脑水管) Sylvian* Aquädukt *m*
西尔维厄斯裂(大脑外侧裂) Fissur des Sylvius nach Sylvian* *f*
西尔维厄斯氏裂 Sulcus Sylvii *m*, Sulcus lateralis cerebri *m*, Sylvius* Furche *f*
西法安生 Cepharanthin *n*
西法丁 Cevadin *n*, Veratrin *n*
西番莲 Dahlia *f*
西方马脑炎 westliche Pferde-Enzephalitis *f*, Western-Equine-Encephalitis *f*
西方马脑炎病毒 Western-Equine-Encephalitis-Virus *n* (WEE-Virus)
西方型马脑脊髓炎 Western-Equine-Encephalomyelitis *f*
西方型马脑脊髓炎病毒 Western-Equine-Encephalomyelitis-Virus *n*
西方医学 Schulmedizin *f*
西芬[胺] Cevin *n*
西佛[氏]碱 Schiff* Base *f*
西格玛反应 Sigmareaktion *f*
西格玛因子 Sigmafaktor *m*
西格曼效应 Sigman* Wirkung *f*
西格蒙德氏腺 Sigmund* Drüse *f*, epitrochlearer Lym-phknoten *m*
西瓜属 Citrullus *m*
西瓜胃 Wassermelonenmagen *m*
西瓜子 Samen der Wassermelone *m pl*
西瓜子皂甙 Colocynthein *n*, Cucurbocitrin *n*
西葫芦子 Cucurbitasamen *m pl*
西黄蓍胶 Gummi Tragacantha *n*, Gummitragant *m*, Tragacantha *f*, Tragant *n*
西黄蓍胶甘油 Tragacanthglycerin *n*
西黄蓍胶浆 Mucilago Tragacanthae *m*
西拉非班 Sibrafiban *n*
西藜芦生物碱 Cevaratrumalkaloide *n pl*
西里伯斯弧菌 Celebes Vibrio *m*
西里[肠]瘘 Thiry*Fistel *f*
西力生 Ceresan *n*, Äthylquecksilberchlorid *n*
西利马林(灵) Silymarin *n*
西利欧甙元 Syriogenin *n*
西洛他唑 Cilostazol *n*
西玛津 Simazin *n*
西门氏点 Ziemann* Tupfelung *f*
西门子综合征(外胚层发育不良) Siemens-Syndrom *n*, anhidrotische ektodermale Dysplasie *f*
西蒙病灶(肺尖原始结核灶) Simon* Herd *m*
西蒙森现象 Simonsen* Phänomen *n* (将成年鸡淋巴细胞注入鸡胚引起的移植物抗宿主现象)
西蒙氏病 Simon* Syndrom *n*, Lipodystrophia progressiva *f*
西蒙氏缝[合]术 Simon* Naht *f*
西蒙氏综合征 Simon* Krankheit *f*, Hypopituitarismus *m*, Hypophysenunterfunktion *f*
西蒙斯截骨术 Simmons* Osteotomie *f*
西蒙斯颈椎融合 Simmons* Zervikalfusion *f*
西蒙斯模型 Simmons* Modell *n*
西蒙线(髂颈线) Simon* Linie *f*
西蒙兹氏病 Simmonds* Syndrom *n*, Kachexia Hypophysalis *f*
西咪替丁 Cimetidin *n*, Ulcomet *n* (H2 受体阻滞剂)
西米 Sago *m*
西米脾 Sagomilz *f*
西米替丁 Cimetidin *n*
西米样粪 Sagokörnchenhocker *m*
西米状小粒 Sagokörnchen *n pl*
西默林核 Siemerling* Nukleus *m* (Kern *m*) (动眼神经核群的一个部分)
西尼罗(河)病毒 West-Nil-Virus *n* (WNV)
西尼罗[河]热 West-Nil-Fieber *n*
西尼罗河热 West-Nil-Fieber *n* (西尼罗河脑炎)
西尼罗脑炎 West-Nil-Enzephalitis *f* (WNE)
西尼罗热 West-Nil-Fieber *n*
西诺甙 Sinosid *n*
西诺沙星 Cinoxacin *n*
西诺异甙 Sinostrosid *n*
西皮[溃疡病]饮食 Sippy-Diät *f*, Sippykur für Ulcus-Behandlung *f*
西皮疗法 Sippy-Behandlung *f* (用碱性胃药治胃溃疡)
西皮氏片二号 Sippy* Tablette Nr.2 *f*, Natriumbikarbonat und Calciumkarbonat-Tablette *f*
西皮氏片一号 Sippy* Tablette Nr.1 *f*, Natriumbikarbonat und Magnesiumoxyd-Tablette *f*
西皮氏散 Sippy* Pulver *n*
西塞罗 Marcus Tullius Cicero *n*
西司他丁 Cilastatin *n*
西梭(苏)霉素 Sisomicin (um) *n*
西他沙星 Sitafloxacin *n*
西酞普兰(喜普妙) citalopram *n*
西替利嗪 Cetirizin *n*
西替普酶 Silteplase *f*
西妥昔单抗 Cetuximab *m*
西瓦特病(西瓦特皮肤异色病) Civette* Krankheit (Poikilod-

ermie *f*) *f*
西瓦特小体(胶样小体) Civatte* Körper *m*, Kolloidkörperchen *n pl*
西维因 Sevin *n*
西韦瘘管 Thiry-Vella*Fistel *f*(动物实验用肠造口)
西(席)姆斯氏阴道窥器 Sims* Spekulum *n*
西肖尔音乐才能测量标准 Seashor* Maßnahmen zur Förderung musikalischer Begabung *f pl*, Seashore "Measures of Musical Talents" <engl.>
西洋参甙 Panaquilon *n*
西洋苦瓜素 Elaterin *n*
西泽瑞氏综合征 Sezary* Syndrom *n*, Sezary* Retikulose *f*
吸 Aspiration *f*, Suctio *f*, Saugen *n*
吸(抽)滤瓶 Saugflasche mit Filter *f*
吸(引) Aspiration *f*
吸胞 Haustorium *n*
吸杯 Saugglocke *f*
吸槽 Bothridium *n*, Sauggrube des Bandwurms *f*
吸尘器 Staubfänger *m*, Staubsauger *m*
吸尘装置 Staubsauger-Saß *m*
吸虫 Trematoden *f pl*, Saugwürmer *m pl*
吸虫病 Trematodiasis *f*, Saugwürmerkrankheit *f*
吸虫感染 Saugwürmerinfektion *f*, Trematodeninfektion *f*
吸虫纲 Trematoda *pl*
吸虫科 Schistosomatidae *pl*
吸虫类 Trematode *f*, Saugwurm *m*
吸出 Suktion *f*, Absaugen *n*, Ausheberung *f*, Aspiration *f*
吸出管 Saugrohr *n*
吸出术 Absaugen *n*, Exsuccation *f*
吸出物 Punktat *n*
吸除血肿 Hämatomaspiration *f*
吸吹型人工呼吸器 Saug- und Blasgerät für künstliche Beatmung
吸碘率 Jodaufnahme-Rate *f*
吸电子 Elektronen-Zurückziehen *n*
吸电子的 elektrophil, elektronenfreundlich
吸电子基 Elektronen zurückziehende Gruppe *f*
吸毒 Rauschgift nehmen
吸毒成瘾者 Drogenabhängiger *m*
吸毒者 Rauschgiftsuchtiger *m*
吸附 Absorption *f*, Aufnahme *f*, Aufsaugung *f*
吸附[反应]法 Adsorption *f*
吸附百日咳、白喉、破伤风联合疫苗 adsorbierter DTP-Impfstoff *m*
吸附百日咳菌苗白喉破伤风类毒素混合制剂 Adsorbat-Impfstoff der Pertussis und Diphtherie- und Tetanustoxoid *m*
吸附层 adsorbierte Schicht *f*
吸附层析 Adsorptionschromatographie *f*
吸附沉淀剂 Adsorptionspräzipitiermittel *n*
吸附的 adsorptiv, adsorbiert
吸附等温线 Adsorbtionsisotherme *f*
吸附电流 Adsorptionsstrom *m*
吸附法 Absorption *f*
吸附分光计 Adsorptionsspektrometer *m*
吸附分离 Fraktionierung durch Adsorption *f*
吸附公式 Gibb* Adsorptionsgesetz *n*, Gibb* Adsorptionsgleichung *f*
吸附过程 Adsorptionsprozeß *m*
吸附化合物 Adsorptionsverbindung *f*
吸附计 Adsorptionsmeßgerät *n*
吸附剂 Adsorbentia *n*
吸附剂床 Adsorbent-Bett *n*
吸附剂透析 Adsorbentia Dialyse *f*
吸附精制白喉类毒素 adsorbiertes purifiziertes Diphtherie-Toxoid *n*
吸附精制破伤风类毒素 purifiziertes Tetanus-Adsorbat-Impfstoff *m*
吸附可逆性 Reversibilität der Adsorption *f*
吸附狂犬病疫苗 adsorbierter Tollwut-Impfstoff *m*
吸附离子 Adion *n*
吸附力 Adsorptionskraft *f*
吸附量 Adsorptionskapazität *f*, adsorptive Kapazität *f*
吸附膜 Adsorptionsfilm *m*
吸附能力 Adsorptionsfähigkeit *f*
吸附平衡 Adsorptionsgleichgewicht *n*, Adsorptionsäquilibrium *n*
吸附平衡常数 Adsorptionsäquilibrium-Konstante *f*
吸附器 Adsorber *m*
吸附器官 Befestigung-Organ *n*
吸附热 Adsorptionswärme *f*
吸附热检测器 Adsorptionswärme-Detektor *m*
吸附色层分离[法] Adsorptionschromatographie *f*
吸附色谱法 Adsorptionschromatographie *f*
吸附式氧气面罩 adhäsive Sauerstoffmaske *f*
吸附势 Adsorptionspontential *n*
吸附试验 Adsorptionstest *m*
吸附水 adsorbiertes Wasser *n*
吸附速率 Adsorptionsgeschwindigkeit *f*
吸附物 Adsorbat *n*
吸附洗提试验 Adsorption-Elution-Test *m*
吸附现象 Adsorptionsphänomen *n*
吸附效应 Adsorptionseffekt *m*
吸附型狂犬病疫苗 adsorbierter Tollwutimpfstoff *m*(RVA)
吸附性 Adsorbierbarkeit *f*
吸附血浆 adsorbiertes Plasma *n*
吸附原子 adatom <engl.>
吸附指示剂 Adsorptionsindikator *m*
吸附指数 Adsorptionsexponent *m*
吸附柱 Adsorptionscolumna *f*
吸附转移溶出伏安法 Absorption-Transfer-Stripping-Voltammetrie *f*(ASP)
吸附[作用] Adsorption *f*
吸附作用活化 Aktivierung der Adsorption *f*
吸官术 Vakuumsuktion *f*
吸管 Pipette *f*, Saugrohr *n*, Sauger *m*
吸管盒 Pipette-Kasten *m*
吸管架 Pipettengestell *n*
吸管误差 Stroh Abweichung *f*
吸管洗涤吹干橡皮球 Pipettengebläse *n*
吸管消毒器 Pipettensterilisator *m*
吸罐 Cucurbitula *f*
吸光度 Absorbierung *f*, Absorptionsgrad *m*, Absorption *f*, Extinktion *f*
吸光度比值 Absorptionsverhältniss *n*
吸光率 Absorptionsgrad *m*, Absorptionsvermögen *n*, optische Dichte *f*
吸光系数 Absoptionskoeffizient *m*
吸光性 Absorptionsfähigkeit *f*
吸呼比 Zeitverhältnis zwischen Einatmung und Ausatmung *n*, I:E-Verhältnis *n*, Atemzeitverhältnis *n*
吸力 Saugkraft *f*
吸[量]管 Pipette *f*
吸[疗]杯 Cucurbitula *f*
吸量管架 Pipetterack *n*, Pipette Holder <engl.>
吸留[物] Occlusion *f*
吸滤器 Nutsche *f*
吸拇癖 Daumenluschen *n*
吸奶器 Milchpumpe *f*
吸能的 endoergisch
吸能反应 endoergische Reaktion *f*

吸能特性 Energieabsorptionseigenschaft *f*
吸盘 Sauggrube *f*, Saugnapf *m*, Saugscheibe *f*
吸盘腺 Saugnapfdrüse *f*
吸皮匣 Hautsaugkasten *m*
吸气 Inspiration *f*, Inspirium *n*, Einatmung *f*
吸气[性]呼吸困难 inspiratorische Dyspnoe *f*, Inspirationsdyspnoe *f*
吸气测量计 Inspirometer *m*
吸气储[备]量 inspiratorisches Reservevolumen *n*
吸气喘鸣 inspiratorischen Schnaufen *m pl*
吸气的 inspiratorisch
吸气峰压 inspiratorische Spitzendruck *m*
吸气-呼气百分比 inspiratorischer-exspiratorischer Anteil *m*
吸气-呼气时间比 Zeitverhältnis zwischen Einatmung und Ausatmung *n*
吸气活瓣 Inspirationsventil *n*
吸气肌 Inspirationsmuskel *m*
吸气肌痉挛 Spasmus inspiratorius *m*
吸气力 inspiratorische Kraft *f*
吸气量 inspiratorisches Volumen *n*, Inspirationskapazität *f*
吸气末期 Inspirationsende *n*
吸气末停顿时间 endinspiratorische Pausenzeit *f*
吸气末压 inspiratorischer Enddruck *m*
吸气末正压 positiver endinspiratorischer Atemwegsdruck *m*
吸气期喉鸣 inspiratorischer Stridor *m*
吸气切断机制 inspiratorischer Aus-Schalter *m*
吸气驱动压 inspiratorischen Treibdruck *m*
吸气容积 inspiriertes Volumen *n*
吸气神经元 inspiratorisches Neuron *n*
吸气时肺泡气 inspiratorische Alveolarluft *f*
吸气时间 Inspirationszeit *f*
吸气时胸围 Brustumfang bei der Inspiration
吸气相 inspiratorische Phase *f*
吸气相关神经元 Inspiration-verbundenes Neuron *n*
吸气相时间 inspiratorische Zeitphase *f*
吸气性爆裂音 inspiratorisches Krachen *n*
吸气性喘鸣 inspiratorischer Stridor *m*
吸气性喉呼吸困难 inspiratorische Laryngealdyspnoe *f*
吸气性喉鸣 inspiratorischer Stridor *m*
吸气性吼声 inspiratorischer Krupp *m*
吸气性呼吸困难 inspiratorische Dyspnoe *f*
吸气性呼吸困难期 Phase der Inspirationsdyspnoe *f*
吸气性哮(喘)鸣音 inspiratorisches Keuchen *n*
吸气性杂音 inspiratorisches Geräusch *n*, inspiratorisches Murmer *n*
吸气压 Inspirationsdruck *m*
吸气抑制反射 inspiratorischer Inhibitionsreflex *m*
吸气运动 inspiratorische Bewegung *f*
吸气运动神经元 inspiratorisches motorisches Neuron *n*
吸气中枢 Einatmnugszentrum *n*, inspiratorisches Zentrum *n*, Inspirationszentrum *n*
吸器(盘) Haptor *m*
吸热 Wärmeabsorption *f*
吸热变化 endotherme Veränderung *f*
吸热代谢 endothermer Stoffwechsel *m*
吸热的 endotherm
吸热反应 endotherme Reaktion *f*
吸热峰 endothermer Gipfel *m*, endotherme Spitze *f*
吸热化合物 endotherme Verbindungen *f pl*
吸热量 Wärme-Aufnahmekapazität *f*
吸热器 Wärmeabsorber *m*
吸乳器 Milchpumpe *f*, Antlia mammaria *f*
吸入 Inhalation *f*, Inspiration *f*, Einatmung *f*
吸入[法] Inhalation *f*
吸入变应原 inspiratorisches Allergen *n*
吸入的 inspiratorisch
吸入毒理学 Inhalationstoxikologie *f*
吸入管线 Sauglinie *f*
吸入活瓣 inspiratorischer Ventil *m*
吸入剂 Inhalationsmittel *n pl*, Inhalantien *n, pl*
吸入剂滥用 Inhalations-Missbrauch *m*
吸入接触(暴露) Inhalationsexposition *f*
吸入口罩 Inhalationsmaske *f*
吸入疗法 Inhalationstherapie *f*, Inhalationskur *f*, Inhalationsbehandlung *f*
吸入麻醉 Inhalationsnarkose *f*
吸入麻醉剂 Inhalationsnarkotika *n pl*
吸入气 Inspirationsluft *f*
吸入气囊 Respirationsbeutel *m*
吸入气雾剂 Inhalationsaerosol *n*
吸入气氧分数 Bruchteil des eingeatmeten Sauerstoffs *m*
吸入气氧分压(张力) inspirierte Sauerstoffspannung *f*
吸入气氧浓度 Fraktion der inspirierten Sauerstoff *f*
吸入器 Inhalator *m*, Inhalationsapparat *m*
吸入器械 Inhalationsapparat *m*
吸入染毒 Inhalation-Exposure *n*
吸入食物 Nahrungsinhalation *f*
吸入试验 Inhalationstest *m*
吸入物 Inhalationsmittel *n*
吸入性β2受体激动剂 inspiratorische β2-Rezeptoragonist *m*
吸入性肺病 Aspirationslungenkrankheiten *f pl*
吸入性肺结核 Inhalationstuberkulose *f*, aerogene Tuberkulose *f*
吸入性肺脓肿 Aspirationslungenabszeß *m*
吸入性肺水肿 Aspirationslungenödem *n*
吸入性肺炎 Aspirationspneumonie *f*, Schluckpneumonie *f*, Inhalationspneumonie *f*
吸入性感染 Aspirationsinfektion *f*, Inhalationsinfektion *f*
吸入性呼吸困难 inspiratorische Dyspnoe *f*
吸入性抗原 inhaliertes Antigen *n*
吸入性损伤 Einatmen-Verletzung *f*
吸入性炭疽 Lumpensammlerkrankheit *f*
吸入性糖皮质激素 inhalatives Kortikosteroid *n*
吸入性窒息 Einatmensasphyxie *f*
吸入氧比例 Bruchteil der inspirierten Sauerstoff *m*
吸入氧分数 Bruchteil des eingeatmeten Sauerstoffs *m*
吸入氧浓度 inspirierte Sauerstoffkonzentration *f*
吸入异物 eingeatmeter Fremdkörper *m*
吸入治疗室 Inhalationszimmer *n*, Inhalatorium *n*
吸入中毒危险指数 Index der potenziellen Toxizität bei Inhalation
吸入总管 Hauptsaugrohr *n*
吸声 Schallabsorption *f*
吸湿 Absorption der Feuchtigkeit *f*
吸湿的 hygroskopisch
吸湿干燥 hygroskopische Desikkation *f*
吸湿剂 hygroskopisches Mittel *n*
吸湿性(度) Hygroskopizität *f*
吸室 Saugkammer *f*
吸收 Absorbierung *f*, Absorption *f*
吸收本领 Absorptionsfähigkeit *f*, Absorptionskapazität *f*
吸收比色计 Absorptionsmeter *m*
吸收波谱 Absortionsspektrum *n*
吸收不良 Malabsorption *f*
吸收不良性腹泻 Malabsorptionsdiarrhöe *f*
吸收不良综合征 Malabsorptionssyndrom *n*
吸收池(杯) Absorptionszelle *f*
吸收带 Absorptionsband *n*, Absorptionsstreifen *m*
吸收带强度 Intensität des Absorptionsbands *f*
吸收的 absorbierend
吸收度 Absorptionsgrad *m*, Absorptionsverhältnis *n*

吸收度比值 Absorbance-Verhältnis *n*
吸收法 Absorption *f*
吸收法测定 absorptionsmetrische Bestimmung *f*
吸收分光光度法 Absorptionsspektrophotometrie *f*, Absorptionsspektrometrie *f*
吸收功能障碍 Malabsorption *f*
吸收管 Absorber *m*
吸收[光]谱 Absorptionsspektrum *n*
吸收光谱测定法 Absorptionsspektrometrie *f*
吸收[光]谱带 Absorptionsband *n*, Absorptionsband *n*, Absorptionsstreifen *m*
吸收光谱法 Absorptionsspektroskopie *f*
吸收光谱检查 Absorptionsspektroskopie *f*
吸收[谱]线 Absorptionslinien *f pl*, Fraunhofer* Linien *f pl*
吸收[射]线 Absorptionsstrahl *m*
吸收光谱学 Absorptionsspektroskopie *f*
吸收光线的 lichtabsorbierend
吸收过程 Absorptionsprozeß *m*
吸收化合物 Absorptionsverbindung *f*
吸收极限 Absorptionslimes *m*
吸收剂 Absorbens *n*, Absorbierungsmittel *n*, Absorber *m*
吸收剂量 Absorptionsdosis *f*
吸收剂量率 Absorptionsdosisrate *f*
吸收-解离试验 Absorptions-Elutionstest *m*
吸收镜片 absorbierende Linse *f*
吸收抗原 absorbierendes Antigen *n*
吸收率[比] Absorptionsrate *f*, Absorptionsverhältnis *n*, Absorptionsgrad *m*
吸收滤光片 Absorptionsfilter *m*
吸收媒质 Absorptionsmedium *n*
吸收能力 Absorptionskapazität *f*, Absorptionsvermögen *n*, Absorptionsfähigkeit *f*
吸收频率 Absorptionsfrequenz *f*
吸收平衡 Absorptionsgleichgewicht *n*, Absorptionsäquilibrium *n*
吸收器 Absorber *m*
吸收曲线 Absorptionskurve *f*
吸收热 Absorptionswärme *f*
吸收色 Absorptionsfarbe *f*
吸收式波长计 Absorptionswellenlängemeter *n*
吸收式分光光度计 Absorptionsspektrophotometer *m*
吸收试池 Absorptionszelle *f*
吸收试验 Absorptionstest *m*, Absorptionsversuch *m*
吸收室 Absorptionskammer *f*
吸收速率 Absorptionsgeschwindigkeit *f*
吸收速率常数 Absorptionsgeschwindigkeitskonstant *f*
吸收塔 Absorptionssäule *f*, Absorptionscolumna *f*
吸收体 Absorber *m*
吸收天平 Sorptionswaage *f*
吸收物 Absorbens *n*, Absorber *m*
吸收系数 Absorptionskoeffizient *m*
吸收细胞 Absorptionszelle *f*
吸收线 Absorptionslinie *f*
吸收效率 Absorptionseffizienz *f*
吸收性 Resorbierbarkeit *f*
吸收性肺不张 Resorptionsatelektase *f*
吸收性缝线 resorbierbare Naht *f*
吸收性高钙尿症 absorptive Hypercalciurie *f*
吸收性明胶海棉 resorbierbarer Gelatinschwamm *m*
吸收性脂肪变 Steatosis resorptiva *f*, resorptive Verfettung *f*
吸收药 Resorbentia *n pl*, Absorbentia *n pl*
吸收液 Absortionslösung *f*
吸收-抑制试验 Absorptions-Inhibitionstest *m*
吸收因子 Absorptionsfaktor *m*
吸收障碍 Malabsorption *f*, Resorptionsstörung *f*
吸收纸 Absorptionspapier *n*
吸收[作用] Resorption *f*, Absorption *f*
吸收状态 Absorptionszustand *m*
吸收紫外线的透镜 UV-absorbierende Linse *f*
吸收总系数 Gesamtabsorptionskoeffizient *m*
吸收组织 Absorptionsgewebe *f*
吸水的 hydrophil
吸水棉[花] Saugwatte *f*
吸水纱布 Absorbierungsgaze *f*
吸水性 Hydrophilie *f*
吸水纸 Löschpapier *n*
吸水纸法 Saugpapieresmethode *f*
吸吮 Saugen *n*, Lutschen *n*
吸吮反射 Saugreflex *m*
吸吮科 Thelaziidae *f pl*
吸吮困难 Dysthelasie *f*
吸吮线虫病 Thelaziasis *f*
吸吮线虫属 Thelazia *f*
吸痰法 Absaugen *n*
吸痰器 Sputumaspirator *m*
吸铁石 Magnet *m*
吸涎(湿)纸 Löschpapier *n*
吸舷状陷窝 konkave Saugscheibe *f*
吸血 Häm(at)ophagie *f*
吸血杯 Schröpfkopf *m*
吸血的 sanguivor
吸血管 Blutpipette *f*
吸血器 Schröpfer *m*, Bdellometer *n*
吸血习性 blutsaugende Gewöhnung *f*
吸血蝇类 blutsaugende Fliegen *f pl*
吸血蝇属 Haemophoructus *m*
吸血锥椿 Triatoma sanguisuga *f*
吸烟舌 Raucherzunge *f*
吸烟危害 Raucherschäden *m pl*
吸烟弦晕 Raucherschwindel *m*
吸烟者面容 Rauchergesicht *n*
吸氧 Sauerstoffinhalation *f*
吸氧疗法 Sauerstofftherapie *f*, Oxygentherapie *f*
吸叶 Bothridium *n*
吸液罩 Flüßigkeitsaspirator *m*
吸液针 Aspirationsnadel *f*
吸移管 Pipette *f*, Heber *m*, volumetrische Pipette *f*
吸引导液法 Aspirationsdrainage *f*
吸引多形核白细胞趋化因子 chemotaktischer Faktor der polymorphkernigen Leukozyten *m*
吸引刮匙 Saugkurette *f*
吸引管 Aspirationsrohr *n*
吸引巨噬细胞趋化分子 chemotaktischer Faktor der Makrophagen *m*
吸引开关 Saugschalter *m*
吸引力 Anziehungskraft *f*, Avidität *f*
吸引疗法 Saugbehandlung *f*
吸引淋巴细胞趋化因子 chemotaktischer Faktor der Lymphozyten *m*
吸引镊 Saugpinzette *f*
吸引钮 Saugknopf *m*
吸引瓶 Saugflasche *f*, Absaugflasche *f*
吸引器 Absaugapparat *m*, Aspirationsapparat *m*, Absauggerät *n*, Aspirator *m*
吸引器瓶架 Absaugflasche-Gestell *n*
吸引器头 Saugaspiratorspitze *f*
吸引[术] Aspiration *f*, Saugen *n*, Suctio *f*
吸引引流法 Aspirationsdrainage *f*
吸引注射滞 Aspirationsspritze *f*

吸引装置 Saugapparat *m*
吸允反射 Saugreflex *m*
吸着 Sorption *f*
吸着[作用] Sorption *f*
吸着剂 Sorbens *n*, Sorptionsvermittler *m*
吸脂术 Fettabsaugung *f*
吸指癖 Fingerlutschen *n*
吸钟 Saugglocke *f*
希[斯]氏束 His* Bündel *n*, Faciculus atrioventricularis *f*
希波克拉底 Hippocrates *n*
希波克拉底氏法 Hippokrates* Methode *f*
希波克拉底氏面容 Facies Hippocratica* *f*, hippokratisches Gesicht *n*
希尔-贝克角膜营养不良 Thiel*-Behnke* Hornhautdystrophie *f*
希尔顿氏白线 Hilton* Linie *f*
希尔顿氏肌 Hilton* Muskel *m*, Musculus aryepiglotticus *m*
希尔顿氏囊 Hilton* Sack *m*
希尔方程[式] Hill* Gleichung *f*
希尔默泪液分泌试验 Schirmer* Tränensekretionstest *m*
希尔特尔袢(舌下神经袢) Hyrtl-Schleife *f*
希尔特尔氏括约肌 Hyrtl* Sphinkter *m*, Rektalsphinkter *m*
希尔系数 Hill* Koeffizient *m*
希尔因果关系准则 Hill* Kriterien für Kausalität *n pl*
希夫氏胆汁循环 Schiff* biliärer Zyklus *m*
希夫试验 Heaf* Test *m*
希-弗二氏综合征 Chiari*-Frommel* Syndrom *m*, Chiari*-Frommel* Krankheit *f*
希克斯氏征 Hicks* Zeichen *n*, Hicks* Schwangerschaftszeichen *n*
希拉尔代斯器官 Organ von Giraldés *n*
希拉尔代斯氏器官 Giraldes* Organ *n*
希拉普内尔氏膜 Shrapnell* Membran *f*, Pars flaccida membranae tympani *f*
希拉细胞 Hela*-Zelle *f*
希腊拉丁方 Griechisch-lateinisches Quadrat *n*
希勒氏试验 Schiller* Jodprobe *f*
希-林二氏病 v. Hippel*-Lindau* Krankheit *f*
希林氏细胞计数 Schilling*(Blutzellen-)Zählung *f*, Schilling* Blutkörperchenzählung *f*
希-内学习能力测验 Hiskey*-Nebraska* Test der Lernfähigkeit *m*
希帕胺 Xipamid *n*
希区 grichischer Bereich *m*
希氏沙门菌 Salmonelle *f*
希氏束电描记图 Elektrogramm des His-Bündels *n*
希氏束电图 His* Bündel-Elektrogramm *n*
希氏束电位分裂 Spaltung des His* Potentials *n*
希司塔地尔 Histadyl *n*
希斯病(战壕热) His* Krankheit *f*, wolhynisches Fieber *n*, Schützengrabenfieber *n*, Fünf-Tage-Fieber *n*
希斯氏荚膜染色法 Hiss* Kapselfärbung *f*
希斯氏束 His*-Bündel *n*
希斯氏峡 His* Isthmus *m*, Isthmus thombencephali *m*
希沃特 Sievert *n*, (Sv)(射线吸收量当量的一种单位,1 希沃特 =100 雷姆)
昔多芬 Sildenafil *n*
昔可平 Syrosingopin *n*
昔罗卡因 Xylocain *n*, Lidocain *n*
析出性血栓 Abscheidungsthrombus *m*
析梦 Traumanalyse *f*
析梦诊断法 Erforschung der Träume *f*
析取 Disjunktion *f*
析因分析 Faktorenanalyse *f*
析因设计 Faktorisierungsdesign *n*
析因实验 faktorielles Experiment *n*, Faktorisierungsexperiment *n*
析因试验设计 faktorielles Design *n*
矽(硅) Silicium *n*(Si, OZ 14), Silizium *n*
矽(硅)尘 Siliziumstaub *m*, Kieselstaub *m*
矽(硅)肺 Silikose *f*, Silicosis *f*, Kieselstaublunge *f*
矽(硅)酸盐 Silikate *n pl*
矽[肺]结节 Silikosegranulom *n*
矽尘吸入 Inhalation des Siliziumstaubs *f*
矽尘作业 Produktion bei Kieselsäurestaub *f*
矽尘作用 Wirkung des Siliziumstaubs *f*
矽肺呼吸计算机 Staubkrankheit- Spirocomputer *m*
矽肺结核 Silikotuberkulose *f*, Tuberkulosilikose *f*
矽肺诊断标准 diagnostischer Standard der Silikose *m*
矽化[作用] Silizifikation *f*
矽胶 Silikagel *n*
矽结节 silikotisches Kernstück *n*
矽结节玻璃样变 Hyalinose durch silikotisches Kernstück *f*
矽酸盐沉着病 Silikatose *f*
矽酸盐肺 Silikatose *f*, Pneumokoniose *f*
矽炭银 Agysical *n*
矽铁肺 Silikosiderose *f*
矽营养 Silikoernährung *f*
牺牲者 Opfer *n*
息拉米 Phthalylsulfacetamid *f*
息疟定 Daraprim *n*, Primethamin *n*
息肉 Polypus *m*, Polyp *m*, Anwuchs *m*
息肉病 Polyposis *f*
息肉的 polypös, polypos(-us, -a, -um)
息肉分块切除[术] stückweise Polypektomie *f*
息肉切除刀 Polypotom *n*, Polypenschnürer *m*
息肉切除术 Polypotomie *f*, Polypexcision *f*
息肉色素沉着、秃发、甲营养不良综合征 Syndrom von Polyposis-Pigmentierung, Alopezie und Onychoatrophie *n*
息肉—色素沉着—脱发—甲肥大综合症 Polypose-Pigmentierung-Alopezie-Onychatrophie-Syndrom *n*
息肉型胃癌 polypoides Magenkarzinom *n*
息肉性肠炎 polypoide Enteritis *f*
息肉样鼻炎 polypoide Rhinitis *f*
息肉样变化 polypoide Veränderung *f*
息肉样变性 polypoide Degeneration *f*
息肉样淋巴管瘤 polypoides Lymphangiom *n*
息肉样隆起 polypoide Ausbuchtung *f*
息肉样[型]癌 polypoides Karzinom *n*
息肉样型的 polypoid
息肉样血管瘤 vaskulärer Polyp *m*, polypoides Angiom *n*
息肉样增生 polypoide Proliferation *f*
息肉状(样)腺癌 polypoides Adenokarzinoma *n*
息肉状癌 polypöses Karzinom *n*
息肉状的 polypoid, polypos(-us, -a, -um)
息肉状结肠炎 polypoide Kolitis *f*
息肉状膀胱炎 polypoide Zystitis *f*
息肉状腺癌 polypoides Adenokarzinom *n*
息肉状腺瘤 adenomatöser Polyp *m*, polypoides Adenom *n*
息肉状腺瘤病 polypoide Adenomatosis *f*
息止颌位(休息位) Ruhelage *f*
息止位 Ruheposition *f*, Ruhelage *f*, Ruhestellung *f*
息止位垂直关系 vertikale Beziehung der Ruheposition *f*
息止殆间隙 Freiraum *m*, Interokklusalabstand in Ruhelage *m*
硒 Selenium *n*(Se, OZ 34), Selen *n*
74 硒 Selenium-74 *n*(Se-74)
硒/肌酐比率 Selen/Kreatinin-Verhältnis *f*
硒板 Selenium-beschichtete Platte *f*
硒半胱氨酸 Selenocystein *n*
硒标准物质 Selen-Standardsubstanz *f*
75 硒蛋氨酸 75Selenium-Methionin *n*

硒蛋白 Selenoprotein *n*
硒蛋白 W Selenoprotein W *n*（SeW）
硒的碘甲腺原氨酸脱碘酶 Iodothyronin-Deiodinase *f*
硒肥 Selen-Düngemittel *n*
硒-谷胱甘肽过氧化酶系 Selenium-Glutathion-Peroxidase-System *n*
硒光电池 Selenzelle *f*
硒合剂 Seleniummixtur *f*, Selenmixtur *f*
硒化钾 Kaliumselenid *n*
硒化钠 Natriumselenid *n*
硒化氢 Selenwasserstoff *m*
硒化物 Selnid *n*
硒静电摄影 Xeroröntgenographie *f*, Xeroradiographie *f*
硒静电线摄影 Xeroröntgenographie *f*, Xeroradiographie *f*
硒粮 Selen-reicher Körner *m*
硒缺乏 Selenmangel *m*
硒缺乏或低硒学说 Hypothese des Selenmangel oder niedrigen Selens *f*
硒水平 Selenspiegel *m*
硒酸 Selensäure *f*, Acidum selenicum *n*
硒酸钾 Kaliumselenat *n*
硒酸钠 Natriumselenat *n*
硒酸盐 Selenat *n*
硒污染 Seleniumverunreinigung *f*
75 硒-硒蛋氨酸 75Se-Selenomethionin *n*
硒盐 Selensalz *n*
硒营养 Seleniumernährung *f*
硒-愈创[木]薁 Se-Guaiazulen *n*
硒元素 Selen *n*（Se）
硒中毒 Seleniumvergiftung *f*, Selenvergiftung *f*
悉尼[皱褶]线 Sidneylinie *f*（与儿童白血病等有关的手掌皱纹）*f*
悉生（定菌）动物 gnotobiotisches Tier *n*
悉生（定菌）生物学 Gnotobiologie *f*
悉生动物 gnotobiotische Tiere *n pl*
烯胺 Enamine *n*
烯胺苄青霉素钠 ethylidenaminobenzyl Penicillin Natrium *n*
烯丙胺 Allylamin *n*
烯丙醇 Allylalkohol *m*, Alcohol allylicus *m*, Vinylkarbinol *n*
烯丙醇聚合物 AllylafkohoI-Polymer *n*
烯丙基 Allyl-
1-烯丙基-3-甲氧基-4-羟基苯 1-Allyl-3-methoxy-4-hydroxybenzol *n*
烯丙基的 allylisch
烯丙基化 Allylierung *f*
烯丙基硫醇 Allylsulfhydrat *n*
烯丙基硫脲 Allylthio-Harnstoff *m*
烯丙基卤 Allylhalogenide *n pl*, Allylhaloid *n*
烯丙基氯 Allylchlorid *n*
烯丙基脲 Allylharnstoff *m*
烯丙基氰 Allylzyanid *n*
烯丙[基]醚 Allyläther *m*
烯丙[去甲]吗啡 Nalorfin *n*, Allorphin *n*
烯丙基缩水甘油醚 Allylglycerinäther *m*
烯丙基异硫氰酸 Allylisothiocyanat *n*（AITC）
烯丙基愈创木酚 Allylguajakol *m*
烯丙卤型 Allylhaloid-Typ *m*
烯丙[位]取代 Allylsubstitution *f*, Allylsubstituierung *f*
烯丙位溴化作用 Allylbromierung *f*
烯丙心安 Alprenolol *n*
烯丙氧心安 Oxprenolol *n*, Oxyprenolol *n*
烯丙[异己]炔巴比妥钠 Methohexitalnatrium *n*
烯丙重排[作用] Allylumstellung *f*
烯醇 Enole *n pl*
烯醇化 Enolisierung *f*
烯醇化酶 Enolase *f*
烯醇酶 Enolase *f*
烯醇式丙酮酸 Enolpyruvinsäure *f*
烯醇型（式）Enolform *f*
烯代半胱氨酸 Selenocystein *n*
烯键 Olefin-Bindung *f*
1-烯可的松 Prednison *n*
1-烯氢化可的松 Prednisolon *n*
烯属聚合作用 olefinische Polymerisierung *f*
烯属烃 Olefin *n*
烯碳 olefinischer Carbo *m*, olefinische Kohle *f*
烯烃 Alken *n*, Olefin *n*
烯烃的水化作用 Hydratisieren des Olefins *n*
烯烃的转化 Conversio des Olefins
烯酮 Keten *n*
烯酰辅酶 A 水合酶 Enol-CoA-Hydratase *f*
烯酰水化酶 Enol-CoA-Hydratase *f*
烯酰脂酰[基]载体蛋白还原酶 Enoyl-ACP-Reduktase *f*
烯酰脂酰[基]载体蛋白水化酶 Enoyl-ACP-Hydrase *f*
α,β-烯脂肪酸酰辅酶 A α,β-Enoyl-Acyl-CoA
α,β-烯脂肪酸酰辅酶 A 水化酶 α,β-Enoylacyl-CoA-Hydrase *f*
α,β-烯脂肪酰辅酶 A 还原酶 α,β-Enoyl-Acyl-CoA-Reduktase *f*
烯脂酰还原酶 Enoyl-Reduktase *f*
稀氨溶液 wässerige Ammoniaklösung *f*
稀薄的 wässerig
稀薄气体 verdünntes Gas *n*
稀醇 verdünnter Alkohol *m*
稀的 verdünnt, dilut（-us, -a, -um）
稀碘酊（溶液）wässerige Jodlösung *f*
稀度 Dilution *f*, Verdünnung *f*
稀发月经过多 Oligohypermenorrhoe *f*
稀发月经过少 Oligohypomenorrhoe *f*
稀发[症] Hypotrichosis *f*, Hypotrichose *f*, Oligotrichie *f*
稀粪 breiiger Stuhl *m*, breiartiger Stuhl *m*
稀毛[症] Oligotrichie *f*, Hypotrichosis *f*
稀毛症伴浅色毛发及面部粟丘疹 Hypotrichosis mit hellen Haaren und Gesichtsmilien *f*
稀溶液 verdünnte Lösung *f*
稀少 Seltenheit *f*, Knappheit *f*, Mangel *m*
稀少 mRNA Knappheit（od. Mangel *m*）an mRNA *f*
稀少的 spärlich
稀释 Verdünnung *f*, Attenuation *f*, Dilution *f*
稀释 Russell-蝰蛇毒时间 Verdünnungszeit des Russell-viper-venoms *f*
稀释测定 Dilutionsbestimmung *f*, Verdünnungsbestimmung *f*
稀释达金氏溶液 verdünnte Natriumhypochloritlösung *f*, verdünnte Dakin* Lösung *f*
稀释的 dilut（-us, -a, -um）, verdünnt
稀释滴度 Verdünnungstiter *m*, Dilutionstiter *m*
稀释定律 Verdünnungsgesetz *n*
稀释法 Verdünnungstechnik *f*, Dilution *f*
稀释分析 Verdünnungsanalyse *f*
稀释功能障碍 Störungen der Verdünnungsfunktion *f pl*
稀释过滤技术 Verdünnungs- und Filtrationstechnik *f*
稀释机制 Verdünnungsmechanismus *m*
稀释剂 Verdünnungsmittel *n pl*, Attenuantia *n pl*, Diluent *n*
稀释尿 verdünnter Urin *m*
稀释浓缩试验 Wasser-Konzentrationsversuch *m*
稀释器 Verdünner *m*
稀释染液 verdünnte Färblösung *f*
稀释热 Verdünnungswärme *f*

稀释熵 Verdünnungsentropie *f*
稀释试验 Verdünnungsversuch *m*
稀释系数 Verdünnungskoeffizient *m*
稀释效应 Verdünnungseffekt *m*
稀释性低钠血症 Verdünnungshyponaträmie *f*
稀释性低钠血综合征 verdünnungshyponaträmisches Syndrom *n*
稀释性贫血 Verdünnungsanämie *f*
稀释性祛痰药 verdünntes Expektorans *n*
稀释性血小板减少 Verdünnungshyponatriämie-Thrombozytopenie *f*
稀释液 Diluent *n*, Verdünnungsflüßigkeit *f*
稀释作用 Dämpfung *f*, Verminderung *f*, Verdünnung *f*
稀疏 Rarefaktion *f*, Rarefactio *f*
稀疏的 zerstreut, selten, rar(-us, -a, -um)
稀疏粉状的 subpruinose <engl.>
稀疏培养 spärliche Kultur *f*
稀疏微波型 feine Rarefaktion *f*
稀疏约束 Randbedingung der Seltenheit *f*
稀疏[状态] Verdünnung *f*
稀酸 verdünnte Säure *f*, Acidum diluti *n*
稀土金属 seltenes Erdmetall *n*
稀土屏 seltene Erde-Wandschirm *m*
稀土陶瓷探测器 Seltenerd-Keramik-Detektor *m*
稀土元素 Seltenerdelement *n*, Element der seltenen Erde *n*
稀土族 Seltenerde *f*, seltene Erde *f*
稀莶属 Siegesbeckia *f*
稀血剂 Leptuntica *n*
稀血症 Hydrämie *f*, Blutverdünnung *f*
稀盐酸 Acidum hydrochloricum diluti *n*
稀有的 selten, prodigios(-us, -a, -um)
稀有放线菌 seltene Actinomycete *f*
稀有核苷酸 Minor-Nukleotid *n*
稀有碱基 seltene Base *f*
稀有碱土金属 alkalische seltene Erdmetalle *n pl*
稀有金属 seltenes Metall *n*
稀有抗原 seltenes Antigen *n*
稀有气体 Edelgas *n*
稀有切割反应 seltenes Cutting(od. Schneiden) *n*
稀有切割位点限制酶 seltener Cutter(od. Schneider) *m*
稀有稳定同位素 stabile Isotop *n*
稀有信使核糖核酸 knappes mRNA *n*
稀有血型 Minor-Blutgruppe *f*
稀有元素 Seltenelement *n*
稀有种 seltene Spezies *f*, seltene Art *f*
犀氨酸 S-Sulfocystein *n*
113 锡 113Stannum *n*(Sn), Zinn-113 *n*(Sn)
锡 Stannumn(Sn, OZ 50), Zinn *n*
锡(西)维肠瘘(双口肠瘘) Thiry*-Vella* Fistel *f*
锡箔 Stanniol *n*, Zinnfolie *f*
锡尘病(肺)Stannosis *f*, Stannose *f*
锡的 stannisch
锡管 Zinntube *f*
锡管充药器 Zinntubefüller *m*, Zinnrohr-Füllungsgerät *n*
锡管封(扎)口机 Zinntubeverschluß *m*
锡还原管 zinnreduzierende Tube *f*
锡焊 Lötzinn *n*
锡克氏反应 Schick* Reaktion *f*
锡克氏试[验]液 Schick* Test-Lösung *f*
锡克氏试验 Schick* Test *m*(od. Probe Reaktion *f*)
锡兰钩口线虫 Ancylostoma ceylanicum *n*
锡生藤碱甲 Hayatin *n*
锡生藤新碱 Cissamparein *n*
锡石 Cassiterit *m*(SnO_2)
锡酸钾 Kaliumstannat *n*
锡酸钠 Natriumstannat *n*
锡酸盐 Stannate *n pl*
锡-维二氏肠瘘 Thiry*-Vella* Fistel *f*
锡纸 Stanniol *n*, Stannum foliatum *n*
锡中毒 Stannumvergiftung *f*
锡组 Zinngruppe *f*
溪流按蚊 Anophelesluviatilis *m*
溪蟹属 Potamon *m*
豨莶属 Siegesbeckia *f*
蜥蜴 Eidechse *f*
蜥蜴毒 Heloderma venom *n*
蜥蜴咬伤 Eidechsenbiß *m*
熄灭 Extinktion *f*
膝 Genu *n*, Geniculum *n*, Knie *n*
膝白肿 Gonarthrokaze *f*
膝闭锁 Kniegelenkeinklemmung *f*, Knieeinklemmung *f*
膝创伤性滑膜炎 traumatische Synovitis der Knie *f*
膝单髁关节面重建术 Wiederaufbau der Unikompartimentelle-Knie-Gelenkfläche *m*
膝的 genual
膝反屈 Genu recurvatum *n*, überstrecktes Knie *n*
膝反屈畸形 Anti-Flexionsdeformität des Knies *f*
膝反射 Patellar(sehnen)reflex *m*
膝反射角测定仪 Goniometer des Kniephänomens *n*
膝反射中枢 Zentrum für Patellarsehnenreflex *n*
膝蜂窝织炎 Kniephlegmone *f*
膝盖反射计 Patellometer *n*
膝盖骨 Patella *f*, Kniescheibe *f*
膝盖软骨软化症 Chondromalazie des Knies *f*
膝高 Kniehöhe *f*
膝骨软骨骨折 osteochondraler Kniegelenkbruch *m*
膝关节 Kniegelenk *n*, Articulatio genus *f*
膝关节半月板损伤 Meniskusverletzung des Knies *f*
膝关节半月板退行性改变 degenerative Meniskusveränderung *f*
膝关节病 Kniegelenkarthrose *f*, Gonarthrose *f*
膝关节不稳 Knieinstabilität *f*
膝关节侧位运动试验 seitliche Bewegungstest des Knies *m*
膝关节充气造影 Pneumoarthrographie des Kniegelenks *f*
膝关节充气造影术 aufblasbare Knieangiographie *f*
膝关节穿刺术 Kniegelenkpunktion *f*
膝关节创伤性脱位 traumatische Luxation des Kniegelenks *f*
膝关节单向不稳 unidirektionale Knieinstabilität *f*
膝关节翻修术 antirevisionistische Knieoperation *f*
膝关节反射 Patellar(sehnen)reflex *m*
膝关节分离性骨软骨炎 Osteochondritis dissecans des Kniegelenks *f*
膝关节感染 Knieinfektion *f*
膝关节骨[性]关节炎 Kniegelenksarthrose *f*, Osteoarthritis des Knies *f*
膝关节固定术 Kniegelenkarthrodese *f*
膝关节关节外强直 Knieankylose *f*
膝关节后交叉韧带 hinteres Kreuzband *n*
膝关节后十字韧带损伤 Verletzung des Ligamentum cruciatum posterius geni *f*
膝关节滑膜切除术 Synovektomie des Kniegelenks *f*
膝关节滑膜炎 Gonarthromeningitis *f*
膝关节滑膜皱襞 Plica synovialis des Knies *f*
膝关节化脓性关节炎 septische Arthritis des Knies *f*
膝关节肌 Kniegelenkmuskel *m*
膝关节积液 Kniegelenkerguß *m*, Gonyozele *f*
膝关节畸形 Kniegelenkdeformität *f*
膝关节加压固定器 Kniegelenkkompressionsklammer *f*
膝关节加压融合术 Kompressionsverschmelzung des Kniegelenks *f*

膝关节假体 Kniegelenkprothese *f*
膝关节交叉韧带损伤 Bänderverletzung im Knie *f*
膝关节交锁 Kniegelenkverriegelung *f*
膝[关节]矫形器 Knie-Orthese *f*(Kos)
膝关节结核 Kniegelenktuberkulose *f*, Gonarthrokaze *f*
膝关节结核性关节炎 tuberkulöse Arthritis des Knies *f*
膝关节胫骨样板 Tibiasscheibe des Kniegelenks *f*
膝关节镜检查 Kniearthroskopie *f*
膝关节卡锁 Kniegelenkblockierung *f*
膝关节开放伤 offene Knieverletzung *f*
膝关节类风湿性关节炎 rheumatoide Kniearthritis *f*
膝关节离断假肢 Knieexartikulations-Prothese *f*
膝关节离断术 Disartikulation des Kniegelenks *f*, Exartikulation des Kniegelenks *f*
膝关节联合不稳 Kniegelenksinstabilität *f*
膝关节麻痹与畸形的手术治疗 Operation Knielähmung und -missbildung *f*
膝关节囊 Kneiegelenkkapsel *f*
膝关节囊外韧带 extrakapsuläres Knieband *n*
膝关节内部紊乱 innere Knieerkrankungen *f pl*
膝关节内侧副韧带损伤 Verletzung des medialen Knie-Seitenbandes *f*
膝关节内侧副韧带钙化 Verkalkung des medialen Knie-Seitenbandes *f*
膝关节内侧副韧带损伤 Verletzung des Ligamentum collatrale geni mediale *f*
膝关节内侧入路手术 mediale zugängliche Kniechirurgie *f*
膝关节内扰乱 intraartikuläre Störungen des Kniegelenks *f pl*
膝关节内融合 Fusion innerhalb des Kniegelenks *f*
膝关节内紊乱 interne Störung des Knies *f*
膝关节内游离体 freie Gelenkkörper im Knie *f*
膝关节扭伤 Kniegelenkdistorsion *f*
膝关节盘状软骨 diskoider Knorpel des Knies *m*
膝关节前交叉韧带 vorderes Kniekreuzband *n*
膝关节前交叉韧带损伤 Verletzung des vorderen Kniekreuzbandes *f*
膝关节前十字韧带损伤 Verletzung der vorderen Kreuzbandplastik des Kniegelenks *f*, Verletzung des Ligamentum cruciatum anterius geni *f*
膝关节腔穿刺术 Punktion der Kniegelenkhöhle *f*
膝关节强硬 starres Kniegelenk *n*
膝关节切开术 Gonarthrotomie *f*, Kniegelenkarthrotomie *f*
膝关节切开引流术 Kniegelenkdränage *f*
膝关节屈曲畸形 Knieflexionsdeformität *f*
膝关节屈曲挛缩 Knieflexionskontraktur *f*
膝关节缺如 Fehlen der Knie *n*
膝关节韧带手术剪 Schere für Kniegelenk *f*
膝关节韧带损伤 Sehnenverletzung des Kniegelenks *f*
膝关节软骨损伤 Knie-Knorpelverletzung *f*
膝关节伸直挛缩 Kniestreckung-Kontraktur *f*
膝关节石膏管型 Knie-Gipsabgüsse *m pl*
膝关节双重造影术 Doppel-Knieangiographie *f*
膝关节松解术 Knie-Lyse *f*
膝关节损伤 Kniegelenkverletzung *f*
膝关节损伤性关节炎 traumatische Arthritis des Kniegelenks *f*
膝关节损伤性滑膜炎 traumatische Synovitis des Kniegelenks *f*
膝关节梃子 Kniegelenkhebel *m*
膝关节痛风 Kniegicht *f*
膝关节脱位 Kniegeienkluxation *f*, Knieluxation *f*
膝关节外侧副韧带 laterales Knie-Seitenband *n*
膝关节外侧副韧带损伤 Verletzung des Ligamentum collaterale laterale geni *f*
膝关节弯曲伸长训练器 Trainingsgerät für Kniegelenkflexion und-extension *n*
膝关节完全离断术 komplette Knieexartikulation *f*
膝关节网 Rete articulare genus *n*
膝关节稳定性 Kniestabilität *f*
膝关节息肉钳 Kniegelenkpolypenzange *f*
膝关节先天性瓶状软骨 angeborener flaschenförmiger Knieknorpel *m*
膝关节先天性瓶状软骨 angeborener Zwischenscheibenknorkel des Kniegelenks *m*
膝关节镶嵌成形术 Mosaikplastik am Knie *f*
膝关节旋转不稳 rotatorische Knieinstabilität *f*
膝关节血友病性关节炎 hämophile Kniegelenksarthrose *f*
膝关节炎 Gonarthritis *f*, Kniegelenkentzündung *f*,
膝关节炎状况评分 Statusauswertung der Gonarthritis *f*
膝关节移植术 Kniegelenktransplantation *f*
膝关节游离体 Kniegelenkmaus *f*
膝关节游离体摘除术 Exstirpation der Kniegelenkmaus *f*
膝关节运动器 Kniegelenktrainer *m*
膝关节运动损伤 Sportverletzung des Knies *f*
膝关节造影 Kniearthrographie *f*
膝关节增生性关节炎 hypertrophe Kniegelenksarthrose *f*
膝关节真菌病 Pilzkrankheit des Knies *f*
膝关节支持器(架) Kniegelenkstütze *f*
膝关节置换术 Knieendoprothetik *f*
膝关节重建术 Knierekonstruktion *f*
膝关节周围炎 Entzündung am Knie *f*
膝关节皱襞综合征 Plicasyndrom des Kniegelenks *n*
膝横韧带 Ligamentum transversum genu(s) *n*
膝后交叉韧带 Ligamentum cruciatum posterius genu *n*
膝后交叉韧带损伤 Verletzung des Ligamentum cruciatum posterius genu *f*
膝后区 Regio genus posterior *f*
膝后韧带 hintes Knieband *n*
膝后十字韧带损伤 Verletzung des hinteren Kniekreuzbandes *f*
膝厚 Knietiefe *f*
膝滑[液]囊炎 Bursitis des Kniegelenks *f*, Bursitis am Knie *f*
膝滑膜嵌顿症 Synovialinterposition des Kniegelenks *f*
膝滑膜炎 Gonyozele *f*
膝踝足矫形器 Knie-Fussfessel-Orthese *f*
膝降动脉 Arteria genu descendens *f*
膝交叉韧带 Ligamenta cruciata genu *n pl*
膝矫形器 Knieorthese *f*(Ko)
膝节 Patella *f*
膝静脉 Venae genus *f pl*
膝宽 Kniebreite *f*
膝离断假肢 Knieexartikulations-Prothese *f*
膝捩伤 Kniegelenkverstauchung *f*
膝瘤 Gonatozele *f*
膝内侧半月板 Meniscus medialis articulationis genus *m*
膝内侧半月板切除术 Meniskektomie des Meniscus medialis articulationis genus *f*
膝内侧副韧带损伤 Verletzung des Ligamentum collaterale medialis genu *f*
膝内侧间隙骨性关节炎 Knieosteoarthritis der medialen Lücke *f*
膝内侧皮瓣 medialer Knielappen *m*
膝内侧韧带 midiales Knieband *n*
膝内翻 Genu varum *n*
膝内翻畸形 Varus-Knie *n*
膝内翻截骨术 Osteotomie bei Genu varum *f*
膝前交叉韧带 Ligamentum cruciatum anterius genus *n*
膝前囊 vordere Kniekapsel *f*, Bursa praegenea *f*
膝前区 Regio genus anterior *f*
膝前韧带 vorderes Kreuzband *n*
膝前十字韧带损伤 Verletzung des vorderen Kniekreuzbandes *f*

膝屈曲挛缩 Kniebeugekontraktur *f*
膝曲的 gekniet
膝韧带损伤 Bandverletzung im Knie *f*
膝色素沉着绒毛结节状滑膜炎 Synovitis pigmentosa villosonodularis der Knie *f*
膝上的 supragenual
膝上截肢术 Oberschenkelamputation *f*
膝上内侧动脉 Arteria genu superior medialis *f*
膝上内侧皮瓣 medialer Oberschenkellappen *m*
膝上外侧动脉 Arteria genu superior lateralis *f*
膝上外侧皮瓣 lateraler Oberschenkellappen *m*
膝神经节 Ganglion geniculi *n*
膝十字韧带损伤 Verletzung des Ligamentum cruciatum genu *f*
膝手位 / 四爬位倾斜反应 Hands-Knie-Neigungsreaktion *f*
膝双髁关节面重建术 bikondyläre Rekonstruktion der Gelenkfläche des Knies *f*
膝跳反射 Patellarreflex *m*, Kniereflex *m*, Kniesehnenreflex *m*
膝痛 Gonalgie *f*, Gonyalgie *f*, Gonatalgie *f*
膝痛风 Kniegicht *f*, Gonatagra *f*
膝腿反射 Knie-Bein-Reflex *m*, Kniesehnenreflex *m*, Kniephänomen *n*
膝外侧半月板切除术 Meniskektomie genu lateralis *f*
膝外侧副韧带损伤 Verletzung des Ligamentum collaterale lateralis genu *f*
膝外侧间隙骨性关节炎 Knieosteoarthritis der seitlichen Lücke *f*
膝外翻 X-bein *n*, Genu valgum *n*, Gonykrotese *f*
膝外翻畸形 Valgusknie *n*
膝外翻矫形术 orthopädische Chirurgie der Valgusknie *f*
膝外翻楔形截骨术 Keilosteotomie des Genu valgum *f*
膝围 Knieumfang *m*
膝下截肢术 infragenikuläre Amputation *f*
膝下截肢术 Unterschenkelamputation *f*
膝下内侧动脉 Arteria genu inferior medialis *f*
膝下外侧动脉 Arteria genu inferior lateralis *f*
膝先露 Knievorlagerung *f*
膝新鲜半月板移植术 frische Knie Meniskus Transplantation *f*
膝胸[卧]位 Knie-Brustlage *f*, Positio genupectoralis *f*
膝胸卧位 Knie-Brust-Position *f*
膝踝足矫形器 Knie-Knöchel-Fuß-Orthese *f*(KAFO)
膝阵挛 Clonus patellaris *m*
膝支持器 Kniestütze *f*
膝脂肪垫损伤 Fettpolsterverletzung des Kniegelenks *f*
膝中动脉 Arteria genu media *f*
膝肿 Knieschwellung *f*
膝肘位 Knie-Ellenbogenlage *f*
膝[状]神经节 Ganglion geniculi *n*
膝状[神经]节综合征 Ganglion geniculi-Syndrom *n*
膝状的 genual, geniculat(-us, -a, -um)
膝状剪 Kniescherе *f*
膝状神经节神经痛, knieförmige Neuralgie *f*
膝状神经节炎 Ganglionitis geniculata *f*
膝状手术剪 abgewinkelte Schere *f*
膝状体 Corpus geniculatum *n*, Kniehöcker *m*
膝状体静脉 Vene des Corpus geniculatum *f*, Vena geniculatue *f*
膝最上动脉 Arteria genu suprema *f*
鼷鼠 Maus *f*, Mus musculus *m*
鼷鼠赫刺螨 Hirstonyssus musculi *n*
髒螺科 Hydrobiidae *f pl*, Wasserdeckelschneck *m*

xí 习席袭檄

习得 Erwerb *m*
习得的无能为力 erlernte Hilflosigkeit *f*
习得的智力缺陷 erworbenener Intelligenzmangel *m*
习得反应 erworbenene Reaktion *f*
习得观念 erworbene Idee *f*
习得行为 erworbenes Verhalten *n*
习得后 nach Akquisition
习得律 Gesetz *n* der Akquisition
习得驱力 erworbenes Laufwerk *n*
习得曲线 Akquisition-Kurve *f*
习得特性 erworbene Eigenschaften *f pl*
习得性无助 erworbene Hilflosigkeit *f*
习服 Akklimatisierung *f*
习惯 Angewöhnung *f*, Gewöhnung *f*
习惯[作用] Habituation *f*
习惯的 gewohnheitsmäßig
习惯法 Gewohnheitsrecht *n*
习惯干扰 habituelle Interferenz *f*
习惯化(性) Habituation *f*
习惯命名法 habituelle Nomenklatur *f*
习惯模式 habituelles Pattern *n*
习惯强度 habituelle Stärke *f*
习惯曲线 gewöhnliche Kurve *f*
习惯群 habituelle Familie
习惯群层次 habituelle Klassenhierarchie *f*
习惯势力 habituelle Stärke *f*
习惯思维 gewöhnliches Denken *n*
习惯误差 gewöhnlicher Fehler *m*
习惯写法 habituelles Schreiben *n*
习惯形成 habituelle Bildung *f*
习惯性 Habituation *f*
习惯性便秘 habituelle Obstipation *f*
习惯性髌骨脱位 habituelle Patellaluxation *f*
习惯性抽搐畸形 habituelle Zuckendeformität *f*
习惯性抽动 habituelles Zucken *n*, habituelle Zuckung *f*
习惯性脊柱侧凸 gewöhnliche Skoliose *f*
习惯性肩关节脱位 habituelle Schultergelenkluxation *f*
习惯性痉挛 Gewohnheitskrampf *m*
习惯性酒醉 habituelle Betrunkenheit *f*, Inebriation *f*
习惯性流产 habitueller Abort *m*
习惯性流产者 habituelle Fehlgebärende *f*
习惯性挛缩 habituelle Kontraktion *f*
习惯性呕吐 habituelles Erbrechen *n*
习惯性手淫 habituelle Masturbation *f*
习惯性脱位 habituelle Luxation *f*
习惯性歪曲 habituelle Verschlechterung *f*
习惯性吸砷 Arsenophagie *f*, Arsenikessen *n*
习惯性心理 gewöhnliche Psyche *f*
习惯性形成 Gewöhnung *f*, Habituation *f*
习惯性早产 habituelle Frühgeburt *f*
习惯性障碍 habituelle Störung
习惯性醉酒 chronischer Alkoholismus *m*
习惯训练 habituelles Training *n*
习惯与冲动障碍 Habit- und Impulsstörung *f*
习癖形成 habituelle Bildung *f*
习生地 Habitat *n*
习俗 Konvention *f*
习俗道德 konventionelle Moral *f*
习俗道德期 konventionelle Phase *f*
习俗道德水平 konventionelle Ebene der Moral *f*
习俗的 konventionell
习俗水平道德推理 konventionelle moralische Argumentation *f*
习性 Gewohnheit *f*
习性论 Ethnologismus *m*
习性学 Ethologie *f*
席(希)夫(富)氏碱 Schiff* Base *f*
席(希)夫(富)氏试剂 Schiff* Reagens *n*

席汉氏病 Sheehan* Krankheit *f*
席汉氏综合征 Sheehan* Syndrom *n*
席梅尔布施病 Schimmelbusch* Krankheit *f*(增生性乳腺炎)
席姆斯氏钳夹缝合术 Sims* Naht *f*
席姆图 Zimm plot <engl.>
席耶氏综合征 Scheie* Syndrom *n*
袭击者 Assassine *m*
橄树素 Morindon *n*
橄树素甙 Morindin *n*

xǐ 洗徙喜

洗 waschen
洗(漱)口药 Gurgelmittel *n*
洗鼻剂 Nasenausspülungsflüssigkeit *f*
洗必太 Hibitan *n*, Chlorhexidin *n*
洗不掉的 unauslöschlich
洗出(脱)液 Elutionsflüssigkeit *f*
洗出法 Waschung *f*
洗出性酸中毒 Waschazidose *f*
洗疮器 Wundereinigungsinstrument *n*
洗疮球 Spülball für Wunde *m*
洗涤 Spülung *f*, Abwaschung *f*
洗涤(净)剂 Reinigungsmittel *n pl*, Waschmittel *n pl*, Detergentien *n pl*
洗涤[混合]液 Reinigungsmixtur *f*
洗涤[剂]条 Waschmittelstück *n*
洗涤本领 Reinigungsfähigkeit *f*
洗涤槽 Waschtank *m*, Waschtrog *m*
洗涤沉淀 Waschpräzipitation *f*
洗涤除尘法 Staubfreimachen durch Waschen *n*
洗涤的 reinigend
洗涤粉 Reinigungspulver *n*
洗涤红细胞 gewaschenen roten Blutzellen *f pl*(WRBC)
洗涤剂(去垢剂) Reinigungsmittel *n*
洗涤剂性哮喘 Waschmittelasthma *n*, Detergentien-Asthma *n*
洗涤碱 Waschseife *f*, Waschlauge *f*
洗涤瓶 Waschflasche *f*
洗涤器 Waschmaschine *f*, Schrubber *m*
洗涤损失 Waschverlust *m*
洗涤性痤疮 Akne detergicans *f*
洗涤血小板 gewaschener Thrombozyt *m*
洗涤仪式动作 Reinigungsritual *n*
洗涤柱 Waschsäule *f*, Waschtrommel *f*
洗耳剂 Ohrspülungsflüssigkeit *f*
洗耳器 Ohrenspritze *f*, Ohrspritze *f*
洗发剂 Shampoo *n*, Haarwaschmittel *n*
洗肺 Lungenspülung *f*
洗跟受水器 Augenbadwanne *f*
洗过的沉淀 Waschpräzipitat *n*
洗剂 Lotion *f*, Lotio *f*
洗净 reinigen
洗净液 Ablution *f*
洗脸 Waschen des Gesichts *n*
洗眉 Tattooentfernung *f*
洗脑 Gehirnwäsche *f*
洗片 Entwicklung *f* Authänger für feuchte Film *m*
洗片挂 Hänger des Nassfilms *m*
洗片夹 Aufhänger *m*
洗片架 Filmaufhänger *m*
洗片器 Röntgenfilmprozessor *m*
洗片桶 Filmprozeßtank *m*
洗漂 Waschen und Blanchieren *n*
洗瓶 Waschflasche *f*
洗气瓶 Gaswaschflasche *f*, Gasflasche *f*
洗气瓶头 Kopf für Gaswaschflasche *m*
洗手护士 Operationsschwester *f*
洗手刷 Handbürste *f*
洗刷 spuren
洗刷剂 pflegender Agent *m*
洗水 Waschwasser *n*
洗提(脱) Elution *f*
洗提法 Elution *f*
洗提剂(液) Eluat *n*
洗提曲线 Elutionskurve *f*
洗脱方式 Elutionstyp *m*
洗脱剂 Eluent *m*
洗脱期 Auswaschphase *f*
洗脱试验 Elutionstest *m*
洗脱物 Eluent *m*
洗脱效率 Elutionseffizienz *f*
洗脱液 Eluent *m*
洗碗工人 Geschirrspülmaschine *f*
洗胃[法] Magenspülung *f*
洗胃机 Maschine der Magenspülung *f*
洗胃器 Waschmaschine des Magens *f*
洗牙 Zähneputzen *n*
洗眼杯 Augenbadwanne *f*, Augenwanne *f*
洗眼壶 Undine *f*
洗眼剂 Augenwasser *n*, Collyrium *n*(Collyr.)
洗眼液 Augenspülflüßigkeit *f*
洗羊的消毒水 Schafbad *n*
洗液 Lotion *f*, Lotio *f*, Waschflotte *f*
洗衣房 Wäsche *f*
洗衣粉 Waschpulver *n*, Reinigungsmittel *n*
洗衣妇 Waschfrau *f*
洗衣妇手 blanchierte Hand *f*
洗衣工痒病 Hautentzündung der Wäschestempelfarbe *f*
洗衣机用定时器 Zeitgeber für Waschmaschine *m*
洗衣女工 Wäscherin *f*
《洗冤集录》 Xi Yuan Lu *n*
洗澡 Bad *n*
徙前术镊 Förderungszange *f*
徙前术针 vorwärtskommende Nadel *f*
喜爱疗法 Philotherapie *f*
喜虫的 insektenblütig
喜低温的 kälteliebend
喜低氧的 mikroaerophil
喜腐生的 saprophil
喜腐物的 sathrophil
喜高渗透压生长 Tonophilie *f*
喜高温的 pyrophil
喜光的 photophil
喜果甙 vincoside-lactam <engl.>
喜好患病 nosophil
喜红的 erythrophil
"喜欢无所谓不喜欢"评价法 Bewertung der gernen oder gleichgültigen Abneigung *f*
喜甲壳质的 chitinophil
喜菌的 mycetophil
喜蓝的 kyanophil
喜朗 Healon *n*(含透明质酸钠,眼科用药)
喜乐(哈西奈德,氯氟轻松,皮质激素) Halogen *n*
喜冷的 kälteliebend
喜男[嫌女]癖 Androphilie *f*
喜泥炭藓的 sphagnophil
喜普妙 Citalopram *n*
喜热植物 Poikilotherm *n pl*
喜人体的 anthropophil

喜森林的 drymophil
喜沙的 pasmmophil
喜蛇癖 Ophidiophilie *f*
喜石膏的 gypsophil
喜树次碱 Venoterpin *n*
喜树碱 Camptothecin *n*
喜树碱类肿瘤治疗药 Camptothecin *n*
喜树碱衍生物 Camptothecinderivat *n*
喜炭的 anthracophil
喜土的 geophil
喜温的 thermophil
喜温生物 thermophil
喜污水种类 lymaphile
喜阳植物 sonnensuchtige Pflanzen *f*
喜蚁的 myrmecophil
喜植物的 phytophil

xì 戏系细隙

戏剧化 Dramatisierung *f*
戏剧性表现 Histrionik *f*
戏剧性人格 histrionische Persönlichkeit *f*
戏剧样行为 Dramatik *f*
戏弄 Hänselei *f*
系 System *n*, Systema *n*
系 HMG 辅酶 A 还原酶抑制剂 HMG-CoA-Reduktase-Inhibitor *m*
系带 Frenulum *n*
系带成形术 Frenoplastik *f*
系带附着 Spitzebefestigung *f*
系带矫正术 Frenoplastik *f*
系带切除术 Frenektomie *f*
系带切开术 Frenotomie *f*
B 系急性淋巴细胞白血病 B-akute lymphozytische Leukämie *f*
T 系急性淋巴细胞白血病 T-akute lymphozytische Leukämie *f*
系列 Series *f*
系列拔牙［法］Serien-(Zahn)-Extraktion *f*
ω6 系列不饱和脂肪酸 ungesättigte Fettsäure der Serie-ω6 *f*
系列程序 serielles Programm *n*
ω3 系列多不饱和脂肪酸 ungesättigte Fettsäure der Serie-ω3 *f*
系列反应 serielle Reaktion *f*
系列回忆 serielle Erinnerung *f*
系列记忆检索 Seriospeichersuche *f*
系列加工 Serioverarbeitung *f*
系列解释 Seriointerpretation *f*
系列排列 Seriobestellung *f*
系列试验 Testreihe *f*
系列搜索 Seriosuche *f*
系列同源 Seriohomologie *f*
系列位置曲线 serielle Positionskurve *f*
系列位置效应 serielle Wirkung *f*
系列稀释法 serielle Verdünnung *f*
系列效应 serielle Wirkung *f*
系列学习 Seriolernen *n*
系列预测(想) serielle Erwartung *f*
系列照片 Serienaufnahme *f*
系列照相术 Seriographie *f*
系列照相装置 Seriograph *m*
系列主题 serielles Thema *n*
系膜 Mesenterium *n*
系膜根 Radix mesenterii *f*
系膜基质 mesangiale Matrix *f*
系膜细胞 Mesenterialzellen *f pl*
系膜增生性肾小球肾炎 mesangioproliferative Glomerulonephritis *f*
系膜组织 Mesenterialgewebe *f*
系谱 Stammbaum *m*
系谱图 Genogramm *n*
系数 Koeffizient *m*, Quotient *m*
Cre-lox 系统 Cre-lox-System *n*
系统 System *n*
系统病 Systemerkrankungen *f pl*
系统程序 Systemprogramm *n*
系统抽样 systematische Stichprobenentnahme *f*
系统的 systematisch, systemisch
系统毒性 systemische Toxizität *f*
系统发育(生) Phylogenese *f*, Phylogenesis *f*
系统分析 systematische Analyse *f*
系统工程 Systemingenieurwesen *n*, Systemtechnik *f*
系统化 Systematisation *f*, Systemisierung *f*
系统化妄想 Wahnsystem *n*, systematisierter Wahn *m*
系统化整体护理 systhematische ganzheitliche Krankenpflege *f*
系统化整体护理模式 systematisches holistisches Pflegenmodell *n*
系统级 Systemebene *f*
系统兼容 Systems-Kompatibilität *f*
系统解剖学 systematische Anatomie *f*
系统聚类 hierarchisches Clustering *n*
系统聚类法 hierarchisches Clustering-Verfahren *n*
系统理论 Systemtheorie *f*
系统疗法 Systemtherapie *f*
系统论 Systemtheorie *f*
系统命名法 systematische Nomenklatur *f*
系统模式 Systemmodell *n*
系统评价 Systembewertung *f*
系统生物学 Systembiologie *f*
系统树 Phylogenetischer Baum *m*
系统脱敏 systematische Desensibilisation *f*
系统脱敏法 systematische Desensibilisierung *f*
系统脱敏疗法 systematische Desensibilisation *f*
系统误差 Systemabweichung *f*, systematischer Fehler *m*
系统性病变 Systemerkrankung *f*
系统性的 systemisch
系统性淀粉样变 Systemische Amiloidose *f*
系统性肥大细胞增生症 systemische Mastozytose *f*
系统性感染真菌 Systemmykose *f*
系统性过敏性脉管炎 systemische allergische Angitis *f*
系统性红斑狼疮 systematischer Lupus erythematosus *m*
系统性红斑狼疮疾病活动(性)指数 Activitätindex für Systemischen Lupus erythematodes *m*
系统性红斑狼疮肾炎 systematische Lupus erythematosus Nephritis *f*, SLE-Nephritis *f*
系统性结节病 systemische Sarkoidose *f*
系统性狼疮国际临床协作组 internationale klinische kooperative Gruppe für Systemischer Lupus *f*
系统性透明变性病 systemische Hyalinose *f*
系统性妄想 Wahnsystem *n*
系统性炎症反应综合征 systemische inflammatorische Response-Syndrom *n* (SIRS)
系统性硬化 systemische Sklerose *f*
系统性硬化症 Systemsklerose *f*
系统性硬皮病 sytematisches Skleroderma *n*
系统性自身免疫综合征 systemisches Autoimmunsyndrom *n*
系统治疗 systemische Behandlung *f*
系统自动化 Systemautomatisierung *f*
系统组织 Systemorganisation *f*
细(微)管 Mikrotubuli *m pl*
细(微)小病毒 Picoviren *n pl*, Parvoviren *n pl*
细［颗］粒管型 feingranulierter zylinder *m*

细[粒]棘球绦虫 Echinococcus granulosus *n*
细胞 Zelle *f*, Cellula *f*
贝茨氏细胞 Betz* Zellen *f pl*
代特氏细胞 Deiters* Zellen *f pl*
高尔基氏细胞 Golgi* Zellen *f pl*
高雪氏细胞 Gaucher* Zellen *f pl*
格根包尔氏细胞 Gegenbauer*Zelle *f*, Osteoblast *m*
何杰金氏细胞 Hodgkin* Zellen *f pl*
霍夫包尔氏细胞 Hofbauer* Zellen *f pl*
霍特加氏细胞 Hortega* Zellen *f pl*, Mikrogliazellen *f pl*
柯替氏细胞 Corti* Haarzellen *f pl*, Corti* Hörzellen *f pl*
枯否氏细胞 Kuffer* Stemzelle *f pl*
莱迪希氏细胞 Leydig* Zellen *f pl*, Hodenzwischenzellen *f pl*
郎罕氏细胞 Langhans* Riesenzelle *f*
利普许茨氏细胞 Lipschutz* Zellen *f pl*, zentrozyten *m pl*
林德佛莱施氏细胞 Rindfleisch* Zellen *f pl*
罗惹氏细胞 Rouget* Zellen *f pl*
马铁诺梯氏细胞 Martinotti* Zellen *f pl*
美郎二氏细胞 Merkel*-Ranvier* Zellen *f pl*
米库利奇氏细胞 Mikulicz* Zelle *f*
苗勒氏细胞 Müller* Zellen *f pl*
纳热奥特氏细胞 Nageotte* Zelle *f*
尼-皮二氏细胞 Niemann*-Pick* Zellen *f pl*
帕内特氏细胞 Paneth* Zellen *f pl*
浦肯野氏细胞 Purkinje* Zellen *f pl*
塞尔托利氏细胞 Sertoli* Zellen *f pl*
斯-李二氏细胞 Sternberg*-Reed* Zelle *f*, Riesenzelle *f*
瓦尔塔德氏细胞残余 Walthard* Zellherde *m pl*
魏尔啸氏细胞 Virchow* Zellen *f pl*
英特氏细胞 Mott* Zellen *f pl*
赞德氏细胞 Zander* Zelle *f*
γδ T 细胞 γ-δ-T-Zelle *f*
B 细胞 B-Zellen *f pl*, Beta-Zellen *f pl*, B-Lymphozyt *m*
D1 细胞 D1-Zelle *f*
EAC 细胞 EAC-Zellen *f pl*
ECL 细胞 ECL-Zellen *f pl*
G 细胞 Gamma-Zellen der Hypophyse *f pl*, G-Zellen *f pl*
ItO 细胞 ItO-Zelle *f*
I 细胞 I-Zelle *f*
K562 细胞 K562-Zelle *f*
K 细胞 Killer-zelle *f*, K-Zelle *f*
LE 细胞 Lupus erythematoides-Zelle *f*, LE-Zelle *f*
NIL 细 胞 negative Immunglobulin-Lymphozyten *m pl*, NIL-Zellen *f pl*
NK 细胞 NK-Zelle *f*
P 细胞 Schrittmacherzelle *f*
S 细胞 S-Zellen *f pl*
T 细胞 T-Zelle *f*
T 细胞 T-Zelle *f*, T-Lymphozyt *f*
X 细胞 X-Zelle *f*
细胞,培养 Zellekultur *f*
细胞[增殖]抑制药 Zytostatikum *n*
细胞癌基因 Zellkrebsgen *n*
细胞螯合剂 zelluläres Chelat *n*
细胞白血病 T-Zell-Leukämie *f*
B-细胞白血病-淋巴瘤 B-Zell-Leukämie-Lymphom *n*
细胞板 Zellplatte *f*
细胞包含物 Zelleinschluß *m*
细胞包涵体 Zelleinschlüsse *m pl*
细胞胞液质 Zytosol *n*
细胞胞饮 Pinozytose *f*
细胞保护 Zytoschutz *m*
细胞保护作用(细胞保护) Zytoprotektion *f*
细胞被 Zellüberzug *m*, Zellbelag *m*
细胞壁 Zellwand *f*
细胞壁骨架 Zellwandskelett *n*
细胞壁抗原 Zellwandantigen *n*
细胞壁水解酶 Zytohydrolase *f*
细胞壁消化酶 Zellwandsverdauungsenzym *n*
细胞变形(态) Zytomorphose *f*
细胞变异 Zytometaplasie *f*
细胞表面 Zelloberfläsche *f*
细胞表面蛋白 Zelloberfläsche-Protein *n*
细胞表面结合性摄取 zelloberfläscheverbindliche Aufnahme *f*
细胞表面抗原 T-Zell-Oberflächenantigen *n*
细胞表面抗原 Zelloberfläsche-Antigen *n*
细胞表面受体 Zelloberfläsche-Rezeptor *m*
细胞表面调节装置 Zelloberfläsche-Modulationszusam-mensetzung *f*
B 细胞表位 B-Zell-Epitop *n*
T 细胞表位 T-Zell-Epitop *n*
细胞表型 Myozytenphänotyp *m*
I-细胞病 I-Zellkrankheit *f*
细胞病 Zytopathie *f*
细胞病变 Zytopathie *f*
细胞病变效应 zytopathologischer Effekt *m*
细胞病理学 Zytopathologie *f*, Zellularpathologie *f*
细胞剥落因子 Zellablösefaktor *m*
细胞残余 Zellrest *m*
细胞层 zelluläre Schicht *f*
细胞巢 Zellnester *n pl*
细胞沉积物 Zellablagerung *f*
细胞成分 Zellbestandteil *m*
B 细胞成熟 B-Zellreifung *f*
细胞成像 zelluläre Bildgebung *f*
细胞程序化死亡 programmierter Zelltod *m*
细胞程序死亡 Apoptose *f*
细胞抽提物 Zellextrakt *m*
细胞啜入 Pinozytose *f*
细胞刺激因子Ⅰ B-Zell-antreibender Faktor-Ⅰ *m*
细胞刺激因子Ⅱ B-Zell-antreibender Faktor-Ⅱ *m*
细胞催化剂 Zellkatalysator *m*
细胞存活 Zellüberleben *n*
细胞存活率测定实验 experimentelle Bestimmung der Lebensfähigkeit der Zellen *f*
细胞存活曲线 zelluläre überlebende Kurve *f*
细胞代谢 zellulärer Metabolismus *m*
细胞代谢快速闪烁计数器 Szintillationszähler für Zellmetabolimetrie *m*
细胞导向的趋化抑制物 Zell-gerichteter Inhibitor der Chemotaxis *m*
细胞的 cellular(-is, -is, -e), zellulär
细胞电泳 Zellelektrophorese *f*
细胞电泳测量装置 Zytopherometer *n*
细胞凋亡 programmierter Zelltod *m*
细胞凋亡蛋白酶 3 Caspase-3 *f*
细胞凋亡蛋白酶 8 Caspase-8 *f*
细胞凋亡基因 apoptotisches Gen *n*
细胞定位 zeluläre Lokalisation *f*
细胞动力学 Zellkinetik *f*
细胞毒 Zellgift *n*
细胞毒(性) Zytotoxizität *f*
细胞毒的 zytotoxisch
细胞毒反应 zytotoxische Reaktion *f*
细胞毒抗体 zytotoxischer Antikörper *m*
细胞毒类药物 zytotoxisches Arzneimittel *n*
细胞毒淋巴细胞 zytotoxischer T-Lymphozyt *m*
细胞毒淋巴细胞前体细胞 zytotoxischer T-Lymphozyt *m*

细胞毒试验 Zytotoxizitätstest *m*
细胞毒素 Zelltoxine *n pl*
细胞毒素的 zytotoxisch
细胞毒素类 Zytotoxikum *n*
细胞毒素相关基因 Zellgift-assoziiertes Gen *n*
细胞毒型超敏反应 Hypersensitivität der zytotoxischen Typen *f*
细胞毒性 zytotoxizität *f*
细胞毒性(抑制性)细胞 zytotoxische Zelle *f*, Suppressorzelle *f*
细胞毒[性]T 淋巴细胞 zytotoxische T-Lymphozyten *m pl*
细胞毒性 T 淋巴细胞抗原 -4 zytotoxisches T-Lymphozyten-Antigen-4 *n*
细胞毒[性]T 细胞 zytotoxische T-Zelle *f*
细胞毒性化疗药物 zytotoxische Chemotherapeutika *n pl*
细胞毒[性]抗体 zytotoxischer Antikörper *m*
细胞毒性抗体Ⅱ型反应 Typ-Ⅱ-Reaktion des zytotoxischen Antikörpers *f*
细胞毒性脑水肿 zytotoxisches Ödem *n*
细胞毒性杀伤细胞 zytotoxische Killerzelle *f*
细胞毒性试验 Zytotoxizitätstest *m*
细胞毒性水肿 zytotoxisches Ödem *n*
细胞毒性水肿及间质性水肿 cytotoxisches Ödem und interstitielles Ödem *n*
细胞毒性阴性吸收阳性现象 Zytotoxizität negative Absorption positives Phänomen *n*
细胞毒药物(细胞[中]毒类药) Zytostatika *n pl*
细胞毒作用 Zytotoxizität *f*
细胞多核化 Polykaryocytose *f*
细胞恶变 Zellmalignität *f*
细胞恶性转化 zelluläre maligne Transformation *f*
细胞恶性转化试验 Test der zellulären malignen Transformation *m*
细胞发生 Zytogenese *f*
细胞发生带 zytognetische Zone *f*
细胞发生的 zellbildend
细胞防御机制 zellulärer Abwehrmechanismus *m*
T 细胞非依赖性活化 T-Zell-unabhängige Aktivierung *f*
T 细胞非依赖性抗体应答 T-Zell-unabhängige Antikörperreaktion *f*
T 细胞非依赖性抗原 T-Zelle unabhängiges Antigen *n*
细胞肥大包涵体病 zytomegale Einschlugkörperchen-krankheit *f* Zytomegaleinschlußf, krankheit *f*
细胞肥大病毒 Zytomegalie-Virus *n*(CMV)
细胞分布直方图 又称诺模图 Zellverteilungshistogramm *n*
细胞分光光度测定法 Zytospektrophotometrie *f*
细胞分光光度法 Zytophotometrie *f*
细胞分光光度计 zytospektrophotometer *n*
细胞分光光度学 zytospektrophotometrie *f*
细胞分光计 Zytospektrophotometer *n*
细胞分化 Zelldifferenzierung *f*
细胞分化前期 Präelldifferenzierungsperiode *f*
细胞分化时期 Zelldifferenzierungsperiode *f*
细胞分化因子 B-Zell-Differenzierungsfaktor *m*(BCDF)
细胞分拣仪 Zellsortierer *m*
细胞分解体 Cytosegresom *n*
细胞分类 zytologische klassilikation *f*
细胞分类器 Zellsortierer *m*
细胞分类系统 Zellordnungssystem *n*
细胞分类学 Zytotaxonomie *f*
细胞分离因子 Zellabtrennungsfaktor *m*
细胞分裂 Zellteilung *f*
细胞分裂毒 Mitosegift *n*
细胞分裂末期 Telophase *f*
细胞分裂期 mitotisches Stadium *n*
细胞分裂前期 präimitotisches Stadium *n*
细胞分裂染色体行为 Chromosomsverhalten bei der Zellteilung *n*
细胞分裂素 Zytomin *n*
细胞分裂素(丝裂原)活化蛋白激酶 mitogenaktivierte Proteinkinase *f*
细胞分裂素(丝裂原)活化蛋白激酶 12 mitogenaktivierte Proteinkinase-12 *f*
细胞分裂素 / 生长素比例与愈伤组织形态发生 Cytokinin/Auxin-Verhältnis und Kallus-Morphogenese
细胞分裂周期 Zellzyklus *m*
细胞分裂周期基因 Zellabteilungszyklus-Gen *n*, Zellzyklus-Gen *n*(CDC-Gen)
细胞分泌 Zellsekretion *f*
细胞分泌周期 Zellsekretionszyklus *m*
细胞分散技术 zellzerstreuende Technik *f*
细胞分散剂 zellzerstreuendes Mittel *n pl*
细胞分型 Zelltypisierung *f*
细胞分选 Zellsortierung *f*
细胞分选仪 Zellsortierer *m*
细胞分子生物学 Zell-und Molekularbiologie *f*
细胞辅助因子 T-Helfer-Zell-Faktor *m*
细胞复制性衰老 replikative Seneszenz *f*
细胞钙稳态失衡 intrazelluläre Calcium-Homöostase *f*
细胞更新 Zellmauserung *f*
细胞工程 Zelltechnik *f*, cell engineering<engl.>
细胞构成 Zellularität *f*
细胞构造 Zellstruktur *f*
细胞构筑 Cytoarchitektur *f*
细胞骨架 Zytoskelett *n*
细胞骨架丝 Zytoskelettfilament *n*
细胞骨架系统 Zytoskelett-System *n*
细胞骨架学说 Zytoskelett-Theorie *f*
细胞骨架障碍 krankhafte Veränderungen des Zytoskeletts *f pl*
细胞管型 Zellzylinder *m*
B 细胞冠区 B-Zell-Kronenbereich *m*
细胞光度测定法 Zytophotometrie *f*
细胞光度计 Zytophotometer *m*
细胞光度术 Zytophotometrie *f*
T 细胞归巢 T-Zell-Homing *n*
细胞过多 Hyperzellularität *f*
细胞过继免疫治疗 adoptive Zellimmuntherapie *f*
细胞过敏原刺激试验 zellulärer Allergen-Stimulationstest *m*
细胞行为 Zellverhalten *n*
细胞核测量法 Zellkernmessung *f*
细胞核基因 nukleares rRNA-Gen *n*
细胞核极性化 Polarisation der Zellkerne *f*
细胞核内 Kern-RNA *f*
细胞核内小分子 kleine Moleküle im Kern *n pl*
细胞核情况 Zytose *f*
细胞核仁 Entoblast *m*
细胞核外的 extranukleär
细胞核学 Karyologie *f*
细胞核遗传 nukleares Erbe *n*
细胞红皮病 T-Zell-Erythrodermie *f*
细胞呼吸[作用] Zellatmung *f*
细胞互噬 Zytokannibalismus *m*
细胞[互]向性 Zytotropismus *m*
细胞化学 Zellchemie *f*, Zytochemie *f*
细胞化学染色 zytochemische Fäirbung *f*
细胞坏死 Zellnekrose *f*
细胞环境 zelluläre Umwelt *f*
细胞混合 Zytomischung *f*
CD 细胞活化 CD-Zell-Aktivierung *f*
T 细胞活化连结蛋白 Linker für T-Zell-Aktivierung *m*
B 细胞活化因子 B-Zell-aktivierender Faktor *m*
B 细胞活化因子受体 B-Zell-Aktivierungsfaktor-Rezeptor *m*

细胞活素 Zytokin *n*
细胞活素类 Zytokine *n pl*
细胞活性 Zytoaktivität *f*
细胞基因组单核苷酸多态性微阵列 Einzelnukleotid-Polymorphismus-Mikroarray des Zellgenoms *n*
细胞基质 Zellmatrix *f*, Zytoplasma *n*, Stroma cellulare *n*
细胞基质的 zytoplasmatisch, zytostromatisch
细胞 - 基质黏着 Zell-Substrat-Adhäsion *f*
细胞激动素 Zytokinin *n*
细胞激活共刺激信号 kostimulierendes T-Zell-Aktivierungssignal *n*
细胞激活剂 T-Zell-Aktivator *m*
B 细胞激活因子 B-Zell-Aktivierungsfaktor *m*
细胞[渐进性]坏死 zelluläre Nekrose *f*
细胞激肽类 Cytokinine *n pl*
细胞极性 Zellpolarität *f*
细胞集合 Zellaggregation *f*
细胞集合体 Zellaggregat *n*
细胞集落 Zellkolonie *f*
细胞集落抑制因子 koloniehemmender Faktor *m*, cloning inhibitory factor<engl.>
细胞计 Zytometer *n*
细胞计量术 Zytometrie *f*
细胞计数 Zellzählung *f*
细胞计数室 Zählkammer *f*
细胞计数装置 Zellzähler *m*
CD30+T 细胞假性淋巴瘤 Pseudolymphom der CD30+ T-Zellen *n*
细胞间壁龛 interzelluläre Nische *f*
细胞间的 interzellulär
细胞间电交联 elektrische Koppelung der Zellen *f*
细胞间分泌小管 interzellulärer sekretorischer Tubulus *m*
细胞间隔连接通讯 gapjunktionale interzelluläre Kommunikation *f*
细胞间管 interzelluläre Kanäle *m pl*
细胞间间隙连接通讯 interzelluläre Kommunikation durch Gap-Junction *f*（GJIC）
细胞间接分裂 indirekte Zellteilung *f*
细胞间介试验 Zell-vermittelter Test *m*
细胞间连接 interzelluläre Kontaktstelle *f*
细胞间连接断裂 Bruch der interzelluläre Verbindung *m*
细胞间连接损伤 Verletzung der interzelluläre Verbindung *f*
细胞间淋巴 interzelluläre Lymphe *f*
细胞间黏附分子 interzelluläres Adhäsionsmolekül *n*
细胞间桥 Interzellularbrücke *f*, Plasmabrtücke *f*
细胞间水肿 interzelluläres Odem *n*
细胞间通讯 interzelluläre Verbindung *f*, Zellkommunika-tion *f*
细胞间隙 Zwischenzellraum *m*, Spatium intercellulare *n*, Interzellularspalte *f*, interzellulärer Raum *m*
细胞间隙迷路 interzelluläres Labyrinth *n*
细胞间陷窝 interzelluläer Recessus *m*
细胞间消化 interzelluläre Verdauung *f*
细胞间小管 interzelluläres Kanälchen *n*
细胞间液 interzelluläre Flüssigkeit *f*
细胞间粘附分子 interzelluläres Adhäsionsmolekül *n*（ICAM）
细胞间粘附分子 1 interzelluläres Adhäsionsmolekül-1 *n*（ICAM-1）
细胞间粘附分子 2 interzelluläres Adhäsionsmolekül-2 *n*（ICAM-2）
细胞间粘接物质 interzelluläre Kittsubstanz *f*
细胞间粘连分子 interzelluläres Adhäsionsmolekül *n*
细胞间质 Bindesubstanz *f*, Interzellularsubstanz *f*
细胞检测法 Raji-Zell-Assay *m*
LE 细胞检查 LE-Zelluntersuchung *f*, Lupus erythemato-SUS-Zelluntersuchung *f*
细胞检查法 Zytoskopie *f*
细胞检查用刷 Cytologie-Bfürste *f*
细胞减数分裂 Meiose *f*
细胞浆过少的 oligoplasmatisch
细胞浆进入囊泡靶向通路 Transportweg vom Zytoplasma zur Vakuole *m*
细胞浆微粒 Mitochondrien *f pl*
细胞浆性细胞死亡 zytoplasmatischer Zelltod *m*
细胞浆原纤维 Plasma-Fibrillen *f pl*
细胞角蛋白 Cytokeratin *n*
细胞角蛋白 19 的片段 Zytokeratin-19 *n*
细胞角蛋白 19 片段 Zytokeratin-19-Fragment *n*（CYFRA21-1）
细胞角蛋白 20 Cytokeratin-20 *n*
细胞角化 zelluläre Keratinisation *f*
细胞接触 zellulfärer Kontakt *m*
细胞接触机制 Zellkontaktmechanismus *m*
细胞接触抑制 zelluläre Kontaktinhibition *f*
细胞接触诱导 zelluläre Kontaktführung *f*
细胞接合 Zytokonjunktion *f*
细胞接种 Zellaussaat *f*
细胞节律 Zytorhythmus *m*
细胞结构 zytoarchitektonik *f*
细胞结构的 zytoarchitektonisch
细胞结合抗体 zellgebundener Antikörper *m*
细胞结合免疫球蛋白 zellgebundenes Immunglubulin *n*
细胞结集 Zellbaugruppen *f pl*
细胞解剖学 Zell-Anatomie *f*
细胞解体 Zytoclase *f*
细胞介导Ⅳ型超敏反应 -Ⅳ zellvermittelte Hypersensitivitätsreaktion Typ-Ⅳ *f*
细胞介导的迟发反应 zellvermittelte verzögerte Reaktion *f*（Typ Ⅳ-Reaktion）
细胞介导的溶解 zellvermittelte Lyse *f*
T 细胞介导反应 T-zellvermittelte Reaktion *f*
细胞介导淋巴细胞毒性反应 zellfibermittelte Lymphocytotoxizität *f*
细胞介导淋巴细胞溶解 zellübermittelte Lymphcytolyse *f*
B 细胞介导免疫 B-zellvermittelte Immunität *f*
T 细胞介导免疫 T-zellvermittelte Immunität *f*
细胞[介导]免疫 zellübermittelte Immunität *f*
细胞介导免疫缺乏 zelliübermittelter lmmumnitätsmangel *m*
细胞介导免疫应答（反应） zellvermittelte Immunantwort *f*
细胞介导细胞毒反应 T-zellvermittelte Zytotoxizität *f*
T 细胞介导细胞毒效应 T-Zell-vermittelte Zytotoxizität *f*
细胞介导细胞毒作用 zellvermittelte Zytotoxizität *f*
细胞介导应答 zellvermittelte Antwort *f*
细胞界限 Zellgrenze *f*
细胞浸润 zelluläre Infiltration *f*
细胞竞争 Zellwettbewerb *m*, Zellkonkurrenz *f*
细胞静止因子 zytostatischer Faktor *m*
细胞窘迫期 Zellkummerphase *f*
细胞巨化病毒 Zytomegalovirus *n*
细胞决定 Zellbestimmung *f*
B 细胞抗体 B-Zell-Antikörper *m*
B 细胞抗原 B-Zell-Antigene *m*
细胞抗原 Zellantigen *n*
细胞抗原受体 B-Zell-Antigenrezeptor *m*
T/B 细胞抗原受体库（谱）TCR / BCR-Repertoire *n*
细胞抗争 Zytomachia *f*
细胞颗粒外排 Granulat-Exozytose *f*
细胞克隆 Zellklon *m*
T 细胞克隆形成单位 T-Zell-Kolonie-bildende Einheit *f*
T 细胞克隆性 T-Zellklonierung *f*
T- 细胞克隆性筛检试验 Screening-Test der T-Zellklonierung *m*
细胞克隆性增生 klonische Hyperplasie *f*

细胞空泡毒素 vakuoles Zelltoxin *n*
T 细胞库 T-Lymphozytenbank *f*
细胞库 Zellbank *f*
细胞扩增和分化 Zellexpansion und Differenzierung *f*
细胞类型特异性 Zelltypspezifität *f*
细胞类型未定白血病 unklassifizierte Leukämie *f*
细胞离解 Zelldissoziation *f*
细胞离心淘洗机 automatisierter Blutzelle-Prozessor *m*
细胞连接 Zellhaftung *f*
B 细胞连接蛋白 B-Lyphozyten-Linkerprotein *n*
细胞连接抗原抗球蛋白反应 zellbefestigte Antigen-Antiglobulinreaktion *f*
细胞连接损伤 Verletzung der Zellverbindung *f*
细胞联系改变 Veränderung der Zellverbindung *f*
细胞疗法 Zytotherapie *f*, Zellulartherapie *f*
细胞裂解细胞 zytotoxische T-Zelle *f*
细胞裂介 Zytolyse *f*
B 细胞淋巴瘤 B-Zell-Lymphom *n*
T 细胞淋巴瘤 T-Zell-Lymphom *n*
细胞淋巴瘤(白血病基因)2 B-Zell-Lymphom-Gen-2 *n*
细胞瘤 Cytoma *n*
[甲状腺]许特莱氏细胞瘤 Hürthle* Zell(en)-Tumor *m*
[卵巢]男性[母]细胞瘤 Arrhenoblastoma ovarii *n*, Androblastom *n*
梅克尔细胞瘤 Hämangioblastom *n*
塞尔托氏细胞瘤 Sertoli*Zelltumor *m*, Androblastom *n*
塞尔托利细胞瘤(睾丸足细胞瘤) Sertolizelltumor *m*/Androblastom *n*
塞莱细胞瘤(卵巢男性细胞瘤) Sertoli—Leydig*Zelltumor *m*/Androblastom *n*
施万细胞瘤(神经鞘瘤) Lymphoepitheliom *n*
许尔特尔细胞瘤(于甲状腺) Hürthle*Zelltumor *m*
细胞论 zytographie *f*
细胞免疫 Zellimmunität *f*, zellübermittelte Immunität *f*
细胞免疫功能 zelluläre lmmunfunktion *f*
细胞免疫母 lmmun(o)blast *m*
T 细胞免疫球蛋白结构域 Domain des T-Zell-Igs *f*
细胞免疫缺陷 zelluläre Immunitätsmangel *m*
细胞免疫缺陷病 zelluläre(T-Zell-)Immunopathie *f*
细胞免疫学 Zellimmunologie *f*, zelluläre Immunologie *f*
细胞免疫学说 zelluläre Immunitätstheorie *f*
细胞膜 Zytomembran *f*, Zellmembran *f*
细胞膜内褶 Zellmembran-Umstülpung *f*, Zellmembran-Invagination *f*
细胞膜缺陷 Membrandefekt *m*
细胞膜渗透性 Permeabilität der Zellmembran *f*
细胞膜水解酶 Cytohydrolase *f*
细胞膜下线状致密 subplasmalemmaler Titer *m*
细胞膜穴样内陷 höhlenartiger Membran-Rückzug *m*
细胞耐受性 zelluläre Toleranz *f*
细胞囊 Cytocystis *f*, Cytozyste *f*
细胞内病原体 intrazellulärer Erreger *m*
细胞内沉积 intrazelluläre Ablagerung *f*
细胞内传感器 intrazellulärer Sensor *m*
细胞内刺激法 Mikrostimulation *f*
细胞内胆固醇沉积 intrazelluläre Cholesterinablagerung *f*
细胞内的 endozellufär, intrazellular(-is-is,-e), intrazellulär
细胞内电极 intrazelluläre Elektrode *f*
细胞内电位 intrazelluläres Potential *n*
细胞内毒素 intrazelluläres Toxin *n*
细胞内分泌小管 intrazellulärer sekretorischer Canalicu-lus *m*
细胞内隔室 intrazellulärer Raum *m*
细胞内共生物 Endosymbiont *m*
细胞内含物 Zelleinschluß *m*
细胞内化学 intrazelluläre Chemie *f*
细胞内激酶 intrazelluläre Kinase *f*
细胞内激素 intrazelluläres Hormon *n*
细胞内记录 intrazellulärer Rekord *m*
细胞[内]寄生的 zytozoisch
细胞内寄生虫 intrazellulärer Parasit *m*
细胞内介导物 intrazellulärer Mediator *m*
细胞内渴 intrazellulärer Durst *m*
细胞内酶 Endoenzyme *n pl*, intrazelluläre Enzyme *n pl*
细胞内镁 intrazelluläres Magnesium *n*
细胞内膜 intrazelluläre Membran *f*
细胞内膜系统 intrazelluläre Membransystem *n*
细胞内黏附分子 intrazelluläre Adhäsionsmoleküle *n pl*
细胞内黏附分子 -1 intrazelluläres Adhäsionsmolekül-1 *n*(ICAM-1:CD54)
细胞内黏附分子 -2 intrazelluläres Adhäsionsmolekül-2 *n*(ICAM-2:CD102)
细胞内黏附分子 -3 intrazelluläres Adhäsionsmolekül-3 *n*(ICAM-3:CD50)
细胞内受体 intrazellulärer Rezeptor *m*
细胞内水肿 intrazelluläres Ödem *n*
细胞内糖原沉积 intrazelluläre Glykogenablagerung *f*
细胞内吞 Endozytose *f*
细胞内微生物 intrazelluläre Mikrobe *f*
细胞内细胞 Zelle innerhalb einer Zelle *f*
细胞内消化 intrazelluläre Verdauung *f*
细胞内小管 intrazellulärer Canaliculus *m*
细胞内信号肽 intrazelluläres Signalpeptid *n*
细胞内氧过多 Zytohyperoxie *f*
细胞内液 intrazelluläre Flüssigkeit *f*, Intrazellulärflüssigkeit *f*
细胞内液(胞内液) intrazelluläre Flüssigkeit *f*
细胞内液量 Intrazellularflüssigkeitsvolumen *n*
细胞内粘着蛋白质 intrazelluläres Attachment-Protein *n*
细胞内质网 endoplasmatisches Reticulum *n*
细胞能力学 Zellenergielehre *f*
细胞黏附分子 Zelladhäsionsmolekül *n*
细胞黏附受体 Zelladhäsionsrezeptor *m*
细胞黏着分子 zelluläre Adhäsionsmolekül *n*
细胞排粒作用 Exozytose *f*
细胞旁途径 parazellulärer Weg *m*
细胞旁小道 parazelluläre Shunt *f*
细胞培养 Zellkultur *f*
细胞培养物 Zellkultur *f*
细胞配合 Zytogamie *f*
细胞破碎 Klasmatose *f*
细胞谱系 Zellinie *f*
细胞期 zelluläre Phase *f*
细胞起源 Zellursprung *m*
细胞器 Organell *n*, Organelle *f*, Organellen *n pl*
细胞器传感器 Zellsensor *m*
细胞器电极 zellorganelle Elektrode *f*
细胞器移植 organelle Transplantation *f*
细胞器遗传学 organelle Genetik *f*
细胞迁移 Zellmigration *f*
细胞迁移抑制 Hemmung der Zellmigration *f*
B 细胞前体 B-Vorläuferzelle *f*
细胞[群体]动力学 Zellpopulationskinetik *f*
细胞嵌合体 Zellchimären *f pl*
细胞桥 Zellbrücke *f*, Zytodesma *n*
细胞侵袭 Zellinvasion *f*
细胞球蛋白 zytoglobulin *n*
B 细胞区 B-Zellenfläche *f*
T 细胞区 T-Zellenfläche *f*

细胞趋化素 Zytotaxin *n*
细胞趋化素原 Zytotaxigen *n*
细胞全能性 zelluläre Totipotenz *f*
B 细胞缺陷 B-Zell-Defekt *m*
T 细胞缺陷 T-Zell-Defekt *m*
细胞缺陷鼠 beige Maus *f*
细胞缺氧症 Zytohypoxie *f*
细胞群 Zellmasse *f*
细胞染色机 Zellfärbungsapparat *m*
细胞染色提篮器 Zellfärbungskorb *m*
细胞溶(裂)解 Zytolyse *f*
细胞溶胶 Zytosol *n*
细胞溶解 Zellauflösung *f*, Zytolyse *f*
细胞溶解或细胞毒性变态反应 zytolytische oder zytotoxische allergische Reaktion *f*
细胞溶解器 Cytolyzer *n*
细胞溶解型超敏反应 Hypersensitivität des zytolytischen Typs *f*
细胞溶解型的 zytolytisch
细胞溶解性抗体 zytolytischer Antikörper *m*
细胞溶酶体 Zytolysom *n*
细胞溶素 zytolysin *n*
细胞溶素原 Zytolysinogen *n*
细胞溶质 Zytosol *n*
细胞融合 Zellverschmelzung *f*, Zellfusion *f*
细胞融合化学法 chemisches Methode der Zellfusion *f*
细胞融合因子 Zellfusionsfaktor *m*, Zellverschmelzungs-faktor *m*
细胞朊蛋白 zelluläres Prion-Protein
细胞色 450(单加氧酶系 450) Cytochrom-P450 *n*
细胞色素 Zytochrom *n*, Zellpigment *n*, Histohäm(at)in *n*
细胞色素 1 Zytochrom-1 *n*
细胞色素 448 Zytochrom-P448 *n*
细胞色素 -450 Zytochrom-P450 *n*
细胞色素 55 Zytochrom-55 *n*
细胞色素 C Zytochrom C *n*
细胞色素 C 还原酶 Mahler* Ferment *n*, Zytochrom-C-Re-duktase *f*
NADH- 细胞色素 c 还原酶 NADH-Cytochrom-C-Reduktase *f*
细胞色素 P450 酶系(混合功能氧化酶,单加氧酶) Cytochrom-P450-Enzymsystem *n*
细胞色素过氧化物酶 Zytochrom-Peroxidase *f*
CoQH2- 细胞色素还原酶 CoQH2-Cytochrom-Reduktase *f*
细胞色素还原酶 Zytochrom-Reduktase *f*
细胞色素还原酶 2 Zytochrom-Reduktase-2 *f*
细胞色素还原酶 55 Zytochrom-Reduktase-55 *f*
细胞色素缺陷 Zytochrom -Mangel *m*
细胞色素系统 Zytochrom-System *n*
细胞色素氧化酶 Zytochromoxidase *f*, Zellhfämin *n*
细胞杀伤试验 Abtötung-Funktionstest der NK-Zelle *m*
细胞社会学 Zellsoziologie *f*
细胞伸长 Zellelongation *f*, Zellverlängerung *f*
细胞渗出 Zytoexudation *f*, Cellularexudation *f*
细胞渗出物 zelluläres Exudat *n*
细胞渗出液 zelluläres Exudat *n*
细胞渗透性 Zellpermeabilität *f*
细胞生成 zytopoiesis *f*
细胞生活(命)周期 Zelllebenszyklus *m*
细胞生活反应 zelluläre vitale Reaktion *f*
细胞生理学 zelluläre Physiologie *f*
细胞生命周期 Zellzyklus *m*
细胞生态学 Zellökologie *f*
细胞生物化学 Zellbiochemie *f*
细胞生物学 Zellbiologie *f*, Zytobiologie *f*
细胞生长和分化因子 B-Zell-Wachstums- und Differenzierungsfaktor *m*
细胞生长曲线 zelluläre Wachstumskurve *f*
细胞生长抑制剂中毒 Zytostatika-Intoxikation *f*
T 细胞生长因子 T-Zell-Wachstumsfaktor *m*(TCGF)
细胞生长因子 Zellwachstumsfaktor *m*
细胞生长因子 1 T-Zell-Wachstumsfaktor-1 *m*
细胞生长因子 2 T-Zell-Wachstumsfaktor-2 *m*
细胞生长因子Ⅰ B-Zell-Wachstumsfaktor-Ⅰ *m*
细胞生长因子Ⅱ B-Zell-Wachstumsfaktor-Ⅱ *m*
细胞生长因子受体 zellulärer Wachstumsfaktor-Rezeptor *m*
B 细胞识别 B-Zell-Erkennung *f*
细胞识别 Zellanerkennung *f*
细胞世代时间 zelluläre Generationszeit *f*
细胞视黄醇结合蛋白 zellulärers Retinol-bindendes Protein *n*(cRBP)
细胞视黄醛结合蛋白 zelluläres Retinol-bindendes Protein *n*(CBP)
细胞视黄醛结合蛋白Ⅱ zelluläres Retinol-bindendes Protein-Ⅱ *n*(CRBP-Ⅱ)
细胞视黄酸结合蛋白 zelluläres Retinsäure-bindendes Protein *n*(cRABP)
细胞收集器 Zellharvestor *m*
细胞受精素 Zellfertilizin *n*
B 细胞受体 B-Zellenrezeptor *m*
T 细胞受体 T-Zellenrezeptor *m*
细胞受体 Zellrezeptoren *m pl*
细胞受体单位 Zellrezeptoreinheit *f*
细胞受体蛋白 Zellrezeptor-Protein *n*
α 细胞受体基因 Alpha-Zellenrezeptor-Gen *n*
β 细胞受体基因 Beta-Zellenrezeptor-Gen *n*
δ 细胞受体基因 Delta-Zellenrezeptor-Gen *n*
γ 细胞受体基因 Gamma-Zellenrezeptor-Gen *n*
细胞受体基因 Zellenrezeptor-Gen *n*
T 细胞受体库 T-Zell-Rezeptor-Repertoire *n*
T 细胞受体重排切除环 Exzisionsring der Zell-Rezeptor-Umlagerung *m*
细胞衰老 Zellalterung *f*
细胞栓塞 Zellembolie *f*
细胞栓子 Zellthrombus *m*
细胞水变性 zelluläre hydropische Degeneration *f*
细胞水化 zelluläre Hydration *f*
细胞水平 zelluläres Niveau *n*
细胞水肿 zelluläres Ödem *n*
细胞丝 Cytofilament *n*
细胞死亡 Zelluntergang *m*, Zelltod *m*
细胞死亡钟 programmierter Zelltod *m*
B 细胞松弛素 B-Cytochalasin *n*
细胞松弛素 Cytochalasin *n*
D 细胞松弛素 D-Cytochalasi *n*
细胞搜寻 Zellsuche *f*
细胞碎片 Zelldetritus *m*
细胞损耗理论 Theorie des Zellverlusts *f*
细胞损坏 Zellschaden *m*
细胞损伤 Zelltrauma *f*
B-1 细胞特异八聚体结合蛋白 -1 B-1-zellspezifische Octamer-bindendes Protein-1 *n*
细胞特异的选择性剪接 zellspezifisches alternatives Spleißen *n*
T 细胞替代因子 T-Zell-Substitutionsiaktor *m*
L 细胞条件培养液 L-Zell-konditioniertes Medium *n*
T 细胞条件培养液 T-Zell-konditioniertes Medium *n*
细胞铁质 zytosiderin *n*
细胞通过率 Zelltransitrate *f*
细胞通过时间 Zelltransitzeit *f*
细胞通信 Zell-Zell-Kommunikation *f*
细胞通讯 Zellkommunikation *f*

细胞同步化 Zellsynehronisation *f*
细胞透过液 transzelluläre Flüssigkeit *f*
细胞透明质 Zellhyaloplasma *n*
细胞透性 Zellenpermeabilität *f*
细胞图像分析仪 Bildanalysator *m*
细胞团 Zell-Baugruppen *f pl*
细胞团纯系化选择 reine Linie-Auswahl des Zellaggregats *f*
细胞团块 Zellaggregat *n*
细胞团理论 hebbsche Lernregel *f*
细胞吞噬现象 Endozytose *f*
细胞吞噬作用 Zytophagie *f*
细胞外被 Zellhülle *f*
细胞外层 Cellulosa *f*
细胞外胆固醇沉着症 extrazelluläre Cholesterinose *f*
细胞外的 extrazellulär
细胞外电极 extrazelluläre Elektrode *f*
细胞外毒素 extrazelluläres Toxin *n*
细胞外分离液 extrazelluläre Trennungsflüssigkeit *f*
细胞外环 2 extrazelluläre Schleife-2 *f*
细胞外活化激酶 extrazelluläre aktivierte Kinase *f*
细胞外基质(ECM) extrazelluläre Matrix *f*(ECM)
细胞外基质材料 extrazelluläre Matrix -Materials *n f*
细胞外记录 extrazellulärer Rekord *m*
细胞外间隙 extrazellulärer Raum *m*
细胞外间质 extrazelluläre Matrix *f*
细胞外结构域 extrazelluläre Domäne *f pl*
细胞外渴 extrazellulärer Durst *m*
细胞外酶 extrazelluläre Enzyme *n pl*
细胞外黏质 extrazellulärer Schleim *m*
细胞外排 Exozytose *f*
细胞外排作用 Exocytose *f*
细胞外吐 Exozytose *f*
细胞外微生物 extrazelluläre Mikrobe *f*
细胞外隙 extrazellulärer Raum *m*
细胞外消化 extrazelluläre Digestion *f*, extrazelluläre Ver-dauung *f*
细胞外信号蛋白质, extrazelluläres Signalprotein *n*(ESP)
细胞外信号调节 MAP 激酶 extrazelluläre signalregulierte MAP-Kinase *f*
细胞外信号调节激酶 extrazelluläre signalregulierte Kinase *f* (ERK)
细胞外信息 extrazelluläres Signal *n*
细胞外液 extrazelluläre Flüssigkeit *f*
细胞外液渗透浓度 Osmolalität des extrazellulären Fluids *f*, Osmolalität der extrazellulären Flüssigkeit *f*
细胞外衣 Zellüberzug *m*, Zellbedeckung *f*
细胞网质 Zytohyaloplasma *n*
细胞微电极 zelluläre Mikroelektrode *f*
细胞微生物学 Zellmikrobiologie *f*
细胞萎缩 Zellatrophie *f*
细胞稳定性 Zellenstabilität *f*
细胞物理学 Zellphysik *f*
细胞吸管 Zytopipette *f*
细胞系 Zelllinie
细胞系选择 Klonselektion *f*
细胞纤毛 Zell-Zilien *n pl*
细胞腺瘤 Zelladenom *n*
细胞相关免疫球蛋白 Zell-assoziiertes Immunglobulin *n*
细胞相互作用 Zellinteraktion *f*, gegenseitige Zellbeein-flussung *f*
细胞相互作用分子 Zellinteraktionsmoleküle *n pl*
细胞相容性 zelluläre Verträglichkeit *f*
细胞向性 Zytotropismus *m*
T 细胞小淋巴细胞性淋巴瘤 T-Zell-kleines lymphatisches Lymphom *n*
细胞效应 zellulärer Effekt *m*
T-B- 细胞协同作用 T-B-Zell-Kooperation *f*
细胞芯片 Zell-Chip *m*
细胞信号辨别机制 Mechanismus der B-Zell-Signalunterscheidung *m*
细胞信号传导 Zellsignalisierung *f*
细胞信号转导联盟 Zellsignal-Union *f*
细胞信号转导系统 Signaltransduktionssystem *n*
细胞形成 zytomorphosis *f*
细胞形态学 Zytomorphologie *f*
细胞性蓝痣 zellulärer blauer Nävus *m*
B 细胞性免疫母细胞肉瘤 B-Zellen-Immunoblast-Sarkom *n*
T 细胞性免疫母细胞肉瘤 T-Zellen-Immunoblast-Sarkom *n*
细胞性脑水肿 zelluläres Hirnödem *n*
细胞性缺氧 zellulärer Sauerstoffmangel *m*
细胞性死亡 Zelltod *m*
细胞性新月体 zellulärer Halbmond *m*
细胞性牙骨质 zelluläres Cementum *n*
4- 细胞性胰岛细胞瘤 4-Zellen-Insulinom *n*
细胞性硬化 zelluläre Sklerose *f*
细胞悬浮培养 Zellsuspensionskultur *f*
细胞悬液 Zellsuspension *f*
细胞学 Zellenlehre *f*, Zytologie *f*
细胞学采样 zellbiologische Probenahme *f*
细胞学穿刺针 Nadel für zellbiologische Aspiration *f*
细胞学的 zellbiologisch
细胞学定位 zellbiologisches Mapping *n*
细胞学活组织检查 zellbiologische Biopsie *f*
细胞学家 Zytologe *m*
细胞学检查 zytologische Untersuchung *f*
细胞学鉴定 zytologischer Assay *m*
细胞学说 Zelltheorie *f*
细胞学图[谱] zytologisches Map *n*
细胞学诊断 Zytodiagnostik *f*, Zelldiagnostik *f*, zytologi-sche Diagnostik *f*
细胞学指数 cytologischer Exponent *m*
细胞牙骨质 zellulärer Zement *m*
B 细胞亚群 B-Zellen-Untergruppe *f*
T 细胞亚群 B-Zell-Untergruppe *f*
细胞亚株 Zellunterstamm *m*
细胞衍生的 zellabgeleitet
T 细胞阳性选择 positiveT-Zell-Selektion *f*
细胞氧化 zelluläre Oxydation *f*
细胞样的 zellähnlich
细胞样体 Zytoidkörper *m pl*
细胞样小体 Zytoidkörperchen *n*
细胞药理学 zelluläre Pharmakologie *f*
细胞衣 Zellbedeckung *f*
细胞依赖抗体细胞毒作用 Zytotoxizität des zellabhängigen Antikörpers *f*
细胞依赖区 T-Zell-abhängiger Bereich *m*
T 细胞依赖性抗原 T-Zelle-abhängiges Antigen *n*
细胞移动 Zellbewegung *f*
细胞移植 zelluläre Transplantation *f*
细胞遗传[学]的 zytogenetisch
细胞遗传的 zytogenetisch
细胞遗传毒性 zelluläre Genotoxizität *f*
细胞遗传学 Zellgenetik *f*, Zytogenetik *f*
细胞遗传学变化 zytogenetische Veränderung *f*
细胞遗传学分析 zytogenetische Analyse *f*
细胞遗传学家 Zytogenetiker *m*
细胞遗传学试验(染色体畸变分析) zytogenetisches Experiment *n*
细胞遗传学图 zytogenetische Tafel *f*, zytogenetisches Bild *n*

细胞异常 zelluläre Anomalie *f*
细胞抑制 Zellhemmung *f*
细胞抑制剂 Zytostatika *n*
细胞抑制因子,T-Zell-Suppressor-Faktor *m*(TCSF)
T 细胞疫苗 T-Zell-Impfstoff *m*
细胞因素 zelluläre Faktoren *m pl*
细胞因子 Zytokin *n*
细胞因子风暴 Zytokin-Sturm *m*
细胞因子合成抑制因子 Zytokin-Synthese-Inhibitionsfaktor *m*
细胞因子基因疗法 Zytokingentherapie *f*
细胞因子级联反应 Zytokinkaskade *f*
细胞因子介导的贫血 zytokinvermittelte Anämie *f*
细胞因子疗法 Zytokintherapie *f*
细胞因子受体超家族 Zytokin-Rezeptor-Superfamilie *f*
细胞因子受体结构域 Zytokin-Rezeptor-Domäne *f pl*
细胞因子网络 Zytokinnetzwerk *n*
细胞因子信号 3 Zytokin-Signal-3 *n*(SOCS3)
细胞因子信号转导抑制因子 Zytokin-Signaltransduktion-Inhibitor *m*
细胞因子诱导的杀伤细胞 Zytokin-induzierte Killerzelle *f*
T 细胞阴性选择 negativeT-Zell-Selektion *f*
细胞荧光光度术 Zytofluorometrie *f*
细胞荧光记录器 Zytofluorographie *f*
细胞荧光记录器分析 zytofluorographische Analyse
细胞营养 zytotrophie *f*
细胞应激 Zellstress *m*
细胞有丝分裂[促进]因子 mitogenetischer Faktor *m*
细胞有丝分裂灾难 mitotische Katastrophe *f*
细胞诱变 Zellmutagen *n*
细胞原浆毒 zytoplasmatisches Toxin *n*
细胞原位杂交 Zytohybridization in situ *f*
细胞原性贫血 zytogenetische Anämie *f*
细胞运动 Zellbewegung *f*
细胞运动性 Zellmobilität *f*
细胞运动性接触抑制 Kontakt-Hemmung der Zellbewegung *f*
细胞杂交 Zellhybridisierung *f*
细胞杂交瘤 B-Zell-Hybridom *n*
T 细胞杂交瘤 T-Hybridoma *n pl*
细胞再生 Zellregeneration *f*
细胞灶诱导 Zellherd-Induktion *f*
细胞增大性脉管生长 Zunahme der Gefäßzellwachstums *f*
细胞增生区 Zellvermehrungszone *f*
C 细胞增生症 C-Zell-Hyperplasie *f*
细胞增殖 C-Zell-Hyperplasie *f*
细胞增殖的 hyperplastisch
细胞增殖动力学 Zytokinetik *f*
细胞增殖期 zelluläres proliferatives Stadium *n*
细胞增殖区 Zone der Zellvermehrung *f*
细胞增殖性接触抑制 Kontaktshemmung der Zellproliferation *f*
细胞增殖周期 Zellteilungszyklus *m*, Zelivermehrungszyk-lus *f*
细胞粘附分子 interzelluläre Adhäsionsmolekül *n*
细胞粘合 interzelluläre Adhäsion *f*
细胞粘合分子 interzelluläres Adhäsionsmolekül *n*
细胞粘合素 Cadherin
细胞粘连(着) Zellagglutination *f*
细胞粘连(着)分子 Zelladhäsionsmolekül *n*(CAM)
细胞粘着 Zelladhäsion *f*
细胞胀亡 Onkose *f*
细胞着色不一 gemischte Zellenfärbung *f*
细胞诊断 Zytodiagnostik *f*
细胞整体性 Integrität der Zelle *f*
细胞之间液体量减少致渴 extrazellulärer Durst *m*
细胞支架 zytoskelett *n*
细胞支架的晶状体蛋白 zytoskelettelles Linsenprotein *n*
细胞脂[质] Zytolipin *n*
细胞直接分裂 direkte Zellteilung *f*
细胞质 zytoplasmatische DNA *f*
细胞质 zytoplasmatische RNA *f*
细胞质[表型]迟延 zytoplasmatische Verzügerung *f*
细胞质蛋白质 Zytoplasmaprotein *n*
细胞质的 zytoplasmatisch
细胞质工程 Zytoplasma-Engineering *n*
细胞质核糖体 Zytoribosom *n*
细胞质基因 Zytogen *n*
细胞质基因组 Plasmon *n*
细胞质基质 zytoplasmatische Matrix *f*, cytoplasmatische Grundsubstanz *f*
细胞质决定子 zytoplasmatische Determinante *f*
细胞质抗原 zytoplasmatisches Antigen *n*
细胞质流动 zytoplasmatische Strömung *f*, Plasmaströmung *f*
细胞质膜 Zytoplasmamembran *f*
细胞质内含物 zytoplasmatischer Einschluß *m*
细胞质内精子注射技术 intrazytoplasmatische Spermainjektion *f*
细胞质嵌合体 Cytogene-Mosaik *n*
细胞质桥 zytoplasmatische Brücke *f*
细胞质替换 Substitution des Zytoplasmas *f*
细胞质突变 zytoplasmatische Mutation *f*
细胞质小 kleine zytoplasmatische RNA *f*
细胞质雄性不育 cytoplasmatische männliche Sterilität *f*
细胞质遗传 zytoplastische Vererbung *f*
细胞质遗传因子 zytoplasmatischer genetischer Faktor *m*
细胞质皱褶 Zytoplasmatische Rüsche *f*
细胞治疗 Zelltherapie *f*
细胞致病变作用 zytopathogener Effekt *m*
细胞致病作用 zytopathogener Effekt *m*
细胞痣 zellulärer Nävus *m*
细胞[中]毒 zytotoxisch
细胞[中]毒类药又称细胞毒药物 zytotoxisches Arzneimittel *n*
细胞[中]毒药 Zytostatikum *n*
细胞中心 Zellzentral *n*
细胞中心体 zytozentrum *n*
细胞肿胀 zelluläre Schwelle *f*
细胞重组 zelluläre Rekonstitution *f*
细胞周的 perizellulär
细胞周期 Zellzyklus *m*
细胞周期蛋白 Cyclin *n*
细胞周期动力学 Zellzyklusdynamik *f*
细胞周期非特异性药物 zellzyklus-nonspezifische Arznei-mittel *n pl*
细胞周期基因 Zellzyklus-Gen *n*
细胞周期检查点 Zellzyklus-Kontrollpunkt *m*
细胞周期素依赖性激酶 Cyclin-abhängige Kinase *f*(CDK)
细胞周期素依赖性激酶 4 Cyclin-abhängige Proteinkinase-4 *f*(CDK4)
细胞周期特异性药物 zellzyklus-spezifische Arzneimittel *n pl*
细胞周期调节基因 Zellzyklus-regulatorisches Gen *n*
细胞周期停滞 Zellzyklusarrest *m*
细胞周期依赖性蛋白激酶 Cyclin-abhängige Kinase *f*
细胞周期依赖性蛋白激酶抑制蛋白 Cyclin-abhängige Kinase-Inhibitor *m*
细胞周网 perizelluläres Netz *n*
细胞轴 Zellachse *f*
HeLa 细胞株 HeLa-Zellstamm *m*
KB 细胞株 KB-Zellstamm *m*
L 细胞株 L-Zellstamm *m*
细胞株 Zellstamm *m*, Zell-Klon *m*
细胞株刺激因子 koloniestimulierender Faktor *m*

细胞株蛋白 Zytoglobin *n*
细胞株选择学说 Kolonieselektionstheorie *f*
细胞注射倒置显微镜 Cytoinjection-invertiertes Mikroskop *n*
细胞转导子和转录活化子 Signaltransduktor und Aktivator der Transkription *f*(STAT)
细胞转化 Zelltransformation *f*
细胞转化生长因子 Zell-transformierender Wachstumsfaktor *m*(CTGF)
细胞转染剂 Cytofectin *n*
细胞转移因子 zellübertragender Faktor *m*, Zelltransfer-faktor *m*
细胞状的 zellförmig
细胞滋养层 Zytotrophoblast *m*, Langhans* Zellschicht *f*
细胞滋养层壳 zytotrophoblastische Hülse *f*
细胞滋养层细胞柱 zytotrophoblastische zelluläre Säule *f*
细胞自溶素 Autozytolysin *n*
β- 细胞自身抗体 β-Zelle-Autoantikörper *m*
细胞自噬 Autophagie *f*
细胞自噬体结构前体 Pre-Autophagosomsstruktur *f*(PAS)
细胞组合 zelluläre Assoziation *f*
细胞[组织]溶解 Kathepsis
细胞组织细胞增生症 Zellhistiozytose *f*
细胞组织学 Zytohistologie *f*
细臂 Mikrobrachie *f*
细玻棒 dünner Glasstab *m*
细齿 Zähnchen *n*
细刺 Spinelet *n*, Spinule *f*
细刺皮针 dünne Lanze *f*, Lanzennadel *f*
细丛卷毛状的 flocculose
细胆管炎性肝硬变 cholangiolitische Zirrhose *f*
细的 fein
细滴虫 Leptomonas *f*
细滴虫型期 Phase des Leptomonas *f*
细动脉玻璃样变 Hyalindegeneration der Arteriolae *f*
细动脉性肾硬化 renale Arteriolosklerose (Nephrosklerose) *f*
细动脉硬化 Arteriolosklerose *f*
细动脉硬化性固缩肾 arteriolosklerotische Schrumpfniere *f*, arteriolosklerotjsche zusammengezogene Niere *f*
细动脉硬化症 Arteriolosklerose *f*
细动作 fine Aktion *f*
细读 Lektüre *f*
细度 Feinheitsgrad *m*
细段 dünnes Segment *n*
细粉 feines Pulver *n*
细缝裂的 rimulous
细杆菌 Mikrobakterium *n*, Microbacterium *n*
细杆状的 virgat
细根 Radicula *f*
细观力学 Mikromechanik *f*
细观模型 mesoskopisches Modell *n*
细管小体 tubuläres Körperchen *n*
细管针刺术 Kapillarpunktion *f*
细化 Verfeinerung *f*
细肌丝 dünnes Filament *n*
细肌型 holomyarian type<engl.>
细尖 Apikule *f*
细觉 epikritische Sensation *f*
细结节性肝硬化 fein-noduläre Leberzirrhose *f*
细解剖镊 donne anatomische Pinzette *f*
细精管 Tubuli seminiferi *m pl*
细精管发育不全 Klinelelter*Syndrom *n*
细精管发育不全综合征 samenkanälches Dysgenesis-Syndrom *n*
细锯齿状的 serratulate, serrulate
细菌 Bakterien *f pl*
细菌[蛋白]变应原 bakterielles Allergen *n*
细菌[生长]密度计 Dens(it)ometer *n*
细菌[显微]镜检[查]法 Bakterioskkopie *f*
细菌 L 型 Bakterien des L-Forms *n pl*
细菌败血病 bakteriämische Septikämie *f*
细菌变态酶 Inhibin *n*
细菌变异 bakterielle Dissoziation *f*, mikrobielle Dissoziation *f*
细菌病 Bakteriose *f*, Bakteriosis *f*
细菌病毒 Bakteriovirus *n*
细菌病因学 bakterielle Ätiologie *f*
细菌超抗原 bakterielles Superantigen *n*
细菌持续存在 bakterielle Persistenz *f*
细菌丛 Bakterioflora *f*
细菌弹 Keimbombe *f*
细菌蛋白 Bakterioprotein *n*
细菌蛋白质定位 bakterielle Proteinlokalisierung *f*
细菌的 bacterial(-is, -is, -e), bazillär, bakteriell
细菌淀粉 bakterielle Stärke *f*
细菌定植 bakterielle Besiedlung *f*
细菌毒素 Bakteriotoxine *n pl*, Bakterientoxine *n pl*
细菌毒血症 Bakteriotoxämie *f*
细菌多糖免疫球蛋白 bakterielles Polysaccharid-Immunglobulin *n*(BPIG)
细菌发酵 bakterielle Fermentation *f*
细菌繁殖体 bakterielle vegetative Form *f*
细菌分类学 systemische Bakteriologie *f*
细菌感染 bakterielle Infektion *f*
细菌管型 bakterieller Zylinder *m*
细菌过度繁殖综合征 bakterielle Uberwucherungssyn-drom *n*
[小肠内]细菌过度生长综合征 Bakterienüberwucherung-Syndrom *n*
细菌核糖体 bakterielles Ribosom *n*
细菌回复试验 Reversionstest der Bakterien *m*
细菌回复突变试验(埃姆斯试验) Ames* Test *m*
细菌计数 Bakterienzählung *f*
细菌计数技术 Bakterienzählteehnik *f*
细菌计数器 Bakterien-zahlende Vorrichtung *f*
细菌荚膜 bakterielle Kapsel *f*
细菌碱性磷酸[单酯]酶 bakterielle alkalische Phosphatase *f* (BAP)
细菌鉴定 Identiiiizierung der Bakterien *f*
细菌接合 bakterielle Konjugation *f*
细菌接种 Bakterienimpfung *f*
细菌接种法 baktrielle lnokulation *f*
细菌结合 baktrielle Konjugation *f*
细菌抗毒素 bakterielle Antitoxin *n*
细菌抗原 Bakterienantigen *n*
细菌空泡 Vakuole von Bakterien *f*
细菌恐怖 Bazillophobie *f*, Mikrobiophobie *f*, Bakteriopho-bie *f*
细菌赖药性 bakterielle Arzneimittelabhängigkeit *f*
细菌滤除法 Sterilisation dutch Filtration *f*
细菌滤过器 Bakterienfilter *m*
细菌门 Bacteriophyta *f*
细菌敏殖体 vegetatives Bakterium *n*
细菌耐药性 bakterielle Arzneimittelresistenz *f*
细菌内毒素 bakterielles Endotoxin *n*
细菌尿 Bakteriurie *f*
细菌凝集素 bakterielles Agglutinin *n*
细菌培养 Bakterienkultur *f*
细菌培养法 bakterielle Kultivierung *f*
细菌培养物 Bakterienkultur *f*
细菌人工染色体 bakterielles künstliches Chromosom *n*(BAC), künstliches Bakterienchromosom *n*
细菌溶血素 bakterielles Hämolysin *n*
细菌生活史 Lebeaszyklus der Bakterien *m*

细菌生物膜 bakterieller Biofilm *m*
细菌生长激素 Biokatalysator *m*
细菌生长曲线 bakterielle Wachstumskurve *f*
细菌视紫红蛋白 Bakteriorhodopsin *n*
细菌噬菌体 Bakteriophagen *m pl*
细菌衰退型 bakterielle lnvolutionsform *f*, bakterielle in-volutionelle Form *f*
细菌栓塞 bakterielle Embolie *f*
细菌栓塞自溶 Autolyse der bakteriellen Embolien *f*
细菌栓子 bakterieller Embolus *m*
细菌素 Bakteriocine *n pl*
细菌素分型 Typisierung des Bacteriocins *f*
细菌素型 Bacferiocin-Typ *m*, Bacteriocintypisierung *f*
细菌萜醇(十一萎烯醇) Bactoprenol *n*, bakterielles Dolichol *n*
细菌团块 Bakterienaggregat *n*
细菌维生素 Biokatalysator *m*
细菌污染 bakterielle Kontamination *f*, bakterielle Verun-reinigung *f*
细菌细胞蛋白 bakterielles zelluläres Protein *n*
细菌细胞内含物 bakterieller Einschluß *m*
细菌消化 bakterielle Verdauung *f*
细菌形[状]的 bacteriförmig
细菌型菌落 bacteriförmige Kolonie *f*
细菌性[疾]病 Bakteriose *f*, Bakteriosis *f*
细菌性败血症 bakterielle Sepsis *f*
细菌性鼻卡他 bakterielle Coryza *f*
细菌性变态反应 bakterielle Allergie *f*
细菌性玻璃体炎 bakterielle Glaskörperentzündung *f*
细菌性肠炎 bakterielle Enteritis *f*
细菌性的 bacteriogen
细菌性动脉瘤 Aneurysma mycoticum *n*
细菌性肺炎 bakterielle Pneumonie *f*
细菌性腹膜炎 bakterielle Peritonitis *f*, bakteriogene Peri-tonitis *f*
细菌性腹泻 bakterieller Durchfall *m*
细菌性肝脓肿 bakterielle Leberabszeß *m*
细菌性肝硬化 bakterielle Leberzirrhose *f*
细菌性感染 bakterielle Infektion *f*
细菌性关节炎 bakterielle Arthritis *f*
细菌性疾病 bakterielle Erkrankung *f*, Bakteriose *f*
细菌性脊髓炎 bakterielle Myelitis *f*
细菌性间质性肾炎 bakterielle interstitielle Nephritis *f*
细菌性角膜溃疡 bakterielles Kornealulkus *n*
细菌性角膜炎 bakterielle Hornhautentzündung *f*
细菌性拮抗作用 bakterielle Feindseligkeit *f*
细菌性结肠炎 bakterielle Colitis *f*
细菌性结膜炎 bakterielle Conjunktivitis *f*
细菌性痢疾 Bakterienruhr *f*, bakterielle Dysenterie *f*
细菌性淋巴结炎 bakterielle Lymphadenitis *f*
细菌性瘤 Bakteriophytom *n*
细菌性卵巢炎 bakterielle Oophoritis *f*
细菌性毛囊炎 bakterielle Follikulitis *f*
细菌性脑膜炎 bakterielle Meningitis *f*
细菌性脑炎 bakterielle Enzephalitis *f*
细菌性尿道炎 bakterielle Urethritis *f*
细菌性肾炎 bakterielle Nephritis *f*
细菌性湿疹 mikrobisches Ekzem *n*
细菌性食物中毒 bakterielle Nahrungsmittelvergiftung *f*
细菌性心包炎 bakterielle Perikarditis *f*
细菌性心肌炎 bakterielle Myokarditis *f*, infekttoxische Myokarditis *f*
细菌性心内膜炎 bakterielle Endokardiris *f*
细菌性心内膜炎急死 plötzlicher Tod von bakterieller Herzinnenhautentzündung *m*
细菌性血管瘤病 bakterielle Angiomatose *f*
细菌性咽-扁桃体炎 bakterielle Pharyngotonsillitis *f*
细菌性阴道病 bakterielle Vaginose *f*
细菌性阴道炎 bakterielle Vaginitis *f*
细菌性致热原 bakterielle Pyrogene *n pl*
细菌性转导 bakterielle Transduktion *f*
细菌性转化 bakterielle Transformation *f*
细菌性紫癜 bakterielle Purpura *f*
细菌悬液 Bakterienaufschwemmung *f*, Bakteriensuspen-sion *f*
细菌学 Bakteriologie *f*
细菌学标准 bakteriologischer Standard *m*
细菌学的 bakteriologisch
细菌学检验 bakteriologische Untersuchung *f*
细菌学失败率 bakteriologische Ausfallrate *f*
细菌学诊断 bakteriologische Diagnose *f*
细菌延伸因子 bakterieller Elongationsfaktor *m*
细菌样的 bakterienähnlich, bakterienlürmig
细菌胰蛋白酶 Bakteriotrypsin *n*
细菌移位 bakterielle Translokation *f*
细菌遗传学 Bakteriengenetik *f*
细菌易位 bakterielle Translokation *f*
细菌疫苗 bakterieller Impfstoff *m*
细菌疫苗载体 bakterieller Impfstoffvektor *m*
细菌荧光素 Bakteriofluoreszein *n*
细菌营养 Bakteriotrophie *f*
细菌原生质体融合 bakterielle Protoplastenfusion *f*
细菌原性凝集 bacteriogenische Agglutination *f*
细菌粘附 bakterielle Adhärenz *f*
细菌战 bakterieller Krieg *m*
细菌疹 bakterielles Exanthem *n*
细菌正常生境 normales Habitat der Bakterien *n*
细菌指数 bakterieller Index *m*
细菌质粒表达载体 bakterieller Plasmidexpressionsvektor *m*
细目质粒载体 bakterieller Plasmidvektor *m*
细菌致突变 bakterielle Mutation *f*
细菌重组缺陷突变型 defiziente Mutante von Rekombination *f*
细菌总数 totale Bakterienzahl *f*
细菌总体形态学 allgemeine Morphologie der Bakterien *f*
细菌组蛋白 bakterielles Histon *n*
细颗粒物 Feinstaub *m*
细孔 Osculum *n*
细孔壁 poröse Wand *f*
细孔的 feinporüs
细粒 feine Granula *m pl*
细粒的 feingranuliert
细粒棘球绦虫 Taenia echinococcus *f*, Hundebandwurm *m*, Echinococcus granulosus *m*
细粒棘球蚴病 Eehinokokkose *f*, Hydatidose *f*
细粒状呼吸音 granulare Veratmung *f*
细粒子 Feinpartikel *f*(PM2.5), Feinstaub *m*
细淋巴结病 Mikroadenopathie *f*
细脉 Mikro-sphygmie *f*, Pulsus parvus *m*
细毛 Härchen *n*
细毛状的 capillaceous
细蠓属 Leptoconops *m*
细目照相术 Detailfotografie *f*
细球菌 Mikrokokken *m pl*
细球菌科 Micrococcaceae *pl*
细球菌属 Micrococcus *m*
细球菌素 Micrococcin *n*
细软毛 Duvet *n*
细弱密螺旋体 Treponema pertenue *n*, Treponema palli-dulum *n*
细筛 Batist *m*
细湿啰音 kleinblässiges feuchtes Rasselgeräusch *n*
细食 glatte Ernährung *f*

细丝 Filament *n*
细丝弓矫治器 Applianceder Lightdrahte *f*
细丝间基质 interfilamentöse Matrix *n*
细丝钳 Zange der Lightdrahte *f*
细丝体属 Leptonema *f*
细丝状 fadenförmig
细探子 feine Messsonde *f*
细调常数 Tuning-Konstante *f*
细调节 feine Einstellung *f*
细调节器 feiner Einstellungsknopf *m*
细调整 feine Einstellung *f*
细头 Capitulum *n*
细头状的 capitellate
细微的 minut
细纹区 Regionen der dünnen Streife *f pl*
细纹钻 feiner Bohrer *m*
细隙的 areolär
细纤维 Fibrillen *f*, *pl*
细纤维型 fibrilläres Pattern *n*
细线期 Leptotän-Stadium *n*
细线前期 Präleptotän-Stadium *n*
细线状 dünne ringförmig
细线状环形低信号 dünnes ringförmiges Low-Signal *n*
细小棒状杆菌 Mikrobakterium *n*
细小病毒 Parvovirus *n*
细小病毒科 Parvovirida *n pl*
细小核糖核酸病毒 Picorna-Viren *n pl*
细辛醚 Asaron *n*, Asaricin *n*
细辛醛 Asarylaldehyd *n*
细辛[脂]索 Asarinin *n*
细叶结节性结核 Tuberkulosis azinonodularis *f*
细叶远志定[碱] Tenuidin *n*
细叶远志皂甙 Tenuifolin *n*
细叶远志皂甙元 Tenuigenin *n*
细圆齿状的 crenellate, gekerbt
细运动发育 feinmotorische Entwicklung *f*
细长刀 Bistouri *m*
细长的 schlank
细长刃口缝合针 chirurgische Nadel mit schlanken Klinge *f*
细长型 schlanke Form *f*, schlanker Typ *m*
细长指(趾) Dolichostenomelie *f*, Leptodaktylie *f*, Arach-nodaktylie *f*, Spinnenfingrigkeit *f*
细针持针钳 Nadelhalter für feine Nadel *m*
细针抽吸活检 Feinnadelpunktion *f*(FNAB)
细针抽吸活组织检查 Feinnadelaspirationsbiopsie *f*
细针穿刺活检 dünne Nadelbiopsie *f*
细针尖缝合针 chirurgische Nadel mit feiner Spitze *f*
细震颤 feiner Tremor *m*
细支气管 Bronchioli *m pl*, Bronchiolen *f pl*
细支气管肺[泡]癌 bronchioloalveolares Karzinom *n*, Alveolarkarzinom *n*
细支气管肺泡癌 bronchioloalveoläres Karzinom *n*
细支气管肺泡细胞癌 bronchioloalveoläres Zellkarzinom *n*
细支气管疾病 Bronchiolokrankheit *f*
细支气管扩张 Bronchiolektase *f*
细支气管扩张性肺气肿 Bronchiolaremphysem *n*
细支气管炎 Mikrobronchitis *f*, Bronchiolitis *f*, Bronchitis capillaris *f*
细支气管炎阻塞综合征 Bronchiolitis-obliterans-Syndrom *n* (BOS)
细支气管周[围]的 peribrochiolär
细支气管周[围]炎 Peribronchiolitis *f*
细支气管周围炎 Peribronchiolitis *f*
细枝 Zweig *m*
细肢性侏儒症 mikromelischer Dwarfismus *m*
细指(趾)过小 Mikrodaktylie *f*
细致 Akribie *f*
细致的 akribisch
细皱波状的 crispulate
细皱的 rugulose
隙 Spatium *n*

XIA 虾匣峡狭遐瑕辖下夏

xiā 虾

虾 Garnele *f*
虾粉红色 Garnelen-Rosa *f*
虾爪状畸形 Fehlstellung der Hummerscheren *f*

xiá 匣峡狭遐瑕辖

匣音 Schachtelton *m*, Papkastenton *m*
匣子模型 Model der Kassetten *n*
匣子型 Sarg-Typ *f*
峡 Isthmus *m*
峡部裂性脊椎滑脱 isthmische Spondylolisthesis *f*
峡部性脊椎滑脱 Isthmus Spondylolisthesis *f*
峡带 Isthmus *m*, Zone *f*
峡的 isthmisch
狭 schmal
狭部切开刀 Strikturotom *n*, Strikturmesser *n*
狭部切开手术 Strikturotomie *f*
狭的 angustate
狭缝 Schliß *m*, Spalte *f*
狭缝[印记]杂交 Slot-Blot *m*
狭缝印迹杂交 Slot-Blot *m*
狭角 enger Winkel *m*
狭颅症 Kraniostenose *f*
狭霉素 C Psicofuranin *n*, Angustmycin C *n*
狭栖性 Stenökie *f*
狭食性昆虫 monotrophisches Insekt *n*
狭头刺口钩虫 Uncinaria stenocephala *f*
狭头弯口线虫 Unclnaria stenocephala *f*
狭温性 stenotherm
狭温性的 stenothermisch
狭小骨盆 enges Becken *n*
狭心症 Stenocardia *f*, Angina pectoris *f*
狭盐性 Stenohalinität *f*
狭咬口式持针钳 Nadelhalter mit engem Maul *m*
狭义 ADL(基本 ADL) grundlegende ADL *f*
狭义相对论 Spezial-Relativität *f*
狭义遗传率 schmale Erblichkeit *f*
狭窄 Striktur *f*, Stenose *f*, Stenosis *f*, Koarktation *f*
狭窄肠段切除术 Resektion der Darmstenose *f*
狭窄的 stenotisch, konstriktiv
狭窄骨盆 Pelvis angusta *f*, verengtes Becken *n*
狭窄内部注意 schmale interne Aufmerksamkeit *f*
狭窄外部注意 schmale externe Aufmerksamkeit *f*
狭窄型 stenotischer Typ *m*
狭窄性胆管炎 stenosierende Cholangitis *f*
狭窄性腱鞘炎 Tendovaginitis stenosans *f*
狭窄性杂音 stenosale Murmel *f*
狭窄与闭塞 Stenose und Obstruktion *f*
狭长形持针钳 Nadelhalter von schlanker Form *m*
遐想 Tagtraum *m*
瑕疵 Fehler *m*
辖阈 Umfang *m*

xià 下夏

下 inferior
下 minderwertig
下[颌]牙槽动脉 Arteria alveolaris inferior *f*
下凹 Fovea inferior *f*
下颁第二磨牙 zweite untere Molar *m*
下颁第三磨牙 dritte untere Molar *m*
下颁第一磨牙 erste untere Molar *m*
下半月小叶 Lobulus semilunaris inferior *m*
下背痛 Schmerzen auf unterem Rücken *m pl*
下鼻道 Meatus nasi inferior *m*
下鼻甲 Concha nasalis inlerior *f*
下鼻甲部分切除术 partielle Turbinektomie inferior *f*
下鼻甲剪 Turbinektomie-Schere *f*
下鼻甲粘骨膜下切除术 submukoperiostale Resektion der unteren Nasenmuscheln *f*
下壁心肌梗塞 unterer Myokardinfarkt *m*
下臂丛 unterer Plexus brachialis *m*
下臂丛麻痹综合征 unteres Wurzelsyndrom *n*
下臂丛神经麻痹 Lähmung des unteren Brachialplexus *f*
下表皮 untere Epidermis *f*
下部切开 Unterschneidung *f*
下部肾单位肾病变 Nephrosis des unteren Nephrons *f*
下部卸料离心机 untere ausladende Zentrifuge *f*
下采样 Downsampling *n*
下侧壁心肌梗塞 Myokardinfarkt der unteren lateralen Wand *m*
下侧的 basiscopisch
下差别阈 untere Differenzschwelle *f*
下产孢组织 Subgleba *f*
下沉逆温 Temperaturinversion *f*
下尺桡关节分离 Separation des distalen Radioulnarge-lenks *f*
下尺桡关节扭伤 Verrenkung des distalen Radioulnarge-lenks *f*
下尺桡关节脱位 Luxation des distalen Radioulnargelenks *f*
下齿槽点 infradental
下齿槽动脉 Arteria alveolaris inferior *f pl*
下齿槽前点 Infradentales anterius *n*(IDA)
下齿槽神经 Nervus alveolaris inferior *m*
下齿槽神经口外麻醉法 extraorale Injektion für Anästhe-sie des Nervus alveolaris inferior *f*
下齿槽神经损伤 Verletzung des Nervus alveolaris inferior *f*
下齿槽座点 Blockpunkt des Alveolaris inferior *m*
下冲 unterer Dorn *m*
下出料自动离心机 automatische untere ausladende Zentrifuge *f*
下垂 Ptosis *f*, Ptose *f*, Descensus *m*
下垂部致密影 abhängige Opicatie *f*
下垂的 ptotisch, pendulans
下垂畸形 Ptosis *f*
下垂纠正术后 nach der Korrektur der Ptosis *f*
下垂物 Pendant *n*
下垂校正 Korrektur der Ptosis *f*
下垂心 hängendes Herz *n*
下垂肘 gesunkener Ellenbogen *m*
下垂足 Fallfuß *m*
下唇 Labium inferior otis *n*, Unterlippe *f*
下唇点[下唇中点] Unterlippepunkt *m*
下唇动脉 Arteria labialis inferior *f*
下唇方肌 Muskulus quadratus labii inferioris *m*
下唇高度 Unterlippe-Höhe *f*
下唇红点 Unterlippe-Zinnoberpunkt *m*
下唇静脉 Venae labiales inferiores *f pl*
下唇瘘管 untere Lippenfistel *f*
下唇麻术 Betäubung der unteren Lippe *f*
下唇外翻 Eversion der unteren Lippe *f*
下唇系带 Frenulum labii inferioris *n*
下唇线 tiefe Lippenlinie *f*
下唇陷窝唇(腭)裂综合征 Lacuna Lippen-Kiefer-Syndrom *n*
下唇缘 Labrale inferius *n*
下唇正中裂 medialer Lippenspalt *m*
下唇支 Rami labiales inferiores *m pl*
下唇中点 Labrale inferius *n*
下次尖 Hypoconid *n*(HYD)(下磨牙的远中颊尖)
下次小尖 Hypoconulid *n*(HLD)(下磨牙的远中尖)
下的 inferi(-or, -or, -us), unter
下动式离心机 untere aufgehängte Zentrifuge *f*
下端 Extremitas inferor(renis) *f*
下段 Segmentum inferius(renis) *n*
下段动脉 Arteria segmenti inferioris(Arteria renalis) *f*
下段横切口剖腹产术 unterer Querschnitt bei Sectio cae-sarea *m*
下段纵切口剖腹产术 unterer Längsschnitt bei Sectio cae-Sarea *m*
下蹲试验 Squattest *m*
下额突 Prominenz des Unterkiefers *f*, Unterkiefer-Prozess *n*
下腭骨(下颚) Unterkiefer *m*
下颚骨 Unterkiefer *m*
下颚宽厚 großzügiger Kiefer *m*
下腹[疼]痛 Unterbauchschmerz *m*
下腹部 Hypogastrium *n*, unteres Abdomen *n*
下腹横形切口 Unterbauchquerschnitt *m*
下腹区 Zone hypogastrica *f*
下腹神经丛切除术 Neurektomie des Plxus hypogastricus *f*
下腹外科手术 Bauchchirurgie *f*
下腹下[神经]丛 Plexus hypogastricus inferior *m*, Plexus pelvinus *m*
下腹下丛 Plexus hypogastricus inferior *m*
下腹正中切口 Medianschnitt des Unterbauchs *m*
下腹中部皮瓣 Zentralbauchklappe *f*
下疳 Schanker *m*
下疳样脓皮病 schankriforme Pyodermie
下疳状的 schankriforme
下橄榄核 Nucleus olivaris inlerior *m*
下橄榄核橄榄囊 Nucleus olivaris inferior *n*, Neuron der unteren Olive *n*
下橄榄核门 Hilum nuclei olivaris inferioris *n*
下干 Truncus inferior plexus brachialls *m*, unterer Stamm des Nasenmuschels *m*, Nasenmuschel des Truncus unteres *n*
下根 Radix inferior plexus cervicalis *f*
下共瓣 unterlegen gemeinsame Klappe *f*
下鼓室 Hypotympanum *n*, Hypotympanon *n*
下关节[凹]面 Facies articularis inferior *f*
下关节突 Processus articularis inferior *m*
下国际象棋程序 Unterkiefer der Leitungsanästhesie *m*
下行[展开]法 deszendierende Entwicklungsmethode *f*
下行传播理论 Fahrstuhltheorie *f*
下行的 descendens, deszendierend
下行感染 Infectio descendens *f*, deszendierende Infektion *f*
下行沟通 abwaerts Kommunikation *f*
下行控制 deszendierende Kontrolle *f*
下行色层分离法 deszendierende Chromatographic *f*
下行束 deszendierender Traktus *m*
下行通路 absteigender Weg *m*
下行网状激活系统 absteigend-retikulär-aktivierendes System *n*(DRAS)
下行纤维 absteigende Faser *f*
下行型尸僵 abgeleiteter Typ der Totenstarre *m*
下行性变性 absteigende Degeneration *f*
下行性的 deszendierend
下行性脊髓病 absteigende Myelopathie *f*
下行性溃变 deszendierende Degeneration *f*

下行性尿路造影术 exkretorische Urographie *f*
下行性神经病 absteigende Neuropathie *f*
下行性神经炎 absteigende Neuritis *f*
下行性视神经萎缩 absteigende Optikusatrophie *f*
下行抑制 absteigende Inhibition *f*
下行抑制径路 deszendierender inhibitoriseher Weg *m*
下行抑制性网状投射 deszendierende inhibitorische reti-kuläre Projektion *f*
下行抑制作用 deszendierende inhibitorische Aktion *f*
下行易化性网状投射 deszendierende retikulare Facilita-tions-projektion *f*
下颌 Unterkiefer *f*
下颌、面骨发育不全 mandibulo-faciale Dysostose *f*
下颌[颈]沟 Sulcus colli mandibuiae *m*
下颌传导麻醉 Mandibularleitungsanästhesie *f*
下颌的 mandibular
下颌底 Basis mandibulae *f*
下颌动力计 Gnathodynamometer *m*, Okklusometer *m*
下颌发育不良综合征 Unterkieferhypoplasiessyndrom *n*
下颌发育不足 Unterkieferhypoplasie *f*, Mandibulahypoplasie *f*
下颌发育过度 Unterkieferhyperplasie *f*, Mandibulahyperplasie *f*
下颌反射 Unterkieferreflex *m*
下颌弓 Mandibularbogen *m*, Kieferbogen *m*
下颌骨 Submaxilla *f*, Mandibel *f*, Unterkiefer *m*, Mandibula *f*
下颌骨癌 Unterkieferkarzinom *n*
下颌骨半侧切除术 Mandibularhemisektion *f*, Unterkie-ferhe-misektion *f*
下颌骨丙烯酸模板 Unterkiefer-Acrylkunststoff *m*
下颌骨部分切除术 Unterkieferresektion *f*, Mandibularre-sektion *f*
下颌骨侧位片 laterale Röntgenaufnahme der Mandibula *f*
下颌骨侧位投照术 seitliche Position der Röntgenographie *f*
下颌骨测量法 Unterkiefer-Messung *f*
下颌骨大块切除[术] En-bloc-Resektion der Mandibula *f*
下颌骨的 mandibular(-is, -is, -e)
下颌骨发育不全 Mandibulo-Dysostose *f*
下颌骨骨折 Fraktura mandibulae *f*, Unterkiefertraktur *f*
下颌骨骨折外固定[术] extraorale Fixation der Unter-kiefer-fraktur *f*
下颌骨骨折口内固定[术]intraorale Fixation der Unter-kieler-fraktur *f*
下颌骨骨折切开复位固定[术] blutige Reposition und Fixation der Mandibularfraktur *f*, offene Reposition und Fixation der Unterkjeferfraktur *f*
下颌骨后前位片 postero-anteriores Radiogramm der Mandibula *n*
下颌骨后前位投照术 posteriore vordere Position der mandibulären Röntgenographie *f*
下颌骨后缩 Unterkieferretrusion *f*
下颌骨弧 Bogen des mandibulären Knochens *m*
下颌骨畸形 Unterkiefer-Fehlbildung *f*
下颌骨角 Unterkieferwinkel *m*
下颌骨接骨板 Mandibularplatte *f*
下颌骨髁骨折 Fraktur des Mandibularcondylus *f*
下颌骨髁良性肥大 gutartige Hypertrophie des Mandibu-lar-condylus *f*
下颌骨髁状突 Processus condylaris mandibulae *m*
下颌骨瘤 Osteom der Mandibula *n*
下颌骨偏移 Unterkieferabweichung *f*
下颌骨牵引成骨术 Unterkiefer- Distraktionsosteogenese *f*
下颌骨前突 Progenie *f*
下颌骨前移术 Unterkiefervorverlagerung *f*
下颌骨钳 Mandibularzange *f*
下颌骨切除[术] Unterkiferresektion *f*, Mandibularresektion *f*
下颌骨缺失 Fehlen von Unterkiefer *n*
下颌骨缺损 Mandibulardefekt *m*
下颌骨韧带 Unterkieferband *n*
下颌骨外板 Unterkiefer-Außenplatte *f*
下颌骨外斜线 Linea obliqua mandibulae extema *f*
下颌骨徙前术 Vorverlagerung des Unterkiefers *f*
下颌骨修复植入术 Anomalie des Unterkiefers *f*
下颌骨颜面发育不全 mandibulare Dysostose *f*
下颌骨眼面畸形 mandibulookulofaziale Dyszephalie *f*
下颌骨眼面头颅骨发育不全症 mandibulookulofazial kraniale Dysostose *f*
下颌骨再造 Unterkiefer-Wiederaufbau *m*
下颌骨针 Mandibularnagel *m*
下颌骨肢端发育不良 Akrodysplasie des Unterkiefers *f*
下颌骨指数 Übersicht des Unterkiefers *f*
下颌骨重建[再造] Unterkiefer- Wiederaufbau *m*
下颌骨周围脓肿 perimandibulärer Abszeß *m*
下颌关节 Articulatio mandibularis *f*, Kiefergelenk *n*
下颌关节关节成形术 Arthroplastik des Temporomandi-bular-gelenks *f*
下颌关节神经痛 Neuralgie des Kiefergelenks *f*
下颌关节炎 Arthritis des Mandibulargelenks *f*
下颌关节运动轨迹仪 Locus-Instrument der Bewegung des Kiefergelenks *n*
下颌关节综合征 Mandibulargelenksyndrom *n*, Costen* Syndrom *n*
下颌管 Mandibularkanal *m*, Canalis mandibulae *m*
下颌横断殆片 transversal-occlusale Röntgenaufnahme *f*, Unter-kieferquerstück *m*
下颌后静脉 Vena retromandibularis *f*
下颌后缩 mandibuläre Retrognathie *f*
下颌后缩畸形 Unterkieferretrognathie *f*
下颌后缩舌后坠综合征 Glossocoma-Unterkieferrücklage-Syndrom *n*
下颌后退位触位 Unterkieferrücklage-Kontaktposition *f*
下颌后移 Unterkiefer-Rückschlag *m*
下颌环绕结扎固定法 mandibulare circumferentiale Drahtfixation *f*
下颌火器伤 Mandibularkriegsverletznng *f*
下颌尖牙 Eckzahn im Unterkiefer *m*
下颌角 Unterkieferwinkel *m*, Kieferwinkel *m*
下颌角部骨折 Unterkieferwinkelfraktur *f*
下颌角点 Kieferwinkelpunkt *m*
下颌角肥大 hypertropher Kieferwinkel *m*
下颌角骨折 Unterkieferwinkelfraktur *f*
下颌角间距 Abstand des Kieferwinkels *m*
下颌角切口 Risdom* Incision *f*, Risdom* Schnitt *m*
下颌角增大 Vergrößberung des Unterkieferwinkels *f*
下颌铰链轴 Kiefergelenkachse *f*
下颌截骨术 Unterkiefer-Osteotomie *f*
下颌颈 Collum mandibulae *n*
下颌髁突间宽 bikondyläre Breite *f*
下颌髁突切除术 mandibulare Kondylektomie
下颌孔 Foramen mandibulae *n*
下颌联合点 Symphysium *n*
下颌联合高 Höhe der mandibulären Symphyse *f*
下颌联合弧 Bogen der Symphyse *m*
下颌裂囊肿 Unterkieferspaltezyste *f*
下颌淋巴结 mandibuläre Lymphknoten *m pl*, Nodi lym-phatici mandibulares *m pl*
下颌隆起 mandibuläre Prominenz *f*, mandibulärer Prozess *m*
下颌隆凸 Torus mandibularis *m*
下颌隆突 Unterkiefer-Ausbuchtung *f*
下颌面的 mandibular
下颌面发育不全综合征 Unterkiefer-Dysostose *f*
下颌面骨发育不全 Dysostosis mandibulofacialis *f*, Kiefer-bogensyndrom *n*, mandibulare Dysostose *f*

下颌磨牙 untere Molaren *m pl*
下颌磨牙钳 untere Molarzange *f*
下颌偏颌畸形 Unterkiefer-Teilkieferfehlstellung *f*
下颌平面角 Mandibularebenenwinkel *m*（MPA）
下颌前部殆片 anterior-occlusaler Mandibularfilm *f*, Aufbissaufnahme der vorderen Mandibula *f*
下颌前部殆片钳 Halter for anteror-occlusalen Mandibu-larfilm *m*
下颌前伸运动 mandibuläre Protraktion *f*
下颌前突 mandibularer Prognathismus *m*
下颌前牙钳 untere vordere Zahnzange *f*
下颌切迹 Incisura mandibulae *f*
下颌切迹宽 Breite incisura mandibula *f*
下颌闪目［反射］Unterkieferzwinkern *n*
下颌舌骨沟 Sulcus mylohyoideus *m*
下颌舌骨肌 Musculus Mylohyoideus *m*, Kiefer-zungen-beinmuskel *m*
下颌舌骨肌神经 Nervus mylohyoideus *m*
下颌舌骨肌线 Linea mylohyoidea *f*
下颌舌骨肌支 Ramus mylohyoideus *m*
下颌舌骨神经 Nervus mylohyoideus *m*
下颌神经 Nervus mandibularis *m*
下颌神经沟 Mandibularnervsgraben *m*
下颌神经撕脱术 Avulsion des Nervus mandibularis *f*
下颌神经阻滞麻醉 mandibuläre Leitungsanästhesie *f*
下颌升支侧位体层片 Ramus des seitlichen Tomogramms *m*
下颌升支内侧隆突阻滞麻醉 Leitungsanästhesie an Internen *f*
下颌升支平面 Mandibularebene *f*
下颌升支切除术 Resektion des vorderen Teils des Ramus mandibulae *f*
下颌升支切线位投照术 Röntgenographie des Unterkieferasts der tangentialen Position *f*
下颌体 Corpus mandibulae *n*
下颌体高 Höhe des mandibulären Körpers *f*
下颌体厚 Dicke des mandibulären Körpers *f*
下颌体长 mandibularer Körper *m*
下颌头 Capitulum processus condyloidei mandibulae *n*
下颌突 Processus mandibularis *m*
下颌退缩症 Retrognathie *f*
下颌脱位 Unterkieferluxation *f*
下颌窝 Fossa mandibularis *f*
下颌无牙口内切开固定法 intraoraler Zugang für offene Reposition und interossale Drahtnaht in zahnloser Kieferfraktur *m*
下颌息止位 Ruheposition des Unterkiefers *f*
下颌下间隙 submandibularer Raum *m*
下颌下淋巴结 Nodi lymphatici submandibulares *m pl*
下颌下三角 Trigonum submandibulare *n*
下颌下神经节 Ganglion submandibulare *n*
下颌下腺 Glandula submandibularis *f*
下颌下腺凹 Fovea submandibularis *f*
下颌下腺管 Wharton* Gang *m*, Ductus submandibularis *m*
下颌下腺鞘 Kapsel der Glandula submandibularis *f*
下颌下缘切口 submandibulärer Ansatz *m*
下颌小舌 Lingula mandibulae *f*, Spix* Doro *m*
下颌牙 Zahnreihe der Unterkiefers *f*, untere Zähne *m pl*
下颌牙槽 Zahnalveole des Unterkiefers *f*, Alveolus dentalis mandibulae *m*
下颌牙槽座点 supramentaler Punkt *m*
下颌牙弓 Arcus dentalis inferior *m*
下颌颜面骨发育不全综合征 Dysostosis mandibulofacialis *f*
下颌眼面部头颅骨发育不全症 Dysostosis mandibulocu-locraniofacialis *f*
下颌咬合片 okklusaler Unterkieferfilm *m*
下颌 - 瞬目综合征 Kiefer-Lid-Phänomen *n*, Marcus*-Gunn* Phänomen *n*
下颌印模托盘 Abdrucklöffel für Unterkiefer *m pl*
下颌用咬骨钳 mandibuläre Knochenzange *f*
下颌圆枕 Torus mandibularis *m*
下颌缘支 Ramus marginalis mandibulae *m*
下颌运动 Unterkieferbewegung *f*
下颌运动复制器 Wiederholangabe des Kieferprofils *f*
下颌运动轨迹 Unterkieferbewegungsspur *f*
下颌正中囊肿 mediane mandibulare Zyste *f*
下颌支 Ramus mandibulae *m*
下颌支高 Höhe des mandibulären Ramus *f*
下颌支截骨术 Ramus-Osteotomie *f*
下颌支宽 Breite von Ramus mandibulae *f*
下颌支内侧隆突阻滞麻醉 Anästhesie an der internen Ramus mandibulae *f*
下颌支平面 mandibulae Ebene *f*
下颌支支架种植术 Implantat des Rahmen von Ramu *n*
下颌支支架种植体 Implantation in der Mandibula *f*
下颌支最小宽 minimale Breite des Ramus mandibulae
下颌中切牙切缘点 Inzision inferius *f*
下颌中切牙下颌平面角 inzisaler mandibulärer Ebenenwinkel *m*（IMPA）
下颌中切牙牙槽嵴顶点 Infradentale *n*
下颌注射 Mandibularinjektion *f*
下颌姿势位 Unterkieferposition *f*
下颌阻滞麻醉 mandibuläre Anästhesie *f*
下后尖 metaconid *m*
下后锯肌 Musculus serratus posterior inferior *m*
下呼吸道 untere Atemwege *m pl*, tiefe Atemwege *m pl*
下呼吸道念珠菌病 Candidiasis der unteren Atemwege *f*
下滑错觉 Gleitillusion *f*
下滑膜 Membrana synovialis inferior *f*
下极限 untere Limitation *f*
下甲皮 Hyponychium *n*
下甲状旁腺 Glandula parathyreoidea inferior *f*
下尖牙 Magen-Zähne *m pl*
下睑 Unteriid *n*, Palpebra inferior *f*
下睑凹陷 Sag des Unterlids *m*
下睑板弓 Arcus tarseus inferior *m*
下睑板肌 Musculus tarsalis inferior *m*
下睑袋 Tasche des Unterlids *f*
下睑反向下垂 umgekehrte Ptosis des Unterlids *f*
下睑弓 Arcus palpebralis inferior *m*
下睑紧缩术 Unterlidstraffung *f*, Kuhnt*-Szymanowski* Betrieb *m*
下睑静脉 Venae palpebrales inferiores *f pl*
下睑老化 Unterlidalterung *f*
下睑内翻 Unterlidentropium *m*
下睑牵开器 Unterlidretraktor *m*
下睑切口 Unterlideinschnitt *m*
下睑区 Unterlidbereich *m*
下睑缩短 Unterlidverkürzung *f*
下睑缩肌 Unterlidkonstriktor *m*
下睑缩肌复位 Zurücksetzen des unteren Unterlidkonstriktor *n*
下睑外翻及眉缺损 Ektropium und Augenbrauendefekt *m*
下睑缘 Unterlid *n*
下睑整形术 plastische Chirurgie des Unterlids *f*
下睑支 Rami palpebrales inferiores *m pl*
下睑重建术 Unterlidrekonstruktion *f*
下睑皱襞 Unterlidfalten *n*
下睑赘皮 Epikanthus des Unterlids *m*
下匠脑背内侧核 Nucleus hypothalamicus dorsomedialis *m*
下降 Descensus *m*
下降的 deszendierend
下降段 deszendierendes Segment *n*
下降后休克 deszendierender Schock *m*

下降相 deszendierende Phase *f*
下降斜率 deszendierende Schräge *f*
下角 Unterhorn *n*, Comu inferius *n*
下颈髓损伤 zervikale Rückenmarksverletzung *f*
下颈椎 untere Halswirbelsäule *f*
下颈椎不稳 Instabilität der unteren Halswirbelsäule *f*
下颈椎融合术 Fusion der unteren Halswirbelsäule *f*
下颈椎损伤 Verletzung der unteren Halswirbelsäule *f*
下颈椎脱位 unterer Genickbruch *m*
下颈椎稳定性 Stabilität der unteren Halswirbelsäule *f*
下胫腓骨骺分离 distale tibiale und fibulare Epiphysenlö-sung *f*
下胫腓联合扭伤 untere Syndesmose-Verstauchung *f*
下颏棘 Spina mentalis inferior *f*
下空假单轴 Diapodium *n* (Diapodia *pl*)
下肋凹 Fovea costalis inferior *f*
下泪点外翻电烙术 elektrische Kauterisation der eversion punkti lacrimalis inferior *f*
下类淀粉体 tiefer Amyloidkörper *m*
下睑板 Tarsus inferor palpebrae *n*
下流的(指液体) abwärtsfließend
下迷小管 Ductulus aberrans inferior *m*
下泌尿道 unterer Harnweg *m*
下泌尿道感染 untere Harnweginfektion *f*
下泌涎核 Nucleus salivatorius inferior *m*
下面 Facies inferior *f*
下内尖 Entoconid *n*
下内隐斜视 Hypoesophorie *f*, Hypesophorie *f*
下尿路 unterer Harnweg *m*
下尿路感染 untere Harnwegsinfektion *f*
下尿路梗阻 untere Harnwegsobstruktion *f*
下尿路结石 Stein des unteren Harnwegs *m*
下尿路症状 Symptome des unteren Harntraktes *n pl*
下颞线 Linea temporalis inferior *f*
下排气式灭菌器 Sterilisator nach unten Verschiebung *m*
下胚层 Entoderm *n*, Endoderm *n*, Hypoblast *m*
下胚层[皮质]瘤 Hypolepidom(a) *n*
下胚层髓质瘤 Hypohyloma *n*
下皮 Hypodermis *f*
下皮层 Hypodermis *f*
下皮层的 hypoderm
下皮纤维 hypodermale Fiber *f*
下品[药] niedrige Qualität *f*
下前段 Segmentum anterius inferius (renis) *n*
下前段动脉 Arteria renalis segmenti anterioris inferioris *f*
下潜式减压舱 untertauchte Dekompressionskammer *f*
下腔静脉 Vena cava inferior *f*
下腔静脉瓣 Eustachio* Falte *f*, Valvula venae cavae in-ferioris *f*, Sylvius* Klappe *f*
下腔静脉肠系膜静脉 H 型吻合术 H-förmige mesokavale
下腔静脉肠系膜静脉端侧吻合术 End-zu-Seite mesokavale
下腔静脉肠系膜静脉吻合术 mesokavaler Shunt *m*, me-sentericokavale Anastomose *f*
下腔静脉后输尿管 retrokavaler Harnleiter *m*, postkavaler Harnleiter *m*
下腔静脉口 Ostium venae cavae inferioris *n*
下腔静脉滤器 Filter der Vena cava inferior *m*
下腔静脉滤器植入 Platzierung des Vene-Cava-Filters *f*
下腔静脉血栓 Vene-Cava-Thrombose *f*
下腔静脉异位连接 anomale Verbindung von Vena cava inferior *f*
下腔静脉异位连接左心房矫正术 chirurgische Korrektur der anomalen Verbindung von Vena cava inferior zum linken Vorhof *f*
下腔静脉造影 Phlebographie der Vena cava inferior *f*
下腔静脉中断 Unterbrechung der Vena cava inferior *f*
下腔静脉综合征 Syndrom der Vena cava inferior *n*
下腔静脉阻塞综合征 Obstruktionssyndrom der vena cava inferior *n*
下切牙点 Punkt der unteren Schneidezähne *m*
下倾的 declinate
下穹窿结膜囊成形术 Rekonstruktion des Fornix conjunk-tivae inferior *f*
下穹窿狭窄 Stenose des unteren Fornix *f*
下丘 Colliculus inferiot *m*, Meditullium profundum *n*
下丘臂 Brachium colliculi inferioris *n*
下丘核 Nucleus colliculi inferioris *m*
下丘连合 Commissura colliculorum inferiorum *f*
下丘脑 Hypothalamus *m*
下丘脑背侧核 Nucleus hypothalamicus dorsalis *m*
下丘脑病 hypothalamische Störung *f*
下丘脑病变 hypothalamische Läsion *f*
下丘-脑垂体-靶腺轴 Hypothalamus-Hypophyse-targete Drüsenachse *f*
下丘-脑垂体-睾丸轴 Hypothalamus-Hypophyse-Hoden-Achse *f*
下丘脑垂体甲状腺轴 Hypothalamo-Hypophyseo-Thyreoidalachse *f*
下丘脑垂体卵巢轴 Hypothalamo-Hypophyseo-Ovarialachse *f*
下丘脑垂体前叶门脉系统 Hypothalamohypophyseal-anteriorportal-Gefäßsystemsystem *n*
下丘脑垂体神经束 hypothalamohypophyseale Nervenbahn *f*
下丘脑-垂体-肾上腺皮质轴 Hypothalamo-Hypophyseo-Adrenokortikalachse *f*, Hypothalamus-Hypophyse-Nebennierenrinde-Achse *f*(HPA)
下丘脑-垂体-肾上腺轴 Hypothalamo-Hypophyseo-Adrenalachse *f*
下丘脑-垂体束 Tractus hypothalamohypophysealis *m*
下丘脑-垂体系统 Hypothalamohypophysealsystem *n*
下丘脑-垂体性闭经 hypophysäre Amenorrhoe *f*
下丘脑垂体性腺轴 Hypothalamo-Hypophyseo-Gonadenachse *f*
下丘-脑垂体-性腺轴 Hypothalamus-Adenohypophyse-Gonaden-Achse *f*
下丘脑促垂体区 hypothalamischer Bereich *m*
下丘脑促性腺激素释放激素 Gonadotropin-Releasing-Hormon des Hypothalamus *n*
下丘脑错构瘤 Hypothalamus-Hamartom *n*
下丘脑的 hypothalamisch
下丘脑癫痫 hypothalamische Epilepsie *f*
下丘脑腹内侧核 Nucleus ventromedialis (hypothalami) *m*
下丘脑功能障碍 hypothalamische Dysfunktion *f*
下丘脑沟 Sulcus hypothalamicus *m*
下丘脑核支 Rami nucleorum hypothalamicorum (arteria) *m pl*
下丘脑后核 Nucleus hypothalamicus posterior *m*
下丘脑后区 Regio hypothalamica posterior *f*
下丘脑机能障碍 hypothalamische Funktionsstörung *f*
下丘脑激素 Hypothalamushormon *n*
下丘脑脊髓纤维 Hypothalamus-Rückenmarksfaser *f*
下丘脑尿崩症 Diabetes insipidus hypothalamicus *m*
下丘脑皮质纤维 kortikale Hypothalamusfaser *f*
下丘脑前部 vorderer Hypothalamus *m*
下丘脑前核 Nucleus hypothalamicus antrior *m*
下丘脑前区 Regio hypothalamica anterior *f*
下丘脑肉芽肿 hypothalamisches Granulom *n*
下丘脑神经元 Neuron des Hypothalamus *n*
下丘脑视上核 Nucleus supraopticus hypothalami *m*
下丘脑释放激素 hypothalamisches freisetzendes Hormon *n*
下丘脑释放因子 hypothalamischer freisetzender Faktor *m*
下丘脑损伤 Hypothalamusverletzung *f*
下丘脑调节肽 regulatorisches Peptid des Hypothalamus *n*

下丘脑外侧核 Nucleus hypothalamicus lateralus *m*
下丘脑外侧区 Area hypothalamiea lateralis *f*
下丘脑网状纤维 hypothalamoreticuläre Faser *f*
下丘脑 - 腺垂体 - 肾上腺皮质系统 Hypothalamo-Adeno-hypophyseal-Adrenalkortikal-System *n*
下丘脑性闭经 hypothalamische Amenorrhoe *f*
下丘脑性甲状腺功能减退症 hypothalamische Hypothyreose *f*
下丘脑性甲状腺功能亢进症 hypothalamische Hyperthyreose *f*
下丘脑抑制激素 hypothalamisches lnhibitionshormon *n*
下丘脑支 Ramus hypothalamicus (Arteria) *m*
下丘脑中间区 Regio hypothalamica intermedia *f*
下丘脑综合征 Hypothalamussyndrom *n*
下桡尺关节关节盘撕裂 Zerreißung des Discus articula-tionis radioulnalis distalis *f*
下三角瓣手术法 untere trianguläre Lappentechnik *f*
下筛斑 Macula cribrosa inferior *f*
下舌段 Segmentum lingulare inferius *n*
下舌段支气管 Bronchus lingularis inferior *m*
下舌支 Ramus lingularis inferior (Arteria pulmonalis) *m*
下身感觉缺失 Paraanästhesie *f*
下身麻痹 Paraplegie *f*
下身轻瘫 Paraparese *f*
下身轻瘫的 paraparetisch
下神经节 Ganglion inferius *n*
下肾单位肾病 Nephrose des unteren Nephron *f*
下食管括约肌 unterer Ösophagussphinkter *m*
下矢状窦 Sinus sagittalis inferior *m*
下输尿管点 unterer Ureterpunkt *m*
下水道 Kanalisation *f*, Abwasserkanal *m*
下水道检查井 Abwasserkanaluntersuchungsöffnung *f*
下水道入口 Zugang des Abwasserkanals *m*
下水道污泥 Blähschlamm *m*, Abwasserschlamm *m*
下水道系统 Abwassersystem *n*
下四分位数 unteres Quartil *n*
下四分值 unteres Quartil *n*
下髓帆 Velum medullare inferius *n*
下体负压试验 Unterdruck-Test mit niedrigem Körpergewicht *m*
下调 Herabregulation *f*
下托 Subikulum *n*
下外侧面 Facies inferolatralis *f*
下外隐斜视 Hypexophorie *f*, Hypoexophorie *f*
下位花 hypogynische Blüte *f pl*
下位基因 hypostatisches Gen *n*
下位菌环 Annulus inferus *m*
下位离断脑 encephale isole
下位式 Hypogynie *f*
下位异位肾 untere ektopische Niere *f*
下位运动神经元 unteres Motoneuron *n*
下吻合静脉 Vena anastomotica inferior *f*
下限 untere Limitation *f*
下限感觉 minimale Sensation *f*
下限频率 untere Grenzfrequenz *f*
下陷 Einziehung *f*, Depression *f*
下陷的 infossate
下向的 absteigend
下项线 Linea nuchae inferior *f*
下消化道出血 Blutung des unteren Verdauungstrakts *f*
下效等位基因 hyparchisches Gen *n*
下斜肌 MusculuS oblique inferior *m*
下斜视 Hypotropie *f*
下胸部矢状径 geringe sagittale Brusttiefe *f*
下胸厚 untere Brusttiefe *f*
下胸宽 untere Brustbreite *f*
下胸围度 unterer Brustumfang *m*
下胸椎 untere Brustwirbelsäule *f*
下胸椎椎弓根 Pedikel der unteren Brustwirbelsäule *f*
下牙槽点 Punkt der Alveolaris inferior *f*
下牙槽动脉 Arteria alveolaris inlerior *f*
下牙槽静脉 Vene alveolaris inferior *f*
下牙槽神经 Nervus alveolaris inferior *m*
下牙槽神经麻痹 Paralyse des Nervus alveolaris inferior *f*
下牙槽神经阻滞麻醉 Leitungsanästhesie des Nervus alveolaris inferior *f*
下牙丛 Plexus dentalis inferior *m*
下牙弓 Arcus dentalis inferior *m*
下牙龈支 Rami gingivales inferior *m pl*
下牙支 Rami dentales inferiores *m pl*
下咽部癌 Hypopharynxkarzinom *n*
下咽后壁癌 Hypopharynxhinterwandkarzinom *n*
下咽运动 Schluckakt *m*
下咽肿瘤 Hypopharynx-Tumor *m*
下腰痛 unterer Rückenschmerz *m*
下腰椎椎间融合术 untere Lendenwirbelfusion *f*
下野 unteres Feld *n*
下叶背段 dosales Segment des Unterlappens *n*
下叶后基底段 Segmentum basale posterius des Unterlap-pens *n*
下叶尖支 Ramus apicalis lobi inferior (Arteria pulmona-lis) *m*
下叶内基底段 medial-basales Segment des Unterlappens *n*
下叶前基底段 anterior-basales Segment des Unterlap-pens *n*
下叶前内基底段 anterior-medial-basales Segment des Unterl-appens *n*
下叶外基底段 lateral-basales Segment des Unterlappens *n*
下一代测序 nächste Generationssequenzierung *f*
下意识 Unterbewußtsein *n*, Unter-bewußtes *n*
下意识的 unterbewußt
下隐斜视 Hypophoria *f*, Hypophorie *f*
下游 stromab
下游方法 nachgeschaltetes Verfahren *n*
下游启动子 Promotor stromabwärts *m*
下游气道阻力 nachgeschalteter Widerstand *m*
下原尖 Protoconid *n* (PRD)
下缘 Margo inferior *m*
下运动神经元 unteres motorisches Neuron *n*
下运动神经元疾病 untere Motoneuronenerkrankung *f*
下运动神经元损害 untere motorische Neuronenläsion *f*
下载 Download *n*
下盏 Calyces inferiot *m pl*
下支 Ramus inferior *m*
下肢 untere Extremität *f*
下肢不等长 Ungleichheit der unteren Extremität *f*
下肢不宁综合征 Restless-Legs-Syndrom *n*
下肢出血性水肿 hämorrhagisches Ödem der unteren Extremitäten *n*
下肢大血管战伤 Kriegsverletzung der großen Unter-schenkelgefässe *f*
下肢带 Beckengiirtel *m*, Cingulum membri inferoris *n*
下肢动脉灌注不足 arterielle Minderperfusion der unteren Extremität *f*
下肢短缩试验 Verkürzungstest der unteren Extremität *m*
下肢肥大性骨关节病 hypertropher Osteoarthropathie *f*
下肢浮肿 Odem der unteren Extremität *n*
下肢负压 Unterdruck des Beins *m*
下肢根围(腹股沟周围) inguinaler Umfang *m*
下肢功率车 Triebwagen der unteren Extremität *m*
下肢功能 Funktion der unteren Extremität *f*
下肢骨 Ossa membri inferioris *pl*
下肢骨瓣 Knochendeckel der unteren Extremität *m*
下肢关节 Gelenk der unteren Extremität *n*

下肢关节镜手术 Arthroskopie der unteren Extremität *f*
下肢肌瓣 Muskellappen der unteren Extremität *m*
下肢肌节 Myotom der unteren Extremität *n*
下肢肌皮瓣 myokutane Klappe der unteren Extremität *f*
下肢假肢 artifizielles Bein *n*, Kunstbein *n*, Beinprothese *f*
下肢减荷器 Körpergewicht-unterstütztes Gerät *n*
下肢矫形器 Orthese der unteren Extremität *f*, Orthose für Unterglieder *f*
下肢截断拉钩 Retraktor der niedrigen Amputation *m*
下肢截肢 Amputation der unteren Extremität *f*
下肢筋膜瓣 Faszienklappe der unteren Extremität *f*
下肢痉挛性瘫痪 Scelerotyrbe *f*
下肢痉跳病 Tanzen des Spasmens *n*
下肢静脉瓣功能试验 Brodie*-Trendelenburg* Test *m*
下肢静脉核素造影 Radionuklidangiographie der Venen von unteren Extremitäten *f*
下肢静脉曲张 Varix der unteren Extremität *m*
下肢静脉血栓 Unterschenkelvenenthrombose *f*
下肢静脉血栓形成 Phlebothrombose der unteren Extre-mität *f*
下肢静脉造影 Phlebographie (od. Venographie) der un-teren Extremität *f*
下肢溃疡 Unterschenkelgeschwür *n*, Ulkus cruris *n*
下肢淋巴水肿 Lymphodem der unteren Extremität *n*, Elephantiasis der unteren Extremität *f*
下肢慢性溃疡 chronische Ulkus der unteren Extremität *f*
下肢扭转矫形器 Dreh Orthese der unteren Extremität *f*
下肢皮瓣 Klappe der unteren Extremität *f*
下肢皮牵引 Hautzugverband der unteren Extremität *m*
下肢浅血管静脉炎 oberflächliche Phlebitis der unteren Extremität *f*
下肢轻瘫 Paraparese *f*
下肢屈伸运动用椅子 Stuhl der Flexion und Extension von niedrigen Gliedern *m*
下肢取栓术 Embolektomie der unteren Extremität *f*
下肢缺血 Ischämie der unteren Extremität *f*
下肢深血管静脉炎 tiefliegende Phlebitis der unteren Extremität *f*
下肢神经战伤 Kriegsnervenverletzung der unteren Extre-mität *f*
下肢外科治疗 chirurgische Behandlung der unteren Extremität *f*
下肢完全离断术 komplett Exartikulation der unteren Extremität *f*
下肢先天性畸形 kogenitale Deformitat der unteren Extremität *f*, kongenitale Mißbildung der unteren Extremität *f*
下肢血栓性静脉炎 Thrombophlebitis der unteren Extre-mität *f*
下肢压陷性水肿 Lochfraßödem der unteren Extremität *n*
下肢芽 hintere Extremitäitenknospe *f*, hindlimb bud <engl.>
下肢长 Länge der unteren Extremität *f*
下肢脂肪营养不良 inferiore Lipodystrophie *f*
下肢重症缺血 schwere Ischämie der unteren Extremitäten *f*, kritische Extremitäten-Ischämie *f*
下肢坠落试验 Fallfuütest *m*
下直肌 Musculus rectus inlerior *m*
下中切牙点 Punkt der Unterkieferschneidezähne *m*
下终支 unterer letzter Zweig *m*, Rami inferiores terminales *f*
下主静脉 Venae subcardinales *f*
下坠 Tenesmus *m*
下坠的 tenesmic
下孖肌 Musculus gemellus inferior *m*
下纵隔 Mediastinum inferius *n*, inferiores Mediastinum *m*
下纵肌 Musculus longitudinalis inferior *m*
下纵束 Fasciculus longitudinalis inferior *m*
夏[科]-莱[登]二氏结晶体 Charcot*-Leyden* Kristall *m*, Asthmakristall *m*
夏鲍氏合剂 Chabud* Mixtur *f*
夏厕蝇 Fannia canicularis *f*
夏-德综合征(进行性自主神经功能衰竭,特发性直立性低血压) Shy*-Drager* Syndrom *n*
夏德综合征(直立性低血压综合征) Shy*-Drager* Syndrom *n*
夏季(令)水疱[病] Hidroa aestivalis *f*
夏季唇炎 Cheilitis im Sommer *f*
夏季痤疮 Akne estivalis *f*
夏季飞行服 Sommer-fliegender Gang *m*
夏季腹泻 Durchfall im Sommer *m*, infantiler Durchfall *m*
夏季卡他 Sommer (herbst) katarrh *m*, Catarrhus aestivus *m*
夏季脑炎 Sommer-Enzephalitis *f*
夏季脓疱 Sommerbeule *f*
夏季皮炎 Dermatitis aestivale *f*
夏季型 Sommer-Typ *m*
夏季疹 Eruption im Sommer *f*
夏柯氏关节炎 Charcot* Arthritis *f*
夏柯氏脊柱 Charcot* Wirbelsäule *f*
夏柯氏髋关节融合术 Charcot* Hüftgelenkarthrodese *f*
夏柯氏足 Charcotfuß *m*
夏科肝硬变(原发性胆汁性肝硬化) Charcots* Zirrhose *f*
夏科马里图思病(萎缩) Charcot*-Mari*-Tooth* Krankheit *f*
夏科氏肝硬变 Cirrhosis Charcot* *f*
夏科氏关节[病] Charcot* Arthropathie *f*, tab (et) ische Arthropathie *f*
夏科氏关节炎 tab (et) ische Arthropathie *f*, Charcot* Arthropathie *f*
夏科氏热 Charcot* Fieber *n*, hepatisch intermittirendes Fieber *n*
夏科氏综合征 Charcot* Syndrom *n*
夏枯草皂甙 Prunellin *n*
夏-雷晶体 Charcot*-Leyden* Kristall *n*
夏令痤疮 Akne aestivalis *f*
夏令的 aestival
夏令光线性苔藓样疹 aktinische lichenoide Eruption in Sommerzeit *f*
夏令瘙痒 Krätze im Sommer *f*
夏令水疱病 Hydroa aestivale *f*
夏令痒疹 Pmrigo aestivalis *f*
夏-马-图三氏肌萎缩 Charcot*-Marie*(Tooth*-Hoff-mann*) Syndrom *n*
夏眠 Sommerschlaf *m*
夏皮氏纤维 Sharpey* Faser *f*
夏皮纤维 Sharpeys* Faser *n*
夏秋疟 Malaria aestivoautumnalis *f*
夏威夷蝎 Hawaiian* Skorpion *f*
夏蛰 Sommerschlaff *m*
夏至草 Marrubium *n*
夏至草醇 Marrubenol *n*
夏至草苦素 Marrubiin *n*
夏至草属 Marrubium *n*

XIAN 仙先纤氙酰鲜暹弦咸涎衔嫌显险藓苋县现限线宪陷羡献腺霰

xiān 仙先纤氙酰鲜暹

仙鹤草醇 Agrimonol *n*
[仙]鹤草酚 Agrimophol *n*
仙鹤草内酯 Agrimolid *n*, Agrimonolid *n*
仙鹤草素 Agrimonin *n*
仙客来 Cyclamem europaeum *n*, Cyclamen purpurascens *n*
仙客来甙 Cyclamin *n*
仙客来属 Zyrklamen *n*, Cyclamen *n*
仙茅 Curculigo orchioides *f*
仙乃乐(氟轻松) Synalar *n*
仙人球毒碱 Mescalin *n*, Mezcalin *n*
仙人球膏 Peyote *f*

仙人掌 Opuntia vulgaris *f*, Katuskraut *n*
仙人掌科 Cactaceae *pl*
仙人掌肉芽肿 Kaktus-Granulom *n*
仙人掌属 Opuntia *f*, Cactus *m*
仙人掌素 Cactin *n*
仙台病毒 Sendai-Virus *n*
仙台沙门菌 Sendai-Salmonelle *f*
仙特明 Zyrtec *n*
先成[学]说 PrAformationstheorie *f*
先存 bereits bestehend
先导化合物 Vorlauf-Verbindung *f*
先导[化合]物优化 Lead-Optimierung *f*
先导链 führender Strang *m*
先导研究 Pilotstudie *f*
先锋霉素Ⅰ抗体 Cephalothin-Antikörper *m*
先锋霉素Ⅱ Cepharolidin *n*
先锋霉素Ⅲ Cephaloglycin *n*
先锋霉素Ⅳ Cephalexin *n*
先锋霉素Ⅴ Cephazolin *n*
先锋霉素Ⅵ Cephradin *n*
先锋霉素Ⅶ Cephacetril *n*
先锋霉素Ⅷ Cephapirin *n*
先锋霉素Ⅰ Cephalotin *n*
先锋霉素类(头孢菌素类) Cephalosporine *n*
先锋霉素族抗菌素 Cephalosporin *n*
先锋霉索 Cephalosporin *n*
先锋头 Caput succedaoeum *n*
先锋唑啉 Cephazolin *n*
先父遗传 Telegonie *f*
先行 Präzession *f*
先行的 vorgeschicht
先行控制 vorausgehende Steuerung(od. Kontrolle) *f*, Prioritätssteuerung *f*
先见 Weitblick *m*, Voraussicht *f*
先决论 Prädetermination *f*
先决条件 Voraussetzung *f*
先例 Präzedenzfall *m*
先林奈名(先于林奈订名) Nomen prä-linneanum *n*
先露 Vorliegen *n*, Praesentatio *f*, führender Teil *m*, Fruchteinstellung *f*
先露部下降 Descensus des ffihrenden Teils *m*
先露异常 Malpresentation *f*
先期的 vorher
先期钙化带不整 unregelmäßige primäre Verkalkungszone *f*
先期钙化带硬化 Sklerose der primären Verkalkungszone *f*
先期钙化带再现 Wiedererschein der primären Verkalkungszone *n*
先期收缩 vorzeitige Wehen *f pl*
先驱 Vorbote *m*, Herold *m*
先驱生物 Pionier Organismen
先驱物 Vorläufer *m*
先驱者 Vorläufer *m*
先取权 Recht der Priorität *n*
先体外后体内 ex vivo
先体外后体内基因转移 Ex-vivo-Gentransfer *m*
先天禀赋 native Kapitallebensversicherung *f*
先天病 kongenitale Krankheit *f*, Syntrophus *n*
先天传染 kongenitale Infektion *f*, Heredoinfektion *f*
先天代谢性缺陷 angeborene Stoffwechselstörung *f*
先天的 innat(-us, -a, -um), kongenital, angeboren, kon-nat(al)
先天发育不良型脊柱滑脱 angeborene Spondylolisthesis der Dysplasie *f*
先天骨髓发育不良 Osteomyelodysplasie congenita *f*
先天骨性斜颈综合征 angeborenes knöcherne Schiefhals-Syndrom *n*
先天行为 angeborenes Verhalten *n*
先天肌弛缓 Amyotonia congenita *f*
先天畸形 angeborene Mißbildung *f*, Vitium primae for-mationis *n*
先天畸形变形症 Verformung der angeborenen Fehlbildung *f*
先天畸形联合征 Verein der angeborenen Fehlbildung *m*
先天畸形序列征 Folge der angeborenen Fehlbildung *f*
先天畸形综合征 Syndrom der angeborenen Fehlbildung *n*
先天畸形阻断症 Störung der angeborenen Fehlbildung *f*
先天巨结肠 angeborenes Megakolon *n*
先天理论 nativistische Theorie *f*
先天论 Nativismus *m*
先天盲 angeborene Blindheit *f*
先天梅毒 kogenitale Syphilis *f*, Syphilis congenita *f*, angeborene Syphilis *f*
先天免疫 kongenitale Immunität *f*, angeborene Immuni-tät *f*
先天脐疝 angeborener Nabelbruch *m*
先天倾向 angeborene Neigung *f*, angeborene Disposition *f*
先天缺损的 ectrogenes
先天缺牙 kongenitale Anodontie *f*, Zahnmangel *m*, kon-genitale Zahnlosigkeit *f*
先天溶血贫血 kongenitale hämolytische Anämie *f*
先天溶血性黄疸 angeborene hämolytische Gelbsucht *f*
先天疝 Hernia congenita *f*
先天释放刺激 angeborener auslösender Stimulus *m*
先天释放机制 angeborener Auslösemechanismus *m*(IRM)
先天释放体 angeborener Entlaster *m*
先天属性 angeborenes Attribut *n*
先天素因 kongenitale Disposition *f*
先天特性 angeborene Eigenschaft *f*
先天痛经 kongenitale Dysmenorrhea *f*
先天秃 kongenitaler Haarausfall *m*, Alopecia adnata *f*, Alopezie *f*
先天脱位 kongenitale Luxation(od. Dislokation) *f*
先天无神经节性巨结肠 kongenitales aganglionäres Megakolon *n*, Hirschsprung-Krankheit *f*
先天无心脏 Acardi(ac)us *m*
先天无牙症 Anodontie *f*
先天无子宫 Uterusaplasie *f*
先天性 angeboren, kongenital
先天性(婴幼儿)角膜混浊 angeborene(infantile) Hornhauttrübung *f*
先天性踇内翻 kongenitaler Hallux varus *m*
先天性踇外翻 Phalanx hallucis valga congenita *f*
先天性矮小 angeborener Zwerg *m*, Primordialzwerg *m*
先天性氨基酸代谢缺陷 angeborene Störungen des Aminosäurestoffwechsels *f pl*
先天性凹弓足 angeborene Talipes cavus *m*
先天性白斑病 kongenitale Leukopathie *f*, Albinismus *m*
先天性白痴 mongoloide Idiotic *f*, mongoloider Schwach-sinn *m*, Mongolismus(-Syndrom *n*) *n*
先天性[白]内障 kongenitale Katarakt *f*
先天性白色角化病 angeborene Leukokeratose *f*
先天性白细胞缺乏症 kongenitale Aleukia *f*
先天性白血病 angeborene Leukämie *f*
先天性半椎体 kongenitale Hemivertebra *f*
先天性半椎体畸形 angeborene Halbwirbels-Fehlstellung *f*
先天性包茎 kongenitale Phimose(od. Phimosis) *f*
先天性包皮囊肿 kongenitale praputiale Zyste *f*
先天性贝克尔黑变病 kongenitale Becker* Melanose *f*
先天性背部皮肤各种窦道 angeborer dorsaler dermaler Sinus *m*
先天性鼻部分缺失 kongenitale partiäre Aplasie der Nase *f*
先天性鼻后孔闭锁 angeborene Choanalatresie *f*
先天性鼻尖畸形 angeborene Fehlbildung der Nasenspitze *f*
先天性鼻尖切迹 kongenitale Einkerbung der Nasenspitze *f*
先天性鼻裂 kongenitale Rhinoschisis *f*

先天性鼻缺失 kongenitale Aplasie der Nase *f*
先天性鼻中隔偏曲 kongenitale Deviation des Nasensep-tums *f*
先天性鼻赘 kongenitaler Anhang der Nase *m*
先天性臂丛 angeborener Plexus brachialis *m*
先天性髌骨缺失 kongenitale Aplasie der Patella *f*
先天性髌骨脱位 angeborene Luxation der Patella *f*
先天性丙种球蛋白缺乏症 kongenitale Globulindefizienz *f*
先天性并指(趾) kongenitale Syndactylia (od. Syndacty-lie) *f*
先天性玻璃体囊肿 kongenitale Zyste des Glaskörpers *f*
先天性玻璃体异常 kongenitale Glaskörperanomalie *f*
先天性剥脱性角质松解 Keratolyse exfoliativa congenita *f*
先天性肠闭锁 knogenitale Darmatresie *f*
先天性肠梗阻 kongenitale intestinale Obstmktion *f*
先天性肠畸形 kongenitale Darmmißbildung *f*
先天性肠系膜过长 kongenitales überschfigig langes Mesenterium *n*
先天性肠狭窄 kongenitale intestinale Stennsis *f*
先天性肠旋转不良 kongenitale intestinale Malrotation *f*
先天性成骨不全 Osteogenesis imperfecta congenita *f*
先天性尺侧畸形手(尺侧拐把手) angeborene ulnare Club-Hand *f*
先天性尺骨发育不良 kongenitale Hypoplasie der Elle *f*
先天性尺骨假关节 angeborene Ellenpseudarthrose *f*
先天性尺骨偏移 angeborene Ulnardeviation *f*
先天性尺骨缺如 angeborenes Fehlen von Elle *n*
先天性尺骨缺失 kongenitale Aplasie der Ulna *f*
先天性尺桡骨骨性连接 kongenitale Radio-Ulnar-Synos-tose *f*
先天性杵臼踝关节 kongenitale Endarthrosis des Talokruralgelenks *f*
先天性垂体柄残余囊肿 kongenitale Zyste des Hypo-physenstielrestes *f*
先天性垂直距骨 kongenitaler vertiealer Talus *m*
先天性唇裂 kongenitale Cheiloschisis *f*
先天性脆骨症 angeborene Glasknochenkrankheit *f*
先天性大疱性鱼鳞病样红皮病 kongenitale bullöse ichthyosiforme Erythrodermie *f*
先天性代谢病 kongenitale Stoffwechselstörung *f*, konge-nitale Stoffwechselkrankheit *f*
先天性代谢缺陷 kongenitale Stoffwechselstörungen *f pl*
先天性代谢性肝病 angeborene metabolische Lebererkrankungen *f pl*
先天性代谢异常 angeborene Stoffwechselsstörung *f*
先天性单侧唇裂修复术 einseitige kongenitale Lippenspalteplastik *f*
先天性单侧髋关节脱位 kongenitale unilaterale Luxation des Hüftgelenks *f*
先天性单纯疱疹病毒感染 kongenitale Herpes simplex-Virus-Infektion *f*
先天性单趾 angeborene Einzelspur *f*
先天性胆道(管)闭锁 kongenitale Gallenwegatresie *f*
先天性胆道闭锁 angeborene Gallenwegsatresie *f*
先天性胆道畸形 kongenitale Gallenwegsanomalien *f pl*
先天性胆道异常 angeborene Abnormalität des Gallengangs *f*
先天性胆管扩张症 kongenitale Cholangiektasie *f*
先天性胆管囊性扩张症 kongenitale zystische Cholangiek-tasie *f*
先天性胆囊发育异常 angeborene zystische Fehlbildung *f*
先天性胆囊畸形 kongenitale Gallenblasenmißbildungen *f pl*
先天性胆囊缺失 kongenitale Aplasie der Gallenblase *f*
先天性胆囊愈着 angeborene Verwachsung der Gallenblase *f*
先天性胆脂瘤 kongenitales Cholesteatom *n*
先天性胆总管囊性扩张 kongenitale zystische Dilatation des Choledochus *f*
先天性胆总管囊性扩张症 angeborene zystische Dilatation der Gallenwege *f*
先天性胆总管囊肿 kongenitale Choledochoszyste *f*
先天性的 angeboren
先天性镫骨固定 kongenitale Fixierung der Stape *f*
先天性低能 kongenitale Verwirrtheit *f*
先天性低纤维蛋白原血症 kongenitale Hypofibrinogenämie *f*
先天性第一颈椎枕骨融合 angeborene zervikale okzipitale Fusion *f*
先天性第一跖骨短缩 Verkürzung des angeborenen ersten Mittelfußknochens *f*
先天性第一跖骨过短 Metatarsus atavicus *m*
先天性点状软骨营养不良 Chondrodystrophia punctata *f*
先天性动静脉畸形 kongenitale arteriovenöse Mißbil-dungen *f*
先天性动静脉瘘 kongenitale arteriovenöse Fistula *f*
先天性动脉瘤 Aneurysma congenitum *n*
先天性短股骨 angeborene kurze Femur *f*
先天性短近节指骨 angeborene Brachybasophalangia *f*
先天性短颈综合征 angeborenes kurzes Halssyndrom *n*
先天性短末节指骨 angeborene Brachytelephalangia *f*
先天性短食管 kongenitale Brachyösophagus *m*
先天性短掌骨 angeborene Brachymetacatpia *f*
先天性短指畸形 angeborene Brachydaktylie *f*
先天性短中节指骨 angeborene Brachymesophalangia *f*
先天性多[发性]关节弯曲 kongenitale multiple Arthrogryposis *f*
先天性多发性关节弛缓 angeborene multiple Gelenk-schlaffheit *f*
先天性多发性关节松弛 angeborene multiple Gelenklaxität *f*
先天性多发性内生软骨瘤 kongenitales multiples Enchondroma *n*
先天性多发性纤维瘤病 angeborene multiple Fibromatose *f*
先天性多关节挛缩 angeborene multiple Gelenkverkrum-mung *f*, Arthrogryposis multiplex congenita (Stern*) *f*
先天性多关节挛缩症 angeborene multiple Arthrogrypose *f*
先天性多囊肝和多囊肾 angeborene polyzystische Leber-und Nierenerkrankung *f*
先天性多囊肾 kongenitale Zystenniere *f*
先天性多指(趾) angeborene Polydaktylie *f*, kongenitale Polydaktylie *f*
先天性腭裂 angeborene Gaumenspalte *f*
先天性儿童型巨结肠 Megacolon congenitum *n*, Mya* Krankheit *f*
先天性耳凹 kongenitale aurikuläre Grube *f*
先天性耳垂裂 kongenitale Fissura des Ohrläppchens *f*
先天性耳垂缺失 kongenitales Fehlen des Ohrläppchens *n*
先天性耳颈瘘管 angeborene Ohr-Hals-Fistel *f*
先天性耳廓畸形 kongenitale Mißbildungen des äußeren Ohrs *f pl*
先天性耳廓隆凸 kongenitale Prominentia des äußeren Ohrs *f*
先天性耳廓瘘 kongenitale Ohrlistel *f*
先天性耳廓缺失 angeborenes Fehlen der Ohrmuschel *n*
先天性耳聋 angeborene Taubheit *f*, kongenitale Schwer-hörigkeit *f*
先天性耳聋眼病白额综合征 Waardenburg* Syndrom *n*
先天性耳瘘[管] Fistula auris congenita *f*
先天性耳前窦[道] angeborener präaurikulärer Sinus *m*
先天性耳前瘘管 Fistula präauricularis congenita *f*
先天性二尖瓣闭锁不全 kongenitale Mitralinsuffizienz *f*
先天性二尖瓣畸形 angeborene Fehlbildung der Mitralklappe *f*
先天性二尖瓣狭窄 angeborene Mitralklappenstenose *f*, kongenitale Mitralstenose *f*
先天性二尖瓣狭窄和关闭不全 kongenitale Mitral-stenose und-insuffizienz *f*
先天性发音困难 kongenitale Dysphonie *f*
先天性发育不全 kongenitale Aplasie *f*

先天性发育性颈椎管狭窄[症] angeborene zervikale Spinalkanalstenose *f*
先天性发育性胸椎管狭窄[症] angeborene thorakale Spinalstenose *f*
先天性发育性腰椎管狭窄[症] angeborene Spinalkanalstenose *f*
先天性房室传导阻滞 kongenitaler atrioventrikularer Block *m*
先天性非球形红细胞性溶血性贫血 hereditfire hämoly-tische nonsphärozytische Anämie *f*
先天性非溶血性黄疸 Ikterus anhaemolyticus congenitus *m*
先天性非性联无丙球蛋白血症 angeborene Nicht-X-chromosomale Agammaglobulinämie *f*
先天性肥厚性幽门狭窄 kongenitale hypertrophische py-lorusstenose *f*
先天性腓骨结构不良 kongenitale Mißbildung der Fibula *f*
先天性腓骨缺乏 Kongenitales Fehlen der Fibula *n*
先天性腓骨缺如 angeborenes Fehlen der Fibula *n*
先天性腓骨缺损 angeborener fibularer Defekt *m*
先天性腓骨纵向缺失 angeborenes longitudinales Fehlen der Fibula *n*
先天性肺[叶]缺失 kongenitale Lungenlappenaplasie *f*
先天性肺动[脉]静脉瘘 kongenitale arteriovenöse Fistel der Lungen *f*
先天性肺动静脉畸形 angeborene pulmonale arteriovenöse Malformation *f*
先天性肺动静脉瘘 angeborene pulmonale arteriovenöse Fistel *f*
先天性肺动静脉瘘栓塞术 Embolisation der angeborenen pulmonalen arteriovenösen Fistel *f*
先天性肺动脉瓣关闭不全 kongenitale Pulmonalinsuffi-zienz *f*
先天性肺动脉瓣狭窄 kongenitale Pulmonalstenose *f*, Konusstenose *f*
先天性肺发育不全 angeborene Lungenaplasie *f*
先天性肺静脉狭窄 kongenitale Stenose der Pulmonalvene *f*
先天性肺淋巴管扩张症 angeborenepulmonale Lymphangiektasie *f*
先天性肺囊性疾病 angeboren Lungen-zystischer Erkrankung *f*
先天性肺囊液腺瘤 angeborene zystisches Lungenadenom *n*
先天性肺囊肿[病] kongenitale Lungenzyste *f*
先天性肺支气管性囊肿 kongenitale bronchogene Lungen-zyste *f*
先天性分裂手 angeborene Spalthand *f*
先天性分裂痣 kongenitaler unterteilter Nävus *m*
先天性分裂足 angeborener Spaltfuß *m*
先天性风疹 kongenitaler Rötel *m*
先天性风疹综合征 kongenitales Rubeolasyndrom *n*
先天性副肌肉 kongenitaler accessoriseher Muskel *m*
先天性副胰 kongenitaler Nebenpankreas *m*
先天性副舟骨 angeborenes Vice-Kahnbein *n*
先天性腹股沟疝 Hernia inguinalis congenita *f*, ange-borener Leistenbruch *m*
先天性腹肌缺损综合征 kongenitales Abdominalmuskelaplasie-Syndrom *n*
先天性钙化性软骨营养不良 Chondrodystrophia calcificans congenita *f*
先天性肝囊肿 kongenitale Leberzyste *f*
先天性肝内外胆管闭锁 angeborene intra-und extrahepatische Gallenangsatresie *f*
先天性肝纤维化 kongenitale Leberfibrose *f*
先天性肝性卟啉症 kongenitale hepatische Porphyrie *f*
先天性肝炎 kongenitale Hepatitis *f*
先天性肝硬化 kongenitale Leberzirrhose *f*
先天性感觉神经病 kongenitale sensorische Neuropathie *f*
先天性感染 kongenitale Infektion *f*
先天[性]感(传)染 angebore Infektion *f*, kongenitale Infektion *f*
先天性肛门闭锁 Atresia ani congenitab *f*, angeborene Afterverschluß *m*
先天性肛门畸形 kongenitale Anorektoanomalie *f*
先天性肛门缺失 kongenitales Fehlen des Anus *n*
先天性肛门直肠畸形 angeborene anorektale Fehlbildung *f*
先天性高氨血症 kongenitale Hyperammonämie *f*
先天性高胆红素血症 kongenitale Hyperbilirubinämie *f*
先天性高肩胛症 angeborenes hohes Schulterblatt-Syndrom *n*
先天性高铁血红蛋白血症 kongenitale Methämoglobinä-mie *f*
先天性高位肩胛骨 kongenitaler Hoehstand des Sehul-terblatts *m*
先天性高胰岛素血症 angeborer Hyperinsulinismus *m*
先天性睾九鞘膜积液 kongenitale Hydrocele testis *f*
先天性睾丸不发育 kongenitale Testisagenesie *f*, kongeni-tale Hodenagenesie *f*
先天性睾丸发育不全[症] Klinefelter* Syndrom *n*, kongenitale Hodenhypoplasie *f*
先天性睾丸发育不全综合征(克氏综合征) Klinefelter* Syndrom *n*
先天性睾丸鞘膜积液 angeborene Hydrozele des Hodens *f*
先天性睾丸融合 angeborene Verschmelzung des Hodens *f*
先天性隔膨出 angeborener Zwerchfellbuckel *m*
先天性隔疝 kongenitale Zwerchfellhernie *f*
先天性膈膨升 kongenitale Hernia diaphragmatica *f*
先天性膈疝 kongenitale Hernia diaphragmatica *f*
先天性跟距骨桥 kongenitale Zwerchfellexpansion *f*
先天性弓形股骨 angeborene Verbeugung des Oberschenkelknochens *f*
先天性弓形体病 angeborene Toxoplasmose *f*
先天性肱骨内翻 kongenitaler Humerus varus *m*
先天性巩膜异常 kongenitale Anomalie der Sklera *f*
先天性孤立性肾囊肿 kongenitale solitäre Nierenzyste *f*
先天性股骨短缩 angeborene femorale Verkürzung *f*
先天性股骨扭转畸形 angeborene femorale Torsions-Missbildung *f*
先天性股骨缺损 angeborener femoraler Defekt *m*
先天性股骨缩短 kongenitale Femurverkürzung *f*
先天性骨骼发育不良 angeborene Skelettdysplasie *f*
先天性骨骼肥大综合征 angeborenes Knochenhypertrophie-Syndrom *n*
先天性骨连接 angeborene Knochenverbindung *f*
先天性骨盆倾斜 angeborener Beckenschiefstand *m*
先天性骨盆异常 angeborene Abnormität des Beckenbereichs *f*
先天性骨髓发育不良 angeborene Knochenmarkshypoplasie *f*
先天性骨性耳道闭锁 kongenitale Atresie des Meatus acusticus osseus *f*
先天性骨性耳道外生骨疣 kongenitale Exostose des Mea-tus aeusticus osseus *f*
先天性骨营养障碍症 angeborene Störung der Knochenernährung *f*
先天性关节挛缩症 kongenitale arthrogene Kontraktur *f*
先天性关节强硬 angeborene Ankylose *f*
先天性冠状动脉畸形 angeborene Fehlbildung der Koronararterie *f*
先天性冠状动脉瘘 angeborene Fistel der Koronararterien *f*
先天性光敏感性卟啉症 kongenitale lichtempfindliche Porphyrie *f*
先天性颌面发育畸形 angeborene okklusale Missbildung *f*
先天性颌下腺瘘 kongenitale Fistula der Submaxillardrüse *f*
先天性颌下腺囊肿 kongenitale Zyste der Submaxillar-drüse *f*
先天性黑矇 Amaurosis congenita *f*
先天性黑矇症 kongenitale Amaurose *f*
先天性黑色素细胞痣 kongenitaler melanozytärer Nävus *m*
先天性黑色素痣 angeborener Nävuszellnävus *m*
先天性黑素细胞痣 kongenitaler melanozytärer Nävus *m*
先天性红皮病 kongenitale Erythrodermie *f*
先天性红细胞生成性卟啉(京特病) Porphyria erythropoetica congenita *f*

先天性红细胞生成异常性贫血 angeborene erythropoetische Anämie *f*
先天性虹膜缺损 kongenitales Coloboma iridis *n*
先天性喉[喘]鸣 kongenitales Larynxpfeifen *n*, kongeni-taler Larynxstridor *m*
先天性喉闭锁 kongenitale Atresie des Larynxes *f*, konge-nitale Larynxatresie *f*
先天性喉裂 kongenitale Larynxspalte *f*
先天性喉囊肿 kongenitale Larynxzyste *f*
先天性喉内喉室囊形成 kongenitale intralaryngeale ventrikulare Sacculation *f*
先天性喉蹼(膈)kongenitale Schwimmhaut des Larynxes *f*
先天性喉缺失 kongenitales Fehlen des Larynxes *n*
先天性喉软化症 angeborene Laryngomalazie *f*
先天性喉室囊肿 kongenitale Laryngocele ventricularis *f*
先天性喉狭窄 kongenitale Larynxconstriction *f*
先天性喉小囊气囊肿 angeborenes Gasbläschen der Kehlkopfzyste *n*
先天性后鼻孔闭锁 kongenitale Atresia nasi posterior *f*
先天性厚甲症 Pachyonychia congenita *f*, Jadassohn*-Lewandowsky* Anomalie *f*
先天性厚甲综合征 Syndrom der Pachyonychia congenita *n*
先天性呼吸道黏膜纤毛运动不良 angeborene Ziliendyskinesie der Atemwege *f*
先天性葫芦胃 kongenitaler Sanduhrmagen *m*
先天性环状紧缩症 angeborene Spannringserkrankung *f*
先天性环状缩带综合征 kongenitales Syndrom des Konstriktionsrings *n*
先天性环状综合征 angeborenes Ringsyndrom *n*
先天性寰枢椎不稳 angeborene atlantoaxiale Instabilität *f*
先天性寰枕融合 angeborene okzipitozervikale Fusion *f*
先天性寰椎畸形 angeborene Atlasfehlstellung *f*
先天性黄斑变性 kongenitale Maculadystrophie *f*
先天性黄疸 kongenitaler Ikterus *m*
先天性会厌裂 kongenitale Epiglottisfissur *f*
先天性肌病 kongenitale Myopathie *f*
先天性肌弛缓 Myatonia congenita *f*, Amyotonia congeni-ta *f*, Oppenheim* Krankheit *f*
先天性肌迟缓 kongenitale Retardierung der Muskeldystrophie *f*
先天性肌发育不良 kongenitale Muskelfehlentwicklung *f*
先天性肌发育不全 Amyoplasia congenita *f*
先天性肌强直[病] Myotonia congenita *f*
先天性肌强直病 angeborene Myotonie *f*
先天性肌强直性肌营养不良症 kongenitale myotone Dystrophie *f*
先天性肌缺如 angeborenes Fehlen von Muskel *n*
先天性肌肉纤维化 angeborene Muskelfibrose *f*
先天性肌无力综合征 kongenitales Myasthenie-Syndrom *n*
先天性肌无张力 Myatonia congenita *f*, angeborene Mus-kelatonie *f*
先天性肌纤维型不均衡 kongenitaler Muskelfaserungleich *m*
先天性肌性斜颈 kongenitaler muskulärer Schiefhals *m*
先天性肌营养不良症 kongenitale Muskeldystrophie *f*
先天性肌营养不良症伴中枢神经系统损害 kongenitale Muskeldystrophie mit Schädigung des Zentralen Nervensystems *f*
先天性积水性无脑 kongenitale Hydranenzephalie *f*
先天[性]畸形 angeborene Fehlbildung *f*, kongenitale Mißbildung *f*
先天性畸形足 angeborener Klumpfußm
先天性疾病 angeborene Erkrankung *f*
先天性脊膜脊髓膨出 kongenitale Meningomyelozele *f*
先天性脊膜膨出 kongenitale spinale Meningozele *f*
先天性脊髓裂 kongenitale Myeloschisis *f*
先天性脊髓膨出 kongenitale Myelozele *f*
先天性脊柱侧凸 angeborene Skoliose *f*
先天性脊柱侧弯 angeborene Skoliose *f*
先天性脊柱骨骺发育不良 angeborene Dysplasie der Wirbelsäule *f*
先天性脊柱后凸 angeborene Kyphose *f*
先天性脊柱畸形 kongenitale Wirbelsäulenmißbildungen *f pl*
先天性脊柱裂 kongenitale Spina bifida *f*, angeborene Wirbelsäulenspalte *f*
先天性脊椎发育不全 angeborene Wirbelsäulenfehlent-wicklung *f*
先天性脊椎前移 angeborene Spondylolisthese *f*
先天性家族非溶血性黄疸 kongenitaler familiäer nichthämolytischer Ikterus *m*, Crigler*-Najjar* Syndrom *n*
先天性家族性胆血症 kongenitale familiäre Cholemie *f*
先天性家族性黄疸 kongenitaler familiärer Ikterus *m*
先天性家族性视网膜血管瘤病 Von Hippel*-Lindau* Syndrom *n*, angeborene familiäre Angiomatose der Netzhaut *f*
先天性家族性纤维瘤病 angeborene familiäre Fibromatose *f*
先天性甲发育不良 kongenitale Nageldysplasie *f*
先天性甲状软骨腹侧全裂 angeborene totale ventrale Spalte des Schildknorpels *f*
先天性甲状腺缺失 Athyreosis congenita *f*, Athyreoidis-mus *m*
先天性甲状腺萎缩 angeborene Atrophie der Schilddrüsef, Kretinismus *m*
先天性甲状腺肿 Struma congenita *f*, Struma connata *f*
先天性假关节 angeborene Pseudarthrose *f*
先天性假性动脉瘤 angeborenes Pseudoaneurysm *n*
先天性肩关节不稳 angeborene Schulterinstabilität *f*
先天性肩关节脱位 angeborene Luxation des Schulter-gelenks *f*
先天性肩胛高位症 Sprengel-Deformität *f*
先天性肩胛骨高位症 angeborene hohe Krankheitsaktivität des Schulterblatts *f*
先天性睑裂狭窄综合征 angeborenes Blepharophimose-Syndrom *n*
先天性睑外翻 angeborenes Ektropium *n*
先天性睑异常 angeborene Lidanomalie *f*
先天性僵硬性扁平足 angeborener starrer Plattfuß *m*
先天性角化不良 Dyskeratosis congenita *f*
先天性角膜白斑 kongenitales Leukoma *n*
先天性角膜瘢痕瘤 angeborenes Hornhautkeloid *n*
先天性角膜带状变性 kongenitale gürtelförmige Hornhautdegeneration *f*
先天性角膜混浊 kongenitale comeale Triibung *f*
先天性角膜畸形 angeborene Hornhautfehlbildung *f*
先天性角膜内皮营养不良 angeborene Hornhaut-Endotheldystrophie *f*
先天性角膜葡萄肿 kongenitales StaphyIoma der Cornea *n*
先天性结肠过长 angeborenes Doliehokolon *n*, kongeni-tale Colonredundanz *f*
先天性结构性肌病 angeborene strukturelle Myopathie *f*
先天性结核病 kongenitale Tuberkulose *f*
先天性截肢 angeborene Amputation *f*
先天性晶状体异位 angeborener Linseneileiter *m*
先天性精神病 kongenitale Irrsinnigkeit *f*
先天性精索鞘膜水囊肿 kongenitale Hydrozele funiculi spermatici *f*
先天性精子囊肿 kongenitale Spermatozele *f*
先天性颈侧瘘管和囊肿 angeborene seitliche Halsfistel und Zyste *f*
先天性颈瘘 Fistel colli congenita *f*
先天性颈蹼综合征 angeborenes Schwimmhauthalssyn-drom *n*
先天性颈-胸椎骨结合综合征 angeborene zervikale Synostose des Brustwirbels *f*
先天性颈胸椎融合综合征 Syndrom der angeborenen Halswirbelsäulefusion *n*

先天性颈椎发育不良 angeborene Dysplasie des Halswirbels *f*
先天性颈椎骨骺发育不良 angeborene Dysplasie der Zervix *f*
先天性颈椎融合畸形 angeborene zervikale Fusion-Fehlstellung *f*
先天性胫腓骨假关节 angeborene Pseudarthrose der Tibia und Fibula *f*
先天性胫跗关节脱位 Volkmann* Deformität *f*, Dislocatio tibiotarsalis congenita *f*
先天性胫骨侧后凸 angeborene Kyphoskoliose der Tibia *f*
先天性胫骨成角[畸形] kongenitale Winkelbildung der Tibia *f*
先天性胫骨成角畸形 angeborene Achsenfehlstellung der Tibia *f*
先天性胫骨假关节 kongenitale Pseudoarthrose der Tibia *f*
先天性胫骨扭转畸形 angeborene Fehlstellung der Tibia *f*
先天性胫骨缺如 angeborenes Fehlen der Tibia *n*
先天性胫骨缺失 angeborenes Fehlen der Tibia *n*
先天性胫骨弯曲 angeborenes Biegen der Tibia *n*
先天性胫骨纵向缺失 angeborenes longitudinales Fehlen des Schienbeines *n*
先天性局限性肺气肿 angehorenes lokalisiertes Lungenemphysem *n*
先天性局限性脱发 angeborene umschriebene Alopezie *f*
先天性巨大黑素细胞痣 kongenitale riesige Nävi der Melanozyten *m pl*
先天性巨大色素痣 kongenitaler riesiger pigmentierter Naevus *m*
先天性巨结肠 Megacolon congenitum *n*, Hirschsprung* Krankheit *f*
先天性巨结肠病 kongenitales Megakolon *n*
先天性巨膀胱症 angeborene Riesenblase *f*
先天性巨食管 kongenitaler Megaösophagus *m*
先天性巨输尿管 kongenitaler Megaureter *m*
先天性巨胃 kongenitale Megalogastrie *f*
先天性巨指(趾) angeborene Megalosyndaktylie *f*
先天性巨指(趾) kongenitale Makrodaktylie *f*
先天性巨痣(巨大毛痣,兽皮痣) kongenitaler rieser Nävus *m*
先天性柯替氏器缺失 kongenitales Fehlen des Corti* Organs *n*
先天性口角小窝 commissurale Lippengruppe *f*
先天性髋[关节]脱臼 angeborene Hüftluxation *f*
先天性髋关节发育不良 Dysplasia coxae congenita *f*
先天性髋关节后脱位 Luxatio coxae posterior congenita *f*
先天性髋关节脱位 Luxatio coxae congenita *f*
先天性髋关节脱位外展支具 Abduktionsorthese für angeborene Luxation der Hüfte *f*
先天性髋内翻 Coxa vara congenita *f*
先天性髋脱臼(位) angeborene Hüftluxation *f*
先天性扩张 kongenitale Dilatation *f*
先天性肋骨缺失 kongenitales Fehlen der Rippe *n*
先天性肋骨融合 kongenitale Fusion der Rippe *f*
先天性泪鼻管狭窄 kongenitale Stenose des Ductus nasolacrimalis *f*
先天性泪囊瘘 kongenitale Fistula des Saccus lacrimalis *f*
先天性泪囊炎 kongenitale Dakryozystitis *f*
先天性泪器畸形 kongenitale Anomalie des lacrimalen Organs *f*
先天性利伯氏黑矇 Leber* Krankheit *f*, Amaurosis con-genita *f*
先天性连锁无丙球蛋白血症 kongenitale X-verbunden e Agammaglobulinämie *f*
先天性两侧面瘫综合征 Diplegia facialis congenita Syndrom *n*
先天性淋巴过度发育 angeborene lymphatische Überwucherung *f*
先天性淋巴水肿 kongenitales Lymphödem *n*
先天性鳞癣 Ichthyosis congenita *f*
先天性聋 kongenitale Taubheit *f*
先天性聋散发性甲状腺肿综合征 Pendred* Syrndrom *n*
先天性聋哑 kongenitale Taubstummheit *f*
先天性聋-眼病-白额综合征 Waardenburg* Syndrom *n*
先天性瘘[管] kongenitale Fistel *f*, Fistula congenita *f*
先天性颅骨疾病 angeborene Schädelkrankheit *f*
先天性颅畸形 kongenitale Schädeldeformität *f*
先天性颅脑发育畸形 angeborene Fehlbildung des Gehirns *f*
先天性颅内囊肿 angeborene intrakranielle Zyste *f*
先天性颅神经缺陷 kongenitaler Kranialnervendefekt *m*
先天性卵巢发育不全症 kongenitale Ovarialagenesie *f*, kongenitale Ovarialhypoplasie *f*, Turner* Syndrom *n*
先天性卵巢缺失 kongenitales Fehlen des Ovariums *n*
先天性卵圆孔未闭 kongenitales patentes Foramen ovale *n*
先天性氯化物腹泻 kongenitale Chlorid-Diarrhöe *f*
先天性马蹄内翻足 angeborener Klumpfuß *m*, kongenita-ler Talipes equinus varus *m*
先天性马蹄外翻足 kongenitaler Talipes equinus valgus *m*
先天性脉络膜缺损 kongenitales Coloboma chorioideae *n*
先天性慢性髌骨脱位 angeborene chronische Patellaluxation *f*
先天性慢性十二指肠扩张 kongenitale chronische duodenale Dilatation *f*
先天性毛细血管扩张性大理石样皮肤 Cutis teleangiectatica congenita *f*
先天性毛细血管扩张性红斑 kongenitales teleangiektatisches Erythem *n*
先天性毛细血管扩张性红斑及生长障碍 kongenitale teleangiektatische Erythemen und Wachstumsstörungen *f*
先天性毛细血管瘤 angeborenes kapillares Hämangiom *n*
先天性毛痣 kongenitaler haarigr Naevus *m*
先天性梅毒 Syphilis congenita *f*
先天性梅毒性脉络膜视网膜炎 Chorioretinitis luetica connatalis *f*
先天性梅毒牙 Hutchinson-Zähne *m pl*
先天性美克尔氏憩室 kongenitales Meckel* Divertikel *n*
先天性门静脉闭锁 kongenitale Atresie der Portalvenen *f*
先天性弥漫性皮肤色素斑 kongenitale diffuse Marmorierung der Haut *f*
先天性泌尿系统疾病 kongenitale Harnwegskrankheit *f*
先天性免疫缺陷(损) kongenitaler Immundefekt *m*
先天性免疫缺陷病 kongenitaler Immundefekt *m*
先天性免疫缺陷综合征 kongenitales Immundefekt-Syn-drom *n*
先天性免疫性溶血性肝炎 kongenitale immunologische hämolytische Hepatitis *f*
先天性面部双侧瘫痪 angeborene beidseitige Gesichtslähmung *f*, Möbius* Syndrom *n*
先天性面裂 kongenitale Gesichtsspalte *f*
先天性面斜倾 Prosopus varus *m*
先天性面中部凹陷 上颌鼻发育不全 Mund-Kiefer-Nase-Dysplasie *f*
先天性膜迷路变性 kongenitale Degeneration des häuti-gen Labyrinths *f*
先天性膜迷路发育不全 kongenitale Aplasie des häutigen Labyrinths *f*
先天性膜迷路上皮化生 kongenitale Epithelmetaplasie des häutigen Labyrinths *f*
先天性膜迷路萎陷 kongenitaler Kollaps des häutigen Labyrinths *m*
先天性末端肢体缺如 angeborenes Fehlen des Schenkelende *n*
先天性拇长伸肌缺失 angeborenes Fehlen des Extensor pollicis longus *n*
先天性拇指扳机指 kongelitaler Daumentrigger *m*
先天性拇指发育不良 angeborene Daumenhypoplasie *f*
先天性拇指发育不全 kongenitale Daumenhypoplasie *f*, angeborene Daumenhypoplasie *f*
先天性拇指内收畸形 kongenitaler adduzierter Daumen *m*
先天性拇指屈曲畸形 angeborene Beugekontraktur des Daumens *f*
先天性拇指缺失 angeborenes Fehlen des Daumens *n*

先天性踇趾内翻 angeborener Hallux varus *m*
先天性钠泻 kongenitale Na-Diarrhöe *f*
先天性囊眼 kongenitales zystisches Auge *n*
先天性囊肿 kongenitale Zyste *f*
先天性囊肿状水瘤 kongenitales Hygroma *n*
先天性脑穿通畸形 kongenitale Porenzephalie *f*
先天性脑底动脉瘤 kongenitale Aneurysmen der Basis des Gehirns *n pl*
先天性脑动脉瘤 kongenitale zerebrale Aneurysmen *n pl*
先天性脑积水 Hydrozephalus congenitalis *m*, Hydroce-phalus connatalis *m*
先天性脑膜脑膨出 kongenitale Meningoenzephalozele *f*
先天性脑膨出 kongenitale Enzephalozele *f*
先天性内耳畸形 angeborene Fehlbildung des Innenohrs *f*
先天性内翻指(趾) kongenitaler Dactylus varus *m*
先天性内翻趾 angeborene drehte Zehen *f pl*
先天性内眦赘皮 kongenitaler Epikantus *m*
先天性尿道瓣膜形成 kongenitale Harnröhrenklappenbil-dung *f*
先天性尿道闭锁 kongenitale Urethraatresie *f*
先天性尿道口狭窄 kongenitale Stenose des Meatus uri-narius *f*
先天性尿道瘘 kongenitale Urethrafistel *f*
先天性尿道旁裂 angeborene Paraspadie *f*
先天性尿道憩室 kongenitales Urethradivertikel *n*
先天性尿道缺失 angeborenes Fehlen der Urethra *n*, angeborenes Fehlen des Harnröhrs *n*
先天性尿道上裂 angeborene Epispadie *f*
先天性尿道狭窄 kongenitale Urethrastriktur *f*
先天性尿道下裂 kongenitale Hypospadie *f*
先天性尿道直肠瘘 kongenitale Urethrorektalfistel *f*
先天性尿路异常 kongenitale Harnwegsabnormalität *f*
先天性颞叶发育不全综合征 Temporallappen-Syndrom bei kongenitaler Mißbildung *n*
先天性凝血酶原缺乏症 kongenitale Aprothrombinämie *f*
先天性疟疾 Malaria connatalis *f*
先天性盘状半月板 kongenitaler diskoidaler Meniscus *m*
先天性膀胱颈挛缩 kongenitale Kontraktur des Harn-blasenhalses *f*
先天性膀胱扩张 kongenitale Dilatation der Harnblase *f*
先天性膀胱尿道口狭窄 kongenital Striktur des Orificium vesicourethrale *f*
先天性膀胱憩室 kongenitales Harnblasendivertikel *f*
先天性膀胱疝 angeborene Hernie der Harnblase *f*
先天性膀胱脱垂 angeborener Vorfall der Blase *m*
先天性皮肤发育不全 Aplasie cutis congenita *f*
先天性皮肤念珠菌病 kongenitale kutane Candidiasis *f*
先天性皮肤缺乏 angeborenes Fehlen der Haut *n*
先天性皮肤缺陷 Perodermie *f*
先天性皮肤异色病(症) kongenitale Poikilodermie *f*, Thomson* Syndrom *n*
先天性脾变位 kongenitale Verdrängung der Milz *f*, kon-genitale Verlagerung der Milz *f*
先天性偏侧发育不良伴鱼鳞病样红皮病及四肢畸型 angeborene Hemidysplasie mit ichthyosiformer Erythrodermie und Gliedmaßendefekte *f*
先天性偏侧发育不良伴鱼鳞病样皮病及四肢畸形 kongenitale Hemidysplasie mit ichthyosiformer Erythrodermie und Gliedmaßendefekte *f*
先天性偏身肥大 kongenitale Hemihypertrophie *f*
先天性平滑肌错构瘤 kongenitales Hamartom der glatten Muskulatur *n*
先天性平足症 angeborener Plattfuß *m*
先天性蹼颈 angeborenes Schwimmhäuten Hals *n*
先天性脐疝 Hernia funiculi umbilicalis congenita *f*
先天性气管发育不全 kongenitale Traehealagenesie *f*
先天性气管食管瘘 kongenitale Tracheoösophagealfistel *f*
先天性气管狭窄 kongenitale Tracheostenose *f*
先天性髂骨角综合征 angeborenes Beckenwinkel-Syndrom *n*
先天性髂嵴综合征 angeborenes Beckenkamm-Syndrom *n*
先天性前鼻孔狭窄 kongenitale Stenose des vorderen Nasenlochs *f*
先天性前列腺缺失 kongenitales Fehlen der Prostata *n*
先天性鞘膜积液 Hydrocele tunicae vaginalis congenita *f*
先天性青光眼 kongenitales Glaukom *n*
先天性球囊变性 kongenitale Degeneration des Sacculus *f*
先天性球囊扩张 kongenitale Dilatation des Sacculus *f*
先天性球形红细胞溶血性贫血 kongenitale mikrosphärozytäre hämolytische Anämie *f*
先天性球性动脉瘤 kongenitales globales Aneurysma *n*
先天性屈曲畸形 kongenitale Flexionsdeformität *f*
先天性全身[完全]无痛症 Analgia congenita *f*, Analgesia-congenita *f*
先天性全身静脉扩张 kongenitale generalisierte Phlebektasie *f*
先天性全身脱毛 kongenitale universelle Alopezie *f*
先天性全身性多毛症 kongenitale universelle Hypertrichose *f*
先天性全身性脂肪营养不良症 kongenitale systemische Lipodystrophie *f*
先天性全秃 angeborene totale Alopezie *f*
先天性全血细胞减少症 Faneoni* Anämie *f*, kongenitale Panhaem(at)o(cyto)penia *f*
先天性缺鼻畸形 kongenitale Arhinie *f*
先天性缺睫症 kongenitale Hypotrichose *f*, Hypotrichosis congenita *f*
先天性缺失牙 Oligodontie *f*, angeborener Zahnmangel *m*
先天性缺损(陷) kongenitaler Defekt *m*, Ektrogenie *f*
先天性缺肢畸形 angeborenes Fehlen des Gliedes *n*
先天性缺指(趾) kongenitale Adaktylie *f*
先天性缺趾 Ektrodaktylie *f*
先天性缺转铁[球]蛋白血症 kongenitale Atransferrinämie *f*
先天性染色体缺陷性脑异常 kongenitale Hirnabnorm(al)i-tät mit Chromosomendefizienz *f*
先天性桡侧球棒(拐把)手 桡侧拐把手 angenborene radiale Klumphand *f*
先天性桡尺骨骨性联接 kongenitale radio-ulnare Syno-stose *f*
先天性桡骨发育不良 angeborene Hypoplasie des Radius *f*, kongenitale Radiushypoplasie *f*
先天性桡骨假关节 angeborene radiale Pseudarthrose *f*
先天性桡骨缺如 angeborenes Fehlen des Radius *n*
先天性桡骨缺失 kongenitales Fehlen des Radius *n*
先天性桡骨缺损 angeborener radialer Knochendefekt *m*
先天性桡骨头缺失 kongenitales Fehlen des Radiuskopfs *n*
先天性桡骨脱位 angeborene Luxation des radialen Knochens *f*, kongenitale Luxation des Radiuskopfs *f*
先天性桡骨纵向缺失 kongenitale longitudenale rediale Mängel *m pl*
先天性韧带松弛 angeborene Bänderschlaffheit *f*
先天性溶酶体疾病 angeborene Lysosomkrankheit *f*
先天性溶血性黄疸 kongenitaler hämolytischer Ikterus *m*
先天性溶血性贫血 kongenitale Anämie *f*
先天性乳房乳头缺失 kongenitale Amastie *f*, Kongenitale Abwesenheit von Mamma und Mamille *f*
先天性乳糜胸 kongenitaler Chylothorax *m*
先天性鳃裂囊肿及瘘管 angeborene Kiemengangszyste und -fistel *f*
先天性鳃囊肿 kongenitale Branchialzyste *f*
先天性三尖瓣闭锁 kongenitale Trikuspidalatresie *f*
先天性三尖瓣关闭不全 kongenitale Trikuspidalinsuffizienz *f*
先天性三尖瓣狭窄和关闭不全 kongenitale Trikuspidalstenose und-insuffizienz *f*
先天性三尖瓣狱窄 kongenitale Trikuspidalstenose *f*
先天性三腔二室心 kongenitales biventrikuläres triloku-lares

Herz *n*
先天性色素痣 angeborene Pigmentmal *f*
先天性疝 Hernia eongenita *f*, angeborene Hernie *f*
先天性上腹壁疝 kongenitale epigastrische Hernie *f*
先天性上睑下垂 kongenitale Ptosis *f*
先天性上肢环状狭窄 kongenitale annuläre Striktur der oberen Extremität *f*
先天性少毛症 kongenitale Hypotrichose *f*
先天性舌根囊肿 angeborene Zyste der Zungenwurzel *f*
先天性舌裂 kongenitale gespaltene Zunge *f*
先天性舌囊肿 kongenitale Zungenzyste *f*
先天性舌下腺瘘 kongenitale Fistel der Sublingualdrüse *f*
先天性舌下腺囊肿 kongenitale Zyste der Sublingualdtüse *f*
先天性射精管闭锁 kongenitale Atresia des Ductus ejacu-latorius *f*
先天性射精管缺失 kongenitales Fehlen des Ductus ejacu-latorius *n*
先天性神经梅毒 kongenitale Neurosyphilis *f*
先天性神经皮肤黑变病 kongenitale neurokutane Melanose *f*
先天性神经性耳聋 kongenitale neurogene Taubheit *f*
先天性肾病综合征 kongenitales Nephrosesyndrom *n*
先天性肾单位减少伴代偿肥大 Oligomeganephronie *f*, angeborene Nephronreduktion mit kompensatorische Hypertrophie *f*
先天性肾积水 kongenitale Hydronephrose *f*
先天性肾囊性疾病 kongenitale renale zystische Krankheiten *f pl*
先天性肾缺失 Nierenagenesie *m*, angeborenes Nierenfehlen *f*
先天性肾上腺发育不良 angeborene adrenale Hypoplasie *f*
先天性肾上腺肥大症 kongenitale Adrenohypertrophie *f*
先天性肾上腺皮质异位 kongenitale Heterotopie der Nebennierenrinde *f*
先天性肾上腺皮质增生症 kongenitale Adrenocortieohy-perplasie *f*
先天性肾上腺皮质增生症(肾上腺生殖器综合征,肾上腺性变态征) kongenitale nebennierenrinde Hyperplasie *f*
先天性肾上腺缺失 angeborenes Fehlen der Nebenniere *n*
先天性肾上腺生殖综合征 kongenitales adrenogenitales Syndrom *n*
先天性肾上腺增生 kongenitale Adrenalhyperplasie *f*
先天性肾性骨病 angeborene Nierenosteodystrophie *f*
先天性肾性失盐综合征 kongenitale renale Salz-Verlust-Syndrom *n*
先天性肾脏发育异常 angeborene Nierenaplasie *f*
先天性肾盏积水 angeborene Hydrocalyculus *f*
先天性声带沟 angeborene Stimmbandfurche *f*
先天性声门下狭窄 angeborene subglottische Stenose *f*
先天性失读 kongenitale Alexie *f*
先天性食管闭锁 kongenitale Atresia des Osophagus *f*
先天性食管过短[症] kongenitaler Brachryösophagus *m*
先天性食管裂孔疝 kongenitale Hiatushernie *f*
先天性食管蹼 kongenitale Osophagusschwimmhaut *f*
先天性食管气管瘘 kongenitale ösophagotracheale Fistel *f*
先天性食管憩室 angeborenes Ösophagusdivertikel *n*
先天性食管受压 kongenitale Osophaguskompression *f*
先天性食管狭窄 kongenitale Osophagusstriktur *f*
先天性视盘弧形斑 angeborene Sichel des Diskus *f*
先天性[视]乳头[盘]色素沉着 kongenitale Pigmentation des optischen Diskus *f*
先天性视网膜变性 angeborene Netzhautdegeneration *f*
先天性视网膜剥离 kongenitale Ablösung der Netzhaut *f*
先天性视网膜不附着症 kongenitale Retinodialysis *f*
先天性视网膜不贴附 angeborene Retinodialysis *f*
先天性视网膜隔 angeborene Retinaabhebung *f*
先天性视网膜囊肿 kongenitale zyste der Retina *f*, konge-nitale Netzhautzyste *f*
先天性视网膜脱离 angeborene Netzhautablösung *f*
先天性视网膜血管[纱]膜 kongenitale retinale vasculare Hülle *f*
先天性视网膜血管异常 kongenitale Abnormalität der Netzhautgefäßen *f*
先天性视网膜皱褶 kongenitale Netzhautfalte *f*
先天性室壁瘤 angeborenes Ventrikelaneurysma *n*
先天性室间隔瘤 kongenitales Aneurysma des Ventrikelseptums *n*
先天性手指屈曲畸形 angeborene Flexionsdeformität des Fingers *f*
先天性输精道梗阻 angeborene Atresie des Samenleiters *f*
先天性输精管闭锁 kongenitale Atresie des vas deferens *f*
先天性输精管缺失 angeborenes Fehlen des Vas deferens *n*
先天性输卵管缺失 angeborenes Fehlen der Tuba uterina *n*
先天性输尿管瓣膜 angeborenes Ventil des Ureters *n*
先天性输尿管闭锁 kongenitale Ureteratresia *f*
先天性输尿管积水 angeborener Hydroureter *m*
先天性输尿管间嵴肥大 kongenitale Hypertrophie der Pli-ca interureterica *f*
先天性输尿管开口移位 kongenitale Verlagerung der Ureteröffnung *f*
先天性输尿管扩张 kongenitale Ureterdilatation *f*
先天性输尿管囊肿 kongenitale Ureterozele *f*
先天性输尿管膀胱开口处狭窄 kongenitale Striktur des Orificium ureterovesicum *f*
先天性输尿管膀胱开口处狭窄 kongenitale Verengung *f*
先天性输尿管憩室 kongenitales Ureterdivertikel *n*
先天性输尿管缺失 angeborenes Fehlen des Ureters *n*
先天性输尿管肾盂接[合]处狭窄 kongenitale Striktur des Ureterabgangs aus Nierenbecken *f*
先天性输尿管息肉 angeborener Polyp des Harnleiters *m*
先天性输尿管狭窄 angeborene Ureterstenose *f*
先天性束带综合征 angeborenes Bandsyndrom *n*
先天性双髌骨 Patella duplicata congenita *f*
先天性双侧髌关节脱位 kongenitale Luxation beider Kniegelenke *f*
先天性双侧面肌瘫痪 kongenitale beiderseitige Ge-sichtslähmung *f*, Alajouanine* syndrom *n*
先天性双侧面神经并外展神经瘫痪综合征 angeborene Lähmung-Syndrom des bilateralen Facialis und Abducens *n*
先天性双侧面瘫 angeborene beidseitige Gesichtslähmung *f*
先天性双侧输精管缺如 angeborenes bilaterales Fehlen des Samenleiters *n*
先天性双食管 kongenitale Doppelbildung des Osophagus *f*, kongenitale Osophagusduplikatur *f*
先天性水痘综合征 angeborenes Varizellensyndrom *n*
先天性水俣病 angeborene Minamata-Krankheit *f*
先天性锁骨假关节 kongenitale Pseudoarthrosis der Cla-vicula *f*
先天性胎毛过多 kongenitale Hypertrichose lanuginosa *f*
先天性瘫痪 kongenitale Paralysis *f*
先天性特发性眼球震颤 idiopathischer kongenitaler Nys-tagmus *m*
先天性听骨畸形 kongenitale Deformität der Hörknöchel-chen *f*
先天性听骨缺失 angeborenes Fehlen der Hörknöchel-chen *n*
先天性听骨融合 kongenitale Verschmelzung der Hör-knöchelchen *f*
先天性瞳孔残膜 kongenitale Persistenz der Pupillarmem-bran *f*
先天性痛觉缺乏 angeborenes Fehlen der Schmerzen *n*
先天性痛觉丧失综合征 kongenitales Analgie-Syndrom *n*, kongenitale generalisierte Schmerzindifferenz *f*
先天性痛性阴茎勃起 angeborene schmerzhafte Erektion des Penis *f*
先天性秃 angeborene Kahlheit *f*
先天性吞噬作用障碍 kongenitale Dysphagozytose *f*
先天性脱(秃)发 Alopecia congenita *f*

先天性唾液腺缺失 angeborenes Fehlen der Speicheldrüsen *n*
先天性外耳道闭锁 kongenitale Atresia des äußeren Gehörgangs *f*, Atresia auris congenita *f*
先天性外耳道缺失 angeborenes Fehlen des Meatus acus-ticus externus *n*
先天性外耳道狭窄 kongenitale Striktur des Meatus acus-ticus externus *f*
先天性外胚层缺损 kongenitaler ektodermaler Defekt *m*
先天性外胚层形成异常 kongenitale Ektodermose *f*
先天性外胚层增殖 kongenitale Ektodermosis *f*
先天性外胚叶发育不良 kongenitale ektodermale Dysplasie *f*
先天性外胚叶缺损 kongenitale ektodermale Defekte *m pl*
先天性外生殖器淋巴水肿 angeborenes Lymphödem von Genitale *n*
先天性完全性心脏传导阻滞 kongenitale totaler Herzblock *m*
先天性晚期隐性梅毒 kongenitale latente Spätsyphilis *f*
先天性晚期症状性梅毒 kongenitale symptomatische Spätsyphilis *f*
先天性腕关节半脱位 kongenitale Handwurzelgelenksub-luxation *f*
先天性胃壁发育不全 angeborene Hypoplasie der Magenwand *f*
先天性胃扭转 kongenitale Magentorsion *f*
先天性无丙种球蛋白血症 kongenitale Agammaglobulinä-mie *f*
先天性无耳 angeborenes Fehlen von Ohren *n*
先天性无肛 kongenitale Atresia ani *f*
先天性无睾症 kongenitale Anorchie *f*
先天性无虹膜 Aniridia congenita *f*
先天性无睑 angeborenes Fehlen von Augenlider *n*
先天性无晶状体 kongenitale Aphakie *f*
先天性无泪 Alakrimie congenita *f*
先天性无毛症 Atrichia congenita *f*
先天性无脾症 kongenitale Asplenie *f*, angeborener Milz-mangel *m*
先天性无神经节细胞症 angeborenes Fehlen von Ganglienzellerkrankung *f*
先天性无神经节性巨结肠 kongenitales aganglionäres Megakolon *n*
先天性无铁传递蛋白血症 kongenitale Atranslerrinämie *f*
先天性无心脏 Akardie *f*
先天性无胸腺症 kongenitale Thymusaplasie *f*
先天性无阴道 angeborenes Fehlen der Vagina *n*
先天性无张力性硬化性肌营养不良症 kongenitale atonisch-sklerotische Muskeldystrophie *f*
先天性无肢 angeborenes Fehlen von Gliedmaßen *n*
先天性无指(趾) angeborenes Fehlen von Zehen *n*
先天性无子宫 kongenitales Fehlen der Gebärmutter *n*
先天性戊糖尿症 kongenitale Pentosurie *f*
先天性吸收不良 kongenitale Malabsorption *f*
先天性息肉病 kongenitale Polyposis *f*
先天性膝关节半脱位 angeborene Subluxation des Knies *f*
先天性膝关节脱位 kongenitale Kniegelenkluxation *f*
先天性下唇凹 kongenitale Gruben der Unterlippe *f pl*
先天性下唇瘘 kongenitale Fistel der Unterlippe *f*
先天性纤维蛋白原缺乏症 kongenitale Alibrinogenämie *f*
先天性纤维性错构瘤 konlgenitales fibröses Hamartom *n*
先天性涎腺缺失 angeborenes Fehlen der Speicheldrüsen *n*
先天性小肠闭锁 kongenitale Dünndarmatresie *f*
先天性小肠狭窄 kongenitale Dünndarmstriktur *f*
先天性小耳(畸形) angeborene Mikrotie *f*
先天性小睑裂 kongenitale Blepharophimose *f*
先天性小瞳孔 kongenitale Miosis *f*
先天性小腿成角畸形 angeborener Beinachsenfehl *m*
先天性小眼球 kongenitale Mikrophthalmus *m*
先天性小阴唇粘连 kongenitale Adhäsion der Labium minus pudendi *f*
先天性小痣 angeborenes kleines Muttermal *n*
先天性斜颈 Torticollis congenitalis *m*
先天性泄殖腔(残留性泄殖腔) angeborene Kloake, *f*, persistente Kloake *f*
先天性[心]房间隔缺损 kongenitaler Vorhofseptumdefekt *m*
先天性心缺失 kongenitale Akardie *f*
先天性心室间隔缺损 kongenitaler Ventrikelseptumdefekt *m*
先天性心血管畸形 kongenitale cardiovasculäre Anomalie *f*
先天性心脏病 angeborener Herzlehler *m*, angeborene Herzmißbildung *f*
先天性心脏横纹肌瘤 kongenitales Rhabdomyoma des Herzens *n*
先天性心脏畸形 kongenitaler Herzfehler *m*
先天性心脏阻滞 kongenitaler Herzbiock *m*
先天性性免疫缺陷 angeborene Immunschwäche *m*, angeborener Immundefekt *m*
先天性胸腹裂孔疝修补术 Reparatur von angeborener posterolateraler Zwerchfellhernie *f*
先天性胸骨后疝 angeborene Brustbein-Hernie *f*
先天性胸骨旁膈疝修补术 Reparatur von angeborener parasternaler Zwerchfellhernie *f*
先天性胸腺不发育 kongenitale Thymusaplasie *f*
先天性胸腺发育不良 kongenitale Thymushypoplasie *f*
先天性胸腺发育不全 kongenitale Thymus-Dysplasie *f*
先天性雄激素受体缺乏症 angeborenes Fehlen des Androgenrezeptor *n*
先天性悬壅垂缺失 angeborenes Fehlen der Uvula *n*
先天性血管环 angeborener Gefäßbündelring *m*
先天性血管瘤 Haemangioma congenitale *n*, angeborenes Hämangiom *n*
先天性血管萎缩性皮肤异色病 kongenitale Poikilodermie *f*
先天性牙龈瘤 Epulis congenita *f*
先天性咽鼓管憩室 kongenitales Divertikel der Tuba Eustachii *n*
先天性咽鼓管狭窄 kongenitale Striktur der Tuba Eusta-chii *f*
先天性阉割 kongenitale Kastration *f*
先天性盐泻 kongenitale Salzdiarrhoe *f*
先天性颜面裂 Fissura lacialis congenita *f*, angeborene Gesichtsspalte *f*
先天性眼荷黑色素细胞增多症 kongenitale okuläre Melanophorenosis *f*
先天性眼黑变病 kongenitale okuläre Melanose *f*
先天性眼肌肌腱异常 kongenitale Anomalie der ocularen Muskeln und Sehnen *f*
先天性眼面肌麻痹 kongenitale oculo-faciale Paralyse *f*
先天性眼-皮肤荷黑色素细胞增多症 kongenitale Augen-Haut-Melanophorenosis *f*
先天性眼球震颤 kongenitaler Nystagmus *m*, Nystagmus congenitalis *m*
先天性羊膜带综合征 kongenitales amniotisches Bandsyndrom *n*, kongelitales Band-Syndrom des Fruchtwassers *n*
先天性仰趾足 kongenitaler Pes calcaneus *m*
先天性叶性肺气肿 kongenitales lobäres Lungenemphysem *n*
先天性夜盲症 Hemeralopie congenita *f*, Oguchi* Syn-drom *n*
先天性一侧肥大症 kongenitale Hemihypertrophie *f*
先天性胰岛素过多症 kongenitaler Hyperinsulinismus *m*
先天性胰岛素过多症伴局灶性胰岛素病变 kongenitaler Hyperinsulinismus mit fokalen Läsionen des Insulins *m*
先天性胰岛素过多症伴弥漫性或局灶性胰岛素病变 kongenitaler Hyperinsulinismus mit diffusen oder fokalen Läsionen des Insulins *m*
先天性胰岛素过多症伴弥漫性胰岛素病变 kongenitaler Hyperinsulinismus mit diffusen Läsionen des Insulins *m*
先天性胰腺真性囊肿 angeborene echte Pankreaszyste *f*
先天性遗传性肾小管性酸中毒 familiäre Hypophosphatämie *f*

先天性异常韧带 kongenital abnormes Ligament *n*
先天性阴道闭锁 kongenitale Atresia vaginalis *f*, kongeni-tale Vaginalatresie *f*
先天性阴道缺如 Aplasie vaginae *f*, angeborenes Fehlen der Vagina *n*
先天性阴道缺如综合征 Mayer*-Rokitansky*-Küster*-Hauser* Syndrom *n*, MRKH Syndrom *n*
先天性阴茎缺失 angeborenes Fehlen des Penis *n*
先天性阴囊破裂 angeborene Ruptur des Hodensacks *f*
先天性阴攀下弯 kongenitaler Penis incurvatus *m*
先天性幽门狭窄 kongenitale Pylorusstenose *f*
先天性右位心 kongenitale Dextrokardie *f*
先天性鱼际肌缺失 angeborenes Fehlen des Daumenmuskels *n*
先天性鱼鳞病样红皮病 kongenitale ichthyosiforme Erythrodermie *f*
先天性鱼鳞病样综合征伴耳聋和角膜炎 kongenitales ichthyosiformes Syndrom mit Taubheit und Keratitis *n*
先天性鱼鳞癣[病] kongenitale Ichthyose *f*, Ichthyosis congenita *f*
先天性鱼鳞癣红皮病 Erythrodermia congenita ichthyosiformis *f*
先天性远端桡尺关节半脱位 kongenitale distale Radio-Ulnargelenksubluxation *f*
先天性运动性眼球震颤 angeborener motorischer Nystagmus *m*
先天性再生障碍性贫血 kongenitale aplastische Anämie *f*
先天性早期隐性梅毒 kongenitale latente Frühsyphilis *f*
先天性造血障碍性贫血 kongenitale aplastische Anämie *f*
先天性粘膜白斑病 kongenitale Leukokeratose *f*
先天性长骨结构不良 knogenitale Dysplasie der langen Röhrenknochen *f*
先天性长骨缺如 angeborenes Fehlen des langen Röhrenknochens *n*
先天性长骨重复畸形 kongenitale Duplikation der langen Röhrenknochen *f*
先天性长指畸形 angeborene Fehlbildung des langen Fingers *n*
先天性掌骨缺如畸形 angeborene Deformität der Mittelhandknochens *f*
先天性掌挛缩畸形 angeborene Kontraktur der Palmen *f*
先天性掌跖和腔口周围角皮病 angeborene palmoplantare und periorale Keratose *f*
先天性枕骨大孔区畸形 kongenitale Mißbildungen der Re-gio forami magni *f pl*
先天性正铁血红蛋白症 kongenitale Methämoglobinämie *f*
先天性支气管肺囊肿 angeborene bronchopulmonaler Zyste *f*
先天性支气管扩张 kongenitale Bronchiektasis *f* (od. Bronchiektasie)
先天性支气管囊肿 angeborene Bronchialzyste *f*
先天性支气管食管瘘 kongenitale Broncho-Osophagos-fistel *f*
先天性肢端黑素细胞性痣 kongenitaler akraler Naevus *m*
先天性肢体畸形 kongenitale Gliedmaßendeformität *f*
先天性肢体缺失 angeborenes Fehlen der Extremität *n*
先天性脂肪过多症 angeborene Lipomatose *f*
先天性脂肪营养不良性糖尿病 kongenitaler Diabetes der Lipodystrophie *m*
先天性直肠闭锁 Artesta recti congenita *f*
先天性直肠肛管畸形 angeborene Analrektalmissbildung *f*
先天性直肠肛门畸型 kongenitale rectoanale Mißbil-dungen *f pl*
先天性直肠尿道瘘 angeborene Urethrorektalfistel *f*
先天性直肠膀胱瘘 kongenitale rectovesikale Fistel *f*
先天性直肠狭窄 kongenitale Rektumstriktur *f*
先天性跖骨内翻 kongenitaler Metatarsus varus *m*
先天性跖骨内收 angeborene Adduktion des Mittelfußknochens *f*
先天性跖骨缺如畸形 angeborene Deformität der Abwesenheit von Mittelfußknochen *f*
先天性指(趾)甲肥厚 Pachyonychia congenita *f*
先天性指侧屈畸形 angeborene Flexionsdeformität des Fingers *f*
先天性指端并指 angeborene Syndaktylie *f*
先天性指骨骨融合性并指 angeborene Syndaktylie der Phalangealknochensfusion *f*
先天性指骨融合 angeborene Phalangealknochensfusion *f*
先天性指关节融合 angeborene Knöchelfusion *f*
先天性指甲杆状变 angeborene Verformung der Nagelstange *f*
先天性指甲畸形 angeborene Missbildung der Nägel *f*, angeborene Nageldeformität *f*
先天性指甲缺失 kongenitale Anonychie *f*, angeborene Anonychie *f*
先天性指屈曲 angeborene beziehte Flexion *f*
先天性指屈曲畸形 angeborene Flexionsdeformität des Fingers *f*
先天性痣 kongenitaler Naevus *m*
先天性痣细胞痣 kongenitaler Naevuszellnaevus *m*
先天性痣性黑素细胞痣 kongenitaler nevomelanocytischer Nävus *m*
先天性中耳畸形 angeborene Fehlbildung des Mittelohrs *f*
先天性中耳狭窄 kongenitale Mittelohrverengung *f*
先天性中间肢体缺如 angeborenes Fehlen des mittleren Schenkels *m*
先天性中胚层肾瘤 angeborenes mesodermales Nephrom *n*
先天性重唇 kongenitale Doppellippe *f*
先天性舟状外翻足 angeborener Kahnbein valgus *m*
先天性肘关节强直 kongenitale Steifheit des Ellenbo-gengelenks *f*
先天性侏儒 primordialer Zwerg *m*, Nanosomia primor-dialis *f*
先天性侏儒痴呆综合征 Noonan* Syndrom *n*, Idiotie-Syndrom des angeborenen Kleinwuchs *n*
先天性主动脉瓣病变 angeborenes Aortenvitium *n*
先天性主动脉瓣狭窄 angeborene Aortenstenose *f*
先天性主动脉瓣下狭窄 angeborene subvalvuläre Aortenstenose *f*
先天性主动脉窦动脉瘤破裂 angeborene Ruptur des Aortensinus *f*
先天性主动脉窦瘤 angeborenes Aortensinus-Aneurysma *n*
先天性主动脉缩窄 angeborene Aortenstenose *f*
先天性主动脉狭窄 kongenitale Aortenstenose *f*
先天性转运障碍症 angeborene Störung des Verkehrs *f*
先天性状 kongenitale Charakter *m*
先天性椎管狭窄症 angeborene Spinalstenose *f*
先天性椎骺发育不良 angeborene epiphyseal Dysplasie des Wirbelkörpers *f*
先天性椎体融合 angeborene Wirbelfusion *f*
先天性赘生手畸形 angeborene überflüssige Hand *f*, angeborene Extra-Hand *f*
先天性子宫颈闭锁 angeborene Zervixatresie *f*
先天性子宫颈糜烂 kongenitale Erosion der Cervix uteri *f*
先天性子宫颈缺失 angeborenes Fehlen der Cervix *n*
先天性子宫内膜缺失 angeborenes Fehlen des Endome-triums *n*
先天性子宫缺失 kongenitales Fehlen des Uterus *n*
先天性紫绀四联症 Fallot* Tetralogie *f*
先天性自愈性网状组织细胞增生病 kongenitale Retikulohistiozytose der Selbst-Heilung *f*
先天性自愈性组织细胞增生病 kongenitale Histiozytose der Selbst-Heilung *f*
先天性足部籽状骨 kongenitale Fußsesambeine *n pl*
先天性足畸形 angeborene Fußdeformität *f*
先天性足趾成角畸形 angeborene Achsenfehlstellung der Zehe *f*
先天性足趾挛缩 angeborene Zehenkontraktur *f*
先天异常急死 plötzlicher Tod von kongenitalen Anomalien *m*
先天异常性不育 Unfruchtbarkeit der angeborenen Anomalie *f*
先天因素 kongenitaler Faktor *m*
先天愚型(症) trisomale Idiotie *f*, Down* Syndrom *n*
先天愚型或伸舌样痴呆 Down* Syndrom *n*

先天愚型睑裂下斜 Schräg-Blepharophimose des Down* Syndroms *n*
先天愚型综合征 Mongolismus (-Syndrom *n*) *m*
先天语言 bioprograme Sprache *f*
先天再生不良性贫血 kongenitale hypoplastische Anämie *f*, Blackfan*-Josephs*-Diamond* Anämie *f*
先学前期(幼儿前期) Vorschulalter *n*
先验成分分类程序 Klassifikator des Vormitglieds *m*
先验的 priori
先验分布 Vorverteilung *f*
先验概率 apriorische Wahrscheinlichkeit (od. Probabili-tät) *f*
先验可能性(比率) vor Quote
先验论 Apriorismus *m*
先验信息 Vorabinformation *f*
先验知识 Vorkenntnisse *n pl*
先在(先存在) prä-existieren
先在性矮小(先天性侏儒) primordialer Zwerg *m*
先兆 Aura *f*, Warnsymptom *n*, Vorläuler *m*
先兆的 prodromal, prämonitorisch, aural
先兆黄斑孔 drohendes Makulaforamen *n*
先兆临产 drohende Geburt (od. Entbindung) *f*
先兆期 Aura *f*
先兆晚期流产 auraler Spätabort *m*
先兆[性]流产 drohender Abort *m*
先兆性早产妊娠 drohende Frühgeburtsschwangerschaft *f*
先兆症状 Signalsymptom *n*
先兆中暑 Frühzeichen des Hitzschlags *n*, warndes erstes Anzeichen des Hitzschlags *n*
先兆子宫破裂 drohende Ruptur des Uterus *f*
先兆子痫 drohende Eklampsie *f*, Präeklampsie *f*
先兆子痫肾小球病 Präeklampsie-Glomerulopathie *f*
先证者 Proband *m*, Propositus *m*
先质 Antezedenz *f*, Präkursor *m*
纤颤电位 Fibrillationspotential *n*
纤肌 Musculus procerus *m*
纤连蛋白 Fibronectin *n*, Fibronektin *n*
纤连蛋白沉积性肾小球病 Glomerulopathie mit Fibronektin-Ablagerung *f*
纤连蛋白结合蛋白 Fibronektin-bindendes Protein *n* (EBP)
纤毛 Flimmer *m*, Flimmer-haar *n*, Cilium *n*, Zilie *f*
纤毛虫 Flimmerlarve *f*
纤毛虫的 Ciliophora
纤毛[虫]纲 Ciliata *pl*, Ziliaten *pl*, Euziliaten *pl*, Infuso-rien *pl*
纤毛虫类 Infusoria *pl*, Infusorien *pl*, Ciliata *pl*
纤毛[虫]亚门 Ciliophora *pl*
纤毛虫门 Ciliophora *f*
纤毛滴虫 Monadin *n*
纤毛滴虫属 Monadina *f*
纤毛活动 ziliare Aktivität *f*
纤毛活动障碍 Flimmerbewegungsstörung *f*
纤毛菌病 Leptotrichosis *f*, Leptotrichose *f*
纤毛菌属 Leptotrichia *f*, Leptothrix *f*
纤毛抗原 Fimbrien-Antigen *n*
纤毛上皮 Flimmerepithel *n*
纤毛上皮化生 Flimmerepithel-Metaplasie *f*
纤毛上皮细胞 Flimmerepithelzelle *f*
纤毛损害 Beschädigung der Cilia *f*
纤毛外皮 Flimmerepidermis *f*
纤毛细胞 Flimmerzelle *f*
纤毛细胞性癌 Flimmerzellkarzinom *n*
纤毛型宫颈内膜细胞 endocervicale Flimmerzelle *f*
纤毛幼虫 Miracidium *n*
纤毛运动 Flimmerbewegung *f*
纤毛运动的 ciliograde
纤溶 Fibrinolyse *f*
纤溶对抗物 antifibrinolytisches Mittel *n*
纤溶功能 fibrinolytische Funktion *f*
纤溶激活酶 Fibrinokinase *f*
纤溶拮抗物 Fibrinolyse-Antagonist *m*
纤溶亢进 Hyperfibrinolyse *f*
纤溶酶 Fibrinolysin *n*
纤溶酶结构 Enzymstruktur *f*
纤溶酶 - 抗纤溶酶复合物 Plasmin-Antiplasmin-Komplex *m*
纤溶酶微小 RNA Plasmin-Mikro-RNA *n*
α2- 纤溶酶抑制物 α2-Plasmininhibitor *m*
纤溶酶原 Fibrinolysinngen *n*
纤溶酶原活化素抑制物 Plasminogenaktivatorinhibitor *m*
纤溶酶原活性 Aktivität von Plasminogen *f*
纤溶酶原激活物 Plasminogenaktivator *m*
纤溶酶原激活物抑制物 Plasminogenaktivatorinhibitor *m*
纤溶酶原激活物抑制物 -1 Plasminogen-Aktivator-Inhibitor-1 *m* (PAI-1)
纤溶酶原激活物抑制物 -1 活性 Aktivität des Plasminogen-Aktivator-Inhibitor-1s *f*
纤溶酶原激活物抑制物 -1 基因型 Genotyp des Plasminogen-Aktivators-Inhibitor-1s *m*
纤溶酶原激活物抑制物 -2 Plasminogen-Aktivator-Inhibitor-2 (PAI-2)
纤溶酶原激活物抑制物 -3 Plasminogen-Aktivator-Inhibitor-3 (PAI-3)
纤溶酶原激活物抑制物 -I Plasminogen-Aktivator-Inhibitor-I (PAI-I)
纤溶酶原激活物抑制物活性 Aktivität des Plasminogen-Aktivator-Inhibitors
纤溶酶原激活物抑制物浓度 Konzentration des Plasminogen-Aktivator-Inhibitors *f*
纤溶酶原激活药 Plasminogenaktivator *m*
纤溶酶原激活抑制物 -1 活性 Aktivität des Plasminogen-Aktivator-Inhibitor-1s *f*
纤溶酶原抗原 Plasminogen *n*
纤溶酶原致活因子 profibrinolytischer Aktivator *m*
纤溶系统 fibrinolytisches System *n*
纤弱的 tenuis
纤丝 Fibrillen *f pl*
纤丝表皮光滑的 fibrillos-kahl
纤丝的 fibrillär, fibrillar (-is, -is, -e)
纤丝滑动模型 Schiebe-Filament-Modell *n*
纤丝聚集蛋白原 Profilaggrin *n*
纤丝肾小球肾炎 fibrilläre Glomerulonephritis *f*
纤丝状的 fibrillär, fibrillose, fibrillous
纤体增生 Fibro-Hyperplasie *f*
A 纤维 A-Faser *f*
α- 纤维 Alpha-Faser *f*
β- 纤维 Beta-Faser *f*
C 纤维 C-Faser *f*
纤维 Faser *f*, Fila *n pl*, Filum *n*, Fibra *f*
γ- 纤维 γ-Faserf
δ- 纤维 δ-Faser *f*
纤维[性]骨瘤 Fibroosteoma *n*
纤维[组]织炎 Fibrositis *f*
纤维癌 Faserkrebs *m*, Fibrokarzinom *n*, Carcinoma fibro-sum *n*
纤维白蛋白 Albuminofibrin *n*
纤维斑块 fibröse Plaque *f*
纤维板 Faserplatte *f*
纤维板层型肝癌 fibrolamellärer Leberkrebs *m*
纤维板层性肝癌(肝脏纤维软骨瘤) fibrolamelläres Hepatom *n*
纤维板层状肝细胞癌 fibrolamelläres Leberzellkarzinom *n*
纤维包裹 fibröse Encapsulation *f*

纤维包裹挛缩 Faserwickel-Kontraktur *f*
纤维包膜 fibröse Kapsel *f*
纤维鼻窦镜 fiberoptisches Sinoskop *n*, Sinofiberskop *n*
纤维鼻咽镜 Nasopharyngo-Fiberskop *n*
纤维闭塞性细支气管炎 Bronchiolitis fibrosa obliterans *f*
纤维变性 Fibrose *f*, Fibrosis *f*
纤维变性的 fibrotisch
纤维变子宫 fibroider Uterus *m*
纤维部分 Pars fibrosa *f*
纤维层 Tunica fibrosa *f*
纤维层板 faserige Lamina *f*
纤维层的 fibrolamellär
纤维颤动 Herzflimmern *n*
纤维成淋巴管细胞瘤 Fibrolymph(o)angioblastom *n*
纤维带 fibröse Zone *f*
纤维胆道镜检查 Inspektion durch Choledochofiberskop *f*
纤维弹性组织增生 Fibroelastose *f*
纤维蛋白 Fibrin *n*, Blutfaserstoff *m*
纤维蛋白板 Fibrin-Platte *f*
纤维蛋白板法 Fibrinplatten-Methode *f*
纤维蛋白变性 fibrinöse Degeneration *f*, Degeneration fibrinosa *f*
纤维蛋白沉积 Fibrinablagerung *f*
纤维蛋白沉着物 Fibrinat *n*
纤维蛋白单体 Fibrinmonomer *n*
纤维蛋白单体聚合作用 Polymerisation des Fibrinmono-mers *f*
纤维蛋白的 fibrinös
纤维蛋白多聚体 Fibrinpolymer *n*
纤维蛋白封闭剂 Fibrinsealant *m*
纤维蛋白管型 fibrinöse Besetzung *f*
纤维蛋白过多[症] Fibrinosis *f*
纤维蛋白激活因子 fibrinaktivierender Faktor *m*
纤维蛋白减少 Fibrinopenie *f*, Fibrinogenasthenie *f*
纤维蛋白降解 Fibrindegradation *f*
纤维蛋白降解[产]物 Fibrindegradationsprodukte *n pl*
纤维蛋白降解产物测定 Bestimmumg der Fibrindegradationsprodukte *f*, Bestimmung der Fibrinabbauprodukte *f*
纤维蛋白降解产物胶乳凝集试验 Latex-Agglutination der FDP *f*(FDP=Fibrindegradationsprodukte *n pl*)
纤维蛋白胶 Fibrinkleber *m*
纤维蛋白胶凝素 Fibringel-Hormon *n*
纤维蛋白解激酶 Fibrinolyso-kinase *f*, Fibrinolysoplastin *n*
纤维蛋白酶 Thrombase *f*, Thrombin *n*
纤维蛋白脓性的 fibrinopurulent
纤维蛋白溶解 Fibrinolyse *f*
纤维蛋白溶解[亢进]性出血 fibrinolytische Blutung *f*
纤维蛋白溶解[症] Fibrinolyse *f*
纤维蛋白溶解的 fibrinolytische
纤维蛋白溶解亢进 Hyperfibrinolyse *f*
纤维蛋白溶解疗法 Fibrinolysetherapie *f*
纤[维蛋白]溶[解]酶 Plasmin *n*, Fibrinolysin *n*
纤[维蛋白]溶[解]酶原 Profibrinolysin *n*
纤维蛋白溶解酶原 Plasminogen *n*
纤维蛋白溶解酶原测定 Bestimmung des Profibrinolysin *f*
纤维蛋白溶解酶原活化(激活)因子 Plasminogenaktivator *m*
纤维蛋白溶解酶原活化因子的抑制因子 Plasminogen-Aktivator-Inhibitor *m*
纤维蛋白溶解期 fibrinolytische Phase *f*
纤维蛋白溶解素 Fibrinolysin *n*
纤维蛋白溶解物 Fibrinosat *m*
纤维蛋白溶解系统 fibrinolytisches System *n*
纤维蛋白溶解系统抑制物 Fibrinolyseinhibitor *m*
纤维蛋白溶解性牙槽炎 fibrinolytische Alveolitis *f*
纤维蛋白溶解性紫癜 fibrinolytische Purpura *f*
纤维蛋白溶解药 fibrinolytisches Medikament *n*
纤维蛋白溶解治疗 fibrinolytische Therapie *f*
纤维蛋白溶解综合征 Fibrinolysesyndrom *n*
纤维蛋白溶解作用 Fibrinolyse *f*
纤维蛋白溶酶 Plasmin *n*, Fibrinolysin *n*
纤维蛋白溶酶原 Fibrinolysinogen *n*, Plasminogen *n*, Pro-fibrinolysin *n*
纤维蛋白溶酶原活化因子 Plasminogenaktivator *m*
纤维蛋白溶酶原激活剂 Plasminogenaktivator *m*
纤维蛋白溶酶原激活因子抑制物 Plasminogen-Aktivator-Inhibitor *m*
纤维蛋白溶酶原血 Plasminogenämie *f*
纤维蛋白丝 Fibrinfäden *m pl*
A 纤维蛋白肽 A Fibrinpeptide A *n pl*
B 纤维蛋白肽 Fibrinopeptid-B *n*
纤维蛋白稳定因子 fibrinstabilisierender Faktor *m*, Faktor XIII *m*, Laki*-Lorand* Faktor *m*(LL-Faktor)
纤维蛋白形成 Fibrin-Bildung *f*
纤维蛋白形成[过多] Fibrination *f*
纤维蛋白形成后纤维变性 Beitrag der fibrinösen Fibrose *m*
纤维蛋白形成期 Fibrinbildungsperiode *f*
纤维蛋白性鼻炎 fibrinöse Rhinitis *f*, Pseudomembranöse *f*
纤维蛋白性的 fibrinös
纤维蛋白性肺泡炎 fibrinöse Alveolitis *f*
纤维蛋白性肺炎 fibrinöse Lungenentzündung *f*, Lobärpneumonie *f*
纤维蛋白性[干性]心包炎 fibrinöse Perikarditis *f*
纤维蛋白性渗出物 Fibrinbedecktes *n*
纤维蛋白性声带炎 Chorditis fibrinosa *f*
纤维蛋白性胃炎 fibrinöse Gastritis *f*
纤维蛋白性息肉 fibrinöse Polypen *m pl*
纤维蛋白性心包 Brot- und Butter-Perikard *n*
纤维蛋白性心包炎 fibrinöse Perikarditis *f*, Brot- und Butter-Perikarditis *f*
纤维蛋白性胸膜炎 fibrinöse Pleulitis *f*
纤维蛋白性炎[症] fibrinöse Entzündung *f*, atrophische Entzündung *f*
纤维蛋白性炎症 fibrinöse Entzündung *f*
纤维蛋白性粘连 fibrinöse Haftung *f*
纤维蛋白性支气管炎 Bronchitis fibrinosa *f*, Fibrobronchi-tis *f*
纤维蛋白性纵隔炎 fibrinöse Mediastinitis *f*
纤维蛋白血 Fibrinämie *f*
纤维蛋白血栓 fibrinöser Thrombus *m*
纤维蛋白血症 Fibrinämie *f*
纤维蛋白样变性 fibrinoide Degeneration *f*
纤维蛋白样的 fibrinoid
纤维蛋白样坏死 fibrinoide Nekrose *f*
纤维蛋白原 Fibrinogen *n*
纤维蛋白原 Fibrinogen *n*
纤维蛋白原测定法 Verfahren zum Fibrinogen *n*
纤维蛋白原的 fibrinogenös
纤维蛋白原活性 Aktivität des Plasminogens *f*
纤维蛋白原减少 Fibrinogenopenie *f*
纤维蛋白原降解产物 Fibrinogenabbauprodukte *n pl*, Fib-rinogendegradationsprodukte *n pl*
纤维蛋白原降解产物测定 Bestimmung der Fibrinogenabbauprodukte *f*
纤维蛋白原抗原 Antigen des Fibrinogens *n*
纤维蛋白原抗原(凝血因子Ⅰ抗原) Antigen des Fibrinogens *n*
纤维蛋白原酶 Fibrinogenase *f*
纤维蛋白原浓度测定 Fibrinogenkonzentrationsbestim-mung *f*
纤维蛋白原缺乏[症] Fibrinogenmangel *m*, Afibrinogenä-mie *f*
纤维蛋白原受体 Fibrinogenrezeptor *m*
纤维蛋白原显(成)像 Bildgebung des Fibrinogens *f*
纤维蛋白组织粘着剂 Gewebekleber des Fibrins *m*

纤维导光胆道镜 Cholecystofiberskop *n*
纤维导光灯 Fiber Lampe *f*
纤维导光宫腔镜 Faserhysteroskop *n*
纤维导光关节镜 Faserarthroskop *n*
纤维导光结肠镜 Kolonofiberskop *n*
纤维导光内镜 LWL-Endoskop *n*
纤维导光膀胱镜 Faserzystoskop *n*, Fiberoptik-Zystoskop *n*
纤维导光肾镜 renales Faserskop *n*
纤维导光肾盂镜 Faserpyeloskop *n*
纤维导光十二指肠镜 Duodenofaserskop *n*
纤维导光食管镜 Esophagofaserskop *n*
纤维导光胃镜 Gastrofaserskop *n*
纤维导光小肠镜 Dünndarmfaserskop *n*
纤维导光胸腔镜 Faserthoracoskop *n*
纤维导光咽喉镜 Fibrolaryngoskop *n*
纤维导光支气管镜 flexibles Bronchofaserskop *n*
纤维导光子宫镜 Faser-Hysteroskopie *f*
纤维的 fibrös, fibrosus
纤维二糖 Cellobiose *f*
纤维二糖羟基洋地黄毒甙 Gitoxin cellobiosid *n*
纤维发生 Fibrogenesis *f*
纤维发生的 fibrogen
纤维发育不良 Fibrodysplasie *f*
纤维分析 Analyse des Fasers *f*
纤维钙化 Fibrocalcifikation *f*
纤维钙化的 fibrocalcificans
纤维干酪性的 fibrocaseos
纤维干酪性腹膜炎 fibrocaseouse Peritonitise
纤维干酪样病灶 fibrocaseoser Fokus *m*
纤维-骨[性]结合 Fibro-ostealintegration *f*
纤维骨病损 fibroossäre Läsion *f*
纤维骨环 faseriger Knochenring *m*
纤维-骨结合 fibroossäre Integration *f*
纤维骨瘤 Fibroosteom *n*, Osteofibrom *n*
纤维关节镜检查 Fibroanhroskopie *f*
纤维光导的 Faser-beleuchtet
纤维光电支气管镜 Fibrobronchoskop *n*, Bronchofiber-skop *n*
纤维光束鼻咽镜 Nasopharyngofiberskop *n*
纤维光束肠镜 intestinales Fiberskop *n*
纤维光束胆总管镜 Fibrocholedochoskop *n*, Choledochofiberskop *n*
纤维光束脊髓腔内窥镜 Rückenmark-Fibroskop *n*
纤维光束记录器 fiberoptischer Registrierapparat *m*
纤维光束结肠镜 Fibercoloskop *n*
纤维光束脑室镜 Cerebralventrikulofiberskop *n*
纤维光束内窥镜 Fiber(endo)kop *n*
纤维光束尿道冲洗镜 fiberoptischer spnlungsurethroskop *n*
纤维光束膀胱镜 Faserzystoskop *n*, Zystofiberskop *n*, Fiberzystoskop *n*, Fibrozystoskop *n*
纤维光束膀胱碎石取出镜 Fiberoptik-Lithotriptoskop *n*, Lithotriptofiberskop *n*
纤维光束膀胱碎石取出镜 Lithotriptofaserskop *n*
纤维光束肾脏镜 Fiberrenoskop *n*, Nieren-Fiberskop *n*
纤维光束声带镜 Stimmband-Fiberskop *n*, Stimmband-Fibroskop *n*
纤维光束食道镜 Osophagofibroskop *n* Fiberösophago-skop *n*
纤维光束胃肠镜 Gastrointestinofiberskop *n*
纤维光束胃镜 Gastrofibroskop *n*
纤维光束小肠镜 Dünndarmfiberskop *n*, Dünndarmfibro-skop *n*
纤维光束心脏内窥镜 Kardiofiberskop *n*
纤维光束照相腹腔镜 Photolaparofiberskop *n*
纤维光束照相膀胱镜 Photozystofiberskop *n*, Photozysto-fibroskop *n*
纤维光学 Faseroptik *f*
纤维光学的 faseroptisch
纤维光学技术 LWL-Technik *f*
纤维横纹肌瘤 Fiberrhabdomyom *n*
纤维喉镜 Laryngofiberskop *n*, Laryngofibroskop *n*
纤维喉镜检查 Fiberlaryngoskopie *f*
纤维弧菌 Cellvibrium *n*
纤维化 Fibrose *f*
纤维化瘢痕形成 fibrotische Narbenbildung *f*
纤维化肺 Myome Lungenkrebs
纤维化肌病 fibrotische Myopathie *f*
纤维化基底细胞上皮瘤 fibrosierendes basales Epitheliom *n*
纤维化男性女乳症 fibrotische Gynäkomastie *f*
纤维环 Faserring *m*, Zona atrioventricularis *f*
纤维环破裂性椎间盘突出 Bandscheibenprotrusion durch geplatzten Faserring *f*
纤维环完整性椎间盘突出 Bandscheibenprotrusion durch integrierteten Faserring *f*
纤维黄[色]瘤 Fibroxanthoma *n*, Fibroxanthom *n*
纤维黄瘤 Fibroxanthom *n*, Fibrom-Xanthom *n*, lipoides Histiozytom *n*
纤维黄肉瘤 Fibroxanthosarkom *n*
纤维肌的 fibromuskulär
纤维肌瘤 Fibromyom *n*
纤维肌瘤切除术 Fibromyomektomie *f*
纤维肌肉结构不良 fibromuskuläre Dysplasie *f*
纤维肌痛 Fibromyalgie *f*
纤维肌痛综合征 Fibromyalgie-Syndrom *n*
纤维肌型主动脉瓣下狭窄 fibromuskuläre subvalvuläre Aortenstenose *f*
纤维肌性病 fibromuskuläre Erkrankung *f*
纤维肌性的 fibromuskulär
纤维肌性发育不良 fibromuskuläre Dysplasie *f*
纤维肌性结构不良 fibromuskuläre Dysplasie *f*
纤维肌炎 Fibromyositis *f*
纤维间的 interfibrös
纤维间隔 fibröses Septum *n*
纤维检验 Fiberuntersuchung *f*
纤维胶囊结构 Faserkapselstruktur *f*
纤维胶质 Fibroglia *f*
纤维胶质瘤 Fibrogliom *n*
纤维胶质原纤维 Fibroglia-Fibrillen *f pl*
纤维角化瘤 Fibrokeratom *n*
纤维角质瘤 Tumor der Keratin-Faser *m*
纤维结肠镜 Fibro-Coloskop *n*, Fibercoloskop *n*
纤维结肠镜检查[术] Fibercoloskopie *f*
纤维结肠镜息肉切除术 Excision des Dickdarmpolyps durch Fibercoloskop *f*
纤维结缔组织 Bindegewebe *n*
纤维结构 fibröse Struktur *f*
纤维结构不良 fibröse Dysplasie *f*, Morbus Jaffé* Lichtenstein *m*
纤维结合蛋白 Fibronektin *n*
纤维结合素 Fibronektin *n*
纤维镜 Fibroskop *n*
纤维空洞型肺结核 fibrokavernöse Lungentuberkulose *f*
纤维空洞性 fibrokavitär
纤维连接蛋白 Fibronektin *n*
纤维连接蛋白聚合物 Polymer des Fibronektines *n*
纤维连接蛋白相关抗原 Fibronektin-assoziiertes Antigen *n*
纤维连接素 Fibronektin *n*
纤维连结 faserige Verbindung *f*
纤维联接 faserige Verbindung *f*
纤维联结 junctură fibrosă
纤维瘤 Fibrom *n*, Fibroma *n*, Fibroid *n*
纤维瘤病 Fibromatose *f*, Fibromatosis *f*

纤维瘤的 fibromatös, fibromatos(-us, -a, -um)
纤维瘤切除术 Fibromektomie *f*, Fibromexcision *f*
纤维瘤性骨化 ossifizierendes Fibrom *n*
纤维瘤性牙龈瘤 Epulis fibromatosa *f*
纤维瘤样的 fibromatoid
纤维瘤样型结节性筋膜炎 fibromatoide noduläre Fasciitis *f*
纤维瘤样肿瘤 fibromähnlicher Tumor *m*
纤维毛囊瘤 Fibrofolliculom *n*
纤维帽 fibröse Kappe *f*
纤维密度 Faserdichte *f*
纤维膜 Faserhaut *f*, Faserhülle *f*
纤维膜型主动脉瓣下狭窄 fibromembranous subvalvulär
纤维膜性的 fibromembranös
纤维母细胞 Fibroblast *m*
纤维母细胞生长因子 Fibroblasten-Wachstumsfaktor *m*(FGF)
纤维母细胞生长因子受体 Fibroblasten-Wachstumsfaktor-Rezeptor *m*
纤维母细胞型成骨肉瘤 Fibroblastenzellen-Osteosarkom *n*, fibroblastisches Osteosarkom *n*
纤维母细胞型骨肉瘤 fibroblatisches Osteosarkom *n*
纤维母细胞性脑膜瘤 fibroblatisches Meningeom *n*
纤维囊 Capsula fibrosa(renis) *f*
纤维囊瘤 Fibrozystom *n*
纤维囊挛缩 Kontraktur der Fiberkapsel *f*
纤维囊性变 zystische Fibrose *f*
纤维囊性的 fibrozystisch
纤维囊性肝硬化(格利森肝硬化) Kapsel-Zirrhose *f*, Glisson* Zirrhose *f*, lymphatische Leberzirrhose *f*
纤维囊性骨炎 Ostitis fibrosa cystica *f*
纤维囊性乳腺病 Mastopathia fibrosa cystica *f*, fibröszys-tische Mastopathie *f*
纤维囊肿性病 fibrozystische Krankheit *f*
纤维脑室镜检查 Fiberventrikuloskopie *f*
纤维内镜 Endoskop *n*, Faserendoskop *n*
纤维内窥镜 Endoskop *n*, Faserskop *n*, Fiberskop *n*, Fibroskop *n*
纤维皮层 Faserkortex *m*, faseriger Kortex *m*
纤维平滑肌瘤 Fibroleiomyom *n*, Leiomyoma fibrosum *n*, Inoleiomyoma *n*
纤维扑动 fibröses Flattern *n*
纤维鞘 fibröse Scheide *f*
纤维鞘管 fibröse Scheide *f*
纤维鞘环状部 Pars anularis vaginae fibrosae *f*
纤维鞘交叉部 Pars cruciformis vaginae fibrosae *f*
纤维肉瘤 Fibrosarkom *n*, Fibrosarkoma *n*, Fibroma sar-comatosum *n*
纤维肉瘤型 Fibrosarkom *n*
纤维肉芽肿性胃炎 Gastritis granulomatosa fibroplastica *f*
纤维乳头瘤 Fibropappilom *n*
纤维软骨 Faserknorpel *m*, Fibrocartilago *f*
纤维软骨的 fibrokartilaginär, fibrocartilaginos(-us, -a, -um)
纤维软骨环 Anulus fibrocartilagineus *m*, Faserknorpel-ring *m*, Faserring *m*
纤维软骨联合 gemeinsamer Faserknorpel *m*
纤维软骨瘤 Fibrochondrom *n*
纤维软骨细胞 Fibrochondrozyten *m pl*
纤维软骨性间叶瘤 fibrokartilaginöses Mesenchymom *n*
纤维软骨炎 Fibrochondritis *f*
纤维软疣 Molluscum fibrosum *n*
纤维沙粒瘤 Fibropsammom *n*
纤维上皮瘤 Fibroepitheilom *n*, Fibroepithelioma *n*
纤维上皮性乳头[状]瘤 fibroepitheliales Papillom *n*
纤维上消化道镜取样钳 oberen Magen Faser endoskopische Zange Probenahme
纤维上消化道镜用清洗刷 oberen Magen Fiberendoskop Waschbürsten
纤维上消化道镜用细胞刷 oberen Magen Faser endoskopischen Zytologiebürsten
纤维神经瘤 Fibroneurom *n*, Neurofibrom *n*
纤维十二指肠镜 Fiberduodenoskop *n*, Duodenofiberskop *n*
纤维食道(管)镜 Fiberösophagoskop *n*
纤维食管镜 Fiberösophagoskop *n*
纤维食管镜检查 Fiberösophagoskopie *f*
纤维束间内皮瘤 inter-fasciculares Endotheliom *n*
DEAE 纤维素 Diethylaminoethylcellulose *f*
纤维素 Fibrin *n*, Cellulose *f*
纤维素[性]肺炎 fibrinöse Pneumonie *f*, Lobärpneumonie *f*
纤维素沉积 Cellulose-Abscheidung *f*
纤维素的 zellulose
纤维素粉 Zellulosepulver *n*
纤维素酶 Zellulase *f*
纤维素醚 Zelluloseäther *m*
纤维素醚性印模材料 elastisches Impressionsmaterial aus Zelluloseäther *n*
纤维素石膏绷带 Cellona *f*
纤维素性的 fibrinös
纤维素性肺泡炎 fibrinöse Alveolitis *f*
纤维素性和浆液纤维素性心包炎 fibrinöse und seröse Perikarditis *f*
纤维素性化脓性心包炎 fibrinöse eitrige Perikarditis *f*
纤维素性渗出物 fibrinöses Exsudat *n*
纤维素性胸膜炎 fibrinöse Pleulitis *f*
纤维素性血栓 fibrinöse Thrombose *f*
纤维素性炎 fibrinöse Entzündung *f*
纤维素性纵隔炎 fibrinöse Mediastinitis *f*
纤维素血栓 fibrinöse Thrombose *f*
纤维素样变[性] fibrinoide Degeneration *f*
纤维素样变性 fibrinoide Degeneration *f*
纤维素样坏死 fibrinoide Nekrose *f*
纤维素酯 Cellulose-Ester *m*
纤维素质体 Cellulin *n*
纤维酸 Fibrinsäurederivat *n*
纤维髓样癌 fibromedullares Karzinom *n*
纤维索性心包炎 tibrinöse Perikarditis *f*
纤维索性血栓 Fibrinthrombus *m*
纤维网的 fibroreticularis
纤维胃镜 Fibergastroskop *n*
纤维胃镜检查术 Fibergastroskopie *f*
纤维胃镜息肉切除术 Polypexcision durch Fibergastro-skop *f*
纤维胃十二指肠镜检查 Fibergastroduodenoskopie *f*
纤维息肉 Fibropolyp *m*
纤维细胞 Fibrozyt *m*, Inozyt *m*
纤维细胞的 fibrocellular
纤维细胞瘤 fibrocellularer Tumor *m*, Fibrom *n*
纤维细胞型脑膜瘤 Meningioma fibromatosum *f*
纤维细胞性异常粘多糖病 fibrocytische Dysmucopolysaccharidosis *f*, Farber* Krankheit *f*
纤维腺瘤 Fibroadenoma *n*
纤维心 Myomherz *n*
纤维心包 Faserherzbeutel *m*
纤维形成的 fibroplastisch
纤维形成性壁性心内膜炎(Löfler 心内膜炎) Endokarditis parietalis fibroplastica *f*, Löffler*- Endokarditis *f*
纤维型滑膜肉瘤 fibröses Synovialsarkom *n*
纤维型肌动蛋白 fibröses Aktin *n*
纤维型结缔组织痣 faserige Art von Bindegewebe Nävi *f*
纤维型良性间皮瘤 benignes fiböses Mesotbeliom *n*
纤维型星形细胞瘤 fibrilläres Astrozytom *n*
纤维性包被 faserigen Investitionen *f pl*

纤维性包层 faserige Hülle *f*
纤维性闭塞性细支气管炎 Bronchiolitis fibrosa obliterans *f*
纤维性颤动 Fibrillation *f*, Fibrillieren *n*
纤维性颤动电位 Potenzial des Kammerflimmerns *n*
纤维性的 fibrös, desmoid
纤维性肺泡炎 fibröse Alveolitis *f*, Alveolitis fibrosa *f*
纤维性肺炎 faserige Lungenentzündung *f*
纤维性粉尘 faserförmiger Staub *m*
纤维性隔[膜] Bindegewebssepten *n pl*
纤维性骨不连接 nicht-nngeschlossene Osteitis *f*
纤维性骨痂 fibröser Kallus *m*
纤维性骨结构不良症 fibröse Dysplasie der Knochenstruktur *f*
纤维性骨瘤 fibröses Osteom *n*
纤维性骨皮质缺损 fibröser kortikaler Defekt *m*
纤维性骨软骨瘤 fibrosierendes Osteochondrom *n*
纤维性骨炎 Ostitis fibrosa *f*
纤维性骨炎扩散 Diffusion der fibrösen Osteitis *f*
纤维性骨营养不良 Fibrodystrophie *f*, Osteodystrophia fibrosa *f*
纤维性骨营养不良症 fibröse Osteodystrophie *f*
纤维性骨营养不良综合征 fibröses Osteodystrophie-Syndrom *n*
纤维性关节僵直 fibröse Gelenksteife *f*
纤维性关节挛缩 fibröse Konstractur des Gelenks *f*
纤维性关节强硬 fibröse Ankylose *f*
纤维性关节强直 fibröse Ankylose *f*
纤维性海绵体炎 fibröse Kavernitis *f*, Peyronie* Krankheit *f*
纤维性或硬化性新月体 fibröser oder sklerotischer Halbmond *m*
纤维性肌性结构不良 fibromuskuläre Dysplasie *f*
纤维性肌炎 Myositis fibrosa *f*, Froriep* Induration *f*
纤维性甲状腺炎 faserige Thyreoiditis *f*
纤维性甲状腺肿 faseriger Kropf *m*, Struma fibrosa *f*
纤维性结构不良 fibröse Dysplasie *f*
纤维性结构不良刮除植骨术 Kfirettage und Knochentransplantation bei fibröser Dysplasie *f*
纤维性结构异常 fibröse strukturelle Anomalie *f*
纤维性结核 fibräse Tuberkulose *f*
纤维性囊性骨炎 fibrösezystische Osteitis *f*
纤维性囊肿病 fibrozystische Krankheit *f*
纤维性皮质缺损 fibröser Kortikalisdefekt *m*
纤维性强直 Ankylosis fibrosa *f*, fibröse Ankylose *f*
纤维性肾小球病 fibröse Nephropathie *f*
纤维性收缩 fibrilläre Zuckung *f*, faszikuläre Zuckung *f*
纤维性痛性阴茎勃起 faserige Chorda *f*
纤维性息肉 fibröser Polyp *m*
纤维性腺病 fibröse Adenose *f*
纤维性心包 fibröses Perikardium *n*, Pericardium fibro-sum *n*
纤维性心包炎 fibröse Perikardiris *f*
纤维性心房颤动 auriculäre Fibrillation *f*
纤维性心肌炎 faserige Myokarditis *f*, interstitielle Myokarditis *f*
纤维性心室颤动 ventrikuläre Fibrillation *f*
纤维性星形[胶质]细胞 fibröser Astrozyt *m*
纤维性星形细胞 faserige Astrozyten *m pl*
纤维性星形细胞瘤 fibrilläres Astrozytom *n*
纤维性血栓 fibrinöser Thrombus *m*, faseriger Thrombus *m*
纤维性异常增殖症 proliferierende Fibrosis *f*, proliferative Fibrose *f*
纤维性龈瘤 fibromatöse Epulis *f*
纤维性粘连 faserige Haftung *f*
纤维性震颤 fibrilläres Zittern *n*
纤维性中耳炎 fibröse Mittelohrentzündung *f*
纤维性组织细胞瘤 fibröses Histiozytom *n*
纤维胸 Fibrothorax *m*
纤维胸腔镜检查 Fiberthorakoskopie *f*
纤维血管瘤 Fibrohaemangioma *n*
纤维炎 Fibrositis *f*
纤维样变性 fibroide Degeneration *f*
纤维样的 fibroid, desmoid
纤维样结核 fibroide Tuberkulose *f*
纤维样肾小球病 fibröse Glomerulopathie *f*
纤维腰椎 fibröser Lendenwirbel *m*
纤维一管胞 Tracheida fibrosa *f*
纤维乙状结肠镜检查 Fibersigmoidoskopie *f*
纤维乙状结肠镜手术器械包 chirurgische Instrumenten des Fasersigmoidoskops *n pl*
纤维异样增殖[症] fibröse abnorme Proliferation *f*
纤维硬化 Fibrosklerose *f*
纤维硬结 fibroide Induration *f*
纤维游离体 fibröser Freikörper *m*
纤维源性骨肿瘤 Faser-abgeleiteter Knochentumor *m*
纤维粘合 fibröse Vereinigung *f*
纤维粘连蛋白 Fibronektin *n*(FN)
纤维粘液瘤 Fibromyxom *n*, Fibromyxoma *n*
纤维粘液肉瘤 Fibromyxosarkom *n*
纤维粘液软骨瘤 Fibromyxochondrom *n*
纤维粘液性的 fibromukös
纤维支气管镜 Fiberbronchoskop *n*, Bronchofibroskop *n*
纤维支气管镜检查 Bronchoskopie *f*
纤维脂[肪]瘤 Fibrolipom *n*
纤维脂肪瘤 Fibrolipom *n*
纤维脂肪瘤病 fibröse Lipomatose *f*
纤维脂瘤的 fibrolipomatös
纤维质棉纸 Cellulosegewebe *n*
纤维中隔 fibröses Septum *n*
纤维状蛋白[质] fibröses Protein *n*
纤维状的 filamentos(-u, -a, -um)
纤维状肌动蛋白 fibröses Aktin *n*
纤维状菌肉 Fibrose-Rahmen *m*
纤维状脱氧核糖核酸 fibröse DNA *f*
纤维组织 fibröse Gewebe *f*
纤维组织细胞瘤 fibröses Histiozytom *n*
纤维组织细胞肉瘤 fibrohistiozytäreres Sarkom *n*
纤维组织细胞型骨肉瘤 fibrohistiozytäres Osteosarkom *n*
纤维组织形成 Fibroplasie *f*, Fibroplasia *f*
纤维组织增生 fibroplastische Proliferation *f*
纤细的 zart
纤细菌丝 mikromyzelial
纤恙螨属 Leptotrombidium *n*
纤粘连蛋白 Fibronektin *n*(FN)
氙 Xenon *n*(Xe, OZ 54)
133 氙 Xenon-133n(133Xe)
氙弧光凝固[疗法] Xenon-Arcus-Photokoagulation *f*
氙弧光治疗 Xenon-Arc-Therapie *f*
氙气局部脑血流图装置 Xenon-regionales Blutflussgerät *n*
氙气探测器 Xe-Gas-Detektor *m*
133 氙 - 生理盐水 xenon-133-(blutisotonische) Kochsalzlösung *f*
酰胺 Amide *n pl*
酰胺[基]酸 Amidsäure *f*
酰胺氮 Amidstickstoff *n*
酰胺合成酶 Amid-Synthase *f*
酰胺化 Amidietung *f*
酰胺化剂 Amidierungsmittel *n*
酰胺 - 环氧树脂 Amido-Epoxy-Harz *n*
酰胺基 Amidogruppe *f*
酰胺键 Amidobindung *f*
酰胺酶 Amidase *f*, Desamidase *f*, Deamidase *f*
酰胺咪嗪 Tegretal *n*, Carbamazepin *n*
酰胺平面 Amid-Flugzeug *n*
酰胺态氮 Amidonitrogen *n*, Amidostickstoff *m*
酰胺纤维 Nylon *n*

酰胺转移酶 Transamidase *f*
酰化 Acylierung *f*, Acylation *f*, Acylieren *n*
酰化产物 Acylationsprodukt *n*
酰化的 acyliert
酰化剂 Acylationsmittel *n pl*, Acylierungsmittel *n pl*
酰化作用 Acylation *f*
酰基 Acyl Azyl-
酰基CoA(氨基酸N-酰基转移酶) Aminosäure-N-Acyltransferase *f*(Acyl-CoA)
酰基苯胺酸酯酶 Anilid-Säure-Esterase *f*
酰基溴 Acylbromid *n*
酰基辅酶A合成酶 Acyl-CoA-Synthetase *f*
酰基辅酶A酯 Acyl-CoA-Ester *m*
酰基甘氨酸 Glycin *n*
酰基卤 Acylhaloid *n*, Acylhalogenid *n*
酰基氯 Acylchlorid *n*
酰基神经氨酸盐胞嘧啶核苷酰转移酶 N-Acylneuraminat-Cytidylyltransferase *f*
酰基衍生物 Acylderivat *n*
酰基移换作用 Transacylation *f*
酰基载体蛋白 Acylträgerprotein *n*(ACP)
酰肼 Hydrazid *n*
酰脲 Ureid *n*
酰肉碱 Acylcarnitin *n*
1-酰替苯氨基脲 1-Phenylsemicarbazid *n*
酰亚胺 Imide *n pl*
酰氧基 Acyloxygruppe *f*
鲜蛋水玻璃保鲜 Ei-Konservierung mit Wasserglas *f*
鲜红斑痣 Nävus flammeus *m*
鲜红色 Coccin *n*, leuchtendes Rot *n*
鲜黄花菜中毒 Hemerocallisvergiftung *f*
鲜面粉气味的 mehlig, farinose
鲜明的症状 floriden Symptomen *n pl*
鲜尿培养基 Urinprobe-Medium *n*
鲜乳 frische Milch *f*
鲜味剂 schmackhafte Stoffen *m pl*
鲜血痰 frisches blutiges Sputum *n*
暹罗双胎 siamesische Zwillinge *m pl*

xián 弦咸涎衔嫌

弦脉 drahtartiger PuIs *m*
弦[线]电流计 Saitengalvanometer *m*
咸的 salzig
咸水 Salzwasser *n*
咸味 salziger Geschmark *m*
涎 Speichel *m*
涎的 salival(-is, -is, -e)
涎分泌 Speichelsekretion *f*
涎分泌过多 Ptyalismus *m*, Salivation *f*, Speichelsturz *m*
涎福林[蛋白] Sialophorin *n*
涎管 Sialodochium *n*
涎管[x线]造影术 Sialographie *f*, Ptyalographie *f*
涎管x线[造影]片 Sialogramm *n*
涎管成形术 Sialodochoplastik *f*
涎管扩张 Ptyalektasie *f*
涎管切开取石术 Sialolithotomie *f*
涎管狭窄 Sialostenose *f*
涎管炎 Sialoangitis *f* Sialoductitis *f*
涎管引流管 Sialosyrinx *f*
涎管造影术 Sialographie *f*
涎瘤 Sialom *n*
涎瘘 Fistula salivalis *f*, Speichelfistel *f*, Sialosyrinx *f*
涎酶 Sialidase *f*
涎囊肿 Sialozele *r*
涎石 Sialolith *m*, Speichelstein *m*, Calculus salivalis *m*
涎石病 Sialolithiasis *f*, Salivolithiasis *f*
涎石摘除术 Sialolithotomie *f*
涎酸 Acidum sialicum *m*
涎酸贮积症 Sialidose *f*, kumulative Krankheit der Sialinsäure *f*
涎肽 Eledoisin *n*
涎腺 Glandulae salivales *f pl*
涎腺病 Krankheit der Speicheldrüse *f*
涎腺病毒 Zytomegalie-Virus *n*
涎腺病毒感染 Speicheldrüsenvirusinfektion *f*
涎腺导管 Speichelgang *m*
涎腺导管闭锁 Atresie der Speicheldrüse *f*
涎腺导管抗体 Antikörper des Anti-Speichelkanals *m*
涎腺导管扩张 Erweiterung der Speichelkanals *f*
涎腺导管瘘 Fistel des Speichelgangs *f*, speichelgangfistel *f*
涎腺导管脓肿 Abszeiß des Speichelgangs *m*
涎腺导管狭窄 Speichelgangstriktur *f*, Striktur des Spei-chelgangs *f*
涎腺发育异常 Speicheldrüsendysplasie *f*
涎腺放线菌病(唾液腺放线菌病) Aktinomykose der Speicheldrüsen *f*
涎腺肥大 Speicheldrüsenhypertrophie *f*
涎腺分泌过多 Hypersekretion der Speicheldrüse *f*
涎腺分泌抑制 Sialoschesis *f*
涎腺管癌 Speichelgangkarzinom *n*
涎腺化生 Sialometaplasie *f*
涎腺混合瘤 Speicheldrüsenmischtumor *m*
涎腺活组织检查 Biopsie der Speicheldrüsen *f*
涎腺肌上皮瘤 Myoepitheliom der Speicheldrüsen *n*
涎腺疾病 Krankheiten der Speicheldrüsen *f pl*
涎腺结核 Tuberkulose der Speicheldrüsen *f*
涎腺淋巴上皮病 lymphepitheliale Läsion der Speichel-drüsen *f*
涎腺鳞状细胞癌 Plattenepithelkarzinom der Speicheldrü-sen *n*
涎腺瘤 Speicheldrüsentumoren *f*
涎腺瘘 Speicheldrfisenfistel *f*
涎腺囊腺瘤 zystisches Adenom der Speicheldrüsen *n*
涎腺囊肿 Speichelzyste *f*
涎腺脓肿 Abszeß der Speicheldrüse *m*
涎腺切除术 Sialoadenektomie *f*, Sialadenektomie *f*
涎腺切开引流术 Sialoadenotomie *f*, Sialadenotomie *f*
涎腺融合 Fusion von Speicheldrüsen *f*
涎腺乳头状囊腺癌 papilläres Zystadenokarzinom der Speicheldrüse *n*
涎腺损伤 Speicheldrüsenverletzung *f*
涎腺退行性肿大 degenerative Schwellung der Speicheldrüsen *f*
涎腺萎缩 Speicheldrüsenatrophie *f*
涎腺下颌骨舌侧陷入 linguale Glandulomandibularis *f*
涎腺腺泡细胞癌 Acinoszellenkarzinom der SpeicheIdrü-sen *n*
涎腺腺样囊性癌 adenoides Zystokarzinom der Speichel-drüse *n*
涎腺小细胞性癌 Kleinzellenkarzinom der Speicheldrüse *n*
涎腺型腺瘤 Adenom vom Speicheldrüsen-Typ *n*
涎腺炎 Sialoadenitis *f*, Speicheldrüsenentzündung *f*
涎腺造影术 Sialoadenographie *f*
涎腺增生 Hyperplasie der Speicheldrüsen *f*
涎腺粘液表皮样癌 mukoepidermoides Karzinom der Speicheldrüsen *n*
涎腺粘液囊肿 Mukozele der Speicheldrüse *f*, Mucozele *f*
涎腺肿大[症] Sialosis *f*
涎腺肿瘤 Sialom *n*
涎腺潴留囊肿 Retentionszyste der Speieheldrüse *f*
涎液分泌抑制 Sialochesis *f*
涎液诊断学 Sialosemiologie *f*
涎腙癌 Speicheldrüsenkarzinom *n*
涎腙出汗综合征 salivosudoripares Syndrom *n*
涎腙单形性腺瘤 monomorphisches Adenom der Spei-cheldrüse *n*

衔接 Engagement *n*
衔接蛋白 Adapter *m*, Adaptin *n*
衔接蛋白信号转导 Adaptorprotein *n*
衔接蛋白质 Adaptorprotein *n*
衔接倒位 Tandem-Inversion *f*
衔接分子 adaptives Molekül *n*
衔接重复[序列] Tandemwiederholung *f*
衔铁 Anker *m*
痫性发作 Epilepsienangriff *m*
痫灶电生理病理学 elektrische Physiopathologie des Epielepsie-Herdes *f*
嫌恶 Antipathie *f*
嫌恶男性 Apandrie *f*
嫌高尔基树突 Golgi-phobischer Dendrit *m*(GBD)
嫌火烧基物的 anthracophobisch
嫌菌的 mykophobisch
嫌男症 Misandrie *f*
嫌女症 Apogynie *f*, Misogynie *f*, Frauenfeindlichkeit *f*
嫌气-好气细菌培养器 kultivierender Apparat für anae-robe und aerobe Bakterien *m*
嫌气生物 Anaeroben *m pl*, Anaerobier *m pl*
嫌气细菌 anaeroben Bakterien *f pl*
嫌气性细菌培养器 anaerober kultivierender Apparat *m*
嫌人 Exanthropie *f*
嫌人症 Misanthropie *f*
嫌色的 chromophob
嫌色细胞 ehromophobe Zellen *f pl*
嫌色细胞瘤 chromophober Tumor *m*
嫌色细胞肾癌 chromophobes Nierenzellkarzinom *n*
嫌色细胞腺瘤 chromophobes Adenom *n*
嫌色性 Chromophobie *f*
嫌色性腺瘤 chromophobes Adenom *n*
嫌水物 Hydrophobe *f*
嫌酸的 acidophob
嫌污水种类 Lymaphobe *f*
嫌疑对象(嫌疑犯) Tatverdächtigen *f*

xiǎn 显险藓

显[性]斜视 manifeste Heterotropie *f*
显成本 greifbare Kosten *f pl*
显大妄想 Makromanie *f*
显带 Streifenbildung *f*
G 显带 Giemsa-Streifenbildung *f*, G-Streifenbildung *f*
Q 显带 quinacrine Streifenbildung *f*, Q-Streifenbildung *f*
R 显带 umzukehre Streifenbildung *f*, R-Streifenbildung *f*
C 显带 Zentromer-Streifenbildung *f*, C-Streifenbildung *f*
显带染色体 Chromosomenbänderung *f*
显带术 Bänderungstechnik *f*
显迹实验 Tracerexperiment *n*, Isotopenindikatorexperi-ment *n*
显灵 göttliche Erscheinung *f*
显露 Freilegung *f*
显明的 Phanero
显明兴趣 manifeste Interesse *f*
显色 Färbung *f*, Coloration *f*
显色法 Entwicklungsprozeß *m*
显色反应 Farbenreaktion *f*
显色反应板 Farbenreaktionsplatte *f*
显色剂 Farbenentwicklungsmittel *n*
显色试剂 Farbenreagens *n*
显色试验 Farbentest *m*
SOS 显色试验 SOS-Chromo-Test *m*
显色系 Farberscheinungssystem *n*
显色指数 Farbwiedergabeindex *m*
显示 Anzeige *f*, Darlegung *f*
显示控制相容(一致)性 angezeigte Steuerungskompatibilität *f*
显示器 Anzeigegerät *n*
显示设备 Anzeigeapparat *m*, Anzeigeeinrichtung *f*
显示系统 Anzeigesystem *n*, Wiedergabesystem *n*
显示原子 Tracer-Atom *n*, Indikator-Atom *n*
显示杂合子 manifestierter Heterozygot *m*
显示知识 explizites Wissen *n*
显示值映像 Mapping des expliziten Werts *n*
显示终端 Bedienterminal *n*
显微病理学 Mikropathologie *f*
显微操纵(作)器 Mikromanipulator *m*
显微操作 Mikromanipulation *f*
显微操作技术 micromanipulative Technik *f*
显微操作术 Mikrurgie *f*
显微操作针 Mikronadel *f*, mikromanipulative Nadel *f*
显微测微计 Mikrometer *n*
显微尘粒 mikroskopische Staubpartikeln *f pl*
显微成像 mikroskopische Bildgebung *f*
显微持针器 mikrochirurgischer Nadelhalter *m*, Mikro-Nadelhalter *m*
显微持针钳 Mikro-Nadelhalter *m*, Mikro-vaskulärer Nadelhalter *m*
显微电视设备 Mikro-TV *n*
显微电影术 Mikrocinematographie *f*
显微电影照相机 Kinephotomikrograph *m*
显微电影照相术 Kinephotomikrographie *f*
显微对抗器 mikroskopisches Konfrontationsgerät *n*
显微耳道皮肤骨衣切口小刀 Messer des Flapschnitts von Mikro-Gehörgang *n*
显微耳软骨环锹起刀 micro Ohrknorpel ring - erhebende Messer
显微耳用钩 Mikro-klangliches Haken *m*
显微放射显影术 Mikroradiographie *f*
显微放射照片 Mikroradiogramm *n*
显微放射照相的 mikroradiographiseh
显微放射照相术 Mikroradiographie *f*
显微放射自显影术 Mikroautoradiographie *f*
显微分光[镜]检查 Mikrospektroskopie *f*
显微分光光度测量术 Mikrospektroskopie *f*
显微分光光度计 Mikrospektrophotometer *n*
显微分光光度术 Mikrospectrophotometrie *f*
显微分光镜 Mikrospektroskop *n*
显微浮游生物 Plankton *n*
显微附睾精子抽吸 mikrochirurgische epididymale Spermienas-piration *f*
显微鼓膜穿孔修补刀 micro Trommelfell fenestration Finishing Messer
显微观察 mikroskopische Observation(od. Beobach-tung) *f*
显微光度计 Mikrophotometer *n*
显微光密度测定法 Mikrodensitometrie *f*
显微光密度计 Mikrodens(it)ometer *n*
显微合拢器 mikroskopische Verschlussvorrichtung *f*
显微虹膜复位器 Mikro-Irisspatel *m*
显微虹膜剪 Mikro-Irisschere *f*
显微喉镜检查[法] Mikrolaryngoskopie *f*
显微化学 Mikrochemie *f*
显微化学反应 mikrochemische Reaktion *f*
显微环状镊 mikrochirurgische Rohrschelle *f*
显微幻灯 mikroskopischer Projektor *m*
显微灰化法 Mikroincineration *f*
显微活组织取样钳 mikrochirurgische Biopsiezange *f*
显微脊柱环钻 mikrozervikaler Kreisbohrer *m*
显微技术 Mikrotechnik *f*
显微减压术 mikrochirurgische Dekompression *f*
显微剪 Mikroschere *f*
显微剪刀 Mikroschere *f*, mikrochirurgische Schere *f*

显微鉴定(别) mikroskopische Identifizierung *f*
显微胶片 Mikrofilm *f*
显微角膜刀 Microkeratom *n*
显微角膜剪 Mikro-Hornhautschere *f*
显微角膜镊 Mikro-Hornhautpinzette *f*
显微结晶 mikroskopisches Kristall *n*
显微结晶试验 Mikro-Kristallisationsexperiment *n*
显微解剖 Mikrodissektion *f*
显微解剖器 Mikrodissektor *m*
显微解剖学 mikroskopische Anatomie *f*
显微镜 Mikroskop *n*
显微镜暗视野装置 dunkle Feldgeräte für Mikroskop *n pl*
显微镜抽筒 Rohrzug *m*, Rohrziehen *n*
显微镜的 mikroskopisch
显微镜电视 Mikroskop-Television *f*
显微镜分析[法] mikroskopische Analyse *f*
显微[镜]光度计 Mikrophotometer *n*
显微镜光谱描记法 Mikrospektrographie *f*
显微镜和内窥镜 Mikroskop und Endoskop *n*
显微镜恒温装置 Thermostat für Mikroskop *m*
显微镜计数法 mikroskopische Zählmethode *f*
显微镜架 Stand für Mikroskop *m*
显微镜检查[法] Mikroskopie *f*
显微镜检查法 Mikroskopie *f*
显微镜慢速运动电影照相装置 mikroskopisch langsam-bewegender kinematographischer Apparat *m*
显微镜描绘装置 Zeichengeräte für Mikroskop *n pl*
显微镜描记法 Mikrographie *f*
显微镜配件辅助装置 Zusatzgerät des mikroskopischen Zubehörs *n*
显微镜摄影用闪光灯 elektriseher Blitz für Mikrophotographie *m*
显微镜术 Mikroskopie *f*
显微镜数菌法 mikroskopische Keimzählung *f*
显微镜台下灯 Lampe unter dem Objekttiseh des Mikro-skops *f*
显微镜投影屏 Projektionsfläche für Mikroskop *f*
显微镜细菌检查器械包 Instrumenten-Besteck für mikro-skopische Bakterienuntersuchung *n*
显微镜下多动脉炎 mikroskopische Polyarteritis *f*
显微镜下凝集[现象] Mikroagglutination *f*
显微镜[性]血尿 mikroskopische Hämaturie *f*
显微镜性多血管炎 mikroskopische Polyangiitis *f*
显微镜荧光灯源 fluoreszierende Lichtquelle des Mikro-skops *f*
显微镜映象器 Euskop *n*
显微镜用灯 Lampe für Mikroskop *f*
显微镜载[物]玻片 Objektträger *m*
显微镜载物台 Objekttisch *m*
显微镜照相机 Mikroskopkamera *f*, mikrophotographische Kamera *f*
显微镜照相用曝光表 Beliehtungsmeter für Mikrophotographie *n*
显微镜诊断 mikroskopische Diagnostik *f*
显微镜座 Mikroskop-Stativ *n*
显微镜座内装置式显微镜灯 Mikroskop-Stativfuß-Beleuchtung *m*
显微卡尺 Mikro-Schieblehre *f*
显微科学 Mikrologie *f*
显微克隆 Mikroklonen *n*
显微扩张镊子 mikroskopische Expansionspinzette *f*
显微扩张器 mikroskopische Dilatator *m*
显微粒子计数器 Zählapparat für Mikropartikel *m*
显微量尺 Mikrometer *n*
显微淋巴手术 mikroskopische lymphatische Chirurgie *f*
显微美容[手术] mikroskopische kosmetische Chirurgie *f*
显微美容外科 ästhetische Mikrochirurgie
显微描绘器(镜) Camera lucida *f*
显微内镜椎间盘摘除术 mikroendoskopische Bandscheibenoperation *f*
显微内窥镜椎间孔切开术 mikroendoskopische Foraminotomie *f*
显微内窥镜椎间盘切除术 mikroendoskopische Bandscheibenoperation *f*
显微镊子 mikrochirurgische Pinzette *f*
显微器械不锈钢消毒盘 Edelstahl des Mikroinstruments *m*
显微切割 Mikrodissektion *f*
显微切割术 Mikrodissektion *f*
显微切片机 Mikrotom *n*
显微切片术 Mikrotomie *f*, Mikrotomschnitt *m*
显微全息电影照相术 Kineholomikroskopie *f*
显微全息照相术 Mikroholographie *f*
显微熔点测定器 Mikroschmelzpunktapparat *m*
显微乳房再造 mikrochirurgische Brustrekonstruktion *f*
显微上颌窦镜 Mikroantroskop *n*
显微摄影术 Photomikrographie *f*
显微摄影装置 mikrophotographischer Apparat *m*
显微神经外科 Mikroneurochirurgie *f*
显微神经外科手术器械 Mikro-Neurochirurgisches Instrument *n*
显微神经外科自动固定牵开器 Retraktor der Mikro-Neurochirurgischen automatischen Fixierung *m*
显微手术 Mikrochirurgie *f*
显微手术刀 Skalpell des Mikro-Betriebssystems *n*
显微手术剪 mikrochirurgische Schere *f*
显微手术镊 Mikropinzette *f*
显微手术器械包 Instrumentenbesteck für Mikrochirurgie *n*
显微授精 Mikroinjektion von Spermien *f*
显微术 Mikroskopie *f*
显微投影 Mikroprojektion *f*
显微图 Mikrogramm *n*
显微图像分析系统 Mikrobildanalysesystem *n*
显微外科 Mikrochirurgie *f*
显微外科技术 mikrochirurgische Technik *f*
显微外科手术器械 mikrochirurgisches Instrument *n*
显微外科术 mikrochirurgische Technik *f*
显微外科双极电凝镊 mikrochirurgische bipolare Koagu-lationspinzette *f*
显微外科用成套器械 Satz von mikrochirurgischen Instrumenten *m*
显微外科用刀及支持器械 Messer und Halteinstrumente *f*
显微外科用显微剪 Mikroschere für die Mikrochirurgie *f*
显微外科用显微镊夹 Mikropinzette und Klemme für die Mikrochirurgie *f*
显微外科椎间盘切除术 mikrochirurgische Bandscheibenoperation *f*
显微吻合术 MiKroanastomoese *f*
显微性皮肤病变 mikroskopische Dermopathie *f*
显微血管夹 mikrovaskuläre Klemme *f*
显微血管钳 mikrovaskuläre Zange *f*
显微血管吻合 mikrovaskuläre Anastomose *f*
显微血管吻合法拇趾移植术 Großzehetransplantation mit mikrovascularer Anastomose *f*
显微牙髓病学 mikroskopische Endodontie *f*
显微眼内剪 mikro-intraokulare Schere *f*
显微眼用镊 mikro-ophthalmologische Pinzette *f*
显微腰椎间盘切除术 mikroskopische lumbale Diskektomie *f*
显微荧光测定术 Mikrofluorometrie *f*
显微荧光分光度测定法 Mikrospektrofluorometrie *f*
显微荧光分光计 Mikrospektrofluorimeter *n*
显微荧光光度计 Mikrofluorometer *m*
显微荧光光度术 Mikrofluorometrie *f*, Mikrofluorophotometrie *f*
显微阅读器 Mikroleser *m*
显微照片 Mikrobild *n*, Mikrograph *m*

显微照相 Mikrographie *f*, Mikrophotografie *f*
显微照相的 mikrographisch, mikrophotografisch
显微照相机 mikrophotografisches Kamera *n*
显微照相器 Photomikroskop *n*
显微照相术 Mikrographie *f*, Mikrophotographie *f*
显微止血钳 mikro-hämostatische Klammer *f*
显微注射 Mikroinjektion *f*
显微注射法 Mikroinjektion *f*
显微注射技术 Mikroinjektionstechnik *f*
显微组织夹持钳 Mikroklemme des Gewebes *f*
显微组织镊 Mikropinzette *f*
显微组织学 Mikrohistologie *f*
显现 visualisieren(通过窥镜观察身体内部器官或情况)
显现肽(外蛋白子) Extein *n*, externes Protein *n*
显相 manifester Inhalt *m*
显象 Entwicklung *f*, Phän *n*
显象管 Kineskop *n*, Bildröhre *f*
显象记录 Videorekord *m*
显象记录装置 Videorekorder *m*
显效时间 effektive Zeit *f*
显效药 Agonist *m*
显斜视 manifeste Heterotropie *f*, Strabismus manifestus *m*
显形的 delomorph
显形细胞 delomorphe Zellen *f pl*
显型 Phänotyp *m*
显性 Dominanz *f*
显性白血病 manifeste Leukämie *f*
显性表皮营养不良 dominante Epidermodystrophie *f*
显性表型 dominanter Phänotyp *m*
显性迟发性冷性荨麻疹 dominante verzögerte Kälteurtikaria *f*
显性出血胎盘早期分离 manifeste hämorrhagische früh-zeitige Plazentarablösung *f*
显性传(感)染 offensichtliche Infektion *f*
显性的 dominant
显性等位基因 dominantes Allel *n*
显性度 Grad der Dominanz *n*
显性二期梅毒 Syphilis secondaria recens *f*
显性方差 Varianz der Dominanz *f*
显性负突变 dominante negative Mutation *f*, dominant-negativer Mutante *m*
显性负效应 dominanter negativer Effekt *m*
显性感染 manifeste Infektion *f*
显性黄疸 klinische Gelbsucht *f*
显性基因 dominantes Gen *n*
显性脊柱裂 Spina bifida manifesta *f*
显性记忆 explizites Gedächtnis *n*
显性焦虑量表 Manifestation-Angst-Skala *f*
显性内容 manifester Inhalt *m*
显性失水 manifeste Dehvdration *f*
显性视力 scheinbare Sehschärfe *f*
显性视神经萎缩 dominante Optikusatrophie *f*
显性水肿 manifestes Odem *n*
显性糖尿病 manifester Diabetes *m*
显性特征 dominantes Merkmal *n*
显性突变 dominante Mutation *f*
显性突变型 dominante Mutante *f*
显性斜视 manifester Strabismus *m*
显性性状 dominanter Charakter *m*
显性寻常鱼鳞病 dominante Ichthyosis vulgaris *f*
显性遗传 dominanter Erbgang *m*
显性遗传病 dominant genetisehe Krankheit *f*
显性营养不良型大疱性表皮松解 dominante Dystrophie *f*
显性远视 manifeste Hyperopie *f*
显性致死 dominant-letal
显性致死试验 dominant lethaler Test *m*
显性致死突变 dominant-letale Mutation *f*
显性致死突变试验 dominant lethaler Mutationstest *m*
显性致死因素 dominant lethaler Faktor *m*
显芽 Bohnens Drosse *f*
显意 manifester Inhalt *m*
显影 Entwicklung *f*
显影不足 Unterentwicklung *f*
显影及定影 Entwickeln und Fixieren *n*
显影剂 photographiseher Entwickler *m*
显影盘 Entwicklungsschale *f*
显影桶 Entwicklertank *m*
显影液 Entwickler *m*
显原质团 Phaneroplasmodium *n*
显著差异 signifikanter Unterschied *m*
显著的 delomorph, nobil(-is, -is, -e)
显著水平 signifikantes Niveau *n*
显著误差 merklicher Fehler *m*
显著性 Signifikanz *f*
显著性检验 Signifikanztest *m*
显著性水平 signifikantes Niveau *n*
显踪原子 Tracer *m*, markiertes Atom *n*, Indikator *m*
险症 gefährliche Krankheit *f*
藓 Moos *n*
藓纲 Muscns *m*
藓霉素 Bryamycin *n*, Thiostrepton *n*

xiàn 苋县现限线宪陷羡献腺霰

苋莱红 amarant
苋[莱]红 Amarant *n*
苋[莱]甾酮 Amarasteron *n*
苋科 Amaranthaceae *f pl*
苋属 Amaranthus *m*
苋紫 Amaranth *n*
县卫生院 Kreiskrankenhaus *n*
县医院 Kreiskrankenhaus *n*
现病历 Katamnese *f*
现病史 jetzige Krankengeschichte *f*, Status präsens *m*
现场 Szene *f*
现场保存 Erhaltung der Szene *f*
现场笔录 Notizen des Tatorts *n*
现场采样 Feldprobe *f*
现场测定 Felduntersuchung *f*
现场法医物证 forensisches Gehäusematerial *n*
现场访问 Interview des Tatorts *n*
现场观察 Feldbeobachtung *f*
现场检查 Vor-Ort-Inspektion
现场交叉投影图 Kreuzprojektion des Tatorts *f*
现场救助 Vor-Ort-erste Rettung *f*
现场勘查 Tatort-Untersuchung *f*
现场勘查记录 Rekord der Tatort-Untersuchung *m*
现场勘查箱 Tatort-Kit *n*
现场勘验 Tatort-Untersuchung *f*
现场库 Proben-DNA-Datenbank *f*
现场立视图 Tatort elevation Skizze
现场录像 Videoaufzeichnung des Tatorts *f*
现场平面图 Flugzeugskizze des Tatorts *f*
现场实验 Feldversuch *m*
现场使用 Anwendung an Ort und Stelle *f*
现场试验 Feldversuch *m*, Tatort-Test *m*
现场调查 Felduntersuchung *f*, Feldstudie *f*
现场调查设计 Untersuchungsplannung an Ort und Stelle *f*
现场图 Tatortskizze *f*
现场研究 Feldforschung *f*, Feldstudie *f*

现场样本 Feldprobe *f*
现场照相 Tatortphotografie *f*
现场指挥 Tatort-Management *n*
现场咨询 Vor-Ort-Beratung *f*
现存的护理诊断 vorhandene Pflegendiagnose *f*
现存主义的 existentiell
现代被子植物 moderne Angiosperma *f*
现代法[科]学 morderne Forensik *f*
现代昆虫类 modeme lnsekten *pl*
现代流行病学 moderne Epidemiologie *f*
现代毛发重建术 moderne Wiederaufbau des Haars *m*
现代人口再生产类型 moderne Art der Bevölkerung Reproduktion *f*
现代信息检索 moderne Informationsbeschaffung *f*
现代学习理论 moderne Lerntheorie *f*
现代牙髓病学 moderne Endodontie *f*
现代药 moderne Medikamente *n pl*
现代医学 moderne Medizin *f*
现代医学信息和术语 aktuell medizinischen Information und Terminologie *f*(CMIT)
现代意识 modernes Bewusstsein *f*
现代语言能力测验 Eignungsprüfung der modernen Sprache *f* (MLAT)
现患比 Prävalenz-Verhältnis *n*
现患病例新病例偏倚 Bias der Prävalenz-Inzidenz *f*
现患病例 - 新发病例偏倚(奈曼偏倚) Bias der Prävalenz-Inzidenz *n*
现患率 Inzidenzrate *f*, Krankheitsinzidenzrate *f*
现患数 Häufigkeit *f*
现患调查 Erkrankungsuntersuchung *f*, Prävalenzunter-suchung *f*
现患优势比 Odds Ratio der Prävalenz *f*(POR)
现金 Bargeld *n*
现金比率 Liquiditätsgrad *m*
现金支付 Barzahlung *f*
现况调查 Prävalenzstudie *f*
现况调查 Querschnitt-Studie *f*
现况研究 Querschnittstudie *f*
现时进程 aktives Prozess *n*
现时寿命表 aktuelle Sterbetafel *f*
现时性队列研究 gleichzeitige Kohortenstudie *f*
现实定向(取向) Realitätsorientierung *f*
现实感 Realitätssinn *m*, Gefühl der Wirklichkeit *n*
现实感丧失 Derealization *f*
现实化 Aktualisierung *f*
现实化加深法 Vertiefung bei Realisierung *f*
现实检验 Realitätsprüfung *f*
现实焦虑 Realangst *f*
现实解体 Derealisierung *f*, Derealisation *f*
现实疗法 Wirklichkeitstherapie *f*
现实神经症 tatsächliche Neurose *f*
现实生活脱敏法 in vivo Desensibilisierung *f*
现实识别治疗 Realitätsorientierung *f*
现实适应 Realitätsanpassung *f*
现实原则 Realitätsprinzip *n*
现实主义 Aktualismus *m*
现实自我 wahrer Ich *m*
现象 Phi-Phänomen *n*(视觉感觉现象)
现象 Erscheinung *f*, Phänomen *n*
阿尔蒂斯现象 Arthus* Phänomen *n*(以水肿、出血和坏死为特征的局部过敏坏死反应)
弗雷戈利现象 Fregoli* Phänomen *n*(冒充者综合征,易人错觉综合征,一种妄想性错觉,疑有人伪装起来加害于他)
高尔斯现象 Gower* Phänomen *n*(被动屈足时,坐骨神经全程发生疼痛,是坐骨神经痛指征之一)
露西奥现象 Lucio* Phänomen *n*(瘤型麻风的加重反应,其特征为:因小血管的坏死性血管炎致表皮缺血性坏死)
利泽甘现象[子实体]同心分布 Liesegang* Phänomen *n*
阿舍阳性玻璃棒现象 Ascher* positives Glasstab-Phänomen *n*(房水输入现象)
阿舍阴性玻璃棒现象 Ascher* *n*egatives Glasstab-Phänomen *n*(血液输入现象)
阿施内现象 Aschner* Phänomen *n*, (od. Reflex *m*)(眼心反射,压迫眼球时,引起脉搏徐缓)
阿什曼现象 Ashman* Phänomen *n*(心室差异激动导致在一个正常或长心搏周期后出现一个短心搏周期)
阿图斯氏现象 Arthus* Phänomen *n*
埃尔布现象 Erb* Phänomen *n*(①强直性痉挛时运动神经的应电性增强 ②肢端肥大症时胸骨柄部叩诊呈浊音)
安德森现象 Anderson* Phänomen *n*(阿米巴痢疾患者粪便检查可见红细胞凝集成团)
奥伯特现象 Aubert* Phänomen *n*(一种错觉,当头转向一侧时,垂直线宛如斜线 斜向他侧)
奥尔别利现象 Orbeli* Phänomen *n*(当神经肌肉标本由于疲劳而反应减弱时,刺激交感神经可使其收缩加强)
奥尔现象 Auer* Phänomen *n*(局部过敏现象)
奥赛现象 Houssay Phänomen *n*(切除胰腺及垂体的动物引起血糖降低和对胰岛素敏感度增高的现象)
奥斯汀·弗林特现象 Austin Flint* Phänomen *n* Austin Flint* Murmeln *n*(主动脉瓣瓣口反流时心尖收缩前杂音)
巴彬斯奇氏现象 Babinski* Phänomen *n*, Babinski* Reflex *m*
鲍迪奇阶梯现象 Bowditch* Treppe-Phänomen *n*(在连续快速刺激后,肌肉收缩力逐渐增强)
贝尔氏现象 Bell* Phänomen *n*
贝克尔现象 Becker* Phänomen *n*(突眼性甲状腺肿伴有视网膜动脉搏动现象)
博戴现象(人血清沉淀试验) Bordet* Phänomen
博 - 让现象(补体结合) Bordet*-Gengou* Phänomen
蔡 - 苏现象(药物变态反应抑制现象) Chase*-Sulzberger* Phänomen
达克沃思现象 Dukworth* Phänomen *n*(某些致命的脑病心搏未停而呼吸先停)
达内什现象(毒素抗毒素分批中和现象) Danysz* Phänomen *n*)(当一定量外毒素一次全部加入等效量抗毒素的混合物并无毒性,如将此毒素分成两等份,间隔半小时加入,则比混合物会有毒性)
戴尔现象(体外过敏反应) Dale* Phänomen *n*(od. Reaktion *f*)
德勃雷现象 Debré* Phänomen *n*(注射麻疹恢复期血清后局部不发疹,但该血清未能防止全身出疹)
德勒尔现象(图德现象,噬菌体噬菌现象) d' Herelle* (od. Twort d' Herelle) Phänomen *n*
多普勒现象(多普勒原理) Doppler* Phänomen
厄尔本现象 Erben* Phänomen *n*(在弯腰或坐下时出现一时性脉搏减慢)
发否氏现象 Pfeiffer* Phänomen *n*, bakteriolytische Reaktion *f*
法利伍现象 Fahraeus Phänomen *n*(在一有刻度的玻璃管中观测单位时间经枸橼酸盐处理的血液中红细胞的沉降速度)
菲克现象 Fick* Phänomen *n*(视力模糊,在光源四周出现光晕的现象,见于配戴隐形眼镜者)
费尔顿现象 Felton* Phänomen *n*(小鼠对肺炎球菌脂多糖的免疫无反应或耐受现象)
戈德布拉特现象 Goldblatt* Phänomen *n*(肾动脉阻塞引起的肾血管性高血压)
格雷塞现象(格戈现象) Grasset* (od. Grasset*-Gaussel*) Phänomen *n*
哈默施拉克现象 Hammerschlag* Phänomen *n*(对逐渐减低强度的持续音响所产生的不正常疲劳)

汉布格现象 Hamburger* Phänomen *n*(血细胞与血浆之间的离子交换,重碳酸盐离子从红细胞进入血浆,氯离子从血浆进入红细胞)
赫克托恩现象 Hektoen* Phänomen *n*(过敏状态下的一种抗原抗体现象)
黑希特现象 Hecht* Phänomen *n* Rumpel* Phänomen *n*(在上臂用止血带压迫数分钟后可见点状出血的现象)
亨特反常现象 Hunt* paradoxes Phänomen *n*, Hunt* Phänomen *n*
霍夫曼现象 Hoffmann* Phänomen (od. Zeichen) *n*(感觉神经电反应增强,常适用于尺神经)
霍克辛格现象 Hochsinger* Phänomen *n*(压迫手足搐搦患者的二头肌内侧引起握拳动作的现象)
霍-斯二氏现象 Holmes*-Stewart* Phänomen *n*, Rückstoßphänomen *n*
加特纳现象 Gärtner* Phänomen *n*(以臂举到不同高度,观察其静脉充盈的程度,推测右心房内的压力)
金伯克现象 Kienböck* Phänomen *n*(膈肌反常收缩现象)
康斯塔姆氏现象 Kohnstamm* Phänomen *n*
科赫现象 Koch* Phänomen *n*(结核菌再感染剧烈反应)
克布纳现象 Koebner* Phänomen *n*(同形异质反应现象)
克韦肯斯蒂特现象 Queckenstedt* Phänomen *n*(椎管阻塞时指压颈静脉,脑脊液压力不上升)
库兴氏现象 Cushing* Phänomen *n*, Cushing* Krankheit *f*
拉斯特氏现象 Lust* Phänomen *n*, Fibularisphänomen *n*
勒-鲁现象(鲁勒现象) Leede*-Rumpel* Phänomen *n*
雷诺现象 Raynaud* Phänomen *n*(指(趾)间歇性苍白或绀色发作,由寒冷或情绪激动所引起)
里格氏现象 Rieger* Phänomen *n*
里肯伯格氏现象 Rieckenberg* Phänomen *n*, Rieckenberg* Beladungsphänomen *f*
利滕氏膈现象 Litten* Zeichen *n*, Litten* Phänomen *n*
利亚科波洛斯现象 Liacopoulos Phänomen *n*(由给予大剂量无关抗原引起的对某种抗原非特异性免疫抑制现象)
鲁利试验(现象) Rumpel*-Leede* Test *m*(检猩红热及出血性素质)
鲁斯特现象 Rust* Phänomen *n*(在上部颈椎疾病时,从卧位起坐或从坐位卧倒时,患者不得不保护性地先用两手托住头部)
路易士氏现象 Lewis* Phänomen *n*
迈罗斯基现象 Meirowsky* Phänomen *n*(色素痣经长波紫外线照射后,从数秒种内开始并在数分钟至数小时内颜色变深)
麦奇尼科夫现象 Metchnikoff* Phänomen *n*(霍乱弧菌注入腹腔内所产生的噬菌现象)
米-赖现象 Mills*-Reincke* Phänomen *n*(净水法实施后,疾病的死亡率降低)
莫雷希现象(补体结合现象) Moreschi* Phänomen *n*, Gengou* Phänomen *n*
内格罗氏现象 Negro* Phänomen *n*, Negro* Zeichen *n*
纳萨罗夫现象 Nasaroff* Phänomen *n*(反复冷水浴前后的肛门体温差别逐渐减少)
奈-韦现象(补体偏向) Neisser*-Wechsberg* Phänomen *n*
浦肯野氏现象 Purkinje* Phänomen *n*
普肯耶现象(普肯耶移动) Purkinje* Phänomen *n*
秦氏现象 Hata* Phänomen *n*(给予小剂量化学药物后感染病情反而加重)
让古现象(补体结合现象) Gengou* Phänomen *n*
让-莫现象 Gengou*-Moreschi* Phänomen *n*(鉴别人与动物血液的补体结合反应)
施拉姆现象 Schramm* Phänomen *n*(在脊髓疾病时,可见后尿道漏斗样畸形)
施勒辛格现象 Schlesinger* Phänomen *n*(抽搐时患者膝关节伸展性痉挛)
施特吕姆佩尔现象 Strümpell* Phänomen *n*(被动屈膝髋关节时,足背屈及内旋)
施-特现象 Staub*-Traugott* Phänomen *n*(正常人在口服葡萄糖短期后再服第二剂时,不会提高糖水平)
施瓦茨曼现象 Shwartzman* Phänomen *n*(分二次注射内毒素的机体反应)
舒-查二氏现象 Schulz*-Charlton* Phänomen *n*, Schulz*-Charlton* Ausöschphänomen *n*
斯特劳斯现象 Straus* Phänomen *n*(注射毛果芸香碱,以鉴别中枢性和周围性面神经麻痹)
苏-蔡现象 Sulzberger*-Chase* Phänomen *n*(去除皮肤接触超敏反应的致敏原的现象)
苏凯现象 Souques* Phänomen *n*(在不全性偏瘫时,提高手臂出现手指不随意伸展与分开现象)
苏克氏现象 Souques* Phänomen *n*, Souques* Zeichen *n*
索雷现象(溶液的浓度依溶液所处温度的差别而变化) Somogyi* Phänomen *n*
索莫吉现象 Trousseau* Phänomen *n*(低血糖后反应性高血糖)
图-德现象(噬菌体噬菌现象) Twort*-d'Herelle* Phänomen *n*
威-布现象 Wever*-Bray* Phänomen *n*(耳蜗的微音器现象)
威廉斯现象 Williams* Phänomen *n*(胸膜炎积水时胸部叩诊胸上部的叩响在张口和闭口时音调不同)
韦-皮二氏现象 Westphal*-Piltz* Phänomen *n*, West-phal* Reflex *m*
韦斯特法尔现象 Westphal* Phänomen *n*(①眼轮匝肌瞳孔反射 ②脊髓痨时膝反射消失)
维金斯基现象 Wedensky* Phänomen *n*(反复刺激一神经时,如过于迅速,则仅在初次刺激时有肌收缩,如速度减慢则每次刺激都有肌收缩)
温克巴赫氏现象 Wenckebach* Zeichen *n*
现象场 phänomenales Feld *n*
现象-结构心理治疗 phänomenologisch-strukturelle Psychotherapie *f*
现象精神病理学 phänomenologische Psychopathologie *f*
现象论 Phänomenalismus *m*
现象学方法 phänomenologische Methode *f*
现象学描述 phänomenologische Beschreibung *f*
现象学派的学习概念 Learnkonzept der Phänomenologie *n*
现象学心理疗法 phänomenologische Psychotherapie *f*
现象学心理学 phänomenologische Psychologie *f*
现象学学派 phänomenologische Schule *f*
现象学研究 phänomenologische Forschung *f*
现象域 phänomenales Feld *n*
现象自我 phänomenales Selbst *n*
现用图像 aktives Bild *n*
现有 Verfügbarkeit *f*(可用性、利用度)
现有人口 tatsächliche Bevölkerung *f*
现症 jetzige Krankheit *f*
现症检查法 Untersuchung des Status präsens *f*
限雌(女)遗传 Inheritantia hologyniea *f*
限定 Abgrenzung *f*
限定分析 begrenzte Analyse *f*
限定能力 verminderte Kapazität *f*
限定野照射 begrenztes Bestrahlungsfeld *n*
限定责任能力 getrennte Verantwortung *f*
限度 Limitation *f*, Spielraum *m*
限度检查 Limit-Test *m*
限度试验 Limitationstest *m*
限额保险 begrenzte Versicherung *f*
限额方式 begrenztes Verfahren *n*
限界 X 线机 marginaler Röntgenapparat *m*
限界性癌前期黑变病 umschriebene präkanzeröse Melanose *f*
限局性的 lokalisiert

限局性的直肠癌 lokalisiertes Rektumkarzinom *n*
限局性发作 partielle Anfälle *m pl*
限局性硬皮病 Skleroderma circumscripta *n*
限量饮食 diätetische Einschränkung *f*(DR)
限流式保护 Strombegrenzungsschutz *m*
限钠试验 Natriumrestriktionstest *m*
限期性心理治疗 befristete Psychotherapie *f*
限时测验 zeitbegrenzter Test *m*
限时器 Schaltuhr *f*
限时心理疗法 zeitbegrenzte Psychotherapie *f*
限时性心理治疗 zeitbegrenzte Psychotherapie *f*
限食疗法(艾伦疗法) Hunger-Behandlung *f*, Allen* Behandlung *f*(治糖尿病)
限速步骤 geschwindigkeitbegrenzte Stufe *f*
限速反应 geschwindigkeitbegrenzte Reaktion *f*
限速酶 geschwindigkeitbegrenzte Enzyme *n pl*
限速因子 geschwindigkeitbegrenzte Faktor *m*
限性常染色体显性遗传 geschlechtsbegrenzte autosomale dominante Inheritantia *f*
限性基因 geschlechtsbegrenztes Gen *n*
限性性状 geschlechtsbegrenzter Charakter *m*
限性遗传 geschlechtsbegrenzte Inheritantia *f*
限雄基因 holandrisches Gen *n*
限雄染色体 Androsom *n*
限雄遗传 holandrische Vererbung *f*
限雄遗传的 holandrisch
限饮疗法 Durstkur *f*, Dipsotherapie *f*
限制 Begrenzung *f*, Beschränkung *f*
限制[性]片段长度多态性[分析] Reaktion des Fragment-Längen-Polymorphismus *f*(RFLP)
限制[性酶切]图 Restriktionskarte *f*
限制[性内切核酸]酶 Restriktionsendonuklease *f*
限制氨基酸 restriktive Aminosäure *f*
限制沉思 restriktive Meditation *f*
限制点 Drosselstelle *f*
限制环境刺激疗法 eingeschränkte Umweltstimulationstherapie *f*
限制扩散层析法 begrenzte Diffusionschromatographie *f*
限制酶 Restriktionsendonuklease *f*, Restriktionsenzym *n*
限制酶法 Einschränkung endonucle Verfahren
限制酶技术 restriktive Enzymtechnik *f*
限制酶切片段长度多态性 Restriktionsfragmentlängenpolymorphismus *m*
限制酶切位点 Restriktionsstelle *f*
限制片段 Restriktionsfragment *n*
限制片段多态性 Restriktionsfragmentlängenpolymorphismus *m*
限制片段长度多态性 Restriktionsfragmentlängenpolymorphismus *m*
限制区 Sperrgebiet *n*
限制缺陷突变型 restriktionsloser Mutant *m*
限制生育政策 antinatialistische Politik *f*
限制位点 Restriktionsstelle *f*
限制位点定位 Mapping der Restriktionsstelle *n*
限制型踝假体 restriktive Sprunggelenksprothese *f*
限制性 Beschränkung *f*, Restriktion *f*
H2 限制性 H2-Einschränkung *f*
MHC 限制性 MHC-Restriktion *f*
限制性 Zurückhaltung *f*
限制性(内切)酶 Restriktionsendonuklease *f*
限制性(型)心肌病 restriktive Cardiomyopathie *f*, restriktive Kardiomyopathie *f*
限制性[肺]疾病 pulmonale restriktive Krankheit *f*
限制性[核酸]内切酶 restriktive Endonuklease *f*
限制性[内切酶]片段长度多态性 Restriktionsfragmentlängenpolymorphismus *m*
限制性[内切酶]图 Restriktionskarte *f*
限制性等位基因 Allel der Einschränkung *n*
限制性核酸内切酶 Restriktionsendonuklease *f*
限制性踝关节成形术 restriktive Sprunggelenkarthroplastik *f*
限制性换气障碍 restriktive Ventilationsstörung *f*
限制性假体 restriktive Prothese *f*
限制性肩关节成形术 restriktive Schulterarthroplastik *f*
限制性剧药 restriktive Drogendrama *f*
限制性联想 begrenzter Verein *m*, beschränkte Assoziation *f*
限制性酶切图 Restriktionskarte *f*
限制性酶切[位点]图 Restriktionskarte *f*
限制性酶数据库 Datenbank des Restriktionsenzyms *f*
限制性内切核酸酶Ⅰ Restriktionsendonuklease-Ⅰ *f*(RE-Ⅰ)
限制性内切核酸酶Ⅱ Restriktionsendonuklease-Ⅱ *f*(RE-Ⅱ)
限制性内切核酸酶Ⅲ Restriktionsendonuklease-Ⅲ *f*(RE-Ⅲ)
限制性内切酶 Restriktionsendonuklease *f*
限制性内切酶内切片段 Fragment der Restriktionsendonuklease *n*
限制性内切酶谱 Restriktionskartierung *f*
限制性内切酶切割位点 Restriktionsendonukleaseschnittstelle *f*
限制性皮肤病 restriktive Dermopathie *f*
限制性片段长度 Restriktionsfragmentlänge *f*
限制性片段长度多态型 beschränkte RFLP *f*
限制性取用 eingeschränkter Gebrauch *m*, eingeschränkte Nutzung *f*
限制性通气不足 restriktive Hypoventilation *f*
限制性通气[功能]障碍 restriktive ventilatorische Funktionsstörung *f*, restriktive ventilatorische Funktionsstörung *f*
限制性图 Restriktionskarte *f*
限制性心包炎 restriktive Perikarditis *f*
限制性心肌病 restriktive Kardiomyopathie *f*
限制性心脏病 restriktive Herzkrankheit *f*
限制性宿主 restriktiver Host *m*
限制性血液动力学 restriktive Hämodyrnamik *f*
限制性长度多态性 Restriktionsfragmentlängenpolymorphismus *m*
限制修饰系统(体系) Modifikationssystem der Einschränkung *f*, R-M-System *n*
限制因子(素) Beschränkungsfaktor *m*
限制责任能力 verminderte Schuldfähigkeit *f*
线 Linea *f*
安伯格氏线 Amberg* Linie *f*, Sinus lateralis-Linie *f*
伯顿氏线 Burton* Linie *f*, Burton* Zeichen *n*, Bleisaum *m*
道格拉斯氏线 Douglas* Linie *f*
德萨利氏线 De Salle* Linie *f*
赫德逊氏线 Hudson* Linie *f*, Linea corneae senilis *f*
亨特氏线 Hunter* Linie *f*, Linea alba *f*
内拉通氏线 Nelaton* Linie *f*
施雷格尔氏线 Schreger* Streifen *m pl*, Schreger*-Hunter* Streifen *m pl*
索尔特氏增艮线 Salter* Linie *f*
α- 线 Alpha-Strahlen *m pl*
α[射]线 α-Strahl *m*, Alpha-Strahl *m*
β- 线 Beta-Strahlen *m pl*
β[射]线 β-Strahl *m*, Beta-Strahl *m*
γ- 线 Gamma-Strahlen *m pl*
γ[射]线 γ-Strahl *m* Gamma-Strahl *m*
M 线 Mittelstreifen *m*(M-Streifen)
X 线 Röntgen* Strahlen *m pl*, Röntgenlichte *n pl*, Röntgenstrahlen *m pl*
Z 线 Z-Linie *f*, Zickzacklinie *f*, Z-Scheibe *f*
线(分)规 Teilergerät *n*, Teiler *m*, Trennwand *f*
X 线[穿]透度计 Kryptoradiometer *n*
X 线[剂]量 Röntgendosis *f*

X 线[偏]振光 lineares polarisiertes Licht *n*
X 线[片]头影测量学 röntgenologische Kephalometrie *f*
X 线钡餐检查 Bariumspeise-Röntgenuntersuchung *f*, Bariummahlzeit-Röntgenuntersuchung *f*
X 线钡影跳跃征象 Stierlin* Zeichen *n*, springendes Bariumschatten-Zeichen im Röntgenbild *n*
X 线病 Röntgenschaden *m*
X 线病理学 Pathoradiographie *f*, Pathoröntgenographie *f*
X 线不透性 Radioopazität *f*
线步阵距扫描 Schritt-Scan durch lineare Anordnung *m*
X 线测量法 Fluorometrie *f*
线测颅法 röntgenologische Kephalometrie *f*
线测颅器 röntgenologisches Ecephalometer *n*
X 线测试卡 X-ray-Tester *m*
X 线成像 Röntgenbildgebung *f*
线虫 Fadenwürmer *m pl*, Nemathehninthen *m pl*
线虫病 Nematodiasis *f*, Nemathelminthiasis *f*, Nematosis *f*
线虫的 nemisch, nematoid
线虫感染 Nemathelminthenintektion *f*
线虫纲 Nematodes *pl*
线虫寄生 Nematosis *f*
线虫致死基因 C. Elegans-Todesgen *n*
X 线单位 Röntgen-Einheit *f*
线弹性模型 linear-elastisches Modell *n*
线的波动性 Röntgenpulsation *f*
线的波粒二相性 Welle-Teilchen-Dualismus des Röntgenstrahls *m*
线的强度 Röntgenstrahlenintensität *f*
线的微粒性 Röntgenstrahlenpartikel *n*
线的线质 Röntgenstrahlentextur *f*
线电流 Netzstrom *m*
X 线电视心室容量测定器 Herzvolumenmeßsystem mit Röntgentelevision *n*, Cardiovolumeter mit Röntgen television *n*
X 线电视诊断系统 Röntgentelevision-Diagnostik-System *n*
X 线电影摄影 Röntgenkinematographie *f*
X 线电影照相术 Röntgenkinematographie *f*, Kinematora-diographie *f*, Kineradiographie *f*
X 线电影装置 Radiokinematograph *m*
X 线电子计算机断层扫描 computer-tomographische Szintigraphie *f*
线电子计算机断层扫描装置 Computertomographiesystem *n*
X 线电子计算机体层摄影 Computer-Tomographie *f*(CT)
X 线电子计算机[中轴]体层摄影 Computer-Tomographie (CT)
X 线定中心器 Röntgenzentralisator *m*
β 线段 beta-Strang *m*
X 线断层摄片 Tomogramm *n*
X 线断层摄影(片)术 Röntgentomographie *f*, Röntgens-chichtaufnahme *f*
X 线断层摄影装置 Tomograph *m*
X 线断层照片 Röntgentomogramm *n*, Planiogramm *n*
X 线断层照相机 Tomograph *m*
X 线断层照相术 Laminographie *f*, Tomographie *f*
线断层诊断设备 röntgentomographisches Gerät *n*
线对比度 Röntgenkontrastverlauf *m*
X 线防护 Röntgenschutz *m*
线防护活动铅房 mobiler Röntgenschutzführungsraum *m*
线防护屏 Strahlenschutzwand *f*
线防护室 Röntgenschutzzimmer *n*
线防护亭 Röntgenschutzkiosk *m*
线防护椅 Röntgenschutzstuhl *m*
X 线放大摄影 Vergrößerungsradiographie *f*
X 线放大摄影装置 vergrößernde radiographische Vorrich tung *f*
线缝 Naht *f*
X 线氟骨症 Röntgen-Skelettfluorose *f*
线杆夹 Gewindestangenklemme *f*
X 线感光量胶片 Röntgenfilm *m*
X 线高千伏摄影 Hochkilovolt-Radiographie *f*
X 线骨盆测量 Röntgenpelvimetrie *f*
线观察灯箱 Betrachtungskasten *m*
线管(球管) Röntgenröhre *f*
线管的焦点 Fokus der Röntgenröhre *m*
X 线管灯丝电压稳压器 Spannungsstabilisatorröhre *f*, Stabilovoltröhre für Röntgenröhre *f*
X 线管热容量 Röntgenröhrenvolumen *n*
线光谱 Bremsspektrum *n*
X 线活动照相机 Radiokinematograph *m*
X 线活动照相术 Radiokinematographie *f*
1000 线机 100mA-Röntgenapparat *m*
30 线机 30mA-Röntgenapparat *m*
X 线机 Röntgenapparat *m*
X 线机单端高压测试仪 einendiger Hochspannungsprüfer der Röntgenmaschine *m*
X 线机电子曝光限时器 elektronischer Röntgenbelich-tungsmesser *m*
X 线计算机断层成像[术] Röntgen-Computertomographie *f*
X 线计算机断层成像仪 Röntgen-Computertomographievorrichtung *f*
X 线记波法 Röntgenkymographie *f*
X 线记波描记术 Röntgenkymographie *f*
X 线记波摄影仪 Aktinokymograph *m*
X 线记波照片 Kymogramm *n*
X 线记波照相器 Kymograph *m*
X 线记波照相术 Aktinokymographie *f*
X 线记波照相装置 Röntgenkymograph *m*
线加速度 lineare Beschleunigung *f*
X 线间接摄影 indirekte Radiographie *f*
X 线检查 Röntgenuntersuchung *f*, Röntgenoskopie *f*
X 线胶片 Rötgenfilm *m*
X 线胶片暗盒 Rötgenfilmkassette *f*
X 线胶片储片箱 Rötgenfilmkabinett *n*
X 线胶片感光剂量计 Filmdosimeter *n*
X 线胶片干片箱 Rötgenfilmtrockner *m*, Rötgenfilmtrockengestell *n*
X 线胶片观片灯 Röntgenfilmbetrachter *m*
X 线胶片切角器 Röntgenfilm-Winkelschneider *m*
X 线胶片洗片夹 Rötgenfilmklammer *f*
X 线胶片洗片桶 Röntgenentwicklungsdose *f*
X 线胶片自动洗片机 automatischer Filmprozessor *m*
线角 Linienwinkel *m*, Projektionswinkel *m*
线解法 Nomographie *f*, graphische Rechentafel *f*
X 线解剖学 Röntgenanatomie *f*
X 线晶体衍射 Röntgenkristallographie *f*
X 线静电显影机 Xeroradiograph *m*
线锯 Drahtsäge *f*
线锯柄 Drahtsägegriff *m*
线锯导引器 Drahtsägeftihrer *m*
线锯导子 Drahtsägeführer *m*
线锯条 Drahtsäge *f*
线锯条导引板 Leitblech der Drahtsäge *n*
X 线科医师 Räntgenologe *m*
X 线可透的 radiotransparent
X 线可透性 Radiotransparenz *f*
X 线控制台 Röntgenschaltapparat *m*
X 线扩张疗法 Bougierung mit Fäden *f*
X 线立体定向体部治疗系统 röntgenstereotaktische Ganzkörper-Therapieeinheit *f*
X 线立体定向头部治疗系统 röntgenstereotaktische Kopf-Therapieeinheit *f*

X 线立体镜检查 Röntgenstereoskopie *f*
X 线立体摄影 Röntgenstereographie *f*
线粒体 Chondriosom *n*, Mitochondrium *n*
线粒体 rRNA 基因 rRNA-Gens der Mitochondrien *n pl*
线粒体 DNA mitochondriale DNA *f*(mtDNA)
线粒体 DNA 结构 mitochondriale DNA-Struktur *f*
线粒体 DNA 聚合酶 mtDNA-Polymerase *f*
线粒体 DNA 突变糖尿病 Diabetes der mitochondrialen DNA-Mutation *m*
线粒体 mRNA mitochondriale mRNA *f*(mt-mRNA)
线粒体 RNA mitochondriale RNA *f*(mtRNA)
线粒体 RNA 聚合酶 mtRNA-Polymerase *f*
线粒体 rRNA mitochondriale rRNA *f*(mt-rRNA)
线粒体 tRNA mitochondriale tRNA *f*(mt-tRNA)
线粒体 tRNA 基因 tRNA-Gens der Mitochondrien *n pl*
线粒体 tRNA 基因突变糖尿病(A3243G 突变糖尿病) Diabetes der mitochondrialen tRNA-Gen-Mutation *m*, Diabetes der A3243G-Mutation *m*
线粒体包涵物 mitochondrialer Einschluß *m*
线粒体病 Mitochondrienerkrankung *f*
线粒体蛋白结构基因 Strukturgen des mitochondrialen Proteins *n*
线粒体凋亡 mitochondriale Apoptose *f*
线粒体肥大 mitochondriale Hypertrophie *f*
线粒体分裂 Mitochondrienteilung *f*
线粒体分子伴侣 mitochondriale molekulare Chaperone *n pl*
线粒体管 Tubuli mitochondriales *f pl*
线粒体过氧化物 mitochondriales Superoxid *n*
线粒体核糖体 mitochondriales Ribosom *n*
线粒体呼吸链 mitochondriale Atmungskette *f*
线粒体混合功能氧化酶 mitochondriale mischfunktionelle Oxidase *f*
线粒体肌病 mitochondriale Myopathie *f*
线粒体基粒 Matrixgranula des Mitochondriums *f*
线粒体基液 mitochondriale Matrixflüssigkeit *f*
线粒体基因 Mitochondriengen *n*
线粒体基因病 Mitochondriengenerkrankung *f*
线粒体基因组 Mitochondriengenom *n*
线粒体基质 mitochondriale Flüssigkeit *f*, mitochondriale Matrix *f*
线粒体基质包涵物 Einschluß in der mitochondrialen Matrix *m*
线粒体疾病 mitochondriale Erkrankungen *f pl*
线粒体嵴 Cristae mitochondrales *f pl*
线粒体抗体 mitochondrialer Antikörper *m*
线粒体颗粒 mitochondriale Granula *n pl*
线粒体颗粒包涵物 Mitochondriengranainklusionen *f pl*
线粒体膜 Mitochondrienmembran *f*
线粒体脑病 mitochondriale Enzephalopathie *f*
线粒体脑肌病 mitochondriale Enzephalomyopathie *f*
线粒体内含物 Mitochondrieneinschlüsse *m pl*, mitochon-drielle Einschlüsse *m pl*
线粒体内颗粒 intramitochondriales Granulat *n*
线粒体内膜 innere Mitochondrienmembran *f*
线粒体内室 innerer Stoffwechselraum *m*
线粒体片层复合物 mitochondrialer lamellarer Komplex *m*
线粒体鞘 mitochondriale Scheide *f*
线粒体渗透性转变 Übergang der mitochondrialen Permeabilität *f*
线粒体生成 Mitochondriopoiese *f*
线粒体脱氧核糖核酸聚合酶 Mitochondrien-DNA-Poly-merase *f*
线粒体外膜 äußere Mitochondrienmembran *f*
线粒体外室 mitochondriale Außenkammer *f*
线粒体系 Chondriom *n*
线粒体信使核糖核酸 mitochondriale mRNA *f*
线粒体性肌病 mitochondriale Myopathie *f*
线粒体移植 Mitochondrienübertragung *f*
线粒体遗传 mitochondriale Vererbung *f*
线粒体遗传病 mitochondriale Erbkrankheiten *f pl*, erbliche Mitochondriopathie *f*
线粒体遗传病 Mitochondrienerkrankung *f*
线粒体异常 mitochondriale Dysfunktion *f*
线粒体增生 mitochondriale Hyperplasie *f*
线粒体脂肪酸碳链延长酶系 Elongase-System der mitochondrialen Fettsäurekette *n*
线粒体致密构型 kondensierte Konfiguration der Mitochondrien *f*
线粒体肿胀 mitoehondriales Odem *n*
线粒型内质网 granulates endoplasmatisches Retikulum *n*
线量 Linienquantität *f*
X 线量暴露计 Röntgenstrahlenmesser *m*
X 线量测定法 Röntgenometrie *f*, Fluorometrie *f*
X 线量测定器 Röntgenometer *n*, Skiameter *n*
X 线量计 Skiameter *n*, Röntgenometer *n*, Röntgendosime-ter *n*, Fluorometer *n*
X 线量子噪声 Röntgenquantenrauschen *n*
X 线疗法 Aktinotherapie *f*, Röntgentherapie *f*
X 线录像 Röntgenvideorekorder *m*, Röntgenbildspeicher *m*
线路分析仪 Telekommunikationsleitungsanalysator *m*
X 线滤器 Blende *f*, Diaphragma *n*
X 线滤线栅半径 Röntgenschachtradius *m*
X 线滤线栅比值 Röntgenschachtverhältnis *n*
X 线模拟定位机 Simulator *m*
线能量传递 lineare Energieübertragung *f*
X 线皮肤病治疗机 Grenzstrahlengerät für Dermatopathie *n*
X 线片 Radiogramm *n*, Räntgenfilm *m*
X 线谱 Röntgenspektrum *n*
X 线曝光参数自动记录器 automatischer Röntgenbelich-tungshktor-Rekorder *m*
X 线曝光条件自动记录器 automatischer Röntgenbelich-tungsbedingter Rekorder *m*
X 线曝光自动控制器 automatischer Röntgenbelichtungs-schaltapparat *m*
X 线强度[量]计 Intensimeter *n*, Skiameter *n*, Intensiono-meter *n*
线切术 Seriscission *f*
X 线倾斜体层摄影 schräge Tomographie *f*
线球(团) Geflecht *n*
X 线球管 Röntgentube *f*
线圈 Spule *f*
线圈形的 spuleförmig, drahtrolleförmig
X 线全身断层装置 Ganzenkörper-Tomograph *m*
线三角 lineares Dreieck *n*
线伤痕防护板 Seton Wundschutzplatte *f*
线摄影术 Radiographie *f*
线速度 lineare Geschwindigkeit *f*
X 线损伤 Röntgenschaden *m*
X 线缩影照片 Mikrofilm *m*
线索 Hinweis *m*, Anhaltspunkt *m*
线索冲突 Clue-Konflikt *m*
线索化法 Threading-Methode *f*
线索利用 Hinweisnutzung *f*
线索调查 Spurenvermessung *f*, Spurenuntersuehung *f*
线索习得等同性 erworbene Äquivalenz der Hinweise *f*
线索习得明显性 erworbene Unterscheidungskraft der Hinweise *f*
线索细胞 Clue-Zelle *f*
线索性回忆 Hinweiserinnerung *f*
线索性遗忘 Clue-abhängiges Vergessen *n*
线索依赖性遗忘 hinweisabhängiges Vergessen *n*
X 线体层摄影 Tomographie *f*, Laminographie *f*, Röntgentomographie *f*
X 线体层照片 Laminogramm *n*, Plani(o)gramm *n*, Schichtbild *n*, Röntgentomogramm *n*
X 线体层照相机 Tomograph *m*

X线体层照相术 Röntgentomographie *f*, Röntgenschichtaufnahme *f*, Schichtauinahmeverfahren *n*, Röntgen-schnitte *f*
线条透视 Linearperspektive *f*
线条影 Schattenlinie *f*
线条状 linear
线条状印迹 Linienblot *n*
X线头影测量机 kephalometrisches Röntgengerät *n*
X线头影测量片 kephalometrisches Röntgenogramm *n*
X线透度计 Qualimeter *n*, Penetrometer *n*
X线透过性 Radiotransparenz *f*, Röntgendurchsichtigkeit *f*
X线透视[法] Durchleuchtung *f*, Photoskiaskopie *f*
X线透视检查 Röntgenoskopie *f*, Radioskopie *f*, Aktino-skopie *f*, Skiaskopie *f*
X线透视镜 Skiaskop *n*
X线透视屏 Röntgenoskop *n*
线图 Diagramm *n*
X线图像识别 Röntgenbilderkennung *f*
线团(球) Geflecht *n*
X线脱毛[发]法 Röntgenepilation *f*
线网气囊食管细胞采取器 netztragender Ballonkatbeter zur abrasiven cytologischen Untersuchung der Osopha-gusepithelien *m*
线网状 linear- netzartig
线纹过多 Hyperlinearität *f*
X线吸收 Röntgenstrahlenabsorption *f*
X线洗片夹 Röntgenfilmtröger *m*
X线显微分析 Röntgenmikroanalyse *f*
x线显微镜 Röntgenmikroskop *n*
X线显微摄影术 Röntgen-Mikrophotographie *f*
X线心搏描记图 Röntgenokardiogramm *n*
X线心肺动脉造影装置 Röntgenkardioangiographie-Appa-rat *m* Kardioangiographiemaschine *f*
线形 Linearform *f*
线形的 filiform, filiform(-is, -is, -e)
线形动物 Nemathelminthes *f pl*, Schlauchwürmer *m pl*
线形动物门 Nemathelminthes *pl*, Schlauchwürmer *pl*
线形放射活性 lineare Aktivität *f*
线形骨折 Fractura linearis *f*
线形颅骨骨折 lineare Fraktur des Schädelknochens *f*
线形皮脂腺痣 linealer Nävus sebaceus *m*
线形切断术 Linearamputation *f*
线形切骨术 Linearosteotomie *f*
线形扫查 lineare Scanographie *f*
线形脱氧核糖核酸 lineare Desoxyribosenukleinsäure *f*
线形相关 lineare Beziehung *f*
线型分子 lineales Molekül *n*
线型骨桥切除术 lineare Knochenbrücke-Resektion *f*
线型骨折 lineare Fraktur *f*
线型聚酰胺 lineares Polyamid *n*
线性 Linearität *f*
线性变换 Lineartransformation *f*
线性表位 又称线性决定簇 lineares Epitop *n*
线性程序设计 lineare Programmierung *f*
线性传递 lineare Übertragung *f*
线性电路 lineare Schaltung *f*
线性电于加速器 linealer Elektronen-Beschleuniger *m*
线性定量关系 lineare quantitative Beziehung *f*
线性动力学 lineare Kinetik *f*
线性度 Linearität *f*
线性反应期 lineare Phase *f*
线性范围 linearer Bereich *m*, lineares Gebiet *n*
线性方程 lineare Gleichung *f*
线性放大器 Linearverstärker *m*
线性分离形式 lineare Trennungsform *f*
线性高聚物 lineares Polymer *n*
线性骨折 lineare Fraktur *f*
线性关系 Linearbeziehung *f*
线性规划 lineare Programmierung *f*
线性化 Linearisierung *f*
线性回归 lineare Regression *f*
线性集成电路 lineare integrierte Schaltung *f*
线性加速度 Progressivbeschleunigungff
线性检验 Linearitätstest *m*
线性结构 Linearstruktur *f*
线性结构法 Linearstrukturmethode *f*
线性决定簇 lineare Determinante *f*
线性可变差动变压器 linearer variabler Differentialtransformator *m*
线性滤波器 linearer Filter *m*
线性模型 lineares Modell *n*
线性内插法 lineare Interpolationsmethode *f*
线性能量传递 linearer Energietransfer *m*
线性能量转移 linearer Energietransfer *m*
线性排列 lineare Anordnung *f*
线性判别分析 lineare Diskriminanzanalyse *f*
线性全身扫描机 linearer Ganzenkörperscanner *m*, linea-rer Ganzenkörperabtaster *m*
线性扫描 linearer Scann *m*
线性生长 lineares Wachstum *n*
线性时不变模型 zeitinvariantes lineares Modell *n*
线性衰减系数 linearer Schwächungskoeffizient *m*
线性算子 linearer Operator *m*
线性算子模型 lineares Operator-Modell *n*
线性探针杂交法 Liniensoondentest *m*
线性微分方程模型 lineares Differentialgleichungsmodell *n*
线性误差 Linearitätsfehler *m*
线性吸收系数 linearer Absorptionskoeffizient *m*
线性相关 lineare Korrelation *f*
线性信号分析 lineare Signalanalyse *f*
线性型 lineares Modell *n*
线性移不变 lineare invariante Verschiebung *f*
线性龈红斑 lineares Gingivaerythem *n*
线性预测因子 linearer Prädiktor *m*
线性肘屈曲解除术 Beseitigung der linearen Ellenbogenflexion *f*
线性自由能相关 lineare freie Energiebeziehung *f*
线性组合 Linearkombination *f*
X线学的 röntgenologisch, radiologisch
X线学家 Röntgenologe *m*
X线压迫勺 Drucklöffel für Röntgenuntersuchung *m*
X线衍射 Röntgenbeugung *f*
X线衍射[法] Röntgendiffraktion *f*
X线衍射术 Röntgendiffraktion *f*
X线衍射照相机 Röntgendiffraktionskamera *f*, Röntgenbeugungskamera *f*
X线衍射照相术 Röntgendiffraktographie *f*
线样征 Saitenzeichen *n*
γ线引起的 gammastrahlinduziert
X线荧光分析 Röntgenfluoreszenzanalyse *f*
X线荧光间接摄影机 Photofluorographie-Apparat *m*, Schirmbiidphotograph *m*
X线荧光屏 Röntgenschilm *m*, Röntgenleuchtschirm *m*
X线荧光摄影 Schirmbildaufnahme *f*, Schirmbildphotographie *f*, Photofluorographie *f*
X线荧光摄影增强装置 röntgenverstärkendes Gerät *n*, röntgenintensivierendes Gerät *n*
X线荧光照相术 Röntgenofluorographie *f*, Röntgenschirmbildverfahren *n*
X线影像处理 Verarbeitung der Röntgenbilder *f*

X线影像增强电视 Röntgenbild-Intensivtelevision *f*, Rönt-genbild-Intensivfernsehen *n*
X线影像增强管 Röntgenbildverstärkergerät *n*
X线影像增强装置 Röntgenbildverstärker *m*
X线映光器 Betrachtungseinrichtung *f*
X线硬度计 Röntgenchromometer *n*, Penetrometer *n*, Radiochromometer *n*
X线源 Röntgenquelle *f*
X线造影反应 Reaktion der Kontrastuntersuchung *f*
X线造影剂 Röntgenkontrastmittel *n pl*
X线造影检查 Kontrast-Untersuchung *f*, Kontrast-verfah-ren *n*
X线造影途径 Zugang der Kontrastuntersuchung *m*
X线照片 Aufnahme *f*, Aktinogramm *n*, Röntgenaufnahme *f*
X线照射 Röntgenbestrahlung *f*
γ-线照射 γ-Bestrahlung *f*
X线照射后毛细血管扩张 Teleangiektasie der Nachbestrahlung *f*
X线照射量计 Röntgendosimeter *n*
X线照相的 röntgenographisch
X线照相定位 röntgenologische Lokalisierung *f*
X线照相机 Röntgenkamera *f*
X线照相检查 Röntgenuntersuchung *f*
X线照相术 Röntgenographie *f*, Skiagraphie *f*, Röntgen-photographie *f*
X线诊断 röntgenologische Diagnostik *f*
X线诊断床 Röntgentisch *m*
X线诊断的 röntgenodiagnostisch
800线诊断机 800mA-Röntgenapparat für Diagnostik *m*, 800mA-Röntgengerät für Diagnostik *n*
X线诊断机 Röntgenapparat für Diagnostik *m*, Röntgen-gerät für Diagnostik *n*
X线诊断图象用磁带录像机 Röntgenvideorekorder *m*
X线诊断学 Radiodiagnostik *f*, Röntgendiagnostik *f*
线阵多晶片电子扫描 Multikristall-lineares Antennensystern-Scanning *n*, Multikristall-Linieaufstellen-Skandieren *n*, Multikristall-Linieaufstellen-Scanning *n*
线阵扫描 Linieaufstellen-Skandieren *n*, lineares Anten-nensystem-Scanning *n*
线阵式多晶体电子扫描B型显像仪 Multikristall-Linie-aufstellen-Skandieren-B-Skanner *m*
线阵探头 Linear-Array-Sonde *f*
X线正影检查 Orthodiaskopie *f*
X线正影检查器 Orthodiaskop *n*
X线正影描记器 Orthodiagraph *m*
X线正影描记术 Orthoröntgenographie *f*, Orthodiagraphie *f*, Orthoskiagraphie *f*
X线正影透视 Orthodiaskopie *f*
X线正影透视器 Orthodiaskop *n*
X线治疗 Röntgenbehandlung *f*, Röntgentherapie *f*
X线治疗机 Röntgenbehandlungsanlage *f*, Röntgentherapieeinrichtung *f*
X线治疗设备 Röntgen-Atemtherapiegeräte *n pl*
X线专科医师 Röntgenologe *m*, Röntgenologin *f*
线状 linear
DNA线状 lineare DNA *n*
线状[白]内障摘除术 Extractiocataractae linearis *f*
线状白内障刀 von Graefe* Schmalmesser *n*
线状斑纹增多 hyperlineare Markierung *f*
线状扁平苔藓 Lichen planus linearis *m*, lineare platte Flechte *f*
线状扁苔藓 Lichen planus linearis *m*, lineare platte Flechte *f*
线状表皮痣 linearer epidermaler Nävus *m*
线状大疱性IgA皮肤病 lineare bullöse IgA-Dermatose *f*
线状单侧基底细胞痣 linearer einseitiger Basalzellnävus *m*
线状的 linear(-is, -is, -e), filiform
线状辐射源 Linearradiationsquelle *f*
线状骨折 linearer Bruch *m*
线状光谱 Linienspektrum *n*
线状汗孔角化病 lineare Porokeratose *f*
线状汗孔角化病伴巨大鸡眼样层板 lineare Porokeratose mit riesigen cornoiden Lamelle *f*
线状黑甲 Melanonychia striata *f*, lineare Melanonychie *f*
线状化 Linearisierung *f*
线状基底细胞痣 linearer Basalzellnävus *m*
线状皮炎 Dermatitis linearis *f*
线状皮脂腺痣综合征 Syndrom des linearen Talgnävus *n*
线状溶酶体 lineares Lysosom *n*
线状四吡咯 Lineartetrapyrrol *n*
线状苔藓 Lichen striatus *m*
线状体肌病 Nemalinmyopathie *f*
线状萎缩 lineare Atrophie *f*
线状小汗腺汗孔瘤(线状汗腺孔硬结) lineares ekkrines Porom *n*
线状小体 Nematosom *n*
线状银屑病 lineare Psoriasis *f*
线状硬斑病 Morphaea linearis *f*
线状硬皮病 lineare Sklerodermie *f*
线状疣状表皮痣 linearer verruköser epidermaler Nävus *m*
线状疣状痣 Nävus linearis verrucosus *m*
线状摘除术 lineare Extraktion *f*
线状肢骨纹状肥大硬皮病 lineare melorheostotische Sklerodermie *f*
线状痣 Streifenmal *n*, Nävus linearis *m*
线状皱缩 lineare Schrumpfung *f*
宪法 Verfassung *f*
陷凹 Excavatio *f*, Exkavation *f*, Nische *f*
陷凹甲 Unguis excavatus *m*
陷凹镜 Kuldoskop *n*
陷凹镜检查 Kuldoskopie *f*
陷凹性的 lacunar
陷闭肺 gefangene Lunge *f*
陷波 Wave-Kerbe *f*
陷波滤波器 Kerbfilter *m*
陷阱 Falle *f*
陷落脉 Kollapspuls *m*
陷球壳 Sirosphaera botryosa *f*
陷球壳属 Sirosphaera *f*, Trematosphaeria *f*
陷入型突触 invaginierende Synapse *f*
陷入性甲状腺肿(游动性甲状腺肿) wandernde Struma *f*
陷窝 Lacuria *f*, Lakune *f*
陷窝的 lacunar(-is, -is, -e), lakunär
陷窝韧带 Ligamentum lacunare *n*, Gimbernat* Band *n*
陷窝细胞 lakunäre Zelle *f*
陷窝性扁桃体炎 Tonsillitis lacunaris *f*, Angina lacunaris *f*
陷窝性吸收 lückenhafte Absorption *f*
陷胸 Kahnbrust *f*, Thorax en bateau *m*
陷眼 Celophthalmie *f*
羡慕 Bewunderung *f*
献皮者 Hautspender *m*
献血员(者) Blutspender *m*
腺 Glandula *f*, Drüsef
　埃伯内氏腺 Ebner* Drüse *f*
　巴多林氏腺 Bartholin* Drüse *f*, Glandula vestibularis major *f*
　鲍曼氏腺 Bowman* Drfise *f*, Glandulae olfactoriae *f*
　布伦内氏腺 Brunner* Drüse *f*, Glandulae duodenales *f*
　布-努二氏腺 Blandin*-Nuhn* Drüse *f*, Glandula lin-gualis anterior *f*
　蔡司氏腺 Zeis* Drüsen *f pl*, Glandulae sebaceae ciliares *f pl*
　格累氏腺 Gley* Drüse *f*, Glandula, thyreoidea *f*
　哈弗氏腺 Synovialdrüsen *f pl*

加莱阿蒂氏腺 Galeati* Drfisen *f pl*, Glandulae intesti-nales *f pl*
克劳泽氏腺 Krause* Drüse *f pl*, Glandulae conjuncti-vales *f pl*
库珀氏腺 Cowper* Drüse *f*, Glandula bulbourethralis *f*
里维尼氏腺 Rivinus* Drüse *f*, Glandula sublingualis *f*
利特雷氏腺 Littre* Drüsen *f pl*, Urethradrüsen *f pl*, Glandulae urethrales *f pl*
迈博姆氏腺 Meibom* Drfisen *f pl*, Glandulae tarsales *f pl*
梅尔氏腺 Schaledrüse *f*, Mehl* Driüse *f*
蒙哥马利氏腺 Montgomery* Drüse *f pl*, Glandulae are-olares *f pl*
莫尔加尼氏腺 Morgagni* Drüsen *f pl*, Glandulae ure-thrales *f pl*
莫尔氏腺 Moll* Drüsen *f pl*, Glandulae ciliares *f pl*
恰乔氏腺 Ciaccio* Drüsen *f pl*, Glandulae lacrimalis accessorius *f pl*
斯基恩氏腺 Skene* Drusen *f pl*, Glandulae urethrales urethrae femininae *f pl*
魏尔啸氏腺 Virchow* Druse *f*, Virchow* Knoten *m*
祖克坎德尔氏腺 Zuckerkandl* Organe *n pl*, Zucker-kandl* Körper *m pl*, Corpora paraaortica *n pl*
腺[苷]三磷酸合剂 Adenosin-Triphosphat—Mixtur *f*, ATP-Mixtur *f* Na^+K^+ 腺苷三磷酸酶 Adenosintriphosphatase *f*
腺癌组织学亚型 histologischer Subtyp des Adenokarzinoms *m*
腺病 Adenopathie *f*
腺病毒 Adenovirus *n*
腺病毒伴随(相关) Adeno-assoziiertes Virus *n*
腺病毒肺炎 adenovirale Pneumonie *f*
腺病毒感染 Adenovirusinfektion *f*
腺病毒相关病毒 Adeno-Satellitenvirus *n*, adenoassociat-ed virus (AAV) <engl.>
腺病毒性肺炎 Adenoviruspneumonie *f*
腺病毒性关节炎 Adenovirusarthritis *f*
腺穿刺 Drüsenpunktion *f*
腺垂体 Adenohypophyse *f*
腺垂体的 adenohypophysär
腺垂体激素 adenohypophysäres Hormon *n*
腺刀 Drüsenmesser *n*
腺的 glandulär, glandular (-is, -is, -e), adenos (-us, -a, -um)
腺底 Fundus der Drüse *m*
腺发生 Adenclgenesie *f*, Adenogenesis, f
腺分离 Adenodiastasis *f*
腺分泌管 sekretorischer Drüsengang *m*
腺苻酸脱氨酶 Adenylsäuredeaminase *f*, Adenylatdeami-nase *f*
腺苷 Adenosin *n*
腺苷(甙) Adenosin *n*
腺苷(酸)环化酶 Adenylzyklase *f*
腺苷[一磷]酸 Adenosinmonophosphorsäure *f*
腺苷-3'-磷酸 Adenosin-3'-Phosphorsäure *f*
S-腺苷-3-甲巯基丙胺 S-Adenosyl-3-methyl-mercapto propylamin *n*
腺苷A2B受体 A2B-Rezeptor *m*
S-腺苷蛋氨酸 S-Adenosylmethionin *n*
S-腺苷蛋氨酸脱羧酶 S-adenosylmethionin-decarboxylase *f*
S-腺苷蛋氨酸循环 S-adenosylmethionin-zyklus *m*, SAM-Zyklus *m*
腺苷二磷酸 Adenosin-diphosphat *n*, Adenosin-diphos-phorsäure *f* (ADP)
腺苷环化酶 Adenosincyclase *f*
腺苷激酶 Adenosinkinase *f*
S-腺苷甲硫氨酸 S-Adenosylmethionin *n*
腺苷磷酸 Adenosinphosphat *n*
腺苷磷酸化酶 Adenosin-phosphorylase *f*
腺苷磷酸激酶 Adenosin-phosphorkinase *f*
腺苷酶 Adenosinase *f*
腺苷三磷酸 Adenosintriphosphat *n*, Adenosintriphos-phorsäure *f* (ATP)
腺苷三磷酸合成酶系 ATP-Synthetasesystem *n*
腺苷三磷酸酶 Adenosintriphosphatase *f*
Na+K+ 腺苷三磷酸酶 Na+K+-Adenosintriphosphatase *f*
腺苷水解酶 Adenosinhydrolasen *f pl*
腺苷酸 Adenylsäure *f*
腺苷酸[基]琥珀酸 Adenylosuccinat *n*
腺苷酸[基]琥珀酸合成酶 Adenylsukzinatsynthetase *f*
腺苷酸[基]琥珀酸裂解酶 Adenylsukzinase *f*, Adenylsukzi-natlyase *f*
腺苷酸环化酶 Adenylcyclase *f*
腺苷酸环化酶通路 Adenylatcyclaseweg *m*
腺苷酸激酶 Adenylatkinase *f*
腺苷酸激酶缺乏[症] Adenylatkinasedefizienz *f*
腺苷酸聚合酶 Adenylatpolymerase *f*
腺苷酸脱氨酶缺陷 Adenosindeaminasemangel *m*, Adenosin-Desaminase-Mangel *m*
腺苷酸转位酶 Adenylattranslokase *f*
腺苷调节肽 Adenosin-Regulierung-Peptid *n*
S-腺苷同型半胱氨酸 S-Adenosylhomocystein *n*
腺苷脱氨酶 Adenosin-deaminase *f*
腺苷脱氨酶基因 Adenosindeaminasegen *n*
腺苷脱氨酶缺乏症 Adenosindeaminasemangel *m*
腺苷脱氨酸酶 Adenylsäuredeaminase *f*
腺苷酰硫酸 Adenosin-Phosphosulfat *n* (APS)
5'腺苷酰亚氨基二磷酸 5-Adenylylimidodiphosphat *n*
腺苷一磷酸(磷酸腺苷) Adenosinmonophosphat *n*, Adenylsäure *f*
腺苷转移酶 Adenosintransferase *f*
腺梗阻 Adenemphraxis *f*
腺功能不全 Anadenie *f*
腺功能亢进 Adenohyperfunktion *f*
腺管 Drüsengang *m*
腺横纹肌肉瘤 Adenosarkorhabdomyom *n*
腺肌瘤 Adenomyom (a) *n*
腺肌瘤病 Adenomyomatose *f*
腺肌瘤性增生 adenomyomatöse Hyperplasie *f*
腺肌上皮瘤 Adenomyoepitheliom *n*
腺肌上皮型腺病 Adenomyoepithel-Adenomatose *f*
腺肌增生症 Adenomyomatose *f*
腺激素的α2受体激动剂 adrenergischer α-2 Rezeptorantago-nist *m*
腺棘癌 Adenokankroid *n*, adenoides Plattenepithelkarzinom *n*
腺棘皮癌 Adenokanthom *n*
腺颈 Drüsenhals *m*
腺类癌 Adenokarzinoid *n*
腺淋巴瘤 Adenolyphom *n*
腺鳞 Drüsen-Skala *f*
腺鳞癌 adenosquamöses Karzinom *n*
腺瘤 Drüsengeschwulst *f*, Adenom (a) *m*
腺瘤病 Adenomatose *f*, Adenomatosis *f*
腺瘤刀 Adenomatom *n*
腺瘤结肠息肉基因 adenomatöse Dickdarmpolypose-Gen *n*
腺瘤性大肠息肉 adenomatöser kolorektaler Polyp *m*
腺瘤性甲状腺肿 adenomatöse Struma *f*, apillomatöse Struma *f*
腺瘤性结肠息肉病 adenomatöse Polyposis Coli *f*
腺瘤性息肉 adenomatöser Polyp *m*, zellulärer Polyp *m*
腺瘤样 adenomatoid
腺瘤样的 adenomatoid, adenomähnlich, adenomartig, adeno-matös
腺瘤样甲状腺肿 adenomatoider Kropf *m*
腺瘤样皮脂腺增生 adenomatöse Talgdrüsenhyperplasie *f*

腺瘤样息肉 adenomatöser Polyp *m*
腺瘤样增殖 adenomatöse Hyperplasie *f*, Adenoid *n*
腺毛 glanduläres Haar *n*
腺霉菌病 Adenomykose *f*
腺囊 Glandilemm *n*
腺囊瘤 Adenocystoma *n*
腺囊性癌 adenozystisches Karzinom *n*
腺囊肿 Adenozele *f*
腺内淋巴结 intraglandulärer Lymphknoten *m*
腺排泄管 Drüsenausführungsgang *m*
腺泡 Acinus *m*, Azinus *m*
腺泡的 azinös
腺泡间的 interazinös
腺泡旁细胞 paralollikuläre Zellen *f pl*
腺泡细胞 azinöse Zellen *f pl*, Acinuszellen *f pl*
腺泡细胞癌 Acinuszellkarzinom *n*
腺泡细胞瘤 Acinuszellentumor *m*
腺泡细胞腺癌 Acinuszellkarzinom *n*
腺泡型肝细胞癌 Leberzellenkarzinom vom azinösen Typ *n*
腺泡型横纹肌肉瘤 alveoläres Rhabdomyosarkom *n*
腺泡性软组织肉瘤 alveoläres Weichteilsarkom *n*
腺泡性腺癌 azinöses Adenokarzinom *n*
腺泡影 azinöser Schatten *m*
腺泡中心型肺气肿 zentriazinöses Emphysem *n*
腺泡周的 periazinös
腺泡周围型肺气肿 periazinöses Emphysem *n*
腺泡状的 azinös, aeino(-US, -a, -um), beerenförmig
腺泡状横纹肌肉瘤 alveoläre Rhabdomyosarkom *n*
腺泡状软组织肉瘤 alveoläres Weichteilsarkom *n*
腺泡状腺癌 azinöses Adenokarzinom *n*
腺嘌呤 Adenin *n*
腺嘌呤(氨基嘌呤) Adenin *n*
腺[嘌呤核]苷 Adenosin *n*
腺[嘌呤核]苷酸 Adeninnukleotid *n*, Adenylat *n*
腺嘌呤核苷二磷酸 Adenosindiphosphat *n*(ADP)
腺嘌呤核苷三磷酸 Adenosintriphosphat *n*(ATP)
腺嘌呤核苷酸转移酶 Adenin-Phosphoribosyltransferase *f* (APRT)
腺嘌呤核苷脱氨酶 Adenosin-aminohydrolase *f*
腺嘌呤核苷一磷酸 Adenosinmonophosphat *n*(AMP)
腺嘌呤磷酸核糖基转移酶缺乏症 Adeninphosphoribosyltransferase-Mangel *m*
腺嘌呤磷酸核糖转移酶 Adenosin-phosphoribosyltransferase *f*
腺嘌呤酶 Adenase *f*
腺嘌呤缺失型的 adeninlos
腺嘌呤脱氧核苷酸 Adenyl-deoxyribonukleotid *n*
腺嘌呤胸腺嘧啶富集序列 AT-Anreicherung der Sequenz *f*
腺嘌呤转磷酸核糖[基]酶 Adenin-phosphoribosyltrans-ferase *f*
腺平滑肌纤维瘤 Adenomyofibrom *n*
腺腔 Drüsenlumen *n*
腺切除术 Adenektomie *f*
腺缺乏 Anadenie *f*
腺热 glanduläres Fieber *n*, Mononucleosis infectiosa *f*
腺热立克次体 N.sennetsu *n*
腺肉瘤 Adenosarkom *n*
腺软骨瘤 Adenochondrom *n*
腺软骨肉瘤 Adenochondrosarkom *n*
腺软化 Drüsenerweichung *f*, Adenomalazie *f*
腺上皮 glanduläres Epithelium *n*
腺上皮化生 Metaplasie des glandulhren Epitheliums *f*
腺上皮[细胞]的 epithelioglandulär
腺上皮增生 Adenomatose *f*, Adenomatosis *f*
腺神经元 Adenoneuron *n*
腺鼠疫 Drüsenpest *f*, Beulenpest *f*, Pestis bubonica *f*
腺鼠疫杆菌 Bacillus pestis *m*
腺体 Drüsenkörper *m*
腺体肥大 Hypertrophie adenoesus *f*
腺[体]分泌 glanduläre Sekretion *f*
腺体后剥离增大术 Augmentation nach subglandulärer Dissektion *f*
腺体假体 Drüsen-Prothese *f*
腺体切除术 Ddrüsenexzision *f*
腺体为主的良性前列腺增生 drüsige Prostatahyperplasie *f*
腺体下垂 Drüsen-Ptosis *f*
腺体悬架 Drüsen-Suspension *f*
腺体增殖性鼻窦炎 Rhinosinusitis durch glanduläre Hyperplasie
腺体重塑 Drüsen-Umbau *m*
腺体组织 Drüsengewebe *n*
腺痛 Adenalgie *f*, Adeaodynie *f*
腺外的 extraglandulär
腺细胞 Adenozyt *m*, Drüsenzelle *f*
腺峡 Drüsenisthmus *m*
腺纤维变性 Adenofibrosis *f*
腺纤维瘤 Adenofibrom *n*
腺相关(伴随)病毒 Adeno-assoziiertes Virus *n*
腺相关病毒载体 Adenovirusvektor *m*
腺型斑疹伤寒 adenotyphoeses Fieber *n*
腺性唇炎 Cheilitis glandularis *f*
腺性的 glandulär
腺性脓疱病 Impetiogo adenosa *f*
腺性膀胱炎 Cystitis glandularis *f*, Zystitis glandularis *f*
腺性乳头状瘤 Drüsen-Papillom *n*
腺性肾盂炎 Pyelitis glandularis *f*
腺性阴道炎 glanduläre Vaginitis *f*
腺性子宫内膜炎 Endometritis glandularis *f*
腺血管肉瘤 Adenoangiosarkom(a) *n*
腺牙源性囊肿 glanduläre odontogene Zyste *f*
腺炎 Drüsenentzündung *f*, Adenitis *f*
腺样癌 adenoides Karzinom *n*
腺样扁平上皮癌 adenoides Plattenepithelkarzinom *n*
腺样变性 Adenisation *f*
腺样的 glandulör, glandular(-is, -is, -e), adenös
腺样肺 adenoese Lunge *f*
腺样基底细胞癌 adenoides Basalzellkarzinom *n*
腺样基底细胞上皮瘤 adenöses Basalzellenepitheliom *n*
腺样结构 adenöse Struktur *f*
腺样鳞状细胞癌 adenosquamoeses Karzinom *n*
腺样囊性癌 Carcinoma adenoides cysticum *n*, Zylindrom *n*
腺样囊性基底细胞癌 adenoid-zystisches Basalzellkarzinom *n*
腺样囊性瘤 adenoid-zystisches Karzinom *n*
腺样囊性上皮瘤 adenozystisches Epitheliom *n*, Brooke* Epitheliom *n*
腺样囊性增殖 adenozystische Hyperplasie *f*
腺样切除术 Adenoidektomie *f*
腺样上皮癌 adenoides Epithelioma *n*
腺样体 adenoide Mandel *f*
腺样体肥大 adenoide Hypertrophie *f*
腺样体刮匙 adenoide Kürette *f*
腺样体面容 Adenoidgesicht *n*
腺样体切除术 Adenektomie *f*
腺样体消融术 Entfernung der Rachenmandel *f*, Entfernung der Adenoide *f*, Adenotomie *f*
腺样体增生 adenoide Wucherung *f*
腺样造釉细胞瘤 adenoide Ameloblastom *n*
腺[样]增殖病 adenoide Vegetationen *f pl*
腺样增殖体 Adenoide *f*
腺样组织 adenoides Gewebe *n*

腺异位 Adenektopie *f*
腺硬化 Adenosklerose *f*
腺增大 Hyperadenosis *f*
腺粘液瘤 Adenomyxom *n*
腺粘液肉瘤 Adenomyxosarkom *n*
腺支 Rami glandulares *m pl*
腺脂肪瘤 Adeno-Lipom *n*
腺肿 Drüsengeschwulst *f*, Drüsentumor *m*
腺周的 periglandulär
腺周口疮 periglanduläre Aphthae *f*
腺周炎 Periadenitis *f*
腺阻塞 Adenemphraxis *f*
腺组织 glanduläres Gewebe *n*
霰弹创 Schußwunde *f*
霰弹法测序 Schrotschusssequenzierung *f*
霰弹伤 Schrotschussverletzung *f*
霰粒肿 Chalazion *n*
霰粒肿镊 Chalazionpinzette *f*
霰粒肿锐匙 scharfe Chalazionkürette *f*

XIANG 乡相香箱镶详享响想向项相象像橡

xiāng 乡相香箱镶

乡村的 ländlich, dörflich
乡镇卫生院补助费 Krankenversicherungsschutz *m*
相(对)应点 korrespondierende Punkte *m pl*
相伴 Gleichzeitigkeit *f*
相伴发声 Kostimmunggebung *f*
相缠螺旋 begleitete Spirale *f*
相称的 entsprechend
相斥组 Abstossgruppe *f*
相当多(大)的 erheblich
相等 Gleichwertigkeit *f*
相等次级组含量 Anzahl der gleichen Untergruppe *f*
相等的 äqual, aequal (-is, -is, -e)
相对[性]功能不全 relative Insuffizienz *f*
相对[性]三尖瓣狭窄 relative Tricuspidalstenose *f*
相对暗点 relatives Skotom *n*
相对保留时间 relative Retentionszeit *f*
相对保留值 relativer Retentionswert *m*
相对比 relative Ratio *f*
相对比移值 relativer Rf Wert *m*
相对标准偏差 relative Standardabweichung *f*
相对不易疲劳性 relative Unermüdlichkeit *f*
相对不应期 relative Refraktär-periode *f*
相对不育 relative Unfruchtbarkeit *f*
相对成熟度 relative Reife *f*
相对磁导率 relative Durchlaessigkeit *f*
相对蛋白质价值 relativer Protein-Wert *m*
相对蛋白质值 relativer Protein-Wert *m* (RPV)
相对的 relativ
相对电离比度 relative spezifische Ionisation *f*
相对电容率(相对介电常量) relative Permittivität *f*
相对毒性 relative Toxizität *f*
相对乏奋期 relative Refraktärperiode *f*
相对分子质量 relative Molekuelmasse *f*
相对丰度 relative Fülie *f*
相对风险率(性) relatives Risiko *n* (RR)
相对感受性 relative Empfindlichkeit *f*
相对高度 relative Höhenlage *f*
相对给药间隔 relatives Dosierungsintervall *n*
相对功力取向 relative Instrumentalorientierung *f*
相对构型 relative Bildung *f*, relative Gestaltung *f*
相对骨导 relative Knochenleitung *f*
相对含量分析器 Verhältniszahlanalysator *m*
相对缓解 relative Remission *f*
相对缓脉 relative Bradykardie *f*
相对挥发度 relative Flüchtigkeit *f*
相对活度 relative Aktivität *f*
相对极性 relative Polarität *f*
相对剂量反应试验 relativer Dosis-Response-Test *m* (RDR)
相对静止地方病区 relatives stilles endemisches Areal *n*
相对克分子[量]自由能 relative molare freie Energie *f*
相对孔径 relative Offnung *f*
相对髋臼指数 relativer Hüftpfannen-Index *m*
相对离散度 relative Dispersion *f*
相对离心力 relative Zentrifugalkraft *f*
相对灵敏度 relative Sensibilität *f*
相对论 Relativitättstheorie *f*
相对脉冲高度 relative Pulshöhe *f*
相对密度 relative Dichte *f*, relative Diehtheit *f*
相对脑血流量 relativer zerebraler Blutfluss *m*
相对拟合指数 relativer Anpassungsindex *m*
相对黏度 relative Viskosität *f*
相对判断 relativer Urteil *m*
相对频率 relative Frequenz *f*
相对频数 relative Frequenz *f*
相对平板效应 relative Platteneffizienz *f*
相对平衡 relatives Gleichgewieht, relatives Aquilibrium *n*
相对平均偏差 relative mittlere Abweichung *f*
相对评价 relative Bewertung *f*
相对气体膨胀 relative Gasexpansion *f*
相对强度 relative Stärke *f*
相对缺氧 relative Hypoxie *f*
相对熵 relative Entropie *f*
相对肾小球肥大 relative glomeruläre Hypertrophie *f*
相对生物活性 relative biologische Aktivität *f*
相对生物利用度 relative Bioverfügbarkeit *f*
相对生物效应 relative biologische Effekte *m pl*
相对生物有效性 relative biologische Wirksamkeit *f*
相对湿度 relative Feuchtigkeit *f*
相对湿度百分数 relative prozentuale Feuchtigkeit *f*
相对视力 relative Gehörschärfe *f*
相对适应性 relative Anpassungsfähigkeit *f*
相对数 Relative Zahl *f*
相对特异性 relative Spezifität *f*
相对危害(险)性 relative Gefahr *f*, relatives Risiko *n*
相对危险 relative Gefahr *f*
相对危险度 relatives Risiko *n*
相对危险度减少 relative Risikoreduktion *f* (RRR)
相对危险度降低 relative Risikoreduktion *f* (RRR)
相对危险区 relatives Risikogebiet *n*
相对危险增加 Anstieg des relativen Risikos *m* (RRI)
相对稳定的 relativ stabil
相对稳定阶段 relativ stabiles Stadium *n*
相对稳定性 relative Beständigkeit *f*, relative Stabilität *f*
相对误差 relativer Fehler *m*
相对吸收系数 relativer Absorptionskoeffizient *m*
相对响应 relative Antwort *f*
相对校正因子 relative Korrektionslaktor *m*, relativer Ansprechwert *m*
相对性 Relativität *f*
相对性别 relatives Geschlecht *n*
相对性关闭不全 relative Insuffizienz *f*
相对性红细胞增多 relative Erythrozytose *f*
相对性缓脉 relative Bradykardie *f*
相对性麻醉 relative Anästhese *f*
相对性偏盲 relative Hemianopsie *f*

相对性头盆不称 relative cephalopelvische Disproportion *f*
相对性脱水 relative Austrocknung *f*
相对性狭窄 relative Stenose *f*
相对性哑 relative Alalie *f*
相对性状 Gegenseitiger Charakter *m*
相对选择性 relative Selektivität *f*
相对严重度测算法 relative Staerkemassnahme *f*
相对音感 relative Tonempfindlichkeit *f*, relative Schall-empfindlichkeit *f*
相对音高 relative Tonhöhe *f*
相对优势 relative Dominante *f*
相对阈限 relative Schwelle *f*
相对运行特性分析 Analyse von Charakter des relativen Bewegens *f*
相对折射率 relativer Brechungsindex *m*, Brechungsver-hältnis *n*
相对镇痛测定仪 relativer Analgesieapparat *m*
相对值 relativer Wert *m*
相对值单位 Einheit des relativen Werts *f*
相对重量 relatives Gewicht *n*
相对主义 Relativismus *m*
相对浊音 relative Dämplung *f*
相对浊音界 Grenze der relativen Dämpfung *f*
相对浊音区 relatives Dämpfungsgebiet *n*
相对坐标 relative Koordinaten *f pl*
相反步骤 umgekehrte Prozedur *f*, umgekehrter Prozeß *m*
相反的 reziprok (al), revers (-us, -a, -um)
相反的异型 invertierte Varietät *f*
相反偷现象 Invers-Steal-Effeckt *m*, umgekehrtes An-zapf-Syndrom *n*
相反选择 Gegenauswahl *f*
相仿性行为 ähnliches Verhalten *n*
相符 Kongruenz *f*
相干 Kohärenz *f*
相干波 kohärente Welle *f*
相干光 kohärentes Licht *n*
相干光源 kohärente Lichtquelle *f*
相干散射 kohärente Streuung *f*
相干性 Kohärenz *f*
相干长度 Kohärenzlänge *f*
相关 Korrelation *f*, Wechselbeziehung *f*
Q 相关 Q-Korrelation *f*
相关比 Korrelationsverhaeltnis *n*
相关变异 Kovariation *f*
相关变异性 Korrelationstabelle *f*
相关表 Korrelationstabelle *f*
相关测验 Test an Korrelation *m*
SLAM 相关蛋白 SLAM-assoziiertes Protein *n*
TAP 相关蛋白 TAP-assoziiertes Protein *n*
相关的 gegenseitige Beziehung *f*
相关的葡萄膜炎 assoziierte Uveitis *f*
相关法 Korrelationsmethode *f*
相关分析 Korrelationsanalyse *f*
相关光谱 Korrelationsspektrum *n*
相关核蛋白 Ras-beziehendes Zellkernprotein *n*
Ia 相关恒定链 Ia-assoziierte invariante Kette *f*
相关护理信息系统 kohärentes Pflegeninformationssystem *n*
Rho 相关激酶 Rho-assoziierte Kinase *f* (ROCK)
相关结构 ähnliche Strukturen *f pl*
相关螺旋 verwandte Spirale *f*
相关律 Korrelationsregel *f*
相关散布图 Streudiagramm der Korrelation *n*
相关识别 MHC-assoziative Anerkennung *f*
Fas 相关死亡结构域 Fas-assoziierte Todesdomäne *f*
Rh 相关糖蛋白 Rh-assoziiertes Glykoprotein *n*
相关图 Korrelationsdiagramm *n*
相关卫生人员 verwandtes medizinisches Personal *n*
相关系数 Korrelationsindex *m*, Korrelationskoeffizient *m*
相关系数的假设检验 Hypothesenprüfung des Korrelationsindexes *f*
相关信息 relevante Informationen *f pl*
相关性 Korrelation *f*
HIV 相关性痴呆 HIV-assoziierte Demenz *f*
相关性和协方差 Korrelation und Kovarianz *f*
相关性检验 Test an Korrelation *m*
MF 相关性毛囊粘蛋白病 MF-follikuläre Muzinkrankheit *f*
相关性脑病 HIV-Enzephalopathie *f*
HIV 相关性肾病 HIV-bezogene Nephropathie *f*
相关性失灵 Kohaerenzausfall *m*
相关性研究 Korrelationsstudie *f*
相关性状 relevanter Charakter *m*
HIV 相关牙周炎 HIV-bezogene Parodontitis *f*
相关研究 relevante Studie *f*
相关仪 Korrelateur *m*
相关因素 bezogener Faktor *m*
相关因子 TBP-zugehöriger Faktor *m*
相关因子分析 bezogener Faktoranalyse *f*
HIV 相关龈炎 HIV-bezogene Ginggivitis *f*
相关症候群 AIDS-Related-Complex *m* (ARC)
相关指数 Beziehungsindex *m*
相合估计 konsistente Schätzung *f*
相合渐近正态估计 konsistente asymptotische Normalität-Schätzung *f*
相合探测 konsistente Detektion *f*
相合性 Konsistenz *f*
相互的 reziprok
相互对照 Querverweis *m*
相互分离 Loslösung *f*
相互关连观念 verkettete Ansicht *f*
相互关系 gegenseitige Beziehung *f*
相互回交 gegenseitige Rückkreuzung *f*
相互交叉 Querschnittsthemen *n pl*
相互交换 Austauschen *n*
相互借助的力量 gegenseitige Kraft *f*
相互模仿 einander imitieren
相互偶联 gegenseitige Kopplung *f*
相互适应 Koadaptation *f*, Koaptation *f*
相互调节 gegenseitige Anpassung *f*
相互吸引 gegenseitige Anziehung *f*
相互性突触 gegenseitige Synapse *f*, wechselseitige Sy-napse *f*, reziproke Synapse *f*
相互性原则 Prinzip der Gegenseitigkeit *n*
相互依存观念 Prinzip der Interdependenz *n*
相互依赖 gegenseitige Abhängigkeit *f*, Miteinander-Ab-hängigkeit *f*
相互抑制 gegenseitige Hemmung *f*
相互易位 gegenseitige Translokation *f*
相互影响 Wechselspiel *n*, Interaktion *f*, wechselseitige Beeinflußung *f*
相互诱导 mutuale Induktion *f*
相互增大 mutuale Maximierung *f*
相互作用(交互作用,互相制约,互相影响) Interaktion *f*
相互作用的 interaktionell
相互作用分析 interaktionelle Analyse *f*
相互作用过程 interaktionelles Prozess *n*
相互作用过程分析 Analyse des interaktionellen Prozesses *f*
相互作用疗法 interaktionelle Therapie *f*
相互作用模式 Interaktionsmodell *n*
相互作用能 Interaktionsenergie *f*
相互作用心理学 transaktionelle Psychologie *f*

Bax 相互作用因子Ⅰ Bax-Interaktionsfaktor-1 *m*(BIF-1)
相继对比 sukzessiver Kontrast *m*
相继服药法 coup sur coup <engl.>
相继联想 sukzessive Assoziation *f*
相继抑制 sukzessive Beschränkung *f*
相继总和 sukzessive Summation *f*
相加性 Additivität *f*
相加作用 Ersatzsynergismus *m*, Additionswirkung *f*, Summationswirkung *f*
相间分离 Wechselstrennung *f*
相克 Antibiose *f*(抗生现象)
相克生物 Antibiont *n*
相连的 (an)grenzend
相邻的 benachbart
相邻分离 angrenzend
相邻双键 benachbarte Doppelbindung *f*
相邻碳原子 benachbartes Kohlenstoffatom *n*
相邻位置 benachbarte Position *f*
相配的 entsprechend
相嵌连接 mosaikartige Verbindung *f*
相容效度 Validität der Kompatibilitäten *f*
相容性 Kompatibilität *f*
相容性的 kompatibel
相容性试验 Kompatibilitätstest *m*
相溶解度分析 Phasenlöslichkeitsanalyse *f*, Phasenläsbarkeitsanalyse *f*
相溶解度分析 Phasensolubilitätsanalyse *f*
相生现象 Synergismus *m*
相十效应 Kohäenz-Effekt *m*
相似的 ähnlich
相似度测量 Ähnlichkeitsmaß *n*
相似联合作用 ähnlicher gemeinsamer Handel *m*
相似联想 Ähnlichkeitsassoziation *f*
相似率 Ähnlichkeitsgesetz *n*
相似器官 Analogie *f*
相似双生 konkordenter Zwilling *m*
相似系数 Ähnlichkeitskoeffizient *m*
相似性 Ähnlichkeit *f*
相似性测验 Test der Ähnlichkeit *m*
相似性假设 Ähnlichkeitshypothese *f*
相似组织 analoges Gewebe *n*
相思豆 Abrusbohnen *f Pl*
相思豆氨酸 Abrin *n*
相思豆毒素 Abrismus *m*
相思豆中毒 Abri(ni)smus *m*
相思树 Abrus precatorius *m*
相思子(豆)毒蛋内 Abrin *n*
相思子毒索 Abrin *n*
相思子属 Abrus *m*
相同参数值 identischer Parameterwert *m*
相同的 identisch
相同要素 gleiches Element *n*
相同秩 Gleichrang *m*
相依感情 abhängiges Gefühl *n*
相倚 Kontingenz *f*
相倚觉察 Kontingenzbewusstsein *n*
相倚强化 Kontingenzverstärkung *f*
相应的 homolog, entsprechend
相应物 Homolog *n*
香柏木 Zeder *f*
香柏油 Zedern(holz)öl *n*
香槟酒 Champagner *m*
香波 Shampoo *n*, Haarwaschmittel *n*
香菜种籽 Kümmel *m*
香草 Valline *f*
香草扁桃酸 Vanillinmandelsäure *f*
香草基扁桃酸 Vanillinmandelsäure *f*
香草基杏仁酸 Vanillinmandelsäure *f*
香草精 Vanillon *n*
香草木碱 Kokusagin *n*
香草木宁碱 Kokusaginin *n*
香草皮炎 Vanilla Dermatitis *f*
香草醛 Vanillin *n*
香草醛硫酸试剂 Vanillin-Schwefelsäure-Reagens *n*
香草酸 Acidum vanillicum *n*
香草酸受体 Rezeptor des Acidums vanillicum *m*
香草香精 Vanille *f*
香菖[根] Orriswurzel *f*
香菖油 Orrisbutter *f*
香橙素 Aromadendrin *n*
香椿 Cedrela sinensis *f*
香椿属 Cedrela *f*
香豆 Dipteryx odorata *f*, Mondbohne *f*
香豆醇 Tonquinol *n*
香豆精 Coumarin *n*
香豆属 Tonka *f*, Coumarouna *f*
香豆素 Coumadin *n*, Coumarin *n*, Cumarin *n*
香豆素苷 Coumaringlycosid *n*
香豆素坏死 Coumarinnekrose *f*
香豆素类抗凝杀鼠剂 Antikoagulansrodentizid der Coumarinsäure *n*
香豆素类杀鼠剂 Rodentizid des Cumarins *n*
香豆素类紫癜 Coumarinpurpura *f*
香豆酸 Acidum coumaricum *n*, Kumarinsäure *f*
α-香附酮 α-Cyperon *n*
香附烯 Cyperen *n*
香柑油 Bergamottenöl *n*
香港文字记忆测试量表 Hong Kong-verbale Gedächtnistestsskala *f*
香港型流行性感冒 Hong Kong Influenza *f*
香膏剂 Pomade *f*
香菇 Pilz *m*
香菇[多]糖 Lentinan *n*(LTN)
香菇属 Lentinus *m*
香果兰 Pimento Orchidee *f*
香果兰属 Vanille *f*
香果脂 Oleum linderae *n*
香桦油 Methylsalizylat *n*
香荚[豆] Vanillinbohne *f*
香荚[兰]醛 Vanillin *n*
香荚[兰]乙酮 Apocynin *n*
香荚兰醇 Vanillylalkohol *m*
香椒属 Pimenta *f*
香蕉形 Bananenform *f*
香蕉征 Bananensymdrol *n*
香荆芥酚 Carvacrol *n*
香精 Essenz *f*, Essentia *f*
香精油 Aetherolea *n pl*, Elaeoptene *n pl*
香酒 Likoer *m*
香克氏提取法 Shank* Extraktionsverfahren *n*
香兰素(凡尼林,4-羟基-3-甲氧基苯甲醛) Vanillin *n* (4-Hydroxy-3-methoxybenzaldehyd *n*)
香料 Aromatika *n pL* Condimenta *n pl*, Gewürze *n pl*
香料皮炎 Parfuemdermatitis *f*
香猫 Zibethum *n*, Zibet *m*
香猫属 Viverra *f*
香猫酮 Civeton *n*
香茅草 Zitronengras *n*

香茅醇 Zitronellol *n*
香茅醛 Zitronellal(dehyd *m*) *n*
香柠檬油 Bergamottenöl *n*
香片酚 Carvacrol *n*
香芹酮 Carvol *n*, Carvon *n*
香薷酮 Elsholtziaketon *n*
香树精(素) Amyrin *n*
香[树]脂 Akaroidharz *n*
香树脂醇 Amyrin *n*
香水 Parfüm *n*
香水级乙醇 Parfümalkohol *m*
香味 Aroma *n*
香味治疗 Aromatherapie *f*
香烟 Zigarette *f*
香烟侧流烟雾 Seitenstrom der Zigarette *m*
香烟烟雾冷凝液 Zigarettenrauchkondensat *n*
香药 aromatisches Medikament *n*
香叶醇 Geraniol *n*
香叶木甙 Diosmin *n*
香叶木素 Diosmetin *n*
香叶醛 Geranial *n*
香叶烯 Myrcen *n*
香英[兰]酸 Acidum vanillicum *n*
香獐 Moschus moschiferus *m*
香脂 Balsam *m*, Balsamum *n*
香脂的 balsamisch
香脂酸 balsamische Säure *f*, Balsamsäure *f*
香子兰 Vanille *f*
香子兰醛 Vanillin *n*
香紫苏醇 Sclareol *n*
箱 Kasse *f*
箱式呼吸器 Tankrespirator *m*
箱式图 Boxplots *m*, Kastengrafik *f*, Schachteldiagramm *n*
箱线图 Boxplots *m*, Kastengrafik *f*
镶补料 Füllungsmaterial *n*
镶片持针钳 Einlegenadelfasszange *f*
镶片硬质合金持针钳 Nadelfasszange mit Wolframkarbideinbetteile *f*
镶片硬质合金微血管持针钳 Nadelfasszange mit Wolframkarbideinbetteile für Mikroader *f*
镶嵌 Mosaik *n*
镶嵌[现象] Mosaizismus *m*
镶嵌板 Panel *n*
镶嵌测验 Mosaikentest *m*
镶嵌层 Mosaikschicht *f*
镶嵌蛋白 Mosaikprotein *n*
镶嵌假设 Mosaikhypothese *f*
镶嵌结构 Mosaikstruktur *f*
镶嵌连接 Mosaikverbindung *f*
镶嵌卵 Mosaikei *n*
镶嵌模式 Mosaik-Modus *m*
镶嵌图形测验 Einlegefigurtest *m*
镶嵌细胞 Mosaikzelle *f*
镶嵌细胞层 Mosaikzellenschicht *f*
镶嵌显性 Mosaikdominanz *f*
镶嵌型(式) mosaisches Mosaik *n*
镶嵌型发育 mosaische Entwicklung *f*
镶嵌性 Mosaismus *m*
镶嵌疣 mosaische Warze *f*
镶嵌杂种 mosaische Hybride *f*
镶嵌真菌 Mosaikfungus *m*
镶嵌植骨 eingelegtes Knochentransplantat *n*

xiáng 详

详细地 detailliert
详细视图 Dateilansicht *f*

xiǎng 享响想

享乐主义 Hedonismus *m*
享乐主义动机理论 hedonistische Therorie der Motivation *f*
响度 Lautheit *f*, Lautstiirke *f*(od. Lautpegel *m*)
响度补偿 Lautstärkenkompensation *f*
响度级 Lautstärke *f*, Lautklasse *f*
响度匹配 Lautheitsausgleich *n*
响度重振 Lautheitverstärkung *f*, Wiederherstellung der Lautstärke *f*
响度重振现象 Lautheitverstärkung *f*, Wiederherstellung der Lautstärke *f*
响尾蛇 Klapperschlange *f*, Crotalus cerastes *m*
响尾蛇胺 Crotamin *n*
响尾蛇的 zur Klapperschlange gehörend
响尾蛇毒素 Crotoxin *n*, Krotoxin *n*, Crotal(otox)in *n*
响尾蛇抗毒素 Crotalusantitoxin *n*
响尾蛇科 Grubenottern *pl*, Crotalidae *pl*
响尾蛇属 Crotalus *m*
响尾蛇素 Crotalin *n*
响尾蛇亚科 Crotalinae *pl*
响应 Ansprechen *n*
响应函数 Empfindlichkeitübertragungsiunktion *f*
响应面 Ansprechenseite *f*
响应频率 Resonanzfrequenz *f*
响应时间 Ansprechenzeit *f*
响应因数 Empfindlichkeitübertragungsiaktor *m*
想象 Vorstellung *f*, Einbildung *f*, Imagination *f*
想象表象 Vorstellungsbild *n*
想象催眠 imaginale Hypnose *f*
想象的 eingebildet
想象类比 Phantasie-Analogie *f*
想象力 Vorstellungskraft *f*, Vorstellungsvermögen *n*
想象力发展 Entwicklung der Imagination *f*
想象码 Vorstellungskode *m*
想象妊娠 phantastische Schwangerschaft *f*
想象性游戏 Vorstellungsspiel *n*
想象友伴 Vorstellungsbegleiter *m*
想自杀的 selbstmörderisch

xiàng 向项相象像橡

向(趋)光性 positiver Phototropismus *m*, Phototropismusm, Phototropie *f*
向(矢)量 Vektor *m*
向靶给药 gezielter Wirkstofftransport *m*
向表皮 Epidermotropismus *m*
向表皮的 epidermotrop
向表皮性局限性蕈样肉芽肿病 örtliche Mycosis fungoides mit Epidermotropism *f*
向表皮性网状细胞增多[症] epidermotrope Reticulosis *f*
向表皮性细胞淋巴瘤 epidermotropes T-Lymphozytom *n*
向触性 Haptotropismus *m*
向磁性 Magnetropismus *m*
向导 gRNA *f*
向地性 Geotropismus *m*
向电性 Galvanotropismus *m*
向顶的 akropetal
向顶运输 akropetale Translokation *f*
向肺内吹气法 Lungeninsufflation *f*
向腹侧 bauchwärts

向肝血流 Ablauf in die Leber *m*
向光的 phototrop, phototropisch
向核的 nukleopetal
向核运动 nukleopetale Bewegung *f*
向黑色素细胞病毒 melanozytotropisches Virus *n*
向红细胞的 erythrozyrtotrop
向后拉试验 Test der Hinterziehung *m*
向后衰竭 rückwärts Verfall *m*
向肌内生长指甲 eingewachsene Nägel *m Pl*
向肌球蛋白 Tropomyosin *n*
向基的 basalpetal
向基底的 basalwärts
向基形成 basalpetale Formation *f*
向脊髓的 spinopetal, myelopetal
向交感神经的 sympathikotrop
向交感神经性细胞 sympathikotrope Zelle *f*
向接合子 zygotropisch
向接合子性 Zygotropismus *m*
向近测 proximalwärts
向近心端伸展 Strennung proximalwärts *f*
向精神性药物 psychotropisches Arzneimittel *n*
向均数回归 Regression zur Mitte *f*
QRS 向量 QRS-Vektor *m*
S-T 向量 S-T-Vektor *m*
向量 Vektor *m*
向量场 Vektorfeld *n*
向量代谢 Vektorstoffwechsel *m*, Vektormetabolismus *m*
向量导联 Leitung des Vektors *f*
向量的 vektoriell
向量分析 Analyse von Vektoren *f*
向量函数 Kringel des Vektors *m*
向量卡 Karpe des Vektors *f*
向量图 Vektorgramm *n*
向量心磁计 Vektormagnetokardiograph *m*
向量心电图 Vektorkardiogramm *n*
向量心电图机 Vektorkardiograph *m*, Vektorkardioskop *m*
向量心理学 Vektorpsychologie *f*
向量运输 vektorieller Transport *m*
向流性 Rheotropismus *m*
向瘤的 onkotrop
向末梢 peripherwärts
向内 einwärts
向内的 inwendig
向内生的 einwachsend
向内生长 Einwachsen *n*
向内生长的 eingewachsen
向内下的 intero-inferior
向宁蛋白 Troponin *n*
向配子的 gametotrop(hisch)
向配子性 Gamotropismus *m*
向皮质的 kortikopetal
向气的 aerotropisch
向气性 Aerotropismus *m*
向前 vorwärts
向前的 vorder
向前光散射 Vorwärtslichtstreuung *f*
向前拉试验 Test der Vorherziehung *m*
向前运动 Präzession *f*
向日的 heliotropisch
向日葵 Hellianthus annuus *m*, Sonnenblume *f*
向日葵黄色 Sonnenblumengelb *n*
向日葵属 Helianthus *m*
向日葵素 Piperonal *n*
向日葵样内障 Kupferstar *m*, Sonnenblumenstar *m*, Chal-cosis lentis *f*
向日性 Heliotropismus *m*
向色性 Chromotropismus *m*
向上的 aufsteigend, sursum, aszendierend
向上究因 Aufwärtskausalität *f*
向上调节 Regulation aufwärts *f*
向上注视 Hochblick *m*
向神经 neuralwärts
向神经的 neurotrop
向神经性 Neurotropie *f*, Neurotropismus *m*
向神经药 neurotropes Arzneimittel *n*
向神经元的 neuronotrop
向渗性 Osmotropismus *m*
向湿性 Hygrotropismus *m*
向实体性 Stereotropie *f*, Stereotropismus *m*
向水性 Hygrotropismus *m*, Hydrotropismus *m*
向水性物质 hydrotropischer Stoff *m*
向水作用 hydrotropische Aktion *f*
向外 nach außen
向外的 ektotrop
向外弯的 ektotropisch
向外周 peripherwärts
向未成熟细胞转换 Blastumsetzung *f*
向温性 Thermotropismus *m*
向细胞的 cellulipetal, zytotrop, zellulipetal
向细胞性 Zytotropismus *m*
向下的 herablaufend
向下究因 Abwärtskausalität *f*
向下生长 Abwärtsentwicklung *f*
向下调节 Abwärtsregulation *f*
向下调节(衰减调节) Herunterregulierung *f*
向下凸出 nach unten hervorragend
向下移位 Infraokklusion *f*
向心 zentralwärts
向心传导性 zentripetale Leitfähigkeit *f*
向心导联 Herz-Vektor *m*
向心的 zentripetal
向心电流 zentripetaler Strom *m*
向心化现象 Zentralisierung *f*
向心加速度 zentripetale Beschleunigung *f*
向心力 Zentri(pet)alkraft *f*
向心神经 afferenter Nerv *m*
向心收缩 konzentrische Kontraktion *f*
向心纤维 zentripetale Faser *f*
向心型运动 zentripetale Bewegung *f*
向心性 konzentrisch
向心性发疹 zentripetaler Ausschlag *m*
向心性肥大 konzentrische Hypertrophie *f*
向心性肥胖 Stammfettsucht *f*
向心性肌肉萎缩 konzentrische Muskelatrophie *f*
向心性静脉搏动 zentripetaler Venenpuls *m*
向心性视野缩小 konzentrische Gesichtsfeld-einschrän-kung (od. Gesichtsfeld-einengung) *f*
向心性收缩(缩短) zentripetale Kontraktion *f*, konzentrische Kontraktion *f*
向心性缩小 konzentrische Kontraktion *f*
向心性萎缩 konzentrische Atrophie *f*
向心性影响 zentripetale Impression *f*
向心性运动 konzentrische Bewegung *f*
向心选择 zentripetale Auswahl *f*
向性 Tropismus *m*
向性强度说 Intensitätstherorie von Tropismus *f*
向性腺毒性 gonadotropische Toxikologie *f*
向延髓的 bulbopetal

向阳倾斜错觉 Illusion der Anlehnung an die Sonne *f*
向营养的 trophotrop
向营养系统 trophotropes System *n*
向营养性 Trophotropismus *m*
向远侧 distalwärts
向右[侧] nach rechts
向远视偏移 hyperopische Verschiebung *f*
向中[路]遮断 afferentes Hindemis *n*
向中[路]阻断 afferente Blockade *f*
向中的 zentripetal, afferent
向中端 medialwärts, rumpfwärts
向中线 medialwärts
向周围 peripherwärts
向轴的 axiopetal
T 向最环 T-Vektorring *m*
项 Nacken *m*, Nucha *f*
项部 Regio nuchae *f*
项部瘢痕疙瘩性毛囊炎 Folliculitis keloidalis nuchae *f*
项部瘢痕瘤性痤疮 Keloidacne nuchae *f*, Acne keloidica nuchae *f*
项部带状疱疹 Zoster nuchae *m*
项部单纯性苔藓 nuchaler simplexer Lichen *m*
项部毛细血管扩张性痣 nuchaler telangiectatischer Nävus *m*
项部瘙痒症 Prurigo nuchae *f*
项部鲜红斑痣 Närvus flammeus nuchae *m*
项部须疮 Sykoma nuchae *n*
项部硬结性毛囊炎 Folliculitis scleroticans nuchae *f*
项部痣 nuchaler Nävus *m*
项的 nuchal
项红斑 Erythema nuchae *n*
项筋膜 Fascia nuchae *f*
项目 Projekt *m*
项目法 Projektsrecht *n*
项目管理 Projektmanagement *n*
项平面 Planum nuchae *m*, Unterschuppe *f*
项区 Nackengegend *f*, Regio nuchae *f*
项圈 Halskette *f*
16 项人格因素问卷 16 Persönlichkeitsfragebogen *m*(16PF)
项韧带 Nackenband *n*, Ligamentum nuchae *n*
项线 nuchale Linie *f*
项征 Nackenphänomen *n*
相 Phase *f*
相比率 Phasenratio *f*
相变 Phasentransition *f*
相变储能 Energiespeicher des Phasenwechsels *m*
相变温度 Phasenübergangstemperatur *f*
相变异 Phasenvariation *f*
相差 Phasendifferenz *f*
相差接物镜 Phasenobjektiv *n*
相差聚光镜 Phasenkontrastkondensor *m*
相差显微镜 Phasenmikroskop *n*, Phasenkontrastmikro-skop *n*
相差显微镜的 phasenmikroskopisch
相[差]显微镜检查 Phasenkontrastmikroskopie *f*
相差显微术 Phasenkontrastmikroskopie *f*
相差显微系统 phasenkontrastmikroskopisches System *n*
相的反转 Phasenumkehr *f*
相电流 Phasenstrom *m*
相电压 Phasenspannung *f*
相分离 Phasenseparation *f*
相画 Phasenbild *n*
相角 Phasenwinkel *m*
相界 Phasenrand *m*
相界电位 Randschichtpotential *n*, Grenzschichtpotential *n*
相控阵 Phased-Array *n*, Phasenarray *n*
相控阵超声系统 Phased-Array-Ultraschallsystem *n*
相控阵多晶片电子扫描 multicrystal phased array scan-ning <engl.>
相控阵扫查 Absuchen auf Phasenarray *n*
相控阵扫描 phase-array scanning <engl.>
相控阵式扇型扫描显像仪 phased array sector scanner <engl.>
相控阵探头 Phasenarrayprobe *f*
相控阵线圈 Phasenarraycoil *n*
相量 Zeiger *m*
相量图 Zeigerdiagramm *n*
相律 Phasenregel *f*
相貌鉴定 Gesichtsidentifikation *f*
相貌失认 Prosopagnosie *f*
相貌重建 Gesichtsrekonstruktion *f*
相敏检测器 phasenempfindlicher Detektor *m*
相敏解调 phasenempfindliche Demodulation *f*
相频特性 Phasenfrequenzeigenschaft *f*
相平衡 Phasengleichgewicht *n*
相扑 Sumo *n*
相速[度] Phasengeschwindigkeit *f*
相特征常数 Phasenspezialitätskonstante *f*
相[位] Phase *f*
相位板 Phasenplatte *f*
相位差 Phasendifferenz *f*
相位衬度成像 Phasenkontrast-Bildgebung *f*
相位对比 Phasenkontrast *m*
相位计 Phasenmeter *m*
相位领先 Phasenführung *f*
相位落后 Phasenverzögerung *f*
相位模型 Phasenmodell *n*
相位谱 Phasenspektrum *n*
相位失真 Phasenverzerrung *f*
相位同步 Phasensynchronisation *f*
相位显示技术 Phasenanzeigentechnik *f*
相位校准装置 Phasenkorrektionsinstallation *f*
相位一致性 Koherenz *f*
相位裕度 Phase-Marge *f*
相位噪声 Phasenrauschen *n*
相移 Phasenverschiebung *f*
相移突变 Phasenverschiebungsmutation *f*
相转变 Phasentransition *f*
相[转变]图 Phasendiagramm *n*
相转化[法] Phaseninversion *f*, Phasenumkehrung *f*
相转移催化 Phasenübersetzungskatalyse *f*
相转移催化剂 Phasentransierkatalisator *m*
相转移反应 Phasentransferreaktion *f*
3 相阻滞 Störung der Phase-3 *f*
4 相阻滞 Störung der Phase-4 *f*
象 Bild *n*
“象鼻”技术 Elefantenrüssel-Technik *f*
象鼻虫 Kornwurm *m*, Rüsselkäfer *m*
象差 Aberratio *f*, Aberration *f*
象差计 Abberometer *n*
象电流 Bildstrom *m*
象花的 blumig
象距 Bildabstand, *n*
象亮化器 Bildverstärker *m*
象念珠霉的 miniliform
象皮病(肿) Elephantiasis *f*, Hypersarkose *f*, Hypersarko-sis *f*
象皮病(肿)治疗机 Elephantiasisbehandlungsgerät *n*
象皮病的 elephantiastisch
象皮病样的 elephantoid
象皮病样热 elephantiastisches Fieber *n*
象皮腿 Elephantiasis erus *f*
象皮肿 Elephantiasis *f*

象散 Astigmatismus *m*
象散现象 Astigmatismus *m*（As）
象散性 Astigmatismus *m*
象限 Quadrant *m*
象限静电计 Quadrantelektrometer *n*
象限[性偏]盲 quadrantische Hemianopsie *f*, Tetranopsie *f*
象限盲者 Quadrantenanopsie *f*
象限切除术 Quadrantektomie *f*
象形性失语 bildlicher Sprachverlust *m*
象牙 Ebur *n*, Elfenbein *n*
象牙黑色 Elfenbeinschwarz *n*
象牙色 Elfenbeinfarbe *f*
象牙色的 elfenbeinfarbig
象牙样的 ebume(-us, -a, -um)
象牙样骨 Elfenbeinsknochen *m*, Osteopetrosis *f*
象牙质 Substantia eburnea dentis *f*
象牙质变 Stratum der eboris-artigen Veränderung *n*
象征 Symbol *n*
象征化[作用] Symbolisation *f*, Symbolisierung *f*
象征理论 Symboltheorie *f*
象征式 symbolisches Modell *n*
象征误用 Mißbrauch des Symbols *m*
象征性 symbolisch
象征性实现愿望 symbolische Realisierung *f*
象征性思维 sinnbildliches Deuken *n*, symbolisches Denken *n*
象征主义 Symbolismus *m*
象转换器 Bildwandler *m*
象足型骨不连接 Elefantenfuß-Pseudarthrose *f*
像 Bild *n*
像差 Aberration *f*
像距 Bildweite *f*
像咖啡的 kaffeeähnlich
像素 Pixel *n*(监视屏细节显示装置)
像素点 Pixel-Punkt *m*
像素移动 Pixelverschiebung *f*
像纸的 papierähnlich
橡胶(皮) Gummi *n*, Kautschuk *m*
橡胶绷带 Gummibandage *f*
橡胶鼻饲管 Gummimagensonde *f*
橡胶衬帽 Gummikappe *f*
橡胶促进剂 Akzelerator *m*
橡胶防膝 Gummikniepad *n*
橡胶罐 Gummiglas *n*
橡胶护衣罩 Gummischweissblat *n*
橡胶抗氧化剂 Gummiantioxidans *n*
橡胶硫化法 Vulkanisation *f*
橡胶磨针 Finierer *m*
橡胶抛光杯 gummipolierendes Glas *n*
橡胶皮炎 Gummidermatitis *f*
橡胶气垫 Lultkissen *n*
橡胶塞 Gummistöpsel *m*
橡胶袜带 Gummisockenhalter *m*
橡胶碗 Gummibowle *f*, Gummisehale *f*, Gummischüssel *f*
橡胶样的 gummiartig
橡胶业皮肤病 Gummiindustriendermatose *f*
橡胶阴茎套 Gummikondom *n*
橡皮布 Gummituch *n*
橡皮带结扎 Abbinden mit Gummiband *n*
橡皮单 Gummisheet *n*
橡皮导管 Gummikatheter *m*
橡皮导尿管 Gummikatheter *m*
橡皮膏 Adhäsivpflaster *n*, Klebepflaster *n*, Heltpflaster *n*
橡皮膏涂料机 Ausbreitungsmaschine für Heftpflaster *f*
橡皮管 Gummirohr *n*, Gummitube *f*
橡皮管小肠造瘘术 Gummitubeenterostomie *f*, Gummi-rohrenterostomie *f*
橡皮管压脉器 Gummiaderpresse *f*
橡皮管止血带 Gummiblutaderstauer *m*
橡皮环 Gummiriug *m*
橡皮救生船 Gummimundklappe *f*
橡皮口瓣(片) Gummiklappe *f*
橡皮帽 Gummimütze *f*
橡皮膜 Gummimembran *f*
橡皮奶头 Gummiwarze *f*, Gummisauger *m*
橡皮片 Gummistreile *f*
橡皮气囊 Gummiballon *m*
橡皮球吹张中耳法 Gummiballonaufblähungsmethode *f*
橡皮圈 Gummibinde *f*, Gummiband *n*
橡皮圈固定法 Gummibandbefestigung *f*
橡皮塞 Gummistöpsel *m*
橡皮式手指运动练习器 Gummifingerfunktionstrainer *m*
橡皮手套 Gummihandschuhe *m pl*
橡皮水银探条 Gummiquecksilber-Bougie *f*
橡皮条引产 Bougieinsertion *f*
橡皮腿 Gummibein *n*
橡皮围裙 Gummischürze *f*
橡皮样 gummiartig
橡皮样的 gummiartig
橡皮样关节 Gummigelenk *n*
橡皮样皮肤 Gummihaut *f*
橡皮咬口 Gummimundstück *n*
橡皮障 Gummidamm *m*
橡皮障穿(扣)孔器 Gummidammlocheisen *n*, Gummidammlocher *m*
橡皮障吊锤 Gummidammsenkblei *n*
橡皮障夹 Gummidammklampe *f*, Gummidammklammer *f*, Gummidammklemmvorrichtung *f*
橡皮障架 Gummigrubendamm *m*
橡皮障央夹[持]钳 Gummidammzange *f*
橡皮指套 Gummifingerling *m*, Daktylotheka *f*
橡树 Eiche *f*
橡子头探子 Eichel-Spitze-Dehnsonde *f*
橡子形 Eichelform *f*

XIAO 肖枭逍消硝销小校哮笑效

xiāo 肖枭逍消硝销

肖伯测量法 Schober* Messung *f*
肖定氏液 Schaudinn* Lösung *f*
肖尔代斯法 Shouldices* Methode *f*(一种腹股沟疝修补术)
肖尔染色 Shorr* Färbung *f*
肖法尔氏点 Chauffard* Punkt *m*
肖法尔综合征 Chauffards* Syndrom *n*(非人型结核菌感染后发生多关节炎伴发热、脾大、淋巴结肿大)
肖格伦氏综合征 Sjögren* Syndrom *n*
肖帕尔氏关节 Chopart* Gelenk *n*, Articulatio tarsi trans-versa *f*
肖帕尔氏切断术 Chopart* Operation(od. Exarticulation) *f*
肖氏疟原虫 Plasmodium shortti *n*
肖式沙门菌 Salmonelle schottmuelleri *f*
枭眼细胞 Eulenaugenzelle *f*
枭蝇 Eule-Fliege *f*
逍遥的 peripatetisch
逍遥型 Wanderform *f*, ambulatorische Form *f*
逍遥型精神分裂症 ambulante Schizophrenie *f*
逍遥型痢疾 ambulatorische Dysenterie *f*
逍遥型伤寒 wandernde Art von Typhus *f*, latenter Typhus *m*
逍遥自动症 ambulatorische Automatismen *m pl*
消(放)气感受器 Deflationsrezeptoren *m pl*

消(抗)炎[作用] Antiphlogose *f*
消虫痢 Vioform *n*, Clioquinolum *n*
消除(去) Ausschaltung *f*
消除半衰期 Eliminationshalbwertszeit *f*
消除常数 Eliminationskonstante *f*
消除动力学方程 eliminationskinetische Gleichungen *f pl*
消除对心理治疗机构的依赖 Deinstitutionalization *f*(非住院化)
消除法 Methode der Beseitigung *f*
消除率 Eliminationsverhältnis *n*
消除器 Eliminator *m*
消除速度 Eliminationsrate *f*
消除速度常数 Konstante der Eliminationsrate *f*
消除污染 Dekontamination *f*
消除性免疫 sterilisierende Immunität *f*
消除噪音 Lärmbefreiung *f*
消除症状的 symptomatolytisch
消磁头 entmagnetischer Kopf *m*, Entmagnetkopf *m*
消胆胺 Cholestyramine *n pl*
消胆胺树脂 Harz von Cholestyramin *n*
消毒 Desinfizierung *f*, Desinfektion *f*, Sterilisation *f*, Keimfreimachung *f*
消毒[作用] Desinfektion *f*
消毒杯 Desinfektionsmittelstasse *f*, desinfiziertes Glas *n*
消毒测定器 Sterilitätsprüfungsapparat *m*, Sterilitätsprü-tungsmeter *n*
消毒的 steril
消毒灯 Sterilitätslampe *f*
消毒动力学 Kinetik der Desinfektion *f*
消毒法 Desinfektionsverfahren *n*
消毒副产物 Desinfektionsnebenprodukt *n*
消毒供应中心 Desinfektion- Versorgungszentrum *n*
消毒剂 Desinfektantien *n pl*, Desinfektionsmittel *n pl*
消毒巾镊 Sterilisatorstuchklemme *f*
消毒净 Myristylpicolinbromid *n*
消毒棉 Gossypium asepticum *n*, Gossypium depuratum *n*, Gossipium purificatum *n*
消毒棉盒 Sterilbox von saugfähiger Watte *f*
消毒棉球 steriles Wattepellet *n*
消毒灭菌 Sterilisation *f*, Sterilisierung *f*
消毒盘 sterilisiertes Schale *n*
消毒泡镊筒 sterilisierter Kahn für Klemmen *m*
消毒喷雾器 Dynalysor *m*
消毒皮片盒 steriler Dermatäger *m*
消毒器 Desinfektor *m*, Desinfektionsapparat *m*, Sterilisa-tor *f*
消毒器具 Steril-Apparat *m*
消毒钳 sterilisierende Zange *f*
消毒溶液 Desinfektionslösung *f*
消毒纱布 antiseptische Gaze *f*
消毒设备 Sterilisierungseinrichtung *f*, Desintektionsein-richtung *f*
消毒室 Sterilisationsraum *m*, Sterilisationszimmer *f*, Des-infektionsraum *m*
消毒手术衣 steriler Mantel *m*
消毒学 Disinfectiologie *f*
消毒药 Desinfektionsmittel *n*
消毒用臭氧发生器 Ozongenerator für Sterilisierung *m*
消毒用电热器 elektrischer Heizkörper für Sterilisation *m*
消毒浴 Disinfektionsbad *n*
消毒员 Desinfektor *m*
消毒站 Disinfektionsstation *f*
消毒纸尖 sterilisierte Absorptionspapierspitze *f*
消毒贮槽 sterilisierter Storestrop *m*
消防器材 Feuerlöschgerät *n*
消防员呼吸装置 Atmenssystem von Feuermann *n*
消费品 Verbrauchsartikel *m*
消费生物 Konsumentenorganismen *m pl*
消费心理学 Konsumentenpsychologie *f*
消费需求贡献率 Beitragssatz der Konsumnachfrage *m*
消费预算线 Haushaltslinie der Verbrauche *f*
消费者的收入 Einkommen des Verbrauchers *n*
消费者行为理论 Theorie des Konsumentenverhaltens *f*
消费者健康信息学 verbraucherorientierte Gesundheitsinformatik *f*
消费者类型 Verbrauchertyp *m*
消费者偏好 Verbraucherpräferenz *f*
消费者运动 Verbraucherbewegung *f*
消光系数 Extinktions-koeffizient *m*, Extinktions-konstante *f*
消光楔 neutraler Keil *m*
消光值 Absorbanz *m*
消光浊度计 Extinktionsturbidimeter *n*
消耗 Consumptio *f*, Hektik *f*, Konsumption *f*, Schwund *m*
消耗[性疾]病 Abbaukrankheit *f*, Aufbrauchkrankheit *f*, Hektik *f*, Schwindsucht *f*
消耗病 zehrende Krankheit *f*
消耗臭氧层物质 gefährlichste Stoff der Ozonschicht *m*
消耗的 marantisch, marantic (-us, -a, -us), marastisch
消耗量 Konsumption *f*
消耗率 Konsumquote *f*
消耗品 Verbrauchsmaterial *n*
消耗热 hektisches Fieber *n*, Marasmopyra *f*, Schwindfie-ber *n*
消耗试验 Konsumptionstest *m*, Verbrauchstest *m*
消耗性的 hektisch, konsumierend
消耗性糠疹 hektisches Tabesentium *n*
消耗性凝血病 Konsumptionskoagulopathie *f*
消耗性去纤维蛋白综合征 hektisches Defibrinationssyn-drom *n*
消耗性色素 Verbrauchspigment *n*
消耗性心内膜炎 hektische Endocarditis *f*
消耗综合征 hektisches Syndrom *n*, konsumierendes Syn-drom *n*
消化 Digestion *f*, Verdauung *f*
消化[力]正常 Eupepsie *f*
消化[力]正常的 eupeptisch
消化不良 lndigestion *f*, Kakochylie *f*, Dyspepsie *f*, Dys-pepsia *f*
消化不良的 dyspeptisch, dyspeptic (-us, -a, -um)
消化不良性腹泻 Lienterie *f*, Diarrhoea lienterica *f*, Diar-rhoea dyspeptica *f*
消化不良性腹泻的 lienterisch
消化不良性绞痛 Angina dyspeptica *f*
消化不良性痛 Dyspepsodynie *f*
消化道 Canalis alimentorius *m*, Digestionstrakt *m*, Ver-dauungstrakt *m*, Verdauungskanal *m*
消化道闭锁 Verdauungstraktes-Atresie *f*
消化道侧侧吻合器 Seite-Seite-Anastomat des Verduungstrakts *n*
消化道出血 Hämorrhagie des Digestionstraktes *f*
消化道传染病 gastrointestinale Infektionskrankheit *f*, gastrointestinale infektiöse Krankheit *f*
消化道恶性肿瘤 bösartiger Tumor des Verdauungstrak-tes *m*
消化道反应 Reaktion des Verdauungstrakts *f*
消化道缝合器 chirurgisches klammerndes Instrument für Verdauungstrakt *n*
消化道感染 Infektion des Verdauungstraktes *f*
消化道隔离 Verdauungstrakt-Isolierung *f*
消化道激素 Verdauungshormone *n pl*
消化道类癌 Karzinoid von Verdauungskanal *n*
消化道内含物 Verdauungstrakt-Inhalt *m*
消化道念珠菌病 gastrointestinale Candidiasis *f*
消化道途径 Verdauungsroute *f*
消化道吻合器 Verdauungskanal-Anastomat *n*
消化道狭窄 Stenose des Verdauungstrakts *f*

消化道型癫痫 digestive Epilepsie *f*
消化道异物 gastrointestinaler Fremdkörper *m*
消化道症状 Symptom des Verdauungstraktes *n*
消化道重复畸形 Duplikation des Verdauungstraktes *f*
消化道自动缝合器 automatrisches chirurgisches klammerndes Instrument *n*
消化的 digestori(-us,-a,-um),digestiv,peptic(-us,-a,-um)
消化分解池(隐化池) Faulbehälter *m*
消化功能障碍 digestive funktionelle Störungen *f pl*
消化管 Canalis alimentorius *m*
消化管淋巴腺增生病 angibromische Adenie *f*
消化管内代谢 Stoffwechsel des Verdauungstraktes *m*
消化管重复畸形 Duplikation des Verdauungstrakts *f*
消化后的 postdigestiv
消化剂 Digestiva *n pl*,Digestionsmittel *n pl*
消化间期 interdigestive Periode *f*
消化间期复合肌电图 interdigestiver Myogrammkomplex *m*
消化间期肌电综合波 interdigestiver myoelectrischer Komplex *m*
消化间期移行性复合运动 interdigestiver Abwanderungskomplex *m*
消化菌亚科 Nitrobacteriaceae *f pl*
消化力不足 Oligopepsie *f*
消化链球菌属 Peptostreptococcus *m*
消化酶 Verdauungsenzyme *n pl*,Verdauungsfermente *n pl*
消化酶类 digestive Enzyme *n pl*
消化内镜[学] digestive Endoskopie *f*
消化泡 Verdauungsvakuole *f*
消化器 Verdauungsorgane *m pl*
消化器官 Verdauungsorgane *n pl*
消化器官的 Verdauungs-
消化球菌属 Peptococcus *m*
消化热 digestives Fieber *n*
消化体征和症状 digestive Symbole und Symptome *n pl*
消化吸收不良 Maldigestion und Malabsorption *f*
消化吸收率 digestive Absorbierbarkeit *f*
消化系瘘 Ernährungsfistel *f*
消化系手术 Verdauungssystemsoperation *f*
消化系统 Systema digestorium *n*
消化系统疾病急死 plötzlicher Tod bedingt durch Krank-heiten des Verdauungstraktes *m*
消化系统结核 Tuberkulose des Verdauungssystems *f*
消化系统症状 gastrointestinales Symptom *n*
消化系异常 Verdauungsabnormalitäten *f pl*
消化系诊断技术 diagnostische Technik des Verdauungssystems *f*
消化腺 Verdauungsdrüsen *f pl*
消化腺溃疡 Verdauungsdrüsen-Geschwür *n*
消化效率 digestive Effizienz *f*,Verdauungseffekt *m*
消化性白细胞增多 digestive Leukozytose *f*
消化性蛋白尿[症] digestive Eiweissausscheidung *f*
消化性溃疡 Ulkus pepticum *n*
消化性溃疡病 peptisches Ulkus *n*
消化性溃疡穿孔修补术 Reparatur der digestiven Ulzerationsperforation *f*
消化性溃疡生成 peptische Ulceration *f*,peptische Ulkus-bildung *f*
消化性食管炎 Osophagitis peptica *f*,peptische Osophagi-tis *f*
消化性胃溃疡 Ulcus gastricum pepticum *n*
消化性婴儿肉芽肿病 Granulomatose infanta peptica *f*
消化循环腔 gastrovaskuläre Aushöhlung *f*
消化药 Digestionsmittel *n pl*,Digestiva *n pl*
消化液 Verdauungssäfte *m pl*
消化液缺乏 Achylie *f*,Achylia *f*
消化障碍 Dyspepsie *f*
消化作用 Verdauung *f*
消极暗示 negative Suggestion *f*
消极的 passiv
消极的种族身份 negative ethnische Identität *f*
消极抵抗 negative Resistenz *f*
消极行为 negatives Verhalten *n*
消极回忆 negative Erinnerung *f*
消极建议 negative Empfehlung *f*
消极练习 negative Übung *f*
消极练习法 negative Praxis *f*
消极目标相互依赖 negative Ziel-Interdependenz *f*
消极凝聚力 negative Kohäsionskraft *f*
消极杀婴 negative Infantizide *n pl*
消极适应 negative Adaptation *f*
消极手段相互依赖 negative Mittel-Interdependenz *f*
消极性格 negativer Typ *m*
消极优生学 negative Eugenik *f*
消极注意寻求 negative Vorsichtssuche *f*
消极状态释放模型 freisetzendes Modell des negativen Zustandes *n*
消极自我感觉 negatives Selbstgefühl *n*
消极自我评价 negative Selbstaussage *f*
消减克隆 subtraktive Klonierung *f*
消减式杂交 subtrahierende Einkreuzung *f*
消瘤芥 Nitrocaphan *n*
消灭 Exstinktion *f*
消沫剂 Entschäumet *m*
消怒技术 Wutreduzierung-Technik *f*
消泡剂 Entschäumarm
消偏振 Depolarisation *f*,Depolarisierung *f*
消偏[振]镜 Depolarisator *m*
消偏振因素 Depolarisationsfaktor *m*
消遣药物 Modedroge *f*
消球差物镜 Aplanat *n*
消去-加成机制 Elimination-Additionsmechanismus *m*
消去试验 Eliminationsprobe *f*,Karenzprobe *f*
消融 Ablation *f*
消融(脱落) Ablation *f*
消融干预 Ablationsintervention *f*
消融疗法 Ablation-Therapie *f*
消融术 Ablation *f*
消散 Resolution *f*
消散的 auflösend,wiederauflösend
消散剂(药) Resolventia *n pl*
消散期 Resolutionsphase *f*
消散性骨病 erlöschende Knochenkrankheit *f*
消色差集光镜 achromatische Konvexlinse *f*
消色差接物镜 achromatisches Objektiv *n*
消色差镜系 achromatisches System *n*
消色差聚光器 achromatischer Kondensator *m*,achroma-tischer Kondensor *m*
消色差棱镜 achromatisches Prisma *n*
消色差双合透镜 achromatisches Duplet *n*
消色差透镜 Achromat *m*,achromatische Linse *f*
消色差物镜 achromatisches Obiektiv *n*
消色差性 Achromatismus *m*
消色指示剂 achromatischer Indikator *m*
消声 Geräuschreduzierung *f*
消声(音)器 Schalldämpfer *m*
消声室 reflexionsarmer Raum *m*
消失 verschwinden
消失(散)性乳膏基质 Verschwindungscreme-Matrix *f*
消失的双胎 Verschwinden der Zwillinge *n*
消瘦 Marasmus *m*
消瘦的 marasmisch

消瘦死亡 marasmisches Sterben *n*
消瘦型夸休可尔症 marasmisches Kwashiorkor* Symbol *n*
消瘦型糖尿病 marastischer Diabetes *m*
消瘦性佝偻病 knappe Rachitis *f*
消瘦性麻痹 marastische Paralyse *f*
消瘦症 Abmagerung *f*, Emaciatio *f*, Magersucht *f*, Maras-mus *m*
消瘦综合征 Verlustsyndrom *n*
消水肿的 Anthydropie *f*
消水肿药 Hydroptica *n pl*
消退 Exstinktion *f*, Rückbildung *f*
消退的 exstinkt(-as, -a, -um), regressiv
消退法 Reperkussion *f*
消退过程 Exstinktionsgang *m*
消退率 Exstinktionsrate *f*
消退性实践法 negative Praktik *f*
消退性抑制 Erlöschungshemmung *f*
消闲咨询 Freizeitberatung *f*
消心痛 Isordil *n*, Isosorbid dinitrat *n*
消旋[作用] Racemisierung *f*
消旋-N-甲基-ö-羟基吗啡烷 Racemorphan *n*
消旋泛酸钙 Racemcalcium pantothenat *n*
消旋化 Racemization *f*
消旋混合物 racemische Mixtur *f*
消旋甲砜霉素 Raceophenidol *n*, Racephenicol *n*, dl-Thiamphenicol *n*
消旋麻黄碱 dl-Ephedrin *n*
消旋酶 Racemasen *f pl*
消旋式 racemische Form *f*
消旋四氢巴马丁 dl-Tetrahydropalmatin *n*
消旋四氢棕榈碱 dl-Tetrahydropalmatin *n*
消旋体 Racemkörper *m*, racemischer Körper *m*
消旋延胡索乙索 dl-Tetrahydropalmatin *n*
消烟除尘 Verminderung yon Rauchen und Stauben *f*
消炎的 entzündungswidrig, antiphlogistisch
消炎磺 Sulfamet(or)in *n*, Sulfametoxydiazin(um) *n*
消炎剂(药) Antiphlogistika *n pl*
消炎疗法 antiphlogistische Behandlung *f*
消炎灵 Benzydaminum *n*
消炎素 entzündungshemmendes Hormon *n*
消炎痛 Indomethacin *n*, Indomethacinum *n*
消炎相关分子模式 resolutionsverbundenes Molekular-Pattern *n*
消炎镇痛药 antiinflammatorisches Schmerzmittel *n*
消音(声)器 Schalldämpfer *m*
消隐 leerend
消振 Dämpfung *f*
消治龙 Sulfathiazol *n*(sT)
消痔术 Hämorrhoidolyse *f*
消肿 Detumeszenz *f*, Abschwellung *f*
消肿的 antionkisch
消肿法 Reperkussion *f*
消肿剂(药) Dekongestiva *n pl*, Vertreibungsmittel *n pl*, Repellentia *n pl*
消阻遏作用 Derepression *f*
硝胺 Nitramin *n*
硝苯吡啶 Nifedipinum *n*, Adalat *n*
硝苯地平 Nifedipin *n*, Adalat *n*
硝苯呋海因 Dantrolen *n*
硝苯洛尔 Nifenalolum *n*
硝苯心定 Nifenalolum *n*
硝仿 Trinitromethan *n*
硝呋莫司 Nifurtimox *n*
硝酐 stickstoffhaltige Anhydride *n pl*
硝化 Nitrifikation *f*
硝化[程]度 Nitrationsgrad *m*, Nitrierungsgrad *m*
硝化的 nitrifizierend
硝化反应 Nitration *f*, Nitrierung *f*
硝化甘醇 Nitroglykol *n*
硝化甘油 Nitroglyzerin *n*, Nitroglycerinum *n*, Salpeter-säureglyzerinester *m*
硝化剂 nitrifizierendes Mittel *n*, nitrierendes Mittel *n*
硝化菌科 Nitrobacteriaceae *pl*
硝化菌属 Nitrobakterien *f pl*
硝化菌亚科 Nitrobakterieae *pl*
硝化纤维[素] Nitrozellulose *f*
硝化[细]菌 nitrifizierende Bakterien *f pl*
硝化作用 Nitrieren *n*, Nitrifikation *f*
硝基 Nitrogruppe *f*
硝基安定 Nitrazepam *n*
硝基苯 Essentia Mirbani *f*, falsches Bittermandelöl *n*, Ni-trobenzol *n*
硝基苯胺 Nitroanilin *n*, Nitranilin *n*
4-硝基苯胺 4-Nitroanilin *n*
硝基苯胺中毒 Nitroanilinvergiftung *f*
3-硝基苯二甲酸酐 3-Nitrophthalisches Anhydrid *n*, Ni-trophtalsäureanhydrid *n*
硝基苯中毒 Nitrobenzolvergiftung *f*
3-硝基丙酸 3-Nitropropionsäure *f*
硝基丙烷 Nitropropan *n*
硝基丁烷 Nitrobutan *n*
硝基多环芳烃 Nitro-PAK *n*
硝基多环芳烃化合物 nitro-PAHs *n*
硝基多环芳烃污染 Verschmutzung der Nitro-PAKs *f*
硝基酚 Nitrophenol *n*
硝基呋喃妥英 Nitrolurantoin *n*
硝基呋喃 Nitrofuran *n*
硝基呋喃妥因 Nitrofurantoinum *n*
硝基呋妥因 Nitrofurantoinum *n*
硝基甘油 Nitroglycerin *n*
硝基胍 Nitroguanidin *n*
硝基还原酶 Nitroreduktase *f*
硝基磺酸 Nitrosulfonsäure *f*
4-硝基甲苯-2磺酸钠 Natriumsalz der 4-Nitrotoluol-2-sulfonsäure *n*
硝基甲烷 Nitromethan *n*
硝基蓝四氮唑 Nitroblautetrazol *n*
4-硝基联苯 4-Nitrodiphenyl *n*
硝基邻二氮杂菲 Nitro-O-phenanthrolin *n*
5-硝基邻菲罗啉 5-Nitro-1, 10-phenanthrolin *n*
硝基氯苯 Nitrochlorbenzol *n*, Chlornitrobenzol *n*
硝基氯仿 Nitrochloroform *n*
硝基奈酚试验 Nitronaphthaltest *m*
5-硝基尿嘧啶 5-Nitrouracil *n*
硝基脲 Nitrourea *f*
硝基脲类致糖尿病 Nitrosourea-induzierter Diabetes *m*
硝基取代 Nitrosubstitution *f*
硝基-酸(异)硝基互变异构 Nitro-azidonitrotautometer *n*
硝基烷 Nitroalkan *n*
硝基烯烃 Nitroalkin *n*, Nitroolefin *n*
硝基纤维素 celluloses Nitrat *n*
硝基亚眯唑烷吡虫啉 Imidacloprid *n*
硝基亚铁灵 Nitroferron *n*
硝基乙烷 Nitroäthan *n*
硝甲酚汞 Nitromersol *n*, Metaphen *n*
硝甲西泮 Nimetazepam *n*
硝硫氰胺 Amoscanat *n*, Nithiocyamin *n*
硝咪唑 Niridazole *n*
硝普钠 Nitroprussid *n*
硝普[酸]钾 Nitroprussidkalium *n*

硝普[酸]钠 Nitroprussidnatrium *n*, Natriumnitroprussid *n*
硝镪水 Acidum nitricum *n*
硝嗪 Nitrazin *n*
硝嗪黄 Nitrazingelb *n*
硝酸 acidum azoticum *n*, Acidum nitricum *n*, Salpeter säure *f*
硝酸铵 Ammoniumnitrat *n*
硝酸钡 Bariumnitrat *n*, Barrytsalpeter *m*
硝酸苯汞 Phenylhydrargyrum nitricum *n*
硝酸铋 Bismutum nitricum *n*
硝酸丙酯 n-Propylnitrat *n*
硝酸二水四氨合镍 Nickel-tetra-aminonitrat *n*
硝酸钙 Kalksalpeter *m*, Kalziumnitrat *n*
硝酸甘露醇酯 Nitromannit *m*, Mannitoli hexanitras *n pl*
硝酸甘油 Nitroglycerin *n*, Glycerinum trinitricum *n*
硝酸酐 Salpetersäureanhydrid *n*, Nitricanhydrid *n*
硝酸锆 Zirkonium-nitrat *n*
硝酸镉 Kadmium nitrat *n*
硝酸汞 Hydrargyrum nitricum *n*
硝酸钴 Kobaltnitrat *n*, Kobaltum nitricum *n*
硝酸钴钠 Natriumkobaltnitrat *n*
硝酸过氧化乙酰 peroxyacetylnitrat *n*(PAN)
硝酸还原酶 Nitratreduktase *f*
硝酸镓 Galliumnitrat *n*
硝酸钾 Kaliumnitrat *n*, Kalisalpeter *m*, Nitras kalicum *m*
硝酸镧 Lanthannitrat *n*
硝酸锂 Lithiumnitrat *n*
硝酸灵 Nitron *n*
硝酸镥 Luteciumnitrat *n*
硝酸铝 Aluminiumnitrat *n*, Aluminium nitricum *n*
硝酸毛果芸香碱 Pilocarpinum nitricum *n*
硝酸镁 Magnesiumnitrat *n*
硝酸锰 Mangannitrat *n*
硝酸钠 Natrium nitricum *n*, Natriumnitrat *n*, Natronsal-peter *m*
硝酸镍 Nickelnitrat *n*
硝酸钯 Palladium-nitrat *n*, Palladium nitricum *n*
硝酸铍 Berylliumnitrat *n*
硝酸葡萄糖 Dextrosenitrat *n*
硝酸铅 Bleinitrat *n*
硝酸铯 Zasionnitrat *n*
硝酸烧伤 Salpetersäureverbrennung *f*
硝酸试验 Salpetersäure-Test *m*
硝酸铈 Ceriumnitrat *n*(Cerium, Ce OZ üä)
硝酸铈铵 Ammoniumceriumnitrat *n*
硝酸铈软膏 Salbe der Cernitratlösung *f*
硝酸双氧铀 Uranylnitrat *n*
硝酸锶 Strontiumnitrat *n*
硝酸损伤 Salpetersäure-Verletzung *f*
硝酸铊 Thalliumnitrat *n*
硝酸铁 Eisennitrat *n*
硝酸铜 Kupfernitrat *n*, Cuprum nitricum *n*
硝酸钍 Thoriumnitrat *n*
硝酸戊四醇酯 Pentaerythritol-tetranitrat *n*
硝酸戊酯 Amylnitrit *n*
硝酸锌 Zinkum nitratum *n*, Zinknitrat *n*
硝酸亚汞 Mercurius nitrosus *f*
硝酸亚钯 Palladiumnitrat *n*
硝酸亚铊 Thalliumnitrat *n*
硝酸亚铁 Ferronitrat *n*
硝酸盐(酯) Nitrate *n pl*
硝酸盐氮 Nitrogennitrat *n*
硝酸盐类 Nitrat *n*
硝酸盐酶 Nitratase *f*
硝酸盐阴性杆菌 nitratnegative Bakterien *f pl*
硝酸氧铋 Bismutum subnitricum *n*, Wismutpräizipitat *n*
硝酸乙酯 Athylnitrat *n*, Salpetersfiureäthylester *m*
硝酸异丙酯 Isopropylnitrat *n*, Salpetersäureisopropyles-ter *m*
硝酸异山梨醇酯 Isosorbiddinitrat *n*
硝酸异山梨酯 Isosorbidestern *n*
硝酸银 Silbernitrat *n*, Argentum nitricum *n*, Höllenstein *m*
硝酸银棒 Höllensteinstift *m*, Silbemitratstift *m*, Argentum nitricum fusum *n*
硝酸银比色法 Silbernitrat-Kolorimetrie *f*, Farbmessung des Silbernitrats *f*
硝酸银比浊法 Silbernitratturbimetrie, Silbemitratturhidi-metrie *f*
硝酸银浸染染剂 Silbernitrat-Imprägnationsfarbstoff *m*
硝酸银染色法 Silbernitrat-Verfärbungsmethode *f*
硝酸银显现法 Silbernitrat-Entwicklung *f*
硝酸银眼溶液 Silbernitrat-Augensoution *f*
硝酸铕 Europiumnitrat *n*
硝酸中毒胃[改变] Salpetersäure-vergiftender Magen *m*
硝酸中毒致死时间 Abtötungszeit von der Salpetersäurevergiftung *f*
硝替卡朋 Nitecapon *n*
硝酰氯 Nitryl-chlorid *n*, Nitroxylchlorid *n*
硝盐酸 Acidum chloronitrosum *n*
硝唑吗啉 Ornidazole-Morpholino *n*
销魂样迷惘状态 ekstatische Trance *f*
销魂状态 Ekstase *f*
销售利润率 Umsatz-Gewinn-Verhältnis *n*
销售心理学 Verkaufspsychologie *f*

xiǎo 小

小(微)静脉 Venula *f*, Venole *f*
小(微)气候 Kleinklima *n*
4-2-小(微)球蛋白 4-2-Mikroglobulin *n*
小[白]点 kleines Partikelchen *n pl*
小[白]鼠 Maus *f*
小[白]鼠游泳试验 Maus-Schwimmentest *m*
小[白]鼠子宫单位 Maus-Uterus-Einheit *f*(MUE)
小[量]输血 Mikrotransfusion *f*, Bluttransfusion von klein-er Menge *f*
小[糖]丸 Pille *f*
小[眼]睑 Mikroblepharie *f*, Tost* Syrndrom *n*
小[指]甲 Unguiculus *n*
小 RNA 病毒科 Picornaviridum *n*
小阿米巴 Limaxamöben *f pl*
小凹 Delle *f*, Foveola *f*
小斑 Stigma *n*
小斑点 Fleck *m*
小斑块型副银屑病 Kleinplatten-Parapsoriase *f*
小斑片性秃发 kleinfleckige Alopezie *f*
小斑片状 kleiner Fleck *m*
小斑片状类银屑病 Kleinplatten-Parapsoriase *f*
小板齿鼠 Bandicota bengalensis *f*
小棒状杆菌 Corynebakterium parvum *n*
小包 Päckchen *n*
小苞片 Bracteol *n*
小孢子 Mikrosporen *f pl*
小孢子发生 Microsporogenese *f*
小孢子菌病 Kleinsporenflechte *f*, Gruby* Krankheit *f*, Mi-krosporie *f*
小孢子菌属 Mikro-sporon *n*, Mikro-sporum *n*
小孢子菌疹 Mikrosporid *n*
小孢子母细胞 Microsporozyt *m*
小孢子囊 Mikrosporangium *n*
小孢子癣菌属 Microsporum *n*
小孢子叶 Mikrosporophyll *n*
小孢子叶球 Mikrobilus *n*

小胞浆 kleines Zytosol
小杯 kleine Tasse *f*
小杯形 napfförmig
小绷带 Fasciola *f*
小鼻 Mikro(r)rhinie *f*
小便袋 Harnbeutel *m*, Urinbeutel *m*
小便控制 Kontrolle der Blase *f*
小便频繁 Miktionfrequenz *f*
小便器 Harnbehälter *m*
小便失禁 Urininkontinenz *f*, Akonuresis *f*
小病毒 Picorna-Viren *n pl*
小病毒病 Picorna-Viren-Erkrankung *f*
小波 kleine Welle *f*, kleines Echo *n*
小波包 Wavelet-Paket *n*
小波包变换 Wavelet-Paket-Transformation *f*
小波变换 Wavelet-Transformation *f*
小波分析 Wavelet-Analyse *f*
小波函数 Wavelet-Funktion *f*
小波基 Waveletbasis *f*
小檗胺 Berbamin *n*
小檗红碱 Berberubin *n*
小檗碱 Berberin *n*, Sauerdornbitter *n*, Umbellatin *n*
小檗科 Berberidaceae *pl*
小檗属 Berberis *f*
小步 kleiner Schritt *m*
小槽 Rille *f*
小册子 Broschüre *f*, Bändchen *n*
小产 Abort *m*, Fehlgeburt *f*
小肠 Dünndarm *m*, Intestinum tenue *n*
小肠闭锁 Dünndarmatresie *f*
小肠表皮样癌 Dünndarmepitheliom *n*
小肠部分切除术 Dünndarmresektion *f*
小肠出血 Dünndarmblutung *f*
小肠穿孔 Dünndarmperforation *f*
小肠大部分切除术 subtotale Dünndarmresektion *f*
小肠的 magensaftresistent
小肠低张双重对比造影 hypotonische Verdopplung des Dünndarms *f*
小肠恶性肿瘤 bösartiger Dünndarmtumor *m*
小肠分泌 Dünndarmsekretion *f*
小肠孤立淋巴小结 Lymphaticus folliculi solitarii des Darms *n*
小肠灌肠 Dünndarmeinlauf *m*, Enteroklysma *n*
小肠灌肠检查 Radiographie des Enteroklysmas *f*
小肠过敏性紫癜 Purpura allergica intestinais *f*, anaphy-laktische Dünndarmpurpura *f*
小肠横纹肌肉瘤 intestinales Rhabdomyosarkom *n*, Dünn-darmrhabdomyosarkom *n*
小肠坏死 Dünndarmnekrose *f*
小肠积气症 intestinale Pneumatose *f*
小肠浆膜下组织 Tela subserosa intestini tenuis *f*
小肠结肠切除术 Enterokolektomie *f*
小肠结肠吻合术 Enterokolostomie *f*
小肠结肠炎 Enterokolitis *f*, Enterocolitis *f*
小肠结肠炎耶尔森菌食物中毒 Lebensmittelvergiftung der Yersinia enterocolitica *f*
小肠结核 Dünndarmtuberkulose *f*
小肠镜检查[术] Dünndarm-Enteroskopie *f*
小肠溃疡 Dünndarm-Geschwür *n*
小肠类癌 Dünndarmkarzinoid *n*
小肠良性肿瘤 gutartiger Dünndarmtumor *m*
小肠淋巴管扩张症 intestinale Lymphangiektasie *f*
小肠淋巴瘤 Dünndarmlymphom *n*
小肠淋巴肉瘤 Dünndarmlymphosarkom *n*
小肠瘘 Dünndarmfistel *f*
小肠盲袢综合征 Dünndarmblindschlingesyndrom *n*
小肠免疫增生病 immunproliferative Dünndarmkrankheit *f*
小肠逆方向吻合术 reversive Dünndarmanastomose *f*
小肠扭转 Dünndarmvolvulus *m*, Volvulus intestini *m*
小肠脓肿 Dünndarmabszeß *m*
小肠排列术 Dünndarmplikatur *f*
小肠袢 Dünndarmschlinge *f*
小肠旁路综合征 Darm-Bypass-Syndrom *n*
小肠平滑肌瘤 Leiomyoma des Dünndarms *n*
小肠平滑肌肉瘤 Dünndarmleiomyosarkom *n*, intestinales Lei-omyosarkom *n*
小肠憩室 Dünndarmdivertikel *n*
小肠憩室炎 Dünndarmdivertikulitis *f*
小肠腔测量器 Enterometer *m*
小肠切除[术] Dünndarmresektion *f*
小肠绒毛 Dünndarmzotten *f pl*
小肠肉瘤 Dünndarmsarkom *n*
小肠肉芽肿 Dünndarmgranuloma *n*
小肠疝形成 Dünndarmhernjenbildung *f*
小肠上皮 Darmepithel *n*
小肠神经源性瘤 intestinaler neurogener Tumor *m*
小肠双对比造影 Doupelkontrastradiographie des Duennsarms *f*
小肠双管形造瘘术 doppelläufige Enterostomie *f*
小肠损伤 Dünndarmverletzung *f*
小肠套叠 Invaginatio enterica *f*, Dünndarminvagination *f*
小肠外瘘闭合术 Verschluß der Fistula intestinalis exter-na *m*
小肠网织细胞肉瘤 Retikulumzellensarkom des Dünn-darms *n*, Dünndarmretikulumzellensarkom *n*
小肠污染综合征 kontaminiertes Dünndarm-Syndrom *n*
小肠吸收不良综合征 intestinale Malabsoptionssyndrom *n*
小肠吸收功能 Darmabsorptionsfunktion *f*
小肠吸收试验 intestinaler Absorptionstest *m*
小肠息肉[病] Polyposis intestinalis *f*
小肠系膜 Mesenterium *n*
小肠系膜根 Radix mesenterii *f*
小肠细菌过度生长 intestinale bakterielle Überwucherung *f*
小肠狭窄 Dünndarmstriktur *f*
小肠纤维瘤 Fibrom des Dünndarms *n*, Dünndarmfibrom *n*
小肠显微神经血管移植术 mikroneurovaskuläre Trans-plant-ation des Dünndarms *f*
小肠腺 Dünndarmdrüse *f*
小肠腺癌 Dünndarmadenokarzinom *n*, intestinales Ade-noka-rzinom *n*
小肠型化生 Metaplasie zum intestinalen Typ *f*
小肠旋转不良 intestinale Malrotation *f*
小肠血管瘤 intestinales Angioma *n*, Dünndarmangiom *n*
小肠炎 Enteritis *f*
小肠炎症性假性瘤 intestinaler entzündlicher Pseudotu-mor *m*
小肠液 Dünndarmsaft *f*, intestinale Flüssigkeit *f*
小肠胰岛组织异位 ektopische Pankreasinselgewebe in Dünn-darm *f*
小肠移植术 Dünndarm-Transplantation *f*
小肠移植术后感染 Infektion nach Darmtransplantation *f*
小肠淤滞综合征 Dünndarm-Statiksyndrom *n*
小肠造瘘术 Enterostomie *f*
小肠粘连 Dünndarmadhäsion *f*
小肠粘膜下组织(层) Tela submocosa intestini tenuis *f*
小肠折叠排列术 Noble* Operation *f*, Darmplikatur *f*
小肠折术 Dünndarmplikatur *f*
小肠脂肪瘤 intestinales Lipom *n*, Dünndarmlipom *n*
小潮气量 niedriges Atemvolumen *n*
小成髓细胞 Mikromyeloblasten *m*
小川血清型 Ogawa* Serotyp *m*
小创口牵开器 Retraktor für kleine Schnittwunde *m*

小刺 Spinula *f*
小带 Taeniola *f*, Zonula *f*
小带层 zonuläre Lamelle *f*
小带[间]隙 Spatia zonularia *n pl*
小带纹 Taeniola *f*
小带纤维 Zonulafasern *f pl*, Fibrae zonulares *f pl*
小袋虫性结肠炎 balantidiale Kolitis *f*
小袋[纤毛]虫病 Balantidiasis *f*
小袋[纤毛]虫属 Balantidium *n*
小担子 Pseudoparaphyse *f*
小单孢菌素 Mikromonosporin *n*
小胆管癌 Karzinom der kleinen Gallengänge *n*
小导管 Ductulus *m*, kleiner Gang *m*, kleiner Kanal *m*
小岛 Inselchen *n*
小岛细胞 Inselzellen *f pl*
小的 mikro-
小的外科学 Mikrochirurgie *f*
小低密度脂蛋白 kleines Lipoprotein niedriger Dichte *n*
小滴 Tröpfchen *n*
小点 Punkt *m*
小电偶 kleine Elektronenkopplung *f*
小动静脉桥 arteriolovenulare Brücke *f*
小动静脉吻合 arteriolovenöse Anastomose *f*
小动脉 Arteriola *f*, Arteriole *f*
小动脉的 arteriolär
小动脉化 Arterialisation *f*
小动脉坏死 Arteriolonekrose *f*
小动脉及细动脉纤维素样坏死 fibrinoide Nekrose der kleinen Aterien und Arteriolae *f*
小动脉痉挛 Arteriolospasmus *m*
小动脉性肾炎 arterioläre Nephritis *f*
小动脉性肾硬化症 arterioläre Nephrosklerose *f*
小动脉炎 Arteriolitis *f*
小动脉硬化 Arteriosklerose *f*
小动脉硬化的 arteriosklerotisch
小动脉周围淋巴鞘 periarterielle Lymphscheide *f*
小动作癖 Phaneromania *f*
小堆 Blutklümpchen *n*
小盾片 Scutellum *n*
小盾腔菌状的 microthyrioid
小盾纤恙螨 Leptotrombidium scutellare *n*
小盾状的 scutellata
小多角骨 Multangulum minus *n*
小多角骨骨折 Trapez-Fraktur *f*, Trapez-Bruch *m*
小儿白内障 pediatrische Katarakt *f*
小儿白血病 Leukämie bei Kindern *f*
小儿半月板切除刀 Meniskektomie für Kinder *f*
小儿保健 Kindergesundheitsschutz *m*
小儿鼻窦炎 Nebenhöhlenentzündung bei Kindern *f*, Kindersinusitis *f*
小儿不典型精神病 atypische Kinderpsychose *f*
小儿肠夹持钳 intestinale Fasszange für Pädiatrie *f*
小儿肠钳 intestinale Klampe für Kinder *f*
小儿持骨钳 Knochen-Fasszange für Kinder *f*
小儿持针器 Nadelhalter für Kinder *m*
小儿持针钳 Nadelfasszange für Kinder *f*
小儿大隐静脉镊 Saphena-Klampe für Kinder *f*
小儿带磁持针钳 magnetische Nadelfasszange für Kinder *f*
小儿胆道扩张器 Gallengang-Dilator für Kinder *m*
小儿胆石钳 Gallenstein-Fasszange für Kinder *f*
小儿导尿管 Blasenkatheter für Kinder *m*
小儿断指再植 digitale Replantation von Kindern *f*
小儿耳镜 Kinderotoskop *n*
小儿耳形拉钩 aurikulärer Retraktor für Kinder *m*
小儿二尖瓣扩张器 Mitraldilator für Kinder *m*
小儿非霍奇金淋巴瘤 Non-Hodgkin-Lymphom im Kindes *n*
小儿服装 Kinderkleidung *f*
小儿腹部拉钩(牵开器) abdominaler Retraktor für Kinder *m*
小儿腹泻 Kinderdurchfall *m*
小儿孤独症 infantiler Autismus *m*
小儿骨把持器 Knochenhalter für Kinder *m*
小儿骨膜剥离器 Knochenschaber für Kinder *m*
小儿骨橇 Knochenelevatorium für Kinder *n*
小儿骨肉瘤 Osteosarkom bei Kindern *n*
小儿骨凿 Knochenmeißel für Kinder *m*
小儿骨折固定夹 Knochenhalteklammer für Kinder *f*
小儿喉痉挛 pädiatrischer Laryngospasmus *m*
小儿喉乳头状瘤 pädiatrisches Laryngopapillom *n*
小儿呼吸窘迫综合征 pädiatrisches Atemnotsyndrom *n*
小儿霍奇金淋巴瘤 Hodgkin-Lymphom bei Kindern *n*
小儿肌腱剥离器 Sehneraspatorium *n*
小儿肌腱导引器 Sehnenleiter für Kinder *m*
小儿肌腱导引钳 Sehnenleitzange für Kinder *f*
小儿肌腱钳 Sehnenzange für Kinder *f*
小儿肌萎缩 infantile Muskelatrophie *f*
小儿急性感染性喉炎 akute infektiöse Kehlkopfentzündung von Kindern *f*
小儿急性喉炎 acute infantile Laryngitis *f*
小儿脊柱畸形 pädiatrische Wirbelsäulendeformität *f*
小儿脊柱损伤 pädiatrische Wirbelsäulenverletzung *f*
小儿加强病房 pädiatrische Intensivstation *f*
小儿甲状腺拉钩 Thyreoretraktor für Kinder *m*
小儿缄默症 infantiler Autismus *m*
小儿矫形外科 Kinderorthopädie *f*
小儿结扎钳 Ligaturklemme für Kinder *f*
小儿巨结肠夹 Megakolonklampe für Kinder *f*
小儿科的 pädiatrisch
小儿科研究信息系统 Info-System der kinderärztlichen Forschung *n*
小儿髋关节成形钻 plastischer Bohrer für Kinder *m*
小儿阑尾拉钩 Blinddarmoperation-Retraktor für Kinder *m*
小儿肋骨骨膜剥离器 Rippenknochenhaut-Schaber für Kinder *m*
小儿肋骨合拢器 Rippen-Approximator für Kinder *m*
小儿良性癫痫 gutartige pädiatrische Epilepsie *f*
小儿麻痹后遗症 Polio-Folgeerscheinung *f*
小儿麻痹活毒疫苗 Poliomyelitisvakzin (lebend) *n*, Polio-myelitis-Impfstoff *n*
小儿麻痹糖丸活疫苗 Poliomyelitis-Implstoff oralis *n*
小儿麻痹[症] Kinderlähmung *f*, Heine*-Medin* Krankheit *f*, Poliomyelitis epidemica *f*
小儿麻醉口罩 anästhetische Maske für Kinder *f*
小儿泌尿科器械包 kinderärztliches urologisches Instrumentenbesteck *n*
小儿内镜检查[术] kinderärztliche Endoskopie *f*
小儿尿道扩张器 Harnröhrendilator für Kinder *m*
小儿镊 Zange für Kinder *f*
小儿膀胱牵开器 Blasenretraktor für Kinder *m*
小儿膀胱取石钳 Steinschnittspinzette für Kinder *f*
小儿葡萄膜炎 pädiatrische Uveitis *f*
小儿脐疝 Hernia umbilicalis infantilis *f*
小儿起搏器 pädiatrischer Herzschrittmacher *m*
小儿气管插入器械包 Intubator-Besteck für Infans (od. kleine Kinder) *n*
小儿切口帕巾钳 Inzisionstuchklampe für Kinder *f*
小儿青光眼 pädiatrisches Glaukom *n*
小儿软骨钳 Knorpelpinzette für Kinder *f*
小儿三角肺叶钳 dreieckige Lungenlappen-Zange für Kinder *f*
小儿神经剥离器 neuraler Abstreifer für Kinder *m*

小儿神经症 infantile Neurose *f*
小儿肾蒂钳 Nierenstiel-Klemme für Kinder *f*
小儿肾石钳 Nierensteinklemme für Kinder *f*
小儿生命支持 pädiatrische lebenserhaltende Maßnahmen *f pl*
小儿失神癫痫 pädiatrische Absence-Epilepsie *f*
小儿视网膜电图 pädiatrisches Elektroretinogramm *n*
小儿手指再造 pädiatrischer Fingerwiederaufbau *m*
小儿输尿管夹持钳 Ureterfasszange für Kinder *f*
小儿暑热综合征 Hitzschlagsyndrom bei kleinen Kindern (od. lnfans) *n*
小儿双叶自动拉钩 automatischer Doppelblätter-Retraktor für Kinder *m*
小儿双爪拉钩 Doppelhaken-Retraktor für Kinder *m*
小儿双重作用[咬]骨钳 Doppel-Aktion-Knochenzange für Kinder *f*
小儿体外循环 pädiatrische extrakorporale Zirkulation *f*
小儿头皮钳 Kopfhaut-Zange für Kinder *f*
小儿头皮针 kinderärztliche Kopfhaut-Nadel für Kinder *f*
小儿外科 Kinderchirurgie *f*
小儿喂养 Kleinkindernährung *f*
小儿无损伤动脉导管钳 non-traumatischer Arterienductusforceps für Kinder *m*
小儿无损伤动脉止血钳 atraumatische Arterienklemme für Kinder *f*
小儿相思 Sehensucht des Babys *f*
小儿心耳钳 Aurikula-Klampe für Kinder *f*
小儿心房钳 atriale Klampe für Kinder *f*
小儿心肌镊 myokardiale Klemme für Kinder *f*
小儿心室拉钩 Herzkammerretraktor für Kinder *m*
小儿心脏外科 Herzchirurgie der Kinder *f*
小儿心脏血管手术器械 kinderärztlicher kardiovaskulärer Instrumentenbesteck *m*
小儿心脏血管手术器械包 kardiovaskulärer Instrumentenbesteck für Kinder *m*
小儿形骨针打入器 U-Form-Knochennadelimpaktor für Kinder *m*
小儿形拉钩 S-Stil-Retraktor für Kinder *m*
小儿形针撬出器 - U-Nadelextraktor für Kinder *m*
小儿性睾丸残余 infantiler Testisrest *m*, infantiler Hoden-rest *m*
小儿胸骨牵开器 Sternalretraktor für Kinder *m*
小儿胸廓出口综合征 pädiatrisches Thoracic-outlet-Syndrom *n*
小儿血管测量钳 Gefäßmess-Zange für Kinder *f*
小儿血管游离钳 Gefäßdissektor für Kinder *m*
小儿血压计 Blutdruckmessgerät für Kinder *n*
小儿样呼吸音 pürile Veratmung *f*
小儿腰背痛 Rückenschmerzen bei Kindern *m pl*
小儿咬腱钳 Bissensehnenzange für Kinder *f*
小儿营养不足综合征 Inanitionssyndrum des Infans *n*
小儿用形骨钉 U-Form-Knochennadel für Kinder *f*
小儿语 infantile Sprache *f*
小儿预防接种 Impfung von Kindern *f*
小儿运动过度综合征 hyperkinetisches Syndrom der Kin-der *n*
小儿粘膜分离钳 Schleimhauttrennung-Pinzette für Kinder *f*
小儿支气管窥镜 Bronchoskop für Kinder *n*
小儿支气管吸引管 Röhrchen des Bronchialabsaugens für Kinder *n*
小儿支气管异物钳 Bronchialfremdkörper-Fasszange für Kinder *f*
小儿直角拉钩 Rechtwinkelretraktor für Kinder *m*
小儿直角钳 Rechtwinkelklemme für Kinder *f*
小儿止血钳 Blutstillung-Pinzette für Kinder *f*
小儿主动脉插管 Aortenintubator für Kinder *m*
小儿主动脉插管接头 Aortenintubatorsadapter für Kinder *m*
小儿组织剪 Gewebeschere für Kinder *f*
小儿组织镊 Gewebezange für Kinder *f*
小儿左心房引流管 Ablaufkanüle für linken Herzvorhof der Kinder *f*
小而密低密度脂蛋白 kleine dichte LDL *n* (SD-LDL)
小耳 Kleine Ohr *f*, Mikrotie *f*
小耳[症] Mikrootie *f*, Mikrotie *f*
小耳畸形 Mikrotie *f*
小耳畸形综合征 Syndrom der Mikrotie *n*
小耳者 Microtus *m*
小发作 Petit-mal *n*
小发作癫痫 Petit-mal-Epilepsie *f*
小砝码 Satz des Gewichts *m*
小范围牙移动 kleinere Zahnbewegung *f*
小方格 kleines Quadrat *n*
小房 Celia *f*, Cellula *f*
小房内的 intralocular
小分生孢子 Mikrokonidie *f*
小分生孢子梗的 mikrokonidiophorous
小分生孢子器 Mikropyknidie *f*
小分生体 Mikrogonit *n*
小分支 Ramulus *n*
小分子 RNA kleine RNA *f*
小分子 kleines Molekül *n*
小分子 G 蛋白 G-Protein des kleinen Moleküls *n*
小分子抗体 mini-molekularer Antikörper *m*
小分子组分 leichte Fraktion *f*
小粉状孢子 Mikroaleuria *f*
小腑活树 Arbor vitae cerebelli *f*, Lebensbaum *m*
小阜 Caruncula *f*
小肝 Mikrohepatie *f*, Mikrohepatia *f*, Mikroleber *f*
小肝癌 minihepatozelluläres Karzinom *n*
小肝综合征 Syndrom des kleinen Lebers *n*
小杆菌 Bacillus parvus *m*
小杆菌属 Dialister *m*
小杆目 Rhabditidae *pl*
小干扰核糖核酸 kleine Interferenz-RNA *f*
小隔离圈 kleiner Isolationskreis *m*
小根 Wurzelchen *n*
小梗 Sterigma *n*
小梗附体 sterigmale Anhänge *m pl*
小梗上生的 pedunculatus
小梗状的 sterigmatoid
小功率计 Kleinleistungsmeter *n*
小沟 kleiner Groove *m*
小钩 kleiner Haken *m*
小菇状的 mycenoid
小骨 Ossiculum *n*
小骨盆 kleines Becken *n*, Pelvis minor *f*
小骨盆腔 Beckenkanal *m*
小骨修复术 ossikuläre Prosthesis *f*
小骨置换 ossikuläre Ersetzung *f*
小关节功能障碍 Facettengelenk-Dysfunktion *f*
小关节激惹 Facettengelenkreizung *f*
小关节疾病 Facettengelenkerkrankung *f*
小关节僵硬 Facettengelenksteife *f*
小关节角矢状化 sagittale Orientierung des Facettengelenks *f*
小关节平面 Facettengelenkebene *f*
小关节融合 Facettengelenkfusion *f*
小关节退行性关节炎 degenerative Arthritis des Facettengelenks *f*
小关节紊乱 Störung des Facettengelenks *f*
小关节置换术 Facettengelenkplastik *f*
小关节注射 Facettengelenkinjektion *f*
小关节阻滞 Klemmblock des Facettengelenks *m*
小管 Canalieulus *m*, Ductulus *m*, Tubulus *m*
T 小管 T-Röhrchen *n*
小管癌 tubuläres Karzinom *n*

小管的 canalicular(-is,-is,-e),kanalikulär
小管间牙本质 intertubuläres Dentin *n*
小管间质性肾病 intertubuläre Nephropathie *f*
小管内的 intracanalicular(-is,-is,-e) endokanalikulär
小管内纤维腺瘤 intracanaliculäres Fibroadenom *n*
小管旁结缔组织 juxtakanalikuläre Bindegewebe *f*
小管期 kanalikuläre Phase *f*
小管区 kanalikuläres Feld *n*
小管腺瘤 kanalikuläres Adenom *n*
小管液 tubulärer Fluss *m*
小管周的 pericanaliculär
小管周外胞质 pericanaliculäres Ektoplasma *n*
小管周围毛细血管 peritubuläre Kapillare *f*
小管周围收缩细胞 peritubuläre kontraktile Zellen *f pl*
小管周围纤维腺瘤 peritubuläres Fibrom *n*
小管周牙本质 peritubuläres Zahnbein *n*, peritubuläres Dentin *n*
小管转运 tubulärer Transport *m*
小管状的 tubulär
小管最大排泄量 maximale tubuläre exkretorische Kapa-zität *f*
小管最大重吸收量 maximale tubuläre reabsorptive Kapa-zität *f*
小光斑飞点扫描激光手术 Spot-Scanning-Laser-Chirurgie der Fliege *f*
小汗管瘤 Poroma ekkrines *n*, Porosyringom *n*
小汗腺 ekkrine Drüse *f*
小汗腺癌 Mikroschweissdrüsenkarzinom *n*
小汗腺单位 Mikroschweissdrüseneinheit *f*
小汗腺顶端螺旋瘤 ekkrines Acrospirom *n*
小汗腺分泌 ekkrine Schweißabsonderung *f*
小汗腺管 ekkriner Ductus *m*
小汗腺汗管囊腺瘤 ekkrines Syringocystadenom *n*
小汗腺汗孔癌 ekkrines Porokarzinom *n*
小汗腺汗孔棘细胞瘤 ekkrines Poroakanthom *n*
小汗腺汗孔瘤(汗腺汗孔硬结) ekkrines Porom *n*
小汗腺汗孔上皮瘤 ekkrines Poroepitheliom *n*
小汗腺螺旋瘤 ekkrines Spirom *n*
小汗腺螺旋腺瘤 ekkrines Spiradenom *n*
小汗腺囊瘤 ekkrines Hidrocystoma *n*, ekkrines Hidroky-stom *n*
小汗腺囊腺瘤 ekkrines Cystadenom *n*
小汗腺上皮瘤 ekkrines Epitheliom *n*
小汗腺纤维腺瘤 ekkrines Fibroadenom *n*
小汗腺腺瘤 ekkrines Hidroadenoma *n*
小汗腺腺样囊性癌 adenoides cystisches Karzinom von Ekkrin *n*
小汗腺血管瘤性错构瘤 ekkrines angiomatoeses Hamartom *n*
小汗腺粘蛋白癌 Gallertkarzinom von ekkriner Drüse *n*
小汗腺痣 ekkriner Nävus *m*
小核 Kleinkern *n*, Mikronukleus *m*
小核 RNA kleine nukleare RNAs *f pl*
小核核糖核蛋白 kleines nukleares Ribonukleoprotein *n*
小核菌属 Sclerotium *n*
小核裂细胞 kleine Schlitzzelle *f*
小核糖核酸病毒感染 Picornavireninfektion *f*
小核栅核酸病毒 Picornaviren *n pl*
小颌 Mikrognathia *f*
小颌畸形 Mikrognathie *f*
小颌症 Mikrognathie *f*
小红细胞 Mikrozyt *m*, Mikroerythrozyt *m*
小红细胞贫血因子 mikrozytärer Anämiefaktor *m*
小红细胞性贫血 mikrozytäre Anämie *f*
小红细胞症 Mikrozytose *f*, Mikrozythämie *f*
小喉 kleiner Larynx *m*
小坏死量 Limes necroticans *m*
小环 Ringel *m*
小环颌间固定法 intermaxillare Fixation mit Ringelme-thode *f*
小环结扎术 Ringelligation *f*
小环平皿法 Ringelkulturteller-Methode *f*
小茴香 römischer Fenchet *m*, süßer Fenchel *m*
小茴香醇 Fenchol *n*
小茴香酮 Fenchon *n*
小基因 Mini-Gen *n*
小棘 Spina *f*
小棘红苔藓 Lichen ruber spinulosus *m*
小棘苔藓 Lichen spinulosus *m*
小棘突镊 Spinalpinzette *f*
小集落 Mikrokolonie *f*
小集团 Clique *f*
小集团意识 Gruppenbewusstsein *n*
小剂量 kleine Dosierung *f*, kleine Dosis *f*
小剂量地塞米松抑制试验法 Dexamethason-Inhibitions-test mit kleiner Dosis *m*
小家鼠 Mus museulus *m*
小夹 klip(p) *m*
小夹板 kleine Schiene *f*
小夹板固定[法] Klein-Schienen-lmmobilisation *f*
小甲症 Mikronychia *f*
小尖霉属 Wallemia *f*
小尖形 spitzeform
小间隙 Zwischenraum *m*
小睑 Mikroblepharie *f*, Mikroblepharon *n*
小睑裂综合征 Blepharophimose, Ptosis *f*, Syndrom des Epik-anthus inversus *n*
小睑裂综合征 Syndrom der kleinen Blepharophimose *n*
小胶质细胞 Mikrogliazelle *f*, Mikroglia *f*
小胶质细胞肥大和增生 Hypertrophie und Hyperplasie der Mikroglia *f*
小角 Cornu minus(ossis hyoidei) *n*
小角度 X 射线散射 Kleinwinkel-Röntgenstreuung *f*
小角结节 Tuherculum corniculatum *n*
小角膜 Mikrophthalmus anterior *m*, Mikrocornea *f*
小角软骨 Santorini* Knorpel *m*, Cartilago Santorini* *f* Cartilago corniculata *f*
小角舌肌 Chondroglossus, n, Musculus chondroglossus *m*
小角羽状的 hornförmig-gefiedert
小脚软骨 Knorpel der Kornikulate *m*
小节孢子 Mikroarthrospore *f*
小结 Knötchen *n*, Knoten *m*
阿郎希乌斯氏小结 Arantius* Knötchen *n pl*
阿孝夫氏小结 Aschoff* Knötchen *n*, Aschoff* Körper-chen *n*
比昂基氏小结 Bianchi* Körper *m*
克尔克林氏小结 Kerckring* Knoten *m pl*, Noduli valvu-larum semilunatium *m pl*
莫尔加尼结节 Morgagni* Tuberkel *m*(①嗅结节,嗅球 ②乳晕表面的小结节)
莫尔加尼氏小结 Morgagni* Körperchen *n pl*
让塞尔姆氏小结 Jeansclme* Knoten *m*, juxtaartikulärer Kno-ten *m*
斯泰纳瘤(让塞尔姆小结) Steiner*Tumoren *pl*/Jeanselme* Knötchen *n*(关节旁结节见于梅毒、雅司病等)
小结肠 Mikrokolon *n*
小结节 Knötchenausschlag *m*, Tuberculum minus(hu-meri) *n*
小结节嵴 Crista tuberculi minoris *f*
小结节性肝硬变 mikronoduläre Zirrhose *f*
小结节性肝硬化(变) mikronoduläre Zirrhose *f*
小结节性黄瘤 knotiges Xanthom *n*
小结节性结核[样]疹 mikronoduläres Tuberkulin *n*
小结帽 Kappe *f*
小结石病 Mikrolithiasis *f*
小结树突细胞 kleine dendritische Zelle *f*
小结相关上皮细胞 follikuläre assoziierte Zelle *f*

小结性淋巴样增生 nodulärelymphoide Hyperplasie *f*
小结状淀粉样变 noduläre Amyloidose *f*
小晶状体 Mikrophagie *f*
小精灵[的] elfisch
小精灵面容综合征(威廉斯综合征) elfisches Gesicht-Syndrom *n*, Williams* Syndrom *n*
小颈子宫 Uterus parvicollis *m*
小静脉的 venulär
小局灶性癫痫 kleine fokale Epilepsie *f*
小菌核 Bulbille *f*
小菌核属状真菌 Elasmomyzyt *m*
小菌核形成 Bulbillose *f*
小菌落 Mikrokolonie *f*
小菌落放线菌 Mikroactinomyzyt *m*
小卡 Kalorie *f*, Calorie *f*, Mikrokalorie *f*
小颏 kleines Kinn *n*
小颏 Mikrogenia *f*, Mikrogenie *f*
小颏[畸形] kleines Kinn-Missbildung *f*
小颏矫正术 chirurgische Korrektion der Mikrogenie *f*, chirurgische Korrektur des Kinns *f*
小颗粒 Granalie *f*, Granula *n pl*
小颗粒细胞 kleingranuläre Zelle *f*, kleine granuläre Zelle *f*
小颗粒致密低密度脂蛋白 kleine dichte LDL *n*
小颗粒状乳腺 kleingranuläre Drüse *f*
小孔 Ostiolum *n*, Stigma *n*, Stoma *n*
小口 Mikrostomie *f*, Ostiolum *n*
小口病 Oguchis Krankheit *f*, Mikrostomie *f*
小口畸形 Mikrostomie *f*
小口矫正术 Korrektionsoperation der Mikrosomie *f*
小口径 kleiner Durchmesser *m*
小口氏病 Oguchi* Krankheit *f*, Oguchi* Syndrom *n*
小口试剂瓶 Reagenzglas mit enger Offnung *n*
小口症 Kleine Klauenseuche *f*
小块 Fleck *m*
小块茎 Tuberkel *m*, Knoten *m*
小宽针 kleine breite Nadel *f*
小溃疡 Aphthae *f pl*
小立克次氏体属 Rickettsiella *f*
小粒 Parvulus *m*
小连接体 kleiner Konnektor *m*
小镰孢属 Fusariella *n*
小镰状细胞性贫血 mikrodrepanozytische Blutarmut *f*
小蠊属 Blatella *f*
小梁 Balken *m*, Trabekel *f*, Trabecula *f*
小梁癌 trabekuläres Karzinom *n*
小梁部 trabekulärer Teil *m*
小梁穿刺术 Trabekulopunktion *f*
小梁刺激术 Trabekulostimulation *f*
小梁的 trabekulär
小梁间隙 trabekulärer Raum *m*
小梁剪 Mikro-Trabekuo-Schere *f*
小梁结构 Trabekularismus *m*
小梁静脉 trabekuläire Vena *f*
小梁流出 trabekulärer Abfluss *m*
小梁切除咬切器 Trabekulektomieausstanzer *m*
小梁切开刀 Trabekulotomie *f*
小梁切开术 Trabekulotomie *f*
小梁网 trabekuläres Netzwerk *n*, Retikulum trabekulare *n*
小梁形成 Trabekulation *f*, Bällkchenbildung *f*
小梁周窦 peritrabekeler Lymphosinus *m*
小梁网状结构 trabekuläres Netzwerk *n*
小量凝胶电泳 Mini-Gel-Elektrophorese *f*
小量制备 Mini-Vorbereitung *f*
小淋巴细胞 kleiner Lymphozyt *m*
小淋巴细胞白血病 kleine lymphatische Leukämie *f*
小淋巴细胞红斑狼疮 kleiner systematischer Lupus erythematosus *m*
小淋巴细胞淋巴瘤 kleines lymphozytisches Lymphom *n*
小淋巴细胞性淋巴瘤 kleinzelliges Lymphom *n*
小淋巴细胞性细胞淋巴瘤 kleine lymphozytische T-Zelle *f*
小鳞茎 Bulbilus *f*
小鳞片 Squama *f*
小菱形肌 Musculus rhomboideus minor *m*
小颅 Mikrozephalie *f*
小卵 Ovulum *n*
小螺菌 Spirillum minor *n*
小螺菌鼠咬热 spirilläres Ratte-beißendes Fieber *n*
小滤泡性腺瘤 mikrofollikuläres Adenom *n*
小麦粉 Weizenmehl *n*
小麦黄素 Tricin *n*
小麦培养基 Weizenbouillon *f*
小麦肉汤 Weizenbouillon *f*
小麦属 Tritieum *n*, Weizen *m*
小脉 Pulsus palvus *m*
小盲淋巴窦 kleiner blinder Sinus *m*
小毛虫 caterpillar, Raupe *f*
小美牛肝蕈 Boletus speciosus *m*
小面 Facette *f*
小踇囊炎畸形 Fehlstellung der kleinen Hallux-Bursitis *f*
小囊(卵泡,滤泡) Follikel *m*, Folliculus *m*
小囊的 follicular(-is, -is, -a), follikulär
小囊状 Sakkuliform *n*
小囊状体 Minicystoid *n*
小脑 Kleinhirn *n*, Cerebellum *n*, Parencephalon *n*, Micrencephalon *n*
小脑白质板 Lamina albae cerebelli *f*
小脑板 Kleinhirnplate *f*
小脑半球 Hemispherium eerebelli *n*
小脑半球上静脉 Venae hemispherii cerebelli superiores *f pl*
小脑半球损害综合征 Syndrom der Kleinhirnhemisphärenverletzung *n*
小脑半球下静脉 Venae hemispherii cerebelli inferiores *f pl*
小脑扁桃体 Kleinhirnmandel *f*
小脑扁桃体动静脉畸形 arteriovenöse Malformation in Kleinhirntonsille *f*
小脑扁桃体疝 Kleinhimtonsillenbruch *m*
小脑扁桃体下疝畸形(颅颈交界畸形) Chiari* Malformation *f*
小脑扁桃体支 Ramus tonsillae cerebelli *m*
小脑变性 cerebellare Degeneration *f*
小脑表皮样囊肿 Kleinhirnepidermoidzyste *f*
小脑病变综合征 cerebellares Syrndrom *n*
小脑病步态 zerebellärer Gang *m*
小脑病性强直 zerebelläre Rigidität *f*
小脑病性言语 zerebelläre Sprache *f*
小脑成血管细胞瘤 zerebelläres Hämangioblastom *n*
小脑出血 Apoplexia cerebelli *f*, Kleinhirnblutung *f*
小脑出血急死 Sekundentod aus Kleinhirnblutung *m*
小脑传出的 zerebellofugal
小脑岛 zerebelläre Insel *f*
小脑的 cerebellar(-is, -is, -e), zerebellar, zerebellär
小脑动静脉畸形 arteriovenöse Malformationen im Kleinhirn *f*
小脑发育不良 Kleinhirnhypoplasie *f*
小脑发育不良性神经节细胞瘤 zerebelläres dysplastisches Gangliozytom *n*
小脑方形小叶 viereckiges Läppchen des Zerebellums *n*
小脑分子层 Mulekularschicht *f*
小脑橄榄体的 Kleinbirnolivar
小脑梗塞 Infarktion in Zerebellum *f*

小脑梗死 Infarktion in Zerebellum *f*
小脑共济失调 Zerebellarataxie *f*
小脑共济失调综合征（农内综合征） Syndrom von zerebellärer Ataxie *n*
小脑谷 Vallecula cerebelli *f*
小脑核 Nuclei cerebelli *m pl*
小脑红核的 cerebellorubral (-is, -is, -e)
小脑红核脊髓的 cerebellorubrospinal
小脑后的 postcerebellar
小脑后切迹 Kerbe des Kleinhirns *f*
小脑后上静脉 Venae cerebri posteriores superiores *f pl*
小脑后外侧裂 Fissura dorsolateralis von Kleinhirnsichel *f*
小脑后下动脉综合征 Syndrom der Arteria cerebelli in-ferior posterior *n*
小脑后叶 Lobus posterior cerebelli *m*
小脑回 Gyri cerebelli *m pl*, Kleinhirnwindungen *f pl* Mikrogyrien *f pl*
小脑及视网膜成血管细胞瘤 Hämangioblastom des Zerebellums und der Retina
小脑脊髓的 cerebellospinal (-is, -is, -e)
小脑脚 Kleinhimschenkel *m*, Pedunculus cerebellaris *m*, Kleinhimstiel *m*
小脑静脉 Venae cerebelli *f pl*
小脑拉钩 cerebellarer Haken *m*
小脑镰 Falx cerebelli *f*, Kleinhimsichel *f*
小脑裂 Fissurae cerebelli *f pl*, Sulci cerebelli *m pl*
小脑颅侧脚 Pedunculus cerebellaris cranialis *m*
小脑颅侧脚交叉 Decussatio pedunculorum cerebellarium cranialium *f*
小脑颅侧叶 Lobus cranialis cerebelli *m*
小脑幕 Tentorium cerebelli *n*, Gehirnzelt *n*, Hirnzelt *n*, Kleinhirnzelt *n*
小脑幕底支 Ramus tentorii basalis *m*
小脑幕裂孔疝 tentorielle Hemie *f*, Tentoriumhernie *f*
小脑幕裂孔疝形成 transtentoriale Herniation *f*
小脑幕裂伤 Tentoriumlazeration *f*
小脑幕脑膜瘤 Meningeom im Tentorium *n*
小脑幕切迹 Incisura tentorii cerebelli *f*
小脑幕切迹上疝 Tentoriumhernie *f*
小脑幕上疝 obere Herniation des Zerebellums *f*
小脑幕下血肿 zerebelläres Hämatom des Subtentoriums *n*
小脑幕缘支 Ramus tentorii marginalis *m*
小脑幕支 Ramus tentorii *m*
小脑脑桥的 cerebellopontin
小脑脑桥角 Brückenwinkel des Kleinhirns *m*, Kleinhirnbrückenwinkel *m*
小脑脑桥角胆脂瘤 Kleinhirn-Brückenwinkel-Cholesteatom *n*
小脑脑桥角脑膜瘤 Kleinhirnbrückenwinkelsmeningeom *n*
小脑脑桥角综合征 Kleinhirn-Brfickenwinkelsyndrom *n*
小脑脑桥脚 Pedunculus cerebellaris pontis *m*
小脑内的 intrazerebellär, intrazerebral
小脑内血肿清除术 Entfernung des intrazerebellären Hämatoms *f*, intracerebellare Hämatomausräumung *f*
小脑脓肿 Kleinhirnabszeß *m*
小脑脓肿穿刺吸引术 Punktion und Aspiration des Klein-hirnabszeßes *f*
小脑皮质 Cortex cerebelli *m*
小脑皮质层 Kleinhimrindenschicht *f*
小脑皮质浦肯野细胞层 Purkinjezellenschicht der Kleinhirnrinde *f*
小脑皮质退化 zerebellokortikale Degeneration *f*
小脑前切迹 Incisura cerebri anterior *f*
小脑前上静脉 Venae cerebri anteriores superiores *f pl*
小脑前下静脉 Venae cerebri anteriores inferiores *f pl*
小脑前叶 Lobus anterior cerebelli *m*
小脑桥脑角 Brückenwinkel *m*, Kleinhirnbrückenwinkel *m*
小脑切除［法］ Dezerebellierung *f*, Dezerebellation *f*
小脑疝 Herniation des Zerebellums *f*
小脑疝形成 Herniation des Zerebellums *f*
小脑上池 obere zerebelläre Zisterne *f*
小脑上动脉 Arteria cerebelli superior *f*
小脑上动脉［闭塞］综合征 Syndrom der Arteria cerebelli superior *n*
小脑上脚 Brachium coniunetivum cerebelli *n*, Peduncu-lus cerebellaris superior *m*
小脑上脚交叉 Decussatio pedunculorum cerebellariumsuperiorum *f*
小脑视网膜血管瘤病 Angiomatosis retinocerebellosa *f*, Hippel*-Lindau* Syndrom *n* Cushing* Hämangi (oblast)-om *n*
小脑视网膜血管细胞瘤病 Angiomatose der zerebelläre Netzhaut *f*
小脑手术台 Kleinhirnoperationstisch *m*
小脑水平沟 Sulcus horizontalis cerebelli *m*
小脑髓体 Kleinhirnmark *n*
小脑髓质 Kleinhirnmark *n*
小脑肽 Cerebellin *n*
小脑体 Corpus cerebelli *n*
小脑天幕疝 zerebelläre tentoriale Herniation *f*
小脑突出 Parenzephalozele *f*
小脑外的 extrazerebellar
小脑危象 Zerebellare Krisis *f*
小脑尾侧脚 Pedunculus cerebellaris caudalis *m*
小脑下臂 Restibrachium *n*, Myelobrachium *n*
小脑下后动脉 Arteria cerebelli inferior posterior *f*
小脑下后动脉综合征 Syndrom der Arteria cerebelli in-ferior posterior *n*
小脑下脚 Pedunculus cerebellaris inferior *m*
小脑下脚综合征 Syndrom des Pedunculus cerebellaris *n*
小脑下静脉 Venae cerebelli inferiores *f pl*
小脑下前动脉 Arteria eerebelli inferior anterior *f*
小脑小球 zerebellärer Glomerulus *m*
小脑小舌 Liugula cerebelli *f*
小脑小叶 Flocculus cerebelli *m*
小脑星形细胞瘤 Kleinhirnastrozytom *n*
小脑性癫痫 zerebelläre Epilepsie *f*
小脑性共济失调 zerebellare Ataxie *f*, Kleinhirnataxie *f*
小脑性共济失调步态 zerebellar ataktischer Gang *m*
小脑悬雍垂 Uvula cerebelli *f*
小脑血管瘤 zerebellares Hämangioma *n*
小脑血管母细胞瘤 Zerebellare Hämangioblastom *n*
小脑血管网织细胞瘤 Retikulom der Kleinhirngefäß *n*
小脑血管网状内皮瘤 Lindau* Tumor *m*, Angioretikuloma cerebelli *n*
小脑延髓池 Cisterna magna *f*, Cisterna cerebellomedulla-ris *f*
小脑延髓池穿刺 zysternale Punktion *f*
小脑延髓体 Kleinhirnmark *n*
小脑炎 Kleinhirnentzündung *f*
小脑眼皮肤毛细血管扩张 Zerebello-okulo-kutane Telangiektasie *f*
小脑叶片 Folia cerebelli *n pl*, Gyri cerebelli *m pl*
小脑蚓 Vermis cerebelli *m*
小脑蚓部 Kleinhimwurm *m*, Vermis cerebelli *m*
小脑蚓部的 vermiam
小脑占位病变 raumfordemder Prozeß des Kleinhirns *m*
小脑中脚 Brückenschenkel *m*, Brückenstiel *m*
小脑中脚上束 oberer Fasciculus von Mittelkleinhirnschenkel *m*
小脑中脚深束 tiefer Fasciculus von Mittelkleinhirnschenkel *m*
小脑中脚下束 unterer Fasciculus von Mittelkleinhirnschenkel *m*
小脑中央前静脉 Vena precentralis cerebelli *f*

小脑中央小叶 Zentralläppchen des Zerebellums *n*
小脑肿瘤 Tumoren des Zerebellums *m pl*
小脑转移性肿瘤 metastastische Tumoren in Zerebellum *m pl*
小脑锥体的 cerebellopyramidal
小脑综合征 Kleinhirnsyndrom *n*, Nonne* Syndrom *n*
小脑纵隔 Mediastinum cerebelli *n*
小脑卒中 zerebelläre Apoplexie *f*
小内蜓 Endolimax nana *f*(一种人肠内无害寄生虫)
小镊子 Pinzette *f*
小牛肠磷酸酶 Phosphatase des Wadendarms *f*
小牛肝菌 Boletinus cavipes *m*
小牛肝菌属 Boletinus *m*
小牛胸腺 Kalbthymen *m pl*
小脓疱 Pustelf
小脓肿 Mikroabszess *m*
小诺霉素(沙加米星) Mikronomicin *n*, Sagamicin *n*
小泡样横纹肌肉瘤 Vesikel-Rhabdomyosarkom *n*
小疱 Alveolus *m*, Bläschen *n*, Vesicula *f*
小疱的 alveolär, alveolar(-is, -is, -e)
小疱性角膜结膜炎 phlyktänuläre Keratoconjunktivitis *f*
小疱性角膜炎 phlyktänuläre Keratitis *f*
小疱性结膜炎 Conjunktivitis phlyktänulosa *f*, Conjunkti-vitis phlyktänularis *f*
小疱性湿疹 Ekzema vesiculosum *n*
小疱性紫癜 Purpura vesiculosa *f*
小疱学说 vesiculare Hypothese *f*
小疱样的 phiyktänähnlich
小疱疹 Exanthema vesiculosum *n*
小培养 Mikrozüchtung *f*
小配子 Mikrogamet *m*
小配子发生 Mikrogametogenese *f*
小配子囊 Microgametangium *n*
小配子体 kleiner Gametozyt *m*, Mikrogametozyt *m*
小配子形成 Exflagellation *f*
小皮板下区 Regio infracuticularis *f*
小皮缘 Cutigrenze *f*
小脾 Mikrosplenie *f*
小片 Flocke *f*
小片状脱发 Alopecia parvimaculata *f*
小品状体 Mikrophakie *f*
小平板法 Mikroplattierung *f*
小平面 Facette *f*
小瓶 Fläschchen *n*, Phiole *f*
小剖腹经肝胆管造影术 offene transhepatische Cholangiographie der Minilaparotomie *f*(MOTC)
小气道病 Erkrankung des kleinen Luftwegs *f*
小气道肺部疾病 Lungenkrankheiten des kleinen Luftwegs *f pl*
小气道功能 Funktion des kleinen Luftwegs *f*
小气道阻力测定 Kleinluftweg-Resistenzbestimmung *f*
小气候学 Milcroklimatologie *f*
小气囊式均压垫 Luftkissen *n*
小器官 Organell *n*, Organelle *f*
小前 B 细胞 kleine Prä-B-Zelle *f*
小前额畸形 Missbildung der kleinen Stirn *f*
小前细颈棘头虫 Profilicollis minutes *n*
小钳 Forceps minor *f*
小腔 Caverniculae *f pl*
小腔的 locularis
小腔形成 Lokulation *f*, Froin* Syndrom *n*
小切断术 kleine Amputation *f*
小切口除皱术 Rhytidektomie durch kleinen Einschnitt *f*
小切口直视获取隐静脉 direkt Venenentnahme durch kleinen Schnitt *f*
小切口重睑术 Doppel-Lidkorrektur durch kleinen Einschnitt *f*
小青春期 Minipubertät *f*
小清亮突触囊泡 kleine klare synaptische Blase *f*
小丘状隆起 Colliculus *m*
小球 Glomerulus *m*, Kügelchen *n*
小球病毒 Pingpang-Virus *n*
小球的 glomerular(-is, -is, -e), glomerulos(-US, -a, -um)
小球队员肘 Ellbogen des Kleinligistes *m*
小球过滤 glomeruläre Filtration *f*
小球间牙本质 Interglobulardentin *n*
小球菌属 Pediococcus *m*
小球阴离子 glomeruläre Polyanion *n*
小球藻属 Chlorella *f*
小球藻素 Chlorellin *n*
小球状 kokkoid
小球状的 globular(-is, -is, -e)
小群体生态学 Kleingruppen-Ökologie *f*
小染色体 Mikrochromosom *n*
小人国[视]幻觉 Mikrohalluzination *f*, Lilliputschen-Halluzination *f*
小容量脂肪抽吸 Fettabsaugung des kleinen Volumens *f*
小乳房 kleine Brüste *f*
小乳头 Mikrothelia *f*, Mikrothelie *f*
小乳头症 Mikromastie *f*
小乳症 Mikromastie *f*
小锐钩 kleiner scharfer Haken *m*
小三停 kleine drei Haltestelle *f*
小伞[形花序] Umbellula
小舌 Mikroglossie *f*
小舌菌属 Microglossum *m*
小神经胶质 Mesoglia *f*
小神经胶质细胞(奥尔特加细胞) Mikrogliazelle *f*, Mikroglia *f*, Hortega* Zelle *f*
小神经内分泌细胞 kleinzellige neuroendokrine Zelle *f*
小肾畸形 kleine Nierenfehlbildungen *f pl*
小生境 Mikrohabitat *n*
小生殖器 Mikrogenital *n*, Mikrogenitalismus *m*
24 小时变化 zirkadiane Änderung *f*(生理节奏的)
12 小时标准血清锂浓度 Standard-Serumkonzentration des Lithiums in 12 Stunden *n*
24 小时尿游离皮质醇 freies Cortisol im 24-h-Urin *n*
小时序 RNA kleine temporale RNA *f*
小拭子 Bausch *m*
小室 Cella *f*
小嗜酸细胞 Microxycyt *m*, mikroxyphile Zelle *f*, microxycyte <engl.>
小噬细胞 Mikrophagen *m*
小收肌 Musculus adductor minimus *m*
小手 Mikrocheirie *f*
小手术 kleine(od. minore) Operation *f*
小鼠 Beige-Maus *f*
bm12 小鼠 bm12-Maus *f*
小鼠 B-Maus *f*
BXSB- 小鼠 BXSB-Maus *f*
C3H/HeJ 小鼠 C3H/HeJ-Maus *f*
CBA/N 小鼠 CBA/N-Maus *f*
小鼠 Maus *f*
MRL/1pr 小鼠 MRL/1pr-Maus *f*
NOD 小鼠 NOD-Maus *f*
Snell-Bagg 小鼠 Snell-Bagg-Maus *f*
小鼠保护试验 Mausschutzprüfung *f*
小鼠耳肿胀试验 Ohrschwellungstest der Maus *m*(MEST)
小鼠肺炎病毒 Virus der Lungenentzündung von Mäusen *n*
小鼠肝炎病毒 Maus-Hepatitis-Virus *m*
小鼠固定箱(筒) mausfixierender Kasten *m*

小鼠基因 Mausgene *n pl*
小鼠模型 Mausmodell *n*
小鼠脑脊髓炎病毒 Maus-Enzephalomyelitis-Virus *n*
小鼠胚胎干细胞试验 Test der embryonalen Stammzellen *m* (EST)
小鼠乳腺瘤病毒 Mausmamma-Adenom-Virus *n*
小鼠特异性B淋巴细胞抗原 Mausspezifisches B-Lymphozyten-Antigen *n*
小鼠特异性周围淋巴细胞抗原 mausspezifisches ripherisches Lymphozyten-Antigen *n*
小鼠脱脚病病毒 infektiöses Ektromeliavirus *n*
小鼠微体病毒 Mausminivirus *n*
小鼠细胞系 Maus-L-Zell-Linie *f*
小鼠细小病毒 Maus-Parvovirus *n*
小鼠腺病毒 Maus-Adenovirus *n*
小鼠中心 Maus-Zentrum *n*
小鼠组织相容复合体-2 H2-Komplex *m*
小鼠组织相容性复合体 Maus-Histokompatibilität-Komplex *m*
小束 Faszikel *m*, Fasciola *f*
小数砝码 fraktionierte Gewiehte *n pl*
小水泡音 kleinblasiges feuchtes Rasselgeräusch *n*
小水疱病 Phiyktänosis *f*
小苏打 Natriumbikarbonat *n*, Natrium biearbonicum *n*
小髓细胞 Mikromyelozyt *m*
小损害 Mikroläsion *f*
小提琴手颈部皮炎 Nackendermatitis des Violinists *f*
小体 Corpuscula *n pl*
阿孝夫氏小体 Aschoff* Körperchen *n*, Aschoff* Knöt-chen *n*
阿孝夫小体 Aschoff* Körper *m*, Aschoff* Knötchen *n*(风湿性心肌炎时心肌间质中的小粟粒状细胞集团)
埃尔施尼格小体 Elschnig* Körper *m*, Elschnig* Perlen *f pl*(见于白内障)
奥尔小体(奥尔棒状体) Auer* Körper *m*(原粒细胞、早幼粒细胞、原单核细胞、幼稚单核细胞胞浆中微细的颗粒,排列成小杆状,见于髓系白血病)
巴-恩二氏极小体 Babes*-Ernst* Körperchen *n*
巴恩小体(异染[颗]粒) Babes*-Ernst* Körperchen *n pl*, metachromatische Körperchen *n pl*
巴尔氏小体 Barr* Kärper *m*, Barr* Chrokatinkörper *m*
巴尔小体 Barr* Körper *m*(性染色质,X染色质,仅见于女性,男性无)
柏兴氏小体 Paschen* Körperchen *n*
鲍尔弗小体 Balfour* Körper *m*, Aegyptianella pullorum *f*(鸡埃及焦虫)
本斯·琼斯小体 Bence Jones* Körper *m*, Bence Jones* Protein *n*(本斯·琼斯蛋白质)
布韦小体 Bracht*-Wächter* Körper *m*(细菌性心内膜炎的心肌非特异性炎性病灶)
达彻小体 Dutcher* Körper *m*(见于肿瘤性浆细胞样淋巴细胞和浆细胞)
德特烟氏小体 Deetjen* Körper *m*
德特晏小体 Deetjen* Körper *m*(血小板)
多内氏小体 Donne* Körperchen *n*
高尔基氏肌腱小体 Golgi* Körperchen *n*, Golgi* Sehnenspindel *f*
瓜尼埃里小体 Guarnieri* Körper *m*, Guarnieri* Blutkörperchen *n*(感染了牛痘或天花病毒的细胞胞浆中发现的小体)
哈普小体(沙眼小体) Halberstaedter*-Prowazek* Körper *m*, Trachom Körper *m*(沙眼结膜上皮细胞浆中的包涵体)
哈塞尔氏小体 Hassal* Körperchen *n*
哈索尔小体 Hassall* Körper *m*, Hassall* Körperchen *n*(胸腺小体)
海埃小体 Heinz-Ehrlich* Körper *m*, Heinz* Granulat *n*(苯肼中毒或脾切除后红细胞中的高度折光性球体)
海-欧二氏小体 Heinz*-Ehrlich* Körperchen *n*
海因茨小体 Heinz* Körper *m*, β-Stoff *m*(异染颗粒物质在红细胞内由毒物引起的圆形体)
亨森小体 Hensen* Körper *m*(在耳蜗管上皮螺旋器外毛细胞膜下的圆形高尔基网体)
加法小体 Gamna-Favre Körper *m*(梅毒性淋巴肉芽肿所见的细胞浆内的嗜碱性包涵体)
贾沃尔斯基小体 Jaworski* Körper *m*, Jaworski* Blutkörperchen *n*(由粘液形成的螺旋形小体见于胃酸过多的胃液中)
卡-埃二氏小体 Call*-Exner* Körperchen *n pl*
卡埃小体 Call-Exner Körper *m*, Call-Exner Vakuole *f*(卵巢滤泡颗粒细胞内深染物质积聚而成)
康斯尔曼小体 Councilman* Körper *m*(源于肝细胞的嗜酸性圆形小体,见于病毒性肝炎、黄热病等)
克劳洋氏小体 Krause* Körperchen *n pl*, Corpuscula bulboidea *n pl*
拉尔莱曼德小体 Lallemand Körper *m*(精囊内胶质物圆柱体)
拉福拉小体 Lafora Körper *m*(由酸性粘多糖组成的神经元内包涵体可见于家族性肌阵挛性癫痫的患者)
拉特小体(本斯·琼斯圆柱体) Lallemand-Troussean Körper *m*, Bence Jones Zylinder *m*
郎格汉斯星状小体 Langehans* Zelle *f*
雷济厄斯小体 Retzius Körper *m*(柯替器毛细胞下部有色颗粒的原生质团)
利杜小体(黑热病小体) Leishman-Donovan Körper *m*, L.D. Körper *m*(锥虫科原虫的无鞭毛体期)
林德原生小体 Linder* ursprünglicher Körper *m*(沙眼包涵体)
鲁非尼氏小体 Ruffini* Körperchen *n pl*
鲁塞尔氏小体 Russel* Körperchen *n pl*
洛斯托费小体(洛斯托费颗粒体) Lostorfer Körper *m*, Lostorfer Blutkörperchen *n*(梅毒患者血液内可见)
马尔皮基氏小体 Malpigi* Körperchen *n pl*, Glomerulus renis *n pl*
马尔皮基小体(肾小体) Malpighian* Körper *m*, Malpighian* Nierenkörperchen *n*
马洛里小体 Mallory* Körper *m*(酒精性肝硬化及其他肝病时肝脏内的透明角质小体)
马森小体 Masson* Körper *m*(风湿性肺炎时充塞在肺泡及肺泡管内的细胞性小体)
马夏尔小体 Marchal* Körper *m*(鼠痘的细胞内包涵体)
米古小体 Michaelis*-Gutmann* Körper *m*(膀胱软化斑病灶中的小体)
莫特小体 Mott* Körper *m*(见于多发性骨髓瘤浆细胞胞浆中的透明球体)
穆塞尔小体 Mooser* Körper *m*, Neill*-Mooser* Körper *m*(斑疹伤寒时鞘膜间皮细胞内立克次样体)
内格里小体(狂犬病包涵体) Negri* Körper *m*(狂犬病动物的神经细胞内原虫样小体)
尼斯尔粒(虎斑小体) Nissl* Granula *n pl*, Nissl* Körperchen *n pl*
诺特纳格尔小体 Nothnagel* Körper *m*(圆或椭圆形小体见于食肉者的粪便内)
欧利希氏血红蛋白症小体 Ehrlich* hämoglubinämischer Körper *m*
帕彭海默小体 Pappenheimer* Körper *m*(红细胞中含铁嗜碱颗粒)
帕申小体 Paschen* Körper *m*(天花和牛痘组织的细胞内包涵体)
帕西尼氏小体 Pacini* Körperchen *n pl*, Corpuscula lamellosa *n pl*
珀尔斯氏贫血性小体 Perls* Körperchen *n pl*

普格小体(沙眼小体) Prowazek*-Greeff* Körper *m*, Trachom Körper *m*
普利默小体(癌小体) Plimmer* Körper *m*, Krebskörper *m*(癌细胞中小包涵体)
普罗瓦策克小体 Prowazek* Körper *m*(①沙眼小体 ②天花牛痘小体)
绍曼小体 Schaumann* Körper *m*(肉瘤样结节内巨细胞含有的发亮的小体)
施蒂达体 Stieda* Körper *m*(在球虫孢囊壁的极区密集形成的小体)
施瓦尔贝氏小体 Schwalbe* Körperchen *n pl*
特劳伯氏小体 Traube* Körperchen *n pl*
托因比氏小体 Toynbee* Körperchen *n*, Hornhautkör-perchen *n*
韦伯氏小体 Weber* Körperchen *n*, Utriculus prostati-cus *m*
维罗凯小体 Verocay* Körper *m*(神经纤维瘤中的螺旋状细胞群)
魏尔啸氏小体 Virchow* Körperchen *n*
魏-帕小体(电子显微镜下,血管内皮细胞胞质内的棒状微管束) Weibel*-Palade* Körperchen *n*
鹦鹉热小体 Levinthal*-Coles*-Lillie* Körper *m*, L-C-L Körper *m*(组织内)
约斯特小体 Joests* Körper *m*(神经细胞核内的包涵体)
LCL 小体 Levinthal*-Coles*-Lillie* Körperchen *n*
V 小体 V-Körper *m*
X 小体 X-Körper *m*
Y 小体 Y-Körper *m*
Schiller-Duval 小体(S-D 小体) Schiller*-Duval* Korpuskel *n*
W-P 小体(怀布尔帕拉德小体) W-P Körperchen *n*, Weibel*-Palade* Körperchen *n*
F 小体(荧光小体) F-Körperchen *n*
小体的 korpuskulär
小体内的 inIracorpuscular(-is, -is, -e), intrakorpuskulär
小体配合 Mikrogamie *f*
小体外的 extrakorpuskulär
小头 Mikrocephalia *f*, Capitulum *n*
小头白痴 Vogelkopf *m*, Mikrocephalia *f*
小头的 mikrocephal
小头[畸形] Mikrocephalus *m*, Kleinköpfigkeit *f*, Mikro-zephalie *f*
小头金蝇 Chrysomia mikrocephala *f*
小头小颌并指综合征 Kleiner Kopf und kleinen Schädel Finger-Syndrom *n*
小头侏儒 mikrocephalischer Zwerg *m*
小突变 Kleinmutation *f*
小兔唇蛔虫 Lagochilascaris minor *m*
小腿 Unterschenkel *m*, Crus *n*
小腿部筋膜瓣 Faszie des Beinchens *f*
小腿部皮瓣 krurale Faszie *f*
小腿肚高 Kalbhöhe *f*
小腿肚厚 Kalbtiefe *f*
小腿肚宽 Kalbbreite *f*
小腿绀红皮病 Erythrocyanosis supramalleolaris *f*
小腿骨 Ossa cruris *n pl*
小腿骨间膜 Membrana interossea cruris *f*
小腿骨间神经 Nervus interosseus cruris *m*
小腿过短 Mikrocnemis *f*
小腿横韧带 Ligamentum transversum cmris *n*
小腿红绀病 Erythrocyanose crurum *f*
小腿后部皮瓣 posteriorer kruraler Hautlappen *m*
小腿后侧皮瓣 hinterer kruraler Lappen *m*
小腿后骨筋膜鞘 posteriorer Beinknochen-Faszie-Mantel *f*
小腿后肌间隔 Septum intermusculare posterius cruris *n*
小腿后区(面) Regio cruris posterior *f*
小腿假毛囊炎 Pseudofolliculitis des Unterschenkels *f*
小腿假肢 又称经胫截肢假肢 Beinprothese *f*
小腿筋膜 Fascia cruris *f*
小腿筋膜室综合征 Unterschenkel-Kompartmentsyndrom *n*
小腿静脉曲张性溃疡 Ulcus cmris varicosum *n*
小腿静脉性溃疡 Venenulzeration des Unterschenkels *f*
小腿溃疡 Beingeschwüre *n pl*
小腿美容术 kosmetische Chirurgie des Beins *f*
小腿内侧皮瓣 medialer kruraler Lappen *f*
小腿内侧皮支 Rami cutanei cruris medialis *m pl*
小腿气囊 Kalbblase *f*
小腿前臂长度指数 tibio-radialer Index *m*
小腿前骨筋膜鞘 anteriorer Beinknochen-Faszie-Mantel *m*
小腿前肌间隔 Septum intermusculare anterius cruris *n*
小腿前区(面) Regio cruris anterior *f*
小腿屈侧 Unterschenkelkalb *n*
小腿缺血性坏死 ischämische Nekrose des Unterschen-kels *f*
小腿缺血性溃疡 ischämische Ulzeration des Unterschenkels *f*
小腿三头肌 Museulus triceps surae *m*
小腿三头肌反射 Reflex des Museulus triceps surae *m*
小腿十字韧带 Ligamentum cmciatum cruris *n*
小腿缩窄 Beinverengung *f*
小腿痛性脂肿综合征 fette geschwollene schmerzhafte Bein-Syndrom *n*
小腿外侧骨筋膜鞘 lateraler Beinknochen-Faszie-Mantel *m*
小腿外侧皮瓣 seitlicher Beinlappen *m*, lateraler Schenkellappen *m*
小腿外侧区 seitlicher Wadenbereich *m*
小腿围度指数 Index des Unterschenkelumfangs *m*
小腿先天性环形缩窄 angeborene ringförmige Beinverengung
小腿旋转试验 Timbrill-Fischer* Test *m*
小腿长 Unterschenkellänge *f*
小腿长围指数 Unterschenkellänge-Umfang-Index *m*
小腿足长指数 Unterschenkel-Fuss-Index *m*
小腿最大围 großer Kalbkreisumfang *m*
小腿最小厚 minimale Beintiefe *f*
小腿最小宽 minimale Beinbreite *f*
小腿最小围 Minimum des Kalbumfangs *m*
小吞噬细胞 Mikrophagen *m pl*
小陀螺状的 gewunden
小唾液腺 Glandulae salivales minores *f pl*
小弯 kleine Kurvatur *f*
小弯镊 spitze gekrümmte Piuzette *f*
小丸 Pillen *f pl*
小网膜 Omentum minus *n*, Winslow* Sack *m*, Omentu-lum *n*
小微生子 Mikrogonidium *n*
小韦荣球菌 Veillonella parvala *f*
小卫星 DNA Minisatellit-DNA *f*
小卫星(可变数目串联重复) Kleinsatellit *m*
小卫星变异重复序列 Variation-Wiederholungen der Kleinsatelliten *f pl*
小卫星[基因]探针 Minisatellitprobe *f*
小卫星区 Minisatellitregion *f*
小胃 Magentasche *f*, Mikrogastrie *f*, Nebenmagen *m*
小胃癌 Kleinmagenkarzinom *n*
小胃癌和微小胃癌 Kleinmagenkarzinom und Mikromagen-karzinom *n*
小窝 Scrobiculus *m*, Fossula *f*
小无核裂滤泡中心细胞 kleine teilungslose follikuläre Zentral-zelle *f*
小无核裂细胞 kleine teilungslose Zelle *f*
小无裂细胞淋巴瘤 kleinzelliges teilungsloses Lymphom *n*
小舞蹈病 Sydenham* Chorea *f*, Chorea minor *f*
小细胞 Minizelle *f*
小细胞癌 kleinzelliges Karzinom *n*
小细胞部 Pars parvicellularis *f*
小细胞成骨肉瘤 kleinzelliges Osteosarkom *n*

小细胞低色素性贫血 mikrozytäre hypochrome Anämie *f*
小细胞肺癌 kleinzelliges Lungenkarzinom *n*
小细胞腹尾侧核 ventrocaudaler parvizellulärer Nukleus *m*
小细胞骨肉瘤 kleinzelliges Osteosarkom *n*
小细胞核群 parvizelluläre Nuclei *m pl*
小细胞间皮瘤 kleinzelliges Mesotheliom *n*
小细胞淋巴瘤 kleinzelliges Lymphom *n*
小细胞神经内分泌癌 kleinzelliges neuroendokrines Karzinom *n*
小细胞术分化性癌 undifferenziertes kleinzelliges Karzi-nom *n*
小细胞网状核 parvizellulärer retikularer Nukleus *m*
小细胞未分化肺癌 undifferenziertes kleinzelliges Lunger karzinom *n*
小细胞型骨肉瘤 kleinzelliges Osteosarkom *n*
小细胞型神经内分泌癌 kleinzelliges neuroendokrines Karzinom *n*
小细胞性的 kleinzellig, parvicellular(-is, -is, -e)
小细胞正常色素性贫血 mikrozytäre normochrome Anä-mie *f*
小细胞支气管肺癌 kleinzelliges Bronchialkarzinom *n*
小下颌畸形 Mikrognathie *f*
小先天性痣细胞痣 kleiner angeborener Nävuszellenävus *m*
小纤维环 kleiner fibröser Ring *m*
小涎腺 kleine Speicheldrüsen *f pl*
小涎腺体腺瘤 Adenom der kleinen Speicheldrüsen *n*
小腺管腺病 mikroglanduläre Adenose *f*
小消化腺 kleine digestive Drüse *f*
小斜角肌 Musculus scalenus minimus *m*
小心 vorsichtig
小心脏 Mikrokardie *f*
小心脏综合征 Mikrokardie-Syndrom *n*
小囟[门] kleine Fontanelle *f*
小信号模型 Kleinsignalmodell *n*
小星 Stellula *f*
小形指 Mikrodaktylie *f*
小形趾 Mikrodaktylie *f*
小型阿贝描绘器 kleiner Abbe* Abbildungsapparat *m*
小型孢子囊 Mikrosporangiolum *n*
小型常压灭菌器 kleiner atmosphörischer Sterilisator *m*
小型的 mikro-
小型低压吸引器 kleiner Niederdruck-Aspirator *m*
小型供热器 Mikroheizgerät *n*
小型钩针 kleine fischangelförmige Nadel *f*
小型滑动切片机 kleines Gleitmikrotom *n*
小型环境测试舱 kleine Klimakammer *f*
小型计算机 Minicomputer *m*
小型胶片 Mikrofilm *m*
小型搅拌器 Mikroagitator *m*
小型康复医院 kleines Genesungsheim *n*
小型疗养所 kleines Pflegeheim *n*
小型啮齿类 kleine Rodentia *pl*
小型培养法 Mikrokultur *f*
小型配子结合 Mikrogametogamie *f*
小型剖宫术 Hysterotomie *f*
小型剖宫术 kleine Hysterotomie *f*
小型热带利什曼[原]虫 Leismania tropica minor *f*
小型收集器 Minisammler *m*, kleiner Einnehmer *m*
小型微血管外科手术器械包 kleiner mikrochirurgischer Gefäßinstrumenten-Satz *m*
小型无绿藻 Prototheca wickerhamii *f*
小型压力蒸汽灭菌器 Tisch-Sterilisator *m*
小型照片 Mikrophotograph *m*
小型真菌 Mikropilz *m*
小型质粒 kleines Ti-Plasmid *n*
小型种 Mikrospezies *f*
小型猪 Miniaturschwein *n*
小型自动高频电刀 kleines automatisches hochfrequenzelektrochirurgisches Messer *n*
小学生心理学 Schüler-Psychologie *f*
小血管持针钳 kleine Gefässnadelfasszange *f*
小血管剪 kleine Gefässschere *f*
小血管镊 kleine Gefäßpinzette *f*
小血管手术剪 kleine Gefässschere *f*
小血管套管 kleine Gefässkanüle *f*
小血管套管钩 kleine Gefässkanülehaken *m*
小血管吻合器械包 Anastomosen-Instrumenten-Besteck für kleine Gefäßen *n*
小血管硬化 Arteriosklerosis *f*
小血栓形成 Mikrothrombose *f*
小血小板 Mikroblutplättchen *n*, Mikroplastozyt *m*
小循环 Pulmonalkreislauf *m*, kleiner Kreislauf *m*
小循环或肺循环 Lungenkreislauf oder Mikrokreislauf *m*
小牙 Mikrodontie *f*, Mikrodentismus *m*
小牙症 Mikrodontie *f*
小芽胞 SDorula *n*
小亚基 kleine Subeinheit *f*, small subunit<engl.>
小眼虫 Euglena gracilis *f*
小眼[畸形] Mikrophthalmie *f*, Mikrophthalmus *m*
小眼睑 kleines Augenlid *n*
小眼球 Mikrophthalmie *f*, Mikrophthalmus *m*
小眼球伴眼眶囊肿 Mikrophthalmus mit Orbital-Zyste *m*
小样本法 Kleinprobenahmetechnik *f*
小妖精面容综合征 elfenhaftes Gesieht-Syndrom *n*
小叶 Foliolum *n*, Lobulus *m*
小叶癌 Lobulärkarzinom *n*
小叶隔 interlobulares Septum *n*
小叶核心 Lobulärnukleus *m*
小叶间胆管 interlobulärer Gallenweg *m*
小叶间胆管损伤 Verletzung des interlobulären Gallengangs *f*
小叶间的 interlobular(-is, -is, -e), interlobulär
小叶间动脉 Arteriae interlobulares *f pl*
小叶间隔 interlobuläres Septum *n*, Septum interlobulare *n*
小叶间隔的 interlobulär-septal
小叶间管 Ductus interlobulares *m*
小叶间结缔组织 interlobuläres Bindegewebe *n*
小叶间静脉 Venae interlobulares *f pl*
小叶间小管 Ductuli interlobulares *m pl*
小叶间胸膜炎 interlobuläre Pleuritis *f*
小叶瘤变 lobuläre Neoplasie *f*
小叶瘤形成 Lobulärneoplasie *f*
小叶内胆管 intralobulärer Gallengang *m*
小叶内的 intralobular(-is, -is, -e), intralobulär
小叶实质 Lobulärparenchym *n*
小叶外的 extralobulär
小叶细支气管 Lobulärbronchiole *f*
小叶下静脉 Vena sublobularis *f*
小叶性的 lobulär
小叶性肺不张 Lobuläratelektase *f*
小叶性肺炎 Lobulärpneumonie *f*, Bronchopneumonie *f*
小叶性淋巴网络 perilobuläres lymphatisches Netzwerk *n*
小叶性乳腺癌 lobulärer Brustkreb *m*
小叶性上皮内瘤变 lobuläre intraepitheliale Neoplasie *f*
小叶性肾小球肾炎 Lobulärglomerulonephritis *f*
小叶原位癌 lobulöres Karzinom in situ *n*
小叶增生 lobuläre Hyperplasie *f*
小叶中心[部分]的 centrolobular(-is, -is, -e)
小叶中心性肺气肿 centrolobuläres Emphysem *n*
小叶中心性结节 zentrilobuläres Knötchen *n*
小叶中央性肺气肿 zentrolobuläres Emphysem *n*

小叶状子宫颈内膜腺体增生 lobuläre Hyperplasie der endozervikalen Drüsen *f*
小叶组织学 lobuläre Histologie *f*
小翼 Ala parva *f*
小翼软骨 kleiner Flügelknorpel *m*
小阴唇 Labium minus pudendi *n*, Nympha *f*
小阴唇肥大 Hypertrophie der kleinen Schamlippen *f*
小阴唇切开术 Nymphotomie *f*
小阴唇炎 Nymphitis *f*
小阴唇阴道再造术 Schamlippen-Vagina-Rekonstruktion *f*
小阴唇粘连 Adhäsion des Labium minus pudendi *f*
小阴唇肿 Nymphoncus *m*
小阴茎 Mikrokaulie *f*
小阴影 Opazität *f*
小阴影聚集 Opazitätsammlung *f*
小阴影密集度 Opazitätsintensität *f*
小隐孢子虫 Cryptosporidium parvum *n*
小隐静脉 Vena saphena parva *f*
小隐静脉结扎术 Ligatur der Vena saphena parva *f*
小隐静脉切除术 Saphenektomie *f*
小隐静脉曲张 Varix der Vena saphena parva *m*
小有核红细胞 kleine kernhaltige Zelle *f*
小幼红细胞 Mikroerythrozyt *m*
小于胎龄[儿] Kind kleiner als das Gestationsalter *n* (SGA), Säugling mit kleinem Schwangerschaftsalter *m*
小于正常 geringer
小余压 kleiner Restdruck *m*
小余压供氧面罩 Sauerstoffmaske mit kleinem Restdruck *f*
小余压机制 Mechanismus des kleinen Restdrucks *m*
小鱼际 Antithenar u, Hypothenar *n*
小鱼际间隙感染 Infektion des Hypothenarraums *f*
小鱼际筋膜 Hypothenarfaszie *f*
小鱼际隆起 Eminentia hypothenaris *f*
小鱼际皮瓣 Hypothenarlappen *m*
小鱼际区 Hypothenarareal *f*
小鱼际缺陷 Hypothenar-Mangel *m*
小鱼际纹型 Hypothenarmuster *n*
小宇宙 Mikrokosmus *m*
小原粒细胞 Mikromyeloblast *m*
小圆病毒 Kleinrundvirus *n*
小圆骨凿 Kleinknochenmeißel *m*
小圆肌 Musculus teres minor *m*
小圆头叩诊锤 Perkussionshammer mit rundem Kopf *m*
小圆凸 Torulus *m*
小圆细胞肉瘤 Kleinrundzellensarkom *n*
小圆形结构病毒 kleines rundes strukturiertes Virus *n*
小圆[形]上皮细胞 Kleinrundepithelzelle *f*
小脏型的 mikrosplanchnisch
小折返 Mikrowiedereintritt *m*
小针刀 Kleinnadelmesser *n*
小枕 Pulvenar *n*
小支气管 Bronchium *n*, Bronchiole *f*
小支气管痉挛 Bronchiolarspasmus *m*
小枝 Ramulus *m*
小枝的 ramulin (-us, -a, -um)
小指 Kleinfinger *m*, Digitus minimus (manus) *m*
小指短屈肌 Musculus flexor digiti minimi brevis manus *m*
小指对掌肌 Musculus opponens digiti minimi manus *m*
小指固有伸肌 Musculus extensor digiti quinti proprius *m*
小指甲 kleiner Nagel *m*
小指近侧指关节最大宽 maximale Breite des Fingergrundglieders *f*
小指伸肌 Kleinfingerstrecker *m*, Musculus extensor digiti minimi *m*
小指伸肌腱鞘 Vagina tendinis musculi extensoris digiti minimi *f*
小指营养不良 Dystrophie des fünften Fingers
小指远侧指关节宽 Kleinfingerendgliederbreite *f*
小指展肌 Musculus abductor digiti minimi manus *m*, Musculus abductor digiti quinti manus *m*
小指展肌皮瓣 Lappen des Abductors digiti minimi *m*
小指长 Kleinfingerlänge *f*
小指掌侧长 Kleinfingerlänge palmaris *f*
小趾 Kleinzehe *f*, Digitus minimus pedis *m*
小趾短屈肌 Musculus flexor digiti minimi brevis pedis *m*
小趾对跖肌 Musculus opponens digiti minimi pedis *m*
小趾展肌 Musculus abductor digiti minimi pedis *m*
小质点 feine Partikel *f*, Partikelchen *n*
小中幼粒细胞 Micromyelocyt *m*
小种 Rasse *f*
小株立克次体 Rickettsia akari *f*
小柱 Columella *f*
小转子 Trochanter minor *m*
小装置 Apparat *m*
小锥体[细胞]层 Zellschicht der kleinen Pyramiden *f*
小足 Mikropus *m*
小组 Untergruppe *f*
小组策划者 Gruppe-Drahtzieher *m*
小组对比 Gruppe *f*
小组工作 Teamarbeit *f*
小组科研项目 Gruppenforschungsprojekt *n*
小组疗法 Gruppentherapie *f*
小组讨论 Gruppendiskussion *f*
小组制护理 Teampflege *f*

xiào 校哮笑效

校医 Sehularzt *m*
哮喘 Asthma *n* (支气管)
哮喘 Asthma *n*, Aasmus *m*
哮喘持续状态 astmatische Krise *f*
哮喘持续状态 Status asthmaticus *m*
哮喘发作 Asthmaanfall *m*
哮喘晶体(沙莱晶体) Asthmakristall *n*
哮喘危象 astmatische Krise *f*
哮喘先兆 Aura asthmatica *f*
哮喘性肺嗜酸细胞浸润症 asthmatische Pulmonaleosinophilie *f*
哮喘性支气管炎 Asthmabronchitis *f*
哮吼[声] Krupp *m*
哮吼综合征 Kruppsyndrom *n*
哮鸣[音] Keuchen *n*, Schnauler *m*
笑病 Lachkrankheit *f*
笑反射 Lachen-Reflex *m*
笑肌 Musculus risorius *m*
笑气 Lustgas *n*, Lachgas *n*
笑气麻醉 Lähmung mit Nitrooxydulum *f*
笑气压力表 Nitro(o)oxydulummanometer *m*, Nitro(o)xy-dulumdruckmesser *m*
笑气氧气麻醉 Lähmung mit Nitrooxydulum und Oxygen *f*
笑声 Lachen *n*, Gelächter *n*
效标 Gültigkeit *f*
效标[关联]效度 Kriteriumsvalidität *f*
效标效度 Kriteriumsvalidität *f*
效度 Validität *f*
效度尺度 Gültigkeitsskala *f*
效度系数 Validitätskoeffizient *m*
效度准则 Validitätskriterium *n*
效果 Effekt *m*
效果律 Effekt-Regel *f*

效果率 Wirkungsgesetz *n*
效果说 Effekt-Theorie *f*
效果依赖性 Effektabhängigkeit *f*
效果指数 Effektivitätsindex *m*
效价 Valenz *f*, Titer *m*
效价测定 Titerprüfung *f*
效价单位 Potenzeinheit *f*
效价递增 steigende Titergefälle *n*
效价强度 Potenz *f*, Mächtiigkeit *f*
效力(效能,效率) Auswirkung *f*, Effizienz *f*
效力可加性 Addition des Effektes *f*
效力因素 Effektsfaktor *m*
效率 Effizienz *f* Leistungsfähigkeit *f*, Leistungsvermögen *n*
效率成本 Effizienz-Kosten *f pl*
效率高的 effizient
效率曲线 Effizienzkurve *f*
效能 Aktivität *f*, Potenz *f*
效能测定 Potenzanalysator *m*
效能单位 Potenzeinheit *f*
效能试验 Potenztest *m*
效验试验 Abnahmeprüfung *f*
效益成本比率 Nutzen-Kosten-Verhältnis *n*
效应 Effekt *m*, Wirkung *f*
效应[淋巴]细胞 Effektorlymphcyt *m*
效应[性]T 细胞 Effektor-T-zelle *f*
效应 T 细胞 Effektor-T-Zelle *f*
效应部 Effektor *m*
效应大小 Effektstärke *f*
效应分析 Analyse der Auswirkungen *f*
效应感受器 Effektorrezeptor *m*
效应功能 Effektor-Funktion *f*
效应机理 Effektuierungsmechanismus *m*
效应阶段 effektives Stadium u
效应可加性 Addition des Effektes *f*
效应力 Effizienz *f*
效应量 Effektstärke *f*
效应淋巴细胞 Effektor-Lymphozyten *m pl*
效应评估 Wirkungsabschätzung *f*
效应评价 Folgenabschätzung *f*
效应器 Effektor *m*
效应器官 Effektororgan *n*, Erfolgsorgan *n*
效应器[物] Effektor *m*
效应神经元 Effektorneuron *n*
效应生物[学]标志 Biomarker-Effekt *m*
效应梯度 Effektgradient *m*
效应调节物 Effektormodifikator *m*
效应物 Effektor *m*
效应细胞 Effektorzelle *f*
效应细胞毒性 T 细胞 Effektor-CTL *m*
效应相 Effektor-Phase *f*
效应性记忆细胞 Effektor-Gedächtnis-Zelle *f*
效应修饰 Effektmodifikation *f*
效应修饰因素 Effektmodifikator *m*
效应修正因素 Effektmodifikator *m*
效应因子 Effektor *m*
效应预防 Antwort-Verhütung *f*
效应子作用 Effektorsfunktion *f*
效用 Effekt *m*
效用函数 Nutzenfunktion *f*
效用系数 Effektkoeffizient *m*
效用依赖性 Effektabhängigkeit *f*
效用值 Gebrauchswert *m*
效用最大化 Nutzenmaximierung *f*

XIE 楔歇蝎协邪胁偕斜谐携鞋缬写泄泻卸谢蟹

xiē 楔歇蝎

楔[叶子]前动脉 Arteria praecunealis *f*
楔骨 Os cuneiforme *n*, Keilbein *n*
楔骨间韧带 Ligamentum intercuneiformia interossea *n*, Ligamenta cuneometatarsea interossea *f*
楔骨损伤 Verletzung des Keilbeins *f*
楔间背侧韧带 Ligamenta intercuueiformia dorsalia *n pl*
楔间骨 Os cuneiforme *n*
楔间骨间韧带 Ligament intercuneiforma interossea *n*
楔间足底韧带 Ligamenta intercuneiformia plantaris *n pl*
楔前动脉 Arteria cuneiformia anterior *f*
楔前叶 Praecuneus *m*, Vorkeil *m*
楔嵌压 Verkeilungsdruck *m*
楔入法肝静脉造影 keilförmige Hepatovenographie *f*
楔束 Fasciculus cuneatus *m*, Keilstrang *m*
楔束副核 Nucleus cuneatus accessorius *m*
楔束核 Nucleus cuneatus *m*
楔束结节 Tuberculum cuneatum *n*
楔条法 keilförmige abstreifende Technik *f*
楔骰背侧韧带 Ligamentum cuneocuboideum dorsale *n*
楔骰骨间韧带 Ligamentum cuneocuboideum interos-seum *n*
楔骰关节 Articulatio cuneocuboideus *f*
楔骰舟关节 Articulatio cuneocuboideonavicularis *f*
楔骰足底韧带 Ligamentum cuneocoboideum plantare *n*
楔小脑纤维 cuneocerebellare Fiber *f*
楔形(状)截骨术 keilförmige Osteotomie *f*
楔形板 Keilplatte *f*
楔形的 emboliform(-is, -is, -e), emboloid
楔形的 Keil *m*
楔形垫 Keilkissen *n*
楔形短缩关节融合术 keilförmige Arthrodese-Verkürzung *f*
楔形短头[畸形] Brachysphenoides *n*
楔形肺切除术 keilförmige Lungenresektion *f*
楔形骨不连 Keil-Pseudarthrose *f*
楔形关节 keilförmiges Gelenk *n*
楔形核 Nukleus cuneatus *m*
楔形切除缝合 keilförmige Resektion-Naht *f*
楔形切除术 keilförmige Resektion *f*
楔形头[畸形] Sphenoides *n*
楔形胃切除术 Gastrektomie cuneiformis *f*
楔形物 Keil *m*
楔形下核 Nukleus subcuneiformis *m*
楔形压 verkeilungsdruck *m*
楔形牙 Mesiodens *m*, Mesiodont *m*
楔形牙尖 keilförmiger Zipfel *m*
楔叶 Cuneusm, Keilm, Gyrus cuneim
楔褶口蘑 Tricholoma cuneifolium *n*
楔跖骨间韧带 Ligament des Wedge-Mittelfußknochens *n*, Ligamenta cuneometatarsea interossea *f*
楔舟背侧韧带 Ligamenta cuneonavicularia dorsalia *n pl*
楔舟关节 Articulatio cuneonavicularis *f*
楔舟足底韧带 Ligamenta cuneonavicularia plantaria *n pl*
楔状的 keilförmig, cuneiform(-is, -is, -e), cuneat(-us, -a, -um)
楔状骨 Os cuneiforme *n*
楔状核 Nukleus cuneatus *m*
楔状结节 Tuberculum cuneiforme *n*
楔状缺损 keilförmiger Defekt *m*
楔状软骨 Cartilago Wrisbergi (ana) *f*, Cartilago cuneifor-mis *f*
楔状隙 Interdentalraum *m*

楔子 Keil *m*
歇斯底咀素质 Hysterizismus *m*
歇斯底里 Hysterie *f*
歇斯底里[症] Hysterie *f*
歇斯底里爆发 Hysterieanfall *m*
歇斯底里的 hysterisch
歇斯底里感染 hysterische Seuche *f*
歇斯底里先兆 Aura des Hysterieanfalls *f*
歇斯底里性嗳气 hysterisches Aufstossen *n*
歇斯底里性痴笑 Gelasmus *m*
歇斯底里性癫痫 hysterische Epilepsie *f*
歇斯底里性感觉缺失 hysterische Anästhesie *f*
歇斯底里性格 hysterische Persönlichkeit *f*
歇斯底里性共济失调 hysterische Ataxie *f*
歇斯底里性僵住[症] Hysterokatalepsie *f*
歇斯底里性狂笑 Kachinnation *f*
歇斯底里性聋 hysterische Taubheit *f*
歇斯底里性麻痹 hysterische Lähmung *f*
歇斯底里性尿 hysterischer Urin *m*
歇斯底里性呕吐 hysterisches Erbrechen *n*
歇斯底里性人格 hysterische Persönlichkeit *f*
歇斯底里性失音 hysterische Aphonie *f*
歇斯底里性嗜眠 hysterische Lethargie *f*
歇斯底里性舞蹈病 hysterischer Veitstanz *m*
歇斯底里性躁狂 hysterische Manie *f*
蝎 Skorpione *m pl*
蝎螯[伤] Scorpionstich *m*
蝎毒 Skorpiongift *n*
蝎毒液中毒 Vergiftung dutch Skorpiongift *f*
蝎目 Skorpionleiter *m*
蝎神经毒素 Charybtoxin *n*(抑制钙活化钾离子通道的神经毒素)
蝎属 Centrurus *m*, Scorpio *m*
蝎尾状弯曲的 skorpioid
蝎蜇伤 Skorpion-Stich *m*
蝎子毒[液] Skorpiongift *n*

xié 协邪胁偕斜谐携鞋缬

协变量 Kovariate *f*
协变性 Kovariation *f*
协定 Konvention (internationale Droge) *f*(国际药物)
协定处方 vereinbartes Rezept *n*
协方差 Kovarianz *f*
协方差分析 Mitstreuungszerlegung *f*
协方差估值 Kovarianzbeurteilung *f*
协方差和相关性 Kovarianz und Korrelation *f*
协方差结构模型 Kovarianzstrukturmodell *n*
协会 Verein *m*
协生病毒 Koordination *f*
协调 Rapport *m*
协调表达 Koordinationsexpression *f*
协调不能 Ataxia *f*, Inkoordination *f*
协调的护理模式 koordiniertes Versorgungsmodell *n*
协调反射 Koordinationsreflexion *f*
协调功能 Koordinationsfunktion *f*
协调功能测试器 Ataxiameter *n*
协调关系 Rapport *m*
协调护理程序 koordiniertes Pflegenprogramm *n*
协调机能 Koordinationsfunktion *f*
协调减低(退) Hypotaxie *f*
协调评定 Koordinationsbeurteilung *f*
协调调节 Unkoordination *f*
协调细胞培养 Co-Kultur *f*
协调性服务 koordinierte Versorgung *f*
协调性联带运动 koordinierte Synkinese *f*
协调性酶合成作用 koordinierte Enzymsynkinese *f*
协调性移植 konkordante Transplantation *f*
协调性异种移植术 koordiniertes Xenotransplantat *n*
协调性子宫收缩乏力 koordinierte Uterusatonie *f*
协调性子宫收缩过强 koordinierte Hyperkontraktilität des Uterus *f*
协调运动 koordinierte Bewegung *f*, Präzisionsbewegung *f*
协调运动训练 Koordinierungstrainig *n*
协调运动障碍 Koordinationsstörung *f*
协调障碍 Dystaxie *f*
协调照顾 Betreuungskoordination *f*
协调者 Koordinator *m*
协调中枢 Koordinationszentrum *n*
协调作用 intergrative Wirkung *f*
协同 Synergie *f*, Synergismus *m*
协同[作用] Zusammenwirken *n*, Synergismus *m*
协同变量关系 Kovariation *f*
协同变异 Kovariation *f*
协同不能 Asynergie *f*, Asynergia *f*
协同沉淀[反应] Co-Präzipitation *f*
协同沉淀抗体 Co-Präzipitationsantikörper *m*
协同的 synergisch
协同动作不能 Äsynergie *f*
协同动作障碍 Dyssynergie *f*
协同对抗肌 zusammenarbeitende antagonistische Augen-muskel *m*
协同反馈抑制 Collaborative-Rückkopplungshemmung *f*
协同放射 cooperate Radiation *f*
协同感染 Coinfektion *f*
协同工作 Interoperabilität *f*
协同护理模式 kollaborativenes Pflegenmodell *n*
协同肌 Synergist *m*
协同基因的 kogenetisch
协同基因株 kogenetischer Stamm *m*
协同进化 Koevalution *f*
协同抗体 kooperativer Antikörper *m*
协同困难 Dyssynergie *f*, Ataxie *f*
协同凝集 Koagglutination *f*
协同凝集试验[反应] Koagglutinationstest *m*
协同器官 Synergist *m*
协同失调 Dyssynergie *f*, Ataxie *f*
协同收缩 Cocontraktion *f*, Cocontraction *f*
协同受体复合体 Korezeptor-komplex *m*
协同输运系统 Kotransportsystem *n*
协同调控 Koregulierung *f*
协同效度 gleichzeitige Validität *f*
协同效应 kooperativer Effekt *m*
协同抑制 synergistisch Inhibition *f*
协同因子(素) Cofaktor *m*
协同运动 synergische Bewegung *f*
协同运动不能 Asynergie *f*
协同运输 kooperierende Transportplanung *f*
协同治疗 kooperierende Behandlung *f*
协同转运(运送) Kotransport *m*
协议 Vereinbarung *f*
协议期 Verhandlungszeit *f*
协议自动化执行 Ausführen vom automatisierten Protokoll *n*
协助法 kooperative Methode *f*
协助扩散 kooperate Diffusion *f*
T 协助细胞 Heifer-T-zelle *f*, T-Helferzelle *f*
T1 协助细胞 T1-Helferzelle *f*
协阻抑物 Koinhibitor *m*
协作分集 kooperative Vielfalt *f*
协作肌 synergistischer Muskel *m*

协作剂 SyRergist *m*
协作生活 Synergismus *m*
协作性应答 kooperative Antwort *f*
协作者 Mitarbeiter *m*
协作[作用] Synergismus *m*, Zusammenarbeit *f*
协作组工作方法 Team-Ansatz *m*
邪恶行为 böse Tat *f*
邪蒿素 Seselin *n*
胁从犯 gezwungener Komplice *m*
胁腹 Flanke *f*
偕胺肟 Amidoxim *n*
偕氯代烃亚胺 Imidochlorid *n*, lmidchlorid *n*, Iminochlo-rid *n*
斜产位(式) Schräglage *f*
斜床 Kipptisch *m*
斜的 obliqu(-us, -a, -um), schräg
斜度 Obliquität *f*, Schiefe *f*, Inklination *f*
斜度计 Tiltometer *n*
斜方肌 Kapuzenmuskel *m*, Musculus trapezius *m*
斜方肌肌皮瓣 Kapuzenmuskelslappen *m*
斜方肌腱下囊 Bursa subtendinea musculi trapezii *f*
斜方肌移位术 Trapezmuskel-Umsetzung *f*
斜方晶系 rhombisches Kristallsystem *n*, orthorhombi-sches Kristallsystem *n*
斜方韧带 Ligamentum trapezoideum *n*
斜方体 Corpus trapezoideum *n*
斜方体背侧核 Nucleus dorsalis corporis trapezoidei *m*
斜方体腹侧核 Nucleus ventralis corporis trapezoidei *m*
斜方体核 Nucleus trapezoideus *m*
斜方线 Linea trapezoidea *f*
斜方形 Trapez *n*
斜方形的 trapezi(-us, -a, -um), trapezoide(-us, -a, -um)
斜行缝合 schräge Naht *f*
斜行截骨术(斜行截骨术) schräge Osteotomie *f*
斜肌 Musculus obliquus *m*
斜肌麻痹 schräge Augenmuskel-Lähmung *f*
斜肌亚核 Subnucleus des schrägen Augenmuskels *m*
斜嵴 oblique Crista *f*
斜交旋转 schiefwinklige Rotation *f*
斜角 obliquer Winkel *m*
斜角带 diagonales Band *n*
斜角肌 Skalenus *m*, Musculus scalenus *m*
斜角肌间法臂丛神经阻滞 Plexusanästhesie durch interskalenäre Route *f*
斜角肌间隙阻滞 interskalenäre Verhaftung *f*
斜角肌淋巴结 Scalene-Lymphknoten *m*
斜角肌切开(断)术 Skalenotomie *f*
斜角肌压迫试验 Adson* test *m*
斜角式转头 schräger Anker *m*
斜角小带 diagonales Bandchen *n*
斜脚畸形 Knickfuß *m*
斜颈 Schiefhals(psychogene) *m* (心因性), Ankylode(i)re *f*, Torticollis *m*, Schiefhals *m*
斜颈(捩颈) Schiefhals *m*
斜颈整复术 Prothetik der Torticollis *f*
斜径 Schrägdurchmesser *m*
斜口对端吻合法 schräge Ende-zu-Ende-Anastomose *f*
斜裂 Fissura obliqua *f*
斜率 Schräge *f*
斜率系数 Steigungskoeffizient *m*
斜面 Schiefe *f*, Planum inclinatum *n*
斜面导板 schiefe Führungsplatte *f*
斜面培养 schräge Agarkultur *f*
斜面台 schräge Tabelle *f*
斜拍法 Flagellation *f*
斜坡 Clivus *m*, Abhang *m*
斜坡部脊索瘤 Siebbein-Platte-Chordom *n*
斜坡脊索瘤 Clivus-Chordom *n*
斜坡脑膜瘤 Meningeom clivi *n*
斜坡卧位 Abhangsposition *f*
斜坡支 Ramus clivi *m*, Klivusast *m*
斜切断术 Schrägamputation *f*
斜切面 Schrägabschnitt *m*
斜疝 Schrägabschnitthernie *f*
斜射照明法 Schrägbeleutung *f*
斜视 Augenablenkung *f*, Loxophthalmus *m*, Strabismus *m*, Schielen *n*
斜视分类 Klassifizierung des Strbismus *f*
斜视钩 Strabismushaken *m*
斜视计 Heteruskop *n*, Strabometer *m*
斜视剪 Strabismusschere *f*
斜视角 Deviationswinkel *m*
斜视矫正 Orthopia *f*
斜视矫正手术器械包 Instrumentenset des Strabismus *n*
斜视镜 Heteroskop *n*, Troposkop *n*
斜视内镜 schräges Endoskop *n*
斜视镊 Strabismuspinzette *f*
斜视手术 Schielchirurgie *f*
斜视手术后眼前段缺血 Ischämie des anterioren Segments nach Schieloperation *f*
斜视[手术]镊 Strabismuspinzette *f*
斜视胃镜用清洗刷 schräge betrachte gastroskopische Waschbürste *f*
斜视胃镜用取样钳 schräge betrachte gastroskopische Probenahmepinzette *f*
斜视诱发试验 Strabismus- Provokationstest *m*
斜索 Chorda obliqua *f*
斜头[畸形] Schiefkopf *m*, Plagiozephalie *m*
斜位 Schiefeinstellung *f*
斜位片 obliquer Film *m*
斜位摄片 Schrägaufnahme *f*
斜位投照 Schrägprojektion *f*
斜卧位 Anaclisis *f*, Anaklisis *f*
斜纤维 oblique Fibra *f*
斜线 Linea obliqua *f*
斜线分布 Slash-Verteilung *f*
斜向散光 schräger Astigmatismus *m*
斜形骨折 Schrägfraktur *f*
斜眼 Strabismus *m*, Loxophthalmus *m*, Heterotropie *f* Heterophthalmus *m*
斜眼矫正反射镜 Orthoptoskop *n*
斜照法 oblique Illumination *f*
斜支持韧带 schräges Unterstützungsband *n*
谐波 harmonische Schwingung *f*
谐和音 harmonischer Ton *m*
谐频成分 harmonische Frequenzkomponente *f*
谐调处理 Gradationsverarbeitung *f*
谐音 Harmonie *f*
谐音联想 Klangassoziation *f*
谐振 harmonische Schwingung *f*
谐振[荡] harmonische Schwingung *f*
谐振频率 Resonanzfrequenz *f*
谐振器 Resonator *m*
谐振腔 Resonatorhöhle *f*
谐振式频率计 Resonanzfrequenz-Testgerät *n*
谐振式压力传感器 resonanter Drucksensor *m*
谐振网络 resonantes Netzwerk *n*
携带 tragen
携带角 Durchführung-Winkel *m*

携带率 Trägerrate *f*
携带式放射性沾染测量仪 tragbares radioaktives Kontamination-Messgerät *n*
携带式粉尘采样器 tragbare Staubprobennehmer *m*
携带式离心机 tragbare Zentrifuge *f*, bewegliche Zentri-fuge *f*
携带式麻醉机 tragbarer Anästhesieapparat *m*
携带式脉率指示表 tragbarer Pulsfrequenzindikator *m*, tragbarer Pulsrate-Indikator *m*
携带式起搏器 tragbarer Schrittmacher *m*
携带式气体采样器 tragbare Gas-Probenehmer *m*
携带式显微镜 tragbares Mikroskop *n*
携带式心电图机 tragbarer Elektrokardiograph *m*
携带式氧气瓶 tragbare Sauerstoffflasche *f*
携带式直流 pH 计划 tragbares Batterie-pH-meter *n*
携带式中子雷姆剂量仪 tragbares Rem* Dosimeter des Neutrons *n*
携带式助听器 tragbare Hörhilfe *f*, tragbares Hörgerät *n*
携带式自动血液分析仪 tragbarer automatischer Blutanalysator *m*
携带型人工肾 tragbare künstliche Niere *f*
携带者 carrier <engl.>
携带者 DNA(载体 DNA) Träger-DNA *f*
携带者蛋白质 Trägerprotein *n*
携氧能力 sauerstofftragfähigkeit *f*
鞋匠缝[合]术 Schusternaht *f*
鞋类 Schuhwerk *n*
鞋内足套 Fußüberzug im Schuh *m*
鞋皮炎 Schuhdermatitis *f*
鞋袜 Schuhwerk *n*
鞋印 Schuhabdruck *m*
缬氨霉素 Valinomycin *n*
缬氨酸 Val u, Valin *n*
缬氨酸血 Valinämie *f*
缬氨酸转移核糖核酸连接酶 Valin-tRNA-Ligase *f*
缬草 Baldrian *m*, Valeriana *f*
缬草酊 Baldriantinktur *f*, Tinktura valerianae *f*
缬草碱 valerin *n*
缬草醚(三)酯 Valepotriate *f pl*
缬草醚醛 Baldrinal *n*
缬草宁碱 Valerianin *n*
缬草属 valeriana *f*
缬草酸 Baldrinsäure *f*, Acidum valerianicum *n*, u-Vale-riansäure *f*
缬草酸盐 Valerat *n*
缬草酮 Valerianonu
缬草烷 Valeriana *f*
缬草烯醇 Valerienol *m*
缬草烯醛 Valerienal *n*
缬草烯酸 Acidum valerienicum *n*
缬草烯酮 Valerienon *n*

xiě 写

写词中枢 geschriebenes Wortzentrum *n*
写存储器 Schreibspeicher *m*
写诗狂 Methomanie *f*
写字过小症 Mikrographie *f*

xiè 泄泻卸谢蟹

泄出 Effluvium *n*
泄出的 exkretorisch
泄出物 Exkret *n*
泄漏电流 Leckstrom *m*
泄气 Aeroausfluß *m*
泄压阀 Druckbegrenzungsventil *n*
泄殖腔 Cloaca *f*, Kloake *f*
泄殖腔存留 persistierende Kloake *f*
泄殖腔的 cloacal(-is, -is, -e)
泄殖腔隔 Kloakenseptum *n*
泄殖腔孔 Kloakenöffnung *f*
泄殖腔理论 Kloakentheorie *f*
泄殖腔膜 Kloakenmembran *f*
泄殖腔外翻 Kloakeneversion *f*
泄殖腔炎 Kloakenentzündung *f*
泄殖腔异位 ektopische Kloake *f*
泻除的 kathartisch, apokathartisch
泻的 cathartic(-is, -a, -um)
泻法(导泻) Katharsis *f*, Reduktionsverfahren *n*
泻剂 Abführmittel *n*
泻流 Effusion *f*
泻下的 laxierend
泻下过度 Hyperkatharsis *f*
泻盐 Sal catharticum *n*, Magnesiumsulfat *n*, Bittersalz *n*, Abführsalz *n*
泻药(剂) Cathartica *n pl*, Abführmittel *n pl*
泻药性结肠 kathartischer Dickdarm *m*
泻药性结肠炎 kathartische Kolitis *f*
卸甲载体 entwaffneter Überträger *m*
谢[希]尔德病(弥漫性轴周性脑炎,进行性皮质下脑病) Schilder* Krankheit *f*
谢德氏手术 Schede* Operation *f*
谢尔德氏脑炎 Schilder* Enzephalitis *f*
谢尔顿类型论 Shelden* Typologietheorie *f*
谢尔顿性格类型理论 Sheldon* Theorie der Konstitutionstypen *f*
谢格尔氏耳镜 Siegle* Ohrtrichter *m*, Siegle* Otoskop *n*, pneumatischer Ohrtrichter *m*
谢里夫的从众实验 Sherif* Konformitätsforschung *f*
谢利瓦诺夫氏反应 Seliwanow* Reaktion *f*
谢林顿现象 Sherrington* Phänomen *n*(刺激已变性的运动神经引起的后腿肌肉反应)
谢斯现象 Schellong*-Strisower* Phänomen *n*(卧位变为直立姿势时收缩压下降)
蟹蚋 Simulium neavei *n*
蟹守螺 Cerithium *n*
蟹守螺属 Cerithium *n*
蟹足状 kanzeröses Wachstum *n*

XIN 心芯辛欣锌新囟信

xīn 心芯辛欣锌新

心 Herz *n*
心 X 线照片 Aktinokardiogramm *n*
心瓣闭锁(关闭)不全 valvuläre Insuffizienz *f*, Herzklap-peninsuffizienz *f*
心瓣膜 Herzklappenf *pl*
心瓣[膜]病 Klappenfehler *m*, Klappenvitium *n*
心瓣膜穿孔 Perforation der Herzklappen *f*
心瓣[膜]刀 Valvulotom *n*
心瓣膜挫裂伤 Einriss des Herzklappens *m*
心瓣膜动脉瘤 valvuläres Aneurysma *n*
心瓣膜分离术 Kommissurensprengung *f*, Herzklappens-prengung *f*
心瓣膜钙化 Verkalkung der Herzklappe *f*
心瓣膜裂伤 Lazeration der Herzklappen *f*
心瓣膜脱垂 Vorfall des Herzklappens *m*
心瓣狭窄 Herzklappenstenose *f*
心瓣炎 Kardiovalvulitis *f*
心包 Perikard *n*, Herzbeutel *m*, Pericardiumu
心包壁层 parietales Perikardium *n*
心包补片 Perikardpatch *m*

心包部分切除术 partiäre Perikardektomie *f*, Perikardre-sektion *f*
心包出血 Hämoperikard *n*
心包穿刺 Perikardiozentese *f*
心包穿刺[术] Herzbeutelpunktion *f*, Perikardiozentese *f*
心包穿刺抽液 Perikardiozentese *f*
心包挫伤 Herzbeutel-Prellung *f*
心包的 pericardial(-is,-is,-e), peicardiac(-us,-a,-um)
心包[放液]穿刺术 Perikardiozentese *f*
心包反射 Herzbeutelreflex *m*
心包反折 perikardiale Reflektion *f*
心包缝[合]术 Perikardiorrhaphie *f*
心包钙化 Perikardverkalkung *f*
心包膈的 pericardiacophrenic(-us,-a,-um)
心包膈动脉 Arteria pericardiacophrenica *f*
心包膈静脉 Venae pericardiacophrenicae *f pl*
心包横窦 Sinus transversus pericardi *m*, Theile* Kanal *m*
心包活检 Perikardbiopsie *f*
心包积脓 Pyoperikard *n*
心包积脓气 Pneumopyoperikardium *n*
心包积气 Pneumoperikard *n*
心包积气水 Pneumohydroperikardium *n*, Hydropneumo-perikard *n*
心包积水(液) Hydrokardie *f*, Hydrops pericardii *m*, Hy-droperikard *n*
心包积水气 Hydropneumoperikard *n*
心包积血 Haemoperieardium *n*, Häm(at)operikard *n*
心包积液 Herzbeutelerguß *m*, Perikarderguß *m*
心包积液征 Symptome des Herzbeutelergußes *n pl*
心包疾病 Perikardkrankheit *f*
心包间皮瘤 Mesotlleliom des Perikards *n*
心包减压术 Perikarddekompression *f*
心包静脉 Venae pericardiacae *f*
心包叩击音 pericardialer Perkussionsschall *m*
心包摩擦音(感) Perikardgerfiusch *n*, Perikardreiben *n*, pericardiales Reibegeräusch *n*
心包囊肿 Perikardzyste *f*
心包内填塞 Perikardtamponade *f*, Herztamponade *f*
心包破裂 Perikardruptur *f*
心包憩室 Perikarddivertikel *n*
心包前淋巴结 Nodi lymphatici preperikardiales *m pl*
心包腔 Cavum perikardii *n*, Perikardialhöhle *f*, Herz-beutelhöhle *f*
心包腔穿刺术 Perikardiozentese *f*
心包腔积液 perikardialer Erguß *m*, Perikarderguß *m*
心包腔粘连 Concretio cordis *f*, Concretio pericardii *f*
心包切除术 Perikardektomie *f*
心包切除术后综合征 Postperikardektomie-Syndrom *n*
心包切开后综合征 Postperikardiotomie-Syndrom *n*
心包切开术 Perikardiotomie *f*
心包切开探查术 Probeperikardiotomie *f*
心包切开引流术 Perikardiotomie und Dränage *f*
心包切开综合征 Perikardiotomie-Syndrom *n*
心包缺损 perikardialer Defekt *m*, Perikarddefekt *m*
心包肉瘤 Perikardsarkom *n*
心包手术后综合征 Postperikardiotomie-Syndrom *n*
心包松解术 Perikardiolyse *f*
心包缩窄 perikardiale Verengung *f*
心包填塞 Perikardtamponade *f*
心包[心]肌[心]内膜炎 Perimyoendokarditis *f*, Endomyo-perikarditis *f*
心包外侧淋巴结 Nodi lymphatici pericardiales laterales *m pl*
心包外的 extraperikardial
心包外伤后综合征 traumatisches Postperikardiodekto-mie-Syndrom *n*
心包下的 subperikardial
心包下脂肪线 subperikardiale Fettlinie *f*
心包斜窦 Sinus obliquus perikardii *n*
心包心肌炎 Perimyokarditis *f*
心包性假性肝硬变 perikarditische Pseudoleberzirrhose *f*
心包胸膜的 perikardiopleural
心包胸膜管 Perikardiopleuralkanal *m*
心包压塞 Herztamponade *f*
心包炎 Perikarditis *f*, Pericarditis *f*
心包液 Herzbeutelflüssigkeit *f*
心包引流术 Herzbeuteldränage *f*
心包隐窝 perikardialer Recessus *m*
心包原发性间皮瘤 primäres Pleuramesotheliom *n*
心包杂音 perikardiales Geräusch *n*
心包脏层 Pericardium viscerale *n*
心包造口术 Perikardiostomie *f*
心包粘连 Herzbeutelverwachsung *f*, Accretio cordis *f*, Accretio pericardii *f*, Synechia pericardei *f*
心包支 Rami pericardiaci *m pl*
心包脂肪垫 pericardialer Fettpolster *n*
心包脂肪坏死 pericardiale Fettnekrose *f*
心包肿瘤 Perikardtumor *m*
心包周[围]炎 Periperikarditis *f*
心包主动脉 Aortenbulbus *m*
心包纵隔炎 Pericardiomediastinitis *f*
心爆震伤 Explosionsverletzungen des Herzens *f pl*
心背系膜 dorsales Mesokardium *n*
心壁 Herzwand *f*
心壁动脉瘤 Herzwandaneurysma *n*, kardiales Aneurysma *n*
心壁应力 kardiale Wandspannung *f*
心并发症 kardiale Komplikation *f*
心病患者 Herzkxanker *m*
心病性肝硬变 Cirrhosis cardiaca *f*, Pick* Leberzirrhose *f*
心病性水肿 kardiales Odem *n*
心病性哮(气)喘 Asthma cardiale *n*
心病性眩晕 Vertigo cardiaca *f*
心波 Herzwelle *f*
心搏 Herzschlag *m*
心搏(输)出量 Herzschlagvolumen *n*, Schlagvolumen *n*
心搏[动] Herzstoß *m*, Herzschlag *m*
心搏[排血]量 Herzschlagvolumen *n*
心搏导阻滞 Herzblock *m*
心搏动检诊法 Palmoskopie *f*
心搏过速 Pyknokardie *f*, Tachykardie *f*, Tachyrhythmie *f*, Syochopexie *f*
心搏过速的 tachykard
心搏呼吸比率 kardiorespiratorisches Verhältnis *n*
心搏呼吸征 kardiorespiratorisches Zeichen *n*
心搏记纹鼓 Kardiokymograph *m*
心搏加速机制 kardialer Beschleunigungsmechanismus *m*
心搏加速药 Tachykardiotika *n pl*
心搏加速中枢 herzbeschleunigendes Zehiram *n*
心[搏]节律 Herzrhythmus *m*
心[搏]率(心搏数,心率,心搏率) Herzfrequenz *f*, Herzschlagfrequenz *f*
心搏控制 Herzkontrolle *f*
心搏扩音器 Rhythmophon *n*
心搏量 Herzschlagvolumen *n*
心搏失调 Cardiataxia *f*
心搏停止 Paralysis cardialis *f*
心搏停止的 asystolisch
心搏徐缓 Bradycardie *f*, Bradyrhythmie *f*, Bradyrhythmus *m*
心搏徐缓的 bradykard
心搏抑制机制 kardialer Inhibitionsmechanismus *m*
心搏指数 Schlagindex *m*
心搏周期 Herzzyklus *m*

心搏骤停 Herzstillstand *m*
心不在焉 geistesabwesend
心[部分]切除的 cardiektomiert
心[部分]切除术 Cardiektomie *f*
心材 Kernholz *n*
心尘 Geiststaub *m*
心冲击描记器 Ballistokardiograph *m*
心冲击描记术 Ballistokardiographie *f*
心冲击[描记]图 Ballistokardiogramm *n*(BKG)
心冲击图机 Ballistokardiograph *m*
心冲击图记录仪 Ballistokardiograph *m*
心储备 Herzreserve *f*
心穿刺术 Kardiozentese *f*
心传导系统 Reizleitungssystem des Herzens *n*
心传导阻滞 Herzblock *m*
心磁波描记器 Magnetokardiograph *m*
心磁计 Magnetokardiograph *m*
心磁描记术 Magnetokardiographie *f*
心磁图 Magnetokardiogramm *n*
心磁图检查 Magnetokardiographie *f*
心丛 Plexus cardiacus *m*
心大静脉 Vena cordis magna *f*
心代偿功能 kardiale Kompensation *f*
心导管 Herzkatheter *m*
心导管插入法(术) Herzkatheterismus *m*, Herzkatheterisierung *f*
心导管检查[术] Herzkatheterismus *m*
心导管检查床(台) Tisch für Herzkatheterismus *m*
心导管检查系统 Herzkatheterismus-System *n*, Herzkathetemngssystem *n*
心导管探头 Herzkathetersonde *f*
心得安 Propanolol *n*, Propranolol *n*
心得安撤离综合征 Propranololentziehungssyndrom *n*
心得静 Pindolol *n*
心得宁 Practolol *n*
心得平 Oxyprenolol *n*
心得舒 Alprenolol *n*
心的 kardial
心底 Herzbasis *f*
心底部浊音界扩大 erweiterter Dämpfungsbezirk derHerzbasis *m*
心底部浊音区 Dämplungsbezirk der Herzbasis *m*
心底段 Segmentum basale cardiacum *n*(S Ⅶ)
心底段支气管 Bronchus segmentalis basalis cardiacus *m*(B Ⅶ)
心底支 cardialer basaler Ast *m*, Ramus basalis cardiacus *m*
心电[图]示波 elektrokardiographisches Oszillogramm *n*
心电场 cardioelektrisches Feld *n*
心电传导梯形图 Kontaktplan *m*
心电电话传送器 EKG-Telephon *n*, Elektrokardiogramm-Telephon *n*
心电电极 Elektrokardioelektrode *f*
心电分析器 EKG-Analysegerät *n*
心电机械分离 elektromechanische Herz-Dissoziation *f*
心电记忆装置 EKG-Gedächtnis *n*
心电脉率示波器 EKG-und Pulsirequenzoszilloskop *n*
心电描记器 Elektrokardiograph *m*
心电前置放大器 EKG-Präamplifier *m*
心电示波 elektrokardiographisches Oszillogramm *n*
心电示波及记录仪器 Elektrokardioskopie und Rekordinstrument *n*
心电示波器 Kardioskop *n*, Oszillokardioskop *n*
心电图 P-R 间歇 P-R Intervall des Elektrokardiogramms *n*
心电图波 EKG-Welle *f*
心电图单极导联 unipolare Ableitung des Elektrokardio-gramms *f*
心电图导联 EKG-Ableitung *f*
心电图分析器 EKG-Analysor *m*
心电图负荷试验 EKG-Stresstest *m*, EKG der Belastungs-prüfung *n*
心电图机 Elektrokardiograph *m*
心电图机(描记器) Elektrokardiograph *m*
心电图计算尺 EKG-Skala *f*, EKG-Maßstab *m*
心电图记录纸 EKG-Rekordpapier *n*
心电图间歇 PR-Intervall des Elektrokardiogramms *n*
心电图监护 elektrokardiographische Uberwachung *f*
心电图检查 elektrokardiographische Untersuchung *f*
心电图解析程序 EKG-Interpretationsprogramm *n*
心电图解析系统 EKG-Interpretationssystem *n*
心电图绝缘体 elektrokardiographe Isolation *f*
心电图描记器 Elektrokardiograph *m*
心电图描记术 Elektrokardiographie *f*
心电图模拟 EKG-Simulation *f*
心电图示波器 elektrokardiographisches Oszinoskop *n*
心电图双极导联 bipolare Ableitungen des Elektrokardiogramms *f pl*
心电图听诊综合征 elektrokardiographisches auskultato-risches Syndrom *n*
心电图图纸装订卡 EKG-Einfassungsplatte *n*
心电图信号 EKG-Signal *n*
心电图[仪] Elektrokardiogramm *n*(EKG), Elektrokardiograph *m*(EKG)
心电图异常 EKG-Anomalie *f*
心电图异常率 elektrokardiographische abnormale Rate *f*
心电图运动负荷试验 EKG-Belastungstest *m*
心电图运动试验 EKG-Ubungstest *m*, Belastungs-EKG *n*
心电图纸 EKG-Papier *n*
心电图资料柜 EKG-Datenschrank *m*
心电位 elektrokardiales Potential *n*
心电向量 elektrokardialer Vektor *m*
心电向量环 VKG-Schleife *f*, vektokardiographische Schleife *f*
心电向量描记法 Vektor(elektro)kardiographie *f*
心电向量描记术 Vektorkardiographie *f*
心电向量图 Vektorkardiogramm *n*
心电向量图描记器 Vektorkardiograph *m*
心电心音数据自动分析装置 automatischer EKG-und PKG-Datenanalysator *m*
心电心音图机 Phono-elektrokardiograph *m*
心电信号 Elektrokardiosignal *n*
心电遥测仪 Cardiac-Telemetrie-System *n*, Cardiac-Fernmessungssystem *n*
心电轴 elektrische Herzaxis *f*
心电轴右偏 Rechtstyp(des EKG) *m*
心电轴左偏 Linkstyp(des EKG) *m*
心动(搏)计 Iktometer *m*
心动(搏)周期 Herzzyklus *m*, Herzperiode *f*
心[动]电[流]描记器 Elektrokardiograph *m*
心[动]电[流]描记术 Elektrokardiographie *f*
心[动]电[流]图 Elektrokardiogramm *n*
心动过缓 Bradykardie *f*
心动过缓 - 过速综合征 Bradykardie-Tachykardie-Syndrom *n*
心动过速 Tachykardie *f*, Tachyrhythmie *f*, Synchopexie *f*
心动过速的 tachykard
心动过速后综合征 Posttachykardie-Syndrom *n*
心动过速 - 心动过缓综合征 Tachykardie-Bradykardie-syndrom *n*
心动计数器 Kardiotachograph *m*, Kardiotachometer *n*
心动加速 Herzfrequenzbeschleunigung *f*
心动脉搏描记器 Kardiosphygmograph *m*
心动脉搏图 Kardiosphygmogramin *n*
心动脉的 cardioarteriell
心动脉瘤 Herzaneurysma *n*

心动脉球 Aortenbulbus *m*
心动描记法 Kardiographie *f*
心动描记器 Kardiograph *m*
心动描记矢量 Vektorkardiographie *f*
心动描记术 Kardiographie *f*
心动态闪烁图 kardiodynamisches Szintigramm *n*
心动调节结构 Cardionector *m*
心动停止 Herzstillstand *m*
心动图 Kardiogramm *n*
心动徐缓 Bradykardie *f*, Brachykardie *f*
心动抑制剂 Cardioinhibitor *m*
心动周期 Herzzyklus *m*
心动作 Herztätigkeit *f*
心窦电［流］图 Elektrosinogramm *n*
心耳 Auricula atrii *f*, Vorhofohr *n*, Herzohr *n*
心耳的 auricular(-is, -is, -e), aurikulär
心耳夹 Herzohrklemme *f*
心耳镊 Herzohrpinzette *f*
心耳钳 Herzohrklemme *f*, CrMord* Klemme *f*
心耳止血带 auriculäres Tourniquet *n*
心耳止血器 aurikuläres Tourniquet *n*
心发育不全 Kardiatelie *f*, aNgeborene Kardiopathie *f*
心烦意乱 Ablenkung *f*
心反射 Herz-Reflex *m*（刺激心窝部皮肤引起心肌收缩，见于X线透视下）
心反射（艾布拉姆斯心反射）Abrams* Herzreflex *n*（刺激心窝部皮肤引起心肌收缩，见于线透视下）
心反应性抗体 herzreaktiver Antikörper *m*
心房 Vorhof *m*, Atrium *n*, Herzvorhof *m*, Herzvorkammer *f*
心房［起搏］电极 Vorhofelektrode *f*, Vorhofleitung *f*
心房波 Vorhofwelle *f*, Atriumzacke *f*, A-Zacke *f*
心房颤动 Vorhofflimmern *n*, Herzflimmem *n*
心房持针钳 Nadelhalter zum Vorhof *m*
心房触发型按需起搏器 AAT-Schrittmacher *m*
心房穿刺术 Vorhofpunktion *f*
心房促钠排泄肽 Atriopeptid *n*
心房刀 Atriotom *n*
心房电描记图 atriales Elektrogramm *n*
心房非同步起搏 asynchrone atriale Stimulation *f*
心房肥（过）大 Vorhofhypertrophie *f*
心房分离 atriale Dissoziation *f*, vorhofdissoziation *f*
心房复合波 aurikulärer Komplex *m*
心房梗塞 Vorhofinfarkt *m*
心房钩 Vorhofhaken *m*
心房－股动脉旁路 Vorhof-Oberschenkelarterie-Bypass *n*
心房管 atrialer Kanal *m*
心房肌纤维性损害 atrialmyolibröser Schaden *m*
心房间隔成形术 Vorhofseptumdefekt-Angioplastie *f*
心房间隔切除术 atriale Septektomie *f*
心房间隔缺损 Vorhofseptumdefekt *m*, Atrialseptaldefekt *m*（ASD）
心房间隔造口术 Vorhof-Septostomie *f*
心房静脉 Venae atriales *f pl*
心房拉钩 Atrium-Retraktor *m*
心房利钠多肽 atriales natriuretisches Peptid *n*（ANP）
心房利钠因子 atrialer natriuretischer Faktor *m*
心房利尿钠多肽 Atriopeptin *n*
心房内传导 intraatriale Leitung *f*, intraatriale Elektrizi-tätsleitung *f*
心房内传导障碍 intraatrialer Block *m*
心房内传导阻滞 auriculäre Leitungsstörung *f*, intraatria-ler Block *m*
心房内的 intraatrial(-is, -is, -e)
心房内电描记图 intraatriales Elektrogramm *n*
心房内球形血栓 intraatrialer Ballthrombus *m*
心房内压 Vorhofdtuck *m*
心房内折返性心动过速 intraatriale Reentrytachykardie *f*
心房破裂 Atriumbruch *m*
心房扑动 Vorhofflattern *n*
心房起搏 auriculäre Schrittmacherregulation *f*, Vorhofsti-mulationsschrittmacher *m*, atrial pacing<engl.>
心房起搏器 Atricor-Schrittmacher *m*
心房憩室 Vorhof-Divertikel *n*
心房牵开器 Atrium-Retraktor *m*
心房钳 Vorhofklemme *f*
心房切开术 Atriotomie *f*
心房球瓣样血栓 aurikulärer "Ball-valve-Thrombus" *m*, "Ball"-Valve-Thrombus *m*
心房收缩 Vorhofkontraktion *f*
心房收缩期 Vorhofsystole *f*
心房舒张 Vorhofdiastole *f*
心房水平调转手术 Vorhof-Niveauschalter-Betrieb *m*
心房肽 atriales natriuretisches Peptid *n*（ANP）
心房停顿（止）Vorhofstillstand *m*
心房停止跳动 Vorhofstillstand *m*
心房同步心室起搏 atriale synchronistische ventrikuläre Stimulation *f*
心房同步心室起搏器 atrialer synchronistischer ventrikulärer Schrittmacher *m*
心房同步心室起搏型起搏器 atrialer synchronistischer ventrikulärer Schrittmacher *m*
心房同步心室抑制型起搏器 atrialer synchronistischer Inhibitionsschrittmacher *m*
心房同步型起搏器 auriculärer synchronistischer Schritt-macher *m*
心房吻合支 Ramus atrialis anastomoticus *m*
心房紊乱心律 aurikuläre Arrhythmie *f*
心房纤［维性］颤［动］aurikuläre Fibrillation *f*, Vorhofflimmern *n*
心房心肌梗塞 aurikuläre Myokardinfarkt *m*
心房－心室的 atrioventrikulär
心房心音 Vorhofton *m*
心房性奔马律 atrialer Gallop *m*, Atrialgallop *m*
心房性传导阻滞 Aurikulärblock *m*, Aurikularblock *m*, Herzblock *m*
心房性静脉搏 normaler Venenpuls *m*
心房性静脉搏动 atrialer Venenpuls *m*
心房性心搏过速 aurikuläres Flattern *n*
心房血栓 Atrialthrombus *m*, atrialer Thrombus *m*
心房血栓形成 atriale Thromboembolie *f*, aurikuläre Thrombose *f*
心房压 atrialer Druck *m*
心房异构 Vorhof-Isomerie *f*
心房抑制型起搏器 atrialer Inhibitionsschrittmacher *m*
心房音 Vorhofton *m*
心房增大 atriale Erweiterung *f*
心房粘液瘤 Atrialmyxoma *n*, Vorhofmyxom *n*
心房止血带 aurikuläres Touniquet *n*
心房－指（趾）发育不全综合征 Atrio-Digital-Dysplasie-Syndrom *n*
心房－指（趾）综合征 Atriodigitalsyndrom *n*
心房中间支 Ramus atrialis intermedius *m*
心放射描记法 Radiokardiographie *f*
心放射描记术 Radiokardiographie *f*
心放射图 Radiokardiogramm *n*
心放射图仪 Radiokardiograph *m*
心肥大 Herzhypertrophie *f*, Kardiomegalie *f*, Herzver-größerung *f*, Cardiomegalia *f*
心肺的 kardiopulmonal
心肺动脉分流手术 kardiopulmonaler Bypass *m*
心肺复苏 Kardiopulmonalwiederbelebung *f*
心肺复苏器 kardiopulmonale Reanimation *f*

心肺复苏术 kardiopulmonale Reanimation *f*
心肺感受器 kardiopulmonaler Rezeptor *m*
心肺感受器反射 kardiopulmonaler Rezeptor-Reflex *f*
心肺功(机)能 Kardiopulmonalfunktion *f*
心肺功(机)能不全 Kardiopulmonalinsuffizienz *f*
心肺功能 kardiopulmonale Funktion *f*
心肺功能检查 Untersuchung von Herz- und Lungenfunktion *f*
心肺固定术 Kardiopneumopexie *f*
心肺机 Herz-Lungenmaschine *f*
心肺监护 Kardiopulmonalüberwachung *f*, cardiopulmo-nary monitoring <engl.>
心肺面 Facies pulmonalis cordis *f*
心肺脑复苏 kardiopulmonale und zerebrale Reanimation *f*
心肺旁路后黄疸 Ikterus nach kardiopulmonaler Bypassoperation *m*
心肺肾[实验]标本 Herz-Lungen-Niere-Zubereitung *f*
心肺适应性 kardiorespiratorische Fitness *f*
心肺适应性建议 Empfehlungen der kardiorespiratorischen Fitness *f pl*
心肺移植 Herz-Lungen-Transplantation *f*
心肺运动描记器 Kardiopneumograph *m*
心肺制备 Herz-Lungen-Vorbereitung *f*, Herz-Lungen-Zu-bereitung *f*
心肺转流[术] Herz-Lungen-Bypass *f*
心风湿病 Herzrheumatismus *m*
心复律器 Kardioverter *m*
心肝三角 Herz-Leber-Winkel *m*
心肝肿大 Kardiohepatomegalie *f*
心膈角 Herz-Zwerchfellwinkel *m*
心功(机)能不全 Herzinsuffizienz *f*
心功(机)能图 Mechanokardiographie *f*(MKG)
心功能 Herzfunktion *f*
心功能不全的 ventrikuläre Dysfunktion *f*
心功能代偿 Herzkompensation *f*
心功能代偿期 Herzkompensationsstadium *n*, Kompensa-tionsstadium des Herzens *n*
心功能的骨骼肌增强术 Skelettmuskelaugemetation der Herzfunktion *f*
心功能分级 kardiale funktionelle Klasse *f*
心功能容量 funktionale aerobe Kapazität *f*
心功能失代偿期 Herzdekompensation *f*, kardiale Dekompansation *f*
心功能失调 ungeordnete Aktion des Herzens *f*
心功能仪 Herzmessgerät *n*
心骨骼 kardiales Skelett *n*
心管 Herzschlauch *m*
心过小 Mikrokardie *f*
心后的 retrokardial
心后间隙 Retrokardialraum *m*(RCR)
心坏死 Cardionekrosis *f*
心活动中枢 kardiomotorisches Zentrum *n*
心肌 Herzmuskel *m*, Myokard *n*
心肌保护 Myokardschutz *f*
心肌变性病 myokarddegenerative Krankheit *f*, Myokard-entartungskrankheit *f*
心肌病 Kardiomyopathie *f*, Myokardopathie *f*, Myokardose *f*, Myokardie *f*, Herzmuskelerkrankung *f*
心肌储备 Herzreserve *f*, Myokardreservekraft *f*
心肌挫伤 myokardiale Prellung *f*
心肌[的] myokardial
心肌电极 myokardiale Elektrode *f*
心肌电周期 elektrischer Herzzyklus *m*
心肌淀粉样变性 myokardiale Amyloidose *f*
心肌冬眠 myokardialer Winterschlaf *m*
心肌断裂 Myokardfragmentation *f*, Fragmentatio cordis *f*, Fragmentatio myocardii *f*
心肌顿抑 Myokardelektroschock *m*
心肌放射免疫显(成)像 myokardiale Radioimmunobildgebung *f*
心肌肥大(厚) Myokardhypertrophie *f*
心肌缝[合]术 Herznaht *f*, Kardiorrhaphie *f*
心肌钙质沉着症 myokardiale Kalzium-Deposition *f*
心肌梗塞(死) Myokardinfarkt *m*, Herziniarkt *m*, kardialer Infarkt *m*
心肌梗塞后硬化手指症 postinfarktielle Sklerodaktylie *f*
心肌梗塞后综合征 Postmyokardinfarkt-Syndrom *n*(PMI-syndrom *n*)
心肌梗塞前综合征 Präinfarkt-Syrndrom *n*
心肌梗塞心包炎 Perikarditis des Myokardinfarktes *f*
心肌梗死 Herzinfarkt *m*, Myokardinfarkt *m*
心肌梗死后室间隔缺损 Postinfarkt-Ventrikelseptumdefekt *m*
心肌梗死后心包炎 Postinfarkt-Perikarditis *f*
心肌梗死后综合征(德雷斯勒综合征) Postmyokardinfarkt-Syndrom *n*(PMS), PMI-Syndrom *n*, Dressler* Syndrom *n*
心肌梗死前综合征 Präinfarktsyndrom *n*
心肌梗死相关性心包炎 Perikarditis mit Myokardinfarkt *f*
心肌工作能力 myokardiale Leistung *f*
心肌功能障碍 Myokarddysfunktion *f*
心肌供氧/需氧平衡 myokardiale Sauerstoffbilanz *f*
心肌固定术 Myokardiopexie *f*
心肌灌注成像 Myokardperfusionsszintigraphie *f*
心肌过度负荷 Herzmuskelfiberbelastung *f*
心肌耗竭 Herzmuskelerschöpfung *f*, Herzmuskelübermü-dung *f*
心肌耗氧量 Myokardsauerstoffverbrauch *m*
心肌褐色萎缩 braune Atrophie des Myokardiums *f*
心肌坏死 Myokardnekrose *f*, Cardionekrosis *f*
心肌活检 Herzbiopsie *f*
心肌肌钙蛋白 I kardiales Troponin-I *n*
心肌肌钙蛋白 T kardiales Troponin-T *n*
心肌肌红蛋白 myokardiales Myoglobin *n*
心肌及心内膜念珠菌病 myokardiale und endokardiale Candidiasis *f*
心肌疾患 Herzkrankheit *f*
心肌间质炎 interstitielle Myokarditis *f*
心肌结构 Myokardstruktur *f*
心肌结节病 myokardiale Sarkoidose *f*
心肌抗体 Myokardantikörper *m*
心肌磷脂 Cardiolipin *n*
心肌梅毒性瘤 Gumma syphiliticum des Myokardes *n*
心肌酶谱 myokardiales Enzymspektrum *n*
心肌膜电极 myokardiale Membranelektrode *f*
心肌内的 intramyokardial
心肌镊 myokardiale Pinzette *f*
心肌脓肿 Myokardabszess *m*
心肌膨出 myokardiale Eventration *f*
心肌破坏 Myokardiolyse *f*, Myocardiolysis *f*
心肌破裂 Herzmuskelriß *m*
心肌[起搏]电极 myokardiale Elektrode *f*
心肌缺血 myokardiale Ischämie *f*
心肌缺血预适应 ischämische Präkonditionierung *f*
心肌缺血再灌注损伤 myokardialer Ischämie-Reperfusionsschaden *m*
心肌缺氧[症] myokardiale Anoxie *f*
心肌软化 Myomalacie cordis *f*, Herzmuskelerweichung *f*, Cardiomalacie *f*, Herzerweichung *f*
心肌扫描 Herzscan *n*
心肌生物电流 myokardialer bioelektrischer Strom *m*
心肌收缩 Herzmuskelkontraktion *f*

心肌收缩带坏死 Nekrose des Kontraktionsbandes *f*
心肌收缩力 myokardiale Kontraktilität *f*
心肌收缩性 myokardiale Kontraktilität *f*
心肌收缩药 kardiales inotropes Medikament *n*
心肌受累 Myokardbeteiligung *f*
心肌受体显(成)像 myokardiale Rezeptorbildgebung *f*
心肌树胶[样]肿 Myokardgumma *n*
心肌衰弱 HerzmuskeIschwähe *f*, kardiale Asthenie *f*
心肌速度梯度 myokardialer Geschwindischkeitsgradient *m*
心肌损伤 Myokardschaden *m*
心肌损伤(害) Myogardschaden *m*, Herzmuskelschaden *n*
心肌停跳液 kardioplegische Lösung *f*
心肌外膜网 myoepikardiales Retikulum *n*
心肌外套层 myoepikardialer Mantel *m*
心肌萎缩 Herzatrophie *f*
心肌位移传感器 Myokardverlagerungstransducer *m*
心肌无力 Amyokardie *f*, Amyocardia *f*
心肌细胞 Herzmuskelzelle *f*
心肌纤维变性 Myokardfibrose *f*
心肌纤维断裂 Myokardiozytenfragmentation *f*
心肌纤维化 Myokardfibrose *f*, Myofibrosis cordis *f*
心肌显影 Myokardiographie *f*, Radiomyokardiographie *f*
心肌显影超声心动描记术 myokardiale Kontrastechokardiographie *f*
心肌线粒体病 mitochondriale Kardiomyopathie *f*
心肌效率 myokardiale Effizienz *f*
心肌心包炎 Myokardioperikarditis *f*
心肌心内膜纤维化 endomyokardiale Fibrose *f*
心肌[心]内膜炎 Endomyokarditis *f*
心肌[心]外膜 Epimyokardium *n*
心肌[心]外膜炎 Epimyokarditis *f*
心肌性能指数 myokardialer Performance-Index *m*
心肌炎 Myokarditis *f*
心肌炎的 myokarditisch
心肌氧耗量 Myokardsauerstoffverbrauch *m*, Sauerstoff-verbrauch des Myokards *m*
心肌抑制因子 myokardialer dämplender Faktor *m*
心肌营养因子-1 myokardialer Ernährungsfaktor-1 *m*
心肌硬化 Myokardsklerose *f*, myokardiale Sklerose *f*
心肌有效收缩 effektive Herzmuskelkontraktion *f*
心肌预处理 myokardiale Präkonditionierung *f*
心肌运动描记器 Myokardiograph *m*
心肌再梗死 myokardialer Reinfarkt *m*
心肌再灌注 myokardiale Reperfusion *f*
心肌再生 Myokardregeneration *f*
心肌造影 myokardialer Kontrast *m*
心肌造影超声心动图 myokardiale Kontrast-Echokardiographie *f*
心肌张力 Herztonus *m*
心肌张力传感器 Myokardspannungstransducer *m*
心肌支持网 Herzunterstützungsnetzwerk *n*
心肌脂肪变[性] fettige Degeneration des Myokards *f*
心肌重构 Herzmuskel-Rekonstitution *f*
心积气 Pneumokardie *f*
心基因程序 Herz-Genprogramm *n*
心畸形 Herzmißbildung *f*
心悸 Kardiopalmus *m*, Palpitation *f*, Herzpalpitation *f*
心悸的 herzklopfend
心加速中枢 Herzförderungszentrum *n*
心尖 Apex cordis *f*, Herzspitze *f*
心尖搏动 Herzspitzenstoß *m*, Kammerpuls *m*
心尖搏动减弱 Abschwächung des Herzspitzenstoßes *f*
心尖搏动图 Spitzenkardiogramm *n*
心尖搏动图描记器 Apexkardiograph *m*
心尖搏动增强 Verstärkung des Kammerpulses *f*
心尖部间隔破裂 apikaler Septum-Bruch *m*
心尖部心肌梗死 apikaler Myokardinfarkt *m*
心尖部杂音 apikales Murmeln *n*
心尖冲动 Herzspitzenstoß *m*
心尖的 apikal
心尖定位器 Apex-Locator *m*
心尖两腔心切面 apikaler Zweikammerblick *m*
心尖切迹 Incisura apieis cordis *f*
心尖区 Regio apicalis cordis *f*
心尖区心动描记术 Apexkardiographie *f*
心尖三腔心切面 apikaler Dreikammerblick *m*
心尖四腔观 apikaler Vierkammerblick *m*
心尖四腔心切面 apikaler Vierkammerblick *m*
心尖五腔心切面 apikaler Fünfkammerblick *m*
心尖小梁部 apikale trabekuläre Portion *f*
心尖心动图 Apexkardiogramm *n*
心尖-主动脉转流[旁路] Apikal-Aorten-Bypass-Operation *f*
心间隔 Herzscheidewand *f*
心减压术 Dekompression des Herzens *f*
心交感传入反射 kardialer sympathischer afferenter Reflex *m*
心交感紧张 kardialer sympathischer Ton *m*
心交感神经 kardiosynpathetiseher Nerv *m*
心交感中枢 kardiosynpathetisehes Zentrum *n*
心胶质 Herzgallerte *f*
心绞痛 Stenokardia *f*, Spasmus cardiacus *m*, Angina pec-toris *f*, Brustkrampf *m*
心绞痛持续状态 Status anginosus *m*
心绞痛的 pektangiös
心绞痛恐怖 Angiophobie *f*
心节律不匀 Anisorhythmie *f*
心静脉 Herzvene *f*, Vena cordis *f*
心境 Stimmung *f*, Laune *f*
心境波动 Schwankungen der Stimmung *f pl*
心境不佳 Dysphorie *f*
心境低落 depressive Stimmung *f*
心境恶劣 Dysthymie *f*
心境恶劣障碍 dysthymische Störung *f*
心境恶劣者 Dysthymiker *m*
心境改善药物(激活剂,兴奋剂) Aktivierungsmittel *n*
心境干扰 Stimmungsstörung *f*
心境高涨 Hochstimmung *f*
心境[情感]障碍 Stimmungsstörung *f*
心境突变 Psycholepsie *f*
心境图 Stimmung-Chart *f*
心境稳定剂 Stimmungstabilisator *m*
心境障碍 Dysthymie *f*, Stimmungsstörung *f*
心境状态剖面图 Schnittansicht des Stimmungsstaats *f*
心可定 Prenylamin *n*, Prenylamid *n*
心口 Präkordium *n*, Praecordium *n*
心口的 präkordial
心口闷 Präkordialangst *f*, präkordiale Beklemmung *f*
心口痛 Präkordialgie *f*
心扩张(大) Kardiektasie *f*, Herzdilatation *f*, Herzerweite-rung *f*
心扩张法 Cardieurysma *n*
心类脂体 Herzlipoid *n*
心类脂质 Cardiolipin *n*
心里攻击 psychologischer Angriff *m*
心理 Psyche *f*
心理饱和 psychische Sättigung *f*
心理保健 psychologische Versorgung *f*
心理保障 psychische Gesundheit *f*
心理变化记录图 Psychogramm *n*
心理变态 psychologische Abweichung *f*
心理表象 mentale Repräsentation *f*

心理病理学 Psychopathologie *f*
心理病态型人格 psychopathische Persönlichkeit *f*
心理不应期 psychologische Refraktärzeit *f*
心理测定学 Psychometrie *f*
心理测量 Psychometrie *f*
心理测量法 psychologische Prüfmethode *f*
心理测量函数 psychometrische Funktion *f*
心理测量学 Psychometrie *f*
心理测验 psychologischer Test *m*
心理测验器 Psychometrie *f*
心理测验[学] Psychometrie *f*
心理[测验]诊断术 Psychodiagnostik *f*
心理层次 psychologisches Niveau *n*
心理差位关系 psychologische Disparitaetsbeziehung *f*
心理场 psychologischer Bereich *m*
心理成熟 psychologische Reife *f*
心理成熟度 psychologische Reife *f*
心理承受能力 psychologische Tragfaehigkeit *f*
心理迟钝 Schwachsinn *m*
心理冲突 mentaler Konflikt *m*
心理冲突和应对方式 Konflikt und Behandlungsmethode *f*
心理储备 psychologische Reserve *f*
心理创伤 Psychotrauma *n*
心理词汇 mentales Lexikon *n*
心理的 psychisch
心理的个体发展 individuelle Entwicklung des Geistes *f*
心理的种系发展 stammesgeschichtliche Entwicklung des Geistes *f*
心理的自动性 psychologische Automatisierung *f*
心理等位关系 psychologische aequipotenziale Beziehung *f*
心理电反射 psychogalvanischer Reflex *m*
心理电流反射 psychogalvanischer Reflex *m*
心理电流计 Psychogalvanometer *n*
心理电流皮反应 psychogalvanische Hautantwort *f*
心理定势 mentales Set *n*
心理定向 geistige Orientierung *f*
心理动力的 psychodynamisch
心理动力学 Psychodynamik *f*
心理动力学模式 psychodynamisches Modell *n*
心理动态史 Psychohistorie *f*
心理断乳 psychologische Entwöhnung *f*
心理发育 psychologische Entwicklung *f*
心理发展 geistige Entwicklung *f*
心理发展[过程] psychologische Entwicklung *f*
心理发展咨询 geistige Entwicklungsberatung *f*
心理反射 psychischer Reflex *m*
心理反射学 Psychoreflexologie *f*
心理反应 psychische Reaktion *f*
心理反应描记器 Psychergograph *m*
心理方位 psychologische Stelle *f*
心理防卫机制 psychologischer Bewahrungsmechanismus *m*
心理防御机制 psychischer Abwehrmechanismus *m*
心理分析 Psychoanalyse *f*
心理分析技术 psychoanalytische Technik *f*
心理分析阶段 psychoanalytische Phase *f*
心理分析疗法 psychoanalytische orientierte Psychotherapie *f*
心理分域 geistige Topographie *f*
心理负荷 mentale Belastung *f*
心理感觉 mentaler Eindruck *m*
心理感染 psychische Ansteckung *f*
心理干预 psychologische Intervention *f*
心理官能 geistige Fähigkeit *f*
心理过程 psychologisches Prozess *n*
心理过程规律学 Psychonomie *f*
心理过程规律研究 Psychonomie *f*
心理过敏反应 psychische Anaphylaxie *f*
心理合成律 Gesetz der psychischen Resultierenden *n*
心理和社会的良好状况 psychisches und soziales Wohlbefinden *n*
心理和神经心理学治疗 psychologische und neuropsychologische Therapie *f*
心理护理 psychologische Pflege *f*
心理护理的基本要素 Grundfaktor der Mentalpflege *m*
心理护理的实施程序 Prozess der Mentalpflege *m*
心理护理计划 psychologischer Betreuungsplan *m*
心理护理评估 psychologische Betreuungsbeurteilung *f*
心理护理效果评价 Auswertung der psychologischen Betreuung *f*
心理护理诊断 psychologische Betreuungsdiagnose *f*
心理化学 Psychochemie *f*
心理环境 psychologische Situation *f*
心理环境学 Psychonomie *f*
心理换位 psychologische Umsetzung *f*
心理活动 psychologische Aktivität *f*
心理活动共济失调 geistige Ataxie *f*
心理活动效能 psychomotorische Leistungsfähigkeit *f*
心理活动性能 geistige Leistungsfähigkeit *f*
心理机理 mentaler Mechanismus *m*
心理机能 mentale Funktion *f*
心理机能定位 Lokalisation von psychologischer Funktion *f*
心理机能恢复 Restitution der psychologischen Funktion *f*
心理机制 mentaler Mechanismus *m*
心理疾病 Geisteskrankheit *f*
心理技术学 Psychotechnik *f*
心理家庭 psychologische Familie *f*
心理健康 mentale Gesundheit *f*
心理健康服务中心 psychischer Gesundheitsdienst *m*
心理健康教育 psychische Ausbildung *f*
心理健康咨询 psychologischer Beratung *f*
心理健美操 Psychogymnastik *f*
心理鉴定 psychologische Beurteilung *f*
心理焦虑 psychologische Angst *f*
心理矫正 Orthophrenie *f*
心理教育 Psychagogik *f*
心理教育法 psycho-pädagogisch Methode *f*
心理教育学 Psychopädagogik *f*
心理结构 mentale Struktur *f*
心理界限 psychologische Limitation *f*
心理紧张 psychischer Stress *m*
心理静力学 Psychosomatik *f*
心理沮丧障碍 dysthymische Störung *f*
心理剧 Psychodrama *n*
心理剧治疗 Psychodrama-Therapie *f*
心理距离 psychologische Distanz *f*
心理开发 mentale Operation *f*
心理康复 Geistrehabilitation *f*
心理控制 mentale Kontrolle *f*
心理老化 psychologisches Alter *n*
心理类型 psychologischer Typ *m*
心理力 mentale Kraft *f*
心理历史 Psychohistorie *f*
心理联络会诊 psychologischer Beratung-Liaisondienst *m*
心理良好 psychologisches Wohlbefinden *n*
心理量表 mentale Skala *f*
心理疗法 Psychotherapie *f*
心理疗法辅导 Psychotherapie-Supervision *f*
心理疗法训练 Psychotherapieausbildung *f*
心理疗法研究 Psychotherapieforschung *f*
心理疗法中的共同因素 gemeinsamer Faktor in der Psychotherapie *m*

心理零度 psychologische Null *f*
心理聋 Seelentaubheit *f*
心理盲 Seelenblindheit *f*
心理矛盾 psychischer Konflikt *m*
心理蒙太奇 psychologische Montage *f*
心理迷宫 geistige Labyrinth *f*
心理免疫学 Psychoimmunologie *f*
心理描述法 Psychografie *f*
心理内容 mentaler Inhalt *m*
心理能 mentale Energie *f*
心理能动性 geistiger Aktivismus *m*
心理能力 geistige Fähigkeit *f*
心理能量 mentale Energie *f*
心理年龄 geistiges Alter *n*, psychologisches Alter *n*
心理疲劳 Geistesermüdung *f*
心理品格 psychologische Persönlichkeit *f*
心理品质 psychologische Eigenschaft *f*
心理品质图 Psychogramm *n*
心理平衡 geistiges Gleichgewicht *n*
心理评定 psychologische Begutachtung *f*
心理评估 psychologisches Assessment *n*
心理气氛 psychologische Atmosphäre *f*
心理契约 psychologischer Vertrag *n*
心理倾向 mentale Disposition *f*
心理缺陷 psychischer Defekt *m*
心理缺陷者 Schwachsinnige *m*
心理群体 psychologische Gruppe *f*
心理人类学 psychologische Anthropologie *f*
心理认识论 psychologische Epistemologie *f*
心理认同 psychologische Identität *f*
心理商数 mentaler Quotient *m*
心理上的两性人 psychologische Androgynität *f*
心理社会剥夺 psychosoziale Deprivation *f*
心理社会成分 psychosoziale Komponenten *f pl*
心理社会发育 Psychosoziale Entwicklung *f*
心理社会发育障碍 psychosoziale Entwicklungsstörungen *f pl*
心理社会发展 psychosoziale Entwicklung *f*, psychologische Entwicklung *f*
心理社会发展协调 psychosoziale Entwicklungskoordination *f*
心理社会干预 psychosoziale Intervention *f*
心理-社会功能评估 psychosoziale Beurteilung *f*
心理社会困境 psychosoziales Dilemma *n*
心理社会理论 psychosoziale Theorie *f*
心理社会体系 psychosoziales System *n*
心理社会危害 psychosoziale Gefährdung *f*
心理社会危机 psychosoziale Krise *f*
心理社会问题 psychosoziales Problem *n*
心理社会性矮身材综合征 psychosoziales Kleinwuchs-Syndrom *n*
心理社会性应激源 psychosozialer Stressor *m*
心理社会压力 psychosozialer Stress *m*
心理社会因素 psychosozialer Faktor *m*
心理社会应激 psychosozialer Stress *m*
心理神经免疫学 Psychoneuroimmunologie *f*
心理神经内分泌学 Psychoneuroendokrinologie *f*
心理神经症型人格 psychoneurotische Persönlichkeit *f*
心理生理反应 psychophysiologische Reaktion *f*
心理生理疾病 psychophysiologische Erkrankung *f*
心理生理性疾病 psychophysiologische Krankheit *f*
心理生理性障碍 psychophysiologische Störung *f*
心理生理学 Psychophysiologie *f*
心理生理应激 psychophysiologischer Stress *m*
心理生态学 psychologische Ökologie *f*
心理生物学 Psychobiologie *f*
心理声学 Psychoakustik *f*
心理失常 psychische Desorganisation *f*
心理失调 psychische Störung *f*
心理失调的性别差异 geschlechtsspezifischer Unterschied in psychischen Störung *m*
心理试验 Psychotest *m*
心理适应 mentale Anpassung *f*
心理受虐欲 geistiger Masochismus *m*
心理疏导 Psychopersuasion *f*
心理疏导法 Psychopersuasionsmethode *f*
心理疏泄 Reinigung *f*
心理数学 Psychomathematik *f*
心理水平 mentale Ebene *f*
心理素质 psychologische Qualität *f*
心理瘫痪 Psycholepsie *f*
心理特点 psychologischer Charakter *m*
心理特征 psychologisches Merkmal *n*
心理条件的顿悟 Einblick in psychischem Zustand *m*
心理调节 mentale Regulation *f*
心理调节训练 mentales Regulations-Training *f*
心理调适 psychologische Anpassung *f*
心理统计学 psychologische Statistik *f*
心理图案 geistiges Profil *n*
心理图像 Psychogramm *n*
心理完形 psychologische Konfiguration *f*
心理维度 psychologisches Dimension *n*
心理卫生 psychische Hygiene *f*, Psychophylaxie *f*
心理卫生学 psychische Hygiene *f*, Psychohygiene *f*
心理卫生咨询部门 psychohygiener Beratungsdienst *m*
心理紊乱 psychische Störung *f*
心理紊乱性暴食 Überessen der psychischen Störungen *n*
心理紊乱性呕吐 Erbrechen der psychischen Störungen *n*
心理问题 Psychoproblem *n*
心理舞台疗法 Arena-Psychotherapie *f*
心理物理场 psychophysisches Feld *n*
心理物理法 psychophysische Methode *f*
心理物理量表 psychophysische Skala *f*
心理物理学 Psychophysik *f*
心理系统研究 psychologisches System *n*
心理现实 psychologische Realität *f*
心理现象 mentales Phänomen *f*, Psychophänomen *n*
心理现象学 psychologische Phänomenologie *f*
心理现象要素 Element des psychischen Phänomens *n*
心理现在 psychologische Gegenwart *f*
心理相容 psychologische Kompatibilität *f*
心理想象疗法 Fantasie-Psychotherapie *f*
心理效率 psychologische Effizienz *f*
心理形象 Ikon *n*
心理兴奋剂 psychisches Energizer *n*
心理性别 psychologisches Geschlecht *n*
心理性勃起 psychologische Erektion *f*
心理性勃起功能障碍 psychogene erektile Dysfunktion *f*
心理性的 psychogen
心理-性的发展 psychosexuelle Entwicklung *f*
心理性分泌 psychische Sekretion *f*
心理性适应 psychologische Anpassung *f*
心理性脱发 psychogene Alopezie *f*
心理性休克 mentaler Schock *n*
心理性眩目 psychologische Blendung *f*
心理性依赖 psychologische Abhängigkeit *f*
心理性因素 Psychofaktor *m*
心理性欲发展 psychosexuelle Entwicklung *f*
心理性欲发展阶段 psychosexuelle Phase *f*, Phase der psychosexuellen Entwicklung *f*

心理性欲行为障碍 psychosexuelle Störung *f*
心理需求 psychologisches Bedürfnis *n*
心理玄学 Metapsychologie *f*
心理旋转 mentale Rotation *f*
心理选拔方法 psychologisches Auswahlverfahren *n*
心理选拔过程 psychologisches Auswahlverfahren *n*
心理选择 psychologische Auswahl *f*
心理学 Psychologie *f*
心理学病因 psychologische Kausalität *f*
心理学测量 Messung in der Psychologie *f*
心理学的 psychologisch
心理学的比较方法 Vergleichsmethode in der Psychologie *f*
心理学的伦理问题 ethische Probleme in der Psychologie *n pl*
心理学方法论 Methodik in der Psychologie *f*
心理学化 Psychologismus *m*
心理学家 Psychologe *m*
心理学鉴定 psychologische Beurteilung *f*
心理学量表法 psychologisches Skalierung-Verfahren *n*
心理学疗法 Psychotherapie *f*
心理学派别 Schulen der Psychologie *f pl*
心理学史 Geschichte der Psychologie *f*
心理学效能 psychische Leistungsfähigkeit *f*
心理学信息库 psychologische Information *f*
心理学选拔 psychologische Auswahl *f*
心理学研究的道德准则 Ethik der psychologischen Forschung *f*
心理训练 mentale Ausbildung *f*, psychologisches Training *n*
心理训练方法 psychologische Trainingsmethode *f*
心理亚健康 psychologische Sub-Gesundheit *f*
心理演化 geistige Evolution *f*, psychologische Entwicklung *f*
心理药物 psychoaktive Droge *f*
心理医学 psychologische Medizin *f*, psychologische Medizin *f*
心理依赖 psychologische Abhängigkeit *f*
心理依赖性 psychologische Abhängigkeit *f*
心理仪器 psychisches Gerät *n*
心理异常 psychologische Abnormalität *f*
心理因素 geistiges Element *n*, psychologischer Faktor *m*
心理因素相关生理障碍 psychologischer-Faktor-beziehende Psychostörungen *f pl*
心理应对机制 psychologischer Behandlungsmechanismus *m*
心理应激 psychischer Stress *m*, psychische Belastung *f*
心理应激源 psychischer Stressor *m*
心理幼稚 Psychoinfantilismus *m*
心理幼稚人格类型 psychoinfantile Persönlichkeit *f*
心理幼稚型人格 psychoinfantile Persönlichkeit *f*
心理语言能力测验 Test der psycholinguistischen Fähigkeiten *m*
心理语言学 Psycholinguistik *f*
心理预防法(心理预防学) Psychoprophylaxe *f*
心理域 psychologischer Bereich *m*
心理原子论 geistiger Atomismus *m*
心理运动 Psychomotorik *f*
心理运动负荷 psychomotorische Belastung *f*
心理运动功能 psychomotorische Funktion *f*
心理运动阶段 psychomotorische Phase *f*
心理运动力 Psychomotorik *f*
心理运动疗法 Psychomotorik-Therapie *f*, psychomotorische Therapie *f*
心理运动区 psyehomotorische Area *f*, Betz* Zelle-Area *f*
心理运动试验 psychomotorischer Test *m*, Psychomotortest *m*
心理战 Psycho-Krieg *m*, psychologische Kriegsführung *f*
心理战术 psychologische Taktik *f*, psychologische Taktiken *f pl*
心理障碍 geistige Umnachtung *f*, psychische Störung *f*, Psychogenie *f*, mentale Blockade *f*, Psychostörungen *f pl*
心理障碍自动消除 automatische Beseitigung der Psychostörungen *f*, Spontanremission *f*
心理诊断 Psychodiagnose *f*
心理诊断法 Psychodiagnostik *f*
心理诊断术 Psychodiagnostik *f*, Psychognostik *f*
心理诊疗所 Nervenklinik *f*, Psychoklinik *f*
心理诊所 Nervenklinik *f*, Psychoklinik *f*
心理整合 psychologische Ausarbeitung *f*
心理症状 psychische Symptome *n pl*, Psychosymptom *n*
心理之间的 interpsychologisch
心理支持 psychologische Unterstützung *f*
心理治疗 Psychotherapie *f*
心理治疗的向量观 Vektor-Ansatz zur Psychotherapie *m*, Vektor-Konzept der Psychotherapie *n*
心理治疗的效果 Effektivität der Psychotherapie *f*
心理治疗技术 Psychotherapie-Technik *f*
心理治疗师 Psychologe *m*
心理中枢的 psychozentral
心理重建 psychologische Rehabilitation *f*
心理主义 Mentalismus *m*, Psychologismus *m*
心理转移法 psychologische Übertragungsmethode *f*
心理状况 psychologische Bedingung *f*
心理状态 Geisteszustand *m*, mentaler Zustand *m*
心理咨询 psychologische Beratung *f*
心理咨询操作原则 operatives Prinzip der pszchologischen Beratung *n*
心理咨询的范围 Bereich der psychologischen Beratung *m*
心理咨询的方法 Methode der psychologischen Beratung *f*
心理咨询的基本阶段 grundlegende Phase der psychologischen Beratung *f*
心理咨询的特点 Eigenschaft der psychologischen Beratung *f*
心理咨询的形式 psychologische Beratungsform *f*
心理咨询的原则 psychologisches beratungsprinzip *n*
心理咨询家的素质 Qualifikation des psychologischen Beraters *f*
心理综合 Psychosynthese *f*
心理综合论 Psychosynthese-Theorie *f*
心理组织 geistige Organisation *f*, psychische Organisation *f*
心理作用 psychologischer Effekt *m*, psychologischer Prozess *m*
心力 Anstrengung *f*
心力 psychische Energie *f*, Leistungsfähigkeit des Herzens *f*
心力不足 Mangel an Anstrengung *n*
心力储备 Herzreserve *f*
心力计 Kardiometer *m*, Cardiometer *m*
心力窘迫 Herzverlegenheit *f*
心力衰竭 Herzinsuffizienz *f*, kardiale Dekompensation *f* Herzschwäche *f*
心力衰竭细胞 Herzfehlerzellen *f pl*
心力图 Mechanokardiogramm *n*
心力消耗 Entropie *f*
心裂[畸形] Diplokardie *f*
心磷脂(二磷脂酰甘油) Kardiolipin *n*, Diphosphatidylglycerin *n*(DPG)
心磷脂抗体 Cardiolipin-Antikörper *m*
心灵 Geist *m*, Psyche *f*
心灵安康 Wohlbefinden *n*
心灵活动波 psychische Wellenaktivität *f*
心灵决定论 psychischer Determinismus *m*
心灵恐惧 Phrenophobie *f*, psychische Angst *f*
心灵美 Schönheit der Seele *f*
心灵学 Parapsychologie *f*
心灵学分析用牌 psychisches Schild *n*, Zener-Karten *f pl*
心灵研究 psychische Forschung *f*
心灵治疗 göttliche Heilung *f*, psychische Heilbehandlung *f*
心灵致动 Psychokinese *f*(PK)
心灵主义 Mentalismus *m*
心聋 psychische Taubheit *f*, Seelentaubheit *f*

心隆起 Herz-Auftrieb *m*
心隆起 Herzprominenz *f*
心卵圆孔 Foramen ovale am Herz *n*, ovale Foramen des Fötus *n*
心律 Herzrhythmus *m*
心律不齐 Herzstolpern *n*, Irrhvthmia *f*, Arthythmie *f*
心律不齐的 arrhythmisch
心律平(普罗帕酮,丙胺苯丙酮)中毒 Vergiftung des Propafenons *f*, Vergiftung des Baxarytmons *f*
心律失常 Irrhthmia *f*, Arrythmia *f*, Arrythmie *f*
心律失常的 arrythmisch, arrythmic(-us, -a, -um)
心律失常分析仪 Arrhythmie-Analysator *m*
心律失常检出器 Arrythmiedetektor *m*
心律收缩压双乘积 systolisches Herz-Doppelprodukt *n*
心律紊乱 Arrythmie *f*
心律转变法 Kardioversion *f*
心律转变器 Cardioverter *m*
心率 Herzfrequenz *f*, Herzschlagfrequenz *f*
心率变异性 Herzfrequenzvariabilität *f*, Herzfrequenz-Variabilität *f*
心率测速计 Herzfrequenz-Geschwindigkeitsmesser *m*, Herzfrequenz-Tachometer *m*
心率储备 Herzfrequenz-Reserve *f*
心率计 Kardiotachometer *m*
心率检测 Herzfrequenz-Erkennung *f*
心率收缩压乘积 systolisches Herz-Druckprodukt *n*, Verhalten von Herzfrequenz und Blutdruck *n*
心率-血压乘积 Herzfrequenz-Druck-Produkt *n*
心率血压乘积 Verhalten von Herzfrequenz und Blutdruck *n*
心率依赖性传导 herzfrequenzabhängige Leitung *f*
心率与收缩压的乘积 Produkt der Rate und des Drucks *n*
心麻痹 Kardioplegie *f*
心脉搏胸动描记器 Pansphygmographie *f*
心盲(精神盲) Seelenblindheit *f*
心每搏量指 Herzschlagvolumenindex *m*
心每搏作功指数 Herzschlagarbeitsindex *m*
心迷走紧张 Herz-Vagotonus *m*
心迷走神经 kardialer Vagusnerv *m*
心迷走中枢 kardiovagales Zentrum *n*
心-面-皮肤综合征 Kardiofaciocutaneous-Syndrom *n*
心钠素 Atriopeptin *n*
心脑综合征 kardiozerebrale Syndrome *n pl*
心脑卒中 cardiocerebrale Apoplexie *f*, Kardio-Hirnschlag *m*
心内储血器 intrakardialer Blutspeicher *m*
心内导联(程) intrakardiale Leitung *f*, intrakardiale Ableitung *f*
心内的 endokardial, intracardial(-is, -is, -e) intrakardial
心内电描记图 intrakardiales Elektrogramm *n*
心内分流 intrakardiale Shunts *m pl*
心内附壁血栓 intrakardialer Thrombus *m*, Wandbild-Thrombus *m*
心内附壁血栓形成 intrakardiale Thrombose *f*, Wandbild-Thrombose *f*
心内积气 Aerendokard *n*
心内结构损伤 Verletzung von intrakardialen Strukturen *f*
心内科监护病房 kardiologische Intensivstation *f*
心内科医生 Kardiologe *m*
心内膜 Endokard *n*, Endocardium *n*
心内膜标测 endokardiales Mapping *n*
心内膜层 endokardiale Schicht *f*
心内膜弹力纤维增生症 Endokardfibroelastose *f*
心内膜弹性(力)纤维[组织]增生症 Endokardfibroelastose *f*, endokardiale Fibro-elastose *f*, Fibroelastosis endocardica *f*
心内膜的 endokardial
心内膜电极 endokardiale Elektrode *f*
心内膜垫 Endokardpolster *n*, Endokardkissen *n*
心内膜垫畸形 Endokardkissen-Fehlbildung *f*
心内膜垫缺损 Endokardkissendefekt *m*
心内膜活组织检查 Endomyokardbiopsie *f*
心内膜[起搏]电极 endokardiale Elektrode *f*
心内膜切除术 endokardiale Resektion *f*
心内膜下层 subendokardiale Schicht *f*
心内膜下出血 subendokardiale Blutung *f*
心内膜下的 subendokardial
心内膜下梗死 subendokardialer Infarkt *m*, subendothe-lialer Infarkt *m*
心内膜下缺血 subendokardiale Ischämie *f*
心内膜下心肌存活率 subendokardiale myokardiale Überlebensrate *f*(EVR)
心内膜下心肌梗塞(死) subendokardialer Myokardinfarktm, Innenschichtinfarkt *m*
心内膜下心肌梗死 subendokardialer Infarkt *m*, subendokardialer Myokardinfarkt *m*
心内膜下硬化 subendokardiale Sklerose *f*
心内膜下支 untere Äste der Herzinnenhaut *m pl*, Rami endokardes inferiores *m pl*
心内膜下组织 Tela subendocardiaca *f*
心内膜纤维弹性组织增生症 Endokardfibroelastose *f*
心内膜纤维化 endokardiale Fibrose *f*, endomyokardiale Fibrose *f*
心内膜心包的 endoperikardial
心内膜心包心肌炎 Endoperimyohrditis *f*, Endomyoperi-karditis *f*
心内膜心包炎 Endoperikardiris *f*
心内膜心肌活检[术] Endomyokardbiopsie *f*
心内膜心肌活检术 Endomyokardbiopsie *f*
心内膜心肌纤维化[症] endokardiale myokardiale Fibrose *f*, endomyokardiale Fibrose *f*
心内膜血栓 endokardialer Thrombus *m*
心内膜炎 Endokarditis *f*, Endocarditis *f*
心内膜炎的 endokarditisch
心内膜炎灰色杆菌 Bacillus endocarditis griseus *m*
心内膜杂音 endokardiales Geräusch *n*
心内缺损修补材料 Reparaturmaterial des intrakardialen Defekts *m*, Reparaturmaterial von intrakardialem Defekt *n*
心内吸引头 intrakardiale Absaugdüse *f*, intrakardiale Saugerspitze *f*
心内心电图 intrakardiales Elektrokardiogramm *n*
心内心[动]电[流]描记法 Endokardiographie *f*
心内心音导管检查法 intrakardiale Phonocatheterization *f*, intrakardiale Phonokatheterisierung *f*
心内心音描记法 intrakardiale Phonokardiographie *f*
心内型完全性肺静脉畸形引流 Drainage der intrakardialen Gesamtlungenvenenfehlmündung *f*
心内修复 intrakardiale Reparatur *f*
心内血回收滤器 intrakardialer Blutrückgewinnungsfilter *m*
心内血回收贮血器 Behälter des intrakardialen Blutrückgewinnungsfilters *m*
心内压 endokardialer Druck *m*
心内压曲线 intrakardiale Druckkurve *f*
心内直视外科 offene Herzchirurgie *f*, Operation am offenen Herzen *f*
心内直视修补术 intrakardiale Reparatur unter direkter Vision *f*
心内注射 intrakardiale Injektion *f*
心排血(出)量 Herzminutenvolumen *n*
心排血量过少 Hypokinaemia *f*
心排血量计算器 Herzminutenvolumen-Computer *m*
心排血量记录器 Herzminutenvolumen-Registriergerät *n*, Herzminutenvolumenkurvenschreiber *m*
心排血量监护器 Herzminutenvolumenüberwachungsgerät *n*, cardiac output monitor <engl.>

心排血量降低 Reduzierung des Herzzeitvolumens *f*
心排血指数 Herzindex *m*
心旁的 paracardial(-is,-is,-e),parakardlal
心皮 Carpellum *n*,Fruchtblatt *n*
心皮柄 Carpophor(um) *n*
心脾固定术 Cardiosplenopexie *f*,Kardiosplenopexie *f*
心平气静 Ataraxie *f*,Ruhe *f*
心破裂 Herzruptur *f*,Cardiorrhexis *f*
心起搏点 Schrittmacher *m*
心气和平的 ataraktisch
心前导程 Präkardiale Ableitung *f*
心前的 präkardial
心前静脉 präkordiale Vene *f*,Venae cordis anteriores *f*
心前区 Präkordium *n*.Praecardium *n*
心前区[疼]痛 Präkardialschmerz *m*
心前区搏动 präkordiale Pulsation *f*
心前区导联 präkardiale Leitung *f*,präkordiale Ableitung *f*
心前区的 präkordial
心前区钝痛 Dräkordialer Stumpfschmerz *m*
心前区叩诊 Perkussion der präkordialen Area *f*
心前区隆起 Herzbuckel *m*
心前区闷 Präkordialangst *f*
心前区扫描 präkordiales Scanning *n*
心前区疼痛 Präkordialschmerz *m*
心前区外形 Kontur der präkordialen Regio *f*
心前区压迫感 Präkordialangst *f*
心前隐窝 präkordialer Recessus *m*
心腔 Herzhöhle *f*
心[腔]积气 Pneumatokardie *f*
心腔(脏)扩张 Herzdilatation *f*
心腔内超声心动图 intrakardiale Echokardiographie *f*
心腔内心电描记术 intrakardiale Elektragraphie *f*
心腔吻合 Herzhöhlenanastomose *f*
心腔狭窄 kardiale Stenose *f*
心腔造影超声心动描记术 Echokardiographie der Herzkammer durch Kontrast *f*,Herzkammer-Angiographie-intraoperative Echokardiographie *f*
心切迹 Impressio cardiaca *f*
心切开术 Kardiotomie *f*
心切开术后精神症 Delirium der Postkardiotomie *n*,Postkardiotomie-Delirium *n*
心切开术后谵妄 Delirium der Postkardiotomie *n*,Postkardiotomie-Delirium *n*
心切开术后综合征 Postkardiotomie-Syndrom *n*,Syndrom der Postkardiotomie *n*
心情摆动 Stimmungsumschwung *f*
心情恶劣 Kakothymie *f*
心情苦闷 emotionaler Stress *m*
心情易变 Launenhaftigkeit *f*
心球 Bulbus cordis *m*,Herzzwiebel *f*
心区 Herzbereich *m*
心区不适 cardialer Kummer *m*
心缺失 Fehlen des Herzens *n*
心容积 Herzvolumen *n*
心容量感受性反射 Herzvolumen-Rezeptor-Reflex *m*
心肉柱 Trabekel carneae cordis *m*
心上嵴 epikardialer Grat *m*
心上神经 Nervus cardiacus superior *m*
心上体 supracardialer Körper *m pl*,Paraganglion aorti-cum *n*
心上型完全性肺静脉畸形引流 Drainage der insgesamten Supra Lungenvenenfehlmündung *f*
心上支 superiore Herz-Niederlassung *f*,Rami cardiaci superiores *m pl*
心身 Psychosomatie *f*
心身[相关]学说 psychosomatische Theorie *f*
心身的 psychosomatisch
心身的障碍 psychosomatische Kranhpeit *f*,psychosomatische Störung *f*
心身等同论 Identitätstheorie des Körper und Geistes *f*,psychosomatische Identitätstheorie *f*
心身二分法 Dichotomie des Körpers und Geistes *f*,psychosomatische Dichotomie *f*
心身反应 psychosomatische Reaktion *f*
心身共感 Sympathie *f*
心身关系 psychosomatische Relation *f*
心身关系 Verhältnis des Körpers und Geistes *n*
心身耗竭综合征 Ausbrennungssyndrom *n*
心身疾病 psychosomatische Krankheit *f*
心身疾患 psychosomatische Erkrankung *f*
心身健康调查表 psychosomatischer Gesundheitssurvey *m*, psychosomatisches Inventar *n*
心身交互作用论 Interaktionismus des Körpers und Geistes *m*, psychosomatischer Interaktionismus *m*
心身疗法 psychosomatische Therapie *f*
心身平行 Parallelismus des Körpers und Geistes *m*,psychophysische Parallelität *f*
心身平行论 psychophysischer Parallelismus *m*
心身同型论 Isomorphismus des Körpers und Geistes *m*,psychophysischer Isomorphismus *m*
心身问题 psychophysisches Problem *n*,Problem des Körpers und Geistes *n*
心身训练 psychosomatische Ausbildung *f*
心身医学 Psychosomatik *f*,psychosomatische Medizin *f*
心身医学的心理生理学趋向 psychophysiologischer Trend der Psychosomatik *f*
心身异性人 psychosomatische heterosexuelle Menschen *m pl*
心身障碍 psychosomatische Hinderungen *f pl*,psychosomatische Störungen *f pl*
心身障碍与心身疾病 psychosomatische Hinderungen und Erkrankungen *pl*
心身治疗 psychosomatische Behandlung *f*
心深丛 Plexus cardiacus profundus *m*
心神安定 Ataraxie *f*
心神经刺激缺乏 Acardionervia *f*
心神经的 cardioneural
心神经功(机)能病 Herzneurose *f*,Kardioneurose *f*
心神经功能病 Herz-neurologische Erkrankung *f*,kardiale Neurasthenie *f*
心神经嵴细胞 Herzleiste-Zelle *f*
心神经节 Herzganglien *n pl*,Ganglia cardiaca *n pl*
心神经衰弱 Cardioneurasthenia *f*
心神稳定 Aochlesie *f*
心肾的 cardiorenal,kardiorenal
心声 Eunoia *f*,Herzton *m*
心石 Herzstein *m*,Cardiolith *m*,Kardiolith *m*
心室 ventrikel *m*,Ventriculus cordis *m*,Herzkammer *f*
心室按需型起搏器 ventrikulärer Demand-Schrittmacher *m*
心室壁[动脉]瘤 Ventrikelaneurysma *n*
心室壁变薄 Ventrikelwand-Ausdünnung *f*
心室壁瘤 Ventrikelaneurysma *n*,ventrikuläres Aneurysma *n*
心室壁瘤切除术 Ventrikelaneurysma-Resektion *f*
心室波 ventrikuläre Welle *f*
心室波群 ventrikularer Komplex *m*
心室差异传导 aberrante ventrikuläre Leitung *f*
心室颤动 Kammerflimmem *n*
心室颤动除颤法 Defibrillation des Kammerflimmerns *f*
心室充盈期 ventrikuläre Füllphase *f*,ventrikuläre Füllungsphase *f*

心室[起搏]电极 ventrikuläre Elektrode *f*, ventrikuläre Leitung *f*
心室触发待用型心脏起搏器 Stand-by-Schrittmacher *m*, getriggerter Schrittmacher *m*
心室触发型待用起搏器 getriggerter Stand-by-Schrittmacher *m*, ventrikulärer Triggerbereitschaftsschrittmacher *m*
心室触发型起搏 ventrikuläre ausgelöste Stimulation *f*
心室触发型起搏器 ventrikulärer ausgelöste Schrittmacher *m*
心室穿刺术 Ventrikelpunktion *f*, Ventrikulozentese *f*
心室的(脑室的,膨胀的,腹部的) herzventrikulär, ventrikulär
心室等容收缩时间 ventrikulare volumetrische Kontrak-tionszeit *f*
心室电-机械延迟时间 ventrikuläre elektrisch-mechanische Verzögerungszeit *f*
心室电影照相术 Kineventrikulographie *f*
心室定量分析 quantitative Analyse der Herzkammer *f*, ventrikuläre quantitative Analyse *f*
心室-动脉的 ventrikulo-arteriell
心室动脉环 ventrikulo-arterieller Ring *m*
心室动脉连接不一致 diskordante ventrikuloarterielle Verbindung *f*, ventrikulo-arterielle diskordante Verbindung *f*
心室动脉连接一致 kordante ventrikuloarterielle Verbindung *f*, ventrikulo-arterielle konsequente Verbindung *f*
心室动脉瘤 Aneurysma ventrikulare *n*
心室窦部 ventrikulärer Sinus *m*
心室夺获 ventrikuläes Fangen *n*
心室发育不良 Ventrikeldysplasie *f*, ventrikuläre Dysplasie *f*
心室反位 ventrikuläre Transstellung *f*
心室非同步起搏 ventrikuläre asynchrone Stimulation *f*
心室非同步起搏器 ventrikulärer asynchroner Herzschrittmacher *m*
心室肥厚(大) Ventrikelhypertrophie *f*, Kammerhypertro-phie *f*
心室辅助装置 Herzunterstützungssystem *n*
心室负荷过度 ventrikuläre Arbeitsüberlastung *f*
心室复极不一致 Heterogenität der ventrikulären Repolarisation *f*
心室干扰 ventrikuläre Störungen *f pl*
心室功能 Ventrikelfunktion *f*, ventrikuläre Funktion *f*
心室功能不全 Ventrikelinsuffizienz *f*
心室功能曲线 ventrikuläre Funktionskutve *f*
心室钩 Ventrikelhaken *m*
心室核素影像 ventrikuläre Radionuklid-Bildgebung *f*, ventrikuläre Radionuklidbildung *f*
心室缓慢充盈波 Langsame Füllungswelle des Ventrikels *f*, langsame Herzkammerfüllungswelle *f*
心室间隔 Septum interventrikulare cordis *n*
心室间隔穿孔 Perforation des venreikulären Septums *f*, Perforation des Ventrikelseptums *f*
心室间隔动脉瘤 Aneurysma des Septum interventrikulate *n*
心室间隔膜部 Pars membranacea septi interventrikuLris cordis *f*
心室间隔破裂 Ventrikelseptumruptur *f*
心室间隔缺损 Ventrikelseptumdefekt *m* (VSD)
心室僵硬 Kammersteifigkeit *f*, ventrikuläre Steifigkeit *f*
心室阶差 ventrikulärer Gradient *m*
心室结 ventrikuläre Kreuzung *f*
心室静脉 Venae ventriculares *f pl*
心室快速充盈波 schnelle Füllungswelle des Ventrikels *f*, schnelle Herzkammerfüllungswelle *f*
心室扩张 Ventrikeldilatation *f*
心室拉钩 ventrikulärer Retractor *m*
心室劳损 ventrikuläre Belastung *f*
心室漏斗褶 Ventrikeltrichterfalt *f*
心室内部分 intraventrikulärer Teil *m*
心室内差异[性]传导 intraventrikulare aberrierende Lei-tung *f*
心室内出血 intraventrikuläre Blutung *f*
心室内传导 intraventrikuläre Leitung *f*
心室内传导阻滞 Kammerblock *m*, ventrikuläre Leitungs-störung *f*
心室内压 kardialer Druck *m*, intrakardialer Druck *m*
心室内圆形成形术 intraventrikuläre runde Angioplastik *f*
心室袢 ventrikuläre Schleife *f*
心室袢规律 regelmäßige ventrikuläre Schleife *f*
心室喷血开始 Beginn des ventrikulären Auswurfs *m*
心室膨胀性动脉瘤 ventrikelektatisches Aneurysma *n*
心室破裂 ventrikulärer Bruch *m*
心室扑动 Herzkammerflattern *n*
心室起搏 ventrikulare Schrittmacherbehandlung *f*
心室起搏点 Ventrikelschrittmacher *m*, ventrikulärer Herzschrittmacher *m*
心室憩室 ventrikulärer Divertikel *m*
心室切开术 Ventrikulotomie *f*
心室热绝缘 ventrikuläre Wärmedämmung *f*
心室容积 Ventrikelvolumen *n*
心室容积曲线 Kurve des Ventrikelvolummens *f*, ventrikuläre Volumenkurve *f*
心室融合波 Fusionsventxikelzacke *f*, Fusionsventrikels-welle *f*
心室射血开始 Anfang des ventrikulären Auswurfs *m*, Beginn des ventrikulären Auswurfs *n*
心室射血期 Austreibungsphase des Ventrikels *f*
心室射血速率 ventrikuläre Austreibungsgeschwindigkeit *f*
心室室壁动脉瘤 ventrikuläres intramurales Aneurysma *n*
心室收缩 Kammersystole *f*
心室收缩波 ventrikuläre systolische Welle *f*
心室收缩期 Ventrikelsystole *f*, ventrikuläre Systole *f*
心室收缩前期 ventrikuläre Präsystole *f*
心室收缩时间 ventrikuläre Kontrationsdauer *f*, Kammer-kontrationsdauer *f*
心室舒张 Kammerdiastole *f*
心室舒张末[期]容积 ventrikuläres enddiastolisches Volumen *n*
心室舒张末期压力 ventrikulärer enddiastolischer Druck *m* (VEDP)
心室舒张期 Kammerdiastole *f*, Ventrikeldiastole *f*
心室双入口 Ventrikel-Doppeleinlass *m*, zweiflutiger Ventrikel *m*
心室停顿(搏) Kammerasystole *f*, ventrikuläre Asystole *f*
心室同步[心脏]起搏器 ventrikulärer Synchronschrittma-cher *m*
心室同步型起搏器 ventrikulärer synchronisierter Herzschrittmacher *m*
心室图 Ventrikelgramm *n*, Ventrikulogramm *n*
心室脱逸 ventrikuläres Entkommen *n*
心室晚(迟发)电位 ventrikuläres spätes Potential *n*, ventrikuläres Spätpotential *n* (VLP)
心室晚电位 ventrikuläres Spätpotential *n* (VLP)
心室紊乱心律 ungeordneter Kammerrhythmus *m*, unge-ordneter Ventrikularrhythmus *m*
心室纤[维性]颤[动] Ventrikelflimmern *n*
心室纤颤 Kammerflimmern *n*, Ventrikelflimmern *n*
心室纤维束 fasciculoventriculare Fasern *f pl*, ventrikuläres Faserbündel *n*
心室相性窦性心律不齐 ventrikuläre Phase der Sinusar-rhythmie *f*
心室小梁部 ventrikulärer Trabekel *m*
心室性奔马律 Ventrikelgalopp *m*
心室性静脉搏 ventrikulärer Venenpuls *m*
心室性心动过速 Kammertachykardie *f*, Ventrikulartachykardie *f*
心室压 Kammerdruck *m*, ventrikulärer Druck *m*
心室压力阶差 Kammerdruckdifferenz *f*
心室压力曲线 Kammerdruckkurve *f*
心室异位 ventrikuläre Ektopie *f*
心室抑制型按需起搏器 ventrikulärer Inhibitionsschritt-macher nach Erfordernis *m*
心室抑制型起搏 ventrikuläre inhibierte Stimulation *f*, ventrikulärer inhibitorischer Schrittmacher *m*

心室抑制型起搏器 ventrikulärer inhibitorischer Schritt-macher *m*
心室易激期 Erregungsstadium des Ventrikels *n*
心室逸搏 ventrikulärer Escape-Schlag *m*, ventrikuläres Entkommen *n*
心室游离壁破裂 Ruptur der freien Kammerwand *f*, freie Ventrikelwandruptur *f*
心室圆锥反褶 ventrikuloinfundibuläre Falt *f*
心室造影[术] Ventrikulographie *f*
心室造影照片 Ventrikulogramm *n*
心室中隔缺损 Ventrikelseptumdefekt *m*
心室重复反应 repetitive ventrikuläre Reaktion *f*(RVR)
心室自身节律 Kammerautomafie *f*, Kammerautomatis-mus *m*
心室自身起搏点 idioventrikulärer Herzschrittmacher *m*, idioventrikulärer Schrittmacher *m*
心室自主心律 idioventrikulärer Rhythmus *m*
心室最大 ventrikuläres Maximum *n*
心收缩 Systole *f*, Miokardie *f*
心收缩过度 Hypersystole *f*
心收缩过度的 hypersystolisch
心收缩过弱 Hyposytolie *f*, Oligosystolie *f*
心收缩过早 Proiosystole *f*
心收缩喷射音 systolischer Auswurfsklang *m*, systolisches Ejektionsgeräusche *n pl*
心收缩前[期]的 präsystolisch
心收缩性(力) Kontraktionsvermögen *n*, Kontraktilität *f*, Herzkontraktilität *f*
心收缩异常 Dyssystole *f*
心收缩障碍性心律失常 Arrhythmie der systolischen Dysfunktion *f*
心收缩障碍性心律失常 inotrope Arrhythmie *f*
心收缩正常 Eusystole *f*
心收缩正常的 eusystolisch
心手(霍奥)综合征 Holt*-Oram* Syndrom *n*
心手综合征 Holt-Oram-Syndrom *n*
心舒期 Diastole *f*, Erschlaffungsphase *f*, kardiale Entspannungszeit *f*, Herzdiastole *f*
心舒期停跳 diastolischer Herzstillstand *m*
心舒容积 diastolisches Volumen *n*
心舒张 Erschlaffungsphase *f*, kardiale Entspannungszeit *f*, Herzdiastole *f*, kardiale Diastole *f*
心舒张的 diastolisch
心舒张后期 Diastase *f*
心舒张期 Diastole *f*
心舒张期末压 enddiastolischer Blutdruck *m*
心舒张期缺失 Adiastole *f*
心舒张期缺失 Diastolenausfall *m*
心舒张期停跳 diastolischer Herzstillstand *m*
心舒张期延长 Bradydiastolie *f*
心舒张前的 frühdiastolisch
心舒张容积 diastolisches Volumen *n*
心输出量 Kinaemia *f*, Herz(blut)ausstoß in Zeiteinheit *m*
心输出量过少 Hypokinänie *f*
心输出量监视器 Herzleistung-Monitor *m*, Monitor für das Herzminutenvolumen *m*
心输出量减少 Remission des Herzauswurfvolumens *f*
心输出量曲线 Herzleistungkurve *f*
心输出量少 Hypokinänie *f*
心输出量下降 Hypokinaemie *f*
心衰细胞 Herzfehlerzelle *f*, Herzinsuffizienz-Zellen *f pl*
心松离术 Cardioschisis *f*, Kardiolyse *f*
心算 Herzklopfen *n*, Herzpalpitation *f*, Palpitation *f*, Herzsensation *f*, Kopfrechnen *n*
心算测验 Kopfrechnen-Test *m*
心损伤 Verletzung des Herzens *f*
心缩末容积 endsystolisches Ventrikelvolumen *n*, endsystolisches Volumen *n*
心缩期 Systole *f*
心跳(悸) Herzklopfen *n*, Herzpalpitation *f*, Palpitation *f*, Herzsensation *f*
心跳的 kardiopalmisch, herzklopfend
心跳感知 Herzschlag-Wahrnehmung *f*
心跳呼吸停止 Herzstillstand *m*, kardiorespiratorische Verhaftung *f*
心跳呼吸骤停 Kardiopulmonalstillstand *m*
心跳呼吸骤停复苏术 wiederbelebung des Cardiopulmo-nalstillstands *f*
心跳录时器 Herz-Kreislauf-Chronograph *m*
心跳停搏 Herzstillstand *m*
心跳停止 Herzstillstand *m*
心跳同步曝光器 herzschlag-synchronisierter Belichtungs-messer *m*
心跳徐缓 Bradykardie *f*
心跳骤停 Herzstillstand *m*
心跳骤停后期间 Postverhaftungszeitraum *m*
心跳骤停综合征 Adams*-Stokes* Syndrom *n*
心停歇感觉 Panlocardia *f*
心痛 Kardiodynie *f*, Cardialgia *f*, Kardialgie *f*
心痛定 Nifedipin *n*
心痛风 Kardiagra *f*, Angina pectoris *f*
心突出 Kardiozele *f*, Cardiocele *f*
心外的 exokardial, extrakardial
心外管道丰唐术 extrakardiale Conduit*-Fontan* Operation *f*
心外膜 Epikard *n*, Epicardium *n*
心外膜标测 epikardiales Mapping *n*
心外膜超声心动图 epikardiale Echokardiographie *f*, epikardiales Echokardiogramm *n*
心外膜等电位图 epikardiale isopotentielle Karte *f*, Herzbeutel-Isopotential-Karte *f*
心外膜电极 epikardiale Elektrode *f*
心外膜起搏 epikardiale Elektrode *f*, epikardiale Stimulation *f*
心外膜[起搏]电极 epikardiale Elektrode *f*
心外膜切除术 Epikard(i)ektomie *f*
心外膜松解术 Epikardiolyse *f*
心外膜下层 subepikardiale Schicht *f*
心外隧道 Fontan 术 Fontan* Operation der extrakardialen Tunnel *f*
心外阻塞性休克 extrakardialer obstruktiver Schock *m*
心萎缩 Acardiotrophie *f*
心涡 Vortex cordis *m*, Herzwirbel *m*
心窝 Prakordium *n*, Praecardium *n*, Herzgrube *f*
心窝的 präkordial
心物同形论 Isomorphismus *m*
心物同形说 psychophysischer Isomorphismus *m*
心系膜 Mesocardium *n*
心下垂 Kardioptose *f*
心下囊 infrakardiale Bursa *f*
心下神经 Nervus cardiacus inferior *m*
心下型完全性肺静脉畸形引流 Drainage der insgesamten infrakardialen Lungenvenenfehlmündung *f*
心纤维环 Faserring der Herzen *m*
心纤维三角 Trigonum fibrosa cordis *n*
心向 geistige Einstellung *f*, Mental-Set *n*
心向量环 kardiale Vektorschleife *f*(VCG-Ring)
心向量图 Vektorkardiogramm *n*, Vektorkardiographie *f*
心像 mentales Bild *n*, Vorstellung *f*
心小静脉 Vena cordis parva *f*
心效率 Effizienz cardiaca *f*
心心包固定 Kardioperikardiopexie *f*
心形的 herzformig
心形聚光器 Kardioidkondensor *m*

心形面聚光镜 herzformiger Kondensator *m*, Kardioidkondensor *m*
心形子宫 Uterus cordiformis *m*
心型 Herzform *f*, kardialer Typ *m*
心兴奋剂 Kardiaka *n pl*
心性 Mentalität *f*
心性的 kardial
心性(型)哮喘 Herzasthma *n*
心性恶液质 kardiale Kachexie *f*
心性呼吸暂停 kardiale Apnoe *f*
心性窘迫 kardiale Verlegenheit *f*, Verlegenheit des Herzens *f*
心性脑病 Kardioenzephalopathie *f*
心性水肿 kardiales Ödem *n*
心性死亡 Herztod *m*
心性晕厥 kardiale Synkope *f*
心胸比 Cardio-Thorax-Anteil *m*, kardiothorakale Ratio *f*
心胸比例 kardiothorakale Ratio *f*
心胸比率 kardiothorakale Ratio *f*
心胸外科 Herz-Thorax-Chirurgie *f*
心胸指数 kardiothorakale Ratio *f*, kardiothorakaler Index *m*
心绪恶劣性精神病态 dysphorische Psychopathie *f*
心选择性显影机 selektive Kardiographie *f*
心血池扫描 Cardio-Blutteich Scanning *n*, cardiac blood-pool scanning <engl.>
心血管 Herz-Kreislauf *m*
心血管x线检查系统 kardiovaskuläres Röntgenunter-suchungssystem *n*
心血管保留标准 kardiovaskuläre Aufbewahrungskriterien *n pl*, Kriterium der Herz-Kreislauf-Retention *n*
心血管病 kardiovaskuläre Krankheft *f*, Angiokardiopathie *f*
心血管病研究所 Angiokardiopathie-Institut *n*
心血管持针钳 kardiovaskulärer Nadelhalter *m*
心血管的 kardiovasal, kardiovaskulär
心血管毒理学 kardiovaskuläre Toxikologie *f*
心血管毒物 kardiovaskulärer Giftstoff *m*
心血管反射 kardiovaskulärer Reflex *m*
心血管反应 kardiovaskuläres Verantwortlichkeit *f*
心血管缝合针 kardiovaskuläre Nadel *f*
心血管功(机)能 kardiovaskuläre Funktion *f*
心血管功能 kardiovaskuläre Funktion *f*
心血管功能失调 kardiovaskuläre Dekonditionierung *f*
心血管和周围的血液动力学的 kardiovaskulär und periphere hämodynamische
心血管畸形 kardiovasculäre Anomalie *f*, Herz-Gefäß-Mißbildung *f*
心血管疾病 Herz-Kreislauf-Krankheit *f*, kardiovaskuläre Krankheit *f*
心血管疾病猝死 plötzlicher Tod von Herz-Kreislauf-Erkrankungen *m*
心血管疾病的生物反馈治疗 Theapie des Biofeedbacks für kardiovaskuläre Erkrankung *f*
心血管疾病急死 plätzlicher Tod an kardiovaskuläre Krankheit *m*
心血管剪 kardiovaskuläre Schere *f*
心血管介入 Herz-Kreislauf-Intervention *f*
心血管控制中心 kardiovaskuläre Leitstelle *f*, kardiovaskuläres Kontrollzentrum *n*
心血管轮廓 kardiovaskuläre Kontur *f*, kardiovaskuläre Silhouette *f*
心血管梅毒 kardiovaskuläre Syphilis *f*
心血管评价 kardiovaskuläre Auswertung *f*
心血管破裂 kardiovaskuläre Ruptur *f*, kardiovaskulärer Bruch *m*
心血管闪烁照相法 kardiovaskuläre szintiphotographische Methode *f*, kardiovaskuläre Szintiphotographie *f*
心血管设备 Herz-Kreislauf-Gerät *n*
心血管神经[官能]症 kardiovaskuläre Neurose *f*
心血管神经衰弱 Phrenokardie *f*
心血管手术 kardiovaskulärer chirurgischer Eingriff *m*
心血管调节 kardiovaskuläre Regulation *f*
心血管外科器械 kardiovaskuläres Instrument *n*
心血管危险度 kardiovaskuläres Risiko *n*
心血管紊乱 kardiovaskuläre Erkrankung *f*
心血管系[统] Kreislaufsystem *n*, Kreislaufapparat *m*, kardiovaskuläres System *n*
心血管系统 Herz-Kreislaufsystem *n*, kardiovaskuläres System *n*, Kreislaufapparat *m*
心血管系统毒理学 Herz-Kreislaufsystem-Toxikologie *f*, kardiovaskuläre Toxikologie *f*
心血管系统药物中毒 Kreislaufmittelvergiftung *f*
心血管系统症状 Herz-Kreislauf-Symptom *n*
心血管性高血压 kardiovaskuläre Hypertonie *f*
心血管性脚气病 kardiovaskuläre Beriberi *f*, kardiovaskulärer Beriberit *m*
心血管性窘迫 kardiovaskuläre Verlegenheit *f*
心血管性眩晕 kardiovaskulärer Schwindel *m*
心血管学 Kardioangiologie *f*
心血管训练设备 Herz-Kreislauf-Trainingsgeräten *n pl*
心血管压力三维分析 dreidimensionale Analyse von Herz-Kreislauf-Stress *m*
心血管药 kardiovaskuläres Medikament *n*, Kreilaufmittel *n*
心血管药理学 kardiovaskuläre Pharmakologie *f*
心血管异常 kardiovaskuläre Störung *f*, karidiovaskuläre Abnormalität *f*
心血管因素和危险度 karidiovaskulärer Factor und Risiko *f*
心血管荧光电影照相术 Kineangiokardiographie *f*
心血管荧光电影照相术 Kineangiokardiographie *f*, Kinematoangiokardiographie *f*
心血管运动中枢 kardiovaskuläre Leitstelle *f*, karidiovaskuläres Kontrollzentrum *n*
心血管造影[术] Angiokardiographie *f*, Kardioangiogra-phie *f*
心血管造影设备 kardioangiographische Einrichtungen *f pl*
心血管障碍 kardiovaskuläre Störung *f*
心血管照片 Angiokardiogramm *n*
心血管诊断技术 kardiovaskuläre diagnostische Technik *f*
心血管症状 kardiovaskuläres Symptom *n*
心血管止血带 kardiovaskuläres Touniquet *n*
心血管中枢 kardiovaskuläres Zentrum *n*
心血管专用导丝 Führungsdraht der Angiodie *m*, kardiovaskulärer Führungsdraht *m*
心压迹 Impressio cardiaca *f*
心炎 Karditis *f*
心腰 Herztaille *f*, kardiale Taille *f*
心腰部 Herztaille *f*
心腰部凹陷 Retraktion der Herztaille *f*
心腰部膨出 Vorwölbung der Herztaille *f*, prominente Herztafile *f*
心异位 Ektopia cordis *f*, Ektokardie *f*
心抑制剂 kardiales Sedativum *n*, kardiales Sedative *n*
心抑制区 kardialer hemmender Bereich *m*, kardioinhibitorischer Bereich *m*
心抑制中枢 Hemmungszentrum der Herztätigkeit *n*, Kronecker* Zentrum *n*
心因动作分类学 psychomotorische Taxonomie *f*
心因性 psychogen
心因性暴食 psychogene Überernährung *f*, psychogenes Überessen *n*
心因性背痛 psychogene Rückenschmerzen *m pl*
心因性闭经 psychogene Amenorrhö *f*
心因性病残状态 psychologische Invalidität *f*
心因性肠胃涨气 psychogene Flatulenz *f*, psychologische Blä-

hung *f*
心因性错乱 psychogene Verwirrung *f*
心因性的性乐高潮丧失 psychogene Anorgasmie *f*, psychogenische Anorgasmie *f*
心因性癫痫 Psychoepilepsie *f*
心因性多饮(烦渴) psychogene Polydipsie *f*
心因性呃逆 psychogener Schluckauf *m*
心因性耳聋 psychogene Taubheit *f*
心因性发热 psychogenes Fieber *n*
心因性反应 psychogene Reaktion *f*
心因性腹泻 psychogener Durchfall *m*
心因性过度换气 psychogene Hyperventilation *f*
心因性过敏 psychische Anaphylaxie *f*, psychogene Anaphylaxie *f*
心因性幻觉 psychogene Halluzination *f*
心因性疾病 psychogene krankheit *f*, psychogene Störung *f*
心因性精神病 psychogene Psychosis *f*, psychogene Psychose *f*
心因性精神障碍 psychogene Störung *f*
心因性咳嗽 psychogener Husten *m*
心因性聋 psychogene Taubheit *f*
心因性麻痹 psychische Lähmung *f*, psychogene Lähmung *f*
心因性木僵 psychogener Stupor *m*
心因性尿频 psychogene erhöhte Häufigkeit der Miktion *f*, psychogene häufige Harnentleerung *f*
心因性尿失禁 psychogene Harninkontinenz *f*, psychogene Urininkontinenz *f*
心因性呕吐 psychogenes Erbrechen *n*
心因性排尿困难 psychogene Dysurie *f*
心因性射精不能 psychogene Aspermie *f*
心因性神游 psychogene Fuge *f*, psychogene Gedankenreise *f*
心因性生理节律倒错 psychogene zirkadiane Rhythmus-Inversion *f*, psychozirkadiane Rhythmus-Inversion *f*
心因性失常 psychogene Störungen *f pl*
心因性失音症 psychogene Dysphonie *f*, psychogene Aphonie *f*, psychogene Stimmstörung *f*
心因性食欲丧失 psychogener Appetitverlust *m*
心因性睡眠节律颠倒 psychogene Schlafrhythmus- Inversion *f*
心因性疼痛 psychogener Schmerz *m*
心因性疼痛障碍 psychogene Schmerzstörung *f*
心因性吞气症 psychogene Aerophagie *f*
心因性脱发 psychogene Alopezie *f*
心因性妄想症 psychogene Delusion *f*
心因性消化不良 psychogene Dyspepsie *f*
心因性斜颈 psychogener Schiefhals *m*
心因性性感缺失 psychogene Anorgasmie *f*
心因性阳痿 psychogene Impotenz *f*, männliche Erektionsstörung *f*
心因性遗尿症 psychogene Enurese *f*
心因性遗忘 psychogene Amnesie *f*
心因性抑郁 psychogene Depression *f*
心因性阴道痉挛 psychogener Vaginismus *m*
心因性幽门痉挛 psychogener Pylorospasmus *m*
心因性晕厥 psychogene Synkope *f*
心因性障碍 psychogene Störung *f*
心因性肢体瘫痪 psychogene Lähmung der Extremität *f*, psychogene Lähmung der Gliedmaßen *f*
心因性周期性呕吐 psychogenes zyklisches Erbrechen *n*
心因性昼夜节律倒错 psychogene nyctohemerale Rhythmus-Inversion *f*
心因性昼夜节律倒错 psychogener esnyctohemeraler Rhythmus *m*
心音 Herzton *m*, Herzschall *m*
心音(声)导管 Phonokatheter *m*, Herztonkatheter *m*
心音传感器 Herzschallsensor *m*, Phonokardiowandler *m*
心音导管检查法 Herztonkatheterization *f*, Phonokatheterisierung *f*
心音电描记器 Electrokardiophonograph *m*, Herztöne-Elektrokardiograph *m*
心音电图 Elektrophonokardiogramm *n*, Elektrokardio-phonogramm *n*
心音放大器 Herzschallmikrophon *n*, Phonokardiograph-Amplifier *m*
心音分裂 Spaltung der Herztöne *f*
心音鉴定器 Systolometer *n*
心音描记法 Herztöne-Plethysmographie *f*, Kardiophonographie *f*
心音描记器 Phonokardiograph *m*
心音前置放大器 Phonokardiograph-Präamplifier *m*
心音强度 Intensität des Herztons *f*
心音示波器 Phonoskop *n*
心音听诊 Auskultation des Herzens *f*
心音听诊器 Kardiophon *n*
心音图 Phonokardiogramm *n*
心音图机 Phonokardiograph *m*, Kardiophonograph *m*
心音图记录装置 Phonokardiograph *m*
心音图描记法 Phonokardiographie *f*, Kardiophonographie *f*
心音图描记术 Herztöne-Plethysmographie *f*, Phonokardiographie *f*
心音响度 Lautheft des Herztons *f*
心音诊断仪器 Herztöne-diagnostisches Instrument *n*, phonokardio-diagnostische Instrumente *n pl*
心影增大 Herzvergrösserung *f*
心右偏 Aristokardie *f*
心右室前乳头肌 Musculus papillaris ventralis ventriculi dextri *m*
心原性的 kardiogen
心原性肺水肿 kardiogenes Lungenödem *n*
心原性肝硬化 kardiogene Leberzirrhose *f*
心原性呼吸困难 kardiogene Dyspnoe *f*, kardiale Dyspnoe *f*
心原性脑缺血 kardiogene Anenzephalaemia *f*
心原性溶血性贫血 cardiale hämolytische Anaemic *f*
心原性水肿 cardiales Odem *n*
心原性疼痛 cardiogener Schmerz *m*
心原性哮喘 Asthma cardiale *n*
心原性休克 kardialer Schock *m*, kardiclgener Schock *m*, kardiovaskulärer Schock *m*
心原性晕(昏)厥 kardiale synkope *f*
心源性的 kardiogen
心源性动脉栓塞 kardiogene Arterienembolie *f*
心源性反射 Herzreflex *m*
心源性呼吸困难 kardiogene Dyspnoe *f*
心源性振动 kardiogene Oszillation *f*
心杂音 kardiales Geräusch *n*
心[脏] Herz *n*, Cor *n*
心脏X线记波摄影 Röntgenkymographie des Herzens *f*
心[脏]X线照片 Kardioröntgenogramm *n*
心[脏]x线照相术 Kardioröntgenographie *f*
心脏安全 kardiale Sicherheit *f*
心脏按摩法 Herzmassage *f*, kardiale Compression *f*, kardiale Massage *f*
心脏按压 cardiale Kompression *f*
心脏瓣膜 Herzklappen *f*, *pl*
心脏瓣膜病 valvuläre Herzkrankheit *f*
心脏瓣膜疾病 valvuläre Herzkrankheit *f*
心脏瓣膜曲线 kardiovalvuläre Registrierkurve *f*
心脏瓣膜伤 Verletzung des Herzklappens *f*
心脏瓣膜替换术 Herzklappenersatz *m*
心脏瓣膜听诊区 Auskultationsbereich des Herzklappens *m*
心脏瓣膜用机械瓣替换术 Herzklappenersatz mit mechanischer Prothese *m*
心脏瓣膜用牛脑膜替换术 Herzklppenersatz mit Biopro-these aus boviner Dura (mater) *m*
心脏瓣膜用牛心包替换术 Herzklappenersatz mit Bio-prothese

aus boviner Herzbeutel *m*
心脏瓣膜用生物瓣替换术 Herzklappenersatz mit Bio-prothese *m*
心脏瓣膜用猪主动脉瓣替换术 Herzklappenersatz mit (Bioprothese aus) Schweinaortenklappen *m*
心脏瓣膜用猪主动脉替换术 Herzklappenersatz mit Schweinaortenklappen *m*
心脏瓣膜置换术 Herzklappenersatz *m*
心脏包虫囊肿 Echinokokkuszyste des Herzens *f*
心脏保存 Herzkonservierung *f*
心脏标测 Herz-Mapping *m*
心脏标测 kardiales Mapping *n*
心脏标准探查区 explorierende Standardarea des Herzens *f*
心脏并发症 Herzkomplikation *f*
心脏并发症处理 Management der Herzkomplikation *f*
心脏病 Herzvitium *n*, Herzkrankheit *f*, Cardiopathia *f*, Herzfehler *m*
心[脏]病的 kardiopathisch
心脏病发作 Herzanfall *m*, Herzattacke *f*
心脏病患者 Herzkranke *m*, Cardiacus *m*
心脏病急死 akuter Herztod *m*, plötzlicher Herztod *m*
心脏病康复学 kardiologische Rehabilitation *f*
心脏病恐怖 Herzphobie *f*
心脏病恐怖症患者 Kardiophobie *f*
心脏病理学 Kardiopathologie *f*
心脏病疗法 Kardiotherapie *f*
心脏病性抽搐 Herzepilepsie *f*, kardiopathische Epilepsie *f*
心脏病性肝硬化 Herzzirrhose *f*, kardiopathische Zirrhose *f*
心脏病性格 Persönlichkeit der Herzneurosen *f*
心[脏]病性面容 Facies cardiaca *f*
心[脏]病学 Kardiologie *f*
心[脏]病学家 Kardiologist *m*
心[脏]病饮食 Herzdiät *f*
心脏病性眩晕 kardiopathischer Schwindel *m*, Schwindel des Herzens *m*
心脏搏动 Herzstoß *m*
心脏测量 kardiale Messung *f*
心脏超声断层电影系统 Kardioultraschalltomographie-Kinematosystem *n*
心脏超声断层图 Herzultraschalltomographie *f*
心脏超声造影[术] Herzechokardiographie *f*
心脏超声造影术(对比超声心动描记术,对比心脏回声造影术) Kontrast-Echokardiographie *f*
心脏冲动 Herzimpuls *m*
心脏除颤 Herzdefibrillation *f*
心脏除颤起搏器 cardialer Defibrillationsschrittmacher *m*, cardiac defibrillating pacemaker<engl.>
心脏除颤器 Defibrillator *m*
心[脏]储备[力] kardiale Reserve *f*, Herzreserve *f*
心脏储备力减弱 Geschwächt der kardialen Reserve *f*, verminderte Herzreserve *f*
心脏穿刺 Herzpunktion *f*
心[脏]穿刺术 Herzpunktion *f*
心脏传导系[统] Leitungssystem des Herzens *n*
心[脏]传导阻滞 Herzblock *m*
心脏传导系统异常 Anomalie des Herzleitungssystems *f*, kardiale Leifungsstörung *f*
心脏传导组织 Herzleitungsgewebe *n*, Reizleitungsgewebe *n*
心脏创伤 Herztrauma *n*, Herzverletzung *f*
心脏磁共振成像 kardiale Kernspintomographie *f*
心脏刺创 Herzstichwunde *f*, Stichwunde des Herzens *f*
心脏挫裂创 Herzlazeration *f*, Herzplatzwunde *f*
心脏挫伤 Herzkontusion *f*, Herzprellung *f*
心脏错位 Situs inversus cordis *m*
心[脏]的 cardial (-is, -is, -e), kardial, cardiac (-us, -a, -um)
心脏大血管磁共振造影成像 Magnetresonanz-Angiographie der großen Gefäße des Herzens *f*
心脏大血管异物取出术 Fremdkörperentfernung der großen Gefäße des Herzens *f*, Fremdkörperentfernung von großem Herzgefäß *f*
心脏代偿功能 Herzkompensation *f*
心脏代偿失调 Herzdekompensation *f*
心脏导管 Herzkatheter *m*
心脏导管检查 Herzkatheterisierung *f*
心脏的,心脏病的 kardial
心脏的糖苷 Herzglykosid *n*
心脏的特殊传导系统 herzspezifisches Reizleitungssystem *n*
心脏的效率 Effizienz des Herzens *f*, Leistungsfähigkeit des Herzens *f*
心脏电除[纤]颤 kardiale elektrische Defibrillation *f*, Herzdefibrflator *m*, kardiaier Defibril-lator *m*
心脏电复律 Elektroreduktion *f*, Elektrokardioversion *f*
心脏电复律器 Cardioverter *m*
心脏电机械分离 Herz-elektromechanische Dissoziation *f*
心脏电机械收缩时间 kardiale elektromechanische Sys-tole *f*
心脏电流 elektrische Strömung des Herzens *f*
心脏电起搏器 kardialer elektrischer Schrittmacher *m*, cardiac electric pacemacker <engl.>
心脏电生理学 kardiale Elektrophysiologie *f*, klinische Elektrophysiologie des Herzens *f*, kardiale Elektrophysiologie *f*
心脏电影磁共振成像 Herzmagnetresonanztomographie *f*, MR-Bildgebung des Herzens *f*
心脏淀粉样变 Herzamyloidose *f*
心脏定位器 Herzstellungsregler *m*
心脏动脉瘤 Aneurysma des Herzens *n*, Herzaneurysma *n*
心脏动脉瘤破裂急死 plötzlicher Tod vom Herzaneurysma *m*, plötzlicher Tod von Aneurysma des Herzens *m*
心脏毒 Herzgift *n*
心脏毒素 Herzgifte *n pl*
心脏毒性 Kardiotoxizität *f*
心脏断层摄片 Herztomographie *f*
心脏恶性肿瘤 maligananter Herztumor *m*
心脏发生 Herzentwicklung *f*
心脏发生的 cardiogen
心脏房室传导阻滞 AV-Block *m*
心脏房室环 Atrioventrikularring *m*
心脏放射性损伤 kardialer Strahlenschaden *m*, Strahlungsläsionen auf Herz *f pl*
心脏放线菌病 Aktinomykose des Herzens *f*
心脏肥大 Herzhypertrophie *f*
心[脏]肥大(厚) Herzhypertrophie *f*, Cardiomegalia *f*
心脏风险指数 Herz-Risio-Index *m*
心脏敷料镊 kardiale Verbandpinzette *f*
心脏辅助杯 Herzunterstützungstasse *n*
心脏负荷指数 Herzaufwandsindex *m*
心脏复律 Kardioversion *f*
心脏复律器 Cardioverter *m*
心脏复苏 Herzwiederbelebung *f*
心脏复苏器 Herzerwecker *m*, Herzwiederbelebender *m*
心脏复苏术 kardiale Reanimation *f*
心[脏]感觉失调 Kardiodysästhesie *f*
心脏感受器 kardialer Rezeptor *m*
心脏干细胞 kardiale Stammzelle *f*
心脏高频阻抗图检查 hochfrequenz-impedenzkardiogra-phische Untersuchung *f*
心脏梗死 Herzinfarkt *m*
心脏功能 Herzfunktion *f*
心脏功能试验 Herzfunktionstest *m*
心脏功能障碍 Herzinsuffizienz *f*, kardiales Problem *n*

心脏灌流法 Herzperfusion *f*
心脏黑变 Cardiomelanosis *f*
心脏横径 Querdurchmesser des Herzens *m*
心脏横纹肌瘤 Rhabdomyom des Herzens *n*
心脏横纹肌肉瘤 Herz-Rhabdomyosarkom *n*
心脏护理 kardiale Pilege *f*
心脏环行运动 Herzkreisbewegung *f*
心脏活动 Herztätigkeit *f*
心脏机械性损伤 mechanisches Trauma des Herzens *n*, mechanisches Trauma im Herzen *n*
心脏畸胎瘤 Herzteratom *n*
心脏畸形 Herzmißbildung *f*
心脏激活器 Kardioaktivator *m*
心[脏]激素 Herzhormon *n*
心脏及心血管系统功能障碍 Dysfunktion des Herzens und Kreislaufs *f*, Dysfunktion des Herz-und Herz-Kreislauf-Systems *f*
心脏急救监视仪 Erste-Hilfe-Monitor für Herz *m*, Herzmonitor im Notfall *m*
心脏急救治疗装置 Erste-Hilfe-therapeutisches Gerät für Herzchirurgie *n*, Herzgerät der Notfallbehandlung *f*
心脏挤压 Herzkompression *f*
心脏架 kardiales Skelett *n*, Herzskelett *n*
心脏监护器 Herzmonitor *m*
心脏监护示波器 Kardioskop *n*, Elektrokardioskop *n*
心脏监护仪记忆装置 Herzmonitor mit Erinnerungsein-richtungen *m*
心脏检查 Untersuchung des Herzens *f*
心[脏]减压反射 Depressorreflex des Herzens *m*
心脏剪 kardiale Schere *f*, Herzschere *f*
心脏腱索 Herzsehnenfaden *m*
心脏僵硬综合征 steifes Herzsyndrom *n*, Stiff-Herzsyndrom *n*
心脏交替[现象] Herzwechsel *m*, Alternierung des Herzens *f*
心脏结节病 Herzsarkoidose *f*
心[脏]静脉 Venae cordis *f pl*, Herzvenen *f pl*
心脏镜 Kardioskop *n*
心脏空气栓塞 Herzluftembolie *f*, Luftembolie im Herzen *f*
心脏扩大 Herzdilatation *f*
心脏扩张 Herzdilatation *f*
心脏扩张器 Herzdilatator *m*
心脏力学 Herzmechanik *f*, Mechanik des Herzens *f*
心脏联合瓣膜病 kardialer mehrerer Herzklappenfehler *m*
心脏良性肿瘤 kardiale gutartiger Tumor *m*
心脏临时起搏 temporärer Herzschrittmacher *m*
心脏录时计 Kardiochronograph *m*
心脏麻痹 Herzinfarkt *m*
心脏每秒博出量 Betrag pro Herzschlag *m*
心脏面积 Herzbereich *m*, Herzfläche *f*
心脏面积测量 Herzflächenmessung *f*, kardiale Flächenmessung *f*
心脏内窥镜 Endokardioskop *n*
心脏内心音图机 intrakardialer Phonokardiograph *m*
心脏内中枢 intrakardiales Zentrum *n*
心脏能力 Herztätigkeit *f*, kardiale Leistungsfähigkeit *f*
心脏脓肿 Herzabszeß *m*
心脏皮肤综合征 Syndrom cardiocutaneum *n*
心脏破裂 Herzruptur *f*, Kardiorrhexis *f*
心脏破裂出血 Blutung bei Herzenbruch *f*, Blutung während des Herzbruchs *f*
心脏破裂急死 plötzlicher Tod von Herzruptur *m*, plötzlicher Tod durch Herzruptur *m*, plötzlicher Tod während des Herzbruchs *m*
心脏起搏 Herzschritt *m*
心脏起搏器 Herzschrittmacher *m*, cardiac pacemacker <engl.>
心脏起搏术 Herzschrittmacherapparat *m*
心脏憩室 Herz-Divertikel *n*
心脏前后径 anteriorer und posteriorer Durchmesser von Herzen *m*, Herz-Ap-Durchmesser *m*
心脏枪创 Schusswunden im Herzen *f pl*, kardiale Schusswunde *f*
心脏切开后心理综合征 Postkardiotomie-Psychosesyndrom *n*, psychologisches Syndrom nach Herzschnitt *n*
心脏切开后综合征 Postkardiotomie-Syndrom *n*
心脏切开术后心包炎 Postkardiotomie-Perikarditis *f*, Perikarditis nach Herzschnitt *f*
心脏去颤 Defibrillation *f*, Herzdefibrillation *f*
心脏去颤监视器 Defibrillationsmonitor *m*
心脏去颤起搏器 kardiale Defibrillationsschrittmacher *m*, cardiac defibrillating pacemacker<engl.>
心[脏]容积 Herzvolumen *n*
心脏容积测量 Herzvolumenmessung *f*
心脏容量造模术 Volumenmodellierung *f*, Modellierung der Herzkapazität *f*
心脏乳头肌断裂 Ruptur der Musculi papillares *f*
心脏乳头肌梗死 Infarkt des Herzpapillarmuskels *m*, Herzpapillarmuskelinfarkt *m*
心脏三维可视模型 dreidimensionales optisches Modell des Herz *n*
心脏射血 Herzauswurf *m*, cardiale Ejektion *f*
心脏射血分数 Herzejektionsfraktion *f*
心脏射血指数测量 Bestimmung der Herzejektionsfraktion *f*
心脏神经功(机)能失调 Kardiodysneurie *f*
心脏神经[官能]症 Herzneurose *f*, Kardioneurose *f*
心脏神经症 Herzneurose *f*
心脏-声带综合征 Herz-Stimmbfinder Syndrom *n*, Kardio-Vokal-Syndrom *n*
心脏声学造影 Kontrast-Echokardiographie *f*, Herzultraschall-kontrast *m*
心脏失常 kardiale Funktionsstörungen *f pl*
心脏收缩不全 Asystolie *f*, Systolenausfall *m*
心脏收缩终点 endsystolischer Punkt *m*
心脏手术 Herzchirurgie *f*
心脏手术后功能障碍 Herzfunktionsstörungen nach Herzoperation *f pl*, Dysfunktion nach Herzchirurgie *f*
心脏手术用尖头镊 scharfe Herzzange für Herzoperation *f*, Spitzenpinzette für Herzchirurgie *f*
心脏手术用无损伤凹凸齿镊 atraumatische Depressionen Prominenz Zähnen-Zange für Herzoperation *f*, unebene-ohne Schaden- Zahnzange für Herzchirurgie *f*
心脏舒张的 diastolisch
心脏舒张过度 Hyperdiastolie *f*
心脏术后综合征 Postkardiotomie-Syndrom *n*
心脏树胶样肿 Herzgumma *n*
心脏数据采集设备 Herzdatenerfassungsgerät *n*
心脏衰竭 Herzinsuffizienz *f*
心脏栓塞 Herzembolie *f*
心脏栓子 Herzembolie *f*
心脏顺钟转位 uhrzeigersinnige Rotation des Herzens *f*
心脏斯塔林定律 Starling* Herzgesetz *n*
心脏死亡 Herztod *m*
心脏死亡[后]捐献 Spendung nach Herztod *f*
心脏死亡供者 Herztod-Spender *m*
心脏死亡器官捐献 Organspende nach dem Herztod *f*
心脏损伤 Herzschäden *m pl*, Herztrauma *n*
心脏损伤后综合征 Postherzschädigung-Syndrom *n*, Syndrom der Postherzschädigung *n*
心脏探针 Herzsonde *f*
心脏糖原蓄积病 Glykogenspeicherkrankheit des Herzens *f*
心脏套管 Herzkanüle *f*
心脏体积 Herzgrüße *f*

心脏填(压)塞 Herztamponade *f*
心脏调节的 herzregulierend, kardioregulatorisch
心脏停搏 Herzstillstand *m*
心脏停搏液灌注系统 Kardioplegie-Delivery-System *n*
心脏停跳液 Kardioplegie-Lösungen *f pl*
心[脏]萎缩 Acardiotrophia *f*
心脏外科学 Herzchirurgie *f*
心脏外科学心脏外伤 Herztraumachirurgie *f*
心脏外科医生 Herzchirurge *m*
心脏外伤 Herztrauma *n*, Herzverletzung *f*
心脏细胞移植 Herzzelle-Transplantation *f*
心脏下垂 Kardioptose *f*, Rummo* Krankheit *f*
心脏纤维化 Herzfibrose *f*
心脏纤维环 Herzringraum *m*
心脏纤维瘤 Herzfibrom *n*
心脏纤维肉瘤 Herzfibrosarkom *n*
心脏纤维系统 Herzfasersystem *n*, kardiales Skelett *n*
心脏纤维支架 Herzfasergerüst *n*
心脏型舞蹈病 Chorea cordis *f*
心脏性猝死 plötzlicher Herztod *m*
心脏性猝死综合征 Syndrom des plötzlichen Herztodes *n*
心脏性蛋白尿[症] kardiale Proteinurie *f*
心脏性的 kardial
心[脏]性呼吸困难 kardiale Dyspnoe *f*
心脏性水肿 Hydrops cardiacus *m*
心脏性哮喘 Asthma cardiale *n*
心脏休克 kardialer Schock *m*
心脏血管的 kardiovaskulär
心[脏]血管反射 kardiovaskulärer Reflex *m*
心脏血管肉瘤 kardiales Angiosarkom *n*
心脏血管神经官能症 kardiovaskuläre Neurose *f*
心脏血管手术器械包 Herz-Kreislauf-chirurgisches Instrumentenpaket *n*
心脏血液动力学 Herzdynamik *f*
心脏压迹 Impressio cardiaca *f*
心脏压塞 Herzbeuteltamponade *f*
心脏摇摆 Herz-Schaukel *f*
心[脏]炎 Carditis *f*
心脏移植[术] Herztransplantation *f*
心脏移植术后感染 Infektion nach Herztransplantation *f*
心脏移植物血管病变 kardiale Allotransplantat-Vaskulopathie *f*
心脏异常 kardiale Anomalie *f*
心脏异位 Ektopia cordis *f*, Ektokardie *f*, kardiale Ektopie *f*
心脏异物 Fremdkörper im Herzen *m*
心脏易侧异位 Ektokardia inversus *f*
心脏意外 kardialer Unfall *m*, Herzunfall *m*
心脏有氧能力 kardiale aerobe Kapazität *f*
心脏原发性肿瘤 Primärtumor des Herzens *m*
心脏远距线摄影术 Teleradiographie *f*
心脏运动功能亢进综合征 hyperkynetisches Herzsyndrom *n*
心脏运动描记术 Kinetokardiograph *m*, Kinetokardiographie *f*
心脏杂音 Herzgeräusch *n*
心脏早搏复合波 Extrasystole *f*
心脏早搏复合波 kardiale Extrasystolen *f pl*
心[脏]浊音区测定法 Kardiotopometrie *f*
心脏增大 Herzvergrößerung *f*
心脏增大率 Rate der Herzvergrößerung *f*
心脏粘液瘤 Herzmyxom *n*, Myxom des Herzens *n*
心脏战伤 Kriegsverletzung des Herzens *f*
心脏照相机 kardiale Kamera *f*
心脏震荡 Herzgehirnerschütterung *f*, kardiale Gehirnerschütterung *f*
心脏整律 Herzschrittmachertherapie *f*, cardiac pacing<engl.>
心脏脂肪浸润 Fettinfiltration im Herzen *f*, Herz-Fettinfiltration *f*
心脏脂肪瘤 kardiales Lipom *n*
心脏脂肪栓塞 Fettembolie im Herzen *f*
心脏直视手术 offene Herzoperation *f*
心脏指数 Herzindex *m*
心脏[中]毒 Herzvergiftung *f*
心脏[中]毒的 kardiotoxisch
心脏中心纤维体 zentraler Faserkörper des Herzens *m*
心脏肿瘤 Herztumoren *m pl*
心脏重构 kardiale Remodellierung *f*
心脏轴线 Herzachse *f*, kardiale Axis *f*
心脏骤停 plötzlicher Herztod *m*, plötzlicher Herzstill-stand *m*
心脏转移性肿瘤 metastatischer Tumor des Herzens *m*
心脏自律性异常 Abnormalität der Herzautomatie *f*
心脏纵径 Längsdurchmesser des Herzens *m*, Längsdurchmesser von Herz *m*
心脏作功 kardiale Arbeit *f*
心脏作功指数 Herzarbeitsindex *m*
心振动图计 Kinetokardiograph *m*
心震颤 Herzklopfen *n*, Herzzittern *n*
心震描记术 Seismokardiografie *f*, Seismo-Kardiographie *f*
心震图 Knetokardiogramm *n*, Seismokardiogramm *n*
心镇静剂 kardiales Sedativa *n*
心脂质 Cardiolipin *n*
心指数 Herzindex *m*
心智精神错乱 geistige Verirrung *f*, psychische Aberration *f*
心中静脉 Vena cordis media *f*
心中神经 Nervus cardiacus cervicalis medius *m*
心周腔 perikardiales Coelom *n*, prikardiale Kammer *f*
心轴 Herzachse *f*
心主动脉的 cardio-aortic(-us, -a, -um)
心状的 herzförmig
心状骨盆 herzförmiges Becken *n*
心浊音 Herzdämpfung *f*
心浊音界 Grenze der Herzdämpfung *f*
心阻抗图 Impedanzkardiogramm *n*
心阻抗血流图 Ipedanzkardiogramm *n*
心组织增生 Herzhyperplasie *f*
心最小静脉 Venae cordis minimae *f*
心最小静脉孔 Foramina venarum minimarum *n pl*, Fora-mina Thebesii* *n pl*
心左室右乳头肌 Musculus papillaris dexterposterior ven-triculi sinistri *m*
芯片 DNA-Chip *m*
芯片实验室 Lab-on-Chip *f*
辛[普森]-布[朗]二氏产钳 Simpson* Zange *f*, Simpson*-Braun* Zange *f*
辛[烷]基 Octyl-
辛苯醇醚-9 Octoxynol-9 *n*
1 辛醇 1-Oktanol *n*
辛醇 Kaprylalkohol *m*
辛德比斯病毒 Sindbisvirus *n*(一种虫媒病毒)
辛的拉明 Thenyldiamin *n*(噻吩甲基二胺)
辛二酸 S uberinsäure *f*
辛伐他汀 Simvastatin *n*(抗高血脂药)
辛格氏溶液 Zenker* Fixierungsflrissigkeit *f*
辛基 Oktyl *n*, Octyl-
辛基二甲基对氨苯甲酸 Octyl-Dimethyl-Aminosäure *f*
辛基二甲基对氨苯甲酸酯 Octyl-Dimethyl- Ammoniumbenzoat *f*
辛可芬 Cinchophen *n*
辛可卡因 Cinchocainii chloridum *n*
辛可那(纳)明 Cinchonamin *n*
辛可尼丁 Cinchonidin *n*
辛可宁 Cinchonin *n*
辛可宁法 Cinchonin-Methode *f*

辛可宁鞣酸 Cinchotannin *n*
辛可宁试法 Cinchonin-Test *m*
辛可宁-硝酸铋法 Cinchonin-Wismutnitrat-Methode *f*
辛克勒现象 Sinkler* Phänomen *n*（强力屈曲痉挛性瘫痪下肢的趾时，髋及膝关节屈曲）
辛苦的家务操作 schwere Hausarbeit *f*
辛辣 Acor *m*
辛辣的 scharf, würzig
辛辣食物 scharfes Essen *n*, würzige Speise *f*
辛辣调料 scharfe Gewürze *f*
辛辣味的 ätzend, scharf
辛硫胺 Oktotiamin *n*
辛硫磷 Phoximum *n*
辛凝血素 α Sim-Prothrombin-α *n*
辛诺柏病毒 Sin Nombre* Virus *n*（SNV）
辛诺甙 Sinosid *n*
辛诺甙元 Sinogenin *n*
辛普森氏［产］钳 Simpson*（geburtshilfliche）Zange *f*
辛酸 Kaprylsäure *f*, Acidum caprylicum *n*, Acidum octa-noicum *n*
辛酸盐抗原决定族 Natriumcaprylat-Determinanten *f pl*
辛酸乙酯 Athylcaprylat *n*
辛酮 Octanon *n*
辛托宁 Synthon *n*
辛烷 Octan *n*, Oktan *n*
辛烷值 Oktanzahl *f*（Oz）
辛烯 Oktylen *n*
辛酰氧肟酸 Acidum caprylhydroxamicum *n*
辛辛那提弧菌 Vibrio cincinnatinesis *f*
欣快 Euphorie *f*
欣快的 euphorisch
欣快感 Hochstimmung *f*
欣快剂 Euphoristika *n pl*, Euphorika *n pl*
欣快狂 Habromanie *f*, Amenomanie *f*
欣快性淡漠 euphorische Apathie *n*
欣快症 Hyperhedonie *f*
欣维可 Synvisc *n*
欣慰 Euphorie *n*
欣悦-焦虑性精神病 Hochmut-Anxietas-Psychose *f*
锌 Zink *n*（Zn, OZ ö0）
锌/肌酐比率 Zink / Kreatinin-Quotient *m*
锌白粉 Zinkweiß *n*
锌钡白 Lithopon *n*
锌卟啉 Zink-Protoporphyrin *n*
锌电极 Zink-Elektrode *f*
锌矾 Zinkvitriol *n*, Vitriolweiß *n*
锌粉 Zinkpuder *m*
锌块 Zinkspat *m*, Zinkstück *n*
锌离子化 Zink-Ionisation *f*
锌离子浓度测痛仪 Zinkionenkonzentrationsdolorimeter *m*
锌硫磷 Phoximum *n*
锌酶 Zink-Enzym *n*
锌明胶纱布 Zink-Gelatin-imprägnierte Gaze *f*
锌皮炎 Zink-Dermatitis *f*
锌缺乏［症］ Zinkmangel *m*
锌双吡啶硫酮 Zink-Pyridinthion *n*
锌烟雾热 Zink-Fieber *n*
锌氧油 Zink-Öl *n*, Zinkoxid Öl *n*
锌胰岛素结晶 Zink-Insulin-Kristall *m*
锌荧光试验 Zink-Fluoreszenz-Test *m*
锌营养 Zink-Ernährung *f*, Zinkernfihrung *f*
锌原卟啉 Zinkprotoporphyrin *n*（ZPP）
锌皂 Zinkseife *f*
锌指 Zinkfinger *m*
锌指蛋白 Zinkfingerprotein *n*
锌中毒 Zinkvergiftung *f*
锌中毒性震颤 Zinkvergiftung-Tremor *m*
锌铸工热 Spelter* Fieber *m*
锌转运体 8 Zinktransporter-8 *m*
新（大脑）皮质 Neokortex *m*
新（中）乌头碱 Mesaconitin *n*
新［形体］形成 Neomorphogenese *f*, Neomorphopoise *f*
新安痉 Neo-octin *n*
新安眠酮 Nubaren *n*, Mecloqualon *n*
新安替根 Neo-antergan *n*
新百浪多息 Neoprontosil *n*, Azosulfamide *n*
新柏拉图主义 Neuplatonismus *m*
新孢霉素 Neosporin *n*
新变态 Neomorphose *f*
新变异性克雅病 neue variantäre Creutzfeldt*-Jakob* Krankheit *f*
新表位 Neoepitope *n pl*
新病例 neuer Fall *m*
新波托皂甙元 Neobotogenin *n*
新肠道病毒 neues Enterovirus *n*
新陈代速率 Stoffwechselrate *f*
新陈代谢 Metabolie *f*, Substanzwechsel *m*, Metaholismus *m*, Stoffwechsel *m*
新陈代谢病理学 metabolische Pathologie *f*
新陈代谢测定仪 Metabometer *n*
新陈代谢的 metabolic（-US, -a, -us）, metabol, metabolisch
新陈代谢记录器 Metabograph *m*
新陈代谢调节 Stoffwechselregulation *f*
新陈代谢紊乱 metabolische Störung *f*
新陈代谢障碍 Stoffwechselstörung *f*
新城病 Neustadtkrankheit *f*, Newcastle disease<engl.>
新城鸡瘟病毒 Neustadtkrankheit-Virus *n*, Newcastle disease virus <engl.>
新城鸡瘟疫苗 Neustadtkrankheit-Vakzine *f*, Newcastle disea-sevaccine <engl.>
新城疫［鸡瘟］病毒 Newcastle-Krankheit-Virus *n*（NDV）
新橙皮甙 Neoaurantiamarin *n*
新出生者与成年者神经系统的可塑性 Stizität des Nerven-systems der Neugeborene und Erwachsene *f*
新穿心莲内酯 Neoandrographolide *n*
新达尔文主义 Neodarwinismus *m*
新地吉脱皂甙元 Neodigitogenin *n*, Neodigitonigenin *n*
新碘拍克新 Neo-iopax *n*
新发病例 neuer Fall *m*
新发传染病 neue Infektionskrankheit *f*
新发地克病 neuer Fall vom endemischen Kretinismus *m*
新发感染病 auftretende Infektionskrankheit *f*
新发感染性疾病 neuauftretende Infektionskrankheit *f*
新发现病例 neuauftretende Patienten *m pl*
新发型物质 neue Substanz *f*
新弗洛伊德氏学派 neo-Freudianische* Schule *f*
新弗洛伊德氏学说 Neo-Freud*-Theorie *f*
新弗洛伊德主义 Neo-Freudismus *m*
新茯苓多糖 neues Poria cocos Wolf Pilzpolysaccharid *n*
新福林 Neosynephrin *n*, Phenylephrinum *n*
新辅助化疗 präoperative Chemotherapie *f*, präoperative Chemo-therapie *f*, primäre Chemotherapie *f*
新辅助疗法 neoadjuvante Therapie *f*
新辅助内分泌治疗 neoadjuvanse Hormontherapie *f*（NHT）
新复极差法（duncan 新法，邓肯新法）neues Duncan* Verfahren *n*
新甘草［黄］甙 Neoliquiritin *n*
新杆状线虫 Caenorhabditis *f*
新港沙门氏菌 Salmonella newport *f*
新格式塔心理学 neogestalte Psychologie *f*
新公共卫生 neue öffentliche Gesundheit *f*

新功能产生 Neotenie *f*
新骨增生 neue Knochenproliferation *f*
新海绵甾醇 Neospongosterol *n*
新行为主义 Neobehaviorismus *m*
新红花甙 Neocarthamin *n*
新红色 neues Rot *n*
新胡萝卜素 Neocaroten *n*
新黄酮类 Neoflavonoid *n*
新黄质 Neoxanthin *n*
新活力论 Neovitalismus *m*
新机能产生 Neotonie *f*
新吉托皂甙元 Neogitogenin *n*
新几内亚红色皮肤色素异常 Haut-Pigmentanomalie des Neuguinea-Rotes *f*
新几内亚震颤病 Kuru-Kuru *n*
新计(哥)米丁碱 Neogermidin *n*
新计(哥)米特林 Neogermitrin *n*
新加坡沙门氏菌 Salmonella singapore *f*
新疆出血热病毒 Xinjiang hämorrhagisches Fiebervirus *n*
新交感酚 Neosynephrin *n*
新洁尔灭 Bromogeramin *n*, Benzalkoniumbromid *n*
新结核菌素 Neutuberkulin *n*
新近梗死 letzter Infarkt *m*
新精神分析学派 neopsychoanalytische Schule *f*
新酒霉素 Neomethymycin *n*
新旧病变共存 Koexistenz von frischem und altem Nekroseherd *f*
新抗凝 Sintrom *n*, Acenocumarol *n*, Acenocumarin *n*
新抗凝片 Acenocumarol-Tabletten *f pl*
新抗原 Neoantigen *n*
新苦木苦素 Neoquassin *n*
新喹诺酮类 neues Chinolon *n*
新拉马克学说 Neo-Lamarckismus *m*
新立克次体属 Neorickettsia *n*
新链丝菌素 Neomycin *n*, Mycifradin *n*
新柳杉黄素 Neocryptomerin *n*
新陆生线虫属 Terranova *n*
新陆原伏蝇 Protophormia terraenovae *f*
新麻黄碱 Neoephedrin *n*
新麦角 Neoergot *m*
新莽草毒素 Neoanisatin *n*
新霉胺 Neamin *n*, Neomycin A *n*
新霉素 Neomycin *n*, Mycifradin *n*
新霉素 B Neomycin B *n*, Framycetin *n*
新霉素抵抗基因 Neomysin-Widerstand-Gen *n*, Resistenzgen des Neomysins *n*
新霉素抗性基因 Neomycinresistenzgen *n*
新霉素链霉菌 Streptokokkus fradiae *m*
新糜蛋白酶原 Neochymotrypsinogen *n*
新名 Nomen *n*
新明磺 Sulfamethoxazole *n* (SMZ)
新模标本 Neotypus *m*
新模式 Neotypus *m*
新木脂素 Neolignan *n*
新木脂体 Neolignan *n*
新脑 Neencephalon *n*, Neenkephalon *n*, Neenzephalon *n*
新脑皮 Neopallium *n*
新脑皮层 Neopallium *n*
新脑皮质 Neopallium *n*, Neokortex *m*
新内啡肽 Neoendorphin *n*, α-Neoendorphin *n*
新溺死的泡沫 frisch ertrunkener Schaum *m*
新凝灵 Ethylenediamin diaceturat *n*
新农合(新型农村合作医疗制度) neue Ländliche Kooperative Medizinische Scheme *f* (NCMS)
新诺明 Sulfamethoxazole *n* (SMZ)
新胚叶 Neoblast *m*
新配型 Neogamie *f*
新配型的 neogam
新皮层 Neocortex *m*
新皮亚杰理论 neopiagetiane Theorie *f*
新皮质 Neopallium *n*, Neokortex *m*
新皮质前体 Vorläufer des Neokortex *m*
新葡萄糖芸苔素 Neoglukobrassicin *n*
新迁入的困难户 neuer zugewanderter armer Haushalt *m*
新强心胺 Neocardiamin *n*
新羟曲霉酸 Acidum neohydroxyaspergillicum *n*
新青霉素Ⅱ Oxacillin *n*
新青霉素Ⅲ Nafcillin *n*
新青霉素Ⅰ Methicillin *n*
新氢松软膏 Neomycin und Hydrocortisonsalbe *f*
新洒尔佛散 Neosalvalsan *n*
新生 Neogenese *f*
新生[儿]衣原体感染 Chlamydieninfektion *f*
新生[期]的 neonatal
新生[态]氧 nascenses Oxygen *n*
新生 Fc 段受体 Neugeborener-FcR-Rezeptor *m* (FcRn)
新生 Fc 受体 Neugeborener Fc-Rezeptor *m*
新生层 Cambium *n*, Kambium *n*
新生代 Caenozoic *n*
新生的 nascens, neonat (-us, -a, -um), neoformans
新生的 neugeboren
新生碘化银 neoiormatives Silberjodid *n*
新生动物免疫应答 Immunantwort des neugeborenen Tieres *f*
新生恶性肿瘤 Malignom des Neugeborenen *n*
新生儿 Neugeborene *f*, Neonat (us) *m*
新生儿/母体抗体检查 neonataler/mütterlicher Antikörpertest *m*
新生儿[期]高酪氨酸血症 neonatale Tyrosinämie *f*
新生儿败血病 Neugeborenensepsis *f*
新生儿败血症脑膜炎 Meningitis der Neugeborenensepsis *f*
新生儿保健 neugeborenes Gesundheitswesen *n*
新生儿鼻中隔钳 Neonatal (nasal)-septumpinzette *f*
新生儿臂丛瘫痪 neonatale Brachiallähmung *f*
新生儿层板状鱼鳞病 lamelläre Ichthyose von Neugeborenen *f*
新生儿产后窒息 postnatale Asphyxie der Neugeborenen *f*
新生儿产伤 Geburtsverletzungen der Neugeborenen *f pl*
新生儿持续肺动脉高压 persistierende pulmonale Hypertonie des Neugeborenen *f* (PPHN)
新生儿持续性肺动脉高压 persistierende pulmonale Hypertonie des Neugeborenen *f*
新生儿出血症 hämorrhagische Krankheit des Neugebore-nen *f*
新生儿床 Bett für Neugeborene *n*
新生儿痤疮 Acne neonatoitm *f*
新生儿大脑出血 neonatale Hirnblutung *f*
新生儿大脑损伤 Hirnverletzung des Neugeborenen *f*
新生儿大疱性脓疱病 Impetigo contagiosa bullosa des Neugeborenen *f*
新生儿代谢 neugeborener Stoffwechsel *m*
新生儿单纯疱疹 neonataler Herpes simplex *m*
新生儿导管 neugeborener Katheter *m*
新生儿的 Neonatal
新生儿的溶血性疾病 hämolytische Erkrankung des Neugeborenen *f*
新生儿的视觉偏爱 visuelle Bevorzugung des Neugeborenen *f*
新生儿低钙血症 neonatale Hypokalzämie *f*
新生儿低体重百分比 niedriger Prozentsatz des Geburtsgewichts *m*
新生儿低血钙 Hypokalzämie der Neugeborenen *f*
新生儿低血糖 Hypoglykämie der Neugeborenen *f*
新生儿低血糖症 Neugeborenenhypogylkämie *f*

新生儿癫痫发作 Krampfanfälle der Neugeborenen *m pl*
新生儿冻伤 Hypothermie der Neugeborenen *f*
新生儿毒性红斑 toxisches Erythem der Neugeborenen *n*
新生儿短暂肾病综合征 neonatales transientes Nephrose-Syndrom *n*
新生儿发绀 Cyanosis bei Neugeborenen *f*
新生儿发育 neonatale Entwicklung *f*
新生儿反射行为 neugeborenes Reflexionsverhalten *n*
新生儿访视率 Besuchrate von Neugeborenen *f*
新生儿肺不张 neonatale Atelektase *f*
新生儿肺出血 Lungenblutung der Neugeborenen *f*
新生儿肺透明膜病 neonatale Krankheit der Pulmonal-hyalinmembran *f*
新生儿肺炎 neonatale Pneumonie *f*
新生儿分泌物吸引器 Aspirationsapparat für neonatale Sekret *m*
新生儿分娩前窒息 pränatale Asphyxie der Neugeborenen *f*
新生儿分娩前窒息 pränatale Asphyxie des Neugeborenen *f* (宫内窒息)
新生儿复苏[术] Wiederbelebung des Neugeborenen *f*, Reanimation des Neugeborenen *f*
新生儿腹膜炎 Mekoniumperitonitis *f*
新生儿腹围 Bauchumfang der Neugeborenen *m*
新生儿腹泻 Diarrhoea neonatoitm *f*
新生儿肝炎 Hepatitis neonatorum *f*, Neugeborenenhepa-titis *f*
新生儿肝炎综合征 neonatales Hepatitis-Syndrom *n*
新生儿感染 Infektion des Neugeboreuen *f*
新生儿感染性肺炎 infektiöse Pneumonie des Neugeborenen *f*
新生儿感染性乳腺炎 neonatale infektiöse Mastitis *f*
新生儿高胆红素血[症] Hyperbilirubinämie der Neugeborenen *f*
新生儿高血糖 neugeborene Hyperglykämie *f*
新生儿供体 Neugeborenenspender *m*
新生儿骨化中心 Ossifikationszentrum der Neugeborenen *n*
新生儿骨髓炎 neugeborene Osteomyelitis *f*
新生儿骨折 Fraktur bei Neugeborenen *f*
新生儿寒冷损伤综合征 Kalt-Verletzungen-Syndrom bei Neugeborenen *n*
新生儿寒冷损伤综合症 Kalt-Verletzungen-Syndrom bei Neugeborenen *n*
新生儿寒冷应激 Kältestress der Neugeborenen *m*
新生儿行为评分 Bewertungsskala des neonatalen Verhaltens *f*, Brazelton* Skala *f*
新生儿行为评价量表 Bewertungsskala des neonatalen Verhaltens *f*
新生儿颌骨骨髓炎 Kieferosteomyelitis bei Neugeborenen *f*
新生儿黑粪 Melaena neonatoitm *f*
新生儿红斑 Erythem der Neugeborenen *n*
新生儿红斑狼疮 neonataler Lupus erythematodes *m*
新生儿红细胞增多症 Polyzythämie der Neugeborenen *f*
新生儿喉镜 Laryngoskop für Neugeborenen *n*
新生儿喉镜检查 Laryngoskopie bei Neugeborenen *f*
新生儿呼吸窘迫综合征 Atemnotsyndrom der Neugeborenen *n*
新生儿呼吸窘迫综合征 Respiratory-Disffess-Syndrome bei Neugeborenen *n pl*
新生儿呼吸衰竭 neonatales Lungenversagen *n*
新生儿呼吸暂停 Apnoea neonatoitm *f*
新生儿互相窘迫综合征 Neugeborenen-Atemnotsyndrom *n* (NRDS)
新生儿化脓性脑膜炎 eitrige Meningitis bei Neugeborenen *f*
新生儿坏死性小肠结肠炎 nekrotisierende Enterokolitis der Neugeborenen *f*
新生儿换血的钙 Kalzium in neonataler Austauschtransfusion *n*
新生儿黄疸 Neugeborenengelbsucht *f*, (physiologischer) Neugeborenenikterus *m*
新生儿黄疸治疗仪 Behandlungseinheit von Gelbsucht der Neugeborenen *f*
新生儿肌无力 neonatale Myasthenie *f*
新生儿急性先天性风疹 Akute congenitale Rubella des Neugeborenen *f*
新生儿疾病 Krankheit der Neugeborenen *f*, Neogonopa-thie *f*
新生儿疾病筛查 Krankheit-Screening bei Neugeborenen *n*
新生儿疾病与异常 neonatale Krankheiten und Fehlbildungen *f pl*
新生儿脊髓损伤 Rückenmarkverletzung des Neugebore-nen *f*
新生儿加强监护病室 neonatologische Intensivstation *f*
新生儿家庭访视 Hausbesuch des Neugeborenen *m*
新生儿甲[状腺功能]亢[进] neonatale Hyperthyreoidis-mus *m*
新生儿甲状腺功能低下筛查 neonatales Hypothyreose-Screening *n*
新生儿甲状腺肿 neugeborene Struma *f*
新生儿假月经 Pseudomenstruation der Neugeborenen *f*
新生儿肩宽 Schulterbreite der Neugeborenen *f*
新生儿监护器 Monitor neonatus *m*
新生儿脚气病 Neonatalberiberi *f*
新生儿接合性 neonatal Zygotie *f*
新生儿戒断症状 neonatales Entzugssyndrom *n*
新生儿惊厥 Erschütterung der Neugeborenen *f*
新生儿晶体后纤维组织形成 retrokristalline Fibroplasie *f*, Terry* Syndrom *n*
新生儿巨结肠 Megacolon des Neugeborenen *n*
新生儿剧吐 Hyperemesis der Neugeborenen *f*
新生儿卡介苗接种率 BCG-Impfrate der Neugeborenen *f*
新生儿科学 Neonatologie *f*
新生儿髋宽 Hüftebreite der Neugeborenen *n*
新生儿狼疮综合征 neonatales Lupus-Syndrom *n*
新生儿酪氨酸血症 neugeborene Tyrosinämie *f*
新生儿泪囊炎 neonatale Dakryocystitis *f*
新生儿冷损伤 neugeborene kalte Verletzung *f*
新生儿鳞屑皮脂溢 Ichythyosis sebacea neonatorum *f*
新生儿流行性腹泻 Diarrhoea neonatorum *f*
新生儿颅内出血 Apoplexia neonatorum *f*
新生儿氯霉素中毒症 neonatale Chloramphenikol-Toxizität *f*
新生儿麻醉 neugeborene Anästhesie *f*
新生儿脉络膜丛出血 Blutung im neonatalen Plexus chorioideus *f*
新生儿梅毒 Neonatalsyphilis *f*
新生儿免疫 Neonatalimmunität *f*
新生儿面神经麻痹 Bell* Paralyse bei Neugeborenen *f*, NeFvus lacialis-Lähmung bei Neugeborenen *f*
新生儿面神经损伤 Nervus facialis-Verletzung bei Neuge-borenen *f*
新生儿面神经瘫痪 Fazialislähmung bei Neugeborenen *f*
新生儿脑出血 Neonatalapoplexie *f*
新生儿脑积水 neonataler Hydrocephalus *m*
新生儿脑膜炎 neugeborene Meningitis *f*
新生儿脑皮质下血肿 subkortikales Hämatom der Neugeborenen *n*
新生儿脑性麻痹 zerebrale Paralyse des Neugeborenen *f*
新生儿脑炎 Enzephalitis der Neugeborenen *f*
新生儿内脏损伤 viszerale Verletzung bei Neugeborenen *f*
新生儿念珠菌病 neonatale Candidiasis *f*
新生儿脓疱病 Impetigo neonatorum *f*
新生儿脓疱性脓皮病 neonatale pustulöse Pyodermie *f*
新生儿虐待死 neonataler Tod von Misshandlung *m*
新生儿盘状红斑性狼疮 neonataler Lupus erythematodes *m*
新生儿盆浴 Wannenbad der Neugeborenen *n*
新生儿皮下坏疽 subcutane Gangrän des Neugeborenen *f*
新生儿皮下坏死 subkutane Nekrose der Neugeborenen *f*
新生儿皮下脂肪坏死 Adiponecrosis subcutanea neonato-rum *f*
新生儿贫血 neonatale Anämie *f*, Anämie der Neugeborenen *f*

新生儿破伤风 Tetanus neonatorum *m*
新生儿破伤风死亡率 Sterblichkeit der Neugeborenen-Tetanus *f*
新生儿期 Neugeborenenperiode *f*
新生儿脐炎 Omphalitis neonatorum *f*
新生儿气管插管 Endotrachealtube für Neugeborenen *f*
新生儿气管套管 neonatale tracheale Kanüle *f*
新生儿气囊 Säuglings-Gasballon *n*
新生儿气胸 Pneumothorax des Neugeborenen *m*
新生儿青紫 Cvanosis neonatorum *f*
新生儿轻度窒息 leiehtgradige Asphyxia neonatorum *f*
新生儿缺氧 Neugeborenenanoxie *f*
新生儿缺氧缺血性脑病 hypoxisch-ischämische Enzephalopathie *f* (HIE)
新生儿染色体异常 neonatale Chromosomenstörung *f*
新生儿溶血病(症) Morbus haemolyticus neonatorum *m*, Pfannenstiel* Krankheit *f*, Haemolysis neonatorum *f*
新生儿溶血性疾病 hämolytische Erkrankung der Neugeborenen *f*
新生儿溶血性贫血 Anaemia neonatorum haemolytica *f*, hämolytische Anämie des Neugeborenen *f*
新生儿溶血症 hämolytische Erkrankung der Neugeborenen *f*
新生儿乳房增大 Brustvergrößerung der Neugeborenen *f*
新生儿乳腺感染 Brustdrüseninfektion des Neugeborenen *f*
新生儿乳腺炎 Mastitis neonatorum *f*, Neugeborenenmas-titis *f*
新生儿腮腺炎 Parotitis der Neugeborenen *f*
新生儿筛查 Neugeborenen-Screening *n*
新生儿上颌骨骨髓炎 Säuglingsosteomyelitis *f*
新生儿上肢麻痹 neonatale Brachialislähmung *f*
新生儿肾病综合征 neonatales Nephrose-Syndrom *n*
新生儿肾钙化沉着症 neonatale Nierenverkalkung *f*
新生儿肾上腺脑白质营养不良 Adrenoleukodystrophie beim Neugeborenen *f*
新生儿肾脏疾病 neonatale Nephropathie *f*
新生儿生理性黄疸 physiologische Ikterus des Neugebo-renen *f*
新生儿生理学 (physio) neonatologie *f*
新生儿生殖器危象 Genitalkrise der Neugeborenen *f*
新生儿湿肺 Nass-Lungen der Neugeborenen *f pl*
新生儿室管膜下出血 subependymale Blutungen in Neugeborenen *f pl*
新生儿手足搐搦 Neugeborenentetanie *f*, Tetania neonato-rum *f*
新生儿水痘 neonatale Varizellen *f pl*
新生儿死亡 Neonataltod *m*
新生儿死亡率 Neugeborenensterblichkeit *f*, Neonatalster-blichkeit *f*
新生儿酸中毒 Neugeborenenazidose *f*
新生儿锁骨骨折 Schlüsselbeinfraktur des Neugeborenen *f*
新生儿糖尿病 neonataler Diabetes mellitus *m*
新生儿天疱疮 Pemphigus neonatomm *m*
新生儿听力筛查 Neugeborenen-Hörscreening *n*
新生儿同种免疫性血小板减少症 neonatale isoimmune Thrombozytopenie *f*
新生儿头颅骨篮状切开法 Warenkorb-Schnitt-Methode für Schädel der Neugeborenen *f*
新生儿头围 Kopfumfang der Neugeborenen *m*
新生儿头血肿 Cephalhaematoma neonatorum *n*
新生儿外科 neonatale Chirurgie *f*
新生儿危重监护或装置 Neugeborenen-Intensivstation *f*
新生儿维生素K缺乏性出血症 Vitamin-K-Mangel hämorr-hagische Krankheit bei Neugeborenen *f*
新生儿胃穿孔 neonatale Magenperforation *f*
新生儿温度调节 neonatale Temperaturregulation *f*, neo-natale Thermoregulation *f*
新生儿无菌性心肌炎 aseptische Neugeborenenmyokardi-tis *f*
新生儿吸入性肺炎 Aspirationspneumonie des Neugebo-renen *f*
新生儿吸入综合征 Aspirationssyndrom des Neugebore-nen *n*
新生儿细菌性脑膜炎 neonatale bakterielle Meningitis *f*
新生儿先天性马蹄内翻足 neonataler angeborener Klumpfuß *m*
新生儿先天性贫血 angeborene Anämie der Neugeborenen *f*
新生儿硝酸银滴眼法 Crede* Prophylaxe *f*
新生儿斜颈 Torticollis der Neugeborenen *m*
新生儿心理学 neugeborene Psychologie *f*
新生儿胸围 Thoraxumfang der Neugeborenen *m*
新生儿学 Neonatologie *f*
新生儿血管瘤 neonatale Angiomatose *f*
新生儿血小板减少症 neonatale Thrombocytopenia *f*
新生儿血友病 Hämophylia neonatorum *f*, Neugebore-nenhäi-mophilie *f*
新生儿血粘性过高 neonatale Hyperviskosität *f*
新生儿荨麻疹 Urticaria neonatorum *f*
新生儿循环 Kreislauf des Neugeborenen *m*
新生儿牙 neonataler Zahn *m*
新生儿咽血综合征 geschlucktes Blut-Syndrom der Neugebo-renen *n*
新生儿严重原发性甲状旁腺功能亢进症 neonatale schwere primäre Hyperparathyreose *f*
新生儿眼脓溢 Ophthalmie der Neugeborenen *f*
新生儿眼炎 Ophthalmia neonatorgm *f*, neonatale Oph-thalmie *f*
新生儿羊水吸引器 neonataler Fruchtwassersaugapparat *m*
新生儿异常 neonatale Unordnung *f*
新生儿意外猝死 plötzlicher unwareter Tod des Neuge-borenen *m*
新生儿龈瘤 Epulis der Neugeborenen *f*
新生儿硬化病 Sklerema neonatomm *n*
新生儿硬皮病 Neugeborenensklerem *n*, Scleroderma neo-natorum *f*
新生儿硬肿病 Sklerodermie der Neugeborenen *f*
新生儿浴盆 Badewanne für Neugeborenen *f*
新生儿暂时性大疱性皮肤松解 transiente bullöse Dermolysis der Neugeborenen *f*
新生儿暂时性呼吸急促 transitorische Tachypnoe des Neuge-borenen *f*
新生儿暂时性呼吸增快 transiente Tachypnoe des Neugeborenen *f* (TTN)
新生儿暂时性甲旁减 neonatale transitorische Pseudohy-poparathyreose *f*
新生儿枕部脱发 neonatale okzipitale Alopezie *f*
新生儿支气管羊水电吸出器 elektrischer Saugapparat für neo-natale endotracheale Amnionflüssigkeit *m*
新生儿脂肪坏死 Adiponecrosis neonatorum *f*
新生儿脂膜炎 neugeborene Pannikulitis *f*
新生儿窒息 Asphyxia neonatorum *f*, Neugeborenenasphy-xie *f*
新生儿中毒性红斑 neugeborenes toxisches Erythem *n*
新生儿中性粒细胞减少症 neugeborene Neutropenie *f*
新生儿重度窒息 schwere Neugeborenenasphyxie *f*
新生儿重症黄疸 Ikterus gravis neonatorum *f*
新生儿重症肌无力 neonatale Myasthenia gravis *f*
新生儿重症监护病房 neonatologische Intensivstation *f*
新生儿紫癜 Purpura neonatorum *f*
新生儿自发性胃穿孔 spontane Magenperforation bei Neuge-borenen *f*
新生儿纵隔积气 Pneumomediastinum der Neugeborenen *n*
新生儿卒中 Apoplexie neonatoitm *f*, neonatale Apoplexie *f*
新生感觉 neue Sensation *f*
新生海绵状骨质 neues spongiöses Knochen *n*
新生合成 erneute Synthese *f*
新生恒牙 neugebildete permanente Zähne *m pl*
新生儿剥脱性皮炎 Dermatitis exfoliativa neonatoitm *f*
新生抗原 Neoantigen *n*
新生霉素 Streptonivicin *n*, Novobioein *n*

新生霉素钠 Novobiocin Natrium *n*
新生期耐受［性］neonatale Toleranz *f*
新生态氧 naszierender Sauerstoff *m*
新生物 Neoformafion *f*, Neoplasma *n*, Neubildung *f*
新生物的 neoplastisch
新生物干细胞 neoplastische Stammzelle *f*
新生物（赘生物）分期 Stadieneinteilung des Neoplasmas *f*
新生物（赘生物）移植［术］Neoplasma-Transplantation *f*
新生物（赘生物）转移 Neoplasma-Metastase *f*
新生线 neonatale Linie *f*
新生血管［形成］Neoangiogenese *f*, Gefäßneubildung *f*
新生血管性老年黄斑变性 neovaskuläre altersbedingte Makuladegeneration *f*
新生血管性青光眼 Neovaskularisationsglaukom *n*
新生牙 neonatale Zähne *m pl*
新生易位 erneute Translokation *f*
新生隐球菌 Cryptococcus neoformans *m*
新生隐球菌格特变种 C.neoformans var.gattii *m*
新生隐球菌上海变种 C.neoformans var.shanghaiensis *m*
新生隐球菌新生变种 C.neoformans var.neoformans *m*
新生婴儿 neugeborener Säugling *m*
新生幼虫 Larve der neuen Generation *n*
新生育酚 Neotocopherol *n*, β-Tocopherol *n*
新生运动单位动作电位 Aktionspotential der entstehenden Motoreinheit *n*
新生早产儿 Frühgeburt *f*
新实证论（主义）Neopositivismus *m*
新世界猴 Neuweltaffen *m pl*
新事恐怖症 Kainotophobie *f*
新事物恐怖 Cainophobie *f*, Angst vor allen Neuen *f*
新事物恐怖症 Kainophobie *f*
新数据综合 Integration der neuartigen Daten *f*
新双香豆素 Warfarin *n*, Aethylis biscoumacetas *n*, Neodicoumarin *n*
新斯的明 Synstigminium *n*, Neostigmin *n*
新斯的明试验 Neostigmin-Test *m*
新四唑 Neotetrazolum *n*
新松香酸 Acidum neoabieticum *n*
新提果皂甙元 Neotigogenin *n*
新突变基因 Neomorphe *f*
新维生素 A Neovitamin A *n*
新维生素 A 醛 Neovitamin A-Aldehyd *n*, ß-cisvitamin A-aldehyd *n*
新维生素 B1 Alinamin *n*
新纹状体 Neostriatum *n*
新纹状体前部 anteriores Neostriatum *n*
新握克丁 Neo-octin *n*, Octamylamin *n*
新戊烷 Neopentan *n*
新西兰黑［小鼠］schwarze Neuzealand-Maus *f*
新西兰兔 Neuseeland-Kaninchen *n*
新西兰小鼠 Neuzealand-Maus *f*
新西兰白［小鼠］weiße Neuzealand-Maus *f*
新习性学 Neoethologie *f*
新细胞质 Neozytoplasma *n*
新鲜髌腱断裂 Ruptur der frischen Patellasehne *f*
新鲜髌腱断裂修补术 Reparatur der Ruptur der frischen Patellasehne *f*
新鲜冰冻血浆 gefrorenes Frischplasma *n*
新鲜创面 frische Wunde *f*
新鲜的 frisch, nov(-us, -a, -um)
新鲜冻血浆 gefrorenes Frischplasma *n*（FFP）
新鲜股四头肌腱断裂 Ruptur der frischen Quadrizepssehne *f*
新鲜股四头肌腱断裂修补术 Reparatur der Ruptur der frischen Quadrizepssehne *f*
新鲜骨折 frische Fraktur *f*
新鲜冷冻异体脂肪组织移植 frisch-gefrorene Fetttransplantation *f*
新鲜尿［液］frische Urin *f*
新鲜气流量 Frischgasflow *m*
新鲜食品 frisches Lebensmittel *n*
新鲜水 frisches Wasser *n*
新鲜血浆 frisches Plasma *n*
新鲜血栓 frischer Thrombus *m*
新鲜血液 frisches Blut *n*, Frischblut *n*
新小脑 Neozerebellum *n*, Neocerebellum *n*
新小脑发育不全 neozerebelläre Agenesie *f*
新效［等位］基因的 neomorph
新辛可芬 Neocinchophen *n*
新形成体 Neomorphe *f*
新型 Neotyp *m*
新型肠道病毒 Neutyp-Enteroviren *n pl*
新型冠状病毒 Coronavirus neoformans *n*
新型甲型 H1N1 流感 neue Influenza-A-H1N1-Grippe *f*
新型抗精神病药 neues Antipsychotikum *n*
新型农村合作医疗制度 neue Ländliche Kooperative Medizinische Scheme *f*（NCMS）
新型偏内收位接受腔 neue Adduktionunterzog-Teilhohlraum *m*
新型细球菌 Micrococcus neoformans *m*
新型药物 Droge von neuen Typen *f*
新型隐球菌 Cryptocoecus neolormans *m*
新型隐球菌病 Cryptococcosis *f*
新型正性肌力药物 neues positives inotropes Medikament *n*
新兴病毒 neues Virus *n*
新兴传染病 neue Infektionskrankheit *f*
新凶手弗朗西斯菌 Francisella novicida *f*
新亚甲蓝 neues Methylenblau *n*
新烟碱 Neonicotin *n*
新恙螨属 Neotrombicula *f*
新药 neue Arzneimittel *n pl*, neue Drogen *f*
新药临床评价 Bewertung neuer Arzneimittel *f*, Auswer-tung neuer Arzneimittel *f*
新药筛试 Uberprüfung neues Arzneimittels *f*
新药设计 Konstruktion der neuen Droge *f*
新药申请 neue Arzneimittelanwendung *f*
新药审批 neue Arzneimittelzulassung *f*
新药再审查 Nachuntersuchung von neuen Medikamenten *f*
新异刺激 fremder Stimulus *m*
新异反射 fremder Reflex *f*
新颖印象 neuer Eindruck *m*
新优生学 Neoeugenik *f*
新语 Neologismus *m*
新语症 Neolalie *f*, Neologismus *m*, Idiolalie *f*
新圆线虫病 Neostrongylosis *f*
新月病理与 RPGN halbmondförmige Pathologie mit RPGN *f*
新月视盘 meniscusförmige Sehnervenpapille *f*
新月体 Halbmond *m*
新月体肾小球肾炎 sichelförmige Glomerulonephritis *f*
新月体肾炎 halbmondförmige Nephritis *f*
新月体形成 Halbmondbildung *f*
新月体性肾小球肾炎 halbmondförmige Glomerulonephritis f
新月细胞（贾努齐新月形腺细胞）halbmondförmige Zellen *f pl*, halbmondförmige Giannuzzi* Zellen *f pl*（唾液腺中的浆液细胞）
新月形 Halbmondform *f*
新月形的 halbmondförmig
新月形断裂 Bruch des Halbmonds *m*
新月形红细胞 Meniskozyt *m*
新月形截骨术 halbmondförmige Osteotomie *f*

新月形纤维软骨板 halbmondförmige Faserknorpelplatte *f*
新月形小体 Achromozyt *m*
新月征 semilunares Zeichen *n*, Meniskuszeichen *n*
新月状面型 halbmondförmige Oberfläche *f*, halbmondförmige Einbuchtung *f*
新长春碱 Vincristin *n*(VCR)
新着丝点 Neozentromer *m*
新针疗法 moderne Akupunktur *f*, neue Akupunkturbe-handlung *f*
新址定居 neuer Siedlungsplatz *m*
新制癌菌素 Neocarzinostatin *n*
新肿凡纳明 Novarsenobenzolum *n*, Neoarsphenaminum *n*, Neoarsenobenzolum *n*
新资源食品 Lebensmittel aus neuen Ressourcen *n*
新组织的 neoblastisch

xìn 囟信

囟缝 Stirnnaht *f*
囟[门] Fbntanella *f*, Fontanelle *f*, Fonticulus *m*
囟门闭合 Fontanellenschluß *m*
囟门反射 Fontanellenreflex *m*, Grünlelder* eflex *m*
信道 Informationenkanal *m*
信度 Zuverlässigkeit *f*
信度检验 Zuverlässigkeitstest *m*
信度系数 Koeffizient der Zuverlässigkeit *m*, Reliabilitätskoeffizient *m*
信风逆温 Passat(wind)inversion *f*, Passattemperaturum-kehr *f*
信号 Signal *n*
信号编码 Signalcodierung *f*
信号标记物 Signaltracer *m*, Signalindikator *m*
信号处理 Signalverarbeitung *f*
信号处理系统 Signalverarbeitungssystem *n*
信号传(转)导 Signaltransduktion *f*
信号传导和转录激活因子 Transkriptionsaktivator und Aktivator des Signalwandlers *m*
信号传导调节物 Modulator der Signaltransduktion *m*
信号传递 Signaltransduktion *f*
信号传递蛋白 Signalprotein *n*
信号刺激 Signalreiz *m*
信号灯 Zündilamme *f*
信号灯测验法 zündflammetest *m*
信号动作 signalisierte Aktivität *f*
信号发生器 Signalgeneratoren *m pl*
信号分类机 Signalklassifizierer *m*
信号分析 Signalanalyse *f*
信号活动 Signalaktivität *f*
信号激发 Signalanregung *f*
信号假说 Signal-Hypothese *f*
信号间距 Intersignalintervall *n*
信号检测 Signalerkennung *f*
信号检测理论 Signaldetektionstheorie *f*
信号觉察 Signalerkennung *f*
信号觉察论 Signaldetektionstheorie *f*
信号结(魏尔啸氏结) Virchow-Drüse-Troisier-Knoten *m*
信号解释 Signalauswertung *f*
信号淋巴细胞活化分子家族 Familie des Signal-Lymphozyten-Aktivierungsmoleküls *f*
信号淋巴细胞激活分子 Signal-Lymphozyten-Aktivierungsmolekül *n*
信号流分析 Signal-Strömungsanalyse *f*
信号流分析算法 Signal-Strömungsanalyse-Algorithmus *m*
信号流图 Signalflußbild *n*
信号平均 Mittelwertbildung des Signals *f*
信号平均次数 durchschnittliche Anzahl des Signals *f*
信号平均功能 Mittelwertbildung des Signals *f*
信号平均器 Signaldurchschnittermitteler *m*
信号平均心电图 Signal-gemitteltes EKG *n*
信号强度 Signalintensität *f*
信号识别蛋白 Signal-Erkennungspartikel *n*
信号识别颗粒 Signal-Erkennungspartikel *n*
信号示踪剂 Signaltracer *m*
信号顺序 Signalfolge *f*
信号说 Signalhypothese *f*
信号肽 Signalpeptid *n*
信号肽辨认颗粒 Signal-Erkennungspartikel *n*(SRP)
信号肽假说 Signalpeptidhypothese *f*
信号肽酶 Signalpeptidasen *f pl*
信号肽顺序 Signalpeptidsequenz *f*
信号特性 简称信噪比 Signaleigenschaft *f*
信号调理电路 Signalverarbeitungsschaltung *f*
信号通路 Signalweg *m*
信号网络 Signalnetzwerk *n*
信号物 Bedeutungsträger *m*
信号系统 Signalsystem *n*
信号显示系统 Signal-Display-System *n*
信号序列 Signalfolge *f*
信号学说 Signalhypothese *f*
信号噪声比 Signal-Rausch-Verhältnis *n*(SNR)
信[号]噪[声]比 Signal-Rausch-verhältnis *n*, Störabstand *m*
信号噪音比 Signal-Rausch-Verhältnis *n*
信号转导 Signaltransduktion *f*
信号转导和转录激活因子 Signaltransduktion und Aktivator der Transkription *f*
信号转导及转录激活蛋白 Signaltransduktion und Aktivator des Transkriptionsprotein *f*
信号转导途径 Signaltransduktionsweg *m*
信号转导因子和转录激活因子 Signalgeber und der TranskriptionsAktivator *m*
信号作用 Signalisation *f*
信赖维护 Wahrheitswartung *f*
信赖值传播 Ausbreitung der Wahrheitswert *f*
信纳水 zufriedes Wasser *n*
信念 Glaube *m*
信念价值矩阵 Wertematrix des Glauben *f*
信念逻辑 Logik des Glaubens *f*
信念训练法 Behauptungstrainieren *n*
信任心理 Vertrauen-Psychologie *f*
信使 Uberbringer *m*, Messenger *m*
信使 RNA Messenger-RNA *f*(mRNA)
信使核糖核蛋白体 Messenger-Ribonukleoprotein *n*(mRNP)
信使核糖核酸 Messenger-RNA *m*
信使核糖核酸稳定性 Stabilität der Boten-RNA *f*
信使核糖体 Messenger-Ribonukleoprotein *n*(mRNP)
信使链 Messenger-Strang *m*
信筒子醌 Embellin *n*, Acidum embellicum *n*
信筒子酸 Acidum embellicum *n*
信息 Information *f*
信息标记 informativer Marker *m*
信息标准指数 Informationskriterien-Anpassungsindex *m*
信息捕捉 Informationserfassung *f*
信息不对称 Informationsasymmetrie *f*
信息测度 Informationsmaß *n*
信息超负荷 Informationsüberlastung *f*
信息抽取 Extraktion von Informationen *f*
信息储存 Informationsspeichermedium *n*
信息处理 lnformationsbearbeitung *f*, Signalbearbeitung *f*
信息处理机 Signalbearbeiter *m*, Signalverarbeiter *m*
信息处理理论 Informationsverarbeitungstheorie *f*
信息处理算法 Algorithmus der Informationsverarbeitungsvor-

richtung *m*
信息处理训练 Informationsverarbeitungstraining *n*
信息传导 Signaltransduktion *f*
信息传递 Informationstransler *m*, Informationsübertra-gung *f*
信息传递蛋白 Informofer *m*
信息传递通道 Signalwege *m pl*
信息传输 Informationsübertragung *f*
信息传送系统 Informationstransfersystem *n*
信息存储器 Informationsvorratsbehälter *m*
信息大分子 Informationsmakromoleküle *n*
信息道 Informationsspur *f*, Kommunikationskanal *m*, Informationsweg *m*
信息多余性 Informations-Redundanz *f*
信息遏抑 Informationsunterdrückung *f*
信息反馈 Informationenrückmeldung *f*
信息反馈疗法 Informationsfeedbackstherapie *f*
信息获取途径 Zugang zu Informationen *m*
信息激素 Pheromone *n pl*
信息加工 Informationsverarbeitung *f*
信息检索 Information-Retrieval *n*, Informationabfrage *f*
信息交换 Informationsaustausch *m*
信息聚合 Informationenfusion *f*
信息科学 Informationswissenschaft *f*
信息科学家 Informatiker *m*
信息控制系统 Informationssteuersystem *n*
信息量 Informationsgehalt *m*
信息量衰减 Informationsinhalt-Zerfall *m*
信息流 Informationsfluß *m*
信息论 Informationstheorie *f*
信息密度 Informationsdichte *f*
信息偏倚 Informationenbias *n*
信息片段 Informations-Bit *n*
信息切割 Informationen-Schneiden *n*
信息区 Informationsregio *f*
信息确认 Validierung von Informationen *f*
信息容量 Informationskapazität *f*
信息融合 Informationsfusion *f*
信息冗余 Redundanz von Informationen *f*
信息熵 Informationsntropie *f*
信息收集 Signalannahme *f*
信息收集步骤 Verfahren der Informationsbeschaffung *n*
信息输出 Informationsausgabe *f*
信息输入 Informationseingabevorrichtung *f*
信息素 Pheromone *n pl*
信息提取 Information-Retrieval *f*
信息提示 Stichwort der Informationen *n*
信息体 Informosom *n*
信息调节 Unterkunft der Informationen *f*
信息完整性 Gesamtheit der Informationen *f*
信息网络 Kommunikationsnetzwerk *n*
信息网络系统 Informations-Netzwerk-System *n* (INS)
信息系统 Informationssystem *n*
信息系统动态管理 dynamisches Management des Informationssystems *n*
信息系统设计方法 Design-Methode des Informationssystems *f*
信息显示 Signalzeigen *n*, Signaldemonstrieren *n*
信息心理学 Psychologie der Informationen *f*
信息学 Informatik *f*
信息学说 Informationstheorie *f*
信息压力 Informationsdruck *m*
信息依赖性 Informationsabhängigkeit *f*
信息语言 Informationssprache *f*
信息载体 Semantide *n pl*
信息质 Informatin *n*
信息子 Informofer *m*
信息综合 Informationsintegration *f*
信心 Vertrauen *n*
信心程度 Maß an Vertrauen *n*
信仰 Glaube *m*
信仰疗法 Scientologie *f*
信仰论 Gnostizismus *m*
信用 Vertraulichkeit *f*
信噪比 Signal-Rausch-Verhältnis *n*

XING 兴星猩腥刑行形型醒兴杏幸性姓

xīng 兴星猩腥

兴顿氏线 Shenton* Linie *f*
兴奋 Exzitaion *f*, Aufregung *f*, Stimulieren *n*, Animation *f*
兴奋爆发 Exzitationsexplosion *f*
兴奋波 Exzitationswelle *f*
兴奋迟钝 stagnierende Exzitation *f*
兴奋传导 Erregungsleitung *f*, Reizleitung *f*
兴奋传导纤维 Purkinje* Fasern *f pl*
兴奋的 agitans, agitiert, agitat (-US, -a, -um) erregbar, analeptisch, irritativ
兴奋毒性效应 exzitotoxische Wirkung *f*
兴奋反射性神经 exzitoreflektorischer Nerv *m*
兴奋-分泌偶(耦)联 excitosekretorische Kupplung *f*
兴奋分泌性神经 Excitosekretorischer Nerv *m*
兴奋过程 Erregungsablauf *m*
兴奋过程紧张过度 Uberspannung (od. Uberbeanspru-chung) in Exzitationsprozeß *f*
兴奋过度 Hyperexzitation *f*
兴奋后抑制 Hemmung der Nachaktivierung *f*
兴奋后易化 Erleichterung der Nachaktivierung *f*
兴奋后增强 Potenzierung der Nachaktivierung *f*
兴奋-恢复间期 Aktivierung-Wiederherstellungsintervall *n*
兴奋活动 Exzitationsaktivität *f*, erregbare Aktivität *f*
兴奋机制(理) Exzitationsmechanismus *m*, erregbarer Mechanismus *m*
兴奋肌肉的 excitomuskulär
兴奋剂(药) Stimulantia *n*
兴奋剂使用障碍 Stimulanzien-Unordnung *f*
兴奋剂引起的死亡 Todesfälle wegen Stimulanzien *m pl*
兴奋剂中毒 Stimulanzien-Intoxikation *f*
兴奋加速的 Excitobeschleunigend
兴奋扩散 Erregungsausbreitung *f*, Erregungsdiffusion *f*
兴奋期 Stadium exeitationis *n*, Stimulationsphase *f*, Ex-zitationsstadium *n*, Irritationsstadium *n*
兴奋迁移理论 Anregung-Transfer-Theorie *f*
兴奋倾向 exzitatorische Tendenz *f*
兴奋趋势 Anregungtendenz *f*
兴奋神经 Erregungsnew *m*
兴奋神经元 exzitatorische Neuronen *n pl*
兴奋时间 Erregungsdauer *f*
CRH 兴奋试验 CRH-Stimulationstest *m*
兴奋释放 Entladung der Anregung *f*
兴奋收缩耦联 elektromechanische Kopplung *f*, Excitation-Kontraktionskupplung *f*
兴奋收缩脱偶联 Excitation-Kontraktionsdekupplung *f*
兴奋梯度 Anregung-Gradient *m*
兴奋物质 erregbare Substanz *f*
兴奋腺体的 excitoglandulär
兴奋相等化 Entzerrung der Anregung *f*
兴奋型 aufgeregter Typ *m*
兴奋性 Irritabilität *f*
兴奋性氨基酸 excitatorische Aminosäure *f*

兴奋性氨基酸拮抗剂 exzitatorische Aminosäure *f*
兴奋性的 excitatorisch
兴奋性递质 Erregungsüberträger *m*, excitatorischer Uberträger *m*
兴奋性毒素 Excitotoxin *n*
兴奋性过敏反应 stimulierende Überempfindlichkeitsreaktion *f*
兴奋性交感素 Sympathin-E *n*
兴奋性介质 exzitatorischer Transmitter *m*
兴奋性膜 erregbare Membran *f*
兴奋性皮肤综合征 aufgeregtes Hautsyndrom *n*
兴奋性缺失 Reizbeantwortungsschwäche *f*
兴奋性神经元 exeitatorisches Neuron *n*
兴奋性失眠 exzitatorische Schlaflosigkeit *f*
兴奋性突触 excitatorische svnapse *f*
兴奋性突触后电位 excitatorisches postsynaptisches Po-tential *n* (EPSP)
兴奋性休克 erethischer Schock *m*
兴奋性指标 Erregbarkeitsindex *m*
兴奋性自发突触后电位 excitatives spontanes junktionales Potenzial *n*
兴奋性组织 erregbare Gewebe *f*
兴奋药 Energizer *m*
兴奋药物 analeptische Droge *f*, Stimulans *n*
兴奋抑制的 excitoinhibitoriseh
兴奋营养的 excitonährend, excitonahrhaft
兴奋域 anregendes Feld *n*
兴奋阈 Schwelle der Excitabilität *f*
兴奋运动的 excitomotorisch
兴奋运动区 excitomotorische Area *f*
兴奋运动中枢 excitomotorisches Zentrum *n*
兴奋灶 Erregungsfokus *m*
兴奋躁动性谵妄 aktives Delirium *n*
兴奋增强 Erethismus *m*
兴奋状态 Aufregungszusstand *m*
兴奋作用 Exzitation *f*
兴斯堡反应 Hinsberg* Reaktion *f*
星点 Asterion *n*
星点间的 interasterisch
星际空间 Interplanetarraum *m*, Interstellarraum *m*
星空现象 Sternhimmerzellen-Phänomen *n* (Burkitt*-Lymphom)(Burkitt 淋巴瘤)
星茫状皱襞 stellate Rugae *f pl*
"星期一"症状 Montag-Symptom *n*
星期一晨间头痛 Montag-Morgen-Kopfschmerz *m*
星球菌属 Asterococcus *m*
星球腔 Astrocöl *n*
星球生物学 Astrobiologie *f*
星散薄壁组织 diffuses Parenchym *n*
星散聚合薄壁组织 diffuse-in-aggregate parenehyma <engl.>
星散维管束 zerstreut liegendes Bündel *n*
星射线 Polstrahl *m*
星丝 astrale Faser *f*
星体 Aster *m*, Astrosphäre *f*
星体球 Astrosphäre *f*
星体丝 astraler Strahl *m*, astrale Faser *f*
星网层 Retikulum stellatum *n*
星形[胶质]细胞 Astrozyt *m*, Sternzelle *f*
星形孢菌素 Staurosporin *n*
星形玻璃体炎 Hyalitis asteroidea *f*
星形的 asteroid
星形骨折 Fraktura stellata *f*
星形胶质细胞 2 型 Astrozyt-2 *m*
星形胶质细胞瘤 Astrozytom *m*
星形静脉 Venae stellate *f pl*
星形连接 Sternschaltung *f* (Y-Schaltung)
星形母细胞瘤 Astroblastom *n*
星形奴卡氏菌 Nocardia asteroides (s. freeri) *f*
星形片 Sterne-Stück *n*
星形上皮细胞 ersterne Epithelzelle *f*
星形神经胶质 Astroglia *f*
星形神经节切除术 Stellektomie *f*
星形细胞 Spinnenzelle *f*, Astrozyt *m*, stellate Zelle *f*
星形细胞错构瘤 astrozytäres Hamartom *n*
星形细胞瘤 Spinnenzellgliom *n*, Astrom *n*, Sternzellgliom *n*, Astrozytom *n*
星形细胞瘤Ⅰ级 Astrozytom der Stufe-Ⅰ *n*
星形细胞瘤Ⅱ级 Astrozytom der Stufe-Ⅱ *n*
星形细胞瘤Ⅲ级 Astrozytom der Stufe-Ⅲ *n*
星形细胞瘤Ⅳ级 Astrozytom der Stufe-Ⅳ *n*
星形细胞生长因子 astroglialer Wachstumsfaktor *m*
星形细胞休止素 Astrostatin *n*
星形细胞增多症 Astrozytose *f*
星形细胞增生 Astrocytose *f*, AStrocytosis *f*
星型细胞错构瘤 pilozytisches Hamartom *n*
星型细胞瘤 pilozytisches Astrozytom *n*
星穴 Asterion *n*
星样的 asteroid
星鱼甾醇 Asteriasterol *n*
星状包涵体 asteroides Einschlusskörperchen *n*
星状病毒 Astrovirus *n*
星状病毒科 Astroviridae *f*
星状玻璃体退变 Sterne-Glaskörperdegeneration *f*
星状玻璃体炎 asteroide Hyalitis *f*
星状玻璃体炎 Hyalitis asteroidea *f*
星状的 asteroid
星状静脉 Vene stellatae *f*
星状空泡细胞 sternförmige Zelle *f*
星状毛 stellate Haare *n pl*
星状念珠菌 Candida stellatoides *f*
星状诺卡菌 Asteroides Nocardia *f*
星状神经节 Ganglion stellatum *n*
星状神经节封闭术 Blockieren des Ganglion stellatum *n*
星状神经节切除术 Resektion des Ganglions stellatum *f*
星状神经节阻滞 Blockieren des Ganglions stellatums *n*, Block des Ganglions stellatum *m*
星状神经元 sternförmiges Neuron *n*
星状视网膜炎 Retinitis stellata *f*
星状体 asteroider Körper *m*
星状细胞 Sternzellen *f pl*
星状细胞瘤 Astrozytom *n*
星状细胞增多 Astrozytose *f*
星状小静脉 Venulae stellatae *f pl*
星状小体 asteroider Körper *m*
星状性玻璃体病变 Benson* Krankheit *f*
星状有丝分裂 astrale Mitose *f*
星状中柱 actinostele <engl.>
星状组织 actinenchyma <engl.>
星状组织型 asteroide Gewebe-Form *f*
猩红 Rubrum scarlatinum *n*, Scharlachrot *n*
猩红[青霉]菌素 Phenicin *n*
猩红染剂 Scharlachrot *n*
猩红热 Scarlatina *f*, Scharlach *m*
猩红热的 scarlatinos (-as, -a, -us)
猩红热毒素 Scharlachtoxin *n*
猩红热毒血症 Scharlachtoxämie *f*
猩红热菌苗 Scharlachvakzine *f*
猩红热抗毒素 Scharlachantitoxin *n*
猩红热抗血清 Antiscarlatina-Serum *n*
猩红热口炎 Stomatitis des Scharlachs *f*

猩红热类白喉 Diphteroid des Scharlachs *n*
猩红热链球菌 Scharlachstreptokokken *m pl*
猩红热链球菌毒素 Scharlachstreptokokkentoxin *n*
猩红热链球菌抗毒素 Scharlachstreptokokkenantitoxin *n*
猩红热链球菌免疫血清 Streptokokken-Serum des Scharlachs *n*
猩红热肾炎 Scharlachnephritis *f*
猩红热心肌炎 Myokarditis scarlatinosa *f*
猩红热性关节炎 Scharlacharthritis *f*
猩红热性滑膜炎 Scharlachsynovitis *f*
猩红热性咽峡炎 Angina scarlatinosa *f*
猩红热性中耳炎 Mittelohrentzündung des Scharlachs *f*
猩红热样的 scariatiniform(-is,-is,-e)
猩红热样风疹 Rubeola scarlatinosa *f*
猩红热样红斑 Erythema scarlatiniforme *n*
猩红热样皮疹 scarlantiformer Ausschlag *m*
猩红热样蔷薇疹 Roseola scarlatiniformis *f*
猩红热疫苗 Scharlach-Impfstoff *m*
猩红热疹 scharlachausschlag *m*
猩红软膏 scharlachrote Salbe *f*
猩红色 Scharlach *m*
猩红色的 karmesin
猩红样皮疹 Scharlachfriesel *m,pl*
猩猩 Orang-Utah *m*
猩猩科 Pongidae *pl*
腥臭 Stank *m*

xíng 刑行形型

刑罚心理学 strafrechtliche Psychologie *f*
刑法 Strafrecht *n*
刑期 Freiheitsstrafe *f*
刑事案件 Strafsache *f*
刑事技术 kriminelle Technik *f*
刑事检验 strafrechtliche Untersuchung *f*
刑事科学 Kriminalwissenschaft *f*
刑事科学技术 Kriminalistik *f*
刑事人类学 gerichtliche Anthropologie *f*
刑事审判心理学 Psychologie der Strafjustiz *f*
刑事诉讼程序 Strafverfahren *n*
刑事诉讼法 Strafprozeßordnung *f*
刑事相貌学 Faksimile des strafrechtlichen Gesichts *f*
刑事责任能力 kriminale Verantwortlichkeit *f*
刑事责任年龄 Alter der Strafmündigkeit *n*
刑事照相 kriminelle Fotografie *f*
刑讯逼供 Extraktion von Geständnis durch Folter *f*
行波 Wanderwelle *f*, fortschreitende Welle *f*
行波管 vanderwellenröhre *f pl*
行波理论 Wanderwelletheorie *f*
行波学说 Wanderwellentheorie *f*
行程开关 Fahrschalter *m*
行刺 Ermordung *f*
行动 Lokomotion *f*, Handlung *f*
行动固化 Starrheit *f*
行动理论 Handlungstheorie *f*
行动论 Aktionalismus *m*
行动癖 Tasikinesie *f*
行动失调 lokomotorische Ataxie *f*
行动异常 Verhaltensstörung *f*
行动与注意紊乱 Störung der Aktivität und Aufmerksamkeit *f*
行动障碍 Motilitätsstörung *f*
行动者观察者差异 Unterschied dem Akteur und dem Betrachter *m*
行经 Menstruation *f*
行经的 menorrhoisch
行经过早 Proiomenorrhoe *f*
行经畸胎(行经女婴) menorrhoisches Monstrum *n*
行经期 Menstruationsperiode *f*
行经前紧张 Menstruationsbeschwerden *n*
行经前期 prämenstruelle Periode *f*
行军骨折 Marschfraktur *f*
行军瘤 Marschgeschwulst *f*
行军卫生 Marschhygiene *f*
行军性血红蛋白尿症 Marschhämoglobinurie *f*
行军足 Marschfuß *m*
行人损伤 Fußgängersverletzung *f*
行人意外伤害 Fußgängerunfall *m*
行使功(机)能 Funktionieren *n*
行使功能 Funktionierung *f*
行态预期学说 Erwartungstheorie der Manier *f*
行为 Praxie *f*, Handlung *f*, Verhalten *n*
　A 型行为 Haltungstyp A *m*
　患病行为 Erkrankungsverhalten *n*
　违反社会规范的行为 dissoziales Verhalten *n*
　依赖行为 abhängiges Verhalten *n*
行为/生活方式改变 Änderung des Lebensstils *f*
行为背景 Hintergrund der Performanz *m*
行为表现系统 Verhaltensrepräsentationssystem *n*
行为病 Verhaltensstörung *f*
行为病理学 Ergasiatrie *f*, Pathergasie *f*
行为不端 Fehlverhalten *n*
行为参考评定量表 verhaltensrelevante verankerte Ratingskala *f*
行为场 Verhaltensfeld *n*
行为场合 Verhaltenslage *f*
行为场景 Verhaltensszene *f*
行为程序化 Verhaltensprogrammierung *f*
行为错乱 Verhaltensstörung *f*
行为的应激 Verhaltensstress *m*
行为的整体(精神活动) geistige Aktivität *f*
行为调节 Verhaltensregulation *f*
行为动力学 Verhaltensdynamik *f*
行为毒理学 verhaltenstoxikologie *f*
行为毒性测试 Verhaltenstoxizitätstest *m*
行为对比 Verhaltensvergleich *m*
行为对照表 Verhaltenscheckliste *f*
行为发育 Verhaltensentwirklung *f*
行为罚 Verhaltensstrafe *f*
行为反射 Verhaltensreflexion *f*
行为反应 Verhaltensreaktion *f*
行为范型 Verhaltensmuster *n*
行为分析 Verhaltensanalyse *f*
行为复现 Verhaltensprobe *f*
行为改变 Verhaltensänderung *f*
行为改变法 Verhaltensänderung *f*
行为改变阶段模式 Stufenmodell der Verhaltensäderung *n*
行为改善 Verhaltensverbesserung *f*
行为改造理论 Verhaltensmodifikationstheorie *f*
行为干预 Verhaltensintervention *f*
行为感染 Verhaltensinfektion *f*
行为隔离 Verhaltensisolation *f*
行为工程学 Verhaltensingenieurwissenschaft *f*
行为构成 Verhaltenskomponente *f*
行为乖僻 Parapraxie *f*, bizarre Handlung *f*
行为关系 Verhaltensbeziehung *f*
行为观察测听法 Verhaltensbeobachtungs-Audiometrie *f*
行为规范 Verhaltensnorm *f*
行为合同 Verhaltensvertrag *m*
行为环境 Verhaltensumwelt *f*
行为畸胎学 Verhaltensteratologie *f*

行为家庭治疗 Verhalten- Familientherapie *f*
行为矫正 Verhaltensmodifikationg *f*
行为矫正分子精神病学 orthomolekulare Psychiatrie *f*
行为矫正精神病学 Orthopsychiatrie *f*
行为矫正训练 Verhaltensmodifikationsausbildung *f*
行为矫正治疗 implosive Therapie *f*
行为结构 Verhaltensschema *n*
行为精神病学 Orthopsychiatrie *f*
行为矩阵 Verhaltensmatrix *f*
行为决策论 Verhalten-Entscheidungstheorie *f*
行为决定因素 Verhaltensentscheidungsfaktor *m*
行为觉醒 Verhaltenserregung *f*
行为科学 Verhaltenswissenschaft *f*
行为可塑性 Verhaltensformbarkeit *f*
行为空间 Verhaltensraum *m*
行为控制 Verhaltenskontrolle *f*
行为控制论 kybernetische Theorie des Verhaltens *f*
行为理论 Verhaltenstheorie *f*
行为量表 Verhaltensmaßstab-skala *f*
行为疗法 Verhaltenstherapie *f*
行为疗法治疗 Verhaltenstherapie *f*
行为流行 Verhaltensepidemie *f*
行为流行病学 Verhaltensepidemiologie *f*
行为论 Behaviorismus *m*
行为论者 Verhaltensforscher *m*
行为免疫学 Verhaltensimmunologie *f*
行为描述 Verhaltensbeschreibung *f*
行为描述记录 Rekord der Verhaltensbeschreibung *m*
行为模拟法 Verhaltensmodelling *n*
行为模式 Verhaltensmodell *n*
行为模式的表义作用 Semantisierung *f*
行为偏离 Verhaltensabweichung *f*
行为评定 Verhaltensbewertung *f*
行为评估 Verhaltensbeurteilung *f*
行为契约 Verhaltensverträge *f*
行为迁移 Verhaltensabwanderung *f*
行为倾向 Verhaltensdisposition *f*
行为缺陷 Verhaltensdefizit *n*
行为社会化 Verhaltenssozialisierung *f*
行为神经病学 Verhaltensneurologie *f*
行为生态学 Verhaltensökologie *f*
行为生物学 Verhaltensbiologie *f*
行为失常 Verhaltensstörung *f*
行为失调 Verhaltensstörung *f*
行为失检 Verhaltensmissbrauch *m*
行为势能 Verhaltenspotenzial *n*
行为水平 Verhaltenslevel *n*
行为塑造 Verhaltensbildung *f*
行为塑造[法] Verhaltensgestaltung *f*
行为提示 Verhaltensprompt *n*
行为听力图 Verhaltensaudiogramm *n*
行为同源 Verhaltenshomologie *f*
行为危险因素 verhaltensbedingte Risikofaktor *m*
行为危险因素监测系统 Monitoringsystem der Verhaltenrisikenfaktoren *n*
行为紊乱 Verhaltensstörung *f*
行为问题 Verhaltensproblem *n*
行为问题处理 Kontingenzmanagement *n*
行为显现 Verhaltenserscheinung *f*
行为项目网测验 Grid-Verfahrenstest *m*
行为项目网技术 Grid-Verfahrenstechnik *f*
行为协议 Verhaltensvereinbarung *f*
行为心理学 Verhaltenspsychologie *f*
行为信念 Verhaltensglaube *m*
行为形式 Verhaltensmuster *n*
行为性体温调节 Verhaltenswärmeregulierung *f*
行为学 Behavioristik *f*
行为研究法 Methode der Verhaltensforschung *f*
行为医学 Verhaltensmedizin *f*
行为遗传学 Verhaltensgenetik *f*
行为异常 Dystropie *f*
行为异常的 dystrop
行为意向 Verhaltensabsicht *n*
行为原基学 Ethogenik *f*
行为原因 Verhaltensursache *f*
行为障碍 Verhaltensstörung *f*
行为者 Agent *m*
行为诊疗所 Verhaltensklinik *f*
行为整合 Verhaltensintegration *f*
行为症状 Verhaltenssymptom *n*
行为志 Ethogramm *n*, Verhaltensinventar *n*, Aktionskatalog *m*
行为治疗 Verhaltenstherapie *f*
行为致畸作用 Verhaltensteratogenität *f*
行为主义 Behaviorismus *m*
行为主义人格理论 behavioristische Persönlichkeitstheorie *f*
行为主义心理学 behavioristische Psychologie *f*
行为主义者 Verhaltensforscher *m*
行为咨询 Verhaltensberatung *f*
行为组合 Verhaltenskombination *f*
行为作用 Verhaltenseffekt *m*
行星式拌和机 planetariseher Scharfmacher *m*
行星式电子 planetarisches Elektron *n*
行凶者 Angreifer *m*
行医 ärztliche Tätigkeit *f*
行医者 Praktiker *m*
行(运)动不能 Akinesia *f*, Handlungsentgleisung *f*
行政 Verwaltung *f*
行政长官 Exekutive *m*
行政的 administrativ
行政干预 administrativer Eingriff *m*
行政管理费 Verwaltungskosten *f pl*
行政解剖 verwaltende Autopsie *f*
行政精神病学 verwaltende Psychiatrie *f*
行政控制 Verwaltungskontrolle *f*
行政主管和领导者 Ausführender und Leiter *m*
行走反射 Gehen-Reflex *m*
行走教练 Mobilitätstrainer *m*
形 Gestalt *f*, Form *f*
形(生)成热 Bildungdwärme *f*
形板 Formbrett *n*
形板测验 Formbrett-Test *m*
L 形棒 L-förmiger Stab *m*
C 形臂设备 C-Bogengerät *n*
形变 Deformation *f*
形成 Ausgestaltung *f*, Ausbildung *f*, Formation *f*
形成波浪形 wellen
形成醭的 mycodermisch
形成层 Kambiumschicht *f*, Kambium *n*
形成层原 Kambium initiale *n*, initiale Kambiumschicht *f*
形成层原始细胞 initiale Kambiumzelle *f*
形成的 formativ
形成概念的智力 ideelle Intelligenz *f*
形成隔膜的 septumbildend
形成颗粒 Granulation *f*
形成空泡 Vacuolisation *f*, Vaccuolation *f*
形成溃疡的 exulcerans
形成面 Bildungsfläche *f*
形成评价 formative Evaluation *f*

形成气泡 Blasenbildung *f*
形成素 Formin *n*
形成体 Organisator *m*
形成无配性细胞的 apomiktisch
形成血栓 Thrombose *f*
形成血栓的 thromboplastisch
形成硬壳的 inkrustierend
形成原纤维 Fibrillierung *f*
形成原则 Bildungsprinzip *n*
T 形创口缝合法 T-förmige Wundnaht *f*
T 形带 T-Bandage *f*
C 形的 C-förmig
U 形的 hyoideus
S 形的 sigmoide, sigmoidal
Z 形的 Z-förmig
U 形发展模式 U-förmiges Entwicklungsmuster *n*
形符 Piktographie *f*
T 形附着 T-Befestigung *f*
C 形根 C-förmiger Wurzelkanal *m*, C-förmige Wurzelkanalkonfiguration *f*
Y 形沟通网络 Y-Kommunikationsnetz *n*
J 形钩 J-Haken *m*
U 形骨钉 Knochendrahtklammer *f*
V 形骨髓内钉 V-Knochenmarknagel *m*
T 形管 T-Tube *f*
U 形管 U-Röhrchen *n*
X 形管 X-Röhrchen *n*
Y 形管 Y-Röhrchen *n*
T 形管胆道造影 T-Tube-Cholangiographle *f*
T 形管胆囊造影术 T-Tube-Cholecystographie *f*
U 形管压力计 U-Tube-Manometer *n*
T 形管引流术 T-Dränage *f*
T 形管装置 T-Röhreneinheit *f*
T 形环放置器 Einführeinrichtung für T-förmigen Ring *f*
形基 Figur und Grund *f*, m
T 形夹 T-schiene *f*
T 形夹板 T-Schiene *f*
U 形夹拆除钳 U-förmige entfernte Pinzette *f*
U 形夹钳 U-förmige Pinzette *f*
U 形夹台 U-förmiges Clipsrack *n*
形觉丧失性弱视 Form- und Deprivationamblyopie *f*
U 形螺旋式连续浸出器 U-förmiger spiralförmiger kontinuierlicher Sickerschlauch *m*
形貌 Morphologie *f*
U 形迷津 U-Labyrinth *n*
Y 形迷津 Y-Labyrinth *n*
V-Y- 形皮瓣 V-Y-Klappe *f*
Z 形皮瓣 Z-Klappe *f*
Y 形软骨 Y-förmiger Knorpel *m*
形式 Form *f*
形式电荷 formale Ladung *f*, Formalladung *f*
形式思维 Formaldenken *n*
形式训练说 Theorie der formalen Ausbildung *f*
形式运算阶段 Stufen der formalen Ausbildung *f*
形似的 geformt
B 形髓内针 B-Knochenmarknadel *f*
形态 Morphe *f*, Gestalt *f*
形态变化 Formenwechsel *m*, morphologisehe Veränder-ung *f*
形态测定法 Morphometrie *f*
形态测量细胞学 morphometrische Zytologie *f*
形态测量学 Morphometrie *f*
形态耳宽 morphologische Ohrbreite *f*
形态耳长 morphologische Ohrlänge *n*
形态耳指数 morphologischer Ohrindex *m*
形态发病学 Morphogenese *f*
形态发生 Morphogenese *f*
形态发生场 morphogenetisches Feld *n*
形态发生的 morphogenetisch
形态发生密码 morphogenetischer Code *m*
形态发生潜势 morphogenetisches Potential *n*
形态发生素 Morphogen *n*
形态发生梯度 morphogenetischer Gradient *m*
形态发生学 Morphogenese *f*
形态发生运动 morphogenetische Bewegung *f*
形态发育 morphologische Entwicklung *f*
形态分化 morphologische Differentiation *f*
形态分析 morphologische Analyse *f*
形态观察 morphologische Beobachtung *f*
形态计量术 Morphometrie *f*
形态结构 morphologische Struktur *f*
形态面高 morphologische Gesichtshöhe *f*
形态面指数 morphologischer Gesichtsindex *m*
形态上面高 morphologische obere Gesichtshöhe *m*
形态上面指数 morphologische obere Gesichtshöhe *m*
形态生理学 Morphophysiologie *f*
形态生物化学的 biochemorphologisch
形态失认 Morphoagnosie *f*
形态特征 morphologische Charakteristik *f*
形态特征选择 morphologische Merkmalsselektion *f*
形态物理学 Morphophysik *f*
形态相关 morphologische Korrelation *f*
形态形成 Morphogenese *f*
形态形成的 morphogenetiseh
形态形成运动 morphogenetische Bewegung *f*
形态学 Morphologie *f*
形态学的 morphologisch
形态学方法 morphologische Methode *f*
形态学分类 morphologische Klassifikation *f*
形态学分水岭算法 morphologische Wasserscheide *f*
形态学检查 morphologische Untersuchung *f*
形态学鉴定 morphologische Identifizierung *f*
形态学上的 morphologisch
形态学图像处理 morphologische Bildverarbeitung *f*
形态学意识 morphologisches Bewusstsein *n*
形态学有限状态模型 morphologisches endliches Modell *n*
形态学指数 morphologischer Index *m*
形态异常 Para-morphie *f*, Para-morphismus *m*, Fehlform *f*
形态异常的 paramorphisch
形态异宗配合 morphologisch
形态右心房 morphologischer rechter Vorhof *m*
形态右心室 morphologischer rechter Ventrikel *m*
形态诊断 morphologische Diagnostik *f*
形态正常 morphologisch Normalen *n pl*
形态自卑感 morphologische Minderwertigkeit *f*
形态左心房 morphologischer linker Vorhof *m*
形态左心室 morphologischer linker Ventrikel *m*
形体构成 Morphose *f*
形体觉测试 Körperwahrnehmungstest *m*
形体美 körperliche Schönheit *f*
X 形腿 Genu valgum *n*
O 形腿 Genu varum *n*
形位 Phememe *f*
形象 Image *n*
形象模式 ikonischer Modus *m*
形象思维 Bildsdenken *n*, Bilderndenken *n*
形象线索 bildliches Stichwort *n*
形象性知识 figuratives Wissen *n*
形象语言 bildliche Sprache *f*

"X"形血管吻合 "X"-förmige Gefäßanastomose *f*
U 形压力计 U-Eichmaß *n*
H 形瘀斑 H-förmige Ekchymose *f*
U 形针 U-förmiger Stift *m*
V 形针拔出器 V-förmiger Stiftszieher *m*
W 形整形术 W-Plastik *f*
Z 形整形术 Z-Plastik *f*
Z 形支架 Z-förmiger Ständer *m*
形质 Gestaltqualität *f*
形质关系 Form-Qualität-Verhältnis *n*
形重错觉 Größe-Gewicht-Illusion *f*
形状 Gestalt *f*
形状辨别 Formdiskriminierung *f*
形状常性 Formkonstanz *f*
形状恒常性 Formkonstanz *f*
形状记忆合金 Formgedächtnislegierung *f*
形状记忆合金环抱器 Formgedächtnislegierung-umfassender Fixateur *m*
形状盲 Formblindheit *f*
形状适应 Formadaption *f*
形状性质关系 Form-Qualität-Verhältnis *n*
形状知觉 Formwahrnehmung *f*
形状知觉常性 Formkonstanz *f*
形状综合不能 Amorphosynthese *f*
Am 型 Am-Gruppe *f*
Gm 型 Gm-Gruppe *f*
GPT 型 GPT-Gruppe *f*
H 型 H-form *f*(Hauchform)
H 型 H-Typ *m*
Km 型 Km-Gruppe *f*
L 型 L-Typ *m*, Variante der L-Phase *f*
O 型 O-Form *f*(ohne Hauch)
O 型 O-Typ *m*, O-Blutgruppe *f*
Hp 型 Phänotyp *m*
型[别] Typ *m*
型[别] Typ *m*, Form *f*, Pattern *n*
M 型[超声]扫描 - M-Mode-Abtastung *f*
B 型[疱疹]病毒 B-Virus *n*
A 型 -DNA A-Typ-DNA *f*
B 型 -DNA B-Typ-DNA *f*
Z 型 DNA Z-DNA *f*
Ⅰ型白化病 Albinismus-Ⅰ *m*
Ⅱ型白化病 Albinismus-Ⅱ *m*
Ⅱ型白细胞粘连缺乏 Leukozyten-Adhäsionsmangel-Typ-Ⅱ *m*
Ⅰ型苯丙酸诺龙受体 Activin-Rezeptor-Typ-Ⅰ *m*
Ⅰ型变态反应 allergische Reaktion des Typ-Ⅰs *f*
Ⅲ型变态反应 allergische Reaktion des Typ-Ⅲs *f*
Ⅳ型变态反应 allergische Reaktion des Typ-Ⅳs *f*
型变异 Formvariation *f*
Ⅲ型肠息肉 Darmpolyp-Typ-Ⅲ *m*
M 型超声 M-Mode-Ultraschall *m*
B 型超声 B-Mode-Ultraschall *m*
C 型超声 C-Mode-Ultraschall *m*
F 型超声 F-Mode-Ultraschall *m*
A 型超声 A-Mode-Ultraschall *m*
M 型超声心动描记术 M-Mode-Echokardiographie *f*
M 型超声心动图 M-Mode-Echokardiographie *f*
BP 型超声诊断 BP-Mode-Ultrasonoskop *n*
A 型超声诊断仪 A-Mode-Sonodiagnostikgerät *n*, A-Skan-Ultraschalldiagnostik-Apparat *m*
B 型超声诊断仪 B-Mode-Sonodiagnostikgerät *n*, B-Skan-Ultraschalldiagnostik-Apparat *m*
C 型超声诊断仪 C-Skan-Sonodiagnostikgerät *n*, C-Skan-Ultraschalldiagnostik-Apparat *m*
M 型超声诊断仪 M-Mode-Sonodiagnostikgerät *n*, M-Skan-Ultraschalldiagnostik-Apparat *m*
Ⅰ型单纯疱疹病毒 Herpes simplex-Virus-Ⅰ *n*(HSV-1)
A 型单相超声诊断仪 einphasige A-Mode-Ultraschalldiagnosevorrichtung *f*
Z 型弹簧 Z-Feder *f*
T 型导管 A-Typ-Katheter *m*
B 型电子凸形扫描仪 elektronischer konvexer B-Modus-Scanner *m*
B 型电子线阵扇形扫描超声诊断仪 B-Modus-Ultraschallgerät des elektronischen linearen Array-Scanns *n*
B 型电子相控阵扫描超声诊断仪 B-Modus-Ultraschallgerät des elektronischen Phased-Array-Scans *n*
AA 型淀粉样变 AA-Amyloidose *f*, reaktive systemische Amyloidose *f*
AL 型淀粉样变性 Amyloid-Leichtketten-Amyloidose *f*, primäre Amyloidose *f*(原发性淀粉样变性病)
U 型钉拔出器 U-förmiger Stiftzieher *m*
Ⅲ型多内分泌腺 Ⅲ-Multiendokrinendrüse *f*
M 型多普勒超声仪 M-Mode-Doppler-Ultraschallgerät *n*
B 型二维超声诊断 zweidimensionale B-Mode-Ultraschalldiagnostik *f*
Ⅰ型肺泡细胞 Alveolarzelle-Typ-Ⅰ *f*, Pneumozyt-Typ-Ⅰ *m*, Typ-Ⅰ-Alveolarzelle *f*
Ⅱ型肺泡细胞 Typ-Ⅱ-Alveolarzelle *f*, granulare Alveolarzelle *f*
Ⅰ型肺细胞 Pneumozyten Typ Ⅰ *m pl*, membranöse Pneumozyten *m pl*
Ⅲ型肺炎球菌特异性可溶性物质 spezifische lösliche Substanz der Pneumokokken Typ Ⅲ *f*
ABO 型父权试验 Vaterschaftstest des ABO-Typs *m*
AK 型父权试验 Vaterschaftstest des AK-Typs *m*
Bombay 型父权试验 Vaterschaftstest des Bombay-Typs *m*
EAP 型父权试验 Vaterschaftstest des EAP-Typs *m*
G6PD 型父权试验 Vaterschaftstest des G6PD-Typs *m*
GC 型父权试验 Vaterschaftstest des GC-Typs *m*
GLO 型父权试验 Vaterschaftstest des GLOI-Typs *m*
GM, KM 型父权试验 Vaterschaftstest des GM, KM-Typs *m*
GPT 型父权试验 Vaterschaftstest des GPT-Typs *m*
HLA 型父权试验 Vaterschaftstest des HLA-Typs *m*
HP 型父权试验 Vaterschaftstest des HP-Typs *m*
PGM1 型父权试验 Vaterschaftstest des PGM1-Typs *m*
HLA 型父权指数 Vaterschaftstest des HLA-Typs *m*
HP 型改表型 modifizierter Phänotyp *m*
N 型钙离子通道 N-Typ-Kalziumkanal *m*
P 型钙离子通道 P-Typ-Kalziumkanal *m*
Q 型钙离子通道 Q-Typ-Kalziumkanal *m*
R 型钙离子通道 R-Typ-Kalziumkanal *m*
T 型钙离子通道 T-Typ-Kalziumkanal *m*
L- 型钙通道 kalcium-Kanal-L-Typ *m*(LTCC)
B 型肝炎病毒 Hepatitisvirus B *n*
U 型杆 U-Stab *m*
Ⅱ型干扰素 Typ-Ⅱ-Interferon *n*
Ⅰ型干扰素生成细胞 Interferon-produzierende Zelle-Typ-Ⅰ *f*
Ⅰ型高胱氨酸尿症 Homozystinurie-Typ-Ⅰ *f*, Hyperzystinurie-Typ-Ⅰ *f*
Ⅱ型高脂蛋白血症 Hyperlipoproteinämie-Typ-Ⅱ *f*
Ⅳ型高脂蛋白血症 Hyperlipoproteinämie-Typ-Ⅳ *f*
Ⅴ型高脂蛋白血症 Hyperlipoproteinämie-Typ-Ⅴ *f*
Ⅰ型高脂蛋白血症 Typ-Ⅰ-Hyperlipoproteinämie *f*
Ⅱ型高脂蛋白血症 Typ-Ⅱ-Hyperlipoproteinämie *f*
U 型骨钉打拔器 U-Knochennagelausrüstung *f*, Drahtklammerausrüstung *f*
Ⅰ型骨生成不全 Osteogenesis imperfecta-Typ-Ⅰ *f*
T 型管 T-Paukenröhrchen *n*

Y 型管 Y-Rohr *n*
Ⅰ型胱氨酸尿症 Cystinurie-Ⅰ *f*
Ⅰ型过敏反应 Typ-Ⅰ-Überempfindlichkeitsreaktion *f*
Ⅱ型过敏反应 Typ-Ⅱ-Überempfindlichkeitsreaktion *f*
Ⅲ型过敏反应 Typ-Ⅲ-Überempfindlichkeitsreaktion *f*
Ⅴ型过敏反应 Typ-Ⅴ-Überempfindlichkeitsreaktion *f*
Ⅵ型过敏反应 Typ-Ⅵ-Überempfindlichkeitsreaktion *f*
Ⅳ型过敏反应 Typ-Ⅳ-Überempfindlichkeitsreaktion *f*
A 型行为 Typ-A-Verhalten *n*
C 型行为 Typ-C-Verhalten *n*
D 型行为 Typ-D-Verhalten *n*
Ⅰ型行为 Verhaltensmuster-Typ-B-n
A 型行为模式 Typ-A-Verhaltensmuster *n*
Ⅰ型行为模式 Verhaltensmuster-Typ-A *n*
A 型行为模式 Verhaltensmuster-Typ-B *n*
C 型行为模式 Verhaltensmuster-Typ-C *n*
Ⅰ型和Ⅳ型混合型高脂蛋白血［症］ gemischte Hyperlipoproteinamie Typ Ⅰ und Typ Ⅳ *f*
A 型核包涵体病毒 Nita-Viren *n pl*
型盒 Küvette *f*
型盒压机 Küvettepresse *f*
B 型呼吸衰竭 Atemversagen-Typ-Ⅰ *n*
Ⅰ型呼吸衰竭 Atemversagen-Typ-Ⅱ *n*
B 型滑膜细胞 Synovialzelle-Typ-B *f*
V 型环放置器 Einführschleuse für V-förmigen Ring *f*
B 型机械摆动弧形扫描仪 mechanischer B-Typ-Schaukelbogenscanner *m*
B 型机械复合扫描仪 mechanischer B-Typ-Verbundscanner *m*
B 型机械转子型径向扫描仪 mechanischer radialer B-Typ-Scanner *m*
B 型机械转子型扇形扫描超声诊断仪 B-Modus-Ultraschallgerät des Maschinenbausektor-Scanns *n*
B 型机械转子型线性扫描超声诊断仪 B-Modus-Ultraschallgerät des mechanischen revolvierenden Scanns *n*
Ⅰ型肌纤维 Typ-Ⅰ-Muskelfaser *f*
Ⅱ型肌纤维 Typ-Ⅱ-Muskelfaser *f*
Ⅰ型基因 Ⅰ-tRNA-Gen *n*
Ⅱ型基因 Ⅱ-tRNA-Gen *n*
A 型疾患 Typ-A-Krankheit *f*
Ⅱ型家族性部分性脂肪营养不良综合征 Typ-1-familiäres partielles Lipodystrophie-Syndrom *n*
U 型夹 U-förmiger Klip *m*
型交叉 Durchkreuzung *f*
Ⅰ型胶原 Kollagen-Typ-Ⅰ *n*
Ⅰ型胶原氨基端肽 N-terminales Telopeptid vom Kollagen-Typ-Ⅰ *n*
Ⅰ型胶原纤维 Typ-Ⅰ-Kollagengewebe *n*
Y 型接头 Y-Adapter *m*
T 型节育环 T-Kontrazeptionsring *m*, T-Intrauterinpessar *n*
V 型节育环 V-Kontrazeptionsring *m*
V 型节育器 V-förmiges Verhütungsmittel *n*
A 型精原细胞 A-Spermatogonium *n*
B 型精原细胞 B-Spermatogonium *n*
X 型精子 X-Sperma *n*
Y 型精子 Y-Sperma *n*
L 型菌落 L-Kolonie *f*
T 型卡环 T-Spange *f*
Ⅰ型卡环 Typ-Ⅰ-Spange *f*, ziehende Spange *f*, Aker* Spange *f*
Ⅱ型卡环 Typ-Ⅱ-Spange *f*, unterteilte Armspange *f*
Ⅲ型卡环 Typ-Ⅲ-Spange *f*, schmiedeeiserne Drahtspange *f*
R 型抗体 R-Antikörper *m*
A 型考德里包涵体 Cowdry* Körper-Typ-A *m*, Kerneinschlusskörper *m*
α- 型颗粒 Alpha-Granula *n*, α-Granula *n*
β- 型颗粒 Beta-Granula *n*, β-Granula *n*
γ- 型颗粒 Gamma-Granula *n pl*, γ-Granula *n*
K 型扩孔锉 K-Feile *f*
K 型扩孔钻 K-Bohrer *m*
5 型磷酸二酯酶抑制剂 Phosphodiesterase-Typ-5-Hemmer *m*
Ⅰ型卵泡 I-Follikel *m*
Ⅱ型络氨酸血症 Hyperlipidämie des Typ-Ⅱ-Tyrosins *f*
α- 型霉菌 α-Fungus *m*
β- 型霉菌 β-Fungus *m*
γ- 型霉菌 γ-Fungus *m*
T 型迷津 T-Labyrinth *n*
Ⅱ型膜增生性肾小球肾炎 membranoproliferative Glomerulonephritis-Typ-Ⅱ *f*
β 型拟肾上腺素药物 β-Adrenomimetika *n pl*
U 型尿蛋白计 horismascope <engl.>
c- 型凝集素分子 -1 C-Typ-Elektin-artiges Molekül-1 *n*（CLL-1）
C 型凝集素受体 C-Typ-Lektin-Rezeptor *m*
Ⅵ型疱疹病毒疹 Ausschlag des Typ-VI-Herpesvirus *m*
Ⅶ型疱疹病毒疹 Ausschlag des Typ-VII-Herpesvirus *m*
型片 Matfix *f*
Ⅰ型前胶原氨基端前肽 Prokollagen-Typ-Ⅰ des N-terminalen Propeptids *n*（PINP）
Ⅲ型前胶原氨基末端肽 Ⅲ-aminoterminales Prokollagen-Peptid *n*
Ⅲ型前胶原肽 Prokollagen-III-Peptid *n*
B 型枪所致头部创伤 Kopfverletzungen von BB Pistolen *f pl*
S 型曲线 sigmoide Kurve *f*
A 型人格 A-Typ-Persönlichkeit *f*
B 型人格 B-Typ-Persönlichkeit *f*
A 型肉毒毒素 Botulinumtoxin-Typ-A *n*
C 型肉毒梭状芽胞杆菌 Clostridium botulinum Typ C *n*, Clostridium luciliae *n*
V 型伤寒杆菌噬菌体 V-Bakteriophagen der Typhusbazil-len *m pl*
2 型神经节苷脂沉积病 Gangliosidose-2 *f*
Ⅰ型肾小管性酸中毒 renale tubuläre Typ-1-Azidose *f*
Ⅱ型肾小管性酸中毒 renale tubuläre Typ-2-Azidose *f*
Ⅳ型肾小管性酸中毒 renale tubuläre Typ-4-Azidose *f*
A 型示波法 A-（Ultrasono-）Oszillographie *f*
型式 Muster *n*, Pattern *n*
型式化运动 gemusterte Bewegung *f*
型式基因（模式基因） Patterngen *n*
B 型手动复合扫描超声诊断仪 manueller ultraschaller B-Mode-Kompositumscanner *m*
B 型手动弧形扫描超声诊断仪 manueller ultraschaller B-Mode-Bogenscanner *m*
B 型手动扫描超声诊断仪 manueller ultraschaller B-Mode-Scanner *m*
M 型受体 M-Rezeptor *m*
N 型受体 N-Rezeptor *m*
型受血者 Universalempfänger *m*
型输血者 Universalspender *m*
A 型双相超声诊断仪 zweiphasiges A-Mode-Ultraschallgerät *n*
1 型糖尿病（Ⅰ型糖尿病） Diabetes-Typ-I *m*, Insulin-abhängiger Diabetes mellitus *m*
2 型糖尿病（Ⅱ型糖尿病） Diabetes-Typ-Ⅱ *m*
Ⅰ型糖原贮积病 Glykogenose-Typ-Ⅰ *f*, Glykogenspeicherkrankheit-Typ-Ⅰ *f*
型特殊性 Typspezifität *f*
Ⅱ型特异位点脱氧核糖核酸酶 Desoxyribonuclease-Hpa-Ⅱ *f*
型特异性成分 Gruppe-spezifische Komponente *f*
型特异性抗血清 typspezifisches Antiserum *n*
型特异性抗原 typspezifisches Antigen *n*
C 型突变噬菌斑 C mutanse Bakteriophagenplaque *f*

U 型图形学 Turbografik *f*
Ⅱ型细胞 Typ-Ⅱ-Zelle *f*
Ⅱ型细胞死亡 Typ-Ⅱ-Zelltod *m*, Typ-Ⅱ-Zelluntergang *m*
L 型细菌 L-Organismen *m pl*, L-Bakterien *f pl*
A 型纤维 A-Fibrae *f pl*
B 型纤维 B-Fibrae *f pl*
C 型纤维 C-Fibrae *f pl*
A 型显示 Anzeige der Amplitude-Mode *f*, A-Mode-Anzeige *f*
M 型显示 Anzeige der Bewegung-Mode *f*, M-Mode-Anzeige *f*
B 型显示 Anzeige der Helligkeit-Mode *f*, B-Mode-Anzeige *f*
C 型显示 Anzeige der konstanten Tiefe-Mode *f*, C-Mode-Anzeige *f*
BP 型显示 BP-Mode-Anzeige *f*
PPI 型显示 Flugzeugspositionsanzeige *f*, PPI-Mode-Anzeige *f*
F 型显示 F-Mode-Anzeige *f*
A 型性格 A-typisierte Persönlichkeit *f*
1 型血管紧张素 1 型受体阻滞剂 Typ-1-Angiotensin-Rezeptor-Antagonist *m*
S 型血色素 Hämoglobin S *n*
ABO 型血型不合 ABO-Inkompatibilität *f*
B 型血友病 Hämophilie-B *f*
B 型亚微管 Submikroröhrchen B *n*
B 型胰岛素抵抗病 Typ-B-Insulinresistenz-Krankheit *f*
Ⅰ型胰岛素依赖型糖尿病 Typ-I-Insulinabhängiger Diabetes mellitus *m* (IDDM)
ABO 型遗传 Vererbung der ABO-Gruppe *f*
ADA 型遗传 Vererbung der ADA-Gruppe *f*
AK 型遗传 Vererbung der AK-Gruppe *f*
EAP 型遗传 Vererbung der EAP-Gruppe *f*
EsD 型遗传 Vererbung der EsD-Gruppe *f*
6 型遗传 Vererbung der G6PD-Gruppe *f*
GC 型遗传 Vererbung der GC-Gruppe *f*
GLOI 型遗传 Vererbung der GLOI-Gruppe *f*
GPT 型遗传 Vererbung der GPT-Gruppe *f*
HLA 型遗传 Vererbung der HLA-Gruppe *f*
HP 型遗传 Vererbung der HP-Gruppe *f*
Gm 型遗传 Vererbung der Km-Gruppe *f*
1 型遗传 Vererbung der PGM1-Gruppe *f*
A 型预激综合征 Präexzitationssyndrom Typ A *n*
Ⅰ型原发性高草酸尿症 primäre Hyperoxalurie Ⅰ *f*
Ⅱ型原发性高草酸尿症 primäre Hyperoxalurie-Ⅱ *f*
U 型针打入器 U-förmiger Nadelimpaktor *m*
V 型针打入器 V-förmiger Nadelimpaktor *m*
A 型诊断法 A-Mode-Diagnostik *f*
Z- 型支架 Z-Auflager *n*
Ⅰ型肿瘤坏死因子受体结合蛋白 -1 TNF-Ⅰ-Rezeptor-assoziiertes Protein-1 *n*
1 型自身免疫多发性内分泌综合征 Typ-Ⅰ-multiples endokrines Autoimmunsyndrom *n*

xǐng 醒

醒后癫痫 aufwachende Epilepsie *f*
醒觉 Erwachen *n*
醒觉不全综合征 übermäßiges Tagesschläfrigkeit-Syndrom *n*
醒酒剂 Katzenjammersmittel *n*
醒梦状态 oneiroides Delirium *n*
醒目 Highlight *n*
醒前幻觉 hypnopompe Halluzination *f*
醒时脉搏 wachsamer Puls *m*
醒睡周期 Schlaf-Wach-Zyklus *m*
醒态的 agrypnotisch, schlafvertreibend
醒悟 Desillusionierung *f*
醒性梦行症 Vigilambulismus *m*
醒状昏迷 Coma agrypnum *n*

xìng 兴杏幸性姓

兴趣 Interesse *n*
兴趣测验 Prüfung des Interesses *f*
兴趣的发展层次 Entwicklungsstand von Interesse *m*
兴趣区 Region von Interesse *f*
兴趣缺乏 Mangel an Interesse *m*
兴趣丧失 Stumpfheit *f*
兴趣调查表 Interesse-Inventar *n*
杏(巴旦杏) Aprikose *n*
杏黄色 Aprikose *n*
杏黄色的 Aprikose *n*
杏黄罂粟碱 Armepavin *n*
杏梅腹 Pflaumenbauch *m*
杏仁 Almond *n*
杏仁复合体 Mandelkernkomplex *m*
杏仁腹侧通路 ventraler amygdalofugaler Weg *m*
杏仁核 Mandelkern *m*, Nucleus amygdalae *m*
杏仁核复合体 Mandelkernkomplex *m*
杏仁核毁损术 Amygdalotomie *f*
杏仁腈 Mandelsaurenitril *n*
杏仁梨状皮质 birnenförmiger Mandelkortex *m*
杏仁酸 Acidum mandelicum *n*
杏仁酸乌洛托品 Mandelamin *n*
杏仁体 Corpus amygdaloideum *n*
杏仁体传出纤维 amygdalofugale Fasern *f pl*
杏仁体前区 Area amygdaloidea anterior *f*
杏仁体硬化 Amygdalasklerose *f*
杏仁体支 Mandelkernast *m*, Rami corporis amygdaloidei *m pl*
杏仁下丘脑纤维 amygdalohypothalamische Fasern *f pl*
杏仁形 Mandelform *f*
杏仁形的 mandelförmig
杏仁延伸部 erweiterter Mandelkern *m*
杏仁油 Aprikosenkernöl *n*, Mandelöl *n*, Oleum armei-niacae *n*
杏形的 mandelförmig
幸存 überleben
幸存者 Uberlebende *m*
幸存者综合征 Überlebende-Syndrom *n*
幸福 Wohlbefinden *n*
幸福论 Eudämonismus *m*
性 sexuell
性[别]联接基因 geschlechtsverbundenes Gen *n*
性[别]判别函数 Geschlechtsdiskriminante *f*
性[别]偏差 Geschlechtsbias *n*
性[别]偏见 Sexismus *m*
性[别]偏向 Geschlechtsbias *n*
性[别]平均(连锁)图 durchschnittliche Geschlechtskarte *f*
性[别]歧视 Geschlechtsdiskriminierung *f*
性[别]确定 Geschlechtsbestimmung *f*
性[别]认同 Geschlechtsidentität *f*
性[别]认同变态 Transsexualismus *m*
性[别]认同障碍 Geschlechtsidentitätsstörung *f*
性[别]社会化 Geschlechtssozialisierung *f*
性[别]身份 sexuelle Identität *f*
性[别]守恒 Geschlechtserhaltung *f*
性[别]双态性 Sexualdimorphismus *m*
性[别]特色 Geschlechtshervortreten *n*
性[别]特征 Geschlechtscharakter *m*, Geschlechtsidentität *f*
性[别]特征形成 Geschlechtstypisierung *f*
性[别]特质 Geschlechtseigenschaften *f pl*
性[别]同一性 Geschlechtsidentität *f*
性[别]稳定性 Geschlechtsstabilität *f*
性[别]限制蛋白质 geschlechtsbegrenztes Protein *n*
性[别]相配的 geschlechtsangepasst

性[别]转变妄想 magischer Wechsel des Geschlechts *m*
性[别]转换症(欲) Transsexualismus *m*
性[别]转换综合征 Geschlechtsumwandlungssymdrom *n*
性[别]作用 Geschlechtsrolle *f*
性[别]作用颠倒 Geschlechtsrolleninversion *f*
性[特]征(性[别]特征) Geschlechtsmerkmal *n*
性[欲]化 Sexualisierung *f*
性[欲]协同 sexueller Synergismus *m*
性[欲性]神经机能病 Sexualneurose *f*
性爱 Liebe *f*, Erotik *f*
性爱的 erotisch
性爱型 erotischer Typ *m*
性孢子 Spermatium *n*
性孢子梗 Spermatiophore *f*
性孢子器 Spermagone *f*, Spermagonium *n*, Pycnium *n*
性孢子器上生的 pycnicole, pycnicolous
性暴力 sexuelle Gewalt *f*
性暴露 sexuelle Belichtung *f*
性本能 Libido *f*, Sexualinstinkt *m*
性比 Geschlechtsverhältnis *n*
性比率 Geschlechtsverhältnis *n*
性比失常 Geschlechtsverzerrung *f*
性变态 Sexualperversion *f*
性变态行为 Verhalten der Sexualperversion *n*
性表现障碍 Geschlechtsrollenstörung *f*
性别 Geschlecht *n*, Sexus *m*, Sex *m*
性别比率 Geschlechtsrelation *f*, Geschlechtsverhältnis *n*
性[别]差异 Geschlechtsunterschied *m*
性别差异的发展阶段 Geschlechtsunterschied *m*
性别差异的遗传决定 genetische Geschlechtsbestimmung *f*
性[别]差异度 Geschlechtsunterschiedsgrad *m*
性别差异心理学 Psychologie der Geschlechtsunterschiede *f*
性别定型 Sex-Typisierung *f*
性[别]定型 Geschlechtsstereotyp *m*
性别定型说 Theorie der Sex-Typisierung *f*
性[别]分化 Geschlechtsdifferenzierung *f*
性[别]构成 Geschlechtskomposition *f*
性[别]恒常 Geschlechtskonstanz *f*
性别畸形 Sex-Deformität *f*
性别鉴定 Gesehlechtserkennung *f*, Geschlechtsdifferen-zierung *f*
性[别]角色 Geschlechtsrolle *f*
性[别]角色定型 Stereotyp der Geschlechtsrolle *m*
性[别]角色发展 Entwicklung der Geschlechtsrolle *f*
性[别]角色规范 Geschlechtsrollennorm *f*
性[别]角色行为 Verhalten der Geschlechtsrolle *n*, geschlechtsspezifisches Rollenverhalten *n*
性[别]角色认同 Identifikation der Geschlechtsrolle *f*, Identifizierung in der Geschlechterrollen *f*
性[别]角色社会化 Sozialisation der Geschlechtsrolle *f*
性[别]角色调查表 Inventar der Geschlechtsrolle *n*
性[别]角色转换论 Inversionstheorie der Geschlechtsrolle *f*
性[别]决定 Geschlechtsbestimmung *f*, Geschlechtsdetermination *f*
性[别]决定区 geschlechtsbestimmende Region auf Y-Gen *f* (染色体上的性[别]决定区)
性别刻板印象 Geschlechterstereotyp *m*
性别控制 Sexkontrolle *f*
性别偏见 Sex-Vorurteil *m*
性别歧视 Diskriminierung aufgrund des Geschlechts *f*
性别认同疾患 Geschlechtsidentitätsstörung *f*
性别身份 sexuelle Identität *f*
性别特性 sexueller Unterschied *m*
性别图试论 Abbildung von Geschlecht *f*
性别行为的获得 Erwerb des Geschlechtsverhaltens *m*
性别遗传型 Sexualerbmasse *f*, Sexualgenotyp *m*
性别异常 Sexualanomalie *f*, genetische Intersexualität *f*
性别主义 Sexismus *m*
性别自体鉴别 Autogeschlechtserkennung *f*, autosexing <engl.>
性病 Venerie *f*, venerische Krankheit *f*, Geschlechtskrank-heit *f*, Lustseuche *f*
性病玻片试验 VD-Objektträgertest *m*
性病的 venerisch, venere(-us, -a, -um)
性病恶病质 venerische Kachexie *f*
性病防治所 Zentrum für Vorbeugung und Behandlung der venerischen Krankheiten *n*
性病关节炎 venerische Arthritis *f*
性病恐怖 Venerophobie *f*, Zypridophobie *f*
性病恐惧 venerische Angst *f*
性病淋巴肉芽肿 venerisches Lymphogranuloma *n*
性病淋巴肉芽肿性结膜炎 Lymphogranuloma- Bindehautentzündung *f*
性病肉芽肿 venerisches Granulom *n*, Granulom venereum *n*
性病湿疣 venerische feuehte Warze *f*
性病史 Geschlechtskrankheit-Geschichte *f*
性病态人格 Sexualpsychopathie *f*
性病态心理 Erotopsychopathie *f*
性病态心理的 erotopsychisch
性病性腹股沟淋巴结炎 Bubo venereus *m*
性病[性]淋巴肉芽肿 vierte Geschlechtskranheit *f*, Lymphogranuloma venereum *n*, Bubo climatieus *m*
性病性淋巴肉芽肿补体结合试验 Komplementbindungstest der vierten Geschlechtskranheit *m*
性病性肉芽肿 Granuloma venereum(inguinale) *n*
性病性阴道炎 venerische Vaginitis *f*
性病学 Venerologie *f*
性病学的 venerologisch
性病学家 Venerologe *m*
性病研究实验室 Geschlechtskrankheiten- Forschungslaboratorium *n*
性病研究实验室试验 Geschlechtskrankheiten-Forschungslabor-Test *m*
性病研究所梅毒试验 geschlechtskranker Forschungslabortest *m*
性病医院 venerisches Krankenhaus *n*
性病疣 venerische Warze *f*
性成熟 Geschlechtsreife *f*, Pubeszenz *f*, sexueUe Reifung *f*
性成熟的 pubeszent
性成熟期 Pubertas *f*
性成熟期前的 präreproductiv
性成熟前性欲 prägenitale Sexualität *f*
性成熟障碍 Geschlechtsreifestörung *f*
性持续期 sexuelle Dauerperiode *f*
性冲动 Geschlechtstrieb *m*
性崇拜 Sex-Anbetung *f*
性传播感染 sexuelle übertragbare Infektion *f*
性传播疾病 sexuelle übertragbare Krankheit *f*
性传播性疾病 sexuelle übertragbare Krankheiten *f pl*
性传染病 sexuelle übertragbare Krankheit *f*
性摧残 sexuelle Zerstörung *f*
性带 Genitalzone *f*
性导 Geschlechtsleitung *f*
性倒错 sexuelle Inversion *f*
性倒错者 sexuelle Perversion *f*
性的 geschlechtlich, sexuell, sexual(-is, -is, -e)
性的动机 Geschlechtsmotivation *f*
性的发展 sexuelle Entwicklung *f*
性的迁移 erotische Übertragung *f*
性对抗 Widerstand beim Sex *m*

性二态现象 Geschlechtsdimorphismus *m*
性二形(两性异形) Sexualdimorphismus *m*
性发育 Geschlechtsentwicklung *f*, Sexualisation *f*
性发育延迟 verzögerte Pubertät *f*
性反常 sexuelle Perversion *f*
性反感期 Geschlechtsaversion *f*
性反射 sexueller Reflex *m*
性反应周期 sexueller Reaktionszyklus *m*
性反转综合征 Geschlechtsumwandlungssyndrom *n*
性犯罪 Sexualkriminose *f*
性犯罪的物证 Beweisspur von Sexualstraftaten *f*
性犯罪谋杀 sexueller orientierter Mord *m*
性犯罪条例 Sexualkriminalitätsrechnung *f*
性分化 Geschleechtsdifferenzierung *f*
性分化异常 Anomalie der Geschlechtsdifferenzierung *f*
性感 Geschlechtssensation *f*
性感倒错 erotische Perversion *f*
性感的 erogenen, erotisch
性感过敏 Hyperaesthesia sexualis *f*
性感觉 sexuelle Empfindung *f*
性感区 erogene Zone *f*
性感缺乏 Frigidität *f*(指妇女)
性感缺失 Frigidität *f*, Anaesthesia sexualis *f*
性感异常 sexuelle Parästhesie *f*, Parästhesie sexualis *f*
性感正常 Eupareunie *f*
性干扰 sexuelle Interferenz *f*
性高潮 Orgasmus *m*
性高潮功能障碍 Orgasmusstörung *f*, orgastische Dysfunktion *f*
性高潮缺乏 Anorgasmie *f*
性高潮受抑 gehemmter Orgasmus *m*
性高潮障碍 Orgasmusstörung *f*
性格 Charakter *m*, Charakteristik *f*
Y-G 性格测定法 Yatabe*-Guilford* Persönlichkeitstest *m*
性格发育 Persönlichkeitsentwicklung *f*
性格分析 Charakteranalyse *f*
性格分析法 Charakteranalysensystem *n*
性格改变 Veränderung des Charakters *f*
性格功能类型论 Theorie der Charakterfunktionstypen *f*
性格化 Charakterisierung *f*
性格机能类型论 Theorie der Persönlichkeitfunktionstypen *f*
性格矫正 Reformation des Charakters *f*
性格结构 geistiges Makeup *n*, Charakterstruktur *f*
性格描写 Darstellung des Charakters *f*
性格培养 Charakterbildung *f*
性格品质 Charaktereigenschaft *f*
性格倾向 Neigung *f*
性格神经症 Charakterneurose *f*
性格素质 charakterologische Beschaffenheit *f*
性格特性 Charaktereigenschaft *f*
性格外向化 Exteriorisation *f*
性格形成 Charakterbildung *f*
性格性挫折 persönliche Frustration *f*
性格学 Charakterologie *f*
性格训练 Charakterschulung *f*
性格训练法 Charakterschulung *f*
性格障碍 Charakterstörung *f*
性格诊断 Charakterdiagnose *f*
性隔离 sexuelle Isolation *f*
性功能 Sexualfunktion *f*, Geschlechtslunktion *f*
性功能成熟 Gamomorphismus *m*
性功能发育过早 Proiotie *f*
性功能缺乏性矮小(侏儒) Nanosoma asexualis *f*, asexueller Kleinwuchs *m*
性功能延迟发育综合征 Turner* Syndrom *n*
性功能异常 sexuelle Dysfunktion *f*
性功能障碍 Geschlechtstriebstörung *f*, sexuelle Dysfunktion *f*
性功能障碍性不育 Unfruchtbarkeit der sexuelle Funktionsstörungen *f*
性功能正常性侏儒 sexueller Zwerg *m*
性攻击 sexuelle Übergriffe *f*
性关系障碍 Störung der sexuellen Beziehung *f*
性观念障碍 sexuelle Einstellungen-Barriere *f*
性过度冲动 sexueller übermäßiger Antrieb *m*
性行为 sexuelle Handlung *f*
性行为的性别差异 Geschlechtsunterschied des Sexualverhaltens *m*
性行为方式 geschlechtsspezifisches Verhaltensmuster *n*
性行为亢进 Hypererosie *f*, Hypererotismus *m*
性行为异常 abnormes sexuelles Verhalten *n*
性好奇 geschlechte Neugier *f*
性和谐 sexuelle Kompatibilität *f*
性化 Sexualisierung *f*
性化感 genitalized Sensation *f*
性幻觉 Sexualhalluzination *f*
性幻想 Sexfantasie *f*
性唤起 sexuelle Erregung *f*
性唤起功能失调 sexuelle Erregungsdysfunktion *f*
性唤起障碍 Störung der sexuellen Erregung *f*
性活动 sexuelle Aktivität *f*
性活动亢进 Hypersexualität *f*
性机能低下性男性乳腺肥大 Gynäkomastie beim Hypogonadismus *f*
性机能障碍 sexuelle Dysfunktion *f*
性激素 Geschlechtshormone *n pl*
性激素结合球蛋白 sexualhormonbindendes Globulin *n*
性激素类 Sexualhormon *n*
性激素疗法 Gonadotherapie *f*
性激素紊乱 Geschlechtshormonstörung *f*
性激素治疗 Geschlechtshormonbehandlung *f*, Sexualhor-monthe-rapie *f*
性激素中毒 Sexualhormonvergiftung *f*
性嫉妒的类型 Form der geschlechten Eifersucht *f*
性健康教育 sexuelle Gesundheitserziehung *f*
性交 Geschlechtsverkehr *m*, Sexualverkehr *m*, Koitus *m*, Beischlaf *m*, Begattung *f*
性交不能 Impotentia *f*, Impotenz *f*
性交不能症 Apareunie *f*
性交的 venerisch
性交后出血 Postkoitalblutung *f*
性交后的 postkoital
性交后试验 Postkoitaltest *m*
性交后头痛 postkoitale Kopfschmerzen *m pl*
性交后休克 sexueller Schock *f*
性交恐怖[症] Angst vorm Geschlechtsverkehr *f*
性交恐惧 Sexualaversion *f*
性交窥视癖 Geschlechtsvoyeurismus *m*
性交困难 Dyspareunie *f*
性交龄 Geschlechtsalter *n*
性交能力 Potenz *f*
性交疼痛 Koitalgie *f*
性交疼痛障碍 sexuelle Schmerzstörungen *f pl*
性交痛 sexuelle Schmerzen *m pl*
性交厌恶 Sexualaversion *f*
性交障碍 koitale Dysfunktion *f*
性交中断 Onanie *f*
性角色 sexuelle Rolle *f*
性角色障碍 Störung der Geschlechterrolle *f*
性觉 genitalized Sensation *f*

性教育 Geschlechtserziehung *f*
性接触证据试验 Test zum Nachweis von sexuellem Kontakt *m*
性解放 sexuelle Befreiung *f*
性禁锢 Sex mit Gefangenschaft *m*
性精神病态 sexuelle Psychopathie *f*
性决定 Geschlechtsbestimmung *f*
性决定因子 Realizator *m*
性菌毛 Sex-Pilus *m*, Sexualfimbrie *f*
性亢进 Hypersexualität *f*
性恐怖[症] Angst vor Sex *f*
性控性状 sexgesteuerter Charakter *m*
性快感倒错 Parhedonie *f*
性快感过敏 sexuelle Hyperhedonie *f*
性快感缺失 Anorgasmie *f*
性快感障碍 Hindernis für sexuelle Lust *n*
性快奇 sexuelle Neugier *f*
性困惑 sexuelle Verwirrung *f*
性乐高潮的 orgastisch
性乐高潮障碍 Orgasmusstörungen *f pl*
性乐缺乏 Mangel an sexueller Befriedigung *m*
性蕾期 phallische Phase *f*
性冷 Frigidität *f*
性冷感 sexuelle Kälte *f*
性连(锁)显性遗传 dominant geschlechtsgebundene Erbschaft *f*
性连锁 Geschlechtsverbindung *f*
性连锁的 geschlechtsgebunden
性连锁基因 geschlechtsgebundenes Gen *n*
性连锁畸形 Sex-verbindete Fehlbildung *f*
X 性连锁铁粒幼细胞贫血 X-chromosomal-sideroblastische Anämie *n*
性连锁性状 geschlechtsgebundener Charakter *m*
性连锁遗传 geschlechtsgebundene Erbschaft *f*
性连[锁]遗传 geschlechtsgebundene Erbschaft *f*
性连锁遗传病 geschlechtsgebundene Störung *f*
性连锁遗传寻常鱼鳞病 geschlechtsgebundene Ichthyose vulgaris *f*
性连[锁]隐性遗传 recessiv geschlechtsgebundene Erb-schaft *f*
性连[锁]隐性遗传性疾病 recessiv geschlechtsgebundene erbliche Krankheit *f*
性连锁致死 geschlechtsgebunden letal
性联低丙种球蛋白血症 geschlechtsgebundene Hypogam-maglobulinämie *f*, Bruton*-Gitlin* Syudrom *n*
性联高 IgM 综合征 X-chromosomales Hyper-IgM-Syndrom *n*
X 性联高免疫缺陷征 X-chromosomal-hyper-IgM-Immundefizienz *f*
X 性联慢性肉芽肿[病] X-chromosomale chronische Granulomatose *f*
X 性联无丙种球蛋白血症 Bruton* Syndrom *n*
性联无丙种球蛋白血症 geschlechtsgebundene Agammaglubulinämie *f*
性联先天性肾上腺发育不良 geschlechtsgebundene kongenitale Adrenodysplasie *f*
性联血型 -Xg geschlechtsgebundene Blutgruppe-Xg *f*
性乱交 Promiskuität *f*
性伦理 Sexualmoral *f*
性摩擦癖 Reibungssucht *f*
性能 Natur *f*
性能参数 Leistungsparameter *m*
性能测定 Leistungsmessung *f*
性能分析 Performanceanalyse *f*
性能力 sexuelle Potenz *f*
性能评估 Leistungsbewertung *f*
性能试验 charakteristischer Test *m*, Funktionstest *m*
性能提高 Leistungsaufbau *m*
性能指标 Leistungsindikator *m*
性逆转 Geschlechtsumwandlung *f*
性逆转综合征 Geschlechtsumwandlungssyndrom *n*
性尿道症 Urethralsyndrom *n*
性虐待 sexueller Missbrauch *m*
性虐待癖 Sadismus *m*
性偏好障碍 Störung der sexuellen Präferenz *f*
性偏见 Sex-Vorurteil *m*
性偏离 sexuelle Abweichung *f*
性器[病变]性阳痿 Genitalimpotenz *f*
性器肥大 Hypergenitalismus *m*
性器官 Geschlechtsorgane *n pl*
性器恋期 Genitalphase *f*
性器恋性格 Genitalcharakter *m*
性器前期体系 prägenitale Organisation *f*
性器性欲 Genitalerotik *f*
性器性欲期 Genitalphase *f*
性器早熟 Proeotie *f*
性嵌合 Sexualmosaizismus *m*
性侵害 sexueller Übergriff *m*
性情 Gemüt *n*, Temperament *n*, Disposition *f*
性情暴躁的 jähzornig
性情变易 Temperamentsvariation *f*
性情结 sexualler Komplex *m*
性区 Genitalbereich *m*
性驱力 sexualler Antrieb *m*
性取向障碍 Störung der sexuellen Orientierung *f*
性染色体 Geschlechtschromosomen *n pl*, Gonosomen *n pl*, Idiochromosomen *n pl*
性染色体病 Geschlechtschromosomskrankheit *f*
性染色体的 heterosomal
X 性染色体连锁显性遗传 X-chromosomale dominante Vererbung *f*
X 性染色体连锁隐性遗传 X-chromosomale rezessive Vererbung *f*
性染色体嵌合型综合征 Geschlechtschromosomenmosaiksyndrom *n*, Mosaiksyndrom der Geschlechtschromoso-men *n*
性染色体形态异常 morphologische Anomalie der Ge-schlechtschromosomen *f*
性染色体学说 Geschlechtschromosomentheorie *f*
性染色体异常 Geschlechtschromosomenanomalie *f*
性染色体异常疾患 Anomalie der Geschlechtschromoso-men *f*
性染色体异常综合征(克莱恩费尔特综合征,细精管发育障碍症) Klinefelters* Syndrom *n*
性染色体综合征 Geschlechtschromosomensyndrom *n*
性染色质 Geschlechtschromatin *n*, Idiochromatin *n*, Sex-chromatin *n*
性染色质体 Geschlechtschromatinskörper *m*
性骚扰 Belästigung *f*
性社会学 Sexualsoziologie *f*
性身份 Geschlechtsidentität *f*
性身份或角色障碍 Störung der Geschlechtsidentität oder Geschlechtsrolle *f*
性身份焦虑综合征 Geschlechtsdysphoriessyndrom *n*
性身份障碍 Geschlechtsidentitätsstörung *f*
性神经官能症 Sexualneurose *f*
性神秘 Geschlechtsmysterium *n*
性生活 Geschlechtsleben *n*
性生理学 Sexualphysiologie *f*
性施虐癖 sexueller Sadismus *n*
性施虐 Sadismus *m*
性施虐[症] sexueller Sadismus *m*
性施虐型人格 sadistische Persönlichkeit *f*

性受虐[症] sexueller Masochismus *m*
性受虐狂 sexueller Masochismus *f*
性受虐癖[症] sexueller Masochismus *m*
性索-间质肿瘤 Keimstrang-Stromatumor *m*
性索样分化 Sex-kordartige Differenzierung *f*
性态度重建法 Rekonstruktionsmethode der sexuellen Einstellung *f*
性退化 sexuelle Involution *f*, Wechseljahre *pl*
性卫生 Sexualhygiene *f*
性味 Natur und Geschmack *f*, *m*
性问题咨询 Sexualitätsberatung *f*
性无能(阳痿) Impotenz *f*
性无意识 sexuelles Unbewusstsein *n*
性吸引 sexuelle Anziehung *f*
性细胞 Sexualzelle *f*
性细胞基因治疗 Keimbahntherapie *f*
性细胞系 Keimbahn *f*
性限常染色体显性遗传 geschlechtsbegrenzter dominan-ter autosomaler Erbgang *m*
性限遗传 geschlechtSbegrenzter Erbgang *m*
性限制 Geschlechtseinschränkung *f*
性腺 Geschlechtsdrüse *f*, Keimdrüse *f*, Sexualdrüse *f*, Glandula sexualis *f*
性腺刺激素 Gonadenhormon *n*, Keimdrüsenhormon *n*
性腺的 gonadal
性腺发生 Gonadogenese *f*
性腺发育不良 Hypoplasie der Geschlechtsdrüsen *f*, Dysgenesie der Geschlechtsdrüse *f*, Gordan-Overstreet* Syndrom *n*
性腺发育不全 Gonadendysgenesie *f*, Keimdrüsenagenesie *f*, Aplasie germinalis *f*
XY 性腺发育不全 XY-Gonadendysgenesie *f*
性腺发育不足 Hypogonadismus *m*
性腺发育障碍 Geschlechtsdrüsendysplasie *f*, Turner* Syndrom *n*, Ovarialagenesie *f*
性腺发育障碍症 Turner* Syndrom *n*, Gonadendysgenesie *f*
性腺功能不足性肥胖 Gonadenfunktion bei Adipositas *f*
性腺功能初现 frühe Gonadenfunktion *f*
性腺功能亢进 Hypergonadismus *m*
性腺功能停止 Gonadenpause *f*
性腺机能减退 Hypogonadismus *m*
性腺机能减退性肥胖 durch Unterfunktion der Geschle-chtsdrüsen bedingte Fettsucht *f*
性腺机能亢进 Hypergonadismus *m*
性腺机能丧失 Gonadopause *f*
性腺机能停止 Gonadopause *f*
性腺基质细胞瘤 Stromatumoren der Gonaden *m pl*
性腺激素 Geschlechtsdrüsenhormon *n*
性腺疾病 Gonadopathie *f*
性腺嵴 Genitalleiste *f*, Keimleiste *f*
性腺剂量 Geschlechtsdrüsendosis *f*, Gonadendosis *f*
性腺剂疗法 Gonadotherapie *f*
性腺间质细胞刺激素 Interstitialzellen stimulierendes Hormon *n*, luteinisierendes Hormon *n*
性腺-间质性肿瘤 Gonadenstromatumoren *m pl*
性腺母(胚)细胞瘤 Gonadoblastom *n*
性腺母细胞瘤 Gonadoblastom *n*
性腺生成障碍 Geschlechtsdrüsendysgenesie *f*, Geschle-chtsdrüsendysgenesis *f*
性腺素 gonadale Kordel *f*
性腺性别 gonadales Geschlecht *n*
性象征作用 sexuelle Symbolik *f*
性消退期 sexuelle Auflösungsphase *f*
性心理不成熟 psychosexuelle Unreife *f*
性心理的 psychosexuell
性心理发育 psychosexuelle Entwicklung *f*
性心理发展理论 Theorie der psychosexuellen Entwicklung *f*
性心理异常(障碍) psychosexuelle Störung *f*, psychosexuelle Abnormität *f*
性心理障碍 psychosexuelle Störung *f*
性兴奋反应二期 Plateauphase *f*
性兴奋剂 sexuelles Stimulans *n*
性兴奋期 Erregungsphase *f*
性选择 Geschlechtsauslese *f*
性选择的 apolegamisch
性学 Sexologie *f*, Sexualwissenschalt *f*
性学的 sexologisch
性学检查 sexologische Prüfung *f*
性厌恶 Sexualaversion *f*
性异常 Sexualanomalie *f*
性因子 Sexfaktor *m*, Sexualfaktor *m*, Geschlechtsfaktor *m*
性影响 Sexeinfluss *m*
性用具 Sexhilfsmittel *n*
性幼稚-色素性视网膜炎-多指畸形综合征 Infantilismus-Retinitis pigmentosa-Polydaktylie-Syndrom *n*
性幼稚失嗅综合征 Kallman* Syndrom *n*
性幼稚嗅觉丧失综合征 Infantilismus-Anosmiasyndrom *n*
性幼稚症 Infantilismus *m*
性诱素 Libidogen *n*
性愉悦 sexuelle Lust *f*
性预戏行为 Sexvorspiel *n*
性欲 Libido *f*, Sexualtrieb *m*, Sexualität *f*, Geschlechts-trieb *m*, Erotik *f*
性欲变态 Erotopathie *f*, Paraerotismus *m*
性欲变态的 erotopathisch
性欲变态人格者 sexuelle Psychopathen *m pl*
性欲变态者 perverser Mensch *m*
性欲变异 sexuelle Varianz *f*
性欲冲动 sexueller Impuls *m*
性欲错乱症 Sexualdeviation *f*
性欲倒错 Parasexualität *f*, sexuelle Perversion *f*, Sexual-perversion *f*, Sexualanomalie *f*
性欲倒错的 paraphiliasch
性欲倒错者 perverser Mensch *m*
性欲倒错者外生殖器 Genitalien von sexueller Perversion *pl*
性欲倒错者阴茎 Penis der sexuellen Perversion *m*
性欲的 geschlechtlich, erotiseh, sexuelle
性欲低下 geringe Libido *f*
性欲发动 Brunst *f*
性欲发生 Erotogenesis *f*
性欲发生的 erotogen, erogen
性欲高潮 Orgasmus *m*
性欲高潮的 orgastisch
性欲功能失调 Libido-Dysfunktion *f*
性欲贯注器官 erotisches Organ *n*
性欲过度 Hypererosie *f*, Hyperaphrodisie *f*
性欲过敏 sexuelle Hyperästhesie *f*
性欲过盛 Aphrodisie *f*
性欲过旺 Hypererosie *f*
性欲激动 Libidinisierung *f*
性欲减退 Hyposexualität *f*, Hypaphrodisie *f*, vermindertes sexuelles Verlangen *f*
性欲亢进 Hypersexualitätf, Aphrodisie *f*, Sexualnot *f*, Aphrodisiasmus *m*
性欲恐怖 Erotophobie *f*
性欲潜伏期 latentes Stadium *n*
性欲缺乏 Asexualität *f*, Anerosie *f*
性欲缺乏者 Anaphrodite *f*
性欲缺失及阳萎 Frigidität und Impotenz *f*

性欲丧失 Verlust des sexuellen Verlangens *m*
性欲失调 Orgasmusstörung *f*
性欲旺盛男子 Erotocrat *m*
性欲无度 sexuelle Inkontinenz *f*
性欲性精神变态 Psychopathia sexualis *f*, Erotopsychopa-thie *f*
性欲异常 Erotopathie *f*, Sexualanomalie *f*, Parasexualität *f*
性欲抑制剂 Libidoinhibitor *m*
性欲早发 Proeotie *f*
性欲增盛 Hypersexualität *f*, Hypererotismus *m*
性欲障碍 Dysaphroidisie *f*
性原细胞 Keimzellen *f pl*, Gonien *n pl*
性甾体激素 Sexualsteroide *n pl*
性早熟[症] Maturitas praecox *f*, Praematuritas sexualis *f*, Präamaturität *f*
性障碍 sexuelle Störung *f*
性征 Geschlechtscharaktere *m pl*, Geschlechtsmerkmale *n pl*
性征变更 Veränderung der Geschlechtscharaktere *f*
性征改变 Genometabole *f*, Veränderung in der sexuellen Eigenschaften *f*
性知识 Geschlechtskenntnis *n*
性指数 Sexindex *m*
性质 Qualität *f*
性质分类 qualitative Klassifizierung *f*
性质粒 Sexplasmid *n*
性窒息 sexuelle Asphyxie *f*
性周期 Sexualzyklus *m*
性转换欲 Transsexualismus *m*
性状 Eigenschalt *f*
性状鉴定(别) makroskopische ldentifizierung *f*
性状趋异 Charaktersdivergenz *f*
性状替换位 Charaktersverlagerung *f*
性咨询的原则 Prinzipien der Sexualberatung *n pl*
性咨询机构 sexuelles Beratungsunternehmen *n*
性自我不和谐定向 sexuelle egounharmonische Orientierung *f*
性罪错 falsches Sexualverbrechen *n*
姓 Nachname *m*
姓氏 Familienname *m*

XIONG 凶兄汹胸雄熊

xiōng 凶兄汹胸

凶猛的 wild
凶猛狼蛛 Scaptocosa raptoria *f*
凶器 Waffe *f*
凶器打击面 schlagende Fläche der Waffe *f*
凶器认定 Identifizierung der traumabedingten Waffe *f*
凶器推断 Schäung der traumabedingten Waffe *f*
凶杀 Mörder *m*
凶手拇指 Daumen des Mörders *m*
凶险型疟疾 Malaria perniciosa *f*
凶险型疟疾(恶性疟疾) Malaria perniciosa *f*
兄弟 Geschwister *n pl*
兄弟敌对情结 Kainkomplex *m*
兄弟姐妹关系 Geschwisterbeziehung *f*
兄弟姐妹竞争 Geschwisterrivalität *f*
兄妹交配 Bruder-Schwesterpaarung *f*
汹涌发酵 stürmische Fermentation *f*
胸 Pectus *n*, Brust *f*, Thorax *m*
胸 Thorax *m*
胸X线透视机 Stethendoskop *n*
胸板 Plastron *n*
胸半棘肌 Musculus semispinalis thoracis *m*
胸背部筋膜瓣 dorsaler Thorax-Faszienlappen *m*
胸背动脉 Arteria thoracodorsalis *f*
胸背动脉穿支皮瓣 Hautlappen der A. thoracodorsalis *m*
胸背肌肉训练器 Ubungsgerät für Brust-und Rückenmu-skeln *n*
胸背静脉 thorabodorsale Vene *f*
胸背区 Brustrücken-Bereich *m*
胸背神经 Nervus thoracodorsalis *m*
胸背疼痛 Brust-und Rückenschmerz *m*
胸壁 Brustwand *f*
胸壁不对称 Brustwand-Asymmetrie *f*
胸壁创口感染 Wundinfektion der Thoraxwand *f*
胸壁错构瘤 Brustwand-Hamartom *n*
胸壁窦道 Brustwandfistel *f*
胸壁恶性肿瘤 bösartiger Tumor der Brustwand *m*
胸壁放线菌病 Aktinomykose der Bmstwand *f*
胸壁蜂窝织炎 Brustwandphlegmone *f*
胸壁骨瘤 Osteom der Brustwand *n*, Osteoma der Brust-wand *n*
胸壁骨肉瘤 Osteosarkom der Brustwand *n*
胸壁寒性脓肿 kalter Abszeß der Brustwand *m*
胸壁横切刀 Messer für laterale Thorakotomie *n*
胸壁疾病 Krankheiten der Brustwand *f pl*
胸壁疾病的超声诊断 Ultraschalldiagnose der Brustwandkrankheit *f*
胸壁结核 Brustwandtuberkulose *f*
胸壁结核病灶清除术 Excision der Brustwandtuberkulose *f*
胸壁结核窦道根治清除术 Radikalexcision der tuberku-lösen Brustwandfistel *f*
胸壁巨细胞瘤 Riesenzellentumor der Brustwand *m*
胸壁肋骨牵引固定术 Zugkraftsfixierung der Brustwand mit Rippen *f*
胸壁良性肿瘤 gutartiger Tumor der Brustwand *m*
胸壁瘘 Fistula thoracica *f*
胸壁瘘管切除术 Fistulektomie der Brustwand *f*
胸壁梅毒瘤 Gumma der Bmstwand *n*, Syphilom der Brustwand *n*
胸壁囊肿 Zyste der Brustwand *f*
胸壁内皮细胞性骨髓瘤 Ewing* Tumor *m*, Ewing* Sarkom der Brustwand *n*, Osteoretikulosarkom der Brustwand *n*
胸壁脓肿 Brustwandabszeß *m*
胸壁皮脂囊肿 Talgdrüsenzyste der thoraxwand *f*
胸壁浅表性静脉炎 oberflächliche Phlebitis der Brustwand *f*
胸壁浅静脉 oberflächliche Vene der Brustwand *f*
胸壁缺损修复术 Prothese von Brustwandsdefekt *f*
胸壁肉芽创面 Granulationswunde der Thoraxwand *f*
胸壁软骨瘤 Chondrom der Thoraxwand *n*, Chondroma der rhoraxwand *n*
胸壁软骨肉瘤 Chondrosarkom der Thoraxwand *n*
胸壁软化 Brustwandmalazie *f*
胸壁软组织创伤 Weichteilverletzung der Thoraxwand *f*
胸壁软组织缺损 Weichteildefekt der Thoraxwand *m*
胸壁神经瘤 Neurom(a) der Thoraxwand *n*
胸壁神经痛 Neuralgie der Brustwand *f*
胸壁顺应性 Compliance der Brustwand *f*
胸壁先天畸形 kongenitale Deformität der Brustwand *f*
胸壁纤维肉瘤 Fibrosarkom der Thoraxwand *n*
胸壁血管瘤 Angiom(a) der Thoraxwand *n*
胸壁异物 Fremdkörper der Thoraxwand *m*
胸壁尤文氏瘤 Ewing* Tumor der Thoraxwand *n*
胸壁战伤 Kriegsverletzung der Thoraxwand *f*
胸壁真菌感染 mykotische Infektion der Brustwand *f*
胸壁振荡 Oszillierung der Thoraxwand *f*
胸壁脂肪瘤 Lipom(a) der Thoraxwand *n*
胸壁肿瘤 Tumot der Thoraxwand *m*
胸壁转移性肿瘤 metastatischer Tumor der Thoraxwand *m*
胸部 Pars thoracica *f*
胸部X线片 Brust-Röntgenfilm *n*
胸部X线摄影技术 Thorax-Röntgenphotographie *f*

胸部 X 线摄影装置 Gerät für Thoraxradiographie *n*
胸部 X 线学 Thoraxröntgenologie *f*
胸部按摩 Brust-Massage *f*
胸部常规 CT 扫描 routine Thorax-CT-Szintigraphie *f*
胸部创伤 Thoraxtrauma *n*
胸部磁共振成像 magnetische Resonanzbildgebung des Thorax *f*
胸部刺创 Stichwunde an der Brust *f*, Stichwunden des Brustkorbs *f pl*
胸部打击 Brustaufschlag *m*
胸部钝器伤 Thoraxverletzungen aus stumpfer Gewalt *f pl*
胸部发育不全 Brust-Aplasie *m*
胸部翻转 Brust-Rolle *f*
胸部放线菌病 thorakale Aktinomykose *f*
胸部高分辨率 CT 扫描 hochauflösende CT-Szintigraphie des Thorax *f*
胸部高仟伏摄影 hoch-kV-Photographie des Thorax *f*
胸部骨瓣 Brustknochendeckel *m*
胸部光摄影装置 thoraxradiologisches Gerät *n*
胸部肌 Musculi thoracis *m pl*
胸部肌皮瓣 myokutane Klappe der Brust *f*
胸部基本影像分析 basale Bildanalyse des Thorax *f*
胸部基础阻抗 basale Thoraximpedanz *f*
胸部疾病 Thorakopathie *f*
胸部挤压伤 Thoraxquetschverletzung *f*
胸部脊柱 Brustwirbelsäule *f*
胸部脊柱侧弯 thorakale Skoliose *f*
胸部寄生胎 Thorakopagus parasiticus *n*
胸部交感干神经节 thorakales Ganglion des sympathischen Grenzstrangs *n*
胸部抗压服 Kleidungsstück für Thoraxgegendruck *n*
胸部叩击 Brustklopfen *n*
胸部拉钩 Thoraxretraktor *m*
胸部联胎 Thorakopagus *m*, Synthorax *m*, Thorakodidy-mus *m*
胸部螺旋 CT Spiral-CT des Thorax *f*
胸部美容术 Brust-Schönheitsoperation *f*
胸部拍片架 Stander für Thoraxradiographie *m*
胸部皮瓣 Brusthautlappen *m*
胸部气囊 Thoraxblase *f*
胸部汽车损伤 Automobilsverletzungen auf der Brust *f pl*
胸部牵开器 Thoraxhaken *m*, Thoraxretraktor *m*
胸部前后径 vertebromamillärer Durchmesser *n*
胸部浅静脉 oberflächliche thorakale Venen *f pl*
胸部枪创 Schusswunden auf der Brust *f pl*, Schusswunden des Brustkorbs *f pl*
胸部(乳房) Brust *f*
胸部摄影架 Thoraxradiographieständer *m*
胸部摄影用暗盒架 Thoraxfilmkasettenhalter *m*
胸部矢状径 sagittale Brusttiefe *f*
胸部损伤 Thoraxtrauma *n*
胸部损伤 Thoraxverletzungen *f pl*, Brustverletzung *f*, Thorax-Verletzung *f*
胸部透视 Fluoroskopie des Thorax *f*
胸部外科学 Thoraxchirurgie *f*
胸部外伤 Trauma der Brust *n*
胸部下垂 Hängebusen *m*
胸肌下乳房增大术 subpektorale Vergrößerung der Brust *f*
胸部线学 Röntgenologie der Brust *f*
胸部形区 V-Bereich der Brust *m*
胸部悬吊式矫形器 Brust-Suspension-Orthese *f*
胸部压迫损伤 Kompressionsverletzungen der Brust *f pl*
胸部隐性脊柱裂 Spina bilida occulta thoracalis *f*
胸部远距离 X 线[照]片 Teleröntgenogramm des Thorax *n*
胸部整形器械包 Instrumenten-Besteck für Thorakoplastik *n*
胸部整形术 Thorakoplastik *f*
胸部整形手术刀 Thorakoplastikmesser *n*
胸侧联胎 Hemipagus *m*
胸出口综合征 Thoraxaperturssyndrom *n*
胸串珠 rachitischer Rosenkranz *m*
胸大肌 Pectoralis major *m*, Musculus pectoralis major *m*
胸大肌[肌]瓣 großer Brustmuskellappen *m*
胸大肌腹部 Pars abdominalis musculi pectoralis majoris *f*
胸大肌锁骨部 Pars clavicularis musculi pectoralis majo-ris *f*
胸大肌胸肋部 Pars sternocostalis musculi pectoralis ma-joris *f*
胸大肌转移术 Verlegung des musculus pectoralis major *f*
胸导管 Milchbrustgang *m*, Ductus thoracicus *m*, Brust-milchgang *m*, Brustlymphgang *m*
胸导管插管术 Katheterisierung des Ductus thoracicus *f*
胸导管弓 Arcus ductus thoracici *m*
胸导管结扎术 Ligatur des Ductus thoracicus
胸导管颈内静脉分流术 Nebenschluss der inneren Jugularvene des Ductus thoracicus *m*
胸导管扩张 Dilatation des Ductus thoracicus *f*
胸导管瘘 Fistel des Milchbrustgangs *f*
胸导管损伤 Verletzung des Ductus thoracicus *f*
胸导管引流 Drainage des Ductus thoracicus *f*
胸导管引流术 Drainage des Ductus thoracicus *f*
胸导联 Brustwandableitung *f*
胸的 pektoral (-is, -is, -e), thorakal, pektoral
胸的,胸廓的 Brust-
胸电极 Thoraxelektrode *f*
胸动描记器 Stethograph *m*, Thorakograph *m*
胸段 Brust-
胸段脊柱发育不全 spondylothorakale Dysplasie *f*
胸放线菌病 Thoraxaktinomykose *f*
胸肺成形术 Thorakopneumoplastik *f*
胸肺描记器 Thorakopneumograph *m*
胸肺顺应性 Thorakopneumocompliance *f*
胸腹[隔]膜 Pleuroperitoneum *n*
胸腹[联合]切口 thorakoabdominale Incision *f*
胸腹[膜]腔 Splanchnozöl *n*
胸腹壁静脉 Venae thoracoepigastricae *f*
胸腹部筋膜瓣 Faszienklappe des Brust-Bauchs *f*
胸腹的 thorakoabdominal
胸腹缝合器 Thorakopneumohefter *m*
胸腹隔膜 Pleuroperitoneum *n*
胸腹联合伤 thorakoabdominale Verletzung *f*
胸腹联合损伤 thorakoabdominale Verletzung *f*
胸腹联合透视 Fluoroskopie des Thorax und Abdomen *f*
胸腹联合战伤 thorakoabdominale Kriegsverletzung *f*
胸腹联胎 Thoracogastrodidymus *m*, thorakoabdomineller asso-ziierter Fötus *m*
胸腹裂孔 Hiatus pleuroperitonealis *m*, Bochdalek* Fora-men *n*
胸腹裂孔疝 Hiatushernie pIeuroperitonealis *f*, lumbocos-tale Zwerchfellhernie *f*
胸腹裂孔疝修补术 Hiatusherniorhaphie (Bochdalek*) *f*, Hernioplastik der lumbocostalen Zwerchfellhernie *f*
胸腹裂[畸形] Thorakogastroschisis *f*, Thorakozöloschisis *f*
胸腹瘘 Fistula pleuroabdominalis *f*
胸腹矛盾呼吸 paradoxe Atmung *f*
胸腹膜管 Pleuroperitoneumkanal *m*
胸腹膜孔 Pleuroperitoneumeröffnung *f*
胸腹切开术 Thorakolaparotomie *f*
胸腹主动脉 thorakoabdominelle Aorta *f*
胸腹主动脉瘤 thorakoabdominales Aortenaneurysma *n*
胸腹主动脉重建术 Wiederaufbau des thorakoabdominellen Aortaß *m*
胸苷 Thymidin *n*
胸苷二磷酸 Thymjdjndiphosphat *n* (TDP)

胸苷激酶 Thymidinkinase *f*
胸苷激酶基因 Thymidinkinasegen *n*
胸苷激酶基因选择 Auswahl des Thymidinkinasegens *f*
胸苷磷酸化酶 Thymidin-Phosphorylase *f*
胸苷三磷酸 Thymidintriphosphat *n*（TTP）
胸苷酸 Acidum thymidylicum *n*
胸苷酸二聚体 Thymin-Dimer *n*
胸苷酸合成酶 Thymidylatsynthetase *f*
胸苷酸合酶 Thymidylatsynthase *f*
胸苷酸激酶 Thymidylatkinase *f*
胸苷-磷酸 Thymidinmonophosphat *n*（TMP），Acidum thymidylicum *n*
胸骨 Brustbein *n*，Sternum *n*
胸骨［髓］活组织检查 sternale Biopsie *f*
胸骨凹陷畸形 Depressio infrasternalis *f*，Trichterbrust *f*
胸骨瓣 Brustbeinknochendeckel *m*
胸骨闭合性心包压塞 Brustbein-geschlossene Herzbeuteltamponade *f*
胸骨柄 Manubrium sterni *n*，Praesternum *n*
胸骨柄长 Länge des Manubrium sterni *f*
胸骨柄指数 manubrialer Index *m*
胸骨柄最大厚 maximale Dicke des sternalen Manubriums *f*
胸骨柄最大宽 maximale Breite des Manubrium sterni *f*
胸骨不融合 Sternoschisis *f*
胸骨部 Pars sternalis（diaphragmatis）*f*
胸骨沉降法 sternales Depressionsverfahren *n*
胸骨成形术用三爪牵开器 dreizackiger Thorakoplastikre-traktor *m*，dreizackiger Retraktor für Thorakoplastik *m*
胸骨成形术用咬骨钳 Hohlmeißerzange für Thorakoplas-tik *f*
胸骨穿刺［术］Sternalpunktion *f*
胸骨穿刺针 stemalpunktionsnadel *f*
胸骨穿孔术 Sternottypesis *f*
胸骨刀 Sternummesser *n*
胸骨的 sternal，sternal（-is，-is，-e）
胸骨的性别测定 Sternumgeschlechtsbestimmung *f*
胸骨端 Extremitas sternalis *f*，Processus xyphoidei *f*
胸骨发育 Entwicklung des Brustbeins *f*
胸骨翻转法 Sternalumsatz-Methode *f*
胸骨翻转术 sternaler Umsatz *m*
胸骨缝合用锥 Ahle für Sternumnaht *f*
胸骨钢丝 Sternumdraht *m*
胸骨骨折 Fraktura sterni *f*，Brustbeinfraktur *f*
胸骨骨折牵引疗法 Zugkraftstherapie von sternalen Bruch *f*
胸骨关节面 Facies articularis sternalis claviculae *f*
胸骨后［疼］痛 Retrosternalsehmerz *m*，Substernalseh-merz *m*
胸骨后的 retrosternal（-is，-is，-e）
胸骨后非毒性甲状腺肿 substernale nontoxische Struma *f*，Struma substernalis *f*，nicht toxische Retrosternalstruma *f*
胸骨后甲状腺 retrosternale Schilddrüse *f*
胸骨后甲状腺切除术 retrostemale Thyreoidektomie *f*
胸骨后甲状腺肿 Stmma substemalis *f*
胸骨后间隙 retrosternales Spatium *n*，hinteres Brustbeinraum *m*
胸骨后脉搏 retrostemaler Puls *m*
胸骨后脓肿 retrosternaler Abszess *m*
胸骨后疝 retrostemale Hernie *f*
胸骨后脱位 retrosternale Dislokation *f*
胸骨后线 retrosternale Linie *f*
胸骨肌 Musculus sternalis *m*
胸骨甲状肌 Musculus sternothyreoideus *m*
胸骨间的 intersternal
胸骨剪 Sternumschere *f*
胸骨剑突 Sternalschwertfortsatz *m*
胸骨角 Angulus Ludovici *m*，Angulus sterni *m*，Ludwig* Winkel *m*
胸骨结合 Synchondrosis sternalis *f*
胸骨结核 Tuberkulose des Brustbeins *f*
胸［骨］肋的 sternocostal
胸骨肋骨切迹 Incisurae costales sterni *f pl*
胸［骨］肋三角 Dreieck der Pars sternocostalis *n*
胸骨裂［畸形］Schistosternie *f*，Sternoschisis *f*
胸骨裂畸形 Sternumspalt *m*
胸骨裂修补术 Reparatur von Sternumspalte *f*
胸骨淋巴结 Nodi lymphatici sternales *m pl*
胸骨面 sternale Oberfläche *f*
胸骨膜 Membrana sterni *f*
胸骨内的 intrasternal（-is，-is，-e）
胸骨旁 parasternal（-is，-is，-e）
胸骨旁搏动 parasternale Pulsation *f*
胸骨旁裂孔疝 Hernia diaphragmatica parasternalis *f*
胸骨旁淋巴结 Nodi lymphatici parasternales *m pl*
胸骨旁切口 parasternale Inzision *f*
胸骨旁四腔心切面 parasternaler Vierkammerschnitt *m*
胸骨旁线 Parasternallinie *f*
胸骨平面 Sternalebene *f*
胸骨牵开器 Sternalwundsperrer *m*
胸骨牵引术 Sternalzug *m*
胸骨切开术 Sternotomie *f*
胸骨区 Regio sternalis *f*
胸骨全长 Gesamtlänge des Sternum *f*
胸骨乳突线 sternocleidomastoideuss Linie *f*
胸骨乳突性呼吸 sternomastoide Respiration *f*
胸骨软骨联合 Synchondrosis sternalis *f*
胸骨上的 episternal，episternal（-is，-is，-e），suprasternal
胸骨上骨 Ossa suprasternalis *n pl*
胸骨上间隙 Kehlgrube *f*
胸骨上切迹 Incisura suprasternalis *f*
胸骨上区 Regio suprasternalis *f*
胸骨上窝 Fossa suprasternalis *f*
胸骨上窝影 Schatten der episternalen Grube *m*
胸骨上窝主动脉弓长轴切面 suprasternaler Langachsenschnitt des Arotenbogens *m*
胸骨上隙 Kehlgrube *f*
胸骨上缘高 Kehlhöhe *f*
胸骨上坐高 sitzende Kehlhöhe *f*
胸骨舌骨的 sternohyoide（-us，-a，-um）
胸骨舌骨肌 Musculus sternohyoideus *m*
胸骨舌骨肌瓣 Klappe des Sternohyoideus *f*
胸骨手钻 Sternumhandbohrer *m*
胸［骨］锁［骨］Sternocleidal *n*，Sternoklavikulargelenk *n*
胸骨抬举法 Sternalerhebungsmethode *f*
胸骨体 Corpus sterni *n*
胸骨体长 Länge des sternalen Körpers *f*
胸骨体最大厚 maximale Dicke von sternalen Körper *f*
胸骨体最大宽 maximale Breite von sternalen Körper *f*
胸骨痛 Sternalgie *f*
胸骨凸出畸形 Pectns carinatum *n*，Hühnerbrust *f*
胸骨下的 infrasternal（-is，-is，-e），substernal（-is，-is，-e）
胸骨下角 Epigastrialwinkel *m*
胸骨下缘高 retrosternale Höhe *f*
胸骨线 Linea sternalis *f*
胸骨心包的 sternopericardiac（-us，-a，-um）
胸骨心包韧带 Ligamenta stemopericardiaca *n pl*
胸骨样的 brustbeinartig
胸骨右缘 rechter Rand des Brustbeins *m*
胸骨凿 Sternummeißel *m*
胸骨整形沉降法 sternale plastische Depression *f*
胸骨正中开胸术 mediane Sternotomie-Thorakotomie *f*
胸骨正中切口 mediane Sternotomie *f*
胸骨支 Rami stemales *m pl*

胸骨指数 sternaler Index *m*
胸骨中线 mediane Sternallinie *f*
胸骨状的 brustbeinförmig, sternalforme
胸骨椎骨的 sternovertebral
胸骨左缘 linker Sternalrand *m*
胸固有肌 Musculi thoracis propria *m pl*
胸核 Nuclens thoracicus *m*
胸横肌 Musculus tranversus thoracis *m*
胸横突间肌 Musculi intertransversarii thoracis *m pl*
胸后神经 Nervus thoracales posteriores *m*
胸厚 Brustdicke *f*
胸厚测量计 Testzirkel für Brustdicke *m*
胸迴旋肌 Musculi rotatores thracis *m pl*
胸大肌断裂 Ruptur des Muskulus pectoralis major *f*
胸肌 Musculi thoracis *m pl*
胸肌反射 Brustreflex *m*
胸肌筋膜 Fascia pectoralis *f*
胸肌静脉 Venae pectorales *f*
胸肌淋巴结 Nodi lymphatici pectorales *m pl*
胸肌麻痹 Sternoparalysis *f*, Sternoparalyse *f*
胸肌区 Regio pectoralis *f*
胸肌填塞法 Myotamponade *f*
胸肌痛 Pleurodynie *f*
胸肌萎缩性马跛病 lahme Pferd-Krankheit de pectoralen Muskelatrophie *f*
胸肌下的 subpektoral, subpectoral (-is, -is, -e)
胸肌下横断面 transaxillärer Querschnitt *m*
胸肌下脓肿 subpektoraler Abszeß *m*
胸肌下乳房增大固定术 subpektorale Vergrößerung und Fixierung *f*
胸肌下乳房增大术 subpektorale Vergrößerung *f*
胸肌下移植 subpektorale Implantation *f*
胸肌炎 Stethomyositis *f*
胸肌支 Rami pectorales *m pl*
胸畸形 Thoracocvllosis *f*
胸畸形的修复 Thoraxdeformitätsreparatur *f*
胸棘肌 Musculus spinalis thoracis *m*
胸棘间肌 Musculi interspinales thoracis *m pl*
胸肩峰的 Thoracoacromial (-is, -is, -e)
胸肩峰动脉 Brustschulterschlagader *f*
胸肩峰静脉 Vena thoracoacromialis *f*
胸交感神经节切除术 thorakale sympathische Gangliekto-mie *f*
胸交感神经切除术 thorakale Sympathektomie *f*
胸绞窄 Thoraxconstrictio *f*, Constrictio thoracica *f*
胸节 Thoraxsegment *n*
胸结核瘤 Tuberkulom von Thorax *n*
胸径指数 Brustindex *m*
胸科手术后肺水肿 Lungenödem nach Thoraxchirurgie *n*
胸科手术掀镊 Thoraxdaumenpinzette *f*
胸科医院 Thoraxklinik *f*
胸宽 Brustbreite *f*
胸髋膝踝矫形器 Thorax-hip-Knie-Sprunggelenk-Orthese *f*
胸廓 Brustkorb *m*, Thorax *m*
胸廓部分切除术 Thorakektomie *f*
胸廓成形术 Thorakoplastik *f*
胸廓出口综合征 Thoraxaperturssyndrom *n*, Hyperabduktionssyndrom *n*, Thorax-Ausgang-Syndrom *n*
胸廓的 thorakal, thoracal (-is, -is, -e)
胸[廓]改[形术] Thorakoplastik *f*
胸廓骨骼构架溶骨性病变 Osteolyse des Brust-Skelett-Rahmens *f*
胸廓骨折 Brustkorbsfrakturen *f pl*
胸廓骨重塑 Brustknochenumbau *m*
胸廓关节 Articulationes thoracis *f pl*
胸廓畸形 Thoraxdeformierungen *f pl*
胸廓疾病 Thoraxkrankheit *f*
胸廓筋膜 Fascia thoracica *f*
胸廓局部突起 lokale Vorwölbung des Thorax *f*
胸廓宽指数 Thoraxbreitenindex *m*
胸廓扩大成形术 Angioplastie der Brust-Erweiterung *f*
胸廓扩张 Brust-Erweiterung *f*
胸廓连结 Verbindung des Brustkorbs *f*
胸廓内的 endothorakal, endothoracic (-us, -a, -um)
胸廓内动脉 Arteria thoracica interna *f*
胸廓内动脉冠状动脉吻合术 Interna-Mammariaarteria-Koronarien-Bypass *m*
胸廓内静脉 Venae thoracicae intemae *f*
胸廓切开术 Thorakotomie *f*
胸廓容积 Thoraxvolumen *n*
胸廓入口综合征 Thorax-Einlass-Syndrom *n*
胸廓软骨炎 Thorakochondritis *f*
胸廓上的 suprathorakal
胸廓上口 Apertura thoracis superior *f*
胸廓受压 Thoraxkompression *f*
胸廓狭窄 Thorakostenosie *f*
胸廓下口 Apertura thoracis inferior *f*
胸廓应变性 Brustwandentsprechung *f*
胸廓运动 Brustkorbbewegung *f*
胸廓造口术 Thorakostomie *f*
胸廓造口术用管 Rohr für Thorakostomie *n*
胸廓粘连松解术 Thorakolyse *f*
胸廓整形器械包 Thorakoplastik-Instrumenten-Besteck *n*
胸廓支气管切开术 Thorakobronchotomie *f*
胸廓指数 Thoraxindex *m*
胸肋部 Pars sternocostalis *f*
胸肋沉降术 Depression der Pars sternocostalis *f*
胸肋辐状韧带 Ligamenta sternocostalia radiata *n pl*
胸肋骨炎 Thorakochondritis *f*
胸肋关节 Articulationes sternocostales *f pl*
胸肋关节间韧带 Ligamentum sternocostale interarticulare *n*, interartikuläres sternokostales Ligamentum *n*
胸肋关节内韧带 Ligamentum sternocostale intraarticula-re *n*
胸肋裂孔 Lücke der Pars sternocostalis *f*
胸肋面 Facies sternocostalis (cordis) *f*
胸肋头 Pars sternocostalis Kopf *m*
胸肋缘 costaler Rand *m*
胸联双胎 Thorakopagus *m*
胸联胎分离术 Separation der Thorakopagus *f*
胸裂[畸形] Brustspalt *m*, Thorakoschisis *f*, Schizothorax *m*
胸裂畸胎 Thorakoschisis *f*, Schizothorax *m*
胸裂畸形 Brustspalt *m*
胸闷 Herzbeklemmung *f*, Beklemmung *f*
胸膜 Pleura *f*
胸膜斑 pleurale Plaque *f*
胸膜斑块 Pleuraplaque *f*
胸膜包虫病 Hydatidenzyste der Pleura *f*, pleurale Echino-kokkuszyste *f*
胸膜壁层 Pleura parietalis *f*
胸膜剥脱 Abisolieren der Pleura *n*
胸膜[部分]切除术 Pleurektomie *f*
胸膜穿刺针 Pleurapunktionsnadel *f*
胸膜刺激症状 pleurales Reizsymptom *n*
胸膜的 pleural, pleural (-is, -is, -e)
胸膜淀粉样变 pleurale Amyloidose *f*
胸膜顶 Pleurakuppel *f*, Cupula pleurae *f*
胸膜窦 Pleurasinus *m*
胸膜恶性肿瘤 bösartiger Tumor der Pleura *m*
胸膜发育异常 Pleuradysplasie *f*

胸膜肥厚 Pleuraverdickung *f*
胸膜肺切除术 Pleuropneumektomie *f*, Pleurolobektomie *f*
胸膜肺区 Regiones pleuropulmonales *f pl*
胸膜肺松解术 Pleuropneumolysis *f*, Pleuropneumolyse *f*
胸膜肺炎 Pleuropneumonia *f*, Pleuropneumonie *f*, Pneumopleuritis *f*
胸膜肺炎类微生物 Pleuropneumonie wie Organismen *f*
胸膜钙化 Pleuraverkalkung *f*
胸膜肝炎 Pleurohepatitis *f*
胸膜隔部 Pleura diaphragmatica *f*
胸膜固定术 Pleurodese *f*
胸膜活[组织]检[查] Plurabiopsie *f*
胸膜活体组织检查术 Pleurabiopsie *f*
胸膜疾病 pleurale Krankheit *f*
胸膜间/内 zwichen/intrapleural
胸膜间的 interpleural(-is, -is, -e)
胸膜间皮瘤 Pleuramesotheliom *n*
胸膜间皮[细胞]瘤 Pleuramesotheliom *n*
胸膜间隙肌瓣和大网膜填塞术 Pleuraspaltsfüllung mit Muskelklappen und Omentum *f*
胸膜间叶瘤 Pleuramesenchymom *n*
胸膜间阻滞 intrapleurale Verhaftung *f*
胸膜结核瘤 Tuberkuloma der Pleura *m*
胸膜解剖学 Anatomie der Pleura *f*
胸膜肋骨间的 interpleurokostal
胸膜类风湿病变 rheumatoide Pleuritis *f*
胸膜良性肿瘤 gutartiger Tumor der Pleura *m*
胸膜漏出液 Pleuratranssudat *n*
胸膜啰音 pleurale Rasselgeräusche *n pl*
胸膜摩擦感 pleurales Reibungsgefühl *n*
胸膜摩擦音 Pleurageräusch *n*, Pleurareiben *n*
胸膜囊肿 Pleurazyste *f*
胸膜内的 intrapleural(-is, -is, -e)
胸膜内肺松解术 intrapleurale Pneumolyse *f*, Pleuropneu-molysis *f*
胸膜内给药 intrapleurale Verwaltung *f*
胸膜内压 intrapleuraler Druck *m*
胸膜内脏的 pleuroviszeral
胸膜内治疗 intrapleurale Behandlung *f*
胸膜内注射 intrapleurale Injektion *f*
胸膜内阻滞 intrapleurale Verhaftung *f*
胸膜腔 Pleurahöhle *f*, Pleuraraum *m*, Cavum pleurae *n*
胸膜[腔]后的 retropleural
胸膜腔X线照相术 Pleuragraphie *f*
胸膜腔穿刺和胸膜活检 Pleurapunktion und Pleurabiopsie *f*
胸膜腔穿刺术 Pleurapunktion *f*
胸膜腔负压 negariver Intrapleuraldruck *m*
胸膜腔灌洗术 Pleuraspülung *f*
胸膜腔积脓 Empyem *n*
胸膜[腔]积液 Pleuraerguß *m*, Hydrothotax *m*
胸膜腔镜检查 Thorakoskopie *f*, Pleuroskopie *f*, Pleuren-doskopie *f*
胸膜腔开放引流术 offene Draenage der Pleurahöhle *f*
胸[膜腔]内压 intrapleuraler Druck *m*
胸膜[腔]切开术 Pleurotomie *f*
胸膜腔切开引流术 Pleurakotomie *f*
胸膜腔渗液 Pleurorrhoe *f*
胸膜腔注射 intrapleurale Injektion *f*
胸膜切除术 Pleurektomie *f*
胸膜切开 Pleurotomie *f*
胸膜切开放液术 Pleurakotomie *f*
胸膜绒毛 Villi pleurales *m pl*
胸膜肉瘤 Pleurasarkom *n*
胸膜撒粉法 pleurales Puder *n*
胸膜疝 Pleurozele *f*
胸膜上的 suprapleural(-is, -is, -e), epipleural
胸膜上膜 Membrana suprapleuralis *f*
胸膜上皮细胞 pleurale Epithelzellen *f pl*
胸膜神经纤维瘤 Neurofibrom der Pleura *n*
胸膜神经原肿瘤 neurogener Tumor der Pleura *m*
胸膜渗出物(液) Pleuraexsudat *n*
胸膜石 Pleurastein *m*
胸膜食管肌 Museulus pleuroesophageus *m*
胸膜鼠 pleurale Maus *f*
胸膜松解术 Pleurolyse *f*
胸膜损伤 Pleuraverletzung *f*
胸膜[疼]痛 Pleuralgie *f*
胸膜痛 Pleurodynie *f*
胸膜透明变斑块 pleurale hyalinisierte Plaque *f*
胸膜突出 Pleuroele *f*
胸膜外的 extrapleural
胸膜外肺松解术 extrapleurale Pleurolyse *f*
胸膜外气胸 extrapleuraler Pneumothorax *m*
胸膜外纤维层剥除术 Dekortikation der Lunge *f*
胸膜外胸廓成形术 extrapleurale Thorakoplastik *f*
胸膜下的 subpleural(-is, -is, -e)
胸膜下疱 subpleurale Blase *f*
胸膜纤维板剥脱术 Pleuradekortikation *f*, Dekortikationder Lungen *f*
胸膜纤维蛋白体 Fibrinskörper der Pleura *m pl*
胸膜纤维化 Pleurafibrose *f*
胸膜心包的 pleuroperikardial
胸膜心包管 pleuroperikardialer Kanal *m*
胸膜心包摩擦音 pleuroperikardiaes Geräusch *n*
胸膜心包炎 Pleuroperikarditis *f*
胸膜心包杂音 pleuroperikardiales Murmeln *n*
胸膜心包粘连 pleuroperikardiale Verwachsung *f*, pleuro-perikardiale Adhäsion *f*
胸膜性胸痛 Pleurathorakalgie *f*
胸膜胸壁周定术 Pleuroparietopexie *f*
胸膜休克 Pleuraschok *m*
胸膜炎 Brustfellenlzündung *f*, Pleuritis *f*
胸膜炎的 pleuritisch
胸膜液 Likör der Pleura *m*
胸膜异常结构 abnormale Pleurakonstruktion *f*
胸膜异物 Fremdkörper in Pleura *m*
胸膜隐窝 Recessus pleuralis *m*
胸膜瘀点状出血 petechiale Pleurahämorrhagie *f*
胸膜源性肺炎 pleurogenische Lungenentzündung *f*, pleurogenetische Lungenentzündung *f*
胸膜脏层 Pleura visceralis *f*
胸膜增厚 Pleuraverdickung *f*
胸膜增厚、粘连与钙化 Pleuraverdickung, -adhäsion und -verkalkung *f*
胸膜粘连 Pleuraverwachsung *f*
胸膜支气管炎 Pleurobronchitis *f*
胸膜脂襞 Plicae adiposae pleurae *f pl*
胸膜肿瘤 Pleuratumor *m*
胸膜转移癌 metastatisches Karzinom der Pleura *n*
胸膜纵隔部 Pars mediastinalis pleurae *f*
胸内侧神经 Nervus pectoralis medialis *m*
胸内大血管损伤 intrathorakale große Gefäßverletzung *f*
胸内的 endothorakal, intrathorakal
胸内对抗压 intrathorakaler Gegendruck *m*
胸内负压 intrathorakaler Unterdruck *m*
胸内高压 hoher intrathorakaler Druck *m*
胸内甲状腺 intrathorakale Schilddrüse *f*
胸内甲状腺腺瘤 intrathorakales Schilddrüsenadenom *n*
胸内甲状腺肿 Struma endothoracia *f*, intrathorakale Struma *f*
胸内筋膜 Fascia endothoracica *f*

胸内肋骨 intrathorakale Rippe *f*
胸内淋巴结结核 Tuberkulose der intrathorakalen Lymph-knoten *f*
胸[内]肾 Thoraxniere *f*
胸内食管战伤 Kriegsverletzung des intrathorakalen Oso-phagus *f*
胸内心脏按压术 intrathorakale Herzmassage *f*
胸内性甲状腺肿 intrathorakale Struma *f*
胸内压 intrathorakaler Druck *m*
胸内异物存留 intrathorakale Fremdkörperretention *f*
胸片架 Stand für Röntgenthorax *m*
胸脐皮瓣 thorakoumbilikale Klappe *f*
胸髂肋肌 Musculus iliocostalis thoraeis *m*
胸前部皮瓣 vorderer Brusthautlappen *m*
胸[前]导程 präkordiale Ableitung *f*
胸前导联 Brustwandableitung *f*
胸前区 Regio pectoris anterior *f*
胸前神经 Nervi thoracales anteriores *m pl*
胸前心电描记术 präkordiale Elektrokardiographie *f*
胸腔 Cavum thoracis *n*
胸腔闭式引流[术] geschlossene Dränage der Pleura-höhle *f*
胸腔插管 intrathorakale Kanüle *f*
胸腔出口综合征 Thoraxaperturssyndrom *n*
胸腔穿刺器 Pleurapunktionsgerät *n*
胸腔穿刺术 Thorakozentese *f*, Pleurazentese *f*
胸腔穿刺针 Pleurapunktionsnadel *f*
胸腔刺激植入式装置 implantiertes aktives Thorax-Gerät *n*
胸腔动脉瘤 intrathorakales Aneurysma *n*
胸腔积水 Hydrothorax *m*
胸腔积血 Hämatothorax *m*
胸腔积液 Pleuritis mit Erguss *f*, Hydrothorax *m*, Pleuraerguss *m*
胸腔减压术 intrathorakale Dekompression *f*
胸腔剪 Thoraxschere *f*
胸腔解剖镊 anatomische Thoraxpinzette *f*
胸腔镜 Thorakoskop *n*
胸腔镜肺活检 thorakoskopische Lungenbiopsie *f*
胸腔镜检查[法] Pleuroskopie *f*, Thorakoskopie *f*, Pleura-endoskopie *f*
胸腔镜检查[术] Pleuroskopie *f*, Thorakoskopie *f*
胸腔镜下胸椎间盘突出切除术 thorakoskopische Thoraxscheibe-Exzision *f*
胸腔镜下椎间盘切除术 thorakoskopische Diskektomie *f*
胸腔科 Ableitung für Thoraxchirurgie *f*
胸腔内放射性胶体治疗 intrathorakale radioaktive Kol-loid-therapie *f*
胸腔内脊膜膨出 intrathorakale spinale Meningozele *f*
胸腔内烧灼术 Thoraxkauterisation *f*, Thorakokaustik *f*
胸[腔]内[位]性甲状腺肿 Struma endothoracia *f*, intrathorakale Struma *f*
胸[腔]内压 intrathorakaler Druck *m*
胸腔内移植术 intrathorakale Transplantation *f*
胸腔内异位甲状腺 intrathorakale ektopische Schilddrüse *f*
胸腔内引流 intrathorakale Drainage *f*
胸腔内脏心房位置关系 Situs der Brustorgane und Atrien *m*
胸腔镊 Thoraxpinzette *f*
胸腔盆腔指(趾)发育不良 Thorax-Becken-Phalanxdystrophie *f*
胸腔气体容积 thorakales Gasvolumen *n*
胸腔外的 extrathorakal
胸腔外科器械 Thoraxinstrumenten *n pl*
胸腔吸引管 thorakales Saugrohr *n*
胸腔心耳钳 Herzohrklemme *f*
胸腔液体指数 Pleuraflüssigkeitsindex *m*
胸腔异位肾 intrathorakale ektopishe Niere *f*
胸腔引流[术] thorakale Dränage *f*, Dränage der Brusthöhle *f*
胸腔引流穿刺套管针 Trokar für thorakale Dränage *m*
胸腔引流管 intrathorakaler Drän *m*, intrathorakales Dränager-ohr *n*
胸腔引流套管针 Trokar für thorakale Dränage *m*
胸腔遮盖器械 überdeckendes Instrument zur Brusthöhle *n*
胸腔止血钳 thorakale hfämostatische Klemme *f*
胸腔纵隔 Mediastinum thoracis *n*, Cavum mediastinale *n*
胸腔组织镊 thorakale chirurgische Pinzette *f*
胸腔组织钳 thorakale chirurgische Klemme *f*
胸曲脊柱侧凸 Skoliose der Brustwirbelsäule-Kurve *n*
胸三角部筋膜瓣 deltoideopektoraler Faszienlappen *m*
胸三角部皮瓣 deltoideopektorale Klappe *f*
胸三角皮瓣 deltoideopektorale Klappe *f*
胸上点 suprasternal
胸上动脉 Arteria thoracica superior *f*
胸神经 Nervi thoracici *m pl*, Thorakalnerven *m pl*
胸神经后支 posteriorer Brustnervenzweig *m*
胸神经后支 Rami posteriores nervorum thoracalium *m pl*
胸神经节 Thorakalganglien *n pl*, Ganglia thoracica *n pl*
胸神经前支 Rami anteriores nervorum thoracalium *m pl*
胸式呼吸 thorakale Atmung *f*, Brustatmung *f*, Thoraxat-mung *f*
胸水 Pleuraerguß *m*
胸水琼脂 pleuritischer Agar *m*
胸水细胞学检查 cytologische Untersuchung der pleura-len Flüssigkeit *f*
胸髓 thorakale Kordel *f*
胸锁的 sternoklavikular
胸锁关节 Stemoklavikulargelenk *n*, Artikulatio sternocla-vicularis *f*
胸锁关节半脱位 Subluxation des Sternoklavikulargelenks *f*
胸锁关节半月板 Meniskus des Sternoklavikulargelenks *m*
胸锁关节不稳 Instabilität des Sternoklavikulargelenks *f*
胸锁关节复发性脱位 wiederkehrende Sternoklavikulargelen-kesdislokation *f*
胸锁关节盘 sternoclaviculare Gelenkscheibe *f*, Discus articul-ationis sternoclavicularis *m*
胸锁关节切除成形术 Resektionsarthroplastik des Sternoklavi-kulargelenks *f*
胸锁关节脱位 Luxatio sternoclavicularis *f*
胸锁后韧带 Ligamentum sternoclaviculare posterius *n*
胸锁角 Sternoklavikularwinkel *m*
胸锁前韧带 Ligamentum sternoclaviculare anterius *n*
胸锁乳突的 sternocleidomastoid(-us, -a, -um)
胸锁乳突肌 Musculus sternocleidomastoideus *m*
胸锁乳突肌瓣 Klappe des M. sternocleidomastoideus *f*
胸锁乳突肌动脉 Arteria sternocleidomastoidea *f*
胸锁乳突肌肌皮瓣 myokutane Klappe des Musculus sterno-cleidomastoideus *f*
胸锁乳突肌静脉 Vena sternocleidomastoidea *f*
胸锁乳突肌区 Bereich des M. sternocleidomastoideus *m*, Regio sternocleidomastoidea *f*
胸锁乳突肌上端切断术 Incision der oberen Ende des Musculus sternocleidomastoideus *f*
胸锁乳突肌下的 substernomastoide(-us, -a, -um)
胸锁乳突肌下端切断术 Incision der unteren Ende des Musculns sternocleidomastoideus *f*
胸锁乳突肌血肿 Kopfnicker-geschwulst *f*, Kopfnickerhä-matom *n*
胸锁乳突肌支 Ramus sternocleidomastoideus *m*
胸探查术 Probethorakotomie *f*
胸痛 Brustschmerz *m*, Thorakalgie *f*
胸外按压 Herzdruckmassage *f*
胸外侧部皮瓣 seitlicher Brusthautlappen *m*
胸外侧动脉 Arteria thoracica lateralis *f*
胸外侧静脉 Vena thoracalis lateralis *f*
胸外侧皮瓣 seitlicher Brusthautlappen *m*
胸外侧神经 Nervus pectoralis lateralis *m*
胸外科 Thoraxchirurgie *f*

胸外科手术器械包 Thoraxoperationsinstrumentspaket *n*
胸外科医师 Thoraxchirurg *m*
胸外科手术床 Thoraxoperationstisch *m*
胸外心脏按摩(压) extrathorakale Herzmassage *f*, äußereHerzmassage *f*, indirekte Herzmassage *f*
胸外心脏按压 Herzdruckmassage *f*
胸弯曲 Thoracocyrtosis *f*
胸危象 thorakale Krise *f*
胸围 Brustumfang *m*
胸围测量 Messung der Brustumfang *f*
胸围呼吸差 Differenz von Brustumfang während der Atmung *f*
胸围计 Thorakometer *n*, Stethometer *n*
胸膝位 Knie-Brust-Position *f*
胸膝位俯卧检查法 Untersuchung in Knie-Ellenbogenlage *f*
胸膝卧位 Knie-Ellenbogenlage *f*
胸下部束带试验 unterer Brust-Verband-Test *m*
胸下点 substernal
胸腺 Thymusdrüse *f*
胸腺癌 Thymuskarzinom *n*
胸腺白血病 Thymns-Leukämie *f*
胸腺白血病抗原 Thymus-Leukämie-Antigene *n pl* (TL-Antigen)
胸腺病 Thymopathie *f*
胸腺病的 thymopathisch
胸腺哺育细胞 Thymuszuführungszelle *f*
胸腺刺激素 Thymostimulin *n*
胸腺的 thymotisch, thymogen, thymisch
胸腺定植细胞 Thymus-Säen-Zelle *f*
胸腺毒素 Thymotoxin *n*
胸腺发育不良[症] Thymushypoplasie *f*
胸腺发育不良伴正常免疫球蛋白 Thymusdysplasie mit normalen Immunglobulinen *f*
胸腺发育不全 Thymushypoplasie *f*
胸腺非依赖抗原 T-unabhängiges Antigen *n*
胸腺非依赖区 thymusunabhängige Area *f*
胸腺非依赖性淋巴细胞 thymusunabhängiger Lymphozyt *m*
胸腺肥大 Megalothymus *m*. Megalothymie *f*
胸腺抚(保)育细胞 Thymuszuführungszelle *f*, Thymus-Krankenschwester-Zelle *f*
胸腺苷嘧啶 Thymin *n*
胸腺苷嘧啶二聚体 Thymin-Dimer *n*
胸腺苷嘧啶核糖核苷 Thymin-Pyrimidin-Ribonukleosid *n*
胸腺苷生成素 Thymopoietin *n*
胸腺功(机)能减退 Hypothymie *f*
胸腺功能亢进 Hyperthymie *f*
胸腺功能缺失 Athymie *f*, Athymismus *m*
胸腺功能缺陷 Mangel an Thymusfunktion *m*
胸腺功能障碍 Kacothymie *f*, Dysthymie *f*
胸腺功能障碍者 Dysthymiac *n*
胸腺功能正常 Euthymie *f*
胸腺核苷酸 Thymussäure *f*
胸腺核酸 Acidum thymonucleinicum *n*, Thymusnuclein-säure *f*
胸腺核酸解聚酶 Thymonucteodepolymerase *f*
胸腺核酸酶 Thymonuclease *f*
胸腺机能亢进 Hyperthymismus *m*
胸腺机能缺失 Athymie *f*
胸腺机能缺陷 Defizienz der Thymusfunktion *f*
胸腺机能障碍 Dysthymie *f*, Dysthymia *f*
胸腺机能障碍者 Kakothymie *f*, Dysthymie *f*
胸腺机能正常 Euthymismus *m*
胸腺基质 Thymusstroma *n*
胸腺基质淋巴细胞生成素 Thymus-Stroma-Lymphopoietin *n*
胸腺基质细胞 Thymusstromazelle *f*
胸腺激素 Thymushormone *n pl*
胸腺静脉 Venae thymicae *f*
胸腺抗原 Thymusantigen *n*
胸腺溃疡 Thymelkose *f*, Thymelcosis *f*
胸腺来源的淋巴细胞 Thymus-abgeleiteter Lymphozyt *m*
胸腺类癌 Thymus-Karzinoid *n*
胸腺淋巴[组织]发育不全 Thymusalymphoplasie *f*
胸腺淋巴结的 thymolymphatic (-us, -a, -um)
胸腺淋巴生成障碍综合征 Thymus-Alymphoplasie-Syndrom *n*
胸腺淋巴体质 thymolymDhatische Konstitution *f*
胸腺鳞状细胞癌 Thymus-Plattenepithelkarzinom *n*
胸腺瘤 Thymom *n*, Thymoma *n*
胸腺瘤伴免疫缺乏 Thymom mit Immunschwäche *n*
胸腺瘤切除[术] Excision des Thymoms *f*
胸腺嘧啶 Thymin *n*
胸腺嘧啶二聚体 Thymindimer *n* (TT)
胸腺嘧啶二磷酸 Thymidin-Diphosphat *n*
胸腺嘧啶苷 Thymidin *n*
胸腺嘧啶核苷 Thymidin *n*
胸腺嘧啶核苷激酶缺陷 Thymidinkinasenmangel *m*
胸腺嘧啶核苷酸 Thymidylsäure *f*
胸[腺嘧啶]核苷酸合酶 Thymidylat-Synthase *f*
胸[腺嘧啶脱氧核]苷 Thymidin *n*
胸[腺嘧啶脱氧核]苷酸 Thymidylsäure *f*
胸腺嘧啶脱氧核苷激酶(胸苷激酶) Thymidinkinase *f*
胸腺嘧啶脱氧核糖核苷酸合成酶 Thymin-Deoxyribonucleotide-Synthetase *f*
胸腺嘧啶盐激酶 Thymidylatkinase *f*
胸腺囊肿 Thymuszyste *f*
胸腺内分泌细胞 thymische endokrine Zellen *f pl*
胸腺内树突状细胞 intrathymischen dendritischen Zellen *f pl*
胸腺内移植术 intrathymische Transplantation *f*
胸腺脓肿 Thymusabszeß *m*
胸腺培育 Thymus-Bultivierung *f*
胸腺皮质 Cortex thymi *m*, Thymusrinde *f*
胸腺切(摘)除术 Thymektomie *f*
胸腺切除 Thymektomie *f*, Thymusexstirpation *f*
胸腺缺乏的 thymopriv
胸腺溶解 Thymolyse *f*
胸腺上皮细胞 Thymusepithelzelle *f*, Thymus-Epithelzelle *f*
胸腺上皮细胞瘤 Thymusepithelzelltumor *m*
胸腺生成素 Thymopoietin *n*
胸腺树突细胞 dendritische Thymuszelle *f*
胸腺树突状细胞 dendritische Thymuszelle *f*
胸腺素 Thymosin *n*
α1 胸腺素(肽) Thymosin-α1 *n*
胸腺素(肽) Thymosin *n*
胸腺髓质 Medulla thymi *f*, Thymusmark *n*
胸腺髓质增生 Thymusmarkshyperplasie *f*
胸腺肽 Thymosin *n*, Thymuspeptid *n*
胸腺肽 -α Thymosin-α *n*
胸腺肽 α1 Thymosin-α1 *n*
胸腺糖 Thyminose *f*
胸腺体液因子 thymus humoral factor<engl.> (THF)
胸腺体质 Thymotropismus *m*
胸腺体质的 thymotropisch *adj*
胸腺替代因子 thymusersetzender Faktor *m*
胸腺退化 Involution des Thymus *f*, Thymusinvolution *f*
胸腺五肽 Thymopentin-5 *n* (TP-5)
胸腺细胞 Thymozyt *m*
胸腺细胞分化 Thymuszelldifferenzierung *f*
胸腺细胞教育 Thymuszellkernausbildung *f*
胸腺细胞外周循环 Peripheralisation der Thymozyten *f*
胸腺纤维瘤 Thymus-Fibrom *n*

胸腺小体 Thymuskörperchen *n pl*
胸腺小体上皮细胞 Epithelzelle des Thymuskörperchens *f*
胸腺小叶 Lobuli thymi *m pl*
胸腺性猝死 Thymustod *m*
胸腺性气喘 Asthma thymicum *n*, Pott* Asthma *n*
胸腺性转移 Thymometastase *f*
胸腺驯育 Thymusausbildung *f*
胸腺咽管囊肿 Zyste des Ductus thymopharyngeus *f*
胸腺炎 Thymitis *f*
胸腺衍生淋巴细胞 thymusabhängiger Lymphozyt *m*, thymusstämmiger Lymphozyt *m*
胸腺衍生细胞 thymusabgeleitete Zelle *f*
胸腺依赖抗原 thymusabhängiges Antigen *n*
胸腺依赖淋巴细胞 thymusabhängiger Lymphozyt *m*
胸腺依赖区 thymusabängiges Areal *n*, T-Areal *n*, Thymus-abhängiges Gebiet *n*
胸腺依赖性抗原 thymusabhängiges Antigen *n*
胸腺依赖性淋巴细胞 thymusabhängiger Lymphozyt *m*
胸腺依赖性细胞 thymusabhängige Zellen *f pl*
胸腺移植 Thymustransplantation *f*
胸腺移植物 Thymustransplantat *f*
胸腺遗留 Thymusrestvergrößerung *f*, Thymushyperplasie *f*
胸腺因子 Thymus-Faktor *m*, Thymushumoralfaktor *m*
胸腺右、左叶 Lobus Thymi dexter oder sinister *n*, Lappen des Thymus *m pl*
胸腺原基 Anlage des Thymus *f*
胸腺增生 Thymus-Hyperplasie *f*
胸腺增殖性体质 hyperthymische Verfassung *f*
胸腺摘除 Thymektomie *f*
胸腺支 Rami thymici *m pl*
胸腺制剂疗法 Thymusbehandlung *f*
胸腺肿[大] Thymusstruma *f*
胸腺肿瘤 Thymus-Tumor *m*, Thymom *n*
胸腺组蛋白 Thymushistone *n pl*
胸腺组织淋巴发育不全 Thymusalymphoplasie *f*
胸腺组织异位 ektopes Thymusgewebe *n*
胸向加速度 Sternalwärts-Beschleunigung *f*
胸小肌 Pectoralis minor *m*, kleiner Brustmuskel *m*, Musculus pectoralis minor *m*
胸小肌肌瓣 Muskellappen des M. pectoralis minor *m*, myokutane Klappe des M. pectoralis minor *f*
胸小肌综合征 Syndrom der Pectoralis minor *n*, Syndrom des Musculus pectoralis minor *n*
胸心包隔膜 Membrana pleuropericardiaca *f*
胸心敷料镊 kardiale und thorakale Kornzange *f*
胸心膜 Membrana pleuropericardiaca *f*
胸心神经 Nervi cardiaci thoracici *m pl*
胸心血管手术 Brust-und Herz-Kreislauf-Chirurgie *f*
胸心血管用敷料镊夹 Kornzangenklemme für Arteria pleuropericardiaca *f*
胸心血管用骨剪 Knochenschere für Arteria pleuropericardiaca *f*
胸心血管用其他钳 andere Pinzette für Arteria pleuropericardiaca *f*
胸心血管用手术剪 operative Schere für Arteria pleuropericardiaca
胸心血管用咬骨钳 Rongeur für Arteria pleuropericardiaca *m*
胸心异位 Brust Ectopia cordis *f*
胸心支 Rami cardiaci thoracici *m pl*
胸腰的 thorakolumbal *adj*
胸腰骶[椎]矫形器 Thorax-Lumbal-Sakral-Orthese *f*
胸腰骶椎矫正装置 thorakolumbosakrale Orthese *f*
胸腰段脊柱侧凸 thorakolumbale Skoliose *f*
胸腰段椎关节强硬 Spondylose der Brust-und Lendenwirbelsäule *f*
胸腰段椎体结核病灶清除术 Dissektion der thorakolumbalen Tuberkulose *f*
胸腰段椎体肿瘤切除术 thorakolumbale Tumorresektion *f*
胸腰分支 thorakolumbale Division *f*
胸腰筋膜 Fascia thorakolumbalis *f*
胸腰椎 thorakolumbaler Wirbel *m*
胸腰椎病 Krankheit der Brust-und Lendenwirbelsäule *f*
胸腰椎后路内固定术 hintere thorakolumbale Fixierung *f*
胸腰椎后凸 thorakolumbale Kyphose *f*
胸腰椎后突 thorakolumbale Kyphose *f*
胸腰椎减压术 Dekompression der Brust-und Lendenwirbelsäule *f*
胸腰椎内固定 thorakolumbale Fixierung *f*
胸腰椎前路内固定 vordere thorakolumbale Fixierung *f*
胸腰椎前入路 vorderer thorakolumbaler Ansatz *m*
胸腰椎损伤 thorakolumbale Verletzung *f*
胸腰椎特发性脊柱侧凸 thorakolumbale idiopathische Skoliose *f*
胸腰椎体结核 Tuberkulose der thorakolumbalen Wirbelsäule *f*
胸液 Hydrothorax *m*
胸液脱落细胞检查 exfoliative cytologische Untersuchung der pleuralen Flüssigkeit *f*
胸音 Brustton *m*
胸音计 Stethophonometer *n*
胸音描记器 Stethophonograph *m*
胸右曲脊柱侧凸 richtige thorakale Skoliose *f*
胸语音 Bruststimme *f*, Brustreden *n*
胸造口术 Thorakostomie *f*
胸长神经 Nervus thoracicus longus *m*
胸长神经卡压症 Entrapment-Syndrom des langen Brustnervs *n*
胸长神经麻痹 Paralyse des Nervus thoracicus longus *f*, Thoracicus-longus-Lähmung *f*
胸罩 Büstenhalter *m*
胸枕颌颈部矫形器 Orthese des Brust-Kiefer-Nackenkissens *f*
胸震荡 Commotio Thoracis *f*
胸整形术胸部支撑器 Thoraxstfitze fiir Thorakoplastik *f*
胸正中的 mediothorakal *adj*
胸中部食管憩室 mittelthorakales Osophagusdivertikel *n*
胸中点 mesosternal
胸中点高 mesosternale Höhe *f*
胸周的 perithorakal *adj*
胸主动脉 Aorta thoracica *f*
胸主动脉丛 Plexus aorticus thoracicus *m*
胸主动脉动脉瘤 Aneurysma der Aorta thoracica *n*
胸主动脉破裂 Ruptur der Aorta *f*
胸主动脉腔内修复术 endovaskuläre Reparatur der thorakalen Aorta *f*
胸主动脉神经 Nerv der thorakalen Aorta *m*
胸主动脉心包支 Arteria pericardiacophrenica *f*
胸主动脉造影 thorakale Aortographie *f*
胸椎 Vertebrae thoracicae *pl*, Brustwirbel *m pl*, Thora-kalwirbel *m pl*
胸椎侧前突 seitliche Vorsprung des Brustwirbels *f*
胸椎侧凸畸形 thorakale Skoliose *f*
胸椎持续牵引 nachhaltige Brusttraktion *f*
胸椎穿刺活检 Brust-Biopsie *f*
胸椎弓根 Brust-Stiel *m*
胸椎骨关节炎 Brust-Arthrose *f*
胸椎骨折 Brustwirbelfraktur *f*
胸椎关节强硬 thorakale Spondylose *f*, Brust-Ankylose *f*
胸椎关节突关节 thorakales Facettengelenk *n*
胸椎管狭窄症 thorakale Wirbelkanalstenose *f*
胸椎后路内固定术 thorakale hintere Fixierung *f*
胸椎后凸畸形 Brustkyphose *f*
胸椎后纵韧带骨化 hinderes Brust-OPLL *n*
胸椎后纵韧带骨化[症] Brust-Verknöcherung des hinteren Längsbandes *f*

胸椎化脓性脊椎炎 Brust-eitrige Spondylitis *f*
胸椎黄韧带骨化症 Brust-Verknöcherung des Ligamentums flavum *f*
胸椎间盘部分切除术 partielle Entfernung der thorakalen Zwischenwirbelscheibe *f*
胸椎间盘钙化 thorakale Bandscheibenverkalkung *f*
胸椎间盘疾病 thorakale Bandscheibenerkrankung *f*
胸椎间盘突出[症] thorakaler Bandscheibenvorfall *m*, Vorfall der thorakalen Zwischenwirbelscheibe *m*
胸椎间盘退行性变 thorakale Bandscheibendegeneration *f*
胸椎间盘炎 Brust-Discitis *f*
胸椎间盘造影术 thorakale Diskografie *f*
胸椎间盘置换术 thorakaler Bandscheibenersatz *m*
胸椎间融合 thorakale Spondylodese *f*
胸椎结核 thorakale Tuberkulose *f*
胸椎结核病灶清除术 Dissektion der thorakalen Tuberkulose *f*
胸椎类风湿性关节炎 thorakale rheumatoide Arthritis *f*
胸椎旁线 thorakale paraspinale Schnittstelle *f*, thorakale paraspinale Linie *f*
胸椎平面融合 Brust-Fusionsebene *f*
胸椎牵引 thorakale Traktion *f*
胸椎切开活检术 thorakale Inzisionsbiopsie *f*
胸椎融合 thorakale Fusion *f*
胸椎失稳症 thorakales Instabilitätssyndrom *n*
胸椎损伤 Verletzungen der Brustwirbelsäule *f pl*
胸椎稳定性 thorakale Stabilität *f*
胸椎小关节融合术 thorakale Facettenarthrodese *f*
胸椎炎症性关节炎 thorakale entzündliche Arthritis *f*
胸椎腰化 thorakale Taille *f*
胸椎硬膜外注射 thorakale Epiduralinjektion *f*
胸椎椎体骨折 Fraktur des Brustwirbelkörpers *f*
胸椎椎体骨折脱位 Luxationsfraktur des Brustwirbelkör-pers *f*
胸阻抗法 Thoraximpedanz *f*
胸最上动脉 Arteria thoracica suprema *f*
胸最长肌 längster Brustmuskel *m*

xióng 雄熊

雄(小)配子 Androgamet *m*
雄(小)配子体 Mikrogametozyt *m*
雄[母]细胞 Androcyt *m*
雄[青]蛙试验 (männlicher) Froschtest *m*
雄[性]激素 Androgene *n pl*, männliche Hormone *n pl*
雄[性]配子 männlicher Gamet *m*
雄[甾]酮 Androsteron *n*
雄[甾]烷 Androstan *n*
雄[甾]烷二酮 Androstandion *n*
雄[甾]烯二醇 Androstendiol *n*
雄[甾]烯二酮 Androstendion *n*
雄孢子 Spermospore *f*
雄蟾蜍[妊娠]试验 (männlicher) Krötentest *m*
雄虫 männlicher Wurm *m*
雄分生孢子 Androconidium *n*
雄核 Arrhenokaryon *n*
雄核发育 Androgenese *f*, Patrogenese *f*
雄核卵片 Andromerogon *n*
雄核卵片发育 Andromerogonie *f*, Merogonie *f*
雄核生殖体 Arrhenokaryon *n*
雄黄 Orpiment *n*
雄激素不敏感综合征 Andrelgen-lnsensibilisierungssyn-drom *n*
雄激素单位 Androgeneinheit *f*
雄激素非依赖性前列腺癌 Androgen-unabhängiger Prostatakrebs *m*
雄激素分泌过多 Hyperandrogenismus *m*, Hyperleydigismus *m*
雄激素分泌过少 Hypoleydigismus *m*
雄激素结合蛋白 Androgenbindungsprotein *n*
雄激素类 Androgene *n pl*
雄激素受体 Androgen-Rezeptor *m*
雄激素替代疗法 Testosteron-Ersatz-Therapie *f*
雄激素性脱发 androgenetische Alopezie *f*, Alopezie androgenetica *f*
雄激素依赖性痤疮和皮脂溢出 androgenabhängige Akne und Seborrhoe *f*
雄激素依赖性多毛症 androgenabhängiger Hirsutismus *m*
雄激素依赖性综合征 androgenabhängige Syndrome *n pl*
雄激素抑制剂 Androgen-Antagonist *m*
雄茎囊 Cirrus-Sack *m*
雄配素 Androgamon *n*
雄配子 Androgamet *m*
雄配子体 Mikrogametozyt *m*
雄器 Antheridium *n*
雄器柄 Antheridienzweigsstiel *m*
雄器侧生的 paragynous
雄器梗 Androphore *f*
雄器丝 Antheridienzweigsfilament *n*
雄器形成激素 Antheridiol *n*
雄蕊 Stamen *m*, Staubblatt *n*
雄蕊群 Androeceum *n*
雄酮 Androsteron *n*
雄酮二酮 Androsteron *n*
雄烷 Androstanedion *n*
雄烷醇酮 Androstanolon *n*
雄烷二醇 Androstandiol *n*
雄烷二醇葡萄苷酸 Androstandiolglucuronid *n*
雄烷二酮 Androstanedion *n*
雄烷衍生物 Androstanderivate *n pl*
雄烯 Androsten *n*
雄烯醇酮 Androstanolon *n*
雄烯二醇 Androstendiol *n*
雄烯二酮 Androstenedion *n*
雄性 Männlichkeit *f*
雄性不育 männliche Sterilität *f*
雄性不育系 männliche Sterilitätslinie *f*
雄性的 männlich *adj*
雄性激素不敏感 Androgenresistenz *f*
雄性激素结合蛋白 androgenbindendes Protein *n*
雄性激素完全不敏感综合征 komplettes Androgeninsensitivitätssyndrom *n*
雄性激素在男性女子型乳房中的作用 Rolle von Androgenen bei Gynäkomastie *f*
雄性激素综合征 androgenitales Syndrom *n*
雄性激素阻断疗法 Therapie der Androgen-Deprivation *f*
雄性减数分裂 männliche Meiose *f*
雄性菌株 männlicher Stamm *n*
雄性生物 Männchen *n*
雄性异型 Diandrie *f*
雄性[原]核 männlicher Vorkern *m*, Masculonucleus *m*
雄性原核生长因子 Wachstumsfaktor des männlichen Vorkerns *m*
雄性专一噬菌体 männliche spezifische Phagen *n pl*
雄药喇叭 Orizaba jalap *f*
雄异配生殖 männliche Heterogamie *f*
雄异配性的 diandrisch
雄原核 männlicher Pronukleus *m*, männlicher Vorkern *m*
雄原核生长因子 Wachstumsfaktor des männlichen Pronukleus *m*
雄原细胞 Androgonium *n*
雄甾二酮 Androstandion *n*
雄质 Androplasma *n*, Arrhenoplasma *n*
雄中心体 Spermozentrum *n*
熊果醇 Uvaol *n*

熊果酚甙 Arbutin *n*
熊果酸 Acidum ursolicum *n*
熊果叶甙 Ericalin *n*, Arbutin *n*
熊去氧胆碱 Ursodeoxycholsäure *f*, Acidum ursodesoxycholicum *n*

XIU 休修羞朽秀袖绣锈嗅溴

xiū 休修羞

休病假 Krankschreibung *f*, Krankenschein *m*
休伯 M 估计量 Huber8 M-Schätzer *m*
休克 Schock *m*
休克垂体 Schockhypophyse *f*
休克对儿茶酚胺抵抗 Katecholamin-resistenter Schock *m*
休克肺 Schocklunge *f*
休克肝 Schockleber *f*
休克后溃疡 Ulkus nach Schock *n*
休克抗原 Schockantigen *n*
休克恐怖 Angst vor Schock *f*
休克疗法 Schocktherapie *f*
休克期 Schockstadium *n*
休克器官 Schockorgan *n*
休克前期 Prätschockstadium *n*
休克肾 Schockniere *f*
休克衰竭期 Schock-Ausschöpfung *f*
休克线粒体[改变] Schockmitochondrium *n*
休克小叶中心坏死 zentrolobuläre Nekrosen im Schock *f pl*
休克效应 Schockeffekte *m pl*
休克心脏复律法 Gegenschockkardioversion *f*
休克型肺炎 Pneumonie mit Schock *f*
休克性精神病 Schockpsychose *f*
休克胰腺 Schockpankreas *n*
休克指数 Schockindex *m*
休克状态 Schockzustand *m*
休克组织 Schockgewebe *n*
休里兹硬化萎缩性综合征 Huriezs* Sklerodermie-Atrophie-Syndrom *n*
休梅克线 Shoemakers* Linie *f*(大转子尖与髂前上棘的连线)
休眠 Ruhe *f*, Schlaf *m*
休眠孢子 Hypnospore *f*, ruhende Spore *f*
休眠的 schlafend *adj*
休眠合子 Hypnozygote *f*
休眠裂殖体 ruhende Merozoiten *m pl*
休眠体 Hypopus *n*
休眠血管理论 Schlaf-Gefäß-Theorie *f*
休眠状态 Schlaizustand *m*
休眠子 Hypopus *n*
休斯氏反射 Hughes* Reflex *m*
休息 Rest *m*
休息代谢率 stillstehende metabolische Rate *f*
休息疗法 Ruhebehandlung *f*, Ruhe *f*
休息位 Ruhelage *f*
休闲 Freizeit *f*
休闲(娱乐)活动 Freizeitbeschäftigung *f*
休闲类药物 Freizeitdroge *f*
休闲期 Auszeit *f*
休闲性运动 Freizeitsport *n*
休养 Genesung *f*, Rekonvaleszenz *f*
休养疗法 Ruhekur *f*
休养所 Sanatorium *n*, Pflegeheim *n*
休养院 Heilanstalt *f*, genesende Anstalt *f*, Rekonvaleszen-tenheim *n*
休止 Ruhe *f*
休止(停止,断绝) Aufhören *n*
休止的 schlafend *adj*
休止电位 Ruhepotential *n*, Ruhespannung *f*
休止反应 Festnahmenreaktion *f*
休止角 Ruhewinkel *m*
休止毛 Ruhehaar *n*
休止期 Ruheperiode *f*
休止期根治 Radikalbehandlung in Ruhestadium *f*
休止期秃发 Telogenalopezie *f*
休止期脱发 Telogeneffluvim *n*
休止龋 Ruhekaries *f*
休止溶酶体 Telolysosom *n*
休止细胞 ruhende Zelle *f*
休止线 Ruhelinie *f*
休止性涎 ruhender Speichel *m*, Ruhespeichel *m*
休止性长出 verhafteter Ausbruch *m*
休止咬合 Restbiß *m*
修补的 reparativ
修补[术] Wiederherstellung *f*, Reparation *f*
修订 revidieren
修订的 Barthel 指数 modifizierter Barthel* Index *m*
修订控制系统 Versionskontrollsystem *n*
DNA 修复 DNA-Reparatur *f*
修复 Wiederherstellung *f*
修复创面 Wundreparatur *f*
修复的 prothetisch, reparativ(-us, -a, -um)
修复反应 Reparaturreaktion *n*
DNA 修复合成 unplanmäßige DNA-Synthese *f*
DNA 修复基因 DNA-Reparatur-Gen *n*
修复基因 Reparaturgen *n*
DNA 修复酶 DNA-Repairase *f*
修复酶 Reparase *f*
修复内切核酸酶 Reparatur-Endonuklease *f*
修复前口腔手术 präprothetische orale chirurgische Eingriffe *m pl*
修复前外科学 präprothetische Chirurgie *f*
修复缺陷 Reparaturmangel *m*
修复术 Prothesis *f*
修复体 Prothese *f*
DNA 修复调节因子 DNA-Reparatur-regulatorischer Factor *m*
修复性功能性外科 funktionelle Chirurgie *f*
修复性牙本质 reparatives Dentin *n*
修复性再生 reparative Regeneration *f*
修复性助语器 Sprechhilfeprothese *f*
修复治疗 restaurative Behandlung *f*
修复重建 Reparatur *f*, Rekonstruktion *f*
修复重建外科 reparative Wiederherstellungschirurgie *f*
修复组 prothetische Gruppe *f*
修复作用 Ausbesserung *f*, Reparatur *f*
修改 revidieren, Änderung *f*
修骨钳 Hohlmeißelzange *f*
修甲刀 Maniküremesser *n*
修剪 Beschneidung *f*
修脚刀 Pediküremesser *n*
修面 Rasierung *f*
修面痉挛 Rasieren-Spasmus *m*
修身养性 den Körper und das korrekte Verhalten halten
修事 Herstellung von Rohmedikamenten *f*
修饰 Modifikation *f*, DNA-Modifikation *f*
修饰(修正) Änderung *f*
修饰成分 modifizierte Komponente *f*
修饰的 T7 聚合酶 modifizierte T7-DNA-Polymerase *f*
修饰的自身 verändertes Selbstverständnis *n*
修饰核苷酸 modifiziertes Nukleotid *n*
修饰基因 Modifikationsgene *n pl*, Modifikatoren *m pl*
修饰酶 Modifikationsenzym *n*

修饰性手指再造 ästhetische Fingerrekonstruktion *f*
修饰与基因转录 DNA-Modifikation und Gentranskription *f*
修饰作用 Modifikation *f*
修通 Durcharbeit *f*
修匀曲线 glatte Kurve *f*
修整器 Putzer *m*
修正 Tardieu 量表 modifizierte Tardieu* Skala *f*
修正案 Änderungsantrag *m*
修正的大脑模型 überarbeitetes Gehirnsmodell *n*
修正计算 Korrekturrechnung *f*
修正均数(调整均数) angepasste durchschnittliche Anzahl *f*, korrektiver Mittelwert *m*
修正率 iustierte Rate *f*
修正数据 Korrekturdaten *n pl*
修正死亡率 iustierte Mortalität *f*
修正系数 Korrekturfaktor *m*
修正因子 Korrektionsfaktor *m*
修正诊断 korrigierte Diagnose *f*
修正值 korrigierter Wert *m*
修指甲 Maniküre *f*
修治 Herstellung von Rohdrogen *f*
羞耻心 Scheu *f*, Schüchternheit *f*
羞红症 Ereuthopathie *f*
羞愧 Erröten *n*
羞明 Photophobie *f*, Hyperaesthesia ocularis *f*
羞怯 Schüchternheit *f*
羞辱 Demütigung *f*

xiǔ 朽

朽木 Dote *f*
朽木虫科 Alleculidae *pl*
朽松木烷 Fichtelit *n*

xiù 秀袖绣锈嗅溴

秀丽隐杆线虫 Caenorhabditis elegans *f*
袖带 Manschette *f*
袖带法测压 Maschettenmethode der Manometrie *f*
袖管状骨折(袖套样骨折) ärmelförmiger Bruch *m*
袖口 Manschette *f*, Armband *n*
袖口式切除术 Manschettenresektion *f*, Manschettenamputation *f*
袖口征 Manschettenphänomen *n*
袖套 Mantelärmel *m*
袖套式包皮环切术 Ärmelbeschneidung *f*
袖套状浸润 manschettenförmige Infiltration *f*
袖形切断术 hülsenförmige Amputation *f*
袖珍鼎微镜 Taschenmikroskop *n*
袖珍辐射仪 tragbares Radiometer *n*
袖珍计数机 Taschenrechner *m*
袖珍剂量计 tragbares Dosimeter *n*
袖珍检眼镜 Taschenophthalmoskop *m*
袖珍卡(灵巧卡) Chipkarte *f*(存储病案资料的磁卡)
袖珍膀胱内压测量器 Mikrozystometer *n*
袖珍式心电图机 Taschenelektrokardiograph *m*, Eine Mi-nute EKG *m*
袖珍双金属温度计 Bimetalltaschenthermometer *m*
袖珍温度计 Taschenthermometer *m*
袖珍医疗计算机系统 medizinisches Taschencomputersystem *n*
袖状浸润 Mantelärmelinfiltration *f*
绣球[根] Hortensie *f*
绣球酚 Hydrangenol *n*
绣线菊甙 spiraeoside <engl.>
绣线菊酚甙 Spiraenillin *n*
锈 Rost *m*
锈橙色 Rostorange *n*
锈红色 Rostrot *n*
锈绿色 Rostgrün *n*
锈色的 rubiginose, rost *adj*, russous
锈色痰 rostfarbiges Sputum *n*
嗅 Kakostomie *f*, Riechen *n*, Schnüffeln *n*
嗅[觉]的 olfaktorisch *adj*, osmisch *adj*
嗅[觉]器[官] Geruchsapparat *m*
嗅[觉]中枢 olfaktorisches Zentrum *n*
嗅[纤]毛 olfaktorisches Zilium *n*
嗅[小]泡 Riechbläschen *n*
嗅板 Riechplatte *f*, Riechplakode *f*
嗅部 olfaktorische Region *f*
嗅错觉 olfaktorische Illusion *f*
嗅岛 olfaktorische Insel *f*
嗅的 olfaktorisch *adj*
嗅感受器 Osmorezeptor *m*
嗅功能检查法 Untersuchung der Riechfunktion *f*
嗅沟 Suleus olfactorius *f*
嗅沟脑膜瘤 Olfaktoriusmeningeom *n*
嗅沟综合征 Sulcus olfaktorius-Syndrom *n*
嗅幻觉 Geruchshalluzination *f*
嗅回静脉 Vene des Gyrus olfactorius *f*
嗅基板 olfaktorische Plakode *f*
嗅胶 Schnüffeln *n*
嗅觉 Sensus olfaktorius *m*, Riechvermögen *n*, Geruchs-sinn *m*
嗅觉辨别 olfaktorische Diskrimination *f*
嗅觉标记蛋白 olfaktorisches Symbolprotein *n*
嗅觉表 Geruchsgramm *n*
嗅觉不灵 Merosmie *f*, olfaktorische Anomalie *f*
嗅觉不全 Hyposmie *f*
嗅觉测定 olfaktometrie *f*, olfaktonik *f*
嗅觉测量 Odorimetrie *f*
嗅觉测量法 Olfaktometrie *f*, Osphresiometrie *f*
嗅觉测量计(器) Osphresiometer *n*, Olfaktometer *n*
嗅觉传导路 olfaktorische Bahn *f*
嗅觉刺激物 olfaktorischer Reiz *m*
嗅觉倒错 Parosmie *f*, Parosphresie *f*, Geruchstäuschung *f*
嗅觉倒错(异常) Parosmie *f*, Parosphresie *f*, Geruchstäuschung *f*
嗅觉分析 olfaktorische Analyse *f*
嗅觉感受器 Geruchsrezeptor *m*, Osmorezeptor *m*
嗅觉感受细胞 olfaktorische Rezeptorzellen *f pl*
嗅觉功能 Riechfunktion *f*
嗅觉功能检查 olfaktorischer Funktionstest *m*
嗅觉过敏 Geruchsüberempfindlichkeit *f*, Hyperosphresia *f*, Hyperosmie *f*
嗅觉机构 Olfactorium *n*
嗅觉计 Osphresiometer *n*, Olfaktometer *n*, Osmometer *n*
嗅觉减弱 Hyposmie *f*
嗅觉减退 Hyposmie *f*, Hyposphresia *f*
嗅觉亢进 Oxyosimie *f*
嗅觉棱锥体 Geruchsprisma *n*
嗅觉理论 Theorie des Geruchssinns *f*
嗅觉敏度计 Osphresiometer *n*
嗅觉区 olfaktorischer Bereich *m*, Riechzentrum *n*
嗅觉缺失 Anodmie *f*, Anosmia *f*, olfaktoria Anaesthesia *f*
嗅觉缺失的 anosmisch *adj*
嗅觉锐敏 Oxyosmie *f*, Oxyosphresie *f*
嗅觉三棱体 Geruchsprisma *n*
嗅觉丧失 Anosmia *f*, Anosphresia *f*, Aufhebung der Geruch-swahrnehmung *f*
嗅觉神经病 olfaktorische Nervenkrankheiten *f pl*
嗅觉同一反应 single non-discrimination of smell<engl.>(SND)
嗅觉途径 olfaktorischer Weg *m*
嗅觉系数 olfaktorischer Koeffizient *m*

嗅觉纤维 Riechfäden *n pl*
嗅觉显示器 olfaktorisches Display *n*
嗅觉性发育不全 Dysplasia olfactogenitalis *f*
嗅觉学 Osphresiologie *f*
嗅觉遗忘 olfaktorische Amnesie *f*
嗅觉异常 Parosmie *f*, Parosphresie *f*, Heterosmie *f*
嗅觉诱发电位 olfaktorisches evoziertes Potential *n*
嗅觉诱发电位测定 Messung des olfaktorischen evozierten Potentials *f*
嗅觉阈 Geruchsschwelle *f*
嗅觉障碍 Geruchsstörung *f*, Dysosphresie *f*, Dysosmie *f*
嗅觉障碍学 Osmonosologie *f*
嗅觉正常 Euosmie *f*
嗅觉正常的 euosmisch *adj*
嗅结节 Riechkolben *m*, Bulbus olfaktorius *m*
嗅静脉 olfaktorische Vene *f*
嗅联觉 Olfaktismus *m*
嗅裂 Riechspalte *f*
嗅毛 Cilium olfaktorium *n*, Riechhaar *n*
嗅敏度 Geruchsschärfe *f*
嗅敏度单位 Olfaktin *f*, Riechschärfeeinheit *f*
嗅敏度试验 Proetztest *m*
嗅膜 olfaktorische Membran *f*
嗅囊 Riechsack *m*
嗅脑 Riechhirn *n*, Rhineneephalon *n*
嗅脑沟 Sulcus rhinalis *f*
嗅脑后部 Pas posterior rhinencephali *f*
嗅脑前部 Pars anterior rhinencephali *f*
嗅黏膜 Riechschleimhaut *f*
嗅泡 olfaktorisches Bläschen *n*, Geruchsknopf *m*
嗅皮质 olfaktorischer Kortex *m*
嗅疲劳 Geruchermündung *f*
嗅瓶实验 Flaschen-Geruchstest *m*
嗅谱图 olfaktorisches Spektrogramm *n*
嗅气觉色 olfactiou colorée <frz.>
嗅器 Organum olfaetus *n*
嗅鞘细胞 einhüllende Riechzelle *f*
嗅球 Riechkolben *m*, Bulbus olfactorius *m*
嗅球结构 Formatio bullaris *f*
嗅区 Riechfeld *n*, Riechregion *f*, Regin olfactoria *f*
嗅三角 Trigohum olfactorium *n*, Riechdreieck *n*
嗅上皮 olfaktorisches Epithelium *n*
嗅神经 Nervi olfactorii *m pl*
嗅神经母细胞瘤 olfaktorisehes Neuroblastom *n*
嗅神经上皮瘤 Olfaktoriusneuroepitheliom *n*
嗅神经损伤 olfaktorischer Nervenschaden *m*
嗅神经小球 Riechknäuel *m pl*, Glomeruli nervi ollactorii *m pl*
嗅神经障碍 Riechnervenstörung *f*
嗅试验 olfaktorischer Test *m*
嗅适应 Geruchadaptation *f*, olfaktorische Adaptation *f*
嗅束 Rieehstrang *m*, Riechstreifen *m*
嗅束沟 Sulcus olfactorius *m*
嗅丝 Geruchfasern *f pl*, Riechfäden *m pl*
嗅窝 Riechgrube *f*, Riechgrübchen *n*
嗅细胞 Schultze* Zellen *f pl*, Rieehzelle *f*
嗅纤毛 Riechhaar *n*, Cilium olfactorium *n*
嗅腺 Riechdrüsen *f pl*, Glandulae olfactoriae *f pl*
嗅小结 Riechknäuel *n*
嗅小球 Glomeruli olfactorii *m pl*, Riechknäuel *m pl*
嗅性黑矇 Riechamaurose *f*
嗅学 Osmologie *f*
嗅叶 Riechlappen *m*
嗅叶蛋白 spezifisches Riechkolbensprotein *n*
嗅叶沟 Riechfurche *f*, Riechrinne *f*
嗅叶沟脑膜瘤 Meningoma der Riechfurche *n*
嗅阈 Riechschwelle *f*
嗅阈检查 Geruchschwellestest *m*
嗅阈值 Riechschwelle *f*
嗅粘膜 Riechschleimhaut *f*
嗅诊 Geruchsuntersuchung *f*
嗅诊法 Geruchsprüfung *f*
嗅知觉 Geruchswahrnehmung *f*, olfaktorische Wahrnehmung *f*
溴 Brom *n* (Br), Bromum *n*
82 溴 Brom-82 *n*
溴百里酚蓝 Bromthymolblau *n*
溴苯 Brombenzol *n*
溴苯酚 Bromphenol *n*
溴苯海拉明 Bromobenadryl *n*, Bromodiphenhydramin *f*
溴苯甲酸 Bromobenzoesäure *f*
溴苯甲酰氯 Bromobenzoylchlorid *n*
溴苯甲酰溴 Bromobenzoylbromid *n*
溴苯磷 Leptophos *n*
溴苯酰甲基 Brommethyl *n*
溴苄胺 Darenthin *n*, Bretyliumtosylat *n*
溴苄环已铵 Bisolvon *n*, Bromhexin *n*
溴苄烷铵 Bromgeramin *n*
溴丙胺太林 Propanthelinbromid *n*
溴丙巴比妥 Propallylonal *n*
2- 溴丙烷(溴代异丙烷) Isopropylbromid *n*
溴丙烯 Bromoprophylen *n*
溴痤疮 Bromakne *f*, Aknebromid *n*
溴代苯二甲酰亚胺滴定法 N-Bromphthalimidstitration *f*
N- 溴代丁二酰亚胺 N-Bromsuccimid *n*
溴代呋喃酮 Bromfuranone *f*
溴代氟烃(哈龙) Halon *n*, bromierter Fluorkohlenwasserstoff *m*
溴代甲烷 Methylbromid *n*
溴代氯霉索 Bromaphenicol *n*
溴代马来酸 Brom-Maleinsäure *f*
溴代阻燃剂 bromiertes Flammschutzmittel *n*
溴敌隆 Bromadiolon *n*
溴碘化汞 Quecksilberjodbromid *n*
溴碘化物 Jodbromid *n*, Bromjodatum *n*
溴丁二酰亚胺滴定法 N-Bromsuccinimidstitration *f*
溴二苯并伍环 Bromfluoren *n*
溴二乙二苯基脲中毒 Bromiuscarboniteintoxikation *f*
溴二乙基乙酰脲 Bromdiethylacetylurea *f*
溴仿 Bromoform *n*
溴仿中毒 Bromoiormvergiftung *f*
溴非尼腊明 Brompheniramin(um) *n*
溴酚 Bromphenol *n*
溴酚红 Bromphenolrot *n*
溴酚磺酞 Bromosulfophthalein (BSP) *n*
溴酚蓝 Bromphenolblau *n*
[N-]溴琥珀酰亚胺 N-Bromosuccimid (NBS) *n*
溴化 phosphoniumbromid
溴[化]苯 Brombenzol *n*, Brom-benzen *n*
溴化[环]戊噻吩铵酯 Penthienatbromid *n*
溴化[作用] Bromination *f*
溴化氨酰胆碱 Hexabis [carba] cholini bromidum *n*
溴化氨酰心碱 Hexabis (carba) cholini bromidum *n*
溴化铵 Bromammonium *n*
溴化白蛋白 bromiertes Albumin *n*
溴化苯汞 Phenylquecksilber (LI)-bromid *n*
溴化吡啶斯的明 Pyridostigminbromid *n*, Pyridostygmin bromidum *n*
溴化苄 Benzylbromid *n*
溴化苄吡啶 Benzpyriniumbromid *n*
溴化丙胺太林 Propantel *n*, Propanthelinbromid *n*, Pro-panth-

elini bromidum *n*
溴化的 bromiert *adj*, bromat(-us, -a, -um) *adj*
溴化二氨合钯 Palladodiamminbromid *n*, Diamminpalladobromid *n*
溴化二氨基乙基异硫脲 2-Aminoethyl-Isothiouronium-Bromidum *n*
溴化钙 Kalziumbromid *n*, Bromkalzium *n*, Calcium bro-matum *n*
溴化铬 Chromibromid *n*
溴化汞 Quecksilberbromid *n*, Hydrargyrum bromatum *n*
溴化钴 Kobaltbromid *n*
溴化己烷双脂 Hexamethoniumbromid *n*
溴化剂 Bromierungsmittel *n*
溴化甲基阿托品 Atropin methobromid *n*
溴化甲基莨菪碱 Scopolamin-N-methylbromid *n*, Scopolamin-N-methobromid *n*
溴化钾 Kaliumbromid *n*
溴化钾直流电离子导入疗法 lontophorese mit Kaliumbromid *f*
溴化锂吸收式制冷机 Lithiumbromidskühleinheit *f*
溴化磷 Phosphortribromid *n*
溴化鏻 Phosphorbromid *n*
溴化六甲双(季)胺 Hexamethoniumbromid *n*
溴化铝 Aluminiumbromid *n*
溴化镁 Magnesiumbromid *n*
溴化钠 Natriumbromid *n*, Natrium bromatum *n*, Brom-natrium *n*
溴化硼 Borbromid *n*
溴化普鲁本辛 Propanthelinbromid *n*
溴化羟苯乙铵 Oxyphenoniumbromid *n*
溴化氢 Bromwasserstoff *m*
溴化氰 Zyanbromid *n*
溴化氰试剂 Bromcyanreagenz *n*
溴化铷铵 Rubidium und Ammoniumbromid *n*
溴化锶 Strontiumbromid *n*
溴化四甲基铵 Tetramethylammoniumbromid *n*
溴化四乙基铵 Tetraäthylammoniumbromid *n*
溴化铁 Ferribromid *n*
溴化物 Bromide *n pl*
溴化锌 Zinkbromid *n*
溴化新斯的明 Neostigminum bromatum *n*, Neostigmin-bromid *n*
溴化亚铂 Platinbromid *n*
溴化乙啶(叉) Ethidiumbromid *n*
溴化乙烯 Aethylenum bromatum *n*
溴化异丙托品 Ipratropiumbromid *n*
溴化银 Agentum bromatum *n*
溴化油造影剂 Kontrastöl *n*
溴环己酰胺 Brom-Cyclohexamid *n*
溴磺酞钠 Sulfobromophthalein-Natrium *n*
溴磺酞钠[排泄]试验 Bromsulphaleinexkretionstest *m*
溴磺酞钠[潴留]试验 Bromsulphalein-Retentionsprobe *f*
溴[基]安定 Bromazepam *n*
溴基二甲氧基苯丙胺(敌杀死) Dimethoxy-bromamphetamin *n*
溴己新 Bromhexin *n*
溴剂 Bromid *n*
溴甲阿托品 Mebropin *n*, Atropinmethylbromid *n*
溴甲苯 Benzylbromid *n*, Bromtoluol *n*
溴甲酚蓝 Bromkresolblau *n*
溴甲酚绿 Bromkresolgrün *n*
溴甲酚紫 Bromkresolpurpur *m*
溴甲基东莨菪碱 Pamiumbromid *n*, Scopolaminmethyl-bromid *n*
溴甲基后马托品 Methylhomatropinbromid *n*, Methylhomatropinum bromatum *n*
溴甲基吗啡 Morphosan *n*
溴甲烷 Brommethan *n*
溴甲烷阿朴吗啡 Apomorphin methylbromid *n*
溴甲烷中毒 Methylbromidvergiftung *f*
溴量法 Bromometrie *f*
溴硫磷 Bromophos *n*
溴氯二氟代甲烷 bromochlorides Fluormethan *n*
溴氯二氟乙烷 Bromchlordifluormethan *f*
溴氯酚蓝 Bromchlorophenolblau *n*
溴氯三氟乙烷 Bromchlormethan-Trifluorethan *n*
溴萘酚 Bromnaphthol *n*
5 溴尿嘧啶 5-Bromouracil *n*
溴尿嘧啶 Bromouracil *n*
5- 溴尿嘧啶脱氧核糖核苷 5-Bromouracildeoxyribonu-cleosid *n*
溴氰菊脂 Decamethrin *n*
溴氰菊酯(敌杀死) Deltamethrin *n*
溴泉 Brom-Quelle *f*
溴醛 Bromal *n*
溴三氟乙烷 Bromtrifluormethan *n*
溴杀烯 Bromocyclen *n*
溴麝香草酚蓝 Bromthymolblau *n*
溴水杨醇 Bromsaligenin *n*
溴四环素 Bromtetrazyklin *n*
溴酸 Bromsäure *f*, Acidum bromicum *n*
溴酸镉 Cadmiumbromat *n*
溴酸钾 Kalium bromicum *n*
溴酸钾[滴定]法 Kaliumbromattitration *f*
溴酸钠 Natriumbromat *n*
溴酸盐 Bromate *n pl*
溴酸盐滴定法 Bromatetitration *f*
5- 溴脱氧尿[嘧啶核]苷 5-Bromodeoxyuridin *n*
溴芴 Bromfluoren *n*
溴西泮 Bromazepam *n*
溴血霉素 Bromoemimycin *n*
溴乙锭 Ethidiumbromid *n*
溴乙酸 Acidum monobromaceticum *n*
溴乙烷 Bromäthyl *n*, Monobromäthan *n*
溴乙烯 Athylenbromid *n*
溴乙酰苯胺 Asepsin *n*
ä- 溴乙氧基苯 ä-Bromoäthoxybenzen *n*
溴异戊酰基脲 Bromvalerylurea *f*
溴异戊酰脲 Bromural *n*, Bromovalurea *f*
溴隐亭 Bromocriptin *n*
溴隐亭(溴麦亭) Bromocriptin *n*(多巴胺拮抗药)
溴茚酮 Bromindion *n*
溴疹 Bromexanthem *n*
溴值 Bromzahl *f*
溴中毒 Bromvergiftung *f*

XU 须虚需徐许醑序叙酗绪续絮蓄

xū 须虚需

须 Barba *f*, Bart *m*
须边体 Lomasom *n*
须部假性毛囊炎 Pseudofolliculitis barbae *f*
须部毛孢子菌病 Trichosporosis barbae *f*, Piedra nostras *f*
须疮 Sycosis barbae *f*, Sycosis *f*, Rasier-flechte *f*
须疮样瘢痕性红斑 Ulerythema sycosiforme *n*
须疮样痤疮 Akne sycosiformis *f*
须发 Bart und Haar
须发癣菌 Trichophyton mentagrophytes *n*
须发癣菌爱尔兰变种 Trichophyton mentagrophytes erinacei *n*
须发癣菌结节变种 Trichophyton mentagrophytes nodulare *n*
须发癣菌昆克变种 Trichophyton mentagrophytes quinckeanum *n*
须发癣菌须癣变种 Trichophyton mentagrophytes mentagrophyte *n*
须发癣菌趾间变种 Trichophyton mentagrophytes interdigitale *n*

须给予 D.,d.(Da,detur)
须根 fibröse Wurzel *f*
须霉属 Phycomyces *n*
须霉素 Phycomycin *n*
须疱 Sycosis *f*
须区疱疹性毛囊炎 Herpes-Follikulitis der bärtigen Region *m*, Herpes follculitis von bärtigen Region *m*
须舌蝇 Glossina palpalis *f*
须癣 Tinea barbae *f*
须癣毛癣菌(须毛癣菌) Trichophyton mentagrophytes *n*
须肢 pedipalp <engl.>
虚报 Fehlalarm *m*
虚词 Funktionswort *n*
虚短 virtueller Kurzschluss *m*
虚构 Einbildung *f*
虚构(谈)症 Konfabulation *f*, Fabulieren *n*, Konfabulieren *n*
虚构的 imaginär
虚构记忆 Pseudomnesie *f*
虚构性自罪 Pseudomanie *f*
虚构-遗忘综合征 Korsakow* Syndrom *n*, Cerebropathia psychica toxaemica *f*
虚假的 fiktional
虚假的最后目标 fiktionale Endziel *f*
虚假否定选择错误 falscher positiver Auswahlsfehler *m*
虚假感情 maskierte Zuneigung *f*
虚假关联 falsche Zuordnung *f*
虚假记忆综合征 False-Gedächtnis-Syndrom *n*
虚假肯定选择错误 falscher negativer Auswahlsfehler *m*
虚假性美满家庭 gefälschte perfekte Familie *f*
虚焦点 virtueller Brennpunkt *m*
虚拟病案 virtueller Patientenakt *m*
虚拟断层 visuelle Tomographie *f*
虚拟接地 virtuelle Masse *f*
虚拟结肠镜检查术 virtuelle Koloskopie *f*
虚拟解剖 virtuelle Dissektion *f*, Virtopsie *f*
虚拟解剖实验室 virtuelles Labor der Anatomie *n*
虚拟可视化 virtuelle Visualisierung *f*
虚拟内镜 virtuelle Endoskopie *f*
虚拟内窥镜(仿真内窥镜技术) virtuelles Endoskop *n*
虚拟生理人 virtueller Physiologemensch *m*
虚拟外翻 virtuelle Eversion *f*
虚拟现实 virtuelle Realität *f*
虚拟现实辅助外科程序 Virtual-Realität-Chirurgie-Programm *n*
虚拟现实建模语言 Virtual-Realität-Modeling-Sprache *f*
虚拟仪器 virtuelles Instrument *n*
虚热 adynamisches Fieber *n*, asthenisches Fieber *n*
虚荣狂 Manie für Schmeichelei *f*
虚弱 Marasmus *m*, Schwäche *f*, Debilität *f*
虚弱的 marantisch *adj*, marantic(-us,-a,-us) *adj*, marastisch *adj*, katheretisch *adj*
虚弱儿童 Debilitätskind *n*
虚弱感 asthenische Gefühle *n pl*
虚弱素质 asthenische Diathese *f*
虚弱心智 schwache Gesinnung *f*
虚弱型 asthenischer Typ *m*
虚弱性迟钝 marastische Torpidität *f*, abionarce <engl.>
虚弱者 Astheniker *m*
虚数 imaginäre Zahl *f*
虚谈症 Fabrikation *f*
虚脱 Collapsus *m*, Kollaps *m*
虚脱发作 Kollapsbeschlagnahme *f*
虚脱谵妄 Kollapsdelir *n*
虚脱状态 Kollapszustand *m*
虚伪人格类型 histrionischer Persönlichkeitstyp *m*
虚无 Nichtigkeit *f*
虚无假说 Nullhypothese *f*
虚无妄想 nihilistischer Wahn *m*, Nihilismus *m*
虚无妄想综合征 Cotard* Syndrom *n*
虚无主义 Nihilismus *m*
虚象 Scheinbild *n*, virtuelles Bild *n*
虚性暗点 negatives Skotom *n*
虚性脑膜炎 virtuelle Meningitis *f*
虚肿(胖) Gedunsenheit *f*
虚肿的 aufgedunsen *adj*
需(嗜)气性的 aerophil *adj*
需报告疾病 meldepflichtige Krankheiten *f pl*
需氮量 Stickstoffbedarf *m*
需方 Verbraucher *m*
需光产色分枝杆菌 photochromogene Mykobakterien *n pl*
需光度 Lichtbedürftigkeit *f*
需氯量 Chlorbedarf *m*, N-Bedarf *m*
需能量 Energiebedarf *m*, Energiebrauch *m*
需气的 aerobic, aerob
需气菌 aerobe Bakterien *n pl*
需求变动 Veränderung in der Nachfrage *f*
需求表 Nachfrage-Zeitplan *m*
需求法则 Gesetz der Nachfrage *n*
需求跟踪矩阵 Anforderung-Traceabilität-Matrix *f*
需求函数 Nachfragefunktion *f*
需求价格弹性 Preiselastizität der Nachfrage *f*
需求交叉弹性 Querelastizität der Nachfrage *f*
需求量的变动 Veränderung der Nachfrage *f*
需求评估 Bedarfsanalyse *f*
需求评价 Bedarfsbewertung *f*
需求曲线 Nachfragekurve *f*
需求收入弹性 Einkommenselastizität der Nachfrage *f*
需水量 Wasserbedarf *m*
需氧 Sauerstoffbedarf *m*
需氧代谢 aerober Metabolismus *m*
需氧的 aerob *adj*, aerobisch *adj*
需氧堆肥 aerober Mischdünger *m*
需氧呼吸 aerobe Atmung *f*
需氧菌 aerobe Bakterien *f pl*
需氧量 Sauerstoffbedarf *m*
需氧能力 aerobe Kapazität *f*, aerobe Leistungsfähigkeit *f*
需氧生活 Oxybiose *f*, Aerobiose *f*
需氧生物 Aerober *m*
需氧收缩 aerobe Kontraktion *f*
需氧脱氢酶 aerobe Dehydrogenase *f*
需氧微生物 Aeroben *m pl*
需氧污染物 aerober Schadstoff *m*
需氧性 Aerobismus *m*
需氧性生物处理 aerobe biologische Behandlung *f*
需氧芽胞杆菌 aerobe Sporenbildner *m pl*
需氧氧化 aerobe Oxydation *f*
需氧氧化酶 aerobe Oxidase *f*
需要 Voraussetzung *f*, Notwendigkeit *f*, Bedürfnis *n*, Nachfrage *f*
需要层级论 Hierarchie der Bedürfnisse *f*
需要等级 Hierarchie von Bedürfnissen *f*
需要范型 Bedürfnismuster *n*
需要互补理论 Theorie der Bedarfskomplementarität *f*
需要紧张 Bedarfsspannung
需要量 Anforderung *f*, erforderliche Menge *f*
需要满足 Bedarfsbefriedigung *f*
需要时 bei Bedarf, P.r.n(pro re nata)
需要特征 Bedarfscharakteristik *f*
需要消减论 Bedürfnisse-Reduktionstheorie *f*
需要压力理论 Druckbedarfstheorie *f*

需要治疗的例数 Anzahl der Behandlung *f*
需要治疗患者数量 Anzahl der notwendigen Behandlungen *f*
需治疗人数 Anzahl der notwendigen Behandlung *f*

xú 徐

徐动症 Athetose *f*, Athetosis *f*
徐缓激肽(缓激肽) Bradykinin *n*
徐脉 Pulsus rarus *m*

xǔ 许酹

许[累尔]氏位 Schiller* Lage *f*
许巴赫氏滴定管 Schellbach* Bürette *f*
许夫纳粒(薛氏小点) Schüffner* Granulat *n*, Schüffner* Punkt *m*(间日疟原虫等侵犯红细胞染色后出现的小点)
许可 Zustimmung *f*, Warrant *m*
许可证 Zertifikat *n*
许克病 Schüller*-Christion* Krankheit *f*(网状内皮系统病变症候群,可能与胆固醇有关)
许克氏韧带 Hueck* Ligament *n*, Ligamentum pectinatumanguli iridocomealis *n*
许兰-亨诺血管炎 Schönlein*-Henoch* Vaskulitis *f*
许兰氏毛(癣)菌 Trichophyton schönleinii *n*, Achorion Schönleinii *n*
许勒现象 Schüller* Phänomen *n*(器质性偏瘫患者步行时易向患侧偏斜)
许勒腺 Schüller* Drüsen *f pl*(卵巢冠纵管的憩室)
许莫氏结节 Schmorl* Knötchen *n*
许特尔氏细胞瘤 Hürthle* Zell-Tumor *m*, großzelliges onkozytäres Adenom *n*
许瓦茨曼反应 Schwartzman* Reaktion *f*(一种非特异性过敏反应)
许瓦尔贝氏线 Schwalbe* Fissur *f*, Schwalbe* Grenzring *m*
许旺氏核 Schwann* Kern *m*
许旺氏鞘 Schwann* Scheide *f*
许旺氏细胞 Schwann* Zelle *f*
许旺氏细胞瘤 Schwann* Zelltumor *m*, Schwann [ogli]oma *n*
酹剂 Spiritus *m*

xù 序叙酗绪续絮蓄

序次标度 Or-dinalskala *f*
序贯法 Folgemethode *f* sequentiale Methode *f*
序贯分析 Folgeprüfung *f*, Sequentialanalyse *f*
序贯培养 sequentiale Kultur *f*
序贯设计 Sequenzentwurf *m*
序贯式吻合 sequenzielle Anastomose *f*
序贯式正压反搏 sequenzierte Überdrucksgegenpulsation *f*
序贯试验 sequentieller Test *m*
序贯透析 sequentielle Dialyse *f*
序贯性多系统衰竭 sequentieller System-Ausfall *m*
序贯镇痛麻醉 Anästhesie der sequentiellen Analgesie *f*
序贯治疗 sequentialtherapie *f*
序理检测 Sequenzcheck *m*
序列 Array *n*, Sequenz *f*, Zug *m*, DNA-Sequenz *f*
Alu 序列 Alu-Sequenz *f*
Chi 序列 Chi-Sequenz *f*
SD 序列 Shine*-Dalgarno* Sequenz *f*, SD-Sequenz *f*, Ribosomenbindungsstelle *f*
UA 序列 UA-Sequenz *f*
δ 序列 δ-Sequenz *f*
序列拔牙 Extraktionssequenz *f*, Serienextraktion *f*
序列标定位置 Sequenz-markierte Site *f*
序列标签位点 Sequenz-markierte Stelle *f*
序列捕获 arraybasiertes Sequenzierungskapern *n*
DNA 序列测定 DNA-Sequenzierung *f*
序列测定 Sequenzierung *f*
序列测验 sequenzieller Test *m*
序列多态性 Polymorphismus der DNA-Sequenz *m*
序列分析 Sequenzanalyse *f*
序列分析仪 Sequenator *m*, Sequenzer *m*
序列号 Sequenz-ID *f*
序列家族 DNA-Sequenzfamilie *f*, Sequenzfamilie *f*
序列家族 Sequenzfamilie *f*
序列检索系统 Retrievalsystem der Sequenzierung *n*
序列决策过程 sequentieller Entscheidungsprozess *m*
序列扩增 DNA-Sequenzamplifikation *f*
序列取样 sequentielle Abtastung *f*
序列特异寡核苷酸探针 sequenzspezifische Oligonukleotidsonde *f*, SSO-Sonde *f*
PCR 序列特异性引物 PCR-Sequenz-spezifischer Primer *m* (PCR-SSP)
序列特异性引物 Sequenz-spezifischer Primer *m*, spezifische Zündvorrichtung *f*
序列特异性引物聚合酶链反应 PCR-Sequenz-spezifischer Primer *m*
序列译码 Sequenzdecodierung *f*
序列运动 Sequenzbewegung *f*
序列征 Sequenz *f*
序列脂肪抽吸 serielle Fettabsaugung *f*
序列子 Sequon *n*
叙事格局 narratives Schema *n*
叙述生物化学 descriptive Biochemie *f*
叙述式制图格式 narratives Diagrammenformat *n*
叙述性的思维 narratives Denken *n*
酗酒 Alkoholismus *m*
酗酒病 Dipsopathie *f*
酗酒病态 Dipsopathie *f*
酗酒的 crapulent
酗酒幻觉症 alkoholische Halluzinose *f*
酗酒患者 Patient mit Alkoholismus *m*
酗酒嫉妒 alkoholische Eifersucht *f*
酗酒精神病 Alkoholpsychose *f*
酗酒偏执狂 alkoholische Paranoia *f*
酗酒性幻觉 alkoholische Halluzination *f*
酗酒者 Alkoholiker *m*, schwerer Trinker *m*
酗酒者的癫痫发作 Anfälle beim Alkoholismus *m pl*
绪方-绪方二氏镀银染色法 Ogata*-Ogata* Silberimprägnierungsmethode *f*
续存晶[状]体血管膜 Tunica vasculosa lentis persistens *f*
续存性玻璃体动脉 Arteria hyaloidea persistens *f*
续存性动脉干 Truncus arteriosus *m*
续存性甲状舌管 persistenter Ductus thyreoglossus *m*
续存性左上腔静脉 permanente Vena cava superior sini-stra *f*
续发玻璃[状]体 sekundärer Glaskörper *m*, sekundäres Corpus vitreum *n*
续发晶[状]体纤维 sekundäre Linsenfaser *f*
续发率 sekundäre Attackrate *f*
续发性胆汁肝硬变 sekundäre biliäre Leberzirrhose *f*
续发性的 sekundär *adj*
续发症状 aufeinanderfolgendes Symptom *n*
续连症 Aclasis *f*, Aclasia *f*
续连症的 aclastisch
续馏液 nachfolgendes Destillat *n*
续滤液 nachfolgendes Filtrat *n*
续绦期 Metacestoda *f*
续源流行 ständige Quellenepidemie *f*
絮[状阴]影 fleckiger Schatten *m*
絮化剂 Flockungsmittel *n*
絮化作用 Flokulation *f*, Flockung *f*

絮凝[反应限]量 Lf-Dosis *f*(Limes Flockungsmittel)
絮凝[作用] Flockung *f*
絮凝的 flockig *adj*
絮凝点 Flockulationspunkt *m*, FIockungspunkt *m*
絮凝反应 Flockungsreaktion *f*
絮凝剂 Flockungsmittel *n pl*
絮凝试验 Flockulationstest *m*, Flockungsreaktion *f*
絮凝限度 Flockulationsgrenze *f*, Limesflockung *f*
絮凝性 Flockulabilität *f*
絮凝值 Flockungswert *m*, Limesflockungswert *m* (Lf-Wert)
絮片 Xysma *n*, Flocke *f*, Flocculus *n*
絮状变性 flockige Degeneration *f*
絮状表皮癣菌 Epidermophyton floccosum *n*
絮状沉淀单位 Limesflockungsweft *m*, Flockungswert *m*
絮状沉淀法 Flockulation *f*, Flockung *f*
絮状沉淀反应 Müller Luesreaktion *f*, Banungsreaktion *f*
絮状沉淀试验 Floekulationstest *m*
絮状的 flockig
絮状反应 Flockungsreaktion *f*
絮状反应抗体 Flockungsantikörper *m*, Flockulationsanti-körper *m*
絮状反应抑制试验 Flockulationsinhibitionstest *m*
絮状混浊 flockige Trübung *f*
絮状凝集现象 Flockulationsphänomen *n*
絮状试验 Flockungstest *m*, Flockulationstest *m*
絮状物 Flocculus *m*, Flocke *f*
絮状抑制试验 Flockulationsinhibitionstest *m*
絮浊反应(试验) Flockulations-und Trübungsreaktion *f*, Flockulations-und Trubungstest *m*
絮浊试验 Flockulations-und Trubungstest *m*
蓄电池 Akkumulator *m*
蓄积 Aufspeicherung *f*, Akkumulation *f*, Kumulation *f*
蓄积电离[作用] kumulative Ionisation *f*
蓄积毒性 kumulative Toxizität *f*
蓄积毒性试验 kumulativer Toxizitätstest *m*
蓄积库 Lagerhalle *f*
蓄积率 Akkumulationsrate *f*
蓄积疲劳 kumulative Ermüdung *f*
蓄积试验 Akkumulationstest *m*
蓄积系数 kumulativer Koeffizient *m*
蓄积性毒物 Kumulationsgift *n*
蓄积性中毒 kumulative Vergiftung *f*
蓄积指数 kumulativer Index *m*
蓄积中毒 kumulative Intoxikation *f*
蓄积作用 kumulative Wirkung *f*
蓄热器 Thermophor *m*
蓄热值 Rate der Wärmespeicherung *f*
蓄热指数 Wärmespeicherindex *m*
蓄水池 Reservoir *n*
蓄水池征 Reservoirszeichen *n*
蓄意供成瘾新药 Designerdroge *f*
蓄意自损 absichtliche Selbstverletzung *f*
蓄意自我伤害 absichtliche Selbstverletzung *f*

XUAN 宣萱喧玄悬旋漩选癣眩旋渲

xuān 宣萱喧

宣传心理学 Psychologie der Propaganda *f*
宣泄 Abreaktion *f*
宣泄法 kathartische Methode *f*
萱草根素 Hemerocallin *n*
萱草属 Hemerocallis *f*
喧蛙 Ochsenfrosch *m*

xuán 玄悬旋漩

玄参 Radix Scrophulariae *f*
玄参科 Scrophulariaceae *pl*
玄参属 Scrophularia *f*
玄精石 Gips vitreum *m*
悬臂 freilegender Arm *m*, Ausleger *m*
悬臂[固定]桥 Auslegerbrücke *f*
悬臂固定桥 festsitzende Extensionsbrücke *f*
悬臂卡环 Cantilever* Verschluss *m*
悬垂 Aufhängung *f*
悬垂的 hängend *adj*, pendulans *adj*
悬垂腹 Höngebauch *m*
悬垂石膏 Suspensionsgips *m*, hängender Gips *m*
悬垂位 Hängelage *f*
悬垂纤维瘤 Fibroma pendulum *n*
悬垂心 Tropfenherz *n*
悬带 Schlinge *f*, Suspensorium *n*
悬带和绷带 Schlinge und Bandage *f*
悬的 suspensori (-us, -a, -um) *adj*
悬滴 hängender Tropfen *m*
悬滴法 hängende Tropfen-Methode *f*
悬滴检查 hängige Tröpfel-Methode *f*
悬滴培养 hängende Tropfen-Kultur *f*
悬滴培养或悬浮培养 Kultur des Hängendentropfens oder Suspensoriumkultur *f*
悬吊 Suspension *f*
悬吊[绷]带 Suspensionsverband *n*, hängende Bandage *f*
悬吊带 Aufhängeschlinge *f*, Suspensionsverband *n*
悬吊的 suspen (-us, -a, -um) *adj*
悬吊根图 hängendes Wurzeldiagramm *n*
悬吊管型石膏 hängender Gips *m*
悬吊喉镜检查 Suspensionslaryngoskopie *f*, hängendes Laryngoskopie *f*
悬吊夹板 Aussetzung-Schiene *f*
悬吊架 Aufhängebügel *m*
悬吊式喉镜 hängendes Laryngoskop *n*
悬吊试验 Trapezestest *m*
悬吊术 Suspension *f*
悬吊装置 Aufhängungssystem *n*
悬浮 suspendieren v
悬浮(浊)液 Suspension *f*
悬浮包衣法 suspensionsüberziehende Methode *f*, suspensionsüberzugsmethode *f*
悬浮包衣机 Suspensionsüberzugsmaschine *f*
悬浮床 Suspensionsbett *n*
悬浮红细胞 suspendiertes rotes Blutkörperchen *n*
悬[浮]胶体 Suspensoid *n*, Suspensionskolloid *n*
悬浮粒子效应伪影 Artefakt aus dem Suspendieren des Partikeleffekts *n*
悬浮培养 Suspensionskultur *f*, Suspensionskultivierung *f*
悬浮少白细胞红细胞 suspendiertes Leukozyt-reduziertes rotes Blutkörperchen *n*
悬浮时间 Suspensionszeit *f*
悬浮体 Suspension *f*
悬浮稳定性 Suspensionsstabilität *f*
悬浮物 Schwebstoffe *m pl*
悬浮细胞培养 suspendierte Zellkultur *f*, Suspensionszell-kultur *f*
悬浮性固体 suspendierter Festkörper *m*
悬浮液 Suspension *f*
悬挂 Suspendierung *f*
悬挂单杠 Suspension des horizontalen Balkens *f*
悬胶[体] Suspensionskolloid *n*

悬空釉质 unterminierter Schmelz *m*
悬髋手术 Hängende-Hüftoperation *f*
悬链线 Oberleitung *f*
悬圈电流计 suspendierter Spulengalvanometer *n*
悬韧带 Suspensorium *n*
悬韧带板层 zonuläre Lamelle *f*
悬韧带器 zonuläres Gerät *n*
悬韧带牵拉视网膜小簇状隆起物 Netzhautbüscheln wegen zonluärer Traction *n*(lokale Gliose)
悬锁卡环 Schwenkverriegelungsverschluss *m*
悬突 Uberhängen *n*
悬腿架 Beinfessel *f*
悬崖恐怖[症] Kremnophobie *f*, Angst vor Abgrund *f*
悬液法 Suspensionsmethode *f*
悬液稳定性 Suspensionsstabilität *f*
悬雍垂 Uvula *f*, Gaumenzäpfchen *n*
悬雍垂刀 Uvulamesser *n*
悬雍垂的 uvulär *adj*, uvular(-is, -is, -e) *adj*
悬雍垂腭咽成形术 Uvulopalatopharyngoplastik *f*
悬雍垂缝[合]术 Staphylorrhaphie *f*
悬雍垂缝术 Zäpfchen-Naht *f*
悬雍垂过长 Cionptosis *f*, Uvuloptose *f*
悬雍垂肌 Staphylinus *m*
悬雍垂裂 Uvulaspalte *f*
悬雍垂瘤 Staphyloncus *m*
悬雍垂内肌 Staphylinus internus *m*, Levator veli palatini *m*
悬雍垂脓肿 Uvulaabszeß *m*
悬雍垂切除术 Cionectomia *f*, Staphylektomie *f*, Uvulektomie *f*
悬雍垂切断器 Uvulotom *n*
悬雍垂切开术 Uvulotomie *f*
悬雍垂缺失 Fehlen der Uvula *n*
悬雍垂水肿 Uvulaödem *n*
悬雍垂松弛 Staphylodialyse *f*
悬雍垂外肌 Staphylinus externus *m*, Tensor veli palatini *m*
悬雍垂下垂 Cionoptosis *f*, Uvuloptose *f*, Zäpfchensenkung *f*
悬雍垂血管瘤 Hämangiom der Uvula *n*
悬雍垂血肿 Staphylohämatom *n*, Uvulahämatom *n*
悬雍垂咽峡炎 Staphyloangina *f*
悬雍垂炎 Staphylitis *f*, Uvulitis *f*
悬雍垂肿 Staphyloncus *m*
悬雍垂周的 periuvular *adj*
旋(漩)水浴 Strudelbad *n*
旋(漩)涡 Turbulenz *f*
旋(漩)涡形的 helicoidal *adj*
旋(漩)涡浴槽 Strudelbadwanne *f*
旋(漩)涡状排列 strudelförmige Anordnung *f*
旋磁比 gyromagnetisches Verhältnis *n*
旋动培养 Spinnerkultur *f*
旋腓骨支 Ramus circumflexus fibulae *m*
旋复花 Inula britannica
旋复花次内酯 Inulicin *n*
旋肱后动脉 Arteria circumtlexa humeri posterior *f*
旋肱后静脉 posteriore Oberarm Zirkumflex Vene *f*
旋肱前动脉 Arteria circumllexa humeri anterior *f*
旋肱前静脉 vordere Oberarm Zirkumflex Vene *f*
旋股内侧动脉 Arteria circumflexa femoris medialis *f*
旋股内侧动脉横支 Querzweig der medialen Oberschenkelarterie *m*
旋股内侧静脉 Venae circumflexae femoris mediales *f pl*
旋股外侧动脉 Arteria circumflexa femoris lateralis *f*
旋股外侧动脉降支 absteigende Arterie der seitlichen Oberschenkelkranzarterie *f*
旋股外侧静脉 Venae circumflexae femoris laterales *f pl*
旋管冷凝器 Spiralkühler *m*, spiraliger Kondensor *m*
旋光 optische Drehung *f*
旋光本领 Rotationskapazität *f*
旋光测定[法] Polarimetrie *f*
旋光虫性肌炎 trichinöse Myositis *f*
旋光的 optisch-aktiv *adj*, rotatorisch *adj*
旋光度 optische Drehung *f*
旋光对映体 optische Antipoden *m pl*
旋光分光计 spektropolarimeter *n*
旋光分散 optische Rotationsdispersion *f*
旋光改变作用 Mutarotation *f*
旋光计 Polarimeter *n*
旋光角 Rotationswinkel *m*
旋光镜 Polariskop *n*
旋光镜的 polariskopisch *adj*
旋光镜检查 polariskopische Prüfung *f*, Polariskopie *f*
旋光率 spezifische Drehung *f*
旋光器 Polarisationsapparat *m*
旋光色觉镜 Ophthalmoleukoskop *n*
旋光色散 optische Rotationsdispersion *f*
旋光糖量计试验 Saccharimeterstest *m*
旋光物 optisch aktive Substanz *f*
旋光物质 optische aktive Substanz *f*
旋光显微镜 Polarisationsmikroskop *n*
旋光性 optische Aktivität *f*
旋光性降低 optische Depression *f*
旋光性增强 optische Exaltation *f*
旋光仪 Polarimeter *n*
旋光异构 Rotationsisomerie *f*
旋光异构体 Rotationsisomere *n pl*
旋光异构现象 optische Isomerie *f*
旋后 Supination *f*
旋后测试器 Supinationstestvorrichtung *f*
旋后的 Supination *f*
旋后肌 Supinator *m*
旋后肌嵴 Supination-Muskelgrat *m*
旋后肌腱弓 Supination-Sehnenbogen *m*
旋后肌综合征 Supinatorsyndrom *n*
旋后位 Supinationslage *f*
旋花甙 Convolvulin *n*
旋花碱 Convolvin *n*
旋花科 Convolvulaceae *pl*
旋花属 Convolvulus L. *n*
旋肩胛动脉 Arteria circumflexa scapulae *f*
旋肩胛静脉 Circumflexa scapulae Vene *f*
旋浆式搅拌器 Propellerrührer *m*, Luftschraubenscharf-macher *m*
旋进 Präzession *f*
旋卷的 circinate
旋裂 Spiralfurchung *f*
旋螺属 Gyraulus *m*
旋律 Melodie *f*
旋律语调疗法 melodische Intonationstherapie *f*
旋毛虫 Trichinella spiralis *f*
旋毛虫病 Trichinose *f*, Trichinellosis *f*, Trichinelliasis *f*
旋毛虫病心肌炎 Myokarditis trichinosa *f*
旋毛虫检查器 Trichinoskop *n*
旋毛虫目 Spirotricha *pl*
旋毛虫肉 Fleisch der Trichinelliasis *m*
旋毛虫幼虫 Trichinella spitalis Larven *f pl*
旋毛线虫病 Trichinelliasis *f*, Trichinellosis *f*
旋毛线虫浸膏 Extraktum trichinella *n*
旋毛[形线]虫 Trichinella spiralis *f*, Trichina cystica *f*
旋内 Innenrotation *f*
旋扭的 verzerrt, distortus

旋钮 Knopf *m*
旋盘比色器 Drehscheibenkomparator *m*
旋盘尾丝虫 Onchocerca caecutiens *f*, Onchocerca volvulus *f*
旋盘尾线虫 Onchocerca volvulus *f*
旋髂浅动脉 Arteria circumflexa ilium superficialis *f*
旋髂浅静脉 Vena circumflexa ilium superficialis *f*
旋髂深动脉 Arteria circumilexa ilium profunda *f*
旋髂深静脉 Vena circumflexa ilium profunda *f*
旋前 Pronation *f*
旋前的 votwärts geneigt *adj*
旋前方肌 Musculus pronator quadratus *m*
旋前肌 Pronator *m*
旋前肌粗隆 Tuberositas pronatoria *f*
旋前屈肌 Pronator-Flexoren *m pl*
旋前位 Pronation *f*
旋前圆肌 Musculus pronator teres *m*
旋前圆肌尺头 Caput ulnare musculi pronatoris teretis *n*
旋前圆肌肱头 Caput humerale musculi pronatoris teretis *n*
旋前圆肌综合征 Teretipronator-Syndrom *n*
旋前征 Pronationszeichen *n*
旋钳 Schraubenschlüssel *m*
旋塞 Hahn *m*
旋蜕膜 Deeidua circumflexa *f*
旋涡泵 Wirbelpumpe *f*
旋涡混合器 Wirbel *m*
旋涡流量计 Turbinen-Durchflussmesser *n*
旋涡形 Helikoid *n*
旋涡浴 Whirlpool *m*
旋向隐斜视 Cyclophoria *f*
旋斜视计 Klinometer *n*
旋眼痉挛 okulogyre Spasmen *m pl*
旋支 ramus circumflexus *m*
旋转 Rotation *f*, Zykloduktion *f*
旋转半脱位 rotierende Subluxation *f*
旋转壁式生物反应器 Bioreaktor des rotierenden Wand-Gefäß *m*
旋转不良 Malrotation *f*
旋转不稳定 rotatorische Instabilität *f*
旋转成形术 Rotationsplastik *f*
旋转抽屉试验 Rotationsschubladentest *m*
旋转床 rotierendes Bett *n*
旋转磁场治疗器 rotierender magnetischer Behandlungs-apparat *m*
旋转磁疗仪 rotierendes Magnetfeld-Therapiegerät *n*
旋转错觉 Rotationsillusion *f*
旋转的 inrers *adj*, rotatorisch *adj*, rotatori (-us, -a, -um) *adj*
旋转方向 Richtung der Rotation *f*
旋转辐射仪 rotatorischer Bestrahlungsapparat *m*
旋转感觉 Drehsinn *m*
旋转骨折 Rotationsbruch *m*
旋转固定式扫描系统 Drehen-stationäres Abtastsystem *n*
旋转关节 Drehgelenk *n*
旋转管培养 Kultur des Drehrohrs *f*
旋转和反旋转飞行错觉 Dreh-und conterrotational Illusion im Flug *f*
旋转后眼球震颤 Nachnystagmus *m*, Drehnachnystagmus *m*
旋转滑行皮瓣 Hautlappen des Rotationsschiebefensters *m*
旋转肌等张性收缩后松弛 Entspannung nach Drehmuskelkontraktion *f*
旋转畸形 Rotationsdeformität *f*
旋转脊柱侧凸 Drehwirbelsäule-Skoliose *f*
旋转脊柱后凸 Drehwirbelsäule-Kyphose *f*
旋转计 Tropometer *n*
旋转颊瓣 Drehwangenklappe *f*
旋转交叉带蒂组织瓣上睑成形术 Dreh-überquer-gestielte Lappen-Oberlid-Plastik *f*
旋转铰链式人工膝关节 künstliche Knie des Dreh-Scharniers *n*
旋转截骨[术] Rotationsosteotomie *f*
旋转聚焦式伽玛射线立体定向头部治疗系统 Dreh konzentriert-gamma-ray-stereostatisches Kopf-Therapie-System *n*
旋转控制 Rotationssteuerung *f*
旋转扩散 Rotationsdiffusion *f*
旋转流量计 Rotameter *n*
DNA 旋转酶 DNA-Gyrase *f*
旋转盘 Drehscheibe *f*
旋转培养装置 rotatorischer Inkubator *m*
旋转皮瓣 Drehklappe *f*
旋转皮瓣 Rotationshautlappen *m*
旋转评价 Drehbewertung *f*
旋转器 Revolver *m*
旋转切断计 rotatorische Schneid(e)maschine *f*
旋转扫查 rotierende Abtastung *f*
旋转色盘 farbige Rotationsscheibe *f*
旋转筛 Kreiselsieb *n*
旋转式 60 钴治疗机 rotierende Kobalt-60-behandlungs-anlage *f*
旋转式伽玛刀 Dreh-Gamma-Messer *n*
旋转式接生模型 rotierendes Geburtsphantom *n*
旋转式镜台 Drehbühne *f*
旋转式喷雾器 Rotationszerstäuber *m*
旋转式向上鼻咬骨钳 nach oben drehbare Nasenhohl-meißelzange *f*
旋转式血液稀释吸管搅拌器 rotierende blutverdünnende Pipetteagitator, n
旋转式压片机 rotierende Tablettenmaschine *f*
旋转式粘度计 Rotationsviskosimeter *n*
旋转式制粒机 rotatorischer Granulator *m*
旋转试验 Rotationstest *m*, Torsionstest *m*
旋转刷牙法 Dreh-Bürstverfahren *n*
旋转撕脱性断指再植术 rotative evulsion-digitale Replantation *f*
旋转听错觉 akustische Illusion *f*, akustische Täuschung *f*
旋转胃导管 Drehungsmagensonde *f*
旋转稳定性 Rotationsstabilität *f*
旋转屋测验 Test des Drehzimmers *m*
旋转性错觉 audiogyrale Illusion *f*
旋转性的 rotatorisch *adj*, rotierend *adj*
旋转性发作 adversive Beschlagnahme *f*
旋转性脊柱侧凸 Rotationsskoliose *f*
旋转性脊柱后凸 Rotationskyphose *f*
旋转性肩袖沉积 Rotationsrotatorenmanschette-Abscheidung *f*
旋转性肩袖肌腱炎 Rotationsrotatorenmanschette-Sehnenentzündung *f*
旋转性肩袖撕裂 Rotationsrotatorenmanschette *f*
旋转性眩晕 Vertigo rotatoria *f*, Drehschwindel *m*
旋转性眼球震颤 Rotationsnystagmus *m*
旋转性眼震 Nystagmus *m*
旋转袖疾病 Rotatorenmanschette-Krankheit *f*
旋转 - 旋转式扫描系统 Dreh-Dreh-Abtastsystem *n*
旋转压盒器 rotierenden Kolben drücken v
旋转压片机 Dreh-Tablettiermaschine *f*
旋转牙 gedrehter Zahn *m*
旋转阳极 rotierende Anode *f*
旋转阳极线管 Drehen-Anodex-Röntgenröhre *n pl*
旋转移位 Dislocatio ad peripheram *f*
旋转椅 Drehstuhl *m*
旋转异构 Dreh-Isomerisierung *f*
旋转异构体 Rotationsisomere *n pl*
旋转隐斜视 Zklophorie *f*
旋转运动 Rotationsbewegung *f*, rotierende Bewegung *f*
旋转粘度计 Viskosimeter des Drehzylinders *n*
旋转真空蒸发器 rotierende Vakuumevaporator *m*

旋转中眼球震颤 perrotatorischer Nystagmus *m*
旋转轴 Drehachse *f*
旋转追视测验 Test der Dreh-Verfolgung *m*
旋转追视器 Dreh-Beschäftigungen *f pl*
漩涡式喷头 Dralldüse *f*

xuǎn 选癣

选拔 Auswahl *f*
选词性命名不能 Wortauswahl-Anomie *f*
选答法 Annehmlichkeit der Antworten *f*
选购要点 Kernpunkt des Kaufes *m*
选件 optionale Teile *m pl*
选模标本 lectotype <engl.>
选磨［法］selektive Reibung *f*
选配 Apolegamie *f*
选配的 apolegamisch *adj*
选频放大器 Frequenz-auswählender Verstärker *m*
选题小组讨论 Nenngruppendiskussion *f*
选丸器 Pille-Selektor *m*
选位 desetope
选型婚配 auswählende Paarung *f*
选牙色 Farbauswahl *f*
选牙色板 Farbannleitung *f*
选样 Selektion *f*
选样器 Musterstück *n*, Auswahlbüchse *f*
选用药 Wahl des Medikaments *f*
选择 Selektion *f*, Auslese *f*, Auswahl *f*
选择［型］婚(交)配 Paarungssiebung *f*
选择［性］吸收 selektive Absorption *f*
选择［性］作用 elektive Wirkung *f*
选择比率 selektives Verhältnis *n*
选择标记 Selektionsmarker *m*
选择测验法 Prüfverfahren der Wahl *n*
选择错误 Fehler der Auswahl *m*
选择错误分类偏倚 differenzielles Fehlklassifikationsbias *n*
选择蛋白 E E-Selectin *n*
选择蛋白 L L-Selectin *n*
选择蛋白 P P-Selectin *n*
选择蛋白(选择素) Selektin *n*
选择点 Auswahlpunkt *m*
选择毒性 selektive Toxizität *f*
选择反应 Auswahlreaktion *f*
选择反应时 Reaktionszeit der Auswahl *f*
选择反应原理 Prinzip der Auswahlreaktion *n*
选择辐射计 selektives Radiometer *n*
选择行为 Wahlverhalten *n*
选择基因 Selektionsgen *n*
选择激励 selektive Anregung *f*
选择剪接 alternatives Spleißen *n*
选择 RNA 剪接 alternatives RNA-Spleißen *n*
选择阶段 Wahl-Phase *f*
选择框 Auswahlbox *f*
选择离子监测 Überwachung ausgewählter Ionen *f*
选择连续统一体 Kontinuum der Wahl *n*
选择培养基 Selektivnährboden *m*, Elektivnährboden *m*
选择偏倚 Selektionsbias *n*
选择器 Wähler *m*
选择器规则 Wahlschalter-Regel *f*
选择去偶 selektive Entkopplung *f*
选择溶剂 selektives AuflösurIgsmittel *n*
选择溶剂提取 selektive Auflösungsmittelextraktion *f*
选择时间 Auswahlzeit *f*
选择试剂 Selektivreagenz *n*
选择适应行为 abwechselndes adaptives Verhalten *n*
选择受精 selektive Insemination *f*
选择松弛 Entspannung der Auswahl *f*
E- 选择素 E-Selektin *n*
L- 选择素 L-Selectin *n*
P- 选择素 P-Selektin *n*
选择素家族 Selectin-Familie *f*
P- 选择素糖蛋白配体 P-Selektin-Glykoprotein-Ligand *m*
P- 选择素糖蛋白受体 1 P-Selektin-Glykoprotein-Ligand-1 *m*
选择提取 Selektivextraktion *f*
选择通透性 selektive Permeabilität *f*
选择网格 Auswahlgitter *n*
选择误差 Auswahl-Fehler *m*
选择吸附 Selektivadsorption *f*
选择吸收 Selektivabsorption *f*
选择系数 Selektionskoeffizient *m*
选择性 Selektivität *f*
选择性 5- 羟色胺再摄取抑制剂 selektiver Serotonin-Wiederaufnahmehemmer *m*
选择性 FSH 缺陷症 selektives FSH-Mangel-Syndrom *n*
选择性 IgA 缺陷 selektiver IgA-Mangel *m*
选择性 IgG 亚类缺陷 selektiver IgG-Subklassen-Mangel *m*
选择性 LH 缺陷症 selektives LH-Mangel-Syndrom *n*
选择性拔牙术 gewählte Extraktion *f*
选择性保持 selektive Retention *f*
选择性比较 selektiver Vergleich *m*
选择性编码 selektive Kodierung *f*
选择性丙种球蛋白缺乏症 selektive Gammaglobulin-Defizienz *f*, selektive Gammaglobulinmangel *f*
选择性沉积 Selektivdeposition *f*
选择性雌激素受体调节基因 selektives Östrogenrezeptormodulator-Gen *n*
选择性雌激素受体调制物 selektive Östrogenrezeptormodulatoren *m pl*
选择性存活 selektives Überleben *n*
选择性蛋白尿 selektive Albuminurie *f*
选择性导管化疗术 selektive Katheter-Chemotherapie *f*
选择性的 selektiv *adj*, elektiv *adj*
选择性低醛固酮症 selektiver Hypoaldosteronismus *m*
选择性定位 Organocalie *f*
选择性动脉造影 selektive Angiographie *f*, selektive Arteriographie *f*
选择性毒性 selektive Toxizität *f*
选择性分流术 selektiver Shunt *m*
选择性腹腔动脉造影 selektive celiae Arteriographie *f*
选择性肝动脉造影 selektive Leberarteriographie *f*
选择性干扰 selektive Störung *f*
选择性冠状动脉造影 selektive Koronarangiographie *f*, selektive Koronararteriographie *f*
选择性过滤器 Selektivfilter *m*
选择性忽视 selektive Unaufmerksamkeit *f*
选择性激光小梁成形术 selektive Lasertrabekuloplastik *f*
选择性激励 selektive Anregung *f*
选择性脊神经根阻滞 selektiver Spinalnervenwurzel-Block *m*
选择性脊神经后根切断术 selektive spinale hintere Rhizotomie *f*
选择性脊髓后根切除术 selektive dorsale Wurzelspitzenresektion *f*
选择性记忆 selektive Retention *f*
选择性加工 selektive hnRNA-Verarbeitung *f*
选择性缄默症 elektives Mutismus *m*
选择性减胎术 selektive fetale Reduktion *f*
选择性剪接 selektives Spleißen *n*
选择性交配 bevorzugte Paarung *f*, assortative mating <engl.>
选择性颈清扫术 selektive Halsdissektion *f*
选择性离子电极 ionselektive Elektrode *f*
选择性离子监测 selektives Ion-Monitoring *n*

选择性离子监测器 selektiver Ionendetektor *m*
选择性理解 selektive Wahrnehmung *f*
选择性绿激光前列腺汽化术 photoselektive Laservaporisation der Prostata *f*
选择性迷走神经切断术 selektive Vagotomie *f*
选择性免疫球蛋白缺少症 selektive Immunglobulinmangel *f*
选择性免疫缺乏 selektive Immunschwäche *f*
选择性脑灌注 selektive Hirndurchblutung *f*
选择性培养基 Selektivmedium *n*
选择性偏倚 Auswahlverzerrung *f*
选择性亲和力 selektive Affinität *f*
选择性去甲肾上腺素再摄取抑制剂 selektiver Noradrenalin-Wiederaufnahme-Hemmer *m*
选择性醛甾(固)酮过少症 seklektiver Hypoaldosteronismus *m*
选择性缺陷 selektiver Defekt *m*
选择性 IgA 缺陷 selektiver IgA-Mangel *m*
选择性 IgM 缺陷 selektiver IgM-Mangel *m*
选择性染剂 selektiver Fleck *m*
选择性筛检 selektives Rasterung *f*
选择性肾动脉造影 selektive renale Arteriographie *f*
选择性肾动脉造影片 selektive renale Angiographie *f*
选择性肾小管功能障碍 selektive renale tubuläre Dysfun-tion *f*
选择性试验 selektiver Test *m*
选择性手术 selektive Operation *f*
选择性思维 selektives Denken *n*
选择性通透 selektive Permeabilität *f*
选择性突变 selektive Mutation *f*
选择性维生素 B12 吸收不良综合征 selektive Vitamin-B12-Malabsorptionssyndrom *n*
选择性系数 Selektivitätskoeffizient *m*
选择性心血管造影 selektive Kardioangiographie *f*, selek-tive Angiokardiographie *f*
选择性杏仁核海马切除术 selektive Amygdal-hippocampek-tomie *f*
选择性胸椎融合术 selektive Brustwirbelfusion *f*
选择性嗅觉缺失 Anosmie der Vorzugsbehandlung *f*
选择性蓄积 selektive Kumulation *f*
选择性学习 selektives Lernen *n*
选择性血管造影 selektive Angiographie *f*
选择性抑菌作用 selektive Bakteriostase *f*
选择性抑制 selektive Hemmung *f*
选择性易损性 selektive Vulnerabilität *f*
选择性阴部内动脉造影 selektive Arteriographie der A. pudenda *f*
选择性右心血管造影 selektive rechtsventrikuläre Angiokard-iographie *f*
选择性右心造影术 selektive Dextrokardiographie *f*
选择性预防干预 selektive präventive Intervention *f*
选择性远端脾肾静脉分流术 selektiver distaler splenorenaler Shunt *m*
选择性杂交 selektive Vermehrung *f*
选择性支气管动脉造影 selektive bronchiale Arteriographie *f*
选择性支气管造影术 selektive Bronchographie *f*
选择性知觉疗法 selektive Wahrnehmungstherapie *f*
选择性指示剂稀释曲线测定 selektive Indikatorverdün-nungskurve-Bestimmung *f*
选择性重吸收 selektive Reabsorption *f*
选择性注意 selektive Aufmerksamkeit *f*
选择性注意缺乏 selektive Unaufmerksamkeit *f*
选择性综合 selektive Kombination *f*
选择性左心血管造影 selektive linksventrikuläre Angiokard-iographie *f*
选择学说 Selektionismus *m*, Selektionstheorie *f*
选择压力 Selektionsdruck *m*
选择优势 Selektionsvorteil *m*
选择者基因 Wahlschalter-Gen *n*
选择中性 selektive Neutralität *f*
选择子 Wähler *m*
选择字段 Auswahlfeld *n*
选择组 ausgewählte Gruppe, voreingenommene Gruppe *f*
癣 Tinae *f*
癣菌 Mattenbrand-Pilz *m*
癣菌性脱发 Alopecia trichophytica *f*
癣菌疹 Dermatophytids *n*
癣可宁 Siccanin *n*

xuàn 眩旋渲

眩光 Glanz *m*
眩光不能 Behinderung der Blendung *f*
眩光测试 Blendungstest *m*
眩光反射 Blendung-Reflex *m*
眩目 Blendung *f*
眩晕 Vertigo *f*, Schwindel *m*
眩晕病 Krankheit des Twistes *f*
眩晕的 vertiginos (-us, -a, -um) *adj*, vertiginös *adj*
眩晕恐怖(惧) Vertigophobie *f*
眩晕先兆 Aura vertiginosa *f*
眩晕性癫痫 schwindelerregende Epilepsie *f*, vertiginöse Epil-epsie *f*
眩晕性先兆 schwindelerregende Aura *f*
旋风除尘器 Wirbelsturm-Mfilleinnehmer *m*, Zyklon-Mill-leinnehmer *m*, Fliehkraft-Staubabscheider *m*
旋风分离器 Zyklonabscheider *m*
渲染躯体症状 Ausarbeitung der körperlichen Symptomen

XUE 削靴薛穴学雪鳕血

xuē 削靴薛

削刮后植皮术 Hautschabe und Transpantation *f*
削痂[术] Wundkruste-Exzision *f*
削减 reduzieren
削皮 Schale *f*
靴形 muffenformig
靴形的 stiefelförmig *adj*, schuhförmig *adj*
靴形心 holzschuhförmiges Herz *n*, schuhförmiges Herz *n*
薛迪克—东氏综合征 Chediak*-Higashi* Syndrom *n* (Albinismus und verstärkte suszeptibilität der Bakterieninfektion)
薛定锷波动方程 Schrödinger* Wellengleichung *f*
薛定锷方程 Schrödinger* Gleichung *f*
薛氏点 Schüffner* Punkt *m*, Schüffner* Tüpielung *f*

xué 穴学

穴 Loch *n*, Höhlef
穴兔(兔) Kaninchenbau *m*
穴位 Acupunkturpunkt *m*
穴位测定治疗仪 detektives und therapeutisches Instrument des Akupunktes *n*
穴位超声治疗仪 therapeutisches Ultraschall-Instrument des Akupunktes *n*
穴位刺激方法 punktstimulierende Therapie *f*
穴位麻醉 Punktinjektionsanästhesie *f*
穴位针刺 Acupunktion *f*, Acupunktur *f*
穴状配体(穴合剂) Cryptand *n*
学步儿童间相互作用 Kleinkind-Interaktion *f*
学得无助感 erlernte Hilflosigkeit *f*
学得性强化 erlernte Verstärkung *f*
学会学习 Lernen zum Lernen *n*
学科指南 Disziplinsführer *m*
学力结构 Struktur der akademischen Leistungen *f*

学龄儿童 Kinder in Schulalter *n pl*, schulpflichtige Kinder *n pl*
学龄儿童健康检查 Gesundheitsprüfung für Schulkind
学龄期 Schulalter *n*
学龄期儿童保健 Gesundheitsversorgung für Kinder im Schulalter *f*
学龄前的 vorschulisch
学龄前儿童 Kinder in Vorsehulalter *n pl*
学龄前儿童保健 Gesundheitsversorgung für Vorschulkinder *f*
学龄前儿童智力量表 Wechster preschool and primary scale of intelligence (WPPSI) <engl.>
学龄前期 Vorschulalter *n*
学龄早期人格问卷 Persönlichkeitsfragebogen für frühen Schulalter *m*
学名 wissenschaftliche Name *f*
学派 Schule *f*
学前儿童 Kind im Vorschulalter *n*
学前儿童思维的发展 Entwicklung des Denkens von Vorschulkindern *f*
学前儿童心理学 Psychologie der Vorschulkinder *f*
学前儿童智力量表 Intelligenzskala für Kinder im Vorschulalter *f*
学前教育 vorschulische Erziehung *f*
学前教育计划 frühkindliches Bildungsprogramm *n*
学前年龄 Vorschulalter *n*
学前期 Vorschulperiode *f*
学前期心理卫生 Psychohygiene im Vorschulalter *f*
学前人际问题解决测验 Test der zwischenmenschlichen Problemlösung in Vorschulkinder *m*
学前卫生 Gesundheit der Vorschulkinder *f*, Vorschulhygiene *f*
学生技能障碍 schulische Fertigkeiten-Erkrankung *f*
学生劳动卫生 Hygiene des Arbeitserziehungslagers *f*
学生智力 akademische Intelligenz *f*
学士学位护士 Krankenschwester des Abiturs *f*
学术成就 schulische Leistung *f*, akademische Leistung *f*
学术环境 Wissenschaft *f*
学术界 Wissenschaft *f*
学术能力 wissenschaftliche Eignung *f*
学术能力分组 akademische Fähigkeiten-Gruppierung *f*
学术能力倾向 wissenschaftliche Eignung *f*
学术能力倾向初步测验 vorläufiger Studierfähigkeitstest *m*
学术期刊全文数据库 Fachzeitschrift-Volltext-Datenbank *f*
学术委员会 akademischer Ausschuss *m*
学术信息管理系统 wissenschaftliches Information-Management-System *n*
学说 Theorie *f*
学徒期 Lehre *f*
学习不能 Lernbehinderung *f*
学习不能症 Lernbehinderung *f*
学习策略 Lernstrategie *f*
学习层次 Lernhierarchie *f*
学习迟缓者 langsamer Lerner *m*
学习的场论 Feldtheorie des Lernens *f*
学习的反馈 Lernen-Feedback *n*
学习的关键期 kritische Periode des Lernens *f*
学习的联结说 Verbindungstheorie des Lernens *f*
学习的联想 - 反射理论 assoziationsreflektorische Lerntheorie *f*
学习的内驱力 intrinsische lernende Treiberkraft *f*
学习的认知 - 发现说 Lerntheorie des Erkenntnis-Entdeckens *f*
学习的认知 - 目的说 Lerntheorie des Erkenntnis-Ziels *f*
学习的认知说 kognitive Lerntheorie *f*
学习的认知 - 同化说 Lerntheorie der Erkenntnis-Assimilation *f*
学习的神经生理机制 neurophysiologischer Mechanismus des Lernens *m*
学习的完型说 Gestalt-Lerntheorie *f*
学习的习惯说 Gewohnheit-Lerntheorie *f*
学习的性别差异 Geschlechtsunterschied beim Lernen *m*
学习的诱因 Anreiz zum Lernen *m*
学习定势 Lernmenge *f*
学习定向 Lernorientierung *f*
学习动机 akademische Motivation *f*
学习动机的激发 Erregung der Lernmotivation *f*
学习方法 Lernmethode *f*
学习负荷 Last des Lernens *f*
学习关键年龄 kritisches Lernalter *n*
学习过程 Lernprozess *m*
学习过劳 Lernenbermüdung *f*
学习和记忆 Lernen und Gedächtnis *n*
学习和认知 Lernen und Erkenntnis *n*
学习环境 akademisches Umfeld *n*
学习环境调查表 Lernumgebung-Inventar *n*
学习活动 Lernaktivität *f*
学习机 Lernmaschine *f*
学习积极性 Lerninitiative *f*
学习记忆实验 Lern-Speicher-Experiment *n*
学习假设 lernende Annahme *f*
学习进化层次 evolutionäre Hierarchie des Lernens *f*
学习困境 Lerndilemma *n*
学习困难 Lernschwierigkeiten *f pl*, Lernstörung *f*
学习类型 Lerntyp *m*
学习理论疗法 lerntheoretische Therapie *f*
学习落后儿童 Kind mit behinderten Lernen *n*
学习模式 Lernmodell *n*
学习模型 Lernmodell *n*
学习目标 Lernziel *m*
学习目的 Lernintention *f*
学习能力 Lernfähigkeit *f*
学习能力测定 Bestimmung der Lernfähigkeit *f*
学习能力倾向测验 Studiefähigkeitstest *m*
学习能力丧失 Lernschwierigkeiten *f pl*
学习评定 Beurteilung des Lernens *f*
学习评价 Lernbeurteilung *f*
学习迁移 Lerntransfer *m*
学习潜能评定法 Lernpotenzialeinschätzung *f*
学习情景 Lernsituation *f*
学习曲线 Lernkurve *f*
学习缺陷 Lernschwierigkeit *f*
学习态度 Lernverhalten *n*
学习途径 Lernweg *m*
学习问题求解探试 gelernte Problemlösung-Heuristik *f*
学习无能 Lernbehinderung *f*
学习习惯说 Gewohnheit der Lerntheorie *f*
学习效率 Lerneffizienz *f*
学习心理学 Lernpsychologie *f*
学习兴趣 Interesse beim Lernen *f*
学习因素说 Faktoren-Theorie des Lernens *f*
学习与成熟 Lernen und Reifen *n*
学习障碍 lernende Störung *f*, Lemen-Störung *f*
学习指导 Lernbegleiter *m*
学习治疗 Lerntherapie *f*
学习智力 akademische Intelligenz *f*
学习中的非认知因素 kognitiver Faktor beim Lernen *m*
学习中断理论 unterbroche Lerntheorie *f*
学习周期 Lernzyklus *m*
学校保健 Schule-Gesundheit *f*
学校采光 Schule-Beleuchtung *f*
学校采暖设备 Schule-Heizanlage *f*
学校服务半径 Service-Radius der Schule *m*
学校供餐 Schule-angebotenes Mittagessen *n*
学校供水 Wasserversorgung für die Schule *f*
学校管理 Schulleitung *f*

学校护理 Schulpflege *f*
学校护士 Schulkrankenschwester *f*
学校环境 schulisches Umfeld *n*
学校疾病 Schule-Krankheiten *f pl*
学校技能发育障碍 Entwicklungsstörung der schulischen Fähigkeit *f*
学校健康 Schule-Gesundheit *f*
学校健康促进 schulische Gesundheitsförderung *f*
学校健康服务 schulärztlicher Dienst *m*
学校健康教育 schulische Gesundheitserziehung *f*
学校健康社会环境 gesunde Schule-soziale Lebensbedingung *f*
学校健康项目 Schule-Gesundheitsprogramm *n*
学校结核病 Schule-Tuberkulose *f*
学校近视 Schulmyopie *f*
学校恐怖症 Schulphobie *f*, Schulangst *f*
学校恐怖症儿童的家庭病理 familiäre Pathologie der Kindern *f*
学校人际关系 persönliche Beziehung in der Schule *f*
学校容许噪声级 Zulageebene des Lärms in der Schule *f*
学校适应 Schule-Anpassung *f*
学校通风 Schule-Belüftung *f*
学校卫生 Schulhygiene *f*
学校卫生服务 Schule-Gesundheitsdienst *m*
学校卫生工作条例 Schulgesundheitsvorschrift *f*
学校卫生监督 Überwachung der Gesundheit in der Schule *f*
学校卫生条例 Gesundheitsakt der Schule *m*
学校卫生学 Schulgesundheitslehre *f*, Schulhygiene *f*
学校卫生医师 Schule-Gesundheit-Arzt *m*
学校洗手设备 Händewaschen-Anlage in der Schule *f*
学校心理学 Schulpsychologie *f*
学校心理学服务工作 schulpsychologischer Dienst *m*
学校心理治疗 schulische Psychotherapie *f*
学校照明 Schule-Beleuchtung *f*
学校智力 akademische Intelligenz *f*
学校作息制度 Regime der Arbeits- und Ruhezeit in der Schule *n*
学业成绩 Schulleistung *f*
学业成绩不良 schulische Leistung *f*
学业成就 Schulleistung *f*
学业动机 akademische Motivation *f*
学业活动 Schularbeit *f*
学语后聋 postlinguale Taubheit *f*
学语前聋 vorsprachliche Taubheit *f*
学院 Institut *n*

xuě 雪鳕

雪白的 niveous
雪白链霉菌 Streptomyces niveus *m*
雪白曲霉菌 Aspergillus niveus *m*
雪白色 Schneewittchen *n*
雪杯征 Abgabe der Schnee-Tasse *f*
雪崩击穿 Lawinendurchbruch *m*
雪崩晶体管 Lawinentransistor *m*
雪胆 Hemsleya amabilis *f*
雪胆[苦味]素 Hemsleyadin *n*
雪貂 Frettchen *n*
雪腐病 Schneeschimmel *m*
雪腐镰刀菌烯醇 Nivalenol *n*
雪花膏 Gesichtscreme *f*
雪花莲胺 Galantamin *n*, Galanthamin *n*
雪鸡 Schneehuhn *n*
雪卡毒素食物中毒 Lebensmittelvergiftung des Ciguateratoxins *f*
雪卡鱼毒素 Ciguatoxin *n*
雪口病 orale Candidose *f*, Mundsoor *m*
雪盲 Niphablepsis *f*, Niphablepsie *f*, Schneeblindheit *f*
雪泥疗法 Slush-Verfahren *n*
雪茄碱 Nicotytin *n*
雪茄式引流管 Zigarettendrän *m*
雪茄烟形的 zigarrenförmig
雪茄烟状小体 Körper der Zigarre *m*
雪球抽样 Schneeballverfahren *n*
雪球式抽样 Schneeballverfahren *n*
雪松 Zeder *f*
雪松醇 Cedrol *n*
雪松中毒 Zeder-Vergiftung *f*
雪团状渗出点 Baumwollenfleck *m*
雪旺氏细胞瘤 Schwann* Zelltumor *m*
雪旺细胞 Schwann* Zelle *f*
雪乌碱 Beutelmeise *f*
鳕肝尸胺 Morrhuin *n*
鳕肝脂酸 Acidum arsellicum *n*
鳕属 Gadus *m*
鳕油酸 9-Gadoleinsäure *f*
鳕[鱼] Dorsch *m*
鳕鱼肝食物中毒 Lebensmittelvergiftung des Lebertrans *f*
鳕鱼肝油 Dorschlebertran *m*
鳕组蛋白 Gaduhiston *n*

xuè 血

血 Blut *n*
血[药]浓度 Plasmakonzentration des Arzneimittels *f*
血癌 Leukämie *f*
血安定 Pentolinium *n*
血安平 Reserpin *n*
血氨 Blutammoniak *n*
血氨测定 Blutammoniakbestimmung *f*
血氨测定仪 Ammonium-Meter im Blut *m*
血氨过多 Hyperammonämie *f*
血氨基酸过少 Hypoaminoazidämie *f*
血氨扩散器 Diffusor der Blutaminosäure *m*
血巴尔通体属 Hämobartonella *f*
血白蛋白减少 Hypoproteinämie *f*
血白蛋白增多 Albuminosis *f*
血孢子虫 Hämatozoon *n*
血孢子虫目 Hämosporidia *pl*, Hämosporina *pl*
血崩 Metrorrhagie *f*, Meterorrhoe *f*
血泵 Blutpumpe *f*
血比容管 Hämatokrit-röhrehen *n*
血比重计 Hämabarometer *n*
血吡咯 Hämopyrrol *n*
血鞭毛虫 Hämoflagellaten *m pl*
血变型虫病 Hämamoebiasis *f*
血便 blutiger Stuhl *m*
血标本 BlutpräDarate *n pl*
血标本采集 Blutentnahme *f*
血丙种球蛋白缺乏 Agammaglobulinämie *f*
血泊 Blut-Pool *m*
血卟啉 Hämatoporphyrin *n*
血卟啉尿 Hämatoporphyrinurie *f*
血卟啉试验 Hämatoporphyrin-Test *m*
血卟啉吸收光谱 Hämatoporphyrin-Absorptionsspektrum *m*
血卟啉症(病) Hämatoporphyria *f*, Hämatoporphyrie *f*
血补丁 Blutpflaster *n*
血测测定 Blutgruppen-Bestimmung *f*
血产生 Hämatogenese *f*
血常规[检查] Blut-Routine-Untersuchung *f*
血沉 Blut(körperchen) senkungsgeschwindigkeit *f* (BKS, BSG)
血沉[吸]管 Blutsedimentationspipette *f*

血沉测定器 Blutkörperchensenkungsgerät *n*
血沉测定仪 ESR-Meter *n*(Blutsenkungsgeschwindigkeit *f*)
血沉淀素 Hämopräzipitin *n*
血沉管 Blut(körperchen)senkungstube *f*
血沉计 Sedimentationsmeter *n*
血沉架 Blutkörperehensenkungsständer *m*
血沉棕黄层 Leukozytenmanschette *f*
血沉棕黄层定量分析法 quantitatives Buffy-coats *n*
血成分测定法 Hämatometrie *f*
血池效应 Blutpool-Effekt *m*
血雌激素过多 Hyperöstrogenämie *f*
血雌激素过少 Hypöstrogenämie *f*
血胆固醇过多 Hypercholesterinämie *f*
血胆红素过多 Hyperbilirubinämie *f*
血胆红素过少 Hypobilirubinämie *f*
血胆红素尿 Hämobilirubinurie *f*
血胆红素 Blutbilirubin *n*
血胆碱 Blut-Cholin *n*
血胆甾(固)醇过少 Hypocholesterinämie *f*
血胆甾(同)醇过多 Hypercholesterinämie *f*
血胆症 Blutgallenerkrankung *f*
血蛋白 Hämalbumin *n*
血蛋白过多 Hyperproteinämie *f*
血蛋白正常 Euproteinämie *f*
血氮过多 Hyperazotämie *f*
血岛 Blutinsel *f*
血道转移 hämatogene Melastase *f*
血的 hämogen, blutig, sanguinolent(-us, -a, -um)
血碘甲腺乙酸 Blut-Jodothyreoessigsäure *f*
血淀粉酶 Blutamylase *f*
血窦[状隙] Blut-Sinuskurve *f*, Blutsinusoide *n pl*
血毒素 Hamotoxine *n pl*
血多肽过多 Hyperpolypeptidämie *f*
血恶液质 Blutkrankheiten *f pl*
血二氧化碳总含量 insgesamtes Kohlendioxidgehalt im Blut *n*
血发病性关节炎 hämophilische Arthritis *f*, hämophile Arthritis *f*
血发酵 Blutgärung *f*
血防 -846 Hexachloroparaxylol *n*
血 - 房水屏障 Blut-Kammerwasser-Schranke *f*
血非蛋白氮 Blutreststickstoff *n*, Blur-Non Protein Nitro-gen *n*
血分光镜 Hämatospektroskop *n*
血分光镜检查 Hämatospektroskopie *f*
血分析 Hämanalysis *f*
血粪 blutiger Stuhl *m*
血附睾屏障 Blut-Nebenhoden-Schranke *f*
血腹 Hämoperitoneum *n*
血钙 Blutkalzium *n*
血钙测定 Blutkalziumbestimmung *f*
血钙分析器 Kalziumspiegel-Analysator im Blut *m*
血钙过低[症] Hypokalz(i)ämie *f*
血钙过多(高) Hyperkalz(i)ämie *f*
血钙正常的 norraokalzfimisch
血肝素过低症 Hypoheparinfimie *f*
血肝素过多 Hyperheparinämie *f*
血 - 睾屏障 Blut-Hoden-Schranke *f*
血革螨属 Haemogamasus *m*
血根 Stamm des Puccoons *m*(北美产染料植物)
血根碱 Sanguinarin *n*
血供[应] Blutversorgung *f*
血供应不足 lschmnie *f*
血供应阻断 Devaskularisation *f*
血供增多 erhöhte Blutzufuhr *f*
血鼓室 Hemotympanum *n*
血关无力 Angioasthenie *f*
血管 Blutgefäf *n*
血管(细动脉)玻璃样变 vaskuläre Hyalinose *f*
血管[闭塞性]综合征 vaskuläres Syndrom *n*
血管[壁]坏死 Angionekrose *f*
血管[肌]层 vaskuläre Schicht *f*
血管[肌层]透明变性 Gefäßhyalinose *f*
血管[疾]病 Angiopathia *f*, Angiopathie *f*
血管[内]注射 intravasale Injektion *f*, intravaskuläre In-jektion *f*
血管[小]根 vaskuläre Keimwurzel *f*
血管[性]萎缩性皮肤异色病(症) Poikilodermia atrophi-cans vascularis *f*
血管暗点 Angioskotom *n*
血管闭塞 Gefäßokklusion *f*
血管闭塞危象 Krise der Vaso-Verschlusskrankheit *f*
血管闭塞性疾病 Gefäßverschlusskrankheit *f*
血管闭塞性脉管炎 Thromboangiitis obliterans *f*
血管壁 Geläßwand *f*
血管壁结石 Hämolith *m*
血管壁内皮细胞 Endothelzellen der Blutgefäßf *pl*
血管壁强硬 Angiorhigosis *f*
血管壁纤维化 Fibrose der Gefäßwand *f*
血管边缘检测 Gefäßkantenerkennung *f*
血管并发症 vaskuläre Komplikation *f*
血管病 Angiopathie *f*
血管病变性眩晕 angiopathische Vertigo *f*
血管病的 angiopathisch
血管病性多尿症 Angiopathia diabetica *f*
血管病性神经病 angiopathische Neuropathie *f*
血管病性视网膜病 Angiopathia retinae traumatica *f*, Pur-
血管搏动 vaskuläre Pulsation *f*
血管不全麻痹 Angioparese *f*
血管层 Stratum vasculare *n*
血管成像 CT-Angiographie *f*
血管成形术 Gefäßplastik *f*, Angioplastik *f*, Vasoplastik *f*
血管冲洗针 Spülnadel für Blutgefäße *f*
血管充盈 Angioplerosis *f*
血管充盈缺损 vaskuläre Füllungrsdefekt *m*
血管出血 Angiorrhagia *f*
血管床 Gefäßbett *n*
血管床容积 Kapazität des Gefäßbetts *f*, Volumen des Gefäß-betts *n*
血管刺激性 vaskuläre Reizung *f*
血管丛 Gefäßgeflecht *n*, Plexus vasculosus *m*
血管脆弱 Angiopsathyrosis *f*
血管脆性 Gefäßbrüchigkeit *f*
血管错构瘤 - 软骨发育异常综合征 vasculär Hamartom-Dy-schondroplasie-Syndrom *n*
血管打洞钳 Stanzzange der Behälter *f*
血管单元 Gefäßeinheit *n*
血管单元区域 Gefäßzellbereich *m*
血管导向气囊导管(斯旺 - 甘兹导管) Gefäßballonkatheter-führung *f*, Swan*-Ganz* Katheter *m*
血管的 vaskular, vascular(-is, -is, -e)
血管地址素 Gefäßaddressin *n*, vaskuläres Addressin *n*
血管蒂 Gefäßstiel *m*
血管蒂骨移植术 Knochentransplantation mit Gefäßstiel *f* ges-tielte Knochentransplantation *f*
血管蒂关节移植术 gestielte Gelenktransplantation *f*, Ge-lenk-transplantation mit Getfäßstiel *f*
血管蒂皮瓣 Hautlappen des Gefäßstiels *m*
血管电容 vaskuläre Kapazität *f*
血管毒 vaskuläres Gift *n*
血管对合器 Gefäßapproximator *m*
血管发生 Vaskulogenese *f*

血管发生诱导剂 Angiogeneseinduktor *m*
血管发育不全 Anangioplasie *f*
血管发育不全的 anangioplastisch
血管翻转钩 Arterioversionshaken *m*
血管反射 Gefäßreflex *m*
血管反应 Gefäßreaktion *f*
血管反应的 vasoreaktiv
血管反应性血压增高 vasoreaktive Hypertonie *f*
血管反应性增强 vaskuläre Hyperaktivität *f*
血管分叉口栓子 Sattelembolus *m*
血管分割 Blutgefäß-Segmentierung *f*
血管分支 vaskuläre Verzweigung *f*
血管缝合器 Instrumente für Gefäßnaht *n pl*
血管缝合术 Angiorhaphie *f*, Gefäßnaht *f*, Angiorrhaphie *f*
血管缝合针 Gefäßnadel *f*
血管敷料镊 Gefäßpinzette *f*
血管感觉 vaskuläre Sensation *f*
血管感觉神经 vasosensibler Nerv *m*
血管弓 Gefäßbogen *m*
血管功能紊乱 vasofunktionale Störungen *f pl*
血管功能障碍 funktionelle Störung der Blutgefäße *f*
血管供应 Vaskularisation *f*
血管沟 Furche für Blutgefäß *f*
血管钩 Gefäßhaken *m*
血管构筑 Angioarchitektur *f*
血管骨肥大综合症 Angioosteohypertrophie-Syndrom *n*, Angiomyelom
血管骨髓瘤 Angiomyelom(a) *n*
血管固定钉 Gefäßfixationsnadel *f*
血管固定架 regulierbare Doppelgefäßklammer *f*
血管过多的 hypervaskulär
血管后[股]疝(塞拉菲尼疝) retrovaskulärer Leistenbruch *m*
血管后甲状腺肿 retrovaskuläre Struma *f*
血管化 Vaskularisation *f*, Vaskularisierung *f*
血管化骨移植物 vaskularisiertes Knochentransplantat *n*
血管化皮瓣 vaskularisierter Lappen *m*
血管环 Gefäßbündelring *m*
血管活动摄影术 Kineangiographie *f*
血管活动摄影图 Kineangiogramm *n*
血管活性胺 Vasoaktire Amine *f pl*
血管活性肠肽 vasoaktives Intestinalpeptid *n*
血管活性肠肽瘤 vasoaktiver Enteropeptid-Tumor *m*
血管活性肠肽细胞 vasoaktive Darmpeptidzelle *f*
血管活性肺多肽 vasoaktives Lungenpolypeptid *n*
血管活性肽 Vasoaktives Peptid *n*
血管活性物质 vasoaktive Substanzr
血管活性药 vasoaktives Medikament *n*
血管机械性损伤 mechanisches Trauma von Schiffen *n*
血管肌瘤 Angiomyoma *n*, Angiomyom *n*
血管肌肉瘤 Angiomyosarkom *n*, Angiomyosarcoma *n*
血管肌神经瘤 Gefäßmuskel-Neurom *n*
血管肌纤维母细胞瘤 vaskuläres Neuroblastom der Muskelfaser *n*
血管肌脂肪瘤 Angiomyolipom *n*
血管肌脂瘤 Angiomyolipom(a) *n*
血管基底膜 Basalmenbran der Blutgefäße *f*
血管畸形 Gefäßfehlbildung *f*, vaskuläre Anomalie *f*, Gefäßmißbildung *f*
血管畸形出血中风 Hub von Gefäßfehlbildung-Blutungen *m*
血管及心脏活动 x 线检验法 Kineangiokardiographie *f*
血管极 vaskulärer Pol *m*
血管疾病 脉管疾病 vaskuläre Erkrankung *f*
血管挤压钳 Angioquetsche *f*
血管加压反射 Vasopressorreflexe *m pl*
血管加压素 Vasopressin *n*
血管加压药 Vasopressor *m*
血管夹 vaskuläre Klemma *f*, Gefäßklipps *f*
血管夹柄 Griff der Gefäßklemme *m*
血管夹用镊 Klipps-Anlege-Klemme *f*
血管假体 Gefäßendoprothese *f*
血管假性血友病因子 Von-Willebrand* Faktor *m*
血管间的 intervasal(-is, -is, -e), intervascular(-is, -is, -e), intervaskulär
血管间质 vaskuläres Stroma *n*
血管检查 Gefäßinspektion *f*
血管减少的 hypovaskulär
血管减压 Vasodepression *f*
血管减压物质 vasodepressorisches Material *n*
血管减压性晕厥 Vasodepressorsynkope *f*
血管减压药 Vasodepressor *m*
血管剪 Gefäßschere *f*
血管降压性昏厥 Vasodepressorsynkope *f*
血管角化病 Angiokeratosis *f*
血管角质瘤 Blutwarze *f*
血管结扎 Gefäßligatur *f*
血管结扎钳 Pinzette der vaskulären Beschlagnahme *f*
血管紧缩素 Angiotensin *n*
血管紧压器 Druckklemme *f*
血管紧张 Vasotonus *m*
血管紧张度 Vasotonus *m*
血管紧张素 1-7 Angiotensin1-7 *n*
血管紧张素Ⅰ转换酶 Angiotensin-Converting-Enzym-Ⅰ *n*
血管紧张素Ⅰ/Ⅱ Angiotensin Ⅰ/Ⅱ *n*
血管紧张素Ⅱ Angiotensin Ⅱ *n*
血管紧张素Ⅱ受体阻滞剂 Angiotensin-II-Rezeptor-Blocker *m*
血管紧张素Ⅲ Angiotensin Ⅲ *n*
血管紧张素Ⅰ Angiotensin Ⅰ *n*
血管紧张素Ⅳ Angiotensin Ⅳ *n*
血管紧张素测定 Bestimmung der Angiotensin Ⅰ *f*
血管紧张素酶 Hypertensinase *f*, Angiotensinase *f*
血管紧张素前质 Vorstufe des Angiotonins *f*
血管紧张素受体拮抗药 Angiotensin-Rezeptor-Antagonist *m*
血管紧张素酰胺 Angiotensinamid(um) *n*
血管紧张素原 Angiotensinogen *n*
血管紧张素原酶 Angiotensinogen-Enzym *n*
血管紧张素转化酶抑制药 Angiotensin-Converting-Enzym *n*
血管紧张素转换 Angiotensin-Converting *n*
血管紧张素转换酶 Angiotensin-Converting-Enzym *n*
血管紧张素 Angiotensin *n*, Angiotonin *n*
血管紧张肽 Angiotensin *n*
血管紧张肽酶 Angiotensinase *f*
血管紧张肽原 Angiotensinogen *n*
血管紧张肽原酶 Renin *n*, Hypertensinogenase *f*
血管紧张肽转化酶抑制肽 Ancovenin *n*
血管紧张肽转换酶 Angiotensin-Converting-Enzym *n*
血管紧张中枢 vasotonisches Zentrum *n*
血管痉挛 Vasospasmus *m*, Gefäßkrampf *m*, Gefäßsspas-mus *m*, Angiospasmus *m*
血管痉挛的 angiospastisch
血管痉挛期 Vasospasmus-Stadium *n*
血管镜 Angioskop *n*
血管溃疡 Gefäßgeschwür *n*, Angionoma *n*
血管扩张 Gefäßektasie *f*, Vasodilatation *f*, Hämangiekta-sie *f*
血管扩张的 angiektatisch, angiektatic(-us, -a, -um)
血管扩张剂(药) Vasodilatatien *n pl*, Vasodilatatoren *m pl*
血管扩张器 Gefäßdilatator *m*
血管扩张神经 Vasodilatatoren *m pl*
血管扩张物质 Vasodilatator-Substanz *f*

血管扩张型骨肉瘤 teleangiektatisches Osteosarkom *n*
血管扩张性肥大 hämangiektatische Hypertrophie *f*
血管扩张性红斑 Erythem angiectaticum *n*
血管扩张性肌瘤 Myoma teleangiectodes *n*
血管扩张性囊性肉瘤 teleangiektatische Cystosarkom *n*
血管扩张性神经瘤 Neurom telangiectodes *n*
血管扩张性疣 Verruca teleangiectatica *f*
血管扩张性粘液瘤 teleangiektatisches Myxom *n*
血管扩张性肢体肥大综合征 gefäßerweiterndes Gliedmaßen-Hypertrophie-Syndrom *n*
血管扩张性紫癜 Purpura hämangiectatica *f*
血管扩张药 Vasodilatator *m*
血管扩张痣 Nävus angiectodes *f*
血管淋巴管瘤 Hämalymphangiom *n*, Hämatolymphan-giom *n* Hämolymphangioma *n*
血管淋巴管学 Angiologie *f*
血管淋巴管痣 Naevus lymphaticus *m*
血管淋巴样增生伴毛囊性粘蛋白病 angiolymphoide Hyperplasie mit follikulärer Mucinosis *f*
血管淋巴样增生伴嗜酸粒细胞增多(基默拉病) angiolymphoide Hyperplasie mit Eosinophilie *f*
血管淋巴样增生伴嗜伊红细胞增多症 angiolymphoide Hyperplasie mit Eosinophilie *f*
血管流出道 Ausstrombahn *f*
血管瘤 Hämangiom(a) *n*, Angiom(a) *n*
血管瘤伴晶体后纤维组织形成 Hämangiom mit retrolentaler Fibroplasie *n*
血管瘤伴血小板减少 Hämangiom mit Thrombozytopenie *n*, Hämangiom mit Thrombozytopenie *n*
血管瘤病 Haemangiomatose *f*, Haemangiomatosis *f*
血管瘤的 angiomatös, angiomatos(-us, -a, -um)
血管瘤和淋巴管瘤 Hämangiom und Lymphangiom *n*
血管瘤切除术 Resektion des Hämangioms *f*
血管瘤型脑膜瘤 Meningioma angiomatosum *n*
血管瘤型尿道肉阜 Caruncula urethralis angiomatosus *f*
血管瘤性的 angiomatös
血管瘤性畸形 hämangiomatöse Mißbildung *f*
血管瘤性脑膜瘤(血管母细胞型脑膜瘤) angiomatöses Meningeom *n*(hämangioblastisches Meningeom)
血管瘤性息肉 hämangiomatöser Polyp *m*
血管瘤性象皮病 Elephantiasis angiomatosa *f*
血管瘤-血小板减少综合征 Hämangiom-Thrombozytopenie-Syndrom *n*
血管瘤血小板减少综合征(卡梅综合征) Hämangiom-Thrombozytopenie-Syndrom *n*
血管瘤样纤维组织细胞瘤 hämangiomatöses fibröses Histiozytom *n*
血管瘤样型恶性纤维组织细胞瘤 hämangiomatöses malignes fibröses Histiozytom *n*
血管瘤银夹 Clipschelle des Angioms *f*
血管瘤银夹钳 Clip-Anlegezange des Angioms *f*
血管瘘 vaskuläre Fistel *f*
血管滤泡性淋巴结增生 angiofollikulare Lymphknotenhyperplasie *f*
血管麻痹 Angioparalyse *f*, Gefäßlähmung *f*, Vasoparalyse *f*
血管麻痹性神经衰弱 a ngioparalytische Neurasthenie *f*
血管慢性排斥 chronische Vaskuläre Ablehnung *f*
血管迷走[神经]性发作 vasovagaler Anfall *m*
血管迷走[神经]性晕厥 vasovalgale Synkope *f*
血管迷走反应 Vasovagal-Reaktion *f*
血管迷走神经综合征 Vaso-vagales Syndrom *n*
血管免疫母细胞的 angioimmunoblastisch
血管免疫母细胞淋巴结病 angioimmunoblastische Lymphadenopathie *f*
血管免疫母细胞性T细胞淋巴瘤 angioimmunoblastische T-Zell-Lymphom *n*
血管免疫母细胞性淋巴结病(B免疫母细胞增生) angioimmunoblastische Lymphadenopathie *f*(B-immunoblastische Hyperplasie *f*)
血管免疫母细胞性淋巴结病(血管免疫母细胞性T细胞淋巴瘤) angioimmunoblatische Lymphadenopathie *f* (angioimmunoblatisches T-Zell-Lymphom *n*)
血管免疫母细胞性淋巴腺病伴异常蛋白血症 angioimmunoblastische Lymphadenopathie mit Dysproteinämie *f*
血管免疫母细胞性腺病 angioimmunoblastische Lymphadenopathie *f*
血管膜 Gefäßhaut *f*, Tunica vasculosa *f*
血管母细胞瘤 Hämangioblastom *n*
血管母细胞囊肿 angioblastische Zyste *f*
血管囊 vaskulärer Beutel *m*, vaskulärer Sack *m*
血管内超声 intravaskuläre Sonographie *f*
血管内大B细胞淋巴瘤 intravaskuläres großes B-Zell-Lymphom *n*
血管内导管式探头 intravaskuläre Sonde *f*, intravenöse Sonde *f*
血管内的 intravaskulär, endovaskulär
血管内低强度激光照射疗法 Laserbestrahlunstherapie der intravaskulären geringen Intensität *f*
血管内恶性淋巴瘤病 intravaskuläre bösartige Lymphomatose *f*
血管内给药 intravaskuläre Verabreichung *f*
血管内含空气 Ärämie *f*
血管内激光照射疗法 intravaskuläre Laserbestrahlungstherapie *f*
血管内淋巴瘤 intravaskuläres Lymphom *n*
血管内免疫球蛋白 intravaskuläres Immunglobulin *n*
血管内膜 Tuniea intima vasotum *f*, Endangium *n*
血管内膜炎 Endovaskulitis *f*, Endoangiitis *f*, Endangitis *f*
血管内凝血 intravaskuläre Koaguiation *f*
血管内凝血和纤维蛋白溶解综合征 intravaskuläre Koagulation mit Fibrinolysesyndrom *f*
血管内皮 Gefäßendothel *n*
血管内皮[细胞]瘤 Haemendothelioma *n*
血管内皮[细胞]生长因子 vaskulärer Endothelzellwachstumsfaktor *m*
血管内皮[细胞]生长因子-D vaskulärer Endothelzellwachstumsfaktor-D *m*
血管内皮功能 vaskuläre Endothelfunktion *f*
血管内皮瘤病 Angioendotheliomatose *f*
血管内皮生长抑制物[剂] vaskulärer endothelialer Wachstumsfaktor-Inhibitor *m*
血管内皮生长因子受体 vaskulärer endothelialer Wachstumsfaktor-Rezeptor *m*
血管内皮生长因子受体-1 vaskulärer endothelialer Wachstumsfaktor-Rezeptor-1 *m*
血管内皮素 Endothelin *n*
血管内皮细胞肉瘤 Hämangioendotheliosarkom *n*
血管内皮细胞生长因子 vaskulärer endothelialer Wachstumsfaktor *m*
血管内皮细胞生长因子 Wachstumfaktor des vaskulären Endothels *m*
血管内皮细胞生长因子受体 vaskulärer endothelialer Wachstumsfaktor-Rezeptor *m*
血管内皮细胞水肿 vaskuläres endothelzelluläres Odem *n*
血管内皮细胞损伤 vaskuläre endotheliale Verletzung *f*
血管内曲张静脉激光治疗 endovaskuläre Laserbehandlung von Krampfadern *f*
血管内溶血 intravasale Hämolyse *f*
血管内溶血反应 intravaskuläre hmnolytische Reaktion *f*
血管内乳头状内皮细胞增生 intravaskuläre papilläre Endo-

thelzellenproliferation *f*
血管内乳头状内皮增生 intravaskuläre papilläre Endothelhyperplasie *f*
血管内神经外科学 endovaskuläre Neuroradiologie *f*
血管内手术 endovaskuläre Chirurgie *f*
血管内栓塞 endovaskuläre Embolisation *f*
血管内心电图 intravaskuläres EKG *n*
血管内血块 endovaskuläres Koagulat *n*
血管内血凝固 intravasale Gerinnung *f*
血管内血栓形成 intravaskuläre Thrombogenese *f*
血管内液 intravaskuläre Flüssigkeit *f*
血管内造血 intravaskuläre Hämopoese *f*
血管内支架 endovaskulärer Ständer *m*
血管内支架术 endovaskuläre Ständer-Implantation *f*
血管内注射 intravaskuläre Injektion *f*
血管内滋养细胞 endovaskulärer Trophoblast *m*
血管黏液瘤 Angiomyxom *n*
血管镊 Gefäßpinzette *f*
血管凝血酶 Vasothrombin *n*
血管排斥反应 vaskuläre Ablehnung *f*
血管旁神经 paravaskuläre Nerven *m pl*
血管喷射音 vaskulären Auswerfen Sound
血管平滑肌 Gefäöglattmuskel *m*
血管平滑肌瘤 Angioleiomyom *n*
血管平滑肌肉瘤 vaskuläres Leiomyosarkom *n*
血管破裂 Vasoruptur *f*
血管剖析钳 vaskuläre Dissektionszange *f*
血管前[股]疝 prevaskulärer Leistenbruch *m*
血管前间隙 vorerer Gefößraum *m*
血管前期 prevaskuläre Phase *f*
血管前置 Vasa praevia *n pl*
血管钳 Gefäßklemme *f*
血管腔内超声 intravaskulärer Ultraschall *m*
血管腔内分流术 intravaskulärer Shunt *m*
血管腔内隔绝术 endovaskulärer Ausschluss *m*
血管腔内技术 endovaskuläre Technik *f*
血管腔内治疗 endovaskuläre Therapie *f*
血管腔隙 Lacuna vasorum *f*
血管桥 Kesselbrücke *f*
血管鞘 Vagina vasorum *f*
血管切除术 Angiektomie *f*
血管切开 Angiotomie *f*
血管切开术 Gefässdissektion *f*
血管轻瘫 Angioparese *f*
血管球 Gefäßknäuel *m*, Glomerulus *m*
血管球基膜 glomeruläre Basalmembran *f*
血管球瘤 Riesenglomus *m*, Glomustumor *m*
血管球瘤切除 Resektion des Riesenglomus *f*, Resektion des Glomustumors *f*
血管球旁器 juxtaglomerulärer Apparat *m*
血管球肉瘤 Glomangiosarkom *n*
血管球性肾炎 Glomerulonephritis *f*
血管区 Area vasculosa *f*
血管区域 vaskuläre Region *f*
血管绒毛 Villus vasculosus *m*
血管容积 Kapazität der Blutgefäße *f*
血管肉瘤 Angiosarkom *n*, Hämangiosarkom *n*
血管肉芽肿 vaskuläres Granulom *n*
血管乳头 Gefäßpapille *f*
血管上层 Stratum supravaskulare *n*
血管神经 Gefäßnerven *m pl*
血管神经病 Angioneuropathie *f*, Angioneurose *f*
血管神经病的 angioneurotisch, angioneurotic (-us, -a, -um)
血管神经分离器 Abscheider der Blutgefäße und Nerven *m*
血管神经官能症 Vasoneuropathie *f*, Vasoneurismus *m*
血管神经肌瘤 Angioneuromyom *n*
血管神经胶质瘤 Angioglioma *n*
血管神经胶质瘤病 Angiogliomatosis *f*
血管神经胶质增生病 Angiogliosis *f*
血管神经瘤 Angioneuroma *m*
血管神经切除术 Angioneurektomie *f*, Angioneurotomie *f*
血管神经痛 Angioneuralgie *f*
血管神经性出血 angioneurotische Hämorrhagie *f*
血管神经性的 angioneurotisch
血管神经性环形红斑 Erythema anulare angioneuroticum *n*
血管神经性水肿 Angioödem *n*, Oedema angioneuroticum *n*, Milton* Riesenurtikaria *f*
血管神经性水肿(巨型荨麻疹,奎英克水肿) angioneurotisches Ödem *n*
血管神经性紫癜 Purpura angioneurotica *f*
血管渗血 Angiorrhoe *f*
血管升压素 Vasopressin *n*
血管升压素受体 Vasopressin-Rezeptor *m*
血管升压素诱导性水通道 Vasopressin-induzierbarer Wasserkanal *m*
血管生成 Angiogenese *f*
血管生成的因素 angiogener Faktor *m*
血管生成素 Angiopoietin *n*
血管生成抑制剂 Angiogeneseinhibitor *m*
血管生成抑制因子 Angiogenesis-Inhibitor *m*
血管生成抑制治疗 antiangiogene Therapie *f*
血管生成因子 Angiogenese-Faktor *m*, angiogener Faktor *m*
血管生物反应器 Blutgefäß-Bioreaktor *m*
血管石 Hämolith *m*
血管石的 angiolithisch
血管收缩 Gefäßkontraktion *f*, Vasokonstriktion *f*
血管收缩的 vasokonstriktorisch
血管收缩反射 Vasokonstriktionsreflex *m*
血管收缩剂 Vasokonstriktoren *m pl*
血管收缩神经 Vasokonstriktor(nerven) *m* (*pl*)
血管收缩物质 vasokonstriktorische Substanz *f*
血管收缩药 Vasokonstriktor *m*
血管收缩中枢 Zentrum des Vasokonstriktors *m*
血管手术 Gefäßoperation *f*
血管舒缓素 Kallikrein *n*
血管舒缓素激肽系统 Kallikrein-Kinin-System *n*
血管舒缩 Vasomotion *f*, Vasomotorik *f*
血管舒缩[运动]系统 vasomotorisches System *n*
血管舒缩波 vasomotorische Welle *f*
血管舒缩的 vasomotorisch, vasomotoric (-us, -a, -um)
血管舒缩功能 Vasomotorizität *f*
血管舒缩活动 False vasomotorische Aktivität *f*
血管舒缩机制 vasomotorischer Mechanismus *m*
血管舒缩性鼻病 Rhinopathia vasomotoria *f*
血管舒缩性鼻炎 Rhinitis vasomotorica *f*
血管舒缩性水肿 vasomotorisches Ödem *n*
血管舒缩性头痛 vasomotorischer Kopfschmerz *m*
血管舒缩性心绞痛 Angina pectoris vasomotorica *f*
血管舒缩药 Vasomotor *m*
血管舒缩障碍 vasomotorische Störung *f*
血管舒缩中枢 Vasomotorenzentrum *n*
血管舒张 Vasodilatation *f*, Vasorelaxation *f*
血管舒张的 vasodilatativ, vasodilatatorisch
血管舒张反射 Vasodilatator-Reflex *m*, vasodilatatorischer Reflex *m*
血管舒张剂 Vasodilatator *m*
血管舒张区 Bereich des Vasodilatators *m*
血管舒张神经 vasodilatatorische Nerven *m pl*
血管舒张神经纤维 vasodilatatorische Nervenfaser *f*

血管舒张素 Vasodilatin *n*
血管舒张物质 vasodilatatorische Substanz *f*
血管舒张药 Vasodilatatoren *m pl*
血管舒张中枢 Zentrum des Vasodilatators *n*
血管束植入 vaskuläre Inplantation *f*
血管栓塞术 vaskuläre Embolizationtechnik *f*
血管丝虫病 Gefäß-Filariose *f*
血管松弛药 Entspannungsmittel des Behälters *n*
血管损害 Gefäßverletzung *f*
血管损伤 vaskuläre Verletzung *f*, Trauma um Blutgefäße *n*
血管套 Gefäßmanschette *f*
血管套管 Gefäßkanüle *f*
血管体区 vaskuläres Striatum *n*
血管调节无力症 vasoregulatorische Asthenie *f*
血管调理素 Angiotropin *n*
血管通透性 Gefäßdurchläßigkeit *f*
血管通透因子 vaskulhrer Permeabilitfitsfaktor *m*
血管痛 Gefäßschmerz *m*, Angialgie *f*, Anglodynie *f*
血管外的 extravaskulär
血管外给药 extravaskuläre Verabreichung *f*
血管外间隙 extravaskulärer Zwischenraum *m*
血管外膜 Tunica adventitia vasorum *f*
血管外膜淋巴细胞浸润 Lymphozyteninfiltration der Adventitia *f*
血管外皮瘤 Hämangioperizytom *n*
血管外皮[细胞]瘤 Haemangioperizytom *n*
血管外皮细胞肉瘤 Hämangiopericytiosarkom *n*
血管外溶血 extravasale Hämolyse *f*
血管外液 extravaskuläre Flüssigkeit *f*
血管外游出 Diapedese *f*, Diapedesis *f*, Emigration *f*
血管外造血 extravasale Hämopoese *f*
血管网 Rete vasculosum *n*
血管网状内皮瘤 Angioreticuloendothelioma *n*, Angioreti-culoendotheliom *n*
血管网状细胞瘤 Angioreticulom *n*
血管危象 vaskuläre Krise *f*
血管萎缩性皮肤异色病 Poikilodermia atrophicans vascu-laris *f*
血管纹[路] Gefäßzeichnung *f*
血管吻合 Anastomosis vasculosa *f*
血管吻合挤压器 vaskulärer Anastomosenpresser *m*
血管吻合夹 Anastomat des Blutgefäßes *n*
血管吻合夹用一柄多头挂钩按针 Haken Zeichnung *f* und Nadel *f* für vasal anastomat Klemme
血管吻合器械包 Instrumentenbesteck für Gefäßanasto-mosen *n*
血管吻合术 Gefäßanastomose *f*
血管系膜 Mesangium *n*
IgA-IgG 血管系膜肾病变 IgA-IgG mesangiale Nephropathie *f*
血管系膜细胞 mesangiale Zelle des Blutgefäßges *f*
血管系[统] Blutbahn *f*, Blutgefäßsystem *n*
血管系统介入放射学 Gefäßsystem-interventionelle Radiologie *f*
血管细胞粘附分子 vaskuläres Zelladhäsionsmolekül *n*
血管细胞粘附分子 1 vaskuläres Zelladhäsionsmolekül-1 *n*
血管狭窄 Gefäßkonstriktion *f*
血管纤维瘤 Angiofibroma *n*, Haemangiofibroma *n*
血管纤维脂肪瘤 Angiofibrolipom *n*
血管显露 exponierter Behälter *m*
血管象皮病 Angioelephantiasis *f*
血管小管 Canaliculi vasculosi *f*
血管小球 Glomerulus *m*
血管小球的 glomerulär
血管小星 Winslow* Stern *m*
血管心[肌]的 angiomyokardial
血管心脏炎 Angiokarditis *f*, Angiocarditis *f*
血管信号 Gefäßsignal *n*
血管形成 Angiogenese *f*, Vaskularisation *f*, Vaskularisierung *f*
血管形成因子 hämangiogenetischer Faktor *m*
血管型脑膜瘤 vaskuläres Meningeom *n*
血管兴奋剂 vaskuläres Anregungsmittel *n*, vasomotorisches Anregungsmittel *n*
血管兴奋物质 vaso-excitor material <engl.>(VEM)
血管性勃起功能障碍 vaskuläre erektile Dysfunktion *f*
血管性成釉细胞瘤 Haemangioadamantoblastoma *n*
血管性痴呆 vaskuläre Demenz *f*
血管性低渗尿 vaskuläre Hyposthenurie *f*
血管性肝硬化 vaskuläre Leberzirrhose *f*
血管性骨不连 vaskuläre Pseudarthrose *f*
血管性骨炎 vaskuläre Osteitis *f*
血管性肌病 vaskuläre Myopathie *f*
血管性肌瘤 Angiomyoma *n*, Angiomyom *n*
血管性脊髓痨 Tabes des Behälters *n*
血管性甲状腺肿 vaskulärer Kropf *m*, Struma vasculosa *f*
血管性假血友病 vaskuläre Pseudohämophilie *f*
血管性角膜炎 Keratitis vascularis *f*
血管性聋 vaskuläre Taubheit *f*
血管性脑三叉神经综合征 vaskuläres Trigeminus-Syndrom *n*
血管性排斥反应 vaskuläre Abstoßung *f*
血管性平滑肌瘤 vaskuläres Leiomyom *n*
血管性肾病 vasculäre Nephropathie *f*
血管性水肿 Angioödem *n*
血管性头痛 Gefäßkopfschmerz *m*
血管性萎缩 vaskuläre Atrophie *f*
血管性血友病(VonWillebrand 综合征) Von-Willebrand* Krankheit *f*
血管性血友病因子 Von-Willebrand* Faktor *m*
血管性血友病因子多聚体 Multimere des Von-Willebrand* Faktors *f*
血管性血友病因子活性 Aktivität des Von-Willebrand* Faktors *f*
血管性血友病因子抗原 Antigen des Von-Willebrand* Faktors *n*
血管性血友病因子裂解蛋白酶活性 Spaltungsprotease-Aktivität des Von-Willebrand* Faktors *f*
血管性血友病因子裂解酶 Spaltungsprotease des Von-Willebrand* Faktors *f*
血管性血友病因子瑞斯托霉素辅因子 Ristocetin-Cofaktor des Von-Willebrand* Faktors *m*
血管性血友病因子特异性裂解酶 Von-Willebrand* Faktor-spezifische spaltende Protease *f*
血管性龈瘤 vaskuläre Epulis *f*
血管性粘液瘤 Myxoma vasculosum *n*
血管性脂肪瘤 vaskuläre Lipomatosis *f*
血管性紫癜 Purpura angiopathica *f*
血管修补术 Blutgefäßplastik *f*
血管学 Angiologia *f*, Angiogie *f*, Angiographie *f*
血管蕈状扩张 fungöse Angiektasie *f*, angiomyces<engl.>
血管压迫 vaskuläre Kompression *f*
血管压迫法 Gefäßdrücken *n*
血管压轧术 Angiotripsie *f*, Gefäßquetschung *f*, Vasothryp-sie *f*
血管炎 Angiitis *f*, Vaskulitis *f*, Angitis *f*, Gefäßentzündung *f*
血管炎坏死性肾小球肾炎 nekrotisierende Glomerulonephritis mit Vaskulitis *f*
血管炎肾小球肾炎 vaskulitische Glomerulonephritis *f*
血管炎型变态反应 Arthus* Phänomen *n*
血管炎性青斑 Livedovaskulitis *f*
血管炎性神经病 vaskulitische Neuropathie *f*
血管样的 angioid
血管样纹 angioider Streifen *m*

血管移植术 Gefäßtransplantation *f*
血管异常 Gefäßanomalie *f*, vaskuläre Abnormität *f*
血管异位 Angiodiastasis *f*, Angiektopie *f*
血管抑素 Angiostatin *n*
血管抑制神经 vasoinhibitorische Nerven *m pl*
血管抑制型晕厥 vasodepressorische Synkope *f*
血管抑制药 Vasoinhibitor *m*
血管意外 vaskulärer Unfall *m*
血管翳 Pannus *m*
血管引导的视网膜前膜(增生性视网膜病伴纤维化) präretinale gefäßführende Membran *f*(proliferative Retinopathie mit Fibrose *f*)
血管荧光电影照相机 Kineangiograph *m*
血管荧光电影照相术 Kineangiographie *f*
血管营养的 angiotrophisch
血管营养神经病 Angiotrophoneurose *f*
血管营养障碍 Angiodystrophia *f*, Angiodystrophie *f*
血管硬化 Sclerosis vascularis *f*
血管硬化的 angiosklerotisch, angiosclerotic(-us, -a, -um)
血管硬化剂 angiosklerotisches Mittel *n pl*
血管硬化性步行困难 Dysbasia angiosclerotica *f*, Claudicatio intermittens *f*
血管硬化性坏疽 Arterienverkalkung-Gangrän *n*
血管游离钳 vaskuläre Trennungspinzette *f*
血管圆线虫病 Angiostrongyliasis *f*
血管圆线虫属 Angiostrongylus *m*
血管圆线虫蚴移行症 Angiostrongylosis *f*, eosinophile Meningoenzephalitis *f*
血管源性 vasogen
血管源[性的] angiogen, angiocentrisch
血管源性成骨 vasogene Osteogenese *f*
血管源性骨形成 vasogene Knochenbildung *f*
血管源性脑水肿 vasogenes Ödem des Gehirns *n*
血管源性水肿 vasogenes Ödem *n*
血管源性休克 vasogener Schock *m*
血管[源]性阳痿 vaskulogene Impotenz *f*
血管源性肿瘤 vasogener Tumor *m*
血管运动 Vasomotion *f*
血管运动反射 vasomotorischer Reflex, *n*
血管运动功能失调 vasomotorisches Ungleichgewicht *n*
血管运动神经 vasomotorische Nerven *m pl*
血管运动失调 vasomotorische Ataxie *f*
血管运动纤维 vasomotorische Fasern *f pl*
血管运动性鼻炎 vasomotorische Rhinitis *f*
血管运动性迷路缺血 vasomotorische labyrrinthäre Ischämie *f*
血管运动性神经痛 vasomotorische Neuralgie *f*
血管运动性神经症 Vasomotorenneurose *f*
血管运动性肾病 vasomotorische Nephropathie *f*
血管运动性中耳炎 Otitis media vasomotorica *f*
血管运动障碍 vasomotorische Störung *f*
血管运动中枢 Gefäßzentum *n*
血管运动装置 vasomotorischer Apparat *m*
血管杂音 vaskuläres Geräusch *n*
血管再生开关 Angiogenese-Schalter *m*
血管再通综合征 Revaskularisation-Syndrom *n*
血管再狭窄 Gefäßrestenose *f*
血管造口术 Angiostomie *f*
CT 血管造影 CT-Angiographie *f*
血管造影导管 Angiographiekatheter *m*
血管造影器械包 Instrumenten-Besteck für Angiographie *n*
血管造影设备 Angiograph *m*
血管造影[术] Vasographie *f*, Angiographie *f*
血管造影照片 Angiogramm *n*
血管增强扩散 gefäßerhöhte Diffusion *f*
血管粘附蛋白 vaskuläres Adhäsionsprotein *n*
血管粘连 Angiosynizesis *f*
血管张力 Gefäßtonus *m*
血管张力过强 Angiohypertonie *f*
血管张力减退 Gefäßhypotonie *f*
血管长入 vaskuläre Inplantation *f*
血管镇静剂 vaskuläres Beruhigungsmittel *n*
血管脂[肪]瘤 Angiolipom *n*
血管脂肪瘤痣 Nävus angiolipomatosus *m*
血管脂肪平滑肌瘤 Angiolipoleiomyoma *n*
血管脂肪痣 Naevus angiolipomatosus *m*
血管蜘蛛痣 vaskuläre Spinne *f*
血管止血障碍 vaskuläre Hämostasestörungen *f pl*
血管痣 Blutmal *n*, Angioma cutis *n*, Naevus vasculosus *m*
血管中层(膜) Media *f*
血管中膜 midiale Membran der Blutgefäße *f*
血管肿瘤 vaskuläre Neoplasmen *n pl*
血管重建 Revaskularisierung *f*
血管重建性手术 rekonstruktive Gefäßoperation *f*
血管重建移植 Gefäßtransplantation *f*
血管周出血 perivaskuläre Blutungen *f pl*
血管周上皮样细胞 perivaskuläre Epitheloidzelle *f*
血管周上皮样细胞肿瘤 perivaskulärer epitheloidzelliger Tumor *m*
血管周少突胶质细胞 perivaskuläre Oligodendroglia *f*
血管周神经 perivaskuläre Nerven *m pl*
血管周神经胶质增生 perivaskuläre Gliose *f*
血管周[围]的 perivasal, perivaskulär, perivascular(-is, -is, -a)
血管周围间隙 Perivaskulärraum *m*, Spatium perivascu-lare *n*
血管周围浸润 perivaskuläre Infiltration *f*
血管周围腔 Perivaskulärraum *m*
血管周围套袖 perivaskuläre Manschettenbildung *f*
血管周[围]细胞 perivaskuläre Zellen *f pl*
血管周围纤维囊 Capsula fibrosa perivascularis *f*
血管周隙 perivaskulärer Raum *m*
血管周性甲状腺肿 perivaskuläre Struma *f*
血管周炎 Gefäßscheidenentzündung *f*, Perivasculitis *f*, Perivaskulitis *f*
血管周炎性浸润 perivaskuläre entzündliche Infiltration *f*
血管周足 perivasculärer Fuß *m*
血管滋养管 Vasa vasorum *n pl*
血管阻断钳 Gefäßklemme *f*
血管阻力 vaskuläre Resistenz *f*, Gefäßwiderstand *m*
血管作用的 vasoaktive
血管作用物质 Vaso-Wirkstoff *m*
血罐法 Blut-Schröpfen *n*
血光谱 Blut-Spektrum *m*
血过氧化氢酶 Hämase *f*
血汗[症] Häßato(h)idrose *f*, Haemato(h)idrosis *f*
血汗混合斑 gemischter Fleck von Blut und Schweiß *m*
血行播散 hämatogene Dissemination *f*, hämatogene Au-ssaat *f*
血行播散型肺结核病 hämatogene Lungentuberkulose *f*
血行播散性的 hämatogen disseminiert
血行播散性肺结核 hämatogene Aussaat der Lnngentu-berkulose *f*
血行感染 hämatogene Infektion *f*
血行扩散 hämatogene Ausbreitung *f*
血行[性]转移 hämatogene Metastase *f*
血行阻断 Devaskularisation *f*
血浩特异性 serolouische Soezifität *f*
血褐质 Haemaphein *n*
血褐质尿[症] Haemapheinismus *m*
血痕 Blutfarbe *f*, Blutfleck *m*
血痕陈旧度 Alter der Blutfarbe *n*, Alter des Blutflecks *n*

血痕的分光光度检查 Spektrophotometrie des Blutflecks *m*
血痕的细胞检查 zytologische Untersuchung des Blutflecks *f*
血痕的血型 Blutgruppen des Blutflecks *f pl*
血痕红细胞粘连试验 Adhärenztest der Erythrozyten im Blutfleck *m*
血痕检查(验) Blutfleckuntersuchung *f*
血痕检验 Untersuchung von Blutfleck *f*
血痕确证试验 Blutfleck-Bestätigungstest *m*
血痕溶解度 Löslichkeit des Blutflecks *f*
血痕提取物 Blutfleck *m* zu extrahieren
血痕吸收洗脱试验 Absorptions- und Elutionstest des Blutflecks *m*
血痕细胞学检查 zytologische Untersuchung des Blutflecks *m*
血痕型 ABO-Gruppe des Blutflecks *f*
血痕性别确定 Geschlechtsbestimmung des Blutflecks *f*
血痕血清学试验 serologischer Test für Blutflecken *m*
血痕血型测(鉴)定 Gmppenbestimmung des Blutflecks *f*
血痕血型鉴定 Gruppierung des Blutflecks *f*
血痕颜色 Farbe des Blutes *f*
血痕预试验 Blutfleck-Vorprüfung *f*
血痕指纹 DNA-Fingerabdruck des Blutflecks *m*
血痕中表型 GC-Phänotypen im Blutfleck *m pl*
血痕中表型 HP-Phänotypen im Blutfleck *m pl*
血痕中干血量 Menge des trockenen Blutes im Blutfleck *f*
血痕中红细胞酶 Erythrozytenenzym im Blutfleck *n*
血痕中凝集素 Agglutinin im Blutfleck *n*
血痕种属测(鉴)定 Gattungsidentifikation des Blutflecks *f*, Artsidentifikation des Blutilecks *f*
血痕种属鉴定 Artbestimmung des Blutflecks *f*
血红蛋白 Hämoglobin *n*, Blutfarbstoff *m*, Hämoglobulin *n*
血红蛋白 C 试验 Hämoglobin-C-Test *m*
血红蛋白 D Hämoglobin-D *n*
血红蛋白 E Hämoglobin-E *n*
血红蛋白 F Hämoglobin-F *n*
血红蛋白 H Hämoglobin-H *n*
血红蛋白 H 包涵体染色 Einschlußfärbung des Hämoglo-bin-H *f*
血红蛋白 M Hämoglobin-M *n*
血红蛋白 S 病 Hämoglobin-S-Krankheit *f*
血红蛋白病 Hämoglobinopathie *f*, Hämoglobinose *f*
血红蛋白测定[法] Hämoglobinbestimmung *f*, Hämoglobinometrie *f*
血红蛋白测定仪 Meter des Hämoglobins *m*
血红蛋白的抗原性 Antigenität des Hämoglobins *f*
血红蛋白电泳[试验] Hämoglobinelektrophorese *f*
血红蛋白多态性 Hämoglobin-Polymorphismus *m*
血红蛋白分光光度计 Hämatospektrophotometer *n*
血红蛋白分子病 Hämoglobinopathie *f*
血红蛋白管型 Hämoglobinzylinder *m*
血红蛋白过多 Hyperhämoglobinämie *f*
血红蛋白过少 Hypohämoglobinämie *f*, Oligochromämie *f*
血红蛋白缓冲系统 Hämoglobin-Puffer-System *n*
血红蛋白混合器 Hämoglobin-Mischer *m*
血红蛋白计 Hämometer *n*, Hämatometer *n*, Hämoglobi-nometer *n*
血红蛋白加合物 Hämoglobin-Addukt *n*
血红蛋白碱变性 alkalische Denaturation des Hämoglo-bins *f*
血红蛋白晶体 Hämoglobin-Kristall *m*
血红蛋白柯恩血红蛋白病 Kln* Hemoglobinopathie des Hämoglobins *f*
血红蛋白林格溶液 Ringerlösung des Hämoglobins *f*
血红蛋白尿热 hemoglobinurisches Fieber *n*
血红蛋白尿[症] Haemoglobinuria *f*, Hämoglobinurie *f*
血红蛋白浓度 Hämoglobinkonzentration *f*
血红蛋白试验 Hämoglobin-Test *m*
血红蛋白吸管 Hämoglobinpipette *f*
血红蛋白系数 Hämoglobin-Koeffizient *m*
血红蛋白血[症] Hämoglobinämie *f*
血红蛋白血性变性 hemoglobinemische Degeneration *f*
血红蛋白衍生物检查 Test für Hämoglobinderivate *m*
血红蛋白衍生物结晶 hämoglobinableitender Kristall *m*
血红蛋白 - 氧离曲线 Hämoglobin-Sauerstoffdissoziationskurve *f*
血红蛋白氧载体 Hämoglobin-basierter Sauerstoffträger *m*
血红蛋白自体氧化 Hämoglobin-Autoxidation *f*
血红褐色 Rotbraun des Blutes *n*
血红盘菌红色素 xylerythrische Säure *f*
血红扇头蜱 Rhipicephalus sanguineus *m*
血红栓菌 Rotfäulenerreger *m*
血红素 Häme npl
血红素测定的硫酸铜法 Kupfersulfat-Methode zur Hämoglobin-Bestimmung *f*
血红素合成酶 Häme-synthetase *f*
血红素加氧酶 Hämoxygenase *f*
血红素结合蛋白 Hämopexin *n*
血红素尿[症] Hämatinurie *f*
血红素试验 Hämatin-Test *m*, Häm-Test *m*
血红素氧合酶 Hämoxygenase *f*(去环化, decyclizing)
1 血红素氧合酶 -1 Hämoxygenase-1 *f*(HO-1)
血红素异常 Hämeabnormalität *f*
血[红]异刺皮螨 Allodermanyssus sanguineus *m*
血缓冲能力 Pufferkapazität des Blutes *f*
血换气 Blutbelüftung *f*
血黄素 Xanthematin *n*
血肌酐 Serum-Kreatinin *n*
血肌间神经丛屏障 Blut-Myentericus-Barriere *f*
血肌酸酐 Blutkreatinin *n*
血极长链脂肪酸 sehr langkettige Fettsäure *f*(VLCFA)
血迹 Blutfleckm
血寄生虫性动脉瘤 verminouses Aneurysma *n*
血寄生真菌 Hämatophyt *m*
血钾过低 Hypokaliämie *f*
血钾过多 Hyperkaliämie *f*
血钾过多症 Hyperkaliämie *f*
血钾正常性周期性麻痹 normokaliämische periodische Paralyse *f*
血浆 Plasma *n*, Blutplasma *n*, Hämoplasma *n*
血浆 ^{125}I-T_3 比值测定 125Jod-T_3-Ratio-Bestimmung des Plasmas *f*
血浆 CO_2 含量 Plasma-CO_2-Gehalt *n*
血浆白蛋白 Plasmaalbumin *n*
血浆半衰期 Plasmahalbwertszeit *f*
血浆病 Plasmopathie *f*, Häm(at)oplasmopathie *f*
血浆成分 Blutplasmafraktionen *f pl*
血浆除去法 Plasma-pherese *f*, Plasmapheresis *f*
血浆促凝血酶原激酶前体 Plasma Thromboplastin-Antezedenz *f*(PTA)
血浆代用品(液) Plasmaersatz *m*, Plasmaersatzmittel *n*
血浆胆固醇 Plasmacholesterin *n*, Plasmacholesterol *n*
血浆胆红素吸附 Bilirubin-Plasma-Absorption *f*(PBA)
血浆蛋白[质] Plasmaprotein *n*, Plasmaeiweiß *n*
血浆蛋白结合 Plasma-Protein-Verbindung *f*
血浆蛋白结合 Verbindung des Plasmaproteins *f*
血浆蛋白结合 131 碘测定 Plasmaprotein gebundenes Jod-131-Bestimmung *f*
血浆蛋白结合 131 碘周转率 Plasmaprotein bindendes Jod-131-TFansferrate *f*
血浆蛋白结合碘 plasmaproteingebundenes Jod *n*
血浆蛋白结合碘测定 Bestimmung des plasmaproteingebundenen Jod *f*

血浆蛋白结合率 Plasmaprotein-bindende Rate *f*
血浆蛋白酶 Plasmaproteinasen *f pl*
血浆蛋白吸管 Plasmaprotein-Pipette *f*
血浆蛋白组分 Plasmaproteinfraktion *f*
血浆当量 Plasmaäquivalent *n*
血浆的 plasmatisch
血浆二氧化碳含量 Kohlendioxidgehalt des Plasmas *n*
血浆二氧化碳结合力 kohlendioxidverbindendes Vermö-gen des Plasmas *n*
血浆二氧化碳总量 Plasma-Gesamt-CO2 *n*
血浆分析针 Analysenadel des Blutplasmas *f*
血浆钙 Plasmakalcium *n*
血浆高粘稠度综合征 Plasma-Hyperviskosität-Syndrom *n*
血浆各部分 Blutplasmafraktionen *f pl*
血浆过滤法 Plasmafiltration *f*
血浆海绵 Plasmaschwamm *m*
血浆活化剂 Plasmaaktivator *m*
血浆肌酐 Plasmakreatinin *n*
血浆肌酐浓度 Kreatininkonzentration des Plasmas *f*, Plasmakreatininkonzentration *f*
血浆激活剂原 Proaktivator des Plasmas *m*
血浆激肽释放酶 Plasmakallikrein *n*
血浆加速[凝血]球蛋白 Proaecelerin *n*, Faktor-V *m*
血浆减少 Oligoplasmie *f*, Mioplasmie *f*
血浆交换 Plasma-Austausch *m*
血浆胶体渗透压 kolloidosmotischer Druck des Plasmas *m*
血浆胶体渗透压下降 Senkung des kolloidosmotischen Druck des Plasmas *f*
血浆结合碘 plasmagebundenes Jod *n*
血浆扩容剂 Plasma-Expander *m*
血浆冷沉淀 Plasmakryopräzipitation *f*
血浆冷冻干燥机 plasmafrierender Trockner *m*
血浆疗法 Plasma-Therapie *f*
血浆硫酸鱼精蛋白副凝固试验(3P试验) Plasma-Protaminsulfat-Gerinnungstests *m* (3P-Test *m*)
血浆滤过 Plasmafiltration *f*
血浆酶 Plasmin *n*
血浆酶原激动剂血浆酶系统 Plasmin-System des Plasminogenaktivators *n*
血浆黏度 Plasmaviskosität *f*
血浆凝固 Gerinnungszeit von Plasma *f*
血浆凝固时间 Blutkoagulationszeit *f*, Blutgerinnungszeit *f*
血浆凝结酶 Plasmakoagulase *f*
血浆凝块溶解时间 Blutkoagulaauflösungszeit *f*, Auflü-sungszeit des Blutkoagulas *f*
血浆凝血活酶成分 Plasma-Thromboplastin *n*, Gerin-nungsfaktor Ⅸ *m*
血浆凝血活酶成分缺乏[症] Gerinnungsfaktor-Ⅸ-Defizienz *f*
血浆凝血活酶前质 Gerinnungsfaktor Ⅺ *m*, Vorstufe des Plasmathromboplastins *f*
血浆凝血活酶前质缺乏 Gerinnungsfaktor-XI-Defizienz *f*
血浆凝血活素成分 Gerinnungsfaktor Ⅸ *m*, Plasma-Thromboplastin *n*
血浆凝血活素成分缺乏[症] Mangel des Gerinnungsfaktor-Ixs *m*
血浆凝血活素前质 Gerinnungsfaktor Ⅺ *m*
血浆凝血活素前质缺乏 Mangel des Gerinnungsfaktor-Xis *m*
血浆凝血激酶先质 Vorstuie des Gerinnungsfaktor Ⅺ *f*, plasma thromboplastin antecedent <engl.>(PTA)
血浆凝血酶激酶成分 Gerinnungsfaktor Ⅸ *m*
血浆凝血酶激酶原 Gerinnungsfaktor Ⅺ *m*
血浆凝血酶原转变因子 Koagulationsfaktor-V *m*, Gerinnungsfaktor-V *m*
血浆凝血因子 Koagulationsfaktor des Blutplasmas *m*
血浆凝血因子测定 Koagulationslaktoren-Bestimmung *f*
血浆浓度 Plasmakonzentration *f*
血浆撇清 Abschöpfen des Plasmas *n*
血浆撇清现象 Abschöpfen des Plasmas *n*
血浆瓶 Plasmaflasche *f*
血浆瓶 Plasma-Flasche *f*
血浆清除率 Plasma-Clearance *f*
血浆清蛋白 Plasma-Albumin *n*
血浆清洗术 Plasmophorese *f*
血浆去除法(术) Plasmapherese *f*, Erschöpfung des Plasmas *f*
血浆去除术 Plasmapherese *f*
血浆醛固酮/肾素比值 Plasma-Aldosteron-Renin-Verhältnis *n*
血浆醛固酮/肾素浓度比值 Aldosteron/Renin-Quotient *m*
血浆[容]量 Plasmavolumen *n*
血浆容量扩张剂 Plasmaexpander *m*
血浆乳酸浓度 Milchsäurekonzentration des Plasmas *f*
血浆肾素活性 Plasmareninaktivität *f*
血浆肾素活性测定 Bestimmung der Plasmareninaktivität *f*
血浆渗出 Plasmexhidrose *f*
血浆渗透压测定 Bestimmung des osmotischen Drucks des Plasmas *f*
血浆水解物 Plasma-Hydrolysat *n*
血浆素 Plasmin *n*
血浆素原 Plasminogen *n*, Profibrinolysin *n*
血浆素原测定 Plasminogen-Bestimmung *f*
血浆提取 Plasmagewinnung *f*
血浆铁半消除时间 Halbwertzeit des Plasmaeisens *f*, Halbwettzeit für Plasmaeisen *f*
血浆铁更新率 Eisenumsetzungsrate des Plasmas *f*
血浆铜蓝蛋白 Zäruloplasmin *n*, Coeruloplasmin *n*
血浆外溢 Exudation des Plasmas *f*
血浆稀薄 Hydroplasma *f*
血浆细胞骨髓瘤 Plasmazellmyelom *n*
血浆纤维蛋白原测定仪 Plasma-Fibrinogen-Analysator *m*
血浆悬滴培养法 Plasma-(hängender) Tropfen-Kultur *f*
血浆样房水 plasmoider Humor *m*
血浆药物浓度 Plasma-Wirkstoffspiegel *m*
血浆胰岛素测定 Plasmainsulin-Bestimmung *f*
血浆游离 Plasmatrennung *f*
血浆游离血红蛋白 freies Hämoglobin in Plasma *n*
血浆游离血色素 freie Plasmahämochrome *n pl*
血浆鱼精蛋白部分凝集试验 Partialagglutinationstest derPlasmaprotamine *m*
血浆鱼精蛋白副凝[固]试验 Parakoagulationstest der Plasmaprotamine *m*
血浆鱼精蛋白副凝固时间 Parakoagulationszeit der Plasmaprotamine *f*
血浆鱼精蛋白副凝试验 Plasma-Gerinnungstests *m* (3P-Test *m*)
血浆增容剂 Plasma-Extender *m*
血浆脂蛋白 Plasmalipoprotein *n*
血浆致活因子原 Plasmaproaktivator *m*
血浆置换 Plasmapherese *f*, Plasmaaustausch *m*, Plasma-Substitution *f*
血浆置换术 Plasmapherese *f*(除去法)
血浆重碳酸盐 Plasma-Bicarbonat *n*
血竭 Resina Draconis *f*
血竭白素 Dracoalban *n*, Dracorubin *n*
血晶 Blutkristalle *m pl*
血精 Hämospermie *f*, Hämospermatismus *m*
血酒精浓度 Blutspiegel des Alkohols *m*
血酒精水平 Blutspiegel des Alkohols *m*
血恐怖 Häm(at)ophobie *f*
血库 Blutbank *f*, Blutkonservendepot *n*
血库冰箱 Gefrierschrank der Blutbank *m*, Blutbank-Kühlsch-

rank *m*
血库实验室 Blutbank-Labor *n*
血块 Koagulat *n*, Kruorgerinnsel *n*
血块黄层 Crusta phlogistica *f*
血块回缩 Synerese *f*, Synärese *f*, Koagulatretraktion *f*
血块回缩酶 Retraktozym *n*
血块回缩试验 Koagulat-Retraktionstest *m*
血块紧缩素 Thrombosthenin *n*
血块凝缩 Retraktion des Blutgerinnsels *f*
血块培养 Kultur des Blutgerinnsels *f*
血块溶解 Auflösung des Blutgerinnsels *f*, Dissolution des Blutgerinnsels *f*
血块收(退)缩 Gerinnselretraktion *f*
血块收缩不良 defektive retraktion des Blutgerinnsels *f*
血块收缩试验 Retraktionstest des Blutgerinnsels *m*
血块栓塞 Koagulationsthrombus *m*
血块退缩 Retraktion des Blutgerinnsels *f*
血块退缩试验 Retraktionstest des Blutgerinnsels *m*
血块形成 Koagulatbildung *f*
血块形成试验 Formationstest des Blutgerinnsels *m*
血块皱缩 Gerinnselschrumpfung *f*, Koagulatschrumpfung *f*
血亏 Hämophthise *f*, Panmyelophthise *f*
血蓝蛋白 Hämatozyamine *n pl*
血泪溢 Dakryohämorrhoe *f*, Dakryohamorrhysis *f*
血类辨别法 Haematalloskopie *f*
血厉螨属 Haemolaelaps *m*
血量 Blutmenge *f*, Blutvolumen *n*
血量减少 Oligohämie *f*, Oligovolämie *f*, Oligämie *f*
血量减少的 oligämisch
血量调节 Volumenregulation des blutes *f*
血量正常 Normovolämie *f*
血量正常的 normovolämisch
血淋巴 Hämolymphe *f*
血淋巴结 Hämolymphknoten *m*, Hämolymphnodus *m*
血淋巴细胞毒素 Hämolymphozytotoxin *n*
血磷 Blutphosphor *m*
血磷酸盐过多 Hyperphosphatämie *f*
血磷酸盐过少 Hypophosphatämie *f*
血流 Blutströmung *f*
血流测定 Blutflussmessung *f*
血流测量 Blutflussmessung *f*
血流导向气囊导管 Ballon-gekippter strömungsgeführter Katheter *m*
血流动力的 hämodynamisch
血流动力反应 hämodynamische Reaktion *f*
血流动力计 Hämadynamometer *n*
血流动力学 Hämodynamik *f*
血流动力学反应 hämodynamische Reaktion *f*
血流动力学仿真 hämodynamische Simulation *f*
血流动力学改变 hämodynamische Veränderung *f*
血流动力学监护 hämodynamische Uberwachung *f*
血流灌注过少 Hypoperfusion *f*
血流缓动层 Langsamschicht der Blutströmung *f*, Poiseuille* Space *n*(普瓦泽伊间隙,血流的缘部)
血流检视镜 Kymoskop *n*
血流量 Blutströmung *f*, Blutströmen *n*
血流量计 Durchflußmesser des Blutes *m*, Strömungsmes-ser des Blutes *m*
血流量容量测定装置 Messung des Blutflusses und der Kapazität *f*
血流流速曲线 Geschwindigkeitskurve der Blutströmung *f*
血流速度 Blutströmungsgeschwindigkeit *f*
血流速度计 Hämodromometer *n*.Hämotachometer *n*, Tachometer *n*
血流速度描记法 Hämodromographie *f*, Tachographie *f*
血流速度描记器 Tachograph *m*, Hämodromograph *m*, Dromograph *m*
血流速度描记图 Tachogramm *n*
血流速度摄影计(照相器) Photohämotachometer *n*
血流停滞 Stase *f*
血流图仪 Hemodromograph *m*
血流[液]动力学 Hämodynamik *f*
血流淤积(滞) Blutstagnation *f*
血流郁滞 Blutstauung *f*, Stase des Blutflusses *f*
血流重分布技术 Umverteilungstechnik des Blutflusses *f*
血流阻断试验 Blutkreislauf-Block-Test *m*
血流阻力 Widerstand der Blutströmung *m*
血流阻滞 Hämostase *f*
血绿卟啉 Spirographisporphyrin *n*
血氯过多 Hyperchlorömie *f*
血氯过少 Hypochlorämie *f*
血氯化物 Blutchlorid *n*
血脉宁 Anginin *n*
血矛线虫病 Hämonchose *f*
血镁过多 Hypermagnesiämie *f*
血锰 Blutmangan *n*
血免疫球蛋白异常 Dysimmunoglobulinämie *f*
血膜 Blutfilm *m*
血膜式氧合器 Blut Membranoxygenator *m*
血钠过多 Hypematriämie *f*
血钠过少 Hyponaträmie *f*
血钠缺乏 Defizienz des Blutnatriums *f*
血囊 Blutsack *m*
血囊肿 Hämatomzyste *f*, Haematocele *f*, Hämatozele *f*
血脑脊髓屏障 Blut-Hirn-Rückenmark-Schranke *f*
血-脑脊液屏障 Blur-CSF-Schranke *f*
血-脑屏障 Blut-Him-Schranke *f*
血内鞭毛虫 Blut-Flagellat *m*
血[内]丙种球蛋白过少 Hypogammaglobulinämie *f*
血内丙种球蛋白缺乏 Agammaglobulinämie *f*
血内化学变化性声门梗阻性水肿 obstruktive Ödeme der Stimmritze durch chemische Veränderungen im Blut *n pl*
血内化学变化性声门梗阻性水肿 obstruktives Glottisö-dem durch chemische Verändemng des Blutes *n*
血内寄生虫(物) Blutparasiten *m pl*, hematozoische Parasiten *m pl*
血内寄生的 haematobi(-us, -a, -um), hämatozoisch
血内螺旋体 Blutspirochäten *f pl*
血[内]尿酸过多 Hyperurikämie *f*
血[内]球蛋白异常 Dysglobulinämie *f*, Hypoaldosternämie *f*
血[内]醛甾酮过少 Hypoaldosteronämie *f*
血内气压测量计 Haemataerometer *n*, Aerotonometer *n*, Hämatärometer *n*
血[内]乳糜微粒过多 Hyperchylomicronämie *f*
血内生物 Gallenfarbstoff *m*
血内生物 Haematobium *n*
血内碳酸过多 Hyperkapnie *f*, Hyperkarbie *f*
血内碳酸过少 Hypokarbie *f*, Hypokapnie *f*
血内碳酸缺乏性碱中毒 Alkalose der Acapnie *f*
血内血浆酶原过少 Hypoplasminogenämie *f*
血内原生动物 Blutprotozoen *n pl*, Protozoon im Blut *n*
血尿 Bluthamen *n*, Hämaturie *f*, Haematuria *f*, Häma-turese *f*
血尿三杯试验 3-Tassen-Test der Hämaturie *m*
血尿素氮 Blut-Harnstoff-Stickstoff *m*
血尿性淋病 hämorrhagische Gonorrhö, schwarze Gonorrhö *f*
血脲清除率 Blut-Urea-Clearance *f*
血凝 Blutkoagulation *f*
血凝度计 Koagulometer *n*

血凝反应 Hämagglutinationstest *m*, Hämagglutinations-reaktion *f*
血凝固 Haemopexis *f*, Koagulation *f*, Koagulieren *n*
血凝固时速计 Koaguloviskosimeter *n*
血凝固因子缺乏 Defizienz des Koagulationsfaktors *f*
血凝集原 Blutagglutinogen *n*
血[凝]块 Blutgerinnsel *n*, Blutkoagulum *n*
血[凝]块凝缩时间 Retraktionszeit des Blutgerinnsels *f*
血[凝]块阻塞 Gerinnungsthrombus *m*, Koagulations-thrumbus *m*
血凝试验 Hämagglutinationstest *m*
血凝试验监测国际标准率 internationale normalisierte Ratio *f*
血凝素 Hämagglutinin *n*
血凝酸胺 Diäthyrlamin-Kaffeat *n*
血凝妥 Koagulantol *n*, Natrium-ß-Aminonaphthalene-l-Sulfonat *n*
血凝血酶原转变加速素 Prothrumbin-Konversionsfaktor *m*, Faktor Ⅶ *m*, prothrombin converting factor <engl.>
血凝抑制 Hämagglutinationshemmung *f*
血凝抑制反应 Hämagglutinationsinhibition *f*
血凝抑制试验 Hämagglutinationshemmtest *m*, Hämagglutinationsinhibitionstest *m*, Hä-magglutinationshemmungsreaktion *f*
血凝作用 Hämagglutination *f*
血浓缩 Hämokonzentration *f*, Pyknaemia *f*
血疟原虫 Hämoplasmodium *n*
血泡 blutige Bulla *f*
血疱 Blutblase *f*
血培养 Blutkultur *f*, Hämokultur *f*
血培养基 Blutmedium *n*
血蜱属 Hämaphysalis *f*
血平板 Blutplatte *f*
血气 Blutgase *n pl*
血气测验器 Blut-Gas-Gerät *n*
血气分配系数 Blut-Gas-Verteilungskoeffizient *m*, Blutgaspartitionskoeffizient *m*
血气分析 Blutgasanalyse *f*
血气分析仪 Blutgasanalysator *m*
血气屏障 Blut-Gas-Schranke *f*
血气胸 Häm(at)opneu(mothorax) *m*
血气张力 Blutgasspannung *f*
血铅 Blutblei *n*
血腔 Hämozöl *n*
血腔隙 Blutlacuna *f*
血亲 Syngenese *f*
血青蛋白 Hämatozyanine *n pl*, Haemocyanine *n pl*
血清 Blutserum *n*, Serum *n*, Serum sanguinis *n*
血清 T3 总值测定 Bestimmung der totalen Serum-T3 *f*
血清 T4 总值测定 Messung der totalen Serumthyroxine *f*
血清 γ- 谷氨酰转肽酶测定 Serum-γ-glutamyl-trans-peptidase-Determination *f*
血清癌胚抗原 karzinoembryonales Antigen des Serums *n*
血清氨基酸比值 Serum-Aminosäure-Verhältnis *n*
血清白蛋白 Serumalbumin *n*, Seroalbuminum *n*
血清白蛋白的 seroalbuminös
血清白蛋白尿 Seroalbuminuria *f*, Seroalbuminurie *f*
血清白蛋白球蛋白比率 Serumalbumin-Globulin-Quotien *m*
血清变态反应 allergische Serumreaktion *f*
血清标记物 Serum-Marker *m*
血清病 Serumkrankheit *f*
血清病反应 Serumkrankheit-Reaktion *f*
血清病型反应 Serumkrankheit-Reaktion *f*
血清病性肾炎 dutch Serumkrankheit bedingte Nephritis *f*
血清病样综合征 Serumkrankheit-ähnliches Syndrom *n*
血清补体 Serumkomplement *n*
血清不应性 Seroresistenz *f*
血清促甲状腺激素测定 Serum-TSH-Bestimmung *f*
血清单胺氧化酶测定 Serum-Monoamin-Oxidase-Bestim-mung *f*
血清胆固醇测定装置 Serumcholesterin-Bestimmungsge-rät *n*
血清胆固醇酯测定 Serumcholesterinesterbestimmung *f*
血清胆红素 Serumbilirubin *n*
血清胆红素测定 Serumbilirubinbestimmung *f*
血清胆红素定性试验 qualitative Determination des Serumalbumins *f*
血清胆碱酯酶 Cholinesterase des Serums *f*
血清[蛋白]脲 Serumproteose *f*
血清蛋白 Serumprotein *n*
血清蛋白电泳[测定] Serumproteinelektrophorese *f*
血清蛋白结合碘 Serumprotein gebundenes Jod *n*
血清蛋白型 Serum-Protein-Gruppe *f*, Phänotypen des Serumproteins *m pl*
血清蛋白异常 abnormales Serumalbumin *n*, abnormes Serumalbumin *n*
血清蛋白折射计 Refraktometer für Serumprotein *n*, Serumproteinreiraktometer *n*
血清的 serös
血清的电泳图形 Elektrophoresemuster von Serum *n*
血清滴管 Serum-Pipette *f*
血清电导计测仪 Leitfähigkeitsmesser für Serum *m*
血清淀粉酶 Serumamylase *f*
血清淀粉酶测定 Serumamylase-Determination *f*
血清淀粉样 A 成分 Serumamyloid-A-Komponente *f*
血清淀粉样 P 成分 Serumamyloid-P-Komponente *f*
血清淀粉样蛋白 Serumamyloid *n*, Serumamyloid-A-Protein *n*
血清毒素 Serotoxin *n*
血清反应 Serumreaktion *f*
血清反应板 Serumreaktionsplatte *f*
血清反应阳性的 seropositiv
血清反应阳性关节炎 seropositive Arthritis *f*
血清反应阴性的 seronegativ
血清反应元件 Serum-Response-Element *n*
血清放置器 Serumsetzer *m*
血清非酯化脂肪酸测定 Bestimmung der nicht esterifi-zierten Fettsäure des Serums *f*
血清分离法 Serumisolierung *f*
血清分型 Serotypisierung *f*
血清 - 腹水白蛋白梯度 Serum-Aszites-Albumin-Gradient *m*
血[清]钙 Serumcalcium *n*
血清钙磷乘积 Produkt von Calcium mit Phosphor im Serum *n*
血清甘油三[酸]酯测定 Serum-Triglycerid-Bestimmung *f*, neutrale Fettbestimmung im Serum *f*
血清肝炎 Serumhepatitis *f*(sH)
血清肝炎抗原 Serumhepatitis-Antigen *n*, SH-Antigen *n*
血清干扰素中和因子 neutralisierender Faktor des Serum-INFs *m*
血清谷[氨酸]丙[酮酸]转氨酶 Serum-Glutamat-puruvat-transaminase *f*(SGPT), Serum-Glutaminsäure-Brenz-traubensäuretransaminase *f*
血清谷[氨酸]草[酰乙酸]转氨酶 Serum-Glutamat-Oxal-azetat-transaminase *f*(SGOT), Serum-Glutamin-säure-Oxalessissfiure-Transaminase *f*
血清过敏性休克 serumanaphylaktischer Schock *m*
血清过敏症 Serumanaphylaxie *f*
血清化学疗法 Chemoserotherapie *f*
血清黄疸指数测定 Determination des Serumikterusin-dexes *f*
血清黄色素 Xanthorubin *n*, Xantorubin *n*
血清黄体素 Serumlutein *n*
血清浑浊因子 Serum-Opazitätsfaktor *m*
血清饥饿疏细胞培养 Serum-ausgehungerte spärliche Zellkultur *f*
血清肌酐 Serum-Kreatinin *n*(SCR)

血清肌酸激酶 Kreatinkinase *f*
血清肌酸磷酸激酶 Serumkreatin(phosphor)kinase *f*
血清肌酸磷酸激酶同工酶 Kreatinkinase-Isoenzym *n*
血清激酶 Serokinase *f*
血清加速球蛋白 Gerinnungsfaktor Ⅵ *m*
血清加速素 Gerinnungsfaktor Ⅵ *m*
血清加温浴锅 warmer Badewanne für Serum *f*
血清甲种胎儿蛋白 Serum-α-Fötoprotein *n*
血清甲种胎儿蛋白测定 Determination des Serum-α-Fötoprotein *f*
血清钾 Serumkalium *n*
血清价倒退 Sero-Umkehrung *f*
血清碱性磷酸酶 alkalische Serumphosphatase *f*
血清碱性磷酸酶测定 Determination der alkalischen Serum phosphatase *f*
血清胶体稳定性试验 Kolloidstabilitätstest des Serums *m*
血清[结合]脂肪酸测定 Determination der Serumfettsäure *f*
血清菌苗 Serumvakzine *f*
血清菌苗免疫法 Serovakzination *f*
血清抗利尿激素浓度测定 Bestimmung der antidiuretis-chern Hormonkonzentration im Serum *f*
血清抗链球菌[溶血]素测定 Serumantistreptolysin-bestimmung *f*
血清抗球蛋白试验 Antiglobulintest *m*, Antiglobulinreak-tion *f*
血清抗原 Serumantigene *n pl*
血清类 Sera *f*
血清类风湿因子 serumrheumatoider Faktor *m*
血清类粘蛋白 Seromukoid *n*
血清疗法 Serumtherapie *f*
血清磷酸酶 Serumphosphatase *f*
血清磷脂测定 Serumphosphorlipidbestimmung *f*
血清流行病学 Seroepidemiologie *f*
血清硫酸角质素 Serum-Keratansulfat *n*
血清氯化物渗漏试验 Infiltrationstest des Serumchloridspiegels *m*
血清酶 Serumenzyme *n pl*
血清酶反应 Serumenzymenreaktion *f*, Abderhalden* Re-aktion *f*
血清酶活力测定 Serumenzymenaktivitätsdetermination *f*
血清酶型 Serumenzym-Typ *m*
血清免疫 Serumimmunität *f*, passive Immunität *f*
血清免疫球蛋白 Immunglobulin-A im Serum *n*, Serum-IgA *n*
血清灭菌蛋白 Properdin *n*
血清敏感试验 Serumsensitivitätstest *m*
血清钠 Serumnatrium *n*
血清钠酪蛋白琼脂 Nutroseagar im Serum *m*
血清耐热试验 Hitzestabilitätstest des Serums *m*
血清内的 intraserös
血清内脂质 Serumlipid *n*
血清黏度 Serum-Viskosität *f*
血清凝固器 serumkoagulierender Apparat *m*
血清凝集镜检查 Seroskopie *f*
血清凝集试验 serumagglutinationstest *m*
血清凝血加速因子 Serum-thrombotischer Beschleuniger *m*
血清凝血酶原 Faktor Ⅶ *m*
血清凝血酶原转变加速素 Gerinnungsfaktor- Ⅶ -Proconvertin *n*
血清凝血酶原转变因子 Gerinnungsfaktor Ⅶ *m*, pro-thrombin converting factor <engl.>
血清[浓度]水平 Serumniveau *n*
血清培养基 Serumnährboden *m*, Blutserumnährboden *m*
血清培养物 Serumkultur *f*
血清瓶 Serumflasche *f*
血清琼脂 Serumagar *m*
血清球蛋白 Serumglobuline *n pl*
血清群 Serumgruppen *f pl*
血清人类学 Seroanthropologie *f*
血清溶菌酶 Lysozym im Serum *n*
血清溶菌酶活力测定 Serumlysozym-Aktivitätsbestim-mung *f*
血清溶素 Serolysin *n*
β- 血清溶索 β-Serolysin *n*, Betaserolysin *n*
血清溶血性链球菌抗体测定 Serumantistreptolysin-Determination *f*
血清肉汤 Serum-Bouillon *n*
血清乳酸脱氢酶 Serum-Laktatdehydrogenase *f*(s-LDH)
血清乳状的 serolactescens
血清三酸甘油酯测定 Triglyzeride-Bestimung des Serums *f*, Serumtriglyzeride-Determination *f*
血清杀菌滴度 Serum-bakterizider Titer *m*
血清杀菌活力试验 Serum-bakterizider Aktivitätstest *m*
血清生成 Serogenese *f*, Serogenesis *f*
血清石 serumaler Kalkül *m*
血清试验 Serumtest *m*
血清视黄醇与胡萝卜素 Retinol und Carotin im Serum *n*
血清嗜异凝集试验 heterophiler Agglutinationstest des Serums *m*
血清素 Serotonin *n*
血清素综合征(5 羟色胺综合征) Serotonin-Syndrom *n*
血清糖蛋白 Serum-Glykoproteine *n pl*
血清糖蛋白测定 Serum-Glykoprotein-Determination *f*
血清糖蛋白电泳 Serumglykoprotein-Elektrophorese *f*
血清调理活力 Serum-opsonisierende Aktivität *f*
血清铁 Serumeisen *n*
血清铁测定 Serumeisenbestimmung *f*
血清铁蛋白 Serum-Ferritin *n*
血清铁结合力测定 Bestimmung des Serumeisenbindungs-vermögens *f*
血清铜 Semmkupier *n*
血清铜蓝蛋白 Ceruloplasmin *n*
血清铜氧化酶活力 Aktivität der Serumkupferoxidase *f*
血清胃泌素测定 Semmgastrinbestimmung *f*
血清稀释技术 Serumdilutionstechnik *f*, Serumverdün-nungstechnik *f*
血清纤维蛋白降解产物测定 Bestimmung des Serumfi-brindegradationsprodukts *f*
血清纤维蛋白降解产物试验 Test der Serumfibrindegradationsprodukts *m*
血清效价不变 Serumresistenz *f*
血清效价回升 Serumrückfall *m*
血清型 Serotyp *m*, Serumgruppe *f*
血清型 IgA Serum-IgA *n*
血清型变异 Variation des Serotyps *f*
血清型免疫球蛋白 A Serumimmunoglobulin A *n*, Serum IgA *n*
血清性蛋白尿[症] seröse Proteinurie *f*
血清性肝炎 Serumhepatitis *f*
血清性肝炎抗原 Inokulationshepatitis-Antigen *n*, SH-Antigen *n*
血清性关节炎 Serumarthritis *f*
血清性过敏反应 durch Serum bedingte anaphylaktische Reaktion *f*
血清性麻痹 Serum-Lähmung *f*
血清性肾炎 Serumkrankheit-Nephritis *f*
血清性牙垢 Serumstein *m*
血清絮凝[作用] Serollockulation *f*
血清学 Serologie *f*
血清学标志 serologischer Marker *m*
血清学不相容性 serologische Inkompatibilität *f*
血清学超反应性 serologische Hyperreaktivität *f*
血清学的 serologisch
血清学反应 Serumreaktion *f*

血清学分型 Serotypisierung *f*
血清学检测抗原 serologisch bedingtes Antigen *n*
血清学检查 serologischer Test *m*
血清学鉴定 serologische Identifikation *f*
血清学鉴定抗原 Sero-definiertes Antigen *n*
血清学交叉反应抗原组 kreuzreaktive Antigen-Gruppe *f*(CREG)
血清学决定簇 serologische Determinante *f*
血清学试验 serologischer Test *m*
血清学限定的基因座 Serologie-definierter Locus *m*, SD Locus *m*
血清学限定抗原 serologisch bedingtes Antigen *n*
血清学诊断 Serodiagnostik *f*, serologische Diagnose *f*
Ⅰ血清血管紧张素Ⅰ转化酶 Serum-Angiotensin-Ⅰ-Konversionsenzym *n*
血清血液的 serosanguineous
血清荨麻疹 Serumurtikaria *f*
血清阳性 Seropositivität *f*
血清阳性多关节炎 seropositive Polyarthritis *f*
血清样恶露 Lochia serosa *f*
血清药物浓度 Serum-Wirkstoffspiegel *m*
血清一分钟胆红素 Serum-eine Minute-Bilirubin *n*
血清依赖性 Serum-Abhängigkeit *f*
血清异嗜凝集试验 Serum-heterophiler Agglutinationstest *m*
血清抑菌滴度 serobakteriostatischer Titer *m*
血清抑制剂 Seruminhibitor *m*
血清疫苗接种 Serumimpfung *f*
血清意外 Serum-Unfall *m*
血清因子 Serumfaktor *m*
血清阴性 Seronegativität *f*
血清阴性的 seronegativ
血清阴性脊柱关节病 seronegative Spondyloanthropathie *f*
血清阴性类风湿关节炎 seronegative rheumatoide Arthritis *f*
血清应答因子 Serum-Responsefaktor *m*
血清预防 Serum-Präventivbehandlung *f*
血清预防法 Serumprophylaxe *f*
血清预后 Seroprognosis *f*
血清运铁蛋白饱和度 Sättigungsrate von Transferrin im Serum *f*
血清再活化 Serum-Reaktivierung *n*
血清粘蛋白测定 Serummukoproteindetermination *f*
血清诊断法 serologische Diagnostik *f*
血清疹 Serumausschlag *m*, Serumexanthem *n*
血清脂蛋白电泳 Serum-Lipoprotein-Elektrophorese *f*
血清脂肪酶测定 Serumlipasebestimmung *f*
血清致活酶 Serumkinase *f*, Serokinase *f*
血清中和[反应] Serumneutralisation *f*
血清中性脂肪测定 Serumtriglyzerid-Determination *f*
血清肿 Serom *n*
血清转氨酶测定 Serumaminotransferase-Bestimmung *f*
血清转氨酶活性 Serumaminotransferaseaktivität *f*
血清转氨酶活性测定 Serumtransaminase-Aktivitätsdeter-mination *f*
血清转换 Serokonversion *f*
血清转化[现象] Serumumwandelung *f*, Serumumände-rung *f*
血清转铁蛋白饱和度 Serumtransferrinsättigung *f*
血清总胆固醇 totales Serumcholesterin *n*
血清总胆固醇测定 Determination des totalen Serumcho-lesterins *f*
血清总胆红素 totales Serumbilirubin *n*
血清总胆红素测定 Bestimmung des totalen Serumbiliru-bins *f*
血清总蛋白 totales Serumprotein *n*
血清总碘 Gesamtjod im Serum *n*
血清总脂测定 Determination des totalen Serumlipide *f*
血清阻断力 Serumblock-Vermögen *n*
血琼脂 Blutagar *m*
血琼脂平皿 Blutagarplatte *f*
血 γ- 球蛋白异常 Dysgammaglobulinämie *f*
血球蛋白正常 Normoglobulinämie *f*
血球溶解血琼脂培养基 verlacktes Kulturmedium des Blutagars *n*
血缺氧 Anoxämia *f*, Anoxämie *f*
血缺氧的 anoxämisch
血染角膜 Blutfärbung der Hornhaut *f*
血绒毛膜胎盘 haemochoriale Plazenta *f*
血容补充药 Blut-Regenerator *m*
血容积测量法 Haematoncometrie *f*
血容量 Blutvolumen *n*
血容量不足 Hypovolämie *f*
血容量测定[法] Blutvolumenbestimmung *f*, Hämovolu-metrie *f*
血容量低 Hypovolämie *f*
血容量过多 Hypervolämie
血[容]量过多 Hypervolämie *f*
血容量减(过)少 Hypovolämie *f*
血容量减少(过低) Hypovolämie *f*
血容量减少性休克 hypovolämischer Schock *m*
血容量扩充剂 Blutvolumen-Expander *m*
血容量扩充药 Plasmavolumenexpander *m*
血容量扩张剂 Plasmaexpander *m*
血容量下降 Hypovolämie *f*
血容最增加 Blutvolumenvermehrung *f*
血乳酸盐浓度测定 Bestimmung der Blutlaktatkonzentra-tion *f*
血色病 Hämochromatose *f*, Haemochromatosis *f*
血色病性骨关节病 Osteoarthropathie der Hämochromatose *f*
血色蛋白计 Hämatometer *n*
血色的 sanguinolent
血色计 Hämochromometer *n*
血色素 Hämochrome *n pl*
血色素沉着病(症) Hämochromatose *f*, Haemochromatosis *f*
血色素计 Hämochromometer *n*, Hämometer *n*, Hämoglobinometer *n*
血色素计用吸管 Hämometerpipette *f*
血色素试验 Blutfarbstoff-Test *m*
血色原 Hämochromogen *n*
血色原结晶试验 Hämochromogenkristalltest *m*
血色原吸收光谱 hämochromogenes Absorptionsspektrum *n*
血色正常 Orthochromia *f*
血色指数 Farbeindex *m*(FI)
血色指数过低 Hypochromämie *f*, Hypochromaemia *f*
血色指数过高 HyperchromAmie *f*
血砷 Arsengehalt im Blut *n*
血肾上腺素过少 Hypoepinephrinämie *f*
血渗出颜色 Blutergussesfarbe *f*
血生成 Hämopoese *f*, Haemopoiesis *f*, Hämatogenese *f*
血生精小管屏障 Blut-Samenkanälche-Barriere *f*, Blut-Tubulus seminiferus-Barriere *f*
血食性 Hämatophagie *f*, Hämophagie *f*
血试验法 Blutteste *m pl*
血 - 视网膜内屏障 innere Blut-Retina-Schranke *f*
血 - 视网膜屏障 Blut-Retina-Barriere *f*
血 - 视网膜外屏障 außere Blut-Retina-Schranke *f*
血栓 Blutpfropf *m*, Thrombus *m*
血栓[形成]性卒中 thrombotischer Schlaganfall *m*
血栓闭塞性脉管炎 Thrombangiitis obliterans *f*, Buerger* Syndrom *n*, präseniles spontanes Gangrän *n*
血栓弹性描记器 flexibler Thrombelügendetektor *m*
血栓弹性图 Thromboelastographie *f*
血栓弹性仪 Thromboelastometer *n*
血栓动脉内膜切除术 Endarteriektomie *f*, Thromboarte-riektomie *f*
血栓恶烷 Thromboxan *n*
血栓恶烷 Aä Thromboxan-Aä *n*

血栓恶烷 Aä 合成酶 Thromboxane-Aä-Synthetase *f*
血栓恶烷 Bä Thromboxan-Bä *n*
血栓钙化 Calcifikation des Thrombus *f*
血栓后综合征 postthrombotisches Syndrom *n*
血栓机化 Organisation des Thrombuses *f*
血栓静脉炎性脾大 Splenomegalia thrombophlebitica *f*
血栓前期 prethrombotische Phase *f*
血栓前状态 prethrombotischer Zustand *m*(PTS)
血栓切除术 Thrombektomie *f*
血栓溶解 Thrombolyse *f*
血栓溶解剂 Thrombolytika *n pl*
血栓溶解时间 Thrombolysezeit *f*
血栓收缩蛋白 Thrombosthenin *n*
血栓栓塞 Thromboembolie *f*, thrombotische Embolie *f*
血栓栓塞遏制 thromboembolische Abschreckung *f*
血栓栓塞性并发症 thromboembolische Komplikation *f*
血栓栓塞预防 Thromboembolieprophylaxe *f*
血栓栓塞中风 Hub von Thromboembolie *m*
血栓素 Thrumboxan *n*
血栓素 A2 Thromboxan-A2 *n*
血栓素合成酶 Thromboxansynthetase *f*
血栓调变蛋白 Thrombomodulin *n*
血栓同质化 Homogenisation des Thrombuses *f*
血栓外痔 thrombosierte äußere Hämorrhoiden *f pl*
血栓外痔切除术 thrombosierte äußere Hämorrhoidekto-mie *f*
血栓烷 B2 Thromboxan-B2 *n*(TXB2)
血栓烷 B2(凝栓质 B2) Thromboxan-B2 *n*
血栓烷类 Thromboxan *n*
血栓细胞 Thrombozyten *m pl*
血栓形成 Thrombose *f*, Thrombogenese *f*
血栓形成的 thrombotisch
血栓形成后机化 Organisation nach Thrombose *f*
血栓形成后综合征 Beitrag-thrombotisches Syndrom *n*, postthrombotisches Syndrom *n*
血栓形成倾向 Thrombophilie *f*, Thrombosebereitschaft *f*
血栓形成性血管炎 thrombotische Vaskulitis *f*
血栓形成性血小板减少性紫癜 thrombolische thrombozytopenische Purpura *f*, Moschcowitz* Syndrom *n*
血栓形成学说 Thrombosetheorie *f*
血栓形成质酶 Thromboplastinogenase *f*
血栓[性]闭塞性脉管炎 Thromboangi(i)tis obliterans *f*
血栓性的 thrombotisch
血栓性动脉内膜切除术 Thrombendarteriektomie *f*
血栓[性]动脉[内膜]炎 Thromboendarteriitis *f*
血栓性梗塞 thrombotischer Inlarkt *m*
血栓性坏疽 thrombotisches Gangrän *n*
血栓性疾病 thrombotische Erkrankungen *f pl*
血栓[性]静脉炎 Thrombophlebitis *f*
血栓性浅静脉炎 Thrombophlebitis superficialis *f*
血栓性肾小球微血管病 thrombotische glomeruläre Mikroangiopathie *f*
血栓[性]栓塞 Thrumboembolie *f*
血栓性微血管病 thrombotische Mikroangiopathie *f*
血栓性心内膜炎 Thromboendokarditis *f*
血栓[性]血(脉)管炎 Thromboangi(i)tis *f*
血栓性血小板减少性肾损害 nierenschädige thrombotische Thrombozytopenie *f*
血栓性血小板减少性紫癜 thrombotische thrombozyto-penische Purpura *f*
血栓性疣赘状心内膜炎 verruköse thrombotische Endokarditis *f*
血栓性淤血 Thrombostase *f*
血栓与止血 Thrombose und Hämostase *f*
血栓预防 Thromboseprophylaxe *f*
血栓预检器 Thrombometer *n*

血栓摘除术 Thromboektomie *f*
血栓症 Thrombose *f*
血水清除 Blut-Wasser-Sanierung *f*
血水胸 Serohäm(at)othorax *m*
血丝虫 Blutfilarie *f*, Blutfadenwurm *m*
血丝虫感染 Filarieninfektion *f*
血丝痰 Sputum mit Blutstreifenbeimengungen *n*
血酸度 Blutacidität *f*
血酸度过高 Hyperoxämie *f*
血酸碱度 Serum-pH-Wert *m*
血胎[盘]屏障 Blut-Plazenta-Barriere *f*
血肽 Hämpeptide *n pl*
血痰 blutiges Sputum *n*
血碳[质]正常 Pyremia *f*
血碳酸过多的 hyperkapnisch
血糖 Blutzucker *m*
血糖比色计 Blutzuckerkolorimeter *n*
血糖测定法 Blutzuckerbestimmung *f*
血糖测定仪 Blutzuckermessgerät *n*
血糖代谢障碍 Dysglykämie *f*
血糖管 Blutzuckertube *f*
血糖过低 Hypoglykämie *f*
血糖过多 Hyperglukosämie *f*
血糖过多性糖尿 hyperglycemische Glykosurie *f*
血糖过高 Hyperglykämie *f*
血糖过少 Hyperglykämie *f*, Hypoglykämie *f*
血糖含量 Blutzuckergehalt *m*
血糖极度降低 Glucatonia *f*
血糖计 Blutglukosemeter *n*
血糖量正常 Normoglykämie *f*
血糖量正常的 normoglykämisch
血糖敏感症 Glykophilie *f*
血糖浓度 Konzentration des Blutzuckers *f*
血糖肾阈 Nierenschwelle des Blutzuckers *f*
血糖调节系统 Blutzucker-Regulierungssystem *n*
血糖 - 胰岛素测定比值 Blutzucker-Insulin-Ratio *f*
血糖状态说 glucostatische Theorie *f*
血铁黄素 Hämosiderin *n*
血铁指数 Eisen-Index *m*
血酮过多 Hyperketonämie *f*
血酮浓度测定 Blutketonkonzentrationsbestimmung *f*
血统 Abstammung *f*
血统关系 Blutsverwandtschaft *f*
血透明质 Hematohyaloid *n*
血透诱发哮喘 Hämodialyse-induziertes Asthma *n*
血涂片 Blutausstrich *m*
血吸虫 Schistosoma *n*, Spaltleibegel *m*
血吸虫病 Schistosomiasis *f*, Bilharziosis *f*
血吸虫病并发膀胱癌 schistosomaler Blasenkrebs *m*
血吸虫病性癌 bilharziales Karzinom *n*, schistosomales Blasenkarzinom *n*
血吸虫病性脊髓脊膜病 Meningomyelopathie dutch Schistosomiasis *f*
血吸虫病性痢疾 schistosomale Ruhr *f*
血吸虫病性泌尿系结石 Urinstein im Bilharziose *m*
血吸虫病性膀胱癌 schistosomales Blasenkarzinom *n*, bilharziales Karzinom *n*
血吸虫病性侏儒症 schistosomaler Zwergwuchs *m*
血吸虫的 bilharzial
血吸虫科 Schistosomatidae *f pl*
血吸虫瘤 Bilharziom *n*, Bilharzialkrebs *m*
血吸虫卵 Schistosoma-eier *n pl*
血吸虫卵性息肉 Schistosomeneier-Polyp *m*
血吸虫毛蚴 Schistosomula *f*, Schistosoma-Mirazidium *n*

血吸虫毛蚴孵化法 ausbrütende Methode der Schistoso-mamirazidien *f*
血吸虫皮炎 Schistosomendermatitis *f*
血吸虫肉芽肿 schistosomales Granulom *n*
血吸虫色素 schistosomales Pigment *n*
血吸虫属 Bilharzia *f*, Schistosoma *n*
血吸虫尾蚴皮炎 Dermatitis der schistosomen Zerkarien *f*
血吸虫性肝硬变 Leberzirrhose durch Schistosomiasis *f*
血吸虫性肝硬化 Leberzirrhose wegen Bilharziose *f*
血吸虫性膀胱炎 Schistosomiasis-Zystitis *f*
血吸虫性肾病 Nephropathie durch Schistosomiasis *f*
血吸虫性肾小球肾炎 Schistosomiasis-Glomeruonephritis *f*
血吸虫性侏儒病 Schistosoma-Kleinwuchs *m*
血吸虫蚴疹 kabure <engl.>
血吸附抑制试验 Hemmtest der Hämadsorption *m*
血硒 Selenspiegel im Blutserum *m*
血细胞 Blutzelle *f*, Hämozyt *m*, Blutkörperchen *n*
血细胞比容 Hämatokrit *m*
血细胞比容管 Hämatokrit-Tube *f*
血细胞比容计 Hämatokrit *m*
血细胞脆性 Blutfragilität *f*
血细胞的冷冻保存 gefrorene Erhaltung von Blutzellen *f*
血细胞毒物 Gift des Blutkörperchens *n*
血细胞发生 Hämatopoese *f*
血细胞发生的诱导微环境 hämopoetische induktive Mikroumwelt *f*
血细胞分类计算器 differentialer Blutzellen-Kalkulator *m*
血细胞分离机 Separator der Blutzellen *n*
血细胞分析仪 Blutzellenanalysator *m*
血细胞管型 Blutzylinder *m*, Blutkörperchenzylinder *m*
血细胞化学染色 zytochemische Färbung des Blutes *f*
血细胞计数 Blutkörperchenzählung *f*
血细胞计数板 zählkammer *f*
血细胞计数池 Blutkörperchen-Zählkammer *f*
血细胞计数法 Zytometrie *f*, Hämatimetrie *f*
血细胞计数器(仪) Hämozytometer *n*, Zytometer *n*, Hä-matozytometer *n*, Blutkörperchenzählapparat *m*
血细胞计算器 Globulimeter *n*
血细胞钾过少 Zytokalipenie *f*, Zellkalimangel *m*
血细胞检测 Blutkörperchenprüfung *f*
血细胞减少 Zytopenie *f*, Hämozytopenie *f*
血细胞绝对计数 absolutes Blutbild *n*
血细胞内的 endoglobular
血细胞凝集[作用] Haemagglutination *f*, Hämagglutination *f*
血细胞凝集抗原 Hämagglutination-Antigen *n*, Antigen HA *n*
血细胞凝集试验 Hämagglutinationsreaktion *f*, Hämagglu-tinatlonstest *m*
血细胞凝集素 Hämagglutinin *n*
血细胞凝集素原 Hämagglutinogen *n*
血细胞凝集抑制[作用] Hämagglutinationsinhibition *f*, Hämagglutinationshemmung *f*
血细胞破坏 Haemozytocatheresis *f*
血细胞谱系 hämatopoetische Abstammung *f*
血细胞染色体 Chromosomen der Blutkörperchen *n pl*, Chromosomen der Blutzellen *n pl*
血细胞溶解 Hämatozytolyse *f*, Haemolysis *f*, Haematolyse *f*
血细胞溶解的 zytohämolytisch
血[细胞]色正常 Normochromie *f*
血[细胞]色正常的 normochromisch
血细胞渗出 Diapedese *f*
血细胞渗透性 Permeabilität der Blutzellen *f*
血细胞生成 Hämopoese *f*, Haemopoiesis *f*
血细胞生成前体 hämatopoetischer Vorläufer *f*
血细胞生成素 Cytagenin *n*
血细胞糖分过少 zytoglukopenia *f*
血细胞外的 ektoglobulär, extrakorpuskulär
血[细胞]吸附[反应] Haemadsorption *f*
血[细胞]吸附试验 Haemadsorptionstest *m*
血[细胞]吸附抑制试验 Haemadsorption-Inhibitionstest *m*
血细胞吸附[作用] Haemadsorption *f*
血细胞吸附病毒 1 型 Hämadsorption-Virus-Typ-1 *m*
血细胞吸附病毒 2 型 Hämadsorption-Virus-Typ-2 *m*
血[细菌]培养 Hämokultur *f*
血细胞性毒物中毒 Blutkörperchen-beeinflussende Vergiftung *f*
血细胞学 Haemozytologie *f*
血细胞压积 Hämatokrit *m*, Volumen cellulae pactae *n*
血细胞压碎 Hämozytotripsie *f*
血细胞游出 Diapedese *f*, Emigration *f*
血细胞游出的 diapedetisch
血细胞增多性高血压 Hypertonia polycythaemica *f*
血细胞增多[症] Polyzytose *f*, Hämatozytose *f*, Hämatozytose *f*, Haemocytosis *f*
血细胞照片 Hämophotograph *m*
血细胞正常 Orthozytose *f*
血细胞自动分离器 automatisierter Blutzellseparator *m*
血细胞自动计数器 Autocytometer *m*
血纤蛋白原 Fibrinogen *n* (Fg)
血纤蛋白粘合剂 Dichtungsmittel des Fibrins *n*
血纤维蛋白溶解[作用] Fibrinolyse *f*
血纤维蛋白溶解系统 fibrinolytisches System *n*
血纤维蛋白溶酶 Fibrinolysin *n*
血纤维蛋白溶酶原 Profibrinolysin *n*
血纤维蛋白溶酶原激酶 Fibrinokinase *f*
血纤维蛋白溶酶制剂 Fibrinolysin *n*, Plasmin *n*
血纤维蛋白生成过多 Superfibrination *f*
血纤维蛋白肽 Fibrinopeptide *n pl*
血纤维蛋白原过多 Hyperfibrinogenämie *f*
血纤维蛋白原过少 Hypofibrinogenämie *f*
血纤维蛋白原异常 Dysfibrinogenämie *f*
血鲜红质 Floridin *n*
血线传感器 Blutlinie-Sensor *m*
血象 Hämogramm *n*
血消化液 digestive Blutbouillon *f*
血小板 Blutplättchen *n pl*, Thrombozyten *m pl*
血小板 T 细胞活化抗原 Thrombozyt-T-Zellaktivierungsantigen *n*
血小板比容 Thrombozyten-Hämatokrit *m*
血小板变态 Thrombozyten-Metamorphose *f*, viskose Metamorphose *f*
血小板变性 Thrombozytendegeneration *f*
血小板病 Thromho(zyto)pathie *f*
血小板不减性紫癜 non-thrombozytopenische Purpura *f*
血小板成分平均浓度 durchschnittliche Konzentration der Plättchenkomponenten *f*
血小板促凝活性 Prokoagulationsaktivität des Blutplättchens *f* (PPA)
血小板单采 Thrombozytapherese *f*
血小板单采术 Thrombozytapherese *f*
血小板的 thrombozytär
血小板第二因子 Thrombozyten-Faktor Ⅱ *m*
血小板第三因子 Thrombozytenfaktor Ⅲ *m*
血小板第三因子有效性试验 Verfögbarkeitstest der Thrombozytenfaktors Ⅲ *m*
血小板第四因子 Thrombozytenfaktor Ⅳ *m*
血小板第一因子 Thrombozytenfaktor Ⅰ *m*
血小板发生 Thrombozytopoese *f*
血小板反应蛋白 Thrombospondin *n*
血小板反应蛋白 -1 Thrombospondin-1 *n*

血小板反应素 Thrombospondin *n*
血小板分布宽度 Thrombozytenverteilungsbreite *f*
血小板分泌 Sekretion des Platelets *f*, Thrombozyten-Sekretion *f*
血小板辅因子 Thrombozytenkofaktor *m*
血小板功能 Thrombozytenfunktion *f*
血小板功能不全性紫癜 thrombasthenische Purpura *f*
血小板功能分析仪 -100 Thrombozytenfunktionsanalysator-100 *m*
血小板功能调节药 Regulator der Thrombozytenfunktion *m*
血小板功能障碍 Thrombozytendyslunktion *f*
血小板功能障碍性疾病 dysfunktionelle Krankheit der Thrombozyten *f*
血小板过氧化物酶 Thrombozytenperoxidase *f*
血小板花生四烯酸代谢缺陷症 Thrombozyten-Arachidonsäure-Stoffwechselschwäche *f*
血小板混合器 Thrombozyten-Mischer *m*
血小板活化分析 Thrombozytenaktivierungsanalyse *f*
血小板活化因子 Thrombozyten-Aktivierungsfaktor *m*, platelet activating factor <engl.>(PAF)
血小板机能不全 Thrombasthenie *f*
血小板激活因子 Thrombozyten-Aktivierungsfaktor *m*, platelet activating factor <engl.>(PAF)
血小板疾病 Blutplättchen-Erkrankung *f*
血小板计数 Thrombozytenzählung *f*
血小板计数板 Thrombozytenzählkammer *f*
血小板计数法 Thrombozytometrie *f*
血小板计数器 Thrombozytometer *n*
血小板减少伴血清升高及肾病 Thrombozytopenie mit erhöhten Serum-IgA und Nierenerkrankungen *f*
血小板减少及无桡骨综合征 Thrombozytopenie und abwesendes Radius-Syndrom *f*
血小板减少湿疹反复感染综合征 Wiskott*-Aldrich* Syndrom *n*, ekzem-wiederholende lnfektion-thrombozyto-penie-Syndrom *n*
血小板减少素 thrombozytopen <engl.>
血小板减少性贫血 Thrombozytopenie-Anämie *f*
血小板减少性紫癜 Purpura thrombopenica *f*
血小板减少性紫癜 - 血小板综合症 thrombozytopenisches Purpura-Hämangiom-Syndrom *n*
血小板减少[症] Thrombopenie *f*, Thrombocytopenia *f*, Hypothrombozytämie *f*
血小板碱性蛋白 Thrombozytenalkaliprotein *n*
血小板聚集实验 Thrombozytenaggregationstest *m*
血小板聚集试验 Thrombozytenaggregation-Test *m*
血小板聚集研究 Thrombozytenaggregationsstudie *f*
血小板聚集抑制因子 Thrombozytenaggregationshemmer *m*
血小板抗体 Thromzyten-Antikörper *m pl*
血小板抗原 Thromzyten-Antigene *n pl*
血小板抗原 15 基因型 Thrombozyten-Antigen-15-Genotyp *m*(HPA-15)
血小板抗原 1 基因型 Thrombozyten- Antigen-1-Genotyp *m* (HPA-1)
血小板抗原 2 基因型 Thrombozyten- Antigen-2-Genotyp *m* (HPA-2)
血小板抗原 3 基因型 Thrombozyten- Antigen-3-Genotyp *m* (HPA-3)
血小板抗原 4 基因型 Thrombozyten- Antigen-4-Genotyp *m* (HPA-4)
血小板抗原 5 基因型 Thrombozyten- Antigen-5-Genotyp *m* (HPA-5)
血小板抗原 6 基因型 Thrombozyten- Antigen-6-Genotyp *m* (HPA-6)
血小板抗原单克隆抗体固定法 monoklonaler Antikörper-Immobilisierung des Plättchenantigens *f*(MAIPA)
血小板抗原基因型组合试验 Thrombozyten-Antigen-Genotypisierung-Kombinationstest *m*
血小板颗粒 thrombozytische Granula *n pl*
血小板颗粒减少 Plättchenteilchen-Reduzierung *f*
血小板颗粒区 Thrombozytengranulatbereich *m*
血小板来源生长因子 Blutplättchen-Wachstumsfaktor *m*
血小板免疫荧光试验 Thrombozytenimmunfluoreszenztest *m*
血小板内皮细胞粘附分子 -1 Thrombozyten-Endothelzellen-Adhäsionsmolekül-1 *n*
血小板黏附试验 Plättchenadhäsionstest *m*
血小板凝集[反应] Thrombozytenagglutination *f*, Thrombozytenagglutinationstest *m*
血小板凝集检查器 Thrombozyten-Agglutometer *n*
血小板凝集素 Thromboagglutinin *n*
血小板凝集因子 Thrombozyten-Aggregationsfaktor *m*
血小板凝聚 Thrombozytenaggregation *f*
血小板凝聚功能测定 Bestimmung der Thrombozytenaggregationsfunktion *f*
血小板凝聚试验 Thrombozytenaggregationstest *m*
血小板凝血酶敏感蛋白 1 Thrombozyten-Endothelzellen-Adhäsionsmolekül-1 *n*
血小板凝血因子 1 Blutplättchen-Gerinnungsfaktor-1 *m*
血小板凝血因子 2 Blutplättchen-Gerinnungsfaktor-2 *m*
血小板凝血因子 3 Blutplättchen-Gerinnungsfaktor-3 *m*
血小板凝血因子 4 Blutplättchen-Gerinnungsfaktor-4 *m*
血小板平均体积 Mittelwert des Blutplättchenvolumens *m*(MPV)
血小板破坏消耗过多 übermäßgiger Verbrauch und Des-truktion der Thrombozyten *m*
血小板染色粒 Chromomer *m*
血小板容积计 Thrombozytokrit *m*
血小板溶解 Thrombozytolyse *f*
血小板溶菌素 Plakin *n*
血小板生成 Thrombopoese *f*
血小板生成,血栓形成 Thrombopoese *f*
血小板生成刺激素 thrombozytopoetischer Faktor *m*
血小板生成的 thrombopoetisch
血小板生成减少 ineffektive Thrombozytopoese *f*
血小板生成素 Thrombopoietin *n*
血小板生成素受体 Thrombopoietin-Rezeptor *m*
血小板生成型巨核细胞 Megakaryozyt von Thrombozyten-Typ *m*
血小板生存时间 Thrombozytenüberlebenszeit *f*
血小板生长因子家族 Thrombozyt-abgeleitete Wachstumsfaktor-Familie *f*
血小板释放反应 Thrombozyten-Releasing-Reaktion *f*
血小板收缩蛋白 Thrombosthenin *n*
血小板输注 Thrombozytentransfusion *f*
血小板输注无效 ungültige Thrombozytentransfusion *f*
血小板衰弱症 Thrombasthenie *f*
血小板栓子 Thrombozytenthrombus *m*
血小板素 Thrombozytin *n*
血小板糖蛋白Ⅱ-Ⅲ复合体 Blutplättchenglycoprotein-Ⅱb-Ⅲ-Komplex *m*
血小板糖蛋白 GPⅡb-Ⅲa 复合物 Thrombozytglykoprotein-GPⅡb-Ⅲa-Komplex *m*
血小板糖蛋白ⅢA Thrombozytenglykoprotein-ⅢA *n*
血小板糖蛋白 - 复合体 Blutplättchenglycoprotein-Ⅰb-Ⅸ-Komplex *m*
血小板特异性抗原 Blutplättchen-spezifisches Antigen *n*
血小板特异性自身抗体 Blutplättchen-spezifischer Autoantikörper *m*
血小板透明区 transparenter Bereich der Thrombozyten *m*
血小板吞噬现象 Thrombozyten-Phagozytose *f*
血小板外血浆层 plasmatische Atmosphäre der Thrombo-zyten *f*

血小板微粒 Thrombozytenmikropartikel *f*
血小板卫星现象 Thrombozytensatellitismus *m*
血小板无力性 - 血小板病性血小板减少 thrombasthenie-thrombozytopathische Thrombozytopenie *f*
血小板无力症 Thrombasthenie *f*
血小板无效生成 ineffektive Thrombozytopoese *f*
血小板系[列] Thrombozyten-Serie *f*
血小板系的 thrombozytär
血小板相关抗体 Thrombozyten-assoziierter Antikörper *m*
血小板相关抗原 Blutplättchen-assoziiertes Antigen *n*
血小板相关免疫球蛋白 Blutplättchen-assoziiertes Immunglobulin *n*
血小板型巨核细胞 Megakaryozyt von Thrombozyten-Typ *m*
血小板型血管性血友病 plättchenartige Von-Willebrand* Krankheit *f*
血小板悬液 Thrombozytensuspension *f*
血小板选择蛋白 Blutplättchen-Selektin *n*
血小板血栓 Blutplättchen-Thrombus *m*
血小板血型 Blutplättchen-Gruppe *f*
血小板衍化因子 Platelet-deriveder Faktor *m*
血小板衍生的内皮细胞生长因子 Blutplättchen-Endothelzellwachstumsfaktor *m*
血小板衍生生长因子 Thrombozyten-abgeleiteter Wachstumsfaktor *m*
血小板衍生生长因子受体 Blutplättchen-Wachstumsfaktorsrezeptor *m*
血小板异常 Dysthrombozytose *f*
血小板因子 Thrombozytenfaktoren *m pl*
血小板因子Ⅲ免疫损伤试验 immunologischer Schdi-gungstest der Thrombozytenfaktor Ⅲ *m*
血小板源生长因子 Thrombozyten-abgeleiteter Wachstumsfaktor *m*
血小板源生长因子受体α Blutplättchen-Wachstumsfaktorsrezeptor-α *m*
血小板源性生长因子 Thrombozyten-Wachstumsfaktor *m*
血小板增多[症] Thrombozythämie *f*, Thrombozytose *f*
血小板增多症性紫癜 thrombocythemische Prupura *f*
血小板粘附 Thrombozytenretention *f*
血小板粘附反应 Plättchenadhäsion-Reaktion *f*
血小板粘附率测定 Bestimmung der Thrombozytenretentionsrate *f*
血小板粘附实验 Plättchenadhäsionstest *m*, Thrombozytenretentionstest *m*
血小板粘附性增加 gesteigerte Thrombozytenretention *f*
血小板致密体 dichte Körper des Blutplättchens *m pl*
血小板周转率 Thrombozyten-Umsatzrate *f*, platelet turn over rate <engl.>
血小板紫癜 thrombozytische Purpura *f*
血小板自身抗体 Thrombozyten-Autoantikörper *m*
血鞋印 blutiger Schuhabdruck *m*
ABO 血型 ABO-Blutgruppen *f pl*
血型 Hämotyp *m*, Blutgruppe *f*
MN 血型 MN-Blutgruppen *f pl*
MNSs 血型 MNSs-Blutgruppe *f*
P 血型 P-Blutgruppe *f*
Rh 血型 Rh-Blutgruppe *f*
Rh-Hr 血型 Rh-Hr-Blutgruppe *f*
Rh-null 血型 Rh-null-Blutgruppe *f*
Se 血型 Se-Blutgruppe *f*
Sid 血型 Sid-Blutgruppe *f*
Xga 血型 Xga-Blutgruppe *f*
血型播散性 blutverbreitet
血型播散性肺结Ⅱ型 blutverbreiteten Lungentuberkulose-Ⅱ *f*
血型不合 Inkompatibilität der Blutgruppen *f*
血型不配合 Blutgruppenunverträglichkeit *f*
ABO 血型测定 Bestimmung der ABO-Blutgruppe *f*
P 血型测定 Bestimmung von P-Blutgruppe *f*
Kell 血型单倍型 Haplotyp der Kell-Blutgruppe *m*
血型的法庭应用 forensische Verwendung der Blutgruppen *f*
血型的显性 Dominanz in Blutgruppen *f*
血型的遗传 Vererbung von Blutgruppen *f*
血型定型试剂 Reagenzien zur Blutgruppenbestimmung *n pl*
血型分类 Blutgruppenbestimmung *f*
血型分型试验 Blutguppenkreuzversuch *m*, Blutgruppenbestimmungstest *m*
Kell 血型父权试验 Vaterschaftstest von Kell-Blutgruppe *m*
MNS 血型父权试验 Vaterschaftstest von MNS-Blutgruppe *m*
P 血型父权试验 Vaterschaftstest von P-Blutgruppe *m*
Rh 血型父权试验 Vaterschaftstest von Rh-Blutgruppe *m*
Xg 血型父权试验 Vaterschaftstest von Xg-Blutgruppe *m*
血型和筛查 Blutgruppe und Selektion *f*
P 血型基因 Gen der P-Blutgruppe *n*
血型检验 Blutgruppenuntersuchung *f*
血型鉴定 Blutgruppenbestimmung *f*
HLA 血型交叉反应 Kreuzreaktion des HLA-Typs *f*
血型卡方统计 Chi-Quadrat-Statistik der Blutgruppe *f*
血型抗体 Blutgruppenantikörper *m*
血型抗体非特异性吸附现象 Ogata*-Mathasi* Phänomen *n*
P 血型抗原 Antigen von P-Blutgruppe *n*
血型抗原 Blutgruppenantigen *n*
血型抗原决定簇 Determinante des Blutgruppenantigens *f*
血型免疫学 Immunologie der Blutgruppe *f*
血型免疫遗传学 Immungenetik der Blutgruppe *f*
Rh 血型命名法 Terminologie der Rh-Blutgruppe *f*
ABO 血型配型 ABO-Blutgruppe-Anpassung *f*
血型配型 Blutgruppe-Anpassung *f*
血型频率 Blutgruppen-Frequenz *f*
血型嵌合体 Blutgruppenchimäre *f*
血型确定父母 Eltern bestimmt von Blutgruppen *pl*
血型群体分布 Verteilung der Blutgruppe *f*
血型扰原 Blutgruppenantigen *n*
血型糖蛋白 Glycophorin *n*
MN- 血型糖蛋白 MN-Glycophorin *n*
血型特性物质 Blutgruppe-bestimmte Stoffe *m pl*
血型同种凝集素 Isoaggluinin in Blutgruppen *n*
血型突变影响 Mutationsbeeinfluss von Blutgruppen *m*
A 血型物质 A-Blutgruppensubstanz *f*
B 血型物质 B-Blutgruppensubstanz *f*
血型物质 Blutgruppensubstanzen *f pl*
H 血型物质 H-Blutgruppensubstanz *f*
Lea 血型物质 Lea-Blutgruppensubstanz *f*
Leb 血型物质 Leb-Blutgruppensubstanz *f*
P1 血型物质 P1-Blutgruppensubstanz *f*
P 血型物质 P-Blutgruppensubstanz *f*
血型物质分泌 Sekretion von Blutgruppensubstanzen *f*
血型吸收技术 Absorptionsverfahren zur Blutgruppen *n*
ABO(H)血型系统 ABO(H)-Blutgruppensystem *n*
血型系统 Blutgruppensysteme *n pl*
MNSs 血型系统 MNSs-Blutgruppensystem *n*
P 血型系统 P-Blutgruppensystem *n*
Rh 血型系统 Rh-Blutgruppensystem *n*
血型镶嵌体 Blutgruppe-Mosaik *n*
血型学 Tpologie *f*, Typlehre *f*
血型血清学 Blutgruppenserologie *f*
血型遗传 Vererbung der Blutgruppe *f*
P 血型遗传 Vererbung von P-Blutgruppe *f*
Rh 血型遗传 Vererbung von Rh-Blutgruppen *f*
Xg 血型遗传 Vererbung von Xg-Blutgruppen *f*

血型遗传学 Genetik der Blutgruppe *f*
MN 血型因子 Faktoren MN des Blutes *m pl*
血性白带 blutige Leukorrhoe *f*
血性便 blutiger Stuhl *m*
血性的 blutig, cruent(-us, -a, -um)
血性恶露 Lochia cruenta *f*
血性腹膜炎 blutige Peritonitis *f*
血性腹水 Ascites haemorrhagicus *n*
血性积液 blutige Effusion *f*
血性结石 hämischer Kalkül *m*
血性精液 Hämospermie *f*, Hämospermatismus *f*
血性脓肿 Abscessus haematicus *m*
血性呕吐物 blutiges Erbrochene *n*
血性乳糜尿 Hämatochyrlurie *f*
血性渗出物 hämorrhagische Effusion *f*
血性渗漏液 Bluterguss *m*
血性胎块 Blutmole *f*
血性胸水 blutige pleurale Flüssigkeit *f*
血性腰椎穿刺 blutiges Leitungswasser *n*
血性液体 blutige Flüssigkeit *f*
血性疹 hematid<engl.>
血胸 Hämothorax *m*
血胸肺炎综合征 hämopleuropneumonisches Syndrom *n*
血胸腺屏障 Blur-Thymus-Schranke *f*
血循环 Blutzirkulation *f*
血循环量不足 zirkulatorische Blutvolumeninadäquanz *f*
血循环时间 Zirkulationszeit *f*, Blutzirkulationszeit *f*
血循环停止 Adiämorrhyse *f*
血循环危象 Krise des Blutkreislaufs *f*
血循环障碍 Dysfunktion des Blutkreislaufs *f*
血循环中的免疫复合物 zirkulierender Immunkomplex *m*
血循环重建 Rekonstruktion der Zirkulation *f*
血压 Blutdruck *m*
血压表(计) Sphygmomanometer *n*, Hämomanometer *n*, Blutdruckapparat *m*, Blutdruckmesser *m*
血压波动 Blutdruckschwankung *f*
血压测定 Blutdruckmessung *f*, BIntdruckbestimmung *f*
血压测定系统 Blutdruck-Messsystem
血压测量法 Sphygmomanometrie *f*
血压测量系统 Blutdruck-Messsystem *n*
血压传感器 Blutdruckwandler *m*
血压达静 Dihydralazinum *n*
血压得平 Clonidin *n*, Catapresan *m*
血压[换能]传感器 Blutdruckwandler *m*
血压过低 Hypotension *f*
血压过高 Hypertension *f*
血压计 Blutdruckmesser *n*
血压监护(视)器 Blutdruckmonitor *m*
血压脉音听诊器 Sphygmometroskop *n*
血压升高 Blutdrucksteigerung *f*
血压调节 Druckregelung *f*
血压下降 Blutdruckerniedtigung *f*
血压异常 Dysarteriotonie *f*
血压正常 Normotension *f*
血压正常的 normotensiv
血[眼]房水屏障 Blut-Kammerwasser-Schranke *f*
血眼屏障 Blut-Augen-Schranke *f*(einschließlich der Blut-Kammerwasser-Schranke und Blut-Retina-Schranke usw)(包括血房水屏障、血视网膜屏障等结构)
血氧饱和度 Blutsauerstoffsätigung *f*
血氧饱和度 50% 时氧分压 Sauerstoff-Halbsättigungsdruck von Hämoglobin *m*
血氧测定法 Oximetrie *f*
血氧测量器 Hämoxymeter *n*
血氧差 Blut-O2-Unterschied *m*
血氧定量法 Oxymetrie *f*
血氧分析仪 Sauerstoff-Gasanalysator *m*
血氧过多 Hämohyperoxie *f*
血氧过少 Hypoxämie *f*
血氧过少状态 Sauerstoffmangel *m*
血氧含量 Sauerstoffgehalt des Mutes *m*
血氧合作用的 haematopneicus
血氧计 Oxymeter *n*
血氧容量 Sauerstoffkapazität des Blutes *f*, Blutsauerstoif-kapazität *f*
血氧水平依赖 Blutsauerstoffgehalt-Abhängigung *f*
血样 blutig
血样的 hämatoid, blutig
血样的保存 Lagerung von Blutproben *f*
血样的采集 Probenahme von Blut *f*
血样腹水 blutiger Ascites *m*
血样胎 Fötus sanguinolentis *m*
血药峰度 Spitzenplasmaspiegel *m*
血药浓度监测 Monitoring der therapeutischen Droge *n*
血液 Blutflüssigkeit *f*, Blut *n*
血液 pH 平衡仪 Gleichgewichtsapparat für Blut-pH *m*
血液保存 Blutkonservierung *f*
血液崩解性危象 hämoklastische Krise *f*
血液比重 spezifisches Gewicht des Blutes *n*
血液比重测定器 Blutgravimeter *n*
血液比重计 Hämabarometer *n*
血[液]标本 Blutpräparat *n*
血液标本收集 Blutentnahme *f*
血液病 Häm(at)opathie *f*
血液病的 hämopathisch
血液病理学 Hämatologie *f*
血液病性溃疡 Ulkus der Blutdyskrasie *n*
血液病性贫血 hemopathische Anämie *f*
血液病性龈炎 hämopathische Gingivitis *f*
血液病学家 Hämatoioge *m*
血液播散 Blut-Dissemination *f*
血液不足 Haematopenia *f*
血液常规检测 Routine-Bluttest *m*
血液超滤器 Hämofilter *m*
血液沉淀反应 ausfällbarer Test für Blut *m*
血液沉降反应长度 Länge der Sedimentationsreaktion im Blut *f*
血液成分 Blutbestandteile *m pl*
血液成分疗法 Behandlung durch Blutbeschaffenheit *f*
血液传播 Übertragung von Blutflüssigkeit *f*
血液代用品 Blutersatz(flüssigkeit *f*) *m*
血液胆碱脂酶 Serumcholinesterase *f*
血液胆碱脂酶活性 Serumcholinesterase-Aktivität *f*
血液蛋白计 Hämoproteinmeter *n*
血液的血清学试验 serologischer Test für Blut *m*
血液的有效利用 effektive Nutzung von Blut *f*
血[液]淀粉酶 Hämodiastase *f*
血液动力的 hämodynamiseh
血液动力反应 hämodynamische Wirkung *f*
血液动力计 Haemadynamometer *n*
血液动力学 Haemadynamik *f*
血液动力学改变 hämodynamische Veränderung *f*
血液毒剂 Blut-Agent *m*
血液毒理学 Hämatotoxikologie *f*
血液毒物 Hämotoxikant *n*
血液毒性 Hämatotoxizität *f*
血液恶病质 Kachexie *f*
血液恶性肿瘤 hämatologisches Malignom *n*
血液二氧化碳缺乏 Akapnie *f*

血液二氧化碳缺乏的 akapnoisch
血液肥大细胞 Blutmastzelle *f*
血液沸腾 Blut zum Kochen
血液分布测定 Blutverteilung-Bestimmung *f*
血液分析 Haemanalysis *f*
血液高凝状态 Hyperkoagulabilität *f*
血[液]供给 Blutzufuhr *f*
血液管理 Blut-Management *n*
血液管型 Blutschlauch *m*
血液灌流(血液灌注) Hämoperfusion *f*, Blutdurchströmung *f*
血液灌流法 Hämoperfusion *f*
血液灌流量 Volumen der Durchblutung *n*
血液化 Sanguifikation *f*
血液化学 Blutchemie *f*
血液化学检查 blutchemische Untersuchung *f*
血液化学检查装置 Blutchemie-Untersuchungsgerät *n*
血液化验仪器 Instrumenten des Bluttestes *n pl*
血液缓冲值 Pufferungsvermögen des Blutes *n*
血液回收 Blutrückgewinnung *f*
血液激固障碍 Blutgerinnungsstörung *f*
血液寄生 Häm(at)ophagie *f*
血液寄生的 Haematophagus *n*
血液加工 Verarbeitung von Blut *f*
血液加温器 Blutwärmer *m*
血液监护器 Blur-monitor *m*
血液检查 Blutuntersuchung *f*
血液鉴定 Blutjdentifikation *f*
血液结合素 Hänopexin *n*
血液净化 Blutreinigung *f*
血液净化治疗 Blutreinigungstherapie *f*
血液静力学 Haemastatik *f*
血液酒精水平 Blutalkoholspiegel *m*
血液恐怖 Angst vor Blut *f*
血液控制 Blutkontrolle *f*
血液疗法 Häm(at)otherapie *f*
血液流变分析仪器 hämorheologischer Analysator *m*
血液流变学 Blutrheologie *f*
血液流速图测定 Tachogrammdetermination *f*
血液流体力学 Hämodynamik *f*
血液氯化物 Blutchlorid *n*
血液滤过 Hämofiltration *f*
血液滤过装置 Geräte der Hämofiltration *n pl*
血液麻醉 Blut-Anästhesie *f*
血液尼龙过滤网 Nylonnetz *n*
血液黏滞度 Blutviskosität *f*
血液尿素氮 Harnstoffstickstoff des Blutes *m*
血液凝固 Blutgerinnung *f*
血液凝固测试 Blutgerinnungsstest *m*
血液凝固分析仪 automatisierter Gerinnungsanalysator *m*
血液凝固功能衰竭 Ausfall der Blutgerinnung *m*
血液凝固机制 Blutkoagulationsmechanismus *m*
血液凝固时间计 Koagulometer *n*
血液凝集反应板 Platte für Agglutinationsreaktion *f*
血液凝块 Blutkoagulat *n*
血液浓缩 Hämokonzentration *f*, Bluteindickung *f*
血液浓缩的 hämokonzentriert, pachyhämatös
血液浓缩器 Hämokonzentrator *m*
血液培养基 Blutnährboden *m*
血液配合 Blutgruppenkreuzversuch *m*
血液葡萄糖 Blutzucker *m*
血液气泡界面 Blut-Bubble-Schnittstelle *f*
血液气体 Blutgase *n pl*
血液气体测定器 Blutgasanalyseapparat *m*, Blutgasappa-rat *m*
血液气体分析 Blutgasanalyse *f*
血液气体分析器 Blutgasanalyseapparat *m*
血液气体运输 Blut-Gas-Transport *m*
血液前活化素 Blutproaktivator *m*
血液清除机制 Blut-Clearing-Mechanismus *m*
血[液]琼脂 Blutagar *m*
血[液]琼脂培养基 Kulturmedium des Blutagars *n*
血液热交换器 Wärmetauscher *m*
血[液]肉汤 Blutbouillon *f*
血液人工灌注器 künstliches Blutperfusionsgerät *n*
血液丧失 Blutverlust *m*
血液色素 Blutpigment *n*
血液渗出 Hämatopedese *f*, Haem(at)opedesis *f*
血液生成 Sanguifikation *f*
血液生成不足 Anhaematopoiesis *f*
血液生物化学 Blutbiochemie *f*
血液试验 Bluttests *m pl*
血液收集 Blutentnahme *f*
血液输入现象 Phänomen des Blutzustroms *n*
血液酸度简易测定器 Schnell-Determinationsgerät für Blutacidität *n*, schnelle Bestimmung Ausstattung für Blut-Säure *f*
血液酸碱气体分析仪 Blut-pH-Gas-Analysator *m*
血液碳酸盐缺乏 Acarbia *f*
血液-体液隔离 Blut-Körperflüssigkeit-Isolierung *f*
血液停滞 Stase *f*, Stasis *f*
血液透析 Hämodialyse *f*, Blutdialyse *f*
血液透析充分性 Hämodialyse-Adäquatheit *f*
血液透析动力学模型 dynamisches Modell für Hämodialyse *n*
血液透析回路 Hämodialyse-Schaltung *f*
血液透析机 Hämodialyse-Maschine *f*
血液透析剂量 Hämodialyse-Dosis *f*
血液透析滤过 Hämodiafiltration *f*
血液透析器 Hämodialysator *m*
血液透析液 Dialyselösung des Blutes *f*
血液湍流 Blutfluss-Turbulenz *f*
血[液]涂片 Blutausstrich *m*
血液微栓滤器 Blutmikroembolie-Filter *m*
血液温度监测 Bluttemperatur-Monitor *m*
血液吸管 Blutpipette *f*
血液吸收光谱 Absorptionsspektrum des Blutes *n*
血液稀释 Hämodilution *f*
血液稀释剂 Leptyntika *n pl*
血液系统毒理学 Toxikologie des Blutsystems *f*
血液系统疾病 Blutkrankheit *f*
血液相容性 Blutverträglichkeit *f*
血液新陈代谢 Blutmetabolie *f*
血液形态学检查 morphorlogische Untersuchung des Bluates *f*
血液性别确定 Geschlechtsbestimmung von Blut *f*
血液性缺氧 hämische Hypoxie *f*
血液性杂音 Blutrauschen *n*
血液性窒息性气体 erstickendes wirkendes blutiges Gas *n*
血液-胸腺屏障 Blut-Thymus-Barriere *f*
血液学 Hämologie *f*
血液学参数 hämatologischer Parameter *m*
血液学的 hämatologisch
血液学家 Hämatologe *m*
血液学检查 hämatologische Untersuchung *f*
血液学失调症 hämatologische Erkrankung *f*
血液学实验 hämatologischer Test *m*
血[液]循环 Blutkreislauf *m*
血液循环的 blutzirkulatorisch
血液循环停止 Blutkreislaufschluß *m*
血液—体液隔离 Blut-Körperflüssigkeit-Isolierung *f*
血液遗传标记 genetischer Marker von Blut *m*
血液有形成分 sichtbare Komponente im Blut *f*

血液淤滞 Stase des Blutes *f*
血液与免疫系统 Blut- und Immunsystem *n*
血液预警系统 Blut-Warnsystem *n*
血液造血与止血系统药剂 hämatologischer Agent *m*
血液粘[滞]度 Blutviskosität *f*
血液粘度计 Blutviskometer *n*
血液粘度仪 Blut-Viskosimeter *m*
血液粘滞性 Viskosität des Blutes *f*
血液照射器 Hämoirradiator *m*
血液制品 Blutprodukt *n*
血液中酒精浓度 Blutalkoholspiegel *m*
血液中抗体浓度 Antikörperkonzentration im Blut *f*
血液中血红蛋白饱和度 Sättigung des Hb in der Blutphase *f*
血液重新分配 Neuverteilung des Blutes *f*
血液贮存 Blutspeicherung *f*
血液贮存处 Blutdepot *n*
血液坠积 Hypostasis *f*, Hypostase *f*
血液坠积的 hypostatisch, hypostatic(-as, -a, -um)
血液紫外线照射充氧疗法 Ultraviolett-Blutbestrahlung und Oxygenierung *f*
血液自动分析仪 automatisches Blutanalysegerät *n*
血液自动透析器 automatisierter Blutdialysator *m*
血[液]重碳酸盐 Bicarbonat im Blut *n*
血液总量 totales Blutvolumen *n*
血液组织分配系数 Blut-Gewebe-Verteilungskoeffizient *f*
血-睾屏障 Blut-Hoden-Barriere *f*
血一氧化碳 Blut-Kohlenmonoxid *n*
血一氧化碳饱和度 Blut-Kohlenmonoxid-Sättigung *f*
血胰岛素增多 HyPerinsulinämie *f*
血异刺皮螨 Allodermanyssus sanguineus *m*
血阴离子浓度变化 Poikilopikrie *f*
血影蛋白 Spektrin *n*
β 血影蛋白 β-Spektrin *n*
血影细胞 Blutgespenst *n*
血友病 Hämorrhophilie *f*, Hämophilie *f*, Hämophilia *f*
血友病[基因]传递者 Träger des Bluters *m*
血友病 A(凝血因子Ⅷ缺乏) Hämophilie-A *f*
血友病 B(凝血因子Ⅸ缺乏) Hämophilie-B *f*
血友病丙 Hämophilie C *f*
血友病甲 Hämophilie A *f*
血友病假囊肿 Pseudozyste der Hämophilie *f*
血友病球蛋白 hämophiles Globulin *n*, hämophilisches Globulin *n*
血友病性出血 Hämorrhagie hämophiliaca *f*
血友病性关节病 Hämarthrose *f*, Blutergelenk *n*, Haemat-throsis *f*, hämophlie Arthropathie *f*
血友病性关节炎成形术 Angioplastik der Hämophile-Arthritis *f*
血友病乙 Deuterohämophilie *f*, Hämophilie B *f*
血郁滞性坏疽 Gangraena statica *f*
血原虫 Hämatozoon *n*, Hämozytozoon *n*
血原性 hämatogen
血原性播散 hämatogene Dissemination *f*
血原性传染病 hämatogene infektiöse Krankheit *f*
血原性的 hämatogen
血原性肺脓肿 hämatogener Lungenabszeß *m*
血原性感染 hämatogene lnfektion *f*
血原性骨髓炎 hämatogene Osteomyelitis *f*
血原性呼吸困难 hämatogene Dyspnoe *f*
血原性黄疸 hämatogene Ikterus *m*
血原性扩散 haematogene Ausbreitung *f*
血原性免疫 hämatogene Immunität *f*
血原性脑脓肿 hämatogener Hirnabszeß *m*
血原性皮肤结核病 Hauttuberkulose der hämatogenen Formen *f*
血原性色素 hämatogenes Pigment *n*
血原性铁质沉着 hämatogene Siderose *f*
血原性休克 hämatogener Schock *m*
血原质 Hämatogen *n*
血缘 Konsanguinität *f*
血缘的 syngen(etisch)
血缘关系 Konsanguinität *f*
血缘关系研究 Blutsverwandtschaft-Studie *f*
血缘婚配 Blutschande *f*
血缘扩大群 Erweiterung der Blutgruppe *f*
血缘族 Verwandtschaft *f*
血源传播的病毒 blutübertragbares Virus *n*
血源性蛋白尿 hämatogene Proteinurie *f*, hemische Proteinurie *f*
血源性感染 hämatogene Infektion *f*
血源性滑囊结核 blutübertragbare Tuberkulose der Bursa *f*
血源性腱鞘结核 blutübertragbare Tuberkulose des Mantels *f*
血源性结核病 hämatogene Tuberkulose *f*
血源性结石 hämatogener Kalkül *m*
血源性缺氧 hämatogenische Hypoxie *f*
血源[性]色素 hämatogenes Pigment *n*
血源性休克 hämatogener Schock *m*, hypovolämischer Schock *m*
血运性肠梗阻 vaskulärer Ileus *m*, vaskulärer Darmverschluß *m*
血运重建 Revaskularisation *f*
血粘度 Blutviskosität *f*
血粘度测量法 Viskosimetrie *f*
血站管理 verwaltung der Blutbank *f*
血掌印 blutiger Handflächedruck *m*
血真菌病 Hämatomykose *f*
血脂 Serumlipoide *n pl*, Semmlipide *n Pl*
血脂蛋白过多(高) Hyperlipoproteinämie *f*
血脂蛋白异常 Dyslipoproteinämie *f*
血脂过多(高) Hyperlipoidämie *f*
血脂过少 Hypolipidämie *f*, Hypolipämie *f*
血脂类 Blutlipide *n pl*
血脂酶 Hämolipase *f*
血脂紊乱 Dyslipidämie *f*
血脂正常 Ortholipose *f*
血指纹 blutiger Fingerabdruck *m*
血质不良 Hämatodyskrasie *f*
血质不调 Blutdyskrasie *f*
血质不调性溃疡 Ulkus der Blutdyskrasie *f*
血中毒 Toxämie *f*, Hämatotoxikose *f*
血中酒精含量 Alkoholgehalt im Blut *n*
血中酒精浓度 Blutalkoholkonzentration *f*
血中可溶性元素 lösliches Element in Blut *n*
血中一氧化碳饱和度 Kohlenmonoxid-Sättigung im Blut *f*
血中乙醇浓度 Alkoholkonzentration im Blut *f*
血肿 Hämatom *n*, Bluterguß *m*
血肿机化 Organisation des Hämatoms *f*
血肿清除术 Evakuation des Hämatoms *f*
血肿性胎块 (tuberöse)Hämatommole *f*
血紫质 Hämatoporphyrin *n*
血紫质病(症) Haematoporphyria *f*, Porphyrie *f*, Hämato-porphyrismus *m*
血紫质血 Hämatoporphyrinämie *f*
血棕晶质 Hämatoidin *n*, Bilirubin *n*
血棕色素 Hämofuszin *n*
血足印 blutiger einziger Druck *m*
血族婚姻 Ehe der Inzucht *f*
血族抗原 Blutgruppenantigen *n*
血族通婚 Inzest *m*, Blutschande *f*
血组织屏障 histohämatische Bindegewebe-Barriere *f*

XUN 熏薰寻巡询荨循鲟训讯迅驯蕈

xūn 熏薰

熏法 rauchende Entwicklung *f*
熏剂 Räuchermittel *n pl*
熏陆香二烯酮酸 Acidum masticadienonicum *n*
熏烧 rauchend
熏烟 Räucherung *f*, Fumigation *f*
熏烟鼓 geräucherte Trommel *f*
熏蒸 Einräucberung *f*
熏蒸剂 Fumigantia *n pl*
熏蒸剂中毒 Fumigantiavergiftung *f*
熏蒸杀虫剂 ausräuchemde lnsektizide *n pl*
熏蒸[消毒]法 Fumigation *f*
薰衣草 Lavendel *m*, Lavandula vera *f*
薰衣草菌素 Lavendulin *n*
薰衣草蓝色 lavendelblau *n*
薰衣草油 Lavendelblüten *f pl*, Lavendelöl *n*

xún 寻巡询荨循鲟

寻靶功能 Homing-Funktion *f*
寻常痤疮 Ache vulgaris *f*
寻常的 vulgar(-is, -is, -e), vulgär
寻常光 ordentlicher Strahl *m*, gewöhnliches Licht *n*
寻常光线 gewöhnlicher Strahl *m*
寻常狼疮 Lupus vulgaris *m*, Hautwolf *m*, Tuberculosisluposa *f*
寻常脓疱病 Impetigo vulgaris *f*, Impetigo contagiosa *f*
寻常型间质性肺炎 gewöhnliche interstitielle Pneumonie *f* (gemeinsamer Typ)
寻常型间质性肺炎/特发性肺间质纤维化 gewöhnliche interstitielle Pneumonie / idiopathische interstitielle Lungenfibrose *f*
寻常型天疱疮 Pemphigus vulgaris *m*
寻常性白斑 Leukoderma vulgaris *n*
寻常[性]天疱疮 Pemphigus vulgaris *m*
寻常性痤疮 Akne vulgaris *f*
寻常性间质性肺炎 gewöhnliche interstitielle Pneumonie *f*
寻常性狼疮 Lupus vulgaris *m*
寻常性牛皮癣 Psoriasis vulgaris *f*
寻常性天疱疮 Pemphigus vulgaris *m*
寻常性鱼鳞癣 Ichthyosis vulgaris *f*
寻常须疮 Sycosis vulgaris *f*
寻常银屑病 Psoriasis vulgaris *f*
寻常疣 Verruca vulgaris *f*
寻常鱼鳞病 Ichthyosis vulgaris *f*, Ichthyosis simplex *f*
寻常折射率 allgemeiner Reiraktionsindex *m*
寻死趋向 Todtrend *f*
寻找注意行为 Aufmerksamkeit-suchendes Verhalten *n*
寻租行为 Rent-Seeking-Verhalten *n*
巡回护士 wandemde Krankenschwester *f*
巡回检测装置 Datenlogger *m*
巡回潜水 Ausflug tauchen
巡回医疗队 mobile medizinische Mannschaften *f pl*
巡视官 Ombudsmann *m*
巡游型病人 Wanderung-Patienten *m pl*
询问 fragen, abfragen
询问方式 interrogativer Modus *m*
询问机 Transponder *m*
询问选择策略 Frage der Selektionsstrategie *f*
荨麻 Nessel *f*, Urtica thunbergiana *f*
荨麻科 Urticaceae *pl*
荨麻青霉 Penicillium urticae *n*
荨麻属 Urtica *f*
荨麻疹 Nesselsucht *f*, Nesselausschlag *m*, Urtikaria *f*
荨麻疹的 urtikariell, urticat(-us, -a, -um)
荨麻疹-耳聋-淀粉样变性病 Urtikaria-Schwerhörigkeit-Amyloidose *f*
荨麻疹和巨球蛋白血症 Urtikaria und Makroglobulinämie *f*
荨麻疹性苔癣 Lichen urticatus *m*
荨麻疹性血管炎 Urtikariavaskulitis *f*
荨麻疹性血清病 urtikarielle Serumkrankheit *f*
荨麻疹样红斑 Erythema urticans *n*
荨麻疹样螨性皮炎 Acarodermatitis urticarioides *f*
荨麻疹样皮炎 urtikariaähnliche Dermatitis *f*
荨麻疹样紫癜 Purpura urticans *f*
循轨板 Tracing-Bord *n*
循环 Zirkulation *f*, Kreislauf *m*
循环测验 Zyklustest *m*
循环池 zyldisches Sammelbecken *n*
循环处理 zirkulärer Prozess *m*
循环的 zyklisch, cyclic(-us, -a, -um)
循环动物源疾病 Zyklus-zoonose *f*
循环法 Rotationsmethode *f*
循环反应 kreisförmige Antwort *f*
循环放音机 Umlauf-Spieler *m*
循环分析 Round-Robin-Analyse *f*
循环负荷过重反应 Kreisüberlastreaktion *f*
循环功能 Kreislauffunktion *f*
循环功能不全 Kreislaufschwäche *f*
循环沟通 kreisförmige Kommunikation *f*
循环过程 Kreisprozeß *m*
循环后期锥鞭毛体 Metazyklus-Trypomastigot *m*
循环计时器 Chronozyklograph *m*
循环抗凝剂 zirkulierendes Antikoagulans *n*
循环抗凝[血]剂增多 Steigerung des zirkulierenden Antikoagulans *f*
循环抗凝物质 zirkulierende Antikoagulantien *n pl*
循环抗肾小球基底膜抗体 zirkulierender anti-GBM-Antikörper *m*
循环抗体 zirkulierender Antikörper *m*
循环抗原 zirkulierendes Antigen *n*, Umlaufantigen *n*
循环抗阻训练 Zirkel- und Krafttraining *n*
循环空气 Umluft *f*
循环利用设计 Recycling-Design *n*
循环粒细胞池 zirkulierender Granulozyten-Pool *m*
循环码 zyklischer Schlüssel *m*, zyklischer Kode *m*
循环迷宫 endloses Labyrinth *n*
循环免疫复合物 zirkulierende Immunkomplexe *m pl*
循环免疫复合物性肾小球肾炎 Glomerulonephritis der zirkulierenden Immunkomplexe *f*
循环免疫复合物性肾炎 zirkulierende Immunkomplex-Glomerulonephritis *f*
循环模型 Ring-Modell *n*
循环情感型素质 zyklothyme Verfassung *f*
循环情感性的 zyklothym
循环情感性精神病 Zyklothymose *f*
循环情感性气质 Zyklothymie *f*
循环情感性人格 zyklothymische Persönlichkeit *f*, zyklo-thymische Personalität *f*
循环人虫共患病 Cyclo-Zoonose *f*
循环容量 Zirkulationsvolumen *n*
循环色谱法 rezirkulierende Chromatographie *f*
循环设计 Round-Robin-Design *n*
循环生理学 Kreislaufphysiologie *f*, Physiologie der Zir-kulation *f*
循环时[间] Zirkulationszeit *f*, Kreislaufzeit *f*
循环时间测定 Zirkulationszeit-Bestimmung *f*
循环式水浴锅 zirkulierende Wasserbadwanne *f*
循环式液体激光器 Laser der zirkulierenden Flüssigkeit *m*

循环衰竭 Kreislaufschwäche *f*
循环水装置 Wasserzirkulationssystem *n*
循环调节 Kreislaufregulation *f*
循环停止 Aufhören der Durchblutung *f*
循环停滞 zirkulatorische Stase *f*
循环通风 zirkulierende Ventilation *f*
循环微气泡 zirkulierendes Mikrobläschen *n*
循环文件 kreisförmige Datei *f*
循环紊乱 Zirkulationsstörung *f*
循环系平均充盈压 durchschnittlicher Füllungsdruck des Kreislaufsystems *m*
循环系统 Kreislauisystem *n*
循环系统多导记录仪 Kreislaufsystem-Polygraph *m*, Lügendetektor des Kreislaufsystems *m*
循环系统疾病 Krankheiten des Kreislaufsystems *f pl*, Kreislauferkrankungen *f pl*
循环系统内皮细胞 zirkulierende Endothelzelle *f*
循环系统效应 Kreislaufsystem-Effekt *m*
循环型 zirkuläre Form *f*
循环型精神病 alternierender Wahnsinn *m*, abwechselnde Psychose *f*
循环型精神分裂症 zyklische Schizophrenie *f*
循环型人格障碍 zyklothyme Persönlichkeitsstörung *f*
循环型躁狂抑郁症 zirkulatorische maniseh-depressive Psychose *f*
循环型躁狂症 Vesania typeca circularis *f*
循环性 Zykloide *f*, Rundheit *f*
循环性精神病 Zyklothymie *f*, zirkulatorische Psychose *f*
循环性[精神病]人格 zykloide Persönlichkeit *f*
循环性抗凝物质 zirkulierendes Antikoagulans *n*
循环性情感 Zyklothymie *f*
循环性情感型素质 zyklothyme Verfassung *f*
循环性情感性人格[障碍] zykloide Persönlichkeit *f*
循环性缺氧 Kreislaufhypoxie *f*
循环性人格 zyklothyme Persönlichkeit *f*, zykloide Persönlichkeit *f*
循环性人格的 Zykloide *f*
循环性虚脱 Kreislaufkollaps *m*
循环性抑郁症 zyklische Depression *f*
循环性障碍 zyklothyme Störung *f*
循环休克 Kreislauf-Schock *m*
循环血量 zirkulierendes Blutvolumen *n*
循环血量不足 Hypovolämie *f*
循环血量测定装置 zirkulierendes Blutvolumenmessungs-gerät *n*
循环训练[法] Zirkeltraining *n*
循环阴极抗原 zirkulierendes Kathodenantigen *n*, negatives zirkulierendes Antigen *n*
循环障碍 Dysämie *f*, Zirkulationsstörung *f*
循环障碍性缺氧 Stagnationsanoxie *f*
循环障碍性缺氧血症 stagnierende Anoxämie *f*
循环真菌抗原 zirkulierendes Pilzantigen *n*
循环支持 Durchblutungsförderung *f*
循环肿瘤细胞 Kreislauftumorzelle *f*
循环骤停 Kreislaufstillstand *m*
循证儿科学 evidenzbasierte Pädiatrie *f*
循证妇产科学 evidenzbasierte Gynäkologie und Geburtshilfe *f*
循证护理 evidenzbasierte Pflege *f*
循证检验医学 evidenzbasierte Labormedizin *f*
循证决策 evidenzbasierte Entscheidungsfindung *f*
循证临床实践 evidenzbasierte klinische Praxis *f*
循证内科学 evidenzbasierte innere Medizin *f*
循证筛选 evidenzbasierte Auswahl *f*
循证外科学 evidenzbasierte Chirurgie *f*
循证卫生保健 evidenzbasierte Gesundheitsversorgung *f*
循证烟草治疗 evidenzbasierte Tabak-Behandlung *f*
循证医疗卫生决策 evidenzbasierte Entscheidungsfindung im Gesundheitswesen *f*
循证医学 evidenzbasierte (od. Beweisbasierte) Medizin *f*
循证诊断 Evidenz-basierte Diagnose *f*
鲟精蛋白 Sturin *n*

xùn 训讯迅驯蕈

训练 Ausbildung *f*, Bohrer *m*, Bewegung *f*, Disziplin *f*
训练处方 Übungsrezept *n*
训练反射 ausgebildeter Reflex *m*, konditionierter Reflex *m*
训练分析 Lehranalyse *f*
训练负荷 Ubungsbeladen *n*, Trainingbeladen *n*
训练过程 Lernprozess *m*
训练滑梯 Schulungsrutsche *f*
训练模拟器 Trainingssimulator *m*
训练评定 Trainingsauswertung *f*
训练评价 Auswertung des Trainings *f*
训练器 Trainer *m*
训练迁移 Weiterbildung des Transfers *f*, Übertragung der Trainingsdaten *f*
训练强度 Trainingsintensität *f*
训练球 Trainingsball *m*
训练设备 ubungsejnrichtung *f*
训练型运动员 trainingsartiger Sportler *m*
训练椅 Plinthe *f*
训练用阶梯 Trainingsleiter *m*
训练证书 Schulungsnachweis *m*
训练周期 Einarbeitungszeit *f*
训练装置 Trainingsgerät *n*
训练状态评定 Auswertung des Trainingszustandes *f*
训练桌 Trainingstisch *m*
训练组 Trainingsgruppe *f*
讯息 Nachricht *f*
迅即伤亡 promptes Opfer *n*
迅速传播的 schnelle Verbreitung *f*
迅速二相反应 prompte Zweiphasenreaktion *f*
迅速减压 rasche Dekompression *f*
迅速减压舱 schnelle Dekompressionskammer *f*
迅速进展性牙周炎 rasche fortschreitende Parodontitis *f*
迅速冷冻的 gefrostet
迅速疗法 sofortige Behandlung *f*
迅速生长 schnelles Wachsen *n*
迅速自行穿脱性能 schnell aufsetzbare Kapazität ohne fremde Hilfe *f*
驯化 Domestikation *f*, Akklimatisierung *f*
驯化[淋巴]细胞 gebildete T-Lymphozyten *m pl*, gebildete T-Zelle *f*
驯养鼠 domestizierte Maus *f*
蕈 Pilz *m*
蕈的 schwammig
蕈菌型肌肉结核 Pilzart-Muskel-Tuberkulose *f*
蕈类 Pilze *m pl*
蕈伞型 pilzartig
蕈伞型食管癌 pilzartiges Karzinom der Speiseröhre *n*
蕈头导管 Pilz-Katheter *m*
蕈形(状)泡沫 Schaum in Pilzeförmen *m*
蕈样癌 pilzförmiges Karzinom *n*
蕈样的 pilzartig
蕈样骨髓增生症 pilzartige Myelose *f*
蕈样骨炎 Osteitis carnosa *f*, Osteitis fungosa *f*
蕈样霉菌病 pilzartige Mykose *f*
蕈样泡沫 pilzförmiger Schaum *m*
蕈样期 mykotische Bühne *f*

蕈样肉芽肿 pilzartige Mykose *f*
蕈样肉芽肿前期 prämykotische pilzartige Mykose *f*, prämykotische Bühne *f*
蕈样肉芽肿前期的 prämykotisch
蕈样肉芽肿前期的类银屑病 prämykotische Parapsychologie *f*
蕈样肉芽肿细胞 mykotische Zelle *f*
蕈样腺癌 pilzförmiges Adenokarzinom *n*
蕈样增殖 pilzartige Vegetation *f*
蕈样真菌病 pilzartige Mykose *f*
蕈中毒 Pilzvergiftungen *f pl*, Intoxikation des Mycetismus *f*
蕈状 pilzförmig
蕈状导尿管 de Pezzer Katheters
蕈状的 pilzartig
蕈状杆菌 Bacillus mycoides *n*
蕈状菌噬菌体 mykologischer Bakteriophagen *m pl*
蕈状瘤 pilzartiger Tumor *m*
蕈状皮结核 Tuberkulose cutis fangosa *f*
蕈状肉芽肿 pilzartiges Granulom *n*
蕈状乳头 pilzförmige Papillen *f pl*, pilzförmige Papillen *f pl*
蕈状赘肉 Fungosität *f*

Y

YA 压押鸦鸭牙芽崖哑雅亚氩

yā 压押鸦鸭

压凹性水肿 Odem mit Dellenbildung *n*, Dellenbildungs-ödem *n*
压背举臂法 Holger-Nielsen* Methode *f*
压鼻孔肌 Musculus compressor naris *m*
压扁胎 Fetus compressus *m*, Fetus papyraceus *m*
压布 Kompresse *f*, Aufschlag *m*
压(擦)痕 Druckabrasion *f*, Druckmarke *f*
压差 Druckdifferenz *f*
压差隔离室 Isolierkammer der Druckdifferenz *f*
压肠板 Darmschutzplatte *f*
压畅比 Verhältnis vom Primärdruck zum Ausflußkoeffi-zient *n*
压出[法] Expression *f*, Expressionsverfahren *n*
压出性憩室 Pulsionsdivertikel *n*
压疮 Druckgeschwür *n*, Druckulzera *f*, Dekubitus *n*
压疮分级 Dekubituseinstufung *f*
压点 Druckpunkt *m*
压电[现象] Piezoelektrizität *f*, Druckelektrizität *f*
PVDF 压电薄膜 piezoelektrische PVDF-Folie *f*
压电传感(换能)器 piezoelektrische Druckwandler *m*
压电电阻 Piezowiderstand *m*
压电检测仪 piezoelektrischer Monitor *m*
压电晶体 Piezokristall *m*, piezoelektrischer Kristall *m*
压电免疫传感器 piezoelektrischer Immunosensor *m*
压电石英检测器 Piezoquarzdetektor *m*
压电石英晶体 piezoelektrischer Quarzkristall *m*
压电陶瓷(压电多晶体) Piezokeramik *f*
压电体 Piezoelektrikum *n*
压电推进器 Piezotreiber *m*, Piezopropeller *m*
压电效应 Diezoelektrischer Effekt *m*
压电学 Piezoelektrizität *f*, Druckelektrizität *f*
压动性瘢痕(鼓膜) manometrische Zikatrix *f*
压腹试验 abdominale Druckprüfung *f*
压干 Pressen *n*
压骨器 Knochendepressor *m*
压管风速表 Anemometer des Druckrohrs *n*
压灌法 Druckfüllung *f*
压痕反应 Druckmarkenreaktion *f*
压环钳 kragenförmige Quetschklemme *f*
压积红细胞 Hämatokrit *m*, Zellpackungsvolumen *n*
压挤性钝痛 stumpfer Druckschmerz *m*
压挤综合征 Crush-syndrom *n*
压迹 Impression *f*, Impressio *f*
压觉 Drucksinn *m*, Schweresinn *m*, Sensus baraesthesiae *m*
压觉点 Druckpunkt *m*
压觉感受器 Pressorezeptoren *m pl*, Barorezeptoren *m pl*
压觉计 Piezometer *n*, Piesimeter *n*, Barästhesiometer *n*
压觉缺失 Abarognosis *f*
压觉适应 Druckanpassung *f*
压觉痛觉模式 Druckschmerzmodell *n*
压紧的 festgepreßt, kompakt
压紧器 Preßvorrichtung *f*
压颈测压试验 Queckenstedt* Test *m*
压颈试验(奎肯斯蒂特试验) Queckenstedt* Test *m*
压控电压源 druckgesteuerte Spannungsquelle *f*
压力 Druck *m*, Pression *f*
压力(强)计 Dmckmesser *m*, Manometer *m*, Barometer *m*
压力[周期]转换的 Druckwechsel *m*
压力报警装置 Druckwarnungsanlage *f*
压力比 Druckverhältnis *n*
压力比调节器 Regulator des Druckverhältnises *m*
压力变化 Druckschwankung *f*
压力表 Druckmesser *n*, Manometer *m*, Barometer *m*
压力补偿供氧面罩 Sauerstoffmaske des Druckausgleichs *f*
压力舱 Druckkammer *m*, Druckkabine *f*
压力测量 Druckmessung *f*
压力测量法 Druckmessung *f*
压力测量量表 Druckmeßinstrument *n*
压力测量器 Pressometer *m*
压力测量仪表 Druckmeßinstrument *n*
压力差 Druckgradient *n*, Druckdifferenz *f*, Druckgelälle *n*
压力触发 druckgetriggert
压力传感器 Drucksensor *m*
压力垫 Druckpolster *n*, Druckkissen *n*
压力反应 Druckreaktion *f*
压力分布 Druckverteilung *f*
压力敷料 Druckverband *m*
压力服 Druckanzug *m*
压力辅助通气 druckassistierte Beatmung *f*
压力负荷过度(重) Drucküberlastung *f*
压力感觉器反射 Reflex des Pressorezeptors *m*, Pressorrzepto-rreflex *m*
压力感觉区 pressorrezeptive Areale *n pl*
压力感受机制 pressorrezeptiver Mechanismus *m*
压力感受器 Druckrezeptor *m*, Barorezeptor *m*, Pressorezeptor *m*
压力感受器反射 Pressorrezeptorreflex *m*
压力感受器反射重调定 Neueinstellung der Barorezeptors *f*
压力感受细胞 pressorezeptorische Zelle *f*
压力感受小体 Corpuscula lamellosa *n*, Vater*-Pacini* Körperchen *n*
压力感受性 Druckempfindlichkeit *f*
压力感受性反射 pressorezeptorischer Reflex *m*
压力高度 Druckhöhe *f*
压力管理 Druckmanagement *n*
压力过高 Hypertonie *f*, Hypertension *f*, Hyperpiesis *f*
压力后果 Spannungsfolge *f*
压力换能器 Drucktransduktor *m*
压力记录器 Registriermanometer *m*, Druckregistrierapparat *m*
压力加氯机(器) Druckchlorinator *m*
压力阶差(度) Druckgradient *m*
压力控制器 Drucksteuerungseinrichtung *f*
压力控制通气 druckgesteuerte Beatmung *f*
压力-流率测定 Bestimmung der Druckströmunghsgeschwin-digkeit *f*
压力囊 Blasendruck *m*
压力平衡常数 Druckgleichgewichtskonstaute *f*
压力强度 Druckfestigkeit *f*, Kompressionskraft *f*
压力区 Druckbereich *m*
压力曲线 Druckkurve *f*
压力容积变化率 Veränderungsrate des Druckvolumens *f*
压力容积功 Druck-Volumen-Funktion *f*
压力容积环 Druck-Volumen-Ringform *f*
压力容积曲线 Druck-Volumen-Kurve *f*

压力容积曲线图 Druck-Volumen-Diagramm *n*
压力式温度计 Druckthermometer *n*
压力式眼压计 Druck-Applanationstonometer *n*
压力试验持续时间 Drucktestdauer *f*
压力梯度 Druckgradient *m*
压力梯度校正因子 Druckgradient-Korrigierfaktor *m*
压力体积关系 Druck-Volumen-Relation *f*
压力调节器 Druckregler *m*, Druckregulator *m*
压力调节容量性控制通气 Ventilaiton durch die Regelung des Druckvolumens *f*
压力限度(制) Druckgrenze *f*, Druckbegrenzung *f*
压力性溃疡 Druckgeschwür *n*
压力性利尿 Druckdiurese *f*
压力性尿失禁 Stressharninkontinenz *f*, Stressinkontinenz *f*
压力袖套检验 Druckmanschettentest *m*
压力眩晕 Druck(wechsel)-Schwindel *m*
压力衣 Druckanzug *m*
压力仪表 Manometer *n*, Druckmesser *m*
压力影响 Druckeffekt *m*
压力诱发试验 induziertr Drucktest *m*
压力与体积控制 Pression und Volumenkontrolle *f*
压力与应对 Stress und Behandlung *f*
压力源 Stressor *m*
压力增大 Druckverstärkung *m*
压力障碍性大脑空气栓塞 Großhirnluftembolie durch die Druckstörung *f*
压力障碍性骨坏死 Osteonekrose durch Dysbarismus *f*
压力障碍性疾病 Dysbarismus *m*
压力障碍性事故 Unfall durch Dysbarismus *m*
压力真空表 Druck-Vakuum-Meter *n*
压力蒸汽灭菌法 Autoklavieren *n*
压力蒸汽灭菌器 Autoklav *m*
压力蒸汽无菌指示卡 aseptischer Indikator des Hochdruckdampfs *m*
压力蒸汽消毒器 Druck-Dampfsterilisator *m*
压力正常 Normotension *f*
压力支持通气 druckunterstützte Beatmung *f*
压力制痉挛点 arretierender Druckpunkt *m*
压力治疗 Drucktherapie *f*, Kompressionstherapie *f*
压力致痉挛点 aufregender Druckpunkt *m*
压力铸制器 Druckgießmachine *f*
压力转换通气 druckzyklische Belüftung *f*
压力转换型通气机 druckgesteuertes Beatmungsgerät *n*
压力自动调节 Druckautomatik *f*
压力作用 Druckeffekt *m*
压滤饼 Preßkuchen *n*
压滤机(器) Filterpresse *f*, Preßfilter *m*
压脉波 Druckpulswelle *f*
压脉器 Tourniquet *n*, arteriales Prelum *n*
压模器 Kfivettenpresse *f*, Swager *m*
压钠器 Natriumpresse *f*
压宁定(商品名) Ebrantil *n*
压皮片 Hautlappenspatel *m*
压片 Tablettieren *n*, Pelletisieren *n*
压片法 Disk-Methode *f*, Scheibe-Methode *f*, Pellet-Methode *f*
压片机 Tablettenkomprimier-Maschine *f*, Tablettiermaschine *f*
压平 Kontaktabplattung *f*
压平眼压机 Aplanationstonometer *n*
压迫 Druck *m*, Kompression *f*
压迫包扎法 Druckverband *n*, Kompressionsverband *n*
压迫绷带 Staubinde *f*, Kompressionsbinde *f*, Druckverband *m*
压迫擦伤 Druckabrasio *f*
压迫沟 Drucknut *f*
压迫疗法 Drucktherapie *f*, Kompressionstherapie *f*
压迫器 Kompressorium *n*, Gurtkompressorium *n*
压迫球囊导管 Drucksacculusanger *m*
压迫性病变 Druckverändemng *f*, Kompressionsverletzung *f*
压迫性单侧喉麻痹 unilaterale Drucklähmung des Kehlkopfes *f*
压迫性肺不张 Kompressionsatelektase *f*
压迫性骨萎缩 Druckknochenatrophie *f*
压迫性坏疽 Druckgangrän *n*
压迫性坏死 Drucknekrose *f*
压迫性脊髓病 Kompressionsmyelopathie *f*
压迫性脊髓炎 Kompressionsmyelitis *f*
压迫性脊髓症 zusammendrückende Rückenmarkserkrankung *f*
压迫性溃疡 Druckulkus *n*
压迫性麻痹 Kompressionslähmung *f*, Drucklähmung *f*, Druckparalyse *f*, Kompressionsparalyse *f*
压迫性脑震荡 Kompressionsgehirnerschütterung *f*
压迫性尿失禁 Streßinkontinenz *f*
压迫性神经病 Kompressionsneuropathie *f*
压迫性神经炎 Druckneuritis *f*
压迫性视神经病变 zusammendrückende Optikneuropathie *f*
压迫性损伤 Kompressionsverletzungen *f pl*
压迫性疼痛 Druckschmerz *m*
压迫性脱发 Druckalopezie *f*
压迫性萎缩 Druckatrophie, Kompresionsatrophie *f*
压迫性荨麻疹 Druckurtikaria *f*
压迫性瘀点性出血 petechiale Druckblutung *f*
压迫性跖痛症 oppressive Metatarsalgie *f*
压迫性窒息 Kompessionsasphyxie, Druckasphyxie *f*
压迫性窒息的点状出血 petechiale Blutung der Kompressionsasphyxie *f*
压迫胸部窒息 Kompressionsasphyxie des Brustkorbs *f*
压迫胸腹部所致窒息 Asphyxie durch die Kompression von Thorax und Abdomen *f*
压迫圆锥 Druckkegel *m*
压迫症状 Drucksymptom *m*, Kompressionssymptom *m*
压迫止血 Blutstillung durch Kompression *f*
压迫窒息事故 Unfall der Kompressionsasphyxie *m*
压迫自杀 Kompressionsselbstmord *m*
压气搅拌器 Luftrührwerk *n*
压器 Kompressorium *n*
压强 Druck *m*, Druckstärke *f*
压强差 Dmckunterschied *m*, Druckdifferenz *f*
压强体积关系 Druck-Volumen-Beziehung *f*
压强中心 Dmckzentmm *n*
压热器 Autoklav *m*
压入麻醉 Druckanästhesie *f*
压舌板(器) Zungenspatel *m*
压舌板开口器 Mundspatel *m*, Davis* -Boyle* Spatel *m*
压神经诊断法 Pressinervoskopie *f*
压碎 Zerdrücken *n*, Quetschung *f*
压碎的 zerdrückt, erdrückt
压碎机 Quetsche *f*
压碎试验 Quetschungsversuch *m*, Crushing-Test *m*
压缩 Kompression *f*, Compressio *f*
压缩[性]骨折 Kompressionsfraktur *f*
压缩[贮]气瓶 Zusammendrückungsspeicherzylinder *m*
压缩棒夹持钳 komprimierender Rodenhalter *m*
压缩泵 Dmck(luft)pumpe *f*, Preßpumpe *f*
压缩沟 Einklemmungsfurche *f*
压缩骨折 Kompressionsfraktur *f*, stauchungsfraktur *f*
压缩海绵 Preßschwamm *m*, komprimierter Schwamm *m*
压缩痕 Einklemmungszeichen *n pl*
压缩机 Kompressor *m*
压缩空气 Druckluft *f*, Preßluft *f*, komprimierte Luft *f*, Kompr-

essionsluft *f*
压缩空气病 Druckluftkrankheit *f*
压缩空气喷雾器 Druckluftspray *m/n*
压缩空气瓶 Druckluftflasche *f*
压缩空气吸入疗法 Drucklufttherapie *f*
压缩空气吸引器 Druckluftsauger *m*
压缩空气中毒 Druckluftvergiftung *f*
压缩力 Druckkraft *f*
压缩气 Druckgas *n*, Druckluft *f*
压缩强度 Druckfestigkeit *f*, Kompressionskraft *f*
压缩伸展损伤 Druck-und Extensionsverletzung *f*
压缩食品 komprimiertes Lebensmittel *n*
压缩式电冰箱 Kompressionskühlschrank *m*
压缩式真空计 Kompressionsvakuummeter *n*
压缩性 Kompressibilität *f*, Komprimierbarkeit *f*
压缩性骨折 Kompressionsfraktur *f*
压痛 Druckschmerzen *m pl*, Dolores compressionis *m pl*
压痛点 Druckpunkt *m*, Druckschmerzpunkt *m*
压陷(Schiötz)眼压计 Impressionstonometrie *f*
压陷房角镜检查 Impressionsgonioskopie *f*
压陷接触镜 Eindruckkontaktlinse *f*
压陷式眼压计 Eindrucktonometer *m*
压胸举臂法(西尔维斯特法) Silvester* Methode *f*(一种人工呼吸法)
压抑 Repression *f*
压抑感 Repressionsgefühl *n*
压抑性人格 repressive Persönlichkeit *f*
压抑状态角色 Repressionsrolle *f*
压抑阻抗 repressiver Widerstand *m*
压抑作用 Unterdrückung *f*
压印 Autogramm *n*
压在上面 nach oben drückend
压轧伤 Crush-Verletzung *f*, Verquetschung *f*
压榨[法] Expression *f*, Expressionsverfahren *n*
压榨机 Presse *f*
压榨酵母 Presshefe *f*
压榨镊(钳) Quetschklemme *f*
压榨器 Expressor *m*, Presse *f*
压诊法 Pressation *f*
压制扁桃[仁]油 Prssmandelöl *n*
压制反射 Depressorreflex *m*
压制片 Preßling *m*
压制肉豆蔻油 ausgedrücktes Macisöl *n*
压制效应 Depressoreffekt *m*
压制作用 Suppression *f*, Unterdrückung *f*
压阻式加速度计 piezoresistiver Beschleunigungsmesser *m*
压阻效应 Piezowiderstandseffekt *m*
押韵 Reim *m*
鸦胆子油 Javanica oil <engl.>
鸦胆子中毒 Vergiftung durch Fructus Bruceae *f*
鸦片 Opium *n*, Thebaicum *n*, Mekonium *n*
鸦片搽剂 Opiumschmiermittel *n*
鸦片促黑皮质素原 Proopiomelanocortin *n*
鸦片的 thebaic(-us, -a, -um)
鸦片酊 Opiumtinktur *f*, Tinctura Opii *f*
鸦片毒性震颤 Tremor opiophagorum *m*
鸦片粉 Opiumpulver *n*
鸦片粉末 granuliertes Opium *n*
鸦片和怀孕 Opioide und Schwangerschaft *f*
鸦片碱 Opium-Alkaloid *n*
鸦片浸膏 Opiumextrakt *m*, Extractum Opii *m*
鸦片类使用 Opioidgebrauch *m*, Opioidanwendung *f*
鸦片类使用障碍 Störung des Opioidgebrauchs *f*
鸦片类受体 Opioidrezeptor *m*, Opiatrezeptor *m*
鸦片类中毒 Opioidintoxikation *f*
鸦片酶 Opiase *f*
鸦片癖 Opiumsucht *f*
鸦片全碱 Omnopon *n*, Pantopon *n*
鸦片酸 Opiansäure *f*
鸦片学 Mekonologie *f*
鸦片样[物质]受体 Opioidrezeptor *m*
鸦片样的 opiumförmig
鸦片样肽促[肾上腺]皮质[激]素原 Opiocortin *n*
鸦片样物质 Opioid *n*
鸦片瘾 Opiumsucht *f*, Opiatsucht *f*, Opiomania *f*, Thebaismus *m*
鸦片瘾者 Opiumsüchtiger *m*
鸦片硬膏 Opiumpflaster *n*
鸦片制剂 Opiat *n*
鸦片中薄 Opiatvergiftung *f*, Mekonismus *m*
鸦嘴形的 entenschnabelförmig
鸭病毒肠炎 Enteritis durch Entenvirus *f*
鸭病毒性肝炎疫苗 Impfstoff des Enten-Virus-Hepatitis *m*
鸭步[态] Entengang *m*, Watschelgang *m*, Watscheln *m*, myopathischer Gang *m*
鸭肝炎病毒 Entenhepatitis-Virus *n*
鸭行步态 Watschelgang *m*
鸭绿色 Entengrün *n*
鸭毛血吸虫 Trichobilharzia ocellata <engl.>
鸭茅灵 Dactylin *n*
鸭胚疫苗 Entenembryo-Vakzin *n*
鸭热 Entenfieber *n*
鸭沙门氏菌 Salmonella anatis *f*
鸭瘟 Entenpest *f*
鸭乙型肝炎病毒 Enten-Hepatitis-B-Virus *n*
鸭跖草苷 Commelinin *n*
鸭跖草科 Commelinaceae *pl*
鸭嘴阀 Entenschnabelventil *n*
鸭嘴花碱 Vasicin *n*
鸭嘴花碱酮 Vasicinon *n*
鸭嘴式窥器 Entenschnabel *m*, Cusco*(Seheiden-)spe-kulum *n*
鸭嘴兽 Schnabeltier *n*, Ornlthorhychus anatinus *n*

yá 牙芽崖

牙 Zahn *m*, Dens *m*
牙殆畸形 Anomalie der Zahnokklusion *f*, Okklusionsanomalie *f*
牙斑 Zahnfleck *m*, Plaque dentale *f*
牙板 Zahnleiste *f*, Schmelzleiste *f*
牙板错构瘤 Hamartom der Zahnleiste *n*
牙半切除[术] Teilresektion des Zahnes *f*
牙背 Rückenplatte *f*, backing<engl.>
牙被动萌出 passive Zahneruption *f*
牙[本]质 Zahnbein *n*, Dentin *n*, Substantia eburnea *f*
牙本质暴露 Dentinfreilegung *f*, Freilegung des dentins *f*
牙本质发生 Dentinogenese *f*, Dentinbildung *f*, Zahnbeinbildung *f*
牙本质发生不全 Capdepont-Zahndysplasie *f*
牙本质发育不良 wurzelloser Zahn *m*
牙本质发育不全 Dentinhypoplasie *f*
牙本质过敏 Dentinhyperäthesie *f*, Odontohyperästhesie *f*
牙本质过敏[症] Dentinüberempfindlichkeit *f*, überempfindliches Dentin *n*
牙本质基质 Dentingrundsubstanz *f*, Dentoidin *n*
牙本质结构不良 Dentindysplasie *f*
牙本质瘤 Dentinom *n*, Dentom *n*
牙本质敏感 sensibles Dentin *n*
牙本质浅龋 oberflächliche Dentinkaries *f*
牙本质桥 Dentinbrücke *f*
牙本质龋 Dentinkaries *f*

牙本质深龋 tiefe Dentinkaries *f*
牙本质生成 Dentinogenese *f*, Dentinbildung *f*, Zahnbeinbildung *f*
牙本质生长不全 Dentinogenesis imperfecta *f*
牙本质生长线(欧文线) Inkrementalleitung *f*, Owen* Linie *f*
牙本质脱钙 Zahnentkalkung *f*, Dentinentkalkung *f*
牙本质外廓线 Zahnkonturlinie *f*, Zahnhöhenlinie *f*
牙本质细胞突起 Odontoblastenfortsätze *m pl*
牙本质纤维 Dentinfasern *f pl*, Fibrae dentales *f pl*
牙本质纤维传导学说 Leitungslehre der Dentinfasern *f pl*
牙本质小管 Dentinkanälchen *n*, Cananiculus dentalis *n*
牙本质新生线 neonatale Zahnleitung *f*
牙本质-牙骨质界 Dentin-Zementgrenze *f*
牙本质硬化 Dentinsklerose *f*
牙[本]质釉质界 Schmelzdentingrenze *f*
牙本质釉质膜 Schmelzdentinmembran *f*
牙泵 Dentalpumpe *f*, Speichelpumpe *f*
牙变色 Zahnverfärbung *f*
牙表面 Zahnoberfläche *f*
牙病 Odontopathie *f*, Dentopathie *f*
牙病调查统计 statistische Studie der Zahnerkrankung *f*
牙病学 Pathodontie *f*
牙病预防 Odontophylaxis *f*, Zahnprophylaxie *f*
牙病治疗学 Dentaltherapeutik *f*
牙不齐 Odontoloxie *f*
牙残根 Restwurzel der Zähne *f*, Residualwurzel *f*
牙残余囊肿 Residualzahnzyste *f*
牙槽 Zahnalveolen *f pl*, Alveoli dentales *f pl*
牙槽(嵴)裂 Alveolarspalte *f*
牙槽部 Pars alveolaris *f*
牙槽成形术 Alveoloplastik *f*
牙槽出血 Alveolenblutung *f*, Odontorrhagie *f*
牙槽锉 alveoläre Raspel *f*
牙槽的 dentoalveolfir, alveolär, alveolar(-is, -is, -e)
牙槽轭 Juga alveolaria *n pl*
牙槽腭裂 alveoläre Gaumenspalte *f*
牙槽发育不良 dentoalveoläre Dysplasie *f*
牙槽弓 Alveolarbogen *m*, Arcus alveolaris *m*
牙槽骨 Alveolarknochen *n*, Os alveolare *n*
牙槽骨锉 Zahnfeile *f*
牙槽骨骨折 Alveolarknochenfraktur *f*
牙槽骨环形栓结术 perialveoläre Verdrahtung *f*
牙槽骨畸形 Abnormalität des Alveolarknochens *f*
牙槽骨截骨术 Osteotomie des Alveolarknochens *f*
牙槽骨裂开 alveoläre Dehiszenz *f*
牙槽骨膜 Alveolarperiost *n*, Periosteum alveolare *n*, Peri-odontium *n*
牙槽骨切除术 Alveolektomie *f*
牙槽骨损伤 Alveolarknochenverletzung *f*
牙槽骨突骨折 Alveolarfraktur *f*
牙槽骨萎缩 Alveolaratrophie *f*
牙槽骨吸收 Resorption der Zahnalveolare *f*
牙槽骨修褴术 Alveoloplastik *f*
牙槽骨炎 Alveolitisostetis *f*
牙槽骨凿 Alveolarknochenmeißel *m*
牙槽管 Canales alveolares *m pl*
牙槽横纤维 Fibrae transversae alveolares *f pl*
牙槽基骨 alveolärer Basalknochen *m*
牙槽嵴 Alveolarkatom *m*, Kieferkamm *m*
牙槽嵴顶 Alveolarkamm *m*
牙槽嵴缺陷 Alveolarkammdefekt *m*
牙槽嵴塌陷 Alveolarkammkollaps *m*
牙槽嵴萎缩 Alveolarkammatrophie *f*
牙槽嵴纤维 Alveolarkammfaser *f*
牙槽嵴形态学 Alveolarkamm-Morphologie *f*
牙槽嵴延展术 alveoläre Kammerweiterung *f*
牙槽嵴增高术 Augmentationsplastik des AIveolarkamms *f*
牙槽间隔 Alveolarseptum *n*, Wurzelscheidewand *f*
牙槽角 Alveolarwinkel *m*
牙槽孔 Foramina alveolaria *n pl*
牙槽口唇的 alveolabial
牙槽溃坏 Alveoloclasia *f*
牙槽裂 Alveolar *m*
牙槽瘘 Zahnfistel *f*
牙槽脓溢 Alveolarpyorrhoe *f*, Pyorrhoea alveolaris *f*, parodontale Pvorrhoe *f*
牙槽脓肿 Alveolarabszeß *m*
牙槽脓肿器械 Instrumente für Alveolarpyorrhoe *n pl*
牙槽脓肿切开引流术 Inzision und Drainage der Alveolar-pyorrhoe *f*
牙槽切开术 Alveolotomie *f*
牙槽碎片 Knochensplitter der Alveolen *m*, Alveolensplit-ter *m*
牙槽突 Alveolarfortsatz *m*, Processus alveolaris *m*
牙槽突骨折 Alveolarfortsatzfraktur *f*
牙槽突浸润麻醉 Infiltrationsanästhesie des Alveolarfort-satzes *f*
牙槽外冠 Corona clinica *f*
牙槽萎缩 Alveolaratrophie *f*, Atrophia alveolaris *f*, Re-ductio alveolaris *f*
牙槽纤维 Alveolarfaser *f*
牙槽炎 Alveolitis *f*, Zahnalveolenentzündung *f*
牙槽咬骨钳 Alveolarhohlmeißelzange *f*, Alveolarrongeur *m*
牙槽龈纤维 alveologingivale Faser *f*
牙槽缘切除术 Alveolektomie *f*
牙槽粘膜 Alveolarmukosa *f*, Alveolarschleimhaut *f*
牙槽正中囊肿 mittleres Alveolarbläschen *n*
牙撑器 Zahnspreizer *m*
牙成釉细胞瘤 Odontoameloblastom *n*
牙齿 Zahn *m*
牙齿保健 Dentalhygiene *f*, Zahnhygiene *f*
牙齿侧面同一性 Seitenidentität der Zähne *f*
牙齿发育异常 Entwicklungsabnormalität des Zahns *f*
牙齿符号(记法) Zahnbezeichnung *f*
牙齿环钻术 Zahntrepanation *f*
牙齿记录 Zahnaufnahme *f*
牙齿鉴定 Identifikation des Zahnstatus *f*
牙齿结构异常 Zahnstrukturanomali *f*
牙齿麻醉 Zahnanästhesie *f*, Dentalanästhesie *f*
牙齿萌出 Zahndurchbruch *m*
牙齿萌出异常 Eruptionsanomalie des Zahns *f*
牙齿命名法 Zahnterminologie *f*
牙齿磨耗(损) Zahnabnutzung *f*
牙齿年龄 Zahnalter *n*
牙齿排列 Zahnanordnung *f*
牙齿阙如 Zahnmangel *m*
牙齿社会特征 gesellschaftliche Stigmata der Zähne *f*
牙齿受损 geschädigte Dentition *f*
牙齿数目过多 Hyperdontie *f*
牙齿数目异常 abnormale Zähnezahl *f*
牙齿栓结 Zahnligatur *f*
牙齿松动[度] Zahnlockerung *f*
牙齿酸蚀症 Säureerosion der Zähne *f*
牙齿特征 Zahneigenschaft *f*
牙齿图 Zahntabelle *f*
牙齿卫生 Dentalhygiene *f*, Zahnhygiene *f*
牙齿形态学 Zahnmorphologie *f*
牙齿形态异常 abnormale Zahnmorphologie *f*
牙[齿]现象 Zahnphänomen *n*
牙齿修复剂 Dentalfüllungsmaterial *n*

牙齿咬痕 dentale Bissspure *f*
牙齿移位 Wanderzahn *m*
牙齿移植 Zahntransplantation *f*
牙齿拥挤 Zahnengstand *m*
牙齿折裂 Zahnfraktur *f*
牙齿职业和社会特征 berufliche und gesellschaftliche Stigmata der Zähne *f*
牙[齿]状态 Zahnphänomen *n*
牙齿种属特征 Zahneigenschaft des Rennens *f*
牙锤 Zahnhammer *m*
牙瓷料 Zahnkeramik *f*
牙挫伤 Zahnkontusion *f*, Zahnquetschung *f*
牙锉 Zahnfeile *f*
牙错〓 Odontoloxie *f*
牙错位 Zahnversetzung *f*
牙大颌小 Makrodontie gegen Mikrognathie *f*
牙单位 Dentaleinheit *f*
牙导管 Zahnkatheter *m*
牙的 dental, dental(-is, is, -e)
牙电烙器 dentale Elektrokaustik *f*
牙垫 Bißsperre *f*, Zahnsperre *f*, Zahnfutter *m*
牙定位器 Zahnpositionsanzeiger *f*
牙动 Zahnlockerung *f*, Agomphosis *f*
牙动度 Zahnmobilität *f*
牙动度仪 Periodontometrie *f*
牙窦 Zahnhöhle *f*
牙多 Polyodontie *f*, Hyperodontie *f*
牙发生 Zahnentwicklung *f*, Odontogenese *f*
牙发育不全 Zahnhypoplasie *f*, Hypodontie *f*, Hypodention *f*, Zahnunterzahl *f*
牙发育期 Eruptivphase *f*
牙发育异常 Zahndysplasie *f*
牙放射学 Zahnradiologie *f*, Radiodontologie *f*
牙放射学家 Dentalröntgenologe *m*, Dentalröntgenologe *m*
牙分离 dentales Diastema *n*
牙粉 Zallnpulver *n*, Dentifrieium *n*
牙封闭剂 Zahnversiegler *m*
牙氟中毒 Zahnfluorose *f*
牙复位 Zahnnachstellung *f*
牙膏 Zahnpasta *f*
牙根 Zahnwurzel *f*, Radix dentis *f*
牙根(端)囊肿 Zahnwurzelzyste *f*
牙根[部分]切除术 Wurzelresektion *f*, Radiektomie *f*
牙根拔除术 Extraktion der Zahnwurzel *f*
牙根暴露 Zahnwurzel-Exposure
牙根端囊肿 Zahnwurzelzyste *f*
牙根覆盖 Abdeckung der Zahnwurzel *f*
牙根管 Wurzelkanal *m*, Canalis radicis dentis *m*, Zahnwurze-lkanal *m*
牙根管探针 Wurzelkanalsonde *f*
牙根管制备 dentale Wurzelkanalaufbereitung *f*
牙根尖 Wurzelspitze *f*, Apex tadicis dentis *f*
牙根尖孔 Foramen apicis dentis *m*, Foramen radicis de-ntis *m*
牙根尖周脓肿 periapikaler Abszeß *m*, Wurzelspitzenabs-zeß *m*
牙根间隔 Septa interradicularia *n pl*
牙根解剖学 Zahnwurzelanatomie *f*
牙根镊 Wurzelpinzette *f*
牙根脓肿 Zahnwurzelabszess *f*
牙根钳 Wurzelzange *f*
牙根钳取器 Wurzelextraktor *m*, Wurzelhebel *m*
牙根切除术 Wurzelresektion *f*, Radiektomie *f*
牙根融合 Zahnwurzelfusion *f*
牙根髓 Wurzelpulpa *f*
牙根外吸收 externe Resorption der Zahnwurzel *f*
牙根吸收 Wurzelresorption *f*
牙根折断 Wurzelfraktur *f*
牙根钻孔术 Wurzeltrepanation *f*
牙弓 Zahnbogen *m*
牙弓关系异常 Anomalie des Zahnbogen-Verhältnises *f*
牙弓夹板固定法 Zahnbogenschienung *f*
牙弓宽度的测量 Messung der Zahnbogenbreite *f*
牙弓内缩 Zahnbogenkontraktion *f*
牙弓前张 vordere Erweiterung des Zahnbogens *f*
牙弓形态 Bogenform *f*
牙弓长度的测量 Messung der Zahnbogenlänge *f*
牙弓指数 Zahnbogen-Index *m*
牙公式 Zahnformel *f*
牙沟 Zahnfurche *f*, Sulcus dentalis *m*
牙垢 Zahnbelag *m*, Zahnstein *m*, Calcalus dentalis *m*
牙骨锤 Zahnhammer *m*
牙骨骨化纤维瘤 dentalverknöcherndes Fibrom *n*
牙骨膜分离器 Abscheider der Wurzelhaut *m*
牙骨膜纤维 Fiber des Zahnperiosts *f*
牙骨小体 Zementkörperchen *n*
牙骨凿 Zahnmeißel *m*
牙骨质 Zement *m*, Substantia ossea dentis *f*
牙骨质层板 Cementum lamina *n*
牙骨质发生 Zementogenese *f*
牙骨质发育不全[症] Zementhypoplasie *f*
牙骨质腐蚀 Zementzerfall *m*
牙骨质化纤维瘤 Zementierungsfibrom *n*
牙骨质棘 Zementnadel *f*
牙骨质间线 interzementale Linie *f*
牙骨质结构不良 Zementdysplasie *f*
牙骨质瘤 Zementom *n*
牙骨质母细胞瘤 Zementoblastom *n*
牙骨质破坏 Zementoklasie *f*
牙骨质龋 Zementkaries *f*, Zementzerfall *m*
牙骨质生长线 Zuwachslinie des Cementums *f*
牙骨质撕裂 zementdale Zerreißsung *f*
牙骨质细胞 Zementozyt *m*, Zementzelle *f*
牙骨质纤维瘤 zementbildendes Fibrom *n*
牙骨质陷窝 Zementlücke *f*
牙骨质小管 Zementkanälchen *n*
牙骨质小皮 Zementkutikula *f*
牙骨质小体 Zementikel *n*
牙骨质 - 牙本质界 Zement-Dentin-Grenze *f*
牙骨质牙槽纤维 zementoalveoläre Faser *f*
牙骨质炎 Zementitis *f*
牙骨质样的 zementoid
牙骨质疣 Exostosis dentalis *f*
牙骨质增生 Hyperzementose *f*, Exzementose *f*, Hyperpla-sia cementi *f*
牙刮器 Zahnscaler *m*, Zahnsteinentferner *m*
牙刮匙 Zahnsteinkürette *f*
牙关节炎 dentale Arthritis *f*
牙关紧闭 Kieferklemme *f*, Trismus *m*
牙关紧闭假性屈曲指综合征 Trismus-Pseudokamptodaktylie-Syndrom *n*
牙关紧闭症 Trismus *m*
牙关松弛 Kiefergelenklockerung *f*
牙冠 Zahnkrone *f*, Corona dentis *f*
牙冠成形机 Kronenformmaschine *f*
牙冠厚 Kronendicke *f*
牙冠尖 Cuspis dentalis *f*, Cuspis coronae *f*
牙冠尖 Zahnhöcker *m*, Cuspis(coronae) dentis *f*
牙冠剪 Kronenschere *f*
牙冠结节 Tubercula coronae dentis *n pl*

牙冠宽 Kronenbreite *f*
牙冠囊肿 coronodentale Zyste *f*
牙冠破裂 Zerstückelung der Krone *f*
牙冠腔 Cavum coronale *n*
牙冠髓 Kronenpulpa *f*, Pulpa coronalis *f*
牙冠外形高度线 Konturhöhe *f*
牙冠延长术 Operation der Kronenverlängerung *f*
牙冠用螺钉 Kronenschraube *f*
牙冠周炎 Perikoronitis *f*
牙过小 Mikrodontie *f*
牙过早接触 frühzeitiger Zahnkontakt *m*
牙合金 Dentallegierung *f*, Dentallot *n*
牙合平面 Okklusionsebene *f*
牙颌定位模型 gnathostatischer Abguss *m*
牙颌畸形 dentognathische Deformität *f*
牙颌面畸形 Zahn-Kieferfehlstellung *f*
牙颌系统 dentognathisches System *n*, stomatognathi-sches System *n*
牙痕 Zahnmark *n*
牙痕检验 Prüfung des Zahnmarks *f*
牙痕鉴定 Identifikation des Zahnmerkmals *f*
牙痕舌 gekerbte Zunge *f*
牙坏死 Zahnnekrose *f*
牙积石 Zahnstein *m*, Calculus dentis *m*
牙及甲综合征 Zahn und Nagel-Syndrom *n*
牙及牙槽外科学 dentale und alveoläre Chirurgie *f*
牙嵴 Zahnleiste *f*, Crista alveolaris *f*
牙甲囊霉属 Phurmomyces *n*
牙尖 Zallnhöcker *m*, Cuspis (coronae) dentis *m*
牙尖[尖]顶 Apex cuspidis *f*
牙尖高度 Höckerhöhe *f*
牙尖交错 interkuspale Okklusion *f*
牙尖交错位 interkuspale Oposition *f*
牙尖斜度 Höckerneigung *f*
牙尖斜度或牙尖高度 Höckerneigung *f*, Höckerhöhe *f*
牙尖修复 Höckerrestauration *f*
牙尖釉质 Höckerinterferenz *f*
牙尖周[照]片 periapikaler Film *m*
牙间按摩器 Interdentalstimulator *m*
牙间的 interdental (-is, -is, -e)
牙间隔 Septa interalveolaria *n pl*, Interdentalsepta *n pl*
牙间管 interdentale Kanäle *f pl*
牙间交错 Interdigitation *f*
牙间齐整器 interproximaler Putzer *m*, interproximaler Trimmer *m*
牙间乳头 Interdentalpapille *f*, Papilla interdentalis *f*
牙间乳头炎 Interdentalpapillitis *f*
牙间刷 Interdentalbürste *f*
牙间隙 Interdentalraum *m*, interdentium *n*, Diastema *n*
牙间隙牙刷 Interdentalbürste *f*
牙间楔状隙 keilförmiger Interdentalraum *m*
牙间修整器 interproximaler Trimmer *m*
牙间龈 interproximale Gingiva *f*, interdentale Gingiva *f*
牙间龈肥大 Gingivahypertrophie des Septums *f*
牙胶 Guttapercha *f*
牙胶充填器 Guttaperchastopfer *m*
牙胶尖 Guttapercha-Stange *f*
牙胶条 dentales gummiertes Band *n*
牙胶锥 Kegel der Guttapercha *f*
牙角 Zahnwinkel *m*
牙矫正术 orthodontische Behandlung *f*
牙接触面 Facies approximalis dentis *f*, zentrische Zwischenlandung *f*
牙洁治器 Zahnschaber *m*
牙结节 Zahnknoten *m*
牙结石 Zahnstein *m*
牙结扎固定 Zahnfixierung durch Ligatur *f*
牙颈 Zahnhals *m*, CoUum dentis *n*
牙颈部龋齿 Zahnhalskaries *f*
牙颈厚 Dicke des Zahnhals *f*
牙颈宽 Zahnhalsbreite *f*
牙颈线 Zahnhalslinie *f*
牙颈釉质嵴 cervico-enamel Grat *n*
牙菌斑 Zahnbelag *m*, Zahnplaque *f*
牙[科]按摩[法] Zahnmassage *f*
牙科 X 线机 zahnärztliches Röntgengerät *n*, Dentalrönt-genanlage *f*
牙科 X 线片看片灯 zahnärztlicher Schaukasten *m*
牙科 X 线洗片夹 Zahnfilmhalter *m*
牙科包埋材料 Dentalanlage *f*
牙科病理学 Zahnpathologie *f*, Odontopathologie *f*
牙科材料 Zahnmaterial *n*
牙科车针 Zahnbohrer *m*
牙科成形片夹 Matrizenspanner *m*, Matrizenhalter *m*
牙科点焊机 dentales Punktschweißgerät *n*
牙科电机 zahnärztliche Elektromotoren *m pl*
牙科放射学家 dentaler Radiologe *m*
牙科缝合针 zahnärztliche Nadel *f*, Zahn(naht)nadel *f*
牙科敷料钳 zahnärztliche Komzange *f*
牙科辅助人员 Zahnhelfer *m*
牙科护理 Zahnpflege *f*
牙科化学 Zahnchemie *f*
牙科激光除龋器 kariostatisches Lasergerät *n*
牙科技工打磨机 zahnärztliche Drehbank *f*
牙科技工室 zahnärztliches Laboratorium *n*, Dentallabo-ratorium *n*
牙科技术学 Odontotechnoiogie *f*
牙科技术员 Zahntechniker *m*
牙科夹板 Zahnschiene *f*, Dentalsplint *m*
牙科脚踏电动二用钻机 Elektromotoren mit Fußkontakt *m pl*
牙科金属注射器 zahnärztliche Metallspritze *f*, Rekord-spritze *f*
牙科静脉麻醉用器械 Instrumente für intravenöse Anäs-thesie in Zahnheilkunde *n pl*
牙科烤炉 Dentalofen *m*
牙科麻醉 Zahnanästhesie *f*
牙科模型观测器 Gutachter des Zahnmodells *m*
牙科喷枪 Sprühlanze *f*, Strahlrohr *n*
牙科气泵 dentaler Luftkompressor *m*
牙科气涡轮机 Luftturbine für Zahnheilkunde *f*, zahnärzt-liche Luftturbine *f*
牙科器械 Zahnapparat *m*
牙科器械量尺 dentale Instrumentenlehre *f*
牙科人造石 synthetischer Zahnstein *m*
牙科熔金器 Metallschmelzofen *m*
牙科石膏粉 Zahngipspuvler *n*
牙科手术刀包 zahnärztliches Operationsbesteck *n*
牙科手术恐怖 Odontophobie *f*
牙科手术椅 zahnärztlicher Behandlungsstuhl *m*, Dental-stuhl *m*
牙科探针 Zahnnadelsonde *f*
牙科调拌刀 Zahnspatel *m*
牙科调药盘 Dappenglas *n*
牙科卫生学家 Dentalhygieniker *m*
牙科消毒剂 dentale Desinfektionsmittel *f pl*
牙科学 Zahnheilkunde *f*, Odontologie *f*
牙科学博士 Doktor für Odontologie *m*
牙科学硕士 Magister für Zahnheilkunde *m*
牙科学院 Dentalschule *f*
牙科研究 Zahnforschung *f*
牙科研究项目联机数据库 angeschlossenes Datenbanksystem für Zahnforschungsprojekt *n*

牙[科]医师 Zahnarzt *m*, Dentist *m*
牙科医院 Zahnklinik *f*
牙科椅 Dentalbehandlungsstuhl *m*, Dentalstuhl *m*
牙科用根挺 Wurzelheber *m*, Wurzelhebel *m*
牙科用磨光头 Kopf des Polierinstruments *m*
牙科用磨轮 Dentalschleifrad *n*
牙科用磨片 Dentalschleifscheibe *f*
牙科用腔洞冲洗剂 zahnärztlicher Hohlraumklysisflüssigkeit *m*
牙科用弯挺 bogenförmiges Elevatorium *n*
牙科用液 zahnärztliche Lösung *f*, Dentalflüssigkeit *f*
牙科用直挺 geradliniges Elevatorium *n*
牙科凿子 Zahnmeißel *n*
牙科针 zahnärztliche Nadel *f*
牙科职员 Dentalmitarbeiter *m*
牙科治疗室 zahnärztlicher Behandlungsraum *m*
牙科种植材料 dentales Implantatmaterial *n*
牙科助手 zahnärztlicher Helfer *m*
牙科助手椅旁凳 Behandlungsstuhl für Zahnarztassistenz *m*
牙科注射器 zahnärztliche Spritze *f*
牙科铸造用钴铬合金 Kobalt-Chromlegierung für Gußfül-lung *f*
牙科综合治疗台 Universal-Behandlungstisch für zahnärztliche Kombinationstherapie *m*
牙科综合治疗装置 Heilgeräte für zahnärztliche Kombinationstherapie *f pl*
牙科组织镊 zahnärztliche Gewebepinzette *f*
牙啃状的 zahnbeißförmig
牙孔吹洁器 Chipbläer *m*
牙块 Zahnblock *m*
牙蕾 Schmeizknospe *f*, Schmelzkolben *m*
牙列 Zahnreihe *f*, Gebiß *n*, Dentition *f*
牙列不良 arme Dentition *f*
牙列弓指数 Zahnbogenindex *m*
牙列痕 Bogenmarke *f*
牙列曲线 Okklusionskurve *f*
牙列缺损 Dentitionsstörung *f*
牙列形态分类 Klassifizierung der Bogenform *f*
牙列咬合 Zallnokklusion *f*, Okklusion *f*
牙列拥挤 Schmalstand *m*
牙龄推断 Schätzung des Zahnalters *f*
牙流电刺激 dentales Galvanismusreiz *n*
牙流电性 dentaler Galvanismus *m*
牙瘤 Zahntumot *m*, Odontom *n*
牙瘘 Zahnfistel *f*, Alveolarfistel *f*
牙滤泡 Zahnfollikel *n*
牙滤泡囊肿 Follikelzyste *f*, follikuläre Zyste *f*
牙慢性损伤 chronische Zahnverletzung *f*
牙萌出 Dentition *f*, Zahndurchbruch *m*
牙萌出延迟 verzögerter Zahndurchbruch *m*, Dentitio tar-da *f*
牙萌出异常 Anomalie des Zahndurchbruches *f*
牙面 Facette *f*, facing<engl.>
牙[面]背 Rückplatte *f*, backing<engl.>
牙面沉积物 Ablagerung der Zahnoberfläche *f*
牙面描记图 Odontogramm *n*
牙面敏感性 Zahnempfindlichkeit *f*, Zahnsensitivität *f*
牙面酸处理 Säurebehandlung der Zahnoberfläche *f*
牙面涂氟法 Fluorisierungsmethde der Zahnoberfläche *f*
牙面外观 dentofaziales Aussehen *n*
牙敏感 Zahnhypersensibilitöt *f*, Dentinhyperästhesie *f*, Odontohyperäthesie *f*
牙敏感症 Zahnfiberempfindlichkeit *f*, Zahnhypersensibi-lität *f*
牙模型 Zahnmodellbau *m*
牙磨擦音 Stridor dentium *m*, Fremitus dentium *m*, Zahn-knirschen *n*
牙磨光器 Zahnpolierinstrument *n*
牙磨损 Zahnausschliff *m*, Abrasio dentium *f*
牙囊 Zahnsack *m*, Sacculus dentis *m*
牙囊肿 Zahnzyste *f*
牙内凹 Zahnmulde *f*
牙内钉 Wurzelnadel *f*
牙内骨内种植体 endosseöses Wurzelimplantat *n*
牙内吸收 dentale Innenresorption *f*, innere Zahnresorption *f*, innere Resorption des Zahnes *f*
牙内陷 Zahnmulde *f*, Dens invaginatus *f*, Dens in dente *f*
牙年龄推断 Zahnalterschätzung *f*
牙扭转 Zahntorsion *f*
牙脓肿 Zahnabszess *m*
牙排列 Zahnreihe *f*
牙排列不良 Anomalie der Zahnreihe *f*
牙排列不齐 unregelmässige Zahnstellung *f*
牙旁囊肿 Zyste in der Zahnnähe *f*
牙胚 Zahnkeim *m*
牙碰伤 Zahnkontusion *f*
牙片 Dentalfilm *m*
牙片预测法 Prognose des Zahnfilms *f*
牙签 Zahnstocher *m*
牙钳 Zahnzange *f*
牙腔 Zahnhöhle *f*, Cavum dentis *n*
牙撬 Zahnhebel *m*
牙切断钳 Zahnschneidezange *f*
牙切迹 Zahneinkerbung *f*
牙切开术 Zahninzision *f*, Odontotomie *f*
牙侵蚀 Zahnerosion *f*
牙清洁剂 Odontotrimma *n*
牙龋洞注射器 Zahn(karies)spritze *f*
牙全部缺失 Zahnmangel *m*, A(no)dontie *f*
牙缺失 Zahnlosigkeit *f*
牙染色法 Zahnverfärbung *f*
牙融合 Zahnverschmelzung *f*
牙肉芽肿 Zahngranulom *n*
牙乳头 Zahnpapille *f*, Papilla dentis *f*
牙软化 Odontocia *f*
牙色 Zahnfarbe *f*, Zahnschatten *m*
牙色自凝树脂 Zahnfärbig-kalthärtendes Kompositharz *n*
牙上皮 Zahnepithel *n*
牙神经钩 Zahnnervenhäkchen *n*
牙神经痛 Zahnneuralgie *f*
牙生孢子砖格孢子 Blastospore-Dictyospore *f*
牙生成 Zahnentwicklung *f*, Odontogenese *f*
牙生成不全 Odontogenesis imperfecta *f*
牙生菌丝的 zahnpilzfädig
牙生理学 Zahnphysiologie *f*
牙生物机械学 dentale Biomechanik *f*
牙生物力学 dentale Biomechanik *f*
牙生长过度 fibermässge Zahnentwicklung *f*, überaktive Odontogense *f*
牙失调 Zahndisharmonie *f*
牙石 Zahnstein *n*, Odontolith *m*
牙石沉积 Zahnsteinablagerung *f*
牙石性龈炎 Gingivitis durch Zahnstein *f*
牙石指数 Zahnsteinindex *m*
牙始基 dentale Primordie *f*
牙式 Zahnformel *f*, Zahnschema *f*, Gebißschema *f*
牙数目异常 Zahlanomalie der Zähne *f*
牙刷 Zahnbürste *f*
牙刷按摩[法] Massage mit der Zahnbürste
牙松动 Zahnlockerung *f*, Zahnwackeln *n*
牙酸蚀病 Erosionskrankheit durch Zahnsäure *f*
牙髓 Zahnpulpa *f*, Pulpa dentis *f*

牙髓安抚 Zahnpulpaberuhigung *f*
牙髓变性 Pulpadegeneration *f*
牙髓病学 Endodontie *f*, Endodontologie *f*
牙髓卟啉单胞菌 Porphyromonas endodontalis *n*
牙髓充血 pulpäre Hyperämie *f*
牙髓覆盖法 Pulpenüberkappung *f*
牙髓钙变 Pulpaverkalkung *f*
牙髓钙化 Pulpaverkalkung *f*
牙髓感受性 Pulpaempfänglichkeit *f*
牙髓化生 Pulpametaplasie *f*
牙髓坏疽 Pulpagangrän *f*
牙髓坏疽性坏死 gangränöse Pulpanekrose *f*
牙髓坏死 Pulpanekrose *f*
牙髓活力 Pulpavitalität *f*
牙髓活力测试 Vitalitätsprüfung der Pulpa *f*
牙髓活力测验器 Pulpavitalitätsprüfer *m*
牙髓活力电测验器 elektrischer Pulavitalitätsprüfer *m*
牙髓活力检查 Vitalitätsprüfung der Pulpa *f*
牙髓渐进性坏死 Pulpanekrobiose *f*
牙髓内麻醉 intrapulpale Anästhesie *f*
牙髓脓肿 Zahnpulpaabszesse *m*
牙髓腔 Pulpahöhie *f*
牙髓腔穿孔 Pulpenhöhlenperforation *f*
牙髓腔阻塞 Pulpenhöhlenblock *m*
牙髓切除 Pulpektomie *f*, Exstirpatio pulpae dentis *f*
牙髓切断术 Pulpotomie *f*
牙髓失活 Devitalisation der Pulpa *f*, Pulpanekrotisierung *f*
牙髓失活剂 Devitalisierungsmittel der Pulpa *n pl*
牙髓石 Pulpastein *m*
牙髓塑化剂 Weichmacher der Pulpa *m*
牙髓塑化治疗 Pulpatherapie mit den Kunststoffen *f*
牙髓探针 Zahnpulpaexplorer *m*, Pulpamessfühler *m*
牙髓痛 Pulpalgie *f*
牙髓退行性变 retrograde Degeneration der Pulpa *f*
牙髓网状萎缩 retikuläre Atrophie der Pulpa *f*
牙髓萎缩 Pulpaatrophie *f*
牙髓息肉 Pulpapolyp *m*, Zahnpolyp *m*
牙髓细胞 Pulpazellen *f pl*
牙髓纤维性变 Faserabbau der Pulpa *m*
牙髓 - 牙本质复合体 Pulpa-Dentin-Komplex *m*
牙髓牙本质复合体 pulpodentinaler Komplex *m*
牙髓牙周联合病变 endodontal-parodentale komplexerkrankung *f*
牙髓炎 Pulpitis *f*
牙髓摘除术 Pulpektomie *f*, Pulpaexstirpation *f*
牙损伤 Zahnverletzung *f*
牙探针 Zahnsonde *f*
牙体半切术 Halbeitenexzision für Zahnkörper *f*
牙体比较解剖学 komparative Dentalanatomie *f*
牙体充填器械 Zahnfüllungsinstrumente *n pl*
牙体发育异常[症] Odontodysplasie *f*
牙体解剖学 Dentalanatomie *f*, Zahnanatomie *f*
牙体全长 gesamte Dentallänge *f*
牙体缺损修复 wiederherstellung des Zahndefekts *f*
牙体三等分 Odontdreiteilung *f*
牙体手术器械 Zahn(kärper) instrumente *n pl*
牙体外科学 Zahnchirurgie *f*, operative Dentologie *f*
牙体外伤 Zahntrauma *n*
牙体吸收 Zahnabsorption *f*
牙体修复术 odontale Prothese *f*
牙体预备 Zahnpräparation *f*
牙体长轴 Zahnachse *f*
牙体制备 Zahnfabrikation *f*
牙体组织 Zahngewebe *n*
牙填料 Zahnfüllung *f*
牙梃 Zahnhebel *m*, Elevatorium *n*
牙痛 Zahnschmerz *m*, Dentalgie *f*, Odontalgie *f*
牙痛滴剂 Zahntropfen *n pl*, Odontalgika *n pl*
牙托粉 Polymer des Akrylharzs *n*(丙烯酸树脂聚合物)
牙托梗 präfabriziertes Metallbar *n*
牙托基底板 Prothesenbasis *f*
牙托水 Monomer des Akrylharzs *n*(丙烯酸树脂单体)
牙脱钙 Zahnentkalkung *f*
牙脱钙的 odontodekalzifizierend
牙脱落 Zahnausfall *m*
牙脱敏治疗 Desensibilisierungsbehandlung des Zahnes *f*
牙脱失 zahnausfall *m*, Odontosteresie *f*
牙脱位 Zahnluxation *f*
牙挖匙(器) Zahnkürette *f*
牙外的 extradental
牙外观 Zahnaussehen *n*
牙外科学 operative Zahnheilkunde *f*
牙外科医师 Zahnchirurg *m*, Dentalchirurg *m*
牙外伤 Zahntrauma *n*
牙外吸收 äußere Zahnresorption *f*
牙外形线高度 angekörte Konturhöhe *f*
牙萎缩 Zahnatrophie *f*
牙位记录 Zahnschema *f*, Gebißschema *f*
牙吸收 Zahnresorption *f*
牙下沉 Zahnsenkung *f*
牙下点 Infradentale *f*
牙线 zahnärztliche Seide *f*
牙线夹 Zahnseidenhalter *m*
牙线[照]片 Zahnseideröntgenbild *n*
牙小管 Zahnkanälchen *n*
牙小皮 Schmelzhäutchen *n*, Schmelzoberhäutchen *n*
牙楔状缺损 keilförmiger Defekt des Zahnes *m*
牙星 Zahnstern *m*
牙形 Zahnform *f*
牙形模 Zahngussform *f*
牙性成釉细胞瘤 Odonto-Adamantoblastom *n*
牙性耳痛 Otalgia dentalis *f*
牙修复面磨损 Abnutzung der Zahn-Gesichtsrestaurierung *f*
牙炎 Odontitis *f*
牙样的 odontoid
牙医管理人员 zahnärztliches Verwaltungspersonal *n*
牙医教育工作者 zahnärztliche Pädagogen *pl*
牙医师 Zahnarzt *m*, Odontologe *m*
牙医学 Stomatologie *f*, Dentologie *f*
牙移位 Zahnverschiebung *f*, Zahnwanderung *f*
牙移位松动 Zahnwanderung *f*
牙移植术 Zahnimplantation *f*, Zahntransplantation *f*
牙龈 Zahnfleisch *n*, Gingiva *f*
牙龈癌 Zahnfleischkarzinom *n*, Gingivalkarzinom *n*, Ulo-karzinom *n*
牙龈按摩 Zahnfleischmassage *f*
牙龈按摩剂 Paste für Zahnfieischmassage *f*
牙龈变色 Zahnfleischpigmentierung *f*, Zahnfleischverfärbung *f*
牙龈病 Zahnfleischerkrankung *f*
牙龈卟啉单胞菌 Porphyromonas gingivalis *n*
牙龈不对称 Gingivaasymmetrie *f*
牙龈成形器 Zahnfleischformer *m*
牙龈成形术 Gingivoplastik *f*
牙龈成釉细胞瘤 extraossäres Ameloblastom *n*
牙龈出血 Zahnfleischblutung *f*, Hämodia *f*
牙龈刀 Zahnfleischmesser *n*
牙龈点彩 Zahnfleischtüpfelung *f*
牙龈翻瓣术 Lappenplastik der Gingiva *f*

牙龈分离器 Gingivalseparator *m*
牙龈沟 Zahnfleischfurche *f*, Sulcus gingivalis *m*
牙龈化脓性肉芽肿 pyogenes Zahnfleischgranulom *n*
牙龈坏疽 Zahnfleischgangrän *f*
牙龈回缩 Zahnfleischretraktion *f*, Zahnfleischschwund *m*
牙龈剪 Zahnfleischschere *f*
牙龈裂 Gingivaspalte *f*, Zahnfleischspalte *f*
牙龈瘤 Epulis *f*, Zahnfleischtumor *m*
牙龈囊肿 Zahnfleischzyste *f*
牙龈浓溢 Zahnfleischpyorrhoe *f*
牙龈片 Zahnfleischlappen *m*
牙龈牵开器 Zahnfleischhaken *m*
牙龈切除刀 Gingivektomie-Messer *n*, Gingivektom *n*
牙龈切除器械包 Gingivektomie-Instrumente *n pf*
牙龈切除术 Gingivektomie *f*, Ulektomie *f*
牙龈切断钳 Zahnfleischresektionszange *f*
牙龈乳头 Zahnfieischpapille *f*
牙龈乳头炎 papilläre Gingivitis *f*
牙龈乳头状瘤 Zahnfleischpapillom *n*
牙龈上皮 Gingivaepithel *n*, Zahnfleischepithel *n*
牙龈撕裂 Lazeration der Gingiva *f*, Zahnfleischriß *m*
牙龈退缩 Zahnfieischschwund *m*, Zahnfleischretraktion *f*
牙龈萎缩 Zahnfleischatrophie *f*
牙龈纤维 Fibrae gingivales *f pl*
牙龈纤维瘤 Zahnfleischfibrom *n*
牙龈纤维瘤病 Zahnfleischfibrom *n*
牙龈线性红斑 lineares Gingivaerythem *n*
牙龈炎 Zahnfleischentzündung *f*, Gingivitis *f*
牙龈缘 Zahnfleischrand, Zahnfleischsaum *m*
牙龈再附着刮治术 Kürettage für das Wiederhaften der Gingiva *f*
牙龈增生 Zahnfleischhypertrophie *f*, Gingivalhypertro-phie *f*
牙龈整形术 Gingivoplastik *f*
牙龈指数 Gingiva-Index *m*
牙隐裂 subklinische Odontoschisis *f*
牙印模 Zahnabdruck *m*, Gebissabdruck *m*
牙印模托盘 Abdrucklöffel *m*
牙拥挤 Engstand der Zahne *m*
牙拥挤丛集 contrude *f*
牙用锤 zahnärztlicher Hammer *m*
牙用焊接机 Dentallötmaschine *f*
牙用合金 Zahnlegierung *f*
牙用肌肉组织剪 Zahnschere des Muskelgewebes *f*
牙用蜡 Dentalwachs *n*
牙用镊子 Zahnpinzette *f*
牙用手术刀 Zahnlanzette *f*
牙用探针 zahnärztliche Sonde *f*, Zahnsonde *f*
牙用陶瓷学 Zahnkeramik *f*
牙用填料树脂 zahnärztliches Füllungsharz *n*
牙用注射器 Spritze für Zahnarzt *f*
牙用铸造机 Dentalgießmaschine *f*
牙釉层 Diamantschicht *f*, Substantia adamantina *f*
牙釉蛋白基因 Amelogenin *n*
牙釉斧 Schmelzmesser *n*, Schmeizbeil *n*
牙釉间质 Schmelzzement *m*
牙釉母细胞瘤 Odontoameloblastom *n*
牙釉凿 Schmelzmeißel *m*
牙釉质 Zahnschmelz *m*, Zahnemail *n*, Substantia adamantina *f*
牙釉质发育不全 Zahnschmelzhypoplasie *f*
牙釉质发育缺陷 Schmelzdysplasie *f*
牙釉质发育缺陷（牙釉质形成缺陷［症］） Amelogenesis imperfecta *f*
牙釉质瘤 Adamantinom *n*, Zahnschmelztumor *m*
牙釉质母细胞性肉瘤 ameloblastisches Sarkom *n*
牙釉质囊腺瘤 Zystadenom des Enamels *n*
牙釉质龋 Zahnschmelzkaries *f*
牙釉质微磨损 Schmelz-Mikroabrasion *f*
牙釉质缘 Schmelz-Dentin-Grenze *f*
牙［原］基 Zahnanlage *f*
牙原性 odontogen, dentogen
牙原性感染 odontogene Infektion *f*, Dentalinfektion *f*
牙原性颌骨骨髓炎 odontogene (od. dentogene) Kiefero-steomyelitis *f*
牙原性角化囊肿 odontogene Keratozyste *f*
牙原性囊肿 odontogene Zyste *f*
牙原性上颌窦炎 odontogene Kieferhöhlenentzündung *f*
牙原性纤维瘤 odontogenes Fibrom *n*
牙原性纤维肉瘤 odontogenes Fibrosarkom *n*
牙原性腺瘤样瘤 odontogener Adenomatoidtumor *m*
牙原性肿瘤 odontogener Tumor *m*
牙源性癌 odontogenes Karzinom *n*
牙源性钙化囊性瘤 verkalkender odontogener Blasentumor *m*
牙源性钙化上皮癌 verkalkendes odontogenes Epithelialkarzinom *n*
牙［源］性感染 odontogene Infektion *f*
牙源性颌骨骨髓炎 odontogene Kieferosteomylitis *f*
牙源性颌骨囊肿 odontogene Kieferzyste *f*
牙源性角化囊肿 odontogene Keratozyste *f*
牙源性鳞状细胞瘤 squamöser odontogener Zelltumor *m*
牙源性囊肿 odontogene Zyste *f*
牙源性皮瘘 odontogene Hautfistel *f*
牙源性上颌窦炎 odontogene Kieferhöhlenentzündung *f*
牙源性上皮性肿瘤 epithelialer odontogener Tumor *m*
牙源性透明细胞瘤 klarzelliger odontogener Tumor *m*
牙源性腺样瘤 odontogener Adenomatoidtumor *m*
牙源性粘液瘤 odontogenes Myxom *n*
牙源性粘液纤维瘤 odontogenes Myxofibrom *n*
牙再植术 Zahnreplantation *f*
牙凿 Zahnmeißel *m*
牙造釉细胞瘤 Odonto-(Amelo) blastom *n*
牙粘固粉 Dentalzement *m*, Zahnzement *m*
牙粘结技术 Zahnstreifenbildung *f*
牙长度 Zahnlänge *f*
牙长短不齐 Anisodontie *f*
牙长轴 lange Zahnachse *f*
牙折 Zahnbruch *m*, Zahnfraktur *f*
牙折裂 Zahnfraktur *f*, Odontoklasie *f*
牙着色 Zahnverfärbung *f*, Zahnpigmentierung *f*
牙震荡 Zahnerschütterung *f*
牙支 Rami dentales *m pl*
牙支持 Zahnunterstützung *f*
牙支持式 zahngetragene Art *f*
牙支持性基托 zahngetragene Basis *f*
牙质 Zahnknochen *m*, Dentin *n*
牙质基层 Dentinmatrix *f*
牙质磨耗 Zahnabkauung *f*, Abrasio dentinum *n*
牙质磨损 Abrasio dentium *f*
牙质龋 Dentinkaries *f*
牙质溶解 Odontolyse *f*
牙质稀疏 Raritas dentium *f*
牙质牙龈界 dentogingivale Junktion *f*
牙质样组织 Dentinoid-Gewebe *n*
牙质液 Dentinflüssigkeit *f*
牙质原纤维 Dentinfibrille *f*
牙中牙 Zahn im Zahne *m*, Dens in dente *m*
牙种植机 Pflanzgerät für Zahnimplantion *n*
牙种植术 Zahnimplantation *f*
牙种植体 Zahnimplantat *n*
牙周［膜］的 periodontal

牙周变性 Parodontose *f*
牙周病 Parodontopathie *f*, Parodontose *f*
牙周病矫形治疗 prothetische Behandlung der Parodon-tose *f*
牙周病学 Parodontologie *f*
牙周病用器械包 Instrumentbesteck für Parodontopathie *n*
牙周病指数 Index für Üarodontopathie *m*
牙周病治疗学 periodontale Therapeutik *f*
牙周成釉细胞瘤 periodontales Adamantoblastom *n*
牙周储备力 parodontale Reservekraft *f*
牙周创伤 Parodontaltrauma *n*
牙周锉 Parodontalfeile *f*
牙周袋 Parodontaltasche *f*, Zahn(fleisch)tasche *f*
牙周袋标记镊 Markierungszange der Zahnfleischtqasche *f*
牙周袋测量器 Parodontometer *m*
牙周袋记录器 Taschenregistriergerät *n*
牙周袋内壁刮治 Kürettage der Tascheninnenwand *f*
牙周袋塞治术 Tamponade der Parodontaltasche *f*
牙周袋探针 Sonde für Parodontaltasche *f*
牙周的 parodontal
牙周翻瓣术 periodontale Lappenoperation *f*
牙周附着丧失 parodontaler Attachmentverlust *m*
牙周感染 Parodontaliniektion *f*
牙周骨下袋刮治术 Kürettage der infraossäen Zahnfleisch-tasche *f*
牙周刮出物 Apoxemena *f*
牙周刮器 Parodontolith-Entferner *m*, Parodotalscaler *m*
牙周刮匙 Parodontalkürette *f*
牙周护剂 parodontaler Lack *m*
牙周记录表 parodontale Tabelle *f*
牙周夹板 Parodontalschiene *f*
牙周洁治 Parodontaiscaling *n*, Zahnsteinentfernung *f*
牙周溃坏 Parodontoklasie *f*
牙周麻醉 peridentale Anästhesie *f*
牙周膜 Periodontium *n*
牙周膜附着 desmodontale Anlage *f*
牙周膜浸润麻醉 parodontale Infiltrationsanästhesie *f*
牙周膜脓肿 desmodontales Abszess *m*
牙周膜息肉 Wurzelhautpolyp *m*
牙周膜纤维 Periodontalfasern *f pl*, Fibrae periodontales *f pl*
牙周膜炎 Periodontitis *f*, Perizementitis *f*
牙周膜愈合 Desmodontheilung *m*
牙周膜增厚 Periodontiumhypertrophie *f*
牙周膜主纤维 Fibrae principales periodontales *f pl*
牙周囊肿 parodontale Zyste *f*
牙周脓溢 Parodontalpyorrhoe *f*
牙周脓肿 Parodontalabszeß *m*
牙周潜力 parodontales Potenzial *n*
牙周韧带 Ligamentum parodontale *n*
牙周韧带细胞 Wurzelhautzelle *f*
牙周韧带纤维 Parodontalligamentsfaser *n*
牙周肉芽肿 parodontales Granulom *n*
牙周塞治剂 Parodontalverbandmaterial *n*, Parodontal-tampongaze *f*
牙周塞治术 parodontale Verpackung *f*
牙周上皮剩余(马拉塞上皮剩余) parodontaler Epithelrest *m*
牙周手术器械 Instrumente für Parodontopathie *n pl*
牙周损害 Parodontalläsion *f*
牙周损伤分类 Klassifizierung der Parodontalverletzung *f*
牙周探测计 makroparodontaler Meter *m*
牙周探针 Parodontalsonde *f*
牙周探诊 paradontale Sondierung *f*
牙周萎缩 parodontale Retraktion(od. Atrophie) *f*
牙周纤维 Fibra periodontalis *f*, Desmodontium *n*
牙周小动脉 Arteriolae parodontales *f pl*
牙周协同破坏区 Zerstörungsgebiet *n*
牙周新附着 Neu-Anlage des Periodontiums *f*
牙周 - 牙髓联合病变 Paro-Endo-Läsion *f*
牙周 - 牙髓综合治疗 parodontal-endodontale Behandlung *f*
牙周炎 Parodontitis *f*
牙周再附着 Wiederanheftung des Periodontiums *f*, parodontale Wiederanheftung *f*
牙周指数 Parodontalindex *m*
牙周治疗 Parodontaltherapie *f*
牙周致病菌 Parodontalpathogen *n*
牙周专业学 Parodontalogie *f*
牙周组织 Zahnhalteapparat *m*, Parodontium *n*
牙周组织激惹区 Reizungsgebiet des Periodontiums *n*
牙周组织再生 Zahnfleischgeweberegeneration *f*
牙轴 Zahnachse *f*, zahnartige Apophyse *f*, Dens axis *f*
牙状发育不良 odontoide Hypoplasie *f*
牙自动萌出 aktiver Zahnausschlag *m*
牙阻生 Zahninklusion *f*, Impaktion *f*
牙钻 Zahnbohrer *m*, Dentalbohrer *m*
牙钻车绳 Schnur(der Bohrmaschine) *m*
牙钻穿术 Odontozentese *f*
牙钻机 Zahnbohrer *m*
牙钻机备件 Ersatzanteil der Zahnbohrers *m*
牙钻机弯机头 abgeknicktes Handstück des Zahnbohrers *n*
牙钻机用电动机 Elektromotor für Dentalbohrer *m*
牙钻机用绳 Schnur(der Bohrmaschine) *m*
牙钻机直角机头 rechtwinkliges Handstück des Zahnboh-rers *n*
牙钻套包 Bohrinstrumente *n pl*
芽 Knospe *f*, Keim *m*, Gemma *f*
芽孢杆菌溶素 Bacilysin *n*
芽孢杆菌素 Bacillocin *n*
芽孢核心 Sporenkern *m*
芽孢体 Brutgemma *f*
芽孢外被 Sporenhülle *f*
芽孢外膜 Extinium *n*
芽孢形成 Sporulation *f*, Sporenbildung *f*
芽孢形成因子 Sporulationsfaktor *m*
芽孢子囊 Keimsporangium *n*
芽胞 Sporen *f pl*, Bakteriensporen *f pl*, Sporulae *f pl*
芽胞(孢子) Brutzelle *f*, Keim *m*, Gemma *f*, Spore *f*, Endospore *f*
芽胞杆菌 Bazillus *m*
芽胞杆菌属 Bazillus *m*
芽胞菌霉素 Bacillomycin *n*
芽胞染色法 Sporenfärbung *f*
芽变 Knospenmutation *f*
芽管 Keimfaden *m*
芽管形成过程 Blastesis *f*
芽基 Blastem *n*
芽基的 blastemisch
芽基发育 Blastogenese *f*
芽孔 Keimpore *f*
芽链 Keimkette *f*
芽囊虫新亚目 Blastocystina *f*
芽内的 intragemmal
芽球 Gemmula *f*
芽生 Blastogenese *f*, Gemmation *f*, Blastomykose *f*
芽生孢子 Knospensporen *f pl*, Blastsporen *f pl*
芽生病毒 Plasmavirus *n*
芽生的 blastogen(etisch), gemmipar(-us, -a, -um)
芽生菌 Sproßpilz *m*, Sprolßhefe *f*, Blastomyces *m*
芽生菌病 Blastomykose *f*, Blastomycosis *f*
芽生菌病的 blastomycosis <engl.>
芽生菌病样脓皮病 Blastomykose-artige Pyodermie *f*
芽生菌的 blastomycetic <engl.>

芽生菌类(纲) Blastomycete *n*
芽生菌属 Blastomyces *m*
芽生菌素 Biastomycin *n*
芽生菌性食管炎 Blastomycetenösophagitis *f*, Osophago-blastomykose *f*
芽生菌性指(趾)糜烂 Digitalerosion durch Blastomycetica *f*
芽[体] Knospe *f*
芽细胞 Keimzelle *f*
芽枝霉属 Cladosporium *n*
芽殖 Gemmation *f*, Aussprossung *f*
芽殖裂头蚴 Sparganum proliferum *n*
芽殖裂头蚴病 prolieferende Sparganose *f*
芽状 knospenförmig
芽子碱 Ecgonine *f*
芽子碱甲酯 Ecgoninmethylester *m*
崖椒碱 Fagarin *n*
崖椒酰(胺) Fagaramid *n*

yǎ 哑雅

哑 Alalie *f*, Stummheit *f*, Mutismus *m*
哑的 stumm, mut(-us, -a, -um)
哑铃 Hantel *f*
哑铃期 Hantelphase *f*
哑铃形暗点 zentrozäkales Skotom *n*
哑铃形晶体 Hantelkristall *m*
哑铃形脓肿 Kragenknopfabszetß *m*
哑铃状瘤 Sanduhrgeschwulst *f*
哑人 Stumme(r) *f*(*m*)
哑症 Schweigesucht *f*, Mutismus *m*
雅安华溪蟹 Sinopotamon yaanensis *f*
雅巴(为尼日利亚地名)猴病毒 Yaba* Affenvirus *n*
雅布隆斯因图 Jablonski* Diagramm *n*(分子能量图)
雅[达斯佐恩]氏表皮内上皮瘤 Jadassohn* intraepidermales Epitheliom *n*
雅[达斯佐恩]氏皮肤松弛 Jadassohn* Anetodermie *f*
雅达逊氏病 Jadassohn* Krankheit *f*
雅顿比值 Arden* Verhältnis *n*
雅各布病(痉挛性假硬化症) Jakob* Krankheit *f*, spastische Pseudosklerose *f*
雅各布溃疡(睑侵蚀性溃疡) Jacob* Ulkus *n*
雅各布-莫诺德模型 Jacob-Monod-Modell *n*
雅各布氏病 Jacob* -Creuzfeldt* Syndrom *n*, spastische Pseudosklerose *f*
雅各布逊氏器 Jacobson* Organ *n*, Organum vomerona-sale *n*
雅各布逊氏神经 Jacobson* Nerv *m*, Nervus tympanicus *m*
雅各布逊氏综合征 Jacobson* Syndrom *n*, Syndrom des Plexus tympanicus *n*
雅各特氏综合征 Jacod* Syndrom *n*, petrosphenoidales Syndrom *n*
雅-赫二氏反应 Jarisch* -Herxheimer* Reaktion *f*
雅加达宣言 Jakarta* Erklärung *f*
雅可比行列式 Jacobian* Determinante *f*
雅-克二氏(脊髓变性)综合征 Jakob*-Creutzfeldt* Syndrom *n*
雅克什氏病 Jaksch* -Hayem* Anämie *f*(od.Syndrom *n*)
雅库关节病 Jaccoud* Arthropathie *f*
雅莱综合征(先天性甲肥厚综合征) Jadassohn -Lewandowsky-Syndrom *n*, angeborenes Nagelverdickungssyndrom *n*
雅司病 Frambösie *f*, Yaws *f* <engl.>
雅司[病](热带毒疮) Breda* Krankheit *f*, Frambösie *f*
雅司病初发病损 Initialläsion der Frambösie *f*
雅司病初期 Primärstadium der Frambösie *n*
雅司病的 frambesioides
雅司病多发性乳头瘤 multipel Papilom der Frambösie *f*
雅司病二期 Sekundärstadium der Frambösie *n*
雅司病肥大性骨膜炎 hypertrophe Periostitis der Frambösie *f*
雅司病骨膜炎 Periostiti der Frambösie *f*
雅司病骨炎 Osteitis der Frambösie *f*
雅司病关节积水 Hydrarthrose der Frambösie *f*
雅司病关节旁结节 Juxta-Gelenkknoten der Frambösie *m*
雅司病毁形性鼻咽炎 Rhinopharyngitis mutilans der Frambösie *f*
雅司病继发性病损 Sekundärläsion der Frambösie *f*
雅司病腱鞘囊肿 Ganglion der Frambösie *n*
雅司病角化过度 Hyperkeratose der Frambösie *f*
雅司病溃疡 Ulkus der Frambösie *n*
雅司病三期 Tertiärstadium der Frambösie *n*
雅司病三期损害 Tertiärläsion der Frambösie *f*
雅司病手掌角化过度 Palmarhyperkeratose der Frambösie *f*
雅司病手掌乳头瘤 palmares Papillom der Frambösie *n*
雅司病树胶肿 Gummen der Frambösie *f*
雅司病树胶肿性骨膜炎 gummöse Periostitis der Frambösie *f*
雅司病树胶肿性骨炎 gummöse Osteitis der Frambösie *f*
雅司病形梅毒疹 frambösiformes Syphilid *n*
雅司病性关节炎 iuxtaarticuläre Knoten bei Frambösie *n pl*
雅司溃疡 framböses Ulkus *n*
雅司瘤 Frambösiom *n*
雅司螺旋体 Frambösiespirochäte *f*, Treponema penenue *n*
雅司样的 framboesioide
雅司样梅毒疹 frambösieformes Syphilid *n*
雅司疹 Frambösid *n*, Pianid *n*
雅雅韦肌(尿道压肌) Jarjavay* Muskel *m*, Depressormuskel der Harnröhren *m*
雅致的 elegant

yà 亚氯

亚氨基 Iminogruppe *f*
亚氨基甘氨酸尿 Iminoglyzinurie *f*
亚氨基酸 Iminosäure *f*
亚氨基戊二酸 Imino-Glutarsäure *f*
N5-亚氨甲基四氢叶酸 N5-Formiminotetrahydrofolsäure *f*
亚胺 Imine *n pl*
亚胺环己酮 Cycloheximid *n*
亚胺基 Imidogruppe *f*, Imidogen *n*
亚胺基二丙腈 β β-Iminodipropionitrile *f*
亚胺甲基 Formimidoyl *n*
亚胺甲基氨[基] Formamidino *f*
亚胺甲基谷氨酸 Formiminoglutaminsäure *f*
亚胺甲基转移酶 Transformiminase *f*
亚胺醌蓝 Indophenolblau *n*
亚胺硫磷 Imidan *n*
亚胺培南 Imipenem *n*
亚胺培南/西拉司丁 Imipenem/Cilastatin *n*
亚胺培南西司他丁 Imipenem Cilastatin *n*
亚胺酸 Imidsäure *f*
亚胺烯胺互变异构[现象] Imin-Enamin-Tautomerie *f*
亚白血病 Subleukämie *f*
亚白血病的 subleukämisch
亚白血病性白血病 subleukämische Leukämie *f*
亚白血性 subleukämisch
亚倍体 Hypoploid *n*
亚倍性 Hypoploidie *f*
亚变种 Subvarietät *f*
亚病毒 Subvirus *n*
亚病毒颗粒 subvirale Partikel *f*
亚层 Unterschale *f*, Zwischenschale *f*
亚成分 Subkomponente *f*
亚单位 Untereinheit *f*
亚单位疫苗 Subunit-Vakzine *f*, Untereinheit-Vakzine *f*
亚单元 Untereinheit *f*
亚当[毒]气 Adamsit *n*, Diphenylaminchlorarsin *n*(DM)

亚当斯关节融合术 Adams* Arthrodese *f*
亚当斯髋关节融合术 Adams* Hüftarthrodese *f*
亚德利亚霉素 Adriamycin *n*
亚碲酸钾培养基 Kaliumtellurit-Nährboden *m*, Kaliumtel-lurit-Nährmedium *m*
亚碲酸钾平板培养基 Kalliumtellurit-Dlattennährboden *m*
亚碲酸钠 Natriumtellurit *n*
亚碘酸 Jodfirsäure *f*
亚丁溃疡 Aden* Ulkus *n*
亚东璃眼蜱 Hyalomma asiaticum *n*
亚端着丝点的 subtelozentrisch
亚二倍体 Hypodiploid *n*
亚分子生物学 Submolekular-Biologie *f*
亚分子水平 inframolekulares Niveau *n*
亚砜 Sulfoxid *n*
亚纲 Subklasse *f*, Subclassis *f*
亚红斑量 Suberythemanteil *m*, Suberythemdosis *f*
亚磺丙酮酸 Sulfinyl-Pyruvat-Säure *f*
亚磺酸 Sulfinsäure *f*
亚磺酰丙酮酸 Sulfinylbrenztraubensäure *f*, Sulfinylpyru-vat *n*
亚基 Untereinheit *f*, subunit <engl.>
亚基联合因子 Assoziationsfaktor der Untereinheit *m*
亚基马血红蛋白 Yakima* Hämoglobin *n*
亚基因 Subgen *n*
亚极量运动试验 submaximaler Bewegungstest *m*
亚急型 subakuter Typus *m*
亚急型克山病 subakute Keshan* Krankheit *f*
亚急性败血症 subakute Sepsis (od. Septikämie) *f*
亚急性包涵体脑炎 subakute Einschluß (körperchen) en-zephalitis *f*
亚急性暴发型病毒性肝炎 subakute fulminante Virushepatitis *f*
亚急性病毒性肝炎 subakute Virushepatitis *f*
亚急性的 subakut, subacut (-us, -a, -um)
亚急性毒性 subakute Toxizität *f*
亚急性毒性试验 Prüfung der subakuten Toxizität *f*
亚急性非化脓型 subakuter nichteitriger Typus *m*
亚急性非化脓性甲状腺炎 subakute nichteitrige Thy-reoiditis *f*
亚急性风湿病 subakute Rheuma *f*
亚急性肝坏死 subakute Lebernekrose *f*
亚急性肝萎缩 subakute Leberatrophie *f*
亚急性肝炎 subakute Hepatitis *f*
亚急性感染性心内膜炎 subakute infektiöse Endokarditis *f*
亚急性骨髓炎 Subakute Osteomyelitis *f*
亚急性海绵状脑病 subakute schwammartige Enzephalopathie *f*
亚急性坏死 subakute Nekrose *f*
亚急性坏死性脊髓病 subakute nekrotisierende Myelopa-thie *f*
亚急性坏死性脊髓炎 subakute nekrotisierende Myelitis *f*
亚急性坏死性脑病 subakute nekrotisierende Enzephalo-pathie *f*
亚急性坏死性脑病综合征 Enzephalopathiesyndrom infolge der subakuten Nekrose *n*
亚急性黄色肝萎缩 subakute gelbe Leberatrophie *f*
亚急性脊髓联合变性 subakute Gesamtentartung des Rückenmarks *f*
亚急性脊髓视神经病 subakute Myelo-Optik-Neuropathie *f*
亚急性脊髓炎 subakute Myelitis *f*
亚急性甲状腺炎 subakute Thyreoiditis *f*
亚急性结节性游走性脂膜炎 subakute noduläre migratorische Pannikulitis *f*
亚急性结节性脂膜炎 subakute noduläre Pannikulitis *f*
亚急性结膜炎 subakute Konjnnktivitis *f*
亚急性精神错乱状态 subakuter Verwirrtheitszustand *m*
亚急性粒细胞白血病 subakute myeloische Leukämie *f*
亚急性粒细胞性白血病 subakute granulozytäre Leukämie *f*
亚急性联(混)合变性 subakute kombinierte Degeneration *f*
亚急性联合硬化 subakute Kombinationssklerose *f*
亚急性淋巴细胞性甲状腺炎 subakute lymphozytäre Thyroiditis *f*
亚急性脑膜炎 subakute Meningitis *f*
亚急性脑炎 subakute Enzephalitis *f*
亚急性皮肤红斑性狼疮 subakuter kutaner Lupus erythematodes *m*
亚急性皮炎 subakute Dermatitis *f*
亚急性绒毛膜羊膜炎 subakute Chorioamnionitis *f*
亚急性肉芽肿性甲状腺炎 subakute granulomatöse Thy-reoiditis *f*
亚急性肾小球肾炎 subaktute Glomerulonephritis *f*
亚急性肾炎 subakute Nephritis *f*
亚急性渗液缩窄性心包炎 subakute serofibrinöse adhäsive Perikarditis *f*
亚急性湿疹 subakutes Ekzem *n*
亚急性输尿管扩张术 subakute Uretererweiterung *f*
亚急性死亡 subakuter Tod *m*
亚急性细菌性心内膜炎 subakute bakterielle Endokarditis *f*, Endocarditis lenta *f*
亚急性细菌性心内膜炎肾损害 Nierenschaden infolge subakuten bakteriellen Endokarditis *m*
亚急性心包压塞 subakute Herzbeuteltamponade *f*
亚急性血行播散型肺结核 subakute hämatogene disseminierte Lungentuberkulose *f*
亚急性血源性骨髓炎 subakute hämatogene Osteomyelitis *f*
亚急性血肿 subakutes Hämatom *n*, subakuter Bluterguss *m*
亚急性炎[症] subakute Entzündung *f*
亚急性痒疹 subakuter Juckausschlag *m*
亚急性胰[腺]炎 Subakute Pankreatitis *f*
亚急性硬[脑]膜下血肿 subakutes Subduralhämatom *n*
亚急性硬化 subakute Sklerose *f*
亚急性硬化性脑白质病 subakute sklerosierende Leukoenzephalopathie *f*
亚急性硬化性全脑炎 subakute sklerosierende Panenzephalitis *f*
亚急性硬膜下出血 subakute Subduralblutung *f*
亚急性暂时性肉样瘤病 subakute transiente Sarkoidose *f*
亚急性谵妄 subakutes Delirium *n*
亚急性窒息 subakute Asphyxie *f*
亚急性中毒 subakute Intoxikation *f*
亚急性重症型肝炎 Hepatitis gravis subacuta *f*, subakute ernstliche Hepatitis *f*
亚家族趋化因子 Unterfamilie-Chemokin *n*
N5, N10-亚甲[基]四氢叶酸 N5-N10-Methyltetrahydrofolsäure *f*
亚甲白 Leukomethylenblau *n*
亚甲二氧基甲基苯丙胺 3,4-Methylenedioxymethamphetamin *n*
亚甲二氧基乙基苯丙胺 3,4-Methylenedioxyethylamphetamin *n*
亚甲基 Methylen *n*
6-亚甲基-5-羟基四环素 6-Methylen-5-hydroxy-tetrazyklin *n*
亚甲基单位 Methyleneinheit *f*
亚甲基二氧苯丙胺 Methylenedioxyamphetamin *n*
亚甲基双苯胺 Methvlendianilin *n*
亚甲基四氢叶酸 Methylentetrahydrofolat *n*
亚甲蓝 Methylenblau *n* (Mb), Methylenum caeruleum *n*
亚甲蓝染剂 Methylenblaufärbung *f*
亚甲绿 Methylengrün *n*
亚甲双丙烯酰胺 Methylen-N-Bisacrylamid *n*
亚甲天蓝 Methylenazur *n*
亚甲紫 Methvlenviolett *n*
亚健康状态 Subgesundheitszustand *m*
亚阶段 Subphase *f*
亚界 Subreich *m*
亚晶体[的] parakristallin

亚晶形结石 submorphouser Stein *m*
亚精胺 Spermidin *n*
亚科 Subfamilia *f*, Unterfamilie *f*
亚克隆 Subklonierung *f*, Umklonierung *f*
亚克隆化 Subklonierung *f*
亚类 Subclassis *f*, Unterklasse *f*
亚类缺陷 Defizienz der IgG-Unterklasse *f*
亚里士多德 Aristoteles *m*
亚里士多德错觉 Aristotele* Illusion *f*
亚里士多德演绎法 aristotelische Methode *f*
亚历山大 Alexander *m*
亚历山大白蛉 Phlebotomus alexandri *m*
亚历山大综合征 Alexander* Syndrom *n*（原因不明的脑组织代谢障碍）
亚［历赞德里尼］氏综合征 Alezzandrini* Syndrom *n*
亚量基因 subquantitatives Gen *n*
亚临床 HPV 感染 subklinische HPV-Infektion *f*
亚临床感染 subklinische Infektion *f*
亚临床或隐性肝性脑病 subklinische oder latente hepatische Enzephalopathie *f*
亚临床疾病 subklinische Erkrankung *f*
亚临床甲状腺功能异常 subklinische Schilddrüsenstörung *f*
亚临床精索静脉曲张 subklinische Varikozele *f*
亚临床克汀病 subklinischer Kretinismus *m*
亚临床型肾上腺肿瘤 subklinischer Nebennierentumor *m*
亚临床型维生素缺乏症 subklinische Avitaminose *f*
亚临床性甲状腺功能减退症 subklinische Hypothyreose *f*
亚临床症状 subklinisches Syndrom *n*
亚临床中耳炎 subklinische Mittelohrentzündung *f*
亚磷［酸］酐 Phosphorigsäureanhydrid *n*
亚磷酸 Acidum phosphorosum *n*, Phosphrigsäure *f*
亚磷酸三苯酯 Triphenylphosphit *n*
亚磷酸三酯法 Phosphit-Synthese *f*
亚磷酸盐 Phosphit *n*
亚磷酸氧二钠 Dinatriumhydrosulphit *n*
亚硫酸 Acidum sulfurosum *n*, Schwefligsäure *f*, schwef-lige Säure *f*
亚硫酸铵 Ammoniumsulfit *n*
亚硫酸钡 Bariumsulfit *n*, Barium sulfurosum *n*
亚硫酸镉 Kadmiuumsulfit *n*, Cadmium sulfurosum *n*
亚硫酸钾 Kaliumsulfit *n*, Kalium sulfurosum *n*
亚硫酸钠 Natriumsulfit *n*, Natrium sulfurosum *n*
亚硫酸氢钙 Kalziumbisulfit *n*, Kalziumhydrogensulfit *n*
亚硫酸氢钾 Kaliumbisulfit *n*, Kaliumhydrogensulfit *n*
亚硫酸氢钠 Natriumbisulfit *n*, Natriumhydrogensulfit *n*
亚硫酸氢钠甲萘醌 Menadionnatriumbisulfit *n*, Vitamin kö *n*
亚硫酸锌 Zinksulfit *n*
亚硫酸亚铁 Ferrosulfit *n*
亚硫酸盐 Sulfit *n*
亚硫酸盐尿症 Sulfiturie *f*
亚硫酸氧铵 Ammoniumbisulfit *n*, Amminiumhydrogen-sulfit *n*
亚硫酸氧化酶 Sulfitoxidase *f*
亚硫酸氧盐 Bisulfit *n*
亚硫酸银 Silbersulfit *n*
亚硫酰［二］氟 Thionylfluorid *n*
亚卤酸 Halogenürsäure *f*
亚氯酸 Chlorürsäure *f*, Chlorigsäure *f*, chlorige Säure *f*
亚氯酸钠 Natriumchlorit *n*
亚氯酸盐 Chlorit *n*
亚麻布 Leinen *n*
亚麻工人病 Flachs-Kommode* Krankheit *f*
亚麻苦甙 Linamarin *n*
亚麻属 Lein *m*, Leinkraut *n*, Linum *n*
亚麻酸 Gamma-Linolensäure *f*, γ-Linolensäure *f*, Acidum linolenicum *n*
α- 亚麻酸 α-Linolensäure *f*
亚麻子 Leinsamen *m*, Leinsaat *f*, Semen Lini *n*
亚麻子油 Leinöl *n*, Leinsamenöl *n*, Oleum Lini *n*
亚麻子油浴 Leinölbad *n*
亚慢性的 subchronisch
亚慢性毒性 subchronische Toxizität *f*
亚慢性毒性试验 subchronischer Toxizitätstest *m*
亚慢性肝萎缩 subchronische Leberatrophie *f*
亚慢性经口毒性试验 subchronischer mündlicher Toxizitätstest *f*
亚慢性经皮毒性试验 subchronischer dermalr Toxizitätstest *f*
亚慢性染毒 subchronische Aufnahme *f*
亚慢性吸入毒性试验 Test der subchronischen Inhalationstoxizität *m*
亚门 Unterabteilung *f*, Substamm *m*
亚锰盐 Manganosalz *n*, Manganoverbindung *f*
亚莫皂甙元 Yamogenin *n*
亚目 Unterordnung *f*
亚牛磺酸 Hypotaurin *n*
亚脓毒病 Subsepsis *f*
亚群 Untergruppe *f*
亚染色单体 Subchromatid *n*
亚染色丝 Subchromonema *n*
亚染色体单位 Subchromosomeneinheit *f*
亚染色线 Subchromonema *n*
亚热带 Subtropen *pl*
亚热带扁平苔藓 subtropischer Lichen planus *m*
亚热带的 subtropisch
亚三倍体 Hypotriploid *n*
亚砷［酸］酐 Arsenigsäureanhydrid *n*,（weißes）Arsenik *n*
亚砷酸 Arsenigsäure *f*, Acidum arsenicosum *n*
亚砷酸钙 Kalziumarsenit *n*, Calcium arsenicosum *n*
亚砷酸钾 Kaliumarsenit *n*, Kalium arsenicosum *n*
亚砷酸钾溶液 Liquor Kalii arsenicosi *m*, Fowler* Lösung *f*
亚砷酸镁 Magnesiumarsenit *n*
亚砷酸钠中毒 Natriumarsenitvergiftung *f*
亚砷酸失活剂 Devitalisierungsmittel der Arsenigsäure *n pl*
亚砷酸牙髓失活剂 Devitalisierungsmittel mit der Arsenigsäure *n pl*
亚砷酸盐 Arsenit *n*, Arsenigsäuresalz *n*
亚砷酸银 Silberarsenit *n*
亚神经元系统 Subneuronsystem *n*
亚生活力基因 Subvitalgen *n*
亚生物群落 Subgemeinschaft *f*
亚声的 infrasonisch
亚属 Subgenus *n*
亚 - 斯二氏综合征 Adams* -Stokes* Syndrom *n*（od. Krankheit *f*）
亚速 Kriechgang *m*
亚速起搏 Kriechgangsstimulation *f*
亚钛盐 Titanosalz *n*
亚特兰大莫拉菌 Moraxella atlantae *f*
亚锑酸 Antimonigsäure *f*
亚铁螯（络）合酶 Ferrochelatase *f*
亚铁的 ferro
亚铁高铁的 eisenhaltig
亚铁化合物 Ferroverbindungen *f pl*
亚铁络合酶 Ferrochelatase *f*
亚铁氰化钾 Kaliumferrozyanid *n*, Kalium ferrozyanatum（flavum）*n*
亚铁氰化铁 Ferrilerrozyanid *n*, Berlinerblau *n*
亚铁氰化物 Ferrozyanverbindungen *f pl*
亚铁氰化物法 Ferrozyanidprozeß *m*, Ferrozyanidverfah-ren *n*
亚铁氰离子 Ferrozyanid-Ion *n*

亚铁氰酸 Ferrocyanat *n*, Ferrozyanwasserstoffsäure *f*, Acidum ferrohy-drocyanicum *n*
亚铁血红素 Häm *n*, Ferrohäm *n*
亚铁氧化酶 Ferroxidase *f*
亚铁-铁电对(偶) Ferro-Ferri-Paar *n*
亚铁原卟啉 Ferroprotoporphyrin *n*
亚微[胶]粒 Amicron *m*
亚微观的 submikroskopisch
亚微管 Submikrotubuli *m pl*
亚微结构 Ultrastruktur *f*
亚微克量 Submikrogrammmenge *f*, Nanomenge *f*
亚微粒 Submikronen *n pl*, Hypomikronen *n pl*
亚微粒体 Submikrosomen *n pl*
亚微粒体的 submikrosomal
亚位点 Sublocus *m*
亚文化 Subkultur *f*
亚(相对)稳[定]的 metastabil
亚稳定型 metastabiler Typus *m*
亚稳峰 metastabile Zacke *f*
亚稳离子 metastabiles Ion *n*
亚稳平衡 metastabiles Gleiehgewicht *n*
亚稳溶液 metastabile Lösung *f*
亚稳态表等位基因 metastabiles Epiallel *n*
亚稳[状]态 metastabiler Status (od.Zustand) *m*
亚硒酸 Selenigsäure *f*
亚硒酸硫酸试剂(梅克试剂) Mecke* Reagenz *f*
亚硒酸钠 N atriumselenit *n*
亚硒酸钠片 Tablette des Natriumselenit *f*
亚硒酸盐(酯或根) Selenit *m* (透明石膏,硒)
亚锡离子 Stanno-Ion *n*
亚锡酸钠 Natriumstannit *n*
亚锡酸盐 Stannit *n*
亚系 Unterstamm *m*
亚系分化 Unterlinie-Differenzierung *f*
亚系统 Subsystem *n*
亚细胞病理学 subzelluläre Pathologie *f*
亚细胞部分 subzelluläre Fraktion *f*, subzellulärer Bestandteil *m*
亚细胞单位 subzelluläre Einheit *f*
亚细胞的 subzellulär
亚细胞功能 subzelluläre Funktion *f*
亚细胞结构 subzelluläre Struktur *f*
亚细胞器 subzelluläre Organelle *f*
亚细胞水平 subzelluläres Niveau *n*
亚细胞水平放射自显影 subzelluläre Autoradiographie *f*
亚细胞选择学说 subzelluläre Selektionstheorie *f*
亚细胞株 Zellstamm des Subtyps *m*
亚细亚丸 asiatische Pille *f* (一种含亚砒酸与黑胡椒之丸剂)
亚显微的 submikroskopisch
亚显微结构 submikroskopische Struktur *f*
亚显微缺失 submikroskopische Deletion *f*
亚显微异位 submikroskopische Translokation *f*
亚线粒体颗粒 submitochondriales Partikel *n*
亚线粒体小泡 submitochondriales Vesikel *n*
亚硝[基]高钴酸钾 Kalium-kobaltinitrit *n*
亚硝[基]脲氮芥(卡莫司汀) Carmustin *n*
亚硝[酸]酐 Salpetrigsäureanhydrid *n*, Stickstofftrioxyd *n*
亚硝胺 Nitrosamin *n*
亚硝胺类 Nitrosamine *n pl*
亚硝胺重排 Nitrosaminumlagerung *f*
亚硝的 nitrös, salpetrig, salpeterig
亚硝酐 Salpetrigsäure-anhydrid *n*
亚硝化的 nitrosiert
亚硝化剂 Nitrosierungsmittel *n pl*
亚硝化菌 Nitrosobakterien *f pl*
亚硝化[作用] Nitrosierung *f*
亚硝化球菌属 Nitrosococcus *m*
2-亚硝基-1-萘酚-4-磺酸 2-nitroso-1-naphthol-4-sul-fonsäure *f*
亚硝基 R 盐 Nitroso-R-salz *n*
α-亚硝基-β-萘酚 α-Nitroso-β-naphthol *n*
α-亚硝基-β-萘酚钴螯合物 Kobalt-α-nitroso-β-naph-tholchelat *n*
亚硝基胺 Nitrosamin *n*
亚硝基酚 Nitrosophenol *n*
亚硝基高钴酸钠[二]钾 Kaliumnatriumkobaltnitrit *n*
亚硝基胍 Nitrosoguanidin *n*
亚硝基化滴定 Nitrosierungstitration *f*
亚硝基化合物 Nitrosoverbindungen *f pl*
N-亚硝基化合物 N-Nitrosoverbindung *f*
亚硝基硫酸盐(酯) Nitrosylschwefelsäure *f*
亚硝基脲嘧啶 Nitrosourazil *n*
亚硝基羟[基]丙氨酸 Alanosin *n*
亚硝基铁氰化钾 Nitroprussidkalium *n*
亚硝基铁氰化钠 Nitroprussidnatrium *n*
亚硝脲氮芥 Carmustin *n*, 1, 3-bis-(ä-chloräthyl)-l-nitro-sourea (BCNU)
亚硝酸 Salpetrigsäure *f*, Acidum nitrosum *n*
亚硝酸[异]戊酯 Isoamylnitrit *n*, Amylum nitrosum *n*
亚硝酸铵 Ammoniumnitrit *n*
亚硝酸反应 Nitritreaktion *f*
亚硝酸根合高钴酸盐 Kobaltinitrit *n*
亚硝酸钴钠 Natriumkobaltinitrit *n*
亚硝酸还原酶 Nitritreduktase *f*
亚硝酸钾 Kaliumnitrit *n*, Kalium nitrosum *n*
亚硝酸钠 Natriumnitrit *n*, Natrium nitrosum *n*
亚硝酸戊酯 Amylnitrit *n*
亚硝酸盐 Nitrit *n*
亚硝酸盐(酯) Nitrit *n*
亚硝酸盐氮 Nitritstickstoff *m*
亚硝酸盐还原试验 Nitritreduktionsprobe *f*
亚硝酸盐食物中毒 Lebensmittelvergiftung des Nitrits *f*
亚硝酸盐试剂 Nitritreagenz *n*
亚硝酸盐样危象 nitritoide Krise *f*
亚硝酸盐中毒 Nitritveruiftung *f*
亚硝酸盐中毒致死时间 Todeszeit von Nitritvergiftung *f*
亚硝酸乙酯 Athylnitrit *n*, Aethylium nitrosum *n*
亚硝酸异戊酯试验 Amylnitrit-Test *m*
亚硝酸银 Silbernitrit *n*
亚硝酸正铁血红蛋白 Methämoglobinnitrit *n*
N-亚硝酰胺 N-Nitrosamid *n*
亚硝酰氟 Nitrosylfluorid *n*
亚硝酰硫[代]氰酸盐 Nitrosylthiozyanat *n*
亚硝酰硫酸酯 Nitrosylsulfat *n*
亚硝酰氯 Nitrosylchlorid *n*
亚硝烟 nitroser Rauch *m*, nitroses Gas *n*
亚小型 Subminiatur *f*
亚效等位基因 Hypomorphen *f pl*, hypomorphe Allele *n pl*
亚型 Subforma *f*, Untergruppe *f*
亚型抗原 A-Untergruppe-Antigen (Mensch) *n*
亚型血 Untergruppenblut *n*
亚叶酸 Folinat *n*, Folinsäure *f*
亚抑菌浓度 subinhibitorische Konzentration *f*
亚优势的 subdominant
亚油酸 Linolsäure *f*, Leinölsäure *f*
亚原生质体 Subprotoplast *m*
亚原子 Subatom *n*
亚原子的 subatomisch, subatomar
亚原子化学 subatomare Chemie *f*
亚正常的 subnormal
亚致死的 subletal

亚致死基因 subletates Gen *n*
亚致死剂量 subletale Dosis *f*, Subletaldosis *f*, Dosis sub-letalis *f*
亚致死损伤 subletale Beschädigung *f*
亚致死性细胞损伤 subletale Zellverletzung *f*
亚中尾须 submedianer Cercus *m*, submedianer Schwanz-borste *f*
亚中央 submetazentrisch
亚中央(间)着丝粒的 submetazentrisch
亚中央着丝粒染色体 submetazentrisches Chromosom *n*
亚种 Subspezies *f*, Unterart *f*
亚重力 Subschwerkraft *f*
亚重力错觉 Subschwerkraft-Illusion *f*
亚周期型 subperiodischer Typus *m*
亚洲大陆祖先人群 asiatische kontinentale Abstammungsgr-uppe *f*
亚洲大型肠吸虫 rieser Darmegel des Asien *m*
亚洲分子生物学组织 Organisation der asiatischen Molekula-rbiologie *f*
亚洲花鼠 Eutamias asiaticus *m*
亚洲回归热 asiatisches Rückfallfieber *n*
亚洲璃眼蜱 Hyalomma asiaticum *n*
亚洲临床肿瘤学会 klinischer Onkologieverein des Asien *m*
亚洲流感 asiatische Grippe *f*
亚洲[牛]带绦虫 Taenia saginata asiatica *f*
亚洲人血型频率 Blutgruppenfrequenz von Asiaten *f*
亚洲眼镜蛇 asiatische Kobra *f*
亚株 Subklon *m*
亚专业 Subspezialität *f*
亚族 Subtribus *m*
亚组分 Subfraktion *f*
亚组分析 Subgruppenanalyse *f*
氩 Argon *n*(Ar, OZ 18)
氩氟准分子激光 Argon-Fluorid-Excimer-Laser *m*
氩激光 Argonlaser *m*
氩激光凝固 Argonlaser-Photokoagulation *f*
氩激光凝固动脉瘤 Aneurysma durch Argonlaserkoagulation *n*
氩激光治疗机 Argonlaser-Therapiemaschine *f*
氩氪激光凝固器 Ar-Kr-Laser-Photocoagulator *m*
氩离子激光 Argon(ion) laser *m*, Argon-Ionen-Laser *m*
氩离子激光器 Argon(ion) laser *m*
氩离子激光治疗机 Argonlaser-Behandlungsgerät *n*
氩气刀 Argonmesser *n*
氩气分析器 Argonanalysator *m*
氩气束促凝电外科装置 Argonstrahl-coagulatisches Elektro-chirurgiegerät *n*

YAN 咽胭烟阉淹腌湮延严言岩炎沿研盐颜衍靥掩眼罨演鼹厌咽彦艳验焰餍燕赝

yān 咽胭烟阉淹腌湮

咽 Pharynx *m*, Rachen *m*, Schlund *m*
咽白喉 Rachendiphtherie *f*, Angina diphtherica *f*
咽瘢痕性狭窄 Narbenstriktur der Pharynx *f*
咽瓣 Rachenlappen *m*
咽泵 Pharyngealpumpe *f*
咽鼻炎 Pharyngorhinitis *f*
咽闭锁 Pharynxatresie *f*
咽壁 Rachenwand *f*, Pharynxwand *f*
咽扁桃体 Rachenmandel *f*, Rachentonsille *f*, Tonsilla pharyngea *f*
咽扁桃体隐窝 Krypta der Pharynxtonsille *f*
咽表皮样癌 Epidermoidkarzinom des Rachens *n*
咽病疗法 Pharyngotherapie *f*
咽部 Pars pharyngea *f*
咽部充血 Kongestion des Pharynx *f*, Rachenhyperämie *f*
咽部创伤 Rachentrauma *n*
咽部带菌者 Pharyngeal-Bakterienträger *m*
咽[部分]切除术 partielle Pharyngektomie *f*
咽部感觉缺失 Rachenanästhesie *f*
咽[部]角化症 pharyngale Keratose *f*
咽部精神性疾病 Pharyngealpsychoconose *f*
咽部狭窄及闭锁 Pharynxstenose und -atresie *f*
咽部血肿 Rachenhämatom *n*, Pharynxhämatom *n*
咽部原发性恶性颅咽管瘤 pharyngales primäres malignes Kr-aniopharyngiom *n*
咽部潴留囊肿 Retentionszyste der Pharynx *f*
咽侧壁 Seitenwand des Rachens *f*
咽侧的 lateropharyngeal
咽侧切开术 Pharyngotomia lateralis *f*
咽侧索 laterales Pharyngealband *n*
咽侧体 Corpora allata *n pl*
咽侧体激素 Hormon der Corpora allata *n*
咽侧炎 Pharyngitis lateralis *f*
咽肠 pharyngaler Darm *m*
咽成形术 Pharyngoplastik *f*, Pharynxplastik
咽冲洗 Rachenspülung *f*
咽出血 Pharyngorrhagie *f*, Rachenblutung *f*
咽除鲠器 Rachenraum Schlundsonde *f*
咽垂体 pharyngale Hypophyse *f*
咽丛 Plexus pharyngeus *m*
咽刀 Pharyngotom *n*
咽导气管 pharyngeale Luftwege *f*
咽腭弓 Gaumenschlundbogen *m*, Arcus palatopharyn-geus *m*
咽腭肌 Musculus pharyngopalatinus *m*, Palatopharyn-geus *m*
咽反射 Rachenreflex *m*, Pharynxreflex *m*
咽缝 Raphe pharyngis *f*
咽感觉障碍 Pharynxparästhesie *f*
咽干燥 Trockenheit des Halses *f*
咽梗阻 Pharyngealobstinktion *f*, Obstinktion des Pha-rynx *f*
咽弓 Schlundbogen *m*, Kiemenbogen *m*
咽功能异常(吞咽功能紊乱) Schlluckfunktionsstörung *f*
咽沟 Pharyngealfurche *f*
咽鼓管 Tuba auditiVa *f*, Syrinx *f*, Eustachio* Kanal *m*, Otosalpinx *f*
咽鼓管半管 Semicanalis tubae auditivae *m*
咽鼓管扁桃体 Tubentonsille *f*, Tonsilla tubaria *f*
咽鼓管插管法 Salpingokatheterimus *m*, Katheterismus tubae (auditivae) eustachii *m*
咽鼓管成形术 eustachische Tuboplastie *f*
咽鼓管吹气袋(波利策袋) Politzer* Tasche *f*
咽鼓管吹张法 Tubendurchblasung *f*, Tubenpersufflation *f*
咽鼓管吹张术 eustachische Katheterisierung *f*
咽鼓管导管 Tubenkatheter *m*
咽鼓管导管插入术 Tubenkatheterisation *f*
咽鼓管导管吹张术 Eustachische Katheterisierung *f*
咽鼓管导管通针 Tubenkatheterführungssonde *f*
咽鼓管的 syringeal
咽鼓管电图 Elektrotubogram *n*
咽鼓管腭襞 Plica salpingopalatina *f*
咽鼓管功能检查仪 Funktionsprfifungsgerät der Tuba au-ditiva *n*
咽鼓管沟 Sulcus tubae auditivae *m*
咽鼓管骨部 Pars ossea tubae auditivae *f*
咽鼓管鼓室病 tubotympanale Krankheit *f*
咽鼓管鼓室卡他 Tubotympanalkatarrh *m*
咽鼓管鼓室口 Ostium tympanicum tubae auditivae *n*
咽鼓管鼓室囊 Saccus tubotympanicus *m*
咽鼓管含气小房 Cellulae pneumaticae tubae auditivae *f*
咽鼓管镜 Salpingoskop *n*
咽鼓管镜检查 Salpingoskopie *f*
咽鼓管淋巴小结 Tubentonsille *f*, Tubenmandel *n*

咽鼓管隆凸 Toins tubarius *m*
咽鼓管囊 Eustachischer Sack *m*
咽鼓管内注药法 Stomatosyringosyphonismus *m*
咽鼓管捏鼻鼓气法 VaIsalva*(Preßdruck-)Versuch *m*
咽鼓管憩室 Diverticulum tubae auditivae *n*, Kirschner* Divertikel *m*
咽鼓管软骨 Cartilago tubae auditivae *f*, Tubenknorpel *m*
咽鼓管软骨部 Pars cartilaginea tubae auditivae *f*
咽鼓管声测[法] Sonotubometrie *f*
咽鼓管探针 eustachische Sonde *f*
咽鼓管途径异常 abnormer Verlauf der Tuba auditiva
咽鼓管吞咽吹气(张)法 Politzerisation *f*, Politzem *n*
咽鼓管峡 Tubenisthmus *m*, Isthmus tubae auditivae *m*
咽鼓管狭窄 Tubenstenose *f*
咽鼓管腺 Glandulae tubariae *f pl*
咽鼓管性聋 Eustachische Taubheit *f*
咽鼓管悬雍垂的 salpingostaphylin(-us,-a,-um)
咽鼓管咽襞 Plica salpingopharyngea *f*
咽鼓管咽肌 Musculus salpingopharyngeus *m*
咽鼓管咽口 Ostium pharyngeum tubae auditivae *n*
咽鼓管炎 Tubeninflammation *f*
咽鼓管异常开放[症] offenstehende Tube *f*
咽鼓管圆枕 Tubenwulst *m*, Toins tubarius *m*, Torus tubalis *f*
咽鼓管造影术 (Tuben-)Tympanographie *f*
咽鼓管支 Ramus tubarius *m*
咽鼓管周[围]综合征 Peritubarsyndrom *n*, Peritubalsyndrom *n*
咽鼓管阻力测量[法] Resistometrie der Tuba Eustachii *f*
咽鼓管阻力计 Tuboresistometer *m*
咽鼓管阻塞 Tubenverschluß *m*, Tubenokklusion *f*
咽管矛 Ösophagus-Speer *m*
咽管球 Bulbus *m*
咽喉 Schlund *m*, Kehle *f*, Laryngopharynx *m*, Pars laryngea pharyngis *f*
咽喉部 Laryngopharynx *m*, Hypopharymx *m*
咽喉抽搐 Kehlkopf-Zucken *n*
咽喉的 laryngopharyngeal, guttural, pharyngolarynge(-us,-a,-um)
咽喉肌痉挛 Halsmuskelkrampf *m*
咽喉科手术器械 Halsinstinmente *n pl*
咽喉切除术 Laryngopharyngektomie *f*
咽喉切创 Wunden des Halsabschneiders *f pl*
咽喉软化 Laryngomalazie *f*
咽喉食管全切除术 insgesamte Pharyngolaryngoesophagectomie *f*
咽喉损伤 Verletzung des Rachens und des Kehlkopfes *f*
咽喉痛 Halsschmerz *m*, Rachenschmerz *m*
咽喉炎 Laryngopharyngitis *f*
咽喉异感症 Pharyngolaryngealparaäthesie *f*
咽喉注射器 Laryngealspritze *f*
咽后[壁]脓肿 Retropharyngealabszess *m*
咽后壁瓣 postpharyngeale Klappe *f*
咽后壁组织瓣转移术 Transplantation des Retropharyn-geallappens *f*
咽后部 Retropharynx *m*
咽后的 retropharyngeal, retropharyngeal(-is,-is,-e), re-tropharynge(-us,-a,-um)
咽后间隙 retropharyngealer Raum *m*, Spatium retro-pharyngeale *n*
咽后淋巴结 Nodi lymphatici retropharyngei *m pl*
咽后脓肿 Retropharyngealabszess *m*, retropharyngealer Abszeiß *m*, Abszessus retropharyngealis *m*, Hippokrates* Angina *f*
咽后炎 Retropharyngitis *f*
咽化学性灼伤 chemische Verbrennung des Rachens *f*
咽坏死(周公哺) Rachennekrose *f*
咽会厌的 pharyngoepiglottisch, pharyngoepiglottic(-u,-a,-um)
咽会厌弓 pharyngoepiglottischer Bogen *m*
咽活组织检查 Rachenbiopsie *f*
咽肌 Pharynxmuskulatur *f*
咽肌层 Muskelschicht des Rachens *f*
咽肌痉挛 Schlingkrampf *m*, Pharyngismus *m*
咽[肌]麻痹 Schlundparese *f*, Pharyngoplegie *f*
咽肌阵挛 klonische Zuckung des Rachenmuskels *f*
咽肌织膜 Tunica muscularis pharyngis *f*
咽基底细胞癌 Basalzellenkarzinom des Rachens *n*
咽疾病 Rachenkrankheit *f*
咽甲 Pharyngeaipanzer *m*, pharyngeale Armatür *f*
咽假性憩室 pharyngales Pseudodivertikel *n*
咽腱膜 pharyngale Aponeurose *f*
咽浆细胞骨髓瘤 plasmozytäres Myelom des Rachens *n*, Rachenplamozytom *n*
咽角化病 Keratosis pharyngis *f*, Rachenkeratose *f*
咽结核 Rachentuberkulose *f*, Tuberkulose des Pharynx *f*
咽结节 Tuberculum pharyngeum *n*
咽结膜热 Pharyngokonjunktivalfieber *n*
咽-结膜热 Pharyngokonjunktival-Fieber *n*
咽结膜热病毒 Virus des Pharyngokonjunktivalfiebers *n*
咽结膜炎 Pharyngokonjunktivitis *f*
咽结膜综合征 Pharyngokonjunktivalsyndrom *n*
咽痉挛 Rachenkrampf *m*, Pharyngospasmus *m*
咽痉挛的 pharyngospastisch
咽静脉 Venae pharyngeae *f pl*
咽[静脉]丛 Plexus pharyngeus(venosus) *n*, Schlundgef-lecht *n*
咽镜 Pharyngoskop *n*
咽镜检查 Pharyngoskopie *f*
咽卡他 Rachenkatarrh *m*
咽科学 Pharyngologie *f*
咽咳 Rachenhusten *m*
咽括约肌成形术 pharyngale Sphinkteroplastik *f*
咽淋巴环 Anulus tonsillaris Waldeyer* *m*, lymphatischer Rachenring *m*
咽淋巴环角化症 Rachenringkeratose *f*
咽淋巴肉瘤 Rachenlymphosarkom *n*
咽瘘 Rachenfistel *f*, Fistula pharyngealis *f*
咽瘘闭合术 Verschluß der Rachenfistel *m*
咽颅 Splanchnokranium *n*
咽颅底筋膜 Fascia pharyngobasilaris *f*
咽颅咽管瘤 Rachenkraniopharyngeom *n*
咽麻痹 Pharyngoparalyse *f*
咽麻风 Rachenlepra *f*
咽梅毒 Rachensyphilis *f*, Syphilis des Pharynx *f*
咽门 Mundschlund *m*, Fauces *f*
咽门反射 Gaumenreflex *m*
咽囊 Bursa pharyngea *f*
咽囊脓肿 Abszeß der Bursa pharyngea *m*
咽囊炎 Bursitis pharyngealis *f*, Thornwaidt* Krankheit *f*
咽囊综合征 Pharyngealtaschensyndrom *n*
咽内吹入法 endopharyngeale Insufflation *f*
咽内皮瘤 pharyngales Endotheliom *n*
咽脓肿 Pharyngealabszeß *m*
咽旁的 parapharyngeal
咽旁间隙 Spatium parapharyngeale *n*
咽旁间隙蜂窝组织炎 Parapharangealphlegmone *f*
咽旁间隙脓肿 Parapharyngealer Abszeß *m*
咽旁间隙肿瘤 Tumor des Parapharyngealraums *m*
咽旁脓肿 Parapharyngealabszeß *m*, parapharyngealer Abszeß *m*
咽期 Rachenphase *f*

咽憩室 Pharynxdivertikel *n*
咽腔 Rachenhöhle *f*, Schlundhöhle *f*, Cavum pharyngis *n*
咽鞘 Schlundscheide *f*, Pharyngealscheide *f*
咽切开术 Halsresektion *f*, Pharyngotomie *f*
咽切开引流术 Pharyngotomie mit Drainage *f*
咽穹 Nasenrachendach *n*, Fornix pharyngis *n*
咽球症 Globus pharyngis *m*
咽缺陷 Rachendefekt *m*
咽肉瘤 Rachensarkom *n*, Sarkom des Pharynx *n*
咽乳头[状]瘤 RachenpapiUom *n*, Papillom des Pharynx *n*
咽软骨瘤 Rachenchondrom *n*, Chondrom des Pharynx *n*
咽鳃裂 Kiemenspalten des Pharynx *f pl*
咽色素痣 Naevus pigmentosus pharyngis *m*
咽上颌间隙 Spatium pharyngomaxillare *n*
咽上缩肌 Musculus constrictor pharyngis superior *m*
咽舌的 pharyngoglossal
咽神经官能症 Pharyngealneurose *f*
咽神经鞘膜瘤 Neurilemmom des Rachens *n*
咽升动脉 Arteria pharyngea ascendens *f*
咽-食道穿孔 pharyngoösophageale Perforation *f*
咽食管 Pharyngoösophagus *m*
咽食管的 pharyngoösophageal
咽食管括约肌 Schließmuskel des Pharyngoösophagus *m*
咽食管内压性憩室 pharyngoösophagealer Pulsionsdiver-tikel *m*, Hypopharynxdivertikel *m*
咽食管憩室 Pharyngoösophagealer Divertikel *m*, Hypo-pharynxdivertikel *m*
咽食管憩室切除术 Exzision des Pharyngoösophageal-divertikels *f*
咽食管音(声) Pharynxstimme *f*, Osophagusstimme *f*
咽食管重建 pharyngoösophagealer Wiederaufbau *m*
咽拭子 Rachenwattetupfer *m*
咽鼠疫 Rachenpest *f*
咽损伤 Rachenverletzung *f*, Verletzung des Pharynx *f*
咽缩肌 Schlundschnürer *m*, Constrictor pharyngis *m*
咽瘫 Pharyngolysis *f*, Rachenlähmung *f*
咽探查切开术 Probepharyngotomie *f*
咽痛 Pharyngalgie *f*, Angina *f*, Halsschmerz *m*
咽痛的 anginös, anginos(-us, -a, -um)
咽突出 Pharygozele *f*
咽外侧间隙 Spatium parapharyngeum *n*
咽危象 Schlundkrise *f*
咽胃吻合术 pharyngogastrische Anastomose *f*
咽息肉 Rachenpolyp *m*
咽洗液 Rachenspülfüssigkeit *f*
咽峡 Isthmus faucium *m*, Rachenenge *f*
咽峡痛 Angina *f*, Halsschmerz *m*
咽峡炎 Angina *f*, Halsentzündung *f*
咽峡炎的 anginös, anginos(-us, -a, -um)
咽峡炎链球菌 Streptococcus anginosus *m*
咽峡炎猩红热 Scarlatina anginosa *f*
咽峡炎性口疮 Aphtha anginosa *f*
咽峡炎样的 anginoid
咽峡支 Rami isthmi faucium *m pl*
咽狭窄 Rachenstenose *f*, Pharynxstenose *f*
咽下部 Hypopharynx *m*
咽下部憩室(岑克尔憩室) Zenker-Divertikel *n*, hypopharyngeales Divertikel *n*
咽下困难 Dysphagie *f*
咽下缩肌 Musculus constrictor pharyngis inferior *m*
咽下缩肌甲咽部 Pars thyreopharyngea musculi constric-toris pharyngis inferioris *f*
咽下综合征 Schlucksyndrom *n*
咽纤维瘤 Rachenfibrom *n*, Fibrom des Pharynx *n*
咽涎腺型混合瘤 Rachenmischtumor yon Speicheldrüsen-typ *n*
咽腺 Glandulae pharyngeae *f pl*
咽血管瘤 Rachenhämangiom *n*, Hämangiom des Pharynx *n*
咽炎 Pharyngitis *f*, Rachenentzündung *f*
咽移行细胞癌 Ubergangszellenkarzinom des Pharynx *n*
咽异常感 Pharyngealparästhesie *f*
咽异感症 Pharyngealparästhesie *f*, Paraesthesia pharyngis *f*
咽异物钳 Zange für Rachenfremdkörper *f*
咽音练习 Pharynxstimme üben
咽隐窝 Recessus pharyngeus *m*, Rosenmüller* Fossa *f*, Rosenmüller-Raum *m*
咽硬结 Pharyngealsklerom *n*
咽粘连 Rachenverwachsung *f*, Adhäsion des Pharynx *f*
咽真菌病 Pharynpilzkrankheit *f*
咽支 Rami pharyngei *m pl*
咽脂肪瘤 Rachenlipom *n*, Lipom des Pharynx *n*
咽中缩肌 Musculus constrictor pharyngis medius *m*
咽肿瘤 Rachentumor *m*, Rachengeschwulst *f*
咽周的 peripharyngeal
咽周间隙 Peripharyngealraum *m*, Spatium peripharyn-geum *n*
咽阻塞 Rachenverstopfung *f*
胭脂 Rouge *n*
胭脂虫 Scharlach-Schildlaus *f*, Coccus cacti *m*, Cocci-nella *f*
胭脂虫暗大红色 Cochenillekarmin *n*
胭脂虫红色 Cochenillerot *n*
胭脂虫蜡 Coccerin *n*
胭脂虫蜡醇 Coccerylalkohol *m*
胭脂虫属 Coccus *m*
胭脂靛 Indigokarmin *n*
胭脂红 Karmin *n*, Karminrot *n*
胭脂红溶液 Karminlösung *f*
胭脂红酸 Karminsäure *f*
胭脂碱 Nopalin *n*
胭脂素 Bixin *n*
胭脂酮酸 Kermessäure *f*
烟 Tabacum *n*, Tabak, *m* Rauch *m*
烟斑 Rauchenfleck *m*
烟波 Rauchwelle *f*
烟草 Tabak *m*, Tabacum *n*, Nicotiana tabacum *f*
烟草胺 Nicotianamin *n*
烟草斑纹(花叶)病毒 Tabakmosaikvirus *n*
烟[草]尘肺 Tabaklunge *f*, Tabakose *f*
烟草甙 Tabacin *n*
烟草毒性弱视 Tabakamblyopie *f*
烟草工人[肺]病 Krankheit des Tabakarbeiters *f*
烟草工业 Tabakindustrie *f*
烟草公司 Tabakunternehmen *n*
烟草花叶病病毒 Tabakmosaikvirus *n*, Nicotia-Virus *n*
烟草控制 Tabakkontrolle *f*
烟草控制框架公约 Rahmenkonvention zur Tabakkontrolle *f*
烟草癖 Tabakvergiftung *f*
烟草燃烧产物 Tabakverbrennungsprodukt *n*
烟草色的 Tabacin *n*
烟草使用障碍 Störung des Tabakkonsums *f*
烟草属 Nicotiana *f*
烟草素 Tabacin *n*
烟草危害健康教育 Gesundheitserziehung der Tabakschädigung *f*
烟草香素 Nicotianin *n*
烟草性口炎 Stomatitis nicotina *f*, Tabakstomatitis *f*
烟草赞助 Tabakförderung *f*
烟草制品 Tabakwaren *f pl*
烟草中毒 Tabakvergiftung *f*, Tabacosis *f*
烟草专卖局 Tabakmonopolamt *m*

烟尘 Rauchm, Dunst *m*
烟尘采样器 Staubprobe *f*
烟尘测试仪 Staubmeter *m*
烟尘肺 Tabakvergiftung *f*
烟尘热 Metalldampffieber, Gießfieber *n*
烟橱 Abzug *m*, Rauchschrank *m*
烟醇 Nikotinylalkohol *n*
烟囱高度 Schomsteinhöhe *f*
烟囱技术 Kamintechnologie *f*
烟道气分析 Rauchgasanalyse *f*
烟蒂唾液斑型 ABO-Gruppe im Speichelfleck aus Zigarettenstummel *f*
烟呋糖酯 Nicofuranosum *n*
烟化 Glimmen *n*, Schwelen *n*, Rauchen *n*
烟灰沉积 Rußablagerung *f*
烟灰色 Rauchgrau *n*
烟灰吸入证据 Beweis für Ascheninhalation *m*
烟碱 Nikotin *n*, Nicotinum *n*
烟碱的 nicotinic <engl.>
烟碱口炎 Nikotinstomatitis *f*
烟碱能受体 nikotinerg(isch)er Rezeptor *m*
烟碱烯 Nicotyrrin *n*
烟碱型胆碱受体 cholinergischer Rezeptor von Nikotintyp *m*, Nikotin(typ)-Rezeptor *m*, nikotincholinergischer Rezeptor *m*
烟碱型乙酰胆碱受体 nikotinischer Acetylcholinrezeptor *m*
烟碱性(尼古丁性)白色角化病 Raucherleukokeratose *f*, Leukokeratosis nicotinica palati *f*
烟碱性激动剂 Nikotinagonist *m*
烟碱性受体 Nikotinrezeptor *m*
烟碱样的 nikotinartig, nicotinic(-us, -a, -um)
烟碱样受体 Receptor nicotinicus *m*
烟碱样作用 nikotinartige Wirkung *f*
烟碱乙酰胆碱受体 Nikotinacetylcholinrezeptor *m*
烟碱中毒 Nikotinvergiftung *f*, Nikotinismus *m*
烟焦油 empyreumatisches Öl *n*
烟肼链霉素 Streptosaluzid *n*
烟肼酰胺 Nialamid(um) *n*
烟菌状的 fumagoid
烟煤色的 rußgeschwärzt, rußig
烟霉 dunkler Schimmel *m*, Schwärzepilze *f*
烟密度测定与成分分析 Kapnometrie und Wirkstoffanalyse *f*
烟尿酸 Nicotinursäure *f*
烟气抬升高度 Anstiegshöhe von Rauch *f*
烟气脱硫 Rauchgasentschwefelung *f*, Schornsteingasentschwefelung *f*
烟氢糠酯 Trafuril *n*
烟曲菌(霉) Aspergillus fumigatus *m*
烟曲霉醌(酮) Fumigatin *n*
烟曲霉素 Fumagillin(um) *n*, Fumidil *n*, Fugillin *n*
烟曲霉酸 Helvolasäure *f*, Helvolinsäure *f*
烟色的 capnodic, capnoid
烟酸 Nikotinsäure *f*, Niacin *n*, Niazin *n*
烟酸(烟碱酸受体) Nikotinsäurerezeptor *m*
烟酸单核苷酸焦磷酸化酶 Nicotinat-Mononukleotid-Pyrophosphorylase *f*
烟酸肌醇酯 Inositolnikotinat *n*, Inositolhexanikotinat *n*
烟酸甲酯 Methylnikotinat *n*
烟酸磷酸核糖[基]转移酶 Nikotinatphosphoribosyltransferase *f*
烟酸缺乏 Niacinmangel *m*
烟酸缺乏病 Nikotinsäuremangelsyndrom *n*
烟酸缺乏症性痴呆 Demenz wegen Niacin-Mangel *f*
烟酸生育酚酯 Tocopherylnikotinat *n*
烟酸试验 Niacin-Test *m*
烟酸脱氢酶 Nikotinsäure-Dehydrogenase *f*
烟酸戊四醇酯 Niceritrol(um) *n*, Pentaerythritol-tetranicotinat *n*
烟雾 Rauch *m*, Smog *m*, Nebel *m*
烟雾胺 Nicotinamid *n*, Niacinamid *n*
烟雾病,脑底异常血管网症 Moyamoya-Krankheit *f*
烟雾发生器 Aerosolgenerator *m*
烟雾高度 Smoghorizont *m*
烟雾化[作用] Aerosolisierung *f*, Vernebelung *f*
烟雾剂 Aerosol *n*, Rauchmittel *n*
烟雾器 Aerosolerzeuger *m*
烟雾事件 Smogvorfall *m*
烟酰胺 Nikotinamid(um) *n*, Nikotinsäureamid *n*
烟酰胺单核苷酸 Nicotinamid-Mononucleotid, NMN *n*
烟酰胺核苷酸 Nicotinamid-Nukleotid *n*
烟酰胺核苷酸腺苷酰转移酶 Nicotinamid-Nucleotid-Adenylyltransferase *f*
烟酰胺甲基激酶 Nicotinamid-Methylkinase *f*
烟酰胺甲基转移酶 Nicotinamid-Methyltransferase *f*
烟酰胺腺嘌呤二核苷酸(辅酶Ⅰ) Nikotinamid-adenindinukleotid *n*(NAD, DPN, CoI)
烟酰胺腺嘌呤二核苷酸磷酸(辅酶Ⅱ) Nikotinamidadenindinu-kleotidphosphat *n*(NADP, TPN, CoⅡ)
烟酰胺腺嘌呤二核苷酸酶 Enzym des Nikotinsäureamidadenindinukleotids *n*
烟酰胺血[症] Nikotinamidämie *f*
烟酰二乙胺 Nikethamid *n*, Diaethylamidum nicotinicum *n*
烟酰甘氨酸 Nicotinoylglycin *n*
烟熏 Einräucherung *f*, Fumigation *f*
烟熏相关肿瘤 rauchbedingtes Malignom *n*
烟熏消毒法 Begasung *f*
烟熏终止法 Raucheneinstellung *f*
烟叶烘房气味尿病 Oasthouse-Urin-Krankheit *f*, Methionin-Malabsorptionssyndrom *n*, Smith-Strang-Syndrom *n*
阉 Kastration *f*, Kastrat *m*
阉病 Eunuchismus *m*
阉割 Kastration *f*, Verschneidung *f*
阉割焦虑 Kastrationsangst *f*, Kastrationsfurcht *f*
阉割情结 Kastrationskomplex *m*
阉割细胞 Kastrationszelle *f*
阉人 Kastrat *m*, Eunuch *m*
阉人体型 eunuchoider Typ *m*
阉人症 Eunuchismus *m*
淹没 überflutet werden
淹没区卫生清理 sanitäre Beseitigung im Überschwemmungsgebiet *f*
淹溺 Ertrinken *n*
淹溺性肺水肿 Lungenödem infolge Ertrinken *n*
淹死 Ertrinkungstod *m*
腌制品 gesalzenes Produkt *n*
腌制食品 eingelegtes Lebensmittel *n*
湮没 Vernichtung *f*
湮没[作用] Annihilation *f*, Zerstrahlung *f*, Vernichtung *f*
湮没辐射 Annihilationsstrahlung *f*, Vernichtungsstrahlung *f*
湮没伽玛射线 Annihilations-γ-Strahlen *m pl*, Vernich-tungs-γ-Strahlen *m pl*
湮没光子 Annihilationsphoton *n*, Vernichtungsphoton *n*

yán　延严言岩炎沿研盐颜

延迟 Verzögerung *f*, Retardation *f*, Retardierung *f*
延迟本能 verzögerter Instinkt *m*
延迟触发器 verzögerte Flip-Flop-Schaltung *f*
延迟的整流钾通道 verzögerter Gleichrichter-Kaliumkanal *m*
延迟动作 verzögerte Wirkung *f*

延迟动作，迟滞反应，延迟作用 verzögerte Funktion *f*
延迟毒性 verzögerte Toxizität *f*
延迟反馈 verzögerte Rückkopplung *f*
延迟反馈测听仪 verzögerter Rückkopplungsaudiometer *m*
延迟反射 verzögerter Reflex *m*
延迟反应 verzögerte Reaktion *f*, Spätreaktion *f*
延迟反应学习 Lernen durch die Verzögerungsmethode *n*
延迟缝合 verzögerte Naht *f*
延迟复苏 verzögerte Reanimation *f*
延迟关胸 verzögerter Sternumverschluss *m*
延迟后除极 verzögerte Depolarisation *f*
延迟后效应 verzögerte Nachwirkung *f*
延迟间歇的 verschiebungsintermittierend
延迟连接 verzögerte Vereinigung *f*
延迟模仿 latente Nachahmung *f*
延迟皮肤移植 verzögerte Hauttransplantation *f*
延迟期 Anlaufphase *f*, Latenzphase *f*
延迟强化 verzögerte Verstärkung *f*
延迟热 verzögerte Wärme *f*
延迟神经毒性 verzögerte Neurotoxizität *f*
延迟时间 Verzögerungszeit *f*
延迟释放制剂 verzögert freigesetztes Präparat *n*
延迟提取 verzögerte Entziehung *f*
延迟显性 verzögerte Dominanz *f*
延迟相 Lag-Phase *f*, Anlaufphase *f*
延迟型成骨不全 verzögerte Osteogenesis imperfecta *f*
延迟型假关节 verzögertes Pseudogelenk *n*
延迟型异种排斥反应 verzögerte Xenotransplantatabstoßung *f*
延迟性（迟发性）呼吸抑制 verzögerte Atemdepression *f*
延迟性反馈 verzögerte Rückmeldung *f*
延迟性后去极化 verzögerte Depolarisation *f*
延迟性溶血反应 verzögerte hämolytische Reaktion *f*
延迟性条件作用 verzögerte Konditionierung *f*
延迟性休克 verzögerter Schock *m*
延迟性应激障碍 verzögerte Belastungsstörung *f*
延迟性卒中 verzögerte Apoplexie *f*
延迟学习现象 verzögertes Lernphänomen *n*
延迟遗传 verzögerte Vererbung *f*
延迟荧光 verzögerte Fluoreszenz *f*
延迟整流钾通道 verzögerter Gleichrichter-Kaliumkanal *m*
延迟整流作用 verzögerte Rektifikation（od. Gleichrich-tung）*f*
延迟治疗 verzögerte Behandlung *f*
延胡索 Corydalis rhizoma *f*
延胡索单酚碱 Corypalmin *n*
延胡索碱 Corydalin *n*
延胡索球碱 Corybuibin *n*
延胡索酸 Fumarsäure *f*
延胡索酸还原酶 Fumarsäurereduktase *f*
延胡索酸酶 Fumarase *f*
延胡索酸水合酶 Fumarathydratase *f*
延胡索酸脱氢酶 Fumaratdehydrogenase *f*
延胡索酸盐 Fumarat *n*
延胡索酸盐类 Fumarat *n*
延胡索酰［基］Fumarat *f* Fumaryl <engl>
延胡索酰丙氨酸 N-Fumarylalanin *f*
延胡索酰乙酰乙酸 Fumarylazetessigsäure *f*
延胡索乙素 Tetrahydropalmatin（um）*n*
延胡索乙素硫酸盐 Tetrahydropalmatinsulfat *n*
延胡索中毒 Erdrauchvergiftung *f*, Vergiftung durch Cory-dalis yanhusuo *f*
延缓 Verzögerung *f*
延缓报偿 Verzögerung der Rückerstattung *f*
延缓沉降 verzögerter Ausfall *m*
延缓的 verzögert, aufgeschoben
延缓恶化及衰退 verzögerte Degeneration und Rezession *f*
延缓反馈 verzögerte Rückkopplung *f*
延缓反射 verzögerter Reflex *m*
延缓反应 verzögerte Reaktion *f*
延缓感觉 verzögerte Sensation *f*
延缓交替反应 verzögerte Wechselreaktion *f*
延缓生长序列 Pockenbildung *f*
延缓素 Retardin *n*
延缓条件反射 verzögerter bedingter Reflex *m*, verzögerter Konditionalreflex *m*
延缓性静脉尿路造影 Spätexkretionsurographie *f*, Verzögerte Exkretionsurographie *f*
延缓抑制 verzögerte Hemmung *f*
延缓着床 verzögerte Einbettung *f*
延稽型反应性偏执性精神病 langwierige reaktive paranoide Psychose *f*
延龄草甙 Trillin *n*
延龄草双葡［萄］糖甙 Trillarin *n*
延龄草皂苷配基 Nologenin *n*
延脑 verlängertes Mark *n*, Medulla oblongata *f*
延脑病性言语 bulbäre Sprache *f*
延脑癫痫 bulbäre Epilepsie *f*
延脑化学感受器 medullärer Chemo（re）zeptor *m*
延脑网状结构 Formatio reticularis medullae oblongatae *f*
延脑型呼吸 bulbärer Typ der Atmung *m*, Bulbär-Atmung *f*
延脑中枢 bulbäres Zentrum *n*
延脑锥体 medulläre Pyramde *f*
延期 Verzögerung *f*
延期的 postponierend, aufschiebend
延期缝合 Sekundärnaht *f*, sekundäre Naht *f*, verzögerte Naht *f*
延期肌腱修复 verzögerte Sehnenreparatur *f*
延期愈合 Sekundärheilung *f*, verzögerte Heilung *f*
延期植皮法 verzögerte Hauttransplantation *f*
延期治疗 verzögerte Behandlung *f*
延桥区 pontomedullärer Bereich *m*
延伸 Extension *f*, Ausdehnung *f*
延伸 3 末端标记 vertiefte 3-Ende Kennzeichnung *f*
延伸法 Extensionsmethode *f*
延伸服务 hinausreichender Wiederherstellungsdienst *m*
延伸截骨术 Extensionsosteotomie *f*
延伸卡环 Erweiterungsspange *f*
延伸轮 Verlängerungskragen *m*
延伸桥 Erweiterungsbrücke *f*
延伸野 erweitertes Feld *n*
延伸因子 Elongationsfaktor *m*, Verlängerungsfaktor *m*
延伸卒中单元 erweiterte Schlaganfallstation *f*
延生的 dekurrent, nachschüssig
延生周包膜 Enate universeller Schleier *m*
延时相关 zeitversetzte Korrelation *f*
延髓 Medulla oblongata *f*, verlängertes Mark *n*, Bulbus *m*
延髓［神经］束切断术 medulläre Traktotomie *f*
延髓薄束 Fasciculus gracilis der Medulla oblongata *m*
延髓背外侧综合征 dorsolaterales Syndrom der Medulla *n*
延髓被盖性麻痹 medulläre tegmentale Paralyse *f*
延髓的 bulbär
延髓动物 Oblongatatier *n*
延髓固有系统 propriobulbäres System *n*
延髓后的 retrobulbär, retrobulbar（-is, -is, -e）
延髓呼吸中枢 medullar-respiratorisches Zentrum *n*
延髓间内侧核 Nucleus intermedius *m*
延髓静脉 Venae medullae oblongatae *f pl*
延髓空洞症 Syringobulbie *f*
延髓麻痹 Bulbärparalyse *f*, Paralysis bulbaris *f*
延髓盲孔 Foramen caecum medullae oblongatae *n*

延髓泌涎核 Nucleus salivatorius inferiot *m*
延髓脑桥沟 Sulcus bulbopontinus *m*
延髓呕吐中枢 Chemorezeptortriggerzone *f*(化学感受器触发区,催吐化学感受区)
延髓排粪中枢 medulläres Defäkationszentrum *n*
延髓前池 premedulläre Zisterne *f*
延髓前交叉综合征 anterior cross bulbar syndrome <engl.>
延髓前正中裂 vorderbuläre Mittelfissur *f*
延髓切面 Sectiones medullae oblongatae *f pl*
延髓三叉神经束切断术 medulläre Trigeminustraktotomie *f*
延髓外侧综合征 laterales Bulbärsyndrom *n*
延髓网状脊髓束 Tractus bulboreticulospinalis *m*
延髓网状结构 Formatio reticularis der Medulla oblongata *f*
延髓楔束 Fasciculus cuneatus der Medulla oblongata *m*
延髓性麻痹 Bulbärparalyse *f*
延髓抑制系统 medulläres inhibitorisches System *n*
延髓支 Rami ad medullam oblongatum(arteria vertebralis) *m pl*
延髓中枢 medulläres Zentrum *n*
延髓中央核 zentraler Kern der Medulla oblongata *m*
延髓锥体束 Pyramiden fasciculus der Medulla oblongata *f*
延髓综合征 bulbäres Syndrom *n*
延髓卒中 bulbäre Apoplexie *f*
延痛心 Intensain *n*, Carbocromen *n*
延误 Verzögerung *f*
延效 Verlängerung der Wirkung *f*
延性 Dehnbarkeit *f*
延续变异性 verweilende Variabilität *f*
延续时间 Dauer *f*
延续性血栓 ausbreitender Thrombus *m*
延续性遗忘 kontinuierliche Amnesie *f*
延长 Verlängerung *f*, Prolongation *f*, Elongation *f*
延长催眠法 Methode der kontinuierlichen Hypnose *f*
延长的 verlängert, prolongiert, prolongat(-us, -a, -um)
延长区 Elongationsgebiet *n*
延长突变 Dehnungsmutation *f*
延长校正 QT 间期 QT-Intervall-Verlängerung *f*
延长型每日常透析 verlängerte tägliche Dialyse *f*
延长性抑制 prolongierte Hemmung(od. Inhibition) *f*
延长因子 Verlängerungsfaktor *m*
QT 延长综合征 Q-T-Verlängerungssyndrom *n*
严格的(精确的) streng, exakt
严格评价 kritische Beurteilung *f*
严格实验 strenes Experiment *n*
严格消毒隔离 strenge Desinfektion und Isolation *f*
严紧控制菌株 strenge Belastung *f*
严紧型控制 stringente Kontrolle *f*
严紧型质粒 stringentes Plasmid *n*
严密隔离 absolute Isolation *f*
严密呼吸护理 Intensivatmungspflege *f*
严密性 Genauigkeit *f*
严重 Schwere *f*
严重出血性单纯疱疹 schwerer hämorrhagischer Herpes-Simplex *m*
严重的 ernst
严重犯罪 Kapitalverbrechen *n*
严重复合型免疫缺陷病 schwere kombinierte Immunschwäche *f*
严重畸变的多发性关节炎 Arthritis mutilans *f*
严重急性冠状病毒感染呼吸系统综合征 Schweres Akutes Respiratorisches Syndrom durch Coronavirus *n*
严重急性呼吸系统综合征 Schweres Akutes Respiratorisches Syndrom *n*, SARS *n*
严重精神病 Cacopathia *f*, Gouvernante Psychose *f*
严重精神分裂症 Erzieherin Psychose *f*
严重酒渣鼻 schwere Rosazea *f*
严重聚合性痤疮 schwere Polymeristationsakne *f*
严重联合免疫缺乏 schwere kombinierte Immundefizienz *f*
严重耐多药 extreme Arzneimittelresistenz *f*
严重缺氧症 schwerer Sauerstoffmangel *m*
严重烧伤 schwere Verbrennung *f*
严重事故 Katastrophe *f*
严重事故率 schwere Unfallrate *f*
严重疼痛 heftiger Schmerz *m*
严重心律失常 schwere Arrhythmie *f*, Arrhythmia gravis *f*
严重型肌营养不良症 Schwerttyp der Muskeldystrophie *m*
严重性再生不良性贫血 schwere aplastische Anämie *f*
严重性指数 wichtiger Index *m*
严重胸外伤 schweres Thoraxtrauma *n*
严重胰岛素抵抗综合征 schweres Insulinresistenzsyndrom *n*
言语 Sprache *f*, Sprechen *n*
言语[中枢]区 Sprachzentrum *n*
言语暗示 Verbalsuggestion *f*
言语编码器 spachlicher Umsetzer *m*
言语表达 sprachliche Darstlllung *f*
言语表情 Sprachausdruck *m*
言语病理学 Sprachpathologie *f*
言语不连贯 Dyslogie *f*
言语不能 Anarthrie *f*
言语不清 Alalia *f*, Alalie *f*, inartikuläres Sprechen *n*
言语测听[法] Sprechaudiometrie *f*
言语测验 sprachlichche Prüfung *f*
言语沉闷 Sprachunterdrückung *f*
言语迟慢(徐缓) Bradyarthrie *f*, Bradylalie *f*, Bradyphasie *f*
言语促迫 Sprechzwang *m*
言语错乱 Paraphasie *f*
言语单位 Spracheinheit *f*
言语倒错 Paraphrasie *f*, Heterophrasie *f*
言语的性别差异 Geschlechtsunterschiede der Sprache *f*
言语电脑训练系统 Computersystem der Logopädie *n*
言语动觉 verbale Kinästhetik *f*
言语发展 Sprachentwicklung *f*
言语发展迟缓 verzögerte Rede *f*
言语发展的性别差异 Geschlechtsunterschied der Sprachentwicklung *m*
言语分解 Sprachsegmentierung *f*
言语干扰级 Sprachstörpegel *m*
言语功能评估 Beurteilung der Sprachfunktion *f*
言语沟通 Sprachkommunikation *f*
言语构音障碍 Sprachartikulationsstörung *f*
特定的言语构音障碍 spezifische Sprachartikulationsstörung *f*
言语过多 Hyperphrasie *f*, Hyperlogie *f*
言语过少(迟钝) Hypophrasie *f*
言语行为 verbales Verhalten *n*
言语和交流障碍 Sprach-und Kommunikationsstörung *f*
言语和语言障碍 Störung zwischen den Sprachen *f*
言语化 Verbalisierung *f*
言语会话紊乱 Kommunikationsstörung des Sprechens *f*
言语活动 Sprechaktion *f*
言语机制 Sprachmechanismus *m*
言语急促杂乱 Poltern *n*
言语急迫 Sprachdrang *m*
言语疾病 Sprachkrankheit *f*
言语记忆 Sprachgedächtnis *n*
言语加工 Sprachverarbeitung *f*
言语艰涩 Dyslalie *f*, Angophrasie *f*
言语检察阈 Spracherkennungsschwelle *f*

言语交往 Sprachkommunikation *f*
言语矫正法 Logopädie *f*
言语矫正师 Sprachtherapeut *m*
言语矫治 Logopädie *f*
言语接受阈 Sprachaufnahmeschwelle *f*
言语痉挛 Logoklonie *f*
言语康复 Sprachrehabilitation *f*
言语恐怖症 Glossophobie *f*
言语恐惧 Glossophobie *f*
言语快速 Tachyphasie *f*, Tachyphemie *f*, Verbomanie *f*
言语困难 Dysphrasie *f*, Schwerzüngigkeit *f*
言语扩音器 Tonverstärker *m*
言语理解 Sprachverständnis *n*
言语理解不能 Logagnosie *f*
言语理解困难 Logasthenie *f*
言语理解力 Sprachverständnis *n*
言语联想 verbale Assoziation *f*
言语联想学习 wortassoziatives Lernen *n*
言语量表 Verbalskala *f*
言语疗法 Logopädie *f*
言语疗法师 Logopäde *m*
言语凌乱 Kauderwelsch *n*
言语讷吃 Anarthria *f*, Anarthrie *f*
言语能力 Sprachfähigkeit *f*
言语能力测定仪 verbaler Diskriminator *m*, Verbaldiskri-minator *m*
言语飘忽 Planophrasia *f*
言语贫乏 Sprachverarmung *f*
言语器官 Sprachorgan *n*
言语强化 verbale Verstärkung *f*
言语清晰度 Sprachdeutlichkeit *f*
言语区孤立 Isolierung des Sprachgebietes *f*
言语缺陷 verbale Mangel *f*
言语缺陷者 Sprachbehinderte *m*
言语散乱 inkohärente Rede *f*
言语神经机能症 Logoneurose *f*
言语生成 Sprachproduktion *f*
言语声学 Sprachakustik *f*
言语失认 Rede Agnosie *f*
言语失序 Paraphrasie *f*
言语识别 Spracherkennung *f*, Sprachidentifikation *f*
言语识别测试 Sprachdiskriminationstest *m*
言语识别机 Spracherkennungsmaschine *f*
言语识别率 Gerät für Spracherkennung *n*, Punktzahl der Sprachdiskrimination *f*
言语识别阈 Spracherkennungsschwelle *f*
言语思维 verbales Denken *n*
言语听力测验[法] Sprechaudiometrie *f*
言语听力图 Sprachaudiogramm *n*
言语习得条件作用理论 Anlagetheorie des Spracherwerbs *f*
言语响度指示器 Sprachlautstärkeanzeige *f*
言语心理学 Sprachpsychologie *f*
言语心理治疗 Gesprächstherapie *f*
言语兴奋 Hyperphrasie *f*
言语性别差异 geschlechtsspezifische Differenz der Sprache *f*
言语性幻听 verbale Halluzination *f*, Verbalhalluzination *f*
言语性健忘 verbale Amnesie *f*, Verbalamnesie *f*
言语性失语 verbale Aphasie *f*
言语学 Sprachwissenschaft *f*
言语学习 verbales Lernen *n*
言语训练 Sprachübung *f*
言语艺术 Sprachkunst *f*
言语异常 Sprachabnormalität *f*
言语与文字障碍康复 Rehabilitation von Sprech-und Schriftstörungen *f*
言语运动区(布罗卡区) Bewegungsgebiet der Sprache *n*, (Broca* Areal *f*)
言语运动性幻觉 verbale psychomotorische Halluzination *f*
言语运用不能 Sprachapraxie *f*
言语韵律缺失 Aprosodie *f*, Dysprosodie *f*
言语杂乱 Sprachverwirrtheit *f*, Schizoph(r)asie *f*
言语杂乱性精神分裂症 Schizophasie *f*
言语增多 Hyperphasie *f*, Geschwätzigkeit *f*
言语障碍 Sprechstörung *f*, Lalopathie *f*
言语知觉 Sprachwahrnehmung *f*
言语治疗 Logopädie *f*, Sprachtherapie *f*
言语治疗师 Logopäde *m*
言语中断 Sprechunterbrechung *f*, unterbrochene Sprache *f*
言语中介 verbale Vermittlung *f*
言语中枢 Sprachzentrum *n*
言语重复 Kataphasie *f*, Palilalie *f*
言语重复症 Perseveration *f*
言语拙笨 Baryglossie *f*
岩部 Pars petrosa pyramis *f*, Felsenbein *n*, Felsenbein-pyramide *f*
岩部骨化中心 opisthotisches Zentrum *n*
岩部后缘 Margo posterior partis petrosae *m*
岩部尖 Pyramidenspitze *f*, Apex partis petrosae *f*
岩部炎 Petrositis *f*
岩大神经 Nervus petrosus major *m*
岩大神经沟 Sulcus nervi petrosi majoris *m*
岩大神经管裂孔 Hiatus canalis nervi petrosi majoris *m*
岩蝶[间隙]综合征 petrosphenoidales syndrom *n*, Jacod* Syndrom *n*
岩蝶交叉综合征 petrosphenoidales Kreuzungssyndrom *n*
岩骨 Os petrosum *n*, Petrosum *n*
岩骨骨折 Petrosumfraktur *f*
岩骨间低密度伪影 interpetrous Knochen Hypodensität Artefakt *n*
岩鼓裂 Fissura petrotympanica *f*, Glaser* Fissur (od. Spalte) *f*
岩尖切除术 Wurzelspitzenresektion *f*, Apektomie *f*
岩尖综合征 Gradenigo* -Lannois* Syndrom *n*, Felsen-beinspitzen-Syndrom *n*
岩尖综合征 Gradenigo* Syndrom *n*, Felsenbeinspitzensyndrom *n*
岩静脉 Vena petrosa *f*
岩孔 Foramen petrosum *n*
岩兰薁 Vetivazulen *n*
岩兰酮 Vetivon *n*
岩兰烯 Vetiven *n*
岩鳞缝 Sulcus petrososquamosus *m*
岩鳞裂 Fissura petrosquamosa *f*
岩颞骨综合征 petrosphenoid-Syndrom *n*
岩浅大神经 Nervus petrosus superficialis major *m*
岩浅小神经 nervus petrosus superficialis minor *m*
岩芹酸 Petroselinsäure *f*
岩溶 Einsalzen *n*
岩沙海葵毒素 Palytoxin *n*
岩上窦 Sinus petrosus superior *m*
岩上窦沟 Sulcus sinus petrosi superioris *m*
岩深神经 Nervus petrosus profundus *m*
岩神经节 Ganglion petrosum *n*, Ganglion anderschii *n*
岩生的 felsbwohnend
岩石间生的 auf Felsen wachsend
岩石上生的 rupestral
岩下窦 Sinus petrosus inferior *m*
岩下窦沟 Sulcus sinus petrosi inferioris *m*
岩小神经 Nervus petrosus minor *m*
岩小神经沟 Sulcus nervi petrosi minoris *m*
岩小神经管裂孔 Hiatus canalis nervi petrosi minoris *m*

岩小窝 Fossula petrosa *f*
岩盐 Steinsalz *n*, Halit *m*
岩藻多糖 Fucoidin *n*
岩藻黄素(质) Fukoxanthin *n*
岩藻黄质 Fucoxanthin *n*
岩藻聚糖 Fukosan *n*
岩藻糖 Fukose *f*
L-岩藻糖 L-Fucose *f*
岩藻糖胺 Fucosamin *n*
岩藻糖醇 Fucitol *n*
岩藻糖苷[贮积]病(症) Fucosidose *f*
岩藻糖苷酶 Fucosidase *f*
岩藻糖[基]半乳糖 Fucosylgalactose *f*
岩藻糖[基]肌醇 Fucosylinosit *m*
岩藻糖[基]壳二糖 Fucosylchitobiose *f*
岩藻糖[基]乳糖 Fucosyllactose *f*
岩藻糖[基]乳糖己糖 Fukose-N-Laktobiose-Hexose *f*
岩藻糖[基]乳糖拟辛糖 Fucosyllacto-N-Neooctose *f*
岩藻糖[基]乳糖醛酸 Fucosyllactobionic acid <engl.>
岩藻糖[基]乳糖辛糖 Fukose-Laktobiose-Oktosen *f*
岩藻糖[基]乙酰乳糖胺 Fukose-N-Acetyllactosamin *n*
岩藻糖[基]转移酶 Fucosyltransferase *f*
α-L-岩藻糖苷酶 α-L-Fucosidase *f*
α1 岩藻糖苷酶 α1-Fucosidase *f*
岩藻糖鞘糖脂 Fuco-Glycosphingolipid *n*
岩藻糖神经节苷脂 Fucogangliosid *n*
岩藻糖脂 Fucolipid *n*
α2-L-岩藻糖转移酶 α2-L-Fucosyltransferase *f*
岩藻甾醇 Fucosterol *n*
岩枕结合 Synchondrosis petro-occipitalis *f*
岩枕裂 Fissura petro-occipitalis *f*
岩支 Ramus petrosus (aneriae meningeae mediae) *m*
岩锥及乳突骨折 Felsenbein-und Mastoidfraktur *f*
岩锥切除术 Petrosektomie *f*
岩锥炎 Petrositis *f*
炎 Entzündung *f*, Inflammation *f*, Phlegmasie *f*
炎的 entzündlich, phlogistisch, inflammatorisch, intlam-matoric (-us, -a, -um)
炎热地区 heiße Gegend *f*
炎热季节 heiße Jahreszeit *f*
炎爽痛 Apazon *n*
炎痛静 Benzydamin (um) *n*
炎细胞浸润 Infiltration der Entzündungszellen *f*
炎细胞外渗 Exozytose *f*
炎性白细胞增多 entzündliche Leukozytose *f*
炎性包块 entzündlicher Tumor *m*, entzündliche Masse *f*
炎性变化 entzündliche Veränderung *f*
炎性病变 entzündliche Alfektion *f*
炎性肠病 entzündliche Darmerkrankung *f*
炎性充血 entzündliche (od. kongestive) Hyperämie *f*
炎性的 entzündlich, phlogistisch, inflammatorisch, in-flamm-atoric (-us, -a, -um)
炎性发红 Erythrophlogose *f*
炎性反应 Entzündungsreaktion *f*
炎性肥大 entzündliche Hypertrophie *f*
炎性腹主动脉瘤 entzündliches Bauchaortenaneurysma *n*
炎性根旁囊肿 entzündliche kollaterale Zyste *f*
炎性关节病 entzündliche Gelenkerkrankung *f*
炎性过程 entzündlicher Prozeß *m*
炎性红斑 entzündliche Rötung *f*
炎性坏疽 Entzündungsgangrän *f*
炎性积液 entzündlicher Erguß *m*
炎性疾病 entzündliche Erkrankungen *f pl*
炎性脊柱侧凸 entzündliche Skoliose *f*
炎性假瘤 entzündlicher Pseudotumor *m*
炎性介质 Entzüdungsmediator *m*
炎性浸润 entzündliche Infiltration *f*
炎性巨细胞 Entzündungsriesenzelle *f*
炎性溃疡 entzündetes Geschwür *n*
炎性淋巴 entzündlicher Lymphknoten *m*
炎性脉络膜视网膜病变 entzündliche Chorioretinopathie *f*
炎性肉芽肿 entzüdliches Granulom *n*
炎性乳房癌 entzündlicher Brustkrebs *m*
炎性乳腺癌 inflammatorisches Mammakarzinom *n*
炎性软化 entzündliche Erweichung *f*
炎性渗出 entzündliche Exsudation *f*, Exsudatio inflamma-toria *f*
炎性渗出物 entzündliches Exsudat *n*
炎性渗出性癌 Sumpfkrebs *m*
炎性输精管狭窄 entzündliche Striktur des Samenleiters *f*
炎性水肿 entztindliches Odem *n*, Oedema calidum *n*
炎性痛经 entzündliche Dysmenorrhoe *f*
炎性秃发 entzündliche Alopezie *f*
炎性萎缩 entzündliche Atrophie *f*
炎性息肉 entzündlicher Polyp *m*
炎性细胞 Entzündungszellen *f pl*
炎性细胞浸润 entzündliche Zellinfiltration *f*
炎性纤维肉瘤 entzüdliches Fibrosarkom *n*
炎性纤维性息肉 entzüdlicher fibröser Polyp *m*
炎性纤维增生 inflammatorische fibröse Hyperplasie *f*
炎性线状表皮痣 entzündlicher linearer epidermaler Nävus *m*
炎性线状疣状表皮痣 entzündlicher linearer verruköser epidermaler Nävus *m*
炎性斜颈 entzündlicher Torticollis *m*
炎性胸膜肺纤维化 entzüdliche pleuropulmonale Fibrose *f*
炎性腰背痛 entzündlicher Rückenschmerz *m*
炎性硬结 entzündliche Induration *f*, Porom *n*, Porose *f*
炎性晕 entzündlicher Warzenhof *m*
炎性增生 entzündliche Hyperplasie *f*, Hyperplasia inilam-matoria *f*
炎性粘连 entzündliche Verwachsung (od Adhäsion) *f*
炎性椎管积水 entzündliche Hydrorachis *f*
炎症 Entzündung *f*, Inflammation *f*, Phlegmasie *f*
炎症(性)反应 entzündliche Reaktion *f*
炎症/闭角型青光眼 Entzündung/Engwinkelglaukom *n*
炎症反应学说 Entzündungsreaktionstheorie *f*
炎症和反应性非典型增生 entzündliche und reaktive Atypie *f*
炎症后白斑病 postinflammatorische Leukoplakie *f*
炎症后弹力纤维松解及皮肤松弛 postinflammatorische Solution der elastischen Fasern und Dermatochalasis *f*
炎症后的 postinflammatorisch
炎症后过度黑素沉着病 postinflammatorische Hypermelanose *f*
炎症后黑变病 postinflammatorische Melanose *f*
炎症后结肠假息肉 postinflammatorische Polypose des Dickdarmes *f*
炎症后门静脉梗阻 postinflammatorische Obstruktion der Vena porta *f*
炎症后色素减退 postentzündliche Hypopigmentierung *f*
炎症激惹性关节 Reizgelenk *n*
炎症级联反应 Entzündungskaskade *f*
炎症介质 Entzündungsmediator *m*
炎症渗出液 entzündliches Exsudat *n*
炎症体 Inflammasom *n*
炎症调节剂 Entzüdungsmediator *m*
炎症细胞 Entzündungszelle *f*
炎症小体 Inflammasom *n*
炎症型 entzündlicher Typ *m*
炎症型腹泻 entzündliche Diarrhöe *f*
炎症性癌 entzündliches Karzinom *n*

炎症性肠病 entzündliche Darmerkrankung *f*
炎症性肠病[相关]性关节炎 entzündliche Darmerkrankung-assoziierte Arthritis *n*
炎症性肠道疾病 entzündliche Darmerkrankung *f*
炎症性胆管狭窄 entzündliche Gallengangsstenose *f*
炎症性的 entzündlich, phlogistisch, inflammatorisch, in-flammatoric(-us, -a, -um)
炎症性腹主动脉瘤 entzündliches Bauchaortenaneurysm *n*
炎症性关节病 entzündliche Gelenkerkrankung *f*
炎症性滑膜炎 entzündliche Synovitis *f*
炎症性疾病 entzündliche Erkrankung *f*
炎症性假息肉 entzündlicher Pseudopolyp *m*
炎症性腱鞘炎 entzündliche Tenosynovitis *f*
炎症性巨噬细胞 Entzündungsmakrophage *f*
炎症性淋巴水肿 entzündliches Lymphödem *n*
炎症性卵巢囊肿 entzündliche Ovarialzyste *f*
炎症性慢性胰腺炎 entzündliche chronische Pankreatitis *f*
炎症性脱髓鞘性多[发性]神经根神经病 inflammatorische demyelinisierende Polyradikuloneuropathie *f*
炎症性息肉 entzündlicher Polyp *m*
炎症性斜颈 entzündliche Torticollis *f*
炎症性脂肪肉瘤 entzündliches Liposarkom *n*
炎症性肿物 entzündlicher Tumor *m*, entzündliche Masse *f*
炎症因子 entzündlicher Faktor *m*
炎症致热素 Pyrexin *n*
沿壁着生的 parietal eingefügt
沿隔膜开裂的 Diaphragma entlang gespaltet
沿光照部位分布的 photodistributed
沿阶草皂甙 Ophiopogonin *n*
沿脉的 nervisequent
沿直线衰减分布投影 Projektion der Abschwächungsdistributaion einer geraden Linie entlang *f*
研棒(杵) Pistill *n*, Reibkeule *f*, Reiber *m*, Mörserkeule *f*
研钵 Mörser *m*
研光器 Polierer *m*
研究 Forschung *f*, Studie *f*
研究对象 Untersuchungsgegenstand *m*
研究工具 Forschungsfahrzeug *n*
研究模型 Forschungsmodell *n*
研究培养物 Forschungskultur *n*
研究人群 Studienpopulation *f*
研究设备 Forschungseinrichtung *f*
研究数据库 Forschungsdatenbank *f*
研究素养 Forschungsliteralität *f*
研究所 Institut *n*
研究效率 ntersuchungseffizienz *f*
研究信息系统 Forschungsinformationssystem, FIS *n*
研究型职业能力 Berufsfähigkeit des Untersuchungstyps *f*
研究性论文 Forschungsabhandlung *f*
研究样本 Studienprobe *f*
研究用诊断标准 diagnostisches Kriterium für Forschung *n*
研究与开发 Forschung und Entwicklung *f*
研究院 Akademie *f*
研究院的 akademisch
研究中新药 untersuchungsmäßige Droge *f*
研究主题 Forschungsgegenstand *f*
研磨 Schleifen *n*, Einschleifen *n*, Trituration *f*
研磨膏 Schleifpaste *f*
研磨剂 Verreibungsmittel *n*
研末 Pulverisierung *f*
研碎 Zerreibung *f*, Pulverisierung *f*
研制 Trituration *f*, Zerpulverung *f*, Pulverisierung *f*
研制剂 Trituration *f*, Triturat *m*
盐 Salz *n*, Sal *n*, Salis *m*
盐[肾上腺]皮质素类 Mineralkortikoide *n pl*
盐冰 eutektisches Eis *n*
盐的 salzig
盐碘 Jod im Salz *n*
盐电离常数 Ionisationskonstante des Saizes *f*
盐法 Salzen *n*
盐分级分离 Salzfraktionierung *f*
盐肤木中毒 Rhusvergiftung *f*, Vergiftung durch Rhus chinensis *f*
盐化 Salifikation *f*, Salzbildung *f*
盐饥饿 Salzhunger *m*
盐基(碱) Base *f*
盐基的 basisch, alkalisch, alcalin(-us, -a, -um)
盐键 Salzbindung *f*
盐类沉淀 Ausfällung der Salze *f*, Präzipitation der Salze *f*
盐类泻药 salinische Abführmittel *n pl*
盐量计 Salinometer *n*
盐霉素 Siomycin *n*, Salinomycin *n*
盐敏感的 salzempfindlich
盐尿剂 Saluretika *n pl*
盐凝集 Salzagglutination *f*
盐浓度 Salzkonzentration *f*, Salzgehalt *m*
盐皮质[激]素受体 Mineralokortikoidrezeptor *m*
盐皮质激素 Mineralokortikoid *n*
盐皮质激素受体阻断 Mineralokortikoid-Rezeptor-Blockade *f*
盐皮质类固醇 Mineralocorticosteroid *n*
盐桥 Salzbrücke *f*
盐缺失危象 Salzverlustkrise *f*
盐缺失综合征 Salzmangelsyndrom *n*
盐溶 Einsalzen *n*, Einsalzung *f*
盐溶液饱和酚 Sättigungsphenol der Salzlösung *n*
盐水 Kochsalzlösung *f*
盐水滴管 Tropfkugel *m*
盐水吊筒 Sole-kondolierender Kanister *m*
盐水放气针 Sole-Deflationsnadel *f*
盐水灌肠 Kochsalz(lösung) einlauf *m*
盐水接头 Soleleitungszubehör *f*
盐水介质凝集反应 Agglutinationsreaktion in Kochsalzlösung *f*
盐水抗球蛋白滴定法 Kochsalzlösung-Antiglobulin-Titration *f*
盐水尿崩症 Diabetes salinus *m*, Kocllsalzdiabetes *m*
盐水凝集素 Kochsalzlösungsagglutinin *n*
盐水漂浮法 Kochsalzauftriebmetllode *f*
盐水瓶 Kochsalzinfusionsflasche *f*, Irrigator *m*
盐水瓶洗涤器 Waschgerät für Kochsalzinfusionsirrigator *n*
盐水乳房假体 Salz-Brustimplantat *n*
盐水试管试验 Salzlösungsproberöhrchentest *m*
盐水试管试验用的抗血清 Antiserum für Kochsalzlösung-Röhrchentest *n*
盐水输液器械包 Kochsalzinfusionsgerät *n*
盐水输注 Kochsalziniusion *f*
盐水针 Solenadel *f*
盐水注射 Kochsalzinjektion *f*
盐水注射器 Sole-Injektor *m*
盐酸 Salzsäure *f*, Acidum hydrochloricum *n*
盐酸[化]亚氨基醚 Imidoätherhydrochlorid *n*
盐酸 2,4-二氨基酚 2,4-Diaminophenolhydrochlorid *n*
盐酸-2-苄基-4,5-咪唑啉 2-Benzyl-4,5-imidazolinhydrochlorid *n*, Priscolin *n*, Tolazolinhydrochlorid *n*
盐酸-3-甲基氨基异樟脑烷 3-Methylaminoisocamphanhydrochlorid *n*
盐酸 4-甲基对苯二胺 4-Methyl-P-phenylendiaminhydrochlorid *n*
盐酸-ß-酰基苯氨基脲 ß-Phenylsemikarbazidhydrochlorid *n*
盐酸阿的平 Atebrindihydrochlorid *n*
盐酸阿霉素 Adriamycin-hydrochlorid *n*

盐酸阿朴吗啡 Apomorphinhydrochlorid *n*
盐酸安塔(他)唑啉 Antazolinhydrochiorid *n*
盐酸氨基吖啶 Acramin *n*, Aminacrinhydrochlorid *n*
盐酸氨基脲 Semikarbazidhydrochlorid *n*
盐酸苯胺 Anilinhydrochlorid *n*
盐酸苯海拉明 Diphenhydraminhydrochlorid *n*
盐酸苯海索 Benzhexolhydrochlorid *n*
盐酸苯甲基吗啡 Benzylmorphinhydrochlorid *n*
盐酸苯肼 Phenyihydrazinhydrochlorid *n*
盐酸苯偶氮二氨基吡啶 Phenylazobiaminopyridinhydro-chlorid *n*, PVridium *n*, Mallophen *n*
盐酸吡苄胺 Pyribenzaminhydrochlorid *n*
盐酸吡哆醇(辛) Pyridoxinhydrochlorid *n*, Vitamin B6 *n*
盐酸吡硫醇 Pyrithioxinhydrochlorid *n*
盐酸苄胺 Benzylaminhydrochlorid *n*
盐酸苄异硫脲 Benzylisothioureahydrochlorid *n*
盐酸丙胺卡因 Prilokainhydrochlorid *n*
盐酸丙吡咯啶 Triprolidinhydrochlorid *n*
盐酸丙咪嗪 Imipraminhydrochlorid *n*, Tofranil *n*
盐酸丙嗪 Promazinhydrochlorid *n*, Propazin *n*
盐酸氮芥 Mustinhydrochlorid *n*, Mustargen *n*
盐酸丁卡因 Tetracainhydrochlorid *n*
盐酸丁肾素 Athylnorepinephrinhydrochlorid *n*
盐酸对氨基二甲苯胺 p-Amino-n, N-dimethylanilin-hydrochlorid *n*
盐酸对氨基偶氮苯 P-Aminoazobenzolhydrochlorid *n*
盐酸对溴苯胺 P-Bromanilinhydrochlorid *n*
盐酸对亚硝基二甲基苯胺 P-Nitrosodimethylanilinhydrochlorid *n*
盐酸二氨基乙烯 Athylendiaminhydrochlorid *n*
盐酸二苯胺 Diphenylaminhydrochlorid *n*
盐酸二苯环庚啶 Cyproheptadin *n*
盐酸二甲胺 Dimethylaminhydrochlorid *n*
盐酸二氯苯 Dichlorbenzolhydrochlorid *n*
盐酸二羟可待因 Dihydroxycodeinhydrochlorid *n*
盐酸二氢吗啡酮 Dihydromorphinon(dihydrochlorid) *n*, Dilaudid *n*
盐酸二乙胺 Diäthylaminhydrnchlorid *n*
盐酸氟奋乃静 Fluphenazinhydrochlorid *n*
盐酸高氯环嗪 Homochlorzyklizinhydrochlorid *n*
盐酸胍甲四环素 guamecyclin Hydrochlorid *n*
盐酸海洛因(海洛因) Diacetylmorphinhydrochlorid *n*, Heroinhydrochlorid *n*
盐酸化物 Hydrochloride *n pl*
盐酸环氯胍 Cyclochlorguanidhydrochlorid *n*
盐酸黄酮哌酯 Flavoxathydrochlorid *n*
盐酸甲硫蒽酮 Lucanthonhydrochlorid *n*
盐酸甲哌氟丙嗪(三氟拉嗪) Trifluoperazinhydrochlorid *n*
盐酸甲醛肟 Formaldoximhydrochlorid *n*
盐酸甲氧胺 Methoxaminhydrochlorid *n*
盐酸间苯二胺 m-Phenvlendiaminhvdrochlorid *n*
盐酸间二氨基苯 m-Phenylendiaminhydrochlorid *n*
盐酸金刚烷胺 Amantadinhydrochlorid *n*
盐酸金霉素 Aureomyzinhydrochlorid *n*
盐酸精氨酸 Argininhydrochlorid *n*
盐酸肼 Hydrazinhydrochlorid *n*
盐酸可卡因(盐酸可他宁) Kokainhydrochlorid *n*, Cocainum hydro-chloricum *n*
盐酸控制器 Controller für Hydrochlorid *m*
盐酸奎尼丁 Chinidinhydrochlorid *n*
盐酸奎宁 Chininhydrochlorid *n*
盐酸喹吖因 Chinacrinhydrochlorid *n*
盐酸利多卡因 Lidokainhydrochlorid *n*
盐酸联苯胺 Benzidinhydrochlorid *n*
盐酸硫胺 Thiaminhydrochiorid *n*, Vitamin Bl *n*
盐酸洛贝林 Lobelinhydrochlorid *n*
盐酸氯苯丁嗪 Buclizinhydrochlorid *n*
盐酸氯丙嗪 Chlorpromazinhydrochlorid *n*, Wintermin *n*
盐酸氯胍 Chlorguanidhydrochlorid *n*, Bigumalum *n*
盐酸氯喹注射液 Chloroquinhydrochlorid-Spritze *f*
盐酸氯普鲁卡因 Chloroprocainhydrochlorid *n*
盐酸氯普马嗪 Chlorpromazinhydrochlorid *n*
盐酸麻黄碱(素) Ephedrinhydrochlorid *n*, Ephedrinumhydrochloricum *n*
盐酸吗啡 Morphinhydrochlorid *n*
盐酸吗啡溶液 Morphinhydrochlorid-Lösung *f*
盐酸美吡利啶 Meperidin(-hydrochlorid) *n*, Pethidin *n*, Dolantin *n*
盐酸美加明 Mecamylaminhydrochlorid *n*
盐酸米托蒽醌 Mitoxantronhydrochlorid *n*
盐酸脒 Amidinhydrochlorid *n*
盐酸敏克静 Meclozinhydrochlorid *n*
盐酸那可汀 Narcotinhydrochlorid *n*
盐酸萘胺 Naphthylaminhydrochlorid *n*
盐酸萘甲唑啉 Naphazolinhydrochlorid *n*
盐酸哌甲基四环素 Guamecyclinhydrochlorid *n*
盐酸哌替啶 Pethidinhydrochlorid *n*
盐酸哌唑嗪 Prazosinhydrochlorid *n*, Minipress *n*
盐酸普环啶 Procyclidinhydrochlorid *n*
盐酸普鲁卡因 Prokainhydrochlorid *n*, Novokain *n*
盐酸普鲁卡因胺 Prokainamidhydrochlorid *n*
盐酸奇放线菌素 Spectinomycinhydrochlorid *n*, Actinos-pectacin *n*
盐酸蔷薇苯胺 Rosanilinhydrochlorid *n*
盐酸羟胺 Hydroxylaminhydrochlorid *n*, Hydroxylaminum hydrochloricum *n*
盐酸羟甲唑啉鼻喷雾剂 Nasenspray des Oxymetazolinhydrochlorids *m*
盐酸羟嗪 Hydroxyzinhydrochlorid *n*, Atarax *n*
盐酸巯乙胺 Mercaminhydrochlorid *n*
盐酸去甲麻黄碱 Propadrinhydrochlorid *n*, Mydriatin *n*
盐酸去氯羟嗪 Decloxizinhydrochlorid *n*
盐酸赛庚啶 Cyproheptadinhydrochlorid *n*
盐酸三氟拉嗪 Trifluoperazinhydrochlorid *n*
盐酸烧伤 Salzsäureverätzung *f*
盐酸肾上腺素 Adrenalinhydrochlorid *n*
盐酸肾上腺素溶液 Adrenalinhydrochloridlösung *f*
盐酸士的宁 Strychninhydrochlorid *n*
盐酸双环胺 Dicyclominhydrochlorid *n*
盐酸水解法 Salzsäurehydrolyse *f*
盐酸四环素 Tetracyclinhydrochlorid *n*
盐酸四咪唑 Tetramisolhydrochlorid *n*
盐酸土霉素 Oxytetracyclinhydrochlorid *n*, Terramycin-hydrochlorid *n*
盐酸吐根碱 Emetinhydrochlorid *n*
盐酸托哌可卡因 Tropacocainhydrochlorid *n*
盐酸脱羟肾上腺素液 Phenylephrinhydrochloridlösung *f*
盐酸脱氧麻黄碱 Desoxyephedrinhydrochlorid *n*
盐酸小蘖碱 Berberinhydrochlorid *n*
盐酸辛可尼丁 Cinchonidinhydrochlorid *n*
盐酸炎痛静 Imidoätherhydrochlorid *n*
盐酸盐 Hydrochloride *n pl*
盐酸氧氮芥 Nitrominhydrochlorid *n*, Nitrobinhydrochlo-rid *n*
盐酸依米丁 Emetinhydrochlorid *n*
盐酸乙胺 Athylaminhydrochlorid *n*
盐酸乙二胺 Athylendiaminhydrochlorid *n*
盐酸乙基吗啡 Athylmorphinhydrochlorid *n*
盐酸乙基去甲肾上腺素 Athylnorepinephrinhydrochlorid *n*
盐酸异丙嗪 Promethazinhydrochlorid *n*
盐酸罂粟碱 Papaverinhydrochlorid *n*

盐酸中毒 Salzsäurevergiftung *f*
盐酸中毒胃[改变] Salzsäurevergiftungsmagen *m*
盐酸组胺 Histaminhydrochlorid *n*
盐析 Aussalzen *n*, Aussalzung *f*
盐析法 Aussalzungsverfahren *n*
盐析纸色谱法 Aussalzungspapierchromatographie *f*
盐效应 Salzeffekt *m*
盐性多尿症 Diabetes salinus *m*
盐腌 Einsalzen *n*
盐蒸 Salzwasserdämpfen *n*
盐制 Verarbeitung mit Salzwasser *f*
盐炙 Rührbraten mit Salzwasser *n*
盐中毒 Salzvergiftung *f*
盐潴留 Salzretention *f*
盐渍 Einsalzen *n*
盐渍地生的 brackig
盐渍化 Salinisation *f*, Salzbildung *f*
盐渍品 gesalzenes Produkt *n*
盐渍食品的质量 Qualität der gesalzenen lebensmittel *f*
盐作用 Salzaktion *f*
颜料 Farbstoff *m*, Pigment *n*
颜面 Gesicht *n*, Facies *f*
颜面播散粟粒状狼疮 Lupus miliaris disseminatus faciei *m*
颜面部除皱术 Gesichtsstraffung *f*
颜面部放线菌病 Gesichtsaktinomykose *f*
颜面部复发性皮炎 wiederkehrende Gesichtsdermatitis *f*
颜面部淋巴结炎 Lymphadenitis des Gesichts *f*
颜面部皮肤癌 Hautkarzinom des Gesichts *n*
颜面部烧伤 Gesichtsverbrennung *f*
颜面部烧伤 Verbrennung des Gesichts *f*
颜面丹毒 Gesichtserysipel *n*
颜面发育不对称 Gesichtsasymmetrie *f*
颜面肥大症 Gesichtshypertrophie *f*
颜面浮肿 Gedunsenheit des Gesichts *f*
颜面骨损伤 Verletzung des Gesichtsknochens *f*
颜面角 Gesichtswinkel *m*
颜面疖痈 Furunkel und Karbunkel des Gesichts *m*
颜面老年性改变 Altersgesicht *n*
颜面软组织损伤 Weichteilverletzung des Gesichts *f*
颜面神经 Nervus facialis *m*
颜面神经纤维瘤 Neurofibrom des Gesichts *n*
颜面萎缩症 Gesichtsatrophie *f*
颜面血管痣青光眼综合征 Gesichtangiomatose-Glaukom-Syndrom *n*
颜面障碍 Gesichtsstörung *f*
颜面支抗 Gesicht-Verankerung *f*
颜面重建 Gesichtsrekonstruktion *f*
颜色 Farbe *f*
颜色爱好 Farbvorliebe *f*
颜色饱和度 Farbsättigung *f*
颜色比例 Farbenindex *m*
颜色编码 Farbcodierung *f*
颜色变换器 Farbenvariator *m*
颜色辨别 Farbunterscheidung *f*
颜色标识套囊 farbkodierte Manschette *f*
颜色常性 Farbkonstanz *f*
颜色猝灭剂 Farbenauslöschmittel *n*
颜色的 chromatisch
颜色对比 Farbkontrast *m*
颜色范围 Farbbereich *m*
颜色方程 Farbengleichung *f*
颜色方形 Farbquadrat *n*
颜色分析器 Farbenanalysator *m*
颜色混合 Farbmischung *f*
颜色混合律 Farbmischungsgesetz *n*
颜色基因 Farb(en)gen *n*
颜色拮抗细胞 Farben-gegnerische Zelle *f*
颜色可容量公差 Farbtoleranz *f*
颜色恐怖 Chromatophobie, Chromophobie *f*
颜色宽容度 Farbtoleranz *f*
颜色立[方]体 Farbkörper *m*
颜色量化 Farbquantisierung *f*
颜色滤波阵列 Farbfilterreihe *f*
颜色敏感性 Farbsensibilität *f*
颜色名称 Farbanomie *f*
颜色命名测验 Farbnamentest *m*
颜色匹配 Farbanpassung *f*
颜色三角 Farbdreieck *n*
颜色失认症 Farbagnosie *f*
颜色适应 Farbanpassung *f*
颜色调节器 Farbvariator *m*
颜色象征 Farbsymbol *n*
颜色消退 Verblassen *n*
颜色阴影 farbiger Schatten *m*
颜色知觉 Farbwahrnehmung *f*
颜色指示剂 farbiger pH-Indikator *m*
颜色锥体 Farbenpyramide *f*
颜特拉司克强化(晏德拉西克手法,反射加强法) Jendrassik-Manöver *n*

yǎn 衍厣掩眼罨演鼹

衍变 Transmutation *f*
衍胆甾醇 Paracholesterin *n*
衍化 Derivation *f*, Ableitung *f*
衍化的 ableitend, derivativ
衍化器官 derivierte Organ *n*
衍化物 Derivat *n*
衍酪蛋白 Paracasein *n*
衍射 Diffraktion *f*, Beugung *f*
衍射斑 Diffraktionsfieck *m*
衍射表 Diffraktometer *m*
衍射光栅 Diffraktionsgitter *n*
衍射光栅单色器 Beugungsgitter-Monochromator *m*
衍射花样 Diffraktionsbild *n*, Beugungsbild *n*
衍射结晶学 Diffraktionskristallographie *f*
衍射图[样] Diffraktionsbild *n*, Beugungsbild *n*
衍射线 Diffraktionsstrahl *m*, Beugungsstrahl *m*
衍生 Derivation *f*, Ableitung *f*
衍生白蛋白 abgeleitetes Albumin *n*
衍生蛋白 abgeleitetes Protein *n*
衍生的 derivativ, ableitend
衍生染色体 derivatives Chromosom *n*
衍生物 Derivate *n pl*, Derivantia *n pl*
衍生脂类 abgeleitetes Lipid *n*
厣 Operculum *n*
掩蔽 Abschattung *f*, Maskierung *f*
掩蔽法 Maskierungsmethode *f*
掩蔽剂 Maskierungsmittel *n*
掩蔽疗法 Maskierungstherapie *f*
掩蔽听力图 Maskierungsaudiogramm *n*
掩蔽同性恋 Masken der Homosexualität *f pl*
掩蔽物 Maskierung *f*
掩蔽效应 Verdeckungseffekt *m*
掩蔽性剥夺 maskierte Deprivation *f*
掩蔽性的 verdeckt, maskiert
掩蔽性乳突炎 maskierte Mastoiditis *f*
掩蔽噪声级 Maskierungsrauschpegel *m*
掩蔽作用 Verdeckungswirkung *f*, Maskierungswirkung *f*

掩盖性失视 verdecktes Verschwinden *n*
掩模 Maske *f*
掩模像 Maskendarstellung *f*
掩饰 Vertuschung *f*
掩饰性情感 maskierte Affektion *f*
掩饰抑郁 maskierte Depression *f*
眼 Augen *n*, Ophthalmus *m*, Oculus *m*
眼(科)的 Augen-
眼、下颌头部发育异常 - 缺毛综合征 Hallermann-Streiff-Syndrom *n*
眼疤痕性类天疱疮 okuläres Narbenpemphigoid *n*
眼白化 Albinismus oculi *m*
眼白化病基因 okuläres Albinismusgen *n*
眼瘢痕性类天疱疮 okuläres Narbenpemphigoid *n*
眼保健操 Augengymnastik *f*
眼爆震伤 Burstverletzung des Auges *f*
眼杯 Augen(bad)wanne *f*
眼绷带 Augenbinde *f*
眼变[态反]应 Augenallergie *f*
眼表面鳞状上皮瘤 augenoberfläche Plattenepithelneoplasie *f*
眼并发症 Augenkomplikation *f*
眼病 Ophthalmopathie *f*, Augenkrankheit *f*
眼病患者个案对照研究 Fall-Kontroll-Studie der Augenkrankheit *f*
眼病史 Geschichte der Augenkrankheit *f*
眼[病]性眩晕 Vertigo ocularis *f*, okuläer Schwindel *m*
眼病性眼球震颤 okulärer Nystagmus *m*
眼波前像差计 Aberrometer der Wellenfront *n*
眼部保护 Augenschutz *m*
眼部表面麻醉 Oberflächenanästhesie des Augens *f*
眼部表现 Augenmanifestation *f*
眼部病理学 Augenpathologie *f*
眼部刺激症 Reizungssymptom der Augen *n*
眼部恶性肿瘤 Augenmalignom *n*
眼部护理 Augenbehandlung *f*
眼部检查 Augenuntersuchung *f*
眼部疱疹 Herpes ophthalmicus *m*, Zoster ophthalmicus *m*
眼部缺血 okuläre Ischämie *f*
眼部手术 Augenoperation *f*
眼部损伤 Augenverletzung *f*
眼部炎症反应 okuläre Entzündungsreaktion *f*
眼部粘多糖[蓄积]病 okuläre Mukopolysaccharidose *f*
眼铲 Augenschaufel *m*
眼超声[波]检查[法] Augenultraschalluntersuchung *f*
眼超声检查法 Augenultraschalluntersuchung *f*
眼尺寸 Augendimension *f*
眼齿骨综合征 Okulodentoosseus-Syndrom *n*
眼 - 齿 - 指(趾)发育不良 okulodentodigitale Dysplasie *f*
眼齿指发育不全 okulodentodigitale Dysplasie *f* (od. Syndrom *n*)
眼齿指综合征 okulodentodigitales Syndrom *n*
眼冲洗 Augendusche *f*
眼虫 Euglena *f*
眼虫门 Phylum Euglenozoa *n*
眼虫属 Euglena *f*
眼出血 Augenblutung *f*
眼创 Augenwunden *f pl*
眼磁图 Magnetookulogram *n*
眼 - 大脑 - 色素减退综合征 okulozerebrales Hypopigmentierungssyndrom *n*
眼大脑综合征伴色素减退(克罗斯综合征) Auge-Gehirn-Syndrom mit Hypo verbunden *n*
眼带状疱疹 Zoster ophthalmicus *m*, Herpes zoster ophthalmicus *m*
眼的 okulär, okular, optisch, ophthalmisch
眼的调节 Augenakkommodation *f*
眼等像镜片(眼等像眼镜) iseikonische Linsen *f pl*/iseikonische Brille *f*
眼底 Augenhintergrund *m*, Fundus oculi *m*
眼底动脉硬化 Arteriensklerose des Augenhintergrunds *f*
眼底反射 Fundusreflex *m*
眼底检查 Untersuchung des Augenhintergrundes *f*
眼底检查法 Fundoskopie *f*
眼底检查透镜 funduskopische Linsen *f pl*
眼底镜 Augenspiegel *m*, Ophthalmoskop *n*, Fundoskop *n*
眼底镜电视 Fernseh-Ophthalmoskopie *f*
眼底镜检查(法) Fundoskopie *f*, Ophthalmoskopie *f*
眼底透照镜 Ophthalmodiaphanoskop *n*
眼底图像 Fundusbild *n*
眼底微循环 Mikrozirkulation des Augenhintergrundes *f*
眼底血压计 Ophthalmodynamometer *m*
眼底荧光血管造影[术] Fluoreszeinangiographie des Fundus *f*
眼底影像 Netzhautbild *n*, ophthalmoskopisches Bild *n*
眼底照相机 Funduskamera *f*
眼底自发荧光 Fundusautofluoreszenz *f*
眼蒂 Augenstiei *m*
眼点 Stigma *n*, Augenfleck *m*
眼点毛毕吸虫 Trichobilharzia ocellata *f*
眼电流图 Elektrookulogramm *n* (EOG)
眼电图 Elektrookulogramm *n* (EOG)
眼电图机 Elektrookulograph *m*
眼电诊断仪器 electrooculodiagnostische Instrumente *n pl*
眼垫 Augenkompresse *f*, Augenverbandwatte *f*
眼动 Augenbewegung *f*
眼动电图描记术 Elektrookulographie, EOG *f*
眼动记录器 Ophthalmograph *m*
眼动脉 Arteria ophthalmica *f*
眼动脉肌支 lateraler Muskelzweig der Augenarterie *m*
眼动脉压计 Ophthalmodyrnamometer *m*
眼动脉造影 ophthalmische Arteriographie *f*
眼动描记法 Augenbewegungsverfolgung *f*
眼动脱敏 Augenbewegungsdesensibilisierung *f*
眼动脱敏再加工 Augenbewegungsdesensibilisierung *f*
眼动危象 okulogyre Krise *f*
眼动系统 Augenbewegungssystem *n*
眼动研究 Optokinetik *f*
眼动眼电图 Elektrookulogram des Blickverlaufs *n*
眼动仪 Ophthalmotrope *f*
眼动障碍 Augenbewegungsstörung *f*
眼毒理学 Augentoxikologie *f*
眼毒素 Ophthalmotoxin *n*
眼钝挫伤 stumpfe Augenverletzung *f*
眼恶性黑素瘤 okuläres malignes Melanom *n*
眼腭肌痉挛 okulopalataler Muskelspasmus *m*
眼耳的 okuloaurikular
眼 - 耳 - 脊柱发育不良 okuloaurikulovertebrale Dysplasie *f*
眼耳脊椎的 oculoauriculovertebral
眼耳脊椎发育不良 oculoauriculovertebrale Dysplasie *f*
眼耳平面 Ohr-Augen-Ebene *f*, Augen-Ohr-Ebene *f*
眼发育不全 Augenagenesie *f*
眼发育学 Augenentwicklung *f*
眼反射 Augenreflex *m*
眼反应 Ophthalmoreaktion *f*, Okuloreaktion *f*
眼防护 Augenschutz *m*
眼房 Augenkammer *f*, Camera oculi *f*
眼房积血 Hyphaema *n*
眼房水 Augenkammerwasser *n*, Kammerwasser *n*
眼房水循环 Kammerwasserkreislauf *m*
眼腐蚀性 Augenkorrosion *f*
眼附件 Adnexa bulbi *n pl*, Adenxa oculi *n pl*

眼副器 Organa oculi accessoria *n pl*
眼感觉反射 okulosensorischer Reflex *m*
眼感觉通路 okuläre Sinnesbahn *f*
眼干症 Xerophthalmus *n*, Augendarre *f*
眼高 Augenhöhe *f*
眼膏 Augensalbe *f*, Oculentum *n*
眼跟踪试验 Eye-Tracking-Test *m*
眼跟踪装置 Eye-Tracking-Gerät *n*
眼含铁血黄素沉着症 okuläre Hämosiderose *f*
眼黑素瘤 Augenmelanom *n*
眼红程度 Augenrötung *f*
眼后部显微手术器械包 Augenhintermikrochirurgischer Instrumentensatz *m*
眼后的 retrobulbär, retrookulär
眼后房 hintere AuIgenkammer *f*, Camera bulbi posterior *f*, Camera oculi posterior *f*
眼化学伤 okuläre Chemikalienverletzung *f*
眼化妆[品] Augen-Make-up *n*
眼回波描记术 Augen-Echographie *f*
眼肌 Augenmuskeln *m pl*
眼肌病 okuläre Myopathie *f*, Krankheit der Augenmus-keln *f*
眼肌操练器 Phoroton *n*
眼肌动脉 okuläre Muskelarterie *f*
眼肌发育不全 Augenmuskelhypoplasie *f*
眼肌功能不全 Augenschwäche *f*
眼肌后徙术 Rückverlagerung (soperation) *f*
眼肌肌腱异常 Anomalien der Augenmuskeln und Sehnen *f pl*
眼肌腱切断 Tenotomie der Augenmuskeln *f*
眼肌筋膜 okuläre Muskelfaszie *f*
眼肌静脉 okuläre Muskelvene *f*
眼肌抗体 Antikörper des Augenmuskels *m*
眼肌力计 Optomyometer *n*, Ophthalmomyometer *n*
眼肌麻痹 Augenmuskellähmung *f*, Ophthalmoplegie *f*, Ophthalmoparalyse *f*
眼肌麻痹-共济失调-深反射消失综合征 Ophthalmoplegie-Ataxie-Ateflexie-Syndrom *n*, Fischer* Syndrom *n*
眼肌麻痹性偏头痛 ophthalmoplegische Migräne *f*
眼肌麻痹性偏头痛综合征 Syndrom der ophthalmoplegischen Migräne *n*
眼肌模型 Ophthalmotrope *f*
眼肌前徙术 Vorlagerung der Augenmuskeln *f*
眼肌切除术 Resektion der Augenmuskeln *f*
眼肌切开术 Myotomie der Augenmuskeln *f*
眼肌缺失 Fehlen der Augenmuskeln *n*
眼肌融合 Fusion der Augenmuskeln *f*
眼肌瘫痪 Augenmuskellähmung *f*, Ophthalmoplegie *f*
眼肌提后术 Rückverlagemng (soperation) der Augenmus-keln *f*
眼肌纤维化 Augenmuskelfibrose *f*
眼肌营养障碍 Augenmuskeldystrophie *f*
眼肌止端异常 abnorme Insertion des Augenmuskels *f*
眼激光防护 Laserschutz der Augen *m*
眼急动 Sakkade *f*
眼疾病 Augenkrankheit *f*
眼间迁移 interokularer Transfer *m*
眼检查 Augenuntersuchung *f*
眼睑 Augenlid *n*, Lid *n*
眼睑瘢痕性外翻 Narbenektropium des Augenlids *n*
眼睑板 Augenlidplatte *f*
眼睑孢子丝菌病 Sporotrichose des Augenlids *f*
眼睑保护勺 Schutzlöffel des Augenlids *m*
眼睑闭合不全 Hypophase *f*
眼睑扁平拉钩 augenlid flachen Wundhaken *n*
眼睑表皮样囊肿 Epidermalzyste des Augenlids *f*
眼睑颤动 Augenlidtremor *m*
眼睑撑 Lidhalter *m*, Lidsperrer *m*, Lidspreizer *m*, Ble-pharostat *m*
眼睑成形术 Blepharoplastik *f*
眼睑弛缓症 Schlaffkrankheit des Augenlids *f*
眼睑除皱术 Rhythidektomie des Augenlids *f*
眼睑挫伤 Augenlidprellung *f*
眼睑袋状畸形 schlabbrige Deformität des Augenlids *f*
眼睑单纯疱疹 Herpes simplex des Augenlides *m*
眼睑刀 Lidmesser *n*, Lidskalpell *n*
眼睑的 blepharal
眼睑淀粉样变性 amyloide Degeneration des Augenlids *f*
眼睑多脂[症] Adipositas palpebrae *f*
眼睑恶性黑色素瘤 malignes Melanom des Augenlids *n*
眼睑恶性淋巴瘤 malignes Lymphom des Augenlids *n*
眼睑分裂痣 dividiertes Muttermal des Augenlids *n*
眼睑封闭 Katakleisis *f*
眼睑浮肿 Gedunsenheit des Augenlides *f*
眼睑膏 Lidschatten *m*
眼睑管性囊肿 duktale Zyste des Augenlids *f*
眼睑汗管瘤 Syringom palpebrarum *n*
眼睑汗腺 Schweißdrüse des Augenlids *f*
眼睑汗腺囊肿 Schweißdrüsenzyste des Augenlids *f*
眼睑汗腺腺瘤 Hidradenom des Augenlides *n*
眼睑和结膜的血管瘤 Gefäßtumor des Augenlids und der Konjunktiva *m*
眼睑后缘 Hinterrand des Augenlids *m*
眼睑黄斑瘤 Xanthelasma des Augenlides *n*
眼睑肌肉 Lidmuskel *m*
眼睑基底细胞癌 Basalzellenkarzinom des Augenlides *n*
眼睑畸形 Liddeformität *f*
眼睑角化棘皮瘤 Keratoakanthom des Augenlids *n*
眼睑接触性皮炎 Dermatoblepharitis der Berührung *f*
眼睑紧缩术 Verkürzungsoperation des Augenlids *f*
眼睑痉挛 Lidkrampf *m*, Blepharospasmus *m*
眼睑静脉 Lidvene *f*
眼睑拉钩 Lidhaken *m*
眼睑裂伤 Rißwunde des Augenlides *f*
眼睑淋巴管瘤 Lymphangiom des Augenlids *n*
眼睑鳞状细胞癌 Plattenepithelkarzinom des Augenlides *n*
眼睑鳞状细胞乳头状瘤 Plattenepithelpapillom des Augenlids *n*
眼睑麻风 Augenlidlepra *f*
眼睑内翻矫正术 Entropiumkorrektur *f*
眼睑内翻性毛囊角化病 invertierte Follikelkeratose des Augenlids *f*
眼睑内外层错开缝[合]法 Halbierungsverfahren des Augenlides *n*
眼睑镊 Lidklemma *f*
眼睑牛痘疹 Vakzineblepharitis *f*, Augenlidvakzinid *n*
眼睑皮肤结核 Hauttuberkulose des Augenlids *f*
眼睑皮肤松弛 Hautschlaffheit des Augenlids *f*
眼睑皮肤松弛症(眼睑松弛,睑皮松垂) Blepharochalasis *f*
眼睑皮肤松垂症 Blepharochalasis *f*
眼睑皮炎 Augenliddermatitis *f*
眼睑皮脂腺癌 Talgdrüsenkarzinom des Augenlids *n*
眼睑皮脂腺囊肿 Talgdrüsenzyste des Augenlids *f*
眼睑破裂伤 durchbohrende Augenlidverletzung *f*
眼睑牵开器 Lidhaken *m*, Lidspreizer *m*, Lidsperrer *m*
眼睑前缘 Vorderrand des Augenlids *m*
眼睑青年性黄色肉芽肿 jugendliches Xanthogranulom des Augenlids *n*
眼睑曲菌病 Lidaspergillose *f*
眼睑-颧骨-下颌发育不全综合征 Treacher*-Collins* Syndrome *n*
眼睑缺损 Lidkolobom *m*
眼睑色素沉着过度 Hyperpigmentierung des Augenlides *f*
眼睑神经鞘瘤 Schwannom des Augenlids *n*

眼睑湿疹 Lidekzem *n*
眼睑水肿 Lidödem *n*
眼睑松弛 Blepharochalasis *f*
眼睑松弛甲状腺肿及双唇综合征（阿谢尔综合征）Ascher* Syndrom *n*
眼睑松垂整复术 Reparatur der Blepharochalase *f*
眼睑条件作用 Augenlidkonditionierung *f*
眼睑秃睫 Alopecia palpebralis *f*
眼睑退缩 Lidretraktion *f*
眼睑退缩矫正术 Lidretraktion *f*
眼睑外翻法 Ektropionierung *f*
眼睑外伤 Verletzung der Lider *f*, Lidverletzung *f*
眼睑卫生 Augenlidhygiene *f*
眼睑位置改变 Positionsveränderung des Augenlids *f*
眼睑下垂 Lidptose *f*, Blepharoptosis *f*
眼睑腺样鳞状细胞癌 drüsenähnliche Plattenepithelkarzinom des Augenlids *n*
眼睑小塑料夹板 Schiene des Augenlids *f*
眼睑炎 Blepharitis *f*
眼睑移植片固定器 Augenlidtransplantat-Fixiergerät *n*
眼睑油脂腺 Lidtalgdrüse *f*
眼睑原基 Organanlage des Augenlids *f*
眼睑再造 Rekonstruktion *f*
眼睑整容术 Blepharoplastik *f*
眼睑整形 Lidplastik *f*
眼睑支撑 Unterstützung des Augenlids *f*
眼睑脂溢性角化病 seborrhoische Keratosis des Augenlids *f*
眼睑肿瘤 Lidtumoren *n pl*
眼睑转移癌 metastatisches Karzinom des Augenlids *n*
眼角 Lidwinkel *m*, Kanthus *m*
眼角变位 Dystopia canthorum *f*
眼角的 canthal
眼接触 Augenkontakt *m*
眼结构 Augenstruktur *f*
眼结核 Augentuberkulose *f*
眼结膜出血点 konjunktivale Petechie *f*
眼结膜线虫肉芽肿（蓝眼病）Blauauge *f*（一种马眼蝇蛆病）
眼结膜印迹细胞学法 konjunktivale Impressionszytologie *f*
眼结膜瘀点状出血 petechiale Blutung der Bindehäute *f*
眼界 Sehvermögen *n*, Sehkraft *f*
眼睛保健操 Augengymnastik *f*
眼睛的，视觉的 optisch
眼睛的模式图 schematisches Auge *n*
眼睛式放大镜 Augenverstärker *m*
眼痉挛 Ophthalmospasmus *m*
眼静脉切开术 Ophthalmophlebotomie *f*
眼镜 Brille *f*, Augenglas *n*
眼镜架 Brillengestell *n*, Brillenfassung *f*
眼镜架距离测量器 Besiclometer *n*
眼镜架性棘皮瘤 Akanthom der Brillenfassung *n*
眼镜鉴定 Brillen-Identifikation *f*
眼镜矫正屈光不正 Brillenkorrektur der Ametropie *f*
眼镜片 Brillenglas *n*
眼镜曲率半径测量 Messung des Krümmungshalbmesserder Brille *f*
眼镜蛇 Brillenschlange *f*, Kobra *f*, Naja naja atra *f*
眼镜蛇（蛇）毒 Kobragift *n*, Kobratoxin *n*
眼镜蛇毒蛋白 Kobragift *n*
眼镜蛇毒浸液 Extrakt des Kobragifts *m*
眼镜蛇毒溶血卵磷脂 Kobralecithid *n*
眼镜蛇毒溶血素 Kobralysin *n*
眼镜蛇毒素 Kobragiit *n*, Cobratoxin *n*
眼镜蛇毒因子 Kobravenomlaktor *m*
眼镜蛇毒中毒 Kobraismus *m*, Kobragiftvergiftung *f*
眼镜蛇科 Elapidae *f pl*, Elapinae *f pl*, Giftnattern *f pl*
眼镜蛇卵磷脂 Kobra-lecithid *n*
眼镜蛇蛇毒 Kobragift *n*, Kobravenom *n*
眼镜蛇神经毒素 Neurotoxin der Kobra *n*
眼镜蛇属 Schildotter *f*, Naja *f*, Mamba *f*
眼镜式助听器 Hörbrille *f*
眼镜王蛇 Königskobra *f*
眼咀嚼性节律征 okulomastikatorische Myorhythmie *f*
眼剧痛 Ophthalmagra *f*
眼距 Augenspanne *f*, Augenabstand *m*
眼距过宽 Hypertelorismus *m*
眼距过窄 okulärer Hypotelorismus *m*
眼距计 Pupillostatometer *n*, Vuerometer *n*
眼科 Augenabteilung *f*
眼科超短波透热治疗仪 ophthalmisches Ultrakurzwellen-Diathermiegerät *n*
眼科缝合针 Augennadel *f*
眼科光致凝固器 ophthalmischer Photokoagulator *m*
眼科检查 Augenuntersuchung *f*
眼科剪［刀］Augenschere *f*
眼科考虑 Augenbetrachtung *f*
眼科器械专家组 Panel des Augengeräts *n*
眼科伤口愈合 ophthalmicsche Wundheilung *f*
眼科手术 ophthalmologische chirurgische Eingriffe *m pl*
眼科手术床 ophthalmologischer Operationstisch *m*
眼科手术器械 ophthalmologische Instrumente *n pl*
眼科手术器械包 ophthalmologisches Operationsinstru-mentbesteck *n*
眼科手术台 Augenheilkunde OP-Tisch *m*
眼科手术围手术期管理 perioperationale Behandlung der Augenchirurgie *f*
眼科微生物学 okuläre Mikrobiologie *f*
眼科氙光凝结仪 Xenon-Photokoagulator *m*
眼科显微手术器械包 ophthalmologisches mikrochirurgi-sches instrumentbesteck *n*
眼科学 Augenheilkunde *f*, Ophthalmologie *f*
眼科学的 ophthalmologisch
眼科学家 Augenspezialist *m*, Ophthalmologe *m*
眼科研究所 Augen（forschungs）institut *n*
眼科医师 Okulist *m*, Augenarzt *m*
眼科仪器 Augenheilkunde-Instrumente *n pl*
眼科用成套器械 Instrumentenset der Augenheilkunde *n*
眼科用持针钳 Augennadelhalter *m*
眼科用缝合线 ophthalmologisches Nahtmaterial *n*
眼科用手术剪 Operationsschere der Augenheilkunde *f*
眼科用显微剪 Mikroschere für Ophthalmologie *f*
眼科用显微镊 Mikropinzette für Ophthalmologie *f*, Mikro-Zängchen für Ophthalmologie *n*
眼科用显微钳 Mikroklammer für Ophthalmologie *f*, Mikropinzette für Ophthalmologie *f*
眼科用咬骨钳 Knochenzange für Ophthalmologie *f*
眼科用组织夹持钳 Pinzette für Ophthalmologie *f*
眼科粘弹剂（透明质酸钠）的假可朔性 Pseudoplastizität des ophthalmischen viscochirurgischen Mittel *f*
眼科诊断技术 Diagnosetechniken in der Augenheilkunde *f pl*
眼科治疗学 Augenheilkunde *f*, Ophthalmiatrie *f*
眼科注射器 Augenspritze *f*
眼口生殖器综合征 Augen-Mund-Genitalsyndrom *n*, Gil-bert*-Behget* Syrndrom *n*
眼 - 口 - 生殖器综合征 Behcet* Syndrom *n*
眼库 Augenbank *f*
眼快速运动 rapid eye movement <engl.>
眼宽 Augenbreite *f*
眼眶 Augenhöhle *f*, orbita *f*

眼眶包虫病 orbitale Echinokokkose *f*
眼眶病中眼球轴向移位 Achsenverschiebung des Augapfels in Orbitakrankheit *f*
眼眶成骨肉瘤 orbitales Osteosarkom *n*
眼眶挫伤 Kontusion der Augenhöhle *f*, Orbitalkontusion *f*
眼眶的眶口形状 Formen der Aditus orbitae *f pl*
眼眶底 Orbitaboden *m*
眼眶淀粉样变性 orbitale amyloide Degeneration *f*
眼眶动静脉畸形 orbitale arteriovenöse Malformation *f*
眼眶动脉瘤 orbitales Aneurysma *n*
眼眶动脉瘤性骨囊肿 orbitale aneurysmatische Knochenzyste *f*
眼眶恶性淋巴瘤 orbitales malignes Lymphom *n*
眼眶蜂窝织炎 Orbitalphlegmone *f*, Phlegmona orbitalis *f*
眼眶蜂窝组织炎 Zellulitis *f*
眼眶感染 Orbitalinfektion *f*
眼眶隔前蜂窝组织炎 orbitale Zellulitis *f*
眼眶骨瘤 orbitales Osteom *n*
眼眶骨膜下脓肿 orbitaler subperiostaler Abszess *m*
眼眶骨膜炎 Periostitis orbitalis *f*
眼眶横纹肌肉瘤 orbitales Rhabdomyosarkom *n*
眼眶化学感受器瘤 orbitaler Chemorezeptortumor *m*
眼眶坏死性筋膜炎 orbitale nekrotisierende Fasziitis *f*
眼眶肌 Musculus orbitalis *m*
眼眶肌炎 orbitale Myositis *f*
眼眶畸胎瘤 orbitales Teratom *n*
眼眶及颅眶沟通脑膜瘤 orbitales und cranio-orbitales Meningeom *n*
眼眶棘球蚴病 orbitale Echinococcosis *f*
眼眶寄生虫病 parasitäre Erkrankung der Orbita *f*
眼眶减压术 Orbitaldekompression *f*
眼眶结核 Orbitaltuberkulose *f*
眼眶结节病 orbitale Sarkoidose *f*
眼眶静脉曲张 Orbitalvarizen *f*
眼眶静脉造影 orbitale Phlebographie *f*
眼眶宽度 Orbitalbreite *f*
眼眶淋巴管瘤 orbitales Lymphangiom *n*
眼眶毛霉菌病 orbitale Mukormykose *f*
眼眶囊尾蚴病 orbitale Zystizerkose *f*
眼眶黏液性囊肿 orbitale Mukozele *f*
眼眶脓肿 Orbitalabszess *m*
眼眶牵开器 Orbitalretraktor *m*
眼眶曲霉菌病 orbitale Aspergillose *f*
眼眶神经鞘瘤 Orbitalneurilemmom *n*, Neurilemmom der Orbita *n*
眼眶手术 Orbitalchirurgie *f*
眼眶双叶穿刺套管针 Orbital-und Frontaltrokar(t) *m*
眼眶外伤 Augenhöhlenverletzung *f*, Verletzung der Orbi-ta *f*
眼眶下缘线 Infraorbitallinie *f*
眼眶先天发育异常 angeborene orbitale Dysplasia *f*
眼眶形状 orbitale Form *f*
眼眶血管瘤 Orbitalangiom *n*, Angiom der Orbita *n*
眼眶血管平滑肌瘤 orbitales Angioleiomyom *n*
眼眶炎性疾病 orbitale Entzündungskrankheit *f*
眼眶炎性假瘤 orbitaler Peseudotumor *m*
眼眶炎性综合征 orbitales Entzündungssyndrom *n*
眼眶肿瘤 Orbitaltumor *m*, Tumor der Orbita *n*
眼眶转移性肿瘤 orbitaler metastatischer Tumor *m*
眼泪 Tränen *f pl*
眼类天疱疮 Augenpemphigoid *n*
眼棱镜 ophthalmisches Prisma *n*
眼裂 Lidspalte *f*, Rima palpabrarum *n*
眼裂宽 Lidspaltenweite *f*, Lidspaltenbreite *f*
眼裂倾斜度 Lidspaltenrichtung *f*
眼裂增宽 erweiterte Lidspalte *f*, Blepharodiastase *f*, Erweiterung der Lidspalte *f*
眼裂长度 Länge der Augenfissur *f*
眼淋巴结型土拉菌病 okuloglanduläre Tularämie *f*
眼淋巴瘤病 okuläre Lymphomatose *f*
眼淋病 Augentripper *m*, Gonoblennorrhoe *f*
眼漏 Ophthalmorrhoe *f*
眼轮匝肌 Augenringmuskel *m*, Musculus orbicularis oculi *m*
眼轮匝肌反射 Lidschlussreflex *m*, Orbicularis-oculi-Reflex *m*, Kornealreflex *m*, Augenringmuskelreflex *m*
眼轮匝肌后脂肪 Fett hinter Morbicularis oculi *n*
眼轮匝肌麻痹 Orbicularislähmung *f*
眼轮匝肌切开术 Orbicularismyotomie *f*
眼轮匝肌瘫痪 Orbicularislähmung *f*
眼轮匝肌现象 Orbicularis-Phänomen *n*
眼轮匝肌征 Musculus orbicularis-Zeichen *n*
眼麻痹 Augenmuskellähmung *f*
眼脉络膜静脉 Venae choroideae oculi *f pl*
眼盲恐怖 Angor ocularis *f*
眼毛霉菌病 Augenmukormykose *f*
眼眉 Augenbraue *f*
眼囊 optische Kapsel *f*
眼囊虫病(症) Augencysticercose *f*, okuläre Cysticercose *f*, okuläre Hydatidose *f*
眼囊虫病(症) Augenzystizerkose *f*, Okularhydatidose *f*
眼囊尾蚴病 okuläre Zystizerkose *f*
眼脑肾血管瘤 Lowe* Syndrom *n*
眼脑肾营养不良症(障碍) oculocerebrorenale Dystrophie *f*, okulozerebrorenale Dystrophie *f*
眼脑肾营养障碍 okulozerebrorenale Dystrophie *f*
眼-脑-肾综合征 okulo-zerebro-renales Syndrom *n*
眼脑肾综合征 okulozerebrorenales Syndrom *n*, Lowe* Syndrom *n*, Liévre* Syndrom *n*
眼脑肾综合征(洛氏综合征,洛特麦综合征) okulo-zerebrorenales Syndrom *n*, Lowe* Syndrom *n*, Lowe-Terrey-Mac Lachlan* Syndrom *n*
眼内部 Pars intraocularis(nervi optici) *f*
眼内的 intraokolär, intraocular(-is, -is, -e)
眼内恶性淋巴瘤 intraokuläres malignes Lymphom *n*
眼内感染 intraokuläre Infektion *f*
眼内光凝术 Endophotokoagulation *f*
眼内黑素瘤 intraokulares Melanom *n*
眼内角点 Entokanthion *n*
眼内念珠菌病 intraokuläre Candidiasis *f*
眼内容剜出术 Ausweidung der Augenhöhle *f*, Evisceratio Orbitae *f*
眼内渗血 Hämalopie *f*, Haemalopia *f*
眼内视成像 entoptische Bildgebung *f*
眼内手术 Intraokularoperation *f*
眼内显微组织剪 intraokulare Mikro-Gewebeschere *f*
眼[内]压 Augen(b)innendruck *m*, Intraokulardruck *m*
眼内压过高 Augenhypertonie *f*
眼内炎 Endophthalmitis *f*, Endophthalmie *f*
眼内炎玻璃体切割术研究 Endophthalmitis-Vitrektomie-Studie *f*
眼内异物 intraokulärer Fremdkörper *m*
眼内异物钳 intraokuläre Fremdkörperzange *f*
眼内异物取出器 intraokularer Fremdkörperextraktor *m*
眼内异物摘出导向片 Führung für intraokularen Fremdkörper *f*
眼内异物摘除术 Extraktion des intraokulären Fremdkörpers *f*
眼内直肌 Musculus rectus medialis oculi *m*
眼内轴 Axis bulbi internus *m*
眼内转 Adversion des Augapfels *f*
眼内眦角点 Endokanthion *f*

眼能动性,眼能动力 Augenmotilität *f*
眼泞凹 tiefliegendes Augen *n pl*
眼扭转 Augentorsion *f*
眼盘尾丝虫病 Augen-Onchozerkose *f*, Roble* Krankheit *f*
眼泡 Augenblase *f*
眼疱疹 Augenherpes *f*
眼皮沉重 schweres Augenlid *n*
眼皮肤白化[病](海-普氏综合征) okulocktaner Albinismus *m*, Hermansky*-Pudlak* Syndrom *n*
眼皮肤白化病 okulokutaner Albinismus *m*
眼皮肤白化病基因 Gen des okulokutanen Albinismus *n*
眼皮肤的 oculodermal
眼皮肤黑变病 okulokutane Melanose *f*
眼皮肤黑素细胞增生病(增多症) okulodermale Melanozytose *f*, oculodermale Melanozytose *f*
眼皮肤酪氨酸代谢紊乱症 okulokutaner Tyrosinose *f*
眼皮肤类白化病 okulokutaner Albinismus *m*
眼皮痣 okulokutaner Nävus *m*
眼疲劳 Asthenopie *f*, Kopiopie *f*
眼偏斜 Augenabweichung *f*
眼片 Brillenglas *n*
眼扑动 Augenflattern *n*
眼葡萄膜腮腺炎(黑福特病) Febris uveoparotidea *f*, Heerfordt-Krankheit *f*
眼葡萄膜炎 Uveitis *f*
眼前部缺血性视神经病变 anteriore ischämische Optikusneuropathie *f*
眼前段发育异常 Entwicklungsanomalie des Vordersegments *f*
眼前段发育障碍 Dysgenese des Vordersegments *f*
眼前段缺血 Ischämie des Vordersegments *f*
眼前段缺血性综合征 Syndrom der Ischämie des Vordersegments *n*
眼前段损伤 Verletzung des Vordersegments *f*
眼前段显微手术器械包 augenmikrochirurgischer Instrumentensatz des vorderen Segments *m*
眼前房 vordere Augenkammer *f*, Camera bulbi anterior *f*
眼前房出(积)血 Hyphäma *f*, Hyphaema *f*
眼前房积脓 Hypopyon *n*, Empyesis oculi *f*
眼前房角照相术 Goniophotographie *f*
眼前房相关免疫偏离 Vorderkammer-assoziierte Immundeviation *f*
眼前黑影 Augenschatten *m*
眼前庭听觉综合征 Okulovestibulo-auditorisches Syn-drom *n*
眼强闭 gewaltsame Schließung der Augen *f*
眼球 Augapfel *m*, Bulbus oculi *m*
眼球凹陷 Augendepression *f*
眼球保护器 Augapfelschutzgerät *n*, Augapfelprotektor *m*
眼球壁 Augapfelwände *f pl*
眼球表面干燥 Xerosis superficialis *f*
眼球玻璃体房 Camera vitrea bulbi *f*, hintere Augenkam-met *f*
眼球穿刺术 Augapfelparazentese *f*
眼球穿孔伤 penetrierende Wunde des Augapfels *f*
眼球垂直内陷性综合征 Vertikalretraktionssyndrom *n*, Stilling*-Türk* -Duane* Syndrom *n*
眼球挫伤 Augenkontusion *f*
眼球刀 Ophthalmotom *n*
眼球刀切开术 Ophthalmotomie *f*
眼球电极 AugapfeleJektrode *f*
眼球钝挫伤 Augapfelkontusion *f*, Kontusion des Augapfels *f*
眼球放光反射 Tapetenlichtreflex *m*
眼球非快动[相] zu wenig (od. keine schnelle) Augenbewegung *f*, Non Rapid Eye Movement <engl.>
眼球非快动相 NREM-Sehlaf *m* (NREM=non-rapid eye movement)
眼球浮动 Augenwippen *n*
眼球干燥 Xerophthalmus *m*
眼球刚度 okuläre Steifigkeit *f*
眼球共轭运动 konjugierte Augenbewegung *f*
眼球固定法 Opht|lalmostasis *f*
眼球固定镊 Augenpinzette *f*, Augenfixationspinzette *f*
眼球固定器 Ophthalmostat *m*
眼球后的 retrobulbär, retrobulbar (-is, -is, -e)
眼球后房 hintere Augenkammer *f*
眼球后极 Polus posterior bulbi oculi *m*, hinterer Pol des Augapfels *m*
眼球后瞳孔反射 retrobulbärer Pupillenreflex *m*
眼球活动 Augenbewegung *f*
眼球积血 Blutauge *n*, Hämophthalmus *m*
眼球间转移 interokularer Transfer *m*
眼球筋膜 Fascia bulbi *f*, Tenon* Faszie *f*
眼球筋膜囊下麻醉 Anästhesie des Unterzapfens *f*
眼球筋膜内肌纤维(兰斯特勒姆肌) kapsulopalpebrale Muskulatur *f*, Landstrom* Muskel *m*
眼球筋膜鞘 Faszienscheide des Augapfels *f*
眼球筋膜炎 Tenonitis *f*
眼球痨 Augentuberkulose *f*
眼球络膜静脉 Venae choroideae bulbi *f pl*
眼球囊 Tenon* Kapsel (od. Faszie) *f*, Fascia bulbi *f*
眼球囊(特农包膜) Augenkapsel *f*, Tenon-Kapsel *f*
眼球囊炎 Tenonitis *f*
眼球内非铁磁性异物取出术 Extraktion des nichtmagnetischen Intraokularfremdkörpers *f*
眼球内剪 intraokulare Schere *f*
眼球内晶体植入 Intraokularlinsenimplantation *f*
眼球内膜 Innentunika des Augapfels *f*
眼球内钳 Augapfel-in-Pinzette *f*
眼球内容剜出术 Ausweidung des Augapfels *f*, Exenteratio bulbi *f*
眼球内容摘除术 Evisceratio bulbi *f*
眼球内铁磁性异物吸出术 Extraktion des magnetischen Intraokularfremdkörpers *f*
眼球内陷 Endophthalmus *f*, Endophthalmie *f*
眼[球]内压 Intraokulardruck *m*, Augendmck *m*
眼球内咬切钳 intraokulare Schneidzange *f*
眼球内异物 intraokulärer Fremdkörper *m*
眼球内异物除去术 Extraktion des Intraoklarfremdkörpers *f*
眼[球]内注射 intraokuläre Einspritzung *f*
眼球破裂 Ruptura bulbi *f*, Ophthalmorrhexis *f*
眼球前房 vordere Augenkammer *f*, Camera bulbi anterior *f*
眼球前极 vorderer Pol des Augapfels *m*
眼球鞘 Vagina bulbi *f*, Fascia bulbi *f*
眼球切开术 Ophthalmotomie *f*
眼球软化 Ophthalmomalazie *f*
眼球上的 epibulbär, supraorbital, supraorbital (-is, -is, -e)
眼球上肿瘤 Augapfeltumor *m*
眼球水平切面 horizontaler Schnitt des Augapfels *m*
眼球调节 Anpassung des Augapfels *f*
眼球跳动 ruckartige Augenbewegung *f*
眼球铁质沉着 Siderose des Augapfels *f*
眼球突出[症] Exophthalmus *m*, Protrusio buibi *f*
眼球突出测量器 Exophthalmometer *n*, Statometer *n*
眼球突出的 exophthalmisch, exophthalmic (-us, -a, -um)
眼球突出计 Exophthalmometer *n*
眼球突出诱发因子 exophthalmos-producing factor <engl.>
眼球突度计 Exophthalmometer *n*, (Exophthalmo) Stato-meter *n*
眼球退缩综合征 Retraktionssyndrom *n*
眼球外肌 extraokuläre Muskeln *m pl*, Musculi bulbi *m pl*
眼球萎缩 Atrophia bulbi *f*, Phthisis bulbi *f*
眼球下沉 Augenpeilung *f*
眼球下陷 Enophthalmus *m*

眼球纤维膜 Tunica fibrosa oculi *f*
眼球陷没 Enophthalmus *m*, Enophthalmie *f*
眼球向内 Auge nach innen *f*
眼球向上 Auge nach oben *f*
眼球向外 Auge nach außen *f*
眼球向下 Auge nach unten *f*
眼球旋动 Okulogyrie *f*
眼球旋动危象 okulogyre Krise *f*
眼球旋转 Zykloduktion *f*
眼球血管膜 Tunica vasculosa bulbi *f*, Hailer* Membran *f*
眼球压力计 Ophthalmotonometer *n*, Tonometer *n*
眼球压迫器 bulbärer Kompressor *m*
眼球颜面反射 bulbomimischer Reflex *m*, Mondonesi* Reflex *m*
眼球运动 Augenbewegungen *f pl*
眼球运动记录器 Augenkamera *f*
眼球摘出钩 Enukleationshaken *m*
眼球摘出剪 Enukleationsschere *f*
眼球摘出匙 Enukleationslöffel *m*
眼球摘出术 Enukleation des Augapfels *f*, Enucleatio bulbi *f*
眼球摘除 Enukleation *f*
眼球摘除匙 Enukleationslöffel *m*
眼球照相机 Augapfelkamera *f*
眼球震颤 Nystagmus *m*, Talantropie *f*, Augenzittern *n*, Augenzucken *n*
眼球震颤的 nystaktisch
眼球震颤电流描记法 Elektronystagmographie *f*
眼球震颤电图 Elektronystagmogramm *n*
眼球震颤光电图 Photoelektronystagmogramm *n*
眼球震颤后效 postrotatorischer Nystagmus *m*, Nachnystagmus *m*
眼球震颤记录仪 Nystagmograph *m*
眼球震颤记录用电极 Elektronystagmographisehe Elek-trode *f*
眼球震颤描记器 Nystagmograph *m*
眼球震颤试验 Nystagmustest *m*
眼球震颤阻滞综合征 Nystagmus Blockade-Syndrom *n*
眼球周[围]的 zirkumokulär, zirkumbulbär
眼球周围阻滞 Peribulbärblock *m*
眼球追踪运动 Augenbewegungsverfolgung *f*
眼球纵切面 Längsschnitt des Augapfels *m*
眼屈光 Augenrefraktion *f*
眼屈光不正 Ametropie *f*
眼屈光度计 Augenrefraktometer *n*, Dioptometer *n*
眼软腭肌阵挛 okulopalataler Myoklonus (od. Tremor) *m*
眼扫视 Sakkade *f*
眼扫视运动 ruckartige Augenbewegung *f*
眼色 Augenfarbe *f*
眼色素 Ommochrom *n*
眼色素层 Uvea *f*, Stratum pigmenti bulbi oculi *n*
眼色素层的 uveal, uveal (-is, -is, -e)
眼色素层黑素瘤 Aderhautmelanom *n*
眼色素层葡萄肿 Uvealstaphylom *n*
眼色素层腮腺病发热 uveoparotides Fieber *n*
眼色素层腮腺炎 Uveoparotitis *f*
眼色素层外翻 Ektropium uveae *n*
眼色素层炎 Uveitis *f*
眼色素层炎的 uveitisch
眼色素膜脑膜炎 Uveomeningitis *f*
眼色素膜脑炎 Uveoenzephalitis *f*
眼上腭部褐青色痣(太田痣) Nävus Fusco-caeruleus Ophthalmomaxillaris *m*, Nävus von Ota *m*
眼上静脉 Vena ophthalmica superior *f*
眼上下跳动 Augenklapp *m*
眼上斜肌瘫痪 Lähmung des Musculus obliquus superiol oculi *f*, Obliquus-superior-Lähmung *f*
眼上直肌瘫痪 Lähmung des Musculus rectus superior oculi *f*
眼烧伤 Augenverätzung *f*, Augenverbrennung *f*
眼神经 Nervus ophthalmicus *m*, Ophthalmikus *m*
眼渗血 Ophthalmorrhoe *f*
眼生物测量仪 ugenbiometrie *f*
眼石 Augenstein *n*, Ophthaimolith *m*
眼适应 Augenanpassung *f*
眼适应计 Adaptometer *m*, Nyktometer *n*
眼手协调 Auge-Hand-Koordination *f*
眼受体 Augenrezeptor *m*
眼水平 Augenhöhe *f*
眼撕裂伤 Augenriss *m*
眼死后改变 postmortale Veränderungen der Augen *f pl*
眼速动 schnelle Augenbewegung *f*
眼随意运动野 freiwilliges Augenbewegungsfeld *n*
眼损伤 Augenverietzung *f*, Verletzung des Auges *f*
眼天疱疮 Augenpemphigus *m*
眼调节 Augenakkommodation *f*
眼调节麻痹 Akkommodationslähmung *f*
眼跳 Sakkade *f*
眼跳速度 Sakkadengeschwindigkeit *f*
眼停 Augenpause *f*
眼铜屑沉着病 okuläre Chalkose *f*
眼瞳孔反射 okulopupillärer Reflex *m*, okulosensorischer reflex *m*
眼痛 Augenschmerz *m*, Ophthalmalgie *f*, Ophthalmody-nie *f*
眼头运动反射 okulozephalogyraler Reflex *m*
眼透镜 Augenlinse *f*, Okularlinse *f*
眼透照镜 Ophthalmodiaphanoskop *n*
眼透照器 okulärer Transilluminator *m*
眼外的 extraokulär, extraocular (-is, -is, -e)
眼外肌病 extraokuläre Myopathie *f*
眼外肌肌肉控制 Kontrolle des Extraokularmuskels *f*
眼外肌麻痹 Ophthalmoplegia externa *f*
眼外肌前移及后徒 Anteriorization und Rezession
眼外肌手术 Operation des Extraokularmuskels *f*
眼外肌损伤 Verletzung des Extraokularmuskels *f*
眼外肌塌陷 Kollaps des Extraokularmuskels *m*
眼外肌瘫痪 Ophthalmoplegia externa *f*
眼外肌运动 extraokuläre Bewegung *f*
眼外角 Angulus oculi lateralis *m*
眼外角点 Ektokanthion *n*
眼外科手术 Augenoperation *f*
眼外伤 Augenverletzung *f*
眼外直肌 Musculus rectus lateralis oculi *m*
眼外直肌瘫痪 Lähmung des Musculus rectus lateralis oculi *f*, Lateralislähmung (Auge) *f*
眼外轴 Axis bulbi externus *m*
眼外眦 Angulus oculi lateralis *m*
眼外眦角点 Exokanthion *f*
眼微震颤 Mikrotremor der Augen *m*
眼萎缩 okuläre Dystrophie *f*
眼位对正评估 Beurteilung der Augenausrichtung *f*
眼位偏斜 Augenabweichung *f*
眼窝 Augenhöhle *f*
眼窝的 orbital
眼窝外侧壁 laterale Orbitawand *f*
眼窝狭窄 stenotische Augenhöhle *f*
眼窝再造 Rekonstruktion der Augenhöhle *f*
眼窝再造术 Rekonstruktion der Augenhöhle *f*
眼无重力错觉 okulo-agravische Illusion *f*
眼细胞学 okuläre Zytologie *f*
眼下颌颅面骨畸形 Okulo-mandibulo-Dyszephalie *f*
眼下颌颅面骨畸形伴毛发稀少 Okulo-mandibulo-Dyszephalie

mit Hypotrichose *f*
眼下静脉 Vena ophthalmica inferiot *f*
眼下斜肌瘫痪 Lähmung des Musculus obliquus inferior oculi *f*, Obliquus-inferior-Lähmung *f*
眼下直肌瘫痪 Lähmung des Musculus rectus inferior oculi *f*
眼下转 okuläre Infraduktion *f*
眼纤维膜 Fasertunika *f*
眼-腺综合征 okuloglandulläres Syndrom *n*
眼斜向上 aufsteigende Augenschräge *f*
眼心反射 okulokardialer Reflex *m*
眼型 Okularform *f*
眼型偏头痛 Augenmigräne *f*
眼型重症肌无力 okuläre Myasthenia gravis *f*
眼性斜颈 okulärer Schiefhals *m*
眼修复术 Kunstauge *n*, Augenprothese *f*
眼旋转错觉 okulclgyrale Illusion *f*
眼穴按摩 Augenmassage *f*
眼血管膜 Tunica vasculosa bulbi *f*, vaskuläre Tunika *f*
眼血流图描记 Rheoophthalmographie *f*（ROG）
眼压 Intraokulardtuck *m*, Ophthalmotonus *m*
眼压测量[法] Tonometrie *f*
眼压测量法 Ophthalmotonometrie *f*, Tonometrie *f*
眼压测量精度 Genauigkeit der Tonometrie *f*
眼压计 Ophthalmotonometer *n*
眼压计标准化 Tonometerstandardisierung *f*
眼压描记 Tonographie *f*
眼牙 Augenzahn *m*
眼牙骨发育不良 okulodentoossäre Dysplasie *f*
眼牙骨综合征 okulo-dento-ossales Syndrom *n*, okulodentoossäres Syndrom *n*
眼牙指(趾)发育不良 okulo-dento-digitale Dysplasie *f*
眼-牙-指发育障碍综合征 Dysplasia oculodentodigitalis *f*, okulodentOdigitales Syndrom *n*, Meyer* -Weyers* Syndrom *n*
眼牙指综合征 okulodentodigitales Syndrom *n*
眼芽 Augenbecher *m*, Augenknospe *f*
眼咽反射 okulopharyngealer Reflex *m*
眼咽肌营养不良 okulopharyngeale Muskeldystrophie *f*
眼咽型肌营养不良 okulopharyngeale Dystrophie *f*, okulopharyngeale Muskeldystrophie *f*
眼咽性肌营养不良症 okulopharyngeale Muskeldystrophie *f*
眼咽营养不良 okulopharyngeale Dystrophie *f*
眼咽综合征 okulopharyngeales Syndrom *n*
眼炎 Augenentztlndung *f*, Ophthalmitis *f*, Ophthalmie *f*
眼炎的 ophthalmitisch
眼羊狂蝇蛆病 Ophthalmomyiasis *f*
眼药水 Augentropfen *m pl*
眼药物相互作用 Interaktion der Augendroge *f*
眼药物学 okuläre Pharmakologie *f*
眼音距 Auge-Stimme-Spanne *f*
眼蝇 Augenfliege *f*
眼蝇蛆病 Augenmadenfraß *m*, Augenmyiasis *f*
眼[源]生长因子 Augen-abgeleiteter Wachstumsfaktor *m*
眼用测量器 Augenmeßgerät *n*
眼用电磁吸铁器 Augenelektromagnet *m*, Augenmagnet *m*
眼用脉冲电磁铁 optischer Impulselektromagnet *m*
眼用膜剂 Augeninsert *n*
眼用镊 Augenpinzette *f*
眼用溶液 Augenlösung *f*
眼用软膏 Augensalbe *f*
眼用手持电磁铁 optischer reichender Elektromagnet *m*
眼用手术刀 ophthalmologisches Messer(od. Skalpell) *n*, Augenmesser *n*
眼用手术剪 ophthalmologische Schere *f*, Augenschere *f*
眼用显微持针钳 Mikronadelhalter für Augenheilkunde *m*
眼用显微环镊 geöffnete Zange für Mikro-Ophthalmologie *f*
眼用显微结扎镊 Mikrobindenzange *f*
眼用显微手术剪 Mikroaugenschere *f*
眼用眼膏 Augensalbe *f*
眼用异物定位摘出器械包 Auge Fremdkörper Auffinden Enukleation Instrument *n*
眼用制剂 Augenpräparat *n*
眼优势 Augendominanz *f*
眼优势倒转 umgekehrte Augendominanz *f*
眼优势交替 alternierende Augendominanz *f*
眼优势柱 Okulardominanzsäulen *f pl*
眼原发性刺激试验 primärer Reizungstest der Augen *m*
眼运动的 optikokinetisch
眼运动反射 optokinetischer Reflex *m*
眼运动范围 Augenbewegungsbereich *m*
眼运动通路 okuläre Motorbahn *f*
眼胀 Augenschwellung *f*
眼障碍 Augenerkrankung *f*
眼罩 Augenschirm *m*
眼罩(遮) Augenklappe *f*, Augenschirm *m*
眼折射 Augenrefraktion *f*
眼真菌病 Okulomykose *f*
眼震[颤] Nystagmus *m*
眼震电流描记器 Elektronystagmographie *f*
眼震电图 Elektronystagmogramm *n*
眼震电图描记法(术) Elektronystagmographie *f*
眼震电图描记器 Elektronystagmograph *m*
眼震电图仪 Elektronystagmograph *m*
眼震光电图描记法 Photoelektronystagmographie *f*, photoelektrische Nystagmographie *f*
眼整形学 Okuloplastik *f*
眼直径运动失调 ataktische konjugierte Augenbewegung *f*
眼植物神经通路 okuläre autonome Leitungsbahn *f*
眼指反射 okulodigitaler Reflex *m*
眼指示 Augenhinweis *m*
眼肿瘤专家 okulärer Onkologe *m*
眼重力错觉 okulogravische Illusion *f*
眼周的 periophthalmisch, periokulär
眼周皮质类固醇注射 periokuläre Kortikosteroid-Injektion *f*
眼周药物注射 periokuläre Drogeninjektion *f*
眼周阻滞 peribulbäre Blockade *f*
眼轴 Augenachse *f*, Axis oculi *m*
眼轴位扫查 Achse-Ort-Scan des Auges *m*
眼追随运动(追随通路)系统 System der Augenbewegungsverfolgung *n*
眼自伤 Odipismus *m*, Odipodismus *m*
眼眦异位 Dystopia canthorum *n*
眼组织胞浆菌病 okuläre Histoplasmose *f*
罨剂 Fomentatio *f*, Fomentum *n*
演变 Entwicklung *f*, Evolution *f*
演化 Evolutio *f*, Evolution *f*
演化学说 Evolutionstheorie *f*
演进性优生学 progressive Eugenik *f*
演示 Demonstration *f*
演示程序 Demo-Programm *n*
演替 Nachfolge *f*
演替顶极群落 Klimaxgesellschaft *f*
演替阶段 Serienstufe *f*
演戏 Spiel *n*
演戏疗法 Drama-Therapie *f*
演绎 Deduktion *f*
演绎法 deduktive Methode *f*
演绎思维 deduktives Denken *n*

演绎推理 deduktives Denken *n*
演绎语言 deduktive Sprache *f*
演绎知识 deduktives Wissen *n*
鼹属 Talpa *f*
鼹鼠皮 Moleskin *n*
鼹鼠皮硬膏 Moleskinpflaster *n*

yàn 厌咽彦艳验焰餍燕赝

厌臭症 Osmodysphorie *f*
厌恶 Ekel *m*, Aversion *f*
厌恶刺激 aversiver Reiz *m*
厌恶行为 Aversionsverhalten *n*
厌恶结婚(厌婚症) Misogamie *f*
厌恶疗法 Aversionstherapie *f*
厌恶女人(厌女症) Misogynie *f*
厌恶人类倾向(嫌人症) Misanthropie *f*
厌恶条件反射 Aversionstherapie *f*
厌恶新奇 Misoneismus *m*
厌恶治疗(治疗不良习性的对抗疗法) Aversionstherapie *f*
厌骨性肿瘤 hundemüder Tumor *m*
厌倦 Taedium *n*, Langweiligkeit *f*, Mattigkeit *f*
厌倦预防 Prävention des Burnout *f*
厌气的 anaerob, anaerobiotisch
厌气培养 Anaerobkultur *f*
厌食的 anorektisch, appetitlos
厌食剂 Appetitzügler *m*, Anorexikum *n*
厌食药 Appetitzügler *m*, Anorektikum *n*
厌食症 Anorexie *f*, Aoositie *f*, Fastidium *n*, Apositie *f*
厌食症和恶病质 Anorexie und Kachexie
厌世 Misanthropie *f*, Exanthropie *f*, Misopsychie *f*
厌世型精神分裂症 thanatotische Schizophrenie *f*
厌新症 Misoneismus *m*
厌养培养基 anaerobes Nährmedium *n*
厌氧[菌]培养 anaerobe Kultur *f*
厌氧代谢 anaerober Stoffwechsel *m*
厌氧蛋白分解酶 Anaerobiose *f*
厌氧的 anaerob, anaerobisch, anaerobiontisch
厌氧分解 anaerober Abbau *m*
厌氧杆菌 Anaerobier *m*, Bacillus anaerobius *n*
厌氧罐 Anaerobentopf *m*
厌氧呼吸 anaerobe Atmung *f*, Reduktionsatmung *f*
厌氧酵解 anaerobe Glykolyse *f*
厌氧菌 anaerobe Bakterien *n pl*, Anaerobionten *m pl*
厌氧菌败血症 anaerobe Septikämie *f*
厌氧菌感染 anaerobe Infektion *f*
厌氧菌培养 anaerobe Kultur *f*
厌氧菌性骨髓炎 anaerobe Osteomyelitis *f*
厌氧链球菌性败血病 Septikämie durch anaerobe Streptokokken *f*
厌氧流化床反应器 anaerober Wirbelschichtreaktor *m*
厌氧酶 Anaerase *f*
厌氧培养 Anaerobierkultur *f*
厌氧培养基 Anaerobierkulturnährboden *m*, Anaerobier-kulturmedium *n*
厌氧培养系统 anaerobes Kultursystem *n*
厌氧培养箱 anaerober Inkubator *m*
厌氧生活 Anoxybiose *f*, Anaerobiose *f*
厌氧生物 Anaerobier *m*
厌氧手套箱 anaerober Handschuhkasten *m*
厌氧微生物 Anaerophyt *m*
厌氧消化链球菌 Peptostreptococcus anaerobius *m*
厌氧型 anaeroberTypm(od. Form *f*)
厌氧性的 anaerob, anaerob(iont)isch
厌氧性蜂窝组织炎 anaerobe Phlegmone *f*
厌氧性抗毒素 anaerobes Antitoxin *n*
厌氧性链球菌 Streptococcus anaerobius *m*
厌氧性生物,厌氧菌 Anaerobier *m*
厌氧芽胞杆菌 anaerobe sporenbildende Bazillen *m pl*
厌饮 Aposie *f*
咽下困难 Dysphagie *f*, Schluckbeschwerde *f*, Acetaposis *f*
彦岛血清型 Hikojima-Serotyp *m*
艳蓝色 königsblau
艳绿色的 smaragdin
验电法 Elektroskopie *f*, Rheoskopie *f*
验电器 Elektroskop *n*, Rheoskop *n*
验方 empirische Rezepte *n pl*
验粪 Stuhluntersuchung *f*
验光法 Sehprüfung *f*, Optometrie *f*
验光师 Optometrist *m*
验后比 nachprüfende Odds *f*
验后概率 Nachtest-Wahrscheinlichkeit *f*
验明 Identifikation *f*
验尿 Harnuntersuchung *f*, Urinanalyse *f*
验前比 vorprüfende Odds *f*
验前概率 Vortest-Wahrscheinlichkeit *f*
验声器 Phonoskop *n*, Phonometer *n*
验尸 Leichen(be)schau *f*, Obduktion *f*, Nekropsie *f*
验尸官 Coroner *m*, Leichenbeschauer *m*
验尸官法规 Regeln des Leichenbeschauers *f pl*
验尸官条例 Akt des Leichenbeschauers *m*
验尸官系统 Coroner-System *n*
验尸所 Leichenschauhans *n*, Morturium *n*
验尸团 gerichtliche Untersuchung *f*
验收 Akzeptanz *f*
验收标准 Akzeptanzkriterien *n pl*
验收测试 Abnahmeprüfung *f*
验收核对(检查) Abnahmeprüfung *f*
验收试验 Abnahmetest *m*, Akzeptanzstudie *f*, Zulassungsprüfung *f*
验收性能试验 funktioneller Akzeptanztest *m*
验收要求 Annahmeanforderung *f*
验血诊断法 Hämatomanz *f*
验证性研究 Bestätigungsstudie *f*
验证性因子分析(证实性因子分析) konfirmatorische Faktoranalyse *f*
焰红 Phloxin *n*, Erythrosin B *n*
焰红染料 Phloxin *n*
焰色 Flammenfärbung *f*
焰色反应 Flammenreaktion *f*
焰色试验 Flammenfarbenprobe *f*
焰色痣 Feuermal *n*, Naevus flammeus *m*
焰体 Flammenkörper *m*
焰细胞 Flammzelle *f*, Sotenozyt *m*
焰细胞排列方式 Muster der Flammzellen *n*
焰增强器 Flammenverstärker *m*
餍足系统 Sättigungssystem *n*
餍足效应 Sättigungseffekt *m*
燕麦蛋白 Avenin *n*
燕麦灵 Barban *n*
燕麦硫蛋白 Avenothionin *n*
燕麦片 Haferflocken *pl*, Hafermehl *n*
燕麦属 Avena *f*
燕麦细胞癌 Haferzellkarzinom *n*
燕麦形细胞 haferförmige Zellen *f pl*, Hafer-Zellen *f pl*
燕麦浴 Haferflocken-Bad *n*
燕麦皂甙 A Avenakosid A *n*
燕麦脂硫蛋白 Lipoavenothionin *n*
燕窝 Vogelnest *n*

赝复体 Prothese *f*
赝品 Fälschung *f*
赝像 Artefakt *n*

YANG 扬羊阳杨佯洋仰养氧痒样恙

yáng 扬羊阳杨佯洋

扬尘 steigender Staub *m*
扬哥枸橼酸杆菌 Citrobacter Youngae *n*
扬弃(取消) abrogieren
扬声器 Mikrophon *n*, Lautsprecher *m*
扬氏综合征 Young* Syndrom *n*
羊包虫 Schafechinokokkenblase *f*
羊布鲁菌(马尔他布鲁菌,旧称羊布氏杆菌) Brucella ovis *f*
羊布氏杆菌 Brucella ovis *f*
羊肠线 Katgut *m*, Schafdarmsaite *f*
羊肠线纱布 Katgutgaze *f*
羊齿烯 Femen *n*
羊齿状结晶 Farnkrystall *m*, famkrautartiger Krystall *m*
羊的渗出性皮炎 klumpige Wolle *f*
羊的血型 Blutgruppen bei Schafen *f pl*
羊痘 Schafpocke *f*, Ovina *f*, Ovine *f*
羊痘病毒 Orf-Virus *n*, Schafpockenvirus *n*
羊痘疮 Schafpocke *f*
羊痘接种 Ovination *f*
羊肚菌状的 morchelloid
羊粪样便 Schafkotstuhl *m*, Schaikotknoten *m*
羊羔蹒跚病 enzootische Ataxie *f*
羊红细胞 rotes Blutkörperchen von Schafen *n*
羊剪绒垫 Schafsfell *n*
羊角拗甙 Divasid *n*
羊角拗异甙 Divastrosid *n*
羊疥螨 Sarcoptes ovis *m*
羊狂蝇 Oestrus ovis *m*
羊狂蝇属 Oestrus ovis *m*, Schafbremse *f*
羊毛 Wolle *f*, Schafwolle *f*
羊毛[甾]二烯 Lanostadien *f*
羊毛[甾]二烯醇 Lanostadienol *n*
羊毛[甾]烯 Lanosten *n*
羊毛[甾]烯酮 Lanostenon *n*
羊毛蜡 Lanocerin *n*
羊毛蜡醇 Wollwachsalkohol *m*
羊毛蜡酸 Lanocerinsäure *f*
羊毛硫氨酸 Lanthionin *n*
羊毛绿 B Eriogrfün-B *n*
羊毛罂红 Erioglaucin *n*
羊毛甾醇 Lanosterin *n*
羊毛甾烷 Lanostan *n*
羊毛脂 Adeps lanae *m*, Lanolin *n*, Wollfett *n*
羊毛脂醇 Lanolinalkohol *n*
羊毛脂酸 Lanocerinsäure *f*
羊毛脂甾醇 Lanosterol *n*
羊毛状的 wollig
羊毛状发 Wollhaar *n*
羊毛状发痣 Wollhaarnävus *m*
羊毛状块 Schäfchenmasse *f*
羊毛棕榈酸 Lanopalmitinsäure *f*
羊鸣音 Ziegenmeckern *n*, Agophonie *f*
羊膜 Amnion *n*, Schafhaut *f*
羊膜[性]栓塞 amniotische Embolie *f*
羊膜[腔]穿刺术 Amniozentese *f*
羊膜[粘连]带综合征 Amnionbandsyndrom *n*
羊膜包涵囊肿 Inklusionszyste des Amnions *f*
羊膜病变 Amnionaffektion *f*, Amnionbefall *m*
羊膜穿刺[术] Amniozentese *f*
羊膜穿破器 Amniotom *n*
羊膜穿破术 Amniotomie *f*
羊膜带综合征 Amnionband-Syndrom *n*
羊膜的 Amniotisch, amnial, amnial(-is, -is, e)
羊膜动物 Amniontier *n*
羊膜动物类 Amniota *pl*, Amnionten *pl*
羊膜分泌 Amnionsekretion *f*
羊膜感染综合征 Amnioninfektionssyndrom *n*
羊膜结节 Nodosum des Amnions *m*
羊膜镜 Amnioskop *n*
羊膜镜检查法 Amnioskopie *f*
羊膜类 Amniota *f*, Amnioten *pl*
羊膜鳞状化生 amniotische Plattenepithelmetaplasie *f*
羊膜瘤 Amnioma *n*
羊膜卵 Amnionei *n*
羊膜囊 Amnionsack *m*, Amnionblase *f*
羊膜囊穿刺 Amniozentese *f*
羊膜囊造影 Amniographie *f*
羊膜囊窒息 Asphyxie durch Fruchtblase *f*
羊膜内的 intraamniotisch
羊膜破裂 Amnionruptur *f*
羊膜腔 Amnionhöhle *f*, Fruchthöhle *f*
羊膜腔穿刺术 Amniozentese *f*
羊膜腔感染 Infektion der Amnionhöhle *f*, Amnionhöh-leninfektion *f*
羊膜腔内前列腺素注射妊娠终止 intraamniotische Injektion yon Prostaglandin zur Schwangerschaftsunter-brechung *f*
羊膜腔内天花粉注射妊娠终止 intraamniotische Injektion yon Trichosanthin zur Schwangerschaftsunterbrechung *f*
羊膜腔内注射 intraamniotische Injektion *f*
羊膜腔照相术 Amniographie *f*
羊膜绒毛 Amnionzotten *f pl*, Chorionzotten *f pl*
羊膜肉阜 Amnionkarunkel *f*
羊膜上皮异常 Anomalie des Amnionepithels *f*
羊[膜]水 Amnionflüssigkeit *f*, Fruchtwasser *n*
羊膜索 Amnionband *n*
羊膜外的 extraamniotisch, extraamnial, extraamniai(-is, -is, -e)
羊膜吸入 Fruchtwasseraspiration *f*
羊膜细胞 Amnionzelle *f*
羊膜下血肿 subamniotisches Hämatom *n*
羊膜形成 Amniongenese *f*
羊膜炎 Amnionentzündung *f*, Amnionitis *f*
羊膜移植 Amniontransplantation *f*
羊膜早破 vorzeitiger Blasensprung *m*, frühzeitige Amnionruptur *f*
羊膜早破畸形谱 Spektrum der frühen Amnionruptur *n*
羊膜造影术 Amniographie *f*
羊膜粘连 Amnionverwachsung *f*
羊膜褶 Amnionfalte *f*
羊膜植入术 Amnionimplantation *f*
羊奶 Schafmilch *f*
羊皮纸 Pergament *n*
羊皮纸心脏 Pergamentherz *n*
羊皮纸样化 Pergamentisierung *f*
羊皮纸样右心室(尤尔畸形) pergamentartiger rechter Ventrikel *m*, Uhl-Anomalie *f*
羊蜱蝇痒病 Schaflausfliege-Juckreiz *m*
羊肉 Hammel *m*, Ziegenfleisch *n*
羊肉孢子虫 Sarcocystis tenella *f*
羊乳[喂养]性贫血 Ziegenmilchanämie *f*
羊瘙痒病 Scrapie *f*
羊瘙痒症朊病毒 Prion der Scrapie *n*

羊水 Amnionflüssigkeit *f*, Fruchtwasser *n*
羊水斑 Fruchtwasserfleck *m*
羊水斑检验 Untersuchung des Fruchtwasserflecks *f*
羊水斑型 ABO-Blutgruppen im Fruchtwasserfleck *f pl*
羊水斑种族鉴定 Speziesidentifikation von Fruchtflecken *f*
羊水成分 Bestandteile der Amnionflüssigkeit *m pl*
羊水穿刺[术] Amniozentese *f*
羊水胆红素扫描 Scan des amniotischen Bilirubins *m*
羊水肺栓塞 Fruchtwasserembolie der Lunge *f*
羊水分光光度计分析 spektrophotometrische Analyse des Fruchtwassers *f*
羊水分析 Fruchtwasseranalyse *f*
羊水过多 Hydramnion *n*, Polyhydramnie *f*
羊水过少 Oligoamniose *f*, Hypamnion *n*
羊水检查(验) Fruchtwasseruntersuchung *f*
羊水结晶 Fruchtwasserkristall *n*
羊水来源的干细胞 Stammzelle aus Fruchtwasser *f*
羊水量 Fruchtwasservolumen *n*
羊水磷脂酰甘油 Phosphatidylglycerin des Fruchtwassers *n*
羊水泡沫试验 Schaumprobe des Fruchtwassers F
羊水栓塞 Fruchtwasserembolie *f*
羊水吸入性肺炎 Fruchtwasser-Aspirationspneumonie *f*
羊水吸入 Fruchtwasseraspiration *f*
羊水吸入性肺炎 Fruchtwasseraspirationspneumonie *f*
羊水吸引器 Fruchtwasser-Vakuumextraktor *m*
羊水细胞 Amniozyt *m*
羊水细胞培养 Fruchtwasserzellkultur *f*
羊水溢 Amniorrhoe *f*
羊水造影术 Amniographie *f*
羊水指数 Fruchtwasserindex *m*
羊跳跃病 Springseuche *f*, Schafdrehkrankheit *f*
羊跳跃病病毒 Louping-ill-Virus, *n* (L-I-Virus)
羊跳跃病毒 Virus der Springseuche *n*
羊仰钩虫 Bunostomum trigonocephlum *m*
羊脂 Sevum *n*, Sebum *n*, Adeps ovilus *m*, Hammeltalg *m*
羊脂状角膜后沉着物 Hammelfett keratic Ausscheidung *f*
阳(正)碳离子 Carboniumion *n*
阳电荷 positive Ladung *f*
阳电极 Anode *f*, positive Elektrode *f*, Anelektrode *f*
阳电子 Positron *n*, Positivelektron *n*
阳电子脑瘤定位[描记]图 Positronenzephalogramm *n*
阳电子照相机 Positronkamera *f*
阳极 Anode *f*
阳极 Anode *f*, positiver Pol *m*
阳极保护法 Anodenschutzmethode *f*
阳极的 anodisch
阳极电解液 Anolyt *m*, Anodenflüssigkeit *f*
阳极电紧张 Anelektrotonus *m*
阳极电紧张电流 anelektrotonischer Strom *m*
阳极断电收缩 Anodenöffnungszuckung *f* (AnOZ)
阳极反应 Anodenreaktion *f*
阳极溶出伏安法 Anoden-Stripping-Voltammetrie *f*
阳极通电收缩 Anodenschließungszuckung *f* (AnSZ)
阳极效应 Anodeneffekt *m*
阳极氧化 Anodenoxidation *f*
阳极直接水冷式X线机 Anoden-Direktwasserkühlungs-system-Röntgenapparat *n*
阳具 Priapos *m*
阳具崇拜期 ödipale Phase *f*
阳具恋 phallische Liebe *f*
阳具期 ödipale Phase *f*
阳离子 Kation *n*, positives Ion *n*
阳离子表面活性剂 oberflächenaktiver Stoff der Kation *m*
阳离子表面活性消毒剂 kation-oberflächenaktives Desinfektionsmittel *n*
阳离子催化聚合 katalytische Polymerisation der Katio-nen *f*
阳离子蛋白 Kationenprotein *n*
阳离子的分析 Kationanalyse *f*
阳离子电泳 Kataphorese *f*
阳离子电泳的 kataphoretisch
阳离子多聚物 Kationenpolymer *n*
阳离子分组 Kationgruppierung *f*
阳离子活度 Kationaktivität *f*
阳离子活化 Kationaktivierung *f*
阳离子交换剂 Kafionenaustauscher *m*, Kationit *m*
阳离子交换膜 Kationaustauschmembran *f*
阳离子交换器 Kationenaustauscher *m*
阳离子交换树脂 kationische Resine *n pl*, Katresine *n pl*, Kationenaustauschharz *n*
阳离子流 anionischer Strom *m*
阳离子染料 kationischer Farbstoff *m*
阳离子染色 Kationfärbung *f*
阳离子酸 Kationsäure *f*
阳离子头 Kationkopf *m*
阳离子型表面活性剂 Kationensurfactant *m*
阳离子型去污剂 Kationendetergentien *n pl*
阳离子移变[现象] Kationotropie *f*, Tautomerie mit Platz-wechsel der Kationen *f*
阳离子-阴离子相互作用 Kation-Anion-Wechselwirkung *f*
阳离子转(移)位酶 Kationtranslokase *f*
阳离子转运蛋白 Transportprotein der Kation *n*
阳起石 Aktinolith *m*
阳痿 Impotentia *f*, Impotenz *f*, Manneschwäche *f*
阳痿,心因性 psychogene Manneschwäche *f*
阳型修整 Gipsmodifikation *f*
阳性 Rhesus-positiv
CD8T 阳性 T 淋巴细胞 CD8-positiver T-Lymphozyt *m*
阳性标准 positive Kriterien *n pl*
阳性的 positiv
阳性的(过碘酸希夫阳性的) Perjodsäure-Schiff-positive, PAS-positive
阳性对比剂关节造影术 Arthrographie mit positivem Kon-trastmittel *f*
阳性对比剂脊髓造影术 Myelographie mit positivem Kon-trastmittel *f*
阳性对照 Positivkontrolle *f*
阳性对照试验 Positivkontrolltest *m*
阳性反应 positive Reaktion *f*
阳性和阴性综合征量表 Skale des positiven und negativen Syndroms *f*
阳性基底膜 PAS positive Basalmembran *n*
阳性接目镜 positives Okular *n*
阳性结果 positives Ergebnis *n*
阳性结石 röntgen-positiver Stein *m*, schattengebender Stein *m*, röntgenundurchlässiger Stein *m*
阳性率 positive Rate *f*
阳性盲点 visuelle Obskure *f*
CD30 阳性皮肤淋巴增殖性疾病 CD30-positive kutane lymphoproliferative Erkrankung *f*
阳性期 positive Phase *f*
阳性强化物 Positivverstärker *m*
阳性趋化作用 positive Chemotaxis *f*
阳性染色(荧光) Positivfärbung (Fluoreszein) *f*
阳性扫描剂 positives Scanningagens *n*
阳性似然比 positive Likelihood Ratio *f*
阳性体征 positiver Befund *m*, positives Zeichen *n*
阳性条件反射 positiver bedingter Reflex *m*
阳性显像 positive Bildgebung *f*

阳性选择 Positivselektion *f*
阳性预测(告)值 positiver Vorhersagewert *m*
阳性预告值(阳性预测值) positiver prädiktiver Wert *m*
阳性元素 positives Element *n*
阳性症状 positive Symptome *n pl*
阳性症状评定量表 Beurteilungsskale des Postivsymptoms *f*
阳性组分 positiver Bestandteil *m*
杨赫三色说 Young* -Helmholtz* Theorie *f*, Dreifarbentheorie *f*
杨赫颜色理论 Young* -Helmholtz* Farbtheorie *f*
杨梅 Myrica rubra *f*
杨梅甙 Myricitrin *n*, Arbutin *n*
杨梅黄素 Myricetin *n*
杨梅科 Myricaceae *pl*
杨梅舌 myrica Zunge *f*
杨梅属 Myrica *f*
杨梅树皮甙 Myricitrin *n*
杨梅树皮素 Myricetin *n*
杨梅酮 Myricetin *n*
杨梅样毛细血管瘤 Erdbeerangiom *n*
杨梅脂 Myrikawachs *n*
杨梅状 erdbeerartig
杨氏模量 Young* Dehnungsmodel *m*
佯攻 Finte *f*
佯装游戏 Vortäuschungsspiel *n*
洋菝葜混皂甙 Sarsasaponin *n*
洋菝葜皂甙原 Sarsasapogenin *n*
洋菜(洋粉,琼脂) Agar *m*, Agar-Agar *m/n*
洋葱 Küchenzwiebel *f*, Allium cepa *n*
洋葱根尖 Zwiebelwurzelspitze *f*
洋葱形 Cepaeform *f*
洋葱状的 lauchähnlich
洋翠雀碱 Ajacin *n*, Ajaconin *n*
洋地黄 Fingerhut *m*, Digitalis *n*
洋地黄处理[法] Digitalisierung *f*
洋地黄醇甙 Digitenolid *n*, Digitenolglykosid *n*
洋地黄次甙 Strospesid *n*
洋地黄甙 Digitalin *n*
洋地黄酊 Tinctura digitalis *f*
洋地黄毒甙 Digitoxin *n*, Digitalinum crystallisatum *n*
洋地黄毒甙配基 Digitoxigenin *n*
洋地黄毒甙元 Digitoxigenin *n*
洋地黄毒苷 Digitoxin *n*
洋地黄毒糖 Digitoxose *f*
洋地黄蒽醌 Digitolutein *n*
洋地黄粉 Digitalispulver *m*, Pulvis Foliorum Digitalis *m*
洋地黄化 Digitalisierung *f*
洋地黄黄素 Digicitrin *n*
洋地黄可甙 Digicorin *n*
洋地黄可甙元 Digicorigenin *n*
洋地黄类药物中毒 Digitalisvergiftung *f*, Digitalisintoxikation *f*, Digitalismus *m*
洋地黄片 Tabellae Digitalis *f*
洋地黄普甙 Digiprosid *n*
洋地黄三糖 Digilanidotriose *f*
洋地黄属 Digitalis *f*
洋地黄糖 Digitalose *f*
洋地黄糖醛酸 Digikuronsäure *f*
洋地黄效应 Digitaliseffekt *m*
洋地黄叶 Digitalisblätter *n pl*, Folia Digitalis *n pl*
洋地黄皂(甙)化物 Digitonid *n*
洋地黄皂(甙)配基 Digitogenin *n*
洋地黄皂甙 Digitonin *n*
洋地黄皂苷(甙)基质酸洗脱技术 Digitonin Stroma Säureelution Technik *f*
洋地黄制剂 Digitalispräparate *n pl*
洋地黄中毒 Digitalisvergiftung *f*, Digitalisintoxikation *f*, Digitalismus *m*
洋橄榄 Ölbaum *m*, Olea *f*
洋橄榄苦甙 Oleuropein *n*
洋橄榄内酯 Elenolid *n*
洋橄榄油 Oleum olivarum *n*, Oleum olivae *n*
洋红 Karmin *n*, Carminum *n*, basisches Fuchsin *n*
洋红丁香紫色 Magentalila *n*
洋红霉素 Carminomycin *n*
洋红色 Magenta *n*
洋槐[黄]素 Robinetin *n*
洋槐甙 Robinin *n*
洋蓟酸 Cynarin *n*
洋金花制剂 Flos-Daturae-Präparate *n pl*
洋李甙 Prunin *n*, Prunasin *n*
洋蓍草 Schafgarbe *f*
洋娃娃眼征(康特利征,维多维茨征) Puppenaugen-Zeichen *n*, Cantelli-Zeichen *n*
洋芫荽甙 Diosmin *n*
D- 洋芫荽糖 Apiose *f*
洋芫荽子酸 Petroselinsäure *f*

yǎng 仰养氧痒

仰角 Elevation *f*, Elevationssteuerung *f*
仰角转变 Elevationssteuerung *f*
仰慕 Bewunderung *f*
仰伸 Erweiterung *f*
仰卧 Rückenlage *f*
仰卧的 auf dem Rücken liegend, Klinostatisch
仰卧低血压综合征 klinostatisches hypotensives Syndrom *n*
仰卧位 Rückenlage *f*, Klinostatik *f*
仰卧位低血压综合征 supiniertes hypotensives Syndrom *n*
仰卧位头靠 Kopfstütze bei Rückenlage *f*
仰卧姿势 Rückenlage *f*
仰趾弓形足 Hackenhohlfuß *m*
仰趾内翻足 Hackenhohlfuß *m*
仰趾外翻足 Pes calcaneovalgus *m*
仰趾足 Hackenfuß *m*, Talipes calcaneus *m*, Pes calca-neus *m*
养虫室 Insektarium *n*
养蜂人 Imker *m*, Bienenzüchter *m*
养父 Adoptivvater *m*
养鸽者肺 Lunge des Vogelliebhabers *f*
养老院 Greisenheim *n*, Gerokomium *n*
养料 Nährstoffe *m pl*
养鸟人肺 Vogelzüchterlunge *f*
养生保健仪器 Fithalten und Gesundheitsfürsorge-Instrument *n*
养生法 Diät *f*
养育 Zucht *f*
养育院 Asyl *n*
氧 Sauerstoff *m*, Oxygen *n*, Oxygenium *n* (O, OZ 8)
氧 / 臭氧记录器 Sauerstoff / Ozon-Recorder *m*
氧 / 臭氧指示器 Sauerstoff / Ozon-Indikator *m*
2- 氧 -6- 氨[基]嘧啶 2-Oxy-6-Aminopyrimidin *n*
氧饱和 Sauerstoffsättigung *f*
氧饱和度 Sauerstoffsättigung *f*
氧饱和度监测(血氧定量) Sauerstoffsättigungsüberwachung *f*
氧铋基 Bismutyl *n*
氧剥夺 Sauerstoffmangel *m*
氧不足 Hypoxie *f*
氧窗 Sauerstofffenster *n*
氧代生物素 Oxybiotin *n*

氧弹 Sauerstoffbombe *f*, Sauerstoffflasche *f*
氧弹式热量计 Sauerstoffbombenkalorimeter *n*
氧弹试验 Sauerstoffbombetest *m*
氧氮混合气 Sauerstoff-Stickstoff-Gemisch *n*
氧氮芥 Nitrobin *n*, Nitromin *n*
氧的输送和利用 Sauerstoffzufuhr und Sauerstoffausnutzung
氧碘化汞 Quecksilberoxyjodid *n*, Merkurioxyjodid *n*
氧碘化物 Oxyjodid *n*
氧电极 Sauerstoffelektrode *f*
氧毒性 Sauerstofftoxizität *f*
氧蒽母醇 Xanthenmutteralkohol *m*
氧二丙腈 Oxydipropionitril *n*
^{15}氧-二氧化碳 ^{15}O-Kohlendioxid *n*
氧-二氧化碳吸入疗法 Sauerstoff-und Kohlendioxidinhalationstherapie *f*
氧分解[作用] Oxygenolyse *f*
氧分析仪 Sauerstoffanalysator *m*
氧分压 Sauerstoffpartialdruck *m* (PO_2), Sauerstoffdruck *m*
氧分压降低 Depression des Sauerstoffpartialdrucks *f*
氧分压控制 Sauerstoffpartialdruck-Steuerung *f*
氧分子 molekularer Sauerstoff *m*
氧氟沙星(氟嗪酸) Ofloxacin *n*(抗革兰阴性菌药)
氧氟沙星滴耳液 Ohrentropfen des Ofloxacins *m*
6-氧睾[甾]酮 6-Oxotestosteron *n*
氧供 Sauerstoffversorgung *f*
氧过多 Hyperoxie *f*
氧过多暴露 hyperoxische Exposition *f*
氧过少 Hypoxie *f*
氧还脂质 Redoxlipid *n*
氧含量 Sauerstoffgehalt *m*
氧含血蓝蛋白 Oxyhämozyanin *n*
氧含正铁血红素 Oxyhämatin *n*
氧耗量 Sauerstoffverbrauch *m*
氧合 Oxygenation *f*, Oxygenierung *f*, Oxygenieren *n*
氧合不足 ungenügende Oxygenation *f*
氧合的 oxygeniert
氧合过度 Hyperoxygenation *f*, Sauerstoffübersättigung *f*
氧合肌红蛋白 Oxymyoglobin *n*
氧合计 Oximeter *n*
氧合酶 Oxygenase *f*
氧合器 Oxygenator *m*
氧合曲线 Sauerstoffbindungskurve *f*
氧合血 sauerstoffreiches Blut *n*
氧合血红蛋白 Oxyhämoglobin *n* (oxy-Hb, O_2-Hb), Sauer-stoffhämoglobin *n*
氧合血红蛋白定量计 Globinometer *n*
氧合血红蛋白离解曲线 Oxyhämoglobin-dissoziations-kurve *f*
氧合血红蛋白吸收光谱 Absorptionsspektrum des Oxyhämoglobins *n*
氧合血蓝蛋白 Oxyhämocyanin *n*
氧合指数 Oxygenierungsindex *m*
氧合作用 Oxygenation *f*, Oxygenierung *f*
氧化 Oxidation *f*, Oxidieren *n*
α 氧化 Alpha-Oxidation *f*, α-Oxidation *f*
β 氧化 β-Oxidation *f*, Beta-Oxidation *f*
ω 氧化 ω-Oxidation *f*, Omega-Oxidation *f*
氧化[角]鲨烯环化酶 Squalen-Epoxidase *f*
氧化[作用] Oxidation *f*, Oxydierung *f*
氧化爆发 oxidativer Bruch *m*
氧化钡 Bariumoxid *n*, Barium oxydatum (anhydricum) *n*
氧化本领 Oxidationsfähigkeit *f*, Oxidierbarkeit *f*
氧化苯乙烯 Styroloxid *n*
氧化丙烯 Propylenoxid *n*
氧化补骨脂素(甲氧补骨脂素) 8-Oxsoralen *n*, 8-Methoxypsoralen *n*
氧化钚电池 Plutoniumoxidzelle *f*
氧化测定法 Oxidimetrie *f*, Oxydimetrie *f*
氧化池 Oxidationsteich *m*
氧化氮 Stickoxide *n pl*
氧[化]氮芥 Nitromin *n*, Nitrobin *n*
氧化氮芥盐酸盐 Nitrobinhydrochlorid *n*
氧化当量 Oxidationsäquivalent *n*
氧化的 oxidativ
氧化低(亚)铜 Kuprooxid *n*, Kupferoxydul *n*
氧化镝 Dysprosiumoxid *n*
氧化电势 Oxidationspotential *n*
氧化丁烯 Butylenoxid *n*
氧化丁香酚粘固粉 Eugenoloxid-Zement *m*
氧化对叶百部碱 Oxotuberostemonin *n*
氧化蒽酚 Oxanthranol *n*
氧化铒 Erbiumoxid *n*
氧化法 Oxidationsprozeß *m*, Oxidationsverfahren *n*
氧化反应 Oxidationsreaktion *f*, Oxidation *f*
氧化钆 Gadoliniumoxid *n*, Gadolinerde *f*
氧化钙 Calciumoxid *n*, Branntkalk *m*, ungelöschter Kalk *m*, Ätzkalk *m*
氧化钙烧伤 Kalziumoxidverätzung *f*
氧化高钴 Kobaltioxid *n*
氧化锆 Zirkoniumoxid *n*
氧化镉 Kadmiumoxid *n*
氧化铬 Chromioxid *n*, Chromium oxydatum *n*
氧化汞 Mercurioxid *n*, Quecksilber(Ⅱ)-oxid *n*
氧化钴 Kobaltoxid *n*, Kobaltum oxydatum *n*
氧化管 Oxidationsröhrchen *n*
氧化过度 Hyperoxidation *f*
氧[化]还[原] Redox *n*
氧化还原催化剂 Redoxkatalysator *m*
氧化还原当量 Oxidoreduktionsäquivalenten *n pl*
氧化还原滴定[法] Redoxtitration *f*, Oxidations-Reduk-tionstitration *f*
氧化还原电池 Oxidoreduktionszelle *f*
氧化还原电对 Redoxpartner *m*, Oxidations-Reduktions-paar *n*
氧化还原电极 Oxidations-Reduktionselektrode *f*
氧化还原电位 Redoxpotential *n*, Oxidations-Reduktionspotential *n*
氧化还原电位检测器 Redoxpotential-Detektor *m*
氧化还原法 Redoxverfahren *n*, Oxidations-Reduktions-verfahren *n*
氧化还原反应 Redoxreaktion *f*, Oxidations-Reduktions-reaktion *f*
氧化还原理论 Redoxtheorie *f*
氧化还原酶 Oxidoreduktase *f*
氧化还原酶类 Redoxenzyme *n pl*, Oxidoreduktasen *n pl*
氧化还原系统 Redoxsystem *n*
氧化还原性反应物 redoxaktives Reduktionsmittel *n*
氧化还原指示剂 Redoxindikator *m*
氧化还原作用 Oxidoreduktion *f*, Reduktion-Oxidation *f* (Redox)
氧化肌细胞色素 Oxymyohämatin *n*
氧化剂 Oxidationsmittel *n*, Oxydans *n*
氧化镓 Galliumoxid *n*
氧化钾 Kaliumoxid *n*
氧化阶 Oxidationsstufe *f*
氧化结核菌素 Oxytuberkulin *n*
氧化金雀花碱 Oxyspartein *n*
氧化聚明胶 Oxypolygelatine *f*
氧化苦参碱 Oxymatrin *n*
氧化锂 Lithiumoxid *n*, Littlion *n*
氧化力 Oxidationsfähigkeit *f*, Oxidierbarkeit *f*

氧化磷酸化(作用) oxidative Phosphorylierung *f*
氧化铝 Aluminiumoxid *n*, Alumina *f*, Alaunerde *f*
氧化铝吸附 Aluminiumoxidadsorption *f*, Aluminiumoxid-Adsorption *f*
氧化铝絮凝 Aluminiumoxid-Flockung *f*
氧化铝载体 Alumina-Träger *m*
氧化铝种植体 Aluminiumoxid-Implantat *n*
氧化铝柱色谱法 Aluminiumoxid-Säulenchromatographie *f*
氧化氯 Chlormonoxid *n*
γ-氧化氯丙烯 γ-Chlorpropylenoxid *n*, Epichlorhydrin *n*
氧化吗啡 Dehydromorphin *n*, Oxymorphin *n*
氧化麦角碱 Hydergin *n*
氧化酶 Oxidase *f*
氧化酶的 oxydasisch
氧化酶反应 Oxidasenreaktion *f*
氧化酶类 Oxidasen *f pl*
18 氧化酶缺乏症 18-Oxylasemangel *m*
氧化镁 Magnesiumoxid *n*, Magnesia *f*, Bittererde *f*
氧化钠 Natriumoxid *n*
氧化能力 Oxidationsfähigkeit *f*, Oxidierbarkeit *f*
氧化镍 Nickeloxid *n*
氧化偶氮苯 Azoxybenzol *n*
氧化偶氧化合物 Azoxyverbindung *f*
氧化硼 Boroxid *n*
氧化铍 Berylliumoxid *n*, Beryllerde *f*
氧化平衡仪 Oxidationsstabilisator *m*
氧化葡糖杆菌 Gluconobacter oxydans *m*
氧化镨 Praseodymoxid *n*
氧化铅 Blei(Ⅱ)oxid *n*, Bleimonoxid *n*, Plumbum oxyda-tum *n*
氧化前胡内酯 Oxypeucedanin *n*
氧化前胡素 Oxypeucedanin *n*
氧化溶液 Oxidierlösung *f*, Oxidationslösung *f*
氧化铷 Rubidiumoxid *n*
氧化铯 Caesiumoxid *n*
氧化芍药苷(甙) Oxypaeoniflorin *n*, Cäsiumoxid *n*
氧化树脂 Resen *n*
氧化数 Oxidationszahl *f*
氧化锶 Strontiumoxid *n*
氧化苏木精 Hämatein *n*
氧化苏木精试验 Hämatein-Test *m*
氧化态 Oxidationsstufe *f*, Oxidationszahl *f*
氧化钛 Titaniumoxid *n*
氧化体 Oxidosom *n*
氧化铁 Ferrioxid *n*, Eisen(Ⅲ)-oxid *n*
氧化铜 Kupferoxid *n*, Cuprioxid *n*
氧化钍 Thoriumdioxid *n*, Thorium(Ⅳ)-oxid *n*
氧化钍胶体 Thorotrast *n*
氧化钍瘤 Thorotrastom *n*
氧化脱氨基[作用] oxidative Desaminierung *f*
氧化脱羧[作用] oxidative Dekarboxylierung *f*
氧化维生素 Phylloquinonoxid *n*
氧化物 Oxid *n*, Oxyd *n*
氧化锡 Zinnoxid *n*, Stannioxid *n*
氧化系数 Oxidationsquotient *m*
氧化纤维素 Oxyzellulose *f*
氧化小蘖碱 Oxyberberin *n*
氧化锌 Zinkoxid *n*, Zincum oxydatum *n*
氧化锌安抚治疗 Zinkoxid-Beruhigungstherapie *f*
氧化锌丁香油酚 Zinkoxid-Eugenol *n*
氧化锌丁香油酚印模糊剂 Zinkoxid-Eugenol-Abdruckpaste *f*
氧化锌丁香油酚粘固剂 Zinkoxid-Eugenol-Klebemittel *n*
氧化锌丁香油水门汀(粘固粉) Zinkoxid-Eugenol-Zement *m*
氧化锌丁香油粘固粉 Zinkoxid-Eugenol-Zement *n*
氧化锌甘油[剂] Zinkoxidglycerin *n*, Glycerinum zinci oxydati *n*
氧化锌糊剂 Zinkoxid-Paste *f*
氧化锌明胶 Gelatina zinci oxydati *f*, Zinkgelatine *f*
氧化锌软膏 Zinksalbe *f*
氧化锌橡皮膏 Zinkoxid-Klebepaste *f*
氧化锌中毒 Zinkoxidvergiftung *f*
氧化型谷胱甘肽 oxidiertes Glutathion *n*(GSSG)
氧化性酸 oxidierende Säure *f*
氧化性损伤 oxidative Schädigung *f*
氧化性质 oxidierende Eigenschaft *f*, Oxidationseigen-schaft *f*
氧化修饰的 LDL oxidiertes LDL *n*
氧化学说 ω-Oxidationstheorie *f*, Omega-Oxidationstheorie *f*
氧化血红素 oxidiertes Häm *n*
氧化亚氮 Stickoxydul *n*, Stickstoffoxydul *n*, Lachgas *n*, Stickstoffmonoxid *n*(笑气)
氧化亚氮和氧气麻醉 Stickoxid-Sauerstoff-Anästhesie *f*
氧化亚氮快速测定器 Apparat für schnelle Bestimmung des Stickoxyduls *n*
氧化亚氮麻醉 Lachgasnarkose *f*, Stickoxydul-inhala-tionsnarkose *f*
氧化亚氮中毒 Lachgas-Vergiftung *f*
氧化亚铬 Chrom(Ⅲ)-oxid *n*, Chromoxydul *n*
氧化亚汞 Mercurooxid *n*, Quecksilberoxydul *n*
氧化亚铁 Eisen(Ⅱ)-oxid *n*, Ferrooxid *f*
氧化亚铜 Kupfer(Ⅰ)-oxid *n*, Kupferoxydul *n*
氧化亚锡 Zinn(Ⅱ)-oxid *n*, Stannooxid *n*
氧化焰 Oxidationsflamme *f*
氧化乙烯 Äthylenoxid *n*
氧化银 Silberoxid *n*
氧化荧光素 Oxyluciferin *n*
氧化应激 oxidativer Stress *m*
氧化应激机制 oxidativer Stressmechanismus *m*
氧化震颤素 Oxotremorin *n*
氧化值 Oxidationszahl *f*, Oxidationswert *m*
氧结合力 Sauerstoffbindungsvermögen *n*
氧解离曲线 Sauerstoffdissoziationskurve *f*
氧空气混合气 Sauerstoff-Luft-Gemisch *n*
[氧空气]自动混合装置 Automixgerät des Sauerstoffs *n*
氧苦参素 Oxymatrin *n*
氧亏 Sauerstoffdefizit *n*
氧扩散容量 Sauerstoffdiffusionskapazität *f*
氧乐果 Omethoat *n*
11-氧类固醇 11-Oxysteroid *n*
氧离 Sauerstoffdissoziation *f*
氧离曲线 Oxyhämoglobin-dissoziationskurve *f*
氧利用率 Sauerstoffausnutzungsrate *f*
氧利用系数 Sauerstoffausnutzungskoeffizient *n*
氧疗 Sauerstofftherapie *f*
氧硫化碳 Kohlenoxysulfid *n*, Carbonylsulfid *n*
氧硫化锑 Antimonoxysulfid *n*
氧硫化锌 Zinkoxysulfid *n*
氧硫杂环已烷 Thioxan *n*
氧氯化锆 Zirkoniumoxychlorid *n*
氧吗啡酮 Oxymorphon *n*
氧霉素 Oxymycin *n*, Cycloserin *n*
氧弥散功力 Sauerstoffdiffusionskapazität *f*
氧弥散量 Sauerstoffdiffusionskapazität *f*
氧敏感试验 Sauerstoff-Toleranztest *m*
氧耐量试验 Sauerstofftoleranztest *m*
氧拟柯托皮碱 Oxyleucotin *n*
氧哌嗪青霉素 Piperacillin *n*
氧嘌呤 Oxypurin *n*
氧嘌呤酶 Oxypurinase *f*
氧瓶法 Sauerstoff(f)laschenmethode *f*

氧瓶燃烧法 Sauerstofflaschenverbrennung *f*
5- 氧脯氨酸 5-Oxyprolin *n*
5- 氧脯氨酸酶 5-Oxyprolinase *f*
氧气 Sauerstoff *m*
氧气不足 Sauerstoffmangel *m*
氧气测量仪 Sauerstoffmessgerät *n*
氧气出口 Sauerstoffausgang *m*
氧气除雾 Sauerstoff-Entnebelung *f*
氧气带 Sauerstoffgürtel *m*
氧气袋 Sauerstofftasche *f*
氧气导入管 Sauerstoffzufuhrungsröhre *f*
氧气的吸收 Sauerstoffaufnahme *f*
氧气阀 Sauerstoffventil *n*
氧气反常性晕厥 Entnebelung paradoxe Effekt Synkope *f*
氧气分析器 Sauerstoffanalysator *m*
氧气分析仪 Sauerstoffanalysator *m*
氧气复苏器 Sauerstoffbeatmungsgerät *n*
氧气钢瓶 Sauerstoffflasche *f*
氧气管 Sauerstoffschlauch *m*
氧气灌肠法 Sauerstoffeinlauf *m*
氧气过少 Hypoxie *f*
氧气耗尽 Sauerstoffzehrung *f*
氧气呼吸器 Sauerstoff-Atemschutzgerät *n*
氧气呼吸设备 Sauerstoff-Atemgerät *n*
氧气呼吸系统 Entnebelung Atemsystem *n*
氧气回收 Sauerstoffgewinnung *f*
氧气混合气 Sauerstoffgemisch *n*
氧气脊髓造影术 Sauerstoff-Myelographie *f*
氧气监测仪 Sauerstoffmonitor *m*
氧气监护控制器 Sauerstoffmonitorkontroller *m*
氧气监视器 Sauerstoffmonitor *m*
氧气减压器 Sauerstoff-Druckminderer *m*
氧气筒搬运车 Sauerstoffflaschen-Handwagen *m*
氧气开关 Sauerstoff-Absperrventil *n*
氧气孔 Sauerstoffausgang *m*
氧气控制仪表板 Sauerstoffsteuerpult *n*
氧气快速开关 Sauerstoff-Not ventil *n*
氧气离解 Sauerstoffdissoziation *f*
氧气利用系数 Sauerstoff-Verwertungsquotient *m*
氧气连续流量 Sauerstoff-Durchfluss *m*
氧气量管 Sauerstoffmeßbürette *f*
氧气疗法 Sauerstofftherapie *f*, Sauerstoffbehandung *f*
氧气流量 Sauerstofffluss *m*
氧气流量计 Sauerstoffdurchflußmesser *m*, Sauerstoff-flowmeter *m*
氧[气]面罩 Sauerstoffmaske *f*
氧气面罩放出装置 Sauerstoffmaskenausgabeeinheit *f*
氧气面罩连接器 Adapter der Sauerstoffmaske *m*
氧气面罩系统 Sauerstoffmaskensystem *n*
氧气囊 Pneumatophor *m*, Sauerstoffkissen *n*
氧气浓度分析器 Sauerstoffanalysator *m*
氧气瓶 Sauerstoffflasche *f*, Sauerstoffreservoir *n*
氧气湿化计 Sauerstoffanfeuchter *m*
氧气示流器 Sauerstoff-Flußindicator *m*
氧气速率指数 Sauerstoff-Flow-Rate-Index *f*
氧气提纯 Sauerstoffreinigung *f*
氧气调节器 Sauerstoffregler *m*, Sauerstoffzufuhrregler *m*
氧气筒 Sauerstoffflasche *f*, Sauerstoffbombe *f*
氧气筒调节器 Sauerstoffflaschenregulator *m*, Sauerstoffballonregler *m*
氧气吸入疗法 Sauerstoffinhalationstherapie *f*
氧气吸入器 Sauerstoffinhalator *m*, Sauerstoffinhalations-apparat *n*
氧气限量安全装置 Sauerstoff-Begrenzungs-Sicherheitsvorrichtung *f*
氧气消耗 Sauerstoffausgabe *f*
氧气压力比调节器 Sauerstoff-Druckverhältnis-Regler *m*
氧气压力表 Sauerstoffdruckmesser *m*
氧气压力调节器 Sauerstoff-Druckregler *m*
氧气压力调节器钥匙 Sauerstoff(-druck)reglerschlüssel *m*
氧气浴 Sauerstoffbad *n*
氧气运输系统 Sauerstofftransportsystem *n*
氧气再生 Sauerstofferholung *f*
氧气再生系统 Sauerstoffgewinnungssystem *n*
氧气帐 Sauerstoffzelt *n*
氧气治疗装置 Sauerstoffbehandlungsapparat *m*
氧气装备 Sauerstoffausrüstung *f*
氧桥 Sauerstoffbrücke *f*
氧亲和力 Sauerstoffaffinität *f*
氧亲和力增高血红蛋白 Hämoglobin der erhöhten Sauerstoffaffinität *n*
氧青化汞洗眼液 Augenlotion des Quecksilberoxycyanids *f*
氧青霉烷类 Oxapenam *n*
氧氰化汞 Hydrargyrum oxycyanatum *n*, Mercurioxycya-nid *n*
氧热价 Sauerstoff-Wärmeäquivalent *n*
氧容量 Sauerstoffkapazität *f*
氧摄取率 Sauerstoffaufnahmerate *f*
氧适应 Sauerstoffakklimatisation *n*
氧输送 Sauerstofzufuhr *f*
氧输送系统 Sauerstoffzufuhrsystem *n*
氧四环素 Oxytetracyclin(um) *n*
氧酸裂解酶 Oxosäure-Lyasen *f pl*
氧梯度 Sauerstoffgradient *m*
氧锑根(基) Antimonyl *n*
氧头孢烯类 Oxacepheme *n pl*
氧托溴铵 Oxitropiumbromid *n*
氧鎓 Oxonium *n*
氧肟酸 Hydroxamsäure *f*
氧吸收 Sauerstoffaufnahme *f*
氧吸收量测定 Bestimmung der Sauerstoffaufnahme *f*
氧吸收率 Sauerstoffaufnahmerate *f*
氧吸收性中耳气压损伤 Barotrauma des Mittelohres in-folge Sauerstoffaufnahme *n*
氧硒基 Selenyl *n*
氧烯洛尔 Oxprenolol *n*
氧习服 Sauerstoffakklimatisation *n*
3- 氧酰基(酰基载体蛋白)合酶 3-Oxoacyl-Synthase(Acyl-carrier-Protein) *f*
氧消耗 Sauerstoffverbrauch *m*
氧消耗量 Sauerstoffverbrauchsmenge *f*
氧消耗率 Sauerstoffverbrauchsrate *f*
氧效应 Sauerstoffeffekt *m*, Oxygeneffekt *m*
氧需求 Sauerstoffbedarf *m*
氧需要 Sauerstoffbedarf *m*
氧需要量 Sauerstoffbedarf *m*
氧血红蛋白解离曲线 Sauerstoffhämoglobindissoziationskurve *f*
氧循环 Sauerstoffzyklus *m*
氧压表 Sauerstoff-Manometer *n*
^{15}氧 - 水 ^{15}O-Wasser *n*
^{15}氧 - 血红蛋白 ^{15}O-Hämoglobin *n*
氧乙炔焰 Acetylensauerstoffflamme *f*
氧萤虫素 Oxyluciferin *n*
氧源 Sauerstoffquelle *f*
氧杂蒽酮 Xanthon *n*
氧杂环化合物 heterozyklische Sauerstoffverbindung *f*
氧杂环己烷 Amylenoxid *n*
氧杂环戊烷 Tetrahydrofuran *n*
氧再生 Sauerstoffregeneration *f*
氧再生装置 Sauerstoff-Regenerationseinrichtung *f*
氧增强比 Sauerstoffanreicherungsverhältnis *n*

氧债 Sauerstoffschuld *f*
氧张力 Sauerstoffspannung *f*
氧张力降低 Depression der Sauerstoffspannung *f*
氧张力梯度 Sauerstoffspannungsgradient *m*
氧爪哇菌素 Oxyjavanicin *n*
氧指示器 Sauerstoffindikator *m*
氧治疗器 Sauerstoffbehandlungsgerät *n*
氧中毒 Sauerstoffvergiftung *f*, Sauerstofftoxikose *f*
氧中毒性肺水肿 Lungenödem infolge Sauerstoffvergiftung *n*
氧转移酶 Sauerstofftransferase *f*
氧转运 Sauerstofftrnsport *m*
氧自由基 freie Sauerstoffradikale *n pl*
氧族元素 Sauerstoffgruppenelemente *n pl*
氧阻断安全装置 Sicherheitseinrichtung der Sauerstoffstörung *f*
痒 Jucken *n*, Kribbeln *n*
痒[感] Gargalästhesie *f*, Juckgefühl *n*
痒病 Pruritus *m*, Krätze *f*
痒的 juckend
痒点 Juckpunkt *m*, Punctum pruriticum *n*
痒感的 juckend
痒感缺失 Fehlen des Juckgefühls *n*, Gargalanästhesie *f*
痒觉 Juckgefühl *n*
痒螨属 Psoroptes *pl*
痒螨总科 Psoroptoidea *pl*
痒受体 Juckreiz-Rezeptor *m*
痒性皮肤病 Hautkrankheit bei Juckreiz *f*
痒性紫癜 Purpura mit Juckreiz *f*
痒阈 Juckreiz-Schwelle *f*
痒疹 Prurigo *f*, Juckausschlag *m*
痒疹的 pruriginös, pruriginos (-us, -a, -um)
痒疹性皮肤病 pruriginöse Dermatose *f*
痒疹性婴儿苔藓 Strophulus pruriginosus *m*
痒疹样的 pruriginös

yàng 样恙

样(样本,试样,取样,榜样,实例,模型) Stichprobe *f*
样板 Schablone *f*
样本 Probe *f*, Probestück *n*, Spezimen *n*
样本标准差 Standardabweichung der Stichprobe *f*
样本的代表性 Probenvertretung *f*
样本的可靠性 Probenzuverlässigkeit *f*
样本范围 Stichprobenumfang *m*, Probengröße *f*
样本分布 Stichprobenverteilung *f*, Probenverteilung *f*
样本含量 Probeninhalt *m*
样本回归系数 Regressionskoeffizient der Stichprobe *m*
样本量 Probenmenge *f*, Pronengröße *f*, Stichprobengröße *f*
样本率 Probenwahlrate *f*
样本平均数 Stichprobenmittel *n*
样本设计 Stichprobendesign *n*
样本算术均数 arithmetischer Mittelwert der Probe *m*
样本调查法 Stichprobenerhebungsverfahren *n*
样点自动识别 Ort der Selbstidentifizierung *m*
样分子 Ia ähnlich Molekül *n*
样机 Prototyp *m*
样品 Probe *f*, Muster *f*, Spezimen *n*, Probestück *n*
样品保存 Probenkonservierung *f*
样品杯 Probenschale *f*, Probenbecher *m*
样品道比 Kanalverhältnis der Probe *f*
样品管 Probenglas *n*
样品罐 Probekanne *f*
样品架 Gestell *n*
样品交换器 Probenwechsler *m*
样品盘 Probediskette *f*
样品瓶 Probenflasche *f*, Musterflasche *f*
样品前处理系统 präanalytisches Modul *n*
样品试池 Probenzelle *f*, Probenküvette *f*
样品收集管 Probesammelrohr *n*
样品体积分数 Volumenanteil der Stichprobe *m*
样品自动更换器 automatischer Probenwechsler *m*
样式 Mode *f*
NOD 样受体 NOD-like-Rezeptor *m*
Toll 样受体 Toll-like-Rezeptor *m*
L1 样细胞粘附分子 L1-ähnliches Zelladhäsionsmolekül *n*, L1CAM *n*
样子 Mode *f*
恙虫 Tsutsugamushi (-Milbe) *f*
恙虫病 Heukrätze *f*, Herbstkrätze *f*, Tsutsugamushi-Fie-ber *n*
恙虫病东方体 Orientia tsutsugamushi *f*
恙虫病立克次氏体 Rickettsia tsutsugamushi *f*, Rickettsia akamushi *f*
恙虫热 Tsutsugamushi-Fieber *n*
恙螨 Trombicula *f*
恙螨病 Trombikulose *f*, Trombidiose *f*
恙螨科 Laufmilben *pl*, Trombiculidae *pl*
恙螨属 Trombicula *f*

YAO 妖腰摇遥咬药要钥耀

yāo 妖腰

妖精综合征 Leprechaunismus *m*
妖术 Zauberei *f*
腰 Lende *f*, Lumbus *m*
腰(背)痛 Schmerzen im unteren Rücken *f*
腰背部 unterer Rücken *m*
腰背部弧长 Taillenrückenlänge *f*
腰背的 lumbodorsal, iumbodorsal (-is, -is, -e)
腰背过伸复位法 Reposition durch Wirbelsäulenhyperextension *f*
腰背肌锻炼 Training des lumbalen Rückenmuskels *n*
腰背肌肉筋膜炎 Myofasciitis des Rückens *f*
腰背筋膜 Fascia lumbodorsalis *f*
腰背筋膜皮瓣 lumbodorsaler Faszienlappen *m*
腰背痛 Lumbago *f*, Lendenschmerz *m*, Rückenschmerz *m*
腰部 Lumbaigegend *f*, Regio lumbalis *f*
腰部超伸展试验 lumbaler Hyperextensionstest *m*
腰部感觉缺失 Lumbalanästhesie *f*
腰部膈 Pars lumbalis diaphragmatic *f*
腰[部]肌节 lumbales Myotom *n*
腰部结肠切开术 Lumbalkolotomie *f*, Lumbarkolotomie *f*
腰部结肠造口术 Lumbarkolostomie *f*, Lumbalkolostomie *f*
腰部脓肿 Lendenabszess *m*
腰部肾切除术 Lumbarnephrektomie *f*, Lumbalnephrekto-mie *f*
腰[部]膨大 Intumescentia lumbalis *f*
腰侧尿袋 lumbaler Urinbeutel *m*
腰穿后头痛 Kopfschmerz nach Lumbalpunktion *m*, Rückenschmerz *m*, Wirbelsäulen-Kopfschmerz *m*
腰穿后综合征 Post-Lumbalpunktion-Syndrom *n*
腰丛 Lendengeflecht *n*, Plexus lumbalis *m*
腰丛神经病 Plexus-lumbalis-Neuropathie *f*
腰丛阻滞 Plexus lumbalis-Block *m*
腰大肌 Musculus psoas major *m*, Psoas *m*
腰大肌刺激征 Psoaszeichen *n*
腰大肌间隙阻滞 Psoaskompartmentblockade *f*
腰大肌脓肿 Psoasabszess *m*
腰大肌试验 Psoastest *m*, Psoaszeichen *n*
腰大肌阴影 Psoasschatten *m*
腰[淋巴]干 Trunci lumbales *m pl*

腰大肌征 Psoaszeichen *n*
腰带 Gürtel *m*
腰带形腹壁整形术 gürtelförmige Abdominoplastik *f*
腰的 lumbal, lumbal(-is, -is, -e)
腰骶部 Kreuz *m*, Lumbosakralgegend *f*
腰骶部劳损 Lumbosakral(über)anstrengung *f*
腰骶丛 Plexus lumbosacralis *m*
腰骶丛[神经]损伤 Verletzung des Lumbosakralplexus *f*
腰骶丛病 lumbosakrale Plexopathie *f*
腰骶丛神经病 lumbosakrale Plexusneuropathie *f*
腰骶的 lumbosakral, lumbosacralis(-is, -is, -e)
腰骶段椎体结核病灶清除术 Debridement des lumbosakralen vertebralen Tuberkuloseherds *n*
腰骶干 Truncus lumbosacralis *m*
腰骶关节 Lumbosakralgelenk *n*, Articulatio lumbosacra-lis *f*
腰骶关节劳损 lumbosakrale Gelenkbelastung *f*
腰骶关节强硬 Spondylosis ankylopoetica des Lumbosak-ralgelenks *f*
腰骶关节屈曲试验 Flexionstest des Lumbosakralgelenks *m*
腰骶关节炎 lumbosakrale Arthritis *f*
腰骶关节异常 lumbosakrale Gelenkmissbildung *f*
腰骶后外融合 posterolaterale Fusion der Lenden-und Sakralwirbelsäule *f*
腰骶脊椎滑脱 lumbosakrale Spondylolisthesis *f*
腰骶脊椎前移 Lumbosakralspondylolisthese *f*
腰骶角 Lumbosakralwinkel *m*, Lendenkreuzbeinwinkel *m*
腰骶矫形器 Lumbosakralorthese *f*
腰骶筋膜皮瓣 lumbosakraler fasziokutaner Lappen *m*
腰骶连接 lumbosakraler Übergang *m*, Junctura lumbosacralis *f*
腰骶连结 Lumbosakralverbindung *f*
腰骶膨大 Intumescentia lumbosacralis *f*
腰骶容量 lumbosakrale Kapazität *f*
腰骶融合术 Lumbosakralverbindung *f*
腰骶神经丛 lumbosakraler Plexus *m*
腰骶神经根病 Lumbosakralradikulo(neuro)pathie *f*
腰骶神经根病损 Lumbosakralradikulopathie *f*, Erkran-kung von Lumbosakralwurzeln *f*
腰骶神经根炎 Radiculitis lumbosacralis *f*
腰骶神经根造影 Radiographie der lumbosakralen Nervenwurzel *f*
腰骶先天异常 angeborene lumbosakrale Abnormalität *f*
腰骶支撑架 Lumbosakralstütze *f*
腰骶脂肪瘤伴皮样囊肿 lumbosakrales Lipom mit Dermoidzyste *n*
腰骶椎间盘变性 Degeneration des Lumbosakraldiskus *f*
腰骶椎矫形器 Lumbosakralorthese *f*
腰骶椎矫形装置 lumbosakrale Orthese *f*
腰骶椎结核 lumbosakrale Vertebraltuberkulose *f*
腰骶椎融合 lumbosakrale vertebrale Fusion *f*
腰点 lumbale *n*
腰点高 Höhepunkt der Taille *m*
腰动脉 Lendenarterie *f*, Arteria lumbalis *f*
腰段硬膜外麻醉 lumbale Epiduralanästhesie *f*
腰反射 Dorsalreflex *m*
腰方肌 Musculus quadratus lumborum *m*
腰腹的 lumboabdominal, lumboabdominal(-is, -is, -e)
腰腹股沟的 lumboinguinal, lumboinguinal(-is, -is, -e)
腰干 Truncus lumbalis *m*
腰高 Lendenhöhe *f*
腰功能不全 lumbale Insuffizienz *f*
腰股的 lumbokrural, lumbocrural(-is, -is, -e)
腰关节骨性关节炎 Osteoarthritis der Taille *f*
腰横突间内侧肌 Musculi intertransversarii mediales lumborum *m pl*
腰横突间外侧肌 Musculi intertransversarii laterales lumborum *m pl*
腰厚 Taillentiefe *f*
腰回旋肌 Musculi rotatores lumborum *m pl*
腰肌劳损 Lendenmuskelzerrung *f*, Psoaszerrung *f*
腰肌脓肿 Psoasabszeß *m*
腰棘间肌 Musculi interspinales lumborum *m pl*
腰交感神经节 Ganglia lumbalia systematis sympathici *n pl*
腰交感神经节封闭术 Lumbalganglienblockade *f*
腰交感神经节切除术 Lumbalganglicktomie *f*
腰交感神经节阻滞 Blockade des lumbalen sympathischen Ganglion *f*
腰交感神经节阻滞术 Lumbalganglienblockade *f*
腰交感神经切除术 Lumbalsympathektomie *f*
腰交感神经切断术 lumbale Sympathektomie *f*
腰筋膜 Fascia lumbalis *f*
腰静脉 Venae lumbales *f pl*
腰宽 Taillenbreite *f*
腰肋的 lumbocostal, lumbocostal(-is, -is, -e)
腰肋腹三角 lumbocostoabdominales Dreieck *n*
腰肋内侧弓 Arcus lumbocostalis medialis *m*
腰肋韧带 Ligamentum lumbocostale *n*
腰肋三角 Trigonum lumbocostale *n*
腰肋外侧弓 Arcus lumbosacralis lateralis *m*
腰淋巴结 Nodi lymphatici lumbales *m pl*
腰麻 Lumbalanästhesie *f*, Spinalanästhesie *f*
腰麻与硬膜外联合麻醉 kombinierte Spinal-und Epiduralanästhesie *f*
腰内脏神经 Nervi splanchnici lumbales *pl*
腰扭伤 Lumbalverstauchung *f*, Lumbaldistorsion *f*
腰膨大 Lendenanschwellung *f*, Lumbalanschwellung *f*, Intumescentia lumbalis *f*, Intumescentia lumbosacralis *f*
腰髂的 lumboiliakal, lumboiliac(-us, -a, -um)
腰髂肋肌 Musculus iliocostalis lumborum *m*
腰前弧长 vordere Länge der Taille *f*
腰前凸加大 Hyperlordose der Lendenwirbelsäule *f*, Ag-gravation der Lendenlordose *f*
腰前凸消失 Verschwinden der Lendenlordose *n*, Steil-stellung der Lendenwirbelsäule *f*
腰区 Regio lumbalis *f*, Lendengegend *f*
腰缺陷 lumbaler Defekt *m*
腰三角 Trigonum lumbale *n*, Lendendreieck *n*
腰疝 Hernia lumbalis *f*, Lumbalhernie *f*
腰上三角 Trigonum lumbale superius *n*, oberes Lenden-dreieck *n*
腰神经 Nervi lumbales *m pl*
腰神经节 Ganglia lumbalia *m pl*
腰升静脉 Vena lumbalis ascendens *f*
腰髓麻醉 Lumbalanästhesie *f*, Lumbalmarkanästhesie *f*
腰痛 Lumbago *f*, Lendenschmerz *m*
腰腿痛 Lumbokruralschmerzen *m pl*, Lenden-und Beinschmerzen *m pl*
腰臀比 Taille-Hüft-Verhältnis *n*
腰臀筋膜皮瓣 lumboglutäaler fasziokutaner Lappen *m*
腰围 Taillenumfang *m*, Gürtellinie *f*
腰围、腰臀比 Taille-Hüft-Verhältnis *n*
腰围点 Taillenpunkt *m*
腰围切点 Schwellenwert der Taille *m*
腰围切记 Furche der Taille *f*
腰围身高比 Taille-zu-Höhe-Verhältnis *n*
腰下的 sublumbal, sublumbal(-is, -is, -e)
腰下三角 Trigonum lumbale inferius(Petit*) *n*, unteres Lendendreieck *n*
腰小肌 Musculus psoas minor *m*
腰形盘 Nierenschale *f*, Eiterbecken *n*
腰硬膜外内镜检查术 lumbale epidurale Endoskopie *f*
腰支 Ramus lumbalis *m*

腰蛛网膜下腔腹腔脑脊液分流术 lumboperitonealer Shunt *m*
腰主动脉造影术 translumbale Aortographie *f*
腰椎 Lendenwirbel *m pl*, Lumbalwirbel *m pl*, Vertebrae lumbales *f pl*
腰椎持续牵引 anhaltende Lumbaltraktion *f*
腰椎穿刺[术] Lumbalpunktion *f*
腰椎穿刺后头痛 Punktionskopfschmerz *m*
腰椎穿刺活检 lumbale Nadelbiopsie *f*
腰椎穿刺器 Lumbalpunktionsinstrumente *n pl*
腰椎穿刺器械包 Lumbalpunktionsbesteck *n*
腰椎穿刺术 Lumbalpunktion *f*
腰椎穿刺针 Lumbalpunkionskanüle *f*, Lumbalpunktions-nadel *f*
腰椎骶化 Sakralisation *f*
腰椎发育不全 lumbale Aplasie *f*
腰椎干性痛 lumbaler Rumpfschmerz *m*
腰椎根性痛 lumbaler Wurzelschmerz *m*
腰椎弓根 Stiel des Lendenwirbels *m*
腰椎骨关节病 lumbale Osteoarthropathie *f*
腰椎骨折 Lendenwirbelfraktur *f*
腰椎固定 Lendenfixation *f*
腰椎关节病 Lumbalarthrose *f*
腰椎关节突关节 Lumbal-Facettengelenk *n*
腰椎关节突综合征 lumbales Facettensyndrom *n*
腰椎管侧隐窝狭窄症 Stenose des lateralen Recessus der Lendenwirbelsäule *f*
腰椎管狭窄症 Lumbalkanalstenose *f*
腰椎灌注实验 lumbaler Perfusionstest *m*
腰椎后路内固定术 posteriore lumbale Innenfixierung *f*
腰椎后路融合术 posteriore Lendenfixation *f*
腰椎后路椎间融合术 posteriore lumbale Zwischenwirbelfusion *f*
腰椎后凸畸形 lumbale Kyphosedeformität *f*
腰椎滑脱 lumbale Spondylolisthesis *f*
腰椎滑脱症 Lumbalspondylolisthese *f*
腰椎化 Lumbalisation *f*
腰椎间盘部分切除术 partielle Resektion des lumbalen intervertebralen Diskus *f*
腰椎间盘钙化 Kalzifikation der Lendenzwischenwirbelscheibe *f*
腰椎间盘疾病 Leiden der Lendenzwischenwirbelscheibe *n*
腰椎间盘切除显微外科器械 mikrochirurgisches Instrument der lumbalen Diskektomie *n*
腰椎间盘溶解术 Chemonukleolyse der Lendenzwischenwirbelscheibe *f*
腰椎间盘髓核摘除术 Resektion des Nukleus pulpusus der Lendenzwischenwirbelscheibe *f*
腰椎间盘突出切除术 Resektion des lumbalen Bandscheibenvorfalls *f*
腰椎间盘突出症 lumbale Diskushernie *f*, lumbaler Bandscheibenvorfall *m*
腰椎间盘突出症 lumbaler Bandscheibenvorfall *m*
腰椎间盘退[行性]变 Degeneration der Lendenzwischenwirbelscheibe *f*
腰椎间盘吸收综合征 Absorptionssyndrom der Lendenzwischenwirbelscheibe *n*
腰椎间盘纤维骨化 fibröse Ossifikation der Lendenzwischenwirbelscheibe *f*
腰椎间盘炎 lumbale intervertebrale Discitis *f*
腰椎间盘造影术 Lumbardiskographie *f*
腰椎间融合 lumbale Zwischenwirbelfusion *f*
腰椎间隙 Intervertebralraum des Lendenwirbels *m*
腰椎节段固定 segmentäre Lendenfixierung *f*
腰椎结核 lumbale Tuberkulose *f*
腰椎截骨术 lumbale Osteotomie *f*
腰椎经椎弓根固定术 lumbale transpedikuläre Fixation *f*
腰椎类风湿性关节炎 lumbale rheumatische Arthritis *f*
腰椎麻醉 Spinalanästhesie *f*, Lumbalanästhesie *f*
腰椎麻醉注射针 Lumbalanästhesie-Kanüle *f*, Lumbalka-nüle *f*
腰椎牵引 Lendenwirbeltraktion *f*, Lumbaltraktion *f*
腰椎前凸的 lendenlordotisch
腰椎融合[术] Lumbalfusion *f*
腰椎融合术 Lumbalfusion *f*
腰椎软骨板破裂症 Ruptursyndrom des lumbalen Knorpels *n*
腰椎失稳症 lumbales Instabilitätssyndrom *n*
腰椎损伤 Lendenverletzung *f*
腰椎体后缘断离征 posteriore RandTrennung des Lendenwirbelkörpers *f*
腰椎退行性疾病 lumbale Degenerationskrankheit *f*
腰椎脱盆性骨盆 spondylolisthetisches Becken *n*, Spondylolisthesenbecken *n*
腰椎稳定性 Lumbalstabilität *f*
腰椎峡部崩裂 lumbale Spondylolyse *f*
腰椎小关节病 lumbale Facettenarthropathie *f*
腰椎小关节不稳症 lumbale Facetteninstabilität *f*
腰椎小关节面综合征 lumbales Facettengelenksyndrom *n*
腰椎小关节紊乱 lumbale Facettengelenkerkrankung *f*
腰椎旋转稳定性 lumbale Drehstabilität *f*
腰椎炎症性关节炎 lumbale inflammatorische Arthritis *f*
腰椎硬膜外注射 lumbale Epidural-Injektion *f*
腰椎增生性脊椎炎 lumbale hyperplastische Spondylitis *f*
腰椎肿瘤 lumbaler Tumor *m*
腰椎轴性疼痛 lumbaler axialer Schmerz *m*
腰椎椎弓根 lumbaler vertebraler Stiel *m*
腰椎椎体骨折 Lendenwirbel(körper) fraktur *f*
腰椎椎体骨折脱位 Luxationsfraktur des Lendenwirbel-körpers *f*
腰椎椎体结核病灶清除术 Debridement des lumbalen vertebralen Tuberkuloseherds *f*
腰椎椎体肿瘤切除术 lumbale vertebrale Tumorresektion *f*
腰最下动脉 Arteria lumbalis ima *f*
腰坐骨的 lumboischiadic(-us, -a, -um)
腰坐骨综合征 lumbales Ischiassyndrom *n*

yáo 摇遥

摇摆步态 schwankende Gangart *f*
摇摆测验 Schwung-Test *m*
摇摆锯 Schwingsäge *f*
摇摆式制粒机 Schwingender Granulator *m*
摇摆椅状足 Schwinge-Ende Stellfüße *f*
摇臂转头 Schwingarmrotor *m*
摇床 Wiege *f*
摇荡洗剂 Schüttellotion *f*
摇动 Schütteln *n*
摇动步态 Watschelgang *m*
摇动器 Shaker *m*, Schüttler *m*
摇动切片机 Schaukelmikrotom *n*
摇动筛粉器 Siebschüttler *m*
摇法 Dreh-und Schüttelmanipulation *f*
摇罐法 Schaukel-Schröpfen *n*
摇篮 Wiege *f*
摇篮测听图 Cribogram *n*
摇篮死 Wiegentod *m*, crib death <engl.>
摇篮意外缢死 versehentliches Hängen in Kinderbett *n*
摇瓶培养 Schüttelkolbenkultur *f*
摇溶现象 Thixotropie *f*
摇溶性 Thixotropie *f*
摇头试验 Kopfschüttel-Test *m*
摇头丸 Ecstasy *f*
摇头性眼震 Kopfschüttelnystagmus *m*

摇头眼震 Kopfschüttelnystagmus *m*
摇羊毛者病病毒 Virus der enzootischen Zitterkrankheit *n*
摇椅畸形 Deformität des Schaukels *f*
摇椅足 Schaukelfuß *m*
摇钻 Handbohrer *m*
遥摆式制粒机 oszillierender Granulator *m*
遥测 Telemetrie *f*, Fernmessung *f*
遥测计 Telemeter *m*, Fernmeßgerät *n*
遥测记录器 Fernmessungsrekorder *m*
遥测胶囊 Radiopille *f*
遥测术 Telemetrie *f*, Fernmessung *f*
遥测丸 Radiopille *f*
遥测温度计 Telethermometer *n*, Fernthermometer *n*
遥测系统 Telemetersystem *n*
遥测心电图 Telekardiogram *n*
遥测仪 Entfernungsmesser *m*
遥测指示器 Fernanzeigegerät *n*
遥感报警器 Fernerkundung-Alarm *m*
遥感感受器 Telerezeptor *m*, Telesensor *m*
遥感监测系统 Fernerkundung *f*
遥控 Fernsteuerung *f*, Fernbedienung *f*
遥控 X 线诊断机 Fernsteuerungsröntgenanlage *f*
遥控操作器 Fernbedienungsanlage *f*, Fernbedienungs-gerät *n*
遥控刺激器 Telestimulator *m*
遥控观察台 Remote Ansicht Konsole *f*
遥控系统 Fernmanipulationssystem *n*

yǎo 咬

咬 beißen
咬 Biss *m*
咬叉 Bissgabel *f*
咬尺 Bißgerät *n*
咬齿 beißen
咬创 Bisswunde *f*
咬唇癖 Lippenbeißen *n*, Cheilophagie *f*
咬导板 Bissführung *f*
咬的 rodens, nagend, fressend
咬骨剪 Knochenschere *f*
咬骨钳 Hohlmeißelzange *f*, Knochenschneidezange *f*
咬合 Biß *m*, Occlusio *f*, Okklusion *f*
咬合[面]修复 Biss-Wiederherstellung *f*
咬合板 Bißplatte *f*, Bißschablone *f*
咬合不全 Abokklusion *f*
咬合不正 Malokklusion *f*
咬合测距尺 Bißgerät *n*
咬合错(紊)乱 Okklusionsstörung *f*
咬合垫 Bisspolster *n*
咬合分析 Bissanalyse *f*
咬合分析器 okklusaler Analysator *m*
咬合功能 Okklusionsfunktion *f*
咬合关系 Bißlage *f*, Bißart *f*, Bißbeziehung *f*
咬合过高 Supraokklusion *f*
咬合计录用架 Bißregistergerät *n*
咬合架 Artikulator *m*, Okkludator *m*
咬合架记录 Artikulatorregistrierung *f*
咬合力计 Gnathodynamometer *n*
咬合力学 Gnathodynamik *f*
咬合面 Facies occlusalis dentis *f*
咬合平衡 Bißausgleich *m*
咬合器 Artikulator *m*
咬合调整 Bißregulierung *f*
咬合痛 Okklusionsschmerz *m*
咬合线 Okklusionskurve *f*, Bißlinie *f*
咬合翼片 Bißflügelfilm *m*
咬合音解析仪 gnathosonischer Analysator *m*
咬合缘 Okklusalrand *m*, Bißrand *m*
咬合运动 Kaubewegung *f*
咬合纸 Artikulationspapier *n*
咬合纸夹 Artikulationspapierklemme *f*
咬合重建 Okklusionsrekonstruktion *f*
咬颌平面 Okklusionsebene *f*
咬痕 Bißnarbe *f*
咬痕的保存技术 Konservierungstechniken der Bissspuren *f pl*
咬痕的摄影术 Fotografie der Bissspuren *f*
咬肌 Masseter *m*, Musculus masseter *m*
咬肌瓣悬吊 Suspension des Masseter-Lappens *f*
咬肌粗隆 Tuberositas masseterica *f*
咬肌的 masseteric (-us, -a, -um)
咬肌动脉 Arteria masseterica *f*
咬肌筋膜 Fascia masseterica *f*
咬肌痉挛 Kaukrampf *m*, Masseterspasmus *m*
咬肌神经 Nervus massetericus *m*
咬颊 Wangenbiß *m*, Wangenbeißen *n*
咬紧 zusammenbeißen
咬紧牙 Zähnezusammenbeißen *n*
咬力 Kaukraft *f*, Bißkraft *f*
咬力测验计 Bißkraftmesser *m*
咬面间的 interokklusal
咬模 Beißenformen *f pl*
咬片 Fotografie bitemarks *f*
咬伤 Bißwunde *f*, Bißverletzung *f*
咬舌 Zungenbiß *m*, Zungenbeißen *n*
咬痛 beißender Schmerz *m*
咬物癖 Beißen Gewohnheit *f*
咬牙 Odontoprisis *f*, Brygmus *m*, Knirschen *n*
咬诊[法] Bißprobe *f*
咬指甲癖 Nägelbeißen *n*, Nägelkauen *n*
咬嘴死腔 Mundstück Totraum *m*

yào 药要钥耀

药 Arzneimittel *n*, Droge *f*, Medikament *n*, Arznei *f*
药杯 Arzneitasse *f*, Arzneiglas *n*
药泵植入术 Portimplantation *f*
药笔剂 Arzneipinsel *f*
药布 Tampon *m*, Gaze *f*
药布剂 Stypticum *n*
药材 Drogen *f pl*
药材供应 Medizinisches Material Versorgung *f*
药材生产 Produktion von medizinischen Materialien *f*
药材学 Drogenlehre *f*, Pharmakognosie *f*
药厂 pharmazeutische Fabrik *f*
药代动力学 Pharmakokinetik *f*
药(物)代(谢)动力学 Pharmakokinetik *f*
药代动力学免疫抑制剂 pharmakokinetisches Immunosuppressivum *n*
药代动力学与药物代谢 Pharmakokinetik und Drogenmetabolismus
药刀 Spatel *m*
药的 medikamentös, medicinal (-is, -is, -e)
药典 Arzneibuch *n*, Pharmakopöe *f*
药典的 offizinell
药典委员会 Ausschuss für Arzneibuch *m*
药店 Apotheke *f*
药动团 Kinetochor *n*
药动学 Pharmakokinetik *f*
药动学拮抗 pharmakokinetisches Antagonismus *n*
药动学-药效学关系 pharmakokinetisch-pharmakodynamische

Beziehung *f*
药方 Arzneiverordnung *f*, Rezept *n*
药方集 Apothekerbuch *n*
药房 Pharmazie *f*, Apotheke *f*, offizin *n*
药房的 offizinell
药房法 Pharmacy Gesetz *m*
药房工作规范 Gute pharmazeutische Praxis *f*
药房管理人员 Apotheke Administrator *m*
药房管理学 Apothekenmanagement *n*
药房和治疗委员会 Apotheke und Therapeutika Ausschuss *m*
药房会计学 Apotheke Rechnungswese *f*
药房技术员 Apotheke Techniker *m*
药房开业者 Apotheke Arzt *m*
药房伦理学 Apotheke Ethik *n*
药房培训程序 Apotheke Erzieher *m*
药房信息系统 Apotheke Informationssystem *n*
药费支出 Medikamentaufwand *m*
药粉 (Arznei-) Pulver *m*, Puder *m*
药粉分包机 Pulverdosiermaschine *f*
药粉分包台 Pulverdosiertisch *m*
药粉混合器 Pulvermischer *n*, Pulvermischgerät *n*
药峰浓度 Gipfelkonzentration der Droge *f*
药峰时间 Gipfelzeit der Droge *f*
药敷法 medikamentöser Umschlag *m*
药膏 Salbe *f*, Paste *f*, Unguentum *n* (Ung)
药根碱 Jatrorrhizin *n*
药灌肠法 Arzneimittel Enema *n*
药剂 Arzneimittel *n*, Medikament *n*, Agens *n*
药剂的 medikamentös, medicamentos (-us, -a, -um)
药剂等效性 pharmazeutische Äquivalent *n*
药[剂]师 Apotheker *m*, Pharmazeut *m*
药剂师协会 Vereinigung der Apothekern *f*, Apothekerve-rein *m*
药剂士 Hilfsapotheker *m*
药剂学 Pharmazie *f*, Pharmazeutik *f*
药剂员 Apotheker *m*
药检 Drogen Test *m*
药检机构 Institutionen der Drogenkontrolle *f pl*
药酒 pharmakologischen Wine *m*
药酒压榨器 Tinkturpresse *f*, Elixierpresse *f*
药理活性物质 pharmakologischen Wirkstoff *m*
药理检验 pharmakologische Nachprüfung *f*
药理特性 pharmakologische Eigenschaft *f*
药理瞳孔不等 pharmakologische Anisokorie *f*
药理效应 pharmakologische Wirkung *f*
药理心理学 Pharmakopsychologie *f*
药理学 Pharmakologie *f*, Arzneiwirkungslehre *f*
药理学功能 pharmakologische Funktion *f*
药理学家 Pharmakologe *m*
药理学配伍禁忌 pharmakologische Inkompatibilität *f*
药理研究所 Institut für Pharmakologie *f*, pharmakologi-sche Institut *f*
药理作用 pharmakologische Wirkung *f*
药疗法 Medikation *f*, medicamentöse Therapie *f*
药疗食品 medizinische Diäten *f pl*
药酶 arzneimittel-metabolisierendes Enzym *n*
药棉 Verbandwatte *f*, Gossypium absorbens *n*
药棉拭子 Wattebausch *m*
药敏敏感试验 antimikrobielle Empfindlichkeitsprüfung *f*
药敏试验 Arzneimittel-Resistenzprüfung *f*
药囊导尿管 Medikament Ballonkatheter *n*
药碾 Stein Rolle *f*
药片 Tabletten *f pl*, Tablettae *f pl*
药片(胶囊)印字机 Kapsel Drucker *m*
药片崩解测试器 Tablettenzerfallprüfer *m*
药片磨损测试器 Tablettenverschleißprüfer *m*
药片糖衣上光机 Poliermaschine für Dragée *f*
药片消化测试仪 künstlicher Magen-Darm *m*, Tabletten-verdauungsprüfer *m*
药片硬度测试仪 Tablettenhärteprüfer *m*
药品 Arznei *f*, Remedium *n*, Medikament *n*
药品标准 Arzneistandard *m*
药品橱 Drogen Schrank *m*
药品法 Medizin Gesetz *n*
药品费用分摊 Aufteilung der Arzneimittelkosten *f*
药品费用共付 Zuzahlung der Arzneimittelkosten *f*
药品费用增长率 Wachstumsrate der Arzneimittelkosten *f*
药品分类验证 Drogen Koordination Überprüfung *f*
药品负责期 Zuteilungsdatum der Drogenqualität gewährleistet durch Hersteller *n*
药品干燥器 Arzneitrockner *m*, Arzneitrockenanlage *f*
药品供应规范 drogenadministration Gesetz *n*
药品管理法 Drogen Administration Gesetz *n*
药品广告 Anzeige von Arzneimitteln *f*
药品规格 Arzneispezifikation *f*, Arzneistandard *m*
药品和麻醉检定 Drogenkontrolle und Narkosekontrolle
药品加工机械 Arzneiverarbeitungsmaschine *f*
药品价格 Arzneimittelpreis *m*
药品价格管制 Regulierung der Arzneimittelpreise *f*
药品监督管理 又称药政管理 Medikamentengabe *f*
药品监督员 pharmazeutischer Inspektor *m*
药品检验机构 Institut für Drogenkontrolle *n*
药品检验所 Institut für Arzneimittelprüfung *f*
药品经营企业 droge Handlung Unternehmen *n*
药品开发 Entwicklung von Medikamenten *f*
药品流通体制 Verteilung von Medikamenten Systems *f*
药品批发商 Drogen Großhändler *m*
药品批号 Chargennummer der Droge *f*
药品审评委员会 Ausschuss für Drug Evaluation *f*
药品生产企业 Arzneimittelherstellung Unternehmen *n*
药品生产质量管理规范 gute Herstellungspraxis *f*
药品生物学标记 Biomarker der Droge *m*
药品使用期 Begrenzungsdatum der Droge nach Herstellung *n*
药品市场 Drogenmarkt *m*
药品数据库 Drogen-Datenbank *m*
药品说明书 Packungsbeilage *f*
药品调剂规范 gute Abgabe der Praxis *f*
药品调剂台 verschreibungspflichtige Zähler *m*
药品相互作用数据库 Arzneimittelwechselwirkungen Datenbank *m*
药品信息管理 Informationen über die Drogen-Management *n*
药品信息系统 Arzneimittel-Informationssystem *n*
药品信息中心 Drogen-Center über die Informationen *m*
药品信息专家 Spezialist über die Drogen-Informationen *m*
药品信息子系统 Subsystem über die Drogen-Informationen *n*
药品虚假需要 falsche Anforderungen an Drogen *f pl*
药品有效期 Gültigkeitsdatum der Droge *n*, Exspirationsdatum *n*
药品再评价 Drogen Neubewertung *f*
药品政策 Drogenpolitik *f*
药品质量标准 Arzneimittelstandard *m*
药品质量管理 Drogen Qualitätsmanagement *n*
药品质量控制 Drogen Qualitätskontrolle *f*
药品贮藏设备 Material für die Lagerung von Medikamenten *n*
药品注册商标 eingetragene Marke von Drogen *f*
药瓶箱(盒) Flaschenkeller *m*, Flaschenfutter *m*
药筛 Arzneimitteln Sieb *n*
药市 Arzneimittelmarkt *m*
药事法 Arzneimittel Gesetze *n*
药事法规 Pharmaceutical Affairs Law <engl.>, Gesetze für

pharmazeutische Gelegenheiten *n pl*
药事管理 pharmazeutische Verabreichung *f*
药事管理委员会 Pharma-Verwaltungsausschuss *m*
药匙 Medikamente Löffel *f*
药鼠李苷 Cascarin *n*
药栓 Suppositorium *n*
药水 flüssige Anznei (form) *f*
药水检验仪 Nachprüfer der flüssigen Arzneimittel *m*
药水瓶 Medizinflasche *f*
药水浴 Medizinalbad *n*
药特灵 Yatren *n*, Chiniofon (um) *n*
药筒 Patrone *f*
药丸 Pillen *f pl*, Pilulae *f pl*
药丸成形机 Pillenmaschine *f*
药丸计数器 Pillenzähler *m*
药丸皿 Pillenschale *f*
药丸切割机 Pillenschneider *m*
药丸状电极 Pille Elektrode *f*
药物 Arznei *f*, Medikament *n*, Materia medica *f*, Medizin *f*, Pharmakon *n*
药物/毒性肌病 medikamentöse/toxische Myopathie *f*
药物/生物产品 Pharma/Bioprodukt *n*
药物[性]健忘 Chemamnesia *n*
药物X线检查法 Pharmakoradiographie *f*
药物安全性 Arzneimittelsicherheit *f*
药物暗示 Heilsuggestion *f*
药物暗示催眠法 Hypnose durch Drogenhinweis *f*
药物靶向作用 gezielte Wirkstoffabgabe *f*
药物半衰期 Drogen Halbwertszeit *f*
药物保留时间 Persistenz der Droge *f*
药物避孕 medikamentöse Kontrazeption (od.Empfäng-nisverhütung) *f*
药物变态反应 Medikamentenallergie *f*
药物变态反应性口炎 Stomatitis der Arzneimittelallergie *f*
药物辨别 Diskriminierung des Arzneimittels *f*
药物标签 Drogen-Label *n*
药物病 Drogen Krankheit *f*
药物不纯 Arzneiunreinheit *f*
药物不良反应 Nebenwirkung *f*
药物不良事件 unerwünschte Arzneimittelwirkung *f*, unerwünschtes Ereignis *n*
药物不良相互作用 nachteilige Wechselwirkungen zwischen Arzneimitteln *n*
药物采购 Kauf von Medikamenten *m*
药物超敏反应 Arzneimittelüberempfindlichkeit *f*
药物成瘾 Drogenabhängigkeit *f*
药物成瘾性 Drogenabhängigkeit *f*
药物成瘾者 Drogenabhängiger *m*
药物处方 Arzneimittelrezept *n*
药物处置 Disposition von Drogen *f*
药物传递系统 Arzneimittelabgabesystem *n*
药物传感器 Arzneimittel-Sensor *m*
药物催眠 medikamentöse Hypnose *f*
药物代谢 Metabolismus des Pharmakons *m*
药物代谢活性 metabolisierenden Aktivität *f*
药物代谢酶 metabolisches Enzym des Arzneimittels *n*
药物代谢速率 metabolische Rate des Arzneimittels *f*
药物蛋白结合置换 Drogen-Eiweiß verdrängungsvermittelte *f*
药物导致的 arzneimittelinduziert
药物的 medikamentös, medicamentos (-us, -a, -um)
药物的活性代谢物 aktives Metabolit des Arzneimittels *n*
药物的尿样分析 Drogen Urinanalyse *f*
药物的肾排泄 renale Exkretion des Medikamentes *f*
药物的体内过程 intrakörperlicher Prozess der Droge *m*
药物定位 0rientierung des Arzneimittels *f*
药物动力学 Pharmakokinetik *f*
药物动力学的计算机模拟 pharmakokinetische Modellierung *f*
药物动力学模型 pharmakokinetische Modellierung *f*
药物动力学相互作用 pharmakokinetische Interaktion *f*
药物毒理学 Pharmakotoxikologie *f*
药物毒性 Arzneimitteltoxizität *f*
药物法学 Pharma-Rechtsprechung *f*
药物反应 Arzneimittelreaktion *f*
药物反应伴嗜酸性粒细胞增多和全身性症状 Drogenreaktion mit Eosinophilie und Körpersymptom *f*
药物分布 Arzneimittelverteilung *f*
药物分离 Arzneimitteltrennung *f*
药物分娩 Arzneimittel Geburt *f*
药物分析 Arzneimittelanalyse *f*
药物分析仪 Drogen-Analysator *m*
药物分装器 Arzneimittelverpackungsmaschine *f*
药物粉碎机械 Pharma-Zerkleinerungsmaschine *f*
药物粉碎器 Zerreibungsgerät *n*, Zerkleinerungsapparat *n*
药物附加剂 Pharmahilfsmittel *n*
药物管制 Drogenkontrolle *f*
药物过量 Arzneimittelüberdosierung *f*
药物过敏 Arzneimittelallergie *f*
药物过敏试验 Prüfung der Arzneimittelüberempfindlich-keit *f*
药物过敏性 Arzneimittelüberempfindlichkeit *f*, Arzneimittelallergie *f*, Medikamentenempfindlichkeit *f*
药物过敏性口炎 Stomatitis medicamentosa *f*
药物过敏性休克 medikamentöser anaphylaktischer Schock *m*
药物和毒物检验科 Drogen-und Toxikologie-Abschnitt *m*
药物和酒精滥用筛选 Screening des Drogen-und Alkoholabusus *n*
药物化学 Pharmakochemie *f*, pharmazeutische Chemie *f*
药物换能器 Arzneimitteln Wandler *m*
药物混合器 Pulvermischer *m*
药物活性代谢物 aktive Metaboliten von Drogen *f pl*
药物基因组学 Pharmakogenomik *f*
药物剂型 Pharmazeutische Dosierungsform *f*
药物间相互作用 Arzneimittelinteraktion *f*
药物检测 Drogentest *m*
药物鉴定 Identifikation der Arzneimittel *f*
药物拮抗作用 Drogen Antagonismus *n*
药物结合 Drogenbindung *f*
药物戒断综合征 Abstinenzsyndrom *n*
药物浸出器 Arzneimittelmazerationsgerät *n*
药物浸煎器 Arzneimittelinfusionsdekoktionsapparat *n*
药物经济学 Pharmakoökonomie *f*
药物惊厥疗法 pharmakologische krampfhaften Therapie *f*
药物警戒[性] Pharmakovigilanz *f*
药物开发 Arzneimittelentwicklung *f*
药物抗性 Drogen Resistenz *f*
药物恐怖 Pharmakophobie *f*
药物滥用 Medikamentenabusus *m*, Arzneimittelmiß-brauch *m*
药物滥用或吸毒所致死亡 Todesfall von Drogenabusus oder Drogensucht *m*
药物利用率 Verwertungsrate der Arznei *f*
药物利用评价 Drogen Auslastung Überprüfung *f*
药物利用指数 Drogen Nutzungsindex *n*
药物联合效用 Arzneimittel-Wechselwirkung *f*
药物疗法 medikamentöse Therapie *f*, Pharmakotherapie *f*
药物流行病学 Pharmakoepidemiologie *f*
药物漏斗 pharmazeutischer Trichter *m*
药物麻醉 medikamentöse Anästhesie (od.Narkose) *f*
药物免疫复合物性溶血性贫血 Immunkomplex-arzneimittelinduzierte hämolytische Anämie *f*
药物敏感基因 Gen der Arzneimittelempfindlichkeit *n*

药物敏感试验 Arzneimittelresistenzprüfung *f*
药物耐受[性] Arzneimittelverträglichkeit *f*
药物碾磨器 pharmazeutische Mühle *f*
药物浓度 Wirkstoffkonzentration *f*
药物排泄 Ausscheidung des Arzneimittels *f*
药物配伍 Verträglichkeit von Arzneimittel *f*
药物批准 Medikamentenzulassung *f*, Arzneimittelzulassung *f*
药物皮炎 Darmatitis medicamentosa *f*
药物癖 Pharmakomanie *f*
药物评价 Evaluation der Drogen *f*
药物前体 Prodrug *n*
药物潜效化 Arzneimittellatentiation *f*, Arzneimittelretar-dierung *f*
药物潜效化作用 Drogen Latentiation *f*
药物去势 medizinische Kastrierung *f*
药物热 Medikamentenfieber *n*
药物溶出度仪 Medikamente Löslichkeit Tester *m*
药物溶解锅 Arzneiboiler *m*
药物筛 Arzneisieb *m*
药物筛选 Wirkstoff-Screening *n*
药物筛选法 Arzneiscreeningmethode *f*
药物筛选试验 Arzneiscreeningtest *m*, Assay des Drogenscr-eenings *m*
药物设计 Arzneidesign *n*
药物肾排泄 renale Ausscheidung von Medikamenten *f*
药物使用 Drogenkonsum *m*
药物市场学 Pharma-Marketing *n*
药物释放 Wirkstofffreisetzung *f*
药物释放系统 System der Arzneistoffgabe *n*
药物受体 Drogen-Rezeptor *m*
药物-受体复合物 Arznei-Rezeptorkomplex *m*
药物-受体相互作用 Arznei-Rezeptorwechselwirkung *f*
药物睡眠 medikamentös-induzierter Schlaf *m*
药物睡眠疗法 medikamentöse Schlaftherapie *f*
药物所致的偏执或幻觉状态 arzneimittelinduzierter paranoid-halluzinatorischer Zustand *m*
药物所致肺部疾病 arzneimittelinduzierte Lungenerkrankung *f*
药物所致偏执或幻觉状态 Drogen induzierte Paranoid oder halluzinatorische Zustände *f*
药物所致情感障碍 arzneimittelinduzierte Gemütszustandss-törung *f*
药物体内过程 Schicksal von Drogen *n*
药物体内命运 Schicksal der Arzneimittel im Organismus *n*
药物天平 Arzneiwaage *f*, Apothekerwaage *f*
药物投送 Arzneistoffgabe *f*
药物涂层支架 mit Medikamenten beschichteter Stent *m*
药物外渗 Drogen Extravasation *f*
药物污染 Arzneimittelkontamination *f*
药物误用 Missbrauch von Drogen *m*
药物误用条例 Handelung von Missbrauch von Drogen *f*
药物吸收 Absorption des Arzneimittels *f*
药物习惯性 Drogen Gewöhnung *f*
药物相关问题 Drogenkriminalität Problem *n*
药物相互作用 Arzneimittelinteraktion *f*, Wechselwirkung der Arzneimittel *f*
药物消除 Eliminierung der Droge *f*
药物消耗曲线 Drogenkonsum Kurve *f*
药物销售代表 Pharmavertreter *m*
药物效应 Arzneimittelwirkungen *f pl*
药物效应的非等效性 Ungleichwertigkeit der Arzneiwir-kung *f*
药物效应动力学 Pharmakodynamik *f*
药物效用 Arzneiwirksamkeit *f*
药[物]效[应]动力学 Pharmakodynamik *f*
药物协同作用 Medikamente Synergismus *n*
药物心理学 Pharmakopsychologie *f*
药物信息 Arzneimittelinformation *f*
药物性白内障 Cataracta medicamentosa *f*, arzneimittelbe-dingte Katarakt *f*
药物性鼻炎 Rhinitis medicamentosa *f*
药物性肠炎 Arzneimittelenteritis *f*, Enteritis medica-mentosa *f*
药物性痤疮 Acne Medicamentose *f*
药物性耳聋 arzneimittelinduzierte Taubheit *f*
药物性肥胖 arzneimittelinduzierte Obesitas *f*
药物性肺病 arzneimittelinduzierte Lungenerkrankung *f*
药物性肝病 arzneimittelinduzierte Leberkrankheit *f*
药物性肝损害 medikamentöse Leberschädigung *f*, me-dikamentöser Leberschaden *m*
药物性肝炎 Arzneimittelhepatitis *f*
药物性感觉神经性聋 medikamentöse sensorineurale Taubheit *f*
药物性过敏反应 Arzneimittelanaphylaxie *f*
药物性行为障碍 Substanz verwandten Störung *f*
药物性黄疸 Arzneimittelikterus *m*, medikamentöser Ikterus *m*, Drogenikterus *m*
药物性肌病 Arzneimittelmyopathie *f*, medicamentöse Myopa-thie *f*
药物性急性胰腺炎 arzneimittelinduzierte akute Pankreatitis *f*
药物性间质性肾炎 Drogen induzierte interstitielle Nephritis *f*
药物性结膜炎 Conjunctivitis medicamentosa *f*, medika-mentöse Konjunktivitis *f*
药物性精神病 Arzneimittelpsychose *f*, Pharmakopsy-chose *f*
药物性精神病理学 Pharmacopsychopathologie *f*
药物性精神病学 Pharmakopsychiatrie *f*
药物性巨幼细胞性贫血 arzneimittelinduzierte megaloblasti-sche Anämie *f*
药物性口炎 stomatitis Medicamentose *f*
药物性库欣综合征 medikamentöses Cushing-Syndrom *n*
药物性溃疡 Drogengeschwür *n*, Arzneimittelgeschwür *n*
药物性狼疮 Drogen lupus *n*
药物性卵巢去势 medizinische Oophorektomie *f*
药物性男性乳腺肥大 arzneimittelinduzierte männliche Brust-hypertrophie *f*
药物性皮肤栓塞 embolia cutis Medicamentose *f*
药物性皮炎 Arzneimittelexanthem *n*
药物性溶血性贫血 arzneimittelbedingte hämolytische Anämie *f*
药物性舌炎 Glossitis Medicamentose *f*
药物性食管炎 medikamentöse Ösophagitis *f*
药物性食管炎 Pille Ösophagitis *f*
药物性铁质沉着 Pharmakosiderose *f*, medicamentöse Siderose *f*
药物性脱发 Drogen Alopezie *f*
药物性哮喘 Arzneimittelasthma *n*
药物性心包炎 arzneimittelinduzierte Perikarditis *f*
药物性心肌病 arzneimittelinduzierte ardiomyopathie *f*
药物性血管造影 Pharmacoangiographie *f*
药物性荨麻疹 Arzneimittelurtikaria *f*, Urticaria medica-mentosa *f*
药物性牙龈增生 arzneimittelinduzierte Gingivahyperplasie *f*
药物性龈炎 arzneimittelinduzierte Gingivitis *f*
药物性紫癜 Drogen Purpura *n*
药物蓄积 Arzneimittelakkumulation *f*
药物选用 Wahl der Droge *m*
药物学 Arzneikunde *f*, Arzneilehre *f*
药物研发 Arzneimittelforschung *f*
药物研究所 Institut für Arzneikunde *f*
药物依赖[性] Arzneimittelabhängigkeit *f*
药物依赖性 Drogenabhängigkeit *f*
药物遗传流行病学 pharmakogenetische Epidemiologie *f*
药物遗传学 Pharmakogenetik *f*
药物遗传学算法 pharmakogenetischer Algorithmus *m*
药物引产 medikamentöse Geburtseinleitung *f*
药物引起的免疫复合物病 arzneimittelinduzierte Immunko-

mplexkrankheit *f*
药物有害反应 Nebenwirkungen *f pl*
药物诱导的勃起功能障碍 arzneimittelinduzierte Erektionsstörung *f*
药物诱导的肾小管缺陷 arzneimittelinduzierter Rohrdefekt *m*
药物诱发(药源性)胆汁郁积 Cholestase von Drogen Herkunft *f*
药物诱发(药源性)低血糖症 Drogen induzierte Hypoglykämie *f*
药物诱发(药源性)幻觉 Drogen induzierte Halluzination *f*
药物诱发(药源性)疾病 Drogen induzierte Krankheit *f*
药物诱发(药源性)甲亢 Drogen induzierte Hyperthyreose *f*
药物诱发(药源性)抑郁症 pharmako Melancholie *f*
药物诱发表皮坏死松解 Drogen induzierte epidermale Nekrolyse *f*
药物诱发痤疮 Drogen induzierte Akne *f*
药物诱发的 arzneimittelbedingt, arznei-induziert
药物诱发光敏感性 Drogen induzierte Photosensibilität *f*
药物诱发红斑狼疮 Drogen induzierten Lupus Erythematodes *n*
药物诱发幻觉 又称药源性幻觉 arzneimittelinduzierte Halluzination *f*
药物诱发昏迷 Medikamenten-induzierten Koma *n*
药物诱发假淋巴瘤 Drogen induzierte Pseudolymphom *n*
药物诱发狼疮样综合征 arzneimittelbedingtes Lupoidsyndrom *n*
药物诱发狼疮样综合征 Drogen induzierte lupoide Syndrom *n*
药物诱发慢性肝炎(药源性慢性肝炎) Drogen induzierte chronische Hepatitis *f*
药物诱发溶血性贫血 Drogen induzierte Anämie *f*
药物诱发色素异常 induzierten Pigmentstörungen *f pl*
药物诱发死亡 Tod im Zusammenhang mit Drogen *m*
药物诱发系统性红斑狼疮样综合征 Drogen induzierten SLE
药物诱发休止期脱发 druginduced Telogeneffluvium *n*
药物诱发血管炎 Drogen induzierte Vaskulitis *n*
药物诱发抑郁症 arzneimittelinduzierte Melancholie *f*
药物诱发紫癜 Drogen induzierte Purpura *n*
药[物]浴 Medizinalbad *n*
药物预防 medikamentöse Prophylaxe *f*
药物源性肝损伤 arzneimittelinduzierter Leberschaden *m*
药物造成的运动失调 arzneimittelinduzierte Bewegungsstörung *f*
药物粘附 Medikamentationsadhärenz *f*
药物诊断 Pharmakodiagnostik *f*
药[物]疹 Arzneimittelausschlag *m*, Arzneimittelexanthem *m*
药物政策 Arzneimittelpolitik *f*
药物植入物 Arzneimittelimplantat *n*
药物制剂 pharmazeutisches Präparat *n*, Arzneimittelzubereitung *f*
药物制剂试验法 Test für pharmazeutische Präparate *m*, Test für pharmazeutische Zubereitung *m*
药物治疗 Pharmakotherapie *f*
药物治疗学 Pharmacotherapeutics *n*
药物致死 medikamentöse Letalität *f*
药物致胎儿损伤 arzneimittelbedingter Schaden des Fetus *m*
药物痣 pharmakologische Nävus *f*
药物中毒 Arzneimittelvergiftung *f*, Medikamententoxizität *f*
药物中毒性耳聋 ototoxische Taubheit *f*
药物中毒性精神病 Drogenpsychose *f*
药物终止妊娠 Schwangerschaftsunterbrechung mit Medizin *f*
药物种植场 Kräutergarten *m*
药物注册 Arzneimittelregistrierung *f*, Drogengesetzgebung *f*
药物注射泵 Drogen-Einspritzpumpe *f*
药物转化 Transformation von Droge *f*
药物转运 Transport der Arzneien *m*, Wirkstofftransport *m*
药物转运蛋白 Arzneimitteltransporter *m*
药物作用 Arzneimittelwirkung *f*
药物作用机制 Mechanismus der Arzneimittelwirkung *m*, Wirkungsmechanismus *n*
药物作用原理 Prinzip der Arzneimittelwirkung *n*, Prinzip der Drogenhandlung *n*
药西瓜中毒 Kolozynthidismus *m*
药线疗法 medikamentöse Fadentherapie *f*
药效 Arzneiwirkung *f*
药效的 pharmakodynamisch
药效动力学 Pharmakodynamik *f*
药效分类 Klassifikation der Arzneiwirkung *f*, Einteilung der Arzneiwirkung *f*
药效基团 therapogene Gruppe *f*, pharmakophore Gruppe *f*
药效模型 Pharmakodynamikmodellierung *f*
药效潜伏化 Latentiation der Arzneiwirkung *f*
药效团 Pharmakophor *m*
药效学 Pharmakodynamik *f*, Arzneiwirkungslehre *f*
药效学相互作用 pharmakodynamische Interaktion *f*
药学 Pharmazie *f*
药学博士 pharmazeutischer Doctor *m*
药学的 pharmazeutisch
药学服务 pharmazeutische Dienstleistungen *f pl*
药学计算 Pharma-Berechnung *f*
药学史 Pharma-Geschichte *f*
药学院 Hochschule der Pharmazie *f*
药学专业毕业生 Abschluss der Pharmazie *m*
药液外渗 Exosmose der Medizin *f*
药瘾 Arzneimittelsucht *f*
药瘾康复 Drogenentzug *m*
药瘾者 Arzneimittelsüchtiger *m*
药瘾者的治疗 Drogenkonsumenten Behandlung *f*
药用的 medizinisch, medicinal (-is, -is, -e)
药用滴管 Tropfpipette *f*
药用辅料 pharmazeutischen Hilfsstoff *m*
药用明胶 medizinisches Gel *n*, Pharmagel *n*
药用气体 medizinische Gase *f*
药用绒柄革菌 Veluticeps Medicum *n*
药用溶液 Pharmalösung *f*
药用软皂 Sapo mollis medicinalis *m*, medizinische Seife *f*
药用软皂搽剂 Arzneimittel Schmierseife Salbe *f*
药用炭 Carbo medicinalis *m*, Arzneikohle *f*
药用植物学 medizinische Botanik *f*
药用植物资源 Ressourcen der Heilpflanze *f pl*
药用制剂 Pharmapräparat *n*
药浴 Medizinalbad *n*
药园(圃) Heilkräutergarten *m*
药原性胆汁郁积 arzneimittelbedingte Gallenstauung *f*
药原性低血糖症 arzneiinduzierte Hypoglykämie *f*
药原性甲亢 arzneiinduzierte Hyperthyreose *f*
药源性疾病 Arzneimittelerkrankung *f*
药源性帕金森综合征 Parkinson* Syndrom *n*
药源性系统性红斑狼疮 arzneimittelinduzierter systemischer Lupus erythematodes *m*
药皂 medizinische Seife *f*, Sapo medicinalis *m*
药渣 Dekoktrückstand *m*
药疹 Exanthema medicamentosum *n*, Arzneimittel-hautausschlag *m*
药征 Modalität *f*
药政机构 Drug Administration Agenturen *f*
药制杆剂 Cereoli *n*
药制纱布 medizinische Gaze *f*
要点(义) Kern *m*
要素 Prinzip *n*, Element *n*, Faktor *m*
要素膳 elementare Diät *f*
要素性幻觉 elementare Halluzination *f*
要素饮食 essentielle Kost *f*

要义学习 Substanz Lernen *n*
要因加算法 Fakultätsmethode *f*
钥孔(帽贝)血蓝素 Schlüsselloch-Hämocyanin *n*
耀光反射 blendete spiegelung *f*
耀眼 Glanz *m*

YE 耶椰噎也冶野业叶夜液腋

yē 耶椰噎

耶恩西类型论 Jaensch* Typentheorie *f*
耶尔森肠炎 Yersin* Enteritis *f*
耶尔森肠炎菌 Yersinia enterocolitica *f*
耶尔森菌感染 Yersinien-Infektion *f*
耶尔森菌小肠结肠炎 Yersin* Enterokolitis *f*
耶尔森氏菌属 Yersinia *f*
耶尔赞氏血清 Yersin*(-Roux*) Serum *n*, Pestserum *n*
耶格[近距]视力表 Jaeger s Test *n*
耶格氏[近距]视力测验 Jaeger* Sehprobe *f*
耶鲁-布朗强迫量表 Yale*-Brown* Zwangsskale *f*
耶路撒冷病毒 Jerusalem-Virus *n*
耶纳解剖学名词 Jena-anatomische Nomenklatur *n*
耶氏肺孢子菌 Pneumocystis jirovecii *f*
耶氏肺孢子菌肺炎 Pneumocystis-Pneumonie *f*
耶[斯纳]氏淋巴浸润 lymphozytäre Infiltration von Jessner *f*
耶[特马]氏厉螨 Laelaps jettmari *n*
耶韦尔和朗格尼尔森综合征 Jervell und Lange Nielsen-Syndrom *n* (先天性耳聋伴延长以晕厥发作、猝死为特征)
椰毒假单胞菌毒素食物中毒 Lebensmittelvergiftungen durch Pseudomonas cocovenenos *f*
椰毒假单胞菌酵米面亚种 Pseudomonas cocovenenans subsp. Farinofermentans *f*
椰毒假单胞菌酵米面亚种食物中毒 Lebensmittelvergiftung der Pseudomonas cocovenenans subsp. Farinofermentans *f*
椰乳 Kokosmilch *f*
椰子[实] Kokosnuß *f*
椰子[树] Kokospalme *f*, Cocos nucifera *f*
椰子硬脂 Cocostearin *n*, Cocinin *n*
椰子油 Kokosbutter *f*, Kokos fett *n*, Kokosnußöl *n*, Oleum Cocos *n*
椰子脂 Kopraöl *n*
噎塞 Drosseln *f*

yě 也冶野

也皮背侧切开[术] Dorsalinzision der Vorhaut *f*
冶金 Metallurgie *f*
冶炼 Raffinieren *n*
野 Feld *n*, Area *f*
野百合碱 Monocrotalin *n*
野菜 Wildgemüse *f*
野的 wild
野点/狂点(狂点) unzulässiger Punkt *m*
野靛碱 Zytisin *n*, Ulexin *n*
野毒 Straßen(wut)virus *n*
野毒株(野生型株) Wildtypstamm *m*
野甘草 wilde Lakritze *f*
野甘菊 Chrysanthemum parthenium *n*
野孩子 Wildes Kind *n*
野黑樱苷 Prunasin *n*
野黄芩甙(素) Scutellarin *n*
野精神分析 wilde Psychoanalyse *f*
野菊花 Matricaria Indica *n*
野菊花内脂 Yejuhua-Lakton *n*
野决明单胞锈菌 Uromyces thermopsidis *n*
野决明碱 Thermopsin *n*
野尻霉素 Nojirimycin *n*
野口白蛉 Radix Ginseng Sylvestris *n*
野兔热杆菌 Brucella Tularense *f*
野漆树甙 Rhoifolin *n*
野芹中毒 Wasserschierling-Vergiftung *f*, Coniummacu-latum-Vergiftung *f*
野山参 Radix Ginseng Sylvestris *n*
野生的 wild, wildwochsend, wildlehend
野生动物 Wildltier *n*
野生啮齿动物 Wildnagetier *n*
野生啮齿动物鼠疫 silvatische Pest *f*
野生小鼠 wilde Maus *f*
野生型 Wildform *f*, Wildtyp *m*
野生型基因 Wildallel *n*
野生植物 wilde(od.wildwachsende) pflanze *f*
野生株 Wildstamm *m*
野吐根 wilde Ipecac *n*
野兔 Hase *f*
野兔热 Tularämie *f*, Hasenpest *f*
野外供膳装备 Feldfütterungstechnik *f*
野外活动 Betätigung im Freien *f*
野外试验 Feldexperiment *n*, Feldstudie *f*
野外试验结果 Feldexperimentergebnis *n*
野味 Wildfleisch *n*
野莴苣甙 Cichoriin *n*
野心 Ehrgeiz *m*
野樱皮甙 Prunasin *n*
野樱桃糖浆 Wildkirsche Sirup *n*
野营[环境]卫生 Lagersanierung *f*
野营卫生 Feldlagerhygiene *f*
野战救护车 Sanitätsfahrzeug *n*
野战口粮 Feldration *f*
野战内科学 Krieg Innere Medizin *n*
野战外科学 Krieg Chirurgie *f*
野战医院 Feldlazarett *n*
野值/狂值(狂值) unzulässiger Wert *m*

yè 业叶夜液腋

业绩测验,标准化的 standardisierter Leistungstest *m*
业务 Besetzung *f*
业务性梅毒 Syphilis Technica *n*
业余疗养院 Freizeitsanatorium *n*
叶 Lobus *m*, Blatt *n*, Folium *n*
叶白[色]素 leukophyll *n*
叶背生的 hypophyllous
叶本卟啉 Phyllo(a)etioporphyrin *n*
叶吡咯 Phyllopyrrole *f*
叶卟吩 Phylloporphin *n*
叶卟啉 Phylloporphyrin *n*
叶蝉散 Mipcin *n*
叶赤素 Phylloerythrin *n*
叶蛋白 Blatt-Protein *n*
叶的 lobär, lobar(-is, -is, -e)
叶点霉属 Phyllosticta *n*
叶点霉素 Phyllosinol *n*
叶段分布 Segmentalverteilung *f*
叶褐体 Phacoplast *n*
叶红素 Erythrophyll *n*
叶黄呋喃素 Flavoxanthin *n*
叶黄素 Xanthophyll *n*
叶基 Blattbasis *f*
叶激肽 Phyllokinin *n*
叶迹维管束 Blattspur(faser)bündel *n*
叶间导管 Ductus interlobares *m pl*

叶间的 interlobär, interlobar(-is, -is, -e)
叶间隔 Interlobärseptum *n*
叶间沟 Sulcus intermedius(s.interlobaris) *m*
叶间积液 Interlobärerguß *m*
叶间裂 Interlobärspalte *f*, Fissura interlobaris *f*
叶间面 Facies interlobares(pulmonis) *f pl*
叶间三角 Triangel des Durchschuss *m*, Aortenwand innerhalb Ventrikels *f*
叶间隙 Fissura interiobaris *f*
叶间胸膜积液 Interiobärerguß *m*
叶茎上生 folicaulicole, folicaulicolous <engl.>
叶克斯辨别箱 Yerkes Diskriminierung Kasten *m*(一种门很多的迷津)
叶克斯道德逊定律 Yerkes Dodson Gesetz *n*(说明焦虑与工作效率的关系)
叶轮风速仪 Flügelrad-Anemometer *n*
叶绿醇 Phytol *n*
叶绿蛋白 Chloroplastin *n*
叶绿[基甲萘]醌(维生素 K1) Phyllochinon *n*
叶绿醌 Phyllochinon *n*, Vitamin K1
叶绿素 Chlorophyll *n*, Blattgrün *n*
叶绿素 A Chlorophyll A *n*
叶绿素 B Chlorophyll B *n*
叶绿素酶 Chlorophyllase *f*
叶绿素缺失互补选择 Chlorophyll Mangels Ergänzung Auswahl *f*
叶绿素铜钠盐 Natrium-Kupfer-Chlorophyllin *n*
叶绿素乙酯 Ethyl Chlorophyllid *n*
叶绿酸 Chlorophyllin *n*
叶绿体 Chloroplasten *m pl*, Chlorophyrllkörner *n pl*
叶绿体蛋白结构基因 Strukturgen Chloroplastenprotein *n*
叶绿体核糖体 chloroplastidäres Ribosom *m*
叶绿体基粒 chloroplastes Grana *n*
叶绿体基因 Chloroplasten-Gen *n*
叶滤机 Flügelrad-Filter *n*
叶脉 Blattader *f*
叶脉舌 Farnblatt Zunge *f*
叶霉素 Phyllomycin *n*
叶面生 Epiphyllen *n*
叶内部 Pars intralobaris(venae pulmonalis) *f*
叶盘转化法 blattscheibe Transformation *f*
叶培养 Blatt Culture *n f*
叶片 Blatt spreite *f*, Lamina *f*
叶片状结晶 blätteriges Kristall *n*
叶切除术(叶切断术) Lobektomie *f*, Lappenresektion *f*
叶肉 Mesophyll *n*
叶上生的 foliicolous
叶曙红素 Eosinophyll *n*
叶酸 Folsäure *f*, Acidum folicum *n*
叶酸对抗剂 Folsäureantagonisten *m pl*
叶酸类似物 Folacin *n*
叶酸缺乏 Folsäuremangel *m*
叶酸缺乏性贫血 Folsäuremangel-Anämie *f*
叶酸脱氢酶 Tetrahydrofolat-dehydrogenase *f*
叶酸盐受体 Folatrezeptor *m*
叶下部 Pars infralobaris(venae pulmonalis) *f*
叶酰多谷氨酸水解酶 folylpolyglutamate Hydrolase *f*
叶序 Phyllotaxis *f*
叶周的 perilobär, perilobar(-is, -is, -e)
叶轴 Blattachse *f*, Rachils *n*
叶状孢子 Thallosporen *f pl*
叶状处女膜 Hymen lobatus *m*
叶状的 lobär, lobar(-is, -is, -a), lobat(-us, -a, -um), fol-liace(-us, -a, -um)
叶状假足 Lobopodium *n*
叶状囊肉瘤 Cystosarcoma phylloides *n*
叶状绒[毛]膜 Chorion frondosum *n*
叶状乳头 Blätterpapillen *f pl*, Papillae foliatae *f pl*
叶状乳头炎 foliates Papillitis *n*
叶状胎盘 Placenta lobata(s.lobulata) *f*
叶状植物 Thallophyten *m pl*
叶状肿瘤 Phylloidestumor der Brust *m*
叶足 lobopodium *n*
夜蛋白尿 Nyktalbuminurie *f*
夜发的 nächtlich, nocturn(-us, -a, -um)
夜发性癫痫 nächtliche Epilepsie *f*
夜发性肌阵挛综合征 nächtliches Myoklonien-Syndrom *n*
夜发性弱视 Nachtblindheit *f*, Amblyopia nocturna *f*
夜发性舞蹈病 chorea Nocturna *n*
夜发性眩晕 nächtliches Vertigo *n*
夜发阵发性肌张力障碍 nächtliche paroxysmale Dystonie *f*
夜光的 noctilucent
夜光洗片温度计 Leuchtthermometer *n*
夜猴 Aotus trivirgatus *m*
夜间勃起 Nachterektion *f*
夜间勃起试验 nächtliche Penisschwellung *f*
夜间猝死综合征 plötzliches unerwartetes nächtliches Todessyndrom *n*
夜间的 nächtlich, nocturn(-us, -a, -um), nocturnal(-is, -is, -e)
夜间发作性呼吸困难 nächtliche paroxysmale Dyspnoe *f*
夜间腹膜透析 nächtliche Peritonealdialyse *f*
夜间肌阵挛 nächtliche Myoklonien *f*
夜间间歇腹膜透析 nächtliche intermittierende Peritonealdialyse *f*
夜间间歇性腹膜透析(镍钯) nächtliche intermittierende Peritonealdialyse *f*
夜间进食综合征 Nachtesser-Syndrom *n*
夜间近视 Nachtmyopie *f*
夜间磨牙 nächtliches Zahnknirschen *n*, Bruxisinus *m*
夜间生物电阻抗容积测定 Volumenbeurteilung der nächtlichen Elektrobioimpedanz *f*
夜间视觉 Nachtsicht *m*
夜间视觉检查仪 Nachtsicht überprüfenden Geräte *f*
夜间睡眠中猝死 nächtlicher plötzlicher, unerwarteter Tod *m*
夜间痛 Nachtschmerz *m*, Hypnalgie *f*
夜间血红蛋白尿 Haemoglobinuria nocturna *f*, nächtliche Hämoglobinurie *f*
夜间氧疗试验 nächtliche Sauerstofftherapie Studie *f*
夜间氧去(减) nächtliche Sauerstoffdesaturierung *f*
夜[间]遗尿 Enuresis noctuma *f*, Bettnässen *n*
夜间阴茎勃起试验 Test der nächtlichen Penisschwellung *m*
夜间阴茎鼓胀 nächtliche Penisschwellung *f*, morgendliche Erektion *f*
夜间用矫形器 Nachtorthese *f*
夜间阵发性呼吸困难 nächtliche paroxysmale Dyspnoe *f*
夜间阵发性血红蛋白尿症 nächtliche paroxysmale Hämoglobinurie *f*
夜惊 nächtliches Aufschrecken *n*, Angor nocturnus *m*, Schlaf-Angststörung *m*
夜惊障碍 Nacht-Angststörung *f*
夜罗宁 Inolin *n*, Trimethoquinol *n*
夜盲[症] Nachtblindheit *f*, Hemeralopie *f*
夜磨牙习惯 Zähneknirschen *n*
夜磨牙症 Bruxismus *n*
夜尿 Nykturie *f*, Nachtharn *m*
夜尿症 Enuresis nocturna *f*
夜尿量 Nachtharnmenge *f*
夜视觉 nächtliches Gesichtssinn *n*

夜视镜 Nachtsichtgeräte *f*
夜视力(敏度) Nacht der Sehschärfe *f*
夜视训练器 Nachtsicht Trainer *m*
夜视阈 Nachtsicht Schwelle *f*
夜视症 Nachtsicht *m*
夜视装置 Nachtsichtgerät *f*
夜啼 nächtliches Schreien *n*
夜现丝虫 Filaria nocturna *f*
夜现丝虫病 Filariasis nocturna *f*
夜现幼丝虫病 Bancroft* Filariasis *f*
夜现周期性 nächtliche Periodizität *f*
夜醒 nächtliches Aufwachen *n*
夜遗尿[症] Enuresis nocturna *f*, Bettnässen *n*
夜用护板 Nachtwächter *m*
夜游[症] Nachtwandeln *n*, Somnambulismus *m*
夜游[症]者 Nachtwandler *m*
液 Flüssigkeit *f*, Lösung *f*, Liquor *m*
液(空)泡系 Vacuom *n*
液[相色谱]-质[谱]联用仪 Flüssigkeitschromatograph/Massenspektrometer *m*
液[相色谱]质[谱]联用仪 Flüssigkeitschromatographie *f*
液氨测定器(瓶) amonia flüssigen Messflasche *f*
液胞 Vakuole *f*
液波 Flüssigkeitswelle *f*
液波震颤 fluider Nervenkitzel *m*
液槽 Flüssigkeitszelle *f*, Flüssigkeitsküvette *f*
液氮 Flüssigstickstoff *m*
液氮冷刀 Flüssigstickstoff-kryoskalpell *m*, Kryoskalpell mit flüssigem Stickstoff *m*
液氮冷冻 Abkühlung mit flüssigem Stickstoff *f*, Flüssig-stickstoff-Abkühlung *f*
液氮疗法 Flüssigstickstoffbehandlung *f*, Flüssigstickstoff-Behandlung *f*, Kryotherapie mittels flüssigem Stickstoff *f*
液氮容器 Flüssigstickstoff Behälter *m*
液滴 Tropfen *n*
液电碎石 elektrohydraulische Lithotripsie *f*
液电碎石[术] elektrohydraulische Lithotripsie *f*
液 - 固提取法 Flüssig-Fest-Extraktion *f*
液化 Verflüssigung *f*, Diffluenz *f*, Kolliquation *f*
液化[淀粉]酶 Verflüssigung Amylase *f*
液化[作用] Verflüssigung *f*, Liquefaktion *f*
液化苯酚 verflüssigte Karbolsäure *f*, Phenolum liquefac-tum *n*
液化变性 Kolliquationsdegeneration *f*, Kolliquations en-tartung *f*
液化的 liquefact(-us, -a, -um), colliquativ(-us, -a, -um), verflüssigt
液化剂 Liquefaciens *n*, Verflüssigungsmittel *n*
液化器 Verflüssiger *m*
液化区 Flüssiggas-Bereich *m*
液化沙雷菌复合群 Komplex der Serratia liquefaciens *m*
液化石油 Flüssiggas *n*
液化石油气 Flüssiggas *n*
液化石油气中毒 Flüssiggas-Vergiftung *f*
液化时间 Verflüssigungszeit *f*
液化温度 Kondensationstemperatur *f*, Verflüssigungstem-peratur *f*
液化性坏死 Kolliquationsnekrose *f*, Liquefaktionsnekrose *f*
液化性肌溶解 kolliquative Myozytolyse *f*
液化性脂膜炎 Verflüssigung panniculitis *n*
液基巴氏试验 liquid-basierter Papanicolaou* Test *m*
液基薄层制片 liquid-basiertes Präparat *n*
液基细胞学 liquid-basierte Zytologie *f*
液剂 Liquor *m*, Lösung *f*
液胶 Sol *n*
液胶体 Liquogel *n*, flüssiges Gel *n*
液接电位 Diffusionspotential *n*
液解[作用] lyolysis *n*
液晶 Flüssigkristall *m*, flüssiger Kristall *m*
液晶[体] Flüssigkristall *m*
液晶热图象(像) Flüssigkristall-Thermogramm *n*
液晶热像摄影术 Flüssigkristallthermographie *f*
液晶热像图 Thermogramm des Flüssigkristalls *n*
液晶式 Flüssigkristallanzeige *f*
液晶态 mesomorphe Phase *f*, liquokristalline Phase *f*, kristallines Flüssigkeitszustand *m* Flüssigkristallzustand *m*
液晶体温计 LCD-Thermometer *n*, Flüssigkristallthermometer *n*
液晶图像 Flüssigkristallbild *n*
液晶温度计 Flüssigkristallthermometer *n*
液晶显示 Flüssigkristallanzeigevorrichtung *f*
液晶显示[器] Flüssigkristallbildschirm *m*
液冷 Flüssigkeitskühlung *f*
液冷服 flüssigkeitsgekühlte Kleidung *f*
液量过多 hypervolia <engl.>, Hyperhydration *f*
液量过少 hypovolia <engl.>, Hypohydration *f*
液量正常 euvolia <engl.>
液流 Flüssigkeitsdurchfluß *m*
液流通道 Strombahn *f*
液氯 verflüssigtes Chlor *n*
液面报警装置 Füllstandsalarmgerät *n*
液面计 Flüssigstandanzeiger *m*, Liquidometer *n*
液面监测器 Füllstandsensor *m*
液面上气相色谱分析 gas chromatographic head space analyse <engl.>
液面上响应 head space response <engl.>
液膜萃取法 Flüssigmembranextraktion *f*
液膜电位 Flüssigmembranelektrode *f*
液膜蒸馏器 Filmdestillationsapparat *n*
液内氧[化]还[原]指示剂 innerer Redoxindikator *m*
液泡 Vakuole *f*
液泡膜 Tonoplast *m*, Vakuolenmembran *f*
液泡形成体 Tonoplast *m*
液平面 Flüssigkeitsspiegel *m*
液气胸 Hydropneumothorax *m*
液上气体分析 head space analyse <engl.>
液态 flüssiger Zustand *m*
液态[空]气 flüssiger Luft *m*
液态氮 flüssiger Stickstoff *m*, Flüssigstickstoff *m*
液态酚 flüssiges Phenol *n*, Phenolmm liquefactum *n*
液态硅橡胶 Flüssigsilikonkautschuk *m*
液态结晶 Flüssigkristalle *f*
液态氯 flüssiges Chlor *n*
液态气瓶 flüssige Luft Flasche *f*
液态氢 Flüssigwasserstoff *m*
液态氙 flüssiges Xenon *n*
液态镶嵌模型 flüssiges Mosaikmodell *n*
液态镶嵌学说 flüssige Mosaiktheorie *f*
液态氧分析器 gelöster Sauerstoff-Analysator *m*
液态智力 fluider Intelligenz *m*
液态组织代用品注射法 Injektion der flüssigen Gewebeersatzs *f*
液体 Flüssigkeit *f*, Fluidum *n*, Liquidum *n*
液体(泪液)透镜 Flüssiglinse *f*
液体[抗]白喉血清 flüssiges Antidiphtherie-Serum *n*, Serum antidiphthericum liquidum *n*
液体 ^{133} 氙 flüssiges Xenon-133 *n*
液体比重测定法 Hydrometrie *f*, Aräometrie *f*
液体比重测量缸 Hydrometergefäß *n*

液体比重计 Hydrometer *n*, Aräometer *n*
液体比重计组 Hydrometerbesteck *n*
液体冰点 Gefrierpunkt der Flüssigkeit *m*
液体箔膜模型 hydrodynamisches Schmierungsmodell *n*
液体层析 Flüssigkeitschromatographie *f*
液体纯石炭酸 verflüssigtes reines Phenol *n*
液体的折光率 Brechungsindex der Flüssigkeit *m*
液体电位计 Flüssigkeit Potentiometer *m*
液体分装机 Flüssigkeitsfüllungsmaschine *f*
液体复苏 Flüssig-Wiederbelebung *f*
液体复苏术 Flüssig-Wiederbelebung *f*
液体干涉仪 flüssiges Interferometer *n*
液体管理 Flüssigmanagement *n*
液体过量 Flüssigkeitsüberlastung *f*
液体衡量灌注器 Flüssigkeit wiegende Perfusionseinheit *f*
液体呼吸器 Flüssigkeitsventilation *f*
液体化妆品 flüssiges Ausmachen *n*
液体混合论 Krasenlehre *f*
液体积聚性心包压塞 Tamponade der Flüssigkeitsansammlung *f*
液体激光器 Flüssigkeitslaser *m*
液体计量灌注器 volumetrische Füllungsmaschine *f* (od. Flüssigkeitsfüllungsmaschine *f*)
液体计量器 Flüssigkeitsdosimeter *n*, Flüssigkeitsdosierer *m*
液体接界电位 Flüssigkeitsgrenzflächenpotential *n*
液体界面电势 Flüssigkeitsgrenzflächenpotential *n*
液体静水压 hydrostatischer Druck der Flüssigkeit *m*
液体卡介苗 Flüssigkeit-BCG-Impfstoff *m*
液体颗粒物 flüssige Partikel *f*
液体快速混合器 Schnellmixer für Flüssigkeiten *m*
液体矿脂 Vaselineöl *n*
液体离子蒸发 Flüssigkeit Ionen Verdampfen *n*
液体流动计数器 Flüssigkeitsstrom Zähler *m*
液体流量计 Strömungsmesser *m*
液体流速计 Flüssigkeitstachometer *n*
液体培养 flüssige Kultur *f*
液体培养基 flüssige Kultur *f*
液体平衡 Wasserbilanz *f*, Wasserhaushaltbilanzierung *f*
液体乳胶 flüssige Emulsion *f*
液体闪烁 Flüssigszintillation *f*
液体闪烁计数 Flüssigkeitsszintillationszählung *f*
液体闪烁计数器(仪) Flüssigkeitsszintillationszähler *m*
液体闪烁[计数]仪 Flüssigszintillationsspektrometrie *f*
液体闪烁谱仪 liquid scintillation spectrometer *m*
液体闪烁探测器 Flüssigkeitsszintillationsdetektor *m*
液体闪烁体 Flüssigszintillator *m*
液体摄取[量] Flüssigkeitsaufnahme *f*
液体摄入 Flüssigkeitsaufnahme *f*
液体渗出 ftüssige Exsudation *f*
液体石蜡 flüssiges Paraffin *n*, Paraffinum liquidum *n*
液体石炭酸 verflüssigtes Phenol *n*
液体石油气 Flüssiggas *n*
液体守恒 Erhaltung der flüssigen *f*
液体通气 Flüssigkeitsbeatmung *f*
液体限制 Flüssigkeitsrestriktion *f*
液体压力计 Flüssigkeitsmanometer *m*
液体药剂 flüssiges Präparat *n*
液体疫苗 wässerige Vakzine *f*
液体营养培养基 flüssiges Nährmedium *n*
液体与分泌物 Flüssigkeit und Absonderungsstoff
液体治疗 Flüssigkeitstherapie *f*
液体潴留 Flüssigkeitsretention *f*
液位传感器 Füllstandsensor *m*
液位仪表 flüssiger Zustandmeter *m*
液相 flüssige Phase *f*, Flüssigphase *f*, Flüssigkeitsphase *f*
液相层析 Flüssigkeitschromatographie *f*
液相传质 Massenübertragung in Flüssigphase *f*
液相萃取法 Lösungsmittelextraktion *f*
液相化学发光分析仪 Flüssigkeit Chemilumineszenz-Analysator *m*
液相入胞 Endozytose der Flüssigphase *f*
液相色谱/质谱联用 Flüssigkeitschromatographie in Verbindung mit Massenspektrometrie *f*
液相色谱法 Flüssigkeitschromatographie *f*
液相色谱-质谱 Flüssigkeitschromatographie-Massenspektrometrie *f*
液相硝化 Flüssig(keits)phasennitrierung *f*, Flüssig(keits)phasen nitrification *f*
液相芯片 Flüssigkeits-Chip *m*
液相杂交 flüssigen Phase Hybridisierung *f*
液相杂交 Lösungshybridisierung *f*
液相载荷量 Flössig(keits)phasenbelastung *f*
液性暗点 flüssiger schalldurchlässiger Punkt *m*
液性暗区 flüssiger schalldurchlässiger Bereich *m*
液性平段 flüssiges Segment *n*
液压控制膝关节 Hydraulikflüssigkeit-kontrolliertes Kniegelenk der transfemoralen Prothese *n*
液压扩张术 hydrauliche Dilatation (od.Erweiterung) *f*
液压气压控制假肢 hydraulische und pneumatische kontrollierte Prothese *f*
液压说 hydraulische Theorie *f*
液压压盒器 hydraulic flask press <engl.>
液氧 flüssiger Sauerstoff *m*, Flüssigsauerstoff *m*
液氧呼吸系统 flüssiger Sauerstoff Atemsystem *n*
液氧气化器 flüssiger Sauerstoff-Konverter *m*
液氧调节器 flüssiger Sauerstoff Regulator *m*
液氧转换器 flüssiger Sauerstoff-Konverter *m*
液氧装置 flüssigen Sauerstoff Gerät *f*
液-液萃取法 Flüssig-Flüssig-Extraktion *f*
液-固层析 Flüssigkeit-Feststoff-Chromatographie *f*, liquid solid chromatography <engl.>
液-固色谱法 Flüssigkeit-Feststoff-Chromatographie *f*, liquid-solid chromatography <engl.>
液-液层析 Flüssig-Flüssigchromatographie *f*
液-液萃取 Ftüssig-Flüssigextraktion *f*
液-液色谱法 Flüssig-Flüssigchromatographie
液-液系统 Flüssig-Flüssigsystem *n*
液汁提取器 Entsafter *m*
液状的 flüssig, wässerig
液状空气疗法 flüssige Luft Therapie *f*
液状葡萄糖 flüssige Glukose *f*
液状石蜡 Paraffinum liquidum *n*, Oleum paraffini *n*, Pe-trolatum liquidum *n*
腋 Achsel *f*, Axilla *f*, Achsenhöhle *f*, Achsengegend *f*
腋瓣 Hautschuppe *f*
腋部臭汗症(腋臭) axilläres Bromidrosis *n*
腋部检查 Untersuchung der Achsenhöhle *f*, Achselhöh-lenuntersuchung *f*
腋部驱臭剂 axilläres Deodorant *n*
腋测法 Axillartemperaturmessung *f*
腋臭 Achselgeruch *m*, Hirzismus *m*, Brom(h)idrosis *f*
腋的 axillär, axillar(-is, -is, -e)
腋动/静脉 Achselarterie/Achselvene *f*
腋动脉 Arteria axillaris *f*, Achselarterie *f*
腋动脉灌注 Perfusion der Achselarterie *f*
腋动脉瘤 axilläres Aneurysma *n*
腋动脉-锁骨下动脉插管 Röhrchen des Achsel-und Schlüsselbeinschlagaders *n*

腋股搭桥 axillofemoraler Bypass *m*
腋股动脉分流手术 axillofemorales Bypass *n*
腋拐(杖) Achselkrücke *f*, axillaris Krücke *f*
腋后襞 Plica axillaris posterior *f*
腋后线 Linea axillaris posterior *f*
腋肩肘吊带 Achsel Schulter Ellenbogen Bandage *f*
腋筋膜 Fascia axillaris *f*, Achselfaszie *f*
腋静脉 Vena axillaris *f*
腋淋巴丛 Plexus axillaris lymphaticus *m*
腋淋巴管丛 axillärer Lymphgefäßeplexus *m*
腋淋巴结 Nodi lmphatici axillares *m pl*, Achseldrüsen *f pl*
腋路臂丛神经阻滞 axilläre Blockade des Brachialplexus *f*
腋毛 Achselhaare *n pl*, Hirci *m pl*
腋毛菌病 Trichomycosis axillaris *f*
腋毛脱落 Trichomadesis axillaris *f*
腋毛移植[术] Veredlung der Achselhaare *f*
腋前襞 Plica axillaris anterior *f*
腋前线 Linea axillaris anterior *f*
腋鞘 Vagina axillaris *f*
腋区 Achselgegend *f*, Regio axillaris *f*
腋三角 axilläres Dreieck *n*
腋神经 Nervus axillaris *m*
腋神经肌支 Muskelzweig des Achselnervs *m*
腋神经损伤 Verletzung des Nervus axillaris *f*, Axillaris-verletzung *f*
腋突 Processus axillaris (mammae) *m*
腋温测量 Messung der Axillartemperatur *f*
腋温探测器 Axillartemperaturdetektor *m*
腋窝 Achselhöhle *f*, Fossa axillaris *f*
腋窝部位上臂围 axillärer Armumfang *m*
腋窝的 axillär
腋窝多汗 axilläres Hyperhidrosis *n*
腋窝法臂丛神经阻滞 Blockade des Brachialplexus durch axilläre Route *f*
腋窝拐杖 Achsel Krücke *f*
腋窝后点 posterior Achselhöhle Punkt *m*
腋窝后点高 hinteren Axillarlinie Höhe *f*
腋窝后宽 posterior interarmpit Breite *f*
腋窝路径 axilläre Route *f*
腋窝脓肿 axillärer Abszess *m*
腋窝前点 vorderer Achselhöhler Punkt *m*
腋窝前点高 vorderen Axillarlinie Höhe *f*
腋窝前宽 anterioren interarmpit Breite *f*
腋窝上口及下口 Aperturae superior et inferior fossae axillaris
腋窝腕部距 Achselhöhle bis zum Handgelenk entfernt *f*
腋窝温度 Achselhöhlentemperatur *f*, Axillartemperatur *f*
腋窝温度计 Axillarthermometer *m*
腋窝悬韧带 Ligamentum suspensorium axillae *n*, Gerdy* Band *n*
腋窝中点 Medioaxillarpunkt *m*
腋窝阻滞 axilläre Blockade *f*
腋下(用)体温计(表) Axillartemperatur *f*
腋下的 subaxillär, infraaxillär, infraaxillar (-is, -is, -e)
腋下切口 submaxillare Inzision *f*
腋下体温 Axillartemperatur *f*
腋下温度 Axillartemperatur *f*
腋癣 Tinea axillaris *f*
腋芽 Axillarknospe *f*, Gemma axillaris *f*
腋用体温表 Axillarthermometer *n*
腋缘 Margo axillaris *f*
腋杖 Achselkrücke *f*
腋杖麻痹 Krücke Lähmung *f*
腋中线 Linea medioaxillaris *f*, Medioaxillarlinie *f*

YI 一伊衣医依咿铱仪饴宜贻胰移遗疑乙已以钇蚁酏倚椅义艺异抑呓译易轶疫益逸翌意溢缢薏翳臆翼镱瘪

yī 一伊衣医依咿铱

一[个]碳单位 Einkohlenstoffeinheit *f*
一氨基二羧基酸 Monoaminodicarboxyisäure *f*
一氨基一羧基酸 Monoaminomonocarboxylsäure *f*
一般(全身)适应综合征 allgemeines Adaptationssyndrom *n*
一般表达式 Grundgleichung *f*
一般病人数据 allgemeine Patientendaten *f*
一般部位脑膜瘤 Meningeom am allgemeinen Bereich *n*
一般成就测验 allgemeiner Leistungstest *m*
一般的 allgemein
一般的健康教育 allgemeine Gesundheitserziehung *f*
一般毒性(基础毒性) allgemeine Toxizität *f*
一般分析 allgemeine Analyse *f*
一般概念 allgemeines Konzept *n*
一般关怀 gemeinsame Fürsorge *f*
一般观察 allgemeiner Überblick *m*
一般规律心理学 nomothetische Psychologie *f*
一般规律研究法 nomothetischer Ansatz *m*
一般化目标紧张 generalisierte Ziel Spannung *f*
一般化曲线 verallgemeinerte Kurve *f*
一般化特质 generalisierte Charakterzug *m*
一般化抑制潜能 generalisierte Hemmpotenzial *m*
一般机体觉 allgemeine Cenesthese *f*
一般健康问卷 Fragebogen des Allgemeinzustands *m*
一般鉴别试验 allgemeine Kennzeichnung Test *m*
一般疗法 Allgemeinbehandlung *f*
一般敏感性 allgemeine gemeinsame Sensibilität *f*
一般内脏感觉 allgemeiner viszeraler Sinn *m*
一般内脏运动 allgemeiner viszeraler Motor *m*
一般能力 allgemeine Fähigkeit *f*
一般能力倾向成套测验 Testbatterie der allgemeinen Eignung *m*
一般皮层(质) allgemeine Cortex *f*
一般躯体感觉 allgemeiner Körpersinn *m*
一般躯体运动 allgemeiner Körpermotor *m*
一般染色 gewöhnliche Färbung *f*
一般软件组织 allgemeine Software-Organisation *f*
一般适向试验 allgemeine Eignung *f*
一般适应性反应 generelle Anpassung Reaktion *f*
一般适应症候群 allgemeines Anpassungssyndrom *n*
一般适应综合征二期 Stufe des Widerstandes *f*
一般适应综合征三期 Stadium der Erschöpfung *n*
一般适应综合征一期 Alarmreaktion *f*
一般酸 - 碱催化作用 allgemeine Säure-Base-Katalyse *f*
一般态度型 allgemeine Einstellung Typ *m*
一般体能 allgemeines Fitness *n*
一般系统理论 allgemeine Systemtheorie *f*
一般项目 allgemeine Einzelheit *f*
一般心理问题 geistige Blockade *f*
一般心理学 allgemeine Psychologie *f*
一般心理训练 allgemeines Geistestraining *n*
一般信息 allgemeine Information *f*
一般性 Allgemeinheit *f*
一般性低劣 allgemeine Minderwertigkeit *f*
一般性行为 allgemeines Sexualverhalten *n*
一般性自护需要 universaler Bedarf der Selbstsorge *m*
一般医疗实践 allgemeine medizinische Praxis *f*
一般医学监护 allgemeiner ärztlicher Aufsicht *m*
一般照明 allgemeine Beleuchtung *f*
一般政府卫生支出 allgemeine Gesundheitsausgabe der Regi-

erung *f*
一般症状 allgemeines Symptom *n*
一般智力测验 allgemeiner Intelligenz-Test *m*
一般智力因素 allgemeiner Intelligenz Faktor *m*
一般智能 allgemeine Intelligenz *f*
一般资料 allgemeine Daten *n pl*
一半切除 Hemisektion *f*
一倍体 Monoploid *n*
一柄多头拔牙钳 Zahnzangen mit einem Griff und mehrere Köpfe *f pl*
一柄多头牙挺 zahnärztlicher Aufzug mit ein Griff und mehrere Köpfe *m*
一步法 Einstufenmethode *f*
一步法药盒 ein Schritt Methode Kit *n*
一步法照相机 Polaroidkamera *f*
一步试验 ein Stufen-Test *m*
一步正选择 ein Schritt positive Selektion *f*
一部分 (An-)Teil *m*, Abschnitt *m*
一餐[装]食物 einzige Mahlzeit Lebensmittel *n*
一侧 Seite *f*
一侧的 unilateral, einseitig
一侧的前半截肢术 Amputation des Vorderteils *f*
一侧面萎缩 einseitige Atrophie *f*
一侧气胸 einseitiges Pneumothorax *n*
一侧舌萎缩 einseitige Atrophie *f*
一侧输尿管与对侧输尿管吻合 transureteroureteral Anastomose *f*
一侧性 Lateralität *f*
一侧性多脑神经炎 unilaterale Polyneuritis der Hirnner-ven *f*, Polyneuritis cranialis unilateralis *f*
一侧亚急性视神经网膜炎 unilaterale subakute Neuroretinitis *f*
一侧优势 Lateralität *f*
一茶匙的容量 Teelöffel *f*
一次尝试联想 einer Studie Vereins *f*
一次尝试学习 einer Studie Lernen *n*
一次成影照相机 Polaroidkamera *f*
一次冲击性动脉灌注 ein Schuss IA *m*
一次击中靶 Ein-Treffer-Zielscheibe *f*
一次剂量,单次剂量 Einzeldosis *f*
一次轮生的 monoverticillate
一次使用性医疗器械 Einzelgebrauch des Medizinprodukts *m*
一次文献 Primärdokument *n*
一次污染物 primärer Verschmutzer *m*
一次写入多次读出设备 einmal beschreibbare lesen multiple Zeit
一次性的 Einweg
一次性静脉输液针 Einwegnadel der venösen Infusion *f*, Venen Transfusion Nadel für den einmaligen Gebrauch *m*
一次性使用输液器 Einweg-Infusionsset *nm*
一次性无菌注射针 steriler Einweginjektor *m*
一次性医用注射器活塞 medizinischer Spritzenkolben für den Einmaleinsatz *m*
一次性隐形眼镜 Einmalkontaktlinsen *f*
一次性注射器 Einweginjektor *m*
一次荧光 Fluoreszenzerster Ordnung *f*
一次最高容许浓度 momentane höchstzulässige Konzentration *f*, einmalige zulässige Maximalkonzentration *f*
一簇 Gruppe *f*
一滴一滴地 tropfenweise
一点胃癌 Punkt Karzinom des Magens *m*
一碘酪氨酸 Monojodtyrosin *n*
一定变异 definitive Variation *f*
一度房室传导阻滞 atrioventrikulärer Block 1.Grades *m*, A-V-Block 1.Grades *m*
一度烧伤 Verbrennung ersten Grades *f*
一二四〇 Ethion *n*, Niagara 1240
一方 Partei *f*
一房两室三腔心 Cor triloculare biventriculare *n*
一分钟胆红素 Einminuten-Bilirubin *n*
一分钟胆红素含量测定 quantitative Bestimmung des Einminuten-Bilirubins
一夫一妻[制] Monogamie *f*
一夫一妻制,时序性 Monogamie, sequenziell *f*
一氟三氯甲烷 Trichlormonofluormethan *n* (F11)
一个半心室修复 eineinhalbe Kammerreparatur *f*
一个半综合征 eineinhalb Syndrom *n*, Eineinhalb-Syndrom *n*
一个床位的房间 Ein-Schlafzimmer-Suite *f*
一个分支角 ein splited Winkel *m*
一个基因一个生化作用 ein Gen ein biochemische Wirkung *f*
一个基因一种多肽假说 Ein-Gen-ein-Polypeptid-Hypothese *f*
一个基因一种抗原 ein Gen ein Antigen *n*
一个基因一种酶假说 Ein-Gen-ein-Enzym-Hypothese *f*
一贯型杂音 kontinuierliches Gerfiusch *n*
一过(时)性黑蒙 Blackout *n*
一过性白细胞增多 temporäre Leukozytose *f*, vorübergehende Leukozytose *f*
一过性波 transiente Welle *f*
一过性部分黑蒙 Amaurose partialis Fugax *n*
一过性单眼盲 vorübergehende monokuläre Blindheit *f*, transitorische monokuläre Blindheit *f*
一过性的 vorübergehend, transitorisch, provisorisch, temporär, flüchtig
一过性黑蒙 Ohnmacht *f*
一过性滑膜炎 transiente Synovitis *f*
一过性碱性尿 transitorische Alkali(n)utie *f*
一过性精神错乱 transienter Wahnsinn *m*
一过性局部缺血性发作 transitorische ischämische Attacken *f*
一过性口吃 einmalige Balbuties *f*
一过性髋关节滑膜炎 transiente Synovitis des Hüftgelenks *f*
一过性脑缺血发作 transitorische ischämische Attacke *f*
一过性脑缺血症 transitorische ischämische Attacke *f*
一过性皮疹 flüchtiger Hautausschlag *m*
一过性全面遗忘 transiente globale Amnesie *f*
一过性缺血发作 transitorische ischämische Attacke *f*
一过性肾病综合征 transitorisches nephrotisches Syn-drom *n*
一过性糖尿病 transitorischer Diabetes *m*
一过性下食管括约肌松弛 transiente Entspannung des unteren Ösophagussphinkters *f*
一过性新生儿期系统性红斑狼疮 transienter neonataler systemischer Lupus erythematodes *n*
一孩率 ein Kinderrate *f*
一号西皮氏散 Sippy powder No.1 <engl.>
一后 Einwertigkeit *f*, Monovalenz *f*
一基因一多肽假说 ein -Gens -ein -Polypeptid-Hypothese *f*
一基因一酶假说 ein -Gens -ein -Enzym-Hypothese *f*
一级[消除]动力学 (Eliminations-) Kinetik 1.Ordnung *f*
一级标准 Primärstandard *m*
一级标准物质 primäres Referenzmaterial *n*
一级参考测量程序 primäres Verfahren der Referenzmessung *n*
一级参考物 primäres Referenzmaterial *n*
一级测量标准 primäre Messnorm *f*
一级抽样单位 primäre Erhebungseinheit *f*
一级电离 erste Stufe der Ionisation *f*
一级电离常数 erste Ionisationskonstante *f*
一级动力学 Kinetik erster Ordnung *f*

一级反应 Reaktion 1.Ordnung *f*
一级分裂图谱 Diagramm 1.Ordnung *n*
一级苷(甙) Primärglukosid *n*
一级感觉神经元 primären sensorischen Neuronen *f*
一级呼吸细支气管 Bronchioli alveolares 1.Ordnung *m pl*
一级腱索 primäre Chorda *f*
一级结构 Primärstruktur *f*
tRNA 一级结构 tRNA-Primärstruktur *f*
一级淋巴器官 Primmärlymphoidorgan *n*
一级免疫应答反应 primäre Immunantwort *n*
一级目标人群 primäre Zielgruppe *f*
一级强化 primärer Verstärkungsstruktur *m*
一级强化物 primärer Ansporner *m*
一级亲属 Verwandten ersten Grades *f/m pl*
一级速度过程 Geschwindigkeitsvorgang 1.Ordnung *f*
一级速率过程 primäres Tempoprozess der Bestellung *n*
一级堂表亲 Cousin ersten Grades *m*
一级相关系数 Korrelationskoeffizient erster Ordnung *f*
一级消除模型 Eliminationsmodell 1.Ordnung *n*
一级因子 Faktor erster Ordnung *m*
一级预防 Primärprävention *f*
一级致病因子 Klasse Ⅰ Agenten *f pl*
一季生的 jährlich
一剂 Dosis *f*(Dos., D., d.)
一甲胺 Monomethylamin *n*
一甲胺中毒 Vergiftung des Monomethylamins *f*
一价 Einwertigkeit *f*
一价的 einwertig, monovalent
一价物 Monad *n*
一脚长 pedalis
一阶导数 erste Ableitung *f*
一阶电路 Schaltung erster Ordnung *f*
一阶光学 Optik erster Ordnung *f*
一阶滤波器 Filter erster Ordnung *m*
一阶像差 Verirrung erster Ordnung *f*
一阶自回归随机平稳过程 erster Ordnung autoregressiven *f*
一口大小的食物块 beißen-Größe *f*
一口量 beißen-Größe *f*
一口量食品 beißen -Größe Lebensmitteln *n*
一类错误(α 错误) Fehler erster Art *m*
一磷酸胞苷 Cytidinmonophosphat *n*(CMP)
一磷酸肌醇酯 Myoinositolmonophosphat *n*
一磷酸己糖径路 Hexosemonophosphat-Bahn *f*
一磷酸硫胺素 Thiaminmonophosphat *n*
一磷酸鸟苷 Guanosinmonophosphat *n*(GMP)
一磷酸尿苷 Uridinmonophosphat *n*(UMP)
一磷酸腺苷 Adenosinmonophosphat *n*(AMP)
一磷酸腺苷琥珀酸 Adenylosukzinsäure *f*
一磷酸腺苷环化酶 cAMP Cyclase *f*
一磷酸腺苷活化蛋白激酶 AMP-aktivierte Proteinkinase *f*
一磷酸腺苷活化受体调节 Modulator des AMPA-Rezeptors *m*
一磷酸胸苷 Thymidinmonophosphat *n*(TMP)
一〇五九 Demeton *n*, Systox *n*, E 1059
一〇五九中毒 Demetonvergiftung *f*, E 1059-VergiRung *f*
一硫化四甲基秋蓝姆 Tetramethylthiurammonosulfid *n*
一绺头发 sperren
一六〇五 Parathion *n*, E 1605
一卵双生(孪生) eineiigen Zwillingen *f pl*
一氯苯 Monochlorbenzol *n*
一氯醋酸 Monochloressigsäure *f*, Acidum monochlorace-ticum *n*
一氯酚 M0nochlorDhenol *n*, Phenolum parachloratum *n*
一氯化碘 Jodchlorür *n*
一氯化铊 Thalliummonochlorid *n*, Thallium monochlo-ratum *n*
一秒内用力呼吸量 Einsekundenkapazität *f*
一秒钟用力呼气量 forcierte exspiratorische Volumen in einer Sekunde *f*
一秒钟用力呼气容积占用力肺活量比值 Quotient von FEV1 und FVC *m*, Quotient von forcierter Einsekundenkapazität und forcierter Vitalkapazität *m*, FEV1%
一年生植物 Annuale *f*, einjährige Pflanze *f*
一期缝合[术] Primärnaht *f*
一期股骨短缩 Oberschenkelverkürzung *f*
一期关节翻修术 erste Arthroplastik *f*
一期梅毒 primäres Syphilis *n*
一期凝血酶原时间 Einphasen-Prothrombinzeit *f*
一期凝血酶原时间试验 Prothrombinzeittest im Stadium Ⅰ *m*
一期手术修复 erste chirurgische Reparatur *f*
一期睡眠 Halbschlaf *n*
一期心内修复术 einstufige intrakardiale Reparatur *f*
一期修补术 einzeitige plastische Operation *f*
一期修复 Primärreparatur *f*
一期雅司骨膜炎 Primärframbösie-Periostitis *f*
一期愈合 Primäirheilung *f*, Sanatio per primam inten-tionemf
一起出现 Kookkurrenz *f*
一前一后排列的,串联的,串 Tandem *n*
一羟[基]的 monohydratisch
一轻松 Bisatin *n*
一日必需量 Minimaltagesdosis *f*
一生 Lebensdauer *m*
一生的管理 Management von der Wiege bis zum Grabe *n*
一时(过)性精神障碍 vorübergehende Wahnsinn *m*
一时的 temporär, transitorisch, fugax
一时性黑蒙 Amaurosis fugax *f*
一时性滑膜炎 transitorische synovitis *f*
一时性精神障碍 transitorische Geistesstörung *f*
一时性[两]颞侧(外侧)偏盲 bitemporale Hemianopsie *f*, Scheuklappenanopsie *f*
一时性携带者 vorübergehender Keimträger *m*
一时性眩晕 transientes Vertigo *n*
一室模型 ein -Kompartiment-Modell *m*
一匙[量] Löffel *f*
一双 Paar *n*
一水草酸钙结石 Stein des Calciumoxalat-Monohydrats *m*
一水化物 Monohydrat *n*
一水五氨合高钴盐 Aquopentamminkobaltisalze *n pl*
一羧酸转位酶 Monokarbonsfiuretranslokase *f*
一胎率 Rate der ersten Geburten *f*
一碳单位 Ein-Kohlenstoff-Einheit *f*
一体化 Integration *f*
一体化灌注 integrierte Perfusion *f*
一体化医学语言系统 vereinheitlichtes medizinisches Sprach-system *n*
一体性 Identität *f*
一维标度 eindimensionalen Skala *n*
一维的 eindimensional
一位宫颈癌患者的名字 HeLa *f*
一相反应 Phase-I-Reaktion *f*
一相胰岛素分泌 Erstphasen-Insulinsekretion *f*
一型先天性驼背 eine Art vom angeborenen Sitzbuckel *f*
一宿主蜱 einwirtige Zecke *f*
一溴樟脑 monobromated Kampfer *m*
一氧化氮 Stickstoffmonoxid *n*
一氧化氮测定 Stickstoffmonoxidbestimmung *f*
一氧化氮供体 Stickoxiddonatoren *m pl*
一氧化氮合成酶 Stickstoffmonoxidsynthase *f*
一氧化氮合酶 Stickoxidsynthase *f*, Stickstoffmonoxidsyn-thase *f*
一氧化氮合酶神经元 Stickoxidsynthase -enthaltenden *f*

一氧化氮麻醉 Distickstoffoxid Anästhesie *f*
一氧化氮吸入 inhaliertes Stickstoffmonoxid *n*
一氧化二氮 Stickoxydul *n*, Stickstofioxydul *n*, Disticks-toffoxid *n*, Lachgas *n*
一氧化铬 Chromooxid *n*, Chrom(Ⅱ)oxid *n*
一氧化硫 Schwefelmonoxid *n*
一氧化锰 Manganooxid *n*, Mangan(Ⅱ)Oxid *n*
一氧化铅 Bleimonoxid *n*, Plumbum oxydatum *n*, Lithar-gyrum *n*
一氧化铅中毒 Blei(mon)oxidvergiftung *f*, Lithargyrumvergiftung *f*
一氧化碳 Kohlenmonoxid *n*, Kohlenoxid *n*
一氧化碳测定 Kohlenmonoxidbestimmung *f*
一氧化碳测定仪 Kohlenmonoxidmesser *m*
一氧化碳激光器 CO-Laser *m*
一氧化碳弥散量 Kohlenmonoxid Diffusionskapazitfit *f*
一氧化碳试验 Kohlenmonoxid-Test *n*
一氧化碳污染 Verschmutzung durch Kohlenmonoxid *f*, Kohlenoxidverschmutzung
一氧化碳吸收剂 Kohlenmonoxidabsorbens *n*
一氧化碳血红蛋白轮 HbCO Kragen *m*
一氧化碳血红蛋白试验 Kohlenmonoxid Hämoglobin-Test *n*
一氧化碳血红蛋白血[症](碳氧血红蛋白血[症]) Carboxy-Hämoglobinämie *f*
一氧化碳血氧定量法 Oximetrie des Kohlenmonoxids *f*
一氧化碳血症 Anthrakämie *f*, Carbonämie *f*
一氧化碳证据 Kohlenmonoxid Beweise *f*
一氧化碳中毒 Kohlenmonoxidvergiftung *f*, Kohlenoxidhämoglobin ämie *f*, Anthrakäimie *f*
一氧化碳中毒急死 Kohlenmonoxid verursacht akuten Tod *m*
一氧化碳中毒性痴呆 Demenz bei Kohlenmonoxidvergiftung *f*
一氧化碳中毒延迟性死亡 verzögerter Tod von Kohlenmonoxid *m*
一氧化碳中毒自杀 Selbstmord durch Kohlenmonoxidvergiftung *m*
一氧化铜 Kupfermonoxid *n*, Kupferoxid *n*, Cuprum oxy-datum *n*
一氧基二羧基酸 mono -Aminodicarbonsäure *f*
一叶荻中毒 Securinega-suffruticosa-Vergiftung
一叶萩碱 Sekurinin *n*
一因多效(多效性) Polyphänie *f*
一硬二油酸甘油酯 Stearodiolein *n*
一硬二棕榈酸甘油酯 Stearodipalmitin *n*
一硬脂酸甘油酯 Glycerinmonostearat *n*
一元醇 einwertiger Alkohol *m*
一元的 einbasisch.monophyletisch
一元酚 einwertiges Phenol *n*
一元化框架 einheitlichen Rahmen *f*
一元假设 unitarische Hypothese *f*
一元论 unitarische Theorie *f*
一元论学说 Unitäitslehre *f*, Unitarismus *m*
一元论者 Monophyletist *m*, Unitarier *m*
一元酸 einwertige Säure *f*, monobasische Säure *f*
一元酸酯 monobasischer Ester *m*
一元线性回归分析 unäre lineare Regressionsanalyse *f*
一枝蒿素 Bullatin *n*
一指宽 Digitus *n*
一致 Kongruenz *f*
一致程度 Übereinstimmungsgrad *m*
一致的 kongruent
一致率 Konsistenzrate *f*
一致顺序 Konsensussequenz *f*
一致系数 Konsistenzkoeffizient *m*
一致性 Uniformität *f*, Identität *f*
一致性错觉 Illusion der Einstimmigkeit *f*
一致性反应 Identitätsreaktion *f*
一致性规则 Bestellerfassung *f*
一致性检验(卡方的一致性检验) Chi-Quadrat Konsistenztest *m*, Konsistenzprüfung *f*
一致性检验法 Konsistenzprüfverfahren *f*
一致性检验结合 Integration der Konsistenzprüfung *f*
一致性系数 Konkordanzkoeffizient *f*
一致性效度 Gültigkeit der Vereinbarung *f*
一致性需要 Konsistenzbedürfnis *n*
一致序列 Konsensussequenz *f*
一致序列克隆法 Klonierung der Konsistenzreihe *f*
一致最小健康数据集 einheitlicher minimaler Gesundheitsdatensatz *m*
一种抗肿瘤药物 Ispinesib *n*
一字眉 Synophris *f*, Synophrys *f*
伊博格碱 lbogain *n*, Ibgin *n*
伊布利特 Ibutilid *n*
伊迪普斯情结 Oedipus-Komplex *m*
伊顿因子 Eaton*Agens *n*, Eaton-Faktor *m*
伊尔斯病(视网膜静脉周围炎) Eales* Krankheit *f*
伊尔斯氏病 Eales* Krankheit *f*(od. Syndrom *n*), Angiopathia retinae juvenilis *f*
伊凡蓝 Evans Blau *n*
伊红 Eosin *n*
伊红 A Eosin A *n*
伊红 B Eosin B *n*
伊红 Y Eosin Y *n*
伊红美蓝琼脂 Eosin-Methylenblau-Agar *m*
伊红染液 Eosinfarbstoff *m*, Eosinlösung *f*
伊朗宁纤维 Yi Langning* Faser *f*
伊立替康 Irinotecan *n*
伊丽莎白巴通体 Bartonella elizabethae *f*
伊利查罗夫[延长肢体骨固定]技术 Ilizarov Technik *m*
伊利诺斯心理语言能力测验 Illinois* Test für psycholinguistsche Fähigkeiten *m*
伊利诺心理语言能力测验 Illinois* Test für Psycholinguistische Fähigkeiten *m*
伊利莎白巴通体 B.elizabethae *f*
伊利氏试验 Ely*Test *m*(od. Zeichen *n*)
伊洛前列环素 Iloprostazyklin *n*
伊洛前列素[前列腺素类药] Iloprost *m*
伊马替尼 Imatinib *n*
伊潘立酮 Iloperidone *f*
伊皮恩 Phenylthiophosphonsäure-p-nitrophenyläthylester *m* (EPN)
伊色列氏放射菌 Actinomyces israeli *m*
伊沙匹隆 Ipsapiron *n*
伊砂黄素 Izalpinin *n*
伊氏放线菌 Actinomyces Israeli *n*
伊氏肺孢子菌 Pneumocystis jiroveci *f*
伊氏征(伊古梅纳基征,锁骨征) Higouménakis* Zeichen *n*
伊斯雷尔氏放线菌 Actinomyces israelii *m*
伊特施虐欲 id * Sadismus *n*
伊特阻抗 id* Widerstand *m*
伊藤黑素减少病 Hypomelanose von Ito *f*
伊藤痣 Ito*Nävus *m*, Naevus achromians *m*
伊维菌素 Ivermectin *n*
伊文思蓝 Evans*Blau *n*
伊文思蓝皮炎 Evans* blauen Dermatitis *n*
伊蚊 Aëdes *m*
伊蚊属 Aëdes *m*
衣阿华基本技能测验 Iowa Testen von Grundkenntnissen *m pl*
衣胞 Nachgeburt *f*
衣被凹陷 beschichtete Grube *f*

衣被区 beschichtete Fläche *f*
衣被小泡 beschichtete Vesikel *f*
衣服 Kleidung *f*
衣服染料皮炎 Kleidung-Farbstoff Dermatitis *n*
衣服洗烫标记 Wäsche-Marken *f pl*
衣服迅速穿脱能力 ohne fremde Hilfe schnell-Anziehen Fähigkeit *f*
衣菌科 Chlamydobacteriaceae *pl*
衣康酸 Itaconsäure *f*
衣壳 Kapsid *n*
衣壳(病毒) Kapsid(viral) *n*
衣壳化 Kapsidation *f*
衣壳抗原 Viruskapsidantigen *n*
衣霉素 Tunicamycin *n*
衣霉糖 Tunicamin *n*
衣散酸 Isanicsäure *f*
衣裳倒错症 Eonism *n*
衣虱 Kleiderlaus *f*, Pediculus vestimenti *m*
衣虱病 Pediculosis corporis *f*
衣氏放线菌 Actinomycetes israelii *m*
衣物贯通创 penetrierende Verletzungen von Kleidung *f pl*
衣物检验 Kleidung Prüfung *f*
衣物上的雷击痕 Blitzdruck auf Kleidung *m*
衣物上的轮胎痕迹 Reifenspuren auf Kleidung *f pl*
衣原体 Chlamydia *f*
衣原体病 Chlamydiosis *f*
衣原体肺炎 Chlamydialpneumonie *f*
衣原体感染 Chlamydieninfektion *f*
衣原体科 Chlamydozoaceae *pl*
衣原体属 Chlamydia *f*, Chlamydozoon *n*, Bedsonia *f*
衣原体性附睾炎 Chlamydienepididymitis *f*
衣原体性睾丸炎 Chlamydien-Orchitis *f*
衣原体性结膜炎 Chlamydialkonjunktivitis *f*
衣原体性尿道炎 Chlamydialurethritis *f*
衣原体与支原体感染 Chlamydien-und Mykoplasmeninfektion *f*
衣着 Kleidung *f*
衣着防护 Kleidungsschutz *m*
医(药)用硫酸钡 medizinisches Bariumsulfat *n*
医/护记录 medizinischer / pflegerischer Rekord *m*
医德 Medizinethik *f*
医德教育 Medizinethikausbildung *f*
医德评价 Beurteilung der Medizinethik *f*
医护关键程序表 kritische Pfade *f*
医护关系 Arzt-Krankenschwester Beziehung *f*
医护关系 Arzt-Pfleger-Beziehung *f*
医护信息 Klinikinformation *f*
医患传播 Arzt-Patient-Kommunikation *f*
医患关系 Arzt-Patient-Beziehung *f*
医患关系的传统模式 Traditionsmodell der Arzt-Patient-Beziehung *n*
医患关系的人本主义模式 humanistisches Modell der Arzt-Patient-Beziehung *n*
医患合作 Mitarbeit des Arzten und Patienten *f*
医患间的沟通 Arzt-Patient-Kommunikation *f*
医际关系 Arzt-Beziehung *f*
医疗按摩 therapeutische Massage *f*
医疗保健 medizinische Versorgung *f*
医疗保健服务 Dienstleistungen im Gesundheitswesen *f pl*
医疗保健机构 Organisation der Gesundheitssysteme *f*
医疗保健技术 Technologie für das Gesundheitswesen *f*
医疗保健设备 Gesundheitseinrichtung *f*
医疗保健设备管理人员 Gesundheitseinrichtung-Administrator *m*
医疗保健实施 Gesundheitsversorgung *f*
医疗保健实施过程 Gesundheitsversorgung-Prozess *m*
医疗保健实施和管理 Gesundheitsversorgung und Verwaltung
医疗保健实施系统 Gesundheitsversorgung-System *n*
医疗保健数据 Daten der gesundheitlichen Versorgung *n pl*
医疗保健提供者 Leistungserbringer *m*
医疗保健体系 Gesundheitswesen *n*
医疗保健系统 Gesundheitssystem *n*
医疗保健消费 Gesundheitsausgabe *f*
医疗保健信息系统 Gesundheits-Informationssystem *n*
医疗保健袖珍卡 Chipkarte im Gesundheitswesen *f*
医疗保健支持系统 Gesundheitswesen Support-System *n*
医疗保健中心 Gesundheitszentren *f pl*
医疗保健资源 Gesundheitsfürsorge Ressource *f*
医疗保健组织 Organisation der Gesundheitssysteme *f*
医疗保健组织联合鉴定委员会 Gemeinsame Kommission Akkreditierung von Gsundheit Organisation *f*
医疗保险 Krankenversicherung *f*
医疗保险(而非安全) Krankenversicherung *f*
医疗保险/会计软件系统 Medicare / Rechnungswesen-Software-System *n*
医疗保险[病例]主文件 Hauptdatei für medizinische Krankenfälle *f*
医疗保险[方案]医疗服务 medizinisch medizinischen Dienst *m*
医疗保险补偿系统 Krankenversicherung Kostenerstattung system *n*
医疗保险方案 Krankenkasse *f*
医疗保险供给 Krankenversicherungsangebot *n*
医疗保险和医疗补助服务中心 Zentrum für Gesundheitsversorgung und Gesundheitsdienst *n*
医疗保险和医疗补助中心 Zentrum für Gesundheitsversorgung und Gesundheitsdienst *n*
医疗保险信息系统 Informationssystem der Krankenversicherung *n*
医疗保险需求 Krankenversicherungsbedarf *m*
医疗保险医学综述信息系统 medicare medizinische Überprüfung Informationssystem *n*
医疗保险佣金(回扣) medicare Squeeze *f*
医疗保险预期支付系统 medizinisches Prospectives Payment System *n*
医疗保险制度 Krankenversicherungssystem *n*
医疗保障 medizinische Gewährleistung *f*
医疗保障制度 Krankenversicherungssystem *n*
医疗报告工作站 medizinische Befundungsworkstation *f*
医疗必需品 medizinische Notwendigkeit *f*
医疗补助方案 Gesundheitsdienst für Bedürftige *m*, Medicaid, Medical Assistance <engl.>
医疗补助计划(美) Gesundheitsdienst *m*
医疗步行 terraincure <engl.>
医疗部队 Sanitätsdienst *m*
医疗操作报告 medizinischer Vorgangsbericht *m*
医疗操作编码和命名法 Codierung und Bezeichnung des medizinischen Vorgangs
医疗操作文献 Dokument des medizinischen Vorgangs *f*
医疗差错 Behandlungsfehler *m*, Kunstfehler *m*
医疗差错诉讼 Kunstfehler Rechtsstreitigkeit *f*
医疗筹资市场 Finanzierungsmarkt der Gesundheitsversorgung *m*
医疗处理 Gesundheitsfürsorge *f*
医疗的 ärztlich, medizinisch
医疗队 Medizinalkorps *n*, medizinisches Betreuungsteam *n*
医疗废物 medizinischer Abfall *m*
医疗费 Gesundheitskosten *pl*
医疗费用 medizinische Kosten *pl*
医疗费用分配 Verteilung von medizinischer Gebühr *f*

医疗分类 Triage der Gesundheitsversorgung *f*
医疗风险管理 medizinisches Risikomanagement *n*
医疗服务成本 Aufwand des Sanitätsdiensts *m*
医疗服务成本核算 Betriebsabrechnung des Sanitätsdiensts *f*
医疗服务价格指数 Preisindex vom medizinischen Dienst *m*
医疗服务要素市场 Faktormarkt des Gesundheitswesens *m*
医疗服务质量 Qualität des Sanitätsdiensts *f*
医疗辅助人员 Hilfspersonal *m*
医疗改革 Gesundheitspolitikreform *f*
医疗挂号 medizinischer Register *m*
医疗管理组织 Organisation des Gesundheitsmanagements *f*
医疗过失 Gesundheitsfehler *m*
医疗过失行为 medizinische Fehleraktion *f*
医疗过失纠纷 Streit vom ärztlichen Behandlungsfehler *m*
医疗行为 Gesundheitsverhalten *n*
医疗和福利信息系统 medizinische und soziale Information *f*
医疗后送 medizinische Evakuierung *f*
医疗后送单位 medizinische Evakuierung Einheit *f*
医疗后送飞机 medizinische Evakuation mit einem Flugseug *f*
医疗后送直升机 medizinische Evakuation mit einem Hubschrauber *m*
医疗机构 Medizinalanstalt *f*, medizinische Einrichtung *f*
医疗机构档案 medizinische Einrichtung Rekord *m*
医疗机构污水 Abwasser der Gesundheitsorganisation *n*
医疗急救管理 medizinisches Notfallmanagement *n*
医疗记录 Krankenakte *f*
医疗技术管理 Medizintechnologie-Management *n*
医疗检查报告 ärztlicher Untersuchungbericht *m*
医疗结局研究简表 Kurzform der Untersuchung von Gesundheitsergebnissen *f*
医疗介入 medizinische Intervention *f*
医疗纠纷 medizinischer Streit *m*
医疗救护 medizinische Hilfe *f*
医疗救助组织 medizinische Hilfsorganisation *f*
医疗康复 medizinische Rehabilitation *f*
医疗理发师 barber Chirurgen *f*
医疗评价 medizinische Versorgungevaluierung *f*
医疗器械 Heilgerät *n*, ärztliches Instrument *n*
医疗器械厂 Fabrik der medizinischen Instrumenten und Geräte *f*, latroinstrumentfabrik *f*
医疗器械法规 Vorschrift der Gesundheitsvorrichtung *f*
医疗器械风险标准 Risikokriterien des Gesundheitsgeräts *n pl*
医疗器械软件 Software der Gesundheitsvorrichtung *f*
医疗勤务 Sanitätsdienst *m*
医疗缺陷 medizinischer Fehler *m*
医疗设备(施) Armamentarium *n*
医疗设备分类 Klassifizierung der medizinischen Geräte *f*
医疗设备分类方案 Klassifikationsschema der medizinischen Geräte *n*
医疗设备管理 Management der Medizintechnik *n*
医疗设备数据登记 Registrierung der medizinischen Gerätendaten *f*
医疗社会工作 medizinisch-soziale Arbeit *f*
医疗社会控制 medizinische soziale Kontrolle *f*
医疗社会学 Soziologie der medizinischen Versorgung *f*
医疗失误 medizinischer Behandlungsfehler *m*
医疗实践 medizinische Praxis *f*
医疗食品 Gesundheitsnahrung *f*
医疗事故 ärztlicher (Kunst-) Fehler *m*
医疗事故的等(分)级 Klassifizierung von Fehlverhalten *f*
医疗事故的分类 Klassifizierung von Fehlverhalten *f*
医疗事故的判定条件 Identifikationsbedingungen von Kunstfehlern *f pl*
医疗事故鉴定 Beurteilung von Fehlverhalten *f*
医疗事故鉴定委员会 Ausschuss für ärztliche Kunstfehler von Ärzten und Juristen *m*
医疗收费价格 medizinischer Preis *m*
医疗收据 ärztliche Bescheinigung *f*
医疗数据的解释和保护 Auslegung und Schutz von medizinischen Daten
医疗损害 iatrogener Schaden *m*
医疗体操 Heilgymnastik *f*, Krankengymnastik *f*
医疗体育 Heilgymnastik *f*
医疗体育室 Heilgymnastiksaal *m*
医疗图表柜 Schrank für medizinische Tafeln *m*
医疗图像 Bild für medizinische Versorgung *n*
医疗卫生法 Recht des medizinischen Gesundheitswesens *n*
医疗卫生服务资源 Ressource des Kranken-und Gesundheitsdiensts *f*
医疗卫生改革与医疗保险 Gesundheitsreform und Gesundheitsversorgung
医疗卫生改革与医疗保险测算 Gesundheitsreform und Gesundheitsüberholung
医疗卫生工作 Medizinalwesen *n*, medizinische Betreuung und Gesundheitsfürsorge *f*
医疗卫生政策问题 Problem der Gesundheitspolitik *n*
医疗文件 Krankenakte *f*
医疗问题求解 medizinisches Problem lösen
医疗系 medizinische Fakultät *f*
医疗相关肺炎 Gesundheitsversorgung-assoziierte Pneumonie *f*
医疗消费水平 Niveau des medizinischen Verbrauches *n*
医疗消耗指标 Index der medizinischen comsumpton *m*
医疗信息交换 Informationsaustausch des Gesundheitswesens *m*
医疗需求 medizinischer Bedarf *m*
医疗仪器 medizinisches Instrument *n*
医疗仪器及器械研究所 Institut für medizinische instrumente und Apparate *n*
医疗意外 medizinischer Unglücksfall *m*
医疗用药 Medikamente *f*
医疗预防 medizinischen Prävention *f*
医疗预防机构 Organisation der Prävention und der medizinischen Versorgung *f*
医疗预防统计 Statistik des Gesundheitswesens *f*
医疗援助 medizinische Versorgung *f*
医疗援助效果分析 medizinische Wirkungsanalyse *f*
医疗运动 therapeutische Bewegung *f*
医疗站 medizinische Station *f*, Sanitätsstelle *f*
医疗证明 ärztliches Attest *n*
医疗直升机 ärztlicher Hubschrauber *m*
医疗制度 medizinische Therapie *f*
医疗质量管理 Qualitätsmanagement des anitätsdiensts *n*
[医疗]咨询 Beratung *f*
医疗专用电视摄像镜头 Videokameras für medizinische Anwendung *f pl*
医疗资源价格指数 Preisindex des medizinischen Ressourcen *m*
医生癌症数据咨询联机数据库 Physician Data Query <engl>
医生的 ärztlich
医生行为 Arzt-Verhalten *n*
医生角色评估 Evaluierung der Arztrolle *f*
医生普通职业教育 allgemeine berufliche Bildung des Arztes *f*
医生期待 Arzterwartung *f*
医生协会 Vereinigung von Ärzten *f*
医生药械箱 Hausapotheken *f pl*
医生知名度 berühmter Doktorgrad *m*
医生职责学 medizinische Deontologie *f*
医师 Arzt *m*, Doktor *m*, Mediziner *m*
医师办公室 ärztliches Büro *n*
医师办公系统 Arztverwaltungssystem *n*

医师病人交流 Arzt-Patient-Kommunikation *f*
医师操作计算机化治疗 computerunterstützte ärztliche Behandlung *f*
医师处方 ärztliche Verordnung *f*, Verschreiben *n*
医师道德守则 Code der medizinischen Ethik *m*
医师的作用 Arztrolle *f*
医师鉴定人 medizinischer Expert *m*
医师交互式病案 Arzt interaktive Krankenakte *f*
医师配置 Ärzteallokation *f*
医师调查表 Arztfragebogen *m*
医师治疗决策制定 Ärzte therapeutische Entscheidungsfindung *f*
医师专家 Arzt-Spezialist *m*
医士 medizinisches Hilfspersonal *n*, Heilgehilfe *m*
医士学校 medizinische Hilfsschule *f*
医术 Ars medicina *f*, Heilkunst *f*, latrie *f*
医务 Medizinalverwaltung *f*, medizinische Angelegenheit *f*
医务部 Medizinalamt *n*
医务部主任 Leiter des Medizinalamts *m*
医务飞机 Krankenhaus Flugzeuge *f*
医务工作者 Mediziner *m*, medizinischer Mitarbeiter *m*
医务监督 medizinale Überwachung *f*
医务检查者 Prüfarzt *m*
医务人员 medizinisches Personal *n*
医务人员延误 Gesundheitspersonal-Verzögerung *f*
医务室(所) Dispensarium *n*, Klinik *f*, Krankenhausapotheke *f*
医务助手 Arzthelferin *f*
医学 Medizin *f*, Heilkunde *f*
医学毕业后教育 postgraduale Ausbildung der Medizin *f*
医学编码常规 medizinische Kodierungskonvention *f*
医学标准 medizinischer Standard *m*
医学病毒学 medizinische Virologie *f*
医学波形 medizinischer Kurvenverlauf *m*
医学部 Ärztekammer *m*
医学参考值范围 medizinischer Referenzbereich *m*
医学超声学 medizinischer Ultraschall *m*
医学成像 medizinische Bildverarbeitung *f*
医学处理 medizinische Behandlung *f*
医学档案 Krankenakte *f*
医学档案管理 medizinische Archivverwaltung *f*
医学的 medizinisch, medizinal
医学的,医药的,医疗的 medizinisch
医学地理[学] medizinische Geographie *f*
医学地理评价 medizinisch-geographische Beurteilung *f*
医学地理调查 medizinisch-geographische Umfrage *f*
医学地理学 medizinische Geographie *f*
医学地理制图 medizinisch-geographisches Mapping *n*
医学电子教科书 elektronisches medizinisches Lehrbuch *n*
医学电子信号处理 medizinische elektronische Signalverarbeitung *f*
医学电子学 medizinische Elektronik *f*
医学发明 medizinische Erfindung *f*
医学发现 medizinische Entdeckung *f*
医学方法学 medizinische Methodologie *f*
医学防护 medizinische Verteidigung *f*
医学放射生物学 medizinische Strahlenbiologie *f*
医学服务计划 medizinischer Service-Plan *m*
医学革新 medizinische Innovation *f*
医学工程 Medizintechnik *f*
医学工程技术人员 Medizintechniker *m*
医学观察 ärztliche Beobachtung *f*, medizinische Beobachtung *f*
医学管理 medizinische Behandlung *f*
医学管理数据处理设备 Datenverarbeitungsanlage für medizinische Verwaltung *f*
医学管理数据库 medizinische administrative Datenbank *f*
医学合格 medizinische Fitness *f*
医学回顾工作单 Arbeitsblatt für Medizinrückblick *n*
医学回顾结果主文件 Masterdatei für Ergebnisse von Medizinrückblicken *f*
医学回顾选择病例文件 Datei für ausgewählte Krankenfälle beim Medzinrückblick *f*
医学会诊部门 medizinische Betreuung *f*
医学基础研究 Grundlagenforschung der Medizin *f*
医学急诊诊断辅助系统 diagnostisches Hilfesystem in Notfallmedizin *n*
医学计量 medizinische Messtechnik *f*
医学计算机科学 medizinische Informatik *f*
医学技术标准 Standard der medizinischen Technik *m*
医学继续教育 Ärztefortbildung *f*
医学寄生虫学 medizinische Parasitologie *f*
医学假说 medizinische Hypothese *f*
医学假丝酵母 medizinisches Monilias *n*
医学监督 ärztlicher Aufsicht *m*
医学监视 medizinische Überwachung *f*
医学检查 äirztliche Untersuchung *f*, medizinische Untersuchung *f*
医学检查合格 medizinische Tauglichkeit *f*
医学见习生 medizinische Angestellte *f*
医学鉴定 medizinische Untersuchung *f*
医学交流 medizinische Kommunikation *f*
医学教学 medizinische Lehre *f*
医学教学模型 medizinisches Lehrmodell *n*
医学教育 medizinische Erziehung *f* (od.Schulwesen *n*)
医学教育管理 Management der medizinischen Ausbildung *n*
医学教育管理体制 Management-System der medizinischen Ausbildung *n*
医学教育机构 Organisation der medizinischen Ausbildung *f*
医学教育结构 Konstruktion der medizinischen Ausbildung *f*
医学教育评估 Assessment der medizinischen Ausbildung *n*
医学节肢动物学 medizinische Arthropodologie *f*
医学结果调查表 Studium der Gesundheitsergebnisse *n*
医学进修教育 ärztliche Fortbildung (od.Weiterbildung) *f*
医学纠纷 medizinische Verschränkung *f*
医学决策分析 medizinische Entscheidungsanalyse *f*
医学决策者 medizinischer Entscheidungsträger *m*
医学决策制定 medizinisches Entscheidungsfindung-Programm *n*
医学决定水平 medizinische Entscheidungsebene *f*
医学科技报告 Bericht der medizinischen Wissenschaften und Technologie *m*
医学科技成果 Errungenschaften der medizinischen Wissenschaft und Technik *f pl*
医学科技管理 medizinisch-wissenschaftliches Management *n*
医学科学 medizinische Wissenschaft *f*
医学科学技术规划 medizinisch-wissenschaftlich-technologisches Programm *n*
医学科学研究机构 medizinisch-wissenschaftliche Forschungsstruktur *f*
医学科学院 Akademie der medizinischen Wissenschaft *f*, medizinische Akademie *f*
医学科研管理 Wissenschaft und Forschung in der Medizin
医学昆虫学 medizinische Entomologie *f*
医学疗法 medizinische Therapie *f*
医学领域 medizinischer Bereich *m*
医学伦理及工程 Medizinethik und Medizintechnik
医学伦理学 medizinische Ethik *f*
医学逻辑 medizinische Logik *f*
医学美感 medizinischer Schönheitssinn *m*
医学美容学 medizinische Kosmetologie *f*
医学美学 medizinische Ästhetik *f*

医学免疫学 medizinische Immunologie *f*
医学名词 medizinische Fachausdruck *m*
医学模式(型) medizinisches Modell *n*
医学幕映系统 medizinische Bulletin-Board-System *n*
医学气象学 medizinische Meteorologie *f*
医学情报 medizinische Information *f*
医学情报检索 medizinische Informationswiedergewinnung *f*
医学情报人员 medizinisches Personal der Nachrichtendienste *n*
医学去雄,去势,阉割 medizinische Kastrierung *f*
医学权威 medizinische Autorität *f*
医学热诊断学 medizinische Thermodiagnostik *f*
医学人工智能 künstliche Intelligenz in der Medizin *f*
医学人口学 medizinische Demographie *f*
医学人类学 medizinische Anthropologie *f*
医学人体美 medizinische Körperschönheit *f*
医学蠕虫 Biohelminthen *f pl*, medizinische Helminthen *f pl*
医学蠕虫学 medizinische Helminthologie *f*
医学软件 medizinischer Software *m*
医学筛检(选) medizinische Untersuchung *f*
医学社会学 medizinische Soziologie *f*
医学生化遗传学 medizinische biochemische Genetik *f*
医学生理学 medizinische Physiologie *f*
医学生物学研究所 Institut für medizinische Biologie *n*
医学失能 medizinische Behinderung *f*
医学时态知识 medizinisches zeitliches Wissen *n*
医学实验 medizinisches Experiment *n*
医学实验室质量和能力认可准则 Akkreditierungskriterien des Gesundheitslabors für Qualität und Kompetenz *n pl*
医学史联机数据库 Geschichte der Medizin On-Line *f*
医学事务系统 medizinisches Angelegenheit-System *n*
医学术语 medizinischer Fachausdruck *m*
医学术语矩阵 medizinische Terminologie-Matrix *f*
医学述评题录 Bibliographie der Gesundheitsrezensionen *f*
医学数据 medizinische Daten *n pl*
医学数据分析 medizinische Datenanalyse *f*
医学数据库 medizinische Datenbank *f*
医学数据元 medizinisches Datenelement *n*
医学数据字典 medizinisches Datenwörterbuch *n*
医学数字成像和通信 digitale Bildgebung und Kommunikation in Medizin *f*
医学数字成像与传输标准 Standard für die digitale Bildgebung und Transport in Medizin *m*
医学数字成像与通信标准 Standard für digitale Bildgebung und Kommunikation in Medizin *m*
医学随访观察 medizinische Nachsorge *f*
医学索引(美) Index Medicus *m*
医学索引简编 verkürzter Index Medicus *m*
医学索引节本 Abridged Index Medicus <engl.>, Auszüge des Index Medicus *m pl*
医学淘汰 medizinischer Abfall *m*
医学调查 medizinische Untersuchung *f*
医学停飞 medizinische Erdung *f*
医学统计分析 medizinische statistische Analyse *f*
医学统计学 Medizinalstatistik *f*
医学图书馆 medizinische Bibliothek *f*
医学图像融合 medizinische Bildfusion *f*
医学图像实时传输与查询、归档系统 Bildarchivierungs-und Kommunikationssystem *n*
医学微生物学 medizinische Mikrobiologie *f*
医学文献 medizinische Literatur *f*
医学文献分析和检索系统 Analysesystem für medizinische Literatur *n*
医学文献分系和检索联机系统 MEDLINE
医学文献检索服务 medizinisches Literatur-Wiederherstellung-Service *n*
医学文献库 medizinische Bibliothek *f*
医学文献信息管理 Informationsmanagement der medizinischen Literatur *n*
医学文摘(荷兰) Excerpta Medica *n*
医学物理学 medizinische Physik *f*
医学物理学的 medikophysikalisch
医学系统命名[法] systematisierte Nomenklatur der Medizin *f*
医学细胞生物学 medizinische Zellbiologie *f*
医学细胞遗传学 medizinische Zytogenetik *f*
医学细菌学 medizinische Bakteriologie *f*
医学协作 medizinische Zusammenarbeit *f*
医学心理学 medizinische Psychologie *f*
医学心理学的 medizinpsychologisch, medikopsychologisch
医学心理咨询 medizinische psychologische Beratung *f*
医学新闻学 medizinisches Journalismus *n*
医学信息科学 medizinische Informations-Wissenschaft *f*
医学信息网络 medizinisches Informations-Netzwerk *n*
医学信息系统 medizinisches Informationssystem *n*
医学信息系统开发中心 medizinisches Informationssystem-Entwicklungszentrum *n*
医学信息学词表 medizinische Informatik thesaurus *n*
医学信息学范围和方法学 Umfang und Methodik der medizinischen Informatik
医学信息学计算 Medizininformatik und Computerwesen
医学信息学软件工程 Softwareentwicklung in der medizinischen Informatik *f*
医学信息学应用 Anwendung von medizinischer Informatik *f*
医学信息整合平台 Plattform der medizinischen Datenintegration *f*
医学学位论文 These vom medizinischen akademischen Grad *f*
医学询问语言 medizinische Abfragesprache *f*
医学训练中心 medizinisches Schulungszentrum *n*
医学研究实验室 medizinisches Forschungslabor *n*
医学研究委员会 Rat für medizinische Forschung *m*
医学研究项目 medizinisches Forschungsvorhaben *n*
医学研究者 Prüfarzt *m*
医学研究中心 medizinisches Forschungszentrum *n*
医学仪器 medizinisches Instrument *n*
医学遗产 medizinische Erbschaft *f*, überlielertes medizinisches Wissengut *n*
医学遗传学 Medizinalgenetik *f*, medizinische Genetik *f*
医学影像存储与传输系统 Pacs-System *n*
医学影像学 medizinische Bildgebung *f*
医学应用研究 angewandte medizinische Forschung *f*
医学语意内容 medico semantische Inhalte *f pl*
医学原虫 Medizinalprotozoon *n*
医学原虫学 medizinische Protozoologie *f*
医学原生动物学 medizinische Protozoologie *f*
医学院 medizinische Fakultät (od.Hochschule) *f*
医学真菌学 medizinische Mykologie *f*
医学诊断系统 medizinisches Diagnosesystem *n*
医学正文 medizinisches Text *n*
医学证明 medizinische Zeugen *f*
医学知识库 medizinische Wissensgrundlage *f*
医学知识形式化 Formalisierung des medizinischen Wissens *f*
医学指导者 ärztlicher Direktor *m*
医学治疗 medizinische Behandlung *f*
医学忠告和治疗安排系统 medizinisches Beratung-und Empfehlungssystem
医学忠告系统 Arzt-System *n*
医学肿瘤学实践系统 medizinisches Onkologie-Praxissystem *n*
医学主题词表 Medical Subject Headings <engl.>, MeSH
医学主题词表 - 副主题词 Medical Subject Headings-Qualifiers

<engl.>, MeSH-Q
医学主题词表 - 文档 MeSH-Vokabular-Datei *f*
医学主题词表 - 叙词 Medical Subject Headings-Descriptor <engl.>, Deskriptor des MeSH *m*, MeSH-D
医学专家 medizinischer Spezialist *m*, Facharzt für Medizin *m*
医学专家系统中的病理生理学模拟 physiopathologische Simulation in medizinischem Expertensystem *f*
医学专家知识 medizinisches Expertenwissen *n*
医学专科院校 medizinische Akademie (od. Hochschule) *f*
医学专业 medizinisches Spezialfach *n*
医学专著 medizinische Monographie *f*
医学装备(医疗器械) Medizinprodukt *n*
医学追踪观察 medizinische Nachsorge *f*
医学咨询系统 medizinisches Beratungssystem *n*
医学资料 medizinische Daten *n pl*
医学资料员 medizinischer Dokumentationsassistent *m*
医学资源消耗 medizinischer Ressourcenverbrauch *m*
医学字典 medizinisches Wörterbuch *n*
医学字和短语信息系统 medizinische Worte und Phrasen Informationssystem *n*
医学组织 medizinische Organisation *f*
医药本科教学大纲 Umrisse der Bildung von medizinnicher Bachelor *f*
医药本科教学计划 Lehrplan für medizinniche Studente *m*
医药常识 allgemeine medizinische Kenntniss *f*, medizinisches Allgemeinwissen *n*
医药的 medizinisch, medizinal
医药费 Ausgabe för medizinische Betreuung *f*
医药工业 Pharmaindustrie *f*
医药商店 öffentliche Apotheke *f*
医药制剂 Pharmapräparat *n*
医药治疗 medizinische Therapie *f*
医药专用封口机械 Verschließmaschine für Medizin *f*
医用(正电子)回旋加速器 Zyklotron *n*
医用X线附属设备及部件 Hilfsgeräte und Ersatzteile für medizinische Vorrichtung zum Röntgenschutz
医用X线高压发生器 Hochspannungsgenerator von Röntgenstrahlen für Medizin *m*
医用X线管 Medizinalröntgenröhre *f*
医用包 ärztliche Tasche *f*, Arzttasche *f*
医用绷带 medizinischer Verband *m*
医用冰毯 medizinische Eisdecke *f*
医用丙烯酸酯聚合物 medizinischer Acrylesterpolymer *m*
医用超导磁共振波谱仪 medizinische supraleitende Magneten *m pl*
医用超净工作室 medizinischer Arbeitsraum mit steriler Luft *m*
医用超净工作台 medizinische Sterilbank *f*
医用超声内镜 endoskopisches Ultraschall-System *n*
医用超声全息系统 medizinisches Ultraschallholographie-System *n*
医用超声设备 medizinische Ultraschallgeräte *n pl*
医用橱(柜) ärztlicher Schrank *m*
医用传感器 medizinischer Sensor *m*
医用床垫(褥) medizinische Matratze *f*
医用床头柜 medizinischer Nachttisch *m*
医用磁共振波谱设备 medizinisches Magnetresonanz-Spektroskop-Geräte *n pl*
医用单色谱仪 medizinischer einfarbiger Spektrometer *m*
医用电动消毒喷雾器 medizinischer elektrischer sterilisierter Sprayer *m*
医用电烙器 Elektrokauter *m*
医用电气设备 medizinisches elektrisches Gerät *n*
医用电视机 ärztlicher Fernseher *m*
医用电子感应加速器 therapeutisches Betatron *n*
医用电子回旋加速器 medizinisches Mikrotron *n*
医用电子加速器 Beschleuniger für Elektronentherapie *m*
医用电子学 Medizinalelektronik *f*, medizinische Elektronik *f*
医用电子仪器 medizinische elektronische Ausrüstung *f*
医用电子直线加速器 Linearbeschleuniger für Elektronen-Therapie *m*
医用动物学 medizinische Zoologie *f*
医用动物学的 medikozoologisch
医用防护口罩 medizinischer Mundschutz *m*
医用放射摄影防护装置 medizinische radiologische protektive Einrichtung *f*
医用放射性核素 medizinische Radionuklid *n*, Radiopharmakon *n*
医用放射性同位素 medizinisches Radioisotop *n*, Radiopharmakon *n*
医用缝合器 medizinische Nähinstrumente *n pl* (od. Näh-apparate *m pl*)
医用缝合器材 Nällinstrumente und Nahtmateriale *f pl*
医用缝合线 chirurgische Nahtmateriale *n pl*, Suturamenta medicinalia *n pl*
医用缝合针 chirurgische (Näh-) Nadel *f*
医用缝纫器 chirurgische Nähmaschine *f*
医用负压表 medizinischer Vakuummeter *m*
医用负压系统 medizinisches Unterdrucksystem *n*
医用钢丝钳 medizinische Drahtschneidzange *f*
医用高分子材料 medizinisches Polymermaterial *n*
医用高分子制品 medizinischen Makromolekül Produkten *f pl*
医用高能射线设备 medizinische Strahleneinrichtung mit Higt-Energy *f*
医用高能射线治疗设备 medizinisches radiotherapeutisches Gerät mit Higt-Energy *n*
医用灌药器 Sprühwasser für die Medizin *n*
医用光学成像 medizinische optische Bildgebung *f*
医用光学仪器 medizinische optische Instrumente *n pl*
医用光学仪器辅助设备 Assistenzausrüstung der medizinischen optischen Instrumenten *f*
医用硅胶 medizinisches Kieselgel *n*
医用硅凝胶乳房假体 medizinisches Silikongel-Brustimplantat *n*
医用过氧化锌 medizinisches Zinkperoxid *n*
医用耗材 medizinisches Verbrauchsmaterial *n*
医用核设备与高能放射治疗设备 nuklearmedizinische und hochenergietherapeutische Ausrüstungen *f pl*
医用核素检测设备 nuklearmedizinische Messgeräte *n pl*
医用核素设备 nuklearmedizinisches Instrument *n*
医用红外线热象仪 medizinischer Infrarotthermograph *m*
医用化学 medizinische Chemie *f*
医用机器人(测量放大器) Medizinroboter *m*
医用激光器 medizinisches Lasergerät *n*
医用激光仪器及设备 medizinische Laser-Instrument und-Ausrüstung
医用计 medizinischer pH-Meter *m*
医用监护系统 medizinisches überwachungssystem *n*
医用检验与生化分析仪器 medizinischer und biochemischer Test *m*
医用洁净工作台 medizinischer Sterilbank *m*
医用井型探测器 medizinischer Welltyps Gamma-Detektor *m*
医用聚丙烯酰胺凝胶 medizinisches Polyacrylamidgel *n*
医用聚乙烯管 medizinischer Polyäthylenschlauch *m*
医用可吸收聚合物 bioabsorbierbare Polymer *m*
医用冷柜 medizinischer Kühlschrank *m*
医用离心机 medizinische Zentrifuge *f*
医用内镜 Endoskop *n*
医用镊 ärztliche Klemme *f*
医用胚胎学 medizinische Embryologie *f*
医用热象仪 medizinischer Thermograph *m*

医用绒布 absorbierender Baumwollflanell *m*
医用射线专用检测仪器 medizinischer Spezialdetektor für Strahlenbelastung *m*
医用生物材料 medizinisches Biomaterial *n*
医用示波器 Medizinaloszillograph *m*
医用手持消毒喷雾器 medizinischer portabler sterilisierter Sprayer *m*
医用手套 ärztliche Handschuhe *m pl*
医用手指套 ärztlicher Fingerling *m*
医用数据处理器 medizinisches Datenverarbeitungsgerät *n*
医用水蛭 medizinischer Blutegel *m*, Hirudo medicinalis *f*
医用碳素材料 biomedizinisches kohlenstoffhaltiges Material *n*
医用透热疗法 medizinische Diathermie *f*
医用透视荧光屏 fluoreszierender Schirm für die Medizin *m*
医用无损伤缝[合]针 medizinische atraumatische Nähnadel *f*
医用物理学 medizinische Physik *f*
医用雾化器 Zerstäuber für medizinische Behandlung *m*
医用 X 线电影放映装置 X Strahl cine Projektor *m*
医用 X 线防护用具 X Strahl Schutzmaßnahme *f*
医用 X 线机放射摄影防护装置 medizinische x-Strahl-Einheit radiologische Schutzausrüstung *f*
医用 X 线胶片 medizinischer X-Röntgenfilm *m*
医用 X 线设备 medizinische X-Strahl-Anlage *f*
医用线荧光屏 medizinischer X-Strahl-Bildschirm *m*
医用箱(盒) Medizinalkasten *m*
医用橡胶气垫 Gummi-Luftkissen *n*
医用橡胶制品 chirurgische und hygienische Gummiwaren *f pl*
医用橡皮膏 medizinisches Pflaster *n*
医用橡皮夹布 wasserdichtes Betttuch *n*, Gummituch *n*
医用橡皮裙 Gummischürze *f*
医用羊肠线 medizinisches Catgut *n*
医用药箱 medizinische Kasten *f*
医用仪器车 medizinischer Warenkorb *m*
医用乙醇 medizinisches Ethanol *n*
医用引流管 Medizinischer Drainageschlauch *m*
医用荧光摄影荧光屏 flourophotographischer Bildschirm für die Medizin *m*
医用增感屏 Verstärkungsschirm für medizinische Zwecke *m*
医用黏合胶 ärztliche Klebemittel *n pl*
医用照相机 ärztliche Kamera *f*
医用真菌学 medizinische Mykologie *f*
医用真空泵 medizinische Vakuumpumpe *f*
医用直线加速器 medizinischer Linearakzelerator(od. Beschleuniger) *m*
医用制氮机 medizinischer Stickstoff-Konzentrator *m*
医用贮气囊 medizinischer Speicher-Gassack *m*
医原性垂体障碍 iatrogene hypophysäfire Störungen *f pl*
医原性的 iatrogen
医原性黄疸 iatrogener lkterus *m*
医原性疾病 iatrogene Krankheit *f*, Latropathie *f*
医原性甲状腺功能减退 iatrogener Hypothyreoidismus *m*
医原性甲状腺功能亢进 iatrogener Hyperthyreoidismus *m*
医原性经闭 iatrogene Amenorrhoe *f*
医原性免疫抑制 iatrogene Immunsuppression *f*
医原性皮质醇增多[症] iatrogener Hyperkortisonismus *m*
医原性肾上腺皮质功能不全 iatrogene Nebennierenrin-deninsumzienz *f*
医原性失水 iatrogene Dehydration *f*
医原性心脏病 iatrogene Herzkrankheit *f*
医源病 iatrogene Krankheit *f*
医源病发生 Iatrogenese *f*
医源性 iatrogen
医源性病理学 iatrogene Pathologie *f*
医源性勃起功能障碍 iatrogene Erektionsstörung *f*
医源性不育 iatrogene Infertilität *f*
医源性触电 iatrogener Stromschlag *m*
医源性传播 iatrogene Infektion *f*
医源性垂体障碍 iatrogene Hypophyse *f*
医源性胆管损伤 iatrogene Gallengangverletzung *f*
医源性动脉栓塞 iatrogene Arterienembolie *f*
医源性多毛症 iatrogenes Hirsutismus *n*, iatrogene Hypertrichose *f*
医源性感染 iatrogene Infektion *f*
医源性骨髓炎 iatrogene Myelitis *f*
医源性甲状旁腺功能低下 iatrogener Hypoparathyroidismus *m*
医源性假性动脉瘤 iatrogenes Pseudoaneurysma *n*
医源性精神病 iatrogene Psychose *f*
医源性精神障碍 iatrogene psychische Störung *f*
医源性库欣综合征 medikamentöses Cushing * Syndrom *n*
医源性念珠菌病 iatrogene Candidiase *f*
医源性皮质醇增多症 iatrogener Hypercortisolismus *m*
医源性气胸 iatrogener Pneumothorax *m*
医源性缺血性肾动脉闭塞 iatrogener ischämischer Nierenarterienverschluss *m*
医源性人格障碍 iatrogene Persönlichkeitsstörung *f*
医源性上颈椎不稳 iatrogene obere zervikale Instabilität *f*
医源性神经病 iatrogene Neuropathie *f*
医源性神经损伤 iatrogene Nervenschädigung *f*
医源性肾动脉闭塞 iatrogener Nierenarterienverschluss *m*
医源性肾钙化 iatrogene Nephrokalzinose *f*
医源性撕裂 iatrogener Riss *m*
医源性心血管疾病 iatrogene kardiovaskuläre Erkrankung *f*
医源性心脏大血管损伤 iatrogene Verletzung des Herzens und der großen Gefäße *f*
医源性血管损伤 iatrogenes Gefäßtrauma *n*
医源性腰椎前凸 iatrogene Lendenlordose *f*
医源性药物损伤 iatrogene Arzneimittelschädigung *f*
医源性药物中毒 iatrogener Drogenrausch *m*
医源性医疗纠纷 iatrogener Gesundheitsstreit *m*
医源性因素 iatrogener Faktor *m*
医源性硬膜囊撕裂 iatrogene Lazeration des Duralsacks *f*
医源性种植 iatrogene Implantation *f*
医源性椎管狭窄症 iatrogene Spinalkanalstenose *f*
医源性椎间不稳 iatrogene intervertebrale Instabilität *f*
医院 Hospital *n*, Krankenhaus *n*, Klinik *f*
医院安全 Krankenhaussicherheit *f*
医院安全管理 Krankenhaussicherheitsmanagement *n*
医院包装 Hospitalpackung *f*
医院保健 Krankenhausversorgung *f*
医院出院摘要 Krankenhausentlassung-Abstrakter *m*
医院处方集 Krankenhaus Formelsammlung *f*
医院传染 Krankenhauserworbene Infektion *f*
医院床位容量 Krankenhausbettenkapazität *f*
医院的 nosokomiale
医院的奖金制度 Anreizsystem im Krankenhaus *n*
医院的经济收益 wirtschaftliche Einnahmen des Krankenhauses *f pl*
医院放射性污染处理装置 Vorrichtung zur krankenhäuslichen Entsorgung radioaktiver Abfälle *f*
医院分级管理 Krankenhaus-Management nach Level *n*
医院服务强度指数 Intensitätsindex des Krankenhaus *m*
医院感染 Nosokomialinfektion *f*
医院感染管理 Management der Krankenhausinfektion *n*
医院感染监测 Überwachung der Nosokomialinfektion *f*
医院感染数据库 nosokomiale Infektion Datenbank *f*
医院感染性肺炎 Nosokomialpneumonie *f*
医院管理 Krankenhausmanagement *n*, Krankenhausverwal-

tung *f*
医院管理经营 Krankenhausverwaltungsmanagement *n*
医院管理人员 Krankenhausverwalter *m*
医院管理系统 Krankenhaus-Management-System *n*
医院候诊室卫生 Hygiene im Wartezimmer
医院呼吸系统治疗单位 Abteilung der Atemtherapie im Krankenhaus *f*
医院呼吸治疗科 Abteilung der Atemtherapie im Krankenhaus *f*
医院护士长 Krankenhaus Schwester *f*
医院环保设施 Umweltschutzanlage des Krankenhauses *f*
医院获得性 MRSA erworbenes MRSA im Krankenhaus *n*
医院获得性败血症 Krankenhaussepsis *f*
医院获得性肺炎 Krankenhauspneumonie *f*, Nosokomialpneumonie *f*
医院获得性感染 Krankenhausinfektion *f*
医院获得性尿路感染 nosokomiale erworbene Harntraktinfektion *f*
医院计算机网络 Krankenhaus-Computernetzwerk *n*
医院技术学 Krankenhaustechnik *f*
医院家具 Hospitalmöbel *n*
医院健康促进 Gesundheitsförderung im Krankenhaus *f*
医院健康教育 Gesundheitserziehung im Krankenhaus *f*
医院疖病 Krankenhaus Furunkulose *f*
医院经费 Krankenhauskosten *f*
医院精神病学 Krankenhauspsychiatrie *f*
医院列车 Lazarettzug *m*
医院流行病学 Krankenhaushygiene *f*
医院旅馆 Hostel im Krankenhaus *n*
医院[内]获得性肺炎 Nosokomialpneumonie *f*
医院内[获得性]感染 Nosokomialinfektion *f*
医院内感染 Nosokomialinfektion *f*
医院内通讯用监护电视 Fernsehfiberwachung für Krankenhauskommunikationssystem *f*
医院评审 Akkreditierung für Krankenhaus *f*
医院普通膳食 allgemeine Ernährung im Krankenhaus *f*
医院热 Febris nosocomialis *f*
医院膳食订单录入系统 Bestellerfassungssystem der Krankenhausernährung *n*
医院数据处理 Krankenhaus-Datenverarbeitung *f*
医院统计学 Krankenhausstatistik *f*
医院为基础的病例对照研究 krankenhausbasierte Fallkontrollstudie *f*
医院污水 Krankenhausabwasser *n*
医院污水处理 Hospitalabwasserbeseitigung *f*
医院污水处理装置 Kläranlagengerät für krankenhaus *n*
医院污水排放标准 Emissionsstandard des Krankenhausabwassers *m*
医院系统规划 Systemplanung des Krankenhauses *f*
医院信息和通信系统 Informations-und Kommunikationssystem im Krankenhaus *n*
医院信息系统 Krankenhaus Information System *n*
医院性肺炎 Nosokomialpneumonie *f*
医院血库 Krankenhausblutdepot *n*
医院药房 Krankenhausapotheke *f*
医院药学 Krankenhausapotheke *f*
医院用床 Krankenbetten *n pl*
医院游击者综合征 Trichter-Syndrom des Hospital *n*
医院院长 Direktor des Hospitals *m*
医院札记 Krankenhausnotiz *f*
医院制剂室的特例 Spezialfall des Vorbereitungsraum des Krankenhauses *m*
医院治疗膳食 Heilnahrung des Krankenhauses *f*
医院中心 Krankenhauszentrum *n*
医院专家 Krankenhaus-Experte *m*
医政管理 Gesundheitsverwaltung *f*
医嘱 ärztliche Verordnung *f*, ärztliche Ordination *f*
医嘱录入 Auftragseingang *m*, Bestellerfassung *f*
医嘱录入系统 Auftragseingangssystem *n*, Bestellerfassungssystem *n*
医嘱通信 Auftragskommunikation *f*
医助 medizinisches Hilfspersonal *n*
依巴斯汀 D7397 Ebastin *n*
依傍性突触 paradendritische Synapse *f*
依泊丁 Epoetin beta *n*
依从 Beachtung *f*
依从性 Abhängigkeit *f*
依存分化 abhäingige Differenzierung *f*, korrelative Differentiation *f*
依存关系 Abhäingigkeitsbeziehung *f*
依存性精神病 symbiotische Psychose *f*
依存因子 abhängiger Faktor *m*
依地酸 Acidum edeticum *n*, äthylendiamintetraessig-säure *f*（ÄDTA, EDTA）
依地酸二钠 Dinatriumedetat *n*（ÄDTA-2Na）
依地酸二钠钙 Kalziumdinatriumedetat *n*（CaNaÄDTA）
依地酸钙钠 Kalziumnatriumedetat *n*
依地酸盐 Edetate *n*
依地酸钴 Kobaltedetat *n*
依法利珠单抗 Efalizumab *n*
依非韦伦 Efavirenz *n*
依酚氯铵 Edrophonium *n*
依伏的（紧贴的） sich ausruhend
依附 Annäherung *f*
依降钙素（益盖宁） Elcatonin *n*
依卡精 Ikajin *n*
依可碘酯 Ecothiophat *n*
依可里 Ecolid *n*, Chiorisondamin *n*
依赖 Abhängigkeit *f*
依赖（环磷鸟苷）蛋白激酶 cGMP-abhängige Proteinkinase *f*
依赖 ATP 的蛋白酶 ATP-abhängige Protease *f*
依赖 Ca^{2+}/钙调蛋白的蛋白激酶 Calmodulin-abhängige Proteinkinase *f*
依赖 CaM 的蛋白激酶 Calmodulin-abhängige Proteinkinase *f*
依赖 cGMP 蛋白激酶（cGMP 依赖蛋白激酶） cGMP-abhängige Proteinkinase *f*
依赖 ρ 因子的终止 ρ-abhängige Terminierung *f*
依赖病毒属 Dependovirus *n*
依赖的 abhängig, anaklitisch, empfänglich
依赖 RNA 的 DNA 聚合酶 RNA-abhängige DNA-Polymerase *f*, reverse Transkriptase *f*
依赖 DNA 的 RNA 聚合酶 DNA abhängige RNA Polymerase *f*
依赖 RNA 的 RNA 聚合酶 RNA-abhängige RNA-Polymerase *f*
依赖的终止子 ρ abhängiger Terminator *m*
依赖-独立期 zugreifende Phase *f*
ATP 依赖钙泵 ATP-abhängige Kalziumpumpe *f*
依赖核酸序列扩增技术 Nukleinsäuresequenz-basierte Amplifikation *f*
依赖抗体介导细胞毒反应 Antikörper-abhängige zelluläre Zytotoxizität *f*
依赖抗体吞噬作用 Antikörper-abhängige Phagozytose *f*
依赖抗体细胞毒性 Antikörper-abhängige Zell-Zytotoxizität *f*
依赖抗原 T-abhängige Antigen *f*
依赖密度生长抑制 dichteabhängige Wachstumsinhibition *f*
依赖年龄的 Alter-abhängig
依赖葡萄糖促胰岛素多肽 glukoseabhängiges insulinstimuli-

erendes Polypeptid *n*
依赖期 abhängige Phase *f*
依赖倾向 Abhängigkeitspotenzial *n*
依赖人格 abhängige Persönlichkeit *f*
依赖双链 RNA 的蛋白激酶 doppelsträngige RNA-abhängige Proteinkinase *f*
依赖贴壁细胞 Verankerung-abhängiges Zell *n*
依赖微管细胞功能 Mikrotubuli-abhängige Zellfunktion *f*
依赖细胞周期蛋白的蛋白激酶 Cyclin-abhängige Proteinkinase *f*
依赖性蛋白激酶 Calcium-abhängige Proteinkinase *f*
依赖住院 Hospitalismus *n*
依赖型人格障碍 abhängige Persönlichkeitsstörung *f*
cAMP 依赖性蛋白激酶 cAMP-abhängige Proteinkinase *f*
依赖性分化 abhängige Differenzierung *f*
依赖性护理功能 abhängige Pflegefunktion *f*
依赖性抗原 T-abhängiges Antigen *n*
依赖性潜力 Abhängigkeitspotential *n*
依赖性人格障碍 abhängige Persönlichkeitsstörung *f*
依赖性抑郁症 anaklitische Depression *f*
依赖性照顾力量 abhängige Pflegeagentur *f*
依赖于 Ras 的蛋白激酶 Ras-abhängige Proteinkinase *f*
依赖于 RNA 的 RNA 聚合酶 RNA-abhängige RNA-Polymerase *f*
依赖助成者 co-abhängig
依立替康 Irinotecan *n*
依赖性 Abhängigkeit *f*, Dependenz *f*
依赖性试验 Abhängigkeitsprüfung *f*, Dependenztest *m*
DNA 依赖性 DNA 聚合酶 DNA-abhängige DNA-Polymerase *f*
GnRH 依赖性性早熟 GnRH-abhängige *f*
依赖于泛素的蛋白酶解 Ubquitin-abhängige Proteolyse *f*
依赖综合征 Abhängigkeitssyndrom *n*
依恋 Anheftung *f*, Befestigung *f*
依恋(赖)性抑郁(依赖性抑郁) anaklitische Depression *f*
依恋行为 Bindungsverhalten *n*
依恋焦虑 erotisierter Angst *m*
依恋理伦 Bindungstheorie *f*
依恋需要 Anhangsnotwendigkeit *f*
依链菌株 streptomyzinabhängiger Stamm *m*
依梦返 Imovane *f*
依米丁 Emetin(um) *n*
依米丁盐酸盐 Emetinhydrochlorid *n*
依那普利 Enalapril *n*(抗高血压药)
依那西普益赛普 Etanercept *n*
依诺伐 Innovar *n*
依诺肝素钠 Enoxaparin-Natrium *n*
依诺罗菌酸 inolomic Säure *f*
依诺沙星(氟啶酸) Enoxacin *n*(抗生素类药)
依诺昔酮 Enoximon *n*
依帕司他 Epalrestat *n*
依帕珠单抗 Epratuzumab *n*
依普拉酮 Eprazinon *n*
依普利酮 Eplerenon *n*
依前列醇 Epoprostenol *n*
依曲替酯 Etretinat, Tigacon *n*
依曲韦林 Etravirin *n*
依色林 Eserin(um) *n*, Physostigmin *n*
依申请卫生监督行为 Überwachung der Gesundheit im Einklang mit der Anwendung *f*
依数性 kolligative Eigenschaft *f*, konzentrationsabhängige Eigenschaft *f*
依他凝血素 a Eptacog alfa *n*
依他普仑 Escitalopram *n*
依替卡因 Etidocain *n*
依替膦酸二钠 Etidronat(Didronel) *n*
依条件线性 bedingt linear
依托泊甙 Etoposid *n*
依托度酸 Etodolac *n*
依托非那酯 Etomidat *n*(消炎镇痛药)
依托考昔 Etoricoxib *n*
依托咪酯 Etomidat *n*
依托莫司 Etomoxir *n*
依托普利 Enalapril *n*
依托孕烯 Etonogestrel *n*
依维菌素 Evermectin *n*, Ivermectin *n*
依维莫司 Everolimus *n*
依维派钠 Evipan-Natrium *n*, Hexenal *n*, Hexobarbitalum-Natriumsalz *n*
依西美坦 Exemestan *n*
依序表达 sequenzielle Expression *f*
依泽替米贝 Ezetimib *n*
依职权卫生监督行为 herrschaftsgemäße Gesundheitsüberwachung *f*
咿呀语 Stottern, Lallen
咿呀语期 plätschernden Bühne *f*
铱 Iridium *n*(Ir OZ 77)

yí 仪饴宜贻胰移遗疑

PCR 仪 PCR-Messgerät *n*
仪表 Messer *m*, Meßinstrument *n*, Anzeigegeräfit *n*
仪器 Instrument *n*, Apparat(us) *m*
仪器(进)用水 Speisewasser des nstruments *n*
仪器的成套性 Vollständigkeit der Ausrüstung *f*
仪器法 Instrumentenmethode *f*
仪器分析 Instrumentenanalyse *f*
仪器使用 Instrumentierung *f*
仪器误差 instrumenteller Fehler *m*
仪式 Ritual *n*
仪式化 Ritualisierung *f*
仪式化行为 rituelles Verhalten *n*
仪用放大器 Instrumentenverstärker *m*
饴糖 Maltose *f*
宜他霉素 Etamyzin *n*, Viridogrisein *n*
贻(蛤)贝 Miesmuschel *f*, Mytilus edulis *m*
胰 Pankreas *n*, Pancreas *n*, Bauchspeicheldrüse *f*
胰包虫内囊摘除术 Endozystectomie der pankreatischen Hydatide *f*
胰背动脉 Arteria pancreatica dorsalis *f*
胰病猝死 plötzlicher Pankreastod *m*
胰病性痨病 Phthisis pancreatica *f*
胰丛 Plexus pancreaticus *m*
胰促胃[液]素瘤 Pankreas-Gastrinom *n*
胰促胃液素瘤 Pankreasgastrinom *n*
胰大动脉 Arteria pancreatica magna *f*
胰胆管汇合异常 Malfusion des pankreatobiliären Gangs *f*
胰胆管造影术 Cholangiopancreatograpie *f*
胰弹性蛋白酶 Pankreas-Elastase *f*
胰蛋白胨 Trypton *n*
胰蛋白酶 TPCK-Trypsin *n*
胰蛋白酶 Trypsin *n*
胰蛋白酶处理的红细胞 trypsinbehandelter Erythrozyt *m*
胰蛋白酶的 tryptisch
胰蛋白酶分泌障碍 Dystrypsie *f*
胰蛋白酶化 Trysinisieren *n*
胰蛋白酶活力测定法 Verfahren zur tryptischen Aktivität *n*
胰蛋白酶消化 Trypsinverdauung *f*, Trypsindigestion *f*
胰蛋白酶样免疫反应 Trypsin-ähnliche Immunreaktivität *f*

胰蛋白酶抑制剂 Trypsininhibitoren *m pl*, Trypsinhemm-stoffe *m pl*
胰蛋白酶抑制物 Trypsinhemmstoff *m*
胰蛋白酶原 Trypsinogen *n*, Protrypsin *n*
胰蛋白酶原血清 Serum des Trypsinogens *n*
胰岛 Insulae pancreaticae *f pl*, Pankreasinseln *f pl*, Langerhans* Inseln *f pl*
胰岛[分泌]功能障碍 Dysinsulinismus *m*
胰岛[腺]瘤 Insuloma *n*, Insulinom *n*, Inseladenom *n*
胰岛 A(a 2)—细胞 Insel-A(a2)-Zellen *f pl*
胰岛 A- 细胞 Inselzelle-A *f*
胰岛 a- 细胞 Insel-a-Zellen *f pl*
胰岛 B(ß)- 细胞 Insel-B(ß)-Zellen *f pl*
胰岛 B- 细胞 Inselzelle-B *f*
胰岛 B 细胞功能减退 B-Zelle-Dysfunktion *f*
胰岛 B 细胞增生 Insel-B-Zellenhyperplasie *f*
胰岛 D(a1)- 细胞 Insel-D(a1)-Zellen *f pl*
胰岛 α 细胞 Inselzelle-α *f*
胰岛 β 细胞功能 Funktion der Inselzelle-β *f*
胰岛 β 细胞群 Inselzellmasse -β *f*
胰岛淀粉样多肽 Insel-Amyloid-Polypeptid *n*
胰岛分离 Inselisolierung *f*
胰岛干细胞 Stammzelle des Inselchens *f*
胰岛功能减退 Hypoinsulinie *f*, Hypoinsulinismus *m*
胰岛功能亢进 Hyperinsulinie *f*, Hyperinsulinismus *m*
胰岛功能亢进性肥胖 hyperinsuläre Fettsucht *f*
胰岛类癌 Inselkarzinoid *n*
胰岛瘤 Insulom *n*, Insulinom *n*
胰岛母细胞增生症 Nesidioblastose *f*
胰岛内分泌病 endokrine Erkrankung der Pankreasinseln *f*
胰岛培养 Inselkultur *f*
胰岛生长激素抑制素瘤 Somatostatinoma des Pankreas *n*
胰岛素 Insulin *n*, Langerhans* Hormon *n*
胰岛素[注液]泵 Insulin-Spritzenpumpe *f*
胰岛素变[态反]应性 Insulinallergie *f*
胰岛素促进因子 1 Förderungsfaktor Ides Insulins *m*
胰岛素促泌剂 Insulinsekretagogum *n*
胰岛素低血糖疗法 Insulinhypoglykämie-Therapie *f*
胰岛素低血糖应激试验 insulinhypoglykäimischer Stregtest *m*
胰岛素抵抗 ZDF 大鼠 insulinresistente ZDF-Ratte *f*
胰岛素抵抗力，胰岛素耐受性，胰岛素抵抗，抗胰岛素作用 Insulinresistenz *f*
胰岛素抵抗指数 Insulinresistenz-Index *m*
胰岛素抵抗综合征 Insulinresistenzsyndrom *n*
胰岛素反应 Insulinreaktion *f*
胰岛素非依赖型糖尿病 nicht insulinabhängiger Diabetes mellitus *m*
胰岛素分泌波动 Schwankung der Insulinsekretion *f*
胰岛素分泌不足 Hypoinsulinie *f*, Hypoinsulinismus *m*
胰岛素分泌功能指数 Funktionsindex der Insulinsekretion *m*
胰岛素分泌细胞 insulinproduzierende Zelle *f*
胰岛素国际单位 internationale Insulineinheit *f*
胰岛素过多，药物所致的 arzneimittelinduzierter Hyperinsulinismus *m*
胰岛素过多[症] Hyperinsulinismus *m*, Hyperinsulinie *f*, Harris* Krankheit *f*
胰岛素晦 Insulinase *f*
胰岛素昏迷 Insulinkoma *n*
胰岛素昏迷疗法 Insulinkoma-Therapie *f*, insulinschock-Therapie *f*
胰岛素拮抗剂 Insulinantagonist *m*
胰岛素抗体 Insulinantikörper *m*
胰岛素疗法 Insulinbehandlung *f*, Insulinkur *f*
胰岛素瘤，胰岛细胞腺瘤 Insulinom *n*, Inselzelladenom *n*
胰岛素瘤剜除术 Enukleation des Insulinoms *f*
胰岛素酶抑制物 Insulinase-Hemmstoff *m*
胰岛素敏感度 Insulinsensitivität *f*
胰岛素敏感性试验 Insulinsensitivitätstest *m*
胰岛素敏感指数 Insulinsensitivitätsindex *m*
胰岛素耐量试验 Insulintoleranztest *m*
胰岛素浓度 Insulinkonzentration *f*
胰岛素启动子因子 -1 Faktor-1 des Insulinpromotors *m*
胰岛素缺乏 Insulinopenie *f*
胰岛素溶解素 Insulysin *n*
胰岛素生理作用 Insulinphysiologie *f*
胰岛素时相分泌 phasische Insulinsekretion *f*
胰岛素释放试验 insulin release test <engl.>
胰岛素受体 insulinrezeptor *m*
胰岛素受体底物 Insulinrezeptorsubstrat *n*
胰岛素受体底物 1 Insulinrezeptor-Substrat-1 *n*, Insulinrezeptorsubstrat *n*
胰岛素受体后缺陷 Insulin-Postrezeptordefekt *m*
胰岛素受体家族 Insulinrezeptorfamilie *f*
胰岛素受体抗体 Insulinrezeptor-Antikörper *m*
胰岛素受体启动子 Insulinrezeptor-promoter *m*
胰岛素受体自身免疫病(B 型胰岛素抵抗病) Insulinresistenzkrankheit des Typ-B *f*
胰岛素输注系统 Infusionssystem des Insulins *n*
胰岛素细胞瘤 Insulinzellentumor *m*
胰岛素锌混悬液 Insulin-Zink-Suspension *f*
胰岛素信号通路 Signalweg des Insulins *m*
胰岛素信号转导 Insulinsignaltransduktion *f*
胰岛素性肥大 Insulinhypertrophie *f*
胰岛素性水肿 Insulinödem *n*
胰岛素性萎缩 Insulinatrophie *f*
胰岛素休克 Insulinschock *m*
胰岛素休克疗法 Insulinschocktherapie *f*
胰岛素样类似物 Insulinanalogon *n*
胰岛素样神经生长因子 insulinähnlicher Wachstumsfaktor *m*
胰岛素样生长因子 insulinähnlicher Wachstumsfaktor *m*
胰岛素样生长因子 -1 insulinähnlicher Wachstumsfaktor-1 *m*
胰岛素样生长因子 -1 受体 Insulin-like-growth-factor-binding-protein-1<engl.>(IGFBP-1)
胰岛素样生长因子 -1 受体 - 反义寡核苷酸疗法 Antisense-Therapie des IGF-1Rs *f*
胰岛素样生长因子 -2 insulinähnlicher Wachstumsfaktor-2 *m*
胰岛素样生长因子 -3 受体 Insulin-like-growth-factor-binding-protein-3 <engl.>(IGFBP-3)
胰岛素样生长因子Ⅰ受体 Rezeptor des insulinähnlichen Wachstumsfaktor-Ⅰ *m*
胰岛素样生长因子Ⅱ insulinähnlicher Wachstumsfaktor-Ⅱ *m*
胰岛素样生长因子结合蛋白 Insulin-ähnlicher Wachstumsfaktor *m*
胰岛素样生长因子结合蛋白 1 Insulin-ähnlicher Wachstumsfaktor 1 *m*
胰岛素样生长因子结合蛋白 2 Insulin-ähnlicher Wachstumsfaktor 2 *m*
胰岛素样生长因子结合蛋白 3 Insulin-ähnlicher Wachstumsfaktor 3 *m*
胰岛素样生长因子结合蛋白 4 Insulin-ähnlicher Wachstumsfaktor 4 *m*
胰岛素样生长因子结合蛋白 5 Insulin-ähnlicher Wachstumsfaktor 5 *m*
胰岛素样生长因子结合蛋白 6 Insulin-ähnlicher Wachstumsfaktor 6 *m*
胰岛素样生长因子信号通路 Signalisierung des insulinähnlichen Wachstumsfaktors *f*
胰岛素依赖型糖尿病 insulinabhängiger Diabetes mellitus *m*

胰岛素依赖性糖尿病 insulinabhängiger Diabetes mellitus *m*
胰岛素抑制试验 Insulinhemmungstest *m*
胰岛素诱导因子 insulininduzierter Faktor *m*
胰岛素原 Insulinogen *n*, Proinsulin *n*
胰岛素原测定 sulinogenbestimmung *f*
胰岛素原基因 Proinsulingen *n*
胰岛素增敏剂 Insulin-Sensitizer *m*, Insulinsensibilisator *m*
胰岛素中毒 Insulinvergiftung *f*
胰岛素注射处脂肪营养障碍 Sulinlipodystrophie *f*
胰岛素注射剂 Iletin *n*
胰岛素注射器 Sulinspritze *f*
胰岛素注射液 Insulinspritze *f*
胰岛素自身免疫综合征 Insulinautoimmun-Syndrom *n*
胰岛瘤 Insulinoma *n*
胰岛外分泌门脉系统 inselexokrines Portalsystem *n*
胰岛微循环 Mikrozirkulation des Inselchens *f*
胰岛细胞 lnselzellen *f pl*
胰岛细胞癌 Inselzellkarzinom *n*, Carcinoma insulocellulare *n*
胰岛细胞胞浆抗体 zytoplasmatischer Inselzellantikörper *m*
胰岛细胞抗原 Inselzellantigen *n*
胰岛细胞类癌 Karzinoid der Inselzelle *n*
胰岛细胞瘤 Inselzelltumor *m*, lnsulom *n*
B 胰岛细胞瘤 Tumor der B-Inselzelle *m*
胰岛细胞瘤切除术 Resektion des Inselzellkarzinoms *f*
胰岛细胞腺癌 Inselzelladenokarzinom *n*
胰岛细胞腺瘤 Inselzellkarzinom *n*
胰岛细胞腺瘤样增生 adenomatöse Hyperplasie der Inselzelle *f*
胰岛细胞移植术 Inselzelltransplantation *f*
胰岛细胞增生 Inselzellhyperplasie *f*
胰岛纤维化 Inselfibrose *f*
胰岛 - 腺泡门脉系统 Portalsystem des Insel-Azinus *n*
胰岛血流 Durchblutung des Inselchens *f*
胰岛炎（Pankreas-）Insulitis *f*, Pankreasinselentzündung *f*
胰岛样细胞 inselähnliche Zelle *f*
胰岛移植(术)（Pankreas-）Inseltransplantation *f*
胰岛脂肪营养不良 Insulin-Lipodystrophie *f*
胰岛肿瘤切除术 Insulomexstirpation *n*
胰岛组织腺瘤 Inselzelladenom *n*
胰岛组织硬化（Pankreas-）lnselsklerose *f*,（Pankreas-）Inselfibrose *f*
胰的 pancreatic(-us, -a, -um)
胰淀粉酶 Pankreasamylase *f*
胰多肽 Pankreatopolypeptid *n*
胰副管 Ductus pancreaticus accessorius *m*
胰肝脾切除钳 Pankeas-Leber-Milz-Schneidezange *f*
胰肝综合征 pankreatiko-hepatisches Syndrom *n*
胰高糖素瘤伴糖尿病 Zelltumor des Glucagons mit Diabetes *m*
胰高[血]糖素 Glukagon(um) *n*
胰高血糖素刺激试验 Glukagon-Stimulationstest *m*
胰高血糖素过多 Hyperglukagon *n*
胰高血糖素瘤 Hyperglukagonom des Pankreas *n*
胰高血糖素瘤综合征(坏死松解性游走性红斑) Glucagonom-Syndrom *n*, nekrolytisch-migratorisches Erythem *n*, Erythema necrolyticum migrans *n*
胰高血糖素细胞 Glucagon-Zelle *f*
胰高血糖素样免疫反应活性 Glucagon-ähnliche Immunreaktivität *f*
胰高血糖素样肽 Glicentin *n*
胰高血糖素样肽 -1 Glucagon-ähnliches Peptid 1 *n*
胰高血糖素样肽 -2 Glucagon-ähnliches Peptid 2 *n*
胰高血糖素原基因 Gen des Proglucagons *n*
胰功能不良 Pankreasdysfunktion *f*
胰功能不全 Pankreasinsuffizienz *f*
胰功能低下性腹泻 pankreatogene Steatorrhö *f*
胰管 Ductus pancreaticus *m*, Wirsung* Gang *m*
胰管插管 Pankreaskanfile *f*
胰管胆囊吻合术 Pankreatikocholezystostomie *f*
胰管梗阻 Pankreatemphraxis *f*
胰管节段性狭窄 segmentale Stenose des Pankreasgangs *f*
胰管结扎术胰腺移植 Gang-Ligation-Pankreastransplantation *f*
胰管镜检查[术] Pankreatoskopie *f*
胰管开放引流式胰腺移植 Pankreastransplantation mit offenen Gangsdrainage *f*
胰管空肠吻合术 Pankreatikojejunostomie *f*
胰管括约肌 Musculus sphincter ductus pancreatici *m*
胰管内超声 pankreatische intraduktale Ultraschalluntersuchung *f*
胰管内引流术 innere Drainage des Pankreasgangs *f*
胰管十二指肠吻合术 Pankreatikoduodenostomie *f*, Pankreatoduodenostomie *f*
胰管探查术 Probeöffnung des Pankreasgangs *f*, Exploration des Pankreasgangs *f*
胰管填塞术胰腺移植 Pankreastransplantation mit Kanalokklusion *f*
胰管未汇合 Nichfusion der Pankreasgänge *f*
胰管胃吻合术 Pankreatikogastrostomie *f*, Pankreatogastrostomie *f*
胰管细胞新生胰岛 Nesidioblastose *f*
胰管狭窄 Striktur des Pankreasgangs *f*
胰管引流术 Pankreasgangsdrainage *f*
胰管粘稠物阻塞症 Mukoviszidose des Pankreasgangs *f*
胰管粘稠物阻塞症 Mukoviszidose *f*, Mukose *f*, Landsteiner*-Fanconi*-Andersen*Syndrom *n*
胰管中断征 unterbrochenes Pankreasgang-Zeichen *n*
胰核糖核酸酶 Pankreas-Ribonuklease *f*
胰蛔虫病 pankreatische Askariasis *f*
胰激肽 Kallidin *n*
胰激肽释放酶 Pankreaskallikrein *n*
胰激肽原 Kallidinogen *n*
胰寄生虫病 Parasitenerkrankung des Pankreas *f*
胰假囊肿 Pankreaspseudozyste *f*
胰绞痛 Pankreaskolik *f*
胰结核 Pankreastuberkulose *f*
胰颈 Pankreashals *m*
胰静脉 Vena pancreatica *f*
胰抗脂肪肝 Lipokain *n*
胰抗脂肝素 Lipokain *n*, Lipocaic(-Faktor) *m*
胰空肠 Y 型吻合术 Pankreatikojejunostomie des Roux-Y-Typs *f*
胰空肠吻合术 Pankreatikojejunostomie *f*
胰阔盘吸虫 Eurytrema pancreaticum *m*, Pankreasegel *m*
胰良性肿瘤 gutartiger Pankreastumor *m*
胰淋巴结 Nodi lymphatici pancreatici *m pl*
胰瘤（血管活性肠多肽肿瘤）VIPom *n*
胰瘘 Pankreasfistel *f*
胰瘘管 Pankreasfistel *f*
胰漏 Pankreasleckage *f*
胰麦芽糖酶 Pankreasmaltase *f*
胰酶 Pankreatin(um) *n*
胰酶分泌素 Pankreozymin *n*
胰酶灌肠剂 Pankreatineinlauf *m*
胰酶解胨 Trypton *n*
胰酶解酪蛋白 Tryptikase *f*
胰酶疗法 Pankreasenzymtherapie *f*
胰酶片 Pankreatin-Tabletten *f pl*
胰[酶]消化 Pankreasverdauung *f*

胰酶消化琼脂 Trypagar *m*
胰酶消化琼脂培养基 Trypsin-Digest-Agarmedium *n*
胰酶制剂 Pankreatin *n*
胰泌素 Sekretin *n*
胰泌素激发试验 Provokationstest des Pankreassekretins *m*
胰泌素试验 Sekretintest *m*
胰母细胞瘤 Pankreatoblastom *n*
胰囊 Pankreaskapsel *f*, Capsula pancreatica *f*
胰囊性纤维变性 pankreatische Mukoviszidose *f*
胰囊肿空肠 Y 型吻合术 Y-förmige Pankreatozystojejunostomie *f*
胰囊肿内引流术 Innendrainage der Pankreaszyste *f*
胰囊肿十二指肠吻合术 Pankreatozystoduodenostomie *f*
胰囊肿外引流术 Außendrainage der Pankreaszyste *f*
胰囊肿胃吻合术 Pankreatozystogastrostomie *f*
胰囊肿摘除术 Resektion der Pankreaszyste *f*
胰内瘘 interne Pankreasfistel *f*
胰凝乳蛋白酶 Chymotrypsin *n*
胰凝乳蛋白酶原 Chymotrypsinogen *n*
胰脓肿 Pankreasabszeß *n*
胰脾的 pankreatikosplenisch, pancreaticosplenic (-us, -a, -um), pancreaticolienal (-is)
胰脾静脉离断术 splenopankreatische Vene-Abschaltung *f*
胰脾淋巴结 Nodi lymphatici pancreaticolienales *m pl*
胰脾韧带 Ligamentum pankreaticosplenicum *n*
胰前动脉 Arteria pancreatica anterior *f*
胰切除术 Pankreatektomie *f*
胰切迹 Incisura pancreatis *f*
胰切开取石术 Pankreatotomie *f*
胰切开术 Pankreatotomie *f*
胰切开探查术 Pankreatotomie und Exploration
胰切开引流术 Pankreatotomie und Drainage
胰切取 Beschaffung des Pankreas *f*
胰全切除 totale Pankreatektomie *f*
胰肉瘤 Pankreassarkom *n*
胰乳头[状]腺癌 papilläres Adenokarzinom des Pankreas *n*
胰乳头腺癌 papilläres Adenokarzinom des Pankreas *n*
胰朊酶 Trypsin *n*
胰扫描 Pankreas-Scanning *n*, Pankreasszintigraphie *f*
胰上淋巴结 Nodi lymphatici pancreatici superiores *m pl*
胰升糖素 Hyperglykämisch-glykogenolytischer Faktor *m*, Glukagon *n*
胰升糖素刺激试验 Glukagonstimulationstest *m*
胰升糖素瘤 Glukagonom *n*
胰升糖素试验 Glukagontest *m*
胰升血糖素 Glukagon *n*
胰升血糖素激发试验 Glukagonprovokationstest *m*
胰十二指肠下动脉 Arteria pancreaticoduodenalis inferior *f*
胰十二指肠部分切除术 pankreatikoduodenale Teilresektion *f*
胰十二指肠的 pankreatikoduodenal, pancreaticoduodenal (-is, -is, -e)
胰十二指肠动脉动脉瘤 Aneurysma der Bauchspeicheldrüsen-Zwölffingerdarmarterie *n*
胰十二指肠动脉弓 Arterienbogen der Bauchspeicheldrüsen-Zwölffingerdarmarterie *m*
胰十二指肠静脉 Venae pancreaticoduodenales *f pl*
胰十二指肠淋巴结 Nodi lymphatici pancreaticoduode-nales *m pl*
胰十二指肠切除术 Pankreatoduodenektomie *f*
胰十二指肠上动脉 Arteria pancreaticoduodenalis superior *f*
胰十二指肠上后动脉 Arteria pancreaticoduodenalis superior posterior *f*
胰十二指肠上后静脉 Vena pancreaticoduodenalis superior posterior *f*
胰十二指肠上淋巴结 Nodi lyrnphatici pancreaticoduodenales superiores *m pl*
胰十二指肠上前动脉 Arteria pancreaticoduodenalis superior anterior *f*
胰十二指肠上前静脉 Vena pancreaticoduodenalis anterior superior *f*
胰 - 十二指肠同源盒 -1 pankreatikoduodenale Homöobox-1 *f*
胰十二指肠下后静脉 Vena pancreaticoduodenalis posterior inferior *f*
胰十二指肠下淋巴结 Nodi lymphatici pancreaticoduodenales inferiores *m pl*
胰十二指肠移植术 Pankreasduodenaltransplantation *f*
胰石 Pankreatolith *m*, Pankreasstein *m*
胰石病 Pankreatolithiasis *f*
胰石蛋白 Pankreas-Stein-Protein *n*
胰石切除术 Pankreatikolithotomie *f*
胰舒血管素 Kallikrein *n*
胰舒血管素原 Kallikreinogen *n*
胰损伤 Pankreasverletzung *f*
胰肽酶 E Elastase *f*, Elastinase *f*, Pankreatopeptidase E *f*
胰体 Pankreaskörper *m*, Corpus pancreatis *m*
胰体癌 Pankreaskörperkarzinom *n*
胰体尾部切除术 Resektion des Pankreaskörpers und Pankreasschwanzs *f*
胰痛 Pankrealgie *f*, Pankreatalgie *f*
胰头 Pankreaskopf *m*, Caput pancreatis *m*
胰头癌 Pankreasklpfkarzinom *n*
胰头十二指肠切除术 pyloruserhaltende Pancreatoduodenectomie *f*
胰外瘘 externe Pankreasfistel *f*
胰外伤 Pankreasverletzung *f*
胰尾 Pankreasschwanz *m*, Cauda pancreatis *f*
胰尾癌 Pankreasschwanzkarzinom *n*
胰尾动脉 Arteria caudae pancreatis *f*
胰尾切除胰腺空肠吻合术 Pankreatikojejunostomie mit Pankreasschwanzresektion *f*
胰下动脉 Arteria pancreatica inferior *f*
胰下淋巴结 Nodi lymphatici pancreatici inferiores *m pl*
胰纤维性囊肿病 Fibrozystose des Pankreas *f*
胰显微神经血管移植术 mikroneurovaskuläre Transplantation des Pankreas *f*
胰显微神经血臀移植术 mikroneurovaskuläre Transplantation des Pankreas *f*
胰腺(脏) Bauchspeicheldrüse *f*, Pankreas *n*
胰腺 β 细胞 Pankreaszelle-β *f*
胰腺癌 Pankreaskrebs *m*
胰腺癌伴糖尿病 Pankreaskarzinom mit Diabetes *n*
胰腺癌姑息性手术 Palliativoperation des Pankreaskrebs *f*
胰[腺]癌胚抗原 Pankreas onkofetales Antigen *f*
胰腺保存 Pankreaskonservierung *f*
胰[腺]病损局部切除术 Lokalexzision des Pankreas *f*
胰[腺]部分切除术 partielle Pankreatektomie *f*, Pankreasresektion *f*
胰[腺]创伤 Pankreastrauma *n*
胰腺挫伤 Pankreaskontusion *f*
胰[腺]单纯癌 Carcinoma simplex des Pankreas *n*
胰[腺]的 pancreatic (-us, -a, -um)
胰腺导管 Pankreasgang *m*, Ductus paflcreaticus *m*
胰腺导管内结石 intraduktaler Pankreasstein *m*
胰腺导管乳头状囊腺癌 papilläires Zystadenokarzinom des Pankreasgangs *n*
胰腺导管上皮细胞 Epithelzelle des Pankreasgangs *f*
胰腺导管腺癌 Adenokarzinom des Pankreasgangs *n*
胰[腺]多发性囊肿病 Zystenpankreas *n*

胰[腺]恶性肿瘤 maligner Pankreastumor *m*
胰腺分裂 Pankreas divisum *n*
胰腺分泌 Pankreassekretion *f*
胰[腺]蜂窝织炎 Pankreasphlegmone *f*
胰[腺]缝[合]术 Pankreasnaht *f*
胰[腺]钙化 Pankreasverkalkung *f*
胰腺干细胞 Pankreasstammzelle *f*
胰腺干细胞移植 Transplantation der Pankreasstammzelle *f*
胰腺梗塞 Pankreasinfarkt *m*
胰[腺]功能 Pankreasfunktion *f*
胰[腺]功能不良 Dysfunktion des Pankreas *f*
胰[腺]功能不全 Pankreasinsuffizienz *f*
胰[腺]功能低下性腹泻 pancreatogene Steatorrhoe *f*
胰[腺]功能试验 Pankreasfunktionsprofung *f*
胰[腺]功能正常 Eupankreatismus *m*
胰腺和胰岛胚胎发育 Embryonalentwicklung der Pankreasinsel *f*
胰腺华支睾吸虫病 Clonorchiasis des Pankreas *f*
胰腺化生 pankreatische Metaplasie *f*
胰[腺]坏死病毒 Pankreasnekrose *m*
胰[腺]蛔虫病 Pankreasaskariasis *f*
胰[腺]激素 Pankreashormone *n pl*
胰[腺]疾病 Bauchspeichelkrankheiten *f pl*
胰[腺]寄生虫病 parasitäre Erkrankungen des Pankreas *f pl*
胰[腺]假囊肿 Pankreaspseudozyste *f*
胰[腺]假性囊肿经皮引流 perkutane Drainage von Pankreaspseudozysten *f*
胰腺浆液性囊腺瘤 pankreatisches seröses Zystadenom *n*
胰[腺]结核 Tuberkulose des Pankreas *f*, Pankreastuberkulose *f*
胰[腺]结石 Pankreaslithiase *f*
胰[腺]经皮穿刺活检 perkutane Pankreasbiopsie *f*
胰[腺]颈 Hals der Bauchspeicheldrüse *m*
胰[腺]空肠Y型吻合术 Y-förmige Pankreatikojejunostomie *f*
胰[腺]空肠吻合术 Pankreatikojejunostomie *f*
胰[腺]良性肿瘤 benigner Pankreastumor *m*, gutartiger Pankreastumor *m*
胰腺类癌 Pankreaskarzinoid *n*
胰腺裂伤缝合修复术 Nahtreparatur der Pankreaszerreißung *f*
胰腺瘤伴糖尿病 Pankreastumor mit Diabetes *m*
胰[腺]瘘管 Pankreasfistel *f*
胰[腺]梅毒 Pankreassyphilis *f*
胰[腺]酶 Pankreatin *n*
胰[腺]囊腺癌 Pankreaszystoadenokarzinom *n*, Cystoadenocarcinoma pancreaticum *n*
胰[腺]囊腺瘤 Pankreaszystoadenom *n*
胰[腺]囊性纤维变性 zystische Pankreasfibrose *f*, Mukoviszidose *f*
胰[腺]囊性纤维病 zystische Pankreasfibrose *f*, Mukoviszidose *f*
胰[腺]囊性纤维化[病] zystische Pankreasfibrose *f*
胰[腺]囊性纤维性变 zystische Pankreasfibrose *f*
胰[腺]囊肿 Pankreaszyste *f*
胰[腺]囊肿内引流术 innere Drainage der Pankreaszyste *f*
胰[腺]囊肿外引流术 äußere Drainage der Pankreaszyste *f*
胰[腺]囊肿摘除术 Exstirpation der Pankreaszyste *f*
胰[腺]内分泌部 endokriner Anteil des Pankreas *m*
胰[腺]脓肿 Pankreasabszeß *m*
胰腺泡 Pankreasazinus *m*
胰腺胚胎抗原 pankreatisches embryonales Antigen *n*
胰[腺]憩室 Pankreasdivertikel *n*
胰[腺]切除术 Pankreatektomie *f*
胰[腺]切开术 Pankreatotomie *f*
胰[腺]切开探查术 Probepankreatotomie *f*
胰[腺]切开引流术 Pankreatotomie mit Drainage *f*, Inzision und Drainage des Pankreas *f*
胰腺扫描 Pankreas-Scanning *n*, Pankreasszintigraphie *f*
胰腺扫描图 Pankreasszintigramm *n*
胰[腺]十二指肠部分切除术 partielle Pankreatoduodenektomie *f*
胰[腺]十二指肠切除术 Pankreatoduodenektomie *f*
胰[腺]十二指肠吻合术 Pankreatoduodenostomie *f*
胰腺手术切除伴糖尿病 Pankreatektomie mit Diabetes mellitus *f*
胰[腺]损伤 Pankreasverletzung *f*
胰[腺]体尾部切除术 Resektion des Pankreaskörper undschwanz *f*
胰腺外分泌部 exokriner Anteil des Pankreas *m*
胰[腺]尾 Schwanz der Bauchspeicheldrüse *m*
胰腺萎缩 Pankreasatrophie *f*
胰腺细针吸取活检 Feinnadelaspirationsbiopsie des Pankreas *f*
胰[腺]纤维化 Pankreasfibrose *f*
胰[腺]纤维囊性变 zystische Pankreasfibrose *f*, Mykoviszidose *f*
胰[腺]显(成)像 Darstellung von Bauchspeicheldrüsen *f*
胰[腺]腺癌 Adenokarzinom des Pankreas *n*, Pankreas-adenokarzinom *n*
胰[腺]腺鳞癌 adenosquamöses Karzinom des Pankreas *n*
胰[腺]腺瘤 Pankreasadenom *n*
胰[腺]腺瘤局部切除术 lokale Exzision des Pankreas-adenoms *f*
胰[腺]腺泡细胞癌 Azinuszellkarzinom des Pankreas *n*, azinöses Karzinom des Pankreas *n*
胰腺小细胞性神经内分泌癌 pankreatisches kleinzelliges neuroendokrines Karzinom *n*
胰[腺]小叶 Pankreasläppchen *n*
胰腺星状细胞活化 pankreatische Sternzellaktivierung *f*
胰腺性肥胖 pankreatische Fettleibigkeit *f*
胰[腺]性腹泻 pankreatische Diarrhöe *f*
胰[腺]性流涎 pankreatische Sialorrhö *f*
胰[腺]性糖尿病 Diabetes pancreaticus *m*
胰腺性胸腔积液 pankreatischer Pleuraerguss *m*
胰[腺]性幼稚型 Infantilismus pancreaticus *m*
胰[腺]性脂肪泻 Pankreas Steatorrhoe *f*
胰腺血管活性肠肽瘤 Tumor des pankreatischen vasoaktiven intestinalen Polypeptids *m*
胰腺炎(酒精性) alkoholische Pankreatitis *f*
胰[腺]炎 Pankreatitis *f*, Pankreasentzündung *f*
胰[腺]移植 Pankreastransplantation *f*
胰腺胰岛移植术 Pankreasinseltransplantation *f*
胰腺异位 Pankreasheterotopie *f*, heterotopes Pankreas *f*
胰[腺]硬变 Pankreaszirrhose *f*
胰腺粘液性囊腺瘤 muzinöses Zystadenom des Pankreas *n*
胰[腺]肿瘤 Pankreastumor *m*
胰腺潴留性囊肿 Retentionszyste des Pankreas *f*
胰腺卒中 Pankreas-Apoplexie *f*
胰小叶 Lobulus pancreatis *m*
胰性腹水 pankreatogener Aszites *m*
胰性腹泻 Diarrhoea pancreatica *f*, pankreatische Diarrhöe *f*
胰性脑病 pankreatische Enzephalopathie *f*
胰性疼痛体位 pankreatische Körperhaltung *f*
胰性脂肪泻 Pankreas-Steatorrhoe *f*
胰性脂肪泻 pankreatische Steatorrhoe *f*
胰血管活性肠多肽瘤 VIPom *n*
胰芽 Pankreas-Knospe *f*
胰液 Pankreassaft *m*, Succus pancreaticus *m*

胰液反流 Pankreassaftregurgitation *f*, Regurgitation von Pankreassaft *f*
胰液分泌 Pankreassekretion *f*
胰液回流 Pankreasreflux *m*
胰液泌素 Sekretin *n*
胰液溢 Pankreas succorrhea *n*
胰异淀粉酶 Pankreasisoamylase *f*
胰硬变 Pankreaszirrhose *f*
胰原性的 pankreatogen
胰原性腹水 pankreatogener Aszites *m*
胰原性溃疡综合征 Zollinger*-Ellison*Syndrom *n*
胰原性消化道内分泌瘤 pankreatogener innersekretorischer Tumor des Magen-Darmtraktus *m*
胰原性脂性腹泻 pankreatogene Fettdiarrhoe *f*
胰月桂基试验 Pankreolauryltest *m*
胰粘液腺癌 muzinöses Adenokarzinom des Pankreas *n*
胰战伤 Kriegsverletzung des Pankreas *f*
胰支 Rami pancreatici *m pl*
胰脂酶 Steapsin *n*, Steaptose *f*
胰脂酶抑制药 Pankreas-Lipase-Inhibitor *m*
胰制剂疗法 Pankreotherapie *f*
胰致腹泻瘤 diarrhögener Tumor des Pankreas *m*
胰周脓肿 parapankreatischer Abszess *m*
胰卒中 Pankreasapoplex *m*
移出 Explantation *f*
移出物 Explantat *n*
移动 Verschiebung *f*, Wanderung *f*
移动尺 bewegliche Skala *f*
移动窗口技术 Verschiebe-Fenstertechnik *f*
移动的 mobil, mobil(-is, -is, -e), erratic(-us, -a, -um)
移动辅具 Engländer *m*
移动行为 Bewegungsverhalten *n*
移动截骨术 mobile Osteotomie *f*
移动界面分析 Grenzanalyse *f*
移动界面离心 Zonenzentrifugation *f*
移动均值 gleitender Mittelwert *m*
移动立方体算法 Algorithmus des marschierenden Würfel *m*
移动盲肠 Wanderblinddarm *m*, Caecum mobile *n*
移动平均数 gleitendes Mittel *n*, gleitender Durchscnitt *m*
移动区带电泳 bewegte Zonenelektrophorese *f*
移动区带离心 Zonenzentrifugation *f*
移动式[通信]卫星 Mobilfunksatellit *m*
移动式X线机 tragbarer Röntgenapparat *m*
移动式骨传导 Schiebeform der Knochenleitung *f*
移动式骨导 Knochenleitung des Verschiebungsarts *f*
移动式镜台 Bewegbare *f*
移动式型臂线诊断机 C-Bogen-Röntgendiagnostikgerät *n*
移动式诊断线机 mobiles Röntgendiagnostikgerät *n*
移动式振动 mobile Schwingung *f*
移动式治疗椅 Beweger Behandlungsstuhl *m*
移动受体假说 Mobil-Rezeptor-Hypothese *f*
移动丝氧焰电离检测器 Drehspulen-Wasserstoffflam-menlonisations-detektor *m*
移动素 Kinesin *n*
(磁共振成像)移动伪影 Bewegungsartefakte der MRT *f*
移动现场 bewegte Szene *f*
移动相 mobile Phase *f*, Mobilphase *f*
移动性 Beweglichkeit *f*, Mobilität *f*
移动性的 beweglich, mobil, verschieblich
移动性瘤 wandernder Tumor *m*
移动性起搏点 wandernder Schrittmacher *m*
移动性损伤 Mobilitätsschädigung *f*
移动性血栓静脉炎 wandernde Thrombophlebitis *f*
移动性运动 Exkursionsbewegung *f*
移动性浊音 freie Dämpfung *f*, verschiebliche Dämpfung *f*
移动药物传输系统 gleitendes Arzneimittelverabreichungssystem *n*
移动医疗(相移) Mobilmedizin *f*
移动抑制试验 Migrationshemmtest *m*
移动抑制因子 Migrationshemmfaktor *m*
移动约束 Einschränken der Bewegung *n*
移动诊断 Mobil-Diagnose *f*
移行 Wanderung *f*, Migration *f*
移行带 Übergangszone *f*
移行脊柱 Übergangswirbelsäule *f*
移行脊椎 Übergangswirbel *m*
移行期 Migrationsphase *f*
移行区 Übergangszone *f*
移行上皮癌 Übergangszellkarzinom *n*
移行上皮化生 Übergangsepithelmetaplasie *f*
移行上皮黏膜 Übergangsepithelmukos *f*, Urothelmukosa *f*
移行上皮乳头状瘤 Übergangszellpapillom *n*
移行上皮型泄殖腔源性癌 kloakogenes Übergangszellkarzinom *n*
移行上皮性病变 Läsion des Übergangsepithels *f*
移行痛 Wanderschmerz *m*
移行途径 Wanderungsgänge *m pl*
移行细胞 Übergangszelle *f*
移行细胞癌 renales Übergangszellkarzinom *n*
移行细胞癌 Übergangszellkarzinom *n*
移行细胞乳头状瘤 Übergangszellpapillom *n*
移行型 Übergangsform *f*, Übergangstyp *m*
移行性肺炎 Migrationslungenentzündung *f*
移行性静脉炎 Phlebitis migrans *f*
移行性上皮细胞表面抗原 Übergangszell-Oberflfichen-antigen *n*
移行性舌炎 Glossitis migrans *f*, Glossitis geographica *f*
移行性运动复合波 migrierender Motorkomplex *m*
移行异常 Anomalie der Neuronenmigration *f*
移行抑制因子 Migrationsinhibitionsfaktor *m*
移行皱襞 Übergangsfalte *f*, Plica mucobuccalis *f*
移接 Transplantation *f*
移居 Migration *f*, Umzug *m*
移码 Leserahmenverschiebung *f*, Rahmenverschiebung *f*
移码突变 Translokationsmutation *f*
移码突变(移码框突变) Rastermutation *f*
移码突变型 Frameshift-Mutante *f*
移码突变抑制基因 Frameshift-Suppressor *m*
移码抑制 Rasterverschiebungssuppression *f*
移码抑制基因 Frameshift-Suppressor *m*
移码译读 Lesung der Frameshift *f*
移民 Einwand(e)rer *m*, Immigrant *m*, Einwanderung *f*
移民，内部的 interner Migrant *m*
移民安置 Wiederbesiedlung der Migration *f*
移民安置区 Wiederbesiedlungsgebiet der Migration *n*
移民安置区环境医学监测 medizinisches Umweltmonitoring vom Wiederbesiedlungsgebiet der Migration *n*
移民精神病 Umzugspsychose *f*
移民流行病学 Einwanderungsepidemiologie *f*
移民迁入 Einwanderung *f*
移民人群 Migrantenansammlung *f*
移情 Einfühlung *f*, Empathie *f*
移情，文化的 kulturelle Übertragung *f*
移情抵抗 Übertragungswiderstand *m*
移情烦恼 empathische Bedrängnis *f*
移情理解 einfühlsames Verständnis *n*
移情性神经症 Übertragungsneurose *f*
移情作用 physische Empathie *f*

移入 Einpflanzen *n*, Implantieren *n*
移入物 Implantat *n*
移位 Verlagerung *f*, Dislocatio *f*, Translokation *f*
移位髌骨 dislozierte Patella *f*
移位触觉 Allesthesie *f*
移位电子 metastasisches Elektron *n*
移位反应 Translokationsreaktion *f*
移位感觉 fortgeleitete Sensation *f*
移位攻击 Vertriebene Aggression *f*
移位骨折 dislozierte Fraktur *f*
移位寄存器 Verschieberregister *m*
移位酶 Translokase *f*
移位切骨术 Umstellungsosteotomie *f*
移位术 Transposition *f*
移位痛 Übertragungsschmerz *m*
移位性眩晕 translationaler Schwindel *m*
移位牙 Wanderzahn *m*
移相 Phasenverschiebung *f*
移相器 Phasenschieber *m*
移形性红斑 Kokardenerythem *n*
移液管 Pipette *f*
移液吸(移)管 volumetrische Pipette *f*
移运视差 Bewegungsparallaxe *f*
移植 Transplantation *f*, Einpilanzung *f*
移植,移植术 Transplantation *f*, Verpflanzung *f*
移植存活者 Transplantatüberleben *n*
移植刀 Implantationsmesser *n*
移植痘 Impfpocken *f pl*
移植法 Transplatation *f*, Implantation *f*
移植肺 Transplantatlunge *f*
移植服务 Transplantation-Service *n*
移植肝 Transplantatleber *f*
移植骨 Knochentransplantat *n*, Knochenspan *n*
移植骨骨折 Fraktur des Knochentransplantats *f*
移植骨片 Sklerite des Knochentransplantats *f*
移植后 post-Transplant *f*, nach der Transplantation
移植后并发症 Posttransplantationskomplikation *f*
移植后淋巴细胞增生性疾病 lymphoproliferative Erkrankung nach der Transplantation *f*
移植后淋巴组织增多症 lymphoproliferative Erkrankung nach der Transplantation *f*
移植抗体 Transplantationsantikörper *m*
移植抗原 Transplantationsantigen *n*, T-Antigen *n*
移植瘤 transplantierter Tumor *m*
移植免疫 Transplantationsimmunität *f*
移植免疫学 Transplantationsimmunologie *f*
移植命名学 Transplantationsterminologie *f*
移植耐受 Transplantationstoleranz *f*
移植排斥(异)反应 (Transplantat-)Abstoßung (od Rejektion) *f*
移植皮肤 Transplantathaut *f*
移植前 Prätransplantationsphase *f*
移植肾 Transplantatniere *f*
移植肾病 Transplantationsnephropathie *f*
移植肾动脉狭窄 Arterienstenose der Transplantatniere *f*
移植肾毛霉菌病 Mukormykose der Transplantatniere *f*
移植肾囊肿抽吸术 Zystenabsaugung der Transplantatniere *f*
移植肾排斥反应 renale Allotransplantatrejektion *f*
移植肾切除术 Transplantationsnephrektomie *f*
移植肾输尿管膀胱吻合术 Ureterozystostomie der Transplantatniere *f*
移植肾探查术 Erforschung der Transplantatniere *f*
移植肾修补术 Reparatur der Transplantatniere *f*
移植术 Transplantation *f*, Verpflanzung *f*
移植术后的 posttranslationell
移植物 Transplantat *n*
移植物肠腐蚀 graft enterische Erosionen *pl*
移植物抗白血病 Transplantat-Gegen-Leukämie *f*
移植物抗白血病效应 Transplantat-gegen-Leukämie-Effekt *m*
移植物抗骨髓瘤效应 Transplantat-Gegen-Myelom-Reaktion *f*
移植物抗宿主 Graft-versus-Host
移植物抗宿主病 Transplantat-Wirt-Krankheit *f*, graft versus host disease (GVH disease) <engl.>
移植物抗宿主反应 Transplantat-Wirt-Reaktion *f*, Graft-versus-Host-Reaktion *f*
移植物抗肿瘤 Transplantat-gegen-Tumor *f*
移植物抗肿瘤反应 Transplantat-gegen-Tumor Reaktion *f*
移植物抗肿瘤效应 Transplantat-gegen-Tumor-Effekt *m*
移植物排斥[反应] Transplantatrejektion *f*
移植物排斥反应 Transplantatabstoßung *f*
移植物适应 Anpassung des Transplantats *f*
移植物宿主疾病 Graft-versus-Host-Krankheit *f*
移植物宿主相互排斥病 Graft-Versus-Host-Krankheit *f*
移植物支持假牙修复术 implantatgetragene Prothese *f*
移植物植入筋膜囊内 Einpflanzung des Implantats in Tenon* Kapsel *f*
移植相关制剂 relevanter Wirkstoff der Transplantion *m*
移植心 Transplantatherz *n*
移植心冠状动脉血管病 koronare Arterienkrankheit des Transplantatherzens *f*
移植性转移 Transplantationsmetastase *f*, lmpimetastase *f*
移植肿瘤 Transplantationstumor *m*, lmpftumor *m*
移转 Aversion *f*
遗病症 Folgekrankheit *f*, Nachkrankheit *f*
遗传 Vererbung *f*, Heridität *f*, Erblichkeit *f*
遗传[病]登记 genetisches Register *n*
遗传保守性 Erberhaltung *f*
遗传背景 genetischer Hintergrund *m*
遗传变[态反]应性 erbliche Allergie *f*
遗传变形性软骨营养障碍 Chondrodystrophia deformans hereditaria *f*
遗传变异 genetische Variation (od. Varianz) *f*
遗传变异性 Genvariabilität *f*
遗传标记 genetischer Marker *m*
遗传病 Erbkrankheit *f*, Erbleiden *n*, Heredopathie *f*
遗传病产前诊断 pränatale Diagnostik der hereditären Krankheiten *f*
遗传病理学 Genpathologie *f*
遗传病筛查 Genscreening *n*
遗传病诊断 Erbkrankheiten-Diagnose *f*
遗传操作 Genmanipulation *f*
遗传测试 Gentest *m*
遗传差异 Erbunterschied *m*, Genvariation *f*
遗传冲刷 Generosion *f*
遗传出血性血管瘤 hereditäres hämorrhagisches Angiom *n*
遗传雌激素 anzestrales Östrogen *n*
遗传单位 Erbeinheit *f*
遗传的 genetisch, hereditär, hereditari (-us, -a, -um)
遗传的理论模式 theoretische Modelle der Vererbung *n pl*
遗传的染色体学说 Chromosomentheorie der Vererbung *f*
遗传毒理学 genetische Toxikologie *f*
遗传毒理学试验 genetischer Toxikologie-Test *m*
遗传毒物 genotoxische Agenzien *n pl*
遗传毒性致癌物 genotoxische Karzinogene *n pl*
遗传毒作用 genotoxische Wirkung *f*
遗传度 Erblichkeit *f*, Heritabilität *f*
遗传多态性 genetischer Polymorphismus *m*, erblicher Polymorphismus *m*
遗传惰性 genetische Trägheit *f*

遗传发生次序 Gensequenz *f*
遗传方差 genetische Varianz *f*
遗传方式 Erbmodus *m*
遗传防治 Genkontrolle *f*
遗传分析 Genanalyse *f*
遗传分型 Gentypisierung *f*
遗传负荷 genetische Belastung *f*
遗传复合体 Genverbindung *f*
遗传概貌 Genprofil *n*
遗传隔离 genetische Isolation *f*
遗传工程 Gentechnik *f*, genetic engineering<engl.>
遗传工程学 Gentechnik *f*, genetic engineering<engl.>
遗传工程药物 gentechnisches Arzneimittel *n*
遗传工程疫苗 Gentechnikvakzine *f*, genetic engineering vaccine <engl.>
遗传工程应用 Gentechnikanwendung *f*
遗传工程育种 Gentechnikzüchtung *f*
遗传规律 Erbrecht *n*
遗传互补 Genkomplementierung *f*
遗传互补选择 genetische komplementäre Auswahl *f*
遗传环境问题 Anlage-Umwelt-Problem *n*
遗传获得量 Zuchtfortschritt *m*
遗传基因座位 Genort *m*, Genlocus *m*
遗传极性 genetische Polarität *f*
遗传疾病 Erbkrankheit *f*
遗传技术 Gentechnik *f*
遗传剂量 Gendosierung *f*, Gendosis *f*
遗传寄生 genetische Kolonisierung *f*
遗传家族性侏儒症 heredofamiliäre wesentliche Mikrosomie *f*
遗传监测 Genmonitoring *n*
遗传检测法 Gentestverfahren *n*
遗传解释 Generklärung *f*
遗传距离 Gendistanz *f*
遗传决定论 Theorie der Erbbestimmung *f*
遗传决定系数 Koeffizient der genetischen Bestimmung *m*
遗传绝灭 genetische Auslöschung *f*
遗传抗性 genetische Resistenz *f*
遗传控制 Genkontrolle *f*
遗传蓝图 Genbauplan *m*
遗传类型 Vererbungsmuster *n*
遗传力(度) Heretabilität *f*
遗传连锁 Genverbindung *f*
遗传连续说 genetische Kontinuitätstheorie *f*
遗传量 genetische Belastung (od.Ladung) *f*
遗传流行病学 genetische Epidemiologie *f*
遗传论 Hereditarianismus *m*
遗传率 Erblichkeit *f*
遗传梅毒 angeborene Syphilis *f*, kongenitale Syphilis *f*
遗传密码 genetische Kode *m*
遗传密码词典 genetisches Code-Wörterbuch *n*
遗传密码简并性 Degeneration des Gencodes *f*
遗传免疫 Heredoimmunität *f*
遗传命名法 Gennomenklatur *f*
遗传配列 Assortierung *f*, Sortierung *f*
遗传漂变 Gendrift *f*, genetische Drift *f*
遗传平衡 genetische Balance *f*
遗传平衡的维持 Erhaltung des genetischen Gleichgewichts *f*
遗传平衡定律(哈温定律) Hardy-Weinberg-Gesetz *n*
遗传嵌合体 genetisches Mosaik *n*
遗传倾向性 genetische Disposition *f*
遗传驱力 angeborener Impuls *m*
遗传趋势 Erbneigung *f*
遗传缺陷 hereditfirer Defekt *m*
遗传群体 Genpopulation *f*
遗传热点 genetischer Hotspot *m*(指染色体图的某些小段)
遗传筛查 Genscreening *n*
遗传筛选 Genscreening *n*
遗传肾代谢性疾病 hereditäre renale Stoffwechselkrankheit *f*
遗传生态学 Genökologie *f*
遗传史 genetische Geschichte *f*
遗传试验顾问委员会 Beratungskomitee des Gentests *n*
遗传适合度 genetische Angepasstheit *f*
遗传死亡 genetischer Tod *m*, Genauslöschung *f*
遗传素因 Erbfaktor *m*
遗传素质 Erbdisposition *f*, Heredodiathese *f*
遗传素质说 Theorie der Vererbungsanlage *f*
遗传算法 Genalgorithmus *m*
遗传特征 Stigmata hereditatis *n pl*
遗传体系 Gensystem *n*
遗传体质性疾病 heredo-konstitutionelle Krankheit *f*
遗传调节 Genregulation *f*
遗传同化 genetische Assimilation *f*
遗传图 Kopplungskarte *f*, Genkarte *f*
遗传危险度评定 genetische Risikoabschätzung *f*
遗传污染 Genkontamination *f*
遗传物质 genetisches Material *n*
遗传物质转移 Transfer des Genmaterials *m*
遗传显性 Gendominanz *f*
遗传限制 genetische Einschränkung *f*
遗传限制因予 genetischer Einschränkungsiaktor *m*
遗传相关 genetische Korrelation *f*
遗传相关性 Genassoziation *f*
遗传小粒 Genophor *m*
遗传效应 genetische Effekte *m pl*
遗传协方差 genetische Kovarianz *f*
遗传携带者 Genüberträger *m*
遗传心理学 Genpsychologie *f*
遗传信息 genetische Information *f*, Erbinformation *f*
遗传信息载体 Träger der Erbinformation *m*
遗传型 ldiotyp (us) *m*, Erbtyp (us) *m*, Genotyp *m*
遗传性 Erblichkeit *f*, Heredität *f*
遗传性肾炎 hereditäre Nephritis *f*
遗传性[复制]起点 Genursprung *m*
遗传性氨基酸转运障碍 angeborene Störungen des Aminosäuretransports *f pl*
遗传性半透明丘疹角皮病 erbliche papulotranslucent keratoderma *f*
遗传性变异 genetische Variation *f*
遗传性表皮多囊病 erbliche epidermale polyzystische Erkrankung *f*
遗传性表皮松解性掌跖角化病 erbliche epidermolytische Palmoplantarkeratose *f*
遗传性别 genetisches Geschlecht *n*
遗传性并指症 erbliche Kamptodaktylie *f*
遗传性玻璃体视网膜变性 hereditäre vitreoretinale Degeneration *f*
遗传性玻璃体视网膜病变 hereditäre Hyaloideoretinopathie *f*
遗传性卟啉症 hereditäire Porphyrie *f*, Porphyria congenita *f*
遗传性补体[成分]缺陷 hereditärer Komplementdefekt *m*
遗传性肠病性肢端皮炎 erbliche Acrodermatitis enteropathica *f*
遗传性迟发性皮肤卟啉症 erbliche Porphyria cutanea *f*
遗传性齿龈纤维瘤病 hereditäre Gingivafibromatose *f*, erbliche Zahnfleischfibromatose *f*
遗传性出血性毛细血管扩张[症] hereditäre hämorrhagische Teleangiektasie *f*
遗传性出血性毛细血管扩张症 Teleangiectasia hereditaria haemorrhagica *f*, Rendu*-Osier*-Weber* Krankheit *f*

遗传性出血性毛细血管扩张综合征 Syndrom der Tele-angiektasia hereditaria haemorrhagica *n*, Osier*Syn-drom *n*
遗传性出血性血小板机能不全 hereditäre(hämorrhagische) Thrombasthenie *f*, Glanzmann*-(Naegeli*) Thrombopathie *f*
遗传性出血性紫癜 erbliche Purpura haemorrhagica *f*, erbliche thrombozytopenische Purpura *f*
遗传性唇静脉扩张 hereditäre Phlebektasie der Lippen *f*
遗传性脆骨症 hereditäre Glasknochenkrankheit *f*
遗传性代谢病 hereditäre Stoffwechselkrankheit *f*
遗传性代谢缺陷 angeborene Stoffwechselstörung *f*
遗传性低磷佝偻病合并高尿钙症 hereditäre hypophosphatemische Rachitis mit Hypercalciurie *f*
遗传性癫痫 genetische Epilepsie *f*
遗传性淀粉样变性[病] hereditäre Amyloidose *f*
遗传性毒性甲状腺增生 hereditäre toxische Schilddrüsenhyperplasie *f*
遗传性断肢性角化瘤 Keratoma hereditaria mutilans *n*
遗传性对称性色素异常症 Dyschromatosis symmetrica herediteria *f*
遗传性多发性骨软骨瘤 hereditäres multiples Osteochondrom *n*
遗传性多发性角化瘤 Keratoma hereditarium mutilans *n*
遗传性多发性皮肤平滑肌瘤 erbliche multiple kutane Leiomyome *n pl*
遗传性多发性外生骨疣 Osteoplasia exostotica *f*
遗传性多核幼红细胞伴阳性酸溶血实验 hereditäre erythroblastische Multinuklearität mit positiven angesäuerten Test *f*
遗传性多毛症 hereditärer Hirsutismus *m*
遗传性多形性日光疹 hereditäre polymorphe Lichtdermatose *f*
遗传性恶性黑素瘤 hereditäres malignes Melanom *n*
遗传性耳聋 hereditäre Gehörschädigung *f*
遗传性耳瘘 hereditäre Ohrfistel *f*
遗传性泛发性色素异常病(症) Dyschromatosis universalis hereditaria *f*, hereditäre universelle Dyschromatose *f*
遗传性非球形红细胞溶血性贫血 hereditäre nonspherocytische hämolytische Anämie *f*
遗传性非息肉病性大肠癌 hereditäres nichtpolypöses Kolonkarzinom *n*
遗传性非息肉病性结直肠癌 hereditäres nichtpolypöses Kolonkarzinom *n*
遗传性粪卟啉症 hereditäre Koproporphyrie *f*
遗传性肝内淤胆汁淤积 hereditäre intrahepatische Cholestase *f*
遗传性肝糖储积病(安德森病) Anderson* Krankheit *f*
遗传性感觉神经病 hereditäre sensorische Neuropathie *f*
遗传性感觉神经病 hereditäre sonsorische Neuropathie *f*
遗传性格学 Erbcharakterologie *f*
遗传性共济失调 Heredoataxie *f*, hereditäre Ataxie *f*, Friedreich, Ataxie *f*
遗传性骨发育不良性老年状皮肤 Geroderma osteodysplastica hereditaria *f*
遗传性骨纤维瘤 hereditäres Osteofibrom *n*
遗传性骨营养不良症(奥尔布赖特骨营养不良) Albright* Syndrom *n*
遗传性关节发育不良 hereditäre Arthrodysplasie *f*
遗传性关节松弛 hereditäre Gelenklaxheit *f*
遗传性关节眼病(史蒂克勒氏综合征) hereditäre Arthro-Ophthalmopathie *f*, Stickler* Syndrom *n*
遗传性果糖不耐受性低血糖症 hereditäres fruktosein-tolerante Hypoglykämie *f*
遗传性果糖不能耐受症 hereditäre Fruktoseintoleranz *f*
遗传性黄嘌呤尿症 hereditäre Xanthinurie *f*
遗传性混合息肉病综合征 hereditäres gemischtes Polyposis-Syndrom *n*
遗传性肌腱黄色瘤 hereditäres Sehnenxanthom *n*
遗传性基底细胞痣综合征 hereditäres Nävussyndrom der Basalzelle *n*
遗传性畸形 hereditäre Mißbildung *f*
遗传性畸形性软骨发育不良 hereditäre deformierende Dyschondroplasie *f*, diaphyseale Aklasie *f*
遗传性疾病 Heredopathie *f*, ErbkranIdaeit *f*
遗传性疾病诊断 Erbkrankheitsdiagnose *f*
遗传性脊髓共济失调 hereditäre spinale Ataxie *f*
遗传性脊髓硬化 hereditäre Myelosklerose *f*
遗传性家族性玻璃体视网膜病 hereditäre familiäre Vitreoretinpathie *f*
遗传性家族性肾炎 hereditäre Nephritis *f*, erbliche familiäre Nephropathie *f*
遗传性家族性荨麻疹综合征(马韦综合征) erbliches familiäres Urtikaria-Syndrom *n*, Muckle-Wells-Syndrom *n*
遗传性甲型血友病 hereditäre Hämophilie-A *f*
遗传性假性低醛固酮症 hereditärer Hypoaldosteromismus *m*
遗传性假血友病 hereditäre Pseudohfimophilie *f*, v.wil-lebrand*-Jürgens*-Syndrom *n*
遗传性间期延长 angeborene Verlängerung des QT-Intervalls *f*
遗传性进行性聋 hereditäre progressive Taubheit *f*
遗传性进行性肾炎 hereditäre progressive Nephritis *f*
遗传性精神病 hereditäres Irresein *n*
遗传性痉挛性截瘫 Paraplegia spastica congenita (s.in-fantilis) *f*, Little*-Syndrom *n*
遗传性髋关节发育不良 hereditäre Hüftdysplasie *f*
遗传性酪氨酸代谢紊乱症 hereditäre Tyrosinose *f*
遗传性酪氨酸血症 hereditäre (Hyper-) Tyrosinämie *f*
遗传性类卟啉症 hereditäre Koproporphyrie *f*
遗传性类固醇合成缺陷 hereditärer Fehler von Steroid-synthese *f*
遗传性良性表皮内角化不良 hereditäre gutartige intraepitheliale Dyskeratose *f*
遗传性良性表皮细胞 hereditäre gutartige Epidermiszelle *f*
遗传性良性毛细血管扩张 hereditäre gutartige Telangiektasie *f*
遗传性良性上皮内角化不良 gutartige hereditäre intraepitheliale Dyskeratose *f*
遗传性裂口红细胞症 hereditäre Stomatozytose *f*
遗传性淋巴水肿 hereditäres Lymphödem *n*, Nonne*-Meig*'-Milroy*-Syndrom *n*
遗传性聋 hereditäre Erbtaubheit *f*
遗传性慢性进行性肾炎 erbliche Enzymopathie *f*
遗传性慢性皮肤卟啉沉着症 Porphyria cutanea tarda (s.chronica) hereditaria *f*
遗传性慢性舞蹈病(亨廷顿舞蹈病) huntingtonsche Krankheit *f*, Chorea Huntington *f*
遗传性毛细管脆性 hereditäre Kapillarfragilität *f*
遗传性毛细管扩张症 Teleangiectasia hereditaria *f*, hereditäre Teleangiektasie *f*
遗传性毛细血管扩张症 Osler-Weber-Rendu-Syndrom *n*
遗传性酶病 hereditäre Enzympathie *f*
遗传性弥漫性胃癌 hereditäres diffuses Magenkarzinom *n*
遗传性免疫性肾炎 hereditäre Immunnephritis *f*
遗传性耐受力 ererbte Toleranz *f*
遗传性耐受力 vererbte Toleranz *f*
遗传性男子女性乳房症 hereditäre Gynäkomastie *f*
遗传性凝血因子缺乏 hereditärer Gerinnungsfaktormangel *m*
遗传性皮肤病 erbliche Hautkrankheit *f*, Genodermatose *f*
遗传性葡萄糖-6-磷酸脱氧酶缺乏 hereditärer Glukose-6-phosphat-dehydrogenase—Mangel *m*
遗传性葡萄糖醛酰基转移酶缺乏症 Erbmangel der Glucuronyltransferase *m*
遗传性前列腺癌 hereditäres Prostatakarzinom *n*
遗传性球形红细胞[增多]症 hereditäre Sphärozytose *f*

遗传性球形红细胞增多症 hereditäre Sphärozytose *f*
遗传性球形红细胞症 hereditäre Sphärozytose *f*
遗传性溶血性贫血 hereditäre hämolytische Anämie *f*
遗传性乳光牙本质 hereditäres opalisierendes Dentin *n*
遗传性乳清酸尿症 Orotazidurie-Syndrom *n*, genetische Orotazidurie *f*
遗传性乳糖不耐受症 hereditäre Laktose-Intoleranz *f*
遗传性乳头状肾癌 hereditäres papilläres Nierenzellekarzinom *n*
遗传性软骨营养障碍 hereditäre Chondrodystrophie *f*
遗传性瘙痒症 hereditärer lokalisierter Juckreiz *m*
遗传性身材矮小 hereditärer Kleinwuchs *m*
遗传性神经病 hereditäre Neuropathie *f*
遗传性肾病 hereditäre Nierenerkrankung *f*
遗传性肾结石 hereditäre Nephrolithiasis *f*
遗传性肾小球疾病 hereditäre glomeruläre Krankheit *f*
遗传性肾小球肾炎 hereditäre Glomerulonephritis *f*
遗传性肾炎神经性耳聋综合征 hereditäres Nephropathie-Taubheitssyndrom *n*, Alport*Syndrom *n*
遗传性肾脏疾病 hereditäre Nierenerkrankung *f*
遗传性生长激素缺乏 hereditärer Wachstumshormonmangel *m*
遗传性视网膜病变 hereditäre Retinopathie *f*
遗传性视网膜分裂 erbliche Retinoschisis *f*
遗传性双糖不耐受症 erbliche Disacharid-Intoleranz *f*
遗传性死亡 genetischer Tod *m*
遗传性素质 Erbveranlagung *f*
遗传性酸尿症 hereditäre Azidurie *f*
遗传性胎儿血红蛋白持续存在症 hereditäre Persistenz des Fetalhämoglobins *f*
遗传性铁粒幼细胞性贫血 hereditäre sideroblastische Anämie *f*
遗传性痛性胼胝 hereditäre schmerzhafte Schwielen *f pl*
遗传性退行性变 hereditäre Degeneration *f*, Heredodegeneration *f*
遗传性脱发 hereditäre Alopezie *f*
遗传性椭圆形红细胞[增多]症 hereditäre Elliptozytose *f*
遗传性椭圆形红细胞贫血 erbliche Elliptozytose *f*
遗传性椭圆形红细胞增多症 hereditäre ovale Polyzythämie *f*
遗传性椭圆形红细胞症 hereditäre Elliptozytose *f*
遗传性维生素 D 依赖性佝偻病(D 依赖性佝偻病) hereditäre Vitamin-D-abhängige Rachitis *f*
遗传性胃炎 erbliche Gastritis *f*
遗传性息肉病和骨瘤病 hereditäre Polypose und Osteomatose *f*
遗传性稀毛症 hereditäre Hypotrichose *f*
遗传性下肢水肿 hereditäres Beinödem *n*
遗传性先天性色素减退和色素沉着斑 hereditärer genuiner Hypopigmentierungs-und Hyperpigmentierungsmakel *m*
遗传性小脑性共济失调 heredozerebellare Ataxie *f*
遗传性胸腺发育不良 hereditäre Thymusdysplasie *f*
遗传性血管神经水肿 hereditäres angioneurotisches Ödem *n*
遗传性血管性水肿 hereditäres Angioödem *n*
遗传性血红蛋白异常 erbliche Hämoglobinpathie *f*
遗传性血尿-肾病-耳聋综合征 hereditäres Hämaturie-Nephropathie-Taubheits-Syndrom *n*
遗传性血小板功能不全血小板减少 Thrombozytopenie der hereditären Thrombasthenie *f*
遗传性血小板减少症 hereditäre Thrombozytopenie *f*
遗传性血友病 hereditäre Hämophilie *f*, Haemophilia hereditaria *f*
遗传性牙(本)质生长不全(卡普德庞特综合征) Dentinogenesis imperfecta hereditaria *f*, Capdepont* -Zahndysplasie *f*
遗传性牙本质发育不全 hereditäre Dentinogenesis imperfecta *f*
遗传性牙龈纤维瘤 hereditäres Zahnfleischfibrom *n*
遗传性牙龈纤维瘤[病] hereditäre Gingivafibromatose *f*
遗传性烟酸缺乏症 genetischer Nikotinsfiure-Mangel *m*
遗传性炎性血管炎伴持久性结节 hereditäre entzündliche Vaskulitis mit Dauerknolle *f*
遗传性胰腺炎 hereditäre Pankreatitis *f*
遗传性异常 Erbstörung *f*
遗传性异质性 genetische Heterogenität *f*
遗传性易位 ererbte Translokation *f*
遗传性龈增生 hereditäre Gingivahyperplasie *f*
遗传性硬化性皮肤异色病 hereditäre sklerosierende Poikilodermie *f*
遗传性釉质发育异常[症] hereditäre Schmelzdysplasie *f*
遗传性原粪卟啉 genetische Protocoproporphyria *f*
遗传性运动及感觉性神经病 hereditäre motorisch-sensible Neuropathie *f*
遗传性运动失调毛细血管扩张 hereditäre Ataxie-Telangiektasie *f*
遗传性早年白发 frühreife hereditäre Canities *f*
遗传性早年灰白发 hereditäres frühreifes ergrauendes Haar *n*
遗传性掌红斑 Erythema palmare hereditarium *n*
遗传性掌跖角化病 Keratosis palmoplantaris hereditaria *f*
遗传性掌跖角皮病 hereditäres palmoplantares Keratoderma *n*
遗传性障碍 Genblockade *f*, Genstörung *f*
遗传性正铁血红蛋白血[症] hereditäre Methämoglobinämie *f*, Hörlein*-Weber*-Syndrom *n*
遗传性肢端角化性皮肤异色病 hereditäre Akrokeratose *f*
遗传性肢端毛细血管扩张 hereditäre akrolabiale Telangiektasie *f*
遗传性指甲-骨关节发育不良 hereditäre Onycho-Osteo-Dysplasie *f*, Nagel-Patella-Syndrom *n*
遗传性指甲骨发育不良 hereditäre Osteoonychodysplasie *f*, Rockerath*Syndrom *n*
遗传性智力发育不全性小脑豆状核变性 hereditäre oligophrenische zerebellolentikualäre Degeneration *f*
遗传性中枢神经系脱髓鞘疾病 hereditäre zentrale Nervensystems-Entmarkungskrankheit *f*
遗传性肿瘤 hereditärer Tumor *m*
遗传性状 erblicher Charakter *m*, vererbter Charakter *m*
遗传修饰动物 genmodifiziertes Tier *n*
遗传学 Genetik *f*, Vererbungslehre *f*
遗传学多型 genetischer Polymorphismus *m*
遗传学基础 Genbasis *f*
遗传学家 Genetiker *m*, Genforscher *m*
遗传学控制 Genkontrolle *f*
遗传学平衡 genetisches Gleichgewicht *n*
遗传学图 Genkarte *f*
遗传学终点 genetischer Endpunkt *m*
遗传药理学 Pharmakogenetik *f*, genetische Pharmakologie *f*
遗传药理学不良反应 unerwünschte Arzneimittelwirkung der Pharmakogenetik *f*
遗传异常 genetische Abnormität *f*
遗传异质性 Genheterogenität *f*
遗传易感性 genetische Suszeptibilität *f*, Genanfälligkeit *f*
遗传易患性 hereditäre Suszeptibilität *f*, Genanfälligkeit *f*
遗传易位 Gentranslokation *f*
遗传因素(子) Erbfaktor *m*, Gen *n*
遗传因子法 Methode des Vergessensfaktors *f*
遗传因子预处理装置 automatisches Biopräparat *n*
遗传隐性 Genrückgang *f*
遗传印记 Genprägung *f*
遗传影响 Hereditation *f*
遗传优势 Prävalenz *f*
遗传优势的 prävalent
遗传育种 Genaufzucht *f*
遗传杂交 genetische Krosse *f*
遗传载体 Vererbungsträger *m*, Erbträger *m*, Konduktor *m*
遗传障碍 Genkrankheit *f*, Genstörung *f*
遗传拯救 Erbhilfe *f*
遗传指纹 genetischer Fingerabdruck *m*
遗传致癌论 genetische karzinogene Theorie *f*

遗传致死 genetisch-bedingtes Sterben
遗传重组 Genrekombination *f*
遗传重组疫苗 genetisches rekombinantes Vakzin *n*
遗传转化 Gentransformation *f*
遗传转移,转基因[植物] Transgen *n*
遗传装置 genetischer Apparat *m*
遗传咨询 genetische Beratung *f*, genetic counseiling <engl.>
遗传作用 Hereditation *f*
遗传座位 Genlocus *m*
遗粪症 Enkopresis *f*
遗粪症,非器质性 nichtorganische Enkopresis *f*
遗骨 Skelettreste *m pl*
遗骨的性别差异 Geschlechtsunterschiede der Skelettreste *m pl*
遗骸 Leiche *f*, Gebeine *n pl*
遗患 Folgeerscheinung *f*, Nachkrankheit *f*
遗迹 Rudiment *n*
遗迹的 rudimentär
遗觉象 Wesensbild *n*
遗觉象疗法 eidetische Therapie *f*
遗觉心理疗法 eidetische Psychotherapie *f*
遗觉心理学 eidetische Psychologie *f*
遗觉型 Wesenstyp *m*
遗精 nächtlicher Samenfluß *m*
遗留的 restlichresidual
遗留物 Rest *m*, Überbleibsel *n*
遗尿 Enuresis *f*, Bettnässen *n*
遗尿的 enuretisch
遗尿丁 Meclofenoxat(um) *n*
遗尿症 Enuresis *f*, Bettnässen *n*
遗弃 Verlassenheit *f*, Zurückweisung *f*
遗弃情结 Verlassenheitskomplex *m*
遗弃神经症 nikotinische Äquivalenz *f*
遗弃死 Vernachlässigungstod *m*
遗弃罪 Straftat der Verlassenheit *f*
遗失基频 fehlende Grundfrequenz *f*
遗书 Testament *n*
遗忘(症) Amnesie *f*, Gedächtnisliicke *f*, Vergessen *n*
遗忘[性]综合征 amnestisches syndrom *n*
遗忘的 amnestisch
遗忘的机制 Vergessensmechanismus *m*
遗忘率 Vergessensrate *f*
遗忘曲线 Vergessenskurve *f*
遗忘性错认 amnestische Fehlidentifizierung *f*
遗忘性失用症 amnestische Apraxie *f*
遗忘性失语[症] amnestische Aphasie *f*
遗忘性虚谈综合征 omnestisches Psychosyndrom *n*, Korsakow* Psychose *f*
遗忘性障碍 amnestische Störung *f*
遗忘者 Amnesiekranke *m*
遗忘症 Amnesie *f*
遗忘症,发作后的 postiktale Amnesie *f*
遗忘症,分离性 dissoziative Amnesie *f*
遗忘症,逆行性 retrograde Amnesie *f*
遗忘症,顺行性 anterograde Amnesie *f*
遗忘症,选择性 selektive Amnesie *f*
遗忘综合征 amnestisches Syndrom *n*
遗忘综合征(柯萨可夫综合征) amnestisches Syndrom *n*, Korsakoff* Syndrom *n*
遗忘综合征,酒或药物所致 alkohol-oder arzneimittelinduziertes Amnesiesyndrom *n*
遗忘综合征,器质性 organisches amnestisches Syndrom *n*
遗物(残存物) Überbleibsel *n*
遗嘱 Testament *n*
遗嘱继承 testamentarische Erbfolge *f*
疑病反应 hypochondrische Reaktion *f*
疑病观念 hypochondrische Idee *f*
疑病量表 Hypochondrie *f*
疑病妄想 hypochondrische Selbsttäuschung *f*
疑病妄想 hypochondrischer Wahn *m*
疑病性神经症 Hypochondrie *f*
疑病性抑郁症 hypochondrische Melancholie *f*
疑病障碍 Hypochondrie *f*
疑病障碍 hypochondrische Störung *f*
疑病症 Hypochondria *f*, Hypochondrie *f*
疑核 ambiguer Nukleus *m*
疑核 Nucleus ambiguus *m*
疑核脊髓丘脑性瘫痪综合征 Ambiguus-Spinothalamus-Lähmungssyndrom *n*
疑核 - 舌下神经核综合征 Ambiguus-Hypoglossus-Syndrom *n*
疑后核 Kern retroambiguus *m*
疑虑癖 Zweifelmanie *f*
疑虑性强迫症 Zweifel-Zwangserkrankung *f*
疑似病例 Grenzfall *m*
疑似有害反映 verdächtigte Nebenwirkung *f*

yǐ 乙已以钇蚁酏倚椅

乙胺嗪 DigäthyIkarbamazin *n*, Hetrazan *n*
乙苯 Äthylbenzol *n*
1,1- 乙撑 -2,2 联吡啶二溴盐 1,1-Äthylen-2,2-Dipyridyldibromid *n*, Diquat *n*
乙撑氯醇 Äthylenchlorhydrin *n*
乙醇 Alcohol aethylicus *m*, Alkohol *m*
乙醇胺 Äthanolamin *n*, Aminoäthanol *n*, Aminoäthylalkohol *m*
乙醇发酵 alkoholische Gärung *f*
乙醇胶试验 Äthanolgelprobe *f*, Alkogelprobe *f*
乙醇皮炎 Ethylalkohol-Dermatitis *f*
乙醇醛 Glykolaldehyd *n*, Hydroxyazetaldehyd *m*
乙醇酸 Glykolsäure *f*, Acidum glycolicum *n*
乙醇酸[氧化]酶体 Glycolisom *n*
乙醇脱氢酶 Alkoholdehydrogenase *f*
乙醇脱瘾性 Resistenz des Alkoholentzugs *f*
乙醇酰基 Glykolyl *n*
乙醇盐 Äthvlat *n*
乙醇中毒 Äthylismus *m*, Äthylalkoholvergiitung *f*
乙醇[中]毒性弱视 alkoholische Amblyopie *f*
乙醇中毒性小脑变性 alkoholische Kleinhirndegeneration *f*
乙碘油 Ethiodol *n*
乙二胺 Äthylendiamin *n*
乙二胺类 Ethylendiamin *n*
乙二胺四乙酸 Äthylendiamintetraessigsäure *f* (ÄDTE, EDTA)
乙二胺四乙酸白细胞凝集试验 Leukoagglutination-Test *m*
乙二胺四乙酸二钠盐 Dinatriumäthylendiamintetraazetat *n*, Dinatrium-Edathamil *n*
乙二醇二硝酸酯 Nitroglykol *n*
乙二醇双 2- 氨基乙醚四乙酸 Ethylenglykol-bis(2-aminoethylether) tetraessigsäure *f*
乙二醇双乙胺醚,四乙酸 Ethylenglycolbis(β aminoethylether) *n*, N-tetraessigsäure *f*
乙二醛 Glyoxal *n*
乙二醛酶 Glyoxalase *f*
乙二酸中毒 Oxalsäure Vergiftungen *f*
乙胼胺 Stibosamin(um) *n*, Neostibosan *n*, Äthylstibamin *n*
乙肝病毒 Hepatitis-B-Virus *n*
乙肝病毒表面抗原 Hepatitis-B-Oberflächenantigen *n*
乙肝病毒核心抗原 Hepatitis-B-Kernantigen *n*
乙肝相关性结节性多动脉炎 Hepatitis-B-assoziierte Polyarteriitis nodosa *f*
乙肝相关性膜性肾病 Hepatitis-B-assoziierte membranöse

Nephropathie *f*
乙肝相关性肾病 Hepatitis-B-assoziierte Nierenkrankheit *f*
乙肝疫苗 Hepatitis-B-Impfstoff *m*
乙硅烷 Disilan *n*
乙琥胺 Äthosuximid *n*
乙基[代]硫酸 Äthylschwefelsaure *f*
乙基吡啶 Äthvipyridin *n*
乙基过氧化氢 Ethyl-Wasserstoffperoxid *n*
乙基红 Äthylrot *n*
乙基化作用 Äthylierung *f*
乙基黄原酸钾 Äthylkaliumxantogenat *n*
5-乙基2-甲基哌啶 5-ÄthylJ-2-methylpiperidin *n*
乙基麻黄碱 Etafedrin *n*, Äthylephedrin *n*
乙腈 Azetonitril *n*
乙腈反应 Azetonitrilreaktion *f*
乙胩 Äthylisonitril *n*, Äthylkarbylamin *n*
乙颗粒 ß-Granula *n pl*, Beta-Körnchen *n pl*
乙类传染病 Infektionskrankheit der Katagorie-B *f*
乙硫磷 Ethion *n*, Diethion *n*
乙硫酰丙喹 Esproquin *n*
乙茂酚 Stilböstrol *n*, Diäthylstilböstrol *n*
乙迷奋 Ethamivan *n*
乙醚 Aether *m*, Äther *m*, Äthyläther *m*
乙醚麻醉 Äthernarkose *f*
乙醚麻醉器 Äthernarkose-Apparat *n*
乙醚提取法 Ätherextraktion *f*
乙醚吸入器 Atherinhalations-Apparat *n*
乙醚-空气麻醉机 Äther(-Luft)narkose-Apparat *n*
乙醚蚁醛法 Ather-Formalinmethode *f*
乙醚蒸发浓度计 Ätherdampfkonzentrationsmesser *m*
乙醚蒸发浓度计 Ätherdampf-Konzentrationsskala *f*
乙醚中毒 Äthervergiftung *f*, Ätherismus *m*
乙脑病毒 Encephalitis-Virus *n*
乙内酰苯硫脲 3-Phenyl-2-thiohydantoin *n*
乙内酰脲 Hydantoin *n*, Glykolylharnstoff *m*
乙内酰脲丙酸盐 Hydantoin-Propionat *n*
乙脲 Äthylharnstoff *m*
乙哌可宁 Dicoliniumiodid *n*, Dikolin *n*
乙羟肟酸 Azethydroximsäure *f*
乙球蛋白 beta-Globulin *n*
乙醛 Azetaldehyd *m*, Aldehyd *m*, Essigsfiäurealdehyd *m*
乙醛还原酶抑制剂 Inhibitor der Aldehydreduktase *m*
乙醛酸 Glyoxylsäure *f*, Glyoxalsäure *f*
乙醛酸循环 Glyoxalatzyklus *m*, Kreb*-Komberg*Zyklus *m*
乙醛酸循环体 Glyoxysom *n*
乙醛缩氨[基]脲 Azetaldehyd-Semikarbazon *n*
乙醛脱氢酶 Azetaldehyd-Dehydrogenase *f*
乙醛肟 Azetaldoxim *n*
乙醛中毒 Acetaldehyd-Vergiftung *f*
乙炔测定 Azetylenbestimmung *f*
乙炔雌二醇 Ethinylestradiol *n*
乙炔雌二醇甲酯 Mestranol *n*
乙炔灯 Azetylenlampe *f*, Azetylenbrenner *m*
乙炔发生器 Azetylengasentwickler *m*, Azetylenapparat *m*
乙炔化三氯 Trichloräthylen *n*, Azetylentrichlorid *n*
乙炔化亚铜 Cuproazetylid *n*
乙炔基 Azetylenyl *n*, Äthinyl *n*
乙炔基化反应 Äthinylierungsreaktion *f*
乙炔基金属 Metallazetylid *n*
乙炔钾 Kaliumazety *n*, Azetylenkalium *n*
乙炔钠 Natriumazetylid *n*, Azetylennatrium *n*
乙炔银 Silberazetylid *n*, Azetylensilber *n*
乙炔中毒 Acetylen-Vergiftung *f*
乙酸 Essigsäure *f*, Acidum aceticum *n*
乙酸铵 Ammoniumazetat *n*
乙酸苯汞 Phenylquecksilberacetat *n*
乙酸丁酯 Butylazetat *n*, Butylium aceticum *n*
乙酸甘油酯 Acetin *n*
乙酸激活酶 Acetat-Aktivierungsenzym *n*
乙酸甲酯 Methylazetat *n*, Methylium aceticum *n*
乙酸解[作用] Acetolyse *f*
乙酸戊酯 Amylazetat *n*, Amylium aceticum *n*
乙酸香叶酯 Geranylazetat *n*
乙酸缬草醚酯 Azetoxyvalepotriat *n*
乙酸盐 Azetat *n*, Essigsalz *n*
乙酸乙烯酯 Vinylazetat *n*
乙酸乙酯 Äthylazetat *n*, Äthylium aceticum *n*
乙酸乙酯水解 Äthylazetathydrolyse *f*
乙酸乙酯中毒 Ethylacetat-Vergiftung *f*
乙缩醛 Azetal *n*
乙酮醇 Ketol *n*
乙妥英 Ethotoin(um) *n*, Peganon *n*
乙烷 Äthan *n*
乙烯二硫代氨基甲酸酯 Ethylen der Dithiocarbamate *n*
乙烯基乙醚 Vinyläther *m*
乙烯基乙炔 Vinylazetylen *n*
乙烯三氯硅烷 Vinyltrichlorsilan *n*
乙烯酮 Keten *n*, Äthenon *n*
乙烯系化合物 Vinylverbindung *f*
乙烯型的 äthenoid
乙烯乙二醇(乙烯甘醇) Ethylenglykol *n*
乙酰 Acetyl-AMP *n*
乙酰[型]肝素 Heparansulfat *n*
乙酰-3-甲氧酪胺3 N-Acetyl-3-Methoxytyramin *n*
2-乙酰氨基芴 2-Azetaminofluoren *n*
4-乙烯基环已烯 4-Vinylzyklohexen *n*
a-N-乙酰氨基葡[萄]糖苷酶 a-N-Azetylglukosaminidase *f*
a-乙酰吡咯 a-Azetylpyrrol *n*
N4-乙酰磺胺钠 N4-Azetylsulf(anil)amid-Natrium *n*
N-乙哌啶 N-Äthylpiperidin *n*
N-乙烯吡咯烷酮 N-Vinylpyrrolidon *n*
N-乙酰-5-甲氧基色胺 5-Methoxy-N-Azetyltryptamin *n*, Melatonin *n*
N-乙酰-5-羟色胺 N-AzetyI-5-hydroxytryptamin *n*
N-乙酰氨基甘露糖 N-Azetylmannosamin *n*
N-乙酰氨基葡[萄]糖 N-Azetylglukosamin *n*
N-乙酰氨基葡萄糖苷酶 N-Acetylglukosaminidase *f*
N-乙酰胞壁酸 N-Acetylmuraminsäure *f*
N-乙酰甘露糖胺 N-Azetylmannosamin *n*
N-乙酰谷氨酸 N-Azetyiglutaminsäure *f*, N-Azetylglutamat *n*
N-乙酰基D-葡萄糖胺 N-Azetyl-D-glukosamin *n*
N-乙酰氨基-α-葡糖苷酶 N-Acetyl-α-D-Glukosaminidase *f*
乙酰氨基氟 Acetyl-amino-Fluor *n*
N-乙酰氨基已糖苷酶 N-Acetylhexosaminidase *f*
乙酰氨基葡(萄)糖苷酶 Azetaminoglukosidase *f*
乙酰氨基葡萄糖糖蛋白乙酰氨基葡萄糖转移酶 UDP-N-Acetyl-Glucosamin-Glykoprotein-N-Acetyl-Glucosaminyl Transferase *f*
乙酰氨基葡烯糖 Acetamidoglucal *n*
乙酰胺 Azetamid *n*, Acetamid *n*
乙酰胺基苯酚 Azetaminophenol *n*
乙酰半乳糖胺脱乙酰酶 N-Acetylgalaktosamin-Deacetylase *f*
乙酰苯 Azetophenon *n*, Azetylbenzol *n*
乙酰苯磺酰环乙脲 Acetohexamid *n*
乙酰丙嗪 Azetylpromazin *n*
乙酰丙嗪马来酸盐 Azetylpromazinmaleinat *n*
乙酰丙酸 Lävulinsäure *f*, Acidum laevulinicum *n*
乙酰赤藓糖鞘氨醇 N-Acetylerythrosphingosin *n*

乙酰粗榧碱 Azetylzephalotaxin *n*
乙酰单酸甘油乙酯 azetyliertes Monoglyzerid *n*
乙酰胆碱 Azetylcholin *n*, Acetylcholin *n*(ACh, Ach)
乙酰胆碱受体 azetylcholinergischer Rezeptor *m*
乙酰胆碱受体抗体 Acetylcholinrezeptorantikörper *m*
乙酰胆碱受体抗体检查 Assay des Acetylcholinrezeptorantikörpers *m*
乙酰胆碱受体调节抗体 modulierender Antikörper des Acetylcholinrezeptors *m*
乙酰胆碱酯酶抑制药 Acetylcholinesterase-Inhibitor *m*
乙酰毒毛旋花子甙元 Azetylstrophanthidin *n*
乙酰多巴胺 N-Acetyldopamin *n*
乙酰辅酶 A Azetyl-Koenzym A *n*, Acetyl-CoA *n*
乙酰辅酶 A 转乙酰酶 Azetyl-CoA-Transazetylase *f*
乙酰辅酶酰基转移酶 Acetyl-CoA-C-Acetyltransferase *f*
乙酰辅酶转乙酰酶 Acetyl-CoA-Acetyltransferase *f*
乙酰甘露糖胺醇 N-Acetylmannosaminitol *m*
乙酰肝素硫酸蛋白聚糖 Heparansulfat-Proteoglykan *n*
乙酰高牛磺酸钙 Acamprosat *n*
乙酰过氧化苯甲酰 Azetylbenzoylperoxid *n*
乙酰化 Azetylieren *n*, Azetylierung *f*
乙酰化胆碱脂酶 Azetylcholinesterase *f*
乙酰化的 azetyliert
乙酰磺胺脒 Azetylsulfaguanidin *n*
乙酰磺胺酸钾 Acesulfam-K *n*
乙酰基 Azetylgruppe *f*, Azetylradikal *n*, Azetyl *n*
乙酰己糖胺 N-Acetylhexosamin *n*
乙酰甲胆碱 Methacholin *n*, Mecholyl *n*
乙酰甲胆碱出汗试验 Methacholin-Schweißtest *n*
乙酰甲胆碱皮肤试验 Methacholin-Hauttest *n*
乙酰甲胆碱试验 Mecholyltest *m*
乙酰甲萘醌 Azetomenaphthon *n*, Vitamin K4 *n*
乙酰肼 Azethydrazid *n*
乙酰壳己糖 N-Acetylchitohexose *f*
乙酰酪胺 N-Acetyltyramin *n*
乙酰黎豆氨酸 N-acetyldjenkolische Säure *f*
乙酰磷酸 Acetylphosphate *f*
乙酰磷酸酶 Acetylphosphatase *f*
乙酰硫脲 Azetylthioharnstoff *m*, Acetyl-thioharnstoff *m*, Acetylthiourea *f*
乙酰硫辛酸 Acetyllipoat *n*
乙酰螺旋霉素 Azetylspiramyzin *n*
乙酰氯 Azetylchlorid *n*
乙酰脲 Azetylharnstoff *m*, Acetylurea *f*
乙酰柠檬酸三丁酯 Acetyltributylcitrat *n*
乙酰葡糖胺 Acetylglucosamin *n*, N-Acetylglucosamin *n*
乙酰葡糖胺醇 N-Acetylglucosaminitol *m*
乙酰葡糖胺磷酸变位酶 Acetylglucosamin-Phosphoglucomutase *f*
乙酰乳酸脱羧酶 Acetolactatdecarboxylase *f*
乙酰乳糖胺 N-Acetyllactosamin *n*
乙酰乳糖胺重复结构 Wiederholung der N-acetyllactosamine *f*
乙酰神经氨[糖]酸 N-acetylneuraminat *n*, N-Acetylneu *n*
乙酰神经氨[糖]酸加单氧酶 N-Acetylneuraminat *n*
乙酰神经氨酸 Acetylneuraminsäure *f*
乙酰水杨酸孕烯醇酮 Pregnenolonazetylsalizylat *n*, Antiflamison *n*
乙酰羧化酶 Acetyl-CoA-Carboxylase *f*
乙酰替苯胺水解酶 Acetanilid-Hydrolase *f*
乙酰香豆素 Acetocoumarin *n*
乙酰移位酶 Azetyltranslokase *f*
乙酰乙酸酯 Acetessigester *m*
乙酰皂化值 Azetylsaponifikationszahl *f*
乙酰值 Acetylzahl *f*
乙酰唑胺 Acetazolamid *n*, Diamox *n*
乙酰唑胺化合物 Azaverbindung *f*
乙型丙内酯 Beta-Propiolacton *n*
17-乙炔雌[甾]二醇 17β-Ethinylestradiol *n*
β-N-乙酰氨基葡[萄]糖苷酶 β-N-Azetyiglukosaminidase *f*
乙型肝炎 Hepatitis-B *f*
乙型肝炎[病毒]表面抗体 Hepatitis B-Oberflächer-Antikörper *m*
乙型肝炎 e 抗体 Hepatitis-B-e-Antikörper *m*(Anti-HBe)
乙型肝炎 X 抗原 X-Antigen der Hepatitis-B *n*
乙型肝炎表面抗体 Hepatitis B-Oberflächenantikörper *m*
乙型肝炎表面抗原 Hepatitis B-Surface-Antigen *n*(HBsAg)
乙型肝炎表面抗原放射免疫测定 hepatitis-B-surface-antigen-radioimmunassay <engl.>
乙型肝炎病毒 Hepatitis-B-Virus *n*
乙型肝炎病毒 E 抗体 E-Antikörper der Hepatitis-B *m*
乙型肝炎病毒表面抗体 Hepatitis-B-Oberflächenantikörper *m*
乙型肝炎病毒核心抗原 Hepatitis-B-Kernantigen *n*
乙型肝炎病毒相关性肾炎 Hepatitis-B-assoziierte Glomerulonephritis *f*
乙型肝炎病毒型核心抗体 anti-HBc IgM *m*
乙型肝炎的放射免疫测定 Radioimmunoassay zur Hepatits-B-Behandlung *n*
乙型肝炎核心抗原 Hepatitis-B-Core-Antigen *n*(HBcAg)
乙型肝炎核心抗原-抗体系统 hepatitis-B-Core-antigen-antibody system *n* HBcAg-Ab-System <engl.>
乙型肝炎抗体 Hepatitis-B-E-Antikörper *m*
乙型肝炎抗原 Hepatitis-B-Antigen *n*(HBAg)
乙型肝炎抗原血症 Hepatitis B Antigenämie *f*
乙型肝炎抗原-抗体系统 hepatitis-B-antigen-antibody-system, (HBAg-Ab-System) <engl.>
乙型肝炎相关性肾小球肾炎 Hepatitis-B-verwandte Glomerulonephritis *f*
乙型肝炎样病毒 Hepatitis B-wie Viren *n pl*
乙型酒精中毒 Alkoholismus *m*
乙氧基苯 Äthoxybenzoi *n*
乙氧基测定 Äthoxybestimmung *f*
乙氧萘青霉素 Nafcillin *n*, Naphcillin *n*
乙状的 sigmoidal(-is, -is, -e), sigmoide(-us, -a, -um)
乙状窦后进路前庭神经切断术 retrosigmoide vestibuläre Neuroektomie *f*
乙状结肠 Colon sigmoideum *n*, Sigmoid *n*, S-Romanum *n*
乙状结肠癌 Sigmakarzinom *n*, Sigmoidkarzinom *n*
乙状结肠插管法 Sigmoidkatheterung *f*
乙状结肠单腔造瘘术 einläufige Sigmoidostomie *f*
乙状结肠动脉 Arteriae sigmoideae *f pl*
乙状结肠缝术 Sigmanaht *f*
乙状结肠降结肠交接处 Kreuzung des Sigmoids und absteigenden Kolons *f*
乙状结肠结核 Sigmadarm-Tuberkulose *f*
乙状结肠结核 Tuberkulose des Sigmadarms *f*
乙状结肠静脉 Venae sigmoideae *f pl*
乙状结肠镜 Sigmoidoskop *n*, Romanoskop *n*
乙状结肠镜的 sigmoidoskopisch
乙状结肠镜检查 Sigmoidoskopie *f*
乙状结肠镜检查[术] Sigmoidoskopie *f*
乙状结肠镜检查伴活组织检查 Sigmoidoskopie mit Biopsie *f*
乙状结肠镜用清洗刷 sigmoidoskopische Waschbürsten *pl*
乙状结肠卷棉子 Sigmadarm-Applikator *m*
乙状结肠窥镜器械包 Sigmoid-Spekulum-Besteck *m*
乙状结肠溃疡 Geschwür des Sigmadarms *n*
乙状结肠扩大膀胱术 Zysto-Sigmoidoplastik *f*
乙状结肠临床操作 medizinische Prozedur auf Sigmoid *f*
乙状结肠淋巴结 Nodi lymphatici sigmoidei *m pl*
乙状结肠内窥镜活组织检查 endoskopische Biopsie des

Sigmadarms *f*
乙状结肠扭转 Sigmavolvulus *m*
乙状结肠膀胱 Sigmablase *f*
乙状结肠膀胱的 sigmoidovesikal
乙状结肠膀胱建造术 Konstruktion der Sigmablase *f*
乙状结肠膀胱瘘 sigmoidovesikale Fistel *f*
乙状结肠膀胱瘘修补术 operativer Verschluß der Sigmoidblasenfistel *m*
乙状结肠皮肤造瘘术 Sigmoidostomie *f*
乙状结肠曲 Flexur *f*
乙状结肠曲 Flexura sigmoidea *f*, Sigmoidflexur *f*
乙状结肠炎 Sigmoiditis *f*
乙状结肠阴道瘘 sigmoidovaginale Fistel *f*
乙状结肠阴道瘘修复术 Reparatur der sigmoidovaginalen Fistel *f*
乙状结肠用细胞刷 sigmoidoskopische Zytobürsten *f pl*
乙状结肠造口 sigmoidale Kolostomie *f*
乙状结肠 - 直肠 - 肛门镜 Sigmoid-Procto-Anoskop *n*
乙状结肠直肠吻合术 Sigmoidorektostomie *f*
乙状结肠周[围]炎 Perisigmoiditis *f*
乙胺(新生) Ethylstibamin *n*
乙胺碘呋酮 Amiodaron *n*
乙胺丁醇 Ethambutol *n*
乙苯托品 Ethybenztropin *n*
乙叉谷氨酸 γ-ethylidene Glutaminsäure *f*
乙撑硫脲 Äthylenthiourea *f*, Äthylenharnstoff *m*
乙醇胺类 Ethanolamin *n*
乙醇胺磷酸激酶 Äthanolaminphosphokinase *f*
乙醇胺磷酸转移酶 Ethanolamin-Phosphotransferase *f*
乙醇擦浴(乙醇拭浴) Schwammbad des Alkohols *n*
乙醇化物 Alkoholat *n*
乙醇钠 Natriumthvlat *n*, Natriumalkoholat *n*
乙醇癖线粒体的[改变] Mitochondrion beim Alkoholismus *n*
乙醇中毒性痴呆 alkoholische Demenz *f*
乙二胺四乙酸[四]钠盐 Tetranatriumäthylendiamintetraazetat *n*
乙二胺四乙酸钙钠盐 Kaiziumdinatriumedetat *n*
乙二胺四乙酸试验 EDTA-Infusion-Test *m*
乙二醇 Glykol *n*, Äthylenglyklo *n*, Äthandiol *n*
乙二醇中毒 Ethylenglykolvergiftung *f*
乙二腈 Adiponectin *n*
乙二醛酸 Glyoxylat *n*
乙肝病毒 E 抗原 E-Antigen des Hepatitis-B-Virus *n*
乙肝病毒 X 抗原 X-Antigen der Hepatitis-B *n*
乙肝相关性膜性增生性肾小球肾炎 Hepatitis-B-assoziierte membranoproliferative Glomerulonephritis *f*
乙基 Äthyl *n*, Ethvl *n*
乙基橙 Äthylorange *f*
乙基化剂 Äthylierungsmittel *n*
乙基已醛 Äthylhexanal *n*
乙基马来酰亚胺 N-Ethylmaleimide *n*
乙硫磷中毒 Ethionvergiftung *f*
乙硫异烟胺 Ethionamid *n*, Ethinamiu *n*
乙醚瘾 Ätheromanie *f*
乙萘胺 β-Naphthylamin *n*
乙炔 Azetvlen *n*, Äthin *n*
乙炔雌二醇 Äthinylöstradiol *n*
乙炔雌二醇 18 甲炔诺酮复方 Ethinylestradiol-Norgestrel-Kombination *f*
乙炔睾丸酮 Äthisteron *n*
乙炔化物 Azetylid *n*
乙炔基卤 Azetylenhalid *n*
乙酸丙二酸途径 Acetat Malonat-Weg *m*
乙酸酐 Azetanhydrid *n*
乙酸甲地孕酮 Megestrolacetat *n*
乙酸甲瓦龙酸途径 Acetat-Mevalonatweg *m*
乙酸氯地孕酮 Chlormadinonacetat *n*
乙酸中毒 Ethansäure-Vergiftung *f*
乙酮可可碱 Pentoxifyllin *n*
乙烯 Äthylen *n*, Aethylenum *n*, Äthen *n*
乙烯胺 Vinylamin *n*
乙烯二胺四乙酸钙二钠 eda Tamilisch Calciumdinatrium *n*
乙烯还原酶 Ethylen-Reduktase *f*
乙烯化合物 Vinylverbindung *f*
乙烯基 Vinyl *n*, Äthenyl *n*
乙烯基甲苯 Vinyltoluol *n*
乙烯基氯中毒 Vinylchloridvergiftung *f*
乙烯利(磷) Ethrel *n*, Ethephon *n*
乙细胞 β-Zelle *f*
乙酰 Acetyl *n*
乙酰 CoA Acetyl-CoA *n*
乙酰(基)转移酶 N-Acetyltransferase *f*
3- 乙酰胺基 -4- 苯胂酸 3-Azetamino-4-benzo-arsonsäure *f*
4- 乙酰胞嘧啶 4-Azetylzytosin *n*
DNA 依赖性蛋白激酶 DNA-abhängige Proteinkinase *f*
N- 乙酰氨基半乳糖 N-Azetylgalaktosamin *n*
N- 乙酰半乳糖胺 N-Azetylgalaktosamin *n*
N- 乙酰基转移酶 N-Acetyltransferase *f*
N- 乙酰神经氨酸 N-Azetylneuraminsäure *f*, N-Azetylneuraminat *n*
乙酰氨基 β 葡糖苷酶 N-Acetyl-β-Glukosaminidase *f*
乙酰氨基半乳糖苷酶 N-Acetylgalaktosaminidase *f*
乙酰胺基苯甲酸 Azetaminobenzoesäure *f*
乙酰胺基水杨酸 Azetaminosalizylsäure *f*
乙酰半胱氨酸 Azetylzystein *n*
乙酰半乳糖胺二磷酸尿苷 N-Acetylgalaktosamin *n*
乙酰胞壁酸 N-Acetylmuraminsäure *f*
乙酰胞壁酰五肽 N-Acetylmuramylpentapeptid *n*
乙酰苯胺 Azetanilid *n*, Acetanilid *n*
乙酰吡啶 Azetylpyridin *n*
乙酰丙酮 Azetylazeton *n*, Diazeton *n*
乙酰苍术醇 Azetylatraktylol *n*
乙酰胆碱受体诱导活力 induzierende Aktivität des Acetylcholoinrezeptors *f*
乙酰胆碱受体阻断抗体 blockierender Antikörper des Acetylcholinrezeptors *m*
乙酰胆碱依赖性钾通道 Acetylcholin-abhängiger K^+-Kanal *m*
乙酰胆碱酯酶 Azetylcholinesterase *f*
乙酰辅酶 A 羧化酶 Azetyl-CoA-karboxylase *f*
乙酰谷氨酰胺 Azetylglutamin *n*
乙酰化作用 Azetylierung *f*, Azetylation *f*
乙酰黄夹次甙 B Cerberin *n*
乙酰磺胺嘧啶 Azetylsulfadiazin *n*
乙酰磺胺噻唑 Azetylsulfathiazol *n*
乙酰基转移酶 Azetyltransferase *f*
乙酰已糖胺醇 N-Acetylhexosaminitol *m*
乙酰甲胺磷 Orthen *n*, Organ *n*
乙酰葡糖胺转移酶 N-Acetylglucosaminyltransferase *f*
乙酰普马嗪 Azetylpromazin *n*, Acepromazin *n*
乙酰软骨二糖 N-Acetylchondrosamin *n*
乙酰三尖杉碱 Azetylcephalotaxin *n*
乙酰胂胺 Azetarson *n*, Azetarsol *n*
乙酰水解酶 Acetylhydrolase *f*
乙酰水杨酸 Acetylsalicylsäure *f*
乙酰水杨酸 Azetylsalizylsäure *f*, Acidum acetyl(o) salicylicum *n*
乙酰水杨酸安替比林 Antipyrinum acetylosalicylicum *n*, Pyrosal *n*

乙酰苏糖鞘氨醇 N-Acetylthreosphingosin *n*
乙酰血清素甲基转移酶 Acetylserotonin-N-Methyltransferase *f*
乙酰血糖苷脂 N-Acetylhematosid *n*
乙酰亚砷酸铜 Kupferazetoarsenit *n*, Parisergrün *n*
乙酰羊毛脂 acetyliertes Lanolin *n*
乙酰氧基化 Acetoxylation *f*, Azetoxylierung *f*
乙酰氧肟酸 Acidum acetohydroxamicum *n*(AHA), Acetohydroxamsäure *f*
乙酰乙酸 Azetessigsäure *f*, Diacetsäure *f*
乙酰乙酸硫激酶 Azetoazetatthiokinase *f*
乙酰乙酸脱羧酶 Acetoacetat-Decarboxylase *f*
乙酰乙酸乙酯 Azetessigester *m*, Äthylazetoazetat *n*, Aethylium aceticoaceticum *n*
乙酰乙酰辅酶 A Azetoazetyl-CoA *m*
乙酰乙酰辅酶脱酰酶 Acetoacetyl-CoA-Deacylase *f*
乙酰乙酰硫解酶 Acetoacetyl-CoA-Thiolase *f*
乙酰转移酶 Azetyltransferase *f*
乙型病毒性肝炎 Virus-B-Hepatitis *f*
乙型肺炎病毒 Pneumonie-Virus-B *m*
Ca^{2+} 依赖混合功能氧化酶 Ca^{2+}-abhängige Mischfunktion-Oxidase *f*
β,β′一氧二丙腈 β,β′-Oxydipropionitril *n*(OPN)
乙型副伤寒杆菌 Bacillus paratyphi B *m*
乙型肝炎 e 抗原 Hepatitis-B-e-Antigen *n*(HBeAg)
乙型肝炎病毒 Hepatitisvirus B *m*
乙型肝炎病毒 e 抗原 E-Antigen des Hepatitis-B-Virus *n*
乙型肝炎病毒表面抗原 Hepatitis-B-Oberflächenantigen *n*
乙型肝炎病毒核心抗体 Hepatitis-B-Kernantikörper *m*
乙型肝炎[病毒]核心抗体 Hepatitis-B-Core-Antikörper, HBcAb *m*
乙型肝炎病毒抗原 HBxAg *n*
乙型肝炎抗原 Hepatitis-B-E-Antigen *n*
乙型肝炎抗原 Hepatitis-B-Oberflächenantigen, HBsAg *n*
乙型肝炎[病毒]表面抗原 Hepatitis-B-Oberflächer-Antigen, HBsAg *n*
乙型肝炎抗原抗体系统 Hepatitis-B-Antigen-Antikörper-System *n*
乙型色盲 β-Parachromatopsie *f*
乙型双向精神障碍 Ⅱ Bipolar-Typ-Ⅱ-Störung *f*
乙型血友病 Hämophilie B *f*
乙氧基金属 Metalläthoxid *n*
乙氧萘青霉素钠 Nafcillin-Natrium *n*, Naphcillinnatrium *n*
乙酯甲氧黄酮 Efloxat, l
乙酯利血平 Syringopin *n*, Syrosingopin *n*
乙状窦 Sùnus sigmoideus *m*
乙状窦血栓性静脉炎 Thrombophlebitis des Sinus sigmoideus *f*
乙状沟 Sulcus sigmoideus *m*
乙状结肠[窥]镜检查[术] Sigmoidoskopie *f*, Romanoskopie *f*
乙状结肠间疝 Hernia intersigmoidea *f*
乙状结肠膀胱扩大术 Augmentations-Zystoplastie des Sigmoids *f*
乙状结肠切除术 Sigmoidektomie *f*, Sigmaresektion *f*
乙状结肠间隐窝 Recessus intersigmoideus *m*
乙状结肠系膜 Mesenterium des Sigmadarms *n*, Mesocolon sigmoideum *n*
乙状结肠系膜 Mesocolon sigmoideum *n*, Mesosigmoideum *n*
乙状结肠直肠套叠 sigmoidorectale Invagination *f*
乙状切迹 sigmoidale Kerbe *f*
乙(醋)酸纤维 Zelluloseazetat *n*
乙[基]硫氨酸 Ethionin *n*
乙[基]绿 Äthylgrün *n*, Diamantgrün G *n*
乙氨芴酮 Tiloron *n*
乙胺 Äthylamin *n*
乙胺嘧啶 Pyrimethamin *n*
乙胺香豆素 Carboc(h)romen *n*
乙拌磷 Disulfoton *n*, Disyston *n*
乙撑多胺 Äthylenpolyamin *n*
乙撑亚胺 Äthvlenimin *n*, Aziridin *n*
乙醇的酶测定 Blutalkoholbestimmung *f*
乙二胺四乙酸二钠钙 Dinatriumkalziumäthylendiamin-tetraazetat *n*, Kalziumdinatriumedetat r *n*
乙二胺四乙酸镁钠盐 Magnesiumdinatriumedetat *n*
乙二酸 Oxalsäure *f*, Acidum oxalicum *n*, Sauerkleesaure *f*
乙二酸钡 Bariumoxalat *n*
乙肝病毒相关性肾炎 Hepatitis-B-assoziierte Glomerulonephritis *f*
乙基胆碱 Ethyl-Cholin *n*
乙基二氯硅烷 Äthyldichlorsilan *n*
乙基钠 Äthylnatrium *n*
乙基葡萄糖醛酸苷 Ethylglucuronid *n*
乙基氰 Äthylzyanid *n*
乙基去甲肾上腺素 Äthyrlnoradrenalin *n*
乙基酮基环唑辛 Ethyl-Ketocyclazocin *n*
乙基纤维素 Äthylzelluiose *f*
乙基液 Äthyliluid *n*, Äthylflüssigkeit *f*
乙基罂粟碱 Äthaverin *n*, Äthyipapaverin *n*
乙基紫 Ethylviolett *n*
乙基阻塞胶 Ethibloc Okklusionsgel *n*
乙硫醇 Äethylmerkaptan *n*
乙醚吸入麻醉 Ätherinhalationsnarkose *f*
乙醚性肺炎 ethe Pneumonie *f*
乙脒 Äzetamidin *n*
乙炔减压器 Acetylen-Dekompressor *m*
乙酸激酶 Acetyl-Kinase *f*
乙烯化作用 Vinylierung C Vinylation *f*, Ethylenisch
N-乙基吡咯烷酮 N-Ethylpyrrolidon *n*
N-乙酰半胱氨酸 N-Acetylcystein *n*
17 乙炔睾[甾]酮(炔孕酮) Ethisteron *n*
乙酰氨基半乳糖 Acetyl-D-Galaktosamin *n*
乙酰苯酚 Azetylphenol *n*
乙酰丙酸盐 Lävulinat *n*
乙酰胆碱受体抗体组合试验 Panel des Acetylcholinrezeptorantikörpers *n*
乙酰胆碱通道 Acetylcholin-Kanal *m*
乙酰化辅酶 Co-Azetylase *f*
乙酰化剂 Azetylierungsmittel *n*
乙酰化器 Azetylator *m*
乙酰化烧瓶 Azetylierungskolben *n*
乙酰环已基酰亚胺 Acetoxycycloheximid *n*
乙酰磺胺甲氧嗪 Azetylsulfamethoxypyridazin *n*
乙酰甲醇 Azetol *n*, Hydroxyazeton *n*
乙酰硫激酶 Acetatthiokinase *f*
乙酰葡[萄]糖苷酶 N-Acetylglucosaminidase *f*, N-Acetyl-β-Glukosaminidase *f*, NAG *f*
乙酰葡糖胺磷酸转移酶 N-Acetylglucosaminylphosphotransferase *f*
乙酰溴 Azetylbromid *n*
乙酰紫草素 Azetylshikonin *n*
乙型肝炎肝硬化 Leberzirrhose der Hepatitis-B *f*
乙型肝炎核心抗体 Hepatitis-B-Kernantikörper *m*
乙型肝炎免疫球蛋白 Hepatitis-B-Immunglobulin *n*
乙型肝炎相关抗原 Hepatitis-associated-Antigen *n*(HAA)
乙型肝炎疫苗 Hepatitis-B-Vakzine *f*
乙型流感病毒 Influenzavirus Typ B *m*
乙型脑炎 Enzephalitis Typ B *f*, B-Enzephalitis *f*
乙型脑炎减毒活疫苗 japanisches Enzephalitisvakzin *n*
乙型脑炎灭活病毒疫苗 japanische Totvakzine der Enzephalitis *f*
乙型溶素 β-Lysin *n*
乙型溶血性链球菌 β-Streptococcus haemolyticus *m*

乙型色弱 Deuteranomalie *f*
乙亚胺 Äthylimin *n*
乙氧基 Äthoxy *n*
乙状窦沟 Sulcus sinus sigmoidei *m*
乙状结肠代膀胱[术] Sigmablase *f*
乙状结肠单腔造口术 einlumige Sigmoidostomie *f*
乙状结肠固定术 Sigmoidopexy *f*
乙状结肠扩张 Megasigmoid *n*, Makrosigma *n*
乙状结肠膀胱瘘修补术 sigmoidovesikale Fistelreparatur *f*
乙状结肠膀胱重建术 Blasenrekonstruktion mit Sigmoid *f*
乙状结肠切除术 Sigmoidectomie *f*, Kolektomie des Sigmoids *f*
乙状结肠切开术 Sigmoidotomie *f*
乙状结肠缺血性变 ischämische Verämderung des Sigmolds *f*
乙状结肠手术 Operation am Sigmoid *f*
乙状结肠手术窥镜 Sigmoidoskop *n*
乙状结肠通道 Sigmoid Leitung *f*
乙状结肠系膜尖 Scheitel des Sigmoids *m*
乙状结肠阴道瘘闭合术 Schließung der sigmoidovaginalen Fistel *f*
乙状结肠用取样钳 sigmoidoskopische Probenklemme *f*
乙状结肠造口闭合术 Schließung der Sigmoidostomie *f*
乙状结肠造口除掉 Takedown der Sigmoidostomie *n*
乙状结肠造口术 Sigmoidostomie *f*
乙状结肠造瘘术 Sigmoidostomie *f*
乙状结肠直肠套叠 sigmoidorektale Intussuszeption *f*
乙状结肠直肠造口术 Sigmoidorektostomie *f*
乙状结肠周炎 Perisigmoiditis *f*
乙状肾 S-Niere *f*, S-förmige Niere *f*
已登记医师 approbierter Mediziner *m*
已改变的抗原 modifiziertes Antigen *n*
已婚妇女平均现存子女数 durchschnittliche Kinderzahl pro Ehefrauen *f*
已婚妇女生育率 eheliche Geburtsrate *f*
已婚妇女生育数 Geburtenzahl von Ehefrauen *f*
已婚配偶集体治疗 Gruppentherapie des Ehepaars *f*
已灭菌的 sterilisiert
已溶血 hämolysiertes Blut *n*
已受精的 befruchtet, fertilisiert
已说明方差 erklärte Varianz *f*
已死的 verstorben
已退化的 rudimentär
已萎缩的 atrophiert
已形成的维生素 A vorgeformtes Vitamin A *n*
已有的 vorhanden
已知 bekannt
已知成分培养液 bestimmtes Medium *n*
已知偏差 bekannte Abweichung *f*
已知溶液 bekannte Lösung *f*
已知样品 bekannte Probe *f*
已知样品 bekanntes Muster *n*
已致敏的 sensibilisiert
以鼻吸气 Geschnüffel *n*
以鼻吸食海洛因 Schnüffeln des Heroins *n*
以鼻吸食可卡因 Schnüffeln des Kokain *n*
以病人为中心关怀 patientzentrierte Versorgung *f*
以词代句阶段 holophrastische Phase *f*
以患者为中心的治疗 klientenzentrierte Intervention *f*
以技术为基础的训练 fähigkeitsbasiertes Training *n*
以节奏为基础的音乐治疗 rhythmusbasierte Therapie *f*
以解决问题为中心的治疗 lösungsorientierte Therapie *f*
以男扮女 Berdache *f*
以前的 früher
以情胜情 Behandlung der Gemütskrankheit mit Hyperaffektivität *f*
以人为中心疗法 又称非指导疗法 personenzentrierte Therapie *f*
以任务为导向的生物反馈应用 aufgabenorientierte Anwendung des Biofeedbacks *f*
以任务为导向的重复训练 aufgabenorientiertes repetitives Training *n*
以事件为目标的预防性干预措施 eventzentrierter Vorbeugungseingriff *m*
以问题为中心的目的 problemorientiertes Ziel *n*
以诈治诈 Behandlung der vorgetäuschten Krankheit mit Stratagem *f*
钇 Yttrium *n* (Y, OZ 39)
钇铝石榴石激光光凝机 YAG (Yttrium-Aluminium-Granat-Laser) Photokoagulator *m*
钇铝石榴石激光内腔治疗仪 YAG-Therapielaser *m*
钇铝石榴石激光器 Yttrium-Aluminium-Granat-Laser *m*, YAG-Laser *m*
钇铝石榴石激光器 Yttrium-Aluminium-Granat-Laser, YAG-Laser *m*
钇铝石榴石激光治疗机 YAG-Laser-Behandlungsmaschine *f*
钇铝石榴石晶体激光 Neodym:Yttrium-Aluminium-Granat *n*
蚁行(走)感 Ameisenlaufen *n*
蚁醛 Formaldehyd *m*, Ameisensäurealdehyd *m*
蚁醛试验 Formaldehydprobe *f*
蚁酸 Ameisensäure *f*, Acidum formicarum (s. formicicum s.formylicum) *n*
蚁酸中毒 Ameisensäure-Vergiftung *f*
蚁酸中毒,甲酸中毒 Vergiftung der Ameisensäure *f*
蚁咬[皮]病 Formiciasis *f*
蚁走感 Formicatio *f*, Ameisenlaufen *n*
酏剂 Elixir *n*
倚核 Nucleus accumbens *m*
椅(长椅睡椅) Couch *f*
椅背支架 Stuhllehne Strebe *f*
椅车 Rollstuhl *m*
椅式 Sessel-Form *f*
椅座 Sitz *m*

yì 义艺异抑呓译易轶疫益逸翌意溢缢薏翳臆翼镱瘱

义齿 Zahnersatz *m*
义齿鞍 Prothesensattel *m*
义齿[边]缘 Prothesenrand *m*
义齿承托区 Prothesenlager *n*
义齿垫底术 Prothese Umbasierung *f*
义齿基托 Prothesenbasis *f*, Prothesensattel *m*
义齿口疮 Prothesendruckgeschwüre *f pl*
义齿清洁剂 Prothesenreinigungsmittel *n*
义齿热处理 Verarbeitung der Prothese *f*
义齿软衬材料 weicher Futterstoff der Zahnprothese *m*
义齿适合度 Prothese Anpassungsfähigkeit *f*
义齿填塞 Prothese Verpackung *f*
义齿型盒 Prothesenkolben *m*
义齿性口腔痛 Prothesendruckgeschwüre *f pl*
义齿性口炎 Prothesenstomatitis *f*
义齿修复术 zahnärztliche Prothetik *f*
义齿修复学 zahnärztliche Prothetik *f*
义齿支持结构 prothesenstützende Strukturen *pl*
义务 Pflicht *f*
义务感 Verpflichtungsgefühl *n*
义务献血 Blutspende *f*
义牙 Zahnprothese *f*, künstlicher Zahn *m*
义眼 künstliches Auge *n*, Augenprothese *f*
义诊 freiwillig medizinische Beratung *f*
义肢 Kunstglied *n*, Armprothese (od. Beinprothese) *f*
艺术才能 künstlerisches Talent *n*
艺术冲动 Kunstimpuls *m*

艺术初感 künstlerisches Elementargefühl *n*
艺术动机 Kunstmotiv *n*
艺术概括 künstlerische Verallgemeinerung *f*
艺术构思 Kunstkonzeption *f*
艺术活动 Kunst *f*
艺术技巧 Kunstfertigkeit *f*
艺术解剖学 artistische Anatomie *f*
艺术疗法 Kunsttherapie *f*
艺术美 künstlerische Schönheit *f*
艺术描写 Kunstbeschreibung *f*
艺术能力倾向测验 künstlerische Eignungsprüfung *f*
艺术趣味 Kunstinteresse *n*
艺术通感 Kunstkorrespondenz *f*
艺术想象 Kunstvorstellung *f*
艺术心理学 Kunst-Psychologie *f*
艺术欣赏 künstlerische Wertschätzung *f*
艺术形态学 Kunst-Morphologie *f*
艺术型 artistischer Typ *m*
艺术性格 Kunstcharakter *m*
艺术虚构 Kunstfabrikation *f*
艺术需要 Kunstnotwendigkeit *f*
艺术语言 Kunstsprache *f*
艺术知觉 Kunstwahrnehmung *f*
艺术直觉 Kunstgespür *n*
异(物)体吞噬作用 Heterophagie *m*
异(杂)核体 Heterokaryon *n*
异[点]等位基因 Heteroallele *f*
异[肥]皂草甙 Isosapronaretin *n*
异[型空间]配[位]的 heterosterisch
异[性服]装癖 Transvestismus *m*, Eonismus *m*
异阿魏酸 Isoferulasäure *f*
异艾氏剂 Isodrin *n*
异白(亮)氨酸 Isoleuzin *n*
异白果双黄酮 Isoginkgetin *n*
异百部高碱 Isostemonidin *n*
异败酱烯 Isopatrinen *n*
异半乳糖系列 isogala Serie *f*
异贝壳杉烯酸 Kaurensäure *f*
异倍的 heteroploid
异倍体 Heteroploid *n*
异倍体细胞系 heteroploide Zelllinie *f*
异倍性 Heteroploid *n*
异臂倒位 heterobrachiale Inversion *f*
异鞭毛的 Heteromastigot *n*
异鞭毛类 Heteromastigida *pl*
异扁枝烯 Isophyllocladen *n*
异表型嵌合体 allophenic Chimäre *f*
17-异别孕[甾]-3β,17β-二醇 17-Isoallopregnan-3β,17β-Diol *n*
异丙(去甲)肾上腺素 Isoproterenol *n*
异丙胺 Isopropylamin *n*
异丙巴比妥 Probarbital *n*
异丙叉丙酮 Mesityloxid *n*
异丙醇 Isopropanol *n*, Isopropylalkohol *m*
异丙醇胺 Isopropanolamin *n*, a-Aminoisopropylalkohol *m*
异丙醇铝 Aluminiumisopropoxid *n*
异丙醇试验 Isopropanolprobe *f*
异丙东莨菪碱 Isopropylscopolamin *n*
异丙酚(普鲁泊福) Propofol *n*
异丙核苷 Isopropylnukleosid *n*
异丙肌苷 Isopropylinosin *n*
异丙基 Isopropyl *n*
异丙[基]苯 Kumol *n*, Isopropylbenzol *n*
异丙基硫代半乳糖苷 Isopropyl-D-thiogalactosid *n*, Isopropylthiogalactosid *n*
异丙[基]硫代半乳糖苷 Isopropyl-Thiogalactosid *n*
异丙基肾上腺素 Isoproterenol *n*, Isoprenalin *n*, Isopro-pylnoradrenalin *n*
异丙醚 Isopropyläther *m*, Aether isopropylicus *m*
异丙萘青霉素 2-Isopropyloxy-1-naphthylpenicillin *n*
异丙嗪 Phenergan *n*, Promethazin *n*
异丙嗪盐酸盐 Promethazinhydrochlorid *n*
异丙氰胍 Guancydin *n*
异丙[去甲]肾上腺素 Isoproterenol *n*, Isoprenalin *n*, Iso-propylnoradrenalin *n*
异丙肾上腺素盐酸盐 Isoprenalinhydrochlorid *n*
异丙托铵 Ipratropium Ammonium *n*
异丙托溴胺 Ipratropiumbromid *n*
异丙异烟肼 Iproniazid *n*
异禀(大智)妄想 Sophomanie *f*
异波帕胺 Ibopamin *n*
异搏定(停) Verapamil *n*, Isoptin *n*
异补骨脂查尔酮 Isobavachalcon *n*
异补骨脂内酯 Isopsoralen *n*
异步[的] asynchron
异步电动机 Asynchronmotor *m*
异步通信 asynchrone Kommunikation *f*
异步型心室起搏器 asynchroner ventrikulärer Schrittmacher *m*
异步性 Asynchronismus *m*, Asynchronie *f*
异苍耳醇 Isoxanthanol *n*
异侧感觉 Allocheiria *f*, Alloch(e)irie *f*, Heteroch(e)irie *f*
异侧细胞 Kommissurenzellen *f pl*
异常 Anomalie *f*, Abnormalität *f*
异常γ球蛋白血 Dysgammaglobulinämie *f*
异常丙种球蛋白血 Dysgammaglobinämie *f*
异常波型 abnorme Welle *f*
异常搏动 anomales Beat *n*
异常产褥 abnormes Puerperium *n*
异常成分 abnormer Bestandteil *m*, abnorme Komponente *f*
异常成熟 abweichende Reifung *f*
异常传导 abnorme Reizleitung *f*
异常代谢 abnormaler Metabolismus *m*
异常蛋白血症 Paraproteinämie *f*
异常蛋白血症性神经病 Neuropathie der abnormalen Proteinämie *f*
异常蛋白血症性紫癜 Dysproteinämie Purpura *f*
异常蛋白质 abnormes Protein *n*, Paraprotein *n*
异常的 abnorm, abnormal, anormal, aberrans
异常的报告和决议 Anomaliebericht und Auflösung
异常的出血倾向 abnorme Blutungsneigung *f*
异常的视觉体验 abnormale Seherfahrung *f*
异常顶叶后动脉 anormale Arteria parietalis posterior *f*
异常顶叶前动脉 anormale Arteria parietalis anterior *f*
异常毒性 übermäßige Toxizität *f*
异常耳匙菌 abnormer Ohrlöffelstacheling *m*
异常非随意运动 abnorme unwillkürliche Bewegungen *f pl*
异常肺动脉 anormale Arteria pulmonalis *f*
异常分带区 abnormale Bindungsregion *f*
异常分化 abnorme Differenzierung *f*
异常分泌 abnorme Sekretion *f*
异常分娩 pathologische Geburt *f*, regelwidrige Geburt *f*
异常复合波 abnormer Komplex *m*
异常高频电位 anormales Hochfrequenzpotential *n*
异常构造 anomale Struktur *f*
异常固视 abnormale Sehfixation *f*
异常行为 abnormales Verhalten *n*
异常呼吸音 pathologisches Atemgeräusch *n*
异常活动 abnorme Bewegung *f*

异常肌电图 abnormes Elektromyogramm *n*
异常肌肉活动 abnormale Muskelbewegung *f*, abnormale Muskelaktivität *f*
异常假关节活动 abnorme Beweglichkeit des falschen Gelenkes *f*
异常浆细胞 abnormer Plasmozyt *m*, abnorme Plasmazelle *f*
异常交流 abweichende Kommunikation *f*
异常角化 Dyskeratose *f*
异常节律脉 allorhythmic Puls *m*
异常紧张 Epitonos *n*, Epitonus *m*
异常紧张的 epitonisch
异常精神能力释放 aberranter Energieausdruck *m*
异常叩诊音 abnormer Perkussionsschall *m*
异常密码子 verändertes Codon *n*
异常免疫球蛋白 abnormes Immunglobulin *n*
异常免疫球蛋白病 abnorme Immunglobulinopathie *f*
异常脑波 abnorme EEG-Welle *f*
异常情况 Abnormalität *f*
异常球蛋白 abnormes Globulin *n*
异常人格 abnorme Persönlichkeit *f*
异常妊娠 Schwangerschaftsanomalie *f*
异常三色型色觉,色弱 anomaler Trichromatismus *m*
异常视网膜对应 anomale Netzhautkorrespondenz *f*
异常嗜酸性粒细胞 abnormaler eosinophiler Granulozyt *m*
异常数据点 außergewöhnlicher Datenpunkt *m*
异常听觉 abnormer Gehörsinn *m*
异常瞳孔反射 abnormer (od. pathologischer) Pupillenreflex *m*
异常吞咽 abnormaler Schluckakt *m*
异常网状细胞 abnorme Retikulumzelle *f*
异常温度 abnorme Temperatur *f*
异常无名动脉 anormale Arteria anonyma *f*
异常误差 anomales Differenz *n*
异常细胞的 parazytisch
异常纤维蛋白原血症 Dysfibrinogenämie *f*
异常现象 abnorme Erscheinung *f*
异常心尖搏动图 abnormer Apexkardiogramm *m*
异常心理学 Psychopathologie *f*
异常序列 abnormale Sequenz *f*
异常血红蛋白 anomales (od. pathologisches) Hämoglobin *n*
异常血红蛋白病 abnorme Hämoglobinopathie *f*
异常血红蛋白检查 Anormalhämoglobin-Probe *f*
异常血红蛋白血[症] Anormalhämoglobinämie *f*
异常血红蛋白衍生物 abnormale Hämoglobinderivaten *n pl*
异常血清碘蛋白 abnormes Jodprotein *n*
异常血纤维蛋白原血[症] Dysfibrinogenämie *f*
异常眼 Fehlsichtigkeit *f*
异常胰岛素病 abnormale Insulinopathie *f*
异常有丝分裂 Abnormalmitose *f*
异常有丝分裂的 abnormalmitotisch
异常脂蛋白血[症] Dyslipoproteinämie *f*
异常脂蛋白血症 Dysbetalipoproteinämie *f*
异常值 abnormer Wert *m*
异常重组 illegitime Rekombination *f*
异常自身 abnormales Selbst *n*
异常组织细胞 abnormer Histiozyt *m*
异常醉酒 abnorme Trunkenheit *f*
异常左颈总动脉 anormale Arteria carotis communis sinistra *f*
异齿的 Dimetrodon *n*
异臭 Fremdgeruch *m*
异处生毛症 Trichosis *f*, Trichose *f*
异粗榧碱 Isoharringtonin *n*
异促效应 heterotropher Effekt *m*
异大黄素 Isoemodin *n*
异稻瘟净 Iprobenfos *n*
异狄氏剂 Endrin *n*
异地育人 allopatrische Kindererziehung *f*
异地种 allopatrische Species *f*
异蒂巴因 Isothebain *n*
异淀粉酶 Isoamylase *f*
3-异丁-1-甲基黄嘌呤 3-Isobutyl-1-Methylxanthin *n*
异丁苯丙酸 Brufen *n*, Ibuprofen *n*
异丁苯乙酸 Ibufenak *n*
异丁醇 Isobutylalkohol *n*, Alcohol isobutylicus *n*
异丁基 Isobutyl *n*
异丁基-2-氰丙烯酸盐 Isobutyl-2-Cyanacrylat *n*
异丁基乙烯醚 Isobutylvinyläther *m*
异丁嗪 Trimeprazin *n*
异丁嗪酒石酸盐 Trimeprazintartrat *n*
异丁醛 Isobutylaldehyd *n*, Isobutyraldehyd *n*
异丁酸 Isobuttersäure *f*
异丁酸酐 Isobuttersäureanhydrid *n*
异丁烷 Isobutan *n*
异丁烯 Isobutylen *n*
异丁烯酸 Methacrylsäure *f*
异丁烯酸甲酯 Methylmethracrylat *n*
异丁烯酸盐 Methacrylat *n*
异丁烯酰[基] Methacryl(o)yl *f*
异丁烯橡胶 Isobutylengummi *n*
异丁酰紫草素 Isobutyrylshikonin *n*
异丁香酚 Isoeugenol *n*
异丁香烯 Isocaryophyllen *n*
异丁子香酚 Isoeugenol *n*
异东方蓼黄素 Isoorientin *n*
异毒蕈碱 Isomuscarin *n*
异对叶百部碱 Isotuberostemonin *n*
异噁唑,1,2-氧氮杂茂,异噁唑呤 Isoxazol *n*
异噁唑酰肼 Isocarboxazid *n*, Marplan *n*
异二聚体 Heterodimer *n*
异二聚物 Alldimer *n*
异方向转移体 Antiporter *m*
异非洛克烯 Isophyllocladen *n*
异砜磷 Ethylparathion *f*
异佛尔酮 Isophoron *n*
异佛手[柑]内酯 Isobergapten *n*
异氟磷 Di-isopropyl-fluorophosphat *n* (DFP), Fluostigmin *n*, Dyflos *n*
异氟烷 Isofluran *n*
异父异母兄弟姐妹 Stiefgeschwister *n*
异甘草甙 Isoliquiritin *n*
异苷类 Heterosid *n*
异感 Parästhesie *f*
异橄榄脂素 Isoolivil *n*
异咯嗪 Isoalloxazin *n*
异钩藤碱 Isorhynchophyllin *n*
异构[现象] Isomerie *f*, Isomerismus *m*
异构二聚体 Heterodimer *n*
异构化 Isomerisation *f*, Isomerisierung *f*
异构化反应 Isomerisationsreaktion *f*
异构化合物 isomer(isch)e Verbindung *f*
异构化乳糖 Allolactose *f*
异构化作用 Isomerisation *f*
异构酶 Isomerase *f*
异构三聚的 heterotrimer
异构体(物) Isomer *n*
异构学说 allosterische Theorie *f*
异谷氨酰胺 Isoglutamin *n*
异固缩[现象] Heteropyknose *f*
异国语言涩滞 Barbaralalie *f*
异哈林通碱 Isoharringtonin *n*

异海人草酸 Allokainsäure *f*
异核刺激 chori Heterosis *f*
异核的 heterokaryotisch
异核化 Heterocaryotization *f*
异核黄素 Isoriboflavin *n*
异核菌丝体 heterocaryotisches Myzel *n*
异核期 Heterocaryophase *f*
异核细胞 heterokaryotische Zelle *f*
异核形成 Heterokaryon-Bildung *f*
异核性(现象) Heterokaryosis *n*
异核质杂种细胞 heteronuklearen cytonic Hybridzelle *pl*
异红花甙 Isocarthamin *n*
异红细胞三糖脂酰鞘氨醇 Isoglobotriaosylceramid *n*
异红细胞系列 iso globo-Serie *f*
异荭草素 Isoorientin *n*
异胡薄荷醇 Isopulegol *n*
异胡薄荷酮 Isopulegon *n*
异胡椒碱 Chavicin *n*
异槲皮甙 Isoquercitrin *n*
异虎耳草素 Isopimpinellin *n*
异化 Katabolismus *m*, Abbau *m*, Dissimilation *f*
异化产物 Katabolit *m*
异化的 katabol, katabolisch
异化分裂 heterokinese *f*
异化系数 Unähnlichkeitskoeffizient *f*
异化作用 Katabolismus *m*, Dissimilation *f*
异环磷酰胺 Iphosphamid *n*
异黄蝶呤 Isoxanthopterin *n*
异黄酮 Isoflavon *n*
异黄烷酮 Isoflavanon *n*
异黄樟醚 Isosafrol *n*
异灰叶素 Toxicarol *n*
异茴芹内酯 Isopimpinellin *n*
异基因 Allogen *n*
异基因的 allogen, allogenisch
异基因骨髓移植 allogene Knochenmarkstransplantation *f*
异基因外周血干细胞移植 allogene periphere Blutstammzelltransplantation *f*
异基因造血干细胞移植 allogene hämatopoetische Stammzelltransplantation *f*
异激动素 Isokinetin *n*
异极石 Kalamin *m*
异己醛 Isocaproaldehyde *n*
异己酮 Hexon *n*
异己物 Xenobiotikum *n*
异尖线虫 Spezies der Anisakis *f*
异尖线虫病 Anisakiasis *f*
异尖线虫属 Anisakis *f*
异金丝桃甙 Isohyperosid *n*
异腈 Isozyanid *n*, Isonitril *n*, Karbylamin *n*
异腈化苯 Phenylisozyanid *n*
异静脉 Emissär Venen *pl*
异爵床素 Isojusticin *n*
异康唑 Isoconazol *n*
异抗坏血酸 Isoaskorbinsäure *f*
异抗原 Heteroantigen *n*, exogenes Antigen *n*, Hapten *n*
异可利定 Isocorydin *n*
异苦地胆[苦]素 Elephantin *n*
异奎胺 Conquinamin *n*
异奎胍 Guanisoquin *n*, Debrisoquin *n*
异奎啉 Isochinolin *n*
异喹胍羟化酶 Debrisoquin-Hydroxylase *f*
异喹啉生物碱 Isochinolin-Alkaloid *n*
异兰 Isolan *n*
异类的 heterogen
异莲心碱 Isoliensinin *n*
异亮氨酸 Isoleuzin *n* (Ileu, Ile)
异亮氨酰[基] Isoleucyl *n*
异裂 heterotype Teilung *f*
异磷酰胺 Ifosfamid *n*
异鳞毛蕨素 Desaspidin *n*
异硫脲 Isothiourea *f*, Isothioharnstoff *m*
异硫氰酸苯酯 Phenylisothiozyanat *n*
异硫氰酸苄酯 Benzylisothiozyanat *n*, Phenylsenföl *n*
异硫氰酸萘酯 a-Naphthylisothiozyanat *n*
异硫氰酸烷基酯 Alkylisothiozyanat *n*
异硫氰酸烯丙酯 Allylisothiozyanat *n*, Allylsenföl *n*
异硫氰酸盐(酯) Isothiocyanat *n*
异硫氰酸荧光素(黄) Fluoreszeinisothiozyanat *n*
异硫氰酸酯(盐) Isothiozyanat *n*
异柳杉素[黄酮] Isocryptomerin *n*
异龙胆咄酮 Isogentisin *n*
异龙脑 Isoborneol *n*
异卵孪生儿(子) zweieiige Zwillinge *m pl*
异卵双生 zweieiige Zwillinge *m pl*, dizygote Zwillinge *m pl*
异律体节 heteronomes Metamer (od. Segment) *n*
异氯磷 Dicapthon *n*
异马烯雌[甾]酮 Hippulin *n*
异麦牙庚糖 Isomaltoheptose *f*
异麦芽醇 Isomaltit *n*
异麦芽三糖 Isomaltotriose *f*
异麦芽三糖酸 Isomaltotrionensäure *f*
异麦芽四糖 Isomaltotetrose *f*
异麦芽糖 Isomaltose *f*
异麦芽辛糖 Isomaltooctose *f*
异芒果甙 Isomangiferin *n*
异毛果芸香碱 Isopilokarpin *n*
异毛花泽地黄甙 Purlanosid *n*
异毛目 Heterotricha *pl*
异名(同义词) Synonym *n*
异名[协同]运动神经元 heteronyme Motoneurone *f*
异墨蝶呤 Isoseplapterin *f*
异牡荆黄素 Isovitexin *n*
异木防己碱 Isotrilobin *n*
异尼可替因 Isonicotein *n*
异鸟嘌呤 Isoguanin *n*
异脲 Isourea *f*, Isoharnstoff *m*
异柠檬酸 Isozitronensäure *f*
异柠檬酸[裂合]酶 Isocitr(at)ase *f*
异柠檬酸脱氢酶 Isozitrikodehydrogenase *f*, Isonitratdehydrogenase *f*
异帕米星 Isepamicin *n*
异配生殖 Heterogamie *f*, Xenogenese *f*
异配生殖的 anisogam
异配性别 heterogametisches Geschlecht *n*
异栖 Heteroxenie *f*
异栖[宿主]寄生 Heteroxenie *f*
异期复孕 Superfetatio(n) *f*, Superkonzeption *f*
异强心甾 Allocardenolid *n*
异羟基洋地黄毒甙元 Digoxigenin *n*
异羟肟酸 Hydroxamsäure *f*
异羟洋地黄毒甙 Digoxin *n*
异氰 Isozyanid *n*
异氰化苯 Phenylisozyanid *n*
异氰化物 Isozyanid *n*, Isonitril *n*
异氰酸 Isozyansäure *f*
异氰酸-a-萘酯 a-Naphthylisozyanat *n*
异氰酸苯酯 Phenylisozyanat *n*

异氰酸对硝基苯酯 p-Nitrophenylisozyanat *n*
异氰酸甲酯 Methylisocyanat *n*
异氰酸盐性哮喘 Isocyanat-Asthma *n*
异氰酸乙酯 Äthylisozyanat *n*
异氰酸酯[盐] Isozyanat *n*
异氰酸酯哮喘 Isocyanat-Asthma *n*
异去氢[钩]藤碱 Isocorynoxein *n*
异去水淫羊藿黄素 Isoanhydroicaritin *n*
异炔诺酮 Noretynodrel *n*
异染[颗]粒 metachromatische Körnchen *n pl*
异染色体 Heterochromosom *n*, Allosom *n*
异染色质 Heterochromatin *n*, Metachromatin *n*
异染色质化 Heterochromatinization *f*
异染色质区 heterochromatische Zone *f*
异染现象 Metachromasie *f*
异染性 Metachromasie *f*
异染性 Metachromie *f*, Metachromasie *f*
异染性的 metachromatisch
异染性脑白质病 metachromatische Leukoenzephalopathie *f*
异染性脑白质营养不良 metachromatische Leukodystrophie *f*
异染性脑白质营养不良症 metachromatische Leukodystrophie *f*
异染性染剂 metachromatischer Farbstoff *m*
异染质 metachromatische Substanz *f*
异溶 Heterolyse *f*
异溶化作用 Heterolyse *f*
异溶酶体 Heterolysosom *n*
异乳糖 Isolactose *f*
异乳香二烯酮酸 Isomasticadienonsäure *f*
异噻唑青霉素 Isothiazolylmethylpenicillin *n*
异三尖杉酯碱 Isoharringtonin *n*
异色 Heterochromie *f*
异色的 heterochrom
异色性睫状体炎 Zyklitis heterochromica *f*, Heterochromiezyklitis *f*
异色性皮肌炎 Poikilodermatomyositis *f*
异山梗菜酮碱 Isolobelanin *n*
异山梨醇 Isosorbid *n*
异身受体 Heterorezeptor *m*
异生化合 xenobiotisch
异生皮质 Allocortex *m*
异生溶酶体 Phagolysosom *n*, Heterolysosom *n*
异生性溶酶体 Heterolysosom *n*
异石榴皮碱 Isopelletierin *n*
异时的 heterochronisch
异时节律 heterochronischer Rhythmus *m*
异食癖 Allotriophagie *f*, Parorexie *f*, Pikazismus *m*
异食症 Pica *f*
异视紫[红]质 Isorhodopsin *n*
异嗜白细胞 heterophiler Leukozyt *m*
异嗜的 heterophil
异嗜性抗体 heterophiler Antikörper *m*, Heteroantikörper *m*
异嗜性抗原 heterophiles Antigen *n*, Heteroantigen *n*
异嗜性逆转录病毒 xenotropes Retrovirus *n*
异嗜性溶血素 heterophiles Hämolysin *n*
异嗜症 Allotriophagie *f*
异噬 Heterophagie *f*
异噬空泡 heterophagische Vakuole *f*
异噬体 Heterophagosom *n*
异噬性溶酶体 heterophiles Lysosom *n*
异舒泛蓝 Isosulfanblau *n*
异鼠李[黄]素 Isorhamnetin *n*
异鼠李糖 Isorhamnose *f*
异鼠李糖苷 Isorhamnoside *f*
异树突型神经元 axodendritische Neuron *n*
异水菖蒲二醇 Isocalamendiol *n*
异水菖蒲酮 Isoshyobunon *n*
异水飞蓟素 Silydianin *n*
异丝体的 heterotrich
异松油烯 Terpinolen *n*
异苏氨酸 Isothreonin *n*
异索威 Isolan *n*
异锁链[赖氨]素 Isodesmosin *n*
异态性 Heteromorphismus *m*
异肽 Isopeptid *n*
异肽键 Isopeptidbindung *f*
异体半月板移植 allogene Meniskustransplantation *f*
异体蛋白反应 Fremdeiweißreaktion *f*
异体的 allon(isch), heterogen, xenogen
异体肝 allogene Leber *f*
异体骨关节移植 osteoartikuläres Allotransplantat *n*
异体骨移植 Knochenallotransplantat *n*
异体肌腱移植 allogene Sehnentranslokation *f*
异体交配 Xenogamie *f*
异体接种 allogene Impfung *f*
异体抗原 Alloantigen *n*, Fremdantigen *n*
异体恋 Alloerotismus *m*
异体瘤疫苗 allogene Tumorvakzine *f*
异体皮移植 allogenes Hauttransplantat *n*
异体神经移植 allogenes Nerventransplantat *n*
异体受精 Allogamie *f*, Kreuzbestäubung *f*
异体物质期 Fremdkörper-Phase *f*
异体性欲 Alloerotismus *m*, Heteroerotismus *m*
异体牙移植术 Allotransplantation der Zähne *f*
异体移植[术] Allotransplantation *f*
异体移植[术] Allotransplantation *f*, Heterotransplantation *f*
异体移植材料 Allotransplantat *n*
异体移植物 Allotransplantat *n*
异体移植物的 alloplastisch
异体移植细胞毒性 Allograft-Zytotoxizität *f*
异体植皮 allogene Hauttransplantation *f*, Heterotransplantat *n*
异同宗配合 Heterohomothallismus *m*
异头构型 anomere Konfiguration *f*
异头物 Anomer *n*(糖类的或异构体)
异头效应 anomerer Effekt *m*
异土木香内酯 Isoalantolacton *n*
异吞噬溶酶体 Heterophagolysosom *n*
异吞噬作用 Heterophagie *f*
异脱水淫羊藿[黄]素 Isoanhydroicartin *n*
异娃儿藤碱 Tylophorin *n*
异万年青糖 Isorhodeose *f*
异万年青皂甙元 Isorhodeasapogenin *n*
异维甲酸 Isotretinoin *n*, 13-cis-Retinsäure *f*
异位 Ektopie *f*, Allotopie *f*, Dystopie *f*
异位(促肾上腺皮质激素)综合征 ektopisches ACTH-Syndrom *n*
异位(大)腺组织 ektopisches Speicheldrüsengewebe *n*
异位[心脏]起搏点 ektopischer Herzschrittmacher *m*
异位 ACTH 综合征 ektopisches ACTH-Syndrom *n*
异位搏动 ektopischer Schlag *m*
异位肠升血糖素综合征 ektopische intestinale Glukagonsyndrome *n pl*
异位肠升血糖素综合征 Syndrom des ektopischen Darmglukagons *n*
异位肠粘膜 ektopische Darmschleimhaut *f*
异位冲动 ektopischer Impuls *m*
异位垂体 ektopische Hypophyse *f*
异位垂体腺瘤 ektopisches Hypophysenadenom *n*
异位刺激 heterotopes Reizmittel *n*
异位促黑细胞激素综合征 Syndrom des ektopischen melano-

zytenstimulierenden Hormons *n*
异位促甲状腺激素分泌瘤 ektopisch-thyreoidstimulations-hormonsezernierender Tumor *m*, ektopisch-TSH-sezernierender Tumor *m*
异位促甲状腺激素综合征 ektopisches TSH-Syndrom *n*（TSH=thyroidstimulationshormon）
异位促肾上腺皮质激素综合征 ektopisches ACTH-Syndrom *n*（ACTH=adrenocorticotropes Hormon）
异位促性腺激素综合征 ektopisches GTH-Syndrom *n*（GTH=gonadotropes Hormon）
异位的 ektop(isch), heterotopisch, atopisch
异位放电 ektopische Entladung *f*
异位肺叶 ektopischer Lungenlappen *m*
异位钙化 heterotopische Verkalkung *f*
异位感觉 Allachästhesie *f*
异位睾丸 ektopischer Hoden *m*
异位睾丸恶性肿瘤 malignes Neoplasma der Hodenektopie *n*
异位骨化 heterotope Ossifikation *f*
异位骨化症 ektopische Ossifikation *f*
异位红细胞生成素综合征 Syndrom des ektopischen Erythropoitins *n*
异位后搏动 postektopischer Schlag *m*
异位基底细胞癌 aberrantes Basaliom *n*
异位基因表达 promiskuitive Genexpression *f*
异位激素 ektopisches Hormon *n*
异位激素分泌 ektopische Hormonsekretion *f*
异位激素肿瘤 ektopischer Hormontumor *m*
异位激素综合征 Syndrom des ektopischen Hormons *n*
异位急性阑尾炎 ektopische akute Appendizitis *f*
异位寄生 ektopischer（od. heterotopischer）Parasitismus *m*
异位寄生虫 ektopischer（od. heterotopischer）Parasit *m*
异位甲(指(趾)甲异位 onychoheterotopie *f*
异位甲状旁腺 ektopische Nebenschilddrüse *f*
异位甲状旁腺激素综合征 Syndrom des ektopischen parathyreotropen Hormons *n*, ektopisches PTH-Syndrom *n*
异位甲状腺 ektopische Schilddruse *f*
异位甲状腺结节 dystopischer Schilddrüsenknoten *m*
异位甲状腺组织 aberrierendes Schilddrüsengewebe *n*
异位降钙素分泌 ektopische Calcitoninsekretion *f*
异位降钙素综合征 Syndrom des ektopischen Kalzitonins *n*
异位节律 ektopischer Rhythmus *m*
异位泌乳 Galaktoplanie *f*, Galactoplania *f*
异位脑膜瘤 ektopisches Meningiom *n*
异位内分泌肿瘤 ektopische endokrine Tumoren *m pl*
异位内分泌综合征 ektopisches endokrines Syndrom *n*
异位膀胱 Ektopia vesicae *f*
异位皮脂腺(福代斯病) ektopische Talgdrüsen *f pl*, Fordyce* Krankheit *f*
异位皮质癌 ektopisches Rindenkarzinom *n*
异位起搏点 ektopischer Schrittmacher *m*
异位前列腺 ektopische Prostata *f*
异位羟吲哚类综合征 Syndrom des ektopischen Hydroxyindols *n*
异位人胎盘生长激素综合征 Syndrom des Humanplazentarwachstumshormons *n*
异位妊娠 ektopische Schwangerschaft *f*, Graviditas ectopica *f*
异位妊娠出血 Blutung bei einer Eileiterschwangerschaft *f*
异位妊娠急死 plötzlicher Tod bei einer Eileiterschwangerschaft *m*
异位绒癌 ektopisches Choriokarzinom *n*
异位乳腺 aberrierende Mamma *f*
异位上皮 heterotopisches Epithel *n*
异位神经胶质组织 ektopisches Gliagewebe *n*
异位神经吻合术 heterotope Neuroanastomose *f*
异位神经组织 ektopisches Nervengewebe *n*
异位肾 ektopische Niere *f*
异位肾结石 ektopischer Nierenstein *m*
异位肾上腺 ektopische Nebenniere *f*
异位肾素综合征 ektopisches Reninsyndrom *n*
异位生长激素释放激素综合征 Syndrom des ektopischen Wachstumshormon-Releasing-Hormons *n*
异位生长激素综合征 Syndrom des ektopischen-Wachstumshormons *n*
异位收缩 ektopische Kontration *f*
异位输尿管 Ureterektopie *f*
异位输尿管囊肿 ektopische Ureterozele *f*
异位输尿管疝 ektopische Urethrozele *f*
异位松果体 ektopische Epiphyse *f*, Pinealis *f*
异位松果体瘤综合征 ektopisches Pinealom Syndrom *n*, Syndrom des ektopischen Pinealoms *n*
异位损害 ektopische Läsion *f*
异位胎盘促性腺激素 ektopisches Plazentagonadotropin *n*
异位痛 heterotoper Schmerz *m*
异位痛经 vikariierende Dysmenorrhoe *f*
异位蜕膜 ektopische Decidua *f*
异位唾液腺 heterotope Speicheldrüse *f*
异位胃泌素综合征 Syndrom des ektopischen Gastrins *n*
异位胃粘膜 ektopische Magenschleimhaut *f*
异位涎腺 ektopische Speicheldrüse *f*, heterotope Speicheldrüse *f*
异位心 ektopisches Herz *n*, Ectopia cordis *f*, Ektokardie *f*
异位心律 ektopischer Herzrhythmus *m*
异位心脏移植 heterotope Herztransplantation *f*
异位性冲动 ektopischer Impuls *m*, heterotopischer Impuls *m*
异位性钙化 ektopische Verkalkung（od. Kalkablagerung）*f*
异位性骨化 ektopische Ossifikation *f*, heterotopische Ossifizierung *f*
异位性红皮病 atopische Erythrodermie *f*
异位性激素 ektopisches Hormon *n*
异位性皮炎 atopische Dermatitis *f*, Dermatitis atopica *f*
异位性皮炎样疹 atopisch Dermatitis-ähnliche Eruption *f*
异位性心搏 ektopischer Schlag *m*
异位性心动过速 heterotope Tachykardie *f*, ektopische Tachykardie *f*
异位性心肌梗死 atopischer Herzinfarkt *m*
异位性组织钙化 heterotope Gewebeverkalkung *f*
异位胸腺组织 ektopisches Thymusgewebe *n*
异位血管活性肠肽综合征 Syndrom des ektopischen vasoaktiven intestinalen Peptids *n*
异位牙 ektopischer（od. verlagerter）Zahn *m*
异位胰[腺] ektopischer Pankreas *m*
异位胰岛素综合征 Syndrom des ektopischen Insulins *n*
异位胰升糖素综合征 ektopisches Glukagonsyndrom *n*
异位胰腺 heterotopes Pankreas *n*
异位胰腺组织 ektopisches Pankreasgewebe *n*
异位胰组织 heterotopes Pankreasgewebe *n*
异位移植 heterotope Transplantation *f*
异位移植[术] heterotope Transplantation *f*
异位移植或辅助移植 auxiliäre Transplantation *f*
异位移植物 heterotopes Transplantat *n*
异位抑制 allosterische Hemmung *f*
异位阴囊 ektopisches Skrotum *n*
异位月经 vikariierende Menstruation *f*, Menstruatio vicaria *f*
异位再植 heterotope Replantation *f*
异位粘液囊 ektopische Bursa *f*
异位植入 ektopische Implantation *f*
异位指甲 Heteronychie *f*
异位痣 ektopischer Nävus *m*
异位中胚层组织 ektopisches Mesodermalgewebe *n*

异位组织 ektopisches Gewebe *n*
异味症 Allotriogeusie *f*
异温动物 ektothermes Tier *n*
异文化压力 akkulturativer Stress *m*
异乌头碱 Isoakonitin *n*
异戊[间]二烯 Isopren *n*
异戊[间]二烯中毒 Isoprenvergiftung *f*
异戊巴比妥 Amytal *n*, Amobarbital *n*
异戊巴比妥钠 Natriumamobarbital *n*, Natriumamytal *n*
异戊醇 Isoamylalkohol *m*
异戊基 Isoamyln *n*, Isopentyl *n*
异戊酸 Isovaleriansäure *f*, Isobaldriansäure *f*
异戊酸龙脑酯 Bornylisovalerianat *n*, Borneolisovale-riansäureester *m*
异戊酸尿症 Isovalerianazidurie *f*
异戊酸烯丙酯 Allylisovalerianat *n*
异戊酸血症 Isovalerianazidämie *f*
异戊烯 Isoamylen *n*
异戊烯化[作用] Prenylierung *f*
异戊烯基 Isopentenyl *n*
异戊烯焦磷酸 Isopentenylpyrophosphat *n*
6-异戊烯腺嘌呤 6-Isopentenyladenin *n*, N-6-Isopentenyladenin *n*
异戊烯转移酶 Prenyltransferase *f*
异戊酰辅酶 Isovaleryl-CoA
异物 Fremdkörper *m*, Corpus alienum *n*
异物铲 Fremdkörperspaten *m*
异物导(侵)入 Xenenthese *f*
异物二聚体 Heterodimer *n*
异物反应 Fremdkörperreaktion *f*
异物感 Fremdkörpergefühl *n*
异物检查 Fremdkörperuntersuchung *f*
异物巨细胞 Fremdkörperriesenzelle *f*
异物镊 Fremdkörperzange *f*
异物取出术 Fremdkörperentfernung *f*
异物肉芽肿 Fremdkörpergranulom *n*
异物肉芽肿的鉴定 Identifizierung des Fremdkörpergranuloms *f*
异物栓塞 Fremdkörperembolie *f*
异物探寻器 (Fremdkörper-)Suchgerät *n*, Boloskop *n*
异物同名 Homonym *n*
异物吸入 Fremdkörperaspiration *f*
异物性多核巨细胞 mehrkernhaltige Riesenzelle des Fremdkörpers *f*
异物性滑膜炎 Fremdkörpersynovitis *f*
异物凿 Fremdkörpermeißel *m*
异物针 Fremdkörpernadel *f*
异物阻塞 Fremdkörperobstruktion *f*
异系配合 Exogamie *f*
异系甾体化合物 Allosteroid *n*
异细胞 Idioblast *m*
异纤维二糖 Isocellobiose *f*
异腺嘌呤 Isoadenin *n*
异相 Isophase *f*, Paradoxphase *f*, Phasenverlust *f*
异相睡眠 paradoxer Schlaf *m*
异香豆素 Isokumarin *n*, Isokumarol *n*
异向的 heterotrop
异向性病毒 xenotropes Virus *n*
异向絮凝 perikinetische Flokkulation *f*
异缬氨酸血症 Isovalthinämie *f*
异缬草酸 Isovaleriansäure *f*, Isobaldriansäure *f*
异缬草酰甘氨酸 Isovalerylglyzin *n*
异缬硫氨酸 Isovalthin *n*
异缬酰辅酶A脱氢酶 Isovaleryl-CoA-Dehydrogenase *f*
异形 heteromorphose *f*, Dysmorphismus *m*
异形[中殖]吸虫 Distoma heterophyes *f*, Mesogonimus heterophyes *m*
异形孢子 Anisospore *f*, Heterospore *f*
异形孢子的 heterospor
异形髌骨 sonderförmige Patella *f*
异形的 anomal
异形二价体 heteromorphische Zweiwertige *f*
异形骨 unregelmäßige Knochen *m*
异形红细胞 Poikilozyt *m*
异形红细胞血尿 dysmorphe Erythrozytenhämaturie *f*
异形接骨板 spezielle Platten *f*
异形科 Heterophyidae *pl*
异形类 Heteromorpha *pl*
异形淋巴细胞 heteromorpher Lymphozyt *m*
异形配囊的 heterogametangisch
异形配囊配合 Anisogametangiogamie *f*
异形配囊配合的 anisogametangiogamous
异形配子 Heterogamet *m*, Anisogamet *m*
异形配子的 heterogametisch
异形配子配合 Anisogametie *f*
异形染色体 Heterochromosom *n*
异形射线 heterogene Strahlen *m pl*
异形透析 Profildialyse *f*
异形网状 Heterobrochat
异形吸虫病 Heterophyiasis *f*
异形吸虫科 Heterophyida *f*
异形吸虫科致疾病 Krankheit aufgrund Heterophyida *f*
异形吸虫属 Heterophyes *f*
异形相互作用 Allopelx-Interaktion *f*
异形形成 Heteromorphose *f*
异形形成的 heterotisch
异形牙的 heterodont
异形吸虫 Heterophyes heterophyes *f*, Heterophyes aegyptiaca *f*, Zwergdarmegel *m*
异形游动配子 Heteroplanogamete *f*
异型 Allotypie *f*, Heterotypie *f*
异型(印维异型) InV-Allotyp *n*
异型标记 allotypischer Marker *m*
异型齿 heterodontes Gebiss *n*
异型的 heterotypisch, allotypisch, atypisch
异型二倍体的 heterophytisch
异型分裂 heterotypische Teilung
异型枸橼酸杆菌 C. diversus *n*
异型基底细胞癌 metatypisches Basalzellkarzinom *n*
异型接合刺激 Syngeterosis *f*
异型接合性丧失 Verlust der Heterozygotie *m*
异型接合子 Heterozygote *m*
异型菌髓 heterogene Trama *n*
异型抗原 Alloantigen *n*
异型离交 Auskreuzung *f*
异型淋巴细胞 atypischer Lymphozyt *m*
异型螺球座菌 Fracchiaea Heterogenea
异型麻疹 atypische Masern *pl*
异型密丝组织 Heteroplectenchyma
异型皮质 Allocortex *m*
异型气管导管 vorgeformte Tube *f*
异型染色体 Heterochromosom *n*
异型生殖 Heterogenese *f*
异型生殖的 heterogenetisch
异型世代交替 Heterogenese *f*, Heterogonie *f*
异型双链 Heteroduplex *n*
异型体 Heterotyp *m*
异型性 Atypie *f*
异型性瘤 heterotypischer Tumor *m*
异型性痣 atypischer Nävus *m*

异型血 heterotypisches Blut *n*, inkompatibles Blut *n*, gruppenungleiches Blut *n*
异型疫苗 heterotypischer Impfstoff *m*
异型增生 Dysplasie *f*
异型粘多糖病 veränderliche Mukopolysaccharidose *f*
异型转化 allogene Transformation *f*
异型组织 heterogenes Gewebe *n*
异性爱 Heterosexualität *f*
异性别癖 Transsexualismus *m*
异性蛋白 Fremdeiwei *n*
异性的 kontrasexuell, heterosexuell
异性恋 Heterosexismus *m*, Heterosexualität *f*
异性恋咨询 Heterosexualitätsberatung *f*
异性模仿癖 Transvestismus *m*
异性社交 Heterosozialität *f*
异性现象 Ditypismus *m*, Ditypie *f*
异性性欲 Heterosexualität *f*, Heterosexualismus *m*
异性性征的性早熟 heterosexuelle Pubertas praecox *f*
异性转化 Transsexualismus *m*
异性装扮 Crossdressing *n*
异性装扮癖 Transvestismus *m*
异性装扮癖者 Transvestit *m*
5- 异雄[甾]酮 5-Isoandrosteron *n*
异雄酮 Isoandrosteron *n*
异嗅症 Allotriosmie *f*
异序的 heteroplasmisch
异序性 Heteroplasmie *f*
异亚硝基苯乙酮 Isonitrosoacetophenon *n*
4- 异亚硝基磷酰铵 4-Hydroxycyclophosphamid *n*
异烟[酰]肼 Isonicotinsäurehydrazid *n*
异烟肼 Isoniazid(um) *n*, Rimifon *n*, Isonikotinsäurehydrazid *n* (INH)
异烟肼(雷米封)中毒 Isoniazid-Vergiftung *f*
异烟肼耐药菌株 isoniazid-resistente Stämme *m pl*
异烟肼脑病 Isoniazid-Enzephalopathie *f*
异烟肼神经[炎]病变 Isoniazid-Neuropathie *f*
异烟肼引起的糙皮病 Isoniazid induzierte Pellagra *f*
异烟肼中毒 Isoniazid-Vergiftung *f*
异烟酸 Isonikotinsäure *f*, Acidum isonicotinicum *n*
异烟酰异丙肼 Iproniazid *n*
异烟腙 Isoniazon *n*, Phthivazid *n*
异养 Heterotrophismus *m*
异养病毒 heterotrophes Virus *n*
异养的 heterotroph
异养菌 heterotrophe Bakterien *f pl*
异养生物 heterotrophischer Organismus *m*
异养性 Heterotrophie *f*
异样霉素 Iyomyzin *n*
异样抑制 allosterische Hemmung *f*
异野樱黄甙 Isosakuranin *n*
异野樱素 Isosakuranetin *n*
异叶乌头碱 Atisin *n*, Anthorin *n*
异银杏双黄酮 Isoginkgetin *n*
异英波拉托林 Isoimperatorin *n*
异语症 Xenoglossie *f*
异源[染色体]配对 heterogenetische Paarung *f*
异源倍性 Alloploidie *f*
异源成核 heterogene Kernbildung *f*
异源单倍体 Allohaploid
异源的 xenogen *adj*, heterogen *adj*, heterogenetisch *adj*
异源多倍单倍体 Allopolyhaploid *n*
异源多倍体 Allopolyploid *n*, Allopolyploidie *f*
异源二倍单体 Allodiplomonosome *f*
异源二倍体 Amphiploide *m*
异源合子 Allozygot *m*
异源抗体 Heteroantikörper *m*
异源抗血清 heterologe Antisera *f*
异源联会 Allosynapse *f*
异源皮质 Allocortex *m*
异源嵌合 chimärische DNS *f*
异源嵌合体 Chimäre *f*
异源群体 heterogene Gruppe *f*
异源受体 Heterorezeptor *m*
异源双链 Heteroduplex *m*
异源双链定位 Heteroduplex-Kartierung *f*
异源双链分析 Heteroduplexanalyse *f*
异源双链核酸泳动实验 Mobilitätsassay des Heteroduplexs *n*
异源双链体 Heteroduplex *m*
异源双链作图 Heteroduplex-Kartierung *f*
异源四倍体 Allotetraploide *m*, allotetraploider Organismus *m*
异源同工酶 Heteroenzyme *n pl*
异源相连 Heteroduplex *m*
异源性表达 heterologe Expression *f*
异源性疾病 heterogene Störung (od. Krankheit) *f*
异源性抗体 heterogenetischer Antikörper *m*
异源性抗原 heterogenetisches Antigen *n*
异源性突触易化 heterosynaptische Erleichterung *f*
异源性细胞群 heterogene Gruppe von Zellen *f*
异源性血生成 heteroplastische Blutbildung *f*
异源移植 Allotransplantat *n*, Fremdtransplantat *n*, allogenetisches Transplantat *n*
异源异倍体 Alloheteroploid *n*
异源异倍性 Alloheteroploidie *f*
异源疫苗 Heterovakzine *f*
异源载体疫苗 Vakzine des heterologen Überträgers *f*
异杂方差 heterogene Varianz *f*
异长春碱 Leurosidin *n*, Vinrosidin *n*
异长自身调节 heterometrische Selbstregelung *f*
异蔗果三糖 Isokestose *f*
异止泻木碱 Holarrhidin *n*
异质 Alloplasma *n*
异质 DNA heterogene DNA *f*
异质(种)性 Heterogenität *f*
异质部分合子 heterogenotische Merozygote *f*
异质成核 heterogene Kernbildung *f*
异质的 alloplasmatisch, artfremd
异质二聚体 Heterodimer *m*
异质交联抗体 Antikörper der Heterokonjugation *m*
异质趋向性 Allotropie *f*
异质群体 heterogene Bevölkerung *f*
异质双链核酸分子 Heteroduplex *m*
AFP 异质体 AFP-Variante *f*
异质体 Heterozygotie *f*
异质同晶(现象) Allomerismus *m*
异质同晶型的 isomorph
异质性 Heterogenität *f*
异质性抗体 heterogener Antikörper *m*
异质性抗原 heterogenes Antigen *n*
异质性万古霉素中介的金黄色葡萄球菌 Vancomycin-intermediärer Staphylococcus aureus der Heterogenität *m*
异质性粘附 heterotypische Adhäsion *f*
异种 diskordante Arten *f pl*
异种瓣膜 Xenograftklappe *f*
异种材料心脏瓣膜 Xenograftherzklappe *f*
异种代换 fremde Ersetzung *f*
异种代换系 fremde Auswechsellinie *f*
异种蛋白 artfremdes Eiweiß *n*
异种的 artfremd, heterolog, heterogenisch, heterogen

异种动物性感染 Xenose *f*, Xenozoonose *f*
异种肝移植 xenogene Lebertransplantation *f*
异种干扰 heterologe Störungen *f pl*
异种骨移植 Xenotransplantation des Knochens *f*
异种活性 Xenovitalismus *m*
异种基因的 xenogen
异种抗体 Heteroantikörper *m*, Xenoantikorper *m*, heterologer Antikörper *m*
异种抗原 Heteroantigen *n*, Xenoantigen *n*, heterologes Antigen *n*
异种免疫 Xenoimmunität *f*, Heteroimmunität *f*
异种免疫的 heteroimmun
异种免疫血清 heterologes Immunserum *n*
异种皮片移植 xenogene Hauttransplantation *f*, Heterohauttransplantation *f*
异种器官疗法 heterologe Organotherapie *f*
异种溶血素 Hetero(hämo)lysin *n*
异种特异的 heterospezifisch
异种特异性 Heterospezifität *f*
异种添加 fremde Zugabe *f*
异种添加系 fremde Zugabeleitung *f*
异种调节 heterospezifische Regulierung *f*
异种细胞溶解 Heterolyse *f*
异种型 Xenotyp *m*
异种性瘤 heterologer Tumor *m*, heterotypischer Tumor *m*
异种血管移植术 xenogene Gefäßtransplantation *f*
异种血清 Heteroserum *n*, artfremdes Serum *n*
异种血细胞凝集素 Hetero(häm)agglutinin *n*
异种牙移植术 allogene Zahntransplantation *f*
异种胰岛移植术 Xenoislettransplantation *f*
异种移植 Heterotransplantation *f*, Xenotransplantation *f*
异种移植 Xenotransplantation *f*
异种移植的 heteroplastisch, xenoplastisch
异种移植排斥反应 xenogene Abstoßungsreaktion *f*
异种移植术 xenogene Transplantation *f*, heterogene Transplantation *f*, Heteroplastik *f*
异种移植物 Heterotransplantat *n*, Xenotransplantat *n*
异种移植物超急性排斥反应 hyperakute Abstoßung des Xenografts *f*
异种移植物抗原 Xenoantigen *n*
异种移植物移植术 xenogene Transplantation *f*
异种疫苗 heterologer Impfstoff *m*
异种主动脉瓣 heterologe Aortenklappe *f*
异种组织 Heteroplasma *n*, heterologes Gewebe *n*
异种组织不相容性 Xenohistoincompatibilität *f*
异种组织相容性 Xenohistocompatibilität *f*
异种组织移植 Transplantation des heterogenen Gewebes *f*
异株克生[现象] Allelopathie *f*
异株受精 Xenogamie *f*
异株异核生殖 Heterosexismus *f*
异主[宿主]寄生 Heteroxenie *f*
异主寄生的 heteroxen
异装症(癖)(恋物症性易装症) Transvestismus *m*
异紫堇定碱 Isocorydin *n*
异宗 Heterothallismus *n*
异宗配合[现象](雌雄异株) Heterothallismus *n*
异宗配合的 heterothallisch
异族抗原 heterogenetisches Antigen *n*
异族通婚 Rassenmischung *f*
异唑肼 Isocarboxazid *n*
抑[蛋白]酶醛肽 Leupetin *n*
抑[制]细菌的 bakteriostatisch
抑癌蛋白 Karzinostatin *n*
抑癌基因 Antionkogene *f*
P53 抑癌基因 P53-Tumorsuppressor *m*
抑癌基因 Tumorsuppressorgen *n*
抑促滤泡素 Inhibin *n*
抑感灵 Famotin *n*
抑菌的 bakteriostatisch
抑菌环直径 Hemmzonendurchmesser *m*
抑菌活性 bakteriostatische Aktivität *f*
抑菌剂 Bakteriostatika *n pl*
抑菌力 bakteriostatische Wirkung *f*
抑菌浓度 bakteriostatische Konzentration *f*
抑菌区(带) bakterielle Hemmzone *f*, bakterieller Hemmhof *m*
抑菌圈 Hemmzone *f*
抑菌性抗菌素 bakteriostatische Antibiotika *n pl*
抑菌性抗生素 bakteriostatische Antibiotika *n pl*
抑菌性注射用水 bakteriostatisches Reinstwasser *n*
抑菌药 Bakteriostatika *n pl*
抑菌作用 Bakteriostase *f*
抑瘤基因失活 Inaktivierung des Tumorsuppressorgens *f*
抑瘤素 M Oncostatin-M *n*
抑瘤素 M 受体 Rezeptor des Oncostatin-Ms *m*
抑生长素 Somatostatin *n*
抑素 Chalone *n pl*
抑肽酶 Trasylol *n*, Aprotinin *n*
抑胃[泌]素 Gastrone *f*
抑胃多肽 Gastroinhibitorpolypeptid *n* (GIP)
抑胃肽(胃蛋白酶抑制剂) gastroinhibitorisches Peptid *n*
抑细胞素 Zellostatin *n*
抑芽丹 Maleinsäurehydrazid *n*
抑郁 Depression *f*
抑郁(症) Depression *f*
抑郁(内源性) endogene Depression *f*
抑郁(失范性) anomische Depression *f*
抑郁(隐匿性) maskierte Depression *f*
抑郁[型]人格 depressive Persönlichkeit *f*
抑郁[性]发作 depressive Episode *f*
抑郁[性]反应 depressive Reaktion *f*
抑郁的 depressiv
抑郁发作 depressive Reaktion *f*
抑郁木僵 depressive Erstarrung *f*
抑郁期 depressive Phase *f*
抑郁性 Depression *f*
抑郁性疾病 depressive Störung *f*
抑郁性假性痴呆 depressive Pseudodemenz *f*
抑郁性焦虑 Depressionsangst *f*
抑郁性紧张症 depressive Katatonie *f*
抑郁性精神病 depressive Psychose *f*
抑郁性木僵[状态] depressive Erstarrung *f*
抑郁性偏执狂 depressive Paranoia *f*
抑郁性品行障碍 depressive Verhaltensstörungen *f pl*
抑郁性人格素质 depressive Veranlagung *f*
抑郁性神经病(症) depressive Neurose *f*
抑郁性神经症 depressive Neurose *f*
抑郁性妄想 depressiver Wahn *m*
抑郁性障碍 depressive Störung *f*
抑郁症 Depression *f*
抑郁症幻觉 depressive Halluzination *f*
抑郁症性焦虑 Depressionsangst *f*
抑郁质 melancholisches Temperament *n*
抑郁状态 depressiver Zustand *m*, Status depressivus *m*
抑郁自评量表 Depressionsselbstbeurteilungsskala *f*
抑郁自评量表 Selbstbeurteilungsskala der Depression *f*
抑郁综合征 Depressionssyndrom *n*
抑真菌的 mykostatisch
抑脂 Fettunterdrückung *f*
抑制 Hemmung *f*, Inhibition *f*

抑制(聚合酶链式反应) PCR-Hemmung(Polymerase-Kettenreaktion)*f*
抑制[性]T 细胞因子 T-Suppressorfaktor *m*
抑制[性]激素 Hemmungshormon *n*
抑制[作用] Hemmung *f*, Inhibition *f*
抑制[作用],阻碍作用,抑制,制止 Hemmung *f*
抑制 T 细胞 Suppressor-T-zelle *f*
抑制癌的 cancerostatisch
抑制病毒的 virostatisch
抑制的 hemmend, depressorisch
抑制反射 hemmender Reflex *m*
抑制泛化 hemmende Generalisierung *f*
抑制分泌的 sekretionshemmend
抑制过程 Hemmungsprozess *m*
抑制活动 gehemmte Aktivität *f*
抑制基因 Suppressor-Gen *n*, Hemmungsgen *n*, tRNA-Suppressor *m*, Suppressor-tRNA *f*
抑制基因突变 Suppressormutation *f*
抑制激素 Hemmhormon *n*, Inhibitionshormon *n*
抑制集中 Konzentration der Inhibition *f*
TNF-a 抑制剂 Etanercept *n*
抑制剂 Hemmstoff *m*, Inhibitor *m*
1 抑制剂缺乏 1 C1-Inhibitor-Mangel *m*
抑制结核菌的 tuberkulostatisch
抑制解除 Enthemmung *f*
抑制精神的 psychoplegisch
抑制扩散 Bestrahlung der Inhibition *f*
抑制类化 hemmende Generalisierung *f*
抑制麻醉 Lokalanästhesie *f*
抑制免疫的 immunsuppressiv
抑制期 Hemmungsphase *f*
抑制器 Inhibitor *m*
抑制潜能 Hemmpotenz *f*
抑制区 Hemmzone *f*, Hemmungsfeld *n*
抑制射精 gehemmte Ejakulation *f*
抑制神经元 hemmende Neuronen *n pl*
T3 抑制试验 T3-Suppressionstest *m*
抑制素 Chalon *n*, Inhibin *n*, Hemmkörper *m*
抑制素 B Inhibin B *n*
抑制突变型 Suppressormutante *f*
C1 抑制物 C1-Inhibitor *m*
抑制物 Inhibitor *m*, Hemmstoff *m*
抑制物缺乏学说 Inhibitormangel-Theorie *f*
抑制物质 Inhibitor *m*, Hemmstoff *m*
T 抑制细胞 T-Suppressorzelle *f*
抑制细胞毒性细胞 zytotoxische Suppressor-T-Zelle *f*
抑制细胞活性 zytostatische Aktivität *f*
抑制细胞系因子 cloning-inhibitory factor <engl.>
抑制相 Hemmphase *f*
抑制削减杂交 Unterdrückung subtraktive Hybridisierung *f*
抑制效应 Hemmungswirkung *f*, inhibiting action <engl.>
抑制型 Hemmtyp *m*, Hemmungstypus *m*
抑制型 tRNA-Suppressor *m*
抑制型起搏 gehemmter Schrittmachen
抑制性 B 细胞 B-Suppressorzelle *f*
抑制性 NK 受体 inhibitorischer NK-Rezeptor *m*
抑制性 T 淋巴细胞 Suppressor-T-Lymphozyt *m*
抑制性 T 细胞 T-Suppressorzelle *f*
抑制性氨基酸 Hemmungsaminosaure *f*, inhibiting amino acid <engl.>
抑制性递质 inhibitorischer (od. hemmender) Neuro-transmitter *m*
抑制性毒物 sedatives Gift *n*
抑制性反馈回路 inhibitorische Feedbackschleife *f*
抑制性交感素 Sympathin I *n*, Sympathin A *n*
抑制性巨噬细胞 Suppressor-Makrophagen *m pl*
抑制性抗菌疗法 inhibitorische antimikrobielle Therapie *f*
抑制性抗体 Hemmantikörper *m*, blockierender Antikörper *m*
抑制性屏障 Hemmbarriere *f*
抑制性牵张反射 negativer Dehnungsreflex *m*
抑制性神经元 Hemmneuron *n*, Hemmungsneuron *n*
抑制性受体 inhibitorischer Rezeptor *m*
抑制性思维 inhibitorisches Denken *n*
抑制性条件作用 Hemmungsanlage *f*
抑制性突触 Inhibitorsynapse *f*, inhibitorische Synapse *f*
抑制性突触后电流 inhibitorische postsynaptische Strömung *f*
抑制性突触后电位 inhibitorisches postsynaptisches Potential *n*
抑制性细胞 Suppressorzelle *f*
抑制性亚单位 Hemmungsuntereinheit *f*
抑制性镇压方式 repressiver Bewältigungsstil *m*
抑制性中间神经元 hemmendes Interneuron *n*
抑制胸腺细胞类固醇 thymolytische Steroide *f*
抑制药 Unterdrückungsmittel *n*
抑制因子 Hemmfaktor *m*, Hemmungsfaktor *m*, CDK-Inhibitor *m*, CDKI *f*
C1 抑制因子 1 C1-Inhibitor-1 *m*
抑制因子 11 Inhibitor-11 *m*
C- 抑制因子缺陷病 C-Inaktivatordefektkrankheit *f*
抑制噪声 Lärmminderung *f*
抑制增强突变 Suppressor-verbesserte Mutation *f*
抑制增生因子 Proliferationshemmungsfaktor *m*
抑制真菌 Fungistase *f*
抑制真菌的 fungistatisch
抑制真菌剂 Fungistatika *n pl*
抑制中枢 inhibitorisches Zentrum *n*
抑制柱 Suppressorsäule *f*
抑制状态 inhibitorischer Zustand *m*
抑制子 Dämpfer *m*
呓语 Somniloquie *f*, Reden im Schlaf *n*
译码机(器) Decoder *m*
易暗示性 Suggestibilität *f*
易变的 labil, mutabel
易变基因 mutables Gen *n*
易变脉 variabler Puls *m*
易变人格 labile Personalität *f*
易变态 labiler Zustand *m*
易变性 Labilität *f*
易变因子 labiler Faktor *m*, Faktor V *m*
易变因子缺乏症 Faktor-V-mangel *m*
易变质食品 verderbliche Güter *n pl*
易颤期 vulnerable Phase *f*
a1- 易沉淀糖蛋白 a1-leichtausfällbares Glykoprotein *n*
易成粉状的 bröckelig
易成瘾人格 suchtanfällige Persönlichkeit *f*
易出事故 Unfallneigung *f*
易出血者 Bluter *m*
易带儿童 leicht zu lenkendes Kind *n*
易动怒的人 Wespen *f pl*
易动情绪 Emotionalität *f*
易读度 Ablesbarkeit *f*
易发事故的人 unfallträchtige Person *f*
易复性疝 reduzierbare Hernie *f*
易感[性]基因 Suszeptibilitätsgen *n*
易感的 anfällig, empfänglich, suszeptibel
易感毒素的 toxophil
易感倾向 Prädisposition *f*
易感区 Gebiet der Haftung *n*
易感人群 suszeptible Bevölkerung *f*
易感生物学标志 Suszeptibilitätsbiomarker *m*

易感受期 vulnerable Phase *f*, suszeptible Periode *f*
易感性 Anfälligkeit *f*, Empfänglichkeit *f*, Suszeptibilität *f*
易感性 Suszeptibilität *f*
易感性标志及水平 Suszeptibilitätsmarker und Suszeptibilitätsniveau
易感性标志物 Suszeptibilitätsbiomarker *m*
易感性偏倚 Suszeptibilitätsverzerrung *f*
易感性生物标志 Suszeptibilitätsbiomarker *m*
易感性生物学标志 Suszeptibilitätsbiomarker *m*
易感宿主 suszeptibeler Wirt *m*
易感者 überempfindlicher Person *m*, Suszeptibiler *m*
易感转录盒 Kassette der Suszeptibilität *f*
易化 Bahnung *f*, Fazilitation *f*, Erleichterung *f*
易化［作用］Facilitation *f*, Bahnung *f*
易化技术 Förderungstechnik *f*
易化扩散 erleichterte Diffusion *f*
易化区 Bahnungsfeld *n*
易化现象 Erleichterung *f*
易化转运 erleichterter Transport *m*
易患基因 Suszeptibilitätsgene *n pl*
易患性 Haftung *f*
易挥发性 Leichtflüchtigkeit *f*
易激怒的 missmutig
易激期 vulnerable Phase *f*, reizbare Periode *f*
易激惹的 reizbar
易激惹性 Reizbarkeit *f*, Irritabilität *f*
易激惹性癫痫 hypererregbarer Epilepsie *f*
易接近的 zugänglich
易接近的界面 zugängliche Interface *f*
易接近性 Zugänglichkeit *f*
易咳净 Mucofilin *n*, Acetylcystein *n*
易离囊状体 lyocystidium *pl*(lyocystidia)
易裂区 Köderregion *f*
易怒的 jähzornig
易疲劳性 Ermüdbarkeit *f*
易破裂的 spaltbar
易起反应 Reaktionsfähigkeit *f*
易燃的 brennbar, leichtbrennbar, leichtentzündbar
易燃气体 leichtentzündliches Gas *n*
易燃性 Entzündbarkeit *f*, Verbrennbarkeit *f*
易染的 chrom(at)ophil, leichtfärbbar
易染体巨噬细胞 tingible-Körperchen Macrophagen *f*
易染细胞 Chromatophile *f*
易染性 Chromatophilie *f*, Leichtfärbbarkeit *f*
易溶的 lyotrop(isch)
易溶解的 leichtlöslich
易溶阳离子组 lösliche Kationgruppe *f*
易溶阴离子组 lösliche Aniongruppe *f*
易熔的 eutektisch
易熔合金 eutektische Legierung *f*, Schmelzlegierung *f*, Schnell-Lot *n*
易熔混合物 eutektische Gemenge *f*, Eutektikum *n*
易渗的 osmophil
易适应的 anpassungsfähig
易逝的 vergänglich
易受催眠者 Hypnotikum *n*
易栓症 Thrombophilie *f*
易死的 verderblich
易碎 Sprödigkeit *f*
易碎的 brüchig, spröde
易碎性 Bröckligkeit *f*, Zerbrechlichkeit *f*
易损的 vulnerabel, verletzlich
易损期 vulnerable Phase (od. Periode) *f*
易炭化物 leichtkarbonisierbare Substanz *f*
易弯的 biegsam, geschmeidig
易弯曲的 biegsam
易位 Verlagerung *f*, Translokation *f*, Transposition *f*
易位皮瓣 Transposition des Hautfetzens *f*
易位染色体 Translokationschromosom *n*
易位型 Translokation *f*
易位牙 Transversion *f*
易位子 Translokon *n*
易消化膳食(饮食) leichtes Diät *n*
易消化饮食 Leichtdiät *f*, Schonkost *f*
易消失的 flüchtig, vergänglich
易性［别］癖 Transsexuelle *f*
易性癖 Transsexualismus *m*
易性术 Geschlechtsumwandlung *f*
易性症 Transsexualismus *m*
易氧化物 leichte oxidierbare Substanz *f*
易淤血(青肿)综合征 leicht-Blutergüsse-Syndrom *n*
易于操作者掌握方法的设计 natürliches Design *n*
易致病人格 krankheitsanfällige Persönlichkeit *f*
易装癖 Transvestismus *m*, Eonismus *m*
轶事法 anekdotische Methode *f*
疫病学 Loimologie *f*, Seuchenlehre *f*
疫点 Seuchenherd *m*
DNA 疫苗 DNA-Impfstoff *m*
疫苗 Vaccina *f*, Vakzine *f*, Impfstoff *m*
疫苗的 vakzinal
疫苗接种 Impfung *f*, Vakzinieren *n*, Vakzination *f*
疫苗接种后脑脊髓炎 postvakzinales Enzephalomyelitis *n*
疫苗接种后脑炎 postvakzinale Enzephalitis *f*
疫苗疗法 Vakzinetherapie *f*
疫苗相关麻痹型脊髓灰质炎 vakzinassoziierte paralytische Poliomyelitis *f*
疫苗相关性麻痹性脊髓灰质炎 vakzinassoziierte paralytische Poliomyelitis *f*
疫苗性坏疽 Vaccinia gangraenosum *n*
疫苗预防性疾病 impfpräventive Krankheit *f*
疫苗原 Vakzinogen *n*
疫苗中毒 Vakzinevergiftung *f*
疫苗注射器 Vakzinespritze *f*
疫情 Seuchensituation *f*
疫区 Epidemisches Gebiet *n*
疫源地 Infektionsherd *m*, epidemischer Fokus *m*
疫源地消毒 Desinfektion des epidemischen Fokus *f*
疫源性消毒 Desinfektion des Seuchenherds *f*
疫灶区 Fokus *m*, Herd *m*
益康唑 Econazol *n*
益母草次碱 Leonurinin *n*
益母草定 Leonuridin *n*
益母草碱 Leonurin *n*
益母草流浸膏 Extractum leonuri liquidum *n*
益母草宁 Leonurinin *n*
益母草属 Leonurus *m*
益母草中毒 Leonurus-heterophyllus-Vergiftung *f*
益生菌 Probiotika *f*
益生元 Präbiotikum *n*
益智药 Nootropikum *n*
逸搏 Ersatzschlag *m*, Ersatzsystole *f*
逸搏夺获 Ersatzsystole-Einfang *m*
逸搏夺获心律 Ersatz(schlag)einfangsrhythmus *m*
逸搏间期 Auslöseintervall *n*
逸搏心律 Ersatzschlagrhythmus *m*
逸搏性起搏点 flüchtige Herzschrittmacher *m*
逸出的 flüchtig
逸出气体 herausgebildees Gas *n*
逸出值 Auslaufwert *m*

逸度 Fugazität *f*, Flüchtigkeit *f*
逸气活瓣 Spülventil *n*
逸散[作用] Zerstreuung *f*, Dissipation *f*
逸散层(外大气层) Exosphäre *f*
逸脱 flüchten
逸质体 Ptyosom *n*
翌晨避孕丸 Pillen für nächsten Morgen *f pl*, morning-after pills <engl.>
意动 Willenskraft *f*
意动心理学 Handlungspsychologie *f*
意见调查 Fragebogen *f*
意联 Kalauern *n*
意念 Idee *f*
意念奔逸 Ideeflucht *f*
意念澎湃 Ideeflucht *f*, flüchtige Idee *f*
意念飞跃 Gedankenflucht *f*
意念行动 Ideodynamismus *m*
意念飘忽 Ideenflucht *f*
意念性失用 ideelle Apraxie *f*
意念性失用检查 ideeller Apraxie-Test *m*
意气合一 Vereinigung der Überlegung und Atmung *f*
意识 Bewußtsein *n*, Besinnung *f*
意识混浊的 verdüstertes Bewusstsein *n*
意识半清晰的 halbbewusst
意识边缘 Bewusstseinsgrenze *f*
意识不到的 unempfindlich
意识错乱 Verwirrtheit (des Bewußtseins) *f*
意识错乱状态 Verwirrtheitszustand *m*
意识错乱状态,急性器质性 akuter organischer Verwirrungszustand *m*
意识的 bewusst
意识的改变状态 veränderter Bewusstseinszustand *m*
意识定(焦)点 Fixationspunkt des Bewusstseins *m*
意识定点 Fixationspunkt des Bewusstseins *m*
意识对象 Bewusstseinsobjekt *n*
意识范围 Bewusstseinsdimension *f*
意识分离 Dissoziation *f*
意识分离型癔病 Dissoziationstyp der Hysterie *m*
意识分裂 Bewusstseinsspaltung *f*
意识改变状态 veränderter Bewusstseinszustand *m*
意识过程 Bewusstseinsprozess *m*
意识过强 Hyperbulie *f*, Willensstärke *f*
意识混浊 Bewußtseinstrübung *f*
意识混浊状态 bewölkter Bewusstseinszustand *m*
意识活动 Bewußtseinsaktivität *f*
意识解体 Bewusstseinszerfall *m*
意识流 Bewußtseinsstrom *m*
意识朦胧 Stupor *m*
意识模糊 Bewußtseinsverwirrung *f*, Bewußtseinsstörung *f*
意识模糊性精神错乱 Wahnsinn der Verwirrtheit *m*
意识模糊状态 Verwirrtheitszustand *m*
意识起源 Bewusstseinsquelle *f*
意识清醒时间 sichere Bewusstseinszeit *f*
意识丧失 Bewußtseinsverlust *m*
意识丧失时间 Bewusstlosigkeitsdauer *f*
意识丧失阈限 Schwelle der Bewusstlosigkeit *f*
意识时间 Bewusstseinszeit *f*
意识水平 Bewusstseinsebene *f*, Bewusstseinsniveau *n*
意识缩窄 Bewußtseineinengung *f*
意识态度 Bewusstseinseinstellung *f*
意识紊乱 Bewusstseinsstörung *f*
意识狭窄 Bewusstseinsstruktur *f*
意识心理学 Bewusstseinspsychologie *f*
意识形态 Ideologie *f*
意识域 Bewusstseinsbereich *m*, Bewusstseinsfeld *n*
意识元素 Bewusstseinselement *n*
意识增强 Hyperbulie *f*, Willensstärke *f*
意识障碍 Bewußtseinsstörung *f*
意识中心 Bewusstseinsfokus *m*
意识状态 Bewußtseinszustand *m*
意守法 Aufmerksamkeitsfixierung auf einem Punkt *f*
意图 Willenskraft *f*, Streben *n*
意图的 konativ, strebend
意图分析 Intentionsanalyse *f*
意图勒死 Einschnürungsversuch *m*
意外 Unfall *m*, Zufall *m*, Zwischenfall *m*
意外[灾害]性精神病 Unfallpsychose *f*
意外触电 zufällige Hinrichtung *f*
意外创伤 Unfallverletzung *f*, Unfalltrauma *n*
意外刺伤 zufälliger Stich *m*
意外的 zufällig
意外的脊髓阻滞 akzidentelle Rückenblockade *f*
意外冻伤 zufällige Hypothermie *f*
意外饿死 zufälliger Hungertod *m*
意外加压 zufällige Druckbeaufschlagung *f*
意外减压 zufällige Dekompression *f*
意外抗体 unerwarteter Antikörper *m*
意外勒死 zufälliges Erdrosseln *f*
意外流产 akzidenteller Abort *n*
意外瘤 Nebenniereninzidentalom *n*
意外溺死 zufälliges Ertrinken *n*
意外倾向 Unfallneigung *f*, Unfalldisposition *f*, Unfallanfälligkeit *f*
意外妊娠(怀孕) bewusstlose Schwangerschaft *f*
意外伤 Unfallverletzung *f*
意外伤害 Unfall *m*
意外伤害保险 Unfallversicherung *f*, Unfallschutz *m*
意外烧伤 zufällige Verbrennung *f*
意外烧死 brennender Unfalltod *m*
意外事故 Unfall *m*, Eventualität *f*
意外事故记录 Unfallrekord *m*
意外事件 Unfall *m*
意外死亡 Unfalltod *m*
意外损伤(害) Unfallverletzung *f*, Unfallschäden *m pl*
意外性痘 zufällige Kuhpocken *pl*
意外性退化 akzidentelle Involution *f*
意外缢死 zufällige Hinrichtung *f*
意外证人 Überraschungszeuge *m*
意外窒息 akzidentelle Erstickung *n*
意外中毒死亡 Tod durch Unfallvergiftung *m*
意外坠落 Unfallfall *m*
意外作用力 Unfallkraft *f*
意想错乱性谵妄 Ideosynchysis *f*
意想运动中枢 ideomotorisches Zentrum *n*
意向 Intention *f*, Intentio *f*, Absicht *f*
意向倒错 Parabulia *f*
意向动作 Absichtshandlung *f*
意向分析法 Intention-to-Treat *n*
意向论 Intentionalismus *m*
意向心理学 Aktpsychologie *f*
意向性 Intentionalität *f*, Absichtlichkeit *f*
意向性分析 Intention-to-Treat *n*
意向性肌阵挛 Intentionsmyoklonus *m*
意向性事故 vorsätzlicher Unfall *m*
意向性遗忘 vorsätzliches Vergessen *n*
意向性运动 Willensbewegung *f*
意向性震颤 Intentionstremor *m*
意向运动 Intentionsbewegung *f*

意向运动性失用 Gliedmaßenapraxie *f*, ideomotorische Apraxie *f*
意向治疗分析 Intention-to-Treat-Analyse *f*
意象 Image *n*, Vorstellung *f*, Gedankenbild *n*
意象活动(精神治疗) Symbolik *f*, Metaphorik *f*
意象记忆 Bildspeicher *m*
意象联想 Bildverbindung *f*
意象型 Vorstellungstyp *m*, Bildart *f*
意义 Bedeutung *f*, Sinn *m*
意义关系说 Kontexttheorie der Bedeutung *f*
意义记忆 Bedeutungsgedächtnis *n*
意义联系说 Bedeutungskontexttheorie *f*
意义识记 sinnvolles Memorieren *n*
意义未定单克隆性丙种球蛋白病,意义未明单克隆丙种球蛋白病 monoklonale Gammopathie der unbestimmten Signifikanz *f*
意义未明单克隆免疫球蛋白病 monoklonale Gammopathie der unbestimmten Signifikanz *f*
意义性 Sinnhaftigkeit *f*
意义学习 Bedeutungslernen *n*
意义语言 Semantiksprache *f*, Bedeutungssprache *f*
意义障碍 Bedeutungsstörung *f*
意淫 psychische Masturbation *f*
意欲 Wunschm
意愿 Intention *f*, Absicht *f*
意志 Wille *m*
意志薄弱 Willenschwäche *f*, Phrenasthenie *f*
意志薄弱的 schwachsinnig, phrenasthenisch, hypobu-lisch
意志薄弱人格 willensschwache Persönlichkeit *f*
意志倒错 Parabulie *f*
意志的 freiwillig, konativ
意志发展 Willensentwicklung *f*
意志分裂 Schizobulie *f*
意志过(增)强 Hyperbulie *f*, Hartstirnigkeit *f*
意志过程 Willensprozess *m*
意志行动 Willensbewegung *f*
意志行为障碍 Störung des Willensverhaltens *f*
意志活动异常 Abnormalität der Willensaktivität *f*
意志减弱 Hypobulie *f*
意志减退 Hypovolämie *f*
意志控制 Willenskontrolle *f*
意志力 Volition *f*, Willenskraft *f*
意志力丧失 Abulie *f*, Willenlosigkeit *f*
意志矛盾 Ambitendenz *f*
意志努力 freiwillige Anstrengung *f*
意志缺乏 Abulie *f*
意志缺乏性精神障碍 Abulomanie *f*
意志缺失 Willenlosigkeit *f*, Abulia *f*, Abulie *f*
意志缺失(乏) Abulie *f*, Willenlosigkeit *f*, Willensmangel *m*
意志缺失的 abulisch, willenlos
意志缺失症 Aboulomanie *f*
意志消沉(衰退) Hypobulie *f*
意志性精神障碍 willentliche Insania *f*
意志训练 Willenstraining *n*
意志异常 Patholesie *f*
意志因素 Willensfaktor *m*
意志增强 Hyperbulie *f*
意志障碍 Willenshemmung *f*, Dysbulia *f*
意志主义 Voluntarismus *m*
意志自由 Willensfreiheit *f*
意志作用 Willensaktion *f*
溢出 Überlauf *m*, Flux *m*
溢出物 Ausfließen *m*, Ausfluss *m*
溢出型蛋白尿 Überlaufsalbuminurie *f*
溢出性氨基酸尿 Überlaufaminoazidurie *f*
溢出性蛋白尿 Überlauf der Proteinurie *m*
溢出性粪失禁 Überfließene Stuhlinkontinenz *f*
溢泪 Epiphora *f*
溢流 Überlauf *m*
溢流管 Überlaufrohr *n*
溢流性[尿]失禁 paradoxe Inkontinenz *f*
溢流性腹泻 Überlaufdiarrhoe *f*
溢脓 Pyorrhoe *f*
溢脓性皮肤角化病 Keratodermie der Blennorrhagie *f*
溢乳-闭经综合征 Laktorrhoe-Amenorrhoe-Syndrom *n*
溢血 Suffusion *f*
溢液 Ausfluß *m*, Exsudation *f*
缢吊自杀 Selbstmord durch Erhängen *m*
缢沟 Erhängenmarke *f*
缢痕 Striktur *f*, Verengungsmarke *f*
缢颈后迟发性死亡 retardierter Tod nach dem Aufhängen *m*
缢颈后复苏 Reanimation nach Erhängen *f*
缢死 Erhängen *n*
缢死擦伤 Abrieb verursacht von Erhängen *m*
缢死的点状出血 petechiale Blutung von Erhängen *f*
缢死的发绀 Zyanose des Hängens *f*
缢死的悬吊点 Aufhängepunkt des Hängens *m*
缢死事故 hängender Unfall *m*
缢死窒息 hängende Asphyxie *f*
缢索(套) hängende Schlinge *f*
缢套 Hängeschlinge *f*
薏苡仁酯 Coixenolid *n*
薏苡属 Coix *n*
薏苡素 Coixol *n*
翳 Nephelium *n*, Nubekula *f*
臆想症 Hypochondrie *f*
臆象 Imago *f*
翼 Flügel *m*, Ala *f*, Pinna *f*
翼[静脉]丛 Plexus pterygoideus *m*
翼板 Flügelplatte *f*
翼部 Pars alaris *m*
翼丛 Plexus pterygoideus *m*
翼点 Pterion *n*
翼腭凹 Fossa pterygopalatina *f*
翼腭凹间隙 Raum der Flügelgaumengrube *m*, Raum der Fossa pterygopalatina *m*
翼腭管 Canalis pterygopalatinus *m*
翼腭管注射法 Injektion durch Pterygopalatina Kanal *f*
翼腭间隙 Flügelgaumengrube *f*
翼腭孔 Foramen sphenopalatinum (s. pterygopalatinum) *n*
翼腭神经节 Ganglion pterygopalatinum *n*
翼腭窝 Fossa pterygopalatina *f*, Flügelgaumengrube *f*
翼腭窝综合征 Syndrom der Fossapterygopalatina *n*
翼钩 Hamulus pterygoideus *m*
翼钩沟 Sulcus hamuli pterygoidei *m*
翼管 Canalis pterygoideus *m*, Flügelkanal *m*
翼管动脉 Arteria canalis pterygoidei *f*
翼管静脉 Vena canalis pterygoidei *f*
翼管神经 Nervus canalis pterygoidei *m*, Vidianus* Nerv *m*
翼管神经切除术 Vidianus-Neurektomie *f*
翼管神经痛 Vidianus* Neuralgie *f*
翼管神经综合征 Syndrom des Nervus canalis pterygoidei *n*
翼管支 Ramus canalis pterygoidei *m*
翼颌间隙蜂窝组织炎 Phlegmone des Spatium pterygomandibulare *f*
翼颌连接 pterygomaxilläre Konnektion *f*
翼肌凹 Fovea pterygoidea *f*
翼肌粗隆 Tuberositas pterygoidea *f*

翼肌窝 pterygomaxilläre Fovea *f*
翼肌支 Rami pterygoidei *m pl*
翼棘韧带 Ligamentum pterygospinale *n*
翼棘突 Processus pterygospinosus *m*
翼膜 Ala *f*
翼内肌 Musculus pterygoideus mediatis *m*
翼内肌神经 Nervus pterygoideus medialis *m*
翼内肌神经交通支 Ramus communicans cum nervo pterygoido mediali *m*
翼切迹 Incisura pterygoidea *f*
翼区 Pterion *n*
翼上骨 epipterischer Knochen *m*
翼上颌裂 Fissura pterygomaxillaris *f*
翼上颌裂点 pterygomaxillärer Fissurpunkt *m*
翼上颌切迹 Hamulus pterygoideus *m*
翼上颌延伸种植术 Maxillaris-Pterygoideus-Erweiterungsimplantat *n*
翼上颌支柱 pterygomaxilläre Säule *f*
翼手目 Chiroptera *pl*
翼突 Processus pterygoideus *m*
翼突钩 Flügelhaken *m*
翼突淋巴管扩张 Lymphangiektasie des Flügels *f*
翼突脑膜动脉 Arteria pterygomeningea *f*
翼突内侧板 innere Flügelplatte *f*
翼突外侧板 laterale Flügelplatte *f*
翼突下颌缝 Raphe pterygomandibularis *f*
翼突下颌间隙感染 Pterygomandibularraum-Infektion *f*
翼外肌 Musculus pterygoideus lateralis *m*
翼外肌功能亢进 Hyperfunktion des Musculus pterygoideus lateralis *f*
翼外肌神经 Nervus pterygoidous lateralis *m*
翼外肌阻滞 Blockade des Musculus pterygoideus lateralis *f*
翼窝 Fossa pterygoidea *f*
翼下颌间隙 pterygomandibulärer Raum *m*
翼下颌韧带 Ligament des Flügel-Unterkiefers *n*
翼下颌注射法 pterygomandibulärer Injektion *f*
翼缘区 Flanschbereich *m*
翼状薄壁组织 flügelförmiges Parenchym *n*
翼状襞 Plicae alares *f pl*
翼状层 Lamina pterygoideus *f*
翼状的 flügelförmig, alar(-is, -is, -e), pterygoide(-us, -a, -um), pinnat(-is, -a, -um)
翼状风速计 geflügeltes Anemometer *n*
翼状钩 flügelförmiger Haken *m*
翼状骨 Os pterygoideum *n*
翼状核 Nucleus pterygoideus *m*
翼状间隙 Flügelraum *m*
翼状肩胛 Scapula alata *f*
翼状肩胛骨 herausstreckende Schulterblätter *pl*
翼状颈皮 Pterygium colli *n*, Faltenhals *m*
翼状胬肉 Pterygium *n*, Flügelfell *n*, Augenfell *n*
翼状胬肉刀 Pterygiummesser *n*
翼状胬肉溃疡 Pterygiumgeschwür *n*
翼状胬肉切除法 Pterygiumexzision *f*
翼状胬肉切除加结膜移植法 Pterygiumexzision mit Bindehauttransplantation *f*
翼状胬肉转位术 Umsetzung des Pterygiums *f*
翼状胬肉综合征 Pterygiumssyndrom *n*
翼状韧带 Ligamenta alaria *n pl*, Alarligamenta *n pl*
翼状体 Ala *f*
翼状腋蹼肘蹼畸形(翼蹼状综合征) Pterygium-Syndrom *n*
翼状皱襞 Plica alaris *f*
翼状赘片切除术 Pterygiumexzision *f*
翼状赘片转位术 Pterygiumtransposition *f*
翼状赘蹼综合征 Pterygiumsyndrom *n*
镱 Ytterbium *n*(Yb, OZ 70)
^{169}镱 Ytterbium-169
^{169}镱-二乙三胺五醋酸 169Yb-diäthylen-triaminpentaessigsäure *f*
^{169}镱-柠檬酸盐 169Yb-zitrat *n*
癔病 Hysterie *f*, Hysteria *f*
癔病(症)(歇斯底里) Hysterie *f*
癔病(症)球 Globus hystericus *m*
癔病的 hysterisch
癔病关节 hysterische Gelenkveränderung *f*
癔病狂笑 Cachinnation *f*
癔病先兆 hysterische Aura *f*, Aura hysterica *f*
癔病型人格障碍 hysterische Persönlichkeitsstörung *f*
癔病性抽搐 hysterische Zuckung *f*
癔病性癫痫 Hysteroepilepsie *f*
癔病性呃逆 Singultus hystericus *m*
癔病性昏厥 hysterische Synkope *f*
癔病性缄默症 hysterischer Mutismus *m*
癔病性睑痉挛 hysterischer Blepharospasmus *m*
癔病性精神病 hysterische Psychose *f*
癔病性聋 hysterische Taubheit *f*
癔病性麻痹 hysterische Lähmung *f*, Paralysis hysterica *f*
癔病性漫游 hysterische Poriomanie *f*, hysterisches Weglaufen *n*
癔病性盲 hysterische Amaurose *f*
癔病性呕吐 hysterisches Erbrechen *n*
癔病性偏瘫 hysterische Hemiplegie *f*
癔病性人格 hysterische Persönlichkeit *f*
癔病性人格障碍 hysterische Persönlichkeitsstörung *f*
癔病性失明 hysterische Blindheit *f*
癔病性失音 hysterische Aphonie *f*, Aphonia hysterica *f*
癔病性视力障碍 hysterische Sehstörung *f*, Hysteropie *f*
癔病性双重人格 hysterische Doppelpersonlichkeit *f*
癔病性瘫痪 hysterische Lähmung (od. Paralyse) *f*
癔病性特征 Stigmata hysterica *n pl*
癔病性吐涎 hysterische Sialemesis *f*
癔病性斜颈 hysterischer Torticollis *m*
癔病性哑症 hysterische Stummheit *f*
癔病性眼球震颤 hysterischer Nystagmus *m*
癔病性厌食[症] hysterische Apepsie *f*
癔病性躁狂 Hysteromanie *f*
癔病样的 hysteroid
癔球症 Globussyndrom *n*
癔症大发作 große Hysterie *f*
癔症发作 hysterischer Anfall *m*
癔症狂笑 Lachanfall *m*
癔症量表 Hysterie *f*
癔症尿 Urina spastica *f*
癔症倾向 Hystericismus *n*
癔症人格素质 hysteroide Konstitution *f*
癔症素质 Hystericismus *m*
癔症习惯 hysterische Gewohnheit *f*
癔症小发作 kleine Hysterie *f*
癔症型人格障碍 hysterische Persönlichkeitsstörung *f*
癔症性嗳气 Ructus hystericus *m*
癔症性病态人格 Hysteropsychopathie *f*
癔症性不反应状态 hysterischer unreagierter Zustand *m*
癔症性不言症 hysterischer Mutismus *m*
癔症性步行不能 hysterische Abasie *f*
癔症性步态 hysterische Gangart *f*
癔症性抽搐发作 hysterischer Krampf *m*
癔症性喘咳 hysterischer Krupp *m*
癔症性癫痫样抽搐发作 große Hysterie *f*

癔症性发作 hysterischer Anfall *m*
癔症性分离状态 hysterischer dissoziativer Zustand *m*
癔症性腹[绞]痛 hysterische Kolik *f*
癔症性感觉过敏 hysterische Hyperästhesie *f*
癔症性感觉脱失 hysterische Anästhesie *f*
癔症性咯血 hysterische Hämoptysis *f*
癔症性格 hysterischer Charakter *m*, hysterische Persönlichkeit *f*
癔症性格鲁布 hysterischer Krupp *m*
癔症性共济失调 hysterische Ataxie *f*, Broca* Ataxie *f*
癔症性关节[病] hysterisches Gelenk *n*
癔症性关节炎(假性关节炎) Pseudarthritis *f*
癔症性喉痉挛 Anchone *f*
癔症性昏迷(假麻醉) Pseudonarkotismus *n*
癔症性昏睡 hysterische Lethargie *f*
癔症性脊柱 hysterische Wirbelsäule *f*
癔症性脊柱侧凸 hysterische Skoliose *f*
癔症性假截瘫 hysterische Pseudoparaplegie *f*
癔症性假麻痹 hysterische Pseudoparalysis *f*
癔症性假性痴呆 hysterische Pseudodemenz *f*
癔症性焦虑 hysterische Sorge *f*
癔症性结石 hysterische Lithiase *f*
癔症性精神病态 hysterische Psychopathie *f*
癔症性狂 hysterischer Lachanfall *m*
癔症性麻木 hysterische Anästhesie *f*
癔症性盲 hysterische Blindheit *f*
癔症性朦胧状态 hysterischer Dämmerzustand *m*
癔症性迷睡 hysterische Trance *f*
癔症性迷惘状态 hysterische Trance *f*
癔症性面罩 hysterisches Overlay *n*
癔症性模仿 hysterische Nachahmung *f*
癔症性偏侧麻木 hysterische Hemianästhesie *f*
癔症性全盲 hysterische Amaurose *f*
癔症性热 hysterisches Fieber *n*
癔症性乳房肿痛 hysterische Brust *f*
癔症性弱视 hysterische Amblyopie *f*
癔症性色盲 hysterische Farbenblindheit *f*
癔症性色情狂 hysterische Erotik *f*
癔症性神经衰弱 Hysteroneurasthenie *f*
癔症性神经痛 hysterische Neuralgie *f*
癔症性神经症 hysterische Neurose *f*
癔症性神游 hysterische Fuge *f*
癔症性视觉障碍 hysterische Sehstörung *f*
癔症性嗜睡 hysterische Lethargie *f*
癔症性舞蹈病 hysterische Chorea *f*
癔症性斜颈 hysterischer Schiefhals *m*
癔症性兴奋骚动 Hysteromanie *f*
癔症性眩晕 hysterischer Schwindel *m*
癔症性牙关紧闭 hysterischer Trismus *m*
癔症性哑 hysterische Stummheit *f*
癔症性眼疲劳 hysterische Asthenopie *f*
癔症性遗忘[症] hysterische Amnesie *f*
癔症性疑病症 Neuriasis *f*
癔症性抑郁状态 hysterische Melancholie *f*
癔症性引发区 hysterogenes Gebiet *n*
癔症性幼稚状态 hysterischer Puerilismus *m*
癔症性躁狂状态 hysterische Manie *f*
癔症性肢体瘫痪 hysterische Extremitätslähmung *f*
癔症样抽搐 hysteroide Konvulsion *f*
癔症样的 hysteriförmig, hysteroid
癔症样素质 hysteroide Konstitution *f*
癔症样状态 hysteriförmiger Zustand *m*, hysteriförmige Bedingung *f*
癔症诈病综合征 simulierendes hysterisches Syndrom *n*
癔症转换 hysterische Umwandlung *f*
癔症转换型 hysterische Typumwandlung *f*

YIN 因阴茵音姻铟银淫龈引吲饮蚓隐瘾印茚鲫

yīn 因阴茵音姻铟

因变量 abhängige Variabel *f*
因病得益 Krankheitsgewinn *m*
因病伤缺勤率 Abwesenheitsfall für Krankheit oder Verletzung *m*
因病伤休工率 Anteil der Abwesenheitsfällen für Krankheit oder Verletzungen an Angestellte und Arbeiter *m*
因病休工统计 Statistik der Krankheitsabwesenheit *f*
因材施教 individuell vorgeschriebene Belehrung *f*
因次 Dimension *f*
因工致残程度评价 Auswertung der Berufsbehinderung *f*
因果表 Kausalliste *f*
因果抽象 kausale Abstraktion *f*
因果抽象层次 kausale Abstraktionhierarchie *f*
因果颠倒偏倚 Bias der Kausalitätsumkehr *n*
因果分析 Kausaluntersuchung *f*
因果关联 Kausalzusammenhang *m*
因果关系 Kausalität *f*, kausale Beziehung *f*
因果关系知觉实验 Lancementsexperiment *n*
因果集成层次 kausale Aggregationshierarchie *f*
因果联系 Kausalverbindung *f*
因果联想 Kausalitätsverbindung *f*
因果律 Kausalitätsgesetz *n*
因果认知家庭治疗 kausale kognitive Familientherapie *f*
因果图式 Kausalschema *n*
因果推断 Kausalinferenz *f*
因果推理方法 kausale Ableitungsmethode *f*
因果网络 Kausalnetz *n*
因果性 Kausalität *f*
因果知识 Kausalwissen *n*
因果转化 Austausch zwischen Ursache und Wirkung *m*, Kausalitätaustausch *m*
因诺凡(佛) Innovar *n*
因式分解 Faktorisierung *f*
因数法 Faktorisierungsverfahren *n*
因素 Faktor *m*
A 因素 A-Faktor *m*
C 因素 C-Faktor *m*
W 因素 W-Faktor *m*
因素饱和 Faktorsättigung *f*
因素分析 Faktorenanalyse *f*
因素负荷 Faktorladung *f*
因素化 Faktorisierung *f*
因素型实验 Fakultätstyp-Experiment *n*
因特网素养 Internetkompetenz *f*
因子 Faktor *m*
　Ac 因子 Ac-Element *n*(前加速因子凝血因子Ⅴ)
　B 因子 B-Faktor *m*(补体激活替代途径一成分)
　Bsl 因子 Bsl-Element *n*
　C 因子 C-Faktor *m*
　Col 因子 colicinogener Faktor *m*, Col-Faktor *m*(大肠菌素生成因子)
　Copia 因子 Copia-Element *n*
　D 因子 Faktor D *m*(补体激活替代途径一成分)
　Ds 因子 Ds-Element *n*
　dSpm 因子 dSpm-Element *n*
　F 因子 F-Faktor *m*, Fertilitätsfaktor *m*
　FB 因子 FB-Element *n*
　G 因子 G-Faktor *m*
　H 因子 Faktor H *m*(一种与 3 结合的糖蛋白)

Hageman 因子 Hageman-Faktor *m*（哈格曼因子接触因子）
Hr 因子 Hr-Faktor *m*
I 因子（3 灭活因子）Faktor I *m*
N 因子 N-Faktor *m*（一种血细胞凝集原）
P 因子 P-Element *n*, P-Faktor *m*, Properdin *n*（备解毒）
P-P 因子 P-P-Faktor *m*（P-P= pellagra preventive <engl.>）, Pellagra-Praventiv-Faktor *m*, Nikotinsäure *f*
R 因子 R-Faktor *m*, Faktor-R *m*, Folsäure *f*
Rh 因子 Rh-Faktor *m*（猕因子）
Spm 因子 Spm-Element *n*
T 因子 Faktor-T *m*, T-Faktor *m*, Transfer-Faktor *m*
Tam 因子 Tam-Element *n*
Tgml 因子 Tgml-Element *n*
X 因子 X-Faktor *m*
β 因子 β-Faktor *m*, Progesteron *n*
ρ 因子 ρ-Faktor *m*, Rho-Faktor *m*（转录终止因子）
σ 因子 σ-Faktor *m*, Sigma-Faktor *m*（转录起始因子）
ψ 因子 ψ-Faktor *m*, Psi-Faktor *m*
S 因子（生物素）Faktor S *m*
因子Ⅶ缺乏［症］Mangel an Faktor-Ⅶ *m*
因子Ⅺ缺乏［症］Mangel an Faktor-Ⅺ *m*
因子Ⅻ缺乏［症］Mangel an Faktor-Ⅻ *m*
因子 alpha Faktor-alpha *m*
因子Ⅸ Faktor Ⅸ *m*
因子Ⅷ Faktor Ⅷ *m*
因子ⅧC Faktor Ⅷ-C *m*
因子Xa Faktor Xa *m*
因子缺乏［症］Faktordefizit *n*
因子得分 Faktorpunkt *m*
因子分解算法 Faktorisierungsalgorithmus *n*
因子分析 Faktorenanalyse *f*
因子负荷量 Faktorladung *f*
因子模型 Faktormuster *n*
V因子缺乏［症］V-Faktormangel *m*, Mangel an Faktor-V *m*
X 因子缺乏［症］Mangel an Faktor-X *m*
Rhnull 因子缺乏综合征 Rhnull-Syndrom *n*
D 因子缺陷 Faktor-D-Mangel *m*
H 因子缺陷 Faktor-H-Mangel *m*
I 因子缺陷 Faktor-I-Mangel *m*
P 因子缺陷 P-Faktor-Mangel *m*
因子抑制物 Faktorhemmer *m*
因子载荷 Faktorladung *f*
P 因子载体 P-Faktor-Vektor *m*
Rh 因子致敏 Rh-Sensibilisierung *f*
阴［电］极 negative Elektrode *f*
阴部 Pudendum *n*, Geschlechtsteil *m*
阴部暴露癖 Exhibitionismus *m*
阴部丛 Plexus pudendus *m*
阴部的 pudendal, pudend（-us, -a, -um）, pudendal（-is, -is, -e）
阴部管 Canalis pudendalis *m*, Alcock* Kanal *m*
阴部毛孢子菌病 Piedra colomboica *f*, Trichosporosis indica *f*
阴部摩擦 pudendale Reibung *f*
阴部内动脉 Arteria pudenda interna *f*
阴部内静脉 Vena pudenda interna *f*
阴部瘙痒症 Pruritus genitalis *m*
阴部神经 Nervus pudendus *m*, Pudendus *m*
阴部神经切断术 Unterbruch des Pudendusnervs *m*
阴部神经阻滞麻醉 Pudendusanästhesie, Pudendusblock *m*
阴部外动脉 Arteria pudenda externa *f*
阴部外静脉 Vena pudenda externa *f*
阴部诱发电位 pudendales evoziertes Potential *n*
阴部支原体属 Genital-Mykoplasmen *n pl*
阴唇后动脉 Arteriae labiales posteriores pudendi mulie-bris *f pl*
阴唇后静脉 Venae labiales posteriores *f pl*
阴唇后连合 Commissura labiorum posterior *f*
阴唇后疝 posteriore Labialhernie *f*
阴唇后神经 Nervi labiales posteriores *m pl*
阴唇后支 Rami labiales posteriores *m pl*
阴唇隆起 Lippenschwellung *f*
阴唇美容术 ästhetische Schamlippenchirurgie *f*
阴唇皮瓣 Hautfetzen der Labia *m*
阴唇牵开器 Schamlippenhaken *m*
阴唇前动脉 Arteriae labiales arteriores pudendi muliebris *f pl*
阴唇前静脉 Venae labiales anteriores *f pl*
阴唇前连合 Commissura labiorum anterior *f*
阴唇前神经 Nervi labiales anteriores *m pl*
阴唇前支 Rami labiales anteriores（nervi perinealis）*m pl*
阴唇融合 labiale Fusion *f*
阴唇疝 Labialhernie *f*
阴唇系带 Frenulum labiorum pudendi *n*
阴唇阴道突出 posteriore Labialhernie *f*
阴唇阴囊隆起 abioskrotale Schwellung *f*
阴唇阴囊突 Genitalwülste *m pl*
阴带动脉 Arteria clitoridis *f*
阴道 Scheide *f*, Vagina *f*, Kolpos *m*
阴道［毛］滴虫（阴道滴虫）Trichomonas vaginalis *m*
阴道［式］卵巢切除术 vaginale Ovar（i）ektomie *f*, Kolpoovariektomie *f*
阴道［式］输卵管切除术 vaginale Salpingektomie *f*, Kolposalpingektomie *f*
阴道［式］子宫缝［合］术 Kolpohysterorrhaphie *f*
阴道［式］子宫肌瘤切除术 Kolpomyomektomie *f*
阴道［式］子宫切除术 Hysterectomia vaginalis *f*, Kolpohysterektomie *f*
阴道［式］子宫切开术 Hysterotomia vaginalis *f*, Kolpohysterotomie *f*
阴道癌 Scheidenkarzinom *n*, Vaginalkarzinom *n*
阴道瘢痕 Vaginalnarbe *f*
阴道板 Vaginalplatte *f*
阴道半程系统分级法 Hälfte-System *n*
阴道包涵囊肿 Einschlußzyste der Vagina *f*, Inklusionszyste der Vagina *f*
阴道闭合（塞）术 Kolpokleisis *f*, Kolpoklasie *f*, Scheidenverschluß *m*
阴道闭锁 Scheidenatresie *f*, Atresia vaginalis *f*
阴道壁 Vaginalwand *f*, Scheidenwand *f*
阴道壁囊肿 Vaginalwandzyste *f*
阴道壁修补术 Reparatur der Vaginalwand *f*
阴道壁悬吊术 Schlinge der Vaginalwand *f*
阴道病 Kolpopathie *f*, Vaginopathie *f*
阴道部 Portio vaginalis *f*, Vaginalportio *f*
阴道残端肉芽组织 Granulationsgewebe des Scheidenstumpfs *n*
阴道测量器 Vaginometer *n*, Kolpometer *n*
阴道插物保持器 Kolpostat *m*
阴道超声骨盆测量 Pelvimetrie der Scheidenultraschalluntersuchung *f*
阴道成形术 Scheidenplastik *f*, Vaginalplastik *f*, Kolpoplastik *f*
阴道冲击触诊［法］Vaginalballottement *n*
阴道冲洗 Scheidenspülung *f*, Scheidendusche *f*
阴道出血 Vaginalblutung *f*, Kolporrhagie *f*
阴道刀 Vaginotom *n*
阴道的 vaginal, vaginal（-is, -is, -e）
阴道滴虫 Trichomonas vaginalis *f*
阴道动脉 Arteria vaginalis *f*, Scheidenarterie *f*
阴道恶性葡萄胎 destruierende（od. maligne）Blasenmole der Vagina *f*
阴道发育异常 Scheidendysplasie *f*
阴道分段闭锁 segmentierte Scheidenatresie *f*

阴道分泌物斑 Fleck des Vaginalsekrets *m*
阴道分泌液斑型 ABO-Blutgruppe im vaginalen Sekretfleck *f*
阴道分泌液斑中的 1 型 PGM 1 Typ im vaginalen Sekretfleck *m*
阴道分娩 Scheidengeburt *f*, Vaginalgeburt *f*
阴道缝[合]术 Kolporrhaphie *f*
阴道缝合用针 Kolporrhaphienadel *f*, Nähnadel für Kolporrhaphie *f*
阴道杆菌 Bakterium vaginae *n*, Bacillus vaginae *m*, Bacillus Döderlein* *m*
阴道干燥 Xerose der weiblichen Scheide *f*, Kolpoxerose *f*
阴道肛门[畸形] Vaginalanus *m*, Anus vaginalis *m*
阴道隔 Scheidenseptum *n*
阴道隔膜 Diaphragmapessar *n*
阴道隔膜切开术 Durchtrennung des Scheidenseptums *f*
阴道固定术 Vaginopexie *f*, Kolpopexie *f*
阴道横隔 queres Scheidenseptum *n*, transversales Scheidenseptum *n*
阴道横隔切除术 Exzision des transversalen Scheidenseptums *f*
阴道横隔切开术 Durchtrehnung des transversalen Scheidenseptums *f*
阴道横隔 Scheidendiaphragma *n*
阴道横纹肌肉瘤 vaginales Rhabdomyosarkom *n*
阴道后壁 hintere Vaginalwand *f*, Paries posterior vaginae *m*
阴道后壁膨出 posteriorer Scheidenprolaps *m*
阴道后壁修补术 hintere Kolporrhaphie *f*
阴道后穹窿 hinteres Scheidengewölbe *n*, Fornix vaginae posterior *m*
阴道后疝 Hernia vaginalis posterior *f*, Enterocele vaginalis posterior *f*
阴道后褶柱 Columna rugarum posterior vaginae *f*
阴道坏疽 Gangrän der Vagina *f*
阴道环 Ringpessar *n*, Scheidenring *m*
阴道会阴成形术 Scheidendammplastik *f*, Kolpoperineoplastik *f*
阴道会阴缝[合]术 Scheidendammnaht *f*, Kolpoperineorrhaphie *f*
阴道会阴破裂 Scheidendammriß *m*
阴道会阴切开术 Scheidendammschnitt *m*, Episiotomie *f*
阴道肌瘤切除术 Vaginalmyomektomie *f*
阴道积血 Hämatokolpos *m*, Hämatoma vaginae *n*
阴道及子宫损伤 Verletzung der Gebärmutter und Scheide *f*
阴道加特纳菌 Gardnerella vaginalis *f*
阴道夹持钳 Scheidenklemme *f*
阴道假丝酵母菌病(阴道念珠菌病) Vaginalkandidose *f*
阴道尖锐湿疣 Condyloma acuminatum der Vagina *n*
阴道间叶瘤 Mesenchymom der Vagina *n*
阴道检查 Vaginaluntersuchung *f*
阴道剪 Vaginalschere *f*
阴道结肠瘘 Scheidendickdarmfistel *f*, Fistula vaginocolica *f*
阴道结核 Tuberkulose der Vagina *f*, Scheidentuberkulose *f*
阴道紧缩术 vaginale Verschärfungschirurgie *f*
阴道经血滞留 Hämatokolpos *m*
阴道痉挛 Vaginismus *m*, Kolpismus *m*, Vaginospasmus *m*
阴道静脉丛 Plexus venosus vaginalis *m*
阴道镜 Kolposkop *n*, Scheidenspekulum *n*, Speculum vaginale *n*
阴道镜检查 Kolposkopie *f*
阴道孔 Scheidenöffnung *f*
阴道口 Scheidenmündung *f*, Scheideneingang *m*, Orificium vaginae *n*, Ostium vaginae *n*
阴道口及处女膜 Scheideneingang und Hymen
阴道口扩大术 Perineoplastik des Scheidenausgangs *f*
阴道窥器 Scheidenspekulum *n*, Scheidenspiegel *m*
阴道扩张 Erweiterung der Vagina *f*, Kolpektasie *f*
阴道扩张 Kolpektasia *f*, Kolpektasis *f*
阴道扩张囊 Kolpeurynter *m*, Colpeurynter *m*
阴道扩张囊导引钳 Einführungszange des Kolpeurynters *f*, Führungszange für Kolpeurynter *f*
阴道扩张术 Kolpeuryse *f*, Kolporyse *f*
阴道括约肌 Musculus sphincter cunni *m*, Vaginalsphinkter *m*
阴道括约肌缝[合]术 Kolpodesmorrhaphie *f*
阴道拉钩 Scheidenhaken *m*
阴道裂伤 Rißwunde der Vagina *f*, Scheidenriß *m*, Kolporrhexis *f*
阴道裂伤修补术 Reparatur des Scheidenriss *f*
阴道鳞状上皮细胞癌 Plattenepithelkarzinom der Vagina *n*
阴道流血 Vaginalblutung *f*, Kolporrhagie *f*
阴道卵巢冠纵管囊肿 Gartner* Zyste der Vagina *f*
阴道毛滴虫 Trichomonas vaginalis *f*
阴道毛滴虫病 Trichomoniasis vaginalis *f*
阴道毛滴虫性子宫颈炎 Zervizitis des Trichomonas *f*
阴道霉菌病 Mycosis vaginalis *f*
阴道模具 Vaginalstent *m*
阴道囊肿 Vaginalzyste *f*, Cystis vaginalis *f*
阴道囊肿切除术 Exstirpation der Vaginalzyste *f*
阴道内超声 intravaginaler Ultraschall *m*
阴道内膀胱膨出 Cystocele vaginalis *f*
阴道内胚窦瘤 vaginaler endodermaler Sinustumor *m*
阴道内培养 intravaginale Kultur *f*
阴道内探头 Intravaginalsonde *f*
阴道内直肠突出 Rektocele vaginalis *f*
阴道念珠菌病 Vaginalkandidose *f*
阴道尿道隆嵴 Carina urethralis vaginae *f*
阴道旁淋巴结 Nodi lymphatici paravaginales *m pl*
阴道旁切口 Paravaginalschnitt *m*
阴道旁子宫切除术 paravaginale Hysterektomie *f*, Schuchardt* Operation *f*
阴道膀胱成形术 Kolpozystoplastik *f*, vaginale Zystoplastik *f*
阴道膀胱瘘 Scheidenblasenfistel *f*, Vaginovesikalfistel *f*
阴道膀胱炎 Kolpozystitis *f*
阴道胚胎性横纹肌肉瘤 vaginales traubenförmiges Rhabdomyosarkom *n*
阴道片 Vaginaltablette *f*
阴道平滑肌瘤 Leiomyom der Vagina *n*
阴道破坏性绒毛膜腺瘤 Chorioadenoma destruens der Vagina *n*, destruierende Blasenmole der Vagina *f*
阴道破裂 Ruptur der Vagina *f*, Scheidenruptur *f*, Koleorrhexis *f*
阴道剖宫取胎术 Sectio caesarea vaginalis *f*, vaginale Schnittentbindung *f*
阴道葡萄样肉瘤 Sarcoma botryoides der Vagina *n*
阴道气响 Flatus vaginalis *m*, Garrulitas vulvae *f*
阴道牵开器 Scheidenretraktor *m*, Scheidenhalter *m*
阴道前壁 Paries anterior vaginae *m*, Scheidenvorderwand *f*
阴道前壁 Scheidenvorderwand *f*
阴道前壁膨出 Cystocele vaginalis *f*
阴道前壁修补术 vordere Kolporrhaphie *f*
阴道前穹窿 vorderes Scheidengewölbe *n*, Fornix vaginae anterior *m*
阴道前庭 Vestibulum vaginae *n*, Scheidenvorhof *m*
阴道前庭窝 Fossa vestibuli vaginae *f*
阴道前褶柱 Columna rugarum anterior vaginae *n*
阴道钳 Vaginalklemme *f*
阴道腔 Scheidenkanal *m*
阴道切除术 Scheidenexstirpation *f*, Kolpektomie *f*
阴道切开术 Kolpotomie *f*, Vaginotomie *f*, Scheidenschnitt *m*
阴道侵袭性葡萄胎 destruierende Blasenmole der Vagina *f*
阴道清洁度 vaginaler Reinigungsgrad *m*

阴道穹窿 Scheidengewölbe *n*, Vaginalgewolbe *n*, Fornix vaginae *m*
阴道穹窿膨出 Vorfall des Scheidengewölbes *m*
阴道缺失 Scheidenaplasie *f*, Aplasia vaginae *f*, Fehlen der Vagina *n*
阴道缺损 Scheidendefekt *m*
阴道绒毛膜上皮癌 Chorioepitheliom (od. Chorionkarzinom) der Vagina *n*
阴道绒毛腺管状腺瘤 vaginales villoglanduläres Adenom *n*
阴道肉瘤 Sarkom der Vagina *n*, Scheidensarkom *n*
阴道乳头状瘤 Vaginalpapillom *n*
阴道塞 Vaginaltampon *m*
阴道三角 Trigonum vaginae *n*
阴道瘙痒 Scheidenjucken *n*
阴道杀精剂 Vaginalspermizid *n*
阴道疝 Scheidenhernie *f*, Kolpozele *f*
阴道上部 Portio supravaginalis (cervicis) *f*
阴道上皮角[质]化 Verhornung des Scheidenepithels *f*
阴道上皮内瘤变 vaginale intraepitheliale Neoplasie *f*
阴道上子宫切除术 subtotale (od. supravaginale) Hysterektomie *f*, Hysterectomia supravaginalis *f*
阴道神经 Nervi vaginales *m pl*
阴道施镭器 Kolpostat *m*
阴道式腹腔穿刺术 Kolpozöliozentese *f*
阴道式剖腹术 Kolpolaparotomie *f*, Zöliokolpotomie *f*
阴道嗜血杆菌 Haemophilus vaginalis *m*
阴道栓[剂] Vaginalsuppositorium *n*
阴道水肿 Ödem der Vagina *n*
阴道撕裂 Scheidenriss *m*
阴道松弛 Scheidenerschlaffung *f*
阴道松弛成形术 vaginale Relaxationsplastik *f*
阴道损伤 Verletzung der Vagina *f*, Vaginalverletzung *f*
阴道损伤修补术 Wundversorgung der Vaginalverletzung *f*
阴道缩肌 Musculus constrictor vaginae *m*
阴道套 Scheidensack *m*
阴道痛 Scheidenschmerz *m*, Kolpalgie *f*, Kolpodynie *f*
阴道投药法 vaginale Medikation *f*
阴道透明细胞腺癌 Klarzelladenokarzinom der Scheide *n*
阴道涂片 Scheidenabstrich *m*
阴道涂片检查 Untersuchung des Vaginalabstrichs *f*
阴道脱垂 Kolpozele *f*, Scheidenprolaps *m*, Prolapsus vaginalis *m*
阴道脱落上皮细胞检查 exfoliative Zytodiagnostik der Vagina *f*
阴道洗涤器 vaginaler Wäscher *m*
阴道细胞涂片谱 Kolpozytogramm *n*
阴道细胞学 Kolpozytologie *f*, Vaginalzytologie *f*
阴道细胞学检查 zytologische Untersuchung der Vagina *f*
阴道狭窄 Vaginalstenose *f*, Scheidenverengung *f*
阴道狭窄环 Strikturring der Vagina *m*
阴道狭窄环切除术 Exzision des Vaginalstrikturrings *f*
阴道狭窄切开术 Kolpostenotomie *f*
阴道纤维瘤 Fibrom der Vagina *n*, Vaginalfibrom *n*
阴道纤维上皮性息肉 fibroepithelialer Polyp der Scheide *m*
阴道显微镜 Kolpomikroskop *n*
阴道显微镜检法 Kolpomikroskopie *f*
阴道腺 Scheidendrüse *f*
阴道腺癌 Adenokarzinom der Vagina *n*
阴道腺病 Vaginaladenose *f*
阴道小肠膨出 vaginale Enterozele *f*
阴道斜隔 vaginale Schrägwand *f*
阴道性高潮 Vaginalorgasmus *m*
阴道性痛经 vaginale Dysmenorrhoe *f*
阴道修补术 Kolporrhaphie *f*
阴道血管 Blutgefässe der Vagina *n pl*
阴道血囊肿 Haematocele vaginae *f*
阴道血肿 Scheidenhämatom *n*, Haematoma vaginae *n*
阴道炎 Vaginitis *f*, Kolpitis *f*
阴道样本 Vaginalprobe *f*
阴道药栓 Scheidenzäpfchen *n*, Vaginalsuppositorium *n*
阴道液斑 Scheidenfluorfleck *m*
阴道溢精 Profluvium seminis *n* (性交后)
阴道引流法 Drainage der Vagina *f*
阴道原位癌 Carcinoma in situ der Vagina *n*
阴道再造术 Scheidenrekonstruktion *f*
阴道造影 Vaginographie *f*
阴道粘膜增生 Scheidenschleimhaut-Hyperplasie *f*, Colpohyperplasia *f*
阴道褶 Rugae vaginales *f pl*
阴道褶柱 Columnae rugarum vaginae *f pl*
阴道真菌病 Vaginomykose *f*
阴道直肠隔淋巴丛 Plexus lymphaticus des Rektovaginalseptums *m*
阴道直肠隔子宫内膜异位[症] Endometriose des Rektovaginalseptums *f*
阴道直肠瘘 Vaginorektalfistel *f*, Fistula rectovaginalis *f*
阴道指诊 Digitaluntersuchung der Vagina *f*, bimanuelle Untersuchung der Vagina *f*
阴道肿瘤 Vaginaltumor *m*
阴道重锤训练 vaginale Hammerübung *f*
阴道注射 Vaginalimpfung *f*
阴道子宫固定术 Kolpohysteropexie *f*, Hysteropexia vaginalis *f*
阴道子宫积血 Haematokolpometra *f*
阴道子宫内膜异位 Endometriose der Vagina *f*
阴道子宫内膜异位症 Scheidenendometriose *f*
阴道子宫切除术 vaginale Hysterektomie *f*, Kolpohyste-rektomie *f*
阴道纵隔 longitudinales Scheidenseptum *n*
阴道纵隔切除术 Exzision des Scheidenseptums *f*
阴道阻塞 Vaginalverstopfung *f*, Kolpemphraxis *f*
阴地植物 Schattenpflanze *f*
阴蒂 Klitoris *f*, Kitzler *m*
阴蒂包皮 Preputium clitoridis *n*
阴蒂背动脉 Arteria dorsalis clitoridis *f*
阴蒂背静脉 Vena dorsalis clitoridis *f*
阴蒂背浅静脉 Venae dorsales clitoridis superficiales *f pl*
阴蒂背深静脉 Vena dorsalis clitoridis profunda *f*
阴蒂背神经 Nervus dorsalis clitoridis *m*
阴蒂成形术 Klitorisplastik *f*
阴蒂出血 Klitorisblutung *f*
阴蒂肥大 Klitorishypertrophie *f*, Klitorismus *m*
阴蒂肥大 Klitorismus *m*
阴蒂肥大整复术 Wiederherstellungschirurgie der Klitorishypertrophie *f*
阴蒂高潮 Klitorisorgasmus *m*
阴蒂垢 Smegma clitoridis *n*
阴蒂海绵体 Corpus cavernosum clitoridis *n*, Kitzlersch-wellkörper *m*
阴蒂脚 Crus clitoridis *n*
阴蒂筋膜 Fascia clitoridis *f*
阴蒂尿道上裂 klitorische Epispadie *f*
阴蒂膨胀 Klitorisschwellung *f*
阴蒂切除术 Klitoridektomie *f*
阴蒂切开术 Frauenbeschneidung *f*
阴蒂深动脉 Arteria profunda clitoridis *f*
阴蒂深静脉 Tiefvene der Klitoris *f*
阴蒂体 Corpus clitoridis *n*, Kitzlerschaft *f*
阴蒂痛 Klitoralgie *f*
阴蒂头 Glans clitoridis *f*, Kitzlereichel *f*
阴蒂系带 Frenulum clitoridis *n*, Kitzlerbändchen *n*

阴蒂悬韧带 Ligamentum suspensorium clitoridis *n*
阴蒂血肿 Klitorishämatom *n*
阴蒂炎 Klitoritis *f*, Kritoriditis *f*
阴蒂增大 Klitorishypertrophie *f*, Klitoromegalie *f*
阴蒂整形术 Klitorisplastik *f*
阴电 negative Elektrizität *f*
阴电荷 negative Ladung *f*
阴电荷胶体 nagatives Kolloid *n*, negativgeladenes Kolloid *n*
阴电子 Negatron *n*, negatives Elektron *n*
阴阜 Schamhügel *m*, Mons pubis *m*
阴干 Schattentrockung *f*
阴沟 Kloake *f*, Abzugkanal *m*
阴沟肠杆菌 Enterobacter Cloacae *f*
阴沟泥处理 Schlammentsorgung *f*
阴沟气杆菌 Bacillus cloacae *m*, Aerobacter cloacae *m*
阴沟气中毒 Vergiftung des Kanalgas *f*
阴股部 genitokruraler Bereich *m*
阴股沟皮瓣 pudendofemoraler Lappen *m*
阴股沟皮瓣阴道成形术 Kolpoplastik mit Schamklappe und Oberschenkelklappe *f*
阴股沟皮瓣阴道再造术 Scheidenrekonstruktion mit Schamklappe und Oberschenkelklappe *f*
阴股沟皮瓣阴茎再造术 Phalloplastik mit Schamklappe und Oberschenkelklappe *f*
阴极 Kathode *f*
阴极[电]紧张 Katelektrotonus *m*(KET)
阴极[射]线管 Kathodenstrahlröhre *f*, Bildröhre *f*
阴极保护法 Kathodenschutzmethode *f*
阴极的 kathodisch
阴极电解液 Katholyt *m*, Kathodenflüssigkeit *f*
阴极反应 Kathodenreaktion *f*
阴极还原 kathodische Reduktion *f*
阴极极化 kathodische Polarisation *f*
阴极溶出伏安法 kathodische Inversvoltammetrie *f*
阴极射线 Kathodenstrahlen *m pl*
阴极射线管 Kathodenstrahlröhre *f*
阴极射线管诊断 CRT(Kathodenstrahlröhre)Diagnose *f*
阴极射线管终端 CRT-Terminal *m*
阴极射线示波器 Kathodenstrahloszillograph *m*
阴极射线显示器 Kathodenstrahlanzeige *f*
阴极输出器 Kathodenfolger *m*, Kathodenverstärker *m*
阴极丝 Kathodenfaden *m*
阴极显像管显示 CRT-Anzeige *f*
阴茎 Penis *n*, Phallus *m*
阴茎阿米巴病 Amoebiasis des Penis *f*, Penisamöbiasis *f*
阴茎癌 Peniskarzinom *n*
阴茎癌前期病变 präkanzeröse Veränderung des Penis *f*
阴茎白斑[病] Leukoplakia penis *f*
阴茎白膜 Albuginea penis *f*
阴茎包皮 Vorhaut des Penis *f*, Präputium(penis) *n*
阴茎鲍恩病样丘疹病 bowenoide Papulose des Penis *f*
阴茎鲍温病 Bowen*Peniskrankheit *m*
阴茎背 Dorsum penis *n*
阴茎背动脉 Arteria dorsalis penis *f*
阴茎背静脉 - 阴茎海绵体分流术 Shunt der dorsalen Penisvene und des Schwellkörpers *m*
阴茎背淋巴管炎 Lymphangitis dorsalis Penis *f*
阴茎背浅静脉 Venae dorsales penis superficiales *f pl*
阴茎背深静脉 Vena dorsalis penis profunda *f*
阴茎背深静脉包埋术 Einbettung der tiefen dorsalen Penisvene *f*
阴茎背神经 Nervus dorsalis penis *m*
阴茎背神经传导速度试验 peniler dorsaler Nervenleitgeschwindigkeitstest *m*
阴茎背神经 - 躯体感觉神经诱发电位 dorsal-somatosensorisches evoziertes Potential *n*
阴茎背神经体性感觉诱发电位测定法 somatosensorisches evoziertes Potential des Dorsalnervs *n*
阴茎表皮样癌 Epidermoidkarzinom des Penis *n*, Plattenepithelkarzinom des Penis *n*
阴茎病损局部切除术 Lokalexzision des Penisherdes *f*
阴茎勃起功能障碍 Erektionsstörung *f*
阴茎勃起消退期 Auflösungsperiode des Penis *f*
阴茎勃起障碍 Erektionsstörung des Penis *f*
阴茎博温病 Bowen* Dermatose des Penis *f*
阴茎部分切除术 partielle Amputation des Penis *f*
阴茎彩色双功能多普勒超声检查 Farbdoppler-und Duplex-Sonographie des Penis *f*
阴茎成形术 Phalloplastik *f*, Penisplastik *f*
阴茎持续勃起 Priapismus *m*, Dauererektion *f*
阴茎充分勃起期 volle Erektionsphase des Penis *f*
阴茎充盈期 Füllungsperiode des Penis *f*
阴茎充盈前期 frühe Füllungsperiode des Penis *f*
阴茎出血 Penisblutung *f*, Phallorrhagie *f*
阴茎挫伤 Peniskontusion *f*, Kontusion des Penis *f*
阴茎袋 Penissack *m*, Cirrussack *m*
阴茎单纯疱疹 Herpes simplex des Penis *m*
阴茎的 penil
阴茎的创伤与离断 Wunde und Durchtrennung des Penis *f*
阴茎的折断 Penisfraktur *f*
阴茎动脉 Penisarterie *f*
阴茎动脉 / 肱动脉血压指数 Index des Penisdrucks und Brachialdrucks *m*
阴茎动脉血流不足 penile Arterieninsuffizienz *f*
阴茎动脉造影 Angiographie der Penisarterie *f*
阴茎冻疮 Frostbeule des Penis *f*
阴茎恶性肿瘤 Penismalignom *n*
阴茎发育不良 Penisdysplasie *f*
阴茎发育不全 Penisagenesie *f*
阴茎反射 Penisreflex *m*, peniler Reflex *m*
阴茎放线菌病 Penisaktinomykose *f*
阴茎肥大 Penishypertrophie *f*
阴茎蜂窝织炎 Penisphlegmone *f*
阴茎缝 Raphe penis *f*
阴茎感染 Infektion des penis *f*, Penisinfektion *f*
阴茎干皱症 Kraurosis penis *f*
阴茎根 Peniswurzel *f*, Radix penis *f*
阴茎肱动脉血压指数 peniler branchialer Index *m*
阴茎骨化 Ossifikation des Penis *f*
阴茎海绵体 Corpus cavernosum penis *n*, Schwellkörper des Penis *m*
阴茎海绵体白膜 Tunica albuginea corporum cavernosorum penis *f*
阴茎海绵体丛 kavernöser Plexus des Penis *m*
阴茎海绵体动脉 kavernöse Arterie *f*
阴茎海绵体灌注测压 dynamische Infusionskavernosometrie *f*
阴茎海绵体灌注抽吸治疗 kavernöse Durchblutung-und Aspirationsbehandlung des Penis *f*
阴茎海绵体脚静脉结扎术 Ligatur der Crura penis *f*
阴茎海绵体静脉 kavernöse Penisvene *f*
阴茎海绵体内神经传递失效 Ausfall der intrakavernösen Neurotransmission *m*
阴茎海绵体平滑肌纤维化 intrakavernöse glatte MuskelFibrose *f*
阴茎海绵体腔 Cavernae corporum cavernosorum penis *f pl*
阴茎海绵体神经 kavernöser Nerv des Penis *m*
阴茎海绵体小梁 Trabeculae corporum cavernosorum penis *f pl*
阴茎海绵体血管活性药物注射试验 intrakavernöser Injektionstest der vasoaktiven Droge *m*

阴茎海绵体硬结症 Induratio penis plastica *f*
阴茎海绵体造影 Kavernosographie *f*, Penographie *f*
阴茎海绵体注射 intrakavernöse Injektion *f*
阴茎黑[色]素癌 Melanokarzinom des Penis *n*
阴茎黑色素瘤 Melanom des Penis *n*
阴茎坏疽 Penisgangrän *f*
阴茎坏死 Penisnekrose *f*
阴茎基底细胞癌 Basalzellenkarzinom des Penis *n*
阴茎畸形 Anomalie des Penis *f*, Penismißbildung *f*
阴茎挤捏技术 penile Squeeze-Technik *f*
阴茎夹 Penisklemme *f*
阴茎假体 Penisimplantat *n*
阴茎假体置入术 penile Protheseimplantation *f*
阴茎尖锐湿疣 Condyloma acuminatum des Penis *n*
阴茎间质瘤 mesenchymaler Tumor des Penis *m*
阴茎绞窄 Strangulation des Penis *f*, Peniseinklemmung *f*
阴茎绞窄伤 penile Abschnürungsverletzung *f*
阴茎脚 Crus penis *n*
阴茎疖 Penisfurunkel *m*
阴茎结核 Penistuberkulose *f*
阴茎结核疹 Penistuberkulid *n*
阴茎结节 Penisknolle *f*
阴茎筋膜 Fascia penis *f*, Buck* Faszie *f*
阴茎颈 Collum glandis penis *n*
阴茎静脉瘘 phallische Venenfistel *f*
阴茎快速勃起期 schnelle Erektionsphase des Penis *f*
阴茎溃疡 Penisgeschwür *n*
阴茎离断再植术 Reanastomose des amputierten Penis *f*
阴茎裂 Penischisis *f*
阴茎鳞状上皮细胞癌 Plattenepithelkarzinom des Penis *n*
阴茎毛状乳头瘤 hirsutoides Papillom des Penis *n*
阴茎梅毒 Syphilis des Penis *f*, Penissyphilis *f*
阴茎美容术 ästhetische Penischirurgie *f*
阴茎糜烂 Peniserosion *f*
阴茎囊肿 Peniszyste *f*
阴茎尿道上裂 penile Epispadie *f*
阴茎尿道下裂 penile Hypospadie *f*
阴茎扭转 Penistorsion *f*, Distorsion des Penis *f*
阴茎脓肿 Penisabszeß *m*
阴茎袢状韧带 Ligamentum fundiforme penis *n*
阴茎疱疹 Herpes des Penis *m*
阴茎皮肤剥脱 Penisentblößung *f*
阴茎皮肤撕脱伤 Penisavulsion *f*, Ablederung(sverletzung) des Penis *f*
阴茎皮角 Hauthorn des Penis *n*, Penishorn *n*
阴茎疲软期 Schlaffphase des Penis *f*
阴茎起勃器 Penisprothese *f*
阴茎前阴囊 präpeniles Skrotum *n*
阴茎浅筋膜 Subkutis des Penis *f*
阴茎切除术 Penisamputation *f*, Phallektomie *f*
阴茎切断伤 Amputationstrauma des Penis *n*
阴茎切开术 Phallotomie *f*, Inzision des Penis *f*
阴茎球 Bulbus penis *m*
阴茎球动脉 Arteria bulbi penis *f*
阴茎全切除术 totale Penisamputation *f*
阴茎全切术 gesamte Penektomie *f*
阴茎缺损 Penisaplasie *f*, Fehlen des Penis *n*
阴茎阙如 Defekt des Penis *m*
阴茎肉瘤 Penissarkom *n*
阴茎乳头瘤病 Papillomatose des Penis *f*
阴茎乳头状瘤 Papillom des Penis *n*, Penispapillom *n*
阴茎软下疳 Ulcus molle des Penis *m*
阴茎色[素]痣 Naevus pigmentosus des Penis *m*
阴茎上皮瘤 Penisepitheliom *n*
阴茎烧伤 Penisverbrennung *f*
阴茎深动脉 Arteria profunda penis *f*
阴茎深静脉 Venae profundae des Penis *f pl*
阴茎损伤 Penisverletzung *f*, Verletzung des Penis *f*
阴茎缩短整复术 Wiederherstellungschirurgie der Penisverkürzung *f*
阴茎缩窄 Constrictio penis *f*, Konstriktion des Penis *f*
阴茎套 Kondom *n*
阴茎套皮炎 Condom Dermatitis *n*
阴茎体 Penisschaft *f*, Corpus penis *n*
阴茎体恶性肿瘤 Penismalignom *f*
阴茎体型尿道下裂 penile Hypospadie *f*
阴茎痛性勃起 Peniskrümmung *f*
阴茎头 Glans penis *f*, Eichel *f*
阴茎头白斑病 Leukoplakie der Eichel *f*
阴茎头包皮炎 Balanoposthitis *f*
阴茎头恶性肿瘤 Malignom der Glans penis *f*
阴茎头冠 Corona glandis penis *f*
阴茎头尿道上裂 balanische Epispadie *f*
阴茎头型尿道上裂 glanduläre Epispadie *f*
阴茎头型尿道下裂 glanduläre Hypospadie *f*
阴茎头炎 Balanitis *f*, Eichelentzfindung *f*
阴茎头 - 阴茎海绵体切开分流术 glandulär-kavernöser Shunt *m*, Winter* Shunt *m*
阴茎头中隔 Septum glandis *n*
阴茎退缩 Penisretraktion *f*, Phallocrypsis *f*
阴茎脱位 Penisluxation *f*
阴茎外伤 Penisverletung *f*, Trauma des Penis *n*
阴茎弯曲 Gryposis penis *f*, Phallocampsis *f*
阴茎弯曲矫正术 Korrektur der Peniskrümmung *f*
阴茎萎缩 Penisatrophie *f*
阴茎下疳 Penis-Schanker *m*
阴茎下弯 Gryposis penis *f*, phallocampsie <frz.>
阴茎下弯矫正术 Korrektion der phallocampsie *f*
阴茎纤维瘤 Penisfibrom *n*
阴茎纤维瘤病 Penisfibromatose *f*
阴茎纤维性海绵体炎 Kavernitis fibrosa des Penis *f*, Peyronie* Krankheit *f*
阴茎修复术 Penisprothese *f*
阴茎悬韧带 Ligamentum suspensorium penis *n*
阴茎血管瘤 Hämangiom des Penis *n*, Penishämangiom *n*
阴茎血栓形成 Penisthrombose *f*
阴茎血肿 Penishähnatom *n*
阴茎延长术 Penisverlängerung *f*
阴茎移位 Verlagerung des Penis *f*
阴茎移植 Penistransplantation *f*
阴茎异常勃起 Priapismus *m*, Styma *n*
阴茎阴囊襞 penoscrotale Falte *f*
阴茎阴囊的 penoscrotal
阴茎阴囊尿道下裂 penoscrotale Hypospadie *f*
阴茎阴囊皮瓣法尿道成形术 Urethroplastik mit penoskrotalen Lappen *f*
阴茎阴囊皮肤撕脱 Hautablederung des Penis und des Skrotums *f*
阴茎阴囊象皮病 Elephantiasis penis et scroti *f*
阴茎阴囊象皮肿 Elephantiasis des Penis und Skrotums *f*
阴茎阴囊型尿道下裂 penoskrotale Hypospadie *f*
阴茎阴囊转位 Versetzung des Penis und Skrotums *f*
阴茎硬化性淋巴管炎 sklerosierende Penislymphangitis *f*
阴茎硬结症 Penisinduration *f*, Peyronie* Krankheit *f*
阴茎痈 Peniskarbunke *m*
阴茎疣状癌 verrueköses Karzinom des Penis *n*
阴茎原位癌 Carcinoma in situ des Penis *n*
阴茎远端型尿道下裂 distale penile Hypospadie *f*

阴茎再造 Rekonstruktion des Penis *f*, Peniswiederherstellung *f*
阴茎再造术 Penisrekonstruktion *f*
阴茎再植 Penisreplantation *f*
阴茎增殖性红斑 Peniserythroplasie *f*
阴茎折断 Fraktur des Penis *f*, Penisfraktur *f*
阴茎珍珠样丘疹 Perlenpapel des Penis *f*
阴茎脂肪瘤 Penislipom *n*
阴茎植入物 Penisimplantat *n*
阴茎中缝囊肿 Mittelraphezyste des Penis *f*
阴茎中隔 Septum penis *n*
阴茎中线囊肿 Zyste der penilen Mittelraphe *f*
阴茎肿瘤 Penistumor *m*
阴冷 Frigidität *f*
阴离子 Anion *n*, negatives Ion *n*
阴离子表面活性剂 Aniontensid *n*
阴离子部位 anionische Stelle *f*
阴离子沉淀剂 Anionenfällungsmittel *n*
阴离子催化聚合[作用] anionenkatalytische Polymerisation *f*
阴离子的 anionisch
阴离子电泳 Anaphorese *f*
阴离子反证试法 Eliminierungsprobe des Anions *f*
阴离子分析 Anionenanalyse *f*
阴离子分组 Anionengruppierung *f*
阴离子间隙 Anionenlücke *f*
阴离子交换膜 Anionenaustauschmembran *f*
阴离子交换器 Anionenaustausch
阴离子交换树脂 anionische Resine *n pl*
阴离子空穴 Anionenlücke *f*
阴离子疗法 Anionentherapie *f*
阴离子染料 Anionenfarbstoff *m*
阴离子洗涤剂 anionisches Detergent *n*, anionaktiver Stoff *m*
阴离子去垢剂 anionisches Detergent *n*
阴离子消去试法 Eliminierungsprobe des Anions *f*
阴离子型表面活化剂 anionischer oberflächenaktiver Stoff *m*, anionisches Surfactant *n*
阴离子移变[现象] Anionotropie *f*
阴离子转位酶 Anionentranslokase *f*
阴毛 Pubis *f*, Schamhaar *n*, Crinis pubis *m*
阴毛初生 Pubarche *f*
阴毛的 pubisch
阴毛美容术 ästhetische Schambeinoperation *f*
阴毛早生 prämature Pubarche *f*
阴门 Vulva *f*, Cunnus *m*
阴囊 Hodensack *m*, Skrotum *n*
阴囊癌 Hodensackkarzinom *n*, Skrotalkrebs *m*
阴囊包虫病 skrotale Echinokokkose *f*
阴囊壁结核 Tuberkulose der Skrotalwand *f*
阴囊病变切除术 Fokalentfernung des Skrotums *f*
阴囊病损局部切除术 Lokalexzision der Skrotalläsion *f*
阴囊苍白细胞棘皮瘤 Akanthom der Hellzelle des Skrotum *n*
阴囊成形术 Skrotalplastik *f*, Oscheoplastik *f*
阴囊挫伤 Kontusion des Hodensackes *f*
阴囊岛状皮瓣 skrotaler Insellappen *m*
阴囊冻伤 Erfrierung des Hodensackes *f*, Skrotalfrostbeule *f*
阴囊恶性肿瘤 Malignom des Skrotums *f*
阴囊发育不全 Hypoplasie des Hodensackes *f*, Skrotalhypoplasie *f*
阴囊反射 Skrotalreflex *m*
阴囊放线菌病 Aktinomykose des Hodensackes *f*
阴囊蜂窝织炎 Skrotalphlegmone *f*
阴囊缝 Raphe scroti *f*
阴囊缝[合]术 Naht des Hodensackes *f*
阴囊钙化粉瘤 Lapillosum des Hodensacks *n*
阴囊钙化性皮脂腺囊肿 verkalkte Talgdrüsenzyste des Hodensackes *f*
阴囊感染 Infektion des Hodensackes *f*, Skrotalinfektion *f*
阴囊高位隐睾 hochskrotaler Kryptorchismus *m*
阴囊和睾丸损伤 Verletzung des Skrotums und Orchis *f*
阴囊和阴茎结节型疥疮 knollige Skabies des Skrotums und Penis *f*
阴囊后静脉 Venae scrotales posteriores *f pl*
阴囊后神经 Nervi scrotales posteriores *m pl*
阴囊后阴茎 retroscrotaler Penis *m*
阴囊后支 Rami scrotales posteriores *m pl*
阴囊坏疽 Gangrän des Hodensackes *n*, Skrotalgangrän *n*
阴囊坏死 Nekrose des Hodensackes *f*, Skrotalnekrose *f*
阴囊活检术 Hodensackbiopsie *f*
阴囊畸形 Anomalie des Hodensackes *f*
阴囊角化囊肿 keratomatöse Zyste des Hodensackes *f*
阴囊疖 Furunkel des Hodensackes *m*, Skrotalfumnkel *m*
阴囊疖肿 Hodensackfurunkel *n*
阴囊结石 Hodensackstein *n*
阴囊静脉曲张 Hodensackvarizen *f pl*
阴囊良性肿瘤 benignes Neoplasma des Skrotums *f*
阴囊裂 Scrotum bipartitum *n*
阴囊裂伤缝合术 Naht des Hodensackriss *f*
阴囊淋巴管扩张 chyloderma *n*, Lymphscrotum *n*, Elephantiasis *f*
阴囊淋巴积液 Skrotailymphozele *f*, Hydrozele *f*
阴囊淋巴肿 Lymphskrotum *n*
阴囊鳞状细胞癌 Plattenepithalkarzinom des Hodensackes *n*
阴囊隆突 Hodensackwulst *m*
阴囊美容术 ästhetische Skrotumoperation *f*
阴囊内丝虫病 Intraskrotalfilariasis *f*
阴囊脓肿 Skrotalabszeß *m*
阴囊佩吉特病 Morbus Paget des Skrotums *m*
阴囊皮瓣 Skrotallappen *m*
阴囊皮肤梅毒 Syphilis der Hodensackhaut *f*
阴囊皮下气肿 subkutanes Emphysem des Hodensackes *n*, Skrotalemphysem *n*
阴囊皮炎 Skrotaldermatitis *f*
阴囊皮样囊肿 Dermoidzyste des Hodensackes *f*, Paget*Krebs des Hodensacks *m*
阴囊皮脂腺瘤 Adenoma sebaceum des Hodensackes *n*
阴囊皮脂腺囊肿 Talgdrüsenzyste des Hodensackes *f*
阴囊平滑肌瘤 Leiomyom des Skrotums *n*
阴囊气瘤 Pneumatozele des Hodensackes *f*, Skrotalpneumatozele *f*
阴囊前静脉 Venae scrotales anteriores *f pl*
阴囊前神经 Nervi scrotales anteriores *m pl*
阴囊前支 Rami scrotales anteriores *m pl*
阴囊切除术 Hodensackresektion *f*, Skrotektomie *f*
阴囊切开探查术 Inzision und Exploration des Skrotums *f*
阴囊切开引流术 Inzision und Drainage des Skrotums *f*
阴囊乳糜囊肿 Chylozele des Skrotums *f*
阴囊瘙痒[症] Pruritus scrotum *n*
阴囊烧伤 Skrotumverbrennung *f*
阴囊舌 Lingua scrotalis *f*, Faltenzunge *f*
阴囊湿疹 Hodensackekzem *n*, Skrotalekzem *n*
阴囊输精管瘘切除术 Fistelresektion des Skrotums und Samenleiters *f*
阴囊水囊肿 Hydrozele *f*, Hygrozele *f*
阴囊水肿 Skrotalödem *n*
阴囊丝虫病 Filariasis des Skrotums *f*
阴囊撕脱伤 Avulsion des Hodensackes *f*
阴囊损伤 Verletzung des Skrotums *f*
阴囊抬高试验 Prehn* Zeichen *n*
阴囊透照法 Diaphanoskopie des Hodensackes *f*, Transillumination des Skrotums *f*

阴囊突 Hodensackwulst *m*
阴囊托带 Suspensorium scroti *n*
阴囊位置异常 Fehlstellung des Skrotums *f*
阴囊下垂 Tiefstand des Skrotums *m*, hängendes Skrotum *n*, rhacoma <engl.>
阴囊下坠感 ziehender Schmerz im Hodensack *m*
阴囊象皮肿[病] Skrotalelephantiasis *f*, Elephantiasis scroti *f*
阴囊修补术 Reparatur des Skrotums *f*
阴囊血管角质瘤 Angiokeratom des Skrotums *n*
阴囊血管瘤 Skrotalhämangiom *n*
阴囊血吸虫性肉芽肿 Schistosomengranulom des Skrotums *n*
阴囊血肿 Skrotalhämatom *n*
阴囊炎 Skrotitis *f*, Oscheitis *f*
阴囊炎性癌 Krebsekzem des Hodensackes *n*, Paget* Krebs des Hodensacks *m*
阴囊痒疹 Skrotalprurigo *n*
阴囊移位 Verlagerung des Skrotums *f*
阴囊异位 Skrotalektopie *f*, Ektopie des Skrotoms *f*
阴囊异物取出术 skrotale Fremdkörperentfernung *f*
阴囊阴茎象皮病 Elephantiasis des Skrotums und des Penis *f*, Elephantiasis genitalis *f*
阴囊再造术 Rekonstruktion des Skrotums *f*
阴囊造影 Skrotographie *f*
阴囊脂肪坏死 Fettnekrose des Skrotums *f*
阴囊脂肪瘤 Skrotallipom *n*
阴囊脂肿 Pediculosis inguinalis *f*
阴囊中隔 Septum scroti *n*
阴囊肿块 Vergrößerung des Skrotalinhaltes *f*, Intraskrotalmasse *f*
阴囊肿瘤 Hodensacktumor *m*, Oscheom *n*
阴虱 Phthirus pubis *m*, Morpion *m*, Schamlaus *f*
阴虱病 Phthiriasis pubis *f*
阴虱属 Phthims *m*
阴式分娩镇痛 vaginale Wehenanalgesie *f*
阴缩症 Koro *f*
阴碳离子 Carbanion *n*
阴向离子 Kation *f*
阴性 Rhesus-negativ, negativ
阴性的 negativ
阴性对照 Negativkontrolle *f*
阴性对照试验 Negativkontrolltest *m*
阴性反应 negative Reaktion *f*
阴性感觉 Negativgefühl *n*
阴性接目镜 negatives Okular *n*
阴性结果 Negativfolge *f*
阴性结石 röntgennegatires Stein *n*
阴性解剖 negative Autopsie *f*
阴性解剖程序 Verfahren der negativen Autopsie *n*
阴性强化 Negativverstärkung *f*
阴性强化物 Neologismus *m*
阴性时向 Negativstufe *f*
阴性似然比 negative Likelihood-Ratio *f*
阴性条件反射 negativer bedingter Reflex *m*
阴性选择 Negativselektion *f*
阴性预测值 negativer prädiktiver Wert *m*
阴性预告值 negativer Vorhersagewert *m*
阴性症状 Negativsymptom *n*
阴性症状评定量表 Beurteilungsskala des Negativsymptoms *f*
阴阳离子平衡 Anion-Kationgleichgewicht *n*
阴阳人 Hermaphrodit *m*
阴影 Schatten *m*
阴影疗法 Schattentherapie *f*
阴影面积 Verschattungsbereich *m*
茵陈[二]烯酮 Capillon *n*
茵陈醇 Kapillanol *n*
茵陈二炔酮 Capillin *n*
茵陈精 Capillin *n*
茵陈炔 Capillen *n*
茵陈炔内酯 Capillarin *n*
茵陈色原酮 Capillarisin *n*
茵陈素 Capillarin *n*
茵芋甙 Skimmin *n*
茵芋碱 Skimmianin *n*
音 Ton *m*, Schall *m*, Stimme *f*
音叉 Stimmgabel *f*, Diapason *n*
音叉检查[法] Stimmgabelprobe *f*
音叉试验 Stimmgabelprobe *f*
音叉钟 Stimmgabeluhr *f*
音程 Intervall *n*, akustisches Intervall *n*
音锤 Schallhammer *m*
音岛 Toninsel *f*
音符 Element *n*
音符盲 Noteblindheit *f*
音杆 Klangstab *n*
音高辨别 Tonhöhendiskrimination *f*
音高计 Tonometer *m*
音高升降曲线 Tonhöhenkontur *f*
音键 Tontaste *f*
音觉 Tonempfindung *f*
音阶 Tonskala *f*, Tonleiter *m*, Tonreihe *f*
音节 Silbe *f*
音节广度测验 Spantest der Silbe *m*
音节脱落 Haplologie *f*
音乐才能 Musiktalent *n*
音乐感受性 Musiksensibilität *f*
音乐恐惧症 Musophobie *f*
音乐疗法 Musiktherapie *f*, Phonotherapie *f*
音乐聋 Musiktaubheit *f*
音乐盲 Musikblindheit *f*
音乐能力 Musikfähigkeit *f*
音乐能力倾向测验 musikalische Eignungsprüfung *f*
音乐想象 Musikvorstellung *f*
音乐心理学 Musikpsychologie *f*
音乐性的 musikogen
音乐性癫痫 musicogene Epilepsie *f*
音乐性失语症 Tonaphasie *f*
音乐性杂音 musikalisches Geräusch *n*
音乐知觉 Musikperzeption *f*
音联 Klangassoziation *f*, Reimassoziation *f*
音亮度 Klanghelligkeit *f*
音量控制 Lautstärkeregler *m*
音量训练 Volumentraining *n*
音码器(声码器) Vocoder *m*
音拍 Beat *m*, Takt *m*
音频 Tonfrequenz *f*
3Kc 音频测痛仪 3Kc-Tonireqqenz-Dolorimeter *n*
音频电疗 Tonfrequenzelektrotherapie *f*
音频电疗法 Niederfrequenzstromtherapie *f*
音频电疗机 Tonfrequenzgerät *n*
音频电流疗法 Tonfrequenzstromtherapie *f*
音频级电话线 sprachkanäle Telefonleitung *f*
音频节目制作和播控设备 akustische Programmherstellung und Broadcastregeleinrichtung *f*
音频振荡器 Tonfrequenzgenerator *m*
音频治疗机 Tonfrequenzheilgerät *n*
音强 Schallstärke *f*, Lautstärke *f*
音色 Klangfarbe *f*, timbre <frz.>
音色不良 Dystimbrie *f*, Klangfarbenstörung *f*
音色判断 Klangfarbenbeurteilung *m*

音声学 Phonematik *f*
音声训练 Stimmbildung *f*
音声障碍 Stimmstörung *f*
音衰变试验 Test des Tonzerfalls *m*
音素结构 phonologische Konstruktion *f*
音素学 Phonemik *f*
音调 Ton *m*, Tonhöhe *f*
音调变异 Xenophonie *f*
音[调]感[觉] Schallempfindung *f*
音调计 Klangregler *m*
音调聋 Tontaubheit *f*
音调判断不能 Tontaubheit *f*
音调性 Tonalität *f*
音位 Phonem *n*
音位变体 Allophon *n*
音位结构 phonologische Konstruktion *f*
音位系统 phonologisches System *n*
音位学 Phonemik *f*, Phonologie *f*
音隙 Tonlücke *f*
音响 Klang *m*, Laut *m*, Akustik *f*
音响恐怖,声音恐怖 akustische Phobie *f*
音响图画 Klangbild *n*
音响止痛法 Audioanalgesie *f*
音哑 Stummheit *f*, Heiserkeit *f*
音域 Stimmumfang *m*
音阈 Tongrenze *f*
音源性抽搐 audiogene Konvulsion *f*
音韵联想 Phonismus *m*, Reimassoziation *f*
音韵系统 phonologisches System *n*
音障 Schallmauer *f*, Schallgrenze *f*
音值 Lautwert *m*
音质 Tonfarbe *f*, Klangfarbe *f*
音质聋 Tontaubheit *f*
音质异常 Tonqualitätsstörung *f*
姻亲 Affinität *f*
铟 Indium *n* (In, OZ 49)
^{111}铟 Indium-111
^{113m}铟 Indium-113m (113mIn)
^{111}铟 - 博来霉素 111In-Bleomycin *n*
^{1113m}铟 - 大颗粒白蛋白 113mIn-Makroaggregationsalbumin *n*
^{113m}铟 - 二乙三铵五醋酸 113mIn-Diäthylen-triamin-pentaessigsaure *f*
^{111}铟 - 枸橼酸盐 111In-Zitrat *n*
^{113m}铟 - 氢氧化物胶体 113mIn-Hydroxidkolloid *n*

yín 银淫龈

银 Argentum *n* (Ag, OZ 47), Silber *n*
银 / 氯化银电极 Silber/Silberchloridelektrode *f*
银氨络离子试法 Silberamminokomplexprobe *f*
银白色粪便 Silberstuhl *m*
银板转印法 Silberteller-Transfer-Entwicklung *f*
银叉样畸形 Deformität der Silbergabel *f*
银叉状畸形 (Silber-) Gabelstellung *f*
银的 silbern, argente (-us, -a, -am), argentin
银滴定电量计 Silbertitrationscoulombmesser *m*
银电极 Silberelektrode *f*
银耳 Tremella fuciformis *f*
银耳科 Tremellaceae *f*
银耳目真菌 Zitterpilze *f*
银耳属 Tremella *f*
银铬合物 Silberkomplex *m*
银汞沉着症 Amalgampigmentierung *f*
银汞充填 Amalgamplombierung *f*
银汞充填器 Amalgamstopfer *m*
银汞雕刻刀 Amalgam-Tranchiermesser *n*
银汞合金 Silberamalgam *n*
银汞合金充填 Silberamalgamplombierung *f*
银汞合金输送器 Amalgamträger *m*
银汞输送器 Amalgamträger *m*
银汞调合器 Amalgamator *m*
银焊 Silberlötung *f*
银行存款 Bankeinlage *f*
银合金焊 Silberlegierungslötung *f*
银河辐射 galaktische Strahlung *f*
银河宇宙线 galaktische Strahlung *f*
银化合物 Silberverbindung *f*
银桦酚 Grevillol *n*
α- 银环蛇毒素 α-Bungarotoxin *n*
银环蛇毒素 Bungarotoxin *n*
α- 银环蛇毒素 α-Bungarotoxin *n*
银加工者[铁尘]肺 Silberpolierer-Lunge *f*
银夹 Silberklip *m*, Silberclip *m*
银夹成形钳 Clipformzange *f*
银夹钳 Clipanlegezange *f*
银夹台 Hirnklipsgestell *n*
银尖 Silberspitze *f*, silverpoint (engl.)
银尖(锥)法 Silberstift-Methode *f*
银镜 Silberspiegel *m*
银镜反应 Silberspiegelreaktion *f*
银镜试验 Silberspiegelprüfung *f*
银莲花素 Anemonin *n*
银量滴定[法] Argentometrie *f*, argentometrische Titration *f*
银量电流滴定法 amperometrische Argentometrie *f*
银量法 argentometrische Methode *f*
银 - 硫化汞电极 Silber-Quecksilbersulfid-Elektrode *f*
银 - 氯化银电极 Silber-Silberchlorid-Elektrode *f*
银钯合金 Silber-Palladiumlegierung *f*
银氰铬离子 Silberzyanidkomplexion *n*
银鞣酸染剂 Silber-Tanninfarbstoff *m*
银色的 silberfarbig, silbrig
银丝缝线 Silberdraht (nahtmaterial *n*) *m*
银松素 Pinosylvin *n*
银探子 Silberprobe *f*
银屑病 Psoriasis *f*, Schuppenflechte *f*
银屑病[性]关节炎 Psoriasisarthritis *f*
银屑病的 psoriatisch
银屑病关节炎分类 Psoriasis-Arthritis-Klassifikation *f*
银屑病和银屑病关节炎研究和评估小组 Erforschungs-und Beurteilungsgruppe der Psoriasis und Psoriasisarthritis *f*
银屑病后的 postpsoriatisch
银屑病性关节病 psoriatische Arthropathie *f*
银屑病性关节炎 Psoriasisarthritis *f*
银屑病性红皮病 psoriatisches Erythroderm *n*
银屑病性甲剥离 psoriatische Onycholyse *f*
银屑病寻常型银屑病 Psoriasis *f*
银屑病样 psoriasiform
银屑病样红皮病 psoriasiformes Erythroderm *n*
银屑病样甲病 psoriasiforme Onycholyse *f*
银屑病样梅毒疹 psoriasiformes Syphilid *n*
银屑病样肉样瘤病 psoriasiforme Sarkoidose *f*
银屑病样型 psoriasiformer Typ *m*
银杏 Ginkgo biloba *m*, Salisburia adiantifolia *f*
银杏醇 Ginnol *n*
银杏毒 Ginkgotoxin *n*
银杏酚 Bilobol *n*
银杏黄素 Ginkgetin *n*
银杏科 Ginkgoaceae *pl*
银杏苦内酯 Ginkgolid *n*

银杏苦内酯 B Ginkgolide-B *n*
银杏内酯 Bilobalid *n*
银杏双黄酮 Ginkgetin *n*
银杏酸 Ginkgolsäure *f*
银杏糖苷 Ginkgolid *n*
银杏亭 Ginkgetin *n*
银杏叶提取物 Extrakt des Ginkgo biloba *m*
银盐法 Verfahren des Silberdiethyldithiocarbamats *n*
银易染性 Argentophilie *f*
银质沉着病 Argyrie *f*, Argyrosis *f*, Argyriasis *f*
银质引流管 Silberdrän *m*
银中毒 Argyrie *f*
银硃 Zinnober *m*, Hydrargyrum sulfuratum *n*
银组 Silbergruppe *f*
淫词 Erotolalie *f*
淫荡 Geilheit *f*, Lüsternheit *f*
淫荡的 lüstern, geil
淫荡者 Lüstling *m*, Lustmolch *m*, Wüstling *m*
淫羊藿[黄]素 Icaritin *n*
淫羊藿甙 Icariin *n*
淫欲 Erotik *f*
龈 Gingiva *f*, Zahnfleisch *n*
龈癌 Gingivalkarzinom *n*, Ulokarzinom *n*
龈按摩[法] Zahnfleischmassage *f*
龈瘢痕瘤 Keloid des Gaumens *n*
龈瓣 Gingivalappen *m*, Zahnfleischlappen *m*
龈瓣切除 Gingivektomie *f*
龈壁 Zahnfleischwand *f*
龈变性 Gingivose *f*
龈成形术 Gingivoplastik *f*
龈出血 Zahnfleischblutung *f*
龈唇的 gingivolabial
龈唇沟 labiale Zahnfleischfurche *f*
龈唇面器 gingivolabiales Gerät *n*
龈袋 Zahnfleischtasche *f*
龈袋刮匙 Zahnfleischtaschenkiirette *f*
龈刀 Zahnfleischmesser *n*, Gingivektomiemesser *n*
龈的 gingival, gingival(-is, -is, -e)
龈翻瓣术 Kipplappenplastik der Gingiva *f*
龈缝 subgingivaler Spalt *m*, Subgingivalspalt *m*
龈缝上皮 krevikuläres Epithel *n*
龈缝渗出物 krevikuläres Exsudat *n*
龈沟 Zahnfleischfurche *f*, Sulcus gingivalis *m*
龈沟出血指数 Sulkus-Blutungs-Index *m*
龈沟加深术 Vertiefungsoperation der Zahnfieischfurche *f*
龈沟上皮 Epithelium des Sulcus gingivalis *n*
龈沟液测量仪 Periotron *n*
龈沟液取样纸条 Filterpapierstreif *m*
龈谷 gingivaler Col *m*
龈嵴 Zahnfleischleiste *f*
龈颊沟切口 Inzision der bukkalen Zahnfleischfurche *f*
龈口炎 Gingivostomatitis *f*
龈流血指数 Gingivablutungsindex *m*
龈瘤 Epulis *f*, Zahnfleischtumor *m*
龈瘤切除术 Epulisexzision *f*, Exzision der Epulis *f*
龈瘘 Zahnfieischfistel *f*, Fistula gingivae *f*
龈囊肿 Gingivalzyste *f*
龈脓肿 Zahnfleischabszess *m*
龈脓肿切开引流术 Inzison und Drainage des Zahnfleischabszeßes *f*
龈片翻治术 Aufklappen der Gingiva *n*, Kipplappenplastik der Gingiva *f*
龈铅线 Bleisaum der Gingiva *m*
龈切除术 Gingivektomie *f*, Zahnfleischresektion *f*
龈妊娠瘤 Schwangerschaftstumor der Gingiva *m*
龈乳头 Zahnfleischpapille *f*, Interdentalpapille *f*
龈乳头刀 interproximales Messer *n*
龈乳头肥大 Hypertrophie der Zahnfleischpapille *f*
龈乳头炎 Gingivalpapillitis *f*
龈上刮治器 oberflächlicher Scaler *m*
龈上刮治术 supragingivales Scaling *n*, supragingivale Kürettage *f*
龈上夹板 supragingivale Schiene *f*
龈上洁治 supragingivales Scaling *n*, supragingivale Zahnsteinentfemung *f*
龈上洁治器 Supragingivalscaler *m*
龈上洁治术 supragingivale Konkremententfernung *f*
龈上菌斑 supragingivale Plaque *f*
龈上牙石 supragingivaler Stein *m*
龈松弛 Schwammgummis *f*
龈退缩 Zahnfleischretraktion *f*
龈息肉 Zahnfleischpolyp *m*
龈下刮除术 subgingivale Kürettage *f*
龈下刮治器 subgingivale Kürette *f*, tiefer Scaler *m*
龈下刮治术 supragingivales Scalling *n*, subgingivale Taschenkürettage *f*
龈下菌斑 subgingivale Plaque *f*
龈下牙石 subgingivaler Stein *m*
龈纤维 Zahnfleischfaser *f*
龈纤维瘤病 Gingivalfibromatose *f*, Fibromatosis gingivae *f*
龈纤维瘤病多毛综合征 Gingivafibromatose und Hypertrichose-Syndrom *n*
龈线 Zahnfleischrand *m*, Zahnfleischlinie *f*
龈腺 gingivale Drüse *f*
龈象皮病 gingivale Elephantiasis *f*, Makrogingiva *f*
龈血管瘤 Gingivalhäimangiom *n*
龈牙结合部 dentogingivale Verbindung *f*
龈牙纤维 dentogingivale Fasern *f pl*
龈炎 Gingivitis *f*, Zahnfleischentziindung *f*
龈炎指数 Gingivitisindex *m*
龈缘 Zahnfleischsaum *m*, Margo gingivalis *m*, Gingiva marginalis *f*
龈缘萎缩 marginale Gingivaatrophie *f*
龈缘修整器 Gingivalrandschräger *m*, marginaler Gingivatrimmer *m*
龈缘炎 Gingivitis marginalis *f*
龈再附着 gingivale Wiederanheftung *f*
龈增生 Gingivalhypertrophie *f*
龈皱缩 Zahnfleischschwund *m*
龈座(牙) Zahnfleischblock *m*

yǐn 引吲饮蚓隐瘾

引产 Geburtseinleitung *f*, provozierte Geburt *f*
引产术 Geburtsernleitung *f*
引产用腿支架 Beinhalter für Geburtseinleitung *m*
引出 Erhebung *f*
引出[的]空气 Zapfluft *f*
引出气 Zapfluft *f*
引带 Gubernaculum *n*
引导 Ureingabe *f*, Guide-RNA *n*
引导标细胞假说 Führungshypothese der Postzelle *f*
引导表象 Führungsbild *n*
引导电极 Ableitungselektrode *f*
引导呼吸 geführte Atmung *f*
引导模型 Bootstrap-Modell *n*, Startmuster *n*
引导偏倚 leitendes Bias *n*
引导式教育 Petö-Therapie *f*
引导肽 Leaderpeptid *n*
引导下脑脓肿抽吸引流术 CT-geführte Aspiration und Drainage des Gehirnabszesses *f*
引导性想象 geführte Fantasie *f*

引动[机制] Grundierung *f*
引痘 Variolation *f*, Pockeninsertion *f*
引渡 Auslieferung *f*, Extradition *f*
引发 Initiation *f*, Einleitung *f*, Auslösung *f*
引发 RNA-Priming *n*
引发剂 Initiator *m*, Anreger *m*
引发阶段 Initialstadium *n*
引发酶 Primase *f*, RNA-Primase *f*
引发体 Primosom *n*
引发细胞 initiierte Zelle *f*
引发癔症的 hysterogen
引进的 eingeführt
引力 Anziehungskraft *f*
引力带 Gürtel *m*
引力性湿疹 gravitatives Ekzeme *n*
引流[法] Drainage *f*, Dränage *f*, Ableitung *f*
引流不畅 unzureichende Drainage *f*
引流导管 Drainagekatheter *m*
引流管 Drän *m*, Dränrohr *n*
引流淋巴结 Drainagelymphknoten *m*
引流漏斗 Drainagetrichter *m*
引流物 Drain *m*, Drän *m*
引流物 - 分泌物隔离 Isolierung der Drainageflüssigkeit und Sekretion *f*
引流用橡皮片 Gummistreifen *f pl*
引起 erregen
引起的 induziert
引起发热的 pyrogen, pyretogen
引起粉刺的 komedogen
引起红斑的 erythemagen
引起幻觉的 psychedelisch, psychodelisch
引起急死[的]心瓣膜病 Herzklappenerkrankung-verursachender plötzlicher Tod *f*
引起接触性荨麻疹的物质 Kontakturtikaria-verursachende Substanz *f*
引起精神病的 psychotogen, halluzinogen
引起恐惧[的]刺激 Angst-anregende Reiz *m*
引起溶解的 lysogen
引起兴奋的 stimulierend
引起遗忘的 amnestisch
引入率 Einführungsrate *f*
引入歧途的情境 irreführende Situation *f*
引文分析 Zitierungsanalyse *f*
引文跟踪 Zitierungsverfolgung *f*
引文检索 Recherche der Zitierungsreferenz *f*
引文耦合 bibliographische Ankopplung *f*
引文数据库 Indexdatei der Zitierung *f*
引文索引 Zitierungsindex *m*
引物 Primer *m*
DNA 引物 Primer-DNA *n*
RNA 引物 Primer-RNA *n*
引物步移 Primerwalking *n*
引物蛋白 Grundprotein *n*
引物合成酶 Primer-Synthetase *f*
引物酶 Primase *f*
引物体 Primosom *n*
引物延伸 Primerverlängerung *f*
引物延伸分析法 Primerverlängerungsanalyse *f*
引物预合成 Vorgrundierung *f*
引物原位标记 In-situ-Markierung des Primers *f*
引线器 Ligaturführer *m*
引线钳 Nahtfadeneinführungsklemme *f*
引用 Zitat *n*, Zitierung *f*
引用半衰期 zitierende Halbwertzeit *f*
引用偏倚 Zitierbias *n*
引用文献 Zitierpapier *n*
引用系统 Bezugssystem *n*, Referenzsystem *n*
引用作者 zitierender Schreiber *m*
引诱物 Köder *m*
引证 Zitieren *n*
引致肿胀的寄生菌 Hypertrophyt *n*
引致自杀的 suizidogen
引子(物) Starter *m*, primer <engl.>
吲达帕胺 Indapamid *n*
吲哚 Indol *n*
吲哚 -3- 甲醇 Indol-3-Carbinol *n*
吲哚 -3- 乙酸 Indol(yl)-3-essigsäure *f*
吲哚胺 Indolamin *n*
吲哚胺 -2,3- 二氧化酶 Indolamin-2,3-Dioxygenase *f*
吲哚胺 -2,3- 双加氧酶 Indolamin-2,3-Dioxygenase *f*
吲哚丙酸 Indolpropionsäure *f*
吲哚丙酮酸 Indol(yl)brenztraubensäure *f*
吲哚测定法 Indol-Methode *f*
吲哚醋酸 Indol(yl)essigsäure *f*
吲哚醋酰胺 Indolazetamid *n*
吲哚丁酸 Indolbuttersäure *f*
吲哚酚 Indoxyl *n*
吲哚甘油磷酸合成酶 Indol-glycerol-phosphat-synthetase *f*
吲哚苷 Indoglykosid *n*
吲哚环 Indolring *m*
吲哚基 Indolyl *n*
吲哚金色杆菌 Chryseobacterium indoltheticum *n*
吲哚醌 indolchinon *n*
吲哚联啶(吲哚里西啶)生物碱 Indolizidinalkaloid *n*
吲哚硫酸 Indoxylschwefelsäure *f*
吲哚洛尔 Pindolol *n*
吲哚霉素 Indolmycin *n*
吲哚美辛(消炎痛) Indomethacin *n*
吲哚青绿血管造影 Indozyaningrünangiographie *f*
吲哚氰蓝 indolzvaninblau *n*
吲哚氰蓝绿 Indolzyaningrün *m*
吲哚氰绿试验 lndolzyaningrünprobe *f*
吲哚乳酸 Indol(yl)milchsäure *f*
吲哚生物碱 Indolalkaloid *n*
吲哚试验 lndolprobe *f*
吲哚烷胺生物碱 Indolalkylamin-Alkaloid *n*
吲哚心安 Pindolol *n*
吲哚氧[基] Indoxyl *n*
吲哚乙胺 Indolethylamin *n*
吲哚乙酸 lndol(yl)essigsäure *f*
吲哚乙酰谷氨酰胺 Indol(yl)azetylglutamin *n*
饮茶型氟中毒 Fluorose vom Teetrinken *f*
饮后尿 Urina potus *m*
饮剂 Arzneitrank *m*, Potio *m*, Potus *m*
饮酒 Alkoholtrinken *n*, Alkoholgenuss *m*
饮酒(使用药物)方式变窄 Striktur des Trinkvorrats(Drogenkonsum) *f*
饮酒,过度 Trinken, übertrieben *n*
饮酒,积习性 Trinken, hartnäckig *n*
饮酒,控制性 kontrolliertes Trinken *n*
饮酒,狂饮性 Komatrinken *n*
饮酒,礼仪性 rituales Trinken *n*
饮酒,社交性 soziales Trinken *n*
饮酒,适量 mäßiges Trinken *n*
饮酒,逃避性 ausweichendes Trinken *n*
饮酒,问题 Trinkenproblem *n*
饮酒,有害性 schädliches Trinken *n*
饮酒,重度 schweres Trinken *n*

饮酒恐惧 Dipsophobie *f*
饮酒脸红反应 Rötungsreaktion des Alkohols *f*
饮酒卫生评价 Hygienebewertung des Trinkens *f*
饮料 Getränke *n pl*
饮食 Diät *f*
饮食 Diät *f*, Kost *f*, Ernährung *f*
饮食标准 Ernährungsstandard *m*
饮食的 alimentär, diätetisch
饮食法 Ernährnng *f*, Alimentation *f*
饮食分析程序 Programm der Ernährungsanalyse *n*
饮食工业 Speise-und Trankindustrie *f*, Nahrungsmittelindustrie *f*
饮食管理 Ernährungsmanagement *n*
饮食过多 Hyperphagie *f*
饮食行为 Fressverhalten *n*
饮食行业卫生 Hygiene des Speise-und Trankgewerbes *f*
饮食行业卫生 Hygiene des Wirtschaftsunternehmens *f*
饮食护理 Diätmanagement *n*
饮食计算法 Bromatometrie *f*
饮食亢进 Hyperphagie *f*, Megaphagie *f*
饮食亢进性动物 hyperphages Tier *n*
饮食控制 Diätkontrolle *f*
饮食疗法 Diättherapie *f*, Alimentotherapie *f*, Diätbehandlung *f*
饮食评价调查表 diätischer Beurteilungsfragebogen *m*
饮食热 Ernährungsfieber *n*
饮食调节 Diätregelung *f*
饮食卫生 Nahrungshygiene *f*
饮食习惯 Diätgewohnheit *f*
饮食性闭经 Notstandsamenorrhöe *f*, alimentäre Amenorrhöe *f*
饮食性蛋白尿[症] diätetische Proteinurie *f*
饮食性发热 Verdauungsfieber *n*
饮食性肥胖 Mastlettsucnt *f*, alimentäre Fettsucht *f*
饮食性氟中毒 alimentäre Fluorvergiftung *f*
饮食性腹泻 diätetische Diarrnoe *f*, alimentärer Durchfall *m*
饮食性高钙尿 alimentäre Hyperkalkurie *f*
饮食性高脂血症 alimentäre Hyperlipidämie *f*
饮食性皮炎 diätetische Dermatitis *f*
饮食性糖尿 alimentäre Glukosurie *f*
饮食性糖尿病 alimentärer Diabetes *m*
饮食性戊糖尿 alimentäre Pentosurie *f*
饮食性牙槽溃坏 diätetische Alveoloclasie *f*
饮食性脂血[症] alimentäre Lipämie *f*
饮食学 Bromatologie *f*, Diätetik *f*
饮食学家 Ernährungswissenschaftler *m*
饮食因素 diätetischer Faktor *m*
饮食营养健康教育 Diätnahrung und Gesundheitserziehung *f*
饮食与营养 Diät und Ernährung
饮食障碍 Essstörung *f*
饮食指导 Ernährungsanleitung *f*
饮食制度 Diätregime *f*, Diätverordnung *f*
饮食作乐 Heißhungeressen *f*, Bulimie *f*
饮水 Trinkwasser *n*
饮水(加)氟法 Wasserfluor(id)ierung *f*
饮水[激发]试验 Trinktest *m*, Wasserversuch *m*
饮水安全计划 Wassersicherheitsplan *m*
饮水除氟 Defluoridierung des Trinkwassers *f*
饮水除砷 Arsenentfernung des Trinkwassers *f*
饮水分析 Trinkwasseranalyse *f*
饮水理化除氟方法 physischchemische Defluoridierung des Trinkwassers *f*
饮水量 Wasseraufnahme *f*
饮水喷泉 Trinkwasserbrunnen *n*
饮水试验 Trinktest *m*, Wassertrinkversuch *m*, Wasserversuch *m*
饮水调节 Regelung des Wasserzulauf *f*
饮水消毒 Trinkwasserdesinfektion *f*
饮水型病区 Trinkwassergebiet mit hohem Arsen *n*
饮水型地方性氟中毒 endemische Fluorose des Trinkwassers *f*
饮水型氟中毒 Fluorose des Trinkwassers *f*
饮水型氟中毒病区 Trinkwassergebiet mit hohem Fluorid *n*
饮水型砷中毒 Arsenismus des Trinkwassers *m*
饮水中枢 Trinkzentrum *n*
饮水中有机物中毒说 Hypothese des hohen Niveau von Huminsäure im Trinkwasser *f*
饮液细胞 Pinozyt *m*
饮液作用 Pinozytose *f*
饮用 Trinken *n*
饮用水 Trinkwasser *n*
饮用水处理装置 Trinkwasseraufbereitungsanlage *f*
饮用水氟化 Trinkwasserfluor(id)ierung *f*
饮用水水质标准 Trinkwasserstandard *m*
饮用水水质检验法 Trinkwasser-Testverfahren *n*
饮用水消毒 Trinkwasserdesinfektion *f*
饮用天然矿泉水 trinkendes natürliches Mineralwasser *n*
饮砖茶型地方性氟中毒 endemische Fluorose des Ziegeltees *f*
蚓部 Vermis *m*
蚓池 Cisterna vermis *f*
蚓垂 Uvula vermis *f*
蚓结节 Tuber vermis *m*
蚓上静脉 Vena vermis superior *f*
蚓突 Processus vermiformis *m*
蚓下静脉 Vena vermis inferior *f*
蚓叶 Folium vermis *n*
蚓状的 lumbrical, lumbrical(-is, -is, -e), vermiformis
蚓状肌 Musculi lumbricales *m pl*
蚓状肌管 lumbrikale Tube *f*
蚓状肌间隙感染 Infektion des lumbrikalen Raum *f*
蚓状结构 Formatio vermicularis *f*
蚓锥体 Pyramis vermis *f*
隐[蔽]性乳突炎 okkulte Mastoiditis *f*
隐[发月]经 Kryptomenorrhoe *f*
隐孢子虫 Kryptosporidie *f*
隐孢子虫(属) Kryptosporidie *f*
隐孢子虫病 Kryptosporidiose *f*
隐孢子虫科 Kryptosporidium *n*
隐吡咯 Kryptopyrrole *f*
隐闭小组 geschlossene Gruppe *f*
隐蔽[同源]嵌合体 kryptisches Mosaik *n*
隐蔽[性]质粒 kryptisches Plasmid *n*
隐蔽表位 kryptisches Epitop *n*
隐蔽残基 Maskenrest *m*
隐蔽测量 unauffällige Maßnahme *f*
隐蔽的 verdeckt
隐蔽反应 Geheimreaktion *f*
隐蔽观察者 versteckter Beobachter *m*
隐蔽记忆 verdecktes Gedächtnis *n*
隐蔽剂 Sequestrierungsmittel *n*
隐蔽剪接部位(位点) kryptische Spleißstelle *f*
隐蔽决定簇 versteckte Determinante *f*
隐蔽抗原 inakzeptables Antigen *n*
隐蔽敏感 verdeckte Sensibilisierung *f*
隐蔽期 Finsternisperiode *f*
隐蔽所 Versteck *m*
隐蔽图形 Schattenfigur *f*
隐蔽位点 verdecktes Bit *n*
隐蔽细胞 verdeckte Zelle *f*
隐蔽细胞 verschleierte Zelle *f*
隐蔽型 abgedeckt, maskiert
隐蔽性鼻窦炎 verdeckte Sinusitis *f*

隐蔽性溃疡 verdecktes Ulkus *n*
隐蔽性敏感作用 verdeckte Sensibilisierung *f*
隐蔽性强化 verdeckte Verstärkung *f*
隐蔽性乳突炎 okkulte Mastoiditis *f*
隐蔽性手淫 larvale Masturbation *f*
隐蔽性糖尿病 latenter Diabetes *m*
隐蔽性糖脂 kryptisches Glykolipid *n*
隐卟啉 Kryptoporphyrin *n*
隐成本 immaterielle Kosten *f*
隐翅虫 Staphylinid *n*, Kurzflügler *m*
隐翅虫科 Staphylinidae *pl*
隐翅虫皮炎 Paederusdermatitis *f*
隐翅虫属 Paederus *m*
隐丹参酮 Kryptotanchinon *n*
隐的 okkult
隐滴虫 Kryptomonad *n*
隐动脉 Arteria Saphena *f*
隐动脉皮瓣 Lappen der Arteria Saphena *m*
隐毒的 kryptotoxisch
隐耳(畸形) Taschenohr *n*
隐耳矫正术 Korrektur des Taschenohrs *f*
隐伏 Latenz *f*
隐伏的 latent
隐伏感染 Latenzinfektion *f*
隐伏期 Latenzzeit *f*, Latenzstadium *n*, Deliteszenz *f*
隐伏型 latenter Typ *m*, Latenztyp *m*
隐钙素 Calsequestrin *n*
隐肛 bedeckter Anus *m*
隐睾 Kryptorchismus *m*, Kryptorchidie *f*
隐睾病 Kryptorchismus *m*
隐睾病-侏儒-肥胖-低常智力 Kryptorchismus-Kleinwuchs-Adipositas-subnormale Mentalität *f*
隐睾恶性肿瘤 Malignom des Hodenhochstands *f*
隐睾固定术 Orchidopexie des Leistenhodens *f*, Krytorchidopexie *f*
隐睾切除术 rayptorchiektomie *f*
隐睾移植术 Orchidozö1ioplastik *f*
隐睾症 Kryptorchismus *m*
隐睾症,隐睾 Kryptorchismus *m*
隐化池 Imhoff* Brunnen *m*
β-隐黄素 Beta-Kryptoxanthin *n*
隐黄素 Kryptoxanthin *n*
隐回 Subgyrus *m*
隐晦期 Eklipse(periode) *f*
隐晶型 kryptokristallin *n*
隐静脉 Vena saphena *f*, Saphena *f*
隐静脉的 Saphena-
隐静脉腹膜造口[引流]术 Venoperitoneostomie *f*
隐静脉梗阻 Obstruktion der Vena saphena *f*
隐静脉裂孔 Hiatus saphenus(fasciae latae) *m*
隐静脉皮瓣 Saphena-Hautlappen *m*
隐静脉切除术 Saphenektomie *f*
隐静脉曲张 Saphena-Varix *n*
隐静脉移植供体部皮炎 Spenderstelle des Vena-saphena-Transplantats *f*
隐居的 eremitisch
隐居癖 Agromanie *f*
隐联体双胎(胎内胎) Kryptodidymus *m*
隐裂 Subfissur *f*
隐裂牙综合征 rissiges Zahn-Syndrom *n*
隐瞒病情 verbergendes Symptom *n*
隐匿 Hafen *m*
隐匿[性]癌 okkultes Karzinom *n*
隐匿癌 latentes Karzinom *n*
隐匿操作控制 verdeckte Kontrolle *f*
隐匿期 Latenzstadium *n*
隐匿示范治疗 verdeckte Modelbehandlung *f*
隐匿随机分组 verdeckte Zufallsallokation *f*
隐匿型蛋白尿 latente Proteinurie *f*
隐匿型肝炎 latente Hepatitis *f*
隐匿型强迫症 larvierte Obsession *f*
隐匿性 HBV 感染 okkulte HBV-Infektion *f*
隐匿性鼻窦综合征 okkultes Sinusitis-Syndrom *n*
隐匿性出血 okkulte Blutung *f*
隐匿性传导 unvollständige Leitung *f*, versteckte Leitung *f*
隐匿性的 latent, insidiös, okkult, occul(-us, -a, -um)
隐匿性低灌注综合征 okkultes Hypoperfusionssyndrom *n*
隐匿性癫痫 larvierte Epilepsie *f*
隐匿性附加径路 verdeckte Nebenbahn *f*
隐匿性肝脓肿 latenter Leberabszess *m*
隐匿性冠心病 latente Koronarkrankheit *f*
隐匿性甲状腺功能亢进 latente Hyperthyreose *f*
隐匿性距跟损伤 okkulte alokalkaneale Verletzung *m*
隐匿性迷路炎 okkulte Labyrinthitis *f*
隐匿性逆性传导 verdeckte Rückwärtsleitung *f*
隐匿性旁路 verdeckte Nebenbahn *f*
隐匿性肾小球性肾炎 latente Glomerulonephritis *f*
隐匿性肾炎 latente Nephritis *f*
隐匿性肾炎综合征 okkultes Nephritis-Syndrom *n*
隐匿性丝虫病 okkulte Filariasis *f*
隐匿性抑郁[症] maskierte Depression *f*
隐匿性抑郁症 lavierte Depression *f*
隐匿性椎间盘突出 latenter Bandscheibenvorfall *m*
隐匿阴茎 verborgener Penis *m*
隐匿指纹 latenter Fingerabdruck *m*
隐配基 Kryptogenin *n*
隐品碱 Kryptopin *n*
隐球酵母科 Krytococcaceae *f*
隐球菌[性]脑膜炎 Kryptokokkusmeningitis *f*
隐球菌病 Cryptococcosis *f*, Kryptokokkose *f*, Torulose *f*
隐球菌病性关节炎 Kryptokokkenarthritis *f*
隐球菌多糖 cryptococcales Polysaccharid *n*
隐球菌目 Kryptokokkus *m*
隐球菌脑膜炎 Kryptokokkusmeningitis *f*
隐球菌属 KryrItokokkus *m*, Cryptococcus *m*
隐球菌性肺炎 Kryptokokkenpneumonie *f*
隐球菌性淋巴管炎 Kryptokokkenlymphangitis *f*
隐球菌性脑膜炎 Kryptokokkenmeningitis *f*
隐球菌性眼内炎 Kryptokokkenendophthalmitis *f*
隐神经 Nervus saphenus *m*
隐神经大隐静脉营养血管筋膜皮瓣 fasziokutaner Lappen des Nervus saphenus und der großen Rosenader *m*
隐私 Privatsphäre *f*, Datenschutz *m*
隐私保护 Schweigepflicht *f*
隐私权 Datenschutzrecht *n*
隐痛 unbestimmter Schmerz *m*
隐头[状]花序 Hypanthodium *n*
隐徒头霉素 Aristeromycin *n*
隐退 Einsamkeit *f*
隐退理论 Rückzugstheorie *f*
隐退情结 klösterlicher Komplex *m*
隐窝 Rezessus *m*, Krypte *f*
隐窝斑 Kryptopatches *n*
隐窝蛋白 Kryptdin *n*, Defensin *n*
隐窝蛋白[素] Kryptdin *n*, Defensin *n*
隐窝脓肿 Kryptenabszess *m*
隐窝细胞 Kryptenzelle *f*
隐窝炎(rektale) Kryptitis *f*

隐窝周成纤维细胞 perikryptaler Fibroblast *m*
隐袭的 schleichend, insidiös
隐袭性 schleichend
隐袭性智力减退 schleichender Intelligenzabbau *m*
隐现法 anwesendes und abwesendes Verfahren *n*
隐象睡梦 latenter Trauminhalt *m*
隐斜计 Sthenometer *n*
隐斜视 Strabismus latens *m*, Heterophorie *f*
隐斜视的 heterophorisch
隐斜视计 Phorometer *n*
隐斜视矫正镜 Phoriaskop *n*
隐斜眼痛 Heterophoralgie *f*
隐形病毒感染 inapparente Virusinfektion *f*
隐形断裂 verdeckte Ruptur *f*
隐形脊柱裂 Spina bifida occulta *f*
隐形颅裂 unsichtbare Kranioschisis *f*
隐形眼镜 Kontaktlinsen *f pl*
隐型的 latent, adelomorph
隐型糖尿病 latenter Diabetes *m*
隐性 Rezessivität *f*
隐性癌 okkultes Karzinom *n*
隐性癌基因 rezessives Onkogen *n*
隐性表皮松解 Epidermolysis recessiva *f*, rezessive Epidermolysis *f*
隐性病毒 maskiertes (od. latentes od. okkultes) Virus *n*
隐性出血 okkulte Blutung *f*
隐性出血性胎盘早期分离 vorzeitige Ablösung der okkultblutenden Plazenta *f*
隐性传染 stumme Infektion *f*, latente Infektion *f*
隐性的 latent, okkult, verborgen, rezessiv, recessiv (-us, -a, -am)
隐性等位基因 rezessives Allel *n*
隐性癫痫 latente Epilepsie *f*
隐性恶性贫血 latente perniziöse Anämie *f*
隐性二期梅毒 latente Syphilis secondaria *f*
隐性肺癌 okkultes Lungenkarzinom *n*
隐性肝性脑病 subklinische latente hepatische Enzephalopathie *f*
隐性感染 latente Infektion *f*, stumme Infektion *f*, subklinische Infektion *f*
隐性高铁血红蛋白血症 rezessive Methämoglobinämie *f*
隐性冠心病 latente Koronar (herz-) krankheit *f*
隐性黄疸 latenter Ikterus *m*, okkulter Ikterus *m*
隐性基因 Kryptogen *n*, rezessives Gen *n*
隐性脊柱裂 Spina bifida occulta *f*, Hemirhachischisis *f*
隐性记忆 impliziertes Gedächtnis *n*
隐性精神病 latente Psychose *f*
隐性菌性脑膜炎 rezessive bakterielle Meningitis *f*
隐性菌血症 latente Bakteriämie *f*
隐性颅裂 Cranium bifidum occultum *n*
隐性梅毒 Syphilis occulta *f*, Lues latens *f*, latente Syphilis *f*
隐性免疫法 latente Immunisierung *f*
隐性免疫作用 latente Immunisierung *f*
隐性疟 latente Malaria *f*, Malaria lavarta *f*
隐性贫血 okkulte Anämie *f*
隐性品质 rezessive Eigenschaft *f*
隐性期 Latenzperiode *f*
隐性脐带脱垂 latente Omphalozele *f*
隐性乳突炎 latente Mastoiditis *f*
隐性水肿 latentes Ödem *n*, ödembereitschaft *f*
隐性丝虫病 okkulte Filariose *f*
隐性损害 Grundstörung *f*
隐性胎传梅毒 syphilis congenita latens *f*
隐性突变 rezessive Mutation *f*
隐性先天性鱼鳞病样红皮病 rezessive Erythrodermia congenitalis ichthyosiformis *f*
隐性消化道出血 okkulte gastrointestinale Blutung *f*
隐性斜视 rezessiver Strabismus *m*
隐性性状 rezessiver Charakter *m*
隐性胸膜炎 latente Pleuritis *f*
隐性寻常性鱼鳞病 rezessive Ichthyosis vulgaris *f*
隐性眼球震颤 latenter Nystagmus *m*
隐性遗传 rezessiver Erbgang *m*
隐性遗传氨基酸尿代谢异常 rezessive erbliche Aminoazidurie-Abnormalität *f*
隐性遗传肾结石 X-chromosomale Nephrolithiasis *m*
隐性遗传性[疾]病 rezessive Erbkrankheit *f*
隐性营养不良性大疱性表皮松解 rezessive dystrophische Epidermolysis bullosa *f*, Epidermolysis bullosa dystrophische rezessive *f*
隐性远视 latente Hyperopie *f*
隐性月经 Kryptomenorrhoe *f*
隐性脂肪 maskiertes Fett *n*, gebundenes Fett *n*
隐性致死突变 rezessiv letale Mutation *f*
隐性中耳炎 latente Mittelohrentzündung *f*
隐性转移 okkulte Metastase *f*
隐血 okkutes Blut *n*
隐血便 okkulter Blutstuhl *m*
隐血反应试纸 Hämopapier *n*
隐血检查 Okkult (-Blut) test *m*
隐血试验 Okkult (-Blut) test *m*
隐眼[畸形] Kryptophthalmus *m*, Kryptophthalmie *f*
隐眼综合征 Kryptophthalmus-Syndrom *n*
隐意 latenter Inhalt *m*
隐语 Kryptologie *f*
隐喻 Metapher *m*
隐喻的 metaphorisch
隐原性的 kryptogen (etisch)
隐原性癫痫 kryptogene Epilepsie *f*
隐原性肝硬化 kryptogenetische Leberzirrhose *f*
隐原性感染 kryptogenetische Infektion *f*
隐原性脓毒败血病 kryptogene Septikopyämie *f*, spontane Septikopyämie *f*
隐原性致纤维性肺泡炎 kryptogenetische fibrotische Lungenalveolitis *f*
隐圆线虫病 Troglostrongylosis *f*
隐缘 Margo oecultus *m*
隐源性肝脓肿 kryptogener Leberabszess *m*
隐源性机化性肺炎 kryptogene organisatorische Pneumonie *f*
隐源性慢性肝病 kryptogene chronische Lebererkrankung *f*
隐源性破伤风 kryptogener Tetanus *m*
隐甾醇 Kryptosterol *n*
隐支 Ramus saphenus *m*
瘾 Sucht *f*, Süchtigkeit *f*
瘾乐高潮 pharmakogener Orgasmus *m*
瘾学 Addictologie *f*, Süchtigkeitslehre *f*

yìn 印茚鮣

印巴悌 Imbretil *n*, Hexabiscarbacholin *n*
印第安人的血型频率 indische Blutgruppe *f*
印度棒 Indie-Klub *m*
印度大麻 Samtpappel *m*, Lindenblättrige Schönmalve *f*, Cannabis sativa *f*, Cannabis indica *f*
印度大麻癖 Haschichsucht *f*, Cannabismus *m*
印度儿童肝硬化(印度儿童时期肝硬化) indische Kinderzirrhose *f*
印度黄色 Indischgelb *n*
印度回归热螺旋体 Borrelia carteri *f*
印度坚果树 indischer Nussbaum *m*
印度栗红色 indische Rotbraune Wegericheule *f*

印度裂体吸虫 Schistosoma indicum *n*
印度萝芙木 Rauwolfia *f*, Rauwolfia serpentina *f*
印度墨汁 Indientinte *f*
印度墨汁被膜染色[法] Kapselfärbung der indischen Tinte *f*
印度墨汁负染色法 negative Fäirbung mit Indientinte *f*
印度墨汁染片 Indientintenpräparat *n*
印度深红色 indischer Lack *m*
印度橡皮性皮肤 Indien-Gummihaut *f*, Cutis hyperelastica *f*
印度药草治疗 Ayurvedismus *m*
印防己毒素 Pikrotoxin *n*, Occulin *n*
印痕留存 Persistenz der Eindrücke *f*
印痕样损伤 gemusterte Verletzung *f*
印痕状擦伤 gemusterte Hautabschürfung *f*
印记 Prägung *f*
印记基因 abgedrucktes Gen *f*
印迹 Blot *m*, Fleck *m*, Abdruck *m*, Engramm *n*
Southern 印迹 Southern Blot *m*(检测 DNA)
Western 印迹(蛋白质印迹) Western-Blot *m*, Western-Blotting *n*
印迹法 Blotting *n*
DNA 印迹法 Southern-Blotting *n*
Northernod RNA 印迹分析 Northern-Blot-Analyse *f*
印迹技术 Blot-Technik *f*
Northern 印迹杂交 Northern-Blot-Hybridisierung *f*(检测 DNA)
印迹杂交技术 Blot Hybridisierungstechnik *f*
印迹装置 Löscher *m*
印加人骨 Inkaknochen *m*
印戒细胞 Siegelringzelle *f*
印戒细胞癌 Karzinom der Siegelringzelle *n*
印戒细胞类癌 Siegelringzellkarzinoid *n*
印戒细胞腺瘤 Siegelringzelladenom *n*
印戒样 T 细胞淋巴瘤,T 细胞淋巴瘤 siegelringförmiges T-Zell-Lymphom *n*
印戒征 Siegelringzeichen *n*
印刻现象 Prägung *f*
印模 Abdruck *m*
印模[托]盘 Abdrucklöffel *m*, Abdruckplatte *f*
印模材料 Abdruckmasse *f*, Abdruckmaterial *n*
印模膏 Abdruckmasse *f*
印模糊剂 Abdruckpaste *f*
印模面 Abdruckfläche *f*
印模盘 Abdrucklöffel *m*
印模盘清扫剂 Abdrucklöffelreinigungsmittel *n*, Abdrucklöffelreiniger *m*
印模石膏 Abdruckgips *m*
印模术 Abdrucktechnik *f*
印片法细胞学检查[术] zytologischer Abdrucktest *m*
印鼠客蚤 Pulex cheopis *m*
印刷工气(哮)喘 Druckerasthma *n*
印刷文件检验 Überprüfung des Druckdokuments *f*
印象 Impression *f*, Eindruck *m*
印象处理 Eindruckssteuerung *f*
印象处理说 Theorie der Eindruckssteuerung *f*
印象法 Abklatschverfahren *n*, Abdruckverfahren *n*
印象痕迹 Erinnerungsspur *f*, Engramm *n*, Gedächtnisspur *f*
印象整饰 Eindruckssteuerung *f*
印章 Stempel *m*
印章上特征 Stempelfigur *f*
印指环状细胞 Siegelringzelle *f*
茚 Inden *n*
茚达特罗 Indacaterol *n*
茚氮兰 Hydrindantin *n*
茚地那韦 Indinavir *n*
茚甲新 Indomethacin *n*, Indometacin *n*
茚满 Hydrinden *n*, Indan *n*
茚满二酮 Indandion *n*
茚满二酮类杀鼠剂 Rodentizid des Indanedions *n*
茚三酮 Ninhydrin *n*
茚三酮染色法 Ninhydrinfärbemethode *f*
茚三酮试剂 Ninhydrinreagens *n*, Ninhydrinreagenz *n*
茚三酮试验 Ninhydrin-Test *m*
茚三酮显现法 Ninhydrin-Entwicklung *f*
鲫鱼 Echeneis naucrates

YING 英婴罂缨樱鹦鹰荧盈萤营蝇颖影应映硬

yīng 英婴罂缨樱鹦鹰

英[格拉姆]氏操作法(银屑病局部疗法应用煤焦油及紫外线) Ingram* Technik *f*, Ingram* Methode *f*
英尺烛光 Footcandle(Fc) *f*(旧照度单位)
英地那韦 Indinavir *n*
英帝国癌症运动 Krebskampagne des Britisches Weltreichs *f*
英夫利西单抗(类克) Infliximab *n*
英夫利昔(西)单抗 Infliximab *n*
英格兰 England *n*
英国癌症研究协会 britische Gesellschaft für Krebsforschung *f*
英国癌症杂志 britisches Krebsmagazin *n*
英国副药典 British Pharmazeutical Codex (BPC) <engl.>
英国哥伦比亚乳腺癌随访组 Ausgangseinheit des Mammakarzinoms im Britisch-Kolumbien *f*
英国国际发展署 Entwicklungshilfeministerium *n*
英国环境诱变剂学会 umweltmutagenener Verein des Vereinigten Königreichs *m*
英国蓝色 englisches Blau *n*
英国能力量表 britische Fähigkeitsskala *f*
英国外科肿瘤学家协会 britischer Verein des chirurgischen Onkologen *m*
英国药典 British Pharmacopeia (BP) <engl.>
英国医学研究委员会 britischer Medizinforschungsrat *m*
英国制药工业协会 britischer Pharmaindustrieverein *m*
英国肿瘤协会 britischer Onkologieverein *m*
英普咪定 Impromidin *n*
英脱利匹特(长链脂肪乳剂) Intralipid *n*
英语偏倚 englischsprachiges Bias *n*
婴(小)儿麻痹 Poliomyelitis anterior acuta *f*, Kinderlähmung *f*
婴儿 Säugling *m*, Infans *m*
婴儿,新生儿 Säugling, Neugeborener *m*
婴儿[黑色素性]神经外胚层瘤 neuroektodermaler Tumor des Säuglings *m*
婴儿保健 Baby-Gesundheitspflege *f*
婴儿鼻塞 Pfipfes *m*
婴儿鼻饲管 Futterrohr der Kleinkinder *n*
婴儿臂部肉芽肿 Granulom gluteale infantum *n*
婴儿剥脱性皮炎 Dermatitis exfoliativa infantum *f*
婴儿播散性血管内凝血 disseminierte intravasale Gerinnung der Kleinkinder *f*
婴儿操 Säuglingsübung *f*
婴儿测量法 Pedometrie *f*
婴儿测量器 Pädiometer *n*
婴儿测听器 Säuglingsaudiometer *m*
婴儿测验 Säuglingstest *m*
婴儿肠绞痛 Säuglingskolik *f*
婴儿车 Babywagen *m*
婴儿成熟障碍 dysmaturer Infant *m*
婴儿秤 Säuglingswaage *f*
婴儿痴呆 Dementia infantilis *f*, infantile Demenz *f*
婴儿持续性高胰岛素血症性低血糖症 persistierende hyperinsulinämische Hypoglykämie der Kindheit *f*
婴儿尺 Säuglingsmaßstab *m*

婴儿床 Säuglingsbett *n*
婴儿促纤维增生性大脑星形细胞瘤 infantiles desmoplastisches zerebrales Astrozytom *n*
婴儿猝(急)死 Mors subita infantum *f*
婴儿猝(急)死综合征 Mors subita infantum *f*, sudden infant death syndrome <engl.>
婴儿猝死 plötzlicher Kindstod *m*
婴儿猝死综合征 plötzlicher Kindstod *m*
婴儿痤疮 Säuglingsakne *f*
婴儿大脑梗死 Gehirninfarkt der Kleinkinder *n*
婴儿大脑共济失调性瘫痪 infantile ataktische Zerebrallähmung *f*
婴儿大脑瘫痪 Paralysis cerebralis infantilis *f*, zerebrale Kinderlähmung *f*
婴儿大脑小脑双偏瘫性瘫痪 infantile zerebrozerebelläre diplegische Paralyse *f*
婴儿大叶性肺气肿 infantiles Lobäremphysem *n*
婴儿单基因糖尿病 monogener Diabetes der Kindheit *m*
婴儿的 infantil, infantil(-is, -is, -e), frühkindlich
婴儿的依恋 Säuglingsbefestigung *f*
婴儿骶棘肌萎缩 infantile sakrospinale Muskelatrophie *f*
婴儿动脉炎 infantile Arteriitis *f*
婴儿动脉硬化 infantile Arteriosklerose *f*
婴儿发声 Vokalisierung des Säuglings *f*
婴儿发育表[格] Raster des Säuglings *n*
婴儿发展 frühkindliche Entwicklung *f*
婴儿反应性依恋行为失调 reaktive Bindungsstörung des Säuglings *f*
婴儿肥厚性幽门狭窄 (spastisch-) hypertrophische Pylorusstenose des Säuglings *f*
婴儿分娩损伤 traumatische Geburtsverletzungen des Säuglings *f pl*
婴儿抚触 Babymassage *f*
婴儿复苏器 Sauerstoffapparat des Säuglings *n*
婴儿腹牵开器 Säuglingsbauchhalter *m*
婴儿腹泻 Diarrhoea infantum *f*
婴儿高血钙综合征 Syndrom der infantilen Hyperkalzämie *n*
婴儿高胰岛素血症 Hyperinsulinismus der Kindheit *f*
婴儿孤独症(癖) frühkindlicher Autismus *m*, infantiler Autismus *m*
婴儿骨盆 Pelvis infantilis *m*, infantries Becken *n*
婴儿骨皮质增生 infantile kortikale Hyperostose *f*
婴儿骨外层肥厚 Hyperostosis corticalis infantilis *f*
婴儿骨外层肥厚病(症) Hyperostosis corticalis infantilis *f*, Caffev*(-Silverman*) Syndrom *n* (od. Krankheit *f*)
婴儿固定钩 infantiler Fixierhaken *m*
婴儿固缩细胞增多症 infantile Pyknocytose *f*
婴儿过敏性(嗜酸细胞性)胃肠炎 infantile eosinophile Gastroenteritis *f*
婴儿过胖 Brephopolysarkie *f*
婴儿黑热病 infantile Kala-Azar *f*, Kinder-Kala-Azar *f*
婴儿黑色素神经外胚瘤 melanotischer neuroektodermaler Tumor der Kindheit *m*
婴儿黑色素性神经外胚叶瘤 infantiler melanotischer neuroektodermaler Tumor *m*
婴儿喉喘鸣 Stridor laryngealis infantilis *m*
婴儿呼吸器 Säuglingsbeatmungsapparat *n*
婴儿滑石粉 Talkum des Säugling *n*
婴儿坏疽性皮炎 Dermatitis gangraenosa infantilis *f*
婴儿坏死性肠炎 Enteritis necroticans infantilis *f*
婴儿坏血病 Säuglingsskorbut *m*, infantiler Skorbut *m*, Möller*, -Barlow* Krankheit *f*
婴儿环状红斑 Ringerythem des Säuglings *n*
婴儿肌病 infantile Myopathie *f*, Myopathia infantum *f*
婴儿肌强直性营养不良症 myotone Dystrophie des Säuglings *f*
婴儿肌纤维瘤病 False infantile Myofibromatose *f*
婴儿肌张力过低症 Söuglingshypotonie *f*
婴儿肌阵挛性脑病 myoklonische Enzephalopathie des Säuglings *f*, Btitz-Nick-Salaam-Krampf *m*
婴儿急死 Mors subita infantum *f*, Wiegentod *m*, plötzlicher Kindstod *m*, plötzlicher Säuglingstod *m*
婴儿急死综合征 plötzlicher Kindstod *m*, plötzlicher Säuglingstod *m*
婴儿急性脑灰质炎 Polioencephalitis acuta infantum *f*
婴儿急疹(杜克斯病) Exanthem subitum *n*, Drei-Tage-Fieber *n*, Duke* Krankheit *f*, Roseola infantum *f*, Dreitagefieber *n*
婴儿脊髓病性肌萎缩 infantile myelopathische Muskelatrophie *f*
婴儿脊髓麻痹 spinale Kinderlähmung im Säuglingsalter *f*, infantile Paralysis spinalis *f*
婴儿脊髓性肌萎缩 spinale Muskelatrophie des Säuglings *f*
婴儿假白血病性贫血 Anaemia pseudoleucaemica infantum *f*, v. Jaksch*-Hayem*(-Luzet*) Anämie *f*
婴儿假霍乱 Cholera infantum *f*
婴儿间脑性综合征 Zwischenhirnsyndrom des Säuglings *n*
婴儿脚气病 infantile Beriberi *f*
婴儿紧抱反射 Umklammerungsreflex *m*
婴儿进行性大脑变性 progressive zerebrale Degeneration des säugljngs
婴儿进行性肌萎缩症 infantile spinale progressive Muskelatrophie *f*
婴儿惊厥 Säuglingseklampsie *f*
婴儿胫骨内翻畸形 infantile Tibia vara *f*
婴儿痉挛癫痫 infantile tonische Epilepsie *f*
婴儿痉挛性截瘫 infantile spastische Paraplegie *f*, Paraplegia spastica infantilis *f*
婴儿痉挛性麻痹 infantile spastische Lähmung *f*
婴儿痉挛症 Spasmus infantilis *m*
婴儿眶骨骨膜炎 Periorbititis infantilis *f*
婴儿利什曼原虫 Leishmania infantum *f*
婴儿颅骨骨折 Schädelfraktur des Säuglings *f*
婴儿玫瑰疹 Roseola infantilis (s. infantum s. subita) *f*
婴儿沐浴 Babybad *n*
婴儿沐浴法 Kleinkinderbad *n*
婴儿奶粉 Milchpulver der Kleinkinder *n*
婴儿男性女乳症 infantile Gynäkomastie *f*
婴儿脑积水 frühkindlicher Hydrozephalus *m*
婴儿脑肿瘤 Gehirntumor des Säuglings *m*
婴儿内脏利什曼病 infantile viszerale Leishmaniase *f*
婴儿暖箱 Kinderinkubator *m*
婴儿皮肤多发性脓肿 mehreres Hautabszess des Säuglings *n*
婴儿皮肤粘蛋白沉积病 kutane Mucinosis des Säuglingsalters *f*
婴儿脾性贫血 Milzanämie des Säuglings *f*
婴儿偏瘫 infantile Hemiplegie *f*
婴儿扑粉 Babypuder *m*
婴儿期 Säuglingsalter *n*
婴儿期保健 Gesundheitswesen der Kindheit *n*
婴儿期创伤 infantiles Trauma *n*
婴儿期或童年期异食症 Pica des Säuglings oder Kindesalters *f*
婴儿期胫骨内翻 Erlacher-Blount-Syndrom *n*
婴儿[期]情绪表现 Gefühlsausdruck des Säuglingsalters *m*
婴儿期纤维性错构瘤 fibröses Hamartom des Säuglings *n*
婴儿期言语的发展 Sprachentwicklung im Kindesalter *f*
婴儿期眼肌麻痹 Augenmuskellähmung im Säuglingsalter *f*
婴儿[期]运动神经元疾病 infantile Motorneuronerkrankung *f*
婴儿期障碍 Kindheitsstörung *f*
婴儿期支架(摇床) Verbandsplatte *f*
婴儿期肢端脓疱病 Acropustulosis des Säuglingsalters *f*
婴儿气质 Temperament des Säuglings *n*
婴儿鞘膜积液 infantile Hydrozele *f*
婴儿鞘膜水囊肿 infantile Hydrozele *f*

婴儿青光眼 Glaucoma infantile *n*
婴儿丘疹性肢端皮炎 infantile papulöse Acrodermatitis *f*
婴儿日记 Kinderbiographie *f*
婴儿肉毒毒素中毒 Kindervergiftung des Botulinumtoxins *f*
婴儿沙门(氏)菌 Salmonella infantis *f*
婴儿社会化 kindersozialisation *f*
婴儿身高体重计 Längesmesser und Scale-Instrument des Säuglings *n*
婴儿神经病理学家 Neuropathologe des Säuglings *m*
婴儿神经症 Infantilneurose *f*, Kinderneurose *f*
婴儿神经轴营养不良 infantile neuroaxonale Dystrophie *f*
婴儿肾病性胱氨酸病 infantile nephropathische Zystinose *f*
婴儿生后休止期脱发 postnatales Telogeneffluvium des Säuglings *n*
婴儿生活能力 Viabilität des Säuglings *f*
婴儿湿疹 Säuglingsekzem *n*, Ekzema infantum *n*, Milchekzem *n*
婴儿食品 Babynahrung *f*, Kleinkindnahrung *f*, Kleinkindnahrung *f*
婴儿室 Säuglingsheim *n*, Kinderzimmer *n*
婴儿水脑 Brephyhydrozephalus *m*
婴儿死后浸软 postmortale Aufweichung des Fetus *f*
婴儿死亡 Säuglingssterblichkeit *f*, Kindersterblichkeit *f*
婴儿死亡率 Säuglingsmortalitäit *f*, Säuglingssterblichkeit *f*
婴儿松弛综合征 Floppy-Infant-Syndrom *n*
婴儿苔藓样皮炎 infantile lichenoide Dermatitis *f*
婴儿苔癣 Stophulus(infantum) *m*
婴儿特发性脊柱侧凸 infantile idiopathische Skoliose *f*
婴儿特发性血钙过多 idiopathische Hyperkalzämie des Säuglings *f*
婴儿体操 Säuglingsübung *f*
婴儿体重计 Babywaage *f*
婴儿头部外伤 Kopftrauma des Säuglings *n*
婴儿突然死亡综合征 plötzlicher Kindstod *m*, plötzlicher Säuglingstod *m*
婴儿图书 Säuglingsbuch *n*
婴儿吐泻病 Cholera infantum *n*
婴儿推车 Babyswagen *m*
婴儿臀部肉芽肿 Granulom gluteale infantum *n*
婴儿脱屑性红皮病 Erythrodermia desquamativa neona torum *f*, Leiner*-Moussous*Krankheit *f*(od. Syndrom *n*)
婴儿脱脂奶 fettarme Milch des Babys *f*
婴儿微囊性指纹样角膜上皮营养不良 infantile mikrozytische Hornhautepitheldystrophie *f*
婴儿维生素 B1 缺乏症 Vitamin-B_1-Mangel im Säuglingsalter *m*
婴儿萎缩[症] Säugljngsatrophie *f*, Atrepsie *f*
婴儿无丙种球蛋白血症 infantile Agammaglobulinämie *f*
婴儿先天性脊柱侧凸 infantile angeborene Skoliose *f*
婴儿纤维性错构瘤 infantiles fibröses Hamartom *n*
婴儿笑 Kinderlachen *n*
婴儿心导管检查床(台) Herzkatheterisationstisch für Säugling *m*
婴儿型 lnfantilismus *m*
婴儿型多囊肾病(常染色体隐性遗传多囊肾) infantile polyzystische Nierenerkrankung *f*
婴儿型进行性脊髓性肌萎缩症(韦霍病) progressive spinale Muskelatrophie des Säuglingstyps *f*, Werdnig-Hoffmann* Krankheit *f*
婴儿型雷夫叙姆(Refsum)病 infantile Refsum* Krankheit *f*
婴儿型吞咽 infantiler Schluckakt *m*
婴儿性多囊性肾发育不良 infantile polyzystische Nierendysplasie *f*
婴儿性精神病 Kinderpsychose *f*
婴儿性连锁无丙种球蛋白血症 infantile geschlechtsgekoppelte Agammaglobulinämie *f*
婴儿性偏瘫伴顽固性癫痫 neonatale Hemiplegie mit refraktärer Epilepsie *f*
婴儿性纤维肉瘤 infantiles Faser-Sarkom *n*
婴儿血管瘤 Säuglingshämangiom *n*
婴儿血管内皮细胞瘤 infantiles Hämangioendotheliom *n*
婴儿痒疹 Prurigo infantilis *f*
婴儿样语 Lallatio *f*, Lallen *n*, Lallation *f*
婴儿营养 Säuglingsernährung *f*
婴儿营养不足 Säuglingsdystrophie *f*, Säuglingsinanition *f*
婴儿营养的 brephotrophisch
婴儿营养性贫血(切尔尼贫血) Mangelanämie des Säuglings *f*
婴儿[遗传]特应性皮炎 infantile atopische Dermatitis *f*
婴儿拥抱反射(莫罗[婴儿]拥抱反射) Umarmungsreflex *m*, Moro* Umarmungsreflex *m*
婴儿游戏行为 Spielverhalten des Säuglings *n*
婴儿幼红细胞增多症 kongenitale Anämie des Neugeborenen *f*
婴儿粘液性水肿 Myxoedema infantile *n*, infantiles Myxödem *n*
婴儿长度计 Mecometer *n*
婴儿肢端脓疱病 infantile Acropustulosis *f*
婴儿指(趾)部纤维瘤病 Säuglingsdigitalfibromatose *f*
婴儿指(趾)成肌纤维瘤 infantiles digitales Myofibroblastom *n*
婴儿窒息 Säuglingsasphyxie *f*
婴儿智力量表 Intelligenzskala des Säuglings *f*
婴儿中枢神经系统畸形 infantile Zentralnervensystem-Malformation *f*
婴儿主动脉缩窄 infantiler Typ der Aortenkoarktation *m*
婴尸检验 Autopsia infantilis *f*, Sektion der Säuglingsleiche *f*
婴幼儿 Säugling und Vorschulkinder
婴幼儿(先天性)内斜视 infantile(angeborene) Esotropie *f*
婴幼儿孤独症 frühinfantiler Autismus *m*
婴幼儿骨髓炎 Säuglingsosteomyelitis *f*
婴幼儿骨硬化病 Osteopetrose der Kindheit *f*
婴幼儿灌肠法 Klysma für Säuglinge und Kleinkinder *n*
婴幼儿和童年喂食障碍 Fütterungs- und Essstörung der Kindheit oder frühen Kindheit *f*
婴幼儿颌骨骨髓炎 mandibuläre Osteomyelitis des Säuglings *f*
婴幼儿喉喘鸣 infantiler Larynxstridor *m*
婴幼儿获得性免疫缺陷综合征 pädiatrisches AIDS *n*
婴幼儿急死综合征 plötzlicher Kindstod *m*, plötzlicher Säuglingstod *m*
婴幼儿角膜混浊 infantile Hornhauttrübung *f*
婴幼儿教育 Kleinkindererziehung *f*
婴[幼]儿期短暂性低丙种球蛋白血症 transiente Hypogammaglobulinämie des Säuglingsalters *f*
婴[幼]儿期和童年[期]喂食障碍 Essstörungen im frühen Kindesalter *f pl*
婴幼儿上颌骨骨髓炎 Osteomyelitis des Oberkiefers in Kleinkinder *f*
婴幼儿说话用语 Ammensprache *f*, Babysprache *f*
婴幼儿特发性脊柱侧凸 infantile idiopathische Skoliose *f*
婴幼儿纤维瘤病 Säuglingsfibromatose *f*
婴幼儿心脏移植 Herztransplantation im Kindesalter *f*
婴幼儿血管瘤 Säuglingshämangiom *n*
[依来]罂红 Erioglauzin *n*
罂粟科 Papaveraceae *pl*
罂粟 Papaver somniferum *n*, Schlafmohn *m*
罂粟[果] Fructus papaveris *m*
罂粟胺 Papaveramin *n*
罂粟啶 Papaveraldin *n*, Xanthalin *n*
罂粟红色 Mohnfarbe *f*
罂粟碱 Papaverin *n*
罂粟壳 Mohnkapsel *f*
罂粟壳碱 Narkotolin *n*
罂粟林 Papaverolin *n*
罂粟素 Mekonin *n*
罂粟酸 Mekonsäure *f*, Mohnsäure *f*, Opiumsäure *f*
罂粟酮碱 Xanthalin *n*, Papaveraldin *n*
罂粟辛 Papaverosin *n*
缨滴虫属 Spezies des Lophomonas *f*

樱草 Schlüsselblume *f*, Primel *f*
樱草甙 Primverin *n*
樱草花甙 Hirsutin *n*
樱草花素 Hirsutidin *n*
樱草花甙原 Hirsutidin *n*
樱草黄色 Primelgelb *n*
樱草皮炎 Primeldermatitis *f*
樱草素(黄) Primulin *n*
樱草糖 Primeverose *f*
樱红色血管瘤 Kirschangiom *n*
樱花甙 Sakuranin *n*
樱花素 Sakuranetin *n*
樱黄甙 Prunitrin *n*
樱黄素 Prunetin *n*
樱属 Cerasus *f*, Prunus *f*
樱树 Kirschbaum *m*, Cerasus *f*
樱桃 Kirsche *f*
樱桃核盘菌 Sclerotinia kusanoi *f*
樱桃红色 Kirschrot *n*
樱桃色[的] Kirsche *f*
樱桃糖浆 Syrupus cerasorum *m*, Kirschsyrup *m*
樱桃汁 Kirschsaft *m*, Succus cerasi *n*
樱叶酶 Prunase *f*
鹦鹉热 Papageienkrankheit *f*, Psittakose *f*, Psittacosis *f*
鹦鹉热肺炎 Psittakose-Pneumonie *f*
鹦鹉热淋巴肉芽肿性砂眼 Trachom des Lymphogranuloms von Psittakose *n*
鹦鹉热小体 Psittakosekörperchen *n pl*, Leventha*-Coles*-Lillie*Körperchen *n pl*
鹦鹉热衣原体 Chlamydia psittaci *f*, Psittakose-Virus *n*
鹦鹉样外貌 papageiartiges Profil *n*
鹦鹉嘴状指甲 Papageienschnabelnagel *m*
鹰鼻 Hakennase *f*, Adlernase *f*
鹰钩鼻 Adlernase *f*
鹰爪豆碱(金雀花碱) Spartein *n*
鹰爪手 Klauehand *f*, Krallenhand *f*
鹰状手畸形 Deformität der Alderhand *f*
鹰嘴 Olecranon *n*, Olekranon *n*
鹰嘴鼻 Papageienschnabelnase *f*, Adlernase *f*
鹰嘴的 olecranal
鹰嘴骨折 Olekranonfraktur *f*, Fractura olecrani *f*
鹰嘴滑囊炎 Olekranonbursitis *f*
鹰嘴滑液囊炎 Bursitis olecrani *f*
鹰嘴化脓性滑囊炎 eitrige Olekranonbursitis *f*
鹰嘴腱内囊 Bursa intratendinea olecrani *f*, Monro*Bursa *f*
鹰嘴宽高指数 Breite-Höhe-Index des Olecranons *m*
鹰嘴宽深指数 Breite-Tiefe-Index des Olecranons *m*
鹰嘴皮下囊 Bursa subcutanea olecrani *f*
鹰嘴皮下滑液囊 Bursa subcutanea olecrani *f*
鹰嘴钳 Adlerschnabelzange *f*
鹰嘴窝 Fossa olecrani *f*
鹰嘴状的 adlerschnabelartig, olecranoid

yíng 荧盈萤营蝇

荧胺 Fluoreszamin *n*
荧蒽 Fluoranthen *n*
荧光 Fluoreszenz *f*, Lumineszenz *f*
荧[光]胺 Fluorescamin *n*
荧光 X [射]线照相术 Fluororöntgenographie *f*
荧光斑点试验 Test des Fluoreszenzflecks *m*
荧光半导体甲状腺扫描 Fluoreszenz-Haibleiter-Thyreoid-scanning *n*
荧光薄层板 Fluoreszenzdiinnschichtplättchen *n*
荧光标记 Fluoreszenzmarkierung *f*
荧光标记错配分析 fluoreszenzassistierte Diskrepanzanalyse *f*
荧光标记的核酸探针 fluoreszenzmarkierte Nukleinsäuresonde *f*
荧光标记的抗体 fluoreszenzmarkierter Antikörper *m*
荧光玻璃个人剂量计 Personendosimeter des Fluoreszenzglas *m*
荧光测定[法] Fiuorimetrie *f*, Fluorometrie *f*
荧光猝灭作用 Fluoreszenzlöschung *f*
荧光蛋白 Fluoreszenzprotein *n*
荧光导向切除 fluoreszenzgeführte Resektion *f*
荧光的 fluoreszierend
荧光灯 Fluoreszenzlampe *f*, Leuchtstofflampe *f*
荧光灯室 Wohnungsbau der Fluoreszenzlampe *m*
荧光发射光谱 Fluoreszenzemissionsspektrum *n*
荧光法 Fluoreszenzmethode *f*
荧光放射 Fluoreszenzstrahlung *f*
荧光分光光度测定法 Fluorophotometrie *f*
荧光分光光度计 Fluorospektrophotorneter *n*, Spektrofluorometer *n*
荧光分光光度术 Spektrofluorimetrie *f*
荧光分光光谱仪 Fluoreszenzspektrophotometer *n*
荧光分析(法) Fiuoreszenzanalyse *f*, fluorimetrische Analyse *f*, Lumineszenzanalyse *f*
荧光分析仪 Radioisotopen-Fluoreszenzanalysator *m*
荧光辐射 Fluoreszenzstrahlung *f*
荧光附加器 Fluoreszenzanlagerungsapparat *n*
荧光共振能量转移 Fluoreszenz-Resonanz-Energie-Transfer *m*
荧光光度测定法 Fluoreszenzphotometrie *f*, Fluorophotometrie *f*
荧光光度计 Fluorophotometer *n*
荧光光谱 Fluoreszenzspektrum *n*
荧光光谱分析仪 Fluoreszenz-Spektrumanalysator *m*
荧光光源 Leuchtstofflichtquelle *f*
荧光光子 Fluoreszenzphoton *n*
荧光红钠银探条 caviblen
荧光涣散现象 fluoreszierendes Streuungsphänomen *n*
荧光黄 Fluoreszein *n*, Resorzinphthalein *n*
荧光黄络合指示剂 Calcein *n*
荧光黄钠 Fluoreszeinnatrium *n*
荧光黄试法 Fluoreszeinprobe *f*
荧光活化细胞分离器 fluoreszenzaktivierter Zellsortierer *m*
荧光[基]团 Fluorophor *n*
荧光激活细胞分拣(选)仪 fluoreszenzaktivierter Zellsortierer *m*
荧光激活细胞分类仪 荧光激活细胞分选器 Zellsortierer der Fluoreszenzaktivierung *m*
荧光吉姆萨法 Fluoreszenz-plus-Giemsa *n*
荧光计 Fluorometer *n*, Fluorimeter *n*
荧光技术 Fluoreszenztechnik *f*
荧光剂 Fluoreszenzagens *n*
荧光假单胞菌 Pseudomonas fluorescens *f*
荧光检测器 Fluoreszenzdetektor *m*
荧光检查 Fluoroskopie *f*, Durchleuchtung *f*
荧光箭毒素 Fluorocurarin *n*
荧光金 Fluorogold *n*
荧光镜 Fluoroskop *n*
荧光镜透视检查 Fluoroskopie *f*
荧光抗补体抗体法 Fluoreszenz-Antikomplement-Antikörper-Methode *f*
荧光抗核抗体试验 fluoreszierende antinukleäre Antikörpertest *m*
荧光抗体 fluoreszeinmarkierter Antikörper *m*, Fluoreszenzantikömer *m* (FA)
荧光抗体技术 Fluoreszenzantikörper-Technik *f*
荧光抗体试验 Fluoreszenz-Antikörper-Test *m*
荧光喹诺酮类 Fluoroquinolon *n*
荧光螺旋体抗体吸收试验 Fluoreszenz-Treponema-Antikörper-Absorption-Test *m*
荧光麻风抗体吸收试验 fluoreszierender Antikörper der Lepra *m*
荧光梅毒螺旋体抗体 Fluoreszenz-Treponema-Antikörper *m*

荧光梅毒螺旋体抗体吸收实验 Fluoreszenz-Treponema-Antikörper-Absorptionstest *m*
荧光梅毒螺旋体抗体吸收试验 Fluoreszenz-Treponemaantikörper-Absorptionstest *m*
荧光酶免疫测定 Fluoreszenz-Enzym-Immunoassay *m*
荧光密度计 Fluoreszenzdensi(to)meter *n*
荧光密螺旋体抗体试验 fluoreszierende treponemal Atikörper-Immunoglobulin-M Test *m*
荧光密螺旋体抗体吸收试验 Fluoreszenz-Treponema-Antikörper-Absorptionstest *m*
荧光免疫测定(分析)法 Fluoreszenzimmunoassay *m*
荧光免疫测试法 Fluoreszenzimmunoassay *m*
荧光免疫分析,荧光免疫测定 Fluoreszenzimmunoassay *m*
荧光免疫吸附测定 fluoreszierender Immunosorbent Assay *m*
荧光[梅毒]密螺旋体抗体试验 Fluoreszenz-Treponema-antikörper-test *m*
荧光偏振 Fluoreszenzpolarisation *f*
荧光偏振免疫测定 Fluoreszenzpolarisationsimmunoassay *m*
荧光偏振免疫分析 Fluoreszenzimmunoassay der Polarisierung *m*
荧光漂白恢复 Fluoreszenzerholung nach Fotobleichung *f*
荧光屏 Fluoreszenzschirm *m*, Leuchtschirm *m*, Fluoroskoo *n*, Bildschirm *m*
荧光屏检查 Röntgendurchleuchtung *f*, Radioskopie *f*, Fluoroskopie *f*
荧光强度 Fluoreszenzintensität *f*
荧光染料 Fluoreszenzfarbstoff *m*, Fluorochrom *n*
荧光染色[法] Fluoreszenzfärbung *f*, Fluorochromierung *f*
荧光扫描 Fluoreszenzscanning *n*
荧光扫描机 Fluoreszenzscanner *m*
荧光色素 Fluorochrom *n*
荧光摄影法线电视 Röntgen-Fernseheinrichtung des Kameratyps von Spiegel *f*
荧光摄影装置 röntgenbildschirmdarstellendes Gerät *n*
荧光试验 Fluoreszenztest *m*
荧光寿命 Fluoreszenzlebensdauer *f*
荧光素 Fluoreszein *n*, Fluorescein *n*
荧光素标记 Fluorezeinmarker *m*
荧光素标记[的]抗体 fluoreszeinmarkierter Antikörper *m*, fluoreszenter Antikörper *m*
荧光素标记的第二抗体 fluoreszeinmarkierter zweiter Antikörper *m*
荧光素标记的抗人免疫球蛋白 fluoreszeinmarkiertes Anti-Human-Immunglobulin *n*
荧光素标记法 Markierungsverfahren des Fluoreszein *n*
荧光素结合抗血清 fluoreszeinkonjugiertes Antiserum *n*
荧光素钠 Natriumfluoreszein *n*, Fluoreszeinnatrium *n*
荧光素钠溶液 Natriumfluoreszeinlösung *f*
荧光素尿 Fluoreszeinurie *f*
荧光素染色法 Fluoreszeinfärbung *f*
荧光素试纸 Fiuoreszeinpapier *n*
荧光素双醋酸盐 Fluoresceindiacetat *n*
荧光素血管造影术 Fluoreszein-Angiographie *f*
荧光素眼底血管造影 Fluoreszein-Fundusangiographie *f*(FFA)
荧光探剂 Fluoreszenzsonde *f*
荧光探针(头) Fluoreszenzsonde *f*
荧光桃红 Phloxin *n*
荧光透视 Fluoroskopie *f*
荧光图示法 Fluorographie *f*
荧光熄灭 fluoreszierende Fotobleichung *f*
荧光显微镜 Fluoreszensmikroskop *n*
荧光显微镜检查法 Fluoreszenzmikroskopie *f*
荧光显微术 Fluoreszenzmikroskopie *f*
荧光线摄影机 röntgenbildschirmdarstellendes Gerät *n*
荧光线摄影术 Fluorographie *f*
荧光消退 Fluoreszenzlöschung *f*
荧光小体 Fluoreszenzkörper *m*
荧光效率 Fluoreszenzeffizienz *f*
荧光信号 Fluoreszenzsignal *n*
荧光性白合金钉瓷牙 fluoreszierender Porzellanzahn mit alba Beine *m*
荧光性的 epipolisch
荧光性合金钉瓷牙 fluoreszierender Porzellanzahn mit Verbindungsnadel *m*
荧光性合金钉全口瓷牙 fluoreszierendes Porzellan der Vollprothese *n*
荧光性黄金钉瓷牙 fluoreszierender Porzellanzahn mit Goldnadel *m*
荧光性黄金钉全口瓷牙 fluoreszierendes Porzellan der Vollprothese *n*
荧光血管造影 Fluoreszeinangiographie *f*
荧光抑制试验 Fluoreszenzhemmtest *m*
荧光原位杂交 Fluoreszenz-in-situ-Hybridisierung *f*
荧光原位杂交 In-situ-Hybridisierung der Fluoreszenz *f*
荧光原位杂交基因定位 Mapping der Fluoreszenz-in-situ-Hybridisierung *n*
荧光增白剂 Fluoreszenzaufheller *m*
荧光增倍管 Bildverstäkerröhre *f*, Fluoreszenzbrightrier *m*
荧光增强 Fluoreszenzverstärkung *f*, Fluoreszenz-Enhancement *n*
荧光增强装置 Bildverstärker *m*
荧光照相 Fluoreszenzphotographie *f*
荧光诊断仪 Fluoreszenzdiagnostikgerät *n*
荧光诊断仪 fluoreszierender Diagnoseapparat *m*
荧光指示剂 Fluoreszenzindikator *m*
荧光指示剂吸附法 Fluoreszenzindikator-Adsorptionsmethode *f*
荧光组织化学法 histochemisches Fluoreszenzverfahren *n*
荧光作用 Fluoreszenz *f*
荧屏显示 Bildschirmanzeige *f*
荧石 Flußspat *m*, Fluorit *m*
荧石尘肺 Flußspatlunge *f*, Flußspatpneumokoniose *f*
荧石接物镜 Flussobjekt *n*
荧石透镜 Fluoritobiektiv *n*
荧烷二醇 Fluorandiol *n*
盈亏平衡定价法 Verfahren des Break-even-Kurs *n*
盈利能力 Profitabilität *f*
萤虫素酶 Glühwürmchen-Luziferase *f*
萤虫素酶 Luziferase *f*
营(滋)养血管 Vasa vasorum *n*
营房居住卫生 Kasernenhygiene *f*
营救 Rettung *f*
营利性医疗机构 profitabele Medizininstitution *f*
营养 Ernährung *f*, Nutrition *f*
营养(不足)性萎缩(恶病质) alimentäre Kachexie *f*
营养标准 Ernährungsstandard *m*
营养病 Trophopathie *f*, Ernährungskrankheit *f*
营养补充 Ernährungssupplementation *f*
营养补剂 Nahrungsergänzungsmittel *n*, Ernährungszusatz *m*
营养不良 Fehlernährung *f*, Paratrophie *f*, Dystrophie *f*
营养不良的 dystrophisch
营养不良相关性糖尿病 Unterernährung-verbundener Diabetes mellitus *m*
营养不良性矮小症 dystropher Kleinwuchs *m*
营养不良性闭经 unalimentäre Amenorrhöe *f*
营养不良性大疱性表皮松解 dystrophe Epidermolysis *f*
营养不良性弹性组织变性 Elastose dystrophica *f*
营养不良性钙化 dystrophische Verkalkung *f*
营养不良性关节炎 dystrophe Arthritis *f*
营养不良性黄瘤病 dystrophe Xanthomatose *f*
营养不良性肌强直 dystrophische Myotonie *f*, Curschmann*(-Batten*)-Steinert*svndrom *n*
营养不良性脊柱侧凸 dystrophe Skoliose *f*

营养不良性结石 Kalkül der Unterernährung *m*
营养不良性溃疡 Ulcus trophicum *n*
营养不良性皮肤钙沉着病 dystrophe Kalzinose *f*
营养不良性软骨增生 dystrophe Knorpelhyperplasie *f*
营养不良性神经病 Dystrophoneurose *f*
营养不良性水肿 Trophödem *n*, Ernähmngsödem *n*, alimentäres Ödem *n*
营养不良性萎缩 Metatrophie *f*, Atrophie nach Fehlernährung *f*
营养不良性消瘦 alimentärer Marasmus *m*, Ernährungsverfall *m*
营养不良性龈萎缩 atrophische Ulatrophie *f*, ischämische Ulatrophie *f*
营养不足 Subalimentation *f*, Mangelernährung *f*
营养不足病 Unterernährung *f*, Hypoalimentation *f*
营养不足的 oligotroph
营养的 trophisch, alimentär, nutritiv
营养动脉 Arteria nutricia *f*
营养毒理学 Ernährungstoxikologie *f*
营养法 Alimentation *f*
营养方式 Ernährungsweise *f*, Ernähmngsmodus *m*
营养功能 trophische Funktion *f*
营养管 Canalis nutricus *m*, Ernährungskanal *m*
营养管理 Ernährungsmanagement *n*
营养过度 überernährung *f*, Hyperalimentation *f*
营养过度病 überernährungskrankheit *f*, Hyperalimentose *f*
营养过少 Oligotrophie *f*
营养过剩 Überschussnährstoff *m*
营养核 vegetativer Kern *m*
营养及代谢障碍性脱发 Alopezie alimentärer und metabolischer Ursprung *f*
营养计算系统 System der Nährstoffberechnung *n*
营养佳良 Eutrophie *f*
营养价值 Nährwert *m*, Nährkraft *f*
营养教育软件 Software der Ernährungserziehung *f*
营养阶段 vegetative Phase *f*
营养菌丝 vegetative Hyphe *f*
营养菌丝体 vegetatves Myzel(ium) *n*
营养康复 Ernährungsrehabilitation *f*
营养口粮 Ernährungsration *f*
营养立法 Ernährungsgesetz *n*
营养疗法 Ernäungstherapie *f*, Trophotherapie *f*, Atimentotherapie *f*
营养流行病学 Ernährungsepidemiologie *f*
营养膜 Ernährungsmembran *f*, trophische Membran *f*
营养囊 Trophozyste *f*
营养培养基 Nährboden *m*, Nährmedium *n*
营养品 Nährmittel *n*, Nutriment(um) *n*
营养平衡 Ernährungsgleichgewicht *n*, nutritives Äquilibrium *n*, physiologisches Äquilibrium *n*
营养评定 Ernährungsbeurteilung *f*
营养评分程序 Programm der Ernährungsbeurteilung *n*
营养评价 Ernährungsbeurteilung *f*
营养器官 Ernährungsorganell *n*
营养情况 Ernährungszustand *m*
营养琼脂培养基 Nähragar *m*, N-agar *m*
营养缺乏 Denutrition *f*, Mangelernährung *f*
营养缺乏病 Mangelkrankheit *f*
营养缺乏性多神经炎 Mangelpolyneuritis *f*
营养缺乏性疾病 Ernährungsmangelkrankheit *f*
营养缺乏性贫血 Mangelanämie *f*
营养缺乏性弱视 Mangelamblyopie *f*
营养缺乏性湿疹 Ekzem des Ernährungsmangels *n*
营养缺乏症状 Symptom des Ernährungsmangels *n*
营养缺陷[性]突变型 auxotropher Mutant *m*
营养缺陷体 auxotroph
营养缺陷型 Auxotrophie *f*
营养缺陷型互补选择 auxotrophe Auswahl der Komplementation *f*
营养染色质 Trophochromatin *n*
营养丧失的 nährstoffentzogen
营养摄取本能 Ernährungsinstinkt *m*
营养摄取量 Ernährungsaufnahme *f*
营养神经 trophischer Nerv *m*
营养神经[功能]病 Trophoneurose *f*
营养神经性溃疡 trophoneurotisches Ulkus *n*
营养神经性贫血 trophoneurotische Anämie *f*
营养神经性萎缩 alimentäre neuropathische Atrophie *f*
营养神经源性萎缩 trophoneurotische Atrophie *f*
营养生理需要量 Nährstoffbedarf *m*, Ernährungsbedürfnis *n*
营养失调 Unterernährung *f*
营养失调:高(低)于机体需要量 veränderte Ernährung: mehr/weniger als die Körperanforderungen *f*
营养师 Ernährungswissenschaftler *m*, Diätassistent *m*
营养师管理人员 Verwalter des Ernährungswissenschaftlers *m*
营养受体 Nutrizeptor *m*, Ernährungsrezeptor *m*
营养数据库 Nährstoff-Datenbank *f*
营养数据库存取软件 Zugangssoftware der Nährstoff-Datenbank *f*
营养数据库目录 Verzeichnis der Nährstoff-Datenbank *n*
营养水平测定 Bestimmung des Ernährungsstands *f*
营养素 Nährstoffe *m pl*, Nährmittel *n pl*, Nutrientia *n pl*
营养素供给量 Nährstoffangebot *n*
营养素平衡 Nährstoffgleichgewicht *n*
营养特需型 idiotroph
营养调查 Ernährungsstudie *f*, Ernährungsumfrage *f*
营养通路 Ernährungsbahn *f*
营养突变 Ernährungsveränderung *f*
营养突变型 auxotropher Mutant *m*
营养卫生 Ernährungshygiene *f*
营养卫生调查 ernährungshygienische Untersuchung *f*
营养卫生学 Ernähmngshygiene *f*
营养卫生研究所 Institut für Ernähmngshygiene *n*
营养紊乱 Ernähmngsstörung *f*
营养物[质] Nährmittel *n pl*, Nährstoffe *m pl*, Nutrientia *n pl*
营养物转运 Nahrungstransport *m*
营养吸收障碍综合征 Malabsorptionssyndrom *n*
营养协作中心 Koordinationszentrum der Ernährung *n*
营养型多发性神经病 alimentäre Polyneuropathie *f*
营养性 Trophik *f*, Nährhaftigkeit *f*
营养性闭经 alimentäre Amenorrhöe *f*, Notstandsamenorrhöe *f*
营养性大红细胞性贫血 alimentäre makrozytäre Anämie *f*
营养性低蛋白血症 prehepatische Hypoproteinämie *f*
营养性地球化学病因假说 Ernährungs-geochemische ätiologische Hypothese der Keshan*Krankheit *f*
营养性肥胖 Adipositas alimentaria *f*
营养性肥胖症 alimentäre Adipositas *f*
营养性肝硬化 alimentäre Leberzirrhose *f*
营养性骨病 alimentäre Osteodystrophie *f*
营养性骨质疏松症 alimentäre Osteoporose *f*
营养性骨质稀疏 alimentäre Osteoporose *f*
营养性肌营养不良症 alimentäre Muskeldystrophie *f*
营养性疾病 Ernährungskrankheit *f*
营养性脊髓病 alimentäre Myelopathie *f*
营养性溃疡 trophisches Ulkus *n*, trophische Ulzeration *f*
营养性明胶培养基 Nährgelatine *f*
营养性贫血 alimentäre Anämie *f*, Alimentäranämie *f*
营养性弱视 Mangelamblyopie *f*
营养性神经病 alimentäre Neuropathie *f*
营养性生长过度 Eutrophikation *f*
营养性水肿 Ernährungsödem *n*
营养性维生素 D 缺乏[性]佝偻病 Vitamin-D-Mangel-Rachitis *f*
营养性消瘦 Unterernährungsabmagerung *f*, Inanition *f*

营养性心脏病 alimentäre Herzkrankheit *f*
营养性肢痛症 Akrotrophodynie *f*, Schützengrabenbein *n*
营养需要量 Nahmngsbedarf *m*
营养需要 Nahrungsbedarf *m*
营养需要系数 Koeffizient des Ernährungsbedürfnis *m*
营养学 Ernährungslehre *f*, Alimentologie *f*
营养学家 Alimentoioge *m*, Ernährungswissenschaftler *n*
营养液 Nährlösung *f*
营养异常性巨大发育 Makrodystrophie *f*
营养与代谢疾病 Ernährungs-und Stoffwechselkrankheit *f*, alimentäre und metabolische Krankheit *f*
营养与食品卫生学 Ernährungs- und Lebensmittelhygiene *f*
营养障碍 Ernährungsstörung *f*, trophische Störung *f*, Dystrophie *f*
营养障碍的 dystrophisch
营养支持 Ernährungsunterstützung *f*
营养指数 Ernährungsindex *m*
营养制剂 Ernährungspräparat *n*
营养质 Trophon *n*
营养肿瘤学 alimentäre Onkologie *f*
营养主任 Ernährungsdirektor *m*
营养状况 Ernährungszustand *m*
营养状况临床检查 klinische Untersuchung des Ernährungszustandes *f*
营养状况评价 Beurteilung des Ernährungszustands *f*
营养状况人体测量 Anthropometrie des Ernährungszustandes *f*
营养作用 Trophik *f*, Trophismus *m*
蝇 Fliege *f*
蝇传播的 fliegengetragen
蝇粪菌属 Myiocopron *n*
蝇科 Muscidae *pl*
蝇蛆 Made *f*
蝇蛆病 Myiasis *f*, Madenfraß *m*, Madenkrankneit *f*
蝇属 Musca *f*
蝇蕈醇 Muscimol *n*
蝇蕈毒素 Amanitatoxin *n*
蝇蕈碱 Muskarin *n*
蝇蕈素 Amanitin *n*

yǐng 颖影

颖果 Caryopsis *f*
颖芒 Arista *f*
影 Schatten *m*
影(红)细胞 Geisterzelle *f*
影剧院卫生 hygiene Kino-und Theater *f*
影细胞 Schattenzelle *f*
影响 Einfluß *m*, Auswirkung *f*
影响恢复的因素 Einflussfaktor der Erholung *m*
影响及制约因素 Modifikationsfaktor *m*
影响精神的 psychotrop(isch)
影响可靠性的因素 Einflussfaktor der Reliabilität *m*
影响力 Einwirkungskraft *f*, Einflusskraft *f*
影响量 Einflussgröße *f*
影响食品淀粉老化物质 affizierte Substanzen der Alterung von Stärke in Lebensmitteln *f pl*
影响收缩力的 inotrop(isch)
影响妄想 Beeinflussungswahn *m*
影响心理应激强度的因素 Einflussfaktor der Intensität von Leidensdruck *m*
影响因素 Einflussfaktor *m*
影响因子 Impact-Faktor *m*
影像 Bild *n*, CT-Bild *n*, Computertomographiebild *n*
影像板 Bildplatte *f*
影像报告 Berichts- und Datensystem der Brustbildgebung *n*
影像对比 Bildkontrast *m*
影像对比度 Gradient des Bildkontrasts *m*
影像法 Schattierungsverfahren *n*
影像放大 Bildverstärkung *f*
影像机房 Geräteraum der Bildgebung *m*
影像雷达 Teleran *n*
影像亮度稳定 Helligkeitsstabilisierung der Bildgebung *f*
影像模糊度 Bildunschärfe *f*
影像尿动力学 Videourodynamik *f*
影像平滑 Bildglättung *f*
影像强化荧光透视检查 Fluoroskopie der Bildverstärkung *f*
影像数据压缩 Bilddatenkompression *f*
影像血细胞计数 Bildzytometrie *f*
影像医学图像处理装置 medizinisches Bildverarbeitungssystem *n*
影像引导放射治疗 bildgeführte Radiotherapie *f*
影像引导下腹腔镜胆囊切除术 videogeführt laparoskopisch
影像增强管 Bildverstärker *m*, Röntgenbildverstärker *m*
影像增强管对比度 Kontrast des Bildverstärkers *m*
影像增强器 Bildaufheller *m*, Bildverstärker *m*
影像增强显微术 bildverstärkte Mikroskopie *f*
影像诊断学 diagnostische Imageologie *f*
影像质量 Bildqualität *f*
影像重叠 fotografische Doppelbelichtung *f*
影像重合法 ildübergreifend
影像重建 CT-Bildberechnung *f*, CT-Bildrekonstruktion *f*
影像重建算法 CT-Bildrekonstruktionsalgorithmus *m*
影印机 Kopiergerät *n*, Fotokopierer *m*
影印平板培养 Replikaplattierung *f*
影铸复制技术 Repliktechnik des Schattenwurfs *f*
影子曲线 Schattenkurve *f*, Überhörkurve *f*
影子听力 Schattenhören *n*, Überhören *n*
影子细胞 Geisterzelle *f*

yìng 应映硬

应变 Beanspruchung *f*
应变活力说 emergenter Vitalismus *m*
应变极限 Belastungsgrenze *f*
应变计 Extensometer *n*, Dehnungsmeter *n*
应变能力 ressourcenhaltendes Potenzial *n*
应磁性 Magnetropismus *m*
应答 Reiz- Antwort *f*
应答[性]行为 antwortendes Benehmen *n*
应答率 Antwortquote *f*, Antwortrate *f*
应答偏倚 Antwort-Tendenz *f*
应答器 Transponder *m*
应答强化 antwortende Verstärkung *f*
应答设备 Anrufbeantworter *m*
应答试剂 vielversprechendes Reagenz *n*
应答条件反射 klassische Konditionierung *f*
应答性疼痛 antwortender Schmerz *m*
应答值 Antwortwert *m*
应对 Bewältigung *f*
应对方式 Bewältigungsstil *m*
应对风格 Bewältigungsstil *m*
应对机制 Bewältigungsmechanismus *m*
应对能力 Bewältigungskapazität *f*
应付策略 Bewältigungsstrategie *f*
应付方式 Bewältigungsstil *m*
应付行为 Coping-Verhalten *n*, Bewältigungsverhalten *n*
应付机制 Bewältigungsmechanismus *m*
应付技能干预 Eingriff der Bewältigungsfähigkeit *m*
应付技能训练 Ausbildung der Bewältigungsfähigkeit *f*
应付应激策略 Stressbewältigungsstrategie *f*
应激 Stress *m*

应激蛋白 Stressprotein *n*
应激的保护性反应型式模式 Modell des schützenden Reaktionsmusters von Stress *n*
应激的刺激模式 reizbasiertes Stressmodell *n*
应激的反应模式 Reaktionsmodell des Stress *n*
应激的概念模式 Konzeptionsmodell des Stress *n*
应激的激活模型 Erregungsmodell des Stress *n*
应激的认知评价模式 kognitives Beurteilungsmodell des Stress *n*
应激的生理反应 physiologische Reaktion des Stress *f*
应激的生物化学模式 biochemisches Modell des Stress *n*
应激的相符模型 Kongruenzmodell des Stress *n*
应激的相互作用模式 Interaktionsmodell des Stress *n*
应激的心理反应 psychologische Reaktion des Stress *f*
应激的心身模式 psychosomatisches Modell des Stress *n*
应激反应 Stressreaktion *f*
应激反应的脑 - 体通路 Gehirn-Körper-Leitungsbahn der Stressreaktion *f*
应激反应控制 Kontrolle der Stressreaktion *f*
应激反应实验 Experiment der Stressreaktion *n*
应激分子 Stressmolekül *n*
应激功能 Streßfunktion *f*, Notfallsfunktion *f*
应激活化蛋白激酶 stress-aktivierte Proteinkinase *f*
应激激素 Stresshormon *n*
应激间隙 erregbare Lücke *f*
应激接种训练 Stress-Impfungstraining *n*
应激结果 Stressfolge *f*
应激抗原 Antigen des Stress *n*
应激髋综合征 Belastungssyndrom der Hüfte *n*
应激理论 Stresstheorie *f*
应激情境 Stresssituation *f*
应激试验 Stresstest *m*
应激文化适应带来的 akkulturativer Stress *m*, Akkulturationsstress *m*
应激物(原) Stressor *m*
应激系统 Stresssystem *n*
应激相关胃黏膜损伤(应激性胃粘膜损伤) stressbedingte Magenmukosaschädigung *f*
应激相关障碍 stressbedingte Störung *f*
应激性 Reizbarkeit *f*, Irritabilität *f*
应激性［胃］溃疡 Streßulkus (des Magens) *m*
应激性不良 Dyserethesie *f*
应激性刺激 irritabler Reiz *m*
应激性的 reizbar, erregbar, irritabel
应激性犯罪 Kriminalität des Stress *f*
应激性高脂血症 Hyperlipidämie des Stress *f*
应激性红细胞增多 Polyzythämie des Stress *f*, gutartige Polyzythämie *f*
应激性减弱 Untererregbarkeit *f*
应激性溃疡 Stressulkus *n*
应激性溃疡综合征 Streßulkussyndrom *n*
应激性生活事件 belastendes Lebensereignis *n*
应激性十二指肠溃疡(柯林溃疡) Zwölffingerdarmulkus des Stress *n*
应激性体温过高 Hyperthermie des Stress *f*
应激性脱发 Alopezie des Stress *f*
应激性增高 übererregbarkeit *f*
应激因子 Stressor *m*
应激状态 Streßsituation *f*
应激综合征 Stresssyndrom *n*
应激阻抗者 stressresistentes Individuum *n*
应急 Notfall *m*
应急储备给养 Überlebensration *f*
应急措施 Notmaßnahme *f*, Notbehelf *m*
应急反应 Notreaktion *f*
应急功能 Notfallsfunktion *f*
应急供氧设备 Notsauerstoffanlage *f*
应急呼吸技术 Atemtechnik des Notfalls *f*
应急呼吸器 Sauerstoffgerät des Notfalls *n*
应急剂量 Notfalldosierung *f*, Notfalldosis *f*
应急加压服 Druckanzug des Überlebens des Notfalls *m*
应急监测 Notfallüberwachung *f*
应急减压 Notfalldekompression *f*
应急救生 Überleben des Notfalls *m*
应急救生伞 Rettungsfallschirm *m*
应急救生设备 Überlebensausrüstung des Notfalls *f*
应急救生系统 Notrettungssystem *n*, Überlebenssystem des Notfalls *n*
应急控制 Notfallskontrollierung *f*
应急口粮 Notration *f*
应急离机救生包 Rettungsausstattung *f*
应急气源 Hilfsgaszufuhr *f*, Gaszylinder der Rettungsaktion *m*
应急系统 Rettungssystem *n*
应急响应 Notfallreaktion *f*
应急修复显色测验 SOS-Chromotest *m*
应急修复诱导测验 SOS-Inductest *m*
应急氧气瓶 Notzylinder *m*
应急氧气设备 Sauerstoffgerät des Notfalls *n*
应急医疗服务(勤务) Rettungsdienst *m*
应急医疗中心 Rettungszentrum *n*
应急医学救援 notfallmäßige medizinische Hilfe *f*
应急因子 strenger Faktor *m*
应急饮用水 Nottrinkwasser *n*
应急用氧 Notfallsauerstoff *m*
应急允许剂量 akzeptable Notfalldosis *f*
应急准备 Notfallpräparat *n*
应接管［器］ Adapter *m*
应力 Soannung *f*, Stress *m*
应力断裂 Druckruptur *f*
应力分布 Druckverteilung *f*
应力副承托区 sekundäre Belastungszone *f*
应力骨折 Streßfraktur *f*
应力和应变 Spannung und Dehnung
应力缓冲器 Druckbrecher *m*, Kraftbrecher *m*
应力缓冲式桥 stressgebrochene Brücke *f*
应力松弛 Streßerschlaffung *f*
应力消除 Äqualisation *f*, Ausgleich *m*
应力性尿道压力测定 Urethradruckprofil der Spannung *n*
应力性尿失禁 Streßinkontinenz *f*
应力主承托区 primäre Belastungszone *f*
应人能 persönliches Sozialverhalten *n*
应收款项 Außenstand *m*
应收账款 Außenstand *m*
应受罚妄想 Schuldwahn *m*
应物能 Anpassungsverhalten *n*
应用(Heil-) Anwendung *f*, Applikation *f*
应用电视设备 angewandtes Fernsehengerät *n*
应用行为科学 angewandte Verhaltenswissenschaft *f*
应用化学 angewandte Chemie *f*
应用剂量 Anwendungsdosis *f*
应用解剖学 angewandte Anatomie *f*
应用开发工具 angewandtes Entwicklungswerkzeug *n*
应用开发环境 Anwendungsentwicklungsumgebung *f*
应用领域 Anwendungsbereich *m*
应用免疫学 angewandte Immunologie *f*
应用软件 Anwendungssoftware *f*, Applikationssoftware *f*
应用社会心理学 angewandte Sozialpsychologie *f*
应用生理学 angewandte Physiologie *f*
应用微生物学(生物技术) Biotechnologie *f*

应用型计算机系统结构 anwendungsbasierte Computerarchitektur *f*
应用研究 angewandte Forschung *f*, Zweckforschung *f*
应用药理学 Pharmakometrie *f*
应用营养 angewandte Ernährung *f*
应用营养学 angewandte Nutriologie *f*
应用运动学 angewandte Kinesiologie *f*
映光器 Beleuchtungsapparat *m*, Illuminator *m*
映象 Bild *n*, Spiegelbild *n*, Abbild *n*
映象储存(心理学) ikonischer Speicher *m*
映象失真(心理学) Schrägposition *f*
映象显微镜 Euskop *m*
映象小鬼(心理学) Bildteufel *m*
映象自我和理想自我不一致者(不协调人) inkongruente Person *f*
硬(脊)膜外间隙阻滞 Epiduralblockade *f*
硬(脊)膜外镇痛 Epiduralanalgesie *f*
硬[结性]红斑 Erythema induratum *n*
硬癌 Skirrhus *m*, Carcinoma durum *n*, Carcinoma scirrhosum *n*
硬癌的 skirrhös, scirrhos(-us, -a, -um)
硬癌和髓样癌 scirrhöses Karzinom und Medullarkarzinom *n*
硬斑病 Morphaea *f*, Morphea *f*
硬斑病伴单侧面萎缩 Morphea und Gesichtshemiatrophie
硬斑病样基底细胞癌 morpheartigeses Basalzellkarzinom *n*
硬斑病样基底细胞上皮瘤 morpheartiges Basalzellepitheliom *n*
硬斑病样上皮瘤 morpheartiges Epitheliom *n*
硬板 Lamina dura *f*
硬币病灶 Münzverletzung *f*
硬币叩击音 Münzentest *m*, Signe du sou <frz.>
硬币形 Münzform *f*, Münzenform *f*
硬币形的 nummulär, münzenförmig, münzförmig
硬壁菌门 Firmicutes *f*
硬壁密丝组织的 skleroplectenchymatisch
硬变的 zirrhös, zirrhotisch, cirrhotic(-us, -a, -um), indurat(-us, -a, -um)
硬变性结核 Phthisis cirrhotica *f*, Tuberculosis indurativa *f*
硬变性胃炎 Gastritis cirrhoticans *f*
硬玻璃 Hartglas *n*
硬磁盘驱动器 Festplattentreiber *m*
硬担架 harte Tragbahre *f*
硬蛋白 Album(i)noid *n*, Skleroprotein *n*
硬的 hart, scleros(-us, -a, -um), dur(-us, -a, -um), callos(-us, -a, -um)
硬底板蜡 hartes Basisplattenwachs *n*
硬度 Härte *f*
硬度标 Härteskala *f*
硬度测定 Härtebestimmung *f*
硬度测定器 Härteprüfgerät *n*
硬度和弹性 Konsistenz und Elastizität
硬度计 Härtemesser *m*, Durometer *n*
硬度试验 Härteprobe *f*
硬度系数 Härtekoeffizient *m*
硬腭 harter Gaumen *m*, Palatum durum *n*
硬腭U形切口 U-förmiger Schnitt am harten Gaumen *m*, Wilson*Schnitt *m*
硬腭穿孔 Perforation des Vordergaumens *f*
硬腭粘膜游离移植 freies Mukosatransplantat des Vordergaumens *n*
硬飞燕草次碱 Delkosin *n*
硬粪块 Kotballen *m*, Skybala *f*
硬粪块的 scybalös
硬膏[剂] Pflaster *n*
硬膏剂 Pflaster *n*
硬骨板 Lamina dura *f*
硬骨鱼 Knochenfisch *m*
硬骨鱼催产素 Isotocin *n*
硬管食管镜 starres Ösophagoskop *n*
硬管支气管镜 starres Bronchoskop *n*
硬红斑 Erythema induratum *n*, Bazin* Erythem *n*
硬红斑-结节性血管炎含小叶性脂膜炎 Erythema induratum-noduläre Vaskulitis mit lobuläre Pannikulitis *f*
硬化 Verhärtung *f*, Sklerose *f*, Zirrhose *f*, Induration *f*
硬化,酒精性 alkoholische Zirrhose *f*
硬化变性 sklerotische Degeneration *f*
硬化病 Sklerema *n*, Sklerem *n*
硬化的 sklerotisch, sklerosiert, scleros(-us, -a, -um)
硬化骨骼 Skleroskeleton *n*, knöchernes Skelett *n*
硬化鼓膜切除术 Resektion des sklerotischen Trommefells *f*
硬化剂 Sklerosierungsmittel *n*, Verödungsmittel *n*
硬化剂注射 Verödungsmittel Injektion *f*
硬化[剂注射]疗法 Verödungs(mittelinjektions)therapie *f*, sklerosierungstherapie *f*, Sklerose-Therapie *f*
硬化疗法 sklerosierende Therapie *f*
硬化皮肤异色病 Skleropoikiloderma *f*
硬化前的 präsklerotisch
硬化[尸体]的发掘 Zirrhose durch Exhumierung *f*
硬化听骨切除术 Stapedektomie *f*, Otoskler(on)ektomie *f*
硬化胃 sklerotischer Magen *m*
硬化腺病 Skleroadenose *f*
硬化型 sklerosierender Typ *m*
硬化型肺结核 zirrhotische Lungentuberkulose *f*
硬化型氟骨症 sklerosierende Skelettfluorose *f*
硬化型肌肉结核 gehärtete Muskeltuberkulose *f*
硬化性胆管炎 sklerosierende Cholangitis *f*
硬化性的 sklerotisch, sklerosierend
硬化性非化脓性骨炎 sklerosierende nichteitrige Osteitis *f*
硬化性蜂窝状肺 sklerotische Wabenlunge *f*
硬化性骨化病 Sklerosteose *f*
硬化性骨髓瘤 sklerosierendes Myelom *n*
硬化性骨炎 sklerosierende Osteitis *f*, sklerotische Osteitis *f*
硬化性骨炎 sklerosierende Ostitis *f*
硬化性汗腺管癌 sklerosierendes Karzinom des Schweißkanals *n*
硬化性或纤维化性腹膜炎 sklerosierende(od. fibrosierende) Peritonitis *f*
硬化性基底细胞癌 sklerosierendes Basalzellkarzinom *n*
硬化性基底细胞上皮瘤 sklerosierendes Basalzellepitheliom *n*
硬化性脊髓炎 sklerosierende Myelitis *f*
硬化性间质瘤 sklerosierender Stromatumor *m*
硬化性角膜炎 Sklerokeratitis *f*, Keratitis sclerotica *f*
硬化性狼疮 Lupus sclerosus *m*
硬化性淋巴管炎 sklerosierende Lymphangitis *f*
硬化性卵巢炎 Skleroophoritis *f*, sklerotische Oophoritis *f*
硬化性梅毒疹 sklerosierende Syphilide *f*
硬化性皮肤病 Sklerodermatose *f*
硬化性皮结核 Tuberculosis indurativa cutis *f*
硬化性胼胝 Sklerotylose *f*
硬化性全脑炎 sklerosierende Panenzephalitis *f*
硬化性全身萎缩 sklerotische Panatrophie *f*
硬化性上皮错构瘤 sklerosierendes epitheliales Hamartom *n*
硬化性上皮样纤维肉瘤 sklerosierendes epitheloides Fibrosarkom *n*
硬化性肾小球病变 sklerosierende glomeruläre Läsion *f*
硬化性苔藓 Lichen sclerosus *m*
硬化性萎缩性苔癣 Lichen sclerosis et atrophicus *m*
硬化性胃炎 Gastritis cirrhoticans *f*, sklerosierende Gastritis *f*
硬化性腺病 sklerosierende Adenose *f*
硬化性腺炎 Skleradenitis *f*

硬化性血管瘤 sklerosierendes Hämangiom *n*
硬化性血栓性静脉炎 sklerosierende Thrombophlebitis *f*
硬化性牙本质 sklerosierendes Dentin *n*
硬化性粘膜炎 sklerosierende Mucositis *f*
硬化性粘液水肿 Skleromyxödem *n*
硬化性脂肪肉瘤 sklerosierendes Liposarkom *n*
硬化性脂肪肉芽肿 sklerosierendes Lipogranulom *n*
硬化性中耳炎 sklerotische Otitis media *f*
硬化性主动脉瘤 arteriosklerotisches Aneurysma der Aorta *n*
硬化牙 sklerotischer Zahn *m*
硬化牙本质 sklerotisches Dentin *n*, transparentes Dentin *n*
硬踝塑料踝足矫形器 plastische Knöchel-Fußorthese des soliden Enkels *f*
硬黄质结晶 Sklerocrystallin *n*
硬鸡眼 hartes Hornauge *n*
硬脊膜 Dura mater spinalis *f*, harte Rückenmark(s)haut *f*
硬脊膜穿刺针 Punktionsnadel der Dura mater *f*
硬脊膜囊 Duralsack *m*
硬脊膜内髓外脑膜瘤 intradurales extramedulläres Meningeom *n*
硬脊膜内髓外神经纤维瘤 intradurales extramedulläres Neurofibrom *n*
硬脊膜外瘤 epiduraler Rückenmark(s)tumor *m*
硬脊膜外麻醉 epidurale(od. peridurale)Anästhesie *f*
硬脊膜外脓肿 extraduraler(od. epiduraler)Abszeß *m*, Epiduralabszeß *m*
硬脊膜外脓肿切除术 Exzision des Extraduralabszeßes *f*
硬脊膜外腔穿刺术 Epiduralpunktion *f*
硬脊膜外腔阻滞麻醉 peridurale Rückenmark(s)blockade *f*, Eoiduralleitungsanästhesie *f*
硬脊膜外肿瘤 epiduraler(od. extraduraler) Rückenmark(s) tumor *m*
硬脊膜下瘤 subduraler Rückenmark(s)tumor *m*
硬脊膜下脓肿 spinale Subduralabszess *f*
硬脊膜下髓外神经纤维瘤 subdurales extramedulläres Neurofibrom des Rückenmarks *n*
硬脊膜下髓周动静脉瘘 spinale subdurale perimedulläre arteriovenöse Fistel *f*
硬脊膜炎 Pachymeningitis spinalis *f*
硬碱 Hartbase *f*
硬件 Hardware *f*
硬件描述语言 Hardwarebeschreibungssprache *f*
硬件配置 Anlagenkonfiguration *f*, Geräteanordnung *f*
硬胶囊[剂] harte Gelatinekapsel *f*
硬角蛋白 hartes Keratin *n*
硬结 Schwarte *f*, Induratio(n) *f*, Sklerom *n*
硬结的 indurativ, induriert, indurat(-us, -a, -um)
硬结钙化期 Sklerokaizifikationsstadium *n*
硬结性病灶 indurierter Herd *m*
硬结性痤疮 Acne indurata *f*
硬结性肺炎 indurative Pneumonie *f*, desquamativ Pneumonie *f*
硬结性蜂窝织炎 verhärtete Zellulitis *f*
硬结性肾炎 indurative Nephritis *f*
硬结性水肿 Edema indurativum *n*
硬结性心肌炎 indurative Myokarditis *f*
硬结性胸膜炎 indurative Pleuritis *f*
硬结性纵隔炎 ndurative Mediastinitis *f*, Mediastinopericarditis *f*
硬金属病 Hartmetallkrankheit *f*
硬拷贝 Hartkopie *f*
硬块 Gelose *f*, knotenförmige Verhärtung *f*
硬块粪便 scybalöse Fäzes *pl*
硬蜡 Hartparaffin *n*, Paraffinum durum *n*
硬连接 festverdrahtet
硬滤纸 hartes Filterpapier *n*
硬毛 hartes Haar *n*
硬毛形 Trichiform *f*
硬模内 intraduraler extramedullärer Tumor *m*
硬膜 Dura mater *f*, Scleromeninx *f*
硬膜穿刺后头痛 Kopfschmerz nach Duralpunktion *m*
硬膜穿破 Duralpunktion *f*
硬膜的 dural
硬膜动静脉瘘栓塞术 Embolisation der duralen arteriovenösen Fistel *f*
硬膜囊 Duralsack *m*
硬膜内出血 intradurale Blutung *f*
硬膜内的 intradural
硬膜内脓肿 intraduraler Abszeß *m*, Intraduralabszeß *m*
硬膜内脂肪瘤 intradurales Lipom *n*
硬膜内蛛网膜囊肿 intradurale Arachnoidalzyste *f*
硬膜外 epidural
硬膜外出血 Extraduralblutung *f*, Epiduralblutung *f*
硬膜外穿刺后疼痛 epiduraler Schmerz *m*
硬膜外导管 Epiduralkatheter *m*
硬膜外的 peridural, epidural, extradural
硬膜外积气 epidural Aerocele *f*
硬膜外激素注射 Epiduralinjektion des Hormons *f*
硬膜外间隙 Extraduralraum *m*
硬膜外麻醉 Periduralanästhesie *f*, Epiduralanästhesie *f*
硬膜外麻醉器 Epiduralanästhesieausstattung *f*, Epiduralanästhesiegerät *n*
硬膜外吗啡 epidurales Morphin *n*
硬膜外脓肿 epiduraler(od. extraduraler) Abszeß *m*, Epiduralabszeß *m*, Extraduralabszeß *m*
硬膜外腔 Epiduralraum *m*, Extraduralraum *m*
硬膜外腔造影术 Epidurogramm *n*
硬膜外腔注射疗法 Therapie der Epiduralinjektion *f*
硬膜外热血肿 extradurales Wärmehämatom *n*
硬膜外烧伤血肿 epidurales Verbrennungshämatom *n*
硬膜外隙(硬膜外间隙) epidrualer Raum *m*
硬膜外血液补丁 epiduraler Blutpatch *m*
硬膜外血肿 Epiduralhämatom *n*
硬膜外造影术 Peridurographie *f*
硬膜外造影照片 Peridurogramm *n*
硬膜外镇痛 Epiduralanalgesie *f*
硬膜外脂肪瘤 epidurales Lipom *n*
硬膜外止痛法 Epiduralanalgesie *f*
硬膜外蛛网膜囊肿 extradurale Arachnoidalzyste *f*
硬膜外椎管内脂肪瘤 epidurales intraspinales Lipom *n*
硬膜外椎管内肿瘤 epiduraler intraspinaler Tumor *m*
硬膜外阻滞 Epiduralblockade *f*
硬膜下[腔]积脓 Subduralempyem *n*
硬膜下包裹血肿 eingekapseltes Subduralhämatom *n*
硬膜下出血 subdurale Blutung *f*
硬膜下穿刺 Subduralpunktion *f*
硬膜下机化血肿 organisiertes Subduralhämatom *n*
硬膜下积脓 Subduralempyem *n*
硬膜下积液 Subduralerguß *m*, subduraler Erguß *m*
硬膜下脓肿 Subduralabszess *m*
硬膜下水囊瘤 Subduralhygrom *n*
硬膜下隙 Subduralraum *m*, Spatium subdurale *n*
硬膜下血肿 Subduralhämatom *n*
硬膜下阻滞 subduraler Block *m*
硬膜蛛网膜炎 Duroarachnitis *f*
硬脑(膜)外积脓 Epiduralempyem *n*
硬脑[脊]膜 Dura(mater) *f*, Pachymeninx *f*
硬脑[脊]膜的 dural, dural(-is, -is, -e)
硬脑[脊]膜外层炎 Pachymeningitis extema *f*
硬脑[脊]膜炎 Pachymeningitis *f*
硬脑膜 harte Hirnhaut *f*, Dura mater encephali *f*

硬脑膜瓣 Dura(l)lappen *n*
硬脑膜穿孔器 Duraperforator *m*
硬脑膜导入器 Duraeinführer *m*, Führungshohlsonde der Dura *f*
硬脑膜动静脉畸形 durale arteriovenöse Malformation *f*
硬脑膜窦 Sinus durae matris *m*
硬脑膜刮 Duraraspatorium *n*
硬脑膜剪 Duraschere *f*
硬脑膜静脉窦 Sinus(venosus)durae matris *m*
硬脑膜内脓肿 intraduraler Abszess *m*, Pachymeningitis intralamellaris *f*
硬脑膜起子固定镊 Duraelevator-Fixierklemme *f*
硬脑膜牵开器 Durahaken *m*
硬脑膜缺损修补术 Deckung des Duradefekts *f*
硬脑膜外出血 extradurale Blutung *f*, Hämorrhagia extraduralis *f*
硬脑膜外的 epidural
硬脑膜外脓肿 Extraduralabszeß *m*, Epiduralabszeß *m*
硬脑膜外脓肿切除术 Exzision des Epiduralabszeßes *f*
硬脑膜外脓肿引流术 Drainage des Epiduralabszeßes *f*
硬脑膜外热血肿 extradurales warmes Hämatom *n*
硬脑膜外血肿 epidurales(od. extradurales)Hämatom *n*, Extraduralhämatom *n*
硬脑膜外血肿清除术 Ausräumung des Epiaduralhämatoms *f*
硬脑膜下出血 subdurale Blutung *f*
硬脑膜下穿刺 Subduralpunktion *f*
硬脑膜下积脓 subdurales Empyem *n*
硬脑膜下积液 subdurale Flüssigkeitsansammlung *f*
硬脑膜下脓肿 Subduralabszeß *m*
硬脑膜下脓肿切除术 Exzision des Subduralabszeßes *f*
硬脑膜下脓肿引流术 Drainage des Subduralabszeßes *f*
硬脑膜下水囊瘤清除术 Exstirpation des Subduralhygroms *f*
硬脑膜下血肿 Subduralhämatiom *n*, subdurales Hämatom *n*
硬脑膜下血肿清除术 Ausräumung des subduralhämatoms *f*
硬脑膜下血肿吸引术 Aspiration des Subduralhämatoms *f*
硬脑膜修补术 Deckung des Duradefektes *f*
硬脑膜压板 Duraspatel *m*
硬脑膜炎 Pachymeningitis *f*
硬脑膜炎硬脑膜下血肿 Pachymeningitis Subduralhämatom *f*
硬脑膜中动脉 Arteria meningea media *f*
硬脑外积脓 Duraempyem *n*
硬盘缓存 Festplatten-Cache *m*
硬皮 Kallus *m*, Hornhaut *f*, Schwiele *f*
硬皮病 Sklerodern *n*, Sklerodermie *f*, Dermatosklerosis *f*
硬皮病的 sklerodermatös
硬皮病肾[脏]危象 Nierenkrise der Sklerodermie *f*
硬皮病肾危象(SRC)的 Nierenkrise der Sklerodermie *f*
硬皮病性关节炎 Arthritis der Sklerodermie *f*
硬皮病性皮肌炎 Sklerodermatomyositis *f*
硬皮病样迟发性皮肤卟啉症 sklerodermieartige Porphyria cutanea tarda *f*
硬皮病样的 sklerodermieartig
硬皮病样疾病 sklerodermieähnliche Erkrankung *f*
硬皮病样皮下组织炎 Hypodermitis sclerodermiformis *f*
硬皮病样痣 sklerodermieartiger Naevus *m*
硬皮病重叠综合症 Überlappungssyndrom der Sklerodermie *n*
硬皮层 Sklerokortex *m*
硬皮异色症 Poikilosklerodermie *f*
硬蜱 Ixodes *m*
硬蜱科 Ixodidae *pl*
硬蜱属 Ixodes *m*
硬铅代型 Hartblei-Gußform *f*
硬区 hartes Gebiet *n*
硬色 harte Farbe *f*
硬舌炎 Glossitis sclerotica *f*
硬射线 Hartstrahlung *f*
硬石蜡 Paraffinum durum *n*, Vaseline Spissum *f*
硬式救生包 starre Überlebensausrüstung *f*
硬式内镜 starres Endoskop *n*
硬式支气管镜 starres Bronchoskop *n*
硬式直肠镜检查 starre Proktoskopie *f*
硬数据 harte Daten *n pl*
硬水 hartes Wasser *n*, Hartwasser *n*
硬水综合征 Hartwassersyndrom *n*
硬松脂 Hartsäuref
硬松脂酸 Agathsäure *f*
硬酸 harte Säure *f*
硬瘫 spastische Paralyse *f*
硬陶土色 Terrakotta *f*
硬洗涤剂 harte Detergentien *n pl*
硬纤维袋试验 desmoider Test *m*
硬纤维瘤 Desmoid *n*, hartes Fibrom *n*, Fibroma durum *n*
硬纤维瘤 hartes Fibrom *n*, Fibroma durum *n*
硬线放射 Hartstrahlung *f*
硬线圈改变 Veränderung der starren Drahtschling *f*, stiff "wire loap" change <engl.>
硬橡皮 Hartgummi *n*
硬橡皮修整器 Ebonittrimmer *m*
硬性 Härte *f*
硬性[白]内障 Cataracta dura *f*
硬性勒沟 harte Würgerille *f*
硬性膀胱尿道镜 starres Zystourethroskop *n*
硬性乳头瘤 hartes Papillom *n*
硬性肾盂镜 starres Nephroskop *n*
硬性输尿管镜 starres Ureteroskop *n*
硬性输尿管镜检查 starre Ureteroskopie *f*
硬性下疳 hatter Schanker *m*, Ulcus durum *n*
硬性下疳瘢痕 Hartschankernarbe *f*
硬性纤维瘤 hartes Fibrom *n*, Fibroma durum *n*
硬性胸腰骶矫形器 starre thorakolumbrosakrale Orthese *f*
硬性压肠板 starrer Darmspatel *m*
硬性腰骶矫形器 starre lumbosakrale Orthese *f*
硬性腰骶椎矫形器 starre lumbosakrale Orthese *f*
硬性缢沟 harte Hängerille *f*
硬性阴影 harter Schatten *m*
硬性引导导丝 starrer Führungsdraht *m*
硬性釉 sklerotisierte Emaille *f*
硬药 harte Droge *f*
硬隐形眼镜 harte Kontaktlinse *f*
硬折 DNA gebogene DNA-Struktur *f*
硬脂 Adeps induratus *m*
硬脂醇 Stearylalkohol *m*, Stearinalkohol *m*
硬脂瘤 Lipom durum *n*
硬脂醛 Stearaldehyde *f*
硬脂炔酸 Stearolsäure *f*
硬脂四烯酸 Stearidonsäure *f*
硬脂酸 Talgsäure *f*, Stearinsäure *f*, Acidum steari(ni)cum *n*
硬脂酸甘油酯 Stearin *n*, Tristearin *n*
硬脂酸镁 Magnesiumstearat *n*
硬脂酸锌 Zinkstearat *n*
硬脂酸盐 Stearat *n*
硬脂酰辅酶去饱和酶 Stearoyl-CoA-Desaturase *f*
硬脂酰基 Stearyl *n*
硬脂鱼肝油 nondestearlinater Dorschlebertran *m*
硬质合金粉尘 Hartmetallstaub *m*
硬质加压服 harter Druckanzug *m*
硬质聚氯乙烯食品卫生 Lebensmittelhygiene des Hart-Polyvinylchlorids *f*
硬质支气管镜 starres Bronchoskop *n*

硬组织 skleröses Gewebe *n*

YONG 拥痈庸臃鳙永泳涌蛹用

yōng 拥痈庸臃鳙

拥抱反射 Umklammerungsreflex *m*
拥挤[感] Engstand *m*
拥挤恐怖症,人群恐怖症 Ochlophobie *f*
拥挤效应 Crowding-Effekt *m*
拥挤牙齿 Zahnengstand *m*
痈 Karbunkel *m*, Carbunculus *m*
痈性热 karbunkuläres Fieber *n*
痈样的 karbunkuloid
庸医 Scharlatan *m*, Quecksalber *m*
臃 Karbunkel *m*
鳙鱼(大头鱼) Architectonica nobilis *f*

yǒng 永泳涌蛹

永磁体 Permanentmagnet *m*, Dauermagnet *m*
永磁型磁共振成像机 Kernspin mit Permanentmagnet *f*
永存的 fortdauernd, persistens, perstans
永存动脉干 persistierender Truncus arteriosus *m*
永存动脉干根治术 Radikaloperation des persistierenden Truncus arteriosus *f*
永存性原始玻璃体 persistierender primärer Glaskörper *m*
永存性增生性原始玻璃体 persistierender hyperplastischer primärer Klaskörper *m*
永存左上腔静脉 persistierende linke obere Vena cava *f*
永恒原则 Konstanzprinzip *n*
永久标本 Dauerprobe *f*
永久标识符 persistierende Bezeichnung *f*
永久带菌者 Dauerträger *m*
永久的 permanent, perpetuell, perpetuierlich, dauerhaft
永久的摆动 Dauerwelle *f*
永久记忆 permanenter Speicher *m*
永久偶极子 Dauerdipol *m*
永久皮质 Dauerkortex *m*, permanente Hirnrinde *f*
永久起搏 dauerpacing <engl.>
永久起搏器 permanenter Pacemaker *m*
永久文件 permanente Datei *f*
永久细胞 Dauerzelle *f*
永久细胞系 permanente Zelllinie *f*
永久性 Permanenz *f*, Dauerhaftigkeit *f*
永久性充填 Dauerfüllung *f*
永久性创道 permanente Wundspur *f*
永久性耳聋 Dauertaubheit *f*
永久性假肢 Dauerprothese *f*
永久性卷发剂 Dauerwelle *f*
永久性面神经麻痹 permanente Fazialisparese *f*
永久性尿崩症 Diabetes insipidus permanens *m*
永久性腔静脉滤器 permanenter Vena-cava-Filter *m*
永久性损伤 bleibende Schäden *pl*, Dauerschäden *pl*
永久性[听力]阈移 permanente Hörschwellenverschiebung *f*
永久性听域位移 permanente Hörschwellenverschiebung *f*
永久性听阈偏移(位移) permanente Hörschwellenverschiebung *f*
永久性听阈位移 permanente Hörschwellenverschiebung *f*
永久性脱发 permanente Alopezie *f*
永久性细胞 Dauerwelle *f*
永久性狭窄 permanente Striktur *f*
永久性新生儿糖尿病 permanenter Neugeborenen-Diabetes *m*
永久性阈移 permanente Hörschwellenverschiebung *f*
永久性植入物 Permanentimplantat *n*
永久硬度 permanente Härte *f*
永久植物状体 Koronararteriographie *f*
永生化 Verewigung *f*
永停滴定法 Dead-Stop-Titration *f*, Stillstand-Titration *f*
永停终点法 Dead-Stop-Endpunktmethode *f*, Stillstand-Endpunkttitration *f*
泳道 Spur *f*
涌动孢子(浮游孢子) schwärmende Spore *f*
涌浪效应 Wellenreiteneffekt *m*, surge effect <engl.>
蛹 Puppe *f*, Pupa *f*
蛹虫草菌素 Cordycepin *n*
蛹的 Puppenstadium *n*
蛹化 Verpuppung *f*
蛹化激素 Verpuppungshormon *n*
蛹壳 Puppenhaut *f*, Puparium *n*

yòng 用

用笔力量 Schriftkraft *f*
用铲取样 Schaufelauswahl *f*
用法 Gebrauchsanweisung *f*, Applicatio(n) *f*
用法签 Signatur(a) *f*
用干草叉刺 Stich mit Heugabel *m*
用高压注射器 CT-Injektor *m*
用户接口 Benutzerschnittstelle *f*
用化学 chemisch
用计算机的,计算机化的 computerisiert
用进废退说 Theorie des Gebrauchs und Nichtgebrauchs *m*
用具 Gerät *n*, Handwerkzeug *n*
用具包 Kit *n*, Ausstattung *f*
用镭法 Radiumization *f*
用棱镜分离法作双眼平衡测试 Prüfung des Binokularabgleichs mit Prismenspaltung *f*
用力程度 Anstrengungsniveau *n*
用力肺活量 forcierte Vitalkapazität *f*
用力过度 Überanstrengung *f*
用力后血栓形成(佩施综合征) Anstrengungsthrombose *f*, Peget-Schroetter* Syndrom *n*(紧张运动后腋静脉血栓形成肩及上臂疼痛、水肿、皮肤变色)
用力呼气储备 forciertes exspiratorisches Reservevolumen *n*
用力呼气的 forciert-exspiratorisch
用力呼气量 forcierte exspiratorische Kapazität *f*
用力呼气流速 forcierte exspiratorische Atemflussrate *f*
用力呼气曲线 Atemstoßkurve *f*, Preßatmungskurve *f*
用力呼气容积(时间肺活量) Sekundenkapazität *f*, forciertes Exspirationsvolumen *n*
用力呼气中段流量 forcierte exspiratorische Flow während mittlere Hälfte der FVC *f*
用力呼吸 Zwangsatmung *f*
用力呼吸流量 forcierter exspiratorischer Atemfluss *m*
用力所致头痛 Belastungskopfschmerz *m*
用力握 Kraftgriff *m*
用力吸气肺活量 forcierte inspiratorische Vitalkapazität *f*
用力吸气量(容积) forciertes inspiratorisches Volumen *n*
用力性蛋白尿 Anstrengungsproteinurie *f*
用力性尿失禁 Belastungsharninkontinenz *f*
用脑时间测定法 Psychometrie *f*
用手的 manuell
用手扼死 Erwürgen *n*
用水质量日变化系数 Koeffizient des täglichen Wasserwechsels *m*
用水质量时变化系数 Koeffizient des stündlichen Wasserwechsels *m*
用途综合算法 zweck-synthetisierter Algorithmus *m*
用眼卫生 Sehhygiene *f*
用药 Medikation *f*

用药不足 Untermedikation *f*
用药过度 Übermedikation *f*
用药护理 Betreuung des Drogenkonsums *f*
用药计划表 Verwaltungsschema der Droge *n*
用药量 Dosierung *f*
用药失误或用药过失 Medikationsfehler *m*
用仗引路术 Stockreise der Blinden *f*
用字健忘 lethologisch
用足跟步行 Gehen auf Fersen *n*
用足尖步行 Gehen auf Zehenspitze *n*
用左手的 linkshändig

YOU 优忧幽尤由邮犹油疣铀游友有莠铕右幼柚诱蚴釉鼬

yōu 优忧幽

优点 Vorzug *m*
优杆菌属 Eubakterium *n*
优化 Optimierung *f*
优化设计 Optimierungsplan *m*
优降宁(灵) Pargylinum *n*
优降糖 Glybenzyclamid *n*, Glyburid *n*
优角蛋白 Eukeratin *n*
优境学 Euthenics *m*
优卡因 Eukain *n*
优奎宁 Euchinin *n*
优乐散 Crotamiton *f*
优良的 überlegend, ausgezeichnet, superior
优劣分析 gute-schlechte Analyse *f*
优硫胺 Thiaminpropyldisulfid *n*, Alinamin *n*
优霉素 Eumycin *n*
优美的 elegant
优球蛋白 Euglobulin *n*
优球蛋白溶解时间 Euglobulinlysiszeit *f*
优球蛋白溶解时间测定 Euglobulinlysiszeitbestimmung *f*
优球蛋白溶解试验 Euglobulinlysiszeittest *m*
优塞林 Eucerin *n*
优生 Aristogenesis *f*, Eugenese *f*
优生措施 eugenische Maßnahme *f*
优生的 eugenisch
优生法规 eugenische Gesetze und Regelung *f*
优生学 Eugenik *f*, Eugenetik *f*
优生学家 Eugeniker *m*
优生优育 prä-und postnatale Fürsorge *f*
优势 Dominanz *f*, Prävalenz *f*
优势[大脑]半球 dominante Hämisphäre *f*
优势表位 dominantes Epitop *n*
优势侧偏利 dominante Lateralität *f*
优势导管 dominanter Katheter *m*
优势的 dominant, beherrschend
优势对数 Lod *n*
优势对数计分 Lod-Wert *m*
优势反应 dominante Reaktion *f*
优势概念 imperative Auffassung *f*
优势构象 Vorzugskonformation *f*
优势抗原 dominantes Antigen *n*
优势卵泡 dominanter Follikel *m*, prädominanter Follikel *m*
优势率 Quotenverhältnis *n*
优势偏向 Überwiegen der Schlagrichtung *n*
优势神经元 Dominator *m*, dominantes Neuron *n*
优势视网膜位点 bevorzugter Netzhautort *m*
优势手 dominante Hand *f*
优势肽 vorherrschendes Peptid *n*
优势蚊种 dominanter Moskito *m*
优势原则 Dominantprinzip *n*
优势中枢 dominantes Zentrum *n*
优势种 dominante Sozietüt *f*
优苏溶液 Eusol(lösung) *f*
优先编码器 Prioritätscodierer *m*
优先的 bevorzugt
优先分级 Prioritätsbewertung *f*
优先分离 bevorzugte Seigerung *f*
优先控制污染物 bevorzugter kontrollierter Schadstoff *m*
I优先敏感性(胰脱氧核糖核酸酶优先敏感性) DNase I *f*
优先名称 priorable Name *m*
优先权 Priorität *f*
优先提供者组织 Organisation des Vorzugsanbieters *f*
优先遗传 Präpotenz *f*
优先准则 Priorisierungskriterium *n*
优香芹酮 Eucarvone *f*
优形学 Euphänik *f*
优性 Präpotenz *f*, Dominanz *f*
优性的 vorherrschend, präpotent, dominant
优秀的 ausgezeichnet, exzellent
优秀评定 Leistungsklassifizierung *f*
优选的超视锐度视野 bevorzugte Perimetrie der Hyperschärfe *f*
优选的视网膜位点 bevorzugter Netzhautort *m*
优选法 Optimierung *f*, Optimalisierung *f*
优育 feine Kinderbetreuung *f*
优越感 Überlegenheitskomplex *m*
优质蛋白质 super-qualitatives Protein *n*
忧愁 Trauer *f*, Traurigkeit *f*, Kümmernis *f*
忧虑 Angst *f*, Anxietas *f*, Alysmus *m*, Besorgnis *f*
忧虑的 ängstlich, unruhig, besorglich
忧伤 Kummer *m*
忧郁 Melancholie *f*, Depression *f*
忧郁的 blau
忧郁感 Melancholiegefühl *n*
忧郁期 Depression *f*
忧郁气质 melancholisches Temperament *n*
忧郁型 Hemmtyp *m*, inhibitorischer Typ *m*
忧郁型人格 depressive Persönlichkeit *f*
忧郁性焦虑 depressive Angst *f*
忧郁性精神病[反应] psychotische depressive Reaktion *f*
忧郁性木僵 melancholischer Stupor *m*
忧郁症 Melancholie *f*, Lypothymie *f*, Lypemanie *f*, Depression *f*
忧郁症的 melancholisch, melancholic(-us, -a, -um)
忧郁症患者 Metancholiker *m*
忧郁状态 melancholisches Irresein *n*
忧郁综合征 Depressionssyndrom *n*
幽闭恐怖 Klaustrophobie *f*
幽闭欲 Klaustrophilie *f*
幽灵 Geist *m*
幽灵幻觉 Phantasmagorie *f*
幽灵恐怖 Phasmophobie *f*
幽门 Pylotus *m*, Magenpförtner *m*, Pförtner *m*
幽门瓣 Valvula pylori *f*, Magenpförtnerklappe *f*
幽门泵 Pyloruspumpe *f*
幽门闭(阻)塞 Pylorusobstruktion *f*, Pylorochesie *f*
幽门部 Pars pylorica(ventriculi) *f*
幽门部小弯 kleine Magenkulvatur *f*, Curvatura ventriculi minor *f*
幽门成形术 Pyloroplastik *f*
幽门的 pyloric(-us, -a, -um)
幽门窦 Antruum pyloricum *n*
幽门窦切除术 antrale Pylorektomie *f*, Madlener* Operation *f*
幽门肥大 Pylorushypertrophie *f*
幽门梗阻 Pylorusobstruktion *f*

幽门关闭不全 Pylorusinkompetenz *f*, Pylorusinsuffizienz *f*
幽门管 Canalis pyloricus *m*, Pförtnerkanal *m*
幽门管溃疡 Pförtnerkanalulkus *m*
幽门后淋巴结 Nodi lymphatici retropylorici *m pl*
幽门环 Pylorusring *m*
幽门环变形 Deformität des Pylorusrings *f*
幽门[及部分胃]切除术 Pylorogastrektomie *f*, Gastropylorektomie *f*
幽门肌肥厚 Pylotus (muskel) hypertrophie *f*
幽门肌切开术 Pyloromyotomie *f*
幽门痉挛 Pylorusspasmus *m*, Pyloruskrampf *m*
幽门镜 Pyloroskop *n*
幽门镜检查 Pyloroskopie *f*
幽门口 Pyloruseröffnung *f*, Ostium pytoricum *n*
幽门扩张器 Pylorusspreizer *m*
幽门扩张术 Pylorusdilatation *f*
幽门括约肌 Musculus sphinkter pylori *m*
幽门淋巴结 Nodi lymphatici pylorici *m pl*
幽门螺[旋]杆菌 Helicobacter pylori *f*
幽门平面 transpylorische Ebene *f*
幽门前静脉 Vena praepylorica *f*
幽门前括约肌 präpylorischer Schließmuskel *m*
幽门前区溃疡 präpylorischer Ulkus *m*
幽门钳 Pylorusklemme *f*
幽门切除术 Pylorektomie *f*
幽门切迹 pylorische Incisura *f*
幽门切开术 Pylorotomie *f*
幽门上淋巴结 Nodus lymphaticus suprapyloricus *m*
幽门弯曲菌 Campylobacter pyloridis *f*
幽门狭窄 Pylorusstenose *f*, Stenosis pylori *f*
幽门下淋巴结 Nodi lyphatici subpylorici *m pl*
幽门腺 Pylorusdrüse *f*
幽门腺化生 Metaplasie der Pylorusdrüsen *f*
幽门腺器 Pylorusdrüsenorgan *n*
幽门腺区 Pylorusdrüsenbereich *m*
幽门胰韧带 pyloriopankreatisches Ligamentum *n*
幽门造口术 Pylorostomie *f*
幽门周的 peripylorisch
幽默 Humor *m*

yóu 尤由邮犹油疣铀游

尤登指数 Youden* Index *m*
尤尔畸形(先天性心脏缺陷伴其他心肌异常的畸形) Uhl* Anomalie *f*, Pergament der rechten Herzkammer *n*
尤尔特氏征 Ewart* Zeichen *n*
尤卡托品 Eucatropin *n*
尤利西斯动因 Ulysses* Faktor *m*
尤罗夫病(地方性畸形性骨软骨关节病) Urov* Krankheit *f*
尤文[氏]肉瘤(尤因氏肉瘤) Ewing* Sarkom *n*
尤希尔氏综合征 Usher* Syndrom *n*, angeborene Tanbstummheit und Retinitis pigmentosa *f*
尤因氏瘤 Ewing* Tumor *m*
尤因氏肉瘤 Ewing* Sarkom *n*
由蹲位到站立位 von Hockerstellung zur Stellung
由护理者手动的轮椅 manueller begleitender kontrollierter Rollstuhl *m*
由内向外 von innen nach aussen
由外向内 von aussen nach innen
邮戳检验 Stempelprüfung *f*
邮票皮 Bestechung der Briefmarke *f*
邮票状皮片 Hauttransplantat des Stempels *n*
邮票状移植片 stempelartiges Transplantat *n*
犹豫 Schwankung *f*
犹豫不决 Unentschlossenheit *f*

油 Öl *m*, Oleum *n*
油/气分配系数 Verteilungskoeffizient des Ölgas *m*
油/水分配系数 Öl/Wasser-Verteilungskoeffizient *m*
油[磨]石 Ölstein *n*
油[脂]性腹水 fetter Aszites *m*, Aszites adiposus *m*
油斑 Ölfleck *m*
油包水乳化佐剂 Wasser-in-Öl-Emulsion-Adjuvant *m*
油包水乳剂 Wasser-in-Öl-Emulsion *f*
油包水型 Wasser-in-Öl-Typ *m*
油泵 Ölpumpe *f*
油泵式手术台 Ölpumpenoperationstisch *m*
油比重计 Ölhydrometer *m*, Elaiometer *m*
油彩 Farbe *f*, Fettfarbe *f*
油彩皮炎 (Bühnen-) Schminkendermatitis *f*
油菜素 Brassinosteroid *n*
油菜素内酯 Brassinolid *n*
油菜子 Raps *m*
油船污染 Verunreiningung (od. Verschmutzung) durch Öltanker *f*
油醇 Öleylalkohol *m*
油道 Ölleitung *f*
油的 Ölig
油的鉴定 Ölidentifizierung *f*
油滴中具色素的 lipochroic
油膏 Salbe *f*, Unguentum *n*
油膏板 Salbenteller *m*
油膏缸 Salbenbüchse *f*, Salbentopf *n*
油膏碾磨器 Salbenmörser *m*
油膏调刀 Salbenspatel *m*
油管 Ölleitung *f*
油核蛋白 Oleonukleoprotein *n*
油红 Ölrot *n*
油灰色 kittartige Farbe *f*
油灰样肾 Mörtelniere *f*, Kittniere *f*
油剂 Olea medicata *n pl*
油煎 braten
油鉴定 Ölidentifizierung *f*, Ölbestimmung *f*
油浸法 Ölimmersion *f*
油浸剂 Oleum infusa *n*
油浸镜头 Immersionslinse *f*, Tauchlinse *f*
油浸物镜 Immersionsobjektiv *n*
油镜油 Immersionsöl *n*
油类比重计 Akrometer *n*, Tauchwaage *f*
油疗法 Oleotherapie *f*
油滤纸 Ölfilterpapier *n*
油醚麻醉 Öl-äther (rektal) narkose *f*
油棉布剂 Sindon oleatanae *f*
油墨 Druckfarbe *f*
油囊体 Oleocystidium *n*
油泥 Ölschlamm *m*, schmieriger Schlamm *m*
油腻 Fettigkeit *f*, Öligkeit *f*
油腻的 fettig, ölig, schmierig
油腻食物 fettige Nahrungsmittel *n pl*
油漆工麻痹 Maler-Lähmung *f*
油漆食品卫生 Lebensmittelhygiene der Farbe *f*
油漆稀释剂 Farbverdünner *m*
油热法 Ölerhitzung *f*, Ölheizung *f*
油溶的 öslöslich
油溶液剂 Fettlösung *f*
油乳化佐剂 Adjuvant der Ölemulsion *m*
油乳佐剂 Hilfsmittel der Ölemulsion *n*
油树脂 Oleoresina *f*
油栓子 Ölembolus *m*
油水乳剂 Öl-in-Wasser-Emulsion *f*

油酸 Ölsäure *f*, Oleinsäure *f*
油酸甘油酯 Triolein *n*
油酸镁 Maguesiumoleat *n*
油酸木溜油 Oleokreosot *n*
油酸铅硬膏 Diachvlonpflaster *n*, Emplastrum Plumbi oleatis *n*
油酸盐 Oleat *n*, Oleinat *n*
油酸酯 Oleat *n*
油酸制剂 Oleinsäurepräparat *n*
油糖剂 Ölzucker *m*, Elaeosaccharum *n* (Els)
油桐属 Aleurites
油桐子中毒 Aleurites-fordii-Vergiftung *f*
油酮酸 Aleuritinsäure *f*
油污染 Ölverschmutzung *f*
油细胞 Ölzelle *f*
油酰[基] Öleoyl *n*
油相 Ölphase *f*
油性痤疮 Ölakne *f*
油性过滤器 Ölfilter *m*
油性皮脂溢 Seborrhoea oleosa (s. adiposa) *f*
油性肉芽肿 Öleogranulom *n*
油性载体 Ölträger *m*
油性注射液 ölige Injektionslösung *f*
油页岩尘肺 Ölschieferstaublunge *f*
油乙醚麻醉 Öl-Äthernarkose *f*
油浴 Ölbad *n*
油浴灭菌法 Ölbadsterilisierung *f*, Sterilisation durch Ölbad *f*
油疹 Ölakne *f*
油症 Ölkrankheit *f*
油脂 Fett *n*
油脂[性]囊肿 Ölzyste *f*
油脂剂 Stearol (um) *n*
油脂芥子甙污染 Verschmutzung der Ölsaat mit Glucosinolat *f*
油脂抗氧化剂 Ölantioxidans *n*
油脂皮炎 fettige Dermatitis *f*
油脂溶解度,油脂溶解性 Lipidlöslichkeit *f*
油脂性表现 fettig erscheinend
油脂性的 ölig, fettig, oleac (-us, -a, -um)
油脂性粉刺 Olakne *f*
油脂性基质 ölige Grundlage *f*
油脂浴 Fettbad *n*
油指示剂 Ölindikator *m*
油质体 Öleosom *n*, Elaioplast *m*
油室 Ölkammer *f*
油状的 ölig, ölartig
油状液体 ölige Flüssigkeit *f*
疣 Warze *f*, Vermca *f*, Verruga *f*
疣病 Verrucosis *f*
疣病毒 Warzen-Virus *n*
疣的 warzig, verrukös, verrucos (-us, -a, -um)
疣体剥离刀 Spaltmesser der Warze *n*
疣样的 warzenförmig, warzenartig, verruciform (-is, -is, -e)
疣肿白蛉 Phlebotomus verrucarum *m*
疣状 warzenförmig
疣状癌 warzenartiges Karzinom *n*, vermköses Karzinom *n*
疣状白斑 warzige Leukoplakie *f*
疣状扁平苔癣 Lichen planus verrucosus *m*
疣状表皮发育不良 Epidermodysplasia verruciformis *f*, Lutz-Dewandowsk* Svndrom *n*
疣状表皮发育不良症 Epidermodysplasia verruciformis *f*
疣状表皮癣菌病 warzige Epidermophytie *f*
疣状穿通性胶原瘤 warzenförmiges Collagenom perforans *n*
疣状穿通性乳头内弹性瘤 Elastom intrapapillare perforans *n*
疣状的 warzenartig, warzenförmig, verruciform (-is, -is, -e)
疣状二尖瓣炎 verruköse Mitraiklappenentzündung *f*
疣状黄瘤 warzenförmiges Xanthom *n*
疣状棘皮病 warzige Akanthose *f*
疣状角化不良 warzenartige Dyskeratose *f*
疣状角化不良瘤 warzenartiges Dyskeratom *n*
疣状角化弹力纤维样病 warzige Keratoelastoidosis *f*
疣状狼疮 Lupus verrucosus *m*
疣状鳞癌 verruköses Plattenepithelkarzinom *n*
疣状毛细血管扩张 Angiokeratom *n*, warzige Telangiektasie *f*
疣状毛癣菌 Trichophyton verrucosum *n*
疣状脓皮病 verruköse Pyodermie *f*
疣状盘状红斑性狼疮 warziger diskoider Lupus erythematodes *m*
疣状皮[肤]结核 Tuberculosis cutis verrucosa *f*
疣状皮炎 Dermatitis verrucosa *f*
疣状瓶霉 Phialophora vermcosa *f*
疣状肉样瘤病 verruköse Sarkoidose *f*
疣状苔癣 Lichen verrucosus *m*
疣状顽固性荨麻疹 Urtikaria perstans verrucosa *f*, noduläre Prurigo *f*, Lichen obtusus corneus *m*, Tuberosis cutis pruriginosa *f*
疣状胃炎 warzige Gastritis *f*
疣状心内膜炎 verruköse Endokarditis *f*, Endocarditis verrucosa *f*
疣状癣菌 Trichophyton verrucosum *n*
疣状血管瘤 verruköses Hämangiom *n*, Haemangioma verrucosum *n*
疣状阴道炎 Kolpitis granulosa *f*, Vaginitis verrucosa *f*
疣状银屑病 warzige Psoriasis *f*, Psoriasis verruciformis *f*
疣状增生 verruköse Proliferation *f*
疣状肢端角化症 Akrokemtosis vermciformis *f*
疣状痣 Naevus verrucosus *m*
疣状赘生物 verruköse Vegetation *f*
疣足 Parapodium *n*
铀 Uranium *n* (U, OZ 92), Uran *n*
铀后元素 Transurane *n pl*, Transuranenelemente *n pl*
铀射线 Uranstrahl *m*
铀肾 Nephrotoxizität des Urans *f*
铀同位素分离器 Calutron *n*
铀系 Uraniumreihe *f*
铀系元素 Uraniumreihenelement *n*
铀盐 Uransalz *n*
铀中毒 Uranvergiftung *f*
游[标]尺 Nonius *m*, Vernier *m*
游标 Vernier *m*, Nonius *m*
游标测径器 Schieblehre *f*, Meßschieber *m*
游标计时器 Noniuschronoskop *n*
游标视敏度 Noniusschärfe *f*
游程编码 Lauflängenkodierung *f*
游出 Emigration *f*
游动 Wanderherz *n*, Cor mobile *n*
游动孢子 Zoosporen *f pl*, Schwärmsporen *f pl*
游动孢子囊 Zoosporangium *n*
游动孢子囊尖 Sporapiculus *n*
游动错觉(夏庞蒂埃错觉) autokinetische Illusion *f*, Charpentier* Illusion *f*
游动胆囊 Wandergallenblase *f*
游动的 wandernd, mobil (-is, -is, -e)
游动肝 Wanderleber *f*, Hepar mobile *n*
游动合子 Planozygote *f*
游动阶段 Schwarmstadium *n*, Schwarmphase *f*
游动接合孢子 Zygozoosporen *f pl*
游动精子 ①Spermatozoid *n* (Pflanze) ②Antherozoid *n* (Pilze)
游动库 mobiler Pool *m*
游动盲肠 Wanderblinddarm *m*, Caecum mobile *n*
游动配子 Zoogamete *f*, Planogamete *f*
游动配子配合 Kopulation von Planogameten *f*
游动脾 Wandermilz *f*, Lien migrans (s. mobilis) *m*

游动期 Planont *m*
游动肾 Wanderniere *f*, Senkniere *f*
游动细胞 Zoogonidium *n*, Schwärmzelle *f*, Schwärmer *m*
游动现象 autokinetisches Phänomen *n*
游动效应 autokinetischer Effekt *m*
游动性甲状腺肿 wandernde Struma *f*
游动性水肿 wanderndes Ödem *n*, angioneurotisches Ödem *n*
游动雄配子 Spermienamöbe *f*
游离 Freiheit *f*
游离(走)巨噬细胞 freie Makrophagen *f pl*
游离 T4 测定 Frei-T4-Bestimmung *f*
游离 T4 指数 Frei-T4-Index *m*
游离氨基酸 freie Aminosäure *f*
游离胞囊 Asci liberi *f*
游离壁 Freiwand *f*
游离部分 freistehende Komponente *f*
游离大网膜移植 Transplantation des freien Omentums *f*
游离胆红素 unkonjugiertes(od. freies) Bilirubin *n*
游离蛋白 S 活性 freie Protein-S-Aktivität *f*
游离导管法肝静脉造影 Lebervenographie durch freien Katheter *f*
游离的 frei, liber(-us, -a, -um)
游离碘 freies Iod *n*
游离电子 freies Elektron *n*
游离端 freies Ende *n*
游离端固定桥 Festbrücke der freien Ende *f*
游离端可摘局部义齿 abnehmbare partielle Freiendprothese *f*
游离二氧化硅 freies Siliziumdioxid *n*
游离骨片 freies Knochenfragment *n*
游离骨移植 freie Knochentransplantation *f*
游离核糖体 freies Ribosom *n*
游离红细胞原卟啉 freies Erythrozytenprotoporphyrin *n*
游离肌腱移植术 freie Sehnentransplantation *f*
游离肌腱转移 freie Sehnentranslokation *f*
游离基 freies Radikal *n*, Freiradikal *n*
游离基测定法 Messungstechnik des freien Radikals *f*
游离基反应 Freiradikalreaktion *f*
游离基机制 Freiradikalmechanismus *m*
游离基加成 Freiradikaladdition *f*
游离基取代 Freiradikalersatz *m*
游离基因 Episom *n*
游离甲状腺素指数 Freies-Thyroxin-Index *m*
游离碱 freies Alkali *n*, freie Base *f*
游离静脉皮瓣 freier venöser Hautfetzen *m*
游离巨噬细胞 freie Makrophage *f*
游离抗体试验 freier Antikörpertest *m*
游离空肠段胆管空肠吻合术 isolierte biliäre Jejunostomie der Jejunumschleife *f*
游离块形成 Sequesterbildung *f*
游离氯 freies Chlor *n*
游离毛发移植[术] freie Haartransplantation *f*
游离眉毛移植再造睫毛术 freie Augenbrauenrekonstruktion der Transplantchirurgie vom Wimper *f*
游离棉酚 freies Gossypol *n*
游离面 reie Oberfläche *f*
游离黏膜移植 freies Mukosatransplantat *n*
游离凝固酶 freie Koagulase *f*
游离皮瓣移植术 freie Hautlappentransplantation *f*
游离皮片移植 freie Hauttransplantation *f*, Transplantation des Freihautlappens *f*
游离皮片移植术 Transplantation des freien Hautlappens *f*
游离皮片阴道再造术 Vaginoplastie mit freien Hauttransplantat *f*
游离髂嵴骨移植 freie Transplantation des Beckenkammknochens *f*
游离绒毛 freie Villi *m pl*
游离乳头移植 freie Brustwarzentransplantation *f*
游离三碘甲状腺[原]氨酸 freies Triiodthyronin *n*
游离神经末梢 freie Nervenendigungen *f pl*, ferminationes nervorum liberae *f pl*
游离神经移植 freie Nerventransplantation *f*
游离神经终末器 freie Nervenendigung *f*
游离水 freies Wasser *n*
游离四碘甲腺原氨酸 freies Tetraiodthyronin *n*
游离酸 freie Säure *f*
游离酸度 freie Azidität *f*
游离体 freier Körper *m*, Corpus liberum *n*
游离铁 freies Eisen *n*
游离同位素 freier Isotop *m*
游离膝关节 freies Knie *n*
游离细胞形成 freie Zellbildung *f*
游离型椎间盘 freie Zwischenwirbelscheibe *f*
游离性焦虑 freie Begleitangst *f*
游离性余氯 freies Restchlor *n*
游离血红蛋白 freies Härnoglobin *n*
游离牙龈 freie Gingiva *f*
游离盐酸 freie Salzsäure *f*
游离盐酸测定 Freisalzsäurebestimmung *f*, Bestimmung freier Salzsäure *f*
游离药物 freies Medikament *n*
游离胰岛素 freies Insulin *n*
游离移植片(物) freies Transplantat *n*
游离龈 freie Gingiva *f*
游离龈沟 freie gingivale Furche *f*
游离龈纤维 freier Gingivalfaser *m*
游离缘 Freirand *m*
游离真皮脂肪移植 freies Hautfetttransplantat *n*
游离脂[肪]酸 freie Fettsäure *f*
游离脂酸结晶 freier Fettsäurenkrystall *m*
游离椎间盘 sequestrierte Scheibe *f*
游离[作用] Freimachung *f*, Liberation *f*
游码 Reiter *m*
游码钩 Reiterhaken *m*, Reiterträger *m*
游丝脉 arachnoidaler Impuls *m*
游戏 Spiel *n*
游戏本能 Spieltrieb *m*
游戏测听 konditionierte Spielaudiometrie *f*
游戏的角色扮演的模式理论 Mustertheorie des Rollenspiels *f*
游戏的觉醒理论 Erweckungstheorie des Spiels *f*
游戏的精神分析理论 psychoanalytische Spieltheorie *f*
游戏的认知动力理论 Spieltheorie der Erkenntniskraft *f*
游戏的生活准备理论 Spieltheorie der Lebensvorbereitung *f*
游戏的宣泄理论 Katharsistheorie des Spiels *f*
游戏疗法 Spieltherapie *f*
游戏台 Spieltisch *m*
游戏听力测试 Hörtest des Spiels *m*
游戏听力计 Spielaudiometer *m*
游戏元交际理论 Spieltheorie der Metakommunikation *f*
游泳(池)痒 Schwimmbadkrätze *f*
游泳池分枝杆菌 Mycobacterium balnei *n*
游泳池脑炎 Enzephalitis des Schwimmbeckens *f*
游泳池肉芽肿 Schwimmbadgranulom *n*
游泳池卫生 Schwimmbadhygiene *f*
游泳池性结膜炎 Schwimmbadkonjunktivitis *f*
游泳耳病 Schwimmerotopathie *f*
游泳反射 Schwimmreflex *m*
游泳皮炎 Schwimmdermatitis *f*
游泳试验 Schwimmtest *m*
游泳性眼病 Schwimmbadkonjunktivitis *f*, Schwimmeraugenkrankheit *f*
游泳衣 Badeanzug *m*

游泳运动员肩 Schwimmer-Schulter *m*
游泳者皮炎 Schwimmerdermatitis *f*
游泳者痒病 Badedermatitis *f*
游泳者痒疹 Schwimmerkrätze *f*
游泳者痒症 Schwimmbadkrätze *f*
游子 Ion *n*
游走 Emigration *f*, Auswanderung *f*
游走刺激因子 Stimulierungsfaktor der Wanderung *m*
游走胆囊 Wandergallenblase *f*
游走的 wanderend, erratic(-us, -a, -um), migrans
游走睾丸 Wanderhoden *m*, Pendelhoden *m*
游走骨 wandernder Knochen *m*
游走节律 wandernder Rhythmus *m*, ektopischer Schrittmacher *m*
游走巨噬细胞 Wandermakrophagen *m pl*
游走脾 Wandermilz *f*, Lien migrans *m*, Lien mobilis *m*
游走缺母小线虫 Agamonematodum migrans *n*
游走神经元 Wanderneuron *n*
游走肾 Wanderniere *f*, Ren mobilis *m*
游走肾危象 Dietl*Krise *f*
游走吞噬细胞 wandernder Phagozyt *m*
游走细胞 Wanderzellen *f pl*
游走细胞定位 Adelphotaxis *f*
游走性丹毒 Wandererysipel *n*
游走性的 wandemd, migrans, erratic(-us, -a, -um)
游走性关节痛 Wanderarthralgie *f*
游走性关节炎 Arthritis erratica *f*
游走性硅酮肉芽肿 migratorisches Silikongranulom *n*
游走性红斑 Erythema migrans *n*
游走性结节性红斑 Erythema nodosum migrans *n*
游走性静脉炎 Phlebitis migrans *f*
游走性慢性红斑 Erythema chronicum migrans *n*
游走性脓肿 wandernder Abszess *m*
游走性皮下结节 wandernder Subkutanknoten *m*
游走性浅静脉炎 Phlebitis superficialis migrans *f*, wandernde oberflächliche Venenentzündung *f*
游走性舌炎 Glossitis migrans *f*
游走性神经炎 Neuritis migrans *f*
游走性痛 wandernder Schmerz *m*
游走性线状表皮炎 Larva migrans cutanea *f*, Epidermitis linearis migrans *f*
游走性心律 wandernder Herzrhythmus *m*, ektopischer Schrittmacher *m*
游走性血栓性静脉炎 Thrombophlebitis migrans *f*
游走性蝇蛆病 Myiasis migrans *f*, kriechender Ausschlag *m*
游走性疣 Wanderwarze *f*
游走性幼虫病 Larva migrans *f*, Linea migrans *f*
游走抑制试验 Migrationshemmtest *m*
游走抑制因子 Migrationshemmfaktor *m*
游走组织细胞 Wanderhistiozyt *m*

yǒu 友有莠铕

友好界面 Schnittstelle der Freundschaft *f*
友霉素 Allomycin *n*, Amicetin *n*
友人交谈距离 Personalentfernung *f*
友谊医院 Freundschaftshospital *n*
有(具)小孔的 mit Löchern versehen, gelöchert, foraminat(-us, -a, -um)
有碍健康的 gesundheitsschädlich
有碍适应行为 Trotzverhalten *n*
有碍卫生的 gesundheitsschädlich
有凹痕的 narbig
有斑点 fleckig
有斑点的 fleckig, makulär, makulös, maculos(-us, -a, -um)
有瓣的 valvär, valvulär, valvular(-is, -is, -e)
有被膜的 enkapsuliert, enzystiert
有被囊神经末梢 enkapsulierte Nervenendigung *f*
有被区域 Bedeckungsregion *f*
有被小泡 beschichtetes Vesikel *n*
有被小窝 beschichtete Grube *f*
有被液泡 beschichtete Vakuole *f*
有壁细胞 Lepozyt *m*
有襞的 gefaltet
有边菌托 randiges Volvo *n*
有边糠疹 Pityriasis marginata *f*
有边缘的 randig, marginal
有鞭毛的 flagelliert
有鞭毛浮游孢子 flagellierte Schwärmspore *f*
有柄瓷埚 Kasseroile *f*, Henkelporzellantiegel *m*
有柄的 gestielt, henkelig
有病的 krank, krankhaft, morbid(-us, -a, -um)
有玻璃活塞的滴定管 Glashahnbürette *f*
有槽导子 Hohlsonde *f*, Rinnensonde *f*
有槽接骨螺钉 Rinnenknochenschraube *f*
有槽引针 Hohlsonde *f*, Rinnensonde *f*
有叉尾的 gabelschwanzig
有尘空气 staubhaltige Luft *f*, staubige Lun *f*
有齿的 gezahnt, dentat(-us, -a, -um)
有齿拉钩 scharfer Haken *m*
有齿镊 Hakenpinzette *f*
有齿血管钳 Kocher* Klemme *f*
有齿止血钳 Zahnzange *f*
有触角的 mit Fühlhorn versehen, fühlerig
有触须的 zirrushaltig
有传染性的 iniektiös, kontagiös
有窗胎盘 fenestrierte Plazenta *f*, Placenta fenestrata *f*
有窗细胞 fenestrierte Zelle *f*
有创测量 invasive Messung *f*
有创动脉压 invasiver Blutdruck *m*
有创分析 invasive Analyse *f*
有创骨折 komplizierte Fraktur *f*
有创性方法 invasive Methode *f*
有创血压监测 invasive Blutdrucküberwachung *f*
有创血压监护仪 traumatisches Blutdruckmessgerät *n*
有创压力监测 invasive Drucküberwachung *f*
有刺的 dornig, stachelig
有错误的 falsh
有大耳朵的 klappenöhrig
有弹力(性)的 elastisch
有倒锯齿的 retrogezahnt
有蒂的 gestielt, pediculat(-us, -a, -um), peduncular(-us, -a, -um)
有蒂皮瓣植皮法 gestielte Hauttransplantation *f*, Hauttransplantation des Stiels *f*
有蒂息肉 gestielter Polyp *m*
有蒂纤维瘤 Fibrom pendulum *n*
有蒂子宫肌瘤扭转 Torsion des gestielten Uterusmyoms *f*
有定形的 stereotypisch
有毒的 giftig, toxisch, venenos(-us, -a, -um)
有毒的,毒物,毒药 Giftstoff *m*
有毒动物 Gifttier *n*
有毒动物性食物中毒 Lebensmittelvergiftung des Gifttiers *f*
有毒蜂蜜 giftiger Honig rn
有毒蜂蜜食物中毒 Lebensmittelvergiftung durch giftigen Honig *f*
有毒害的 virulent, giftig
有毒化合物 toxische Verbindung *f*, Giftverbindung *f*
有毒化学物排放年鉴 Inventur der Giftstofffreigabe *f*
有毒菌株 virulenter Stamm *m*
有毒力的 virulent

有毒漆树 Giftsumach *m*
有毒气体 Giftgas *n*
有毒气体警报器 Giftgasalarm *m*
有毒物质 giftige Substanz *f*, Gift *n*
有毒物质控制法 kontrollakt der Giftsubstanz *m*
有毒蕈类食物中毒 Lebensmittelvergiftung durch Giftpilz *f*
有毒烟雾 toxisches Abgas *n*, Giftdampf *m*
有毒瘾者 Toxikomane *f*
有毒鱼介类 giftige Fische und Muscheln *m/f pl*
有毒植物 Giftpflanze *f*
有毒植物性食物中毒 Lebensmittelvergiftung der Giftpflanze *f*
有堕胎作用的 abortiv
有耳的 ohrhaltig
有耳机飞行帽 Kopfhörermütze *f*
有风块的 urticat(-us, -a, -um)
有副鞭毛的 paraflagellar(-is, -is, -e)
有盖的 bedeckt, kalyptrat
有杆子宫托 Stemmpessar *n*
有感染的危险 Infektionsrisiko *n*
有刚毛的 setiferös, setiger(-us, -a, -um)
有隔担子 Phragmobasidium *n*, Heterobasidium *n*
有隔菌丝体 septiertes Myzel *n*
有隔囊状体 septierte Zystide *f*
有隔[膜]的 septiert, sept(-us, -a, -um)
有隔子宫 Uterus septus(s. duplex) *m*
有功功率 Wirkleistung *f*
有功能的 funktionell
有沟的 gefurcht
有沟尿道探条 Hamröhren-Rinnensonde *f*
有沟探针(子) Rinnensonde *f*, Rillensonde *f*
有钩的 hakenförmig
有钩镊 Hakenpinzette *f*
有钩止血钳 Kocher*(Arterien-)Klemme *f*
有关的任务训练 bezogene Übung *f*
有关活动 aktivitätsparalleles tägliches Leben *n*
有关痛苦的成语 Dialekt des Notfalls *m*
有光泽的 glänzend
有规律的 regelmäßig, regulär
有害变异 schädliche Variation *f*
有害标准 schädliches Kriterium *n*
有害成分 schädlicher Bestandteil *m*
有害刺激物 schädlicher Reiz *m*
有害的 schädlich, deletär, abträglich, verderblich
有害反应 schädliche Reaktion *f*
有害环境 gefährliche Umgebung *f*
有害基因 detrimentäre Gene *n pl*
有害气体 schädliche Gase *n pl*
有害气体中毒 Gasvergiftung *f*, Vergiftung durch schädliche Gase *f*
有害使用 Schadanwendung *f*
有害突变 schädliche Mutation *f*
有害物 schädlich
有害物扩散 Verbreitung der Schädstoffe *f*
有害物质 Schadstoff *m*, Gefahrenstoff *m*
有害物质间接作用 mittelbare Wirkung der schädlichen Stoffe *f*
有害物质数据库 Gefahrstoffdatenbank *f*
有害性 Schädlichkeit *f*
有害性使用 schädlicher Gebrauch *m*
有害性饮酒 schädliches Trinken *n*
有害药物反应 schädliche Drogenreaktion *f*
有害药物反应监测系统 Überwachung der schädlichen Drogenreaktion *f*
有害于人的 homininoxi(-us, -a, -um)
有害作用阈 Schwelle der schädlichen Wirkung *f*
有汗性外胚层发育不良 hidrotische Ektodermaldysplasie *f*
有核(幼)红细胞[溶血]性贫血 erythroblastische Anämie *f*
有核的 kernhaltig
有核红细胞 kernhaltiger Erythrozyt *m*, Erythroblast *m*
有核红细胞血症 Erythroblasthämie *f*, Erythroblastose *f*
有核细胞 Karyozyt *m*, Normoblast *m*
有颌 gnatha
有颌类 Gnathostomata *pl*, Gnathostomen *pl*
有花瓣的 blumenblätterig
有花纹的 präzise geschildert
有花植物 Blfitenpflanzen *f pl*
有环(圈)的 beringt, anulat(-us, -a, -um)
有环带的 gegürtet
有环的 geringelt
有活动力的 aktiv
有活力的 lebensfähig, schwunghaft
有机[化学]药品 organische Chemikalien *f pl*
有机[性]粉尘 organischer Staub *m*
有机玻璃 Plexiglas *n*, organisches Glas *n*
有机玻璃调刀 Perspexspatel *m*
有机超声探头 organische Ultraschallsonde *f*
有机成分 Biokomponente *f*
有机淬灭计数管 organisch abgeschreckter Zählrohr *n*
有机氮 organischer Stickstoff *m*
有机氮类农药 organisches Stickstoffpestizid *n*
有机氮杀虫药 Organostickstoffinsektizide *n pl*
有机的 organisch, organic(-us, -a, -um)
有机碘 organisches Jod *n*, Organojod *n*
有机碘造影剂 Organojodkontrastmittel *n*
有机毒物 organisches Gift *n*
有机反应 organische Reaktion *f*
有机反应机理 Mechanismus der organischen Reaktion *m*
有机反应历程 Mechanismus der organischen Reaktion *m*
有机废弃物 organischer Abfall *m*
有机分析 organische Analyse *f*
有机粉尘 organischer Staub *m*
有机粉尘毒性综合征 Giftsyndrom des Biostaubs *n*
有机氟聚合物单体及其热解物中毒 Vergiftung des Organofluorpolymers des Monomers&Pyrolysats *f*
有机氟聚合物单体急性中毒 akute Vergiftung der Organofluor *f*
有机氟类 Organofluor *n*
有机氟农药 Organofluorpestizide *n pl*
有机氟农药中毒 Vergiftung der Organofluorinsektizide *f*
有机氟杀虫剂 Organofluorinsektizide *n pl*
有机氟中毒 Organofluorvergiftung *f*
有机腐蚀酸 organische ätzende Säure *f*
有机腐蚀性酸中毒 organische ätzende Säurevergiftung *f*
有机汞化合物中毒 Vergiftung durch Organoquecksilberverbindungen *f*
有机汞农药 Organoquecksilberpestizide *n pl*
有机汞农药中毒 Organoquecksilberpestizidvergiftung *f*
有机汞杀虫剂 Organoquecksilberinsektizid *n*
有机汞杀菌剂中毒 Vergiftung durch organoquecksilberhaltige Germizide *f*
有机硅 Organosilizium *n*
有机硅化合物 Organosiliziumverbindung *f*
有机硅聚合物 Organosilikonpolymer *n*
有机过酸 organische Persäure *f*
有机过氧化物 organisches Peroxid *n*
有机合成 organische Synthese *f*
有机合成化学 Chemie der organischen synthese *f*, organische synthetische Chemie *f*
有机合成农药 synthetisches organisches Pestizid *n*
有机化 Organifikation *f*
有机化合物 organische Verbindung *f*

有机化合物中毒 Vergiftung durch organische Verbindungen *f*
有机化学 organische Chemie *f*, Organochemie *f*
有机化学家 Organochemiker *m*, Organiker *m*
有机环境 organische Umwelt *f*
有机碱 organische Base *f*
有机金属化合物 Organometall *n*, organometallische Verbindung *f*
有机金属化学 organometallische Chemie *f*
有机离子 organisches Ion *n*
有机理论 organische Theorie *f*
有机锂化合物 Organolithiumverbindung *f*
有机磷 Organophosphor *m*, organischer Phosphor *m*
有机磷,有机磷杀虫剂 Organophosphat *n*
有机磷迟发性神经病 Organophosphat-induzierte verzögerte Neuropathie *f*
有机磷化合物 Organophosphorverbindungen *f pl*
有机磷类 Organophosphat *n*
有机磷农药 Organophosphorpestizide *n pl*
有机磷农药污染 Verunreinigung durch Organophosphorpestizide *f*
有机磷农药中毒 Vergiftung durch Organophosphorpestizide *f*, Organophosphorpestizidvergiftung *f*
有机磷杀虫剂 Organophosphorinsektizid *n*
有机磷酸盐 Organophosphat *n*
有机磷酸盐中毒 Organophosphat-Vergiftung *f*
有机磷酸酯 Organophosphorsäureester *m*, Organophosphat *n*
有机磷酸酯化合物 Organophosphatverbindungen *f pl*
有机磷酸酯农业杀虫剂 Organophosphatinsektizid *n*
有机磷中毒 Organophosphorvergiftung *f*
有机磷中毒致死时间 Todeszeit der Organophosphat-Vergiftung *f*
有机磷杀虫剂中毒 Organophosphorin sektizid vergiftung *f*
有机硫 organischer Schwefel *m*
有机硫化物 organisches Sulfid *n*
有机硫农药 Organoschwefelpestizid *n*
有机硫杀菌剂中毒 Vergiftung durch organoschwefelhaltige Germizide *f*
有机硫杀真菌剂 Organoschwefelfungizid *n*
有机硫酸酯 Organoschwefelsäureester *m*, Organosulphat *n*
有机卤化物 Organohalogenid *n*
有机氯 Organochlor *n*, organisches Chlor *n*
有机氯类 Organochlor *n*
有机氯农药 Organochlorpestizid *n*
有机氯农药污染 Verunreinigung durch Organochlorpestizide *n pl*
有机氯农药中毒 Organochlorpestizid vergiftung *f*
有机氯杀虫剂 Organochlorinsektizid *n*
有机氯杀虫剂中毒 Organochlorinsektizidvergiftung *f*
有机氯中毒 Vergiftung des Organochlors *f*
有机镁化合物 Organomagnesiumverbindungen *f pl*
有机凝胶 Organogel *n*
有机前体物 organischer Vorläuferstoff *m*
有机溶剂 organisches Lösungsmittel *n*
有机溶剂肾病 Nephropathie der organischen Lösungsmittel *f*
有机溶剂提取法 organische Lösungsmittelextraktion *f*
有机溶剂中毒 Vergiftung durch organisches Lösungsmittel *f*
有机砷农药 Organoarsen(ik)pestizid *n*
有机石 organischer Kalkül *m*
有机食品 Bionahrung *f*
有机试剂 organisches Reagens *n*
有机酸 Acidum organicum *n*, organische Säure *f*
有机酸代谢病 Stoffwechselstörung der organischen Säure *f*
有机酸尿症 organische Azidurie *f*
有机酸试验 Test der organischen Säure *m*
有机酸血症 organische Azidämie *f*
有机酸盐 Salz der organischen Säure *n*, organisches Salz *n*
有机酸症 Organazidose *f*
有机体 Organismus *m*
有机体的 organisch
有机物 organische Stoffe *m pl*
有机物分析 Analyse der Biosubstanz *f*
有机物腐殖质化 Humifikation *f*
有机物质 organische Stoffe *m pl*
有机物中毒学说 Hypothese der organischen Substanzvergiftung *f*
有机锡 Organozinn *m*, organischer Zinn *m*
有机锡农药 Organozinnpestizid *n*
有机锡杀菌剂中毒 Vergiftung durch organozinnhaltige Germizide *f*
有机锡中毒 zinnorganische Vergiftung *f*
有机相酶电极 Enzymelektrode der organischen Phase *f*
有机盐 organisches Salz *n*
有机衍生物 organisches Derivat *n*
有机阳离子 organisches Kation *n*
有机阳离子转运蛋白 organischer Kationentransporter *m*
有机药物 organisches Arzneimittel *n*
有机药物化学 Chemie der organischen Chemikalien *f*, organische pharmazeutische Chemie *f*
有机阴离子转运蛋白 organischer Anionentransporter *m*
有机阴离子转运多肽 Polypeptid B1 des organischen Anionentransporters *n*
有机阴离子转运子 organischer Anionentransporter *m*
有机营养生物 Organotropie *f*
有机质破坏 Destruktion des organischen Stoffes *f*
有极分子 polares Molekül *n*
有极键 heteropolare Bindung *f*
有脊椎的 gewirbelt, mit Rückenwirbel versehen
有痂的 schorfig
有荚膜的 kapselt
有价值的 wertvoll
有角畸胎 Megalocerus *m*
有角剪 Winkelschere *f*
有节的 knotig, nodös, nodos(-us, -a, -um)
有节律的 rhythmisch
有节乳液管 artikulierte Latexröhre *f*
有节制的 temperent, mäßgigend
有结的 knotig, nodös, nodos(-us, -a, -um)
有结节的 höckerig, tuberös, tuberculat(-us, -a, -um)
有界膜空泡 membranbegrenzte Vakuolen *pl*
有茎肌键移植术 gestielte Sehnentransplantation *f*
有经验者 Erfahrender *m*
有晶体眼人工晶状体 False phakische Auge vor Einführung der Intraokularlinse *n*
有竞争力性能 kompetente Leistung *f*
有静脉的 venös, venos(-us, -a, -um)
有锯齿的 gezahnt
有卷须的 rankig, rankenförmig
有菌环的 armillat
有菌免疫 asterile Immunität *f*, Infektionsimmunität *f*, Immunitas non sterilisans *f*
有菌培养 xenische Kultur *f*
有抗原性肿瘤细胞 antigene Tumorzelle *f*
有壳的 testac(-us, -a, -um)
有壳目 Testacea *pl*
有刻度的 graduiert
有空泡的 vakuolär, vakuolisiert
有孔的 porös, gefenstert, foraminat(-us, -a, -um)
有孔毛细血管 gefensterte Kapillaren *f pl*
有孔细胞 poröse Zelle *f*
有孔血窦 gefensterte Sinusoide *n pl*
有孔印模托盘 perforierter Abdrucklöffel *m*
有块茎的 tuberös, tuberos(-us, -a, -um)
有肋的 costiferös, gerippt
有棱的 winklig

有力 Sthenie *f*
有力的 sthenisch, energisch, vollkräftig
有利变异 günstige Variation *f*
有利的 günstig
有利基因 günstiges Gen *n*
有利突变 günstige Mutation *f*
有粒白细胞 Granulozyt *m*
有粒红细胞 getüpfelter Erythrozyt *m*
有粒内质网 granuläres endoplasmatisches Retikulum *n*
有两端鞭毛的 amphitrich
有两个鞭毛的 zweigeißlig
有两管的 zweiröhrenartig, zweifistelartig
有两尖顶的 biapikal
有裂缝的 rissig
有鳞目 Squamata *f*
有鳞屑 Schuppigkeit *f*
有鳞屑的 schuppig, squamaf(-us, -a, -um)
有鳞亚纲 Lepidosauria *f*
有卵石花纹的 steinig
有毛的 haarig, pilös
有免疫活性的 immunkompetent
有明显辐射伪足变形虫状的 Heliozoa *f*
有膜的 membranös, membranos(-us, -a, -um)
有目的的行为 Zweckverhalten *n*
有目的的精神专注 gezielte Objektbesetzung *f*
有目的动作 gezielter Akt *m*
有目的性的活动 gezielte Aktivität *f*
有目的学习 absichtliches Lernen *n*
有男性征 Virilität *f*
有男性征的 viril(-is, -is, -e), männlich
有囊气管导管 Endotrachealtubus des Ballons *m*
有能力的 effizient, kompetent
有盘的 discophor
有胚乳种子 albuminöser Samen *m*
有皮肤完整性受损的危险 Risiko der geschädigten Hautintegrität *n*
有皮质的 mit Rinden versehen
有偏倚的入选标准 vorgespanntes Einschlusskriterium *m*
有蹼的 mit Schwimmhaut versehen
有蹼趾的 mit Schwimmhautzehe versehen
有期徒刑 befristete Haftstrafe *f*
有气味的 duftig, duftend
有腔囊胚 Coeloblastula *f*
有腔原肠胚 Coelogastrula *f*
有鞘的 vaginat(-us, -a, -um)
有鞘动脉 Hülsenarterie *f*
有切迹的 gekerbt
有倾向的 Neigung *f*
有区别的基因活化 differentielle Genaktivierung *f*
有缺点的 fehlerhaft
有人驾驶的 bemannt
有人形的 menschenähnlich
有刃镊 Scherenpinzette *f*
有绒毛的 zottentragend, villös
有乳房的 mit Brustdrüsen versehen
有乳头的 papillifer(-us, -a, -um), mit Brustwarzen vetsehen
有软毛的 mit Federkrone versehen
有塞试管 Stöpselreagensgtas *n*
有鳃类 Kiementräger *pl*, Branchiata *pl*
有伞毛的 fimbriat(-us, -a, -um), mit Fransen versehen
有色鼻液溢 Chromorrhinorrhoea *f*
有色玻璃 Farb(en)glas *n*
有色的 farbig, gefarbt, chromatisch
有色光谱 chromatisches Spektrum *n*, Farbspektrum *n*
有色化合物 farbige Verbingungen *f pl*
有色酵母 pigmentierte Hefe *f*
有色金属 Nichteisenmetall *n*, Buntmetall *n*
有色金属废水 Abwasser der Nichteisenmetalle *n*
有色金属冶炼 Verhtittung der Nichteisenmetalle *f*, Buntmetallverhfitten *n*
有色离子 farbiges Ion *n*
有色粒(体) Chromoplasten *m pl*
有色树脂试剂 farbiges Harzreagenz *n*
有色体 Chromoplasten *m pl*
有色眼镜 gefärbte Brille *f*
有色眼镜罩 farbige Linse *f*
有色杂质 Fremdpigment *n*
有伸缩性的 elastisch
有神经节的 mit Ganglien versehen
有生机的 lebensfähig
有生命的 animat(-us, -a, -um), lebend, lebendig
有声的 stimmhaft
有虱的 pedikulär, pediculos(-us, -a, -um)
有饰物的 exornat
有受伤的危险 Verletzungsrisiko *n*
有顺序的 sequenziell
有丝分裂 Mitose *f*, Karyokinese *f*, indirekte (od. mitotische) Zellteilung *f*, C-Mitose *f*
有丝分裂百分率测定法 percent labelled mitosis method (PLM method) <engl.>
有丝分裂孢子 Mitospore *f*
有丝分裂孢子囊 Mitosporangium *n*
有丝分裂不分离 mitotische Nondisjunction *f*
有丝分裂促进因子 Förderfaktor der Mitose *m*
有丝分裂的 mitotisch
有丝分裂毒物 Mitosegift *n*
有丝分裂纺锤体 Mitosespindel *f*
有丝分裂后期 mitotische Anaphase *f*
有丝分裂互换 mitotische Überkreuzung *f*
有丝分裂活化蛋白激酶 mitoseaktivierte Proteinkinase *f*
有丝分裂剂 mitogener Agent *m*
有丝分裂间期 Mitose-Interphase *f*
有丝分裂交换 mitotische Kreuzung *f*
有丝分裂末期 Telophase *f*, Kataphase *f*
有丝分裂期 Mitosephase *f*
有丝分裂期发生 Mitogenesis *f*
有丝分裂器 Mitoseapparat *m*
有丝分裂前期 Prophase *f*
有丝分裂死亡 Mitosetod *m*
有丝分裂素 Mitogen *n*
有丝分裂象 Mitosetfigur *f*
有丝分裂因子 mitogenetischer Faktor *m*
有丝分裂原 Mitogen *n*
有丝分裂原活化蛋白激酶 mitogenaktivierte Proteinkinase *f*
有丝分裂原激酶信号系统 Signalsystem der MAP-Kinase *n*
有丝分裂中期 Metaphase *f*, Mesomitosis *f*
有丝分裂中心 mitotisches Zentrum *n*
有丝分裂中止 Stammokinese *f*
有丝分裂重组 mitotische Rekombination *f*
有丝分裂周期 Mitosezyklus *m*
有丝分裂装置 Mitoseapparat *m*
有丝分裂阻滞 Mitosearrest *m*
有酸味的 säuerlich
有髓[神经]纤维 markhaltige Nervenfaser *f*
有髓[神经]轴索 markhaltiges Axon *n*
有髓的 markhaltig
有髓轴突 markhaltiges Axon *n*
有损压缩 Verlustkompression *f*
有胎动感的 aufgeweckt

有胎动感的 hochschwanger, mit lebhafter kindsbewegung *f*
有苔的 belegt
有讨厌气味的 giftig
有特色的 distinktiv
有蹄的 behüft, ungulat (-us, -a, -um)
有蹄类 Ungulata *pl*
有体腔的 körperhöhlenhaltig
有体温改变的危险 Veränderungsrisiko der Körpertemperatur *n*
有体液不足的危险 Risiko des Flüssigkeitsdefizits *n*
有条件的独立 modifizierte Unabhängigkeit *f*
有条纹的 gestreift
有头皮屑的 squarros (-us, -a, -um)
有蜕膜的 dezidual, decidual (-is, -is, -e)
有危险的护理诊断 Risikopflegediagnose *f*
有尾叉的 furcocercos
有尾叉的 furcocercos (-us, -a, -um)
有尾的 geschwänzt, caudat (-us, -a, -um)
有尾类 Urodela *pl*, Urodelen *pl*
有尾目 Caudata *n*, *pl*, Schwanzlurche *m pl*
有味的 geschmacklich, gustativ (-us, -a, -um)
有味物质 odorante Stoffe *m pl*
有纹的,有沟的,纹状体,新纹状体 Striatum *n*
有吸槽(沟)的 mit Sauggtube versehen
有吸引 Attraktivität *f*
有息肉的 polypös, polypos (-us, -a, -um)
有细胞毒性效应的抗血清 Antiserum des zytotoxischen Effekts *n*
有细孔的 porig, gelöchert
有纤鳞的 fibrilloseschuppig
有纤毛的 ciliat (-us, -a, -um), bewimpelt
有限 finit
有限抽样策略 begrenzte Stichprobenstrategie *f*
有限的 beschränkt
有限的资源 beschränkte Waren *pl*
有限动物实验(短期致癌试验) begrenzter In-vivo-Bioassay *m*
有限行为能力 beschränkte zivile Kapazität *f*
有限环境刺激疗法 beschränkte umgebungsbedingte Reiztherapie *f*
有限能力 beschränkte Fähigkeit *f*
有限群体 finite Population *f*
有限数值 endlicher Weft *m*, begrenzter Weft *m*
有限稀释 Grenzverdünnung *f*
有限稀释分析 Grenzverdünnungsanalyse *f*
有限稀释技术 begrenzte Verdünnungstechnik *f*
有限稀释技术 Grenzverdünnungstechnik *f*
有限细胞系 finite Zelllinie *f*
有限细胞株 finiter Zellstamm *m*
有限纤维管束 geschlossener Faserbündel
有限效果模型 beschränktes Effektmodell *n*
有限序列 endliche Folge *f*
有限样本 finite Stichprobe *f*
有限元法 Finite-Elemente-Methode *f*
有限元方法 Finite-Elemente-Methode *f*
有限元分析 Finite-Elemente-Analyse *f*
有限元分析法 Finite-Elemente-Analyse *f*
有限元模型 Finite-Elemente-Modell *n*
有限责任能力 beschränkte Verantwortlichkeit *f*
有限正比区 Bereich begrenzter Proportionalität, *m*
有限状态自动机 endlicher Automat *m*
有限资源模型 ressourcenbeschränktes Modell *n*
有限自然语言 beschränkte natürliche Sprache *f*
有限总体 endliche Grundgesamtheit *f*
有限总体 finite Population *f*
有限总体校正因子 Korrekturfaktor der endlichen Grundgesamtheit *m*
有线通讯测量仪 Messgerät der Drahtmitteilung *n*
有线通讯综合测试仪 synthetisches Prüfgerät der Drahtmitteilung *n*
有腺的 adenös
有相互关系 Korrelat *n*
有香味的 duftig odoriferös
有小结的 nodös, nodal (-us, -a, -um)
有小梁的 trabekulär
有小窝的 fossulat (-us, -a, -um)
有效 Effizienz *f*, Effektivität *f*
有效 gültig
有效[射]线放射活性 effektive Gammastrahlungsaktivität *f*
有效靶面积 effektive Targetfläche *f*
有效半衰期 effektive Halbwertzeit *f*
有效表面 Nutzfläche *f*, effektive Oberfläche *f*
有效不应期 effektive Refraktärperiode *f*
有效成分 wirksamer Bestandteil *m* (od. Zusammensetzung *f*)
有效刺激 effektiver Reiz *m*
有效刺激物 Aktivreiz *m*
有效大气 effektive Atmosphäre *f*
有效的 wirksam, effektiv, aktiv, aktuell
有效的动力系统 effektives Motorsystem *n*
有效的动力系统需求 Bedürfnis des effektiven Motorsystems *n*
有效电极 aktive Elektrode *f*, differente Elektrode *f*
有效动机 effektive Motivation *f*
有效毒性 effektive Toxizität *f*
有效发表 effektive Publikation *f*
有效反应潜能 effektives Reaktionspotential *n*
有效范围 Messbereich *m*
有效防护系数 effektiver Schutzfaktor *m*
有效肥料 wirksamer (od. nutzbarer) Dünger *m*
有效辐射面积 effektiver Strahlungsbereich *m*
有效负载 Nutzlast *f*
有效感染[噬菌体] produktive Infektion *f*
有效高度 Betriebshöhe *f*
有效工作能力时间 effektive Leistungszeit *f*
有效沟通 effektive Kommunikation *f*
有效过滤压 effektiver Filtrationsdruck *m*
有效呼吸 effektive Atmung (od. Respiration) *f*
有效化合价 aktive Valenz (od. Wertigkeit) *f*
有效剂量 effektive Dosis *f*, Wirkungsdosis *f*
有效甲状腺素比值 effectives Thyroxin-Verhältnis *n*
有效碱度 effektive Alkalinität *f*
有效焦点 Wirkungsfokus *m*
有效焦距 effektive Brennweite *f*, effektiver Fokalabstand *m*
有效径 Wirkungsdurchmesser *m*
有效控制 Effektivkontrolle *f*
有效镭含量 effektiver Radiumgehalt *n*
有效力 Aufwand *m*
有效利率 Effektivzinssatz *f*
有效量 effektive Dosis *f*, Dosis effectiva *f* (DE), Wirkungsdosis *f*
有效率 effektive Rate *f*
有效氯 effektives Chlor *n*, aktives Chlor *n*, verfügbares Chlor *n*
有效滤过压 effektiver Filtrationsdruck *m*
有效码 gültige Code *m*
有效霉素 Validamycin *n*
有效面积 Nutzfläche *f*
有效能[量] verfügbare Energie *f*, nutzbare Energie *f*
有效浓度 effektive Konzentration *f*, wirksame Konzentration *f*
有效排放高度 effektive Emissionshöhe *f*
有效期 Wirkungsdauer *f*, Nutzdauer *f*
有效强度 Wirkungsstärke *f*, Wirkungskraft *f*
有效群体大小 effektive Bestandsgröße *f*
有效热 effektive Wärme *f*, Nutzwärme *f*
有效日期 Verfalldatum *n*
有效射程 Wirkungsreichweite *f*, Wirkungsbereich *m*

有效肾血浆流量 effektiver renaler Plasma(durch)fluß *m*(ERP), effective renal plasma flow(volume)(ERPF) <engl.>
有效肾血流量 effektiver Nierenblutströmung *f*, effective renal Blood flow(ERBF) <engl.>
有效渗透压 effektiver osmotischer Druck *m*
有效时间 genutzte Betriebszeit *f*
有效使用期限 Wirkungsdauer *f*
有效数据 gültige Daten *pl*
有效数字 bedeutsame Ziffer *f*, signifikante Figur *f*
有效顺应性 effektive Komplianz *f*
有效塔板高度 effektive Bodenhöhe *f*
有效塔板数 effektive Bodenzahl *f*
有效碳数 effektive Kohlenstoffzahl *f*
有效通气量 effektive Ventilation(sgröße) *f*
有效卫生人力群体 wirksame Menschengruppe der Gesundheit *f*
有效温度 efiektive Temperatur *f*
有效习惯强度 effektive Habitstärke *f*
有效系数(效率) Effizienz *f*
有效性 Gültigkeit *f*, Wirkungsfähigkeit *f*, Verfügbarkeit *f*, Effektivität *f*
有效性/效度 Gültigkeit *f*
有效血浆流量 effektiver Blutplasmafluß(menge *f*) *m*
有效血容量 effektives Blutvolumen *n*
有效血循环量 elfektives Zirkulationsvolumen *n*
有效循环 effektive Zirkulation *f*
有效循环量 effektives Zirkulationsvolumen *n*
有效循环血量 effektives zirkulierendes Blutvolumen *n*
有效压力 effekfiver Druck *m*, Nutzdruck *m*
有效掩蔽 effektive Maskierung *f*
有效掩蔽级 effektive Maskierungsebene *f*
有效氧分压 effektiver Sauerstoffpartialdruck *m*
有效意识 nützliches Bewusstsein *n*
有效意识极限 nützliche Bewusstseinsgrenze *f*
有效意识时间 sinnvolle Bewusstseinszeit *f*, sinnvolle Bewusstseinsdauer *f*
有效因子 Wirkungsgrad *m*
有效应力 Effektivdruck *m*
有效余气量 funktioneile Residualkapazität *f*
有效预防接种 effektive Schutzimpfung *f*
有效源面积 effektive Ursprungsfläche *f*
有效直接放射 effektive direkte Bestrahlung *f*
有效直径 eflektiver Durchmesser *m*
有效值 effektiver Wert *m*, Nutzwert *m*, Ist-Wert *m*
有效指标 Nutzindex *m*, Wirkungsindex *m*
有效质量 wirksame(od. effektive od. aktive) Masse *f*
有效中心 aktives Zentrum *n*
有效周期 effektive Periode *f*
有效自由氯 freies gültiges Chlor *n*
有效作业时间 effektive Arbeitszeit *f*
有效作用系数 Koeffizient der aktiven Wirkung *m*
有心理缺陷者 geistig Behinderter *m*
有形成分 morphoiogische Bestandteile *m pl*, geformte Elemente *n pl*
有形元件 Formelement *n*
有性孢子 sexuelle Sporen *f pl*
有性的 sexuell, geschlechtlich
有性繁殖 Geschlechtsvermehrung *f*
有性阶段 Geschlechtsphase *f*
有性期 Geschlechtsstadium *n*
有性生殖 geschlechtliche Fortpflanzung *f*
有性生殖 geschlechtliche Fortpflanzung *f*, Gamogenese *f*, Gametogonie *f*, Syngeneset *f*
有性生殖的 syngen Diabetes bärtiger Frauen *m*, Achard*-Thiers* Syndrom *n*
有性世代 Geschlechtsgeneration *f*
有性杂交 sexuelle Hybridisierung *f*
有序变量 Aufzählungsvariable *f*
有序分类 georderte Kategorie *f*
有序分类变量 geordnet-kategoriale Variable *f*
有序机制 georderter Mechanismus *m*
有序结构 unzufällige Struktur *f*
有序微管阵列 georderte Reihe des Mikrotubulus *f*
有旋毛虫的 trichinös, trichino(-us, -a, -um)
有血族关系的 blutsverwandt
有眼钢丝器械包 Drahtösenbesteck *n*
有氧代谢 aerober Stoffwechsel *m*
有氧代谢能力 aerobische Kapazität *f*
有氧代谢能力训练 aerobes Training *n*
有氧的 aerob, sauerstoffhaltig
有氧耐力训练 aerobes Ausdauertraining *n*
有氧糖酵解 aerobe Glykolyse *f*
有氧训练 aerobe Bewegung *f*, Aerobic *n*
有氧训练 aerobes Training *n*
有氧训练法 aerobes Training *n*
有氧氧化 aerobe Oxidation *f*
有氧运动 aerobe Bewegung *f*
有叶的 gelappt, lobat(-us, -a, -um)
有衣小泡 beschichtete Bläschen *n pl*, coated vesicle <engl.>
有益的 nützlich, vorteilhaft
有益菌种 Probiotika *f*
有意暗示 willentliche Suggestion *m*
有意反应 willkürliche Reaktion *f*
有意改成的错字 verschlechtertes Wort *n*
有意行为 willkürliches Verhalten *n*
有意后注意 nachwillentliche Aufmerksamkeit *f*
有意破坏文化艺术行为(文化艺术品破坏癖) Vandalismus *m*
有意识 Bewußtsein *n*
有意识的 bewußt
有意识地镇静 Bewusstseinssedierung *f*
有意识记忆 explizites Gedächtnis *n*
有意识心理护理 bewusste psychologische Pflege *f*
有意学习 absichtliches Lernen *n*
有意义的 signifikant, wesentlich, bedeutsam
有意义股(链) sense strand <engl.>
有意义接受学习 sinnvolles Rezeptionslernen *n*
有[意]义链 Sinnstrang *m*
有[意]义密码子 Sinnescode *m*
有意义学习理论 Theorie des sinnvollen Lernens *f*
有意运动 willkürliche Bewegung *f*
有意制造或伪装症状 absichtliche Produktion oder Symptomvortäuschung *f*
有意注意 willkürliche Aufmerksamkeit *f*
有翼的 geflügelt
有银色光泽的 silbrig
有营养的 nährhaft, nutritiv, nutriti(-us, -a, -um)
有用的 nützlich, brauchbar, verfügbar
有用功 verfügbare Arbeit *f*
有用能 verfügbare Energie *f*
有用射线 Nutzstrahlung *f*
有疣的 verrukös, warzig verrucos(-us, -a, -um)
有淤斑的 ekchymotisch, ecchymotic(-us, -a, -um)
有预防力的 verbeugungsfähig
有缘胎盘 Placenta marginata(s. marginalis) *f*
有源传感器 aktiver Sensor *m*
有源存储卡 aktive Speicherkarte *f*
有源二端网络 aktives Zweitor-Netzwerk *n*
有源负载 aktive Ladung *f*
有源滤波电路 aktiver Filterkreis *m*
有源匀场 aktives Shimmen *n*

有月经者 Menstruierende *f*
有责任年龄 verantwortliches Alter *n*
有渣滓的 schlammig, schlackig
有粘性的 schleimig
有爪的 krallig, anguicular(-is, -is, -e)
有争议的父亲 angeblicher Vater *m*
有正常核的 eupyren, eukaryot
有证标准物质 zertifiziertes Referenzmaterial *n*
有证参考物质 zertifiziertes Referenzmaterial *n*
有症状性动脉瘤 symptomatisches Aneurysma *n*
有执照牙科助手 zertifizierter Zahnarzthelferin *m*
有执照[职业]护士 Gesundheits-und Krankenpfleger *m*
有窒息的危险 Erstickungsrisiko *n*
有重量的 wägbar
有周毛的 peritrich
有周围血管神经功能障碍的危险 Risiko für periphere neurovaskuläre Dysfunktion *n*
有准备接生 vorbereitetes Gebären *n*
有自杀倾向的 suizidal
有足[神经胶质]细胞 protoplasmatischer Astrozyt *m*
有组织的 organisiert
有罪推定 Schuldvermutung *f*
有罪妄想 Schuldswahn *m*
有罪证据 Schuldbeweis *m*
莠去净 Atrazin *n*
铕 Europium *n*(Eu, OZ 63)

yòu 右幼柚诱蚴釉鼬

右 recht, dexf(-er, -ra, -rum)
右板 rechte Lamina *f*, Lamina dextra *f*
右半[侧]结肠切除术 rechtsseitige Hemikolektomie *f*
右[半]侧心脏 rechtes Herz *n*, Rechtsherz *n*
右[侧]优势 Rechtsübergewicht *n*
右半肝切除术 rechtsseitige Hemihepatektomie *f*
右半月瓣 Valvula semilunaris dextra(aortae) *f*, Valvula semilunaris lextra trunci pulmonalis *f*
右瓣叶 rechtes Blättchen *n*, Foliolum dextrum *n*
右苯丙胺 Dexamphetamin *n*
右丙氧芬 Dextropropoxyphen *n*
右部 Pars dextra *f*, reehter Abschnitt *m*
右侧的 rechtsseitig, dext(-er, -ra, -rum)
右侧肺静脉异位连接的手术治疗 operative Behandlung der rechten unilateralen anomalen Lungenvenenkonnektion *f*
右侧腹部 rechter Bauch *m*
右侧膈神经 rechter Phrenikus *m*
右侧喉返神经 rechter rezidivierender Kehlkopfnerv *m*
右侧脊柱侧凸 rechte Skoliose *m*
右侧剪接点 rechte Spleißungsverbindung *f*
右侧迷走神经 rechter Vagusnerv *m*
右侧气管旁带 rechter paratrachealer Streifen *m*
右侧位 rechte Seitenlage *f*
右侧心包隔静脉 rechte perikardiophrenische Vene *f*
右侧心包膈动脉 rechte perikardiophrenische Arterie *f*
右侧心力衰竭 Rechtsherzinsuffizienz *f*
右侧形态右心房 rechtsseitiges morphologisches rechtes Atrium *n*
右侧胸廓内动脉 rechte innere Brustkorbarterie *f*
右侧主动脉弓 Rechtslage des Aortenbogens *f*, Arcus aortae dexter *m*
右肠系膜窦 rechter Eingeweidesinus *m*
右大脑强直 rechtsseitige zerebrale Rigidität *f*
右的 recht, dext(-er, -ra, -rum)
右骶横 rechte quere Steißlage *f*, rechte sakrotransversale Lage *f*
右骶后 rechte hintere Steißlage *f*, rechte sakroposteriore Lage *f*
右骶前 rechte vordere Steißlage *f*, rechte sakroanteriore Lage *f*
右端剪接部位 rechte Stelle des Verbindungsübergangs *f*
右段间裂 rechte intersegmentäre Fissur *f*
右额横位 rechte quere Stirnlage *f*
右额后位 rechte hintere Stirnlage *f*
右额前位 rechte vordere Stirnlage *f*
右耳 rechtes Ohr *n*, Auris dextra *f*
右耳听表距离 Abstand der Uhrprüfung beim Rechtohr *m* (HDRW)
右房肥大 Hypertrophie des rechten Vorhofes *f*
右房界沟 Sulcus terminalis atrii dextra *m*
右房室瓣 Valva atrioventricularis dextra *f*, Valva tricuspidalis *f*, Trikuspidalis *f*
右房室瓣隔侧尖 Septumspitze der Trikuspidalklappe *f*
右房室瓣后尖 Cuspis posterior der Valva atrioventricularis dextra *f*
右房室瓣骑跨 Überschreitung der rechten Atrioventrikularklappe *f*
右房室瓣前尖 Cuspis anterior der Valva atrioventricularis dextra *f*
右房室瓣前尖 vorderes Segel der trikuspidale Klappe *f*
右房室口 Ostium atrioventriculare dextrum *n*, Trikuspidalostium *n*
右房支 rechte Vorhofszweige *f*
右肺 rechte Lunge *f*, Pulmo dexter *m*
右肺动脉 Arteria pulmonalis dextra *f*
右肺副裂 Fissura accessoria pulmonis dextri *f*
右肺上静脉 Vena pulmonalis superior dextra *f*
右肺上静脉额状切面 Frontansicht der rechten oberen Lungenvene *f*
右肺上叶 rechter Lungenoberlappen *m*, Oberlappen der rechten Lunge *m*, Lobus superior pulmonis dexter *m*
右肺上叶切除术 Resektion des Oberlappens der rechten Lunge *f*, Oberlappenresektion der rechten Lunge *f*
右肺上叶支气管 rechter Oberlappenbronchus *m*, Bronchus lobaris superior dexter *m*
右肺水平裂 Fissura horizontalis pulmonis dextri *f*
右肺下静脉 Vena pulmonalis inferior dextra *f*
右肺下叶 Lobus inferior pulmonis dexter *m*, rechter Lungenunterlappen *m*
右肺下叶背段切除术 Resektion des dorsalen Segmentes des rechten Lungenunterlappens *f*
右肺下叶切除术 Resektion des rechten Lungenunterlappens *f*
右肺下叶支气管 rechter Unterlappenbronchus *m*, Bronchus lobaris inferior dexter *m*
[右肺]中叶 Mittellappen(der Lunge) *m*, Lobus medius pulmonis dexter *m*
[右肺]中叶膨胀不全 Mittellappenatelektasie *f*
右肺中叶切除术 Mittellappenresektion *f*
右肺中叶支气管 Bronchus lobaris medius dexter *m*, rechter Mittellappenbronchus *m*
右肺中叶综合征 Syndrom des rechten mittleren Lappens *n*
[右肺]中叶综合征 Mittellappensyndrom(der Lunge) *n*
右芬氟拉明 Dexfenfluramin *n*
右腹股沟区 Regio inguinalis dextra *f*
右腹下神经 rechter hypogastrischer Nerv *m*
右肝管 rechter Gallengang *m*, rechter Lebergang *m*
右肝三段切除术 Trisegmentektomie der rechten Leber *f*
右肝上间隙 rechtes suprahepatisches Spatium *n*
右肝下间隙 rechtes subhepatisches Spatium *f*
右睾丸静脉 rechte Hodenvene *f*
右冠优势型 rechtskoronarer dominanter Typ *m*
右冠状瓣 rechtskoronares Segel *n*
右冠状动脉 Arteria coronaria dextra *f*
右冠状静脉 Vena coronaria dextra *f*, rechte Koronarvene *f*
右后外侧支 Ramus posterolateralis dexter *m*
右后斜位 rechte hintere Schräglage *f*

右后叶肝切除术 Hepatektomie des rechten Hinterlappens *f*
右后叶上段 Obersegment des rechten Hinterlappens *n*
右后叶下段 Untersegment des rechten Hinterlappens *n*
右季肋区 Regio hypochondriaca dextra *f*
右甲吗喃 Dextromethorphan(um) *n*
右甲状腺素钠 Dextrothyroxin-Natrium *n*
右肩后位 rechte hintere Schulterlage *f*
右肩前位 rechte vordere Schulterlage *f*
右脚 Crus dextrum(diaphragmatis) *n*
右结肠动脉 Arteria colica dextra *f*
右结肠静脉 Vena colica dextra *f*
右结肠淋巴结 Nodi lymphatici colici dextri *m pl*
右结肠旁沟 rechte parakolische Furche *f*
右颈干 Truncus jugularis dexter *m*
右颏横[位] rechte quere Kinnlage *f*
右颏后[位] rechte hintere Kinnlage *f*
右颏前[位] rechte vordere Kinnlage *f*
右肋间上静脉 Vena intercostalis superior dextra *f*
右利 Dext(e)ralitfit *f*, Rechtshfindigkeit *f*
右利的 dexter, rechtshändig
右利耳的 dextraural
右利手 Dextralität *f*, Rechtshfindigkeit *f*
右利手的 dextroman(uell), rechthändig
右利手者 Rechtshänder *m*
右利眼 Dextr(o)okularitat *f*, Rechtsäugigkeit *f*
右利眼的 dextr(o)okular
右利足的 dextropedal, rechtsfüßig
右淋巴导管 Ductus lymphaticus dexter *m*
右淋巴干 Truncus lymphaticus derter *m*
右卵巢静脉 rechte Ovarialvene *f*, Vena ovarica dextra *f*
右美托咪定 Dexmedetomidin *n*
右脑的 dextrozerebral
右脑优势的 dextrozerebral
右偏性 Dextralität *f*
右偏眼 Dextralität des Auges *f*
右气管支气管淋巴结 Nodi lymphatici tracheobronchiales *m pl*
右气管支气管上淋巴结 rechter oberer tracheobronchialer Lymphknoten *m*, Nodi lymphatici tracheobronchiales superiores *f*
右髂凹 Fossa iliaca dextra *f*
右髂区 Regio iliaca dexter *f*, rechte Darmbeingegend *f*
右髂窝 Fossa iljaca dextra *f*
右前斜位 rechte vordere Schräglage *f*
右前叶 rechter Vorderlappen *m*
右前叶上段 Obersegment des rechten Vorderlappens *n*
右前叶下段 Untersegment des rechten Vorderlappens *n*
右曲动脉 Arteria flexura dextra *f*
右乳头肌 rechter Papillarmuskel *m*
右上肺静脉 rechte obere Lungenvene *m*
右上腹部 Oberbauch rechts *m*
右上腹部,右季肋部 rechtes Hypochondrium *n*
右上腔静脉异位连接到左房 anomale Verbindung von rechter oberer Hohlvene zum linken Vorhof *f*
右上腔静脉与右心房吻合术 Anastomose der rechten oberen Hohlvene mit dem rechten Vorhof *f*
右上象限 rechter oberer Quadrant *m*
右肾上腺静脉 rechte Nebennierenvene *f*, Vena suprarenalis dextra *f*
右矢状窝 Fossa sagitalis dextra *f*
右室 rechter Ventrikel *m*, Ventriculus dexter cordis *m*
右室梗塞 rechter Myrokardinfarkt *m*
右室后静脉 hintere Vene des rechten Herzventrikels *f*, Venae posteriores ventriculi dextri *f*
右室扩张 Rechtsherzdilatation *f*
右室流出道 Ausflußtrakt des rechten Herzventrikels *m*
右室流出道 rechtsventrikulärer Ausflusstrakt *m*
右室流出道梗阻 Obstruktion des rechtsventrikulären Ausflusstrakts *f*
右室流出道重建术 Rekonstruktion des rechtsventrikulären Ausflusstrakts *f*
右室漏斗部狭窄 infundibuläre Stenose des rechten Ventrikels *f*
右室内径 innerer Durchmesser des rechten Ventrikels *m*
右室前静脉 vorne Vene des rechten Herzventrikels *f*, Venae anteriores ventriculi dextri *f*
右室双出口 gemeinsamer Abgang der großen Gefäße vom rechten Ventrikel *m*
右室双出口修复术 Reparatur des rechtsventrikulären Doppelausgangs *f*
右室双流出道纠正术 Korrektur vom double outlet of right ventricle *f*
右室狭窄 rechtsventrikuläre Stenose *f*
右室心肌病 rechtsventrikuläre Kardiomyopathie *f*
右手螺旋 rechtsgängiger Helix *m*
右手装置 fertiges Gerät *n*
右束支 rechter Tawara*Schenkel *m*, Crus dextrum des His*Bündels *n*
右束支传导完全阻滞 kompletter Rechtsschenkelblock *m*
右束支传导阻滞 Rechtsschenkelblock *m*
右锁骨下干 Truncus subclavius dexter *m*
右头臂静脉 Vena brachiocephalica dextra *f*, rechte Kopf-Armvene *f*
右位丰动脉弓 Arcus aortae dexter *m*
右位胃 Dextrogastrie *f*
右位心 Dextrokardie *f*, Dexiokardie *f*
右位主动脉弓 rechter Aortenbogen *m*
右下肺静脉 rechte untere Lungenvene *f*
右下腹部 rechter Unterbauch *m*
右下象限 rechter unterer Quadrant *m*
右纤维环 Anulus fibrosus dexter *m*, rechter Faserring *m*
右纤维三角 Trigonum fibrosum dextrum *n*
右向左分流 Läsion des Rechts-Links-Shunts *f*
右心 Rechtsherz *n*
右心导管插入术 Rechtsherzkameterisierung *f*
右心导管检查 Rechtsherzkatheterisierung *f*, Rechtskatheterismus *m*
右心电图 Dextrokardiogramm *n*
右心耳 Auricula dextra *f*, rechtes Herzohr *n*
右心发育不全综合征 Rechtsherzhypoplasiesyndrom *n*
右心房 Atrium dextrum *n*, rechte Herzkammer *f*
右心房插管 rechte Vorhofkanüle *f*
右心房对称位 rechtsatriale Isomerie *f*
右心房肥大 rechte Vorhofhypertrophie *f*
右心房界沟 Sulcus terminalis atrii dextri *m*
右心房静脉 Vorhofvene des Rechtsherzen *f*
右心房扩大 rechte Vorhofvergrößerung *f*
右心房内隧道 rechter intraatrialer Tunnel *m*
右心房压 rechter Vorhofdruck *m*
右心房增大 rechte Vorhofdilatation(od. Vorhof vergrößerung) *f*
右心肥大 Rechts(herz)hypertrophie *f*
右心分流 Rechtsherzbypass *m*
右心功能不全 Rechtsherzinsuffizienz *f*
右心冠状动脉室间支 Ramus interventricularis arteriae coronariae cordis dextrae *m*
右心内膜炎 fetale Endokarditis *f*
右[心]室 Ventriculus dexter cordis *m*, rechter Herzventrikel *m*
右心室电描记图 rechtsventrikuläres Elektrogramm *n*
右心室发育不全 rechtsventrikuläre Hypoplasie *f*
右心室肥大 rechtsventrikuläre Hypertrophie *f*, Hypertroohie des rechten Ventrikels *f*
右心室辅助装置 Rechtsherzunterstützungssystem *n*, rechtsv-

entrikuläres Unterstützungssystem *n*
右心室梗死 Rechtsherzinfarkt *m*
右心室扩大 rechte Ventrikeldilatation *f*
右心室流出道 rechtsventrikulärer Ausflusstrakt *m*
右心室流出道补片 Anschluss des rechtsventrikulären Ausflusstrakts *m*
右心室流出道重建术 Rekonstruktion des rechtsventrikulären Ausflusstrakts *f*
右心室流出道阻塞 Obstruktion des rechtsventrikulären Ausflusstrakts *f*
右心室漏斗部肥厚肌束切除术 infundibuläre Resektion *f*
右心室漏斗部分切除术 Infundibulektomie(des rechten Ventrikels) *f*
右心室漏斗部狭窄 rechtsventrikuläre infundibuläre Stenose *f*
右心室内径 rechtsventrikulärer Innendurchmesser *m*
右心室前壁 rechtsventrikuläre Vorderwand *f*
右心室前乳头肌 Musculus papillaris anterior ventriculi dextri *n*
右心室双出口 double outlet of right ventricle(DORV) <engl.>
右心室双流出道纠正术 rechtsventrikuläre doppelte Ausgangskorrektur *f*
右心室双腔心 rechtsventrikuläre Zweikammer *f*
右心室狭窄 rechtsventrikuläre Stenose *f*
右心室心肌病 rechtsventrikuläre Kardiomyopathie *f*
右心室心肌梗塞 rechtsventrikulärer Myokardinfarkt *m*
右心室心尖电描记图 rechtsventrikuläres apikales Elektrogramm *n*
右心室压 rechtsventrikulärer Druck *m*
右心室造影 rechte Ventrikulographie *f*
右心室增大 rechte Ventrikelvergrößerung *f*
右心室阻塞性衰竭综合征 rechtsventrikuläres Obstruktionssyndrom *n*
右心室做功 rechtsventrikuläre Tätigkeit *f*
右心衰竭 Rechts(herz)dekompensation *f*, Rechts(herz) versagen *n*
右胸导管 Ductus thoracicus dexter *m*
右胸段脊柱侧凸 rechte Thorakalskoliose *f*
右胸进路 rechter Brustzugang *m*
右旋 Dextrorotation *f*
右旋 Rechtsdrehung *f*, Dextrorotation *f*
右旋安菲他明 Dexamphetamin *n*
右旋薄荷脑 Dextromenmol *n*
右旋苯丙胺 Dextroamphentamin *n*
右旋苯丙胺 Dextroamphetamin *n*
右旋苯丙胺氮芥 d-Sarcolysin *n*, Medphalan *n*
右旋丙氧吩 Dextropropoxyphen *n*
右旋的 rechtsdrehend(r), dextrogyr(al), dextrotrop
右旋芬氟拉明 Dexfenfluramin *n*
右旋海松酸 Dextropimarsäure *f*
右旋肌醇甲醚 Pinitol *n*
右旋脊柱侧凸 rechtshändige Skoliose *f*
右旋甲状腺素 Cholaxin *n*, Dextrot Iyroxin *n*
右旋甲状腺素钠 Dextrothyroxin-Natrium *n*
右旋酒石酸 rechtsdrehende Wein(stein) Säure *f*
右旋氯化筒(管)箭毒碱 d-Tubocurarinchlorid *n*
右旋吗拉迈得 Dextrom oramid *n*
右旋吗酰胺 Dextromoramid *n*
右旋美托咪啶 Dexmedetomidin *n*
右旋木糖试验 d-Xylose(toleranz) test *m*
右旋木糖吸收试验 Aufnahmetest der D-Xylose *f*
右旋水苏碱 Turicin *n*
右旋糖 Dextrose *f*, Dextrosum *n*
右旋糖酐 Dextran *n*
右旋糖酐硫酸酯 Dextransulfat *n*
右旋糖酐铁 Dextriferron *n*, Dextraneisen *n*
右旋糖酐铁 Imferon *n*, Iron Dextran *n*
右旋糖酐血(小板凝集试验) Dextran-Thrombozytenagglutinationstest *m*
右旋糖酶 Dextrase *f*
右旋糖尿 Dextrosurie *f*
右旋糖试验 Traubenzuckertest *m*
右旋体 Dextroisomer *n*
右旋筒箭毒 Tubadil *n*
右旋物 dextrogyraler Stoff *m*
右旋物质 rechtsdrehende Substanz *f*
右旋心 Dextroversio cotdis *f*
右旋异构体 Dertroisomer *n*
右旋支 rechter Ramus circumflexus *m*
右眼 rechtes Auge *n*, Oculus dexter *m*(OD)
右腰干 Tmncus lumbalis dexter *m*
右腰淋巴结 Nodi lymphatici lurebales dextri *m pl*
右腰区 Regio lumbalis dextra *f*, rechte Lumbalgegend *f*
右叶 Lobus dexter *m*, rechter Lappen *m*
右叶间裂 rechte Interlobärfissur *f*
右移 Rechtsverschiebung *f*
右移位 Dextroposition *f*
右圆锥动脉 rechte Konusarterie *f*
右缘 Margo dexter(cordis) *m*
右缘静脉 Vena marginalis dextra *f*, rechte Grenzvene *f*
右缘支 Ramus marginalis dexter *m*
右枕横[位] rechte quere Hinterhauptslage *f*
右枕后[位] rechte hintere Hinterhauptslage *f*
右枕前[位] rechte vordere Hinterhauptslage *f*
右支 Ramus dexter *m*
右支气管纵隔干 Truncus bronchomediastinalis dexter *m*
右主动脉 rechte Aorta *f*
右主动脉弓 Arcus aortae dexter *m*
右主支气管 Bronchus principalis dexter *m*, rechter Stammbronchus *m*
右转 Dextroversion *f*, Dextroduktion *f*
右转的 dextrotrop, dexiotrop
幼虫 Larve *f*, Raupe *f*
幼虫发育类型 Larvenentwicklungstyp *m*
幼虫后刚毛 Larvenseta *n*
幼虫镜检法 Larvoskopie *f*
幼虫期 Larvenstadium *n*
幼虫适应 Larvenadaption *f*
幼虫蜕皮 Larvenhfiutung *f*, Ekdysis *f*
幼虫形 larvenförmig
幼虫宿主 Larvenwirt *m*
幼虫移行 Larvenwanderung *f*
幼虫移行症 Larva migrans *f*
幼虫滞育 Larvendiapause *f*
幼雏 Nestling *m*, Hahnchen *n*
幼单核细胞 Promonozyt *m*
幼儿 Kleinkind *n*
幼儿[期]的 kleinkindlich, infantil(-is, -is, -e)
幼儿的 infantil
幼儿复发性指纤维瘤 rezidivierender fingerartiger fibröser Tumor *m*
幼儿腹部离心性脂肪营养不良 lipodystrophia centrifugalis abdominalis infantilis *f*
幼儿腹泻 Diarrhoea infantum *f*
幼儿急疹 Exanthema subitum *n*, Dreitage-fieberexanthem *n*, Roseola infantilis *f*
幼儿急疹病毒 Virus des Exanthems subitums *n*
幼儿脑炎 infantile Enzephalitis *f*
幼儿期 Kleinkindalter *n*, Spielalter *n*
幼儿期免疫接种 Präimmunisation *f*, Präimmunisierung *f*
幼儿期遗忘 infantile Amnesie *f*

幼儿神经官能症 infantile Neurose *f*
幼儿神经症 infantile Neurose *f*
幼儿手足搐搦 Tetania infantum *f*
幼儿死亡率 Kindersterblichkeitsrate *f*
幼儿型特发性脊柱侧凸 kindliche idiopathische Skoliose *f*
幼儿性髋内翻 kindliche X-Hüfte *f*
幼儿眼干燥 infantile Xerose *f*
幼儿园 Kindergarten *m*
幼红细胞 Normoblast *m*, Erythroblast *m*
幼红细胞的 normoblastisch, erythroblastisch
幼红细胞系 normoblastische Serie *f*
幼浆细胞 Proplasmazelle *f*, Proplasmozyt *m*
幼节 unreife Proglottiden *m pl*
幼巨核细胞 Promegakaryozyt *m*
幼粒细胞 Myelozytm
幼粒幼红细胞性贫血 leukoerythroblastische Anämie *f*
幼淋巴细胞 Prolymphozyt *m*
幼淋巴细胞白血病 Prolymphozytenleukämie *f*
幼苗 Sämling *m*, Samengewächs *n*
幼年[白]内障 Cataracta juvenilis *f*
幼年[型]类风湿关节炎 jugendliche Rheumatoidarthritis *f*
幼年变形性骨软骨炎 Osteochondritis deformans juvenilis *f*
幼年变形性骨纤维变形 Osteofibrosis deformans juvenilis *f*
幼年变形性关节炎 Arthritis deformans juvenilis *f*
幼年变形性椎骨骨软骨炎 Osteochondritis deformans juvenilis *f*
幼年弹力纤维瘤 juveniles Elastom *n*
幼年的 jugendlich, juvenil, juvenil (-is, -is, -e)
幼年多发性关节炎 juvenile Polyarthritis *f*
幼年恶性贫血 juvenile perniziöse Anämie *f*, kongenitale perniziöse Anämie *f*
幼年耳廓春季疹 juveniler Frühlingsausbruch der Helix *m*
幼年骨质疏松症 juvenile Osteoporose *f*
幼年关节炎 juvenile Arthritis *f*
幼年黑素瘤 juveniles Melanom *n*
幼年黄瘤 juveniles Xanthom *n*
幼年黄色瘤病 juveniles Xanthom *n*
幼年黄色肉芽肿 juveniles Xanthogranulom *n*
幼年脊柱关节病 juvenile Spondyloarthropathie *f*
幼年健忘 infantile Amnesie *f*
幼年进行性营养不良 juvenile progressive Muskeldystrophie *f*
幼年精神病 infantile Psychose *f*, Neophrenie *f*
幼年类风湿性关节炎(斯蒂尔病) juvenile rheumatoide Arthritis *f*
幼年类天疱疮 juveniles Pemphigoid *n*
幼年慢性关节炎 juvenile chronische Arthritis *f*
幼年疱疹样皮炎 juvenile Dermatitis herpetiformis *f*
幼年胚胎性癌 juveniles Embryonalkarzinom *n*, Dottersacktumor *m*
幼年皮肌炎 juvenile Dermatomyositis *f*
幼年期 Kindheit *f*
幼年期脊柱后凸 juvenile Kyphose *f*
幼年期先天性黄斑变性 familiäre juvenile Makuladegeneration *f*, Stargardt* Syndrom *n*
幼年强直性脊柱炎 juvenile Spondylitis ankylosans *f*
幼年丘疹性皮炎 juvenile papulöse Dermatitis *f*
幼年特发性脊柱侧凸 juvenile idiopathische Skoliose *f*
幼年痛风 juveniles Zipperlein *n*
幼年透明蛋白纤维瘤病 juvenile hyaline Fibromatose *f*
幼年纤维瘤病 juvenile Fibromatose *f*
幼年线状硬皮病 juvenile lineare Sklerodermie *f*
幼年型黑棘皮病 juvenile Acanthosis nigricans *f*
幼年型喉乳头状瘤 juvenile Kehlkopfpapillomatose *f*
幼年型类风湿性关节炎 juvenile rheumatoide Arthritis *f*, Chauffard*-Still* Syndrom *n*
幼年型麻痹性痴呆 juvenile Paralyse *f*, juvenile Parese *f*
幼年型皮肌炎 juvenile Dermatomyositis *f*
幼年型糖尿病 juveniler Diabetes mellitus *m*
幼年型震颤麻痹 juvenile Paralysis agitans *f*
幼年型主动脉缩窄 juvenile Aortenkoarktation *f*
幼年性癌 juveniles Karzinom *n*
幼年性变形性骨软骨炎 Osteochondritis deformans juvenilis *f*
幼年性股骨头无菌性坏死 juvenile aseptische Femurkopfnekrose *f*
幼年性骨关节病 Osteoarthrose juvenilis *f*
幼年性黑色素瘤 juveniles Melanom *n*
幼年性黄色肉芽肿 juveniles Xanthogranulom *n*
幼年性腱膜纤维瘤 juveniles aponeurotisches Fibrom *n*
幼年性结肠息肉病 juvenile Polyposis coli *f*
幼年性毛细血管瘤 juveniles kapillares Hämangiom *n*
幼年性女性乳腺肥大 juvenile weibliche Brustdrüsenhypertrophie *f*
幼年性痛风 juveniles Zipperlein *n*
幼年性透明纤维瘤病 juvenile hyaline Fibromatose *f*
幼年性息肉 Juvenilenpolyp *m*, juveniler Polyp *m*
幼年性息肉病 juvenile Polypose *f*
幼年性息肉综合征 juveniles Polyposis-Syndrom *n*
幼年性腺瘤 Juvenilenadenom *n*, juveniles Adenom *n*
幼年着色斑 juveniler Fleck *m*
幼年指(趾)纤维瘤 juveniles digitales Fibrom *n*
幼年椎间盘炎 juvenile Diszitis *f*
幼年椎体骨软骨病 Osteochondropathia dorsi juvenilis *f*, juvenile vertebrale Osteochondrose *f*
幼女妊娠 Frühschwangerschaft *f*
幼女性阴道炎 infantile Vaginitis *f*
幼事遗忘 Säuglingsamnesie *f*
幼态持续 Neotenie *f*
幼态持续的 neotenisch
幼绦虫病 Krankheit des Zystizerkus *f*
幼体 Juvenilität *f*, juvenil
幼体发育 Pädomorphose *f*
幼体发育类型 Typ der Larvenentwicklung *m*
幼体孤雌生殖 Pädoparthenogenese *f*
幼体两性生殖 bisexuelle Paedogenese *f*
幼体生殖 Pädogenese *f*, Pädogenie *f*
幼体生殖的 pädogenetisch
幼童时期 frühe Kindheit *f*
幼细胞 unreife B-Zelle *f*
幼细胞转化 blastoide Transformation *f*, Blastogenese *f*
幼稚[白]细胞过多性白细胞增多[症] Hyperskeozytose *f*, Hyperneozytose *f*
幼稚[白]细胞过少性白细胞过少[症] Hyposkeozytose *f*, Hyponeozytose *f*
幼稚白细胞 stabkerniger Leukozyt *m*, jugendliche Form der Neutrophilen *f*
幼稚白细胞症 Skeozytose *f*, Neozytose *f*
幼稚的 kindisch, juvenil, infantil
幼稚行为 Infantilismus *m*
幼稚红细胞[血]症 Erythroblasthämie-Syndrom *n*
幼稚红细胞血小板单核细胞增多病 Erythrothrombomonoblastose *f*
幼稚人格 Kinderpersönlichkeit *f*
幼稚嗜酸粒细胞 infantile Eosinophile *f*
幼稚嗜中性白细胞 jugendliche Neutrophile *f*
幼稚型(状) Kindertyp *m*, Infantilismus *m*
幼稚型矮小 infantiler Dwarfismus *m*, Nanosomia infantilis *f*
幼稚型白细胞 jugendlicher Leukozyt *m*, Jugendform der Leukozyten *f*
幼稚型心 Cor juvenum *n*
幼稚型子宫 infantiler Uterus *m*
幼稚性胚胎性癌 juveniles Embryonalkarzinom *n*, Dottersacktumor *m*
幼稚言行 Infantilismus *m*

幼稚症 Infantilismus *m*
幼稚状态 Puerilismus *m*
柚[苷]配基 Naringenin *n*
柚[皮]苷酶 Naringinase *f*
柚木醌 Tectochinon *n*
柚皮甙 Naringin *n*
柚皮甙(苷) Naringin *n*
柚皮素 Naringenin *n*
柚树 Teak *n*, Teakholz *n*
诱(发)因(素) induzierender Faktor *m*
诱变 Mutagenese *f*
诱变测(试)验 Mutationstest *m*
诱变的 mutagen
诱变剂 Mutagen *n*
诱变物 Mutagen *n*
诱变性 Mutagenizität *f*, Mutabilität *f*
诱变因子 Mutagen *n*, mutagenes Agens *n*
诱变育种 Mutationszucht *f*
诱变原 Mutagen *n*
诱导 Induktion *f*, Revulsion *f*
诱导,诱导作用 Induktion *f*
诱导按摩 Introduktionsmassage *f*, Einleitungsmassage *f*
诱导表达的选择性剪接 Alternatives Spleißen von induzierten Expression *n*
诱导沉淀作用 induzierte Präzipitation *f*
RNA 诱导沉默复合体 RISC-Komplex *m*
诱导催化 induzierende Katalyse *f*
诱导催眠 Hypnotisierung *f*
诱导蛋白 induziertes Protein *n*
诱导的 induziert, antileptisch
诱导法 Induktion *f*, Revulsion *f*
诱导反应 induzierte Reaktion *f*
诱导共振传递 Transmission der induzierten Resonanz *f*
诱导化学疗法 Induktionschemotherapie *f*
诱导缓解期 induziertes Remissionsstadium *n*
诱导幻觉 induzierte Halluzination *f*
诱导激酶 NF-kB-induzierende Kinase *f*
诱导极性 induzierte Polarität *f*
诱导剂 Revulsiva (remedia) *n pl*, Derivantia *n pl*
诱导接触 Induktionsexposition *f*
诱导空气氧化 induzierte Luftoxidation *f*
诱导力 Induktionskraft *f*
诱导疗法 Antilepsis *f*, Ableitungstherapie *f*, Induktionstherapie *f*
诱导 T 淋巴细胞 induzierter T-Lymphozyt *m*
诱导麻醉 Einleitungsnarkose *f*, induzierte Anästhesie *f*
诱导酶 induziertes Enzym *n*
诱导偶极 erzwungener Dipol *m*
诱导排卵 induzierte Ovulation *f*
诱导培养基 induziertes Medium *n*
诱导期 Einleitungsphase *f*, Induktionsphase *f*
诱导契合 induzierte Anpassung *f*
诱导契合假说 induzierte Passungshypothese *f*, Induced-Fit-Theorie *f*
诱导契合模型 lnduced-Fit-Modell *n*
诱导契合学说 induzierte Anpassungstheorie *f*
诱导前期 Präinduktionsperiode *f*
诱导融合 induzierte Fusion *f*
诱导色 induzierte Farbe *f*
诱导适应机理 induzierter Adaptionsmechanismus *m*
诱导体 Induktor *m*, Derivat *n*
诱导吞噬作用 induzierte Phagozytose *f*
诱导无融合生殖 induziete Agamogonie *f*, induzierte Apomixis *f*
诱导物 Induktor *m*
诱导物质 Induktionsstoff *m*
诱导细胞 Induktionszelle *f*
诱导细胞分化 induzierte Zelldifferenzierung *f*
诱导效应 Induktionseffekt *m* (I-effekt)
诱导信号 Induktionssignal *n*
诱导型 induzierbare Isoform der NO-Synthase *f*
诱导型成骨细胞 induzierte osteogene Vorläuferzelle *f*
诱导型启动子 induzierbarer Promoter *m*
诱导型一氧化氮合酶 induzierte Stickstoffmonoxid-Synthase *f*
诱导性 T [淋巴]细胞 induzierte T-Zelle *f*, induzierter T-Lymphozyt *m*
诱导性 Treg induzierte regulatorische T-Zelle *f*, induziertes Treg *n*
诱导性多[潜]能干细胞 induzierte pluripotente Stammzelle *f*
诱导性化[学治]疗 Induktionschemotherapie *f*
诱导性迷睡(催眠性迷睡) induzierte Lethargie *f*
诱导性调节性 T 细胞 induzierte regulatorische T-Zelle *f*
诱导性症状 künstliches Symptom *n*
诱导需求 induzierte Nachfrage *f*
诱导需求理论 induzierte Nachfragetheorie *f*
诱导学说 Induktionstheorie *f*
诱导氧化 induzierte Oxidation *f*
诱导抑制性[淋巴]细胞 induzierte Suppressor-T-Zelle *f*
诱导因素 Induktionsfaktor *m*
诱导者 Induktor *m*
诱导装置 Induktionsapparat *m*
诱导组织 induzierendes Gewebe *n*
诱导作用 Induktion *f*
诱饵 Köder-RNA *f*
诱饵 Lockmittel *n*, Köder *m*
诱饵退避 Köderscheu *f*
诱铒 Köder *m*
诱发 Indution *f*
诱发(性)电位 evoziertes Potential *n*
诱发变态反应 induzierte Allergie *f*, normale Allergie *f*
诱发变异 induzierte Variation *f*
诱发刺激 hervorlockendes Reizmittel *n*
诱发带 Initiationszone *f*
诱发的 induziert, provoziert
诱发的癫痫 aktivierte Epilepsie *f*
诱发电位 Erregungspotential *n*, Reizpotential *n*, provoziertes Potential *n*
诱发电位标测 Mapping des evozierten Potentials *n*
诱发电位听力计 evoziertes potentielles Audiometer *n*
诱发电位晚成分 später Bestandteil des evozierten Potentials *m*
诱发电位早成分 früher Bestandteil des evozierten Potentials *m*
诱发冬眠 induzierter Winterschlaf *m*
诱发动力元件 evozierter Leistungsteil *m*
诱发动作电位 evoziertes Aktionspotential *n*
诱发反应 evozierte Reaktion *f*
诱发反应测听仪 Reizantwortaudiometer *m*
诱发反应测听仪 Reizantwortaudiometer *n*
诱发反应检测器 evozierter Reaktionsdetektor *m*
诱发反应听力计 Reizantwortaudiometer *n*
诱发行为 hervorgelocktes Verhalten *n*
诱发后像 induziertes Nachbild *n*
诱发肌电图 Erregungselektromyogramm *n*, Reizelektromyogramm *n*
诱发假设 Erregungshypothese *f*
诱发接种 Provokationsimpfung *f*
诱发戒瘾综合征 Abstinenzsyndrom der Präzipitation *n*
诱发力 evozierte Kraft *f*
诱发疟疾 induzierte Malaria *f*
诱发排卵 induzierte Eiausstoßung *f*
诱发期 Induktionsphase *f*
诱发气泡的减压 hervorrufende Blasendekompression *f*

诱发试验 Provokationstest *m*, Reizprobe *f*
诱发突变 induzierte Mutation *f*
诱发突变生成 induzierte Mutagenese *f*
诱发物 Induktor *m*
诱发性电位 provoziertes Potential *n*, Reizpotential *n*, Erregungspotential *n*
诱发性动物模型 Versuchstiermodell *n*
诱发性耳声发射 evozierte otoakustische Emission *f*
诱发性肌肉紧张 induzierter Tonus *m*
诱发性精神病 Induktionspsychose *f*
诱发性精神障碍 gemeinsame paranoide Störung *f*
诱发性梦行[症] provozierter Somnambulismus *m*
诱发性迷睡 induzierte Trance *f*
诱发性目标 induziertes Ziel *n*
诱发性情绪 induzierte Emotion *f*
诱发性痛觉缺失 induzierte Analesie *f*
诱发性眼震 induzierter Nystagmus *m*, Reiznystagmus *m*
诱发眼球震颤 induzierter Nystagmus *m*, Reiznystagmus *m*
诱发因素(子) induzierender Faktor *m*, prädisponierender Faktor *m*
诱发运动 induzierte Bewegung *f*
诱发症状 induziertes Symptom *n*
诱惑 Verführung *f*
诱惑 Verführungstheorie *f*
诱骗受体 Köderrezeptor *m*
诱生型一氧化氮合酶 induzierte Stickstoffmonoxid-Synthase *f*
诱雄激素 Sirenin *n*
诱因 auslösende Momente *m pl*
诱因理论 Anreiztheorie *f*
诱因效应 Anreizeffekt *m*
诱引剂 Lockmittel *n*, Attraktionsmittel *n*
诱蝇笼 Fliegenfalle *f*, Fliegenfänger *m*
蚴 Larve *f*, Larva *f*
蚴虫移行症 Larva migrans *f*
蚴的 larval
蚴疹 kabure <jap.>
釉[质]器 Schmelzorgan *n*
釉斑症 gefleckter Zahnschmelz *m*
釉板 Schmelzlamelle *f*
釉丛 Schmelzbtischel *m*
釉护膜 Schmelzhäutchen *n*, Cuticula dentis *f*
釉化 Glasieren *n*
釉基质 Schmelzmatrix *f*
釉结 Schmelzknoten *m*, Schmelzknospe *f*
釉棱柱 Schmelzprisma *n*
釉料 Schmelz *m*
釉面横纹 Perikymatie *f*
釉面着色 Emaillefärbung *f*
釉母细胞瘤 Ameloblastom *n*
釉器 Schmelzorgan *n*, Zahngloke *f*
釉髓 Schmelzpulpa *f*
釉梭 Schmelzspindel *f*
釉索 Schmelzkordel *f*
釉网 Schmelzretikulum *n*
釉小皮 Schmelzoberhäutchen *n*
釉牙骨质界 Schmelz-Zement-Grenze *f*
釉质 Zahnschmelz *m*, Enamel(um) *n*, Email *n*, Adamantin *n*
釉质[上皮]瘤 Adamantinom *n*, Enamelom *n*
釉质癌 Adamantinokarzinom *n*
釉质白垩斑 dunkler Schmelzfleck *m*
釉质代谢 Schmelzstoffwechsel *m*
釉质发生 Amelogenesis *f*
釉质发生不全 Amelogenese imperfecta *f*
釉质发育不全 Schmelzhypoplasie *f*, Schmelzaplasie *f*
釉质发育不全症 Schmelzhypoplasie *f*
釉质幅射线 radiäre Linie des Schmelzes *f*
釉质钙化不全[症] Schmelzhypokalzifikation *f*
釉质浑浊症 Schmelztrübung *f*
釉质矿化不全 Insuffizienz der Schmelzmineralisation *f*
釉质瘤 Adamantinom *n*, Enamelom *n*
釉质龋 Schmelzkaries *f*
釉质缺损 Schmelzdefekt *m*
釉质上皮瘤综合征 Syndrom des Adamantinoms *n*
釉质生长不全 Amelogenesis imperfecta *f*
釉质生长线 Wachstumlinie des Schmeizes *f*
釉质脱钙 Schmelzentkalkung *f*
釉质脱矿 Schmelzdemineralisation *f*
釉质外廓线 Konturlinie des Schmelzes *f*
釉质形成缺陷症 Defizienz der Schmelzformation *f*
釉质牙[本]质界 Schmelzdentingrenze *f*
釉质牙骨质界 Schmelz-Zement-Grenze *f*
釉质牙瘤 Odontoma adamantinum *n*
釉质牙质连结 Schmelzdetinverbindung *f*
釉质样基底细胞上皮瘤 adamantoides Basalzellepitheliom *n*
釉质粘接剂 Schmelzadhäsive *f*, Schmelzkleber *m*
釉珠 Schmelzperle *f*
(牙)釉质氟中毒 Schmelzfluorose *f*
(牙)釉柱 Schmelzprisma *n*, Schmelzfaser *f*, Zahnschmelzprismen *pl*
釉柱间质 interprismatische Substanz *f*
釉柱鞘 Stabschaft *f*
鼬科 Mustelidae *pl*
鼬属 Mustela *f*

YU 迂纡淤瘀余盂鱼娱渔隅逾腴愉瑜榆愚与宇羽雨语玉郁育浴预域欲阈遇御寓愈

yū 迂纡淤瘀

迂回动作 Umgehungsaktion *f*, Umgehungsbewegung *f*
迂回问题 Umgehungsproblem *n*
迂回现象 Umschreibung *f*
迂回线状鱼鳞病 Ichthyosis linearis circumflexa *f*
纡曲的 gewunden, geschlängert
淤斑 Ekchymose *f*, Ecchymosis *f*, Sugillation *f*
淤胆型肝炎 cholestatische Hepatitis *f*
淤点 Petechie *f*
淤点计 Petechiometer *n*
淤点涂片 Petechialabstrich *m*
淤点形成 Petechiasis *f*, Petechienbildung *f*
淤积 Stagnation *f*
淤积性皮下硬化症 Stauung der Unterhautsklerose *f*
淤积性湿疹 Stauungsekzem *n*, Stauungsdermatitis *f*
淤积性紫癜 Stauungspurpura *f*
淤线 Vibices *f pl*, Striae *f pl*
淤血 Blutstauung *f*, passive Hyperämie *f*
淤血斑 Ekchymose *f*
淤血肾 zyanotische Niere *f*
淤血性出血 Stauungsblutung *f*
淤血性低氧症 Stauungshypoxie *f*
淤血性肝硬化 Stauungszirrhose *f*
淤血性溃疡 Stauungsulkus *n*
淤血性缺氧 Stauungsanoxie *f*
淤血性肾损害 Stauungsnierenschaden *m*
淤血性水肿 Stauungsödem *n*
淤血性心性肝硬化 kardiale Stauungsleberzirrhose *f*
淤血性硬化 kongestive Sklerose *f*
淤滞 Stauung *f*, Statik *f*, Stase *f*
淤滞性出血 Stauungsblutung *f*
淤滞性皮炎 Stauungsdermatitis *f*

瘀斑 Ekchymose *f*, Sugillation *f*
瘀斑的 ekchymotisch
瘀点 Petechie *f*
瘀点的 petechial
瘀点计 Petechiometer *m*
瘀点涂片 petechialer Abstrich *m*
瘀点形成 Petechienbildung *f*
瘀点性尸斑 petechiale Lividität *f*
瘀点状出血 petechiale Hämorrhagie *f*
瘀滞带 Stasezone *f*

yú 余盂鱼娱渔隅逾腴愉瑜榆愚

余辉 Nachleuchten *n*, Nachglimmern *n*
余辉现象 Verfallsphänomen *n*
余辉消除器 Nachleuchtenlöscher *m*, Nachglimmernl öscher *m*
余价 Teilvalenz *f*, Restvalenz *f*
余烬 Aschenfeuer *n*
余氯 Chlorrest *m*, Chlorüberschuß *m*
余气 Residualluft *f*, Restluft *f*
余气量 Residualluftvolumen *n*
余热 Restwärme *f*
余压 Überdruck *m*
余渣 Rest *m*, Rückstand *m*
盂 Kavität *f*
盂唇撕裂 Riss der Pfannenlippe *m*
盂唇损伤 Verletzung der Pfannenlippe *f*
盂肱关节 Glenohumeralgelenk *n*
盂肱关节不稳 Schultergelenkinstabilität *f*
盂肱关节融合术 Verschmelzung des Glenohumeralgelenks *f*
盂肱关节痛 Schmerz des Glenohumeralgelenks *m*
盂肱关节稳定性 Schultergelenksstabilität *f*
盂肱内聚 glenohumerale Kohäsion *f*
盂肱韧带 Ligamenta glenohumeralia *n pl*
盂肱融合术 glenohumerale Verschmelzung *f*
盂肱脱位 glenohumerale Auskugelung *m*
盂上粗隆 Tuberositas supraglenoidalis *f*
盂上结节 Tuberculum supraglenoidale *n*
盂下粗隆 Tuberositas infraglenoidalis *f*
盂下结节 Tuberculum infraglenoidale *n*
盂样的 glenoides, glenoidal (-is, -is, -e)
盂缘 Labrum glenoidale *n*
鱼臭综合征 Fischgeruchsyndrom *n*
鱼刺毒 lchthyoacanthotoxin *n*, Fischgrätengift *n*
鱼刺中毒 lchthyoakanthotoxismus *m*
鱼胆毒素 lchthyocholaotoxin *n*
鱼胆中毒 Fischgallenvergiftung *f*
鱼毒 Ichthyotoxin *n*, Fischgift *n*
鱼肝油 (Leber-) Tran *m*, Oleum Jecoris *m*, Oleum morrhuae *n*
　鱼肝油 Jekorisation *f*
鱼肝油醇 Oleanol *n*
鱼肝油混和脂肪酸 morrhuische Säure *f*
鱼肝油精 Haliverol *n*
鱼肝油乳 Emulsio (n) Olei Jecoris Aselli *f*
鱼肝油酸钠 Natriummorrhuat *n*
鱼肝油酸钠注射液 Injectio natrii morrhuati *f*
鱼肝油酸盐 Morrhuat *n*
鱼肝油酸钠 Natriummorrhuat *n*
鱼肝中毒 Fischlebervergiftung *f*
鱼纲 Pisces *m pl*
鱼钩型胃 Angelhakenform des Magens *f*
鱼骨刺状的 fischgrfätenförmig
鱼骨木碱 Canthiumin *n*
鱼际 Thenar *n*
鱼际的 thenar (-is, -is, -e)
鱼际肌缺如 Absentia des Daumenballenmuskels *f*
鱼际肌支 Muskelzweig des Daumenballens *m*
鱼际间隙 Thenarraum *m*
鱼际间隙感染 Thenarrauminfektion *f*
鱼际筋膜 Faszie des Daumenballens *f*
鱼际隆起 Daumenballen *m*, Eminentia thenaris *f*
鱼际皮瓣 Lappen des Daumenballens *m*
鱼际区 Daumenballenbereich *m*
鱼际纹型 Daumenballenmuster *n*
鱼胶 Ichthyocolla *n*, Fischleim *m*, Colla piscium *f*
鱼精蛋白 Protamin *n*
鱼精蛋白副凝试验 Protaminparakoagulationsprobe *f*
鱼精蛋白硫酸盐 Protaminsulfat *n*
鱼精蛋白酶 Protaminase *f*
鱼精蛋白锌胰岛素 Protamin-Zink-Insulin *n*, PZ-Insulin *n*
鱼精蛋白锌胰岛素混悬液 Protamin-Zink-Insulin-Suspension *f*
鱼精蛋白锌胰岛素悬液制剂 Zink-Protamin-Iletin *n*
鱼口形缝合 Fischmaulnaht *f*
鱼类毒性试验 Toxizitätsprüfung der Fischen *f*
鱼类学 Ichthyologie *f*
鱼类组胺食物中毒 Lebensmittelvergiftung durch Histamin des Fisches *f*
鱼鳞病 Ichthyose *f*, Fischhaut *f*, Hyperkeratose universalis *f*
鱼鳞病样皮炎 ichthyosiforme Dermatitis *f*
鱼鳞病状的 ichthyosiform
鱼鳞病状红皮病 ichthyosiforme Erythrodermie *f*
鱼鳞病状肉样瘤病 ichthyosiforme Sarkoidose *f*
鱼鳞癣 Ichthyosis *f*, Fischschuppenkrankheit *f*
鱼鳞癣的 ichthyotisch
鱼鳞癣状的 ichthyoseartig
鱼鳞硬蛋白 Ichthylepidin *n*
鱼鳞状皮肤病 ichthyosiforme Dermatose *f*
鱼卵毒 Ichthyootoxin *n*
鱼卵磷蛋白 Ichthulin *n*
鱼卵鳞磷蛋白 Phosphorprotein des Ichthulins *n*
鱼卵中毒 Ichthootoxismus *m*
鱼糜 Surimi *n*
鱼明胶 Hausenblase *f*, Fischleim *m*
鱼肉培养基 Nährmedium des Fisches *n*
鱼肉汤 Fischbouillon *f*
鱼肉中毒 Fischvergiftung *f*
鱼神经叶激素 Ichthyotocin *n*
鱼生粥 Rohfischbrei *m*
鱼石脂 Ichthammol (um) *n*, Ichthyol *n*
鱼石脂蛋白 Ichthalbin *n*
鱼石脂磺酸铵 Ammoniumichthyolsulfonat *n*, ichthyolsul fosaures Ammonium *n*
鱼石脂磺酸钠 Natriumichthyolsulfonat *n*
鱼素 Ekmolin *n*
鱼藤［根］Derris (triloliata) *f*
鱼藤素 Deguelin *n*
鱼藤酮 Rotenon *n*
鱼藤酮中毒 Rotenonvergiftung *f*
鱼尾纹 Krähenfuß *m*
鱼腥草素 Houttuynin (bisisonicotinoylhydrazon) *n*
鱼血毒 Ichthyohämotoxin *n*
鱼血中毒 Ichthohämotoxismus *m*
鱼眼病 Fischaugenkrankheit *f*
鱼样的 ichthyoid, fischgestaltisch
鱼样怪胎 Sympodie *f*
鱼状嘴 fischartiger Mund *m*
鱼子酱 Kaviar *m*
鱼子酱舌 Kaviarzunge *f*
鱼嘴样口 Karpfenförmiger Mund *m*

娱乐 Freizeitaktivität *f*
娱乐(休闲)活动 Freizeitaktivität *f*
娱乐计划 Freizeitprogramm *n*
娱乐玩具 Vergnügungsspielzeug *n*
娱乐性使用 Freizeitnutzung *f*
娱乐游戏 Vergnügungsspiel *n*
娱乐治疗 Vergnügungstherapie *f*
渔民病(类丹毒) Erysipeloid *n*
隅角 Ecke *f*, Winkel *m*
逾期妊娠 verlängerte Schwangerschaft *f*
逾越性掌跖角化病 Keratosis palmaris et plantaris transgrediens *f*
逾越性掌跖角皮病 Keratosis palmoplantaris transgrediens *f*
腴岛素抗药性糖尿病 insulinresistenter Diabetes *m*
愉快 Euphorie *f*, Hochstimmung *f*, Vergnügung *f*
愉快[产生]区 erogene Zone *f*
愉快中枢 Lustzentrum *n*
愉悦原则(享乐原则) Lustprinzip *n*
愉悦自我 Lust-Ich *n*
瑜伽 Yoga *m*
瑜伽心理学 Yoga-Psychologie *f*
榆科 Ulmaceae *pl*
榆属 Ulmus *n*
愚笨 Dummkopf *m*, Idiotie *f*, Unsinn *m*
愚笨者 Idiot *m*, Dummkopf *m*
愚痴 Idiotie *f*, Paraphrenie *f*
愚蠢 Dummheit *f*, Torheit *f*, Narrheit *f*
愚蠢的 töricht
愚钝 Lethargie *f*
愚鲁 Idiot *m*, Einfältigkeit *f*, Schwachsinn *m*
愚鲁者 Idiot *m*
愚昧 Fatuität *f*, Beschränktheit *f*, Unwissheit *f*
愚侏病(呆小病克汀病) Fixismus *m*, Kretinismus *m*
愚侏病者 Zwerg *m*

yǔ 与宇羽雨语

与 HIV 相关的痴呆 HIV-assoziierte Demenz *f*
与 HIV 相关的精神行为异常 HIV-assoziierte psychische und Verhaltensstörung *f*
与 Sma 和 Mad 基因相关的蛋白质 Sma-und Mad-verwandtes Protein *n*
与刺激有关脑电图电位变化 ereigniskorreliertes Potential *n*
与附着点炎症相关的关节炎 Enthesitis-verwandte Arthritis *f*
与攻击者认同 Aggressoridentifikation *f*
与骨结合种植牙 osseointegriertes Implantat *n*
与呼吸周期无关窦性心律不齐 unphasische Arrhythmie *f*
与呼吸周期相关窦性心律不齐 phasische Arrhythmie *f*
与肌病相关 in Verbindung mit Myopathie
与基因有关的 genbedingt
与精神发育迟滞和刻板运动相伴的活动过多 überaktive Störung in Verbindung mit geistigen Retardierung und Klischeebewegung *f*
与情绪一致性妄想 stimmungskongruente Illusion *f*
与上下文有关的因素 kontextueller Faktor *m*
与世隔绝感 Einsperrungseffekt *m*
与文化相关综合征(与文化相连的综合征) kulturgebundenes Syndrom *n*
与系统性疾病相关 in Verbindung mit Systemerkrankung
宇航病 Raumfahrerkrankheit *f*
宇航服 Weltraumanzug *m*
宇航生物学 Kosmobiologie *f*, Bioastronautik *f*
宇航心理学 Raumpsychologie *f*
宇航医学 Raumfahrtmedizin *f*, Astromedizin *f*
宇航员 Raumfahrer *m*, Kosmonaut *m*, Astronaut *m*
宇航员服 Raumanzug *m*
宇航员营养 Astronautennährung *f*
宇宙 Kosmos *m*, Weltraum *m*
宇宙[射]线 kosmische Strahlung *f*, Weltstrahl *m*
宇宙病 Weltraumkrankheit *f*
宇宙尘埃 Weltraumstaub *m*
宇宙的 kosmisch
宇宙飞(航)行员 Raumfahrer *m*, Astronaut *m*, Kosmonaut *m*
宇宙飞船 Raumschiff *n*, Weltraumschiff *n*, Raumfahrtzeug *n*
宇宙飞船消毒 Raumschiffsterilisation *f*
宇宙飞行 Raumflug *m*, Weltraumflug *m*
宇宙飞行器上的 weltraumgestützt
宇宙服 Raumanzug *m*, Weltraumanzug *m*
宇宙辐射 kosmische Strahlung *f*
宇宙航行生物学 Bioastronautik *f*
宇宙航空心理学 Luft-und Raumfahrtpsychologie *f*
宇宙核医学 Kosmonuklearmedizin *f*
宇宙救生船 Raumrettungsboot *n*
宇宙空间 Weltraum *m*
宇宙旅行者 Raumreisender *m*
宇宙人 Astronaut *m*, Raumfahrer *m*
宇宙生物学 Kosmobiologie *f*
宇宙实验室 Raumlaboratorium *n*
宇宙体系 Raumsystem *n*
宇宙线 kosmische Strahlung *f*, Weltraumstrahl *m*
宇宙线本底 kosmische Untergrundstrahlung *f*
宇宙线测量计 Weltraumstrahlenmesser *n*, Höhenstrah lenmesser *n*
宇宙线粒子 Teilchen der kosmischen Strahlen *n pl*, Höhenstrahlenteilchen *n pl*
宇宙线源 Quelle der kosmischen Strahlen *f*
宇宙医学 Weltraummedizin *f*, Kosmomedizin *f*
羽斑蚊属 Pyretophorus *m*
羽红素 Turacin *n*
羽化 Eklosion *f*, Entpuppung *f*
羽肌 Musculus bipennatus *m*
羽毛 Feder *f*
羽毛症 Phagmesis *f*
羽毛状 federartig
羽毛状变性 federartige Degeneration *f*
羽毛状的 federig, federförmig
羽毛状坏死 federartige Nekrose *f*
羽毛状结晶 federiges Krystall *n*
羽扇[多环]烷 Lupan *n*
羽扇豆醇 Lupeol *n*
羽扇豆毒素 Lupinotoxin *n*
羽扇豆碱(宁) Lupinin *n*
羽扇豆球蛋白 Conglutin *n*
羽扇豆属 Lupene *f*, Lupinus *m*
羽扇豆糖 Lupeose *f*
羽扇豆烷 Lupan *n*, Lupinan *n*
羽扇豆中毒 Lupinosis *f*, Lupinose *f*, Lupinenkrankheit *f*
羽扇醛 Lupinal *n*
羽样脆发病 Trichoptilosis *f*, Trichoschisis *f*
羽状半裂的 pinnatifid(-us, -a, -um), fiederspaltig
羽状的 federig, federförmig, pennat(-us, -a, -um)
羽状复叶 Folium compositum pinnatum *n*
羽状脉 Vena pinnata *f*
"雨"效应 Regeneffekt *m*
雨滨蛙肽 Litorin *n*
雨点样色素沉着 regentropfenartige Pigmentierung *f*
雨点状色素减退 Hypopigmentierung des Regentropfens *f*
雨披 Poncho *m*, Regenumhang *m*
雨蛙肽 Caerulein *n*
语病 Sprachstörung *f*, Sprechstörung *f*
语颤 Stimmfremitus *m*

语词创新 Neologismus *m*, Wortneubildung *f*
语词理解效应 Wortüberlegenheitseffekt *m*
语词联想试验 Wortassoziationsversuch *m*
语词逻辑记忆 Gedächtnis der Wortlogik *n*
语词新作 Neologismus *m*, Idiolalie *f*
语词性耳聋 Worttaubheit *f*
语词遗忘 verbale Amnesie *f*
语词杂拌 Wortsalat *m*
语词杂乱 Wortsalad *m*, Schizoph(r)asie *f*
语法错乱 Dysgrammatismus *m*
语法错乱 Paragrammatismus *m*
语法倒错 Paragrammatismus *m*
语法规则 Syntaktik *f*
语法缺失性失语 Agrammaphasie *f*
语法特征分析 grammatische Fallanalyse *f*
语后聋 postlinguale Taubheit *f*
语期聋 perilinguale Taubheit *f*
语前聋 prälinguale Taubheit *f*
语声 (Sprech-)Stimme *f*
语声描记[法] Phonautographie *f*
语声描记图 Phonautograph *m*
语声涩滞 Baryphonie *f*
语调 Intonation *n*
语调 Melodie *f*
语图 Sonagramm *m*, Sonogramm *m*
语图仪 Sonagraph *m*, Sonograph *m*
语无伦次 Divagation *f*, Allophasie *f*
语言 Sprache *f*
语言、言语发育迟缓 Sprachverzögerung *f*
语言暗示 Verbalsuggestion *f*
语言暴力 Sprachgewalt *f*
语言表达能力 Sprachkompetenz *f*
语言病理学及听力学 Logopädie und Audiologie *f*
语言不能 Aphasia *f*, Aphasie *f*
语言不能的 aphasisch, aphatisch
语言不清 Lallen *n*, Glossolalie *f*
语言测听[法] Sprechaudiometrie *f*
语言测听计 Sprechaudiometer *n*
语言处理器 Sprachprozessor *m*
语言错乱 Paraphasia *f*, Paraphasie *f*
语言代用器具 Hilfsmittel des Sprachersatzs *n*
语言单元 Spracheinheit *f*
语言的获得模式 sprachliches Akquisitionsmodell *n*
语言多余性 Sprachredundanz *f*
语言发育 Sprachentwicklung *f*
语言发育迟缓 verzögerte Sprachentwicklung *f*
语言发育评价 Beurteilung der Sprachentwicklung *f*
语言发育延迟 Sprachverzögerung *f*
语言发展 Sprachentwicklung *f*
语言符号 Sprachsymbol *n*
语言共性 Sprachuniversalie *f*
语言行为 Sprachverhalten *n*, Sprachleistung *f*
语言获得装置 Spracherwerbsmechanismus *m*
语言及听力临床师 Kliniker der Sprache und des Gehörs *m*
语言技能 Sprachfähigkeit *f*
语言技能,表达性和感受性 expressive und rezeptive Sprachfähigkeit *f*
语言交流障碍 Kommunikationsstörung *f*
语言矫正专家 Logopäde *m*
语言接受能力 Sprachakzeptanz *f*
语言结构 Sprachorganisatio *f*, prachstruktur *f*
语言康复训练 sprachliches Rehabilitationstraining *n*
语言困难 Dysphasie *f*
语言理解系统 Sprachverstehensystem *n*
语言疗法 Sprachtherapie *f*
语言-逻辑推理训练 sprachlogisches Begründungstraining *n*
语言能 Sprachverhalten *n*
语言能力 Sprachkompetenz *f*, Sprachkapazität *f*
语言评分法 verbale Beurteilungsskala *f*
语言评价量表 verbale Beurteilungsskala *f*
语言清晰度测验 Artikulationsprüfung *f*
语言识别 Spracherkennung *f*
语言识别机 Auditron *n*
语言实验室控制台 Kontrolltisch des Sprachlabors *m*
语言试验 Sprachtest *m*
语言听力残废 Sprach-Hör-Behinderung *f*
语言听力计 Sprechaudiometer *n*
语言听力损伤 Gehörschädigung für Sprach *f*
语言听阈 Hörschwelle der Sprache *f*
语言相对论 Sprachrelativismus *m*
语言相对性 Sprachrelativität *f*
语言相关性 Sprachrelativität *f*
语言心理学 Sprachpsychologie *f*
语言性沟通 Sprachkommunikation *f*
语言训练 Sprachübung *f*
语言训练成套设备 Sprachlabor *n*
语言应用 Pragmatik *f*
语言游戏 Sprachspiel *n*
语言障碍 Aphasie *f*, Sprachstörung *f*
语言障碍,表达性 expressive Sprachstörung *f*
语言障碍,感受性 rezeptive Sprachstörung *f*
语言治疗 Sprachtherapie *f*
语言治疗师 Sprachtherapeut *m*
语言中枢 Sprachzentrum *n*
语言组合不能[症] Assoziationsaphasie *f*
语义 Semantik *f*
语义记忆 semantisches Gedächtnis *n*
语义启动/抑制效应 semantischer Zündeffekt/Hemmungseffekt *m*
语义区分量表法 semantische Differenzialskale *f*
语义性失语症 semantische Aphasie *f*
语义医学概念 semantisches Medizinkonzept *n*
语音 (Sprech-)Stimme *f*, Schall *m*, Sprachlaut *m*
语音不清 Glossolalie *f*, Lallen *n*
语音参考 phonetische Referenz *f*
语音成分 Lautelement *n*
语音传导 Schalleitung *f*
语音复原 Sprachrestauration *f*
语音共振 Stimmresonanz *f*
语音会话辅助器具 Gesprächshilfsmittel *n*
语音计算器 Sprachtaschenrechner *m*
语音矫正器 Hilfsgerät der Sprach *n*
语音解体综合征 phonetisches Desintegrationssyndrom *n*
语音控制 Stimmkontrolle *f*
语音类似联想 Klangassoziation *f*
语音练习 Phoniatrie *f*
语音描记 Phonautographie *f*
语音描记图 Phonautograph *m*
语音评定 Sprachbeurteilung *f*
语音识别机 Apparat der Spracherkennung *m*
语音替代 Substitution des Sprachlauts *f*
语音听觉 Lautgehör *n*
语音相似性 Lautähnlichkeit *f*
语音学 Phonetik *f*
语音应激分析器 Stimmen-Streß-Analysator *m*
语音障碍 phonologische Störung *f*
语音震颤 Stimmfremitus *m*, Pektoralfremitus *m*
语音质量 Stimmqualität *f*

语音治疗 Sprachtherapie *f*, Logopädie *f*
语音重建 Stimmrekonstruktion *f*

yù 玉郁育浴预域欲阈遇御寓愈

玉斑状杂色的 jaspisführend
玉桂 Pimenta officinalis *f*, Eugenia pimenta *f*
玉桂属 Pimenta *f*, Myrcia *f*
玉红黄质 Rubixanthin *n*
玉米 Mais *m*, Zea mays *f*
玉米[胶]蛋白 Zein *n*
玉米棒轴(玉米芯) Maiskolben *m*
玉米赤霉烯酮 Zearalenon *n*
玉米醇溶蛋白 Zein *n*
玉米蛋白 Maisin *n*
玉米的 zeistisch
玉米淀粉 Maisstärke *f*
玉米粉培养基 Nährmedium des Maismahls *n*
玉米粉琼脂 Agar des Maismahls *m*
玉米胡萝卜素 Betacarotin *n*
玉米黄二呋喃素 Auroxanthin *n*
玉米黄色 Maisgelb *n*
玉米黄质 Zeaxanthin *n*
玉米浆 Maiswhiskey *m*, Maisquellwasser *n*
玉米粒状雅司 Frambösia tropica *f*, Guineapocken *f pl*
玉米素 Zeatin *n*
玉米素核苷 Ribosylzeatin *n*
玉米因子 Türken-Faktor *m*
玉米油 Maisöl *n*, Oleum Maydis *n*
玉米中毒 Maisvergiftung *f*
玉蜀黍 Mais *m*, Zea mays *f*
玉蜀黍蛋白 Maisin *n*
玉蜀黍淀粉 Maisstärke *f*
玉蜀黍粉培养基 Maismehl-Nährboden *m*
玉蜀黍黄素(质) Zeaxanthin *n*
玉蜀黍油 Maisöl *n*, Maiskeimöl *n*
郁积 Stauung *f*, Stasis *f*, Stase *f*, Stagnation *f*
郁积性含铁血黄素沉积病 hypostatische Hämosiderose *f*
郁积性溃疡 hypostatisches Ulkus *n*, Stauungsulkus *n*
郁积性皮炎 Stauungsdermatitis *f*
郁积性湿疹 hypostatisches Ekzem *n*, Stauungsekzem *n*
郁金香 Tulipa gesneriana *f*, Tulpe *f*
郁金香碱 Tulipin *n*
郁金香属 Tulipa *f*
郁乳囊肿 Milchzyste *f*
郁血肝 Stauungsleber *f*
郁血脾 Cyanosis lienis *f*, Stauungsmilz *f*
郁血性溃疡 Stauungsulkus *n*
郁滞 Stau *m*, Stauung *f*, Stase *f*
郁滞[袢]综合征 Syndrom der blinden Schlinge *n*, Stauungssyndrom *n*
郁滞性肝硬化(变) Stauungszirrhose *f*
郁滞性皮炎 Stauungsdermatitis *f*
郁滞性缺氧 Stagnationsanoxie *f*
育儿法 Pädotrophie *f*
育儿风格 Behandlungsstil *m*
育儿实践 Kindererziehungspraxis *f*
育亨宾 Yohimbin *n*
育龄 Reproduktionsdauer *f*
育龄妇女 Gebäraltersfrau *f*
育龄妇女生育率 Fertilitätsrate *f*
育龄期 Reproduktionsperiode *f*
育囊 Bruttasche *f*
育婴室 Säuglingssaal *m*
育婴院 Säuglingsasyl *n*, Kleinkinderasyl *n*
育种值 Zuchtwert *m*
浴 Bad *n*, Balneum *n*
浴疗[法] Badekur *f*, Balneotherapie *f*
浴盆 BadebeCken *n*, Badewanne *f*, Piszine *f*
浴室 Badezimmer *n*
浴室卫生 Badezimmerhygiene *f*
浴箱 Badekabinett *n*
浴痒病 Badekrätze *f*
浴疹 Badeausschlag *m*, Brunnenfriesel *m*
预包装 Vorpackung *f*
预饱和 Vorsättigung *f*
预保温 Präinkubation *f*
预备环境 Vorbereitungsumgebung *f*
预备间隔 Vorbereitungsintervall *n*
预备间距 Vorbereitungsintervall *n*
预备教育 Propädeutik *f*
预备教育的 propädeutisch
预备试验 Vorversuch *m*
预备性定势 vorbereitender Stereotyp *m*
预备性分析 Voranalyse *f*
预备性切开 Vorschneiden *n*
预苯酸 Prephensäure *f*
预标记 Vorhersagemarker *m*
预测 Voraussage *f*, Ausrechnen *n*, Prognose *f*
预测编码 Vorhersagecodierung *f*
预测测验 Prognosetest *m*
预测毒理学 prädiktive Toxikologie *f*
预测工作能力 vorhersagende Performanz *f*
预测价值 vorhersagender Wert *m*
预测临床试验优先表 Prioritätstabelle der prospektiven klinischen Studie *f*
预测目标 Prädiktor *m*
预测容许极限 prognostizierte zulässige Grenze *f*
预测效度 Vorhersagevalidität *f*
预测性 Vorhersagbarkeit *f*
预测研究 vorhersagende Erforschung *f*
预测值 Voraussagewert *m*
预测值分析 Analyse des Vorhersagewerts *f*
预测最高心率 prognostizierte maximale Herzfrequenz *f*
预产期 (voraussichtlicher) Geburtstermin *m*
预成 Präformation *f*
预成抗体 vorgebildete Antikörper *m pl*, präformierte Antikörper *m pl*
预成论 Präformationstheorie *f*
预成塑料全口托牙 Vollprothese des unmittelbaren Plastik *f*
预成型导管 vorgefertiger Katheter *m*
预成牙列 vorgefertige Zahnprothese *f*
预承重期 Ladungsreaktion *f*
预充氧[呼吸]法 Präoxygenation *f*
预初试验 Primärversuch *m*
预处理 Vorbehandlung *f*
预处理(置) Vorbehandlung *f*
预处理程序 Vorprozessor *m*
预处理机 Vorprozessor *m*
预处理系统 Vorbehandlungssystem *n*
预处理信号 vorverarbeitetes Signal *n*
预存抗体 vorbestehender Antikörper *m*
预定 Reservierung *f*
预定[胚]区 prospektives Areal *n*, prospektive Region *f*
预定变异 determinierte Variante *f*
预定单 Zimmerbestellung *f*
预定过程 prospektives Verfahren *n*
预定命运 prospektives Schicksal *n*, prospektive Signifikanz *f*
预定潜能 prospektive Potenz *f*
预定注意 prädiktive Aufmerksamkeit *f*

预防 Vorbeugun *f*, Prophylaxe *f*, Verhüttung *f*
预防[剂]量 Präventivdosis *f*
预防保健 Präventivversorgung *f*
预防保健保偿制度 Vertragssystem der Präventivpflege *n*
预防保健服务 präventiver Gesundheitsdienst *m*
预防保健护理 Präventivpflege *f*
预防糙皮病因子 Pellagra-Praventiv-Faktor *m*, Niacin *n*
预防措施 Präventivmaßnahme *f*, Präventivbehandlung *f*
预防的 präventiv, prophylaktisch, VOrbeugend
预防法 Prävention *f*, Prophylaxe *f*, Synteresis *f*
预防犯罪 Kriminalitätsverhütung *f*
预防房角关闭 Prävention des Winkelschluss *f*
预防服务 Präventivdienst *m*
预防服药 medikamentöse Prophylaxe *f*
预防感染 Infektionsprävention *f*
预防功能 Präventivfunktion *f*
预防行为 Präventivverhalten *n*
预防肌萎缩和关节僵硬 Vorbeugung der Muskelatrophie und des starren Gelenks *f*
预防疾病 Krankheitsprävention *f*
预防矫治 Präventionsvorrichtung *f*
预防接种 Schutzimpfung *f*, präventive (od.prophylaktische) Impfung *f*
预防接种保护 Impfung *f*
预防接种并发症 Impfkomplikation *f*
预防接种不良反应 unerwünschtes Ereignis nach Impfung *n*
预防接种反应 Impfreaktion *f*
预防接种后不良事件 unerwünschtes Ereignis nach Impfung *n*
预防接种史 Schutzimpfungsanamnese *f*
预防接种效果(有效)指数 Wirkungsindex der Vakzination *m*
预防接种效果指数 Index des Impfeffekts *m*
预防精神病学 Präventivpsychiatrie *f*
预防控制 Präventivkontrolle *f*
预防口腔医学 präventive Dentologie *f*
预防口腔正畸学 präventive Kieferheilkunde *f*
预防量 Präventivdosis *f*
预防疗法 Vorbeugungstheorie *f*
预防疗养 Präventivheilung *f*
预防免疫 Vorbeugungsimpfung *f*
预防脓毒症 Sepsisprävention *f*
预防屈光不正 Prävention des Brechungsfehlers *f*
预防试验 Vorbeugungsversuch *m*
预防思维 präkausales Denken *n*
预防为主 Vorbeugung an die erste Stelle setzen *f*
预防卫生保健服务 präventiver Gesundheitsdienst *m*
预防吸毒健康教育 Gesundheitserziehung zur Vorbeugung des Drogenabusus *f*
预防性 Präkausalität *f*
预防性[疫苗]接种 Präventivimpfung *f*
预防性被动免疫[接种] prophylaktische passive Immunisierung *f*
预防性充填法 präventive Füllungsmethode *f*
预防性措施 Präventivmaßnahme *f*
预防性干预 Präventivintervention *f*
预防性冠状动脉再血管化 prophylaktische Koronarrevaskularisation *f*
预防性抗菌疗法 prophylaktische antimikrobielle Therapie *f*
预防性扩展 präventive Extension *f*
预防性免疫接种 Präventivimpfung *f*
预防性尿道炎 prophylaktische Urethritis *f*
预防性头颅照射 prophylaktische Schädelbestrahlung *f*
预防性维护 Präventivbetreuung *f*
预防性卫生监督 präventive Sanitätsüberwachung *f*
预防性消毒 prophylaktische Desinfektion *f*
预防性血小板输注 prophylaktisches Plättchentransfusion *f*
预防性疫苗 Präventivimpfstoff *m*
预防性用药 Prophylaxe *f*
预防性优生学 präventive Eugenik *f*
预防酗酒健康教育 Gesundheitserziehung zur Vorbeugung des Alkoholabusus *f*
预防血清 Schutzserum *n*, Serum prophylacticum *n*
预防牙医学 / 预防口腔医学 / 口腔预防医学 präventive Zahnheilkunde/präventive Mundheilkunde/orale Präventivmedizin *f*
预防药 Präventivarznei *f*, Prophylaktikum *n*, Abwehrmittel *n*
预防医学 Präventivmedizin *f*, prophylaktische Medizin *f*, vorbeugende Medizin *f*
预防用药 prophylaktisch
预孵育 Präinkubation *f*
预付制 Vorauszahlung *f*
预感 Vorahnung *f*
预告 Prognose *f*
预告者 Prädiktor *m*
预构皮瓣 vorgefertigter Hautfetzen *m*
预构轴型血管皮瓣 vorgefertigter Lappen des Achsenmusters *m*
预后 Prognosis *f*, Prognose *f*, Voraussage *f*
预后标志 Prognosemarker *m*
预后不良 Prognosis infausta (s.mala s. pessima) *f*
预后可疑 zweifelhafte Prognose *f*, Prognosis dubia *f*
预后良好 günstige Prognose *f*, Prognosis bona (s. fausta) *f*
预后难定 unsichere Proenose *f*, Prognosis incerta *f*
预后未定的 amphibolisch
预后性症状 Prognostik *f*
预后因素 Prognosefaktor *m*
预后预报 Prognoseprädiktion *f*
预后指数 Prognosenindex *m*
预呼吸装置 Vorentlüftung *f*
预汇编 Vorübersetzung *f*
预混合 Vorgemisch *n*
预激波 Präexzitationswelle *f*
预激综合征 Präexzitationssyndrom *n*, Wolff*-Parkinson*-White* Syndrom *n*
预激综合征房室旁道切断术 Unterbrechung der akzessorischen Leitungsbahn im vorzeitigem Erregungssyndrom *f*
预激综合征 Wolff-Parkinson-White-Syndrom *n*
预计采集时间 voraussichtliche Aufnahmezeit *f*
预加重 Präemphase *f*
预见 Prognose *f*, Voraussicht *f*, Präkognition *f*
预见表象 antizipatorisches Image *n*
预见性 Vorhersagbarkeit *f*
预觉 Vorahnung *f*
预警[系统] Frühwarnung *f*, Vorwarnung *f*
预决定 Prädetermination *f*
预谋犯罪 Betrugskriminelle *f*
预期 Erwartung *f*, Vermutung *f*
预期表 Erwartungstabelle *f*
预期层次 Erwartungsebene *f*
预期错误 Erwartungsfehler *m*
预期的 exspektiv, prospektiv, erwartungsvoll, erwartend
预期的支付系统 prospektives Zahlungssystem *n*
预期法 Antizipationsmethode *f*
预期反应 Antizipationsreaktion *f*
预期鼓舞机制 erwartender Kräftigungsmechanismus *m*
预期计时 antizipatorische Zeitmessung *f*
预期价值 Erwartungswert *m*
预期焦虑 Antizipationsangst *f*
预期临床试验 prospektive Klinikstudie *f*
预期目标反应 antizipatorische Zielreaktion *f*

预期平均寿命 mittlere Lebenserwartung *f*
预期期望寿命 Lebenserwartung *f*
预期实用理论 erwartete Nutzentheorie *f*
预期事件 Erwartungsfall *m*
预期寿命 Lebenserwartung *f*
预期寿命和功能健康理论 aktive Lebenserwartung und funktionelle Gesundheittheorie *f*
预期寿限 Lebenserwartung *f*
预期寿限率 Lebensdaueranteil *m*
预期误差 Antizipationsfehler *m*
预期效果 Zweckeffekt *m*
预期效用 Erwartungsnutzen *m*
预期因素 Prognosefaktor *m*
预期阴性变异 Contingent Negative Variation *f*
预确定边界 vorbestimmter Randsaum *m*
预热 Vorwärmen *n*
预热电炉 elektrisches Vorwärmeoten *n*
预热器 Vorwärmer *m*
预扫描 Prä-Scan *m*
预设模型网状系统 Netzwerk der Standardform *n*
预审 Voruntersuchung *f*
预实验（前导性研究，初步研究） Pilotstudie *f*
预示 Voraussage *f*, Anzeigen *n*
预试 Vortest *m*
预试调查 Pilotuntersuchung *f*
预试验 Vorprüfung *f*
预适应 Vorkonditionierung *f*
预算 Budget *n*
预调查 Pilotuntersuchung *f*
预调基因 Standardgen *n*
预统计语言 prästatistische Sprache *f*
预习 Vorschau *f*
预习 Vorübung *f*
预先的 vorausgehend, vorläufig
预先混合气体 vorgemischtes Gases *n*
预先检查（考试） Vorprüfung *f*, Voruntersuchung *f*
预先决定论 Prädeterminismus *m*
预压制粒 Granulation der Vorkompression *f*
预言 Divination *f*
预言者 Prädiktor *m*
预引发 Vorgrundierung *f*
预引发体 Präprimosom *n*
预印本 Vordruck *m*
预印本浏览 früher Blick *m*
预约 Termin *m*
预约登记 Termineintrag *m*
预约核定文件 Datei der Terminbestätigung *f*
预约日程安排 Terminplanung *f*
预兆 Vorbore *m*, Aura *f*, Omen *n*
预兆的 prämonitorisch
预真空压力消毒柜 Sterilisationskammer des Vorvakuumdrucks *f*
预真空压力蒸汽灭菌器 Vorvakuumautoklav *m*
预真空蒸汽灭菌器 Vorvakuum-Dampfsterilisator *m*
预知 Voraussicht *f*
预制剂 vorgebildetes Präparat *n*, gebrauchsfertiges Präparat *n*, Präformulierung *f*
预治疗 Vorbehandlung *f*
预致敏的淋巴细胞试验 vorsensibilisierter Lymphozytentest *m*
预致敏淋巴细胞分型 vorsensibilisierte Lymphozytentypisierung *f*
预致敏淋巴细胞试验 präparierter Lymphozytentest *m*
预置饱和技术 Vorsättigungstechnik *f*
预置点 Sollwert *m*
预置定时器 voreingestellte Schaltuhr *f*
预置因子 prädisponierender Faktor *m*
预注原则 Vorbereitungsprinzip *n*
预柱 Vorsäule *f*
域 Domäne *f*, Bereich *m*
域名系统 Domain Name System *n*
域外幻觉 Halluzination des Extrakampins *f*
域外幻视 extracampine Gesichtshalluzination *f*
欲 Verlangen *n*
欲力 Libido *f*
欲力类型 Libidotyp *m*
欲力期 Libidophase *f*
欲力取代 triebhaftes Analogon *n*
欲睡 Somnolenz *f*, Schläfrigkeit *f*
欲望 Nisus *m*, Sehnsucht *f*, Wunsch *m*, Appetenz *f*
欲望倒错 Parapithymie *f*
欲望行为 Appetenzverhalten *n*
阈 Schwelle *f*, Limes *m*
阈[剂]量 Schwellen(wert)dosis *f*
[有]阈[物]质 Schwellensubstanz *f*
阈[限] Schwelle *f*, Schwellwert *m*
阈刺激 Schwellenreiz *m*
阈的 liminal, liminar(-is, -is, -e)
阈电平 elektrischer Schwellenwert *m*
阈电位 Schwellenpotential *n*, Schwellenspannung *f*
阈电压 Schwellen(wert)spannung *f*
阈红斑量 Schwellendosis des Erythems *f*
阈极限 Schwellengrenze *f*
阈界叩诊法 Schwellen(wert)perkussion *f*
阈叩诊 Schwellenwertperkussion *f*
阈量 Schwellendosis *f*
阈浓度 Schwellenkonzentration *f*
阈强度 Schwellenintensität *f*
阈上测听计 Uberschwellenaudiometer *n*
阈上差异 Überschwellendifferenz *f*
阈上差异法 Methode der Überschwellendifferenz *f*
阈上刺激 überschwelliger Reiz *m*
阈上的 überschwellig, supraliminal
阈上功能检查 überschwelliger Funktionstest *m*
阈上听力检查 überschwellige Audiometrie *f*
阈上嗅觉测定 Maß der überschwelligen Olfaktion *n*
阈收缩 Schwellenkontraktion *f*, Schwellenzuckung *f*
阈下 unterschwellig
阈下[剂]量 Unterschwellendosis *f*
阈下[剂]量 unterschwellige Dosis *f*
阈下刺激 unterschwelliger Reiz *m*
阈下刺激物 unterschwelliger Reiz *m*
阈下的 unterschwellig, subliminal
阈下学习 unterschwelliges Lernen *n*
阈下知觉 unterschwellige Wahrnehmung *f*, Subzeption *f*, unbewusste Wahrnehmung *f*
阈现象 Schwellenphänomen *n*
阈限刺激 Schwellenreiz *m*
阈限感受性 Schwellenempfindlichkeit *f*
阈限高度 Schwellenhöhe *f*
阈限旋转试验 Schwellenverschiebungstest *m*
阈限值 Schwellenwert *m*
阈移位 Schwellenverschiebung *f*
阈音衰减试验 Schwellenschwundtest *m*
阈值 Schweilenwert *m*
阈值表 Schwellenwerttabelle *f*
阈值测试 Schwellenwertsprüfung *f*
阈值分割 Schwellenwert-Segmentierung *f*
阈值假说 Schwellenhypothese *f*
阈值性状 Schwellencharakter *m*, Schwelleneigenschaft *f*, Schwellenmerkmal *n*

阈质 Schwellenstoff *m*
阈作用 Schwelleneffekt *m*, Schwellenwirkung *f*
遇难者 Opfer *n*
遇险 Notfall *m*
御寒反射 Kälteabwehrreflex *m*, kalter Abwehrreflex *m*
御医 Leibarzt *m*
御宅族 Otaku *m*
寓言测验 Fabeltest *m*
寓言解释 Fabelinterpretation *f*
愈创[木]醇 Guajol *n*
愈创蓝油烃 Guajazulen *n*
愈创木 Guajacum officinale *n*, Lignum Guajaci *n*
愈创木奥 Guajazulen *n*
愈创木酚 Guajakol *n*
愈创木酚甘油醚 Guajakolglyzerinäther *m*
愈创木酚甘油酯 Guajakolglyzerinester *m*
愈创木酚磺酸钾 Kaliumguajakolsulfonat *n*, Kalium sulfoguajacolicum *n*
愈创木树脂 Guajakharz *n*, Resina guajaci *f*
愈创木素 Guajacin *n*
愈创木酸 Guajaretic Acid *n*
愈创木烯 Guajen *n*
愈创木薁 Guajazulen *n*
愈创木脂 Guajak *n*, Guajakum *n*
愈创木脂试验 Guajak-Test *m*
愈创木脂酸 Guajaconsäure *f*
愈创葡聚糖 Kallose *f*, Callose *f*
愈创萜醇 Guajol *n*
愈合 Heilung *f*, Sanatio (n) *n*, Reunion *f*, Zuheilen *n*
愈合梗死 geheilter Infarkt *m*
愈合基桩 Heilstapel *m*
愈合螺丝 Heilschraube *f*
愈合帽 Heilkappe *f*
愈合性心肌梗塞 geheilter Myokardinfarkt *m*
愈合性心肌梗死 geheilter Herzinfarkt *m*
愈合性中耳炎 geheilte Otitis media *f*
愈伤激素 Verwundungshormon *n*
愈伤酸 Traumasäure *f*
愈伤组织 Kallus *m*
愈伤组织克隆 Kallusklon *m*
愈伤组织生长 Kalluswachstum *n*
愈伤组织形成 Kallusformation *f*
愈伤组织形态发生 Morphogenese des Kalluses *f*
愈着性角膜白斑 Leukoma adhaerens *n*

YUAN 鸢冤渊元芫园员原圆援缘猿源远院

yuān 鸢冤渊

鸢尾甙 Iridin *n*
鸢尾甙原 Irigenin *n*
鸢尾酚 Eleutherinol *n*
鸢尾黄酮 Tektorigenin *n*
鸢尾黄酮甙 Tektoridin *n*
鸢尾精醇 Irigenol *n*
鸢尾科 Iridaceae *pl*
鸢尾属 Iris *f*, Schwertlilie *f*
鸢尾糖 Irisin *n*
鸢尾酮 Iron *n*
冤假错案 Fehlurteil *n*
渊强放射疗法 Strahlungstherapie der Intensitätsmodulation *f*

yuán 元芫园员原圆援缘猿源

元策略 Metastrategie *f*
元词表 -1 Metathesaurus-1 *m*
元动机 Metamotivation *f*
元斗式肺活量计 Spirometer *m*
元分析 Metaanalyse *f*
元沟通 Metakommunikation *f*
元古代 Proterozoikum *n*
元股 Primerstrang *m*
元级 Metaebene *f*
元级成分 Komponente der Metaebene *f*
元级逻辑 Logik der Metaebene *f*
元记忆 Metagedächtnis *n*
元件 Komponente *f*, Element *n*
元件单位 Modul *n*
元件可靠性试验测量仪 Experimenttester der Elementreliabilität *m*
元结构 Metastruktur *f*
元理解 Metaverständnis *n*
元理论 Metatheorie *f*
元逻辑 Metalogik *f*
元律 Gesetz der Yuan-Dynastie *n*
元认识(知) Metaerkenntnis *f*
元认知级 metakognitive Ebene *f*
元色性色觉 primärer Farbensinn *m*
元色学说 Primärfarb(en)theorie *f*
元属性 Metaattribut *n*
元数据 Metadatum *n*
元数据采集 Metadatenerfassung *f*
元数据分析 Metadatenanalyse *f*
元数据库 Metadatenbasis *f*
元数据询问模块 Abfragemodul der Metadatenbasis *n*
元素 Element *n*, Grundstoff *m*
元素比例失调说 Mißverhältnis des Elements *n*
元素成分 Elementarbestandteil *m*
元素的 elementar
元素定性分析 qualitative Elemantaranalyse *f*
元素分析 Elementaranalyse *f*
元素符号 Kurzzeichen für Elemente *n*, Symbol *m*
元素论 Elementarismus *m*
元素色谱法 Elementarchromatographie *f*
元素生物地质循环 biogeologischer Elementkreislauf *m*
元素形成 Elementsynthese *f*, Elementformation *f*
元素饮食 Elementardiät *f*
元素有机分析 organische Elementaranalyse *f*
元素有机化合物 elementare organische Verbindung *f*
元素状态 Elementarzustand *m*
元信息 Metainformation *f*
元音 Vokal *m*
元组 Tupel *n*
芫根甙 Yuenkanin *n*
芫花素 Genkwanin *n*
芫花素 -5- 葡萄糖甙 Genkwanin-5-Glukosid *n*
芫花酯甲 Yuanhuacin *n*
芫花中毒 Daphne-genkwa-Vergiftung *f*
芫青科 Meloidae *f*
芫荽 Coriandrum sativum *n*
芫荽醇 Coriandrol *n*
芫荽油醇 Linalool *n*
园艺 Gartenarbeit *f*
园艺疗法(治疗) Gartenbautherapie *f*
园艺治疗 Gartenbautherapie *f*
员工教育者 Erzieher des Mitarbeiters *m*
原(前)手性的 prochiral
原(始)粒子,先祖,祖先 Vorläufer *m*
原(私)我(精神分析法的术语) Es *n*
原(特)发性癫痫 genuine Epilepsie *f*, idiopathische Epilepsie *f*
原[大脑]皮质 Paläopallium *n*

原B［淋巴］细胞 Pro-B-Zelle *f*
原T［淋巴］细胞 Pro-T-Zelle *f*
原阿片碱 Protopin *n*, Fumarin *n*
原阿扑芬(啡) Protoaporphin *n*
原癌基因 Protoonkogen *n*
原癌基因蛋白 Protoonkogenprotein *n*
原癌基因蛋白质 c-kit-Protein des Protoonkogens *n*
原癌基因蛋白质C Protein C des Protoonkogens *n*
原癌基因激活 Protoonkogenaktivierung *f*
原癌微小核糖核苷酸 Onko-mikroRNA *f*
原案记录分析 Protokollanalyse *f*
原凹 Primitivgrube *f*
原白头翁素 Protoanemonin *n*
原百部碱 Protostemonin *n*
原包被 primordiale Abdeckung *f*
原孢子 protospore *f*
原孢子堆 Prosorus *m*
原孢子囊 Prosporangium *n*
原孢子体 Protosporophore *f*
原贝母素 Propeimin *n*
原本卟啉 Protoporphyrin *n*
原本的感觉 Originalwahrnehmung *f*
原病毒 Provirus *n*
原病毒病 Krankheit des Urvirus *f*
原病毒学说 Protovirustheorie *f*
原卟啉 Protoporphyrin *n*
原卟啉Ⅸ Protoporphyrin Ⅸ
原卟啉原 Protoporphyrinogen *n*
原卟啉原氧化酶 Protoporphyrinogen-Oxidase *f*
原卟啉症 Protoporphyrie *f*
原肠 Urdarm *m*, Coelenteron *n*, Archenteron *n*
原肠的 neurogene Darmzyste *f*
原肠分裂 Gastrulafurchung *f*
原肠胚 Gastrula *f*, Becherkeim *m*
原肠胚内陷 Gastrulaeinstülpung *f*
原肠胚期 Gastrulastadium *n*, Gastrulaphase *f*
原肠胚形成 Gastrulation *f*
原肠腔 Gastrulahöhle *f*
原肠腔形成前期 Prägastrulation *f*
原肠形成 Gastrulation *f*
原成红细胞 Präerythroblast *m*, Proerythroblast *n*
原成胶 Präkollagen *n*
原成胶的 präkollagenös
原虫 Protozoon *n*
原虫病 Protozoenkrankheit *f*, Protozoonose *f*
原虫感染 Protozoeninfektion *f*, Protozoonose *f*
原虫核球菌属 Caryococcus *n*
原虫率 Parasitenrate *f*
原虫率 Protozoenrate *f*
原虫性肠炎 Protozoenenteritis *f*
原虫性脓肿 Protozoenabszess *m*
原虫性心肌炎 Protozoenmyokarditis *f*
原虫学 Protozoologie *f*
原虫指数 Protozoenindex *m*
原代培养 Primärkultur *f*
原代细胞培养 Primärzellkultur *f*
原带培养或初代培养 Herkunftskultur oder Primärkultur *f*
原单核细胞 Monoblast *m*, Monozytoblast *m*
原胆酸 Apocholsäure *f*
原胆烷醇酮 Atiocholanolon *n*
原弹性蛋白 Tropoelastin *n*
原电池 Primärzelle *f*
原电池组 Primärbatterie *f*
原顶体 Akroblast *m*
原动肌 Agonist *m*
原动物鉴定 Identifikation des Originaltiers *f*
原儿茶醛 Protokatechualdehyd *m*
原儿茶酸 Protokatechusäure *f*
原二倍化菌丝 Prodiploidisierungshyphe *f*
原二倍化细胞 Prodiploidisierungszelle *f*
原二色性 Zirkulardichroismus *m*
原发癌 Primärkarzinom *n*
原发斑 Primärfleck *m*, Primäreffloreszenz *f*
原发闭经 primäre Amenorrhö *f*
原发变［态反］应素(原) Primärallergen *n*
原发病 Primärkrankheit *f*, Protopathie *f*
原发病变 Primäraffektion *f*
原发病的 protopathisch
原发病例 Primärfall *m*
原发病灶 Primärherd *m*, Primärfokus *m*, Primäraffekt *m* (PA)
原发不育 Primärunfruchtbarkeit *f*
原发不孕 primäre Infertilität *f*
原发创伤性精神障碍 primäre traumatische Insania *f*
原发的 initial, primär, primari(-us, -a, -um)
原发的相互作用 Primärinteraktion *f*
原发电离 Primärionisation *f*, Initialionisation *f*
原发腭 Primärgaumen *m*, vorderer Gaumenfortsatz *m*
原发反应 Primärreaktion *f*
原发复合征 Primärkomplex *m*
原发肝癌 primäres Leberkarzinom *n*
原发感染 Primärinfektion *f*
原发高血压性视网膜病变 primäre hypertensive Retinopathie *f*
原发隔 Septum primum *n*
原发骨化点 primäres Ossifikationszentrum *n*, Punctum ossificationis primarium *n*
原发骨化中心 primäres Knochenpünktchen *n*
原发过程 Primärprozess *m*
原发后肺结核病 postprimäre Lungentuberkulose *f*
原发混合型冷球蛋白血症 essentielle gemischte Kryoglobulinämie *f*
原发畸形 primäre Deformität *f*
原发甲状旁腺功能亢进症 primärer Hyperparathyreoidismus *m*
原发结核 Primärtuberkulose *f*
原发进行性失语 primäre progressive Aphasie *f*
原发孔 Foramen primum *n*
原发孔型房间隔缺损 Vorhofseptumdefekt *m*, Ostium-primum-Defekt *m*
原发裂变产物 primärer Spaltprodukt *m*
原发瘤 Primärtumor *m*
原发耐药率 primäre Arzneimittelresistenzrate *f*
原发蠕动 Primärperistaltik *f*
原发渗出性淋巴瘤 primäres Effusionslymphom *n*
原发损害 Elementarläsion *f*, Originalläsion *f*
原发特异性免疫缺陷病 primäre spezifische Immundefizienz *f*
原发外菌幕 enater universaler Schleier *m*
原发妄想 primäre Wahnvorstellung *f*
原发系统性间变性大细胞淋巴瘤 primäres systemisches anaplastisches Großzelllymphom *n*
原发下肢深静脉瓣膜功能不全 primäre tiefe Veneninsuffizienz *f*
原发纤毛不动综合征 primäre Ziliendyskinesie *f*
原发纤溶症 primäre Fibrinolyse *f*
原发型结核综合征 primärer tuberkulöser Komplex *m*
原发型疱疹性口炎 primäre herpetische Stomatitis *f*
原发性，初级 primär
原发性［潜意识］幻想 Primärphantasie *f*
原发性［心］电紊乱 primäre elektrische Krankheit *f*
原发性［心］房间隔缺损 primärer Vorhofseptumdefekt *m*

原发性Ⅰ型高草酸盐尿 primäre Hyperoxalurie Typ 1 *f*
原发性 IgA 肾病患者 Patient der primären IgA-Nephropathie *m*
原发性 α1 抗胰蛋白酶缺乏症 primärer α1-Antitrypsin-Mangel *m*
原发性阿米巴脑膜脑炎 primäre Amöbenmeningoenzephalitis *f*
原发性阿米巴脑膜炎 primäre Amöbenmeningitis *f*
原发性败血症鼠疫 Pestsepsis *f*
原发性包皮结石 primärer Präputialstein *m*
原发性闭角型青光眼 primäres Glaukom mit geschlossenem Kammerwinkel *n*, primäres Engwinkeiglaukom *n*
原发性闭经 primäre Amenorrhoe *f*
原发性变性 Primärdegeneration *f*, abiotrophische Degeneration *f*
原发性表位 primäres Epitop *n*
原发性病态人格 primäre Psychopathie *f*
原发性草酸盐沉积病 primäre Oxalose *f*
原发性侧索硬化 primäre Lateralsklerose *f*
原发性侧索硬化症 primäre Lateralsklerose *f*
原发性肠结核 primäre Darmtuberkulose *f*
原发性痴呆 primäre Demenz *f*
原发性出血性血小板增多症 primäre hämorrhagische Thrombozythämie *f*, Mortensen * Syndrom *n*
原发性创伤弧菌败血症 primäre Sepsis des Vibrio vulnificus *f*
原发性刺激 Primärreiz *m*
原发性刺激物 primäres Reizmittel *n*
原发性刺激性皮炎 primäre Reizdermatitis *f*
原发性大隐静脉曲张 primäre Varikosis der großen Rosenader *f*
原发性代谢性损害 primärer Stoffwechselschaden *m*
原发性胆道运动障碍 primäre biliäre Dyskinesie *f*
原发性胆管结石 primäre Cholelithiasis *f*, primäre Gallen steinkrankheit *f*
原发性胆汁性肝硬变 primär biliäre Zirrhose *f*（PBZ）
原发性胆汁性肝硬化 primär-biliäre Zirrhose *f*（PBZ）
原发性弹力组织松解 primäre Elastolyse *f*
原发性蛋白尿[症] essentielle Proteinurie *f*
原发性的 primär, primari(-us, -a, -um)
原发性低 γ-球蛋白血症 primäre Hypogammaglobulinämie *f*
原发性低肾素性高血压 primäre hyporeninemische Hypertonie *f*
原发性低肾素症 primärer Hyporeninismus *m*
原发性低血压 primäre Hypotonie *f*, essentielle Hypotonie *f*
原发性低脂蛋白血症 primäre hypolipoproteinämie *f*
原发性骶骨肿瘤 primäres sakrales Neoplasma *n*
原发性淀粉样变[性] primäre Amyloidose *f*, atypiche Amyloidose *f*
原发性冻结肩 primäre Schultersteife *f*
原发性恶性骨肿瘤 primärer maligner Knochentumor *m*
原发性恶性黑色素瘤 primäres malignes Melanom *n*
原发性非典型肺炎 primäre atypische Pneumonie *f*
原发性非典型性肺炎 primäre atypische Pneumonie *f*
原发性非特异性免疫缺陷病 primäre unspezifische Immundefizienz *f*
原发性肥大性骨关节病 primäre hypertrophe Osteoarthropathie *f*
原发性肺不张 primäre Atelektasie *f*
原发性肺动脉高[血]压[症] primäre Pulmonalhypertonie *f*, primäre Pulmonal hypertension *f*, primäre Pulmonalhochdruck *m*
原发性肺动脉高压综合征 Syndrom des primären Pulmonalhochdmcks *n*, Primärpulmonalhypertensionssyndrom *n*
原发性肺动脉扩张 primäre Pulmonalarteriektasie *f*
原发性肺褐色硬结综合征 Syndrom der essentiellen braunen Lungeninduration *n*
原发性肺结核 primäre Lungentuberkuiose *f*
原发性肺结核病 primäre Lungentuberkulose *f*
原发性肺泡低通气 primäre alveoläre Hypoventilation *f*
原发性肺膨胀不全 primäre Lungenatelektase *f*
原发性肺球孢子菌病 primäre Lungenkokzidioidomykose *f*
原发性肺炎型鼠疫 primäre Pestpneumonie *f*, primäre Lungenpest *f*
原发性肺总动脉扩张 idiopathische Dilatation der Pulmonalarterie *f*
原发性肺组织胞浆菌病 primäre Lungenhistoplasmose *f*
原发性附着上皮 primäres Haftepithel *n*, primary attachment epithelium <engl.>
原发性腹膜癌 primäres Peritonealkarzinom *n*
原发性腹膜后肿瘤 primärer retroperitonealer Tumor *m*
原发性腹膜炎 Primëre Peritonitis *f*
原发性腹腔妊娠 primäre Abdominalgravidität *f*, primäre Bauchhöhlenschwangerschaft *f*
原发性肝癌 primäres Leberkarzinom *n*
原发性肝淋巴瘤 primäres Leberlymphom *n*
原发性肝门部胆管癌 Primärkrebs des Gallengangs des Leberhilus *m*
原发性肝肉瘤 primäres Lebersarkom *n*
原发性肝细胞痛 primäres Hepatom *n*
原发性感染性心内膜炎 primäre infektiöse Endokarditis *f*
原发性干燥综合征 primäres Sjogren*Syndrom *n*
原发性高草酸尿 primäre Hyperoxalurie *f*
原发性高草酸尿症 primäre Hyperoxalurie *f*
原发性高胆固醇血症 primäre Hypercholesterinämie *f*
原发性高钙尿 primäre Hypercalciurie *f*
原发性高血压 essentielle Hypertonie *f*, genuiner Hochdruck *m*
原发性高血压大鼠 spontane hypertensive Ratte *f*
原发性高血压性视网膜病 primäre Hochdruckretinopathie *f*, Retinopathia hypertonica primaria *f*
原发性高脂蛋白血症 primäre Hyperlipoproteinämie *f*
原发性睾丸机能减退 primärer Hypogonadismus *m*, primäre Hypofunktion des Hodens *f*
原发性睾丸淋巴瘤 primäres Hodenlymphom *n*
原发性膈肿瘤 primärer Zwerchfelltumor *m*
原发性骨关节病 primäre Osteoarthritis *f*
原发性骨关节炎 primäre Osteoarthritis *f*
原发性骨畸形 primäre Knochendeformität *f*
原发性骨巨细胞瘤 primärer Riesenzelltumor *m*
原发性骨淋巴瘤 primäres Knochenlymphom *n*
原发性骨肉瘤 primäres Osteosarkom *n*
原发性骨髓纤维化 primäre Myelofibrose *f*
原发性骨性关节炎 primäre Osteoarthritis *f*
原发性骨质疏松症 Primärosteoporose *f*
原发性骨肿瘤 primärer Knochentumor *m*
原发性果糖尿症 essentielle Fruktosurie *f*
原发性过敏性肺曲菌病 primäre allergische pulmonale Aspergillose *f*
原发性汗腺癌 primäres Schweißdrüsenkarzinom *n*
原发性行为障碍 primäre Verhaltensstörung *f*
原发性红斑性肢痛症 primäre Erythermalgie *f*
原发性红细胞增多症骨髓象 Myeiogramm der primären Erythrozytose *n*
原发性虹膜囊肿 primäre Iriszyste *f*
原发性虹膜萎缩性青光眼 Glaukom bei essentiellen Irisatrophie *n*
原发性后天性胆脂瘤 primäres erworbenes Cholesteatom *n*
原发性呼吸暂停 primäre Apnoe *f*
原发性滑膜软骨瘤病 primäre synoviale Chondromatose *f*
原发性黄瘤 primäres Xanthom *n*
原发性获得性黑变病 primäre erworbene Melanose *f*
原发性获得性冷性荨麻疹 primäre erworbene Kälteurtikaria *f*
原发性获得性无丙球蛋白血症 primäre erworbene Agammaglobulinämie *f*
原发性获益 Primärgewinn *m*
原发性肌营养不良 primäre Muskeldystrophie *f*
原发性脊髓侧索硬化 primäre spinale Lateralsklerose *f*, Erb* Sklerose *f*
原发性脊髓感染 primäre Rückenmarksinfektion *f*
原发性脊髓栓系综合征 primäres Tethered-Cord-Syndrom *n*
原发性脊髓损伤 primäre Rückenmarksverletzung *f*

原发性脊髓肿瘤 primärer Rückenmarkstumor *m*
原发性家族性高脂血症 essentielle familiäre Hyperlipidämie *f*
原发性家族性黄瘤病 primäre familiäre Xanthomatose *f*
原发性家族性皮肤淀粉样变性病 primäre familiäre Hautamyloidose *f*
原发性甲状旁腺功能减退 primärer Hypoparathyreoidismas *m*
原发性甲状旁腺功能亢进 primärer Hyperparathyreoidismas *m*
原发性甲状旁腺增生 primäre Nebenschilddrüsenhyperplasie *f*
原发性甲状腺功能低下闭经溢乳综合征 Van Wyk-Ross-Henes* Syndrom *n*
原发性甲状腺功能亢进 primäre Hyperthyreose *f*
原发性甲状腺胸腺瘤 primäres thyreoidales Thymom *n*
原发性假性动脉瘤 primäres Pseudoaneurysma *n*
原发性假性肥大性肌营养不良 primäre pseudohyper trophische Muskeldystrophie *f*
原发性角膜内皮衰竭 primäres Endothelversagen *n*
原发性接种皮肤结核病 Hauttuberkulose der Primärimpfung *f*
原发性结核病 Primärtuberkulose *f*
原发性结核感染 primäre tuberkulöse Infektion *f*
原发性结核性综合征 primärer Tuberkulosekomplex *m*
原发性结石 primärer Stein *m*
原发性介质 Primärvermittler *m*
原发性进行性虹膜萎缩 primäre progressive Irisatrophie *f*
原发性进行性小脑变性 primäre progressive Kleinhirndegeneration *f*
原发性经闭 primäre Amenorrhoe *f*
原发性精神病 idiopathisches Irresein *n*
原发性精索静脉曲张 primäre Varikozele *f*
原发性颈椎管狭窄症 primäre Zervikalstenose *f*
原发性局限性皮肤淀粉样变性病 primäre lokalisierte Hautamyloidose *f*
原发性巨大发育 primordialer Riesenwuchs *m*
原发性巨球蛋白血病 primäre Makroglobulinämie *f*
原发性巨球蛋白血症 primäre Makroglobulinämie *f*
原发性巨输尿管症 primärer Megaureter *m*
原发性开角型青光眼 primäres Glaukom mit offenem Kammerwinkel *n*, primäres Weitwinkelglaukom *n*
原发性颗粒性固缩肾 primäre granulöse Schrumpfniere *f*
原发性空蝶鞍 primärer leerer Türkensattel *m*
原发性空间定向障碍 primäre räumliche Desorientierung *f*
原发性空晕病 primäre Flugkrankheit *f*(晕机)
原发性口炎性腹泻 primärer Anguss *m*
原发性冷球蛋白血症肾病 primäre kryoglobulinemische Neuropathie *f*
原发性良性骨肿瘤 primärer gutartiger Knochentumor *m*
原发性淋巴肉瘤 primäres Lymph(o)sarkom *n*
原发性淋巴水肿 primäres Lymphödem *n*
原发性淋巴水肿伴黄[指]甲和胸膜渗出 primäres Lymphödem verbunden mit gelben Nagel und Pleuraerguß *n*
原发性淋巴水肿网膜移位术 Omentumtransposition bei primärem Lymphödem *f*, Omentopexie bei primärem Lymphödem *f*
原发性淋球菌性皮炎 primäre gonokokkale Dermatitis *f*
原发性流感病毒性肺炎 primäre Influenzaviruspneumonie *f*
原发性硫[化]血红蛋白血[症] primäre Sulfhämoglobinämie *f*
原发性颅脑损伤 primäre kraniozerebrale Verletzung *f*
原发性卵巢癌 primäres Ovarialkarzinom *n*
原发性卵巢功能不全 primäre Ovarialinsuffizienz *f*
原发性卵巢绒毛膜上皮癌 primäres Chorio(n)epitheliomdes Ovars *n*, primäres Chorio(n)karzinom des Ovars *n*
原发性卵巢腺癌 primäres Ovarialadenokarzinom *n*
原发性脉络膜萎缩及变性 primäre Atrophie und Degeneration der Chorioidea *f*
原发性脉络膜硬化 primäre Chorioideasklerose *f*
原发性慢性肾上腺皮质功能减退症 primäre chronische Nebennierenrindeninsuffizienz *f*
原发性梅毒性白斑病 primäre Syphilidleukodermie *f*
原发性弥漫萎缩 primäre diffuse Atrophie *f*
原发性免疫缺陷 primärer Immundefekt *m*
原发性免疫缺陷病 primäre Immundefizienz *f*
原发性免疫缺陷病 primäre Immunopathie *f*
原发性模糊 primäre Verwirrung *f*
原发性膜迷路积水 primärer Endolymphhydrops *m*
原发性耐药 primäre Arzneimittelresistenz *f*
原发性脑干出血 primäre Hirnstammblutung *f*
原发性脑干损伤 primäre Hirnstammverletzung *f*
原发性脑膜瘤 primäres Meningiom *n*
原发性脑室内出血 primäre Ventrikelblutung *f*
原发性脑死亡 primärer Hirntod *m*
原发性脑损伤 primäre Hirnverletzung *f*
原发性尿道结石 primärer Harnröhrenstein *m*
原发性脓肿 Primärabszess *m*
原发性帕金森氏综合征 primärer Parkinsonismus *m*
原发性膀胱输尿管反流 primärer vesikoureteraler Reflux *m*
原发性皮肤淀粉样变性 primäre Hautamyloidose *f*
原发性皮肤骨瘤 primäres kutanes Osteom *n*
原发性皮肤及皮下曲霉病 primäre kutane und subkutane Aspergillose *f*
原发性皮肤浆细胞瘤 primäres Plasmozytom des Skins *n*
原发性皮肤结核病 primäre Hauttuberkulose *f*
原发性皮肤利什曼病 primäre Hautleishmaniasis *f*
原发性皮肤淋球菌感染 primäre Hautinfektion der Neisseria gonorrhoeae *f*
原发性皮肤毛霉菌病 primäre kutane Mucormycose *f*
原发性皮肤球孢子菌病 primäre kutane Kokzidioidomykose *f*
原发性皮肤曲霉病 primäre Hautaspergillose *f*
原发性皮肤网状细胞增生病 primäre Hautreticulose *f*
原发性皮肤腺样囊性癌 primäres kutanes adenoidzystisches Karzinom *n*
原发性皮肤粘蛋白癌 primäres kutanes Gallertkarzinom *n*
原发性皮肤组织胞浆菌病 primäre Haut-Histoplasmose *f*
原发性脾功能亢进 primärer Hypersplenismus *m*
原发性脾髓样化生 primäre myeloide Metaplasie der Milz *f*
原发性脾性各型血细胞减少 primäre splenische Panhematopenia *f*
原发性脾性全血细胞减少 primäre splenogene Panzytopenie *f*
原发性脾原性粒细胞减少症 primäre splenogene Neutro penie *f*, Wiseman*-Doan* Krankheit *f*
原发性胼胝体变性 primäre Corpus callosum-Degeneration *f*
原发性贫血 primäre Anämie *f*
原发性气管肿瘤 primärer Trachealtumor *m*
原发性汽车撞击损伤 primäre selbstbewegliche Stoßverletzung *f*
原发性髂骨肿瘤 primärer Beckentumor *m*
原发性鞘膜积液 primäre Hydrozele *f*
原发性青光眼 Primärglaukom *n*
原发性全身型骨关节炎 primäre systemische Osteoarthritis *f*
原发性醛固酮增多症伴糖尿病 primärer Aldosteronismus mit Diabetes *m*
原发性醛甾酮增多症 primärer Hyperaldosteronismus *m*, primärer Aldosteronismus *m*, Conn*Syndrom *n*
原发性乳房发育不良 primäre Mikromastie *f*
原发性乳突胆脂瘤 primäres Cholesteatom des Warzenfortsatzes *n*
原发性软骨肉瘤 primäres Chondrosarkom *m*
原发性软脑膜胶质瘤病 primäre leptomeningeale Gliomatose *f*
原发性三叉神经痛 primäre Trigeminusneuralgie *f*
原发性色素沉着性结节性肾上腺皮质病 primäre pigmentierte noduläre Nebennierenrindenerkrankung *f*
原发性色素结节性肾上腺皮质病 primäre pigmentierte noduläre Nebennierenrindenerkrankung *f*
原发性射精迟缓 primäre Ejakulationsverzögerung *f*

原发性肾病综合征 primäres nephrotisches Syndrom *n*
原发性肾出血 essentielle Nierenhämaturie *f*
原发性肾结石 primärer Nierenstein *m*
原发性肾上腺皮质功能减退 primäre Nebennierenrindenhypofunktion *f*
原发性肾小球疾病 primäre glomeruläre Krankheit *f*
原发性肾小球肾炎 primäre Glomerulonephritis *f*
原发性渗出性淋巴瘤 primäres Effusionslymphom *n*
原发性渗漏性淋巴瘤 primäres Effusionslymphom *n*
原发性生殖器梭菌螺旋体病 primäre genitale Fusospirochetose *f*
原发性食管黑变病 primäre Osophagusmelanose *f*
原发性视神经萎缩 primäre Optikusatrophie *f*
原发性视网膜色素变性 primäre Pigmentdegeneration der Retina *f*
原发性视网膜脱离 primäre Netzhautablösung *f*
原发性受益 Primärgewinn *m*
原发性输卵管癌 primäres Tubenkarzinom *n*
原发性水痘肺炎 primäre Varizellenpneumonie *f*
原发性思维障碍 primäre Denkstörung *f*
原发性损害 Primärläion *f*
原发性糖尿病 primärer Diabetes mellitus *m*
原发性铁粒幼细胞性贫血 primäre sideroblastische Anämie *f*
原发性同性恋 primäre Homosexualität *f*
原发性痛风 primäres Zipperlein *n*
原发性痛觉过敏 primäre Hyperalgesie *f*
原发性痛经 primäre Dysmenorrhoe *f*
原发性退行性痴呆 primäre degenerative Demenz *f*
原发性脱髓鞘 primäre Demyelinisierung *f*
原发性脱髓鞘疾病 primäre Demyelinisierung *f*
原发性妄想 Primärwahn *m*
原发性胃淋巴瘤 primäres Magenlymphom *n*
原发性无丙种球蛋白血症 primäre Agammaglobulinämie *f*
原发性无晶状体眼 primäre Aphakie *f*
原发性无眼 primäre Anophthalmie *f*
原发性吸收不良综合征 primäre Malabsorptionssyndrom *n*
原发性系统性淀粉样变性病 primäre systemische Amyloidose *f*
原发性系统性脉管炎 primäre systemische Vaskulitis *f*
原发性下肢静脉曲张 primäre Varikose der Unterextremität *f*
原发性纤毛不动综合征 Syndrom der primären unbeweglichen Zilien *n*
原发性纤毛运动障碍 primäre Ziliendyskinesie *f*
原发性纤毛运动障碍综合征 Syndrom der primären Ziliendyskinesie *n*
原发性纤维蛋白溶解 primäre Fibrinolyse *f*
原发性纤维性骨炎 primäre fibröse Osteitis *f*
原发性小肠结石 primäre Enterolithiasis *f*
原发性小肠溃疡 primäres Dünndarmulkus *n*
原发性小脑变性 primäre zerebellare Degeneration *f*
原发性小细胞癌 primäres Kleinzellkarzinom *n*
原发性小阴茎 primärer Mikropenis *m*
原发性心动过缓 essentielle Bradykardie *f*
原发性心肌病 primäre Myokardiopathie *f*, idiopathische Myokardiopathie *f*
原发性心肌衰竭 primäre Herzinsuffienz *f*
原发性心内膜弹力纤维增生[症] primäre Endokardfibroelastose *f*
原发性心跳停止 primärer Herzstillstand *m*
原发性心脏肿瘤 primärer Herztumor *m*
原发性性高潮失调 primäre Orgasmusstörung *f*
原发性胸膜炎 Primärpleuritis *f*
原发性虚脱 Primärversagen *n*
原发性血尿 primäre Hämaturie *f*
原发性血色病 primäre Hämochromatose *f*
原发性血小板减少 Thrombopenia essentialis *f*
原发性血小板减少性紫癜 primäre thrombopenische Purpura *f*
原发性血小板增多症 primäre Thrombozythämie *f*
原发性血小板增多症 primäre Thrombozythämie *f*, primäre Thrombozytose *f*
原发性牙本质 Primärdentin *n*
原发性眼内 / 中枢神经系统淋巴瘤 primäres intraokuläres Lymphom / Zentralnervensystemlymphom *m*
原发性阳萎 primäre Impotenz *f*
原发性腰椎管狭窄 primäre Lumbalstenose *f*
原发性夜间遗尿 primäre Enuresis (nocturna) *f*
原发性疫源地 Primärfokus *m*
原发性营养不良 primäre Mangelernährung *f*
原发性营养缺乏 primäres Ernährungsdefizit *n*
原发性硬化性胆管炎 primär sklerosierende Cholangitis *f*
原发性粘液癌 primäres Gallertkrebs *n*, Carzinoma mucosum primarium *n*
原发性震颤麻痹症 primärer Parkinsonismus *m*
原发性正铁血红蛋白[症] primäre Methämoglobinämie *f*
原发性症状 konstitutionelles Symptom *n*
原发性支气管癌 primäres Bronchuskarzinom *n*
原发性支气管肺癌 primäres bronchopulmonales Karzinom *n*
原发性支气管肺沉淀样变性 primäre bronchopulmonale Amyloidose *f*
原发性脂肪酸缺乏 essentielle Fettsäuredefizienz *f*
原发性脂类沉积病 primäre Lipoidose *f*
原发性中枢神经系统横纹肌样瘤 primärer Rhabdoidtumor des Zentralnervensystems *m*
原发性中枢神经系统淋巴瘤 Primärlymphom des Zentralnervensystems *n*
原发性中枢神经系统弥漫大B细胞淋巴瘤 primäres diffuses großzelliges B-Zell-Lymphom des Zentralnervensystems *n*
原发性蛛网膜下腔出血 primäre Subarachnoidalblutung *f*
原发性主动转运 primär-aktiver Transport *m*
原发性子宫收缩无力 primäre Wehenschwäche *f*
原发性自恋 Primärnarzissmus *m*
原发性纵隔肿瘤 primärer Mediastinumtumor *m*
原发性纵横大 B 细胞淋巴瘤 primäres mediastinales großzelliges B-Zell-Lymphom *n*
原发性组织胞浆病 primäre Histoplasmose *f*
原发性组织细胞性皮肤病 primäre histiozytäre Dermatose *f*
原发血栓 Primärthrombus *m*
原发牙本质 Primärdentin *n*
原发应答 Primärantwort *f*, Primärreaktion *f*
原发于蛛网膜下腔出血 primäre Subarachnoidalblutung *f*
原发灶不明的癌 Karzinom unbekannter Primärlokalisation *n*
原发症状 Primärsymptom *n*
原发综合征 Primärkomplex *m*, Primärsyndrom *n*
原发作用 Primärwirkung *f*
原凡林胺 Protoverin *n*
原放线菌属 Proactinomyces *m*
原放线菌素 Proactinomycin *n*
原[分]裂球 Protoblast *m*
原[分]裂球的 protoblastisch
原分生孢子 Protoconidium *n*
原分生组织 Promeristem *n*
原钙粘蛋白 19 Protocadherin 19 *n*
原感疗法(根本治疗) Primärtherapie *f*(心理治疗法)
原肛 Proctodaeum *n*
原肛激素 Protocolin *n*
原告 Ankläger *m*, Kläger *m*
原硅酸钠 Natriumorthosilikat *n*
原果胶酶 Protopectinase *f*
原核 Vorkern *n*, Pronukleus *m*, Prokaryon *n*
原核[细胞]原生生物 prokaryotischer Protist *m*
原核染色体 prokaryotisches Chromosom *n*
原核生物 Prokaryonten *m pl*, Protokaryonten *m pl*

原核生物 DNA prokaryotische DNA *f*
原核生物 mRNA prokaryotische mRNA *f*
原核生物 RNA prokaryotische RNA *f*
原核生物 rRNA prokaryotische rRNA *f*
原核生物 tRNA prokaryotische tRNA *f*
原核生物表达载体 prokaryotischer Expressionsvektor *m*
原核生物蛋白质基因 prokaryotisches Protein-Gen *n*
原核生物的 prokaryotisch
原核生物的翻译控制 Translationskontrolle des Prokaryots *n*
原核生物 mRNA 的转录后加工 posttranskriptionelle Verarbeitung der prokaryotischen mRNA *f*
原核生物 rRNA 的转录后加工 posttranskriptionelle Verarbeitung der prokaryotischen rRNA *f*
原核生物 DNA 复制 prokaryontische DNA-Replikation *f*
原核生物基因 prokaryotisches Gen *n*
原核生物 rRNA 基因 rRNA-Gen des Prokaryots *n*
原核生物 tRNA 基因 tRNA-Gen des Prokaryots *n*
原核生物基因表达调控 Genexpressionsregulation des Prokaryots *f*
原核生物基因工程 prokaryotische Gentechnik *f*
原核生物基因组 prokaryontisches Genom *n*
原核生物界 Pro(to)karyont-Reich *m*
原核生物 DNA 聚合酶 prokaryotische DNA-Polymerase *f*
原核生物 RNA 聚合酶 prokaryotische RNA-Polymerase *f*
原核生物启动子 prokaryotischer Promotor *m*
原核生物 RNA 前体 prokaryotische Vorläufer-RNA *f*
原核生物染色体 DNA prokaryontisches Chromosomen-DNA *f*
原核生物染色体基因 Chromosomen-Gen des Prokaryots *n*
原核生物染色体 DNA 结构 prokaryotische DNA-Struktur *f*
原核生物染色体外基因 extrachromosomales Gen des Prokaryots *n*
原核生物小 RNA prokaryotische kleine RNA *f*
原核生物tRNA 转录后加工 posttranskriptionelle Verarbeitung der prokaryotischen tRNA *f*
原核生物转录控制 Transkriptionskontrolle des Prokaryots *f*
原核生物转录终止子 Transkriptionsterminator des Prokaryots *m*
原核生物转座因子 prokaryotisches umstellbares Element *n*
原核糖体 Ur-Ribosom *n*
原核细胞 Prokaryonten *m pl*
原核细胞分裂 prokaryontische Zellteilung *f*
原核细胞型微生物 Prokaryontenmikroorganismen *m pl*
原红细胞 Pronormoblast *m*, Proerythroblast *m*
原厚垣孢子 Protochlamydospore *f*
原黄素 Proflavin *n*
原肌钙蛋白 Troponin *n*
原肌凝蛋白 Tropomyosin *n*
原基 Rudimentum *n*, Primordium *n*, (Erb-)Anlage *f*
原基的 rudimentär
原基皮膜 Cuticula primordialis *f*
原基因 Protogen *n*
原基组织的余存 Lipsanenchym *n*
原棘头虫目 Sortierung der Archiacanthocephala *f*
原籍菌 autochthone Flora *f*
原甲 primitiver Nagel *m*
原甲床 primitive Nagelmatrix *f*
原甲酸乙酯 Athylorthoformiat *n*
原尖 Protokone *f*
原件 Urschrift *f*, Originalexemplar *n*
原箭毒碱 Protokuranin *n*
原浆 Protoplasma *n*, zelluläres Plasma *n*
原浆的 protoplasmatisch
原浆毒 Protoplasmagift *n*
原浆毒素 Protoplasmatoxin *n*
原浆分离 Plasmolyse *f*, Achromatolyse *f*
原浆激活[作用] Plasmaaktivierung *f*
原浆破坏的 plasmotrop
原浆索 protoplasmatischer Strang *m*
原浆网质 Mitom *n*
原浆细胞 Plasmablast *m*
原浆纤维星形胶质细胞 plasmatofibrillärer Astrozyt *m*
原浆性的 protoplasmatisch
原浆性星形胶质细胞 protoplasmatischer Astrozyt *m*
原浆性星形细胞 protoplasmatischer Astrozyt *m*
原浆性星形细胞瘤 protoplasmatisches Astrozytom *n*
原胶原 Prokollagen *n*, Tropokollagen *n*
原胶原蛋白 Tropokollagen *n*
原胶原蛋白分子 Tropokollagen *n*
原胶原分子 Tropokollagenmolekül *n*
原胶原肽链内切酶 Prokollagen der N-Endopeptidase *f*
原胶原肽酶 Tropokollagenpeptidase *f*
原结 Nodus primitivus *m*, Primitivknoten *n*
原精子托 Protospermatophore *f*
原巨成红细胞 Promegaloblast *m*
原巨核细胞 Megakaryoblast *m*
原巨红细胞 Promegaloblast *m*
原聚体 Protomer *m*
原菌苗 ursprüngliches Bakterin *n*
原菌幕 ursprünglicher Schleier *m*
原菌丝 Velumhyphe *f*, ursprüngliche Hyphe *f*
原口 Urmund *m*, Prostoma *n*
原黎芦定碱 Protoveratridin *n*
原黎芦碱 Protoveratrin *n*
原黎芦因 Protoverin *n*
原理 Prinzip *n*, Regel *f*
原理图 Prinzipdarstellung *f*, Schaltschema *n*
原粒细胞 Myeloblast *m*, Leukoblast *m*
原粒细胞瘤 Myeloblastom *n*
原粮 Rohgetreide *n*
原料 Rohmaterial *n*, Grundstoff *m*
原料药 Pharmaprodukt *n*, Pharmarohstoff *m*
原料药制造机械 Maschine des Originalarzneimittels *f*
原裂 Fissura prima *f*
原淋巴细胞 Lymphoblast *m*
原卵 Primordialeier *n pl*, Ovula *n pl*
原卵的 ovulär
原卵泡 Primärfollikel *m*, Primordialfollikel *m*
原码 Initialkode *f*
原模式 Prototyp *m*
原脑 Urhirn *n*, Vorhirn *n*, Paläencephalon *n*
原脑膜 Meninx primitiva *f*
原脑皮质 Paläokortex *m*, Archikortex *m*
原尿 Primärharn *m*, Vorharn *m*
原尿回漏 Rückfluss des passiven Filtrats *m*
原盘菌目 Protodiskale *f*
原配子 Progameten *f*
原配子囊 Progametangium *n*
原皮层 primordiale Kuticla *f*
原皮质 Archicortex *m*, Archipallium *n*
原前(始)病毒 Protovims *n*, Provirus *n*
原丘脑 Paläothalamus *m*, Archithalamus *m*
原球蛋白 Präglobulin *n*
原球菌目 Protococcales *n*
原人参[萜]二醇 Protopanaxadiol *n*
原人参[萜]三醇 Protopanaxatriol *n*
原溶酶体 Protolysosom *n*, primäres Lysosom *n*
原蚋属 Prosimulium *n*
原色 Urfarbe *f*, Primärfarbe *f*, Grundfarbe *f*
原色三角 Farb(en)dreieck *n*
原色性视觉 primäres Farbsehen *n*
原色学说 Drei-Farbentheorie *f*

原色重氮盐蓝 Variaminblau-B-Salz *n*
原色重氮盐蓝(变胺蓝盐) Variamin-Blausalz B *n*
原杀伤T细胞 Blastkiller-T-Zelle *f*
原肾 Protonephros *n*, Vomiere *f*, Archinephron *n*
原肾管 Protonephridium *n*, Canalis archinephriticus *m*
原肾节 Nephromer *m*, Nephrotom *n*
原肾小管 Vornierenkanälchen *n*
原生代 Periode des Proterozoikums *f*
原生动物 Protozoon *n*, UrtierChen *n*
原生动物病 Protozoonose *f*, Protozoenkrankheit *f*
原生动物的 protozoal
原生动物门 Protozoa *pl*
原生动物亚界 Unterreich der Protozoen *n*
原生环境 Urumwelt *n*, primäre Umgebung *f*
原生力疗法 bioplasmische Therapie *f*
原生命 Progenot *m*
原生木质部 Protoxylem *n*
原生生物 Protist *m*, Protista *f*
原生生殖 Proterogamie *f*
原生鼠 Ursprungsmaus *f*
原生物学 Protistologie *f*
原生小体 Strongyloplasma *n*, Elementarkörper *m*
原生型 konstitutive anwesende Isoforme der Stickstoffmonoxidsynthase *f*
原生植物 Protophyta *f*
原生植物类 Protophytae *f pl*
原生殖细胞 Protogonozyt *m*
原生质 Protoplasma *n*, Bioplasma *n*
原生质单位 Plasmodiogen *n*
原生质的 protoplasmatisch
原生质分离 Protoplasmatrennung *f*
原生质颗粒 Protoplasmagranulum *n*
原生质流动 Protoplasmaströmung *f*
原生质桥 Protoplasmabrücke *f*
原生质球 Sphäroplast *m*
原生质染剂 Protoplasmafarbstoff *m*
原生质融合 Protoplastenfusion *f*
原生质素 Bioplasmin *n*
原生质素原 Bioplaminogen *n*
原生质体 Protoplast *m*, Bioplast *m*
原生质体的固体液体培养 fest-flüssige Protoplastenkultur *f*
原生质体分离 Protoplastenisolation *f*
原生质体固体培养 feste Protoplastenkultur *f*
原生质体培养 Protoplastenkultur *f*
原生质体融合 Protoplastenfusion *f*
原生质体同步化法 Synchronisierung des Protoplasts *f*
原生质体液体培养 flüssige Protoplastenkultur *f*
原生质体再生 Protoplastenregeneration *f*
原生质外膜 Plasmalemm(a) *n*, Plasmamembran *f*
原生质小页断裂面 protoplasmische Fläche *f*
原生质运动 Protoplasmabewegung *f*
原生中柱 Protostele *f*
原始孢子 Primospore *f*
原始鼻后孔 primitive Choana *f*
原始鼻腔 primitive Nasenhöhle *f*
原始玻璃[状]体 primärer Glaskörper *m*
原始玻璃体 primärer Glaskörper *m*
原始玻璃体残留增生症 persistierender hyperplastischer primärer Glaskörper *m*
原始哺乳动物 primitive Säugetiere *n pl*
原始残差 Rohresiduum *n*
原始单核细胞 Monoblast *m*
原始单核细胞生物 primordiale unizelluläre Organismen *m pl*
原始蛋白 Archaeen-Protein *n*
原始的 original, primitiv, primordial
原始的抗原行为 originale antigenische Sünde *f*
原始多细胞生物 primordiale multizelluläre Organismen *m pl*
原始反射 Primitivreflex *m*
原始犯罪现场 Originaltatort *m*
原始分(粗分) Rohpunktzahl *f*
原始分数 Rohwert *m*
原始苷 primitives Glykosid *n*
原始感觉 Empfindungsvermögen *n*, protopathische Sensibilität *f*
原始隔 Septum primum *n*
原始骨痂 Primärkallus *m*, Prokallus *m*
原始鼓室 primäre Paukenhöhle *f*
原始关键词 Primärschlüssel *m*
原始合作 Proto-cooperation *f*
原始核 Vorkern *m*, Pronukleus *m*
原始横膈 primitives Septum transversum *n*, Septum transversum *n*
原始红细胞 Pronormoblast *m*, Proerythroblast *m*
原始后鼻孔 primitive Choanen *f pl*
原始基因组 Urgenom *n*
原始脊索动物 primitive Chordatiere *n pl*
原始记录 Primärrekord *m*, Rohangabe *f*
原始浆细胞 Plasmablast *m*
原始交感神经细胞 Sympathicoblast *n*
原始阶段 Primärstadium *n*
原始结构律 Gesetz der Primitivorganisation *n*
原始巨核细胞 Megakaryoblast *m*
原始菌体 Mycelidium *n*
原始菌株 Originalstamm *n*
原始颗粒 Primärgranulum *n*
原始口腔 primäre Mundhöhle *f*, Stomod(a)eum *n*
原始粒细胞 Myeloblast *m*
原始粒细胞性白血病(成髓细胞性白血病) myeloblastische Leukämie *f*, Myeloblastose *f*
原始粒细胞组织增生 myeloblastische Leukose *f*
原始粒子 Vorläufer *m*
原始两栖动物 primitive Amphibia *n pl*
原始疗法 Primärtherapie *f*
原始裂片 primäres Spaltfragment *n*
原始淋巴细胞 Lymphoblast *m*, Lymphozytoblast *m*
原始淋巴细胞性淋巴肉瘤 primitives Iymphozytäres Lymphosarkom *n*
原始淋巴细胞增多[症] Lymphoblastose *f*
原始陆生动物 primitives Landtier *n*
原[始]内胚层细胞 ursprüngliche Endodermzelle *f*
原始卵泡 Primordiaifollikel *m pl*
原始酶 Protoenzym *n*
原始描述 Erstbeschreibung *f*
原始脑[脊]膜 primitive Hirnhaut *f*
原始脑泡 primitives Hirnbläschen *n*
原始能量 Primärenergie *f*, primäre Energie *f*
原始鸟类 primitive Vögel *n pl*
原始爬行动物 primitive Reptilia *n pl*
原始培养系 Originalkultur *f*
原始皮质 Archikortex *m*, Paläokortex *m*
原始脐环 primitiver Nabelrin *m*
原始前肠 primitiver Vordarm *m*
原始情绪 protopathische Emotion *f*
原始人口再生产类型 Archetyp der Bevölkerungsreproduktion *m*
原始认知作用 primitiver Erkenntnisakt *m*
原始上皮性胚芽 primärer Epithelkeim *m*
原始神经上皮层 Primärneuroepitheischicht *f*
原始神经上皮瘤 primitiver neuroepithelialer Tumor *m*

原始神经外胚层瘤 primitiver neuroektodermaler Tumor *m*
原始神经外胚叶肿瘤 primitiver neuroektodermaler Tumor *m*
原[始]生物 Protobiont *m*
原始生物化学 Protobiochemie *f*
原始生殖管道 primäes Geschhchtskanal *n*
原始生殖细胞 Urgeschlechtszelle *f*, Urkeimzelle *f*
原始声门 primitive Glottis *f*
原始实验室数据 rohe Labordatum *n*
原始室管膜层 primitive Ependymschicht *f*
CT 原始数据 CT-Rohdaten *n pl*
原始数据 Rohdatum *n*, Ausgangsdatum *n*
原始数据简化 Reduktion der Ausgangsdaten *f*
原始数据录入 Rohdateneingabe *f*
原始思维 archaisches Denken *n*
原始索引 Primärindex *m*
原始体腔 primitives Cölom *n*, primitive Leibeshöhle *f*
原始瞳孔 primäre Pupille *f*
原始投入 Originaleingabe *f*
原始外耳道 primitiver äußerer Gehörgang *m*
原始外胚层 primitives Ektoderm *n*
原始无核卵 Archimonerula *n*
原始无脊椎动物 primitive Invertebrata *n pl*
原始无头类 primitiver Akranier *m*
原始物质 Urstoff *m*
原始系膜 primitives Mesenterium *n*
原始细胞集落形成单位 koloniebildende Einheit des Blasts *f*
原始细胞培养 primäre Zellkultur *f*
原始细胞增多 Blastenüberschuss *m*
原始现场 Originalszene *f*
原始消化管 Urdarm *m*, Archenteron *n*
原始小网膜囊 primitiver Kleinbeutel *m*
原始泄殖腔 primitive Kloake *f*
原始心房 primitiver Vorhof *m*
原始心管 primitiver Herzschlauch *m*
原始心理学 Paleopsychologie *f*
原始心血管系统 primitives Herzkreislaufsystem *n*
原始信号 Quellsignal *n*, Originalsignal *n*
原始型 Archetyp *m*
原始型基底细胞上皮瘤 Urtyp des Basalzellepithelioms *m*
原始性幻觉 Elementarhalluzination *f*
原始性细胞 Urkeimzelle *f*, Urgeschlechtszelle *f*
原始血管 primitive Gefäße *n pl*
原始血细胞 Hämnatogonie *f*, Hämoblast *m*, Hämozytoblast *m*
原始咽 primäre Pharynx *f*
原始研究 Primärforschung *f*
原始研究证据 Evidenz der Primärforschung *f*
原始研究证据来源 Primärressource *f*
原始眼压 primärer Augendruck *m*
原始眼压 primärer (Grund-) Augendruck *m*
原始医学 Primitivmedizin *f*
原始意向 Archetyp *m*
原始游走细胞 primitive Wanderzelle *f*
原始有丝分裂 Protomitose *f*
原始有丝分裂的 promitotisch
原始原质团 Protoplasmodium *n*
原始运动的 archeokinetisch
原始真核生物 Urkaryot *m*
原始证据 Originalbeweis *m*
原始治疗法 frühste Behandlung *f*
原始智力 Urmentalität *f*
原始中心 Archizentrum *n*
原始中心的 archizentrisch
原始住院记录 primitive Krankenhausaufnahme *f*
原始资料 Rohdatum *n*, Ausgangsdatum *n*
原始作用 Primäraktion *f*
原噬菌体 Prophage *m*
原受精卵 Archimonerula *n*
原水 Rohwasser *n*
原丝 Profilament *n*, Profibrille *f*
原丝体 Protonema *n*
原酸 Orthosäure *f*
原碳霉素 B Protokarbomyzin B *n*
原碳酸乙酯 Athylorthokarbonat *n*
原体 Elementarkörper *m*
原体腔 primäres Zölom *n*, primäre Leibeshöhle *f*
原田氏病 Harada*Syndrom *n*, (od.Krankheit *f*), Uveoenzephalitis *f*
原条 Primitivstreifen *n*
原萜烷 Protostan *n*
原头节 Protoskolex *m*
原头蚴 Protoscolex *m*
原尾蚴 Prozerkoid *m*, Vorfinne *f*
原位 in situ
原位 PCR In-situ-PCR *f*
原位癌 Carcinoma in situ *n*, Carcinoma praeinvasivum *n*
原位癌累及宫颈内腺体 Carcinoma in situ mit endozervikalen Drüsen *n*
原位癌累及腺体 Carcinoma in situ hineinziehend Drüsen *n*
原位测量 In-Situ-Messung *f*
原位搭桥 In-Situ-Bypass *m*
原位定量法 Quantifizierung in situ *f*
原位恶性黑素瘤 malignes Melanom in situ *n*
原位肺动脉瓣移植 orthotope Transplantation der Pulmonalklappe *f*
原位肺灌洗 perfundierte Lunge in situ *f*
原位肝移植 orthotope Lebertransplantation *f*
原位骨移植 orthotope Knochentransplantation *f*
原位关节融合术 orthotope Gelenkfusion *f*
原位核酸分子杂交 In-situ-Hybridisierung *f*
原位核酸杂交 In-situ-Hybridisierung *f*
原位激活[作用] In-Situ-Aktivierung *f*
原位脊柱融合术 orthotope Wirbelsäulenfusion *f*
原位角膜磨镶术 Laser in-situ Keratomileusis (LASIK) *f*
原位鳞状细胞癌 Plattenepithelkarzinom in situ *n*
原位免疫复合物肾小球肾炎 In-situ-Immunkomplex-Glomerulonephritis *f*
原位旁移植 paratopische Transplantation *f*
原位浅表性扩张性黑素瘤 superfiziell spreitendes Melanom in situ *n*
原位腺癌 Adenokarzinom in situ *n*
原位小鼠模型 orthotopes Mäusemodell *n*
原位新膀胱术 orthotope Neublase *f*
原位性恶黑 malignes Melanom in situ *n*
原位选择法 Selektion in situ *f*
原位血栓 Primärthrombus *m*
原位胰脏癌裸鼠 Xenograft des orthotopen Bauchspeicheldrüsentumors *f*
原位移植 orthotope Transplantation *f*
原位杂交 In-situ-Hybridisierung *f*
原位杂交定位 Mapping der In-situ-Hybridisierung *f*
原位杂交放射自显影 Autoradiographie der In-situ-Hybridisierung *f*
原位杂交免疫电镜技术 Immun-Elektronenmikroskopie der In-situ-Hybridisierung *f*
原位杂交免疫细胞化学技术 Immunozytochemie der In-situ-Hybridisierung *f*
原位杂交显带技术 Bändelung der In-situ-Hybridisierung *f*
原位杂交组织化学法 Histochemiemethode der In-situ-Hybridisierung *f*
原位杂交组织化学技术 Histochemie der In-situ-Hybridisierung *f*
原位再植 orthotope Replantation *f*

原位肢端雀斑样痣性黑素瘤 akrolentiginöses Melanom in situ *n*
原纹状体 Paläostriatum *n*
原窝 Primitivgrube *f*
原细胞 Primordialzelle *f*
原细胞转化 Blastentransformation *f*
原细丝 Protofilament *n*
原夏孢子堆 Protouredium *n*
原纤维 Fibrillen *f pl*, Fibrillae *f pl*
原纤维成分 Faserkomponente *f*
原纤维蛋白 Fibrillin *n*
原纤维的 fibrillär, fibrillal(-is, -is, -e)
原纤维间的 interfibrillär
原纤维间组织 interfibrilläres Gewebe *n*
原纤维溶解 Fibrillolyse *f*
原纤维肾小球肾炎 fibrilläre Glomerulonephritis *f*
原纤维肾脏病 fibrilläre Nierenerkrankung *f*
原纤维形成 Fibrillogenese *f*
原纤维性交感神经元细胞瘤 Sympathogonioma tenuifibrillare *n*
原纤维组成的 fibrilliert
原线 Primitivstreifen *m*
原线圈 Primärspulen *f pl*
原小檗碱 Protoberberin *n*
原小梗 Protosterigma *f*
原小脑 Urkleinhirn *n*, Paläozerebellum *n*, Archizerebellum *n*
原小檗碱 Protoberberin *n*
原形成层 Procambium *n*
原形体 Plasmodium *n*, Plast *m*
原形体的 plasmodial
原型 Prototyp *m*, Urtyp *m*
原型规则 prototypische Regelung *f*
原型匹配 Prototypenpassung *f*
原型图像查询系统 Bildabfragesystem des Prototyps *n*
原型系统 Prototypsystem *n*
原型信息 prototypische Information *f*
原型药 prototypisches Medikament *n*
原血细胞 Hämozytoblast *m*
原血细胞 Hämozytoblast *m*, Hämatogenie *f*, Hämatoblast *m*, Hämatogoniet *f*
原盐效应 primärer Salzeffekt *m*
原养细菌 prototrophe Bakterien *pl*
原养型 prototroph
原野库蠓 Culicoides homotomus *n*
原叶绿素 Protochlorophyll *n*
原液 Stammlösung *f*
原异名 Basionym *n*
原因 Ätiologie *f*
原因 Kausalität *f*, Ursache *f*, Erreger *m*
原因不明 unbekannte Ursprung *f*
原因不明的 autopathisch
原因不明的发热 Fieber unklarer Genese *n*
原因不明的淋巴结病 Lymphadenopathie von unbekannter Ätiologie *f*
原因不明的慢性骨髓增生性疾病 chronische myeloproliferative Erkrankung von unbekannter Ätiologie *f*
原因不明肥厚性主动脉瓣下狭窄 idiopathische hypertrophische subaortale Stenose *f*
原因不明性不孕 unentschuldigte Infertilität *f*
原因不明性的 idiopathisch
原因的 kausal
原因的 kausativ
原因明显的 phanerogen(etisch)
原因未明发热 Fieber unbekannter Ursache *n*
原因学 Ätiologie *f*
原因专率 ursachenspezifische Rate *f*
原[营]养型的 prototroph
原[营]养型微生物 Protothrophe *f*
原银莲花素 Protoanemonin *n*
原用名 Protonym *n*
原油 Rohöl *n*, Rohpetroleum *n*
原有丝分裂 Protomitose *f*
原幼红细胞 Erythroblast *m*, Pronormoblast *m*
原圆线虫病 Protostrongylose *f*
原杂种 Prohybride *f*
原藻病(原壁菌病) Protothekose *f*
原皂苷元 Prosapogenin *n*
原则 Prinzip *m*, Regel *f*
原正成红细胞 Rubriblast *m*, Pronormoblast *m*
原植物鉴定 Identifikation des pflanzlichen Ursprungs *f*
原质 Urstoff *m*
原质果 Plasmodiocarp *n*
原质果的 plasmodiokarp
原质丝(网) Mitom *n*
原质团 Plasmodium *n*
原质团分割 Plasmotomie *f*
原致癌原 Prokanzerogene *n pl*
原中隔孔 Ostium primum *n*
原中隔孔缺损 Ostium-primum-Defekt *m*, Vorhofseptumdefekt *m*
原中心粒 Prozentriol *n*
原中心粒组织者 Prozentriol-Organisator *m*
原种 Stamm *m*
原种培养 Stammkultur *f*
原株分模式 Proteromerotyp *m*
原柱期 Urwelle *f*
原转录本 Primärtranskript *n*
原子 Atom *n*
原子[爆炸]烟云 Atomwolke *f*, Atompilz *m*
原子半径 Atomradius *m*
原子弹 Atombombe *f*
原子弹爆炸 Atombombenexplosion *f*
原子弹病 Atombombenkrankheit *f*
原子弹灾难中幸存者 Atombombenüberlebende *m/f pl*
原子的 atomig, atomar
原子堆 Kernreaktor *m*, Atomsäule *f*, Atommeiler *m*
原子发射光谱 Atomemissionsspektroskopie *f*
原子反应堆 Atomreaktor *m*, Kernreaktor *m*, Atommeiler *m*
原子防护 Atomschutz *m*
原子放射(辐射) Atomstrahlung *f*
原子符号 Atomsymbol *n*
原子光谱 Atomspektrum *n*
原子光谱分析仪 Analysator des Atomspektrums *m*
原子轨道 Atombahn *f*
原子轨函数 Atombahnfunktion *f*
原子核 Atomkern *m*
原子核裂变 Kernspaltung *f*
原子化器 Zerstäuber *m*
原子化学 Atomchemie *f*
原子极化 Atompolarisation *f*
原子价 (Atom-)Wertigkeit *f*, Atomigkeit *f*
原子间距[离] Atomabstand *m*
原子结构 Atombau *m*
原子结构 Atomstruktur *f*, Atombau *m*
原子壳层 Atomschale *f*, Atomhülle *f*
原子力显微镜 Atomkraftmikroskop *n*, Rasterkraftmikroskop *n*
原子力显微镜(AFM) Rasterkraftmikroskopie *f*
原子量 Atomgewicht *n*
原子量标度 Atomgewichtsskala *f*
原子模型 Atommodell *n*

原子囊果 Prokarp *n*
原子能 Atomenergie *f*
原子能电池 Atombatterie *f*, Radionukleidbatterie *f*
原子能级 Atomniveau *n*
原子迁移 Atomwanderung *f*
原子杀伤区 atomischer Angriffsbereich *m*
原子闪烁计数器 atomischer Szintillationszähler *m*
原子生物化学战 ABC-Kriegsführung *f*
原子时代 Atomepoche *f*
原子实层 Protohymenium *n*
原子实层的 protohymenial
原子体积 Atomvolumen *n*
原子团 Atomgruppe *f*, Radikal *n*
原子吸收 Atomabsorption *f*
原子吸收法 Atomabsorptionsmethode *f*
原子吸收分光光度法 Atomabsorptionsspektrophotometrie *f* (AAS)
原子吸收分光光度计 Atomabsorptionsspektrophotometer *n*
原子吸收光测法 Atomabsorptionsphotometrie *f*
原子吸收光度计 Atomabsorptionsphotometer *n*
原子吸收光谱 Atomabsorptionsspektrum *n*
原子心理学 Atompsychologie *f*
原子序数 Ordnungszahl *f*(OZ), Atomnummer *f*
原子学 Atomwissenschaft *f*, Atomphysik *f*
原子学说 Atomismus *m*, Atomtheorie *f*
原子氧 Elementaroxygen *n*, naszierender Sauerstoff *m*
原子氧 Elementarsauerstoff *m*
原子医学 Atommedizin *f*, Nuklearmedizin *f*
原子荧光法 Atomfluoreszenzspektrometrie *f*
原子荧光分光光度法 Atomfluoreszenzspektrometrie *f*
原子荧光光谱法 atomares Fluoreszenzspektrum *n*
原子荧光光谱学 Atomfluoreszenzspektroskopie *f*
原子折射度 Atomrefraktion *f*
原子质量 Atommasse *f*
原子质量单位 Atommasseneinheit *f*
原子质量数 (Atom-) Massenzahl *f*
原紫质 Protoporphyrin *n*
原祖细胞 Stammvater *m*
圆[形]细胞脂肪肉瘤 Rundzelliposarkom *n*
圆柏酸 juniperische Säure *f*
圆孢球虫病 Cyclosporiasis *f*
圆胞疏丝组织 Paraprosenchym *n*
圆胞组织 Textura globulosa *f*
圆扁螺属 Hippeutis *n*
圆饼形阴囊 Kuchenskrotum *n*
圆齿状的 gekerbt
圆窗 Fenestra rotunda *f*, Schneckenfenster *n*
圆窗膜破裂 Ruptur der Schneckenfestermembran *f*
圆锉 Rundfeile *f*
圆的 rund, teres, rotund(-us, -a, -um)
圆底离心管 Rundzentrifugenglas *n*
圆底烧瓶 Rundkoiben *m*
圆底有刻度离心管 graduiertes Rundzentrifugenglas *n*
圆顶 Gewölbe *n*, Kuppel *f*
圆顶细胞 Kuppelzelle *f*
圆顶形的 kuppelförmig, domartig
圆二色散 Zirkulardichroismus *m*
圆二色性 Zirkulardichroismus *m*
圆缝针 chirurgischer Rundnadel *m*
圆杆直脚规 Rohrzirkel *m*
圆骨凿 Hohleisen *n*, Hohlmeißel *m*
圆管 Rundrohr *n*
圆规 Zirkel *m*
圆弧 arc de cercle<franz.>, Opisthotonus bei Hysterie *m*
圆弧[青霉]菌素 Cyclopenin *n*
圆环形换能器 Ringwandler *m*
圆环型卡环 ringförmiger Seegerring *m*
圆荚草碱 Sphaerophysin *n*
圆孔 Foramen rotundum *n*
圆口纲 Klasse der Cyclostomata *f*
圆口类 Cyclostom *n*
圆口螺科 Pomatiopsidae *f*
圆口螺亚科 Pomatiopsidae *f*
圆口双牙骨槽凿 Alveolar-hohlmeißelzange *f*
圆盘 Scheibe *f*, Platte *f*
圆盘电泳 Scheibenelektrophorese *f*
圆盘膜 Plattenmembran *f*
圆盘水母目 Reihe discomedusae *f*
圆盘形膜滤器 Schwammfilter der Scheibe *m*
圆盘指针式天平 Zeigerwaage *f*
圆胖的 mollig
圆偏振光 Zirkularpolarisationslicht *n*
圆频率(角频率) Kreisfrequenz *f*
圆球茎状的 rundknollig
圆球体 Sphaeroplast *m*
圆球体法 Protoplastenmethode *f*
圆韧带 Ligamentum teres(uteri) *n*, rundes Mutterband *n*
圆韧带固定术 Desmopexie *f*
圆韧带囊肿 Zyste des runden Mutterbandes *f*
圆韧带鞘膜积液 Hydrozele des runden Mutterbandes *f*
圆韧带缩短术 Terebrachesis *f*, Desmopyknosis *f*, Verkürzung des runden Mutterbandes *f*
圆韧带阴道固定术 Vaginalligamentopexie *f*
圆韧带肿瘤 Tumor des runden Mutterbandes *m*
圆韧带子宫内膜异位[症] Endometriose des runden Mutterbandes *f*
圆双折射 zirkuläre Doppelbrechung *f*
圆体针 Rundnadel *f*
圆筒 Zylinder *m*, Trommel *f*
圆筒光阑 Zylinderblende *f*
圆筒螺旋管 Solenoidspule *f*
圆筒形膜滤器 zylindriges Schaumstofffilter *n*
圆头[畸形] Trochozephalie *f*
圆头锉 Fräse *f*
圆头畸胎 Trochozephalus *m*
圆头剪 pointierte Wundschere *f*
圆头伞 Descolea antarctica *f*
圆头伞属 Descolea *f*
圆透指针式天平 Schnellwaage *f*
圆图 Perigramm *m*
圆细胞浸润 Rundzelleninfiltration *f*
圆细胞肉瘤 Rundzell(en) Sarkom *n*
圆线虫病 Stroneylose *f*, Strongliasis *f*
圆线虫科 Strongylidae *pl*
圆线虫属 Strongylus *m*
圆形 Kreis *m*
圆形的 kreisförmig, rund
圆形分布 kreisförmige Verteilung *f*
圆形硅振动膜 Kreisblende des Siliziums *f*
圆形核孔 Kernpore *f*
圆形夹紧旋环 geriffelter Spannring *m*
圆形膜盘 membranöse Scheibe *f*
圆形囊泡 Sacculus rotundus *m*
圆形平面反光镜 runder planer Spiegel *m*
圆形切除缝合 zirkuläre Exzision und Kreisnaht *n*
圆形双边细胞 Corps ronds *n*
圆形细胞 Rundzelle *f*
圆形细胞(型)脂肪肉瘤 Rundzell(en) liposarkom *n*, Rund-

Zell-Liposarkom *n*
圆形细胞型成骨肉瘤 rundzeiliges osteogenes Sarkom *n*
圆形旋[钮]环 Rändelring *m*
圆形牙钻 runder Zahnbohrer *m*
圆形样的 rundartig, rundlich
圆形运动 Zirkusbewegung *f*
圆形纸色谱法 Ringpapierchromatographie *f*, Zirkular chromatographie *f*
圆形资料 Kreisdaten *pl*
圆癣 Tinea circinata *f*
圆叶目 Cyclophyllidea *pl*
圆叶状扁平苔藓 Lichen planus obtusus *m*
圆月面容 Mondgesicht *n*, Vollmondgesicht *n*
圆凿 Hohlmeißel *m*
圆凿钳 Knabberzange *f*, Hohlmeißelzange *f*
圆泽兰苦内酯 Eupatundin *n*
圆针 runde Nadel
圆枕 Torus *n*, Wulst *m*
圆枕状的 torisch, wulstig
圆周回旋 Drehung *f*, Rotation *f*
圆周运动 Kreisbewegung *f*
圆柱 Zylinder *n*
圆柱镜 Zylinderlinse *f*
圆柱瘤 Zylindrom *n*
圆柱瘤病 Zylindromatose *f*
圆柱瘤型支气管腺瘤 zylindromatöses Bronchialadenom *n*
圆柱瘤样腺癌 zylindromatöses Adenokarzinom *n*
圆柱尿 Zylindrurie *f*
圆柱肉瘤 Zylindrosarkom *n*
圆柱体 Zylinder *m*
圆柱腺瘤 Zylindro-Adenom *n*
圆柱校正透镜 zylindrische Korrekturlinse *pl*
圆柱形探条 zylindrische Bougie *f*
圆柱形透镜 zylindrische Linse *f*, astigmatische Linse *f*
圆柱形种植体 Zylinderimplantat *n*
圆柱型切片机 Zylindermikrotom *n*
圆柱型牙钻 zylinderförmiger Zahnbohrer *m*
圆柱型准直器 zylindrischer Kollimator *m*
圆柱样动脉瘤 Aneurysma cylindricum *n*
圆柱状 zylindrisch
圆柱状的 zylindrisch, cylindric (-us, -a, -um)
圆柱状管型 Harnzylinder *n*
圆柱状体 Zylinder *n*
圆柱状遮光板 Zylinderblende *f*
圆柱状支气管扩张 zylindrische Bronchiektasie *f*
圆锥 Konus *m*, Kegel *m*
圆锥[形]角膜 konische Hornhaut *f*, Cornea eonica *f*, Keratokonus *m*
圆锥动脉干 Konotruncus *m*
圆锥花序 Rispe *f*
圆锥花序状的 rispenförmig
圆锥茄次碱 Jurubidin *n*
圆锥茄碱 Jurubin *n*
圆锥乳头 Papillae conicae *f pl*
圆锥式喷头 Zapfendüse *f*
圆锥形的 konisch, conoide (-us, -a, -um)
圆锥形角膜 Keratokonus *m*
圆锥形晶体状 Lentikonus *m*
圆锥形纸层析 konvergierende Papierchromatographie *f*
圆锥状 infundibuläre, Morphologie *f*
圆钻 runder Bohrer *m*
圆嘴钳 Hohlmeißelzange *f*
援救 Rettung *f*
援助 Unterstützung *f*, Hilfe *f*
缘 Rand *m*, Saum *m*, Margo *m*, Limbus *m*
缘层 Randschicht *f*
缘的 marginal, limbal
缘对缘技术 Technik auf Stoß *f*
缘垛 Feston *n*, Girlande *f*
缘嵴 Crista marginalis *f*, Randleiste *f*
缘间的 intermarginal, intermarginai (-is, -is, -e)
缘间沟 Sulcus intermarginalis *m*
缘间线 Linea intermarginalis *f*
缘减影 K-Kantensubtraktion *f*
缘结节 Tuberculum marginale *n*
缘毛 Echinidium *n*, Bürstenzelle *f*
缘毛形 echinidiförmig
缘膜 Velum *n*
缘前的 prälimbal
缘上回 Gyrus supramarginalis *m*
缘室 Grenzzelle *f*
缘丝 Periphyse *f*
缘细胞 Marginalzelle *f*
缘下的 submarginal, inframarginal
缘线的 intermarginal
缘龈炎 Gingivitis marginalis *f*
缘缨 Franse *f*
猿 Affe *m*, Simia *f*
猿的 affenartig
猿耳 Affenohr *n*
猿分枝杆菌 Mycobacterium simiae *n*
猿猴病毒 Simianvirus *n*
猿猴空泡形成病毒 40 Simian-Virus 40 *n* (SV 40), vacuolating virus <engl.>
猿猴嗜 T 淋巴细胞病毒种 affenartiges T-Zell-lymphotropes Virus *n*
猿猴腺病毒 Simianadenovirus *n*
猿科 Menschenaffe *m*
猿裂 Primatenlücke *f*, Primatenspalte *f*, Affenlücke *f*, Affenspalte *f*
猿手 Affenhand *f*
猿手畸形 Affenhand *f*
猿系 Affenlinie *f*
猿线 Affenfalte *f*, Affenfurche *f*
猿样的 pithekoid
猿褶 Affenfurche *f*
猿状手 Affenhand *f*
源 Ursprung *m*, Quelle *f*
源程序 Ursprungsprogramm *n*, Quellprogramm *n*
源代码 Quellcode *m*
源后衰变 Post-Source-Decay *n*
源强[度] Quellenstärke *f*
源人群 Herkunftsbevölkerung *f*
源输入 Quelleintrag *m*
源数据 Erstdatum *n*, Ursprungsdatum *n*
源信息 Quelleninformation *f*
源于器械解释 instrumentenabgeleitete Interpretation *f*
源语言 Gebersprache *f*, Quellsprache *f*
源自不同文化精神病学 transkulturelle Psychiatrie *f*
源字典 Quellenwörterbuch *n*

yuǎn 远

远部 Fernteil *m*, Pars distalis *f*, distaler Abschnitt *m*
远部皮蒂移植术 Fernrundstielhautlappenplastik *f*
远侧 distale Seite *f*
远侧部 distaler Teil *m*, Pars distalis *f*
远侧的 distal, distal (-is, -is, -e)
远侧肾单位 distales Nephron *n*
远侧肾曲小管 Tubuli (renales) contorti distales *m pl*

远侧扎法(动脉瘤) Fernligatur *f*
远程保健 Telegesundheit *f*, Telemedizin *f*
远程保健技术 Telemedizin-Technologie *f*
远程保健网络 Telemedizin-Netzwerk *n*
远程保健忠告 telemedizinische Beratung *f*
远程病理学 Telepathologie *f*
远程查询服务 Teleauskunftsdienst *m*
远程成像 Tele-Abbildung *f*, Fernbildgebung *f*
远程处理 Fernverarbeitung *f*
远程处理网络 Datenfernverarbeitungsnetzwerk *n*, Fernverarbeitungsnetz *n*
远程传输介质 Fernübertragungsmittel *n*
远程存取 Remote-Zugriff *m*, Fernzugriff *m*
远程访问 Remote-Zugriff *m*, Fernzugriff *m*
远程放射学 Teleradiologie *f*
远程护理 Fernbetreuung *f*, Telepflege *f*
远程会诊 Fernberatung *f*
远程监视 Fernüberwachung *f*
远程教育 Fernausbildung *f*
远程通信 Telekommunikation *f*
远程信息学 Telematik *f*
远程医学 Telemedizin *f*
远程诊断 Ferndiagnose *f*
远程终端 Fernanschluss *m*
远点 Fernpunkt *m*, Punctum remotum *n*, Ruhepunkt (des Auges) *m*
远端的 distal, distal (-is, -is, -e)
远端脾肾静脉分流术(沃伦分流术) splenorenaler distaler Shunt *m*, Warren* Shunt *m*
远端潜伏期 distale Latenz *f*
远端肾小管细胞 Zellen der distalen Nierenkanälchen *f pl*
远端肾小管性酸中毒 distale renale tubuläre Azidose *f*
远端小管 Fernröhrchen *n*
远端小管曲部 Pars convoluta der distalen Nierenkanälchen *f*
远端小管直部 Pars recta der distalen Nierenkanälchen *f*
远端型肌营养不良症 distale Muskeldystrophie *f*
远端指(趾)甲下甲真菌病 distale subunguale Onychomykosis *f*
远端中轴指纹三角 distaler axialer Triradius *m*
远隔联想 Fernassoziation *f*
远隔作用 Fernwirkung *f*
远航食品 Nahrung für lange Seefahrt *f*
远红外多功能加温器 multifunktionaler Wärmer des Ferninfrarots *m*
远红外分子激光器 Molekularlaser des Ferninfrarots *m*
远红外线 Ferninfrarot *n*
远红外线辐射 Fernultrarotstrahlung *f*
远红外线干燥箱 Exsikkator des Ferninfrarots *m*
远红外线激光器 Femultrarotlaser *m*
远红外线治疗机 Feruultrarottherapieanlage *f*
远华蟾蜍精 Telocinobufagin *n*
远交群动物 Outcross-Tier *n*
远节指(趾)骨 distaler Finger *m*, distale Zehe *f*, Phalanx distalis *f*
远节指(趾)骨粗隆 Tuberositas phalangis distalis *f*
远近视差 Parallaxe des Fern-und Nahsehens *f*, perspektive Parallaxe *f*
远近适应反射 Akkomodationsreflex *m*
远近适应力 Akkomodationsfähigkeit *f*
远距X线[照]片 Teleröntgenogramm *m*, Fernaufnahme *f*
远距X线照相术 Teleröntgenographie *f*, Fernaufnahme (technik) *f*
远距X线治疗 Teleröntgentherapie *f*
远距测定法 Telemetrie *f*, Fernmessung *f*
远距测定装置 telemetrisches Gerät *n*, Fernmessungsapparat *n*
远距刺激变形 Telemorphosis *f*
远距刺激变形的 telemorphotisch
远距防护 Fernschutz *m*
远距放射疗法 Teleröntgentherapie *f*
远距分光镜 Fernspektroskop *n*
远距居里治疗设备 Telecurietherapieanlage *f*, Telecurie-Therapieeinheit *f*
远距镭照射 Teleradiumbestrahlung *f*, Radiumfernbestrahlung *f*
远距离[射击]枪[弹]创 ferne Schussverletzung *f*
远距离分泌 Telekrin *n*
远距离联机手段 ferne Online-Einrichtung *f*
远距离摄片 Teleaufnahme *f*, Fernanfnahme *f*
远距离序列 Fernsequenz *f*
远距离照相术 Teleaufnahme *f*, Telephotographie *f*
远距视觉 Fernsichtigkeit *f*
远距听觉 Entfernungshören *n*
远距透视检查 Teleradioskopie *f*, Ferndurchleuchtung *f*
远距线 Teleröntgen *n*
远距线疗法 Teleröntgentherapie *f*
远距心[动]电[流]描记法 Teleelektrokardiographie *f*
远距心[动]电[流]图 Teleelektrokardiogramm *n*, Tele-EKG *n*
远距心音听诊器 Telekardiophon *n*
远距荧光屏检查 Tele-Fluoroskopie *f*, Ferndurchleuchtung *f*
远距运动 Telekinese *f*, Telekinesis *f*
远距诊断 Ferndiagnose *f*, Tele-Diagnose *f*
远距眦(眦距过远) ferner Augenwinkel *m*
远菌素 Distacin *n*
远离的 fern
远离细胞的 zytodistal
远霉素 Telomycin *n*, Distamycin *n*
远模式 Apotyp *m*
远男症 Apanthropie *f*
远期复发 Spätrezidiv *n*
远期疗效 Spätresultat *n*, langfristige Heilwirkung *f*
远期效应 langfristige Wirkung *f*, Fernwirkung *f*
远期影响 Fernwirkung *f*
远期运动障碍 tardive Dyskinesie *f*, Spätdyskinesie *f*
远区场 Fernfeld *n*
远曲小管 distale gewundene Nierenkanälchen *n pl*
远人症 Apanthropie *f*
远摄镜头 Fernobjektiv *n*, Teleobjektiv *n*
远事记忆 Altgedächtnis *f*
远事遗忘 retrograde Amnesie *f*
远视 Hypermetropie *f*, Hyperopie *f*, Weitsichtigkeit *f*, Fernsehen *n*, Fernsichtigkeit *f*
远视的 hypermetrop (isch), hyperop (isch), weitsichtig, fernsichtig
远视力 Fernsehfähigkeit *f*, Sehschäfe in die Ferne *f*
远视力表 Sehtafel für Fernsehen *f*
远视力检查法 Fernsehprobe *f*, Probe für Fernsehen *f*
远视散光 Astigmatismus hyperopicus *m*
远视眼镜 Hypermetropiebrille *f*
远视者 Hyperope *m/f*, Hypermetrope *m/f*
远藤氏培养基 Endo* Nährboden *m*
远体刺激 Fernreiz *m*
远体事件 Fernereignis *n*
远系繁殖 Auszucht *f*
远心沉淀 Zentrifugation *f*, Zentrifugierung *f*
远心的 zentrifugal
远心端 Distalende *n*, distales Ende *n*
远心性肥大 exzentrische Hypertrophie *f*
远因 indirekte (od. entfernte) Ursache *f*
远缘杂交 Bastardierung zwischen zwei entfernten Arten *f*, entferntverwandte Hybridisation *f*
远缘杂种 ferne Hybride *f*
远直小管 distales gerades Röhrchen *n*
远志[糖]醇 Polygalytol *n*
远志酊 Polygalatinktur *f*, Tinctura polygalae *f*

远志科 Polygalaceae *pl*, Kreuzblumengewächse *n pl*
远志流浸膏 Extractum polygalae liquidum *n*
远志酸 Polygalasäure *f*
远志皂甙 Poiygalin *n*, Senegin *n*
远志皂甙原 Tenuigenin *n*, Presenegenin *n*
远中 Distookklusion *f*
远中错位 Distoversion *f*
远中的 distal(-is, -is, -e)
远中根 distale (Zahn-) Wurzel *f*
远中面 Facies distalis *f*
远中楔形瓣 distaler Keillappen *m*
远中缘 distaler Rand *m*, Margo distalis *m*
远中[向]阻生 distowinklige Einklemmung *f*
远中阻生第三磨牙 eingeklemmter distaler dritter Molar *m*
远轴薄壁组织 abaxiales Parenchym *n*
远轴的 abaxial, achsfern
远子囊形成式的 ascodistal <engl.>
远子实层的 abhymenial <engl.>
远紫外线辐射 Fernultraviolettstrahlung *f*

yuàn 院

院部办公室 Büro des Hospitals *n*
院内交叉感染 bakterieller (od. infektiöser) Hospitalismus *m*, Kreuzinfektion in Hospital *f*

YUE 约月阅跃越

yuē 约

约登指数(正确指数) Youden* Index *m*
约定真值 konventioneller Effektivwert *m*
约定值 konventioneller Wert *m*
约翰·斯诺 John Snow
约翰小克银汉病毒 John Cunningham* Virus *n*
约翰逊测验 Johnson* Test *m* (检尿白蛋白)
约翰逊矫治器(双丝弓矫治器) Zwillingsgerät *n*, Johnson* Gerät *n*
约化质量 reduzierte Masse *f*
约计 annähernde Berechnung *f*
约曼试验 (髋过伸试验) Yeoman* Test *m*
约内氏杆菌 Johne* Bazillus *m*, Mycobacterium paratuberculosis *n*
约瑟夫病 Joseph* Krankheit *f* (中枢神经系统进行性变性疾病)
约瑟夫姐妹结节 Joseph* Schwester-Knötchen *n* (脐部皮下组织小结节与转移性腹腔癌肿有关)
约束 Verbindlichkeit *f*, Hemmung *f*
约束传播 Bedingungsausbreitung *f*
约束法 Zurückhaltung *f*
约束能量 Grenzenenergie *f*
约束衣 Kamisol *n*, Armeljäckchen *n*

yuè 月阅跃越

月骨 Os lunatum *n*, Lunatum *n*, Mondbein *n*
月骨负荷骨折 Belastungsfraktur des Mondbeins *f*
月骨骨折 Lunatumfraktur *f*
月骨坏死 Mondbeinnekrose *f*
月骨前脱位 vorne Auskugelung des Mondbeins *f*
月骨缺血性坏死 ischämische Knochennekrose des Mondbeins *f*, ischemic necrosis of lunar bone <engl.>
月骨缺血性坏死 ischämische Nekrose des Mondbeins *f*
月骨软化 Lunatummalazie *f*
月骨软化症 Osteomalazie des Mondbeins *f*
月骨-三角骨分离 Trennung des Mondbeins und Dreieckbeins *f*
月骨脱位 Kienböck* Dislokation *f*, Lunatumluxation *f*
月骨无菌性骨坏死 aseptische Mondbeinnekrose *f*
月骨再血管化 Lunatumrevaskularisation *f*
月骨摘除术 Exzision des Mondbeins *f*
月骨掌侧脱位 palmare Lunatumluxation *f*
月骨置换术 Lunatumersatz *m*
月骨周围背侧脱位 dorsale perilunäre Luxation *f*
月骨周围不稳定 perilunäre Instabilität *f*
月骨周围进行性不稳定 progressive perilunäre Instabilität *f*
月骨周围脱位 perilunäre Luxation *f*
月骨周围掌侧脱位 palmare perilunäre Luxation *f*
月光错觉 Mondtäuschung *f*
月光盲 Mondblindheit *f*
月桂 Lorbeer *m*
月桂醇 Laurylalkohol *m*
月桂基磺酸钠 Natriumlaurylsulfonat *n*
月桂硫酸酯钠 Natriumlaurylsulfat *n*
月桂木姜碱 Laurolitsin *n*
月桂醛 Lauraldehyd *n*
月桂树 Laurus nobilis *f*
月桂酸 Laurinsäure *f*
月桂酸 laurinsäure *f*, Acidum lauricum *n*
月桂酸甘油酯 Glyzeryllaurinsäureester *m*
月桂酸硫酸酯钯盐 Laurylsulfatsalz des Palladiums *n*
月桂酸钠 Natriumlaurat *n*
月桂烷 Lauran *n*
月桂烯 Myrcen *n*
月桂酰硫酸钠 Natriumlaurylsulfat *n*
月桂樱甙 Prulaurasin *n*
月桂油 Lorbeerfett *n*, Lorbeerbutter *f*, Myrtenöl *n*, Oleum myrciae *n*
月经 Menstruation *f*, Menses *f*, Periode *f*, Regel *f*
月经病 Emmeniopathie *f*, Menstrationsstörung *f*
月经不规则 Menstruatio irregularis *f*, unregelmässige Regelblutung *f*
月经不调 Menstruatio irregularis *f*, Menoxenia *f*
月经初潮临界体重 kritisches Gewicht der Menarche *f*
月经初潮年龄 Menarchealter *n*
月经初期 Menarche *f*
月经初期(潮)延迟 Spätmenarche *f*, Menstmatio tarda *f*
月经的 menstrual, menstrual(-is, -is, -e), menorrhoisch, menstruell
月经过多 Hypermenorrhoe *f*, Menorrhagie *f*
月经过多的 hypermenorrhoisch
月经过频过多 Epimenorrhagie *f*
月经过期 Menstruatio tarda *f*
月经过少 Oligomenorrhoe *f*, Hypomenorrhoe *f*
月经后放环 postmenstruelle Intrauterinpessareinführung *f*
月经黄体 Corpus luteum menstruationis *n*
月经机制调节 Menstruationsmechanismus *m*, menstruelle Regulierung *f*
月经及生育史 Menstruations-und Geburtenanamnese *f*
月经间期 Intermenstrualperiode *f*
月经减少 Hypomenorrhoe *f*, Spanomenorrhoe *f*
月经困难 Dysmenorrhoe *f*, Dysmenorrhoea *f*
月经来潮 Menstruieren *n*, Menstruationsbeginn *m*
月经量 menstruelle Menge *f*
月经频多 Menometrorrhagie *f*
月经频繁 Polymenorrhö *f*
月经期 Monatszeit *f*, menstruelle Phase *f*
月经期[间] Intermenstruum *n*
月经期口出血 Stomatomenorrhagie *f*, vikariierende Mensblutung (aus der Mundschleimhaut) *f*
月经期水肿 Menstrualödem *n*
月经前痤疮 prämenstruelle Akne *f*
月经前的 prämenstruell
月经前期 Antemenstruum *n*, Prämenstruum *n*
月经前期水肿 prämenstruelles Odem *n*
月经失调 Regelabweichung *f*, Menstruationsstörung *f*
月经失血 menstruelle Blutverlust *f*

月经史 Menstruationsanamnese *f*, Regenanamnese *f*
月经紊乱 Menstruationsstörung *f*
月经稀少 Oligomenorrhoe *f*, vereinzelte Menstruation *f*, knappe Menstruation *f*
月经性癫痫 katameniale Epilepsie *f*, Menstruationsepilepsie *f*
月经性红斑 menstruelles Erythem *n*
月经性气胸 katamenialer Pneumothorax *m*, Menstruations-Pneumothorax *m*
月经性瘙痒 menstrueller Juckreiz *m*
月经性荨麻疹 Menstruationsurtikaria *f*
月经性紫癜 menstruelle Purpura *f*
月经血 menstruales Blut *n*, Menstrualblut *n*
月经血成分 Zusammensetzung des Menstralblutes *f*
月经异常 Regelanomalie *f*, Menoxenie *f*
月经早潮 vorzeitige Menarche *f*
月经疹 Menstrualausschlag *m*, Menstrualexanthem *n*
月经正常 Eumenorrhoe *f*
月经纸 Monatsbinde *f*, Menstruationsbinde *f*
月经滞留中毒 Menosepsis *f*
月经周期 Menstruationszyklus *m*
月经周期的心理行为 geistiges Verhalten während Menstruationszyklus *n*
月经周期紊乱 Menstruationsstörung *f*
月经周期性癫痫 katameniale Epilepsie *f*
月经周期性精神病 Menstrualpsychose *f*
月亮错觉 Mondtäuschung *f*
月亮错觉假说 Hypothese der Scheindistanz *f*
月三角骨不稳定 Instabilität des Mondbeins und Triquetrums *f*
月三角骨分离 Trennung des Mondbeins und Triquetrums *f*
月形物 Selene (unguium) *n*, Lunula (uneuis) *f*
月牙形处女膜 Hymen semilunaris *m*
月样圆面容 Mondeesicht *f*
月夜梦行症 Lunambulismus *m*, Lunatismus *m*, Selenoeamie *f*
月状的 mondförmig, lunat (-us, -a, -um)
月状沟 Sulcus lunatus *m*
月状骨无菌性坏死 aseptische Mondbeinnekrose *f*
月状面 Facies lunata (acetabuli) *f*
阅读 Lesen *n*
阅读步骤 Leseleiter *f*
阅读部位 Lesestelle *f*
阅读测量 Lesemaß *n*
阅读迟慢 Bradylexie *f*
阅读迟滞 Leseretardierung *f*, Leseverzögerung *f*
阅读和写作能力 Literalität *f*
阅读机 Lesemaschine *f*
阅读教学 Leseinstruktion *f*, Leseausbildung *f*
阅读框［架］ Leseraster *n*, Leserahmen *m*
阅读困难 Alexia *f*
阅读困难 Dyslexie *f*
阅读理解 Leseverstehen *n*, Leseverständnis *n*
阅读理解测验 Leseverständnistest *m*
阅读理解技巧 Leseverstehensfähigkeit *f*, Leseverständnisfähigkeit *f*
阅读疗法 Bibliotherapie *f*
阅读缺陷症 Lesedefekt *m*, Lesedefizit *n*
阅读试验 Leseprobe *f*
阅读无能（困难） Leseunfähigkeit *f*, Lesebehinderung *f*
阅读障碍 Lesestörung *f*
阅读障碍，特定性 spezifische Lesestörung *f*
阅读障碍性迟滞 Verzögerung der Lesestörung *f*
阅读字词再认 Wiedererkennen des Wortlesens *n*
跃迁 Transition *f*
越边掩蔽 Kreuzmaskierung *f*, cross masking <engl.>
越冬 Winterschlaf *m*, Hibernation *f*, Uberwinterung *f*
越冬孢子 Winterspore *f*
越冬场所 Hibemaculum *n*, Winterquartier *n*
越冬蚊 Uberwinterungsmücke *f*
越冬状态 Hibernationszustand *m*
越隔纤维 transseptale Fasern *m pl*
越轨 Aberration *f*
越桔甙（酯） Vacciniin *n*
越桔花青甙 Idaein *n*
越桔色苷 Idaein *n*
越桔酯 Vaccinin *n*
越膜激活剂和钙离子调变剂和 cyclophilin 互动剂 Transmembranaktivator und Kalziummodulator und Interaktor des Cyclophilins *m*
越膜控制 Transmembrankontroilierung *f*
越种进化 Makroevolution *f*

YUN 晕云匀芸允孕运酝韵蕴熨晕

yūn 晕

晕 Halo *m*, Areola *f*
晕［圈］效应 Haloeffekt *m*, Lichthofeffekt *m*
晕的 areolär, areolar (-is, -is, -e)
晕动［病］ Bewegungskrankheit *f*, Kinetose *f*
晕厥 Lipothymie *f*
晕厥 Synkope *f*, Ohnmacht *f*
晕厥的 synkopal, ohnmächtig, synkopisch
晕厥发作 synkopaler Anfall *m*
晕厥前兆 Präsynkope *f*
晕厥样感觉 Lipothymie *f*
晕轮 Halo *m*, Aderhautatrophie *f*
晕轮效应 Halo-Effekt *m*, Lichthofeffekt *m*
晕轮效应错误 Fehler des Halo-Effekts *m*
晕轮痣 Halo-Nävus *m*, Halonävus *m*
晕迷失常 Verdutztheit *f*
晕圈 Halo *m*
晕头转向 benommenes Befinden *n*
晕眩 Schwindel *m*
晕痣 Halo-Effekt *m*, Lichthofeffekt *m*

yún 云匀芸

云斑库蠓 Culicoides maculatus *m*
云扁豆蛋白 Phaseolin *n*
云母 Mica *m*, Mika *m*, Glimmer *m*
云母尘肺 Mikastaublunge *f*
云母窗 Glimmerfenster *n*
云母检查板 Glimmeruntersuchungsplatte *f*
云母眼镜 Glimmerbrille *f*
云母状和角化性假上皮瘤性龟头炎 glimmerige und keratotische pseudoepitheliomatöse Balanitis *f*
云木香烯 Aplotaxen *n*
云杉甙 Picein *n*
云杉属植物 Fichte *f*, Rottane *f*
云杉新甙 Piceid *n*
云雾疗法 Wolkenbehandlung *f*
云雾状的 wolkig, trüb
云雾状混浊 Trübung *f*
云翳 Nubecula *f*, Nubekula *f*, Nephelium *n*, Nubela *f*
云芝多糖 Polysaccharid des Coriolus versicolor L. Pilzs *n*
云芝属 Polystictus *m*
云芝素 Polystictin *n*
云中眩晕 Wolkenschwindel *m*
云状图测验 Test des Wolkenbilds *m*
匀（潮）霉素 Homomycin *n*, Hygromycin *n*
匀场补偿 Shimmen *n*
匀场技术 Shimtechnik *f*

匀称程度 Körperproportion *f*
匀化 Homogenisieren *n*
匀化[作用] Homogenisierung *f*
匀化机(器) Homoeenisator *m*
匀浆 Homogenat *n*
匀浆化 Homogenisation *f*
匀浆器 Homoeenisator *m*
匀浆膳 homogenisierte Diät *f*
芸苔葡糖硫苷 Glucobrassicin *n*
芸香 Raute *f*, Ruta graveolens (s. pratensis) *f*
芸香[二]糖 Rutinose *f*
芸香甙 Rutin *n*
芸香科 Rutaceae *pl*
芸香糖甙 Rutinosid *n*

yǔn 允

允(容)许浓度 Arbeitsplatzkonzentration *f*, zulässige Konzentration *f*
允诺性诱导 permissive Induktion *f*
允许 Zulassung *f*, Erlaubnis *f*
允许[剂]量 zugelassene Dosis *f*
允许残留量 zulässiges Restlimit *n*
允许的 genehmigt
允许条件 permissives Befinden *n*
允许压力 zulässiger Druck *m*
允许总误差 zulässiger Gesamtfehler *m*
允许作用 Zulassungswirkung *f*

yùn 孕运酝韵蕴熨晕

孕斑 Chloasma uterinum *n*, pityriasis uterinum *f*
孕产妇死亡率 Mutterschaftssterblichkeit *f*, Müttersterblichkeit *f*
孕产妇系统保健 mütterliches Gesundheitsversorgungssystem *n*
孕次 Gravidität *f*
孕二醇 Pregnanediol *n*
孕二酮醇 Pregnandiol *n*
孕二烯酮 Gestoden *n*
孕妇 Gravida *f*, Schwangere *f*
孕妇晨吐 morgendliches Erbrechen *n*
孕妇恶心 morgendliche Ubelkeit *f*
孕妇手足搐搦 Tetania gravidarum *f*
孕妇吸毒 Drogenmissbrauch der schwangeren Frauen *m*
孕妇吸烟 Zigarettenrauchen der schwangeren Frauen *n*
孕妇酗酒 Alkoholaufnahme der schwangeren Frauen *f*
孕妇血 Blut der Schwangere *n*
孕妇血清 Schwaneerenserum *m*
孕妇营养 Ernährung der Schwangere *f*
孕妇营养性贫血 Ernährungsanämie der Schwangere *f*
孕妇自我监护 Selbstversorgung der schwangeren Frauen *f*
孕激素[类] Progestoeen *n pl*, Gestagene *n pl*, Proeestine *n pl*
孕激素撤退试验 Progesteronentzugstest *m*
孕激素类 Progestogen *n*, Progestin *n*
孕激素受体 Progesteronrezeptor *m*
孕节 befruchtete Proglottiden *n pl*
孕龄 Gestationsalter *n*, Schwangerschaftsalter *n*
孕卵 befruchtete Eier *n pl*
孕卵发育 Entwicklung der befruchteten Eier *f*
孕卵节片 befruchtete Proglottiden *n pl*
孕卵着床 Nidation *f*, Implantation *f*
孕马血清 Serum der trächtigen Stuten *n*, preenant mareserum <engl.>
孕马血清促性[腺]激素 Pregnant-Mare-Serum-Gonadotropin *n*
孕马血清激素 Serumgonadotropin der trächtigen Stuten *n*, pregnant mare serum hormone <engl.>
孕尿 Schwangerenurin *m*
孕尿激素 SchwanSerenurinhormon *n*, pregnancy urinehormone <engl.>
孕尿翳 Cyesthein *n*, Nubekula bei Schwangerenurin *f*
孕期 Schwaneemchaft (sdauer) *f*, Tragzeit *f*
孕期保健 Schwaneerenfürsorge *f*, Antenatalvorsorge *f*
孕期暴力 Gewalt während der Schwangerschaft *f*
孕期晨吐 Morgenübelkeit in der Schwangerschaft *f*
孕期耻骨联合分离 Symphysendehnung (od. Symphysiolyse) in der Schwangerschaft *f*
孕期及产后精神病 gravidopuerperale Psychose *f*
孕期检查 vorgeburtliche Untersuchung *f*
孕期流涎症 Ptyalismus in der Schwangerschaft *m*
孕期受检率 Prüfungsrate während der Schwangerschaft *f*
孕期蜕膜 Decidua gravidarum (s. graviditatis) *f*
孕期卫生 Schwangerschaftshygiene *f*
孕期仰卧低血压综合征 orthostatische Schwangerschaftshypotonie *f*, uterokardiovaskuläres Syndrom *n*
孕期饮食 pränatale Diät *f*, Schwangerenkost *f*, Tragzeit kost *f*
孕期用药 Drogen in der Schwangerschaft *f*
孕期自我监护 Selbstpflege während der Schwangerschaft *f*
孕前的 progestatiy
孕三醇测定 Pregnantrioltest *m*
孕体 Conceptus *m*
孕酮 Proeesteron *n*, Progestin *n*
孕酮受体 Progesteronrezeptor *m*
孕酮衍生物 Progesteronderivate *n pl*
孕吐 Vomitus gravidarum *m*
孕烷醇酮 Pregnanolon *n*
孕烷衍生物 Pregnanderivate *n pl*
孕烯 Pregnen *n*
孕烯醇酮 Pregnenolon *n*
孕烯二酮 Pregnenedion *n*
孕(甾)二醇 Pregnandiol *n*
孕[甾]二醇葡糖醛酸 Pregnandiol-Glucuronat *n*
孕[甾]二酮 Pregnanedion *n*
孕[甾]三醇 Pregnantriol *n*
孕[甾]酮 Progesteron *n*
孕[甾]烯醇酮 Pregnenolon *n*
孕甾烷 Pregnan *n*
孕早期产前诊断 Pränataldiagnose der ersten Trimenon *f*
孕早期营养 schwangere Ernährung des Frühstadiums *f*
孕中期营养 schwangere Ernährung des Mittelstadiums *f*
运笔特征 Eigenschaft der Schreibübung *f*
运筹学 Betriebsanalyse *f*, Betriebsforschung *f*, Operations Research *n*
α 运动 Alpha-Bewegung *f*, α-Bewegung *f*
运动 Bewegung *f*, Kinesie *f*, Lokomotion *f*
运动 Kinesie *f*, Lokomotion *f*, Bewegung *f*
γ 运动 γ-Bewegung *f*, Gamma-Bewegung *f*
δ 运动 δ-Bewegung *f*, Delta-Bewegung *f*
运动,本土 nativistische Bewegung *f*
运动,大同 millenaristische Bewegung *f*
运动,复兴 Revitalisierungsbewegung *f*
运动,移动,转位 Fortbewegung *f*
运动/丙酮酸盐 Sport / Pyruvat *n*
运动安全 Sport-Sicherheit *f*
运动保健 Sporthygiene *f*
运动辨别 Bewegungsdifferenzierung *f*
运动表象 Bewegungsbild *n*
运动病 Kinetose *f*, Kinepathie *f*
运动病史 Historie der Bewegungskrankheit *f*
运动病试验 Prüfung der Bewegungskrankheit *f*
运动病易感性 Suszeptibilität der Bewegungskrankheit *f*
运动病症状 Symptom der Bewegungskrankheit *n*
运动病主诉症状 subjektives Symptom der Bewegungskrankheit *n*

运动不能 Akinesie *f*
运动不能的 akinetisch
运动不能发作 akinetischer Anfall *m*
运动不能性缄默[症] akinetischer Mutismus *m*
运动不能性失用 akinetische Apraxie *f*
运动不能性萎缩 akinetische Atrophie *f*
运动不能性哑症 akinetischer Mutismus *m*
运动不能症 Akinesie *f*
运动不识 Bewegungsagnosie *f*
运动不足病 hypokinetische Krankheiten *f*
运动不足病 hypokinetisches Syndrom *n*
运动残象测定仪 Bewegungsnachbild-Meßinstrument *n*
运动操作 Motorleistung *f*
运动测量器 Kinesiometer *n*
运动产生的刺激 Anreiz durch Bewegung erzeugt *m*
运动场 Sportplatz *m*
运动成瘾 Fitnessucht *f*, Sportsucht *f*
运动程序 motorisches Programm *n*
运动程序 Motorprogramm *n*
运动程序记忆 Gedächtnis des Motorprogramms *n*
运动迟缓 Bradykinesie *f*
运动冲动 Motorimpuls *m*
运动处方 Übungsverordnung *f*
运动创伤 Sportverletzung *f*
运动错觉 Bewegungsillusion *f*
运动代谢 Sportstoffwechsel *m*
运动单位 motorische Einheit *f*, Kinet(i)e *f*
运动单位电位 Potential der motorischen Einheit *n*
运动单位动作电位 Aktionspotential der motorischen Einheit *n*
运动单位募集 Rekrutierung motorischer Einheit *f*
运动单位总和 Motoreinheit-Summation *f*
运动倒错 paradoxe Beweglichkeit *f*, Kinesia paradoxa *f*
运动的 motorisch, Iokomotorisch, kinetisch
运动的感觉 Bewegungsempfindung *f*
运动点 motorischer Punkt *m*
运动定律 Bewegung sgesetz *n*
运动定势 Motorgerät *n*
运动对策 Bewegungsspiel *n*
运动发育评价 Auswertung der Bewegungsentwicklung *f*
运动发展 Motorentwicklung *f*
运动反射 Motorreflex *m*
运动反应 Motorreaktion *f*
运动范围 Bewegungsumfang *m*
运动范围不足 Hypometrie *f*
运动范围过度 Hypermetrie *f*
运动分析器 motorischer Analysator *m*
运动辅助区 supplementär-motorisches Areal *n*
运动负荷实验 Übungsbelastungsprobe *f*
运动感 Kinästhsie *f*
运动感觉 Bewegungsempfindung *f*
运动感觉反馈回路 sensomotorische Rückkopplungsschleife *f*
运动感觉缺失 Kinästhetik *f*
运动感觉缺失反馈 Rückkoppelung der Kinästhetik *f*
运动感受器 kinetischer Rezeptor *m*, motorischer Rezeptor *m*
运动感知异常 Störung der Bewegungswahrnehmung *f*
运动根 motorische Wurzel *f*, Radix motoria *f*
运动功能 motorische Funktion *f*, Motorik *f*
运动功能促进药 Exzitomotor *m*
运动功能的简单评估法 kurze Beurteilung der motorischen Funktion *f*
运动功能减退 Hypokinesie *f*
运动功能减退的 hypokinetisch
运动功能减退的构音障碍 hypokinetische Dysarthrie *f*
运动功能亢进 Hyperkinesie *f*
运动功能评估 Beurteilung der motorischen Funktion *f*
运动功能障碍 Dyskinesie *f*
运动共济失调 Rückenmarkschwindsucht *f*
运动怪癖 motorische Besonderheit *f*
运动过度 Hyperkinesie *f*
运动过度的 hyperkinetisch
运动过度综合征 hyperkinetisches Syndrom *n*
运动过多 Akrokinesie *f*
运动过敏 Sportallergie *f*
运动过弱型呐吃 hypokinetische Dysarthrie *f*
运动行为 Motorverhalten *n*
运动行为障碍 motorische Verhaltensstörung *f*
运动核 Kinetonukleus *m*, Kinetoplast *m*
运动恒常性 Bewegungskonstanz *f*
运动后蛋白尿 Sportalbuminurie *f*
运动后尿胆素原尿 Sporturobilinogenurie *f*
运动后疲乏 posttetanische Erschöpfung *f*
运动后糖尿 Sportglukosurie *f*
运动后象 Bewegungsnachbild *n*
运动后效 Bewegungsnachwirkung *f*
运动后虚脱 Kollaps nach Ubung *f*
运动机能 Motorik *f*
运动机能亢进的构音障碍 hyperkinetische Dysarthrie *f*
运动急迫性尿失禁 motorische Dranginkontinenz *f*
运动疾病 Bewegungskrankheit *f*
运动计划 Motorplan *m*
运动记忆 Bewegungsgedächtnis *n*
运动记忆 Motorspeicher *m*
运动技能 Bewegungskompetenz *f*
运动[技能]学习 motorisches Lernen *n*
运动技巧 Sportkunst *f*, Sportgeschicklichkeit *f*
运动技巧障碍 Störung der Motorkompetenz *f*
运动减少 Hypomotilität *f*, Bradykinesie *f*, Hypokinese *f*
运动减退 Bewegungsarmut *f*, Hypokinesie *f*
运动交叉 Decussatio pyramidum *f*, Decussatio motoria *f*
运动焦虑症 Unruhesymptom des Sports *n*
运动觉 Kinäthesie *f*, Bewegungssinn *m*, Muskelgefühl *n*
运动觉察技术 Bewusstseinstechnik der Bewegung *f*
运动觉察器 Bewegungsdetektor *m*
运动觉缺失 Kinanästhesie *f*
运动节律同步计 Synchrometer des Bewegungsrhythmus *n*
运动节食疗法 Geländebehandlung *f*
运动镜 Kinetoskop *n*
运动科学 Sportlehre *f*, Kinetik *f*
运动恐怖症 Kinesophobie *f*
运动控制 Motoransteuerung *f*
运动控制试验 Motorkontrolltest *m*
运动控制系统 Bewegungssteuerungssystem *n*
运动困难 Dyskinesie *f*
运动扩散 Bewegungsdiffusion *f*
运动类型 Art *f*
运动理论 Motortheorie *f*, Bewegungstheorie *f*
运动力 kinetische Kraft *f*, Motorizität *f*
运动力计 Kinesiometer *n*, Motormeter *n*
运动量 Bewegungsgröße *f*
运动量表 Motorskala *f*, Bewegungsskala *f*
运动疗法 Kinesi(o)therapie *f*, Krankengymnastik *f*
运动疗法技士 Kinesipathist *m*, Kinesitherapeut *m*
运动灵活性 Bewegungsgewandtheit *f*
运动麻痹 motorische Lähmung *f*
运动麻痹性膀胱 Blase der Bewegungslähmung *f*
运动密度测定法 Kinedensigraphie *f*
运动描记法 Kinematographie *f*
运动描记器 Kinematograph *m*

运动模糊度 Bewegungsunschärfe *f*
运动模拟器 Bewegungssimulator *m*
运动模式 Motormuster *n*, Bewegungsmuster *n*
运动耐量 Belastungstoleranz *f*
运动耐受不良 Belastungsintoleranz *f*
运动能 Motorverhalten *n*
运动能力 Kinetismus *m*, Bewegungsfähigkeit *f*
运动能力测定 Bewegungsfähigkeitsprüfung *f*
运动能力测验 motorischer Leistungstest *m*
运动能力计 Kinesiometer *n*
运动能量 Bewegungsenergie *f*
运动皮质(层) motorische Hirnrinde *f*
运动疲劳 Sportermüdung *f*
运动频率 Frequenz (F) *f*
运动评定表法 Motor-Bewertungsskala *f*
运动起始中心 Bewegungsgenerator *m*
运动器官 Bewegungsapparat *m*, Bewegungsorgan *n*
运动前区 Prämotorareal *n*, Prämotorkortex *m*, prämotorische Rinde *f*
运动前神经元 prämotorisches Neuron *n*
运动强度 Trainingsintensität *f*
运动情绪 Sportlaune *f*, Sportstimmung *f*
运动情绪障碍 Affektstörung an Sportaktivitäten *f*
运动区 motorische Sphäre (des Zerebrums) *f*
运动热能消耗率 Energiedissipationsrate durch Sport *f*
运动融像 motorische Fusion *f*
运动神经 motorischer Nerv *m*
运动神经病[变] Motorneuropathie *f*
运动神经传导速度 Leitungsgeschwindigkeit des Bewegungsnerven *f*
运动神经传导速度 motorische Nervenleitungsgeschwindigkeit *f*
运动神经的 motorisch
运动神经根 Wurzel des Bewegungsnerven *f*
运动神经功(机)能病 motorische Neurose *f*
运动神经官能症 motorische Neurose *f*, Kinesoneurose *f*
运动神经假体 motorische Neuroprothese *f*
运动神经末梢 motorische Nervenendigung *f*
运动神经诱发电位 evozierte Potentiale des Bewegungsnerven *pl*
α 运动神经元 Alpha-Motoneuron *n*, α-Motoneuron *n*
运动[神经]系统 Bewegungssystem *n*
运动[神经]细胞 motorische Zellen *f pl*
运动神经元 motorisches Neuron *n*, Motoneuron *n*
β 运动神经元 β-Motoneuron *n*, Beta-Motoneuron *n*
γ 运动神经元 γ-Motoneuron *n*, Gamma-Motoneuron *n*
运动神经元病 motorische Systemerkrankung *f*, Moto-neuronkrankheit *f*
运动神经元群 Motoneuronpool *n*
运动生理参数测定装置 bewegungs-physiologisches Messgerät *n*
运动生理学 Sportphysiologie *f*, Kinesiologie *f*
运动生物化学 Sportbiochemie *f*
运动失能 Akinesie *f*
运动失调性毛细血管扩张[症] Ataxie-Telangiektasie *f*
运动失调性毛细血管扩张症 Ataxie-Telangiektasie *f*
运动时(间) Bewegungsdauer *f*, Bewegungszeit *f*
运动识别 Bewegungserkennung *f*
运动实验 Belastungstest *m*, Bewegungstest *m*
运动试验 Übungstest *m*
运动试验分析 Analyse des Bewegungstests *f*
运动视差 Bewegungsparallaxe *f*
运动视觉缺失 Akinetopsie *f*
运动素质 athletischer Habitus *m*
运动速度 Bewegungsgeschwindigkeit *f*
运动损伤 Sportverletzung *f*, Sportschaden *m*
运动踏板测验 Test der Bewegungstretmühle *m*
运动通路 Bewegungsweg *m*
运动通气量 Sportventilationsgröße *f*, Atemvolumen beim Sport *n*
运动痛 Bewegungsschmerz *m*
运动投射区 motorisches Projektionsareal *n*
运动玩具 Bewegungsspielzeug *n*
运动伪影 Bewegungsartefakt *n*
运动卫生学 Sporthygiene *f*
运动无障碍 Sport-Barrierefreiheit *f*
运动习惯 Bewegungsgewohnheit *f*
运动系 Bewegungssystem *n*, Bewegungsapparat *m*
运动系统 Bewegungssystem *n*, Bewegungsapparat *m*
运动系统发展优先原则 motorisches Primatsprinzip *n*
运动系统疾病 Krankheit des Bewegungssystems *f*
运动细胞 Bewegungszelle *f*
运动纤维 motorische Fasern *f pl*
运动效率 Sportleistungsfähigkeit *f*
运动协调 Motorkoordination *f*, Bewegungskoordination *f*
运动协调中枢 lokomotorisches Koordinationssystem *n*
运动鞋 Sportschuh *m*
运动心电图 Belastungselektrokardiogramm *m*
运动心动描记法 Kinetokardiographie *f*
运动心理学 Bewegungspsychologie *f*, Sportpsychologie *f*
运动心理障碍 psychologische Hindernisse im Sport *n*
运动心理治疗 Bewegungspsychotherapie *f*
运动-心率预测系统 Aktivität-Herzfrequenz-Vorhersagesystem *n*
运动型 Sport-Typ *m*
运动型哮喘 Belastungsasthma *n*
运动性 Motilität *f*, Beweglichkeit *f*
运动性白细胞增多 Bewegungsleukozytose *f*
运动性闭经 bewegungsbedingte Amenorrhöe *f*
运动性充血 bewegungsbedingte Hyperämie *f*
运动性抽搐 motorischer Tic *m*
运动性错觉 kinästhetische Illusion *f*
运动性蛋白尿 Sportalbuminurie *f*
运动性癫痫 motorische Epilepsie *f*, Rindenepilepsie *f*, Jackson* Epilepsie *f*
运动性共济失调 motorische Ataxie *f*, kinetische Ataxie *f*
运动性呼吸过度 bewegungsbedingte Hyperpnoe *f*
运动性呼吸困难 Belastungsdyspnoe *f*
运动性幻觉 kinästhetische Halluzination *f*
运动性肌红蛋白尿 Sportmyoglobinurie *f*
运动性疾病 Sportkrankheiten *f pl*
运动性疲劳 anstrengungsinduzierte Müdigkeit *f*
运动[性]神经功能病 Kinesioneurose *f*, motorische Neu rose *f*
运动性失歌症 Bewegungsamusie *f*
运动性失写[症] Anorthographie *f*
运动性失语(症) Motorapraxie *f*, motorische Aphasie *f*, Sprechapraxie *f*
运动性失语的 aphasisch, aphemisch
运动性视错觉 Kinephantom *n*
运动性消化不良 motorische Dyspepsie *f*, atonische Dyspepsie *f*
运动性哮喘 Anstrengungsasthma *n*
运动性血红蛋白尿 Bewegungshämoglobinurie *f*, Sporthämoglobinurie *f*
运动性血尿 Bewegungshämaturie *f*, Spothämaturie *f*
运动-性欲期 lokomotorisch-genitale Phase *f*
运动性运用不能 kinästhetische Aproxie *f*
运动性躁狂症 akinetische Manie *f*
运动性中枢疲劳 anstrengungsinduzierte zentrale Ermüdung *f*
运动性足痛 kinetischer Fußschmerz *m*, Bewegungsfuß schmerz *m*
运动徐缓 Bradykinesis *f*
运动徐缓的 bradykinetisch

运动学 Kinematik *f*, Bewegungslehre *f*
运动学习 motorisches Lernen *n*
运动研究 Bewegungsstudie *f*, Bewegungsuntersuchung *f*
运动氧消耗率 Sauerstoffverbrauchsrate bei Übung *f*
运动医学 Sportmedizin *f*
运动依赖性神经营养因子 bewegungsabhängiger neurotropher Faktor *m*
运动异常 Dyskinesie *f*
运动意识说 motorische Bewusstseinstheorie *f*
运动用轮椅 Sportrollstuhl *m*
运动优先说 motorische Primatstheorie *f*
运动诱发电位 motorisch evoziertes Potential *n*
运动诱发哮喘 übungsinduziertes Asthma *n*
运动语言 Gestensprache *f*
运动员 Athlet *m*
运动员 Athlet *m*, Sportler *m*
运动员髌骨软骨软化症 Kniescheibenknorpelerweichung der Athleten *f*
运动员评价 Athletenbewertung *f*
运动员心[脏] Sportherz *n*, Athletenherz *n*
运动员选材 Athletenauswahl *f*
运动员饮食 Athletenkost *f*, Athleten diät *f*
运动员营养 Sportlerernährung *f*, Sporternährung *f*
运动增强 Hyperkinese *f*
运动粘度 kinematische Viskosität *f*, Bewegungszähigkeit *f*
运动障碍 Dyskinesie *f*, Bewegungsstörung *f*
运动障碍的 dyskinetisch
运动障碍疾病 False Bewegungsstörung *f*
运动正常 Eupraxie *f*
运动知觉 Bewegungssehen *n*, Bewegungswahrnehmung *f*, Bewegungsperzeption *f*
运动治疗台 Plinthe *f*, Sockel *m*
运动中枢 motorisches Zentrum *n*
运动终板 motorische (od. nervale) Endplatte *f*
运动柱 Motorsäule *f*
运钴胺蛋白 Transcobalamin *n*, Kobalaminubertra-gungsprotein *n*
运钴胺素蛋白 Transkobalamin *n*
运行时间 Laufzeit *f*
运行状态 Laufzustand *m*
运甲腺蛋白 Transthyretin *n*
运皮质醇蛋白 Transkortisolprotein
运皮质激素蛋白 Transkortin *n*
运输 Transport *m*
运输，运送，输送，转运装置，转运机 Transport *m*
运输干燥机 Fördertrockner *m*
运输器 Fördergerät *n*, Förderanlage *f*
运输体 Transporter *m*
运输系统 Transportsystem *n*
运输小泡 Transportvesikel *m*, Transportbläschen *n*
运算 Operation *f*
运算放大器 Operationsverstärker *m*
运算律 Operationsregel *f*
运算器 Arithmometer *n*
运算速度 Operationsgeschwindigkeit *f*
运铁蛋白 Transferrin *n*, Siderophilin *n*
运铁球蛋白 Globulin der Eisenbindung *n*
运血的 sanguifer (-us, -a, -um), blutführend
运血红素蛋白 Hämopexin *n*, Hämatopexin *n*
运营能力 Betriebsfähigkeit *f*
运用障碍 Dyspraxie *f*
运载传递 Transport *m*, Transmission *f*, Übertragung *f*
运载蛋白 Transporter *m*
运载体 Überträger *m*, Trägersubstanz *f*
运转泡 Transportbläschen *n*, Transportvesikel *m*
运转停止 Schließung *f*, Herunterfahren *n*
运转抑制[作用] Transporthemmung *f*
酝酿 Entwicklungszeit *f*, Inkubation *f*
韵律语 Sprache der Prosodie *f*
蕴涵 Implikation *f*
蕴涵义 Konnotation *f*
熨罐法 eisernes Schröpfen *n*
熨烫 Bügeln *n*
晕车[病] Auto-Krankheit *f*, Eisenbahnkrankheit *f*
晕船 Naupathie *f*, Seekrankheit *f*, Vomitus marinus *m*
晕船[病] Seekrankheit *f*
晕海宁 Dramamin *n*, Theohydramin *n*
晕机[病] Luftkrankheit *f*
晕机病试验 Prüfung der Bewegungskrankheit *f*
晕针 Akupunktur-Synkope *f*, Akupunktur-Ohnmacht *f*

Z

ZA 杂砸

zá 杂砸

杂草 Gras *n*
杂醇油 Fuselöl
杂多(聚)糖 Heterosaccharide *n pl*, Heteroglykane *n pl*
杂(多)食性 polyphag, omnivor
杂多糖酶 Heteropolysaccharidase *f*
杂二聚体 Heterodimer *n*
杂芳化作用 Heterarylierung *f*, Heteroaromatisierung *f*
杂酚油 Kreosot *n*, Homoguajacolum *n*, Creosot(um) *n*, Kreosotum(faginum) *n*
杂硅氧烷 Heterosiloxan *n*
杂合的 heterozygot
杂合度 Heterozygosität *f*
杂合抗生素 Hybrid-Gegenkörper *m*
杂合生物传感器 hybridisierter Biosensor *m*
杂合噬菌体 Heterozygoter Phage *m*
杂合体 Heterozygote *f*
杂合现象 Heterozygosität *f*
杂合性 Heterozygosität *f*
杂合性丢失 Verlust der Heterozygosität *f*
杂合性缺失 Verlust der Heterozygosität *m*
杂合子 Heterozygote *f*
杂合子的 heterozygot
杂合子筛查 heterozygotes Screening *n*
杂合子优势 heterozygoter übervorteil *m*
杂核 Heterokaryon *n*
杂化电子云 Hybridelektronenwolke *f*, Hybridelektro-nenatmosphäre *f*
杂化轨[函数] Hybridorbital(funktion *f*) *n*, hybrid(isiert)es Orbital *n*
杂化轨道 Hybridorbital *n*, hybrid(isiert)es Orbital *n*, Zwitterorbital *n*
杂化双链 Heteroduplex *m*
杂化原子 Hybridatom *n*, hybrid(isiert)es Atom *n*
杂化[作用] Hybrid(is)ation *f*
杂环 heterozyklischer Ring *m*, Heterozyklus *m*
杂环氨基酸 heterozyklische Aminosäure *f*
杂环的 heterozyklisch
杂环二环化合物 heterocyclische Bicycloverbindungen *f pl*
杂环核 heterozyklischer Kern *m*
杂环化合物 heterozyklische Verbindung *f*, Heterozyklus *m*
杂环母核 heterozyklischer Mutterkern(od. Stammkern od. Elterkern) *m*
杂环取代反应 heterozyklische Ersatzreaktion *f*
杂环亚氨基酸 heterozyklische Iminosäuren *f pl*
杂环原子 Heteroatom *n*
DNA 杂交 DNA Hybridisation *f*, südliche Hybridisation *f*
杂交 Hybrid(is)ation *f*, Kreuzung *f*, Fremdbefruchtung *f*, Bastardierung *f*
RNA 杂交 RNA Hybridisation *f*, nördliche Hybridisation *f*
杂交[物]种 hybride Art A
杂交捕捉 Hybridisierung Verhaftung *f*
杂交不育 Hybridsterilität *f*, Bastardierungssterilität *f*
杂交不育性 überquere Unfruchtbarkeit *f*
杂交测序法 Hybridisierung Sequenzierung *f*
cDNA 杂交法 cDNA Hybridisierung Verfahren *n*
杂交繁育 Bastard(is)ierung *f*, Hybrid(is)ierung *f*, cross-breeding <engl.>
杂交分子 Hybridmolekül *n*
杂交分子选择翻译 Hybrid ausgewählte Übersetzung *f*
杂交分子阻抑翻译 Hybrid-verhaftete Übersetzung *f*
杂交后代 Tochtergeneration *f*
杂交技术 Hybridisierungstechnik *f*
杂交绝育 Hybrid(is)ierungssterilität *f*, Bastardierungs-sterilität *f*
杂交抗体 Hybrid-Antikörper *m*
杂交抗体法 Hybrid-Antikörper-Methode *f*
杂交链 Hybrid *f*
杂交瘤 Hybridom *n*, Hybridoma *n*
杂交瘤技术 Hybridom-Technik *n*
杂交瘤克隆化 Hybridoma Klonen *n*
杂交瘤细胞 hybridoma *f*
杂交瘤细胞系 Hybridomzellinie *f*
杂交亲和性 Cross-Kompatibilität *f*
杂交群 Hybrid-Kolonie *f*
杂交溶液 Denhardt* Solution *f*(登哈特溶液)
杂交弱势 Verelendung *f*
杂交手术 Hybrid-Operation *f*
杂交双链 Heteroduplex *f*, Hybridduplex *f*
杂交系 Hybride *m*
杂交细胞 hybrid Zelle *f*
杂交细胞系 Hybridomzellinie *f*
杂交箱 Hybridisierung Inkubator *m*
杂交性 Hybridfähigkeit *f*
杂交选择翻译 Hybrid ausgewählte Übersetzung *f*
杂交一代动物 1 hybrid Tier *m*
杂交优势 hybrid übervorteil *m*
杂交育种 Hybrid Züchtung *f*
杂交株 hybrider Stamm *m*
杂交阻抑翻译 Hybrid-verhaftete Übersetzung *f*
杂交组织化学 Hybridisierung Histochemie *f*
杂聚糖 Heteroglykan *n*
杂聚物 Heteropolymer *n*
杂离子 Heteroion *n*, Ion-Molekül-Komplex *m*
杂硫氮苯 Thiazine *n pl*
杂乱反射 totaler Reflexionskoeffizient der Streuung *m*
杂乱性失语[症] Jargon Aphasie *f*
杂乱用药 Polypragmasie *f*
杂乱语 Jargon *m*
杂络合物 Heterokomplex *m*
杂散电容 Streukapazität *f*, Störkapazität *f*
杂色的 bunt
杂食动物 Allesfresser *m pl*, Omnivoren *f pl*
杂食性的 allfressend
杂细胞型 heterozellular
杂样性卟啉症 Porphyria variegata *f*
杂[异]核体 Heterokaryon *n*
杂音 Geräusch *n*, Murmur *n*, Rumor *m*, Strepitus *m*
杂音传导方向 Fortleitungsrichtung des Geräusches *f*
杂音响度 Lautstärke(od. Lautheit) des Geräusches *f*
杂音性质 Natur des Geräusches *f*

杂原子 Heteroatom *n*
杂脂 Heterolipid *n*
杂质 Verunreinigung *f*, Beimischung *f*, Fremdstoff *m*, Fremdsubstanz *f*
杂质半导体 Störstellen(halb)leiter *m*, Stör(halb)leiter *m*
杂质沉淀 Präzipitation des Fremdstoffes *f*
杂质检查 Untersuchung der Veruneinigung *f*
杂种 Hybride *f/m*, Bastard *m*, (Rassen-)Mischling *m*, Halbblut *n*
杂种不孕性 Bastardsterilität *f*, Hybridsterilität *f*
杂种的优点 heterozygoter Vorteil *m*
杂种翻译释放 hybridreleased Übersetzung *f*
杂种翻译阻滞 Hybrid-Übersetzung-Release *f*
杂种繁殖 Bastardi(si)erung *f*
杂种分子 hybrides Molekül *n*
杂种核糖体 Hybrid-Ribosom *n*
杂种生物瓣 Hybrid-bioprothetische Herzklappe *f*
杂种双链分子 Hybrid Duplex-Moleküls *n*
杂种水凝胶 Hybrid-Hydrogele *pl*
杂种细胞 hybride Zelle *f*, Hybridzelle *f*
杂种细胞分化 Hybrid-Zelldifferenzierung *f*
杂种细胞核 hybrider Nukleus *m*, hybrider Kern *m*
杂种细胞克隆 Hybridzellklon *n*
杂种细胞培养 Hybrid Zellkultur *f*
杂种细胞筛选 Hybridzelle Bildschirm *m*
杂种细胞系 Hybridzellinie *f*
杂种优势 Heterose *f*, Heterosis *f*, Überdominanz *f*, hybrid vigor <engl.>
杂种质粒 Hybridplasmid *n*
杂株性现象 Dual-Phänomen *n*
砸伤 Quetschung *f*
砸压伤 gequetschte Verletzung *f*

ZAI 灾甾栽宰载再在

zāi 灾甾栽

灾变说 Katastrophismus *m*
灾害管理 Katastrophenmanagement *n*
灾害监测(灰色) Frühwarnsystem(grau) *n*
灾害伤 katastrophale Verletzung *f*
灾害卫生服务 Disaster Gesundheitswesen *f pl*
灾害性反应 katastrophale Reaktion *f*
灾害性事故 katastrophaler Unfall *m*
灾祸 Katastrophe *f*, Unfall *m*, Unheil *n*, Verhängnis *n*
灾祸神经症 Unfallneurose *f*
灾难 Katastrophe *f*
灾难反应 katastrophale Reaktion *f*
灾难分析 Disaster-Analyse *f*
灾难化 Katastrophisierung *f*
灾难神经症 Schicksalsneurose *f*
灾难事件 Katastrophe *f*
灾难心理学 Disaster Psychologie *f*
灾难性反应 katastrophale Reaktion *f*
灾难性行为 Katastrophalität *f*
灾难性体验 katastrophalen Erfahrungen *f pl*
灾难医学 Katastrophenmedizin *n*
甾(固)醇 Sterine *n pl*
甾(固)醇[糖]甙 Steroidglykoside *n pl*
甾(固)醇脂 Sterinester *m*
甾醇调节元件结合蛋白 bindendes Protein des sterol-regulatorischen Elements *n*
甾甙 Steroid-Glykosid *n*
甾核 Steroidring *m*, Steroidkern *m*
甾环 Steroidring *m*
甾类 Steroid *n*
甾类(体)激素 Steroidhormon *n*
甾类化合物 Steroid *n*
甾试 Steroidglykoside *n pl*
甾体[化合物] Steride *n pl*
甾体[类]激素 Steroidhormone *n pl*
甾体激素滥用 Steroid-Missbrauch *m*
甾体激素序贯服药法 Sequential-Steroidtherapie *f*
甾体激素中毒 Steroidhormonvergiftung *f*
甾体生物碱 Steroidalkaloide *n pl*, Sterinalkaloide *n pl*
甾体皂甙 Steroidsaponin *n*(素)
甾体皂甙元 Steroidsapogenin *n*
甾酮 Steron *n*
甾族化合物 Steroid *n*
栽培 Kultivierung *f*, Kultur *f*
栽培品种 Kulturart *f*, Kulturspezies *f*
栽培群落 agrium <engl.>
栽培种 Kulturart *f*, Kulturspezies *f*
栽植托牙 Implantationsprothese *f*

zǎi 宰

宰后检查 postmortale Inspektion *f*
宰前检查 antemorte Inspektion *f*

zài 载再在

载波通讯测量仪器 Träger Kommunikations-Messgerät *n*
载玻片 Objektträger *m*
载荷 Laden *n*
载黑素细胞 Melanophoren *m pl*
载肌动蛋白 Actophorin *n*
载距突 Sustentaculum tali *n*
载粒内质网 Ergastoplasma *n*
载瘤动脉闭塞 Arterienverschluss *m*
载满的 vollbeladet
载气 Trägergas *n*
载热体 Heizmedium *n*
载人的 bemannt
载人飞船 bemanntes Raumfahrzeug *n*
载人航天 bemannte Raumfahrt *f*
载人离心机 Humanzentrifuge *f*
载人卫星 bemannter Satellit *m*
载色剂 Vehikel *n*, Träger *m*
载色素细胞 Melanophoren *m pl*
载色体 Farbzelle *f*, Farbstoffzelle *f*, Chromatophor *m*
载生物卫星 Biosatellit *m*
载台 Objekttisch *m*
载台测微尺 Objektmikrometer *m*
载台显微量尺 Objektmikrometer *m*
载碳细胞 anthrakotische Zelle *f*
载体 Überträger *m*, Träger *m*
载体波 Trägerwelle *f*
载体材料 Trägermaterial *n*
载体蛋白 Trägerprotein *n*, Schlepperprotein *n*, Trans-portprotein *n*
载体导入法 vectore Einführungsmethode *f*
载体钝化 Trägerdeaktivation *f*, Trägeraktivitätsverlust *m*
载体 Alu 多聚酶链式反应 Träger-Alu-PCR *f*
载体构建 Vektorskonstruktion *f*
载体介导的基因转移定位 Spendervermitteltetes GentransferMapping *n*
载体介导的易化扩散 Carrier-vermittelten erleichterte Diffusion *f*, erleichterte Diffusion über Betreiberauswahl *f*
载体介导转移 Carrier-vermittelter Transportm Carrier-vermittelter Transport *m*
载体两性电解质 pH 梯度 Trägerampholyte pH-Gradiente *f*

载体特异性 Trägersspezifität *f*
载体效应 Träger-Effekt *m*
载体性转运 Trägervermittelter-Transport *m*
载体中介的转运 trägervermittelter Transport *m*
载体转运 Trägertransport *m*
载铁体 Siderophore *n*
载网 Gitter *n*
载物(玻)片 Objektträger *m*
载物(玻)片架 Objektträger-Regal *n*, Objektträger-Gestell *n*
载物玻片橱 Objektträger-Schrank *m*
载物玻片盒 Objektträger-Kasten *f pl*
载物玻片染色机 Objektträger-Färbemaschine *f*
载物片加温器 Objektträger-Wärmer *m*
载物片清洗器 Objektträger-Reiniger *m*
载物台 Objekttisch *m*, Kreuztisch *m*
载物台测微 S Objekttisch-Mikrometer *n*
载物台粗调螺旋 GrobeinsteUungsknopf *m*, Grobeinstel-lungsschraube *f*
载物台横向运动螺旋 Seitenbewegungsknopf *m*
载物台前后运动螺旋 Vorrückwärts-Bewegungsknopf *m*, Vorwärtsrückwärts-Bewegungsknopf *m*
载物台细调螺旋 Feineinstellungsknopf *m*, Feinregelung-sknopf *m*
载循环酶系制剂 Cyclophorase system *n*
载药微囊 Drogenbeladene Mikrokapseln *f pl*
载药注射器 Fertigspritze *f*
载脂蛋白 Apo-Lipoprotein *n*, Apoprotein *n*
载脂蛋白 A-Ⅰ Apolipoprotein A-Ⅰ
载脂蛋白 E Apolipoprotein E
再保证 Beruhigung *f*
再变态 Remetabola *f*
再测信度 Retest-Reliabilität *f*
再插管 Wiederintubation *f*
再插入 Wiedereinfüng *f*
再充满 Nachfüllen *n*
再充气 Wiederaeration *f*
再充填 Wiederfüllung *f*
再出现 Wiederauftauchung *f*
再出血的外伤性前房积血 traumatisches Hyphäma mit Nachblutung *n*
再传染 Reinfektion *f*, Reinfekt *m*
再次冠状动脉手术 CABG Reoperation *f*
再次精心制作 sekundäre Bearbeitung *f*
再次抗体应答 sekundäre Antikörperantwort *f*
再次免疫应答 sekundäre Immunantwort *f*
再次排斥反应 Second-set-Reaktion *f*
再次气密 Wiederversiegeln *n pl*
再次认同 sekundäre Identifikation *f*
再次应答 Sekundärantwort *f*
再刺激 sekundärer Reiz *m*
再促动 Wiedermotivation *f*
再定义 Neudefinition *f*
再动员 Wiedermobilisierung *f*
再度染色法 restaining Verfahren *n*
再发 Rezidiv *n*, Relaps *m*, Rückfall *m*, Rezidivierung *f*
再发反应 rekurrente Reaktion *f*
再发感染病 neue auftretende Infektionskrankheit *f*
再发率 Rezidivrate *f*
再发危险率 Rezidivgefahr *f*
再发性二期梅毒 Syphilis sekundären recidiva <lat>
再发性呕吐 rekurrentes Erbrechen *n*
再发性肾小球肾炎 rezidivierende Glomerulonephritis *f*
再发芽 Wiederpullulation *f*
再分布 Neuverteilung *f*
再分化 Wiederdifferenzierung *f*
再分类 Subclassifikation *f*
再分离培养系 Retrokultur *f*
再分配 Reassortment *n*
再分散 Redispersion *f*
再缝[合]术 sekundäre Naht *f*, Sekundärnaht *f*
再敷裹(再包扎) beseitigen
再附着 Wiederbefestigung *f*, Reattach(e)ment *n*
再缚以绷带 Wiederbandage *f*
再钙化 Rekalzifizierung *f*, Rekalzifikation *f*
再钙化时间试验 Rekalzifizierungszeit-Test *m*
再概念化 Rekonzeptualisierung *f*
再感染 Reinfektion *f*, Reinfekt *m*, Wieder(holungs) infektion *f*
再感染期 Reinfektionsphase *f*
再感染肾盂炎 reinfektiöse Pyelonephritis *f*
再感染性结核 postprimäre Tuberkulose *f*, Reinfektionstuberkulose *f*
再梗死 Wiederinfarkt *m*
再构造作用 Umstrukturierung *f*
再估价咨询(相互咨询) Neubewertung-Konsultationn *f*
再骨折 Refraktur *f*
再灌注损伤 Reperfusionsschäden *n*, Reperfusionsverletzung *f*
再过滤 Refilterung *f*
再合成 Resynthese *f*
再呼吸 Rehalation *f*, Rückatmung *f*
再呼吸式面罩 Kreislaufatemgerätesmaske *f*
再活动 Wiedermobilisierung *f*
再获得的 wiedererwoben
再获能 Wiederkapazitation *f*
再激发 Wiedermotivation *f*
再极化 Repolarisation *f*
再加压治疗 Wiederkompressionsbehandlung *f*
再鉴定 Neubeurteilung *f*
再箭毒化 Wiedercurarisierung *f*
再角化 Wiederkeratinisierung *f*
再教育 Umerziehung *f*
再教育治疗 Wiedererziehungstherapie *f*
再接种 Wieder(holungs) impfung *f*, Zweitimpfung *f*, Revakzination *f*, Reinokulation *f*
再结合部分 Rekombinationsbruchteil *m*
再结晶[作用] Rekristallisation *f*, Wiederkristallisierung *f*
再截肢 Reamputation *f*
再聚合 Wiedereintritt *m*
再决策 Neuentscheidung *f*
再矿化 Remineralisierung *f*
再免疫[作用] Reimmunisation *f*, erneute Immunisierung *f*
再内导 Reafferenz *f*
再内皮化 Reendothelialisierung *f*
再年轻化 Rejüngere *m*
再起始位点 Reinitiationsstelle *f*
再切断术 Nachamputation *f*, Reamputation *f*
再燃 Exazerbation *f*
再认错误 Erkennungsfehler *m*
再认感 Gefühl der Anerkennung *n*
再认广度 Anerkennung Spanne *f*
再认识 Wiedererkennung *f*
再认阈限 Erkennungsschwelle *f*
再认障碍 Erkennuungsstörung *f*
再入院 Wiederaufnahme *f*
再摄取 Wiederaufnahme *f*
再升华 Resublimierung *f*
再生 Regeneration *f*, Regenerierung *f*, Anagenese *f*, Regeneresezenz *f*
再生不良 Hypoplasie *f*, Hypoplasia *f*

再生不良型骨疾病 adynamische Knochenerkrankung *f*
再生不良性贫血 hypoplastische Anämie *f*
再生的 regenerativ, reproduktiv, reparativ(-us, -a, -um)
再生低下性白血病综合征 hypoplastisches Leukämie-Syndrom *n*
再生电位 Regenerationspotential *n*
再生过程 Regeneratio(n) *f*, Reaktivierungsprozeß *m*
再生幻想 Wiedergeburtsphantasie *f*
再生剂 Regeneriermittel *n*
再生结节 erneutes(od. regeneriertes) Knötchen *n*
再生结节性增生 regenerative kugelgraphite Hyperplasie *f*
再生空气 regenerierte Luft *f*
再生力 Regenerationsfähigkeit *f*
再生疗法 regenerative Therapie *f*
再生律 regenerative Regel *f*
再生毛发 erneute(od. regenerierte) Haare *n pl*
再生毛细血管 recapillarization der Kapillare *f*
再生迷行理论 Aberrant Regeneration Theorie aberrante regenerative Theorie *f*
再生牧草热 Nebel-Fieber *m*
再生能力 Regenerationsvermogen *n*
再生溶液 Regenerierlösung *f*
再生上皮 Reepithelisierung *f*
再生式氧气设备 Regenerations-Sauerstoffanlage *m*
再生式氧气系统 Kreislaufatemgerät *n*
再生性传导 regenerative Leitung *f*
再生性息肉 regenerativer Polyp *m*
再生性增生 regenerative Hyperplasie *f*
再生循环 Regenerationszyklus *m*
再生芽 Regenerationsblastem *n*
再生医学 Regenerationsmedizin *f*
再生医学药物 regenerative medizinische Droge *f*
再生长 Widerwuchs *m*
再生障碍[性]的 aregenerativ, apiastisch, aplastic(-us, -a, -um)
再生障碍危象 apiastische Krise *f*
再生障碍性贫血 apiastische Anämie *f*, Anaemia aplastica(s. aregeneratoria) *f*
再生障碍性贫血-阵发性睡眠性血红蛋白尿综合征 apiastische Anämie-und PNH-Syndrome *n pl*
再生振荡器 Regenerationsoszillator *m*
再生脂肪 Neofett *n*
再生植株 Regenerationsanlage *f*
再生纸食品卫生 Lebensmittelhygiene des regenerierten Papier *f*
再使用 Wiederverwendung *f*
再试验 Retest *m*
再适应 Wiederanpassung *f*
再输注 Reinfusion *f*, Refusion *f*, Retransfusion *f*, Rück-transfusion *f*
再水合 Rehydratation *f*
再说一遍疗法 Wiedersprechen-Therapie *f*
再松动 Remobilisierung *f*
再塑性技术 remodelinge Kunststofftechnik *f*
再塑牙冠 Wiederbefestigung *f*
再塑义齿 Wiederbefestigung *f*
再填满 Wiederauffüllen *n*
再挑战 Reherausforerung *f*
再通 Rekanalisation *f*
再同步 Resynchronisation *f*
再脱位 Reluxation *f*, Redislocation *f*
再污染 sekundäre Verschmutzung *f*
再吸气 Rehalation *f*, Rück(ein)atmung *f*
再吸入麻醉 rehalationale Anästhesie *f*
再吸收 Reabsorption *f*
再吸收率 Reabsorptionsrate *f*, Rückresorptionsrate *f*
再细胞化 Rezellularisierung *f*
再狭窄 Restenose *f*
再酰化[作用] Reacylierung *f*
再现 Wiedererscheinung *f*
再现表象 reproduktives Image *n*
再现法 Verfahren der Reproduktion *n pl*
再现风险 Rezidivrisiko *m*
再现恢复 Reminiszenz *f*
再现性 Reproduzierbarkeit *f*
再形成 Reform *f*
再兴奋 Wiedererregung *f*
再学习 Umlernen *n*
再学习及训练 Umlernen und Umschulend
再血管化 Revaskularisierung *f*
再循环 Rezirkulation *f*
再循环池 Rezirkulierungszisteme *f*(库)
再循环淋巴细胞 Rezirkulationslymphozyt *m*
再循环淋巴细胞库 rezirkulierender Lymphozytenpool *m*
再循环色谱法 Recycling-Chromatographie *f*
再训练 Umschulung *f*
再压缩[作用] Rekompression *f*
再演 Rekapitulation *f*, Wiederholung *f*
再氧合血 Reoxygenierendes Blut *n*
再移植 Wiedertransplantät *f*
再引入 Wiedereinführung *f*
再硬结 Reinduration *f*
再造 Wiederherstellung *f*
再造表象 wiedererstelltes Bild *n*
再造发际线 Recycling des Haaransatzes *f*
再造拇指术 Rekonstruktion des Daumens *f*
再造乳房 Brustrekonstruktion *f*
再造思维 reproduktives Denken *n*
再造现象 reproduktives Phänomen *n*
再造想象 erstellende Phantasie *f*
再造阴茎 Rekonstruktion des Penis *f*
再着色 repigmentation *f*
再蒸馏[作用] Redestillation *f*
再整合[作用] Reintegration *f*
再植[入]术 Reimplantation *f*, Replantation *f*
再植牙 Zahnreplantation *f*, replantierter Zahn *m*
再植肢体 replantiertes Glied *n*
再植肢体解脱 Trennung des replantierten Gliedes *f*
再植肢体肿胀 Schwellung des replantierten Gliedes *f*
再治疗 Nachbehandlung *f*
再装置指数 Wiedereinbau-Index *m*
再组成 Rekomposition *f*, Wiederzusammensetzung *f*, Wiederaufbau *m*
再组合 Rekombination *f*
再组核 Restitutionskern *m*
在版原文 Artikel der Presse *m*(待发表文章)
在此之后 nach
在大小上 dimensionsmäßig
在后 hinter
在活体内 in vivo
在活体外 in vitro
在茎上的 caulogenic
在放大镜下 endoskopisch
在慢性肾功能衰竭的骨并发症 Komplikationen mit Knochen bei der chronischen Niereninsuffizienz *f*
在肾病的疗效观察雷米普利 Ramipril-Wirksamkeit bei der Nephropathie *f*
在肾脏病的视神经疾病 Sehnervs-Erkrankungen bei der Nephropathie *f*
在尸体上寄生的昆虫 Insekt-Verseuchung auf Leiche *f*
在石面下的 hypolithisch

在体动力学 In-vivo-Kinetik *f*
在位内膜决定论 Determinismus der Gebärmutter eutopischen Endometrium *m*
在线癌症文献分析和检索系统 Cancer Literature Analysis cSystem online Online-System von Analyse und von Abruf der Literatur des Krebses *n*
在线检测 Online-Test *m*
在线屈光手术后人工晶体度数计算器 pnliner verbundener Rechner der IOL Brechkraft nach refraktiver Chirurgie *m*
在线人类孟德尔遗传 online mendelsche Regel des Menschen *f*
在线人类孟德尔遗传数据库 Datenbank von online mendelsche Regel des Menschen *f*
在线图书 Online Bücher *n pl*, Online-Buch
在线脱气设备 Onlinedegasser *m*
在线医学文献分析检索系统 Online MEDLARS
在线优先 Web-First-Prinzip
在线诊断图像网络 Online-Diagnose von Bild-Netzwerk *f*
在新址定居 neolocale Residenz *f*
在押犯 Verbrecher in der Haft *m*
在用医疗器械 medizinisches Gerät im Einsatz *n*
在真空内 in vacuo
在职的 im Dienst *n*
在中 APUD
在子宫内 in Utero
在组织内 innerhalb der Organisation

ZAN 暂赞

zàn 暂赞

暂存数据 temporale Daten *m pl*
暂定每日最大耐受摄入量 vorläufige maximale tolerierbare tägliche Aufnahmemenge, PMTDI *f*
暂定每周耐受摄入量 vorläufige tolerierbare wöchentliche Aufnahme, PTWI *f*
暂定题目 vorläufiger Titel *m*
暂封补牙条 Guttapercha *f*
暂封材料 vorübergehendes Blockieren *n*
暂封牙胶条 temporäre (od. provisorische) Füllung *f*
暂行标准 vorläufiger Standard *m*
暂行的 vorläufig, provisorisch
暂行方法 vorläufige (od. provisorische) Methode *f*
暂行规定 vorläufige Bestimmungen *f pl*
暂基托 temporäre Basis *f* (牙)
暂居菌 transiente Hautflora *f*
暂居微生物 transitorische (od. vorübergehende) Mikroben *f pl*
暂空床 unbesetztes Bett *n*
暂缺血性眩晕 temporärer (od.transitorischer) ischämischer Schwindel *m*
暂生寄生 temporärer Parasitismus *m*
暂时带菌者 temporärer Keimträger *m*
暂时的 ephemer, temporal
暂时的实验室数据 temporäre Labordaten *m pl*
暂时地 zeitweilig
暂时断言 zeitlweilige Aussage *f*
暂时隔离法 Auszeit *f*
暂时骨痂 provisorischer (Knochen-) Kallus *m*
暂时冠 provisorische Krone *f*
暂时聚集 temporales Aggregat *n*
暂时聚集型 temporaler Aggregattyp *m*
暂时空腔 vorübergehende Kavität *f*
暂时联系 zeitweilige Verbindung *f*
暂时生境 temporärer Standort *m*
暂时实验室文件 temporäre lab-Datei *f*
暂时适应 temporäre Adap(ta)tion *f*
暂[时]充填 provisorische Füllung *f*
暂时文件 temporäre Datei *f*
暂时性白细胞减少 temporäre (od. transitorische) (Ver- teilungs-) Leukopenie *f*
暂时性充填 temporäre (od. provisorische) Füllung *f*
暂时性穿内皮小管 temporärer transendothelialer Kanal *m*
暂时性的 temporär, provisorisch, transitorisch, fugax, passager
暂时性肺炎 ephemere Lungenentzündung *f*
暂时性高苯丙氨酸血症 transiente Hyperphenylalaninämie *f*
暂时性红斑 Erythema fugax *n*
暂时性滑膜炎 transiente Synovitis *m*
暂时性或回收式支架 temporärer Wiederverwertungsstent *m*
暂时性肌无力症 transitorische Myasthenie *f*
暂时性棘层松解性皮病 transiente acantholytische Dermatose *f*
暂时性棘层松解性皮肤病(格罗弗病) transitorische akantholytische Dermatose *f*
暂时性寄生虫 temporärer Parasit *m*
暂时性精神错乱 Paraphrosyne *f*
暂时性菌丛 transiente Flora *f*
暂时性髋关节炎 Coxitis fugax, transiente gutartige Coxitis *f*
暂时性扩增细胞 transiente verstärkende Zelle *f* (TAC)
暂时性聋 vorübergehender Hörverlust *m*
暂时性弥散 temporale Dispersion *f*
暂时性面瘫 temporäre Gesichtslähmung *f*
暂时性脑病 transiente Enzephalopathie *f*
暂时性脑缺血发作 temporärer Hirnischämie-Anfall *m*
暂时性尿崩症 transitorischer Diabetes insipidus *m*, v. Hann* Syndrom *n*
暂时性球囊闭塞试验 temporärer Test von Ballonokklusion *m*
暂时性缺血性发作 transitorische ischämische Attacke *f* (TIA)
暂时性软骨 temporärer Knorpel *m*
暂时性深覆殆 temporärer Überbiss *m*
暂时性水肿 Ödeme fugax, Fliegen Ödeme *n*
暂时性糖尿 temporäre (od. vorübergehende) Glukosurie *f*
暂时性同性恋 transiente Homosexualität *f*
暂时性完全遗忘 transitorische Totalamnesie *f*
暂时性新生儿甲状旁腺功能减退症 transienter Hypoparathyreoidismus der Neugeborenen *m*
暂时性新生儿脓疱性黑变病 transiente neonatale pustulöse Melanose *f*
暂时性新生儿糖尿病 temporärer neonataler Diabetes mellitus *m*
暂时性药物禁止 temporäre Drogenprohibition *f*
暂时性遗忘 Pseudoamnesie *f*
暂时性义齿 provisorischer Zahnersatz *m*
暂时性阈移 temporäre Hörschwellenverschiebung *f* (TTS)
暂时硬度 temporäre Härte *f*
暂时阈移 temporäre Schwellen-Verschiebung *f*
暂态过程 Übergangszustand *m*
暂态特性 vorübergehendes (od. transitorisches) Verhalten *n*
暂态响应(瞬态响应) Beruhigungszeit *f*
暂停期(潜伏期) Latenz *f*
暂性听阈位移 temporäre Hörschwellenverschiebung *f*
暂牙 Milchgebiß *n*, Milchzahn *m*, Dentes decidui *m pl*
暂用罩冠 temporäre (od. provisorische) Krone *f*
赞德氏细胞 Zander* Zellen *f pl*
赞克试验 Tzanck* Test *m* (细胞学检查以诊断小疱病和大疱病)
赞克细胞 Tzanck* Zell *f* (棘层松解细胞)
赞助 Sponsor *m*
赞助者 Sponsor *m*

ZANG 赃脏葬藏

zàng 赃脏葬藏

赃积病 Speicher(ungs)krankheit *f*, Thesaur(ism)ose *f* Thesaurismosis *f*
脏壁层 viszerale Schicht *f*
脏壁中胚层 viszerales Mesoderm *n*
脏侧门静脉阻断压 splanchnischer verschlossenen Portaldruck *m*(SOPP)
脏层 Splanchnoderm *n*, Splanchnopleura *f*, viszerale Schicht *f*, Lamina visceralis *f*
脏层腹膜 Peritoneum viscerale *n*
脏层上皮细胞 Eingeweideepithelzelle *f*
脏层心包 viszerales Epikard *n*
脏层胸膜 Lungenfell *n*, Pleura visceralis *f*
脏腑病 Cacosplanchnia *f*
脏腹膜 Peritoneum viscerale *n*
脏肌 Viszeralmuskulatur *f*, Musculus viscerum *m*
脏筋膜 Fascia visceralis *f*
脏颅 Splanchnocranium *m*
脏面 Facies visceralis *f*(hepatis), Facies visceralis *f*(lienis)
脏器 Organ *n*, Organum *n*, Viszerum *n*
脏器除去术 Exenteration *f*
脏器非特异性抗核因子 unspezifischer antinukleärer Faktor vom Organ *m*
脏器功能不全 Organversagen *n*
脏器幻觉 viszerale Halluzination *f*
脏器疗法 Organo-Therapie, Organbehandlung *f*
脏器切除术 Devisceratio(n) Evisceratio *f*, Exenteration *f*
脏器特异性 Organotropie *f*
脏器特异性抗原 organspezifisches Antigen *n*
脏器系数 Organ-Koeffizient *m*
脏器显象 Organdarstellung *f*
脏器相对重量 relatives Organgewicht *n*
脏器相关 viszerale Beziehung *f*, Viszeralbeziehung *f*
脏器效应器 viszeraler Effektor *m*
脏器移植 Organtransplantation *f*
脏器制剂 Organotherapeutikum *n*
脏污现象 Verschmieren *n*
脏胸膜 viszerales Brustfell *n*, Pleura visceralis *f*
脏运动根细胞 viszeromotorische Wurzelzellen *f pl*
葬礼 Beerdigung *f*
藏红 Safranin *n*
藏红花苦甙 Pikrokrozin *n*
藏红花醛 Safranal *n*
藏红花素 Crocin *n*
藏红花酸 Crocetin *n*
藏花素 Crocin *n*
藏茴薄荷酮 Carvomenthon *n*
藏茴香 Feldkümmel *m*, Carum carvi *n*
藏医[学] traditionelle tibetanische Medizin *f*
藏茴香酮 Karvon *n*, Carvon *n*

ZAO 凿早枣蚤藻皂灶造噪躁

záo 凿

凿骨刀 Osteotom *n*
凿缘溃疡 Querschneide-Geschwür *n*
凿状切牙 Schraubendreher geformte Schneidezähne *f pl*
凿[子] Meißel *m*
凿子的刃角 Lünette *f*

zǎo 早枣蚤藻

早、晚期基因 frühes vs spätes Gen *n*
早B前体细胞 früher B-Vorläufer *m*
早饱 Sättigung *f*
早产 Frühgeburt *f*, vorreife Geburt *f*, Omotocia *f*, Partus praematurus *m*
早产儿 Frühgeborenes *n*, frühgeborenes Kind *n*
早产儿暖箱 Frühgeborenen-Inkubator *m*, Frühgeborenen-Wärmekasten *m*
早产儿贫血 Frühgeborenenanämie *f*
早产儿视网膜病变 Frühgeborenen-Retinopathie *f*
早产儿视网膜病变国际分类 internationale Klassifikation der Frühgeborenen-Retinopathie *f*
早产儿视网膜病变早期治疗随机试验 randomisierter Test der frühbehandlung der Frühgeborenen-Retinopathie *m*
早产儿眼偏斜 okulare Abweichung von Frühgeburt *f*
早产活婴 lebendes Frühgeborenes *n*
早产婴儿 Frühgeborenes *n*
早产婴儿培养箱 Frühgeborenen-Inkubator *m*
早对数期 frühe Log-Phase *f*
早发 früheinsetzend
早发[性]痴呆 Dementia praecox *f*, Jugendschwachsinn *m*, Jugend(halb)irresein *n*
早发的 praecox *f*
早发反应 vorzeite Antwort
早发更年期 Klimakterium praecox *f*, vorzeitiger Menopause *f*
早发家族性 familiäre Alzheimer-Krankheit *f*
早发型良性儿童枕叶癫痫 früh-einsetzende gutartige okzipitale Epilepsie vom Kind *f*
早发型淋巴水肿 Lymphödem praecox *n*
早发性痴呆 Dementia praecox *f*
早发性腹水 Aszites praecox *f*
早发性家族性AD(早发性家族性阿尔茨海默病) familiäre Alzheimer-Krankheit *f*, familiäre Alzheimer-Demenz *f*
早发性重症急性胰腺炎 frühzeitige schwere akute Pankreatitis *f*
早发遗传 Erwartung *f*
早发月经 Menstruatio praecox *f*
早后除极 frühe Nachdepolarization
早基因类 direktfrühzeitige Gene *pl*
早接触 vorzeitige Berührung *f*
早巨幼红细胞 basophiler Megaloblast *m*, Promegaloblast *m*
早老 Senilismus *m*, Voralterung *f*, Progerie *f*, Hutchinson*-Gilford* Syndrom *n*
早老表现的脂肪营养不良症 Hutchinson-Gilford-Syndrom *n*, neugeborenes Progeroid-Syndrom *n*
早老的 präsenil
早老素 Präseniline *f*
早老形象 gera Morphismus *n*
早老性痴呆 präsenile Demenz *f*
早老性痴呆病 Alzheimer-Krankheit *f*(阿尔茨海默病)
早老性精神病 präsenile Psychose *f*, präseniles Irresein *n*
早老性脱发 Alopecia praematura *f*
早老性抑郁症 präsenile Depression *f*
早老性幼稚型 Progeronanie *f*, Progeria infantilis *f*, Progeria infantum *f*
早老症 Senium praecox *n*, Senilismus praecox *m*
早老症的 Progerie *f*
早老症样细胞 Progeroidzell *f*
早恋 Jugendliebe *f*
早萌[牙] vorzeitiger Ausbruch des Zahnes *m*
早磨损 vorzeitiger Verschleiß *m*
早年白发 vorzeitiges Ergrauen der Haare *f*
早年骨钙化 vorzeitige Verknöcherung des Knochens *m*

早年脱发 vorzeitiger Haarausfall *m*
早期 frühe mRNA *f*
早期 Prophase *f*(细胞分裂)
早期癌 Frühkarzinom *n*
早期癌症 Frühkarzinom *n*
早期凹陷型胃癌 Magenfrühkarzinoma des Typ Ⅲ *f*
早期保护作用 früh schützende Wirkung *f*, früher Schutz *m*
早期表浅型胃癌 Magenfrühkarzinoma des Typ Ⅱ *f*
早期表现的青光眼的试验 Studie des frühmanifesten Glaukoms *f*(EMGT)
早期沉降物 Frühausfall *m*
早期出现 Antizipation *f*
早期大肠癌 Frühkarzinom des Dickdarms *n*
早期的 vorzeitig
早期堕胎药 Frühabortifikans *n*, Frühabortifaziens *n*
早期恶变 frühzeitig-bösartige Entartung *f*
早期儿童发展 frühkindliche Entwicklung *f*
早期非小细胞肺癌 Anfangsphase des nicht kleinzelligen Lungenkrebs *m*
早期肺癌 frühzeitiges Lungenkarzinom *n*
早期肺结核 Frühtuberkulose *f*
早期缝合 Frühnaht *f*, Primärnaht *f*
早期复极综合征 Frührepolarisationssyndrom *n*
早期肝癌或小肝癌 Frühes Leberkarzinom oder kleines Leberkarzinom *n*
早期感受器电位 Frührezeptorpotential *n*, vorzeitiges Rezeptorpotential *n*
早期干预 Frühintervention *f*
早期孤独症儿童 frühbefindetes autistisches Kind *n*
早期骨性关节炎 frühbefindete Osteoarthritis *f*
早期后除极 frühe Nachdepolarization *f*
早期昏迷 alpha-Koma *f*
早期混合裂变产物 frühgemischter Spaltprodukt *m*
早期基因 frühe Gen *f*
早期急性骨髓炎 frühe akute Osteomyelitis *f*
早期家庭教育 frühe Familienausbildung *f*
早期假肢装配 frühbefindete Prothesenversorgung *f*
早期检测 Früherkennung *f*
早期减速 frühe Verzögerung *f*
早期鉴别 vorläufige Identifizierung *f*
早期矫治 frühzeitige Korrektur *f*
早期教育 frühkindliche Bildung *f*
早期结肠癌 Kolonkarzinom der Frühstufe *f*
早期浸润癌 frühinvasives(od. frühinfiltratives) Karzinom *n*, Mikrokarzinom *n*
早期经验 frühe Erfahrung *f*
早期警告 frühe Vorwarnung *f*
早期救治 Frühbehandlung *f*
早期抗原 frühvorgekommtes Antigen *n*
早期抗原 IgA 抗体 Antikörper gegen frühe Antigene, IgA-EA *m*
早期流产 Frühabort *m*
早期隆起Ⅰ型胃癌 Magenfrühkarzinomen des Typ Ⅰ *f pl*
早期梅毒 Frühsyphilis *f*
早期梅毒疹 Frühsyphilis *f*
早期母子接触 Bindung *f*
早期囊胚 frühe Blastozyste *f*
早期尿毒症 frühzeitig Urämie *f*
早期培养系 frühe Kultursystem *f*
早期前噬菌体 Präprophage *m*
早期清创 frühzeitige Wundausschneidung *f*
早期龋 frühzeitige Karies *f*
早期缺铁性贫血 Früheisenmangelanämie *f*
早期妊娠 Frühschwangerschaft *f*
早期妊娠因子 Frühschwangerschaft Faktor *m*(早孕因子)
早期妊娠诊断 Diagnose der Frühschwangerschaft *f*
早期妊娠子宫内膜反应 Frühschwangerschaftsreaktion des Endometriums *f*
早期溶血综合征 Frühhämolyse-Syndrom *n*
早期乳腺癌 früher Brustkrebs *m*
早期神经梅毒 frühe Neurosyphilis *f*
早期肾病综合征 Frühnephrotisches-Syndrom *n*
早期肾功能衰竭 früh Niereninsuffizienz *f*, frühe Niereninsuffizienz *f*
早期生物学效应 frühe biologische Wirkung *f*
早期生长应答基因 -1 EGR1
早期尸体现象 frühe Leichenerscheinung *f*
早期石骨症 frühe Osteopetrose *f*(非致死性石骨症)
早期食管癌 frühzeitiges Ösophaguskarzinom *n*
早期收缩 vorzeitige Kontraktion *f*, vorzeitiger Schlag *m*
早期手术 Frühoperation *f*
早期死后变化 frühe postmortale Veränderung *f*
早期死胎 frühzeitiger Tod des ungeborenen Kindes *m*
早期胎传梅毒 Syphilis angeborenen praecox *f*
早期胎死 vorzeitiger Fruchttod *m*
早期体验 frühe Erfahrung *f*
早期胃癌 Magenfrühkarzinom *n*, Frühkarzinom des Magens *n*
早期吸气性爆裂音 frühinspiratorische Kreptation *f*
早期先天性梅毒 frühzeitig angeborene Syphilis *f*
早期显(成)像 frühe Bildgebung *f*
早期效应 Früheffekt *m*, vorzeitiger Effekt *m*
早期斜面接触 vorzeitiger Kontakt der Neigungsebene *m*
早期新生儿 Anfang des Neugeborenen *m*
早期新生儿死亡率 Frühneonatalsterblichkeit *f*
早期型胃癌 Frühkarzinom des Magens *n*
早期性体验 frühe sexuelle Erfahrung *f*
早期选择模型 frühselektiver Modell *m*
早期选择说 frühe Selektion-Theorie *f*
早期学习 frühes Erlernen *n*
早期训练 frühe Ausbildung *f*
早期胰岛素分泌 frühe Insulinsekretionsphase *f*
早期胰腺癌 frühes Pankreaskarzinom *n*
早期隐性梅毒 Frühlatenzsyphilis *f*
早期婴儿发育 frühkindliche Entwicklung *f*
早期诱发 frühe Induktion *f*
早期预防 frühe Prävention *f*
早期愈合 Frühheilung *f*
早期早产儿视网膜病变治疗研究 Studie der früzeitige Behandlung der frühgeburten Retinopathie *f*(ETROP)
早期诊断 Frühdiagnose *f*
早期症状 Frühsymptom *n*
早期症状性梅毒 frühsymptomatische Syphilis *f*
早期子宫颈浸润癌 frühinvasives(od. frühinfiltratives) Zervixkarzinom *n*
早起强化率 Kontrastverstärkungsrate der frühen Phase *f*
早生担子 Frühe Belastung *f*
早熟 Frühreife *f*, Prämaturität *f*, Praecocitas *f*
早熟的 frühreif, prämatur, praecox, praematur(-us, -a, -um)
早熟儿童 frühreifes Kind *n*, Frühgeburt *n*
早熟绝经 vorzeitige Menopause *f*, Menopause praecox *f*
早熟青春期 Pubertas praecox *f*
早熟染色体凝集 vorzeitige Chromosomenkondensation *f*
早熟性女性乳腺肥大 frühreife weibliche Mammahypertrophie *f*
早熟性皮脂腺增生 vorzeitige Talgdrüsenhyperplasie *f*
早熟性射精 vorzeitige Ejakulation *f*
早熟性生殖器巨大畸形 Macrogenitosomia praecox *f*
早熟性生殖器巨体 Macrogenitosomia praecox *f*, Proteleiosis *f*

早熟者 frühes Reife *n*
早熟终止密码子 vorzeitiges Beendigung-Codon *n*
早衰 Voralterung *f*, Senilismus *m*, Abiose *f*, Abiosis *f*, Senilitas praecox *f*
早死所致的寿命损失年 verlorenes Lebensjahr *n*（YLL）
早秃 prämature Alopezie *f*, Alopecia praematura *f*
早晚 nocte maneque *f pl*
早吸吮 früher Säugling *m*
早显 frühzeitiges Erscheinen *n*
早现[遗传] Erwartung *f*
早现现象 Erwartung *f*
早泄 Prospermie *f*, Frühejakulation *f*, prämature Ejakulation *f*, Ejaculatio praecox *f*
早醒 Frühbewußtwerden *n*
早幼红细胞 basophiler Normoblast *m*, Prorubrizyt *m*
早幼粒细胞 Progranulozyt *m*, Prämyelozyt *m*, Promyelozyt *m*
早幼粒细胞性白血病 Promyelozytenleukämie *f*, Promyelozytenleukose *f*
早育率 Fruchtbarkeitsziffer in Jugenden *f*
早孕 Frühschwangerschaft *f*
早孕反应 Frühschwangerschaftsreaktion *f*
早孕监护 Frühschwangerschaft-Überwachung *f*
早孕子宫[间歇性]收缩征 Braxton Hicks* Zeichen *n*（od. Kontraktion *f*）• Hicks* Zeichen（od. Schwangerschaftszeichen）*n*
早知 Präkognition *f*
早中期 Prometaphase *f*
早祖 B 细胞 Früh Pro-B-Zelle *f*
枣褐色的 spadiceus *adj*
枣红 Bordeaux *n*, Bordeauxrot *n*
枣糊 Judendornpaste *f*, Dattelpaste *f*
枣仁甙元 Jujubogenin *n*
枣属 Tintendattel *f*, Zizyphus *m*, Jujuba *f*
蚤 Floh *m*
蚤病 Pulicosis *f*, Puliciasis *f*
蚤科 Pulicidae *pl*
蚤目 Siphonaptera *pl*
蚤属 Pulex *m*
蚤休甙 Paridin *n*
蚤休皂甙 Pariphylin *n*
蚤咬 Flohstich *m*
蚤咬状肾 Flohstichniere *f*
蚤源性疾病 Floh übertragene Krankheit *f*
藻 Tang *m*, Seegras *n*, Alge *f*, Alga *f*
藻（叶）红素 Phykoerythrobilin *n*
藻胆蛋白 Phycobiliprotein *n*
藻胆蛋白体 Phycobilisomen *n*
藻胆色素 Phycobilin *n*
藻胆色素蛋白 Phycobiliprotein *n*
藻胆体 Phycobilisom *n*
藻蛋白 Algenproteine *n pl*
藻的 algal（-is, -is, -e）
藻褐素 Fucoxanthin *n*
藻红蛋白 Phycoerythrin *n*
藻红体 Rhodoplast *n*
藻胶[素] Algin *n*
藻菌 Phykomyzeten *m pl*
藻菌病 Phykomykose *f*
藻菌目 Algenpilze *pl*, Phycomycetes *pl*, Mycophyceae *pl*
藻菌植物 Thallophyt *m*
藻蓝蛋白 Phycocyanin *n*
藻蓝素 Phycocyanobilin *n*
藻类 Algae *f pl*, Algen *f pl*
藻类实验 Algen-experiment *n*
藻尿后胆色素 Phycourobilin *n*
藻朊酸 Alginsäure *f*
藻上寄生的 algicole, algicolous
藻食动物 algenfressendes Tier *n*,（Algen-）Phytophage *m*
藻酸 Alginsäure *f*
藻酸盐 Alginate *n*
藻酸盐印模材料 Abdruckmasse auf Alginatbasis *f pl*

zào 皂灶造噪躁

皂草黄甙 Saponarin *n*
皂甙 Saponin *n*
皂甙元 Sapogenine *n pl*
皂毒类 Sapotoxin *n*
皂苷类 Saponine *n pl*
皂化 Saponifikation *f*, Verseifung *f*
皂化当量 Saponifikationsäquivalent *f*, Verseifungsäquivalent *n*
皂化剂 Saponifikationsmittel *n*
皂化价 Saponifikationszahl *f*, Verseifungszahl *f*
皂化率 Saponifikationsrate *f*, Verseifungsrate *f*
皂化作用 Saponifikation *f*, Verseifung *f*, Esterhydrolyse *f*
皂荚 Gleditsia sinensis *f*
皂荚中毒 Vergiftung durch Gleditsia sinensis *f*
皂角甙 Saponin *n*, Natigin *n*, Seifenstoff *m*
皂角毒苷 Sapotoxin *n*
皂角苷配基 Sapogenin *n*
皂膜流量计 Seifenfilm Durchflussmesser *m*
皂溶液 Seifenlösung *f*
皂色谱 Seifenchromatogramm *n*
皂树 Seifenholz *n*, Seifenbaum *m*, Waschholz *n*, Quillaia saponaris *f*
皂树属 Quillaia *f*, Quillaya *f*
皂树酸 Quillajasäure *f*, Quillayasäure *f*
皂树皂毒素 Quillaja-Sapotoxin *n*, Quillaya-Sapotoxin *n*
皂土 Bentonit（um）*n*, Quellton *m*
皂土絮凝试验 Bentonit-Flockungstest *m*
皂[粘]土 Bentonit *m*
皂粘土絮状试验 Bentonit Flockung Test *m*
灶性出血 fokale Blutung *f*, Fokalblutung *f*, Herdblutung *f*
灶性坏死 fokale Nekrose *f*, Fokalnekrose *f*, Herdnekrose *f*
灶性角化不全 Schwerpunkt Parakeratose *f*
灶性浸润 Schwerpunkt Infiltration *f*
灶性肾小球肾炎 fokale Glomerulonephritis *f*, Herdglomerulonephritis *f*
灶性细性浸润 fokale Zellinfiltration *f*, herdförmige zelluläre Infiltration *f*
灶性心肌梗死 fokaler Myokardinfarkt *m*, Herdmyokardinfarktion *f*
灶性增生 fokale（od. herdförmige）Hyperplasie *f*
灶样坏死 fokale Nekrose *f*, Fokalnekrose *f*, Herdnekrose *f*
灶状分布 Schwerpunkt Vertrieb *m*
造白细胞组织增生 Leukose *f*
造孢剩质 sporogenenverbleibende Qualität *f*
造袋术 Marsupialisation *f*
造粉体 Amyloplast *m*
造盖术 Dachplastik *f*
造骨细胞成骨肉瘤 Osteoblast im Osteosarkom *f*
造管术 Kanalisation *f*
造红细胞组织 erythropo（i）etisches Gewebe *n*
造句测验 Satzergänzungstest *m*（SCT）
造句性失语症 syntaktische Aphasie *f*
造瘘术 Fistelbildung *f*
造形术（Neo-）Plastik *f*
造型客体 Modellierungsobjekt *m*
造型用煤气喷灯 Modellierbrenner *m*, Brenner für Modelli-

erung *m*
造血 Blutbildung *f*, Hämatopoese *f*, Hämopo(i)ese *f*, Hämozytopoese *f*
造血病 hämatopoetische Krankheit *f*
造血病性溃疡 hämatopoetische Geschwüre *n pl*
造血不良 Blutbildungsstörung *f*, Dyshämatopoese *f*
造血的 blutbildend, häm(at)opoetisch, häm(at)oplastisch, sanguifaciens
造血多能干细胞 häm(at)oplastische Pluripotenzstammzelle *f*
造血干细胞 häm(at)oplastische Stammzelle *f*
造血干细胞松解术 hämatopoetische Stammzellenmobilisierung *f*
造血功能障碍 häm(at)oplastische Störung *f*
造血[功能]不全性贫血 dyshemopoietishe Anämie *f*
造血[机能]不全 Blutbildungsstörung *f*, Dyshämatopoiesis *f*
造血[机能]不全的 dyshämatope(i)etisch
造血机能不足 Anhaematopoiesis *f*
造血基质细胞 Stromazelle *f*
造血集落刺激因子 Kolonie-stimulierender Faktor *m*(CSF)
造血器官 blutbildende Organe *n pl*,
造血前体细胞 hämatopoetische Vorläuferzelle(HPC) *f*
造血溶血平衡 hemogenishes hämolytische Gleichgewicht *n*
造血衰竭 hämatopoetischer Ausfall *m*
造血素 Hematopoietin *n*
造血索 hämatoplastischer Strang *m*
造血微环境 hämatopoetische Mikroumgebung *f*
造血系统 hämatoplastisches System *n*
造血细胞 Blutbildungszelle *f*, hämatopo(i)etische Zelle *f*
造血细胞嵌合 hämatopoetischer Chimärismus *m*
造血细胞因子 hämatopoetisches Zytokin *n*
造血细胞因子受体超家族 hämatopoetische Cytokin-Rezeptor-Superfamilie *f*
造血细胞源性肿瘤 Tumor des blutbildenden Zelle *m*
造血型放射病 Strahlenkrankheit vom hämatopoetischen Typ *f*
造血性发育不良 hämatopoetische Dysplasie *f*
造血药 Hämatika *n pl*, Häm(at)opo(i)etika *n pl*
造血要素 hämatopoetisches Element *n*
造血诱导微环境 hämatopoetischen induktive Mikroumgebung *f*(HIM)
造血[诱导]微环境 hämatopoetische Mikroumgebung *f*
造血灶 hämatopoetischer Herd *m*
造血组织 blutbildendes Gewebe *n*, hämatopo(i)etisches Gewebe *n*
造血祖细胞 Stammzelle *f*
造血祖细胞激酶 1 hämatopoetische Ahn-Kinase 1 *f*
造血作用 Hämatopoese *f*
造牙本质细胞 Odontoblast *m*, Dentinoblast *m*
造牙材料 Acryl-Material *n*(丙烯酸材料)
造牙粉 Polymer *n*
造牙骨质细胞 Zementoblast *m*
造影超声心动图心脏超声造影术 Kontrast-Echokardiographie *f*
造影剂 Kontrastmittel *n pl*(KM), Kontraststoff *m*
造影剂过敏试验 Kontrastmittel-Sensitivitättest *m*
造影剂肾病 Röntgenkontrastmittel Nephropathie *f*
造影剂肾内返流 renaler Reflux der Kontrastmittel *m*
造影剂相关性肾病 Kontrastmittel-induzierte Nephropathie *f*
造影剂注射器 Kontrastmittel-Injektionsspritze *f*
造影检查 Kontrastuntersuchung *f*, Kontrastverfahren *n*
造影检查导管 Angiographie-Katheter *m*
造釉器 Schmelzorgan *n*, Schmelzglocke *f*, Zahnglocke *f*
造釉细胞 Ameloblast *m*, Adamantoblast *m*, Schmelzbildner *m*, Ganoblast *m*
造釉细胞癌 ameloblastisches Karzinom *n*
造釉细胞瘤 Ameioblastom *n*, Adamantinom *n*
造釉细胞肉瘤 ameloblastisches Sarkom *n*
造釉细胞性纤维瘤 Ameloblastenfibrom *n*
造釉细胞性纤维肉瘤 ameloblastisches Fibrosarkom *n*
造釉细胞性纤维牙瘤 ameloblastisches Fibroodontom *n*
造釉细胞性牙肉瘤 ameloblastisches Odontosarkom *n*
造釉细胞牙瘤 ameloblastisches Odontom *n*
造语症 Glanz-Synthese *f*
造纸厂废水 Papierindustrieabwasser *n*, Abwasser der Papierfabrik *n*
造字测验 Wortbildung Test *m*
造作病 artifizielle Krankheit *f*
造作伤 künstliche Wunde *f*
噪度 Lärm *m*
噪度(声)级 Lärmstufen *f pl*
噪声 Lärm *m*, Geräusch *n*
噪声(音)损伤 Lärm Verletzungen *f pl*, Verletzungen durch Lärm *f pl*
噪声(音)伪影 Artefakt aus Lärm *m*
噪声暴露级 Lärmexpositionspegel *m*
噪声标准 Kriterien des Lärms *n pl*
噪声测量 Lärmmessung *f*
噪声测量仪 Lärm Messgerät *n*
噪声测量装置 Lärm Messapparatur *f*
噪声测试仪 Lärmmessgerät *n*
噪声单位 Lärmeinheit *f*
噪声的生理反应 physiologischer Effekt von Lärm *m*
噪声发生器 Lärmapparat *m*, Rauschgenerator *m*, Lärmtrommel *f*
噪声分析仪 Lärm-Analysator *m*
噪声干扰 Geräuschbelästigung *f*
噪声隔绝 Lärmdämmung *f*, Schalldämmung *f*
噪声计 Geräuschmesser *m*, Psophometer *n*
噪声计量设备 Lärmmessgeräte *n*
噪声剂量 Lärmdosis *f*
噪声监测仪 Geräuschpegel-Indikator *m*
噪声控制 Lärmbekämpfung *f*, Lärmkontrolle *f*
噪声控制学 Lärmschutz Akustik *f*
噪声聋 Lärm induzierte Taubheit *f*
噪声耐力 Rauschtoleranz *f*
噪声能量 Lärmenergie *f*
噪声频程 Geräuschfrequenzteilung *f*
噪声频谱 Lärmspektrum *n*
噪声评价指数 Beurteilungspegel-Zahl *f*
噪声强度 Lärmintensität *f*
噪声强度曲线 Lärmintensität Kontur *f*
噪声容限 Noise-Margin *m*
噪声数据 Rauschdaten *n pl*
噪声衰减系数 Schalldämpfungskoeffizient *m*
噪声危害 Lärmschädigung *f*, Schallschädigung *f*
噪声污染 Lärmbelästigung *f*, Lärmbelastung *f*
噪声系数 Rauschzahl *f*, Rauschgüte *f*, Geräuschverhältnis *n*, Gerauschfaktor *m*
噪声系数测量仪 Rauschfaktortester *m*
噪声限度 Lärmgrenzwert *m*
噪声限制器 Rauschbegrenzer *m*, Geräuschbegrenzer *m*
噪声消除器 Rauschkiller *m*, Geräuschkiller *m*
噪声信号 Rauschsignal *n*
噪声信号发生器 Rauschsignalgenerator *m*
噪声性创伤 Lärmtrauma *n*
噪声性耳聋 Lärm-induzierte Taubheit *f*
噪声性聋 Lärmtaubheit *f*
噪声性听觉丧失 Lärmgehörschadigung *f*, chronisches Lärmtrauma des innenohres Lärmschwerhörigkeit *n*
噪声性听觉损伤 Lärmgehörschadigung *f*, chronisches Lärm-

trauma des innenohres Lärmschwerhörigkeit *n*
噪声眩晕 Lärm induzierte Schwindel *m*
噪声言语测试 Sprachtest im Störgeräusch *m*
噪声抑制器 Störschutzgerät *n*
噪声预防 Lärmabwehr *f*
噪声阈值 Rauschschwelle *f*
噪声源 Rauschquelle *f*, Geräuschquelle *f*
噪声遮蔽效应 Lärm-Abschattung-Effekt *m*
噪声指数 Lärmindex *m*
噪音 Lärm *m*, Geräusch *n*
噪音管理条例 Lärmkontrollmaßregel *f*, Gesetz zur Verwaltung des Lärms *n*
噪音级 Lärmpegel *m*
噪音计 Psophometer *n*, Geräuschmesser *n*
噪音水平 Lärmstufen *f pl*
噪音听力图 Lärm Audiogramm *n*
噪音外科 Phonochirurgie *f*
噪音效应 Noise-Effekt *m*
噪音性耳聋 Lärmtaubheit *f*
噪音性神经症 Lärmneurose *f*, Echeosis *f*
噪音影响 Rauscheffekt *m*
躁[狂抑]郁症 manisch-depressive Psychose *f*
躁动不安 Unruhe *f*, Rastlosigkeit *f*
躁狂的 manisch, maniakalisch, maniac(-us, -a, -um)
躁狂发作 maniakalischer Insult *m*
躁狂量表 Mania Rating Skale *f*
躁狂评定量表 Abschätzungsskala für Manie *f*
躁狂期 manische Phase *f*
躁狂气质 manisches Temperament *n*
躁狂前的 vor maniakalish
躁狂型 manischer Typ der manisch-depressiven Psychose *m*
躁狂型狂犬病 furiouse Tollwut *f*
躁狂性格 manische Persönlichkeit *f*
躁狂性秽语症 Aeschromythesis *f*
躁狂性紧张症 manische Katatonie *f*
躁狂性精神病 manische Psychose, manische Störung *f*
躁狂性木僵 manischer Stupor *m*
躁狂性人格素质 konstitutionelle manischen Disposition *f*
躁狂性舞蹈病 Chorea maniacalis *f*, Chorea insaniens *f*
躁狂性谵妄 rühriges delirium *n*
躁狂性躁郁症 manisch-depressive Psychose(od. Erkrankung) *f*
躁狂抑郁的 manisch-depressive
躁狂抑郁性反应型 manisch-depressive Reaktion Typ *m*
躁狂抑郁性精神病 manisch-depressive Erkrankung *f*, manisch-depressives Irresein *n*
躁狂抑郁性精神病混合型 gemischter Typ der manisch- depressiven Psychose *m*
躁狂抑郁性精神病抑郁型 depressiver Typ der manisch- depressiven Psychose *m*
躁狂抑郁性精神病躁狂型 manisch-depressive Psychose mania Art *m*
躁狂抑郁症(躁狂忧郁症) manisch-depressive Psychose *f*
躁狂抑郁症性抑郁症 manisch-depressive Depression *f*
躁狂症量表 Manie-Skala *f*
躁狂症性欲悖德 maniakalische Unmoral *f*
躁狂状态 manischer Zustand *m*
躁狂状态评定量表 Abschätzungsskala für manischen Zustand *f*
躁狂综合征 manisches Syndrom *n*
躁忧性气质者 Zyklothymer *m*
躁忧症 Zyklothymosis *f*
躁狂[症] Manie *f*, Mania *f*
躁狂[症]者 Maniker *m*
躁郁性 Zykloide *f*
躁郁性格 manisch-depressive Persönlichkeit *f*
躁郁性精神病 Zyklothymishe Psychosen, manisch-depressive Psychose *f*
躁郁性气质 Zyklothymie *f*
躁郁性人格 manisch-depressive Persönlichkeit *f*
躁郁性障碍 manisch-depressive Erkrankung *f*
躁郁症 manisch-depressive Psychose(od. Erkrankung) *f*
躁郁症反应 manisch-depressive Reaktion *f*
躁郁症素质 manisch-depressive Diathese *f*
躁郁症循环 manisch-depressiver Zyklus *m*
躁足矫形器 Knöchel-Fuß-Orthese *f*(AFO)

ZE 责择泽

zé 责择泽

责备 Tadel *m*
责任 Beweislast *m*, Haftung *f*, Verpflichtung *f*
责任感 Gefühl der Verantwortung, das Bewusstsein der Verantwortung *n*
责任能力 Zurechnungsfähigkeit *f*, Verantwortlichkeit *f*, Verpflichtung *f*
责任事故 pflichtwidrig verursachter Unfall *m*
责任心 Verantwortung *f*
责任制护理 primäre verantwortliche Pflege *f*
择偶过滤说 Theorie der Filterung bei der Ehepartner-wahl *f*
择期手术 selektive Eingriffe *f*
择区性颈淋巴结清扫术 selektive Halspräparation *f*
择业动机 berufliche Motivation *f*
泽尔韦格综合征 Zellweger* Syndrom *n*(先天性生长发育障碍、小头畸形、眼部异常、肝肾肿大、黄疸、蛋白尿等)
泽兰 Eupatorium japonicum *n*, Herba Lycopi *f*
泽利厄综合征(全身应激综合征) Selye* Syndrom *n*, allgemeines Anpassungssyndrom *n*(肾上腺皮质增生、胸腺和淋巴腺退化、胃肠糜烂或溃疡)
泽斯特锚凹附着体 Zest * Verankerungselementbefestigungsbuchse *f*
泽泻醇 Alisol *n*
泽泻浸出物 Alismin *n*
泽泻科 Alismataceae *pl*

ZENG 增憎

zēng 增憎

增(深)色的 hyperchrom, hyperchromatisch
增(生)殖率 Zuwachsquote *f*, Zuwachsrate *f*
增(生)殖期 proliferierendes Stadium *n*, Stadium proliferationis *n*
增白细胞防病法 Leukoprophylaxe *f*
增白细胞药 Leukopoietik *m*
增倍时间 Verdopplungszeit *f*
增变基因 Mutator-Gen *n*
增变株 Mutator *m*
增补 Ergänzung *f*
增稠过程 Eindickungsprozeß *m*
增稠剂 Eindicker *m*, Eindickungsmittel *n*
增大 Erweiterung *f*, augmentation *f*
增大性生长 auxetisches Wachstum *n*
增大组胺试验 Augmentationshistamintest *m*
增电子作用 chemische Reduktion *f*, Elektronation *f*
增毒,中毒 Vergiftung *f*
增毒反应 Reaktion der Vergiftung *f*
增毒作用 Potenzierung *f*
增感率 Intensivierungsrate *f*

增感屏 Verstärkungsfolie *f*, Verstärkungsschirm *m*
增感屏胶片组合 Bildschirm-Folien-Kombination *f*
增感屏结构斑点 Punkt auf Bildshirm *m*
增感速度 Intensivierungsgeschwindigkeit *f*
增高 erhöhen
增光电极 Nachbeschleunigungselektrode *f*
增厚 Verdickung *f*
增厚的 verdickt
增厚型二尖瓣狭窄 Pachymitralstenose *f*
增积线(雷济厄斯线) Akkretion Linien *f*, Retzius Linien *f*
增剂疗法 Anatherapeusis *f*
增加的 inkremental, incremental(-is, -is, -e)
增加力量体操 Verstärkungsgymnastik *f*, Kräftigungsgymnastik *f*
增加皮肤水分 befeuchten
增加体重,体重增加 Gewichtszunahme *f*
增进抵抗力机制 ergotypishes Mechanismus *n*
增进抵抗力系统 ergotropes System *n*, Resistenzsteigerungssystem *n*
增进健康 Salubrität *f*, Salubritas *f*
增进健康的 heilbringend, salubr(-is, -is, -e), salutar(-is, -is, -e)
增进期 Epakme *f*, Stadium augmenti(s. incrementi) *n*
增菌法 Bakterienanreicherung *f*, Anreicherung *f*, Anreicherungsverfahr *n*
增菌培养基 Anreicherungsnährmedium *n*, Anreicherungsnährboden *m*
增宽 Verbreitung *f*, Breitmachen *n*
增力桥基 energized Widerlage *f*
增亮 Aufhellung *f*
增量 Inkrement *n*
增量比 inkrementelles Verhältnis *n*
增量成本 Mehrkosten *f*
增量法 inkrementelle Methode *f*
增量学习 inkrementelles Lernen *n*
增龄 Alterung *f*
增码 Blockcode *m*
增敏 verstärkte Sensitivität(od. Empfindlichkeit) *f*
增强 Kraftsteigerung *f*, Potenzierung *f*, Akzentuierung *f*
增强病毒 potenziertes Virus *n*
增强刺激 verstaekte Anregung *f*
增强的 intensiv, potenziert, kräftig
增强反应 Verstarkungsreaktion *f*, Booster-Effekt *m*
增强放疗 intensitätsmodulierte Strahlentherapie *f*
增强分泌的 sekretagog
增强固定术 verstärkte Verankerung *f*
增强和选择交流设备 ergänzende und alternative Kommunikationsform *f*
增强肌肉收缩药 positiv inotropen Medikamenten *n pl*
增强记忆药 Speicher-Enhancer *m*
增强剂 Verstärker *m*
增强检查 Verbesserung der Prüfung *f*
增强抗体 erhöhender Antikörper *m*, Verbesserungsantikörper *m*
增强酶活性的 zymosthenisch
增强免疫 Stärkung des immunsystem *f*
增强期待机制 Vorfreude Integrationsmechanismus *n*(AIM)
增强启动子突变型 UP-Promotor-Mutanten *m pl*
增强器 Verstärker *m*
增强扫描 Enhancement der CT Scanning *n*
增强收缩能 auxotonische Kontraktion *f*
增强体 Enhancer *m*
增强体质 Verbesserung der körperlichen Fitness *f*
增强型 verstärkter(od. kräftiger) Typ *m*
增强型知识采集系统 verbesserte Wissenserwerbssystem *n*
增强性抗体 Verbesserung der Antikörper *f*
增强压力 Verstärkung des Drucks *f*
增强因子 Verstärkungsfaktor *m*
增强语言交流系统 augmentatives Sprachkommunikationssystem *n*
增强支抗 verstärkte Verankerung *f*
增强指标 Augmentationsindex *m*
增强子 Enhancer *m*
增强子捕获 Verstärke Trap *f*
增强子单元 Enhance-Einheit *f*
CCAAT 增强子结合蛋白 CCAAT/ Enhancer-bindendes Protein *n*(CEBP)
增强子序列 Enhancersequenz *f*
增强子与转录调控 Enhancer und Transkriptionsregulation *m f*
增强子元件 Enhancerelement *n*
增强自我照顾能力 Verbesserung der Selbstpflege-Fähigkeit *f*
增强作用 verstärkte Wirkung *f*, Verstärkung *f*, Intensivierung *f*
增溶[作用] Solubilisierung *f*
增溶机理 Solubilisierungsmechanismus *m*
增溶剂 Solubilisatoren *m pl*, Lösungsvermittler *m pl*
增溶溶解 erhöhte Löslichkeit *f*
增溶相图 Solubilisierungsphasendiagramm *n*
增色反应 hyperchromer Effekt *m*
增色效应 Hyperchromizität *f*, hyperchromer Effekt *m*
增色性 Hyperchromizität *f*
增生 Wucherung *f*, Hyperplasie *f*, Proliferation *f*
增生(殖)期 Proliferationsphase, Proliferationsstadium *n*
增生瘢痕 Narbenbildung *f*
增生不全 Hypoplasie *f*
增生大疱性表皮松解 Epidermolysis bullosa hyperplastica
增生的 hyperplastisch, proliferativ, hyperplastic(-us, -a, -um)
增生过长 Schweizerkäsige Hyperplasie *f*, Schweizer-Käse-Hyperplasie *f*
增生活跃 aktive zelluläre Proliferation *f*
增生极度活跃 äußerst aktive Hyperplasie *f*
增生极度减低 extrem niedrige Hypoplasie *f*
增生减低 Hypoplasie *f*, Hypoplasia *f*
增生毛外根鞘瘤 proliferierender Trichilemmaltumor
增生毛癣菌 Aufrechtes Gallert-Moostierchen *n*
增生明显活跃 augenfällige(od. auffällige) Proliferation *f*
增生期 Proliferationsphase *f*
增生线 Retzius* Linie(od. Streife) *f*
增生型(性)肠结核 hyperplastische Darmtuberkulose *f*
增生性瘢痕 hyperplastische Narbe *f*, hypertrophe Narbe *f*, Cicatrix hypertrophica *f*
增生性瘢痕 hypertrophische Narbe *f*
增生性表皮松解 hyperplastische Epidermolyse *f*, Epider- molysis hyperplastica *f*
增生性表皮样囊肿 proliferierende Epidermoidzyste *f*
增生性肠结核 proliferative Darmtuberkulose *f*
增生性大疱表皮松解 Epidermolysis bullosa hyperplastica *f*
增生性胆囊病 hyperplastische Cholezystopathie *f*
增生性的 wuchernd, proliferativ, hyperplastisch, hyper-plastic(-us, -a, -um)
增生性动脉内膜炎 proliferative Endarteriitis *f*
增生性动脉炎 proliferierende Arteriitis *f*
增生性钙化性腱炎 Tenonitis prolifera calcarea
增生性感染 produktive Infektion *f*
增生性骨关节病 hyperplasie Osteoarthropathie *f*
增生性骨关节炎 hypertrophe Osteoarthritis *f*
增生性骨膜炎 hyperplastische Periostitis *f*
增生性关节炎 proliferierende Arthritis, Rheumatoidarthritis *f*

增生性喉炎 Laryngitis hyperplastica *f*
增生性滑膜炎 proliferierende Synovialitis *f*
增生性肌膜炎 proliferative Fasciitis *f*
增生性肌炎 proliferative Myositis *f*
增生性脊椎炎 hyperplastische Spondylitis *f*
增生性甲状腺肿 Struma hyperplastica *f*
增生性结核 produktive Tuberkulose *f*
增生性结核性胸膜炎 proliferative tuberkulöse Pleuritis *f*
增生性筋膜炎 proliferative Fasziitis *f*
增生性淋巴结炎 proliferative Lymphadenitis *f*
增生性毛发瘤 proliferierender pilarer Tumor *m*
增生性毛外根鞘囊肿 proliferierende Trichilemmalzyste *f*
增生性脑炎(阿扬型脑炎) hyperplastische Enzephalitis
增生性脓皮病 vegetierende Pyodermie *f*, Pyodermia vegetans *f*
增生性贫血 hyperplastische Anämie *f*
增生性软骨营养障碍 hyperplastische Chondrodystrophie *f*
增生性肾小球肾炎 proliferative Glomerulonephritis *f*
增生性肾炎 proliferative Glomerulonephritis *f*
增生性视网膜病 hyperplastische Netzhaut *f*
增生性外阴炎 hyperplastische Vulvitis *f*
增生性萎缩 Verbreitungsatrophie *f*
增生性胃病 hyperplastische Gastropathie *f*
增生性息肉 hyperplastischer Polyp *m*
增生性系统性血管内皮瘤病 proliferierende systematisierte Angioendotheliomatose *f*
增生性细动脉硬化 hyperplastische Arteriolosklerose *f*
增生性纤维变化 Fibrosis proliferativa *f*, Fibrosis neoplastica *f*
增生性胸膜炎 proliferierende Rippenfellentzündung *f*, proliferierende Pleuritis *f*
增生性血管内皮瘤病 proliferierende Angioendotheliomatose *f*
增生性牙髓炎 hyperplastische Pulpitis *f*
增生性炎症 proliferative (od. hyperplastische) Entzündung *f*, Inflammatio productiva *f*
增生性龈炎 Gingivitis hyperplastica (s. hypertrophicans) *f*, Gingivom *n*
增生性营养不良性大疱性表皮松解症 hyperplastische Epidermolysis bullosa dystrophica *f*
增生性硬化 hyperplastische Sklerose *f*
增生性中耳炎 hyperplastische Mittelohrentzündung *f*
增生抑制因子 Proliferations-Inhibitionsfaktor *m*
增湿剂 Befeuchtungsmittel, Feuchtigkeitscreme
增湿器 Befeuchter *m*
增湿霜 Feuchtigkeitscreme *f*
增湿洗剂 feuchtigkeitslotion *f*
增食因子(增食欲素) Orexin *n*
增视疗法 Pleoptik *f*
增速[离心]技术 Beschleunigungstechnik *f*
增塑剂 Weichmacher *m pl*, Plastifizierungsstoffe *m pl*
增味剂 Geschmacksverstärker *m*
增温浴 graduiertes Bad *n*
增效 Synergie *f*, Synergismus *m*
增效剂 Synergist *m*, Agonist *m*
增效抑制剂 synergistisches Beruhigungsmittel *n*
增效因子 synergistischer Faktor *m*
增效作用 Synergismus *m*
增血压素 Vasopressin *n*
增压[衣]服 Druckanzug *m*
增压比 Druckverhältnis *n*, Druckübersetzung *f*
增压舱 Druckkabine *f*
增压素 Hypertensin *n*, Angiotensin *n*, Pherentasin *n*
增压头盔 Druckhelm *m*
增压作用 Aufladung *f*
增压座舱 positive Druckkabine *f*
增益 Gewinn *m*, Verstärkung *f*
增益带宽积 Produkt von Gewinnen-Bandbreite *n*
增益控制 Verstärkungsregelung *f*
增益调节伪影 Bildfehler der Gewinnkontrolle *m*
增益裕度 Gewinn der Marge *m*
增音器 Amplifier *m*, Verstärker *m*
增长幅度 wachsende Zahl *f*
增长率 Wachstumsrate *f*
增长年龄 erreichbares Alter *n*
增长期 Epakme *f*
增长速度 Wachstumstempo *n*, Zuwachgeschwindigkeit *f*
增值税率 Mehrwert-Steuersatz *m*
增殖 Wucherung *f*, Proliferation *f*, Hyperplasie *f*, Vegetation *f*
增殖测定 Proliferationsuntersuchung *f*
增殖刺激活性 multiplikationsstimulierende Aktivität, MSA *f*
增殖的 proliferativ, proliferierend, vegetierend, prolifer (-us, -a, -um)
增殖聚合 produktive Polymerisation *f*
增殖库 proliferatives Pool *n*
增殖裂头蚴 Sparganum proliferum *n*
增殖期子宫内膜 Endometrium des proliferienden Stadiums *n*
增殖潜力 Reproduktionspotential *n*
增殖区 proliferative Zone *f*
增殖死亡 proliferativer Tod *m*
增殖速率 Multiplikationsrate *f*
增殖体 Adenoide *n pl*, Vegetationen *f pl*
增殖体肥大 adenoide Vegetation *f*
增殖体刮匙 adenoide Kürette *f*
增殖体面容 adenoides Gesicht *n*, Facies adenoidea *f*
增殖体切除刀 Adenotom *n*
增殖体切除器 Adenotom *n*, Lymphotom *n*
增殖体切除术 Adenoidektomie *f*
增殖细胞 Proliferationszelle *f*
增殖细胞群 Proliferationszellpopulation *f*, proliferative Zellpopulation *f*
增殖腺 Adenoide *n pl*
增殖腺(体)炎 Adenoiditis *f*
增殖腺扁桃体切除术 Adenotonsillektomie *f*
增殖腺病 Adenoidismus *m*
增殖腺残体切除术 Exzision des Adenoidrestes *f*
增殖腺刀 Adenotom *n*
增殖腺肥大 Adenoidvegetation *f*
增殖腺结核 Adenoid-Tuberkulose *f*
增殖腺摘除后出血 Haemorrhagia post adenoidectomia *f*, postadenoidektomische Blutung *f*
增殖相关标记 proliferationszugehöriger Marker *m*
增殖型天疱疮 Pemphigus vegetans *m*
增殖型小肠结核 hyperplastische Dünndarmtuberkulose *f*
增殖性瘢痕 hypertrophe Narbe *f*
增殖性病变 proliferative Veränderung *f*
增殖性骨关节炎 proliferative Osteoarthritis *f*
增殖性关节炎 proliferative Arthritis *f*
增殖性红斑 Queyrat* Syndrom *n* (od. Erythroplasie *f*)
增殖性红斑狼疮 Lupus erythematosus hypertrophicus *m*
增殖性化脓性口炎 vegetierende Pyostomatitis *f*
增殖性狼疮 Lupus vegetans (s. hypertrophicus) *m*
增殖性类天疱疮 vegetierendes Pemphigoid *n*
增殖性淋巴细胞 proliferierender Lymphozyt *m*
增殖性脓皮病 Pyodermia vegetans *f*
增殖性脓皮炎 Pyodermatitis vegetans *f*
增殖性脓性口炎 vegetierende Pyostomatitis *f*
增殖性皮炎 Dermatitis vegetans *f*
增殖性生长 multiplikatives Wachstum *n*
增殖性视网膜病 proliferative Retinopathie *f*

增殖性视网膜炎 Retinitis proliferans *f*
增殖性糖尿病性视网膜病 Retinopathia diabetica proliferans *f*
增殖性天疱疮 Pemphigus vegetans *m*, Herpes vegetans *m*, Neumann* Krankheit *f*, Neumann*-Touraine* Aphthosis *f*
增殖性心内膜炎 vegetative Endokarditis, verruköse Endokarditis
增殖性溴疹 vegetierende Bromoderma *f*
增殖性咽炎 hypertrophe Pharyngitis *f*
增殖性疫苗 Replikativer-Impfstoff *m*
增殖性龈炎 Gingivitis hyperplastica (s. hypertrophicans) *f*
增殖抑制因子 proliferativer Inhibitionsfaktor *m*
增殖周期 Proliferationszyklus *m*
增重型心绞痛 progressive Angina *f*, Angina pectoris gravis *f*
憎(疏)水的 hydrophob, hydrophobic (-us, -a, -um)
憎(疏)水胶体 hydrophobes Kolloid *n*
憎(疏)液的 lyophob
憎(疏)液胶体 lyophobes Kolloid *n*
憎恶 Animosität *f*
憎恨 hassen
憎蚋 Simulium damnosum *n*
憎色性 Chromophobia *f*
憎水基 hydrophobe Gruppe *f*, hydrophobes Radikal *n*
憎水溶胶 hydrophobes Sol *n*

ZHA　扎渣轧闸铡眨诈栅炸

zhā　扎渣

扎尔茨曼结节性角膜营养不良 Salzmann* noduläre Dystrophie der Hornhaut *f*
扎根理论研究法 gegenstandsbezogene Theorie *f*
扎拉里约精神能量技术 Zaraleya* psychoenergetische Technik *f*
扎那米韦 Zanamivir *n*
扎普司特(苯氮嘌呤酮,敏喘宁) Zaprinast *n*
扎斯特劳错觉 Jastrow* Illusion *f*
扎昔他宾 Zalcitabin *n*
渣滓 Schlacken *f pl*, Fäzes *m pl*, Faeces *m pl*, Faeculae *f Pl*

zhá　轧闸铡

轧盖机 Würgezange *f*
闸 Einschalter *m*, Schleuse *f*, Bremse *f*
闸带 Bremsbelag, Bremsfutter
闸控 Torsteuerung *f*
闸流管 Schaltventil *n*
闸门 Schleusentor *n*, Tor *n*
闸门[控制]学说 Torkontroll-Theorie *f*
闸门电流 Ansteuerungsstorm *m*
闸门机制 Tormechnismus *m*
闸门控制疼痛理论 Torsteuerung-Schmerzen-Theorie *f*
闸门控制学说 Torsteuerung-Theorie *f*
铡除刀 Guillotine *f*

zhǎ　眨

眨眼 Zwinkern *n*, Blinzeln *n*
眨眼反射 Blinzelreflex *m*
眨眼频率 Blinzelfrequenz *f*
眨眼中枢 zwinkerndes Zentrum *n*

zhà　诈栅炸

诈(装)病 Simulation *f*, Pathomimie *f*, Pathomimia *f*
诈病(伤) absichtliche täuschte Krankheit *f*
诈病者 Simulant *m*
诈精神病 heucheltes Wahnsinn *n*
诈聋 simulierte Taubheit *f*
诈聋检查 Untersuchungen von Pseudo-Taubheit *f*
诈盲检查 Untersuchung von Pseudo-Blindheit *f*
诈骗 fälschen
诈骗者 Betrüger *m*
诈妊娠 Betrugsschwangerschaft *f*
诈伤 vorgetäuschte Verletzung *f*
诈瘫 Simulation-Lähmung *f*, deliberate feignede Paralysis *f*
栅 Gitter *m*
栅板[间]电容 Gitteranodenkapazität *f*, Gitterplattenkapazitat *f*
栅表(栏)细胞比 Palisadenverhältnis *n*
栅导纳 Gitterscheinleitwert *m*
栅极 Gitterelektrode *f*
栅极线管 Grid X-Röntgenrohr *n*
栅控线管 Grid kontrollierten X-Röntgenrohr *n*
栅栏 Palisade *f*
栅栏(状)组织 Palisadengewebe *n*
栅栏滤光器 Sperrfilter *m*
栅栏现象 Sperre *f*
栅栏状 Paliform *f*
栅栏状排列 Palisadenanordnung *f*
栅栏状肉芽肿 Palisadengranulom *n*
栅栏状有包膜神经鞘瘤 palisadenartiges abgekapseltes Neurinom (Schwannom) *n*
栅条 Streifen *m*
栅状侧丝 Paraphysenpalisade *f*
栅状带 Palisadenzone *f*
栅状角质层 Hymeniform *f*
栅状毛皮 Trichodermpalisade *f*
栅状皮 Palisadoderm *n*
炸药 Explosivstoff *m*, Explosionsstoff *m*
炸药生产 Produktion vom Sprenstoff *f*

ZHAI　摘窄债

zhāi　摘

摘出器 Enukleator Extraktor *m*
摘出术 Extraktion *f*, Enukleation *f*, Extractio *f*, Enucleatio *f*
摘除 Ektomie *f*, Exstirpatio (n) *f*
摘除酶 Excisionase *f*
摘除器 Enukleator *m*
摘要 Kompendium *n*, Zusammenfassung *f*, Inhaltsangabe *f*
摘要法 Abzugsmethode *f*

zhǎi　窄

窄波成像 Narrow-Band-Imaging *n*
窄带换能器 Schmalband-Wandler *m*
窄带噪声 Schmalbandrauschen *n*
窄肩 schmale Schultern *m pl*
窄平钳 enge Flachzange *f*
窄谱抗生素 Engspektrum-Antibiotika *n pl*
窄食单胞菌属 Stenotrophomonas *m*
窄叶红茴香中毒 Vergiftung durch illicium lanceolatum *f*

zhài　债

债 Schuld *f*
债务 Obligation *f*

ZHAN　沾毡粘詹谵斩盏展辗占战站

zhān　沾毡粘詹谵

沾(污)染 Kontamination *f*, Verschmutzung *f*, Verseuchung *f*
沾(污)染物 Verschmutzer *m*, Schmutzstoff *m*, Verunreiniger *m*
沾染偏倚 Kontaminationsbias *n*
沾染着血的 blut beschmutzt
沾污 Kontamination *f*, Verschmutzung *f*, Verseuchung *f*
沾污传播 beschmutzende Übertragung *f*

沾污的催化剂 verschmutzter Katalysator *m*
毡轮 Filzrad *n*
毡毛状的 filzartig
毡制品 Filz *m*
毡状 Filzform *f*
毡状的 filzig
粘 Klebrigkeit *f*
粘(贴) Sticking *n*, kleben *n*
粘补剂 Kleber *m*, Klebemittel *n*
粘冲 Kleben *n*
粘固 Zementierung *f*
粘固[作用] Zementation *f*
粘固粉(剂) Cementum *n*
粘固粉玻璃板 Zementglasplatte *f*
粘固粉充填器 Zementstopfer *m*
粘固粉调[拌]刀 Zementspatel *m*
粘固粉液 Zement-Anmischflüßigkeit *f*
粘固剂 Cementum *n*
粘胶类 Viskose *f*
粘胶纤维 Viskose *f*
粘接 Zementation *f*
粘接材料 Klebmaterial *n*
粘节孢子 schleimiger Arthropode *m*
粘结(胶合)剂 Binder *m*, Zement *m*
粘结(粘合) Haften *n*, Adhäsion *f*
粘结固定桥 haftungfeste Brücke *f*
粘结剂 Cement *n*, Klebmittel *n*
粘结剂(粘合剂) Binder *m*, Kleber *m*
粘结力 Kohäsion *f*, Kobäsionskraft *f*
粘结性 Kohärenz *f*
粘精 mucosin *n*
粘聚 adhäsive Aggregation *f*
粘聚阶段 Zusammenhaltsbühne *f*
粘聚作用 Zusammenhalt *m*
粘均分子量 viskositätsmittleres Molekulargewicht *m*, viskositätsmittlere Molmasse *f*
粘蜡 Klebwachs *n*
粘连 Verwachsung *f*, Adhäsion *f*, Synechie *f*, Akkretion *f*
粘连剥离剪 Dissektionsschere *f*
粘连带 Verwachsungsstrang *m*, Bande *f*, adherence <frz.>
粘连蛋白 Fibronektin *n*
粘连的 adhärent, haftend
粘连递阶假说 Hypothese der hierarchischen Haftfähigkeit *f*
粘连或亲和梯度假说 Hypothese der ansteigenden Haftfähigkeit oder Affinität *f*
粘连接合处 Adhärenz-Abzweigung *f*, Einhaltung-Kreuzung *f*
粘连胎盘 adhärente Plazenta *f*, Placenta adhaerens *f*
粘连型 adhäsiver Typ *m*, Verwachsungstyp *m*
粘连性 Adhäsion *f*, Verklebung *f*, Verwachsung *f*
粘连性[关节]囊炎 adhäsive Kapselentzündung *f*
粘连性肠梗阻 Adhäsionsileus *m*
粘连性腹膜炎 adhäsive Peritonitis, Klebstoff-Bauchfellentzündung *f*
粘连性关节囊炎 adhesive Capsulitis *f*
粘连性角膜白斑 adhärierendes Leukom Leukoma adhaerens *n*
粘连性髂腰肌 adhesiver Lenden-Darmbeinmuskel *m*
粘连性深肌腱 adhesive tiefe Sehnen *f*
粘连性胎盘 adhäsive Plazenta *f*
粘连性心包炎 adhäsive Perikarditis *f*, Pericarditis adhae-siva *f*
粘连性阴道炎 adhäsive Kolpitis *f*, Vaginitis adhaesiva *f*
粘连性中耳炎 klebende Mittelohrentzündung *f*, adhäsive Mittelohrentzündung *f*
粘连性肿瘤 Adhäsiver Tumor *m*
粘连性蛛网膜炎 adhäsive Arachnitis *f*, Arachnoiditis adhaesiva *f*
粘毛皮 Ixotrichoderm *n*
粘皮 Ixoderm *n*
粘皮层 Ixohymeniderm *n*
粘皮膜 Kutikula viscosa *n*
粘绳纸 Fliegenfänger, Fliegenpapier
粘[性]金 kohäsives Gold *n*
粘[性]蜡 anklebendes Wachs *n*
粘着,固执,粘连[反应] Einhaltung *f*
詹金斯活动量表(调查表) Jenkins* Aktivitätsumfrage *f*
詹金斯活动调查表 Jenkins* Aktivität Skala *f*
詹-凯二氏试验 Jenner*-Kay* Test *m*
詹克综合征 Jahnke* Syndrom *n*(脑、眼、颜面血管瘤,但无青光眼)
詹姆士郎格理论 James Lange* Theorie *f*
詹姆士郎格情绪论 James Lange* Theorie der Emotion *f*
詹姆斯·林德 James Lind*
詹姆斯郎格情绪理论 James-Lange* Theorie der Emotion(情感为内分泌所引起)
詹姆斯氏束 James* Faser *f*
詹纳尔氏染色法 Jenner* Färbung *f*
詹纳斯绿 Janusgrün *n*
詹韦氏斑(点) Janeway* Fleck *m*(od. Zeichen *n*)
谵妄 Delir *n*, Delirium *n*, Phrenitis *f*
谵妄抽搐 Delirium tremens, Säuferwahnsinn
谵妄的 delirant, deliriös
谵妄反应 deliriöse Reaktion *f*
谵妄分级量表 deliriöse bewertende Skala *f*
谵妄附加于痴呆 auf Demenz überlagertes Delirium *n*
谵妄混合起源 Mischherkunft des Deliriums *f*
谵妄戒断状态 Entzugssyndrom des Deliriums *n*
谵妄型精神分裂症 deliriöse Schizophrenie *f*, Schizophrenia deliriosa *f*
谵妄性秽语症 Aeschromythesis *f*
谵妄性精神病 deliriöse Entfremdung *f*
谵妄性精神错乱 deliriöse Verwirrung *f*, deliriös Entfremdung *f*
谵妄性休克 deliriöser Schock *m*
谵妄性意识模糊 Deliriant *n*
谵妄性忧郁症 deliriöse Melancholie *f*
谵妄性躁狂 deliriöse Manie *f*
谵妄者 Delirante *m*
谵妄状态 Delirzustand *m*, deliranter Zustand *m*

zhǎn 斩盏展辗

斩断术 Guillotine-Amputation *f*
盏 Kelch *m*, Calix *m*, Calyx *m*
盏的 caliceal
展 trennen *n*, Entführung *f*
展(伸)反射 Streckreflex *m*, Extensorenreflex *m*
展肌 Abductor *m*, Musculus abductor *m*
展肌麻痹,展神经瘫痪 Abducenslähmung *f*
展开 Entwicklung *f*
展开槽 Entwicklungstank *m*
展开的 erweitert, ausgießen, entfalten
展开的双链 offne Doppelkette *f*
展开剂 Entwickler *m*, Entwicklungsmittel *n*
展览与视听教学法 ausgestellte und visuell-auditive Lehrmethode *f*
展旁核 Nucleus parabducens *m*
展青霉素 Patulin *n*
展神经 Abduzens *m*, Nervus abducens *m*
展神经病 Krankheit des Augenabziehnervs, Nervus-abducens-Krankheit
展神经核 Abduzenskern *m*, Nucleus nervi abducentis *m*
展神经瘤 Abduzensneurom *n*

展神经麻痹 Abduzenslähmung *f*
展神经麻痹复视 Abduzensdiplopie *f*
展神经损伤 Abducensnervenverletzung, Nervus-abducens-Verletzung
展性 Dehnbarkeit *f*, Streckbarkeit *f*
辗伤 rollende Verletzung *f*
辗转不安 Jaktation *f*, Rastlosigkeit *f*, Unruhe *f*, Jactatio *f*
辗转体位 alternierende Position *f*

zhàn 占战站

占吨羧酸 Xanthenyl-Carbonsäure *f*
占领学说 Besitztheorie *f*
占诺美林 Xanomelin *n*
占位[性]病变 raumfordernder Prozeß *m*
占位性 Raumforderung *f*
占位性纵隔病变 raumfordernder Prozeß des Mediastinums *m*
占位症状 raumforderndes Symptom *n*
占星术 Astrologie *f*
占用频率 Erfassungsfrequenz *f*
占有 Beschäftigung, Besitz
占有轨道 besetztes Orbital *n*
占有者 Besetzer *m*, Inhaber *m*
战场感染 Belagerungsinfektion *f*
战场疲劳 Kriegsmüdigkeit *f*, Kriegsneurose *f*
战地救护车 Feldlazarettwagen *m*, Feldkrankenwagen *m*
战斗或逃跑反应 Kampf-oder-Flucht-Reaktion *f*
战斗疲劳 Kriegsmüdigkeit, Kriegsneurose
战斗伤亡人数 Schlachtopfer *m*, Kampfunfall *m*
战斗卫材储备 medizinische Reserve der Bekämpfung *f*
战俘综合征 Kriegsgefangenen-Syndrom *n*
战壕口炎 trench mouth <engl.>, Vincent* Stomatitis *f*
战壕背痛 Grabenrückschmerzen *m pl*
战壕腹泻 Graben-Durchfall *m*
战壕热 Schützengrabenfieber *n*, Grabenfieber *n*, Wol(h)ynisches Fieber *n*, Febris quintana *f*
战壕足 Schützengrabenfuß *m*
战栗 Frösteln *n*, Zittern *n*
战略环境影响评价 strategische Umweltverträglichkeitsprüfung *f*
战略卫[生器]材储备 strategische medizinische Reserven *f pl*
战略性计划 strategischer Plan *m*
战伤 Kriegsverletzung *f*
战伤病理 Kriegspathologie *f*
战伤处理原则 Behandlungsprinzip für die Kriegsverletzung *n*
战伤后肾功能不全 Niereninsuffizienz nach der Kriegsverletzung *f*
战伤后应激性溃疡 Streßulkus nach der Kriegsverletzung *n*
战伤假性动脉瘤 falsches Aneurysma infolge der Kriegsverletzung *n*
战伤截肢 Amputation in Kriegschirurgie *f*
战伤气胸 Pneumothorax wegen Kriegsverletzung *m*
战伤缺血性挛缩 ischämische Kontraktur wegen der Kriegsverletzung *f*
战伤伤员救治 Kombatunfall-Pflege *f*
战伤外科学 Kriegschirurgie *f*
战伤血胸 Hämothorax wegen Kriegsverletzung *m*
战时反应性精神病 reaktive Psychose im Krieg *f*
战时精神病学 Kriegspsychose *f*
战时内科学 Kriegs-Inneremedizin *f*
战时神经机能病 Kriegsneurose *f*
战时水肿 Kriegödem *n*
战时卫生勤务 Wehrmedizin *f*, Kriegshygieneversorgung *f*, Kriegssanitätsdienst *m*, Kriegssanität *f*
战时癔症 Hysterie im Krieg *f*
战术性计划 taktischer Plan *m*
战争(壕)肾炎 Kriegnephritis *f*, Grabennephritis *f*
战争毒气中毒 Gasvergiftung des Krieges *f*
战争时神经症 Kriegsneurose *f*
战争心理学 Kriegführungspsychologie *f*
战争性精神病态 martialische Psychopathie *f*
战争中的脑损伤 Hirnverletzungen im Krieg *f pl*
站[立]行[走]不能 astasische Abasie *f*
站立不能 Astasie *f*
站立架 Stehhilfe *f*
站立矫形器 Stehen-Orthese *f*
站立轮椅 Stehrollstühle *f*
站立平衡 Stehen-Gleichgewicht *n*
站立平衡试验 Stehen-Gleichgewicht-Test *m*
站立时相 Standphase *f*
站立用矫形器 Positur-Orthese *f*
站台错觉 Stellenillusion *f*
站位 stehende Stellung *f*
站位缢死 stehendes Hängen *n*

ZHANG 张章獐樟蟑鳟涨掌丈杖帐胀障瘴

zhāng 张章獐樟蟑鳟

张臂长度 Armlänge *f*
张伯伦滤菌器 Chamberland* Filter *m* (Kerze)
张肌 Tensor *m*, Musculus tensor *m*, Spannmuskel *m*, Spanner *m*
张开 Abgrund *m*, Flare *m/n*
张开的 aufflackernd
张开器 Spekulum *n*, Sperrer *m*
张口位 Offenhaltung des Mundes *f*, offenstehender Mund *m*
张口呼吸 Mundatmung *f*
张口困难 Mundsperre *f*, erschwertes Mundöffnen *n*
张口受限 Mundsperre *f*, Beschränkung des Mundöffnens *f*
张口 Gaffen, Glotzen, Gähnen
张口反射 Babkin-Reflex *m*
张口器 Kiefersperrer *m*, Mundsperrer *m*
张口式投照 geöffnete Mundprojektion *f*
张口瞬目综合征 Blin-Mund-Syndrom *n*
张口运动 Öffnungsbewegung *f*
张口状 gähnend, gaffend
张力 Spannung *f*, Tonus *m*, Tensio(n) *f*
张力测量法 Tonometrie *f*
张力弛缓 Atonie, Erschlaffung
张力带固定 Spannbandbefestigung *f*
张力分析器 Tensionsanalysor *m*, Spannungsanalysor *m*
张力感受器 Tensorezeptor *m*, Spannungsrezeptor *m*
张力杠杆 Spannhebel *m*
张力过低 Hypotonie *f*
张力过高 Hypertonie *f*
张力过强 Hypertonie *f*, Hypertension *f*
张力过弱 Hypotonie *f*
张力换能器 Tonotransduzer *m*, Spannungstransduktor *m*
张力计 Tensi(o)meter *n*, Tonometer *n*
张力减低 Hypotonie *f*, Hypotonus *m*, Hypotension *f*, Hypotonia *f*
张力浸润 Tesionsinfiltration *f*
张力摩擦 Tensionsreibung *f*, Tensionsfriktion *f*
张力曲线 Spannungskurve *f*
张力缺乏 Atonie *f*, Atonia *f*
张力缺乏的 atonisch
张力缺乏性消化不良 atonische Dyspepsie *f*
张力失调 Dystonie *f*
张力时间指数 Spannung-Zeit-Index *m*
张力水疱 Spannung-Vesikel *n*
张力丝 Tonofilament *n* (张力原纤维)

张力丝桥粒复合体 Tonofilament-Desmosomen Komplex *m*
张力 - 速度曲线 Spannung-Geschwindigkeitskurve *f*
张力细丝 Tonofilament *n*
张力线 Spannungslinie *f*
张力性骨折 Tension-Fraktur *f*
张力性空洞 Blähkaverne *f*
张力性尿失禁 Streßinkontinenz *f*
张力性气胸 Spannungspneumothorax *m*
张力性头痛 Spannungskopfschmerz Tensionskopfschmerz *m*
张力性自发性气胸 spontaner Spannungspneumothorax *m*
张力学说 Anstrengungstheorie *f*
张力原丝 Tonofilamente *n pl*
张力原纤维 Tonofibrülen *f pl*
张力障碍 Dystonie *f*, Dystonia *f*, Dystension *f*
张力障碍疾病 dystone Störung *f*
章鱼 Oktopode *m*, Octopus *m*
章鱼[肉]碱 Oktopin *n*
章鱼胺 Octopamin *n*
章鱼羧乙基精氨酸 Octopin *n*
章鱼涎肽 Eledoisin *n*
章鱼样的 tintenfischähnlich
獐牙菜属 Swe(e)rtia *f*
獐牙菜屾酮 Swertianol *n*
獐牙菜屾酮甙 Swertianolin *n*
樟科 Lauraceae *pl*
樟柳碱 Anisodin *n*
樟脑 Kampfer *m*, Camphora *f*, Campher *m*
樟脑 -5- 单氧酶 Campher-5-Monooxygenase *f*
樟脑薄荷脑 Kampfermenthol *n*
樟脑搽剂 Kampferliniment *n*, Linimentum camphoratum *n*
樟脑醇 Camphylalkohol *m*
樟脑酊 Tinctura camphorae *f*
樟脑酊合剂 Mixtura tincturae camphorae *f*
樟脑肥皂搽剂 Campher-und Seifenliniment *n*
樟脑酚 Phenolum camphoratum *n*, Phenolkampfer *m*
樟脑酚合剂 Mixtura phenoli camphorae *f*
樟脑磺酸 Kampfersulfonsäure *f*, Acidum camphosulfonicum *n*
樟脑磺酸钠 Natriumkampfersulfonat *n*, kampfersulfonsaures Natrium *n*
樟脑磺酸替奥芬 Trimethaphankamphorsulfonat *n*
樟脑软膏 Kampfersalbe *f*
樟脑水 Kampferwasser *n*
樟脑酸 Kampfersäure *f*, Acidum camphoricum *n*
樟脑酸酐 Kampfersäureanhydride *n pl*
樟脑烯 Camphen *n*
樟脑鸦片酊 Tinctura opium et camphora *f*
樟脑瘾 camphorromania *f*
樟脑油 Kampferöl *n*
樟脑中毒 Camphorismus *m*
樟属 Cinnamomum *n*
樟院 Camphan *n*
樟芝 Antrodia camphorata *f*
蟑螂 Küchenschabe *f*, Schabe *f*
蟑螂,土鳖虫 Kakerlake *f*
蟑螂埃希菌(E. blattae) Escherichia blattae *n*
鳣胺 Octopamin *n*

zhǎng 涨掌

涨落 Schwankung *f*, Schwanken *n*, Fluktuation *f*
涨缩锉 arthroplastische Reibahle *f*, Reamer der Endoprothetik *m*(髋关节成形锉)
掌 Mittelhand *f*, Metacarpus *m*
掌板固定术 palmare Plattenosteosynthese *f*, palmare Plattenfixation *f*
掌背的 volardorsal(-is, -is, -e)
掌背动脉 Arteriae metacarpeae dorsales *f pl*
掌背动脉皮瓣 dorsaler metakarpaler Arterie-Lappen *m*
掌背静脉 Venae metacarpeae dorsales *f*
掌部干燥症 xerosische Palmaris *f*
掌侧 palmar, palmar(-is, -is, -e), volar(-is, -is, -e)
掌侧副韧带延长术 Verlängerung des palmaren akzessorischen Ligaments *f*
掌侧接骨板 palmare Platte, volare Platte *f*
掌侧面 Facies palmares(s. volaris) *f*
掌侧韧带 Ligamenta palmaria *pl*, Ligamenta accessoria volaria *m pl*
掌侧韧带 palmare Ligamentum-Platte *f*
掌侧韧带(板)重建术 Rekonstruktion der palmaren Platte *f*
掌侧镶嵌不稳定 volare interkalierte segmentale Instabilität *f*(VISI)
掌侧指甲(反甲畸形) Palm-Seite-Nagel *m*(tusk Nagel Deformität)
掌长 mediale Länge *f*
掌长肌 Musculus palmaris longus *m*
掌长肌腱剥取器 Raspatorium vom langen Schenkelanzieher *n*
掌长肌腱移位术 Verlagerung des tendo palmaris longus *f*
掌尺侧厚 Hypothenardichte *f*
掌的 palmar, volar(-is, -is, -e), metakarpal, thenal
掌点凹 Palmarpit, Palmarkonkav
掌垫 volares Pad *n*
掌动脉 Arteria volaris *f*
掌短肌 Musculus palmaris brevis *m*
掌骨 Mittelhandknochen *m pl*, Metakarpalknochen *m pl*, Ossa metacarpalia *n pl*
掌骨瓣 Lappen des Metacarpalknochens *m*
掌骨背侧韧带 metakarpales dorsales Band *n*
掌骨底 Basis des Mittelhandknochens *f*, Basis des Os metacarpale *f*
掌骨发育不全 Hypoplasie von Mittelhand *f*
掌骨封闭 Block der Mittelhand *m*
掌骨骨间韧带 Ligamenta metacarpea interossea *n*
掌骨骨膜起子 Raspatorium für Mittelhandknochen *n*
掌骨骨融合性并指 syntactyly von synnostosis des Mittelhandknochens
掌骨骨折 Metakarpalfraktur *f*, Mittelhandknochenfraktur *f*
掌骨及跖骨融合 metakarpale und metatarsale Fusion
掌骨间的 intermetakarpal, intermetacarpal(-is, -is, -e), in-termetacarpe(-us, -a, -um)
掌骨间关节 Intermetakarpalgelenke *n pl*, Articulationes intermetacarpeae *f pl*
掌骨间韧带 Ligamenta metacarpea interossea *n pl*
掌骨间隙 Interstitia interossea metacarpi *n pl*, Spatia interossea metacarpi *n pl*
掌骨结核 metakarpale Tuberkulose *f*, Mittelhandkonchen-Tuberkulose *f*
掌骨颈骨折 Fraktur des metakarpalen Halses *f*
掌骨锯 Metakarpalsäge *f*
掌骨拉钩起子 Metakarpalhaken und Metakarpale levator *m*
掌骨拇化术 Pollizisation des Metacarpus *f*, Pollizisation des Mittelhandknochens *f*
掌骨牵引器 Mittelhandknochen-Zugschraube *f*
掌骨缺损 Defekt des Mittelhandknochens *m*, Defekt des Metacarpalknochens *m*
掌骨深横韧带 Ligamentum metacarpeum transversum profundum *n*
掌骨体 Schaft des Mittelhandknochens *f*, Corpus des Os metacarpale *n*
掌骨头 Kopf des Mittelhandknochens *m*, Caput des Os metacarpale *n*

掌骨延长 Verlängerung des Metacarpus *f*
掌骨掌侧韧带 Ligamenta metacarpea palmaria *n pl*
掌骨砧子 Amboss des Metacarpus *m*
掌骨指骨的 metacarpopha|ange(-us,-a,-um)
掌黑癣 Tinea manuum nigra *f*
掌红斑 Plamarerythem *n*, Palmar-Syndrom *n*
掌厚 Palmdichte *f*
掌黄瘤 palmares Xanthom *n*
掌击伤 Verletzung von Palme *f*
掌肌 Hohlhandmuskel *m*, Musculus palmaris *m*
掌间隙感染 Infektion des Spatium palmare *f*, Hohlhand-infektion *f*
掌腱膜 Hohlhandaponeurose *f*, Palmaraponeurose *f*, Aponeurosis palmaris *f*
掌腱膜挛缩 Dupuytren-Kontraktur *f*(迪皮特朗挛缩)
掌腱膜挛缩症 Retraktion des Palmaraponeurose *f*, Palmarkontraktur *f*
掌腱膜切除术 Resektion der Palmaraponeurose *f*
掌腱膜纤维瘤病 Fibromatose der Palmaraponeurose *f*
掌颏反射 Palmomentalreflex *m*(PMR), Palmomental-zeichen *n*, palmomentaler Reflex *m*, Radovici* Reflex *m*
掌控感 Gefühl der Beherrschung *n*
掌宽 metakarpale Breite *f*
掌挛缩病 Dupuytren* Kontraktur *f*, Palmarkontraktur *f*
掌拇指握法 Handteller-Daumengriff *m*
掌浅弓 Arcus palmaris superficialis *m*, Arcus volaris superficialis *m*
掌浅横韧带 Ligamentum metacarpeum transversum superficiale *n*
掌浅静脉弓 Arcus venosus palmaris superficialis *m*
掌浅支 Ramus palmaris superficialis *m*
掌倾角 palmare Inklination *f*, palmarer Neigungswinkel *m*
掌屈 Palmarflexion *f*
掌桡侧厚 Daumenballendicke *f*
掌深弓 Arcus volaris profundus *m*, Arcus palmaris profundus *m*
掌深静脉弓 Arcus venosus palmaris profundus *m*
掌深支 Ramus palmaris profundus *m*
掌条纹状黄变 Xanthochromia striata palmaris
掌围 Palmumfang *m*
掌纹 Handlinien *f pl*, Handfurchen *f pl*
掌纹分析 Analyse der Palmprint *f*
掌纹鉴定 Identifikation(od. Identifizierung) durch Handlinien *f*
掌纹型 Palmarmuster *m*
掌纹增多 hyperlineare Palme *f*
掌握 Beherrschung *f*
掌握动机 Beherrschungsmotivation *f*
掌握水平 Beherrschungsebene *f*
掌握水平分组 Beherrschung der Parallelschaltung *f*
掌心 Handteller *m*, Handfläche *f*
掌心动脉 Arteriae metacarpeae palmares *f pl*
掌心静脉 Venae metacarpeae palmares *f*
掌心拇指畸形 Daumen-in-Palme Missbildung *f*
掌叶防己碱 Palmatin *n*
掌印 Handfurchen *f pl*, Handlinien *f pl*
掌远纹 distale Handfurche *f*
掌褶痕 Handfurche *f*
掌褶痕点状角化病 punktate Keratosis der Handfurche
掌褶纹 Vierfingerfurche *f*
掌跖扁平苔藓 Flechte planus der Handflächen und Sohlen *m*
掌跖播散性角皮病 palmares und plantares disseminierter Keratoderma
掌跖点凹 palmare und plantare Grube *f*
掌跖点状角化病 palmare und plantare punktate Keratose
掌跖汗疱 palmoplantare Pompholyx *f*
掌跖腱膜挛缩症 Kontraktur der palmaren und plantaren Sehnen
掌跖角化病 Palmoplantarkeratose-Krankheit *f*
掌跖角化过度[症] Palmoplantarhyperkeratose *f*, palmare und plantare Hyperkeratose *f*
掌跖角化牙周病综合征(帕勒综合征) Syndrom der Palmoplantarhyperkeratose und Zahnbettschwund *n*, Papillon Lefèvre* Syndrom *n*
掌跖角化-牙周破坏综合征 Papillon-Lefèvre-Syndrom *n*
掌跖角化症 Palmoplantarkeratose *f*, Palmoplantar-keratodermie *f*, Keratosis palmaris et plantaris *f*
掌跖角皮病 palmares und plantares keratoderma *n*, palmare und plantare keratodermia *f*, *n*, palmoplantare Keratodermia *f*
掌跖角皮病伴食道癌(豪伊综合征) palmoplantares Keratoderma *n* mit Krebs der Speiseröhre, palmoplantare keratodermia mit Krebs der Speiseröhre *f*, Howel Evans* Syndrom *n*
掌跖角皮病伴牙周病 palmoplantares Keratoderma mit Zahnbettschwund *n*, palmoplantare Keratodermia mit Zahnbettschwund *f*
掌跖角皮病伴粘膜白斑 palmoplantares Keratoderma mit Leukoplakie *f*
掌跖慢性水疱性皮炎 chronische vesikuläre Dermatitis der Handflächen und Sohlen *f*
掌跖梅毒疹 palmares und plantares Syphilid *n*
掌跖脓疱疹(病) Pustulosis palmaris et plantaris *f*, Andrews* Krankheit *f*(od. Syndrom *n*)
掌跖脓疱型银屑病 palmare und plantare pustulöse Psoriasis *f*
掌跖纤维瘤病 palmare und plantare Fibromatose *f*
掌跖银屑病 Psoriasis palmoplantaris *f*
掌跖疣 palmoplantare Warze *f*
掌指的 metacarpophalange(-us,-a,-um)
掌指骨X线治疗无效 unwirksame Behandlung von Mittelhandknochen und Phalangen X-ray *f*
掌指骨X线治愈 Heilung von Mittelhandknochen und Phalangen X-ray *f*
掌指关节 Grundgelenk *n*
掌指关节 Metakarpophalangealgelenke *n pl*, Fingergrund-gelenke *n pl*, Articulationes metacarpophalangeae *f pl*
掌指关节交锁 federnder(od. schnellender) Finger *m*
掌指关节融合 Fusion des Metakarpophalangealgelenks *f*
掌指关节脱位 metakarpophalangeale Gelenkluxation *f*, Luxation des metakarpophalangeälen Gelenks *f*
掌指纹 metakarpophalangeales Falten *n*
掌指握法 Metacarpophalangeal Griff *m*
掌中隔 palmares mediales Septum *n*
掌中间隙 Thenarraum *m*
掌中间隙感染 Infektion des Thenarraums *f*
掌中纹 midpalmare Falten *pl*
掌状的 palmat, handförmig
掌状复叶 handförmige zusammengesetzte Blätter *n pl*
掌状毛 Palmhaar *n*
掌状叶脉 handflächenförmige Blattader *f*

zhàng 丈杖帐胀障瘴

丈夫角色 Rolle des Mannes *f*
丈夫精液人工授精 artifizielle Insemination mit der Samen des Ehemannes *f*
丈夫人工授精 homologe Insemination *f*
杖式步行器 stickförmige gehend Einheit *f*
帐弓 Zeltbogen *m*
帐形纹 zeltförmiger Bogen *m*
帐状弓状纹 Zeltbogen *m*
胀满 Tumeszenz *f*, Turgor *m*, Tumefactio *f*
胀满的 aufgedunsen, tumeszent, tumescens

胀满感 Völlegefühl *n*
胀泡 Hauch *m*
胀气因子 Blähungen produzierender Faktor *m*
胀缩不均的 abgeschnürt
胀痛 Spannungsschmerz *m*
胀性流动 Dilatanzfluß *m*
障碍 Störung *f*
障碍法 obstruktive Methode *f*
障碍感觉 Hindernissensor *m*
障碍物 Barriere *f*
障碍箱 obstruktive Box *f*
障碍知觉 Hindernis der Wahrnehmung *f*
瘴毒 Miasma *n*
瘴毒(气)的 miasmatisch
瘴气说 Miasma-Theorie *f*

ZHAO 招着爪找沼召兆照罩肇

zhāo 招

招风耳 abstehende Ohrmuschel *f*, Henkelohr *n*, Dackelohr *n*
招风耳矫正术 Korrektur der Segelohr *f*
招聘 Einstellung *f*

zháo 着

着火 Entzünden *n*, Anzünden *n*
着火点 Entzündungspunkt *m*, Entzündungstemperatur *f*
着火温度 Endzündungspunkt *m*, Endzündungstemperatur *f*
着魔 Besitz *m*, Eigentum *n*
着魔惊恐 Besessenphobie *f*
着魔狂 Dämonomanie *f*
着魔妄想 Besessenwahn *m*
着魔性格 dämonischer Charakter *m*
着魔状态 Besessenheitszustand *m*

zhǎo 爪找沼

爪 Nagel *m*, Kralle *f*, Klaue *f*, Krallenhebel *m*
爪蟾 Xenopus laevis <lat.>, Xenopus <lat.>
爪蟾[降压]肽 Xenopsin *n*
爪蟾卵母细胞 Oozyte des Xenopus *f*
爪垫 Palmula *f*, Pulvillus *m*
爪垫接种 Fußsohleninokulation *f*, Inoculatio Palmulae *f*
爪钩 Wundhaken nach Volkmann* *n*, Zinkerhaken *n*
爪畸形 Klauendeformität *f*
爪甲 Onyx *m*, Nagel *m*, Krallennagel *m*, Onychogryphosis *f*
爪间突 Empodium *n*
爪哇[镰]菌素 Javanicin *n*
爪哇猿人 Javamensch *m*, Pithecanthropus erectus *m*
爪形(状)手 Klauenhand *f*, Krallenhand *f*
爪形肠钳 Babcock*(Darm-)Klemme *f*
爪形手 klauenartig Finger *f*, Klauenhand *f*, Krallenhand *f*
爪形指 klauer Finger *f*
爪形指甲 Klauennagel *m*
爪形趾 Krallenzehe *f*
爪形足 Krallenfuß *m*, Krallenhohlfuß *m*, Klauen(hohl)fuß *m*
爪状趾 Krallenzehe *f*, Klauenzehe *f*
找词困难 Wortfindung-Schwierigkeit *f*
沼地生的 sumpfig
沼螺 Parafossarulus sinensis *f*
沼螺属 Parafossarulus *m*
沼气 Sumpfgas *n*, Grubengas *n*, Methan *n*
沼气池 Faulgasgrube *f*
沼气发酵效果评价 Auswertung des Fermentationseffekts vom Faulgas *f*
沼生木贼碱 Palustrin(um) *n*
沼虾 Macrobrachium superbum *n*
沼泽地生的 halobios
沼泽生的 torphaceous

zhào 召兆照罩肇

召回报告 erinnern-Bericht *m*
兆比率 Teil pro Million *m*
兆电子伏[特] Mega(elektronen)volt *n*(MeV)
兆赫 Megahertz *n*(MHz)
兆焦耳 Megajoule *n*
兆居[里] Millionen Curie, Megacurie
兆拉德 Megarad *n*
兆欧[姆] Megohm *n*(MΩ)
兆欧表 Megohmmeter *m*
兆欧电桥 Megohmbrücke *f*
兆瓦[特] Megawatt *n*(MW)
兆周 Megahertz *n*(MHz)
照度计 Beleuchtungsmesser *m*, Luxmeter *n*
照常规 more Solito
照度 Leuchtdichte *f*(L), Illumination *f*
照度标准 Illuminationsstandard *m*
照度级 Illuminationsstufe *f*, Luxmeter *n*
照度闪耀 Beleuchtungsflackern *m pl*
照度系数 Leuchtdichtefaktor *m*
照顾 Betreuung *f*
照顾患者的专业管理者 professioneller Pflegemanager *m*
照顾性护理力量 sorgsame Pflege *f*
照顾者 Pfleger *m*
照镜子技术 Spiegel-Technik *f*
照例的 regulär, regular(-is, -is, -e)
照料者 Betreuer *m*
照明 Beleuchtung *f*, Illumination *f*
照明口镜 Beleuchtungsmundspiegel *m*
照明鼻牵开器 Nasenspekulum mit Beleuchtung *n*
照明的 leuchtend
照明法 Illumination *f*
照明脑室[拉]钩 Beleuchtungsgehirnspatel *m*
照明脑压板 Lampentyp des Gehirndepressors
照明器 Beleuchtungsapparat Illuminator *m*
照明设备 Beleuchtung *f*
照明卫生要求 sanitäre Anforderung von Beleuchtung *f*, hygienische Anforderung an Beleuchtung *f*
照明吸引管 beleuchtende Saugrohr *f*
照明血型观察器 Beleuchtungsblutgruppenbetrachter *m*, beleuchtender Blutgruppenbetrachter *m*
照明装置 Beleuchtungsapparat *m*, Illuminator *m*, Beleuchtungskörper *m*
照片斑点 Fleck des Photographs *m*
照片的光学密度 Filmschwärzung des Photographs *f*
照片灰雾 Nebel des Photographs *m*
照射 Ausstrahlung *f*
照射[法] Bestrahlung *f*, Irradiation *f*
照射[作用] Radiation *f*, Bestrahlung *f*, Strahlung *f*
照射的 durchstrahlt
照射范围 Bestrahlungsfeld *n*, Hautfeld *n*, Einfall(s)feld *n*
照射过度 Überstrahlung *f*
照射后的 postradiational
照射剂量 Bestrahlungsdosis *f*
照射量 Exposition *f*, Ionendosis *f*
照射量率 Aufnahmefrequenz *f*
照射面积剂量监视器 Bestrahlungsareadosismonitor *m*
照射时间 Bestrahlungszeit *f*
照射透入 Penetration der Radiation *f*, Durchdringlichkeit der Strahlung *f*

照射吸收 Strahlungsabsorption *f*
照射吸收剂量 Absorptionsdosis der Irradition *f*
照射野 Strahlungsfeld *n*
照射野总量 gesamte Felddosis *f*
照相制版 Fotolichtsatz *m*
照相凹版 Photogravüre *f*, Kupferlichtdruck *m*
照相版 Fotokopie *f*, Ablichtung *f*
照相比例 photographische Skala *f*
照相测量术 Photogrammetrie *f*
照相底片 photographische Platte *f*, Photoplatte *f*, Platte *f*
照相干板 Photoplatte *f*
照相机 Kamera *f*, Photoapparat *m*
照相计时器 Photoschaltuhr *f*, Photozeitschalter *m*, Photochronograph *m*
照相记录法 photographische Registrierung *f*, photographische Aufzeichnung *f*
照相记录器 Photorekorder *m*, photographischer Registrierapparat *m*
照相胶片 photographischer Film *m*
照相胶片排版机 Filmsetzmaschine *f*
照相裂隙灯 Photospaltlampe *f*
照相目镜 Fotookular *n*
照相排版 Lichtsatz *m*
照相膀胱镜 Photozystoskop *n*, Filmzystoskop *n*
照相乳胶 Photoemulsion *f*, photographische Emulsion *f*
照相式黄疸测量仪 photographisches Ikterometer *n*
照相输出设备 Photoausgangsvorrichtung *f*
照相术 photographische Aufzeichnung *f*, Photographie *f*
照相旋转技术 photographische Rotationstechnik *f*
照相纸 Photokopiepapier *n*
γ-照相装置 Gammagraph *m*
罩 Deckel, Gehäuse, Haube
罩(面)冠 Furnierkrone *f*, Verblendkrone *f*, Veneerkrone *f*
罩冠固位体 Furnierklammer *m*, Veneerklammer *m*
罩式滤器 Mantelfilter *m*
罩牙本质 Manteldentin *n*
肇事逃逸 Fahrerflucht *f*

ZHE 蜇遮折哲锗赭褶浙蔗鹧

zhē 蜇遮

蜇咬 Stich *m*
蜇刺毒作用 Envenomisation *f*
蜇伏脂瘤 Hibernom(a) *n*
遮蔽指示剂 Abschirmungsindikator *m*
遮断[性]抗原 blockierendes Antigen *n*
遮断抗体 blockierender Antikörper *m*
遮盖表面显示 schattiertes oberflächliches Display *n*
遮盖试验 Abdecktest *m*
遮骨头缺血性坏死(Panner 病) Panner Krankheit *f*
遮光唇膏 Lichtschutz-lippenstift *m*
遮光剂 Lichtschutzpräparate *n pl*, Lichtschutzmittel *n pl*
遮光滤光器 Lichtschutzfilter *m*, Lichtsperrfilter *m*
遮光筒 Kollimator *m*, Blende *f*
遮光物 Schatten *m*
遮光洗剂 Sonnenschutzlotion *f*
遮光眼罩 Augenschirm *m*, Augenschützer *m*
遮筋膜松解术(Steindler 氏手术) Steindler Operation *f*
遮篷 Sonnendach *n*, Sonnenverdeck *n*
遮眼器 Okkluder *m*
遮阳 Sonnenabschattierung *f*
遮阳帘 Sonnenschirm *m*
遮阳帽 Visier *m*
遮阳帽檐 Sims *m*
遮阳篷 Sonnendach *n*
遮阳眼镜 Sonnenblende *f*, Sonnenvisier *n*
遮荫的 schattig

zhé 折哲

折(凹)入 Invaginatio(n) *f*
折(屈)光度 Diopter *m*
折半相关 chance-halbierte Korrelation *f*
折半信度 Split-half-Reliabilität *f*
折刀样强直 klappmesserige Rigidität *f*
折点氯化法 Brechpunktchlorierung *f*
折叠 Plikation *f*, Plicatio *f*
折叠刀 Klappmesser *n*
折叠缝合术 Replikation *f*
折叠夹板 Gelenk-Schiene *f*
折叠酶 Foldose *f*
β-折叠片 Betafaltblatte
折叠片状结构 Faltblattstruktur *f*
折叠式步行扶架(车) zusammenlegbares Gehhiffsgerät *n*
折叠式产床 zusammenlegbares Entbindungsbett *n*
折叠式救生船 zerlegbares Rettungsboot *n*, Faltboot *n*
折叠式手杖 Faltstock *m*
折叠术 Falte *f*
折叠伪影 Übertragungsartefakt *n*
折叠状 faltig
折断 abbrechen
折断[现象] Fraktur *f*
折断的头发 abgebrochenes Haar *n*
折断面 Bruch *m*, Fraktur *f*
折返 Wiedereintritt *m*, reentrance <engl.>, reentry <engl.>
折返搏动 ablaufinvarianter Beat *m*
折返环路 ablaufinvarianter Kreis *m*
折返激动 Erregungsrückkehr *f*, wiedereintretende Exzitation *f*, reentrance impuse <engl.>
折返节律 ablaufinvarianter Rhythmus *m*
折返现象 Wiedereintritt-Phänomen *n*, Reentrance-Phänomen *n*
折返性房性心动过速 ablaufinvariante Vorhoftachykardie *f*
折返性激动 wiedereintretender Impuls *m*, Reentrance-Impuls *m*
折返性心动过速 reziproke Tachykardie *f*, Reentry-Tachykardie *f*
折返性心律失常 Reentrante Arrhythmie *f*, Reentrante Herzrhythmusstörung *f*
折干计算 Berechnung nach Trockengewicht *f*
折骨器 Osteoklast *m*
折骨手法 Osteoklasie *f*, Knochenzerstörung *f*, chirurgisches Knochenzerbrechen *n*
折骨术 Osteoklas(i)e *f*, Diaklasie *f*
折光 Refraktion *f*
折光测定法 Refraktometrie *f*
折光成像 Refraktionsbild *n*
折(屈)光度 Diopter *m*
折光法 Refraktometrie *f*
折光力 Brechkraft *f*
折光率 Refraktionsexponent *m*, Refraktionsindex *m*
折光率表 Refraktionsindextabelle *f*
折光系数 Refraktionskoeffizient *f*
折光性 Refraktivität *f*
折光仪 Refraktometer *n*
折光正常 normale Refraktion *f*
折光指数 Refraktionsindex *m*, Refraktionsexponent *m*
折光指数表 Refraktionsindex-Tabelle *f*
折合质量 reduzierte Masse *f*
折回 umkehren
折回因子 Umkehrelement

折积法 Volume(nome)trie *f*
折(凹)入 Invaginatio(n) *f*
折裂抗力 Bruchfestigkeit *f*
折磨综合征 Folterung-Syndrom *n*
β-折片 β-Platte *f*
折扇状的 gefältelt
折射 Refraktion *f*, Brechung *f*
折射本领 Brechungsvermögen *n*
折射波 Refraktionswelle *f*, Brechungswelle *f*
折射常数 Refraktionskonstante *f*, Brechungskonstante *f*
折射的 refractiv(-us, -a, -um)
折射滴定 refraktometrische Titration *f*
折射点 Reflexionspunkt *m*
折射定律 Brechungsgesetz *n*
折射法 Refraktometrie *f*
折射分析 refraktometrische Analyse *f*
折射光 Refraktionslicht *n*, Brechungslicht *n*, gebrochenes Licht *n*
折射计 Refraktometer *n*, Indexometer *n*
折射角 Refraktionswinkel *m*, Brechungswinkel *m*
折射率 Brechungsindex *m*, Refraktionsindex *m*
折射微差 Differentialrefraktion *f*, differentielle Refraktion *f*
折射系数 Brechungskoeffizient *m*, Brechzahl *f*
折射显微镜 Brechungsmikroskop *n*
折射线 Brechungsstrahl *m*, Refraktionsstrahl *m*, gebrochener Strahl *m*
折射效应伪影 Artefakt des Brechungseffekts *n*
折射仪 Refraktometer *m*
折射指数 Brechungsindex, Brechzahl
折射指数检测计 Brechungsindex-Detektor *m*, Detektor des Brechungsindex *m*
折式打诊锤 zusammenklappbarer Perkussionshammer *m*
折式担架 zusammenklappbare Tragbahre *f*
折式帆布担架 zusammenklappbare Segeltuchbahre *f*
折式轮椅 Klapprollstuhl *m*
折式牙科椅 Dentalklappstuhl *m*, klappbarer Dentalstuhl *m*
折术 Replikation *f*, Plikation *f*, Plicatio *f*
折算费用 Umwandlung von Lasten *f*
折现系数 Abzinsungsfaktor *m*
折叶点 Scharnier *n*
折纸漏斗 Faltenfilter *m*
折中心理治疗, 折衷心理治疗 Kompromisse Psychotherapie *f*
折衷说 eklektische Theorie *f*
折衷心理疗法 eklektische Psychotherapie *f*
折衷主义 Eklektizismus *m*, Eklektik *f*
哲理性心理治疗 philosophische Psychotherapie *f*
哲学心理学 philosophische Psychologie *f*

zhě 锗赭褶

锗 Germanium *n*(Ge, OZ 32)
锗锂半导体探测器 Germanium-Lithium-Halbleiterdetektor *m*
赭[石]色 Ocker *m*
赭曲霉毒素 Ochratoxine *f*
赭曲霉毒素 A 肾病 Ochratoxin Nephropathie *f*
赭曲霉素 Ochracin *n*
赭色 Ockerfarbe *f*
赭色的 ockerfarbig
赭石[型]突变 ockere Mutation *f*
赭石红色 Ockerrot *n*
赭石密码子 Ocker-Codon *m*
赭石突变型 ockerer Mutant *m*
赭石型三联体 Ockertriplett *n*
赭石型抑制突变 ockere Suppressormutation *f*
褶中隆 Falten *f*
褶叠的 kompliziert
褶叠结构 Faltblattstruktur *f*
褶痕 Falte *f*
褶间凹 Vallikule *f*
褶髓侧层 Laterostratus *m*
褶缘假囊状体 Cheilopseudocystidium *n*
褶缘毛状胞 Cheilotrichom
褶缘囊状体 Cheilozyste, Cheilocystidium
褶皱菌素 Plicacetin *n*

zhè 浙蔗鹧

浙贝[母]碱 Peimin *n*, Verticin *n*
浙贝碱甙 Peiminosid *n*
蔗尘沉着病 Bagasse-Staublunge *f*, Bagass(c)osis *f*
蔗尘肺 Zuckerrohrlunge *f*, Bagass(c)osis *f*, Bagasse-Staublunge *f*
蔗果三糖 Kestose *f*
蔗糖 Rohrzucker *m*, Sukrose *f*, Saccharobiose *f*, Saccharose *f*
蔗糖-6-果糖[基]转移酶 Levansucrase *f*
蔗糖聚酯 Saccharosepolyester *m*
蔗糖离心浮聚法 Flotationsmethode mit Sucros *f*
蔗糖磷酸化酶 Sucrosephosphorylase *f*
蔗糖酶 Sucrase *f*, Saccharase *f*
蔗糖密度梯度 Sukrosegradient *m*
蔗糖尿 Saccharosurie *f*, Sucrosuria *f*
蔗糖浓度梯度沉降法 Sedimentierung des Sukrosegradients *f*
蔗糖水溶血试验 Saccharose-Lösung* Hämolysetest *m*
蔗糖梯度 Sucrosegradient *m*
蔗糖梯度离心 Zentrifugierung des Sukrosegradients *f*
蔗糖血 Sukrosämie *f*, Sucrosaemia *f*
蔗糖-异麦芽糖不耐[症] Sukrose-isomaltose-intoleranz *f*
蔗糖转葡糖基酶 Sukroseglukosyltransferase *f*
鹧鸪 Francolinus chinensis *m*
鹧鸪菜 Digenea *n pl*, Digenea-Spezies *f pl*, Fucus helminthochortus *m*

ZHEN 针侦珍帧真砧甄榛诊枕疹阵振震镇

zhēn 针侦珍帧真砧甄榛

针 Nadel *f*, Acus *f*, Spiculum *n*
针[刺]麻[醉] Akupunktur-Anaesthesie *f*, Nadelstich-Analgesie *f*
针孢酵母菌病 Stigmatomycosis *f*
针孢酵母属 Nematospora *f*
针孢酵母亚科 Nematosporoideae *f*
针拨术 Reklination(der Linse) *f*
针刺 Akupunktur *f*, Filipunktur *f*, Nadelpunktierung *f*
针刺[反应]试验 Akupunktur-Test *m*
针刺创 Nadelstichwunde *f*
针刺反应 Pathergiephänomen *n*
针刺活检 Nadelbiopsie *f*
针刺激光装置 Laser-Akupunkturgerät *n*
针刺接种 Stichkultur *f*, Stichinokulation *f*
针刺接种法 Stichkultur *f*, Stichinokulation *f*
针刺康复疗法 Akupunktur-Therapie *f*
针刺疗法 Akupunktur-Therapie *f*, Nadelstichtherapie *f*
针刺美容 Akupunktur-Schönheit *f*
针刺美容术 Akupunktur-Kosmetik *f*
针刺痛 Stichschmerz *m*, stechender Schmerz *m*
针刺痛觉试验 Nadelstichtest *m*
针刺性 punktural
针刺悬吊术 Nadelsuspension *f*
针刺样痛 stichähniicher Schmerz *m*
针刺引产[术] Geburtseinleitung mit Akupunktur *f*
针刺者 Akupunkteur *m*, Akupunkteuse *m*
针刺镇痛 Akupunktur-Analgesie *f*

针刺治疗 Akupunktur-behandlung *f*
针刺置管空肠造瘘 Feinnadel-Katheter-Jejunostomie *f*
针导 Nadelführung *f*
针电极 Nadelelektrode *f*
针罐 Nadeltopf *m*
针罐法 Nadelschröpfen *n*
针盒 Nadelbüchse *f*
针剂 Injektion *f*, Injectio *f*
针尖 Nadelspitze *f*
针尖镊 spitze(ndige) Pinzette *f*, Splitterpinzette *f*
针接头 Adapter *m*, Zwischenstück *n*
针晶 Kalziumoxalatkristalle *m pl*, Raphiden *n pl*
针晶束 Raphiden *n pl*
针灸 Akupunktur und Moxibustion *f*
针灸疗法 Akupunktur-und Moxibustionstherapie *f*
针灸美容 Akupunktur Schönheit *f*
针灸师 Akupunkteur *m*
针灸文献分析和检索系统 Literaturanalyse der Akupunktur und Moxibustion mit Datenabfragesystem
针灸研究所 Institut für Akupunktur und Moxibustion *n*
针灸医生 Arzt der Akupunktur und Moxibustion *m*
针灸针 Akupunktur-Nadel *f*
针灸治疗 Akupunkturtherapie *f*, Akupunkturbehandlung *f*
针孔阀 Nadelöhrklappe *f*, nadelförmiges Ventil *n*
针孔片 Pinholescheibe *f*
针刺麻醉 Akupunktur-Anästhesie *f*
针麻 Nadelstich-Analgesie *f*, Akupunktur-Anaesthesie *f*
针麻测痛仪 Akupunktur-Anaesthesie-Dolorimeter *m*
针茅 Espartogras *n*, Stipa capillataf
针入度计 Penetrometer
针术 Akupunktur *f*, Stylostixis *f*, Nadelpunktierung *f*
针筒 (Injektions-) Spritze *f*
针头 Injektionskanüle *f*, Einspritznadel *f*
针头大小的 nadelkopfgroß
针吸活检 Nadelbiopsie *f*, Aspirationsbiopsie *f*
针吸活组织检查 Nadelbiopsie *f*, Aspirationsbiopsie *f*
针吸前列腺活检术 Nadelbiopsie der Prostata *f*
针吸组织检查,针吸活组织检查 Nadelbiopsie *f*
针芯 Stylet *n*, Mandrin *n*, Fülldraht *m*
针形 nadelförmig
针形的 nadelförmig, belonoid, aculeiform (-is, -is, -e)
针形电极 Nadelelektrode *f*
针形结晶 Nadelkristall *m*
针压法 Depressio cataractae *f*, Nadeldruckverfahren *n*
针眼 Nadelöhr *n*
针止血法 Akutorsion *f*
针状刀 Nadelmesser *m*
针状刀乳头括约肌切开术 Nadelmesser-Papillotomie *f*
针状的 nadelförmig, belonoid, aculeiform (-is, -is, -e)
针状电极 Nadelelektrode *f*
针状骨赘 Acidosteophyt *m*
针状内窥镜 Nadelendoskop *n*
针状体 spiculate
针状叶 Nadel *f*
针座 Nadelständer *m*, Nadelkissen *n*
侦查 Untersuchung *f*
侦查范围 Umfang der Untersuchung *m*
侦查方向 Richtung der Untersuchung *f*
侦查实验 Ermittlungs Test *m*
侦查试验 Untersuchungstest *m*
侦察员 Ermittler *m*
侦毒器 Toxindetektor *m*
珍珠工病 Perlsucht des Arbeiters *f*
珍珠工骨髓炎 Perle Arbeit Osteomyelitis *f*
珍珠灰色 Perlgrau *n*
珍珠母 Perlmutter *f*
珍珠囊肿 perlige Zyste *f*
珍珠陶土 Nakrit *m*
帧 Rahmen *m*, Frame *f*
帧点阵 Rahmengitter *m*
帧频 Bild(wechsel)frequenz *f*, Bildwechselzahl *f*
帧式采集 Erwerbung durch Frame-Modus *f*
帧选择系统 Auswahlsystem des Frames *n*
帧转移 Frametransfer, FT *m*
真(霉)菌性肺炎 Mykosepneumonie *f*, Pilzpneumonie *f*, Pneumonia mycotica *f*
真[实]值 Istwert *m*, wahrer Wert *m*
真半阴阳 echtes Zwittertum *n*, Hermaphroditismus verus *m*
真半阴阳体 echter Hermaphrodit *n*, Hermaphroditus verus *m*
真棒恙螨属 Euschongastia *f*
真包涵物 echte Inklusion *f*
真差错 echter Fehler *m*
真癫痫 echte Epilepsie *f*
真动知觉 wirkliches Bewegungssehen *n*
真分生孢子 Konidie-Verum *n*
真符合 echter Zufall *m*
真杆菌属 Eubacterium *n*
真骨盆 kleines Becken *n*, Pelvis vera (s. minor) *f*
真核 Eukaryon *n*
真核单细胞生物 Protisten *m pl*, Protista *n pl*
真核的 eukaryot
真核基因 eukaryotisches Gen *n*
真核染色体 eukaryotes Chromosom *n*
真核仁 Plastosome *f*
真核生物 Eukaryoten *m pl*
真核生物 DNA eukaryotische DNA *f*
真核生物 DNA 聚合酶 eukaryontische DNA-Polymerase *f*
真核生物 mRNA eukaryotische mRNA *f*
真核生物 mRNA 转录后加工 posttranskriptionale Verarbeitung der eukaryotischen mRNA *f*
真核生物 RNA eukaryotische RNA *f*
真核生物 RNA 聚合酶 eukaryontische RNA-Polymerase *f*
真核生物 rRNA eukaryotische rRNA *f*
真核生物 rRNA 转录后加工 posttranskriptionale Verarbeitung der eukaryotischen rRNA *f*
真核生物 tRNA 转录后加工 posttranskriptionale Verarbeitung der eukaryotischen tRNA *f*
真核生物蛋白质定位 eukaryotische Proteinlokalisierung *f*, eukaryotische Proteinlokalisation *f*
真核生物蛋白质基因 Strukturgen des eukaryotischen Proteins *n*
真核生物的 eukaryotisch
真核生物的复制 eukaryotische DNA-Replikation *f*
真核生物的转录控制 Transkriptionskontrolle der Eukaryote *f*
真核生物的阻遏蛋白 eukaryotischer Aporepressor *m*
真核生物翻译控制 Translationkontrolle der Eukaryote *f*
真核生物基因 eukaryotisches Gen *n*
真核生物基因表达调控 Regulation der eukaryotischen Genexpression *f*
真核生物基因组 eukaryotisches Genom *n*
真核生物激活蛋白 eukaryotischer Beschleuniger *m*
真核生物启动子 eukaryotischer Promotor *m*
真核生物染色体基因组 eukaryotisches Chromosomengenom *n*
真核生物染色体结构 DNA-Struktur des eukaryotischen Chromosoms *f*
真核生物小 RNA procarytische kleine RNA *f*
真核生物转录终止子 Transkriptionsterminator der Eukaryote *m*

真核生物转座因子 eukaryotisches umstellbares Element *n*
真核体 Eukaryote
真核细胞 Eukaryozyt *m*, eukaryote Zelle *f*
真核细胞核糖体 eukaryotisches Ribosom *n*
真核细胞型微生物 eukaryoter (od. eukaryozytarer) Mikroorganismus *m*
真核形成 Eukaryose *f*
真核原生生物 Protisten *m pl*, Protista *n pl*
真核原生生物界 Protistenreich *n*
真核质体 Plastiden *f pl*
真黑素 Eumelanin *n*
真假骨盆界限 Beckenrand *m*, Linea terminalis *f*
真胶体 Eukolloide *n pl*
真酵母 echte (od. perfekte) Hefe *f*
真结合径 Conjugata vera *f*
真蕨型植物 Farn *m*, Farnkraut *n*, Filicina Pteropsida *f*
真菌 Myzet *m*, Fungus *m*
真菌[毒素]中毒症 Mykotoxikose *f*
真菌标本集册 Mycotica *f*
真菌病 Pilzkrankheit *f*, Pilzinfektion *f*, Mycosis *f*, Mykose *f*
真菌病的 mykotisch
真菌病害的 mykopathologisch
真菌病样脓皮病 pilzartige Pyodermie *f*
真菌卟啉 Mykoporphyrin *n*
真菌产生的 myketogenetisch
真菌蛋白 Mykoprotein *n*
真菌的 fungös, fungoides, mykotisch, fungos (-us, -a, -um)
真菌地衣 Fungolichen *n*
真菌颠茄碱 Muscardin, pilzartiges Atropin *n*
真菌淀粉 Amylomycin *n*
真菌毒理学 Mykotoxikologie *f*
真菌毒素 Mykotoxin *n*
真菌毒素学 Mycotoxiologie *f*
真菌毒素中毒 Mykotoxin Toxikose *f*
真菌毒素中毒症 Mykotoxikose *f*
真菌毒性 Fungitoxität *f*
真菌感染 Pilzinfektion *f*
真菌感染前的 prämykotisch
真菌纲 Eumycetes
真菌共生 Mykosymbiose *f*
真菌固醇 Mykosterol *n*
真菌糊精 Mykodextrin *n*
真菌基因组行动 Pilzgenom Initiative *f*
真菌几丁质 Mycosin *n*, Mykose *f*
真菌寄生物生长因子 Mykotrophein *n*
真菌界 Fungi *m pl*
真菌菌丝体 Radicula byssoidea *f*
真菌菌体 Mykothallus *m*
真菌类 Eumycetes *pl*, Mycophyta *pl*
真菌绿洲 Oase *f*
真菌门 Eumycetes *pl*, Eumycophyta *pl*
真菌脑素 Pilzcerebrin *n*
真菌酿酶 Mykozymase *f*
真菌球 Pilzball *m*
真菌球型肺曲霉病 Aspergillose *f*
真菌区系 Mykobiota *f*
真菌群体 Pilzpopulation *f*
真菌溶菌酶 fungöses Lysozym *n*
真菌肉芽肿 Pilzgranulom *n*
真菌砂团 Mykolith *m*
真菌上寄生物 Mykoparasit *m*
真菌上生的 mykogen
真菌生态型 Mykoökotyp *m*
真菌生物学 Mykobiologie *f*
真菌试验 mykologischer Test, mykobiologischer Test
真菌噬菌体 mycophage <engl.>
真菌素 Eumycetin *n*
真菌土木香粉 Mykoinulin *n* (真菌菊粉)
真菌细胞 Funguszelle *f*
真菌纤维素 Pilz-Cellulose *f*, Metacellulose *f*
真菌镶嵌现象 Mosaikpilz *m*
真菌性口炎 Stomatitis mycotica (s. oidica) *f*
真菌性败血症 Pilzsepsis *f*
真菌性鼻-鼻窦炎 fungöse Rhinosinusitis *f*, fungöse Sinusitis *f*
真菌性鼻咽瘘 mykotische Nasopharynxfistel *f*
真菌性扁桃体炎 mykotische Tonsillitis *f*
真菌性肠炎 Mykoseenteritis *f*, Enteritis mycotica *f*
真菌性动脉瘤 mykotische Aneurysmen *n pl*
真(霉)菌性肺炎 Mykosepneumonie *f*, Plizpneumonie *f*, Pneumoina mycotica *f*
真菌性耳鼓膜炎 Mykomyringitis, mykotische Myringitis
真菌性耳炎 mykotische Otitis *f*
真菌性肛门瘙痒症 mykotischer Analpruritus *m*
真菌性骨髓炎 pilzliche Osteomyelitis *f*
真菌性关节病 mykotische Arthropathie *f*
真菌性关节感染 mykotische Arthritis *f*
真菌性关节炎 mykotische Arthritis *f*
真菌性脊柱感染 pilzliche Spinale Infektionen *pl*
真菌性角化过度 Hyperkeratomykose *f*
真菌性角膜溃疡 Ulcus corneae fungosum *n*
真菌性角膜炎 Keratophytie *f*, mykotische Keratitis *f*
真菌性结膜炎 Pilzkonjunktivitis *f*
真菌性溃疡 mykotisches Ulkus *n*
真菌性脑膜炎 Pilzmeningitis *f*
真菌性脑肉芽肿 mykotisches Hirngranulom *n*
真菌性皮炎 Mykodermatitis *f*
真菌性肉芽肿 mykotisches Granulom *n*
真菌性肾盂肾炎 Pilz-Pyelonephritis *f*
真菌性湿疹 mykotisches Ekzem *n*
真菌性食管炎 mykotische Speiseröhrenentzündung *f*, fungöseÖsophagitis *f*, Oesophagitis mycotica *f*
真菌性食物中毒 fungöse Lebensmittelvergiftung *f*
真菌性外耳道炎 mykotische Otitis Externa *pl*
真菌性外耳炎 mykotische Otitis externa *f*
真菌性胃酸过多 Gastroxynsis fungosa *f*
真菌性胃炎 mykotische Gastritis *f*
真菌性心包炎 Pilz-Perikarditis *f*
真菌性心肌炎 Pilzmyokarditis *f*
真菌性心内膜炎 mykotische Endokarditis *f*
真菌性胸膜渗液 fungöser (od mykotischer) Pleuraerguß *m*
真菌性须疮 mykotische Sycose *f*
真菌性眼内炎 mykotische Endophthalmitis *f*
真菌性阴道炎 Kolpomykose *f*, mykotische Kolpitis *f*
真菌性足菌肿 eumykotisches Myzetom *n*
真菌学 Myzetologie *f*, Mykologie *f*
真菌学的 mykologisch
真菌学家 Mykologe *m*
真菌血症 Hämatomykose *f*, Fungämie *f*, Mykämie *f*, Pilz-pyämie *f*, Myzet(h)ämie *f*
真菌亚纲 Mykophyten *m pl*
真菌样的 fungiform (-is, -is, -e), fungiform
真菌样生长 fungate, emporschießend
真菌遗传的 mykogenetisch
真菌引起的 pilzbedingt
真菌营养体 Mykoma *f*
真菌硬脂酸精 Mykosterin *n*
真菌与动物共生 Mykothyriosis *f*
真菌造成的变形 myketogenetische Morphogenese *f*

真菌疹 dyshidrosiforme Eruption *f*, Phytid *n*, Mykid *n*, Myzid *n*, Mycid *n*
真菌植物 Mycophyta *n pl*
真菌中毒病 Mykotoxikose *f*
真菌种群 Pilzpopulation *f*
真菌状的 Mykoid *n*
真菌组织 Filzewebe *f*
真空 Vakuum *n*, Luftleere *f*
真空包埋机 Vakuumeinbettungsmaschine *f*
真空保藏法 Vakuumkonservierung *f*
真空泵 Vakuumpumpe *f*, Vakuumgebläse *f*
真空泵负压装置 Vakuumsauger *m*
真空采气法 Vakuumprobenentnahmesmethode *f*
真空采样法 Vakuum Probenahmeverfahren *n*
真空舱 Vakuumkammer *f*
真空测定计 Vakuummeter *n*, Vakuummesser *m*
真空测试仪器 Vakuummessgeräte *n pl*
真空充填器械包 Vakumplombierungsbesteck *n*
真空抽气机 Vakuumpumpe *f*, Vakuumgebläse *f*
真空磁导率 Permeabilität des Vakuums *f*
真空的 vacu(-us, -a, -um)
真空电流铸造机 Vakuumgußmaschine *f*
真空电容率 Permittivität des Vakuums *f*, Influenzkonstante *f*
真空法 Vakuumverfahren *n*
真空反应 Vakuum-Reaktion *f*
真空辐射记录仪 Vakuumquantorekorder *m*
真空辅助静脉引流(负压辅助静脉引流) Vakuum-assistierte venöse Drainage *f*
真空辅助伤口敷料 Vakuum-assistierte Wundauflage *f*
真空负压装置(真空负压收缩环装置) Vakuum einengendes Gerät *n*
真空干燥 Vakuumtrocknung *f*
真空干燥器 Vakuumexsikkator *m*, Vakuumtrockner *m*, Leertrockner *m*
真空干燥箱 Vakuumtrockenschrank *m*, Vakuumtrockenofen *m*
真空管助听器 Vakuumröhrenhörhilfe *f*, Vakuumröhrenhörgerät *n*
真空过滤机 Vakuumfiltrator *m*
真空获得设备(真空泵) Vakuumpumpe *f*
真空计 Vakuummeter *n*, Vakuummesser *m*, Vakuummeßgerät *n*
真空加压离心铸造机 Vakuum-Druck-Gussschleuder
真空搅拌包埋机 Vakuumrühreninvestor *m*
真空介电常量 Dielektrizitätskonstante des Vakuums *f*
真空浸蜡包埋法 Vakuumparaf ineinbettungsverfahren *n*
真空精蒸馏塔 fraktionierte Vakuumdestillationskolonne *f*
真空净化器 Vakuumreinigungsapparat *m*, Vakuumklarer *m*
真空卷边器 Vakuumkräuselmaschine *f*
真空冷冻干燥箱 Vakuum-Gefriertrockner, Vakuumgefriertrockner
真空滤器 Vakuumfilter *n*
真空膜盒 Aneroid *n*
真空浓缩结核菌素 Vakuumtuberkulin *n*
真空喷镀 Beschattung *f*, Bedampfung *f*
真空喷镀法 Entwicklung der Vakuumbeschichtung *f*
真空容器 Vakuumkammer, Unterdruckkammer
真空缩窄装置 Vakuum-Konstriktionsvorrichtung *f*
真空提取器 Malmstroem* Instrument *n*, Vakuumextraktor *m*
真空头痛 Vakuumkopfschmerz *m*
真空温度计 Vakuumthermometer *n*
真空吸尘器 (Vakuum-) Staubsauger *m*
真空吸引器 Vakuumsauger *m*
真空吸引器[助产]术 Entbindung mit Vakuumextraktor *f*
真空吸引器旋转胎头术 Drehung des kindlichen Kopfes mit Vakuumextraktor *f*
真空性头痛 Vakuumkopfschmerz *m*
真空蒸发器 Vakuumverdampfer *m*
真空蒸馏 Vakuumdestillation *f*, Vakuumabtreibung *f*
真空蒸馏瓶 Vakuumdestillationsflasche *f*
真空蒸馏器 Vakuumkessel *m*, Vakuumdestillationsapparat *m*
真空铸造机 Vakuumgießanlage *f*
真肋 wahre Rippen *f pl*, Costae verae *f pl*
真理性测验 authentischer Test *m*
真两性畸形 Hermaphroditimus verus *m*, echter Zwittertum *n*, Ambigonadismus *m*
真两性人 echter Hermaphrodit *m*, Hermaphroditus verus *m*
真螨目 Acariformes *pl*
真毛细血管 wahre Kapillare *f*
真毛细血管网 wahres Kapillarnetz *n*
真密度 Reindichte *f*
真密丝组织 Euplectenchyma *f*
真皮 Korium *n*, Lederhaut *f*, Corium *n*, Derma *n*, Dermis *f*
真皮癌 Korium-karzinom *n*
真皮表皮的 dermoepidermal
真皮表皮交界 Dermoepidermaljunktion *f*, epidermokutane Junktion *f*
真皮表皮交界部 dermoepidermaler Übergang *m*
真皮表皮萎缩 dermoepidermale Atrophie *f*
真皮表皮痣 dermoepidermaler Nävus *m*
真皮穿通性毛囊及毛囊旁角化过度(基尔病) Hyperkeratosis follicularis mit Parafollikularis in cutem penetrans, Kyrle* Krankheit
真皮床 Leder Bett *n*
真皮的 dermal
真皮发育不良 Coriumdysplasie *f*
真皮缝合 Haut-Naht *f*
真皮沟 Hautfurche *f*, Sulcus cutis *m*
真皮黑色素细胞瘤 dermales Melanom *n*
真皮黑素细胞错构瘤 dermales Hamartom des Melanozyts *n*
真皮嵴 Hautleiste *f*, Crista cutis *f*
真皮胶原纤维 Lederhaut-Kollagen *n*
真皮结核 Tuberculosis cutis vera *f*
真皮淋巴管 dermale Lymphgefäße *n pl*
真皮埋置术 Dermal-Implantationschirurgie *f*
真皮脉管系统 dermales Gefäßsystem *n*
真皮内的 intracutan (i.e.), intradermal (-is, -is, -e) (i.d.)
真皮内麻醉 intradermale wheale Anästhesie *f*
真皮内痣 intradermaler Nävus *m*, Neuronävus *m*
真皮鞘(纤维鞘) bindegewebige Wurzelscheide *f*
真皮乳头 Koriumpapillen *f pl*, Papillae corii *f pl*, Hautpapillen *f pl*
真皮乳头层的 dermopapillär, dermopapillar (-is, -is, -e)
真皮乳罩 dermaler Büstenhalter *m*
真皮乳罩技术 dermale Büstenhalter-Technik *f*
真皮萎缩 Hautatrophie *f*
真皮下的 subdermal
真皮下蒂 dermaler Stiel *m*
真皮下固定术 subdermale Fixation *f*
真皮下血管丛 subdermales Gefäßgeflecht *n*
真皮下血管网 subdermales Gefäßgeflecht *n*
真皮下血管网皮瓣 Hautfetzen des subdermalen Gefäßnetz *n*
真皮下血管网皮瓣 subdermaler Gefäßgeflecht Lappen *m*, subdermaler vaskulären Plexus Lappen *m*
真皮下血管网皮片 subdermale Gefäßnetz-Hauttransplantation *f*
真皮胸围 dermaler Büstenhalter *m*
真皮胸罩技术 dermale Büstenhalter Technik *f*
真皮血管丛 dermales Gefäßgeflecht *n*
真皮炎 Chorionitis *f*, Lederhautentzündung *f*
真皮移植 Koriumtransplantation *f*

真皮移植片 Koriumlappen *m*
真皮脂肪瓣移植术 Korium-Fettlappentransplantation *f*
真皮脂肪移植[术] dermales Fetttransplantat *n*
真皮中部 Mittelcorium *n*
真皮中部的 middermal
真平均数 wahrer Mittelwert *m*
真染色质 wahres Chromatin *n*, Euchromatin *n*
真人尺寸 Mannsgröße *f*
真人试验 Test unter Einsatzbedingungen *m*, Test unter Spannung *m*
真绒毛 wahre Zotte *f*
真溶液 echte Lösung *f*
真溶液型药剂 echte Lösungsarzneimittel *n pl*
真色的 euchroisch
真疝 echte Hernie *f*, Hernia vera *f*
真实的 real, wahrhaftig, tatsächlich
真实假设核心 Kern der Wahrannahme *m*
真实纹型 Wahrform *f*
真实想象两分法 reale und vorgestellte Dichotomie *f*
真实性 Geschichtlichkeit, Historizität
真实性检验 Realitätsprüfung *f*
真实性焦虑 aktuelle Ängstlichkeit *f*
真实验 wahres Experiment *n*
真实遗传 wahre Zucht *f*
真实自己 Realselbst
真兽亚纲 Eutheria *pl*
真丝人工血管 Silk Künstliche Gefäßen *pl*
真酸度 wahre (od. aktuelle) Azidität *f*
真蜕膜 wahre Dezidua *f*, Decidua vera *f*, Decidua parieta-lis,
真网状细胞肉瘤 echtes Retikulosarkom *n*
真伪判断测验 wahrer oder falscher Test *m*
真稳态 wahres dynamisches Gleichgewicht *n*
真吸收 wahre Absorption *f*
真细菌 Eubakterium *n*
真消化吸收率 echte Verdaulichkeit *f*
真性 echt, wahr
真性痴呆 genuine Demenz *f*
真性雌雄同体 Andromonoecismus *m*
真性蛋白尿 wahre Proteinurie *f*
真性的 wahr, echt, genuin
真性动脉瘤 echtes Aneurysma *n*, Dehnungsaneurysma *n*, Aneurysma verum *n*
真性多血细胞血症 Polycythaemia vera *f*
真性关节强直 wahre Gelenksteife *f*, Arthrocleisis vera *f*
真性红细胞增多症 Polycythaemia vera rubra *f*, Osler*-Vaquez* Krankheit *f* (od. Syndrom *n*)
真性幻觉 echte Halluzination *f*
真性霍乱 Cholera vera *f*
真性焦虑 tatsächliche Angst *f*
真性觉 (genuine) Halluzination *f*
真性近视 wahre Myopie *f*
真性精神病态 wahre Psychose *f*
真性精神分裂症 echte Schizophrenie *f*
真性巨指症(原发性巨指症) wahre Riesen-Polydaktylie *f*
真性流感 Influenza vera *f*
真性瘤 echter Tumor *m*
真性麻风 echte Lepra *f*
真性糜烂 wahre Erosion *f*
真性尿失禁 echte Urininkontinenz *f*
真性脓尿 echte Pyurie *f*
真性软骨瘤 wahres Chondrom *n*
真性神经症 echte Neurose *f*
真性水平面 wahre horizontale Position *f*, wahre horizontale Linie *f*
真性炭疽 echter (od. wahrer) Milzbrand *m*
真性妄想 echter Wahn *m*
真性性早熟 wahre Pubertas praecox *f*
真性胸腺增生 echte Thymushyperplasie *f*
真性眩晕 genuiner (od. echter) Schwindel *m*
真性血尿 wahre Hämaturie *f*
真性血友病 Hämophilie A *f*, klassische Hämophilie *f*, Haemophilia vera *f*
真性牙槽脓肿 echtes Alveolarabszess *n*
真性应力性尿失禁 echte Stress-Inkontinenz *f*
真羊膜 echtes Amnion *n*
真恙螨亚属 Eutrombicula *f*
真胰岛素 wahres Insulin *n*
真阴阳人 echter Hermaphrodit *m*, Hermaphroditus verus *m*
真原质团 Plasmodiophora *f*
真圆线虫病 Eustrongylidosis *f*
真正的分散过剩外斜视 wahre divergenzüberschüssige Exotropie *f*
真正具有情绪性病识感 wahre emotionale Einsicht *f*
真正良性黑棘皮病 echte gutartige Acanthosis nigricans *f*
真正误差 echte Schuld *f*
真正真菌 echte Pilze *f*
真直径 Vera *f*, Conjugata vera *f*, Conjugata anatomica *f*, Konjugata *f*
真值 wahrer Wert *m*
真值表 Wahrheitstabelle, Wahrheitswerttabelle
真中柱 Eustele *n*
真子囊菌 Euascomycetes
真子囊菌纲 Euascomycetes
真子实层 Euhymenium *n*
真子实层的 euhymenial
真子座 Eustroma *f*
真足菌种 Eumycetom *n*
砧锤[骨]的 incudomallear (-is, -is, -e)
砧锤关节 Hammer-Amboßgelenk *n*, Articulatio incudomallearis *f*
砧镫关节强硬 Amboß-Steigbürgelgelenksteife *f*
砧镫[骨]的 incudostapedi (-us, -a, -um)
砧镫关节 Amboß-Steigbügelgelenk *n*, Articulatio incudostapedia *f*
砧骨 Amboß *m*, Incus *m*
砧骨锤骨的 incudomallear (-is, -is, -e)
砧骨的 incud (-is, -is, -e)
砧骨短脚 Crus breve (incudis) *n*
砧骨后韧带 Ligamentum incudis posterius *n*
砧骨襞 Plica incudis *f*
砧骨上韧带 Ligamentum incudis superius *n*, Arnold* Ligament *n*
砧骨体 Corpus incudis *n*
砧骨脱位 Luxatio incudis *f*
砧骨窝 Amboßbucht *f*, Fossa incudis *f*
砧骨长脚 Crus longum (incudis) *n*
砧形子宫 Uterus incudiformis *m*
甄别 Diskrimination *f*, Unterscheidung *f*
甄别器 Diskriminator *m*
甄别阈 Unterschiedsschwelle *f*, Auflösungsvermögen *n*
榛褐色 Hasel *f*
榛仁球蛋白 Korylin *n*
榛色的 avellaneous
榛属 Corylus *m*

zhěn 诊枕疹

诊查床 Diagnose-und Beobachtungbett *n*
诊察 Examinierung *f*, Prüfung *f*, Untersuchung *f*

诊察器械箱 diagnostischer Instrumentenkasten *m*
诊察室 Behandlungszimmer *n*
诊察椅 Untersuchungsstuhl *m*
诊察枕 Untersuchungskissen *n*
诊断 Diagnose *f*, Diagnosis *f*
诊断 X 线机 Diagnostikapparat *m*, Diagnostikgerät *n*
诊断编码 Diagnose-Codierung *f*, diagnostische Codierung *f*
诊断标记 diagnostischer Marker *m*
诊断标准以下的 unterdiagnostiziert
诊断病理学 diagnostische Pathologie *f*
诊断不明 Akatalepsie *f*, Acatalepsia *f*
诊断舱 Diagnosekammer *f*
诊断测验 Diagnosetest *m*, Diagnoseprüfung *f*
诊断程序 diagnostisches Programm *n*
诊断错误 Diagnosefehler *m*
诊断的 diagnostisch
诊断法 Diagnosemethode *f*
诊断分类 Diagnoseeinteilung *f*, Diagnoseeinordnung *f*
诊断符合率 Diagnosenkoinzidenzrate *f*
诊断辅助 Diagnosehilfsmittel *n*, Diagnosehilfe *f*
诊断工具 Diagnoseinstrument *n*, Diagnosegerät *n*
诊断工业心理学 klinische Arbeitspsychologie *f*
诊断公式 Diagnoseformulierung *f*
诊断构思 Diagnoseansicht *f*
诊断规则 Diagnoseregel *f*
诊断合理性 Rationalität der Diagnose *f*
诊断怀疑偏倚 verdächtiges Bias bei Diagnose *n*
诊断会诊程序 Beraterprogramm der Diagnose *n*
诊断会诊制度 Beratungssystem der Diagnose *n*
诊断技术 diagnostische Technik *f*
诊断技术与方法 Diagnosetechnik und Diagnoseverfahren
诊断剂 Diagnoseagent *m*
诊断节律分类 diagnostishe Rhythmusklassifikation *f*
诊断结论 Diagnoseergebnis *f*
诊断科 Diagnoseservice *f*
诊断力 Diagnosekraft, Diagnosestärke
诊断轮廓分类 diagnostische Konturklassifikation *f*
诊断免疫学 diagnostische Immunologie *f*
诊断名 Diagnosebezeichnung *f*
诊断模型 Diagnosemuster *n*
诊断模型网 diagnostisches Musternetz *n*（DMN）
诊断判断 Diagnoseurteil *n*
诊断器械 Diagnoseinstrument *n*, Diagnosegerät *n*
诊断前提 Diagnosehypothese *f*
诊断确实性 Diagnosesicherheit *f*
诊断热像仪 diagnostischer Thermograph *m*
诊断室 Diagnosekammer *m*
诊断书 Attest *n*, ärztliches Zeugnis *n*
诊断数据库 Diagnosedatenbank *f*, Diagnosedatenbasis *f*
诊断所 Ambulatorium *n*, Dispensarium *n*, Klinik *f*
诊断提示系统 diagnostishes Bedienerführungssystem *n*
诊断推理 Diagnosebegründung *f*
诊断推理策略 diagnostishe Begründungstrategie *f*
诊断推理过程 diagnostisher Denkprozess *m*
诊断推论 Diagnosefolgerung *f*
诊断问题求解 diagnostishe Problemlösung *f*
诊断相关组 diagnoseabhangige Grouppe *f*
诊断信度 Diagnosezuverlässigkeit *f*
诊断性病情检查 Diagnoseverarbeitung *f*
诊断性抽液 diagnostische Probepunktion *f*
诊断性穿刺 Probeparazentese *f*, Probepunktion *f*
诊断性访谈 Diagnoseinterview *n*
诊断性腹腔穿刺 diagnostische Bauchpunktion *f*
诊断性腹腔镜手术 diagnostische Laparoskopie *f*
诊断性刮宫［术］Probeausschabung *f*, Probeabrasio（n）*f*
诊断性关节镜检查 Diagnostische Arthroskopie *f*
诊断性检查 Diagnosetest *m*
诊断性经尿道膀胱肿瘤电切术 diagnostische transurethrale Resektion des Blasentumor *f*
诊断性偏倚 diagnostisches Bias *n*
诊断性人工气腹术 diagnostisches Pneumoperitoneum *n*
诊断性人工气胸术 diagnostischer Pneumothorax *m*
诊断性试验 diagnostischer Test *m*, diagnostische Probe *f*
诊断性手术 diagnostische Operation *f*, Probeoperation *f*
诊断性牙排列试验 diagnostischer Setup *m*
诊断性影像学 diagnostische Bildgebung *f*
诊断性治疗 Probebehandlung *f*, Diagnosis ex juvantibus *f*
诊断学 Diagnostik *f*, Nosognosie *f*
诊断延误 diagnostische Verzögerung *f*
诊断眼位 diagnostische Blicksposition *f*
诊断液 Diagnostikum *n*
诊断依据 Anhaltspunkt für die Diagnosem *m*
诊断仪器 Diagnoseausrüstung
诊断用白喉毒素 diagnostisches Diphtherietoxin *n*
诊断用结核菌素 diagnostisches Tuberkulin *n*
诊断用灭毒白喉毒素 inaktiviertes diagnostisches Diphtherietoxin *n*
诊断用药 Diagnoseagent *m*
诊断与统计手册 diagnostische und statistische Manualn *f*
诊断预后不明 Acrisia *f*
诊断阈值 Testschwelle *f*
诊断支持系统 Diagnoseunterstützungssystem *n*
诊断质量 Diagnosequalität
诊断中心 Diagnosezentrum *n*, Diagnosecenter *m*
诊后病历 Katamnese *f*, Catamnesis *f*
诊后病历的 katamnestisch
诊疗 Praxis *f*, Diagnose und Behandlung *f*
诊疗器械 ärztliches Instrument *n*
诊疗所 Krankenhausapotheke, Arzneiausgabe
诊疗心理学 klinische Psychologie *f*
诊疗性咨询 diagnostische Konsultation *f*
诊室 Sprechzimmer *n*
诊室内漂白术 In-Office-Bleaching *n*
诊所 Poliklinik *f*
枕 Pulvinar *n*
枕安抗 okzipitale Verankerung *f*
枕板障静脉 Vena diploica occipitalis *f*
枕部 Okziput *n*, Pars occipitalis *f*, Occiput *n*, Hinterhaupt *n*
枕部开颅术 okzipitale Kraniotomie *f*
枕［部］肌节 okzipitales Myotom *n*
枕部脑膨出 okzipitale Enzephalozele *f*
枕部皮瓣 Occipital Klappe *f*
枕部皮质 okzipitaler Kortex *m*
枕部皮质缺血 Ischämie des okzipitalen Kortexes *f*
枕［侧］的 okzipital, occipital（-is, -is, -e）
枕大孔 Foramen magnum *n*, Foramen occipitale magnum *n*
枕大神经 Okzipitalis *m*, Nervus occipitalis major *m*
枕导静脉 occipitale Emissariumvene *f*
枕第三神经 Nervus occipitalis tertius *m*
枕垫 Kopfkissen *n*
枕顶的 occipitoparietal（-is, -is, -e）
枕顶宽指数 transversaler parietookzipitaler Index *m*
枕动脉 Arteria occipitalis *f*
枕动脉插管术 Katheterisation der Arteria occipitalis *f*
枕动脉沟 Sulcus arteriae occipitalis *m*
枕窦 Sinus occipitalis *m*
枕窦沟 sinuser occipitaliser Sulkus *m*
枕额肌 Musculus occipitofrontalis *m*

枕额肌皮瓣 occipitofrontaler Muskellappe *m*
枕额径 okzipitofrontaler Durchmesser *m*, Diameter occipitofrontalis *f*/m
枕额径着色 Färbung vom okzipitofrontalen Durchmesser *f*
枕额位 okzipitofrontale Position *f*
枕额周围 okzipitofrontaler Umfang *m*, Circumferentia occipitofrontalis *f*
枕腹 occipitaler Abdomen *n*, Hinterhauptsbauch *m*
枕骨 Os occipitale *n*, Hinterhauptsbein *n*
枕骨髁后点 Postkondylion *n*
枕骨侧部 Pars lateralis ossis occipitalis *f*
枕[骨]部 Okziput *n*, Hinterhaupt *n*, Hinterkopf *m*, Occiput *n*
枕[骨]大孔 Foramen occipitale magnum *n*
枕[骨]大孔疝 Hernia cerebri durch Foramen occipitalis magnum *f*, Hernia tonsillaris *f*
枕骨大孔后缘点 Opisthion *n*
枕骨大孔后缘点枕外隆凸点角 Inion-Winkel des Opisthions *n*
枕骨大孔环状骨折 kreisförmige Fraktur des Hinterhauptslochs
枕骨大孔宽 Breite des Hinterhauptslochs *f*
枕骨大孔脑膜瘤 Meningeom im foramen magnum *n*
枕骨大孔长 Länge des Hinterhauptslochs *f*
枕骨大孔指数 Hinterhauptlochindex *m*
枕骨大脑窝 Fossa occipitalis cerebralis *f*, Fossa lateralis cerebri *f*
枕骨导血管 Emissarium occipitale *n*
枕骨的 okzipital
枕骨化 Okzipitalization *f*
枕骨基底部 Pars basilaris des Os occipitale *f*, Pars basilaris des Hinterhauptsbeins *f*
枕骨髁 Condylus occipitalis *m*, okzipitaler Kondylus *m*
枕骨曲度指数 okzipitaler Krümmungsindex *m*
枕骨曲高 okzipital Subtense *f*
枕骨矢状弧 Okzipitalbogen *m*
枕骨矢状弦 Okzipitalsehne *f*
枕骨下穿刺套管针 subokzipitaler Trokar(t) *m*
枕骨下肌群 subokzipitale Muskulatur *f*
枕骨下脑池穿刺术 subokzipitale Zisternenpunktion *f*
枕骨下神经手术坐位头靠 subokzipitale Kopfstütze für sitzende Lage *f*
枕骨下硬结性毛囊炎 Folliculitis nuchae sclerotisans *f*
枕骨小脑窝 Fossa occipitalis cerebellaris *f*
枕[骨]先露 Hinterhauptseinstellung *f*
枕骨圆枕 Torus occipitalis(transversus) *m*
枕骨最大宽 maximale okzipitale Breite *f*
枕核 pulvinarer Kern *m*
枕横沟 Sulcus occipitalis transversus *m*
枕横位 Positio occipitalis transversa *f*, okzipitale Querlage *f*, Hinterhauptsquerlage *f*
枕横位产钳术 Zange an Hinterhauptsquerlage *f*
枕后点 Opisthion *n*
枕[后]囟 Hinterhauptsfontanelle *f*, kleine Fontanelle *f*, Fonticulus occipitalis(s. posterior s. minor s. triangularis) *m*
枕后位 okzipitoposteriore Lage *f*, hintere Hinterhauptslage *f*, Positio occipitoposterior *f*
枕肌 Musculus occipitalis *m*
枕[肌]腹 Venter occipitalis(musculi occipitofrontalis) *m*
枕基底静脉 occipitalebasale Venen *f pl*, basale Venen des Hinterhaupts *f pl*
枕极 Hinterhauptspol *m*, Polus occipitalis *m*
枕角 okzipitaler Winkel *m*, Daubenton* Winkel *m*, Angulus occipitalis *m*, Cornu occipitale *n*
枕角球 Bulbus cornu(s) occipitalis *m*
枕颈的 occipitocervical(-is, -is, -e)
枕颈翻修融合术 okzipitale-zervikale Fusion Revision *f*
枕颈关节融合术 okzipitale-zervikale Arthrodese *f*
枕颈关节损伤 okzipitozervikale Gelenkverletzung *f*
枕颈后融合术 Kissen Nacken Fusion Operation *f*
枕颈畸形 okzipitozervikale Fehlbildung *f*
枕颈融合 okzipitozervikale Fusion *f*
枕颈稳定性 okzipitozervikale Stabilität *f*
枕静脉 Vena occipitalis *f*
枕颏的 okzipitomental
枕颏径 Diameter occipitomentalis *f*
枕颏牵引 okzipitomentale Extension *f*, Glisson* Schlinge *f*
枕髁 Condylus occipitalis *m*
枕淋巴结 Lymphoglandulae occipitales *f pl*, Lymphonodi occipitales *m pl*
枕鳞 Hinterhauptsschuppe *f*, Squama occipitalis *f*
枕内侧动脉 Arteria occipitalis medialis *f*
枕内侧静脉 mediale Hinterhauptsvene *f*, Vena occipitale medialis *f*
枕内后结合 intraoccipitalise posteriore Synchondrosis *f*
枕内后结合 Synchondrosis intraoccipitalis posterior *f*
枕内嵴 Crista occipitalis interna *f*
枕内结合 intraoccipitalise Synchondrosis *f*
枕内隆凸 Protuberantia occipitalis interna *f*
枕内隆突 occipitalise internale Protuberanz *f*
枕内前结合 Synchondrosis intraoccipitalis anterior *f*
枕颞的 okzipitotemporal, occipitotemporal(-is, -is, -e)
枕颞沟 Sulcus occipitotemporalis *m*
枕颞内侧回 Gyrus occipitotemporalis medialis *m*
枕颞桥束 okzipitotemporale Brückenbahn *f*
枕颞外侧回 Gyrus occipitotemporalis lateralis *m*
枕颞支 Ramus occipitotemporalis *m*
枕平面 occipitales Planum *n*
枕髂位 okzipitoposteriore Lage *f*, Positio occipitoposterior(ä. iliaca) *f*, hintere Hinterhauptslage *f*
枕前切迹 Incisura praeoccipitalis *f*
枕前位 okzipitoanteriore Lage *f*, vordere Hinterhauptslage *f*, Positio occipitoanterior *f*
枕钳 Forceps occipitalis(s. posterior) *f*
枕区 Hinterkopfregion *f*, Okzipitalregion *f*, Regio occipitalis *f*
枕乳缝 Sutura occipitomastoidea *f*
枕乳突缝 mastoideosquamale Naht *f*, occipitomastoide Sutura *f*
枕软骨 Okzipitalknorpel *m*
枕三角 Trigonum occipitale *n*
枕神经痛 Okzipital(is)neuralgie *f*, Hinterhauptsneuralgie *f*, Zervikookzipitalneuralgie *f*, Neuralgia occipitalis *f*
枕生骨节 okzipitales Sklerotom *n*
枕套 Kissenbezug *m*
枕头 Kissen *n*
枕外侧动脉 Arteria occipitalis lateralis *f*
枕外嵴 Okziputspom *m*, Crista occipitalis externa *f*
枕外隆凸 Protuberantia occipitalis externa *f*
枕外隆凸点 Inion *n*
枕外隆突点 Punkt des externen Hinterhaupthöcker *m*
枕外软骨 exokzipitaler Knorpel *m*
枕下额径 Diameter suboccipitofrontalis *f*
枕下肌 Musculi suboccipitales *m pl*
枕下减压术 subokzipitale Dekompression *f*
枕下静脉丛 Plexus venosus suboccipitalis *m*
枕下开颅术 subokzipitale Kraniotomie *f*
枕下前囟径 Diameter suboccipitobregmatica *f*
枕下前囟周围径 subokzipitobregmatischer Umfang *m*
枕下三角 unteres Hinterhauptsdreieck *n*, suboccipitales Trigonum *n*
枕下神经 Nervus suboccipitalis *m*
枕下乙状突后进路 suboccipitoretrosigmoidale Einführung
枕先露 Hinterhauptseinstellung *f*, Praesentatio occipitalis *f*

枕小神经 Nervus occipitalis minor *m*
枕形畸变 Kissenverzerrung *f*
枕叶 Hinterhauptslappen *m*, Okzipitallappen *m*, Lobus occipitalis *m*
枕叶癫痫 Okzipitalepilepsie *f*
枕叶梗死 okzipitale Lappen Infarzirung *f*
枕叶后端 hinteres Ende des lobus occipitalis *n*
枕叶静脉 lobuse occipitale Venae *f*, Venen des Hinterhauptslappen *pl*
枕叶内侧动脉 lobuse occipitalise medialise Arteria *f*, mediale Arterie des Hinterhauptslappen *f*
枕叶皮质 Okzipitalcortex *m*
枕叶失读症 occipitale Alexief occipitale Alexie *f*
枕叶外侧动脉 lobuse occipitalise lateralise Arteria *f*, seitelische Arterie des Hinterhauptslappen *f*
枕右横 rechte Hinterhauptsquerlage *f*, Positio occipito-dextra transversa *f*, Occiput dexter Transversus *n* (O.D.T.)
枕右后 rechte hintere Hinterhauptslage *f*, Positio occipi-todextra posterior *f*, Occiput dexter posterior *n* (O.D.P.)
枕右前 rechte vordere Hinterhauptslage *f*, Positio occipi-todextra anterior *f*, Occiput dexter anterior *n* (O.DA.)
枕支 Rami occipitales *m pl*
枕支抗 Okzipitalverankerung *f*
枕状的 pulvinat
枕左横 linke Hinterhauptsquerlage *f*, Positio occipitosi-nistra transversa *f*, Occiput sinister transversus *n* (O. SinT.)
枕左后 linke hintere Hinterhauptslage *f*, Positio occipito-sinistra posterior *f*, Occiput sinister posterior *n* (O. SinP.)
枕左前 linke vordere Hinterhauptslage *f*, Positio occipi-tosinistra anterior *f*, Occiput sinister anterior *n* (O. Sin A.)
疹[子] Eruptio *f*, Eruption *f*, Ausschlag *m*, Exanthem *n*
疹病 Exanthesis *f*
疹病学 Exanthematologie *f*
疹的 exanthomatös, eruptiv
疹性角化棘皮病 eruptives Keratoakanthom *n*
疹性口炎 Stomatitis exanthematica *f*
疹子型药物[性]皮炎 Arzneimittelexanthem *n*, Dermatitis medicamentosa *f*

zhèn 阵振震镇

阵颤性麻痹 Paraiysis agitans *f*, Parkinson* Krankheit *f*
阵发[发作]后的 postparoxysmal
阵发快速 Burst *m*
阵发性蛋白尿 paroxysmale Proteinurie *f*
阵发性的 paroxysmal, paroxystisch, anfallsweise, paroxysmal (-is, -is, -e)
阵发性多发性棘慢波 paroxysmal-multiple langsame spitze Welle *f*
阵发性房性心动过速 paroxysmale aurikuläre Tachykardie *f*
阵发性肺水肿 paroxysmaler Lungenödem *n*
阵发性寒冷性血红蛋白尿症 periodische (od. intermittierende) Hämoglobinurie *f*, Harley* (-Dressier*) Krankheit *f* (od. Syndrom *n*), Donath*-Landsteiner* Kältehämoglobinurie *f*
阵发性呼吸困难 paroxysmale Dyspnoe *f*
阵发性甲状腺机能亢进 paroxysmale Hyperthyreose *f* (od. Hyperthyreoidismus *m*)
阵发性交界性心动过速 paroxysmale atrioventrikuläre Tachykardie *f*, paroxysmale Atrioventrikulartachykardie *f*
阵发性绞痛 paroxysmale Kolik *f*, Colica paroxysmalis *f*
阵发性痉挛 paroxysmaler Krampf *m*
阵发性痉挛性咳嗽 Krampfhusten *m*, Hustenparoxysmus *m*, paroxysmaler (od. pertussiformer od. pertussoider) Husten *m*
阵发性冷血性血红蛋白尿 periodische (od intermittierende) Hämoglobinurie *f*, Harley* (-Dressler*) Krankheit *f* (od. Syndrom *n*), Donath*-Landsteiner* Kältehämoglobinurie *f*
阵发性气喘 paroxysmales Asthma *n*
阵发性室上性心动过速 paroxysmale supraventrikuläre Tachykardie *f*
阵发性室性心动过速 paroxysmale ventrikuläre Tachykardie *f*
阵发性嗜睡综合征 Narkolepsie *f*, Gelineau* (-Westphal*) Syndrom *n* (od. Krankheit *f*)
阵发性手部血肿 paroxysmales Handhämatom *n*
阵发性手指血肿 paroxysmales Fingerhämatom *n*
阵发性睡眠性血红蛋白尿 paroxysmale nächtliche Hämoglobinurie *f*, Anaemia Marchiafavy*-Micheli* *f*
阵发性心动过速 paroxysmale Tachykardie *f*, Herzjagen *n*, Bouveret* Syndrom *n* (od. Krankheit *f*)
阵发性心房颤动 paroxysmales aurikuläres Flimmern *n*
阵发性心房扑动 paroxysmales aurikuläres Flattern *n*
阵发性心房性心动过速 paroxysmale atriale Tachykardie, PAT
阵发性心律失常 paroxysmale Arrhythmie *f*
阵发性心室颤动 paroxysmales ventrikuläres Flimmern *n*
阵发性心室扑动 paroxysmales ventrikuläres Flattern *n*
阵发性心室性心搏过速 paroxysmale ventrikuläre Tachykardie *f*
阵发性血红蛋白尿症 paroxysmale Hämoglobinurie *f*
阵发性眼球震颤 paroxysmaler Nystagmus *m*
阵发性夜间呼吸困难 paroxysmale nächtliche Dyspnoe *f*
阵发性夜间血红蛋白尿 paroxysmale nächtliche Hämoglobinurie *f*
阵发性震颤步行不能 paroxysmale trepidante Abasie *f*
阵发性窒息 paroxysmale Asphyxie *f*
阵发性自动症 paroxysmale Automatismen *m pl*
阵列 Feld *n*
阵列处理机 arryer Prozessor *m*
阵列处理器 Arrayprozessor *m*, AP *m*
阵列空间敏感编码技术 arrye räumliche Empfindlichkeit Verschlüsselungstechnik *f* (ASSET)
阵挛 Klonospasmus *m*, Klonus *m*, Clonus *m*
阵挛发作 klonischer Anfall *m*
阵挛描记器 Klonograph *m*
阵挛期 klonische Phase *f*
阵挛性的 klonisch, clonic (-us, -a, -um)
阵挛性癫痫 klonische Epilepsie *f*
阵挛性发作 klonischer Krampfanfall *m*
阵挛性惊厥 klonische Konvulsion *f*, Convulsio clonica *f*
阵挛性口吃 Dysarthria syllabaris spasmodica, Stottern
阵挛性收缩 klonische Kontraktion *f*
阵痛 (Geburts-) Wehe *n pl*
振[动]-转[动]光谱 Schwingungsrotationsspektrum *n*, Rotationsschwingungsspektrum *n*
振[动]子 Oszillator *m*
振荡 Schwingung *f*, Oszillation *f*, Pendenung *f*, Vibration *f*
振荡电路 Oszillator Oszillator *m*
振荡电位 Schwingungspotential *n*
振荡法 Schwingungsmethode *f*, Schwingungsverfahren *n*, Sukkussion *f*, Succussio *f*
振荡器 Vibrator *m*, Rüttler *m*, Vibrorüttler *m*, Agitator *m*, Oszillator *m*
振荡式感应电疗法 wogende Faradisation *f*
振荡音 hippokratisches Geräusch *n*, Sukkussion *f*, Succussio *f*
振荡制粒器 oszillatorischer Granulator *m*
振动 Schwingung *f*, Vibration *f*, Oszillation *f*
振动[感]觉 Vibrationsempfinden *n*, Seis (m) ästhesie *f*, Pallästhesie *f*, Sensibilitas vibratoria *f*
振动[感]觉的 pallästhetisch
振动[感]觉减退 Hypopallästhesie *f*
振动[感]觉缺失 Pallanästhesie -Palmanästhesie *f*
振动[平]面 Schwingungsebene *f*

振动按摩法 oszillatorische Massage *f*, Vibrationsmassage *f*, Vibrotherapie *f*
振动按摩器 Vibrationsmasseur *m*, oszillatorischer Masseur *m*, Tremolo *n*
振动病 Anklopferkrankheit *f*, Vibration disease <engl.>
振动波 Schwingungswelle *f*
振动测量 Schwingungsmessung *f*
振动超微粉碎机 Schwingungsbrecher *m*, Vibrationsbrecher *m*
振动弛豫 Schwingungsrelaxation *f*, Vibrationsrelaxation *f*
振动冲击测量仪 Schwingungsmessgerät *n*, Vibrationsmessgerät *n*
振动冲击分析仪 Vibrationsanalysator *m*, Schwingungsanalysator *m*
振动的 oszillatorisch, oszillierend, vibrans
振动的生理效应 physiologische Wirkung von Vibrationen *f*
振动防护 Vibrationsschutz *m*, Schwingungsschutz *m*, Erschütterungsschutz *m*
振动分析 Schwingungsanalyse *f*
振动感受器 Vibrationsrezeptoren *m pl*
振动光谱 Schwingungsspektrum *n*
振动幻视 Oszillopsie *f*
振动计 Schwingungsmessgerät *n*, Vibrationsmessgerät *n*, Vibrometer *m*
振动觉 Vibrationssinn *m*, Schwingungssinn *m*, Vibrationsempfindung *f*
振动觉过敏 Hyperpallästhesie *f*
振动觉缺失 Pallanästhesie *f*
振动量子数 Schwingungsquantenzahl *f*
振动疗法 Sismotherapie *f*, Seismotherapie *f*, Vibrationsmassage *f*
振动模拟器 Vibration-Simulator *m*, Schwingungsimulator *m*
振动模式 Schwingungsmodus *m*, Schwingungsform *f*, Vibrationsmodus *m*
振动能 Schwingungsenergie *f*
振动能级 Schwingungsenergieniveau *n*, Schwingungsenergiestufe *f*
振动偶合 Schwingungskopplung *f*, Vibrationskoppelung *f*
振动频率 Schwingungszahi *f*, Schwingungsfrequenz *f*
振动器 Vibrator *m*, Oszillator *m*, Schwinggerät *n*, Agitator *m*
振动切片机 Vibratom *n*, Vibrationsmikrotom *m/n*
振动切碎器 Schwingungsmühle *f*
振动筛粉机 Schwingungssiebmaschine *f*
振动烧瓶 Schwingungskolben *m*, Schwingungsflasche *f*
振动矢量和 Summe der Schwingungsvektor *m*
振动式送粉器 vibrierender Pulververteiler *m*
振动试验 Vibrationstest *m*, Schwingungstest *m*
振动台 Rütteltisch *m*
振动态 Schwingungszustand *m*
振动危害 Vibrationsschaden *m*
振动位移 Vibrationsverschiebung *f*
振动形式 Vibrationsmode *f*, Schwingungsform *f*
振动型 Schwingungsmode *f*
振动性白指 vibrierender induzierter Weißfinger *m*
振动性耳鸣 vibrierender Tinnitus *m*
振动性滑膜炎 vibrierende Synovitis *f*
振动性疾病 Vibrationskrankheit *f*
振动性荨麻疹 Vibrationsurtikaria *f*
振动性眼球震颤 Schüttelnystagmus *m*, Pendelnystagmus *m*, oszillatorischer Nystagmus *m*
振动研磨机 Schwing(ungs)mühle *f*
振动源 Schwingungsquelle *f*
振动知觉 Vibrationswahrnehmung *f*
振动周期 Schwingungsperiode *f*
振动轴向 Vibrationsachse *f*
振幅 Schwing(ungs)weite *f*, (Schwingungs-)Amplitude *f*
振幅法 Schwing(ungs)-Amplitudenverfahren *n*
振幅降低 Amplitudenerniedrigung *f*, Amplitudensenkung *f*
振幅强度 Schwingungsfestigkeit *f*, Schwingungsintensität *f*
振幅切片 Amplitude Slicing *f*
振幅调制 Amplitudenmodulation *f*
振幅图 Amplitudenbild *n*
振幅整合脑电图 Amplitude integriertes Elektroenzephalogramm *n*
振铃效应 Ring-Effekt *m*
振铃状伪影 läutendes Artefakt *n*
振水音 Schüttelgeräusch *n*, Plätschergeräusch *n*
振水征 Zeichen des Spritzwassers *n*
振摇 Erschütterung *f*, Schwingung *f*, Vibration *f*, Oszillierung *f*
振 - 转光谱 Rotationsschwingungsspektrum *n*
振子 Vibrator *m*, Oszillator *m*
震颤 Zittern *n*, Tremor *m*, Fremitus *m*, Tremulation *f*
震颤[性]谵妄 Delirium tremens(s. potatorium s. tremefaciens) *n*
震颤按摩器 Vibrationsmassagegerät *n*, Tremolo *n*
震颤的 zitternd
震颤感 Vibrationsempfinden *n*, Vibrationsgefühl *n*, Pallästhesie *f*
震颤感觉 Vibrationssensibilität *f*
震颤感觉消失 Pallanästhesie *f*
震颤麻痹 Schüttellähmung *f*
震颤麻痹性步态 Gangart der Paralysis agitans *f*
震颤麻痹性痴呆 Demenz der Paralysis agitans *f*
震颤麻痹综合征 Parkinsonismus *m*, Parkinson* Syndrom *n*
震颤素 Tremorin *n*
震颤性步行不能 zitternde Abasiekrankheit *f*, Schüttellähmung *f*
震颤性麻痹 Paralysis agitans *f*, Parkinson* Krankheit *f*, Schüttellähmung *f*, Zitterlähmung *f*
震颤性谵妄 Delirium Tremor *m*
震颤仪 Tremometer *m*
震颤治疗器 Rütteltisch *m*, Vibrator *m*
震颤治聋器 Vibrometer *n*
震荡 Erschütterung *f*, Kommotion *f*, Konkussion *f*, Commotio *f*
震荡按摩器 Concussor *m*
震荡后综合征 Gehirnerschütterungssyndrom *n*
震荡培养[物] Schüttelkultur *f*
震荡器 Shaker *m*, Rüttler *m*
震荡伤 Erschütterungsverletzung *f*
震荡性脊髓炎 Gehirnerschütterungsmyelitis *f*
震荡性盲 Gehirnerschütterungsblindheit *f*
震荡性休克 Gehirnerschütterungsschock *m*
震荡音 hippokratisches Geräusch *n*, Sukkussion *f*, Erschütterungsschall *m*, Zitterlaut *m*
震动 Schwingung *f*, Vibration *f*
震动穿刺 Vibrapunktur *f*
震动刺激诱导射精 Vibration induzierte Ejakulation *f*
震动的 vibrierend, schwingend
震动觉 Vibrationsempfinden *n*
震动闹钟 vibrating alarm clock Vibrationsalarm Wecker *m*
震动适应 Vibrationsumwandlung *f*
震动性血管性水肿 vibrierend Angioödem *n*
震昏 verblüffen, Verblüffung
震惊否认期 Schock-bzw. Verleugnungsphase *f*
震惊期 Schockperiode *f*
[战场]震恐性精神病 Schock-Psychose *f*
震聋 Explosionstaubheit *f*, Explosionsschwerhörigkeit *f*
震扰 Schock *m*

震水音 Plätschergeräusch *n*
镇(止)痛[法] Analgesie *f*, Schmerzlösung *f*, Algolyse *f*
镇[癫]痫药 Antiepileptika *n pl*
镇定药 Beruhigungsmittel *n*
镇痉的 spasmolytisch, antispastisch, antispasmodisch, antispasmodic(-us, -a, -um)
镇痉药(剂) Krampfmittel *n pl*, Spasmolytika *n pl*, (An-ti)-Spasmodika *n pl*, Antispastika *n pl*
镇静[作用] Sedierung *f*, Sedation *f*, Sedieren *n*
镇静催眠药 Sedativhypnotika *n pl*
镇静的 kalmierend, beruhigend, sedativ(-us, -a, -um), anterethic(-us, -a, -um)
镇静剂 Beruhigungsmittel *n pl*, Temperantia *n pl*, Sedativa *n pl*, Sedantia *n pl*
镇静剂使用 Benutzung der Beruhigungsmittel *f*
镇静剂使用障碍 Missbrauch der Beruhigungsmittel *n*
镇静药 Sedativum *n*
镇静药物 beruhigende Droge *f*
镇静药物中毒 Sedativa-Vergiftung *f*
镇静药依赖 Sedativa-Abhängigkeit *f*
镇静作用,镇静状态 Beruhigung *f*
镇咳的 hustenlindemd
镇咳祛痰药物 Hustenmittel und Desputum Medikament *n*
镇咳药 Hustenmittel *n pl*, Hustensedativa *n pl*, Antitussiva *n pl*, Bechica *n pl*
镇痛 Analgesie *f*
镇痛安 Simazin(um) *n*
镇(止)痛[法]Analgesie *f*, Schmerzlösung *f*, Algolyse *f*
镇痛泵 Schmerzen Pumpen *n*
镇痛剂/药 Analgetika *pl*
镇痛剂肾病 Analgetikanephropathie *f*
镇痛解热药 Analgetika-Antipyretika *f*
镇痛期 Analgesiephase *f*
镇痛新 Pentazocin(um) *n*
镇痛药 Analgetika *n pl*, Antalg(et)ika *n pl*, Schmerz(stillungs) mittel *n pl*, Paregorika *n pl*
镇痛药性肾炎 schmerzlindernde Nephritis *f*
镇痛药依赖 Analgetika-Abhängigkeit *f*
镇吐药(剂) Ant(i)emetika *n pl*

ZHENG 争征睁蒸拯整正证政症

zhēng 争征睁蒸

争吵 Auseinandersetzung *f*
争光毒素(博来霉素) Bleomycin *n*
争光霉素中毒 Bleomycinintoxikation *f*
争论 Argument *n*, Kontroverse *f*, Meinungsverschiedenheit *f*
争论(议)性幻听 argumentative akustische Halluzination *f*
争论的 umstritten
争论点 Streit *m*
争论者 Disputant *m*
争胜行为 agonistisches Benehmen *n*
征 Zeichen *n*, Symptom *n*, Symptoma *n*
阿德森氏征 Adson* Zeichen *n*
艾[利斯]氏征 Allis* Zeichen *n*
昂德腊尔氏征 Andral* Zeichen *n*(od. Lage *f*)
奥本海姆氏征 Oppenheim* Zeichen *n*(od. Reflex *m*)
奥伯氏征 Ober* Zeichen *n*
巴彬斯奇氏征 Babinski* Zeichen *n*
巴克利综合征 Buckley* Syndrom *n*(高免疫球蛋白血症)
巴累氏征 Ballet* Zeichen *n*, Ophthalmoplegia exoph-thalmica *f*
班伯格区 Bamberger-Areal *n*(左肋间的实音区,心包渗液的体征)
贝格尔氏征 Berger* Zeichen(od. Symptom) *n*
比尔默氏征 Biermer* Zeichen *n*(od. Schall Wechsel *m*)
比佛尔氏征 Beevor* Zeichen(od. Symptom) *n*
勃瑞安氏征 Brain* Zeichen *n*(od. Reflex *m*)
布隆堡氏征 Blumberg* Zeichen *n*
布鲁金斯基氏征 Brudzinski* Zeichen *n*(od. Reflex *m* od. Phänomen *n*)
布罗德本特氏征 Broadbent* Zeichen *n*
布-希二氏征 Braxton*-Hicks* Zeichen *n*(od. Kontraktion *f*), Hicks*(Schwangerschafts-)Zeichen *n*
查德韦克氏征 Chadwick*(-Jacquemier*)Zeichen *n*
陈-施二氏征 Cheyne*-Stokes* Zeichen *n*(od Atmung *f*)
丹福思氏征 Danforth* Zeichen(od Symptom) *n*
杜加斯氏征 Dugas* Zeichen *n*
杜罗济埃氏征 Duroziez*(Doppel-)Geräusch(od. Zeichen) *n*
芬克尔氏征 Fränkel* Zeichen *n*(od. Test *m*)
佛斯特氏征 Chvostek* Zeichen *n*
高登氏征 Gordon* Zeichen *n*(od. Reflex *m*)
高斯氏征 Gauss* Zeichen *n*
戈登氏征 Gordon* Zeichen *n*(od. Reflex *m*)
格兰斯特勒姆氏征 Granstroem* Zeichen *n*
根斯伦氏征 Gaenslen* Zeichen *n*(pd Probe *f*)
何诺氏征 Horner*(Symptomen-)Komplex *m*(oä. Syndrom *n* od Trias *f*)
黑加氏征 Hegar*(Schwangerschafts-)Zeichen *n*
黑曼氏征 Hamman* Zeichen *n*
亨廷顿氏征 Huntington* Zeichen *n*
霍夫曼氏征 Hoffmann* Zeichen(od. Phänomen) *n*
霍纳氏征 Horner*(Symptomen-)Komplex *m*(od. Syndrom *n* od. Trias *f*)
卡达克氏征 Chaddock* Zeichen *n*(od. Reflex *m*, od Phänomen *n*)
卡伦氏征 Cullen*(-Hellendall*)Zeichen *n*
康特利氏征 CantelH* Zeichen *n*
科泼力克氏征 Koplik* Zeichen *n*(od. Fleck *m*)
科渥锡尔氏征 Courvoisier* Zeichen *n*
克累姆氏征 Klemm* Zeichen *n*
克尼格氏征 Kernig* Zeichen(od. Symptom od. Phänomen) *n*
奎肯斯提特氏征 Queckenstedt* Zeichen(od. Phänomen) *n*
拉塞格氏征 Lasegue* Zeichen(od. Phänomen) *n*
勒-雪二氏征 Letterer*-Siwe* Zeichen *n*(od. Krankheit *f*) aneukämische Retikulose *f*
利滕氏征 Litten* Zeichen(od. Phänomen) *n*
罗符辛氏征 Rovsing* Zeichen *n*
罗姆伯格氏征 Romberg* Zeichen(od. Phänomen) *n*
罗索利莫氏征 Rossolimo* Zeichen *n*(od. Reflex *m*)
洛泽变形区 Looser Verwandlungszonen *pl*(一种骨骼的线征象)
马卡斯·格恩氏征(现象) Marcus Gunn* Zeichen(od. Phänomen) *n*, Kiefer-Lid-Phänomen *n*
麦[克伯尼]氏征 McBurney* Zeichen *n*(od. Punkt *m*)
梅厄氏征 Mayo* Zeichen *n*
孟-别二氏征 Mendel*-Bechterew* Zeichen *n*(od. Reflex *m*), kuboidodigitaler Reflex *m*
墨菲氏征 Murphy* Zeichen *n*
默比厄斯氏征 Moebius* Zeichen *n*
尼科尔斯基氏征 Nikolsky* Zeichen(od. Phänomen) *n*
帕金森氏征 Parkinson* Zeichen(od. Syndrom) *n*, Parkinsonismus *m*
帕特里克氏征 Patick* Zeichen *n*(od. Probe *f*)
普-文二氏综合征 Plummer*-Vinson* Syndrom *n*, Dysphagia sideropenica *f*
切施征 Cheyne-Stokes* Zeichen *n*(潮式呼吸)
桑德斯氏征 Saunder* Zeichen *n*

特鲁索氏征 Trousseau* Zeichen (od Phänomen) *n*
特伦德伦伯格氏征 Trendelenburg* Zeichen *n*
特征的分析 attributive Analyse *f*
特征的分类 attributive Klassifikation *f*
提内尔氏征 Tinel* Zeichen *n*
托马斯氏征 Thomas* Zeichen *n*
脱纳氏征 Turner* Zeichen *n*
沃斯特克氏征 Chvostek* Zeichen *n*, Faszialiszeichen *n*, Faszialisphänomen *n*
霞飞氏征 Schäffer* Zeichen *n* (od. Reflex *m*)
征服内驱力 Libido zum Meister *f*
征候 Zeichen *n*
征群 Syndrom *n*, Symptomenkomplex *m*
A-V 征象 A-und V-Syndrom *n*
征象 Zeichen und Symptom *n*
睁眼反应 Augen Eröffnung *f*
睁眼昏迷 Agrypnocoma *n*, Coma agrypnum *n*, coma vigil (frz.)
睁眼困难 Schwierigkeit beim Augenöffnen *f*
蒸 dampfend
蒸发 Verdünstung *f*, Verdampfung *f*, Abdampfung *f*, Evaporieren *n*
蒸发本领 Verdampfungsfähigkeit *f*, Verdampfungsvermögen *n*, Evaporabilität *f*
蒸发残渣 Abdampfrückstand, Destillationsrückstand
蒸发度 Verdünstungsvermögen *n*
蒸发罐 Verdampfer *m*
蒸发光散射检测器 Streudetektor *m*, evaporatives Licht *n*
蒸发锅 Abdampfpfanne *f*, Abdampf (ungs) kessel *m*
蒸发计 Verdüngstungsmesser *m*, Atmidometer *n*
蒸发冷却 Verdunstungskühlung *f*
蒸发率 Verdampfungsrate *f*
蒸发皿 Abdampfschale *f*, Verdampfschale *f*, Abdampf- (ungs) gefäß *n*
蒸发皿夹 Abdampfschaleklemme *f*
蒸发盆 Abdampfschale *f*
蒸发器 Abdampfapparat *m*, Verdüngsapparat *m*
蒸发器(罐)系统 Verdampfersystem *n*
蒸发器互锁系统 Verdampfer Interlock-System *n*
蒸发热 Abdampfungswärme *f*
蒸发散热 Verdunstungskälte *f*
蒸发试验 Verdampfungsversuch *m*
蒸发室 (Ver-) Dampfraum *m*
蒸发速度 Verdampfungsgeschwindigkeit *f*
蒸发体积 Abdampf (ungs) volumen *n*
蒸发[作用] Abdampfung *f*, Evaporation *f*
蒸发性泪液功能不良 Tränendysfunktion wegen Verdunstung *f*
蒸锅 Abdampf (ungs) kessel *m*, Dampferzeuger *m*
蒸溜残渣 Abdampfrückstand *m*
蒸溜锅 Destillationskessel *m*
蒸溜试验 Destillationstest *m*
蒸溜水器 Wasserdestillierapparat *m*
蒸馏 Destillation *f*
蒸馏[法] Destillation *f*, Distillation *f*, Destillieren *n*, Abziehung *f*
蒸馏管 Destillationsrohr a Destillationsröhre *f*, Destillierrohr *n*
蒸馏接管 gerader Empfänger oder gebogener Adapter
蒸馏量筒 Messzylinder für Öldestillation *m*
蒸馏瓶 Retorte *f*, Destillationskolben *m*, Destillierkolben *m*
蒸馏器 Destillationsapparat *m*, Destillationsgefäß *n*
蒸馏区间 Destillationsreichweite *f*
蒸馏烧瓶 Destillationskolben *m*, Destillierkolben *m*, Destillierflasche *f*
蒸馏水 destilliertes (od. demineralisiertes) Wasser *n*, Aqua destillata *f* (A.D., Aq. dest.)
蒸馏水蒸馏器 Destillierapparat des Aspirators *n*
蒸馏塔 Destillationskolonne *f*, Destillationsaufsatz *m*
蒸馏塔板 Destillationskolonnenboden *m*
蒸馏头 Destillieraufsatz *m*, Destillationsaufsatz *m*
蒸馏物 Destillat *n*
蒸馏柱 Destillationskolonne *f*, Destillieraufsatz *m*, Destillationsaufsatz *m*
蒸馏装置 Destillierapparat *m*, Destillationsapparat *m*, Destillationsgerät *n*, Destillationsanlage *f*
蒸笼 Dämpfer *m*
蒸浓器 Eindicker *m*, Verdickungsgerät *n*, Verdicker *m*
蒸浓血清 inspissatedes Blutserum *n*
蒸气 Dampf *m*, Dunst *m*
蒸气程序控制薄层层析法 Dampfprogrammiert-Dünn-schichtchromatographie *f*
蒸气发生器 Dampfentwickler *m*, Dampfumformer *m*, Dampfkessel *m*
蒸气法 Dampfverfahren *n*
蒸气壶 Dampf (koch) kessel *m*
蒸气烙器 Dampfkauter (Wessely*) *m*
蒸气疗法 Vaporisation *f*, Vapotherapie *f*
蒸气疗室 Vaporarium *n*, Vaporisatio *f*
蒸气密度 Dampfdichte *f* (DD), Dampfdichtigkeit *f*
蒸气灭菌法 Dampf (druck) Sterilisation *f*
蒸气灭菌器 Dampfsterilisierapparat *m*, Dampfkochtopf *m*, Dampfsterilisator *m*
蒸气凝聚 Dampfkondensation *f*
蒸气喷射器 Dampfinjektor *m*, Dampfstrahlgebläse *n*, Dampfstrahlexhaustor *m*
蒸气喷雾法 Dampfdusche *f*, Dampfvernebelung *f*
蒸气湿敷器 Dampffeuchtumschlagapparat *n*
蒸气梯度薄层层析法 Dampfgraduierte-Dünnschichtchromatographie *f*
蒸气吸入[法] Dampfinhalation *f*
蒸气相 Dampfphase *f*
蒸气消毒器 Dampfsterilisator *m*, Dampfsterilisierapparat *m*, Dampfkochtopf *m*
蒸气胸 Vapothorax *n*
蒸气压 Dampfdruck *m*, Dampftension *f*, Dampfspannung *f*
蒸气压迫铸造法 Dampfdruckgießverfahren *n*
蒸气压下降 Dampfdruckerniedrigung fy Dampfdrucksenkung *f*
蒸气浴 Dampfbad *n*, Dunstbad *n*, Laconicum *n*
蒸气浴器 Dampfbadezeug *n*, Dampferzeuggerät *n*
蒸气蒸馏 Dampfdestillation *f*
蒸汽锅炉 Dampfkessel *n*
蒸汽吸入器 Dampfinhalator *m*
蒸汽压力表 Dampflehre *f*
蒸汽烟雾发生器 Dampf-Aerosolgenerator *m*
蒸器帐 Dampfzelt *n*
蒸腾作用 Transpiration *f*
蒸泄 evaporative Ausscheidung *f*
蒸煮袋装食品 eingestecktes Lebensmittel *n*

zhěng 拯整

拯救 Rettung *f*
整倍体 Euploid *n*
整倍性 Euploidie *f*
整臂易位 Translokation des ganzen Arms *f*
整单倍体 Euhaploid *n*
整复 Wiederherstellung *f*, Reposition *f*, Restitution *f*, Restitutio *f*
整复的 tektonisch
整复法 Taxis *f*, Reposition *f*, Redression, Redressement *n*
整复外科 plastische Chirurgie *f*
整合 Intergration *f*

整合蛋白 integrales Protein *n*
整合反应 integrierende Bemerkung *f*
整合感染 Integrationsinfektion *f*
整合基因 Integrationsgen *n*
整合寄主因子 Integration des Host-Faktors *f*
整合阶段 Integrationsphase *f*
整合酶 Integrase *f*
整合酶抑制剂 Integrase-Inhibitor *m*
整合缺陷突变型 Mutant der defizienten Intergration *m*
整合生理学 integrative Physiologie *f*
整合素 Integrin *n*
整合素 α1 亚单位 Integrin α1 *n*
整合素 α2 亚单位 Integrin α2 *n*
整合素 α3 亚单位 Integrin α3 *n*
整合素 α4 亚单位 Integrin α4 *n*
整合素 α5 亚单位 Integrin α5 *n*
整合素 α6 亚单位 Integrin α6 *n*
整合素 αⅡb 亚单位 Integrin αⅡ b *n*
整合素 αE 亚单位 Integrin αE *n*
整合素 αv 亚单位 Integrin αv *n*
整合素 α 亚单位 Integrin α *n*
整合素 β1 亚单位 Integrin β1 *n*
整合素 β2 亚单位 Integrin β2 *n*
整合素 β3 亚单位 Integrin β3 *n*
整合素 β4 亚单位 Integrin β4 *n*
整合素 β5 亚单位 Integrin β5 *n*
整合素 β6 亚单位 Integrin β6 *n*
整合素 β7 亚单位 Integrin β7 *n*
整合素 β8 亚单位 Integrin β8 *n*
整合素 β 亚单位 Integrin β *n*
整合素家族 Integrin-Familie *f*
整合素家族 Integrin-Familie *f*
整合素相关蛋白 Integrin-verbundenes Protein *n*
整合态度 Integrationseinstellung *f*
整合体 Intasom *n*
整合卫生保健工作 integrierte Lieferung der Gesundheitswesen *f*
整合形式 integrierte Form *f*
整合型 Integrationstyp *m*
整合型载体 Integrationsvektor *m*
整合性膜蛋白 integrales Membranprotein *n*
整合性内化 integrierte Internalisierung *f*
整合性心理治疗 integrative Psychotherapie *f*
整合抑制 integrative Verdrängung *f*
整合载体 Integrationsvektor *m*
整合障碍 Dysintegration *f*
整合中枢 Integrationskern *m*, Integrationszentrum *n*
整合状态 Integrationszustand *m*
整脊术 chiropraktische Manipulation *f*
整块的 massiv, massiv (-us, -a, -um)
整块回纳 En-bloc-Reduktion *f*, Blockreduktion *f*
整块切除[术] Blockresektion *f*, En-bloc-Resektion *f*, Monoblockresektion *f*
整理 Sortieren, Sortierung *f*
整理表 Sortiertabelle *f*
整理活动 Reorganisation *f*
整理资料 Material ordnen, Daten sortieren
整联蛋白 Integrin *n*
整流 Gleichrichtung *f*, Kommutation *f*, Rektifikation *f*, Rektifizieren *n*
整流电路爪 Gleichrichterstromkreis-Rektifikationsschaltung *f*
整流管 gleichrichtender Hahn *m*
整流器 Gleichrichter *m*, Rektifizierer *m*
整流型突触 rektifizierende Synapse *f*
整码突变 In-Frame-Mutation *f*
整平效应 anpassender Effekt *m*
整平牙弓 Nivellierungsbogen *m*
整齐 Ordentlichkeit, Ordnung
整齐的 regelmäßig, regulär
整齐脉 normaler Puls *m*
整齐皮膜 Cuticula regularis *f*
整群抽样 gruppierte Stichprobe *f*
整群筛查 Massen-Screening *f*
整群随机分组 Cluster-Randomisierung *f*
整群样本 Klumpenstichprobe *f*
整容术 Kosmetik *f*, Formplastik *f*
整容外科 kosmetische Chirurgie *f*, Schönheitschirurgie *f*
整数 Ganzzahl *f*
整体 Ganze *n*, Ganzheit *f*
整体保健 Ganzheitsmedizin *f*
整体病态行为反应 Holergasie *f*
整体策略 Ganzheitsstrategie *f*
整体产果式的 holocarpisch
整体的 global, molar
整体发生学 Hologenie *f*
整体法 Ganzheitsmethode *f*
整体反应 Molar-Response *f*
整体放射自显影术 Ganzkörper-Autoradiographie *f*
整体概念设计 gesamtkonzeptionelles Design *n*
整体观 Ganzheitsansatz *m*
整体合格 Gesamtakzeptanz *f*
整体护理 insgesamte Pflege *f*
整体交配 Hologamie *f*
整体控制环 Gesamtregelkreis *m*
整体论 Holismus *m*
整体美 insgesamte Schönheit *f*
整体美容 Insgesamt Beauty *f*
整体切片机 Ganzkörpermikrotom *n*
整体人格 totale Personalität *f*
整体软骨支架 totales Knorpelgerüst *n*
整体式氧气面罩 ganzheitliche Sauerstoffmaske *f*
整体死亡 Ganzkörpertod *m*, Totaltod *m*
整体心理学 Ganzheitspsychologie *f*
整体性 Ganze *n*, Ganzheit *f*, Gesamtheit *f*
整体学习 globales Lernen *n*
整体研究 系统研究 integrierte Forschung *f*
整体颜色 integrale Farbe *f*, Integralfarbe *f*
整体医学 ganzheitliche Medizin *f*
整体与部分学习 ganz oder teilweise Lernen *n*
整体运动 ① Massenbewegung *f* ② körperliche Bewegung *f*
整体治疗 ganzheitliche Therapie *f*
整体咨询 ganzheitliche Konsultation *f*
整体作用 Massenaktion *f*, Massenwirkung *f*
整形 Plastik *f*, Epithese *f*, Epithesis *f*
整形的 plastisch *pl*, astic (-us, -a, -um)
整形缝合术 plastische Sutur *f*
整形钩 plastischer Haken *m*
整形夹板 plastische Gipsschiene *f*
整形口腔正畸学 fehlerbehebende Gebissausrichtung *f*
整形美容外科 plastische und rekonstruktive Chirurgie *f*
整形镊 plastische Pinzette *f*
整形器官 anaplastisches Organ *n*
整形手术 formfinale (od. plastische) Operation *f*
整形外科 plastische Chirurgie *f*
整形外科剥离器 plastisches Raspatorium *n*
整形外科剪 plastisch-chirurgische Schere *f*
整形外科万能手术台 universaler orthopädischer Operationstisch *m*
整形外科学 plastische Chirurgie *f*, Orthopädie *f*

整形外科医师 plastischer Chirurg *m*, Orthopäde *m*
整形外科用缝合针 Nadel für plastisch-chirurgische Operation *f*
整形外科用夹甜 plastische Klammer-Pinzette *f*
整张植皮术 ganze Hauttransplantation *f*
整装制片 Präparat der Gesamtmontierung *n*

zhèng 正证政症

正(阳)极 Anode *f*, positiver Pol *m*, positive Elektrode *f*
正(阳)极的 anodal
正(阳)离子 positives Ion *n*, Kation *n*
正氨基甲苯 Ortho-Toluidin *n*
正把握度(确定度)因子 positiver Sicherheitsfaktor *m*
正白气酸 Norleucin *n*, Norleuzin
正比 direkte Proportion *f*, direktes Verhältnis *n*
正比常数 Proportionalitätsfaktor *m*, Proportionalitätskonstante *f*
正比计数管 Proportionalzählrohr *n*, Proportionalzähler *m*
正比计数器 proportionaler Zähler *m*
正比检测器 proportionaler Detektor *m*
正比例 direkte Proportion *f*, direktes Verhältnis *n*
正比例性白细胞增多[症] Hyperorthozytose *f*
正比区 Proportional(itäts)bereich *m* (P-Bereich)
正变株 positiver Mutant *n*
正丙醇 n-Propylalkohol *m*
α-正丙多巴酰胺 α-Propylcopacetamid *n*
正餐 Hauptmahlzeit *f*
正残留影像 positive Nachbildung *f*
正侧位片 anterior-posteriorer und lateraler Film *m*
正常 Normalbisslage *f*, Neutralokklusion *f*
正常 Normalität *f*
正常[浓度]家庭污水 normales häusliches Abwasser *n*, häusliches Abwasser *n*
正常[型]侏儒 Normal-Zwerg *m*, physiologischer Zwerg *m*, primordialer Zwerg *m*
正常变异 Normalvariante *f*
正[常部]位移植物 orthotopes Transplantat *n*
正常参考值 normaler Referenzwert *m*
正常产褥 normales Puerperium *n*
正常产褥期 normales Puerperium *n*
正常肠道菌群 normale Darmkanal Bakterien-Flora *f*
正常成人脑电图 Elektroenzephalogramm des normalen Erwachsenen *n*
正常成人睡眠脑电图 Elektroenzephalogramm des normalen Erwachsenen im Schlaf *n*
正常出生体重 normales Geburtsgewicht *n*
正常出生体重儿 Kinder mit normalem Geburtsgewicht *n*
正常传递男性 normale male Übermittlung *f*
正常促性腺素性闭经 normogonadotropische Amenorrhöe *f*
正常促性腺素性功能减退症 eugonadotropischer Hypogonadismus *m*
正常大气压 Norm(al)atmosphäre *f*
正常大小 normale Größe *f*
正常代偿型 normaler ausgleichender Typ *m*
正常的 normal, regelrecht
正常动力的 normokinetisch
正常恶露 normale Lochien *f pl*
正常发展 Normalentwicklung *f*
正常反应 normale Reaktion *f*, Normodynie *f*, No(r)mergie *f*
正常反应性 Orthokrasie *f*, Orthocrasia *f*
正常范围 normales Bereich *n*
正常范围值 Normalwertebereich *m*
正常防御线 normale Verteidigunglinie *f*
正[常]分子医学 orthomolekulare Medizin *f*
正常分泌的 normokrin *n*
正常分娩 normale (od. natürliche) Geburt *f*, physiologische Geburt *f*, Eutokie *f*
正常分散 normale Dispersion *f*
正常甘汞电池 reguläre Kalomelzelle *f*
正常甘汞电极 reguläre Kalomelelektrode *f*
正常干细胞 normale Stammzelle *f*
正常供氧 Normoxie *f*
正常骨化 normale Ossifikation *f*
正常骨盆 normales Becken *n*
正常行为 normales Verhalten *n*
正常红细胞 Normozyt *m*, Orthozyt *m*, Erythrozyt *n*
正常红细胞过多[症] Normoblastose *f*
正常红细胞性的 normo(erythro)zytär
正常红细胞性贫血 normozytäre Anämie *f*
正常红细胞正常色素性贫血 normozytische normochrome Anämie *f*
正常呼吸音 normales Atemgeräusch *n*
正常化 Normalisation *f*, Normalisieren *n*
正常化比率 normaler Anteil *m*
正常肌电图 normales Myogramm *n*
正常价 normale Valenz *f*, normale Wertigkeit *f*, Normal-valenz *f*
正常价氧化物 Normalvalenzoxid *n*
正常交谈距离 Volksdistanz *f*
正常结果 normales Ergebnis *n*
正常解剖关系 normale anatomische Beziehung *f*
正常精子生成性不孕 normospermatogenische Unfruchtbarkeit *f*
正常静脉搏 normaler venöser Puls *m*
正常菌丛 Normalflora *f*
正常菌群 normale Bakterien-Flora *f*
正常菌群中的生物性拮抗作用 biologischer Antagonismus zwischen normaler mikrobieller Flora *m*
正常抗凝血酶 Normalantithrombin *n*
正常抗体 Normalantikörper *m*
正常蓝色 normales Blau *n*
正常淋巴细胞转移反应 Transferreaktion des normalen Lymphozyten *f*
正常颅压[隐性]脑积水 Normaldruckhydrozephalus *m*
正常颅压性脑积水 Hydrocephalus bei normalem Hirndruck *m*
正常卵巢回声 normales Eierstock-Echo *n*
正常脉 Normalpuls *m*
正常免疫抑制蛋白 normales immunitätsunterdrückendes Protein *n*
正常脑电阻图 normales Rheoenzephalogramm *n*
正常凝集素 Normalagglutinin *n*
正常[浓度]家庭污水 normales häusliches Abwasser *n*, häusliches Abwasser *n*
正常皮肤张力线 normale Spannungslinie der Haut *f*
正常起搏点 normaler Herzschrittmacher *m*
正常器官阴性发现 negative Befunde des Normalorgans *f*
正常人体温 normale Körpertemperatur *f*
正常人体营养学 menschliche Normalernährung *f*
正常人听级 Normalhörenebene *f*
正常人血浆 humanes Normalplasma *n*
正常人血清 Normalserum *n*
正常人血清白蛋白 normales Humanserumalbumin *n*
正常容量 Normalkapazität *f*
正常散布 normale Dispersion *f*
正[常]色红细胞 normochromer Erythrozyt *m*
正[常]色红细胞 normochromer Erythrozyt *m*
正常色觉 Trichromasie *f*, Trichromatop(s)ia *f*, Euchro-matopsie *f*
正常色素性的 normochrom
正常色素性贫血 normochrome Anämie *f*

正常生活 Orthobiosie *f*
正常所见 normaler Befund *m*
正[常]态分布 normale Verteilung *f*
正常糖调节 normale Blutzucker-Regulation *f*
正常体温 Normothermie *f*
正常调理素 normales Opsonin *n*
正常听觉范围 normaler Hörbereich *m*, normale Hörbreite *f*
正常听力 normale Hörfähigkeit *f*, normales Hörvermögen *n*, Osthoakusis *f*
正常微生物群 normale Mikro-Biozönose *f*
正常位输尿管膨出 orthotope Ureterozele *f*
正常位置的 normotop
正常胃酸曲线 normale Aziditätskurve des Magensaftes *f*
正常温度 normale Temperatur *f*
正常下的 subnormal
正常下温度 subnormale Temperatur *f*
正常心电向量图 normales Vektor(elektro)kardiogramm *n*, normales Monokardiogramm *n*
正常心界 normale Herzgrenze,
正常心音图 normales Phonokardiogramm *n*
正常形状 normale Form *f*
正常型 Normotyp *m*
正常性欲的 normosexuell
正常血色素红细胞 normochromer Erythrozyt *m*
正常血糖胰岛素钳夹术 euglykämische Insulin-Clamp-Technik *f*
正常血压 Normaldruck *m*
正常压力性脑积水 Normaldruck-Hydrozephalus *m*
正常眼 Emmetropie *f*, Normalsichtigkeit *f*
正常眼部菌群 normale okulare Flora *f*
正常眼压 normaler intraokulärer Druck *m*
正常氧压 Normoxie *f*
正常与异常人格访谈程式 Interview Plan für die Normal und Abnormal Persönlichkeit *m*
正常早期妊娠 normale frühe Schwangerschaft *f*
正常脂蛋白血症性黄瘤病 normolipoproteinemische Xanthomatose *f*
正常值 Normalwert *m*
正常值范围 Normalwertbereich *m/n*
正常中晚期妊娠 normale mittele Trimester und späte Schwangerschaft *f*
正常子宫声像图 normales uterines Sonogramm *n*
正常足月儿 normales reifgeborenes Kind *n*
正常足月新生儿 normales reifes Neugeborene *n*
正超螺旋 positive Superhelix *f*
正成红细胞 Normoblast *m*
正成红细胞的 normoblastisch
正成红细胞过多症 Normoblastose *f*
正催化剂 positiver(od. normaler) Katalysator *m*
正氮平衡 positives Stickstoffgleichgewicht *n*
正当防卫 Rechtsverteidigung *f*
正的 positiv, normal
正电 positive Elektrizität *f*, Glaselektrizität *f*
正电荷 positive Ladung *f*
正电极 positive Elektrode *f*, Anelektrode *f*
正电性的 elektropositiv
正电子 Positron *n*, positives Elektron *n*
正电子[脑瘤]定位描记图 Positrokephalogramm *n*
正电子成像术 Positronenemissionstomographie *f*
正电子断层扫描 Positronen-Emissions-Tomographie *f*
正电子发射电子计算机断层扫描(成像) Positronenemissionscomputertomographie *f*
正电子发射断层扫描(体层成像) Positronen-Emissions-Tomographie(PET) *f*
正电子发射断层摄影(照相、扫描)术 Positronenemissionstomographie *f*
正电子发射计算机 Komputer für Positronenemission *m*, positron emission Computer <engl.>
正电子发射体层成像 Position-Emissions-Tomographie *f*(PET)
正电子发射体层摄影术 Positronenemissionstomographie *f*
正电子发射型断层仪 Positronenemissionstomographie *f*
正电子发射型计算机断层扫描 Positronen-Emissions-Computertomographie *f*
正电子计算机体层摄影术 Positron-Computertomographie *f*
正电子照相机 Positronenkamera *f*
正丁胺 n-Butylamin *n*
正丁巴比妥 Butethal *n*
正丁醇 n-Butanol *n*
正丁基 n-Butyl *n*
正丁基吡咯烷 n-Butylpyrrolidin *n*
正丁醚 n-Butyläther *m*
正定霉素 Zhengdingmycin *n*, Daunomycin *n*
正定型 vorwärts Gruppierung *f*
正定型试验 Klischee-Test *m*
正痘病毒属 Orthopoxvirus *n*, Vaccinia Teilkonzern Virus *n*
正反差 positiver Kontrast *m*
正反交 reziprok(al)e Kreuze *n pl*
正反馈 positive Rückkoppelung *f*, positive Kontrolle *f*
正反应 positive Reaktion *f*
正反转录病毒亚科 Orthoretrovirinae *f*
正方晶系 tetragonales(Kristall-) System *n*
正方棱(角)锥[形] quadratische(od. vierseitige) Pyramide *f*
正方形 Quadrat *n*
正方形错觉 quadratische Illusion *f*
正辐射 positive Strahlung *f*
正负法 Methode der positiven und negativen Fälle *f*
正负号函数(符号函数) Vorzeichenfunktion *f*, Signumfunktion *f*
正负筛检(选)法 Plus-Minus-Folie *f*
正负压呼吸 Wechseldruckbeatmung *f*
正负压通气 Wechseldruckbeatmung *f*, Positiv-Negativ-Beatmung *f*
正干涉 positive Beeinflussung *f*
正庚烷 n-Heptan *n*
正功 Positivarbeit *f*, positive Arbeit *f*
正构(烷)醇 n-Alkanole *n pl*
正构(烷)醛 n-Alkanal *n*
正固着 positive Fixation *f*
正规的 regulär, normal, regelmässig, regular(-is, -is, -e)
正规方程组 Normale Gleichung *f*
正规结合 gesetzliche Kombination *f*
正规胰岛素 Regularinsulin *n*
正硅酸 (Meta-) Kieselsäure *f*
正颌外科学 orthognathe Chirurgie *f*
正颌学 Orthognathie *f*
正后电位 positives Nachpotential *n*
正后象 positives Nachbild *n*
正呼气终压 positiver endexspiratoris *m*
正畸保持器 orthodontischer Retainer *m*
正畸材料 orthodontisches Material *n*
正畸测力计 orthodontisches Belastungs-und Spannungsmessgerät *n*
正畸矫治器 kieferorthopädisches Regulierungsgerät *n*, orthodontische Apparatur *f*
正畸力 orthodontische Kraft *f*
正畸器械 orthodontisches Instrument *n*
正畸牵引术 kieferorthopädische Traktion *f*
正畸 - 外科联合治疗 kieferorthopädisch-kieferchirurgische

Kombinationsbehandlung *f*
正畸性固位体 orthodontisches Attachment *n*
正畸牙移动 Zahnbewegung (OTM) *f*
正畸治疗 Eine kieferorthopädische Behandlung *f*
正箕(指纹) Ulnarschleife *f*, ulnare Schleife *f*
正激活因子基因 positives Aktivatorgen *n*
正(阳)极 Anode *f*, positiver Pol *m*, positive Elektrode *f*
正(阳)极的 anodal
正己醇 n-Hexanol *n*, n-Hexylalkohol *m*
正己基 n-Hexyl *n*
正己烷 n-Hexan *n*
正己烷中毒 n-Hexanintoxikation *f*
正加速度 positive Beschleunigung (od. Akzeleration) *f*
正甲基四氢罂粟碱 Laudanosin *n*, n-Methyltetra-hydropapaverin *n*
正钾血性周期性瘫痪 normokal(i)ämische periodische Lähmung (od. Paralyse) *f*
正价 n-Valenz *f*, n-Wertigkeit *f*
正尖波 positive scharfe Welle *f*
正交 direkter Cross *m*
正交[晶]硫 rhombischer Schwefel *m*
正交[性] Orthogonalität *f*
正交比较 orthogonaler Vergleich *m*
正交表 orthogonales Layout *n*
正交多项式 Orthogonalpolynome *n pl*
正交函数 orthogonale Funktion *f*, Orthogonalfunktion *f*
正交函数法 orthogonales funktion Verfahren *n*
正交基 Orthogonale Basis *f*
正交晶系 rhombisches System *n*
正交尼科尔棱镜 Nicol* gekreuztes Prisma *n*, gekreuzte Nicols *n pl*
正交设计 orthogonales Design *n*
正交试验 orthogonaler Test *m*
正交试验设计 orthogonales Experimentaldesign *n*
正交性 Orthogonalität *f*
正交旋转 orthogonale Rotation *f*
正角蛋白 Orthokeratin *n*
正角化病 Orthokeratose *f*
正角化病的 orthokeratotisch
正接目镜 positives Okular *n*
正晶体 positives Crystal *n*
正控制 positive Kontrolle *f*
正控制系统 positives Kontrollsystem *n*
正力型 Orthotonus-Typ (us) *m*
正例谬误 Fehlschluss von der positiven Instanz *m*
正链 Normalkette *f*
正链 DNA plus Kette-DNA *f*
正链 RNA plus Kette-RNA *f*
正亮氨酸 Norleuzin *n*
正亮氨酰[基] Norleucyl *n*
正磷酸 Acidum orthophosphoricum *n*
正颅型 Orthozephalie *f*, Orthokephalie *f*
正逻辑 positive Logik *f*
正面 Front *f*, Vorderansicht *f*, Fassade *f*
正面诉求 positive Erwartung *f*
正黏病毒科 Orthomyxoviridae *f*
正偏态 positive Schiefe *f*
正偏态分布 positive Schiefe der Verteilung *f*
正片 positiver Film *m*
正气道肿瘤 positiver Luftweg-Tumor *m*
正迁移 positive Übertragung *f*
正前方 vordere Ansicht *f*
正强化 positive Verstärkung *f*
正强化物 positiver Verstärker *m*
正切 X 线照相术 Tangentialaufnahme *f*, tangentiale Röntgenographie *f*
正切的 tangential, tangential (-is, -is, -e)
正青霉属 Eupenicillin *n*
正趋化作用 positive Chemotaxis *f*
正确度 Genauigkeit *f*
正确分数 Genauigkeitsauswertung *f*
正确否定 korrekte Ablehnung *f*
正确拒绝 korrekte Abstoßung *f*
正确联想法 korrekte Verteilungsmethode *f*
正确名称 korrekterer Name *m*
正确识别率 korrekte Erkennung Verhältnis *f*
正确使用炉灶 richtige Verwendung der Öfen *f*
正确体位 richtige Haltung *f*, richtige körperliche Stellung *f*
正确性 Richtigkeit *f*
正确意会 akkurate Empathie *f*
正确意义 Signifikation *f*
正确指数(约登指数) Youden-Index *m*
正染的 orthochromatisch
正染红细胞 normochromatische Erythrozyten *pl*
正染色 positive Färbung *f*
正染色体 Autosomen *n pl*
正染色体的 autosomal
正染色质 Orthochromatin *n*
正染性 Orthochromasie *f*
[中性染剂]正染性的 orthochromophil, orthoneutrophil
正染性巨幼红细胞 orthochromatisches Megaloblast *n*
正染性幼红细胞 Metarubrizyt *m*, normochromatischer (od. normochromer) Normoblast *m*
正入射 normale Inzidenz *f*
正三角形 Deltoid *n*
正三角形杂化 trigonale Hybrid (is) ation *f*
正三角形杂化轨道 trigonales Hybridorbital *n*
正色[指数]性贫血 normochrome Anämie *f*
正色的 orthochromatisch, isochromatisch, isochrom
正色胶片 orthochromatischer Film *m*
正渗尿 Normosthenurie *f*
14C-正十六[碳]烷 14C-Hexadekan *n*
3H-正十六[碳]烷 3H-Hexadekan *n*
正式标准 offizieller (od. amtlicher) Standard *m*, offizielle Norm *f*
正式沟通网络 formelles Kommunikationsnetz *n*
正式假肢 permanente Gliedmaßenprothese *f*, definitive Gliedmaßenprothese *f*
正式组织 formelle Organisation *f*
正视镜 Orthoptoskop *n*
正视图 Vorderansicht *f*, Frontansicht *f*
正视眼 Normalsichtigkeit *f*, Rechtsichtigkeit *f*, Emmetropie *f* (E), Orthop (s) ie *f*
正嗜肝 DNA 病毒属 Orthohepadnavirus *n*
正四面体 reguläres Tetraeder *n*
正四面体取向 reguläre tetraedrische Orientierung *f*
正四面体杂化 reguläre tetraedrische Hybrid (is) ation *f*
正态等差 normal equivalent deviate <engl.>
正态分布 Gauss* (-Laplace*) Verteilung *f*, Normalverteilung *f*, Gaußverteilung *f*
正态分布曲线 Normalverteilungskurve *f*, Gauss* Kurve *f*
正态概率纸 Wahrscheinlichkeitspapier *n*, Gaußsches Papier *n*, Gaußsches Wahrscheinlichkeitspapier *n*
正态近似 normale Approximation *f*, normale Annäherung *f*, approximative normale Verteilung *f*
正态偏差 normale Deviation (od. Abweichung) *f*
正态曲线 Normalkurve *f*
正态相关面 normale Korrelationsfläche *f*

正态性D检验法 D-Normalitätstest *m*
正态性检验 Normalitätstest *m*
正态总体 normale Population *f*
正泰霉素 Gentamicin *n*, Gentamycin (um) *n*
正碳离子 carbonium ion <engl.>
正体倾斜体层摄片 vorderes Schrägtomogramm *n*
正调节 Positivkontrolle *f*
正调节基因 positives Regulatorgen *n*
正铁血红蛋白 Methämoglobin *n*
正铁血红蛋白还原试验 Methämoglobin-Reduktionstest *m*
正铁血红蛋白尿 Methämoglobinurie *f*
正铁血红蛋白症 Methämoglobinämie *f*
正铁血红素 Hämatin *n*
正铁血红素矿工肺 hämatinische Bergmannslunge *f*
正铁血红素尿 Hämatinurie *f*
正铁血红素试验 Hämatin-Test *m*, Hämtest *m*
正铁血红素吸收光谱 Hämatin-Absorptionsspektrum *n*
正同系物 Normalhomolog *n*, normales Homolog *n*, n-Homolog *n*
正统命名 legitime Namengebung *f*
正透镜 Pluslinse *f*, positiver Meniskus *m*, Konvexlinse *f*
正透摄影器 Orthodiagraph *m*
正突变 positive Mutation *f*
正外部性 positive Externalität *f*
正烷-2,4-二烯醛 n-Alkan-2,4-Dienaldehyd *m*, Normalalkan *n*, normales Alkan *n*
正烷-2-烯醛 n-Alkan-2-enaldehyd *m*
正烷烃 Normalalkane *f*
正位 Orthophorie *f*, Nomotop *n*
正位的 nomotop, eutopisch, orthoptisch, orthotop
正位反射 SteHreflexe *m pl*, Stellreaktionen *f pl*
正位激素 entopisches Hormon *n*
正位器 Positioner *m*
正位视 Orthophorie *f*
正位胰腺内分泌肿瘤 orthotoper pankreatischer endokriner Tumor *m*
正位移植 orthotope Transplantation *f*
正温度系数热敏电阻 positiver Temperaturkoeffizienten Widerstand *m* (NTC)
正误法 Methode der richtigen oder falschen Fällen *f*, wahre oder falsche Methode *f*
正吸附 positive Adsorption *f*
正弦 Sinus *m*
正弦[式]的 sinusförmig, sinus (kurven) artig
正弦波 sinusartige Welle *f*, Sinusschwingung *f*, Sinuswelle A
正弦波脉冲电流疗法 Impulssinusoidstromtherapie *f*, impulsive Sinusoidalisation *f*
正弦电流疗法 Sinusoidstromtherapie *f*, Sinusoidalisation *f*
正弦估计量 Sinus-Schätzer *m*
正弦交流电路 sinusförmige a-c Schaltung *f*
正相 Positivphase *f*
正相波 sinusartige Welle *f*, Sinusschwingung *f*, Sinuswelle A
正相关 positive Korrelation *f*
正相尖波 positive scharfe Welle *f*
正[向]超螺旋 positive Supercoil *f*
正向传导 positive Konduktion *f*, positive (od. orthodro-mische) Leitung *f*
正向分型 Forward-Mapping *n*
正向和逆问题 vorwärts-und inverses Problem *n*
正向偏置 Vorwärtsspannung *f*
正向突变 Vorwärtsmutation *f*
正向突变试验 Vorwärtsmutationstest *m*
正向重复 direkte Wiederholung *f*
正向重复顺序 direkte Wiederholungssequenz *f*
正协同[性] positive Kooperativität *f*
正缬氨酸 Normalin *n*
正辛醇/水分配系数法 Verteilungskoeffizienten *n*-Octanol/Wasser *n*
正性变传导效应 positive dromotrope Aktion *f*
正性变传导作用 正性变传导效应 positive dromotrope Wirkung *f*
正性变力效应 positive inotrope Aktion *f*, positive inotrope Wirkung *f*
正性变时效应 positive chronotrope Aktion *f*, positive chronotrope Wirkung *f*
正性的思考 positives Denken *n*
正性肌力作用 positive Inotropie *f*
正性阶梯现象 positives Treppe Phänomen *n*
正性强化 positive Verstärker *m*
正性强化作用 positive verstärkende Wirkung *f*
正性生活事件 positive Ereignisse im Lebenn *pl*
正性调节 Positivregelung *f*
正性想象治疗 positive Imagination *f*
正选择 Positivselektion *f*
正选择替换型载体 Ersatz der Positivselektion *m*
正压 positiver Druck *m*
正压电效应 Piezoelektrizitätseffekt *m*
正压呼吸 positive Druck (be) atmung *f*
正压呼吸机 positiver Druckatmungsgerät *n*
正压尿道造影 positive Druck-Urethrographie *f*
正压通气 Überdruckbeatmung *f*
正压泄露试验 positive Druck-Dichtheitsprüfung *f*
正牙矫治器 kieferorthopädisches Regulierungsgerät *n*, orthodontische Apparatur *f*
正牙抗力固定点 Punkt der Resistenzkraft *f*
正牙器械 orthodontische Apparatur *f*
正牙学 zahnärztliche Orthopädie *f*, Orthodontie *f*, Ortho-dontia *f*
正盐 normales (od. neutrales) Salz *n*
正咬合夹 Backenklemme *f*
正一负压平衡试验法 Inflations-Deflations-Test *m*, positive und negative Druckausgleichsprobe *f*
正-乙烷中毒 n-Hexan-Vergiftung *f*
正义 Gerechtigkeit *f*, Justiz *f*, Recht *n*
正义动机 Justizmotiv *n*
正影描记器 Orthodiagraph *m*, Skiagraph *m*
正影描记术 Orthodiagraphie *f*, Skiagraphie *f*, Orthoröntgenographie *f*
正影描记图 Orthodiagramm *n*
正优生学 positive Eugenik *f*
正诱导 positive Induktion *f*
正诱因 Positivanreiz *m*
正圆窗 Schneckenfenster *n*
正圆形的 kugelförmig
正圆形糠疹 Pityriasis rotunda *f*
正则共轭变量 kanonisch konjugierte Variable (od.Größe) *f*
正粘病毒 Orthomyxovirus *n*, Influenzavirus *n*, Myxovirus influenzae *n*
正长石 Orthose *f*, Orthoklas *m*
正枕后[位] hinterer Geradstand *m*, Hinterhauptslage *f* (HHL), Positio occipitalis sacralis (s. posterior) *f*
正支持反射 positiver Unterstützungsreflex *m*
正值 positiver Wert *m*
正中 Median *n*, Mitte *f*
正中鼻隆起 mittlerer Nasalvorsprung *m*
正中唇裂 mittlere Lippenspalte *f*
正中挡 zentrischer Halt *m*
正中的 median (-us, -a, -um), mesial, mesial (-is, -is, -e)

正中额外牙 Mesiodens
正中腭突 mittlerer Gaumenprozess *m*
正中缝 Raphe mediana *f*
正中弓状韧带 Ligamentum arcuatum medianum *n*
正中关系 zentrischer Beziehungsverschluss *m*, zentrische Verbindung *f*
正中关系合 zentrische Okklusion *f*, Zangenbiss *m*
正中关系弧 zentrischer Beziehungsbogen *m*
正中关系位 zentrische Beziehungsposition *f*
正中秴 Zentralokklusion *f*, zentrale Okklusion *f*
正中间记录 zentrische Registrierschablone *f*
正中菱形舌炎 Glossitis rhombica mediana *f*, Pautrier* (-Brocq*) Syndrom *n*
正中隆起 Eminentia medialis *f*
正中面裂综合征 medianes gespaltenes Gesichtssyndrom *n*
正中囊肿 mediane (Hals-) Zyste *f*
正中旁的 paramedian, paramedian (-us, -a, -um)
正中旁切口 Paramedianschnitt *m*
正中旁小叶 Paramedianläppchen *n*
正中平衡 zentrische Äquilibration *f*
正中前上腭囊肿 Nasen-Gaumen-Kanalzyste *f*
正中前上颌囊肿 mittlere vorne maxilläre Zyste *f*
正中切[开取]石术 mittlere Steinschnittlage *f*
正中切开 Sectio mediana *f*
正中切口 Medianschnitt *m*, Mittelschnitt *m*
正中舌隆突 mittlere Zungegeschwulst *f*
正中舌芽 mediane Zungenknospe *f*
正中神经 Medianus *m*, Nervus medianus *m*
正中神经伴行动脉 Arteria comitans nervi mediani *f*
正中神经返支 Ramus recurrens nervi mediani *m*
正中神经缝[合]术 Medianusneuro (r) rhaphie *f*
正中神经挤压症 Medianuskompressionssyndrom *n*
正中神经内侧束 [mittlerer Nerv, Nervus medianus] Fasciculus medialis *m*
正中神经损伤 Medianusverletzung *f*
正中神经外侧束 [mittlerer Nerv, Nervus medianus] Fasciculus lateralis *m*
正中神经显露法 Medianusfreilegung *f*
正中神经移植术 Medianustransplantation *f*
正中神经掌支 Ramus palmaris nervi mediani *m*
正中矢状面 Medianebene *f*
正中锁 Zentrikschloss *m*
正中位 Zentrikposition *f*
正中线 Medianlinie *f*, Mediane *f*, Linea mediana *f*
正中线后的 postmedian (-us, -a, -um)
正中小叶 medianes Läppchen *n*
正中心 Echtzentrum *n*
正中心核 mittlerer Zentralkern *m*
正中胸骨切开术 mediane Sternotomie *f*
正中自由区 zentrisches Freiareal *n*
正柱镜 plus-Zylinder *m*
正柱镜屈光 plus-Zylinderbrechung *f*
正子同步加速器 Proton-Synchrotron *n*
正自旋取向 positive Spin-Orientierung *f*
正字法 Orthographie *f*
正字困难 Dysorthographie *f*
证件 Papiere *pl*, Ausweis *m*, Bescheinigung *f*
证件分析 Dokumentenauswertung *f*
证据 Beweis, Validation
证据充足 Überlast des Beweis *f*
证据法 Beweisrecht *n*
证据介质 Befundmedia *f*
证据强度 Bestätigungskraft *f*
证据收集 Beweissammlung *f*, Beweisversammlung *f*
证据收集要求 Anforderung der Beweissammlung *f*
证据项 Beweisstück *m*, Nachweis *m*
证据页面段 Beweisaufnahme *f*
证据总结 evidence summaries Evidenz Zusammenfassung *f*
证明 Bezug *m*, Beweis *m*, Zeugenaussage *f*, Bescheinigung *f*, Demonstration *f*
证明[书] Bescheinigung *f*, Zeugnis *n*, Zertifikat *n*
证明对象 Beweisobjekt *n*
证明行为 Beweisakt *m*
证明能力 Beweiskapazität *f*
证明责任 Beweisverantwortung *f*
证人作证 Ablagerung von Zeugen *f*
证实 Überprüfung *f*, Validation *f*
证实试验 Nachprüfungstest *m*
证实性实验研究 bestätigende Forschung *f*
证言心理学 Zeugnispsychologie *f*, Beweispsychologie *f*
政策 Politik *f*
政策分析 politische Analyse *f*
政策开发 politische Entwicklung *f*
政策效果 Politik-Effekt *m*
政策执行 politische Durchsetzung *f*
政府出版物 Regierungsveröffentlichung *f*
政府失灵 staatlicher Regulierung Ausfall *m*
政府卫生支出 staatliche Ausgaben für Gesundheit *f pl*
政治承诺/政府承诺 politisches Engagement *n*, Engagement der Regierung *n*
政治心理学 politische Psychologie *f*
症 Krankheit *f*, Übel *n*, Sucht *f*
症候 Symptom *m*
症候群 Syndrom *n*, Symptomenkomplex *m*
症状 Symptom *n*, Krankheitszeichen *n*
症状/疾病关系 Symptom/Krankheitsbeziehung *f*
症状代码 Symptom-Code *f*
症状的 symptomatisch, symptomatic (-us, -a, -um)
症状动作 symptomatische Aktion *f*
症状管理 Symptom Management *n*
症状化 symptomatisieren
症状缓和疗法 Remissionstherapie des Symptoms *f*
症状缓解 Remission *f*, Decrementum *n*
症状记录 Symptomatographie *f*
症状疗法 Symptombehandlung *f*
症状明显的 aufrichtig
症状明显期 Phase der Scheinmanifestation *f*
症状前诊断 präsymptomatische Diagnose *f*
症状替代 Symptomersatz *m*
症状替换 Symptom Austausch *m*
症状形成 Symptombildung *f*, Symptomentstehung *f*
症状性 symptomatisch
症状性矮小(侏儒症) symptomatische Nanosomie *f*
症状性卟啉症 symptomatische Porphyrie *f*
症状性癫痫 symptomatische Epilepsie *f*, erworbene Epilepsie *f*
症状性动脉瘤 symptomatisches Aneurysma *n*, Aneurysma symptomaticum *n*
症状性多毛症 symptomatischer Hirsutismus *m*
症状性腹泻 symptomatische Diarrhöe *f*
症状性高血压(继发性高血压) symptomatische Hypertonie *f*, sekundäre Hypertonie *f*
症状性红斑 symptomatisches Erythem *n*
症状性滑膜皱襞 symptomatische synoviale Plica *f*
症状性肌病 symptomatische Myopathie *f*
症状性脊柱侧凸 symptomatische Skoliose *f*
症状性脊椎前移 symptomatische Spondylolisthesis *f*
症状性精神病 symptomatische Psychose *f*
症状性精神障碍 symptomatische Psychose *f*

症状性精索静脉扩张 symptomatische Varikozele *f*
症状性菌尿 symptomatische Bakteriurie *f*
症状性溃疡 symptomatisches Ulkus *n*
症状性泌尿道感染 symptomatische Infektion der Harnwege *f*, symptomatische UTI *f*
症状性盘状软骨 symptomatischer scheibenförmiger Knorpel *m*
症状性皮肤划痕病 symptomatischer Dermatographismus *m*
症状性贫血 symptomatische Anämie *f*
症状性气喘 symptomatisches Asthma *n*
症状性憩室病 symptomatische Divertikulose *f*
症状性蔷薇疹 symptomatisches Dreitagefieber *n*
症状性糖尿 symptomatische Glukosurie *f*
症状性脱发 symptomatische Alopezie *f*, Alopecia symptomatica *f*
症状性舞蹈病 symptomatischer Veitstanz *m*, Chorea symptomatica *f*
症状性象皮病 symptomatische Elephantiasis *f*
症状性斜颈 symptomatische Torticollis *f*
症状性血管性紫癜 symptomatische vaskuläre Purpura *f*
症状性血小板减少性紫癜 symptomatische thrombozytopenische Purpura *f*
症状性炎性肌病 symptomatische entzündliche Myopathie *f*
症状性抑郁状态 symptomatische Melancholie *f*
症状性紫癜 symptomatische Purpura *f*, Purpura symptomatica *f*
症状性自我疗法 symptomatische Selbstkontrolle *f*
症状学 Symptomatologie *f*, Semiologie *f*, Sem(e)iotik *f*, Symptomatik *f*, Zeichenlehre *f*
症状诊断学 Pathognomie *f*
症状自评量表 Symptom Checklist 90, SCL-90 *f*

ZHI 支汁芝枝知肢织栀脂蜘执直值职植殖跖止只芷纸指趾酯至志制质治栉致秩痔窒蛭智痣滞置稚

zhī 支汁芝枝知肢织栀脂蜘

支 Zweig *m*, Ast *m*, Ramus *m* (R., Rr.)
支(副)反应 Nebenreaktion *f*
支撑反射 Unterstützung bei der Reflexion *f*
支撑菌丝 Stelzenhyphe *f*
支撑面 Unterstützungsfläche *f*
支撑末期 terminale Standphase *f*
支撑器 Lidhalter *m*
支撑式喉镜 Bruststütz-Autoskop *n*, selbsthaltender Laryngoskop *m*
支承线(支点线) Stützline *f*
支持 Unterstützung *f*
支持带 Retinaculum *n*
支持带韧带 Unterstützen Sie mit Bändern *n*
支持带松解术 Unterstützen Sie mit Lyse *n*
支持电解质 Leitelektrolyte *f*
支持反射 Stützreflex *m*
支持反应 Stützreaktion *f*
支持架 Stützapparat *m*, Stativ *n*
支持间质细胞瘤 unterstützter Stroma-Tumor *m*
支持-教育系统 unterstützendes Bildungssystem *n*
支持结构 Stützstruktur *f*
支持疗法 Stützungstherapie *f*, unterstützende Behandlung *f*
支持膜 Stützmembran *f*
支持器 Stützapparat *m*, Stütze *f*, Abstützung *f*, Aufhängevorrichtung *f*
支持群体,基本的 Unterstützung Gruppe, primäre *f*
支持韧带 Stützligament *n*, Stützband *n*
支持韧带紧张症 retinakuläres Pluszeichen *n*
支持细胞 Stützzellen *f pl*, Fußzellen *f pl*, Sertoli*(Stütz-)zellen *f pl*
支持细胞-间质细胞瘤 Sertoli*-Leydig* Zelltumor *m*
支持细胞瘤[卵巢] Sertoli-Zell-Tumor des Ovars *m*
支持细胞唯存综合征 Sertoli* Zellen-Syndrom *n*
支持纤维 Stützfasern *f pl*, Müller* Fasern *f pl*
支持向量机 Support Vector Machine *f*
支持小组 Supportgruppe *f*
支持性对症疗法 unterstützende Symptombehandlung *f*
支持性关照治疗 stützende Pflege Therapie *f*
支持性护理 unterstützende Pflege *f*
支持性就业 unterstützte Beschäftigung *f*
支持性康复 unterstützende Rehabilitation *f*
支持性心理治疗 Stützungspsychotherapie *f*
支持性医护,支持疗法 stützende Pflege *f*
支持主办者 unterstützender Sponsor *m*
支持柱 Stütze *f*, Sustentaculum *n*
支持准则 unterstützende Kriterien *pl*
支持组织 Stützgewebe *n*, Stützsubstanz *f*
支出结构 Ausgabenstruktur *f*
支出预算 Budget für Ausgaben *n*
支的 ramos(-us, -a, -um)
支点线 Stützline *f*
支端点状角皮病 akrales punktförmiges Keratoderma *n*
支付 Abrechnung *f*
支付方式 Zahlungsmethode *f*
支付矩阵 Abrechnungsmatrix *f*
支副属 Clonorchis *f*
支睾吸虫病 Klonorchiasis *f*, Clonorch(i)osis *f*, Clonorchiasis *f*
支睾吸虫属 Clonorchis *f*
支根 Wurzelfäden *m pl*, Wurzelfasern *f pl*
支架 Stent *m*
支架材料 Gerüste *f*
支架蛋白质 Gerüstprotein *n*
支架放置术 Stent Chirurgie *f*
支架结合弹簧圈技术 Stent und Coil-Technik *f*
支架强度 Gerüst mechanische Festigkeit *f*
支架生物瓣 Stent Bioprosthetisches Ventil *f*
支架式种植体 Gerüste Implantat *n*
支架微丝 Zytoskelettfilament *n*
支架型人工血管 Stent-Gefäßprothese *f*
支架型人工血管植入术 Stent-Gefäßprothese Implantation *f*
支架移植 Rahmentransplantation *f*
支架植入[术] Stent-Implantation *f*
支具 Zahnspange *f*
支具治疗 Brace Behandlung *f*
支抗 Verankerung *f*
支抗丢失 Verankerungsverlust *m*
支链 verzweigte Kette *f*
支链氨基酸 Verzweigtkettenaminosäure *f*, verzweigte Aminosäure *f*
支链氨基酸代谢病 verzweigtkettige Aminosäure Stoffwechselerkrankung *f*, Störung der verzweigtkettigen Aminosäure Stoffwechsel *f*
支链氨基酸代谢病 Stoffwechselstörung der verzweigtkettigen Aminosäuren *f*
支链淀粉 Amylopektin *n*, Alpha-Amylose *f*
支链淀粉病 Amylopektinose *f*
支链淀粉酶 Amylopektase *f*
支链反应 Verzweigtkettenreaktion *f*, verzweigte Reaktion *f*
支链化合物 verzweigt(ettig)e Verbindung *f*
支链酮酸尿 Verzweigtkettenketonurie *f*, verzweigt(kettig)e Keto(n)azidurie *f*
支链脂肪酸 verzweigt(keltig)e Fettsäure *f*

支路 Shunt *m*, Nebenweg *m*
支路电流法 aktuelle Zweig Analyse *f*
支霉粘毒 Gliotoxin *n*
支配 Dominanz *f*
支配层次结构 Dominanzhierarchie *f*
支配顺从关系 Unterordnungsbeziehung der Vormachtstellung *f*
支配性 Vormachtstellung *f*
支气管 Bronchus *m*
支气管 Bronchus (*pl* Bronchien) *m*
支气管、肺良性肿瘤 gutartiger Bronchus und Lungentumor *m*
支气管[管腔]狭窄 Bronchusstenose *f*, Bronchiarktie *f*, Bronch(i)ostenose *f*
支气管[窥]镜 Bronchoskop *n*
支气管[窥]镜检查 Bronchoskopie *f*
支气管[内膜]结核 Endobronchialtuberkulose *f*, Endo-bronchitis caseosa *f*
支气管[软骨]环 Bronchialknorpelring *m*
支气管癌 Bronchialkarzinom *n*, Bronchialkrebs *m*, Lungenkrebs *m*
支气管败血鲍特菌 Bordetella bronchiseptica *f*
支气管败血症鲍特菌 Bordetella bronchiseptica *n* Bordetella bronchiseptica *f*
支气管暴病 Bronchialiktus *m*
支气管鼻窦炎 Bronchosinusitis *f*
支气管鼻窦炎综合征 sinopulmonales Syndrom *n*
支气管闭锁 Bronchial-Atresie (Atresia) *f*
支气管变态反应 bronchoallergische Reaktion *f*
支气管病学 Bronchologie *f*
支气管播散 bronchogene Ausbreitung (od. Dissemination) *f*
支气管不发育 Bronchusagenesie *f*, Agenesie des Bronchus *f*
支气管插管术 Bronchialintubation *f*
支气管成形术 Bronchoplastik *f*
支气管成形修补术 reparative Bronchoplastik *f*, reparative Plastik des Bronchus *f*
支气管冲洗液 Bronchial Spüllösung *f*
支气管充气征 Luft Bronchogramm *n*
支气管错构瘤 bronchiales Hamartom *n*, Hamartobron-chiom *n*
支气管胆管瘘 bronchobiliäre Fistel *f*, Fistula bronchobi-liaris *f*
支气管刀 Bronchotom *n*
支气管导管 Bronchialkatheter *m*
支气管的 bronchial, bronchial (-is, -is, -e)
支气管碘油造影照片 Lip(i)oidol-Bronchogramm *n*
支气管动脉 Bronchialarterien *f pl*, Arteriae bronchiales *f*
支气管动脉灌注术 Infusion der Bronchialarterie *f*
支气管动脉栓塞术 Embolisierung der Bronchialarterie *f*
支气管动脉造影术 Bronchialarteriographie *f*
支气管堵塞导管 Bronchial blockierender Tubus *m*
支气管断裂 Bronchusruptur *f*
支气管恶性肿瘤 bösartiger (od. maligner) Tumor des Bronchus *m*
支气管肺癌 bronchogener Krebs *m*
支气管肺段 Segmenta bronchopulmonalia *n pl*
支气管肺发育不良 bronchopulmonale Dysplasie, BPD *f*
支气管肺发育异常 bronchopulmonale Dysplasie *f*, Dys-plasia bronchopulmonalis *f*
支气管肺分离 bronchopulmonale Sequestration (od. Sequestrierung) *f*
支气管肺隔离症 bronchopulmonale Sequestration (od. Sequestrierung) *f*
支气管肺灌洗 bronchoalveoläre Lavage *f*
支气管肺假丝酵母菌病 bronchopulmonale Moniliasis *f*
支气管肺量测定法 Bronchospirometrie *f*
支气管肺量计 Bronchospirometer *n*
支气管肺淋巴结 Nodi lymphatici bronchopulmonales *m*
支气管肺门淋巴结 Nodi lymphatici bronchopulmonaler Hilus *m*, Luftröhre-Lungenpfortelymphknot *m*, Nodi lymphatici broncholungenhilus *m*
支气管肺念珠菌病 bronchopulmonale Meniliose *f*
支气管肺泡[性]呼吸音 bronchovesikuläres Atmen *n*
支气管肺泡灌洗 bronchoalveoläre Lavage *f*
支气管肺泡灌洗液 bronchoalveoläre Lavage *f*
支气管-肺泡灌洗液检查 Bronchus-Lungenalveolenduschlösung Untersuchung *f*
支气管肺泡细胞癌 bronchioloalveoläres Zellkarzinom *n*
支气管肺泡炎 Bronch(o)alveolitis *f*, Bronchopneumonie *f*
支气管肺平滑肌瘤 brochopulmonales Leiomyom *n*, Leio-myoma bronchopulmonale *n*
支气管肺炎 Bronchopneumonie *f*, Alveobronchiolitis *f*, Lobulärpneumonie *f*
支气管肺炎的 bronchopneumonisch, lobulär-pneumonisch, bronchopneumonic (-us, -a, -um)
支气管肺炎性结核 bronchopneumonische Tuberkulose *f*
支气管缝合夹 Bronchusnähklammer *m*, Bronchusnähmaschine *f*, Bronchusdrahtheftmaschine *f*
支气管腹瘘 broncho-abdominale Fistel *f*, Fistula bron-choabdominalis *f*
支气管钙化 Bronchuskalzifikation *f*, Verkalkung des Bronchusf
支气管高反应性 bronchiale Hyperreaktivität *f*
支气管骨瘤 Bronchusosteom *n*
支气管管型 Bronchialzylinder *m*, bronchialer Zylinder *m*
支气管后的 retrobronchial
支气管呼吸 Röhrenatmen *n*, Bronchialatmen *n*, Bronchialatmung *f*
支气管呼吸计 Bronchospirometer *n*
支气管呼吸音 Bronchialatmen *n*, Bronchialatmung *f*, bronchiales Atmen *n*
支气管坏死 Nekrose des Bronchus *f*
支气管畸形 Bronchusdeformation *f*
支气管激发试验 bronchialer Provokationstest *m*
支气管及肺脂肪瘤 Lipome von Bronchien und Lungen *pl*
支气管疾病 Bronchialkrankheit *f*
支气管结核 Bronchustuberkulose *f*, Bronchialtuberkulose ft Bronchophthisis *f*, Phthisis bronchialis *f*
支气管结石[症] Broncholithiasis *f*, Bronchialsteinleiden *n*
支气管结扎钳 Bronchusligaturenzange *f*
支气管痉挛 Bronchospasmus *m*, Bronchialspasmus *m*, Spasmus bronchialis *m*
支气管静脉 Bronchialvenen *f pl*, Venae bronchiales *f pl*
支气管静脉丛 Bronchialvenenplexus *m*
支气管静脉曲张 Bronchusvarikose *f*, Bronchusvarize *f*
支气管镜(检查法) Bronchoskopie *f*
支气管镜肺活检 bronchoskopische Lungenbiopsie *f*
支气管镜肺减容术 bronchoskopische Lungenvolumenreduktion Chirurgie *f*
支气管镜检查[法] Bronchoskopie *f*
支气管镜检查的微量试样 bronchoskopisches Microsample *n*
支气管镜毛刷刷检 Bronchoskop Haarbürste Inspektion *f*
支气管镜用清洗刷 bronchoskopische Waschbürste *f*
支气管镜用取样钳 bronchoskopische Biopsiezange *f*
支气管镜针吸术 bronchoskopische Aspiration *f*
支气管卷棉子 Bronchialwattenträger *m*
支气管空洞的 bronchokavemös
支气管窥镜检查 Bronchoskopie *f*
支气管溃疡 Ulkus des Bronchus *n*
支气管扩张 Bronchiektasie *f*
支气管扩张的 bronchiektatisch, bronchiektatic (-us, -a, -um)
支气管扩张合并感染 begleitete Bronchiektasie mit Infektion *f*
支气管扩张剂雾化吸入 Aerosolinhalation vom Bronchodilatator *f*

支气管扩张器 Bronchodilatator *m*
支气管扩张术 Bronchodilatation *f*
支气管扩张药 Broncholytika *n pl*, Bronchodilatatoren *m pl*
支气管扩张症 Bronchiektasie *f*
支气管类癌 Bronchuskarzinoid *n*, Epistom *n*
支气管类癌腺瘤 Bronchuskarzinoid(adenom) *n*, Bron-chialkarzinoid(adenom) *n*
支气管类癌样瘤 Karzinoid der Bronchien *n*
支气管类癌肿瘤 bronchialer Karzinoidtumor *m*
支气管离断 bronchiale Durchtrennung *f*
支气管良性肿瘤 gutartiger(od. benigner) Tumor des Bronchus *m*
支气管淋巴结 Bronchiallymphknoten *m pl*, Bronchial-(lymph)-drüsen *f pl*, Lymphoglandulae bronchiales *f pl*
支气管淋巴结结核 Bronchiallymphknoten-Tuberkulose *f*, Tuberculosis lymphonodi bronchialis *f*
支气管淋巴结炎 Bronchadenitis *f*
支气管淋巴结硬化 Bronchiallymphknotensklerose *f*
支气管鳞癌 broncgiales Plattenepithelkarzinom *n*
支气管鳞状细胞癌 Plattenepithelkarzinom des Bronchus *n*
支气管瘘 Bronchusfistel *f*, Fistula bronchialis *f*
支气管螺旋体病 Bronchospirochaetosis *f*, Castellani* Bronchitis *f*, Bronchitis haemorrhagica *f*
支气管霉菌病 Bronchialmykose *f*, Bronchomykose *f*, Bronchomycosis *f*
支气管囊性腺样癌 adenoid-zystisches Karzinom des Bronchus *n*
支气管囊肿 Bronchialzyste *f*, Bronchozele *f*
支气管内插管 endobronchiale Intubation *f*
支气管内的 endobronchial, intrabronchial(-is, -is, -e)
支气管内镜超声 bronchoendoskopischer Ultraschall *m*
支气管内麻痹 endobronchiale Lähmung *f*
支气管内麻醉 endobronchiale Anästhesie *f*, Endobron-chialnarkose *f*
支气管内压 intrabronchialer Druck *m*
支气管念珠菌病 Bronchomoniliasis *f*, Bronchocandidasis *f*, Bronchooidosis *f*
支气管脓溢 Bronchoblennorrhoe *f*
支气管喷雾头 Bronchialzerstäuberdüse *f*
支气管皮肤瘘 Bronchus-Haut-Fistel *f*, Fistula bronchocu-tanea *f*
支气管平滑肌瘤 Bronchusleiomyom *n*, Bronchialleiomyom *n*
支气管破裂 Bronchusruptur *f*
支气管憩室 Bronchusdivertikel az, Divertikel des Bronchus *n*
支气管钳 Bronchusklemme *f*
支气管腔内超声 bronchiale intrakardiale Echokardiographie *f*
支气管切断钳 Bronchialschneidezange *f*
支气管切开术 Bronchotomie *f*, Bronchotomia *f*
支气管曲菌病 Bronchusaspergillose *f*, Bronchoaspergill(i)-osis *f*
支气管热成形术 bronchiale Wärmeangioplastie *f*
支气管肉瘤 Bronchussarkom *n*
支气管乳头[状]瘤 Bronchuspapillom *n*, Bronchialpapillom *n*
支气管软骨 Bronchialknorpel *m*, Cartilago bronchiale *f*
支气管软骨瘤 Bronchuschondrom *n*
支气管软骨缺损 bronchialer Knorpelmangel *m*
支气管软化 Bronchomalazie *f*
支气管上皮癌 Bronchialkarzinom *n*
支气管上皮细胞脱落 Desquamation des Bronchialepithel *f*
支气管神经纤维瘤 Bronchusneurofibrom *n*
支气管石 Bronchialstein *m*, Bronch(i)olith *m*, Calculus bronchialis *m*
支气管-食道二用内窥管 broncho-ösophagealer Tubus *m*, Broncho-Osophagoskop *n*
支气管-食道异物钳 bronchoskopische(od. ösophagoskopische) Fremdkörperzange *f*
支气管食管病学 Bronchoösophagologie *f*
支气管食管肌 broncho-ösophagealer Muskel *m*, Muscu-lus broncho(o)esophageus *m*
支气管食管镜 Bronchoösophagoskop *n*
支气管食管镜检查 Bronchoösophagoskopie *f*
支气管食管裂 broncho-ösophageale Fissur *f*
支气管食管瘘 broncho-ösophageale Fistel *f*, Ösophago-bronchialfistel *f*
支气管拭子 Bronchusabstrich *m*
支气管收缩药 Bronchokonstriktor *m*
支气管舒张试验 Bronchodilatationstest *m*
支气管树 Bronchialbaum *m*, Arbor bronchialis *f*
支气管刷 bronchiale Bürste *f*
支气管水肿 Bronchialödem *n*, Ödem des Bronchus *n*
支气管缩窄 Bronchostenose *f*
支气管套管 Bronchialkanüle *f*
支气管外的 extrabronchial
支气管危象 Bronchialkrise *f*, Bronch(i)okrise *f*
支气管卫生学 bronchiale Hygiene *f*
支气管吸引管 bronchiales Saugrohr *n*
支气管吸引活组织检查 Aspirationsbiopsie der Bronchien *f*
支气管细针吸活组织检查 Feinnadelbiopsie der Bronchien *f*
支气管狭窄 Bronchostenose *f*, Bronchiarktie *f*, Bronchi-arctia *f*
支气管纤毛柱状上皮细胞 bronchiale hochprismatische(od. zylindrische) Flimmerepithelzelle *f*
支气管纤维黄色瘤 Bronchusfibroxanthom *n*, Bronchial-fibroxanthom *n*, Fibroxanthom des Bronchus *n* 支气管纤维瘤 endobronchiales Fibrom *n*, Bronchusfibrom *n*
支气管纤维瘤 Bronchusfibrom *n*
支气管纤维组织细胞瘤 Bronchusfibrohistiozytom *n*, fibröses Histiozytom des Bronchus *n*
支气管显微窥镜 Bronchialmikroskop *n*, bronchiales Mikroskop *n*
支气管腺 Bronchialdrüsen *f pl*, Glandulae bronchiales *f pl*
支气管腺癌 Bronchialadenokarzinom *n*
支气管腺瘤 Bronchialadenom *n*, Adenom des Bronchus *n*
支气管腺样囊性癌 adenoid-zystisches Karzinom des Bronchus *n*
支气管相关淋巴样组织 bronchiales assoziiertes lymphatisches Gewebe *n*
支气管相关淋巴组织 Bronchail-assoziiertes(-verbundenes) lymphatisches Gewebe *n*
支气管小细胞癌 小细胞肺癌 kleinzelliges Karzinom des Bronchus *n*
支气管哮喘 Asthma *n*
支气管哮喘引起的急死 Bronchialasthma-verursachter Sekundentod *m*
支气管型囊肿 Bronchialzyste *f*
支气管性非小细胞癌 非小细胞肺癌 bronchogenes nichtkleinzelliges Karzinom *n*
支气管性肺炎 Bronchopneumonie *f*, Bronchopneumonia *f*
支气管性沸(气)泡[啰]音 bronchiales sprudelndes Rasselgeräusch *n*
支气管性沸泡啰音 bronchiale blasige Rasselgeräusche *n pl*
支气管性呼吸音 Bronchialatmen *n*, Bronchialatmung *f*, bronchiales Atmen *n*
支气管性哮(气)喘 Bronchialasthma *n*, Asthma bronchiale *n*
支气管胸膜肺炎 Bronchopleuropneumonie *f*
支气管胸膜瘘 bronchopleurale Fistel *f*, Fistula broncho-pleuralis *f*
支气管胸膜皮肤瘘 Bronchopleurohautfistel *f*, Fistura bronchopleurocutanea *f*
支气管胸膜炎 Bronchopleuritis *f*
支气管袖状切除术 Manschettenresektion des Bronchus *f*

支气管血管瘤 Hämangiom des Bronchus *n*
支气管循环 bronchiale Zirkulation *f*
支气管芽 Bronchialknospe *f*
支气管芽生菌病 Bronchoblastomykose *f*
支气管炎 Bronchitis *f*, Bronchialkatarrh *m*
支气管炎型 Bronchitis-Typ *m*
支气管炎性息肉 inflammatorischer Polyp des Bronchus *m*
支气管厌氧真(霉)菌 Anaeromyces bronchitica *m*
支气管异位月经 Stethomenia *f*
支气管异物 Bronchialfremdkörper *m*
支气管语音 Bronchialstimme *f*, Bronchophonie *f*, Bronchophonia *f*
支气管原癌 Bronchialkarzinom *n*
支气管原性肺囊肿 bronchogene Lungenzyste *f*
支气管原性肺脓肿 bronchogener Lungenabszeß *m*
支气管原性结核 bronchogene Tuberkulose *f*
支气管圆柱瘤 Bronchialzylindrom *n*, Zylindrom des Bronchus *n*
支气管源性囊肿 Bronchialzyste *f*
支气管源性腺癌 bronchogenes Adenokarzinom *n*
支气管晕厥 Bronchialsynkope *f*
支气管造口术 Bronchostomie *f*
支气管造影[术] Bronchographie *f*, Bronchoradiographie *f*, Bronchoröntgenographie *f*
支气管造影旋转床 Rotationsbett fürBronchographie *n*
支气管造影照片 Bronchogramm *n*
支气管粘膜刮匙 Bronchialschleimhautkürette *f*
支气管粘膜下层 Bronchialsubmukosa *f*
支气管粘液表皮样癌 mukoepidermoides Karzinom des Bronchusn
支气管粘液囊肿 Mukozele des Bronchus *f*
支气管照相机 Bronchialkamera *f*
支气管折断 Bronchusfraktur *f*, Bronchusbruch *m*
支气管真菌病 Bronchialmykose *f*, Bronchomykose *f*
支气管真菌感染 mykotische Bronchusinfektion *f*
支气管支 Bronchialäste *m pl*, Rami brochiales *m pl*
支气管脂肪瘤 Bronchuslipom *n*
支气管直接内窥管 direktes Bronchoskop *n*, Direktoskop *n*, Bronchialtubus *m*
支气管中心性肉芽肿病 bronchiale zentrale Granulomatose *f*
支气管肿块 Neubildungen in Bronchus *f pl*
支气管肿瘤 Bronchiom(a) *n*, Bronchustumor *n*
支气管周[围]纹理 peribronchiale Zeichnung *f*
支气管周的 peribronchial, peribronchial(-is, -is, -e)
支气管周炎 Peribronchitis *f*
支气管纵隔干 Truncus bronchomediastinalis *m*
支气管阻塞性肺脓肿 bronchialer obstruktiver Lungenabszeß *m*
支上生的 cladogen
支身架 Körperstütze *f*
支托 Halter *f*, Konsole *f*, Träger *m*, Stütze *f*
支托区 Ruhezone *f*
支系 Unterzeile *f*, Sublinie *f*
支线 Ansporn *m*
支型吊灯样细胞 kronleuchte Zelle *f*
支原体 Mykoplasma *n*, Murimyces *m*, Mycoplasma *n*
支原体(菌)病 Mycoplasmosis *f*
支原体[属] Mykoplasma *f*
支原体原生微体 Elementarkörperchen *m*
支原体病 Mykoplasmose *f*
支原体繁殖小体 Elementarkörperchen *n*
支原体肺炎 Mykoplasmen-Pneumonie *f*
支原体感染 Mykoplasmen-Infektion *f*, Mykoplasmose *f*
支原体科 Mycoplasmataceae *n*
支原体目 Mycoplasmatales *n*
支原体属 Mykoplasma *n*, Mycoplasma *n*, Murimyces *m*
支原体性肺炎 Mykoplasmenpneumonie *f*
支原体性感染 Mykoplasmeninfektion *f*
支原体性尿道炎 Mykoplasmenurethritis *f*
支原体样微生物 Mycoplasma-ähnlicher Organismus *m*
支援 Unterstützung *f*
支柱 Abstützung *f*, Stütze *f*, Stützbalken *m*
支柱细胞 Stützzellen *f pl*, Corti* Pfeiler *m pl*(od. Zellen) *f* PD
支柱纤维 Stützfasern *f pl*, Müller* Stützfasern(od. Stützzellen) *f pl*
支座 Klammer, Bracket *f*
汁 Saft *m*
汁囊 säftiger Sack *m*
汁药利胆 Cholecystagoga *n pl*
芝加哥大学创造力测验 Chicago Universität Test der Kreativität *m*
芝麻 Sesam *m*
芝麻酚 Sesamphinol *n*, Methylendioxyphenol *n*
芝麻林素 Sesamolin *n*
芝麻皮炎 Sesamsaatdermatitis *f*
芝麻属 Sesamum *n*
芝麻素 Sesamin *n*
芝麻油 Sesamöl *n*, Oleum Sesami *n*
芝麻子 Sesamsamen *m*
枝(树)形的 dendritisch
枝霉属 Thamnidium *n*
枝状的 dendriform
枝状拟侧丝 Dendrophyse *f*
知觉 Bewußtsein *n*, (Sinnes-) Wahrnehmung *f*, Perzeption *f*, Sensus *m*, Sensorium *n*
知觉辨认 Wahrnehmungsdifferenzierung *f*
知觉表征系统 wahrnehmendes Repräsentationssystem *n*
知觉常性 Wahrnehmungskonstanz *f*
知觉刺激 Wahrnehmungsstimulation *f*
知觉的 perzeptiv, perzeptorisch, sensorisch, rezeptorisch
知觉定势 Wahrnehmungsreihe *f*
知觉定向 Wahrnehmungsorientierung *f*
知觉动作训练 Training der Wahrnehmung und der Aktion *n*
知觉对象 Wahrnehmungsobjekt *m*
知觉发展 Wahrnehmungsentwicklung *f*
知觉方式 Wahrnehmungsstil *m*
知觉防御 Wahrnehmungsabwehr *f*
知觉功能 Perceptorium *n*
知觉广度 Wahrnehmungsbereich *m*
知觉过程 Wahrnehmungsprozess *m*
知觉过敏 Wahrnehmungsüberempfindlichkeit *f*
知觉后效[应] Wahrnehmungsfolge *f*
知觉化 Perceptualization *f*
知觉机制 Wahrnehmungsmechanismus *m*
知觉假说 Wahrnehmungshypothese *f*
知觉监视器 Bewusstheit-Monitor *m*
知觉警觉 Wahrnehmungswachsamkeit *f*, Wahrnehmungsvigilanz *f*
知觉类型 Wahrnehmungskategorie *f*
知觉力 Wahrnehmungskraft *f*
知觉敏锐(觉察) Wahrnehmungsbewusstsein *n*
知觉模式化 Wahrnehmungsstrukturierung *f*
知觉内容 Wahrnehmungsgehalt *m*
知觉能力 Wahrnehmbarkeit *f*
知觉判断 Wahrnehmungsurteil *n*, Wahrnehmungsbeurteilung *f*
知觉偏侧效应 wahrnehmende Lateralisationswirkung *f*
知觉缺陷 Wahrnehmungsdefizit *n*
知觉丧失 Bewußtlosigkeit *f*
知觉时间常数 wahrnehmende Zeitkonstante *f*

知觉适应 Wahrnehmungsanpassung *f*
知觉特征 Wahrnehmungseigenschaft *f*
知觉梯度 Wahrnehmungssteigerung *f*
知觉同一性 Wahrnehmungsidentität *f*
知觉图式 Wahrnehmungsschema *n*
知觉歪曲 Wahrnehmungsverzerrung *f*
知觉紊乱 Wahrnehmungsstörung *f*
知觉物 Wahrnehmungsobjekt *m*
知觉误差 Wahrnehmungsfehler *m*
知觉习惯 Wahrnehmungsgewohnheit *f*
知觉系统 Wahrnehmungssystem *n*
知觉线索 Wahrnehmungshinweis *m*
知觉相互作用论 Wahrnehmungstransactionismus *m*
知觉性幻觉 Wahrnehmungshalluzination *f*
知觉性精神病 Wahrnehmungswahnsinn *m*
知觉性聋症 Innenohrschwerhörigkeit *f*
知觉性识别 Wahrnehmungsidentität *f*
知觉性意识 Wahrnehmung-Bewusstsein *n*
知觉性震颤 sensorischer Nystagmus *m*
知觉选择性 Wahrnehmungsempfindlichkeit *f*
知觉学习 Wahrnehmungslernen *n*
知觉训练 Wahrnehmungstraining *n*
知觉压力 Wahrnehmungsdruck *m*
知觉掩蔽 Wahrnehmungsmaskierung *f*
知觉意识 Wahrnehmungsbewusstsein *n*
知觉意识系统 wahrnehmendes Bewusstseinsystem *n*
知觉运动测验 wahrnehmender Motortest *m*
知觉运动协调 wahrnehmende motorische Koordination *f*
知觉运动学习 wahrnehmendes motorisches Lernen *n*
知觉障碍 Wahrnehmungstörung *f*, Bewußtseinstörung *f*
知觉中枢 Preceptorium *n*
知觉组织 Wahrnehmungsorganisation *f*
知母 Rhizoma Anemarrhenae *f*
知母属 Anemarrhena *n*
知母皂甙 Timosaponin *n*
知情[后]同意 Einverständniserklärung *f*
知情选择 informierte Wahl *f*
知识,学问,认识 Wissen *n*
知识编辑程序 Wisseneditor *m*
知识表示法 Wissensdarstellung *f*
知识测验 Informationsprüfung *f*
知识产权 geistiges Eigentum *n*
知识传播 Wissenskommunikation *f*
知识的可理解性 Wissenszugänglichkeit *f*
知识的可视模型 visuelles Modell des Wissens *n*
知识的应用 Anwendung von Wissen *f*
知识范围 Umfang des Wissens *m*
知识合成 Wissenssynthese *f*
知识接口 Wissensverbindung *f*
知识结构 Wissensstruktur *f*
知识解释和表示法 Wissensexplikation und Wissensdarstellung
知识理解 Wissensverständnis *n*
知识练习程序 Wissenstrainingsprogramm *n*
知识评价 Wissensbewertung *f*
知识缺乏 defizientes Wissen *n*
知识生成方法 Wissensgenerierungsverfahren *n*
知识状态 Wissensstand *m*
知死 Todebewusstsein *n*
知晓率 wissende Rate *f*
知足 Zufriedenheit *f*
肢[体] Extremität *f*, Membrum *n*, Extremitas corporis *f*
肢带 Gürtel *m*, Extremitätengürtel *m*
肢带骨 Gürtelskelett *n*
肢带型肌营养不良 Gliedergürtel-Muskeldystrophie, Gliedergürteldystrophie *f*
肢带型肌营养不良症 Gliedergürtel-Muskeldystrophie *f*
肢的 extremital
肢端 Akre *f*, Acra *f*
肢端白斑病 Akroleukopathie *f*
肢端的 akral
肢端动觉 Akrokinese *f*
肢端动脉痉挛症 Raynaud* Krankheit (od. Gangrän *f*, symmetrische Gangrän *f*
肢端发绀症 Akrozyanose *f*
肢端肥(巨)大[症] Akromegalie *f*, Akromegalia *f*, (Pierre) Marie* Syndrom *n*
肢端肥大的 acromegalisch
肢端肥大症面容 Facies acromegalica *f*
肢端感觉异常[症] Akroparästhesie *f*
肢端干燥 Acroxerosis *f*
肢端骨硬化症 Gliedmaße-Knochensklerose *f*
肢端骨质溶解 Acroosteolyse *f*
肢端过小[症] Akromikrie *f*, Oligomelie *f*, Acromicria *f*, Brugsch* Syndrom *n* (od. Krankheit *f*)
肢端寒冷 Akrohypothermie *f*, Kälte der Extremitäten *f*
肢端汗管瘤 akrales Syringom *n*
肢端黑变病 Acromelanose *f*
肢端红斑 Akroerythem *n*, Acroerythema *n*
肢端厚皮病 Acropachyderma *f*
肢端坏疽 Akrogangrän *f*
肢端角化类弹力纤维病 Acrokeratoelastoidose *f*
肢端角化症 Akrokeratose *f*, Acrokeratosis *f*
肢端巨大的 akromegal
肢端麻木 Akroanästhesie *f*
肢端敏感症 Acroaesthesia *f*
肢端脓疱病 Akropustulose *f*
肢端皮病 Akrodermatose *f*
肢端皮炎 Akrodermatitis *f*
肢端青紫 Akrozyanose *f*, Acrocyanosis *f*
肢端缺血 Akroischämie *f*
肢端缺氧 Akroasphyxie *f*, Akroasphyxia *f*, Raynaud* Krankheit (od. Gangrän) *f*
肢端雀斑样痣性黑素瘤 akrolentiginöses Melanom *n*
肢端色素沉着 Akropigmentierung *f*
肢端失知症 Akroagnosie *f*
肢端痛 Daktylalgie *f*
肢端痛[症] Akrodynie *f*, Akromelalgie *f*, Feer* Syndrom *n* (od. Krankheit *f*, od. Neurose *f*)
肢端网状色素沉着[症] (od. Spitzenpigmentierung) retikuläre Akropigmentation *f*
肢端纤维角化瘤 akrales Fibrokeratom *n*
肢端纤细性矮小 Nanosomie micromelica *f*
肢端小动脉扩张 akrale arterioläre Ektasie *f*
肢端血管麻痹性厚皮症 akrovasoparalytische Pachydermie *f*
肢端血管皮炎 Akroangiodermatitis *f*
肢端异感症 Akroparästhesie *f*
肢端营养障碍性神经病 akrodystrophe Neuropathie *f*
肢端硬化病 Akrosklerose *f*, Akroscleriasis *f*
肢端硬皮病 Akrosklerodermie *f*
肢端运动共济失调 Akroataxie *f*
肢端早老 Akrogerie *f*
肢端紫绀 Akrozyanose *f*
肢根软骨发育异常点 rhizomelischer Chondrodysplasie-Punkt *m*
肢根侏儒 rhizomelischer Zwerg *m*
肢骨 Gliedmaßenknochen *n*
肢骨痛 Gliedmaßenknochen-Schmerz *m*
肢骨纹状肥大 Melorheostose *f*
肢关节炎 Akroarthritis *f*

肢肌强直 Akromyotonie *f*
肢节型肌营养不良症 Gliedgürtelform der Muskeldystrophie *f*
肢解 Verstümmelung, Zerstückelung *f*
肢解尸体 verstümmelte Leiche *f*
肢挛缩 Akrokontraktur *f*, Kontraktur der Hand-und Fußgelenke *f*
肢麻痹 Akroanästhesie *f*, Akroparalyse *f*
肢皮炎 Akrodermatitis *f*
肢皮早老 Akrogerie *f*, Akrogeria *f*
肢瘫痪 Akroparalyse *f*
肢体[部分]切断 Melotomie *f*
肢体不等长 Ungleichheit der Schenkellänge *f*
肢体不完全离断 unvollständige Amputation der Extremität *f*
肢体残疾 Körperbehinderung *f*
肢体残疾儿童 verkrüppeltes Kind *n*
肢体测量法 Extremitätenmessung *f*
肢体刀 Somatom *n*
肢体导联 Extremitätenableitung *f*
肢体抵抗创 denfensive Extremitätenwunden *f pl*
肢体短缩畸形 Brachymelie *f*
肢体短缩术 Gliedmaßen-Verkürzung-Chirurgie *f*
肢体段截术 Segmentresektion der Extremitäten *f*
肢体断离 Zerstückelung *f*
肢体断碎 Desintegration der Extremitäten *f*
肢体对称性色素异常病 symmetrische Dyschromatose der Extremitäten *f*, Krankheit des abnormen Glied-Symmetrie-Pigments *f*
肢体钝器损伤 Körperliche stumpfe Gewalteinwirkung *f*
肢体分化分离障碍 Scheitern der Differenzierung der Teile *n*
肢体感 Akrognosie *f*
肢体感觉缺失 Akragnosis *f*
肢体共济失调 Akroataxie *f*
肢体骨折 Knochenbruch der Extremitäten *f pl*
肢体矫形的 orthomelisch
肢体静脉造影 Gliedmaßenvenographie *f*
肢体离断 Körperzerfall *m*
肢体挛缩和支具 Glied-Kontraktur und Abstützung *f*
肢体末端缺如 Abwesenheit von unteren Extremitäten *f*
肢体汽车损伤 Automobilverletzung der Extremitäten *f*
肢体切创 Schnittwunde der Extremitäten *f*
肢体缺血 Extremitätenischämie *f*
肢体缺血预处理 Limb-ischämische Präkonditionierung *f*, Gliedmaßen-Vorkonditionierung *f*
肢体烧伤 Verbrennungen der Extremitäten *f pl*
肢体神经拉钩 Nervenhaken der Extremitäten *f pl*
肢体抬高试验 Bürger-Test *m*
肢体瘫痪 Gliedmaßenparalyse *f*
肢体烫伤 Verbrühung der Extremitäten *f*
肢体体位试验 Haltungsprobe der Extremitäten *f*
肢体完全离断 vollständige Amputation der Extremität *f*
肢体细长症 Dolichostenomelie *f*
肢体血管畸形栓塞术 arteriovenöse Mißbildung der Extremitäten *f*
肢体延长架 Extensionsrahmen der Extremitäten *f pl*
肢体延长术 Beinverlängerung-Chirurgie *f*
肢体运动性运用不能 kinetische Apraxie der Extremitäten, ideokinetische Apraxie *f*
肢体辗(碾)断 erdrückende Amputation *f*
肢体周径 Extremität-Perimeter *m*, Membrum-Perimeter *m*
肢痛 Melalgie *f*, Mel(o)agra *n*
肢痛症 Akrodynie *f*, Trophodermatoneurose *f*, Selter*-Swift*-Feer* Krankheit *f*
肢芽 Gliedmaßenknospe, Extremitätenknospe *f*
肢肿症 Akroödem *n*
织品 Stoff *m*
织纹螺食物中毒 Lebensmittelvergiftung durch Nassarius *f*
织物滤材 Textilfilterierungsmedium *n*
织物末道化学涂饰 chemische Textilveredlung *f*
栀子新甙 Gardosid *n*
脂(肪)肝, 脂肪肝 Fettleber *f*
脂氨[基]酸 Lipoaminosäure *f*
脂蟾毒配基 Resibufogenin *n*
脂沉积[症] Lipidose *f*, Liposteatose *f*, Lipoidose (-Syndrom *n*) *f*
脂醇 Fettalkohol *m*
脂代谢 Lipidstoffwechsel *m*, Lipidmetabolismus *m*
脂蛋白 Lipoproteid *n*, Lipoprotein *n*
β-脂蛋白 Beta-Lipoprotein *n*
脂蛋白沉积病 Lipoproteinose *f*
脂蛋白浸润学说 Lipoproten-Infiltrationstheorie *f*
β-脂蛋白缺乏症 β-Lipoprotein-Mangel *m*, Salt*-Lamy* Krankheit *f*
α-脂蛋白缺乏症 α-alpha-lipoproteinämie *f*, Tangier-Krankheit *f*
脂蛋白肾病 Lipoprotein-Nephropathie *f*
脂蛋白肾[小球]病 Lipoprotein-Glomerulopathie *f*
脂蛋白体 Proteoliposom *n*
α-脂蛋白血[症] α-Lipoproteinämie *f*
脂蛋白脂肪酶 Lipoproteinlipase *f*, Lipoproteidlipase *f*
脂蛋白脂肪酶, 脂蛋白酶, 脂蛋白脂酶 Lipoproteinlipase *f*
脂蛋白脂酶缺乏 Lipoproteinlipase-Mangel *m*
脂的 adipös, fettig, adipos (-us, -a, -um)
脂电脉 Lipidelektrophorese *f*
脂多糖 Lipopolysaccharid *n*, LPS
脂多糖类 Lipopoiysaccharide *n pl*
脂多形态 Lipid-Polymorphismus *m*
脂筏 Membranfloß *n*
脂[肪] Fett *n*, Speck *m*, Adeps *m*, Lipid *n*
脂肪胺 Fettamine *n pl*
脂肪爆裂 Fett-Zerschlagung *f*
脂肪变性 fettige Degeneration *f*, Fettentartung *f*, Fettdegeneration *f*, Steatose *f*
脂肪变性(态) fettige Degeneration *f*
脂肪餐 Fett-Mahlzeit *f*
脂肪沉着 Fettablagerung *f*
脂肪抽出器 Soxhlet* (Extraktions-) Apparat *m*
脂肪抽吸术 Fettabsaugung *f*
脂肪抽吸术式 chirurgische Fettabsaugung *f*
脂肪储存 Fettdepot *n*
脂肪醇 Fettalkohol *m*
脂肪代谢 Fettstoffwechsel *m*, Fettumsatz *m*, Fetthaushalt *m*
脂肪代谢功能试验 Fettstoffwechselfunktionstest *m*
脂肪代谢试验 Fettstoffwechseltest *m*
脂肪代谢障碍 Lipodystrophie *f*, Lipodystrophia *f*
脂肪代谢障碍性肌病 lipodystrophische Myopathie *f*
脂肪代用品 Fettersatzmittel *n*
脂肪单胺 aliphatische Monoamine *n pl*
脂肪的 fettig, adipös, adipos (-us, -a, -um)
脂肪滴 Fetttröpfchen *n*
脂肪碘价 Fettjodzahl *f*
脂[肪]垫 Fettpolster *n*
脂肪垫征(船帆征) Fettpolster-Zeichen *n*
脂肪动用激素 Lipotropin *n*, lipotropes Hormon *n*
脂肪动用[作用] adipokinetischen Aktion *f*
脂肪动员 Adipokinese *f*
脂肪动员的 adipokinetisch
脂肪二胺 aliphatischeDiamine *n pl*
脂肪肺栓塞 Fettembolie der Lunge *f*
脂肪分化相关蛋白 verbundenes Protein der Fettgewebe-Diff-

erenzierung *n*, ADRP
脂肪分解 Fettspaltung *f*, Fettdekomposition *f*, Lipodi(h)airese *f*
脂肪分解不全 Hyposteatolyse *f*
脂肪分解代谢的 lipokatabolisch
脂肪分解的 lipolytisch
脂肪分解酶 lipolytische Enzyme *n pl*
脂肪粉 Fettpulver *n*
脂肪肝 Fettleber *f*, Fettspeicherleber *f*, Hepar adiposum *n*
脂肪肝防治[作用] Lipotropie *f*
脂肪肝性肝炎 Fettleberhepatitis *f*
脂肪肝硬化 Fettleberzirrhose *f*
脂肪干细胞 Stammzelle aus Fettgewebe *f*, ASC
脂肪供给量 Fettbedarf *m*
脂肪固定因素 Lipopexie-Faktor *m*
脂肪刮除术 Fat-Kürettage *f*
脂肪管型 Fett(körnchen)zylinder *m*
脂肪过多 Fettleibigkeit *f*, Lipose *f*, Liposis *f*, Lipomatose *f*, Adipositát *f*
脂肪过多的 überfettet
脂肪过多症 Fettleibigkeit *f*, Lipose *f*, Liposis *f*, Lipomatose *f*, Adipositát *f*
脂肪过少 Hypoliposis *f*
脂肪过氧化值 Fettperoxidwert *m*
脂肪黑变性网状细胞增生病 lipomelanotisch Retikulose *f*
脂肪坏死 Fett(gewebs)nekrose *f*, Adiponecrosis *f*
脂[肪]加氧酶 Lipoxygenase *f*
脂肪减少的 fettarm
脂肪筋膜[皮]瓣 Adipofaszie-Klappe *f*
脂肪浸润 Fettdurchsetzung *f*, Fett(gewebs)infiltration *f*
脂肪抗氧化剂 Fett-Antioxyldantien *n pl*
脂肪颗粒注射移植隆乳术 Brustvergrößerung Fett-Teilchen injizierte Transplantation *f*
脂肪空泡 Fettvakuole *f*
脂肪库 Fettdepot *n*, Fettspeicher *m*
脂肪[块]切除术 Adipektomie *f*, Adiposektomie *f*
脂肪廓清作用 Fettclearance *f*
脂肪类脂沉积症 Lip-Lipoidosis *f*
脂肪痢 Steatorrhöe *f*
脂[肪]瘤 Adipom(a) *n*, Lipom(a) *n*, Pimelom(a) *n*
脂肪瘤 Lipom *n*
脂[肪]瘤的 lipomatodes, lipomatös
脂肪瘤切除术 Exzision des Lipoms *f*
脂肪瘤性血管周细胞瘤 lipomatöses Hämangioperizytom *f*
脂肪瘤性痣 lipomatöses Muttermal *n*
脂肪瘤样型脂肪肉瘤 lipomarteiges Liposarkom *n*
脂肪瘤摘除术 Exzision des Lipoms *f*
脂肪[瘤状]软疣 Molluscum lipomatodes *n*
脂[肪]酶 Lipase *f*, Fettenzym *n*
脂肪酶原 Prolipase *f*
脂肪母细胞瘤病 Lipoblastomatose *f*
脂肪囊 Fettkapsel *f*, Capsula adiposa (renis) *f*
脂肪脑膜疝 Lipomeningozele *f*
脂肪尿 Adiposurie *f*, Lip(oid)urie *f*, Fettharn *m*, Lipidurie *f*
脂肪球 Fettkügelchen *n*
脂肪缺乏病 Fettmangelkrankheit *f*
脂肪染色 Fettfärbung *f*
脂[肪]溶剂 Fettlöser *n*, Fettlösungsmittel *n*
脂肪溶解 Lipolyse *f*
脂肪溶解激素 lipolytisches Hormon *n*
脂肪溶解术 Lipolyse *f*
脂肪肉瘤 Liposarkom *n*, Liposarcoma *n*
脂肪肉芽肿 Lipogranulom *n*, Ölgranulom *n*
脂肪肉芽肿病 Lipo(id)granulomatose *f*, Lipogranuloma-tosis *f*
脂肪肉芽肿瘤 Lipogranulomatose *f*
脂肪乳 Fettmilch *f*
脂肪乳剂 Fettemulsion *f*
脂肪软骨发育不良症 Lipochondrodystrophie *f*
脂肪软骨瘤 Lipochondrom *n*
脂肪软骨营养不良 Lipochondrodystrophie *f*, Gargoylismus *m*, Hurler* Syndrom *n* (od. Polydystrophie *f*)
脂肪色素 Fettfarbstoffe *m pl*
脂肪疝 Fettgewebsbruch *m*, Adipozele *f*, Hernia adiposa *f*
脂肪摄取细胞 Fettaufnahmezelle *f*, Fettresorptionszelle *f*
脂肪肾 Fettniere *f*
脂肪生成 Lipogenese *f*, Fettbildung *f*, Lipogenesis *f*
脂肪生成的 lipogen, lipogenetisch, adipogenös
脂肪试验瓶 Babcock*(Milch-)Fettprobeflasche *f*
脂肪室 Fettmasse *f*
脂肪栓[塞] Fettembolie *f*
脂肪栓塞瘀点 Petechien der Fettembolie *f pl*
脂肪栓塞综合征 Fettembolie-Syndrom *n*
脂肪栓子 Fettembolus *m*
脂肪水肿 Lipödem *n*
脂肪塑形术 liposkulptur *f*
脂肪酸 Fettsäure *f*
脂肪酸氨基水解酶 Fettsäure-Aminohydrolase *f*
脂肪酸残基 Fettsäurerest *m*
脂肪酸过氧化物酶 Fettsäureperoxidase *f*
脂肪酸合成酶 Fettsäuresynthetase *f*
脂肪酸活化 Fettsäureaktivierung *f*
脂肪酸活化酶 Fettsäureaktivierungsenzym *n*, fettsäureaktivierendes Enzym *n*
脂肪酸价 Säurezahl des Fettes *f*
脂肪酸结合蛋白 Fettsäurebindungsprotein *n*
脂肪酸类 Fettsäure *f*
脂肪酸硫激酶 Fettsäurethiokinase *f*
脂[肪]酸释放激素 Lipotropin *n*, lipotropes Hormon *n*
脂肪酸脱氢酶 Fettsäuredehydr(ogen)ase *f*
脂肪酸酰胺水解酶 Fettsäureamid-Hydrolase *f*
脂肪酸 α-氧化 Fettsäure-α-Oxidation *f*
脂肪酸氧化辅因子 Fettsäureoxidationskofaktor *m*
脂肪酸乙酯 Fettsäureethylester *m*
脂肪替代产品 Fettersatzstoff *m*
脂肪条纹 Striae adipositatis *f pl*
脂肪调动 Fettmobilisation *f*
脂肪调动激素 Fettmobilisationshormon *n*, Lipotropin *n*, lipotropes Hormon *n*
脂肪调动物质 Fettmobilisationssubstanz *f*
脂肪烃 Alkyl *n*
脂肪萎缩 fettige Atrophie *f*, Lip(o)atrophie *f*, Atrophia adiposaf
脂肪萎缩性糖尿病 lipoatrophischer Diabetes *m*
脂肪吸除术 Fettabsaugung *f*
脂肪吸收 Fettaufnahme *f*
脂肪吸收不良 Fettmalabsorption *f*, Fettresorptionsstörung *f*
脂肪吸收系数 Koeffizient der Fettaufnahme *m*
脂肪系 Fettreihe *f*
脂肪细胞 Fettzelle *f*, Lipozyt *m*
脂肪细胞补体相关蛋白 Adipozyten Komplement-verwandtes Protein *n*
脂肪细胞前体 Adipozyten-Vorläufer *m*
脂肪细胞型脂肪酸结合蛋白 Adipozyten-Fettsäurebindungsprotein *n*
脂肪纤维错构瘤 fettes faseriges Hamartom *n*
脂肪纤维瘤 Lipofibrom *n*
脂肪纤维粘液瘤 Lipofibromyxom *n*
脂肪纤维组织 adipofibröses Gewebe *n*
脂肪酰辅酶 A Acyl-Coenzym A *n* (Acyl-Coa)
脂肪酰辅酶 A 还原酶 Acyl-CoA-reduktase *f*

脂肪酰辅酶A合成酶 Acyl-CoA-synthetase *f*
脂肪酰辅酶A脱氢酶 Acyl-(CoA)dehydrogenase *f*
脂[肪]酰基载体蛋白 Fettacyl-Acylträgerprotein *n*, Fettacyl-Acyl-Carrier-Protein *n*
N-脂肪酰神经鞘氨醇 Ceramid *n*, yV-Acylsphingosin *n*
脂肪酰载体蛋白 Acylträgerprotein Acyl-carrier-Protein *n*
脂肪显现 Fettphanerose *f*
脂肪线 Fette-Linie *f*
脂肪腺瘤 Lipoadenom *n*
脂肪相关淋巴样集落 Fett-verbundenes(assoziiertes) lymphatisches Cluster *n*
脂肪相关唾液酸 Lipid-assoziierte Sialinsäure *f*, LASA
脂肪小叶 Fettläppchen *n*
脂肪小珠 Fett-Perle *f*
脂肪泻(痢) Fettdiarrhoe *f*, Fettdurchfall *m*, Stea(to)rrhoe *f*
脂肪心 Fettherz *n*, Herzverfettung *f*, Mastfettherz *n*, Cor adiposum *n*, Adipositas cordis *f*
脂肪心的 lipokardial
脂肪形成的 adipogenös, lipogen
脂肪性腹泻 Fettdurchfall *m*
脂肪性骨质疏松 adipöse Osteoporose *f*
脂肪性糖尿病 lipogener Diabetes *m*
脂肪性胰腺萎缩 lipoide Pankreasatrophie *f*
脂肪性肿瘤 fetter Tumor *m*
脂肪蓄积 Fettansatz *m*, Lipopexie *f*
脂肪蓄积因素 Lipopexie-Faktor *m*
脂肪血管瘤 Lipoangiom *n*, Angiolipom *n*
脂肪-血液分配系数 Fat-Blut-Verteilungskoeffizient *m*
脂[肪]氧合酶 Lipoxygenase *f*, Lipoxidase *f*
脂肪氧合(化)酶 Lipoxygenase *n*(脂氧化酶)
脂肪氧化激素 Adipokinin *n*
脂肪样的 fettähnlich, fettartig
脂肪液化 verflüssigtes Fett *n*
脂肪移植术 Fetttransplantation *f*
脂肪移植物 Fetttransplantat *n*, Fettlappen *n*
脂肪营养不良 Lipodystrophie *f*, Lipodystrophia *f*
脂肪营养不良性糖尿病 Lipoatropediabetes *m*
脂肪营养不良综合征 Lipodystrophie-Syndrom *n*
脂肪油 Fettöl *n*, fettes Öl *n*
脂肪增生期 Fat-Hyperplasie-Zeitraum *m*
脂肪整复术 Fettabsaugen *n*
脂肪痣 fettes Muttermal *n*
脂肪中枢 Fettzentrum *n*
脂肪注射移植术 Fetttransplantation durch Spritze *f*
脂肪族氨基酸 aliphatische Aminosäuren *f pl*
脂肪族饱和烃 aliphatische gesättigte Kohlenwasserstoffe *m pl*
脂肪族倍半萜 aliphatische Sesquiterpene *n pl*
脂肪族不饱合烃 aliphatische ungesättigte Kohlenwasserstoffe *m pl*
脂肪[族]醇 Fettalkohole *m pl*
脂肪族单羧酸 aliphatische Monokarbonsäuren *f pl*
脂肪族的 aliphatisch
脂肪族多羧酸 aliphatische Polykarbonsäuren *f pl*
脂肪族化合物 aliphatische Verbindung *f*
脂肪族环烃 alizyklische Kohlenwasserstoffe *m pl*
脂肪族卤代烃 aliphatische halogenierte Kohlenwasserstoffe *m pl*
脂肪族酸 aliphatische Säure *f*
脂肪族羧酸 aliphatische Karbonsäure(od. Karboxyl-säure) *f*
脂肪族烃 aliphatisches Kohlenwasserstoffe *m pl*
脂肪族烃代谢 aliphatischer Kohlenwasserstoff-Stoff-wechsel *m*
脂肪族烯 aliphatisches Olefin *n*
脂肪族硝基化合物 aliphatische Nitroverbindung *f*
脂肪族硝酸酯 aliphatisches Nitrat *n*
脂肪族亚硝酸酯 aliphatisches Nitrit *n*
脂肪族酯 aliphatischer Ester *m*
脂肪组织 Fettgewebe *n*, Tela adiposa *f*
脂肪组织增生 Lipohyperplasie *f*, Fettgewebehyperplasie *f*
脂肪组织肿瘤 Fettgewebetumor *m*
脂分解系数 lipolytischer Koeffizient *m*
脂膏 Schmalz *n*, Fett *n*
脂寡糖抗原 lipooligosaccharide-Antigen *n*
脂过氧化抑制药 Inhibitor der Lipidperoxidation *m*
脂褐黄质 Lipochrin *n*
脂褐素 Lipofuszin *n*
脂褐素病 Lipofuszinose *f*
脂褐质 Lipofuszin *n*
脂褐质病 Lipofuszinose *f*
脂褐质和游离放射理论 Lipofuszin und Theorie der freien Ra-dikale
脂褐质色素 Lipofuszin-Pigment *n*
脂环胺 alizyklische Amine *n pl*
脂环母核 alizyklischer(Mutter-)Kern *m*
脂环酸 alizyklische Säure *f*
脂环烃 alizyklische Kohlenwasserstoffe *m pl*
脂环系 alizyklische(Fett-)Reihe *f*
脂环族的 alizyklisch
脂环[族]化合物 alizyklische Verbindung *f*
脂肌瘤 Lipomyom(a) *n*
脂结合蛋白 Proteolipidprotein *n*
脂解 Lipolyse *f*
脂解的 lipoly tisch
脂解激素 lipolytisches Hormon *n*
脂解酶 lipolytisches Enzym *n*
脂解消化 lipolytische Verdauung *f*
脂解[作用] Lipolyse *f*
脂解作用 Lipolyse *f*
脂[类] Lip(o)id *n*
脂类 Lipid *n*
脂类半抗原 Lipidhapten *n*
脂[类]沉积(着)病 lipide Thesaurismose *f*, Lipidose *f*
脂类代谢 Lip(o)idstoffwechsel *m*
脂类积累病 Lipidspeicherkrankheit *f*
脂类酶 Lipidase *f*
脂类球状蛋白镶嵌模型 Mosaikmodell der lipiden globulären Proteins *n*
脂类小滴 Lipidtröpfchen *n*
脂类药物 Lipid-Medikament *n*
脂类与抗高血脂药 Lipide und Lipidsenker-Agenzien *f pl*
脂类转移蛋白 Lipidtransferprotein *n*
脂联素 Adiponectin *n*(脂肪细胞补体相关蛋白)
脂联素抵抗 Adiponektin-Widerstand *m*
脂瘤 Steatom(a) *n*, Lipom *n*
脂瘤性神经炎 lipomatöse Neuritis *f*, Leyden* Neuritis *f*
脂瘤性肾炎 Nephritis lipomatosa *f*
脂瘤样的 lipomatodes, lipomatös
脂瘤痣 lipomatöses Muttermal *n*, Naevolipom, fettes Muttermal *n*
脂麻属 Sesamum *n*
脂螨性痤疮 Acne demodectica *f*
脂酶 Lipase *f*
脂酶尿 Lipasurie *f*
脂酶原 Prolipase *f*
脂膜 Panniculus adiposus *m*
脂膜筏 Lipid Rafts *pl*
脂膜切除术 Pannikulektomie *f*
脂膜痛 Pannikulalgie *f*
脂膜炎 Pannikulitis *f*, Panniculitis *f*
脂母细胞瘤 Lipoblastom *n*
脂母细胞增生症 Lipoblastomatosis *f*, Lipoblastose *f*

脂尿[症] Lipoidurie *f*, Lipidurie *f*
脂皮肤关节炎 Lipo-dermo-arthritis *f*
脂羟化酶 Butyrinase *f*
脂醛 Fettaldehyd *n*
脂溶的 fettlöslich
脂溶剂 Fettlösungsmittel *n*
脂溶解性脂肪组织坏死 lipolytische Fettgewebsnekrose *f*
脂溶物 fettlösliche Substanz *f*
脂溶性 Fettlöslichkeit *f*
脂溶性胆红素-白蛋白复合物 fettlöslicher Bilirubin-Albumin-Komplex *m*
脂溶性维生素 fettlösliches Vitamin *n*
脂溶性物质 fettlösliche Substanz *f*
脂肉瘤 Liposarkom *n*, Liposarcoma *n*, Sarcoma adipo-sum (s. lipomatodes) *n*
脂螨形螨 Demodex brevis *m*
脂色素 Lipochrom *n*, Lipopigment *n*
脂色素细胞 lipochrome Zelle *f*
脂神经细胞 Liponeurozyt *m*
脂双层 Lipiddoppelschicht, Doppellipidschicht *f*
脂/水分配系数 Lipid/Wasser-Verteilungskoeffizient *m*
脂水分配系数 Lipid-Wasser-Verteilungskoeffizient *m*
脂酸尿 Lipazidurie *f*, Lipidurie *f*
脂酸血 Lipazidämie *f*
脂缩合作用 Esterkondensation *f*
脂肽 Lipopeptid *n*
脂纹 Fettstreifen *m*
脂细胞 Lipozyt *m*, Fettzelle *f*
脂酰胺脱氢酶 Lipoamiddehydrogenase *f*
脂酰丙二酸单酰缩合酶 kondensierendes Enzym des Fettacyl-Malonyl-ACPs *n*
脂酰胆固醇脂酰转移酶 Acyl-CoA-Cholesterol-Acyltransferase *f*
脂酰基 Fettacylgruppe *f*
脂酰基甘油 Acylglycerol *n*
O 脂酰[基]肉碱 Acylcarnitin *n*
脂酰[基]神经氨[糖]酸 Acyl-Neuraminsäure *f*
N-[脂]酰基[神经]鞘氨醇 N-Fett-Azyl-Sphingosin *n*, N-Ceramid *n*
O 脂酰[基]糖脂 Acyl-Glykolipide *f*
脂酰[基]腺苷酸 Acyladenylat *n*
脂酰基转移酶 Azyltransferase *f*
N 脂酰鞘氨醇单己糖苷 Ceramid-Monohexoside *f*
N 脂酰鞘氨醇聚糖 Ceramid-Megalosaccharide *n*
N 脂酰鞘氨醇酶 Ceramidase *f*
N 脂酰鞘氨醇葡糖基转移酶 Ceramid-Glucocyltransferase *f*
N 脂酰鞘氨醇乳糖苷 Ceramid-Lactoside *f*
N 脂酰鞘氨醇三己糖苷 Ceramid-Trihexoside *f*
N 脂酰鞘氨醇三己糖苷酶 Ceramid-Trihexosidase *f*
N 脂酰鞘氨醇双己糖苷 Ceramid-Tetrahexoside *f*
N 脂酰鞘氨醇四己糖苷 Ceramid-Tetrahexoside *f*
N 脂酰鞘氨醇乙酯 N-Acylsphingosin-Ethylester *m*
脂酰去饱和酶 Fettacyl-Desaturase *f*
脂酰脱氢酶 Acyl-CoA-Dehydrogenase *f*
脂腺 adipöse glands <engl.>
脂腺痣 Naevus sebaceus *m*, Talgdrüsennävus *m*
脂泻病 Fettdurchfall *m*, Stea(to)rrhoe *f*
脂性肺炎 Fettpneumonie *f*
脂性肝硬化 Fettzirrhose *f*
脂性渐进性坏死 Necrobiosis lipoidica (diabeticorum) *f*
脂性肾变病 Lipo(id)nephrose *f*, Munk* Krankheit *f*
脂性硬皮病 Lipodermatosklerose *f*
脂血[症] ämie *f*, Lipaemia fLip(oid)
脂氧化酶 Lipoxygenase *f*, Lipoxidase *f*
脂氧素 Lipoxin *n*
脂样的 fettartig, fettähnlich
脂样糠疹 Pityriasis steatoides *f*
脂溢性睑[缘]炎 ekzematöse Blepharitis *f*, seborrhoische Blepharitis *f*
脂溢性角化病 seborrhoische Keratose *f*, Keratosis seborrhoica *f*, Verruca (seborrhoica) senilis *f*
脂溢性皮炎 Dermatitis seborrhoica *f*
脂溢性皮炎样银屑病 seborrhoische Psoriasis *f*
脂溢性上皮瘤 seborrhoisches Epitheliom *n*
脂溢性湿疹 seborrhoisches Ekzem *n*, Ekzema sebor-rhoicum *n*
脂溢性脱发 seborrhoische Alopezie *f*
脂溢性银屑病 seborrhoische Psoriasis *f*
脂溢性疣 seborrhoische Warze *f*
脂溢性疣状棘皮瘤 seborrhoisches Warze-Akanthom *n*
脂源性肝功能障碍 lipogenische Dyshepatie *f*
脂粘多糖病 Lipomukopolysaccharidose *f*, Lipomukopoly-saccharid-Speicherkrankheit *f*
脂粘液瘤 lipomatöses Myxom, Myxolipom *n*
脂质 Lip(o)id *n*, Lipin *n*
脂质层 Fettschicht *f*
脂质沉积 Lipidablagerung *f*
脂质沉积[症] Lipoidose *f*
脂质沉着性网织细胞增生症 Liporetikulose *f*, Xanthomatosisidiopathica chronica *f*
脂[质]代谢障碍[症]Lipidose *f*
脂质蛋白沉积病 Lipoidproteinose *f*
脂质感知 Lipid-Perzeption *f*
脂质过氧化物 Lipidhydroperoxid *n*
脂质过氧化作用 Lipidperoxidation *f*
脂质肌病 Lipoidmyopathie *f*
脂质几丁寡醇 Lipochitooligosaccharide engl, Lipid-Chitin-Oligo-Alkohol *m*
脂质渐进性坏死 Necrobiosis lipoidica (diabeticorum) *f*
脂质角膜病 lipidische Keratopathie *f*
脂质皮肤关节炎 Lipiddermatoarthritis *f*
脂质皮样囊肿 Lipidermoid *n*
脂质-球状蛋白质镶嵌模型 Mosaikmodell des Lipidglobulins *n*
脂质肾变病 Lipoidnephrose *f*
脂质双层 Lipiddoppelschicht *f*
脂质水肿性脱发 lipidematöse Alopezie *f*
脂质体 Liposom *n*
脂质体包裁 Verstrickung *f*
脂质体污染 Liposomen-Kontamination *f*
脂质体转染 Liposomen-Transfektion *f*
脂质纤维错构瘤 Lipid-faseriges Hamartom *n*
脂质小体 Liposom *n*
脂质性肺炎 Pneumonia lipoidica *f*
脂质营养 Lipidernährungf
脂质营养不良 Lipodystrophie *f*
脂质硬皮病 Lipodermatosklerose *f*
脂质运载蛋白 Lipocalin *n*
脂质贮积病 Lipoidose *f*
脂质转染 Lipofektion *f*
脂肿性秃发 lipedematöse Alopezie *f*
脂转运蛋白 Lipophorin *n*
脂族硝基化合物 aliphatische Nitroverbindung *f*
脂族酯酶 Aliesterase *f*
蜘蛛 Spinne *f*, Aranea *f*
蜘蛛[状血管]痣 Spinnen-naevus *m*, Naevus araneus (s. arachnoides) *m*, Naevus vasculosus *m*
蜘蛛毒 Aranin *n*
蜘蛛毒液中毒 Arachnoidismus *m*, Arachnidismus *m*

蜘蛛脚样指 Arachnodaktylie *f*, Akromakrie *f*, Do-lichostenomelie *f*
蜘蛛脚样指综合征 Arachnodaktylie-Syndrom *n*
蜘蛛恐怖症 Arachnephobie *f*, Arachnophobie *f*
蜘蛛类 Webspinnen *pl*, Arachnida *pl*, Meningion *pl*, Meningium *pl*
蜘蛛细胞 Spinnenzelle *f*
蜘蛛样指综合征 Arachnodaktylie *f*, Marfan* Syndrom *n*
蜘蛛咬伤 Spinnenbiß *m*
蜘蛛蜇伤 Radnetzspinne
蜘蛛指 Dolichostenomelie *f*
蜘蛛状血管瘤 Spinnennaevus *m*

zhí 执直值职植殖跖

执法 Rechtspmch *m*, Gesetzesvollstreckung *f*
执行 Verwaltung, Ausführung *f*
执行功能 exekutive Funktion *f*
执行功能障碍 exekutive Funktion-Defizit *n*
执拗 Verstocktheit *f*
执业护士 beruflicher Krankenschwester *m*
执业药师 lizenzierter Apotheker *m*
执业医师 Lizenzarzt *m*
执业助理医师 lizenzierter Assistenzarzt *m*
执照 Qualifikation, Lizenz *f*
执著神经官能症 强迫神经官能症 obsessive Neurose *f*
直 direkt, gerade
直(正)碳链 normale (od. gerade) Kohlenstoffkette *f*
直(正)向搜索 Vorwärtssuche *f*
直[向]演[化]Orthogenese *f*
直背 Flachrücken *n*
直背综合征 Geradrücken-Syndrom *n*
直部 gerader Teil *m*, Pars recta *f*
直肠 Rektum *n*, Proktos *m*, Mastdarm *m*
直肠,背侧肛 Rektum *n*
直肠[冲洗导]管 Rektalspülkatheter *m*, Darmrohr *m*
直肠[给药] per rectum (p. r.)
直肠[神经]丛 Plexus rectalis *m*
直肠癌 Rektumkarzinom *n*, Mastdarmkrebs *n*, Mast-darmkarzinom *n*
直肠癌根治术 radikale Resektion des Rektumkarzinoms *f*
直肠癌骨转移 Knochenmetastase des Rektumkarzinoms *f*
直肠按摩用于提肌痉挛 rektale Massage für Levatorkrampf *f*
直肠白线 Linea alba von Rektum *f*
直肠板 rektale Platte *f*
直肠瓣 rektales Ventil *n*, Valvulae anales *pl*
直肠闭锁 Rektumatresie *f*, Mastdarmverschluß *m*, Prok-tatresie *f*, Atresia recti *f*
直肠闭锁矫正术 Korrektur des Atresie-Rektums *f*
直肠襞 Plica recti *f*, rektales Falten *n*
直肠襞纵行肌 Kohlrausch-Muskel *m*
直肠表皮样癌 Rektumepidermoidkarzinom *n*
直肠病损毁坏术 Zerstörung der Läsion des Mastdarms *f*
直肠病损毁坏术用化学制剂 Zerstörung der Läsion des Mastdarms durch Chemikalien *f*
直肠病损毁坏术用冷冻外科 Zerstörung der Läsion des Mastdarms durch Kryochirurgie *f*
直肠病损局部切除术 Lokalresektion der Rektumläsion *f*
直肠病损切除术 Exzision einer Läsion des Mastdarms *f*
直肠病学 Proktologie *f*
直肠病学的 proktologisch
直肠病学家 Proktologe *m*
直肠病症 rektale Störung *f*
直肠部分切除术 Rektumresektion *f*
直肠操作法 Manipulation von Rektum *f*
直肠侧腔 pararektaler Raum *m*
直肠侧韧带 laterales Rektalband *n*, Ligamentum laterale des Rektums *n*
直肠测压法 Rektomanometrie *f*
直肠插管 rektale Kanüle *f*
直肠产碱杆菌 rektales Alcaligenes *n*
直肠超声成像 Rectosonografie *f*
直肠成囊综合征 enzystiertes Rektum-Syndrom *n*
直肠成形术 Rektoplastik *f*, Proktoplastik *f*
直肠成形术用于狭窄 Proctoplastik für Stenose *f*
直肠成形术用于粘膜脱垂 Proctoplastik für Vorfall der Schleimhaut *f*
直肠弛缓不能 pelvirectale Achalasie *f*
直肠弛缓不能 pelvirektale Achalasie *f*, kongenitales Megakolon *n*
直肠冲洗 rektale Bewässerung *f*
直肠冲洗导管 rektaler Spülkatheter *m*
直肠冲洗器 rektaler Irrigator *m*
直肠出血 Mastdarmblutung *f*, Hämoproktie *f*, Rektorrha-gie *f*, Prokto(r)rhagie *f*
直肠穿孔 Perforation des Mastdarms *f*, rektale Perforation *f*
直肠刺激症状 Rektumreizerscheinung *f*, Reizrektum *n*
直肠丛 Plexus rectalis *m*
直肠代膀胱术 Rektumbiase *f*
直肠袋 rektaler Sack *m*
直肠刀 Rektotom *n*, Proktotom *n*
直肠导管 Rektalkatheter *m*
直肠导管置换术 Ersatz von Darmrohr *m*
直肠的 rektal, rectal (-is, -is, -e)
直肠滴注[法] rektale Instillation *f*, Rektoklyse *f*, Proktok-lyse *f*, Proctoclysis *f*
直肠滴注法流产时间 IAT, Instillation-Abtreibungszeit *f*
直肠滴注管 Rektalinstillationsröhre *f*, Proktoklyseröhre *f*
直肠滴注器 Tropfgerät zur proctoclysis *n*
直肠骶曲 Flexura sacralis recti *f*
直肠递送法 rektale Verabreichung *f*
直肠电刺激取精 rektale elektrische Stimulation der Spermien *f*
直肠电灼夹 rektale Kauter-Klemme *f*
直肠碟形手术 Saucerization von Rektum *f*
直肠动脉 Arteria haemorrhoidalis *f*
直肠窦 Sinus rectales *m*, Morgagni* Krypte *f*
直肠对端吻合术 End-zu-End-Anatomose des Rektums *f*
直肠多发性息肉 multipler Rektumpolyp *m*, Rektalpoly-pose *f*
直肠多余粘膜切除术 Exzision von redundanter Mukosa des Rektums *f*
直肠反射 rektaler Reflex *m*
直肠放线菌病 rektale Aktinomykose *f*, Actinomycosis vecti *f*
直肠粪便嵌塞 Koteinklemmung von Rektum *f*
直肠蜂窝织炎 rektale Zellulitis *f*
直肠缝[合]术 Prokto(r)rhaphie *f*
直肠缝合器 Proktektomie-Nähinstrument *n*
直肠腹[部]的 recto-abdominell
直肠腹壁造口闭合术 Schließung des Stomas von Rektum *f*
直肠腹壁造口修复术 Reparatur des Stomas von Rektum *f*
直肠腹部诊 rectoabdominale Prüfung *f*
直肠腹部诊察 recto-abdominelle Untersuchung *f*
直肠腹的 rectoabdominal
直肠感觉 rektale Sensation *f*
直肠感觉量 Volumen für die rektale Sensation *n*, VRS
直肠肛管淋巴结 Nodi lymphatici anorectales *m pl*
直肠肛管周围脓 perianorektale Abszess *f*
直肠肛门 Anorektum *n*
直肠肛门病医师 Proktologe *m*, PR
直肠肛门部 Pars analis recti *f*

直肠肛门测压法 anorektale Manometrie *f*, ARM
直肠肛门损伤 rektoanale Verletzung *f*
直肠肛门抑制反射 Anorektalem hemmenden Reflex *m*
直肠隔 Douglas-Septum *n*
直肠给食 rektale Zufuhr *f*
直肠给药 rektale Verabreichung *f*
直肠给药法 rektale Verabreichung *f*
直肠孤立性溃疡 einsame Geschwür von Rektum *f*
直肠孤立性溃疡综合征 solitäres rektales Ulkussyndrom *n*
直肠孤立性淋巴滤泡 rektaler einsamer lymphoider Follikel *m*
直肠固定合并切除术 Proktopexie und Resektion *f*
直肠固定术 Proktopexie *f*, Rektopexie *f*
直肠刮匙 rektale Schaufel *f*
直肠管 Darmrohr *n*, rektale Wanne *f*
直肠管用旋塞 Abstellhahn für die rektale Rohre *m*
直肠灌洗 Proktoklyse *f*, Mastdarmspülung *f*
直肠灌洗器 rektale spritze *f*
直肠灌注 rektale Perfusion (od. Irrigation) *f*
直肠含粪性溃疡 Fäkalgeschwür von Rektum *f*
直肠和肛门注射 Injektion von Rektum und Anus *f*
直肠和直肠周围组织手术 Betrieb am Rektum und perirektale Gewebe *m*
直肠横襞 Plicae transversales recti *f pl*
直肠横褶 Ventil nach Houston *n*
直肠后间隙 retrorectaler Raum *m*, RRS
直肠后间隙脓肿 Abszeß des Spatium retrorectale *m*
直肠后脓肿 retrorektaler Abszeß *m*
直肠后切除术 posterior Resektion des Mastdarms *f*
直肠后拖出吻合巨结肠根治术 DuhamelßVerfahren *n*
直肠呼吸 rektale Atmung *f*
直肠壶腹 Rektalampulle *f*, Rektumampulle *f*, Ampulla recti *f*
直肠环钳吻合术 Klemmring-Anastomose von Rektum *f*
直肠回流冲洗器 Rücklauf-rektale Spülung *f*
直肠会阴成形术 Rektoperineoplastik *f*, Proktoperi-neoplastik *f*
直肠会阴缝[合]术 Rektoperineorrhaphie Proktoperineo(r)-rhaphie *f*
直肠会阴缝合术 Rectoperineorrhapie *f*
直肠会阴瘘 Fistula rectoperinealis *f*
直肠会阴曲 Flexura perinealis recti *f*
直肠活组织检查 Rektumbiopsie *f*, rektale Biopsie *f*, RB
直肠活组织取样钳 Rektum-Biopsiezange *f*
直肠肌 M. rectus *m*
直肠肌部分切除术 rektale Myektomie *f*
直肠肌层 Tunica muscularis recti *f*
直肠肌膜环层 kreisförmige Schicht aus Muscularis des Rektums *f*
直肠肌鞘 Rektummuskulatur *f*
直肠肌鞘拖出吻合巨结肠根治术 Soave-Verfahren *n*
直肠肌织膜环层 Stratum circulares tunicae muscularis recti *n*
直肠肌织膜纵层 longitudinale Schicht der Muscularis des Mastdarms *f*, stratum longitudinales tunicae muscularis recti *n*
直肠积粪 Proktostase *f*
直肠畸形 Mißbildung des Rektums *f*
直肠及肛门的 hämorrhoidal
直肠及胃部用热敏电阻传感器 Sensor für Rektum und Magen *m*, Thermistor *m*
直肠急迫 Stuhldrang *m*
直肠疾病 Krankheit von Rektum *f*
直肠剂量 rektale Dosis *f*
直肠检查 Rektaluntersuchung *f*, rektale Untersuchung *f*
直肠检查和手术台 proktologischer Tisch *m*
直肠减压术 Dekompression des Mastdarms *f*
直肠剪 rektale Schere *f*
直肠胶样癌 RektumkoHoidkarzinom *n*, Rektumkolloidkrebs *m*
直肠节制 rektale Kontinenz *f*
直肠结 Nodus hemorrhoidalis *m*
直肠结肠的 kolonrektal
直肠结肠镜检查 Proktokoloskopie *f*
直肠结肠切除术 Rektokolektomie *f*, Proktokolektomie *f*
直肠结肠息肉 kolorektaler Polyp *m*, Polyp des Dickdarms und Mastdarms *m*
直肠结肠炎 Protokolitis *f*, Rektokolitis *f*, Rectocolitis *f*
直肠结核 Tuberkulose des Mastdarms *f*
直肠筋膜 rektale Faszie *f*
直肠经腹会阴切除术 abdominoperineale Rektumresektion (od. Rektumexstirpation) *f*, Miles*-Quenu* Operation *f*
直肠经腹切除吻合术 transabdominelle Rektumresektion und Anastomose des Rektums *f*
直肠痉挛 Proktospasmus *m*
直肠静脉 Vena rectalis *f*
直肠静脉丛 Plexus venosus rectalis *m*
直肠镜 Mastdarmspekulum *n*, Rektalspekulum *n*, Rekto-skop *n*, Proktoskop *n*
直肠镜的 proktoskopisch
直肠镜检查 Rektoskopie *f*, Proktoskopie *f*
直肠镜检查[术] Proktoskopie *f*
直肠镜检查伴活组织检查 Proktoskopie mit Biopsie *f*
直肠镜检查床 Proktoskopie-Untersuchungstisch *m*, Rektoskopie-Tisch *m*
直肠镜检查后眶周紫癜 postproktoskopische periorbitale Purpura *f*
直肠镜用取样钳 postproktoskopische Pinzette der Abtastung *f*
直肠局限性肠炎 regionale Enteritis des Mastdarms *f*
直肠夹持器 Rektumtupferklemme *f*
直肠克罗恩病 Morbus Crohn des Rektums *m*
直肠空虚 leeres Rektum *n*, Rektumleere *f*
直肠口修改术 Revision des Stomas von Rektum *f*
直肠窥器 Mastdarmspekulum *n*, Rektalspekulum *n*, Rek-toskop *n*, Proktoskop *n*
直肠溃疡 Rektumulkus *m*, Ulkus des Mastdarms *n*
直肠扩张 rektale Distension *f*, RD
直肠扩张器 Rektumdilatator *m*, Prokteurynter *m*
直肠扩张术 Rektumdnatation *f*, Mastdarmdehnung *f*, Prokteuryse *f*, Proktektasie *f*
直肠括约肌 Rektalsphinkter *m*, Hyrtl* Sphinkter *m*
直肠括约肌反射 rektaler Schließmuskel Reflex *m*, RSR
直肠括约肌协同失调 rektaler Sphinkter-Dyssynergie *f*
直肠拉钩 rektaler Retraktor *m*
直肠类癌 Rektumkarzinoid *n*
直肠冷却器 rektaler Kühler *m*
直肠里急后重 Stuhlzwang *m*
直肠临床操作 medizinisches Verfahren am Rektum *n*
直肠淋巴结 rektaler Lymphknoten *m*
直肠淋巴滤泡 rektaler Lymphfollikel *m*
直肠淋巴肉瘤 Rektum-lymphosarkom *n*
直肠淋巴小结 rektales Lymphknötchen *n*
直肠淋病 Gonorrhoe des Mastdarms *f*
直肠瘘 Rektalfistel *f*, Mastdarmfistel *f*, Fistula recti (s. rectalis) *f*
直肠瘘闭合术 Schließung der rektalen Fistel *f*
直肠瘘切除术 Exzision einer rektalen Fistel *f*, Fistulektomie von Rektum *f*
直肠瘘修复术 Reparatur der rektalen Fistel *f*
直肠麻痹 Proctoparalyse *f*
直肠麻醉 Rektalnarkose *f*, Rektalanästhesie *f*, rektale Anästhesie *f*, Darmnarkose *f*
直肠麻醉药 rektales Anästhetikum *n*
直肠慢性肉芽肿 chronisches Rektumgranulom *n*
直肠盲端 Blindende des Rektums *n*
直肠盲囊 Blinddarm-Mastdarm *m*

直肠囊 rektale Caecum *f*, rektaler Sack *m*
直肠内 intrarektal
直肠内(超声)探查 intrarektale Sonde *f*
直肠内超声 endorektale Ultraschalluntersuchung *f*
直肠内超声 endorektaler Ultraschall *m*
直肠内超声成像 intrarektale Ultrasonographie *f*
直肠内丛 medialer rektaler Plexus *m*
直肠内导管插入术 Einsetzen des Rohres im Rektum *n*
直肠内的 intrarektal, intrarectal (-isf -is, -e)
直肠内动脉阴道支 Ramus vaginales Arteriae rectalis mediae *n*
直肠内给药诱导 rektale Induktion *f*
直肠内静脉丛 Plexus venosus rectalis internus *m*
直肠内窥镜活组织检查 endoskopische Biopsie der Rektum *f*
直肠内窥镜检查 Endoskopie des Mastdarms *f*, Proktoskopie *f*
直肠内窥镜刷活组织检查 endoskopische Bürsten-Biopsie von Rektum *f*
直肠内瘘 innere Fistel des Rektums *f*
直肠内切除术 endorektale Resektion *f*
直肠内切开术 interne Proktotomie *f*
直肠内容物 rektaler Inhalt *m*
直肠内探查 intrarektale Sonde *f*
直肠内探头 transrektaler Schallkopf *m*
直肠内异物 Fremdkörper im Rektum *m*, Mastdarmfremd-körper *m*
直肠内应用 rektale Anwendung *f*
直肠尿道的 rektourethral
直肠尿道肌 Musculus rectourethralis *m*
直肠尿道瘘 Mastdarm-Harnröhrenfistel *f*, Fistula rectourethralis *f*
直肠尿道瘘闭合术 Schließung der rektourethralen Fistel *f*
直肠尿道瘘修复术 Reparatur der rektourethralen Fistel *f*
直肠脓肿 rektaler Abszeß *m*
直肠脓肿切开引流 Inzision und Drainage der rektalen Abszess
直肠女阴的 rectovulvär
直肠女阴瘘 rectovulväre Fistel *f*
直肠排粪造影 Proktographie *f*, Proktografie *f*
直肠袢法 rektale Methode-Schleife *f*
直肠旁(周)组织 Paraproctium *n*
直肠旁凹 Fossa pararectalis *f*
直肠旁的 paraproktal, pararektal, pararectal (-is, -is, -e)
直肠旁淋巴结 Nodi lymphatici pararectales *m pl*
直肠旁窝 pararektaler Beutel *m*
直肠旁线 pararektale Linie *f*
直肠旁隐窝 Fossa pararectalis *f*
直肠旁组织 Paraproctium *n*
直肠膀胱凹 rektovesikaler Beutel *m*
直肠膀胱襞 rektovesikale Plica *f*
直肠膀胱成形术 Rektozystoplastik *f*, Proktozystoplastik *f*
直肠膀胱刀 Proktozystotomie *f*
直肠膀胱的 rektovesikal
直肠膀胱隔 Septum rectovesicale *n*
直肠膀胱功能不全 Darm-und Blasendysfunktion *f*
直肠膀胱肌 Musculus rectovesicalis *m*
直肠膀胱-结肠腹壁造口术 rektale Blase und abdominale Kolostomie
直肠膀胱筋膜 rektovesikale Faszie *f*
直肠膀胱瘘 Rektovesikalfistel *f*, Mastdarm-Blasenfistel *f*, Rektum-Blasenfistel *f*, Fistula rectovesicalis *f*
直肠膀胱瘘闭合伴结肠造口术 Schließung von rektovesikalen Fistel mit Kolostomie *f*
直肠膀胱瘘闭合术 Schließung der rektovesikalen Fistel *f*
直肠膀胱瘘修复伴结肠造口术 Reparatur der rektovesikalen Fistel mit künstlichem Darmausgang *f*
直肠膀胱瘘修复术 Reparatur der rektovesikalen Fistel *f*
直肠膀胱切开术 Proktocystotomie *f*, Proktocystotomie *f*
直肠膀胱术 Mastdarmblase *f*, Rektumblase *f*
直肠膀胱陷凹 Excavatio rectovesicalis *f*, Proust* Raum *m*
直肠膀胱阴道瘘 Rektum-Blasen-Scheidenfistel *f*, Fistula rectovesicovaginalis *f*
直肠膀胱阴道瘘修复术 Reparatur der rectovesikovaginalen Fistel *f*
直肠膀胱中隔 Tyrrell-Faszie *f*
直肠膨(突)出 Rektozele *f*, Proktozele *f*
直肠膨出 Rektozele *f*
直肠膨出修复术 Reparatur der Rektozele *f*
直肠皮肤的 rectocutaneous
直肠皮肤瘘 Rektum-Haut-Fistel *f*
直肠破裂 Rektumruptur *f*, Ruptura rectalis *f*
直肠牵开器 Mastdarmhaken *m*, Mastdarmspekulum *n*
直肠前壁折叠术 Plikation (od. Faltung) der Rektumvorderwand *f*
直肠前的 prärektal
直肠前脊 prerektaler Grat *m*
直肠前膨出 Rektozele *f*
直肠前膨出修补术 Reparatur der Rektozele *f*
直肠前切除术 anteriore Resektion des Mastdarms *f*
直肠前切除术伴结肠造口术 anteriore Resektion des Mastdarms mit künstlichem Darmausgang *f*
直肠前切石术 Marian* Steinschnittlage *f*, prerektale Steinschnittlage *f*
直肠前庭的 rektovestibulär
直肠前庭瘘 Fistularectovestibularis *f*
直肠前陷凹 Excavatio rectovesikalis *f*
直肠钳 proktologische Klemme *f*
直肠腔 rektales Lumen *n*
直肠腔内异物除去术 Entfernen eines intraluminalen Fremdkörpers aus Rektum *n*
直肠切除术 Rektumamputation *f*, Rektumexstirpation *f*, Mastdarmexstirpation *f*, Resectio recti *f*
直肠切除术伴盆腔脏器除去术 Resektion des Mastdarms mit Becken-Exenteration *f*
直肠切开活组织检查 Inzisionsbiopsie von Rektum *f*
直肠切开术 Rektotomie *f*, Proktotomie *f*, Mastdarmschnitt *m*
直肠切开探查术 exploratorische Rektotomie *f*, Proberek-totomie *f*
直肠切开异物除去术 Entfernen von Fremdkörpern von Rektum durch Inzision *n*
直肠切开引流术 Inzision und Dränage des Rektums *f*
直肠全部切除术 Rektumtotalexstirpation *f*, totale Rektumexzision *f*
直肠热敏探测头 Rektalthermometer Sonde *f*
直肠肉瘤 Rektumsarkom *n*
直肠肉芽肿 Granulom von Rektum *n*
直肠乳头 rektale Papille *f*
直肠乳头状腺瘤 Adenom des papillären Rektums *n*
直肠乳突 Rektalpapille *f*, Morgagni* Papille *f*
直肠软斑症 Malakoplakie von Rektum *f*
直肠鳃 rektales Gill *n*
直肠上丛 Plexus rectalis superior *m*
直肠上动脉 Arteria rectalis superior *f*
直肠上静脉 Vena rectalis superior *f*
直肠上淋巴结 Nodi lymphatici rectales superiores *m pl*
直肠烧伤 Brennen von Mastdarm *n*
直肠烧灼 Rektumverbrennung *f*
直肠烧灼术 Kauterisation des Mastdarms *f*
直肠神经丛 Plexus rectalis *m*
直肠生殖器的 rektogenital
直肠失禁 Stuhlinkontinenz *f*
直肠拭子 Rektaltupfer *m*
直肠匙 rektale Schaufel *f*
直肠手术 Betrieb am Rektum *m*

直肠手指触诊 digitale Palpation des Mastdarms *f*
直肠术中内窥镜检查 operative Endoskopie des Mastdarms *f*
直肠栓剂 Kapselzäpfchen *n*, Rektalsuppositorium *n*, Rek-tal-kapsel *f*
直肠顺应性 Rektale Compliance *f*
直肠撕裂 Mastdarmriss *m*
直肠撕裂伤缝术 Naht der Platzwunde von Rektum *f*
直肠撕裂伤修复术 Reparatur der rektalen Platzwunde *f*
直肠松解术 Proktolyse *f*
直肠损伤 rektale Verletzung *f*
直肠梭菌 Clostridium-Rektum *n*
直肠肽 Protolin *n*, rektales Peptid *n*
直肠探测器 Rektaldetektor *m*
直肠探条 Rektalbougie *f*
直肠套叠 Invagination des Mastdarms *f*, Invagination des Rektums *f*
直肠套管 Rektalkanüle *f*
直肠体温 Rektaltemperatur *f*
直肠体温测定 Rektaltemperaturmessung *f*
直肠填塞 rektale Verpackung *f*
直肠填塞钳 rektale Tamponzange *f*
直肠填塞物除去术 Entfernen der Verpackung von Rektum *n*
直肠痛 Rektalgie *f*, Proktalgie *f*, Proktodynie *f*
直肠投药 rektale Verabreichung *f*
直肠投药法 rektale Medikation *f*, Applicatio rectalis *f*
直肠透析液 rektale Auflösungsolution *f*
直肠透照镜 rektaler Transilluminator *m*
直肠突(膨)出 Rektozele *f*
直肠脱垂 Mastdarmvorfall *m*, Darmvorfall *m*, Rektumprolaps *m*, Rektalprolaps *m*, Prolapsus recti *m*
直肠脱垂复位术 Reduktion des Rektumprolaps *f*
直肠脱垂修复术 Reparatur des Rektumprolaps *f*
直肠脱垂修复术腹进路 Reparatur des Rektumprolaps durch Bauch-Ansatz *f*
直肠脱垂移植 Graft für Rektumprolaps *f*
直肠外静脉丛 Plexus venosus rectalis externus *m*
直肠外切开术 externe Proktotomie *f*
直肠外阴的 rectovulvar
直肠外阴瘘 rectovulvale Fistel *f*
直肠外阴瘘闭合术 Schließung der rectovulvalen Fistel *f*
直肠危象 rektale Krise *f*
直肠尾骨的 rektokokzygeal
直肠尾骨固定术 Rektokokzygopexie *f*, Proktokokzygope-xie *f*
直肠尾骨肌 Musculus rectococcygeus *m*
直肠温[度] Rektaltemperatur *f*
直肠温度(肛温) Rektaltemperatur *f*, RT
直肠温度计 Rektalthermometer *n*
直肠温度列线图 Rektaltemperatur-Nomogramm *n*
直肠吻合术 Anastomose von Rektum *f*
直肠窝 rektale Nebenhöhle *f*, Sinus rectaler *m*
直肠吸收 Rektalresorption *f*
直肠息肉 Rektumpolyp *m*, Proktopolyp *m*
直肠息肉钳 Rektumpolypzange *f*, Proktopolypzange *f*
直肠息肉圈套器 rektaler Polypenschnürer *m*
直肠息肉样腺瘤 polypoides Rektumadenom *n*, polypoi-des Adenom des Rektums *n*
直肠息肉咬除钳 Rektumpolyp-Exstirpationszange *f*
直肠系膜 Mesenterium des Mastdarms *n*, Mesorektum *n*
直肠细针吸活组织检查 Feinnadelbiopsie von Rektum *f*
直肠狭窄 Mastdarmstriktur *f*, Mastdarmstenose *f*, Rek-tumstr-iktur *f*, Proktostenose *f*
直肠狭窄分开术 Abteilung für Striktur des Rektums *f*
直肠狭窄镜 Stricturoscope *n*
直肠狭窄切开术 Inzision der rektalen Striktur *f*
直肠下丛 Plexus rectales inferiores *m pl*
直肠下的 subrektal
直肠下动脉 Arteria rectalis inferior *f*, Arteria haemor-rhoidalis inferior *f*
直肠下静脉 Venae rectales inferiores *f*, Venae anales *f*
直肠下神经 Nervi rectales inferiores *m pl*
直肠显微镜 Rektalmikroskop *n*
直肠线性切开术 Linear-Proktotomie *f*
直肠腺 Glandula rectalis *f*, rektale Drüse *f*
直肠腺癌 Rektumadenokarzinom *n*, rektales Adenokarzinom *n*
直肠小肠吻合术 Anastomose des Dünndarms zum Rektum *f*
直肠泄殖腔源区 Kloakenregion des Mastdarms *f*
直肠芯针活组织检查 Stanzbiopsie des Mastdarms *f*
直肠性便秘 proktogene (od. rektale) Obstipation *f*
直肠修复术 Reparatur des Mastdarms *f*
直肠悬吊固定术 Suspension und Fixation des Rektums *f*
直肠悬吊术 intraabdominale Suspension des Rektums *f*
直肠血吸虫病 Rektumschistosomiasis *f*
直肠炎 Mastdarmentzündung *f*, Rektitis *f*, Proctitis *f*
直肠炎性息肉 entzündlicher Rektumpolyp *m*
直肠咬切钳 rektale Lochzange *f*
直肠乙化结肠切除术 Rektosigmoidektomie *f*, Rektosig-moi-dresektion *f*, Proktosigmoidektomie *f*
直肠乙状结肠 Rektosigmoid *n*, RS
直肠乙状结肠的 rektosigmoidal
直肠乙状结肠结合部异物 Fremdkörper im rektosigmoidalen Übergang *m*
直肠乙状结肠镜 Rektosigmoidoskop *n*, Rektoromanoskop *n*
直肠乙状结肠镜检查 Rektosigmoidoskopie *f*, Rektoroma-noskopie *f*, Proktosigmoidoskopie *f*
直肠乙状结肠镜检查伴活组织检查 Proktosigmoidoskopie mit Biopsie *f*
直肠乙状结肠镜检查用于扩张 Proktosigmoidoskopie für die Dilatation *f*
直肠乙状结肠镜检查用于异物除去术 Proktosigmoidoskopie zur Entfernung von Fremdkörpern *f*
直肠乙状结肠镜用目镜 rektosigmoidoskopisches Okular *n*
直肠乙状结肠窥镜用持灯管 rektosigmoidoskopische Hand-lampe *f*
直肠乙状结肠窥镜用目镜 rektosigmoidoskopisches Okular *n*
直肠乙状结肠连接部 rektosigmoidaler Übergang *m*
直肠乙状结肠手术窥镜 rektosigmoidoskopisches Operation-sspekulum *n*
直肠乙状结肠纤维镜 Rectoromanofiberskop *n*
直肠乙状结肠炎 Rektosigmoiditis *f*, Proktosigmoiditis *f*
直肠乙状结肠用取样钳 rektosigmoidoskopische Pinzette der Abtastung *f*
直肠异物 Fremdkörper im Rektum *m*
直肠阴唇瘘 Rektolabialfistel *f*, Fistula rectolabialis *f*
直肠阴唇瘘闭合术 Schließung der rektolabialen Fistel *f*
直肠阴唇瘘修复术 Reparatur der rektolabialen Fistel *f*
直肠阴道成形术 Rektokolpoplastik *f*, Proktoelytroplastik *f*, Proktokolpoplastik *f*
直肠阴道隔 Septum rectovaginale *n*
直肠阴道隔病损切除术 Exzision einer Läsion des rectovaginalen Septums *f*
直肠阴道隔膜切开术 Inzision des rektovaginalen Septums *f*
直肠阴道隔子宫内膜异位症 Endometriose des rektovaginalen Septums *f*
直肠阴道瘘 Rektovaginalfistel *f*, Mastdarmscheidenfistel *f*, Darmscheidenfistel *f*, Fistula rectovaginalis *f*
直肠阴道瘘闭合术 Schließung von Rektovaginalfistel *f*
直肠阴道瘘成形术 Proktokolpoplastik *f*, Rektokolpoplastik *f*
直肠阴道瘘修复术 Reparatur der Rektovaginalfistel *f*

直肠阴道疝 rektovaginale Hernie *f*
直肠阴道陷凹 Douglas-Raum *m*
直肠营养 rektale Ernährung *f*, rektale Zufuhr *f*
直肠营养法 Rektalernährung *f*, rektale Alimentation *f*
直肠用胶囊 Rektalkapsel *f*
直肠用药 rektale Anwendung *f*
直肠用药直肠与结肠切除术 Proktokolektomie *f*
直肠造口闭合术 Schließung von proctostomie *f*, Schließung von rectostomie *f*
直肠造口术 Rektostomie *f*, Proktostomie *f*
直肠粘膜 Schleimhaut des Mastdarms *f*, Tunica mucosa intestini recti *f*, Tunica mucosa recti *f*
直肠粘膜肌层 Lamina muscularis mucosae intestini recti *f*, Lamina muscularis mucosae recti *f*
直肠粘膜切除术 Rektummukosektomie *f*
直肠粘膜蜕变 Transmutation der Rektumschleimhaut *f*
直肠粘膜脱垂 Rektumschleimhautprolaps *m*
直肠粘膜下层 submuköse Schicht des Mastdarms *f*
直肠粘膜下脓肿 submuköser Abszeß des Rektums *m*
直肠粘液 rektaler Schleim *m*
直肠折叠术 Rektumplikation *f*, Mastdarmfaltung *f*
直肠支持组织 Stützgewebe des Mastdarms *n*
直肠直肠吻合术 Rectorectostomie *f*
直肠指诊 Rektaluntersuchung A Digitaluntersuchung des Rektums *f*
直肠滞留液 rektale Zurückbehaltungsrecht-Flüssigkeit *f*
直肠中丛 Plexus rectales medii *m pl*
直肠中动脉 Arteria rectalis media *f*, Arteria haemor-rhoidalis media *f*
直肠中静脉 Venae rectales mediae *f pl*, Venae haemor-rhoidales mediae *f pl*
直肠肿瘤 rektaler Tumor *m*
直肠周 Paraproktium *n*, Periproktium *n*
直肠周[围]的 periproktal, periprokt(it)isch, paraproktal, perirectal (-is, -is, -e)
直肠周[围]脓肿 paraprokt(it)ischer Abszeß *m*, Absces-sus periproctalis *m*
直肠周[围]脓肿切开引流术 Inzision und Dränage des perirektalen Abszeß *f*
直肠周[围]炎 Paraproktitis *f*, Periproktitis *f*, Perirektitis *f*
直肠周[围]硬化剂注射疗法 perirektale Sklerosierungstherapie *f*
直肠周[围]组织 Periproctium *n*, Periproktium *n*, Para-proktium *n*, Paraproctium *n*
直肠周的 perirektal, periproktisch
直肠周蜂窝织炎 periproktische Zellulitis *f*
直肠周瘘管切除术 periproktische Fistulektomie *f*
直肠周脓肿 perirektaler Abszess *m*
直肠周区 periproktische Region *f*
直肠周围间隙 pararektaler Raum *m*, PARS
直肠周围瘘闭合术 Schließung der perirektalen Fistel *f*
直肠周围瘘修复术 Reparatur der perirektalen Fistel *f*
直肠周围脓肿 perirektale Abszess *f*
直肠周围脓肿切开引流 Inzision und Drainage von perirektaler Abszess *f*
直肠周围组织临床操作 medizinisches Verfahren auf perirektales Gewebe *n*
直肠周围组织手术 Betrieb auf perirektales Gewebe *m*
直肠周炎 Periproctitis *f*, Perirectitis *f*, Paraproctitis *f*
直肠周粘连松解术 Lysis von perirektaler Adhäsion *f*
直肠周组织 periproktisches Gewebe *n*
直肠周组织病损切除术 Exzision einer Läsion des perirektalen Gewebes *f*
直肠周组织切除术 Exzision von perirektalen Gewebe *f*
直肠注射 rektale Injektion *f*
直肠注射器 Rektumspritze *f*
直肠柱 Columnae rectales Morgagnii *f pl*, Morgagni* Säulen *f pl*
直肠柱,肛柱 Columnae rectales *f*
直肠子宫凹 Douglas-Raum *m*
直肠子宫襞 Piica rectouterina *f*, Petit* Ligament *n*, Douglas* Falte *f*
直肠子宫肌 Musculus rectouterinus *m*
直肠子宫瘘修复术 Reparatur der rectouterinen Fistel *f*
直肠子宫内膜异位症 Endometriose des Rektums rektale Endometriose *f*
直肠子宫韧带 Ligamentum rectouterinum *n*, Plica rectouterina *f*, Musculus rectouterinus *m*
直肠子宫陷凹 Excavatio rectouterina *f*, Fossa rectouterina *f*, Cavum Douglasi *n*, Douglas* Raum *m*
直肠子宫陷凹病损毁坏术 Zerstörung der Läsion des Cul-de-sac *f*
直肠子宫陷凹病损切除术 Exzision einer Läsion des Cul-de-sac *f*
直肠子宫陷凹抽吸 Douglas-Raum ansaugt *pl*
直肠子宫陷凹活组织检查 Biopsie der Cul-de-sac *f*
直肠子宫陷凹镜 Douglasskopie *f*
直肠子宫陷凹内窥镜探查术 endoskopische Untersuchung des Cul-de-sac *f*
直肠子宫陷凹脓肿吸引术 Aspiration von Cul-de-sac Abszeß *f*
直肠子宫陷凹切开术 Culdotomie *f*
直肠子宫陷凹切开探查术 Inzision und Exploration von Cul-de-sac *f*
直肠子宫陷凹切开引流 Inzision und Drainage des Cul-de-sac *f*
直肠子宫陷凹疝修复术 Reparatur von Hernien Cul-de-sac *f*
直肠子宫陷凹手术 Betrieb auf Cul-de-sac *m*
直肠子宫陷凹吸引引流 Entwässerung von Cul-de-sac durch Aspiration *f*
直肠子宫陷凹炎 Douglasitis *f*
直肠子宫陷凹子宫内膜切除术 Endometrectomie der Cul-de-sac *f*
直肠子宫陷凹子宫内膜异位[症] Douglas* Endometriose *f*
直肠子宫陷窝 Cavum Douglasi *n*
直肠子宫隐窝 Douglas-Raum *m*
直肠纵肌 Längsmuskel des Rektums *m*
直肠组织钳 rektalen Gewebepinzette *f pl*
直肠组织移位术 Umsetzung des Gewebes des Mastdarms *f*
直翅目 Orthoptera *pl*
直刀 gerades Messer *n*
直刀片 gerade Klinge *f*
直的 recht, gerade, rect (-us, -a, -um)
直动脉 Arteria rectalis *f*
直窦 Sinus rectus *m*, Weber* Sinus *m*
直读法 Objektmethode *f*
直读式 pH 计 direktanzeigendes pH-Meter *n*
直读式分析天平 direktanzeigende Analysewaage *f*
直读式个人剂量计 leseartiger Personendosimeter *m*
直读式计算机 direktanzeigende Tischhandrechenma-schine *f*, direktanzeigender Rechner *m*
直读式天平 direktanzeigende Waage *f*
直读式温度计 direktanzeigende Thermometer *n*
直发剂 Haargerade *f*
直方图 Histogramm *n*, Stufendiagramm *n*
直方图解 Balkendiagramm *n*
直方图均衡[化] Histogrammentzerrung *f*
直方图匹配 Histogrammanpassung *f*
直感现象 Xenie *f*
直观 Intuition *f*

直观教具 visuelle auditorische Hilfe *f*
直观教学 intuitive Ausbildung *f*
直观期 intuitives Stadium *n*
直观推断 Entscheidungsregel *f*
直观推断法 Heuristik *f*
直观学习 intuitives Lernen *n*
直管粉针灌封机 Pulverabfüller *m*
直管冷凝器 Kondensator *m*
直行的 rektiserial
直行性溃变 orthograde ulzerative Degeneration *f*
直回 Gyrus rectus *m*
直机头 gerades Handstück *n*
直肌 Rectus *m*, Rektus *m*, Musculus rectus *m*
直肌鞘阻滞 Rektusscheiden-Block *m*
直集合小管 gerades Sammelröhrchen *n*
直尖刃手术刀 gerades scharfes Skalpell *n*, gerad-scharfes Skalpell *n*
直剪 gerade Schere *f*
直角 rechter Winkel *m*
直角 Rechtwinkel *m*
直角电场交变凝胶电泳 orthogonale Field-Gelelektrophorese *f*
直角刮匙 Rechtwinkelkürette *f*
直角夹板 rechtwinklige Schiene *f*
直角检查窥镜 rechtwinkliges (Untersuchungs-) Teleskop *n*
直角棱镜 Rechtwinkelprisma *n*, rechtwinkliges Prisma *n*
直角牵开器 rechtwinkliger Haken (od. Retraktor) *m*
直角褥式缝合 rechtwinklige Matratzennaht *f*
直角深牵开器 rechtwinkliger Tiefhaken *m*
直角转头 vertikaler Rotor *m*
直角坐标 rechtwinklige (od. kartesische) Koordinate *f*
直脚规 Gleittastzirkel *m*
直觉 Intuition *f*, Empfindung *f*
直觉的 intuitiv
直觉飞跃 intuitiver Sprung *m*
直觉论断 intuitive Prädiktion *f*
直觉期 intuitives Stadium *n*
直觉思维 intuitives Denken *n*
直觉思维期 Phase des intuitiven Denkens *f*
直觉型 Intuitionstyp *m*
直觉预言 intuitive Prognose *f*
直觉主义 Intuitionismus *m*
直接 unmittelbar, direkt
直接,立即,直接的,紧靠着的,立即的 sofort
直接[对]光反射 direkter Lichtreflex *m*
直接[反应]胆红素 direktregierendes Bilirubin *n*
直接[眼底检查]法 direkte Ophthalmoskopie *f*
直接暗示 Direktvorschlag *m*
直接钡灌肠 unmittelbarer Kontrasteinlauf *m*
直接变态 direkte Metamorphose *f*
直接标准化法 direkte Standardisierung *f*
直接播散 direkte Dissemination *f*
直接布线连接 harte Drahtverbindung *f*
直接采样 direkte Beprobung *f*
直接采样法 direkte Probenahme *f*
直接测定 Direktbestimmung *f*, direkte Erprobung *f*
直接测量 Direktmessung *f*
直接测量式血压监视器 direktmessende Blutdruckmonitor *m*
直接测热[法] direkte Kalorimetrie *f*
直接测热法 direkte Kalorimetrie *f*
直接成本 direkte Kosten *f*
直接成分 direkter Bestandteil *m*, direkte Komposition *f*
直接成分分析 unmittelbare Bestandanalyse *f*
直接迟缓反应 direkte Verzögerungsreaktion *f*
直接穿孔 direkter Perforator *m*
直接刺激 direkte Reizung *f*, direkter Reiz *m*
直接催吐药 mechanisches Emetikum *n*
直接胆红素 Cholebilirubin *n*
直接导联 Direkteinleitung *f*
直接导入法 direkte Einführungsmethode *f*
直接的 direkt
直接的近景性学习动机 direkte Nähe-Aussicht-Lernmotivation *f*
直接滴定法 direkte Titrimetrie *f*
直接电导法 direkte Konduktometrie *f*
直接电化学生物传感器 direkter elektrochemischer Biosensor *m*
直接电离辐射 direkte ionisierende Strahlung *f*
直接电位法 direkte Potentiometrie *f*
直接定型试验 direkter ABO-Blutgruppetest *m*
直接动物源疾病 direkte Zoonosen *pl*
直接督导短程化疗 direkte überwachte kurzfristige Chemotherapie *f*, DOTS
直接督导下的短程化疗 direkte überwachte kurzzeitige Chemotherapie *f*
直接读数 direkte (od. unmittelbare) Ablesung *f*
直接发酵 direkte Gärung (od. Fermentation) *f*
直接发育 direkte Entwicklung *f*
直接法 Direktmethode *f*
直接法标准化率 standardisierte Rate durch direkte Methode *f*
直接反馈 direktes Feedback *n*
直接反应 Direktreaktion *f*, direkte Reaktion *f*
直接放射免疫测定 Direkter Radioimmunoassay *m*
直接分裂 Amitose *f*, Amitosis *f*, Holoschisis *f*, direkte Zellteilung *f*
直接分摊法 direktes Zuordnung-Verfahren *n*
直接分析 direkte Analyse *f*
直接风团反应 unmittelbar Quaddelreaktion *f*
直接否定父权 direkter Vaterschaftsausschluss *m*
直接腹腔内人工授精 direkte intraperitoneale Insemination *f*
直接盖髓术 direkte Pulpen-Überkappung *f*
直接感染 direkte Infektion *f*
直接感知 direkte Abfragung *f*, direkte Erfassung *f*
直接攻击 direkter Angriff *m*
直接骨印模 direkter Knochenabdruck *m*
直接骨折 direkte Fraktur *f*
直接固位 direkte Retention *f*
直接固位体 direkter Retainer *m*
直接关联 direkte Assoziation *f*
直接观察 direkte Beobachtung *f*
直接光反应 direkte Lichtreaktion *f*
直接光解 direkte Photodegradation *f*
直接过滤 direkte Filtration *f*
直接核分裂 direkte Karyokinese (od. Kernteilung) *f*
直接喉镜 Direktoskop *n*, direktes Laryngoskop *n*
直接喉镜检查 Autoskopie *f*, direkte Laryngoskopie *f*
直接喉镜检查下扩张术 Dilatation unter direkter Laryngoskopie *f*
直接喉镜检查下异物去除术 Entfernung des Fremdkörpers unter direkter Laryngoskopie *f*
直接喉镜检查下引流术 Dränage unter direkter Laryngoskopie *f*
直接喉钳 direkte Kehlkopfzange *f*
直接护理照护项目 direktes Pflegeprogramm *n*
直接活化 direkte Aktivierung *f*
直接机械的心室刺激 direkte mechanische ventrikuläre Stimulation *f*
直接计数法 direkte Zählmethode *f*
直接监护器 visueller Monitor *m*
直接检查 Direktuntersuchung *f*
直接检喉镜 Direktoskop *n*
直接检眼镜 direktes Ophthalmoskop *n*

直接检眼镜检查法 direkte Ophthalmoskopie *f*
直接交往群体 persönliche Gruppe *f*
直接焦点照明[法] direkte Fokalbeleuchtung *f*
直接教学 Direktausbildung *f*
直接教学法 direkte Lehrart *f*
直接接触 direkter Kontakt *m*
直接接触传播 direkte Kontakt-Übertragung *f*
直接接触式 direkter Kontakt *m*
直接接触组 direkte Kontaktgruppe *f*
直接解决法 Bewältigung, Kronenkappe
直接进样杆 direkte Einlassonde *f*
直接经济负担 direkte wirtschaftliche Belastung *f*
直接经济薪酬 direkte finanzielle Vergütung *f*
直接经验 unmittelbare Erfahrung *f*
直接精神分析 direkte Psychoanalyse *f*
直接决策疗法 direkte Entscheidungstherapie *f*
直接决定疗法 direkte Entscheidung-Therapie *f*
直接决定因素 direkte Determinante *f*
直接抗球蛋白试验 direkter Antiglobulintest *m*, direkte Antiglobulinreaktion *f*
直接抗人球蛋白试验 direkter Antihumanglobulin-Test *m*, direkte Coomb* Probe *f* (od. Reaktion *f* od. Test *m*)
直接叩诊法 direkte Perkussion *f*
直接库伦滴定法 direkte coulometrische Titration *f*
直接库姆斯试验 direkter Coombs* Test *m*
直接扩大室间隔缺损 direkte Erweiterung des Ventrikelseptumdefekts *f*
直接扩散 direkte Diffusion *f*
直接离心浮集法 direkt-zentrifugale Flotationsmethode (od. Flotationstechnik) *f*
直接理解 direktes Verständnis *n*
直接联想 unmittelbare Vorstellungsverknüpfung *f*
直接疗法 Direktbehandlung *f*
直接卵子移植 direkte Eizellentransplantation *f*
直接满足 direkte Befriedigung *f*
直接蔓延 direkte Ausbreitung *f*
直接免疫实验 direkter Immunoassay *m*
直接免疫荧光 direkter Immunfluoreszenz *f*
直接免疫荧光法 direkte Immunfluoreszenz-Methode *f*
直接免疫荧光技术 direkte Immunfluoreszenz-Technik *f*
直接免疫荧光抗体法 direkte Immunfluoreszenz-Antikörper-Methode *f*
直接免疫荧光染色法 direkte Immunfluoreszenzfärbung *f*
直接描记型心电图机 direktschreibender Elektrokardio-graph *m*
直接模板假说 direkte TemplateHypothese *f*
直接模板学说 direkte Template-Theorie *f*
直接凝集反应 direkte Agglutinationsreaktion *f*
直接凝集试验 direkter Agglutinationstest *m*
直接耦合 direkte kopplung *f*
直接排除 direkter Ausschluss *m*
直接排代 direkte Verdrängung *f*
直接配血 Kreuzprobe *f*, direkte Blutmatching *f*
直接配制 direkte Präparation *f*
直接皮肤血管 direktes kutanes Gefäß *n*
直接取代 direkte Substitution (od. Ersetzung) *f*, direkter Austausch (od. Ersatz) *m*
直接染色 Direktfärbung *f*
直接人畜互通病 direkte Zoonose *f*
直接溶解 direkte Auflösung *f*
直接溶石 direkte Steinauflösung *f*
直接烧 Direktsintern *n*, Direktanzündung *f*
直接肾素 direktes Renin *n*
直接肾素抑制剂肾素抑制药 direkter Reninhemmer *m*
直接识别 direkte Anerkennung *f*
直接输入 Direkteingabe *f*
直接输血[法] Direkttransfusion (direkte Bluttransfusion) *f*
直接数字 X 线摄影 direkte DR *f*, DDR
直接数字化成像技术 direkte digitale Radiographie *f*
直接双相反应 direkte biphasische Reaktion *f*
直接死因 direkte Todesursachen *f pl*
直接条件反射解除 direkte Dekonditionierung *f*
直接听诊法 direkte Auskultation *f*
直接瞳孔反射 direkte Pupillenreaktion *f*
直接涂片 direkter Abstrich *m*
直接涂片法 direkte Abstrichmethode *f*
直接推理 unmittelbare Begründung *f*
直接脱氨基作用 direkte Desamination (od. Desamidierung) *f*
直接细胞分裂 direkte (od. amitotische) Zellteilung *f*
直接效果模型 direktes Effektmodell *n*
直接效益 direkter Benefit *m*
直接效应 direkter Effekt *m*
直接型生活史 direkter Lebenszyklus *m*
直接兴趣 Direktinteresse *f*
直接性外伤性视神经病变 direkte traumatische Optikusneuropathie *f*
直接修复 direkte Reparatur *f*
直接选择法 Direktauswahl *m*
直接选择质粒载体 Direktauswahl des Plasmidvektors *m*
直接迅速反应 direkte Sofortreaktion *f*
直接压片 Direktkomprimierung *f*
直接压片法 direkter Kompressionsprozeß *m*
直接咽镜检查 direkte Pharyngoskopie *f*
直接阳性 direkte positive Reaktion *f*
直接阳性的 direkt positiv
直接液体进样 unmittelbare Flüssigkeitseinführung *f*
直接移植法 direkte Übertragung *f*
直接抑制 direkte Hemmung (od. Inhibition) *f*
直接抑制突变 direkter Suppressor der Mutation *f*
直接荧光显微术 direkte Fluoreszenzmikroskopie *f*
直接影响 direkter Einfluß *m*
直接诱变物 direktes wirkendes Mutagen *n*
直接粘接技术 direkte Klebetechnologie *f*
直接征象 direktes (Kenn-) Zeichen *n*
直接蒸气煮沸消毒器 direkter dampfkochender Sterilisator *m*
直接证据 Direktbefund *m*
直接症状 Direktsymptom *n*
直接知识 Direktwissen *n*
直接致癌物 direktes wirkendes Karzinogen *n*, direktes Karzinogen *n*
直接致癌原 direktes Karzinogen *n*
直接致突变物 direktes Mutagen *n*
直接置换 direkter Ersatz *m*
直接重复序列 1 direkte Wiederholung-1 *f*, Dr.-1
直接注入法 direkte Injektion *f*
直接作用 direkte Wirkung (od. Aktivität) *f*
直接作用的化学致癌物 direktes wirkendes chemisches Karzinogen *n*
直捷通路 Durchgangskanal *m* (直通血毛细血管)
直解剖镊 gerade anatomische Pinzette *f*, gerade Dissek-tionspinzette *f*
直精小管 gerader Tubulus *m*
直径 Durchmesser *m*
直径压碎试验 Durchmesserquetschungstest *m*, diametrischer Stauchversuch (od. Kompressionsversuch) *m*
直镜片 Direktmesser *n*
直立百部碱 Sessilistemonin *n*
直立不能 Anorthose *f*
直立的 ortho (sta) tisch, aufrecht, gerade, erect (-us, -a, -um)

直立低氧血症 Upright Hypoxämie *f*
直立反应 orthostatische Reaktion *f*
直立控制试验 aufrechte Kontrollenbewertung *f*
直立耐性 orthostatische Toleranz *f*
直立人 Homo erectus *m*
直立式蛋白尿 Haltungsalbuminurie *f*
直立位 Orthostase *f*, Orthostatismus *m*, aufrechte Haltung *f*
直立位反应 Orthostasereaktion *f*
直立位耐力试验 orthostatischer Toleranztest *m*
直立位虚脱 orthostatischer Kollaps *m*
直立位脂肪抽吸塑形术 orthostatische Liposkulptur *f*
直立性蛋白尿 ortho(sta)tische Proteinurie (od. Albuminurie) *f*
直立性低血压 orthostatische Hypotonie (od. Hypotension) *f*, Positionshypotonie *f*
直立性呼吸困难 orthostatische Dyspnoe *f*
直立性调节障碍 orthostatische Regulationsstörung *f*
直立性调节障碍综合征 orthostatisches Regulationsstö-rungssyndrom *n*
直立性心动过速 orthostatische Tachykardie *f*
直立性休克 orthostatischer Schock *m*
直立性紫癜 orthostatische Purpura *f*
直立姿势 Orthostatismus *m*, Orthostase *f*, aufrechte Haltung *f*
直链 normale Kette *f*
直链淀粉 Amylose *f*
直链化合物 Linearverbindung *f*
直链烃 geradkettiger Kohlenwasserstoff *m*
直流[感应]治疗机 gleichströmige Induktionstherapieeinheit *f*
直流变换器 DC-wandler *m*
直流冲击脉冲 DC-Stoßimpuls *m*
直流单臂电桥 Gleichstrom-Singlebrücke *f*
直流单双臂两用电桥 Gleichstrom-Single/Doppelbrücke *f*
直流电 galvanische Elektrizität *f*, Gleichstrom *m*
直流电动机 Gleichstrommotor *m*
直流电非同步除颤 Gleichstrom nicht-synchrone Defibrillation *f*
直流电击 Gleichstromschock *m*
直流电烙器 Galvanokaustik *f*
直流电离子导(透)入[疗]法 Gleichstrom-Iontophorese *f*
直流电疗法 Galvanotherapie *f*, Gleichstrombehandlung *f*, Galvanisation *f*
直流电路 Gleichstrom *m*, DC
直流电内腔灯 Gleichstromendoskop-Birne *f*
直流电试验 galvanischer Test *m*
直流电损害 Gleichstromschaden *m*
直流电休克 Gleichstromschock *m*
直流电浴盆 galvanische Badewanne *f*
直流电熨器 Galvanokauter *m*
直流电熨术 Galvanokaustik *f*
直流放大器 Gleichstromverstärker *m*
直流复射式检流计 optisches pünktliches Gleichstromgalvanometer *n*
直流感应电测定 galvano-faradische Messung *f*
直流感应电检查 galvanisch faradischen aktuellen Untersuchung *f*
直流感应电流 galvano-faradischer Strom *m*
直流感应电试验 galvano-faradischer Test *m*
直流感应脉冲刺激器 galvano-faradischer Impulsstimulator *m*
直流感应治疗机 Galvano-faradisationsapparat *m*
直流计 Galvanometer *m*, Gleichstromzähler *m*
直流数字电压表 gleichströmiges Digitalvoltmeter *n*
直流双臂电桥 gleichströmige Doppelbrücke *f*
直流稳压电源 gleichströmige Konstantspannungsquelle *f*
直流治疗仪 Galvanotherapie-Apparat *m*, Galvanisationsgerät *n*
直模标本 Orthotyp *m*
直镊 gerade Pinzette *f*
直刃虹膜刀 gerader Irismesser *m*
直锐匙型筛窦钳 gerade Löffelzange für Siebbeinhöhle *f*
直闪石 Anthophyllit *m*
直疝 Direktbruch *m*
直疝三角 Hesselbach-Dreieck *n*
直射 Kernschuß *m*
直升[飞]机 Hubschrauber *m*
直升机航空医学 Flugmedizin der Hubschrauber *f*
直生论 Orthogenese *f*
直生胚珠 Ovulum orthotropum *n*
直示高温计 Demonstrationspyrometer *n*
直视 direktes (od. foveales) Sehen *n*, Orthophorie *f*
直视分光镜 geradsichtiges Spektroskop *n*, Geradsicht-spektroskop *n*
直视分离术 Trennung unter dem direkten Sehen *f*
直视钳穿法输精管结扎术 kein-Skalpell Vasektomie *f*
直视下二尖瓣分离术 Mitralkommissurotomie unter dem direkten Sehen *f*, offene Mitralkommissurotomie *f*
直视下睾丸活检术 Hoden Biopsie unter direkter Sicht *f*
直视下活检[术] direkte Sichtbiopsie *f*
直视下矫正术 Korrektion unter dem direkten Sehen *n*
直视下精囊活检术 Vesicula seminalis Biopsie unter direkter Sicht *f*
直视下前列腺活检术 Prostata-Biopsie unter direkter Sicht *f*
直视下清醒(气管)插管 direkter Sicht wach Intubation *f*
直手机 gerades Handstück *n*
Tip-Edge 直丝弓技术 Tip-Edge-Straight-Wire-Technik *f* (差动直丝弓矫正技术)
MBT 直丝弓矫治器 1 MBT Straight-Wire-Apparatur *f*
直体步行的 orthograd (-us, -a, -um)
直条构成线图(佩尔托图) Pareto-Diagramm *n* (佩尔托图)
直条图 Histogramm *n*, Treppenpolygon *n*, Säulendiagramm *n*, Streifendiagramm *n*
直梃 gerader Elevator (od. Hebel) *m*
直腿抬高加强试验 Anheben des gestreckten Beins an verstärkten Test *n*
直腿抬高练习 Lasègue-Test *m*
直腿抬高试验 Anheben-Test des gestreckten Beins *m*
直胃钳 gerade Magenklemme *f*
直无损伤止血钳 gerade atraumatische Gefäßklemme *f*
直系同源基因 orthologe Gene (od. Orthologe *n*) *f*
直细精管 Tubuli seminiferi recti *m pl*
直线 Gerade *f*, gerade Linie *f*
直线[性]的 linear, geradlinig, rectiline (-us, -a, -um)
直线传播 geradlinige Propagation (od. Fortflanzung) *f*
直线的 linear, geradlinig, rectiline (-us, -a, -um)
直线的双倒数作图法 Doppel-reziproke Auftragung der geraden Linie *f*
直线断层线机 Röntgeneinheit der Lineartomographie *f*
直线方程 lineare Gleichung *f*
直线关系 lineare Relation (od. Beziehung) *f*
直线行为 Linearverhalten *n*
直线化 Linearisierung *f*
直线化曲线方程 Linearität der Kurvengleichung *f*
直线回归 lineare Regression *f*
直线回归方程 lineare Regressionsgleichung *f*
直线迷津 lineares Labyrinth *n*
直线描绘测试仪 linearer Zeichentester *m*
直线排列 lineare Anordnung *f*
直线趋势 Linearentwicklung *f*, rechtlinige Tendenz *f*
直线扫描仪 Linearscanner *m*
直线式程序 Linearprogramm *n*
直线梯度洗脱 lineare Gradientenelution *f*

直线体层摄影 Lineartomographie *f*
直线相关 lineare Korrelation *f*
直线相关系数 linearer Korrelationskoeffizient *m*
直线型 Lineartyp *m*
直线型的 linear, geradlinig, rektolinear, rectiline(-us, -a, -um)
直线型分子 lineares Molekül *n*
直线型结构 lineare Struktur *f*
直线型杂化轨函数 linearer Bahndrehimpuls *m*, lineare orbitale Funktion *f*
直线性 Linearität *f*
直线性放大器 Linearverstärker *m*, linearer Verstärker *m*
直线性眩晕 linearer Schwindel *m*
直线眼力拟度评定尺 lineare visuelle Analogskala (Rating-skala) *f*
直线-职能参谋型结构 Stablinienorganisation *f*
直小动脉 gerade Arteriole *f*, Arteriola recta *f*
直小静脉 Venulae rectae *f pl*
直小血管 Vasa recta *f*
直写试验 vertikale Schreibprobe *f*
直形缝合针 gerade chirurgische Nadel *f*
直形杆 gerader Profilstab *m*
直形接骨板 Direktplatten *f pl*
直形内镜 gerades Endoskop *n*
直形压肠板 gerader Darmspatel *m*
直型杆 gerade Gestänge *f pl*
直血管钳 gerade Gefäßklemme *f*
直引丝器 Direktregie *f*
直应(接)胆红素 Cholebilirubin *n*
直跃线荧光 Direktwahl-Fluoreszenz *f*
直针 gerade Nadeln *f pl*
直止血钳 gerade Arterienklemme *f*
直指叩诊法 Orthoperkussion *f*, Goldscheider* Perkussion *f*
直轴式[气孔] diacytischer Typ des Stomas *m*
值 Titer *m*
C 值 C-Wert *m*
CT 值 CT-Wert, CT-Nummer
D0 值 D0-Wert *m*
Fe/Fs 值 Fe/Fs-Wert *m*
i 值 i-Wert *m*
Lod 值 Lod-Auswertung *f*
pH值 pH-Wert *m*, Wasserstoffionen-Exponent *m*, Wasser-stoffionen-Konzentration *f*
值班名册编排程序 Dienstplanprogramm *n*
值班医师 Bereitschaftsarzt *m*
C 值悖理 C-Wert-Paradox *n*
C 值悖论 c Wert-Paradox *n*
Q 值测量仪 Q-Messgerät *n*
职工福利 Wohl der Arbeitnehmern *n*
职工工伤与职业病致残程度鉴定 Beurteilung und Abstufung der durch arbeitsbedingte Verletzungen und Berufskrankheiten verursachten Behinderung *f*
职工医院 Belegschaftskrankenhaus *n*
职能型结构 funktionale Struktur *f*
职权 Autorität *f*
职务测验 Arbeitstest *m*
职务分类 Stelleneinstufung *f*
职务分类表 Stellenbeschreibung *f*
职务分析 Arbeitsanalyse *f*
职业 Beruf *m*, Beschäftigung *f*
职业癌 berufsbedingte Krebserkrankung *f*
职业爱好 Arbeitsvorliebe *f*
职业安全与卫生研究所 nationales Institut der Arbeitsschutz *n*
职业保健护士 Gesundheitspfleger *m*
职业暴露 Berufsexposition *f*
职业变换 Berufswechsel *m*
职业病 Gewerbekrankheit *f*, Ergasiopathie *f*, Berufskrankheit *f*, Technopathie *f*
职业病防治院 Berufskrankheitfürsorgestelle *f*, Institut für Verhütung und Behandlung der Berufskrankheit *n*
职业病门诊 Klinik für die Berufskrankheit *f*
职业病普查 Gesamtübersicht der Berufskrankheiten *f*
职业病学 Arbeitsmedizin *f*
职业才能测试仪 Berufsfähigkeittester *m*
职业测验 Berufstest *m*
职业挫折 beruflicher Rückschlag *m*
职业道德 Berufsethik *f*
职业的 professionell, industriell, beruflich, berufsbedingt, professional(-is, -is, -e)
职业动机 berufliche Motivation *f*
职业毒理学 arbeitsmedizinische Toxikologie *f*
职业发展 beruflicher Werdegang *m*
职业防护 Arbeitsschutz *m*
职业分类 Berufsklassifikation *f*, Berufsgruppeneinteilung *f*
职业辅导 Berufsaufsicht *f*
职业高危人群 berufliche Hochrisikopopulation *f*
职业更新 berufliche Wiedereingliederung *f*
职业供[血]者 Berufsspender *m*
职业顾问 Berufsberater *m*
职业行为 Berufsverhalten *n*
职业环境监测 Umweltüberwachung am Arbeitsplatz *f*
职业活动 berufliche Aktivität *f*
职业计划 Karriereplan *m*
职业技巧训练 berufliche Qualifizierung *f*
职业健康 Arbeitsgesundheit *f*
职业健康风险 berufsbedingtes Gesundheitsrisiko *n*
职业健康护理 Arbeitsgesundheitspflege *f*
职业阶层 Berufshierarchie *f*
职业接触生物限值 biologischer Expositionsgrenzwert, BEL *m*
职业接触限值 beruflicher Expositionsgrenzwert *m*
职业紧张 berufsbedingter Stress *m*
职业禁忌证 berufliche Kontraindikation *f*
职业经历 Berufserfahrung *f*
职业精神病学 Betriebspsychose *f*
职业康复 berufliche Rehabilitation *f*
职业康复训练 berufliche Rehabilitation *f*
职业枯竭 Burnout-Symptom im Job *n*
职业疗法 Beschäftigungstherapie *f*
职业临床心理学 berufliche Klinikpsychologie *f*
职业流行病学 arbeitsmedizinische Epidemiologie *f*
职业流行病学 Berufsepidemiologie *f*
职业流行病学调查 berufliche epidemiologische Abfrage *f*
职业锚 Karriereanker *m*
职业能力倾向 Berufseignungberufliche Eignung *f*
职业能力倾向测验 Berufseignung *f*
职业培训 Berufsausbildung *f*
职业皮肤病学 Berufsdermatose *f*
职业疲溃感 berufliche Erschöpfung *f*
职业疲溃症候群 Burnout-Syndrom *n*
职业偏好 Berufspräferenz *f*
职业评定 Berufsbewertung *f*
职业期望 berufliche Erwartung *f*
职业倾向 berufliche Neigung *f*
职业权力 Beschäftigungsmacht *f*
职业人群健康教育(作业场所健康教育) Gesundheitserziehung für erwerbstätige Bevölkerung *f*
职业伤害 Arbeitsunfall *m*
职业伤害流行病学 Epidemiologie von Arbeitsunfälle *f*
职业肾脏疾病 berufbedingte Nierenkrankheit *f*

职业史 Gewerbeanamnese *f*
职业适向性 Berufseignung *f*
职业适向性试验 Berufseignungstest *m*
职业适应 Berufsanpassung *f*
职业态度 Beschäftigungshaltung *f*
职业特征 Berufseigenschaft *f*, Berufsstigma *n*
职业危害 Berufsnoxen *f pl*
职业危害因素联合作用 kombinierter Effekt der Berufsrisiken *m*
职业卫生 Arbeitshygiene *f*
职业卫生服务 beruflicher Gesundheitsdienst *m*
职业卫生立法 berufliches Gesundheitsrecht *n*
职业卫生信息系统 berufliches Gesundheitsinformationssystem *n*
职业卫生与职业医学 Arbeitsschutz und Arbeitsmedizin *f*
职业相关性哮喘 Berufsasthma *n*
职业心[理]志 berufliche Psychographie *f*
职业心理负荷 psychologische Arbeitsbelastung *f*
职业心理卫生 berufliche Psychohygiene *f*
职业心理学 Berufspsychologie *f*, Arbeitspsychologie *f*
职业兴趣 Arbeitsinteresse *f*
职业兴趣问卷 beruflicher Interessefragebogen *m*
职业性 professionell, beruflich
职业性[耳]聋 Berufstaubheit *f*
职业性癌 Berufskarzinom *n*, Berufskrebs *m*, Industriekrebs *m*
职业性白斑[病] berufliches Leukoderma *n*
职业性白内障 Berufsstar *m*
职业性暴露 Arbeitsexposition *f*
职业性鼻炎 Berufsrhinitis *f*
职业性变态反应 Berufsallergie *f*, Gewerbeallergie *f*
职业性变态反应性肺泡炎 berufliche allergische Alveolitis *f*
职业性布鲁氏[杆]菌病 Berufsbruzellose *f*
职业性传染病 Berufsinfektionskrankheit *f*
职业性春季森林脑炎 berufliche Frühlings-Waldenzepha-litis *f*
职业性痤疮 Berufsakne *f*, Industrieakne *f*, Acne profes-sionalis *f*
职业性的 beruflich, berufsbedingt, industriell, profes-sional (-is, -is, -e)
职业性电光性皮炎 berufsbedingte Dermatitis durch Electroflash *f*
职业性耳鼻喉口腔疾病 berufsbedingte Hals-Nasen-Ohrenkrankheit *f*
职业性放射性疾病 Berufskrankheit durch ionisierende Strahlung *f*
职业性肺癌 beruflicher Lungenkrebs *m*
职业性肺炎 Berufspneumonie *f*
职业性肝血管肉瘤 berufliches Leberangiosarkom *n*
职业性铬鼻病 berufsbedingte Nasenkrankheit durch Chrom *f*
职业性共济失调 berufliche Ataxie *f*
职业性光接触性皮炎(职业性光敏性皮炎) berufsbedingte lichtempfindliche Dermatitis *f*
职业性黑变病 Berufsmelanose *f*
职业性喉病 Berufskrankheit von Kehlkopf *f*
职业性喉炎 Berufslaryngitis *f*
职业性滑囊炎 Berufsbursitis *f*
职业性急性苯的氨基和硝基化合物中毒 Vergiftung der beruflichen akuten aromatische Amino-und Nitroverbindungen *f*
职业性急性钒中毒 berufliche akute Vanadiumvergiftung *f*
职业性急性光气中毒 berufliche akute Phosgenvergiftung *f*
职业性急性甲苯中毒 berufliche akute Toluolvergiftung *f*
职业性急性甲醛中毒 berufliche akute Formaldehyd-Vergiftung *f*
职业性急性拟除虫菊酯类农药中毒 berufliche akute Pyrethroidepestizidevergiftung *f*
职业性急性三氯乙烯中毒 berufliche akute Trichlorethylenvergiftung *f*
职业性寄生虫病 Berufsparasitose *f*
职业性健康监护 berufliche Gesundheitsüberwachung *f*
职业性接触性皮炎 berufliche Kontaktdermatitis *f*
职业性紧张 Berufsanstrengung *f*
职业性精神病学 Arbeits-psychiatrie *f*
职业性痉挛 Beschäftigungskrampf *m*, Professionskrampf *m*
职业性雷诺综合征 berufliches Raynaud* Syndrom *n*
职业性聋 Berufstaubheit *f*
职业性麻痹 Berufslähmung *f*
职业性慢性氯丙烯中毒 berufliche chronische Chloropropan-Vergiftungen *f*
职业性慢性三硝基甲苯中毒 berufliche chronische Trinitrotoluolvergiftung *f*
职业性膀胱癌 berufliches Blasenkarzinom *n*
职业性皮肤癌 Occupationaler Hautkrebs *m*, berufsbedingtes Haut-Karzinom *n*, professionelle Dermatose *f*, Berufsdermatosen *f*
职业性皮肤病 Berufsdermatose *f*, Dermatergose *f*
职业性皮肤溃疡 berufsbedingtes Hautgeschwür *n*
职业性皮肤色素沉着 berufliche Hautpigmentierung *f*
职业性皮肤肿瘤 beruflicher Hautkrebs *m*
职业性皮炎 Berufsdermatitis *f*, Gewerbedermatose *f*, gewerbliche Dermatitis *f*
职业性铅中毒 Berufsbleivergiftung *f*
职业性森林脑炎 berufliche Waldencephalitis *f*
职业性神经[官能]症 Arbeitsneurose *f*; Berufsneurose *f*, Beschäftigungsneurose *f*, Betriebsneurose *f*
职业性肾脏疾病 berufsbedingte Nierenerkrankung *f*
职业性视网膜损伤 berufsbedingte Netzhautverbrennung *f*
职业性嗜神经毒物 beruflicher neurotroper Giftstoff *m*
职业性损害 Arbeitsbeeinträchtigung *f*
职业性损伤 Berufsverletzung *f*
职业性炭疽 Berufsmilzbrand *m*
职业性听力损伤诊断标准 diagnostisches Kriterium der berufsbedingten Schwerhörigkeit *n*, diagnostische Kriterium des berufsbedingten Hörschadens
职业性听力损失 Berufshörverlust *m*
职业性听力障碍 Berufshörstörung *f*
职业性危害预评价 präventive Auswertung der Gefahren am Arbeitsplatz *f*
职业性哮喘 Gewerbeasthma *n*, Berufsasthma *n*
职业性牙侵蚀症 berufliche Zahnerosion *f*
职业性牙酸蚀病 berufsbedingte Zahnerosion *f*
职业性眼病 Berufsaugenleiden *n*, Berufsophthalmopathie *f*
职业性眼球震颤 Berufsnystagmus *m*
职业性药物依赖 berufliche Arzneimittelabhängigkeit *f*
职业性药疹样皮炎 berufsbedingte medicamentosa-ähnliche Dermatitis *f*
职业性应激 Berufsstress *m*
职业性硬皮病 berufliche Sklerodermie *f*
职业性有害因素 Berufsrisiken *n pl*
职业性运动过度 berufliche Hyperkinesie *f*
职业性运动障碍 berufliche Dyskinesie *f*
职业性致癌因素 beruflicher cancerogener Faktor *m*
职业性中毒 gewerbliche Intoxikation *f*, Berufsliche-Vergiftung *f*
职业性中毒性肝病 berufsbedingte toxische Hepatopathie *f*
职业性肿瘤 berufsbedingte Krebserkrankung (Tumor) *f*
职业选择 Berufswahl *f*
职业训练 Berufsausbildung *f*, berufliche Ausbildung *f*
职业压力 Berufsstress *m*
职业医学 Arbeitsmedizin *f*
职业指导 Berufsberatung *f*
职业治疗 Beschätigungstherapie *f*
职业治疗师 Beschäftigungstherapeut *m*
职业智能 professionelle Intelligenz *f*

职业中毒 Berufsvergiftung *f*
职业中毒性肺水肿 Lungenödem infolge gewerblicher Vergiftung *n*
职业中毒性肝病 berufliche toxische Hepatopathie *f*
职业中毒性肾损害 berufliche toxische Nephropathie *f*
职业咨询 Berufsberatung *f*, Karriereberatung *f*
职业咨询师 Berufsberater *m*
职业作业治疗 berufliche Ergotherapie *f*
职责学 Deontologie *f*
植被 Vegetation *f*, Pflanzendecke *f*
植被图 Vegetationskarte *f*
植虫 Pflanzentiere *n pl*
植醇 Phytol *n*
植醇(叶绿醇) Phytol *n*
植骨[术] Knochentransplantation *f*
植皮 menschliche Hauttransplantation *f*
植皮保护器 Schutzvorrichtung für Hautverpflanzung *f*
植皮刀 Dermatom *n*, (Haut-)Transplantationsmesser *n*
植皮刀测厚片 Adipometer *n*
植皮刀的 dermatomisch
植皮刀定厚器 Dickeneichgerät des Dermatoms *n*
植皮刀片 Dermatomklinge *f*, Hauttransplantationsklinge *f*
植皮环钻 Hauttransplantationstrepan *m*
植皮机 Dermatom *n*
植皮镊 Hauttransplantationspinzette *f*
植皮器械包 Hauttransplantationsinstrumentenpaket *n*
植皮术 Derm(at)oplastik *f*, Hauttransplantation *f*, Hautüberpflanzung *f*, Hautübertragung *f*
植皮压板 Hauttransplantationsspatel *m*
植皮用玻璃吸管 Glaspipette für die Hauttransplantation *f*
植皮针 Hauttransplantationsnadel *f*
植入 Pflanzung *f*, Einpflanzung *f*, Insitio(n) *f*, Implantatio(n) *f*
植入[性]胎盘 Placenta accreta(increta s. percreta) *f*
DNA 植入成分 DNA-Einlageelemente *f*
植入窗 Implantationsfenster *n*
植入错位 Fehlstellung des Implantats *f*
植入电极 Implantationselektrode *f*
植入法 Pflanzung *f*, Einpflanzung *f*, Insitio(n) *f*, Implanta-tio(n) *f*
植入关节成形术 Interpositions-Arthroplastik *f*
植入假体 Implantatprothese *f*
植入片 Implantat *n*
植入片剂 Implantationstablette *f*
植入器械 Implantat *f*
植入前胚胎遗传学筛查 Präimplantationsdiagnostik *f*
植入前期 Präimplantationsphase *f*
植入前诊断 Präimplantationsdiagnostik *f*
植入式除颤器 implantierbarer Defibrillator *m*
植入式传感器 implantierbarer Sensor *m*
植入式给药装置 implantierbare Arzneimittel-Zuführungsvorrichtung *f*
植入式起搏器 Impiantationsschrittmacher *m*
植入式起搏器体外脉率控制器 Ratekontroller der Implantationsschrittmacher *m*
植入式人工肺 implantierte künstliche Lunge *f*
植入式心脏复律除颤器 implantierbarer Kardioverter-Defibrillator *m*
植入式药物输注装置 implantierbares Arzneimittel-Verabreichungsverfahren *n*
植入式自动心脏复律除颤器 automatischer implantierbarer Kardioverter-Defibrillator *m*
植入思想 implantierter Gedanke *m*
植入体 Implantat *f*
植入体保护装置 Implantat-Schutzvorrichtung *f*
植入窝 Implantationsbett *n*, Implantationsareale *f*
植入物 Implantat *n*
植入型心率转复除颤器 implantierbarer Kardioverter-Defibrillator *m*
植入性材料 implantierbares Material *n*
植入性关节成形术 implantierbare Arthroplastie *f*
植入性虹膜囊肿 Implantationsiriszyste *f*
植入性抗原 gepflanzte Antigene *f*
植入性囊肿 Implantationszyste *f*
植入性胎盘 Placenta accreta *f*
植入性助听器 Implantationshörgerät *n*
植入转移 Implantationsmetastase *f*
植生克雷伯菌 Klebsiella planticola *f*, K. planticola *f*
植酸 Phytansäure *f*, Phytinsäure *f*, Acidum phyticum *n*
植酸钙镁 Phytin *n*
植酸酶 Phytase *f*
植酸盐 Phytat *n*
植烷酸 Phytansäure *f*
植烷酸蓄积症 Speicherkrankheit der Phytansäure *f*
植烷酸盐 Phytanat *n*
植烷酸贮积症(雷夫叙姆(Refsum)综合征) Phytansäure-Ablagerung *f*, Refsum*-Syndrom *n*(多神经炎型遗传性运动失调,遗传性共济失调性多发性神经炎样病)
植物 Pflanze *f*
植物溶液培养 Wasserkultur der Pflanzen *f*
植物白蛋白 Phytalbumin *n*
植物孢子 Pflanzenspore *f*
植物保护 Pflanzenschutz *m*
植物标本室 Herbarium *n*
植物病 Phytopathie *f*
DNA 植物病毒 DNA-Pflanzenvirus *n*
植物病毒 pflanzenpathogene(od. phytopathogene) Viren *n pl*
植物病理学 Phytopathologie *f*
植物病原菌 Phytopathogen *n*
植物残滓 Trümmer *m pl*, Debris
植物醇 Phytol *n*
植物雌激素 phytoestrogen Phytoestrogen *n*
植物蛋白[质] Pflanzenprotein *n*, Pflanzenalbumin *n*, Pflanzeneiweiß *n*
植物的 botanisch, vegetativ, vegetabil(isch)
植物地理学 Phytogeographie *f*
植物毒素 Pflanzengifte *n pl*, Phytotoxin *n*
植物毒素中毒 Phytotoxinismus *m*
植物毒物 Pflanzengifte *n pl*
植物分类学 Phytotaxonomie *f*, Phytotaxologie *f*
植物[粪]石 Phytobezoar
植物固醇 Phytosterol *n*
植物光化性皮炎 Phytophotodermatitis *f*
植物过敏原 Phytoanaphylaktogen *n*, Phytosensibilisino-gen *n*
植物过氧化物酶 Pflanzenperoxidase *f*
植物合成乳 Pflanzenmilch *f*
植物黑素 Phytomelan *m*
植物红细胞凝集素 Phytohämagglutinin *n*
植物化学 Phytochemie *f*
植物化学分类学 pflanzliche Chemotaxonomie *f*
植物化学物 Phytochemikalien *f pl*
植物基因工程 Pflanzengentechnik *f*
植物基因工程表达载体 Expressionsvektor der Pflanzengentechnik *m*
植物基因工程载体 Vektor der Pflanzengentechnik *m*
植物基因克隆载体 Klonierungsvektor des Pflanzengens *m*
植物激素 Pflanzenhormone *n pl*, Phytohormone *n pl*, pflanzliche Hormone *n pl*
植物极 vegetativer Pol *m*
植物甲萘醌 Phytomenadion(um) *n*, Phytonadion *n*, Vitamin

Kj *n*
植物碱 pflanzliche Base *f*, Pflanzenalkali *n*, Pflanzenalkaloid *n*
植物解剖学 Anatomie der Pflanzen *f*, Pflanzenanatomie *f*
植物界 Pflanzenreich *n*
植物抗毒素 Pflanzenantitoxin *n*
植物硫酸肽 Phytosulfokin, PSK *n*
植物芒刺 Widerhaken *m*
植物凝集(血)素 Phytohämagglutinin, PHA, phytoagglutinin, Lektin *m*
植物凝集素 Phytohämagglutinin *n*(红肾豆凝集素)
植物皮炎 Pflanzendermatitis *f*
植物器官培养 pflanzliche Organkultur *f*
植物鞘氨醇 Phytosphingosin *n*
植物区系 Flora *f*
植物群落 Pflanzengemeinschaft *f*, Pflanzengesellschaft *f*
植物群落地理学 Geographie der Pflanzengesellschaft *f*
植物日光性皮炎 Phyto-photodermatitis *f*
植物乳汁 Kautschukmilch *f*
植物色素 Chromophyil *n*
植物杀菌素 Phytoncid *n*
植物上生的 phytogen
植物神经 Innennerven *m pl*, vegetativer (od. autonomi-scher) Nerv *m*
植物神经病 autonome Neuropathie *f*
植物神经丛 vegetativer Nervenplexus (od. Neuroplexis) *m*, vegetatives Nervengeflecht *n*
植物神经反射 vegetativer (od. autonomischer) Reflex *m*
植物神经反射性癫痫 vegetative (od. autonomische) Reflex-epilepsie *f*
植物神经反应 vegetative Neuroreaktion *f*
植物神经功能紊乱 Störung der vegetativen Nervenfunk-tion *f*
植物神经检查 Untersuchung des vegetativen Nervs *f*
植物神经节 vegetative (od. autonome) Ganglien *n pl*
植物神经节药物 Arzneimittel für vegetative (od. autonomische) Ganglien *n pl*, vegetative Ganglionika *n pl*
植物神经鞘糖脂 Phytoglycosphingolipid *n*
植物神经紊乱 vegetative Nervenstörung *f*
植物神经系统 vegetatives (Nerven-) System *n*, Vegetativum *n*
植物神经系统肌病 Myopathie des vegetativen Nervensystems *f*
植物神经系统药 vegetative Nervensystem-Drogen *f pl*
植物神经性癫痫 vegetative (od. autonomische) Epilepsie *f*
植物神经性面头痛 automatische Gesichtsneuralgie *f*
植物神经药物 Arzneimittel für vegetative Nerven *n*
植物神经中枢 autonomisches Zentrum *n*
植物生化分类学 Taxonomie der Phytobiochemie *f*
植物生理学 Phytophysiologie *f*, Physiologie der Pflanzen *f*
植物生物化学 Phytobiochemie *f*
植物生长激素 Auxine *n pl*
植物生长素 Auxin *n*
植物生长调节剂 Wachstumsregulator der Pflanzen *m*
植物生长阻滞剂 Pflanzewachstumshemmer *m*
植物糖原 Phytoglykogen *n*
植物糖脂 Phytoglycolipid *n*
植物体内寄生物 endophytischer Parasit *m*
植物天然毒素 Toxine pflanzlicher Herkunft *n pl*
植物调查 Botanisierung *f*
植物蜕皮激素 Phytoecdyson *n*
植物蜕皮素 Phytoecdyson *n*
植物细胞半连续培养 halbstetige Pflanzenzellkultur *f*
植物细胞的分批培养 Batchkultur der Pflanzenzelle *f*
植物细胞分裂素 Phytocytomin *n*
植物细胞工程 pflanzliche Zellentechnik *f*
植物细胞固定化培养 immobilisierte Pflanzenzellkultur *f*
植物细胞连续培养 kontinuierliche Pflanzenzellkultur *f*
植物细胞培养 pflanzlicher Zellenanbau *m*
植物细胞培养产物 Produkt der Pflanzenzellkultur *f*
植物细胞培养基 Medium der Pflanzenzellkultur *f*
植物细胞融合 Fusion der Pflanzenzelle *f*
植物细胞悬浮培养 Suspensionskultivierung der Pflanzenzelle *f*
植物纤维 Pflanzenfaser *f*
植物纤维蛋白 Pflanzenfibrin *n*, Glutenfibrin *n*
植物纤维滤材 nitermedium von Pflanzenfaser *n*
植物性 Vegetalität *f*, Pflanzlichkeit *f*
植物性蛋白质 Pflanzenprotein *n*, Pflanzenalbumin *n*, Pflanzeneiweiß *n*
植物性的 botanisch, vegetativ, vegetabil (isch), pflanzlich
植物性动物 Pflanzentiere *n pl*
植物性毒素 Pflanzengift *n*, Phytotoxin *n*
植物性毒物 Pflanzengift *f*
植物性粉尘 Pflanzenstaub *m*
植物性肌浆球蛋白 Pflanzenmyosin *n*
植物性抗肿瘤药 pflanzliches Antineoplastikum *n*
植物性类网织细胞增生症 pflanzliches Retikuloid *n*
植物性膳食 Pflanzendiät *f*
植物[性]神经 autonomer Nerv, vegetativer Nerv *m*
植物性神经功能 vegetative (od. autonomische) Nerven-funktion *f*
植物性神经机(功)能病 vegetative Neurose *f*
植物性神经系 pflanzliches Nervensystem *n*
植物性神经系统 vegetatives (Nerven-) System *n*, Vegetativum *n*
植物性神经障碍 Vegetose *f*
植物性食品 Pflanzennahrung *f*
植物性食物 Pflanzenspeise *f*
植物性营养 Pflanzenernährung *f*
植物性状态 Pflanzenzustand *f*
植物学 Botanik *f*, Phytologie *f*, Pflanzenkunde *f*
植物血[细胞]凝[集]素 Phytohämagglutinin *n* (PHA), Lektine *n pl*, Lectin *n*
植物血凝素皮[肤]试验 Phytohämagglutinin-Hauttest *m* (PHA-Hauttest)
植物血凝素受体 Phytohämagglutinin-Akzeptor *m*
植物血清学 Phytoserologie *f*
植物血细胞凝集素 Phytohämagglutinin *n*
植物药 Pflanzendroge *f*
植物药疗法 Phytotherapie *f*
植物胰岛素 Pflanzeninsulin, *n*
植物遗传学 Pflanzengenetik *f*, Phytogenetik *f*
植物引起皮炎 Pflanzen-induzierte Dermatitis *f*
植物油 Pflanzenfett *n*, pflanzliches Öl *n*
植物原[因]病 Phytonose *f*
植物甾醇 Pflanzensterole *f*
植物甾醇类 Phyto (chole) sterin *n*, Phytosterol *n*
植物粘胶 Mucilago *f*
植物治疗法 Phytosanierung *f*
植物致病性真菌 pflanzliche pathogene Pilze *f*
植物中毒 Phytotoxinismus *m*, Vergiftung durch Pflanze *f*
植物种质保存 Reservat der pflanzlichen Keimplasma *n*
植物状态 Pflanzenzustand *m*
植物资源保护 Erhaltung der Pflanzenressourcen *f*
植物组织培养 Pflanzengewebekultur *f*
植株培养 Pflanzenkultur *f*
殖前板 prägenitale Platte *f*
跖 Fußsohle *f*, Mittelfuß *m*, Sohle (nfläche) *f*, Metatarsus *m*, Pedion *n*, Planta (pedis) *f*
跖[骨]痛[症] Metatarsalgie *f*, Sohlenschmerz *m*, Pedionalgia *f*, Plantarneuralgie *f*, Morton* (-Dudley*) Krankheit *f*
跖背动脉 Arteriae metatarseae dorsales *f pl*

跖背静脉 Venae metatarseae dorsales *f*
跖的 plantar *pl*, antar(-is, -is, -e), metatarsal, metatarsal(-is, -is, -e)
跖反射 metatarsaler Reflex *m*, Fußsohlenreflex *m*, Plantarreflex *m*
跖方肌 viereckiger Sohlenmuskel *m*, Musculus quadratus plantae *m*
跖跗关节骨折脱位 Luxations-Fraktur des Tarsometatar-salgelenks *f*
跖跗关节损伤 Lisfranc-Verletzung *f*
跖跗关节脱位 Luxation des Tarsometatarsalgelenks *f*
跖弓 Fußgewölbe *n*, Arcus plantaris
跖沟状角皮病 rissige Fersen *f*
跖骨 Mittelfußknochen *m pl*, Metatarsalen *n pl*, Metatar-salia *n pl*
跖骨背侧韧带 Ligamenta metatarsea dorsalis *n pl*
跖骨底动脉 Arteriae metatarseae plantares *f pl*
跖骨封闭 Mittelfußknochen-Block *m*
跖骨骨间韧带 Ligamentum metatarsalia interossea *n*
跖骨骨折 Metatarsalfraktur *f*
跖骨间关节 Intermetatarsalgelenke *n pl*, Articulationes intermetatarseae *f pl*
跖骨间韧带 Ligamenta metatarsea interossea *n pl*
跖骨间隙 Spatia interossea metatarsi *n pl*, Interstitia interossea metatarsi *n pl*, Spatia plantaria *n pl*
跖骨截骨术 Mittelfußknochenosteotomie *f*
跖骨颈截骨术 Osteotomie an Hals des Mittelfußknochens *f*
跖骨内翻软组织矫形术(足汤姆森手术) Thomson* Fußbedienung *f*
跖骨疲劳骨折 Ermüdungsfraktur der Metatarsale *f*, Marschfraktur der Metatarsale *f*
跖骨融合症 Mittelfußknochen-Fusion-Krankheit *f*
跖骨深横韧带 Ligamentum metatarseum transversum profundum *n*
跖骨损伤 Mittelfußknochen-Verletzung *f*
跖骨体 Mittelfußknochenschaft *m*, Os metatarseale *n*
跖骨痛症 Mittelfußknochenschmerz *m*
跖骨头骨骺 Metatarsalköpfchen-Epiphyse *f*
跖骨头骨骺无菌性坏死 aseptische Nekrose der Metatarsalköpfchen-Epiphyse *f*
跖骨头骨软骨病 Mittelfußknochen-Rachitis *f*
跖骨头骨软骨炎 Mittelfußbruch-Polychondritis *f*
跖骨楔形截骨术 Mittelfußknochen-Keil-Osteotomie *f*
跖骨斜行截骨术 schräge Osteotomie des Mittelfußknochens *f*
跖骨应力骨折 Stressfraktur vom Metatarsale *f*
跖骨足底韧带 Ligamenta metatarsea plantaria *n pl*
跖管综合征 Tarsaltunnelsyndrom *n*
跖肌 Sohlenmuskel *m*, Musculus plantaris *m*
跖肌肌腱滑囊炎 Schleimbeutelentzündung der Plantarissehne *f*
跖肌腱移植 Transplantation der Plantarissehne *f*
跖肌腱移植[术] Transplantation der Plantarissehne *f*
跖间神经瘤 intermetatarsales Neurom *n*
跖腱膜 Fußsohlenaponeurose *f*, Plantaraponeurose *f*, Aponeurosis plantaris *f*
跖腱膜断裂 Ruptur der Plantaraponeurose *f*
跖腱膜挛缩 Kontraktur der Plantaraponeurose *f*
跖腱膜切开术 Plantaraponeurotomie *f*
跖腱膜松解 Release des Plantaraponeurose *n*
跖腱膜纤维瘤病 Fibromatose der Plantaraponeurose *f*
跖腱膜炎 Plantaraponeurositis *f*
跖筋膜切断术 plantare Fasziotomie *f*
跖筋膜切开术 plantare Fasziotomie *f*
跖筋膜纤维瘤病 Fibromatose der Plantarfaszie *f*
跖筋膜炎 Plantarfasciitis *f*
跖梅毒疹 Plantarsyphilid *n*
跖内收内翻畸形 Varusdeformität der plantaren Adduktion *f*
跖浅横韧带 Ligamentum metatarseum transversum superficiale *n*
跖球 Fußballen *m pl*
跖屈 Plantarflexion *f*
跖屈反射 Plantarflexion-Reflex *f*
跖神经 Plantarnerv *m*
跖骰关节 plantares Kalkaneokuboidgelenk *n*
跖围 metatarsaler Leibesumfang *m*
跖纹 Plantarstreifen *m*
跖纹型 Plantarform *f*
跖纤维织炎 Plantarfibrositis *f*
跖楔状关节 plantares keilförmiges Gelenk *n*
跖疣 Fußwarze *f*, Verruca plantae(s. plantaris) *f*
跖长韧带 Ligamentum plantare longum *n*
跖趾的 metatarsophalangeal *n*
跖趾关节 Zehengrundgelenke *n pl*, Metatarsophalangeal-gelenke *n pl*, Articulationes metatarsophalangeae *f pl*
跖趾关节侧副韧带 Seitenband des Metatarsophalangealgelenks *n*
跖趾关节关节囊 Gelenkkapsel des Metatarsophalangealgelenks *f*
跖趾关节离断术 Exartikulation des Metatarsophalangealgelenks *f*
跖趾关节囊 MTP-Gelenkkapsel *f*
跖趾关节损伤 Verletzung des Metatarsophalangealgelenks *f*
跖趾关节脱位 Luxation der Metatarsophalangealgelenke *f*
跖趾关节移植 Transplantation des Metatarsophalangealgelenks *f*
跖足底动脉 Arteriae metatarseae plantares *f pl*
跖足底固有动脉 Arteria digitales plantares propriae *f*
跖足底静脉 Venae metatarseae plantares *f pl*
跖足底总动脉 Arteria metatarsea plantaris communis *f*

zhǐ 止只芷纸指趾酯

止喘药 Antiasthmatikum *n*
止涎药 Antisialika *n pl*
止点性跟腱炎 BDC Achillessehnenentzündung *f*
止汗的 antihidrotic(-us, -a, -um), antisudorific(-us, -a, -um)
止汗药(剂) Schweißmittel *n pl*, Antidiaphoretika *n pl*, Antihydrotika *n pl*, Ant(i)hidrotika *n pl*, Anthyperidroti-ka *n pl*
止回阀 Rückschlagventil *n*
止痉的 antispastisch, antispasmodisch, antispasmodic(-us, -a, -um)
止痉剂 Antispastika *n pl*, Antispasmodika *n pl*
止咳糖浆 Hustensirup *m*
止咳药 hustenstillendes Mittel *n*
止渴药 Antidiptika *n pl*, Adipsa *n pl*
止痢药 Antidysenterika *n pl*
止呕(吐)的 antiemetisch, erbrechenstillend, antemitic(-us, -a, -um)
止呕(吐)剂 Anemetika *n pl*, Ant(i)emetika *n pl*
止呕灵 Sulpirid(um) *n*, Dogmatil *n*
止泡吸入剂 schaumhemmendes Inhalationsmittel *n*
止乳药 Lactifugum(remedium) *n*
止痛的 analgetisch, schmerzstillend, anodyn(-us, -a, -um)
止痛法 Analgesie *f*, Analgesia *f*
止痛剂 Analgetikum *n*
止痛剂滥用 Schmerzmittelmissbrauch *m*
止痛药 analgetisches Mittel *n pl*, Analgetika *n pl*, Anody-na *n pl*
止痛药肾病变 Analgetika-Nephropathie *f*
止痛药物 Analgetikum *n*
止吐处理 antiemetisches Management *n*
止吐药, 止吐的 Antiemetikum *n*
止涎剂 Antisialogogum *n*
止泻的 antidiarrhoic(-us, -a, -um)
止泻剂 Antidiarrhoikum *n*

止泻木碱 Holarrhinin *n*
止泻木明 Holarrhimin *n*
止泻药 Antidiarrhoika *n pl*, Stopfmittel *n pl*, Obstruentia *n pl*, Obstipatia *n pl*
止血 Hämostase *f*
止血[法] Blutstillung *f*, Anastaltik *f*, Anastalsis *f*, Hämostase *f*, Hämostaxis *f*
止血[法] Hämostase *f*, Blutstillung *f*
止血扁桃体切除器 hämostatisches Tonsillektom *n*
止血带 Abschnürbinde *f*, Tourniquet *n*, Aderpresse *f*, Ex-pulsionsbinde *f*, arteriales Prelum *n*
止血带试验 Tourniquet-Test *m*
止血带性麻痹 Blutsperre-Lähmung *n*
止血带止血法 Blutstillung mit dem Tourniquet *f*
止血的 blutstillend,(hämo)styptisch, hämostatisch, haemostyptic (-us, -a, -um), haemostatic (-us, -a, -um)
止血定 Dicynone *n pl*, Dicynene *n pl*
止血芳酸 Paraaminomethylbenzoesäure A (PAMBA)
止血粉 blutstillendes Pulver *n*
止血缝合 Gefäßnaht *f*, Gefäßsutur *f*
止血环酸 Tranexamsäure *f* (TAMCHA), trans-AMCHA *f*, Ugurol *n*, Acidum tranexamicum *n*
止血机制 Mechanismus der Blut(ungs)stillung *m*
止血剂(药) Blutstillungsmittel *n pl*, Styptika *n pl*, Häm-(at)ostatika *n pl*, Hämostyptika *n pl*
止血夹 Klip(p) *m*
止血夹放置器 Klippständer *m*
止血棉 blutstillende Baumwolle *f*, Gossypium haemosta-ticum (s. stypticum) *n*
止血镊 Arterienklemme *f*, Gefäßklemme *f*
止血器 Hämostat *m*, Arterienklemme *f*, Gefäßklemme *f*
止血钳 Hämostat *m*, Gefäßklemme *f*, Arterienklemme *f*
止血散 blutstillendes (od. hämostyptisches) Pulver *n*
止血纱布 blutstillender (od. hämostatischer) Mull (od. Gaze *f*) *m*
止血栓子 Gefäßstopfen, Gefäßpropf
止血药 Hämostatikum *n*
止痒的 antipruriginös, juckreizstillend
止痒剂 Antipruritikum *n*
止痒药 Antiknesmatika *n pl*, Antipruriginosa *n pl*
止痒药 Antipruritikum *n*
只读存储器 Lesespeicher *m*
芷香酮 Ionon *n*
纸板 (Papier-)Pappe *f*, Pappdeckel *m*, Lamina orbitalis (papy-racea) *f*
纸笔测验 schriftlicher Test *m*
纸笔迷津 Papier-Bleistift-Labyrinth *n*
纸笔智力试验 schriftlicher Intelligenztest *m*
纸层析 Papierchromatographie *f*
纸层析法 Papierchromatographie *f*, (PC)
纸带 Papierband *n*
纸带穿孔机 Streifenlocher *m*
纸袋重复呼吸 Papierbeutel-Wieder einatmen *n*
纸电泳 Papierelektrophorese *f*
纸电泳[法] Papierelektrophorese *f*, Elektrophorese auf Papier *f*
纸电泳分离法 Trennung von Papierelektrophorese *f*
纸介[质]电容器 Papierkondensator *n*, Papierkondensor *m*
纸巾 Küchenpapier *pl*, Papierhandtuch *n*
纸膜包装机 Verpackungsmaschine der Papierfilm *f*
纸片(条)法 Papierstreifenmethode *f*
纸片扩散法 Schreiben-Diffusionstest *m*
纸片敏感度 Plattenempfindlichkeit *f*
纸片抛光 Polieren der Papierscheiben *n*
纸砂片 Papierscheibe *f*, Papierplatte *f*
纸砂片夹轴 Mandrin der Papierscheibe *f*
纸上成文数据 schriftliche Dokumentationsdaten *f pl*
纸上蛋白电泳法 Papierelektrophorese der Serumproteinen *f*
纸上电泳 Papierelektrophorese *f*
纸上电泳法 Papier-Elektrophorese *f*
纸上电泳仪 Papierelektrophorese-Apparat *m*
纸上过滤 Papierfiltration *f*
纸上迷宫(波蒂厄斯迷宫试验) Porteus* Labyrinth *n* (以铅笔在图纸上探索)
纸上色层分析法 Papierchromatographie *f* (PC)
纸[上]色谱法 Papierchromatographie *f*
纸型片机 Tablettenmaschine des Papiertyps *f*
纸样[胎]儿 Papierfrucht *f*, Fetus papyraceus *m*
纸样板 Lamina papyracea *f*, Lamina orbitalis *f*
纸样板损伤 Verletzung der Lamina papyracea *f*
纸质X线暗盒 Papierröntgenfilmkassette *f*
纸质的 papierartig, papierartig
纸质木耳 Auricularia papyracea *f*
指 Finger *m pl*, Digiti manus *m pl*
指(趾) Finger *m*, Zeh *m*
指(趾)骨 Phalanx *f*, Fingerglied *n*, Zehenglied *n*
指(趾)骨切除术 Phalangectomie *f*
指(趾)骨缺少 Hypophalangism *f*
指(趾)甲 Fingernagel *m*, Nagel *m*, Unguis *n*
指(趾)甲 Nagel, Nagelkörper
指(趾)甲角质层 Hornschicht des Nagels *f*
指(趾)甲砷 Arsengehalt im Nagel *n*
指(趾)甲生发层 Nagelkeimschicht *f*
指(趾)甲下的 subungual
指(趾)甲异位[症] Paronychose *f*, Onychoheterotopie *f*
指(趾)甲营养不良 Nageldystrophie *f*
指(趾)间表皮癣 interdigitale Epidermophytie *f*
指(趾)间藏毛窦 Zwischenfingerhaartaschenerkrankung *f*
指(趾)间关节 Interphalangealgelenk *n*
指(趾)间隙 Interdigit *n*
指(趾)间真菌病 Interdigital-Mykose *f*, Dermatophytose *f*
指(趾)节减少症 Hypophalange *f*
指(趾)弯曲 Klinodaktylie *f*
指(趾)硬皮病 Sklerodaktylie *f*
指(趾)用接骨螺钉 Schraube der Phalanx *f*
指(趾)粘液囊肿 digitale Schleimzyste *f*
指(趾)长短不均 Anisodactylus *m*
指(趾)长短不均的 anisodaktyl
指背动脉 Arteriae digitales dorsales manus *f pl*
指背腱膜 Extensorexpansion *f*
指背静脉 digitale dorsale Venae *f pl*
指背皮瓣 Handrückenfingerbereich-Lappen *m*
指背神经 Nervi digitales dorsales *m pl*
指鼻试验 Finger-Naseversuch *m* (FNV)
指标 Index *m*, Parameter *m*
指侧皮瓣 seitlicher digitaler Lappen *m*
指导 Anleitung *f*, Beratung *f*, Leitung *f*, Führung *f*
指导(令)学说 Instruktionstheorie *f*
指导RNA GUID RNA, gRNA *f*
DNA指导的DNA聚合酶Ⅰ DNA-gerichtete DNA-Polymerase Ⅰ *f*
DNA指导的DNA聚合酶 DNA-gerichtete DNA-Polymerase *f*
DNA指导的RNA聚合酶 DNA-gerichtete RNA-Polymerase *f*
RNA指导的DNA聚合酶(逆转录酶) RNA-gerichtete DNA-Polymerase *f*
指导功能锻练 übung der Weisung-Funktionen *f*
指导-合作型 Anleitung-Kooperationsmodell *n*
指导价格 Richtpreis *m*
指导思想 Leitgedanke *f*
指导协议保健 plangerichtete Pflege *f*

指导性 Direktionalität *f*
指导性残留量 Instruktionsniveau *n*
指导性集体相互作用 Interaktion in geführter Gruppe *f*
指导性计划 wegweisendes Programm *n*
指导性心理治疗 direktive Psychotherapie *f*
指导性预防干预 wegweisende präventive Intervention *f*
指导语 Anweisung *f*, Anleitung *f*
指导诊所 Leitklinik *f*
指的 digital, digital(-is, -is, -e)
指点 Verweis *m*
指点试验 Zeigetest *m*
指定比对方法 festgelegte Vergleichsmethode *f*
指定任务 Aufgabe *f*
指定作业疗法 Aufgabetherapie *f*
指动脉皮瓣 digitaler Arterielappen *m*
指端并指 Syndaktylie der Fingerspitzen *f*
指端肥大症 Akromegalie *f*, Akropachie *f*, Akromegalia *f*
指端光电脉波图检查 Finger-Plethysmographie *f*
指端光电脉波图 Finger-Plethysmogramm *n*
指端光电容积血流脉搏波形信号 photoplethysmographisches Signal *n*
指端挤压 Spitzgriff *m*
指端交叉并指 Fingertip-Kreuz und bezieht sich auf *m*
指端缺损 Fingerspitzendefekt *m*
指端损伤 Fingerspitze-Verletzungen *f pl*
指端硬化 Sklerodaktylie *f*
指短粘连畸形 Synbrachydaktylie *f*
指腹 Fingerkuppe *f*
指腹捏 Pulpa/Ulnarpinch *f*
指腹缺损 defekte Fingerkuppe *f*
指根神经阻滞麻醉 Leitungsanästhesie der Fingerwurzel *f*, Oberst* Anästhesie *f*
指骨 Fingerknochen *m pl*, Phalanges *f pl*, Phalanges *f pl*, Phalangen *f pl*, Ossa digitorum manus *n pl*
指骨锉 Feile der Phalanx *f*
指骨底 Basis phalangis *f*
指骨骨膜起子 Knochenschaber des Fingers *m*
指骨骨髓炎 Fingerknochen-Osteomyelitis *f*
指骨骨折 Fingerfraktur *f*
指骨骨折内固定术 innere Fixation der Fingerfraktur *f*
指骨固定器 Fingerfixierklammer *f*, Fingerextensionsklammer *f*
指骨滑车 Trochlea phalangis *f*
指骨间关节 Interphalangealgelenke *n pl*
指骨结核 Tuberkulose-Phalanx *f*
指骨拉钩起子 Flngerknochenhaken und Fingerknoche-nelevatorium *m* und *n*
指骨缺损 Phalanx-Defekt *m*
指骨融合 Synphalangism *f*, Synphalangia *f*
指骨体 Corpus phalangis *n*
指骨头 Kopf der Fingerknochen *m*, Caput der Phalanx-Proximales *n*
指骨延长 Phalangenverlängerung *f*
指骨砧子 Amboss der Phalanx *m*
指关节 Interphalangealgelenke *n pl*, Articulationes inter-phalangeae manus *f pl*
指关节扭伤 Fingerverstauchung *f*
指关节屈曲矫形器 Interphalangealgelenk-Flexion-Orthese *f*
指关节融合 Knuckles-Integration *f*
指关节伸展形器 Interphalangealgelenk-Erweiterung-Orthese *f*
指关节脱位 Fingerluxation *f*
指滑膜鞘 Vagina synovialis digitorum *f*
指簧 Fingerfeder *m*
指绘画 Finger-Gemälde *f*
指甲 Fingernagel *m*, Nagel *m*, Unguis *m*
指甲拔出器 Nageleisen *n*
指甲拔除 Nagel entfernen, Nagel herauszuziehen
指甲板 Nagelplatte *f*
指甲边缘 Rand des Nagels *m*
指甲-髌骨综合征 Nagel-Patella(mangel) Syndrom *n*, Onycharthrose *f*
指甲锉 Nagelfeile *f*
指甲的 ungual, unguinal
指甲雕塑 Nagel-Skulptur *f*
指甲分割剪刀 Split-Nagelschere *f*
指甲痕 Fingernagel-Impression *f*, Fingernageleindruck *m*
指甲弧影 Nagelhalbmond *m*, Lunula unguis *f*
指甲花 Lawsonia inermis(s. alba) *f*, Alhenna *f*, Hennastrauch
指甲花醌 Lawson *n*
指甲花属 Lawsonia *f*
指甲花叶 Lawsonia *f*
指甲畸形 Nagel-Fehlstellung *f*, Nagel-Deformität *f*
指甲检查 Untersuchung des Fingernagels *f*
指甲检验 Nageluntersuchung *f*
指甲剪 Nagelschere *f*
指甲剪 Nagelschneider *m*, Nagelschere *f*
指甲鉴定 Fingernagelidentifizierung *f*
指甲裂伤 Nagel-Lazeration *f*
指甲毛细管搏动描记器 Onychograph *m*
指甲美容 Nagelpflege *f*
指甲面不平 ungleiche Nageloberfläche *f*
指甲钳 Nagelzange *f*
指甲去除 Nagelentfernung *f*
指甲人工修复学 Künstliche Nagelprothetik *f*
指甲如 ungual, ungual(-is, -is, -e)
指甲上皮 Nagelhäutchen *n*, Epionychium *n*, Eponychium *n*
指甲下的 subungual, subungual(-is, -is, -e)
指甲下骨疣(指甲下外生骨疣) subunguale Exostose *f*
指甲下脓肿 subungualer Abszeß *m*
指甲下血肿引流术 Dränage des subungualen Hämatoms *f*
指甲压迫 Fingernageleindruck *m*
指甲样的 nagelförmig
指甲移植 Nageltransplantation *f*
指甲异位 Paronychosis *f*, Onychoheterotopia *f*
指甲油 Nagellack *m*
指甲油皮炎 Nagellack-Dermatitis *f*
指甲油清除剂 Nagellackentferner *m*
指甲抓伤 Kratzer des Fingernagels *m*
指尖 Fingerkuppe *f*, Fingerspitze *f*
指尖触诊 Fingerspitzenpalpation *f*
指尖点 Dactylion *n*
指尖坏疽 Fingerkuppengangrän *f*
指尖容积脉波 plethysmographische Pulswelle der Fingerspitzen *f*
指尖容积脉搏图 Pulsationsplethysmogramm der Fingerspitzen *n*
指尖损伤缝[合]术 Naht der Fingerspitzeverletzung *f*
指间的 interphalangeal, interphalange(-us, -a, -um), in-terdigital(-is, -is, -e)
指间关节固定术 Arthrodese der Interphalangealgelenke *f*
指间关节扭伤 Verstauchung der Interphalangealgelenke *f*, Fingerverstaung *f*
指间关节脱位 Luxation der Interphalangealgelenke *f*, Fingerluxation *f*
指间区 Zwischenfingerbereich *m*
指间纹型 interdigitales Muster *n*
指腱鞘脓炎 Paronychie tendinosa *f*
指矫形术 Orthodigitus *m*
指节 Fingerglied *n*, Maniphalanx *f*

指节垫 Flngergliederpolster *n*
指节间的 interphalangeal, interphalange(-us, -a, -um)
指痉病 Athetose *f*, Athetosis *f*
指痉病的 athetotisch, athetic(-us, -a, -um)
指痉病样的 athetoid, athetotisch
指痉挛 Daktylospasmus *m*, Fingerkrampf *m*, Zehenkrampf *m*
指静脉弓 Arcus venosi digitales *m*
指距 Fingerabstand *m*
指距拇指与小指尖的 Dodrans *m*
指距障碍 Dysmetrie *f*
指锯 Fingersäge *f*
指叩诊 Fingerpercussion *f*
指令 Instruktion *f*, Befehl *m*
指令带 Befehlbandmaß *n*
指令分钟通气量 maschinelles Minutenvolumen *n*
指令神经元 Kommandoneuron *n*
指令系统 Befehlliste *f*, Befehlsystem *n*
指令信号 Instruktionssignal *n*, Befehlssignal *n*
指令信号后负变化 negative Veränderung nach Befehlssignal *f*
指令性方法 Befehlsverfahren *n*
指令性计划 obligatorischer Plan *m*
指令性诱导 instruktive Induktion *f*
指令学说 Instruktionstheorie *f*, Unterricht-Theorie *f*
指南 Führung *f*
指内翻 Digitus varus *m*
指蹼瘢痕挛缩 Narbe-Constraction vom Web *f*
指蹼分离术 Daktylolysis *f*
指蹼间隙 Raum der Schwimmfinger *m*
指蹼间隙感染 Infektion vom Webspace *f*
指蹼脓肿 Interdigitalabszeß *m*, Interdigitalphlegmone *f*
指气臌 Winddom *m*, Spina ventosa *f*
指浅屈肌 Musculus flexor digitorum superficialis *m*
指浅屈肌异常肌腹 Anomalien-Bauch des flexor digitoyum superficialis *m*
指屈肌腱腱鞘切开术 Tenovaginotomie der Fingerbeuger *f*
指屈肌腱交叉延长术 überquere Verlängerung der Beugesehne, f, Kreuzen-Verlängerung der Beugesehne *f*
指屈肌腱损伤 Sehnenverletzung des Fingerbeugers *f*
指屈肌腱狭窄性腱鞘炎 Stenosingtendovaginitis der Beugesehne *f*
指三角 digitaler Triradius *m*
指伸肌 Fingerstrecker *m*, Handstrecker *m*, Musculus ex-tensor digitorum *n*
指伸肌和示指伸肌腱鞘 Vagina tendinis musculus extensoris digitorum (Fingerstrecker) und extensoris indicis (Zeigefigerstrecker) *f*
指伸肌腱滑脱 Verrutschen des Extensor digitorum *n*
指伸肌腱扩张部 Extensorexpansion *f*
指伸肌腱损伤 Sehnenverletzung des Fingerstreckers *f*
指伸肌腱异常 Anomalie des Extensors *f*
指伸肌腱自发性断裂 sponteneouse Ruptur der Extensor *f*
指深屈肌 Musculus flexor digitorum profundus *m*
指神经缝[合]术 Neuro(r)rhapie des Fingers *f*, Nervennaht des Fingers *f*
指神经损伤 Fingernervenverletzung *f*
指神经血管蒂皮瓣 digitaler neurovaskulärer Lappen *m*
指神经阻滞 Nerve-Block des Fingers *m*
指神经阻滞麻醉 Leitungsanästhesie des Fingers *f*, Fingernervenblockanästhesie *f*, Oberst* Anästhesie *f*
指示 Richtung *f*, Anweisung *f*
指示变量 Indikatorvariable *f*
指示病例 Indexfall *m*, typischer Fall *m*
指示词 Deiktikon *n*
指示的 befehlend, indicans
指示灯 Indikator *m*, Indikatorlampe *f*
指示电极 Indikatorelektrode *f*
指示动物 Indikatortiere *n pl*
指示浮标 Anzeige-Schwimmer *m*
指示幅度 Indikatorbereich *m*
指示红细胞 Indikatorzelle *f*
指示剂 Anzeiger *m*, Anzeigemittel *n*, Indikator *m*
指示剂变色范围 Umschlagbereich des Farbenindikators *m*
指示剂常数 Indikatorkonstante *f*
指示剂的选择 Wahl des Indikators *f*, Selektion des Indikators *f*
指示剂空白校正 Indikatorleerkorrektur *f*
指示剂溶液 Indikatorlösung *f*
指示剂试验 Indikatorversuch *m*
pH 指示剂吸光度比值测定法 Extinktionsverhältnis-Verfahrendes pH-Indikators *n*
指示剂吸光度比值测定法 Extinktionsverhältnis-Verfahren des Indikators *n*
指示剂稀释法 Indikatorverdünnungsmethode *f*
指示剂效应 Indikatoreffekt *m*, Indikatorwirkung *f*
指示剂指数 Indikatorexponent *m*
指示菌株 Indikatorstamm *m*
指示疗法 Richtlinientherapie *f*
指示培养基 Indikatornährböden *m pl*
指示器 Anzeiger *m*, Indikator *m*, Detektor *m*
指示器及反应物 Indikatoren und Reagenzien *pl*
指示物 Indikator *m*, Anzeige *f*
指示系统 Indikatorsystem *n*
指示小点 Indexpunkt *m*
指示学习 Anleitungslernen *n*
指示植物 indikative Pflanzen *f pl*
指示装置 Zeigegerät *n*
指数 Index *m*, Anzeiger *m*, Exponent *m*, Indexzahl *f*
DNA 指数 DNA-Index *m*
P 指数 P-Anzeige *f*
　阿尔内特指数 Arneth* Index *m*(多形核白细胞依核分叶多少的正常比例)
　阿亚指数 Ayala* Index *m*(脑脊液压力指数)
　贝拉克指数 Barach* Index *m*(病人术前收缩压、舒张压与脉压之乘积在 13 000~20 000 之间为准)
　贝伦指数 Becker*-Lennhoff* Index *m*(躯干长腹围指数)
　布鲁格斯指数 Brugsch* Index *m*(胸围 ×100/ 身高)
　布罗德斯指数 Broders* Index *m*(以原始或未分化细胞的多少表示癌肿的恶性程度)
　布沙尔指数 Bouchard* Index *m*(体重千克数 / 身高分米数)
　恩格尔指数 Engel* Index *m*(食品支出占家庭总收入的比例)
　富尔芒坦胸廓指数 Fourmentin* Brustindex *m*(胸廓横径 ÷ 胸廓前后径 ×100)
　凯特莱指数(体重指数) Quetelet* Index *m*
　考普指数 Kaup* Index *m*(体重 / 身高 ^{2})
　克雷布斯白细胞指数 Krebs* Leukozytindex *m*(中性粒细胞百分率与淋巴细胞百分率之比)
　麦克莱恩指数 McLean* Index *m*(计算肾脏排尿素指数)
　皮尔凯指数 Pirquet* Index *m*(由体重和坐高计算营养状态)
　皮涅指数 Pignet* Index *m*(由体重和胸围计算体型强弱)
指数存活曲线 überlebensexponentialkurve *f*
指数法 Indexmethode *f*, Exponentialmethode *f*
指数分布 Exponentialverteilung *f*
指数分析 Bolton-Analyse *f*
指数函数 Exponentialfunktion *f*
指数矩阵 Exponenten-Matrix *f*
Bolton 指数平滑法 Methode der exponentiellen Glättung, EXSMOOTH *f*
指数曲线 Exponentialkurve *f*
指数生长 Exponentialwachstum *n*

指数生长期 exponentielle Wachstumsphase *f*
指数式流动 Exponentialfluß *m*
指数式衰减 Exponentialschwund *m*, exponentieller Abfall *m*
指数衰减 Exponentialzerfall *m*
指数因子 Exponentialfaktor *m*
指套 Fingerling *m*, Daktylotheka *f*
指痛觉 Fingerschmerzsinn *m*
指头脓炎 Panaritium *n*, Panaris *f*
指突 Phalangenfortsatz *m*
指脱落 Daktylo(ly)sis *f*
指外翻 Digitus valgus *m*
指弯曲 Kamptodaktylie *f*
指纹 Fingerabdruck *m*, Fingerleiste *f*, Daktylogramm *n*
DNA 指纹 DNA-Fingerabdruck *m*
指纹法 Daktyloskopie *f*, Daktylographie *f*, Fingerprint-analyse *f*
RNA 指纹法 RNA-Fingerabdruckmethode *f*
DNA 指纹放射自显影照片 Autoradiographie des DNA-Fingerabdrucks *f*
指纹分类法 Klassifizierung des Fingerabdrucks *f*
指纹分析 Fingerabdruck-Analyse *f*
指纹肌病 Fingerprint-Myopathie *f*
指纹嵴数 Fingerleistenzahl *f*
指纹技术 Finger-Druck *m*
指纹检测 Fingerabdruckerkennungssystem *n*
指纹鉴定 Fingerabdruckidentifikation *f*, Daktoloskopie *f*
指纹胶纸 Fingerabdruckstreifen *m*
指纹捺印 Farbfingerabdruck *m*
指纹区 Fingerabdruckregion *f*
指纹热解色谱图 Fingerprintpyrogramm *n*, Fingerabdruck-Pyrogramm *n*
指纹三角 Fingerabdrucksdelta *n*
DNA 指纹图 DNA-Fingerabdruck *m*
指纹图谱 Fingerabdruck *m*
指纹推断 Vermutung des Fingerabdrucks *f*
指纹纹线数 Kammanzahl des Fingerabdrucks *f*
指纹纹线总数 gesamte Kammanzahl des Fingerabdrucks *f*
指纹显现 Fingerabdruckentwicklung *f*
指纹型 Schleifenmuster *n*
指纹学 Daktylographie *f*
指纹样小体 Fingerprint-Körperchen *n pl*
指细胞 Phalangenzellen *f pl*
指纤维鞘 Vagina fibrosae digitorum *f*, fibröse Scheide des Fingers *f*
指向内部的 nach innen gerichtet
指向试验 Zeigetest *m*
指向性 Richtcharakteristik *f*
指向性思维 kritisches Denken *n*
指向性图案 Richtdiagramm *m*
指向性预防 indizierte Prävention *f*
指形 Digitaliform *f*
指形的 dactyloid
指形冷凝管 fingerförmiger Kondensor *m*
指压按摩 Akupressur *f*
指压法 Digitalkompression *f*
指压麻醉 Fingerdruckanästhesie *f*
指压试验 Shiatsu-Test *m*
指压性水肿 Fingerdrucködem *n*, Ödem mit Dellenbildung *n*
指压止血 Blutstillung durch Fingerkompression *f*
指炎 Daktylitis *f*
指引管 Pilotrohr *n*
DNA 指引 RNA 聚合酶 DNA-gerichtete RNA-Polymerase *f*
RNA 指引 DNA 聚合酶 RNA-gerichtete DNA-Polymerase *f*
RNA 指引 RNA 聚合酶 RNA-gerichtete RNA-Polymerase *f*
指语 Fingersprache *f*
指语术 Daktylologie *f*
指掌侧固有动脉 Arteriae digitales palmares propriae *f pl*, Arteriae digitales volares propriae *f pl*
指掌侧固有神经背支 dorsaler Ast des digitalis palmaris Nerven *m*
指掌侧固有神经 Nervi digitales palmares proprii (nervi mediani) *m pl*
指掌侧静脉 Venae digitales palmares *f pl*
指掌侧皮瓣 volarer digitaler Lappen *m*
指掌侧总动脉 Arteriae digitales palmares communes *f pl*, Arteriae digitales volares communes *f pl*
指掌侧总静脉 Venae digitale volare Communes *f pl*
指掌侧总神经 Nervi digitales palmares communes *m pl*
指掌关节 Articulationes metacarpophalangeae *f pl*, Fingergrundgelenke *n pl*
指针(示)信息 Zeigerinformation *f*
指针式频率计 Frequenzmessgerät mit Pointer *n*
指针式石英电子钟 elektronische Quarz-Armbanduhr mit Anzeigenadel *f*
指针式石英电子手表 indikatorische elektronische Quarz-Armbanduhr *f*
指针数字混合石英电子钟 digitale elektronische Quarzuhr mitAnzeigenadel *f*
指针数字混合式电子手表 digitale elektronische Armbanduhr mint Anzeigenadel *f*
指针字段 Zeigerfeld *n*
指诊[法] Digitaluntersuchung *f*, Touchieren *n*, Tuschie-ren *n*
指诊眼压测量法 digitale Tonometrie *f*
指征 Anzeige *f*, Indikation *f*, Indicatio *f*
指支托 Fingerstütze *f*
指指叩诊法 Finger-Fingerperkussion *f*, Plesch* Perkussion *f*
指指试验 Finger-Fingerversuch *m*
指趾病 Finger-und Zehenkrankheit *f*, Stumpfwurzel *f*
指[趾]腱纽 Vincula tendineum des Finger [Zehenknochen] *n*
指状(样)的 fingerförmig, digitat(-us, -a, -um)
指状类银屑病 Mucha-Krankheit *f*
指状树突状细胞肉瘤 interdigitales dendritisches Zell-Sarkom *n*
指状探头 Fingersonde *f*
指状突 Digitatio *f*
指状[突]的 fingerförmig, digitat(-us, -a, -um)
指[状]细胞 Phalangenzelle *f*
指状[细]胞质突[起] fingerförmiger zytoplasmatischer Fortsatz *m*
指状疣 fingerförmige Warze *f*, Verruca digitata *f*
指总伸肌 Musculus extensor digitorum communis *m*
趾 Zehen *f pl*, Digiti pedis *m pl*
趾背动脉 Arteriae digitales dorsales pedis *f pl*
趾背静脉 Venae digitales dorsales pedis *f pl*
趾背神经 Nervi digitales dorsales pedis *m pl*
趾底动脉 Arterieae digitales plantares *f pl*
趾底固有动脉 Arteriae digitales plantares propriae *f pl*
趾底固有神经 richtige plantare digitale Nerven *m pl*
趾底总动脉 Arteriae digitales plantares communes *f pl*
趾底总神经 gemeinsame plantare digitale Nerven *m pl*
趾端皮肤压迫试验 Fingerdrucktest der digitalen Ende *m*
趾短屈肌 Musculus flexor digitorum brevis pedis *m*
趾短伸肌 Musculus extensor digitorum brevis pedis *m*
趾短伸肌皮瓣 Extenxor Digitorum Brevis musculocutaneuser Lappen *m*
趾肱指数 TBI Toe / Arm-Index *m*
趾骨 Zehenknochen *m pl*, Phalanx *f*, Phalange(n) *f pl*, Ossa digitorum pedis *n pl*, Phalanx digiti pedis *f*
趾骨底 Basis phalangis *f*

趾骨骨骺阻滞 Phalanx-epiphysäre Verhaftung *f*
趾骨骨折 Zehenfraktur *f*
趾骨滑车 Trochlea phalangis *f*
趾骨间关节 Mittel-und-Endgelenke der Zehen *n pl*, Articulationes interphalangeae pedis *pl*
趾骨间关节囊 Phalanx Gelenkkapsel *f*
趾骨联合分离 Sympysis pubis Diastase *f*
趾骨切除术 Phalanx Resektion *f*
趾骨体 Corpus phalangis *n*
趾骨头 Kopf der Zehenknochen *m*, Caput phalangis *m*
趾关节类风湿性关节炎 Zehengrundgelenke der rheumatoiden Arthritis *f*
趾关节黏连 Metatarsophalangealgelenks Verwachsungen *f*
趾关节融合 Fusion des Metatarsophalangealgelenks *f*
趾关节痛风性关节炎 Metatarsophalangealgelenks Gichtarthritis *f*
趾关节脱位 Zehen(gelenk)luxation *f*, Zehengelenkverrenkung *f*
趾关节粘连 Metatarsophalangealgelenks Verwachsungen *f*
趾滑膜鞘 Vagina synovialis digitorum pedis(phalangis) *f*
趾甲 (Zehen-)Nagel *m*, Unguis *m*
趾甲板 (Zehen-)Nagelplatte Unguis *m*
趾甲部分移植术 Zehennagel Teil Pfropfen *m*
趾甲复合移植术 Zehennagel Composite Graft *m*
趾甲全部移植术 Alle Pfropfen Zehennagel *m*
趾甲真菌感染 pilz-infizierter Zehennagel *m*
趾尖点 Akropodion *n*
趾间关节侧副韧带 Interphalangealgelenk Seitenband *n*
趾间关节成形术 Arthroplastik der Interphalangealgelenke *f*
趾间神经瘤 Interdigital Neurom *n*
趾腱鞘 Sehnenscheide der Zehe *f*, Vagina tendinis digitorun pedis(phalangis) *f*
趾痉挛 Toe Krämpfe *m*
趾蹼 Schwimmfuß *m*
趾浅屈肌 Toe oberflächliche flexor *f*
趾浅屈肌腱 Toe oberflächliche Beugesehne *f*
趾屈肌腱 Beugesehne *f*
趾屈肌腱滑移 Beugesehne Schlupf *m*
趾屈肌腱腱鞘炎 Beugesehne Sehnenscheidenentzündung *f*
趾深屈肌 Toe tiefe Beugesehne *f*
趾深屈肌腱 Tief flexor digitorum Sehne *f*
趾神经阻滞 Nervenblockade des Fußzehs *f*
趾水肿 Zehenödem *n*, Daktylödem *n*
趾脱落 Dactylolysis *f*
趾狭窄性腱鞘炎 Toe stenosierende Sehnenscheidenentzündung *f*
趾纤维鞘 fibröse Scheide der Zehe *f*, Vagina fibrosae phalangis *f*
趾炎 Daktylitis *f*
趾移植 Zehentransplantation *f*
趾印 Fußabdruck *m*
趾长屈肌 Musculus flexor digitorum longus pedis *m*
趾长屈肌肌腱延长术 Flexor digitorum longus Sehnenverlängerung Chirurgie *f*
趾长屈肌腱鞘 Vagina tendinum musculi flexoris digitorum pedis longi *f*
趾长伸肌 Musculus extensor digitorum longus pedis *m*
趾长伸肌腱鞘 Vagina tendinum musculi extensoris digitorum pedis longi *f*
趾一指移植 Zehen bis zu den Hand-Transplantation *f*
趾足底固有神经 Nervi digitales plantares proprii *m pl*
趾足底静脉 digitalis plantaris Venen *pl*, Venae digitales plantares *pl*
趾足底总神经 Nervi digitales plantares communes *m pl*
趾阻滞 Toe Block *n*
趾阻滞麻醉 Toe Anästhesie *f*
酯 Ester *m*, Laktam *n*
酯部位 esteratische Stelle *f*
酯蛋白多态型 Ester-Protein-Modifikation *f*
酯化[作用] Esterifikation *f*, Esterbildung *f*, Veresterung *f*
酯化值(酯值) Esterzahl *f*(EZ)
酯键 Esterbindung *f*
酯交换 Esteraustausch *m*
C1 酯酶 C1-Esterase *f*
酯酶 Esterasen *f pl*
酯酶抗原 C1 C1-Esterase Antigen *n*
酯酶染色法 Esterasenfärbung *f*
酯酶同工酶 Esterase D-Isoenzym *n*
酯酶抑制剂缺乏症(遗传性血管水肿) C1-Esterase-Inhibitor-Mangel *m*
C1 酯酶抑制物 C1-Esterasehemmer *m*
酯酶原 Proesterase *f*
酯生成 Esterbildung *f*
酯试法 Esterversuch *m*
酯水解[作用] Esterhydrolyse *f*
酯缩合[作用] Esterkondensation *f*
酯型胆红素 verestertes Bilirubin *n*

zhì 至志制质治栉致秩痔窒蛭智痣滞置稚

至善论 Perfektionismus *m*
至适标准 optimaler Standard *m*
至适温度 optimale Temperatur *f*
C-1 志贺毒素(Vero 毒素) Shiga Toxin, ST *n*
C-1 志贺菌病 Bazillendysenterie *f*, Shigellose *f*(细菌性痢疾)
C1 志贺菌食物中毒 Shigella Lebensmittelvergiftungen *pl*
志贺菌属 Shigella *f*
志贺菌属食物中毒 Shigella-Lebensmittelvergiftung *f*
志贺氏杆菌 Shiga* Bazillus *m*, Bacillus shigae *m*
志贺氏杆菌属 Shigella *f*
志贺氏痢疾杆菌 Shigella Shigae *f*, Shigella dycenteriae *f*
志趣 Aspiration *f*
志向水平 Aspirationsniveau *n*
志向性 Intentionalität *f*, Absichtlichkeit *f*
志愿服务 Freiwilligendienst *m*, Freiwilligenarbeit *f*
志愿机构 Freiwilligenagenturen *pl*
志愿受试者 Studienfreiwilliger *m*
志愿者 Freiwillige *m/f*
志愿者偏倚 freiwilliges Bias *n*
志愿者医院 freiwilliges Krankenhaus *n*
制癌的 karzinostatisch, zytostatisch
制(抑)癌菌素 Carcinostatin *n*
制癌药 Carcinostatikum *n*, Zytostatikum *n*
制备 Präparieren *n*, Vorbereitung *f*, Zubereitung *f*
制备薄层色谱法 präparative Dünnschichtchromatographie *f*
制备超速离心机 präparative Ultrazentrifuge *f*
制备电泳 präparative Elektrophorese *f*
制备分配色层法 präparative Verteilungschromatographie *f*
制备溶液 vorbereitete Lösung *f*, Stammlösung *f*
制备色谱法 präparative Chromatographie *f*
制备生物化学 präparative Biochemie *f*
制备型超速离心机 präparative Ultrazentrifuge *f*
制表 Tabellarisierung *f*
制冰机 Kühlbox *f*
制层电泳分离法 präparative Schicht der elektrophoretischen Trennung *f*
制(抑)大肠杆菌素 Colistatin *n*
制刀机 Messermacher *m*
制导 Lenkung *f*, Steuerung *f*

制动 Bremse *f*, Immobilisierung *f*, Ruhigstellung *f*
制动[术] Immobilisation *f*, Immobilisierung *f*
制动[性]抗体 Immobilisin *n*, immobilisierender Antikörper *m*, Immobilisationsantikörper *m*
制动器 Bremse *f*, Bremsanlage *f*
制动试验 Immobilisationstest *m*
制动现象 Bremsungsphänomen *n*
制动装置 Bremsvorrichtung *f*
制动子 Attenuator *m*, Abschwächer *m*
制动综合征 Immobilisationssyndrom *n*
制动作用 Dämpfung *f*, Attenuation *f*
制洞 Kavitätenpräparation *f*
制度 Formular *n*, System *n*
制度的 institutionell
制度性学习 institutionelles Lernen *n*
制反转录酶素 Revistin *n*
制革工人 Gerber *m*
制剂 Präparat *n*, Präparation *f*, Agens *n*, Arzneibereitung *f*, Pharmazeutikum *n*
制剂分析 Analyse des Präparates *f*
制剂学 Technik der Pharmazie *f*, Technologie der Pharmazie *f*
制假丝菌素 Candidin *n*
制菌的 antibakteriell, bakteriostatisch
制菌磺 Sulfamonomethoxin(um) *n* (SMM)
制菌剂 Bacteriostatica *n pl*, Bakteriostatika *n pl*
制菌作用 Bakteriostase *f*
制冷 Kühlung *f*, Abkühlung *f*, Kälteerzeugung *f*
制冷的 kryogen, kälteerzeugend
制冷机 Refrigerator *m*, Kältemaschine *f*
制冷空调设备 kälteerzeugende Klimaanlage *f*
制粒法 Granulierung *f*, Granulation *f*
制粒机 Granulator *m*, Granulieraparat *m*
制霉(真)菌的 mykostatisch
制霉(真)菌素 Mycostatin *n*, Fungicidin *n*, Nystatin(um) *n*
制(抑)念珠菌素 Candidin *n*
制尿 Antidiurese *f*
制尿药 Antidiuretika *n pl*
制乳剂 Antigalaktagogum *n*, Antigalatikum *n*
制式转换器 Normwandler *m*
制栓机 Zäpfchensmaschine *f*
制酸剂 Antazida *pl*, Antazidum *n*, Antacidum *n*
制梭工人病 Shuttlemacherskrankheit *f*
制炭 karbonisieren
制丸器 Tablettenhersteller *m*
制心脏纤维颤动 Defibrillation *f*
制[性]欲的 anterotisch, antaphroditisch
制[性]欲药 Ant(i)erotika *n pl*, An(ti)aphrodisiaka *n pl*, Antaphrodisiaka *n pl*, anterotische Mittel *n pl*
制氧能力 Erzeugungskapazität des Sauerstoffs *f*
制氧系统 Sauerstofferzeugungssystem *n*
制药厂 pharmazeutische Fabrik *f*
制药的 pharmazeutisch, pharmakal
制药干燥设备 Trockner der Pharmazie *m*
制药工程学 Pharmatechnik *f*
制药工业 Drogen Industrie *f*
制药工艺学 pharmazeutische Technologie *f*
制药机械 Maschine der Apotheke *f*
制药水凝胶的应用 pharmazeutische Hydrogel-Anwendungen *f pl*
制(抑)真菌的 fungistatisch
制真(霉)菌素 Mycostatin *n*, Fungistatin *n*, Nystatin(um) *n*
制作基因图谱 Genkartierung *f*
制作蜡型器械 Instrument für Präparation des Wachsabdrucks *n*
质 Qualität *f*, Eigenschaft *f*
质,物质 Substantia *f*
质[量中]心 Massenmittelpunkt *m*
质[子]磁共振 protonenmagnetische Resonanz *f* (PMR), magnetische Protonenresonanz *f*
质壁分离 Plasmolyse *f*
质壁分离复原 Deplasmolyse *f*
质磁共振 protonenmagnetische Resonanz *f*
质地 Textur *f*, Konsistenz *f*
质地坚硬的 skleroid
质点 Partikel *f*, Teilchen *n*
质反应 qualitative Antwort *f*
质荷比 Masse-Elektrizitätsladung-Verhältnis *n*
2μm 质粒 2 μm Plasmid *n*
F 质粒 F-Plasmid *n*, F-Faktor *m*
质粒 Plasmid *n*
Ri 质粒 Ri-Plasmid *n*
R 质粒 R-Plasmid *n*
Ti 质粒 Ti-Plasmid *n*
质粒 DNA Plasmid-DNA *f*
质粒 DNA 结构 Plasmid-DNA *f*
质粒 DNA 快速分析法 Eckhardt* Methode *f*
质粒表型 Plasmid-Phänotyp *m*
质粒不亲和(相容)性 Plasmid-Inkompatibilität *f*
质粒不稳定性 Plasmid Instabilität *f*
质粒不相容性 Plasmid Inkompatibilität *f*
质粒丢失 Plasmid-Eliminierung *f*
质粒分配 Plasmid-Partition *f*
质粒复制 Plasmidreplikation *f*
质粒复制子 Plasmidreplikon *n*
质粒工程 Plasmidbautechnik *f*
质粒获救 Plasmidrettung *f*
质粒基因 Plasmidgen *n*
质粒基因组 Plasmon *n*
质粒接合作用 Plasmid-Konjugation *f*
质粒介导耐药性 plasmidvermittelte Resistenz *f*
质粒拷贝数 Plasmidkopienzahl *f*
质粒迁移作用 Plasmidmobilisierung *f*
质粒噬菌体 Phagemid *n*
质粒维持序列 Plasmid Aufrechterhaltung Sequenz *f*
质粒相容性 Plasmidkompatibilität *f*
质粒载体 Plasmidvektor *m*
Ti 质粒载体 Ti-Plasmidvektor *m*
质粒载体法 Methode des Plasmidvektors *f*
Ri 质粒载体系统 Ri-Plasmidvektorsystem *n*
质粒整合作用 Plasmidintegration *f*
质粒转化 Plasmidtransformation *f*
质粒转染 Plasmid Durchtrennung *f*
质量 Qualität *f* (Q), Masse *f*
质量保证 Qualitätssicherung *f*
质量标准 Qualitätsstandard *m*
质量不灭定律 Massenerhaltungsgesetz *n*, Satz der Erhaltung der Masse *m*
质量测定 Qualitätsbeurteilung *f*, Massebestimmung *f*
质量策划 Qualitätsplanung *f*
质量传递 Massenübertragung *f*, Massentransport *m*
质量分析检测器 Detektor des Massenanalysators *m*
质量分析器 Massenanalysator *m*
质量改善 Qualitätsverbesserung *f*
质量跟踪 Qualität Spur *f*
质量观 Qualitätskonzept *n*
质量管理 Qualitätsmanagement *n*
质量规定 Qualitätsstandards *m*
质量护理 Qualitätspflege *f*
质量监测 Qualitätsüberwachung *f*

质量检测器 Massendetektor *m*
质量鉴定试验 Qualifikationstest *m*
质量控制 Qualitätskontrolle *f*
质量控制水样 Wasserproben der Qualitätskontrolle *f pl*
质量控制图 Qualitätsregelkarte *f*
质量控制系统 Qualitätsüberwachungssystem *n*
质量流量 Massestrom *m*, Massendurchsatz *m*
质量敏感型检测器 Masse Detektor *m*
质量评价 Qualitätsbewertung *f*
质量圈 Qualitätszirkel *m*
质量守恒 Massenerhaltung *f*
质量守恒[定]律 Massenerhaltungsgesetz *n*
质量数 Massenzahl *f*
质量碎片法 Massenfragmentation *f*
质量体系 Qualitätssystem *n*
质量调整生命年限 qualitätsgleiche Lebensjahre *f*
质量显示 Qualitätsanzeige *f*
质量小组 Qualitätszirkel *m*, Qualitätskreis *m*
质量校正寿命 Quality-adjusted-life-years *pl*
质量型检测器 Massendetektor *m*
质量性状 Qualitätscharakter *m*
质量证书 Qualitätszertifikat *n*
质量指南 Qualitäts-Richtlinie *f*
质量中值直径 Massenmedium Durchmesser *n*
质量转移系数 Massentransfer-Koeffizient *m*
质量作用定律 Massenwirkungsgesetz *n*(MWG)
质量作用理论 Massenwirkungstheorie *f*
质量作用原理 Massenwirkungsprinzip *n*
质膜 Plasmamembran *f*
质膜 Plasmamembran *f*, Plasmalemm(a) *n*, Plasmahaut *f*
质膜内褶 Plasmamembraneinfaltung *f*
质膜体 plasmalemmasome *n*
质膜小泡 Plasmalemmbläschen *n*, Plasmalemmvesikel *m*
质膜原生质表面 protoplasmische Oberfläche *f*
质能吸收系数 Massen-Energie-Absorptionskoeffizient *m*, Massenabsorptionskoeffizient *m*
质配 Plasmogamie *f*
质谱 Massenspektrum *n*
质谱/质谱联用仪 Tandem-Massenspektrometer *n*
质谱测定法 Massenspektrometrie *f*
质谱法 Massenspektrographie *f*, Massenspektrometrie *f*
质谱分光法 Massenspektroskopie *f*
质谱分析[法] Massenspektrometrie *f*
质谱计 Massenspektrometer *n*
质谱数据 massen-spektrometrisches Datum *n*, Massenspektrometerdatum *n*
质谱图 Massenspektrogramm *n*
质谱仪 Massenspektrometer *n*, Massenspektrograph *m*
质体 Plastiden *n pl*
质体基因 Plastogen *n*
质体基因组 Plastom *n*
质体醌 Plastochinon *n*
质体醌-质体蓝蛋白还原酶(里斯克蛋白质) Rieske Protein, Plastochinon -Plastocyanin Protein-Reduktase *f*
质体蓝蛋白 Plastocyanin *n*
质体蓝素 Plastocyanin *n*
质体系 Plastidom *n*
质体遗传 Plastidenvererbung *f*, plasmatische(od. extra-chromosomale od. extrakaryotische) Vererbung *f*
质外体 Apoplast *m*
质效应 Masseneffekt *m*
质性研究 qualitative Forschung *f*
质询 Anfrage *f*
质与量 Qualität und Quantität *f*
质子 Wasserstottkern *m*, Proton *n*(p)
质子泵 Protonenpumpe *f*
质子传递 Protonentransfer *m*
质子传递 Protonentransfer *m*, Wasserstoffatom-Transfer *m*
质子磁共振 Protonen-Magnetresonanz *f*
质子刀 Protonenmesser *n*
质子电化学梯度 elektrochemischer Protonengradient *m*
质子动力势 protonenmotorische Kraft *f*
质子惰性 Protonträgheit *f*
质子惰性的 aprotisch
质子给予体 Protonendonator *m*
质子共振波谱 Protonenresonanzspektrum *n*
质子供体 Protonendonator *m*
质子化[作用] Protonation *f*
质子回旋加速器 Bevatron *n*
质子活度 Protonenaktivität *f*
质子激发线发射分析 protoneninduzierte Röntgenemissionsanalyse *f*
质子加速器 Protonenbeschleuniger *m*
质子接受体 Protonenakzeptor *m*, Proton(en)base *f*
质子论 Protonentheorie *f*
质子密度 Protonendichte *f*
质子-气核散射 Proton-Deuteron-Streuung *f*
质子迁移 Protolyse *f*
质子迁移[作用] Protonenwanderung *f*, Protonenverschiebung *f*
质子迁移反应 Protonenwanderungsreaktion *f*, Protonenverschiebung *f*
质子束 Protonenstrahlen *m pl*
质子酸 Protonensäure *f*
质子梯度 Proton(en)gradient *m*
质子显微镜 Proton(en)mikroskop *n*
质子性溶剂 Protonenlösungsmittel *n*
质子移变 Prototropie *f*
质子移动[作用] Protonenwanderung *f*, Protonenverschiebung *f*
质子移动力 protonenmotorische Kraft *f*
质子直线加速器 Protonenlinearbeschleuniger *m*
质子治疗系统 Protonentherapieeinheit *f*
质子自旋共振 Protonenspinresonanz *f*
治癌量 Karzinomdosis *f*
治标药 Linderungsmittel *n pl*, Palliativa(remedia) *n pl*
治病[性]流产 angezeigter(od. therapeutischer) Abort *m*
治喘灵 Isoprenalin(um) *n*
治疗 Kur *f*, Heilung *f*, Krankenbehandlung *f*, Eingriff *m*, Therapie *f*
治疗[技]术 Iatrotechnik *f*, Heilkunst *f*, ars curandi *f*
治疗[剂]量 therapeutische Dose *f*, Dosis therapeutica *f*, Dosis curativa *f*(D cur)
治疗B-细胞慢性淋巴细胞白血病的药物 SF-1126
治疗安排表格 Überweisungsformular *n*, Zuweisungsform *f*
治疗安排行为 Überweisungsverhalten *n*, Zuweisungsverhalten *n*
治疗帮助 Therapieassistenz *f*, Therapieunterstützung *f*, Therapiehilfe *f*
治疗车 Therapiewagen *m*
治疗成本 Behandlungskosten *pl*
治疗触诊 therapeutische Berührung *f*
治疗窗 Behandlungsfenster *n*, Therapiefenster *n*
治疗从简 therapeutische Parsimonie *f*
治疗单元 Einheit der Behandlung *f*
治疗的 therapeutisch
治疗的,治疗学的 therapeutisch
治疗等效 therapeutische Äquivalenz *f*

治疗电极 aktive (od. differente od. therapeutische) Elektrode *f*
治疗定时计 Behandlungsschaltuhr *f*
治疗反应评估法 Künfteverfahren des Behandlungsansprechens *n*
治疗方案 Therapieplan *m*, Heilplan *m*
治疗方法 Heilverfahren *n*
治疗副反应量表 Behandlung von Nebenwirkung Symptom-Skala *f*
治疗干预 therapeutisches Eingreifen *n*, Therapeutische Intervention *f*
治疗干预评分系统 therapeutische Intervention Scoring- System *f* TISS
治疗关系 therapeutische Beziehung *f*
治疗规程 Therapieregime *n*, Behandlungskur *f*
治疗过度 Übertherapie *f*, Überbehandlung *f*
治疗计划 Therapieplan *m*, Heilplan *m*
治疗计划系统 Bestrahlungsplanungssystem *n*
治疗记录 Akographie *f*
治疗夹 Behandlungsschiene *f*
治疗检查台 Behandlungstisch *m*, Untersuchungstisch *m*
治疗建议 Therapieempfehlung, Behandlungsempfehlung
治疗矫正装置 Behandlungsorthese *f*
治疗精神病的 psychotolytisch
治疗决策 Behandlungsentscheidung, Therapieentscheidung
治疗抗原 Behandlungsantigen *n*
治疗量 Behandlungsdosis *f*, Therapiedosis *f*
治疗率 Behandlungsrate *f*
治疗矛盾型 Behandlungsparadox *n*
治疗秘决 therapeutische Mystique *f*
治疗面 Behandlungsplane *f*
治疗某些晚期前列腺癌的药物 Sipuleucel-T
治疗目标 Behandlungsziel *n*
治疗内镜 therapeutische Endoskopie *f*
治疗配合 Behandlungsallianz *f*
治疗配合不当 Mißallianz der Behandlung *f*
治疗平面 Behandlungsebene *f*
治疗权[利] Behandlungsberechtigung *f*
治疗设施 Behandlungsanlage *f*
治疗社区 Behandlungsgemeinschaft *f*, Therapiegemeinschaft *f*
治疗失败率 Ausfallrate der Behandlung *f*
治疗失当 Kunstfehler *m*
治疗师 Therapeut *m*
治疗事故死亡 Tod durch therapeutischen Unglücksfall *m*
治疗受训者 Trainierender der Therapie *m*
治疗数据库 Behandlungsdatenbank *f*
治疗台 Behandlungsbett *n*
治疗替换药 Therapieersatz *m*
治疗推荐 Therapieempfehlung *f*
治疗退步 Therapieregression *f*
治疗完成率 Fertigstellungsrate der Behandlung *f*
治疗效果评价 Auswertung des Therapieerfolgs *f*
治疗效能 therapeutischer Effekt *m*
治疗协定模型 Protokollmodel der Behandlung *n*
治疗协议 therapeutischer Vertrag *m*
治疗信息 Therapieinformation *f*
治疗性(绷带型)角膜接触镜 therapeutische (Verband) Kontaktlinsen *f pl*
治疗性充填 therapeutische Füllung *f*
治疗性穿刺 therapeutische Punktion *f*
治疗性锻炼 Heilgymnastik *f*
治疗性发热 therapeutisches Fieber *n*, Pyretotherapie *f*
治疗性沟通 therapeutische Kommunikation *f*
治疗性关系 therapeutische Beziehung *f*
治疗性环境 therapeutisches Umfeld *n*
治疗性会谈 therapeutische Kommunikation *f*
治疗性接触 therapeutische Berührung *f*
治疗性抗血清 therapeutisches Antiserum *n*
治疗性流产 therapeutische Abtreibung *f*
治疗性配伍禁忌 Therapieunverträglichkeit *f*
治疗性气胸 therapeutischer Pneumothorax *m*
治疗[性]试验 therapeutischer Test *m*
治疗性社区 therapeutische Gemeinschaft *f*
治疗性神经放射学 therapeutische Neuroradiologie *f*
治疗性谈话 therapeutisches Gespräch *n*
治疗性药物 therapeutisches Drug *n*
治疗性药物监测 Therapeutisches Drug Monitoring, TDM *f*
治疗[性]疫苗 Therapeutischer Impfstoff *m*
治疗性自护需要 therapeutischer Selbstpflegebedarf *m*
治疗性自理 therapeutischer Selbstpflegebedarf *m*
治疗性作业活动 Therapeutische Tätigkeiten *pl*
治疗学 Heilkünde *f*, Akologie *f*, Akognosie *f*, Therapeutik *f*, kurative Medizin *f*
治疗学的 therapeutisch
治疗学家 Therapeut *m*
治疗血清 Heilserum *n*
治疗研究 Behandlungsforschung *f*
治疗药监控 Medikamentenspiegelbestimmung *f*, TDM
治疗药物监测 therapeutisches Drug-Monitoring *n*, TDM
治疗药物监测仪 Analysator des therapeutischen Drug-Monitorings *m*
治疗药物临测 therapeutische Überwachung *f*
治疗要点 Behandlungsschwerpunkt *m*
治疗医嘱医学评价 medizinische Bewertung der Therapieordnung *f*
治疗仪器 Heilgerät *n*
治疗饮食 therapeutische Diäten *pl*
治疗营养 therapeutische Ernährung *f*
治疗用X线管 therapeutische Röntgenröhre *f*
治疗用X线加速器 Beschleuniger für Röntgentherapie *m*
治疗用床 Behandlungsbett *n*
治疗用抗原 therapeutisches Antigen *n*
治疗用途 therapeutische Verwendung *f*
治疗浴盆 therapeutische Badewanne *f*
治疗阈值 Behandlungsschwelle *f*
治疗原则 Behandlungsprinzip *n*
治疗圆锥 Kegel der Behandlung *m*
治疗者变量 Therapeutenvariable *f*
治疗者真挚感情 Authentizität *f*
治疗诊断 Diagnose ex juvantibus *f*
治疗指数 therapeutischer Index *m*
治疗指征 Indicatio curativa, Indicatio morbi
治疗中心 therapeutisches Zentrum *n*
治疗忠告系统 therapeutisches Beratungssystem *n*
治疗周期 Behandlungszyklus *m*
治疗阻断 Behandlungsunterbrechung *f*
治疗作用 Heilwirkung *f*
治淋病药 Antigonorrhoika *n pl*, Antiblennor(r)hagika *n pl*, Antiblennor(r)hoica *n pl*
治螟磷 Sulfotep *n*
治肾炎药 Antinephritika *n pl*
治痛风药 Gichtmittel *n*, Ant(i)arthritikum *n*
治愈 Heilung *f*, Ausheilung *f*, Sanatio(n) *f*
治愈标准 Kennzeichen (od. Kriterium) der Heilung *n*
治愈的 kurativ
治愈率 Heilungsziffer *f*
栉 Leiste *f*, Ctenidien *pl*, Kamm *m*
栉齿 kammförmige Leiste *f*

栉状的 kammartig, kammförmig
致[突]变物 mutagenes Agens *n*, Mutagen *n*
致癌[活]力 Karzinogenizität *f*
致癌 RNA 病毒 Oncornavirus *n*
致癌病毒 kanzerogene(od tumorinduzierende) Viren *n pl*, Krebsviren *n pl*
致癌的 karzinogen, kanzerogen, onkogen, krebserzeugend
致癌短期试验 Kurzzeittest(od. Kurzzeitversuch) der Karzinogenese *m*
致癌反转录病毒 Onkoretrovirus *n*
致癌基 Karzinogenophor *m*
致癌基因 Onkogen *n*
致癌基因学说 Onkogentheorie *f*
致癌剂 Karzinogen *pl*, Kanzerogen
致癌剂生物活化 Karzinogenbioaktivierung *f*
致癌剂特异性 Karzinogen-Spezifität *f*
致癌力 Kanzerogenität *f*
致癌力试验 成瘤实验 Prüfung der Karzinogenität *f*
致癌强度系数 Index der karzinogen Potenz *m*
致癌强度因子 kanzerogene Potenz-Faktor kanzerogene Potenz-Faktor *f*
致癌试验 karzinogener Versuch *m*, krebserzeugende Test *m*
致癌物 Karzinogen *n*, karzinogene Substanz *f*
致癌物[质] Karzinogen *n*, karzinogene Substanz *f*
致癌效应 karzinogener Effekt *m*, krebserzeugende Wirkung *f*
致癌性 Kanzerogenität *f*
致癌因素 karzinogener Faktor *m*
致癌原 Karzinogene *n*
致癌增效作用 Synkarzinogenese *f*
致癌指数 krebserzeugender Index *m*
致癌作用 Karzinogenese *f*
致艾滋病病毒 Humanes Immundefizienzvirus *n*
致白血病因子 leukämogenes Agens *n*
致便秘药 Emplastika *n pl*
致病 pathogene RNA *f*
致病[作用] Pathopoiesie *f*, Pathogenität *f*
致病岛 pathogenetische Insel *f*
致病的 pathogen, pathogenetisch, morbigen
致病力 Pathogenität *f*
致病率 Patogenitätsrate *f*
致病螨种 pathogene Milbe *f*
致病能力 Pathogenität *f*
致病丝孢酵母(致病毛孢子菌) Trichosporoninfestans *n*
致病体 Pathobionten *m pl*, Krankheitserreger *m pl*
致病性 Pathogenität *f*
致病性大肠杆菌 pathogenerKolibazillus *m*
致病性行为模式 pathogenes Verhaltensmuster *n*
致病性精神创伤(精神发作) psycholeptische Folge *f*
致病性生物 pathogener Organismus *m*
致病性真菌 Krankheitspilz *f*
致病因素 pathogener Faktor *m*
致病蝇种 pathogene Fliege *f*
致病真菌 Pathomycetom *n*
致病植物 Pathophyt *m*
致残性疾病 behindernde Krankheit *f*
致残性损伤 behindernde Läsion *f*
致残原因 Ursache der Behinderung *f*
致痤疮物 Aknegen *n*
致癫痫的 epileptogen
致癫痫区 epileptogene Zone *f*
致凋亡受体 Apoptosis-induzierende Rezeptor *m*
致动脉粥样硬化脂蛋白谱 atherogenen Lipoprotein-Profil, ALP *m*
致毒区 Virulenzregion *f*
致乏(倦)库蚊 Culex fatigans *m*
致粉刺力 Komedogenizität *f*
致腐败的 saprogen
致腐能力 Saprogenizität *f*
致腹泻大肠埃希菌 enterotoxische Escherichia coli *f*
致腹泻瘤 diarrheogenischer Tumor *m*
致腹泻性肿瘤 darmpathogener Tumor *m*
致欢乐剂 Exhilarant
致幻[觉]的 psychodysleptisch, halluzinogen, psychedelisch
致幻[觉]剂 Halluzinogen *pl*, halluzinogene Droge *f*, Psychedelikum *n*, halluzinogenes Agens *n*, Psychomimetikum *n*
致幻剂 Halluzinogene *f*
致幻剂使用 Halluzinogenanwendung *f*
致幻剂使用障碍 Halluzinogenmißbrauch *m*
致幻剂依赖 Halluzinogen-Abhängigkeit *f*
致幻剂中毒 Halluzinogenintoxikation *f*
致幻觉的 halluzinogen *n*
致幻觉剂 Halluzinogene *n pl*, Psychomimetika *n pl*, Psychotogene *n pl*, Psychotominetika *n pl*
致幻疗法 psychedelische Therapie *f*
致幻物 Halluzinogene *n pl*
致幻性植物 Halluzinogenpflanze *f*
致幻蕈素 Psilocin *n*
致幻药 Halluzinogenen *pl*
致活 Aktivierung *f*
致活剂 Aktivator *m*
致活因子 Aktivierungsfaktor *m*, aktivierter Faktor *m*
致畸 Teratogenese *f*
致畸带 teratogene Zone *f*
致畸毒物 teratogenes Gift *n*
致畸机制 teratogener Mechanismus *m*
致畸临界期 kritische Periode des teratogenen Agens *f*
致畸敏感期 empfindliche Phase der Teratogenese *f*, sensitives Period der Teratogenese *n*
致畸试验 Teratogenitätstest *m*
致畸[胎]化学物 teratogene Chemikalien *f pl*
致畸胎力 Teratogenität *f*
致畸胎试验 teratogener Test *m*
致畸胎原 Teratogen *n*
致畸[胎]作用 Teratogenese *f*, teratogenetische Wirkung *f*
致畸危害能力 teratogenes Gefahrenpotential *n*
致畸危险期 kritische Periode des teratogenen Agens *f*
致畸物 Teratogen *n*
致畸效应 teratogener Effekt *m*
致畸形剂 Teratogen *n*, teratogenetisches Agens *n*
致畸[形] Teratogenese *f*
致畸[型]的 teratogen(etisch)
致畸型 Teratogenese *f*
致畸性 Teratogenität *f*
致畸性试验 Teratogenitätstest *m*
致畸易感性 Empfänglichkeit des teratogenen Agens *f*
致畸因子 teratogenetischer Faktor *m*
致畸原 Teratogen *n*
致畸指数 teratogenetischer Index *m*
致畸作用 Teratogenese *f*
致甲亢糖苷 goitrogenes Glykosid *n*
致甲状腺肿的 goitrogen, kropferzeugend
致甲状腺肿素原 Progoitrin *n*
致甲状腺肿物质 Goitrogen *n*
致结石的 lithogen
致惊厥的 epileptogen
致精神病的 psychotogen
致精神病剂 Psychotogen *pl*

致精神分裂症剂 Schizogen *n*
致痉原 Spasmogen *n*
致倦库蚊 Culex pipiens quinquefasciatus *m*
致渴因素 Dipsogen *n*
致冷的 kälteerzeugend, kühlend
致冷剂 Kältemittel *n pl*
致冷空气 Kühlluft *f*
致冷器 Kälteerzeuger *m*, Kältemaschine *f*
致冷性损伤 kryogene Läsion *f*
致冷旋管 Kühlschlange *f*
致瘤病毒 onkogene Viren *n pl*
致瘤的 onkogen, onkotisch
致瘤核糖核酸病毒 Oncorna-Viren *n pl*
致瘤物[质] Onkogen *n*
致瘤性转化 neoplastische Transformation *f*
致瘤质粒 tumorinduzierenden Plasmid *n*, Tumorinduktion Plasmid *n*
致密 Dichte *f*, Dichthalten *n*
致密[小]体 dichte Körperchen *n pl*
致密斑 Macula densa *f*
致密板(基板) Lamina densa *f*
致密板下区 Areal der Sublamina densa *n*
致密部 Pars compacta *f*
致密层 Stratum compactum *n*, kompakte Schicht *f*
致密沉积物病 dichte Ablagerungskrankheit *f*
致密的 pyknotisch, kompakt, dicht, compact (-us, -a, -um)
致密度 Dichtheit *f*
致密骨 kompakter Knochen *m*
致密管道系统 dichtes Rohrsystem *n*
致密光 kohärentes Licht *n*
致密核 pyknotischer Kern *m*
致密核表层细胞 superfizielle Zelle mit dem pyknotischen Nukleus *f*
致密核指数 Karyopyknose-Index *m*, Pyknose-Index *m*
致密化 Pyknose *f*, Pyknosis *f*
致密结缔组织 straffes Bindegewebe *n*
致密颗粒 dichtes Granulat *n*
致密拟染色块 chromatoider Körper *m*
致密皮膜 dichte Kutikula *f*
致密区 dichtes Gebiet *n*
致密突起 dichte Projektion *f*
致密物沉积病 dichte Depositionskrankheit *f*
致密物质 dichtes Material *n*
致密型 dichter Typ *m*
致密性骶髂关节炎 Dichte Sakroiliitis *f*
致密性骨发育不全 Dichten Knochen Hypoplasie *f*
致密性骨发育障碍 Dichten Knochen Entwicklungsstörungen *f*
致密性骨炎 pyknotische Ostitis *f*, Ostitis condensans (s. pycnotica) *f*
致密性髂骨炎 Ostitis condensans ilii *f*
致密亚核 Subnucleus compactus *m*
致密纡曲轴突终末 dichte geschlängelte Axonendigung *f*
致密中心 Dichtkern *m*
致密中心囊泡 dichtes Kernvesikel *n*
致密组织 kompaktes Gewebe *n*
致免疫的 immunisatorisch
致免疫物 Immunisator *m*
致敏[感作用] Sensibilisierung *f*
致敏[性] Sensibilisierung *f*
致敏[作用] Sensibilisierung *f*, Allergisierung *f*
致敏 T 细胞 sensibilisierte T-Zelle *f*
致敏的 sensibilisiert
致敏的淋巴细胞 sensibilisierter Lymphozyt *m*
致敏的细胞 sensibilisierte Zelle *f*
致敏反应细胞 Sensibilireaktionszelle *f*
致敏个体 sensibilisiertes Individuum *n*
致敏红细胞 sensibilisierter Erythrozyt *m*, sensibilisiertes rotes Blutkörperchen *n*
致敏红细胞凝集抑制试验 Agglutination-Hemmtest vom sensibilisierten Erythrozyt *m*
致敏剂 Sensibilisierungsagens *n*
致敏剂量 Primingdosis *f*
致敏抗体 Sensibilisierungsantikörper *m*
致敏淋巴细胞 sensibilisierter Lymphozyt *m*
致敏淋巴细胞定型试验 Typisierungstest dergrundierter Lymphozyten *m*
致敏绵羊血 sensibilisiertes Schafblut *n*
致敏皮肤的抗体 sensibilisierender Antikörper der Haut *m*
致敏试验 Sensibilisierungstest *m*
致敏物 Sensibilisator *m*
致敏细胞 sensibilisierte Zelle *f*
致敏细菌 sensibilisierte Bakterien *f pl*
致敏性接触性皮炎 allergische Kontaktdermatitis *f*
致敏性抗原 Sensibilisierungsantigen *n*
致敏性物质 Allergenmaterial *n*
致敏因素 Sensibilisierungsagens *n*
致敏原 Sensibilisinogen *n*, Sensibiligen *n*
致敏作用试验 Sensibilisierungstest *m*
致命的 tödlich, letal, lethal
致命伤 tödliches Trauma *n*
致命事故 tödlicher Unfall *m*, katastrophaler Unfall *m*
致命性定向障碍 katastrophale Orientierungsstörung *f*
致命性家族性失眠症 tödlichen familiären Schlaflosigkeit *f*
致命性紧张 tödliche Katatonie *f*
致命性螺旋错觉 tödliche Drehillusion
致命性肉芽肿性疾病 fatale Granulomatose *f*
致命性损伤 tödliche Verletzung *f*
致命性心脏心律失常 tödliche Herzrhythmusstörung *f*
致命性性暴行咬伤 Bissspuren in tödlicher sexueller Gewalt
致命性凶器推断 Schätzung des Todeswerkzeugs *f*
致命性抑郁 Vitaldepression *f*
致命性战剂 tödlicher Kampfstoff *m*
致命性中毒 tödliche Vergiftung *f*
致命凶器鉴定 Identifikation des Todeswerkzeugs *f*
致耐受性的 tolerogen
致脑炎碱性蛋白 enzephalitogenes basisches Protein *n*
致脑炎因子 enzephalitogener Faktor *m*
致能 Habilitation *f*
致能学 Habilitationf Habilitation *f*
致尿毒症的 urämigen
致呕毒素 Vomitoxin *n*
致气喘的 asthmogen
致染色体畸变物质 Klastogen *n*
致染色体畸变因子 klastogener Faktor *m*
致热的 fiebererzeugend, pyretogen, pyretisch, pyrogen, pyretic (-us, -a, -um)
致热反应 Pyrogenese *f*
致热钩端螺旋体 pyrogene Leptospirose *f*
致热菌 pyrogene Bakterie *f*
致热物[质] Fieberstoffe *m pl*, Pyrogene *n pl*
致热型钩端螺旋体 Leptospira pyrogenes *f*
致热性外毒素 pyrogene Exotoxin *n*
致热原 Fleberstoffe *m pl*, Pyrogene *n pl*
致热原反应 pyrogene Reaktion *f*
致热作用 pyrogene Aktion (od. Wirkung) *f*
致溶状态 Lysogenisationszustand *m*, lysogenisierter Zustand *m*
致伤物鉴定 Identifikation des instrumentbedingten Trauma *f*
致伤物认定 Identifizierung der Traumatogenschädlich-keiten *f*

致伤物同一认定 Individualisierung des Instruments verursacht das Trauma *f*
致伤物推断 Schätzung des Instruments *f*
致伤原理 traumatogenes Prinzip *n*
致肾炎菌株 nephritoge Stämme *f*
C3 致肾炎因子 C3-Nierenfaktor *m*
致死的 biozid, letal, mortal, letal(-is, -is, -e), mortal(-is, -is, -e)
致死毒素 tödliches Toxin *n*, Letaltoxin *n*
致死光线 Letalstrahl *m*
致死合成 Letalsynthese *f*
致死基因 Letal-Gen *n*, letales Gen *n*
致死剂 Letal-Agens *n*
致死剂量 letale Dosis *f*, Letaldosis *f*(LD, DL), Dosis letalis *f* (DL, D.I., LD, ld)
致死寄生的 thymatrophisch
致死结合 tödliche Zygose *f*
致死界量 Limes Tod *m*(L+), Limes letalis *m*
致死巨细胞包涵体病病毒 tödliches Virus der zytomegalen Einschlusskrankheit *n*
致死粒子 Killerpartikel *f*
致死量 Letaldosis, LD
致死率 Letalität *f*
致死浓度 letale Konzentration *f*, Concentratio letalis *f*(LC)
致死伤 tödliches Trauma *n*, tödliche Verletzung *f*
致死时间 Letalzeit *f*
致死突变 Letalmutation *f*
致死突变型 Letalmutation *f*
致死温度 Letaltemperatur *f*
致死效应 letaler Effekt *m*
致死性[骨骼]发育不良 thanatophore Dysplasie *f*
致死性大疱性表皮松解 Epidermolysis bullosa lethalis *n*
致死性骨骼发育不良 Lethal Knochendysplasie *f*
致死性合成 letale Synthese *f*
致死性甲状腺危象 lethale thyreotoxische Krise *f*
致死性紧张症 letale Katatonie *f*
致死性肉芽肿 letales Granulom *n*
致死性损伤 Todes-schaden *m*, tödliche Verletzung *f*
致死[性]突变 letale Mutation *f*
致死性细胞损伤 tödliche verletzte Zelle *f*
致死性谵妄 tödliches Delir *n*, Delirium letale *n*
致死性中线肉芽肿 letales Mittelliniengranulom *n*, malignes Granulom *n*
致死性侏儒 thanatophorer Zwerg *m*
致死血浓度 letale Blutspiegel *m*
致死因素 Letalfaktoren *m pl*, Absterbeanlagen *f pl*
致死因子 Letalfaktor *n*
致死指数 Letalindex *m*, letaler Index *m*
致死综合性 lethale Synthese *f*
致死作用 Todeswirkung *f*
致死作用带 Zone der Todeswirkung *f*
致缩因子 Kontraktionsfaktor *m*
致糖尿病的 diabetogen
致糖尿病药物及化学物 diabetogene Medikamenten und Chemikalien *pl*
致糖尿激素 diabetogenes Hormon *n*
致痛物质 schmerzauslosende Substanz *f*
致突变 Mutagenese *f*, induzierte Mutation *f*
致突变剂 Mutagen *n*
致突变试验 mutagener Test *m*
致突变噬菌体 Mutator-Phage *f*
致突[变]微生物试验 mikrobiologischer Mutationstest *m*
致突变系数 mutagener Koeffizient *m*
致突变性 Mutagenzität *f*
致突变原 Mutagen *n*
致突变指数 mutagener Index, MI
致突变作用 Mutagenese *f*, mutagene Wirkung (od. Aktion) *f*
致细胞病变的 zytopathogen, cytopathisch
致纤维化性肺泡炎 fibrogene Alveolitis *f*(特发性肺间质纤维化)
致纤维化性粉尘 fibrogener Staub *m*
致纤维因子 fibrogener Faktor *m*
致泻的 abfürend
致心律失常性 arrhythmogen
致心律失常右室发育异常 arrhythmogenen rechtsventrikuläre Dysplasie *f*
致荨麻疹的 Urtikariogen *n*
致痒恙螨 Trombicula irritans *f*
致痒蚤 Pulex irritans *m*
G 致意识丧失 G-induzierter Bewusstseinsverlust *m*
致癔病性抽搐点 hysteroepileptogener Punkt, hysterogener Punkt
致癔症发作的 hysterogen
致硬化的 sklerosierend
致有丝分裂的 mitogen
致有丝分裂因子 mitogener Faktor *m*
致有丝裂素引起的细胞毒性作用 Mitogen-induzierte Zytotoxizität *f*
致育蛋白 Fertilin *n*
致育性质粒 Fertilitätsplasmid *n*
致育因子 Fertilitätsfaktor *m*(F-Faktor)
致谵妄药 Halluzinogene *n pl*
致肿瘤性 Onkogenität *f*
致醉的 berauschend
致醉剂 Rauschmittel *n*
秩和比 Rang-Summen-Verhältnis *n*
秩和检验 Rang-Test *m*
秩转换 Rang-Transformation *f*
痔 Hämorrhoide *f*, Marisca *f*, Hämorrhoiden *n*, Stapel *m*
痔残余皮赘 Residual Hämorrhoiden Marisken *pl*
痔疮锭 Hämorrhoidenzäpfchen *n pl*, Pastilli haemor-rhoidales *m pl*
痔疮激光疗法 Lasertherapie von Hämorrhoiden *f*
痔疮家庭处理法 tägliche Behandlung von Hämorrhoiden zu Hause *f*
痔疮结扎器 Hämorrhoiden Ligator *m*
痔疮冷冻疗法 Kryotherapie von Hämorrhoiden *f*
痔疮切除术 Hämorrhoidektomie *f*
痔疮手术用冷冻头 Hämorrhoiden Kryo-Spitze *f*
痔丛 hämorrhoidaler Plexus *m*, Plexus haemorrhoidalis *m*
痔的 hämorrhoidal, haemorrhoidal (-is, -is, -e)
痔蒂 Hämorrhoidalstiel *m*
痔高位结扎切除术 Hochligatur und Resektion der Hämorrhoiden *f*
痔核剥离 Ablösung des Hamorroidalknoten *f*
痔核结扎器 Hämorrhoiden Ligator *m*
痔核结扎手术器械包 Ligaturinstrumentarium für Hämorrhoidalknoten *n*
痔核钳 Kernzange der Hämorrhoide *f*
痔核套圈橡皮环放置盒 Box-Ring *m*
痔核脱出 Hämorrhoidalprolaps *m*, Hämorrhoidalvorfall *m*
痔环 Hämorrhoidalring *m*, Afterringwulst *m*, Anulus haemorrhoidalis *m*
痔环切术 zirkuläre Hämorrhoidenexzision *f*, Whitehead* Operation *f*
痔毁坏术 Die Zerstörung von Hämorrhoiden *f*
痔夹 Haufen Muschel *f*
痔剪 Hämorrhoiden Schere *f*
痔结扎器 Hämorrhoidalligator *m*

痔结扎术 Ligation von Hämorrhoiden *f*
痔静脉 Hämorrhoidalvene *f*
痔静脉丛 Hämorrhoiden Plexus *m*
痔静脉曲张 Varix haemorrhoidalis *m*
痔冷冻疗法 Kryotherapie der Hämorrhoiden *f*
痔瘘 Hämorrhoiden und Fisteln *pl*
痔瘘刀 hämorrhoidales Fistelmesser *n*
痔瘘熏洗法 ausräuchern und Waschen Therapie für Hämorrhoiden *f*
痔钳 Hämorrhoidalzange *f*
痔切除术 Hämorrhoidektomie *f*
痔切除术单纯结扎 Hemorrhoidectomy durch einfache Ligatur *n*
痔区 hämorrhoidale Zone *f*
痔上动脉 Überlegene hämorrhoidale Arterie *f*
痔上静脉 Vena hemorrhoidalis superior *f*
痔烧灼法 Kauterisation von Hämorrhoiden *f*
痔手法复位术 manuelle Reduktion von Hämorrhoiden *f*
痔托带 Hämorrhoidalbinde *f*
痔脱垂 Vorfall der Hämorrhoiden *m*
痔下动脉 Minderwertige hämorrhoidalen Arterie *f*
痔下静脉 Venae hemorrhoidales inferiores *f pl*
痔血管 Hämorrhoidalgefäße *n pl*
痔压碎术 Zerkleinerung von Hämorrhoiden *f*
痔硬化剂疗法 Verödung von Hämorrhoiden *f*
痔中动脉 Middle hämorrhoidalen Arterie *f*
痔中静脉 Vena hemorrhoidalis media *f*
痔中神经 hämorrhoidalen Nerv Mitte *f*
痔灼除术 Hämorrhoidolyse *f*
窒息;机械性窒息 Asphyxie *f*
窒息的 apno(etisch), asphyktisch, asphyctic(-us, -a, -um), suffocativ(-us, -a, -um)
窒息的危险 Erstickungsgefahr *f*
窒息毒气 mattes Wetter *n*
窒息感 Erstickungsgefühl *n*, Erstickungsempfindung *f*
窒息剂 Asphyxiant, Lungenkampfstoff *f*
窒息气体所致的窒息 Asphyxie der erstickenden Gasen *f*
窒息前期 Prodromalstadium der Asphyxie *n*
窒息死 asphyktischer Tod *m*
窒息性出血 erstickende Hämorrhagie *f*
窒息性毒剂 Lungenkampfstoff *m*
窒息[性毒]剂中毒 erstickende Vergiftung *f*
窒息性毒物 Asphyxiant
窒息性甲状腺肿 erstickende Struma *f*
窒息性卡他 erstickender Katarrh *m*, Asthma *n*
窒息性气体 Stickgase *f*
窒息性胸廓发育不良 erstickende Thoraxdysplasie *f*
窒息性胸廓发育异常 asphyxierende Thoraxdysplasie *f*
窒息性阵发性痉挛 anoxische klonische Konvulsion *f*
窒息药 Asphyxiant
蛭 Blutegel *m*
智[力]商[数] Intelligenzquotient *m*(IQ)
智齿 Weisheitszahn *m*
智慧 Weisheit, Intelligenz
智慧成熟 Intelligenzreife *f*
智慧模型 Intelligenzmodell *n*
智慧能力 Intelligenzfähigkeit *f*, Geistesanlage
智慧物流 intelligente Logistik *f*
智力 Intelligenz *f*, Mentalität *f*, Intellekt *f*, Intelligenzfähigkeit *f*
智力薄弱 Geistesschwäche *f*, Schwachsinn *m*, Hypophre-nie *f*, Hypophrenose *f*
智力薄弱症 Hypophrenose *f*
智力标准分数 geheimdienstlicher Standardwert *m*
智力不足 Intelligenzmangel *f*, Geistesschwäche *f*
智力残废 Intelligenzbehinderung *f*
智力残疾 kognitive Behinderung *f*, geistige Behinderung *f*
智力测量 Intelligenzmaß *n*
智力测验 Intelligenztest, Psychometrietest, Psychometrie
智力测验[法] Intelligenztest *m*, Begabungsprüfung *f*, Psychometrie *f*, Mentimetrie *f*
智力测验器 Mentimeter *n*
智力成熟 Geistesreife *f*
智力迟钝 Intelligenzschwäche *f*, Intelligenzretardierung *f*
智力的 intellektuell, noetisch
智力的性别差异 geschlechtsspezifischer Unterschied in der Intelligenz *m*
智力低下 geistige Retardierung *f*, Schwachsinn *m*
智力低下儿童 geistesbehindertes Kind *n*
智力二因素理论 Zwei-Faktor-Theorie der Intelligenz *f*
智力发育 IntelHgenzentwicklung *f*
智力发育不全 Oligophrenie *f*, Intelligenzfehlentwicklung *f*, Imbezillität *f*
智力发育不全性苯丙酮尿症 Oligophrenia phenylpyruvica *f*
智力发育迟钝 Intelligenzretardierung *f*
智力活动 Intellektion *f*, Intelligenzaktivität *f*
智力活动分阶段形成学说 Theorie der geistigen Aktivität durch Stufen gebildet *f*
智力活动内化 Internalisierung der Intelligenzfähigkeit *f*
智力活动外化 Externalisierung der intellektuellen Tätigkeit *f*
智力激励技法 Intelligenz ermutigende Methode *f*
智力技能 Geistesfähigkeit *f*
智力检查 Geistestest *m*
智力结构 Geistesstruktur *f*, Geheimdienststruktur *f*
智力结构测验 Intelligenz-Struktur-Test *m*
智力结构模型 Struktur des Geistesmodells *f*
智力量表 Intelligenz-Testskala *f*
智力落后 Oligophrenie, geistige Retardierung
智力落后的病因 die Ätiologie der mentalen Retardierung *f*
智力落后的分类系统 die Klassifizierung von mentaler Retardierung *f*
智力落后的相互作用说 die gegenseitige Beeinflussung Theorie der mentalen Retardierung *f*
智力落后的诊断 die Diagnose von mentaler Retardierung *f*
智力落后儿童 retardiertes Kind *n*
智力落后者 mental retardiert
智力年龄 Intelligenzalter *n*(IA)
智力缺失 Anoesia *f*, Blödsinn *m*, Idiot *m*
智力缺失的 anoetisch *m*
智力缺损 Schwachsinn, Intelligenzmangel *m*
智力缺陷 Intelligenzdefekt *m*, Intelligenzstörung *f*
智力三维结构说 intelligential dreidimensionale Struktur Theorie *f*
智力商数 Intelligenzquotient *m*
智力试验 Intelligenz-Test *m*
智力水平 Ebene der Intelligenz *f*
智力系数 Intelligenzkoeffizient *m*, Koeffizient der Intelligenzfähigkeit *m*
智力下降 Hypophrenie *f*
智力兴趣 Geistesinteresse *f*
智力性单狂 geistige Monomanie *f*
智力障碍 Intelligenzstörung *f*, Dysno(e)sie *f*, Intelligenzdefekt *m*
智力诊断说 Klinik-Theorie der Intelligenz *f*
智力整体说 Ganzheitstheorie der Intelligenz *f*
智力指数 Intelligenzindex *m*
智龄 Intelligenzalter, IA *n*
智能 Intelligenz *f*, Intellekt *m*, Noopsyche *f*

智能(力)测验 Intelligenzprüfung *f*(Psychometrie *f*, Mentrimetrie *f*
智能不足 mentale Retardierung *f*
智能迟钝 Intelligenzretardierung *f*
智能传感器 Intelligenzmesser *m*
智能低劣 Phrenonarcosis *f*
智能低下 Schwachsinn *m*
智能发展 Intelligenzentwicklung *f*, Geistesentwicklung *f*
智能犯罪 Intelligenzverbrechen *n*
智能化 Intelligenitifikation *f*
智能胶囊 Smart Kapseln *pl*
智能进化 Intelligenzevolution *f*
智能卡 Chipkarte *f*
智能麻醉剂 Incapacitant <engl.>
智能模拟 geheimdienstliche Simulation *f*, künstliche Intelligenz *f*
智能切换装置 intelligentized Schaltvorrichtung *f*
智能缺陷 Intelligenzdefizit *n*, Geistesmangel *m*, Schwachsinn *m*, Hypo-phrenie *f*
智能缺陷的 Intelligent Mängeln *pl*
智能数据 Intelligenzdaten *f pl*
智能衰退 Hypophrenie *f*, Intelligenzverfall *m*
智能衰退商数 Quotient des Verfalls *m*
智能水凝胶 Intelligent / Smarthydrogele *f*
智能系统 Intelligenzsystem *n*
智能赝象 intelligentes Artefakt *n*
智能仪器 Intelligenz-Instrument *n*
智能因素说 Faktortheorie der Intelligenz *f*
智能障碍 Intelligenzstörung *f*
智人 Vollmensch *m*, Homo sapiens *m*
智人种 Spezies Homo sapiens *n*
智商 Intelligenzquotient *m*
智商测验 Intelligenzquotienttest *m*
智商测验,标准化的 Intelligenzquotiente Test, standardisiert *m*
智牙 Weisheitszahn *m*, Dens serotinus *m*
智牙冠周炎 Perikoronitis des Weisheitszahnes *f*
智育 Intelligenzbildung *f*
智育心理学 Psychologie der geistigen Bildung *f*
痣 Naevus *m*, Nävus *m*, Mal *n*
痣癌 Nävokarzinom *n*, Naevuskarzinom *n*
痣的 naevos(-us, -a, -um)
痣黄[瘤]内皮瘤 Nävoxanthoendotheliom *n*
痣细胞 Nävuszellen *f pl*
痣细胞的 nevocytic
痣细胞痣 Nävuszell(en)nävus *m*, Naevus naevocellularis *m*
痣小体 nevices Körperchen *n*
痣性精神错乱 nävoide Amenz *f*, Sturge*-Weber* Syndrom *n*
痣样的 näviförmig
痣样多毛症 naevoide Hypertrichose *f*, nävoide Hypertrichose *f*
痣样黑变病 Melanosis naeviformis *f*
痣样黑棘皮病 nävoide Acanthosis nigricans *f*
痣样基底细胞癌 nävoides Basalzellkarzinom *n*
痣样基底细胞瘤综合征 nävoides Basalzellenkrebs-Syndrom *n*
痣样基底细胞上皮瘤 nävoides Basalzellepitheliom *n*
痣样基底细胞上皮瘤综合征 nävoides Basaliomsyndrom *n*
痣样雀斑 Lentigo simplex
痣样神经瘤 nävoides Neurom, Neurom telangiectodes
痣样型黑棘皮瘤 nävoider Typ der Acanthosis nigricans *m*
痣样周围白癜风 perinävoide Weißfleckenkrankheit *f*
痣与黑素瘤 Muttermale und Melanom *n pl*
痣脂瘤 Nävolipom *n*, Nevolipoma *n*
滞差 Dekalage *f*
滞产 protrahierte(od. verhaltene) Geburt *f*
滞后 Verzögerung *f*, Hysterese *f*
滞后[生长]期 Verzögerungsphase *f*
滞后回(迴)线 Hystereseschleife *f*, Hysteresisschleife *f*
滞后酶 hysteretisches Enzym *n*
滞后曲线 Hysteresiskurve *f*
滞后时间 Verzögerungszeit *f*
滞后损失 Hysteresisverluste *m pl*
滞后现象 Hysterese *f*, Hysteresis *f*
滞后作用 Hysterese *f*, Hysteresis *f*
滞留 Stagnation *f*
滞留[性]囊肿 Retentionszyste *f*
滞留空气 tote Luft *f*
滞留量 Retentionsvolumen *n*
滞留乳牙 retinierter Mijchzahn *m*, Dens sustenatus *m*
滞留死胎 verpasste Totgeburt *f*
滞留性[尿]失禁 paradoxe Inkontinenz *f*
滞留性喷洒 residuale Zerst ä ubung *f*
滞留性月经 retinierte Menstruation *f*
滞留因子 Retentionsfaktor *m*
滞效 Residualeffekt *m*
滞效喷洒 residualeffektive Zerstäubung *f*
滞育 Diapause *f*
滞育激素 Diapausehormon *n*
滞止空气 tote Luft *f*
置管法 Katheter-Methode *f*
置管溶栓 Katheter-Thrombolyse *f*
置换 Substitution *f*, Verdr ä ngung *f*, Ersatz *m*
置换层析法 Verdrängungsanalyse *f*
置换的 substituiert, ersetzt
置换滴定 Verdrängungstitration *f*
置换法 Verdrängungsmethodef
置换反应 Substitutionsreaktion *f*, Verdängungsreaktion *f*
置换关节成形术 Endoprothetik durch Ersatzung *f*
置换剂 Ersatzmittel *n*, Substituens *n*
置换价 Verdrängungswert *m*, Substitutionswert *m*
置换色层法 Verdrängungschromatographie *f*
置换位点 Ersetzungsstelle *f*
置换物 Ersatz *m*, Substituens *n*
置换显影 Verdrängungsentwicklung *f*, Displacement-Ent-Wicklung *f*
置换型载体 Austauschvektor *m*, Substitutionsvektor *m*
置换作用 Verdrängung *f*
置圈器 Bandadaptor *m*
置信界限 Vertrauenbereich *m*, Fiduzialgrenze *f*, Konfl-denzgrenze *f*
置信区间 Konfidenzintervall *n*, Konfidenzbereich *m*
置信区间(可信区间) Konfidenzintervall *n*
置信上限 Vertrauen Obergrenze *f*
置信系数 Konfidenzkoeffizient *m*
置信下限 Vertrauen Unteregrenze *f*
置信限 Konfidenzgrenzen *pl*
稚虫 Nymphe *f*, Larve der Ephemerida und Odonata *f*
稚虫的 nymphal
稚态 Pädomorphismus *m*, Pädomorphose *f*

ZHONG 中忠终钟肿种中仲众种重

zhōng 中忠终钟

中 Mitte *f*, Median *n*
中靶测验 Target-Test *m*
中板 Mittelblech *n*
中鼻道 Meatus nasi medius *m*
中鼻道前房 Atrium meatus medii(cavi nasi) *n*
中鼻甲 Concha nasalis media *f*
中鼻甲剥除锐匙 scharfe Kürette der Mittelnasenmuschel *f*,

scharfe Kütette für mittlere Mittlerenl *f*
中鼻甲部分切除术 Mittelnasenmuschelresektion *f*, Teil-resektion der mittleren Nasenmuschel *f*
中鼻甲基板 Lamelle der Concha nasalis media *f*
中鼻甲剪 Mittelnasenmuschelschere *f*, Schere für mit-tlere Nasenmuschel *f*
中鼻甲气化 或称泡性中鼻甲 Concha bullosa *f*
中鼻甲切除术 Mittelnasenmuschelresektion *f*, Resektion der mittleren Nasenmuschel *f*
中鼻甲曲线反常 paradoxe Kurve der mittleren Nasenmuschel *f*
中鼻突 mediale Nasenwulst *f*, mediales Nasenfort *n*
中波 Mittelwellen *f pl*
中波电疗[法](中波透热疗法) Mittelwellentherapie *f*
中波电疗机 Mittelwellentherapiegerät *n*
中波透热疗法 Mittelweliendiathermie *f*
中卟啉 Mesoporphyrin *n*
中部 Mittelportion *f*
中部核心结构 zentrale Kernstruktur *f*
中部着丝点染色体 metazentrische Chromosomen *n pl*
中草药 chinesische Heilkrauter (od. Heilpflanzen) *f pl*
中草药处方 Rezept der chinesischen Krautdroge *m*
中草药导致的肝损伤 Kraut-induzierte Leberschäden *pl*
中草药肌松剂 Muskelrelaxans der chinesischen Heil-Pflanzen *n*
中草药肾病 Chinesische Kräuter -Nephropathie *f*
中草药图鉴 Handbuch der chinesischen Heilkräuter mit Illustrationen
中草药药品 Kräuter-Medikamenten *pl*
中层 mittlere Ebene *f*, Intermediärschicht *f*
中层大气 Mittelatmosphäre *f*
中层的 medial
中层钙化 mediale Kalzifikation *f*
中层龋 Zwischenkaries *f*
中层细胞 Mittejschichtzelle *f*, Zwischenschichtzelle *f*
中插法 Medianinterpolation *f*
中肠 Mitteldarm *m*
中肠反向转位 Mitteldarmtransposition *f*
中肠酶 Enterokinase *f*
中肠扭结 Mitteldarmvolvulus *m*
中肠扭转 Mitteldarmvolvulus *m*
中肠袢 Mitteldarmspirale *f*
中肠襻 Mitteldarmschleife *f*
中肠旋转不良 Mitteldarm-Malrotation *f*
中成药 chinesische Patentmedizin *f*
中床突 Processus clinoideus medius *m*
中催眠状态 Mitte hypnotischen Zustand *m*
中胆红素 Mesobilirubin *n*
中胆绿素 Mesobiliverdin *n*
中胆色素原 Mesobilirubinogen *n*
中胆素原 Mesobilirubinogen *n*
中胆紫素 Mesobiliviolin *n*
中岛分类 nakajima Klassifizierung *f*
中等 Mäßigkeit *f*, Mittelmäßigkeit *f*
中等病区 moderate Endemiegebiet *n*
中等程度的帮助 mäßige Unterstützung *f*
中等的 mittelgroß, mittlere, mäBig, mittelmäßig
中等[度]热 mässiges Fieber *n*
中[等]动脉 Mittelarterie *f*
中等分化度癌 mittel-differenziertes Karzinom *n*
中等静脉 Mittelvene *f*
中等量出汗 Ephidrosis *f*
中等强度 mittlere Intensität *f*
中等容量脂肪抽吸 Medium -volme Fettabsaugung *f*
中等身材 Mittelwuchs *m*, Mitteltyp (us) *m*, Mesosomie *f*, Metromorphie *f*
中等身材的 mittelgroß, mesosom, metromorph
中等湿啰音 mittelblasiges feuchtes Rasselgeräusch *n*
中等体力劳动 mittlere Körperarbeit *f*
中等纤维 Intermediärfilament *n*
中等学校 Akademie *f*
中等正相关 mäßige positive Korrelation *f*
中等重复序列 mäßige Wiederholungssequenz *f*
中点 Mittelpunkt *m*
中点法 Mittelpunktmethode *f*
中动脉 mittelgrosse Arterie *f*
中度 mäßig
中度迟钝 mäßige Retardierung *f*
中度的 mittlere, mäßig, mittelmäßig
中度低出生体重婴儿 Säugling mit mäßigen niedrigen Geburtsgewicht *m*
中度肺结核 mäßigfortgeschrittene Tuberkulose *f*
中度昏迷 Koma von *m* ässiger Tiefe *n*
中度精神发育迟滞 moderate geistige Retardierung *f*, mäßigen geistige Retardierung *f*
中度膀胱膨出 mittelgroße Zystozele *f*
中度缺氧 mäßige Hypoxie *f*
中度缺氧症 mäßige Anoxie *f*
中度妊高征(中度妊娠高血压综合征) mäßiges schwangerschaftinduziertes Hypertoniesyndrom *n*
中度妊娠毒血症 mittelmäßige Schwangerschaftstoxikose *f*
中度损伤 mäßige Verletzung *f*
中度疼痛 mäßige Schmerzen *f pl*
中度污染滞 mesosaprobe Zone *f*
中度异常脑电图 mittelmäßiges abnormales Elektroenze-Phalogramm *n*
中度抑郁 Dysthymie *f*
中度躁郁 Zyklothymia *f*
中度智力落后 mäßige Retardierung *f*
中度中毒 mittelmäßige Vergiftung (od. Intoxikation) *f*
中度肿大 mittelmäßige Schwellung *f*
中度重复顺序 mäßige Wiederholungssequenz *f*
中度重复序列 mäßige repetitiven DNA-Sequenz *f*
中段 Mesomeren *f pl*
中段尿 Mittelstrahlharn *m*
中段尿培养 Mittelstrahlurinkultur *f*
中断 Unterbrechung *f*, Interruptio *f*
中断平衡进化说 Theorie des Punktualismus *m*
中断屏蔽状态 sejunktionsmaskierter Zustand *m*
中断特点 Unterbrechungsmerkmal *n*
中断杂交 unterbrochene Paarung *f*
中断杂交定位 unterbrochenes Mapping der Paarung *n*
中耳 Mittelohr *n*, mittleres Ohr *n*, Auris media *f*
中耳癌 Mittelohrkarzinom *n*
中耳变态反应 Allergie des Mittelohres *f*
中耳传递函数 Übertragungsfunktion des Mittelohrs *f*
中耳胆脂瘤 Cholesteatom des Mittelohres *n*
中耳肌反射 Muskelreflex des Mittelohrs *m*
中耳积液 Mitteiohrerguß *m*
中耳畸形 Mittelohrfehlbildung *f*
中耳剪 Schere des Mittelohrs *f*
中耳结核 Mittelohrtuberkulose *f*
中耳类癌 Mittelohrkarzinoid *n*
中耳气压损伤 Mittelohrbarotrauma *n*
中耳器械包 Operationsbesteck des Mittelohrs *m*
中耳球 Beutel des Mittelohrs *m*
中耳缺失 Fehlen des Mittelohres *n*
中耳肉芽肿 Mittelohrgranulom *n*
中耳乳突结核 Tuberkulose des Mittelohres und des War-Tenfortsatzes *f*

中耳塑料管插入术 Insertion vom Polyäthylenröhrchen ins Mittelohr *f*
中耳损伤 Mittelohrverletzung *f*
中耳填塞术 Mittelplombierung *f*, Ausstopfung des Mit-telohres *f*
中耳息肉 Mittelohrpolyp *m*
中耳息肉钳 Mittelohrpolypenzange *f*
中耳狭窄 Mittelohrstenose *f*
中耳腺癌 Mittelohradenokarzinom *n*
中耳压力 Mittelohrdruck *m*
中耳压力计 Pneumophon *n*
中耳炎 Mittelohrentzündung *f*, Tympanitis *f*, Otitis media *f*
中耳炎性脑积水 otitischer Hydrozephalus *m*, otogener Hydrozephalus *m*
中耳硬化病变切除术 Sklerektomie von Mittelohr *f*
中耳粘连 Verwachsung (od. Adhäsion) der Mittelohres *f*
中方格 mittleres Viereck *n*
中分子物质 mittlere molekuläre Substanz *f*
中分子右旋糖酐 mittleres molekuläres Dextran *n*
中风 Apoplexie *f*, Apoplexia *f*, Hirnschlag *m*, Schlaganfallrn
中风不语 Aneos *n*
中风的 apoplektisch, apoplectic (us, -a, -um)
中风发作 apoplektischer Insult *m*, Schlaganfall *m*
中风体型 apoplektischer Typ (us) *m*
中风体型 Habitus apoplecticus *m*
中风危险因素 Risikofaktor des Schlaganfalls *m*
中风休克 apoplektischer Schock *m*
中风预报仪 Prädiktor der Apoplexie *m*
中缝 Raphe mediana *f*, Raphe medullae oblongatae *f*
中缝背核 Nucleus raphes dorsalis *m*
中缝苍白核 Nucleus raphes pallidus *m*
中缝大核 Nucleus raphe magnus *m*
中缝核 Nuclei raphae medianae *m pl*
中缝桥核 Nucleus raphes pontis *m*
中缝隐核 Nucleus raphes obscurus *m*
中跗关节脱位 Luxation des Mediotarsalgelenks *f*, Luxa-tion im Chopart* Gelenk *f*
中腐生带 mesosaprobe (od. Mesosaprophytische) Zone *f*
中副动脉 Arteria collateralis media *f*
中腹部 Mittelbauch *m*, Mesogastrium *n*
中腹区 mesogastrische Zone *f*
中肝叶切除术 Mittellappen Hepatektomie *f*
中干 Truncus medius *m*
中隔 Zwischenwand *f*, Scheidewand *f*, Septum *n*
中隔[状]处女膜 Hymen septus *m*
中隔穿孔 Septumperforation *f*
中隔的 sept (-us, -a, -um), septal (-is, -is, -e)
中隔的 septal
中隔动脉瘤 Septumaneurysma *n*
中隔缝针 Septum (mukosa) nadel *f*
中隔角 Septal Winkel *f*
中隔脓肿 Septumabszeß *m*
中隔切除术 Septumresektion *f*
中隔软骨移植 Septumknorpel Transplantat *n*
中隔双子宫 Uterus duplex (separatus) *m*, Uterus didel-Phys *m*
中隔阴道 Vagina septa *f*
中隔整形术 Septal plastische Chirurgie *f*
中隔重建术 Septal Wiederaufbau *m*
中跟关节面 Facies articularis talaris media calcanei *f*
中弓韧带压迫综合征 Mittleren Bogen Ligament Kompressionssyndrom *n*
中功率计 Stromzähler des Mediums *m*
中骨盆 Beckenmitte *f* (BM), Beckenweite *f*
中骨盆横径 Querdurchmesser der Beckenweite *m*
中骨盆后矢状径 hintere Längsdurchmesser der Becken-weite *f*, Diameter sagittalis posterior der Beckenmitte *f*
中骨盆平面 Beckenebenen *f pl*
中骨盆平面狭窄 Beckenmittenstenose *f*
中骨盆前后径 Diameter anteroposterior der Beckenmitte *m*
中骨盆狭窄 Beckenmittenstenose *f*, verengte Beckenmit-te *f*
中鼓室 Mesotympanon *n*
中国;磁器 China *n*
中国癌症研究基金会 chinesische Forschungsgemeinschaft des Krebs *f*
中国保健食品审批手续 Prüfungs-und Genehmigungs Formalitäten der chinesischen Gesundheitskost *f pl*
中国保健食品要求 Qualitätsanforderungen der chinesischen Gesundheitskost *f pl*
中国比奈智力测验 Binet-Test der Intelligenz *m*
中国餐馆综合征 Syndrom des chinesischen Restaurants *n*
中国仓鼠卵巢细胞 Chinese-Hamster-Ovary-Zelle, Chinesische Hamster-Ovarienzelle, CHO-Zelle *f*
中国传统医学 traditionelle chinesische Medizin, TCM *f*
中国的,中华的 Chinesisch
中国儿童发展纲要 Rahmen für die Entwicklung chinesischer Kinder (2001-2010) *m*
中国法医学会 Chinesischer Verband von forensischen Medizin *m*
中国法医学杂志 Chinesisch Magazin von forensischen Medizin *n*
中国防痨协会 Chinesische Gesellschaft für Autituberku-Lose *f*
中国肺结核病分类法 chinesische Klassifizierung der Lungentuberkulose *f*
中国肺结核病分类法 Chinesische TB Klassifizierung *f*, Chinesische Klassifikation der Lungentuberkulose *f*
中国福利会 Chinesisches Wohlfahrtsinstitut *n*
中国古代文艺心理学思想 alten chinesischen psychologischen Denkens auf Kunst *n*
中国古代医学心理学思想 alten chinesischen psychologischen Denkens auf Medizin *n*
中国红十字会 Chinesisches Rotes Kreuz *n*
中国疾病分类[系统] chinesische Krankheitsklassifizierung *f*
中国计算机学会 chinesischer Computerverband *m*
中国教育与科研计算机网 chinesisches Bildungs-und Forschungsnetz *n*
中国精神疾病分类方案与诊断标准 Chinesische Klassifikation psychischer Störungen und Diagnosekriterien *f*
中国精神障碍分类与诊断标准 chinesische Klassifikation und diagnostische Kriterien psychischer Störungen *f*
中国精神障碍分类与诊断标准 Chnesische Kriterien für psychische Störungen *pl*
中国九分法 Chinesische Herrschaft der Neun *f*
中国居民平衡膳食宝塔 eine ausgewogene Ernährungspagode des chinesischen Einwohner *f*
中国科学技术网 chinesisches Wissenschafts-und Techniknetz *n*
中国科学技术协会 chinesischer Wissenschafts-und Technologieverband *m*
中国科学引文数据库 chinesische Science Citation Database *f*
中国科学院 Chinesische Akademie der Wissenschaften *f*, Academia Sinica *f* (AS)
中国蜡 Chinawachs *n*, Cera chinensis *f*, Spermacetum vegetabile *n*
中国蓝 Kobaltblau *n*, Anilinblau *n*
中国蓝培养基 Chinablaunährboden *m*
中国人工智能学会 chinesische künstliche geheimdienstliche Assoziation *f*
中国人民解放军总医院 Generalhospital der Chinesischen Volksbefreiungsarmee *n*
中国人生活质量普适量表 allgemeiner Fragebogen zur Lebensqualität der Chinesen *m*
中国生物医学工程学会 chinesische Vereinigung der Biomedizintechnik *f*

中国失语症检查法 CRRCAE Chinesische Aphasie Prüfung *f*
中国斯坦福—比奈智力测验 China Standdord -Bibent Test der Intelligenz *m*
中国微生物菌种保藏委员会 chinesisches Komitee für Kultursammlung der Mikroorganismen *n*
中国微生物学会 chinesische Vereinigung der Mikrobiologie *f*
中国细胞生物学学会 chinesische Vereinigung der Zellbiologie *f*
中国心理学会 chinesische psychologische Vereinigung *f*
中国许用食品添加剂类别 Sorten der zulässigen Lebensmittelzusatzstoffe in China *f pl*
中国药理学会 chinesische pharmakologische Vereinigung *f*
中国药学会 Chinesische Pharmazeutische Gesellschaft *f*
中国医疗队 Chinesische Medizinische Gruppe *f*
中国医学科学院 Chinesische Akademie der Medizini-schen Wissenschaften *f*
中国医药信息学会 chinesische medizinische Informatikvereinigung *f*
中国营养学会 chinesische Ernährungsgesellschaft *f*
中国猿人 Peking-Mensch *m*, Sinanthropus pekinensis *m*
中国智力残疾分级标准 Chinesische Kriterien der geistig behinderte *f*
中国肿瘤学术大会 Chinesische Konferenz über Oncology *f*
中果皮 Mesokarp *n*
中和 Neutralisation *f*, Abstumpfung *f*, Absättigung *f*
中和比率 Neutralisationsverh ä ltnis *n*, Neutralisationsrate *f*
中和产物 Produkt der Neutralisierung *n*
中和当量 Neutralisationsäquivalent *n*
中和滴定曲线 Titrationskurve der Neutralisation *f*
中和点 Neutralpunkt *m*, Neutralisationspunkt *m*
中和毒物的 giftbindend, toxikopektisch
中和法 Neutralisationsmethode *f*
中和反应 Neutralisationstest *m*, Neutralisationsreaktion *f*
中和反应指示剂 Neutralisationsindikator *m*
中和剂 Neutralisationsmittel *n*
中和结核菌素[皮肤反应]抗体 Antikutin *n*
中和抗体 neutralisierender Antikorper *m*
中和抗体试验 neutralisierende Antikörper-Test *m*
中和量 Neutralisationsdosis *f*
中和热 Neutralisationswärme *f*
中和试验 Neutralisationstest *m*, Neutralisationsreaktion *f*
中和系统 Neutralisationssystem *n*
中和性 Neutralität *f*, Neutralisierung *f*
中和性斜视 neutralisierende Deviation *f*
中和值 Neutralisationswert *m*, Neutralisationszahl *f*
中和值测定 Neutralisationstest *m*
中和指数 Neutralisationsindex *m*
中和作用 Neutralisation *f*, Neutralisierung *f*, Abstump-fung *f*, Absättigung *f*
中核生物 Mesokaryote *f*
中厚皮片 Thiersch* Lappen *m*, mitteldicker Spalthautlap-pen *m*
中厚皮片移植耳再建术 Ohrmuschelplastik mit mittel-dicken Spalthautlappen *f*, Ohrmuschelrekonstruktion mit Thiersch* Hauptlappen, f
中厚皮片移植术 Thiersch* Hauttransplantation *f*
中湖 mesolimbisch
中华按蚊 Anopheles hyrcanus sinensis *m*
中华白蛉 Phlebotomus chinensis rn
中华白蛉长管亚种 Phlebotomus chinensis longiductus *m*
中华白蛉指名亚种 Phlebotomus chinensis chinensis *m*
中华斑虻 Chrysops sinensis *f*
中华地鳖 Eupolyphaga sinensis *f*
中华斗鱼 Macropodus opercularis chinensis *m*
中华肝吸虫 Chinesische Leberegel *m*
中华护理学会 Chinese Nursing Association (CNA) *f*
中华护理学会 Chinesissche Gesellschaft für Kranken-Pflege *f*
中华全国中医学会 volle chinesische Vereinigung der traditionellen chinesischen Medizin *f*
中华人民共和国国务院计划生育领导小组计划生育办公室 Büro der Familienplanung *n*, inszenatorische Gruppe der Familienplanung des Staatsrates *f*
中华人民共和国母婴保健法 Gesetz der Volksrepublik China über die Gesundheitsfürsorge für Mutter und Kind *n*
中华人民共和国人口与计划生育法 Gesetz der Volksrepublik China über die Bevölkerungs-und Familienplanung *n*
中华人民共和国食品安全法 Gesetz über Lebensmittelsicherheit der Volksrepublik China *n*
中华人民共和国卫生部 Gesundheitsministerium der Volksrepublik China *n*
中华人民共和国卫生部药品标准 Drogen Standard des Ministerium für Gesundheit von der Volksrepublik China *m*
中华人民共和国药典 Pharmakopöe der Volksrepublik China *f*
中华人民共和国药品管理法 Gesetz für Drogenverwaltung in der Volksrepublik China *n*
中华绒螯蟹 Eriocheir sinensis *m*
中华束腹蟹 Paratelphusa sinensis *f*
中华双腔吸虫 Dicrocoelium chinensis *n*
中华医学会 Chinesische Medizinische Gesellschaft *f*
中华医学会内科学会 chinesische Vereinigung der Internistik *f*
中华医学会肿瘤学会 chinesische Vereinigung der Onkologie *f*
中华医学杂志 Chinesische Medizinische Zeitschrift *f*
中华沼螺 Parafossarulus sinensis *m*
中黄卵 mesolecithale Eizelle *f*, medialecithal Eizelle *f*
中喙 Mediproboscis *f*
中极两性的 amphipathisch, amphiphil
中坚 Hauptstütze *f*, Standbein *n*
中间 Intermediat *n*
中间[纤]丝 Intermediärfilament *n*
中间白蛉 Phlebotomus intermedius *m*
中间变量 intervenierende Variable *f*
中间不对称 Intermediate Asymmetrie *f*
中间部 intermediärer Teil *m*, Pars intermedia *f*, mittlerer Teil *m*
中间部葡萄膜炎 Intermediäre Uveitis *f*
中间层 Intermediarschicht *f*, Stratum intermedium *n*
中间插入移植术 Intervenierende Transplantat *n*
中间产物 Intermediär-Produkt *n*, Zwischenprodukt *n*
中间产物理论 Theorie des Intermediarprodukts *f*, Inter-Mediärproduktstheorie *f*
中间产物学说 Theorie für das intermediäre Produkt *f*
中间肠杆菌 Enterobacter intermedius *m*
中间传播者 vermittelnder Verbreiter *m*
中间词 Mediumbegriff *m*
中间代谢 Intermediärstoffwechsel *m*, Zwischenstoffwech-Sel *m*
中间代谢产物 Stoffwechselzwischenprodukt *n*, Zwischen-substanz *f*, Intermediärprodukt *n*
中间带 intermediäre Zone *f*, Zona intermedia *f*
中间带内侧核 medialer Kern der intermedianen Zone *m*
中间带外侧核 seitelischer Kern der intermedianen Zone *m*
中间的 intermediär, medi(-us, -a, -um), intermedi(-us, -a, -um)
中间等级 Intermediärstufe *f*, Zwischenstufe *f*
中间动脉瘤 Aneurysma dissecans *n*
中间动物源疾病 Meta-Zoonosen *f pl*
中间窦 Intermediärsinus *m*
中间段支气管后壁 Hintenwand des Bronchus intermedius *f*
中间帆 Interpositum *n*, Velum interpositum *n*
中间沟 Sulcus intermedius *m*
中间冠动脉综合征 Intermediärkoronarsyndrom *n*
中间厚膜孢子 interkalare Chlamydospore *f*

中间化合物 Zwischenverbindung *f*
中间灰质 Substantia intermedia（grisea）*f*
中间肌纤维 mittlere Muskelfasern *f pl*
中间继电器 Zwischen-Relais *n*
中间假想 Mittelannahme *f*
中间腱 Tendo intermedii *m*
中间交叉 Zwischenkreuzung *f*
中间节点 Zwischenknoten *m*
中间结构 Mittelstruktur *f*
中间截肢 Schalttag Gliedmaßenverlust *m*
中间界线类麻风 mittlere Grenzlepra *f*, Grenzlepra *f*
中间块 Massa intermedia *f*
中间粒径 Mitteldurchmesser *n*
中间连接 intermediäre Verbindung *f*
中间列多指 zentrale Polydaktylie *f*
中间淋巴细胞性淋巴瘤 mittleres lymphozytisches Lymphom *n*
中间馏份 intermediäres Destillat *n*
中间密度脂蛋白 Lipoprotein mittlerer Dichte *n*
中间面神经 Nervus intermedius *m*, Pars intermedia nervi Facialis *f*
中间脑室 mittlerer Ventriculus, dritter Ventrikel
中间内侧核 Nucleus intermediomedialis *m*
中间凝胶技术 mittlere Gel-Technik *f*
中间皮层 Mesokortex
中间偏向 Bias des Mittelpunkts *n*
中间频率 Mittenfrequenz *f*
中间普雷沃菌 Prevotella intermedia *f*
中间期 Mesophase *f*
中间期出血 Intermediärblutung *f*, Haemorrhagia interme-dia *f*, Zwischenblutung *f*
中间期梅毒 mittlere Syphilis *f*
中间桥基 Mittelanker *m*
中间区 Zentralraum *m*, Mittelraum *m*
中间曲线 Mittelkurve *f*
中间缺失（interkalare）Deletion *f*
中间色 intermediäre Farbe *f*, Intermediärfarbe *f*
中间色律 Mittelgesetz der Farbe *n*
中间色调 Halbton *n*
中间扇叶 mitte Fächerklappe *f*
中间设施 halb Einrichtungen *f*
中间神经 Nervus intermedius *m*, Portio intermedia nervi acustici Wrisbergii *f*
中间神经节 Ganglia intermedia *n pl*
中间神经元 Interneuron *n*, Zwischenneuron *n*, Schalt-Neuron *n*, interkaläres Neuron *n*
中间试样 Mittejprobe *f*
中间视觉 Dämmerungssehen *n*
中间束 Fasciculus intermedius *m*
中间丝 intermediäres Filament *n*
中间素 Intermedin *n*, Melanotropin *n*
中间体 Intermediärkörper *m*
中间体合物 intermediäre Verbindung *f*
中间体细胞 Intermediärzelle *f*
中间投入 dazwischenliegender Input *m*
中间外侧核 Nucieus intermediolateralis *m*
中间外侧细胞柱 intermediolaterale Zellsäulen *f pl*
中间微动脉 Meta-arteriole *f*, Arteriola intermedia *f*
中间位 Intermediärstellung *f*, Mittelstellung *f*, Metastel-lung *f*
中间物 Intermediat *n*
中间细胞 Mittelzelle *f*
中间细胞群 Zwischenzellmasse *f*
中间隙 Intermediärlücke *f*
中间纤维 Mittelfaser, Intermediärfilament
中间线 Intermediärstreif *m*, Wachstumszone *f*
中间线形核 Nucleus linearis intermedius *m*
中间小动脉 Zentralarteriole *f*
中间楔骨 mittleres Keilbein *n*
中间楔儡 Os cuneiforme intermedium *n*
中间形态的 mesomorph
中间形态冬孢子 Mesospore *f*
中间型 Intermediärtyp *m*, Mitteltyp *m*
中间型的 interphyletisch
中间型肌纤维 intermediäre Fasern *pl*
中间型精原细胞 intermediäres Spermatogonium *n*
中间型囊尾蚴 Zwischenform Cysticercus *n*
中间型胃（霍尔茨克内希特胃）Holzknecht* Magen *m*
中间型细胞癌 Intermediärzellkarzinom *n*
中间型耶尔森菌 Yersinia intermedia *n*
中间型滋养细胞 intermediate Trophoblast *m*
中间性挫伤 Zwischen-Prellung *f*
中间性脑挫伤 intermedialen Hirnkontusion *f*
中间性状 Intermediärcharakter *m*
中间宿主 Zwischenwirt *m*, Hospes alternans *m*
中间选择模型 mittleres Auswahlmodell *n*
中间牙本质 mittleres Dentin *n*
中间牙骨质 mittlerer Zement *m*
中间腰淋巴结 Nodi lymphatici Iumbales intermedii *m pl*
中间耶尔森菌 Yersinia intermedia *f*
中间遗传 Mittelvererbung *f*
中间音 Interton *n*
中间载体 Mittelvektor *m*
中间站 Rehabilitationszentrum *n*
中间着丝粒的 metazentrisch
中间着丝粒染色体 metazentrisches Chromosom *n*
中间值 Mittelwert *m*, Zwischenwert *m*
中间治疗设施 Normalpflegeeinrichtung *f*
中间种植体 Zwischenimplantat *n*
中间主动脉综合征 Mittelaortensyndrom *n*, mittelaorti-sches Syndrom *n*
中间状态 Intermediärzustand *m*, Zwischenzustand *m*
中间综合征 Intermediärsyndrom *n*
中间组织 Zwischengewebe *n*, Mittelgewebe *n*
中键脂肪酸 mittelkettige Fettsäure *f*
中胶层 Mesogloea *f*
中焦镜头 Objektiv der mittleren Brennweite *n*
中阶 Scala media *f*
中节指(趾)骨 Phalanx media *f*
中节指骨骨折 Fraktur des mittleren Phalanx *f*
中结肠动脉 Arteria colica media *f*
中结肠静脉 Vena colica media *f*
中结肠淋巴结 Nodi lymphatici colici medii *m pl*
中介 mittelbar, intervenierend
中介［现象］Mesomerie *f*
中介变量 Mediatorvariable *f*, Vermittlungsvariable *f*
中介表达载体 mittlerer Expressionsvektor *m*
中介词法 Stichwortmethode *f*
中介的 mesomerisch
中介泛化 vermittelte Generalisierung *f*
中介过程变量 intervenierende Prozessvariable *f*, interveni-erende Prozessgröße *f*
中介核 Nucleus intercalatus *m*
中介抗原 Intermediärantigen *n*
中介联想 vermittelte Assoziation *f*
中介神经元 zusammenhängende Neuronen *n pl*
中介搜索引擎（元搜索引擎）Meta-Search Engine *f*
中介体 Mesosoma *n*
中介系统 Mesosystem *n*
中介效应 mesomerischer Effekt *m*

中介运送 vermittelter Transport *m*
中介载体 Zwischenvektor *m*
中介载体的接合转移 konjugierter Transfer des Zwischenvektors *m*
中介者 Agent *m*
中介值 Zwischenwert *m*
中介子 Neutretto *n*
中静脉 mittelgrosse Vene *f*
中距关节面 Facies articularis talaris media *f*
中距离跑 Mittelstreckenlauf *m*
中距离枪创 Mittelstrecken-Fernverkehr Schussverletzung *f*
中距离枪弹创 Mittelstrecken-Fernverkehr Schussverletzung *f*
中距离射击 Zwischenbereich Feuer *n*
中空的 hohl, mediocanellat(-us, -a, -um)
中空螺旋管 Sofenoid *n*
中空内脏 Hohleingeweide *f*
中空纤维反渗透装置 Umkehrosmosegerät der Hohlfaser *n*
中空纤维膜式氧合器 Hohlfasermembran-Oxygenator *n*
中空纤维培养 Kultur der Hohlfaser *f*
中空纤维透析器 Hohlfaserdialysator *m*
中空纤维型透析器 Hohlfaser Dialysator *n*
中空性皮下出血 parallel subdermalen Blutung *f*, parallel subkutane Blutungen *f pl*(竹打中空,轨道样挫伤)
中孔型穿刺用探头 hohle Punktionssonde *f*
中眶间宽 mittlere Orbitalbreite *f*
中脸发育不全 Hypoplasie des Mittelgesichts *f*
中链甘油三酯 Triglycerid der Mittelkette *n*
中链三酰甘油 mittelkettige Triglyceriden *pl*
中链油 mittelkettige Triglyceride *f*
中链脂肪酸 mittelkettige Fettsäure *f*
中链脂肪酸硫激酶 Fettsäurethiokinase der Mittelkette *f*
中淋巴细胞 Meso(lympho)zyt *m*
中颅窝脑膜瘤 Meningeom der mittleren Schädelgrube *n*
中面部 Mittelgesicht *n*
中面角 Mittelgesichtswinkel *f*
中面宽 Mittelgesichtsbreite *f*
中膜 Media *f*, Tunica media *f*
中膜体 Mesosom *n*
中膜纤维肌性结构不良 fibromuskuläre dysplasie vom Mediatyp *f*
中膜硬化 mittlere Sklerose *f*
中魔 Verzauberung *f*
中脑 Mesencephalon *n*, Mittelhirn *n*
中脑[黑质] Mittelhirn [Substantia nigra] *n*, schwarze Substanz *f*, die Substantia nigra *f*
中脑背盖麻痹 tegmentale mesenzephalische Paralyse *f*
中脑被盖 Mittelhirnhaube *f*
中脑边缘的 mesolimbisch
中脑边缘多巴胺能系统 mesolimbisches dopaminerges System *n*
中脑垂体的 mesenzephalohypophysial, mesencephalohy-pophysial(-is, -is, -e)
中脑导水管 Aquaeductus cerebri(s. ventricularis) *m*, Aquaeductus sylvii *m*
中脑导水管扩张术 Dilatation des Aquäduktes *f*
中脑导水管周围灰质 perigraue Substanz des Aquaeductuss mesencephali(cerebri) *f*
中脑的 mesenzephal, mesencephalic(-us, -a, -um)
中脑顶盖 Mittelhirndach *n*, Tectum mesencephalin *n*
中脑动脉 Arteriae mesencephalicaer *f pl*
中脑动物 Mittelhirnwesen *n*, Mittelhirntier *n*
中脑静脉 Venae mesencephalicae *f pl*
中脑膜神经 mitteler meningealer Nerv *m*
中脑曲 Flexura mesencephalica *f*
中脑神经干细胞 Mittelhirn abgeleitet neuralen Stammzellen *pl*
中脑神经束切断术 mesenzephalische Traktotomie *f*
中脑室 Mittelventrikel *m*
中脑水管 Aquaeductus cerebri(s. ventricularis) *m*, Aquaeductus Sylvii *m*
中脑水管综合征 Aquaedukt-(Sylvii)-Syndrom *n*, Sylvian* Syndrom *n*
中脑网状结构 Formatio reticularis mesencephali, Formatio reticularis Pedunculi cerebri *f*
中脑网状结构灌流液 Perfusat der mesenzephalischen Formatio reticularis *n*
中脑网状系统 mesencephales Retikularsystem *n*
中脑楔形核 Keilkern *m*
中脑性聋 Mittelhirntaubheit *f*
中脑炎 Mesenzephalitis *f*
中脑眼面血管瘤病 Mesencephalon-Auge-Gesicht Haemangiomatose *f*, Mesencephalon-Auge-Gesicht Haemangiomatosis *f*
中脑运动区 mesenzephalische Bewegungsregion *f*
中内胚层 Mesohypoblast *m*
中年 mittleres Lebensalter *n*
中年的 mittelaltrig
中年期 mittleres Alter *n*
中年期心理卫生 psychische Gesundheit im mittleren Alter *f*
中年人 Mittelaltriger *m*
中年危机 Midlifecrisis *f*
中胚层 Mesoblast *m*, Mesoderm(a) *n*
中胚层的 mesodermal, mesodermal(-is, -is, -e), meso-blastic(-us, -a, -um)
中胚层化因子 Mesodermalisationsfaktor *m*
中胚层混合瘤 mesodermaler Mischtumor *m*, gemischter mesodermaler Tumor *m*, Muller* Mischtumor *m*
中胚层肌 mesodermaler Muskel *m*
中胚层体节 mesodermaler Somit *m*
中胚层体型 Mesomorphie *f*
中胚层细胞 Mesoblastem *n*
中胚层细胞的 mesoblastemisch
中胚层芯 mesodermaler Kern *m*
中胚层组织导体 mesodermogenischer Organisator *m*
中胚期 Blastula *f*
中胚芯层 mesodermale Kernschicht *f*
中胚型 mesodermaler Ursprung *m*
中胚叶混合瘤 gemischtes Mesenchymom *n*
中胚叶造血期 mesoblastische Hämatopoese *m*
中皮层 Mesokarp *n*
中片 Mittelstück *n*
中频 Mittelfrequenz *f*
中频电疗 Mittelfrequenzstromtherapie *f*
中频线机 Röntgeneinheit der Zwischenfrequenz *f*
中频杂音 Mittelfrequenzgerausch *n*
中频正弦电流疗法 Mittelfrequenzsinusstrom-Therapie *f*
中平面阻滞 moderaten Niveau Block *m*
中期 Metaphase *f*
中期[妊娠]引产 Mitteltrimestergeburtseinleitung der Schwangerschaft *f*
中期分裂 Metakinese *f*
中期计划 mittelfristiger Plan *m*
中期流产 Mittel(trimester)abort *m*
中期评价 Zwischenbewertung *f*
中期染色体 Metaphasechromosom *n*
中期妊娠 Mittel-Trimester der Schwangerschaft *n*
中期试验 Mittelfristig Test *m*
中期栓塞材料 mittelfristiges Embolisationsmaterial *n*
中期死胎 mittlerer Fetaltod *m*

中期停顿 Metaphase-Arrest *m*
中期胃癌 intermediäres Magenkarzinom *n*
中期选择模型 mittleres Auswahlmodell *n*
中期因子 Midkin, MK *n*
中气门亚目 Mesostigmata *pl*
中潜伏期电位 mittlere Latenzmöglichkeit *f*
中潜伏期听觉诱发电位(潜伏期中段听觉诱发电位) mittlerer Latenz akustisch evozierte Potentiale *f*
中切牙 mittelere Schneidezähne *m pl*
中龋 superfizielle Karies *f*
中日医学信息学学术交流会 China Japan medizinisches Informatiksymposium *n*
中溶铸金包埋料 Einbettmasse mit Mildschmelzmetall *n pl*
中熔铸造合金 gegossene Legierung des mittleren Schmelzpunkt *f*
中乳氧化酶 Oleokinase *f*
中筛斑 Macula cribrosa media *f*
中山毛毕吸虫 Trichobilharzia zhongshani *f*
中肾 Mesonephron *n*, Mesonephros *m*, Urniere *f*, Wolff*
中肾的 mesonephric(-us, -a, -um)
中肾管 Urnierengang *m*, Wolff* Gang, m
中肾管残件 Mesonephros Überreste *pl*
中肾管残件肿瘤 Urnierengang Überreste Tumor *m*
中肾管残余 Mesonephros Reste *pl*
中肾管囊肿 Urnierengangszyste *f*
中肾管未退化 Urnierengang Überrest *m*
中肾管系统 Urnierengangssystem *n*
中肾管腺癌 mesonephritisches Adenokarzinom *n*
中肾管型腺癌 mesonephritisdnes Adenokarzinom *n*
中肾管原性囊肿 mesonephrogene Zyste *f*
中肾嵴 Urnierenleiste *f*
中肾瘤 Mesonephrom *n*, Mesonephroma *n*
中肾囊瘤 mesonephrisches Cystom *n*
中肾旁管 Ductus paramesonephricus *m*, Muller* Gang *m*
中肾旁管发育不全 Agenesie des Muller* Gangs *f*
中肾旁管囊肿 Mujler* (Gang-) Zyste *f*
中肾旁管融合异常 abnorme Verschnutzung des Müller* Gangs *f*
中肾旁生殖小管 paragenitales Urnierenkanälchen *n*
中肾腺瘤 Urnierenadenom *n*
中肾小球 Urnierenglomerulus *m*
中肾样、腺瘤样或肾原性化生 nephrogene Metaplasie *f*
中肾样瘤 Mesonephroid-Tumor *m*
中生代 Mesozoikum *n*, mesozoische Ära *f*
中生的 mesial, mesogen
中湿啰音 mittelmäßige Rasselgeräusche *f*
中时程记忆 mittelfristige Gedächtnis *n*
中实的 gefüllt, ausgestopft
中匙 Dessertlöffel *m*, Kinderlöffel *m*
中枢 Zentrum *n*, Centrum *n*
  布罗乍氏中枢 Broca* (Sprach-) Zentrum *n* (od. Stelle *f*)
  布奇氏中枢 Budge* Zentrum *n*
  克罗内克氏中枢 Kronecker* Zentrum *n*
  库普雷索夹氏中枢 Kupressow* Zentrum *n*, Certrum vesicospinale sphincteris *n*
  拉姆斯登中枢 Lumsden* Zentrum *n* (呼吸调整中枢)
  韦尼克氏中枢 Wernicke* Zentrum *n*, sensorisches Sprachzentrum *n*
  谢切诺夫氏中枢 Setschenow* Zentren *n pl*
中枢(免疫)耐受 Hauptoleranz *f*, Zentrale Toleranz *f*
中枢[神经系统]损伤 Zentralläsion *f*
中枢[性]疼痛 zentraler Schmerz *m*
中枢[性]抑制 Zentralinhibition *f*
中枢程序 zentrales Motorprogramm *n*
中枢的 zentrisch, zentral, central(-is, -is, -e)
中枢的运动整合 zentrale Motor-Integration *f*
中枢递质 Transmitter im zentralen Nervensystem *m*
中枢端 zentrales(od. proximales) Ende *n*
中枢呼吸模式发生器 zentraler Bitmustergenerator *m*
中枢化学感受器 zentraler Chemorezeptor *m*
中枢记忆 T 细胞 zentrale Gedächtniszelle *f*
中枢记忆性耳鸣 zentrales Memorationsohr(en) sausen *n*
中枢紧张性 zentrale Tonizität *f*, zentraler Tonus *m*
中枢静息期 SP Zentrale Ruhe *f*
中枢抗胆碱能综合征 zentrales anticholinerges Syndrom *n*
中枢淋巴器官 zentrales Lymphoidorgan *n*
中枢淋巴样器官 zentrales Lymphorgan, primäres Lymphorgan
中枢淋巴组织 zentrales lymphatisches Gewebe *n*
中枢论 Zentralismus *n*
中枢免疫器官 zentrales Immun(o) organ *n*
中枢敏感化 zentrale Sensitivierung *f*
中枢耐受 Zentraltoleranz *f*
中枢缺失 Zentraldeletion *f*
中枢神经 zentrale Nerven *pl*
中枢神经递质 zentraler Neurotransmitter *m*
中枢神经环路 zentraler Nervenregelkreis rn
中枢神经节 zentrale (Nerven-) Ganglien *n pl*
中枢神经梅毒 Neurosyphilis *f*, Syphilis des zentralen Nervensystems *f*
中枢神经素 Centronervin *n*
中枢神经系 Zentralnervensystem *n* (ZNS), zentrales Nervensystem *n* (ZNS), Systemanervosum centrale *n*
中枢神经系艾滋病动脉炎 AIDS-Arteriitis des ZNS *f*
中枢神经系病毒性疾病 ZNS-Viruskrankheiten *f pl*
中枢神经系感染 ZNS-Infektionen *f pl*
中枢神经系海绵状血管瘤 kavernöses Hämangiom des ZNS *n*
中枢神经系寄生虫感染 Parasitinfektionen des ZNS *f pl*
中枢神经系结核 ZNS-Tuberkulose *f*
中枢神经系静脉血管瘤 venöses Angiom des ZNS *n*
中枢神经系狼疮脉管炎 Lupus-Vaskulitis des ZNS *f*
中枢神经系脉管炎 ZNS-Vaskulitis *f*
中枢神经系蠕虫病 Helminthiasis des ZNS *f*
中枢神经系统 zentrales Nervensystem *n*
中枢神经系统癌 CNS-Krebs *m*
中枢神经系统白血病 ZN-Leukämie *f*
中枢神经系统放射病 Strahlungskrankheit mit ZNS-Manifestation *f*
中枢神经系统海绵样变性 schwammige Degeneration des ZNS, schwammige Degeneration des Marklagers
中枢神经系统畸形 ZNS-Anomalie *f*
中枢神经系统狼疮 ZNS-Lupus *m*
中枢神经系统瘤样病变 tumorartige Läsionen des Zentralnervensystems *pl*
中枢神经系统肉芽肿性血管炎 granulomatöse Angiitis des ZNS *f*
中枢神经系统衰竭 Zentrum Nerven Systemausfall *m*
中枢神经系统兴奋剂 Stimulanzien des zentralen Nervensystems *f*
中枢神经系统氧中毒 Sauerstoffvergiftung *f* Sauerstofftoxizität des ZNS
中枢神经系统药物 zentralen Nervensystems Drogen *pl*
中枢神经系统遗传病 Genkrankheiten des ZNS *f pl*
中枢神经系统肿瘤分类 Klassifikation des Zentralnervensystem-Tumors *f*
中枢神经系脱髓鞘自体免疫病 demyelinisierende Autoimmunerkrankung des ZNS *f*
中枢神经系原虫感染 Protozoeninfektionen des ZNS *f pl*
中枢神经系真菌感染 Pilzinfektionen des ZNS *f pl*

中枢神经细胞瘤 zentrales Neurocytom *n*
中枢神经抑制药 Beruhigungsmittel der Zentralnerven *n*
中枢神经元 Zentralneuron *n*
中枢神经作用药 ZNS-wirksamen Medikamentenn *pl*
中枢睡眠呼吸暂停 zentrale Schlafapnoe *f*
中枢思维论 zentralistische Denktheorie *f*
中枢松弛药 zentrales Relaxans *n pl*
中枢听觉通路 zentrale Hörbahn *f*
中枢突 Zentralprozesses *m*
中枢温度感受器 Zentrale Temperatur-Rezeptoren *pl*
中枢无反应 zentrale Unreaktivität (od. Nonreaktions-fähigkeit od. Nonresponsibilität) *f*
中枢吸气活动发生器 Zentral inspiratorische Aktivität Generator *m*
中枢吸气活动整合器 Integrator der zentralen Inspirationsaktivität *m*
中枢吸气性活动 zentrale Inspirationsaktivität, CIA
中枢兴奋 zentrale Erregung *f*
中枢兴奋机制 zentraler Erregungsmechanismus, ZEM *m*
中枢兴奋药 zentrales Analepticum (od. Stimulans) *n*
中枢兴奋药中毒 Vergiftung durch zentrales Stimulans *f*
中枢兴奋状态 zentraler Erregungszustand *m*
中枢性 zentral
中枢性不全偏瘫 zentrale Hemiparese *f*
中枢性抽搐 zentrale Konvulsion *f*
中枢性刺激 Zentralstimulation *f*
中枢性催吐药 zentrales Emetikum, systemisches Emetikum
中枢性发热 zentrales Fieber *n*
中枢性共济失调 zentrale Ataxie *f*
中枢性呼吸衰竭 zentrale Respirationsinsuffizienz (od. Ateminsuffizienz) *f*
中枢性呼吸抑制 zentrale Atemdepression *f*
中枢性化学感受区 zentrales chemorezeptives Feld *n*
中枢性换气过度 zentrale Hyperventilation *f*
中枢性急性呼吸衰竭 zentralen akuter respiratorischer Insuffizienz *m*
中枢性记忆细胞 Hauptspeicherzelle *f*, Zentrale Speicherzelle *f*
中枢性惊厥 zentrale Konvulsion, spontane Konvulsion
中枢性聋 Zentraltaubheit *f*, zentrale Taubheit (od. Hör-störung) *f*
中枢性麻痹 zentrale Lähmung *f*
中枢性免疫耐受(绝对免疫耐受) zentrale Immuntoleranz *f*
中枢性面神经瘫痪 zentrale (od. supranukleäre) Fazialis-Lähmung *f*
中枢性面瘫 Zentral Gesichtslähmung *f*
中枢性耐受 zentrale Toleranz *n*
中枢性尿崩症 zentraler Diabetes insipidus, zentrale Wasserharnruhr, pituitärer Diabetes insipidus
中枢性呕吐 zentrales (od.zerebrales) Erbrechen *n*
中枢性神经细胞瘤 zentrales Neuroblastom *n*
中枢性睡眠呼吸暂停 zentrale Schlafapnoe-Syndrom *n*
中枢性睡眠呼吸暂停 zentrische Schlafapnoe *f*, zentrale Apnoe, zentrale Schlafapnoe *f*
中枢性睡眠呼吸暂停低通气综合征 zentrales Schlafapnoe-Hypopnoesyndrom (n) *n*
中枢性睡眠呼吸暂停性通气不足 Hypoventilation der zentralen Schlafapnoe *f*
中枢性睡眠呼吸暂停综合征 zentrales Schlaf-Apnoe-Syndrom *n*
中枢性瘫痪 zentrale Paralyse *f*, Paralysis centralis *f*
中枢性心动过缓 zentrale Bradykardie *f*
中枢性性早熟 zentrale Pubertas praecox *f*
中枢性嗅觉缺失 zentrale Anosmie *f*
中枢性延搁 zentrale Verzögerung *f*
中枢性眼球震颤 zentraler Nystagmus *m*
中枢性抑制 zentrale Hemmung *f*
中枢性运动 Centrocinesia *f*
中枢性运动的 zentrokinetisch, centrokinetic (-us, -a, -um)
中枢性运动功能评定 zentrale Motorfunktion-Bewertung *f*
中枢性直立低血压 zentrale orthostatische Hypotonie (od. Hypotension) *f*
中枢性止咳药 zentrales Antitussiwm (od. Hustensedati-vum) *n*
中枢性紫绀 zentrale zyanose *f*
中枢延搁 zentrale Verzögerung *f*
中枢掩蔽 zentrale Maskierung *f*
中枢抑制 zentrale Hemmung (od.lnhibition) *f*
中枢抑制药 zentraler Inhibitor (od Hemmungskörper) *m*
中枢抑制状态 zentraler Inhibitionszustand (od Hem-mungszustand) *m*
中枢易化 zentrale Erleichterung *f*
中枢运动传导时间 zentrale Motor-Überleitungszeit *f*
中枢致敏 Zentralsensibilisierung *f*
中枢-周围性远端轴突病 Zentral -periphere distale Axonopathie *f*
中枢状态控制系统 Regelungseinrichtungen des Zentralzustands *f pl*
中枢阻滞 zentralen Block *m*
中枢作用佐剂 zentraler wirkenderuvant *m*
中暑 Hitzschlag *m*, Heliose *f*, Sonnenstich *m*
中暑过高热 Hitzehyperpyrexie *f*, Insolatio hyperpyrexalis *f*
中暑衰竭 Hitzekollaps *m*, Hitzeerscöpfung *f*, Insolation *f*, Insolatio *f*
中暑性高热 wärme Hyperpyrexie
中暑性痉挛 Hitzekrämpfe *m pl*
中暑性热 Heliose *f*, Sonnenstich *m*
中暑虚脱 Hitzschlag *m*
中数检验法 Methode des Mediantests *f*
中数值 Medianintervall *n*
中数组 Mittelintervall *n*
中四分间距 Interquartilsabstand *n*
中速增感屏 Verstärkerfolie des Mittelgeschwindigkeit-Typs *f*
中索坏死 Nekrose des Zentralbands *f*
中碳钢 mittelgekohlter Stahl *m*
中碳链甘油三酯 mittelkettige Triglyzeride *n pl*
中绦期 Metacestodenstadium *n*
中体 Zentralköperchen *n pl*
中停实验 Beendigungsversuch *m*
中凸的 buckelig
中途康复站 Ambulanzklinik *f*
中腿基节 Hüfte des Mittelbeins *f*
中外胚层 Mesektoblast *m*, Mesektoderm *n*, Ektomeso-blast *m*, EktOmesoderm *n*
中外胚叶缺陷 mesoektodemaler Defekt *m*
中晚期妊娠诊断 mittelspäte Schwangerschaftsdiagnose *f*
中晚期胃癌 mittelspätes Magenkarzinom *n*
中腕关节不稳定 Instabilität interkarpalen Gelenke *f*
中微子 Neutrino *n*
中尾蚴 Mesocercaria *f*
中纬线 Aequator *m*
中纬线的 äquatorial
中纬线葡萄肿 Staphyloma aequatoriale *n*
中位产钳分娩 Mittelzangengeburt *f*
中位产钳术 Mittelzangenoperation *f*
中位钳 Mittelzange *f*
中位生存期 mediane Überlebenszeit *f*
中[位]数 Median *n*
中位数测验 Mediantest *m*
中位数平滑 Median polnisch *n*, Median Politur *f*

中位微笑 Lächeln *n*
中位心 Mesokardie *f*
中温的 mesotherm
中文生物医学期刊文献数据库 chinesischen Bio-medizinischen Literaturdatenbank *m*
中乌头碱 Mesaconitin *f*
中污带 mesosaprobe Zone *f*
中污带生物 Organismus der mesosaproben Zone *m*
中西医结合 Kombination von Ärzten der traditionellen Chine-SiSChen MediZin und der WeStlichen Medizin *f*
中西医结合疗法 integrierte chinesische westliche Therapie *f*
中吸光度网织红细胞百分率 Medium Absorption Retikulozyten Prozent *n*
中细胞溶血素试验 Neutrophilenhämolysintest *m*
中下部颈椎 mittlere und niedrigere Halswirbelsäule *f*
中线 Mittellinie *f*, Medianlinie *f*, Mesophragma *n*, Mittel-streifen *m*(M.Streifen)
中线的 mesial. mesial(-is. -is, -e)
中线恶性网状细胞增生症 bösartige Retikulose der Mittellinie *f*
中线恶性组织细胞增生病 bösartige Histiozytose der Mittellinie *f*
中线期(终变期) Diakinese *f*
中线肉芽肿 Mittelliniengranulom *n*
中线位移伪影 Midline-shift-Artefakt *m*
中线坐垫 Oberschenkel mildine Positionierung Kissen *n*
中向性格(中向人格) Ambiversion
中小房 Cellulae mediae, f *pl*, Cellulae ethmoidales *f pl*
中小规模电路参数测量仪 /MSI/ SSI parametrisches Testgerät *n*
中效过滤器 Filter der Mitteleffizienz *f*
中效滤器 mittlerer Wirkungsgrad Filter *m*
中效消毒剂 moderat wirksames Desinfektionsmittel *n*
中斜肌 Musculus obliquus medius *m*
中斜角肌 Musculus scalenus medius *m*
中心 Zentrum *n*, Centrum *n*, Mitte *f*
中心(央)性前置胎盘 Placenta praevia centralis *f*
中心[白]内障 Zentralstar *m*, Cataracta centralis *f*
中心暗点 Zentralskotom *n*
中心凹 Sehgrube *f*, Fovea centralis *f*
中心凹黄斑卵黄状变性 dotterförmig Dystrophie der Fovea-Makula *f*
中心凹黄斑视网膜炎 foveale makuläre Retinitis *f*
中心凹假性囊肿 foveale Pseudozyste *f*
中心凹坑 foveale Grübe *f*
中心凹烧伤 foveale Verbrennungen *pl*
中心凹外锥细胞 extrafoveale Zapfenzellen *pl*
中心凹下 subfoveal
中心凹纤维 foveale Fasern *pl*
中心凹周的玻璃体后脱离 hinteren Ablösung des perifovealen Glaskörpers *f*
中心背景理论 Theorie des Kernkontexts *f*
中心 - 边缘角 Zentrum -Kantenwinkel *m*
中心超分子活化群 Haupt-Supramolecular Aktivierungsgruppe *f*, Zentral-supramolekularen Aktivierung Cluster *n*
中心导管置管术 Mittellinie Katheterisierung *f*
中心的 zentrisch, central(-is, -is, -e)
中心点 Knoten *m*
中心电端 zentrales Elektmdenende *n*
DNA 中心法则 DNA-Zentraldogma *f*
中心法则 zentrales Dogma(od. Gesetz) *n*
中心关键点 zentraler Schlüsselpunkt *m*
中心核 Zentronukleus *m*
中心化和定标 Zentrier-und Skalieren *n*
中心极限定理 zentrales Grenztheorem *n*
中心监护 Sammelüberwachung *f*
中心监护器 zentraler Monitor *m*
中心检验室 zentrales Laboratorium *n*
中心腱 Zentralsehne *f*, Centrum tendneum *n*, Speculum Helmontii *n*
中心角频率 Zentral Kreisfrequenz *f*
中心界标值 zentraler Denkmalwert *m*
中心静脉导管插入术 zentraler Uenenkatheterismus *m*(od.)
中心静脉高营养 Hyperalimentation der Zentralvene *f*
中心静脉压 zentraler Venendruck *m*(ZVD)
中心静脉压测定 Messung des Zentratvenendrucks *f*
中心静脉压力计 zentrales Venendruckmesser *m*
中心静脉压装置 Zentralvenendruckapparat *m*
中心静脉营养 zentrale venöse Ernährung *f*
中心静脉置管 Central Line *f*
中心静脉置管透析 zentralvenöse Katheter-Dialyse *f*
中心控制器 Zentrum Steuereinheit, CCU *f*
中心离子 zentrales lon *n*
中心粒 Innenkörper *m*, Zentriol *n*, Zellzentrum *n*
中心粒团 Mikrozentrum *n*
中心粒小轮 Zentriolrädchen *n*
中心粒序列 Zentromersequenz *f*
中心路径曲率 Centerline Krümmung *f*
中心盲 Zentralskotom *n*
中心盲点的 zentrozäkal
中心母细胞 / 中心细胞性淋巴瘤(滤泡型淋巴瘤) follikuläres Lymphom *n*
中心母细胞性淋巴瘤 zentroblastisches Lymphom *n*
中心母细胞中心细胞性淋巴瘤 zentroblastisches zentrozytisches Lymphom *n*
中心旁注视 exzentrische Fixation *f*
中心频率 Mittenfrequenz *f*
中心品质 Mitteleigenschaften *f pl*
中心倾向 Zentraldisposition *f*
中心球 Zentrosphäre *f*, Zentrosom *n*, Zy-tozentrum *n*
中心染色过浅 zentrale Blässe *f*
中心容量分布 Zentrum Kapazitätsverteilung *f*
中心声影 中央声影 Schatten in der Mitte *m*
中心实验室 Zentrallab *n*
中心视觉 zentrales Sehen *n*, zentrale Visio *f*
中心视力 zentrales Sehvermögen *n*, zentrale Vision *f*
中心视力模糊 zentrale Funsel *f*
中心视力丧失 zentraler Lichtabfall *m*
中心视野 zentrales Sehfeld *n*
中心视野缺损 zentraler Gesichtsfeldesdefekt *m*
中心巯基 zentrale Merkaptogruppe *f*
中心体 Zentrosphäre *f*, Zentrosom *n*, Zellzentrum *n*, Zy-tozentrum *n*, Mikrozentrum *n*
中心体肌动蛋白 Centractin *n*
中心体连丝 Zentrodesmose *f*
中心体温 Kerntemperatur *f*
中心体液转移 zentrale Flüssigkeitsverschiebung *f*
中心外周感受野 Rezeptivfeld der zentralen Einfassung *n*
中心纹线 Zentrallinie, Mittellinie
中心细胞 Zentrozyt *m*, Lipschütz* Zellen *f pl*
中心细胞 / 中心母细胞淋巴瘤 zentrozytäres/zentroblastisches Lymphom *n*
中心细胞性淋巴瘤 zentrozytisches Lymphom *n*
中心线提取 Mittellinie Extraktion *f*
中心型肺癌 zentraler Typ des Lungenkarzinomes *m*, zen-trales (hilusnahes) Bronchialkarzinom *n*
中心型分裂手畸形 Zentral geteilte Hand Deformität *f*
中心型脉络膜硬化 zentrale Chorioideasklerose *f*
中心型椎体结核 Zentral Wirbelkörper Tuberkulose *f*
中心性暗点 Zentralskotom *n*, zentrales Skotom *n*
中心性的 zentral

中心性骨肉瘤 Zentral Osteosarkom *m*
中心性脊髓炎 zentrale Myelitis, foudroyante Myelitis *n*
中心性记忆 T 细胞,中心型记忆 T 细胞 Hauptgedächtnis T Zelle *f*, Zentrale Gedächtnis-T-Zell *f*
中心性浆液性视网膜病 zentrale seröse Retinopathie *f*
中心性脉络膜视网膜炎 Chorioretinitis centralis *f*
中心性盘状视网膜病 Retinopathia disciformis centralis *f*
中心性桥脑髓鞘脱失 zentrale pontine Myelinolyse, ZPM
中心性视网膜脉络膜病变 zentrale Chorioretinopathie *f*
中心性脱毛 Zentralität Haarentfernung *f*
中心性脱位 Luxatio centralis *f*
中心性萎缩性角化过度 Hyperkeratose figurata centrifuga atrophica, Porokeratose *f*
中心性牙源性纤维瘤 zentrales odontogenes Fibrom *n*
中心削波 zentrale Beschneidung *f*
中心削波失真 Verstauchung der zentralen Beschneidung *f*
中心血量 zentralen Blutvolumens *n*
中心医院 Schwerpunktkrankenhaus *m*, Zentralhospitel *n*
中心照明法 Zentralbeleuchtung *f*
中心计算机 zentraler Computer *m*
中心值 zentralen Wert *m*
中心植入 zentrale Implantation *f*, oberflächliche Implantation *f*
中心质 Zentroplasma *n*
中心质体 Centroplast *m*
中心致密颗粒 zentrale dichte Granula *n pl*
中心周球 Perisphere *f*
中心周围的 perizentral
中心注视点 zentraler Fixierpunkt *m*
中心紫绀 zentrale Zyanose *f*
中心作用解除 Dezentralisierung *f*, Dezentralisation *f*
中型骨盆的 mesopellisch, mesatipellisch
中型淋巴细胞 Mesozyt *m*, Mesolymphozyt *m*
中型身材 Mesomorphie *f*
中型身材的 mesomorphisch
中型身材者 Mesomorph *m*
中型头的 mesocephalisch
中型医院 mittelgroßes Krankenhaus *n*
中性 Neutralität *f*, Indifferenz *f*
中性 α 葡糖苷酶检测 neutrale alpha-Glucosidase Assay *m*
中性氨基酸的肾运输障碍 renale Transportstörung von neutralen Aminosäuren *f*
中性白细胞 neutrophiler Leukozyt *m*, Neutrophilozyt *m*, Neutrozyt *m*
中性白细胞过多性白细胞增多 Dihypercytosis *f*, hypercytosis *f*
中性白细胞减少[症] Neutro(zyto)penie *f*
中性白细胞趋化因子 neutrophiler chemotaktischer Faktor *m*
中性白细胞溶血素试验 Hämolysetest der neutrophilen Zellen *m*
中性白细胞释放因子 neutrophiler Freisetzungsfaktor *m*
中性白细胞特异性抗 NA2 自身抗体 neutrophil-spezi-fischer Anti-NA2-Autoantikörper *m*
中性白细胞游走因 Emigrationsfaktor der neutrophilen Leukozyten *m*
中性白细胞增多[症] Neutrophilie *f*, Neutrozytose *f*
中性白细胞增生素 Neutropoietin *n*
中性白细胞制动因子 neutrophiler Immobilisierungsfaktor *m*
中性半抗原 neutrales Hapten *n*
中性玻璃 Neutralglas *n*
中性刺激 Neutralanregung *f*
中性蛋白酶 Neutralproteinasen *f pl*
中性的 neutral, indifferent
中性等位基因 neutrales Allel *n*
中性毒物 neutral Giftstoff *m*
中性多态性 neutraler Polymorphismus *m*
中性多形核白细胞 neutrophile polymorphkernige Leu-kozyten *m pl*
中性反应 Neutralreaktion *f*
中性分叶核粒细胞 neutrophile segmentkernige Granu-lozyten *m pl*
中性杆状核粒细胞 neutrophiler stabkerniger Granulozyt *m*
中性高能粒子 neutrales Hochenergiepartikel *n*
中性殆 Neutralokklusion *f*
中性红 Neutralrot *n*
中性红培养基 neutralrotes Nährmedium *n*
中性红琼脂 Neutralrotagar *m*
中性红试验 Neutralrotprobe *f*
中性灰色 Neutralgrau *n*
中性畸形 neutraler Hermaphroditismus *m*
中性精蛋白锌胰岛素 Isophaneinsulin
中性精蛋白锌胰岛素悬液 Suspension des Isophaneinsulins *f*
中性颗粒 neutrophile Granula *n pl*
中性蓝 Neutralblau *n*
中性粒细胞 neutrophiler Granulozyt *m*, Neutrophile *n*
中性粒细胞不动因子 Immobilisationsfaktor des neutro-philen Granulozyts *m*
中性粒细胞分叶计数 neutrophile Lappenzählung *f*
中性粒细胞功能缺陷 Funktionsdefekt des neutrophilen Granulozyts *m*
中性粒细胞激活蛋白(白介素 -8,粒细胞趋化肽) Neutrophilen-aktivierendes Protein *n*
中性粒细胞激活蛋白 -2 Neutrophile-aktivierendes Protein-2 *n*
中性粒细胞减少 Neutropenie *f*
中性粒细胞减少症 neutrophile Granulozytopenie *f*
中性粒细胞胶原酶 Neutrophilenkollagenase *f*
中性粒细胞浸润 Neutrophileninfiltration *f*
中性粒细胞趋化性缺陷 defekte Neutrophilenchemotaxis *f*
中性粒细胞—巨噬细胞集落刺激因子 Neutrophil-und Makrophagen-kolonie-stimulierender Faktor *m*
中性粒细胞—巨噬细胞集落生成细胞 Neutrophil-und Makrophagen-Koloniebildungszelle *f*
中性粒细胞趋化因子 neutrophiler chemotaktischer Fak-tor *m*
中性粒细胞增多症 neutrophile Granulozytose *f*
中性粒子 Neutralpartikel *f*
中性硫 Neutralschwefel *m*
中性滤色镜 neutraler Filter *m*
中性霉素 Neutramycin(um) *n*
中性配位体 neutrale Liganden *pl*
中性气体 indifferentes Gas *n*
中性区 Neutralbereich
中性染料 Neutralfarbstoffe *m pl*, neutrale Farbstoffe *m pl*
中性溶液 neutrale Lösung *f*
中性石蕊试纸 neutrales Lackmuspapier *n*
中性糖蛋白 neutrale Glykoproteine(od. Glykoproteide) *n pl*
中性糖脂 neutrales Glykolipid *n*
中性突变 neutrale Mutation *f*
中性晚幼粒细胞 neutrophiler Metamyelozyt *m*
中性温度 neutrale Temperatur *f*
中性细胞 neutrophile Zelle *f*
中性选择学说 neutrale Auswahltheorie *f*
中性胰岛素注射液 neutrale Insulininjektion *f*
中性异染的 metaneutrophil
中性早幼粒细胞 neutrophiler Promyelozyt *m*
中性粘多糖 neutrales Mucopolysaccharid *n*
中性脂肪 Neutralfett nneutrales Fett *n*, Adeps neutralis *m*
中性脂肪球 neutrales Fettkügelchen *n*
中性植物 neutrophile Pflanzen *f pl*
中性中幼粒细胞 neutrophiler Myelozyt *m*

中性紫 Neutralviolett *n*
中胸 Mesothorax *m*
中胸侧板 Mesopleuron *n*
中胸盾片 Mesoscutum *n*
中胸腹板 Mesosternum *n*
中学生心理学 Gymnasiasten Psychologie *f*
中压汞灯 Mitteldruckquecksilberjampe *f*
中压系统 Mittedruck System *n*
中压液相色谱仪 Liquidchromatographie des Mitteldrucks *f*
中咽 Mesopharynx *m*
中央 Zentrale *f*, Zentrum *n*
中央凹 Sehgrube *f*, Fovea centralis *f*
中央薄板 zentrale Platte
中央被盖束 zentrale Haubenbahn *f*, Tractus tegmentalis centralis *m*
中央病人数据库 zentrale Patientendatenbank *f*
中央部 Pars centralis *f*
中央层 zentrale Schicht *f*, Stratum centrale *n*
中央成分 Mittelelement
中央处理机 Zentraleinheit *f*, Zentralprozessor *m*
中央处理器模型 zentrales Prozessormodell *n*
中央穿孔 zentrale Perforation *f*
中央带 zentrate Zone *f*
中央岛 zentrale Insel *f*
中央的 zentral, central(-is, -is, -e)
中央动脉 Zentralarterie *f*, Arteria centralis *f*
中央动脉周围淋巴鞘 Periarterioläre Lymphatische Scheide *f*
中央短动脉 Arteria centralis brevis *f*
中央肺炎 zentrale Pneumonie *f*
中央腹鼓的 Ventricose *f*
中央沟 Zentralfurche *f*, Sulcus centralis *m*
中央沟动脉 Arteria sulci centralis *f*
中央沟消失 Verschwinden der Zentralfurche *n*
中央骨 Centraiia *pl*, Os centrale carpi *n*
中央骨痂 Mittelschwiele
中央管 Zentralkanal *m*, Canalis centralis *m*
中央管板 Zentralkanalplatte *f*
中央光挡 Zentralsperre
中央核 Zentronukleus *m*, Amphinukleus *m*, Nucleus cen-tralis *m*
中央核性肌病 zentronukleäre Myopathie *f*
中央后沟 Sulcus postcentralis (s. retrocentralis) *m*
中央后沟动脉 Arteria sulci postcentralis *f*
中央后回 hintere Zentralwindung *f*, Gyrus postcentralis *m*, Gyrus centralis posterior *m*
中央后静脉 Vena centraris posterior *f*
中央后区 retrozentraler Bereich *m*
中央灰质 Zentralhöhlengrau *n*, zentrales Höhlengrau *n*, Substantia intermedia centralis *f*, Substantia grisea cen-tralis *f*
中央集合 Zentralisation *f*
中央脊髓损伤 Zentral Verletzungen des Rückenmarks *f*, hintere zentrale Vene *f*
中央脊髓综合征 Zentrale Strang-Syndrom *m*
中央尖 Zentralspitze *f*
中央尖畸形 Deformität der zentralen cuspis dentis *f*
中央腱 Centrum tendineum *n*
中央胶状质 Substantis gelatinosa centralis *f*, Kölliker* Kern *m*
中央静脉 Zentralvenen *f pl*, Venae centrales *f pl*
中央静脉狭窄 zentrale Phlebostenosis *f*
中央静脉压 zentraler Venendruck (ZVD) *m*
中央巨细胞核 zentraler Riesenkern *m*
中央巨细胞修复肉芽肿 wiedergutmachendes Granulom der zentralen Riesenzelle *n*
中央颗粒 Zentralkörnchen *n*
中央连接小管 zentrales Dauerröhrchen *n*
中央临床实验室 zentrales Kliniklaboratorium *n*
中央淋巴结 Nodi lymphatici centralis *m pl*
中央螺栓 Zentralschraube *f*
中央面 Medianebene *f*
中央脑性发作 zentrencephalischer Krampfanfall
中央内侧核 Nucleus medialis centralis *m*
中央旁动脉 Parazentralarterie *f*, Arteria paracentralis *f*
中央旁沟 Sulcus paracentralis *m*, Parazentralefurche *f*
中央旁核 Parazentralkern *m*, Nucleus paracentralis *m*
中央旁小叶 Parazentrallappen *m*, Lobulus paracentralis *m*
中央前沟 Sulcus pr(a)ecentralis *f*
中央前沟动脉 Arteria sulci pr(a)ecentralis *f*
中央前回 vordere Zentralwindung *f*, Gyrus praecentralis *m*, Gyrus centralis anterior *m*
中央前静脉 Präzentralvene *f*, Vena praecentraiis *f*
中央前置胎盘 Placenta praevia centralis *f*
中央腔性骨丢失 Zentralen Hohlraum von Knochenschwund *m*
中央鞘 zentrale Hülle (od. Scheide) *f*
中央清醒期 freies Intervall *n*, Intervallum lucidum *n*
中央区 Mittelregion *f*
中央区综合征 Syndrom der Area centralis *n*
中央群 zentrale Gruppe *f*
中央乳糜管 zentrale Chylusgefäße *f pl*
中央上核 Nucleus centralis superior, oberer Zentralkern *n*
中央室 zentrales Kompartiment *n*
中央数据库 Zentraldatenbank *f*
中央数据文件 Zentraldateien *f pl*
中央通气效应 zentrale Lüftungsanlage Wirkung *f*
中央退化 zentrale Involution *f*
中央脱位 zentrale Huftluxation *f*, Luxatio centralis *f*
中央外侧核 Nucleus lateralis centralis *m*
中央微管 zentrale Mikrotubuli *m pl*
中央微型计算机 Zentralmikrocomputer, ZMC
中央窝 Fovea centralis *f*
中央窝(凹)视觉 foveales Sehen *n*
中央无形体 A.centrale *n*
中央系统数据库 Datenbasis des Zentralsystems *f*
中央细胞 Zentralzelle *f*
中央细胞性瘤 zentrales T-Zell-Lymphom *n*
中央下核 unterer Zentralkern *m*
中央纤丝 Zentralfibrille *f*
中央纤维 Zentralfibrillen *f pl*
中央腺体内腺 Innere zentrale Drüse *f*
中央消退 Zentralabrechnung *f*
中央小体 Zentralkörper *m*
中央小叶 Lobulus centralis *m*
中央小叶翼 Ala lobuli centralis *f*
中央型 zentraler Typ *m*
中央型多指 Zentraler Multi-Finger *m*
中央型肺癌 Lungenkarzinom vom zentralen Typ *n*, zen-trales Lungenkarzinom *n*
中央型骨桥切除术 Zentral Knochenbrücke Resektion *f*
中央型脊髓损伤 Zentrale Verletzungen des Rückenmarks *f pl*
中央型软骨肉瘤 zentrales Chondrosarkom *n*
中央型椎间盘突出 Zentral Bandscheibenvorfall *n*
中央型椎间盘突出[症] Zentral Bandscheibenvorfall *m*
中央性穿孔 zentrale Perforation *f*
中央性大脑创伤 zentrale Hirn-Trauma *f*
中央性低度恶性骨肉瘤 zentrales niedrig malignes Osteosarkom *n*
中央性核外染色质溶解 zentrale Chromatolyse *f*
中央性颌骨癌 zentrales Kieferkarzinom *n*
中央性颌骨放线菌病 zentrale Kieferaktinomykose *f*
中央性脊髓内出血 Zentral Rückenmarks Hämorrhagie *f*

中央性脑桥髓鞘溶解症 zentrale pontine Myelinolyse *f*
中央性软骨肉瘤 Zentral Chondrosarkom *m*
中央眼(独眼) Zyklopenauge *f*
中央长动脉 Arteria centralis longa *f*
中央着丝点染色体 metazentrisches Chromosom *n*
中央支 Zentralglied *n*
中央支封闭 Zentralblock *m*
中央中核 Nucleus centromedianus *m*
中央中间灰质 Substantia grisea intermedia centralis *f*
中央轴空病 zentrale Kernkrankheit *f*
中央柱 zentrale Säule *f*
中央纵向缺陷 Zentralen vertikalen Linien-Defekt *m*
中央组分 Zentralelement *n*
中腰联胎 Anakatadidymus *m*
中药 traditionelle chinesische Arznei *f*
中药材 traditionelle chinesische Drogen *f pl*
中药法定特例 legales Spezifikum der traditionellen chinesischen Kräuter *n*
中药机械 Maschine der traditionellen chinesischen Kräuter *f*
中药煎煮锅 Dämpfer der traditionellen chinesischen Kräuter *m*
中药麻醉 Anästhesie mit der traditionellen chinesischen Arznei *f*, chinesische Heilkräuteranästhesie *f*
中药麻醉制剂 Anästhetika der traditionellen chinesi-schen Arznei *n pl*
中药学 chinesische Materia medica *f*
中药熏蒸治疗仪 Therapieinstrument mit Fumigation und Dampfen der chinesischen Drogen *n*
中药研究所 Forschungsinstitut für die traditionelle chi-nesische Arznei *n*
中药引产 Geburtseinleitung mit der traditionellen chi-nesischen Arznei *f*
中药制剂 Präparat der chinesischen Materia medica *n*
中药治疗 Behandlung mit der traditionellen chinesischen Arznei *f*
中野 Mittelfeld *n*(MF)
中野式髋臼盖成形术 Nakano Acetabula decken Angioplastie *f*
中叶支 Ramus lobi medii *m*
中叶综合征 Mittellappensyndrom(der Lunge) *n*
中医 traditionelle chinesische Medizin *f*
中医[师] Arzt der traditionellen chinesischen Medizin *m*, Arzt für chmesische Heilpraxis *m*
中医[学] traditionelle chinesische Heilkunde *f*
中医保健器械 Fitness-Instrument für TCM *n*
中医传统作业疗法 chinesische traditionelle Ergotherapie *f*
中医辅助器械 Hilfsinstrument für TCM *n*
中医工作方针 Politik für TCM *f*
中医骨伤治疗机 traditionelles chinesisches medizinisches Therapieinstrument für Fraktur *n*
中医健身球 Fitnessball für TCM *m*
中医科 Abteilung für die traditionelle chinesische Medizin *f*
中医器械 Apparat für TCM *m*
中医事业费 Unternehmensmittel der traditionellen chinesischen Medizin *n*
中医心脑病治疗仪 Therapieinstrument der traditionellen chinesischen medizinischen Herz-und Gehirnkrankheit *n*
中医信息系统 Informationssystem für TCM *n*
中医学院 Hochschule für traditionelle chinesische Medizin *f*
中医研究所 Forschungsinstitut für traditionelle chinesi-sche Heilkunde *f*
中医研究院 Akademie für traditionelle chinesische Heil-kunde *f*
中医药学 Traditionelle Chinesische Medizin *f*
中医医院 Krankenhaus der traditionellen chinesischen *n*
中医用针刺器械 Akupunkturgerät Expertensystem *n*
中医诊断 TCM-Diagnose *f*
中医治疗 chinesische Medizin-Behandlung *f*
中医治疗 chinesische traditionelle Behandlung *f*
中医专家系统 Expertensystem für TCM, TCM ES
中医专家系统诊断仪 traditionelles chinesisches medizinisches fachspezifisches systematisches Diagnoseinstrument *n*
中优问题 Problem mittlerer Priorität *n*
中优先级 mittlere Priorität *f*
中幼红细胞 polychromatischer Normoblast *m*, Rubrizyt *m*
中幼粒细胞 Myelozyt *m*
中予活化法 Neutronaktivierungsmethode *f*
中着的 mittelfest
中着丝粒染色体 metazentrisches Chromosom *n*
中值 Mittelwert *m*
中值滤波器 Medianfilter *m*
中值影响因子 Median Impact-Faktor *m*(影响因子中位数)
中止 Unterbrechung *f*, Interruptio *f*, Interruption *f*
中止哺乳 Ablaktation *f*, Abstillen *n*, Abstillung *f*
中止密码子 Terminationscodon *n*, Stopcodon *n*
中止妊娠 Schwangerschaftsunterbrechung *f*, Interruptio graviditatis *f*
中指 Mittelfinger *m*, Digitus medius *m*
中指骨毛 Mittelphalangealhaar *n*
中指近侧指关节宽Ⅲ maximale Ⅲ-Fingerbreite *f*
中指近侧指关节最大厚Ⅲ maximale Ⅲ-Fingerdicke *f*
中指近侧指节长Ⅲ Ⅲ-Fingerlänge des Grundglieds *f*
中指远侧指关节厚 Ⅲ-Fingerdicke *f*
中指远侧指关节宽 Ⅲ-Fingerbreite *f*
中指长 Ⅲ-Fingerlänge *f*
中指掌侧长 Ⅲ-Fingerlänge bei Fazies palmares *f*
中指指点高 Ⅲ-Phalagnionhöhe *f*
中指指尖高 mittlere Fingerhöhe *f*
中指指尖上举高 mittlere Fingerkuppengröße(Überkopf) *f*
中轴的 axial(-is, -is, -e)
中轴骨 Achsenknochen *m*
中轴骨骼 Achsenskelett *n*, Skeleton axiale *n*
中轴裂孔疝 axiale Hiatushernie *f*, Hiatusgleithernie *f*, gleitende Hiatushernie *f*
中轴器官 Achsenorgan *n*
中轴纤维系统 mittleres axiales Fasersystem *n*
中轴性头部外伤 zentroaxiale Kopftrauma *n*
中柱 Stele *f*
中柱鞘 Perizyklus *m*
中转医院 Relaiskrankenhaus *n*
中子 Neutron *n*(N)
中子弹 Neutronenbombe *f*
中子电离室 Neutronenionisationskammer *f*
中子发生器 Neutronengenerator *m*
中子放射线照相术 Neutronenradiographie *f*
中子俘获 Neutroneneinfang *m*
中子感生放射性物质 neutroninduziertes radioaktives Material *n*
中子光谱计 Neutronenspektrometer *m*
中子活化 Neutronaktivierung *f*
中子活化分析 Neutronaktivierungsanalyse *f*(NAA)
中子活化分析法 Neutronenaktivierungsanalyse *f*
中子计数管 Neutronenzähler *m*
中子监测仪 Neutronenmonitor *m*
中子流 Neutronenfluß *m*, Neutronenstrom *m*
中子伦琴 Neutronenröntgen *n*
中子谱仪 Neutronenspektrograph *m*
中子射线 Neutronenstrahl *m*
中子数 Neutronenzahl *f*
中子损伤 Neutronenschaden *m*

中子衍射 Neutronenbeugung *f*, Neutronendiffraktion *f*
中子源 Neutronenquelle *f*
中纵隔 Mediastinum medium *n*
中足 Mittelbein *n*
忠实[性] Treue *f*, Loyalität *f*
终板 Endplatte *f*, Endplättchen *n*, Lamina terminalis *f*
终板的 termatic
终板电位 Endplatte Potenziale *f*
终板电位 Muskelaktionspotential *n*, Endplattenpotential *n* (EPP)
终板峰形 Spikes der Endplatte *f*
终板活动 Aktivität der Endplatte *f*
终板膜 Endplatte Membran *f*
终板旁回 Gyrus paraterminalis *m*, Zuckerkandl* (Bal-ken-) Windung *f*
终板外纤维 ultraterminale Fiber *f*
终板血管丛器 IOrganum vasculosum Lamina terminalis, OVLT
终板噪声 Lärm der Endplatte *m*
终板栅 Endplattenraster *m*
终变期 Diakinese *f*
终部 terminaler Teil *m*, Pars terminalis *f*
终产物 Endprodukt *n*
终产物调节 Endproduktregulation *f*
终产物抑制[作用] Endprodukthemmung *f*
终池 terminale Zisterne *f*
终点 Endpunkt *m*
终点辨认 Endpunkterkennung *f*
终点迟滞 Terminalverzögerung *f*
终点法 Endpunktmethode *f*
终点器官损伤 End Organschädigung *f*, End-Organ-Schäden *f*
终点散射比浊法 Endnephelometrie *f*
终点速度 Terminalgeschwindigkeit *f*, Endgeschwihdigkeit *f*
终点突变型 Endpunktmutation *f*
终点温度 Endtemperatur *f*
终点状态 Endzustand *m*
终顶 Cupula terminalis *f*
终动脉 Endarterie *f*, Arteria terminalis *f*
终毒物 ultimative Giftstoff *m*
终端补体复合物(攻膜复合物) Terminal Komplementkomplexes *m*
终端处理 Terminalprozess *m*
终端连接 terminale Ringsendung *f*
终端前轴突生长 präterminales Axonwachstum *n*
终端设备 Endvorrichtung *f*
终端通信量 Endverkehr *m*
终端系列 Terminal-Serie *f*
终端用户 Endbenutzer *m*
终端用户机 Endbenutzergerät *m*
终端用户教育 Endbenutzerschulung *f*
终端再生 terminale Regeneration *f*
终段 Endstück *m*
终沸点 Endsiedepunkt *m*
终管 Endrohr *n*
终核 Endkerne *m pl*, Nuclei terminationis *m pl*
终环 terminaler Ring *m*
终极电子接受体 terminales Elektroneneinfangsgerät *n*
终极前体 ultimale Vorstufe *f*
终检 Zensur *f*
终结的 endlich, letzt, ultim (-us, -a, -um)
终结评价 Beitrag Ereignis Evaluation *f*, Beitrag Ereignis Auswertung *f*
终结期 Terminalstadium *n*, Finalstadium *n*
终结消毒 terminale Desinfektion *f*
终静脉 Vena terminalis *f*
终局的 definitiv, final, final (-is, -is, -e)
终扣 Endknopf *m*, Boutons terminaux
终毛 Sekundarhaar *n*, Terminalhaar *n*
终帽 Kupula *f*, Cupula *f*
终模型 Schlussgips *m*, Endbesetzung *f*
终末波 Finalzacke *f*, Finalschwankung *f* (F)
终末部 terminale Portion *f*, Endabschnitt *m*
终末产物 totes Endprodukt *n*
终末潮气 endexpiratorisches Gas *n*
终末潮气的二氧化碳分压 endexpiratorischer Kohlendioxid-Partialdruck *m*
终末蛋白 Termininprotein, Tp *n*
终末导管癌 Karzinom des terminalen Ausführungsgangs *n*
终末导管腺癌 Adenokarzinom des Endkanals *n*, polymorphes minderwertiges Adenokarzinom *n*
终末导管小叶单位 terminale duktalolobuläre Einheit *f*
终末的 final, final (-is, -is, -e), terminal (-is, -is, -e)
终末动脉 letzten Arterie *f*, final Arterie *f*
终末分化细胞 Zelle der Enddifferenzierung *f*
终末分化种子细胞 Terminal differenzierten Samenzellen *pl*
终末肝微动脉 terminale Leberarteriole *f*
终末感受器 peripherischer Rezeptor *m*
终末呼出气 terminales Ausatmungsgas *n*
终末呼气容量 terminales Exspirationsvolumen *n*
终末呼气压力 Endexspirationsdruck *m*
终末呼吸单位 terminale Respirationseinheit *f*
终末激发 Endmotivation *f*
终末毛细血管网 terminales Kapillarnetz *n*, terminale Strombahn *f*, Endstrombahn *f*
终末门微静脉 Portalvenole *f*
终末囊泡期 terminale Sackphase *f*
终末漂洗 Ende Spülen *n*
终末期肺炎 terminale Pneumonie *f*
终末期感染 Terminalinfektion *n*
终末期固缩肾 terminale Schrumpfniere *f*
终末期疾病 Endstadium der Erkrankung *n*
终末期肾病 Endphase renale Krankheit, ESRD *f*
终末期肾衰竭 Endphase renaler Ausfall *m*
终末期肾脏病 terminale Nierenkrankheit *f*
终末期肾脏疾病(ESRD)患者 terminale Nephropathie *f*
终末前细支 Telodendria
终末前轴突 preterminales Axon *n*
终末溶酶体 Telolysosom *n*
终末事件 Endereignis *n*
终末途径 Endpfad *m*
终末网 Endnetz *n*, Terminalnetz *n*
终末微动脉 Endarteriole *f*
终末尾椎 terminaler Schwanzwirbel *m*
终末细胞 Endzelle *f*, terminale Zelle *f*
终末细支气管 Bronchioli terminales *m*
终末向量 terminaler Vektor *m*
终末消毒 terminale Desinfektion *f*
终末宿主 Endwirt *m*
终末血尿 terminale Hämaturie *f*
终末隐窝 terminaler Recessus *m*
终末致癌物 terminales Karzinogen *n*
终脑 Endhirn *n*, Telencephalon *n*
终尿 finale Urin *m*
终钮 synaptische Endknöpfe *m pl*, Neuropodia *n pl*, Synaptosomen *n pl*
终期 Tejophase *f*, Terminalstadium *n*, Finalstadium *n*
终期的 terminal, terminal (-is, -is, -e)
终期腹膜炎 terminale Peritonitis *f*
终期梅毒 Metalues *f*, Metasyphilis *f*, Paralues *f*, Parasy-philis *f*
终期梅毒的 metasyphilitisch, metalu (et) isch

终器 Endorgane *n pl*
终球 Endkolben *m pl*
终身带菌者 Dauerträger *m*
终身高 Endhöhe *f*
终身免疫 lebenslängliche (od.absolute) Immunität *f*
终身日均暴露剂量 Leben durchschnittliche Tagesdosis, LADDf lebenslängliche tägliche durchschnittliche Dose *f*
终身生育率 Fertilitätsrate der Lebenszeit *f*
终身性格 Lebenslange Persönlichkeit *f*
终神经 Nervi terminales *m pl*
终神经节 Ganglion terminale *f*
终生 Lebenszeit *f*
终生[侵犯]一次的 lebenslange
终生保健记录 Krankenakte der Lebenszeit *f*
终生的 lebenslang
终生毒性试验 Lebensdauertest *m*
终生患病数 Lebenszeitprävalenz *f*
终生一胎[现象] lebenslängliche Einmälgebarende *f*
终生一胎的 lebenslang einmal gebärend
终室 Ventriculus terminalis *m*
终树 Telodendria *f*
终树突 Telodendrien *n pl*, Endbäumchen *n pl*
终丝 Filum terminale *n*
终态 Endzustand *n*
终体 Endkörper *m*
终突 Endfortsatz *m*
终网 Endnetz *n*, Terminalnetz *n*
终末网 terminaler Web *m*
终纹 Grenzstreifen *m*, Stria terminalis *f*
终纹床核 Bettkern der Terminalfalte *f*
终纹通路 Endbahn *f*
终纹纤维 Fibrae striae terminalis *f pl*
终宿主 Endwirt *m*
终压 Enddruck *m*
终印模 Endeindruck *m*
终止 Terminatio *f*, Endigung *f*
终止带 Abschlusszone *f*
终止反应 Endreaktion *f*, Terminationsreaktion *f*
终止密码突变 Mutation des Terminationscodons *f*
终止密码子 Stoppkodon *n*, Terminatorkodonen *n pl*
终止妊娠 Schwangerschaftsabbruch *m*, Schwanger-schaftsunterbrechung *f*
终止信号 Endzeichen *n*
终止序列 Abschlusssequenz *f*
终止因子 Terminationsfaktor *m*
终止早孕 Unterbrechung der frühen Schwangerschaft *f*
终止转运顺序 Transfersequenz der Halt *f*
终止状态 finaler Zustand *m*
终止子 Terminator *m*
终止作用 Terminierung *f*
终致癌物 Endkarzinogen *n*
终致突变物 ultimatives Mutagen *n*
终足 Endfuß *m*
钟 Uhr *f*
钟摆律 Tick-Tack-Rhythmus *m*, Pendelrhythmus *m*
钟摆样反射 Pendelreflex *m*
钟摆运动 Pendelbewegung *f*
钟摆状节律 Tick-Tack-Rhythmus *m*, Pendelrhythmus *m*
钟表零配件 Füllungen der Uhr *f pl*
钟发条 Uhrfeder *f*
钟菌属 Verpa *f*
钟菌属状的 verpoid
钟闹条 Weckerfeder *f*
钟情观念 Idee des Seins in der Liebe *f*
钟情妄想 Liebeswahn *m*
钟乳体 Zystolith *f*
钟形 Campaniform *f*
钟形常态分布曲线 Glockenkurve *f*, glockenförmige Kurveder normalen Verteilung *f*, Gauss* Kurve der normalen Verteilung *f*, Gauss* Kurve *f*
钟形曲线 Glockenkurve *f*
钟型胸件 Glockenthoraxstücke *n pl*
钟罩 Glockenschutzhülle *f*
钟罩计数管 Zähler der Glasglocke *m*
钟状(形)的 glockenförmig
钟状期 Glockenstadium *n*

zhǒng 肿种

肿大 Schwellung *f*, Auftreibung *f*, Tumeszenz *f*, Tumefac-tio *f*, Turgeszenz *f*
肿大的 tumeszent, tumescens, anschwellend
肿根 Knabenkraut *n*
肿梗霉属 Physospora *f*
肿块 Tumor *m*, Masse *f* Phyma *n*
肿块病 Phymatosis *f*, Onkose *f*, Oncosis *f*
肿块切开术 Onkotomie *f*
肿块性足分支菌病 klumpiges Myzetom *n*
肿块性足菌肿 klumpiges Myzetom *n*
肿块样的 knollenähnlich
肿瘤 Geschwulst *f*, Tumor *m* (TM), Neoplasma *n*, Onkom *n*, (Em-) Phyma *n*
肿瘤(癌变)启动 Tumor-Einleitung *f*
肿瘤[发生]前的 präneoplastisch
肿瘤[性]的 onkotisch, tumorös
肿瘤靶向治疗 tumorgezielte Therapie *f*
肿瘤伴随综合征 paraneoplastisches Syndrom *n*
肿瘤崩解综合征 Tumorlysesyndrom *n*
肿瘤变性因子 tumor-ausartender Faktor *m*
肿瘤标记 Tumormarke *f*
肿瘤标记物 Tumormarker *m*
肿瘤标志 Tumor-Kennzeichen *n*
肿瘤标志物鳞状细胞癌抗原 Tumormarke in squamösen zellulären Karzinomantigen *f*
肿瘤并发症 Komplikation des Tumors *f*
肿瘤病 Onkose *f*, Oncosis *f*, Phymatosis *f*
DNA 肿瘤病毒 DNA-Tumorvirus *n*
RNA 肿瘤病毒 RNA-Tumorvirus *n*
肿瘤病毒 Tumorviren *n pl*, Geschwulstviren *n pl*, onko-gene Viren *n pl*
肿瘤病理学图谱 Atlas der Tumorpathologie *m*
肿瘤病理诊断 pathologische Diagnose der Tumoren *f*
肿瘤超微结构 ultramikroskopische Struktur der Tumoren *f*
肿瘤超微结构异型性 Atypie der Ultrastruktur des Tumors *f*
肿瘤沉积物 Tumorhinterlegung *f*
肿瘤蛋白 Onkoprotein *n*
肿瘤蛋白 53 Onkoprotein 53 *n*
肿瘤的 onkotisch, neoplastisch
肿瘤的组织病理学诊断 histopathologische Diagnostik des Tumors *f*
肿瘤登记自动化程序 Automationsprogramm des Tumorregisters *n*
肿瘤电灼[术] Tumorkaustik *f*, Tumorkauterisation *f*
肿瘤定位 Tumorlokalisation *f*
肿瘤恶病质 Tumorkachexie *f*
肿瘤恶性程度 Tumormalignitätsgrad *m*
肿瘤发生 Onkogenese *f*
肿瘤非特异性标志物 unspezifizierte Tumormarke *f*
肿瘤分化程度 Tumordifferenzierungsgrad *m*

肿瘤分化抗原 Differenzierungsantigen des Tumors *n*
肿瘤分级 Tumoreinstufung *f*
肿瘤分期 Tumorstadieneinteilung *f*
肿瘤复发 Tumorrezidiv *n*
肿瘤肝细胞 Krebsstammzelle *f*
肿瘤骨段截除术 Segmentresektion des Knochentumors *f*
肿瘤黑[色]素 Phymatorrhysin *n*, Phymatorhusin *n*
肿瘤化疗 Krebs-Chemotherapeutikum *n*
肿瘤坏死因子 Tumornekrosefaktor, TNF *m*
肿瘤坏死因子-α Tumornekrosefaktor-α *m*
肿瘤坏死因子 α 抑制剂 Tumornekrosefaktor-αInhibitoren *m*
肿瘤坏死因子-β Tumornekrosefaktor-β *m*
肿瘤坏死因子-β Tumornekrosefaktor-β, TNF-β *m*
肿瘤坏死因子超家族 Tumornekrosefaktor-Superfamilie *f*
肿瘤坏死因子基因 Tumornekrosefaktor-Gen, Tumor-Nekrose-Faktor-Gen, TNFG *n*
肿瘤坏死因子受体 Tumornekrosefaktorrezeptor *m*
肿瘤坏死因子受体超家族 Tumornekrosefaktorrezeptor-Superfamilie *f*
肿瘤坏死因子受体相关的死亡结构域蛋白质 TNFR-verbundenes Todesbereichsprotein *n*
肿瘤坏死因子受体相关因子 Tumornekrosefaktorrezeptor verbundener Factor *m*
肿瘤坏死因子受体相关周期性综合征 TNFR-assoziiertes periodisches Syndrom *n*
肿瘤坏死因子相关凋亡诱导配体 TNF-verbundener Apoptose-induzierender Ligand *m*
肿瘤坏死因子族凋亡配体 TNF-verbundener Apoptose-induzierender Ligand *m*
肿瘤坏死因子阻滞(抑制)剂(肿瘤坏死因子抑制剂) TNF-Inhibitor *m*
肿瘤基因 Onkogene *n pl*
肿瘤基因病毒 onkogenes Virus *n/m*
肿瘤基因发现 krebsgen Aufdeckung *f*
肿瘤基质作用 Tumor Stroma Interaktion *f*
肿瘤间质 Krebsstroma *n*
肿瘤监测 Tumorüberwachung *f*
肿瘤监视和筛选 Krebs Überwachung und Sichtung *f*
肿瘤进展 Geschwulst(Tumor)-Fortschritt *m*
肿瘤浸润 Tumorinfiltration *f*
肿瘤浸润淋巴细胞 tumorinfiltrierender Lymphozyt *m*
肿瘤浸润淋巴细胞疗法 TIL-Therapie *f*
肿瘤浸润性生长 Infiltrationswachstum des Tumors *n*
肿瘤康复学 Krebsrehabilitation *f*
肿瘤抗药性 Medikamentenresistenz des Neoplasmas *f*
肿瘤抗原 Tumorantigene *n pl* (T-Antigene)
肿瘤扩散 Tumorausbreitung *f*
肿瘤联合成纤维细胞 Krebs-assoziierter Fibroblaste *m*
肿瘤流行病学 Tumor-Epidemiologie *f*
肿瘤履影剂 Tumorentwickler *m*
肿瘤免疫 Geschwulstimmunität *f*, Tumorimmunität *f*
肿瘤免疫监视 Tumor Immunüberwachung *f*
肿瘤免疫逃逸 Geschwulst(Tumor)-Flucht *f*
肿瘤免疫系统作用 Tumor-Immunsystem Interaktion *f*
肿瘤免疫学 Tumorimmunologie *f*
肿瘤排斥抗原 Tumorabstoßungsantigene *n pl*
肿瘤胚胎抗原(癌胚抗原) Onkofetalantigen *n*
肿瘤胚胎性抗原 Embryonalantigen *n* (CEA)
肿瘤胚胎性损伤 embryonale Verletzung des Tumors *f*
肿瘤膨胀性生长 Expansionswachstum des Tumors *n*
肿瘤扑落音 Tumorplumps *m*
肿瘤普查 allgemeine Untersuchung der Geschwulst *f*
肿瘤期 Tumorstadium *n*
肿瘤启动剂 Tumorpromotor *m*
肿瘤起始细胞 Tumorinialzelle *f*
肿瘤取出匙 Tumorlöffel_rn
肿瘤染色 Tumorfärbung *f*
肿瘤染色体分析 Chromosomenanalyse des Tumors *f*
肿瘤溶解综合征 Tumor-Lyse-Syndrom *n*
肿瘤生成 Onkogenese *f*
肿瘤生长的生物学 Biologie des Tumorwachstums *f*
肿瘤生长分数 Tumorwachstumsfraktion *f*
肿瘤生长因子-β TGF-β *m*
肿瘤生长因子-βⅡ型受体 Typ-Ⅱ-TGF-β-Rezeptor *m*
肿瘤生长因子-β 信号通路 TGF-β-Signalweg *m*
肿瘤实质 Tumorparenchym *n*
肿瘤所致骨软化症 tumorinduzierte Osteomalazie *f*
肿瘤逃避机制 Tumor-Abwehrmechamsmus *m*
肿瘤特异[性]抗原 tumorspezifisches Antigen *n*
肿瘤特异标记物 tumorspezifischer Marker *m*
肿瘤特异性抗原 tumorspezifiziertes Antigen *n*
肿瘤特异性移植抗原 tumor specific transplantation anti-gen <engl.>(TSTA)
肿瘤疼痛 Tumorschmerzen *m*
肿瘤体积 Tumorvolumen *n*
肿瘤调制素 Oncomodulin *n*
肿瘤脱逸 Tumorausbruch *m*
肿瘤外科医生 chirurgischer Onkologe *m*
肿瘤外生性生长 exophytisches Tumorwachstum *n*
肿瘤微环境 Tumor-Mikroumwelt *f*
肿瘤细胞倍增时间 Tumorverdopplungszeit *f*
肿瘤细胞的异型性 Atypie der Tumorzellen
肿瘤细胞坏死因子-β TNF-β *m*
肿瘤细胞坏死因子-α TNF-α *m*
肿瘤细胞侵袭 Krebszelle *f*
肿瘤细胞溶解 Onkolyse *f*, Einschmelzung *f*
肿瘤细胞生物学 Zellularbiologie des Tumors *f*
肿瘤细胞生长的动力学 Kinetik des Tumorzellwachstums *f*
肿瘤细胞学 Tumorzellbiologie *f*
肿瘤细胞遗传学 Tumorzytogenetik *f*
肿瘤显影 Tumordarstellung *f*
肿瘤相关标记物 tumorassoziierter Marker *m*
肿瘤相关的巨噬细胞 Tumor-verbundene Makrophage *f*
肿瘤相关的糖脂变化 tumorassoziierte Änderung des Glykolipids *f*
肿瘤相关抗原 tumorassoziertes Antigen *n*
肿瘤相关鞘糖脂 tumorähnliches Glykosphingolipid *n*
肿瘤相关糖蛋白 tumorassoziiertes Glykoprotein *n*
肿瘤相关性多神经病变 paraneoplastische Polyneuritis *f*
肿瘤相关性高钙血症 tumorassozierte Hyperkalzämie *f*
肿瘤相关性巨噬细胞 tumorassoziierte Makrophage *f*
肿瘤相关性抗原 tumorassoziiertes Antigen *n*
肿瘤相关性神经病变 paraneoplastische Neuropathie *f*
肿瘤相关移植抗原 (Tumor) Geschwulst-verbundenes Versetzungsantigen *n*
肿瘤消退 Tumorrückbildung *f*
肿瘤新生血管 Angiogenese *f*
肿瘤形成 Onkogenese *f*
肿瘤形态发生 Tumormorphogenese *f*
肿瘤型 Tumortyp *m*, tumoöroser Typ(us) *m*
肿瘤性钙质沉着 Tumorkalzinose
肿瘤性骨软骨症 tumoröse Knochen Osteomalazie *f*
肿瘤性骨软化症 neoplastische Osteomalazie *f*
肿瘤性角化不良 neoplastische Dyskeratose *f*
肿瘤性抗原 Neoantigen *n*
肿瘤性溃疡 neoplastisches Ulkus *n*
肿瘤性男性乳腺肥大 tumoröse Gynäkomastie *f*
肿瘤性皮肤钙质沉着 tumoröse Kalzinose Kutis

肿瘤性软骨 Neoplastischen Knorpel *m*
肿瘤性脱发 neoplastische Alopezie *f*
肿瘤性心包炎 neoplastische Perikarditis *f*
肿瘤性胸膜渗液 neoplastischer(od.tumoröser)Pleu-raerguß *m*
肿瘤性增生 neoplastische(od.tumoröse)Hyperplasie *f*
肿瘤性增生性血管内皮瘤病 neoplastische wuchernde Angioendotheliomatose *f*
肿瘤性增殖 Tumordurchblutung *f*
肿瘤性肢端角化症 paraneoplastische Akrokeratose *f*
肿瘤性肿块 neoplastische(od.tumoröse)Masse *f*
肿瘤学 Onkologie *f*,Geschwulstlehre *f*,Phymatoloie *f*
肿瘤学史 Gewebe Ausgleichsverfahren *f*
肿瘤学数据管理系统 Datenführungssystem der Onkologie *n*
肿瘤血供 Tumordurchblutung *f*
肿瘤血管生成因子 Tumorangiogenese *f*
肿瘤血管生长因子 Tumor-Angiogenese-Faktor,TAF *m*
肿瘤血管新生化 Tumorvaskularization *f*
肿瘤血管原性因子 Tumorangiogenesefaktor,TAF *m*
肿瘤压迫 Tumorkompression *f*
肿瘤衍生因子 tumorabgeleiteter Faktor *m*
肿瘤演进 Tumorentwicklung *f*
肿瘤样的 tumorös
肿瘤样钙质积着症 tumoröse Kalzinose *f*
肿瘤移植 Tumortransplantation *f*
肿瘤遗传学 Krebsgenetik *f*,Tumorgenetik *f*
肿瘤异型性 Krebsatypie
肿瘤异质化 heterogene Veränderung des Tumors *f*
肿瘤异质性 Heterogenität des Tumors *f*
肿瘤抑素(抑瘤蛋白) Tumstatin *n*
肿瘤抑制基因 Tumorsuppressorgen *n*
肿瘤抑制物蛋白 Tumorsuppressor-Protein *n*
肿瘤疫苗 Tumorimpfstoff *m*
肿瘤隐伏灶 okkulter Tumorherd *m*
肿瘤诱发剂 Tumorinitiator *m*
肿瘤诱发实验 experimentelle Induktion des Tumors *f*
肿瘤预后 Tumorprognose *f*
肿瘤原代细胞 tumorinitiierende Zelle *f*
肿瘤源性骨软化症 Tumorderivierten Osteomalazie *f*
肿瘤增强 Tumorverstärkung *f*
肿瘤增殖 Tumorproliferation *f*
肿瘤治疗顾问 Berater der Tumortherapie *m*
肿瘤治疗延迟 Krebstherapie Verzögerung *f*
肿瘤专一的移植抗原 tumorspezifisches Transplantationsantigen,TSTA *m*
肿瘤转移 Tumorabsiedlung *f*,Tumormetastasierung *f*
肿瘤自然消退 spontane Regression des Tumors *f*
肿瘤卒中 Tumorapoplexie *f*
肿瘤阻抑蛋白质 Tumorsupprssor-Protein *n*
肿瘤组织化学 Histochemie des Tumors *f*
肿瘤组织结构的异型性 Atypie der Tumorarchitektur
肿眼泡 Geschwollenes Oberlid *n*
肿胀 Schwellung *f*,Turgeszenz *f*,Tumor *m*(TM),Tume-factio *f*,Aufquellung *f*
肿胀的 onkotisch,tumeszent,geschwollen,aufgebläht,tumid(-us,-a,-um)
肿胀的皮瓣 geschwollene Klappe *f*
肿胀技术 Tumeszenztechnik *f*
肿胀颗粒状乳腺 geschwollene granulare Brust *f*
肿胀痛 Schwellungsschmerzen *m pl*
肿胀性鼻炎 anschwellende Rhinitis *f*
肿胀性红斑狼疮 Lupus erythematodes tumidus *m*
肿胀性狼疮 Lupus tumidus *m*
肿胀指 Blubberfinger *m*
种 Art *f*,Spezies *f*,Species *f*
种,茶剂,种类,物种,类 Spezies *f*
种[属]特异性 Speziesspezifität *f*,Artspezifität *f*
种[族]特异性的 speziesspezifisch,spezies-spezifisch
种的 spezifisch
种点 Arten Punkt *m*
种间(内)斗争 interspezifische Konkurrenz *f*
种间关系 artübergreifende Korrelation *f*
种间抗原 artübergreifendes Antigen *n*
种间类似序列 orthologe Sequenz *f*
种间同源体 Ortholog *m*
种间杂交 interreinsortige Hybridisation *f*
种间杂种细胞 artübergreifende Hybridzelle *f*
种界 Speziesgrenze *f*
种卡介苗 BCG-Impfung *f*
种类 Art *f*,Kasse *f*,Kategorie *f*,Gattung *f*
种免疫 rassische Immunität *f*
种名 Artname *f*
种内进化(微进化) Mikroevolution *f*
种内类似(蛋白质/基因)家族 paralogische Proteinfamilie *f*/Genfamilie *f*
种内类似序列 paralogische Folge *f*
种内同源基因 paralogisches Gen *n*
种内同源体 Paralog *n*
种内杂种细胞 intraspezifische Hybridzelle *f*
种皮 Samenbelag *m*,Samenmantel *m*
种群 Population *f*
种群波动 Populationsfluktuation *f*,Populationsschwan-kung *f*
种群动态 Populationsdynamik *f*
种群分析 Populationsanalyse *f*
种群减退 Populationsdepression *f*
种群结构 Populationsstruktur *f*,Populationsaufbau *m*
种群密度 Populationsdichte *f*
种群强度 Populationsintensität *f*
种群生态学 Genökologie *f*
种群数量 Populationsquantität *f*
种群研究 Bevölkerungsstudie *f*
种仁 Kern *m*
种属 Rasse *f*
种属差异 Speziesdifferenz *f*,Speziesvariation *f*
种属反射 Speziesreflex *m*
种属概念 genetisch-spezifischer Begriff *m*
种属鉴定 Spezies-Unterscheidung *f*
种属抗原性的差异 antigenetische Unterschiede der Spezies *f*
种特异性 Speziesspezifität *f*
种特异性的 speziesspezifisch,spezies-spezifisch
种特异性抗原 Artantigen *n*
种位 Artenort *m*
种系 Keimreihe *f*
种系(族)发生 Phylogeme *f*,Phylogenese *f*,Phylogonie *f*,Stammesentwicklung *f*
种系发生的 Phylogenie *f*
种系发生树 Phylogeniebaum *m*,phylogenetischer Baum *m*
种系发生顺序 phylogenetische Sequenz *f*
种系发生相关氨基酸残基 phylogenetische assoziierte Rückstände *f*
种系分类 phylogenetische Einordnung *f*
种系分析 Phyloanalyse *f*
种系进化 Phylogenie *f*
种系学说 Keimbahntheorie *f*
种姓 Kaste *f*
种永恒不变观念 Konzeption der Konstanz von Arten *f*
种质 Erbplasma *n*,Idioplasma *n*
种质[学]说 Keimplasmatheorie *f*
种质保存 Reservat des Keimplasmas *n*

种质遗传 Blastogenese *f*, Blastogenesis *f*
种质遗传的 blastogenetisch
种子 Semen *n*, Sae(n) *m*, Gran *n*
种子罐 Samenbehälter *m*
种子凝集素 Phasin *n*
种子培养 Samenkultur *f*
种子瓶 Samenflasche *f*
种子上生的 seminikol
种子消毒剂 Samendesinfektantien *n pl*, Desinfektionsmit-tel *n pl*
种子植皮术 Saat-und Hauttransplantationen *f*
种子植物 Samenpflanzenrpl *f pl*
种子植物的 phanerogamitisch, zur Samenpflanzen gehö-rend
种子植物门 Spermatophyta *pl*
种族 Rasse *f*
种族(系)免疫 Rassenimmunität *f*
种族差异 Volksunterschied *m*, Rassenunterschied *m*
种族的 rassisch, ethnisch
种族多元化 ethnischer Pluralismus *m*
种族发生 Phylogenie *f*
种族发育 Phylogenese *f*
种族隔阂 Rassenspaltung *f*
种族隔离消除 Desegregation *f*
种族和种族划分 Rasse und Ethnizität *f*
种族混合 Rassenmischung *f*
种族精神病学 Ethnopsychiatrie *f*
种族内的 intrarassisch
种族偏见 ethnischer Vorurteil *n*
种族平等论 Multikulturalismus *m*
种族歧视 Rassendiskriminierung *f*
种族群体 Volksgruppe *f*
种族身份 Volksidentität *f*
种族素因 Rassendisposition *f*
种族特异性 Speziesspezifität *f*
种族特征 Rassenmerkmal *n*
种族退化的 dysgenisch
种族卫生 Rassenhygiene *f*
种族心理学 Rassenpsychologie *f*
种族性 Ethnizität *f*
种族性,种族划分 Ethnizität *f*
种族血清型 rassischer Serotyp *m*
种族优越感 Ethnozentrismus *m*
种族中心主义 Ethnozentrismus *m*
种族主义 Rassismus *m*
种族专属性的 speziesspezifisch, spezies-spezifisch

zhòng 中仲众种重

中毒 Vergiftung *f*, Intoxikation *f*, Toxinose *f*, Methysis *f*
中毒[性]病 Toxiko(no)se *f*, Toxikopathie *f*
中毒案件 Vergiftungsfälle *f*
中毒病 Nosotoxikose *f*, Nosotoxicosis *f*
中毒程度 Vergiftungsgrad *m*
中毒的 toxisch, toxic(-us, -a, -um)
中毒的黄色蛋白反应 vergiftende Xanthoproteinreaktion *f*
中毒的药疹 vergiftendes Arzneimittelexanthem *n*
中毒反应 toxische Reaktion *f*
中毒疾病 Gifterkrankung *f*
中毒恐怖 Toxikophobie *f*
中毒量 Dosis toxica *f*(Dos. Tox, Dtox)
中毒模型 Intoxikationsmodell *n*
中毒浓度 toxische Konzentration *f*
中毒气的 vergast, gasvergiftet
中毒事故 Intoxikationsunfall *m*, Vergiftungsunfall *m*
中毒水肿 vergiftendes Ödem *n*
中毒死 Vergiftungstod *m*
中毒途径 Vergiftungsmethode *f*
中毒型 toxischer Typ *m*
中毒型精神病 Toxiphrenie *f*
中毒型痢疾 toxische Dysenterie *f*
中毒型细菌性痢疾 toxische Bazillendysenterie *f*
中毒型细菌性食物中毒实验室诊断 Laboratoriumdiagnose *f* der Lebensmittelvergiftung von Bakterienintoxikation *f*
中毒性[白]内障 Vergiftungsstar *m*, Cataracta toxica *f*
中毒性白细胞减少症 toxische Leukopenie *f*
中毒性表皮坏死溶解 toxische nekrotische Epidermolyse *f*, Epidermolysis toxica necrotica *f*
中毒性病的 toxi(ko)pathisch
中毒性肠梗阻 Giftig Darmverschluss *m*
中毒性肠麻痹 paralytischer Ileus *m*, toxische Darmlah-mng *f*
中毒性痴呆 toxische Demenz *f*
中毒性的 toxisch, toxic(-us, -a, -um)
中毒性多发性神经炎 toxische Polyneuritis *f*
中毒性发绀 toxische Zyanose *f*
中毒性肺水肿 toxisches Lungenödem *n*
中毒性肺炎 toxische Pneumonie *f*
中毒性腹泻 Diarrhoea toxica *f*
中毒性肝病 toxische Hepatopathie *f*
中毒性肝损害 toxischer Leberschaden *m*
中毒性肝炎 toxische Hepatitis *f*
中毒性肝硬化 toxische Leberzirrhose *f*
中毒性黑朦 Intoxikationsamaurose, toxische Amaurose *f*
中毒性黑皮病 Schwarzsucht *f*, Melanodermia toxica *f*
中毒性黑皮炎 toxische Melanodermatitis *f*
中毒性红斑 Erythema toxicum *n*
中毒性幻觉症 toxische Halluzinose *f*
中毒性黄疸 toxischer Ikterus *m*
中毒性肌病 toxische Myopathie *f*
中毒性肌神经障碍 toxische Myoneurose *f*
中毒性疾病 Toxipathie *f*
中毒性疾病的 toxipathisch
中毒性甲状腺肿 toxisches Struma *n*, Struma toxica *f*
中毒性假性硬皮病 toxische Pseudosklerodermа *f*
中毒性结肠扩张 toxische Dickdarmdilatation *f*
中毒性截瘫 toxische Paraplegie *f*
中毒性精神病 Vergiftungspsychose *f*, Intoxikationspsy-chose *f*, toxische Psychose *f*
中毒性精神障碍 toxische Psychose *f*
中毒性痉挛 toxischer Krampf *m*
中毒性巨结肠 toxisches Megakolon *n*, akutes Megakolon *n*
中毒性菌痢 toxische Bazillenruhr *f*, toxische bakterielle Dy-senterie *f*
中毒性颗粒 toxische Granula *n pl*
中毒性口炎 Stomatitis venenata *f*
中毒性痢疾 toxische Dysenterie *f*
中毒性聋 toxische Taubheit *f*
中毒性麻疹 toxische Masern *pl*
中毒性迷路炎 toxische Labyrinthitis *f*
中毒性脑病 toxische Enzephalopathie *f*, Encephalopathia Toxica *f*
中毒性脑积水 toxischer Hydrozephalus *m*
中毒性脑脊髓病 toxische Enzephalomyelopathie *f*
中毒性脑水肿 zytotoxisches Gehirnödem *n*
中毒性脑炎 toxische Enzephalitis *f*
中毒性牛痘[疹] toxische Impfpustel *f*
中毒性皮病 Toxikodermie *f*, Toxikoderm(at)itis *f*, Toxi(co)-dermia *f*
中毒性贫血 Toxanamie *f*, toxische Anämie *f*
中毒性前段综合征 toxisches vorderes Segment-Syndrom *n*
中毒性溶血性贫血 toxische hämolytische Anämie *f*

中毒性弱视 Intoxikationsamblyopie *f*, toxische Amblyopie *f*
中毒性神经病 toxische Neuropathie *f*
中毒性神经衰弱综合征 toxisches Neurasthenie-Syndrom *n*
中毒性神经炎 toxische Neuritis' *f* Neuritis toxica *f*
中毒性肾变病 toxische Nephrose *f*
中毒性肾损害 Nephrotoxizität *f*
中毒性肾炎 toxische Nephritis *f*, Nephritis toxica *f*
中毒性肾硬化 toxische Nephrosklerose *f*
中毒性水肿 toxisches Ödem *n*
中毒性苔藓样黑皮炎 melanodermatitis Toxica lichenoide *f*
中毒性秃发 toxische Alopezie *f*
中毒性萎缩 toxische Atrophie *f*
中毒性胃扩张 toxische Magendilatation *f*
中毒性胃炎 toxische Gastritis *f*
中毒性细菌性痢疾 toxische Bakteriodysenterie *f*
中毒性心肌病 toxische Kardiomyopathie *f*
中毒性心肌炎 toxische Myokarditis *f*
中毒性休克 Endotoxinschock *m*, toxogener Schock *m*, septischer (od. bakteriotoxischer) Schock *m*
中毒性休克毒素 toxisches Schock-Toxin *n*
中毒性休克综合征 toxisches Schock-Syndrom *n*
中毒性休克综合征毒素 toxische Schock-Syndrom-Toxin (TSST) *n*
中毒性休克综合征毒素 -1 toxischem Schocksyndrom Toxin-1 *n*
中毒性休克综合征抗体 toxischer Schock-Syndrom-Antikörper *m*
中毒性眩晕 toxische Vertigo, toxämische Vertigo
中毒性血红蛋白尿 toxische Hämoglobinurie *f*
中毒性血浓度 toxischer Blutspiegel *m*
中毒性再生障碍性贫血 toxische aplastische Anämie, toxische Amyelhämie
中毒性谵妄 toxisches Delirium, Vergiftungsdelirium
中毒性窒息 toxische Asphyxie *f*
中毒性周围神经病 periphere toxische Neuropathie *f*
中毒性周围神经炎 toxische peripherische Neuritis *f*
中毒性紫癜 toxische Purpura *f*
中毒血浓度 toxische Blutspiegel *f*
中毒障碍 Gifterkrankung *f*
中毒者皮肤改变 vergiftende Haut *f*
中毒疹 toxischer Ausschlag *m*
中毒致死时间 vergiftende Todeszeit, Todeszeit der Vergiftung
中毒状态 toxische Umstände *f*
仲胺 sekundäre Amine *n pl*
仲胺碱 sekundäre Aminbase *f*
仲裁 Schiedsverfahren *n*
仲醇 sekundärer Alkohol *m*
仲过碘酸钠 sekundäre Natriumparaperjodate *n pl*
仲斯 Maxwell Jones
仲碳原子 sekundärer Kohlenstoff *m*
仲盐 sekundäres Salz *n*
众多 Vielzahl *f*, Masse *f*
众人致误现象 pluralistische Ignoranz *f*
众数 Modus *m*, häufigster Wert *m*
众数的 modal
众数组 modale Gruppe *f*
种痘 Pocken-Impfung *f*, Impfen *n*, Vakzination *f*
种痘板 Impfstoff-Platte *f*
种痘笔 Impfungstift *m*
种痘并发症 Impfkomplikation *f*
种痘刀 Impflanzette *f*, Impfmessr *n*
种痘的 geimpftet
种痘反应 Impfreaktion *f*
种痘后变应疹 AllergischerImpfausschlag *m*
种痘后的 postvakzinal
种痘后脊髓灰质炎 postvakzinale Poliomyelitis *f*
种痘后脊髓炎 postvakzinale Rückenmarksentzündung *f*
种痘后脑脊髓病 postvakzinale Enzephalomyelitis *f*
种痘后脑脊髓炎 Impfenzephalomyelitis *f*
种痘后脑炎 postvakzinale Enzephalitis *f*, Encephalitis Vaccinalis *f*
种痘后皮肤病 postvakzinale Hautkrankheit *f*
种痘后湿疹 Eczema vaccinatum *n*
种痘后眼综合征 postvakzinales okuläres Syndrom *n*
种痘后状态 postvakzinaler Zustand *m*
种痘后紫癜 postvakzinale Purpura *f*, Purpura variolosa *f*
种痘梅毒 Vaccinosyphilis *f*
种痘盘 Impfstoff-Platte *f*
种痘器 Vakzinator *m*, Impfstempel *m*
种痘器械包 Impfinstrumentenpaket *n*
种痘梳 Impfungskamm *m*
种痘性玫瑰疹 impfende Roseole *f*
种痘性湿疹 Ekzema vaccinatum *n*
种痘性中毒性皮病 Toxicoderma vaccinalis *n*
种痘样的 vacciniformisch
种痘样水疱病 Hydroa Vacciniformia *f*
种痘员 Impfarzt *m*
种痘原发反应 beschleunigte primäre Reaktion *f*
种痘针 Impfnadel *f*
种[牛]痘 Vakzination *f*, Pockenimpfung *f*
种植 Implantation *f*
种植固定桥 festsitzende Implantatbrücke *f*
种植基牙 Implantatabutment *n*
种植率 Implantationsrate *f*
种植桥基固定桥 Festbrücke des Implantats *f*
种植体固位 Implantatretention *f*
种植体组织界面 Gewebeverbindung des Implantats *f*
种植托牙 Implantationsprothese *f*
种植外科 Implantatchirurgie *f*
种植性继发肿瘤 Implantationssekundärtumor *m*, implan-tierter sekundräer Tumor *m*
种植性转移 Implantationsmetastase *f*
种植学 Implantologie *f*
种植牙周膜 Parodontalmembran des Implantats *f*
种植义齿 Implantatprothese *f*
种植义齿组织内部结构 Substruktur der Implantatprothese *f*
种植义齿组织外部结构 Suprastruktur der Implantatprothese *f*
种植诊断模板 implantierte diagnostische Schablone *f*
种植支抗 Implantatverankerung *f*
种植转移 Metastase des Implantats *f*
种植桩 Implantatstelle *f*
重比重 hyperbar
重编程 Umprogrammierung *f*
重病 Schwerkrankheit *f*
重病护理组 Schwerkrankenpflegegruppe *f*
重病监护室 Intensivstation *f*
重病区 schwere Endemias *n*
重搏脉 dikroter Puls *m*
重差计(比重计) Gravimeter *m*
重衬 Unterfütterung *f*
重创伤性水肿 schwer-traumatisches Ödem *n*
重锤阴道拉钩 Scheidenhaken des Gewichts *n*
重大传染病健康教育 Gesundheitserziehung der großen Infektionskrankheite *f*
重大错误 grobe Fehler *m*
重大事故 schwerer Unglücksfall *m*
重[度]胃炎 Hypergastritis *f*
重[度]躁狂症 deliriöse Manie *f*
重氮苯磺酸 Diazobenzolsulfonsäure *f*, Acidum diazo-Benzolsulfonicum *n*

重氮反应 Diazoreaktion *f*
重氮化[作用] Diazotierung *f*
重氮化合物 Diazokörper *m*, Diazoverbindung *f*
重氮甲烷 Diazomethan *n*
重氮霉素 Diazomycin *n*
重氮染剂 Disazofarbstoff *m*
重氮酸盐 Diazotate *n pl*
重氮盐 Diazoniumsalze *n pl*
重氮乙酰丝氨酸 Azaserin *n*, Diazomethan *n*
重的 schwer, grav (-is, -is, -e)
重点部位照相 Photographie des Hauptteils *f*
重点监护病房 Intensivstation (ICU) *f*
重点监护人群 Bevölkerung der Hauptüberwachung *f*
重点强调 Überbetonung *f*
重点深入检查 konzentrierte Prüfung *f*
重点问诊的病史采集 konzentrierte Anamnese *f*
重叠感染(二重感染) Superinfektion *n*
重叠可读框 überlappender offener Leserahmen *m*
重叠群作图 Contig-Mapping *n*
重叠系统 superporöses System *n*
重叠性 Überfülle *f*
重度 stark, schwer
重度痴呆(白痴) Idiotismus *m*
重度迟滞 schwere Retardierung *f*
重度低能 Idiotie *f*, Blödsinn *m*
重度地方性砷中毒 schweres endemisches Arsenium *n*
重度肺结核 schwere (od. fortgeschrittene) Lungentuber-Kulose *f*
重度骨髓抑制激动剂 myeloablative Agonisten *f*
重度急性呼吸综合征 schweres akutes Atmungssyndrom, SARS *n*
重度精神发育迟滞 schwere Intelligenzminderung *f*
重度联合免疫缺陷 schwere kombinierte Immundefizienz *f*
重度联合免疫缺陷病,严重联合免疫缺陷病 SCID-Syndrom *n*
重度联合免疫缺陷小鼠 SCID-Maus *f*
重度联合免疫缺陷症 schwerer kombinierter Immundefekt *m*
重度联合免疫缺陷综合征 Schweres kombiniertes Immundefizienz-Syndrom *n*
重度膀胱膨出 große Zystozele *f*
重度缺氧 schwere Anoxie *f*
重度妊娠中毒症 schwere Schwangerschaftstoxikose *f*
重度烧伤 schwere Verbrennung *f*
重度消瘦型营养不良 Marasmus *m*
重度异常脑电图 höchstabnormales Elektroenzephalo-Gramm *n*
重度抑郁症 schwere Depression *f*
重度饮酒 starkes Trinken *n*
重度应激反应 schwere Druckreaktion *f*
重度中毒 Schwervergiftung *f*
重铬酸钾 Kaliumbichromat *n*, Kaliumdichromat *n*, Ka-lium bichromicum (s.dichromicum) *n*
重铬酸钾法 Kaliumbichromatmethode *f*
重铬酸钾中毒 Kaliumbichromatvergiftung *f*
重铬酸盐 Bichromat *n*, Dichromat *n*
重铬酸盐滴定 Bichromattitration *f*, Dichromattitration *f*
重铬酸银 Silberbichromat *n*
重合轮廓 zusammenfallendes Profil *n*
重肩 Starkschulter-DNA
重键 Mehrfachbindung *f*, Vielfachbindung *f*
重金属 Schwermetalle *n pl*
重金属抗性 Schwermetallresistenz *f*
重金属抗性基因 Gen der Schwermetallresistenz *n*
重金属肾损害 Schwermetallschaden der Niere *m*
重金属污染 Verunreinigung durch Schwermetall *f*
重金属盐[类] Schwermetallsalz *n*
重金属中毒 Schwermetallvergiftung *f*
重金属中毒性肾病 Nephropathie des Schwermetalls *f*
重晶石 Baryt *m*, Schwerspat *m*
重精神病 Holergasie *f*
重精神病的 holergastisch
重酒石酸氢铵 Ammoniumbitartrat *n*
重酒石酸去甲肾上腺素 Noradrenalinbitartrat *n*
重空气 Gewitterluft *f*
重叩 [i~] tiefe Perkussion *f*
重劳动 Schwerarbeit *f*
重离子 Schwerion *n*
重力 Gravitationskraft *f* (G-Kraft)
重力场 Gravitationsfeld *n*, Schwerefeld *n*, Schwerkraftfeld
重力感受器 Gravirezeptoren, *m pl*
重力惯性力 Trägheitskraft des Gravitons *f*
重力环境 Gravitationsumgebung *f*
重力加速度 Gravitationsbeschleunigung *f*
重力加速度模拟服 Simulationsanzug der Gravitationsbeschleunigung *m*
重力生理学 Gravitationsphysiologie *f*
重力生物学 Gravitationsbiologie *f*
重力势能 Gravitationspotenzialenergie, GPE *f*
重力试验 Gravitationstest *m*
重力梯度 Gravitationsgradient *m*
重力梯度离心法 Schwere-gradientenzentrifugation *f*, dif-ferentiale Zentrifugation *f*
重力效应 Gravitationswirkung *f*
重力信号 Schwerkraftsignal *n*
重力性休克 Gravitationsschock *m*
重力性皱纹 Gravitationsfalte *f*
重力异常幻视 okulogravische Illusion *f*
重粒子 Schwerpartikel *f*
重链 Schwerkette *f*
α-重链病 Alpha-Schwerkettenkrankheit *f*
γ-重链病 Gamma-Schwerkettenkrankheit *f*
μ-重链病 μ-Schwerkettenkrankheit *f*
重链病(富兰克林病) Schwerkettenkrankheit *f*, Franklin* Krankheit *f*
重链沉积病 schwerkette Sedimentationskrankheit *f*
重链恒定区 Konstantregion der Schwerketten, CH *f*
重链恒定区 1 CH1 *f*
重链恒定区 2 CH2 *f*
重链恒定区 3 CH3 *f*
重链恒定区 4 CH4 *f*
重链可变区 Variableregion der Schwerketten, VH *f*
重链类 Schwerkettenklasse *f*
重链免疫球蛋白 Schwerkettenimmunoglobuline, *n pl*
重链亚类 Unterklasse der Schwerketten *f*
重[量] Gewicht *n*, Pondus *n*
重量百分数 Gewichtsprozent *n*
重量变异耐受性 Toleranz an Gewichtsvariation *f*
重量辨别 Gewichtsdifferenzierung *f*
重量测定 Gewichtsbestimmung *f*
重量差异 Gewichtsunterschied *m*, Gewichtsdifferenz *f*
重量差异试验 Gewichtsunterschiedversuch *m*
重量法 Gravimetrie *f*
重量法测定 gravimetrische Bestimmung *f*
重量分析 Gravimetrie *f*
重量分析步骤 gravimetrische Prozedur *f*, gravimetrisches Verfahren *n*
重量分析法 Gravimetrie *f*
重量分析因素 gravimetrischer Faktor *m*
重量感 Gewichtssinn *m*
重量感觉 Gewichtsempfindung *f*
重量觉测试 Test für Gewicht-Sinn *m*
重量克分子的 molal

重量克分子浓度 Molalität *f*, molale Konzentration *f*
重量克分子溶液 molale Lösung *f*
CCAAT 重量恐惧症 Gewichtsphobie *f*
重量控制 Gewichtskontrolle *f*
重量摩尔浓度 Molalität *f*, molale Konzentration *f*
重量浓度 Gewichtskonzentration *f*
重[量平]均分子量 durchschnittliches Molekulargewichtn *n*
重量上超过 überwiegen
重量渗克分子溶液 osmolale Lösung *f*
重量失认[症] Baragnosis *f*
重量训练 Gewichtstraining *n*, Gewichtsübung *f*
重量异常的 gewichtsabnorm
重量因数 Gewichtsfaktor *m*
重量知觉 Gewichtswahrnehmung *f*
重量指数 Ponderal-Index *m*
重硫酸奎宁片 Chininbisulphat-Tabletten *f pl*, Tablettae quinini bisulphatis *f pl*
重酶解肌球蛋白 Schwermeromyosin *n*
重偶氮化联苯胺 Bisdiazotiertes Benzidensulfon *n*
重排基因 Neuordnung-Gen *n*
重配 Neusortierung *f*, Reassortment *n*
重切伤 Diakope *f*
重伤 Schwerverletzung *f*
重伤害 Schwerbeschädigung *f*
重伤寒状态 foudroyante Form des Typhus *f*, Typhus ful-minans *n*, typhöser Zustand *m*
重伤组 Gruppe der Schwerverletzung *f*
重肾 重复肾 Verdoppelung der Nieren *f*
重水 Deuteriumoxid *n*. Schwerwasser *n*
重碳酸[盐]离子 Bikarbonat-Ion *n*
重碳酸钙 Kalziumbikarbonat *n*, doppeltkohlensaurer Kalk *m*
重碳酸钠 Natriumbikarbonat *n*, Natrium bicarbonicum *n*
重碳酸盐 Bikarbonat *n*, Hydrogenkarbonat *n*
重碳酸盐缓冲系 Bikarbonatpuffersystem *n*
重体力劳动 Schwerkörperarbeit *f*
重听 Hörbehinderung *f*, Schwerhörigkeit *f*
重同位素 schweres Lsotop *n*
重退火 Reannealing *f*
重现性 Wiederholgenauigkeit *f*
重心 Schwerpunkt *m*
重型 schwerer Typ(us) *m*
重型(性)精神病 Hauptpsychose *f*
重型地中海贫血 Thalassaemia major *f*
重型复发性阿弗他溃疡 Sutton-Aphthe *f*, rezidivierende vernarbende Aphthe *f*(复发性瘢痕性口疮,复发性坏死性黏膜腺周围炎,腺周口疮)
重型口疮 schwere Aphthe *f*
重型切片机 Mikrotom der Fettschrift *m/n*
重型情感障碍 hauptsächliche Affektstörungen *f pl*
重型天花 Hauptblattern *n pl*
重型胃肠型炭疽 schwerer gastrointestinaler Anthrax *m*
重型忧郁症 Melancholia gravis *m*
重性精神病 schwere Psychose *f*, Psychosis major *f*
重性抑郁[症] Hauptdepression *f*
重亚硫酸钠 Natriumbisulfit, Natriumhydrogensulfit *m*
重痒疹 Prurigo agria *f*
重要慢性病统计 Statistik der wichtigen chronischen Krankheit *f*
重要性 Bedeutung *f*, Wichtigkeit *f*
重油 Schweröl *n*
重油脱硫 Schweröldesulfurierung *f*
重鱼鳞病 Fischschuppenkrankheit *f*
重元素 Schwerelement *n*
重躁狂 Hypermanie *f*
重折叠 Rückfaltung *f*
重症(病)监护病房(室) Intensivstation *f*, Intensivpflegestation *f*, IPS
重症传染性单核细胞增殖症 schwere infektiöse Mononukleose *f*
重症多发性神经病 schwere Polyneuropathie *f*
重症肺炎 schwere Pneumonie *f*
重症肌病 schwere Myopathie *f*
重症肌无力 Myasthenia gravis (pseudoparalytica) *f*
重症肌无力危象 myasthenische Krise *f*
重症肌无力性斜视 Schielen bei myasthenia gravis *n*
重症急性胆管炎 akute Cholangitis des Schwertyps, ACST *f*
重症急性胰腺炎 schwere akute Panreatitis *f*
重症监护病房 Intensivstation *f*
重症监护病房工作站 ICU-Workstation *f*
重症监护病房数据采集系统 ICU-Datenaufnahmesystem *n*
重症监护服务 Intensivpflegedienst *m*
重症监护环境 Intensivpflegeumgebung *f*
重症监护仪 ICU-Monitor *m*
重症联(综)合性免疫缺陷 schwerer kombinierter Immundefekt *m*
重症联合免疫缺陷病 Schweres kombiniertes Immundefizienz-Syndrom *f*
重症联合免疫缺陷小鼠 Schwere kombinierte Immundefiziente Mäuschen *f*
重症脓毒症 schwere Sepsis *f*
重症女色情狂 schwere Nymphomanie *f*
重症社区获得性肺炎 schwere gemeinde erworbene Pneumonie *f*
重症外伤 schweres Trauma *n*
重症哮喘 schweres Asthma *n*
重[症]痒疹 Prurigo agria (s. ferox) *f*
重症抑郁 Hauptdepression *f*
重症婴儿监护暖箱 Intensivpflegeinkubator *m*
重症肢体缺血 CLI bissige Extremitätenischämie *f*
重症肢体缺血 schwere Extremitätenischämie *f*
重症中毒 Schwervergiftung *f*
重症中暑 schwerer Hitzschlag *m*
重症主动脉夹层 schwere Aortendissektion *f*
重罪犯 Schwerverbrecher *m*
重作业 Schwerarbeit *f*

ZHOU 舟周洲粥轴肘帚咒昼皱骤

zhōu 舟周洲粥

舟骨 Navikulare *n*, Kahnbein *n*, Skaphoid(eum) *n*, Os Naviculare *n*
舟骨粗隆 Tuberositas ossis navicularis *f*
舟骨骨折 Kahnbeinfraktur *f*, Skaphoidfraktur *f*, Navikula-Refraktur *f*
舟骨结节 Tuberculum ossis scaphoidei *n*
舟骨漂移试验 scapphoider Wander-Test *m*
舟骨缺血性坏死 ischämische Nekrose des Kahnbeins *f*
舟骨头状骨融合术 scaphocapitate Fusion *f*
舟骨旋转半脱位 scapphoid Rotationssubluxation *f*
舟骨旋转试验 scapphoider rotatorischer Test *m*
舟骨长度 scapphoide Länge *f*
舟关节面 Facies articularis navicularis *f*
舟皿 Schiffschale *f*
舟上骨 Ossa supranavicularia *n pl*
舟头骨关节固定术 scapphocapitate Arthrodese *f*
舟头骨综合征 scapphocapitates Syndrom *n*
舟形 Nautiform *f*
舟形(状)腹 Kahnbauch *m*
舟形的 kahnförmig, navikular, kielförmig
舟月骨分离 skapholunäre Trennung *f*

舟月骨关节固定术 scappholunate Arthrodese *f*
舟月角 skapholunärer Winkel *m*
舟状的 navikulär, skaphoid, navicular (-is, -is, -e), sca-phoide (-us, -a, -um)
舟状动脉瘤 kahnförmiges Aneurysma *n*
舟状腹 Kahnbauch *m*
舟状骨骨不连接 Kahnbein-Pseudarthrose *f*
舟状骨脱位 scaphoide Dislokation *f*
舟状骨无菌性坏死 Scaphoide aseptische Nekrose *f*
舟状肩胛 scaphoides Schulterblatt *n*
舟状面 Facies scaphoidea *f*
舟状头[畸形] Kahnschädeligkeit *f*, Skaphozephalie *f*, kahnförmiger Schädel *m*
舟状头畸形 Skaphozephalie *f*, Zymbozephalie *f*, Kiel-schädel *m*, Trigonozephalus *m*
舟状头脑积水 Scaphohydrocephalie *f*
舟状窝 Fossa navicularis (s. scaphoidea) *f*
舟状窝瓣 Valvula fossae navicularis *f*
周 Zyklus *m*, Cyclus *m*, Periode *f*
周包膜 peripherer Kolben *m*
周壁的 parietal
周边(围)抑制 peripherische Hemmung *f*
周边部葡萄膜炎症 periphere Uveitis *f*
周边虹膜切开术 periphere Iridotomie *f*
周边颗粒 peripheres Körnchen *n*
周边淋巴器官 peripherisches Lymphorgan *n*
周边囊样的 periphes Zystoid *n*
周边视觉 peripheres Sehen *n*
周边视力 视野 periphere Sehschärfe *f*
周边视网膜 periphere Netzhaut *f*
周边视网膜小凹陷 periphere Netzhautexkavation *f*
周边视网膜小簇状隆起物 peripheres retinales Büschel *n*
周边视野 Umblickfeld *n*
周边视野(力)丧失 peripheren Lichtverlust *m*
周边视野计 Perimeter *n*
周边视野检查法 Untersuchungsmethode des peripheren Gesichtfelds *f*
周边视野缺损 periphere Gesichtsfelddefekt *f*
周边室 Kompartiment der Peripherie *n*
周边型 Peripherietyp *m*
周边性角膜炎 periphere Keratitis *f*
周边性斜视 Schielen des peripheren Ursprungs *n*
周边性眼色素层炎 periphere Uveitis *f*
周边医学人员 nichtärztliches Personal *n* (与医学有关人员)
周边运动 Peripolesis *f*
周边阻滞 Parietalblock *m*
周刺术 Peripunktur *f*
周浆鞭毛 peritriche Geißel *f*
周浆间隙 periplasmatischer Raum *m*
周径纤维缩短率 Verkürzungsrate der Umfangsfaser *f*
周颗粒 peripherische Granula *n pl*
周毛的 peritrich
周毛菌类 Peritricha *pl*
周皮 Periderm *n*, Borke *f*, Perithelium *n*
周皮细胞 Perithelzellen *f pl*, Adventitiazellen *f pl*
周皮性血管肉瘤 peritheliales Angiosarkom *n*
周皮血管瘤 peritheliales Endotheliom *n*
周期 Periode *f*, Zyklus *m*, Periodizität *f*
周期[性]的 periodisch, zyklisch, cyclic (-us, -a, -um)
周期表 periodische Tabelle *f*, Tabelle (od. Tafel) des Periodensystems *f*
周期蛋白 Zyklin *n*
周期蛋白依赖激酶抑制因子 Zyklin-abhängiger Kinase-Inhibitor *m*
周期蛋白依赖性激酶 Cyclin-abhängigen Kinase, CDK
周期非特异性药物 unspezifisches Agens des Zellzyklus *n f*
周期函数 periodische Funktion *f*
周期间线 interperiodische Linie *f*
周期交替性眼球震颤 periodischer alternierender Nystagmusm *m*
周期律 periodisches Gesetz *n*, Gesetz der Periodizität *n*
周期迁移 periodische Migration (od. Wanderung) *f*
周期热 periodisches Fieber *n*, Febris periodica *f*
周期素 Zyklin *n*
周期素(蛋白)和(或)周期素依赖性蛋白激酶 Zyklin und (oder) Cyclinabhängige Proteinkinase *f*
周期素 A Zyklin A *n*
周期素 B Zyklin B *n*
周期素 D1 Zyklin D1 *n*
周期素 E Zyklin E *n*
周期素依赖[性蛋白]激酶 Zyklin-abhängige Kinase *f*
周期素依赖激酶相互作用蛋白 -1 CIP1 CDK-wechselwirkendes Protein-1 CIP1 *n*
周期素依赖性蛋白激酶激活性蛋白激酶 CDK-aktivierende Kinase *f*
周期特异性药物 spezifische Arznei des Zellzyklus *f*
周期线 periodische Linie *f*
周期型 Periodismus *m*, periodischer Typ (us) *m*
周期性 Periodizität *f*
周期性白细胞减少 zyklische Leukopenie *f*
周期性变化 periodische Veränderung *f*
周期性波动 periodische Fluktuation (od. Schwankung *f*) *f*
周期性层板 periodische Lamellen *pl*
周期性持续腹膜透析 kontinuierliche radelnde Peritonealdialyse *f*
周期性出血 zyklische (od. menstruelle) Blutung *f*
周期性低血钾性麻痹 hypokaliämische periodische Lähmung *f*
周期性动眼痉挛 periodische (od. zyklische) Okulomotoriuslähmung *f*
周期性动眼神经麻痹 periodische (od. zyklische) Okulo-motoriuslähmung *f*, Axenfeld-Schürenberg Syndrom *n*
周期性多浆膜炎 periodische Polyserositis *f*
周期性发热 periodisches Fiebeer *n*, Febris periodica *f*
周期性发作 periodische Attacke *f*, periodischer Anfall *m*
周期性复发性荨麻疹 periodische rekurrierende Urtikaria *f*
周期性腹膜炎 periodische Peritonitis *f*
周期性腹痛 periodische Abdominalgie *f*, periodischer Bauchschmerz *m*
周期性高血钾性麻痹 hyperkaliämische periodische Paralyse *f*
周期性喉神经损伤 periodische Verletzung laryngealen Nerven *f*
周期性呼吸 periodische Atmung *f*
周期性疾病 periodische Krankheit *f*
周期性甲脱落 periodische Nagelabstoßung *f*
周期性交替性扭转偏斜 periodische alternierende Torsionsabweichung *f*
周期性交替性眼球震颤 periodischer Wechselnystagmus *m*
周期性紧张症 periodischen Katatonie *f*
周期性精神病 periodisches (od. zirkuläres) Irresein *n*, periodische (od. zirkuläre) Psychose *f*
周期性粒细胞减少症 zyklische Agranulozytose *f*, Vahl-qvist*-Hesnikow* Syndrom *n*
周期性流行 periodische Epidemie *f*
周期性麻痹 periodische Lähmung *f*
周期性呕吐 zyklisches Erbrechen *n*
周期性偏头痛性神经痛 periodische migräneartige Neuralgie *f*
周期性上巩膜炎 Episcleritis periodica *f*
周期性嗜睡饥饿综合征 periodisches Somnolenz-und Hunger-Syndrom *n*
周期性胎心率 periodische FHR *f*

周期性瘫痪 periodische Lähmung(od. Paralyse)*f*
周期性腿动 periodische Beinbewegung *f*
周期性血小板减少症 zyklische Thrombozytopenie *f*
周期性抑郁 zirkuläre Depression *f*
周期性抑郁症 rezidivierende Melancholie *f*
周期性造血 zyklische Hämatopoese *f*
周期性躁狂症 rezidivierende Manie, periodischen Manie
周期性中性白细胞减少症 periodische Neutropenie *f*
周期性中性白细胞减少综合征 zyklisches Neutropenie-Syndrom *n*
周期性中性粒细胞减少[症] zirkuläre Neutropenie *f*
周期性中性粒细胞减少综合征 zirkuläres Neutropeniesyndrom *n*
周期性种 zyklische Art *f*
周期性紫癜 periodische Neutropenie *f*
周期延拓 periodische Verlängerung *f*
周期预测 Vorhersage der Periode *f*
周期运动 periodische Bewegung *f*
周期正压呼吸 periodische positive Druckbeatmung *f*
周期正压呼吸机 periodisches positives Druckatmungsgerät *n*
周韧维管束 amphicribraler Faszikel *m*
周容许摄入量 erlaubte Wochendosis *f*
周身淋浴 volle Dusche *f*
周身循环 allgemeine Zirkulation *f*
周生鞭毛 Peritrichate *f*
周生鞭毛的 peritrich
周视凹透镜 periskopische Konkavlinse *f*
周视凸 periskopische Sammellinse *f*
周围 Peripherie *f*, Peripheria *f*
周围[神经]性麻痹 periphere Lähmung *f*
周围[性]的 peripher, peripherisch, peripheric(-us, -a, -um)
周围带 peripherische Zone *f*
周围蛋白 peripherisches Protein *n*
周围的 peripherisch, akroterisch, peripher, peripheric(-us, -a, -um)
周围动脉闭塞 peripherer Arterienverschluß *m*
周围动脉动脉瘤 Aneurysma der peripheren Arterie *n*
周围动脉疾病 periphere arterielle Verschlusskrankheit *f*
周围动脉瘤 peripheres Aneurysma *n*
周围动脉栓塞 Embolie der peripheren Arterie *f* periphere Embolie *f*
周围动脉血栓形成 Thrombose der peripheren Arterie *f*, peripherische arterielle Thrombose *f*
周围动脉硬化 periphere Arteriosklerose *f*
周围动脉造影术 peripherische Arteriographie *f*
周围二联微管 peripherische Tubulindimere *f*
周围感觉神经元 peripheres Sinnesneuron *n*, Protoneuron *n*
周围静脉压力 peripherer Venendruck *m*
周围静脉营养 periphere intravenöse Ernährung *f*
周围静脉造影术 peripherische Venographie *f*
周围空气 umgebende luft *f*
周围淋巴器官 peripherisches Lymphoidorgan *n*
周围淋巴组织 peripherisches Lymphoidgewebe *n*
周围滤泡带 perifollikuläre Zone *f*
周围免疫器官 peripheres Immunorgan *n*
周围染色质 peripheres Chromatin *n*
周围神经 peripherer Nerv *m*
周围神经病 periphere Neuropathie *f*
周围神经病变 periphere Neuropathie *f*
周围神经病损 periphere Neuropathie *f*
周围神经刺激器 peripheraler Nervenstimulator *m*
周围神经发育 peripheres Nervenwachstum *n*
周围神经疾病 periphere Nervenerkrankung *f*
周围神经卡压综合征 peripheres Nerven-Entrapment-Syndrom *n*
周围神经麻醉 Anästhesie der peripheren Nerven *f*
周围神经损伤 periphere Nervenverletzung *f*, Verletzung der peripheren Nerven *f*
周围神经系 peripheres Nervensystem *n*, Systema nervo-sum periphericum *n*
周围神经系统疾病 Erkrankung des peripheren Nervensystems *f*
周围神经纤维瘤病 periphere Neurofibromatose *f*
周围神经炎 periphere Neuritis *f*
周围神经肿瘤 peripherer Nerventumor *m*
周围神经阻滞术 peripheres Nervenblock *n*
周围肾素活性 periphere Reninaktivität *f*
周围突 Peripherieprozess *n*
周围温度 Umgebungstemperatur *f*, umgebende Tempe-Ratur *f*
周围纤丝 periphere Fibrillen *f pl*
周围纤维系统 peripheres Fasersystem *n*
周围腺体外腺 äußeres oder peripheres Drüse *n*
周围型肺癌 peripheres Lungenkarzinom(od. Bronchial-karzinom)*n*
周围型骨桥切除术 peripherale Knochenbrückenresektion *f*
周围型滑膜炎 peripherale Synovitis *f*
周围型精神分裂症 periphere Schizophrenie *f*
周围型软骨瘤 peripherales Chondrom *n*
周围型软骨肉瘤 peripherales Chondrosarkom *n*
周围性多发性神经病综合征 peripheres Multiple-Neuro-pathie-Syndrom *n*
周围性多关节炎 periphere Polyarthritis *f*
周围性耳鸣 peripheres Ohr(en)sausen *n*
周围性肝内胆管癌 peripherales intrahepatisches Gallengangskarzinom *n*
周围性核外染色质溶解 periphere ChromatolySe *f*
周围性急性呼吸衰竭 periphere akute respiratorische Insuffizienz *f*
周围性面瘫 periphere Fazialisälmung *f*
周围性面瘫(周围性面瘫) periphere Fazialislähmung *f*
周围性呕吐 peripheres Erbrechen *n*
周围性前庭性眼球震颤 peripherer vestibulärer Nystagmus *m*
周围性腺体 periphere Drüse *f*, Glandula peripherica *f*
周围性血管创伤 verletzung des peripheren Gefäßes *f*, periphere Gefäßerletzung *f*
周围性血管疾病 periphere Gefäßkrankheit(od Vaspa-Thie)*f*
周围血管造影术 periphere Angiographie *f*
周围血管张力 perjpherer Gefäßtonus(od. VaSotonus)*m*
周围血淋巴细胞 periphere Blutlymphozyten, PBL *f*
周围血涂片(末梢血涂片) peripherer Blutausstrich *m*
周围血液 peripheres Blut *n*
周围血造血干细胞的采集 Aphäresis der peripheren Stammzellen *f*
周围循环功能不全 lnsuffizienz der peripheren Zirkulation *f*
周围循环衰竭 peripheres KreislaufverSagen *n*
周围运动神经元 peripher-motorisches Neuron *n*
周细胞 Perizyt *m*, AdventitiazeIle *f*
周线 Kontur *f*
周相 Phase *f*
周效磺胺 Sulformetoxin *n*, Sulfadoxinum *n*, Fanasil *n*
周缘 Zirkumferenz *f*, Circumferentia *f*
周缘[区段]嵌合体 periklinale Chimäre *f*
周缘的 circumferential(-is, -is, -e)
周长 horizontaler Kreisumfang *m*
周质(胞外质) Periplasma *f*
周质结合蛋白质 peripheres Bindungsprotein *n*
周质空间 periplasmatischer Raum *m*
周质体 Periplast *n*
周转时间 Umkehrzeit *f*
周转文件 Umkehrschrift *f*

洲际的 zwischenstaatlich, interterritorial
洲际检疫 zwischenstaatliche Quarantäne *f*
粥 Püree *n*, Schleimsuppe *f*
粥瘤 Atherom *n*, GrütZbeutel *m*
粥样斑 Atherom *n*
粥样斑块 atheromatöse Plaque *f*
粥样的 atheromatös, atheromotos(-us, -a, -um)
粥样硬化 Atherosklerose *f*
粥样硬化斑块消退 Rückbildung der atherosklerotischen Plaque *f*
粥样硬化动脉瘤 atheromatöses Aneurysmen *n*
粥样硬化切除术 Atherektomie *f*
粥样硬化性溃疡 atheromatöses Geschwür *n*, Ulkus athe-romatosum *n*

zhóu 轴

轴 Achse *f*, Axis *m*
X 轴 X-Axis *m*
Y 轴 Y-Axis *m*
轴[突]-[细胞]体突触 axosomatische Synapse *f*
轴[突]—树[突]突触 axodendritische Synapse *f*
轴[心]偏斜 Axisdeviation *f*, Deviation der Herzachse *f*
轴 1 紊乱 Achse-I-Störung *f*
轴 2 紊乱 Achse-II-Störung *f*
轴比 Achsenverhältnis *n*
轴壁 Axialwand *f*
轴承式前臂矫形器 kugelgelagerte Unterarmorthese *f*
轴的 axial(-is, -is, -e)
轴对称 Axialsymmetrie *f*
轴后的 postaxial
轴后多指 postaxiale Polydaktylie *f*
轴后型小指多指 postaxiale Polydaktylie des kleinen Finger *f*
轴棘突触 axospinale Synapse *f*
轴浆 Axoplasma *n*, Axostroma *n*
轴浆流 axoplasmatischer FIuß *m*
轴浆运输 AxoplasmatraIlsport *m*
轴角 Achsenwinkel *m*
轴流 Achsenstrom *m*, Axialstrom *m*
轴流泵 Propellerpumpe, Axialpumpe *f*
轴流式风扇 Axiallüfter *m*
轴面 Axialfläche *f*, Achsenebene *f*
轴膜 Axi(o)lemma *n*, Axolemma *n*, Mauthner* Membran *f*
轴旁中胚层 achsnahes Mesoderm *n*
轴牵引钳 Achsenzugzange *f*
轴牵引式产钳术 Applikation von Achsenzugzange *f*
轴前的 präaxial
轴前型拇指多指 preaxiale Polydaktylie des Daumens *f*
轴丘 Axonhügelchen *n*
轴三角 axialer Triradius *m*
轴三角远侧移位 Fernverschiebung der axialen Triradius *f*
轴上躯干肌 epiaxialer Muskel *m*
轴式翻身 Drehung um die Wirbelsäule *f*
轴束树突突触 axodendritische Synapse *f*
轴树突触 axodendritische Synapse *f*
轴 - 树突触 axodendritische Synapse *f*
轴丝 Achsenfaden *m*
轴索 Achsenfortsatz *m*, Axon *n*, Achsenfaden *m*, Neura-xis *m*, Deiters* Processus *m*
轴索(突)的 axonal
轴索(突)反射 Axonreflex *m*
轴索(突)反应 axonale Reaktion *f*
轴索变性 axonale Degeneration *f*
轴索断伤 Axonotmesis *f*
轴索反射 Axonreflex *m*
轴索麻醉 neuraxiale Anästhesie *f*
轴索旁枝 Paraxon *n*
轴索系膜 Mesaxon *n*
轴索肿胀和其收缩球 Axonschwellung und Axonkugel *f*
轴索阻滞(椎管内麻醉,曾称中轴神经阻滞) neuraxialer Block *m*
轴体突触 axosomatische Synapse *f*
轴突 Axon *n*, Achsenfortsatz *m*, Neurit *m*, Nervenfortsatzm, Achsenzylinder(fortsatz) *m*
轴突[小]丘 Axonhügelchen *n*
轴突变性 axonale Degeneration *f*
轴突传导 Axonalleitung *f*
轴突电位 Axonpotential *n*
轴突断裂 Axonotmesis *f*
轴突反射 Axonreflex *m*
轴突反应 axonale Reaktion *f*
轴突复合体 axonales Komplex *n*
轴突流 Axonalstrom *m*
轴突逆行传导 retrograde Axonalleitung *f*
轴突膨体 Axonhügelchen *n*
轴突切开术 Axotomie *f*
轴突神经病 Axon-Neuropathie *f*
轴突顺行传导 anterograde Axonalleitung *f*
轴突损伤 Axonverletzung *f*
轴突系膜 Mesaxon *n*
轴突—轴突突触 axosomatische(od. axon-axonale) Sy-napes *f*
轴突运输 Axonaltransport *m*
轴突再生 Axonregeneration *f*
轴突终末 Axonendigung *f*
轴突 - 轴突式突触 axon-axonale Synapse *f*
轴突转运 Axontransport *m*
轴位 Achsenposition *f*
轴位层面 Achsenabschnitt *m*
轴位投影 Achsenprojektion *f*
轴系膜 Mesaxon *n*
轴下躯干肌 hypaxialer Muskel *m*
轴纤丝 Axonem *n*
轴向负载 Axialbelastung *f*, Axialbeanspruchung *f*
轴向刚度 axiale Steifigkeit *f*
轴向键 Axialkeil *m*
轴向压缩损伤 axiale Kompressionsverletzung *f*
轴心 Achse *f*, Axis *m*
轴心线 Axonotmesis *f*
轴心照明 Zentralbeleuchtung, Achsenbeleuchtung
轴形 Axiform *f*
轴型皮瓣 axialer Lappen *m*
轴型血管血供范围 Versorgungsgebiete des axialen Gefäß *n pl*
轴性骨软化症 axiale Osteomalazie *f*
轴性屈光力 axiale Brechkraft *f*
轴移试验 Pivot-Shift-Test *m*
轴右偏 rechte Achsenverschiebung *f*, rechte Achsendeviation *f*, RAD
轴右偏心电图 Dextrogramm *n*
轴质 Axoplasma *f*
轴周性神经病 periaxiale Neuropathie *f*
轴 - 轴突触 axon-axonale Synapse *f*
轴轴型中间神经元 axo-axonisches Interneuron *n*
轴柱 Stützachse des Axopodiums *f*, axostyle <engl.>
轴左偏 linke Achsendeviation *f*
轴左偏心电图 Lävogramm *n*

zhǒu 肘帚

肘 Ell(en)bogen *m*, Armbug *m*, Cubitus *m*
肘部尺神经卡压 肘部损伤性尺神经炎 Kubitaltunnelsyndrom *n*
肘部多毛症 Hypertrichosis cubiti *n*

肘部或前壁扼颈 Würgegriff oder Arm-Sperre mf
肘部静脉压测定 Messung des kubitalen Venendrucks *f*
肘部神经卡压综合征 kubitales Nerveneinklemmungssyndrom *n*
肘部阻滞 Winkelblock *m*
肘的 kubital, cubital(-is, -is, -e), anconae(-us, -a, -um)
肘反射 Ellbogen-Reflexion *f*
肘高 Ellenbogenhöhe *f*
肘骨关节炎 Osteoarthritis des Ellenbogengelenks *f*
肘骨间囊 Bursa cubitalis interossea *f*
肘骨龄 Knochenalter des Ellenbogens *n*
肘拐 Ellbogen-Krücke *f*
肘关节 Ellenbogengelenk *n*, Articulatio cubiti *f*
肘关节不稳 Ellbogeninstabilität *f*
肘关节陈旧性脱位 alte Luxation des Ellenbogengelenks *f*
肘关节成形术 Ellenbogengelenkplastik *f*
肘关节穿刺术 Ellenbogengelenkpunktion *f*
肘关节错位 Ellbogengelenkluxation *f*
肘关节弹响综合征 Syndrom des schnappenden Ellbogengelenks *n*
肘关节分裂脱位 Ellbogengelenkluxation *f*
肘关节感染 Ellbogengelenkinfektion *f*
肘关节骨关节病 Ellbogengelenk-Osteoarthrose *f*
肘关节骨性关节炎 Ellbogengelenk-Osteoarthritis *f*
肘关节骨折脱位 Luxationsfraktur des Ellenbogengelenks *f*
肘关节固定术 Ellenbogengelenkarthrodese *f*
肘关节后侧"U"形入路 "U"-förmiger Ansatz der Ellbogengelenksrückseite *m*
肘关节后侧入路 hinterer Zugang des Ellbogengelenks *m*
肘关节后脱位 posteriore(od. hintere) Luxation des Ellenbogens *f*
肘关节滑膜炎 Synovitis des Ellbogengelenks *f*
肘关节化脓性关节炎 septische Arthritis des Ellbogengelenks *f*
肘关节环状韧带 Ellbogengelenksringband *m*
肘关节肌 Ellbogengelenksuskeln *m*
肘关节间隔式成形术 Ellbogengelenk-Intervall-Angioplastie *f*
肘关节矫形器 Ellbogengelenk-Orthese *f*
肘关节结核 Ellenbogengelenktuberkulose *f*, Olekranar-Throkake *f*
肘关节结核性关节炎 Ellbogengelenk-tuberkulöse Arthritis *f*
肘关节镜 Ellbogengelenkarthroskopie *f*
肘关节镜检查 Ellbogengelenkarthroskopie-Prüfung *f*
肘关节镜手术 arthroskopische Operation des Ellbogengelenks *f*
肘关节类风湿性关节炎 rheumatoide Arthritis des Ellbogengelenks *f*
肘关节离断假肢 Ellbogengelenk-Exartikulation-Prothese *f*
肘关节离断术 Exartikulation im Ellbogengelenk *f*
肘关节挛缩 Ellbogengelenk-Kontraktur *f*
肘关节囊破裂 Ellenbogengelenkkapselruptur *f*, Kapsel-ruptur des Ellenbogengelenks *f*
肘关节内侧副韧带损伤 Verletzung des medialen Seitenbandes im Ellbogengelenk *f*
肘关节内侧韧带 mediales Ellbogengelenkband *n*
肘关节内侧入路 medialer Ellbogengelenkzugang *m*
肘关节偏离脱位 Abweichung und Luxation des Ellbogengelenks *f*
肘关节前侧入路 anteriorer Ellbogengelenkzugang *m*
肘关节切除术 Ellenbogengelenkresektion *f*, Resectio Cubiti *f*
肘关节切开引流术 Inzision und Dränage des Ellenbo-Gengelenks *f*
肘关节屈曲矫形器 Ellbogengelenk-Flextion-Orthese *f*
肘关节屈曲挛缩松解术 Ellbogengelenk-Beugekontraktur-Lyse *f*
肘关节融合术 Ellenbogengelenkarthrodese *f*
肘关节松弛 Ellbogengelenk-Laxheit *f*
肘关节损伤 Ellenbogengelenksverletzung *f*
肘关节脱位 Ellenbogenluxation *f*, Luxatio antebrachii(scubiti) *f*
肘关节外侧"U"形入路 "U"-förmiger Ansatz des lateralen Ellbogengelenks *m*
肘关节外侧韧带 seitliches Ellbogengelenkband *n*
肘关节外侧入路 seitlicher Ellbogengelenkansatz *m*
肘关节网 Rete articulare cubiti *n*
肘关节紊乱 Ellbogengelenkerkrankung *f*
肘关节稳定性 Ellbogengelenkstabilität *f*
肘关节习惯性脱位 habituelle Luxation des Ellenbogens *f*
肘关节血友病性关节炎 Ellbogengelenk-hämophile Arthritis *f*
肘关节训练器 Ellenbogengelenkübungsgeräte *n pl*
肘关节炎 Ellbogengelenk-Arthritis *f*
肘关节重建 Ellbogengelenk-Rekonstruktion *f*
肘关节重建[术] Ellbogengelenk-Rekonstruktionschirurgie *f*
肘关节肘后植骨融合术 Steindler Ellenbogenarthrodese *f*(斯坦德勒肘关节融合术)
肘管综合征 Kubitaltunnelsyndrom *n*
肘后区 Regio cubiti posterior *f*
肘后三角 posteriores Ellenbogendreieck *n*, Hueter Dreieck *n*
肘后窝 hinte Fossa des Ellbogens *f*
肘肌 Musculus ancon(a)eus *m*, Anconaeus *m*
肘尖点 Olecranon *n*, Olekranon *n*, Ellenbogenhöcker *m*
肘尖高 Olecranonhöhe *f*
肘矫形器 Ellbogenorthese *f*
肘离断假肢 Ellbogen-Exartikulation-Prothese *f*
肘淋巴结 Kubitaldrüsen *f pl*, Nodi lymphatici cubitales *m pl*
肘内侧韧带断裂 Zerreißung des medialen Seitenbandesdes Ellenbogens *f*
肘内翻 Cubitus varus *m*
肘内翻截骨矫正术 Osteotomie und Korrektion des cubi-tus varus *f*
肘前的 antekubital
肘前区 Armbeuge *f*, Regio cubiti anterior *f*
肘浅淋巴结 Lymphoglandulae cubitales superficiales *f*
肘屈曲试验 Ellbogenflexion-Test *m*
肘上切断术 suprakubitale Amputation *f*
肘伸肌腱 Ellbogenstrecksehne *f*
肘深淋巴结 Lymphoglandulae cubitales superficiales *f*
肘水囊瘤(帽状肘) angeschnittener Ellbogen *m*
肘损伤 Ellbogenverletzung *f*
肘外侧三角 laterale EllbogenTrigonometrie *f*
肘外翻 Cubitus valgus *m*, X-Arm *m*
肘外翻畸形 Missbildung des lateralen Ellenbogen *f*
肘外翻挤压试验 Der Ellbogen valgus Squeeze-Test *m*
肘外翻截骨矫正术 Osteotomie und Korrektion des cubi-tus valgus *f*
肘腕矫形器(肘腕支具) Ellbogen-Handgelenk-Orthese *f*
肘腕手矫形器 Ellbogen-Handgelenk-Handorthese, EWHO *f*
肘围 Ellenbogenumfang *m*
肘窝 Ellenbogengrube *f*, Fossa cubitalis *f*
肘膝位检查法 Knie-Ellenbogenlage-Untersuchung *f*
肘下截肢 Ellbogenamputation *f*
肘杖 Ellbogen-Krücke *f*
肘正中静脉 Medianader *f*, Vena mediana cubiti *f*
肘支持杖 Ellenbogenkrücke, arthritische Krücke *f*
帚形 penicilliform *f*
帚状的 pinselförmig, büschelförmig
帚状枝 Penicillus(pl penicilli) *m*

zhòu 咒昼皱骤

咒语 Mantra *n*
昼光觉 photopisches Sehen *n*, Tagessehen *n*
昼盲 Tag(es)blindheit *f*, Nykt(er)alopie *f*
昼梦 Tagträumerei *f*
昼视觉 Tagessehschärfe *f*, Tagessehen *n*
昼现丝虫 Filaria diurnal *f*
昼现丝虫病 Filariasis diurnal *f*
昼现周期性 diurriaie Periodizität *f*
昼哑症 Hemeraphonia *f*
昼魇(昼惊) Daymare *f*
昼夜活动 nyktohemerale Aktivität *f*
昼夜节律 zirkadianer Rhythmus *m*
昼夜节律 zirkadianer Rhythmus *m*, Tag-Nacht-Rhythmus *m*, Tagesrhythmus *m*, 24-Stunden-Rhythmus *m*
昼夜节律颠倒 umgekehrter zirkadianer Rhythmus *m*
昼夜节律反向(颠倒) Inversion des zirkadianen Rhythmus *f*
昼夜节律分析 zirkadiane Rhythmus-Analyse *f*
昼夜节律去同步化 Desynchronisation des zirkadianen Rhythmus *f*
昼夜节律睡眠障碍 zirkadiane Rhythmus-Schlafstörungen *f pl*
昼夜节律紊乱 zirkadiane Rhythmusstörung *f*
昼夜节律障碍 circadiane Dysrhythmie *f*
昼夜节律震荡 Oszillation des zirkadianen Rhythmus *m*
昼夜节奏睡眠障碍 Schlafstörung des zirkadianen Rhythmus *f*
昼暗症 Hemeraphonia *f*
皱襞 Falte *f*, Plica *f*
皱襞集中 konvergierende Falten *f pl*
皱襞舌 Faltenzunge *f*, Lingua plicata *f*
皱波状的 lockig
皱的 rugös, rugos(-us, -a, -um), crisp(-us, -a, -um)
皱孔型 merulioide Art *f*
皱裂的 furchig *pl*, icat(-us, -a, -um)
皱眉肌 Runzler *m*, Corrugator supercilii *m*, Musculuscorrugator supercilii *m*
皱皮综合征 faltige Haut-Syndrom *n*
皱缩 Schrumpfung *f*
皱缩的 marcid
皱缩耳 Schrumpfohr *n*, Boxerohr *n*
皱缩红细胞 geschrumpfter Erythrozyt *m*, Krenozyt *m*
皱胃 Labmagen *m*
皱胃炎 Abomasitis *f*, Labmagenentzündung *f*
皱纹 Runzel *f*, Falte *f*, Furche *f*
皱纹成形术 Rhytidoplastie *f*
皱纹的 runzelig
皱纹切除术 Rhythidektomie *f*
皱褶 Runzel *f*, Falte *f*, Rugosität *f*, Ruga *f*
皱褶的 runzelig, gefältet, rugos(-us, -a, -um), rugös
皱褶菌落 rugose Kolonie,
皱褶性厚皮病 Pachydermie plicaturee *f*
皱褶缘 rugöse Grenze *f*
皱褶状态 Rugosität *f*, Runzel *f*, Ruga *f*
骤变 Kataklysmus *m*, Katastrophe *f*
骤发型 Krisis *f*, Krise *f*, Crisis *f*
骤发性缺氧 fulminante Anoxie *f*
骤降 Krise *f*
骤进暴露疗法(满灌疗法) Überschwemmungen Therapie *f*
骤然减压 plötzliche Dekompression *f*
骤退 Krise *f*, Krisis *f*, Crisis *f*, Deliteszenz *f*
骤脱毛(发) Trichorrhoe *f*
骤折的 gebrochen

ZHU 朱侏珠株诸猪蛛潴竹逐烛主煮苎助住贮注驻柱著蛀铸筑

zhū 朱侏珠株诸猪蛛潴

朱[姆布希]氏型全身性脓疱性银屑病 Zumbuschs Psoriasis *n*
朱伯特综合征 Joubert* Syndrom *n*(小脑蚓部缺如、低智、低肌张力等复合畸形)
朱厄特形器 Jewelt* Orthese *f*
朱厄特支具 Jewelt* Stütze *f*
朱红 Zinnoberrot *n*
朱红色斑 zinnoberroter Fleck *m*
朱红色素 Cinnabarin *n*
朱砂 Zinnober *m*
朱砂点 Ölkammer Hohlraum *m*
朱砂红色 Zinnoberrot *n*
朱砂色银耳 Tremella cinnabarina *f*
朱砂掌 Palmarerythem *n*
朱氏脓疱性银屑病 Psoriasis pustulosa von Zumbusch *n*
侏罗纪 Jura *m*, jurassische Periode *f*
侏儒 Zwerg *m*, Nanosomus *m*
侏儒病 Runt-Krankheit *f*
侏儒骨盆 Zwergbecken *n*, Pelvis nana *f*
侏儒节细胞 Zwerggangliozyt *m*
侏儒面部毛细血管扩张(布卢姆综合征) Gesichts-Teleangiektasien der Zwerge *f*, Bloom* Syndrom *n*
侏儒视网膜神经节细胞 zwerghafte retinale Ganglienzelle *f*
侏儒双极细胞 Midget-Bipolarzelle *f*
侏儒症 Kleinwuchs *m*, Minderwuchs *m*, Zwergwuchs *m*, Nanosomie *f*
侏儒子宫 Zwerggebärmutter *f*, Uterus nanus *m*
珠 Perle *f*
珠被 Integument *n*, Integumentum *n*
珠蛋白 Globin *n*
珠蛋白基因簇 Globingenkomplex *m*
珠蛋白生成障碍镰状细胞病 Thalassämie Sichelzellenanämie *f*
α-珠蛋白生成障碍性贫血 α-Thalassämie *f*
β-珠蛋白生成障碍性贫血 β-Thalassämie *f*
珠蛋白生成障碍性贫血(地中海贫血) Thalassämie *f*, Mittelmeerkrankheit *f*
珠蛋白生成障碍性贫血(地中海贫血,海洋性贫血) Mittelmeeranämie *f*, Thalassämie *f*, Mediterrananämie *f*
珠蛋白肽链 Peptidkette des Globins *f*
珠蛋白小体 Heinz-Körper *m*
珠蛋白锌-胰岛素 Insulin-Zink-Globin *n*, Insulinum zincigiobinati *n*
珠光(母)状鱼鳞病 perlmutterartige Ichthyose *f*
珠光瘤 Cholesteatom *n*
珠孔 Mikropyle *f*
珠孔受精 Porogamie *f*
珠链丝 Perlenförmiges Filament(spezifische intermediäre Filamente vom Linsenprotein gebaut) *n*(晶状体蛋白组成晶状体特有的中间丝)
珠算 Abakus *m*
珠心 Nucellus *m*
珠形肿大 Perlenvergrößerung *f*
珠脂 Margarine *f*, Oleomargarin *n*
珠酯 Margarine *f*
株 Stämme *m pl*
诸布鲁菌 Brucella suis *f*
猪[肉]绦虫病 Schweinetäniose *f*, Taeniasis suis *f*
猪板口线虫 Necator suillus mm Necator-Schmierröhrlinge *f*
猪瓣膜 Schweinklappe *f*
猪包虫病(棘球蚴病) Echinokokkose *f*

猪鼻支原体 Mycoplasma hyorhinis *n*
猪布鲁菌(旧称猪布鲁杆菌) Brucella suis *f*
猪布鲁氏杆菌 Suis-Bruzellen *f pl*, Brucella(abortus) suis *f*
猪出血性败血症病肉 Schweinefleisch von hämorrhagischer Septikämie *n*
猪传染性胃炎 übertragbare Gastroenteritis der Schweine *f*
猪带(肉)绦虫病 Taeniasis suis *f*
猪带绦虫病 Schweinebandwurm *m*
猪带绦虫病 Taeniasis suis *f*
猪丹毒 Rotlauf *m*
猪丹毒杆菌 Schweinerotlaufbazillus *m*, Erysipelothrix rhusiopathiae *f*
猪的 suill(-us, -a, -um)
猪痘 Schweinegrippepocken *f pl*
猪痘病毒 Schweinepockenvirus *n*
猪放线杆菌 Actinobacillus suis *m*
猪肺炎支原体 Mycoplasma hyopneumoniae *n*
猪肝素 Schwein-Heparin *n*
猪钩端螺旋体病 Schweineleptospirose *f*
猪蛔虫 Schweinespulwurm *m*, Ascaris lumbricoides suis *f*
猪霍乱病毒 Schweinecholera-Virus *n*, Virus cholerae suis *n*
猪霍乱杆菌 Bacterium cholerae suis *n*, Bacterium suipestifer *n*
猪霍乱沙门氏菌 Bacterium der Schweinepest *n*, Salmo-nella choleraesuis *f*
猪甲状腺中毒 Vergiftung durch Schweine-schilddrüse *f*
猪疥螨 Sarcoptes suis *m*
猪巨吻棘头虫 Macracanthorhynchus hirudinaceus *m*, Riesenkratzer *m*
猪巨吻棘头虫病 Macracanthorhynchose des Schweines *f*
猪抗血友病因子 porciner Antihämophiliefaktor *m*
猪科 Suidae *pl*
猪痢疾 Schweinedysenterie *f*
猪痢疾密螺旋体 Treponema hyodysenteriae *f*
猪链球菌 Streptokokkus *m*
猪苓 Grifola *m*
猪流感病毒 Schweineinfluenzavirus *n*, Schweinegrippevirus *n*
猪笼草 Nepenthes mirabilis *pl*
猪毛菜定[碱] Salsolidin *n*
猪毛菜碱 Salsolin *n*, Salsolinum *n*
猪毛菜属 Salsola *f*
猪免疫球蛋白 Schwein-Immunglobulin *n*
猪囊虫(猪囊尾蚴) Zystizerkose-zellulose *f*
猪囊尾蚴 Schweinefinne *f*, Cysticercus cellulosae *m*
猪囊尾蚴病 Cysticercosis cellulosae *f*
猪皮 Schweinsleder *n*
猪去氧胆酸 Hyodesoxycholsäure *f*
猪人肉孢子虫 Sarcocystis suihominis *f*
猪肉 Schweinefleisch *n*
猪肉绦虫 Schweinebandwurm *m*, Taenia solium *f*
猪伤寒沙门菌 Salmonella typhisuis *f*
猪肾细胞 LLC-PK1 Zellenf *pl* LLC-PK1 Zelle *f*
猪水泡病 Vesikuläre Schweinekrankheit *f*
猪水泡性疱疹[病]病毒 Bläschenexanthem des Schweinegrippe-Virus *n*
猪饲养员脑膜炎 Schweinehirtenkrankheit *f*
猪脱氧胆酸 Hyodesoxycholsäure *f*
猪尾猴疟原虫 Plasmodium-inui *n*
猪瘟 Schweinegrippepest *f*, Schweinecholera *f*
猪瘟沙门菌 Salmonella suipestifer *f*, Salmonella choleraesuis *f*
猪腺病毒 Schweine-Adenovirus *n*
猪型钩螺旋体 Leptospira hyos *f*
猪油 Schmalz(öl) Metastrongylus apri(s. suis) *m*, Strongylus apri(s. elongatus, s. longivaginatus, s. paradoxus) *m*
猪油因子 Schmalzfaktor *m*
猪圆线虫 Metastrongylus apri *m*, Strongylus suis *m*
猪主动脉瓣 Schweineaortenklappe *f*
蛛毒中毒 Arachnidismus *m*
蛛软膜 Arachnopia *f*
蛛网 Spinngewebe *n*
蛛网霉属 Arachniotus *m*
蛛网膜 Arachnoidea *f*, Spinnwebenhaut *f*, Meninx serosa *f*
蛛网膜管 Arachnoidalkanal *m*
蛛网膜粒 Granulationes arachnodales *f pl*, Pacchioni* Granulationen *f pl*
蛛网膜粒压迹 Foveolae granulares *f pl*
蛛网膜螺钉 arachnoidale Schraube *f*
蛛网膜螺钉旋凿 arachnoidaler Schraubendreher *m*
蛛网膜麻花钻 Arachnoidaldrehbohrer *m*, arachnoidaler Drehbohrer *m*
蛛网膜囊肿 Arachnoidalzyste *f*
蛛网膜镊 Arachnoidalpinzette *f*
蛛网膜腔 Subarachnoidalraum *m*, Arachnoidalraum *m*, Arachnoidealsack *n*
蛛网膜腔下憩室 subarachnoidales Divertikel *n*
蛛网膜下[腔]出血 Subarachnoidalblutung *f*, subarachnoi-dale Häm(at)orrhachis *f*
蛛网膜下池 Cisternae subarachnoidales *f pl*
蛛网膜下出血 Subarachnoidalblutung *f*, subarachnoidale Häm(at)orrhachis *f*
蛛网膜下的 subarachnoidal(-is, -is, -e)
蛛网膜下腔 Subarachnoidalraum *m*, Arachnoidalraum *m*, Spatium arachnoidale(s. subarachnoidale) *n*, Cavum Subarachnoideale (s. subarachnoidale) *n*
蛛网膜下腔出血急死 plötzlicher Tod von Subarachnoidalblutung *m*
蛛网膜下腔出血中风 Hub von Subarachnoidalblutung *m*
蛛网膜下腔麻醉 subarachnoidale Anästhesie *f*
蛛网膜下腔脑池造影术 subarachnoidale Zisternographie *f*
蛛网膜下腔神经破坏性阻滞 subarachnoidale neurolytische Blockade *f*
蛛网膜下腔石炭酸阻滞 subarachnoidaler Phenolblock *m*
蛛网膜下腔阻滞麻醉 subarachnoidale Blockade *f*
蛛网膜下神经根化掌阻滞术 subarachnoidale Wurzelblockade mit Chemikalien *f*
蛛网膜下隙出血 Subarachnoidalblutung *f*
蛛网膜炎 Arachn(oid)itis *f*, Arachnitis *f*
蛛网状的 arachnoidal(-is, -is, -e), arachnoideal(-is, -is, -e), arane (-us, -a, -um)
蛛形纲 Arachnida *pl*
蛛形细胞 Spinnenzelle *f*
蛛状癌 spider-cancer áenglñ
蛛状痣 Spinnenmal *n*, Spinnennävus *m*, Naevus araneus *m*
潴留 Retentio(n) *f*, Verhaltung *f*
潴留导尿管 Verweilkatheter *m*
潴留囊肿 Retentionszyste *f*
潴留性黄疸 Retentionsgelbsucht *f*
潴留性角化 Retentionkeratose *f*
潴留性黏液囊肿 muköse Retentionszyste *f*
潴留性乳腺囊肿 Retentionszyste der Brustdrüse *f*, Galak-Tozele *f*
潴留性脂肪变 Retentionsverfettung *f*

zhú 竹逐烛

竹打中空 Doppelstriemen *f pl*
竹打中空 parallele lineare Prellung *f*(中空性皮下出血,轨道样挫伤)
竹黄 Shiraia bambusicola *f*
竹黄属 Shiraia *f*

竹节样脊柱 Bambusstab-Wirbelsäule *f*
竹节样结节 Bambusknoten *m*
竹节样毛发 Bambushaar *n*
竹节样椎体 Bambusstabwirbelsäule *f*
竹节状骨折 Bambus-Bruch *m*
竹桃霉素 Oleandomycin *n*,(PA. 105)
竹叶柴胡 Bupleurum marginatum *n*
竹叶防风 Seseli delavayi *m*
竹叶青[蛇] Trimeresurus gramineus *m*
竹叶青蛇抗毒素 Bothropsantitoxin *n*
逐步反应 schrittweise(od. stufenweise)Reaktion *f*
逐步构造 schrittweiser Aufbau *m*
逐步过程 schrittweises Vorgehen *n*
逐步后退法 schrittweise Technik *f*
逐步回归 graduelle(od. stufenweise)Regression *f*
逐步回归分析 schrittweise Regressionsanalyse *f*
逐步降级法 Tür-ins-Gesicht-Technik *f*
逐步解析法 Algorithmus *m*
逐步近似法 Verfahren der sukzessiven Approximation *n*
逐步聚类法 Step-Cluster-Methode *f*
逐步聚类分析 K-Means Clusteranalyse *f*
逐步判别分析 schrittweise Diskriminanzanalyse *f*
逐步深入法 Step-down-Technik *f*
逐步升级技术 Fuß-in-der-Tür-Technik *f*
逐步升级效应 Fuß-in-der-Tür-Effekt *m*
逐步生成 Schritt für Schritt Generation *f*
逐步洗脱 Stufenelution *f*
逐步选择 schrittweise Auswahl *f*
逐层切片 Stufenabschnitt *m*
逐出性脉络膜出血 Aderhautblutung *f*, choroidale expulsive Blutung *f*
逐次比较 aufeinande Komparation *f*
逐次倾斜法 graduelle Inklinationsmethode *f*
逐滴的 tropfenweise
逐段分析[法] fraktionierte Analyse *f*
逐段平稳过程 stückweise stationärer Prozess *m*
逐段线性的 stückweise linear
逐个短语分析 Satz-für-Satz-Analyse *f*
逐个游离技术 Subtraktionstechnik *f*
逐渐的 allmahlich, gradual, graduell
逐渐皮层化 Kortikalisation *f*
逐批处理 diskontinuierliche Verarbeitung *f*
逐日观测 tägliche Beobachtung *f*
逐项登记表 Dienstplan *m*
逐字逐句学习 wortwörtliches Lernen *n*
烛光 Leuchtstärke *f*
烛光效应 Kerzeneffekt *m*

zhǔ 主煮

主(初)缢痕 Primärkonstriktion *f*, primäre Strangulations-furche (od. Strangulationsmarke) *f*, primärer Strangula-tionsstreifen *m*
主[导]基因 Mastergen *n*
主[尖]锉 Masterfeile *f*, Hauptfeile *f*
主[要化合]价 Hauptvalenz *f*
主办者 Sponsor *m*
主半球 große Hemisphäre *f*
主瓣 Hauptkeule *f*
主编 Chefredakteur *m*
主表 Master-Liste *f*
主波 Hauptzacke *f*, Hauptschwankung *f*
主波长 dominante Wellenlänge *f*
主菜单 Hauptmenü *n*
主参加人 aktiver Teilnehmer *m*
主侧 Hauptseite *f*
主场优势 Heimvorteil *m*
主成分 Hauptbestandteil *m*
主成分分析 Hauptkomponentenanalyse *f*
主成分估计 Hauptkomponentenschätzung *f*
主成分回归法 Hauptkomponentenregressionsmethodik *f*
主程序 Hauptprogramm *n*, Hauptroutine *f*
主处理机 Hauptprozessor *m*
主辞标目 Hauptüberschrift *f*
主从触发器 Master-Slave-Flip-Flop *n*, Master-Slave-Flipflop *n*
主存储器 Hauptspeicher *m*
主带 Hauptband DNA *n*
主导活动 dominante Aktivität *f*
主导起搏点 dominanter Herzschrittmacher *m*
主导腺体 Hauptdrüse *f*
主导性 dominante Naturf dominante Natur *f*
主点 Hauptpunkt *m*, Kardinalpunkt *m*
主顶树突 Hauptapikaldendrit *m*
主动 Initiative *f*
主动[性]抑制 aktive Inhibition *f*
主动安乐死 aktive Sterbehilfe *f*
主动按摩 aktive Massage *f*
主动按压减压 aktive Kompression-Dekompression *f*
主动按压-减压心肺复苏 kardiopulmonale Reanimation mit aktiver Kompression-Dekompression(CPR-ACD) *f*
主动被动睡眠 aktiver passiver Schlaf *m*
主动-被动睡眠 aktiv-passiver Schlaf *m*
主动-被动型 aktiv-passives Modell *n*
主动-被动选择 aktiv -passive Auswahl *f*
主动病例发现 aktives Fallfinden *n*
主动充血 aktive Kongestion *f*
主动传递 aktiver Transfer *m*, active Übertragung *f*
主动带菌者 aktiver Träger *m*
主动的 aktiv
主动躲避试验 aktiver Vermeidungstest *m*
主动法 aktive Methode *f*
主动分泌 aktive Sekyetion *f*
主动分析 aktive Analyse *f*
主动固定起搏导联 aktive Fixierungsleitung *f*
主动关节活动度 aktiver Bewegungsumfang *m*
主动关节活动范围 aktiver Bewegungsumfang *m*
主动过敏反应 aktive Anaphylaxie *f*
主动回吸收 aktive Rückresorption *f*
主动回忆 aktive Erinnerung *f*
主动活动 active Bewegung *f*
主动活动范围 aktiver Bewegungsumfang *m*
主动机 Hauptmotivation *f*
主动肌 Agonist *m*, Synergist *m*
主动肌,显效药,促效药,主缩肌 Agonisten *pl*(与拮抗肌对立)
主动技术 aktive Technik *f*
主动监测 aktive Überwachung *f*
主动精神型 aktive Art *f*
主动抗体的产生 aktive Antikörper-Produktion *f*
主动窥视色情癖 aktive Skopophilie *f*
主动轮廓模型 aktive Konturmodell *n*
主动脉 Hauptschlagader *f*, große Körperschlagader *f*, Aorta *f*
主动脉[瓣]上狭窄 supravalvuläre Aortenstenose *f*
主动脉[瓣]上狭窄综合征 supravalvuläre Aortenstenose Syndrom *n*
主动脉[动脉]瘤 Aortenaneurysma *n*, Aneurysma aortaen, Hodgson* Krankheit *f*
主动脉按压-减压 Aorten-press-Dekompression Aorten-

press-Dekompression *f*
主动脉瓣 Aortenklappe *f*, Valva aortae *f*
主动脉瓣闭锁 Aorten(klappen)atresie *f*
主动脉瓣闭锁不全 Aorten(klappen)insuffizienz *f*
主动脉瓣刀 Aorten-Valvulotom *n*
主动脉瓣第二听诊区 zweiter Aortenklappe-Auskultation Bereich *m*
主动脉瓣第二音 2zweiter Aortenton *m*, A2
主动脉瓣窦动脉瘤 Aneurysma des sinus aortae *n*
主动脉瓣二叶 主动脉瓣二瓣化 bikuspider Aortenklappe *f*
主动脉瓣反流 Aorteninsuffizienz *f*
主动脉瓣反流合并冠心病 Aorteninsuffizienz und koronare Herzkrankheit *f*
主动脉瓣肺窗 aortopulmonales Fenster *n*
主动脉瓣关闭不全 Aorteninsuffizienz *f*, AI
主动脉瓣和二尖瓣反流合并冠心病 Aorten-und Mitralinsuffizienz und koronare Herzkrankheit *f*
主动脉瓣和升主动脉替换 Ersatz der Aortenklappe und der Aorta ascendens *m*
主动脉瓣环 Aortenklappering *m*, Aorten-Ring *m*, Aortenring *m*, aortischer Annulus *m*
主动脉瓣环环缩术 Aortenanulus Reduktion *f*
主动脉瓣环扩大术 Aortenanulus Erweiterung *f*
主动脉瓣开放 Aortenklappenöffnung *f*
主动脉瓣口面积 Aortenklappenöffnungsfläche *f*
主动脉瓣扩张器 Dilatator der Aortenklappen *m*
主动脉瓣膜疾病 Aortenklappenerkrankung *f*
主动脉瓣膜狭窄 Aortenklappenstenose *f*
主动脉瓣区 Aortenklappenfeld *n*
主动脉瓣区双杂音 supravalvuläre Aortenstenose *f*
主动脉瓣上狭窄 Supra Aortenklappenstenose *f*
主动脉瓣脱垂折叠术 Chirurgie der vorgefallenen Aortenklappe *f*
主动脉瓣狭窄 Aorten(klappen)stenose *f*, valvuläre Aor-tenstenose *f*
主动脉瓣狭窄合并冠心病 Aortenstenose und koronare Herzkrankheit *f*
主动脉瓣狭窄扩张术 Dilatation der Aortenklappenste-nose *f*
主动脉瓣下狭窄 subvalvuläre Aortenstenose *f*
主动脉瓣心内膜炎 Aortenklappen endokarditis *f*
主动脉瓣叶 Aortentasche *f*
主动脉瓣硬化 Aortenklappensklerose *f*
主动脉瓣杂音 Aortengeräusch *n*
主动脉闭合钳 Aorten-Okklusion Pinzette *f*
主动脉闭锁 Aortenatresie *f*
主动脉壁 Aorta Wand *f*
主动脉壁内血肿 intramurales Hämatom *n*
主动脉病 Aortopathie *f*
主动脉补片成形术 Patchplastik arthroplasty *f*
主动脉部分切除术 Aortenresektion *f*, Aortektomie *f*
主动脉侧壁夹 Aorten-Seitenwand Klemme *f*
主动脉侧壁钳 Aorten-Seitenwand Pinzette *f*
主动脉杈 Aortabifurkation *f*, Bifurcatio aortae *f*
主动脉插管[术] Aorten-Kanülierung *f*
主动脉成形术 Aorten-Angioplastie *f*
主动脉窗 Aortenfenster *n*
主动脉创伤 Aortenverletzung *f*
主动脉的 aortic(-us, -a, -um)
主动脉动脉炎 Aortitis *f*
主动脉窦 Sinus aortae *m*, Sinus Valsalvae *m*, Valsalva* Sinus *m*
主动脉窦动脉瘤 Aortensinus-Aneurysma *n*, Aneurysma des sinus aortae *n*
主动脉窦动脉瘤切除术 Resektion des Aneurysma dessinus Valsalvae *f*
主动脉窦瘤(瓦尔萨尔瓦窦瘤) Aortensinus Aneurysma *n*, Sinus-Valsalva-Aneurysma *n*
主动脉窦瘤破裂 Ruptur des Aneurysma sinus Valsalvae *f*
主动脉 - 二尖瓣连续 Aorten-mitrial Kontinuität *f*
主动脉反射 Aortenreflex *m*
主动脉 - 肺动脉 Aorta-Pulmonalis *f*
主动脉肺动脉隔 Septum aorticopulmonale *n*
主动脉肺动脉间隔缺损 aortopulmonaler Septumdefekt *m*
主动脉分叉 Aortenbifurkation *f*
主动脉分裂 Aortendissektion *f*
主动脉缝[合]术 Aortorrhaphie *f*, Aortennaht *f*
主动脉感受器 Aortenrezeptor *m*
主动脉干 Truncus aortae *m*
主动脉隔缺损 Aortenseptumdefekt *m*
主动脉根部 Aortenwurzel *f*
主动脉根部灌注 Aortenwurzel Infusion *f*
主动脉根部吸引 Aortenwurzelsaugen *n*
主动脉根部置换 Aortenwurzel Ersatz *m*
主动脉根部置换术 Aortenwurzel Ersatz *m*
主动脉弓 Aortenbogen *m*, Arcus aortae *m*
主动脉弓病(高安动脉炎) Aortenbogen-Syndrom *n*, Takayasu-Arteriitis *f*, Takayasu-Krankheit *f*
主动脉弓插管 Aortenbogen Kanüle *f*
主动脉弓动脉瘤 Aortenbogen Aneurysma *n*
主动脉弓及分支损伤 Verletzung von Aortenbogen und seine Äste *f*
主动脉弓离断 Aortenbogenunterbrechung *f*
主动脉弓淋巴结 Lymphknoten des Arcus aortaes *pl*
主动脉弓狭窄 Koarktation des Aortenbogens *f*
主动脉弓血栓栓塞 Thromboembolien des Aortenbogens *f pl*
主动脉弓置换术 Ersatz des Aortenbogens *m*
主动脉弓中断 unterbrochenes Aortenbogen *n*
主动脉弓综合征 Aortenbogen-Syndrom *n*, Takayasu* Krankheit *f*
主动脉功能不全 Aorteninsuffizienz *f*, AI
主动脉钩 Aortenhaken *m*
主动脉管 arterieller tubus *m*
主动脉冠状动脉分流术 aortokoronarer Bypass *m*
主动脉冠状动脉旁路 aortokoronarer Bypass *m*
主动脉 - 冠状动脉旁路移植术 aorto-coronare Bypass-Operation(od. Bypasschirurgie) *f*
主动脉后淋巴结 Nodi lymphatici postaortici *m pl*
主动脉环 Aorten-Ring *m*, Aortenklappenring *m*
主动脉环扩张 Erweiterung der Aorta Kreis *f*
主动脉环扩张症 arterielle Kanüle *f*
主动脉回流 Aortenregurgitation *f*, Aortenrückfluß *m*, Aortenpendelblut *n*
主动脉夹层 Aortendissektion *f*
主动脉夹层带膜支架腔内修复术 transluminale Platzierung von endovaskulärem Stentgraft für die Reparatur der Aortendissektion *f*
主动脉夹层动脉瘤 Aneurysma dissecans aortae *n*
主动脉夹层分离 Aortendissektion *f*
主动脉夹层经皮球囊开窗与成形术 perkutane Ballon-Fensterung und Stentimplantation bei Aortendissektion *f*
主动脉假性动脉瘤 falsches Aneurysma der Aorta *n*
主动脉减压反射 Aortendepressorreflex *m*
主动脉降部 Aorta descendens *f*
主动脉结 Aortenknopf *m*
主动脉口 Aortenmündung *f*, Ostium aortae *n*
主动脉口狭窄 Stenose der Aortenmündung *f*
主动脉扩张 Aortenerweiterung *f*, Aortektasie *f*
主动脉扩张器 Aortendilatator *m*
主动脉连续性重建术 Rekonstruktion der Aortenkontinuität *f*

主动脉裂孔 Aortenschlitz *m*, Aortenspalte *f*, Hiatus aorti-Cus *m*
主动脉淋巴结 Aortenlymphknoten *m pl*
主动脉瘤 Aortenaneurysma *n*
主动脉瘘 Aortenfistel *f*
主动脉内的 intraaortal(-is, -is, -e), endoaortal(-is, -is, -e)
主动脉内气囊泵 intraaortale Ballonpumpe *f*
主动脉内球囊反搏 intraaortale Ballongegenpulsation *f*
主动脉内球囊反搏术 Intraaortale Ballongegenpulsation Chirurgie *f*
主动脉内筒植入技术 套入式根部植入 Aufnahme-root-Technik *f* intraaortaler Zylinder Technik *f*
主动脉排气针 Aorta Auspuff Nadel *f*
主动脉旁淋巴结 Nodi lymphatici paraaortici *m pl*
主动脉旁体 Corpora paraaortica *n*, Zuckerkandl* Organn(od. Körper *m*)
主动脉喷射性喀喇音 Aortenejektionsklick *m*, Ejektions-klick der Aorta, m
主动脉喷射音 aortaler Auswurfton *m*
主动脉破裂 Aorta Bruch *m*, Aortenruptur *f*
主动脉破裂出血 Blutung während der Aortenruptur *f*
主动脉破裂急死 plötzlicher Tod durch Aortenruptur *m*
主动脉前壁 Aortenvorderwand *f*
主动脉前淋巴结 Nodi lymphatici praeaortici *m pl*
主动脉前庭 Vestibulum aortae *m*, Sinus aortae *m*, Sib-son* Vorhof *m*
主动脉钳 Aortenklemme *f*
主动脉腔内支架置入术 endovaskuläre Aorten-Stent-Platzierung *f*
主动脉切除术后肠系膜动脉炎 mesenteriale Arteriitisnach der Aortenresektion *f*
主动脉切开术 Aortotomie *f*
主动脉球 Aortenknopf *m*, Aortenzwiebel *f*, Bulbus aortae *m*, Glomus aorticum *n*, Paraganglion aorticum abdomi-nale *n*
主动脉内球囊反搏 intraaortale Ballonpumpe *f*
主动脉乳头 Aortennippel *m*
主动脉神经 Aortennerven *m pl*
主动脉肾神经节 Ganglion aorticorenale *n*
主动脉升部 aufsteigende Aorta *f*, Aorta ascendens *f*
主动脉双股动脉旁路 aortobifemoraler Bypass *m*
主动脉损伤 Aortentrauma *n*
主动脉梭 Aortenspindel *f*
主动脉缩窄 Aortenkoarktation *f*, Coarctatio aortae *f*
主动脉缩窄成形术 Vosschulte-Operation *f*
主动脉缩窄钳 Aorten-Vertrag Pinzette *f*
主动脉缩窄切除吻合术 Resektion und Anastomose der Aortenisthmusstenose *f*
主动脉体 Aortenkörper *m*
主动脉体化学感受器 Chemorezeptor des Aortenkörpers *m*
主动脉脱垂折叠悬吊术 Suspendierung des Aortenklappe Prolaps *f*
主动脉外侧淋巴结 Nodi lymphatici aortici laterales *m pl*
主动脉峡 Aortenisthmus *m*, Isthmus aortae *m*
主动脉峡部缩窄 Aortenisthmusstenose *f*
主动脉狭窄 Aortenstenose *f*, Aortenisthmus *m*, Aortoste-nosis *f*, Coarctatio aortae *f*
主动脉狭窄伴动脉瘤 Aneurysma mit Aortenisthmusstenose *n*
主动脉狭窄闭合钳 Aortenstenose-Okkulusionsklemme *f*
主动脉狭窄急死 plötzlicher Tod von Aortenkoarktation *m*
主动脉下淋巴结 Nodi lymphatici subaortici *m pl*
主动脉小球 Glomus aorticum *n*
主动脉小体 Aortenkörperchen *n*
主动脉心室隧道 Aorten-Ventrikuläre Tunnel *m* Aorto-ventrikuläre Tunnel *m*
主动脉型心脏 aortenkonfiguriertes Herz *n*, Aortenherz *n*
主动脉血流 Aortenfluss *m*
主动脉血流阻断 Aorten-Okklusion *f*
主动脉压 Aortendruck *m*
主动脉压迫器 Aortenkompressorium *n*
主动脉炎 Aortitis *f*
主动脉炎类风湿性脊柱炎综合征 Aortitis rheumatoide Spondylitis Syndrom *n*
主动脉—肺动脉吻合术 Anastomose zwischen Aorta und Arteria Pulmonalis *f*
主动脉移位手术 Aorta Transposition Operaton *f*
主动脉易位 Transposition der Aorta *f*
主动脉硬化 Aortensklerose *f*
主动脉硬化急死 plötzlicher Tod von Arteriosklerose der Aorta *m*
主动脉右移位 Dextropositio aortae *f*
主动脉造影片 Aortogramm *n*
主动脉造影术 Aortographie *f*
主动脉置换术 Aortenklappen Ersatz *m*
主动脉中层坏死 Medianekrose *f*, Medianekrose der Aorta *f*
主动脉中断合并心内畸形的一期修复术 einstufige Reparatur von unterbrochenem Aortenbogen und koexistierender intrakardialer Anomalie *f*
主动脉中膜黏液性变 mukoide Degeneration der Aortenmedia (mukoid-zystische Medianekrose) *f*
主动脉重建 Aorten-Rekonstruktion *f*
主动脉粥样硬化 Atherosklerose der Aorta *f*
主动脉阻断钳 aortale Blockpinzette *f*
主动脉阻抗 Aortenimpedanz *f*
主动脉 - 左室隧道 aortrico-linksventrikulärer Tunnel *m*
主动脉 - 左室隧道修复术 Reparatur von aortrico-linksventrikulärem Tunnel *f*
主动脉左心室隧道 Aorten-linksventrikulärer Tunnel *m*
主动免疫 aktive Immunisierung *f*, aktive Immunität *f*
主动免疫疗法 aktive lmmun(o)therapie *f*
主动免疫性 aktive Immunität *f*
主动免疫状态 aktiver Immunstatus *m*
主动内倾 aktive Introversion *f*
主动屏蔽 aktive Abschirmung *f*
主动潜能 aktiv Potenzialn aktives Potenzial *n*
主动清除系统 aktives Abfertigungssystem *n*
主动输送 aktiver Transport *m*
主动睡眠理论 aktive Schlaftheorie *f*
主动随访 aktive Nachbeobachtung *f*
主动特异性免疫治疗 Aktive-Spezifische Immuntherapie *f*, ASI *f*
主动调整 aktive Regelung *f*
主动外排 Ausflus Pumpe *f*
主动违拗[症] aktkver Negativismus *m*
主动卧位 aktive Rückenlage *f*
主动性 Aktivität *f*
主动性白细胞增多 aktive Leukozytose *f*
主动性充血 aktive(od.arterielle) Hyperämie *f*
主动性对内疚 Aktivität gegen Schuld *f*
主动性[精神]分析 aktive Analyse *f*
主动性进攻 aktive Aggression *f*
主动性慕男狂 aktive Nymphomanie *f*
主动性缺乏 Mangel an Initiative *m*
主动性外向 aktive Extraversion *f*
主动性违拗 aktiver Negativismus *m*
主动性违拗症 aktiver Negativismus *m*
主动旋转试验 aktiver Drehtest *m*
主动运动 aktive Bewegung *f*
主动运输 aktiver Transport *m*
主动运输过程 aktiver Transport *m*
主动重吸收 aktive Rückresorption *f*

主动助力运动 aktive assistente Übung *f*
主动注意 aktive Aufmerksamkeit *f*
主动转运 aktiver Transport *m*
主段 Hauptstück *n*
主犯 Haupttäter *m*
主-肺动脉窗 Aorten-pulmonales Fenster *n*
主肺动脉窗 aortopulmonale Fensterung *f*
主肺动脉隔 Septum aorticopulmonale *n*
主肺动脉间隔缺损 Aorten-pulmonaraler Septumdefekt *m*
主肺动脉钳 Lungenarterie Pinzette *f*
主概念 Subjekt-Konzept *n*
主干家庭 Stammfamilie *f*
主根 Pfahlwurzel *f*
主工作单 Stammblatt *n*
主供氧装备 Hauptsauerstoffausrüstung *f*
主观表象 erstelltes Bild *n*
主观不适 subjektive Beschwerden *f pl*
主观测听法 subjektive Audiometrie *f*
主观道德 subjektive Moral *f*
主观的 subjektiv
主观感觉 subjektive Empfindung *f*
主观估量法 subjektives Einschätzungsverfahren *n*
主观行为主义 subjektiver Behaviorismus *m*
主观空间定向 subjektive Raumorientierung *f*
主观劳累程度分级 Bewertung der wahrgenommenen Anstrengung *f*
主观轮廓 subjektive Kontur *f*
主观耐受水平 subjektives Toleranzniveau *n*
主观判断 subjektive Beurteilung *f*
主观取向的 QOL 量表 subjective-oriente Lebensqualität *f*
主观误差 subjektiver Fehler *m*
主观相等点 Punkt subjektiver Gleichheit *m*
主观相等平均点 durchschnittlicher Punkt subjektiver Gleichheit *m*
主观心理学 subjektive Psychologie *f*
主观幸福感 subjektives Wohlbefinden *n*
主观性 Subjektivität *f*
主观性测验 subjektiver Test *m*
主观性耳鸣 subjektives Ohr(en)sausen *n*
主观性自我意识 subjektives Selbstbewusstsein *n*
主观用力分级 Bewertung der wahrgenommenen Anstrengung *f*
主观预期效用模型 subjektives erwartetes Nutzen-Modell *n*
主观症状 subjektives Symptom *m*
主观资料 subjektive Daten *pl*
主观自我 subjektives Ego *n*
主观组织 subjektive Organisation *f*
主管区 Master-Bereich *m*
主光轴 optische Hauptachse *f*
主机 Hauptcomputer *m*
主基因 Hauptgen *n*
主记录 Stammsatz *m*
主键 Hauptvalenzbindung *f*
主讲论文 Eckpunktepapier *n*
主讲人 Hauptredner *m*
主焦点 Hauptfokus *m*, Hauptbrennpunkt *m*
主焦距 Hauptbrennweite *f*, prinzipielle Brennweite *f*
主觉验光法 subjektive Refraktometrie (od. Optometrie) *f*
主节细胞 Hauptganglienzelle *f*
主截面 Hauptabschnitt *m*
主静脉 Kardinalvenen *f pl*
主开关 Hauptschalter *m*
主链 Rückgrat *n*, Hauptkette *f*, hauptstrang *m*
主量子数 Hauptquantenzahl *f*
主流式 Hauptfluss *m*
主流文化 Hauptkultur *f*
主流烟气 Hauptstromrauch, MS *m*
主流烟雾 Hauptsmog *m*
主脉 Hauptader *f*
主酶 Apoenzym *n*, Apoferment *n*
主皿 Hauptplatte *f*
主模式 Holotypus *m*
主模型 Meistermodell *n*
主凝集 Hauptagglutination *f*
主凝集原 Hauptagglutinogen *n*
主培养基 Hauptnährboden *m*, Hauptmedium *n*
主髂动脉闭塞病 aortoiliakalen Arterie Okklusionen *f*
主桥基 primäres Abutment *n*
主任军医 Hauptamtsarzt *m*
主任医师 Chefarzt *m*, Abteilungsarzt *m*, Primararzt *m*, leitender Arzt *m*
主韧带 Ligamentum cardinale (uteri) *n*
[子宫]主韧带 Türangelband *n*, Ligamentum cardinale (uteri) *n*
主韧带钳 Zange des Ligamentum cardinale *f*
主神经元 Hauptneuron *n*
主食 Grundnahrungsmittel *n*
主试者 Experimentator *m*
主视检查器 Manoptoskop *n*
主视觉区 primärer visueller Bereich *m*
主诉 Beschwerden *f pl*, Klagen *f pl*
主题理解(统觉)测验 thematischer Apperzeptionstest *m*, TAT
主题领域 Themenbereiche *f*
主题索引 Subjekt-Verzeichnis *n*
主题提示 Thema Alarm *m*
主题性语言错乱 thematische Paraphasie *f*
主体 Subjekt *n*
主体定向术 Stereotaxie *f*
主体分子 molekulare Erkennung *f*
主体意识 Subjektbewusstsein *n*
主体组织 Subjektorganisation *f*
主听觉区 primärer auditorischer Bereich *m*
主图谱 Hauptlandkarte *f*
主细胞 Hauptzellen *f pl*
主细胞增多症 Hauptzell(en)hyperplasie *f*
主纤维 Hauptfaser *f*, prinzipielle Faser *f*
主线 Hauptstrecke *f*
主腺 Hauptdrüsen *f pl*
主效应 Haupteffekt *m*
主效应模型 Hauptwirkungsmodell *n*
主效应与交互作用 Haupteffekt und Interakion *m*
主性器官 primäre Geschlechtsorgan *n*
主眼 dominante Augen *n pl*
主药 Hauptheilmittel *n*, Remedium cardinale *n*
主要 MeSH 主题词 MeSH Hauptthema *n*
主要瓣膜 Hauptklappen *f pl*, prinzipielle Klappen *f pl*
主要成分 Hauptbestandteil *m*, Hauptanteil *m*
主要刺激 hauptsächlicher Stimulus *m*
主要的 substantiell, princeps, essentiell, essential (-is, -is, -e)
主要的组织相容性复合物 Haupthistokompatibilitätskomplex *m*
主要反应 Hauptreaktion *f*
主要概念 Haupt-Konzept *n*
主要关系疗法 Primärbeziehungstherapie *f*
主要过程 Primärprozess *m*
主要基因 Hauptgen *n*
主要疾病 Grundleiden *n*, Grundkrankheit *f*
主要碱性蛋白 Haupt basisches Eiweiß *n*
主要决策元 wichtiges Entscheidungselement *n*
主要抗原 Hauptantigen *n*, Major-Antigen *n*
主要免疫优势决定基 wichtigste immunodominante Determi-

nante *f*
主要免疫原区 Hauptimmunogenen Bereich, MIR *m*
主要[皮质]接受区 primäre rezeptive Bereiche *m pl*
主要[皮质]区 Hauptbereiche *m pl*
主要人格 primäre Persönlichkeit *f*
主要生活领域 Hauptlebensbereich *m*
主要实体 Hauptentität *f*
主要事件 Schlüsselereignis *n*
主要适应证 Haupt-Indikation *f*
主要思维 Primäres Denken *n*
主要死因 Haupttodesursache *f*
主要特征 Hauptmerkmal *n*
主要同一性 primäre Identifikation *f*
主要问题 Schlüsselfrage *f*
主要宿主 Hauptwirt *m*, Notosit *m*
主要血型系统 wichtiges Blutgruppensystem *n*
主要症状 Leitsymptom *n*, Achsensymptom *n*, Grund-sym ptom *n*, Kardinalsymptom *n*
主要专家 Hauptexperte *m*
主要组成部分 Hauptbestandteil *m*
主要组织相容[性]复合体分子Ⅰ型 MHC-Klasse-Ⅰ-Molekül *n*
主要组织相容[性]复合体分子Ⅱ型 MHC-Klasse-Ⅱ-Molekül *n*
主要组织相容[性]复合体基因 MHC-Gen *n*
主要组织相容[性]复合体限制[性] MHC-Restriktion *f*
主要组织相容性[抗原]系统 Haupthistokompatibilitäts-System, MHS *n*
主要组织相容性复合体 Haupthistokompatibilitätskom-plex *m* (HHKK)
主要组织相容性复合体的限制性 Haupthistokompatibilitätskomplex-Restriktion *f*, Majorhistokompatibilitätskomplex-Restriktion *f*
主要组织相容性复合物基因限制 Haupthistokompatibilitätskomplex-Restriktion *f*, Majorhistokompatibilitätskomplex-Restriktion *f*
主要组织相容性抗原 Haupthistokompatibilitätsantigen *n*
主要组织相容性系统 Haupthistokompatibilitätssystem *n*
主页 Homepage *f*
主胰导管 Hauptductuspancreaticus *m*
主胰管 Hauptpankreasgang *m*, Bauchspeicheldrüsenhauptgang *m*
主元量化评定 Hauptkomponente quantitative Auswertung *f*
主运动区 primärer Motorkortex *m*
主宰基因 Hauptgen *n*
主折射率 Hauptbrechungsindex *m*
主征 Leitsymptom *n*
主整合 primäre Integration *f*
主支气管 Hauptbronchus *m*, Primärbronchus *m*, Stamm-Bronchus *m*
主质 Parenchym *n*
主质内注射 parenchymatöse Injektion *f*
主质性角膜炎 Keratitis parenchymatosa *f*
主质性舌炎 parenchymatöse Glossitis *f*
主质性神经梅毒 parenchymatöse Neurosyphilis *f*
主质性水肿 parenchymatöses Ödem *n*
主质性心肌炎 parenchymatöse Myokarditis *f*
主治医师 Oberarzt *m* (OA)
主致密线 Hauptdichtlinie *f*
主轴骨 Achsenskelett *n*
主轴因子法 Hauptachsenfaktoranalyse *f*
主作用肌 erster Beweger *m*
煮 Verkochung *f*
煮[牙]盒 Kolben *m*
煮沸 Aufkochung *f*
煮沸沉淀 Coctopraecipitatio *f*, Koktopräzipitation *f*
煮沸沉淀素 Koktopräzipitin *n*, Coctopraecipitin *n*
煮沸沉淀原 Koktopräzipitinogen *n*
煮沸的 kochend, fervens, gekocht, bulliens (bull.), coct(-us, -a, -um)
煮沸法 Kochmethode *f*
煮沸灭菌 Kochsterilisation *f*
煮沸消毒法 Kochen-Desinfektion *f*
煮沸消毒器 Kochsterilisator *m*
煮沸消毒设备 ausgekochtes Gerät *n*
煮锅 Kochapparat *m*, Kocher *m*
煮散 gekochtes Pulver *n*

zhù 苎助住贮注驻柱著蛀铸筑

苎烯 Limonen *n*
助癌物 Kokarzinogen *n*
助变剂 Comutagen *n*
助产士 Geburtshelfer *m*, Hebamme (nschwester) *f*, Weh-Mutter *f*
助产士器械包 Instrumenttasche der Hebammen *f*
助产士手 Pfötchenstellung *f*, Geburtshelferhand *f*, Geburtshelferstellung der Hand *f*
助产学 Geburtshilfe *f*
助产学校 Hebammenlehranstalt *f*
助催化剂 Promotor *m*, Kokatalysator *m*
助行器 Gehhilfsmittel *n*
助记术 Mnemotechnik *f*, Gedächtnishilfen *f pl*
助剂 Hilfsstoff *m*, Hilsbeize *f*, Hilfsmittel *n*
助咳技术 Hustenunterstützung-Technik *f*
助理[员] Assistant *m*
助理登记员 außerordentlicher Registrant *m*
助理护士 Krankenpflegehelfer (in *f*) *m*, Schwesternhelfe-Rin *f*
助理住院医师 Assistenzarzt *m*, Hilfsarzt *m* Pflichtassis-Tent *m*
助力训练 assistente Übung *f*
助力运动 Krafttraining *n*, Hilfsbewegung *f*
助力主动运动 aktiv Unterstützung-Übung *f*
助流剂 Gleitmittel *n pl*
助滤剂 Filterungshilfsmittel *n*
助凝剂 Koagulans *n*
助强效应 Booster-Effekt *m*
助燃气体 Verbrennungshilfsgas *n*
助人行为 Hilfeverhalten *n*
助熔剂 Flußmittel *n pl*, Fluxmittel *n pl*
助色团 Auxochrome *n pl*, auxochrome Gruppen *f pl*
助试 Eidgenosse *m*
助视器 Sehhilfe *f*, typoscope <engl.>
助手 Assistent *m*, Aushilfe *f*, Helfer *m*
助听的 hörverbesserend, hörhilflich
助听器 Audiphon *n*, Hörgerät *n*, Hörapparat *m*, hörver-bessernder Apparat *m*
助听器皮炎 Dermatitis des Hörgerätes *f*
助细胞 Synergiden *f pl*
助消化的 digestiv, peptisch, peptogen, verdauerend
助嗅觉器 Osmoskop *n*
助悬剂 Suspendiermittel *n*
助孕的 empfängnisfördernd
助孕药 empfängnisfördemdes Mittel *n*
助长 Erleichterung *f*
助致癌物 Kokarzinogen
住屋真菌 Hausschwamm *m*
住宿 Unterkunft *f*
住血的 haematobi (-us, -a, -um), sanguicol (-us, -a, -um)
住血生物 Haematobium *n*
住院 Krankenhauseinweisung *f*, Aufnahme *f*
住院[内科]医师 Stationsinternist *m*, Stationsarzt *m*
住院[治疗] Hospitalisation *f*, Hospitalisierung *f*, statio-näre Behandlung *f*

住院病人 Hospitalit *m*, Anstaltskranke *m*/*f*
住院病人出院计划 Entlassungsplanung des Patienten *f*
住院病人多相精神病量表 Inpatient Multidimensional Psychiatric Scale, IMPS *f*
住院病人护士观察量表 Nurses' Observation Scale for Inpatient Evaluation, NOISE *f*
住院病人监护电视 Televisionsmonitor für Hospitaliten *m*
住院部 Station *f*, stationäre Abteilung *f*
住院方式 Aufnahmesmodus *m*
住院费收据 Erhalt der Aufnahmegebühr *f*
住院费用 Krankenhauskosten *n*
住院分娩 Krankenhaus Lieferung *f*
住院分娩率 Geburtsrate im Krankenhaus *f*
住院隔离 Isolation im Krankenhaus *f*, stationäre Isolation *f*
住院号 Zulassungsnummer *f*
住院率 Eintrittsrate *f*
住院癖 Krankenhaussucht *f*
住院收费水平 Niveau des Zusatzbettes *n*
住院数据 Hospitalisierungsdatum *n*
住院天数 Aufnahmetag *m*
住院选择 Wohnalternative *f*
住院医师 Stationsarzt *m*
住院综合征 Hospitalismus *m*
住院总医师 Hauptstationsarzt *m*
住宅朝向 Residenzorientierung *f*
住宅间距 Abstand zwischen Wohngebäuden *m*
住宅区 Wohnviertel *n*
住宅设计卫生 Wohnungsplanung *f*
住宅卫生 Wohnungshygiene *f*
贮胺小体 Amin Speicherkörper *m*
贮备[溶]液 Vorratslösung *f*
贮备池 Behälter *m*, Reservoir *n*
贮备中枢 Reservezentrum *n*
贮藏 Speicherung *f*, Einlagerung *f*, Aufbewahrung *f*, Re-serve *f*, Depot *n*
贮藏薄壁组织 Speicherungsparenchym *n*
贮藏行为 Hortenverhalten *n*
贮藏细胞 Depotzellen *f pl*, Reservezellen *f pl*
贮藏箱 Ablagebox *f*
贮藏性格 Hortungscharakter *m*
贮藏性注射 Behälterinjektion *f*
贮存 Speicherung *f*, Einlagerung *f*, Depot *n*, Reserve *f*
贮存池 Lagerungsteich *m*, Lagerungspool *m*
贮存库 Lagerhalle *f*
贮存皮质类固醇 Depot-Kortikosteroid *n*
贮存器 venöses Reservoir *n*
贮存寿命 Lagerfähigkeit *f*, Lagerungsdauer *f*
贮存所 Reservoir *n*
贮存铁耗尽 Aufbrauchen des Eisenspeicher *n*
贮存宿主 Reservewirt *m*, Reservoirwirt *m*
贮存血液的容器 Behälter für die Blutentnahme *m*
贮存液 Stammlösung *f*
贮存胰岛素 Depotinsulin *n*
贮袋炎 Pouchitis *f*
贮积 Speicher *m*, Speicherung *f*, Depot *n*, Einlagerung *f*
贮精囊 Samenblase *f*, Samenbehälter *m*, ReceptaculumSeminis *m*
贮菌器 Pilzgrube *f*, Mycangium (*pl* Mycangia) *n*
贮库 Lagerhalle *f*
贮料休眠孢子 Allozyst *m*
贮尿器 Urinal *n*, Urodochium *n*
贮片匣 Objektträgerkasten *m*
贮气瓶 Luftflasche *f*
贮气筒 Zylinder *m*
贮水袋 Wasser Aufbewahrungstasche *f*
贮血器 Reservoir *n*
贮药罐 Medizinflaschen *f pl*
贮脂细胞 Lipoidspeicherzelle *f*, Lipozyt *m*
注册护士 registrierte Krankenschwester *f*
注册验证 Registrierungsbestätigung *f*
注精器 Ductus ejaculatorius *m*
注皿培养法 Gußplatte-Kultur *f*
注气 Luftinfusion *f*, Insufflation *f*
注气疗法 Emphysatherapie *f*, Insufflation *f*
注入 Einspritzung *f*, Infusion *f*, Influx *m*
注入式教学 Gießen-im-Prozess im Unterricht *m*
注入型激光器 Injektionslaser *m*
注射 Injektion *f*, Einspritzung *f*
注射[器]针头 Injektionskanüle *f*, Injektionsnadel *f*
注射泵 Spritzenpumpe *f*, Infusionspumpe *f*
注射部位 Injektionsstelle *f*
注射车 Injektionswagen *m*
注射程序 Injektionsverfahren *n*
注射穿刺器械 Injektion und Punktion Instrumenten *n pl*
注射穿刺用成套器械 komplette Sätze von Instrumenten für die Injektion und Punktion *m pl*
注射导管 Injektionskatheter *m*, Injektionskanüle *f*
注射滴定管 Injektionsbürette *f*
注射阀门 Einspritzventil *n*
注射法直肠固定术 Proktopexie mit Injektionsmethode *f*
注射给药法 Injektionsmethode *f*
注射管 (Injektions-) Spritzer *f*
注射壶 Injection Injection Topf *m*
注射技术 Injektionstechnikf *f*
注射剂 Injektio *f*, Injektionspräparat *n*, Injektionslösung *f*
注射美容 Kosmetik-Injektion *f*
注射器 Injektionsspritze *f*, Spritze *f*, Injektionsapparat *m*, Injektor *m*
注射器采样法 Spritze Probenahmeverfahren *n*
注射器持钳 Spritzenhalter *m*
注射器盒 Injektionsbesteck *n*, Spritzenbesteck *n*
注射器活塞 Spritzenkolben *m*
注射器吸脂 Syringe Liposuction SL *f*
注射器洗刷机 Injektor-Waschmaschine *f*
注射器械包 Werkzeugtasche für Injektion sbesteck *f*
注射器针消毒盒 sterilisierte Box der SpritzenNadel *f*
注射器煮沸消毒器 Kochsterilisator für Spritze *m*
注射染毒 Injektion Exposition *f*
注射填充美容术 Injizierbare kosmetische Chirurgie *f*
注射性臀肌挛缩症 Injizierbare Gesäßmuskel Kontraktur *f*
注射性支架 injizierbare Gerüst *n*
注射药物使用 j intravenöser Drogenkonsum *m*
注射药物者或使用注射药物 Drogenkonsumente oder Verwendung von der Injektiondroge *f*
注射液 Injectio *f*, Injektionslösungen *f pl*, Injektion *f*
注射液调节器 Injektionsjustierschraube *f*
注射用胶原 Injektion-Kollagen *n*
注射用抗凝药物 antikoagulierende Arznei für Injektion *f*
注射用拉氧头孢二钠 Moxalactam Dinatrium zur Injektion *n*
注射用硫酸[鱼]精蛋白 Protaminsulfat zur Injektion *n*
注射用灭菌粉剂 sterilisiertes Pulver für Injektion *n*
注射用灭菌制品 steriles Produkt zur Injektion *n*
注射用容器 Behälter zur Injektion *m*
注射用水 Aqua destillata pro injectione *f*, Aqua destiltataad injectionem *f*
注射用透明质酸 Hyaluronsäure für Injektion *f*
注射用油 Öl für Injektion *n*, Oleum ad injectionem *n*
注射用针 Injektionsnadel *f*
注射原则 Prinzip für Spritze *n*

注射针头 Injektionskanüle *f*, Injektionsnadel *f*
注射针洗涤器 Injektionsnadelwascher *m*
注射针研磨器 Injektionsnadelschleifapparat *m*
注射治疗 Injektionsbehandlung *f*
注射座 Injektionshalter *m*
注视 Fixierung *f*, Fixatio(n) *f*
注视点 Fixationspunkt *m*
注视反射 Fixationsreflex *m*
注视反应 Augenreaktion *f*
注视恐怖症 Skopophobie *f*
注视麻痹 Lähmung des Blick *f*
注视偏离 Blickabweichung *f*
注视时间 Fixierungszeit *f*
注视停顿期 Fixation-Pausendauer *f*
注视线 Fixierungslinie *f*
注视抑制指数 okulare Fixationsindex, OFI *f*
注视域 Betrachtungsfeld *n*
注视轴 Fixierungsachse *f*
注氧法 Sauerstoffinsufflation *f*
注意 Aufmerksamkeit *f*
注意波动 Aufmerksamkeitsfluktuation *f*
注意超负荷 Aufmerksamkeitsüberlastung *f*
注意的反应选择模型 Reaktion-Auswahl-Modell der Aufmerksamkeit *n*
注意的范围 Aufmerksamkeitsspanne *f*
注意的分配 Aufmerksamkeitsverteilung *f*
注意的过滤器模型 Filter-Modell der Aufmerksamkeit *n*
注意的衰减模型 Dämpfungsmodell der Aufmerksamkeit *n*
注意的稳定性 Aufmerksamkeitsstabilität *f*
注意的转移 Aufmerksamkeitsverlagerung *f*
注意发展 Aufmerksamkeitsentwicklung *f*
注意反应 Intentionsantwort *f*, Intentionsreaktion *f*
注意分配 Verteilung der Aufmerksamkeit *f*
注意固定 Aufmerksamkeitsfixierung *f*
注意广度 Aufmerksamkeitsbereich *m*, Aufmerksamkeitsspanne *f*
注意广度分布 Verteilung der Aufmerksamkeitsbreite *f*
注意广度狭窄 Verengerung der Aufmerksamkeitsweite *f*
注意过程测验 A ufmerksamkeitprozess Test *m*
注意过强 Hyperprosexie *f*
注意缓慢 Aufmerksamkeitsabstumpfung *f*
注意涣(分)散 Distraktibilität *f*, fluktuierende Aufmerk-Samkeit *f*
注意集中 Konzentration *f*
注意集中能力 Konzentrationsfähigkeit *f*
注意集中训练方法 Aufmerksamkeit Konzentration Trainingsmethode *f*
注意减弱 Aufmerksamkeitsschwäche *f*
注意减退 Aufmerksamkeitsmangel *m*, Hypoprosexie *f*
注意焦点 Aufmerksamkeitsfokus *m*
注意结构 Aufmerksamkeitsstruktur *f*
注意紧张性 Aufmerksamkeitsbelastung *f*
注意控制训练 Aufmerksamkeitskontrolle Ausbildung *f*
注意力 Aufmerksamkeit *f*
注意[力]波动 Schwankung der Aufmerksamkeit *f*
注意[力]过分集中 Aufmerksamkeitskanalisierung *f*
注意力不集中症 Aufmerksamkeits-Defizit-Hyperaktivitäts-Störung *f*, ADHS *f*
注意力不足和分裂行为紊乱 Aufmerksamkeits-Defizit-und-disruptiven Verhaltensstörungen *f pl*
注意力发展 Aufmerksamkeit Entwicklung *f*
注意力分配 Aufmerksamkeitsallokation *f*, Aufmerksamkeitsverteilung *f*
注意力分散 Ablenkbarkeit *f*
注意力涣散 Ablenkbarkeit *f*, Divergenz der Aufmerksamkeit *f*
注意力减退 Hypoprosexie *f*, Aprosexie *f*
注意力难以集中 Konzentrationsschwierigkeit *f*
注意力偏倚 schiefe Aufmerksamkeit *f*
注意力评分 Aufmerksamkeit Funktionspunkt *m*
注意力缺陷(失)障碍 Aufmerksamkeitsdefizitstörung *f*
注意力缺陷多动性疾病 Aufmerksamkeits-Defizit-Hyperaktivitäts-Störung, ADHS *f*
注意力缺陷障碍及亢进 Aufmerksamkeits-Defizit-Störung mit Hyperaktivität *f*
注意力障碍 f Aufmerksamkeitsstörung *f*
注意凝聚 Hartnäckigkeit *f*
注意缺乏 Unaufmerksamkeit *f*
注意缺失(陷)多动障碍 Aufmerksamkeitsdefizit und Hyperaktivitätsstörung *n*
注意缺陷 Aufmerksamkeitsdefizit *n*
注意缺陷性障碍 Aufmerksamkeits-Defizit-Störung, ADS *f*
注意缺陷障碍 Aufmerksamkeits-Defizit-Störung *f*
注意水平 Aufmerksamkeitsebene *f*
注意稳定性 Aufmerksamkeitsstabilität *f*
注意狭窄 Verengung der Aufmerksamkeit *f*
注意性[瞳孔]反射 Aufmerksamkeitsreflex *m*, ideomotorischer Reflex *m*, Piltz* Reflex *m*
注意选择性 Selektivität der Aufmerksamkeit *f*
注意寻求行为 Aufmerksamkeit suchendes Verhalten *n*
注意增强 Hypervigilanz *f*, Erhöhung der Aufmerksamkeit *f*
注意障碍性多动 Aufmerksamkeits-Defizit-Hyperaktivitäts-Störung *f*, ADHS *f*
注意转移 Aufmerksamkeitsverschiebung *f*, Aufmerksamkeitsübertragung *f*
注意转移训练 Ausbildung für Aufmerksamkeitübertragung *f*
驻波 stehende Welle *f*
驻波系数测量仪 Stehwelle-Koeffizient-Meter *m*
驻点温度 Stagnationstemperatur *f*
柱 Säule *f*, Trabekel *f*, Trabecula *f*, Columna *f*
柱层析[法] Säulenchromatographie *f*
柱层析仪 Säulenchromatographie *f*
柱超(过)载 Überladen der Säule *n*
柱床体积 Säulenbettvolumen *n*
柱顶 Kapitäl *n*
柱负荷 Säulenbeladung *f*
柱后检测 post-column detection *f*
柱后衍生法作用 post-column-derivatization <engl.>
柱后衍生化 Nachsäulenderivatisierung *f*
柱间区 interprismatische Region *f*
柱间物质 interprismatische Substanz *f*
柱晶 Säulenkristall *m*
柱前衍生化 Vorsäulenderivatisierung *f*
柱切换 Trennsäulenschaltung *f*
柱容量 Säulenkapazität *f*
柱色谱法 Säulenchromatographie *f*
柱上检测器 on-Column-Detektor *m*
柱上进样器 on-Column-Injektor *m*
柱寿命 Säulenleben *n*
柱头 Stigma *n*
柱头虫 Balanoglossus *m*
柱细胞 Stützzelle *f*
柱效率 Säulenwirksamkeit *f*
柱形 Säule *f*
柱形图 Balkendiagramm *n*, Histogramm *n*
柱形原生质体 zytoplasmatischer Zylinder *m*
柱型色层[分]离法 Säulenchromatographie *f*
柱状包埋式的主动脉根部置换术 Aortenwurzel mit Ersatz-Zylinder-Aufnahme-Technik *f*
柱状表皮坏死 säulenförmige epidermale Nekrose *f*
柱状带 Zona columnaris *f*

柱状单元 säulenartiger Modul *m*
柱状的 zylindrisch, zylinderartig, säulenförmig, säulenar-tig, cylindric(-us,-a,-um)
柱状结构 Säulenstruktur *f*
柱状上皮[组织] Zylinderepithel *n*
柱状上皮细胞 Säulenzellepithel *n*, Zylinderzellepithel *n*
柱状上皮异位 Zylinderepithel Eektopie *f*
柱状细胞 Säulenzelle *f*, Zylinderzelle *f*
柱状细胞癌 Zylinderzellkarzinom *n*, Carcinoma cylin-drocellulare (s. cylindromatosum) *n*
柱状细胞腺癌 Zylinderzelladenokarzinom *n*, Adenocarci-noma cylindrocellulare (s, cylindromatosum) *n*
柱状小管腺瘤 trabekuläres röhrenförmiges Adenom *n*
柱状小体 zylindrisches Körperchen *n*
柱状元件 säulenartiger Modul *m*
柱状支气管扩张 zylindrische Bronchiektasie *f*
柱状组织 kolumnare Organisation *f*
著名的 eminent
著者索引 Autorenregister *m*
蛀蚀状的 unregelmäßig gezackt, mottenerfressen
铸[造]金 Gußgold *n*
铸[造]卡环 Gußklammer *f*
铸道 Anguss *m*
铸道形成针 GuSkanalformer *m*
铸道针 Gußstift *m*
铸工 Gießer *m*, Gießereimann *m*
铸工尘肺 Gründer-Pneumokoniose *f*
铸工热 Gieß(er) fieber *n*, Zinkfieber *n*
铸件 Guss *m*
铸铁 Gußeisen *n*
铸铁样甲状腺肿(里德尔甲状腺肿) eisenharte Struma *f*, Riedel* Struma *f*
铸型 Ausguß *m*, Gußform *f*
铸型圈 Gußring *m*
铸造 Gießen *n*, Guß *m*
铸造唇杆 labialer Gussbalken *m*
铸造顶盖 Gussmauerabdeckung *f*
铸造冠 Gußkrone *f*
铸造冠夹板 gegossene Kappenschiene *f*
铸造冠桩 Gußkronestift(zahn) *m*
铸造合金 Gußlegierung *f*
铸造合金冠 Gußlegierungskrone *f*
铸造机 Gießmaschine *f*
铸造基托 Gußmetallbasisplatte *f*
铸造金属全冠 Vollgusskrone *f*
铸造卡环 Gussklammer *f*
铸造蜡 Gußwachs *n*
铸造圈 Gussring *m*
铸造热 Gieß(er) fieber *n*, Zinkfieber *n*, Metallrauchfieber *n*
铸造线切割机 gegossene lineare Schneidemaschine *f*
铸造型盒 Gussformkasten *m*
铸造用不锈钢块 rostfreie Stahlblock für Gießen *f*
铸造支架 Gußrahmen *m*
铸座 Gußplatte *f*
筑波链霉菌属 Streptomyces tsukubaensis *n*
筑巢 Nisten *n*
筑巢行为 Nestbau *m*

ZHUA 抓

zhuā 抓

抓肺钳 Lungenfaßzange *f*
抓痕 Kratzeffekt *m*, Kratzwunde *f*
抓捏试验 Fasse-Pinch Test *m*
抓破试验 Kratztest *m*
抓伤 Kratzwunde *f*, Kratzeffekt *m*
抓伤恐怖 Amychophobie *f*
抓握反射 Greifreflex *m*, automatischer Handschluß *m*
抓握肌 Fangmuskel *m*
抓握阶段 Greifenphase *f*
抓握空间 Greifraum *n*
抓握期 Greifenphase *f*
抓握器 Klammer *f*
抓住 Ergreifen *n*, Ergreifung *f*

ZHUAN 专砖转转啭

zhuān 专砖

专[性]孤雌生殖 obligatorische Parthenogenese *f*
专案侦查 individuelle Untersuchung *f*
专家 Experte *m*
专家词典 Experten-Wörterbuch *n*
专家导师 Expertentutor *m*
专家顾问 Fachberater *m*
专家管理会诊系统 Experte-Management-Beratung-System *n*
专家鉴定 Expertenhinweis *m*, Experten Urteil *n*
专家结论 Sachverständigengutachten *n*
专家精神病学鉴定 psychiatrisches Expertenzeugnis *n*
专家力量 Expertpower *f*
专家领域知识 Expertenfachwissen *n*
专家评价 Gutachten *n*
专家权力 Expertemachtf Expertemacht *f*
专家数据采集 Experten Datenerfassung *f*
专家系统 Expertensystem *n*, XPS, Spezialistensystem *n*
专家系统功能成分 ES Funktionskomponente *f*
专家系统应用 Expertensystem-Anwendung *f*
专家系统知识库 Wissensbasis des Expertensystems *f*
专家系统忠告 Expertensystem Beratung *f*
专家新手差别 Experten-Novizen-Unterschied *m*
专家新手研究 Experten-Novizen-Forschung *f*
专家医师 Expertenarzt *m*
专家诊断程序 Experten-Diagnoseprogramm *n*
专家证[言]人 Gutachter *m*, professioneller Zeuge *m*
专家证据综述 expert witness reviews experte Beweismittel Erklärung *f*
专家证人 erpert Zeuge *m*
专家咨询系统 Expertenberatungssystem *n*
专家作证 Gutachten *n*
专科教育 Ausbildung vom Kollege *f*
专科学校 Institut *n*, Akademie *f*
专科学校的 akademisch
专科医生 Spezialist *m*
专科医院 Spezialhospital *n*, spezielles Krankenhaus *n*
专科诊疗台 spezieller Diagnostischer und therapeutischer Tisch *m*
专利的 patentiert
专利蓝 Patentblau *n*
专利权 Patentrecht *n*
专利权人 Patentinhaber *m*
专利受让人 Zessionar (od. Patentanmelder) *m*
专利缩图 Mosaik *n*
专利文献 Patentschrift *f*
专利优先权 Patent-Priorität *f*
专卖药 Arzneimittelspezialität *f*, gesetzlich geschützte Arzneimittel *n*, patentiertes Arzneimittel *n*
专门的 speziell, spezial
专门订制化学品 kundenspezifische Chemikalie *f*
专门化 Spezialisierung *f*
专门化知觉 Specialized Wahrnehmung *f*

专门技能 Fachkenntnis *f*
专门小组 Gremium *n*
专门知识 Fachkenntnis *f*
专门卒中单元 spezielle Schlaganfallstation *f*
专能干细胞 unipotente Stammzelle *f*
专区卫生局 Bezirksgesundheitsamt *n*, Gesundheitsamtdes Provinzbezirks *n*
专区医院 Bezirkskrankenhaus *n*, regionales Krankenhaus *n*
专题查询 Spezielle Anfragen *f*
专题讲座 Vorlesung zum Thema *f*
专题讨论会 Workshop *m*, Symposium *n*
专题小组讨论 Fokusgruppendiskussion (REA) *f*
专为舞蹈损伤提供的康复 rehabilitation für Tanz *f*
专效修饰基因 spezifischer Modifier *m*
专性 Spezifität *f*
专性的 spezifisch, obligat (orisch)
专性腐生菌 obligatorische Saprophyten *m pl*
专性寄生虫 obligatorischer Parasit *m*
专性寄生菌 obligatorischer bakterieller Parasit *m*
专性污水种类 Lymabiont *m*
专性需氧菌 obligatorische Aerobier *m pl*
专性需氧生物 strikter Aerobier *m*
专性需氧微生物 obligater Aerobier *m*
专性厌氧菌 obligatorische Anaerob (i) en *m pl*
专性厌氧微生物 obligater Anaerobier *f*
专性自养 obligatorische Autotrophie *f*
专宿病毒 ecotropisches Virus *n*
专业 Spezialitäten *f pl*
专业按摩 spezielle Massage *f*
专业的 professionell, speziell, professional (-is, -is, -e)
专业关怀 professionelle Pflege *f*
专业化 Spezialisierung *f*, Spezialisation *f*
专业检查组织 professionelle Revisionsorganisation *f*
专业检索 Expertensuche *f*
专业教育 Berufsausbildung *f*
专业康复 Institut für berufliche Rehabilitation *n*
专业课 Spezialfach *n*, spezieller Kurs *m*
专业人工智能工作站 professionelle künstlichen Intelligenzworkstation *f*
专业术语 Fachsprache *f*, Terminologie *f*
专业水平 Kompetenz *f*
专业委员会 Spezialitätensakademie *f*
专业训练 Berufsausbildung *f*
专业医师登记 professionellen Arztregistrierung *f*
专业照顾提供者 professioneller Pflegeanbieter *m*
专业知识 Fachkenntnis *f*
专业知识交互传送 interaktiver Expertisentransfer *m*
专业智能 professionelle Intelligenz *f*
专一性 Spezifität *f*
专一性的构象干扰作用 spezifische Konformationsinterferenz *f*
专一指示剂 spezifischer Indikator *m*
专用程序 Spezialprogramm *n*
专用垫具 spezielle Kissen *n pl*
专用分散式系统 spezielles dezentrales System *n*
专用计算机 Spezialcomputer *m*, Spezialrechenanlage *f*, Spezialrechner *m*
专用名词 spezifischer Ausdruck *m*, Fachausdruck *m*
专用软件包 spezielles Software-Paket *n*
专用生化分析仪器 spezielle biochemische Analyseinstrumente *n pl*
专用通信线路 dedizierte Kommunikationsleitung *f*
专用网 privates Netzwerk *n*
专用线路 Standleitung *f*
专用线诊断设备 spezielles diagnostisches Röntgengeräten *n*
专用型 besondere Art *f*
专有名 Handelsname *m*, Markenname *m*
专长 Fachkenntnis *f*
专职[性]抗原提呈细胞 professionelle Antigen-präsentierende Zelle *f*
专职巨噬细胞 professionelle Makrophage *f*
专职抗原提呈细胞 professionelle APC *f*
专制的 imperativ
专制人格 autoritäre Persönlichkeit *f*
专制型家庭 autoritäre Familie *f*
专制型家长 autoritäre Eltern *pl*
专制性格(人格) autoritärer Charakter *m*
专著 Monographie *f*
砖茶含氟量 Fluorid-Gehalt von Ziegeltee *n*
砖格状 Muriform *f*
砖格状的 muriform
砖红色 Ziegelrot *n*
砖石伤 Verletzung durch Ziegel oder Stein *f*
砖头 Ziegel *m*
砖形病毒 ziegelförmiges Virus *n*

zhuǎn 转

转(翻)译 Translation *f*
转氨[基]酶 Aminotransferasen *f pl*, Transaminasen *f pl*
转氨[基]作用 Transaminierung *f*, Aminotransferation *f*
转氨甲酰酶 Transcarbamylase *f*
转氨脱氨作用(联合脱氨基作用) Transdeamination *f*
转白试验 weißmachende (od. bleichende) Reaktion *f*
转棒仪 Rotarod *n*
转胞[吞]作用 Transzytose *f*, Zytopempsis *f*, vesikulärer Transport *m*
转变 Umwandlung *f*, Transformation *f*, Konversion *f*
转变[期] Transformationsphase *f*, Crisis *f*, Krise *f*
转变点 Umschlagspunkt *m*
转变规则 Transformationsregel *f*
转变计划 Umleitungsprogramm *n*
转变加速素 Konvertin *n*, Convertin *n*
转变区[带] Übergangszone *f*
转变热 Umwandlungswärme *f*, latente Wärme *f*
转变生长因子 transformierender Wachstumsfaktor, TGF *m*
转变温度 Übergangstemperatur *f*
转变性歇斯底里 Konversionshysterie *f*
转变宿主 Wirtswechsel *m*
转变因子原 Prokonvertin *n*, Gerinnungsfaktor Ⅶ *m*, Autoprothrombin Ⅰ *n*
转差率 Rutsche *f*
转导 Transduktion *f*, Überführung *f*
转导蛋白 Transducin *n*
转导颗粒 Transduktionspartikel *f*
转导噬菌体 Transduktionsphage *m*
转导素 Transducin *n*
转导因子 Transduktionselement *n*, transduziertes Ele-ment *n*
转导子 Transduktante *f*
转二羟丙酮[基]酶 Thansaldolase *f*
转分化 Transdifferenzierung *f*
转钴胺素Ⅰ Transcobalamin Ⅰ, TC Ⅰ n
转钴胺素Ⅱ缺陷 Transcobalamin-Ⅱ-Mangel, TC Ⅱ-Mangel *m*
转钴蛋白(钴胺素传递蛋白) Transcobalamine, TC *n pl*
转管培养 Subkultur *f*
转罐法 Drehschröpfen *n*
转核苷酸酶 Nukleotid-transferase *f*
转核苷作用 Transnukleosidation *f*
转核移植 transkaryotische Implantation *f*

转化 DNA Transfer-DNA, T-DNA *f*
转化 Transformation *f*, Konversion *f*, Umbildung *f*, Um-wandlung *f*
转化[作用] Transformation *f*, Umwandlung *f*
转化常数 Zerfallskonstante *f*
转化定位 Transformationsmapping *n*
转化法 Konversion *f*
转化基因 transformierendes Gen *n*, transformierende Sequenz *f*
转化剂 Transformierungsmittel *n*
转化克隆 transformierter Klon *m*
转化-矿化-容量 Transformation *f*, Mineralisierung *f*, Volumen *n*
转化率 Transformationseffizienz *f*
C3 转化酶 C3-Konvertase *f*
C5 转化酶 C5-Konvertase *f*
转化酶 Invertase *f*, Invertin *n*
转化逆转录病毒 transformierendes Retrovirus *n*
转化曲线 Konversionskurve *f*, Umwandlungskurve *f*
转化生长因子 Wandelung-Wachstumsfaktor *m*, transformierender Wachstumsfaktor *m*, TGF *m*
转化生长因子 α transformierender Wachstumsfaktor α, TGF-α *m*
转化生长因子 β Transforming Growth Factor β, TGF-β *m*
转化生长因子 β Transforming Growth Factor-β (TGF-β) *m*
转化生长因子 β1 Transforming Growth Factor-β1 (TGF-β1) *m*
转化生长因子-β 超家族 Wandelung-Wachstum-Faktor-β-Superfamilie *f*, TGF-β-Superfamilie *f*
β-转化生长因子-β 家族 Wandelung-Wachstum Factor-β Familie *f*, TGF-β Familie *f*, Wandelung-Wachstum-Faktor-β-Familie *f*, TGF-β-Familie *f*
转化生长因子-β 受体 Wandelung-Wachstum-Faktor-β-Rezeptor *m*, TGF-β-R *m*
转化试验 Konversionsreaktion *f*
转化糖 Invertzucker *m*, Invertose *f*
转化体 Transformationskörper *m*, Umwandlungsstoff *m*
转化涂层 Konversionsschicht *f*
转化外菌幕 verwandelter universeller Schleier *m*
转化物酶 konverter Enzyme *n pl*
转化细胞 Transformant *m*
转化型生长因子 transformierter Wachstumsfaktor *m*
转化性骨生成 transformierende Knochenbildung *f*
转化性研究 translationale Forschung *f*
转化序列 transformierende Sequenz *f*, transformierendes Gen *n*
转化因子 Transformationsfaktor *m*
转化灶 Transformationsfokus *m*
转化作用 Transformation *f*
DNA 转环酶 DNA-Swivelase *f*
转换 Wechsel *m*, Umwandlung *f*, Übergang *m*
转换部位 Schaltstelle *f*
转换程序 Konvertierungsprogramm *n*
转换反应 Konversionsreaktion *f*
转换规则 Übergangsregelung *f*, Transformationsregel *f*
转换率 Umwandlungsgeschwindigkeit *f*
转换器 Transducer *m*, Meßführer *m*
转换区 Schalter-Gebiet *n*, Wechseln-Region *f*
转换神经[官能]症 Umwandlungsneurose *f*
转换式咬骨钳 rotierender Rongeur *m*
转换数 Turnover-Zahl *f*
转换速率 Anstiegsgeschwindigkeit *f*
转换推理 Transduktionsargumentation *f*
转换性反应 Konversionsreaktion *f*
转换性神经症 Umwandlungsneurose *f*
转换性突变 Transitionsmutation *f*
转换性癔症 Konversionshysterie *f*
转换性障碍 Umwandlungsstörung *f*
转换宿主 Metaxenie *f*, Wirtswechsel *m*
转换学习 Lernverschiebung *f*
转换语法 Transformationsgrammatik *f*
转换语言学 Transformationslinguistik *f*
转换障碍 Umwandlungsstörung *f*
转换治疗 Umwandlungstherapie *f*
转换作用 Transduktion *f*
转基因 Transgen *n*
转基因[小]鼠模型 transgenes Mausmodell *n*
转基因的 transgen
转基因动物 Transgenes Tier *n*, transgener Organismus *m*
转基因动物致突变试验 Mutagenitätstest der transgenen Tiere *m*
转基因工程微生物 trans-Gentechnik-Mikroben *f pl*
转基因生物 transgener Organismus *m*
转基因食品 gentechnisch verändertes Lebensmittel *n*
转基因鼠 transgene Maus *f*
转基因物种 transgene Arten *f pl*
转基因学 Transgenik *f*
转基因玉米 Gen-veränderter Mais *m*, gentechnischer Mais *m*
转基因植物 transgene Pflanze *f*
转基因猪 transgenes Schwein *n*
转基因组 Transgenom *n*
转甲基[作用] Transmethylierung *f*
转甲基酶 Transmethylase *f*
转甲酰酶 Transformylase *f*
转甲状腺蛋白 Transthyretin, TTR *n*
β-转角 β-Schleife *f*
转接器 Adapter *m*
转节 Trochanter *m*
转矩成形钳 Band-Zange *f*
转矩辅弓 Torque-Hilfsbogen *m*
转矩托槽 Drehmoment-Slotblech *n*
转决定 Transdetermination *f*
转科记录 Überweisungsnotiz *f*
转磷酸酶 Transphosphorylase *f*
转磷酸作用 Transphosphorylierung *f*
转磷脂酰[作用] Transphosphatidylierung *f*
转流术 Ablenkung *f*, Nebenschluß *m*, Shunt *m*
转硫醇[作用] Transthiolation *f*
转硫酶 Transsulfurase *f*
转硫酸基作用(转磺基作用) Transsulfatierungsreaktion *f*
转录[物]组 Transkriptom *n*
转录[作用] Transkription *f*
转录保真性 Transkription-Treue *f*
转录本 Transkriptationstext *f*
转录本和剪接异构体 Transkripte und Spleiß-Isoformen *f pl* und *f pl*
RNA 转录标记 RNA-Transkriptionskennzeichnung *f*
转录产物 Transkriptationstext *f*
转录错误 Transkriptionsfehler *m*
转录单位 Transkriptionseinheit *f*
转录定位 Transkription Mapping *n*
转录翻译控制 translationale Kontrolle der Transkription *f*
转录翻译偶联 Kopplung von Transkription und Translation *f*
转录复合体 Transkription-Komplex *m*
转录过程 Transkription *f*
转录后成熟 posttranskriptionelle Reifung *f*
转录后基因沉默 post-transkriptionelles Gen-Silencing, PTGS *n*
转录后加工 posttranskriptionelle Verarbeitung *f* (od. Prozessierung *f*)
转录后控制 posttranskriptionelle Kontrolle *f*
转录后调控 posttranskriptionelle Kontrolle *f*, posttranskriptionelle Regulation *f*
转录活化核蛋白因子 Nuklearfaktor-kappa-B, NF-κB *m*
转录机器 Transkription-Maschine *f*

转录基因的核小体结构 Nukleosomenstruktur des Transkriptionsgens *f*
转录激活 Transkriptionsaktivierung *f*
转录激活因子 transkriptioneller Aktivierungsfaktor *m*
转录激活域 Transaktivierungsdomäne *f*
转录间隔区 transkribierter Spacer *m*, transkribiertes Zwischenstück *n*
转录空泡 Transkriptionsblase *f*
转录控制 Transkriptionskontrolle *f*
转录酶 Transkriptase *f*
转录模板 Transkriptionsvorlage *f*, Transkriptionstemplate *n*
转录偶联的(核苷酸切除)修复 transkriptionsgekoppelte NER, *f* TC-NER *f*
转录偶联修复 transkriptionsgekoppelte Reparatur *f*
转录泡 Transkriptionsblase *f*
转录起点 Initiationspunkt *m*
转录起始 Transkriptionsinitiation *f*
转录起始[位]点 Transkriptionsstartstelle *f*, Transkriptionsinitiationsstelle *f*
转录起始点 Transkriptionsstartstelle *f*, Transkriptionsinitiationsstelle *f*
转录起始复合物 Initiationskomplex der Transkription *m*
转录起始因子 Sigmafaktor *m*
转录弱化(衰减) Transkriptionsattenuation *f*
转录水平 Transkriptionsebene *f*
转录提前终止 vorzeitige Beendigung der Transkription *f*
转录调节 Transkriptionsregulation *f*
转录调节因子 3a Transkription-regulatorischer Faktor 3a *m*
转录停滞 transkriptionelle Festnahme *f*
转录通读 Durchlesen der Transkription *n*
转录图 Transkriptionskarte *f*
转录物 Transkript *n*
转录物断裂因子 Transkriptspaltungsfaktor *m*
转录物组学 Transkriptom *n*
转录效率 Transkriptionseffizienz *f*
转录修复偶联因子 Transkription-Reparatur-Kopplungsfaktor *m*
转录学说 Transkriptionstheorie *f*
转录延伸 Transkription-Dehnung *f*
转录延长因子ⅡS Transkriptionsfaktor ⅡS, ⅡS *m*
转录抑制因子 Transkriptionsinhibitoren *m pl*
fos 转录因子 FOS-Transkriptionsfaktor *m*
jun 转录因子 JUN-Transkriptionsfaktor *m*
转录因子 Transkriptionsfaktor, TF *m*
转录因子 -3 八聚体 Oktamer-Transcription-Factor-3 *m*
转录因子ⅡD Transkriptionsfaktor ⅡD, TFⅡD *m*
转录因子ⅡE Transkriptionsfaktor ⅡE, TFⅡE *m*
转录因子 NRF-2 NRF2 *m*
转录因子 T 样 2 Transkriptionsfaktor T-ähnlich 2 *m*
转录暂停 Transkription-Pause *f*
转录终止 Beendigung der Transkription *f*
转录终止区 Transkriptions-Terminationsregion *f*
转录终止子 Transkriptionsterminator *m*
转录子 Transkripton *n*
转录阻抑 Trancription-Repression *f*
转锰素 Transmanganin *n*
转脒基酶 Transamidinase *f*
转盘光阑 Scheibendiaphragma *n*
转盘聚光镜 Revolver-Kondensator *m*
转盘型氧合器 Scheibenoxygenator *m*
转盘状瞳孔前人工晶状体 platinaförmige präpupillar-Intraokularlinse *f*
转葡糖[基]酶 Transglucosylase *f*
转葡糖苷酶 Transglucosidase *f*
转羟基作用 Transhydroxylierung *f*
转羟甲[基]酶 Transhydroxymethylase *f*
转羟甲基酶(羟甲基转移酶) Transhydroxylmethylase *f*
转羟乙醛酶 Transketolase *f*
转氢酶 Transhydrogenase *f*
转醛醇酶 Transaldolase *f*(TA)
转醛亚胺[作用] Transaldimination *f*
转染 Transfektion *f*
转染瘤 Transfektom *n*
转染率 Transfektionseffizienz *f*
转染子 Transfektante *f*
转熔温度 peritektische Temperatur *f*
转上 aufrollen
转上法 Roll-up-Methode *f*
转胎位术 Version *f*
转台 Türmchen *n*
转肽基作用 Transpeptidierung *f*
转肽酶 Transpeptidase *f*
转肽酶作用 Transpeptidierung *f*
转肽酰酶(肽酰转移酶) Transpeptidase *f*
转肽作用 Transpeptidierung *f*
转糖[基]作用 Transglycosylierung *f*
转糖苷[作用] Umglycosidierung *f*
转糖基酶 Glykosyltransferase *f*
转体内 ex vivo
转体内疗法 ex vivo-Therapie *f*
转帖蛋白受体 Transferrin-Rezeptor, TfR *m*
转铁[球]蛋白 Transferrin *n*, Siderophilin *n*
转铁蛋白饱和度 Sättigungsrate der Transferrin *f*
转铁蛋白受体 Transferrinrezeptor *m*
转铁蛋白型 Transferrin-Gruppe *f*
转铁蛋白异型体 Transferrin-Isoform *f*
转酮醇酶 Transketolase *f*(TK)
转酮醇作用 Transketolation *f*
转酮基酶 Keto-Transferase *f*
转酮酶 Transketolase *f*, Glycolaldehydtransferase *f*
转筒记录器 Kymograph *m*
转头 Rotor *m*
转位 Transposition *f*, Verlagerung *f*, Ausweichung *f*, Verdrängung *f*, Inversio (n) *f*
转位不全 verhaftete Rotation *f*
转位反应 Transfersitz Reaktion *f*
转位紧密粘附素受体 translozierter Intimin-Rezeptor *m*
转位酶 Translokase *f*
转位子 Transposon *n*
转卧呼吸(折身呼吸) Schalten-liegende Atmung *f*
转细胞途径 transzellulärer Weg *m*
转下 herunterrollen
转酰基酶 Transacylase *f*
转酰胺[基]酶 Transamidase *f*
转酰基作用 Transacylierung *f*, Transacylation *f*
转酰基[作用]Transacylierung *f*
转向反面 wandte sich an die entgegengesetzte Richtung *f*
转向风险 riskante Verlagerung *f*
转向攻击自身 wandte sich an seinen eigenen Angriff *m*
转像棱镜 Umkehrprisma *n*
转形变异 Transformation *f*
转宿 Wirtswechsel *m*
转续宿主 paratenic host <engl.>
转压泵 滚压泵 Ampelpumpe Rollenpumpe *f*
转亚氨基作用 Transimidierung *f*
转业率 Fluktuationsrate *f*
DNA 转移 DNA-Transfer *m*
转移 Metastase *f*, Metastasierung *f*, Transfer *m* (T), Absiedlung *f*
转移 RNA Transfer-RNA *f*(T-RNA), transfer-RNA *f*(t-RNA)

转移 DNA transferierte DNA, tDNA, *f*
转移癌 Karzinom metastaticum *n*
转移操作 Verschiebungsbedienung *f*
转移蛋白 Transfer-Protein *n*
转移蛋白缺乏症 Transferrinmangel(krankheit) *f*
转移的攻击 Übertragen Angriff *m*
转移的适应性设备 adaptive Einrichtung zur Übertragung *f*
转移盖 Übertragungsmauerkrone *f*
转移函数 Transferfunktion *f*
转移核糖核酸 Transfer-RNS *f* (T-RNS), transfer-RNS *f* (t-RNS)
转移核糖核酸甲基酶 tRNS-Methylase *f*
转移核糖核酸甲基转移酶 tRNA-Methyltransferasen *f pl*
转移基因 Metastasen-Gen *n*
转移基因组 Transgenom *n*
转移剪接 Transspleißen *n*
转移结肠直肠癌 metastasierter kolorektaler Karzinom *m*
转移淋巴结(腺) metastatische Lymphknoten *f*
转移瘤 Tochtergeschwulst *f*
转移酶[类] Transferasen *f pl*, Pherasen *f pl*, Transpho-rasen *f pl*
转移酶类 Übertragungsenzym *n*, Transferase *f*
转移酶粒 Transgranulation *f*
转移免疫 Transfer-Immunität *f*
转移皮瓣 Hautlappentransposition *f*, Transportlappen *m*
转移去紧张法(对抗刺激作用) Counterirritation *f*
转移途径 Metastasierungsweg *m*
转移细胞乳头状瘤 Übergangszell-Papillom *n*, Transitio-nalzellpapillom *n*
转移小泡 Transfer-Vesikel *m*
转移 - 信使 Transfer-Boten-RNA *f*
转移性癌 metastatisches Karzinom *n*, Carcinoma meta-staticum *n*
转移性病灶 Metastase *f*, Metastasis *f*
转移性的 metastatisch, verschleppt, metastatic(-us, -a, -um)
转移性多发性钙化 metastatische multiple Kalzifikation(od. Kalzifizierung) *f*
转移性多发性骨化 metastasierende mehrere Ossifikation *f*
转移性反应方式 parataxische Weise *f*
转移性肺炎 metastasierende Pneumonie *f* (od. Lungenentzündung *f*)
转移性钙化 metastatische Kalzifikation *f* (odVerkalkung *f*)
转移性钙质沉积 Metastase Kalziumablagerung *f*
转移性肝癌 metastatischer Leberkrebs *m*
转移性肝肿瘤 metastatischer Leber-Tumor *m*
转移性睾丸炎 metastasierende Orchitis *f*
转移性骨肿瘤 metastatischer Knochentumor *m*
转移性结核性脓肿 metastasierender tuberkulöser Abszess *m*, tuberkulöses Gumma *n*
转移性结直肠癌 metastatisches kolorektales Karzinom *n*
转移性克罗恩病 metastatischer Morbus Crohn *m*
转移性类癌瘤综合征 metastasierendes Karzinoidsyndrom *n*
转移性脓肿 metastatischer Abszess *m*
转移性脓肿 metastatischer Abszeß *m*
转移性皮肤钙质沉着 metastatische Calcinosis cutis *f*
转移性皮肤瘤 metastasierender Hauttumor *m*
转移性曲解 parataktische Verzerrung *f*
转移性肾癌 metastatisches Nierenzellkarzinom *m*
转移性输卵管癌 metastatisches Eileiter-Karzinom *n*
转移性眼病 metastasierende Augenkrankheit *f*
转移性眼眶肿瘤 metastasierender Orbitatumore *m*
转移性跖痛症 metastasierender plantarer Schmerz *m*
转移性肿瘤 metastasierenden Tumoren *m pl*
转移因子 T-Faktoren *m pl*, Transfer-Faktoren *m pl*, Law-rence* Faktoren *m pl*
转移载体 Transfervektor *m*
转移灶 Metastase *f*, Metastasis *f*
转移灶切除术 Metastasektomie *f*
转移止痛法 Counterirritation *f*
转移注意 Wechseln-Aufmerksamkeit *f*
转乙酰[作用] Transacetylation *f*
转乙酰酶 Transacetylase *f*
转椅 Drehstuhl *m*
转椅试验 DrehStuhl-Test *m*
转译抑制蛋白 Translationsinhibitionsprotein *n*, inhibito-risches Translationsprotein *n*
转运 Transport *m*
转运蛋白 Transportprotein *n*
转运过程 Transportprozess *m*
转运核糖核酸 transfer-RNS *f* (t-RNS), Transfer-RNS *f* (T-RNS)
转运极限量 Transportmaximum *n*
转运片段 Transportstück *n*
转运器 Transporter *m*
转运肽 Transitpeptid *n*
转运体 Transport *m*
转运形 Transportform *f*
转运医院 Evakuationshospital *n*
转诊代理人 Überweisungsagent *m*
转诊和随访干预 Überweisung und Follow-up-Maßnahmen *f pl*
转诊介绍 Überweisung *f*
转酯[基]作用 Umesterung *f*
转酯基作用 Umesterung *f*
转质子酶 Transprotonase *f*
转主寄生 alternativer Host *m*, Heteroecismus *m*
转主寄生的 heterözisch, metoxen
转主全孢型 Hetero-Form *f*, Hetereu-Form *f*
转座 Transposition *f*
转座[作用] Transposition *f*
转座蛋白质 Umsetzung Protein *n*
转座酶 Transposase *f*
转座酶基因 Transposasegen *n*
转座免疫性 Transpositionsimmunität *f*
转座噬菌体 transponierbarer Phage *m*
转座遗传因子 transponierbares genetisches Element *n*
转座因子(元件) transponierbares Element *n*
转座因子标签法 Transposon-Tagging *n*
转座因子结构 Struktur des transponierbaren Elementes *n*
转座元件(转座因子) Umsetzung Element *n*
转座重组 Transposition-Rekombination *f*
转座子 Transposon *n*

zhuàn 转啭

转动 Rotation *f*, Drehung *f*
转动 Rotation *f*, Rolle *f*, Tour *f*
转动的 rotatorisch, rotatori(-us, -a, -um)
转动定律 Drehungsgesetz *n*
转动惯量 Drehträgheit *f*
转动光谱 Rotationsspektrum *n*
转动量子数 Rotationsquantenzahl *f*
转动频率 Drehfrequenz *f*
转动疝 paraösophageale Hernie *f*
转动式扫描仪 Radialscanner *m*
转动头导尿器 Blasen-Katheter mit drehbarem Ende *m*
转动摇床 Kreiselschüttler *m*
转振光谱 Rotationsschwingungsspektrum *n*
转轴 Drehachse *f*
转轴复制 Schwenk-Replikation *f*
转轴滑轮 Rollenkloben *m*
转轴酶 Swivelase *f*
转轴镊 Knapp* Rollpinzette *f*
转子 Trochanter *m*, Rollhöcker *m*, Rollhügel *m*

转子泵 Impellerpumpe *f*, Flügelradpumpe *f*, Rotationspumpe *f*
转子成形术 Trochanterplastik *f*
转子间嵴 Crista intertrochanterica *f*
转子间截骨术 Intertrochantäre Osteotomie *f*
转子间径 Diameter bitrochanterica *f*
转子间切骨术 intertrochantäre Osteotomie *f*
转子间线 Linea intertrochanterica *f*
转子流量计 Rotameter *n*
转子流速计 Rotameter *n*
转子皮下囊 Bursa subcutanea trochanterica *f*
转子窝 Fossa trochanterica *f*
转子下截骨术 Subtrochantäre Osteotomie *f*
转子下切骨术 subtrochantäre Osteotomie *f*, Gant* Operation *f*
啭音 Wobbelton *m*, Heulton *m*, Wechselton *m*

ZHUANG 妆庄桩装壮状撞

zhuāng 妆庄桩装

妆饰嫌恶(厌妆症) Misocosmia *f*
庄旋四氢巴马丁 L-Tetrahydropalmatin(um) *n*, Rotundin(um) *n*
庄中叶肝切除术 linksmediane Leberlobektomie *f*
桩 Stift *m*, Pfahl *m*
桩钉 Stift *m*
桩菇属 Paxillus *m*
桩菇属状的 paxilloid
桩冠 Düwelkrone *f*, Dübelkrone *f*, Stiftzahn *m*
桩核冠 Post-Kern-Krone *f*
装(诈)病 Simulation *f*, Simulieren *n*
装(诈)病者 Simulant *m*
装[型]盒 Flaschenaufbewahrung *f*
装扮游戏 Scheinspiel *n*
装备 Ausrüstung *f*, Betriebsmaterial *n*
装备包 Ausrüstungsbehälter *m*
装补学 Prothetik *f*
装疯 Pseudowahnsinn *m*
装甲救护车 gepanzerter Krankenwagen *m*
装甲心 gepanzertes Herz *n*
装模作样 Affektiertheit *f*
装配 montieren, Montage *f*
装片 Montage *f*, Aufziehen *n*, Einrahmen *n*
装饰假手(美容手) kosmetische Handprothese *f*
装饰品 Ornament *n*
装饰性的 kosmetisch
装饰性假手 kosmetische Hand *f*
装饰性假手套 Kosmetikhandschuh *m*
装饰性假肢 Kosmetikprothese *f*
装饰性手套 kosmetische Handschuhe *f*
装相 Manierismus *m*
装义齿 montiertes Gebiss *n*
装载 laden
装置 Apparat *m*, Apparatur *f*, Apparatus *m*
装柱技术 Säulenpacktechnik *f*

zhuàng 壮状撞

壮观霉素(大观霉素) Spectinomycin *n*, Spektinomyzin *n*
壮健 Sthenie *f*
壮年的 postadoleszent
壮年体力试验 körperliche Eignungsprüfung für das beste Alter *f*
S 状金属导尿管 S-förmiger Metallkatheter *m*
状况 Zustand *m*, Kondition *f*, Verfassung *f*, Status *m*
S 状拉钩 S-förmiger Retraktor *m*
状态 Kondition *f*, Verfassung *f*, Zustand *m*, Status *m*
状态变量值 Zustandsvariablenwert *m*
状态抽象 Zustandsabstraktion *f*
状态等同 Zustandsidentität *f*
状态反射 Haltungsreflex *m*
状态估计 Zustandsschätzung *f*
状态函数 Zustandsfunktion *f*
状态焦虑 - 特质焦虑问卷 Status Angst -Ängstlichkeit *f*
状态空间 Zustandsraum *m*
状态特质焦虑问卷 State -interdependenten Lernens *n*
状态 - 依存学习 State -interdependenten Lernens *m*
状态依存学习 zustandsabhängiges Lernen *n*
状态值 Zustandswert *m*
撞擦伤 Kontusionswunde *f*, Quetschwunde *f*
撞击 Stoß *m*
撞击擦伤 Stoßabriebfestigkeit *f*
撞击采尘器 Impinger *m*, Stoßabscheider *m*
撞击加速度 Stoßbeschleunigung *f*
撞击伤 Stoßverletzung *f*, Quetschung *f*
撞击式采样器 Pinger *m*
撞击载荷 Stoßbelastung *f*
撞击征 Impingement Zeichen *n*
撞击综合征 Impingement-Syndrom *n*
撞头 Kopfschlug *m*

ZHUI 追椎锥坠缀赘

zhuī 追椎锥

追(示)踪原子 Tracer(-Atom *n*) *m*
追赶生长 Aufholwachstum *n*
追赶性生长 Aufholwachstum *n*
追加溶液 Verfolgungsjagd Lösung *f*
追求女性 tändeln
追视盘 Verfolgungsrotor *m*
追溯的 Rückwirkendung *f*
追随链 folgender Strang *m*
追随品质 Gefolgschaft *f*
追忆 Palimnese *f*, Erinnerung *f*
追忆性幻觉 Erinnerungshalluzination *f*
追踪 Tracking *n*
追踪的辅助 Unterstützung von Tracking *f*
追踪观察 Nachfolgenbeobachtung *f*, tracing study <engl.>
追踪行为 Tracking-Verhalten *n*
追踪器 Pursuitmeter *m*, Tracker *m*, Fährtenleser *m*
追踪调查 Verlaufsstudie *f*, follow-upstudy <engl.>
追踪物 Tracer *m*
追踪显示 Verfolgungsanzeige *f*
追踪研究 Follow-up-Studie *f*
追踪者 Tracker *m*, Fährtenleser *m*
椎[骨]间的 intervertebral(-is, -is, -e), interspinal(-is, -is, -e)
椎[骨]体 Wirbelkörper *m*, Corpus vertebrae *m*
椎板 Wirbelplatte *f*, Lamina arcus vertebralis *f*
椎板剥离器 Laminektomie Raspatorium *n*
椎板成形术 Aminoplast *n*
椎板骨折 Wirbelbogenfraktur *f*, Wirbelplattenfraktur *f*
椎板刮匙 Laminektomiekürette *f*
椎板畸形 Laminektomie Fehlstellung *f*
椎板截除手术刀包 Laminektomieoperationsbesteck *n*, chirurgisches Besteck für Laminektomie *n*
椎板扩大成形术 Lamina Erweitern Angioplastie *f*
椎板裂 Lamina Riss *m*
椎板牵开器 Laminektomiehaken *m*
椎板切除后综合征 Postlaminektomie-Syndrom *n*
椎板切除减压术 Laminektomie und Dekompression *f*
椎板切除手术台 Laminektomietisch *m*
椎板切除术 Laminektomie *f*

椎板切除术后脊柱侧凸 Nach Laminektomie Skoliose *f*
椎板融合术 Wirbelplattenfusion *f*, Wirbelplattenversch-melzung *f*
椎板显微切除术 Lamina mikrochirurgische Resektion *f*
椎板增厚 Lamina Verdickung *f*
椎动脉 Wirbelarterie *f*, Arteria vertebralis *f*
椎动脉丛 Plexus vertebralis *m*
椎动脉沟 Sulcus arteriae vertebralis *m*
椎动脉基底动脉系统 Vertebralis-Basilaris-System *n*
椎动脉减压术 Wirbelartrieliedreieck *n*
椎动脉孔 Foramen transversarium *n*
椎动脉瘤 Vertebralisdissektion *f*, Aneurysma der Arterie vertebralis *n*
椎动脉内膜切除术 vertebrale Endarteriektomie *f*
椎动脉三角 vertebrales Ganglion *n*
椎动脉神经 Nervus vertebralis *m*
椎动脉神经节 vertebrales Ganglion *n*
椎动脉血管造影术 vertebrale Angiographie *f*
椎动脉压迫综合征 Vertebralarterie Kompressionssyndrom *n*
椎动脉造影 vertebrale Arteriographie *f*
椎动脉造影术 Vertebralis-Angiographie *f*
椎弓 Wirbelbogen *m*, Arcus vertebrae *m*
椎弓[崩]裂 Wirbelbogenspalte *f*, Bogensplate *f*, Spondy-lolyse *f*, Spondyloschisis *f*
椎弓板 Wirbelplatte *f*, Lamina arcus vertebralis *f*
椎弓崩裂 Spondylolyse-Riss *m*
椎弓根 Bogenwurzel *f*, Pediculus arcus vertebrae *m*, Radix arcus vertebrae *f*
椎弓根病变 pedicle Läsion *f*
椎弓根肥厚 Pedicle Hypertrophie *f*
椎弓根骨折 Wirbelbogenwurzelfraktur *f*
椎弓根固定 Pedicle Fixierung *f*
椎弓根固定系统 Pedicle Befestigungssystem *n*
椎弓根间距离 interpedikulare Distanz *f*
椎弓根螺钉 Pedikelschraube *f*
椎弓根螺钉固定器械 Pedikelschraube Fixierungsvorrichtunge *f*
椎弓根内固定 Pedikelschraube Fixierung *f*
椎弓骨折 Wirbelbogenfraktur *f*
椎弓结核 Wirbelbogen Tuberkulose *f*
椎弓切除手术刀包 chirurgisches Besteck für Wirbelbogenresektion *n*
椎弓塌陷 Spondylolyse Zusammenbruch *m*
椎弓峡部裂 Pedicle Landenge Riss *m*
椎弓肿瘤 Spondylolyse Tumor *m*
椎骨 Wirbel *m*, Vertebra *f*
椎骨打孔器 vertebrac Perforator *m*
椎骨多关节炎 Wirbel Polyarthrition *f*
椎骨附件畸形 vertebraler Anhang Fehlstellung *f*
椎骨骨骺炎 vertebrale Epiphysitis *f*
椎骨骨髓造影 Wirbel Knochenmark hingegung *f*
椎骨关节面切除术 Resektion des Wirbelkörpers Gelenkfläche *f*
椎骨关节突 Wirbel Facette *f*
椎骨关节突关节 Wirbel Facettengelenk *n*
椎骨关节炎 vertebrale Arthritis *f*
椎骨横突切除术 Transversektomie *f*
椎骨骺炎 Wirbeverbindung *f*
椎骨离解(脱离) Spondylolyse *f*
椎骨连结 Wirbeverbindunge *f*
椎骨旁瘤 paravertebraler Tumor *m*
椎骨切除术 Vertebrektomie *f*
椎骨融合畸形 Spondylodese-Fehlstellung *f*
椎骨上切迹 Incisura vertebralis superior *f*
椎骨塌陷 Wirbel Zusammenbruch *m*
椎骨退变增生 degenerative Hypertrophie des Wirbels *f*
椎骨脱离 Spondylolyse *f*
椎骨下切迹 Incisura vertebralis inferior *f*
椎骨周的 perispondylär
椎关节 Wirbelgelenk *n*, Articulationes vertebrales *f pl*
椎管 Wirbelkanal *m*, Vertebralkanal *m*, Spinalkanal *m*, Canalis vertebralis (s.spinalis) *m*
椎管穿刺 Spinalpunktion *f*
椎管穿刺术 Lumbalpunktion *f*
椎管发育性狭窄 schmale Spinalkanalentwicklungsstörung *f*
椎管积脓 spinales Empyem *n*
椎管减压术 spinale Dekompression *f*
椎管扩大成形术 Laminoplastie *f*
椎管内出血 f Spinalblutung *f*
椎管内动静脉畸形 spinale Arteriovenöse Malformation *f*
椎管内肺吸虫病 intraspinale Paragonimiasis *f*
椎管内感染 spinale Infektion *f*
椎管内脊膜瘤 spinales Meningeom *n*
椎管内脊索瘤 Spinales Chordom *n*
椎管内结核瘤 spinales Tuberkulom *n*
椎管内瘤 intraspinaler Tumor *m*
椎管内麻醉 intravertebrale Anästhesie *f*, Anaesthesia in-travertebralis *f*
椎管内脓肿 intraspinaler Abszess *m*
椎管内神经鞘瘤 spinales Schwannom *n*
椎管内血肿 intraspinales Hämatom *n*
椎管内异物取除术 Entfernung des intraspinalen Fremd-körpers *f*
椎管内硬脊膜外脓肿 intravertebraler epiduraler Abszeß *m*
椎管内脂肪瘤 spinales Lipom *n*
椎管内肿瘤 intraspinaler Tumor *m*
椎管内肿瘤切除术 Exzision des intraspinalen Tomors *f*
椎管内蛛网膜囊肿 spinale Arachnoidalzyste *f*
椎管内转移瘤 spinale Metastase *f*
椎管内阻滞(轴索阻滞) Liquorblockade *f*, Liquorsperre *f*, Liquorstopp *m*, spinaler Block *m*, neuraxialer Block *m*
椎管钳 intervertebrale Zange *f*, Vertebralkanalzange *f*
椎管切开术 spinale Inzision *f*
椎管外室管膜瘤 extralvertebrales Ependymom *n*
椎管狭窄[症] Spinalkanalstenose *f*
椎管造影 Spinalkanalmyelographie *f*
椎管造影术 spinale Angiographie *f*
椎基底动脉 vertebrobasiläre Arterie *f*
椎基底动脉供血不足 vertebrobasiläre Insuffizienz *f*
椎基底动脉瘤 Basilarisaneurysma *n*
椎基动脉缺血 vertebrobasiläre Ischämie *f*, Vertebralis-Basilaris-Syndrom *n*
椎间的 interspinal (-is, -is, -e), intervertebral (-is, -is, -e)
椎间钙化症 intervertebrale Verkalkung *f*
椎间骨关节病 intervertebrale Arthrose *f*
椎间关节 Wirbelgelenk *n*
椎间关节囊 intervertebrale Gelenkkapsel *f*
椎间关节嵌顿 Wirbelgelenkinhaftierung *f*
椎间关节切除术 intervertebrale Gelenkresektion *f*
椎间关节融合 intervertebrale Arthrodese *f*
椎间关节脱位 intervertebrale Luxation *f*
椎间关节置换 intervertebraler Gelenkersatz *m*
椎间关节注射 Facet-Injektion *f*
椎间关节阻滞 Facet-Block *m*
椎间假关节 intervertebrale Pseudarthrose *f*
椎间静脉 Vena intervertebralis *f*
椎间孔 Intervertebralloch *n*, Zwischenwirbelloch *n*, Fora-men intervertebrale *n*
椎间孔分离试验 Foraminaler Trennungtest *m*
椎间孔切开术 Incision des intervertebralen Foramens *f*

椎间孔型椎间盘突出 foraminaler Bandscheibenvorfall *m*
椎间孔压缩试验 foraminale Druckprüfung *f*
椎间联合 Symphysis intervertebralis *f*
椎间面 intervertebrale Facies *f*, Zwischenwirbelfläche *f*
椎间盘 Zwischenwirbelscheibe *f pl*, Bandscheiben *f pl*, Intervertebralscheiben *f pl*, Disci intervertebrales *m pl*
椎间盘变性 Bandscheibendegeneration *f*
椎间盘部分切除术 partielle Resektion der Bandscheibe *f*
椎间盘打孔器 Diskusstanze *f*, Bandscheibenstanze *f*
椎间盘电热疗法纤维环成形术 intradiskale elektrothermische Anuloplastie *f*
椎间盘钙化症 Bandscheibenverkalkung *f*
椎间盘钙质沉着 Disc-Kalzinose *f*
椎间盘感染 Disc-Infektion *f*
椎间盘疾病 Disc-Krankheit *f*
椎间盘内部结构紊乱 interne Struktur der Bandscheibenschäden *f*
椎间盘内部撕裂 interne Träne des Discs *f*
椎间盘内电热术 intradiscale elektrothermische Chirurgie *f*
椎间盘内紊乱 intradiscale Erkrankung *f*
椎间盘内压测定术 intradiscale Druckmesstechnik *f*
椎间盘膨出 Bandscheibenvorfall *m*
椎间盘嵌入征 Disc-Embedded-Abgabe *f*
椎间盘疝 Bandscheibenvorfall *m*
椎间盘收缩术 Disc-Kontraktion-Chirurgie *f*
椎间盘髓核摘除术 Resektion des Nucleus pulposus der Intervertebralscheibe *f*
椎间盘突(脱)出[症] Intervertebralscheibenprolaps *m*, Bandscheibenprolaps *m*, Diskushernie *f*, Pulposushernie *f*, Prolapsus disci *m*
椎间盘突出 Bandscheibeprotrusion *f*
椎间盘突出复发 Rezidiv des Bandscheibenvorfalls *n*
椎间盘退变 Bandscheibendegeneration *f*
椎间盘退行性病变 Bandscheibendegeneration *f*
椎间盘脱水变性 Disc-Austrocknung-Degeneration *f*
椎间盘紊乱 Bandscheibenschaden *m*
椎间盘纤维环 Faserring der Bandscheibe *m*, Anulus fibrosus disci intervertebralis *m*
椎间盘线造影术 Disc-Röntgenangiographie *f*
椎间盘压迫 Bandscheibenunterdrückung *f*
椎间盘咬骨钳 Bandscheibenhohlmeißelzange *f*, Band-scheibenknabberzange *f*
椎间盘移位 Bandscheibenverschiebung *f*
椎间盘游离 sequestrierte Bandscheibe *f*
椎间盘源性疼痛 Diskogener Schmerz *m*
椎间盘源性腰背痛 bandscheibenbedingter Schmerz im unteren Rücken *m*
椎间盘造影术 Diskographie *f*
椎间盘真空现象 Disc-Vakuum-Phänomen *n*
椎间盘综合征 Disc-Syndrom *n*
椎间切迹 intervertebrale Kerbe *f*
椎间融合器 intervertebrale Fusion *f*
椎间隙变窄 Verengung des Intervertebralraums *f*
椎间隙感染 intervertebrale Infektion *f*
椎间隙扩大征 intervertebralexpandierte Abgabe *f*
椎间隙狭窄 Disc-Verengung *f*
椎间隙增宽 Vertebrallücke-Verbreiterung *f*
椎间小关节急性损伤 akute Verletzung der kleinenGelenke der Zwischenscheiben *f*
椎静脉 Wirbelvene *f*, Vena vertebralis *f*
椎静脉造影 vertebrale Phlebographie *f*
椎孔 Wirbelloch *n*, Foramen vertebrale *n*
椎孔矢状径 anteroposteriorer Durchmesser des Wirbellochs *m*
椎肋三角 vertebrocostales Dreieck *n*
椎内后静脉丛 Plexus venosi vertebrales interni poste-Riores *m*
椎内静脉丛 Plexus venosi vertebralis interni *m*
椎内前静脉丛 Plexus venosi vertebrales interni anterio-res *m*
椎旁动静脉畸形 paravertebrale arteriovenöse Malformation *f*
椎旁肌 paraspinaler Muskel *m*
椎旁肌痉挛 Paraspinalen Muskelkrampf *m*
椎旁交感神经节封闭术 paravertebrale Sympathikusbloc-kade *f*
椎旁麻醉 paravertebrale Anästhesie *f*
椎旁神经节 paravertebrales Ganglion *n*
椎旁阻滞 paravertebrale Blockade *f*
椎前部 Pars praevertebralis *f*
椎前间隙 Spatium praevertebrale *n*
椎前节 Prävertebralganglien *n pl*
椎前筋膜 Fascia praevertebralis *f*
椎前静脉 Vena vertebralis anterior *f*
椎前静脉丛 Plexus venosi vertebrales anteriores *m*
椎前淋巴结 Nodi lymphatici praevertebralis *m pl*
椎前神经节 prävertebrales Ganglion *n*
椎切迹 vertebrale Kerbe *f*
椎上切迹 Incisura vertebralis superior *f*
椎神经节 Vertebralganglion *n*, Ganglion vertebrale *n*
椎体 Wirbelkörper *m*, Corpus vertebrae *n*
椎体边缘骺分离 Epiphysenfugetrennung des Wirbelkörperrandes *f*
椎体边缘型结核 Borderline-Wirbelkörper-Tuberkulose *f*
椎体病理性脱位 pathologische Luxation des Wirbelkör-pers *f*
椎体成形术 Vertebroplastie *f*
椎体垂直指数 vertikaler Index des Wirbelkörpers *m*
椎体对称性融合 vertebrale symmetrische Fusion *f*
椎体分布异常 vertebrale abnorme Verteilung *f*
椎体附件 Appendix (od. Anhangsgebild *n*) des Wirbel-körpers *m*
椎体钩 Uncus corporis wertebrae *m*
椎体骨骺炎 Epiphysitis vertebralis *f*
椎体骨缺血性坏死 vertebrale Osteonekrose *f*
椎体骨软骨炎 vertebrale Osteochondritis *f*
椎体骨突滑脱 Bony-Wirbelkörper-Spondylolisthesis *f*
椎体骨质增生 vertebrale Hyperostose *f*
椎体骺板骨软骨炎 vertebrale Epiphysenplatteosteochondritis *f*
椎体后高 posteriore Höhe des Wirbelkörpers *f*
椎体化脓性骨髓炎 vertebrale pyogene Osteomyelitis *f*
椎体畸形 Wirbeldeformität *f*
椎体间脊柱融合术 Zwischenkörperwirbelsäulenversteifungsimplantat *f*
椎体间连结 intervertebrale Links *f*
椎体间融合器 intervertebrale Fusion *f*
椎体间融合术 intervertebrale Fusion *f*
椎体间移植 intervertebrale Transplantation *f*
椎体截骨术 vertebrale Osteotomie *f*
椎体筋膜 vertebrale Faszie *f*
椎体静脉 Venae basivertebrales *f*
椎体瘤 vertebrales Aneurysma *n*
椎体内海绵状血管瘤 Kavernöses Hämangiom im Wirbelkörper *n*
椎体前高 anteriore Höhe des Wirbelkörpers *f*
椎体前缘压缩骨折 Kompressionsfraktur des anterioren Randes *f*
椎体切除 Korpektomie *f*
椎体缺如 vertebrale Abwesenheit *f*
椎体塌陷 Wirbelkollaps *m*
椎体体外脱矿化模型 In vitro demineralisiertes Wirbel-Modell *n*
椎体外系疾病 extrapyramidale Krankheit *f*
椎体下横径 umterer Querdurchmesser des Wirbelkörpers *m*
椎体下矢状径 unterer anteroposteriorer Durchmesser des Wirbelkörpers *m*
椎体楔形压缩骨折 keilförmige Kompressionsfraktur des Wirbelkörpers *f*

椎体形成异常 abnorme Bildung vom Wirbelkörper *f*
椎体形成障碍 vertebrale Schranke *f*
椎体旋转 Wirbelrotation *f*
椎体血管瘤 Wirbelkörper-Hämangiom *n*
椎体硬化 vertebrale Sklerose *f*
椎体中部横径 mittlerer Querdurchmesser des Wirbelkörpers *m*
椎体中部矢状径 mittlerer anteriorposteriorer Durchmesser des Wirbelkörpers *m*
椎体中心型结核 vertebrale zentrale Tuberkulose *f*
椎体终板 Endplatte *f*
椎体纵裂畸形 vertebrale interhemisphärische Fehlstellung *f*
椎体钻头 Wirbelbohrer *m*
椎突螺属 Lymnaea *f*, Limnaea *f*
椎外后静脉丛 Plexus venosi vertebrales externi poste-riores *m*
椎外静脉丛 Plexus venosi vertebrales externi *m*
椎外前静脉丛 Plexus venosi vertebrales externi anterio-res *m*
椎下切迹 Incisura vertebralis inferior *f*
锥 Pfriem *m*, Konus *m*, Kegel *m*
锥板粘度计 Kegel-Viskosimeter *n*
锥鞭毛体 Trypomastigophoren *f pl*
锥部 Pars petrosa ossis temporalis *f*
锥虫 Trypanosomen *f pl*
锥虫病 Trypanose *f*, Trypano(so)miasis *f*
锥虫病性痴呆 Demenz bei Trypanosomiasis *f*
锥虫病疹 Trypanid *n*
锥虫毒素 Trypanosoma-Toxin *n*
锥虫红 Trypanrot *n*
锥虫科 Trypanosom(at)idae *pl*
锥虫蓝 Trypanblau *n*, Dianilblau *n*, Naphthaminblau *n*
锥虫蓝(台盼蓝) Trypanblau *n*
锥虫胂胺 Tryparsamid *n*
锥虫属 Trypanosoma *n*, Schraubengeißling *m*
锥虫下疳 trypanosomale Rachitis *f*
锥虫性下疳 Trypanosomenschanker *m*
锥蝽 Wanze der Triatoma *f*
锥蝽属 Triatoma *f*
锥蝽亚科 Triatominae *f pl*
锥后裂 Fissura Retropyramide *f*
锥隆起 Eminentia pyramidalis *f*
锥体 Pyramide *f*, Pyramis *f*
锥体[束]外[系]综合征 extrapyramidales Syndrom *n*
锥体[束]系统 pyramidales System *n*
锥体侧束 Tractus pyramidalis lateralis *m*
锥体层 pyramidale Schicht *f*
锥体的 pyramidal
锥体尖 Apex pyramidis *f*, Apex partis petrosae *f*
锥体交叉 Pyramidenkreuzung *f*, Decussatio pyramidum *f*
锥体视觉 Kegelvision *f*
锥体束 Pyramidenbahn *f*, Pyramidenstrang *m*, Tractus pyramidalis *m*
锥体束外的 extrapyramidal
锥体束征 Pyramidenbahnzeichen *n*
锥体外的 extrapyramidal
锥体外束 extrapyramidaler Strang *m*, Tractus extrapyra-midalis *m*
锥体外系 extrapyramidales System *n*
锥体外系不良反应 extrapyramidales Symptom *n*
锥体外系副作用评定量表 Rating-Skala für extrapyramidale Nebenwirkungen *f*
锥体外系疾病 extrapyramidale Krankheit *f*
锥体外系统 extrapyramidales System *n*
锥体外运动系统 extrapyramidalmotorisches System *n*
锥体外综合征 extrapyramidales Syndrom *n*
锥体系[统] Pyramidensystem *n*
锥体细胞 Pyramidenzellen *f pl*
锥体细胞层 Pyramidenschicht *f*, Stratum pyramidale *n*
锥体形 Pyramidale *f*
锥体叶 Lobus pyramidalis *m*
锥痛 bohrender Schmerz *m*
锥突 Pyramidenfortsatz *m*, Processus pyramidalis *m*
锥突部骨炎 pyramidale Krankheit *f*
锥外运动束 extrapyramidalmotorischer Fasciculus *m*
锥纤维 Kegel-Fasern *f pl*
锥小足 Kegelfüsschen *n*
锥形 Metuliform *f*
锥形[烧]瓶 konischer Kolben *m*, Erlenmeyer* Kolben *m*
锥形的 kegelig, pyramidal
锥形割口缝合针 konisch-schneidende chirurgicsche Nadel *f*
锥形骨骺 kegelförmige Osteoepiphysis *f*
锥形静脉切开针 pyramidenförmige Schnittnadel *f*
锥形量杯 Spitzglas *n*, kegelförmiges Messglas *n*
锥形切除术 Konisation *f*, kegelförmige Exzision *f*, Excisio conica *f*
锥形烧杯 Kegelbecherglas *n*, Kegelbecher *m*
锥形四分法 konische Quartierung *f*
锥形突 Tuberculum conoidens *n*
锥形洗瓶 konische Waschflasche *f*
锥形牙 kegelförmiger Zahn *m*
锥型准直器 konischer Kollimator *m*
锥蝇属 Callitroga *f*
锥状肌 Pyramidenmuskel *m*, Musculus pyramidalis *m*
锥状结节 pyramidaler Tuberkel *m*
锥状螺旋状种植体 kegelförmiges Schraubenimplantat *n*
锥状韧带 Ligamentum conoideum *n*
锥状细胞 Zapfenzelle *f*
锥状叶 Lobus pyramidalis *m*

zhuì 坠缀赘

坠机(毁)损伤 Crash-Verletzung *f*
坠积的 hypostatisch, hypostatic(-us, -a, -um)
坠积期尸斑 Hypostase bei Sedimentationsphase *f*
坠积性充血 hypostatische Hyperämie *f*, Senkungshyperä-mie *f*
坠积性肺炎 hypostatische Pneumonie *f*, Senkungspneu-monie *f*
坠积性脓肿 hypostatischer Abszess *m*, Senkungsabszeß *f*
坠积性水肿 abhängiges Ödem *n*
坠落(跌)伤 Absturzverletzung *f*
坠落产 überstürzte Geburt *f*
坠落事故 Absturzunfall *m*
坠落所致颅骨骨折 Schädelbrüche durch Stürze *m pl*
坠胎 artifizieller Abort *m*, Abortus *m*
坠胎药 Abortivum *n*, Abortifaziens *n*, Abtreibungsmittel *n*
缀合蛋白质 konjugiertes Protein *n*
缀合的 konjugiert
缀合酶 konjugierte Enzym *n*
缀字法 Orthographie *f*
赘生耳垂 überzähliges Ohrläppchen *n*, Aurikularanhänge *f*
赘生物 Vegetation *f*, Neoplasma *n*, Neubildung *f*, Exkres-zenz *f*, Auswuchs *m*
赘生性肿瘤 Neoplasma *n*, Neubildung *f*
赘生指 überzähliger Finger *m*
赘生趾 überzähliger Zeh *m*
赘疣 Auswuchs *m*
赘疣性血栓性心内膜炎 Endocarditis verrucothrombotica *f*
赘疣状心内膜炎 verruköse Endokarditis *f*, vegetative Endokarditis *f*
赘语 Umschreibung *f*
赘状瘢痕 überflüssige Narbe *f*

ZHUN 谆准

zhūn 谆

谆谆教诲 Einimpfung *f*

zhǔn 准

准备电位 Bereitschaftspotential *n*
准备疗法 Vorbehandlung *f*
准备律 Gesetz der Bereitschaft *n*
准备率 Reserve -Verhältnis *n*
准备麻醉 Präanästhesie *f*, Vornarkose *f*, Prämedikation *f*
准备时期 vorbereitungsperiode *f*
准备室 Vorbereitungsraum *m*
准备信号 Bereitssignal *n*
准备运动 Vorübung *f*, Aufwärmen *n*
准备状态 Bereitschaft *f*
准分子激光 Excimer *n*
准分子激光[光]性屈光性角膜切割术 photorefraktive Keratektomie mit dem Excimerlaser *f*
准分子激光角膜上皮瓣下磨镶术 Epi-Laser in-situ Keratomileusis *f*
准分子激光角膜上皮下磨镶术 Laser subepitheliale Keratomileusis *f*
准分子离子 quasimolekulares Ion *n*
准概念环境 quasi-begriffliche Umwelt *f*
准公共产品 quasi öffentliches Gut *n*
准共生 Parasymbiose *f*
准固定相 quasi stationäre Phase *f*
准光镜片 punktale Linse *f*
准硅 Ekasilizium *n*, Germanium *n*
准金属 Metalloide *n pl*
准静态的 quasistatisch
准逻辑 paralogisch
准毛皮层 Paratrichocutis *f*
准确的 akkurat, präzise, genau
准确度 Validität *f*, Genauigkeit *f*
准确推理 genaue Begründung *f*
准确性测验 Genauigkeitsprüfung *f*
准确质量 exakte Masse *f*
准社会环境 quasi-soziales Umfeld *n*
准实验 Quasi-Experiment *n*
准实验设计 quasi-experimentelles Design *n*
准物理环境 quasi-physische Umwelt *f*
准显性 Quasidominanz *f*, Pseudodominanz *f*
准型病毒 Pseudovirus *n*
准性(性外)生殖 Parasexualität *f*(以体细胞进行遗传研究)
准性生殖循环 parasexueller Zyklus *m*
准需要 Quasi-Notwendigkeit *f*
准学位护士 Associate-Degree-Krankenschwester *f*
准阈剂量 Quasi-Schwellendosis *f*
准元素 Eka-Elemente *n pl*
准则 Standard *m*
准则参照评价 Kriterien für diese Beurteilung *n pl*
准则效度 Kriteriumsvalidität *f*
准直 Kollimation *f*
准直孔径 Kollimationsapertur *f*
准直器 Kollimator *m*, Blockblende *f*
准种 Quasispezies *f*
准专业人员 Paraprofessional *m*
准自然语言 quasi-natürliche Sprache *f*
准自然语言形式体系 quasi-natürlichsprachlicher Formalismus *m*
准自杀 Parasuizid *m*

ZHUO 捉桌灼茁卓浊着镯

zhuō 捉桌

捉空摸床 Tilmus *m*
桌面式 Desktop *m*
桌面式[计算]机 Desktoprechner *m*
桌面展示 Desktoppräsentation *f*
桌人椅系统 Schreibtisch-Mann-Stuhl-System *n*
桌下净空 Vacantion unter Schreibtisch *f*, Beinfreiheit *f*
桌椅高差 Unterschied zwischen Schreibtisch und Stuhl *m*
桌椅距离 Abstand zwischen Schreibtisch und Stuhl *m*

zhuó 灼茁卓浊着镯

灼口综合征(舌痛症) Burning-Mouth-Syndrom *n*, Zungenbrennen *n*
灼烙 Kauterisation *f*
灼烙剂 Moxa *f*
灼热 Calor *m*, Kauma *n*, Glühhitze *f*, Aestus *m*
灼热感 Hitzegefühl *n*, Hitzewallung *f*, Hitzeempfindung *f*, brennende Hitze *f*
灼热足综合征 burning-feet-Syndrom *n*, brennendes Füße-Syndrom *n*
灼伤 Verbrennung *f*, Ambustio *f*
灼烧 Verbrennung *f*, Kauma *n*
灼烧沉淀 Anzündungspräzipitat *n*, Verbrennungspräzipi-tat *n*
灼烧试验 Verbrennungsprobe *f*
灼痛 brennender Schmerz *m*, Kausalgie *f*, Wärmesch-merz *m*, Thermalgie *f*
灼性神经疼痛 Brennender Nervenschmerz *m*
灼性神经痛 Kausalgie *f*
茁状成长 gedeihen
卓-艾二氏综合征 Zollinger*-Ellison* Syndrom *n*
浊斑 Opazität *f*, Trübung *f*, Trübungsfleck *m*
浊点 Trübungspunkt *m*, Trübepunkt *m*
浊度 Trübungsgrad *m*
浊度标 Trübungsskale *f*
浊度测定法 Trübungsmessung *f*, Nephelometrie *f*
浊度滴定 Trübungstitrierung *f*, Trübungstitration *f*
浊度点 Trübungspunkt *m*, Trübepunkt *m*
浊度计 Nephelometer *n*
浊度试验 Trüibungsreaktion *f*, Trübungsprobe *f*
浊音 Dämpfung *f*, Mattschall *m*, gedämpfter(Klopf-)Schall *m*
浊音区 Dämpfungsbezirk *m*
浊值 Trübungswert *m*
浊肿 trübe Schwellung *f*
着床 Nidation *f*, Implantatio(n) *f*
着床前的 präimplantativ
着地痒 钩虫皮[痒]病 Boden Krätze *f*
着角 Aufprallwinkel *m*
着粒丝分裂 zentrische Spaltung *f*
着粒丝交换 Zentromer-Austausch *m*
着陆冲击 Landungssturm *m*
着陆损伤 Landeverletzung *f*
着迷 Entrückung, Begeisterung
着普通服装环境 hemdsärmeliges Umfeld *n*
着色 Verfärbung *f*, Pigmentation *f*, Pigmentio *f*
着色斑 Lentigo *f*, Schönheitsfleck *m*, Linsenfleck *m*
着色斑病 Lentiginose *f*, Lentiginosis *f*
着色斑的 lentiginös
着色不足 Hypochromasie *f*, Hypochromatismus *m*, Hy-pochromatose *f*, Hypochromie *f*
着色的 pigmentös, pigmentiert, pigmentos(-us, -a, -um)
着色过度 Hyperchromasie *f*, Hyperchromatismus *m*, Hy-perch-

romatose *f*, Überpigmentierung *f*
着色过深 Hyperchromatose *f*, Hyperchromatosis *f*
着色剂 Farbstoff *m*, Färbestoff *m*, Farbflüßigkeit *f*
着色梅毒疹 Syphiloderma pigmaentosum *n*, Leukoderma syphiliticum (s.specificum) *n*
着色丝状菌病 Chromohyphomycose *f*
着色污染 Farbstoff-Verfärbung *f*
着色性干皮病 Atrophoderma pigmentosum *n*, Melanosislenticularis progressiva *f*, Xeroderma pigmentosum *n*
着色性干皮病痴呆 pigmentierte xerodermische ldiotie *f*
着色性类干皮病 pigmentiertes Xerodermoid *n*
着色性毛发表皮痣 Becker* Melanose *f*, Becker* Nävus *m* (贝克尔黑变病)
着色性皮肤萎缩 Xeroderma pigmentosum *n*, Melanosis lenticularis progressiva *f*
着色性荨麻疹 Urticaria pigmentosa *f*, Nettleship* Krankheit (od. Syndrom *n*) *f*
着色性紫癜性疹 Eruptio purpurae pigmentosae *f*
着色牙 verfärbte Zähne *pl*
着色芽生菌病 Chromomykose *f*, Chromoblastomykose *f*
着色芽生菌属 Hormodendrum *n*
着色义齿基托 getönte Prothese *f*
着色异常 Parachromatosis *f*, Chromatismen *m pl*
着色真菌病 Chromomykose *f*, Chromoblastomykose *f*, Lane*-Pedroso* Mykose *f*, Pedrose* Krankheit *f*
着色紫癜性苔癣性皮炎 Dermatitis lichenoides purpurica Pigmentosa *f*, Gougerot* Dermatitis *f*
着色作用 Pigmentierung *f*
着生 Insertion *f*
着丝点 Zentromer *n*, Kinetochor *n*
着丝点环 zentrischer Ring *m*
着丝点微管 Zentromer-Mikrotubulus *m*, Kinetochore-Mikrotubulus *m*
着丝基因 Zentrogen *n*
着丝粒 Zentromer *n*, Kinetochor *n*
着丝粒板 Kinetochor-Platte *f*
着丝粒错分 Misdivision des Zentromers *f*
着丝粒蛋白 Zentromer-Protein *n*
着丝粒定向 Zentromer-Orientierung *f*
着丝粒分裂 Teilung des Zentromers *f*
着丝粒环 zentrische Ring *m*
着丝粒交换 Zentromer-Austausch *m*
着丝粒抗体 Kentromere-Antikörper *m*
着丝粒区异染色质法 zentrisches Heterochromatinsverfahren *n*
着丝粒融合 zentrische Fusion *f*
着丝粒显带 zentromerische Streifenbildung *f*, C-Streifenbildung *f*
着丝粒小点带 Zentromer-Punktenband *n*
着丝粒序列 Zentromersequenz *f*
着丝粒异常分裂 Misdivision des Zentromers *f*
着丝粒异染色质 Zentromerheterochromatin *n*
着丝粒异染色质带 zentromerisches heterochromatisches Band *n*
着丝粒缢痕 Zentromer-Konstriktion *f*
着丝粒指数 Zentromerindex *m*
着土疹 Sumpfkrätze *f*, Ankylostoma-Dermatitis *f*, Chauffie *f*, Boden Juckreiz *f*
着装角色失调 Kleid Rolle Ungleichgewicht *n*
镯状褶 Armilla *f*, Halskrause *f*

ZI 咨姿资孳滋髭子姊仔籽梓紫自字眦

zī 咨姿资孳滋髭

咨询 Beratung *f*
咨询的 beratend
咨询反馈信息 Beratungsrückmeldungen *f pl*
咨询科 Beratungsservice *m*
咨询联络精神病学 Beratung-Liaison Psychiatrie *f*
咨询模型 Beratungsmodell *n*
咨询谈话 Beratungsgespräch *n*
咨询体系 Beratersystem *n*
咨询心理方位 psychologische Orientierung der Beratung *f*
咨询心理距离 psychologische Distanz der Rücksprache *f*
咨询心理学 Beratungspsychologie *f*
咨询者 Berater *m*
咨询者教育 Beratersausbildung *f*
咨询组 Beratergruppe *f*
姿势 Haltung *f*, Stellung *f*, Lage *f*, Körperhaltung, f Kör-perstellung *f*
姿势测定器 Posturometer *n*
姿势的 postural
姿势反射 Haltungsreftex *m*, Hatereflex *m*, Lagereflex *m*, Stellreflex *m*, posturaler Reflex *m*
姿势觉 Haltungssinn *m*
姿势紧张 tonische Haltung *f*, posturaler Tonus *m*
姿势控制 posturale Kontrolle *f*
姿势控制障碍 Haltungsdefizite *n pl*
姿势疗法 Haltungsbehandlung *f*
姿势描记[法] Posturographie *f*
姿势疲劳 Haltungsschwäche *f*
姿势缺点 Haltungsschäden *m pl*
姿势失衡 Haltungsgleichgewichtsstörung *f*
姿势性侧凸 posturale Skoliose *f*
姿势性高血压[症] posturale Hypertonie *f*
姿势性脊柱侧凸 posturale Skoliose *f*
姿势性脊柱弯曲异常 abnorme Krümmung der Wirbelsäule *f*
姿势性收缩 Haltungskontraktion *f*
姿势性眩晕 Schwankschwindel *m*
姿势性张力弛缓 Haltungsatonie *f*
姿势性震颤 Haltungstremor *m*
姿势异常 Haltungsanomalie *f*, Haltungsfehler *m*
姿势语 Haltungssprache *f*
姿态 Haltung *f*, Geste *f*
姿态传感器 Lagesensor *m*
姿态错觉 Haltungsillusion *f*
姿态肌链 Haltemuskulatur *f*
姿态控制 Lageregelung *f*
姿态平衡功能 Haltungsgleichgewichtsfunktion *f*
姿态试验 Haltungstest *m*
姿态误差 Haltungsfehler *m*
姿态性平足症(姿势性平底足) orthostatischer Plattfuß *m*
姿态修正 Lagekorrektur *f*
姿态指示器 künstlicher Horizont *m*
资本 Kapital *n*
资本保值增值率 Kapital Erhaltung-und-Inkrement Verhältnis *n*
资本化 Kapitalisierung *f*
资产 Aktivum *n*
资产报酬率 Gesamtkapitalrendite-Verhältnis *n*
资产负债表 Bilanz *n*
资产负债率 Bilanzstruktur-Verhältnis *n*
资产结构 Vermögensstruktur *f*
资产盘亏 Aktiva-Inventar-Mangel *m*
资产盘盈 Aktiva-Bestand-Überschuss *m*
资产评估 Aktiva-Beurteilung *f*
资金 Fonds *m*
资料 Daten *pl*, Information *f*
资料表 Datenblatt *n*
资料加工(处理) Datenverarbeitung *f*
资料库 Datenbank *f*

资源 Ressource *f*
资源 Ressourcen *f pl*
资源/效果分析 Ressource-Wirksamkeit-Analyse *f*
资源分配 Ressourcenallokation *f*
资源管理 Ressourcenmanagement *n*
资源和病人管理系统 Ressource-und Patient-Management-System *n*
资源交换理论 Ressourcenaustausch-Theorie *f*
资源配置 Ressourcenallokation *f*
资源限制模型 Ressourceneinschränkungsmodell *n*
资源消耗 Ressourcenverbrauch *m*
孳生 Fortpflanzung *f*, Vermehrung *f*
孳生地 Brutstätte *f*
孳生习性 Brutgewohnheit *f*, Fortpflanzungsgewohnheit *f*
滋补的 tonisch
滋补食品 nahrhaftes Essen *n*
滋养层 Trophoblast *n*, Trophoderm *n*
滋养层的 trophodermal
滋养层甲状腺功能亢进症 trophoblastische Hyperthyreose *f*
滋养层抗原 Trophoblast-Antigen, TAn *n*
滋养层腔隙 trophoblastische Lacuna *f*
滋养层绒毛 trophodermale Villi *m pl*
滋养层细胞 Trephozyt *m*
滋养层细胞柱 Trophoblastsäule *f*, Trophoblastschale *f*
滋养层陷窝 trophodermale Krypte *f*
滋养的 assimilierbar, nährend, nahrhaft
滋养动脉 Arteria nutricia *f*
滋养管 Canalis nutricius (ossis) *m*
滋养核 Trophonukleus *m*, Makronukleus *m*, Großkern *m*
滋养孔 Ernährungsloch *n*, Foramen nutricium *n*
滋养粒 deutoplasmische Granulat *f*, Deutoplasma-Granulat *f*
滋养母细胞 Trophoblast nl
滋养期 vegetatives Stadium *n*, Ruhestadium *n*
滋养染色质 Trophochromatin *n*
滋养体 Trophozoit *m*
滋养细胞癌 Chorionkarzinom *n*, Chorionepitheliom *n*
滋养细胞基膜 trophoblastäre Basalmembran *f*
滋养细胞疾病 Trophoblastenerkrankung *f*
滋养细胞肿瘤及肿瘤样病变 Trophoblasttumor und tumorähnliche Läsion *m* und *f*
滋养性低血糖症 alimentäre Hypoglykämie *f*
滋养血管 Nährstoffgefäß *n*
滋养叶瘤 Trophoblastom *n*
滋养质 Trophoplasma *n*, Deut(er)oplasma *n*, Metaplasma *n*
髭 Schnurrbart *m*

zǐ 子姊仔籽梓紫

子(亚)范畴 Unterkategorie *f*
子胞交配 Deuterogamie *f*
子胞蚴 Tochtersporozyste *f*
子胞子 Sporozoit(e) *m*
子胞子率 Sporozoitenindex *m*, Sporozoitenrate *f*
子波 kleine welle *f*, Wellchen *n*
子波分析 Wavelet-Analyse *f*
子层同时发育的 aequihymeniiferous
子程序 Unterprogramm *n*
子代 Filialgeneration *f* (F), Tochtergeneration *f*
子代病毒 Virennachkommen *m pl*
子代父职 Sohn nehmen Vaters Verantwortung
子代相对危险 relatives Risiko auf die Nachkommen *n*
子带编码 Teilbandcodierung *f*
子弹擦痕 Kugelabschürfung *f*
子弹弹道检验 ballistische Untersuchung der Kugeln *f*
子弹恐怖 Ballistophobie *f*
子弹钳 Kugelzange *f*
子痘 Tochterpocken *pl*
子房 Fruchtknoten *m*
子房培养 Fruchtknotenkultur *f*
子富积血 Häm(at)ometra *f*
子富直肠陷凹切开术 Kuldotomie *f*
子宫 Gebärmutter *f*, Uterus *m*, Hystera *f*, Matrix *f*, Metra *f*
子宫[X线]造影术 Hysterographie *f*, Uterographie *f*, Metrographie *f*
子宫[X线]照片 Hystrogramm *n*
子宫癌 Uteruskarzinom *n*, Gebärmutterkrebs *m*, Metro-carcinoma *n*
子宫癌手术刀包 chirurgisches Besteck für Uteruskarzi-nom *n*
子宫疤痕破裂 Uterusnarbenruptur *f*
子宫闭锁 Gebärmutteratresie *f*, Uterusatresie *f*, Metratre-sie *f*, Atretometria *f*, Hysteratresia *f*
子宫壁内平滑肌瘤 intramurales Leiomyom des Uterus *n* intramurales Uterusleiomyom *n*
子宫避孕器 Intrauterinpessar *n* (OUP)
子宫病 Metropathie *f*, Hysteropathie *f*, Metropathia *f*
子宫病理收缩环 pathologischer Kontraktionsring des Uterus *m*
子宫病性精神错乱 Uteromanie *f*
子宫不规则出血 Metrorrhagie *f*
子宫不完全破裂 unvollständige Uterusruptur *f*
子宫不协调收缩 unkoordinierte Uteruskontraktion *f*
子宫部 Pars uterine *f*
子宫部分穿孔 unvollständige Uterusperforation *f*
子宫部分翻出 unvollständige Uterusinversion *f*
子宫部分切除术 partielle Hysterektomie *f*
子宫残角妊娠 Schwangerschaft im rudimentären Hom *f*
子宫测量法 Hysterometrie *f*, Uterometrie *f*
子宫测量器 Hysterometer *n*
子宫肠瘘 Gebärmutterdarmfistel *f*
子宫成形术 Uterusplastik *f*, Metroplastik *f*
子宫弛缓 Uterusatonie *f*, Atonia uteri *f*
子宫弛缓因子 Uterinrelaxationsfaktor *m*, uterine relaxing factor <engl.>
子宫冲洗导管 Ausspülungskatheter *m*
子宫冲洗用器械包 Ausspülungsbesteck *n*
子宫出血 Gebärmutterblutung *f*, Endometrorrhagie *f*, Metrorrhagie *f*, Hysterorrhagie *f*
子宫穿孔 Uterusperforation *f*
子宫唇 Labium uteri *n*
子宫次根治性切除术 subradikale Hysterektomie *f*
子宫次全切除术 subtotale Hysterektomie *f*
子宫大部切除术 subtotale Hysterektomie *f*
子宫的 uterin(-us, -a, -um), uterin
子宫底 Gebärmuttergrund *m*, Fundus uteri *m*
子宫底切除术 Fundektomie des Uterus *f*, Defundation *f*
子宫底胎盘 Placenta fundi uteri *f*
子宫骶骨岬固定术 Uteropromontoriofixur *f*, Uteropro-montoriopexie *f*
子宫骶韧带 Ligamentum uterosacralis *n*
子宫骶韧带缩短术 Verkürzung des Ligamentum uterosa-kralis *f*
子宫骶韧带子宫内膜异位[症] Endometriose des Liga-mentum uterosakralis *f*
子宫动脉 Arteria uterina *f*, Uterina *f*
子宫动脉夹持钳 Uterinarterienzange *f*
子宫动脉钳 Uterinarterienklemme *f*, Uteringefäßklemme *f*
子宫动脉栓塞 uterine Arteria-Embolie *f*
子宫毒素 Metrotoxin *n*. Uterusgift *n*
子宫妒忌 uterine Eifersucht *f*
子宫端 Extremitas uterine *f*
子宫恶性肿瘤 Uterus-Malignom *n*, Gebärmutter-Malignom *n*

子宫发育不良 Uterushypoplasie *f*, Agenesia uteri *f*
子宫肥大 Gebärmuttervergrößerung *f*, Uterushypertro-phie *f*, Uterushyperplasie *f*
子宫分泌物匙 Uterussekretlöffel *m*
子宫分娩力计 Tokometer *n*, Tokodynamometer *n*
子宫缝[合]术 Hysterorrhaphie *f*
子宫缝合针 Uterusnadel *f*
子宫敷料钳 uterine Kornzange *f*
子宫附件 Adnexa uteri *n pl*
子宫附件固定术 Annexopexie *f*, Adnexopexie *f*, Adnex-anheftung *f*
子宫附件炎 Adnexentzündung *f*, Adnexitis *f*, Annexitis *f*
子宫复旧 Uterusinvolution *f*, Involutio uteri *f*
子宫复旧(原)不全 Subinvolutio(n) uteri *f*
子宫复旧(原)过度 Hyperinvolution der Gebärmutter *f*
子宫复位术 Uterusreposition *f*, Aufrichtung des Uterus *f*, Orthometria *f*, Metrothosis *f*
子宫腹壁缝[合]术 Gastrohysteropexia *f*, Gastrohysteror-rhaphia *f*, Gastrohysterosynaphia *f*
子宫腹壁固定术 Ventrifixation des Uterus *f*
子宫腹壁瘘 uteroabdominale Fistel *f*, Fistula uteroabdo-minalis *f*
子宫腹膜炎 Metroperitonitis *f*
子宫腹腔妊娠 uteroabdominale Schwangerschaft *f*
子宫感觉过敏 Metryperästhesie *f*
子宫根治性切除术 Radikalhysterektomie *f*
子宫梗塞 Uterusinfarkt *m*, Gebärmutterinfarkt *m*, Infarc-tus uterinus *m*
子宫功能异常 Dysfunktion des Uterus *f*
子宫功能障碍 Uterusdysfunktion *f*
子宫骨化 Ossifikation des Uterus *f*
子宫固定术 Hysteropexie *f*, Metropexie *f*, Uterusfixation *f*, Uteropexie *f*
子宫刮匙 Uteruslöffel *m*
子宫刮术 Uteruskürettage *f*, Uteruskürettement *n*
子宫灌洗 Metrenchyta *f*, Metroklystier *n*
子宫过敏 irritabler Uterus *m*, Reizuterus *m*
子宫过强收缩 Hyperkontraktilität des Uterus *f*
子宫横纹肌瘤 Rhabdomyom uteri *n*
子宫红质 Hysterythrin *n*
子宫后的 retrouterin(-us, -a, -um)
子宫后倾 Retroversio uter *f*, Rückwärtsneigung *f*
子宫后倾矫正术 Gilliam* Operation *f*
子宫后屈 Uterusretroflexion *f*, Retroflexio uteri *f*, Rück-wärtsknickung *f*
子宫后血囊肿 Haematocele retrouterina *f*
子宫后血肿 Haematoma retrouterinum *n*
子宫坏疽 Uterusgangrän *f*
子宫活体取样钳 Uterusbiopsiezange *f*
子宫机能障碍 Dysfunktion des Uterus *f*
子宫肌 Myometrium *n*
子宫肌[层]炎 Myometritis *f*, Metrophlogosis *f*, Mesome-tritis *f*
子宫肌层 Myometrium *n*, Mesometrium *n*, Tunica mus-cularis uteri *f*
子宫肌层的 myometral
子宫肌层缝合 Myometriumnaht *f*
子宫肌间肌瘤 intramurales Hysteromyom *n*
子宫肌瘤 Hysteromyom *n*, Uterusmyom *n*, Fibroid *n*, Myoma uteri *n*
子宫肌瘤切除术 Hystermyomektomie *f*
子宫肌炎 Myometritis *f*, Mesometritis *f*, Metrophlogosis *f*
子宫积脓 Pyometra *f*, Pyometrium *n*
子宫积水 Hydrometra *f*, Hydrohystera *f*
子宫畸形 Fehlbildung der Gebärmutter *f*
子宫计 Hysterometer *n*
子宫夹持钳 uterine festhaltende Pinzette *f*
子宫浆膜[层] Perimetrium *n*, Tunica serosa uteri *f*
子宫浆膜下肌瘤 subseröses Myom des Uterus *n*, subse-röses Uterusmyom *n*, Myoma uteri subserosum *n*
子宫角 Uterushorn *n*, Cornu uterinum *n*, Tuba uterine *f*
子宫角妊娠 Schwangerschaft des Uterushornes *f*, Tuben-schwangerschaft *f*
子宫绞痛 Mutterkolik *f*, Muttergrimmen *n*, Colica uteri(na) *f*
子宫节育器 Intrauterinpessar *n*(ICP), intrauterine con-traceptive device(IUCD) <engl.>
子宫结核 Metrophthisis *f*, Tubenkulose des Uterus *f*
子宫浸润性腺癌 uterines invasives Adenokarzinom *n*
子宫经血滞留 Häm(at)ometra *f*
子宫颈 Gebärmutterhats *m*, Kollum *n*, Cervix uteri *f*, Col-lum uteri *n*
子宫颈[口]扩张 Zervixerweiterung *f*, Zervixdilatation *f*, zervikale Dilatation *f*, Metreuryse *f*
子宫颈[粘膜]白斑[病] Portioleukoplakie *f*, Leukoplakia portionis *f*
子宫颈阿米巴病 Zervixamöbiasis *f*
子宫颈癌根治性子宫切除术 radikale Hysterektomie desZervixkarzinoms *f*, Wertheim* Operation *f*
子宫颈瘢痕 Zervixnarben *f pl*
子宫颈闭锁 Zervixatresie *f*, Atresia cervicalis(uteri) *f*
子宫颈不典型增生 atypische Hyperplasie der Zervix *f*
子宫颈部分切除术 partielle Zervixamputation *f*
子宫颈残端癌 Portiostumpfkarzinom *n*, Karzinom des zervikalen Stumpfes *n*
子宫颈残端切除术 Entfernung des Portiostumpfes *f*
子宫颈测量计 Zervimeter *n*
子宫颈成熟 Zervixreifung *f*
子宫颈成形术 Hysterotracheloplastik *f*, Tracheloplastik *f*, Zervikoplastik *f*, Zervixplastik *f*, Portioplastik *f*
子宫颈储备细胞增生 Hyperplasie der Zervixreservezellen *f*
子宫颈单纯疱疹病毒感染 zervikale simplexe Herpes-Virus-Infektion *f*
子宫颈的细菌感染 zervikale bakterielle Infektion *f*
子宫颈的衣原体感染 zervikale Chlamydieninfektion *f*
子宫颈的真菌感染 zervikale Pilzinfektionf zervikale Pilzinfektion *f*
子宫颈电烙术 Elektrokauterisation der Zervix *f*
子宫颈恶性葡萄胎 maligne Blasenmole der Zervix *f*
子宫颈发育不全 Aplasie der Zervix *f*
子宫颈放线菌病 Aktinomykose der Zervix *f*
子宫颈非典型增生 atypische Hyperplasie der Zervix *f*, zervikale Dysplasie *f*
子宫颈肥大 Zervixhypertrophie *f*
子宫颈缝[合]术 Zervixnaht *f*, Trachelorrhaphie *f*, Hyste-rotrachelorrhaphie *f*
子宫颈腹壁瘘 zervikoabdominate Fistel *f*, Fistula cervi-coabdominalis *f*
子宫颈隔 Zervixscheidewand *f*
子宫颈管 Zervixkanal *m*, Gebärmutterhalskanal *m*, Cana-lis cervicis uteri *m*, Zervikalkanal *m*
子宫颈管内膜 Endozervix *f*
子宫颈管妊娠 Zervikalschwangerschaft *f*, Zervikalgravidi-tät *f*, Graviditas cervicalis *f*
子宫颈管消失 Verstreichen des Zervikalkanals *n*
子宫颈管炎 Zervikalkanalentzündung *f*
子宫颈管粘液 Zervikal(kanal)schleim *m*
子宫颈黑色素瘤 zervikales Melanom *n*
子宫颈后唇 Labium posterius(portionis vaginalis uteri) *n*
子宫颈环扎术 Zervixcerclage *f*

子宫颈活体取样钳 Zervixbiopsiezange *f*
子宫颈活体组织取样钳 Gebärmutterhals-Biopsie-Zange *f*
子宫颈活组织检查 Zervixbiopsie *f*
子宫颈肌瘤 Zervixmyom *n*, Myoma cervicis uteri *n*
子宫颈肌瘤切除术 Exstirpation des Zervixmyoms *f*
子宫颈基底细胞增生 Basalzellenhyperplasie der Zervix *f*
子宫颈棘腺癌 Zervixadenoakanthom *n*, Adenoakanthom der Zervix *n*
子宫颈坚韧 Zervixrigidität *f*
子宫颈结核 Zervixtuberkulose *f*
子宫颈浸润癌 infiltratives Zervixkarzinom *n*
子宫颈镜 Zervikoskop *n*
子宫颈开全 völlige Eröffnung des Zervixkanals *f*
子宫颈口 Orificium canalis cervisis uteri *n*
子宫颈溃疡 Zervixulkus *n*
子宫颈扩张袋 Metreurynter *m*, Hystereurynter *m*, Barnes* Dilatator (od. Kolpeurynter) *m*
子宫颈扩张器 Zervixdilatator *m*
子宫颈扩张术 Zervixerweiterung *f*, Zervixdilatation *f*, Hystereuryse *f*, Metreuryse *f*, Metreurysis *f*
子宫颈冷冻手术 Kryochirurgie der Zervix *f*
子宫颈良性瘤 gutartiger Zervixtumor *m*
子宫颈良性损害 gutartige Zervixveränderung (od. Zervixläsion) *f*
子宫颈裂伤 Zervixrißwunde *f*
子宫颈裂伤修补术 Naht des Zervixrißes *f*, Reparatur der Zervixrißwunde *f*
子宫颈淋病 zervikale Gonorrhö *f*
子宫颈淋球菌感染 Gonococcusinfektion der Zervix *f*
子宫颈鳞状[上皮]细胞癌 Plattenepithelkarzinom der Zervix *n*
子宫颈鳞状上皮不典型增生 atyische Hyperplasie des Zervixplattenepithels (intraepitheliale Neoplasie, CIN=Dysplasie) *f*
子宫颈鳞状上皮化生 Plattenepithelmetaplasie der Zervix *f*
子宫颈鳞状上皮增生 Plattenepithelheperplasie der Zervix *f*
子宫颈鳞状细胞癌 Plattenepithelkarzinom der Zervix *n*
子宫颈瘤 Zervixtumoren *m pl*, Geschwülste der Zervix *f pl*
子宫颈帽 Portiokappe *f*
子宫颈糜烂 Zervixerosion *f*, Portioerosion *f*, Portiofleck *m*
子宫颈苗勒乳头状瘤 Müller-Papillom der Zervix *n*
子宫颈那氏囊肿 Naboth* Zysten *f pl* (od. Eier *n pl* od. Drüsen *f pl* od. Follikel *m pl*)
子宫颈囊肿 Zervixzysten *f pl*, Naboth* Zysten *f*, *pl*
子宫颈内口 Orificium internum uteri *n*
子宫颈内口缝[合]术 Naht des inneren Muttermundes *f*
子宫颈内口环扎术 Zervixcerclage des inneren Mutter-mundes *f*
子宫颈内口机能不全 Insuffizienz des inneren Muttermun-des *f*
子宫颈内膜 Endozervix *f*, Endocervix *f*
子宫颈内膜息肉 Endozervixpolyp *m*
子宫颈内膜炎 Endozervizitis *f*, Zervikalkatarrh *m*, Endo-trachelitis *f*, Endometritis cervicalis *f*
子宫颈内膜异位 zervikale Endometriose *f*
子宫颈念珠菌感染 Candida-Infektion der Zervix *f*
子宫颈旁组织 Parazervix *f*
子宫颈膀胱吻合术 Uterozystostomie *f*
子宫颈平滑肌瘤 Zervixleiomyom *n*, Leiomyom der Zervix *n*
子宫颈平滑肌肉瘤 Zervixleiomyosarkom *n*, Leiomyosarkom der Zervix *n*
子宫颈破坏性绒毛膜腺瘤 Chorioadenoma destruens der Zervix *n*
子宫颈破裂 Zervixruptur *f*, Zervixriß *m*
子宫颈葡萄胎 maligne Blasenmole der Zervix *f*
子宫颈葡萄样肉瘤 Sarcoma botryoides der cervix uteri *n*
子宫颈前唇 Labium anterius (portionis vaginalis uteri) *n*, vordere Lippen der Zervix *f pl*
子宫颈钳 zervikale Zange *f*
子宫颈切除术 Hysterotracheletomie *f*, Portioamputation *f*, Zervixamputation *f*
子宫颈切开术 Hysterotrachelotomie *f*, Trachelotomie *f*, Zervikotomie *f*, Zervixschnitt *m*
子宫颈切开剖腹产术 Laparotrachelotomie *f*
子宫颈侵袭性葡萄胎 invasive (od. destruierende) Blasenmole der Zervix *f*
子宫颈缺失 Zervixaplasie *f*, Fehlen der Zervix *m*
子宫颈人乳头状瘤病毒感染 HPV-Infektion der Zervix *f*
子宫颈妊娠 Zervikalschwangerschaft *f*, Zervikalgravidität *f*, Graviditas cervicalis *f*
子宫颈绒毛膜上皮癌 Chorionkarzinom (od. Chorioepitheliom) der Zervix uteri *n*
子宫颈肉瘤 Zervixsarkom *n*, Kollumsarkom *n*
子宫颈乳头状瘤 Zervixpapillom *n*, Papillom der Zervix *n*
子宫颈乳头状纤维腺瘤 zervikales papilläres Fibroadenom *n*
子宫颈搔刮术 zervikale Auskratzung *f*
子宫颈上皮不典型增生 Dysplasie des Zervixepithels *f*, Epitheldysplasie der Zervix *f*
子宫颈上皮内瘤变 intraepitheliale Neoplasie der Zervix *f*
子宫颈上皮内瘤形成 zervikale intraepitheliale Neoplasie, CIN *f*
子宫颈神经节 Frankenhäuser* Ganglion *n*, Lee* Ganglion *n*, Ganglion cervicale uteri *n*
子宫颈视诊 Zervixinspektion *f*
子宫颈水肿 Portioödem *n*
子宫颈撕裂 zervikale Zerreißung *f*
子宫颈脱落 Zervixablösung *f*
子宫颈脱落细胞学检查 Zervixzytologie *f* Zervixzytologie *f*
子宫颈外翻 Exstrophia der cervi uteri *f*
子宫颈萎缩 Zervixatrophie *f*
子宫颈息肉 Zervixpolyp *m*
子宫颈息肉切除术 Zervixpolypentfernung *f*
子宫颈狭窄 Zervixstenose *f*
子宫颈纤维瘤 Zervixfibrom *n*, Fibrom der Zervix *n*
子宫颈腺 Glandulae cervicales uteri *f pl*
子宫颈腺癌 Zervixadenokarzinom *n*, Adenokarzinom der Zervix *n*
子宫颈腺病 Zervixadenose *f*, Adenose der Zervix *f*
子宫颈腺棘皮癌 Zervixadenoakanthom *n*, Adenoakan-thom der Zervix *n*
子宫颈腺鳞状上皮细胞癌 Plattenepitheladenokarzinom der Zervix *n*, Adenokankroid der Zervix *n*
子宫颈腺瘤性增生 adenomatöse Hyperplasie der Zervix *f*
子宫颈腺体囊肿(宫颈囊肿,纳氏腺囊肿) Naboth*-Zysten *f pl*
子宫颈消失 Verstreichen des Muttermundes *n*
子宫颈小细胞癌 zervikales kleinzelliges Karzinom *n*, kleinzelliges Karzinom der Zervix *n*
子宫颈延长 Zervixelongation *f*, Elongatio cervicis (s. col-li) *f*
子宫颈炎 Zervizitis *f*, Gebärmutterhalsentzündung *f*, Zer-vixkatarrh *m*, Cervicitis *f*
子宫颈炎症 Zervizitis *f*
子宫颈阴道部 Portio vaginalis cervicis *f*
子宫颈阴道瘘 Zervix-Scheidenfistel *f*, Fistula cervicovagi-nails *f*
子宫颈阴道上部 Portio supravaginalis cervicis *f*
子宫颈原位癌 präinvasives Zervixkarzinom *n*, Carcinoma in situ der Zervix *n*
子宫颈早期浸润性鳞状细胞癌 früh-invasives (od. frühinfiltratives) Plattenepithelkarzinom der Zervix *n*
子宫颈增生 Zervixhyperplasie *f*, Hyperplasie der Zervix *f*
子宫颈粘膜鳞状土皮化生 Plattenepithelmetaplasie der Zervixschleimhaut *f*
子宫颈粘膜炎 Endozervizitis *f*
子宫颈粘液 Zervixschleim *m*, Zervikalschleim *m*
子宫颈粘液表皮样癌 Mukoepidermoidkarzinom der Zer-vix *n*

子宫颈粘液成丝现象 fadenziehende Erscheinung des Zervixschleims *f*
子宫颈中肾管癌 mesonephrisches Karzinom der Zervix *n*, Mesonephroma der Zervix *n*
子宫颈中肾管瘤 Zervixmesonephrom *n*, Mesonephrom der Zervix *n*, Mesonephroma der cervix uteri *n*
子宫颈肿瘤 Zervixtumor *m*, Geschwülste der Zerix *f pl*
子宫颈潴留囊肿 Portio-Retentionszyste *f*
子宫颈柱状上皮鳞状花生化生 Plattenepithelmetaplasie des Zylinderepithels der Zervix *f*
子宫颈锥形切除术 Zervixkonisation *f*, Portiokonisation *f*
子宫颈子宫内膜异位[症] Zervixendometriose *f*, Endometriosis der cervix *f*
子宫痉挛 Hysterospasmus *m*, Hysterotrismus *m*, Gebär-mutterkrampf *m*, Uterusspasmus *m*
子宫痉挛性狭窄环 spasmodischer Kontraktionsring des Uterus *m*
子宫静脉 Venae uterinae *f pl*
子宫静脉丛 Plexus venosus uterinus *m*
子宫静脉栓塞 Embolie der vena uterine *f*
子宫镜 Metroskop *n*, Hysteroskop *n*
子宫镜检查 Metroskopie *f*, Hysteroskopie *f*
子宫镜用异物钳 Fremdkörperzange für Uteroskop *f*
子宫镜用组织取样钳 Biopsiezange für Uteroskop *f*
子宫局部缺血 Ametrohämie *f*, Ischemia uterine *f*
子宫卷棉子 Uterinwatteträger *m*
子宫孔 Uterusmündung *f*
子宫口 Gebärmuttermund *m*, Muttermund *m*, Orificium externum uteri *n*, Ostium uteri *n*
子宫口刀 Hysterostomatom *n*
子宫口切开术 Hysterostomatotomie *f*, Muttermundinzision *f*, Dührssen* Inzision *f*
子宫扩张 Metrektasie *f*, Metreurysma *n*
子宫扩张器 Uterusdilatator *m*
子宫阔韧带 Ligamentum latum uteri *n*, Plica lata uteri *f*
子宫拉钩 uteriner Retraktor *m*
子宫力 Hysterotom *n*, Metrotom *n*
子宫良性病变 gutartige Läsion des Uterus *f*
子宫良性肿瘤 gutartiger Tumor des Uterus *m*
子宫瘤 Hysteroma *n*, Uterustumor *m*
子宫瘘 Uterusfistel *f*, Fistula uteri *f*
子宫漏斗韧带 Ligamentum suspensorium ovarii *n*
子宫卵巢静脉曲张 utero-ovarielle Varikose *f*
子宫卵巢切除术 Ovariohysterektomie *f*, Oophorohyste-rektomie *f*, Hysteroophorektomie *f*, Hysteroovariotomie *f*
子宫卵巢韧带 utero-ovarielles Ligament *n*, Ligamentum ovarii *n*
子宫卵巢妊娠 Uteroovarialgravidität *f*
子宫绿素 Uteroverdin *n*
子宫帽 Scheidendiaphragma *n*, Diaphragma-pessar *n*
子宫囊性畸胎瘤 zystisches Teratom der Gebärmutter *n*
子宫囊肿形成 Metrocystosis *f*
子宫蛲虫病 Oxyuriasis des Uterus *f*, Uterustrichuriasis *f*
子宫内膜异位症 Endometriose *f*
子宫内避孕器 Intrauterin-Pessar *n*
子宫内单纯疱疹 intrauterine Herpes simplex *m*
子宫内导管妊娠终止 intrauterine Katheterisierung für chwanger schaftsabbruch *f*
子宫内翻 Uterusinversion *f*, Inversio uteri *f*
子宫内翻复位术 Reposition der Uterusinversion *f*
子宫内感染 intrauterine Infektion *f*
子宫内骨折 intrauterine (od. kongenitale) Fraktur *f*
子宫内环境 intrauterine Umwelt *f*
子宫内监护法 intrauterine Überwachung *f*
子宫内节育器 Intrauterinpessar *n*
子宫内镭管支持器 Hysterostat *m*
子宫内免疫 intrauterine Immunität *f*
子宫内膜 Endometrium *n*, Uterusschleimhaut *f*
子宫内膜癌 Carcinoma endometriale *n*
子宫内膜病毒感染 Virus-Infektion des Endometriums *f*
子宫内膜不典型增生 atypische Hyperplasie der Uterus-schleimhaut *f*
子宫内膜不规则成熟 irreguläre Reifung der Uterus-schleimhaut *f*
子宫内膜不规则脱落 irreguläre Abstoßung der Uterus-schleimhaut *f*
子宫内膜的 endometrial, endometran
子宫内膜放线菌病 Aktinomykose des Endometriums *f*
子宫内膜非典型息肉样腺肌瘤 endometriales atypisches polypoides Adenomyom *n*
子宫内膜分泌反应不佳 Hyposekretion des Endometriums *f*
子宫内膜功能层 funktionelle Schicht des Endometriums *f*, funktionelle Schicht der Uterusschleimhaut *f*, Functionalis des Endometriums *f*
子宫内膜刮匙 Endometriumkürette *f*
子宫内膜海绵层 Schwammschicht *f*
子宫内膜化生 endometriale Metaplasie *f*
子宫内膜活检刮匙 endometriale Biopsiekürette *f*
子宫内膜活组织检查 Endometrium-Biopsie *f*
子宫内膜基底层 Laminabasalis des Endometriums *f*, Laminabasalis der Uterusschleimhaut *f*
子宫内膜基质细胞 Endometrium-stromazelle *f*
子宫内膜棘腺癌 Adenoacanthoma cendometrii *n*
子宫内膜假恶性增生 pseudomaligne Hyperplasie der Uterusschleimhaut *f*
子宫内膜间(基)质肉瘤 endometriales Stromasarkom *n*
子宫内膜间质结节 Stromknoten des Endometriums *m*
子宫内膜间质肉瘤 Stromasarkom des Endometriums *n*
子宫内膜间质异位[症] interstitielle Endometriose *f*
子宫内膜间质肿瘤 endometrialer Stromatumor *m*
子宫内膜结核 Tuberkulose des Endometriums *f*, tuberku-löse Endometritis *f*
子宫内膜结节病 Sarkoidose des Endometriums *f*
子宫内膜结节状组织细胞增生 endometriale noduläre Histiozytose *f*
子宫内膜抗体 Endometrium-Antikörper *m*
子宫内膜鳞癌 Plattenepithelkarzinom des Endometriums *n*
子宫内膜瘤 Endometriom *n*
子宫内膜萎缩 Endometriumatrophie *f*
子宫内膜螺旋小动脉 endometriale Spiralarterien *f pl*
子宫内膜囊性增生 endometriale Zystohyperplasie *f*
子宫内膜囊肿 endometriale Zyste *f*
子宫内膜切除术 Endometrektomie *f*
子宫内膜缺失 Fehlen (od. Aplasie) des Endometriums *m*
子宫内膜人为假象 endometriale künstliche Illusion *f*
子宫内膜容受性 endometriale Empfänglichkeit *f*
子宫内膜肉瘤 endometriales Sarkom *n*
子宫内膜软斑病 Endometriummalakoplakie *f*
子宫内膜上皮内癌 endometriales intraepitheliales Karzinom *n*
子宫内膜透明细胞癌 endometriales Klarzellkarzinom *n*, klarzelliges Karzinom der Uterusschleimhaut *n*
子宫内膜涂片 Endometrium-Abstrich *m*
子宫内膜萎缩 Endometriumatrophie *f*, Atrophie des Endometriums *f*
子宫内膜吸引术 Endometriumaspiration *f*, Aspiration des Endometriums *f*
子宫内膜息肉 Endometrium-Polyp *m*
子宫内膜细胞 Endometrium-Zelle *f*
子宫内膜腺棘皮癌 Endometrium-Adenoakanthom *n*, Adenoakanthom des Endometriums *n*
子宫内膜腺鳞状上皮细胞癌 Adeno-akanthom (kankroid) des

Endometriums *n*
子宫内膜腺瘤样瘤 endometrialer adenomatoider Tumor *m*
子宫内膜腺瘤样增生 adenomatöse Hyperplasie des En-dometriums *f*
子宫内膜腺体异常增生 Endometriumdrüse-Hyperplasie *f*
子宫内膜血管 Blutgefäße des Endometriums *n pl*
子宫内膜血吸虫病 Schistosomiasis des Endometriums *f*
子宫内膜炎 Endometritis *f*
子宫内膜样的 endometrioid
子宫内膜样囊腺瘤 endometrioides Zystadenom *n*
子宫内膜样腺癌 endometrioides Adenokarzinom *n*
子宫内膜样腺瘤 endometrioides Adenom *n*
子宫内膜样腺纤维瘤 endometrioides Adenofibrom *n*
子宫内膜移植术 Transplantation des Endometriums *f*
子宫内膜异位囊肿 Endometriosezyste *f*
子宫内膜异位症 Endometriose *f*, Endometriosis *f*
子宫内膜原位癌 Carcinoma in situ des Endometriums *n*
子宫内膜增生 Uterusschleimhauthyperplasie *f*, Hy-perplasia endometrii *f*
子宫内膜致密层 Compactum-Stratum *n*
子宫内膜种植 endometriale Implantation *f*
子宫内膜周期 endometrialer (od. endometraner) Zyklus *m*
子宫内膜柱状上皮 Endometrium-Zylinderepithel *n*
子宫内前列腺素注射妊娠终止 intrauterine Injektion der Prostaglandine für Schwangerschaftsabbruch *f*
子宫内妊娠 (lntrauterin-) Schwangerschaft *f*, entopische Sch-wangerschaft *f*
子宫内输血 intraperitoneale Transfusion *f*
子宫内水囊妊娠终止 intrauterine Insertion des Wasser-sackes für Schwangerschaftsabbruch *f*
子宫内缩窄带 intrauterine Konstriktionsbänder *m pl*
子宫内天花粉注射妊娠终止 intrauterine Trichosanthin-Injektion für Schwangerschaftsabbruch *f*
子宫内未产妊娠 nicht entbundene Unterinschwangers-chaft *f*
子宫内压计 intrauterines Pressometer *n*
子宫内已产妊娠 entbundene (Uterin-) Schwangerschaft *f*
子宫内窒息 intrauterine Asphyxie *f*
子宫内注射 intrauterine Injektion *f*
子宫内子宫内膜异位 Endometriosis interna *f*, Endome-triosis uteri interna *f*
子宫脓肿 Gebärmutterabszeß *m*
子宫排液器 Uterusdrän *m*, Uterusdrain *m*
子宫旁[组织]脓肿 parametraner Abszeß *m*
子宫旁[组织]炎 Parametritis *f*
子宫旁的 parametran, parametrisch, parauterin (-us, -a, -um)
子宫旁淋巴结 parauterine Lymphknoten *m pl*, Nodi lym-phatici parauterini *m pl*
子宫旁组织 Parametrium *n*
子宫旁组织恶性葡萄胎 maligne Blasenmole des Parametriums *f*
子宫旁组织破坏性绒毛膜腺瘤 Chorioadenoma destruens des Parametriums *n*, destruierendes Chorionadenom des Parametriums *n*
子宫旁组织葡萄胎 Blasenmole des Parametriums *f*
子宫旁组织侵袭性葡萄胎 invasive Blasenmole des Parametriums *f*
子宫旁组织绒毛膜上皮癌 Chorio(n)karzinom des Para-metriums *n*
子宫膀胱的 uterovesikal
子宫膀胱瘘 Uterovesikalfistel *f*, Gebärmutter-Blasenfistel *f*
子宫膀胱破裂 Uterovesikalruptur *f*, Uterus-Blasenruptur *f*
子宫膀胱陷凹 Excavatio vesicouterina *f*
子宫平滑肌 glatte Muskulatur der Gebärmutter *f*
子宫平滑肌瘤 Uterusleiomyom *n*, Leiomyoma des uterus *n*
子宫平滑肌瘤玻璃样变 hyaline Degeneration des Uterus-leiomyoms *f*, Hyalinose des Uterusleiomyoms *f*
子宫平滑肌瘤钙化 Verkalkung des Uterusleiomyoms *f*
子宫平滑肌瘤红色变性 rote Degeneration des Uteruslei-omyoms *f*
子宫平滑肌瘤囊性变 zystische Degeneration des Uterus-leiomyoms *f*
子宫平滑肌瘤切除术 Entfernung des Uterusleiomyoms *f*
子宫平滑肌瘤肉瘤样变 sarkomatöse Veränderung des Uterusleiomyoms *f*
子宫平滑肌瘤退行性变 retrograde Degeneration des Uterusleiomyoms *f*
子宫平滑肌瘤脂肪变 Fettdegeneration des Uterusleio-myoms *f*, fettige Degeneration des Uterusleiomyoms *f*
子宫平滑肌肉瘤 Uterusleiomyosarkom *n*, Leiomyosar-kom des Uterus *n*
子宫破裂 Gebärmutterrißm, Uterusruptur *f*, Metrorrhe-xis *f*, Hysterorrhexis *f*, Ruptura uteri *f*
子宫前倾 Anteversio uter *f*
子宫前屈 Anteflexio uteri *f*
子宫腔 Gebärmutterhöhle *f*, Cavum uteri *n*
子宫腔粘连 Uterussynechie *f*
子宫腔粘连综合征(阿谢曼综合征) Asherman* Syndrom *n*
子宫强直性收缩 tetanische Kontraktion des Uterus *f*
子宫切除钳 Hysterektomieklemme *f*
子宫切除术 Hysterektomie *f*, Uterusamputation *f*, Metrek-tomie *f*
子宫切开术 Hystero (myo) tomie *f*, Metrotomie *f*, Metrato-mie *f*, Hysterotomia *f*
子宫倾斜 Hysteroloxie *f*, Metroloxie *f*, Inclinatio uteri *f*
子宫球蛋白 Uteroglobulin *n*
子宫屈曲 Gebärmutterknickung *f*, Metrocampsis *f*, Flexio uteri *f*
子宫全部切除[术] Panhysterektomie *f*, totale Hysterekto-mie *f*, Hysterectomia totalis *f*
子宫全部脱垂 totaler Uterusprolaps *m*, Prolapsus uteri totalis *m*
子宫缺失 Uterusaplasie *f*, Fehlen des Uterus *n*
子宫肉瘤 Uterussarkom *n*
子宫纱布充填器 Uterustamponade *f*
子宫疝 Uterushernie *f*, Metrozele *f*, Uterusbruch *m*, Hy-sterozele *f*, Hernia uterina (s.uteri) *f*
子宫上段 oberes Uterussegment *n*
子宫渗血 Metrostaxis *f*
子宫生理缩复环 physiologische Uteruskontraktionsring *m*
子宫石 Hysterolith *m*, Uterusstein *m*, Mutterstein *m*
子宫匙 Uteruslöffel *m*
子宫收缩 Uteruskontraktion *f*, Hysterosystole *f*
子宫收缩的 uterotonisch
子宫收缩乏力 Uterusatonie *f*
子宫收缩过度 Hyperdynamia uteri *f*
子宫收缩过强 Metryperkinese *f*, Uterushyperkinesie *f*, hyperkinetische Wehen *f*
子宫收缩环 Grenzfurche *f*, Bandl* (Grenz-) Furchef, (od. Kontraktionsring *m*)
子宫收缩剂 Uterotonika *f*, Uterusmittel *n*, Uterosyptika *f*, Oxytozikum *n*
子宫收缩力计 Toko (dynamo) meter *n*, Metrodynamome-ter *n*
子宫收缩力异常 Abnorm (al) ität der Kontrabilität des
子宫收缩描记器 Hysterograph *m*
子宫收缩描记术 Hysterographie *f*
子宫收缩无(乏)力 Inertia uteri *f*, Wehenschwäche *f*
子宫收缩药 Uterotonika *f*, Uterusmittel *n*, Uterosyptika *f*, Oxytozikum *n*
子宫输卵管的 uterotubar
子宫输卵管卵巢切除术 Hysterosalpingo-oophorektomie *f*
子宫输卵管切除术 Hysterosalpingektomie *f*

子宫输卵管吻合术 Hysterosalpingostomie *f*, Uterosal-pingostomie *f*
子宫输卵管炎 Metrosalpingitis *f*
子宫输卵管造影[术] Hysterosalpingographie *f*, Hystero-tubographie *f*, Metrosalpingographie *f*
子宫输卵管造影套管 Hysterosalpingographie-Kanüle *f*
子宫输尿管瘘 Uteroureterofistel *f*
子宫双爪钳 Uterusvulsellum *n*
子宫松弛 Uterusatonie *f*
子宫松弛药 Gebärmutterrelaxans *n*
子宫松解术 Hysterolysis *f*
子宫损伤 uterine Verletzung *f*
子宫胎盘 Gebärmutterplazenta *f*
子宫胎盘动脉 Arteria uteroplacentaris *f*
子宫胎盘血管病变 pathologische Veränderungen der uteroplazentalen Gefäße *f*
子宫胎盘卒中 Apoplexia uteroplacentaris (s. retropla-centaris) *f*
子宫探子 Uterussonde *f*, Muttersonder *f*
子宫提起钳 Uterushebenzange *f*
子宫体 Gebärmutterkörper *m*, Corpus uteri *n*
子宫体癌 Korpuskarzinom *n*
子宫体恶性肿瘤 maligner Korpustumor *m*, bösartige Geschwülste des Uteruskorpus *f pl*, maligne Tumoren des Uteruskorpus *m pl*
子宫体混合性中胚层瘤 mesodermaler Korpusmischtumor *m*, Müller* Mischtumor des Gebärmutterkörpers *m*
子宫体疾病 Korpus-Krankheiten *f pl*
子宫体内膜炎 Metroendometritis *f*
子宫体腔 Uteruskavum *n*, Cavum uteri *n*
子宫体切开剖腹产术 korporale Schnittentbindung *f*, klassischer Kaiserschnitt, *m*
子宫体腺癌 Adenokarzinom des Corpus uteri *n*
子宫体腺棘皮癌 Adenoakanthom des Corpus uteri, *n*
子宫填塞法 Uterustamponade *f*
子宫痛 Hysteralgie *f*, Uteralgie *f*, Uterodynie *f*, Hystero-dynier *f*
子宫突出 Hysterozele *f*, Uterozele *f*, Uterushernie *f*
子宫托 Pessar(ium) *n*, Hystrophor *m*, Mutterhalter *m*, Mutterträger *m*
子宫脱垂 Uterusprolaps *m*, Uterusvorfall *m*, Uterussen-kung *f*, Prolapsus uteri *m*, Procidentia uteri *f*
子宫脱垂手术 Uterusprolapsoperation *f*, Operation bei Uterusprolaps *f*
子宫外的 extrauterin, extrauterin(-us, -a, -um)
子宫外翻 Eversion des Uterus *f*
子宫外膜 Perimetrium *n*, Tunica serosa uteri *f*
子宫外膜炎 Perimetritis *f*
子宫外膜炎性脓肿 perimetritischer Abszeß *m*
子宫外妊娠 extrauterine Gravidität *f*, Metacyesis *f*, Extrauteringravidität *f*, Extrauterinschwangerschaft *f*, (EU)
子宫外伤性破裂 traumatische Uterusruptur *f*
子宫外孕 Extrauteringravidität *f*, Metacyesis *f*, Extraute-rinschwangerschaft *f*(EU), Paracyesis *f*, Exfoetation *f*,
子宫外窒息 extrauterine Erstickung *f*
子宫外子宫内膜异位症 Endometriosis externa *f*, Adeno-myosis externa *f*
子宫完全穿透 vollständige Uterusperforation *f*
子宫完全翻出 vollständige Uterusinversion *f*
子宫完全破裂 komplette Uterusruptur *f*
子宫萎缩 Uterusatrophie *f*, Metratrophie *f*
子宫温度测量法 Hysterothermometrie *f*, Uterothermo-metrie *f*
子宫无力 Metratonie *f*, Uterusatonie *f*, Hysteroplegie *f*, Hysteroparalyse *f*, Inertia uteri *f*
子宫息肉 Uteruspolyp *m*, Mutterpolyp *m*
子宫息肉钳 Uteruspolypzange *f*
子宫系膜 Mesometrium *n*
子宫系膜妊娠 Mesometrium-Schwangerschaft *f*
子宫峡 Isthmus uteri *m*, Isthmuskanal *m*, Guyon* Isthmus *m*
子宫狭窄 Metrostenosis *f*, Strictura uteri *f*
子宫下部直切口剖宫产术 geringer vertikaler Kaiserschnitt *m*
子宫下段 unteres Uterinsegment *n*
子宫下段剖腹产术 Laparotrachelotomie *f*, unterer Kaiserschnitt *m*, suprazervikale Schnittentbindung *f*
子宫纤维化 Uterusfibrose *f*, Fibrosis uteri *f*
子宫纤维瘤 Uterusfibrom *n*
子宫腺 Uterusdrüsen *f pl*, Uterindrüsen *f pl*, Glandulae uterinae *f pl*
子宫腺肌病 Adenomyose *f*
子宫腺肌瘤 Uterusadenomyom *n*, Adenomyoma uteri *n*, Adenomyom des Uterus *n*
子宫腺肌炎 Adenomyometritis *f*
子宫腺棘皮癌 Adenokankroid des Uterus *n*
子宫腺鳞癌 uterines adenosquamöses Karzinom *n*
子宫腺瘤样瘤 adenomatoider Tumor des Uterus *m*
子宫腺纤维瘤 Adenofibrom des Uterus *n*
子宫兴奋药 Uterotonika *n pl*, Uterostimulanti *n pl*, Uterostyptika *n pl*
子宫性闭经 uterine Amenorrhoe *f*
子宫性黄褐斑 Pityriasis uterinum *f*, Chloasma uterinum *n*
子宫性痛经 uterine Dysmenorrhoe *f*
子宫悬吊术 Laparohysteropexie *f*, Ventrifixation *f*
子宫压迫器 Uterusdepressor *m*
子宫炎 Metritis *f*, Gebärmutterentzündung *f*, Hysteritis *f*, Metrophlogosis *f*
子宫样肿块 uterine ähnliche Masse *f*
子宫液溢 Metrorrhoe *f*, Hysterorrhoe *f*
子宫移位 Uterusverlagerung *f*
子宫移位测定器 kinometer <engl.>
子宫阴道肠疝 Hysterovaginalenterozele *f*
子宫阴道丛 Plexus uterovaginalis *m*
子宫阴道的 uterovaginal
子宫阴道管 uterovaginaler Kanal *m*
子宫阴道积液 Hydrometrokolpos *f*
子宫阴道镜 Uterokolposkop *n*, Hysterokolposkop *n*, Metrokolposkop *n*
子宫阴道突出 Metrokolpozele *f*
子宫阴道原基 Primordium uterovaginale *n*
子宫硬癌 Skirrhus der Uterus *m*, Uterusskirrhus *m*
子宫右角 Cornu dextrum des Uterus *n*, rechter Winkel des Fruchthalters *m*
子宫右旋 Dextroversio uteri *f*
子宫幼稚型 Infantilismus der Gebärmutter *m*
子宫圆韧带 Ligamentum teres uteri *n*, rundes Mutter-band *n*
子宫圆韧带动脉 Arteria ligamenti teretis uteri *f*
子宫圆韧带囊肿 Zyste des Ligamentum teres uteri *f*
子宫缘 Margo uteri *m*
子宫运铁蛋白 Uteroferrin *n*
子宫杂鸣音 Uteringeräusch *n*, Uterinschwirren *n*, Strepitus uterinus *m*
子宫造影导管 Graphiekatheter der Gebärmutter *m*
子宫粘连 Uterussynechier *f*
子宫粘膜 Endometrium *n*, Tunica mucosa uteri *f*
子宫粘膜[X 线]造影术 Hysteromukographie *f*
子宫粘膜功能层 Funktionalschicht *f*, Stratum functionale endometrii *n*
子宫粘膜海绵层 Stratum spongiosum des Endometriums *n*
子宫粘膜基底层 Stratum basale des Endometriums *n*
子宫粘膜下肌瘤 submuköses Uterusmyom *n*

子宫粘膜下平滑肌瘤 submuköses Uterusleiomyom *n*, submuköses Leiomyom des Uterus *n*
子宫粘膜致密层 Stratum compactum des Endometriums *n*
子宫张力缺乏 Uterusatonie *f*, Metratonie *f*, Atonia uteri *f*
子宫直肠陷凹 Excavatio rectouterina *n*, Cavum rectouterinum *n*, Douglas* Raum *m*
子宫肿瘤的胎盘转移 Plazentametastase vom Gebärmuttertumor *f*
子宫周围炎 Parametritis *f*
子宫轴[线] Uterusachse *f*
子宫珠蛋白 Uteroglobulin *n*
子宫注射器 Uterusspritze *f*, Mutterspritze *f*
子宫转移癌 Metastasenkarzinom des Uterus *n*
子宫内膜异位症 uterine Endometriose *f*
子宫纵隔 Uterus subseptus *m*
子宫纵隔切除术 Exzision des Uterus subseptus *f*
子宫纵裂 Diastematometria *f*
子宫卒中 Uterusapoplexie *f*, Apoplexia uteri *f*
子宫组织钳 Uterushakenpinzette *f*
子宫组织抓取钳 Uterusfaßzange *f*
子宫左角 Cornu sinistrum des Uterus *n*, linker Winkel des Fruchthalters *m*
子宫颈的病毒感染 Virusinfektion des Gebärmutterhalses *f*
子宫剪 Uterusschere *f*
子宫内膜腺癌 endometriales Adenokarzinom *n*, Adenokarzinom des Endometriums *n*
子宫外膜的 perimetritisch
子核 Tochterkern *m*
子阶段 Unterstufe *f*
子菌 Tochterbakterien *f pl*
子菌落 Tochterkolonie *f*
子雷蚴 Tochterredie *f*
子类目 Unterkategorie *f*
子模式 Untermuster *n*
子母胞交配 Adelphogamie *f*
子囊 Tochterzyste *f*, Tochterblase *f*, Oosporangium *n*, Ascus *m*
子囊孢子 Ascosporen *f pl*
子囊孢子体 Ascosporophyt *n*
子囊层 Thecium *n*
子囊的 thekal
子囊顶孔 Ascusporus *m*
子囊盖 Kalotte *f*
子囊果 Ascocarpa *f*
子囊间的 intrathekal
子囊菌 Ascomycetes *m pl*
子囊菌纲 Askomyzeten *pl*, Schlauchpilze *pl*, Ascomy-cetes *pl*
子囊菌门 Schlauchpilze *m pl*
子囊菌亚门 Ascomycotina *f*
子囊盘 Apothecium *n*
子女 Nachkommen *pl*
子女的 kindlich
子女反抗过激 Kinder-Revolte-Exzess *m*
子女关系 Wechselbeziehung zwischen Söhnen und Töchtern *f*
子判断 Teilentscheidung *f*
子群 Untergruppe *f*
子染色单体 Tochterchromatide *n pl*
子染色体 Tochterchromosom *n*
子实层 Hymenium *n*
子实层包被 hymeniales Peridium *n*
子实层薄壁组织 hymeniales Parenchym *n*
子实层菌幕 hymenialer Schleier *m*
子实层囊状体 hymeniales Cystidium *n*
子[实]层体 Sporenträger *m*, Sporophor *n*, Sporophore *f*
子实层状皮膜 Kutikula hymeniiformis *f*
子实口缘 Peristom *n*
子实体 Fruchtkörper *m*, Karposporophyt *m*, Encarpium *n*, Fruktifikation *f*
子实体包被 Utrikel *m*
子实体多盖的 merismoid
子实下层 Subhymenium *n*
子损害 Tochterläsion *f*
子体产物 Tochterprodukt *n*
子通道 Subkanal *m*, akzessorischer Kanal *m*
子文库 Subbibliothek *f*
子问题 Teilproblem *n*
子午面 Meridianebene *f*
子午线 Meridian *m*, Meridianus *m*
子午线的 meridional(-us, -is, -e)
子系统 Teilsystem *n*, Subsystem *n*
子细胞 Tochterzelle *f*
子痫 Geburtseklampsie *f*, Eklampsie *f*, Eclampsia *f*
子痫的 eklamptisch, eclamptic(-us, -a, -um)
子痫前期 präeklamptisches Stadium *n*
子痫谵妄 Delirium eclampticum *n*
子星体 Tochterstern *m*, Amphiaster *m*
子叶 Phylloblast *m*, Kotyledon *n*, Cotyledon *f*
子叶细胞 Keimblattzelle *f*
子叶状胎盘 Placenta cotyledonaria(s.cotyledonata) *f*
子座 Stroma *n*
子座的 stromaticsh
子座化 stromatiziert
子座状的 stromatoid
姊妹交配 Adelphogamie *f*
姊妹染色单体 Schwesterchromatid *n* Schwesterstrang *m*
姊妹染色单休交换 Schwesterchromatiden Ausstausch *m*
仔鼠 Mäusel *n*, neugeborene Maus *f*
仔细的 vorsichtig, achtsam, sorgsam, peinlich
籽骨 Sesambein *n*
籽晶 Samenkristall *m*
籽状软骨 Sesamknorpel *m*, Cartilago sesamoidea *f*
梓[实]甙 Catalposide *n pl*
梓醇 Catalpol *n*
梓树 Catalpa ovata *f*
紫 Violett *n*, Purpur *m*
紫斑 Sugillation *f*
紫斑病 Purpura *f*, Peliosis *f*
紫苯胺紫色 Purpurmauve *n*
紫草 Lithospermum officinale *n*
紫草科 Bor(r)aginaceae *pl*
紫草醌 Shikonin *n*
紫草属 Lithospermum *n*
紫草素 Alkannin *n*
紫草乌碱 Delavaconitin *n*
紫点计 Petechiometer *n*
紫癜 Purpura *f*, Pelioma *n*, Sugillatio(n) *f*
紫癜的 purpuric(-us, -a, -um)
紫癜合并肠套叠 Purpura mit Invagination *f*
紫癜型药物[性]皮炎 Purpuratyp der Dermatitis medica-mentosa *m*
紫癜性扁平苔藓 Lichen purpuricus *m*
紫癜性高球蛋白血症 Purpura-Hyperglobulinämie *f*
紫癜性皮疹 purpurischer Hautausschlag *m*
紫癜性肾炎 Purpura Schönlein-Henoch Nephritis, PSHN *f*(亨舍紫癜性肾炎)
紫丁香 Breitrunder Flieder *m*, Syringa vulgaris(s.oblata) *f*
紫丁香甙元 Syringenin *n*
紫丁香花 Flieder *m*
紫丁香酸 Syringasäure *f*

紫绀 Zyanose *f*, Blausucht *f*
紫绀(法洛)三联症矫正术 rekonstruktive Operation für Fallot Trilogie *f*
紫绀(法洛)四联症 Fallot-Tetralogie *f*, Fallot'sche Tetralogie *f*
紫绀(法洛)四联症矫正术 rekonstruktive Operation für Fallot Tetralogie *f*
紫绀病 Blausucht *f*, Morbus caeruleus (s.coeruleus) *m*
紫绀三联症矫正术 Totalkorrektur bei Fallot* Trilogie *f*
紫绀四联症 Fallot* Tetralogie *f* (od. Tetrade *f*, od.Syn-drom *n*)
紫绀四联症矫正术 Totalkorrektur bei Fallot* Tetralogie *f*
紫绀型 zyanotischer Typ(us) *m*
紫绀型先天性心血管病 zyanotische kongenitale kardio-vaskuläre Krankheit *f*
紫绀型先天性心脏病 zyanotische kongenitale Herzkrank-heit *f*
紫光激发滤光器 violetter Erregerfilter *m*
紫褐色 lila Braun
紫红 Purpurrot *n*
紫红孢菌素 Rhodosporin *n*
紫红霉素 Rhodomycin *n*, Rhodomycetin *n*
紫红色 Weinrot *n*, Claret *n*
紫红素 Purpurin *n*
紫花牡荆素 Casticin *n*
紫花洋地黄甙 Purpureaglykoside *n pl*
紫黄茜素 Purpuroxanthin *n*
紫箕科 Osmundaceae *pl*
紫胶 Gummilack *m*
紫胶蜡酸 Gummilacksäure *f*
紫胶酸 Laccainsäure *f*
紫金牛科 Myrsinaceae *pl*
紫堇碱 Bulbocapnin *n*, Corydalin *n*
紫堇球碱 Corybulbin *n*
紫菌红醇 Rhodovibrin *n*
紫菌红醚 Rhodoviolasin *n*
紫菌红素 Rhodopurpurin *n*
紫菌红素甲 Flavorhodin *n*
紫蓝色的 Hyakinthin *n*
紫柳黄酮 Butin *n*
紫露草微核监测 Dreimaster-Mikronukleustest *m*
紫露草微核实验 Dreimaster-Mikronukleustest *m*
紫罗兰[香]酮 Jonone *n pl*
紫罗兰苯胺紫色 Violett-Lila *n*
紫罗兰丁香紫色 Violett-Lila *n*
紫罗兰黑色 Violett-Schwarz *n*
紫罗兰蓝色 Violettblau *n*
紫罗兰老玫瑰色 Violett-Altrosa *n*
紫罗兰玫瑰色 Violett-Rosa *n*
紫罗兰色 Violett *n*
紫罗兰色的 violaceous
紫罗兰紫色 Purpurviolett *n*
紫铆甙 Butrin *n*
紫铆花素 Butein *n*
紫铆亭 Butin *n*
紫玫瑰色 Purpurrosa *n*
紫霉素 Viomycinum *n*, Vinactin *n*
紫霉素一类物质 Vinactin *n*
紫茉莉苷 Jalapin *n*
紫苜蓿酚 Dic(o)umarin *n*, Dic(o)umarol *n*
紫脲酸铵 Murexid *n*
紫色 Violett *n*, Purpur *m*
紫色(茜)素 Purpurin *n*
紫色的 purpurn
紫色发癣菌 Trichophyton purpureatum *n*
紫色腹纹症 Purpur-Abdominalstriae *f pl*, striae lividae *f pl*
紫色杆菌素 Violacein *n*
紫色菌素 Mycetin *n*
紫色毛(发)癣菌 Trichophyton-Purpureatum *n*
紫色牛奶培养基 Purpurmilchnährboden *n*, Purpurmilchnährmedium *n*
紫色色素杆菌病 Chromobacterium violaceum Krankheit *f*
紫色细菌 Purpurbakterien *f pl*
紫色细菌 Purpurbakterien *n pl*
紫杉醇 Taxol *m*
紫杉红素 Rhodoxanthin *n*
紫杉双黄酮 Sciadopitysin *n*
紫杉烷 Taxoide *f*
紫杉紫(红)素 Rhodoxanthin *n*
紫石榴石红色 Purpur-Granatrot *n*
紫水晶 Amethyst *m*
紫水晶色 Amethyst *m*
紫苏醇 Perillaalkohol *m*
紫苏壳针孢 Septoria perillae *f*
紫苏霉素 Sisomicin *n* (SISO), Siseptin *n*, Sisollin *n*
紫苏醛 Perillaaldehyd *n*
紫苏酮 Perillaketon *n*
紫檀 Santalum rubrum *n*
紫檀素 Pterocarpin *n*
紫檀芪 Pterostilben *n*
紫藤属 Wistaria *f*
紫外[线]电视设备 UV-Fernsehen *n*
紫外[线]激光滤光器 UV-Anregungsfilter *m*
紫外[线]计 UV-Meter *n*
紫外[线]检(监)测器 UV-Detektor *m*
紫外[线]检验 UV-Prüfung *f*
紫外[线]可见分光光度计 UV-VIS-Spektralphotometer *m*, UV-VIS-Detektor *m*
紫外[线]可见光近红外分光光度计 UV-sichtbarer infrarotnaher Spektrophotometer *m*
紫外[线]敏感突变型 UV-empfindliche Mutante *f*
紫外[线]区域 UV-Bereich *m*, Ultraviolettbereich *m*
紫外[线]摄影术 UV-Photographie *f*
紫外[线]试池 UV-Zelle *f*
紫外[线]损伤 UV-Verletzung *f*
紫外[线]透射仪 UV-Deaphotoskop *n*
紫外[线]显微镜 UV-Mikroskop *n*
紫外[线]显微照相术 UV-Mikrofotografie *f*
紫外[线]消毒 UV-Desinfektion *f*
紫外[线]消毒器 UV-Strahlen-Sterilisator *m*
紫外[线]引起的 UV-induziert
紫外[线]荧光二氧化硫分析器 UV-Fluoreszenz-Schwefeldioxidanalysator *m*
紫外[线]诱发(导)二聚体 UV-induziertes Dimer *n*
紫外[线]治疗仪 UV-Strahlen-Therapie-Einheit *f*
紫外[线光敏树脂]固化器 UV-Licht-Aktivator für die Harz-Polymerisation *m*
紫外[线光敏树脂]固化器 UV-Strahlenaktivator (od. UV-Lichtaktivator) für Resinpolymerisation *m*
紫外[照射]交联 UV-Bestrahlung-Vernetzung *f*
紫外灯 Ultraviolettlampe *f*
紫外分光[术] Ultraviolett-Spektrophotometrie *f*
紫外分光光度测定法 Ultraviolett-Spektrophotometrie *f*
紫外分光光度计 Ultraviolett-Spektrophotometer *n*
紫外辐射 Ultraviolettradiation *f*
紫外光灯 Ultraviolett-Lampe *f*
紫外光电子光谱学 UV-Photoelektronenspektroskopie *f*
紫外光度计 Ultraviolettphotometer *n*
紫外光固化型 UV-härtend
紫外光谱 ultraviolettes Spektrum *n*
紫外光谱法 Ultraviolettspektroskopie *f*

紫外光显微镜 Ultraviolett-Mikroskop *n*
紫外光显微镜 Ultraviolettmikroskop *n*, UV-Mikroskop *n*
紫外激光器 Ultraviolettlaser *m*, UV-Laser *m*, Uvaser *m*
紫外及可见光检测器 ultravioletter und sichtbarer Detek-tor *m*
紫外交联 UV-Vernetzung *f*
紫外 - 可见分光光度测定法 ultraviolette und sichtbare Spektrophotometrie *f*
紫外 - 可见分光光度法 Ultraviolett-einsehbar-Spektroskopie (UVS) *f*
紫外 - 可见分光光度计 ultraviolettes und sichtbares Spektrophotometer *n*
紫外可见分光光度计 UV-VIS-Spektrophotometer *n*
紫外吸收 Ultraviolettabsorption *f*, UV-Absorption *f*
紫外吸收法 UV-Absorption *f*
紫外吸收光谱 Ultraviolett-Absorptionsspektrum *n*, UV-Absorptionsspektrum *n*
紫外细胞光度测定法 Ultraviolett-Zytophotometrie *f*
紫外细胞光度学 Ultraviolett-Zytophotometrie *f*
紫外线 Ultraviolette *n pl* (UV), UV-Strahlen *f pl*, ultravio-lette Strahlen *f pl*
紫外线白内障 ultraviolette Katarakt *f*
紫外线处理法 Ultraviolett-Behandlung *f*
紫外[线]处理法 UV-Behandlung *f*
紫外线单位 E-Viton *n*
紫外线的 ultraviolett
紫外[线]的 ultraviolett
紫外线的生理效应 physiologische Wirkung vom ultraviolett *f*
紫外线灯 Ultraviolett-Lampe *f*, Ultraviolett-Radiator *m*
紫外[线]灯 UV-Licht *n*, UV-Lampe *f*, UV-Strahler *m*
紫外线[段](200~290) Ultraviolett C, UVC (200~290nm) *n*
紫外线[段](290~320) Ultraviolett B, UVB (290~320nm) *n*
紫外线[段](320~400) Ultraviolett A, UVA (320~400nm) *n*
紫外[线]发射器 UV-Aktinolite *f*
紫外[线]防护遮板 UV-Schutzschirm *m*
紫外[线]分光光度法 UV-spektrophotometrische Analyse *f*
紫外[线]分析仪 UV-Detektor *m*
紫外[线]辐射 Ultraviolettstrahlung *f*, UV-Strahlung *f*
紫外线辐射通量 ultravioletter Strahlungsfluß *m*
紫外线辐射通量维持率 Ultraviolett-Strahlungsfluß-Aufrechterhaltung *f*
紫外线辐射效率 Ultraviolettstrahlung-Effizienz *f*
紫外线辐射照度 Ultraviolettstrahlung-Luminanz *f*
紫外线感光记录纸 UV-Registrierpapier *n*
紫外[线]感光记录纸 UV-Aufzeichnungspapier *n*
紫外线光谱法 Ultraviolett-Spektroskopie *f*, UV-Spektro-skopie *f*, Ultraviolettspektrometrie *f*, UV-Spektrometrie *f*
紫外线光谱分析 UV-Spektralanalyse *f*
紫外[线]光谱检测器 UV-spektrometrische Detektor *m*
紫外线光谱图 Ultraviolett-Spektrogramm *n*, UV-Spektrogramm *n*
紫外[线]光谱图 UV-Spektrogramm *n*
紫外[线]红外线灯 UV und IR-Strahlungslampe *f*
紫外线红外线灯 Ultraviolett-Infrarot-Strahler *m*, Ultra-violett-Infrarot-Lampe *f*
紫外线激光器 Ultraviolett-Laser *m*, UV-Laser *m*
紫外线计 UV-Strahlungsmesser *n*
紫外线检偏镜 Ultraviolett-Analysator *m*
紫外线蓝色光毒性 ultraviolette blaue Phototoxizität *f*
紫外线疗法 Ultraviolett-Therapie *f*
紫外[线]疗法 UV-Therapie *f*, UV-Strahlen-Therapie *f*
紫外线疗法 UV-Therapie *f*
紫外线灭菌法 Ultraviolett-Sterilisation *f*
紫外[线]灭菌法 UV-Entkeimung *f*
紫外线屏蔽 UV-Barriere *f*
紫外线气体测定器 UV-Strahlen-Gasdetektor *m*
紫外线区域 Ultraviolettbereich *m*, Ultraviolettgebiet *n*
紫外线杀菌灯 keimtötende UV-Lampe *f*
紫外线试池 Ultraviolett (photo) zelle *f*, UV-Photozelle *f*, UV-Zelle *f*
紫外线太阳灯 Ultraviolett-Lampe *f*
紫外[线]太阳灯 Höhensonne-UV-Lampe *f*
紫外线特异的内切核酸酶 UV-Endonuklease *f*
紫外线吸收光谱 Ultraviolett-Absorptionsspektrum *n*, UV-Absorptionsspektrum *n*
紫外线吸收光谱测定 Ultraviolett-Absorptionsspektrome-trie *f*, Ultraviolett-Absorptionsspektroskopie *f*, UV-Absorptionsspektrometrie *f*
紫外[线]吸收光谱测定 UV-Absorptions-Spektrometrie *f*
紫外[线]显微吸收分光法 UV mikroskopische Absorptions-Spektroskopie *f*
紫外线显微镜 Ultraviolett-Mikroskop *m*
紫外线照射法 Ultraviolett-Bestrahlung *f*
紫外线照射检查法 Untersuchung unter der Ultraviotett-Licht *f*
紫外线诊断 Ultraviolett (licht) diagnose *f*
紫外线指数 UV-Index, UVI *m*
紫菀苷 Chrysanthemin *n*
紫菀酮 Shionon *n*
紫菀皂甙 Astersaponin *n*
紫纹 Purpur-Streifen *m*, Stria lividae *f*
紫药水 Gentianaviolett *n*
紫移色团 Hypsochrom *n*
紫质症 Porphyrie *f*, Porphyria *f*
紫珠草素试纸 Alkannapapier *n*
紫珠草酮 Callicarpon *n*

zì 自字眦

自爱 Selbstliebe *f*
自报饮食评价 selbstberichtetes diätetisches Assessment *n*
自鼻[症] Ozaena *f*, Stinknase *f*, Coryza foetida *f*
自鼻性喉症 Ozaena laryngis *f*
自卑 Minderwertigkeit *f*, Selbsterniedrigung *f*
自卑感 Minderwertigkeitsgefühl *n*, Minderwertigkeitskomplex *m*
自卑情结 Minderwertigkeitskomplex *m*
自卑心理 Minderwertigkeit *f*
自比知觉 automorphe Wahrnehmung *f*
自闭行为检查清单 Checkliste des autistischen Verhaltens *f*
自闭性思考 autistisches Denken *n*
自贬 Selbsterniedrigung *f*
自变量 unabhängige Variable *f*
自标记[物] Selbstmarker *m*
自病记录 Autopathographie *f*
自残 Automutilation *f*, Selbstbeschädigung *f*, Selbstver-stümmelung *f*
自测 Selbsttest *m*
自插导管 Autokatheterisierung *f*, Autokatheterismus *m*
自产自给的生活方式 Eigenversorgung-Lebensstil *m*
自陈(答)问卷 Selbst-Bericht Inventar *n*
自陈调查表 Selbst-Fragebogen *m*
自虫科 Cimicidae *pl*
自促凝血酶原 Autoprothrombin *n*
自[催化]剪接 autokatalytisches Spleißen *n*
自淬灭 Selbsthärtung *f*
自淬灭计数器 Selbsthärtungszähler *m*
自挫 Selbstbesiegung *f*
自大 Einbildung *f*
自大狂 Ausdehnung *f*

自导式 selbstgeführter Modus *m*
自顶向下的处理方法 Top-Down Ansatz *m*
自动(反射性)膀胱 Reflexblase *f*
自动(主)免疫疗法 aktive Immun(o)therapie *f*
自动 DNA 测序 automatisierte DNA-Sequenzierung *f*
自动安瓿灌封机 automatische Ampulle Füll-und Verschließmaschine *f*
自动板层角膜成形术 automatisierte lamelläre Keratoplastik *f*
自动被动免疫 aktive passive Immunität *f*
自动比色计 automatisches Kolorimeter *n*
自动比浊计 automatisierter Nephelometer *m*
自动编码器 Autokoder *m*, Autocoder *m*
自动病房监护仪 Automonitor *m*
自动波长选择器 automatischer Wellenlänge-Selektor *m*
自动采样 automatische Probe(ent)nahme *f*
自动采样器 automatischer Probennehmer *m*
自动操作 Automatisierung *f*, Automation *f*
自动测试系统 automatisches Testsystem *n*
自动查找 automatische Suche *f*
自动冲洗机 automatischer Verarbeitungssatz *m*
自动充填器 automatischer Stopfer *m*, mechanischer Kondensator *m*
自动除极化 spontane Depolarisation *f*
自动除极速度 Geschwindigkeit der Spontandepolarisation *f*
自动纯水蒸馏器 automatischer Reinwasser Destillationsatz *m*
自动词语匹配 automatisches Term-Mapping *n*
自动催化的 autokatalytisch
自动催化反应 autokatalytische Reaktion *f*
自动催化剂 Autokatalysator *m*
自动催化作用 Autokatalyse *f*, Autokatalysis *f*
自动的 automatisch
自动的淋巴细胞介导的细胞毒性反应 spontane lymphozyten-vermittelte Zytotoxizität *f*
自动等时染色机 automatische isochronische Färbema-schine *f*
自动滴定管 automatische Bürette *f*
自动滴定器 automatisches Titriergerät *n*, automatischer Titrator *m*
自动滴注器 automatischer Instillator *m*
自动抵抗力 aktiver Widerstand *m*
自动电流刺激器 automatischer Stromstimulator *m*
自动电位测定 automatische Potentiometrie *f*
自动电压调节器 automatischer Spannungsregler *m*
自动定标器 Autoschalter *m*
自动定量视野检查法 automatische quantitative Perimetrie *f*
自动定时器 automatischer Zeitwächter *m*
自动读数 automatische Ablesung *f*
自动断路 automatische Öffnung *f*
自动翻译 automatische Übersetzung *f*
自动反应 automatische Reaktion *f*
自动反应素试验 automatisierter Reagin-Test *m*
自动防爆装置 automatisches Explosionsschutzgerät *n*
自动分段 automatischer Abschnitt *m*
自动分解 automatische Zerlegung *f*
自动分类计数机 automatische Differentialrechenanlage(od. Differentialzählungsmaschine) *f*
自动分量机 automatische Dosiermaschine *f*, automati-sches Dosiergerät *n*
自动分析 automatische Analyse *f*
自动分析器 Autoanalyzer *m*
自动分析器技术 Autoanalyzer-Technik *f*
自动封口的 automatischer Verschluss *m*
自动缝合器 automatischer Nähapparat *m*, automatische Nähmaschine *f*
自动服从症 automatischer Gehorsam *m*, automatische Obedienz *f*
自动附球滴定管 automatische Pellet-Bürette *f*
自动复原 Selbstheilung *f*
自动腹膜透析 automatische Peritonealdialyse *f*
自动跟踪 automatische Nachverfolgung *f*
自动灌封包装机 automatische Füll-Verpackungsmaschine *f*
自动灌封机 automatische Füllungs-und Dichtungsma-schine *f*
自动光点现象 autokinetisches Phänomen des sichtbaren Lichtes *n*
自动光电滴定器 automatische photoelektrische Titrier-geräte *n pl*
自动行为 automatisches Verhalten *n*
自动合成仪 Syntheseautomat *m*
自动恒温箱 Autothermostat *m*
自动呼吸器 automatisches Beatmungsgerät *n*
自动化 Automa(tika)tion *f*
自动化[管理的]医院 automatisiertes Krankenhaus *n*
自动化病案 automatisierte Krankenakte *f*
自动化的相互作用检测器 automatischer Interaktionsdetektor, AID *m*
自动化发现系统 automatisiertes Entdeckungssystem *n*
自动化分析系统 automatisches Analysesystem *n*
自动化跟踪和要求系统 automatisiertes Tracking und Anforderung System *n*
自动化监测仪 automatischer Monitor *m*
自动化鉴定 automatische Identifikation *f*
自动化经皮腰椎间盘切除术 automatisierte perkutane lumbale Diskektomie *f*
自动化决策 automatisierte Entscheidungsfindung *f*
自动化生成 automatische Generierung *f*
自动化生物实验室 automatisiertes biologisches Labor *n*
自动化实验设备 automatisiertes Laborgerät *n*
自动化实验设计 automatisiertes experimentelles Design *n*
自动化数据采集装置 automatisierte Datenerfassungseinrichtung *f*
自动化数据处理 Datamation *f*
自动化数据分析系统 automatisiertes Daten-Analyse-System *n*
自动化瞳孔视野检查法 automatische Pupillenperimetrie *f*
自动化投药 automatisierte Arzneimittelverabreichung *f*
自动化外形检测 automatisierte Konturerkennung *f*
自动化文本报表生成 automatisierte Text Reportgenerierung *f*
DNA 自动化序列测定 automatische DNA-Sequenzierung *f*
自动化选配过程 automatisierter Matching-Prozess *m*
自动化学分析仪 automatischer chemischer Analysator *m*
自动化学屏 automatisierter chemischer Schirm *m*
自动化学系统 automatisches Chemie-System *n*
自动化血型测定 automatisierte Blutgruppenbestimmung *f*
自动化医学考试和监督系统 automatisiertes System der medizinischen Untersuchung und Überwachung *n*
自动化预防医学考试系统 automatisiertes Vorsorgeuntersuchungssystem *n*
自动化阅读装置 automatisierte Leseeinheit *f*
自动化摘要生成 automatisierte Zusammenfassung *f*
自动化诊所 automatisierte medizinische Klinik *f*
自动化治疗安排 automatisierte Überweisung *f*
自动化铸造机 automatische Gußmaschine *f*
自动缓解 Spontanremission *f*
自动火焰光度计 automatisches Flammenphotometer *n*
自动机 Automat *m*
自动激活 automatische Aktivierung *f*
自动计数器计数法 automatische Zählmethode *f*
自动计算机 automatischer Computer *m*
自动记录 automatische Aufzeichnung *f*
自动记录测听计 automatischer Registrieraudiometer *n*
自动记录的 selbstregistrierend, selbstschreibend
自动记录滴定器 selbstschreibende Titriergeräte *n pl*
自动记录视野计 automatischer Perimeter *m*

自动记录仪 Selbstschreiber *m*
自动加工 automatischer Prozess *m*
自动加速记录仪 automatischer Akzelerograph *m*
自动加压过滤装置 automatisches Druck-Filtersystem *n*
自动加压呼吸 automatische Druckatmung *f*
自动甲状腺牵开器 automatischer Schilddrüsenhaken *n*
自动间断测压法（自动无创性测压法） nicht-invasive Blutdruckmessung *f*
自动监测系统 automatisches Monitorsystem *n*
自动检测及记录装置 automatisches Checkout und Kontrollgerät *n*
自动减压系统 Auto-Dekompressionssystem *n*
自动交互[式]检测器 automatischer Interaktionsdetektor, AID *m*
自动交互检测程序 automatisches interaktives Detektionsprogramm *n*
自动角膜屈光仪 Autokeratorefraktometer *n*
自动矫正 spontane Rektifikation *f*
自动搅拌器 automatischer Rührer *m*, automatische Mi-schmaschine *f*
自动节律性 Autorrhythmie *f*
自动解释 automatische Interpretation *f*
自动进样 Autoinjektion *f*
自动经皮椎间盘切除术 automatische perkutane Disc-Exzision *f*
自动卡片阅读机 automatischer Kartenleser *m*
自动抗病性 aktive Resistenz *f*
自动抗生作用 auto Antibiose *f*
自动可逆定标器 automatischer umkehrbarer Scaler *m*
自动控制 Selbststeuerung *f*, automatische Kontrofle *f*
自动控制气压灌肠器 selbststeuernde Klistiergerät *n*
自动控制器 automatischer（od. selbsttätiger）Regler *m*
自动控制系[统] automatisches Kontrollsystem（od. Re-gelungssystem od.Steuerungssystem）*n*
自动控制学说 Autokontrolltheorie *f*, Regelungstheorie *f*
自动扩印机 automatischer Vergrößerer *m*
自动冷热试验计 Autokalorimeter *n*
自动粒子计数器 automatisches Partikelzählgerat *n*
自动亮度控制 automatische Helligkeitsregelung, ABC *f*
自动量热计 automatisches Kalorimeter *n*
自动临床分析仪 automatischer klinischer Analysator *m*
自动淋巴细胞介导的细胞毒性反应 spontane Lymphozytenvermittelte Zytotoxizität *f*
自动零位调整，自动调零 automatischer Nullpunkt *m*
自动颅骨钻 automatischer Trepan *m*
自动铝盖卷边机 automatische Aluminiumkappe（od. Anpassugsmaschine *f*）*f*
自动麻醉记录 automatisierte Anästhesieprotokollierung *f*
自动梦行症 Autosomnambulismus *m*
自动棉球制造机 automatische Wattebauschmaschine *f*
自动免疫 aktive Immunität *f*
自动免疫法 aktive Immunisierung *f*, Aktivimmunisierung *f*
自动免疫计数器 automatischer immunologischer gamma-Zähler *m*
自动免疫抗体产生 aktive Immunität Antikörper-Produktion *f*
自动免疫性 aktive Immunität *f*
自动面积计 automatischer Flächenmesser *m*
自动磨刀机 automatischer Mikrotom-Messerschärfer *m*
自动尼龙带捆扎机 automatische Nylon-Ballenpresse *f*
自动逆流分配器 automatischer Gegenstromverteiler *m*
自动尿液分析仪 automatisches Urinanalysesystem *n*
自动喷雾器 automatisches Spray *n*
自动漂移控制 automatische Driftkontrolle *f*
自动曝光 automatische Belichtung *f*
自动曝光控制器 automatische Belichtungssteuerung *f*
自动曝光控制装置 automatische Belichtungssteuereinheit *f*
自动曝光设备 automatische Belichtungsausrüstung（od.Expositionsanlage *f*）*f*
自动起搏器 automatischer Herzschrittmacher *m*
自动气体分析器 automatischer Gasanalysator *m*
自动曲线绘算器 automatischer Kurvenschreiber *m*
自动取样计数器 automatischer Probezähler *m*
自动染色机 automatische Färbemaschine *f*
自动热焓滴定法 automatische thermometrische Titration *f*, automatische Enthalpometrie *f*
自动扫描机 automatischer Scanner *m*
自动色差计 automatischer Farbdifferenzmesser *m*
自动色谱扫描器 automatischer Chromatogramm-Scanner *m*
自动射线照相 Autoradiographie *f*
自动神经学定位 automatisierende neurologische Lokalisation *f*
自动生化分析仪 automatischer Biochemie-Analysator *m*
自动湿度滴定器 automatisches Feuchtigkeitstitriergerät *n*
自动识别 automatische Erkennung *f*
自动视野检查 automatische Perimetrie *f*
自动收集器 automatisches Sammelgefäß *n*
自动手枪所致损伤 automatische Pistolenverletzung *f*
自动输液泵 automatische Infusionspumpe *f*
自动数据处理 automatische Datenverarbeitung *f*
自动数据交换 automatischer Datenaustausch *m*
自动数据转换 automatische Datenkonvertierung *f*
自动数片机 automatischer Tablettenzähler *m*
自动水解 Autohydrolyse *f*
自动思维 automatischer Gedanke *m*
自动态平衡（Ⅱ级平衡） stetiges dynamisches Gleichgewicht *n*
自动体内心脏除颤器 automatischer interner cardiodefibrillator *m*
自动体外除颤 automatische extrakorporale Defibrillation *f*
自动体外除颤器 automatischer externer Defibrillator *m*
自动体位 aktive Haltung *f*
自动体重秤 automatische Körpergewichtswaage *f*
自动调窗 automatische Anpassung des Fensters *f*
自动调节 autonome Regulation *f*, Autoregulation *f*
自动调节持续气道内正压通气 autoregulatorische kontinuierliche Luftweg-Positive-Druck-Ventilation *f*
自动调节反馈机理 autoregulatorischer Rückkoppelungs-mechanismus *m*
自动调节反馈机制 autoregulatorischer Feedback-Mechanismus *m*
自动调节反馈系统 autoregulatorisches Feedback-System *n*
自动调节器 automatischer（od.selbsttätiger）Regler *m*, automatische Regeleinrichtung *f*
自动调压呼吸机 automatischer druckregelbarer Respirator *m*, automatisches druckregelbares Beatmungsgerät *n*
自动调整 Autokontrolle *f*
自动调整机制 Servomechanismus *m*
自动调制 Automodulation *f*
自动听性脑干反应 automatische Hirnstamm-Audiometrie（AABR）*f*
自动同步 Selbst-Synchronismus *m*
自动图像分析仪 automatische Bildanalyse *f*
自动图像亮度控制装置 automatische Bildhelligkeit-System, IBS *n*
自动推论 automatisierte Argumentation *f*
自动脱敏法 Autodesensibilisierung *f*
自动脱水包埋机 Autotechnicon *n*
自动往复式脂肪抽吸术 Power-Assisted Fettabsaugen *n*
自动微生物系统 Auto-mikrobielles System *n*
自动温控电炉 automatischer Temperaturkontroll-Elek-troofen *m*
自动温湿[度记录]计 automatischer Thermohygrograph *m*

自动稳压器 automatischer stabilisator *m*
自动问诊机 automatischer Anamnese-Aufzeichner (od.Anamnese-Rekorder) *m*
自动吸[量]管 automatische Pipette *f*
自动稀释器 automatisches Verdünnungsgerät *n*
自动洗片器 Entwicklungsautomat *m*
自动洗瓶器 automatische Flaschenwaschmaschine (od.Flaschenreinigungsmaschine *f*) *f*
自动细胞计数器 automatischer Zellzähler *m*
自动细胞洗涤器 automatisierte Zellenunterlegscheiben *f pl*
自动显微[镜]照相机 automatische mikrophotogra-phische Kamera *f*
自动现象 Phänomen der Eigenbewegung *n*
自动校正 Autokorrektur *f*
自动心电图分析 automatisierte Elektrokardiogramm-Analyse *f*
自动心脏血流测量 automatische Cardioflowmessung *f*
自动信息处理 automatisierte Informationsverarbeitung *f*
自动型思想 automatische Art Idee *f*
自动兴奋 automatische Erregung *f*
自动性 Automatie *f*
自动性错觉 autokinetische Illusion *f*, Autokinese *f*
自动性癫痫 automatische Epilepsie *f*
自动性[癫痫]发作 automatische Beschlagnahme *f*
自动性焦虑 automatische Angst *f*
自动性漫游[症] automatische Wanderschaft *f*
自动性言语 automatische Sprache *f*
自动胸片机 automatischer Lungenaufnahmeplatz *m*
自动胸片摄影架 automatischer Brustradiographie-Ständer *m*
自动旋光仪 automatisches Polarimeter *n*
自动旋转式制栓机 automatische rotierende Zäpfchenmaschine *f*
自动血标本染色器 automatisches Blutfärbungsgerät *n*
自动血细胞计数器 automatischer Blutkörperchenzähler *m*
自动压力测试 automatisierter Stresstest *m*
自动烟尘采样器 automatischer Rauchprobenehmer *m*
自动验光 automatische Refraktometrie *f*
自动氧化[作用] Autoxydation *f*, spontane Oxidation *f*
自动氧化剂 Autoxidator *m*
自动氧气安全阀 automatisches Oxygensicherheitsventil *n*
自动音量控制 automatische Lautstärkeregelung *f*
自动运输 aktiver Transport *m*
自动载物片细胞沉积机 automatische Objektträger-Zyto-sedimentationsmaschine *f*
自动增强 Autoaugmentation *f*
自动增益控制 automatischen Verstärkungsregelung *f*
自动张力计 Autotensi(o)meter *n*
自动张力记录仪 automatischer Spannungsrekorder *m*
自动真空组织处理机 automatische Vakuumbehandlungs-maschine des Gewebes *f*
自动诊断知识采集 automatisierter Diagnosenwissenserwerb *m*
自动蒸馏器 automatische Destillationsapparatur *f*
自动症 Automatismus *m*
自动止血带 automatische Staubinde (od.Schlauch *m*) *f*
自动制丸机 automatischer Pillenhersteller *m*
自动制氧机 automatischer Oxygengenerator (od.Sauer-stoffgenerator) *m*
自动重振控制 automatische Rekrutierungskontrolle *f*
自动装置 Automatik *f*, automatisches System *n*
自动姿势性协同运动 automatische Haltungssynergie *f*
自动自发 Bereitschaft *f*
自动组织脱水机 automatische Gewebe Processer *m*
自渎 Masturbation *f*, Onanie *f*
自发(电)活动 spontane Aktivität *f*
自发(然)凝集 Spontanaggtutination *f*
自发[性疼]痛 Spontanschmerzen *m pl*
自发变[态反]应性 spontane Allergie *f*, erbliche Allergie *f*
自发病 Idiopathie *f*, Autopathie *f*
自发搏动 spontaner Schlag *m*, spontane Pulsation *f*
自发的 idiopathisch, autochthon, spontan, essentiell, spontane (-us, -a, -um), idiopathic (-us, -a, -um)
自发电活动 spontane elektische Aktivität *f*
自发电位 Spontanpotential *n*
自发耳声发射 spontane otoakustische Emission *f*
自发放电 spontane Entladung *f*, Spontanentladung *f*
自发观念 autochthone Idee *f*
自发过程 Spontanprozeß *m*
自发活动 Bewegungsaktivität *f*
自发畸变 spontane Aberration *f*
自发脑电活动 spontane elektrische Aktivität des Gehirns *f*
自发融合 spontane Fusion *f*
自发体荧光 Autofluoreszenz *f*
自发通气 Spontanatmung *f*
自发同种溶素 Idioisolysin *n*
自发痛 spontane Schmerzen *m pl*
自发突变 Automutation *f*, spontane Mutation *f*
自发突变生成 spontane Mutagenese *f*
自发外伤性大脑出血 spontane traumatische Hirnblutung *f*
自发消退 Spontanregression *f*
自发型心绞痛 Spontanangina *f*
自发性半身疼痛 Spontanhemialgie *f*
自发性壁间动脉瘤 idiopathisches Aneurysma dissecans (s. intramurale) *n*, idiopathisches Shekelton* Aneurysma *n*
自发性尺神经麻痹 spontane Lähmung des Ulnarnervuses *f*
自发性出血 Spontanblutung *f*
自发性丹毒 spontanes Erysipel *n*
自发性蛋白尿 spontane Proteinurie *f*
自发性氮质血症 Spontanazotämie *f*
自发性的,原发性的,特发性的肺的 idiopathisch pulmonal
自发性低血糖[症] Spontanhypoglykämie *f*
自发性电活动 spontane elektrische Aktivität *f*
自发性动物模型 spontanes Tiermodell *n*
自发性断趾病 Ainhum *n*, Dactylosis spontanea *f*
自发性多发性骨折 multiple Spontanfrakturen *f pl*
自发性耳声发射 spontane otoakustische Emission *f*
自发性肺含铁血黄素沉积症 Haemosiderosis essentialis pulmonum *f*
自发性腹膜炎 Spontanperitonitis *f*
自发性高血压大鼠 spontan-hypertensive Ratte *f*
自发性骨折 Spontanfraktur *f*, Fractura spontanea *f*
自发性呼气末正压 spontaner positiver endexspiratorischer Druck
自发性寰枢椎半脱位 spontane Atlanto-Axial-Subluxation *f*
自发性寰枢椎脱位 spontane Atlanto-Axial-Luxation *f*
自发性活动 Spontanaktivität *f*, Spontanbewegung *f*, Telergie *f*
自发性肌红蛋白尿 idiopathische Myoglobinurie *f*, spontane Myoglobinurie *f*, familiäre Myoglobinurie *f*
自发性肌腱断裂 spontane Sehnenruptur *f*
自发性惊厥 spontaner Krampf *m*, zentraler Krampf *m*
自发性流产 Spontanabort *m*
自发性梦行 Idiosomnambulismus *m*
自发性脑电图 spontanes Elektroenzephalogramm *n*, Spontan-EEG *n*
自发性脑脊液瘘 spontane Liquorfistel *f*
自发性脑脊液漏 spontaner Liquoraustritt *m*, spontaner Liquorausbruch *m*
自发性脓毒败血症 spontane Septikopyämie *f*, kryptogene Septikopyämie *f*
自发性脓肿 idiopathische Abszess *f*
自[发性呕]吐 Autemesia *f*

自发性脾破裂 Spontanmilzruptur *f*, spontane Milzruptur *f*
自发性气腹 spontanes Pneumoperitoneum *n*
自发性气胸 spontaner Pneumothorax *m*, Spontan-Pneu-moth-orax *m*
自发性蔷薇疹 idiopathisches Dreitagefieber *n*
自发性青少年牙周炎 idiopathische juvenile Parodontitis *n*
自发性神经瘤 spontanes Neurom *n*
自发性食管破裂 spontane Speiseröhrenruptur *f*, Boer-have* Syndrom *n*
自发性食物过敏 Idioblapsie *f*
自发性疼痛 spontaner Schmerz *m*
自发性痛经 essentielle Dysmenorrhoe *f*
自发性脱位 spontane Luxation *f*
自发性细菌性腹膜炎 spontane bakterielle Peritonitis *f*
自发性行为 emittiertes Verhalten *n*
自发性行为缺乏 Mangel an Spontaneität *m*
自发性血鼓室 spontanes Blut-Tympanon *n*
自发性血气胸 spontaner Hämopneumothorax *m*
自发性血胸 spontaner Hämatothorax *m*
自发性眼[球]震[颤] Spontannystagmus *m*
自发性幼稚型 idiopathischer Infantilismus *m*
自发性圆窗膜破裂 Spontanruptur des Rundfensters *f*, Spontan-ruptur der Fenestra rotunda *f*
自发性指(趾)脱落 spontane Dactylolyse *f*
自发性蛛网膜下[腔]出血 spontane Subarachnoidalblu-tung *f*, Haemorrhagia subarachnoidalis spontanea *f*
自发性子宫破裂 spontane Uterusruptur *f*
自发性子官出血 essentielle Uterusblutung *f*, Haemorrha-gia uterina spontanea *f*
自发荧光 Autofluoreszenz *f*
自发荧光支气管窥镜检查 Auto-Fluoreszenz-Bronchoskopie *f*
自罚 Selbstbestrafung *f*
自罚行为 SelbstbestrafungsVerhalten *n*
自分解 Selbstdekomposition *f*, Selbstzersetzung *f*, Selbst-degra-dierung *f*
自分泌 Autokrin *n*
自分泌迁移因子 autokriner Motilitätsfaktor, AMF *m*
自分泌生长因子 autokriner Wachstumsfaktor *m*
自分泌信号 autokrine Signalisierung *f*
自分泌作用 Autokrin *n*
自焚 Selbstverbrennung *f*
自焚死亡 Selbstmorde von Brandtoten *m pl*
自复制 Selbst-Replikation *f*
自复制核酸 selbst-replizierende Nukleinsäure *f*
自感 Eigeninduktivität *f*
自高自大 Expansivität *f*
自给滴定管 automatische Bürette *f*
自给呼吸机 SCBA *n*
自攻型 selbstbohrend
自护 Selbstpflege *f*
自护理论 Selbstpflegetheorie *f*
自护理论结构 Struktur der Selbstpflegetheorie *f*
自护力量 Selbstpflegefähigkeit *f*
自护能力 Selbstpflegefähigkeit *f*
自护缺陷 Selbstpflegedefizit *n*
自护主体 Selbstpfleger *m*
自护总需要 Selbstpflegebedarf *m*
自回复定时器 Selbstrückstellzeitwächter *m*
自回归过程 autoregressiver Prozess *m*
自回归滑动平均混合模型 autoregressiver integrierter glei-tender Mittelwert *m*, autoregressiver integrierter gleitender Durchschnitt *m*
自毁 Selbstzerstörung *f*
自毁性综合征(莱尼综合征) Lesch-Nyhan-Syndrom *n*(连锁嘌呤代谢病)
自激[发] Selbsterregung *f*
自激活作用 Selbst-Aktivierung *f*
自激驱动 Selbsterregung-Fahren *n*
自己 Selbst *n*
自记的 selbstregistrierend
自记分光光度计 selbstregistrierendes Spektrophotometer *n*
自记嵴帽计 manuelles Kupulometer *n*
自记气压计 Barograph *m*
自记湿度计 Registrierhygrometer *n*
自记温度计 Thermograph *m*
自记温湿度计 automatischer aufnehmender Temperatur-und Feuchtmesser
自家(体)消化 Autodigestion *f*, Autolyse *f*
自家腹水疗法 Autologes-Bauchwasser-Behandlung *f*
自家免疫病急死 plötzlicher Tod von Autoimmunkrank-heiten *m*
自家免疫性疾病 Autoimmunkrankheit *f*, Autoaggressions-krankheit *f*
自家免疫性肾上腺炎 autoimmune Adrenalitis *f*
自家免疫性肾炎 Autoimmunnephritis *f*
自家凝集素天然抗体 Autoagglutinine durch natürliche Anti-körper *n pl*
自家受体 Autorezeptor *m*
自家体层摄影 Autotomographie *f*
自家消化 Selbstverdauung *f*
自家疫苗 Autovakzine *f*
自检镜 Autoskop *n*
自剪接 Selbst-Spleißen *n*
自剪接内含子 Selbst-Intron *n*
自交 Inzucht *f*
自交不亲和性 Selbstinkompatibilität *f*
自交不育性 Selbstunfruchtbarkeit *f*
自交系 Inzuchtlinie *f*
自觉的 bewußt, selbstbewußt, subjektiv
自觉检眼器 subjektives Sehtestgerät *n*
自觉阶段 gewissenhafte Stufe *f*
自觉精神病 Autopsychose *f*
自觉需要 empfundene Notwendigkeit *f*
自觉症状 subjektives Symptom *n*
自洁区 Selbstreinigungsbereich *m*
自截肾 renale Autoamputation *f*
自解作用 auto zerfließende
自净 Selbstreinigung *f*, Auswascheffekt *m*, Autopurlficatio *f*
自净能力 Selbst-Reinigung *f*
自救 Selbsthilfe *f*
自救疗法 Selbst-Hilfe-Behandlung *f*
自居作用 Identifikation *f*(以某人自居的变态心理)
自控麻醉 selbstgesteuerte Anästhesie *f*
自控式经皮腰椎间盘切除术 automatisierte perkutane lum-bale Diskektomie, APLD *f*
自夸大 ehrgeizige Manie *f*
自窥[症] Autoskopie *f*, autoskopische Halluzination *f*
自窥癖 Autosexualismus *m*, Extrospektion *f*, Autoschaulust *f*
自溃性脓胸 Empyema necessitatis *n*
自扩散 Selbstdiffusion *f*
自来水 Leitungswasser *n*
自来水厂 Wasserwerk *n*, Wasserversorgungsanlage *f*
自勒 suizidale Strangulation *f*
自理 Selbstpflege *f*, Selbstversorgung *f*
自理[性]活动 Selbstversorgungsaktivität *f*
自理感觉指数评分 sensorischer Index-Score *m*
自理力 Selbstpflegefähigkeit *f*
自理模式 Selbstpflegemodell *n*
自理缺陷 Selbstpflegedefizit *n*

自理受限 begrenzte Eigenpflege *f*
自理需要 Selbstpflegebedarf *m*
自力霉素 Zilimycin *n*, Mitomycin C *n*
自怜 Selbstmitleid *n*
自恋 Narzissmus *m*, Automonosexualismus *m*
自恋的 narzisstisch
自恋行为 narzisstisches Verhalten *n*
自恋联结 narzisstisches Allianz *f*
自恋人格类型 narzisstischer Persönlichkeitstyp *m*
自恋神经症 narzisstische Neurose *f*
自恋型人格障碍 narzisstische Persönlichkeitsstörung *f*
自恋性客体选择 narzisstische Objektwahl *f*
自恋性力比多 narzisstische Libido *f*
自恋性人格障碍 narzisstische Persönlichkeitsstörung *f*
自恋性同性恋对象(男子) homoerotisches Objekt *n*
自恋性自窥 Selbstlugen *n*
自恋者 Autophil *m*
自疗 Autotherapie *f*
自裂 Autoclasis *f*
自裂变 Selbstspaltung *f*
自磷酸化 autophtophorylation *f*
自留导尿管 selbsthaltender Katheter *m*
自流井 artesischer Brunnen *m*
自流喷泉 artesischer Springbrunnen *m*
自流泉 artesischer Brunnen *m*, artesischer Spring *m*, artesische Quelle *f*
自流注射器 Brunnenspritze *f*, artesische Spritze *f*, Füllspritze *f*
自录式连续比色计 selbstregistriendes Reihenkolorimeter *n*
自律 Selbstdisziplin *f*
自律道德 autonome Moral *f*
自律的 autonom
自律阶段 autonome Stufe *f*
自律[神经]结构 vegetativer Apparat *m*
自律[神经]平衡 vegetatives Gleichgewicht *n*
自律神经系统 vegetatives Nervensystem, VNS *n*, autonomes Nervensystem, ANS *n*
自律[神经系]失调 vegetative Ataxie *f*
自律[神经性]癫痫 autonome Epilepsie *f*
自律系统 autonomes System, AS *n*
自律细胞 autorhythmische Zelle *f*
自律心肌细胞 autonome Herzmuskelzelle *f*
自律性细胞 autonomische Zelle *f*
自律学习 selbstgesteuertes Lernen *n*
自律训练 Selbst-Disziplin-Ausbildung *f*
自满滴定器 Nullbürette *f*, Zerobürette *f*
自门控 Selbst-Gating *n*
自泌[生长]假说 autokrine Hypothese *f*
自泌激活 autokrine Aktivierung *f*
自泌运动蛋白 autokrines Motilitätsprotein *n*
自描听力计 automatisches Audiometer *n*, v. Bèkèsy* Audiometrie *f*
自描听力计测听法 automatische Audiometrie *f*, v. Bè-kèsy* Audiometrie *f*
自明之理 Binsenweishei *f*
自溺狂 Idromania *f*
自凝固化 selbsthärtend
自凝软衬材料 selbsthärtender weicher Futterstoff *m*
自凝树脂 Autopolymerisat *n*, kalthärtendes Harz *n*, Kaltpolymerisat *n*
自凝树脂充填 kaltpolymerisierende Kunststofffüllung *f*
自凝树脂液 selbsterstarrende Harzlösung *f*
自凝塑料充填 selbsterstarrende Resinfüllung *f*
自凝血酶原 Autoprothrombin *n*
MB 自凝牙托粉 MMA-BA Polymer des selbsthärtenden Acrylharzes *n*
自凝牙托粉 selbsterstarrendes Prothesen(-Akrylat-)pulver *n*
MB 自凝牙托水 MMA-BA Monomer des selbsthärtenden Acrylharzes *n*
自凝牙托水 selbsterstarrende Prothesen(-Akrylat-)lösung *f*
自凝造牙粉 selbsthärtendes Acrylpulver *n*
自凝造牙水 selbsthärtende Acrylflüssigkeit *f*
自偶变压器 Autotrasformator *m*
自膨式支架 selbst-expandierender Stent *m*
自皮成形术 Dermatoautoplastik *f*
自评焦虑量表 Selbstbewertung-Angst-Skala *f*
自评抑郁量表 Selbstbewertung-Depression-Skala *f*
自欺 Selbstbetrug *m*, Selbsttäuschung *f*
自启效应 selbstansaugend Wirkung *f*
自洽[力]场 selbstkonsistentes Feld *n*
自洽[性] Selbstkonsistenz *f*
自然 native DNA *f*
自然[教育]法 natürliche Methode *f*
自然白蛋白 natives Albumin *n*
自然被动免疫 natürliche passive Immunität *f*
自然避孕法 natürliche Empfängnisverhütung *f*
自然边界 natürliche Grenze *f*
自然病史 Naturgeschichte *f*
自然步态 Natur-Gangart *f*
自然采光 natürliche Beleuchtung *f*
自然采光系数 Koeffizient der natürlichen Beleuchtung *m*
自然层次结构 natürliche Hierarchie *f*
自然沉淀 natürliche Sedimentierung *f*
自然沉淀法 natürliches Sedimentierverfahren *n*
自然沉淀集卵法 direckte Sedimentationskonzentrationsmethode *f*
自然崇拜 Naturismus *m*
自然催眠 natürliche Hypnose *f*
自然的 natürlich, spontan, natural(-is, -is, -e), spontane(-us, -a, -um)
自然的(或天然的) natürlich
自然地方性 natürliche Endemizität *f*
自然断肢(离) natürliche Amputation *f*, angeborene Amputation *f*, spontane Amputation *f*
自然对非自然推理策略 natürlichen gegenüber unnatürlichen Argumentationsstrategie *f*
自然对数 natürlicher(od.napierscher) Logarithmus *m*
自然发生 Archigonie *f*, Abiogenese *f*, Archebiosis *f*, Urzeugung *f*
自然发生的 abiogenetisch, autogenetisch, heterogene-tisch
自然发生的胸腺细胞毒素自体抗体 natürlicher vorkommender thymozytotoxischer Autoantikörper *m*
自然发生说 Abiogenese *f*, Abiogenesis *f*
自然范畴 natürliche Kategorie *f*
自然放射性 natürliche Radioaktivität *f*
自然分类法 natürliche Klassifizierung *f*
自然分类系统 natürliches Klassifikationssystem *n*
自然分娩 Spontangeburt *f*, Spontanpartus *m*, natürliche(od. normale) Geburt *f*
自然分娩法 natürliche Geburt *f*
自然概念 natürliches Konzept *n*
自然感染 natürliche Infektion *f*
自然观察 naturalistische Beobachtung *f*, Naturbeobachtung *f*
自然观察[法] naturalistische Beobachtung *f*
自然光 Tageslicht *n*
自然环境 natürliche Umwelt *f*
自然环境保护法 Naturschutzgesetz *n*, Gesetz zum Schutz der natürlichen Umwelt *n*
自然缓解 Spontanremission *f*
自然恢复 Spontanheilung *f*

自然疾病 natürliche Krankheit *f*
自然结果 natürliche Konsequenz *f*
自然界 Natur *f*, Außenwelt *f*, Naturreich *n*, Welt der Natur *f*
自然界水循环 natürlicher Wasserkreislauf *m*
自然景观 Naturlandschaft *f*, natürliche Landschaft *f*
自然菌 natürliche Bakterien *f pl*
自然抗体 natürlicher Antikörper *m*
自然抗药性(自然耐药性) natürliche Resistenz *f*
自然科学心理学 naturwissenschaftliche Psychologie *f*
自然宽度 natürliche Breite *f*
自然疗法 Naturheilkunde *f*, Physiotherapie *f*
自然疗养资源 Natur-sanitäre Ressourcen *f pl*
自然临床测验 natürlicher klinischer Test *m*
自然零 natürliche Null *f*
自然流产 spontaner Abort *m*
自然流产率 spontane Abortrate *f*
自然流行 natürliche Epidemie *f*
自然慢型克山病 natürliche chronische Keshan-Krankheit *f*
自然美 Naturschönheit *f*
自然免疫 native (od.natürliche) Immunität *f*
自然免疫作用 natürliche Immunisierung *f*
自然耐药性 natürliche Toleranz gegen Arzneimittel *f*
自然凝固 natürliche Koagulation *f*, natürliches Koagulie-ren *n*
自然凝集价 natürlicher Agglutinationstiter *m*
自然凝集素 natürliches Agglutinin *n*
自然排卵 natürliche Ovulation *f*, Spontanovulation *f*
自然趋势 natürliche Tendenz *f*
自然痊愈 Selbstheilung *f*, Naturheilung *f*, Spontanheilung *f*, Sanatio spontanea *f*
自然燃烧 Selbstentzündung *f*
自然人 natürliche Person *f*
自然杀伤[性]T细胞(NKT) natürliche Killer-T-Zellen (NKT) *f pl.*
自然杀伤复合物 natürlicher Killerkomplex *m*
自然杀伤[淋巴]细胞 natürlicher Killer-Lymphozyt *m*
自然杀伤树突状细胞 natürliche dendritische Killerzellen, NKDCs *f pl*
自然杀伤细胞 natürliche Killerzelle *f*
自然杀伤细胞 natürlichen Killerzelle, NK-Zelle *f*
自然杀伤细胞刺激因子 NK-Zelle-stimulierender Faktor, NKSF *m*
自然设计 natürliches Design *n*
自然实验 natürliches Experiment *n*
自然史 Naturgeschichte *f*
自然衰亡 natürlicher Zerfall *m*
自然睡眠 natürlicher Schlaf *m*
自然死 natürlicher Tod *m*, Alterstod *m*
自然缩宫负荷试验 natürlicher Oxytocin-Belastungstest *m*
自然调节性T细胞 natürlich-vorkommend-regulatorische T-Zelle *f*, natürlich regulatorische T-Zelle *f*
自然通风 natürlicher Luftzug *m*
自然头位 natürliche Kopfposition *f*
自然突变 natürliche Mutation *f*
自然突变率 natürliche Mutationsrate *f*
自然退化说 natürliche Degenerationshypothese *f*
自然蜕变 natürliche Transmutation *f*
自然脱落毛发 natürlicher Haarausfall *m*
自然玩具 natürliches Spielzeug *n*
自然位 natürliche Position (od. Stellung od.Haltung) *f*
自然无毒株 natürlich avirulenter Stamm *m*
自然习服 natürliche Akklimatisation *f*
自然细胞毒性受体 natürlicher Zytotoxizität-Rezeptor, NCR *m*
自然性皱纹 natürliche Falten *f pl*
自然选择 natürliche Selektion *f*, Ausmerze *f*
自然选择学说 Naturselektionstheorie *f*
自然研究 naturalistische Forschung *f*
自然医学语言处理 natürliche medizinische Sprachverarbeitung *f*
自然义齿 natürliches Gebiss *n*
自然疫源传(感)染 Naturherdinfektion *f*, Naturfokalinfek-tion *f*
自然疫源传染 natürlicher Infektionsherd *m*
自然疫源地 Naturherd *m*
自然疫源性病毒病 natürliche fokale Viruserkrankungen *f pl*
自然疫源性疾病 Naturherdkrankheit *f*
自然疫源性立克次体病 natürliche fokale rickettsiale Krankheit *f*
自然疫源性螺旋体病 natürliche fokale Leptospirose *f*
自然疫源性蠕虫病 natürliche fokale Helminthiasis *f*
自然疫源性细菌病 natürliche fokale bakterielle Erkrankung *f*
自然疫源性衣原体病 natürliche fokale Chlamydiose *f*
自然疫源性原虫病 natürlicher fokale Protozoen-Krankheit *f*
自然因素 Naturfaktor *m*
自然荧光 Naturfluoreszenz *f*, natürliche Fluoreszenz *f*
自然釉质龋 natürliche Schmelzkaries *f*
自然语言 natürliche Sprache *f*
自然语言报告 natursprachlicher Bericht *m*
自然语言查询处理 natürlichsprachige Anfrageverarbeitung *f*
自然语言处理 natürliche Sprachverarbeitung *f*
自然语言处理工作站 Workstation der natürlichen Sprachverarbeitung *f*
自然语言对话 natürlichsprachlicher Dialog *m*
自然语言解释 natürlichsprachliche Interpretation *f*
自然语言界面 natürliche Sprache-Schnittstelle *f*
自然语言理解 natürlichsprachliches Verstehen *n*
自然语言信息系统 natürlichsprachliches Informationssystem *n*
自然语言询问 natürlichsprachliche Abfrage *f*
自然语言语法分析 natürlichsprachliche Analyse *f*
自然愈合 spontane Schließung *f*
自然原因 natürliche Ursachen *f pl*
自然原因所致急死 plötzlicher Tod aus natürlichen Ursachen *m*
自然灾害 Naturkatastrophe *f*
自然灾害卫生服务 Gesundheitssystem für die Naturkatastrophe *n*
自然增长率 Rate der natürlichen Zunahme *f*
自然照度系数 Koeffizient der natürlichen Beleuchtung *m*
自然照度系统 Tageslichtquotient *m*
自然照明 Tagesbeleuchtung *f*, natürliche Illumination *f*
自然哲学医学模式 Natur-philosophisches-medizinisches Modell *n*
自然植被 natürliche Vegetation (od. Pflanzendecke) *f*
自然止血 Spontanhämostase *f*
自然终点 natürliches Ende *n*
自然主动免疫 natürliche aktive Immunisierung *f*
自然状态 Rohzustand *m*
自然资源 Naturschätze *m pl*
自然资源守恒 Erhaltung der natürlichen Ressourcen *f*
自然自动免疫 natürliche aktive Immunität *f*
自然组织细胞相互作用 natürliche Gewebe-Zellen-Interaktionen *f pl*
自燃 Selbst (ent) zündung *f*, Spontanzündung *f*, Catacausis *f*
自认角色 erzielte Rolle *f*
自溶 Autolyse *f*
自溶[酶]体 Autolysosom *n*
自溶[作用] Autolyse *f*, Autolysis *f*, Isophagie *f*, Selbstver-dauung *f*
自溶产物 Autolysat *n*
自溶的 autolytisch
自溶机制 Autolysemechanismus *m*
自溶酶 autolytische Enzyme *n pl*
自溶素 Autolysin *n*
自溶物 Autolysat *n*
自溶脂粒显现 autolytische Lipophanerose *f*
自溶脂酶 autolytische Lipase *f*

自溶组化反应 histochemische Reaktionen der Autolyse *f pl*
自杀 Selbstmord *m*, Suizid *m*, Suicid(ium) *n*, Selbsttö-tung *f*
"自杀"基因 Selbstmord-Gen *n*
自杀冲动 suizidaler Impuls *m*
自杀触电 suizidaler Stromschlag *m*
自杀创 selbstmörderische Wunde *f*
自杀刺创 suizidale Stichwunden *f pl*
自杀的 selbstmörderisch, suizidal
自杀的试切创 Selbstmordgedanken-Zögern-Schnittwunden *f pl*
自杀底物 Suizid-Substrat *n*
自杀动机 Selbstmordmotivation *f*
自杀法 Selbstmord-Methode *f*
自杀观念 suicidale Ideation *f*
自杀行为 Selbstverstümmelung *f*, Selbstmutilation *f*
自杀基因 Selbstmordgen-Gen *n*, Suizid-Gen *n*
自杀精神病 selbstmörderischer Wahnsinn *m*
自杀狂 Selbstmordmanie *f*, Thanatomanie *f*
自[杀]勒死 Selbstmord durch Strangulation *m*
自杀酶 Selbstmord-Enzym *n*
自[杀]溺死 suizidales Ertrinken *n*
自杀企图 Suizidversuch *m*, Tentamen suicidii *n*, Conatus suicidii *m*, Conatum suicidii *n*
自杀枪创 Selbstmord-Schusswunde *f*
自杀切创 selbstmörderische Schnittwunden *f pl*
自杀倾向 Introgression *f*
自杀伤 suizidale Wunde *f*, Selbstmordwunde *f*
自[杀]烧伤 Selbstmord durch Verbrennungen *m*
自杀死 Selbstmordtod *m*
自杀条例 Selbstmordakt *m*
自杀威胁 Bedrohung mit Selbstmord *f*
自杀未遂 Selbstmordversuch *m*, unvollendeter Suizid *m*
自杀性抑郁症 selbstmörderische Melancholie *f*
自杀修复 Selbstmordreparatur *f*
自杀学 Suizidologie *f*
自杀意念 Selbstmordgedanke *m*
自杀缢死 selbstmörderischer Tod durch Erhängen *m*
自杀预防 Suizidprävention *f*
自杀中毒 suizidale Vergiftung *f*
自杀姿态 Suizidgeste *f*, Selbstmordgeste *f*
自伤 Selbstgefährdung *f*
自伤案件 Selbstverletzungsfälle *m pl*
自伤行为 Autolesionismus *m*
自伤鉴定 Identifizierung von suizidalen Verletzungen *f*
自伤伪称他伤 selbstzugefügte Wunde *f*
自伤性 selbstschädigend
自伤性溃疡 selbstherbeigeführter Ulkus *n*, selbstherbeigeführte Ulzeration *f*
自伤者 Autolesionist *m*
自上而下处理 Top-down-Behandlung *f*
自上而下加工 Top-down-Verarbeitung *f*
自身(动)活化 Autoaktivierung *f*
自身(体)凝集[作用] Autoagglutination *f*
自身(体)疫苗 Auto(gen)vakzine *f*, Eigenimpfstoff *m*, Eigen-vakzine *f*
自身(体)中毒 Autointoxikation *f*, Selbstvergiftung *f*, Homo-toxikose *f*
自身(我)断离 Selbstamputation *f*, Amputatio spontanea *f*
自身 MHC 限制 Selbst-MHC-Beschränkung *f*
自身比较设计 selbst kontrastreiches Design *n*
自身变态反应 Autoallergie *f*
自身不洁恐怖症 Automysophobie *f*
自身部位失认[症] Autotopagnosie *f*
自身催化作用 Autokatalyse *f*, Autokatalysis *f*
自身的 autolog, autochthon
自身对照 Autokontrolle *f*, Selbstkontrolle *f*
自身反应性 B 细胞 selbst-reaktive B-Zellen *f pl*
自身反应性 T 淋巴细胞 selbst-reaktive T-Zellen *f pl*
自身反应性淋巴细胞 autoreactiver Lymphozyt *m*
自身分(溶)解 Autolyse *f*, Autolysis *f*, Autodigestion *f*
自身复制 Selbstreplikation *f*
自身感染 Autoinfektion *f*, Selbstinfektion *f*, Selbstan-steckung *f*, Spontaninfektion *f*
自身感知不能 Autotopagnosie *f*, Autotopagnosia *f*
自身干扰 Selbstinterferenz *f*, Autointerferenz *f*
自身更新 Selbst-Erneuerung *f*
自身攻击病 Autoimmunkrankheit *f*, Autoaggressionskrankheit *f*
自身骨髓移植 autologe Knochenmark-Transplantation *f*
自身过敏症 Auto-Anaphylaxie *f*
自身还原作用 Selbstreduktion *f*
自身红细胞致敏综合征 Autoerythrozytensensibilisie-rungs-Syndrom *n*, Erythrozyten-Autosensibilisierungs-Syndrom *n*
自身红细胞紫癜 Auto-erythrozyten-Purpura *f*
自身护理 Self-Care-Informatik *f*
自身回复基因 Selbstgen *n*
自身毁坏 Autozerstörung *f*
自身活性物质 Autakoid *n*
自身激活作用 Autokatalyse *f*
自身寄生物 Autoparasit *m*
自身检眼镜 Autoophthamoskop *n*
自身剪切 Selbstspaltung *f*
自身抗独特型抗体 Auto-Anti-Idiotyp-Antikörper *m*
自身抗菌[法] subjektive Antisepsis *f*
自身抗体 Autoantikörper *m*, autologer Antikörper *m*
自身抗原 Autoantigen *n*
自身抗原免疫反应 Immunreaktion des Autoantigens *f*
自身抗原形成 Autoantigenbildung *f*
自身抗原性 Autoantigenität *f*
自身控制 autogene Kontrolle *f*
自身连接 Selbstligation *f*
自身磷酸化 Autophosphorylierun *f*
自身玫瑰花结 Autorosette *f*
自身免疫 Autoimmunität *f*
自身免疫病伴糖尿病 Autoimmunerkrankung assoziiert mit Diabetes *f*
自身免疫补体结合 autoimmune Komplementfixierung *f*
自身免疫疾病 Autoimmunerkrankung *f*, Autoimmunerkrankheit *f*
自身免疫力(性) Autoimmunität *f*, Autoimmunisierung *f*
自身免疫耐受 Autoimmuntoleranz *f*
自身免疫溶血性贫血 Autoimmun-hämolytische Anämie *f*
自身免疫调节因子 autoimmuner-Regulator *m*, autogeschützter (autoimmuner)-Gangregler *m*
自身免疫紊乱 autoimmune Störungen *pl*
自身免疫性多发性内分泌病-念珠菌感染-外胚层营养不良综合征 autoimmunes Polyendokrinopathie-Candidiasis-ektodermale Dystrophie(APECED) Syndrom *n*
自身免疫性多发性内分泌综合征 autoimmunes multiples endocrines Syndrom *n*
自身免疫性多内分泌病-念珠菌病-外胚层营养不良 autoimmune-Polyendokrinopathie-candidiases-ektodermale Dystrophie *f*
自身免疫性多内分泌腺病 polyendokrine Autoimmunerkrankung *f*
自身免疫性多内分泌腺综合征 autoimmunes polyglanduläres Syndrom *n*, autoimmune polyendocrine-Syndrom *n*
自身免疫性肝炎 Autoimmunhepatitis *f*
自身免疫性睾丸炎 autoimmune Orchitis *f*
自身免疫性疾病 Autoimmunkrankheit *f*
自身免疫性甲状旁腺炎 autoimmune Parathyroiditis *f*

自身免疫性甲状腺炎 autoimmune Thyreoiditis *f*
自身免疫性间质性肾炎 autoimmune-interstitielle Nephritis *f*
自身免疫性交感性眼炎 autoimmune sympathische Ophthalmie *f*
自身免疫性抗体 Autoimmunantikörper *m*, autoimmuner Antikörper *m*
自身免疫性淋巴[细胞]增生综合征 autogeschütztes (autoimmunes)-lymphoproliferaktives-Syndrom *n*
自身免疫性聋 autoimmune Taubheit *f*
自身免疫性卵巢炎 autoimmune Oophoritis *f*
自身免疫性脑脊髓炎 autoimmune Enzephalomyelitis *f*
自身免疫性内耳病 autoimmune Innenohrserkrankung *f*
自身免疫性贫血 autoimmune-Anämie *f*
自身免疫性溶血性贫血 autoimmune hämolytische Anä-mie *f*
自身免疫性肾上腺炎 autoimmune Adrenalitis *f*
自身免疫性胃炎 autoimmunegastritis *f*, autogeschützter (autoimmuner) -Magenkatarrh *m*, autogeschützter (autoimmuner) - Magenentzuendung *f*
自身免疫性血小板减少性紫癜 autoimmune thrombozy-topen ische Purpura *f*
自身免疫性血小板减少症 f autoimmune Thrombozytopenie *f*
自身免疫性炎症 autoimmune Entzündungserkrankung *f*
自身免疫性胰腺炎 autoimmune Pankreatitis *f*
自身免疫学说 Autoimmunitätstheorie *f*
自身免疫中性粒细胞减少症 Autoimmunneutropenie *f*
自身敏感 autosensibilisierung *f*
自身耐受性 Selbsttoleranz *f*
自身凝集素 Autoagglutinin *n*
自[身]凝[集]反应 Autoagglutination *f*
自身喷雾器 Autospraygerät *n*, Selbstzerstäuber *m*
自身启动作用 selbstansaugende Aktion *f*
自身溶酶体 Autolysosom *n*
自身溶血试验 Autohämolyse-Test *m*
自身溶血素 Autohämolysin *n*
自身识别 Selbsterkennung *f*
自身受体 Autorezeptor *m*
自身输血 Autotransfusion *f*
自身输液 Autoinfusion *f*
自身调节 Autoregulation *f*
自身温热抗体 warmer Autoantikörper *m*
自身稳定 Homöostase *f*
自身稳定功能 Homöostase-Funktion *f*
自身细胞溶解 Autocytolyse *f*, Autolyse *f*
自身相容 Selbsteinklang *m*
自身修饰抗原 selbstgeändertes Antigen *n*, altered-self antigen <engl.>
自身血清溶血试验 Hämolyseversuch des autologen Se-rums, m
自身牙根种植体 autologes Wurzelimplantat *n*
自身牙移植术 autogene Zahntransplantation *f*
自身炎症性疾病 autoentzündliche (autoaufrührerische) Krankheiten *pl*
自身氧化还原反应 Reduktion-Oxidationsreaktion *f*
自身移植 Autotransplantat *n*
自身疫苗 Autoimpfstoff *m*
自身疫苗[接种]疗法 Autovaccinotherapie *f*
自身荧光镜 Autofluoroskop *n*
自身荧光图 Autofluorogramm *n*
自身诱导 Autoinduktion *f*
自身质子迁(转)移常数 Autoprot(e)olysekonstante *f*
自身致敏 Autosensibilisierung *f*
自身中毒恐惧 Horror autotoxicus *m*
自生的 spontan, spontane (-us, -a, -um)
自生生活的 freilebend
自生世代 freilebende Generation *f*
自生兴奋 autogene Anregung *f*
自生性溶酶体 Autolysosom *n*
自生性妄想 autochthoner Wahn *m*
自生训练 autogenes Training *n*
自生抑制 autogene Inhibition *f*
自声过(增)强 Autophonie *f*, Tympanophonie *f*
自视幻觉 Autoskopie *f*
自适应 Anpassung *f*, Adaption *f*
自适应步长 selbst-adaptiver Schritt *m*
自适应分段 adaptive Segmentierung *f*
自适应估计量 selbst-adaptiver Schätzer *m*
自适应环境评价和管理 adaptive Umweltprüfung und Management *f*, *n*
自适应集成 adaptive Integration *f*
自适应控制 selbstadaptive Regelung *f*
自适应控制模式 adaptives Steuerungsschema *n*
自适应控制器 selbstadaptiver Regler *m*
自适应滤波 selbst-Adaptivfilter *m*
自适应阈值法 selbst-adaptives Schwellwert-Verfahren *n*
自适应最小二乘[方] adaptives kleinstes Quadrat *n*
自噬过程 Autophagie *f*
自噬泡 Autophagen-Vakuole *f*, autophagozytische Vakuole *f*
自噬溶酶体 Autophagolysosom *n*
自噬体 Autophagosom *n*, Zytophagosom *n*
自噬细胞 Autophagozyt *m*
自噬相关基因 Autophagozytose *f*
自噬小体 Autophagosom *n*
自噬作用 Autophagie *f*
自述 Selbstbericht *m*
自私 Selbstsucht *f*, Egoismus *m*
自诉案件 bei privaten Strafverfolgung *f*
自诉病史 Autoanamnese *f*
自酸蚀黏结剂 selbstätzende Adhäsive npl
自缩合作用 Selbstkondensation *f*
自锁 Selbstsperrung *f*, Selbstblockierung *f*
自锁托槽 selbstligierende Brackets *pl*
自体 Autokörper *m*
自体(身)免疫 Autoimmunität *f*, Autoimmunisierung *f*
自体(身)免疫[性疾]病 Autoimmunkrankheit *f*
自体(身)受精 Selbstbefruchtung *f*, Autogamie *f*, Automi-xis *f*, Eigenbefruchtung *f*
自体(身)输血 Autoinfusion *f*, Auto (blut) transfusion *f*
自体(身)消化 Autodigestion *f*, Autolyse *f*, Autopepsie *f*, Autolysis *f*
自体(致)敏感性皮炎 Autosensibilisierungsdermatitis *f*
自体[移植]输血 autologe Transfusion *f*
自体败血病 Autosepsis *f*, Autoseptikämie *f*
自体瓣膜 Autoklappe *f*
自体瓣膜置换 autologer Herzklappenersatz *m*
自体鞭挞色情 Autoflagellation *f*
自体不洁恐怖 Automysophobie *f*
自体不育基因 Selbststerilitätsgen *n*
自体部位失认 Autotopagnose *f*
自体成形术 Autoplastik *f*
自体传染 Autoinfektion *f*
自体蛋白 autologes Protein *n*
自体的 autolog
自体动脉移植 Autotransplantation der Arterie *f*
自体动作 Autokinese *f*
自体动作错觉 autokinetische Illusion *f*
自体毒素 Autotoxin *n*, Körpergift *n*, Homöotoxin *n*, Ho-motoxin *n*
自体反应的 autoreaktiv
自体反应性 Autoreaktivität *f*
自体防御[作用] Autoprotektion *f*

自体放射[造影]照片 Autoradiogramm *n*, Radioauto-gramm *n*
自体放射照相术 Radioautographie *f*
自体复制 Auto(re)duplikation *f*, Autoreproduktion *f*
自体感觉 Selbstgefühl *n*
自体感染 Autoinfektion *f*, Selbstansteckung *f*, Selbstinfek-tion *f*, Spontaninfektion *f*
自体股骨头移植 autologe Hüftkopf Transplantation *f*, autologe Oberschenkelknochen Transplantation *f*
自体骨皮质块移植 autologe Knochenkortex Block Transplanta-tion *f*
自体骨软骨移植 autologe osteochondrale Transplantation *f*, Die autologe Knorpeltransplantation *f*
自体骨移植 autogenes Knochentransplantat *n*
自体固有的 autolog
自体红细胞敏感 autoerythrozytische Sensibilisierung *f*
自体红细胞敏感性紫癜 autoerythrozytische Purpura *f*
自体红细胞敏感综合征 Gardner*-Diamond* Syndrom *n*
自体红细胞吞噬[症] Auto-erythrophagozytose *f*
自体红细胞致敏 Autoerythrozyten-Sensibilisierung *f*
自体红细胞紫癜 Autoerythrozyten-Purpura *f*
自体幻视 autoskopische Halluzination *f*
自体活化[作用] Autoaktivierung *f*
自体寄生虫 Autoparasit *m*
自体剪接 Selbstspleißen *n*
自体箭毒化(中毒) spontane Curarisierung *f*
自体角膜移植术 autogene Keratoplastik *f*
自体接种 Autoinokulation *f*
自体结核菌素 Autotuberkulin *n*, autogenes Tuberkulin *n*
自体结核菌素反应 Autotuberkulin-Reaktion *f*
自体静脉 autologe Vene *f*
自体菌苗 autogene Vakzine *f*, Auto(gen)vakzine *f*, Eigen-vakzine *f*, Eigenimpfstoff *m*
自体菌苗接种 Autovakzination *f*
自体菌苗疗法 Autovakzinationsbehandlung *f*
自体抗补体 Autoantikomplement *n*
自体抗毒素 Autoantitoxin *n*
自体抗体 Autoantikörper *m*, Autoaggressin *n*
自体抗原 Autoantigen *n*, autogenetisches Antigen *n*, kör-pereigenes Antigen *n*
自体疗法 Autotherapie *f*
自体瘤苗 autologe Tumorvakzine *f*
自体免疫法 Autoimmunisierung *f*, Autoimmunisation *f*
自体免疫反应 Autoimmunreaktion *f*
自体免疫复合物性肾小球肾炎 autoimmunkomplexe Glomeru-lonephritis *f*
自体免疫过程 Autoimmun-Prozess *m*
自体免疫黄体酮皮炎 Autoimmun-Progesteron-Dermatitis *f*
自体免疫黄体酮湿疹 Autoimmun-Progesteron-Ekzem *n*
自体免疫疾病 Autoimmunkrankheit *f*
自体免疫试验 Autoimmunisierungsreaktion *f*
自体免疫性溶血性贫血 Autoimmunanämie *f*
自体灭菌 Autosterilisation *f*
自体敏感的 autosensibilisiert
自体敏感性湿疹 Autosensibilisierungsekzem *n*
自体内重复感染 endogene Reinfektion *f*, endogener Rein-fekt *m*
自体凝集素 Autoagglutinin *n*
自体皮[肤]移植 autologe Hauttransplantation *f*
自体脾移植 Milz-Autotransplantation *f*
自体脾组织移植 Die autologe Transplantation von Milzge-webe *f*
自体溶解 Autolyse *f*, Autolysis *f*
自体溶酶体 Autolysosom *n*
自体溶血 Autohämolyse *f*, Autohämolysis *f*
自体融合二倍体 Autodiploidie *f*
自体神经移植 Autograft von Nerven *n*, Autotransplantat von Nerven *n*
自体肾移植 Nierenautotransplantation *f*, Autotrans-plantation der Nieren *f*
自体施虐 Autosadismus *m*
自体受粉 Selbstbestäubung *f*
自体受精的 autogam
自体输血 autotransfusion *f*
自体塑造术 Autoplastizität *f*
自体吞噬[作用] Autophagocytose *f*
自体外的 exogen
自体外重复感染 exogene Reinfektion *f*, exogener Reinfekt *m*
自体消瘦 Autophagie *f*, Autophagia *f*
自体性眩晕 systematischer Schwindel *m*, subjektive Schwindel *m*
自体性欲 Autoerotismus *m*, Autoerastie *f*, Autoerotik *f*, Auto-philie *f*, Automonosexualismus *m*
自体性欲的 autoerotisch
自体性欲性窒息 autoerotische sexuelle Asphyxie *f*
自体血管 autologes Blutgefäße *n*
自体血回输 autologe Bluttransfusion *f*
自体血浆疗法 Autoplasmotherapie *f*
自体血凝块 autologes Blutgerinnsel *n*
自体血清疗法 Autoserumtherapie *f*
自体血清诊断[法] Autoserodiagnose *f*, Autoserodiagno-sis *f*
自[体]血[液] Autoblut *n*, Eigenblut *n*
自体血再注入 Autoreinfusion *f*
自体牙移植术 Zahnautotransplantation *f*, Autotransplan-tation der Zähne *f*
自体氧化物质 autooxidierbare Substanz *f*
自体依赖性 körperliche Abhängigkeit *f*
自体移植 Autotransplantat *n*, autologes Transplantat *n*
自体移植膀胱成形术 Autozystoplastik *f*
自体移植片(物) Autotransplantat *n*
自体移植术 Autoplastik *f*, Autotransplantation *f*, auto-gene (od.autologe) Transplantation *f*
自体移植物 Autotransplantat *n*
自体荧光 Autofluoreszenzf Autofluoreszenz *f*
自体荧光成像 主动体位 Auto-Fluoreszenz-Bildgebung(AFI) *f*
自体有效物质 Autacoid *n*
自体诱变剂 Automutagen *n*
自体支撑直接喉镜 selbsttragendes direktes Laryngoskop *n*
自体知觉 Selbstwahrnehmung *f*
自体致敏菌苗 Autosensibilisierungsvakzine *f*, autosensi-bilisierte Vakzine *f*
自体致敏作用 Autosensibilisierung *f*
自体中毒 Selbstvergiftung *f*
自体中毒性精神病 Autointoxicationspsychose *f*
自体中毒性紫绀 autotoxische Zyanose *f*
自体肿瘤杀伤 autologen tumorzellen töten
自体组织移植 Autotransplantation *f*
自调节控制器 Selbstdrehungscontroller *m*
自听过响 Autophonie *f*
自听增强 Autophonie *f*
自吞噬,自溶作用 Autophagie *f*
自卫 Verteidigung *f*
自卫的 defensiv
自卫痕 Schutzmarke *f*
自慰 Masturbation *f*, Selbstbefriedigung *f*, Onanie *f*
自稳机制 Homöostase *f*
自我 Ich *n*, Ego *n*
自我(身)识别 Selbsterkennung *f*
自我[的]稳定性 Egostabilität *f*
自我[人格]变换(易身妄想) Appersonifikation *f*
自我爱怜 Selbstliebe *f*

自我暗示 Autosuggestion *f*, Selbstsuggestion *f*
自我保存 Selbsterhaltung *f*
自我保存本能 Selbsterhaltungsinstinkt *m*, Selbsterhaltungstrieb *m*
自我保护阶段 Selbstschutzstufe *f*
自我保健 Selbstgesundheitspflege *f*
自我报告 Selbstbericht *m*
自我本能 Egoinstinkt *m*
自我表现 Selbstdarstellung *f*
自我不和谐的 egodystonisch
自我倡导 Selbstbefürwortung *f*
自我惩罚 Egoleiden *n*
自我惩罚的 intropunitiv
自我刺激 Selbststimulation *f*
自我催眠 Autohypnose *f*, Autohypnosis *f*, Idiohypnotis-mus *m*
自我催眠后梦游症 Autosomnambulismus *m*
自我挫败型人格 selbstzerstörerische Persönlichkeit *f*
自我导向学习 selbstgesteuertes Lernen *n*
自我的素质 Ich-Verfassung *f*
自我抵抗 Egowiderstand *m*
自我定向 Ego-Orientierung *f*, autopsychische Orientierung *f*
自我定型 Autostereotyp *m*
自我断言 Selbstbehauptung *f*
自我锻炼 autogenes Training *n*
自[我发]生 Autogenese *f*
自我发展 Selbst-Entwicklung *f*, Ich-Entwicklung *f*
自我反馈 Selbstrückkopplung *f*
自我防卫 Selbstverteidigung *f*
自我防御机制 Ego-Abwehrmechanismus *m*
自我分裂 Ego-Dissoziation *f*, Egospaltung *f*
自我分析 Selbstanalyse *f*, Egoanalyse *f*
自我否定(认) Selbstverleugnung *f*
自我否定型青年 Selbst-Negieren Jugend *m*
自我服务归因偏向 eigennütziges Zurechnungsbias *n*
自我负荷 selbstauferlegter Stress *m*
自我复制 Selbstverdoppelung *f*, Selbstreduplikation *f*
自我改变说 Egoveränderungstheorie *f*
自我概念 Selbstkonzept *n*
自我概念理论 Selbstkonzepttheorie *f*
自我感觉 Selbstgefühl *n*
自我感丧失 Depersonalisation *f*
自我感知能力 Selbstwahrnehmung *f*
自我感知运动强度分级量表 Bewertung der wahrgenommenen Anstrengung *f*
自我更新 Selbsterneuerung *f*
自我观察 Selbstbeobachtung *f*
自我管理 Selbstverwaltung *f*
自我护理(自护) Selbstpflege *f*
自我毁灭 Selbstmord *m*
自我机能 Ich-Funktion *f*
自我激励 Autokatalyse *f*
自我价值 Selbstwert *m*
自我监督 Selbstüberwachung *f*, Selbstkontrolle *f*
自我监控 Selbstüberwachung *f*
自我监控理论 Selbstüberwachungstheorie *f*
自我奖赏机制 Selbstbelohnungsmechanismus *m*
自我焦虑 Egoangst *f*
自我矫正 Selbstmodifikation *f*
自我觉察 Selbstbewusstsein *n*
自我教育 Selbstbildung *f*
自我接受 Selbstakzeptanz *f*
自我揭示 Selbstauskunft *f*
自我结构 Ego-Struktur *f*
自我介入 Egobeteiligung *f*
自我界限 ich-Grenze *f*
自我精神分析 selbst Psychoanalyse *f*
自我精神专注 Ichbesetzung *f*, Besetzung des Ichs *f*
自我净化 Autoreinigung *f*
自我拒绝(克制) Selbstverleugnung *f*
自我卷入 Selbstbeteiligung *f*
自我决定 Selbstbestimmung *f*
自我肯定 selbstverifikation *f*
自我控制 Selbstbeherrschung *f*, Selbstkontrolle *f*
自我控制测验 Selbstkontrolletest *m*
自我控制力 Selbstbeherrschung *f*
自我控制三元体 Selbstkontrolle-Dreiklang *m*
自我扩张 Selbstexpansion *f*, Egoerweiterung *f*
自我扩张型青年 selbst-dilatierter Jugend *m*
自我了解 Selbstverständnis *n*
自我理论 Selbsttheorie *f*
自我理想 Ichideal *n*
自我力比多(恋己癖) Ichlibido *f*
自我力量 Ich-Stärke *f*
自我疗法 Selbsttherapie *f*
自我磷酸化 Autophosphorylierung *f*
自我麻醉 Autonarkose *f*
自我描述 Selbstbeschreibung *f*
自我目标 Egoziel *n*
自我排斥的 egodystonisch
自我排斥的性取向 egodystonische sexuelle Orientierung *f*
自我排斥性取向 selbst-Ausschluss der sexuellen Orientierung *m*
自我排异 selbst-Ablehnung *f*
自我批评 Selbstkritik *f*
自我评价(自我评定) Selbsteinschätzung *f*, Selbstevaluation *f*
自我破碎 Egofragmentierung *f*
自我欺骗 Selbstbetrug *m*, Selbsttäuschung *f*
自我谴责 Selbstanklage *f*
自我强化 Selbstverstärkung *f*
自我驱力 Ego-Trieb *m*
自我屈从 Selbsthingabe *f*
自我确认(认同) Egoidentität *f*, Ich-Identität *f*
自我认识 Autognose *f*
自我认同 Selbstidentität *f*
自我认知 Selbstwahrnehmung *f*
自我伤害行为 Selbstverletzendes Verhalten *n*
自我神经症 Egoneurose *f*
自我失败 Ego-Fehler *m*
自我识别 自身识别 selbst-Identifikation *f*
自我实现 Selbstverwirklichung *f*
自我实现的需要 Bedürfnis nach Selbstverwirklichung *n*
自我适应 Selbstadaption *f*
自我说服 Selbstüberzeugung *f*
自我撕裂伤 selbstzugefügte Platzwunde *f*
自我松弛[法] autogene Entspannung *f*
自我损害归因 selbstzerstörerische Zuschreibung *f*
自我损伤 Selbstverletzung *f*
自我损伤行为 selbstschädigendes Verhalten *n*
自我缩退(小) Reklusion *f*
自我态度 Egohaltung *f*
自我陶醉 Egomorphismus *m*
自我提高内驱力 Selbstverbesserung des internen Drives *f*
自我体系 Selbstsystem *n*
自我调节 Selbstverwaltung *f*
自我调节功能 selbstregulierende Funktion *f*
自我同一性 Egoidentität *f*
自我统一体 Proprium *n*
自我外伤的 selbsttraumatisiert

自我完善 Ego-Integrität *f*
自我威胁 Egobedrohung *f*
自我维护 Selbstwartung *f*
自我吸收 Selbstabsorption *f*, Selbstresorption *f*
自我吸收因子 Selbstabsorptionsfaktor *m*
自我牺牲 Selbstaufopferung *f*
自我戏剧化 Selbstdramatisierung *f*
自我限制 Selbstbeschränkung *f*
自我消化 Selbstverdauung *f*
自我校正能力 Selbstkorrekturfähigkeit *f*
自我效能 Selbstwirksamkeit *f*
自我效能感 Gefühl der Selbstwirksamkeit *f*
自我效能期望 Erwartung der Selbstwirksamkeit *f*
自我协调 Selbstkoordination *f*
自我心理学 Ich-Psychologie *f*, Selbstpsychologie *f*
自我心理治疗 Autopsychotherapie *f*
自我形象 Selbstbild *n*
自我形象紊乱 Unordnung vom Selbstbild *f*
自我性恋 Egoerotik *f*
自我修复能力 Selbstreparaturfähigkeit *f*
自我选择 Selbstselektion *f*
自我炫耀 Selbstanzeige *f*
自我学习 autonomes Lernen *n*
自我血糖监测 Selbstüberwachung des Blutzuckers *f*
自我训练 Selbsttraining *n*
自我咬伤 Selbstbeißen *n*
自我一致性 Selbstkonsistenz *f*
自我抑制［调节］Autoinhibition *f*
自我意识 Selbstbewußtsein *n*, Ich-Bewußtsein *n*, Selbst-gefühl *n*, Ich-Erleben *n*, Meinhaftigkeitserlebnis *n*
自我意识的发展 Die Entwicklung von Selbstbewusstsein *f*
自我意识妄想 autopsychischer Wahn *m*
自我意识障碍 Selbstbewußtseinstörung *f*
自我意识障碍性精神病 Autopsychose *f*
自我意象 Selbstbild *n*
自我引起皮疹 selbstinduzierte Eruption *f*
自我预防 Selbstprävention *f*
自我原型 Selbstarchetyp *m*
自我再生过程 Selbstregenerationsprozess *m*
自我造成的 selbstverschuldet
自我诊断 Selbstdiagnose *f*
自我知觉 Selbstwahrnehmung *f*
自我治疗 Selbstbehandlung *f*
自我中心的 egozentrisch, Egozentrismus *m*, Selbstzentriertheit *f*, Egozentrik *f*
自我中心定位 egozentrische Lokalisation *f*
自我中心反应 egozentrische Reaktion *f*
自我中心论断 egozentrische Zwangslage *f*
自我中心码 egozentrischer Kode *m*
自我中心思维 egozentrisches Denken *n*
自我中心言语 egozentrisches Sprechen *n*
自我中心主义 Egoismus *m*, Egozentrismus *m*
自我重塑 erfindet sich neu
自我专注 Eigenabsorption *f*
自我转变 Selbsttransformation *f*
自我状态理论 Ego-State-Theorie *f*
自我状态疗法 Ego-State-Therapie *f*
自我阻抗 Ego-Widerstand *m*
自我组织 Selbstassemblierung *f*
自我组织系统 selbstorganisierendes System *n*
自物恋 Autofetishismus *m*
自吸收 Eigenabsorption *f*
自下而上策略 Bottom-up-Strategie *f*
自下而上加工 Bottom-up-Prozess *m*
自下生出的 hypogen
自显指示剂 Eigenindikator *m*
自限的 selbstbegrenzt
自限性病程 selbstbegrenzter Verlauf *m*
自限性疾病 selbstbegrenzte Krankheit *f*
自限性溶血 selbstbegrenzte Hämolyse *f*
自相关 Eigenkorrelation *f*
自相关分析 Eigenkorrelationsanalyse *f*
自相关函数 Autokorrelationsfunktion *f*
自相关和互相关 Autokorrelation und Kreuzkorrelation
自相关器 Autokorrelation *f*
自效基因 autarkes Gen *n*
自携式呼吸装置 umluftunabhängiges Atemschutzgerät *n*
自信 Selbstbewusstsein *n*, Sicherheit *f*, Selbstvertrauen *n*
自信训练 Selbstbehauptungstraining *f*
自行车测力计 Fahrradergometer *n*
自行车测力计运动试验 Fahrradergometer-Belastungstest *m*
自行车功量计 Fahrradergometer *n*
自行车疗法 Zyklotherapie *f*
自行车事故损伤 Fahrrad-Unfall-Verletzungen *f*
自行车损伤 Fahrradverletzungen *f pl*
自行车训练器 Fahrradtrainingsgerät *n*
自行分裂 Dichastasis *f*
自行缓解 Spontanremission *f*
自行排尿 freiwillige Miktion *f*, Mictio voluntaria *f*
自行膨胀扩张器 Self-Stent *m*
自旋 Spinaufspaltung *f*, Spin *m*, Spinmoment *n*
自旋标记 Spinmarkierung *f*
自旋标记免疫测定法 spinmarkierte Immunoassay *f*
自旋标记物 Spinmarker *m*
自旋成对旋的电子 Spinpaarungselektrone *n pl*
自旋磁矩 magnetisches Spinmoment *n*
自旋点阵弛豫时间 Spin-Gitter-Relaxationszeit *f*
自旋分裂 Spinaufspaltung *f*
自旋俘获 Spintrapping *n*
自旋轨道 Spinorbital *n*, Spinwellenfunktion *f*, Spinato-Morbital *n*
自旋回波 Spin-Echo *n*
自旋回波法 Spinechomethode *f*, Spinechoverfahren *n*
自旋回波序列 Spin-Echo-Sequenz *f*
自旋间相互作用 Spin-Spin-Wechselwirkung *f*
自旋角动量 Spindrehimpuls *m*
自旋晶格弛豫（纵向弛豫）Spin-Gitter-Relaxation *f*
自旋晶格弛豫时间 Spin-Gitter-Relaxationszeit *f*
自旋扩散 Spindiffusion *f*
自旋量子数 Spinguantenzahl *f*
自旋密度 Spindichte *f*
自旋偶合 Spin-Spin-Kopplung *f*, Spin（ver）kopplung *f*
自旋去偶 Spin-（Spin）-Entkopplung *f*
自旋系统 Spinsystem *n*
自旋自旋弛豫（横向弛豫）Spin-Spin-Relaxation *f*
自旋自旋弛豫时间 Spin-Spin-Relaxationszeit *f*, T2 *f*
自旋自旋分裂 Spin-Spin-Aufspaltung *f*
自选模式 Ideolectotyp *m*
自选摄食 selbstselektive Ernährung *f*
自炫 Selbst-Anzeige *f*
自学 Selbstlernen *n*, Selbststudium *n*, Autoinstruktion *f*
自学辅导 Anleitung des Selbststudiums *f*
自血疗法 Autohämotherapie *f*, Eigenblutbehandlung *f*
自血溶解 Autohämolyse *f*, Autohämolysis *f*
自血溶解试验 Autohämolysetest *m*
自血输注 Autoinfusion *f*
自阉 Autokastration *f*
自阉狂 Castrophilie *f*

自言自语 automatisches Sprechen *n*
自养[性]的 autotroph
自养[作用] Autotrophie *f*
自养菌 autotrophe Bakterien *n pl*
自养生物 Autotrophe *n pl*, autotrophe Organismen *m pl*
自养生殖 Autogenese *f*, Autogenesis *f*, Autogenie *f*
自养型细菌 autotrophe Bakterien *n pl*
自养植物 Holophyt *m*
自养植物的 holophytisch
自氧化 Autoxidation *f*
自咬 Selbstbeißen *n*
自以为是 Vermutung *f*
自以为是(夸大)妄想 Größenwahn *m*, grandiose Täuschung *f*
自缢 suizidales Hängen *n*
自淫 Egoerotik *f*, Ipsation *f*, autoerotische Praktiken *f pl*
自引 Selbstzitat *n*
自由表面 Freioberfläche *f*
自由裁量卫生监督行为 freiüberlegtes Handeln der Gesundheitsüberwachung *n*
自由场测听[法] Freifeldaudiometrie *f*
自由沉降 freie Absetzung *f*
自由电泳 freie Elektrophorese *f*
自由电子 freies Elektron *n*
自由度 FreiheitSgrad *m*
自由浮动性焦虑 freischwebende Angst *f*
自由行波 freie Progressivwelle *f*
自由滑翔式注意 freischwebende Aufmerksamkeit *f*
自由回忆 freier Rückruf *m*
自由回忆学习 freies Rückruf Lernen *n*
自由基 freies Radikal *n*
自由基负离子 Radikalanion *n*
自由基间反应 Freiradikalreaktion *f*, Reaktion des freienRadikals *f*
自由基理论 Theorie des Freier Radikal *f*
自由基清除剂 Reinigungsmittel des frejen Radikals *n*, Radikalfänger *m*
自由基学说 Freie-Radikale-Theorie *f*
自由基引发反应 Startreaktion des freien Radikals *f*
自由基正离子 Radikalkation *n*
自由基致大骨节病病因说 ätiologisches Modell des freien Radikal für KBD *n*
自由价 freieValenz *f*
自由教育 liberale Erziehung *f*
自由结合律 Gesetz des unabhängigen Sortiments *n*
自由进食 ad libitum (ad ljb.)
自由狂 Eleutheromanie *f*
自由扩散 freie Diffusion *f*
自由联想 freie Assoziation *f*
自由流动电泳(流通电泳) Free-flow Elektrophorese *f*
自由能 freie Energje *f*, Freienergie *f*
自由能最小原理 freies Energieminimum-Prinzip *n*
自由容积学说 freie Volumen-Theorie *f*
自由溶液毛细管电泳 freie Lösung Kapillarelektrophorese (FACE) *f*
自由上肢骨 freie obere Gliedmaßeknochen *f*
自由上肢联结 juncturae membri superioris liberi *f*
自由生活 freilebend
自由声场 freies Schallfeld *n*
自由声场测听 Freifeld-Audiometrie *f*
自由水清除率 Clearance des freien Wassers *f*, Freiwas—Ser-Clearance *f*
自由水重吸收量 Menge an freiem Wasser Reabsorption *f*
自由下肢骨 freie untere Gliedmaßeknochen *n pl*
自由下肢联结 juncturae membri inferioris liberi *f*
自由旋转 Freidrehbarkeit *f*, freie Rotatjon *f*
自由选定系统 freistehendes System *n*
自由询问 offene Frage *f*
自由药物 freies Arzneimittel *n*
自由意志论 Libertarianismus *m*
自由诱导衰减 freier Induktionszerfall *m*
自由正文文献 kostenloses Textdokument *n*
自由正文医疗备忘录 Freitext-Medizinmemo *n*
自由正文自然语言 natürliche Sprache der Freitext *f*
自由主题词 Kostenloses Suchbegriff Suggestion Tool *n*
自由主义 Liberalismus *m*
自由状态 freierZustand *m*
自由组合 unabhängige Rekombination *f*
自由组合定律(独立分配定律) Gesetz des eigenen Portfolios *n*, unabhängiges Vertriebsrecht *n*
自由组合律 Unabhängigkeitsgesetz *n*, Rekombinationsge—Setz *n*
自游生物 Nekton *n*
自诱导 Autoinduktion *f*
自诱导物 Autoinduktor *m*
自语 Selbstgespräch *n*
自语症 Idiolalie *f*, Idioglossie *f*
自愈 Spontanheilung *f*
自愈性鳞状上皮瘤 selbstheilendes squamöses Epitheliom *n*
自愈性原发性鳞状细胞癌 selbstheilendes primäres Plattenepithelkarzinom *n*
自愿角色 erzielte Rolle *f*
自愿入院 freiwilliger Eintritt *m*
自愿性脱水 freiwillige Dehydration *f*
自愿营养法 freiwillige Ernährung *f*
自在 egoistische DNA *f*
自在菌群 autochthone Flora *f*, Flora autochona *f*
自责 Selbstanklage *f*
自责的 intropunitiv
自责观念 Autoaccusation *f*
自责型[性格] introstrafend
自胀式金属支架 selbstexpandierbares Metallstent *n*
自诊 Autognosis *f*, Autodiagnose *f*
自镇流紫外线杀菌灯 selbst-stabilisierende keimtötende UV-Lampe *f*
自整流式 X 线机 selbstgleichrichtender Röntgenapparat *m*
自知 Selbstbewusstsein *n*, Selbsterkenntnis *f*
自知力 Einblick *m*
自知力,洞察力 Einblick *m*
自知力缺乏 geistiger blinder Fleck *m*
自知力治疗 Einsicht -Therapie *f*
自制 Selbstbeherrschung *f*, Selbstkontrolle *f*
自制力 Selbstkontrollfähigkeit *f*
自制自用中间体 unverlierbares Intermediat *n*
自治区卫生局(厅) Gesundheitsamt des autonomen Ge-biets *n*
自治区医院 Krankenhaus des autonomen Gebiets *n*
自重 Selbstachtung *f*
自主[神经]反射 autonomischer Reflex *m*
自主[神经]性反射异常 autonome Dysreflexie *f*
自主的 autonom. autonomisch
自主对羞耻和疑虑[阶段] Autonomie gegenüber Scham und Zweifel *f*
自主反射亢进综合征 Selbstreflexion-Hyperaktivitäts-Syndrom *n*
自主反应 autonome Reaktion *f*
自主分化 Selbstdifferenzierung *f*
自主复制序列 autonome Replikationssequenz *f*, autonom replizierende Sequenz, ARS *f*
自主复制载体 autonomer replizierender Vektor *m*

自主功能评定 Einschätzung der autonomen Funktion *f*
自主功能性甲状腺结节 autonomer funktionierender Schilddrüsenknoten *m*
自主呼吸 autonome Atmung (od. Respiration) *f*
自主呼吸节律 automatischer Atemrhythmus *m*
自主呼吸受损 beeinträchtigte Spontanatmung *f*
自主节律点(起搏点) Schrittmacher *m*
自主控制因子 autonomes Steuerungselement *n*
自主内含子 autonomes Intron *n*
自主权 Entscheidungsbefugnis *f*
自主神经 autonomer Nerv *m*
自主神经丛 Plexus autonomici *m*
自主神经反射亢进 autonome Hyperreflexie *f*
自主神经放电 autonome Entladung *f*
自主神经功能失调 autonomes Ungleichgewicht *n*, vasomotorisches Ungleichgewicht *n*
自主神经功能异常 Dysautonomie *f*
自主神经节 autonome Ganglien *n pl*
自主神经末梢 autonome Nervenendigung *f*
自主神经生物反馈训练 autogenes Feedback-Training *n*
自主神经调节 autonome Nerven-Regulation *f*
自主神经系统 automatisches (od. autonomes) Nerven-System *n*, Systema nervosum autonomicum *n*
自主神经中枢 autonomisches Zentrum *n*
自主体位 Aktivstellung *f*, unabhängige Haltung *f*
自主调节 Autoregulation *f*
自主调节发育 autonom-regulatorische Entwicklung *f*
自主心律 autonomischer Herzrhythmus *m*
自主性 Unabhängigkeit *f*, Autonomie *f*, Autonomia *f*
自主性反射 autonomer Reflex *m*
自主性高功能甲状腺结节 autonomer hyperfunktioneller Schilddrüsenknoten *m*
自主性功能性甲状腺瘤(普卢默病) Plummer* Krankheit *f*
自主性膀胱 Blasenautonomie *f*, autonome Blasé *f*
自主性热结节 autonomes Heißknötchen *n*
自主性生长 autonomes Wachstum *n*
自主性体温调节 autonome Thermoregulation *f*
自主学习 autonomes Lernen *n*
自主意识 autonoetisches Bewusstsein *n*
自主运动错觉 autokinetische Illusion *f*
自主运动的 paläokinetisch
自主运动检查镜 Autoskop *n*
自主载体 Helfer-freier Vektor *m*
自助 Selbsthilfe *f*
自助具 Selbsthilfe-Hilfsmittel *pl*
自助小组 Selbsthilfegruppe *f*
自助循环的恢复 Erholung der spontanen Zirkulation *f*
自助组织 Selbsthilfegruppen *pl*
自传 Autobiographie *f*
自传性记忆 autobiographisches Gedächtnis *n*
自装配 Selbstassemblierung *f*
自准直分光仪 Autokollimationsspektrometer *m*
自准直仪 Autokollimator *m*
自组织系统 Selbstorganisationssystem *n*
自组装 Selbstmontage *f*
自组装单分子层 Selbstorganisierte Monoschichten (SAMs) *pl*
自罪妄想 Selbstbeschuldigungswahn *m*
自尊 Selbstachtung *f*, Selbstwertgefühl *n*
自尊 Selbstwertgefühl *n*
自尊的需要 Bedürfnis nach Selbstwertgefühl *n*
自尊癖 Autophilie *f*, Egomanie *f*
自尊癖者 Autophil *m*
自尊情结 Überlegenheitskomplex *m*
自尊紊乱 Störung des Selbstwertgefühls *f*
自作主张 Selbstbehauptung *f*
T 字绷带 T-Binde *f*
Y 字绷带 Y-Binde *f*
字成形术 z-Plastik *f*
字词选择测验 Wortwahl-Test *m*
字段标识符 Field Tags *n*
字符 Zeichen *n*
字符表示法 Zeichendarstellung *f*
字符识别 Zeichenerkennung *f*
字符显示器 Zeichenanzeige *f*
字钢板 8-förmige Platte *f*
字迹鉴定者 Graphologe *m*
字间关系 Zeichenbeziehung *f*
字块 Block *m*
字谜 Anagramm *n*, Buchstabenrätsel *n*
字谜游戏 Scharaden *f*
字母串 Clustering *n*
字母次序评定量表 alphabetische Ratingskala *f*
字母错乱 wörtliche Paraphasie *f*
字母顺序 alphabetische Reihenfolge *f*
字母特征觉察器 Briefdetektor *m*
字母图表视敏度 Sehschärfe der alphabetische Tafel *f*
字母习惯 Schreibengewohnheit *f*
字盘操作微型计算机 disc-operated minicomputer <engl.>
4 字试验 Patrick* Probe *f* (od. Zeichen *n*)
字顺表 alphabetische Liste *f*
字相学 Graphologie *f*
字信号发生器 Wortsignalgenerator *m*
8 字形 Figur der "8" *f*
Y 字形的 ypsiloide (-us, -a, -um), ypsiliform (-is, -is, -e)
8 字形缝合[法] Achternaht *f*
8 字形结扎 Achterligatur *f*
E 字形视标 Snellen-Haken für Sehprüfung *m*
E 字形视力表 Snellen-Haken für Sehprüfung *m*
字形体 Gestaltungsmerkmal eines Zeichens *n*
z 字性错语 Z-Paraphasie *f*
字性失读 Wort-Alexia *f*
眦 Lidwinkel *m*, Kanthus *m*, Kanthos *m*
眦部睑炎 Blepharitis angularis *f*
眦成形术 Kanthoplastik *f*
眦错位 Dystopia canthorum *f*
眦的 kanthal
眦缝[合]术 Kantho (r) rhaphie *f*
眦固定术 Kanthopexie *f*
眦结膜炎 Angularkonjunktivitis *f*
眦切除术 Kanthektomie *f*
眦切开术 Kanthotomie *f*
眦修复 Reparatur des Kanthus *f*
眦炎 Lidrandkonjunktivitis *f*, Lidrandentzündung *f*

ZONG 宗综棕腙鬃总纵

zōng 宗综棕腙鬃

宗教团体 Religionsgemeinschaft *f*
宗教妄想 religiöser Wahn *m*
宗教心理学 Religionspsychologie *f*
宗旨 Zielsetzung *f*
综观方式 Übersichtsmodus *m*
综合 Integration *f*
综合 Synthese *f*
综合暴露分析 integrierte Expositionsanalyse *f*
综合病理学 Integrationspathologie *f*
综合波 Komplex *m*, komplexe Welle *f*
K 综合波 K komplexwelle-K *f*

综合参数测量仪 Allzweck-parametrisches Testgerät *n*
综合产床 synthetisches(od. multipotentes) Kreißbett *n*
综合措施 zusammenfassende Maßnahme *f*
综合的 integriert, umfassend
综合的护理诊断 umfassende Pflegediagnose *f*
综合电动骨科(矫形外科)器械 systemische elektrische angetriebene Instrumente für die Orthopädie *n pl*
综合动作电位 Integrationsaktionspotential *n*
综合法 Synthese *f*, synthetische Methode *f*
综合范围 Integrationsparadigma *n*
综合防尘措施 umfassende Präventionsmaßnahme des Staubes *f*
综合防化系统 integriertes chemisches Verteidigungssystem *n*
综合分析法 Analyse durch Synthese *f*
综合感觉判断 intersensorische Beurteilung *f*
综合机制 Assoziationsmechanismus *m*
综合家庭治疗 umfassende Family Therapie *f*
综合精神症状评定量表 comprehensive psychopathologi-cal rating scale (CPRS) <engl.>
综合抗原 synthetisches Antigen *n*
综合考试 umfassende Prüfung *f*
综合利用 Mehrzwecknutzung *f*
综合疗法 Kombinationstherapie *f*, kombinierte Behand-Lung *f*
综合门诊所 Poliklinik *f*
综合模型 umfassendes Modell *n*
综合培养基 synthetischer Nährboden *m*
综合偏倚 Aggregation-Bias *n*
综合评定试验 zusammengefasster Beurteilungstest *m*
综合评价法 zusammenfassende Auswertung *f*
综合强化干预 synthetische Intensiveintervention *f*
综合生命保障系统 integriertes Lebenserhaltungssystem *n*
综合式膀胱镜 Kombinationszystoskop *n*
综合手术台 Universal-Operationstisch *m*
综合水平 umfassende Ebene *f*
综合水样 synthetische Wasserprobe *f*
综合图 integrative Karte *f*
综合危险信息系统 integrierte Risiko-Informationen *pl*
综合微型电动器械包 mikroelektrischer Instrumentsatz *m*
综合卫生信息数据库 kombinierte Gesundheitsinformationsdatenbank *f*
综合物理疗法 kombinierte Modalitätstherapie *f*
综合显示 kombiniertes Display *n*
综合显微镜 universelles Forschungsmikroskop *n*, Univer-salforschungsmikroskop *n*
综合向量 Einzelvektor *m*, resultierender Einzelvektor *m*
综合心理能力测验 allgemeiner Intelligenztest *m*
综合型骨膜剥离器 Universal-Periostelevatorium *n*
综合型头靠 synthetische Kopfstütze *f*
综合型诊断X线机 universaldiagnostischer (od. polytech-nischer) Röntgenapparat *m*
综合性处理 umfassende Behandlung *f*
综合性蛋白质资源 universal Protein Ressource, UniProt *f*
综合性的 allseitig
综合性服务 umfassende Betreuung *f*
综合性经验方式 syntaktischer Erfahrungsmodus *m*
综合性精神发育障碍 tiefgreifende Entwicklungsstörungen *f pl*
综合性局限发作 komplexe partielle Anfälle *m pl*(精神运动性发作)
综合性思维 syntaktischer Gedenke *m*
综合性腕部不稳 integrierte Handgelenk Instabilität *f*
综合性训练 umfassende Ausbildung *f*
综合性照顾 umfassende Betreuung *f*
综合性执行障碍 Dysexecutive *f*
综合叙词 verschiedene Deskriptoren *m pl*
综合业务数字网络 Integrated Service Digital Network, ISDN *n*
综合医疗设备 zusammengesetzte medizinische Einrichtung *f*
综合医学决策辅助 integrierte medizinische Entscheidungshilfe *f*
综合医学信息系统 integriertes medizinisches Informationssystem *n*
综合医院 Poliklinik *f*
综合医院精神病院 generale psychiatrische Klinik *f*
综合医院信息系统 integriertes Krankenhaus-Informationssystem *n*
综合因素 zusammengesetzter Faktor *m*
综合征 Syndrom *n*
阿代尔·戴顿综合征 Adair*-Dighton* Syndrom *n*(家族性Ⅰ型成骨不全)
阿戴综合征 Ahumada-Del Castillo* Syndrom *n*(伴促性腺激素分泌减少的乳溢闭经)
阿狄森氏综合征 Addison* Syndrom *n*(od Krankheit *f*), Melasma suprarenale *n*, Bronze(haut)krankheit *f*
阿蒂综合征 Achard-Thiers* Syndrom *n*(多毛妇女糖尿病)
阿尔波特氏综合征 Alport* Syndrom *n*, hereditäresNephropathie-Taubheits-Syndrom *n*
阿尔斯特伦综合征 Alström* Syndrom *n*(遗传性视网膜变性、糖尿病、耳聋)
阿克森费尔德综合征 Axenfeld* Syndrom *n*(青光眼及角膜、巩膜、小梁网等结构发育不全)
阿拉约安尼综合征 Alajouanine* Syndrom *n*(双侧六、七对颅神经麻痹,伴双足畸形)
阿累曼综合征 Allemann* Syndrom *n*(杵状指、重复肾、运动神经变性)
阿诺综合征(阿诺病) Hanot* Syndrom *n*, Hanot-Krankheit *n*(胆汁性肝硬化)
阿佩尔氏综合征 Apert* Syndrom *n*, Akrozephalosy-Ndaktylie *f*
阿舍森综合征 Asherson* Syndrom *n*(环咽括约肌病变所致的吞咽困难)
阿斯波哥尔综合征 Asperger* Syndrom *n*(单项或某一方面智力发育过度而其他方面表现低能)
阿-提二氏综合征 Achard*-Thiers* Syndrom *n*
阿韦利斯综合征 Avellis* Syndrom *n*(脑干病变致声带麻痹、皮肤痛及冷觉丧失)
阿维综合征 Hayem-Widal* Syndrom *n*, hämolytische Gelbsucht *f*(溶血性黄疸)
阿-希二氏综合征 Arnold*-Chiari* Syndrom *n*
阿肖综合征 Hanot*-Chauffard* Syndrom *n*(肥大性肝硬化伴色素沉着及糖尿病)
阿歇尔综合征 Ascher* Syndrom *n*(甲状腺腺瘤的眼睑松垂等症)
阿谢曼氏综合征 Asherman*(-Fritsch*)Syndrom *n*
阿耶萨综合征 Ayerza* Syndrom *n*(肺部疾病所致的肺动脉高压与肺动脉扩张)
埃-当二氏综合征 Ehlers*-Danlos* Syndrom *n*
埃多斯综合征 Eddowes* Syndrom *n*(Ⅰ型胶原的生物合成障碍)
埃克博姆综合征 Ekbom* Syndrom *n*(复发性腿部神经过敏,感觉异常,以致受累肢体不能保持静止)
埃克曼综合征(埃洛综合征) Ekman* Syndrom *n*, Ekman*-Lobstein* Syndrom *n*(成骨不全Ⅰ型)
埃斯科巴综合征 Escobar* Syndrom *n*(多发性翼状赘蹼)
埃文斯综合征 Evans* Syndrom *n*(获得性溶血性贫血伴血小板减少)
艾迪生综合征 Addison* Syndrom *n*(肾上腺皮质功能不全所致青铜色皮肤病)
艾迪氏综合征 Adie* Syndrom *n*, konstitutionelleAreflexie *f*
艾-范二氏综合征 Ellis*-van Creveld* Syndrom *n*, Chondrodysplasia ektodermica *f*

艾卡尔迪综合征 Aicardi* Syndrom *n*(胼胝体发育不全、脉络膜视网膜异常、惊厥发作和智力低下)
艾萨克综合征(艾梅综合征) Isaacs* Syndrom *n*, Isaacs*-Mertens* Syndrom *n*(进行性肌强直痉挛)
艾森门格氏综合征 Eisenmenger* Syndrom *n*
爱德华氏综合征 Edwards* Syndrom *n*(od. Trisomie *f*), Trisomie-18-Syndrom *n*
爱泼斯坦氏综合征 Ebstein* Syndrom *n*
安德森综合征 Andersen* Syndrom *n*(支气管扩张、胰腺囊性纤维化、维生素缺乏)
安东综合征 Anton* Syndrom *n*(否认视幻觉)
安格尔曼综合征 Angelman* Syndrom *n*(遗传性疾病,有木偶样动作、低智及运动障碍)
昂杰路契综合征 Angelucci* Syndrom *n*(春季发生的一种过敏性结膜炎)
奥德菲尔德综合征 Oldfield* Syndrom *n*(家族性结肠息肉、多皮脂腺囊肿)
奥尔布赖特综合征(奥麦斯综合征) Albright* Syndrom *n*, Albright*-McCune*-Sternberg* Syndrom *n*(多发性骨纤维性发育不良)
奥尔德里奇综合征 Aldrich* Syndrom *n*(以血小板减少、湿疹、反复感染以及免疫缺陷为特征的遗传性疾病)
奥尔格罗夫综合征 Allgrove* Syndrom *n*(糖皮质激素缺乏伴弛缓不能及少泪)
奥弗综合征 Ostrum-Furst* Syndrom *n*(先天性颈骨接合、扁颅底及翼状肩胛畸形)
奥吉尔维综合征(假结肠梗阻) Ogilvie* Syndrom *n*, falsche Kolonobstruktion *f*(交感神经支配缺陷的后果)
奥门综合征 Omenn* Syndrom *n*(恶性组织细胞病)
奥皮茨综合征(奥弗综合征) Opitz* Syndrom *n*, Opitz-Frias* Syndrom *n*(眼距过宽、尿道下裂、隐睾、疝气等)
奥瑟综合征 Aase* Syndrom *n*(隐性遗传病,轻度生长迟滞、贫血、拇指三指节等多种畸形)
奥斯科格综合征 Aarskog* Syndrom *n*(面、指(趾)、生殖器发育异常)
奥苏托肯综合征 Osuntokun* Syndrom *n*(先天性疼痛说示不能,听觉、知觉缺陷)
奥特纳综合征 Ortner* Syndrom *n*(并发于心脏病的喉麻痹)
巴比综合征 Bardet-Biedl* Syndrom, BBS *n*(劳比综合征)
巴宾斯基综合征 Babinski* Syndrom *n*(各型梅毒合并心血管病)
巴费斯特多综合征 Bäfverstedt* Syndrom *n*(皮肤淋巴细胞瘤)
巴弗综合征(弗勒利希综合征) Babinski-Fröhlich* Syndrom *n*, Fröhlich* Syndrom *n*(肥胖生殖无能)
巴-格二氏综合征 Barre*(-Guillain*)Syndrom *n*, akute-fieberhafte Polyneuritis *f*
巴格综合征 Baller-Gerold* Syndrom *n*(颅缝早闭、桡骨发育不全)
巴科综合征 Bassen-Kornzweig* Syndrom *n*(先天性脂蛋白缺乏血症)
巴克利综合征 Buckley* Syndrom *n*(高免疫球蛋白血症)
巴雷特综合征 Barrett* Syndrom *n*(食管炎、消化性溃疡,晚期可有吞咽困难及呕血)
巴林特综合征 Balint* Syndrom *n*(视觉性共济失调、注视麻痹、两侧肢体运动失调)
巴洛氏综合征 Barlow*(-Moeller*)Syndrom *n*, leafletprolapse syndrome <engl.>
巴纳综合征 Babinski-Nageotte* Syndrom *n*(延髓被盖麻痹所致的对侧偏瘫和痛、温觉缺失,同侧共济失调)
巴-奇二氏综合征 Budd*-Chiari* Syndrom *n*, Endophlebitis(obliterans)hepatica *f*
巴特尔综合征 Bartter* Syndrom *n*(肾小球旁细胞增生肥大导致醛固酮增多及低钾碱中毒,但不伴高血压)
巴特水肿胎儿综合征 Hb-Bart's*-Hydrops-fetalis-Syndrom *n*(一种最严重的地中海贫血)
巴特综合征 Bart* Syndrom *n*(营养不良性大疱性表皮松解)
巴西综合征 Barraquer*-Simons* Syndrom *n*(进行性脂肪代谢障碍症)
巴泽克斯综合征 Bazex* Syndrom *n*(肿瘤性肢端角化症)
白体红细胞过敏综合征 Auto-erythrozytensensibilisierungs-Syndrom *n*, Erythrozyten-Autosensibilisierungs-Syndrom *n*
拜沃特综合征 Bywater* Syndrom *n*, Crush-Syndrom *n*(挤压综合征)
班恩沃斯综合征 Bannwarth* Syndrom *n*(脑膜多神经炎)
班替氏综合征 Banti* Syndrom *n*(od. Krankheit *f*), Hypersplenie *f*
贝尔纳综合征(贝霍综合征,霍纳综合征) Bernard* Syndrom *n*, Bernard*-Horner* Syndrom *n*, Horner* Syndrom *n*(颈交感神经麻痹)
贝赫切特综合征 Behcet* Syndrom *n*(生殖器溃疡、口疮及眼色素层炎)
贝克威思综合征(贝威综合征) Wiedemann*-Beckwith* Syndrom *n*(脐疝、巨舌、肾脏和胰腺增生、睾丸间质细胞增生及出生后巨人症)
贝孔综合征(贝孔斯综合征) Bearn-Kunkel* Syndrom *n*, Bearn-Kunkel-Slater* Syndrom *n*(狼疮样肝炎)
贝切特氏综合征 Behcet* Krankheit *f*(od. Tripelsymptom *n*), Ophthalmo-oro-genital-syndrom *n*
贝塞综合征 Bernard-Sergen* Syndrom *n*(急性肾上腺皮质功能减退特有的腹泻、呕吐及虚脱)
贝苏综合征 Bernard-Soulier* Syndrom *n*(先天性巨大血小板异常)
贝托洛蒂综合征 Bertolotti* Syndrom *n*(腰椎骶化、脊柱侧突、坐骨神经痛)
比德尔综合征(比蒙德综合征,劳比综合征) Biedl* Syndrom *n*, Biemond* Syndrom *n*, Laurence*-Biedl* Syndrom *n*(肥胖、生殖功能减退、智力发育迟缓、视力减弱等)
比尔斯综合征 Beals* Syndrom *n*(先天性挛缩性细长指)
比沙氏综合征 Buchat* Syndrom *n*
毕恩斯塔德综合征 Björnstad* Syndrom *n*(先天性感觉神经性耳聋及卷发)
毕格综合征 Bürger*-Grütz* Syndrom *n*(家族性脂蛋白酶缺乏症)
宾尼综合征 Bing*-Neel* Syndrom *n*(一种巨球蛋白血症所致的中枢神经系统并发症)
波茨综合征 Peutz* Syndrom *n*(遗传性肠息肉病)
波杜综合征 Porak*-Durante* Syndrom *n*(成骨不全Ⅱ型)
波杰综合征 Peutz*-Jeghers* Syndrom *n*(皮肤黏膜色素沉着、多发性胃肠道息肉)
波伦综合征 Poland* Syndrom *n*(单侧胸肌肋头缺失及同侧并指(趾)等畸形)
波特综合征 Potter* Syndrom *n*(双侧肾发育不全和面扁平、眼距宽等)
波谢伊综合征(伊维马克综合征) Ivemark* Syndrom *n*(先天性脾脏发育不全,心脏缺陷和部分内脏转位)
伯恩海姆综合征 Bernheim* Syndrom *n*(左心室肥大及右心室狭窄)
伯罗综合征 Bernhardt*-Roth* Syndrom *n*(股外侧皮神经受压所致感觉异常性肌痛)
伯内特综合征 Burnett* Syndrom *n*(高血钙、碱中毒与肾功能不全)
布奥综合征 Buschke*-Ollendorff* Syndrom *n*(播散性豆状皮肤纤维变性)

布戴综合征 Black*-Diamond* Syndrom *n*(先天性红细胞发育不全)
布德综合征(德朗热综合征) Brachmann-de-Lange* Syndrom *n*(精神发育阻滞、多种先天畸形)
布尔哈夫综合征 Boerhaave* Syndrom *n*(自发性食管破裂)
布弗雷综合征 Bouveret* Syndrom *n*(①阵发性房性心动过速 ②胆石进入十二指肠球部导致消化道梗阻)
布克综合征 Böök* Syndrom *n*, PHC-Syndrom *n*(前臼齿发育不良、多汗及过早灰发症)
布拉坦综合征 Blatin-Syndrom *n*(棘球囊局部震颤感)
布朗·塞卡尔氏综合征 Brown Sequard* Syndrom *n*(od. Hemiplegie *f* od. Lähmung *f* od. Symptomenkomplexm od. Zeichen *n*)
布朗垂直性眼球退缩综合征 Brown* vertikales Retraktionssyndrom *n*(胎儿眼肌粘连)
布朗综合征 Brown* Syndrom *n*(眼上斜肌鞘异常的一组症候群)
布里凯综合征 Briquet* Syndrom *n*(一种皮肤和腿部肌肉感觉消失的癔病)
布里斯托综合征 Bristowe* Syndrom *n*(胼胝体肿瘤导致精神改变、记忆障碍、偏瘫及失用症)
布卢姆综合征 Bloom* Syndrom *n*(遗传性侏儒伴面部毛细血管扩张性红斑)
布鲁格施综合征 Brugsch* Syndrom *n*(肢厚皮病)
布吕格尔综合征 Brueghel* Syndrom *n*(盆腔肿瘤合并胸腹水)
布伦尼曼综合征 Brennemann* Syndrom *n*(继上呼吸道感染后产生的肠系膜、腹膜后淋巴结炎)
布伦斯丁综合征 Brunsting* Syndrom *n*
布伦斯氏综合征 Bruns* Syndrom od. Zeichen *n*
布伦斯综合征 Bruns* Syndrom *n*(突然转头出现头痛、眩晕、呕吐,多为第四脑室病变所致)
布罗克综合征 Brock* Syndrom *n*, Mittellappensyndrom *n*(肺中叶综合征)
布马综合征 Brissaud*-Marie* Syndrom *n*(癔病性偏侧舌唇痉挛)
布普综合征 Bourneville*-Pringle* Syndrom *n*(结节性硬化)
布苏综合征 Bloch*-Sulzberger* Syndrom *n*(色素性皮损,伴眼、骨及中枢神经系畸形的遗传性皮肤病)
布维范综合征 Brown*-Vialetto*-Van Laere* Syndrom *n*(遗传性进行性延髓麻痹)
布魏综合征 Brushfield*-Wyatt* Syndrom *n*(先天性一侧广泛火焰痣、双眼偏盲、对侧偏瘫、大脑血管瘤及智力低下)
布西综合征 Brissaud*-Sicard* Syndrom *n*(脑桥病灶引起的痉挛性偏瘫)
布约综合征 Bouillaud* Syndrom *n*(急性风湿性关节炎并发心包及心内膜炎)
查尔林综合征 Charlin* Syndrom *n*(鼻睫神经自发剧痛,伴鼻甲粘膜及眼结膜充血的一组症候群)
川崎综合征 Kawasaki* Syndrom *n*(婴儿急性热性皮肤、粘膜、淋巴结症候群)
达科斯塔综合征 Da Costa* Syndrom *n*, neurozirkulatorische Asthenie *f*(神经性循环衰弱)
大脑"窃血"综合征 zerebrales Anzapfsyndrom *n*
戴阿综合征 Adair*-Dighton* Syndrom *n*(蓝巩膜、脆骨、耳聋)
戴布综合征 Diamond*-Blackfan* Syndrom *n*(先天性再生障碍性贫血)
戴达马综合征 Dyke*-Davidoff*-Masson* Syndrom *n*(新生儿大脑半球病损一组症候群)
丹克综合征 Danbolt*-Closs*-Syndrom *n*(肠病性肢端皮炎)
丹马综合征 Dennie*-Marfan* Syndrom *n*(先天性梅毒的痉挛性麻痹和智力低下)
丹沃综合征 Dandy*-Walker* Syndrom *n*(由第四脑室正中孔和外侧孔阻塞引起的先天性脑积水)
单纯塞尔托利细胞综合征 Sertoli-Cell-Only-Syndrom *n*(睾丸先天性生发上皮缺乏)
当洛斯氏综合征 Danlos* Syndrom *n*, Ehlers*-Danlos* Syndrom *n*, Cutis hyperelastica *f*
德尔·卡斯蒂洛综合征 del Castillo* Syndrom *n*(非孕期的乳溢、闭经)
德戈综合征 Degos* Syndrom *n*(恶性萎缩性丘疹)
德克综合征 Déjerine*-Klumpke* Syndrom *n*(产伤所致下臂丛麻痹)
德兰吉综合征 de Lange* Syndrom *n*(智力迟钝、多种先天畸形)
德雷斯巴赫综合征 Dresbach* Syndrom *n*(椭圆形红细胞增多症)
德雷斯勒综合征 Dressler* Syndrom *n*, Postmyokardinfarkt-Syndrom *n*(心肌梗死后综合征)
德罗综合征 Déjerine*-Roussy* Syndrom *n*(丘脑损伤引起对侧偏身麻木等)
德让综合征(眶底综合征) Dejean* Syndrom *n*(眼睑血肿、眼球突出、复视)
德塞综合征 Debré*-Sémélaigne* Syndrom *n*(遗传性甲状腺功能缺乏性克丁病)
德托综合征 Dejerine*-Thomas* Syndrom *n*(橄榄桥脑小脑萎缩)
邓肯综合征 Duncan* Syndrom *n*(遗传性淋巴组织增生)
迪厄综合征 Duchenne*-Erb* Syndrom *n*(上臂丛麻痹)
迪乔治综合征 DiGeorge* Syndrom *n*(甲状旁腺、胸腺发育不全)
迪斯综合征 Dubin-Sprinz* Syndrom *n*(家族性黄疸、肝色素沉着)
迪谢纳综合征 Duchenne* Syndrom *n*(唇、舌、咽麻痹)
迪约综合征 Dubin-Johnson* Syndrom *n*(家族性慢性非溶血性黄疸)
第·古格里尔摩氏综合征 Di Guglielmo* Krankheit *f*(od. Erythroleukämie *f*)
蒂策综合征 Tietze* Syndrom *n*(①痛性非化脓性肋软骨炎 ②白化病伴聋哑及眉发育不全)
蒂勒综合征 Thiele* Syndrom *n*(骶尾部痛)
蒂曼综合征 Thiemann* Syndrom *n*(家族性指骨缺血性坏死)
蒂魏综合征 Thibierge*-Weissenbach* Syndrom *n*(钙质沉着症)
杜安氏综合征 Duane*(-Stilling*-Türk*) Syndrom *n*, Re-Traktionssyndrom *n*
杜-约二氏综合征 Dubin*-Johnson* Syndrom *n*(od.Ikterus *m*).chronischer *f*amiliärer *n*ichthämolytis-cher Ikterus *m*
多诺霍综合征 Donohue* Syndrom *n*(发育迟缓、特殊面容、严重内分泌紊乱)
厄尔布综合征 Erb* Syndrom *n*(无力性延髓性麻痹症)
厄舍综合征 Usher* Syndrom *n*(遗传性视网膜色素变性、耳聋及智力迟钝等)
发育不良综合征 Dysplasie-Syndrom *n*
法伯综合征(法乌综合征) Farber* Syndrom *n*, Farber-Uzman* Syndrom *n*
法拉综合征 Favre*-Racouchot* Syndrom *n*(结节性弹性组织变性)
法洛综合征(法洛四联症) Fallot* Syndrom *n*, Fallot'sche Tetralogie *f*, Fallot-Tetralogie *f*(肺动脉狭窄、室间隔缺损、主动脉骑跨,右心室肥大)
凡-莫二氏综合征 Vermer*-Morrison* Syndrom *n*
范艾伦综合征 van Allen* Syndrom *n*(爱阿华型家族性淀粉样变性多神经病变)

范布肯姆综合征 van Buchem* Syndrom *n*(全身性骨皮质肥厚)
范德赫夫综合征 van der Hoeve* Syndrom *n*(蓝巩膜、成骨不全及耳硬化)
范德沃德综合征 van der Woude* Syndrom *n*(遗传性唇和(或)腭裂,伴下唇囊肿)
范康尼氏综合征 Fanconi* Syndrom *n*(od. Anämie *f* od. Panmyelopathie *f*), Amindiabetes *m*
范尼综合征(范尼派综合征) Nyssen*-Van Bogaert* Syndrom *n*(成人型异染性脑白质营养不良)
菲柯综合征 Fitz-Hugh*-Curtis* Syndrom *n*(淋球菌性肝周炎)
菲勒赖综合征 Fiessinger*-Leroy*-Reiter* Syndrom *n*(尿道炎、结膜炎、关节炎三联症)
肺中叶综合征 Mittellappen-Syndrom *n*
费伯综合征 Faber* Syndrom *n*, Faber-Anämie *f*(低色素性贫血)
费尔提氏综合征 Felty* Syndrom *n*
费兰综合征 Fèvre-Languepin* Syndrom *n*(腘蹼伴唇腭裂、并指(趾)、指(趾)甲营养不良及马蹄内翻足)
弗艾综合征 Flynn*-Aird* Syndrom *n*(内耳聋、外周神经炎、大脑合并症)
弗巴综合征 Frey*-Baillarger* Syndrom *n*(腮腺部位损害的一组症候群)
弗赖综合征 Frey* Syndrom *n*, aurikulotemporales Syndrom *n*(耳颞神经综合征)
弗兰科伊斯综合征 Francois* Syndrom *n*(家族性皮肤、软骨、角膜营养不良并有类脂质沉积,颅骨和颜面畸形)
弗兰切斯凯蒂综合征 Franceschetti* Syndrom *n*(先天性颌面成骨不全和听器畸形为主的症候群)
弗勒利希综合征 Fröhlich* Syndrom *n*(肥胖性生殖器退化、视神经萎缩、多尿、烦渴等症)
弗雷泽综合征 Fraser* Syndrom *n*(遗传性颅、面、生殖器畸形,隐眼及耳异常)
弗里德曼血管舒缩综合征 Friedmann* Syndrom *n*(脑外伤后出现一连串或周期性症状,包括头痛、眩晕、兴奋、记忆减退等)
弗鲁安氏综合征 Froin* Syndrom *n*, Lokulationssyn-Drom *n*
弗鲁安综合征(分室综合征) Froin* Syndrom *n*(脑脊液离体后很快凝固的一组症候群)
弗罗利希氏综合征 Fröhlich* Syndrom *n*, Dystrophia-Adiposogenitalis *f*
弗莫综合征 Verner-Morrison* Syndrom *n*(胰腺瘤引起的水泻、低血钾,(胰性霍乱)
弗沃综合征(沃弗综合征) Friderichsen*-Waterhouse* Syndrom *n*, Waterhouse*-Friderichsen* Syndrom *n*(急性暴发性流行性脑膜炎)
弗希综合征(希弗综合征) Chiari*-Frommel* Syndrom *n*(产后持续性乳溢、闭经,子宫、卵巢、阴道萎缩)
弗谢综合征 Freeman*-Sheldon* Syndrom *n*(颅、腕、跗骨营养不良)
弗亚综合征 Franceschetti*-Jadassohn* Syndrom *n*(少汗、皮肤色素沉着、毛囊角化、牙釉质发育不良等)
伏-小柳二氏综合征 Vogt*-Koyanagi* Syndrom *n*, Uveoenzephalitis-Syndrom *n*
福-阿二氏综合征 Forbes*-Albright* Syndrom *n*, Argonz*-Del Castillo* Syndrom *n*
福阿综合征 Foix*-Alajouanine* Syndrom *n*(亚急性坏死性脊髓炎)
福尔克曼综合征(福尔克曼挛缩) Volkmann* Syndrom *n*, Volkmann-Kontraktur *f*(肢体缺血性挛缩)
福格特综合征(纹状体综合征) Vogt* Syndrom *n*, Syndrom des Corpus Striatum *n*(髓鞘形成障碍,出现手足徐动和强直,有时痉笑和叫喊)
福克斯综合征 Foix* Syndrom *n*(红核前部损害,出现小脑共济失调,常伴有运动过度)
福米综合征 Feuerstein*-Mims* Syndrom *n*(皮脂腺痣)
福山综合征 Fukuyama* Syndrom *n*(福山先天性肌营养不良)
福斯特·肯尼迪综合征(肯尼迪综合征) Foster*-Kennedy* Syndrom *n*, Kennedy-Syndrom *n*(脑额叶肿瘤或脓肿,引起同侧视神经萎缩和对侧视乳头水肿)
福韦勒综合征 Foville* Syndrom *n*(外展及面神经交叉性偏瘫)
福维尔氏综合征 Foville* Syndrom *n*(od. Lähmung *f* od. Paralyse *f*), Hemiplegia alternans abducentofacia-lis *f*
福温克勒综合征 Vohwinkel* Syndrom *n*(遗传性残毁性角化病)
福小柳综合征 Vogt*-Koyanagi*-Harada* Syndrom *n*(眼色素层脑膜炎的一型)
富克斯综合征 Fuchs* Syndrom *n*(单侧性虹膜异色、角膜沉着物及继发白内障)
盖斯伯克综合征 Gaisböck* Syndrom *n*(紧张性红细胞增多症)
盖亚尔综合征 Gailliard* Syndrom *n*(因肺或胸膜牵引心右侧移位)
甘塞氏综合征 Ganser* Syndrom *n*(od. Dämmerzu-stand *m* od. Symptomenkomples *m*) Mania hallucina-toria akuta *f*
高安综合征 Takayasu* Syndrom *n*(慢性颈动脉、锁骨下动脉闭塞性血栓性动脉炎引起的一组症候群)
高布综合征 Gougerot*-Blum* Syndrom *n*(色素性紫癜性苔藓样皮炎)
高尔斯综合征 Gowers* Syndrom *n*(①阵发性血管迷走神经性发作 ②迟发性遗传性远端肌病)
高卡综合征 Gougerot*-Carteaud* Syndrom *n*(融合网状乳头状瘤病)
高普兰综合征 Gopalan* Syndrom *n*(营养不良导致足底感觉异常、烧灼感、疼痛,偶见于手掌)
睾丸女性化综合征(男性假两性畸形女性化综合征) Testikuläre Feminisierung(Syndrom) *f*
戈尔茨综合征(戈戈综合征) Goltz* Syndrom *n*, Goltz-Gorlin* Syndrom *n*(局灶性皮肤发育不良)
戈尔德贝格综合征 Goldberg* Syndrom *n*(半乳糖唾液酸病)
戈尔德塞德综合征 Goldscheider* Syndrom *n*(大疱性表皮松解症的营养不良型)
戈尔登哈综合征 Goldenhar* Syndrom *n*(眼、耳、脊柱发育不良)
戈尔林综合征(戈戈综合征) Gorlin* Syndrom *n*, Gorlin*-Goltz* Syndrom *n*(多发性痣样基底细胞癌)
格-巴二氏综合征 Guillain*-Barre*(-Strohl*) Syndromn, akute infektiöse Polyneuritis *f*
格哈特综合征 Gerhardt* Syndrom *n*(喉内收肌麻痹引起吸气性呼吸困难甚至窒息)
格拉代尼戈综合征 Gradenigo* Syndrom *n*(化脓性中耳炎等病引起的第Ⅴ、Ⅵ对颅神经麻痹及单侧头痛)
格雷厄姆·利特尔综合征 Graham*-Little* Syndrom *n*(小棘苔藓及脱发性毛囊炎)
格雷格综合征 Greig* Syndrom *n*(眼距过宽、鼻梁宽扁、短头、平枕、视神经萎缩及眼部畸形)
格里塞利综合征 Griscelli* Syndrom *n*(常染色体隐性遗传的类白化病)
格鲁伯综合征 Gruber* Syndrom *n*(内脏囊肿、头颅发育不良及脊膜膨出等)
格-斯二氏综合征 Groenblad*-Strandberg* Syndrom *n*
格斯特曼综合征 Gerstmann* Syndrom *n*(优势半球角回病灶导致失认、失写、定向障碍及计算不能等)
格斯综合征 Grönblad*-Strandberg* Syndrom *n*(皮肤弹性

假黄瘤伴有视网膜的血管样线条）
跟鼻口腔干燥综合征 Ophthalmorhinostomatoxerose *f*, Sjögren* Syndrom *n*
古德曼综合征 Goodman* Syndrom *n*（尖头并指（趾）畸形综合征Ⅳ型）
古德帕斯彻氏综合征 Goodpasture* Syndrom *n*, hämorrhagisches pulmorenales Syndrom *n*
古德综合征 Good* Syndrom *n*（伴胸腺瘤的免疫缺陷）
哈基姆综合征（哈亚综合征）Hakim-Syndrom *n*, Hakim-Adams-Syndrom *n*（正常颅压脑积水）
哈克综合征（克哈综合征）Clarke*-Hadfield* Syndrom *n*（先天性胰腺外分泌发育不全）
哈里斯综合征 Harris* Syndrom *n*, spontaner Hyperinsulinismus *m*（自发性胰岛素过多）
哈里综合征 Hamman*-Rich* Syndrom *n*（弥漫性间质肺纤维化）
哈曼综合征 Hamman* Syndrom *n*（纵隔积气）
哈奇森综合征 Hutchison* Syndrom *n*（伴有颅转移的成神经细胞瘤）
哈钦森综合征 Hutchinson* Syndrom *n*（耳聋、间质性角膜炎、梅毒性牙，见于遗传性梅毒）
哈斯综合征 Hallervorden*-Spatz* Syndrom, HSS *n*（苍白球和黑质网状部的进行性变性）
哈斯综合征（哈斯弗综合征）Hallermann*-Streiff* Syndrom *n*, Hallermann*-Streiff*-Francois* Syndrom *n*（先天性颅骨、下颌骨、牙齿发育不全，白内障、毛发稀少、耳及眼畸形等）
哈特纳普综合征 Hartnup* Syndrom *n*（色氨酸吡咯酶缺乏导致糙皮、小脑共济失调、大量氨基酸尿）
海班综合征 Hines*-Bannick* Syndrom *n*（间歇性体温下降及出汗障碍）
海登海因综合征 Heidenhain* Syndrom *n*（早老性痴呆、皮质盲、共济失调和全身僵直）
海尔韦格拉森综合征 Helweg*-Larsen* Syndrom *n*（先天无汗、迷路神经炎）
海韦综合征（综合征）Hay*-Wells* Syndrom *n*, AEC-Syndrom *n*（睑缘粘连、外胚叶发育不良、唇及腭裂）
汉哈特综合征 Hanhart* Syndrom *n*（一种遗传性五官及肢体异常）
汉 - 许 - 克三氏综合征 Hand*-Schüller*-Christian* Krank-Heit *f*
豪厄尔埃文斯综合征 Howel*-Evans* Syndrom *n*（5~15岁之间出现的弥漫掌跖皮肤角化，以后可发生食管癌）
赫普综合征 Hermansky*-Pudlak* Syndrom, HPS *n*（白化症血小板功能异常）
黑德氏综合征 Heyd* Syndrom *n*, hepatorenales Syn-drom *n*
黑尔综合征 Hare-Syndrom *n*（肺上沟肿瘤压迫臂丛出现的症候群）
黑福特综合征 Heerfordt* Syndrom *n*（眼色素膜及腮腺炎、纵隔淋巴结肿大、面神经麻痹和发热）
亨罗综合征（复发性风湿病）Hench-Rosenberg* Syndrom *n*, palindromisches Rheuma *n*
亨舍综合征 Schönlein*-Henoch* Syndrom *n*（过敏性紫癜、荨麻疹、弥漫红斑及头痛发热等）
亨特氏舌炎综合征 Hunter* Glossitis-Syndrom *n*
亨特氏综合征 Hunt* Syndrom *n*
胡尔勒氏综合征 Hurler* Syndrom *n*, Lipochondrody-Strophie *f*
胡沙综合征 Hurler-Scheie* Syndrom *n*（粘多糖沉积症Ⅰ/型）
怀伯恩梅森综合征 Wyburn*-Mason* Syndrom *n*（脑、视网膜动静脉瘤，血管性面痣，并发眼的异常）
霍阿综合征（阿迪综合征）Holmes*-Adie* Syndrom *n*, Adie* Syndrom *n*（病侧瞳孔放大及收缩迟缓）
霍奥综合征 Holt*-Oram* Syndrom *n*（常染色体遗传性心脏病和上肢异常症候群）
霍门综合征 Homen-Syndrom *n*（脑创伤后出现眩晕、步行蹒跚、进行性痴呆以及下肢为主的肌强直）
霍纳氏综合征 Horner*（-Bernard*）Syndrom *n*（od.Symptomenkomplex *m* od. Trias *f*), okkulopupillä-res Syndrom *n*
霍韦综合征 Werdnig*-Hoffmann* Syndrom *n*（遗传性早发性脊髓肌萎缩）
基内综合征 Kiloh-Nevin* Syndrom *n*（①眼外肌营养不良 ②骨间前神经损害所致的拇长屈肌和指深屈肌麻痹）
基威综合征 Kimmelstiel-Wilson* Syndrom *n*（毛细管间性肾小球硬化引起的一组症候群）
吉巴综合征（巴吉综合征）Guillain-Barré* Syndrom, GBS *n*（急性特发性多发性神经炎）
吉尔伯氏综合征 Gilbert* Syndrom *n*（od. Krankheit *f*), familiärer *n*icht hämolytischer lkterus *m*
吉赫霍综合征 Gee*-Herter*-Heubner* Syndrom *n*, Zöliakie *f*（婴儿型非热带性口炎性腹泻）
吉累斯·德拉图雷特综合征 Gilles-de-la-Tourette* Syndrom *n*（突发的多发性不自主运动与抽动，伴暴发性不自主发声和秽语）
脊髓偏侧综合征 Hemisyndrom *n*
加德纳氏综合征 Gardner* Syndrom *n*
加德纳综合征 Gardner* Syndrom *n*（家族性结肠息肉症）
加瑟综合征（溶血尿毒症综合征）Gasser* Syndrom *n*, hämolytischurämisches Syndrom（HUS）*n*
贾克综合征（婴儿丘疹性肢端皮炎）Gianotti*-Crosti* Syndrom *n*
贾莱综合征 Jarcho*-Levin* Syndrom *n*（脊椎、胸、肋骨、指及泌尿生殖系统异常）
肩过度外展综合征 Hyperabduktionssyndrom der Schulter *n*
杰斐逊综合征 Jefferson* Syndrom *n*（海绵窦血栓形成、肿瘤或炎症引起的脑神经损害症候群）
杰克逊综合征 Jackson* Syndrom *n*（迷走、副、舌下神经麻痹综合征）
津恩科综合征（津瑟综合征）Zinsser*-Engman*-Cole* Syndrom *n*, Zinsser* Syndrom *n*（先天性角化不良伴色素沉着改变的皮肤病症）
卡尔曼综合征 Kallmann* Syndrom *n*（促性腺激素不足性类无睾症）
卡菲综合征（卡西综合征）Caffey* Syndrom *n*, Caffey*-Silverman* Syndrom *n*（婴儿骨外层肥厚）
卡克综合征 Canada*-Cronkhite* Syndrom *n*（广泛肠息肉，吸收不良伴外胚层缺陷）
卡罗莱氏综合征 Caroli*（-Hepp*）Syndrom *n*
卡梅综合征 Kasabach*-Merritt* Syndrom *n*（血管瘤伴血小板减少、出现紫癜及淤血等）
卡普格拉斯综合征 Capgras* Syndrom *n*（一种幻觉，认为面前的人不是该人而是其替身）
卡普兰综合征 Caplan* Syndrom *n*（类风湿性关节炎伴尘肺）
卡赛综合征 Kearns*-Sayre* Syndrom *n*（心脏传导阻滞、视网膜色素变性、眼肌麻痹、共济失调等）
卡斯特综合征 Kast* Syndrom *n*（软骨营养不良合并多发性血管瘤）
卡塔格内氏综合征 Kartagener* Syndrom *n*（od. Trias *f*）
凯氏综合征 Keye* Syndrom *n*, periodischer Schlaf undHeißhunger *m*
坎纳综合征（孤独症）Kanner* Syndrom *n*
康恩综合征（原发性醛固酮增多症）Conn* Syndrom *n*
康拉迪综合征 Conradi* Syndrom *n*（点状软骨发育不良、骨骼异常、皮肤病以及先天性心脏病白内障等）
考登综合征 Cowden* Syndrom *n*（常染色体显性遗传病，兼有外、中、内胚层异常）
考麦综合征 Kaufman*-McKusick* Syndrom *n*（遗传性子

宫阴道积水)
柯尼格综合征 König* Syndrom *n*(腹泻便秘交替,伴腹胀、腹痛,右髂窝可听到气过水声)
柯斯顿氏综合征 Costen* Syndrom *n*, Mandibulargelenk-Syndrom *n*
科德塞综合征 Kocher*-Debré*-Sémélaigne* Syndrom *n* (无甲状腺肿性克汀病)
科尔萨科夫氏综合征 Korsakow* Syndrom *n*(od.Psychose, od. Krankheit *f*), polyneuritische Psychose *f*
科尔萨科夫综合征 Korsakoff* Syndrom *n*(震颤、心动过速、幻觉、逆行性遗忘、严重者精神错乱)
科根综合征 Cogan* Syndrom *n*(①非梅毒性角膜炎伴有前庭听觉症状 ②眼球运动性运用不能)
科凯恩综合征 Cockayne* Syndrom *n*(侏儒、视网膜萎缩、耳聋等症)
科莱综合征(科西综合征) Collet* Syndrom *n*, Collet*-Sicard* Syndrom *n*(第9~12对脑神经完全性损害引起的舌、喉、肩胛、咽部的偏瘫)
科洛综合征 Coffin*-Lowry* Syndrom *n*(先天性智力缺陷、言语障碍、肌肉、骨骼及韧带异常)
科尼莉亚·德朗热综合征 Cornelia*-de-Lange* Syndrom, CdLS *n*(智力迟钝伴多种先天畸形)
科斯特曼综合征 Kostmann* Syndrom *n*(婴儿遗传性粒细胞缺乏症)
科塔尔氏综合征 Cotard* Syndrom *n*
科西综合征 Coffin*-Siris* Syndrom *n*(侏儒、指(趾)甲发育不全)
克鲍综合征 Cruveilhier*-Baumgarten* Syndrom *n*(门静脉性肝硬化伴有脐旁静脉先天性闭锁)
克贝霍综合征(霍纳综合征) Claude*-Bernard*-Horner* Syndrom *n*, Horner* Syndrom *n*(颈交感神经麻痹)
克德综合征(克隆普克麻痹) Déjerine*-Klumpke* Syndrom *n*, Klumpke* Lähmung *f*(产伤所致前臂麻痹)
克-弗二氏综合征 Klippel*-Feil* Syndrom *n*, kongenitaler Kurzhals *m*
克富综合征 Crow*-Fukase* Syndrom *n*, POEMS-Syndrom *n*(多神经病、器官肥大、内分泌病、蛋白和皮肤病变多系统综合征)
克哈综合征 Clarke*-Hadfield* Syndrom *n*(先天胰腺性幼稚型)
克卡综合征 Cronkhite*-Canada* Syndrom *n*(多发性小肠息肉吸收不良伴外胚层缺陷)
克莱恩费特氏综合征 Klinefelter* Syndrom *n*
克劳斯顿综合征 Clouston* Syndrom *n*(多汗性外胚叶发育不良)
克劳泽综合征 Krause* Syndrom *n*(视网膜和大脑发育不良)
克里斯琴综合征(汉许克病) Christian* Syndrom *n*, Hand-Schüller-Christian* Krankheit *f*(突眼、尿崩及骨损伤三联症)
克里综合征 Clough*-Richter* Syndrom *n*(红细胞自身凝集的一种贫血)
克-列二氏综合征 Kleine*-Levin* Syndrom *n*
克鲁宗综合征 Crouzon* Syndrom *n*(颅骨面骨发育不全)
克罗斯综合征(克麦布综合征) Cross* Syndrom *n*, Cross-McKusick-Breen* Syndrom *n*(智能不全,眼、口、脊柱发育异常)
克罗佐综合征 Crozon* Syndrom *n*(尖头畸形、眶距增宽、短上唇、鹦嘴鼻、下颌骨发育不良)
克洛德综合征 Claude* Syndrom *n*(一侧动眼神经麻痹、对侧协同不能、合并讷吃)
克-纳二氏综合征 Crigler*-Najjar* Syndrom *n*, kongenitaler nichthämolytischer Ikterus *m*
克索埃综合征 Koerber*-Salus*-Elschnig* Syndrom *n*(以眼球运动异常为主要表现,伴一时性黑矇)
克特综合征(克特韦综合征) Klippel-Trénaunay* Syndrom, KTS *n*, Klippel-Trénaunay-Weber* Syndrom *n*(骨肥大性毛细血管瘤伴持续性神经炎)
克沃综合征 Klein-Waardenburg* Syndrom *n*(先天性耳聋、眼病、白发等症)
克西图综合征 Christ*-Siemens-Touraine* Syndrom *n*(无汗性外胚层发育不良)
肯尼迪氏综合征 Kennedy* Syndrom *n*, Foster Ken-nedy* Syndrom *n*
孔克尔综合征(狼疮样肝炎) Kunkel* Syndrom *n*
库巴施综合征 Curschmann*-Batten*-Steinert* Syndrom *n*(肌强直性营养不良伴白内障、性欲丧失等)
库丘斯综合征 Curtius* Syndrom *n*(偏身肥大症)
库泰综合征 Courvoisier*-Terrier* Syndrom *n*(法特壶腹梗塞症)
库韦综合征 Kugelberg*-Welander* Syndrom *n*(遗传性少年型肌萎缩)
库兴氏综合征 Cushing* Syndrom *n*(od. Krankheit *f*)
拉德综合征 Ladd* Syndrom *n*(先天性十二指肠狭窄)
拉姆齐·亨特综合征 Ramsay-Hunt* Syndrom *n*(①带状疱疹,累及面及听神经 ②幼年型震颤麻痹 ③进行性小脑共济失调)
拉塞尔综合征(拉西综合征) Russell-Silver-Syndrom, RSS *n*, Silver-Russell-Syndrom, SRS *n*(不对称身材矮小、性腺发育异常)
拉森综合征 Larsen* Syndrom *n*(腭裂、先天性多发性关节脱位症候群)
莱尔综合征 Lyell* Syndrom *n*(中毒性表皮坏死松解症)
莱卡佩综合征 Legg*-Calvé*-Perthes* Syndrom *n*(股骨头骺的骨软骨病)
莱鲁综合征 Roussy*-Lévy* Syndrom *n*(遗传性无反射性共济失调)
莱麦综合征 Lhermitte*-McAlpine* Syndrom *n*(缓慢进展的锥体束、锥体外束联合变性症候群)
莱默综合征 Leyden*-Möbius* Syndrom *n*(肢带肌营养不良)
莱穆瓦耶综合征 Lermoyez* Syndrom *n*(耳鸣、耳聋、眩晕伴过敏性疾病表现)
莱尼综合征 Lesch*-Nyhan* Syndrom, LNS *n*(高尿酸血症、自残、肾功能衰竭等)
莱特尔氏综合征 Reiter* Syndrom *n*(od. Krankheit *f* od. Trias *f*)
莱特伍德综合征 Lightwood* Syndrom *n*(肾小管性酸中毒)
赖戴综合征 Riley*-Day* Syndrom *n*(家族性自主神经功能异常)
赖芬斯坦综合征 Reifenstein* Syndrom *n*(男性乳房发育、精子生成缺乏)
赖史综合征 Riley*-Smith* Syndrom *n*(巨头畸形、假性视神经乳头水肿、多发性血管瘤等)
赖特综合征 Wright* Syndrom *n*(①过度外展引起臂神经血管症候群 ②纤维性骨炎、皮肤色素沉着及性早熟)
赖希曼综合征 Reichmann* Syndrom *n*(持续性胃液分泌过多)
赖歇尔综合征 Reichel* Syndrom *n*(关节腔或肌腱囊内出现多个软骨异物)
兰-代二氏面-肩-臂综合征 Landouzy*(-Dejerine*) Atrophie (od. Dystrophie) *f*, fazioskapulohumerale Formder Dystrophia musculorum progressive *f*
兰格综合征 Lannois*-Gradenigo* Syndrom *n*(第六脑神经麻痹及偏头痛)
兰克综合征 Landau*-Kleffner* Syndrom *n*(儿童期癫痫症候群)
兰伊综合征 Lambert*-Eaton* Syndrom *n*(恶性肿瘤引起

肌无力，眼肌幸免）
朗奥韦综合征 Rendu*-Osler*-Weber* Syndrom *n*（遗传性出血性毛细血管扩张症）
朗德里综合征 Landry* Syndrom *n*（急性特发性多神经炎）
朗福综合征 Rundles*-Falls* Syndrom *n*（遗传性铁粒幼红细胞性贫血）
朗甘莱综合征 Lown*-Ganong*-Levine* Syndrom，LGL-Syndrom *n*（变异型预激症候群，短间期并有阵发性心动过速）
劳-穆-比三氏综合征 Laurence*(-Moon*-Biedl*) Syn-
劳塞综合征 Lawrence*-Seip* Syndrom *n*（脂肪萎缩性糖尿病）
劳索综合征 Laubry*-Soulle* Syndrom *n*（急性心肌梗死伴发的结肠脾曲与胃出现局灶性气体异常聚积）
勒夫勒综合征 Löffler* Syndrom *n*（单纯性肺嗜酸细胞浸润症）
勒赖德综合征 Leredde* Syndrom *n*（晚发先天梅毒出现运动性呼吸困难，合并高度肺气肿）
勒里什综合征 Leriche* Syndrom *n*（主动脉末端渐进性血栓形成引起的间歇性跛行、高位疼痛、阳痿等）
勒尼综合征 Lemieux*-Neemeh* Syndrom *n*（遗传性肌萎缩及进行性耳聋）
雷德综合征（雷德三叉神经旁综合征）Raeder* Syndrom *n*（发作性面部神经痛伴同侧睑下垂、瞳孔缩小等）
雷蒙氏综合征 Raymond* Syndrom *n*，Hemiplagia alternans abducens *f*
雷氏综合征（雷约综合征）Reye* Syndrom *n*，Reye-Johnson-Syndrom *n*（儿童病毒感染后出现肝巨块性脂肪变性、急性脑损害）
累-尼二氏综合征 Lesch*-Nyhan* Syndrom *n*
里格尔综合征 Rieger* Syndrom *n*（虹膜发育不全、牙齿发育不全、肌强直性营养不良及智力缺陷等）
里汉综合征 Richner*-Hanhart* Syndrom *n*（酪氨酸血症Ⅱ型）
里克特综合征 Richter* Syndrom *n*（慢性淋巴细胞白血病伴弥散性组织细胞性淋巴瘤）
理朗综合征 Richards-Rundle* Syndrom *n*（先天性酮酸尿、发育障碍、智力缺陷等）
利弗综合征 Li*-Fraunmeni* Syndrom *n*（早期家族性乳腺癌伴发软组织肉瘤等）
利格纳克综合征（利范综合征）Lignac* Syndrom *n*，Lignac*-Fanconi* Syndrom *n*（①胱氨酸沉积病 ②范康尼贫血）
利-萨二氏综合征 Libman*(-Sacks*) Syndrom *n*
利什特海姆综合征 Lichtheim* Syndrom *n*（亚急性脊髓联合变性）
卢德综合征 Lucey*-Driscoll* Syndrom *n*（暂时性家族性新生儿高胆红素血症伴黄疸）
卢米综合征 Looser*-Milkman* Syndrom *n*（骨质疏松、骨软化，放射检查有假性骨折特征）
卢滕巴赫综合征 Lutembacher* Syndrom *n*（二尖瓣狭窄伴房间隔缺损）
鲁宾斯坦综合征（鲁泰综合征）Rubinstein*-Taybi* Syndrom，RTS *n*（智力和运动发育迟缓、拇指与大趾增宽、身材矮小、面容特殊）
鲁德综合征 Dejerine*-Roussy* Syndrom *n*（丘脑病变导致对侧半身感觉缺失、轻瘫、共济失调、眼改变等）
鲁德综合征 Rud* Syndrom *n*（鱼鳞癣、智力减退、癫痫、性发育不全）
鲁莱综合征 Roussy*-Lévy* Syndrom *n*（进行性肌萎缩、感觉性共济失调等）
鲁斯特综合征 Rust* Syndrom *n*（颈僵硬，从卧位起坐或从坐位卧倒时，用两手扶持头）
鲁瓦尔卡巴综合征 Ruvalcaba* Syndrom *n*（掌指骨过短、生殖腺发育不全、小头、体格及智力发育低下）
路易斯·巴尔综合征 Louis-Bar* Syndrom *n*（共济失调毛细血管扩张症）
吕弗勒氏综合征 Löffler* Syndrom *n*
伦诺克斯综合征（伦加综合征）Lennox* Syndrom *n*，Lennox-Gastaut* Syndrom，LGS *n*（非典型失神性癫痫）
罗贝综合征 Rosenberg*-Bergstrom* Syndrom *n*（遗传性高尿酸血、肾功能不全等症）
罗宾诺综合征 Robinow* Syndrom，RS *n*（侏儒伴两眼距宽、牙裂不齐、前额突出等）
罗宾综合征（皮埃尔·罗宾综合征）Pierre-Robin* Syndrom *n*（腭裂、舌下垂、小颌等）
罗夫辛综合征 Rovsing* Syndrom *n*（马蹄肾伴恶心、腹部不适及伸展过度时疼痛）
罗-岗-雷三氏综合征 Lown*-Gannong*-Lewine* Syndrom *n*. Präexzitation *f*
罗克综合征 Rosenthal-Kloepfer* Syndrom *n*（肢端肥大、角膜白斑、下颌突出、头皮松弛等）
罗库豪综合征 Rokitansky*-Küster*-Hauser* Syndrom *n*（先天性阴道缺如、子宫退化等）
罗莱氏综合征 Caroli* Syndrom *n*
罗丘综合征 Rosenberg*-Chutorian* Syndrom *n*（遗传性视神经萎缩及神经性耳聋等多种神经病）
罗森巴赫综合征 Rosenbach* Syndrom *n*（阵发性心搏过速伴有胃及呼吸道并发症）
罗森塔尔综合征 Rosenthal* Syndrom *n*（凝血因子Ⅺ缺乏导致出血，一般较轻）
罗尚迪维尼奥综合征（罗莱综合征）Rochon*-Duvigneaud* Syndrom *n*，Rollet* Syndrom *n*（眶上裂附近病变引起的视力减退或消失、眶后剧痛、眼球移位等）
罗斯沃特综合征 Rosewater* Syndrom *n*（轻型家族性男子原发性性腺功能低下）
罗汤综合征 Rothmund*-Thomson* Syndrom *n*（先天性白内障、毛细血管扩张、色素沉着皮肤萎缩等）
罗特尔综合征 Rotor* Syndrom *n*（慢性家族性非溶血性黄疸）
罗特综合征 Bernhardt*-Roth* Syndrom *n*，Meralgia paraesthetica *f*（感觉异常性股痛）
罗沃综合征 Romano*-Ward* Syndrom *n*（间期延长及晕厥，有时心室纤维性颤动及猝死）
罗歇综合征 Roger* Syndrom *n*（食管癌或其他疾病引起的刺激性唾液分泌过多）
洛布斯坦综合征 Lobstein* Syndrom *n*（成骨不全Ⅰ型）
洛努瓦氏综合征 Launois* Syndrom *n*，pituitärer Gigantismus *m*
洛努伊斯综合征 Launois* Syndrom *n*，hypophysärer Riesenwuchs *m*（垂体性巨人症）
洛氏综合征（洛特麦综合征）Lowe* Syndrom *n*，Lowe-Terrey-Maclachlan* Syndrom *n*（遗传性代谢障碍疾病，有眼、脑、肾改变及代谢性酸中毒）
马班综合征 Marie*-Bamberger* Syndrom *n*（肥大性肺性骨关节病）
马方氏综合征 Marfan* Syndrom Ⅰ *n*，Arachnodaktylie *f*
马富西氏综合征 Maffucci* Syndrom *n*
马卡斯·格恩氏综合征 Markus Gunn* Syndrom *n*，Kefer-Lid-Phänomen *n*
马兰综合征 Maroteaux*-Lamy* Syndrom *n*（粘多糖贮积病Ⅵ型）
马里综合征 Marie* Syndrom *n*（肥大性肺性骨关节病）
马林氏综合征 Malin* Syndrom *n*，Auto-Erythro-Phagozytose *f*
马罗综合征 Marie*-Robinson* Syndrom *n*（一种果糖尿患者的精神错乱）
马-米二氏综合征 Marchiafava*-Micheli* Anämie *f*(od.

Syndrom *n*)
马切撒尼氏综合征 Marchesani* (Erb-) Syndrom *n*, Sphärophakie-Brachymorphie-Syndrom *n*
马舍综合征 Marinesco*-Sjögren* Syndrom *n*(遗传性共济失调、白内障、侏儒及智力缺陷)
马托雷尔综合征 Martorell* Syndrom *n*(高安动脉炎导致无脉症)
马-魏二氏综合征 Mallory*-Weiss* Syndrom *n*
迈尔克森综合征(迈罗综合征) Melkersson*-Rosenthal* Syndrom *n*(遗传性疾病,有复发性面水肿、面瘫、沟状舌等)
迈冯综合征 Minot*-von-Willebrand* Syndrom *n*(遗传性假血友病,先天性出血素质)
迈罗库豪综合征 Mayer*-Rokitansky*-Küster*-Hauser* Syndrom, MRKHS *n*(先天性阴道缺如、子宫退化,但子宫管、卵巢正常)
麦奥综合征 McCune*-Albright* Syndrom *n*(纤维性骨营养不良、皮肤色素沉着及内分泌功能异常)
麦格氏综合征 Meigs*(-Cass*) Syndrom *n*
麦卡德尔综合征 McArdle* Syndrom *n*(糖原贮积病Ⅱ型)
麦肯齐综合征 Mackenzie* Syndrom *n*(迷走、副、舌下神经损害导致声嘶、部分失音、吞咽困难等)
芒特综合征(芒里综合征) Mount*-Reback* Syndrom *n*(家族性阵发性舞蹈手足徐动症)
梅怀综合征 May*-White* Syndrom *n*(家族性肌阵挛、小脑共济失调、耳聋)
梅克尔综合征(梅格综合征) Mecke* Syndrom *n*, Meckel*-Gruber* Syndrom *n*(内脏囊肿、头颅发育不良等)
梅尼埃尔氏综合征 M6nie4re* Krankheit *f*(od. Syndromn), Hydrops endolymphaticus, m
梅热综合征 Meige* Syndrom *n*(①先天性下肢淋巴水肿 ②面肌、口下颌肌张力障碍伴睑痉挛等)
门德尔松综合征 Mendelson* Syndrom *n*(肺酸性物质误吸引起的症候群)
门格特休克综合征 Mengert* Schocksyndrom *n*(妊娠后期妇女仰卧位有时出现类似休克的情况)
门克斯综合征 Menkes* Syndrom *n*(遗传性铜吸收异常)
米尔克曼综合征 Milkman* Syndrom *n*(骨质疏松骨软化,放射学检查有假性骨折特征)
米-古二氏综合征 Millard*-Gubler* Syndrom *n*(od. Lähmung *f*), Hemiplegia alternans *facialis f*
米库利奇氏综合征 Mikulicz* Syndrom *n*(od. Krankheitf)
米勒综合征 Miller* Syndrom *n*(遗传性疾病,有眼、脑、肾多种畸形)
明肖森综合征 Münchhausen* Syndrom *n*(假装急病求治癖)
明肖综合征 Minkowski*-Chauffard* Syndrom *n*(遗传性球形红细胞增多溶血性黄疸症)
缪托综合征 Muir*-Torre* Syndrom, MTS *n*(多发性胃肠道肿瘤伴众多的皮脂腺瘤)
莫顿综合征 Morton* Syndrom *n*(先天性第一跖骨节障碍)
莫尔基奥综合征 Morquio* Syndrom *n*(家族性骨软骨营养不良)
莫尔加尼综合征(莫斯莫综合征) Morgagni* Syndrom *n*, Morgagni*-Stewart*-Morel* Syndrom *n*(额骨内面肥厚、肥胖及男性化)
莫尔旺综合征 Morvan* Syndrom *n*(①脊髓空洞症②脊髓空洞症伴对称性无痛性瘭疽)
莫尔综合征 Mohr* Syndrom *n*(嘴、面、指多种畸形,可伴发作性神经肌肉紊乱)
莫雷尔综合征 Morel* Syndrom *n*(颅骨内面增生、肥胖、头痛及神经症状等)
莫里亚克综合征 Mauriac* Syndrom *n*(侏儒、肝大、肥胖、少年型糖尿病)
莫纳科夫综合征 Monakow* Syndrom *n*(前脉络膜动脉阻塞症状)
莫塞综合征 Mosse* Syndrom *n*(真性红细胞增多症伴肝硬化)
莫亚斯综合征 Morgagni*-Adams*-Stokes* Syndrom *n*(急性心源性脑缺氧伴短暂的意识丧失症候群)
莫伊纳汉综合征 Moynahan* Syndrom *n*(①先天性二尖瓣狭窄、雀斑样痣、侏儒、生殖器发育不全、弱智等 ②家族性头发晚生、癫痫、低智、异常心电图)
默比乌斯综合征 Möbius* Syndrom *n*(先天性颅神经运动核发育不良,双侧面瘫)
穆尔综合征(腹性癫痫) Moore* Syndrom *n*, Bauch-Epilepsie *f*(阵发性腹痛持续时间很短且反复发作)
穆韦综合征 Muckle*-Wells* Syndrom *n*(淀粉样变性、耳聋、荨麻疹、肢痛等症)
内格利综合征 Naegeli* Syndrom *n*(黑色素细胞痣、皮肤色素沉着、毛囊角化、语言困难等)
内拉通综合征(泰丰纳尔综合征) Nélaton* Syndrom *n*, Thévenard* Syndrom *n*(遗传性感觉神经根病变,称为家族性胶体溃疡)
内塞顿综合征 Netherton* Syndrom *n*(竹节状头发伴先天性鳞癣样红皮病)
内雅综合征 Jacod*-Negri* Syndrom *n*(岩蝶部肿瘤侵犯第Ⅱ~Ⅵ颅神经产生的一组症候群)
纳德综合征 Nager*-de-Reynier* Syndrom *n*(先天性下颌面骨发育不全伴肢体畸形)
纳尔逊综合征 Nelson* Syndrom *n*(切除双侧肾上腺后,垂体细胞肿瘤进一步发展出现皮肤明显色素沉着等症)
纳夫齐格综合征 Naffziger* Syndrom *n*, Scalenus-anterior-Syndrom *n*(前斜角肌综合征)
纳杰综合征 Nager* Syndrom *n*(纳杰面骨发育不全)
奈泽洛夫综合征 Nezelof* Syndrom *n*(胸腺发育不全造成一组异质性的免疫缺陷疾病)
脑震荡综合征 Gehirnerschütterung-Syndrom *n*
尼范综合征 Nyssen*-van-Bogaert* Syndrom *n*(成人异染性脑白质营养不良)
农米梅综合征(米尔罗伊病) Nonne*-Milroy*-Meige* Syndrom *n*, Milroy-Krankheit *f*(遗传性下肢淋巴水肿)
农内综合征 Nonne* Syndrom *n*, Kleinhirnsyndrom *n*(小脑共济失调综合征)
诺特纳格尔综合征 Nothnagel* Syndrom *n*(一侧动眼神经麻痹及小脑共济失调)
诺亚克综合征 Noack* Syndrom *n*(尖头、多指及并指(趾)畸形Ⅰ型)
帕金森氏综合征 Parkinson* Syndrom *n*, Paralysis agi-Tans *f*
帕勒综合征 Papillon*-Lefèvre* Syndrom *n*(掌跖角化过度、牙周炎及牙齿脱落)
帕里诺氏综合征 Parinaud* Syndrom *n*(双眼配合向上的运动麻痹及眼球震颤、眩晕、共济失调等)
帕龙综合征 Parry*-Romberg* Syndrom *n*(进行性颜面偏侧萎缩)
帕套氏综合征 Patau* Syndrom *n*, Trisomie-13-Syndrom *n*
潘科斯特综合征 Pancoast* Syndrom *n*(肺尖肿瘤侵犯第一肋骨及椎骨而出现的症候群)
佩利兹综合征 Pellizzi* Syndrom *n*(儿童身高、体重、肌肉和性发育过度)
佩珀综合征 Pepper* Syndrom *n*(先天性婴儿肾上腺瘤肝转移出现肝大、静脉淤血、贫血等)
佩施综合征 Pellegrini*-Stieda* Syndrom *n*(膝关节周围钙化症)
佩特森综合征(普文综合征) Paterson* Syndrom *n*, Plummer*-Vinson* Syndrom *n*(缺铁性贫血舌炎导致吞咽困难)
彭德雷德综合征 Pendred* Syndrom *n*(出生后耳聋,青春期出现甲状腺肿和克汀病)

皮埃尔·罗宾综合征 Pierre*-Robin* Syndrom *n*(遗传性短颌、腭裂、舌下垂等复合畸形)
皮肤粘膜色素沉着[肠道多发]息肉综合征 Peutz*-Jegher* Syndrom *n*
皮基尼综合征 Picchini* Syndrom *n*(锥虫病所致的脑膜、心包膜、胸膜、腹膜等处多发性炎症)
匹克威克综合征 Pickwickian* Syndrom *n*(肥胖、嗜睡、肺换气不足、红细胞增多等)
普茨氏综合征 Peutz* Syndrom *n*
普达综合征 Putnam*-Dana* Syndrom *n*(亚急性脊髓联合变性)
普法伊弗综合征 Pfeiffer* Syndrom *n*(尖头、并指(趾)畸形、宽大拇指(趾)畸形)
普-杰二氏综合征 Peutz*-Jeghers* Syndrom *n*, Pigment-Fleckenpolypose *f*
普罗菲谢综合征 Profichet* Syndrom *n*(大关节附近皮下结石,伴有溃疡、萎缩及神经症状)
普威综合征 Prader*-Willi* Syndrom, PWS *n*(先天性圆脸、杏仁形眼、低肌张力、低智能、性发育低下及肥胖)
普文综合征 Plummer*-Vinson* Syndrom *n*, sideropenische Dysphagie *f*(缺铁性吞咽困难综合征)
齐维综合征 Zieve* Syndrom *n*(大量摄入酒精引起黄疸、一过性高脂血症、溶血性贫血)
奇-柯二氏病综合征 Gianotti* Crosti* Syndrom *n*, Akrodermatitis papulosa (eruptiva) infantum *f*
奇泰利综合征 Citelli* Syndrom *n*(注意力减退智力落后,并由于长期呼吸受阻导致面部形态改变)
乔布综合征 Job* Syndrom *n*(遗传性中性粒细胞病)
乔茨综合征 Chotzen* Syndrom *n*(尖头并指(趾)畸形综合征Ⅲ型)
丘斯综合征 Churg*-Strauss* Syndrom *n*(变应性肉芽肿性脉管炎)
热利诺综合征 Gélineau* Syndrom *n*, Narkolepsie *f*(发作性睡病)
萨费综合征 Sabin*-Feldman* Syndrom *n*(脉络膜网膜炎和脑钙化)
塞厄综合征 Senear*-Usher* Syndrom *n*, Pemphigus erythematodes *m*(红斑性天疱疮)
塞克尔综合征 Seckel* Syndrom *n*(鸟头侏儒)
塞雷综合征(雷塞综合征) Raymond*-Cestan* Syndrom *n*(脑桥损害引起单侧外展神经麻痹,对侧偏瘫,面、肢体、躯干麻木)
塞乔综合征(乔茨综合征) Saethre*-Chotzen* Syndrom *n*(尖头并指(趾)畸形Ⅲ型)
塞-舍二氏综合征 Cestan*-Chenais* Syndrom *n*(od. Krankheit *f*)
塞泽里综合征 Sézary* Syndrom *n*(恶性皮肤网状细胞增多,出现泛发性剥脱性红皮病,伴浅表淋巴结和肝、脾肿大)
赛普尔综合征 Sipple* Syndrom *n*(甲状腺髓样癌、嗜铬细胞瘤和甲状腺功能亢进为主要特征的一组症候群)
桑迪弗综合征 Sandifer* Syndrom *n*(食管裂孔疝出现上腹痛、呕吐、斜颈、斜视等)
桑菲利波综合征 Sanfilippo* Syndrom *n*(粘多糖代谢障碍引起的多种发育障碍精神幼稚病)
桑塔伏里综合征(桑哈综合征) Santavuori* Syndrom *n*, Santavuori*-Haltia* Syndrom *n*(家族黑矇性白痴)
森特综合征 Senter* Syndrom *n*, KID-Syndrom *n*(角膜炎、鳞癣、耳聋综合征)
沙伊综合征 Scheie* Syndrom *n*(粘多糖病第Ⅴ型)
尚茨综合征 Schanz* Syndrom *n*(脊椎功能不全,出现疲劳、脊柱压痛及异常弯曲)
绍曼综合征 Schaumann* Syndrom *n*(结节病,良性淋巴肉芽肿病)
舍格伦综合征 Sjögren* Syndrom *n*(干燥性角膜炎、口腔干燥、硬皮病、多肌炎等)
舍亨综合征 Schönlein*-Henoch* Syndrom *n*(非血小板减少性紫癜)
舍拉综合征 Sjögren*-Larsson* Syndrom, SLS *n*(痉挛性双侧瘫痪、鱼鳞癣、智力发育不全等)
施蒂林综合征(施蒂杜综合征) Stilling* Syndrom *n*, Stilling*-Türk*-Duane* Syndrom *n*(遗传性疾病,以眼球运动功能障碍为主症)
施密特氏综合征 Schmidt* Syndrom *n*
施普林曾综合征 Shprintzen* Syndrom *n*(遗传病,伴有心脏及颅面发育异常)
施泰纳综合征 Steiner* Syndrom *n*(偏身肥大症)
施瓦赫曼综合征(施戴综合征) Shwachman* Syndrom *n*, Shwachman*-Diamond* Syndrom *n*(原发性胰腺功能不全与骨髓衰竭)
施詹综合征 Schwartz*-Jampel* Syndrom *n*(睑裂狭小、肌强直、肌挛缩、侏儒等症)
史莱奥综合征 Smith*-Lemli*-Opitz* Syndrom *n*(遗传病,有多种先天发育异常,如小头及智力迟钝、肌张力减退等)
舒尔策综合征 Schultz* Syndrom *n*, Agranulozytose *f*(粒细胞缺乏症)
舒尔漫综合征 Shulman* Syndrom *n*(嗜酸性筋膜炎)
斯杜综合征 Sprinz*-Dubin* Syndrom *n*(斯纳综合征)
斯-卡-韦三氏综合征 Sturge*-Kalischer*-Weber* Syn-drom *n*, Sturge*-Weber* Syndrom *n*, Angiomatosistrigemino-cerebralis *f*
斯理奥综合征 Steele*-Richardson*-Olszewski* Syndrom *n*(进行性核上性麻痹)
斯利综合征 Stein*-Leventhal* Syndrom *n*(多囊卵巢继发性闭经和不孕)
斯卢德综合征(斯卢德神经痛) Sluder* Syndrom *n*, Sluder* Neuralgie *f*(蝶腭节神经痛)
斯莫综合征(莫雷尔综合征) Morel* Syndrom *n*(额骨内面骨肥厚伴肥胖、头痛及神经症状等)
斯帕尔韦综合征 Spurway* Syndrom *n*(骨脆、蓝巩膜和耳聋)
斯彭斯综合征(阿斯综合征) Spens* Syndrom *n*, Adams*-Stokes* Syndrom *n*(房室传导阻滞所致一过性意识丧失)
斯塔综合征 Stokvis*-Talma* Syndrom *n*(肠源性青紫)
斯坦布罗克综合征(肩手综合征) Steinbrocker* Syndrom *n*, Schulter-Hand-Syndrom *n*(局限于上肢的交感反射性营养不良)
斯特罗恩综合征(斯斯综合征) Strachan* Syndrom *n*, Strachan*-Scott* Syndrom *n*(特发性营养不良性多神经病)
斯特奇综合征(斯卡韦综合征,痣性精神障碍) Sturge* Syndrom *n*, Sturge*-Kalischer*-Weber* Syndrom *n*(沿三叉神经分布区域的单侧面痣伴对侧萎缩或痉挛)
斯特综合征 Stewart*-Treves* Syndrom *n*(慢性肢体淋巴水肿性淋巴管肉瘤症候群)
斯威特综合征 Sweet* Syndrom *n*(急性发热性中性粒细胞性皮病)
斯肖综合征(肖法尔综合征) Still*-Chauffard* Syndrom *n*, Chauffard* Syndrom *n*(非人型结核菌感染后的多发性关节炎)
斯-亚二氏综合征 Stokes*-Adams* Syndrom *n*(od. Krankheit *f* od. Symptomenkomplex *m*)
斯耶格伦氏综合征 Sjögren* Syndrom *n*, Sicca-Syndromn
斯约综合征 Stevens*-Johnson* Syndrom *n*(渗出性多形糜烂性红斑)
斯詹综合征 Swyer*-James* Syndrom *n*(获得性单侧透明肺伴气道阻塞、血流减少和肺疝)
苏加综合征 Sulzberger*-Garbe* Syndrom *n*(渗出性盘状

苔藓样皮炎）
索恩综合征 Thorn* Syndrom *n*（失盐性肾炎）
索斯比综合征 Sorsby* Syndrom *n*（先天性双侧黄斑缺损，伴手足末端营养不良）
索索综合征 Sohval*-Soffer* Syndrom *n*（先天性男性性腺发育不全，伴颈椎、肋骨多发异常及智力低下）
索托斯综合征 Sotos* Syndrom *n*, zerebraler Gigantismus *m*（脑性巨人症）
塔皮亚综合征 Tapia* Syndrom *n*（疑核舌下神经核性麻痹，出现单侧舌与喉麻痹，但腭帆不受限）
泰尔松综合征 Terson* Syndrom *n*（蛛网膜下腔出血、玻璃体出血导致的各种症状和体征）
泰弗纳尔综合征 Thévenard* Syndrom *n*（遗传性感觉神经根病变）
唐氏综合征 Down* Syndrom *n*, Mongolismus *m*
陶宾综合征 Taussig*-Bing* Syndrom *n*（无肺动脉狭窄右心室双动脉出口、室上嵴间隔缺损、主动脉完全易位等）
特科特综合征 Turcot* Syndrom *n*（家族性结肠息肉病合并中枢神经系统恶性肿瘤）
特雷彻·柯林斯综合征（特弗综合征）Treacher*-Collins* Syndrom *n*, Treacher*-Collins*-Franceschetti* Syndrom *n*（先天性颌面成骨不全和听器畸形）
特里氏综合征 Terry* Syndrom *n*, retrokristalline Fibro-Plasie *f*
特鲁索综合征 Trousseau* Syndrom *n*（内脏癌时自发性上下肢静脉血栓形成）
特鲁瓦西耶综合征 Troisier* Syndrom *n*（糖尿病伴血色素沉着时的青铜色恶病质）
特纳氏综合征 Turner* Syndrom *n*. Ovarialagenesie *f*
图索戈综合征 Touraine*-Solente*-Golé* Syndrom *n*（厚皮骨膜增生症）
托尔综合征 Torre* Syndrom *n*（多发性癌症，主要是胃肠道，伴有众多的皮脂腺瘤）
托亨综合征 Tolosa*-Hunt* Syndrom *n*（疼痛性眼肌麻痹）
托来地氏综合征 Tourette*Syndrom *n*, Chorea variabi-Lis *f*
韦伯氏综合征 Weber* Syndrom *n*, Hemiplegia alter-nans oculomotorica *f*
托马塞利综合征 Tommaselli* Syndrom *n*（奎宁过量引起发热及血尿）
瓦伦贝里综合征（巴纳综合征）Wallenberg* Syndrom *n*, Babinski*-Nageotte* Syndrom *n*（小脑动脉血栓所致的同侧小脑运动性失调及对侧偏瘫，伴眩晕、呕吐、吞咽困难及感觉改变）
瓦因加滕综合征 Weingarten* Syndrom *n*, tropische Eosinophilie *f*（热带嗜酸细胞增多症）
威尔布兰德综合征 von-Willebrand* Syndrom *n*（先天性出血素质，缺乏凝血因子Ⅷ）
威尔逊综合征 Wilson* Syndrom *n*, progressive Lentikulardegeneration *f*（进行性豆状核变性）
威坎综合征 Williams-* Camphell* Syndrom *n*（先天性支气管软骨缺失，支气管扩张，婴幼儿发病，常并发肺炎）
威廉斯综合征 Williams* Syndrom *n*（主动脉瓣狭窄、怪面容、一过性高钙血症）
威米综合征 Wilson*-Mikity* Syndrom *n*（低出生体重肺功能不全）
韦尔霍夫氏综合征 Werlhof* Syndrom *n*, PurpuraHaemorrhagica *f*
韦尔内综合征 Vernet* Syndrom *n*（舌咽、迷走及副神经麻痹症候群）
韦格纳综合征 Wegener* Syndrom *n*（皮肤坏死性肉芽肿，坏死性脉管炎伴血栓，主要侵犯呼吸道、肺及肾脏）
韦科综合征 Weber*-Cockayne* Syndrom *n*（局限性大疱性皮肤松解症）
韦-克二氏综合征 Weber*-christian* Syndom *n*, Panniculitis *n*odularis *f*
韦克综合征 Weber*-Christian* Syndrom *n*（复发性发热性结节性非化脓性脂膜炎）
韦兰德综合征 Welander* Syndrom *n*（迟发性遗传远端性肌病）
韦马综合征 Weill*-Marchesani* Syndrom *n*（短身材、球状晶体等）
韦尼克氏综合征 Wemicke* Syndrom *n*（od Demenz *f*），Presbyophrenie *f*
韦斯勒氏综合征 Wissler*（-Fanconi*）Syndrom *n*, Subsepsis allergica（s.hyperergica）*f*
韦斯特综合征 West* Syndrom *n*（婴儿痉挛症）
维-阿二氏综合征 Wiskott*-Aldrich*（-Huntley*）Syndrom *n*
维达尔综合征 Widal* Syndrom *n*（溶血性黄疸贫血症）
维尔默综合征 Wermer* Syndrom *n*（Ⅰ型多发性内分泌腺瘤病）
维尔纳综合征 Werner* Syndrom *n*（遗传性成人早老症）
维拉雷综合征 Villaret* Syndrom *n*（第 9~12 对颅神经麻痹症状，多由腮腺后间隙病变所致）
魏尔斯少指畸形综合征 Weyers* Oligodaktylie-Syndrom *n*（肢端骨发育不全或缺失、翼状胬肉、肾与脾畸形、唇腭裂等）
魏尔综合征 Weil* Syndrom *n*（出血性黄疸螺旋体病）
温特综合征 Winter* Syndrom *n*（肾脏发育不全、内生殖器异常、阴道闭锁和中耳小骨的异常）
文森综合征（普文综合征）Plummer*-Vinson* Syndrom *n*（缺铁性贫血、咽下困难、口角炎及舌病变等）
翁托综合征 Unna*-Thost* Syndrom *n*（弥漫性掌跖皮肤角化病）
沃尔弗拉姆综合征 Wolfram* Syndrom *n*（遗传病，有糖尿病、尿崩症、视神经萎缩、神经性耳聋等）
沃弗综合征 WaterhouseI*-Friderichsen* Syndrom *n*（脑膜炎球菌等感染致肾上腺皮质出血、坏死，出现昏迷、虚脱、发绀、淤点、惊厥等）
沃科综合征 Woringer*-Kolopp* Syndrom *n*（变形性骨炎样网状细胞增多症）
沃库韦综合征（库韦综合征）Wohlfart*-Kugelberg*-Welander* Syndrom *n*, Kugelberg*-Welander* Syndrom *n*（遗传性疾病，四肢近端肌肉群萎缩和无力）
沃罗综合征（罗沃综合征）Ward*-Romano* Syndrom *n*, Romano*-Ward* Syndrom *n*（长间期，临床表现为心律失常、晕厥与猝死）
沃帕怀综合征 Wolff*-Parkinson*-White* Syndrom, WPW-Syndrom *n*（异常房室激动综合征，表现为阵发性心动过速）
沃瓦综合征（瓦尔堡综合征）Walker*-Warburg* Syndrom, WWS *n*（脑积水、无脑回、各种眼畸形）
乌费综合征 Ullrich*-Feichtiger* Syndrom *n*（小下颌、六指畸形、扁鼻、小眼、眼距宽、招风耳及其他异常）
乌特综合征（努南综合征）Ullrich-Turner* Syndrom *n*, Noonan* Syndrom *n*（先天性腺发育不全的显型）
午-帕-怀三氏综合征 Wolff*-Parkinson*-White* Syndrom *n*（WPW-Syndrom）Präexitationssyndrom *n*
西班综合征 Seabright*-Bantam* Syndrom *n*（假性甲状旁腺功能减退）
西尔弗舍尔德综合征 Silfverskiöld* Syndrom *n*（遗传性离心性骨软骨发育不良）
西尔弗氏综合征 Silver* Syndrom *n*
西尔维厄斯综合征（西尔维厄斯导水管综合征）Sylvian* Syndrom *n*, Sylvian Aquädukt-Syndrom *n*（垂直注视障碍、眼球震颤、瞳孔光反应迟钝、一时性黑矇等）
西卡尔综合征（科西综合征）Collet*-Sicard* Syndrom *n*（第 9~12 对脑神经完全损害引起的舌、喉、肩胛、咽部的偏瘫）

西科综合征 Silvestrini*-Corda* Syndrom *n*(肝硬化出现男性乳房发育、生殖器萎缩、阳痿等)
西里阿克斯综合征 Cyriax* Syndrom *n*(肋软骨松动变形压迫神经导致软骨区疼痛)
西蒙兹综合征 Simmonds* Syndrom *n*(全垂体功能减退)
希阿综合征 Chiari*-Arnold* Syndrom *n*(一种脑多部畸形及枕骨和高位颈椎先天畸形)
希尔默综合征 Schirmer* Syndrom *n*(脑三叉神经血管瘤病伴早期青光眼)
希弗综合征(弗罗梅尔病) Chiari*-Frommel* Syndrom *n*, Frommel* Krankheit *f*(持续产后闭经溢乳)
希一弗二氏综合征 Chiari*-Frommel* Syndrom *n*(od. Krankheit *f*)
席汉氏综合征 Sheehan* Syndrom *n*
夏德综合征 Shy*-Drager* Syndrom *n*(特发性直立性低血压)
夏科氏综合征 Charcot* Syndrom *n*
夏马图综合征 Charcot*-Marie*-Tooth* Syndrom *n*(腓骨肌萎缩症)
夏马综合征 Shy*-Magee* Syndrom *n*(中央轴空病)
夏魏贝综合征 Charcot*-Weiss*-Baker* Syndrom *n*(颈动脉窦性晕厥的一组症候群)
肖法尔综合征(肖斯综合征) Chauffard* Syndrom *n*, Chauffard*-Still* Syndrom *n*(非人型结核菌感染后发生多关节炎,伴发热、脾大、淋巴结肿大)
谢弗综合征 Schäfer* Syndrom *n*(先天性甲肥厚,体格及智力发育低下)
谢希综合征 Chédiak*-Higashi* Syndrom, CHS *n*(遗传性白细胞颗粒异常,出现白化病、淋巴腺病、肝脾肿大以及皮肤传染病)
休斯综合征 Hughes-Stovin* Syndrom *n*(肺动脉栓塞出现头痛、发热、咯血及视神经乳头水肿)
许勒综合征(许克病) Schüller* Syndrom *n*, Schüller*-Christian* Krankheit *f*(①特发性黄瘤病 ②局灶性颅骨骨质疏松症)
雅科德综合征 Jacod* Syndrom *n*(单侧盲、眼肌麻痹及面痛)
雅库综合征 Jaccoud* Syndrom *n*(慢性复发性风湿性关节炎)
亚莱综合征 Jadassohn*-Lewandowsky* Syndrom *n*(先天性指(趾)甲肥厚)
亚力山德里尼综合征 Alezzandrini* Syndrom *n*(进行性单侧毯层视网膜变性,随后出现同侧面部白斑和白发,有时伴耳聋)
亚-斯二氏综合征 Adams*-Stokes* Syndrom *n*(od. Krankheit *f* od. Symptomenkomplex *m*)
杨氏综合征 Young* Syndrom *n*(无精症、副鼻窦炎、肺部感染)
耶兰综合征 Jervell*-Lange-Nielsen* Syndrom *n*(遗传病,出现间期延长、室颤、昏厥甚至猝死)
伊巴综合征 Eagle*-Barrett* Syndrom *n*(干梅状腹综合征,表现为腹下部肌肉缺乏伴内脏膨出及生殖器等畸形)
伊兰综合征 Eaton*-Lambert* Syndrom *n*(恶性肿瘤、肌无力症候群)
伊万氏综合征 Evans* Syndrom *n*
伊韦马克综合征 Ivemark* Syndrom *n*(伴先天心脏病的无脾症)
原田综合征(原田病) Harada* Syndrom *n*, Harada* Krankheit *f*(渗出性脉络膜炎、视网膜剥离、视力明显下降)
约尼综合征 Jeune* Syndrom *n*(先天性胸廓发育不良伴窒息)
自我感及现实解体综合征 Depersonalisation-Derealisation-Syndrom *n*
自我感消失综合征 Depersonalisation-Syndrom *n*
综合征全称免疫功能失调-多发性内分泌病-肠病-X染色体连锁综合征 Immundysregulation-Polyendokrinopathie-Enteropathie-X-linked-Syndrom *n*
XYY 综合征 XYY-Syndrom *n*(非对称性腺分化异常,混合型性腺发育不全)
综合征的 syndromal
综合征型糖尿病 syndromale Diabetes *f*
综合征性耳聋 syndromale Schwerhörigkeit *f*
综合征性黑棘皮病 syndromale Acanthosis nigricans *f*
综合征性聋 syndromale Taubheit *f*
综合征性遗传性聋 syndromale erbliche Schwerhörigkeit *f*
综合征学 Syndromologie *f*
综合征状态 Syndrom *n*
综合症状 Symptomenkomplex *m*, Symptom-Gruppe *f*
综合指数 synthetischer Index *m*
综合治疗 Kombinationstherapie *f*
综合治疗灯 Kombinationstherapie-Lampe *f*
综合专家系统 umfassendes Expertensystem *n*
综合组织剪 synthetisierte Gewebeschere *f*
综合最小平方法 umfassende Methode der kleinsten Quadrate *f*
综合作用 synthetische Aktion *f*
综摄法 umfassende proaktive Methode *f*
综述 Zusammenfassung *f*
棕[色]脂肪组织 braunes Fettgewebe *n*
棕毒毛旋花子甙 h-Strophanthin *n*
棕儿茶碱 Gambirin *n*
棕发 braune Haare *n pl*
棕褐色 Dunkelbraun *n*
棕褐色色素沉着 braune Hyperpigmentierung *f*
棕黑色 Braunschwarz *n*
棕红色 Braunrot *n*
棕红色痰 Sputum rubiginosum *n*
棕榈 Palma *f*, Trachycarpus excelsus (s.fortunei) *m*
棕榈[酰]硬脂[酰]甘油酯 Palmitostearin *n*
棕榈襞 Plicae palmatae *f pl*, Lyrae uterinae *f pl*
棕榈基 Palmityl *n*
棕榈精 Palmitin *n*, Tripalmitin *n*, Tripalmitinsäuregly-zerinester *m*
棕榈科 Palmae *pl*
棕榈醛 Palmitaldehyd *n*
棕榈醛丝氨酸醛醇脱羧酶 Palmital-Serin Aldol Decarboxylase *f*
棕榈属 Trachycarpus *m*
棕榈酸 Palmitinsäure *f* Cetylsäure *f* Acidum palmitini-Cum *n*
棕榈酸甘油酯 Palmitin *n*, Tripalmitin *n*
棕榈酸合霉素 Syntomycinpalmitat *n*
棕榈酸氯霉素 Chloramphenicolpalmitat *n*
棕榈酸视黄醇 Retinilpalmitat *n*
棕榈酸视黄酯 Retinylpalmitat *n*
棕榈酸盐 Palmitat *n*
棕榈酸异丙酯 Isopropylpalmitat *n*
棕榈酮 Ppalmiton *n*
棕榈酰[基] Palmitoyl *n*
棕榈酰辅酶还原酶 Palmityl-CoA-Reduktase *f*
棕榈酰硫酯酶 Palmityl-ACP-Thioesterase *f*
棕榈油的 palmitisch
棕榈油酸 Palmitoleinsäure *f*
棕榈油酸 Palmitoleinsäure *f*, Zoomarinsäure *f*
棕榈油酸盐 Palmitoleat *n*
棕榈油酰[基] Palmitoleoyl *n*
棕榈油[酰]硬脂[酰]甘油酯 Palmitoleostearin *n*
棕榈脂的 palmitisch
棕色白化病 Braun-Albinismus *m*
棕色房屋蛀虫 braune Hausmotte *f*

棕色固氮菌 Azotobacter vinelandii *n*
棕色合剂 Mixtura glyzyrrhizae composite *f*
棕色环试验 Braunringtest *m*
棕色金龟 Holotrichia titanus *f*
棕色粒性管型 brauner granulärer Zylinder *m*
棕色膜 braunes Häutchen *n*
棕色人种 braune Rasse *f*
棕色水肿 braunes Ödem *n*
棕色素结石 braunes Pigment Stein *m*
棕色粘稠性恶露 lochia sanguinolenta *f*
棕色脂肪瘤 brauner Fetttumor *m*
棕土色 bräunlicher Terrakotta *m*
棕尾麻蝇 Sarcophaga fuscicauda *f*
棕隐居蜘蛛 Loxosceles reclusa *f*, braune Einsiedlerspinne *f*
棕隐居蜘蛛咬 Biss einer Loxosceles reclusa *m*
棕蜘蛛 Loxosceles laeta *f*
棕蛛咬中毒 Loxoscelismus *m*
腙 Hydrazone *n pl*
腙癌 Adenokarzinom *n*, Drüsenkrebs *m*
腙机能衰弱 Adenasthenia *f*, Hypoadenie *f*
腙囊性基底细胞癌 adenozystisches Basalzellenkarzinom *n*
腙泡癌 Carcinom acinosum *n*
腙瞟呤磷酸核糖基转移酶 Adenin-phosphoribosyltrans-ferase *f*
鬃毛 Borste *f*, Seta *f*

zǒng 总

总Ⅰ型胶原氨基端延长肽 Prokollagen Typ Ⅰ intaktes N-terminales Propeptid(PINP) *n*
总斑 Macula communis *f*
总半衰期 Gesamthalbwertszeit *f*
总苞 Involucrum *n*
总被引次数 insgesamt Zitate *n pl*
总鼻道 Meatus nasi communis *m*
总变异 totale variation *n*
总补体测定 hämolytische Komplementanalyse *f*, gesamte Komplementanalyse *f*
总补体溶血活性 insgesamte hämolytische Komplement-Aktivität(CH50) *f*
总补体效价 gesamter Komplement-Titer *m*
总残疾 Vollinvalidität *f*
总产程 gesamte Wehenphase *f*
总产量 Gesamtprodukt(TP) *n*
总称 Oberbegriff *m*
总成本 Gesamtkosten *pl*
总成分 Gesamtbestandteil *m*
总大肠菌群和粪大肠菌群 gesamtcoliforme und fäkalkoliforme Bakterien *f pl*
总代谢 Gesamt(energie)umsatz *m*, Gesamtstoffwechsel *m*
总胆管 Choledochus *m*, Ductus choledochus *m*
总胆管癌 Choledochuskarzinom *n*
总胆管闭锁 Choledochusatresie *f*
总胆管结石 Choledochusstein *m*
总胆管结石病 Choledocholithiasis *f*
总胆管扩张器 Choledochodilatator *m*
总胆管十二指肠瘘 Choledochoduodenalfistel *f*
总胆管狭窄 Choledochusstenose *f*
总胆红素 gesamtes Bilirubin *n*
总胆甾(固)醇测定 Bestimmung der gesamten Cholesterin *f*
总胆汁酸 gesamte Gallensäure *f*
总蛋白 Gesamtprotein *n*
总氮 Gesamtstickstoff *m*
总氮量 Stickstoffgehalt *m*
总氮平衡 Gesamtstickstoff-Gleichgewicht *n*, Gesamtstick-stoffbilanz_*n*
总导管 gemeinsamer Ausführungsgang *m*, Ductus excre-torius communis *m*
总的 gesamt, total, commun(-is, -is, -e)
总电荷 Gesamtladung *f*
总毒性当量 insgesamt Toxizitätsäquivalenten(TEQ) *n pl*
总额预算 Gesamtbudget *n*
总二氧化碳[量] Gesamtkohlenstoffdioxyd *n*
总肺气量 Totalkapazität *f*(TK)
总分离效能 gesamte Auflösungseffizienz *f*
总分数 Brutto-Wertung *f*
总分析 Gesamtanalyse *f*
总辐射剂量 Gesamtstrahlungsdosis *f*
总抚养率 gesamter Abhängigenquotient *m*
总肝管 Ductus hepaticus communis *m*
总功能精子浓度 insgesamt funktionale Spermien-Konzentration *f*
总攻排石疗法 (General-)stoßtherapie *f*, general attacktherapy <engl.>
总汞 Gesamt-Quecksilber *n*
总骨脚 Crus osseum commune *n*
总固体 Gesamtfestkörper *m*
总含量 Gesamtinhalt *m*
总合电位 Integrationspotential *n*, Summationspotential *n*
总和 Summation *f* Summe *f*, Summation *f*
总和的 summationelle
总和生育率 zusammengefasste Geburtenziffer *f*
总和效应 Summationseffekt *m*
总红细胞压积 Ganzkörperhämatokrit *m*
总环境质量指数 gesamter Umwelt-Qualität-Index *m*
总灰份 Gesamtasche *f*
总挥发性有机化合物 gesamte flüchtige organische Verbindungen(TVOC) *pl*
总会 Aggregat *n*
总脊数 totale Leistenzahl *f*
总计 Gesamtsumme *f*
总甲状腺 T4 测定 Gesamttetrajodthyroninbestimmung *f*
总碱量测定 Gesamtbikarbonatbestimmung *f*
总碱性磷酸酶 totale alkalische Phosphatase TALP *f*
总碱值 Gesamtbasenwert *m*
总腱环 Anulus tendineus cummunis *m*
总脚 Crus commune(labyrinthi ossei) *n*
总结 Zusammenfassung *f*
总结数据 zusammengefasste Daten *n pl*
总结性评价 summative Bewertung *f*
总浸出物 insgesamte Extraktstoffe *m pl*
总均值 Gesamtmittelwert *m*
总菌数 Gesamtkeimgehalt *m*, Gesamtkeimzahl *f*
总控系统 schlüsselfertiges System *n*
总离子流 der gesamte Ionenstrom *m*
总离子强度调节缓冲剂 insgesamt Ionenstärke Anpassung Puffer(TISAB) *m*
总量 integrale Dosis *f*, integrale absorbierte Dosis *f*, Volumendosis *f*
总硫测定法 Methode zur Gesamtschwefelbestimmung *f*
总卵黄管 gemeinsamer Dottergang *m*
总滤过器 Totalfilter *m*
总面积 Gesamtfläche *f*
总面积量 Felddosis *f*
总面角 Gesamtprofilwinkel *m*, Gesamtgesichtswinkel *m*
总膜脚 Crus membranaceum commune *n*
总能量 Gesamtenergie *f*
总能量消耗 Gesamtenergieverbrauch *m*
总排水沟 Gesamtabflußgraben *m*
总平方和 Gesamtsumme der Quadrate *f*

总平均数 Allgemeindurchschnitt *m*
总鳍亚纲 Crossopterygii *f*
总热[量] Gesamtwärme *f*, Totalwärme *f*
总热焓 Gesamtenthalpie *f*
总热值 oberer Heizwert (od. Brennwert) *m*
总人口 general population gesamte population *f*
总人口对照 Gesamtbevölkerung Kontrolle *f*
总容量 Brutto-Kapazität *f*
总容量控制 Kontrolle der Gesamtkapazität *f*
总溶解固体 totaler gelöster Festkörper *m*, totaler Lö-sungsfestkörper *m*
总蠕动 Massenperistaltik *f*
总色泽 Integralfarbe *f*, integrale Farbe *f*
总膳食研究 insgesamte Diät-Studie *f*
总熵 Gesamtentropie *f*
总摄入量 Gesamteinlaß *m*
总跗 Gesamtarsen *n*
总生存数 Gesamtüberleben *n*
总生育率 allgemeine Fertilitätsrate *f*
总收率 Gesamtertrag *m*
总数 Summe *f* (S)
总死亡率 gesamte Mortalität *f*, Gesamtmortalität *f*
总酸 Gesamtsäure *f*
总酸度 Gesamtazidität *f*, Totalazidität *f*, potentielle (od. stöchiometrische) Azidität *f*
总酸度测定 Gesamtaziditätsbestimmung *f*
总酸值 Gesamtsäurewert *m*
总碳 Gesamtkohlenstoff *m*
总体 Population *f*, Grundgesamtheit *f*
总体变量 Populationsvarianz *f*
总体表面积 gesamte Körperoberfläche *f*
总体方差 Populationsvarianz *f*
总体功能评定方法 globales funktionelles Bewertungsmethode *f*
总体积 Gesamtvolumen *n*
总体几何均数 geometrischer Mittelwert der Population *m*
总体健康 allgemeiner Gesundheitszustand (GH) *m*
总体均数 Populationsmittelwert *m*
总体均值 Ensemble-Mittelung *f*
总体率 Populationsrate *f*
总体培养 Brutto-Kultur *f*
总体评定量表 globale Bewertungsskala *f*
总体清除率 Gesamtkörperclearance *f*
总体人格 Gesamtpersönlichkeit *f*
总体算术均数 arithmetischer Mittelwert der Population *m*
总体损害 insgesamte Läsion *f*
总体液量 Ganzkörperwasser *n*
总体转运 Massenguttransport *m*
总铁结合力 totale Eisenbindekraft *f*, totales Eisenbin-Devermögen *n*
总吸收量 integrale absorbierte Dosis *f*, integrale Dosis *f*
总系数 Gesamtkoeffizient *m*
总系统分析程序 gesamter Systemanalysator *m*
总相关 Gesamtkorrelation *f*
总效率 Totalnutzeffekt *m*, Gesamtwirkungsgrad *m*
总心房 gemeinsames Atrium *n*
总需氧量 gesamter Sauerstoffbedarf *m*
总需氧量测定仪 Gesamtsauerstoffbedarf-Meter *m*
总悬浮颗粒物 gesamter Schwebstaub *m*
总血清蛋白质 Gesamtserumproteine *n pl*
总血容量 Gesamtblutvolumen *n*
总延误 Gesamtverzögerung *f*
总样品 Gesamtprobe *f*
总医院 Generalhospital *n*
总抑制素 insgesamt Inhibin *f*
总硬度 Gesamthärte *f*
总有机碳 gesamter organischer Kohlenstoff *m*
总有机碳测定仪 gesamter organischer Kohlenstoff-Monitor *m*
总余氯 insgesamt Restchlor *n*
总远视 totale Hyperopie *f*
总载荷 Gesamtbelastung *f*
总噪声级 allgemeiner Lärmpegel *m*
总指嵴数 gesamte Fingerabdruck-Papillarlinienanzahl *f*
总重[量] Totalgewicht *n*
总主静脉 Ductus Cuvieri *m*, Cuvier* Gang (od. Kanal) *m*
总转化产量 Gesamtumwandlungsausbeute *f*
总做功量 gesamte Arbeit *f*

zòng 纵

纵标度 longitudinale Skala *f*
纵标目 vertikaler Untertitel *m*
纵波 Longitudinalwelle *f*, longitudinale Welle *f*
纵产式 Längslage *f*
纵的 longitudinal, longitudinal (-id, -id, -e)
纵隔 Mittejfell *n*, Mediastinum *n*
纵隔 X 线照相术 Mediastinographie *f*
纵隔凹陷 Mediastinaldepression *f*
纵隔摆动 Mediastinalpendeln *n*
纵隔摆动征 Zeichen der Pendelbewegung des Mediastinums *n*
纵隔肠原性囊肿 enterogene Mediastinalzyste *f*, mediasti-nale enterogene Zyste *f*
纵隔成神经细胞瘤 Mediastinalneuroblastom *n*, Neuro-blastoma mediastini *n*
纵隔充气 x 线照相术 Pneumomediastinographie *f*
纵隔充气造影术 Pneumomediastinographie *f*
纵隔充气造影照片 Pneumomediastinogramm *n*
纵隔窦道 Sinus mediastinalis *m*
纵隔肺动脉体瘤 mediastinaler Glomus pulmonale-Tumor *m*, Glomus pulmonale-Tumor des Mediastinums *m*
纵隔何杰金氏病 mediastinale Hodgkin* Krankheit *f*
纵隔后部 hinteres Mediastinum *n*, Cavum mediastinaleposterior *n*
纵隔后淋巴结 Nodi lymphatici mediastinales posteriors *m pl*
纵隔化脓感染 eiterige Infektion des Mediastinum *f*
纵隔黄色肉芽肿 Mediastlnalxanthogranulom *n*, Xantho-granuloma des Mediastinum *n*
纵隔霍奇金病 mediastinale Hodgkin*-Krankheit *f*
纵隔积气 Pneumomediastinum *n*
纵隔积血 Hämatomediastinum *n*
纵隔积液 Mediastinalerguß *m*
纵隔疾病 mediastinale Krankheit *f*
纵隔寄生虫病 Mediastinoparasitose *f*
纵隔甲状旁腺腺瘤 Mediastinalparathyroidadenom *n*
纵隔甲状腺肿 Struma endothoracia *f*, intrathorakalen Struma *f*
纵隔间隙 mediastinales Spatium *n*, Mediastinum Raum *m*
纵隔间叶组织肿瘤 mesenchymale Tumoren im Mediastinum *m pl*
纵隔浆细胞瘤 Mediastinalplasmazytom *n*
纵隔交感神经瘤 Mediastinalsympathikustumor *m*
纵隔节细胞性神经纤维瘤 Mediastinalganglioneurofibrom *n*
纵隔结核性淋巴结切除术 Exzision der tuberkulösenMediastinallymphknoten *f*
纵隔静脉 Venae mediastinales *f pl*
纵隔镜 Mediastinoskop *n*
纵隔镜检查 Mediastinoskopie *f*
纵隔淋巴管炎 Mediastinallymphangitis *f*
纵隔淋巴结 Mediastinallymphknoten *m pl*
纵隔淋巴结结核 Tuberkulose der Mediastinallymphkno-Ten *f*
纵隔淋巴结切除术 Exzision der Mediastinallymphknoten *f*

纵隔淋巴结肿大 Mediastinallymphknotenvergrößerung *f*
纵隔淋巴结转移癌 metastatisches Karzinom der media-stinalen Lymphknoten *n*
纵隔淋巴肉瘤 Mediastinallymphosarkom *n*, mediastinales Lymphosarkom *n*
纵隔淋巴网状细胞瘤 Hodgkin* Krankheit des Mediastinum *f*, maligne Lymphogranulomatose des Mediastinum *f*
纵隔淋巴腺瘤 Mediastinallymphadenom *n*, mediastinales-Lymphoadenom(a) *n*
纵隔淋巴组织瘤 Mediastinallymphom *n*
纵隔面 Facies mediastinalis *f*
纵隔膜 Mediastinum *n*
纵隔囊性淋巴管瘤 zystisches Mediastinallymphangiom *n*, zystisches Lymphangiom des Mediastinum *n*
纵隔囊肿 Mediastinalzyste *f*
纵隔脑膜膨出 Mediastinalmenigozele *f*
纵隔内胚窦瘤 endodermaler Sinustumor(Dottersacktumor) des Mediastinums *m*
纵隔内异位组织及肿瘤 ektopisches Gewebe und Tumoren des Mediastinumsn *pl*
纵隔脓肿 Mediastinalabszeß *m*
纵隔皮样囊肿 Mediastinaldermoidzyste *f*
纵隔平滑肌瘤 Mediastinalleiomyom *n*
纵隔扑动 Mediastinalflattern *n*, Mediastinalschnellen *n*
纵隔气管支气管囊肿 Mediastinaltracheobronchialzyste *f*
纵隔气造影 Pneumomediastinographie *f*
纵隔气肿 Mediastinalemphysem *n*, Pneumomediastinum *n*
纵隔前动脉 Arteriae mediastinales anteriores *f pl*
纵隔前淋巴结 Nodi lymphatici mediastinales anteriores *m pl*
纵隔腔镜 Mediastinoskop *n*
纵隔切开术 Mediastinotomie *f*, Mediastinotomia *f*
纵隔绒毛膜瘤 mediastinales Chorio(*n*)karzinom(od.Chorio(*n*)epitheliom) *n*
纵隔乳糜瘘 Mediastinalchylusfistel *f*
纵隔疝 Mediastinalhernie *f*, Hernia mediastinalis *f*
纵隔神经节细胞瘤 Mediastinalgangliom *n*
纵隔神经鞘瘤 Mediastinalneurilemmom *n*, Mediastinal-schwannom *n*
纵隔神经纤维瘤 Mediastinalneurofibrom *n*
纵隔神经原性肿瘤 neurogener Mediastinaltumor *m*, neurogener Tumor des Mediastinums *m*
纵隔生殖细胞瘤 mediastinale Keimzelltumoren *pl*
纵隔退缩 Mediastinalretraktion *f*
纵隔纤维化 Mediastinalfibrose *f*
纵隔纤维瘤 Mediastinajfibrom *n*
纵隔心包囊肿 mediastinoperikardiale Zyste *f*
纵隔心包炎 Mediastinopericarditis *f*
纵隔心包炎的胼胝(骨痂) Mediastinopericarditis kallus(Callosa) *m*
纵隔胸膜 Pleura mediastinalis *f*
纵隔胸膜炎 mediastinale Pleuritis *f*
纵隔胸腺瘤 Mediastinalthymom *n*
纵隔血管瘤 Mediastinalangiom *n*
纵隔血管滤泡性淋巴结增生症 angiofollikuläre Lymphknoten-Hyperplasie des Mediastinums *f*
纵隔血肿 Mediastinalhamatom *n*
纵隔炎 Mediastinitis *f*
纵隔移位 Mediastinalverlagerung *f*
纵隔异位甲状旁腺腺瘤 mediastinales ektopisches Nebenschilddrüsenadenom *n*
纵隔异物 Fremdkörper in Mediastinum *m*
纵隔阴影增宽 verbreiterter Mediastinalschatten *m*
纵隔占位性病变 raumfordernde Veranderungen des Me-diastinum *f pl*
纵隔张力性气肿 Spannungsmediastinum *n*, Spannungs-mediastinalemphysem *n*
纵隔支 Rami mediastinales *m pl*
纵隔支气管囊肿 Mediastinobronchialzyste *f*, mediastinale-Bronchialzyste *f*
纵隔脂肪瘤 Mediastinallipom *n*
纵隔肿块 Mediastinalmasse *f*, Mediastinaltumor *m*
纵隔肿瘤 Mediastinaltumor *m*
纵隔肿瘤切除术 Exzision des Mediastinaltumors *f*
纵隔肿物 Mediastinalmasse *f*
纵隔主动脉体瘤 mediastinaler Glomus aorticum-tumor *m*, Glomus aorticumtumor des Mediastinums *m*
纵隔子宫 septierte Gebärmutter *f*
纵隔综合征 Mediastinalsyndrom *n*
纵膈 Mediastinum *n*
纵膈摆动 mediastinales Flattern *n*
纵膈出血 mediastinale Blutung *f*
纵膈积气 mediastinale Pneumatosis *f*
纵膈镜超声 Mediastinoskopie Ultraschall *m*
纵膈囊肿 mediastinal Zyste *f*
纵膈线 mediastinale Linien *f*
纵膈肿块 mediastinale Mass *n*
纵膈肿瘤 Mediastinaltumor mediastinale Tumor *m*
纵沟 Längsfurche *f*, Längsnut *f*
纵骨折 Längsfraktur *f*, Längsbruch *m*
纵管 longitudinales Röhrchen *n*, Längsröhrchen *n*, Cana-lis longitudinalis *f*
纵合毛癣菌 Trichophyton longifusum *n*
纵殆曲线 sagittale Okklusionskurve *f*
纵火 begehen Brandstiftung *f*
纵火(病理性) Arson(pathologische) *f*
纵火狂 Pyromanie *f*
纵火色情 Pyrolagnie *f*
纵火引起死亡 Tod durch Brandstiftung *m*
纵肌 Musculus longitudinalis *m*
纵肌层 Stratum longitudinale *n*
纵袷曲线 Iongitudinale Okklusionskurve *f*
纵酒狂 Oenomanie *f*
纵裂 Fissura longitudinalis *f*, Längsspalt *m*
纵裂和纵嵴 Längsspalt und Längscrista *m*, *f*
纵卵裂 Längsfurchung *f*, Längseiteilung *f*
纵脉 Vena longitudinalis *f*
纵剖面 Arschbacke *f*
纵切开 Längsschnitt *m*
纵切面 Längsschnitt *m*, Längsprofil *n*
纵切片 Längsschnitt *m*
纵切扫查 Längsabtastung *f*
纵韧带 Längsband *n*, Ligamentum longitudinale *n*
纵韧带撕裂 longitudinaler Bänderriss *m*
纵束 Fasciculi longitudinales *m pl*
纵纤维 Längsfasern *f pl*, Fibrae longitudinales *f pl*
纵向弛豫 Longitudinalrelaxation *f*
纵向弛豫时间 Longitudinalrelaxationszeit *f*
纵向磁化 Längsmagnetisierung *f*
纵向的 longitudinal
纵向法 Längsverfahren *n*
纵向分辨力 Längsauflösungsvermögen *n*
纵向分辨率 axiale Auflösungsrate *f*
纵向分离 Längsdissoziation *f*
纵向分析 Längsanalyse *f*
纵向骨骺托 Längs epiphyseal Bügel(LEB) *m*
纵向扩散 Löngsdiffusion *f*, langsgerichtete Diffusion *f*
纵向面调查 Längsschnittuntersuchung *f*, Longitudinalstu-die *f*
纵向生长 vertikales Wachstum *n*

纵向数据 Längsschnittdaten *n pl*
纵向体层摄影 Längs-Tomographie *f*
纵向调查研究 Längsschnittuntersuchung *f*, Longitudinalstudie *f*
纵向文件 longitudinale Datei *f*
纵向研究 Längsschnittstudie *f*
纵小管 Längsröhrchen *n*, Tubulus longitudinalis *m*
纵行的 longitudinal(-is, -is, -e), längsgerichtet
纵行骨折 Längsfraktur *f*, Längsbruch *m*
纵行嵴 Crista longitudinalis *f*
纵行胰管空肠吻合术 längs Pankreatikojejunostomie *f*
纵型 longitudinaler Typ *m*
纵欲 Libertinismus *m*
纵欲者 Wüstling *m*
纵轴 Hochachse *f*, Ordinate *f*
纵轴排列 longitudinale Anordnung *f*
纵轴压顶试验 Amboßtest *m*
纵坐(座)标 Längskoordinate *f*, Ordinate *f*, y-Achse *f*, Ein-fall(s)lot *n*

ZOU 走

zǒu 走

走动性自动症 Bewegungsautomatismus *n*
走罐法 bewegtes Schröpfen *n*
走火入魔 Nympholepsie *f*
走马疳 Noma *n*, Wangenbrand *m*, Mundbrand *m*
走马疳后遗症 Folgekrankheit des Noma *f*
走神 geistesabwesend
走相(步态) Gang *m*

ZU 租足卒族诅阻组祖

zū 租

租赁 Leasing *n*

zú 足卒族

足 Fuß *m*, Pes *m*, Pied *m*
足(脚)癣[病] Hongkongfuß *m*, Tinea pedis *f*
足[踏]开关 Fußschalter *m*
足胞 Fuß *m*
足背 Fußrücken *m*, Dorsum pedis *n*
足背动脉 Arteria dorsalis pedis *f*
足背动脉网 Rete dorsale pedis arteriosum *n*
足背动脉足底深支 Ramus plantaris profundus arteriaedorsalis pedis *m*
足背高 Höhe des Fußrückens *f*
足背筋膜 Fascia dorsalis pedis *f*
足背静脉弓 Arcus venosus dorsalis pedis *m*
足背静脉网 Rete venosum dorsali pedis *n*
足背面 Facies dorsalis pedis *f*
足背内侧皮神经 Nervus cutaneus dorsalis medialis pedis *m*
足背区 Regio dorsalis pedis *f*
足背外侧皮神经 Nervus cutaneus dorsalis lateralis pedis *m*
足背中间皮神经 Nervus cutaneus dorsalis intermediumpedis *m*
足病 Fußerkrankung *f*
足部穿通性溃疡和隐性脊柱裂 mal perforans und Spina bifida occulta *f*
足部骨结核 Fuß Knochentuberkulose *f*
足[部]矫形器 Fuß-Orthese(FO) *f*
足部溃疡性扁平苔藓 ulzerativer Lichen planus der Füße *m*
足部三角绷带 Fuß Dreieck Bandagen *f*
足部无菌性炎症 Fuß aseptische Entzündung *f*
足侧 Fußende *n*
足臭汗 Podobrom(h)idrose *f*
足穿通性溃疡 Malum perforans pedis *n*
足创伤性滑囊炎 traumatische Bursitis des Fußes *f*
足的 pedal
足底 Fußsohle *f*, Planta(pedis) *f*, Pedion *n*
足底[深]弓 Arkus plantaris[profundus] *m*
足底的 plantar, plantar(-is, -is, -e)
足底方肌 Musculus quadratus plantae *m*
足底副韧带 Plantar Seitenbandes *n*
足底弓 Plantarbogen *m*, (Fuß-)Sohlenbogen *m*, Arcusplantaris *m*
足底肌 Plantarmuskeln *m pl*
足底腱膜 Aponeurosis plantaris *f*
足底腱膜松解 Plantaraponeurose Release *f*
足底腱膜炎 Plantarfasziitis *f*
足底角化症 plantare Keratose *f*
足底解剖 Fuß Anatomie *f*
足底筋膜 plantare Faszie *f*
足底筋膜松解术 Lysis der plantaren Faszie *n*
足底筋膜炎 Plantarfasziitis *f*
足底静脉网 Rete venosum plantare *n*
足底溃疡 Fußsohlengeschwür *n*
足底面 Facies plantares *f pl*
足底内侧岛状皮瓣 medianer plantarer Insellappen *m*
足底内侧动脉 Arteria plantaris medialis *f*
足底内侧皮瓣 midianer plantarer Lappen *m*
足底内侧神经 Nervus plantaris medialis *m*
足底内动脉 Arteria plantaris medialis *f*
足底皮瓣 plantare Klappe *f*
足底胼胝 Fußsohlenschwiele *f*
足底区 Regio plantaris pedis *f*
足底缺陷 plantarer Mängel *m*
足底伸肌反应 Fußsohlenstreckerreaktion *f* plantareStreckerreaktion *f*
足底深动脉 tiefes lantares Arterie *n*
足底深弓 tiefer Fußsohlenbogen *m*, Arcus plantaris profundus *m*
足底深支 Ramus plantaris profundus *m*
足底神经痛 plantare Neuralgie *f*
足[底]神经痛 Pododynie *f*
足底痛 Sohlenschmerz *m*, Plantarneuralgie *f*, Pedionalgia *f*
足底外侧动脉 Arteria plantaris lateralis *f*
足底外侧皮瓣 lateraler plantarer Lappen *m*
足底外侧神经 Nervus plantaris lateralis *m*
足底纤维瘤病 Fibromatosis plantaris *f*
足底压力测量 plantare Druckmessung *f*
足底疣 Fußwarze *f*, Plantarwarze *f*, Verruca plantae(od.plantaris) *f*
足底长韧带 Ligamentum plantare longum *n*
足底跖痛症 plantarer Schmerz *m*
足垫 Fuß-Pad *n*
足发育不全 Ateiopodie *f*
足[分支]菌病 Myzetom *n*, Mycetoma pedis *n*, Ma-dura mykose *f* Madurafuß *m*
足[分枝]菌病细胞 Mycetocyte *f*
足跟 Ferse *f*
足跟步态 Kalkaneus Gang *m*
足跟垫 Kissen Ferse *f*
足跟叩击试验 Heel Tapping-Test *m*
足跟宽 Fersenbreite *n*
足跟内翻畸形 Heel Varusdeformität *f*
足跟痛 Talalgie *f*, Kalkaneodynie *f*
足跟围 Fersenumfang *m*
足跟瘀点 kalkaneare Petechien *f pl*, schwarze Ferse *f*
足跟真实花纹 wahres Calcar-Muster *n*
足弓 Fußgewölbe *n*

足弓下沉 Arch Versenkung *f*
足弓下陷 Senkfuß *m*
足够的(充分的) reichlich
足关节 Fußgelenke *n pl*, Articulationes pedis *f pl*
足关节训练器 Fußgelenk-Trainer *m*
足关节炎 Podarthritis *f*
足关节疡 Podarthrocace *f*
足关节制动 Fußgelenk Bremse *n*
足汗分泌过多 Podobrom(h)idrose *f*
足横弓 Arcus pedis transversalis *m*
足后内侧松解术 Fuß innerhalb Lysis *f*
足后内外侧松解术 Fuß innerhalb und außerhalb Lysis *f*
足踝部类风湿性关节炎 Fuß-und Sprunggelenk rheumatoider Arthritis *f*
足踝部退行性骨关节炎 Degenerative Arthrose des Sprunggelenks und des Fußes *f*
足踝疗效评分 Die Status-Wertung der Füßen und Knöcheln *f*
足坏疽 Fuß Gangrän *f*
DNA 足迹 DNA-Fußabdruck *m*
足迹 Fußspur *f*, Fußabdruck *m*
足迹法 Fußabdruck *m*(检测核酸)
足迹分析 Fußabdruckanalyse *f*
足迹检验 脚印检验 Fußspur Prüfung *f*
足夹板 Fuß-Schiene *f*
足绞痛 Angina cruris *f*
足矫形器 Fuß-Orthese *f*
足矫正师 Pedorthopädist *m*
足结核 Fußtuberkulose *f*, Tuberkulose des Fußes *f*
足截断术 Fuß abgeschnitten Chirurgie *f*
足菌肿(病) Myzetom *n*, Mycetoma *n*
足开关插塞 Fußtasteranschluss *m*
足宽 Fußbreit *m*
足溃疡 Fußulkus *n*
足兰关节融合术 Tripelarthrodese des Fußes *f*
足劳损 Überanstrengung des Fußes *f*
足量 sufficiens quantitas(s.q.), q-suff(q.s.)
足量毛地黄治疗 Voll(dosis) digitalisierung *f*
足裂 Spaltfuß *m*, Podoschisis *f*
足麻静脉弓 Arcus venosus plantaris *m*
足霉菌病 Mycetom *n*
足拇甲皮瓣 eine Klappe des Fuß Daumens *f*
足内侧皮瓣 medialer pediser Lappen *m*
足内侧缘 innerer Fußrand *m*, Margo medialis pedis *m*
足内侧纵弓 das medianes Längsgewölbe *n*
足内翻 Talipes varus *m*, Strephenopodie *f*
足内收反射 Adduktorenreflex des Fußes *m*
足偏角 Nachspur-Winkel *m*
足切断术 Fußamputation *f*
足球损伤 Fußball-Verletzungen *f pl*
足球运动员踝 Knöchel des Fußballers *m*, Fußballer-knöchel *m*
足三关节固定术 Tripelarthrodese des Fußes *f*
足三关节融合术 Zusanli Arthrodese *f*
足水肿 Fußödem *n*
足损伤 Fußverletzung *f*
足踏穴位按摩器 Pedal-Akupunktmasseur *m*
足踢伤 Verletzung durch Tritte *f*
足痛 Podalgie *f*, Pododynie *f*
足痛风 Podagra *n*
足痛综合征 Podalgie-Syndrom *n*, Pododynie-Syndrom *n*
足突 fußartiger Fortsatz *m*, podozytärer Fortsatz *m*
足突间隙 subpodozytischer Raum *m*
足托(脚托) Fußstütze *f*
足外侧皮瓣 lateraler pediser Lappen *m*
足外侧缘 Margo pedis lateralis *m*
足外侧纵弓 ausreichendes seitliches Längsgewölbe *n*
足外翻 Strephexopodie *f*, Talipes valgus *m*
足外展 Fußabduktion *f*
足围 Fußballenumfang *m*
足位产 Fußlage *f*, Fußeinstellung *f*
足位产儿 Fußvorliegender *m*
足细胞 Fußzelle *f*, Sertoli*(Stütz-)Zelle *f*
足细胞标记蛋白 Podozyten markiertes Protein *n pl*
足细胞瘤 Androblastom *n*
足细胞唯存综合征 Sertoli*-Zellen-Syndrom *n*
足下垂 Fallfuß *m*
足下垂步态 Fußfallen-Gangart *f*, Steppergang *m*
足下垂装置 Fußfallen Systemen *n*
足先露 Fußvorlagerung *f*, Fußvorliege *n*, Fußlage *f*, Prae-sentatio podalica *f*
足象皮肿 Elephantiasis *f*, Elefantiasis *f*
足楔状骨骨折 Keilbeinfraktur *f*, Fraktur des Os cunei-forme *f*
足心静脉 plantare metakarpeale Venen *pl*
足雅司病 Fuß-Frambösie *f*
足叶草[毒]素 Podophyllotoxin *n*
足叶草脂 Podophyllin *n*, Podophyllumharz *n*
足叶苦素 Pikropodophyllin *n*
足医师 Fußpfleger *m*
足蚓状肌 Musculi lumbricales pedis *m pl*
足印 Fußabdruck *m*, Podogramm *n*, Gehspur *f*
足印袜 Fußabdruck-Socke *f*
足应力骨折 Streßfraktur des Fußes *f*, Dauerfraktur desFußes *f*
足月产 rechtzeitige Geburt *f*, Austragen *n*, Partus matu-rus *m*
足月的 austragend
足月儿 Reifgeborenes *n*
足月分娩 Reifgeburt *f*
足月妊娠 austragende Schwangerschaft *f*, Termin-Schwangerschaft *f*
足月小样儿 kleines Terminkind *n*
足长 Fußlänge *f*
足长宽指数 Fuß-Index *m*
足阵挛 Fußklonus *m*
足阵挛中枢 Fußklonus-Zentrum *n*
足支撑特征 Fußstütze-Funktion *f*
足支具 Orthesen, FOS *m*
足跖 Fußsohle *f*
足跖沟状角化瘤 Keratoma plantare sulcatum *n*
足跖沟状角质松解 Keratolyse plantare sulcatum *f*
足跖假色汗症 plantare Pseudochromidrose *f*
足跖胼胝 plantare Schwiele *f*
足跖屈畸形 Fuß Plantarflexion Fehlstellung *f*
足跖色汗症 Chromidrose plantaire *f*
足跖纤维瘤病 plantare Fibromatose *f*
足跖疣状癌 plantares verruköses Karzinom *n*
足蹠反射 Plantarreflex *m*
足趾 Zehe *f*
足趾侧方皮瓣 seitlichen Zehen Lappen *m*
足趾成角畸形 Toe Achsenfehlstellung *f*
足趾底面 Fazies digitalise pedise plantarise *f*
足趾高 Zehhöhe *f*
足趾汗孔角化病 Zehenporokeratose *f*
足趾间关节 Articulationes interphalangeae pedis *f pl*
足趾腱滑膜鞘 Vaginae synoviales tendinum digitorumpedis *f pl*
足趾腱纤维鞘 Vaginae fibrosae tendinum digitorum pedis
足趾交叉畸形 Toe Kreuz Fehlstellung *f*
足趾挛缩畸形 Toe Kontraktur Fehlstellung *f*
足趾屈肌反射 Zehenflexorreflex *m*
足趾脱位 Toe Dislokation *f*

足趾移植 Zehentransplantation *f*
足趾移植术 Toe Pfropfen *m*
足趾移植再造拇指 Daumen Rekonstruktion durch Zehentransplantation *f*
足趾移植再造手指 Finger Rekonstruktion durch Zehentransplantation *f*
足智多谋的 genial
足肿放线菌 Actinomyces madurae *m*
足舟骨 Os naviculare (pedis) *n*
足舟骨骨软骨病 Kahnbein Osteochondrose *f*
足舟骨骨软化炎 Das Kahnbein Knochenerweichung Entzündungen *f*
足舟骨缺血性坏死 navikulare ischämischen Nekrose *f*
足舟骨无菌性骨坏死 aseptische Nekrose des navikulare *f*
足舟状骨骨骺骨软骨炎 Osteochondritis (sub) epiphysareaossis navicularis (pedis) *f*
足舟状骨骨折 Kahnbeinfraktur (od. Navicularefraktur) des Fußes *f*
足舟状骨炎 Skaphoiditis tarsalis *f*
足抓握反射 plantarer-Greifreflex *m*
足状的 pedate
足状突细胞 Podozyt *m*
足籽骨 Ossa sesamoidea pedis *n pl*
足纵弓 Arcus pedis longitudinalis *m*
卒中 Schlaganfall *m*, Schlagfluss *m*, Apoplexie *f*
卒中单元 Schlaganfall Einheit *f*
卒中的 apoplektisch
卒中发作 Hirnschlag *m*, Schlaganfall *m*
卒中昏迷 apoplektisches Koma *n*
卒中评分 Schlaganfallscore *m*
卒中式起病 Schlaganfallbeginn *m*
卒中体形 Habitus apoplecticus *m*, volle Gewohnheit *f*
卒中型炭疽 apoplektischer Milzbrand *m*, apoplektischer Schwindel *m*
卒中性眩晕 apoplektischer Schwindel *m*
卒中休克 apoplektischer Schock *m*
族 Gruppe *f*, Tribus *m*
族反应抗体 gruppenreaktiver Antikörper *m*
族类特异性 Gruppenspezifität *f*
族名的 kognominal
族内通婚 Endogamie *f*
族外婚 Exogamie *f*
Alu 族重复序列 Alu-Familie Wiederholungssequenzen *f pl*
TnA 族转座子 TnA-Familie Transposon *n*

zǔ 诅阻组祖

诅咒 Fluch *m*
阻胆碱剂 Anticholinergika *n pl*
阻挡层 Sperrschicht *f*
阻冻剂 Gefrierschutzmittel *n pl*
阻断 Block *m*, Blockade *f*, Ausschaltung *f*, Absperrung *f*, Abschnürung *f*
阻断变株 blockierter Mutant *m*
阻断法肝静脉造影 hepatische Venographie mit Blockierung *f*
阻断剂 blockierendes Mittel *n*
阻断矫治 interzeptive Kieferorthopädie *f*
阻断口腔正畸学 interzeptive Kieferorthopädie *f*
阻断滤片 Blockfilterglas *n*
阻断细胞 Sperrzelle *f*
阻断症 störende Sequenz *f*
阻遏 Repression *f*
阻遏(抑)剂(物) Repressor *m*
阻遏[物]蛋白 Aporepressor *m*, Repressorprotein *n*
SRP 阻遏核糖核蛋白体 SRP-verhaftetes Ribosom *n*
阻遏酶 reprimierbares Enzym *n*, Repressor *m*, Suppressor *m*
阻遏型操纵子 reprimierbares Operon *n*
阻遏性选择剪接 repressives alternatives Spleißen *n*
阻遏子 Repressor *m*
阻遏[作用] Repression *f*
阻隔式迟延法 trennbare Verzögerung *f*
阻聚剂 Polymerisationsinhibitor *m*
阻抗 Impedanz *f*
阻抗测量仪 Impedanzmessgerät *n*
阻抗测听 Impedanzaudiometrie *f*
阻抗磁体 Resistivmagnet *m*
阻抗电桥 Impedanzbrücke *f*
阻抗行动 Widerstand Aktion *f*
阻抗计算机体层摄影术 Impedanz-Computertomographie *f*
阻抗耦合 Impedanzkopplung *f*, Drosselkopplung *f*
阻抗匹配 Anpassungsimpedanz *f*
阻抗容积描记器 Impedanzplethysmograph *m*
阻抗容积图 Impedanzplethysmogramm *n*
阻抗素 Impedin *n*
阻抗体积描记法 Impedanzplethysmographie *f*
阻抗听力计 Impedanzaudiometer *n*
阻抗图 Rheogramm *n*
阻抗现象 Widerstand *m*
阻抗心动描记[术] Impedanzkardiographie *f*
阻抗心动描记器 Impedanzkardiographie (ICG) *f*
阻抗性癔症 Widerstand Hysterie *f*
阻抗血流图 Impedanz Rheogramm *n*
阻抗仪 Impedanzplotter *m*
阻抗中心 Widerstandszentrum *n*
阻力 Resistenz *f* (R), Widerstand *m*
阻力[性]血管 Widerstandsgefäße *n pl*
阻力单位 Resistenzeinheit *f*, Widerstandseinheit *f*
阻力觉 Widerstand-Gefühl *n*
阻力体积描记法 Impedanzplethysmographie *f*
阻力消失技术 loss of resistance-Technik *f*
阻力指数 Resistenz-Index *m*
阻力中心 Resistenzmittelpunkt *m*, Mittelpunkt der Resis-tenz *m*
阻尼 Dämpfen *n*, Dämpfung *f*
阻尼波 Dämpfungswelle *f*
阻尼功能 Dämpffunktion *f*
阻尼器 Dämpfer *m*
阻尼天平 Dämpfungswaage *f*
阻尼系数 Dämpfung *f*
阻尼型探头 Dämpfungstransducer *m*
阻尼振动 Dämpfungsschwingung *f*, Dämpfungsoszillation *f*
阻尼装置 Dämpfungsvorrichtung *f*
阻凝血剂 Antikoagulantien *n pl*
阻燃防护服 flammhemmende Schutzkleidung *f*
阻燃防热服 flammhemmende Schutzkleidung *f*
阻塞 Blockade *f*, Blockierung *f*, Obstuktion *f*, Okklusion *f*, Verstopfung *f*
阻塞报警 Okklusionsalarm *m*
阻塞报警时间 Okklusion Weckzeit *f*
阻塞空洞型结核球 obstruktives kavernöses Tuberku-lom *n*
阻塞器 Behinderer *m*
阻塞型睡眠呼吸暂停 obstruktive Schlafapnoe *f*
阻塞性肺不张 Obstruktionsatelektase *f*
阻塞性肺疾病 obstruktive Krankheit der Lungen *f*, ob-struktive Atelektase *f*
阻塞性肺脓肿 obstruktive Lungenabszeß *f*
阻塞性肺气肿 Obstruktionsemphysem *n*
阻塞性肺炎 Obstruktionspneumonie *f*
阻塞性肺原性心脏病 obstruktive pulmonale Herzkrankheit *f*
阻塞性分娩 Obstruktionsgeburt *f*

阻塞性肝病 obstruktive Lebererkrankung *f*
阻塞性肝硬化 obstruktive Zirrhose *f*
阻塞性呼吸困难 obstruktive Dyspnoe *f*
阻塞性呼吸暂停 obstruktive Apnoe *f*
阻塞性呼吸暂停指数 obstruktive Apnoe-Index, OAI *m*
阻塞性黄疸 Obstruktionsikterus *m*, Okklusionsikterus *m*, Regurgitationsikterus *m*, Stauungsikterus *m*
阻塞性空洞 Obstruktionshöhle *f*
阻塞性阑尾炎 obstruktive Appendizitis *f*
阻塞性脑积水 Obstruktionshydrozephalus *m*, Verschluß-hydrozephalus *m*
阻塞性尿路病 obstruktive Uropathie *f*, Stauungsuropathie *f*
阻塞性视网膜疾病 verschlosse Netzhauterkrankung *f*
阻塞性睡眠呼吸暂停 obstruktive Schlafapnoe *f*
阻塞性睡眠呼吸暂停低通气综合征 obstruktives Schlafapnoe-Hypopnoe-Syndrom (OSAHS) *n*
阻塞性睡眠呼吸暂停综合征 obstruktives Schlafapnoe-Syndrom (OSAS) *n*
阻塞性通气不足 obstruktive Hypoventilation *f*
阻塞性通气障碍 obstruktive Ventilationsstörung *f*
阻塞性头痛 Obstruktionskopfschmerzen *m pl*, obstruk-tive Kopfschmerzen *m pl*
阻塞性细支气管炎 obliterative Bronchiolitis, OB *f*
阻塞性小气道病 obstruktive Kleinatemwegserkrankung *f*
阻塞性心肌病 obstruktive Kardiomyopathie *f*
阻塞性休克 obstruktiver Schock *m*
阻塞性血栓 obstruktiver (od. obstruierender) Thrombus *m*
阻塞性脂蛋白 X obstruktives Lipoprotein X (LP-X) *n*
阻塞性窒息 obstruktive Asphyxie *f*
阻塞压力界限 Okklusionsdruck Grenze *f*
阻生的 eingeklemmt
阻生尖牙 impaktierter (od. eingeklemmter) Eckzahn *m*
阻生磨牙 impaktierter (od. eingeklemmter) Mahlzahn *m*
阻生切牙 impaktierter (od. eingeklemmter) Schneide-zahn *m*
阻生双尖牙 impaktierter Bikuspidat *m*
阻生双胎 eingeklemmte Zwillinge *m pl*
阻生牙 impaktierter Zahn *m*
阻生牙拔除术 Extraktion des eingeklemmten drittenMahlzahnes *f*
阻生牙骨凿 verlagerter Zahnmeißel *m*
阻生牙牵开器 Impaktionshaken *m*
阻生牙钳 Impaktionszange *f*
阻抑 Depressio (n) *f*
阻抑 PCR 全称阻抑聚合酶链反应 Unterdrückung PCR *f*
阻抑 tRNA (抑制型 tRNA) Suppressor-tRNA *f*
阻抑蛋白 Repressorprotein *n*
阻抑基因 (抑制基因) Suppressor Gen *n*
阻抑剂 Inhibitor *m*
阻抑聚合酶链反应 简称阻抑 PCR Unterdrückung PCR *f*
阻抑卤化 obstruktive Halogenierung *f*
阻抑物 Repressor *m*
阻抑消减杂交 suppressive Hybridisierung Subtraktion *f*
阻抑性强迫症 hemmende Obsession *f*
阻止的 verhaftet
阻止能力 Bremsleistung *f*
阻止作用 Verhaftungsaktion *f*
阻滞 Block *m*, Blockade *f*, Blockierung *f*, Retardation *f*, Retardierung *f*
G1 阻滞 G1-Arrest *m*
G2 阻滞 G2-Arrest *m*
阻滞反应 Verzögerungsreaktion *f*, verzögerte Reaktion *f*
阻滞剂 Paralysator *m*, Bremsmaterial *n*, Bremsstoff *m*, Bremssubstanz *f*
阻滞介质 Sperrmedium *n*
阻滞抗体 blockierender Antikörper *m*
阻滞抗原 Blockantigen *n*, blockierendes Antigen *n*
阻滞疗法 Blockadebehandlung *f*, Blockadetherapie *f*
阻滞麻醉 Blockade (-Anästhesie) *f*
阻滞素 Retardin *n*
阻滞物 Blockierer *m*
阻滞学说 Block (ade) theorie *f*
阻滞药 Paralysator *m*, Bremsmaterial *n*, Bremsstoff *m*, Bremssubstanz *f*
阻滞长出 verhinderte Eruption *f*
阻滞椎 Block Wirbel *m*
组 Gruppe *f*, Einheit *f*
组氨醇 Histidinol *n*
组氨霉素 Histidiomycin *n*
组氨醛 Histidinal *n*
组氨酸 Histidin *n* (His, his), Ergotidin *n*
组氨酸标签 Histidine-Markierung *f*, Histidine-Plakette *f*, Histidine-Tag *m*
组氨酸操纵子 Histidin-Operon *n*, His-Operon *n*
组氨酸甲基移位酶 Histidin-N-Methyltransferase *f*
组氨酸解氨酶 Histidin-Ammoniak-Lyase *f*
组氨酸酶 Histidase *f*, Histidinase *f*
组氨酸酶缺乏症 Histidasemangel *m*
组氨酸尿 Histidinurie *f*
组氨酸三甲基内盐 Hercynin *n*
组氨酸甜菜碱 Hercynin *n*, Histidin (trimethyl) betain *n*
组氨酸脱羧酶 Histidindekarboxylase *f*
组氨酸血[症] Histidinämie *f*
组氨酰[基] Histidyl *n*
组胺 Histamin *n*, Ergamin *n*
组胺 H1 拮抗剂 Histamin-H1-Rezeptor-Antagonisten *m*
组胺 H1 受体拮抗药 Histamin-H1-Rezeptor-Antagonist *m*
组胺 H2 受体拮抗药 Histamin-H2-Rezeptor-Antagonist *m*
组胺 N 甲基转移醇 Histamin-N-Methyltransferase *f*
组胺潮红试验 Histamin-Flush-Test *m*
组胺对抗物 Histaminantagonisten *pl*, Histamin-Antagonisten *pl*
组胺磷酸盐 Histaminphosphat *n*
组胺硫脲衍生物 Burimamid *n*
组胺酶 Histaminase *f*
组胺释放 Histaminfreisetzung *f*
组胺释放剂 Histaminliberatoren *m pl*
组胺酸 Histidin *n*
组胺酸裂氨酶 Histidin-Ammoniak-Lyase *f*
组胺酸转移核糖核酰连接酶 Histidin-tRNA-Ligase *f*
组胺肽 Histapeptid *n*
组胺酰 -tRNA 合成酶抗体 Histidyl-tRNA-Synthetase-Antikörper *m*
组胺性偏头痛 Histaminmigräne *f*
组胺性休克 Histamin-Schock *m*
组胺血[症] Histaminämie *f*
组胺氧化酶 Histaminoxidase *f*
组胺致敏因子 Histamin-sensibilisierender Faktor *m*
组沉淀 Gruppenpräzipitation *f*
组沉淀剂 Gruppenprazipitiermittel *n*
组成 Aufbau *m*, Komposition *f*, Konstitution *f*
组成(结构)蛋白 konstitutives Protein *n*
组成[型]基因 konstitutives Gen *n*
组成成分 Bestandteil *m*
组成代谢 Anabolismus *m*, anabolischer Metabolismus *m*
组成代谢的 anabolisch
组成代谢物质 Anabolite *m pl*
组成的 zusammensetzend
组成及代谢问题 konstitutives und metabolisches Problem *n*
组成酶 konstitutive (od. anabole) Enzyme *n pl*
组成水分 essentielles Wasser *n*

组成型[的]操纵基因 konstitutiver Operator *m*
组成型表达 konstitutive Expression *f*
组成型的 konstitutiv
组成型剪接 konstitutives Spleißen *n*
组成型启动子表达载体 konstitutiver Promotor-Expressionsvektor *m*
组成型突变体 konstitutiver Mutant *m*
组成性表达的选择性剪接 alternatives Spleißen von konstitutiver Expression *n*
组成性基因 konstitutives Gen *n*
组成性基因表达 konstitutive Genexpression *f*
组成性剪接 konstitutives Spleißen *n*
组成性突变 konstitutive Mutation *f*
组成性异染色质 konstitutives Heterochromatin *n*
组次数 Klassenfrequenz *f*
G 组单体 Monosomie der G-Gruppe *f*
组蛋白 H2AZ Histone H2AZ *n*
组蛋白 Histo(ni) *n*
组蛋白八聚体 Histonoktamer *n*
组蛋白反应性抗核抗体 抗组蛋白抗体 Histone Reaktion antinukleärer Antikörper *m*
DNA 组蛋白复合体 DNA-Histon-Komplex *m*
组蛋白激酶 Histonkinase *f*
组蛋白甲基转移酶 Histonmethyltransferase *f*
组蛋白抗体 Histonantikörper *m*
组蛋白磷酸化 Histon-Phosphorylierung *f*
组蛋白密码 Histon-Code *m*
组蛋白尿 Histonurie *f*
组蛋白去乙酰化酶 Histondeacetylase *f*
组蛋白调控 Histon-Regulierung *f*
组蛋白脱(去)乙酰基(化)酶 Histondeacetylase *f*, Histon-Deacetylase *f*
组蛋白脱(去)乙酰基(化)酶抑制剂 Histon-Deacetylase Hemmstoff *m*
组蛋白锌胰岛素 Histonzink-Insulin *n*
组蛋白转位模型 Histondisplacement-Muster *n*
组队发展 Teamentwicklung *f*
组反应 Gruppenreaktion *f*
组分类 Gruppeneinteilung *f*
组份 Komponente *f*
组份分析 approximale Analyse *f*, Approximationsanalyse *f*
组合 Kombination *f*
组合表 Kombinationstabelle *f*
组合不变量 kombinierte Invarianten *f pl*
组合操作 Kombinationsoperation *m*
组合测验 Kombinationstest *m*
组合的 resultierend, aufgebaut
组合多样性 kombinatorische Vielfalt *f*
组合化学 kombinatorische Chemie *f*
组合化学技术 Techniken der kombinatorischen Chemie *f pl*
JK 组合抗体库 kombinatorische Antikörper-Bibliothek *f*
组合抗体文库 kombinatorische Antikörper-Bibliothek *f*
组合逻辑模型 kombinatorisches Logikmodell *n*
组合配体 Fügepartner *m*
组合皮瓣 kombinierter Lappen *m*
组合权重 kombiniertes Gewicht *n*, Gesamtzuggewicht *n*
组合实验 Akku-Test *m*
组合式减压舱 zusammengesetzte Dekompressionskammer *f*
组合性牙瘤 Verbundodontom *n*
组合音响 Kombinatorisches Playersystem *n*
组合证据 kombinierter Beweis *m*
组合柱 gekoppelte Säule *f*
组画 zusammengesetzte Zeichnung *f*
组间比较 Vergleich zwischen Gruppen *m*
组间比较设计 Blockanlage *f*
组间差异 Gruppendifferenz *f*
组间均方 mittlere Quadrate zwischen den Gruppen *f*
组间平方和 Summe der Quadrate zwischen den Gruppen *f*
组间设计 Zwischengruppendesign *n*
组间相关 Interkorrelation *f*
组间相关矩阵 Interkorrelationsmatrix *f*
组件 Modul *m*, Komponente *f*
组件模型 Kassette Modell *n*
组句不能 Aphrasie *f*, Aphrasia *f*
组距 Klassenintervall *n*, Klassenbreite *f*, Klassengröße *f*
组距中点 Notation *f*
组块 Brocken *m*, Stück *n*
组链球菌肺炎 Gruppe B Streptokokkus Pneumonie *f*
组内分组 hierarchische Klassifikation *f*
组内决策 Gruppenentscheidungsfindung *f*
组内均方 mittlere Quadrate innerhalb einer Gruppe *f*
组内设计 Innergruppendesign *n*
组内相关系数 Intraklass-Korrelationskoeffizient, ICC *m*
组上限 Klasse Obergrenze *f*
组试剂 Gruppenreagens *n*
组数 Klassenzahl *f*
组丝古柯碱 Truxillin *n*
组丝酸 Truxillsäure *f*
组丝真菌类 Histiomycetes *pl*
组特异成分 gruppenspezifische Komponente *f*
组纤维 Rohzellulose *f*
组限 Klassengrenze *f*, Klassenende *f*
组异肽 Peptid-Histidin-Isoleucin, PHI *n*
组元 Komponente *f*
组织 Gewebe *n*, Organisation *f*, Textur *f*, Struktur *f*, Kon-stitution *f*
组织(间)液(间隙液) Interstitialflüssigkeit *f*
组[织]胺 Histamin *n*, Ergamin *n*
组[织]胺过敏因子 histaminallergenischer Faktor *m*
组[织]胺激发试验 Histamin-Provokationsprobe *f*, Hista-min-Provokationstest *m*
组[织]胺能神经 histaminergischer Nerv *m*
组织胺反应 Histaminreaktion *f*
组[织]胺试验 Histamintest *m*
组[织]胺 H2 受体 Histamin-H2-Rezeptor *m*
组[织]胺 H1 受体 Histamin-H1-rezeptor *m*
组织胺释放物质 Histaminbefreiende Substanz *f*
组[织]胺性头痛 Histaminkopfschmerz *f*, Histaminzeph(a-l)algie *f*
组织瓣膜 Bioprothese der Herzklappen *f*
组织胞浆菌病 Histoplasmose *f*, Meleney* Krankheit *f*
组织胞浆菌病性关节炎 Histoplasmose Krankheit Arthritis *f*
组织胞浆菌病性关节炎 Histoplasmose-Arthritis *f*
组织胞浆菌属 Histoplasma *n*
组织薄片 Gewebeschnitt *m*
组织变革 Organisationsreform *f*
组织变形 Metaplasie *f*, Retromorphosis *f*
组织标本制作器械包 Instrumentpaket für Histopräpara-tion *n*
组织病理学 Histopathologie *f*
组织病理学的 histopathologisch
组织不配合[性] Histoinkompatibilität *f*, Gewebsunverträ-glichkeit *f*
组织不相容[性] Histoinkompatibilität *f*, Gewebsunverträ-glichkeit *f*
组织成分 Gewebeelement *n*, morphologisches Element *n*
组织池 Gewebebank *f*
组织持镊 Gewebefaßzange *f*
组织处理技术 Gewebe-Management-Technik *f*
组织传播 Organisationskommunikation *f*

组织传感器 Gewebe-Sensor *m*
组织促凝血酶原激酶 Gewebsthromboplastin *n*, Faktor Ⅲ *m*
组织摧毁术 Histotripsie *f*
B 组织存活 Gewebe Überleben *n*
组织代用品 Gewebeersatz *m*
组织胆甾(固)醇沉着 Cholesterohistechia *f*
组织弹力计 Elastometer *n*
组织蛋白 Gewebsprotein *n*
组织蛋白酶 Kathepsin *n*, Gewebsprotease *f*, kathepti-sches Enzym *n*
组织蛋白酶 S Kathepsin S *n*
组织蛋白尿 Histonurie *f*
组织导体 Organisator *m*
组织的抗原结构 Antigenstruktur im Gewebe *f*
组织滴虫病 Histomoniasis *f*
组织电极 Gewebeelektrode *f*
组织电阻 elektrischer Widerstand des Gewebes *m*
组织定(配)型 Histotypisierung *f*, tissuematching <engl.>
组织定型试验 tissue typing test <engl.>
组织毒性缺氧 histotoxische Anoxie *f*
组织断离 Histodialysis *f*
组织多肽抗原 Gewebepolypeptid-Antigen *n*
组织发生 Histogenesis *f*
组织发生的 histogen
组织发育异常 Tissue Dysplasie *f*
组织发展 Organisationsentwicklung *f*
组织反应 Reaktion des Gewebes *f*
组织放射自显影术 Histoautoradiographie *f*
组织分布 Gewebeverteilung *f*
组织分化 Gewebsdifferenzierung *f*, histologische Diffe-rentiation *f*
组织分型 Gewebetypisierung *f*
组织改变理论 organisatorische Veränderungen Theorie *f*
组织改建 Gewebsrekonstruktion *f*
组织工程材料 Tissue Engineering Materialien *n pl*
组织工程肝脏 gewebestechnische Leber *f*
组织工程化肌腱 entwickelte Sehne *f*
组织工程化人工神经 bioartifiziellen Tissue Engineering Nerven *pl*
组织工程皮肤 gewebestechnische Haut *f*
组织工程器官专业委员会 gewebestechnisches Organ Spezialitätensakademie
组织工程生物反应器 Tissue Engineering Bioreaktor *m*
组织工程心脏瓣膜 Tissue-Engineering-Herzklappe *f*
组织工程学 Tissue Engineering *n*
组织工程血管 Gewebebautechnik-Gefäß *n*
组织工程支架 Tissue Engineering Gerüst *n*
组织构建 Konstruktion von Gewebe *f*
组织构造 histologische Struktur *f*
组织固定巨噬细胞 gewebefixierte Makrophage *f*
组织固定器 Gewebsfixator *m*
组织管理能力 Fähigkeit zur Organisation und zur Verwaltung *f*
组织灌流量改变 veränderte Gewebeperfusion *f*
组织灌洗 Organperfusion *f*
组织灌注 Gewebeperfusion *f*
组织光度测定法 Histophotometrie *f*
组织行为 Organisationsverhalten *n*
组织行为学 Organisation Verhalten *n*
组织和细胞培养 Gewebe-und Zell-Kultur *f*
组织呼吸 Gewebsatmung *f*, innere Atmung *f*
组织化学 Histochemie *f*
组织化学染色 histochemische Färbung *f*
组织化学染色技术 histochemische Färbetechnik *f*
组织化学生活反应 histochemische vitale Reaktion *f*
组织化学特殊染色 histochemische Färbung *f*
组织化学与细胞化学技术 Histochemie-und Zytochemie-Technik *f*
组织坏死 Gewebsnekrose *f*
组织坏死因子 α Tumornekrosefaktor α *m*
组织换气 Gewebeaustausch *m*
组织活化剂 Gewebsaktivator *m*
组织机构 Organisation *f*
组织激活物 Gewebsaktivator *m*
组织激肽释放酶 Gewebekallikreine *n pl*
组织剂量率 Gewebsdosisleistung *f*
组织寄生 Histozoparasitismus *m*
组织寄生虫 Gewebsparasit *m*
组织夹持钳 Gewebefasszange *f*
组织间[隙]液 interstitielle Körperflüssigkeit *f*
组织间放射疗法 interstitielle Strahlentherapie *f*
组织间桥 Zwischengewebebrücke *f*
组织间隙 Gewebsspalte *f*
组织间隙液压 interstitieller Fluiddruck *m*
组织剪 Gewebeschere *f*
组织剪切钳 Gewebe-Schneidklemme *f*
组织结构 Organisationsstruktur *f*
组织解剖学 histologische Anatomie *f*
组织巨吞噬细胞 Gewebsmakrophagen *m pl*
组织捐献 Gewebespende *f*
组织均衡技术 Gewebsspezifität *f*
组织抗原 Gewebsantigen *n*, Histoantigen *n*
组织抗原病 Gewebeantigenskrankheit *f*
组织库 Gewebebank *f*
组织块血浆固定培养 in Plasmagerinnsel eingebetteteGewebs(stück)kultur *f* plasma clot explant culture <engl.>
组织拉钩 Gewebsretraktor *m*
组织量 Gewebedosis *f*, Tiefendosis *f*
组织疗法 Gewebetherapie *f*, Histotherapie *f*
组织淋巴 Gewebelymphe *f*
组织瘤 Hist(i)oma *n*
组织律 Organisationsgesetz *n*
组织[内]贮留 Historetention *f*
组织蔓延 Ausbreitung durch Gewebsspalte *f*
组织免疫 Gewebsimmunität *f*, Gewebeimmunität *f*
组织面 Gewebeoberfläche *f*
组织敏感抗体 gewebesensibilisierender Antikörper *m*
组织磨碎器 Gewebemühle *f*
组织内激光凝固 interstitielle Laserkoagulation der Prostata *f*
组织内氧[气]过多 Hyperoxie *f*, Hyperoxydose *f*
组织内脂肪消失 Lipohistiodieresis *f*
组织内肿瘤射频消融 Radiofrequenz-Ablation des interstitiellen Tumors *f*
组织镊 Gewebspinzette *f*
组织凝血活酶 Gewebs(thrombo)kinase *f*, Gewebsthrom-boplastin *n*
组织凝血酶 Histothrombin *n*
组织排斥性 Histoinkompatibilität *f*
组织排列 Gewebsanordnung *f*
组织培养 Gewebekultur *f*(GK), Gewebezüchtung *f*, Or-gankultur *f*, tissue culture(TC)<engl.>
组织培养基 Gewebekultur-Nährmedium *n*, Gewebezüch-tungsmedium *n*, Organkulturmedium *n*
组织培养灭活疫苗 inaktivierte Gewebekulturvakzine *f*
组织培养术 Gewebskultur *f*
组织培养物 Gewebekultur *f*
组织配型试验 tissue matching test <engl.>
组织气氛 Organisationsklima *n*

组织器官移植 Transplantation von Gewebe und Organe *f*
组织牵开器 Wundhaken *n*
组织钳 Allis* Zange (od. Klemme) *f*, tissue forceps <engl.>
组织切片 Gewebsschnitt *m*
组织切片机 Mikrotom *n*, Histotom *n*
组织切片数据 Gewebeschnitte Daten *pl*
组织切片制作 Präparation des Gewebeschnitte *f*
组织切碎器 Gewebshackenmaschine *f*
组织缺血 Gewebsischämie *f*
组织缺氧[症] Hypoxie *f*, Histanoxie *f*
组织溶解 Histolyse *f*, Gewebsauflsöung *f*
组织溶解器 Zytolyser *m*, Gewebsaufölsungsapparat *m*
组织色素 Histohmä (at) in *n*, Zytochrom *n*
组织设计 Organisationsgestaltung *f*
组织肾素-血管紧张素系统 Tissue Renin-Angiotensin-System *n*
组织生理学 Histophysiologie *f*
组织嗜碱细胞 Gewebsbasophile *m pl*, Mastzellen *f pl*
组织栓塞 Gewebeembolie *f*
组织水过多 Histohydrie *f*
组织水肿 Gewebswassersucht *f*, Histohydrie *f*, Ödem *n*
组织死亡学 Histothanatologie *f*
组织酸中毒 Gewebsazidose *f*
组织碎片 Gewebstrümmer *pl*, Gewebsfragmente *n pl*
组织碎片鉴定 ldentifizierung des Gewebsfragmentes *f*
组织碎片种属的鉴定 Artbestimmung des Gewebefragmentes *f*
组织损伤 Gewebsschaden *m*
组织特异基因 gewebespezifische Gene *n pl*
组织特异性 Gewebsspezifität *f*
组织特异性的 gewebespezifisch
组织特异性抗原 gewebespezifisches Antigen *n*
组织特异性考虑 Gewebespezifische Rücksichten *pl*, Gewebespezifische Überlegungen *pl*
组织特异性消失基因 Gewebe-spezifischer Feuerlöscher (TSE) *m*
组织提取液 Gewebsextrakt *m*
组织调节 histologische Akkommodation *f*
组织图 Organigramm *n*
组织涂片 Gewebsabstrich *m*
组织完整性受损 Beeinträchtigung der Gewebeintegrität *f*
组织完整性修复 Reparatur der Gewebeintegrität *f*
组织微阵列 Gewebe-Mikroarray *m*
组[织]位 Histotop *n* (抗原与受体作用的部位)
组织文化 organisatorische Kultur *f*
组织稳定器 Gewebe-Stabilisator *m*
组织细胞 Hist (i) ozyt *m*, histio (mono) zytäre Zelle *f*
组织细胞坏死性淋巴结炎 histiozytäre nekrotische Lymphadenitis *f*
组织细胞坏死性淋巴腺炎 histiozytäre nekrotisierende Lymphadenitis *f*
组织细胞或黄色肉芽肿样子宫内胰炎 组织细胞或黄色肉芽肿样子宫内膜炎 histiozytäre oder xanthogranulomatöse Endometritis *f*
组织细胞瘤 Fibroma simplex Unna* *n*, Histiozytom *n*, Histocytoma *n*, Hautkntchen *n*
组织细胞瘤病 Histiozymaötose *f*
组织细胞肉瘤 Histiozytosarkom *n*
组织细胞肉芽肿 histiozytäres Granulom *n*
组织细胞噬细胞性脂膜炎 histiozytäre zytophagische Pannikulitis *f*
组织细胞型 Histiozytärer Typ *m*
组织细胞性白血病 histiozytäre Leukämie *f*, akute mono-zytäre Leuämie *f*
组织细胞性坏死性淋巴结炎 histiozytäre nekrotisierende Lymphadenitis *f*
组织细胞性淋巴瘤 histiozytisches Lymphom *n*
组织细胞性皮肤关节炎 histiozytäre Dermatoarthritis *f*
组织细胞性髓性网状细胞增生病 histiozytäre medulläre Retikulose *f*
组织细胞性网状细胞增生病 histiozytäre Retikulose *f*
组织细胞性肿瘤 histiozytäre Tumoren *pl*
组织细胞样浸润癌 histozytoides invasives Karzinom *n*
组织细胞样细胞 histiocytoid Zelle *f*
组织细胞一淋巴细胞混合型 Mischtyp der Lymphozyte undHist (i) ozyte *m*
组织细胞增多病 Histiozytose *f*
组织细胞增生综合征 Histiozytose-Syndrom *n*
组织纤溶酶原激活物 Gewebeplasminogenaktivator, tPA *m*
组织纤溶酶原激活物活性 Gewebeplasminogenaktivator-Aktivität *f*
组织纤溶酶原激活物抗原 Gewebeplasminogenaktivator-Antigen *n*
组织纤维蛋白溶酶原活化剂 Gewebeplasminogenaktivator, tPA *m*
组织纤维蛋白溶酶原激活体 Tissue Plasminogen aktivierender Körper *m*
组织纤维分离[法] Defibrillation *f*
组织相容[性]抗原 Histokompatibilitätsantigene *n pl*
组织相容性 Gewebeverträglichkeit *f*, Histokompatibilität *f*
组织相容性 Y 抗原 Histokompatibilitätsantigen A *m*
组织相容性表面抗原 Histokompatibilitäts-Oberflächenantigen *n*
组织相容性复合体(H-2 复合体) Histokompatibilität-2 Komplex *m*, H-2 Komplex *m*
组织相容性基因 Histokompatibilitätsgene *n pl*
组织相容性基因座 Histokompatibilitätslocus *m*
组织相容性净比率 Histokompatibilitätsnettoverhaltnis *n*
组织相容性抗原 Histokompatibilitätsantigene *n pl*
组织相容性屏障 Histokompatibilität-Barriere (-Hindernis) *f*
组织相容性试验 Histokompatibilitätstestung *f*
组织相容性位点 A Histokompatibilitätslocus A *m*
HLA 组织相容性系统 HLA-Histokompatibilitätssystem *n*
H2 组织相容性系统 H2 Histokompatibilitätssystem *n*
组织相容性座位 Histokompatibilitätslocus *m* (H-Locus)
组织谐波成像 Tissue harmonisches Bild, THI *n*
组织心理学 Organisationspsychologie *f*
组织芯片 Gewebe-Array *m*, Gewebe-Chips *m*
组织形态生成 morphologische Synthese *f*, Histogenese *f*
组织形态学 Histomorphologie *f*
组织型激肽释放酶 Gewebe-kallikrein *n*
组织型培养 histotypische Kultur *f*
组织型纤溶酶原激活物 Gewebe-Plasminogen-Aktivator *m*
组织型纤维蛋白溶解酶原活化因子 Gewebetyp-Plasminogen-Aktivator *m*
组织性蛋白尿 organisatorische Albuminurie *f*
组织性缺氧 histogene Hypoxie *f*
组织悬液 Gewebssuspension *f*
组织学 Histologie *f*, Gewebelehre *f*, mikroskopische Ana-Tomie *f*
组织学的 histologisch
组织学家 Histologe *m*
组织学检查 histologische Untersuchung *f*
组织学结构 histologische Struktur *f*
组织学取样 histologische Probenahme *f*
组织学取样针 Nadel für histologische Probenahme *f*
组织学生活反应 histologische vitale Reaktion *f*
组织学特异性染色 spezifische Esterase-Färbung *f*
组织学诊断 Histodiagnose *f*
组织氧分压 Gewebesauerstoffspannung *f*
组织样的 hist (i) oid, textiform (-is, -is, -e)
组织样麻风结节 histoides Leprom *n*

组织样麻风瘤 histoid Leproma *n*
组织液 Gewebsflussigkeit *f* Gewebssaft *f*
组织移植 Gewebetransplantation *f*, Gewebeimplantation *f*, Gewebsubertragung *f*
组织移植的免疫耐受 immunologische Toleranz von Gewebetransplantation *f*
组织因子 Gewebsfaktor *m*, Koagulationsfaktoren Ⅲ *m pl*
组织因子途径抑制物活性 Gewebefaktor-Pfadinhibitor-Aktivität *f*
组织因子途径抑制物抗原 Gewebefaktor-Pfadinhibitor-Antigen *m*
组织诱导 Tissue Induktion *f*
组织[诱]导体 Veranstalter *m*
组织原的 histogenetisch
组织再生 Regeneration des Gewebes *f*, Reorganisation *f*
组织增生过多 Hamartoplasie *f*
组织增殖 Hyperblastosis *f*
组织张力 Gewebsturgor *m*
组织者 Veranstalter *m*
组织着色病 Histochromatosis *f*, Lipoidspeicherkrankheit *f*
组织诊断 Organisationsdiagnostik *f*
组织支架 Gewebegestell *n*
组织支架制备 Gewebegestellpräparierung *f*, Gewebegestellzubereitung *f*
组织致活因子 gewebeaktivierender Faktor *m*
组织中毒性缺氧[症] Toxikoanoxie *f*, Anoxia histotoxica *f*
组织中心 Organisationszentrum *n*
组织专一性,组织特异性 Gewicht Rinpoche Spur *f*
组织转谷氨酰胺酶抗体 Gewebetransglutaminase-Antikörper *m*
组织转化 Metaplasie *f*
组织自动处理机 automatische Gewebebehandlungsma-Ischine *f*
组织自动固定器 automatischer Gewebefixator *m*
组织自动染色机 automatischer Gewebefarbungsapparat *m*
组织自显影照片 Histoautoradiogramm *m*
组织自显影照相术 Histoautoradiographie *f*
组织阻力 Gewebewiderstand *m*
组中值 Klassenmitte *f*
组装 Montage *f*
组装的 aufgebaut
祖 B 细胞 Pro-B-Zelle *f*
祖代 Ahnen *m pl*
祖代特征 palingenetischer Charakter *m*
祖德克点 Sudeck-Punkt *m*(肠系膜下动脉的一个危险的结扎点)
祖德克骨萎缩 ZU*-Deke* Knochenschwund *m*
祖德克氏萎缩 Sudeck* Atrophie *f*(od. Dystrophie *f* od. Syndrom *n*)
祖德克萎缩病 ZU*-Deke* Atrophie *f*
祖勒综合征 Sudeck*-Leriche* Syndrom *n*(外伤后骨质疏松伴血管痉挛)
祖师麻甲素 Daphnetin *n*
祖细胞 Ahn-Zelle *f*
祖细胞或前体细胞 Vorläufer-oder Vorläuferzellen *pl*
祖先 Aszendentan *m pl*, Ahnen *m pl*, aufsteigende Linie *f*, Vorfahren *m pl*
祖先崇拜 Ahnenkult *m*
祖先基因 Ur-Gen *n*

ZUAN 钻钻

zuān 钻

钻 Bohrer *m*
钻柄 Bohrerschaft *m*, Bohrergestange *f*
钻顶样痛 bohrende Schmerzen *m pl*
钻铬合金用砂石针 Schleifspitze für Chrom-Kobalt-Legie-Lrung *f*
钻孔冲洗术 Trepanation und lrrigation *f* Trepanoirriga-Ltion *f*
钻孔穿刺抽脓术 Trepanation und Aspiration des Eiters *f*
钻孔导向器 Bohrführer *m*
钻孔定中心冲头 Zentrierdrillbohrer *m*
钻孔器 Bohrer *m*, Punchgerät *n*, Stanze *f*
钻孔探查术 Trepanation und Exploration *f*
钻孔引流法 Trepanation und Dranage *f*
钻孔引流术 Drilling Entwässerung *f*
钻孔造影术 Trepanation und Radiographie *f*, Trepanora-Diographie *f*
钻潜蚤(穿皮潜蚤) Bohren Potenzial Floh *m*
钻取活组织检查 Stanzbiopsie *f*
钻形的 pfriemenförmig
钻牙机 Dentalbohrer *m*, Zcihnbohrmaschine *f*
钻牙术 Zahnbohrung *f*
P 钻最大呼气流量容积曲线 MEFV 曲线或 F-V 曲线 maximale exspiratorische Fluss-Volumen Kurve *f*

zuàn 钻

钻石笔尖脑电描笔 Juwel-Spitze EEG-Stift *m*
钻石刀 Diamantmesser *n*
钻石精修钻 Diamantfinierer *m*
钻石器械 Diamantinstrument *n*, Diamantwerkzeug *n*
钻石砂轮 Diamantschleifscheibe *f*
钻石砂石针 Diamantspitze *f*
钻头 Frase *f*, Bohrkopf *m*

ZUI 嘴最罪醉

zuǐ 嘴

嘴(喙)的 rostral
嘴[板] Ansatzrohr *n*, Rostrum *n*, Schnabel *m*, LaminaRostralis *f*
嘴[侧]的 rostral, rostral(-is, -is, -e)
嘴侧穿质 Substantia perforata rostralis *f*
嘴侧胆碱能细胞柱 rostrale cholinerge Kolumne *f*
嘴侧联合 Commissura rostralis(s. anterior)(cerebri) *f*
嘴侧线形核 Nucleus linearis rostralis *m*
嘴唇 Lippe *f*
嘴动 Mund-Aktivität *f*
嘴角 Mundwinkel *m*
嘴下的 subrostral(-is, -is, -e)
嘴状的 rostral(-is, -is, -e), schnabelformig

zuì 最罪醉

最不利分布 ungünstigste Verteilung/meisten ungünstige Verteilung *f*
最不利构形 ungünstigste Konfiguration *f*
最初迟钝 anfängliche Erstarrung *f*
最初幻想 zunächst Fantasie(bezogen auf sexuellen Fantasie) *f*
最初情境 anfängliche Szenario *f*
最初压抑 zunächst Verdrängen *n*
最初颜色 Primarfarbe *f*
最大[剂]量 Maximaldosis *f*(MD), Hächstdosis *f*
最大帮助 maximale Unterstützung *f*
最大背景噪声级 maximaler Hintergrundgeräuschpegel *m*
最大逼尿肌压力 maximaler Detrusordruck *m*
最大残留[容许]量 Maximumresidualgrenze *f*
最大出汗量 Maximalschwitzen *n*
最大刺激 maximaler Reiz *m*, Maximalreiz *m*, maximaleReizung *f*
最大刺激试验 maximaler Stimulierung-Test *m*
最大刺激物 maximaler Reiz *m*
最大的 maximal, maxim(-us, -a, -um)
最大等效日操作量 maximale äquivalente Tagesleistung *f*(od., Tagespensum *n*)

最大抵抗力 maximale Resistenz *f*, Maximalresistenz *f*
最大反应速率 maximale Geschwindigkeit (Vm) *f*
最大非致死剂量或浓度 maximale nicht tödliche Dosis/Konzentration *f*
最大分泌量 maximale Sekretionskapazitat *f*
最大复极电位 maximales repolarisierendes Potenzial *n*
最大功 Maximumarbeit *f* maximale Arbeit *f*
最大功能容量 maximale Funktionsfähigkeit *f*
最大耗氧量 maximaler Sauerstof Verbrauch *m*
最大呼气基线 Grundlinie der maximalen Exspirations-Kapazität *f*
最大呼气流量 maximales ExspirationsdurchfluSvolumen *n*
G 最大呼气流量 - 容积曲线 maximale exspiratorische Fluss-Volumen-Kurve (MEFVK) *f*
最大呼气流率 PEF-Wert *m*
最大呼气流率测定 Bestimmung der maximalen Exspira-tionsdurcMuf; rate,
最大呼气流速 maximale ExspirationslluSgeschwindigkeit *f*
最大呼气流速容积 maximales Exspirationsdurchfluf3-Volumen *n*
最大呼气流速容积曲线 Kurve des maximalen Exspira-tionsdurchfluf9-Volumens *f*
最大呼气压 maximaler exspiratorischer Druck (MdEP) *m*
最大呼气中期流率 maximale Mittel-Exspirationsdur-chflu ß rate *f*
最大呼吸量 maximales Atemvolumen *n*
最大肌力 maximale Muskelkraft *f*
最大几率 maximale Wahrscheinlichkeit *f*
最大加速期 maximale Beschleunigungphase *f*
最大肩宽 maximale Schulterbreite *f*
最大交盖 Maximümuberlappung *f*
最大交替卫生资源系统 maximales alternatives Ressourcensystem des Gesundheitswesens *n*
最大接触限值 maximaler Grenzwert, MEL *m*
最大结合 Maximalkombination *f*
最大静脉回流量 maximaler venöser Abfluss *m*
最大静态呼气压力 maximaler statischer Ausatmungsdruck *m*
最大静态吸气压力 maximaler statischer Inspirationsdruck *m*
最大可接受浓度 maximale verträgliche Konzentration *f*
最大可能数量 wahrscheinste Zahl,
最大可能阈 Maximalhörschwelle *f*
最大跨膈压 maximaler transdiaphragmaler Druck, Pdimax *m*
最大量操作测验 maximaler Performance-Test *m*
最大颅宽 maximale Schädelbreite *f*
最大泌酸试验 maximale Säuresekretionsprober *f*
最大密度 Maximaldichte' Maximalschwärzung *f*
最大密度投影 Maximaldichte-Projektion *f*
最大密度投影 maximale-Dichte-Projection *f*
最大摩擦力 Maximalreibung *f*
最大耐受量 Maximaltoleranzdosis *f*
最大耐受浓度 maximalerträgliche Konzentration *f*
最大能量 Maximalenergie *f*
最大尿流率时逼尿肌压力 Detrusordruck während maximaler Durchfluss *m*
最大浓度 Maximalkonzentration *f*
最大排泄率 Maximalexkretionsrate *f*
最大膀胱容量 maximale Blasenkapazität *f*
最大强度投影 Maximalintensitätsprojektion *f*
最大清除率 maximale Clearance *f*, aximal clearance (Cm) <engl.>
最大容许残留量 Rückstandshöchstmenge *f*
最大容许个体负载 maximal zulässige Belastung des Körpers *f* (放射剂量)
最大容许剂量 maximal zulässige Dosis *f*, höchstzulässige Dosis *f*
最大容许浓度 höchstzulässige Konzentration *f*
最大容许生物浓度 biologischer Grenzwert *m*, biologischer Arbeitsstoff-Toleranzwert *m*
最大容许照射水平 höchstzulässiges Strahlungsniveau *n*
最大乳酸产量 maximale Produktion der Milchsäure *f*
最大摄氧量 maximale Sauerstoffzufuhr *f*
最大生物容许浓度 höchstzulässige biologische Konzentration *f*, maximal zulässige biologische Konzentration *f*
最大声压 maximaler Schalldruck m
最大湿度 Sättigungsfeuchte *f*, maximale Luftfeuchtigkeit *f*
最大识别率 maximale Diskriminationsrate *f*
最大似然比检验 Maximum Likelihood-Quotienten-Test *m*
最大似然法 Maximum-Iikelihood-Methode Maximal-Stichprobenwahrscheinlichkeitsmethode *f*, Methode dermaximalen Stichprobenwahrscheinlichkeit *f*
最大似然估计法 Maximum-Likelihood-Schätzung *f* plausibelste Schätzung *f*
最大似然检测 maximale Wahrscheinlichkeitspnifüng *f*
最大似然量估计法 Maximum Likelihood-Methode *f*
最大似然判别 maximale wahrscheinliche Diskriminante *f*
最大收缩训练 maximale Kontraktionsausbildung *f*
最大舒张电位 maximales diastolisches Potential *n*
最大瞬时压差 maximale momentane Druckgradienten *pl*
最大速度 Maximalgeschwindigkeit *f*
最大酸排出量 maximaler Säureausstoß *m*
最大随意收缩力 maximale freiwillige Kontraktion *f*
最大随意通气量 maximale freiwillige Ventilation *f*
最大体宽 maximale Körperbreite *f*
最大通气量 maximale Ventilation *f*
最大头水平围 maximaler Kopfumfang *m*
最大透过容量 maximales Penetrationsvolumen *n*
最大外显误差 scheinbarer (od. plausibelster) Maximal-Fehler *m*
最大微生物生长浓度 maximale Zellkonzentration *f*
最大胃酸排出量 maximaler Säureausstoß *m*
最大稳定期 maximale stationäre Phase *f*
最大稳态浓度 maximale stationäre Konzentration *f*
最大无作用剂量 maximale wirkunglose Dosis *f*
最大无作用浓度 maximale wirkunglose Konzentration *f*
最大误差 Maximalfehler *m*, maximaler Fehler *m*, Grenz—fehler *m*, Fehlergrenze *f*
最大吸气量 Maximalinspirationskapazität *f*
最大吸气流比率 maximales inspiratorisches Flussverhältnis *n*
最大吸气流量容积曲线 maximale inspiratorische Flow-Volumen-Kurve *f*
最大吸气压(吸气压峰值) inspiratorische Spitzendruck *m*
最大吸湿度 Maximalhygroskopizität *f*
最大吸收波长 maximale Absorptionswellenlänge *f*
最大吸氧量 maximale Sauerstoffaufnahme *f*
最大限度 Maximum *n*
最大相似法 Maximum-Likelihood-Methode *f*
最大向量 Maximalvektor *m*
最大心率 maximale Herzschlagfrequenz *f*
最大心输出量 maximales Schlagvolumen *n*
最大雄激素阻断 maximale Androgenblockade *f*
最大氧摄取量 maximale Sauerstoffaufnahme *f*
最大氧摄取量 maximale Sauerstoffzufuhr *f*
最大氧债 maximale Sauerstoffschuldr *f*
最大用力收缩 maximale exertionale Kontraktion *f*
最大阈限 Endschwelle *f*
最大允(容)许[剂]量 höchst zugelassene Dosis *f*
最大允(容)许高度 Grenzhöhe *f*, Begrenzungshöhe *f*
最大允(容)许浓度 maximale Arbeitsplatzkonzentration *f*, Arbeitsplatzgrenzwert *m*
最大允(容)许摄入量 höchst zugelassene Zufuhr *f*

最大运动心率 maximale Trainingsherzfrequenz *f*
最大张力线 größte Spannung-Linie *f*
最大长度 größte Länge *f*
最大照度 maximale Illumination (od. Beleuchtung) *f*
最大执握径 maximaler Griffdurchmesser *m*
最大值 Maximalwert *m*, Hochstwert *m*
最大终末流速 maximaler Endfluss *m*
最大重吸收率 maximale Reabsorptionsrate *f*
最大自主通气量 maximale Atemkapazität *f*
最大阻力 maximaler Widerstand *m*
最大最小成分 Maxi-Mini-Komposition *f*
最大作功能力 maximale Arbeitskapazität *f*
最大坐耻径 maximaler ischiopubischer Durchmesser *m*
最低 Minimum *n*
最低标准 Minimalstandard *m*
最低的 minimal, niedrigst, minim(-us, -a, -um), im(-us, -a, -um)
最低点 Minimum *n*, minimaler Punkt *m*, nidrigster Punkt *m*
最低度(轻微)脑功能障碍 minimale Gehirndysfunktion *f*
最低度光觉 Lichtminimum *n*
最低肺泡有效浓度 minimale alveoläre Konzentration *f*
最低级的 erstgradig
最低检出量 Identifizierungsgrenze *f*
最低检出浓度 Konzentrationsgrenze *f*
最低惊厥剂量 krampfauslösende Schwellendosis *f*
最低可听音 niedrigster Hörton *m*
最低空缺分子轨道 niedrigst-unbesetzter Molekulorbital *m*
最低明显效应剂量 LOEL *m*
最低能量 Minimalenergie *f*
最低杀菌浓度 minimale bakterizide Konzentration *f*
最低烧伤温度 verbrennungerzeugende Minimaltemperatur *f*
最低生理需要量 physiologischer Minimalbedarf *m*, mini-maler physiologischer Bedarf *m*
最低损害水平 niedrigste beobachtete negative Effektstufe *f*
最低温度 Minimaltemperatur *f*
最低温度计 Minimalthermometer *n*
最低限度 Minimum *n*
最低限度结合 Minimalbindung *f*, Mindestbindung *f*
最低限度律 Minimumsatz *m*
最低限度培养基 Minimalnährmedium *n*
最低需要量 Minimalbedarf *m*
最低血压 Minimalblutdruck *m*
0.5 最低抑菌浓度 50% minimale Hemmkonzentration *f*, 50% minimale inhibitorische Konzentration *f*
0.9 最低抑菌浓度 90% minimale Hemmkonzentration *f*, 90% minimale inhibitorische Konzentration *f*
最低抑菌浓度 minimale Hemmkonzentration *f*
最低有害作用剂量 niedrigste beobachtete negative Wirkung Dosis *f*
最低照度 minimale Illumination *f* Mimmalbeleuchtungs-Stärke *f*
最低装量 Mindestfüllung *f*
最低最高原则 Mini-Max-Prinzip *n*, Minimax-Prinzip *n*
最短波红外线 kurzwelliges Infrarot *n*, Nahinfrarot *n*
最短波长 Mindestwellenlänge *f*, Minimalwellenlänge *f*, Quantenlimit *n*
最短距离法 Nachste-Nachbar-Methode *f*
最短可觉时间 geringste wahrnehmbare Dauer *f*
最概然速率 höchstwahrscheinliche Geschwindigkeit *f*
最高 Maximum *n*
最高工作场所浓度 maximale Arbeitsplatz-konzentration (MAK) *f*
最高价 Maxi(mal)valenz *f*, Maximalwertigkeit *f*, Hochst-Wertigkeit *f*
最高可听音 höchster Hörton *m*
最高能量 Maximalenergie *f*
最高期待相对熵 höchste erwartete relative Entropie *f*
最高日用水量 maximale Benutzungsebene der täglichen Wassermenge *f*
最高容许标准 maximal zulässiger Standard *m*
最高容许量 maximal zulässige Dosis *f*, Dosis tolerate *f* (Dos. tol.)
最高容许浓度 maximale Arbeitsplatzkonzentration, (MAK, MAK-Wert), maximal zulässige Konzentration *f* (MZK)
最高容许沾染水平 maximal zulässiges Kontaminations-niveau (od. Verschmutzungsniveau) *n*
最高生长年龄 Alter desv Höchstwachstums *n*
最高生长温度 Maximumwachstumtemperatur *f*, maxi-male Wachstumtemperatur *f*
最高寿命 maximale Lebenserwartung *f*
最高温度 Höchsttemperatur *f*, obere Temperaturgrenze *f*
最高温度计 Maximumthermometer *n*
最高吸气压 maximaler Inspirationsdruck *m*
最高效率 Höchsteffizienz *f*
最高心搏率 maximale Herzfrequenz (od. Herzschlagzahl) *f*
最高心率 maximaler Herzfrequenz *m*
最高需要量表 Messgerät der Maximalforderung *n*
最高血压 maximaler Blutdruck *m*
最高占有分子轨道 hochstbesetzter Molekulorbital *m*
最高最低值温度计 Maximum-und Minimumthermometer *n*
最广泛接触的牙尖交错 maximale kontaktierte Interkuspidationsokklusion *f*
最广泛接触牙尖交错位 maximale kontaktierte Interkuspidation *f*
最后产物 Endprodukt *m*
最后冲刺 Endspurt *m*
最后的 final, endlich, letzt, definitiv, ultim(-us, -a, -um), postrem(-us, -a, -um)
最后公路 最后通路 letzter gemeinsamer Weg *m*
最后共同通路 gemeinsame Endbahn *f*
最后结果 Endergebnis *n*
最后结局 Endergebnis *n*, Endresultat *n*
最后精制 Endraffinierung *f* finales Raffinement *n*, finaleRaffinesse (od. Raffinierung) *f*
最后馏分 Endfraktion *f*
最后能力 Endkraft *f*
最后区 Area postrema *f*
最后生(产)的 (der) letzten Entbundene *m*
最后通路 gemeinsame Endstrecke *f*
最后宿主 definitiver Wirt *m*, Endwirt *m*
最后诊断 endgultige Diagnose *f*
最后总路 gemeinsame Endbahn *f*
最佳操作 Optimalleistung *f*
最佳的 optimal
最佳工作点 optimaler Arbeitspunkt *m*
最佳化 Optimierung *f*
最佳机能 Optimalfunktion *f*
最佳剂量 optimale Dosis *f*
最佳健康模式 das beste Gesundheitsmodell *n*
最佳流量 optimale Strömung *f*
最佳匹配 optimale Anpassung *f*, optimum matching <engl.>
最佳切片温度 optimale Schnitttemperatur *f*
最佳人格特质 optimales Persönlichkeitsmerkmal *n*
最佳色 Optimalfarbe *f*
最佳心理状态 der beste Zustand des Geistes *m*
最佳研究证据 die beste Forschungsevidenz *f*
最佳证据 bester Beweis *m*
最紧要的 lebenswichtig, vital
最近操作记录 neueste/letzte Aktivität *f*
最近发展区 Zone der nächsten Entwicklung *f*
最近似值 optimaler approximaler Wert *m*, most probablenumber

(MPN)<engl.>
最近治疗安排 Spätzuweisung *f*
最可几的 wahrscheinlichst
最可几速度 wahrscheinlichste Geschwindigkeit *f*
最里面的 innerste
最密装填 dichtest Packung *f*
最末根尖 Endspitze *f*
最内电子壳层 innerste Elektronenhulle (od. Elektro-nenwolke) *f*
最强心尖搏动点 Punkt des Maximalimpuls *m*
最轻持续性炎症反应 minimale persistierende Entzündung-sreaktion *f*
最全培养基 Maximalmedium *n*
最弱红斑量 minimale Erythemdosis *f*
最上鼻甲 Concha nasalis suprema *f* Santorini* Concha (od. Muschel) *f*
最上肋间动脉 Arteria intercostalis suprema *f*
最上项线 Linea nuchae suprema *f*
最少抵抗线 Weg des geringsten Widerstands *m*
最少动作律 Gesetz der kleinsten Wirkung *n*
最少限制的选择 mindestens Einschränkung Alternative *f*
最少小组人数 geringste Gruppengröße *f*
最少余气 Minimalresidualluft *f* minimale Residualluft *f*
最适 pH optimale Wasserstoffionenkonzentration *f*, opti male pH *f*
最适[宜]pH 值 Optimum-pH *f*
最适[宜]温度 optimale Temperatur *f* Optimumtempera-Tur *f*
最适比 Optimalverhältnis *n*
最适比例 optimale Proportion *f*
最适比例带 optimale Proportionalzone *f*
最适比例点 optimaler Verhältnispunkt *m*
最适操作 Optimalleistung *f*
最适初长度 optimale Anfangslänge *f*, optimale anfängliche Länge *f*
最适刺激 Optimalanreiz *f*
最适刺激水平 optimale Höhe der Impulse *f*
最适的 optimal
最适度下的 suboptimal
最适负荷 optimale Ladung (od. Belastung) *f*
最适合条件 Optimum *n*
最适合饮食 Optimalernährung *f*
最适量 optimale Dosis, Optimaldosis *f*
最适率 optimales Verhältnis *f*, Optimalverhältnis *f*
最适培养阶段 Hochkultur *f*
最适前负荷 optimale Vorspannung *f*
最适强度 optimale Intensität *f*
最适膳食 optimale Diät *f*
最适生长温度 optimale Wachstumstemperatur *f*
最适湿度 optimale Feuchtigkeit *f*
最适条件 optimale Bedingung *f*, Optimumkondition *f*
最适温度 optimale Temperatur *f*
最适响度级 bequemste Lautstärkepegel *f*
最适宜氧分压 optimaler Sauerstoffpartialdruck *m*
最适长度 Optimallänge *f*
最舒适响度级 größte angenehme Lautstärke *f*, meiste komfortable Lautheit *f*
最外面的 äußerste
最外囊 Capsula extrema *f*
最小[剂]量 Minimaldosis *f*
最小[值] Minimum *n*
最小变化法 Methode der Minimaländerung *f*, Verfahren der Minimaländerung *n*
最小辨距阈 Auflösungsschwelle *f*, Minimum separabile *n*
最小不觉差 nicht differentielle Wahrnehmbarkeitsschwelle *f*
最小步距 minimale Schrittweite *f*
最小采气量 minimales Probenvolumen *n*
最小残气 Minimalluft *f*
最小差异法 Methode der Minimaldifferenz *f*
最小成本分析 Kostenminimierungsanalyse *f*
最小持续色素黑变量 minimale Pigmentierung Dosis (MPPD) *f*
最小充分统计量 minimale ausreichende statistische Daten *pl*
最小抽样数目 minimale Extraktzahl *f*
最小刺激 minimaler Reiz *m*, minimale Reizung *f*
最小刺激物 Minimalreiz *m*, Minimalstimulus *m*
最小蛋白量 Minimalprotein *n*
最小的 minim (-us, -a, -um), minutissim (-us, -a, -um)
最小抵抗力 minimaler Widerstand *m*
最小电流梯度 minimaler Stromgradient *m*
最小二乘法分析 Methode der kleinsten Fehlerquadrate *f*
最小二乘方法 Methode der kleinsten Quadrate *f*
最小二乘方准则 Kriterium der kleinsten Quadrate *n*
最小反应量 Minimalreaktionsdosis *f*
最小方差估计量 Minimum-Varianz-Schätzer *m*
最小感觉 Minimalempfindung *f*
最小感染量 Minimal-Infektionstiter *m*, Minimal-Infek-Ltions-dosis *f*
最小光毒剂量 minimale phototoxische Dosis *f*
最小红斑量 Minimalerythemdosis *f*
最小坏死量 Dosis necroticans minima *f* (DNM)
最小间歇 Mindestintervall *n*
最小检测量 meßbare (od. nachweisbare) Menge *f*
最小检测浓度 meßbare (od. nachweisbare) Konzentra-Tion *f*
最小觉差法 Methode der differentiellen Wahrnehmbarkeitss-chwelle *f*
最小精密因数 kleinster Präzisionsfaktor *m*
最小距离估计 minimale Abstand Schätzung *f*
最小绝对残差估计 mindestens-absolute-Residuen Schätzungen *pl*
最小绝对残差线 mindestens-absolute-Residuen Linie *f*
最小可达方差 minimale erhaltene Varianz *f*
最小可分度 minimale trennbare Schärfe *f*
最小可见有害作用水平 niedrigste beobachtete negative Effekt-stufe *f*
最小可觉差 differentielle Wahrnehmbarkeitsschwelle *f*
最小可听压 minimaler Hördruck *m*
最小可听野 minimaler Hörbereich *m*
最小可听阈 Minimalhörschwelle *f*, Minimum audibile *n*
最小可嗅浓度 minimaler identifizierbarer Geruch *m*
最小量的接触帮助 minimale Kontakt-Hilfe *f*
最小量原则 Minimum-Prinzip *n*
最小能量 geringste Energie *f*
最小努力原则 geringstes Aufwandprinzip *n*
最小皮肤反应量 minimale Hautreaktionsdosis *f*
最小平方差 kleinster Quadratfehler *m*
最小平方分析法 Least-Squares-Analyse *f*, Kleinst-Quadrate-Analyse *f*
最小平方估计 Kleinstquadrateschätzung *f*
最小气味感受阈 minimale Geruchempfindungsschwelle *f*, minimale Geruch-Empfindung-Schwelle *f*
最小区分视敏度 trennbarer Minimalvisus *m*
最小溶血量 minimale Hamolysedosis *f*
最小冗余 Minimal-Redundanz *f*
最小杀菌浓度 minimale bakterizide Konzentration, MBK *f*
最小时延 Minimalverzögerung *f*
最小识别单位 minimale Erkennungseinheit *f*
最小视角 Grenzwinkel *m*, Minimum separabile *f*
最小视敏度 Minimalvisus *m*, minimale Sehschärfe *f*
最小损伤手术 Minimalinvasivchirurgie *f*, Knopflochchirurgie *f*
最小稳态浓度 minimale stationäre Konzentration *f*

最小显著数 kleinste signifikante Differenz *f*
最小限制环境 geringste restriktive Umgebung *f*
最小线索 Minimalhinweis *m*
最小项 Miniterm *m*
最小嗅分辨阈 minimale Geruchschwelle *f*, minimum per-ceptible odor(MPO)<engl.>
最小掩蔽级 minimale Maskierung-Ebene *f*
最小腰围 minimaler Taillenumfang *m*
最小腰围处宽 Taillenbreite *f*
最小因子定律 Gesetz des Minimalfaktors *n*
最小有效量 minimale Effektivdosis *f*, Dosis minima *f*
最小有效镇痛浓度 minimale wirksame analgetische Konzentration *f*
最小有作用剂量 minimales Wirkungsniveau *n*
最小照度 minimale Beleuchtung *f*
最小值[量] Mindestwert *m*, Minimum *n*
最小致死[剂]量 minimale letale Dosis,(MLD), Dosisletalis minima *f*(DLM)
最小致死浓度 minimale Ietale Konzentration *f*
最小致死氧浓度 minimale letale Sauerstoffkonzentration *f*
最小中毒量 minimale Vergiftungsdosis *f* minimale toxi-sche Dosis *f*
最小资料集 Minimaldatensatz *m*
最小作用量 minimale Effektivdosis *f*
最新记录 neueste Versionen *pl*
最优的 optimal
最优分段法 goldener Schnitt *m*
最优分配 optimale Allokation *f*
最优化方法 Optimierungsverfahren *n*, Optimierungsmethode *f*
最优化试验 Optimierung Test *m*
最有利构形 günstigste Konfiguration *f*
最早的 originell, ursprünglich
最长的 (der) längste, longissim(-us, -a, -um)
最长发声时间 längste Phonationszeit *f*
最长肌 Musculus longissimus *m*
最长距离法 Methode des entferntesten Nachbarn *f*
最长生命期限 maximale Lebensdauer *f*
最长值 größte Länge *f*
最终 Ultimum *n*, Ende *n*
最终产物 Endprodukt *m*
最终结局 Endergebnisse *pl*
最终判断 endgültige Entscheidung *f*, Endentscheidung *f*, Letztentscheidung *f*
最终手术 definitive Operation *f*
最终修复术 definitive Reparatur *f*
最终值 Endwert *m*
最终致癌物 endgültiges Karzinogen *n*
最终主机 endgültiger Hostrechner *m*
罪恶 Schuld *f*
罪恶感 Schuldgefühl *n*
罪恶恐怖 Schuldangst *f*
罪恶妄想 Schuldwahn *m*
罪犯 Verbrecher *m*
罪犯个性心理 kriminelle Persönlichkeitspsychologie *f*
罪犯化 Kriminalisierung *f*
罪犯心理 Sträflingspsyche *f*
罪感文化 Schuldkultur *f*
罪行 Verbrechen *m*
罪魁祸首 Erzverbrecher *m*
罪责焦虑 Schuldangst *f*
醉汉步态 Betrunkener-Gangart *f*
醉椒素 Kawain *n*
醉酒 Alkoholkater *m*, Betrunkenheit *f*, Trunkenheit *f*, Alkoholrausch *m*
醉酒步态 Trinkergang *m*, betrunkener Gang *m*
醉酒测量器 Intoximeter *n*
醉酒驾驶 Fahren im betrunkenen Zustand *n*
醉酒性腹泻 verkaterte Diarrhöe *f*
醉梦状态 Somnolismus *m*, Somnolentia *f*, betrunkenerZustand *m*
醉癖 Rausch *m*, Trunkenheit *f*
醉拳综合征 Punch-Drunk-Syndrom *n*
醉鱼草甙 Buddleo-Glukoside *n pl*

ZUN 尊遵鳟

zūn 尊遵鳟

尊母 Momismus *m*
尊严死 Tod in Würde *m*
尊重 Respekt *m*
尊重的需要 Bedürfnis nach Wertschätzung *n*
尊重自决性 Respekt vor der Autonomie *m*
遵从 Konformität *f*
遵从动机 Konformität Motivation *f*
遵循研究方案分析 Per-Protokoll-(PP)-Analyse *f*
遵医行为 Patientencompliance *f*, Therapietreue *f*
鳟精蛋白 Salvelin *n*

ZUO 左佐作坐唑座做酢

zuǒ 左佐

左半[侧]结肠切除术 linksseitige Hemikolektomie *f*
左半侧上腔静脉永存 Persistenz der Vena cava superoris Sinistra *f*
左半肝切除术 linksseitige Hemihepatektomie *f*
左半球 Iinke Hemisphare
左半月瓣 linke Semilunarklappe *f*, Valula semilunarisSinistra *f*
左侧[卧]位 Linksseitenlage *f*, Sims* Lage *f*
左侧的 Iink, sinister(-, -tra, -trum)(s)
左侧房室瓣 linke Atrioventrikularklappe *f*
左侧肺静脉异位连接的手术治疗 operative Behandlung von links einseitige Lungenvenenfehlmündung Verbindung *f*
左侧腹部 linkes Abdomen *n*
左侧喉返神经 linker N Rekurrenz *m*
左侧迷走神经 linken Vagusnerv *m*, linker Nervus Vagus *m*
左侧面 linke Obertläche *f*
左侧脑室 Ventriculus sinister cerebri *m*
左侧位综合征 Linksseitensyndrom *n*
左侧心包膈静脉 linke perikardiophrenik Vene *f*
左侧心力衰竭 Linksherzfehler *m*, Linksherzinsuffizienz *f*
左侧形态右心房 linksseitiger morphologischer rechter Vorhof *m*
左侧胸廓内动脉 linkes Mammaria-interna Arterie *n*
左侧胰腺切除术 linksseitige Pankreatektomie *f*
左侧缘 linker Rand *m*
左骶横 Positio sacrotransversa sinistra *f*
左骶后 Positio sacroposterior sinistra *f*
左骶前 Positio sacroanterior sinistra *f*
左多巴 Levodopa *n*(L-Dopa), 3, 4-Dihydroxyphenylalanin *n*
左额横 linke quere Stirnlage *f*
左额后 linke hintere Stirnlage *f*
左额前 linke vordere Stimlage *f*
左额下回 Broca* Gyrus *m*(od. Windung *f*)
左房肥大 Hypertrophie des linken Vorhofs *f*
左房室瓣 Valva atrioventricularis sinistra *f*, Mitralklappe *f*
左房室口 Ostium atrioventriculare sinistrum *n*, Mitralos-tium *n*
左房斜静脉 Vena obliqua atrii sinistri *f*
左房心律 linksaurikulärer(od. Iinksatrialer) Rhythmus *m*, Linkvorhof(s)rhythmus *m*
左房压力增高 erhöhter Link(s) vorhofdruck *m*

左房引流管 linksatrialer Abflusskanal *m*
左房增大 Vergrößerung des linken Vorhofs *f*
左房粘液瘤 Myxom des linken (Herz-) Vorhofs *n*
左肺动脉 Arteria pulmonalis sinistra *f*
左肺静脉 Venae pulmonales sinistrae *f pl*
左肺上静脉 Vena pulmonalis superior sims *f*
左肺上叶 Lobus superior pulmonis sinister *m*
左肺上叶尖后段 Segmentum apicoposteriu pulmonis sinistri *n*
左肺上叶切除术 Oberlappenresektion der *f*
左肺上叶舌段 Segmentum lingulare lobi sums sinistri *n*
左肺上叶支气管 Bronchus Iobaris superior mlinker Oberlappenbronchus *m*
左肺下静脉 Vena pulmonalis inferior sinisti *f*
左肺下叶 Lobus inferior pulmonis sinister *m*, terlappen der Lunge *m*
左肺下叶基底段 Segmentum basale lobi ilnis sinistrr *n*
左肺下叶尖段 Segmentum apicale lobi infcsinistri *n*
左肺下叶切除术 Resektion des UnterlappiLunge *f*, Unterlappenresektion der linken *f*
左肺下叶支气管 Bronchus lobaris inferior *m*
左肺心切迹 Incisura cardiaca pulmonis sini *f*
左肺主动脉沟 Sulcus aorticus pulmonis sin *m*
左腹股沟部 Regio inguinalis sinistra *f*
左腹下神经 linker Unterbauchnerv *m*, Nervus hypogastricus siniste *m*
左肝管 linker Gallengang *m*, linker Lebergang *m*
左肝内胆管空肠吻合术 linksintrahepatische cholangioje-junostomie *f*
左肝内胆管引流术 Drainage des linken intrahepatischen Gallengang *f*
左肝上后间隙 oberer hinterer Raum der linken Leber *m*, Spatium posterior suprahepatic sinister *m*
左肝上间隙 linker Leber-Raum *m*
左肝上前间隙 oberer vorderer Raum der linken Leber *m*, Spatium anterior suprahepatic sinister *m*
左肝下后间隙 inferiorer hinterer Raum der linken Leber *m*, Spatium posterior subhepatische sinister *m*
左肝下间隙 hinterer Raum der linken Leber *m*, Spatium subhepatische sinister *m*
左肝下前间隙 oberer vorderer Raum der linken Leber *m*, Spatium anterior subhepatische sinister *m*
左睾丸静脉 linke Hodenvene *f*, Vene testicularis sinistra *f*
左割口式二尖瓣分离手术刀 linksschneidendes Missurotom-missurotom *n*
左髂窝 linke Darmbeingrube *f*
左冠瓣 linke Koronararterie Höcker *m*, linke Koronararterie Lappen *m*
左冠优势型 linke Koronararterie dominanter Typ *m*
左冠状动脉 Arteria coronaria cordis sinister *f*
左冠状动脉窦房结支 linke Koronararterie Sinusknoten-Ast *m*, Ramus nodus sinuitrialis *m*
左冠状动脉贾金斯导管 Judkins* Katheter für linke Koronararterie *m*
左冠状动脉旋支 Ramus circumflexus arteriae coronariae cordis sinistrae *m*
左冠状动脉圆锥支 linke Koronararterie Ramus Conus *m*
左冠状动脉左室后支 linke Koronararterie hinterer Ast des linken Kammer *m*, Ramus posterior ventriculi sinistra *m*
左冠状静脉 linke Koronarvene *f*
左后半[束支]传导阻滞 linkshinterer Hemiblock *m*
左后分支阻滞 linker hinterer Hemiblock *m*
左后肝下间隙 linke hintere Leber unter der Lücke *f*
左后斜位 linke hintere Schieflage *f*
左后支传导阻滞 tinker hinterer Astblock *m*
左季肋部 linkes Hypochondrium *n*
左季肋区 Regio hypochondriaca sinistra *f*
左肩后 linke hintere Schulterlage *f*
左肩前 Iinke vordere Schulterlage *f*
左结肠动脉 Arteria colica sinistra *f*
左结肠静脉 Vena colica sinistra *f*
左结肠淋巴结 Nodi lymphatici colici sinistri *m*
左结肠旁外侧沟 Recessus paracolicus lateraris sinister *m*
左结肠下间隙 Spatium subcolicum sinistrum *n*
左颈干 linke Halsarterie *f*
左聚糖 Lävan *n*, Levan *n*
左菌素 Levomycetin *n*
左卡巴斯汀 Levocabastin *n*
左颏横 linke quere Kinnlage *f*
左颏后 linke hintere Kinnlage *f*
左颏前 linke vordere Kinnlage *f*
左肋间上静脉 Vena intercostalis superior sinistra *f*
左利 Linkshändigkeit *f*
左利耳的 sinistraural
左利手 Linkshändigkeit *f*
左利手的 sinistromanuell
左利眼 Linksäugigkeit *f*
左利眼的 sinistrookulär *f*
左利足的 sinistropedal
左卵巢静脉 linke Eierstockvene *f*, Vene ovarica sinistra *f*
左轮手枪枪伤 Revolververletzung *f*
左洛啡烷 Levallorphan *n*
左咪丙嗪 Levomepromazin *n*
左脑优势 linke Gehirndominanz *f*
左偏眼 Okulosinistralität *f*
左撇子 Linkshändigkeit *f*
左脐静脉 linke Nabelvene *f*, Vene umbilicalis sinistra *f*
左髂区 Regio iliaca sinistra *f*
左髂窝 Fossa iliaca sinistra *f*
左前 linksvorn
左前半[束支]传导阻滞 linksvorderer Hemiblock *m*
左前[分]支[传导]阻滞 linker vorderer Astblock *m*
左前分支阻滞 linker vorner Hemiblock *m*
左前肝下间隙 linke vordere Leber unter dem Spalt *f*
左前降支 Ramus decendens anterior sinister *f*
左前斜位 linke vordere Schieflage *f*
左前斜位 linke vordere Schrägansicht *f*
左前胸切口 linke vordere Thorakotomie *f*
左前胸小切口冠状动脉旁路移植术 linke vordere kleine Thorakotomie koronare Bypass-Operation *f*
左腔静脉襞 Plica venae cavae sinistrae *f*, Marshall* Falte *f*
左全肺切除术 linke totale Pneumonektomie *f*
左炔诺孕酮 Levonorgestrel *n*
左乳头肌 Musculus papillaris sinister *m*
左三角韧带 Ligamentum triangulare sinistrum (hepatis) *n*
左沙丁胺醇 Levosalbutamol *n*
左上肺静脉 linke obere Lungenvene *f*
左上腹部 linker Oberbauch *m*
左上腔静脉异位连接到左心房 anomale Verbindung von linken oberen Hohlvene zu linken Vorhof *f*
左上象限 linksoberes Quadrat *n*
左肾静脉受压综合征(胡桃夹现象) linkes Nierenvene Einklemmungsyndrom *n*
左肾上腺静脉 linke Nebennierevene *f*
左视敏度 linke Sehschärfe *f*
左室充盈压 Fullungsdruck des linken Vertrikels *m*, links-ventrikulärer Fullungsdruck *m*
左室肥大 Hypertrophie der Iinken Kammer *f* linksven-trikulare Hypertrophie *f*

左室后壁破裂 linksventrikuläre Hinterwandruptur *f*
左室后基底部 hinteres Basalfeld des linken Ventrikels *n*
左室后静脉 Vena posterior ventriculi sinistri cordis *f*
左室后支 Ramus ventriculi sinistri posterior *m*
左室假性室壁瘤 falsches Aneurysma des linken Ventrikels *n*
左室静息收缩功能 ruhende globale linksventrikuläre systolische Funktion *f*
左室静息舒张功能 ruhende globale linksventrikuläre diastolische Funktion *f*
左室流出道 linksventrikulärer Ausflußtrakt *m*
左室流出道梗阻 linksventrikuläre Ausflußtrakt Obstruktion *f*
左室喷血时间 linksventrikuläre Austreibungszeit (od. Aus-wurfszeit) *f*
左室前静脉 anteriore Venen der linken Kammer *pl*, Venen anteriores ventriculi sinistri *pl*
左室室壁瘤 linksventrikuläres Aneurysma *n*
左室舒张末压 linksventrikulärer enddiastolischer Druck *m*
左室双出口矫治术 korrigierende Eingriffe von Doppel-Steckdose linke Herzkammer *pl*
左室双流出道矫正术 Korrektur des gemeinsamen Ab-gangs der großen Gefäße vom linken Ventrikel *m*
左室右房沟通 linksventrikular-rechtsatriale Kommunika-Tion *f*
左室右房通道 linksventrikular-rechtsatrialer Kanal *m*
左手笔迹 Linksschrift *f*
左手螺旋 Linksschraube *f*
左手螺旋 DNA linkshändige Helix DNA *f*
左手优势 Linksdominanz *f*
左束支 Linksschenkel *m*, linker Tawara-Schenkel *m*
左束支传导阻滞 Linksschenkelblock *m*
左束支后分支传导阻滞 linkshinterer Hemiblock *m*
左束支前分支传导阻滞 linker vorderer Astblock *m*
左束支阻滞 Linksschenkelblock *m*
左锁骨下动脉 linkes Arterie subclavia *f*
左锁骨下肺动脉吻合术 linke Arteria subclavia-Arteriapulmonalis-Anastomose, *f*
左锁骨下干 linker Truncus subclavius *m*
左天冬酰胺酶 L-Asparagin (amid) ase *f*
左外侧叶肝切除术 Linkslateral-Leberlobektomie *f*
左外叶 linker seitlicher Lappen *m*
左外叶上段 Obersegment des linken seitlichen Lappens *n*
左外叶下段 Untersegment des linken seitlichen Lappens *n*
左位恐怖症 linke Bit Phobie *f*
左位阑尾炎 Linksappendizitis *f*
左位心 Lävokardie *f*, Sinistrokardie *f*
左位主动脉 linke Aorta *f*, Aorta sinistra *f*
左西孟旦 Levosimendan *n*
左西替利嗪 Levocetirizin *n*
左下肺静脉 linke untere Lungenvene *f*
左下腹部 linker Unterbauch *m*
左下象限 links-unterer Quadrant *m*
左纤维三角 Trigonum fibrosum sinistrum *n*
左向右分流 links-rechts-Shunts *m*
左向右分流型 links-rechts-Shunt Läsionen *f*, links-nach-rechts Shunt Typ *m*
左心 Linksherz *n*, linker Vorhof *m*, Lävokardie *f*, Sinistrokardie *f*
左心导管 Linksherzkatheter *m*
左心导管检查[术] (Links-) Herzkatheterismus *m*
左心电图 Lävo (kardio) gramm *n*, Sinistro (kardio) gramm *n*
左心耳 Auricula sinistra *f*
左心发育不全综合征 Linkshypoplasie-Syndrom *n*
左心房 Atrium sinistrum *n*, linker Vorhof *m*
左心房穿刺针 linksatriale Punktionsnadel *f*
左心房对称位 linksatriale Isomerie *f*
左心房扩大 Vergrößerung (od. Dilatation) des linkenVorhofs *f*
左心房前庭部 linke Vorhofvestibularportion *f*
左心房压力曲线 Druckkurve des linken Vorhofs *f*
左心房增大 Linkevorhof-Vergrößerung *f*
左心分流术 Links-Bypass *m*
左心功能不全 Links (herz) insuffizienz *f*
左心冠状动脉室间支 Ramus interventricularis arteriae coronariae cordis sinistrae *m*
左心活检 linke Herzbiopsie *f*
左心室 linke Herzkammer *f*, Ventriculus sinister cordis *m*
左心室超声造影 Kontrast-Echokardiographie des linken Ventrikels *f*
左心室除极向量 linksventrikulärer Depolarisationsvektorm
左心室穿刺插管 Punktion und Katheterisierung der lin-ken Herzkammer *f*
左心室肥大 Linksherzhypertrophie *f*, LinksventrikuläreHypertrophie *f* (LVH)
左心室辅助装置 linksventrikuläres Unterstützungssystem *n*, LVAD *f*
左心室功能曲线 linksventrikuläre Funktionskurve *f*
左心室后乳头肌 posteriorer papillärer Muskel der linken Kammer *m*
左心室排血时间 linksventrikuläre Austreibungszeit *f*
左心室前壁 linksventrikuläre Vorderwand *f*
左心室射血分数 linksventrikuläre Auswurffraktion *f*
左心室收缩压 linksventrikulärer systolischer Druck *m*
左心室舒张末期压 enddiastolischer Druck des linkenVentrikels *m*
左心室双出口 Doppelausgang des linken Ventrikels *m*
左心室双腔心 Doppel-Kammer des linken Ventrikels *f*
左心室外侧壁 linksventrikuläre Seitenwand *f*
左心室有较广泛的心肌梗死 breiter Myokardinfarkt des Linksventrikels *m*
左心室右心房瘘 linksventrikulär-rechtsatriale Kommu-nikation *f*, Fistel zwischen linkem Ventrikel und rechtemVorhof *f*
左心室造影[术] Linksventrikulographie *f*
左心室增大 linke Ventrikelvergrößerung *f*, Dilatation deslinken Ventrikels *f*
左心室质量指数 linksventrikulärer Mass-Index *m*
左心衰竭 Links (herz) insuffizienz *f*
左心选择性造影 selektive Linkskardiographie *f*
左心引流 linke Herz Entwässerung *f*
左胸段脊柱侧凸 linke Brust Absatz Skoliose *m*
左胸痛 Linksschmerz *m*
左旋 Sinistrotorsion *f*, Lävorotation *f*, Linksrotation *f*, Lävoklination *f*
左旋氨基酸脱羧酶 aromatische L-Aminosäuredecarboxylase *f*
左旋的 linksdrehend (L, 1)' sinistrogyr, lävogyr
左旋多巴 Levodopan 1 (L-Dopa)
左旋多巴脱羧酶 L-Dopadekarboxylase *f*
左旋构型 L-Konfiguration *f*, Levo-Konfiguration *f*
左旋甲状腺素 Levothyroxinum *n*, L-thyroxin *n*
左旋甲状腺素钠 Levothyroxin-Natrium *n*
左旋酒石酸 Linksweinsäure *f*
左旋酪氨酸羟化酶 L-Tyrosinhydroxylase *f*
左旋霉素 Laevomycetinum *n*
左旋咪唑 Levamisol *m*
左旋溶肉瘤素 Levosarcolysin *n*
左旋乳酸 Linksmilchsäure *f*
左旋鼠李糖 L-Rhamnose *f*
左旋四咪唑 L-Tetramisol (um) *n*
左旋糖 Levulose *f*, Lävulose *f*, Sinistrose *f*, Linksfrucht-Zucker *m*
左旋体 Levoisomer *n*
左旋物质 linkshändiges Material *n*
左旋[现象] Lävorotation *f*, Linksdrehung *f*

左旋心 Lävorotation des Herzens *f*
左旋延胡索乙素 Rotundin(um) *n*
左旋乙酰谷氨酰胺 L-Azetylglutamin *n*
左旋异构体 Lävoisomere *m pl*
左旋组氨酸 L-Histidin *n*
左眼 linkes Auge *n*, Oculus sinister *m* (O. S.)
左腰部 Regio lumbalis sinistra *f*
左腰干 Trunci lumbales sinistri *m pl*
左腰淋巴结 linke lumbale Lymphknoten *m pl*, Nodi lynphatici lumbales sinistri *pl*
左叶 Lobus sinister *m*
左腋前线 linke vordere Axillarlinie *f*
左移 Linksverlagerung *f*, Linksverschiebung *f*
左右倒向眼镜 Links-rechts-Umkehrbrille *f*
左右发育不均 unsymmetrisches Wachstum *n*
左右感觉障碍 Dysch(e)irie *f*
左右迁移 Quertransfer *m*, bilateraler Transfer *m*
左右迁移训练 Querbildung *f*
左右认识不能 Links-Rechts-Agnosie *f*
左右相反的 heterochiral
左右心房 / Atrium dexter/sinister cordis *n*
左右异向的 heterochiral
左缘 linker Rand *m*
左缘支 Ramus marginalis sinister *m*
左枕横 linke quere Hinterhauptslage *f*
左枕后 linke hintere HinterhaupWage *f*
左枕前 linke vordere Hinterhauptslage *f*
左支 Ramus sinister *m*
左支气管纵隔干 linker bronchomediastinaler Rumpf *m*
左主动脉弓 Linksaortenbogen *m*
左转偏极 Linksrotation *f*
佐埃综合征 Zollinger-Ellison* Syndrom *n* (消化性溃疡、极度胃酸过多、胰岛细胞瘤三联症)
佐-艾二氏综合征 Zollinger*-Ellison* (-Strom*) Syndromn *n*, Pankreas-Gastrinom *n*
佐恩增殖性红斑 Zoon* Erythroplasie *f*
佐剂 Adjuvans *n*
佐剂病 Adjuvans-Krankheit *f*
佐剂关节炎 Adjuvans-Arthritis *f*
佐剂疗法 adjuvante Therapie *f*
佐剂肉芽肿 Adjuvansgranulom *n*, Granuloma Adjuvantisn
佐剂肽 Adjuvans-Peptid *n*
佐剂细胞活素 adjuvantes Zytokin *n*
佐剂性关节炎 Adjuvans-Arthritis *f*
佐林格-埃里森综合征 Zuo Linge*-Ellison* Syndrom *n*
佐藤-庄司二氏染剂 Sato*-Shoji* Farbstoff *m*
佐细胞 Nebenzelle *f*
佐治亚沙门氏菌 Salmonella Georgia *f*

zuò 作坐唑座做酢

作梦 Träumen *n*
作态 Manierismus *m*, Manieriertheit *f*
作态行为 Manierismus *m*
作图 Mapping *n*, Abbildung *f*
作图法 graphische Darstellungsmethode *f*
作文 Komposition *f*
作文量表 Kompositionstabelle *f*
作物品质育种 Aufzucht der Ertragsqualität *f*
作息制度 Regime der Arbeits-und Pausezeiten *n*
作息制度卫生 Tagesplan-Hygiene *f*
作息周期 Zyklus der Arbeitsruhe *m*
作业 Arbeit *f*
作业变量 Arbeitsvariable *f*
作业测验 Leistungstest *m*
作业场所健康促进专家委员会 Experte Ausschuss für Gesundheitsförderung am Arbeitsplatz *m*
作业持续时间 Betriebsdauer *f*, Operationsdauer *f*
作业的本能 Berufsnatur *f*
作业方式 Handlungsformen *f pl*
作业分析 Aufgabenanalyse *f*
作业活动 berufliche Leistung *f*
作业活动成分 berufliche Performance-Komponenten *m pl*
作业活动成分训练 Ausbildung der beruflichen Performance-Komponenten *f*
作业恐怖 Arbeitsscheu *f*, Ergasiophobie *f*
作业疗法 Beschäftigungstherapie *f*
作业疗法功能活动治疗 funktionelle Aktivität-Behandlung der Ergotherapie *f*
作业疗法师 Ergotherapeuten *m pl*
作业满意 Arbeitsbefriedigung *f*, Arbeitszufriedenheit *f*
作业耐容性 Arbeit-Toleranz *f*
作业能力 Leistungsfahigkeit *f*
作业能力模式 berufliches Leistungsmodel *n*
作业平衡 berufliches Gleichgewicht *n*
作业评价 Leistungsbeurteilung *f*
作业速率 Arbeitsgeschwindigkeit *f*
作业箱 Leistungskasten *m*
作业宣教和咨询 作业宣教 Bildung der Ergotherapie *f*
作业治疗 Ergotherapie *f*
作业治疗师 Ergotherapeuten *pl*, Beschäftigungstherapeut *m*
作用 Aktion *f*, Effekt *m*, Rolle *f*, Wirkung *f*, Reaktion *f*
作用部位 Aktionsstelle *f*
作用电极 aktive (od. differente) Elektrode *f*, Funktions-elektrodef (F-Elektrode)
作用方式 Wirkungsweise *f*, Wirkungsmode *f*
作用光谱 Wirkungsspektrum *n*
作用过度 Überfunktion *f*
作用机理 Wirkungsmechanismus *m*
作用力 Anstrengung *f*, Bemühen *n*
作用力信号 Force-Signal *n*
作用区 Umfang *m*
作用物 Substrat *n*
作用物(底物)水平磷酸化 Substratkettenphosphorylierung *f*, Substratstufenphosphorylierung *f*
作用置疑 Rollenambiguität *f*
作用子 Zistron *n*, Cistron *n*
作证 aussagen, bescheinigen, bezeugen
作证能力 Kompetenz des Zeugnisses *f*
坐[骨]尾骨肌 Musculus ischiococcygeus *m*
坐标 Koordinaten *f pl*
X 坐标 X-Koordinate *f*
Y 坐标 Y-Koordinate *f*
坐标测量仪 Koordinatenmesser *n*
坐标系 Koordinatensystem *n*
坐标纸 Koordinatenpapier *n*
坐标轴 Koordinatenachsen *f pl*
坐耻骨骨软骨炎 Osteochondritis ischiopubica *f*
坐耻指数 Ischium-Pubis-Index *m*
坐垫 Kissen *n*
坐垫样的 kissenartig
坐高 Stammhöhe *f*, Sitzhöhe *f*
坐高尺 Stammhöheskala *f*, Sitzhöheskala *f*
坐高计 Messgerät der Sitzhöhe *n*
坐高椅 Stuhl-Sitzhöhe *m*
坐股韧带 ischiofemorales Ligamentum *n*
坐骨 Sitzbein *n*, Ischion *n*, Ischium *n*, Os ischii *n*
坐骨病性脊柱侧凸 Ischiasskoliose *f*
坐骨部褥疮修补术 Reparatur des ischiadischen Dekubitus *f*

坐骨承重矫形器 ischiadika Gewicht tragender Orthese *m*
坐骨丛 Plexus ischiadicus *m*
坐骨大孔 Foramen ischiadicum majus *n*
坐骨大孔疝 Hernia ischiadica *f*, Glutealhernie *f*
坐骨大切迹 Sitzbein-Inzisur *m*, Incisura ischiadica major *f*
坐骨的 ischiadic(-us, -a, -um)
坐骨骶骨的 ischiosakral, ischiosacral(-is, -is, -e)
坐骨肛门的 ischioanal
坐骨肛门窝 Fossa ischioanalis *f*, ischiadika Anus Fossa *f*
坐骨高 Sitzbeinhöhe *f*
坐骨骨髓炎 ischiadika Osteomyelitis *f*
坐骨骨折 ischiadika Bruch *m*
坐骨海绵体肌 Ischiokavernosus *m*, Musculus ischioca-vernosus *m*
坐骨后的 postischi(-us, -a, -um)
坐骨滑囊炎 ischiadika Bursitis *f*
坐骨会阴的 ischioperineal(-is, -is, -e)
坐骨棘 Spina ischiadica *f*
坐骨棘间径 Sitzbeinhöckerdistanz *f*, Sitzbeinstacheldis-tanz *f*
坐骨脊椎的 ischiovertebral(-is, -is, -e)
坐骨间的 interischiadic(-us, -a, -um), intersciatic(-us, -a, -um)
坐骨结节 Sitz(bein)höcker *m*, Sitzbeinknorren *m*, Ge-säßknorren *m*, Tuber ischiadicum *m*
坐骨结节[骨]骺炎 Epiphysitis des Sitzbeinhöckers *f*
坐骨结节部压疮 Sitzbeinhöcker Dekubitus *m*, Sitzbeinhöcker Druckgeschwür *f*
坐骨结节骨骺分离 Epiphysenlösung des Sitzbeinhöckers *f*
坐骨结节滑膜炎 Sitzbeinhöcker Bursitis *f*
坐骨结节间径 Diameter biischialis(s tuberalis) *f*
坐骨结节缺损 Sitzbeinhöcker Defekt *m*
坐骨结节撕脱骨折 Abrißfraktur des Sitzbeinhöckers *f*
坐骨结节粘液囊炎 Sitzbeinhöcker Bursitis *f*
坐骨结节粘液囊肿 ischiogluteale Bursitis *f*
坐骨孔疝 Hernia ischiadica *f*, Ischiozele *f*
坐骨囊韧带 Ligamentum ischjocapsulare *n*
坐骨尿道球的 ischiobulbos(. us, . a, -um)
坐骨切除术 Resektionischiadica *f*
坐骨褥疮 Druckstellen ischiadica *f pl*
坐骨上支 Ramus superior ossis ischii *m*
坐骨神经 Ischiadikus *m*, Nervusischiadicus *m*
坐骨神经伴行动脉 Arteria comitms nervi ischiadici *f*
坐骨神经病 Ischiasneuropathie *f*
坐骨神经腓肠肌标本 Präparat des Ischiadikus-Waden-muskels *f*
坐骨神经缝[合]术 Neuro(r)rhaphie des Ischiadikus *f*
坐骨神经激惹 Ischiasnerv Reizung *f*
坐骨神经麻痹 Ischiasnerv Lähmung *f*
坐骨神经麻痹血肿 Ischiasnerv Lähmung Hämatom *n*
坐骨神经牵拉试验 Ischiasnerv Zugversuch *m*
坐骨神经松解术 Neurolyse des Ischiadikus *f*, Neurolysisnervi ischiadici *f*
坐骨神经损伤 lschiadikus-Verletzung *f*
坐骨神经痛 lschias *f*, lschi(oneur)algie *f*, lschiodynia *f* Neuralgia *f*, Neuralgia ischiadica *f*
坐骨神经痛性脊柱侧凸 Ischiasskoliose *f*
坐骨神经显露法 lschiadikus-Freilegung *f*
坐骨神经炎 lschiatitis *f*, Neuritis sciatica *f*
坐骨神经阻滞 Ischiasnervblockade *f*
坐骨神经阻滞麻醉 lschiadikus-Blockade *f*
坐骨体 Sitzbeinkörper *m*, Corpus ossis ischii *n*
坐骨尾骨的 ischiococcyge(-us, -a, -um)
坐骨下支 Ramus inferior ossis ischii *m*
坐骨小孔 Foramen ischiadicum minus *n*
坐骨小切迹 Incisura ischiadica minor *f*
坐骨绪节骨折 Sitzbeinhöckerfraktur *f*
坐骨阴道的 ischiovaginal(-is, -is, -e)
坐骨粘液囊炎 Bursitis ischiadica *f*
坐骨长 Sitzbeinlänge *f*
坐骨支 Ramus ossis ischii *m*
坐骨支骨折 Sitzbeinastfraktur *f*, Fractura rami ossisischii *f*
坐骨直肠的 ischiorektal, ischiorectaK-is, -is, -e)
坐骨直肠窝 Fossa ischiorectalis *f*
坐骨直肠窝脓肿 ischiorektaler Abszeß *m*
坐骨直肠窝脂体 Corpus adiposum fossae ischiorectalis *n*
坐立不安 Unruhe *f*
坐式产床 sitzender liegender Geburtstisch *m*(坐卧分娩台)
坐式的 sitzend
坐位 sitzende Position(od. Lage od. Stellung) *f*
坐位高 Höhe der Sitzfläche *f*
坐位平衡 ausgewogene Sitzung *f*
坐位屈颈 Sitzen und Flexion
坐位屈颈试验 Sitzen Beugeprobe *f*
坐位伸膝试验 Sitzen Kniestreckung Test *m*
坐位缢死 Hängen der Sitzposition *n*
坐下恐怖 Kathisophobie *f*
坐浴 Sitzbad *n*
坐浴盆 Sitzwaschbecken *n*, Bidet *n*, Enkathisman *n*
坐长 Sitzlänge *f*
坐姿 Sitzposition *f*, Sitzhaltung *f*
坐姿背肩峰距 Schulterhöhe des Rückens(sitzend) *f*
坐姿大腿厚径 Clearance des Oberschenkels über Oberfläche *f*
坐姿大腿上缘高 Durchfahrtshöhe des Oberschenkels(sitzend) *f*
坐姿大转子高 Trochanterion der Sitzfläche *n*
坐姿工作 Sitzarbeit *f*
坐姿肩峰高 Schulterhöhe der Sitzfläche *f*
坐姿肩胛骨下角高 untere Angulus-Schulterblätter der Sitzfläche *pl*
坐姿矫正椅 Sitzhaltung Orthese *f*
坐姿颈点高 Zervikal der Sitzfläche *n*
坐姿颏下点高 Gnathion der Sitzfläche *n*
坐姿两膝宽 Kniebreite zur Knie(sitzend) *f*
坐姿髂嵴高 Crista iliaca der Sitzfläche *f*
坐姿头后点高 Opisthocranion der Sitzfläche *n*
坐姿膝高 Kniehöhe(sitzend) *f*
坐姿膝围 Kniegurt(sitzend) *m*
坐姿下肢长 untere Extremitätenlänge *f*
坐姿胸骨上缘高 Suprasternale der Sitzfläche *f*
坐姿眼高 Auge der Sitzfläche *f*
坐姿肘高 Ellbogenhöhe des Sitzs *f*
唑 Oxazol *n*
唑安定 Oxazolam *n*
唑吡坦 佐尔吡啶 Zolpidem *n*
唑啉头孢菌素 Cefazolin *n*
唑霉素 Oxamycin *n*, Cycloserin(um) *n*, Oxazinomycin(um) *n*
唑青霉素 Floxacillin *n*, Fludoxacillin *n*
唑密胺 Trapidil(um) *n*, Trapimin *n*
唑酮 Oxazolon *n*
唑酮头孢菌素钠 Cephanon *n*
唑烷 Oxazolidin *n*
座包式充气救生船 Beiboot der Sitzpackung *n*
座舱 Kabine *f*
座舱大气 Kabinenatmosphäre *f*
座舱供气调节 Regelung der Kabinenluftversorgung *f*
座舱空气 Kabinenluft *f*
座舱空气调节 Atmosphäreregelung der Kabine *f*
座舱空气污染 Luftverschmutzung der Kabine *f*
座舱空气压力调节 Luftdruckregelung der Kabine *f*
座舱空气总流量 Luftstrom der Vollkabine *m*
座舱通风 Kabinenbelüftung *f*
座舱微小气候 Mikroklima der Kabine *n*

座舱卫生 Kabinenhygiene *f*
座舱眩晕 Cockpit-Schwindel *m*
座舱照明 Kabinenbeleuchtung *f*
座舱照明灯 Cockpitleuchte *f*
座垫 Sitzkissen *n*
座垫式救生包 sitzmäßiges Überlebenspäckchen *n*
座伞 Sitzpackung *f*
座式伞包 Sitzpackung *f*
座位 Locus *m*
座椅 Couch *f*, Sitz *m*
座椅安全带 Sicherheitsgurt *m*, Sitzgurt *m*
座椅的舒适性 Sitzkomfort *m*
座椅缓冲垫 Sitzkissen *n*, Sitzpolster *n*
座椅硬式救生包 Überlebenspäckchen des starren Sitz *n*
做梦睡眠 Traumschlaf *m*
做作 Prätension *f*
做作性障碍 artifizielle Störung *f*, vorgetäuschte Störung *f*
做作性症状 artifizielles Symptom *n*
酢浆草 Oxalis corniculata *f*

二、中医中药词汇

说　明

1. 本词典收入常用、并能反映中医概貌的名词术语1万余条。内容包括阴阳五行、脏腑、气血、身体部位、针灸、经络、俞穴、病因、病理、诊法、辨证、治则、方药、气功、医史及各种病证等。

2. 译名均按以下原则处理：凡有贴切对应词的一律不做注释；概念独特、含义丰富的则按字直译，如血、肝、湿(Blut, Leber, Feuchtigkeit)；无法直译的则音译，如穴位名称、地名、朝代、人名、经穴、气、阴、阳以及方剂等，而且均排以斜体。译名待考的只做汉德注释，暂不给对应词。

3. 注释着重实质性说明，力求言简意赅，如辨证则侧重描述临床特征；医学著作则取其内容及医学价值；医史人物简介取其学术思想及贡献；穴位注明经名及编号；方剂名则音译、意译兼备，注释侧重主治，处方组成只列汉语药名而德译从略；中药附德文名称、拉丁文学名。

A

A 阿

ā 阿

阿胶［ā jiāo］→阿胶［ē jiāo］

阿胶散［ā jiāo sǎn］→阿胶散［ē jiāo sǎn］

阿是穴［ā shì xué］既无具体名称，又无固定位置、数目，而是以压痛点或其他反应点作为腧穴的穴位。*A-shi-Punkte m pl* —— von Akupunktur und Moxibustionspunkten unterschiedene Nervenpunkte auf erkrankten Körperteilen ohne bestimmte Stellen und Namen, und gewählt durch Entlockung der Empfindlichkeit oder der Schmerzen

阿里红［ā lǐ hóng］→落叶松蕈［luò yè sōng xùn］

阿魏［ā wèi］树脂入药。用于消积、杀虫。Asant *m*, Resina Ferulae-Harz aus Ferula asafoetida, F. sinkiangensis oder F. fukanensis (Umbelliferae), gebraucht zur Beseitigung der Indigestion und als Wurmmittel

AI 癌矮艾碍嗌嗳

ái 癌

癌［ái］Krebs *m*, Karzinom *n*, Krebsgeschwulst *f*

癌疮［ái chuāng］Krebsgeschwür *n*, Carcinoma cutaneum *n*

ǎi 矮

矮地茶［ǎi dì chá］全草入药。用于止咳化痰、活血止血。Herba Ardisiae Japonicae —— getrocknetes ganzes Kraut von Ardisia japonica (Myrsinaceae), gebraucht zum Stillen des Hustens, zum Lösen des Schleims, zur Belebung des Blutkreislaufs und zum Stillen der Blutung

ài 艾碍嗌嗳

艾灸［ài jiǔ］Moxibustion *f*

艾卷［ài juǎn］→艾条(卷)［ài tiáo (juǎn)］

艾卷灸［ài juǎn jiǔ］→艾条(卷)灸［ài tiáo (juǎn) jiǔ］

艾绒［ài róng］艾条、艾炷的主要材料，将晒干的艾叶捣碎加工而成。Beifußwolle *f*, Moxe *f*, Moxa *f*, getrocknete und zerkleinerte Beifußblätter als wesentliches Ausgangsprodukt der Moxarolle und des Moxakegels

艾条(卷)［ài tiáo (juǎn)］用艾绒卷制成的圆柱形长条。Moxa-Zigarre *f*, Moxa-Stange *f*, Moxa-Rolle *f* —— in eine Papierhülse gepreßte, zigarreförmige Rolle der Beifußwolle

艾条(卷)灸［ài tiáo (juǎn) jiǔ］将艾卷的一端点燃，熏灸一定穴位或部位，使局部或全身气血通畅，产生温热感，达到治疗疾病之目的。Moxibustion mit Moxa-Stick *f*, Moxarolle-Moxibustion *f* —— Das angezündete Ende einer Moxarolle ist in einem bestimmten Abstand von der Haut einer speziellen Stelle oder eines speziellen Punktes für Behandlungszweck zu halten, um den Kreislauf von *Qi* und Blut zu fördern. Der Patient kann dabei ein warmes Gefühl an bestimmter Stelle oder im ganzen Körper bekommen.

艾叶［ài yè］叶入药。用于散寒止痛、温经止血，并用于针灸。Beifußblätter *n pl*, Folium Artemisiae Argyi —— getrocknete Blätter von Artemisia Argyi (Compositae), gebraucht zum Zerstreuen der Kälte, zum Stillen der Schmerzen und Blutung, zum Wärmen der Meridiane und auch gebraucht äußerlich für Moxibustion

艾炷［ài zhù］用艾绒压制而成的锥状物。Moxakegel *m* —— in eine Papierhülse gepreßte, stiftförmige Moxablätter

艾炷灸［ài zhù jiǔ］用点燃的艾柱在穴位上灸治的方法。Moxibustion mit Moxakegel —— Behandlung mit angezündetem Moxakegel als ein Kauterium direkt oder indirekt an einem Akupunkturpunkt

艾灼法［ài zhuó fǎ］Moxa-Kauterization *f*

碍产［ài chǎn］因脐带缠颈所致胎儿不下。Nabel-Dystokie *f* —— behinderte Entbindung durch Nabelschnurumschlingung fetalen Nackens

嗌［ài］Pharynx *m*, Hals *m* 咽或咽以下的部位或咽喉的泛称

嗳腐［ài fǔ］Eruktation mit faulem Geruch

嗳(噫)气［ài (yī) qì］Eruktation *f*, Aufstoßen *n*, Riilpsen *n* 气从胃中上逆，出咽喉而发出声响，声音长而缓的表现

AN 安按暗

ān 安

安宫牛黄丸［ān gōng niú huáng wán］成分：牛黄、郁金、犀角、黄芩、黄连、雄黄、栀子、朱砂、梅片、麝香、珍珠。主治：热入心包，痰热内闭所致之高热谵妄等症。*Angong Niuhuang Wan*, Bezoarsteinpille für Wiederbelebung —— Indikationen: hohes Fieber und Delirium durch Invasion pathogener Hitze ins Perikard oder wegen der Retention von Hitze und Schleim im Körper

安谷［ān gǔ］normale Nahrungsaufnahme (bei Patienten)

安蛔［ān huí］durch Askaris verursachte Kolik lindern

安蛔止痛［ān huí zhǐ tòng］Beseitigung von Spulwürmern (od. Ascaris lumbricoides) zur Schmerzlinderung *f*

安济坊［ān jì fāng］宋代医疗福利设施，专为收养贫病之人而设(9601270)。Hilfswerk *n* —— eine in der *Song*-Dynastie (960-1270) errichtete Institution für Armen-und Krankenfürsorge

安眠Ⅰ［ān mián yī］穴位。主治：失眠、精神分裂症。Anmien Ⅰ(Extra) —— Akupunkturpunkt. Indikationen: Insomnie, Schizophrenie

安眠Ⅱ［ān mián èr］穴位。主治：失眠。Anmien Ⅱ(Extra) —— Akupunkturpunkt. Indikation: Insomme

安神［ān shén］用镇静药物治疗神志不宁、坐立不安等症状的方法。innere Unruhe beseitigen —— eine Heilmethode zur Behandlung des emotionalen Leidens und der Nervosität mit Beruhigungsmittel

安神剂［ān shén jì］①Sedativum *n* ②Beruhigungsmittel *n*

安神健胃［ān shén jiàn wèi］Beruhigung des Geistes und Förderung der Verdauung

安神丸［ān shén wán］又名朱砂安神丸。成分：黄连、朱砂、生地黄、当归、炙甘草。主治：心火亢盛，灼伤阴血之心悸、怔忡、失眠等症。*Anshen Wan*, Beruhigungspille *f* —— Indikationen: Palpitation, nervöse Aufregung und Schlaflosigkeit wegen des Verbrauchs von Essenz und Blut durch Aufflammen vom Herzfeuer, auch Zinober-Beruhigungspille genannt

安神药［ān shén yào］Beruhigungsmittel *n*, beruhigende Arzneimittel *n*

安胎［ān tāi］进行保胎或预防流产的方法。Mißgeburtprävention *f*, Abortvorbeugung, *f* —— eine Methode, Abort oder habituellen Abort zu verhüten und Schwangerschaft zu sichem

安胎药［ān tāi yào］Arzneimittel zur Abtreibungsprävention *n*

安息香［ān xī xiāng］香脂入药。用于开窍清神、行气活血、止痛。Benzoe *f*, Benzoinum *n* —— Balsam aus Styrax tonkinensis oder S. hypoglaucus (Styracaceae), gebraucht zur Anregung des Kreislaufs von *Qi* und Blut, zum Schmerzstillen und als ein aromatisches Stimulans zur Wiederbelebung

安中［ān zhōng］→和胃(中)［hé wèi (zhōng)］

àn 按暗

按法［àn fǎ］①针灸手法名。将针用力下插。②用手指、手掌或屈曲关节按压穴位。①eine Manipulation der Akupunktur, die Nadel nach dem Einstechen kräftig einzuführen ②eine Methode der Massage oder der Traumatologie für Muskelregulierung, bei der man den Akupunkturpunkt mit dem Finger, der Handfläche oder gebeugtem Gelenk (z. B dem Ellenbogen) drückt

按脉［àn mài］①den Puls fühlen ②den Puls mit Druck fühlen

按摩［àn mó］①按摩医师用手或上肢在患部进行揉、推等的一种治疗方法。②正骨八法之一。①Massage *f*, Chirotherapie *f* —— Drücken und Reiben mit Händen oder Armen in der erkrankten Region der Patienten ②eine von acht Manipulationen der Knochenrepositionen

按摩科［àn mó kē］明十三科之一。Spezialgebiet der Massage —— eines der dreizehn medizinischen Spezialgebiete der *Ming*-Dynastie

按摩疗法［àn mó liáo fǎ］Chirotherapie *f*, Massagetherapie *f*

按摩师［àn mó shī］施行按摩的医师或术者。Masseur *m* —— Arzt oder Praktiker, der Massage durchführt

按摩腰眼［àn mó yāo yǎn］在腰背处施行自己按摩。Selbst-Massage in der Lumbodorsalregion

按跷［àn qiāo］按摩的古代名称。ein alter Ausdruck für Massage

按胸腹［àn xiōng fù］die Brust und den Abdomen betasten (als eine physikalische Untersuchungsmethode)

按压法［àn yā fǎ］用手掌或肘尖在身体穴位或患部用力反复按压。Druckmassage *f* —— eine Methode, mit dem Handteller oder dem Ellbogen den Akupunkturpunkt oder die erkrankte Region wiederholt kräftig zu drücken und zu kneten

暗产［àn chǎn］妊娠一个月以内的流产。Abort innerhalb des ersten Schwangerschaftsmonats

暗经［àn jīng］妇女终生不行经，或每月届期只有腰酸感觉，而能受孕。latente Menstruation —— eine Erscheinung bei Frauen, die keine Menstruation im ganzen Leben bzw. monatlich nur Rückenschmerz ohne Menstruationsblutung haben und sonst gesund und fruchtbar sind

AO 敖熬懊

áo 敖熬

敖氏伤寒金镜录［áo shì shāng hán jīn jìng lù］又名《伤寒金镜录》。现存最早的舌诊专著。杜清碧撰(1341)。*Ao's* Akten des Goldenen Spiegels von Febrilen Krankheiten, oder Akten des Goldenen Spiegels von Febrilen Krankheiten-die älteste vorhandene Monographie über Diagnose der traditionellen chinesischen Medizin, die hauptsächlich von Zungendiagnostik handelt, verfaßt von *Du Qing bi*［1341］

熬药［áo yào］Arzneikräuter auskochen

ào 懊

懊侬［ào nóng］胸膈部、心窝部的一种不舒适感，包括烧灼焦虑，似饥非饥，似痛非痛，烦乱不安。Sodbrennen *n*, Pyrosis *f* —— ein unangenemes Gefühl im Epigastrium oder in der Herzgrube wie Sodbrennen, Unruhe, Schmerz und hungerähnliches Gefühl

B

BA 八巴芭拔菝

bā 八巴芭

八段锦［bā duàn jǐn］Gymnastikübung, bestehend aus acht Reihen der rhythmisch geregelten Körperbewegungen *f* 由八节肢体动作组成，有保健作用的导引方法

八法［bā fǎ］八种治疗方法：汗法、吐法、下法、和法、温法、清法、消法、补法。Acht Behandlungsmethoden —— Zusammenfassender Ausdruck für Diaphorese, Emetokatharsis, Abführen, Regulation, Wärmen, Kühlen, Elimination und Tonisieren

八风［bā fēng］穴位。主治：趾痛、足背红肿痛等。*Bafeng*［EX-LE 10］—— Akupunkturpunkt. Indikationen: Zehenschmerzen, Röte, Schwellung und Schmerzen des Fußrückens

八纲［bā gāng］即阴阳、表里、寒热、虚实。die acht Hauptnenner (von Symptomen bzw. Syndromen) —— die als Hauptleinen in Diagnose dienen und heißen: *Yin* und *Yang*, Äußeres und Inneres, Kälte und Hitze, Mangel und Übermaß

八纲辨证［bā gāng biàn zhèng］运用阴阳、表里、寒热、虚实八纲，对各种病证进行识别。各种疾病的症状虽错综复杂但皆可用八纲分析归纳，而为疾病的诊断和治疗提供依据。表里为病位的深浅，寒热为病证的性质，虚实为邪正的盛衰，阴阳是八纲的中心，有统摄领导其他六纲的总纲之意。表、热、实属阳；里、虚、寒属阴。nach den acht Krankheitsnennern analysieren und differenzieren —— Alle Krankheiten, deren Symptome ganz verschieden und kompliziert sind, können nach den acht Kankheitsnennern analysiert und differenziert werden, um den Diagnosen und Behandlungen Grundlage anzubieten. Äußeres und Inneres dienen zum Deuten der Tiefe der Krankheitslage, Kälte und Hitze zum Unterscheiden der Eigenschaften der Syndrome, und Mangel und Übermaß zum Erkennen des Kräfte verhä ltnises zwischen Krankheitsursachen und Abwehrkraft. *Yin* und *Yang* stehen an der Stelle der Hauptleine und spielen den anderen sechs Krankheitsnennern gegenüber die Führungsrolle. Äußeres, Hitze und Übermaß gehören zu *Yang*, während Inneres, Mangel und Kälte zu *Yin*.

八会穴［bā huì xué］八个与脏、腑、气、血、骨、髓、筋、脉密切相关的穴位。*acht Hui-Punkte*, acht einflußreiche Punkte —— acht wichtige Akupunkturpunkte, die mit *Fu-Organen*, *Zang-Organen*, *Qi*, Blut, Knochen, Knochenmark, Sehnen und Blutgefäß eng zusammenhängen

八角枫［bā jiǎo fēng］须根入药。用于祛风湿、散瘀、镇静、止痛。Radix Alangii —— getrocknete faserige Wurzel von Alangium chinensis (Alangiaceae), gebraucht als ein Antirheumatikum zur Beseitigung der Blutstauung, zur Beruhigung und zum Stillen von Schmerzen

八角茴香［bā jiǎo huí xiāng］果入药。用于温中散寒、理气止痛。Sternanisfrucht *f*, Fructus Anisi Stellati —— Verwendet wird getrocknete reife Frucht von Illicium verum (Magnoliaceae) Heilwirkung: *Mittel-Jiao* wärmen, Kälte austreiben, *Qi-Fluß* normalisieren und Schmerz stillen

八廓［bā kuò］水廓、风廓、天廓、地廓、火廓、雷廓、泽廓和山廓。与五轮说相对应的学说，认为每廓中的病理变化与一定脏腑发病有关。die acht Regionen der Sklera —— Sie sind Wasser-Region, Wind-Region, Himmerl-Region, Erde-Region, Feuer-Region, Donner-Region, See-Region und Berg-Region und entsprechen den Fünf-Rädern. Die pathologischen Veränderungen in jeder der regionen stehen mit den eines entsprechenden Innenorgans in Beziehung.

八里麻［bā lǐ má］果入药，用于祛风湿、镇痛。Frucht der Chinesischen Azalee, Fructus Rhododendri Mollis —— getrocknete reife Frucht von Rhodendendron molle (Ericaceae), gebraucht als Antirheumatikum und als schmerzstillendes Mittel

八髎(膠)［bā liáo (liáo)］即上髎、次髎、中髎、下髎之合称。*acht-Liao*, acht Löcher —— ein Sammelbegriff für die *acht-Liao-Punkte*: *Shangliao* (BL 31), *Ciliao* (BL 32), *Zongliao* (Bl 33) *und Xialiao* (BL 34). Sie stehen an gleichen Stellen der vier Paaren Foramina sacralia posteriora

八脉交会穴［bā mài jiāo huì xué］奇经八脉和十二正经在四肢部的八个会合穴。acht konfluierende Akupunkturpunkte —— acht Punkte, die sich auf den Extremitäten befinden und die acht außerordentlichen Meridiane mit den zwölf normalen Meridianen verknüpfen

八片锦［bā piàn jǐn］反映患儿指纹［食指的浅层静脉］走向的八种类型的总称。每类皆显示一种证候或疾病，如鱼刺形主惊风痰热等八种，可佐儿科辨证参考。acht Bilder —— ein Kollektivausdruck für acht verschiedene Bilder von oberflächlichen Venolen der Zeigefinger bei kleinen Kindern als ein Verweis für Diagnose. Jedes Bild zeigt ein Symptom oder eine Krankheit, z.B. die Fischspornform weist auf Konvulsion, Schleim-Hitzesyndrom usw. hin.

八溪［bā xī］肘、腕、膝、踝关节。acht Gelenke —— Gelenke von Ellbogen und Knien, die Handgelenke, und die Fußgelenke

八仙长寿丸［bā xiān cháng shòu wán］又名麦味地黄丸。成分：六味地黄丸加麦冬、五味子。主治：肺肾阴虚而症见咳嗽、吐血、潮热、盗汗等。*Baxian Changshou Wan*, Acht Unsterbliche-Langlebigkeitspille —— anderer Name *Mai Wei Dihuang Wan*, Pille von sechs Drogen einschließlich Rehmanniae mit Ophiopogon und Schisandra. Indikationen: Husten, Blutbrechen, hohes Fieber und Nachtschweiß wegen des *Yin*-Mangels der Lungen und der Nieren

八邪［bā xié］穴位。主治：指关节疾患、指麻、头项强痛等。*Baxie* (*EX-UE 9*) —— Akupunkturpunkt. Indikationen: Fingergelenksleiden, Taubheit der Finger, Nackensteife und Nackenschmerzen

八珍汤［bā zhēn tāng］成分：当归、党参、白芍、白术、茯苓、熟地、川芎、炙甘草。主治：气血两虚证。*Bazhen Tang*, Dekokt von acht kostbaren Bestandteilen —— Indikationen: Symptome des Mangels an *Qi* und Blut

八阵［bā zhèn］acht taktische Anordnungen *f pl*

八正［bā zhèng］acht solare Fristen *f pl*

八正散［bā zhèng sǎn］成分：木通、瞿麦、车前子、扁蓄、滑石、炙甘草、栀子、大黄、灯心。主治：湿热下注，发为热淋、石淋。*Bazheng San*, Gesundheit-wiederherstellendes Acht-Pulver —— Indikationen: durch Abwärtstreibung der Feuchtigkeit-Hitze verursachte akute Urininfektion und Urolithiasis

巴豆［bo dòu］种子入药。用于峻下寒积、逐水除痰。外治疖、疣、皮炎，内服限用巴豆霜。Krotonsamen *m*, Semen Crotonis —— getrockneter Samen von Croton tiglium

(Euphorbiaceae), gebraucht als drastisches Mittel zum Ausscheiden der Kälteakkumulation und der Nahrungsstagnation, zum Beseitigen der Wasserretention und zum Schleimlösen, äußerlich gebraucht für Furunkel, Dermatitis und Warze. Vorsicht: oral eingenommen wird nur entfettetes Krotonsamen-Pulver

巴豆霜［bā dòu shuāng］巴豆碾粉去油，内服功用同巴豆。entfettetes Krotonsamen — Pulver, Pulvis Crotoms Tiglium-Krotonsamen werden ausgedrückt, pulverisiert und entfettet, und oral gebraucht. Das Pulver hat gleiche Heilwirkung wie Krotonsamen.

巴戟天［bā jǐ tiān］根入药。用于补肾阳、强筋骨、祛风湿。Radix Morindae Officinalis — getrocknete Wurzel von Morinda officinalis (Rubiaceae), gebraucht zur Toni sierung von *Nieren-Yang*, zur Stärkung von Sehnen und Knochen, und zur Beseitigung des Rheumatismus

芭蕉根［bā jiāo gěn］根茎入药。用于清热、止渴、利尿、解毒。Wurzel der Zwergbanana, Rhizoma Basjoo — Rhizomvon Musa basjoo (Musaceae), gebraucht zur Eliminierung der Hitze, zur Durststillung, zur Diurese und zur Entgiftung

芭蕉花［bā jiāo huā］花蕾和花入药。用于化痰、软坚、平肝、活血、通经。Blume der Zwergbanana, Flos Basjoo — Verwendet wird getrocknete Blüte und Knospen von Musa Basjoo (Musaceae). Heilwirkung: Schleim lösen, harte Masse erweichen, Hyperaktivität der Leber unterdrücken, Blut stauung beseitigen und Menstruation normalisieren

芭蕉叶［bā jiāo yè］叶入药。用于清热、利尿、解毒。Blatt der Zwergbanana, Folium Basjoo — getrocknete Blätter von Musa Basjoo (Musaceae), gebraucht zur Eliminierung der Hitze, zur Diurese und zur Entgiftung

芭蕉油［bā jiāo yóu］茎中液汁入药。用于清热、止渴、解毒。Saft der Zwergbanana, Succus Basjoo — Verwendet wird Saft aus dem Stengel von Musa basjoo (Musaceae). Heilwirkung: Eliminierung der Hitze, Durststillung und Entgiftung

芭蕉子［bā jiāo zǐ］种子入药。生食止渴、润肺；蒸熟取仁食，通血脉、增骨髓。Samen der Zwergbanana, Semen Basjoo-Samen von Musa basjoo (Musaceae) — gebraucht zum Durststillen und zum Befeuchten der Lunge, wenn roh gegessen, können aber die gekochten und enthäuteten Samen Blutfluß fördern und Knochenmark ergänzen.

bá 拔菝

拔毒［bá dú］①排除毒物。②→拔脓毒［bá nóng dú］①giftige Stoffe beseitigen

拔罐法［bá guàn fǎ］使罐紧吸于穴位上的疗法。Saugtherapie *f* — mit einem Schröpfkopf Blut über bestimmten Akupunkturstellen zum therapeutischen Zweck ansaugen

拔火罐［bá huǒ guàn］拔罐法［bá guàn fǎ］

拔脓(毒)［bá nóng (dú)］Eiter mit einem Pflaster, Schröpfkopf usw. aussaugen

拔伸复位［bá shēn fù wèi］Wiedereinrenkung durch Ziehen und Schieben

拔伸牵引［bá shēn qiān yǐn］Traktionstherapie durch Ziehen und Schieben von Hand oder mechanisch

拔针［bá zhēn］die Nadel herausziehen

拔直捏正［bá zhí niē zhèng］伤科手法名。一方面牵引拉直，同时将骨折移位部位捏正。Einrenkung durch Ziehen und Kneten — eine Behandlungsmethode der Traumatologie, die gebrochenen Knochen abzuziehen und gleichzeitig die Verschiebung der Bruchenden durch Kneten zu korrigieren

菝葜［bá qiā］根茎入药。用于祛风湿、解毒、消肿。Rhizoma Smilacis Chinensis — getrockneter Wurzelstock von Smilax chinensis (Liliaceae), gebraucht als Antirheumatikum, Antiphiogistikum und Antitoxikon

BAI 掰白百柏败

bāi 掰

掰(擘)［bāi (bāi)］把某些药物如红枣先用手破开，后煎煮的方法。mit beiden Händen etwas brechen — einige Heilkräuter wie gedörrte Jujube vor dem Kochen mit den Händen zerkleinern

掰白［bāi bái］Antirheumatikum, Antiphlogistikum und Antitoxikon

bái 白

白崩［bái bēng］五崩之一，突然由阴道流出大量白色粘液。*Baibeng* — plötzlicher Anfall von Leukorrhagie, Leukorrhagie mit schleimigem Ausfluß bei Frauen, eine der fünf Arten Leukorrhagie der Frauen

白疕［bái bǐ］Psoriasis *f*, Schuppenflechte *f* 皮损状如松皮，形如疹疥，骚起白皮的红瘢鳞屑性皮肤病

白扁豆［bái biǎn dòu］→扁豆［biǎn dòu］白驳风［bái bó fēng］→白癜［驳］风［bái diàn［bó］fēng］

白驳风［bái bó fēng］→白癜(驳)风［bái diàn (bó) fēng］

白缠喉［bái chán hóu］→白喉［bái hóu］

白菖蒲［bái chāng pú］根茎入药。用于化痰、开窍、健脾、利湿。Kalmusrhizom *n*, Rhizoma Calami — Verwendet wird getrockneter Wurzelstock von Acorus calamus (Araceae). Heilwirkung: Schleim lösend, Wiederbelebung anregend, die Milz stärkend und Feuchtigkeit beseitigend

白虫病［bái chóng bìng］Taniase *f* Bandwurmleiden *n*

白丑［bái chǒu］Semen Pharbitidis (*Qian Niu Zi*) *m*, weißer Pharbitissamen *m*

白带［bái dài］Leukorrhöe *f*, Fluor albus, weißer Ausfluß

白癜(驳)风［bái diàn (bó) fēng］Leukoderm *n*, Vitiligo *f*

白豆蔻［bái dòu kòu］种子入药。用于化湿健胃、温中止呕、行气宽中。Samen echten Kardamoms, Semen Amomi Cardamomi — Verwendet wird getrockneter Samen von Amomum Cardamomum (Zingiberaceae). Heilwirkung: gebraucht als ein Stomachikum zum Austreiben der Feuchtigkeit-Kälte aus dem Magen, zum Beseitigen der Blähung und zum Stillen des Erbrechens

白矾［bái fán］外用解毒杀虫、收敛止痒，内服燥湿祛痰、敛肺止血。Alaun *m*, Alumen *n* — Es ist äußerlich als Parasitizid und Antipruriginosa bzw. innerlich als eine Arznei zum Lösen von Schleim, zum Beseitigen der Feuchtigkeit und zum Stillen von hartnäckigem Husten und der Blutung anzuwenden.

白附子［bái fù zǐ］块茎入药。用于燥湿化痰、祛风止痉、解毒散结。Rhizoma Typhonii — Verwendet wird getrockneter Wurzelstock von Typhonium giganteum (Araceae). Heilwirkung: Schleim und Masse lösend, Konvulsion und Feuchtigkeit beseitigend und entgiftend

白果［bái guǒ］种子入药。用于敛肺、定喘、止遗尿、止白带。Ginkgosamen *m*, Semen Ginkgo — getrockneter reifer Samen von Ginkgo biloba (Ginkgoaceae), gebraucht als ein Adstringens für die Behandlung von hartnäckigem Husten, Asthma, Enurese und Leukorrhoe

白果仁［bái guǒ rén］果仁入药。用于敛肺定喘、涩精止带。Samen des Ginkgos, Semen Ginkgo — Verwendet werden die Kerne von Ginkgo biloba (Ginkgoaceae). Heilwirkung: als Adstringens zur Beseitigung von Asthma, hartnäckigen Husten, Pollution und Leukorrhoe

白喉［bái hóu］Diphtherie *f*

白喉条辨［bái hóu tiáo biàn］医书，清·陈葆善撰(1887)。有条辨15条，论述白喉证治，采取各家之长，参酌个人经验，内容较系统。ausführliche Analyse der Diphtherie —— eine Monographie mit 15 Artikeln der Analyse über Diagnose und Behandlung der Diphtherie, In der der Schriftsteller eine systematische Exposition der Subjekte aufgrund der einzigen Punkte verschiedener Sekte und eigener Erfahrungen dargestellt hat. Das Buch war von Chen Baoshan in der *Qing*-Dynastie (1887) zusammengestellt.

白虎风［bái hǔ fēng］→白虎历节［bái hǔ lì jié］

白虎加苍术汤［bái hǔ jiā cāng zhú tāng］成分：知母、炙甘草、石膏、粳米、苍术治：湿温病见多汗、身重、足冷者。Baihu Jia Cangzhu Tang, Weißtiger-Dekokt mit Chinesischer Atractylodes —— Indikationen: durch Feuchtigkeit verursachte infektiöse febrile Krankheiten mit den Symptomen von Polyhidrose, Mattigkeit und Kälten Füßen

白虎加桂枝汤［bái hǔ jiā guì zhī tāng］成分：白虎汤加桂枝。主治：风湿热痹、温疟。*Baihu Jia Guizhi Tang*, Weißtiger-Dekokt mit Cinnamon —— Indikationen: durch Wind, Nässe und Hitze verursachte Arthralgie, fieberhafte Malaria

白虎加人参汤［bái hǔ jiā rén shēn tāng］成分：白虎汤加人参。主治：白虎汤证而见伤者。*Baihu Jia Renshen Tang*, Weißtiger-Dekokt mit Ginseng —— Indikationen: Syndrome, bei denen das Weißtiger-Dekokt indiziert ist, mit Konsumption von *Qi* und Flüssigkeit

白虎历节［bái hǔ lì jié］又名历节、痛风、白虎风。以关节发红、肿胀、痛甚、不能屈伸为特征。schwere und wandernde Arthralgie —— Sie wird durch Rötung, Schwellung, starke Schmerzen und Versteifung der Gelenke gekennzeichnet.

白虎汤［bái hǔ tāng］成分：石膏、知母、炙甘草、粳米。主治：阳明经热盛或外感热病气分热盛证。*Baihu Tang*, Weißtiger-Dekokt —— Indikation: übermäßige Hitze in *Yangming*-Meridian oder die einer exogenen Fieberkrankheit im *Qi*-System

白虎摇头法［bái hǔ yáo tóu fǎ］针刺手法之一，即进针得气后，以右手拇指、食指掐住针柄，轻轻左右摇动，速度较苍龙摆尾法稍快。Weißtiger-Kopfschütteln-Methode —— eine Manipulation der Nadeltherapie. Nach dem Nadeleinstich und der Erscheinung des Nadelgefühls nimmt der Arzt den Nadelgriff mit Daumen und dem Zeigefinger mit der Hand und bewegt ihn leicht nach links und rechts und schneller als mit der "Gründrache-Schwanzschüttelnmethode".

白花菜子［bái huā cài zǐ］商瑚种子入药。用于散寒、消肿、止痛。Semen Cleomis —— Verwendet werden getrocknete reife Samen von Cleome gynandra (Capparidaceae). Heilwirkung: Kälte zerstreuend, abschwellend, Schmerz stillend

白花蛇［bái huā shé］蛇干入药。用于去风湿、通经化瘀。Agkistrodon Acutus —— Der getrocknete Körper, nachdem man die Eingewede ausgenommen hat, wird als Arzneimittel angewandt. Heilwirkung: Rheumatismus beseitigend, Blutstauung zerstreuend, den *Qi*-Fluß fördemd

白花蛇舌草［bái huā shé shé cǎo］。全草入药、用于清热解毒、利湿、抗癌。ausgedehntes Ohrkraut, Herba Hedyotis Diffusae —— Verwendet wird getroknetes ganzes Kraut von Hedyotis diffusa (Rubiaceae). Heilwirkung: Fieber senkend, entgiftend, Harn treibend und Krebs beseitigend

白环俞［bái huán shù］穴位。主治：坐骨神经痛、腰骶痛、白带过多、疝气等。*Baihuanshu* (BL 30) —— Akupunkturpunkt. Indikationen: Ischias, Schmerzen im Lumboakralbereich Hyperleukorrhöe und Hernie

白芨［bái jī］块茎入药。用于收敛止血、消肿生肌。Rhizo Bletillae —— Verwendet wird getrocknete Wurzelknolle von Bletilla striata (Orchidaceae). Heilwirkung: zusammenziehend, Blutung stillend, abschwellend und Regeneration des Gewebes fördernd

白蒺藜［bái jí lí］→蒺藜［jí lí］

白僵蚕［bái jiāng cán］→僵蚕［jiāng cán］

白胶香［bái jiāo xiāng］→枫香脂［fēng xiāng zhī］

白芥子［bái jiè zǐ］种子入药。用于温肺祛痰、散结止痛。Samen weißen Senfs, Semen Sinapis Albae —— getrocknete reife Samen von Sinapis alba (Cruciferae) werden als Arzneimittel angewandt. Hei1wirkung: die Lungen wärmend, Expektoration fördernd, Verstopfung beseitigend und Schmerz stillend

白芥子灸［bái jiè zǐ jiǔ］天灸之一。取中药白芥子研末，用白水调糊状，敷于选好的俞穴上，约3—4小时，待局部皮肤发泡为止。用于治疗肺结核、哮喘、口眼㖞斜等症。Moxibustion mit Senfsamen —— eine Form der Kältmoxibustion mit Samen weißen Senfs (Semen Sinapis albae), die zu Pulver zerrieben und mit Wasser gemischt und zur Paste geformt und bei Behandlung von Tuberkulose, Asthma und anderen Krankheiten wie Gesichtlähmung auf den gewählten Akupunkturpunkt für 3-4 Stunden aufgetragen werden, bis sich Blasen bilden

白睛(眼)［bái jīng (yǎn)］Augenweiß *n*

白睛抱红［bái jīng bào hóng］→抱轮红赤［bào lún hóng chì］

白睛暴赤［bái jīng bào chì］akute Hyperämie der Conjunctiva bulbi

(白睛)赤丝虬脉［(bái jīng) chì sī qiú mài］→赤丝虬脉［chì sī qiú mài］

白睛病［bái jīng bìng］Erkrankung am Augenweiß *f*, Krankheit der bulbären Bindehaut *f* 白睛部位眼部的统称

白睛赤肿［bái jīng chì zhǒng］Chemosis und Hyperämie der Conjunctiva bulbi

白睛飞血［bái jīng fēi xuè］→目飞血［mù fēi xuè］

白睛浮壅［bái jīng fú yōng］Chemose *f*, Chemosis *f*

白睛红赤［bái jīng hóng chì］bulbäre konjunktivale Hyperämie, Hyperaemia conjunctivae bulbi

白睛混赤［bái jīng hǔn chì］bulbäre konjunktivale Hyperämie, Hyperaemia conjunctivae bulbi

白睛青蓝［bái jīng qìng lán］指巩膜炎反复发作，使病变部位变薄而呈青蓝色。blaue Sklera —— wiederholte Anälle der Skleritis führt dazu, dass die befallene Stelle des Augenweißes verdünnt und blau wird.

白睛虬脉［bái jīng qiú mài］→赤丝虬脉［chì sī qiú mài］

白睛涩痛［bái jīng sè tòng］无充血的结膜干燥感、异物感和灼痛感。Irritation und Schmerzen der bulbären Konjunktiva —— Gefühl der Trockenheit, Irritation und der brennenden Schmerzen in der Konjunktiva ohne Hyperämie

白睛外膜［bái jīng wài mó］Sklera *f*

白睛萎黄［bái jīng wěi huáng］Xanthose der Konjunktiva

白睛溢血［bái jīng yì xuè］hämorrhagisches Augenweiß *n* 以白睛浅层下出血鲜红，状如胭脂为主要表现的眼病

白睛溢血［bái jīng yì xuè］subkonjunktivale Ekchymose

白菊花［bái jú huā］→菊花［jú huā］

白菌［bái jūn］→白喉［bái hóu］

白癞［bái lài］tuberkuloide Lepra

白痢［bái lì］Dysenterie mit schleimigem und eitrigem Ausfluß

白蔹［bái liǎn］块根入药。用于清热解毒、消痈肿。Radix Ampelopsis —— Verwendet wird getrocknete Tubenwurzel von Ampelopsis japonica (vitaceae). Heilwirkung: Fieber senkend, entgiftend, entzündliche Schwellung lösend

白漏［bái lòu］chronische Leukorrhagie

白毛夏枯草［bái máo xià kū cǎo］→筋骨草［jīn gǔ cǎo］

白茅根［bái máo gēn］根茎入药。用于清热生津、凉血利尿。Wurzelstock des Dschungelgrases, Rhizoma Imperatae —— Verwendet wird getrocknetes Rhizom von Imperata cylindrica (Gramineae). Heilwirkung: Hitze, besonders Hitze aus dem Blut beseitigend, Speichelbildung fördernd und Harn treibend

白(干)梅［bái［gān］méi］用于生津止渴。gesalzte und getrocknrete Pflaume, Fructus Pruni —— Heilwirkung: Speichelbil dung fördernd und Durst stillend

白梅花［bái méi huā］花蕾入药。用于舒肝、和胃、化痰。Blume Japanischer Aprikose, F1os Mume Albus —— Verwendet wird getroknete weiße geblühte Knospe des Prunus mume (Rosaceae). Heilwirkung: Depression in der Leber lindernd, den Magen stärkend, Schleim lösend

白霉苔［bái méi tāi］舌面生白衣，或糜点。主热极伤津，或食积夹热。weißer schimmelartiger Belag —— weißer Belag oder Erosionen auf der Zunge, was Konsumption der Körperflussigkeit durch starke Hitze oder Indigestion, die sich mit Hitze verbindet, anzeigt

白膜［bái mó］①即白膜。②自角巩缘向角膜伸延之白膜，常见于白膜侵睛。①weiße Membran ②Trübung verbreitet sich vom Korneoskleralrand auf die Kornea zu, oft gesehen in der phlyktänulären Keratokonjunktivitis.

白膜蔽睛［bái mó bì jīng］Auge mit eindringender weißen Membran *n*

白膜侵睛［bái mó qīn jīng］phlyktänuläre Keratokonjunktivitis *f*, Keratoconjunctivitis phlyctaenularis 以白色翳膜自白睛侵及黑睛为主要表现的疾病

白木耳［bái mù ěr］子实体入药。用于滋阴、润肺、养胃、生津。Gallertpilz *m*, Silbermorche *f*, Fungus Tremellae —— Gebraucht wird getrocknete Sporophore von Tremella fuciformis (Tremellaceae). Heilwirkung: *Yin* ernährend die Lungen befeuchtend, den Magen ernährend und Speichelbildung fördernd

白硇砂［bái náo shā］Sal Ammoniaci *n*, Ammoniaksalz *n*

白内障［bái nèi zhàng］Katarakt *m*, grauer Star

白腻苔［bái nì tāi］内有痰湿之象。weißer und schmieriger Zungenbelag —— ein Anzeichen für Retention von Schleim und Feuchtigkeit

白痦［bái pēi］Miliaria alba *f* 发生于皮肤表面的白色小疱疹，形如水疱，色白晶莹，破之有清晰浆液流出，多见于颈项及胸腹部

白前［bái qián］根茎及根入药。用于降气祛痰。Rhizoma Cynanchi stauntonii —— getrocknetes Rhizom und getrocknete Wurzel von Cynanchum stauntonii oder C. glaucescens (Asclepiadaceae) werden verwendet. Heilwirkung: verkehrten *Qi-Fluß* absenkend, Expektoration fördernd

白屈菜［bái qū cài］全草入药。用于镇痛止咳、利尿解毒。Schöllkraut *n*, Herba Chelidonii —— Verwendet wird getrocknetes ganzes Kraut von Chelidonium majus (Papaveraceae). Heilwirkung: Schmerz und Husten stillend, Harn treibend und entgiftend

白仁［bái rén］→白睛(眼)［bái jīng(yǎn)］

白刃疔［bái rén dīng］鼻前庭疖，顶部白色。Weißkopf-Furunkel *m* —— Furunkel mit weißem Kopf am Nasenvorhof

白如枯骨［bái rú kū gǔ］肺的真脏色。苍白而枯槁不泽，是气血大虚、肺胃精气败露的颜色。bleich wie ausgetrocknete Knochen —— Eine der echten viszeralen Farben, blaß und glanzlos, weist auf extremen Mangel an *Qi* und Blut und auf Schädigung von der Essenz und *Qi* der Lunge und des Magens hin.

白散［bái sǎn］→三物白散［sān wù bái sǎn］

白(色)恶露［bái (sè) è lù］weiße Lochien

白涩症［bái sè zhèng］trockenes adstringierendes Auge *n* 以眼部涩肿不显，干涩不爽，甚至视物昏朦为主要表现的慢性眼病

白砂苔［bù shā tái］weiße Sandbeschichtung *f*

白参［bái shēn］根入药。效同人参。Wurzel des weißen Ginsengs, Radix Ginseng Alba —— Verwendet wird getrocknete Wurzel von Panax ginseng (Araliaceae) wie Ginseng.

白芍［bái sháo］根入药。用于平抑肝阳、柔肝止痛、敛阴养血。Wurzel der Chinesischen Pfinstrose, Radix Paeoniae Alba —— Verwendet wird getrocknete und geschälte Wurzel der Paeonia lactiflora (Ranunculaceae). Heilwirkung: Hyperaktivität von *Leber-Yang* hemmend, die Leber weichend, schmerzstillend, *Yin* adstringierend, Blut ernährend

白苔［bái tāi］舌苔白色，常见于表证、寒证。weißer Belag (der Zunge) —— oft gesehen bei äußerlichem oder Kältem Syndrom

白通汤［bái tōng tāng］成分：熟附子、干姜、葱白。主治：少阴病，阴盛格阳证。*Baitong Tang*, *Yang* aktivierendes Dekokt mit Allium fistulosum —— Indikation: *Shaoyin-Syndrom* mit Beherrschung von *Yin*, die *Yang* zurückhält, gekennzeichnetdurch übermäßige endogene Kälte mit scheinbaren febrilen Symptomen

白头翁［bái tóu wēng］根入药。用于清热解毒、凉血止痢。Wurzel der Chinesischen Küchenschelle, Radix Pulsatillae —— Verwendet wird getrocknete Wurzel von Pulsatilla chinensis (Ranunculaceae). Heilwirkung: Hitze beseitigend, entgiftend, pathogene Hitze aus dem Blut austreibend, Dysenterie heilend

白头翁汤［bái tóu wēng tāng］成分：白头翁、黄连、黄柏、秦皮。主治：热毒血痢。*Baitouweng Tang*, Pulsatilla-Dekokt *n* —— Indikation: Dysenterie mit Blutstuhlgang infolge schädlicher Hitze

白秃疮［bái tū chuāng］Tinea capitis

白薇［bái wēi］根及根茎入药。用于清热、凉血、退虚热。Radix Cynanchi Atrati —— Verwendet wird getrocknete Wurzel und getrocknetes Rhizom von Cynanchum atratum oder C. Versicolor (Asclepiadaceae). Heilwirkung: Hitze beseitigend, das Blut kühlend, durch *Yin-Mangel* erzeugte Hitze beseitigend

白物［bái wù］Leukorrheo *f*

白鲜皮［bái xiān pí］根皮入药。用于祛风燥湿，清热解毒。Wurzelrinde des Diptams, Cortex Dictamni Radicis —— Verwendet wird getrocknete Wurzelrinde von Dictamnus dasycarpus (Rutaceae). Heilwirkung: Wind vertreibend, Feuchtigkeit und Hitze beseitigend, entgiftend

白陷鱼鳞［bái xiàn yú lín］Keratomalazie *f*

白屑风［bái xiè fēng］①seborrhoische Dermatitis ②Ichthyosis sebacea

白眼［bái yǎn］→白睛(眼)［bái jīng(yǎn)］

白药［bái yào］三七及其他药味研成的白色粉末。用于止血及跌打损伤。*Baiyao*, weißes Arzneipulver, Pulvis Medicinalis Albus —— weißes Pulver aus zermahlter Wurzeln von Notoginseng (Panax pseudoginseng) und anderen Arzneimitteln zur Versorgung äußerer und innerer Wunden und zur Behandlung von Blutungen und bestimmter gynäkologischer Krankheiten

白药子［bái yào zǐ］块根入药。用于散瘀、消肿、止痛。Radix Stephaniae Cepharanthae —— Verwendet wird getrocknete Wurzelknolle der Stephania cepharanthia (Menispermaceae). Heilwirkung: Blutstauung lösend, abschwellend, schmerzstillend

白淫［bái yín］①Leukorrhoe *f* ②spontaner Samenerguß, Spermatorrhoe *f* ③ Spermaturie *f*, Semenurie *f*

白英［bái yīng］全草入药。用于抗癌、清热解毒、利湿祛风湿。Herba Solani Lyrati —— Verwendet wird getrocknetes ganzes Kraut von Solanum lyratum (Solanaceae). Heilwirkung: Krebs bekämpfend, Hitze beseitigend, entgiftend, Feuchtigkeit ausscheidend, Rheumatismus vertreibend

白游风 [bái yóu fēng] akutes angioneurotisches Ödem

白云香 [bái yún xiāng]→枫香脂 [fēng xiāng zhī]

白疹 [bái zhěn]→白痦 [bái pēi]

白芷 [bái zhǐ] 根入药。用于祛风解表、散湿止痛、消肿排脓。Engelwurzwurzel *f*, Angelikawurzel *f*, Radix Angelicae Dahuricae —— Verwendet wird getrocknete Wurzel der Angelica dahurica (Umbelliferae). Heilwirkung: pathogenen Wind aus der Körperoberfläche austreibend, Feuchtigkeit zerstreuend, Schmerz stillend, Schwellung beseitigend, Eiter ausscheidend

白珠俱青 [bái zhū jù qīng] Blauweiß des Auges *n* (Skleritis im Spätstadium)

白珠外膜 [bá zhū wài mó] Sklera *f*

白术 [bái zhú] 根入药。用于补脾益气、燥湿利水、固表止汗。Rhizoma Atractylodis Macrocephalae —— Verwendet wird getrocknete Wurzel von Atractylodes macrocephala (Compositae). Heilwirkung: die Milz stärkend, *Qi* ernährend, Feuchtigkeit beseitigend, Harn treibend, übermäßiges oder spontanes Schwitzen stillend

白浊 [bái zhuó] ①Tripper *m*, Gonorrhöe *f* ②trüber Urin

bǎi 百柏

百病皆生于气 [bǎi bìng jiē shēng yú qì] Alle Krankheiten entspringen aus *Qi-Störungen*.

百部 [bǎi bù] 根入药。用于润肺止咳、杀虫。Radix Stemonae —— Verwendet wird getrocknete Wurzel der Stemona sessilifolia, S. japonica oder S. tüberose (Stemonaceae). Heilwirkung: die Lunge befeuchtend, Husten stillend, Parasiten bekämpfend

百草霜 [bǎi cǎo shuāng] 烟囱内之草木灰。用于止血、消积化气, 并治咽喉、口舌诸疮。Pflanzenruß *m*, Fuligo Plantae herbis —— Verwendet wird schwarze pulverige Ablagerung verbrannter Brennhölzern aus Kochherden. Heilwirkung: Blutung stillend, Verdauung fördernd, Blähung lösend, Ulkus im Rachen, im Mund oder auf der Zunge beseitigend

百虫入耳 [bǎi chóng rù ěr] Insekten kommen ins Ohr.

百虫窝 [bǎi chóng wō] 穴位。主治: 寄生虫病、皮肤病等。*Baichongwo* (EX-LE 3) —— Akupunkturpunkt. Indikationen: Parasitose und Hautkrankheiten

百骸 [bǎi hái] Skeleton *n*, Knochen des Menschenkörpers

百合 [bǎi hé] 球茎入药。用于润肺止咳、清心安神、健脾胃。Lilie *f*, Bulbus Lilii —— Verwendet wird getrockneter Kormus von Lilium lancifolium, L. brownii viridulum oder L. pumilum (Liliaceae). Heilwirkung: die Lungen befeuchtend, Husten stillend, beruhigend, die Milz und den Magen stärkend

百合病 [bǎi hé bìng] 因七情郁结或大病后心肺阴虚而生内热所致。症见: 精神不宁、沉默少言、欲睡不能、欲行不能、欲食不能、似寒无寒、似热无热、口苦、尿赤等。本病以百合治疗, 故名。Lilien-Krankheit *f* —— durch innere Hitze infolge von *Yin-Mangel* des Herzens und der Lunge verursachte und in geistiger Depression oder der Genesung nach einer kritischen Krankheit gesehene Erkrankung mit folgenden Symptomen wie Unruhe, Schweigsamkeit, Schlaflosigkeit, Bewegungsstörung, Appetitlosigkeit, subjektivem Hitze-oder Kältegefühl, bitterem Mundgeschmack und dunklem Urin, die mit Bulbus Lilii zu behandeln ist und deshalb Lilienkrankheit genannt wird

百合固金汤 [bǎi hé gù jīn tāng] 成分: 熟地、生地、贝母、百合、麦冬、玄参、当归、药、甘草、桔梗。主治: 肺肾阴亏, 虚火上炎之咳嗽、痰中带血等。Baihe Gujin Tang, Lilie-Dekokt für Stärkung der Lunge —— Indikationen: durch *Yin-Mangel* der Lungen und der Nieren und durch Aufflammen des Feuers infolge körperlicher Schwäche verursachter Husten mit blutigem Auswurf

百会 [bǎi huì] 穴位。主治: 头痛、眩晕、癫痫、中风、子宫脱垂、脱肛等。*Baihui* (DU20) —— Akupunkturpunkt. Indikationen: Kopfschmerzen, Schwindel, Epilepsie, Schlaganfall, Prolapsus ani oder uteri

百节 [bǎi jié] Gelenke des Menschenkörpers

百劳 [bǎi láo] 穴位。主治: 颈淋巴腺结核、咳嗽、颈项强痛等。*Bailao* (EX) —— Akupunkturpunkt. Indikationen: Halslymphknotentuberkulose, Husten, Rigidität und Schmerzen des Halses

百日咳 [bǎi rì ké] Pertussis *f*, Keuchhusten *m*

百蕊草 [bǎi ruǐ cǎo] 全草入药。用于清热懈毒、消肿。Herba Thesii cum Radis —— Verwendet wird getrocknetes ganzes Kraut von Thesium chinensis (Santalaceae). Heilwirkung: Fieber senkend, Schwellung beseitigend, entgiftend

百岁疮 [bǎi suì chuāng]→天花(痘) [tiān huā (dòu)]

百晬咳 [bǎi zuì ké]→百晬[内]嗽 [bǎi zuì [nèi] sòu]

百晬[内]嗽 [bǎi zuì (nèi) sòu] 新生儿出生百日内因一般感冒引起的咳嗽。Husten des Neugeborenen —— Husten des Neugeborenen innerhalb 100 Tagen nach der Geburt infolge allgemeiner Erkältung

柏子仁 [bǎi zǐ rén] 种籽入药。用于养心安神、润肠通便。Samen der Zypresse, Semen Biotae —— Verwendet wird getrockneter Samen von Biota orientalis (Cupressaceae). Heilwirkung: Herz ernährend, beruhigend, Darm befeuchtend, abführend

柏子养心汤 [bǎi zǐ yǎng xīn tāng] 成分: 柏子仁、枸杞子、麦冬、当归、石菖蒲、茯神、玄参、熟地、甘草。主治: 心血不足, 心肾不交之心悸、失眠等症。*Baizi Yangxin Tang*, das Herz ergänzendes Dekokt mit Semen Biotae —— Indikationen: Palpitation und Schlaflosigkeit infolge des Blutmangels im Herzen und infotge der Inkoordination zwischen dem Herzen und den Nieren

bài 败

败毒散 [bài dú sǎn] 又名人参败毒散。成分: 柴胡、前胡、川芎、枳壳、羌活、独活、茯苓、桔梗、人参、甘草。主治: 风寒、湿邪兼正气不足。Baidu San, entgiftendes Pulver, entgiftendes Pulver mit Ginseng —— Indikationen: durch exogene Wind-Kälte und pathogene Feuchtigkeit verursachte Erkrankung mit *Qi*-Mangel

败酱草 [bài jiàng cǎo] 全草入药。用于清热解毒、凉血止血。Herba Patriniae —— Verwendet wird getrocknetes ganzes Kraut der Patrinia scabiosaefolia oder P. villosa (Valerianaceae). Heilwirkung: Hitze beseitigend, entgiftend, Hitze aus dem Blut austreibend, Blutung stillend

败血冲肺 [bài xuè chōng fèi] 严后由于恶露不下等原因出现气喘逆、胸闷、烦躁、面赤的病症。Lungenbeschwerden wegen der Lochienretention —— Tachypnoe, Dyspnoe, Brustbeklemmungen, Unruhe und gerötes Gesicht, verursacht durch Lochienretention nach der Geburt.

败血冲胃 [bài xuè chōng wèi] 产后由于恶露不下等原因出现恶心、呕吐、饱闷、腹胀、腹痛的病症。Magenbeschwerden durch Lochienretention —— durch Lochienstauung nach der Geburt verursachte Krankheit mit folgenden Symptomen wie Übelkeit, Erbrechen, Völlegefühl, Bauchblähung und Bauchschmerz

败血冲心 [bài xuè chōng xīn] 产后由于恶露不下等原因出现发热、狂言、呼叫, 甚至发狂奔走的病症。durch Lochioschesis verursachte Herzbeschwerden mit Symptomen wie Fieber, Delirium, Schrei und sogar Tollheit und verücktherumtoben, verursacht durch Lochienstauung nach der Geburt

败血坚凝［bài xuè jiān níng］坏血凝聚变硬。Klumpen des verfaulten Blutes

BAN 扳斑瘢板半绊

bān 扳斑瘢

扳法［bān fǎ］推拿手法。扳动肢体,使关节伸展或旋转。用于四肢及颈腰部以滑利关节,松解粘连,帮助复位。Ziehen-Manipulation *f* —— eine Manipulation der Massage, die durch Ziehen, Strecken und Drehen die betreffenden Gelenke der Extremitäten, des Halses und der Taille entspannt, von der Verwachsung trennt und ihnen bei der Einrenkung hilft

扳腿手法［bān tuǐ shǒu fǎ］扳腿使腰部过伸的手法。eine Manipulation zur Hyperextension des Lumbalwirbels durch Strecken des Beines

扳腿推拿手法［bān tuǐ tuī ná shǒu fǎ］三扳疗法之一。Ziehen-Massage des Beins —— eine der drei Ziehen-Manipulationen der Massage

斑［bān］Macula *f*, gelber Fleck *m*

斑蝥［bān máo］全虫入药。用于攻毒、逐瘀。Kantharide *f*, Mylabris *f* —— Verwendet wird ganzer getrockneter Körper der Mylabris phalerata oder M. cichorii (Meloidae). Heilwirkung: entgiftend, Blutstauung vertreibend

斑丘疹［bān qiū zhěn］makulopapuläse Eruption

斑痧［bān shā］Eruptionskrankheit *f*

斑秃［bān tū］Alopecia areata, kreisförmiger Haarschwund (od. Haarausfall)

斑疹［bān zhěn］Exanthem *n*, Eruptio macularis, Hautausschlag *m*

瘢痕疙瘩［bān hén gē da］伤愈合后皮肉高突不平,形成疙瘩状瘢痕。Narbenkeloid *n* —— sich nach der Heilung einer Wunde bildendes klumpiges irreguläres Narbengewebe

瘢痕灸［bān hén jiǔ］将艾炷直接放在体表穴位的皮肤上燃烧,促使局部化脓,产生水泡,最后结痂,形成瘢痕的灸法。narbenbildende Moxibustion —— Das angezündete Ende des Moxa-Stäbchens wird direkt auf die Haut an einem Akupunkturpunkt aufgelegt, damit sich eine kleine Blase bildet und später nach der Heilung daraus eine Narbe wird.

bǎn 板

板［bǎn］足底部大趾近端部分。proximaler plantarer Teil an der großen Zehe

板齿(牙)［bǎn chǐ (yá)］Schneidezahn *m*

板蓝根［bǎn lán gēn］根入药。用于清热解毒、凉血、利咽消肿。Radix Isatidis —— Verwendet wird getrocknete Wurzel von Isatis tinctoria (Cruciferae). Heilwirkung: Hitze-Noxe beseitigend, entgiftend, Hitze aus dem Blut austreibend, Halsschmerz und Halsschwellung stillend

板栗壳［bǎn lì qiào］带刺果壳入药。用于止咳、化痰、消炎。Involucrum Castaneae —— Verwendet wird getrocknete dornige Fruchtschale der Castanea mollissima (Fagaceae). Heilwirkung: Husten stillend, Schleim lösend, Entzündung hemmend

板子伤［bǎn zǐ shāng］durch Schlagen mit Bambusstück verursachte Verletzung

bàn 半绊

半边莲［bàn biān lián］全草入药。用于清热解毒、利尿消肿。Chinesische Lobelie, Herba Lobeliae Radicantis —— Verwendet wird getrocknetes ganzes Kraut der Lobelia Radicans (Campanulaceae). Heilwirkung: Hitze-Noxe beseitigend, entgiftend, Schwellung stillend und diuretisch

半表半里证［bàn biǎo bàn lǐ zhèng］病变既不完全在表,也不完全在里,而介于表里之间所出现的证候。主要表现有寒热往来、胸胁苦满、心烦作呕、不欲饮食、口苦咽干、目眩、脉弦等。halbäußeres und halbinneres Syndrom —— Symptomenkomplex, bei dem sich die pathogene Faktoren weder an der Oberfläche noch im Inneren, sondern zwischen den beiden befinden, wird hauptsächlich durch Altemation von Fieber und Schüttelfrost, Völlegefühl in der Brust, Beschwerden in der Unterrippengegend, Nausea, Appetitlosigkeit, bitteren Geschmack, Trockenheit in der Kehle, Schwindel und saitenförmigen Puls gekennzeichnet.

半刺［bàn cì］五刺法之一。即刺入很浅并很快拔针,不伤肌肉,如拔毛状。是古代治疗肺病的一种针法。oberflächlicher Nadelstich —— eine der fünf Nadelmethoden der alten Zeiten, bei der die Nadel sehr oberflächlich einzuführen und sofort herauszuziehen ist, damit die Muskeln nicht verletzt werden. Sie ist bei den Lungenkrankheiten indiziert.

半身不遂(随)［bàn shēn bù suí (suí)］Hemiplegie *f*, halbseitig gelähmt, motorische Lähmung einer Körperseite

半身多汗［bàn shēn duō hàn］Hemihyperhidrosis *f*

半身汗出［bàn shēn hàn chū］多因气血偏虚,常为偏枯预兆。Hemihidrose *f* —— gewöhnlich verursacht durch Mangel an *Qi* und Blut, ein Anzeichen für drohende Hemiplegie

半身麻木［bàn shēn má mù］Hemianästhesie *f*. halbseitig gefühllos

半身无汗［bàn shēn wú hàn］hemilaterale Anhidrose *f*

半夏［bàn xià］块茎入药。用于燥湿化痰、降逆止呕。Rhizoma Pinelliae —— Verwendet wird getrocknete Knolle der Pinellia termata (Araceae). Heilwirkung: Feuchtigkeit beseitigend, Schleim lösend, verkehrten *Qi*-Fluß hemmend, Erbrechen stillend

半夏白术天麻汤［bàn xià bái zhú tiān má tāng］成分:半夏、白术、天麻、茯苓、橘红、甘草、生姜、大枣。主治:风痰所致之眩晕、头痛。*Banxia Baizhu Tianma Tang*, Dekokt von Pinellia, weißem Atractylodes und Gastrodia —— Indikationen: Schwindel und Kopfschmerzen infolge des pathogenen Wind-Schleims

半夏厚朴汤［bàn xià hòu pò tāng］成分:制半夏、厚朴、茯苓、生姜、苏叶。主治:痰气郁结之梅核气(喉异感症)。*Banxia Houpo Tang*, Dekokt von Pinellia und Magnoliarinde —— Indikation: Fremdkörpergefühl im Rachen (Globus hystericus) infolge der Stagnation von pathogenem Schleim und *Qi*

半夏曲［bàn xià qū］Ferment aus Pinellia rhizoma *n*, Pinelliae rhizoma fermentata 半夏加面粉、姜汁等制成的曲剂

半夏泻心汤［bàn xià xiè xīn tāng］成分:制半夏、黄芩、干姜、人参、炙甘草、黄连、大枣。主治:胃气不和,心下痞满证。*Banxia Xiexin Tang*, Pinellia-Dekokt für Abführen des Magen-Feuers —— Indikationen: epigastrisches Völlegefühl und Aufblähung infolg der Funktionsstörung des Magens

半夏中毒［bàn xià zhòng dú］Vergiftung durch Pinellia ternata

［半］阴阳人［(bàn) yīn yáng rén］Hermaphrodit *m*, Zwitter *m*

半枝莲［bàn zhī lián］全草入药。用于清热解毒、散瘀止血、利尿、抗癌。Herba Scutellariae Barbatae —— Verwendet wird getrocknetes ganzes Kraut der Scutellaria barbata (Labiatae). Heilwirkung: Hitze-Noxe beseitigend, entgiftend, Blutstauung eliminierend, Blutung stillend, Harn treibend und Krebs bekämpfend

绊舌［bàn shé］→结(连,绊)舌(jié (lián, bàn) shé］

BANG 榜膀傍

bǎng 榜膀

榜嘎［bǎng gǎ］全草入药。用于清热解毒。Herba Aconiti Bonga —— Verwendet wird getrocknetes ganzes Kraut von Aconitum naviculare oder A. tanguticum（Ranunculaceae）. Heilwirkung：Hitze beseitigend，entgiftend

膀［bǎng］Oberarm *n*

bàng 傍

傍针刺［bàng zhēn cì］古代十二节刺法之一。一正一旁，正者刺其经，旁者刺其络，以治久居之留痹。Proximalnadeleinführung *f* —— eine der 12 Nadeltherapien in alten Zeiten，indiziert bei rheumatischer oder rheumatoider Arthritis infolge pathogener Feuchtigkeit，bei der die Nadeln paarweise，eine in den Meridianpunkt und die andere in den Kollateralpunkt eingeführt werden

BAO 包胞保报抱豹暴

bāo 包胞

包煎［bāo jiān］某些药需要布包裹后再行煎煮。eine Arznei einwickeln und abkochen —— Einige Arzneien müssen zuerst im Tuch vor dem Abkochen eingewickelt werden.

胞［bāo］①Uterus *m* ②Plazenta *f* ③Harnblase *f* ④Augenlid *n*

胞痹［bāo bì］风寒湿邪引起膀胱气化失常，而致小便不利、小腹胀满。Dysfunktion der Harnblase —— ein durch Angriff der Wind-，Kälte-und Feuchtigkeitsnoxen auf die Harnblase verursachter krankhafter Zustand mit Harnbeschwerden und Blähung des Unterbauchs

胞宫［bāo gōng］→女子胞［nǚ zǐ bāo］

胞寒不孕［bāo hán bù yùn］Sterilität wegen der Retention der Kälte im Uterus

胞肓［bāo huāng］穴位。主治：腰痛、坐骨神经痛、尿潴留等。*Baohuang*（BL53）—— Akupunkturpunkt. Indikationen：Lumbago，Ischialgie，Harnretention

胞睑［bāo jiǎn］Augenlid *n*，Palpebra *f*

胞睑石榴［bāo jiǎn shí liú］类似春季卡他性结膜炎之乳头。granatapfelähnliche Formation in der palpebrafen Konjunktiva —— Sie gleicht der sich in der katarrhalischen Konjunktiva im Frühling bildenden Papille.

胞睑肿核［bāo jiǎn zhǒng hé］Chalazion *n*，meibomsche Zyste

胞睑重坠［bāo jiǎn zhòng zhuì］Schweregefühl des Augenlides

胞浆水［bāo jiāng shuǐ］胞内养胎的液体，随胎儿分娩时流出。Amnionwasser *n* —— Flüssigkeit，die den Fetus im Amnion ernährt und bei der Geburt mit dem Fetus zusammen ausfließt

胞漏［bāo lòu］→胎漏［tāi lòu］

胞轮震跳［bāo lún zhèn tiào］Tick des Augenlides

胞络空虚［bāo luò kōng xū］因体弱或产育过多，致使子宫血脉极为衰弱。ungesättigte uterine Kollateralen —— durch schwache Konstitution oder übermäßige Geburten verursachte Mängel und Schwäche von Blut und *Qi* in uterinen Verbindungslinien der Körpermeridiane

胞脉（络）［bāo mài（luò）］分布在子宫的脉络。uterine Kollateralen —— Verbindungslinien（der Meridiane），die sich über die Gebärmutter verteilen

胞脉不通［bāo mài bù tōng］vaskuläre Obstruktion von uterinen Kollateralen

胞脉受损［bāo mài shòu sǔn］子宫附属的脉络因产育过多等因素引起损伤。Schaden von uterinen Kollateralen-Beeinträchtigung der uterinen Verbindungslinien der Meridiane durch mehrfache Geburten oder andere Faktoren

胞门［bāo mén］Öffnung der uterinen Zervix

胞肉粘轮［bāo ròu nián lún］Verkleben der Hornhaut und Augenlid *n* 以胞睑与白睛粘连，甚至使眼球运动受限为主要表现的眼病

胞生痰核［bāo shēng tán hé］→胞睑肿核［bāo jiǎn zhǒng hé］

胞系了戾［bāo xì liǎo lì］Dysfunktion der Harnblase

胞虚如球［bāo xū rú qiú］→脾虚如球［bì xū rú qiú］

胞衣［bāo yī］Nachgeburt（od. Plazenta，Mutterkuchen）mit Fruchtblase

胞衣不下［bāo yī bù xià］Retention des Mutterkuchens，Plazentadystokie *f*

胞衣先破［bāo yī xiān pò］vorzeitige Ruptur der Fruchtblase *f*

胞脏［bāo zàng］→女子胞［nǚ zǐ bāo］

胞肿［bāo zhǒng］Augenlidschwellung *f*，Palpebralödem *n*

胞肿如桃［bāo zhǒng rú táo］schwere Schwellung des Augenlides，schweres palpebrales Ödem

胞转［bāo zhuǎn］Dysurie *f*

胞阻［bāo zǔ］妊娠期间，由于气血不和阻碍胞胎，经常出现腹痛，甚至阴道流血。Verlegenheit des Fötus —— bei der Schwangerschaft durch Disharmonie von *Qi* und Blut verursachte Verlegenheit des Fötus，die zu frequenten Bauchschmerzen und sogar vaginaler Blutung führt

bǎo 保

保和丸［bǎo hé wán］成分：山楂、六曲、半夏、茯苓、陈皮、连翘、莱菔子，另方有麦芽。主治：食积。*Baohe Wan*，Lenitivumspille *f* —— Indikation：Verdauungsstörung

保健灸［bǎo jiàn jiǔ］gesundheitsstärkende（od. Gesundheitsförende）Moxibustion *f* 以养生保健、延年益寿为目的而施行的灸法

保婴撮要［bǎo yīng cuō yào］明太医院医士薛铠撰（1556）。书中强调小孩按年龄大小用药以及烧灼断脐的重要性。Wesentliches für die Kinderpflege —— ein Buch über Kinderheilkunde von *Xue Kai*（1556），ein berühmter kaiserlicher Arzt in der *Ming*-Dynastie，in dem er die korrekte Dosierung der Arzneimittel entsprechend dem Alter von Säuglingen und Kindern sowie die Wichtigkeit des Schnittes der Nabelschnur mit Brenneisen betonte

bào 报抱豹暴

报刺［bào cì］古代十二节刺法之一。用于治疗没有固定部位的疼痛。刺法是：找到疼处，即直刺一针，留针不拔，再循按局部，找到另一个疼处后，将前针拔出，在第二个疼处刺针。Nachstoß-Nadelung *f* —— eine der zwölf Nadelungsmethoden in alten Zeiten für Behandlung der Schmerzen，die sich nicht an einem bestimmten Ort befinden，bei der die Nadel nämlich direkt an dem schmerzempfindlichen Punkt einzustechen und steckenzulassen ist，bis der nächste schmerzempfindliche Punkt gefunden wird. Dann zieht man die Nadel aus und stößt sie am zweiten Punkt ein.

抱踝手法［bào huái shǒu fǎ］挤压踝骨的手法。knöchelperipherische Manipulation —— eine Manipulation zum Kneten des Knöchels

抱轮红赤［bào lún hóng chì］Ziliarhyperämie *f*，Zirkumkornealinfektion *f*

抱头火丹［bào tóu huǒ dān］Erysipelas des Kopfes

抱膝器［bào xī qì］用来固定髌骨骨折的器具。Instrument zur Fixation der Patellafraktur

抱骨垫［bào gǔ diàn］环抱断骨的固定垫（伤科用具之一）。Umfassungspolster *n* —— ein Fixierungspolster zum

Umfassen der Frakturfragmente

豹骨［bào gǔ］骨入药。用于强筋骨、祛风湿、止痛。Os Pardi, Os Leopardi-Getrockneter Knochen des Leoparden, Panthera pardus (Felidae) wird verwendet. Heilwirkung: Muskeln und Knochen stärkend, Rheumatismus beseitigend, schmerzstillend

豹文刺［bào wén cì］五刺法之一。即在患病部位的前后左右多处刺破小血管，排出郁血。这是应用于治疗心病及经络瘀阻等病症的一种古代针法。Leopardfleckenstich *m* —— eine der fünf alten Nadelungsmethoden, die kleine Blutgefäße rings um den betreffenden Krankheitsherd durchzustechen, um das stagnierende Blut zu entleeren. Sie ist bei Herzkrankheiten und Krankheiten infolge der Verstopfung der Meridiane indizirt.

暴崩下血［bào bēng xià xuè］plötzlicher Anfall der Metrorrhagie

暴病［bào bìng］→卒病［cù bìng］

暴赤生翳［bào chì shēng yì］fulminant gerötetes Auge mit Nebel *n*, epidemische Keratokonjunktivitis *f*

暴赤眼后急生翳外障［bào chì yǎn hòu jí shēng yì wài zhàng］fulminant gerötetes Auge mit akutem Nebel *n*, epidemische Keratokonjunktivitis *f*

暴发火眼［bào fā huǒ yǎn］Conjunctivitis epidemica haemorrhagica, epidemische blutige Bindehautentzündung

暴风客热［bào fēng kè rè］感受风热之邪后，眼睛突然红肿热痛的急性眼病。pseudomembranöse Konjunktivitis —— eine akute Augenkrankheit wegen der Invasion pathogener Wind-Hitze mit plötzlicher Röte, Schwellung, Brennen und Schmerzen von Augen

暴厥［bào jué］突然昏倒、不省人事、脉象躁疾的病症。plötzliche Synkope —— ein Zustand der plötzlichen Bewußtlosigkeit mit abruptem und schnellendem Puls

暴聋［bào lóng］plötzliche Gehörlosigkeit

暴露赤眼生翳［bào lù chì yǎn shēng yì］Keratitis e lagophthalmo

暴(跑)马子皮［bào (pǎo) mǎ zǐ pí］树皮入药。用于清肺祛痰、止咳平喘。Cortex Syringae —— Verwendet wird getrocknete Baumrinde der Syringa reticulata mandshurica (Oleaceae). Heilwirkung: Hitze und Schleim aus der Lunge austreibend, Husten und Keuchen stillend

暴盲［bào máng］plötzlicher Sehverlust

暴仆［bào pū］突然昏倒的一种症状。常见于中风、癫痫等病。plötzliche Synkope —— plötzlicher Sturzanfall, oft gesehen in Apoplexie und Epilepsie

暴热［bào rè］plötzliche Attacke hohen Fiebers

暴伤［bào shāng］突然受到的猛烈损伤。gewaltiges Trauma —— Trauma durch gewaltigen Schlag

暴脱［bào tuō］plötzlicher Kollaps

暴痫［bào xián］Epilepsie mit plötzlichem Anfall

暴喑(瘖)［bào yīn (yīn)］plötzlicher Stimmeverlust

暴注［bào zhù］ungestüme Diarrhoe

BEI 揹悲北贝备背焙

bēi 揹悲

揹(背)法［bēi (bēi) fǎ］伤科手法名称，医生与患者背向站立，将患者揹起。Rückentragen *n* —— eine Manipulation der Traumatologie, den Patienten Rücken gegen Rücken zu tragen

悲［bēi］七情之一。Trauer *f* —— eine der sieben menschtichen Gemütsregungen

悲胜怒［bēi shèng nù］Trauer, die Wut überwiegt

悲则气消［bēi zé qì xiāo］Exzessive Sorge fuhrt zum Verbrauch von *Qi*.

běi 北

北豆根［běi dòu gēn］根茎入药。用于清热解毒、消肿止痛。Rhizoma Menispermi —— Verwendet wird getrocknetes Rhizom von Menispermum dauricum (Menispermaceae). Heilwirkung: Hitze beseitigend, entgiftend, Schwellung beseitigend und schmerzstillend

北沙参［běi shā shēn］根入药。用于润肺止咳、养胃生津。Radix Glehniae —— Verwendet wird getrocknete Wurzel der Glehnia littoralis (Umbelliferae). Heilwirkung: die Lungen befeuchtend, Husten stillend, den Magen ernährend, Speichelsekretion fördernd

北野菊［běi yě jú］地上部分入药。用于清热解毒、凉肝明目。Herba Chrysanthemi Lavandulaefolii —— Verwendet wird getrockneter oberirdischer Teil von Chrysanthemum lavandulaefolium (Compositae). Heilwirkung: Hitze beseitigend, entgiftend, Hitze aus der Leber austreibend und die Augen klärend

bèi 贝备背焙

贝母［bèi mǔ］即浙贝母［zhé bèi mǔ］干茎入药。用于化痰、止咳、凉血、散结。Kaiserkrone *f*, Bulbus Fritillariae —— Verwendet wird getrockneter Kormus der Fritillaria roylei, F. ussuriensis od. F. pallidiflora (Liliaceae). Heilwirkung: Schleim lösend, Husten stillend, Hitze kühlend und Masse beseitigend

贝母瓜蒌散［bèi mǔ guā lóu sǎn］成分：贝母、瓜蒌、天花粉、茯苓、桔梗、橘红。主治：肺燥，而见干咳、咯痰不爽等症。*Beimu Gualou San*, Pulver von Fritillaria und Trichosanthes —— Indikationen: trockener Husten und schweres Aushusten infolge der Trockenheit der Lungen

贝母花［bèi mǔ huā］花入药。用于止咳、化痰。Flos Fritillariae Thunbergii —— Verwendet wird getrocknete Blüte der Fritillaria thunbergii (Liliaceae). Heilwirkung: Husten stillend, Schleim lösend

备急千金要方［bèi jí qiān jīn yào fāng］又名《千金要方》。孙思邈撰于七世纪。论述医理、药物、妇产、小儿、针刺、饮食、摄生等医学各科及方剂。*Beiji Qianjin Yao Fang*, Notwendige Rezepte für Notfälle, so kostbar wie im Wert von Tausend-Gold —— ein medizinisches Werk, das auch mit dem Namen "Rezepte im Wert von Tausend Gold" bekannt ist und von allgemeiner medizinischer Theorie, Arzneimitteln, der Frauenheilkunde und der Geburtshilfe, der Kinderheilkunde, der Akupunktur, Diäten-Gesundheitspflege und Rezepte handelt. Zusammengestellt von *Sun Simiao* im siebten Jahrhundert

背脊骨折［bèi jǐ gǔ zhé］Wirbelsäulefraktur, die hauptsächlich auf die Fraktur des Brust-und Lendenwirbels deutet

背偻［bèi lóu］Kyphose *f*, Buckel *m*

背俞穴［bèi shù xué］与各脏腑密切相关的背部穴位，即心俞、心包俞、肺俞、肝俞、脾俞、肾俞、胆俞、胃俞、膀胱俞、三焦俞、大肠俞、小肠俞。Dorsoviszeralpunkte *m pl* —— die am Rücken liegenden und sich eng mit den visceralen Organen verbindenden Punkte: *Xinshu* (BL 15), *Xinbaoshu* (BL 14), *Feishu* (BL 13), *Ganshu* (BL 18), *Pishu* (BL 20), *Shenshu* (BL 23), *Danshu* (BL 19), *Weishu* (BL 21), *Pangguangshu* (BL 28), *Sanjiaoshu* (BL 22), *Dachangshu* (BL 25), *Xiaochangshu* (BL 27)

背痛［bèi tòng］Rückenschmerz *m*

背恶寒［bèi wù hán］Abneigung gegen Kälte im Rücken

背法［bèi fǎ］Manipulation mit Rückentragen *f*

背痈［bèi yōng］发生于背部的急性、局限性、化脓性炎症的总称。Karbunkel auf dem Rücken —— eine allgemeine Bezeichnung für die akute, begrenzte purulente Entzündung des Rückens

背俞穴［bèi yú xué］Back-*Shu*-Akupunkt *m* 位于背腰部,为脏腑之气输注之处的特定穴

焙［bèi］药材用微火烘干。bösten vt, backen vt —— Arzneien mit schwachem Feuer trocknen (um ihre Eigenschaft und Wirkung zu ändern)

BEN 奔贲本

bēn 奔贲

奔(贲)豚［bēn (bēn) tún］即肾积,五积之一。有气从小腹上冲胸咽的一种证候。ein Gefühl, dass Gas aus dem Abdomen durch den Thorax in die Kehle aufstößt, eine der fünf Arten der Akkumuiation im Abdomen

奔豚气［bēn tún qì］→奔(贲)豚［bēn (bēn) tún］

贲门［bēn mén］七冲门之一。Kardia (der obere Magenmund) —— eines der sieben wichtigen Portale

běn 本

本［běn］①与病证相对之病因。②与邪相对之正。③与续发相对之原发病。④与外证相对之内证。der grundlegende Ursprung —— ①Ursache der Krankheit (ihren Manifestationen gegenüber) ②Widerstandskraft des Körpers (den pathogenen Faktoren) ③primärer Anfall einer Krankheit (ihrer Komplikation gegenüber) ④Krankheit im Inneren (gegenüber der im Außeren)

本草［běn cǎo］①materia medica, chinesische Heilmittel ②Kräuter (Buch)

本草备要［běn cǎo bèi yào］清·汪昂撰(1694)。本书主要根据《神农本草经疏》和《本草纲目》编成,包括药物470种,并附图400余幅。由于简明扼要,流传较广。Wesentliches der Arzneimittelkunde —— ein Kräuterbuch, das auf der Basis von "*Shen Nong*'s Kräuter" und "Abriß der Arzneimittelkunde" 470 Kräuter mit 400 Abbildungen ausführlich dargestellt hat, und von *Wang* Ang (1694) in der *Qing*-Dynastie zusammengestellt wurde. Das Buch ist wegen seiner Präzision viel gelesen worden.

本草从新［běn cǎo cóng xīn］清·吴仪洛撰(1757)。共收常用药物720种。neue Zusammenstellung der Arzneimittelkunde —— Ein Kräuterbuch, in dem 720 Sorten Drogen verzeichnet sind, wurde von *Wu Yiluo* in der *Qing*-Dynastie (1757) zusammengestellt.

本草纲目［běn cǎo gāng mù］中国古代本草学中内容最丰富的著作。明·李时珍撰(1590)。全书52卷。包括药物1892种,药方一万余,附图一千余。每种药物下列释名、集解、修治、气味、主治、发明、附方等项。本书还涉及生物、化学、天文、地理、采矿等多方面的问题,实为一部博物学巨著。Abriß der Arzneimittelkunde —— Es ist das umfangreichste Werk der alten Chinesischen Kräuterbücher und besteht aus 52 Bänden, in denen 1,892 Sorten Heilkräuter mit mehr als 10,000 Rezepten beschrieben werden. Unter jedem Begriff gibt es Erläuterungen der Namen, Diskussionen über Kommentare, Zubereitung, Eigenschaften, Geschmäcke, Indikationen, Erläuterungen und Rezepturen usw. Es ist wirklich ein gigantisches Werk von Biologie, Chemie, Astronomie, Geographie und Bergbau und wurde von *Li Shizhen* (1590) in der *Ming*-Dynastie zusammengestellt.

本草纲目拾遗［běn cǎo gāng mù shí yí］清·赵学敏撰(1765)。包括药物921种,其中716种为《本草纲目》所未载,161种为李时珍所记述的药物之补订。Nachtrag zum Abriß der Arzneimittelkunde —— ein Kräuterbuch von Zhao Xuemin (1765) in der *Qing*-Dynastie, in dem 921 Sorten Drogen verzeichnet werden. Davon sind 716 Nachträge und 161 ergänzende Bemerkungen für *Li Shizhen*'s "Abriß der Arzneimittelkunde".

本草经集注［běn cǎo jīng jí zhù］梁·陶宏景撰。是《神农本草经》的最早注释本,刊于公元536年。Kollektive Anmerkungen zu "*Shen Nong*'s Krauter" —— der früheste Kommentar zu "*Shen Nong's* Kräuter" von *Tao Hongjing* (536) in der südlichen *Liang*-Dynastie

本草衍义［běn cǎo yǎn yì］宋·寇宗夷撰(1116)。本书主要特点在于药物的辨识和鉴定。entfaltete Kräuterkunde —— ein Kräuterbuch von *Kou Zongshi* (1116) in der *Song*-Dynastie, das sich durch seine Differenzierung und Identifikation der Arzneimittel auszeichnet

本寒标热［běn hán biāo rè］寒热错证候之一:①寒证为主,兼有热证。②真寒假热证。Kälte im Ursprung und Hitze an der Oberfläche —— einer der komplizierten Symptomenkomplexe mit ineinandergreifender Kälte und Hitze: ①ein durch Hitzesymptome kompliziertes Kältesyndrom ②ein echtes Kältesyndrom mit Pseudohitzesymptomen

本草学［běn cǎo xué］Materia medica *f*

本节［běn jié］手指或足趾的基节,即指掌关节或趾蹠关节的圆形突起处。Phalanges proximales —— Grundgelenke der Finger oder der Zehen, nämlich die rundliche Erhebung der Metakarpophalangeal-und Metatarsophalangealgelenke

本经取穴［běn jīng qǔ xué］Akupunktlokalisierung am betroffenen Meridian *f* 在疾病所属的经脉上选取腧穴

本经自病［běn jīng zì bìng］direkte Invasion des Meridians *f*

本气［běn qì］himmlisches *Qi n* 在标本中气中,风、热、湿、燥、寒、火等天之六气

本热标寒［běn rè biāo hán］寒热挟杂证候之一。①热证为主,兼有寒证。②真热假寒证。Hitze im Ursprung und Kälte an der Oberfläche —— eine der Komplikationen mit ineinandergreifender Hitzeund Kälte: ①Fieberkomplexe mit Kältesymptomen②ein echtes Hitzesyndrom mit Pseudo-Kältesymptomen

本神［běn shén］穴位。主治:头痛、癫痫等。*Benshen* (GB 13) —— Akupunkturpunkt. Indikationen: Kopfschmerzen, Epilepsie

本实标虚［běn shí biāo xū］虚实挟杂证候之一:①虚证为主,兼有实证。②真实假虚证。Übermaß im Ursprung und Mangel an der Oberfläche —— eines der komplizierten Syndrome mit Einandergreifung von Übermaß und Mangel, das zweideutig ist: ①eine Komplikation bei Übermaßsyndrom durch Mangelsyndrom ②echtes Übermaßsyndrom mit falschem Mangelsyndrom

本虚标实［běn xū biāo shí］虚实挟杂证候之一:①实证为主,兼有虚证。②真实假虚证。Mangel in Ursprung und ÜbemlaBaß an Oberflache —— eines der komplizierten Syndrome mit sich einandergreifendem Übermaß und Mangel, das zweideutig ist: ①eine Komplikation bei Mangelsyndrom durch Übermaßsyndrom ②echtes Mangelsyndrom mit falschem Übermaßsyndrom

BENG 崩

bēng 崩

崩漏［bēng lòu］阴道大量出血称崩,小量出血称漏。Metrorrhagie und Metrostaxis —— *Beng* (ausbrechen) bedeutet massenhafte Gebärmutterblutung in unregelmäßigen Abständen, während *Lou* (tropfen) unaufhörliches Tropfen des Blutes aus der Gebärmutter

崩中［bēng zhōng］→血崩［xuè bēng］

崩中漏下［bēng zhōng lòu xià］→崩漏［bēng lòu］

BI 鼻笔闭荜萆蓖睥痹碧蔽薜壁避臂髀

bí 鼻

鼻病［bí bìng］Rhinopathie *f*, Nasenkrankheit *f*
鼻出血［bí chū xuè］→鼻衄衄［bí nǜ(nǜ)］
鼻疮［bí chuāng］eiterige Naseninfektion
鼻疔［bí dīng］鼻尖及鼻前庭部疖肿。红者称火珠疔,白者称白刃疔。Nasenfurunkel *m* —— Furunkel im Nasenvorhof oder an der Nasenspitze. Der rote ist als roter Furunkel und der weiße als weißer Furunkel innerhalb der Nase bezeichnet.
鼻洞［bí dòng］→鼻窍(洞)［bí qiào(dòng)］
鼻风［bí fēng］schwere Nasenverstopfung beim Säugling
鼻疳疮［bí gān chuāng］nasale Vestibulitis *f*
鼻干燥［bí gān zào］肺燥所致。症见鼻孔干燥、口干唇干、干咳无痰。Trockenheit der Nasenhöhle —— durch Tmckenheit der Lunge verursachte Erkrankung mit trockenem Mund und trockenen Lippen sowie trockenem Husten ohne Auswurf
鼻疳［bí gān］因感染而引起的一种炎性鼻病。多发生于小儿,表现为鼻腔红痒疼痛、溃破生疮。Nasenekzem *n* —— eine entzündliche Nasenkrankheit wegen der Infektion, die meistens bei Kindern vorkommt und durch Rötung, Jucken, Schmerzen und Ulkusbildung der Nasenschleimhaut gekennzeichnet ist
鼻槁［bí gǎo］atrophische Rhinitis *f*
鼻槁腊［bí gǎo là］→鼻藁［bí gǎo］
鼻藁［bí gǎo］鼻内组织干燥枯萎。Rhinitis atrophicans —— Trockenheit und Atrophie der Nasenschleimhaut
鼻根［bí gēn］Nasenwurzel *f*, Radix nasi
鼻鼾［bí hān］Schnarchen *n*
鼻洪［bí hóng］schwere Epistaxis, profuse Nasenblutung
鼻尖(准)［bí jiān(zhǔn)］观察鼻尖,可作诊察脾脏疾病之参考。Nasenspitze *f*, Apex nasi —— Die Inspektion der Nasenspitze kann bei der Diagnose der Milzkrankheit helfen.
鼻疖［bí jiē］Nasenfurunkel *m*
鼻茎［bí jīng］→鼻梁(茎)［bí liáng(jīng)］
鼻疽［bí jū］Nasenrotz *m*, Malleus *m*
鼻孔［bí kǒng］Nasenloch *n*
鼻梁(茎)［bí liáng(jīng)］Nasenrücken *m*, Dorsum nasi
鼻漏［bí lòu］Nasenfistel *f*
鼻毛［bí máo］Nasenhaare *n pl*, Vibrissae *f pl*, Rhinotrichien *f pl*
鼻苗［bí miáo］将天花脓浆或干痂纳入健康儿童鼻孔,进行种痘,预防天花的方法。Nasen-Vakzination *f* —— Vakzination gegen Pocken, indem Vakzine aus dem Eiter oder dem Schorf der Pocken in die Nasen der gesunden Kinder eingeführt wird
鼻䘌疮［bí nì chuāng］→鼻疳［bí gān］
鼻衄衄［bí nǜ(nǜ)］Rhinorrhagie *f*, Epistaxie *f*, Nasenblutung *f*
鼻腔填塞法［bí qiāng tián sāi fǎ］therapeutische Verstopfung der Nasenhöhle *f* 用棉花蘸取具有收敛止血作用的药液,或凉血止血作用的药末,或用凡士林油纱条填塞鼻腔出血部位,达到止鼻衄目的的治疗方法
鼻窍(洞)［bí qiào(dòng)］Nasenhöhle *f*
鼻(窍闭)塞［bí(qiào bì) sè］由急、慢性鼻炎或鼻息肉等引起。Nasenverstopfung *f* —— hervorgerufen durch akute oder chronische Rhinitis oder Nasenpolyp
鼻窍不利［bí qiào bù lì］→鼻(窍闭)塞［bí(qiào bì) sè］
鼻鼽［bí qiú］allergische Rhinitis, Rhinallergose *f*
鼻塞［bí sè］→鼻(窍闭)塞［bí(qiào bì) sè］
鼻塞肉［bí sè ròu］→鼻瘜(息)肉［bí xī(xī) ròu］
鼻塞灼热［bí sè zhuó rè］鼻塞和鼻内灼热感。Nasenverstopfung und brennendes Gefühl in der Nase
鼻煽［bí shān］Flattern der Nasenflügel *n* 又称"鼻翼煽动"。鼻翼因呼吸急促而煽动的表现
鼻生疮肿［bí shēng chuāng zhǒng］→鼻疮［bí chuāng］
鼻水［bí shuǐ］wäßrige Nasensekretion, laufende Nase
鼻痠［bí suān］鼻部有辛酸的感觉。Reizempfindung in der Nase
鼻隧［bí suì］包括鼻孔内的鼻前庭部分及鼻腔内通道。Nasengang *m* —— einschließlich des Nasenvorhofs und des meatus nasi
鼻涕［bí tì］Nasenfluß *m*, Nasenschieim *m*, Rotz *m*
鼻痛［bí tòng］Rhinalgie *f*, Rhinodynie *f*, Nasenschmerz *m*
鼻瘜(息)肉［bí xī(xī) ròu］Nasenpolyp *m*, Rhinopolyp *m*
鼻齆［bí xī］→鼻瘜(息)肉［bí xī(xī) ròu］
鼻掀胸挺［bí xiān xiōng tǐng］Dyspnoe mit Fächeln der Nasenflügel und Heben der Brust
鼻翼［bí yì］Nasenflügel *m*
鼻翼扇动［bí yì shān dòng］表示呼吸困难。Fächeln der Nasenflügel —— Es zeigt Dyspnoe an.
鼻渊［bí yuān］流浊涕,常见于鼻窦炎。*Bi Yuan* —— trüber Nasenfluß, oft gesehen in Nasennebenentzündung
鼻针［bí zhēn］Nasenakupunktur *f*
鼻针疗法［bí zhēn liáo fǎ］现代针刺疗法之一。针刺鼻部特定穴位治疗疾病的一种疗法。Nasenakupunkturtherapie *f* —— eine moderne Nadeltherapie, die Nadel an bestimmten Punkten auf der Nase für Behandlungszweck einzustechen
鼻针麻醉［bí zhēn má zuì］选用鼻部的穴位进行针刺麻醉的方法。Nasenakupunkturanästhesie *f* —— Herbeiführen der Anästhesie durch Nadelstich an bestimmten Punkten auf der Nase
鼻窒［bí zhì］→鼻(窍闭)塞［bí(qiào bì) sè］
鼻痔［bí zhì］→鼻瘜(息)肉［bí xī(xī) ròu］
鼻肿［bí zhǒng］Nasenschwellung *f*
鼻柱［bí zhù］①Nasenrücken *m* ②Nasenseptum *n*, Nasenscheidewand *f*
鼻柱骨［bí zhù gǔ］Nasenknorpel *m*
鼻准［bí zhǔn］→鼻尖(准)［bí jiān(zhǔn)］

bǐ 笔

笔管癣［bǐ guǎn xuǎn］Tinea circinata

bì 闭荜萆蓖睥痹碧蔽薜壁避臂髀

闭［bì］①中风实证,即中风,而见牙关紧闭、握拳、昏迷等症状者。②大便或小便不通。①Übermaß-Syndrom der Apoplexie, d.h. Apoplexie, Trismus, geballte Faust, Bewußtlosigkeit ②Obstipation oder Dysurie
闭经［bì jīng］Amenorrhoe *f*, Menostase *f*
闭孔［bì kǒng］Foramen obturatum
闭癃［bì lóng］Dysurie *f*, Urodynie *f*, Harnbeschwerde *f*
闭证［bì zhèng］→闭［bì］
荜茇(拨)［bì bá(bō)］果穗入药。用于温中散寒、下气止痛。Fructus Piperis Longi —— Verwendet wird getrocknete Fruchtähre von Piper longum (Piperaceae). Heilwirkung: Mittel-Jiao wärmend, Kälte zerstreuend, Blähung beseitigend, Schmerz stillend
荜澄茄［bì chéng qié］果入药。用于温暖脾肾、行气止痛。chinesische Kubebe, Fructus Litseae —— Verwendet wird getrocknete reife Frucht von Litsea cubeba (Lauraceae). Heilwirkung: die Nieren und die Milz wärmend, den Kreislauf von *Qi* fördernd, Schmerz stillend. Fußnote: Bubebe, die Frucht von Piper cubeba, wenn erhältlich, ist auch zu gebrauchen.
萆解［bì xiè］→绵萆解［mián bì xiè］,粉萆薢［fěn bì xiè］
萆薢分清饮［bì xiè fēn qīng yǐn］成分:川萆薢、益智仁、石菖蒲、乌药,另方加茯苓、甘草。主治:肾气不足、湿浊下注所致之膏淋、白浊。*Bixie Fenqing Yin*, *Yam*-Trank zur

Klärung des trüben Harns —— Indikationen: Galakturie und trüber Harn infolge des Mangels an Nieren-*Qi* und der Abwärtsbewegung der Feuchtigkeit in Unter-*Jiao* (die untere Körperhöhle)

蓖麻根［bì má gēn］根入药。用于镇静解痉、祛风散瘀。Wurzel des Rizinus, Radix Ricini —— Verwendet wird getrocknete Wurzel des Ricinus Communis (Euphorbiaceae). Heilwirkung: beruhigend, Spasmus beseitigend, Wind vertreibend, Blutstauung zerstreuend

蓖麻叶［bì má yè］叶入药。外用拔枣、止痒,内服治咳嗽、痰喘。Rizinusblatt *n*, Folium Ricini —— Verwendet wird getrocknetes Blatt des Ricinus communis (Euphorbiaceae) bei äußerlicher Anwendung, Giftstoff zu beseitigen und Jucken zu stillen und bei innerlicher Anwendung, Husten und Keuchen zu heilen

蓖麻油［bì má yóu］油入药。用于导泻。Rizinusöl *n*, Oleum Ricini —— Verwendet Wird aus den Samen des Ricinus communis (Euphorbiaceae) ausgepresstes Öl. Heilwirkung: laxierend

蓖麻子［bì má zǐ］种子入药。用于消肿拔毒。Rizinussamen *m* —— Verwendet wird getrockneter reifer Samen des Ricinus communis (Euphorbiaceae). Heilwirkung: Schwellung und Giftstoff beseitigend

蓖麻子灸［bì má zǐ jiǔ］天灸方法之一。将蓖麻子仁研末,白水调糊,敷于选好的穴位上。Kastorsamen-Moxibustion *f* —— ein Typ Von kalter Moxabehandlung mit der Paste aus zerriebenen und mit Wasser gemischten Kastorsarnenkernen, die auf die Haut am Akupunkturpunkt aufgetragen wird

睥翻粘睑［bì fān zhān jiǎn］zikatrizielles Augenlidektropion, Ectropion palpebrarum

睥肉粘轮［bì ròu zhān lún］Symblepharon *n*, Verwachsung von Augenlid und Augapfel

睥生痰核［bì shēng tán hé］Chalazion *n*

睥虚如球［bì xū rú qiú］Augenlidschwellung *f*

痹［bì］①Gliedertaubheit *f* ②Stagnationssyndmm von *Qi* und Blut

痹病［bì bìng］①Behinderung *f* ②Arthralgie *f*

痹气［bì qì］Stagnation von *Qi*

痹症［bì zhēng］Arthralgie *f* 以肌肉、筋骨、关节酸痛、麻木、重着、灼热,或关节肿大,僵直、畸形为主要表现的疾病的统称

碧玉散［bì yù sǎn］成分:六一散加青黛。主治:暑湿病兼见目赤、咽痛或口舌生疮。*Biyu San*, Grünjade-Pulver —— Indikationen: durch Sommerhitze und Feuchtigkeit verursachte Krankheit mit geröteten Augen, Rachenschmerzen oder Geschwür im Mund

蔽心骨［bì xīn gǔ］Schwertfortsatz *m*, Xiphoid *n*, Xiphistemum *n*

蔽心骨伤［bì xīn gǔ shāng］Verletzung des Schwertfortsatzes, Xiphoidverletzung *f*

薜荔［bì lì］时带叶藤茎入药。用于祛风、利湿、活血、解毒。Kletter-Ficus *m*, Caulis et Fblium Fici Pumilae —— Verwendet wird getrocknete blätterige Rebe des Ficus pumila (Moraceae). Heilwirkung: Wind vertreibend, Feuchtigkeit ausscheidend, Blutfluß belebend und entgiftend

壁虎［bì hǔ］全体烧黄入药。用于祛风、定惊、散结、解毒。Hausgecko *m*, Gecko Dome Stica —— Verwendet wird getrockneter Körper von Gecko swinhoana (Geckonidae). Heilwirkung: Wind vertreibend, Konvulsion stillend, Masse zerstreuend und entgiftend

避年［bì nián］妇女身体无病,而月经每年只来潮一次。jährliche Monatsblutung —— jährlich nur einmal vorkommende Menstruation bei einer sonst gesunden Frau

臂［膊］［bì［bó］］→膊［bó］

臂骨伤［bì gǔ shāng］Fraktur der Elle und der Speiche, Armbruch *m*

臂臑［bì nào］穴位。主治:肩关节疾患、上肢运动障碍等。*Binao* (LI 14) —— Akupunkturpunkt. Indikationen: Leiden des Schultergelenkes, Bewegungstörung der oberen Extremität

臂内廉［bì nèi lián］innere Seite von oberer Extremität, Armbeuge *f*

臂痈［bì yōng］Karbunkel des Arms

臂中［bì zhōng］穴位。主治:上肢麻痹、胸痛。*Bizhong* (Extra 23) —— Akupunkturpunkt, Indikationen: Paralyse der oberen Extremitäten, Thorakalgie

髀［bì］①Oberschenkel *m* ②die obere Hälfte des Oberschenkels

髀骨［bì gǔ］Femur *n*, Oberschenkelknochen *m*

髀关［bì guān］①即髀关。②穴位。主治:下肢瘫痪、腰腿痛、腹股沟淋巴腺炎等。①vorderer Oberteil des Schenkels ②*Biguan* (ST31) —— Akupunkturpunkt. Indikationen: Paralyse der unteren Extremität, Schmerzen in Rücken und Beinen, Leistendrüsenentzündung

髀枢［bì shū］①位于股部外侧的最上方,股骨向外方显著隆起,即股骨大转子的部位。②髋臼的部位。①der oberste Teil der Außenseite des Schenkels, wo das Schenkelbein vorsteht, d.h. großer Trochanter ②Hüftgelenkpfanne *f*, Acetabulum *n*

BIAN 边砭扁萹变便遍辨

biān 边砭

边头风［biān tóu fēng］Migräne *f*

砭刺［biān cì］Steinnadeln *n*

砭镰(嫌)法［biān lián (lián) fǎ］古代用尖石或利器放血、排脓的方法。Steinnadel-Methode *f* —— eine Akupunkturmethode zum Aderlaß und zur Entleerung des Eiters mit scharfem Stein oder scharfes Werkzeug im alten China

砭石［biān shí］一种楔形石块,中国最古的医疗工具之一。源于新石器时期,为治痈肿、排脓、放血及解除各种疼痛用。Steinnadel *f* —— ein keilförmiger Stein, der aus der Jungsteinzeit entsprangt und als einer der ältesten medizinischen Instrumente oft zur Behandlung von Karbunkel und Furunkel, zum Aderlaß, zur Eiterausscheidung und zum Stillen der Schmerzen gebraucht wurde

砭针［biān zhēn］古代用石制的针。Flintnadel *f* —— eine vom Feuerstein gemachte alte Nadel

biǎn 扁萹

扁豆［biǎn dòu］种子入药。用于健脾化湿、消暑。作用同白扁豆。Hyazinthenbohne *f*, Semen Dolichoris —— Verwendet werden Samen von Dolichos Iablab (Leguminosae). Heilwirkung: die Milz stärkend, Feuchtigkeit und Sommerhitze beseitigend, ein Synonym für weiße Hyazinthenbohne

扁豆花［biǎn dòu huā］花入药。用于解暑、化湿。Blume der Hyazinthenbohne, Flos Dolichoris —— Verwendet wird getrocknete Blüte von Dolichos lablab (Leguminosae). Heilwirkung: Sommer-Hitze und Feuchtigkeit beseitigend

扁瘊［biǎn hóu］Verruca plana

扁鹊［biǎn què］最早见于历史记载的公元前五世纪的名医,原名秦越人,精通医术,能治多种疾病,尤精脉诊和针术。著作已佚。*Bian Que*-der erste in schriftlicher Aufzeichnung der Geschichte niedergelegte berühmte Arzt im 5. Jahrhundert v. Chr. mit dem urspringlichen Namen *Qin Yueren*, der auf dem Gebiet des Pulsfühlens und der

Akupunktur sehr bewandert war und wußte, verschiedene Krankheiten der Legend entsprechend zu behandeln. Er hat angeblich viele medizinische Werke geschrieben, die aber schon verlorengegangen sind.

萹蓄 [biǎn xù] 干燥地上部分入药。用于清热、利尿、杀虫。Knöterich *m*, Herba Polygoni Avicularis —— Verwendet wird getrockneter oberirdischer Teil von Polygonum aviculare (Polygonaceae). Heilwirkung: Hitze beseitigend, Harn treibend und Parasiten tötend

biàn 变便遍辨

变 [biàn] 五不男之一。*Bian* (Hermaphroditismus) —— eine der fünf Arten der männlichen Sterilität

变蒸 [biàn zhēng] infantile fiebrige Schweißabsonderung *f*, fieberhaftes Schwitzen bei Säuglingen-leichtes Fieber und Schweißausbruch bei sonst gesunden Säuglingen im normalen Verlauf des Wachstums 婴幼儿形神生长发育阶段性变化的生理现象：婴儿在生长过程中，有身热、汗出但无大病的情况。包括 10 次小蒸，3 次大蒸，计 576 天变蒸完毕

变证 [biàn zhèng] verschlechter Fall

便秘 [biàn mì] Stuhlverstopfung *f*

便脓血 [biàn nóng xuè] blutiger und eitriger Stuhlgang

便溏 [biàn táng] halbflüssiger Stuhl (gang)

便血 [biàn xuè] Blutstuhl *m*, Haematochezia *f*

遍身麻木 [biàn shēn má mù] Gefühllosigkeit des ganzen Körpers

辨络脉 [biàn luò mài] 运用视觉观察病人浮行于浅表的小血管丛的色泽、充盈度等进行诊断的方法。Beobachtung der oberflächlichen Venolen —— Diagnose aufgrund der Beobachtung der Farbe und des Füllungsgrades der kleinen oberflächlichen Venolen

辨证 [biàn zhèng] Differenzierung von Syndromen und Symptomen

辨证论(施)治 [biàn zhèng lùn (shī) zhì] 根据中医的基本理论，对症状、体征，疾病的原因、性质及部位以及病人的体质进行全面分析并作出诊断和治疗。Diagnose und Behandlung der Krankheit mit der dialektischen Methode —— Diagnose und Behandlung begründet jn einer supervisierenden Analyse aller Symptome und Zeichen, einschliesslich der Ursache, Natur und Lokalisation der Erkrankung und des physischen Zustandes des Patienten, gemäss der grundlegenden Theorie der traditionellen chinesischen Medizin.

辨证求因 [biàn zhèng qíu yīn] Suche nach Krankheitsursache mittels Differenzialdiagnostik *f* 在中医基础理论的指导下，以临床表现为依据，通过分析、综合、推求疾病的病因、病机，为治疗提供依据

辨证取穴 [biàn zhèng qǔ xué] Akupunktlokalisierung mittels Differenzialdiagnostik *f* 根据辨证施治的原则，分析辨证与脏腑、经络之间的关系，选取腧穴

BIAO 标瘭表

biāo 标瘭

标 [biāo] ①与病因相对之病证。②与正相对之邪。③与原发相对之继发、复发病。④与内证相对之外证。Nebensachlichkeit *f* äußere Erscheinung —— ①Manifestation einer Krankheit (im Gegensatz zur Ursache) ②Pathogene Faktoren (im Gegensatz zur Widerstandsfähigkeit des Körpers) ③Komplikationen oder Rückfälle (im Gegensatz zum primären Anfalf) ④Krankheit im Außeren (im Gegensatz zu der im Inneren)

标本 [biāo běn] ①oberflächlich und ursprünglich ②nebensächlich und grundlegend

标本从化 [biāo běn cóng huà] Übereinstimmung des oberflächlichem *Qi* mit dem ursprünglichen *f* 在标本之气中，本气与标气的阴阳属性相同。少阳本火而标阳，太阴本湿而标阴，二者的本气与标气的阴阳属性一致。故少阳、太阴皆从本化。其中见之气，厥阴、阳明也从本气而化

标本缓急 [biāo běn huǎn jí] Prinzip für unterschiedliche Behandlungsreihenfolg nach Differenzierung von Haupt-und Subsymptomen und Analyse von Krankheitsursachen *n* 应用标本关系分析病证的主次先后、轻重缓急而确定治疗步骤的原则

标本同治 [biāo běn tóng zhì] 治疗一种病时，观察与认识病因和症状起到决定性作用的治疗方法。Behandlung sowohl des Hauptaspektes wie der Nebenaspekte einer Erkrankung, das heißt es: die Symptome und Ursache werden zugleich behandelt.

标本异气 [biāo běn yì qì] unterschiedlichen Natur der menschlichen und himmlischen *qi* 子在标本中气中，本气与标气的阴阳属性各异。少阴本热而标寒，太阳本寒而标阳，二者的本气与标气的阴阳属性有别。故或从本化。少阴君火，从本化热，从标化寒，太阳寒水，从本化寒，从标化热。少阴之中，太阳寒水，太阳之中，少阴君火。同于本而易于标，同于标而异于本。中气与标本之气有水火阴阳之殊，标本中气皆不同化。故少阴、太阳或从本或从标

标本中气 [biāo běn zhòng qì] mediales *Qi* zwischen Menschen und Himmel *n* 在运气学说中，标气、本气与中气的总称。以阴阳六气的理论，研究天之六气与人体六经之间的关系，说明人与天地形气相感的规律以确定治疗原则

标气 [biāo qì] Human*Qi* *n* 在标本中气中，人体少阳、太阳、阳明、少阴、太阴、厥阴等三阴三阳六经之气

瘭(熛) 疽 [biāo (zào) jū] Panaritium *n*, eitrige Entzündung an den Fingern

biǎo 表

表寒 [biǎo hán] 表证中一种属于寒性类型。主要表现为恶寒较重、发热较轻、无汗或有汗、头痛项强、肢节疼痛、舌苔薄白、脉象浮紧或浮缓等。äußerliches KälteSyndrom —— eines der KälteSyndrome mit schwerem Schüttelfrost, leichtem Fieber, Schweiß oder ohne Schweiß, mit Kopfschmerzen, steifem Nacken, Gelenkschmerzen, bleichem und weißem Zungenbelag, oberflächlichem und gespanntem bzw. oberflächlichem und sanftem Puls

表寒里热 [biǎo hán lǐ rè] 即表寒证与里热证并见的证候。äußerliche Kälte und innerliche Hitze —— Koexistenz vonäußerlichem Kälte Syndrom und innerlichem Hitze Syndrom

表寒里热证 [biǎo hán lǐ rè zhèng] Syndrom von oberflächlicher Kälte und innerlicher Wärme *n* 寒邪外束，郁热于内，以恶寒，发热，身痛无汗，烦闷气喘，口渴，舌红苔黄白，脉浮紧等为常见的证候

表寒证 [biǎo hán zhèng] Syndrom der oberflächlichen Kälte *n*

表解里未和 [biǎo jiě wèi hé] Äußerliches Syndrom ist beseitigt, während das innere unverändert bleibt.

表解里自和 [biǎo jiě lǐ zì hé] 里证随着表证的消失而消失。Mit der Beseitigung des äußerlichen Syndroms verschwindet das innerliche von selbst.

表里 [biǎo lǐ] 是八纲辨证辨别病位内外、病势深浅、病情轻重的两个纲领。Äußeres und Inneres —— Zwei der acht Hauptnennern (von Symptomen und Syndromen), nach denen Krankheitsstelle und Krankheitszustand analysiert und differenziert werden.

表里辨证 [biǎo lǐ biàn zhèng] Differenzierung von oberflächlichen und innerlichen Symptomen *f* 以表里分类，分析病位外内和病势浅深的辨证方法

表里传［biǎo lǐ chuán］外感病的传变按互为表里的两经相传。如太阳病传少阴病、少阳病传厥阴病、阳明病传太阴病。Transmission vom Äußeren ins Innere —— Übertragung der von Umwelteinflüssen verursachten Krankheit (Erkaltung) erfolgt vom Äußeren (Meridian) zum Inneren (Meridian), z. B. von *Taiyang* zu *Shaoyin*, von *Shaoyang* zu *Jueyin* und von *Yangming* zu *Taiyin*.

表里分消［biǎo lǐ fēn xiāo］jeweilige Beseitigung von Krankheitserregern durch Schwitzen-und Diarrhöfördernde Mitteln 用具有发汗解表、清泻里实作用的方药，使病邪从汗、泻两个途径消除的治法

表里俱寒［biǎo lǐ jù hán］是表里同病的一种表现。Kälte im Inneren und Äußeren —— Koexistenz von innerlichem und äußerlichem Syndrom der Kälte

表里俱热［biǎo lǐ jù rè］是表里同病的一种表现。Hitze im Äußeren und im Inneren —— Koexistenz von äußerlichem und innerlichem Syndrom der Hitze

表里俱实［biǎo lǐ jù shí］Überschuss im Außen-und Innenbereich *m*

表里俱虚［biǎo lǐ jù xū］Mangel im Außen-und Innenbereich *m*

表里配穴法［biǎo lǐ pèi xué fǎ］针灸配穴方法之一。根据经络系统三阴经与三阳经互为表里关系相配合，即阴经与阳经相互配合。äußerlich-innerliche Punktassoziation —— eine Form der Punktassoziation, die auf der äußerlich-innerlicher Beziehung von drei *Yin*-und drei *Yang*-Meridianen beruht und deshalb auch als *Yin-Yang*-Punktassoziation bezeichnet wird

表里双解［biǎo lǐ shuāng jiě］①Austreiben der pathogenen Faktoren sowohl aus Äußerem als auch aus Innerem des Körpers ②gleichzeitiges Schweißtreiben und Abführen

表里双解剂［biǎo lǐ shuāng jiě jì］Arzneimittel zur Linderung sowohl der oberflächlichen als auch innerlichen Erkrankungen *n* 以解表药配合清热药、温里药、补益药等为主配组成，具有表里同治作用，治疗表里同病方剂的统称。分解表清里剂、解表温里剂、解表通里剂等

表里同病［biǎo lǐ tóng bìng］①im Äußerem und Innerem gleichzeitig befallende Krankheit ②Koexistenz von äußerlichen und innerlichen Symptomen

表里虚实［biǎo lǐ xū shí］Mangel oder Überschuss im äußeren oder inneren Bereich 表里之病虚实变化的机制

表气不固［biǎo qì bù gù］Nachlassen von Oberfläche-*Qi* schwächt die Widerstandskraft des Körpers.

表热［biǎo rè］表证中一种属热性的类型。主要表现为恶风寒较轻、发热较重、有汗或无汗、头痛、口微渴、舌苔薄白或薄微黄或舌尖红、脉象浮数等症。äußerliches Syndrom der Hitze —— eines der äußerlichen Syndrome mit leichtem Schüttelfrost und schwerem Fieber, mit Schweiß oder ohne Schweiß, und auch mit Kopfschmerzen, leichter Mundtrockenheit, dünnem und gelbbleichem Zungenbelag, roter Zungespitze, oberflächlichem und schnellendem Puls

表热里寒［biǎo rè lǐ hán］既有表热又有里寒的证候。äußere Hitze und innere Kälte —— ein Syndrom mit Hitze im Äußeren und Kälte im Inneren

表热里寒证［biǎo rè lǐ hán zhèng］Syndrom mit oberflächlicher Kälte und innerlicher Wärme *n* 阳气不足，外感风热，以发热，微恶风寒，汗出，咳嗽，头身疼痛，小便清长，大便溏泄，舌淡胖，苔薄黄，脉浮数等为常见症的证候

表实［biǎo shí］表证中一种属于实性的类型。其表现除有表证的症状外，以无汗、恶寒、脉浮紧为特点。Äußerliches Übermaßsyndrom —— eines der äußerlichen Syndrome mit Schüttelfrost, oberflächlichem und straffendem Puls, ohne Schweiß sowie mit allen Symptomen des äußerlichen Syndroms

表实里虚［biǎo shí lǐ xū］既有恶寒、发热、无汗之表实证，又有精神萎靡、食欲不振、脉沉等里虚证。Koexistenz des äußerlichen Übermaßsyndroms und des innerlichen Mangelsyndroms —— ein Syndrom sowohl mit Übermaßsymptomen im Äußeren wie Kältescheu, Fieber ohne Schweißausbruch, als auch mit Mangelsymptomen im Inneren wie Lustlosigkeit, Appetitlosigkeit und tiefem Puls

表邪［biǎo xié］Körperoberfläche —— angreifende pathogene Faktoren

表邪内陷［biǎo xié nèi xiàn］Invasion der pathogenen Faktoren von Äußerem ins Innere

表邪入里［biǎo xié rù lǐ］Eindringen der Noxe von Äußerem ins Innere *n*

表虚［biǎo xū］表证中一种属于虚性的类型。其表现除有表证的症状外，以汗出、恶风、脉浮缓为特点。äußerliches Mangelsyndrom —— eine Art des äußerlichen Syndroms mit Schweißausbruch, Windscheu, oberflächlichem und sanftem Puls sowie mit allen Symptomen des äußerlichen Syndroms

表虚里实［biǎo xū lǐ shí］既有恶风、汗出之表虚证，又有腹痛、便秘之里实证。äußerlicher Mangel und innerlicher Übermaß —— ein Syndrom sowohl mit Mangelsymptomen im Äußeren wie Windscheu und Schweißausbruch als auch mit Übermaßsymptomen im Inneren wie Bauchschmerz und Verstopfung

表疹发疱［biǎo zhěn fā pào］Eruption und Vesikulation fördern

表证［biǎo zhèng］浅表的、轻浅的证候。主要表现有恶寒、发热、头痛、身痛、四肢酸痛、鼻塞、流涕或咳嗽、脉浮、苔薄等证。多见于感冒、流行性感冒和各种急性传染病的前驱期或初期。äußerliches Syndrom —— oberflächliche und milde Symptomenkomplexe, die durch Schüttelfrost, Fieber, Kopfschmerzen, Schmerzen am ganzen Körper, Nasenfluß, Nasenverstopfung, Husten, oberflächlichen Puls, dünnen Zungenbelag gekennzeichnet und häufig bei der Erkältung und Grippe, und im frühen oder prodromalen Stadium von verschiedenen akuten Infektionskrankheiten gesehen werden

BIE 鳖别

biē 鳖

鳖甲［biē jiǎ］背甲入药。用于滋阴潜阳、散结消症。Panzer der Weichschildkröte, Carapax Trionycis —— Verwendet wird Panzer der Weichschildkröte, Trionyxsinensis (Trionychidae). Heilwirkung: *Yin*-Essenz ernährend, Überaktivität von *Yang-Qi* unterdrückend und Masse zerstreuend

鳖甲煎丸［biē jiǎ jiān wán］成分：鳖甲、射干、黄芩、柴胡、鼠妇、大黄、干姜、芍药、桂枝、葶苈、石苇、厚朴、丹皮、瞿麦、紫葳、半夏、人参、䗪虫、阿胶、蜂窠、赤硝、蜣螂、桃仁。主治：各种癞瘕积聚之症。Pille aus ausgekochtem Panzer der Weichschildkröte —— Indikationen: verschiedene geschwulstartige Verdickung im Unterleib

bié 别

别络［bié luò］→大络［dà luò］

别异比类［bié yì bǐ lèi］Analogie *f*

别煮［bié zhǔ］getrennt ausgekocht

BIN 濒髌鬓

bīn 濒

濒湖脉学［bīn hú mài xué］李时珍撰(1564)，书中对二十七脉及其诊断价值用流畅韵文作详细描述。数百年来流传很广。Pulsforschungen von *Binhu* —— ein Buch, in dem 27 Arten von Pulsen und ihr diagnostischer Wert in fließender Gedichtform dargelegt wurden, wurde von Li Shizhen (1564) geschrieben und war Jahrhunderte lang sehr populär.

bìn 髌鬓

髌骨软骨磨损［bìn gǔ ruǎn gǔ mó sǔn］Abschürfung der Patella und des Knorpels

鬓［bìn］①Schläfe *f* ②Schläfenhaar *n*

鬓边［bìn biān］→兑(锐)发［duì (ruì) fà］

鬓骨［bìn gǔ］→颞颥［niè rú］

BING 冰槟秉饼禀并病

bīng 冰槟

冰凉花［bīng liáng huā］全草入药。用于强心、利尿、镇静及减慢心率。Herba Adonidis —— Verwendet wird getrocknetes ganzes Kraut von Adonis amurensis (Ranunculaceae). Heilwirkung: das Herz stärkend, Diurese fördernd, Unruhe stillend und Herzschlagfrequenz herabsetzend

冰片［bīng piàn］用于开窍、醒神、清热、止痛。Borneokampfer *m*, Borneolum *n* —— eine synthetisch oder aus Naturschätzen gewonnene kristallisierte organische Verbindung des Dryobalanops aromatica (Dipterocarpaceae). Heilwirkung: wiederbelebend, Hitze kühlend, schmerzstillend

冰瑕障［bīng xiá zhàng］durch dünne Hornhauttrübung bewirkter kleiner Sehfehler

槟榔［bīng láng］种子入药。用于驱虫消积、行气利水。Betelnuß *f*, Semen Arecae —— Verwendet wird getrockneter Samen der Areca catechu (Palmae). Heilwirkung: Parasiten austreibend, Verdauungsstörung beseitigend, die *Qi*-Zirkulation und Wasserausscheidung fördernd

bǐng 秉饼禀

秉风［bǐng fēng］穴位。主治：肩关节痛、上肢麻木等。*Bingfeng* (S112) —— Akupunkturpunkt. Indikationen: Schultergelenkschmerzen, Gefühllosigkeit der oberen Extremität

饼剂［bǐng jì］将粉制成饼状。medizinischer Kuchen —— aus Arzneipulver produzierter Kuchen

禀赋［bǐn fù］Naturausstattung *f* 禀受于父母的天资或体质

禀赋不足［bǐng fù bù zú］kongenitale körperliche Schwäche *f*, unzureichende natürliche Begabung *f* 胎弱先天体质虚弱，气血亏损，为发病的内在因素

bìng 并病

并(併)病［bìng (bìng) bìng］伤寒一经的证候未解，又出现另一经的证候。Komplikation *f* —— fieberhafte Krankheit mit Symptomen von zwei Meridianen, die der Reihe nach und mit Überschneidung auftreten

并病［bìng bìng］Überlappung von Krankheiten *f*

并月［bìng yuè］妇女身体无病而月经每两个月来潮一次。zweimonatliche Menses —— alle zwei Monate auftretende Menstruation bei sonst gesunden Frauen

病案［bìng àn］→医(病)案［yī (bìng) àn］

病程［bìng chéng］Krankheitsverlauf *m*

病初起［bìng chū qǐ］Anfang der Erkrankung, Krankheitsausbruch *m*

病传［bìng chuán］Krankheitsfortschritt *m*

病发于阳［bìng fā yú yáng］疾病发生于阳经，属阳证。im *Yang*-Meridian auftretende Krankheit, die in *Yang*-Syndrom eingeteilt ist

病发于阴［bìng fā yú yīn］疾病发生于阴经，属阴证。im *Yin*-Meridian auftretende Krankheit, die in *Yin*-Syndrom eingeteilt ist

病后多眠［bìng hòu duō mián］Schläfrigkeit während der Rekonvaleszenz

病候［bìng hòu］Symptom *n*, Krankheitszeichen *n*

病缓起［bìng huǎn qǐ］allmählicher Ausbruch einer Krankheit

病机［bìng jī］阐述疾病的原因、起始和病程。Pathogenese *f* —— Erklärung von Ursache, Beginn und Verlauf einer Krankheit

病机十九条［bìng jī shí jiǔ tiáo］《内经》一书中，把某些病理机制归纳为十九条，至今在临床上仍有指导意义。Neunzehn Punkte der Pathogenese —— Diese Neunzehn Punkte wurden im "Kanon für Innere Medizin" (Neijing) zusammengefasst und dienen bis heute noch als Anleitung in klinischen Tätigkeiten.

病机学说［bìng jī xué shuō］Theorie der Pathogenese *f* 研究疾病发生、发展、变化的机理，包括病性、病位、病势、脏腑气血虚实变化及其预后等

病况［bìng kuàng］Zustand eines Kranken, Befinden eines Patienten

病理产物［bìng lǐ chǎn wù］pathologisches Produkt *n* 在初始病因作用下，机体气化功能失调所产生并引起新的病理变化的致病因素。包括痰饮、瘀血、结石

病理体质［bìng lǐ tǐ zhì］pathologische Diathese *f* 机体阴阳气血的变化超出正常体质范围而出现阴阳失调、气血失和的特征体质

病脉［bìng mài］abnormaler Puls

病能［bìng néng］Pathogenese und Zustand der Krankheit

病容［bìng róng］kränkliches Aussehen

病入膏肓［bìng rù gāo huāng］①schwer krankt sein ②unheilbare Krankheit

病色［bìng sè］疾病反映在面部及肌肤上的异常色泽。kränkliche Gesichtsfarbe —— die abnormale Farbe des Gesichts und der Haut als Ausdruck einer Krankheit

病色相克［bìng sè xiāng kè］是根据脏腑生克关系来分析患者面部颜色的变化，以判断病情顺逆。Zusammenhang zwischen Gesichtsfarbe und Krankheit —— aufgrund der Theorie wechselseitiger Förderung und Beschränkung der inneren Organen (einer Konzeption zur Erklärung von Krankheitserscheinungen in der traditionellen chinesischen Medizin) und durch Analysierung der Veränderung der Gesichtsfarbe den Krankheitszustand der Patienten ermitteln

病势［bìng shì］Krankheitszustand *m*, Befinden *n*, Ernstgrad der Krankheit

病癀［bìng tuí］Vergrößerung des Hodens

病室尸臭［bìng shì shī chòu］Leichengeruch im Krankenzimmer *m*

病温［bìng wēn］由温邪引起的，性质属热的疾病。durch pathogene Faktoren der Wärme verursachte fieberhafte Krankheit

病性［bìng xìng］Natur der Krankheit *f*

病因［bìng yīn］Krankheitsursache *f*, Ätiologie *f*

病因辨证［bìng yīn biàn zhèng］分析和辨别可归结为各种不同病因的病理表现，以进行诊断。ätiologische Analyse und Differentiation —— Pathologische Zustände, die verschiedenen ätiologischen Faktoren zugeschrieben werden können, analysieren und differenzieren, um eine Diagnose zu stellen.

病因学说［bìng yīn xué shuō］Ätiologie *f*, Theorie über Krankheitsursachen *f* 研究病因分类和各种病因的性质、致病途径、致病特点以及探求病因方法的理论

病骤起［bìng zhòu qǐ］plötzlicher Ausbruch der Erkrankung

病状［bìng zhuàng］Symptom (einer Krankheit) *n*, Krankheitszeichen *n*

病坠［bìng zhuì］坠跌损伤的疾患。Falltraumatopathie *f* —— Verletzung durch Sturz

BO 拔玻剥帛膊薄薄

bō 拔玻剥

拨络［bō luò］Manipulation von Sehnenreiben

拨(络)法［bō(luò) fǎ］伤科手法名。用手指对穴位或患部作来回揉动。merdianreibende Methode —— eine Manipulation zur Behandlung des Traumas durch Drücken und Hin-und Herreiben eines bestimmten Meridianpunkts oder der krankhaften Stelle mit Fingern

玻璃罐［bō lí guàn］用作拔火罐。Glasdose *f* —— Glasdose zum Schröpfen

剥苔［bō tái］多主虫积津伤。Abschilfern des Zungenbelags —— Es zeigt im allgemeinen parasitische lnfektion und Beeinträchtigung der Körperflüssigkeit an.

bó 帛膊薄

帛片包缚［bó piàn bāo fù］宽带包扎法。Breitverband *m* —— eine Methode der Verbindung der Wunde mit breitem Verband

膊［bó］Amt *n*, oberes Glied

薄白苔［bó bǎi tāi］多见于外感风寒初起或里虚寒证。dünner und weißlicher Zungenbelag —— Es zeigt üblich Ausbruch der durch äußere Wind-Kälte verursachten Krankheit an und ist im inneren Mangelsyndrom der Kälte gesehen.

薄黄苔［bó huáng tāi］多指内热初起。dünner und gelblicher Zungenbelag —— Er bezieht sich üblich auf einen leichten Fall oder das Anfangstadium innerer Hitze.

薄厥［bó jué］暴怒引起突然头痛、目眩、昏厥的病证。Synkope infolge von Wutausbruch —— plötzlich auftretende Kopfschmerzen, Schwindel und Ohnmacht, die aus Wutausbruch resultieren

薄贴［bó tiē］①Pflaster *n* (ein alter Ausdruck) ②Anwenndung des Pflasters für therapeutischen Zweck

bò 薄

薄荷［bò he］干燥地上部分入药。用于疏散风热、透疹。Pfefferminze *f*, Herba Menmae —— Venwendet wird getrockneter oberirdischer Teil der Mentha haplocalyx (Labiatae). Heilwirkung: Wind und Hitze zerstreuend, Eruption förderd

薄荷油［bò hé yóu］用于芳香开窍、调味、驱风(下气)，涂在皮肤上能清凉止痛。Pfeffeminzöl *n*, Oleum Menthae —— ein flüchliges Öl, das aus dem oberirdischen Teil der Mentha haplocalyx (Labiateae) durch Destillation gewonnen wird und als ein aromatisches Stimulans, Gewürz und Karmnativa oder äußerlich zum Schmerzstillen und Erfrischen gebraucht werden kann

BU 补哺不布步

bǔ 补哺

补［bǔ］①stärken vt ②tonisieren vt ③kräftigen vt ④wiederherstellen vt ⑤beleben vt ⑥ergänzen vt

补法［bǔ fǎ］八法之一。Tonisierung *f*, Stärkung *f* —— Verabreichen von Stärkungsmitteln zur Wiederherstelltung der Gesundheit, eine von acht therapeutischen Methoden

补肺［bǔ fèi］用养肺阴、补肺气方药治疗肺虚的方法。Lunge stärken —— eine Methode zur Behandlung des Mangelsyndroms der Lunge mit Lungen-*Yin* ernährenden und Lungen-*Qi* stärkenden Arzneien

补肺阿胶汤［bǔ fèi ē jiāo tāng］成分：阿胶麸火炒、马兜铃、牛蒡子、炙甘草、杏仁、糯米炒。主治：肺阴虚火旺所致之颧红咳喘，痰中带血。*Bufei Ejiao* Tang, die Lunge ernährendes Eselhautgelatine-Dekokt —— Indikationen: gerötete Wangen, Husten mit blutigem Sputum, Keuchen infolge des *Yin*-Mangels und Feuer-Übermaßes in der Lunge

补肺益肾［bǔ fèi yì shèn］Stärkung der Lunge und der Nieren

补肺固卫［bǔ fèi gù wèi］Lungenkräftigung zur Konsolidierung des verteidigenden *Qi f*

补肺益气［bǔ fèi yì qì］Lungenstärkung und *Qi* Förderung

补肺止咳［bǔ fèi zhǐ ké］Lunge tonisieren und Husten stillen

补肝肾［bǔ gān shèn］Tonisierung der Leber und der Nieren

补肝阴［bù gān yīn］Stärkung von Leber *Yin f*

补骨脂［bǔ gǔ zhī］果入药。用于补肾助阳、温脾、止泻。Fructus Psoraleae —— Verwendet wird getrocknete Frucht von Psoralen corylifolia (Papijionaceae). Heilwirkung: Nieren-*Yang* stärkend, die Milz wärmend und Diarrhoe stillend

补火助阳［bǔ huǒ zhù yáng］tonisierendes Feuer zur Förderung von *Yang n*

补火壮阳［bǔ huǒ zhuàng yáng］Ergänzung von Feuer des Vitalen Tors und Tonisierung von *Yang*

补剂［bǔ jì］十剂之一。具有补虚强壮作用。tonisierendes Rezept —— Rezept mit den Wirkungen von Stärkung des schwachen Körpers und Wiederherstellung der Gesundheit, eine der zehn Arten von Rezepten

补精血［bǔ jīng xuè］Ergänzung von vitaler Essenz und Blut

补可扶弱［bǔ kě fú ruò］用补益药物治疗虚证。Medikamente mit tonisierender Wirkung werden zur Behandlung vom Mangelsyndrom verwendet.

补脑肾［bǔ nǎo shèn］Stärkung des Gehirns und der Nieren

补脾［bǔ pí］用健脾益气药物治疗气虚。Tonisierung der Milz —— eine Methode für die Behandlung des Mangels an Milz-*Qi* mit tonisierenden Medikamenten zur Stärkung der Milzfunktion

补脾摄血［bǔ pí shè xuè］治疗脾不统血、气不摄血所致的出血证候。Hämostase durch Stärkung der Milz —— eine Methode für die Behandlung verschiedener Blutungstype wegen der Schwäche der Milz, die den Blutfluß in den Gefäßen hält, und der Schwäche von *Qi*, das den Blutkreislauf beherrscht

补脾胃［bǔ pí wèi］Stärkung der Milz und des Magens

补脾益肺［bǔ pí yì fèi］通过补脾来治疗肺虚的方法。适应肺虚久咳、痰多清稀，兼见食欲减退、大便稀、全身疲乏、舌淡苔白、脉细弱等。Lungenstärkung durch Milzernährung —— eine Methode zur Behandlung der Lungendefizienz durch Tonisierung der Milz, indiziert bei von Lungendefizienz verursachtem chronischem Husten, zuviel wässerigem Sputum, Appetitmangel, dünnem Stuhl, bleichem Zungenbelag, schmalem und schwachem Puls.

补脾益气［bǔ pí yì qì］用补脾的方法治疗气虚证。die Milz tonisieren und *Qi* stärken —— eine Methode, den *Qi*-Mangel zu behandeln

补品［bǔ pǐn］Tonikum *n*, Stärkungsmittel *n*

补(益)气［bǔ(yì) qì］用补气药物治疗气虚证。*Qi* erägnzen —— eine Methode zur Behandlung des durch *Qi*-Mangel erzeugten Syndroms mit *Qi*-Tonikum

补气安神［bǔ qì ān shén］Ergänzung von *Qi* und Beruhigung

补气［bǔ qì］Stärkung des *Qi f*, *Qi*-Kräftigung *f*, *Qi* tonisierend

补气固表［bǔ qì gù biǎo］Ergänzung von *Qi* und Stärkung der körperoberflächlichen Widerstandskraft

补气固脱［bǔ qì gù tuō］Kräftigung des *Qi* zur Linderung der Fahnenflucht 用具有大补元气作用的方药，治疗气脱证的治法

补气剂［bǔ qì jì］*Qi* stärkendes Tonikum *n* 以补气药为主配伍组成，治疗气虚证的补益剂

补气健脾［bǔ qì jiàn pí］Stärkung des *Qi* und Belebung der Milz

补气明目［bǔ qì míng mù］Stärkung des *Qi* zur Verbesserung der Sehkraft *f* 用具有益气升阳健脾作用的方药，治疗气虚所致眼病的治法

补气摄血［bǔ qì shè xuè］*Qi*-Stärkung und Blutsteuerung

补气升提［bǔ qì shēng tí］Kräftigung und Belebung von *Qi* 用具有补气健脾、升提阳气作用的方药，治疗气陷证、脾气下陷证的治法

补气生血［bǔ qì shēng xuè］*Qi*-Belebung und Blutbildung

补气养血［bǔ qì yǎng xuè］*Qi* stärkend und Blut nährend 用具有补益气血作用的方药，治疗气血两虚证的治法

补气药［bǔ qì yào］Tonikum zur *Qi*-Förderung *n*

补气止(摄)血［bǔ qì zhǐ (shè) xuè］以补气药为主，治疗气虚出血证的方法。适用于出血性疾患，而见面色苍白、心慌、精神萎靡、四肢不温、舌淡苔白、脉细无力等。Hämostase durch *Qi*-Stärkung —— eine Methode für die Behandlung der *Qi*-Schwäche und der Blutung mit *Qi*-Stärkungsmittel. Sie ist indiziert bei hämorrhagischen Erkrankungen wie blasser Gesichtsfarbe, Palpitation, Lustlosigkeit, kalten Gliedern, bleichem Zungenbelag, schmalem und schwachem Puls usw.

补肾［bǔ shèn］治疗肾虚方法的总称，Tomsierung der Nieren —— ein Oberbegriff für die Methode der Behandlung der Nierenschwäche

补肾安神［bǔ shèn ān shén］Beseitigung innerer Unruhe durch Tonisierung der Nieren

补肾安胎［bǔ shèn ān tāi］Nierenstärkung zur Verhinderung von Fehlgeburten *f* 用具有补益肾之精气、补养胎元作用的方药，治疗肾虚所致胎漏、胎动不安的治法

补肾固精［bǔ shèn gù jīng］Nieren tonisieren, um spontane Emission zu beseitigen

补肾健骨［bǔ shèn jiàn gǔ］Kräftigung der Knochen mittels der Stärkung der Nieren

补肾摄精［bù shèn shè jīng］Nierenkräftigung zur Konsolidierung des Spermas *f* 用具有补益肾之精气、苦涩止遗的方药，治疗肾气不固所致遗精的治法

补肾调经［bǔ shèn tiáo jīng］Nierenkräftigung zur Regulierung der Menstruation *f* 用具有补益肾之精气，或滋肾阴、温肾阳等作用的方药，治疗肾虚所致女性月经不调病证的治法

补肾止血［bǔ shèn zhǐ xuè］Tonisierung der Nieren und Blutstillung

补肾助阳［bǔ shèn zhù yáng］Tonisierung der Nieren und Ergänzung von *Yang*

补肾滋阴［bǔ shèn zī yīn］Zur Tonisierung der Nieren *Yin* ergänzen

补土派［bǔ tǔ pài］金元(11151368)四大医学派别之一。代表人物为李杲。他认为人以胃气为本，因而长于温补脾胃之法，放称补土派。Schule der Tonisierung der Erde (Milz) —— eine der vier hervorragenden medizinischen Schulen in der *Jin-Yuan*-Periode (11151368), die von *Li Gao* vertreten wurde, der die Milz und den Magen als Basis des Körperbaues betrachtete und Krankheiten durch Erwärmung und Tonisieren von der Milz und dem Magen behandelte. Daher bekam die Schule den Namen.

补五脏［bǔ wǔ zàng］Tonisierung der fünf Eingeweide

补泻(手法)［bǔ xiè (shǒu fǎ)］各种具有扶助正气或祛除病邪作用的针刺手法。Methode der Stärkung und der Schwächung —— verschiedene Manipulationen der Nadeltherapie, bei denen es Stärkung der Widerstandskraft bzw. Schwächung der pathogenen Faktoren gibt

补哺不［bǔ bù］

补虚固表［bǔ xū gù biǎo］*Qi* wiederherstellen und die körperoberflächliche Widerstandskraft stärken

补虚固涩［bǔ xū gù sè］Defizitergänzung und Abflussstop

补虚平喘［bǔ xū píng chuǎn］*Qi* wiederherstellen und Dyspnoe stillen

补虚药［bū xū yào］Stärkungsmittel *n*

补(养)血［bǔ (yǎng) xuè］用补养血液的药物治疗血虚证的方法。Blutbildung anregen —— eine blutbildende Methode zur Behandlung des Blutmangels mit Bluttonikum

补血［bǔ xuè］tonisierende Blutregeneration *f* 用具有补养血液作用的方药，治疗血虚证的治法

补血安胎［bǔ xuè ān tāi］Blutbildung anregen und Fehlgeburt verhüten

补血固脱［bù xuè gù tuō］Anregung der Blutbildung zur Verhinderung der Erschöpfung *f* 用具有止血、大补气血等作用的方药，治疗血脱证的治法

补血润燥［bǔ xuè rùn zào］Anregung der Blutbildung zur Befeuchtung der Trockenheit *f* 用具有补血、增液润燥作用的方药，治疗阴虚血燥证、血虚风燥证的治法

补血养肝［bǔ xuè yǎng gān］Anregung der Blutbildung zur Leberkräftigung *f* 用具有补血养肝作用的方药，治疗肝血虚证的治法

补血养心［bǔ xuè yǎng xīn］Anregung der Blutbildung zur Herzkräftigung *f* 用具有补血养心安神作用的方药，治疗心血虚证的治法

补血药［bǔ xuè yào］Bluttonikum *n*, Bluttonisierendes Arzneimittel *n*

补血止血［bǔ xuè zhǐ xuè］Blutbildung anregen und Blutung stillen

补阳［bǔ yáng］*Yang*-Stärkung *f* 用具有温补阳气作用的方药，治疗阳虚证的治法

补(助、扶)阳［bǔ (zhù. fú) yáng］治疗阳虚证的方法。*Yang* kräftigen —— eine Methode zur Behandlung des *Yang*-Mangels

补阳还五汤［bǔ yáng huán wǔ tāng］成分：黄芪、当归尾、赤芍、地龙、川芎、桃仁、红花。主治：中风后遗证。*Buyang Huanwu Tang*, *Yang*-stärkendes und wiederherstellendes Dekokt —— Indikationen: Nachkrankheit der Apoplexie

补阳剂［bǔ yáng jì］yangtonisierendes Mittel *n* 以补阳药为主配伍组成，治疗阴阳两虚证的补益剂

补阳药［bǔ yáng yào］*Yang*-Stärkungsmittel *n*

补养剂［bǔ yǎng jì］Tonikum *n*, tonisierendes Mittel *n*

补养气血［bǔ yǎng qì xuè］tonisierende Störkung von *Qi* und Blut *f*

补养心气［bǔ yǎng xīn qì］tonisieren Kräftigung des Herz-*Qi* *f*

补养药［bǔ yǎng yào］Stärkungsmittel *n*

补药［bǔ yào］Tonikum *n*, Stärkungsmittel *n*

补益冲任［bǔ yì chōng rèn］用补养精血的方法补益冲脉、任脉。*Chong*-und *Ren*-Meridian erganzen —— Stärkung und Erganzung des *Chong*-und *Ren*-Meridians durch Ernährung der Essenz und des Blutes

补益法［bǔ yì fǎ］tonische Methode, Therapie für Wiederherstellung

补益肺气［bǔ yì fèi qì］Ergänzung und Wiederherstellung von Lungen-*Qi*

补益肝脾［bǔ yì gān pí］Ergänzung und Wiederherstellung von Leber und Milz 用具有益气养血、补脾养肝作用的方药，治疗肝脾气血两虚证的治法

补益肝气［bǔ yì gān qì］Ergänzung und Wiederherstellung von Leber-*Qi* 用具有补气养肝作用的方药，治疗肝气虚证的治法

补益肝肾［bǔ yì gān shèn］Tonisierung der Leber und der Nieren

补(益、养、育、滋)阴［bǔ (yì、yǎng、yù、zī)］用补阴药物治疗阴虚证的方法。Tonisierung und Ernährung von *Yin*-eine Therapie, mit *Yin*-Tonika das durch *Yin*-Mangel verursachte

Syndrom zu behandeln

补益剂［bǔ yì jì］tonisierendes Mittel *n*, Tonikum *n*

补益心肺［bǔ yì xīn fèi］Ergänzung und Wiederherstellung von Herz und Lungen 用具有养心补肺作用的方药，治疗心肺气虚证的治法

补益心肝［bǔ yì xīn gān］Ergänzung und Wiederherstellung von Herz und Leber 用具有补益心肝气血作用的方药，治疗心肝气血两虚证的治法

补益心脾［bǔ yì xīn pí］Ergänzung und Wiederherstellung von Herz und Milz 用具有益气养血、补脾养心作用的方药，治疗心脾气血两虚证的治法

补益心气［bǔ yì xīn qì］Ergänzung und Wiederherstellung von Herz-*Qi* 用具有补气宁心作用的方药，治疗心气虚证的治法

补益心肾［bǔ yì xīn shèn］Ergänzung und Wiederherstellung von Herz und Nieren 用具有补益心肾作用的方药，治疗心肾阴阳两虚证、心肾气阴两虚证、心肾气虚证等得治法

补益药［bǔ yì yào］Stärkungsmittel *n*

补阴［bǔ yīn］*Yin*-Stärkung *f*

补阴剂［bǔ yīn jì］*Yin*-tonisierendes Mittel *n* 以补阴药物为主配伍组成，治疗阴虚证的补益剂

补阴药［bǔ yīn yào］*Yin*-Tonikum *n*

补元气［bǔ yuán qì］Kräftigung der essentiellen Energie

补中［bǔ zhōng］即补益中焦脾胃气虚的方法。Tonisierung von Mittel-Jiao —— eine Methode zur Stärkung der Funktion der Milz und des Magens

补中益气［bǔ zhōng yì qì］补脾益气［bǔ pí yì qì］

补中益气汤［bǔ zhōng yì qì tāng］成分：黄芪、白术、陈皮、升麻、柴胡、当归、党参、炙甘草、姜、枣。主治：脾胃气虚证、弋虚下陷引起的子宫脱垂、胃下垂等。*Buzhong Yiqi Tang*, das Mittel-Jiao stärkendes und *Qi*-erganzendes Dekokt —— Indikationen: durch *Qi*-Mangel der Milz und des Magens verursachtes Syndrom, Hysteroptose und Gastroptose infolge des *Qi*-Mangels von Mittel-*Jiao*

哺露［bǔ lù］指小儿胃弱，不时呕吐。*Bulu* —— durch Verletzlichkeit der Verdauungsfunktion der Kinder verursachtes Erbrechen in Abständen

哺露疳［bǔi lù gān］Mangelernährung von Laktation *f* 重证疳积患者全身消瘦、肚腹胀大、骨瘦如柴的证候。durch exzessive Futterung verursachte Dystrophie bei Kindem —— ein schwerer Fall der Unterernährung des Kleinkindes mit Symptomen wie Magersucht, Dickbauch und dünnen Gliedmaßen

bù 不布步

不辨（闻）香臭［bù biàn (wén) xiāng chòu］Anosmie *f*, Geruchsagnosie *f*, Anodmie *f*

不传［bù chuán］伤寒病病情不再发展。keine Transmission —— Fieberkrankheit entwickelt sich nicht mehr.

不得眠［bù dé mián］→不寐［bù mèi］

不得前后［bù dé qián hòu］Dysurie und Obstipation, Schwierigkeit bei Urinieren und Stuhlgang

不得偃卧［bù dé yǎn wò］Unfahigkeit, sich auf den Rücken zu legen

不定穴［bù dìng xué］→阿是穴［ā shì xué］

不服水土肿［bù fú shuǐ tǔ zhǒng］durch Unakklimatisation verursachtes Ödem

不更衣［bù gēng yī］Obstipation *f*, Verstopfung *f*

不换金正气散［bù huàn jīn zhèng qì sǎn］成分：陈皮、厚朴、苍术、甘草、藿香、制半夏。主治：脾胃湿滞兼外感。*Buhuanjin Zhengqi San*, wertvolles Gesundheit-wiederherstellendes Pulver —— Indikationen: Feuchtigkeit-Stagnation in der Milz und in dem Magen mit Krankheit infolge der exopathogenen Faktoren

不拘时服［bù jū shí fú］(Decoction) zu jeder beliebigen Zeit einnehmen

不寐［bù mèi］Schlaflosigkeit *f*, Insomnie *f*

不寐（病）［bú mèi］Schlaflosigkeit *f* 以不易入睡或睡眠短浅易醒，甚至整夜不能入睡为主要表现的疾病

不内外因［bù nèi wài yīn］主要指饮食、劳倦、外伤、房事、虫兽、淹溺等致病因素。三因之一。weder endogene noch exogene pathogene Faktoren —— Es bezieht sich hauptsächlich auf die pathogenen Faktoren wie ungeeignete Diät, Müdigkeit, Trauma, Geschlechtsverkehr, Insekten- und Tierbisse, Ertrinken, eine der drei Kategorien von ätiologischen Faktoren.

不能眴［bù néng xuàn］starre Augen mit Schwierigkeit in Bewegung

不容［bù róng］穴位。主治：胃痛、胃胀、肋间神经痛等。*Burong* (ST 19) —— Akupunkturpunkt. Indikationen: Magenschmerz, Gastrektasie, Interkostalneuralgie

不乳［bù rǔ］婴儿出生12小时后，虽无口腔疾患，而不能吮乳。Unfähigkeit, Muttermilch zu saugen —— ein Zustand des Neugeborenen 12 Stunden nach der Geburt ohne irgendeine Mundkrankheit

不时泪溢［bù shí yì lèi］Epiphora *f*

不（恶）食［bù (wù) shí］Anorexia *f*, Anorexie *f*, Nahrungsverweigerung *f*

不闻香臭［bù wén xiāng chòu］不辨（闻）香臭［bù biàn (wén) xiāng chòu］

不省人事［bù xǐng rén shì］Bewußtseinsverlust *m*, Bewußtlosigkeit *f*

不欲食［bú yù shí］Anorexie *f*, Appetitlosigkeit *f*

不月［bú yuè］Amenorrhoe *f*, Ausbleiben der Menstruation *n*, Amenorrhö *f*

不孕（育）［bù yùn (yù)］Sterilitat *f*, Unfruchtbarkeit *f*, Zeugungsunfähigkeit *f*

不治之症［bù zhì zhī zhèng］unheilbare Krankheit

布托牵引［bù tuō qiān yǐn］Tuch-Wrapping-Traktion *f*

布渣叶［bù zhā yè］叶入药。用于消热消食。Folium Microcotis —— Verwendet werden getrocknete Blätter von Microcos paniculata (Tiliaceae). Heilwirkung: Hitze beseitigend und Verdauung fördernd

布指［bù zhǐ］切脉时，医者食、中、无名三指的布置方法。Aufstellung der Finger —— Arrangement der ärztichen Zeige-, Mittel-und Ringfinger beim Pulsfühlen

步廊［bù láng］穴位。主治：肋间神经痛，胸膜炎等。*Bulang* (KJ 22) —— Akupunkturpunkt. Indikationen: Interkostalneuralgie, Pleuritis

C

CA 擦

cā 擦

擦法［cā fǎ］伤科手法之一。Reibungsmethode *f* —— eine Manipulation der Traumatologie

擦剂［cā jì］Einreibemittel *n*

擦伤［cā shāng］Abschürfung *f*, Abrasio *f*

CAI 跴

cǎi 跴

跴(跷)法［cǎi (qiāo) fǎ］用足踏在患者的腰部,以治疗腰部疾患的方法。trampelnde Manipulation —— Trampeln mit beiden Füßen des Praktikers in der Lumbargegend des Patienten zur Behandlung einer Lendenkrankheit

CAN 蚕

cán 蚕

蚕豆［cán dòu］种子入药。用于健脾、止血、利尿。Puffbohne *f*, Semen Viciae Fabae —— Verwendet werden getrocknete Samen der Vicia faba (Leguminosae). Heilwirkung: die Milz stärkend, Blutung stillend, diuretisch

蚕茧［cán jiǎn］茧入药。治便血、尿血、血崩、消渴、反胃、疮痈。Seidenkoken *m*, Coccum Bombycis —— Verwendet wird Seidengespinst der Larve von Bombyx mori (Bombycidae). Indikationen: Stuhlgang mit Blut, Hämaturie, Metrorrhagie, Diabetes, Regurgitation, Karbunkel und Furunkel

蚕砂(矢)［cán shā (shǐ)］蚕粪粒。用于祛风、除湿、和胃、化浊。Seidenraupenexkrement *n*, Excrementum Bombycis —— Verwendet wird getrockneter fester Kot von Bombyxmori (Bombycidae). Heilwirkung: Wind und Feuchtigkeit beseitigend, die Funktion des Magens regulierend und Verdauung fördernd

蚕矢汤［cán shǐ tāng］成分:蚕砂、木瓜、薏苡仁、豆卷、栀子、黄连、黄芩、制半夏、通草、吴茱萸。主治:湿热内蕴所致霍乱。*Canshi Tang*, Seidenraupenexkrement-Dekokt *n* —— Indikation: durch Akkumulation von Feuchtigkeit-Hitze im Körper verursachter Brechdurchfall

CANG 仓苍藏

cāng 仓苍

仓公［cāng gōng］→淳于意［chún yú yì］

仓廪之官［cāng lǐn zhī guān］比喻脾和胃(也有单指胃者)足受纳、贮藏、输送营养的器官。speichernde Organe —— Sie beziehen sich auf die Milzund den Magen (manchmal nur den Magen), die Nahrung aufnehmen, speichern und transportieren

苍耳子［cāng ěr zǐ］果入药。用于通鼻窍、祛风湿、止痛。Schließfrucht der Sibirischen Spitzklette, Fructus Xanthii —— Verwendet wird getrocknete Frucht von Xanthium sibiricum (Compositae). Heilwirkung: Nasenverstopfung beseitigend, Schmerz stillend und Rheumatismus vertreibend

苍耳(子)散［cāng ěr (zǐ) sǎn］成分:苍耳子、薄荷、辛荑花、白芷。主治:风邪上攻所致之鼻渊证。Canger(zi) San, Xanthium-Pulver *n* —— Indikation: Nasosinusitis infolge von Angriff der Wind-Noxe

苍龙摆尾法［cāng lóng bǎi wěi fǎ］针刺治疗手法之一。其法有二:一、进针得气后,使针尖朝向病所,不提不插,亦不捻动。以右手拇指和食指扳倒针柄约45°角左右,如此左右慢慢往来拨动针柄,促使经气流动。二、进针得气后,将针提至浅部,摇动针柄,以疏通气血。Dunkelgründrache-Schwanzpendel-Methode *f* —— eine Methode der Nadeltherapie, die zwei Formen haben kann: ①Nach Einführung der Nadel und Hervorrufung von Nadelgefühl ist die Nadelspitze ohne Drehen, Heben und Stoßen in Richtung auf den Krankheitsherd zu halten. Man bewegt dann den Nadel-Schaft rechts und links zart mit Daumen und Zeigefinger langsam und wiederholt in einem Winkel von 45° zur Haut, um den *Qi*-Fluß im Körpermeridiane zu fördern. ②Nach Einführung der Nadel und Hervorrufung von Nadelgefühl hebt man die Nadel zum oberflächlichen Gewebe an und bewegt dann die Nadel hin und her, um *Qi*-Fluß und Blutzirkulation im Körper zu fördern.

苍术［cāng zhú］根茎入药。用于燥湿健脾、祛风除湿。Atractylodenrhizom *n*, Wurzelstock der Mastixdistel, Rhizoma Atractylodis —— Verwendet wird getrockneter Wurzelstock von Atractylodes lancea oder A. chinensis (Compositae). Heilwirkung: Feuchtigkeit beseitigend, die Milz stärkend und Wind vertreibend

cáng 藏

藏而不泄［cáng ér bù xiè］指五脏藏精气而不泄。Speichern statt Ausscheiden —— Es bezieht sich auf die fünf *Zang*-Organe, die Essenz und *Qi* speichern, statt zu eliminieren.

藏结［cáng jié］①viszerale Akkumulation *f* ②viszerale Verstopfung *f*

藏厥［cáng jué］viszerale Umkehr (od. Invesion) *f*

CAO 操糙嘈槽草

cāo 操糙

操纵［cāo zòng］诊脉时运用指力的方法,包括举、按、寻。Methode des Pulsfühlens —— eine Methode der Auflegung der Finger beim Pulsfühlen einschließlich Heben, Drücken und Suchen

糙苔［cāo tái］trockener Zungenbeleg *m* 苔质颗粒粗糙,望之干枯,扪之干燥的舌象

cáo 嘈槽

嘈杂［cáo zá］gastrische Beschwerden mit saurer Regurgitation

槽牙［cáo yá］Backenzahn *m*, Mahlzahn *m*, Molar *m*

cǎo 草

草豆蔻［cǎo dòu kòu］种子入药。用于燥湿健脾、温胃止呕。Galgantsamen *m*, Semen Alpiniae Katsumadai —— Verwendet wird getrockneter Samen der Alpinia Katsumadai (Zingiberaceae). Heilwirkung: Feuchtigkeit beseitigend, die Milz stärkend, den Magen wärmend und Erbrechen stillend

草果［cǎo guǒ］干燥果实去皮入药。用于去湿、温中焦,

并祛痰和截疟。Frucht der Chinesischen Gewürzlilie, Fructus Tsaoko —— Verwendet wird getrocknete Frucht von Amomumtsaoko (Zingiberaceae). Heilwirkung: Feuchtigkeit beseitigend, Mittel-*Jiao* (die Milz und den Magen) wärmend, Schleim vertreibend und Malaria bekämpfend

草乌［cǎo wū］块根入药。用于祛风湿、散寒、止痛。Radix Aconiti Kusnezoffii —— Verwendet wird getrocknete Wurzelknolle des Aconitum kusnezoffii (Ranuncu-laceae). Heilwirkung: Rheumatismus vertreibend, Kältezerstreuend, Schmerz stillend

草乌叶［cǎo wū yè］叶入药。用于清热、消炎、止痛。Folium Aconiti Kusnezoffii —— Verwendet wird getrocknetes Blatt von Aconitum kusnezoffii (Ranuncu-laceae). Heilwirkung: Hitze beseitigend, Entzündung wegräumend und Schmerz stillend

草血竭［cǎo xuè jié］根茎入药。用于破瘀、调经、止血，消食。Rhizoma Polygom Paleacei —— Verwendet wird getrocknetes Rhizom von Polygonum paleaceum (Polygonaceae). Heilwirkung: Blutstauung beseitigend, Menstruation regulierend, Blutung stillend und Verdauungfördernd

草药［cǎo yào］Kräutermedizin *f*, Heilkräuter *n pl*

草药店［cǎo yào diàn］Geschäft für Kräuter

草医［cǎo yī］民间使用草药治病有经验的医生。Naturheilkundiger *m* —— ein Volksarzt, der viel Erfahrungen an Krankheitsbehandlung mit Heilkräutern hat

CE 侧

cè 侧

侧柏叶［cè bǎi yè］枝梢及叶入药。用于凉血止血。Cacumen Biotae —— Verwendet wird getrockneter Zweig mit Blättem von Biota orientalis (Cupressaceae). Heilwirkung: Hitze aus dem Blut austreibend und Blutung stillend

CEN 参

cēn 参

参伍不调［cēn wǔ bù tiáo］脉搏跑动节律不调、往来艰涩之状。Arrhythmie (des Pulses) *f* —— Puls in unregelmäßigem Rhythmus und ungleichmäßiger Stärke

CHA 叉插蔃茶搽察

chā 叉插蔃

叉喉风［chā hóu fēng］类似喉水肿、急性喉炎。akute Laryngealstörung mit Kompressionsgefühl im Rachen —— Sie ist Epiglottitis, akuter Laryngitis oder Laryngoödem ähnlich.

插药［chā yào］将细药条深入破溃痈疽以去腐生肌。Einstecken der feinen Medikamentrolle —— Einstecken einer feinen Medikamentrolle tief in einen Abszeß oder einen Karbunkel zur Entfernung des verfaulten Gewebes und zur Förderung des Wachstums Gewebes

插针［chā zhēn］Nadeleinstich *m*

蔃舌喉痈［chā shé hóu yōng］Laryngealer Abszeß mit sublingualer Schwellung

chá 茶搽察

茶(剂)［chá (jì)］将药物粗粉(加或不加茶叶)与粘合剂轧成块状制剂。Medizinaltee *m* —— ein ziegelteeförmiges Präparat aus grobkörnigen Pulvern der Arzneien (mit Tee oder nicht)

茶叶［chá yè］芽、叶入药。用于清头目、除烦渴、助消他、利尿、解毒。Tee *m*, Folium Camelliae Sinensis —— Verwendet wer-den getrocknete zarte Blätter von Camellia sinensis (Theaceae). Heilwirkung: erfrischend, Durst stillend, Verdauung fördernd, diuretisch und entgiftend

茶油［chá yóu］种子榨油入药。用于清热化湿、杀虫解毒。Oleum Camelliae —— Verwendet wird Öl aus den Samen der Camellia oleifern (Theaceae). Heilwirkung: Hitze und Feuchtigkeit vertreibend, Parasiten tötend und entgiftend

搽擦［chá cā］Arzneienmittel an die Oberfläche des Körpers auftragenund mit der Hand einreiben

搽药［chá yào］Liniment *n*, Einreibung *f* —— äußerlich verwendetes Mittel wie Salbe, Kreme, Lotion, Öl, Puder usw

察病指南［chá bìng zhǐ nán］诊断专书，施发撰(1241)。主要论述脉学并涉及其他诊断法。Anleitung zur Diagnose von Krankheiten —— eine Monographie über Diagnose der Krankheiten, die von *Shi Fa* (1241) geschrieben wurde, in der hauptsächlichen Pulstheorie und auch andere diagnostische Methoden erläutert wurden

察目［chá mù］望诊内容之一。观察病人眼睛神采、色泽、动态、瞳孔大小等变化以达到诊断目的。Beobachtung von Augen —— eines von Beobachtungsverfahren, dass Veranderungen der Augen des Patienten, wie Glanz, Farbe, Bewegung, Pupillengröße für diagnostischen Zweck untersucht und beurteilt warden

CHAI 拆差柴

chāi 拆差

拆线［chāi xiàn］die Faden ziehen

(差后)劳复［(chāi hòu) láo fù］病初愈而过度劳累，或饮食不节，或房事等致疾病复发。Rückfall einer Erkrankung infolge von Erschopfung —— Rückfall einer Erkrankung infolge von Überanstrengung, oder Diätunmäßigkeit oder übermäßiger sexueller Aktivität in der Genesungszeit

chái 柴

柴葛解肌汤［chái gě jiě jī tāng］成分：柴胡、葛根、甘草、黄芩、羌活、白芷、白芍、桔梗、石膏。主治：外感风寒，内已化热而见高热、身痛等症。*Chai Ge Jieji Tang*, Pathogene Faktoren aus oberflächlichen Muskeln austreibendes Dekokt von Bupleurumund Pueraria —— Indikationen: hohes Fieber, Schmerzen am ganzen Körper durch exogene Wind-Kälte und innere Hitze

柴胡［chái hú］根入药。用于和解退热、疏肝解郁、升举阳气。sichelblattriges Hasenohr, Radix Bupleuri —— Verwendet wird getrocknete Wurzel von Bupleurum chinense oder B. scorzonerifolium (Umbelliferae). Heilwirkung: als Mediator wirkend, Fieber senkend, Depression von Leber-*Qi* lösend, *Yang-Qi* aufhebend

柴胡达原饮［chái hú dá yuán yǐn］成分为达原饮去知母、芍药，加柴胡、枳壳、青皮、桔梗、荷梗。主治：痰湿所致的疟疾。*Chaihu Dayuan Yin*, Bupleurum-Dekokt für Eliminisierung von Schleim-Feuchtigkeit in pleurodiaphragmatischem Interraum —— Indikation: intermittierendes Fieber infolge von Schleim-Feuchtigkeit

柴胡疏肝散［chái hú shū gān sǎn］成分：柴胡、芍药、枳壳、炙甘草、川芎、香附。主治：肝气郁结、胁肋疼痛、寒热往来。*Chaihu Shugan San*, Leber-*Qi* regulierendes Pulver von Bupleurum —— Indikationen: durch Stagnation von Leber-*Qi* verursachte Schmerzen im Hypochondrium, abwechselnde Anfälle von Fieber und Schüttelfrost

柴平汤［chái píng tāng］成分：小柴胡汤合平胃散。主治：湿疟而见一身痛重、寒多热少。*Chai Ping Tang*, Kombination von kleinem Bupleurum-Dekokt mit Peptischem Pulver —— Indikationen: durch Feuchtigkeit verursachtes intermittierendes Fieber mit Schmerzen und Schwergefühl am ganzen Körper, das mehr Schüttelfrost als Fieber zeigt

CHAN 掺禅缠蝉蟾镵产颤

chān 掺

掺药［chān yào］将药粉掺布在疮面或膏药．或外贴肿疡的方法。mit Arzneipulver bestauben —— bestaubt werden mit dem Arzneipulver direkt Ulkus oder Abszeß bzw. ein Heilpflaster, das dann aufs Geschwür aufgetragen wird

chán 禅缠蝉蟾镵

禅定［chán dìng］锻炼中一种排除杂念，集中练功意念的方法 Still und In tiefer Meditation halten —— eine Methode von Befreiung von verwirrenden Gedanken und Konzentration des Geistes bei *Qigong*-Übungen

缠肠漏［chán cháng lòu］Fistel um den Anus

缠耳［chán ěr］→聤(脓)耳［tíng(nóng) ěr］

缠法［chán fǎ］Manipulation schneller Schwingung, Manipulation schnellen Schubes

缠喉风［chán hóu fēng］喉周颈深部蜂窝组织炎，红痛兼见颈项肿大。akute Laryngealinfektion —— akute Phlegmone um den Rachen in der tiefen Teil mit Rote, Schmerzen und Schwellung des Halses

缠腰火丹［chán yāo huǒ dān］Herpes zoster, Gurtelrose,

蝉蜕(衣)［chán tuì (yī)］蝉若虫羽化时脱离的表皮入药。用于熄风止痉、疏风透疹、明目退翳。abgeworfene Zikadenhaut, Periostracum Cicadae —— Gebraucht wird abgestreifte Haut der Nymphe von Cryptotympana pustulata (Cicadidae). Heilwirkung: Krampf und Konvulsion beseitigend, Wind vertreibend, Eruption fördernd, Sehkraft verbessernd und Augentrübung beseitigend

蟾酥［chán sū］蟾皮肤腺的浆液入药。用于解毒去痛、开窍。Krötengift *n*, Venenum Bufonis —— Verwendet wird get-rocknetes Hautdrüsen sekret der Kröten, Bufo bufo gargarizans oder Bufo melanostictus (Bufonidae). Heilwirkung: entgiftend, Schmerz stillend, das Bewußtsein wiederbelebend

镵针［chán zhēn］占代九针之一。状如箭头，长一寸六分。用于浅刺皮肤泻血。治头身发热。近代常用的皮内针、揿针等皆由此发展而来。pfeilförmige Nadel —— eine der 9 Nadelarten in alten Zeiten. Die Nadelspitze ist pfeilförmig und 1.6 *cun* lang. Sie war zum oberflächlichen Hautstich für Aderlaß gebraucht und bei Hitzesyndrom indiziert, und auch der Vorläufer der modernen Intradermal-und Drucknadeln.

chǎn 产

产后［chǎn hòu］nach der Geburt, nach dem Gebären

产后痹证［chǎn hòu bì zhēng］Arthralgie nach der Geburt, postpartale Arthralgie

产后遍身疼痛［chǎn hòu biàn shēn téng tòng］Schmerzen am ganzen Körper nach der Geburt, nachgeburtliche Schmerzen des ganzen Körpers

产后病(发)痉［chǎn hòu bìng (fā) jìng］postpartale krampfhafte Krankheit

产后病温［chǎn hòu bìng wēn］产后患各种急性热病的通称。nachgeburtliche akute febrile Krankheiten —— eine Sammelbezeichnung für verschiedene nachgeburtliche akute fieberhafte Krankheiten

产后不语［chǎn hòu bù yǔ］postnatale Aphasie

产后痉［chǎn hòu jìng］postpartale Konvulsion *f* 以新产后或产褥期内，突然项背强直，四肢抽搐，甚至口噤不开，角弓反张为主要表现的疾病

产后痉病［chǎn hòu jìng bìng］postpartale Konvulsion *f*

产后痉风［chǎn hòu jìng fēng］postpartale Konvulsion *f*

产后肉线［chǎn hòu ròu xiàn］产后子宫内翻、产道损伤或肠管脱出等症。postpartaler Prolaps —— Es bezieht sich auf postpartale Uterusinversion, Verletzung des Geburtskanals oder postpartalen Darmprolaps

产后三冲［chǎn hòu sān chōng］产后因浊液败血没有排出或排出很少所引起的三种重证，即败血冲心、败血冲胃、败血冲肺。drei schwere postpartale Erkrankungen-Invasion des Herzens, des Magens und der Lunge von der Retention verfaulten Blutes und verfaulter Flüssigkeit (zurückgehaltene Lochien) im Körper

产后三急［chǎn hòu jí］产后出现呕吐不止、盗汗和泄泻等三种容易耗津、伤气的急症。drei Notlagen nach der Geburt —— kontinuierliches Erbrechen, Nachtschweiß, und Diarrhoe, die leicht zum Verbrauch von Körperflüssigkeit und *Qi* führen

产后三脱［chǎn hòu sān tuō］血脱、气脱、神脱分别指产后出现之血崩、气喘、谵妄。drei Arten von Symptomen postpartaler Erschöpfung —— Erschöpfung von Blut, *Qi* und geistigen Kräften, die jeweils auf Uterusblutung, Asthma und Delirium nach der Geburt hinweisen

产后小便淋痛［chǎn hòu xiǎo biàn lín tòng］postpartale Strangurie *f* 以产后尿频、尿急、淋漓涩痛为主要表现的疾病

产后小便数与失禁［chǎn hòu xiǎo biàn shù yǔ shī jìn］puerperale Polyurie und Harninkontinenz

产后血崩［chǎn hòu xiě bēng］postpartale Blutung *f* 以产妇分娩后，突然阴道大量出血为主要表现的疾病

产后血晕［chǎn hòu xiě yùn］postpartale anämische Ohnmacht *f* 以产妇分娩后突然头晕眼花，不能坐起，心胸满闷，恶习呕吐，痰涌气急，甚则神昏口噤，不省人事为主要表现的疾病

产后遗粪［chǎn hòu yí fèn］puerperale Stuhlinkontinenz *f* 以产后大便自遗，不能控制，或大便由前阴排出为主要表现的疾病

产后喑［chǎn hòu yīn］postpartale Dysphonie *f* 以分娩后声音不扬，呈细哑或难以发音为主要表现的咽喉疾病

产后郁冒［chǎn hòu yù mào］①Depression und Schwindel nach der Geburt ②postpartale Ohnmacht *f*

产后乍寒乍热［chǎn hòu zhà hán zhà rè］产后气血两虚、阴阳不和或败血留滞、经脉阻闭、营卫不调，可出现此证。postpartale atternative Anfälle von Schüttelfrost und Fieber —— ein krankhafter Zustand, der durch Mangel an *Qi* und Blut, Disharmonie zwischen *Yin* und *Yang* bzw. Lochienstauung, Obstruktion von Meridianen, Disharmonie zwischen den Ernährungs-und Abwehrkraftsystemen verursacht wird

产后中风［chǎn hòu zhòng fēng］可连续十多日不解，头微痛、恶寒，时见发热、心下闷、干呕、汗出，或出现筋脉挛急、牙关紧闭、不省人事，慎勿误诊为真中风。Befall von Kälte nach der Geburt —— ein krankhafter Zustand, der durch leichten Kopfschmerz, Schüttelfrost, gelegentliches Fieber, epigastrische Beklemmung, Brechreiz und Schwitzen gekennzeichnet wird und zehn Tage oder mehr als 10 Tage dauern kann. In schweren Zuständen können Spasmus, Trismus, und Bewußtlosigkeit auch erscheinen, die nicht als echte Apoplexie mißdiagnostiziert werden dürfen.

产后自汗盗汗［chǎn hòu zì hàn dào hàn］spontanes Schwitzen und Nachtschweiß nach der Geburt 产后以自汗、盗汗、为主要表现的疾病

产科［chǎn kē］元十三科之一。Spezialgebiet der Geburtshilfe —— eines der dreizehn medizinischen Spezialgebiete der *Yuan*-Dynastie

产门［chǎn mén］vaginale Öffnung

产难［chǎn nán］Schwergeburt *f*

产褥［chǎn rù］Wochenbett *n*

产育［chǎn yù］gebären und Neugeborene füttern

chàn 颤

颤动舌［chàn dòng shé］Zungenzittern *n*

颤振［chàn zhèn］Tremor *m*, Zittern *n*

CHANG 长肠常

cháng 长肠常

长虫病［cháng chóng bìng］三虫病之一。Ascariasis *f*, Spulwurmkrankheit *f* —— eine von drei Gattungen der intestinalen Parasitose

长脉［cháng mài］脉波动幅度过于本位，应指有盈余之感。长而和缓为健康，脉象长而弦硬为邪正俱盛的实证。langer Puls —— Puls mit langer Ausdehnung und verlängertem Schlag. Ein langer und sanfter Puls mag noch als normal angesehen werden, während ein langer und steifer Puls ein Übermaß-Syndrom anzeigt, in dem die pathogenen Faktoren und die körperliche Abwehrkraft stark sind.

长强［cháng qiáng］穴位。主治：痔疮、直肠脱垂、癫痫等。*Changqiang*（DU1）—— Akupunkturpunkt. Indikationen: Hämorrhoiden, Prolapsus recti, Epilepsie

长蛇灸［cháng shé jiǔ］间接灸的一种。即取大蒜适量，去皮捣成泥糊状。平铺于脊柱(大椎，腰俞)上，宽厚各约6毫米，上面用厚纸固定，再用小型艾炷两枚，分别置于大椎及腰俞上点燃施灸。灸至病人自感口鼻内有蒜味为止。民间常用此法治疗虚痨等病证。lange Schlangenmoxibustion —— eine Form der indirekten Kontaktmoxibustion. Zuerst wird eine Schicht der Knoblauchpaste, deren Breite und Dicke jeweils ca.6mm beträgt, die Wirbelsaule entlang von *Dazhui*（DU14）zu *Yaoshu*（DU2）angelegt, und dann mit Dickpapier fixiert. Zwei angezundete Moxa-Stäbchen werden auf die Knoblauchschicht an jeden betreffenden Punkt gestellt und bleiben da stehen, bis der Patient einen Geschmack von Knoblauch im Mund oder einen Geruch in der Nase bekommt. Die Methode ist für Konsumptionskrankheiten angewendet.

长夏［cháng xià］夏季的最后一个月。langer Sommer —— der letzte Monat im Sommer

长针［cháng zhēn］古代九针之一。针体较长，一般为六、七寸或更长一些。多用于深刺，以治疗慢性风湿病、坐骨神经痛等。lange Nadel —— eine der 9 Arten von Nadeln in alten Zeiten, die ungefähr 6-7 cun lang oder noch länger, und für tiefen Nadelstich bei chronischem Rheumatismus und Ischias indiziert

肠痹［cháng bì］大小肠功能受阻，导致小便不利、喘满或飧泄等的病证。Darmlähmung *f* —— ein morbider Zustand mit Dysurie, Dyspnoe, Völlegefuhl im Bauch oder Diarrhoea lienterica durch Dysfunktion von Dick-und Dunndarm

肠风［cháng fēng］blutiger Stuhlgang

肠风便(下)血［cháng fēng biàn (xià) xuè］①Haematochezia *f*, Blutstuhl *m* ②Entero (r) rhagie *f*, Darmblutung *f*

肠腹鸣［cháng fù míng］Borborygmus *m*, Darmgurren *n*

肠癖［cháng pǐ］便血有力，俗称血箭。sprühende Blutung aus dem Anus —— kraftvoller Ausfluß des reinen Blutes bei Entleerung des Darms, populär bezeichnet als geschossene Blutung aus dem After

肠澼［cháng pì］①→痢疾［lì jí］②Blutstuhl *m*, Haematochezia *f*

肠覃［cháng tán］气滞血瘀引起的囊肿和下腹部肿瘤，类似卵巢囊肿。Darmzyste *f* —— eine Zyste, die oft durch *Qi*-Biockierung, Blutstauung und Geschwulst im Unterleib verursacht wird und der Ovarialzyste ähnlich ist

肠痛［cháng tòng］Enterodynie, *f*

肠痫［cháng xián］Epilepsie mit tonischer Konvulsion

肠痈［cháng yōng］①akute Appendizitis ②periappendikulärer Abszeß

肠痔［cháng zhì］perianaler Abszeß

常毒［cháng dú］milde Toxizität, Arznei mit kleiner Toxizität

常山［cháng shān］根入药。用于截疟、涌吐痰涎。Dichroe *f*, Radix Dichroae —— Verwendet wird getrocknete Wurzel der Dichroa febrifuga (Saxifragaceae). Heilwirkung: Malaria bekämpfend, erbrechenerregend

CHAO 巢朝潮炒

cháo 巢朝潮

巢氏病源［cháo shì bìng yuán］→诸病源候［总］论［zhū bìng yuán hòu［zǒng］lùn］

巢元方［cháo yuán fāng］隋代太医博士(550-630)。主持编有《诸病源候论》(610)，是中国第一部论述病因和证候的专书。长期以来被视为权威性著述。*Chao Yuang fang*-ein Arzt der kaiserlichen medizinischen Akademie (550-630) in der *Sui*-Dynastie, der in Autorisation des Kaisers das Buch "Allgemeine Abhandlung über Ätiologie und Symptomatologie von Krankheiten" (610) zusammengestellt hat. Es ist das erste Werk von Ätiologie und Symptomatologie, das übertausend Jahre lang wegen seiner wertvollen Beschreibungen für Medizinstudenten als ein autoritatives Werk angesehen worden ist.

朝鲜参［cháo xiǎn shēn］朝鲜产的人参。用于大补元气、补脾益肺、生津安神。Koreanischer Ginseng —— ein merkantiler Name des in Korea produzierten Ginsengs. Heilwirkung: *Qi* ergänzend, die Milz und die Lunge stärkend, Sekretion der Essenzflüssigkeit fördernd und beruhigend

潮热［cháo rè］Schwindsucht *f*, hektisches Fieber, Nachmittagsfieber *n*

chǎo 炒

炒［chǎo］炮制法之一。ausdörren vt, austrocknen vt —— eine Methode der Verarbeitung der Rohdrogen

炒黄［chǎo huáng］Anbraten bis gelb

炒焦［chǎo jiāo］Anbraten bis braun

炒炭［chǎo tàn］Anbraten bis verbrannt

CHE 车掣

chē 车

车前草［chē qián cǎo］全草入药。用于利水通淋、清热明目。Asiatischer Wegerich, Herba Plantaginis —— Verwendet wird getrocknetes ganzes Kraut von Plantago asiatica oder P. depressa (Plantaginaceae). Heilwirkung: diuretisch, Harnzwang lösend, Hitze beseitigend und Sehkraft verbessernd

车前子［chē qián zǐ］种子入药。用于利水通淋、清热明目。Semen Plantaginis —— Verwendet wird getrockneter reifer Samen von Plantago asiatica oder P. depressa (Plantaginaceae). Heilwirkung: diuretisch, Harnzwang lösend, Hitze beseitigend und Sehkraft verbessernd

chè 掣

掣痛［chè tòng］ziehender Schmerz *m* 疼痛处有抽搐感，同时牵引他处。

CHEN 䐜臣辰沉陈晨

chēn 䐜

䐜胀［chēn zhàng］①Distention des Epigastriums, Völlegefühl im Oberbauch ②Flatulenz *f*, Blähung *f*, Blähsucht *f*

chén 臣辰沉陈晨

臣药［chén yào］加强主要药物作用的药物。Minister-Arznei *f*, Adjuvans *n* —— Arznei im Rezept, diedie Wirkung der Kaiser-Arznei (Hauptarznei) verstärkt

辰砂［chén shā］→朱砂［zhū shā］

沉唇［chén chún］→唇紧［chún jǐn］

沉疴［chén kē］schleichende, ernste Krankheit

沉脉［chén mài］脉来轻,取不应,重按得。主病在里。tiefer Puls —— tiefer Puls, der bei leichtem Anrühren unfühlbar und nur bei starkem Dücken fühtbar ist und auf Erkrankung im Inneren des Körpers hinweist

沉香［chén xiāng］含树脂的木材入药。用于行气止痛、温中降气。Markholz des Adlerholzes, Lignum Aquilariae Resinatum —— Verwendet wird harziges Markholz von Aquilaria sinensis (Thymelaeaceae). Heilwirkung: *Qi*-Kreislauf fördernd, schmerzstillend, Mittel-Jiao wärmend und Flatulenz absenkend

陈痔［chén zhì］innere Hämorrhoiden

陈仓米［chén cāng mǐ］lange gelagerter Reis, manchmal gebraucht als Arzneimittel

陈飞霞［chén fēi xiá］→陈复正［chén fù zhèng］

陈复正［chén fù zhèng］清代医学家,对小儿科尤为擅长。采集有关文献,结合个人经验,编成《幼幼集成》(1750),包括民间验方和疗法,对痘疹、惊风等记述较详。*Chen Fuzheng* —— ein Arzt in der *Qing*-Dynastie, der in der Kinderheilkunde bekannt war, und der Verfasser von "You You *Ji Cheng*" (Eine Sammlung über Kinderheilkunde) (1750), in dem aufgrund von Erfahrungen der Vorgänger und von seinen eigenen Erfahrungen viele bewährte Rezepte, Behandlungsmethoden und ausführliche Beschreibungen über Pocken, Masern um Konvulsionen eingetragen wurden

陈九韶［chén jiǔ sháo］→陈司成［chén sī chéng］

陈良有［chén liáng yǒu］→陈念祖［chén niàn zǔ］

陈念祖［chén niàn zǔ］清代名医(1753-1823)。著述颇多,在普及医学知识上做出了贡献。他的著述由后人辑成《陈修园医书十六种》(1865)。*Chen Nianzu*, alias *Chen Xiuyuan* —— ein berühmter Arzt (1753-1823) in der *Qing*-Dynastie, Autor von mehreren medizinischen Büchern und ein Popularisator der medizinischen Kenntnisse, dessen Werke später im Jahre 1865 in "Sechzehn Medizinische Bücher von *Chen Xiuyuan*" zusammengestellt wurden

陈皮［chén pí］果皮干燥入药。用于通气化食,祛湿化痰。getrocknete Mandarinen-oder Apfelsinenschalen, Pericarpium Citri Reticulatae —— Verwendet wird getrocknete reife Schale von Citrus reticulata (Rutaceae). Heilwirkung: *Qi*-Kreislauf und Verdauung fördernd, Feuchtigkeit austreibend und Schleim lösend

陈伤［chén shāng］altes Trauma

陈伤实症［chén shāng shì zhèng］altes Trauma von Übermaßtyp

陈伤虚症［chén shāng xū zhèng］altes Trauma von Mangeltyp

陈慎修［chén shèn xiū］→陈念祖［chén niàn zǔ］

陈石灰［chén shí huī］用于解毒止痛、腐蚀赘疣。Löschkalk *m* —— Heilwirkung: entgiftend, schmerzstillend und Warze kauterisierend

陈实功［chén shí gōng］明代外科学家(1555—1636)。编有《外科正宗》(1617),主张外科和内科结合。他的著述流传很广,对我国古代外科学的发展有较大影响。*Chen Shigong* —— ein berühmter Experte (1555-1636) der *Ming*-Dynastie und Verfasser des Werks "Orthodoxes Handbuch von äußeren Krankheiten" (1617), in dem er behauptete, Behandlung äußerer Krankheiten mit innerer Medizin zu verbinden. Seine Werke verbreiteten sich weiter und haben die Entwicklung der Behandlung von äußeren Krankheiten in alten Zeiten Chinas sehr beeinflußt.

陈司成［chén sī chéng］明代医学家(17世纪)。长于治疗梅毒。《霉疮秘录》(1632)记述梅毒的传染性及途径,遗传以及治疗方法,为中国最早之梅毒学专书。*Chen Sicheng* —— ein Experte in der Behandlung der Syphilis in der *Ming*-Dynastie (17. Jh.) und Autor der ersten chinesischen Monographie über Syphilologie "Geheime Aufzeichnungen über Syphilis" (1632), in der die Ursachen, Infektionswege, Angeborenheit und Behandlungsmethoden der Krankheit erläutert wurden

陈文中［chén wén zhōng］宋代医学家(13世纪)。尤精小儿痘疹。著有《小儿病源方论》(1241),《陈氏小儿痘疹方》(1253)。*Chen Wenzhong*-ein Arzt der *Song*-Dynastie (13. Jh.), der in der Behandlung von Pocken und Masern bewandert war, und auch der Autor der "Abhandlung über pädiatrische Ätiologie" (1241) und "Chens Rezepte für Pocken und Masern der Kinder" (1253)

陈无择［chén wú zé］→ 陈言［chén yán］

陈修园［chén xiū yuán］→陈念祖［chén niàn zǔ］

陈修园医书十六种［chén xiū yuán yī shū shí liù zhǒng］又名《南雅堂医书十六种》,念祖撰。实用医学丛书。由后人收集,刊于1865年。Sechzehn Medizinische Bücher von *Chen Xiuyuan*-eine Serie von praktischen medizimschen Büchern von Chen herausgegeben wurde, auch "Sechzen Medizinische Bücher von Nan Ya Tang" genannt wurde

陈言［chén yán］南宋医学家(12世纪)。精于病因学,撰《三因极一病证方论》(1174)。将病因分内因、外因、不内外因三大类,对后世病因学有一定影响。*Chen Yan*-ein Arzt der südlichen *Song*-Dynastie (12. Jh), der in der Ätiologie expert war. In seinem im Jahre 1174 erschienenen Werk "Für die Drei Kategorien von pathogenen Faktoren der Krankheit bestimmte Rezepte" ordnete er die Krankheitsursachen in drei Kategorien ein, nämlich innere, äußere und nicht-endo-exopathogene Faktoren. Es hatte einen großen Einfluß auf die Entwicklung der Ätiologie der späteren Geschichtsperiode.

陈藏器［chén zàng qì］唐代本草学家(8世纪)。编有《本草拾遗》,对当时的本草文献(包括《新修本草》在内)有所补充,受到明代医学家李时珍的高度评价。*Chen Zangqi*-ein wohlbekannter Spezialist für Kräuterheilkunde der *Tang*-Dynastie (8. Jh), dessen Bücher "Ergänzung zur Kräuterheilkunde" derzeitigen Kräuterliteratur einschließlich der "Neulich Revidierten Arzneimittelkunde" ergänzte und von *Li Shizhen* aus der *Ming*-Dynastie sehr hoch geschätzt wurde

陈自明［chén zì míng］宋代著名医学家(1190-1272)。所著《妇人大全良方》一书(1237)成为当时最完善的妇产科专书,还撰有《外科精要》(1236),对其后外科学的发展亦有一定影响。*Chen Ziming* —— ein hervorragender Arzt der *Song*-Dynastie (1190-1272), dessen Werk "Komplette Wirksame Rezepte für Frauenkrankheiten" (1237) die vollständigste Monographie über Gynäkologie und Geburtshilfe in jener Zeit war. Sein anderes Buch "Essenz von Diagnose und Behandlung von Äußerlichen Krankheiten" (1236) beeinflußte ebenfalls die spätere Entwicklung des Gebietes.

晨吐［chén tù］Morgenerbrechen *n*

晨泄［chén xiè］Morgen-Diarrhöe *f*, Morgen-Durchfall *m*

CHENG 柽成承程

chēng 柽

柽柳［chēng liǔ］→西河柳［xī hé liǔ］

chéng 成承程

成方［chéng fāng］fertiges Rezept

成方加减法［chéng fāng jiā jiǎn fǎ］eine Methode der Änderung eines fertigen Rezeptes

成方切用［chéng fāng qiè yòng］清·吴仪洛编撰(1761),选历代及清代医方。Fertige Rezepte mit Praktischem Wert —— ein Buch von gewahlten Rezepten von der *Qing* und den Vor-*Qing*-Dynastien, das von *Wu Yilo* (1761) zusammengestellt wurde

成骨［chéng gǔ］→胫骨［jìng gǔ］

成无己［chéng wú jǐ］金代医学家。根据《内经》、《难经》等古典医理,对《伤寒论》进行了全面注解,辨析。撰有《注解伤寒论》(1144)、《伤寒明理论》及《伤寒论方》等书。*Cheng Wuji* —— ein Arzt in der *Jin*-Dynastie und Verfasser von "Kommentar zur Abhandlung über Fieberhafte Krankheiten" (1144). "Prägnante Darstellung über Fieberhafte Krankheiten" und "Abhandlung über Fieberhafte Krankheiten", in denen er aufgrund der Theorie von "Kanon für Innere Medizin" (Nei Jing) und "Klassiker über Schwierigkeit" (Nan Jing) umfassend erläuterte und analysierte.

承扶［chéng fú］穴位。主治:坐骨神经痛、痔疾、下肢瘫痪等。*Chengfu* (BL36) —— Akupunkturpunkt. Indikationen: lschialgie, Hämorrhoiden, Paralyse unterer Extremitäten

承光［chéng guāng］穴位。主治:头痛、鼻炎、感冒、角膜白斑等。*Chengguang* (BL6) —— Akupunkturpunkt. Indikationen: Kopfschmerzen, Rhinitis, Erkältung, Leukom

承浆［chéng jiāng］①下颌窝②穴位。主治:流涎、面瘫等。①Fossa mandibularis ②*Chengjiang* (RN24) —— Akupunkturpunkt. Indikationen: Ptyalismus, Gesichtslähmung

承浆疔［chéng jiāng dīng］Furunkel unter dem Zentrum der Unterlippe

承筋［chéng jīn］穴位。主治:腿痛、腰背强直疼痛等。*Chengjin* (BL56) —— Akupunkturpunkt. Indikationen: Beinschmerz, Rigidtät und Schmerzen in dem Rücken und der Lumbalgegend

承灵［chéng líng］穴位。主治:头痛、鼻塞、鼻出血等。*Chengling* (GB18) —— Akupunkturpunkt. Indikationen: Kopfschmerz, Nasenverstopfung, Epistaxis

承满［chéng mǎn］穴位。主治:急慢性胃炎、胃痛、腹直肌痉挛等。*Chengman* (ST20) —— Akupunkturpunkt. Indikationen: akute und chronische Gastritis, Gastralgie, Spasmus von Musculus rectus abdominalis

承泣［chéng qì］穴位。主治:各种眼疾。*Chengqi* (STI) —— Akupunkturpunkt. fndikationen: Erkrankungen des Auges

承山［chéng shān］穴位。主治:痔、坐骨神经痛、腓肠肌痉挛等。*Chengshan* (BL57) —— Akupunkturpunkt. Indikationen: Hämorrhoiden Ischalgie, Wadenkrampf

程国彭［chéng guó péng］清代医学家,撰《医学心悟》(1732),叙述医理和临症治疗,简明扼要多切实用。另有《外科十法》,论述痈疽、疥癣等证的诊治。*Cheng Guopeng* —— ein Arzt in der *Qing*-Dynastie und der Autor des Werks "Seelische Wahmehmung der Medizin" (1732), in dem er medizinische Theorie und Behandlungsmethode kurz und klapp und praktisch beschrieb. In seinem anderen Werk "Zehn Methoden in äußeren Krankheiten" wurden Diagnose und Behandlung des Karbunkels und verschiedener Arten der Hautkrankheiten dargestellt.

程钟龄［chéng zhōng líng］→程国彭［chéng guó péng］

CHI 眵痴迟持尺齿豉赤瘛

chī 眵痴

眵［chī］Augenbutter *f*

眵干涩痒［chī gān sè yǎng］Jucken mit kuchenartigem Sekret im Auge

眵泪［chī lèi］Augensekret und Tränen

眵泪胶粘［chī lèi jiāo nián］Tränen mit mukopurulentem Sekret

痴呆［chī dāi］→呆病［dāi bìng］

chí 迟持

迟脉［chí mài］脉来迟慢,一息不足四至(相当于每分钟60次以下)。主寒证。langsamer Puls, Pulsus tardus —— langsamer Puls mitweniger als 60 Schlägen pro Minute, in dem sich Kältesyndrom äußert

持针法［chí zhēn fǎ］针刺时掌握针具的方法。一般用右手拇指、食指夹持针柄或针身,露出针尖,以便刺人穴位。若针身较长,多挟持针身下部进行针刺。Halten der Nadeln —— eine Methode des Nadelhaltens in der Akupunktur, das Heft oder den Körper der Nadel mit Daumen und dem Zeigefinger festzuhalten und die Nadelspitze zu entblößen. Mit langer Nadel wird oft der Unterteil des Nadelkörpers gehalten.

chǐ 尺齿豉

尺脉［chǐ mài］在腕部近侧所按到的桡动脉。Chi-Puls *m*, Ellenpuls *m* —— Puls, der an der proximalen Position des Radialpulses auf dem Handgelenk fühlbar ist

尺泽［chǐ zé］穴位。主治:咳嗽、哮喘、咯血等。*Chize* (LU5) —— Akupunkturpunkt. Indikationen: Husten, Asthma, Hämoptyse

齿［chǐ］Zahn *m*

齿不生［chǐ bù shēng］→齿迟［chǐ chí］

齿槽风［chǐ cáo fēng］Kiefer-Wind *m* 以牙槽骨痛,久则腐溃不愈,或穿腮,有腐骨排出为主要表现的牙齿疾病

齿迟［chǐ chí］五迟之一。verzögertes Zahnen, Dentition tarda —— eine von fünf Arten der Verspätung

齿蠹［chǐ dù］→齿龋䘌［chǐ qù nì］

齿槁［chǐ gǎo］由于肾火蒸腾、肾水枯竭或衰老,或热病中热邪熏蒸所致。Welkheit der Zähne —— verursacht durch Auflodern des Nierenfeuers, Erschöpfung der *Yin*-Flüssigkeit der Nieren und Altern oder pathogene Hitze in fieberhafter Krankheit

齿更［chǐ gēng］乳齿换恒齿。Zahnwechsel *m* —— Ersatz von Milchzahn durch Dauerzahndurchbruch

齿痕舌［chǐ hén shé］舌体边缘可见牙齿的痕迹,多属脾虚。eingekerbter Zungenrand —— Zahnabdrücke am Rand der Zunge, die meistens in Mangelsyndrom der Milz gesehen sind

齿焦［chǐ jiāo］牙齿枯焦,阴液大伤所致。病见危重。schwere Trockenheit der Zahne —— Es ist im Allgemeinen durch schweren Verlust der *Yin*-Flüssigkeit verursacht und in kritischem Krankheitszustand gesehen.

齿落［chǐ luò］Dedentition *f*, Zahnausfall *m*

齿衄(衄)［chǐ qǔ(nì)］Blutung aus dem Zahnfleisch, Haemorrhagia gingivalis, Zahnfleischbluten *n*

齿龋(䘌)［chǐ qǔ(nì)］Zahnkaries *f*, Caries dentium Zahnfäule *f*, Zahnverfall *m*, Zahnzerfall *m*

齿龄［chǐ líng］Knirschen mit den Zähnen während des Schlafs

齿龈结瓣［chǐ yín jié bàn］牙龈红肿如瓣状,多属胃火炽盛。blütenblattförmiges Zahnfleisch —— Röte und Schwellung vom Zahnfleisch wie Blütenblatt. Es ist oft im krankhaften Zustand mit Exzeß des Magen-Feuers gesehen.

齿龈宣露［chǐ yín xuān lù］gingivale Atrophie, Zahnfleischschwund *m*

齿龈肿痛［chǐ yín zhǒng tòng］Zahnfleischentzundüng *f*, Gingivitis *f*

齿燥［chǐ zào］新病多属肺胃吠盛，津液大伤，久病多属肾阴严重亏损。trockene Zähne —— Es ist verursacht in akuten Krankheiten meistens durch Überfülle des Feuers in der Lunge und im Magen und schweren Verbrauch der Körperflüssigkeit, oder in chronischen Krankheiten durch schwere Beeinträchtigung von Nieren-*Yin*

豉饼灸［chǐ bǐng jiǔ］灸法之一。置豉饼于穴位，隔饼艾灸。Moxibustion mit gegärstem Sojabohnen-Kuchen —— eine Art der Moxibustion, einen gegorenen Sojabohnen-Kuchen an den Akupunkturpunkt und ein angezündetes Moxastäbchen auf den Kuchen aufzulegen

chì 赤瘛

赤白带［chì bái dài］braun-roter und weißer Ausfluss *m* 妇女阴道中排出赤白相间的黏液，连绵不断，或时而排出赤色黏液，时而排出白色黏液的表现

赤白带下［chì bái dài xià］Leukorrhoe mit rötlichem Ausfluß

赤白痢［chì bái lì］下痢粘冻脓血，赤自相杂。Dysenterie *f* —— Es deutet vor allem auf Diarrhöe mit Blut, Eiter und Schleim.

赤白肉际［chì bái ròu jì］手（脚）背、手（脚）掌之间的分界线。dorsoventrale Grenze der Hand (oder des Fußes) —— Grenzlinie zwischen Handteller und Handrücken oder zwischen Fußsohle und Fußrücken

赤白游风［chì bái yóu fēng］angioneurotisches Ödem, Angioödem *n*, Urticaria tuberosa

赤白浊［chì bái zhuó］rötlicher und weißlicher trüber Urin

赤崩［chì bēng］五崩之一。rötliche Leukorrhagie mit vaginalem Ausfluß —— eine der fünf Arten Leukorrhagie

赤鼻［chì bí］→酒皻鼻［jiǔ suǐ bí］

赤虫病［chì chóng bìng］三虫病之一。Täniase *f*, Bandwurmleiden *n* —— eine von drei Arten intestinaler Parasitose

赤带［chì dài］Leukorrhoe mit blutigem Ausfluß

赤带抱轮［chì dài bào lún］→抱轮红赤［bào lún hóng chì］

赤痘［chì dòu］rote Pustel *f*

赤疽［chì jū］→额疽［é jū］赤痢［chì lì］Dysenterie mit blutigem Stuhl

赤龙［chì lóng］①Zunge (*Qigong*-Ausdruck) ②Menstruation (*Qigong*-Ausdruck)

赤脉传（侵）睛［chì mài chuán (qīn) jīng］Ziliarhyperämie *f*

赤脉传睛［chì mài chuán jīng］ziliare Hyperaemi *f*, angulare Konjunktivitis *f*, Blutgefäße überkreuzen weißes Auge.

赤脉贯布［chì mài guàn bù］→目飞血［mù fēi xuè］

赤脉贯睛［chì mài guàn jīng］rziliare Hyperaemi *f*, angulare Konjunktivitis *f*, Blutgefäße überkreuzen weißes Auge.

赤脉贯目［chì mài guàn mù］ziliare Hyperaemi *f*, angulare Konjunktivitis *f*, Blutgefäße überkreuzen weißes Auge.

赤脉如缕［chì mài rǔ lǚ］→目飞血［mù fēi xuè］

赤脉下垂［chì mài xià chuí］kornealer Pannus *m*, trachomatöser Pannus *m*

赤脉紫胀盘虬［chì mài zǐ zhàng pán qiú］Varikose und Hyperämie der bulbären Konjunktiva

赤面飞［chì miàn fēi］Dermatitis allergica, allergische Hautentzündung

赤膜［chì mó］Pterygium congestivum

赤膜下垂［chì mó xià chuí］Pannus trachomatosus

赤如衃血［chì rú pēi xuè］真脏色之一，紫而枯槁，显露心脏气血衰败之色。zyanotische Komplexion (wie die Farbe des geronnenen Blutes) —— eine der fünf echten viszeralen Komplexionen, die den Verfall von *Qi* und Blut vom Herzen reflektiert

赤芍［chì sháo］根入药。用于清热凉血、活血祛瘀。Wurzel der Milchigen Pfingstrose, Radix Paeoniae Rubra —— Verwendet wird getrocknete Wurzel von Paeonia lactiflora, P. obovata oder P. veitchii (Ranunculaceae). Heilwirkung: Hitze aus dem Blut beseitigend und Blutkreislauf belebend und Biutstauung lösend

赤石脂［chì shí zhī］用于涩肠止泻、收敛止血。Halloysitum Rubrum —— ein Mineral, wasserhaltiges Aluminiumsilikat, Es hat wegen der Anwesenheit von Eisenoxyd rote Farbe. Heilwirkung: adstringierend, Blutung und Diarrhoe stillend

赤石脂禹余粮汤［chì shí zhī yǔ yú liáng tāng］成分：赤石脂、禹余粮。主治：泻痢日久。*Chishizhi Yuyuliang Tang*, Dekokt von Rotem Halloysite und Limonite —— Indikation: chronische Diarrhoe

赤丝［chì sī］subkonjunktivales Haargefäß, subkonjunktivale Kapiltare

赤丝虬脉［chì sī qiú mài］Hyperämie von bulbärer Konjunktiva

赤小豆［chì xiǎo dòu］种子入药。用于利尿除湿、解毒排脓。Semen Phaseoli —— Verwendet wird getrockneter reifer Samen von Phaseolus calcaratus oder P. angularis (Leguminosae). Heilwirkung: diuretisch, Feuchtigkeit beseitigend, entgiftend, Eiterausscheidung fördernd

赤小豆当归散［chì xiǎo dòu dāng guī sǎn］成分：赤小豆、当归。主治：湿热蕴毒积于肠中之大便下血证。*Chixiaodou Danggui San*, Pulver von Samen des Phaseolus und Chinesischer Anglikawurzel —— Indikation: blutiger Stuhl infolge der Akkumulation schädlicher Feuchtigkeit und Hitze im Dickdarm

赤眼［chì yǎn］akute Konjunktivitis, akute Bindehautentzündung

赤游风（丹）［chì yóu fēng (dān)］wandernde Erysipelas, wandernde Wundrose

赤浊［chì zhuó］rot trüber Urin

瘛（瘈）脉［chì (chì) mài］穴位。主治：耳聋、耳鸣、小，厥等。*Chimai* (SJ18) —— Akupunkturpunkt. Indikatioen: Taubheit, Tinnitus aurium, infantile Konvulsion

瘛(瘈)疭［chì (chì) zòng］手足伸缩抽动。常见于外感染病、痫、破伤风等证。klonische Konvulsion —— eine Konvulsion, die durch alternative Kontraktur und Relaxation der Muskeln der Gliedmaßen gekennzeichnet und häufig in febriler Krankheit, Epilepsie und Tetanus gesehen wird.

CHONG 冲茺虫重冲

chōng 冲茺

冲服［chōng fú］eine Arznei mit Wasser oder Wein vermischt einnehmen

冲服剂［chōng fú jì］vermischt mit Wasser oder Wein einzunehmende Arznei

冲剂［chōng jì］Granulat *n*

冲脉［chōng mài］奇经八脉之一。为十二经之海。*Chong*-Meridian *m*, vitaler Meridian —— einer der acht außerordentlichen Meridiane, Meer der zwölf Meridine

冲门［chōng mén］穴位。主治：睾丸炎、尿潴留、子。膜炎、疝气等。*Chongmen* (SP12) —— Akupunkturpunkt. Indikationen: Orchitis, Harnretention, Endometritis, Hernie

冲气［chōng qì］由于饮邪内伏、肾阳虚衰、气从少腹上冲胸咽，伴见手足厥逆、或花等症。nachteiliges Aufsteigen von *Qi* des *Chong*-Meridians —— ein krankhafter Zustand, der durch kalte Gliedmaßen, Dysurie, tiefen und schnellenden puls, Brennen der Wangen und Schwindel gekennzeichnet wird und durch Wasserretention und Hypofunktion von Nieren-*Qi* verursacht wird, die dazu führt, dass der *Qi*-Storm nachteilig vom Unterbauch aufwärts zur Brust und Kehle aufsteigt.

冲任不固［chōng rèn bù gù］冲脉任脉失去固摄月经，防止子宫出血及流产作用。Schwäche von *Chong*-und Ren-Meridianen —— Die *Chong*-und *Ren*-Meridiane sind nicht mehr fähig, Menstruation zu kontrollieren und Uterusblutung und Abort zu verhüten.

冲任不调［chōng rèn bù tiáo］Störung (od. Dysfunktion) von *Chong*-und *Ren*-Meridianen *f* 冲任二脉生理功能失调的病理变化

冲任损伤［chōng rèn sǔn shāng］冲任两脉因产育、性交或感受外邪所致的损伤。出现月经不调、下腹疼痛、腰部酸痛、不孕症等病理现象。Beeinträchtigung der *Chong*-und *Ren*-Meridiane —— Beeinträchtigung der *Chong*-und *Ren*-Meridiane wegen der Geburten, maßlosen Geschlechtsverkehrs oder äußerer pathogener Faktoren, die abnormale Menstruation, Schmerz des Unterbauchs, Lumbago und Steilität verursacht

冲任虚寒［chōng rèn xū hán］Kälte und Mangel von *Chong*-und *Ren*-Meridianen

冲心乘肺［chōng xīn chéng fèi］Angriff von Pathogenen an Herz und Lungen *m*

冲阳［chōng yáng］穴位。主治：牙痛、足背痛等。*Chongyang* (ST42) —— Akupunkturpunkt. Indikationen: Zahnschmerzen, Fußrückenschmerzen

茺蔚子［chōng wèi zǐ］果子入药。用于活血调经、清肝明目 Semen Leonuri —— Verwendet wird getrocknete reife Frucht von Leonurus heterophyllus (Labiatae). Heilwirkung: Blutkreislauf belebend, Menstruation regulierend, intensive Hitze aus der Leber wegräumend und Sehkraft fördernd

chóng 虫重

虫白蜡［chóng bái là］虫蜡入药。用于止血、生肌、定痛。Insekten-Wachs *n*, Cera Chinnsis —— Verwendet wird vom Insekt Ericerus pela (Coccidae) abgesondertes Wachs auf dem Zweig von Fraxinus chinensis oder Ligustrum lucidum (Oleaceae). Heilwirkung: Blutung stillend, Wund heilend und schmerzstillend

虫斑［chóng bān］为肠寄生虫病引起。多见于儿童。Pityriasis simplex —— verursacht durch intestinale Parasitose, meistens gesehen bei Kindern

虫病［chóng bìng］Parasitose *f*, parasitäre Krankheit

虫病似痫［chóng bìng sì xián］常指因胆道蛔虫病所致的绞痛。Parasitose mit Symptomen wie Epilepie —— Damit wird oft die durch Ascariasis im Gallenweg verursachte Kolik gemeint.

虫鼓(臌)［chóng gǔ(gǔ)］由寄生虫(如血吸虫病)所致的臌胀。durch parasitische Infestation verursachte Trommelsucht —— abdominale Ausdehnung durch Parasiten wie Schistosomiasis

虫积［chóng jī］因寄生虫病而营养不良、极度消瘦者。多见于儿童。Wurmkrankheit *f*, Helmintiasis *f* —— durch Parasitose verursachte und oft bei Kindern gesehene Unterernährung und extreme Abmagerung

虫积腹痛［chóng jī fù tòng］腹痛如绞，时痛时止，甚或呕吐蛔虫。abdominale Schmerzen durch Darmparasiten —— intermittierende, der Kolik ähnelnde Bauchschmerzen und sogar Erbrechen von Spulwurm

虫疥［chóng jiè］→疥疮(癞)［jiè chuāng［lài］］

虫啮(咬)心痛［chóng niè (yǎo) xīn tòng］→虫心痛［chóng xīn tòng］

虫入耳［chóng rù ěr］→百虫入耳［bǎi chóng rù ěr］

虫兽伤［chóng shòu shāng］Verletzung von Insekten oder Biß von Tieren

虫痛［chóng tòng］parasitärer Abdominalschmerz

虫吐［chóng tù］Errechen durch intestinale Parasitose

虫痫［chóng xián］肠寄生虫引起的痫证。parasitäre Kinderkonvulsion —— durch intestinale Parasiten verursachte Kinderkonvulsion

虫心痛［chóng xīn tòng］durch Enterositose verursachte Epigastralgie

虫胀［chóng zhàng］→虫鼓(臌)［chóng gǔ［gǔ］］

虫证［chóng zhèng］Parasitose *f*

重腭［chóng è］心脾热毒蕴结上腭生疮，状如倒悬的乳头。Abszeß am oberen Gaumen —— pyogene Infektion am oberen Gaumen, die durch Akkumulation schädlicher Hitze in dem Herzen und der Milz hervorgerufen wird und hängender Papille ähnlich sieht

重方［chóng fāng］先用奇方，病不去，再用偶方。Doppelrezept *n* —— Zuerst ird ein Rezept mit ungerader Zahl gebraucht. Wenn es nicht wirkt, wird dann das gerade Zahl-Rezept verwendet.

重感［chóng gǎn］Doppelinfektion *f*

重楼［chóng lóu］①气管②根茎入药。用于清热解毒、肿、止咳，治蛇咬伤、痈肿热惊风。①Luftröhre *f*, Trachea *f* ②Rhizoma Paridis —— Verwendet wird getrocknetes Rhizom von Paris polyphylla (Liliaceae). Heilwirkung: Hitze beseitigend, entgiftend, Schwellung und Husten stillend sowie Schlangenbiß, Abszeß, Kinderkonvulsion durch hohes Fieber behandelnd

重楼玉钥［chóng lóu yù yào］清·郑梅涧撰喉科书(1838) Jade-Schlüssel zur Abgelegenen Kammer —— ein im Jahre 1838 veröffentlichtes Buch über Laryngologie von Zheng Meijian in der *Qing*-Dynastie

重舌(风)［chóng shé (fēng)］Doppelzunge *f* —— ①kongenitale Deformität der Zunge ②Zungentumoren oder sublinguales Fibrom ③Entzündung der sublingualen Weichteile

重身［chóng shēn］→妊娠(子)［rèn shēn (zǐ)］

重台疬［chóng tái lì］*überlappende Skrofulose*

重言［chóng yán］stammeln vi, stottern vi

重阳［chóng yáng］①两种属于阳的性质同时出现在一个事物上。如白昼为阳，中午为阳之阳，故中午称为重阳。②阳盛，症见身热、脉洪等。①Doppel-*Yang* —— Gleichzeitige Erscheinung von zwei Formen von *Yang*-Eigenschaft in einem Ding, z.B. der Tag gehört in die Kategorie von *Yang* und Mittag ist aber die *Yang*-Seite des Tages. So wird der Mittag als "Doppel-*Yang*" bezeichnet. ②Übermaß von *Yang* —— Es ist durch Fieber, fülligen Puls gekennzeichnet.

重阳必阴［chóng yáng bì yīn］指热病热极可引起寒战、四肢冷等寒象。如阳热过重，发烧达到顶点会出现寒战。*Yang* im Extrem schlägt in *Yin* um. —— Febrile Krankheit mit intensiver Hitze kann Symptome und Kälteerscheinung wie Schüttelfrost und kalte Gliedmaßen hervorrufen. Wird z. B. ein Fiebersyndrom zum Äußersten, kann Schüttelfrost auftreten.

重阴［chóng yīn］①两种属于阴的性质同时出现在一个事物上。如夜晚为阴，夜半为阴中之阴，故夜半称重阴。②阴盛，症见身冷、脉微等。①Doppel-*Yin* —— Gleichzeitiges Auftreten zweier Formen von *Yin*-Eigenschaft in einem Ding, z.B. Nacht gehört in die Kategorie von *Yin*, und Mitternacht ist aber die *Yin*-Seite der Nacht. So wird die Mitternacht als Doppel-*Yin* bezeichnet. ②Übermaß von *Yin* —— Es wird durch Kälte im Körper und schwachen Puls gekennzeichnet.

重阴必阳［chóng yin bì yáng］久病虚极可显示身热、口渴、躁动等阳性证象。如阴寒过盛，寒战发展到顶点就会出现发烧。*Yin* im Extrem schlägt in *Yang* um. —— ein chronischer schwacher Krankheitszustand im Extrem kann Symptome von *Yang* hervorbringen wie Fieber am ganzen

Körper, Durst und Rastlosigkeit. Erreicht z.B. ein Syndrom von Schüttelfrost das Äußerste, tritt Fieber auf.

重龈［chóng yín］geschwollenes Zahnfleisch mit Blasen

chòng 冲

冲风泪出［chòng fēng lèi chū］遇风流泪。Epiphora durch Wind-Tränen infolge der Reizung des Windes

CHOU 抽臭

chōu 抽

抽搐［chōu chù］→瘛(瘈)疭［chì(chì) zòng］

抽搐痛［chōu chù tòng］Zuckungsschmerz *m*, Tickschmerz *m*

抽风［chōu fēng］→瘛(瘈)疭［chì(chì) zòng］

抽筋痧［chōun jīn shā］eruptive Krankheit mit Spasmus unterer Gliedmaßen

抽气罐［chōu qì guàn］Saugcup *m* 罐底有橡皮活塞，可接触吸引器造成负压的拔罐用具

chòu 臭

臭痰［chòu tàn］stinkendes Sputum

臭田螺［chòu tián luó］→脚湿气［jiǎo shī qì］

臭梧桐叶［chòu wú tóng yè］叶入药。用于祛风除湿、降血压。Folium Oerodendri —— Verwendet wird getrocknetes Blatt des Clerodendrum trichotomum (Verbenaceae). Heilwirkung: Wind vertreibend, Feuchtigkeit beseitigend und Hypertension absenkend

CHU 出初除滁处楮怵畜搐触

chū 出初

出骱［chū jiè］Verrenkung *f*, Ausrenkung *f*, Dislokation *f*, Luxation *f*

出针［chū zhēn］Nadelentzug *m* 将针拔出体外

出(起)针［chū (qǐ) zhēn］Nadelentfemung *f*, die Nadel herausziehen

初潮［chū cháo］Menarche *f*

初持［chū chí］诊脉时间较短，约一分钟左右。vorläufige Palpation —— den Puls für eine kurze Zeit, ungefähr eine Minute fühlen

初伏［chū fú］die ersten zehn Hundstage

初关［chū guān］锻炼大小周天功法中，炼精化神。der erste Versuch —— Umwandlung vitaler Substanz in geistige Kraft bei der Übung von "Großen und Kleinen Zyklus-Übungen" (*Qigong*-Ausdruck)

初生不尿［chū shēng bù niào］Neugeborenenanurie *f*

初生不乳［chū shēng bù rǔ］Saugunfähigkeit des Neugeborenen

初生不啼［chū shēng bù tí］Asphyxia neonatorum, Neugeborenenscheintod *m*

初生目闭［chū shēng mù bì］①palpebrales Ödem des Neugeborenen ②Blepharophimose des Neugeborenen, Augenlidspalteverengung *f*

初生目烂［chū shēng mù làn］Tarsitis des Neugeborenen, Augenlidplatteentzündungdes Neugeborenen

初生乳核［chū shēng rǔ hé］Brustknötchen des Neugeborenen

初生啼哭不止［chū shēng tí bù zhǐ］häufiges Heulen des Neugeborenen

chú 除滁

除虫菊［chú chóng jú］头状花序入药。为杀虫剂。Dalmatinische Insektenblume, Flores Pyrethri Insecticidi —— Verwendet wird Blütenstand von Chrysanthemum cinerariaefolium (Compositae) als ein Insektizid.

除胆热［chú dǎn rè］intensive Hitze aus dem Gallenblasengang austreiben

除烦［chú fán］Rastlosigkeit lindern, Unruhe beseitigen

除烦渴［chú fán kě］Durstsucht stillen

除疳热［chú gān rè］infantile Unterernährung mit Fieber beseitigen

除寒湿［chú hán shī］Kälte und Feuchtigkeit vertreiben

除积冷［chú jī lěng］innere Kälte austreiben

除湿［chú shī］Feuchtigkeit beseitigen

除湿散满［chú shī sàn mǎn］Beseitigung von Feuchtigkeit und Bauchfülle

除湿通络［chú shī tōng luò］Beseitigung von Feuchtigkeit und Obstruktion in den Meridianen *f* 用具有祛湿活血通络作用的方药，治疗湿邪阻滞经络病征的治法

除湿止带［chú shī zhǐ dài］Beseitigung der Feuchtigkeit und Stillung der Leukorrhö 用具有祛除湿邪、止带下作用的方药，治疗湿浊下注所致带下病症的治法

除湿止痒［chú shī zhǐ yǎng］Feuchtigkeit beseitigen, um einen Juckreiz zu stillen

除痰［chú tán］Elimination des Auswurfs, Schleim vertreiben

除痰剂［chú tán jì］Schleim-Beseitigungsmittel *n*

除痰熄风［chú tán xī fēng］Schleim austreiben und Wind stillen

除中［chú zhōng］plötzliche Anwandlung von Appetit vor Kollaps

滁菊花［chú jú huā］ein kommerzieller Ausdruck für die im Kreis *Chuxian* der Provinz *Anhui* angebaute Chrysantheme mit gleicher Wirkung von Chrysanthemum sinense

chǔ 处楮

处方法［chǔ fāng fǎ］Rezept-Methode *f* 根据大量方剂分类，总结出用药规律，以法统方，指导临床用药组成的方法

处女［chǔ nǚ］→室女［shì nǚ］

楮实子［chǔ shí zǐ］果入药。用于滋肾养肝、利尿。Fructus Broussonetiae, Frucht des Papiermaulbeerbaums —— Verwendet wird getrocknete reife Frucht von Broussonetia papyrifera (Moraceae). Heilwirkung: die Nieren und die Leber ernährend und diuretisch

chù 怵畜搐触

怵惕［chù tì］durch Furcht verursachte Palpitation

畜门［chù mén］Nasenloch *n*, vorderes Nasenloch

搐鼻剂［chù bí jì］Schnupftabak *m*

搐搦［chù nuò］→瘛(瘛)疭［chì(chì) zòng］

触电感［chù diàn gǎn］针刺入后，针下产生酸麻、胀痛感，并沿经络循行部位走串，如同触电，是得气的反映。elektrisches Gefühl —— Die Meridiane entlang wird ein kribbelndes und brennendes Gefühl wie elektrischer Schlag während der Einführung der Nadel weitergeleitet. Das gilt als die Reflektion des Nadelgefühls.

触摸法［chù mō fǎ］Fingerbefühlen für Untersuchung des Traumas

触(按)诊［chù (àn) zhěn］Palpation *f*, Palpieren *n*, Betasten *n*, Befühlen *n*

CHUAI 揣腨

chuǎi 揣腨

揣［chuǎi］用按摩以寻找穴位。Ergründung der Feststellung eines Punktes durch Massage

腨［chuǎi］→腓［féi］

腨痛［chuǎi yuān］Schmerz von Gastrocnemius

CHUAN 川穿传喘串

chuān 川穿

川贝母［chuān bèi mǔ］鳞茎入药。用于润肺、止咳、化痰。Zwiebelknolle der rankenblättrigen Schachblume, Bulbus Fritillariae Cirrhosae —— Verwendet wird getrocknete Zwiebel von Fritillaria cirrhosa und anderen gleichen Sorten (Liliaceae). Heilwirkung: die Lunge befeuchtend, Husten stillend und Schleim lösend

川椒［chuān jiāo］→花椒［huā jiāo］

川槿皮［chuān jǐn pí］→木槿皮［mù jǐn pí］

川楝子［chuān liàn zǐ］果入药。用于行气止痛、驱虫。Frucht des Chinesischen Holunders, Fructus Meliae Toosendan —— Verwendet wird getrocknete reife Frucht von Melia toosendan (Meliaceae). Heilwirkung: *Qi*-Kreislauf anregend, schmerzstillend und Darmparasiten austreibend

川木通［chuān mù tōng］藤茎入药。用于清热利尿、通利血脉。Caulis Clematidis Armandii —— Verwendet wird getrocknete Rebe von Clematis armandii oder C. montana (Ranunculaceae). Heilwirkung: Hitze beseitigend, diuretisch und Blutkreislauf anregend

川木香［chuān mù xiāng］根入药。用于行气、止痛、消胀。Radix Vladimiriae —— Verwendet wird getrocknete Wurzel von Vladimiria souliei (Compositae). Heilwirkung: *Qi*-Kreislauf anregend, schmerzstillentt und Blähung lösend

川牛膝［chuān niú xī］根入药。用于活血祛瘀、通利关节、引血下行。Radix Cyathulae —— Verwendet wird getrocknete Wurzel von Cyathula officinalis (Amaranthaceae). Heilwir-kung: Blutkreislauf belebend, Blutstauung beseitigend Gelenkbeweglichkeit fördernd und den normalen Abwärtsfluß des Blutes sichernd

川朴［chuān pò］→厚朴［hòu pò］

川乌［chuān wū］母根入药。用于祛风湿、散寒、止痛。Radix Acomti —— Verwendet wird getrocknete Mutterwurzel von Aconitum carmichaeli (Ranunculaceae). Heilwirkung: Rheumatismus beseitigend, den Magen wärmend und schmerzstillend

川芎［chuān xiōng］根茎入药。用于活血祛瘀、行气止痛。Chinesische Mutterwulz, Rhizoma Ligustici *Chuanxiong* —— Verwendet wird getrocknetes Rhizom von Ligusticum chuanxiong (Umbelliferae). Heilwirkung: Blutfluß belebend, Blutstauung beseitigend, *Qi*-Fluß anregend und schmerzstillend

川芎茶调散［chān xiōng chá tiáo sǎn］成分：川芎、荆芥、防风、白芷、细辛、薄荷、甘草、羌活。主治：外感风邪所致之头痛。*Chuanxiong Chatiao San*, *Chuanxiong*-Mixtur —— Indikation: Kopfschmerz infolge des Befalls exogenen Windes

川续断［chuān xù duàn］→续断［xù duàn］

穿拐毒［chuān guāi dú］→穿踝疽［chuān huái jū］

穿拐痰［chuān guǎi dú］Arthritis tuberculosa des Knöchelgelenks

穿踝疽［chān huái jū］Fistula des Knöchelgelenks

穿踝痰［chuān huái tán］Tuberkulose des Knöchels

穿破骨伤［chuān pò gǔ shāng］perforierte Fraktur

穿破石［chuān pò shí］根入药。用于活血通络、止咳退黄。Radix Cudraniae —— Verwendet wird getrocknete Wurzel von Cudrania cochinchinensis oder C. tricuspidata (Moraceae). Heilwirkung: Blutzirkulation förderend, Verstopfung in den Meridianen beseitigend, Husten stillend und lkterus behandelnd

穿人伤［chuān rén shāng］Durchstechungswunde *f*, penetrante Wunde

穿腮毒(发)［chuān sāi dú (fá)］→骨槽风［gǔ cáo fēng］

穿腮发［chuān sāi fà］maxilläre Osteomyelitis *f*

穿山甲［chuān shǎn jia］鳞甲入药。用于活血祛瘀、攻坚散结、消肿排脓、下乳汁。Chinesischer Pangolin, Chren-Schuppentier *n*, Squama Manitis —— Verwendet werden Schuppen von Pangolin, Manis pentadactyla (Manidae). Heilwirkung: Blutfluß belebend, Blutstauung beseitigend, Masse lösend, Schwellung beseitigend, Eiter ausscheidend und Milchsekretion fördernd

穿山龙［chuān shān lóng］根茎入药。用于祛风除湿、活血止痛、祛痰止咳。Japanische Yamswurzel, Rhizoma Dioscoreae Nipponicae —— Verwendet wird getrocknetes Rhizom von Dioscorea nipponica (Dioscoreaceae). Heilwirkung: Wind und Feuchtigkeit beseitigend, Blutfluß belebend, schmerzstillend, Schleim austreibend und Husten stillend

穿伤［chuān shāng］perforierte Wunde

穿臀漏［chuān tún lòu］multiple Analfistula

穿心冷瘘［chuān xīn lěng lòu］fistulaförmiger kalter Abszeß,

穿心莲［chuān xīn lián］地上部分入药。用于清热解毒、燥湿。Herba Andrographitis —— Verwendet wird getrockneter oberirdischer Teil von Andrographis pamculata (Acanthaceae). Heilwirkung: Hitze beseitigend, entgiftend und Feuchtigkeit vertreibend

chuán 传

传变［chuán biàn］Krankheitsverlauf *m*

传导之官［chuán dǎo zhī guān］für Transport verantwortliches Organ (Dickdarm)

传化［chuán huà］Transmission und Transformation

传化之腑［chuán huà zhī fǔ］指胃、小肠、大肠、三焦、膀胱五个传导和变化饮食的器官。*Fu*-Organe mit den Funktionen von Verdauung und Elimination —— nämlich Magen, Dick-und Dunndarm, *Sanjiao* und Harnblase

传经［chuán jīng］指病证的演变。伤寒病由一经传入另一经，即由一经的证候演变为另一经的证候。Transmission von einem Meridian zum anderen —— Transmission exogener febrilen Erkrankung von einem Meridian zum anderen mit entsprechender Veränderung von klinischen Manifestationen

传尸(痨)［chuán shī［láo］］→劳(痨)瘵(极)［láo (láo) zhài (jí)］

chuǎn 喘

喘急(促)［chuǎn jí (cù)］→喘证(逆)［chuǎn zhèng (nì)］

喘家［chuǎn jiā］Asthmatiker *n*

喘鸣［chuǎn míng］Bronchialkeuchen *n* Stridor *m*

喘逆［chuǎn nì］→喘证(逆)［chuǎn zhèng (nì)］

喘(息)［chuǎn (xī)］→喘证(逆)［chuǎn zhèng (nì)］

喘胀［chuǎn zhàng］Dyspnoe mit Brustdistension —— gesehen in Beschwerden wie Lungenemphysem

喘证(逆)［chuǎn zhèng (nì)］durch Dyspnoe charakterisiertes Syndrom

chuàn 串

串雅内外篇［chuàn yǎ nèi wài piān］赵学敏撰(1759)。包括采自民间的各种治疗方法和药物。Abhandlung über Innere und Äußere Volksmedizin —— ein medizinisches Buch von *Zhao Xuemin* in der *Qing*-Dynastie (1759), in dem verschiedenartige Behandlungsmethoden und Heilmittel aus dem Volk eingetragen wurden

CHUANG 创疮窗

chuāng 创疮窗

创伤［chuāng shāng］Verletzung *f*, Wunde *f*
疮［chuāng］→疮疡［chuāng yáng］
疮毒攻心［chuāng dú gōng xīn］Septikämie *f*, Sepsis *f*, Blutvergiftung *f*, Septhämie *f*
疮痂［chuāng jiā］Geschwiirkruster, Schorf *m*, Grind *m*
疮家［chuāng jiā］Leute, die vor allem an Hautinfektion wie Wunde, Furunkel, Karbunkel und Ulkus leiden
疮口［chuāng kǒu］offener Teil eines Geschwürs
疮溃不敛［chuāng kuì bù liǎn］unheilbares Geschwür, schwer zu heilender gebrochener Abszeß
疮生胬肉［chuāng shēng nǔ ròu］üppige Granulation auf der Wunde
疮疡［chuāng yáng］包括痈、疽、疔疮、流注、瘰疬、溃疡等。Hautkrankheit und äußerliche Krankheit —— einschließlich Karbunkel, subkutane Geschwür, Furunkel, multipler Abszeß, Skrofulose und Ulkus
疮疡补法［chuāng yáng bǔ fǎ］tonisierende Methode zur Heilung von Wunden und Ulkus *f* 用具有益气、补血、滋阴、温阳、生肌作用的方药以恢复正气，助养新生，促使疮口愈合，治疗病势已去，元气虚损之疮疡后期的治法
疮疡经验全书［chuāng yáng jīng yàn quán shū］原题宋·窦汉卿撰，实为明·窦梦郎所辑(1569)。本书包括五官、皮肤、外科疮疡、小儿等病症和治疗。Gesamtausgabe über Erfahrung der Wundbehandlung —— ein komplettes Handbuch, mit dessen Autorschaft angeblich Dou hanqing zur Zeit der *Song*-Dynastie gemeint wurde, wurde in Wirklichkeit von seinem Enkel *Dou Mongfu* in der *Ming*-Dynastie（1569）zusamengestellt. Zusätzlich zur Wundbehangdlung enthält es Beschreibungen von Krankheiten der fünf Sinnesorgane, der Haut und der Kinder.
疮疡灸法［chuāng yang jiǔ fǎ］灸疗的一种。临床所见疮疡，不论阴证、阳证，初期均可先施灸法。Wunde-Moxibustion *f* —— eine Art der Moxibustion, die in Behandlung von Wunden einerlei infolge des Übermaßes an *Yin* oder *Yang* im Frühstadium verwendet wird
疮疡科［chuāng yang kē］明十三科之一，清代九科之一。Spezialgebiet von Karbunkel und Ulkus —— eines der dreizehn medizinischen Spezialgebiete der *Ming*-Dynastie und eines der neun in der *Qing*-Dynastie
疮疡托法［chuāng yáng tuō fǎ］Behandlung der Eiterbläschen von Wunden und Geschwüren durch Stärkung des vitalen *Qi f* 用具有补益气血与透脓作用的方药，扶助正气，托毒外出，治疗正虚毒盛难溃难腐之疮疡中期的治法
疮疡消法［chuāng yáng xiāo fǎ］auflösende Methde für Heilbehandlung von Wunden und Ulkus *f* 针对不同病因病机，用具有清热消毒、散寒祛痰、利湿化於等各种作用的内服方法，达到消散疮疡目的，治疗肿疡初起的治法
窗笼［chuāng lóng］→天窗［tiān chuāng］

CHUI 吹垂

chuī 吹

吹鼻［chuī bí］Naseneinblasung der Pulverdrogen
吹花癣［chuī huā xuǎ］Pityriasis facialis
吹奶［chuī nǎi］Mammaabszeß *m*
吹药［chuī yào］Einblasung von Pulverdrogen

chuí 垂

垂帘［chuí lián］气功锻炼中指合双眼。Gardinenfall *m* —— Schließen der Augen während der *Qigong*-Übung
垂帘翳［chuí lián yì］hängender Pannus *m*, trachomatöser Pannus *m*
垂帘障［chuí lián zhàng］→赤膜下垂［chì mó xià chuí］
垂盆草［chuí pén cǎo］全草入药。用于清热解毒、利湿。Fetthenne *f*, Herba Sedi Sarmentosi —— Verwendet wird getrocknetes ganzes Kraut von Sedum sarmentosum (Crassulaceae). Heilwirkung: Hitze beseitigend, entgiftend und Harn treibend
垂前［chuí qián］*chuiqian*, LO(4), anteriores Ohrläppchen *n*
垂痈［chuí yōng］指舌上长出内有血水、隆起于舌面，坚硬疼痛的肿物。多见于初生婴儿。blutige Blase der Zungeharte, schmerzhafte und oft bei Neugeborenen gesehene Schwellung mit blutiger Flüssigkeit auf der Zunge
垂珠痔［chuí zhū zhì］Rektumpolyp *m*

CHUN 春椿纯唇淳

chūn 春椿

春温［chūn wēn］春季发生的温病。初现高热、口渴、头痛、烦躁不安等里热症状。病变过程中可见神志昏迷及抽搐。Frühlingswärme-Syndrom *n* —— Epidemische fieberhafte Krankheit, die im Frühling auftritt, wird im Frühstadium mit innerer Hitze markiert, z.B. hohem Fieber, Durst, Kopfschmerzen, Nervosität sowie Koma und Konvulsion bei weitem Verlauf der Krankheit.
春弦［chūn xián］春季脉象紧张如弦的正常生理现象。saitenförmiger Puls des Frühlings —— normale Veränderung des Pulses im Frühling, der sich wie eine gespannte Saite anfühlt
春应中规［chūn yìng zhōng guī］glatter Puls im Frühjahr *m*
椿皮［chūn pí］根皮或干皮入药。用于清湿热、涩肠、止血。Cortex Ailanthi —— Verwendet wird getrocknete Rinde der Wurzel oder des Stamms von Ailanthus altissima (Simaroubaceae). Heilwirkung: Feuchtigkeit-Hitze wegräumend, Diarrhoe und Blutung stillend

chún 纯唇淳

纯阳之体［chún yáng zhī tǐ］小儿阳气盛，生长快，在发病时，阳热易盛，阴液易伤的体质特点。echte *Yang*-Konstitution —— damit wird die Konstitution der Säuglinge und Kinder mit Überfülle von *Yang* gemeint, die körperliche Entwicklung fördert. Werden die Kinder krank, neigt *Yang*-Hitze aufzulodern und beeinträchtigt *Yin*-Flüssigkeit.
纯阴结［chūn yīn jíe］reines *Ying* bedingte Darmverstopfung *f*
唇［chún］其色泽鲜明与否可反映脾功能。Lippen *f pl* —— Glanz und Farbe der Lippen, die die Milzfunktion widerspiegeln
唇疮［chún chuāng］Lippenbeule *f*
唇疔［chún liáo］疔生于上、下唇或口角处。形小根深，顶有白色疮头，脾胃火毒上攻所致。Lippenfurunkel *m* —— kleiner Furunkel auf den Lippen oder am Mundwinkel mit tiefer Wurzel und einer weißen Spitze infolge intensiver Hitze des Magens und der Milz
唇风(瞤)［chún fēng (shùn)］多发于下唇。红肿发痒，日久口唇润动不止。exfoliative Entzündung der Lippen —— eine krankhafte Veränderung der Lippe, meistens der Unterlippe, die durch Jucken, Schwellung, Schmerzen und Zucken im Laufe der Zeit gekennzeichnet wird
唇核［chún hé］→唇［生肿］核［chún［shēng zhǒng］hé］
唇焦［chún jiāo］日唇焦干，属脾胃实热。ausgetrocknete Lippen —— ausgetrocknete Lippen, die durch Übermaß an Hitze in der Milz und im Magen verursacht werden
唇紧［chún jǐn］唇口紧闭难开。Kieferklemme *f* —— fest geschlossener Kiefer mit Schwierigkeit, den Mund aufzum-

achen

唇疽［chún jū］口唇部皮下或粘膜下疮肿。Lippenabszeß *m* —— subkutaner oder submuköser Abszeß oder Furunkel der Lippen

唇菌［chún jūn］近似唇癌。schwammartige Neubildung auf den Lippen —— eine krankhafte Veränderung, die dem Lippenkarzinom ähnlich sieht

唇口疽［chún kǒu jū］→唇疽［chún jū］

唇裂［chún liè］①唇干燥破裂，燥热伤津之候。②兔唇。①Lippenrhagaden *f* —— trockene und aufgesprungene Lippen, die Beeinträchtigung der Körperflüssigkeit durch Trockenheit und Hitze anzeigt werden ②Lippenspalte *f*, Hasenscharte *f*

唇瞤［chún shùn］→唇风（瞤）［chún fēng（shùn）］

唇（生肿）核［chún（shēng zhǒng）hé］相当于口唇粘液囊肿。Lippenknötchen *n* —— Es entspricht der Mukozele von Lippen.

唇针［chún zhēn］针刺口唇周围的穴位以治疗疾病的方法。Lippenakupunktur *f* —— Einführung der Nadel an Punkten rings um die Lippen für Therapie

唇针麻醉［chún zhēn má zuì］选用口唇周围的特定穴位进行针刺止痛的方法。Lippenakupunkturanalgesie *f* —— eine Analgesiemethode zur Schmerzlinderung durch Einführung der Nadeln an bestimmten Akupunkturpunkten rings um die Lippen

唇胗［chún zhēn］trockene Wundestelle auf den Lippen

唇肿［chún zhǒng］口唇肿胀。多见于脾胃积热或食物中毒。geschwollene Lippen —— ein Krankheitszeichen, das oft in Zuständen mit Hitzeakkumulation in der Milz und im Magen oder bei Nahrungsmittelvergiftung gesehen ist

唇紫［chún zǐ］唇色紫暗或紫红属热；青紫属寒，或血瘀、缺氧、中毒。Purpurlippen *f pl* —— Dunkelpurpurne oder purpurrote Lippen indizieren Hitze, während purpurbläuliche oder zyanotische Lippen Kälte, Blutstauung, Anoxie oder Vergiftung andeuten.

淳于意［chún yú yì］又名仓公。西汉著名医学家（公元前205-?）。他重脉法，治病常针药并用。在史书上留有病案的医学家以他为最早。*Chunyu Yi*, alias *Cang Gong* —— ein berühmter Arzt und Expert in Pulsinterprätation der *Han*-Dynastie (v. Chr. 205-?), der in Behandlung von Krankheiten mit gleichzeitiger Anwendung von Akupunktur und Kräuterdekokten bewandert und der erste in der Medizingeschichte war, der sich Beobachtungsprotokolle von klinischen Fällen notierte.

CI 差疵磁雌次刺

cī 差疵

差颓［cī tuí］Vergrößerung des einseitigen Hodens bei Kindern

疵疮［cī chuāng］Furunkel *m*

疵疽［cī jū］→附骨疽［fù gǔ jū］

cí 磁雌

磁石［cí shí］周于潜阳安神、明目聪耳、纳气平喘。Magnetit *m* —— eine Art der Magneteisensteins (Fe304, Fe203, Fe0), Heilwirkung: Hyperaktivität von *Yang* hemmend, beruhigend, Sehkraft und Gehör stärkend, der Inspiration helfend und Asthma stillend

磁（穴）疗（法）［cí（xué）liáo（fǎ）］利用磁场作用于人体经穴的一种疗法。Magnetotherapie *f* —— eine therapeutische Methode zur Ausübung der Wirkung des Magnetfeldes auf die Akupunkturpunkte

磁椅和磁床疗法［cí yǐ hé cí chuáng liáo fǎ］Magnetstuhl-und Magnetbetttherapie

磁朱丸［cí zhū wán］又名神曲丸。成分：磁石、朱砂、神曲。主治：两眼昏花、心悸失眠、耳鸣、癫痫等。*Cizhu wan*, Pille von Magnetit und Zinnober —— Indikationen: Schwindel, Palpitation, Schlaflosigkeit, Tinnitus aurium und Epilepsie

磁珠疗法［cí zhū liáo fǎ］现代疗法之一。用磁珠按压一定部位，代替针刺的一种疗法。体穴和耳穴均可用。主要治疗慢性疾病。Magnetperle-Therapie *f* —— eine neu entwickelte Akupunkturmethode, dass magnetische Stahl-oder Eisenperlen als Ersatz für Nadeln verwendet werden. Die Methode ist für Akupunkturpunkte des Körpers und der Ohren anwendbar und bei chronischen Krankheiten indiziert.

雌黄［cí huáng］矿石研粉后入药。用于燥湿、杀虫、解毒。Gelbglas *n*, Auripigment *n*, Operment *n*, gelbe Arsenblende-ein gelbes zerriebenes Mineral, Arsenik trisulfid (As2S3), äußerlich gebraucht zur Eliminierung der Feuchtigkeit durch Trocknen, zur Entgiftung und zumTöten von Insekten

雌雄痔［cí xióng zhì］paare Hämorrhoiden

cì 次刺

次髎［cì liào］穴位。主治：白带多、前列腺炎、排尿困难、痔等。*Ciliao* (BL32) —— Akupunkturpunkt. Indikationen: Leukorrhoe, Prostatitis, Dysurie, Hämorrhoiden

刺蒺藜［cì jí lí］→蒺藜［jí lí］

刺禁［cì jìn］Kontraindikation der Nadelung, Kontraindikation der Akupunktur

刺灸法［cì jiǔ fǎ］Methode der Nadelung und Moxibustion, Akupunktur-und Moxenbehandlung

刺烙术［cì lào shù］Punktkauterisation *f*

刺络［cì luò］用针刺破浅表血管使之出血的方法。Aderlaßpunktur *f*, Mikropunktion *f* —— Nadeleinführung in oberflächliche Blutgefäße zur Blutung

刺络拔罐法［cì luò bá guàn fǎ］刺络出血后再加拔罐的方法。Aderlaßpunktur und Schropfen —— eine Methode von Aderlaß-durch Nadelstich der oberflächlichen Blutgefäße und dann Schropfen

刺入［cì rù］einstechen vt, punktieren vt, durchstechen vt

刺伤［cì shāng］Punktionswunde *f*, Stichwunde *f*

刺手［cì shǒu］即针刺操作时，用以持针之手。Nadel haltende Hand —— die Hand, die die Nadel in der Akupunktur hält

刺痛［cì tòng］stechender Schmerz

刺猬皮［cì wèi pí］皮入药。用于降气定痛、凉血止血。Igelhaut *f*, Corium Erinacei —— Verwendet wird getrocknete Haut von Erinaceus europaeus oder E. dauricus (Erinaceidae). Heilwirkung: Luft-oder Gasbewegung absenkend, Schmerz stillend, Hitze aus dem Blut austreibend und Blutung stillend

刺五加［cì wǔ jiā］根及根茎入药。用于益气健脾、补肾安神。Radix Acanthopanacis Senticosi —— Verwendet werden getrocknete Wurzel und getrocknetes Rhizom von Acanthopanax senticosus (Araliaceae). Heilwirkung: *Qi* ergänzend, die Milz stärkend, die Nieren tonisierend und innere Unruhe beseitigend

刺血疗法［cì xuè liáo fǎ］用粗针或三棱针刺破体表穴位或浅静脉，使之流出少量血液的一种疗法。适用于头痛、中暑、扁桃体炎等。Stichaderlaßtherapie *f* —— eine therapeutische Methode, mit einer großen oder Dreikantnadel einen Akupunkturpunkt oder die oberflächliche Vene zustechen, damit es ein bißchen blutet. Sie ist bei Kopfschmerzen, Hitzschlag und Tonsillitis indiziert.

刺针法［cì zhēn fǎ］双手进行针法之一。进行时右手（或左手）拇指、食指、中指三指持针柄，另一手持针体辅助进针。一边按压，一边稍加捻转，使针尖迅速穿透皮肤，再向下进入皮下。本法一般适用于1.5寸左右的毫针。Nadel festhaltende Methode —— eine Methode der Doppel-Hand-Nadeleinführung, bei der das Heft der Nadel mit dem Daumen, dem Zeige-und dem Mittelfinger der einen Hand gehalten wird, während die andere Hand den Nadelkörper festhält und bei der Nadeleinführung mithilft. Dabei wird die Nadel durch Drücken und leichtes Drehen durch die Haut ins Gewebe durchgestochen. Die Methode ist hauptsächlich mit 1.5cun langen Nadeln anwendbar.

CONG 葱从丛

cōng 葱

葱白［cōng bái］①鳞茎入药。用于发表、通阳、解毒。②花及白色花枝入药。用于发汗解表、散寒通阳。①Bulbus des Rohrenlauchs, Bulbus Allii Fistulosi —— Verwendet wird frischer Bulbus von Allium fistulosum (Liliaceae). Heilwirkung: Kälte vertreibend, den Fluß von *Yang-Qi* aktivierend und entgiftend ②Stiel des Röhrenlauchs, Caulis Allii Fistulosi —— Verwendet wird weißer Stiel von Allium fistulosum (Liliaceae). Heilwirkung: Schweiß treibend, Kälte aus der Körperoberfläche austreibend und den Fluß von *Yang-Qi* anregend

葱豉汤［cōng chǐ tāng］成分：葱白、淡豆豉。主治：外感风寒轻证。*Congchi Tang*, Dekokt von Röhrenlauch und fermentierten Sojabohnen —— Indikationen: Anfangsstadium der Erkältung

葱实子［cōng shí zǐ］种子入药。用于温肾、明目。Semen Allii Fistulosi —— Verwendet wird getrockneter reifer Samen von Allium fistulosum (Liliaceae). Heilwirkung: die Nieren erwärmend, die Augen klärend

cóng 从丛

从化［cóng huà］Transformation in Übereinstimmung mit der Körperkonstitutin *f*

从阳引阴［cóng yǐn yīn］Behandlung von *Yang* für *Yin*-Störung *f* 病在阴而治其阳针法原则。从阳分引出阴分的邪气或正气

从阴引阳［cóng yīn yǐn yáng］Behandlung von *Yin* für *Yang*-Störung *f* 病在阳而治其阴针法原则。从阴分引处阳分的邪气或正气

从者反治［cóng zhě fǎn zhì］Behandlung einer Krankheit mit widerwirkende Mitteln *f*

从治［cóng zhì］→反治［fǎn zhì］

丛刺［cóng cì］在同一部位上多针并刺的方法。Gruppennadelstich *m* —— simultanes Einstechen mehrerer Nadeln an einem Punkt

丛(聚)毛［cóng (jù) máo］生于足大趾第一节背面皮肤上的毛。Haarbüschel *f* —— die Haarbüschel, die auf dem Rücken der proximalen Phalanx der großen Zehe wachsen

丛针［cóng zhēn］若干等长毫针并列捆扎在一起，使针尖平齐，称丛针。用于皮表浅刺。parallele Nadeln, Büschelnadeln *f pl* —— Nebeneinander zusammen gebunden werden mehrere feine Nadelnder gleichen Länge, deren Spitzen auf einer Ebene geordnet werden. Verwendet werden sie für oberflächliche Akupunktur an der Hautoberfläche.

COU 腠

còu 腠

腠理［còu lǐ］①Striae von Haut, Muskeln und inneren Organen ②Bindegeweben zwischen Hauten und Muskeln

CU 卒促猝醋

cù 卒促猝醋

卒病［cù bìng］①plötzlicher Anfall einer kritischen Krankheit ②erster Anfall einer Krankheit

卒倒［cù dǎo］apoplektischer Insult

卒发［cù fā］plötzlicher Anfall *m* 急暴而病的发病类型

卒喉痹［cù hóu bí］akute Pharyngitis, akuter Rachenkatarrh

卒厥［cú jué］plötzliche Synkope *f*, plötzliche Ohnmacht *f*

卒疝［cù shàn］plötzliche Schmerzen und Schwellung von Hoden

卒心痛［cù xīn tòng］plötzlicher Herzschmerz *m*

卒腰痛［cù yāo tòng］durch Überanstrengung oder Kälte verursachter plötzlicher Anfall der Lumbago

卒暗(瘖)［cù yīn (dá)］plötzlich auftretende Aphonie

卒中［cú zhōng］plötzlicher Schlaganfall *m*, Apoplexie *f*

促脉［cù mài］脉来急数而有不规则的间歇。主阳热亢盛、气滞血瘀或痰食停积等病证。schnellender Puls —— schnellender und heftiger Puls mit unregelmäßigen Abständen, dersich oft in Fällen von exzessiver Hitze, starker Stauung von *Qi* und Blut sowie Schleimretention oder Verdauungsstörungen zeigt

猝发［cù fā］plötzlich

醋蒸［cù zhēng］Dämpfen mit Essig 将净药材或切制品加醋拌匀，置适宜容器内蒸制的醋制方法

CUI 催脆淬

cuī 催

催(下)乳［cuī (xià) cuī］Stimulation der Milchsekretion, Laktation anregen, milchtreibend

催吐［cuī tù］Erbrechen erregen

催吐法［cuī tù fǎ］erbrechenerregende Methode, emetisches Verfahren

催吐剂［cuī tù jì］Brechmittel *n*

催吐药［cuī tù yào］Brechmittel *n*

催压［cuī yā］五绝之一。Quetschen *n* —— einer der fünf Fälle des plötzlichen Todes

cuì 脆淬

脆脚［cuì jiǎo］schweres Ödem von unteren Extremitäten (bei Schwangeren)

脆蛇［cuì shé］*Cuishe*, Ophisaurus *m*, Glasschleichen *n*, Ophisaurus gracilis *m*

淬(焠)［cuì (cuì)］矿物药烧红后，立即入水或醋内，以解缓药力。Abschrecken *n* —— glutende Mineralarznei ins Wasser oder in Essig eintauchen, um den Effekt zu vermindern

淬刺法［cuì fǎ］九刺法之一。Akupunktur mit einer rotglühenden Nadel —— eine von den 9 Nadelungsmethoden

淬针［cuì zhēn］→淬刺法［cuì cì fǎ］

CUN 存寸

cún 存

存想(神)［cún xiǎng (shén)］气功锻炼中诱导人静的一种功法。Geisteskonzentration *f* —— eine Methode des *Qigong*-Trainings, den Geist in ruhigen Stand zu bringen, indem man sich auf etwas konzentriert.

cùn 寸

寸白虫［cùn bái chóng］Proglottiden von Bandwurm

(寸)白虫病［(cùn) jiù chóng bìng］Bandwurmleiden *m*, Täniase *f*

寸、关、尺［cùn guān chǐ］寸口脉分成三部分的名称。桡骨

茎突处为关,关前腕端为寸,寸后肘端为尺。*Cun*, *Guan*, *Chi* —— Drei Stellen am Handgelenk über der Arteria radialis zum Fühlen des Pulses. *Guan* liegt über dem Radiusfortsatz, Cun ist daneben auf derdistalen Seite, während *Chi* auf der proximalen Seite ist.

寸(脉、气)口［cùn (mài、qì) kǒu］腕桡动脉的诊脉部位。*Cun Kou* —— der Ort am Handgelenk über der Arteriaradialis zum Fühlen des Pulses für Diagnose

寸脉［cùn mài］桡动脉前端寸部的脉象。*Cun-Puls m* —— der radiale Puls, der an der Cun-oder Inch-Stelle an distalem Ende der Arteria radialis gefühlt wird

CUO 搓撮蹉痤挫错锉

cuō 搓撮蹉

搓法［cuō fǎ］捏压胸部、四肢肌肉的手法。Reibung *f* —— die Muskeln der Extremitäten und der Brustgegend kneten und drücken

搓滚舒筋法［cuō gǔn shū jīn fǎ］Reiben und Rollen, eine Methode zur Muskelentspannung

搓揉按摩法［cuō róu àn mó fǎ］→搓法［cuō fǎ］

搓针［cuō zhēn］针刺手法之一。即将针刺入体内后,用右手拇指、食指向一个方向捻转,以加强针感的方法。Nadel drehen —— eine Methode der Akupunktur, die Nadel nach der Einführung mit dem Daumen und dem Zeigefinger der nadelhaltenden Hand in einer Richtung zu drehen, um das Nadelgefühl zu verstärken

撮风散［cuō fēng sǎn］成分:蜈蚣、钩藤、朱砂、僵蚕、全蝎、麝香、竹叶。主治:小儿抽搐证。*Cuofeng San*, Konvulsion-stillendes Pulver —— Indikation: Konvulsionen der Kinder

撮空［理线］［cuō kōng［lǐ xiàn］］病人谵妄时出现的两手向空中乱抓,同时拇指和食指不断捻动,如理线状的症状。Floccilatio *f* —— sinnloses und unaufhörliches Greifen nach etwas in der Luft bei deliranten Patienten mit zwirbelndem Daumen und Zeigefinger, als zwirbelten sie einen Faden

撮口［cuō kǒu］→唇紧［chún jǐn］

撮药［cuō yào］ein Rezept anfertigen

蹉跌［cuō diē］Ausgleiten *n*, Ausrutschen *n*

cuó 痤

痤痱(疮)［cuó bì (chuāng)］furunkulose oder stechende Hitze

cuò 挫错锉

挫伤［cuò shāng］Kontusion *f*, Quetschung *f*, Prellung *f*

错经［cuò jīng］→经行吐血［jīng xíng tù xùe］

错语［cuò yǔ］Paraphasie *f*, Paraphasia *f*

锉［cuò］Feilen *n*

锉散［cuò sàn］Pudermachen durch Feilen oder Zerstampfen *n*

D

DA 搭达打大

dā 搭

搭手［dā shǒu］①lumbodorsale Phlegmone ②lumbodorsaler Karbunkel

dá 达

达邪透表［dá xié tòu biǎo］Vertreibung von Erregern nach außen *f*

达原饮［dá yuán yǐn］成分：槟榔、厚朴、草果、知母、芍药、甘草。主治：瘟疫或疟疾而见憎寒、壮热、发无定时。*Dayuan Yin*, die Wirkung in die Tiefe führender Trank

dǎ 打

打嗝(呃)［dǎ gé (è)］Aufstoßen *n*, Schluckauf *m*, Schlucken *n*

打破碗花花［dǎ pò wǎn huā huā］新鲜全草入药。用于去湿、杀虫。Herba Anemones Hupehensis —— Verwendet wird frisches ganzes Kraut der Anemone hupehensis[Ranunculaceae). Heilwirkung: Feuchtigkeit wegräumen, Insekten töten

打扑伤损［dǎ pū shāng sǔn］→跌打损伤［diē dǎ sǔn shāng］

打伤［dǎ shāng］Trauma durch schweren Schlag

dà 大

大安丸［dà ān wán］成分：保和丸加白术。主治：食滞兼脾虚者。*Daan Wan*, Große Entspannungspille —— Indikation: Nahrungsstagnation mit der Milzschwäche

大包［dà bāo］穴位。主治：胸痛、周身痛、四肢乏力等。*Dabao* (SP21) —— Akupunkturpunkt. Indikationen: Brustschmerzen, Schmerzen des ganzen Korpers, Mattigkeit

大便干燥［dà biàn gān zào］trockener Stuhl *m*

大便滑脱［dà biàn huá tuō］Stuhlinkontinenz *f* 在神志清醒的情况下，大便不能自控，不由自主地排出，甚至便出而不能自知的表现

大便秘结［dà biàn mì jié］Verstopfung *f* 粪便干燥坚硬，排出困难，排便次数减少的表现

大便硬结［dà biàn yìng jié］harter Stuhl *m*

大补阴丸［dà bǔ yīn wán］成分：黄柏、知母、熟地黄、龟板、猪脊髓。主治：肝肾阴虚，虚火上炎引起的潮热、盗汗等。*Da Buyin Wan*, *Yin* stärkende Pille —— Indikationen: hektisches Fieber und Nachtschweiß infolge von *Yin*-Mangel der Leber und der Nieren und dem durch *Yin*-Mangel erzeugten Auflodern des Feuers

大补元气［dà bǔ yuán qì］Kräftigung des urspninglichen *Qi*

大柴胡汤［dà chái hú tāng］成分：柴胡、黄芩、大黄、枳实、制半夏、白芍、生姜、大枣。主治：少阳、阳明合病。*Da Chaihu Tang*, Großes Bupleurum-Dekokt —— Indikationen: vereinigtes Syndrom von *Shaoyang*-und *Yangming*-Meridianen

大肠［dà cháng］六腑之一。肺与大肠相表里，二者在生理病理上相互影响。Dickdarm —— eins der sechs *Fu*-Organe. Die Lunge und der Dickdarm stehen im Verhältnis vom Außen und Innen und in Wechselwirkung in der Physiologie sowie in der Pathologie zueinander.

大肠病［dà cháng bìng］Erkrankung des Dickdarms

大肠寒结［dà cháng hán jié］Stuhlverstopfung durch Retention von pathogener Kälte im Dickdarm

大肠滑脱［dà cháng huá tuō］Prolapsus recti

大肠经［dà cháng jīng］手阳明大肠经的简称。Dickdarm-Meridian (LI) —— "Dickdarm-Meridian" ist die Kurzbezeichnung für Hand-*Yangming*-Meridian vom Dickdarm.

大肠咳［dà cháng ké］Husten mit der Stuhlinkontinenz

大肠气滞［dà cháng qì zhì］*Qi*-Stagnation im Dickdarm

大肠热［dà cháng rè］Wärme im Dickdarm *f*

大肠热结［dà cháng rè jié］邪热阻结于大肠而引起的热性病变，症见便秘、腹痛、热胀拒按、舌苔黄燥、脉沉实有力等。Hitzeakkumulation im Dickdarm —— Eine Krankheit, die durch Retention der pathogenetischen Warme im Dickdarm veranlaßt ist, ist durch Konstipation, Bauchschmerz, abdominelle Distention und Empfindlichkeit, gelben und trocknen Belag der Zunge sowie kräftigen und tiefen Puls gekennzeichnet.

大肠热结证［dà cháng rè jié zhèng］Wärmeakkumulation im Dickdarm *f* 里热炽盛，结于大肠，腹气不通，以发热口渴，大便秘结，腹胀便秘，疼痛拒按，舌红苔黄少津，脉沉数有力等为常见症的证候

大肠湿热［dà cháng shī rè］湿邪与热同时蕴结于大肠的病变。症见下痢脓血、腹痛、里急后重、尿短赤、苔黄腻、脉滑数等。多见于细菌性痢疾、急性肠炎等疾病。Feuchtigkeit und Hitze im Dickdarm —— eine durch Retention von Feuchtigkeit und Hitze im Dickdarm hervorgerufene Störung, die durch purulenten blutigen Stuhl, Bauchschmerzen, Tenesmus, Oligurie mit dunklem Urin, gelblichen schmierigen Belag der Zunge und schlüpfrigen schnellen Puls gekennzeichnet ist und oft bei bakterieller Dysenterie und akuter Enteritis auftritt.

大肠俞［dà cháng shù］穴位。主治：便秘、腹泻、痢疾、坐骨神经痛、腰痛等。*Tachangshu* (BL25) —— Akupunkturpunkt. Indikationen: Verstopfung, Diarrhöe, Dysenterie, Ischialgie, Lumbago

大肠虚［dà cháng xū］大肠虚弱，主要症状有脱肛、肠鸣、久泻等。Asthenie des Dickdarms —— Defizienz und Schwäche des Dickdarms, die durch Rektumprolaps, übermmäßigen Borborygmus und chronische Diarrhöe gekennzeichnet ist.

大肠湿热证［dà cháng shī rè zhèng］Feuchtwärmeakkumulation im Dickdarm *f* 湿热内蕴，阻滞肠道，以腹胀腹痛，暴注下泻，或下痢脓血，里急后重，或腹泻不爽，粪质粘稠腥臭，肛门灼热，身热口渴，尿短黄，舌红苔黄腻，脉滑数等为常见症的证候

大肠实［dà cháng shí］Überschuss im Dickdarm *m*

大肠实热［dà cháng shí rè］überschüssige Wärme im Dickdarm

大肠虚［dà cháng xū］Dickdarm-Defizit *f*

大肠虚寒［dà cháng xū hán］大肠的功能衰退而引起的寒性病变。主要症状有下痢稀薄、形寒肢冷、腹部隐痛、喜温喜按等。Schwäche-Kälte des Dickdarms —— Kältesyndrom, das durch Unterfunktion des Dickdarms hervorgerufen wird, manifestiert sich durch Diarrhöe, Abneigung gegen Kälte, kalte Extremitäten und dumpfe Schmerzen im Abdomen, die eventuell bei Wärmen und Drücken nachlassen können.

大肠液亏［dà cháng yè kuī］大肠津液不足而出现大便干结或排便困难的病变。Flüssigkeitsmangel im Dickdarm ——

Ein krankhafter Zustand manifestiert sich durch trocknen Stuhl oder schwere Defäkation.

大肠液亏［dà cháng yè kuī］Flüssigkeitsdefizit des Dickdarms *f* 津液不足，大肠失润，气机阻滞，传导失常的病理变化

大肠痈［dà cháng yōng］akute Appendizitis

大肠胀［dà cháng zhàng］Dickdarmblähung *f*

大肠主传导［dà cháng zhǔ chuán dǎo］im Dickdarm dominante Transmission *f* 传导之官大肠吸收水分，形成糟粕，排泄粪便的功能

大肠主津［dà cháng zhǔ jīn］im Dickdarm dominante Flüssigkeit *f* 大肠吸收水分而调节水液代谢功能

大定风珠［dà dìng fēng zhū］成分：白芍、阿胶、生龟板、干地黄、麻仁、五味子、生牡蛎、麦冬、炙甘草、生鸡子黄、生鳖甲。主治：热灼真阴，虚风内动所致之眩晕、手足颤动等。*Da Dingfeng Zhu*, den Wind stillende große Pille —— Indikationen: Schwindel und Zittern der Gliedmaßen durch Verletzung der *Yin*-Essenz von Hitze und pathogenen endogenen Wind.

大都［dà dū］穴位。主治：腹胀、腹泻、高热等。*Dodu*(SP2) —— Akupunkturpunkt. Indikationen: Blähbauch, Diarrhöe und hohes Fieber

大毒［dà dú］药物毒性强烈，治疗作用强，只宜小剂量及短期用，且常需先炮制去毒。extrem giftige Mittel —— Die Mittel haben nicht nur starke Giftigkeit sondern auch starke Heilwirkung. Davon darf man nur kleine Dosis und für kurze Zeit nehmen. In der Regel werden die Mittel zuerst zur Entgiftung verarbeitet.

大敦［dà dūn］穴位。主治：月经过多、遗尿、疝气、睾丸炎等。*Dadun* (LRI) —— Akupunkturpunkt. Indikationen: Menorrhagie, Enurese, Hernie, Orchitis

大方［dà fāng］七方之一。药力猛、药味多、药量重或能治重证及下焦病者的方剂。großes Rezept —— eine der sieben Rezeptarten mit starker Wirkung, mehreren Bestandteilen und großen Dosen, die bei schweren Krankheiten und den Krankheiten von Unter-*Jiao* (unterer Bauchhöhle) indiziert ist.

大方脉科［dà fāng mài kē］中国古代医学分科的一种，为专治成人疾病的一科。宋太医局、元、明、清各代之太医院均有此科。Innere Medizin —— eine der medizinischen Sektionen im chinesischen Altertum für Behandlungen innerer Krankheiten bei Erwachsenen, die der Akademie kaiserlicher Ärzte in der *Song*-, *Yuan*-, *Ming*-und *Qing*-Dynastie unterstand.

大分［dà fēn］Trennungslinie zwischen großen Muskeln

大枫子［dà fēng zǐ］种子入药。用于燥湿、攻毒杀虫。Semen Chaulmoograe, Semen Hydnocarpi —— Verwendet wird getrocknete reife Samen von Hydnocarpus anthelmintica, H. wightiana oder Taraktogenos kurzii (Flacourtiaceae). Heilwirkung: Feuchtigkeit und Gift beseitigend, antiparasitisch

大腹［dà fù］Oberbauch *m*

大腹皮［dà fù pí］果皮入药。用于行气消胀、利水、消肿。Schale der Arekanuß, Pericarpium Arecae —— Verwendet wird getrocknetes Perikarp der Arekanuß-Areca catechu (Palmae). Heilwirkung: Zirkulation von *Qi* fördern, Blähsucht lösen, diuretisch und abschwellend.

大谷［dà gǔ］große Raume zwischen Muskeln

大骨枯槁［dà gǔ kū gǎo］kachektischer Status, kachektischer Zustand

大骨空［dà gǔ kōng］dagukong, Akupunkturpunkt *m* 经外奇穴。在拇指背侧指间关节的中点处

大汗［dà hàn］Schweißausbruch *m*, übermäßiges Schwitzen

大汗淋漓［dà hàng lín lí］starker Schweißausbruch *m*, übermäßiges Schwitzen *n*, übermäßige Bildung von Schweißtropfen *f*

大赫［dà hè］穴位。主治：外阴痛、子宫脱垂、白带多、遗精等。Dahe (K112) —— Akupunkturpunkt. Indikationen: Schmerz- äußerer Genitalien, die Hysteroptosis, Leukorthagie und Poltution

大横［dà héng］穴位。主治：肠麻痹、便秘、腹痛、腹泻、肠道寄生虫病等。*Daheng* (SP15) —— Akupunkturpunkt. Indikationen: Darmlähmung, Verstopfung, Bauchschmerzen, Durchfall und Darmparasiten

大红袍［dà hóng páo］根入药。用于活血、调经、止血、止痛。Radix Campylotropis Hirtellae —— Verwendet wird getrocknete Wurzel der Campylotropis hirtella. Heilwirkung: Blutkreislauf belebend, Menstruation regulierend, blutung-und schmerzstillend

大黄藤［dà huáng téng］→黄藤［huáng téng］

大茴香［dà huí xiāng］→八角茴香［bā jiǎo huí xiāng］

大戟［dà jǐ］→红大戟［hóng dà jǐ］，京大戟［jīng dà jǐ］

大蓟［dà jì］地上部分或根入药。用于凉血止血、利尿降压、消痈肿。Herba seu Radix Cirsii Japonici —— Verwendet wird getrockneter oberirdischer Teil oder Wurzel des Cirsium japonicum (Compositae). Heilwirkung: Blutung stillend, Hitze aus dem Blut austreibend, Harn treibend, Blutdruck senkend und Furunkel heilend.

大瘕泄［dà jiǎ xiè］痢疾古名。Dysenterie *f* —— ein veralteter Ausdruck für Dysenterie

大建中汤［dà jiàn zhōng tāng］成分：蜀椒、干姜、人参、饴糖。主治：中阳虚衰，阴寒内盛之脘腹剧痛、呕吐等症。*Da Jianzhong Tang*, großes Mittel-*Jiao* wiederherstellendes Dekokt —— Indikationen: schwere Magen-und Bauchschmerzen sowie Erbrechen infolge des Mangels und der Schwäche von *Yang* in Mittel-*Jiao* (mittlerer Bauchhöhle) und infolge übermäßiger Kälte im Inneren des Körpers.

大节［dà jié］①人体大关节。②指和趾的第一节。①große Gelenke ②digitometakarpale und digitometatarsale Gelenke

大结胸［dà jié xiōng］热邪与水饮互结于胸腹部所致。临床表现以胸腹部硬满、疼痛、拒按为特征。große Akkumulation von Phlegma-Hitze in der Brust —— Ein kritisches Syndrom, das durch Akkumulation von pathogenetischer Hitze und Flüssigkeit in der Brust und im Abdomen verursacht und durch Völlegefühl, Schmerzen, Druckempfindlichkeit der Brust und des Abdomens gekennzeichnet ist.

大经［dà jīng］①经络系统中较大的经脉。②较大的主要经脉发生病变，则刺其本经俞穴。große Meridiane ①die größten Meridiane des Meridiansystems ②Erkrankt ein großer Meridian, wird an entsprechenden Akupunkturpunkten desselben Meridians eingestochen

大巨［dà jù］穴位。主治：膀胱炎、尿潴留、腹痛等。*Daju* (ST27) —— Akupunkturpunkt. Indikationen: Cystitis, Harnretention, Bauchschmerzen

大厥［dà jué］Koma *n*

大渴引饮［dà kě yǐn yǐn］extremer Durst

大陵［dà líng］穴位。主治：心悸、失眠、癫痫、精神病等。*Daling* (PC7) —— Akupunkturpunkt. Indikationen: Palpitation, Insomnie, Epilepsie, Psychose

大络［dà luò］全身最大的络脉。一般指十五别络（十四经的络脉，加脾之大络），亦有专指胃之大络（虚里）或手阳明之络（偏历），手少阳之络（外关）。große Kollateralen (Verbindungslinien zwischen den Körpermeridianen) —— die größten Kollateralen des menschlichen Körpers. Es bezieht sich im allgemeinen auf die 15 Kollateralen (die Kollateralen der 14 Meridiane und den Kollateralen der Milz), oder auf den Kollateralen des Magens, oder auf den vom Hand-*Yangming*-bzw. *Hand-Shaoyang*-Meridian.

大脉［dà mài］粗大满指的脉象。大而有力主实证、热证，大而无力主虚证。großer Puls, gigantischer Puls —— Puls mit einer Welle, die sich gegen die Fingerspitzen beim Anrühren höher als normal hebt. Der große und kräftige Puls deutet normalerweise auf Übermaß-Syndrom und Hitze-Syndrom. Ein großer und Schwächer Puls symbolisiert Mangel-Syndrom.

大衄［dà nǜ］口鼻一齐出血，甚至眼、耳、口、鼻、二阴同时出血的疾患。profuse Bfutung aus dem Mund und der Nase-Hämorrhagie aus dem Mund und der Nase, sogar gleichzeitig aus den Augen, den Ohren, aus dem Mund, aus der Nase, sowie aus den Gemitalien und dem After.

大气［dà qì］Atmosphäre *f*, Luft *f*

大气疗法［dà qì liáo fǎ］Aerotherapie *f*, Luftbehandlung *f*

大秦艽汤［dà qín jiāo tāng］成分：秦艽、石膏、甘草、川芎、当归、独活、白芍、羌活、防风、黄芩、白芷、白术、生地黄、熟地黄、白茯苓、细辛。主治：风邪中于经络之手足痿软、舌强不语等症。*Da Qinjiao Tang*, Großes Gentian-Dekokt —— Indikationen: Kraftlosigkeit und Paralyse der Gliedmaßen, Starre der Zunge und Aphasie im Gefolge vom Angriff der Wind-Noxe auf die Meridiane.

大青龙汤［dà qīng lóng tāng］成分：麻黄、桂枝、炙甘草、杏仁、石膏、生姜、大枣。主治：外感风寒所致的表实证兼有里热者。*Da Qinglong Tang*, großes Gründrachen-Dekokt —— Indikationen: durch exogene Wind-Käle (Erkältung) verursachtes oberflächliches Übermaß-Syndrom mit innerer Hitze.

大青盐［dà qīng yán］用于清热凉血。Halitum *n* —— natürlich kristallisiertes Salz (NaCl), gewonnen aus dem Salzsee, verwendet zur Hitzebeseitigung und zur Beseitigung der Hitze aus dem Blut

大青叶［dà qīng yè］叶入药。用于清热解毒、凉血、消斑。Folium lsatidis —— Heilwirkung: Hitze beseitigend, entgiftend, Hitze aus dem Blut vertreibend, Exanthem entfernend

大肉［dà ròu］臂部、臀部、腿部大块肌肉。große Muskeln-Muskeln der Arme, der Gesäße und der Schenkel

大肉陷下［dà ròu xiàn xià］allgemeine Magersucht und Muskelatrophie

大实有羸状［dà shí yǒu léi zhuàng］实证的严重阶段，反而出现虚弱的假象。Mangelerscheinung im extremen Übermaß-Pseudo-Mangelsymptome im kritischen Stadium eines Patienten mit Übermaßsyndrom.

大溲(解)［dà sǒu jiě］Stuhlgang *m*, Stuhlentleerung *f*

大蒜［dà suàn］球茎入药。用于解毒、健胃、防治流感、痢疾、肠炎及疖痈。Knoblauch, Bulbus Allii —— Bulbus des Allium sativum (Liliaceae). Heilwirkung: entgiftend, den Magen stärkend. Indikation: Influenza, Dysenterie, Enteritis, Furunkel und Karbunkel

大头垫［dà tóu diàn］固定垫的一种式样。Megalokranie-Polster —— ein Typ des Fixationspolsters

大头风［dà tóu fēng］→大头瘟［dà tóu wēn］

大头伤寒［dà tóu shāng hán］→大头瘟［dà tóu wēn］

大头瘟［dà tóu wēn］感受风温时毒，以头面红肿咽喉肿痛为特征的传染病。Infektion mit geschwollenem Kopf —— eine epidemische Krankheit, die durch jahreszeitliche Wind-Wärme-Noxen verursacht und durch gerötetes und geschwollenes Gesicht sowie Halsschwellung und Halsschmerz gekennzeichnet ist.

大腿疽［dà tuǐ jū］→股疽［gǔ jū］

大腿痈［dà tuǐ yōng］Karbunkel des Oberschenkels

大陷胸汤［dà xiàn xiōng tāng］成分：大黄、芒硝、甘遂。主治：痰热互结所致的心下硬满而痛，痛不可近，大便秘结，脉沉有力。*Da Xianxiong Tang*, großes Dekokt für Beseitigung der Schleim-Hitze in der Brust —— Indikationen: durch Zusammentrommeln von Schleim und Hitze verursachte Symptome von Völlegefühl, Schmerzen und Empfindlichkeit im Oberbauch, Verstopfung sowie tiefem und kräftigem Puls.

大邪［dà xié］①kräftiger Erreger ②pathogener Wind

大泻［dà xiè］针刺手法泻法之一。即针刺入穴位后，用一手固定针刺部周围的皮肤，另一手持针柄向左右前后大幅度的摇动。starke Schwächung —— eine Nadeltherapie der Schwächung negativer Kräfte, die eingestochene Nadel mit der einen Hand vor-und rückwärts, links und rechts in großer Amplitude zu bewegen und gleichzeitig die Haut um den Punkt mit der anderen zu fixieren

大泻刺［dà xiè cì］古代九刺法之一。即用铍针刺切脓疡，排出脓血。Nadelungsdrainage *f* —— eine der neun Nadeltherapien in alten Zeiten zur Entfernung von eitrigem Blut aus Abszessen, Geschwüren und Karbunkeln mit schwertförmiger scharfer Nadel

大血藤［dà xuè téng］茎入药。用于清热解毒、活血化瘀。Caulis Sargentodoxae —— Verwendet wird getrockneter Stengel der Sargentodoxa cuneata (Lardizabalaceae). Heilwirkung: Hitze beseitigend, entgiftend, Blutkreislauf anregend und Blutstauung lösend

大医［dà yī］中国封建社会时期，对道德品质医疗技术都好的医生的尊称。großer Doktor —— ein Ehrentitel für Ärzte mit hohem moralischem Charakter und herausragender Heilkunst im Feudalismus Chinas.

大迎［dà yíng］穴位。主治：牙痛、面瘫、腮腺炎。*Daying* (ST5) —— Akupunkturpunkt. Indikationen: Zahnschmerz, Gesichtslähmung und Parotitis

大芸［dà yún］→肉苁蓉［ròu cóng róng］

大枣［dà zǎo］果实入药。用于补脾胃，调和诸药。chinesische Dattel, Fructus Ziziphi Jujubae —— Verwendet wird getrocknete reife Frucht des Ziziphus jujuba (Rhamnaceae). Heilwirkung: die Milz und den Magen ernährend, wirksam als Mediator für verschiedene Arzneien

大皂角［dà zǎo jiǎo］果实入药。用于开窍、祛痰、解毒。chinesische Gleditschie, Fructus Gleditsiae Sinensis —— Verwendet wird getrocknete reife Frucht der Gleditsia sinensis (Leguminosae). Heilwirkung: Schleim austreibend, Bewußtsein wiedererlangend, entgiftend

大针［dà zhēn］古代九针之一，针体较粗，针尖微圆。多用于治疗全身水肿及腹中癥瘕等病。Große Nadel —— eine der 9 Nadelarten in alten Zeiten mit dickem Schaft und stumpfer Spitze für Behandlung der Anasarka und der Masse im Bauch

大指间［dà zhǐ jiān］足大趾(足第一趾)与次趾(足第二趾)之间的缝隙。Spalt zwischen der großen und der zweiten Zehe

大钟［dà zhōng］穴位。主治：哮喘、咯血、癔病、精神病、足跟痛等。*Dazhong* (K14) —— Akupunkturpunkt. Indikationen: Asthma, Haemoptysis, Hysterie, Psychose und Hackenschmerz

大周天［dà zhōu tiān］气功锻炼中使内气通达奇经八脉的功法。großer Kreis der vitalen Energie —— eine Fertigkeit des *Qigong*-Trainings, die vitale Energie (*Qi*) durch die 8 Extrameridiane fließen zu lassen

大杼［dà zhù］穴位。主治：咳嗽，发热、背痛等。*Dazhu* (BLII) —— Akupunkturpunkt. Indikationen: Husten, Fieber, Rückenschmerz

大椎［dà zhuī］穴位。主治：发热、中暑、疟疾、精神分裂症、肺气肿等。*Dazhui* (GV14) —— Akupunkturpunkt. Indikationen: Fieber, Hitzschiag, Malaria, Schizophrenie, Emphysema

大眦［dà zì］→内眦［nèi zì］

大眦漏［dà zì lòu］→漏睛(脓出)［lòu jīng (nóng chū)］

大眦脓漏［dà zì nóng lòu］eitrige Tränensackentzündung,

Dakryozystitis mit Pyorthoe

DAI 呆大代玳带戴

dāi 呆

呆病［dāi bìng］Idiotie *f*, Dementia *f*, Demenz *f*

dài 大代玳带戴

大夫［dài fū］我国北方对医生的称谓。*Daifu*-Der Arzt wird in Nordchina *Daifu* genannt.

大黄［dài huáng］根及根茎入药。用于泻下通便、清热解毒、活血祛瘀。Rhabarber, Radix et Rhizoa Rhei —— Verwendet wird getrocknete Wurzel und getrocknetes Rhizom von Rheum palmatum, R.tanguticum oder R.officinale (Polygonaceae). Heilwirkung: abführend, Hitze beseitigend, entgiftend, Blutkreislauf belebend und Blutstauung beseitigend

大黄附子汤［dài huáng fù zǐ tāng］成分：大黄、熟附子、细辛。主治：阴寒积聚、腹痛便秘、胁下痛(疼)、发热等症。*Daihuang Fuzi Tang*, Dekokt von Rhabarber und Eisenhut —— Indikationen: Bauchschmerzen, Verstopfung, Schmerzen im Hypochondrium und Fieber usw. infolge von Akkumulation der Kälte im Körper

大黄药［dài huáng yào］地上部分入药。用于清热解毒、止咳。Herba Elsholtziae penduliflorae —— Verwendet wird getrockneter oberirdischer Teil von Elsholtzia penduliflora (Labiatae). Heilwirkung: Hitze beseitigend, entgiftend und Husten stillend

代代花［dài dài huā］花蕾入药。用于理气、宽胸、开胃。Flos citri Aurantii —— Verwendet wird getrocknete Knospe der Citrus Aurantium amara (Rutaceae). Heilwirkung: *Qi* regulierend, Brustbeklemmung lösend, den Magen stärkend

代甲［dài jiǎ］→代指［dài zhǐ］

代脉［dài mài］有规则的歇止且较缓弱的脉象。多主脏气衰微、心脏病等。Puls intermittens —— ein langsamer und schwächer Puls im regelmäßigen Abstand, der auf Hypofunktion des Herzens und Herzleiden hinweist

代赭石［dài zhě shí］氧化物类赤铁矿石。用于镇逆平肝、凉血止血、止逆呃、呕吐、便血、崩漏。Ocker *m* —— ein dunkelrotes Mineral, dessen Hauptbestandteil Eisentrioxyd (Fe203) ist, gebraucht zur Beruhigung der Hyperfunktion der Leber, zum Austreiben der Hitze aus dem Blut und zur Beseitigung von Blutung, Schluckauf, Erbrechen, Metrorrhagie und Metrostaxis, Hämatochezia sowie von verkehrtem *Qi*-Fluß.

代指［dài zhǐ］akute pyogene Infektion der Fingerspitze

玳瑁［dài mào］背甲入药。用于清热解毒、平肝镇惊。echte Karettschildkröte, Eretmochelys imbricata-Panzer der Eretmochelys imbricata (Chelonidae). Heilwirkung: Hitze beseitigend, entgiftend, Hyperfunktion der Leber und Konvulsion stillend

带脉［dài mài］①奇经八脉之一。起于季肋部，横行环绕腰部一周。本经有病时主要有腹部胀满、腰部无力、下肢软弱不能走路、怕冷、月经不调、赤白带下等病症。②穴位。主治：腰痛、子宫内膜炎、月经不调、白带过多等。①*Dai*-Meridian, Gürtelmeridian —— einer der 8 ausserordentlichen Meridiane, der sich vom Hypochondrium, und weiter gürtelförmig um die Taille dehnt. Die Symptome vom Dai-Meridian sind Bauchblähung, Lendenschwäche, Schlaffheit der unteren Gliedmaßen, Kältescheu, unregelmäßige Menstruation, blutiger Ausfluß oder Leukorrhoe. ②*Daimai* (GB26) —— Akupunkturpunkt. Indikationen: Lumbago, Endometritis, unregelmäßige Menstruation und Leukorrhagie

带脉失约［dài mài shī yuē］Meridianregulation bei Störung von gürtelartigen Blutgefäßen *f*

带下［dài xià］①Leukorrhö *f* ②Leukorrhagie *f* ③gynäkologische Erkrankung *f*

带下病［dài xià bìng］Leukorrhö *f*, gynäkologischer Ausfluss *m*

带下臭秽［dài xià chòu huì］stinkige Leukorrhoe

带下医［dài xià yī］Gynäkologe und Hebarzt in alten Zeiten

戴思恭［dài sī gōng］明代医学家(1324-1405)。御医，曾任太医院使。为阐发其师朱震亨的滋阴学说，撰有《证治要诀》、《证治要诀类方》、《推求师意》等书。*Dai Sigong* (1324-1405) —— Arzt in der *Ming*-Dynastie. Er war einmal kaiserlicher Arzt und Präsident der Akademie der kaiserlichen Ärzte, und auch Verfasser von "Prinzip der Diagnose und Bahandlung", "Klassifizierte Rezepte gemäß dem Prinizip der Diagnose und Behandlung" und "Untersuchung der Lehre vom Meister" In letztem Buch hatte er die Theorie der "*Yin*-Ernährung" von seinem Lehrer, *Zhu Zhenheng*, erläutert.

戴眼［dài yǎn］Hyperphorie mit starrem Augapfel

戴阳［dài yáng］下真寒、上假热的最危证候。症见面泛潮红、两足不温、脉浮大无力或微细欲绝。schwebender *Yang* —— ein kritischer Zustand mit echter Kälte im unteren Korperteil und falscher Hitze im oberen, der mit geröteten Wangen, kalten Füßen, oberflächlichem, großem, schwachem oder schmalem Puls einhergeht

DAN 丹担单耽胆疸但淡瘅澹弹

dān 丹担单耽

丹［dān］依方精制的成药。一般为粉末状或颗粒状，分内服、外用两种。*Dan*, fertiges medizinisches Präparat —— fertiges medizinisches Praparat dem Rezept gemäß in Pulver oder Körnchen für orale Einnahme oder äußerliche Verwendung

丹毒(熛)［dān dú (biāo)］一种局部皮肤突然掀红肿胀、迅速扩大，状如涂丹的急性皮肤病。Erysipelas, Erysipel, Rotlauf —— akute Infektion der Haut mit plötzlichem Anfall und schneller Verbreitung der lokalen roten Verfärbung und Schwellung

丹粉［dān fěn］→铅(黄)丹［qiān (huáng) dān］

丹痧［dān shā］→疫喉痧［yì hóu shā］

丹参［dān shēn］根入药。用于活血祛瘀、清热凉血、镇静等。Salbeiwurzel, Radix Salviae Miltiorrhizae —— Verwendet wird getrocknete Wurzel der Salvia miltiorrhiza (Labiatae). Heilwirkung: Blutkreislauf anregen, Blutstauung beseitigen, Hitze bzw. Hitze aus dem Blut austreiben und Unruhe stillen

丹参饮［dān shēn yǐn］成分：丹参、檀香、砂厂。主治：气血瘀滞之胃脘疼痛。*Danshen Yin*, Salbeitrank —— Indikation: Magenschmerz durch Stagnation von *Qi* und Blut

丹田［dān tián］气功疗法的意守部位。分三处：通常指肚脐与耻骨联合线上 X 处，称为下丹田；心窝部名为中丹田；两絹之间名为上丹田。*Dantian*, Elixierfeld —— Das ist im allgemeinen mit der Unterleibsgegend, die der Konzentrationsort der Gedanken beim *Qigong*-Training ist, gemeint. *Dantian* liegt an oberer Stelle von 2/3 der Verbindungslinie zwischen dem Nabel und dem Schambein und wird auch als Unter-*Dantian* bezeichnet im Gegensatz zu Mittel-*Dantian* in der Xiphoideusregion und Ober-Dantian zwischen den Augenbrauen.

丹溪心法［dān xī xīn fǎ］元，朱震亨著述，由其弟子编辑丽成，复经明·程允校订(1481］。书，I，反映了朱氏阳常有余，阴常不是的学说，以及诊治内科杂病的经验。*Dan Xi's* Erfahrungstherapie —— Das Buch wurde von *Zhu Zhenheng* in der *Yuan*-Dynastie geschrieben und von seinen Schülern zusammengestellt und redigiert, und später in der *Ming*-Dynastie (1481] auch von *Cheng Yun* revidiert. Dieses Buch reflektiert die von *Zhu Zhenheng* vorgelegte

Theorie "Überschuß von *Yang* und Mangel an *Yin* als normaler Zustand" und enthält auch Zhu's Erfahrungen für Behandlung von verschiedenen inneren Krankheiten.

丹药［dān yào］zinnoberrote Pille *f*

丹栀逍遥散［dān zhī xiāo yáo sǎn］成分：逍遥散加丹皮，栀子。主治：肝郁血虚、兼有热者。*Dan Zhi Xiaoyao San*, Erleichterungspulver von Päonie und Gardenie —— Indikationen: Depression von Leber-*Qi* und Blutmangel mit Hitze

担肠痔［dān cháng zhì］Hamorrhoide über den Anus

单按［dān àn］用一手指专按某一部位脉象的切脉方法。individuelle Palpation —— den Puls mit einem Finger an einer bestimmten Stelle fühlen

单方［dān fāng］药味简单、取之容易、使用方便的方剂。einfaches Rezept —— aus wenigen, leicht gesammelten und praktisch verwendeten Arzneien bestehendes Rezept

单腹胀［dān fu zhàng］→鼓胀［gǔ zhàng］

单鼓［dān gǔ］→鼓胀［gǔ zhàng］

单煎［dān jiān］allein abgekocht

单窠疬［dān kē lì］einzelne Skrofulose des Nackens

单(乳)蛾［dān (rǔ) é］einseitige Tonsillitis

单手进针法［dān shǒu jìn zhēn fǎ］针刺进针法之一。以右拇指、食指持针体与针尖之间向下速刺入穴，而不加捻转。einhändige Nadeleinführung —— eine Methode der Akupunktur, die Nadet mit Daumen und Zeigefinger zugreifen und schnell in den Punkt ohne Drehen einzustoßen

单瘫［dān tān］Monoplegie *f*, unilateraie Paralyse

单行［dān xíng］药物配伍七情之一，单用一味药以发挥效能来治疗疾病。einzige Arznei verwenden —— mit einem einzigen Arzneimittel eines Rezepts die Heilwirkung erreichen. Das ist eine der "sieben Sorten" der Arzneienkompatibilität

耽胎［dān tāi］übertragene Schwangerschaft *f*

dǎn 胆疸

胆［dǎn］六腑之一。位附于肝，贮存胆汁，助脾胃消化。胆气的盛衰关系决断情志的变化。又属于奇恒六腑之一。Gallenblase —— eine der sechs *Fu*-Organe, die mit der Leber verbunden ist, Gallensaft speichert und die Milz und den Magen in ihrer Verdauungsfunktion unterstützt. Die funktionellen Veranderungen der Gallenblase beeinflussen die Entwicklung der Fähigkeit eines Menschen, Entscheidungen zu treffen und Gefühle zu kontrollieren. Die Gallenblase ist deshalb als eins der außerordentlichen Organe bekannt.

胆病［dǎn bìng］Krankheiten der Gallenblase, Cholezystopathie *f*

胆瘅［dǎn dàn］表现为口中常苦的热性证候。Hitze im Meridian der Gallenblase —— ein durch ausdauernden bitteren Geschmack im Mund gekennzeichnetes Hitzesyndrom

胆矾［dǎn fán］用于涌吐风痰，外用收湿解毒。Blauvitriol, Chalcanthit, Chalcanthitum —— ein kristallines Mineral, dessen Hauptbestandteil als Emetikum oder als Adstringens und Entgiftungsmittel zum äußerlichen Gebrauch zu verwenden ist.

胆黄［dǎn huáng］Gelbsucht infolge von Furcht oder traumatischer Verletzung

胆蛔汤［dǎn huí tāng］成分：榧子肉、使君子、槟榔、乌梅、苦楝根皮。主治：胆道蛔虫。*Danhui Tang*, Dekokt für Vertreibung der Askaris im Gallenweg —— Indikation: Ascariasis im Gallenweg

胆经［dǎn jīng］足少阳胆经的简称。Gallenblasenmeridian —— Abkürzung für den Gallenblasenmeridian von Fuß-Shaoyang.

胆经郁热［dǎn jīng yù rè］Stagnation der Hitze im Gallenbalsenmeridian *f* 心火内扰，疏泄失常，胆失宁谧的病理变化

胆咳［dǎn ké］Husten mit Erbrechen der Galle

胆南星［dǎn nán xīng］天南星块茎磨粉加家畜胆汁发酵制成。用于清化热痰、定惊搐。Arisaema Bilis —— ein Präparat, das durch Garung der gemahlten Sproßknollen vom Arisaema mit der Galle des Haustieres hergestellt ist. Heilwirkung: Hitze vertreiben, Schleim lösen und Konvulsion beseitigen

胆囊(穴)［dǎn náng (xué)］穴位。主治：胆囊炎、胆石症等。*Dannang* (EX-LE6) —— Akupunkturpunkt. Indikationen: Gallenblasenentzündung und Gallenstein

胆气［dǎn qì］Gallenblase-Energie, Gallenblase-*Qi*

胆气不足［dǎn qì bù zú］Insuffizienz des Gallenblase-*Qi f*

胆气虚［dǎn qì xū］Mangel an Gallenblase-*Qi*

胆热［dǎn rèn］胆的热证。主要表现为胸胁烦闷、口苦咽干、呕吐苦水、头晕眼花、耳聋、往来寒热、黄疸等。Hitze in der Gallenblase —— Hitze Syndrom der Gallenblase, das hauptsächlich durch Diskomfost in der Brust und dem Hypochondrium, bitteren Mundgeschmack, trockene Kehle, Gallenregurgitation, Schwindel, Sehtrübung, Taubheit, wiederholte Fieber und Schuttelfrostattacken, Gelbsucht gekennzeichnet ist.

胆热(实)多睡(卧)［dǎn rè (shí) duō shuì (wò)］Schlafsucht wegen der Gallenblase-Hitze

胆热［dǎn rè］Hitze in der Gallenblase *f*

胆实［dǎn shí］胆气不畅而出现的实证。主要症状有胁下胀痛、口苦而于、头额两侧以及目锐眦疼痛等。Übermaßsyndrom der Gallenblase —— Übermaßsyndrom, das durch funktionelle Störungen der Gallenblasenaktivität verursacht und durch Spannung und Schmerzen im Hypochondrium, bitteren Geschmack und Trockenheit im Mund, temporale Kopfschmerzen und Schmerzen im äußeren Augenwinkel gekennzeichnet ist.

胆实热［dǎn shí rè］Hitzeüberschuss in der Gallenblase *m*

胆俞［dǎn shù］穴位。主治：肝炎、胆囊炎、背痛等。*Danshu* (BL19) —— Akupunkturpunkt. Indikationen: Hepatitis, Gallenblasenentzündung, Rückenschmerzen

胆为怒［dǎn wéi nù］Depression von Gallenblase-*Qi* kann Anfall von Wut verursachen

胆虚［dǎn xū］胆气虚弱的病变。多见心烦不眠、心慌心跳、易惊恐、多疑虑等症。Mangelsyndrom der Gallenblase —— ein krankhafter Zustand infolge des Mangels an Gallenblasen-*Qi*, gekennzeichnet durch Unruhe, Schlaflosigkeit, Palpitation, Furchtanfälligkeit und Hypochondrie

胆虚不得眠［dǎn xū bù dé mián］Schlaflosigkeit ais Mangel an *Qi* der Gallenblase

胆虚气怯［dǎn xū qì què］Insuffizienz der Gallenblase mit *Qi*-Defizit *f* 胆气不足胆气虚弱，决断能力低下，心神不宁的病理变化

胆郁痰扰［dǎn yù tán rǎo］Stagnation der Gallenblase mit Schleimstörung *f* 痰浊内蕴，胆气郁结，疏泄失常，扰于心神的病理变化

胆胀［dǎn zhàng］Blähung des Hypochondriums infolge der Funktionsstörungen der Gallenblasen

胆者，中正之官［dǎn zhě, zhōng zhèng zhī guān］Die Gallenblase hat die Funktion des Mediators

胆主决断［dǎn zhǔ jué duàn］胆与中枢神经系统某些精神活动(决心判断)有关，若胆气虚则怯懦多虑而不能决。胆主决断，还可抵御某些精神因素刺激，维持人体气血的正常运行。Die Gellenblase kontrolliert die Entschlußkraft —— die Gallenblase hängt mit den einigen geistigen Aktivitäten des Zentralnervensystems (z. B. Entscheidungen zu treffen und Urteile zu fällen) zusammen. Mangel an Gallenblase-*Qi* verursacht Schüchternheit und

Unschlüssigkeit. Die Beschlußkraft der Gallenblase kann auch gewissen negativen geistigen Einflüssen Widerstand leisten und erhält die normale Zirkulation von *Qi* und Blut aufrecht.

疸目［dǎn mù］→椒疮［jiāo chuāng］

dàn 但淡瘅澹弹

但寒不热［dàn hán bú rè］Frösteln ohne Fieber *n* 只感觉寒冷，不感觉发热，体温也不升高的表现

但热不寒［dàn rè bù hán］Fieber ohne Frost *n* 体温升高，自感觉身热不适，而不感觉怕冷的表现

但欲寐［dàn yù mèi］一种朦胧迷糊，似睡非睡，似醒非醒的症状。为心肾气血虚衰的表现。Somnolismus —— ein Zustand der Schläfrigkeit aus Mangel an *Qi* und Blut des Herzens und der Nieren

淡豆豉［dàn dòu chǐ］黄豆发酵制成。用于解表、除烦。gegärte Sojabohne, Semen Sojae Fermentatum —— Heilwirkung: Schweiß treibend, beruhigend

淡白舌［dàn bái shé］blasser Zungebeleg *m* 舌体颜色浅淡，缺乏血色的舌象

淡大芸［dàn dà yún］→肉苁蓉［ròu cōng róng］

淡红舌［dàn hóng shé］rosarote Zunge *f* 舌体颜色淡红，如舌质润泽红活，则为正常舌象

淡渗利湿［dàn shèn lì shī］用淡味利湿药为主，使湿邪从小便排出的一种治法。常用于湿邪停蓄所致的腹泻、水肿等病症。Diurese mit schalen Arzneimitteln —— eine therapeutische Methode zum Ausscheiden der Feuchtigkeit durch Urinieren mit schalen und diuretischen Arzneien, die im allgemeinen bei Diarrhöe und Ödem wegen der Akkumulation der Feuchtigkeit indiziert ist.

淡竹叶［dàn zhú yè］地上部分入药。用于清热利尿。Herba Lophatheri —— Verwendet wird getrockneter oberirdischer Teil des Lophatheurum gracile (Gramineae). Heilwirkung: Hitze beseitigend, diuretisch

瘅疟［dàn nüè］以只发热、不恶寒、烦躁、胸闷、欲呕等为临床特征的疟疾。Malaria mit Fieberkomplexe —— eine Art der Mala-riamit Hochfieber ohne Kältescheu, Unruhe, Brustbeklemmung und Übelkeit

澹饮［dàn yǐn］Krankheiten der Flüssigkeitsretention

弹拨法［dàn bō fǎ］Manipulation mit Fingerspitzen für Muskelzupfen *f* 用拇指或食指指腹相对，提捏肌肉或肌腱，在迅速放开，使其回缩，以指端置于肌肉、肌腱等组织一侧，作与其走行垂直方向滑动的手法

DANG 当挡党

dāng 当

当归［dāng guī］根入药。用于补血调经、活血止痛、润肠通便。chinesische Engelwurz, Radix Angelicae Sinensis —— Ver-wendet wird getrocknete Wurzel der Angelica sinensis (Umbelliferae). Heilwirkung: Blut ernähren, Menstruation regulieren, Blutkreislauf anregen, Schmerz stillen, den Darm gleitfähiger machen und laxieren.

当归补血汤［dāng guī bǔ xuè tāng］成分：当归、黄芪。主治：血虚证及血虚发热症。*Danggui Buxue Tang*, das mit Chinesischer Angelica Blut ernährende Dekokt —— Indikationen: Syndrom des Blutmangels und Fieber infolge des Blutmangels

当归建中汤［dāng guī jiàn zhōng tāng］成分：小建中汤加当归。主治：脾胃气虚之脘腹痉挛性痛而兼血虚者。*Danggui Jianzhong Tang*, das Mittel-Jiao wiederherstellende Dekokt mit Chinesischer Engelwurz —— Indikation: Krampf im Oberbauch infolge von *Qi*-Mangel der Milz und des Magens mit Blutmangel

当归六黄汤［dāng guī liù huáng tāng］成分：当归、生地、熟地、黄柏、黄连、黄芩、黄芪。主治：阴虚热盛所致的盗汗等症。*Danggui Liuhuang Tang*, Dekokt der Chinesischen Engelwurz und der sechs Gelben Ingredienzten —— Indikationen: Nachtschweiß infolge von Hitzeübermaß aus *Yin*-Mangel.

当归四逆汤［dāng guī sì nì tāng］成分：当归、木通、细辛、桂枝、芍药、炙甘草、大枣。主治：血虚受寒所致之手足厥冷等症。*Danggui Sini Tang*, *Yang* wiederherstellendes Dekokt von Chinesischer Engelwurz —— Indikationen: kalte Gliedmaßen infolge von Blutmangel und Erkältung.

dǎng 挡党

挡闪出［dǎng shǎn chū］anterio-mediale Luxation des Hüftgelenks

党参［dǎng shēn］根入药。用于补中、益气。Radix Codonopsis Pilosulae —— Verwendet wird getrocknete Wurzel von Codonopsis pilosuta (Campanulaceae). Heilwirkung: Mittel-*Jiao* ernähren und *Qi* stärken.

DAO 刀导捣倒倒盗道稻

dāo 刀

刀创药［dāo chuāng yào］Arzneimittel für Inzisionswunde

刀豆［dāo dòu］种子入药。用于温中、下气、益肾。Schwertbohne, Semen Canavaliae —— Verwendet wird getrocknete Samen der Canavalia gladiata (Leguminosae). Heilwirkung: Mittel-*Jiao* wärmend, verkehrten *Qi*-Fluß zurükhaltend und Nieren tonisierend.

刀豆壳［dāo dòu ké］果壳入药。用于和中下气、散瘀活血。Perikarp der Schwertbohne, Pericarpium Canavaliae —— Verwendet wird getrocknetes Perikarp der Canavalia gladiata (Legu-minosae). Heilwirkung: Mittel-*Jiao* regulieren, verkehrten *Qi*-Fluß zurückhalten, Blutstauung beseitigen und Blutkreislauf anregen.

刀斧伤［dāo fǔ shāng］Messer-oder Axtwunde

刀圭［dāo guī］ein Zehntel vom Fangcun-Löffel

刀伤［dāo shāng］Inzisionswunde *f*

刀晕［dāo yùn］因创伤出血、疼痛或同时伴有精神紧张而致的晕厥。traumatische Ohnmacht —— Ohnmacht infolge von Blutung, Schmerzen und geistiger Spannung.

dǎo 导捣倒

导产［dǎo chǎn］artifizielle Geburt, künstliche Geburt

导赤散［dǎo chì sǎn］成分：木通、生地、竹叶、甘草。主治：心经热盛而见小便短赤或口疮等症。*Daochi San*, Pulver für Behandlung vom dunklen Urin —— Indikationen: spärlicher und dunkler Urin oder Mundgeschwür infolge übermäßiger Hitze des Herz-Meridians.

导法（便）［dǎo fǎ（biàn）］Defakätion durch Klysma mit Suppositorium

导（调）气（法）［dǎo（tiáo）qì（fǎ）］针刺后，通过手法，如提插、捻转、震摇等，使针下得气。*Qi*-Induzierung (in der Akupunktur) —— Nach dem Einstich der Nadel wird *Qi* (das Nadelgefühl) durch Drehen, Anheben und Pendeln der Nadel induziert.

导痰汤［dǎo tán tāng］成分：二陈汤加制南星、枳实。主治：风痰所致之眩晕、痰多等症。*Daotan Tang*, Dekokt für Austreibung des Sputums —— Indikationen: Schwindel und übermäßiges Sputum infolge von pathogenem Wind und Schleim.

导泻［dǎo xiè］①Purgatio *f* ②Laxation *f*

导引［dǎo yǐn］以肢体运动、呼吸运动和自我按摩相结合为特点的古代健身方法。*Daoyin* —— Gesundheitstraining in Kombination von Körperbewegung und Atmungsübung mit Selbstmassage in alten Zeiten.

导滞通便［dǎo zhì tōng biàn］Stagnationbeseitigung und Stuhlgangabführen

导滞通腑［dǎo zhì tōng fǔ］下法之一。以行气消导药、泻下药合用，治疗积滞内停的方法。Stagnation und Obstruktion von Fu-Organen beseitigen —— eins der abführenden Verfahren zur Beseitigung der Stagnation und der Obstruktion in den Fu-Organen mit Karminativa und Purgativa in Kombination.

捣［dǎo］Schlagen *n*

捣针［dǎo zhēn］针刺手法之一。将刺入体内针在皮下反复上下捣动。Stoßen der Nadel —— eine Technik der Akupunktur, die eingestoßene Nadel im Subkutangewebe aufwärts und abwärts wiederholt zu bewegen

倒法［dǎo fǎ］患者卧于被上，两侧各有两人牵拨，使患者滚动反侧的方法。passives Wälzen —— Der Patient liegt auf dem Bett und wird von zwei Operateuren auf beiden Seiten des Bettes von einer Seite auf eine andere Seite gedreht.

倒仆蹴损［dǎo pū cù sǔn］Verletzung durch Hinfallen

dào 倒盗道稻

倒饱［dào bǎo］Blähung im Magen

倒（逆）产［dào（nì）chǎn］Fußlage *f*, Fußvorliegen *n*, Fußeinstellung *f*

倒睫［dào jié］Trichiasis *f*

倒睫拳毛［dào jié quán mǎo］Trichiasis und Entropion

倒（逆）经［dào（nì）jīng］又名经从上逆、经从口鼻出、经从口鼻出，经行吐衄。经期或经期前后，出现周期性吐血或鼻衄的病症。Menstruation vicaria, vikariierende Menstruation —— zyklische Hematemesis oder Epistaxis vor, in oder nach menstrualer Periode

倒臀产［dào tún chǎn］分娩时，胎儿足或臀先娩出。Steiß- oder Fußlage *f*

盗汗［dào hàn］夜间入睡后不自觉汗出，醒后汗止的一种症状。多因阴虚内热所致。Nachtschweiß *m* —— spontanes Schwitzen während des Schlafs und Aufhören des Schweißes beim Erwachen, was hauptsächlich durch innere Hitze infolge von *Yin*-Mangel hervorgerufen wird

道地药材［dào dì yào cái］echte regionale（od. originale, od. unerarbeitete）Drogen *f pl* 特定产地的特定品种，且质量、疗效优良的药材

稻（谷）芽［dào（gǔ）yá］发芽的稻粒入药。用于开胃、和中。Fructus Oryzae Germinatus —— Verwendet wird getrocknete Keime des Reises（Oryza sativa）（Gramineae）. Heilwirkung: den Magen kräftigen und Mittel-*Jiao* regulieren

DE 得

dé 得

得气［dé qì］①进针后，施针者针下有空豁无物之感觉。应通过捻转、提插等手法，使针下逐渐产生沉、紧感。②受针者的针刺部位有疫、麻、重、胀或凉热筹异常感觉也为得气；另外针刺时俞穴局部肌肉出现悯动或肢体的轻微跳动等现象，也是得气的反映。*De qi*, Nadelgefühl —— ①Gleich nach dem Nadelstich hat der Arzt nur ein Hohlgefühl, durch Drehen, Anheben und Einstoßen der Nadel entstehen allmählich schwere und straffe Gefühle. ②Taubheits-, Druck-, Schwere-, Kribbeln-, Hitze-und Kältegefühl bzw. Muskelzuckung an Einstichstelle und Gliedmaßenzuckung beim Patienten in der Akupunktur

得神［dé shén］即有神气。指人精神饱满、目光炯炯、言语清晰、面色润泽、呼吸平顺、脉象和缓有力等生命活动旺盛现象。voller Vitalität sein —— eine kräftige Konstitution mit hellen Augen, strahlendem Gesicht, klangvoller Stimme, ruhiger Atmung sowie regelmäßigem und kräftigem Puls.

得神者昌［dé shén zhě chāng］有神气的病人，较易治疗，预后良好。Patienten mit gesunder und frischer Miene sind leicht zu heilen und haben eine gute Prognose.

DENG 灯登等

dēng 灯登

灯草灸［dēng cǎo jiǔ］Moxibustion mit brennender Medulla junci *f*

灯火灸［dēng huǒ jiǔ］用灯草蘸油燃火在穴位上直接点灼的一种灸法。多用来治小儿疾病。Dochtfeuer-Moxibustion —— ein Typ der Moxibustion, den geölten Binsendocht direkt über dem betreffenden Punkt anzuzünden. Es ist meist für die Behandlung der Kinderkrankheiten zu verwenden.

灯台叶［dēng tái yè］叶入药。用于止咳、祛痰、消炎。Folium Alstoniae Scholaris —— getrocknete Btätter der Alstonia scholaris（Apocyncaceae）. Heilwirkung: Husten stillen, Schleim austreibenund Entzündung hemmen

灯心草［dēng xīn cǎo］髓部入药。用于清心火、利尿。Medulla Junci —— Verwendet wird getrocknetes Mark des Juncus effusus（Juncaceae）. Heilwirkung: das Herzfeuer kühlend, diuretisch

灯盏花［dēng zhǎn huā］→灯盏细辛［dēng zhǎn xì xīn］

灯盏细辛［dēng zhǎn xì xīn］全草入药。用于散寒解表、祛风除湿、活络止痛。Herba Erigerontis —— Verwendet wird getrocknetes ganzes Kraut des Erigeron breviscapus（Compositeae）. Heilwirkung: Kälte zerstreuen, Schweiß treiben, Rheumatismus beseitigen, Blutkreislauf anregen und Schmerz stillen

登痘疮［dēng dòu chuāng］→天花（痘）［tiān huā（dòu）］

děng 等

等份（分）［děng fèn（fèn）］gleiche Menge —— Ein Rezept besteht aus den Arzneien in gleicher Menge.

DI 鍉滴涤抵地蒂

dī 鍉滴

鍉针疗法［dī zhēn liáo fǎ］Löffel-Nadel-Therapie *f* 用鍉针按压腧穴防治疾病的方法

滴酒法［dī jiǔ fǎ］拔罐疗法之一。先将白酒（60度以上）或酒精滴入火罐内壁几滴，但不要流至罐口。然后将白酒（或酒精）点燃迅速扣按在选好的部位上。治疗病症与火罐同。Alkoholfeuer-Schröpfkopf *m* —— eine Form des Schröpfkopfs. Zuerst wird wenig Alkohol in den Schröpfkopf geträpfelt（der Alkohol darf aber nicht ans Glasrand fließen）und dann angezündet. Mit dem Schröpfkopf wird sofort die betreffende Stelle zugedeckt. Es hat gleiche Wirkung wie Schröpfen.

滴尿症［dī niào zhèng］Harnträufeln *n*, Harnabträufeln *n*

滴脓疮［dī nóng chuāng］→黄水疮［huáng shuǐ chuāng］

dí 涤

涤痰［dí tán］痰法之一。用峻烈砝痰药物荡涤顽痰。Schleim austreiben —— eine Therapie zum Austreiben des hartnäckigen Schleims mit drastischem Expektorantia

涤痰祛瘀［dí tán qū yū］Schleimaustreiben und Stasisauflösung

涤痰汤［dí tán tāng］成分：干陈皮加胆南星、党参、竹茹、枳实、菖蒲、生姜、大枣。主治：中风引起的舌强不能语者。*Ditan Tang*, Schleim austreibendes Dekokt —— Indikation: die durch Schlaganfall verursachte starre Zunge und Sprachlähmung

涤痰息风［dí tán xī fēng］Schleimaustreiben zur Beruhigung des endogenen Windes *n* 具有荡涤痰涎、化浊开窍、息

风止痉作用的方药,治疗顽痰所致癫痫等病证的治法

dǐ 抵

抵触伤［dǐ chù shāng］durch Stoßen des Fühlers verursachte Wunde

dì 地蒂

地仓［dì cāng］穴位。主治:牙痛、面瘫、三叉神经痛等。*Dicang*（ST4）—— Akupunkturpunkt. Indikationen: Zahnschmerz, Fazialislähmung, Trigeminusneuralgie

地胆草［dì dǎn cǎo］全草入药。用于清热解毒。Herba Elephantopi —— Verwendet wird getrocknetes ganzes Kraut des Elephantopus scaber（Compositeae). Heilwirkung: Fieber senkend und entgiftend

地道不通［dì dào bù tōng］Amenorrhoe *f*, Amenie *f*

地道药材［dì dào yào cái］→道地药材［dào dì yào cái］

地耳草［dì ěr cǎo］全草入药。用于清热利湿、消肿、解毒。Herba Hyperici Japonici —— Verwendet wird getrocknetes gan-zes Kraut vom Hypericum japonicum（Hypericaceae). Heilwir-kung: Fieber senkend, Harn treibend, antiphlogistisch, entgiftend.

地枫皮［dì fēng pí］树皮入药。用于祛风湿、行气止痛。Cortex Illicii —— Verwendet wird getrocknete Rinde vom Illicium difengpi（Magnoliaceae). Heilwirkung: antirheumatisch, *Qi*-Aktivität fördernd, schmerzstillend

地肤子［dì fū zǐ］果入药。用于清热利尿、除湿止痒。Frucht der Sommerzypresse, Fructus Kochiae —— Verwendet wird getrocknete Frucht der Kochia scoparia（Chenopodiaceae). Heilwirkung: Fieber senkend, diuretisch, adstringens und Jucken stillend

地骨皮［dì gǔ pí］根皮入药。用于清热凉血、退虚热。Wurzelhaut des Chinesischen Bockdorns, Cortex Lycii Radicis —— Verwendet wird getrocknete Wurzelrinde des Lyciumchinense oder L. barbarum（Solanceae). Heilwirkung: Fieber senken, Hitze aus dem Blut und vom Mangeltyp beseitigen

地黄［dì huáng］根入药。药材分三种:鲜生地、生地、熟地黄。应用随方而异,以生用。Wurzelstock der Rehmannia glutinosa（Scrophulariaceae)—— Es gibt drei Sorten, nämlich frische, getrocknete und präparierte Wurzel der Rehmannia glutionsa, die je nach den Rezepten gebraucht sind. Und davon ist die getrocknete häufig anzuwenden.

地黄饮子［dì huáng yǐn zi］成分:干地黄、巴戟、山萸肉、白茯苓、麦冬、菖蒲、远志。主治:瘖痱证(肾精不足引起的口不能语、手足不能动)。*Dihuang Yinzi*, Rehmannia-Dekokt —— Indikationen: Aphasie und Paralyse der Gliedmaßen infolge des Mangels an Nieren-Essenz.

地机［dì jī］穴位。主治:腹胀、月经不调、经来过多、痛经等。*Diji*（SP8)—— Akupunkturpunkt. Indikationen: abdominale Blähung, unregelmäßige Menstruation, Menorrhagie und Dysmenorrhoe

地椒［dì jiāo］地上部分入药。用于祛风解表、行气止痛。Thymian, Herba Thymi —— Verwendet wird getrockneter oberirdischer Teil des Thymus mongojicus oder T przewalskii（Labiateae). Heilwirkung: Wind-Noxe austreiben, Schweißtreiben, den *Qi* Kreislauf anregen und Schmerz stillen

地锦草［dì jǐn cǎo］全草入药。用于清热利湿、止血、解毒。Herba Euphorbiae Humifusae —— Verwendet wird getrocknetes ganzes Kraut der Euphorbia humifusa oder E. supina（Euphorbia). Heilwirkung: Fieber senken, Harn treiben, Blutung stillen und entgiften

地廓［dì kuò］八廓之一,即眼睑部位。Erd-Region, Augenlid *n* —— eine von acht Augen-Regionen

地龙［dì lóng］全体入药。用于熄风清热、活络、平喘、利水。Regenwurm *m*, Lumbricus —— Verwendet wird getrockneter ganzer Körper von Pheretima aspergillum oder Allolobophora caliginosa（Megascolecidae). Heilwirkung: Fieber senken, theumatische Schmerzen und Erkäkung beseitigen, Blutkreislauf anregen, Asthma stillen und Harn treiben

地图舌［dì tú shé］grafische Zunge *f* 舌苔呈不规则的部分剥脱,暴露出舌质的颜色,舌面上有苔处与无苔处的界限清晰,形似地图的舌象

地五会［dì wǔ huì］穴位。主治:耳鸣、乳腺炎、足背肿痛等。*Diwuhui*（GB42)—— Akupunkturpunkt. Indikationen: Ohrensausen, Mastitis, Schwellung und Schmerz des Fußrückens

地倾［dì qīng］睁睥翻粘睑［bì fān zhān jiǎn］

地榆［dì yú］根入药。用于凉血止血、敛疮生肌。Wurzel großes Wiesenknopfs, Radix Sanguisorbae —— Verwendet wird get-rocknete Wurze der Sanguisorba officinajis（Rosaceae). Heilwirkung: Blut-Hitze beseitigen, Blutung stillen und Wunde heilen

地支［dì zhī］Erdzweig *m* 十二支十二地支子、丑、寅、卯、辰、巳、午、未、申、酉、戌、亥的总称

蒂丁(钟)［dì dīng(zhōng)］→悬雍垂［xuán yóng chuí］

DIAN 颠巅癫点电甸垫

diān 颠巅癫

颠疾［diān jí］→巅疾［diān jí］

巅［diān］头顶部。Scheitel *m*

巅顶痛［diān dǐng tòng］头痛以巅顶部为甚,多属太阳经病。Scheitelschmerz —— Es schmerzt am Kopf, und zwar besonders heftiger am Scheitel, was zu Krankheiten vom *Tai-Yang*-Meridian gehört.

巅疾［diān jí］①Kopfleiden *n* ②Epilepsie *f* ③Wahnsinn *n*

癫［diān］精神病之一种,以情志郁为特征。depressive Psychose —— eine Art der Psychose, die durch geistige Depression gekennzeichnet ist

癫狗咬伤［diān gǒu yǎo shāng］Biß von tollem Hund

癫病［diān bìng］→癫［diān］

癫狂［diān duáng］Ein Sammelbegriff für wahnsinnige und depressive Psychose

癫痫［diān xián］Epilepsie *f*, Anfallsleiden *n*

癫痫发作［diān xián fā zuò］Epilepsieanfall *m*

diǎn 点

点刺［diǎn cì］针刺法之一。用于放血疗法。Stichmethode der Akupunktur —— eine Form der Nadeltherapie, die hauptsächlich im Aderlaß verwendet und auch als Schnellmethode bezeichnet ist

点刺舌［diǎn cì shé］gefleckte Zunge *f*

点地梅［diǎn dì méi］全草入药。用于清热解毒、消肿止痛。Herba Androsacis —— Verwendet wird getrocknetes ganzes Kraut von Androsace umbellata（Primulaceae). Heilwirkung: Fieber senken, entgiften, Entzündungen hemmen und Schmerz stillen

点烙［diǎn lào］→烙法［lào fǎ］

点穴法［diǎn xué］用手指点穴位的方法。Fingerdruck am Akupunkturpunkt —— eine Therapie der Akupunktur zur Stimulation der Punkte

点穴弹筋法［diǎn xué tán jīn fǎ］Verfahren der Punktmassage und des Sehnenrückpralls

点压推拿法［diǎn yā tuī ná fǎ］Massage mit Fingerdrucks am Akupunkturpunkt

点眼［diǎn yǎn］把药水或易溶化的极细药粉放入眼内治疗眼疾。Arznei in die Augen tröpfeln —— eine Therapie mit App-lizierung flüssiger Arznei oder feinen, leicht lösbaren Arzneipulvers in die Augen zur Behandlung von Augenleiden

diàn 电甸垫

电按摩法［diàn àn mó fǎ］Elektromassage *f*
电磁综合疗法［diàn cí zōng hé liáo fǎ］elektromagnetisch kombinierte Therapie
电感计［diàn gǎn jì］Induktometer *n*
电灸［diàn jiǔ］elektrische Moxibustion
电烙器［diàn lào qì］Elektrokauter *m*
电烙术［diàn lào shù］Elektrokaustik *f*, Elektrokauterisation *f*
电疗［diàn liáo］Elektrotherapie *f*
电麻醉［diàn má zuì］Elektroanästhesie *f*, Elektronarkose *f*
电热针［diàn rè zhēn］Moxibustion mit elektrischen wärmen Nadeln *f* 利用电流产生热效应以代替温针和火针的针灸仪器
电兴奋疗法［diàn xīng fèn liáo fǎ］用感应电或直流电刺激病人体表的一定部位或穴位的治疗方法。Elektrostimulation —— eine Therapie zur Stimulation einer bestimmten Stelle oder eines bestimmten Punktes mit direktem Strom oder Induktionsstrom
电针机［diàn zhēn jī］利用电池电源所产生的直流电刺激和加强针刺的治疗和止痛作用。电针机的两极，分别连按在已刺入相离不远的两穴位的两根针柄上，逐渐调高至需要的或患者所能忍受的强度，并留针一定时间。elektrischer Stimulator —— Die beiden Elektroden des Gerätes sind an die Schäfte der Nadeln, die an den zwei bestimmten und voneinander nicht weit entfernt gelegenen Punkten eingestochen sind, angeschlossen. Durch allmähliche Steigerung der Gleichstromsstärke bis zur erträglichen und erforderlichen Grenzen vom Patienten lässt man die Nadel für eine bestimmte Zeit stecken bleiben. Dadurch erhöht sich die therapeutische und schmerzstillende Wirkung der Akupunktur.
电针疗法［diàn zhēn liáo fǎ］现代针刺疗法之一。运用针刺和电刺激的综合效能。Elektropunktur *f*, Galvano-Akupunktur *f* —— eine moderne Nadeltherapie, bei der die Nadel mit elektrischer Stimulation kombiniert
电针麻醉［diàn zhēn má zuì］针刺麻醉方法之一。用电针刺激一定穴位产生镇痛作用，以配合手术的进行。Galvano-Akupunktur-Anästhesie *f*, Elektroakupunkturanästhesie —— eine moderne Methode der Akupunkturanasthesie, in der mittels Elektrostimulation der betreffenden Punkte die Anästhesie an bestimmter Stelle des Körpers für chirurgische Operationen erzielt wird
电灼疗法［diàn zhuó liáo fǎ］Fulguration *f*, elektrische Kauterisation
甸气［diàn qì］→ 回食单［huí shí dān］
垫棉法［diàn mián fǎ］加棉垫以利引流的方法。Baumwollpolster-Drainage —— eine Methode zur Erleichterung der Drainage mit Baumwollpolster
垫伤［diàn shāng］Druckwunde *f*

DIAO 吊掉

diào 吊掉

吊脚痧［diào jiǎo shā］→霍乱转筋［huò luàn zhuàn jīn］
吊下巴［diào xià bā］Luxation des Mandibulargelenks, Unterkiefervorfall *m*
掉眩［diào xuàn］头晕、头摇、肢体震颤。Tremor und Schwindel-Schwindel mit Begleiterscheinungen von Schütteln des Kopfs und Tremor der Gliedmaßen.

DIE 跌

diē 跌

跌打内伤［diē dǎ nèi shāng］→跌打损伤［diē dǎ sǔn shāng］
跌打闪失［diē dǎ shǎn shī］外力所致或用力不当引起的软组织损伤。Verstauchung *f* —— Verletzung der Weichteile durch Trauma oder unerwarteten Fehltritt
跌打损伤［diē dǎ sǔn shāng］包括刀枪、跌扑、殴打、内压、刺伤、擦伤及运动损伤等。伤处多有疼肿、痛胀、皮肉破损、出血骨折、脱臼等情况，也包括一部分内脏损伤。traumatische Verletzungen —— einschließlich Schnittwunde, Schußwunde, Stichwunde, Verbrühung oder Verletzungen beim Fallen, Knochenbruch, Quetschung oder Zerrung, Verletzungen innerer Organe, Hautschramme, Muskelwunde usw. Dabei können häufig Schmerzen, Blutung, Schwellung, Fraktur oder Verrenkungen auftreten.
跌打损伤药［diē dǎ sǔn shāng］Unfallmedizin *f*
跌打腰痛［diē dǎ yāo tòng］Lumbago durch Trauma
跌仆［diē pū］→跌打损伤［diē dǎ sǔn shāng］
跌仆伤胎［diē pū shāng tāi］Trauma befällt das Fötus in der Gebärmutter.
跌仆损伤［diē pū sǔn shāng］→ 跌打损伤［diē dǎ sǔn shāng］
跌仆胁痛［diē pū xié tong］Schmerzen des Hypochondriums durch Hinfallen
跌闪血崩［diē shǎn xuè bēng］Metrorrhagie durch Hinfallen

DING 丁疔耵顶鼎定锭

dīng 丁疔耵

丁躬势［dīng gōng shì］古代佛教《易筋经》中的锻炼姿势之一。Verbeugungsstellung —— eine Körperstellung, die im "Sehnenübung Klassiker", einem buddhistischen Werk über Leibesübungen in alten Zeiten beschrieben ist.
丁痂［dīng jiā］Narbe *f*
丁蔻理中丸［dīng kòu lǐ zhōng wán］成分：理中丸和丁香、白蔻仁。主治：理中丸证兼反胃呕吐。*Dingkou Lizhong Wan*, Mittel-*Jiao* regulierende Pille mit Gewtirznelke und Kardamomsamen —— Indikationen: Syndrome, bei denen die Mittel-*Jiao* regulierende Pille indiziert ist, mit Regurgitation und Erbrechen.
丁奚疳［dīng xī gǎn］小儿乳积成疳，肌瘦、腹大、颈细，其状如"丁"的证候。Unterernährung durch Nahrungsübermaß bei Kindern-durch Störungen der Milchverdauung verursachte Unterernährung bei Kindern, die durch Magersucht, Dickbauch und schmalen Nacken gekennzeichnet ist
丁香［dīng xiāng］花苞入药。用于温中降逆、温肾助阳。Blüte des Gewurznelkenbaums, Flos Caryophylli —— Verwendet wird getrocknete Knospe der Eugenia caryophyliata (Myrtaceae). Heilwirkung: Mittel-*Jiao* erwärmen, verkehrten *Qi*-Strom absenken, Nieren erwärmen und Nieren-*Yang* stärken
丁香柿带汤［dīng xiāng shì tāng］成分：丁香、柿蒂、党参、生姜。主治：胃气虚寒之呃逆证。*Dingxiang Shidi Tang*, Gewurznelken und Kakikelch-Dekokt —— Indikation: Schluckauf wegen der Hypofunktion des Magens mit Kältesymptom
丁字形骨折［dīng zì xíng gǔ zhé］T-förmige Fraktur
疔［dīng］种发病迅速、病情险恶的体表急性化脓性疾患。因其初起形小而根深，形如钉状，故名。nagelförmiger Furunkel —— eine akute pyogene Infektion der Körperoberfläche, die sich schnell entwickelt und im Anfangsstadium sehr klein ist und eine sehr tiefe Wurzel hat. Sie ist nagelförmig und deswegen mit "Ding" bezeichnet (Furunkel und Nagel haben im Chinesische gleiche Aussprache).
疔疮［dīng chuāng］Furunkel *m*, Karbunkel *m*
疔疮走黄［dīng chuāng zǒu huáng］Bei Karbunkel tritt durch Septikämie eine Komplikation auf.
疔毒［dīng dú］Furunkulosis *f*, schwerer Furunkel

疔疽［dīng yū］→①Furunkel des unteren Teiles der Wange oder unter der Nase.②干疽［gān jū］

耵耳［dīng ěr］Ceruminalpfropf *m*, eingkeiltes Zerumen

耵聍［dīng níng］Ohrenschmalz *n*, Zerumen *n*

dǐng 顶鼎

顶颞前斜线［dǐng niè qián xié xiàn］hintere schräge Vertex-Temporal-Linie *f* 头(皮)针穴线。从前神聪(百会前一寸)到悬厘的斜线

顶旁1线［dǐng páng yī xiàn］seitliche Vertex-Linie 1 *f* 头(皮)针穴线。在顶中线旁1.5寸，从通天沿经络向后，长1.5寸

顶旁2线［dǐng páng èr xiàn］seitliche Vertex-Linie 2 *f* 头(皮)针穴线。在顶中线旁2.25寸，从正营沿经络向后，长1.5寸

顶中线［dǐng zhōng xiàn］mittlere Linie von Vertex *f*

鼎式夹板固定［dǐng sì jiā bǎn gù ding］用上端有孔的夹板作超关节固定。Fixation mit dreifußförmiger Schiene —— Fixation über Gelenke hinaus mit dreifußförmiger Schiene, in deren Oberteil ein Loch vorhanden ist.

dìng 定锭

定喘［dìng chuǎn］穴位。主治：哮喘、支气管炎、咳嗽等。*Dingchuan*(EXBI)—— Akupunkturpunkt. Indikationen: Asthma, Bronchitis, Husten

定喘汤［dìng chuǎn tāng］成分：白果、麻黄、桑白皮、苏子、杏仁、黄芩、款冬花、制半夏、甘草。主治：风寒外束、痰热内蕴所致的哮喘。*Dingchuan Tang*, Asthma stillendes Dekokt —— Indikation: Asthma, das durch exogene Wind-Kälte und innere Retention von Sputum-Hitze verursacht ist

定喘助阳［dìng chuǎn zhù yáng］Asthma beseitigen und *Yang-Qi*(positive Lebensenergie) stärken

定惊［dìng jīng］Konvulsion stillen, den Erschrockenen beruhigen

定境［dìng jìng］不生杂念的状态。ruhiger Geisteszustand-ruhiger, konzentrierter Geisteszustand ohne irgendeine Ablenkung während *Qigong*-Übungen

定痛［dìng tong］Analgesie *f*, Analgesia *f*

锭(剂)［dìng jì］把药物研成极细粉末，加一定的赋形剂后，制成如圆锥或长方形的固体制剂。Pastille —— feine Arzneipulver mit bestimmtem Bindemittel zu kegelförmigen oder quaderförmigen Präparaten machen

DONG 冬动冻洞

dōng 冬

冬虫夏草［dōng chōng xià cǎo］寄生在昆虫幼虫的真菌。虫体入药。用于滋肺补肾。Chinesischer Raupen-Pilz, Winterinsekt-Sommerkraut, Cordyceps sinensis —— Verwendet wird Körper der Insektlarve mit dem Schmarotzer-Fungus (Clavicipitaceae). Heilwirkung: die Lunge und die Nieren ernähren

冬瓜皮［dōng guā pí］果皮入药。用于利水消肿。Wachskürbisschale, Exocarpium Benincasae —— Verwendet wird getrocknetes Exokarp vom Benincasa hispida (Cucurbitaceae). Heilwirkung: diuretisch, abschwellend

冬瓜子［dōng guā zǐ］种子入药。用于化痰清热、利湿排脓。Wachskürbissamen, Semen Benincasae —— Verwendet wird getrocknete Samen von Benincasa hispida (cucurbitaceae) Heilwirkung: Hitze beseitigen, Schleim lösen, Harn treiben und Eiter ausscheiden

冬季咳［dōng jì］Winterhusten *m*

冬葵果［dōng kuí guǒ］果实入药。用于清热利尿、消肿。Fructus Malvae Verticillatae —— Verwendet wird getrocknete Frucht der Malva verticillata (Malvaeae). Heilwirkung: fiebersenkend, diuretisch, abschwellend

冬凌草［dōng líng cǎo］地上部分入药。用于清热解毒、活血止痛。Herba Rabdosiae —— Verwendet wird getrockneter oberirdischer Teil der Rabdosia rubescens (Labiatae). Heilwirkung: Fieber senken, entgiften, Blutkreislauf beleben und Schmerz stltllen

冬脉在骨［dòng mài zài gǔ］Puls nähert sich im Winter den Knochen, d.h. Puls im Winter ist tief gelegen.

冬青叶［dòng qīng yè］→四季青［sì jì qīng］

冬石［dòng shí］石即沉重之意，指正常脉象在冬季的变化。冬寒季节阳气潜藏，故脉象相应沉紧一些，亦较有力。Winterpuls wie Stein —— Im Winter hält sich *Yang-Qi* versteckt, so ist der Puls im Winter in normalem Zustand entsprechend tiefer, straffer und kräftiger berührt.

冬温［dòng wēn］冬季气候反常(应冷而反温)而发生的热性病。临床表现为：初起头痛、无汗、发热、微恶寒、口渴、鼻干或鼻塞流涕、咳嗽气逆、或咽于痰结、脉数、舌苔逐淅由白变黄，继则汗出热不解、口渴恶热、咳呛、胁痛、脉滑数、舌赤苔黄而燥等。Winterwärme-Syndrom —— febrile Erkrankung durch ungewöhnliche Wärme im Winter, deren Symptome sind Kopfschmerz, Anhidrose, Fieber mit leichtem Kältescheu, Durst, Trockenheit der Nase oder Naseverstopfung mit Absonderung, Husten mit dickem Sputum, Dyspnoe, schneller Puls, Zungenbelagveränderung vom weißen zum Gelben und nachher Perspiration, anhaltendes Fieber, Durst, Aversion gegen Hitze, würgender Husten, Schmerz in Hypochondrium, schneller und glatter Puls, rote Zunge mit gelblichem trocknem Belag

冬月伏暑［dōng yuè fú shǔ］disease of latent summerheat in winter <engl.>, im Winter auftretende Krankheit mit latenter Sommerhitze *f*

dòng 动冻洞

动功［dòng gōng］→外功［wài gōng］

动静结合［dòng jìng jié hé］Verbindung von Aktivität und Trägheit (als ein therapeutisches Prinzip in der Traumatologie)

动脉［dòng mài］①搏动如豆状，滑数有力的脉象。可见于惊恐疼痛及妊娠。②全身经脉搏动应手之处。"beweglicher Puls" —— ①Ein Puls, der wie einespringende Erbse schlüpfrig, schnell und kräftig schlägt wird häufig bei Fällen von Angst, Schmerzen und Graviditat auftreten ②spürbare Stellen der Arterienpulsation des ganzen Körpers

动象［dòng xiàng］炼气功中出现的四肢或脏器的自动活动现象。unwillkürliche Bewegungen —— unwillkürliche Bewegungen der Extremitäten oder der inneren Organe während *Qigong*-Übungen

冻疮(风)［dòng chuāng (fēng)］Frostbeule *f*, Erfrierung, *f*

冻结肩［dòng jié jiān］肩关节周围炎。Periarthritis humeroscapularis, erstarrte Schulter

洞房［dòng fang］Glabella (*Qigong*-Ausdruck), *f*

洞泄［dòng xiè］Diarrhea *f*, Diarrhö *f*, Durchfall *m*

DOU 都抖斗痘

dōu 都

都气丸［dōu qì wán］成分：六味地黄丸加五味子。主治：肾阴虚所致之气喘、呃逆等症。*Douqi Wan* —— Indikationen: Keuchen und Schluckauf infolge von Mangel an Nieren-*Yin*

dǒu 抖

抖法［dǒu fǎ］医生用双手或单手握住受伤部位的远端，在向外拔伸时，并作上下前后摆动的方法。其活动幅度须在生理许可的范围内进行。schüttelnde

Manipulation —— Der Operateur faßt das distale Ende einer Extremität eines Patienten mit beiden Händen und schüttelt beim Ziehen nach oben, unten, vorn und hinten unter erträglichen physioiogischen Grenzen.

dòu 斗痘

斗鸡眼［dòu jī yǎn］Esotropie *f*, Strabismus convergens

痘［dòu］皮疹的一种。外形如豆，内含浆液，如天花、水痘等。erbseförmige Eruption mit gefüllter dicker Flüssigkeit, z. B. Pocken und Wasserpocken

痘疮［dòu chuāng］→天花（痘）［tiān huā（dòu）］

痘风疮［dòng fēng chuāng］患疥、痘后，恢复期余毒未尽，湿热内蕴、外受风邪所致之疖病。Furunkulose während der Rekonvaleszenz der Eruptionskrankheiten infolge der Retention übriggebliebener Toxine, der Akkumulation von Feuchtigkeit und Hitze sowie des Befalls von exogenem Wind

痘风眼［dòu fēng yǎn］Bei Pocken tritt eine Komplikation durch Konjunktivitis auf.

痘浆法［dòu jiāng fǎ］人痘接种法之一。取天花患儿的新鲜痘浆放入健康儿鼻孔。feuchte Variolation —— eine der Variolationsmethode. In der Anwendung wird die Pockenflüssigkeit eines kranken Kindern ins Nasenloch von gesunden Kindern tröpft.

痘癞［dòu lài］→痘风疮［dòu fēng chuāng］

痘衣法［dòu yī fǎ］人痘接种法之一。取天花患儿贴身内衣，给健康小儿穿 23 天。Pockenschutzimpfung durch Ankleiden —— eine Methode der Pockenschutzimpfung. Ein gesundes Kind trägt die Unterwäsche eines an Pocken leidenden Kindes für 2 oder 3 Tage.

痘疹（人）眼［dòu zhěn（rén）yǎn］Pocken an den Augen, Pockenophthalmie *f*

痘疹心法［dòu zhēn xīn fǎ］又名《痘疹世医心法》。明·万全撰（1568）。阐述痘疹特点，对发病的各个阶段的证治做了细致论述，并附个人临床经验。Persönliche Einsicht in Pocken und Eruptionskrankheiten —— ein medizinischer Werk von *Wan Quan* in der *Ming*-Dynastie im Jahre 1568, in dem er auf der Basis von seinen persönlichen klinischen Erfahrungen über die Merkmale von Pocken und Eruptionskrankheiten sowie ihre Diagnosen und Behandlungen in verschiedenen Stadien sehr ausführlich erläutert hat. Das Buch wird auch als "*Douzhen Shiyi Xinfa*"（Persönliche Einsicht in Pocken und Eruptionskrankheiten von einer generationenlangen Arztfamilie）bezeichnet ist.

DU 督毒独犊杜妒蠹

dū 督

督脉［dū mài］奇经八脉之一。与诸阳经交会，称为诸阳之海，本脉病证包括突然昏厥、癔病、头痛、腰痛等。*Du*-Meridian —— Einer der acht außerordentlichen Meridiane, der der Schnittpunkt aller *Yang*-Meridiane ist und als das "Meer von *Yang*-Meridianen" bezeichnet wird. Die Symptome der Erkrankungen von *Du*-Meridian schließen plötzliche Synkope, Hysterie, Kopfschmerzen und Lumbago ein.

督脉络［dū mài luò］十五络脉之一。本络脉发生病变，实（证）则脊柱强直，虚（证）则头重难支，头动摇不定，腰脊不适。*Du*-Kollateral —— Eine der fünfzehn Kollateralen. Die Erkrankungen von Du-Kollateral schließen Steifheit der Wirbelsäule（vom Übermaßtyp）, schweren und zitternden Kopf und Lumbalbeschwerden（vom Mangeltyp）ein.

督俞［dū shù］穴位。主治：心前区痛及心悸、肠鸣、膈肌痉挛、皮肤瘙痒等。*Dushu*（BL16）—— Akupunkturpunkt. Indikationen: Präkordialschmerz, Herzklopfen, Darmgurren, Zwerchfellspasmus, Pruritus cutaneus

dú 毒独犊

毒虫咬伤［dú chóng yǎo shāng］Insektenbiß *m*

毒攻黄仁［dú gōng huáng rén］infektiöse Iridozyklitis

毒火犯耳证［dú huǒ fàn ěr zhèng］Ohrbefall mit dem toxischen Feuer *m* 邪毒外袭，火毒上攻耳窍，以耳部剧痛，骨膜充血或穿孔流脓，或外耳道生疮疖，舌红苔黄，脉数有力等为常见症的证候

毒痢［dú lì］Dysenteria fulminans

毒气攻心［dú qì gōng xīn］脓毒败血症出现神经系统症状，如神昏、谵语等。Pathobionten befallen das Herz. —— Es bezieht sich auf Septikopyämie mit Begleitsymptomen des Nervensystems wie Coma und Delirium.

毒入营血证［dú huǒ yíng xuě zhèng］syndrome of *yingfen* and *xuefen* invaded by toxin <engl.>, Toxininvation an *Yingfen* und *Xuefen* *f* 火热等邪毒侵入营血，以壮热烦渴，神昏谵语，斑疹紫暗，或出血色暗红，舌绛脉数等为常见症的证候

毒蛇咬伤［dú shé yǎo shāng］Biß der Giftschlange

毒蕈中毒［dú xùn zhòng dú］Giftpilzvergiftung *f*

毒药［dú yào］Toxikum *n*, Gift *n*

毒药攻邪［dú yào gōng xié］使用具有特效的毒物，或利用某些药物的副作用及毒性反应以攻病邪。pathogene Faktoren mit giftigen Arzneimitteln bekämpfen —— eine Methode zur Behandlung einer Krankheit mit giftigen Arzneien oder mit den spezifischen Nebenwirkungen bzw. den giftigen Eigenschaften von manchen Arzneien

独活［dú huó］根入药。用于祛风湿、止痛。Radix Angelica tuhuo —— Verwendet wird getrocknete Wurzel von Angelica tuhuo（Umbelliferae）. Heilwirkung: Rheumatismus beseitigen und Schmerz stillen

独活寄生汤［dú huó jì shēng tāng］成分：独活、寄生、秦艽、防风、细辛、当归、干地黄、芍药、杜仲、牛膝、党参、茯苓、甘草、肉桂心。主治：肝肾两亏、气血不足之风寒湿痹、足膝痿软日久者。*Duhuo Jisheng Tang*, Dekokt von Angelica Pubescens und Loranthus Parasiticus —— Indikationen: durch Feuchtigkeit, Wind und Kälte verursachter Rheumatismus und ausdauernde Schwäche von Unterextremitäten auf Grund der Hypofunktion und des *Qi* und Blutmangels von der Leber und den Nieren

独角莲［dú jiǎo lián］→白附子［bái fù zǐ］

独阳［dú yáng］Einziger *Yang*, Einzel-*Yang*

独阴［dú yīn］穴位。主治：疝气、胎盘滞留、月经不调等。*Duyin*（EX-LE11）—— Akupunkturpunkt. Indikationen: Hernie, Plazentaretention, unregelmäßige Menstruation

独语［dú yǔ］Selbstgespräch *n*, Monolog *m*

犊鼻［dú bí］穴位。主治：膝关节疾患。Dubi（ST35）—— Akupunkturpunkt. Indikation: Kniegelenksleiden

dù 杜妒蠹

杜衡［dù héng］全草入药。用于祛风、散寒、止痛。Herba Asari Forbesii —— Verwendet wird getrocknetes ganzes Kraut des Asarum forbesii（Aristolochiaceae）. Heilwirkung: Wind austreibend, Kälte zerstreuend und Schmerz stillend

杜仲［dù zhòng］树皮入药。用于补肝肾、强筋骨、安胎、降压。Cortex Eucommiae —— Verwendet wird getrocknete Rinde der Eucommia ulmoides（Eucommiaceae）. Heilwirkung: die Leber und die Nieren tonisierend, Knochen und Muskel stärkend, Abortion verhütend und Hypertension absenkend

妒精疮［dù jīng chuāng］→下疳［xià gān］

妒乳［dǔ rǔ］①→螳螂子［táng láng zǐ］。②→乳痈［rǔ yōng］

蠹疽［dù jū］Karbunkel der Supraclavicularfossa

DUAN 端短断煅

duān 端

端法［duān fǎ］伤科手法名。用两手或一手托住伤部远端部位，从下向上，或从外向内运送的手法。Verfahren des Tragens, ein Handgriff der Frakturreposition —— Der Operateur faßt das distale Ende der verletzten Extremität mit einer Hand oder beiden Händen und treibt die Extremität von unten nach oben oder vona ußen nach innen.

端、提、挤、按［duān tí jǐ àn］正骨复位的四种常用基本手法。Tragen, Heben, Drängen und Drücken —— vier grundlegende Manipulationen der Reposition von gebrochenen und ausgerenkten Knochen

duǎn 短

短刺［duǎn cì］古代十二节刺法之一。针刺时，针体稍加摇动，深刺至骨，再上下提插，也须触及骨。主要治疗骨痹 证。Kurzstich-Nadelung —— eine von 12 Methoden der Nadeleinführung in alten Zeiten. Beim Einstechen lässt man die Nadel schwanken. Die Nadel muß bei Wiederholungen von Hebung-Stich an Knochen stoßen. Die Methode ist meistens angewendet für Behandlung von knöchernem Rheumatismus.

短脉［duǎn mài］脉波动幅度较短，不及本位，惟关部应指明显，主气病。kurzer Puls —— Puls mit kurzer Schwingungsweite, der nur an der *Guan*-Stelle deutlich gespürt wird und deutet auf die Störungen von *Qi*.

短气［duǎn qì］呼吸短促而不能相接续的症状。Kurzatmigkeit —— kurze, schnelle und intermittierende Atmung

短缩舌［duǎn suō shé］verkürzte Zunge *f*

duàn 断煅

断端［duàn duān］Bruchende der Knochen

断端移位［duàn duān yí wèi］Verschiebung der Bruchenden

断耳疮［duàn ěr chuāng］pyogene aurikuläre Perichondritis *f* 因局部损伤染毒，以耳廓红肿剧痛，甚至溃烂脱落、缺损、畸形为在主要表现的耳病

断骨接续［duàn gǔ jiē xù］Wiedervereinigung der Fraktur

断骨接整［duàn gǔ jiē zhěng］Reposition der Fraktur

断经［duàn jīng］→经(水)断(绝)［jīng(shuǐ) duàn(jué)］

断(回)乳［duàn(huí) rǔ］用药物中断乳汁的分泌。Milchsekretion absichtlich mit Arzneien unterbrechen, Beendigung der Laktation

断绪［duàn xù］→不孕(育)［bù yùn(yù)］

断(折)针［duàn(zhé) zhēn］Nadelbruch während der Nadeltherapie

煅［duàn］把药物放在火内直接烧红，或放入耐火容器中间接烧红，使药物质地松脆。Brennen, Kalzinieren —— eine Zubereitung der Arzneimittel, die Rohdrogen direkt oder indirekt in einem Behälter brennen, um sie locker und zerbrechlich zu machen

DUI 堆对兑

duī 堆

堆沙瘌痢［duī shā là lì］→肥疮［féi chuāng］

duì 对兑

对耳轮［duì ěr lún］Antihelix-Zone *f*

对耳屏［duì ěr píng］Antitragus-Zone *f*

对化［duì huà］Oppositionspunkt im Bewegungssystem *m* 十二地支化生六气的机制，与正化相对而言。十二支化气于本位相对而化。如己亥均为厥阴风木，但亥位北方，北方属木，水能生木，木生于亥，亥为厥阴风木的正化。但己位南方，与亥相对，己为厥阴风木的对化。所以遗骸同化厥阴风木

对口［duì kǒu］→脑疽［nǎo jū］

对屏尖［duì píng jiān］Scheitelpunkt im Antitragus *m* 耳穴。在对耳屏游离缘的尖端

对心发［duì xīn fā］→中发背［zhōng fā bèi］

对症下药［duì zhèng xià yào］für eine Krankheit die passende Arznei verabreichen

对症取穴［duì zhèng qǔ xué］symptomorientierte Akupunktlokalisierung *f* 针对某些症状选取腧穴

兑端［duì duān］穴位。主治：口腔炎、龈炎、癫痫等。*Duiduan* (DU27) —— Akupunkturpunkt. Indikationen: Stomatitis, Gingivitis, Epilepsie

兑(锐)发［duì(ruì) fā］Schläfe *f*, Schläfenhaar *n*

兑入［duì rù］Einmischung *f* 另煎或烊化所取药汁，冲入其他药物煎出液后同服的方法

DUN 炖钝顿

dùn 炖钝顿

炖药［dùn yào］Heilkräuter abkochen

钝麻痛［dùn má tòng］stumpfer Schmerz und Taubheit

钝痛［dùn tòng］stumpfer Schmerz

顿服［dùn fú］(Dekokt) in einem Schluck einnehmen

顿咳(呛)［dùn ké(qiāng)］→百日咳［bǎi rì ké］

顿呛［dùn qiàng］Keuchhusten *m*

顿嗽［dùn sòu］咳嗽的一种。多由肺燥津伤所致。paroxystischer Husten —— ein Typ von Husten, der durch Schädigung der Lungenflüssigkeit infolge der Trockenheit verursacht ist.

DUO 多夺堕

duō 多

多骨疽［duō gǔ jū］→附骨疽［fù gǔ jū］

多汗［duō hàn］Hyperhidrose *f*, Ephidrosis *f*

多经取穴［duō jīng qǔ xué］Akupunktlokalisierung an mehreren Meridianen *f* 在多条经脉上选取腧穴

多梦［duō mèng］zuviel träumen

多尿［duō niào］Polyurie *f*

多胎妊娠［duō tāi rèn shēn］Mehrfachschwangerschaft *f*, Mehrlingsschwangerschaft *f*

多忘［duō wàng］Amnesie *f*, Vergeßlichkeit *f*

多卧［duō wò］→嗜卧(睡)［shì wò(shuì)］

多言证［duō yán zhèng］Polyphrasie *f*

多针浅刺［duō zhēn qiǎn cì］同时应用数枚针进行浅刺。multiple oberflächliche Akupunktur —— multiple, gleichzeitige und oberflächliche Nadelstiche an einem Akupunkturpunkt

duó 夺

夺精［duó jīng］精气严重耗损的病症。主要表现为精神萎靡，耳聋、视物不明等。starke Erschöpfung der vitalen Essenz-ein morbider Zustand mit hauptsächlichen Manifestationen wie Teilnahmslosigkeit, Taubheit und Verschlechterung der Sehkraft

夺血［duó xuè］①血液大量丧失。②血虚患者，发汗太过，损耗血液。Blutverlust —— ①eine große Menge von Blutverlust ②Exhaustio des Blutes infolge des übermäßigen Schwitzens bei Patienten mit Blutmangel

duò 堕

堕胎［duò tāi］Abort *m*, Abtreibung *f*

堕胎药［duò tāi yào］Abortivmittel *n*, Abortizid *n*, Abtreibungsmittel *n*

堕坠［duò zhuì］Verletzung durch Fallen

E

E　阿莪鹅蛾额恶呃恶遏頞

ē　阿

阿胶［ē jiāo］驴皮制胶入药。用于补血、止血、滋阴、润肺。*Ejiao*（Eselshautgelatine），Colla Corii Asini —— die Gelatine aus der Haut des Esels，Equus asinus（Equidae）. Heilwirkung：Blut ernährend，Blut stillend，*Yin* stärkend und die Lunge befeuchtend

阿胶鸡子黄汤［ē jiāo jī zǐ huáng tāng］成分：陈阿胶、白芍、石决明、钩藤、生地、甘草、茯神、鸡子黄、络五藤、生牡蛎。主治：热邪伤阴，血虚生风，而见筋脉拘急、手足濡动等症。*Ejiao Jizihuang Tang*，Dekokt von Eselshautgelatine und Hühnereidotter —— Indikationen：Muskelspasmus und unabsichtliche Bewegung der Gliedmaßen infolge von durch Hitze-Noxe verursachtem *Yin*-Schaden oder von durch Blutmangel verursachter Wind-Noxe

阿胶散［ē jiāo sǎn］→补肺阿胶汤［bǔ fèi ē jiāo tāng］

é　莪鹅蛾额

莪大夏［é dà xià］全草入药。用于清热、解毒、生肌。Herba Oxytropis —— getrocknetes ganzes Kraut der Oxytropis chiliophylla oder O.falcata（Leguminosae）. Heilwirkung：Hitze beseitigen，entgiften，Granulation fördern

莪术［é zhú］根茎入药。用于破血祛瘀、行气止痛。Zedoariawurzel，Rhizoma Zedoariae —— das getrocknetes Rhizom von Curcuma zedoaria，C.aromatica oder C. kwangsiensis（Zingiberaceae）. Heilwirkung：Blutstauung zerschlagen，*Qi*-Kreislauf anregen，schmerzstillend

莪术油［é zhú yóu］挥发油入药。用于抗癌。Öl der Gelbwurzel，Oleum Curcumae Aromaticae —— flüchtiges Öl aus der Distillation des Rhizoms von Curcuma aromatica（Zingiberaceae）als Antikarzinomsmittel

鹅不食草［é bù shí cǎo］全草入药。用于祛痰止咳、通鼻窍。Herba Centipedae —— getrocknetes ganzes Kraut von Cen-tipeda minima（Compositae）. Heilwirkung：Schleim austreiben，Husten stillen und Nasenverstopfung beseitigen

鹅口［é kǒu］Soor *m*

鹅口疮［é kǒu chuāng］Soor *m*，Schwämmchen *n*，Mehlmund *m*，Stomatomykosis *f*，Stomatitis mycotica（oidica）

鹅掌风［é zhǎng fēng］Tinea manuum（eine Schimmelpilzinfektion der Hand）

鹅爪风［é zhǎo fēng］→甲癣［jiǎ xuǎn］

蛾子［é zǐ］→乳蛾（鹅）［rǔ é（é）］

额汗［é hàn］Schweiß der Stirn

额（头）角［é（tóu）jiǎo］箭发际与两鬓下垂处所形成的曲角。Stirnwinkel —— der Winkel，wo sich der Haaransatz und das Schläfenhaar treffen

额颅［é lú］Stirn *f*

额旁 1 线［é páng 1 xiàn］seitliche Stirn-Linie 1 *f* 头［皮］针穴线。从眉冲向下沿经络引一直线，长 1 寸

额旁 2 线［é páng 2 xiàn］seitliche Stirn-Linie 2 *f* 头［皮］针穴线。从头临泣向下沿经络引一直线，长 1 寸

额旁 3 线［é páng 3 xiàn］seitliche Stirn-Linie 3 *f* 头［皮］针穴线。从头维内侧 0.75 寸向下沿经络引一直线，长 1 寸

额中线［é zhōng xiàn］mittlere Stirn-Linie *f* 头［皮］针穴线。从神庭向下沿经络引一直线，长 1 寸

ě　恶

恶心［ě xīn］Nausea *f*，Übelkeit *f*，Brechreiz *m*

恶阻［ě zǔ］Übelkeit und Erbrechen in den ersten Schwangerschaftsmonaten

è　呃恶遏頞

呃逆［è nì］Singultus *m*，Schluckauf *m*

呃酸［è suān］Säureregurgitation *f*

恶虫叮咬伤［è chóng dīng yǎo shāng］Biß der giftigen Insekten

恶臭痰［è chòu tán］Sputum foetidum，übelriechendes Sputum

恶疮［è chuāng］bösartiger Furunkel，bösartige Beule

恶寒发热［è hán fā rè］Kälteadversion mit Fieber *f*

恶核［è hé］Hartnäckige Knolle

恶露［è lù］Lochien *f pl*，Wochenfluß *m*

恶露不绝尽（止）［è lù bù jué jìn（zhǐ）］产后超过两三周恶露仍未净止。Unaufhörliche Lochien，Dauerlochien，profuse Lochien —— aus dauender Vaginalfluor über zwei oder drei Wochen nach der Geburt

恶露不下［è lù bù xià］Lochienstauung *f*，Lochioschesis *f*，Lochiostasis *f*，Retention der Lochien

恶脉［è mài］Oberflächliche Phlebitis

恶念［è niàn］炼功中的邪恶杂念。Tückische Gedanken —— d.h. böse und gemeine Gedanken während der *Qigong*-Ausübung

恶气［è qì］①→六淫［liù yín］。②因气血阻滞所产生的瘀浊之类病理产物。schmutzige Substanz —— schmutzige pathologische Produkte，die durch Stagnation von *Qi* und Blut verursacht sind

恶（夭）色［è（yāo）sè］面部的晦暗枯槁之色。表示胃气枯竭，预后不良。krankhafte Gesichtsfarbe —— dunkle und düstere Gesichsfarbe aus Mangel an Magen-*Qi*，die schlechte Prognose anzeigt

恶（瘀、败）血［è（yū、bài）xuè］Extravasat *n*. Extravasation *f*

恶色［è sè］kränkliche Gesichtsfarbe *f*

遏阳［è yáng］den Fluß von *Yangqi* hemmen

頞［è］→鼻根［bí gēn］

ER　儿耳二

ér　儿

儿病［ér bìng］→恶阻［è zǔ］

儿茶［ér chá］千浸膏入药。用于生津化痰、止血敛疮。Katechu，Catechu —— getrockneter Extrakt aus dem geschälten Ast und Stamm del Acacia catechu（Leguminosae）. Heilwirkung：Speichelfluß fördern，Schleim lösen，Blut stillen und Wunde heilen

儿风［ér fēng］Eklampsie *f*

儿科四大要证［ér kē sì dà yào zhèng］痧（麻疹）、痘（天花）、惊（急、慢惊风）、疳（疳积）。vier Hauptkrankheiten der Kinderheilkunde —— sie sind Masern，Pocken，infantile Kowlsion und Unterernährung.

儿枕痛［ér zhěn tòng］妇女产后，子宫收缩引起的阵痛。paroxystische Kolik infolge der Kontraktion des Uterus nach der Geburt

ěr 耳

耳［ěr］中医认为其听觉功能与肾气强弱密切相关。Ohr- der traditionellen chinesischen Medizin gemäß hängt das Gehör mit dem Zustand von Nieren-*Qi* eng zusammen.

耳背［ěr bèi］hintere Ohroberfläche *f*

耳背肺［ěr bèi fèi］Akupunkturpunkt für Lunge an der hinteren Ohroberfläche *m* 耳穴。在耳背中内部

耳背肝［ěr bèi gān］Akupunkturpunkt für Leber an der hinteren Ohroberfläche *m* 耳穴。在耳背中外部

耳背沟［ěr bèi gōu］Akupunkturpunkt für Furche an der hinteren Ohroberfläche *m* 耳穴。在对耳轮沟和对耳轮上、下脚沟处

耳背脾［ěr bèi pí］Akupunkturpunkt für Milz an der hinteren Ohroberfläche *m* 耳穴。在耳背中央部

耳背肾［ěr bèi shèn］Akupunkturpunkt für Niere an der hinteren Ohroberfläche *m* 耳穴。在耳背下部

耳背心［ěr bèi xīn］Akupunkturpunkt für Herz an der hinteren Ohroberfläche *m* 耳穴。在耳背上部

耳闭［ěr bì］→耳聋［ěr lóng］

耳疮［ěr chuāng］Inflammation des äußeren Gehörgangs

耳垂［ěr chuí］Ohrläppchen *n*, Lobulus auriculae

耳道［ěr dào］Ohrkanal *m*, äußerer Gehörgang, Meatus acusticus externus

耳底痛［ěr dǐ tòng］→耳［心］痛［ěr［xīn］tòng］

耳底子［ěr dǐ zǐ］chronische eiterige Mittelohrentzündung

耳(黑)疔［ěr (hēi) dīng］Furunkel des äußeren Gehörgangs

耳疔［ěr dīng］Furunkel des äußeren Ohres *m*

耳定［ěr dìng］Beule des äußeren Gehörgangs

耳防风［ěr fáng fēng］akute Otitis, akute Ohrentzündung

耳风毒［ěr fēng dú］rötlicher und eitriger Ausfluß aus Ohren

耳疳［ěr gān］Otitis media suppurativa chronica

耳根［ěr gēn］Sulcus auriculae posterior

耳根毒(痈)［ěr gēn dú (yōng)］akute Lymphadenitis unter Ohren

耳根痈［ěr gēn yōng］postaurikulärer Abszess *m*, postaurikulärer subperiostaler Abszess *m*

耳垢［ěr gòu］→耵聍［dīng níng］

耳郭枯槁［ěr guō kū gǎo］eingeschrumpfte Ohrflügel *f* 耳郭干枯,失却荣润的表现

耳后发疽［ěr hòu fā jū］eiterige Infektion hinter Ohren

耳后附骨痈［ěr hòu fù gǔ yōng］subperiostaler Abszeß des Mastoides

耳后疽［ěr hòu jū］akute Mastoiditis

耳甲［ěr jiǎ］Concha-Zone *f*

耳尖［ěr jiān］穴位。主治:发热、高血压、炎症等。*Erjian*(EX-HN6)——Akupunkturpunkt. Indikationen: Fieber, Hypertension, Inflammation

耳菌(蕈)［ěr jūn (xùn)］Ohrpolyp *m*

耳孔［ěr kǒng］Öffnung des äuSeren Gehörgangs, Öffnung des Meatus acusticus externus

耳聩［ěr kuì］→耳聋［ěr lóng］

耳廓［ěr kuò］Ohrmuschel *f*, Auricula *f*

耳烂［ěr làn］属耳部湿疹之类。Ohrmuschelerosion, die zum Ohrekzem gehört

耳聋［ěr lóng］Taubheit *f*

耳聋口哑［ěr lóng kǒu yǎ］Taubstummheit *f*

耳聋目昏［ěr lóng mù hūn］Taubheit und Verschwommenheit der Vision, Taubheit und tnübe Augen

耳瘘［ěr lòu］Ohrfistel *f*

耳轮［ěr lún］Ohrleiste *f*, Ohrkrempe *f*, Helix *f*

耳毛［ěr máo］Tragi pili *m*

耳门［ěr mén］①即耳门。②穴位。主治:耳鸣、耳聋、中耳炎等。①Tragus, Ohrklappe *f* ②*Ermen* (TE21)——Akupunkturpunkt. Indikationen: Ohrensausen, Taubheit, Otitis media

耳门骨伤［ěr mén gǔ shāng］Fraktur der Ohrklappe

耳门痈［ěr mén yōng］Furunkel an der Ohrklappe

耳迷根［ěr mí gēn］Vaguswurzel am Ohr *m* 耳穴。在耳根最上处

耳泌［ěr mì］akute Mittelohrentzündung bei Kindern

耳鸣［ěr míng］Ohrensausen *n*, Ohrenbrausen *n*, Ohrenklingen *n*, Tinnitus aurium

耳鸣暴发［ěr míng bào fā］Plötzliches Ohrensausen

耳膜［ěr mó］Trommelfell *n*, Membrana tympani

耳内疮［ěr nèi chuāng］eitrige Infektion im Ohr

耳内痰包［ěr nèi tán bāo］phlegmatisches Knötchen in der Aurikula *n* 以耳窍局限性肿胀,皮色不变,按之柔软,不通或微痛为主要表现的耳病

耳内异物［ěr nèi yì wù］Fremdkörper im Ohr

耳脓［ěr nóng］Otopyosis *f*

耳衄衄［ěr nǜ (nǜ)］Ohrblutung *f*; Otorrhagie *f*

耳壳视诊［ěr qiào shì zhěn］通过望耳壳皮肤变色、变形、丘疹、脱屑与相应部出现的不同病理反应,帮助诊断疾病的一种方法。Inspektion der Ohrmuschel —— eine Diagnostik aufgrund der Inspektion der Farbe, der Deformation, der Papel und der Abschuppung der aurikulären Haut als Hilfsmittel für Diagnose der Störungen der entsprechenden Partes

耳窍［ěr qiào］äußerer Gehörgang, Ohrkanal *m*

耳窍闭塞［ěr qiào bì sè］①Obstruktion des äußeren Gehörgangs ②Gehörstörung *f*, Gehörfehler *m*

耳生烂疮［ěr shēng làn chuāng］Ulzeration des äußeren Ohres

耳听聪敏［ěr tīng cōng mǐn］ein scharfes und empfindliches Gehör haben

耳挺［ěr tǐng］→耳菌(蕈)［ěr jūn (xùn)］

耳为肾窍［ěr wéi shèn qiào］肾与耳密切联系。耳之功能状态可反映出肾脏的生理病理变化。Ohr ist das Fenster der Nieren —— Das ohr ist eng mit den Nieren verbunden; und die physiologischen und pathologischen Veränderungen der Nieren reflektieren sich in den Funktionen des Ohres.

耳无所闻［ěr wú suǒ wén］Totaltaubheit *f*

耳［心］痛［ěr［xīn］tòng］Ohrneuralgie *f*

耳穴［ěr xué］Ohr-Akupunkturpunkt *m*

耳穴贴敷法［ěr xué tiē fū fǎ］根据耳壳变化诊断疾病,然而用胶布将绿豆或王不留行籽等贴到一定耳穴上,通过压按刺激耳穴以治疗疾病的方法。Therapie des Ohrpunktbepflasterns Nach der Diagnose aufgrund der aurikulären Veränderungen fixiert man eine kleine grüne Bohne (Phaseolus radiatus) oder einen Samen von Vaccaria segetalis mit Pflaster an einem bestimmten Ohr-Punkt und drückt, was durch Stimulation des Punktes eine Heilwirkung erreicht.

耳蕈［ěr xùn］Ohr-Polyp *m*

耳痒［ěr yǎng］Juckreiz am Ohr

耳痈［ěr yōng］Beule des äußeren Gehörgangs

耳胀［ěr zhàng］ausdehender Ohrschmerz *m*

耳胀痛［ěr zhàng tòng］Schmerzen und Anschwellung der Ohren

耳针［ěr zhēn］用于刺耳部穴位的针。Nadel für Ohr-Akupunktur

耳针［疗法］［ěr zhēn［liáo fǎ］］针刺耳部特定穴位以治病的方法,据信耳与全身组织密切相关,耳部乃人身整体缩影。Ohr-Akupunkturtherapie —— die Nadel an einem bestimmten Punkt des Ohres einstechen, um eine Krankheit zu beseitigen. Die Ohr-Akupunkturtherapie beruht auf der Theorie, daß das Ohr die Miniatur des ganzen Körpers ist und mit den anderen Organen des Körpers eng zusammenhängt.

耳针麻醉［ěr zhēn má zuì］针刺耳穴达到镇痛以进行手术的方法。Nadelanästhesie am Ohr —— eine Anästhesiemethode zur Schmerzbekämpfung durch Nadelung bestimmter Ohrpunkte bei chirurgischen Operationen

耳痔［ěr zhì］Knötchen des äußeren Gehörgangs

耳中［ěr zhōng］Innenohr *n*

耳中策策痛［ěr zhōng cè cè tòng］pulsierender Schmerz im Ohr

耳舟［ěr zhōu］Scapha-Zone *f*

耳主平衡［ěr zhǔ píng héng］die Funktion des Ohres ist, das Körper gleichgewicht zu halten

耳作蝉鸣［ěr zuò chán míng］Ohrensausen wie Zikadenzwitschem

èr 二

二白［èr bái］穴位。主治：痔疾、子宫脱垂等。*Erbai*（EX-UE2）—— Akupunkturpunkt. Indikationen: Hämorrhoide, Hysteroptose

二便不利［èr biàn bù lì］Schwierigkeit beim Urinieren und bei der Defäkation

二便失禁［èr biàn shī jìn］Incontinentia faecalis und urinae

二陈汤［èr chén tāng］成分：制半夏、陈皮、茯苓、甘草、乌梅、生姜。主治：脾不健运之湿痰咳嗽。*Erchen Tang*, Dekokt von zwei alten Drogen —— Indikation: durch Schleim und Feuchtigkeit auf Grund der Funktionsstörung der Milz verursachter Husten

二纲六变［èr gāng liù biàn］zwei Konturen und sechs Änderungen

二间［èr jiān］穴位。主治：牙痛、鼻出血、咽喉痛等。*Erjian*（L12）—— Akupunkturpunkt. Indikationen: Zahnschmerz, Epistaxis und Halsschmerzen

二妙散（丸）［èr miào sǎn（wán）］成分：黄柏、苍术。主治：湿热下注所致下肢痿软无力或是膝肿痛。*Ermiao San*（Wan）, Pulver（Pille）der zwei Wunderbaren Drogen —— Indikationen: durch Absinkung der Feuchtigkeit-Hitze verursachte Schwäche der unteren Extremitäten, Schwellung und Schmerzen von Beinen und Knien

二十四脉［èr shí sì mài］vierundzwanzig Impulse *m pl*

二十八脉［èr shí bā mài］achtundzwanzig Arten des Pulszustands

二阳并病［èr yáng bìng bìng］Komplikation des *Shaoyang*-Syndroms mit *Taiyang*-Syndrom

二阴［èr yīn］die zwei unteren Öffnungen, d.h. die äußere Urethralöffnung und der Anus

二至丸［èr zhì wán］成分：旱莲草、女贞子。主治：肝肾阴虚所致头晕眼花、失眠、多梦等症。*Erzhi Wan*, Zwei Solstitien-Pille —— Indikationen: Durch Mangel an Leber- und Nieren-*Yin* verursachte Schlaflosigkeit, Schwindel und übermäßige Träume

二浊［èr zhuó］rötliche bzw. weißliche Trübung des Urins

F

FA 发乏伐法发

fā 发

发［fā］蜂窝组织炎或疮疖等化脓性感染之泛称。Phlegmone *f* —— ein Allgemeinbegriff für alle pyogenen Infektionen wie z.B. Karbunkel und Zellulitis
发斑伤寒［fā bān shāng hán］febriele Krankheit mit Eruptionen
发背（疽）［fā bèi（jū）］→搭手［dā shǒu］
发表不远热［fā biǎo bù yuǎn rè］用发散的方法治疗表症，一般不避忌温热药。Diaphorese vermeidet keine "heiße" Medizin —— Bei der Behandlung des durch pathogene Wind-Kälte verursachten äußeren Syndroms ist wärmende und heiße Medizin keine Kontraindikation.
发表剂［fā biǎo jì］Arzneimittel zum Austreiben von exogenen Noxen in der oberflächlichen Schicht *n*
发表药［fā biǎo yào］Arzneimittel zum Austreiben von exogenen Noxen in der oberflächlichen Schicht *m*
发陈［fā chén］Austreibung von vorhandenen Noxen *f*
发耳［fā ěr］Karbunkel oder Phlegmone um das Ohr
发汗［fā hàn］Schweißabsonderung *f*, Diaphorese *f*
发汗解表［fā hàn jiě biǎo］Schweißaustreibung zur Beseitigung exogener pathogener Faktoren *f*
发酵［fā jiào］Gärung *f*
发泡［fā pào］Blasenbildung *f*, Vesikulation *f*, Vesikation *f*
发泡灸［fā pào jiǔ］Moxibustion zur Bildung von Bläschen *f*
发泡疗法［fā pào liáo fǎ］把能刺激皮肤的药物捣烂，或研末敷在皮肤上，使它发泡的治疗方法。Vesikulationstherapie *f* —— eine Therapie zur Blasenbildung durch Auftragen des zerriebenen reizenden Mittels auf die Haut
发热（烧）［fā rè（shāo）］Fieber *n*, Pyrexie *f*
发热恶寒［fā rè wù hán］Fieber mit Kältescheu
发乳［fā rǔ］→乳发［rǔ fā］
发散表邪［fā sàn biǎo xié］exogene pathogege Faktoren aus Oberfläche des Körpers austreiben
发颐［fā yí］①Mumps *m* ②eitrige Entzündung der Wange
发胀［fā zhàng］①Blähung *f*, Völlegefuhl *n* ②Schwellungsgefühl *n*（in der Akupunktur）
发之［fā zhī］①Vertreibung der Erregern von außen *f* ②dispergierende Stagnation *f*
发指［fā zhǐ］→蛇头疔［shé tóu dīng］

fá 乏伐

乏力［fá lì］Kraftlosigkeit *f*
伐肝［fá gān］使用理气、泄肝药物抑制肝气过旺的方法。Hyperfunktion der Leber zügeln —— eine Therapie zur Behandlung der Überfülle von Leber-*Qi* mit dem Arzneimittel, das den *Qi*-Strom reguliert und die Hyperaktivität der Leber reduziert.

fǎ 法

法半夏［fǎ bàn xià］用于除湿祛痰。Rhizoma Pinelliae Praeparata —— eine Art der präparierten Knolle der Pinellia ternata. Heilwirkung: Feuchtigkeit und Schleim austreiben

fà 发

发白［fà bái］少白头多由肝肾亏损，阴血不足，发失濡养而成。Ergrauen von Haaren —— vorzeitiges Ergrauen bei unmündigem Menschen das durch Unterernährung der Haare infolge der Beeinträchtigung der Leber und der Nieren, Mangels des Blutes und der Essenz verursacht ist.
发迟［fà chí］五迟之一。Verzögerung des Haarwachstums —— eine der fünf Sorten der Verzögerung
发黄［fà huáng］头发黄萎，多因火盛或久病气血亏损所致。gelb verfärbte und verwelkte Haare —— ein durch intensive Hitze, Mangel an *Qi* und Blut infolge langwieriger Krankheit verursachtes Symptom
发际［fà jì］①即发际。②穴位。主治：偏正头痛、眩晕。①Haaransatz *m* ②Faji（Extra）—— Akupunkturpunkt. Indikationen: Migräne, Kopfschmerz und Schwindel
发际疮［fà jì chuāng］颈后头发边缘的化脓性疮疡，如慢性疖疮与毛囊炎等。Furunkel am Haaransatz —— pyogene Infektion am Haaransatz des Nackens, z. B. chronische Furunkulose und Follikulitis
发枯［fà kū］vorwolkte und ausgetrocknete Haare
发落［fà luò］Trichomadesis *f*, Haarausfall *m*
发眉疮［fà méi chuāng］Furunkel des Stirns
发蛀脱发［fà zhù tuō fà］Alopecia seborrhoica, seborrhoischer Haarausfall

FAN 番蕃翻烦燔反饭泛

fān 番蕃翻

番红花［fān hóng huā］→红花［hóng huā］
番泻叶［fān xiè yè］叶入药。用于泻热通便。Sennesblätter *n pl*, Folium Sennae —— Verwendet werden getrocknete Blätter von Cassia angustifolia oder C.acutifolia (Leguminosae). Heilwirkung: Hitze austreibend, abführend
蕃［fān］在耳根的前方，颧骨的外下方部位。Region, die vor der Ohrmuschel und unten und seitlich vom Juchbein ist.
蕃蔽［fān bì］耳屏及其前面的部位。Ohrklappe und ihre vordere Region
蕃椒［fān jiāo］→辣椒［là jiāo］
蕃秀［fān xiù］Prosperität und Blüte
翻白草［fān bái cǎo］全草入药。用于清热解毒、凉血止血。Herba Potentillae Discoloris —— Verwendet wird getrocknetes ganzes Kraut der Potentilla discolor(Rosaceae). Heilwirkung: Fieber senkend, entgiftend, Hitze aus dem Blut vertreibend und Blut stillend
翻花疮［fān huā chuāng］①Granulationshyperplasie *f* ②Hautkarzinom *n*
翻花下疳［fān huā xià gān］Peniskarzinom *n*
翻花痔［fān huā zhì］Hämorrhoidalprolaps *m*
翻胃［fān wèi］→反胃［fǎn wèi］

fán 烦燔

烦躁多言［fán zào duō yán］Dysphorie und Polylogie
烦渴［fán kě］Polydipsie *f*, Durstsucht *f*
烦渴喜冷［fán kě xǐ lěng］Polydipsie und Verlangen nach kaltem Getränk
烦渴喜饮［fán kě xǐ yǐn］starker Durst und Verlangen nach Getränken
烦热［fán rè］Dysphorie mit Hitzegefühl
烦躁（不安）［fán zào（bù ān）］Dysphorie *f*, lrritabilität *f*,

Rastlosigkeit *f*, Unruhe *f*

燔针法［fán zhēn fǎ］→焠刺法［cuì cì fǎ］

fǎn 反

(反)唇疔［(fǎn) chún dīng］→唇疔［chún dīng］

反关脉［fǎn guān mài］异位行于腕关节背侧的桡动脉脉搏。ektopischer Radialispuls —— am Rücken des Handgelenkes beführlbarer Radialispuls in einer Anomalie der Arteria Radialis

反克［fǎn kè］→相侮［xiāng wǔ］

反酸［fǎn suān］saure Regurgitation

反胃［fǎn wèi］Regurgitation *f*

反侮［fǎn wǔ］→相侮［xiāng wǔ］

反治［fǎn zhì］如不用寒性药而用热性药治假热病。Eine Erkrankung wider die Routine behandeln —— d. h.pseudofebrile Krankheiten anstatt mit "heißem" Mittel mit "kühlendem" Mittel behandeln

反佐［fǎn zuǒ］用与方中主药性质相反的少量药物，以适当改变主药的作用，防其过强过猛。Gebrauch vom Korrigens —— Mit kleiner Dosis der eigenschafts widrigen Arzneien die Wirkungen der Hauptzusammensetzungen im Rezept mäßigen.

反佐药［fǎn zuǒ yào］起反佐作用的药物。Korrigens —— Korrigens ist eine Arznei, die die zu starken Wirkungen der Hauptbestandteile eines Rezepts mäßgen kann.

fàn 饭泛

饭后服［fàn hòu fú］Einnahme der Medizin nach dem Essen

饭前服［fàn qián fú］Einnahme der Medizin vor dem Essen

饭醉［fàn zuì］Betrunkenheit nach dem Essen

泛恶(欲吐)［fàn ě (yù tù)］Nausea *f*, Übelkeit *f*

FANG 方芳防房放

fāng 方芳

方(剂)［fāng (jì)］Rezept *n*, Formula *f*

方寸匕［fāng cùn bǐ］Fangcun-Löffel *m*

方剂［fāng jì］Formula *f*, Rezept *n*

方剂配伍［fāng jì pèi wǔ］Kompatibilität des Rezeptes

方剂学［fāng jì xué］Rezeptkunde der traditionellen chinesischen Medizin

方解石［fāng jiě shí］矿石入药。通血脉，治胃痛、黄疸。Kalzit, Kalkspat, Calcitum —— Ein natürliches kristallisches Erz, das zur förderung des Blutkreislaufs und zur Behandlung der Magenschmerzen und der Gelbsucht zu gebrauchen ist.

方例［fāng lì］→方(剂)［fāng (jì)］

方上［fāng shàng］Nasenflügel *m*, Ala nasi

方书［fāng shū］记载或论述方剂为主的著作。medizinisches Rezeptbuch —— Das medizinisches Werk, in dem hauptsächlich chinesische medizimsche Rezepte eingetragen und erläutert werden.

芳香化湿［fāng xiāng huà shī］Beseitigung der Feuchtigkeit mit Aromatika *f*

芳香化湿［fāng xiāng huà shī］Beseitigung der Feuchtigkeit mit Aromatika

芳香化浊［fāng xiāng huà zhuó］Elimination der Trübe mit Aromatika

芳香开窍［fāng xiāng kāi qiào］Reanimation mit Aromatika *f* 用具有宁心定志、开窍醒神作用的放药治疗热闭心神症得治法

芳香辟秽［fāng xiāng bì huì］Zerstreuung vom Dreck mit Aroma *f*

芳香味［fāng xiāng wèi］Aroma *n*, Wohlgeruch *m*, Duft *m*

fáng 防房

防风［fáng fēng］根入药。用于解表祛风、胜湿止痛。Wurzel des Silers, Radix Ledebouriellae —— Verwendet wird getrocknete Wurzel der Ledebouriella divaricata (Umbelliferae). Heilwirkung: Schweißtreibend, Wind und Feuchtigkeit austreibend, und schmerzstillend

防风通圣散［fáng fēng tōng shèng sǎn］成分：防风、荆芥、连翘、麻黄、薄荷、川芎、当归、白术、白芍、黑栀子、大黄、芒硝、石膏、黄芩、桔梗、甘草、滑石。主治：外感风邪、内有蕴热表里皆实之症。*Fangfeng Tongsheng San*, Wunderbares Pulver von Ledebouriella —— Indikationen: Durch Angriff pathogenen Winds und Retention innerer Hitze verursachtes Übermaßsyndrom vom Innen und Außen

防己［fáng jǐ］根入药。用于利水消肿、祛风湿。Radix Stephaniae Tetrandrae —— getrocknete Wurzelknolle der Stephania tetrandra (Menispermaceae). Heilwirkung: Diuretisch, Abschwellung fördernd antirheumatisch

防己茯苓汤［fáng jǐ fú líng tāng］成分：防已、黄芪、桂枝、茯苓、甘草。主治：脾虚水停之皮水。*Fangji Fuling Tang*, Tetrandra und Poria-Dekokt —— Indikation: Ödem infolge der Hypofunktion der Milz

防己黄芪汤［fáng jǐ huáng qí tāng］成分：防己、黄芪、甘草、生姜、大枣。主治：表气不固、脾虚不运所致之风水或风湿症。*Fangji Huangqi Tang*, Dekokt von Tetrandra und Astragalus —— Indikationen: Ödem oder Rheumatismus, die durch Nachlassen der oberfiächlichen Abwehrkraft und Hypofunktion der Milz verursacht sind

房劳过度［fáng láo guò dù］sexuelle Erschöpfung *f* 房劳房事过度能耗伤肾精

房劳［fáng láo］Geschlechtsüberanstrengung *f*, sexuelle Erschöpfung

房事［fáng shì］Geschlechtsverkehr (eines Ehepaars), ehelicher Beischlaf

房事不节［fáng shì bù jié］Unmäßigkeit des Geschlechtsverkehrs, exzessives Sexualleben

房事过度［fáng shì guò dù］→房事不节［fáng shì bù jié］

fàng 放

放松功［fàng sōng gōng］要求心身内外放松的气功。psychosomatische Entspannung —— Eine Art von *Qigong* für Rehabilitation durch Verminderung der Spannung sowohl geistig als auch körperlich

放血［fàng xuè］Aderlaß *m*, Phlebotomie *f*

放血疗法［fàng xuè liáo fǎ］→刺血疗法［cì xuè liáo fǎ］

FEI 飞非肥腓榧肺痱

fēi 飞非

飞痘［fēi dòu］Pustel aus Pockenimpfung

飞法［fēi fǎ］针刺治疗手法之一。针刺后，拇、食二指连续捻动针柄数下。待针下有阻滞感觉时，立即松开手指。拇、食二指形态如飞鸟展翅，而针体则自然产生轻微颤动故名。常与其他手法配合使用。Fliegende Methode —— Eine Art der Nadelbehandlung. Nach dem Einstich dreht man die Nadel in einer Richtung, und läßt dann die Nadel sofort los, wenn man Widerstandskraft spürt. Da vibriert die Nadel leicht. Der Akt vom plötzlichen Loslassen des Daumens und Zeigefingers ist dem Ausbreiten der Flügel des Vögels sehr ähnlich. Klinisch ist die Methode meist zusammen mit anderer Manipulation verwendet.

飞门［fēi mén］七冲门之一。Lippen —— Eines der sieben Hauptportae des Verdauungssystems

飞腾八法［fēi téng bā fǎ］→灵龟八法［líng guī bā fǎ］

飞扬［fēi yáng］穴位。主治：肾炎、膀胱炎、腰痛、腿痛等。*Feiyang* (BL58) —— Akupunkturpunkt. Indikationen: Nephritis, Cystitis, Lumbago, Beinschmerz

飞扬草［fēi yáng cǎo］全草入药。用于清热解毒、收敛止痒。Wolfsmilch, Herba Euphorbiae Hirtae —— Verwendet wird getrocknetes ganzes Kraut der Euphorbia hirta (Euphorbiaceae). Heilwirkung: Fiebersenkend, entgiftend, zusammenziehend, antipruriginös

飞疡(扬)喉［fēi yáng (yáng) hóu］Uvulähamatom *n*

非化脓灸［fēi huà nóng jiǔ］nicht-eiterbildende Moxibustion *f*

非风［fēi fēng］→类中风［lèi zhòng fēng］

féi 肥腓

肥疮［féi chuāng］Tinea favosa *f*, Favus *m*, Favus capillitii (s. capitis)

肥儿丸［féi ér wán］成分：六曲、肉蔻、黄连、使君子、麦芽、槟榔、木香。主治：小儿虫疳，腹痛兼有内热。Feier Wan, Kinder mästende Pille Indikationen: durch Darmparasiten verursachte Kinderunterernährung mit Bauchschmerz und innerer Hitze als Symptom

肥疳［féi gān］durch Störungen des Verdauungstraktes verursachte Unterernährung bei Kindern

肥膏之人［féi gāo zhī rén］Personen jeweils mit vollschlankem, fettleibigem oder kräftigem Körperbau *f pl* 根据皮肉气血将人的肥胖体质为肥人、膏人和肉人三种类型

肥胖［féi pàng］Fettleibigkeit *f*, Fettsucht *f*, Obesität *f*

肥胖不孕［féi pàng bù yùn］Sterilität infojge der Obesität, Unfruchtbarkeit infolge der Fettsucht, Zeugungsunfähigkeit wegen der Fettleibigkeit

肥气［féi qì］即肝积。五积之一。左胁下．突起肿块，多为肝气郁结及瘀血停聚所致，形似脾大等症。Masse unter dem linken Hypochondrium (an der Leber) —— hepatische Masse, eine im allgemeinen durch Blockierung von Leber-*Qi* und Akkumulation der Blutstase verursachte Störung und eine der fünf Arten von Akkumulation im Abdomen

肥热疳［féi rè gān］→热疳［rè gān］

肥人［féi rén］fettleibige Person 脂人属肥胖体质。䐃肉坚厚，皮下丰满，肉虽坚而身形小

肥粘疮［féi nián chuāng］eitrige Infektion von Kopfhaut

肥珠子风［féi zhū zǐ fēng］verhärteter Knoten des Ohrläppchens

腓［féi］Fibula *f*, Wadenbein *n*

腓腨发［féi shuàn fā］pyogener Karfunkel am Unterschenkel *m* 发生于小腿肚的痈

fěi 榧

榧子［fěi zǐ］种子入药。用于驱虫。Nuß der chinesischen Nußeibe, Semen Torreyae —— Verwendet wird Samen von Torreya grandis (Taxaceae). Heilwirkung: anthelmintisch

fèi 肺痱

肺失肃降［fèi shī sù jiàng］肺失清肃［fèi shī qīng sù］

肺［fèi］五脏之一。主持呼吸，吸入清气。清气与水谷精气相合，在肺形成宗气，而能贯和心脉布散周身，故肺主一身之气，并能协调和补助心脏功能。肺有通调水道作用，并与鼻窍和皮肤的生理功能有关。dic Lunge —— Eines der fünf *Zang*-Organe. Ihre Funktion besteht darin, die Respiration zu kontrollieren und durch Kombinieren eingeatmeter frischer Luft mit Nahrungsessenz Zong *Qi* (Brust-*Qi*) zu bilden, und den Fluß von Zong *Qi* in den Gefässen zu allen Teilen des Körpers zu treiben. Die Lunge beherrscht *Qi* des ganzen Körpers, reguliert und stärkt die Funktion des Herzens. Die Lunge hängt auch mit der physiologischen Funktionen der Nase und der Hautoberfläche, sowie dem Wassermetabotismus zusammen.

肺(气)疳［fèi (qì) gān］疳症兼因郁热伤肺，出现咳嗽气逆、咽喉不利、多涕，或鼻下生疮、壮热、憎寒等症。Kinderunterernährung infolge der Invasion der pathogenen Hitze in die Lunge —— Unterernährung bei Kindern mit Lungenbeschwerden infolge der Akkumujation der Hitze, die durch Husten, Keuchen, Unwohl im Rachen, viel Nasenschleim oder Furunkel unter der Nase, hohes Fieber und Kältescheu gekennzeichnet ist.

肺(经)咳(嗽)［fèi (jīng) ké (sòu)］咳时喘息，甚则咳血。Lungenhusten, den Lungenmeridian verwickelnder Husten —— Husten mit Begleitsymptomen von Dyspnoe oder Hämoptyse bei schwerem Fall

肺闭喘咳［fèi bì chuǎn ké］又名肺风痰喘。外邪侵袭肺脏，导致肺气不宣而出现的发热、气促、咳嗽，甚则鼻翼煽动、口唇发绀的症候。Dyspnoe und Husten wegen der Lungenaffektion —— Eine Erkrankung, die durch Funktionsstörung von Lungen-*Qi* infolge des Eingriffs der exogenen pathogenen Faktoren in die Lunge verursacht wird und mit Fieber, Kurzatmigkeit, Husten, Nasenflügeln und Zyanose einhergeht.

肺痹［fèi bì］肺气受阻而出现胸闷气急、咳嗽、恶心等的病症。Syndrom der Stagnation von Lungen-*Qi* —— Ein Syndrom durch Obstruktion von Lungen-*Qi* mit Brustbeklemmungen, Kurzatmigkeit, Husten und Übelkeit als Symptomen

肺病［fèi bìng］Lungenkrankheit *f*

肺藏魄［fèi cáng pò］①Die Lunge speichert den Geist auf. ②in der Lunge gespeicherte Seele

肺藏气［fèi cáng qì］*Qi*-Speicherung in Lungen *f*

肺朝百脉［fèi cháo bǎi mài］全身血脉都要流经肺脏进行气体交换。Konvergenz der Gefässe in der Lunge —— Blut fließt durch die Lunge, wo der Gasaustausch stattfindet

肺恶寒［fèi wù hán］Abneignng der Lunge gegen Kälte —— Die Lunge ist der Kälte abgeneigt und leicht von Kätte befallen.

肺风(粉刺)［fèi fēng (fěn cì)］→酒皻(皶)鼻［jiǔ zhā (zhā) bí］

肺风痰喘［fèi fēng tán chuǎn］→肺闭喘咳［fèi bì chuǎn ké］

肺寒［fèi hán］Lunge-Kälte *f*

肺合大肠［fèi hé dà cháng］肺为脏属阴、属里，大肠为腑属阳，属表，通过经络构成表里相合关系。肺气肃降能促进大肠的传导，而大肠传导功能正常，亦有助于肺气肃降功能的保持。Die Lunge und der Dickdarm sind inneräuperlich verbunden —— Die Lunge ist ein *Zang*-Organ und gehört in die Kategorie von *Yin* und Innen, während der Dickdarm ein Fu-Organ und in die von *Yang* und Außen. Die beiden bilden durch Verbindungen von Meridianen eine Beziehung von Innen-Aussen. Die absenkende und säubernde Funktion der Lunge fördert die Transportfunktion des Dickdarms, und normales Funktionieren des Letztens fördert die absenkende und säubernde Funktion der Lunge.

肺合皮毛［fèi hé pí máo］皮毛由肺宣发的精气所生养，而肺又有敷布阳气，外卫肌表的功能，故肺与体表皮毛相合。Die Lunge hängt mit der Haut und den Haaren zusammen —— Die Hautoberfläche wird durch die Essenz aus der Lunge ernährt. Die Lunge hat auch Funktionen, *Yang-Qi* zur Hautoberfläche zur Gewährleistung der Körperabwehr zu bringen

肺花疮［fèi huā chuāng］→喉癣［hóu xuǎn］

肺华在毛［fèi huá zài máo］Manifestation der Lunge in Haaren *f* 皮毛的色泽是肺脏生理功能的反映

肺火［fèi huǒ］即肺热盛病变。分虚火、实火两种。Lungenfeuer —— Ein krankhafter Zustand, der durch intensive Hitze in der Lunge vom Mangel-oder Übermaßtyp gekennzeichnet ist.

肺及大肠辨证［fèi jí dà cháng biàn zhèng］Differenzierung in Lungen und Dickdarm *f* 以脏象学说为指导，分析判断肺

与大肠的病症及其影响关系的脏腑辨证方法

肺津［fèi jīn］→肺阴［fèi yīn］

肺津不布［fèi jīn bù bù］Die Lunge ist unfähig, die vitale Essenz an alle teile des Körpers zu verteilen.

肺经［fèi jīng］手太阴肺经的简称。Lungenmeridian —— Abkurzung des Lungenmeridians von Hand-*Taiyin*

肺绝［fèi jué］五绝之一。Versagenszustand der Lunge —— einer der fünf Eingeweideversagenszustände

肺开窍于鼻［fèi kāi qiào yú bí］鼻之所以具有呼吸和嗅味的能力乃是依靠肺的功能，所以说鼻为肺之窍。Nase ist die Öffnung der Lunge —— Die Fähigkeit des Atmens und des Riechens der Nase hängt von der Funktion der Lunge ab, deshalb ist die Nase die Körperöffnung der Lunge.

肺咳［fèi ké］Lungenhusten *m*

肺劳［fèi láo］①五劳之一。肺气损伤所致的咳嗽、气短、胸满、背痛怕冷、乏力、面容消瘦等症。②→劳（痨）瘵（极）［láo（láo）zhài（jí）］①Schädigung der Lunge infolge der Überanstrengung —— Eine durch Schaden an Lungen-*Qi* verursachte Erkrankung, die dureh Husten, Kurzatmigkeit, Völlegefühl in der Brust, Rückenschmerzen, Kältescheu, Trägheit und Abzehrung gekennzeichnet wird und eins der fünf asthenischen Syndrome ist. ②Tuberkulose *f*, Schwindsucht *f*

肺络损伤［fèi luò sǔn shāng］因久咳、剧咳或热邪所伤，引起肺中血络破损而出血的病理现象。Schädigung von Lungengefässen —— Ruptur von Blutgefässen der Lunge mit Hämoptysis, die durch anhaltenden oder starken Husten, oder Eingriff pathogener Hitze verursacht ist.

肺脉浮［fèi mài fú］肺的病变，多见浮脉。Oberflächlicher Puls —— der oft in Lungenkrankheiten gesehen ist

肺脉毛［fèi mài máo］Der Lungenpuls ist gewöhnlich so weich und leicht wie haare.

肺脾气虚［fèi pí qì xū］Lungen-Milz-*Qi*-Mangel *m*

肺气［fèi qì］①肺的功能活动。②呼吸之气，包括胸中的宗气。①Lungen-*Qi* —— funktionelle Aktivitäten der Lunge ②Luft in der Lunge —— nämlich die Inspirationsluft einschließlich *Zong-Qi*（Brust-*Qi*）

肺气不利［fèi qì bù lì］肺功能活动障碍，特指通调水道功能障碍。除呼吸症状外，引起尿少水肿。Funktionsstörung von Lungen-*Qi* —— Funktionsstörungen der Aktivitäten der Lunge, es bezieht sich besonders auf Funktionsstörung der normalen Wasserverteilung, die mit Symptomen des Atemssystems, Oligurie und Ödem einhergeht.

肺气不宣［fèi qì bù xuān］肺功能活动受阻。通常指外因所致之表症，常见发热、憎寒及鼻塞、流涕、咳嗽等上呼吸道症状。Obstruktion von Lungen-*Qi* —— Behinderung der funktionellen Aktivitäten der Lunge; es bezieht sich gewöhnlich auf durch äußere pathogene Faktoren verursachtes äußerliches Syndrom mit Schüttelfrost, Fieber und Symptomen des oberen Respirationstraktes wie z. B. Nasenverstopfung, Nasenfluß und Husten.

肺气不足［fèi qì bù zú］→肺气虚［fèi qì xū］

肺气上逆［fèi qì shàng nì］包括肺气及呼入之大气。Verkehrtes Aufsteigen von Lungen-*Qi* und inhalierte Luft

肺气实［fèi qì shí］Überschuss des Lunge-*Qi* *m*

肺气虚［fèi qì xū］主要症状有呼吸气短、声音低弱、畏风、自汗、面色淡白等。Mangel an Lungen-*Qi* —— Eine funktionelle Störung der Lunge, die durch Kurzatmigkeit, schwache und leise Stimme, Windscheu, spontanen Schweißausbruch und blasse Gesichtsfarbe gekennzeichnet ist.

肺气虚症［fèi qì xū zhèng］Mangel an Lungen-*Qi* *m* 肺气虚弱，以咳嗽无力，气短而喘，动则尤甚，痰吐清稀，声音低弱，自汗，畏风，舌淡，脉弱等为常见症的症侯

肺气阴两虚症［feì qì yīn liǎng xū zhèng］Mangel an *Qi* und *Yin* von Lunge *m* 肺气虚弱，阴液亏损，以干咳无力，气短而喘，声低或音哑，五心烦热，脉细无力等为常见症的症候

肺气壅塞［fèi qì yōng sè］→肺气不宣［fèi qì bù xuān］

肺热［fèi rè］→热邪阻肺［rè xié zǔ fèi］

肺热肠燥症［fèi rè cháng zào zhèng］Syndrom von Lunge-Hitze und Darm-Trockenheit *n* 肺燥津亏，肠热腑实，以发热口渴，咳嗽气喘，大便秘结，腹胀满痛，舌红苔黄燥，脉沉实或弦数等为常见症的症候

肺热炽盛症［fèi rè chì shèng zhèng］Syndrom vom Überschwang der Lunge-Hitze *n* 火热炽盛，壅结于肺，以发热口渴，咳嗽，气粗而喘，或由胸痛、咽痛，鼻煽气灼，便秘尿黄，舌红苔黄，脉数等为常见症的症候

肺热喘咳［fèi rè chuǎn ké］Dyspnoe und Husten infolge der Lungenhitze

肺热咳嗽［fèi rè ké sòu］Husten infolge der Lungenhitze

肺热血瘀症［fèi rè xuè yū zhèng］Syndrom von Blutstase und Lungen-Hitze *n* 肺热炽盛，血瘀气滞，以发热口渴，咳嗽，痰中带血，或咯血色暗红，胸部刺痛，舌红苔黄，脉弦数等为常见症的症候

肺热叶焦［fèi rè yè jiāo］热邪侵犯肺叶而出现枯萎病变。有咳嗽、吐脓血痰、咯血等。verbrannte Lunge —— Pulmonalatrophie infolge von Verbrauch der Lungenflüssigkeit durch pathogene Hitze mit Husten, blutigem und purulentem Sputum und Hämoptyse als Symptomen

肺热阴虚症［feì rè yīn xū zhèng］Syndrom von der *Yin*-Defizit durch Lunge-Hitze *n* 肺热炽盛，阴液亏虚，以发热，口渴，咳嗽，痰少，气喘，便秘尿黄，舌红苔黄少津，脉数等为常见症的症候

肺肾两虚［fèi shèn liǎng xū］肺气虚、肾阳虚可见呼吸困难、气喘、气促、自汗、咳嗽多痰。肺肾阴虚可见于咳、气短、喉干、日晡潮热、腰痛、汗盗、遗精等。gleichzeitige Schwäche der Lunge und der Nieren —— Mangel an Lungen-*Qi* und Nieren-*Yang* verursacht Dyspnoe, Tachypnoe, Kurzatmigkeit, spontanen Schweißausbruch, Husten mit profusem Auswurf. Beim *Yin*-mangel der Lunge und der Nieren erscheinen trockner Husten, Kurzatmigkeit, trockne Kehle, Nachmittagsfieber, Lumbago, Nachtschweiß und Pollution.

肺肾气虚［fèi shèn qì xū］肺肾两脏气虚的病理变化。主要症状有喘促短气、自汗易汗、腰酸膝软、形寒肢冷，或咳嗽多痰等。Mangel an Lungen-und Nieren-*Qi* —— Ein durch Mangel an Lungen-und Nieren-*Qi* verursachter krankhafter Zustand mit Dyspnoe, Kurzatmigkeit, spontanem Schweißausbruch, Polyhidrose, Lendenschmerzen, Schwachen Beinen, kaltem Rumpf und kalten Gliedmaßen oder Husten mit profusem Sputum als Symptomen

肺肾同源［fèi shèn tóng yuán］Lunge und Niere aus derselben Quelle

肺肾同治［fèi shèn tóng zhì］对肺和肾同时进行治疗。常用于肺肾阴虚、肺肾气虚症。gleichzeitige Behandlung der Lunge und der Nieren —— Eine Therapie üblicherweise für *Yin*-Mangel und *Qi*-Mangel der Lunge und der Nieren

肺肾相生［fèi shèn xiāng shēng］肺属金，肾属水，二者是母子关系，故在生理和病理方面，肺与肾关系密切，可以互相影响。gegenseitige Föderung der Lunge und der Nieren- Die Lunge（entspricht Metall）und die Niere（entspricht- Wasser）stehen im Mutter-Kind-Verhältnis. Deshalbhängen die Lunge und die Niere sowohl physiologischals auch pathologisch eng zusammen und beeinflussen einander.

肺肾虚寒［fèi shèn xū hán］→金寒水冷［jīn hán shuǐ lěng］

肺肾阴虚［fèi shèn yīn xū］肺肾两脏阴液不足的病理变化。主要症状有干咳、短气、咽喉干燥、腰酸腿软、骨蒸潮热、遗精盗汗等。gleichzeitiger Mangel an *Yin*-

Flüssigkeit der Lunge und der Nieren-Mangel an *Yīn*-Essenz in der Lunge undin den Nieren der trockenen Husten, Kurzatmigkeit, trockene Kehle, schwache Beine, ziehende Muskelschmerzen in der Lendengegend, Nachmittagsfieber, Spermatorrhoe und Nachschweißbewirkt.

肺肾阴虚症［fèi shèn yīn xū zhèng］Syndrom von der *Yīn*-Defizit von Lungen und Nieren *n* 肺肾阴液亏虚，虚热内扰，以咳嗽痰少，或痰中带血，或干咳短气，咽干或声嘶，腰膝酸软，骨蒸潮热，盗汗消瘦，颧红，舌红少苔，脉细数等为常见症的症候

肺生皮毛［fèi shēng pí máo］von Lungen förderndes Haarwachstum in Haut und Körper *n*

肺失清肃［fèi shī qīng sù］常见肺病病机之一。可致咳嗽、气促、痰多、胸闷等症。Schwachung der Ausräumungs und Absenkungsfunktionder Lunge —— Eine der üblichen Pathogenesen der Lungenerkrankungen, die Husten, Dyspnoe, Sputum-übermaß und Brustbeklemmungen bewirkt

肺实［fèi shí］肺经邪实病变 Übermaßsyndrom der Lunge —— Ein krankhafter Zustand, der durch Invasion von überwältigendenpathogenen Faktoren in die Lunge verursacht ist.

肺实热［feì shí rè］Wärmeüberschuss in Lungen *m*

肺水［fèi shuǐ］五水之一。Ödem, in das die Lunge verwickelt wird —— einer von fünf Ödemtypen

肺司呼吸［fèi sī hū xī］Steuerung der Atmung von Lungen *f* 肺主呼吸运动，吸入自然界清气，呼出体内浊气，进行气体交换的功能

肺为华盖［fèi wéi huá gài］Lunge als Baldachin *f*, Herrschaft der Lungen *f* 肺在脏腑中居最高而有覆盖诸脏的功能

肺为娇脏［fèi wéi jiāo zàng］Lunge als zarte Eingeweide *f* 肺为清虚之体，不耐寒热，易受邪侵的特性

肺痿［fèi wěi］Lungen-Atrophie *f*

肺痿［fèi wěi］因肺阴损伤所致的一种慢性虚弱性疾患。而以咳嗽、吐白泡沫样痰、形体消瘦、精神萎靡、口唇干燥、脉象虚数等。Konsumptive Lungenkrankheit —— Ein krankhafter Zustand der Schwäche infolge der durch chronische konsumptive Krankheiten verursachten Schädigung von Lungen-*Yin* mit Husten, weißlichem schaumigem Sputum, Emaziation, Teilnahmslosigkeit, Trockenheit des Mundes und der Lippen sowie schwachem und schnellendem Puls als Symptomen.

肺系［fèi xì］①肺及其附属器，如鼻、咽喉、气管。②肺与喉咙相联系的部位。③喉道气管。Atmungssystem, Pulmonalsystem —— ①ein Sammelbegriff für die Lunge und ihre Anhangsef (z. B. Nase, Larynx und Trachea) ②die Verbindungsstelle zwischen der Lunge und dem Larynx ③Larynx und Trachea

肺系病机［fèi xì bìng jī］Pathogenese im Lungensystem *f* 肺脏系统阴阳失调的病变机制

肺痫［fèi xián］病症的一种，由肺虚受邪、伤及肝肾所致。发作时面色灰白、目睛惊颈项反折、手松开、张口吐舌、声如羊叫。Epilepsie infolge der Lungenscheäche —— Lungenschwäche beeinflusst und beeinträchtigt die Leber und die Nieren, was Epilepsie mit den Symptomen von bleicher Gesichtsfarbe, Aufwärtsstarre der Augen, Muskelzuckung, Opisthotonus, erschlafften Fäusten, offenem Mund mit heräushangender Zunge sowie meckernder Stimme verursacht.

肺消［fèi xiāo］→上消［shàng xiāo］

肺邪胁痛［fèi xié xié tòng］Durch Eingriff der Krankheitserreger in die Lunge verursachte Schmerzen im Hypochondrium

肺虚［fèi xū］包括肺阴虚和肺气虚。Mangelsyndrom der Lunge —— Hypofunktion der Lunge einschließlich Mangel an *Yin* und *Qi* in der Lunge

肺虚喘急［fèi xū chuǎn jí］包括肺阴虚或肺阳虚的呼吸急促。Tachypnoe durch Lungenmangel —— Tachypnoe, die durch Mangel an Lungen-*Yin* oder Lungen-*Yang* verursacht ist.

肺虚咳嗽［fèi xū ké sòu］多因肺阴不足所致。症见咳嗽少痰或痰中带血、形体消瘦、心烦失眠、午后潮热、面红颧赤等。Husten durch Mangel an Lungen-*Yin* —— Husten infolge von Mangel an Lungen-*Yin*, mit trockenem Hustenoder blutigem Sputum, Abmagerung, Unruhe, Schlafosigkeit, hektischem Fieber und geröteten Wangen als Symptomen

肺炎喘嗽［fèi yán chuǎn sòu］Lungenentzündung mit Atemnot und Husten *f*

肺阳［fèi yáng］Lungen-*Yang* *n* 肺之阳气，与肺阴相对。具有温煦、推动、振奋的作用

肺阳虚［fèi yáng xū］Lungen-*Yang*-Mangel *m* 肺气虚寒阳气亏虚，肺失温煦，虚寒内生而致宣肃功能减退的病理变化

肺阴［fèi yīn］滋润肺脏的阴液。Lungen-*Yin* —— Es bezieht sich auf die Essenz, die die Lunge ernährt und befeuchtet

肺阴虚［fèi yīn xū］肺阴亏损所致的燥热病症。症见干咳痰少、潮热、盗汗、两颧潮红、手足心热、咽干音哑、舌质红干、脉细数等。Mangel an Lungen-*Yin* —— Ein krankhafter Zustand der Trockenheit-Hitze durch Verbrauch von Lungen-*Yin* mit trockenem Husten, Nachmittagsfieber, Nachtschweiß, geröteten Wangen, heißen Handflachen und Fußsohlen, trockener Kehle und heiserer Stimme, roter und trockener Zunge, sowie schmalem und schnellen dem Pulsals Symptomen

肺痈［fèi yōng］Lungenabszeß *m*

肺俞［fèi shù］穴位。主治：支气管炎、哮喘、肺炎、肺结核、盗汗。*Feishu* (BL13) —— Akupunkturpunkt. Indikationen: Bronchitis Asthma, Lungenentzundung, Lungentuberkulose, Nachtschweiß

肺与大肠相表里［fèi yǔ dà cháng xiāng biǎo lǐ］Die Lunge und der Dickdarm sind innerlich-äußerlich miteinander verbunden.

肺燥［fèi zào］燥邪伤肺或肺阴虚伤津化燥的病变。Trockenheit der Lunge —— Ein krankhafter Zustand infolge der durch pathogene Trockenheit verursachten Schädigung der Lunge oder Beeinträchtigung von Körperflüsigkeit und Trockenheit-Tranmission

肺胀［fèi zhàng］肺气胀满或肺病。症见胸闷、咳嗽气喘、缺盆中痛。Lungendistension —— Ein durch Stauung von Lungen-*Qi* oder Tympanismus verursachtes Syndrom mit Brustbeklemmungen, Husten, Tachypnoe und Schmerzen in der Supraklavikulargrube als Symptomen

肺志悲［fèi zhì bēi］Kummer als Lungenemotion *f* 肺主精神情志之悲

肺主鼻［fèi zhǔ bí］Die Lunge ist verantwortlich für Nase. 肺司呼吸而调节鼻的通气和嗅觉功能

肺主行水［fèi zhǔ xíng shuǐ］Die Lunge hängt mit der Wasserbewegung zusammen. 肺气通过宣发与肃降而调节人体水液代谢的功能

肺主皮毛［fèi zhǔ pí máo］Die Lunge ist verantwortlich für Haare und Haut, d.h.die Lunge hängt mit dem Haarwuchs eng zusammen.

肺主气［fèi zhǔ qì］Die Lunge ist verantwortlich für Respiration. 肺主呼气之气和一身之气的功能

肺主声［fèi zhǔ shēng］Die Lunge beherrscht Stimme. 肺气鼓动声带而发声的功能

肺主肃降［fèi zhǔ sù jiàng］Die Lunge ist verantwortlcih für Reinigung und Abstieg von *Qi*. 肺气清肃与下降的功能，与肺主宣发相对，具有呼入清气，下属津液，清洁肺脏，下降气机的功能

肺主涕［fèi zhǔ tì］Die Lunge steuert nasalen Abfluss. 肺润泽鼻腔的涕液
肺主通调水道［fèi zhǔ tōng tiáo shuǐ dào］Die Lunge beherrscht Regulierung der Wasserführung. 肺气疏通、调节水液代谢通道的功能
肺主宣发［fèi zhǔ xuān fā］Die Lunge dominiert bei Dispersion und Aufstieg des *Qi*. 肺气宣通与布散的功能，与肺主肃降相对，其具有排出浊气，宣散胃气，敷布津液和气血的功能
肺主治节［fèi zhǔ zhì jié］Die Lunge bestimmt Kontrolle und Regulierung.
痱(疿)疮［fèi (fèi) chuāng］Hitzeausschlag *m*, Hitzepickel *m*, Hitzwaben *f*, Friesel *m*
痱子［fèi zi］→痱(疿)疮［fèi (fèi) chuāng］

FEN 分粉粪忿膹

fēn 分

分刺［fēn cì］古代九刺法之一。针刺肌肉间隙部位，以泻其邪气，用以治疗肌肉疼痛与肌萎无力等病症。Intermuskularnadelung —— Eine der neun Nadelungsarten für Behandlungen von Muskelschmerz und Muskelschwund durch intermuskeligen Nadelstich zur Beseitigung pathogener Faktoren in alten Zeiten
分筋(手法)［fēn jīn (shǒu fǎ)］推拿手法之一。能分离软组织粘连或解除筋结的一类手法。Verwachsungstrennung oder Spasmenentspannung —— Eine Manipulation von Massage zum Trennen der Weichteilanhangung oder zum Entspannen des Spasmusbestimmter Teile des Körpers
分利湿邪［fēn lì shī xié］Ausscheidung pathogener Feuchtigkeit *f*
分利水湿［fēn lì shuǐ shī］Förderung der Miktion und Entfernung der Feuchtigkeit
分娩［fēn miǎn］Gebären *n*, Geburt *f*, Partus *m*, Niederkunft *f*, Entbindung *f*, Kreißen *n*
分清泌浊［fēn qīng mì zhuó］trüben Anteil vom klaren trennen und eliminieren 小肠将饮食物进一步消化分解成清浊两部分：其清者，即水谷精微，为小肠所吸收，上输于脾，其浊者，即食物残渣和部分水液，则下注大肠，或渗入膀胱
分清泄浊［fēn qīng xiè zhuó］Das klare *Qi* steigt auf, das trübe ab.
分肉［fēn ròu］①Muskel *m* ②Fleischverwachsung am Knochen ③Grenze zwischen den Muskeln oder muskularen Schichten
分消上下［fēn xiāo shàng xià］jeweilige Übelvertreibung von oben und unten
分消走泄［fēn xiāo zǒu xiè］Eliminierung von Pathogenen durch Abführen und Diurese *f* 用具有清利小便、导泻大便作用的方药，使病邪从大小便两个途径消除的治法
分骨垫［fēn gǔ diàn］能使并列的双骨折分开的压垫。Knochen trennendes Polster —— Ein Druckpolster zur Seperation der Doppelfraktur von zwei parallelen Knochen

fěn 粉

粉刺［fěn cì］Akne *f*, Acne *f*
粉(酒)刺［fěn (jiǔ) cì］Akne *f*, Acne *f*
粉防己［fěn fáng jǐ］→防己［fang jǐ］
粉革解［fěn gé xiè］根茎入药。用于驱风利湿。Rhizoma Dioscoreae Hypoglaucae —— Verwendet wirgetrockneter Wurze-lstock von Dioscorea hypoglauca (Dioscoreaceae). Heilwirkung: Wind und Feuchtigkeitaus dem Körper austreiben, Antirheumatismus
粉瘤［fěn liú］→脂瘤［zhī liú］

fèn 粪忿膹

粪毒块［fèn dú kuài］Dermatitis uncinaria *f*
忿怒伤肝［fèn nù shāng gān］Leberschaden durch große Wut *m*
膹郁(菀)［fèn yù (wǎn)］Dyspnoe mit Völlegefühl und Beklemmungen in der Brust

FENG 丰风枫封疯锋蜂冯凤

fēng 丰风枫封疯锋蜂

丰隆［fēng lóng］穴位。主治：痰多、癫痫、精神分裂症等。*Fenglong* (ST40) —— Akupunkturpunkt: Indikationen: übermaßiger Auswurf, Epilepsie, Schizophrenie
风［fēng］Wind *m*
风［fēng］五邪或六淫之一，常与其他病邪结合而致病。风为阳邪，其性善行而数变，发病常具游走性及多变性特点。Wind —— Einer der funf oder sechs exogenenpathogenen Faktoren, der häufig mit anderen pathogenen Faktoren Krankheiten verursacht. Der Windist von Natur aus *Yang* und wechselhaft. Deswegen sind die durch Wind verursachten Symptome auch gewöhnlich wandernd und variabel.
风(易)伤阳位［fēng (yì) shāng yáng wèi］Der Wind neigt das *Yang* des Körpers anzugreifen. 风邪轻浮，具有向上向外之性，其致病易伤及人体头面、肌表和阳经
风池［fēng chí］旧穴位。主治：感冒、头痛、眩晕、眼疾、高血压、失眠等。*Fengchi* (GB20) —— Akupunkturpunkt. Indikationen: Erkältung, Kopfschmerz, Schwindel, Augenleiden, Hypertension und Insomnie
风赤疮痍［fēng chì chuāng yí］①vesikuläre Dermatitis des Augenlides ②Blepharitis ulcerosa
风搐［fēng chù］以手足动摇为主症的疾患。症见手足震颤，不能持物，不能行走．口开目张，扯动不已，夜卧发热、遍身燥痒，或见目眩、角弓反张。Tetanie —— Eine Störung, die durch unwillkürliche Bewegung der Glieder, Unfähigkeit der Gliedmßen, Gegenstände zu halten und zu gehen, anhaltendes Öffnen und Zucken des Mundes, Fieber in der Nacht, Pruritus des ganzen Körpers, Schwindel und Opisthotonus gekennzeichnet ist.
风丹［fēng dān］→隐(瘾)疹［yǐn (yǐn) zhěn］
风毒入络症［fēng dú rù luò zhèng］Eindringen des Wind——Toxins in die Meridiane *n* 风热邪毒窜入经络，以肢体迅速出现线条状麻木、疼痛、瘢点，或见出血表现等为常见症的症候
风毒症［fēng dú zhèng］Wind-Toxin-Syndrom *n* 风毒侵袭，以突然肌肤水肿、麻痒相兼，疼痛，或肢体抽搐，牙关紧闭，或头面、口鼻、两眼焮红肿痛，脉浮数等为常见症的症候
风耳［fēng ěr］耳中流出红色脓液。Otopyorrhoe *f*, rosa eiteriger Ausfluß aus dem Ohr
风痱［fēng fèi］Hemiplegie nach Apoplexie
风府［fēng fǔ］穴位。主治：精神病、中风等。*Fengfu* (GV16) —— Akupunkturpunkt. Indikationen: Psychose und Schlaganfall
风疳［fēng gān］Unterernährung vom Windtyp, durch Angriff pathogener Hitze auf den Lebermeridian verursachte Unterernährung
风关［fēng guān］食指第一节指纹，儿科诊断疾病用。Windpaß —— Hautlimen an der Zeigerfingerbeere, die zur Diagnose von Kinderkrankheiten dienen
风寒［fēng hán］①→风寒邪气［fēng hán xié qì］。②→风寒症［fēng hán zhèng］
风寒喘(急)［fēng hán chuǎn (jí)］感受风寒内郁于肺而致的喘急。症见呼吸气急，发热无汗。Tachypnoe

durch Befall pathogener Wind-Kälte —— Tachypnoe mit Fieber, Ischidrosis, die durch Befaffpathogenen Windes und pathogener Kälte sowie ihre Anstauung in der Lunge verursacht ist.

风寒耳聋［fēng hán ěr lóng］Taubheit durch pathogene Wind-Kälte

风寒感冒［fēng hán gǎn mào］感冒的一个症型。为感受风寒邪气而发病。症见发热、恶寒、头痛鼻塞、流清涕、口不渴、舌苔薄白等。Erkältung vom Wind-Kältetyp —— Eine Art Erkältung, die durch pathogenen Wind und pathogene Kälte verursacht ist und mit Fieber, Kältescheu, Kopfschmerz, Nasenverstopfung, wässerigem Nasenfluß, dünnemweißem Zungenbelag sowie Adipsie einhergeht

风寒湿(邪)［fēng hán shī (xié)］风、寒、湿 3 种病因交加的致病因素。Wind-Kälte-Feuchtigkeit —— Ein pathogener Faktor aus Wind, Kälte und Feuchtigkeit in Kombination

风寒湿痹［fēng hán shī bì］Arthralgie vom Wind-Kälte-Feuchtigkeitstyp, durch Wind, Kälte und Feuchtigkeit verursachte Arthralgie

风寒束表［fēng hán shù biǎo］Pathogene Wind-Kälte beherrscht die Körperoberfläche.

风寒束表症［fēng hán shù biǎo zhèng］Syndrom vom Körperoberflächenbefall durch pathogene Wind-Kälte *n* 又称"表寒症"。风寒束表，肺卫气郁，以恶寒重，发热轻，无汗，头痛，身体疼痛，鼻塞流清涕，咳嗽，舌淡红，苔薄白，脉浮紧等为常见症的症候

风寒束肺［fēng hán shù fèi］指风寒侵袭于肺的症候。症见恶寒、鼻塞、声重、喷嚏、流清涕、吐痰清稀、头痛、舌苔薄白、脉象浮等。Pathogene Wind-Kälte beherrscht die Lunge —— Ein Syndrom durch Angriff von Wind-Kältekrankheitserregern auf die Lunge mit Kältescheu, Nasenverstopfung, Heiserkeit, Niesen, profusem wässerigemNasenfluß, dünnem Sputum, Kopfschmerzen, dünnemweitßem Zungenbelag und oberflächlichem Puls als Symptomen

风寒外束喘［fēng hán wài shù chuǎn］→风寒喘(急)［fēng hán chuǎn (jí)］

风寒袭肺［fēng hán xí fèi］Die Wind-Kälte greift die Lunge an. 风寒邪气侵袭肺卫，而致肺气宣发功能失常的病理变化

风寒邪气［fēng hán xié qì］风与寒相结合的病邪。Wind-Kältenoxe, Wind-Kälte —— pathogener Faktor, der aus Wind und Kälte besteht

风寒胁痛［fēng hán xié tòng］症见寒热、胁肋疼痛、口苦、干呕、脉弦等。Schmerzen im Hypochondrium durch Wind-Kälte —— eine Störung mit Fieber, Frost, Schmerzen im Hypochondrium, bitterem Geschmack im Mund, Brechreiz, und straffem Puls als Symptomen

风寒眩晕［fēng hán xuàn yùn］包括风邪眩晕与寒邪眩晕两种。前者症见头痛额痛、骨节烦痛、身热多汗、上气喘逆、躁扰时眩；后者症见身热无汗、恶寒拘紧、头痛身痛、时时眩晕。Vertigo durch Befall pathogener Wind-Kälte —— EinSammelbegriff für Vertigo durch pathogenen Wind und Vertigo durch pathogene Kälte. Die erste ist gekennzeichnet durch Schmerzen in Kopf und Stirn, Gelenkschmerzen, Fieber, starkes Schwitzen, Dyspnoe, Schwindel bei Unruhen, die letzte aber durch Fieber ohne Schweiß, Kältescheu mit Begleiterscheinung von Muskelrigidität, Kopfschmerz, Pantalgie und häufigen Schwindel

风寒牙痛［fēng hán yá tòng］Zahnschmerz durch pathogene Wind-Kälte

风寒咽痹［fēng hán yān bì］akute Pharyngitis durch pathogene Wind-Kälte

风寒症［fēng hán zhèng］风寒病邪所致。症见恶寒重、发热轻、头痛、身痛、鼻塞、流涕、舌苔薄白、脉浮紧。Wind-Kältesyndrom —— durch pathogene Wind-Kälteverursachte Syn-drome mit den Symptomen wie heftigem Kältescheu, lei-chtem Fieber, Kopfschmerzen, Schmerzen im ganzen Körper, Nasenverstopfung mitwässerigem Sekret, dünnem, weißen Zungenbelag sowie oberflächlichem und straffem Puls

风化厥阴［fēng huà jué yīn］Das Wind-*Qi* paßt Jueyin an. 六气分阴阳，风气主厥阴

风火［fēng huǒ］①风火病邪交加的致病因素。②气功中火指神意，风指呼吸。①Wind-Feuer —— pathogener Faktor aus Vermischung von Wind und Feuer ②Im *Qigong*-Training bezieht sich Feuer auf geistige Aktivität, während Wind auf Atmung.

风火犯齿症［fēng huǒ fàn chǐ zhèng］Zähnebefall durch Wind-Feuer *m* 风火热毒侵犯牙齿，以患牙剧痛，齿龈红肿，张口不便，咀嚼痛甚，饮冷痛减，舌红苔薄黄，脉浮数等为常见症的症候

风火疬［fēng huǒ lì］Akute zervikale Lymphadenitis

风火内旋［fēng huǒ nèi xuán］Verwirbelung der Wind-Feuer nach innen *f*

风火热毒症［fēng huǒ rè dú zhèng］Syndrom von Wind-Ferer und Hitze-Toxin *n* 风火热毒壅滞肌肤，以肌肤生疮疖疔痈，红肿、疡麻、灼痛，化脓溃烂，或头面、口鼻、两目焮红肿痛，发热口渴，甚或神昏谵语，便秘尿黄，舌红绛，苔焦黄，脉红数等为常见症的症候

风火相煽［fēng huǒ xiāng shān］急性热病的极期。既见高热，又见惊厥，抽搐等的病理现象。Feuer und Wind fachen einander an —— Ein krankhafter Zustand mit hohem Fieber, Konvulsion und Zuckungals Symptomen im kritischen Stadium akuter Fieberkrankheiten

风火牙痛［fēng huǒ yá tòng］Zahnschmerz durch pathogenes Wind-Feuer

风火眼(痛)［fēng huǒ yǎn (tòng)］akute Bindehautentzündung *f*

风火眼(痛)［fēng huǒ yǎn tòng］akute Konjunktivitis

风家［fēng jiā］①jemand, der sich leicht erkältet ②Patient, der Erkältung hat ③Apoplektiker

风痉［fēng jìng］①由于感风寒湿邪所致。症见突然跌倒、身背强直、口噤不开，类似癫痫，反复发作。②→蓐风［rù fēng］①konvulsive Erkrankung vom Windtyp —— ein Syndromdurch Invasion von Wind, Kälte und Feuchtigkeit mitplötzlichem Fall, Steife des Körpers, Trismus und mitwiederkehrenden epileptoiden Anfällen als Symptomen

风厥［fēng jué］windbedingte *Qi*-Inversion *f*

风科［fēng kē］元十三科之一。古代医治风邪所致疾病的专科。Spezialfach der Windkrankheiten —— eine Branche der Medizin für Windkrankheiten in alten Zeiten und einesvon 13 medizinischen Spezialfächern in der *Yuan*-Dynastie

风疬［fēng lì］Skrofel durch pathogenen Wind

风痢［fēng lì］与感受风邪有关的一种痢疾。临床特点是：先泻后痢、肠鸣腹痛，或纯下鲜血并有里急后重感。Dysenterie vom Wind-Typ —— Dysenterie bezüglichpathogenen Windes mit Dysenterie nach Diarrhoe, zunehmendem Borborygmus und Abdominalschmerzoder Haematochezia und Tenesmus als Symptomen

风聋［fēng lóng］Taubheit durch pathogenen Wind

风轮［fēng lún］为五轮之一。系指黑睛，包括角膜、前房和虹膜。Wind-Ring —— einer von fünf Ringen, d.h. schwarzer Teil des Auges einschließlich Kornea, vorderer Augenkammer und Iris

风轮赤豆［fēng lún chì dòu］①phlyktänuläre Keratitis ②bulbäre Konjunktivalinjektion

风门［fēng mén］穴位。主治：感冒、咳嗽、哮喘等。*Fengmen* (BL12) —— Akupunkturpunkt. Indikationen:

Erkältung, Husten zu Wind und Asthma

风秘［fēng bì］风邪袭肺的便秘。可见于风热型感冒或中风。Obstipation durch pathogenetischen Wind —— Obstipation, die durch Angriff von pathogenem Wind aufdie Lunge hervorgerufen ist, tritt bei Erkältung vom Wind-Hitze Typ und Apoptexie auf.

风木之脏［fēng mù zhī zàng］Leber *f*, Eingeweide von Wind und Holz *n*

风疟［fēng nüè］夏季贪凉受风，又感疟邪。症见先寒后热、寒少热多、头痛烦躁等。Malaria vom Windtyp —— eine Komplikation bei Malaria durch Erkäaltung, die durch verözogertes Fieber nachleichtem Schüttelfrost, Kopfschmerz und Unruhegekennzeichnet ist

风起㖞偏［fēng qǐ wāi piān］系风中经络所致。眼颊及唇偏歪一侧，且有不自主颤动。视一为二，目赤流｝目，甚或半身不遂等。Gesichtsverzerrung infolge von pathogenem Wind, Hemiplegie facialis durch Schlaganfall —— Gesichtsverzerrung (inkl. Augen, Wange und Lippen) durch Angriff von pathogenem Wind auf die Meridiane mit Zittern, Metamorphopsie, geröteten Augen mit Tränenvergießenoder sogar Hemiplegie als Symptomen

风气［fēng qì］Wind-*Qi n*

风气内动［fēng qì nèi dòng］出现眩晕、抽搐、昏仆及口眼㖞斜、两目上视等神经系统症状。Windstörung im Innen, endogener Wind —— ein krankhafter Zustand des Nervensystems, der mit Vertigo, Konvulsion, Koma, Distorsion des Gesichts, und Aufwärtsschielen einhergeht

风牵出睑［fēng qiān chū jiǎn］→脾翻粘睑［bì fān zhān jiǎn］

风牵偏视［fēng qiān piān shì］paralytischer Strabismus

风牵㖞斜［(fēng qiān wāi xié］→风牵偏视［fēng qiān piān shì］

风热［fēng rè］Wind-Hitze *f* 六淫中风与热相合的病邪

风热(邪气)［fēng rè (xié qì)］风邪与热邪相交加丽成的致病因素。Wind-Hitzenoxe —— pathogener Faktor aus Vermischung von Wind und Hitze

风热(症)［fēng rè (zhèng)］风邪挟热所致。以发热重、恶寒轻，口微渴、舌边红、苔薄微黄、脉象浮数为特征。Wind-Hitze syndrom —— ein Syndrom durch Invasionvon pathogenem Wind und pathogener Hitze mit hohem Fieber, leichtem Schüttelfrost, Durst, rotem Zungenrand, dünnem gelblichem Zungenbelag und oberflächlichem schnellendem Puls als Symptomen

风热［fēng rè］①→风热(邪气)［fēng rè (xié qì)］②→风热(症)［fēng rè (zhèng)］

风热疮［fēng rè chuāng］Pityriasis rosea,

风热耳聋［fēng rè ěr lóng］Taubheit durch pathogene Wind-Hitze

风热犯肺［fēng rè fàn fèi］Lungen-Invasion durch Wind-Hitze *f* 风热邪气侵袭肺卫，而致肺气宣降失常的病理变化

风热犯肺症［fēng rè fàn fèi zhèng］Lungen-Invasion durch Wind-Hitze *f* 风热侵袭肺卫，以发热，微恶风寒，或身痛，咽痛，咳嗽，气喘，舌尖红，苔薄黄，脉浮数等为常见症的症候

风热犯目症［fēng rè fàn mù zhèng］Augebefall durch Wind-Hitze *m* 又称“风火攻目”症。风热之邪上犯于目，以发热恶风，双目红赤疼痛，眵多，流泪，脉浮数等为常见症的症候

风热犯头症［fēng rè fàn tóu zhèng］Kopf-Invasion durch Wind-Hitze *f* 风热之邪侵犯头部，以头痛而胀，面目赤红，发热或恶风，口渴，舌尖边红，苔黄，脉浮数等为常见症的症候

风热喉痹［fēng rè hóu bì］akute Pharyngitis durch pathogene Wind-Hitze

风热惊悸［fēng rè jīng jì］infantile Reizbarkeit infolge pathogener Wind-Hitze

风热咳嗽［fēng rè ké sòu］Husten durch pathogene Wind-Hitze

风热侵(咽)喉症［fēng rè qīn (yān) hóu zhèng］Kehle-Invasion durch Wind-Hitze *f* 风热之邪侵袭咽喉，以咽喉红肿疼痛，或喉核充血肿大，或声音不利、声嘶，发热微恶风寒，口微渴，苔薄黄，脉浮数等为常见症的症候

风热头痛［fēng rè tóu tòng］症见头部胀痛、恶风、发热，或鼻塞流涕，或齿痛，或目赤面红、口渴喜饮、便秘溺赤，舌苔薄黄、脉浮数。Kopfschmerz durch pathogene Wind-Hitze —— ein Syndrom mit Spannungsschmerz im Kopf, Windscheu, Fieber, Nasenverstopfung oder laufender Nase, Zahnschmerz, Konjunktivalinjektion, gerötetem Gesicht, Durst, Obstipation, dunklem Urin, dünnem gelblichem Zungenbelag sowie oberflächlichem und schnellendem Puls als Symptomen

风热袭表症［fēng rè xí biǎo zhèng］Oberflächenbefall von Wind-Hitze *m* 又称“表热症”。风热侵袭肌表，以发热，微恶寒，汗出，口微渴，舌尖红，苔薄黄，脉浮数，或皮肤红肿灼痒等为常见症的症候

风热眩晕［fēng rè xuàn yūn］因风热上壅所致。症见头前昏眩，甚至旋晕欲倒、胸中不舒、呕吐等。Schwindel durch pathogene Wind-Hitze —— ein Typ von Schwindel durch Aufsteigen pathogenen Windesund pathogener Hitze mit Schwindel oder sogar Ohnmacht, Brustbeklemmungen und Erbrechen als Symptomen

风热牙疳［fēng rè yá gān］ulzerative Gingivitis wegen der Wind-Hitze

风热牙痛［fēng rè yá tòng］Zahnschmerz infolge der Wind-Hitze

风热咽痹［fēng rè yān bì］akute Pharyngitis durch pathogene Wind-Hitze

风热眼［fēng rè yǎn］→风火眼(痛)［fēng rè yǎn (tòng)］

风热腰痛［fēng rè yāo tòng］Lumbago durch pathogene Wind-Hitze

风热阻络症［fēng rè zǔ luò zhèng］Meridianblock durch feuchte Hitze *f* 风热之邪中于经络，以患处麻木、灼热、瘙痒、色赤等为常见症的症候

风瘙痒［fēng sāo yǎng］Pruritus cutaneus *m*, Hautjucken *n*

风痧［fēng shā］→风疹［fēng zhěn］

风善行数变［fēng shàn xíng shù biàn］mobile veränderbare Wind-Noxe *f* 风邪致病，有病位游移不定，发病迅速，变幻无常的特点

风胜则动［fēng shèng zé dòng］内风胜引起非意识运动。如眩晕、头晕、抽风、震颤等。Dominanz pathogenen Windes kann den Körper stören, vorherrschender endogener Wind verursacht unwilfkürliche Bewegungen wie Schwindel, Konwisionen, Tremor und Spasmen

风湿［fēng shī］Wind-Feuchtigkeit *f* 六淫中风与湿相合的病邪

风湿［fēng shī］①→风湿(邪气)［fēng shī (xié qì)］②→风湿(症)［fēng shī (zhèng)］

风湿(邪气)［fēng shī (xié qì)］风邪与湿邪交加的致病因素。pathogene Wind-Feuchtigkeit —— pathogener Faktor aus Vermischung von Wind und Feuchtigkeit

风湿(症)［fēng shī (zhèng)］因感受风湿病邪，有关节肌肉骨骼疼痛，屈伸不利等症状的病症。Syndrom von Wind-Feuchtigkeit, Rheumatismus —— eine Krankheit durch Angriff pathogener Wind-Feuchtigkeit mit Schmerzen und beschränkter Bewegung von Gelenken, Muskeln und Knochen als Symptomen

风湿头痛［fēng shī tóu tòng］Kopfschmerz durch pathogene Wind-Feuchtigkeit

风湿相搏［fēng shī xiāng bó］风邪与湿邪相互结合为患，常致肌肉、关节疼痛等。Invasion von pathogenem Wind und pathogener Feuchtigkeit in Konbination —— ein pathogener Faktor, deroft Myalgie und Arthralgie verursacht

风湿腰痛［fēng shī yāo tòng］多因卧湿受风，或肾虚风湿乘袭，留滞经络所致。症见腰背拘急、痠重疼痛、活动不利，或发热恶风，或浮肿、脉浮涩等。Lumbago durch Befall von Wind-Kälte —— eine gewöhnlich durch Aussetzung in Wind Während des Schlafs in Nässe oder durch Angriff von pathogener Wind-Feuchtigkeit auf einen Patienten mit Mangel an Nieren-*Qi* verursachte Störung mit Symptomen wie Krämpfen, Schweregefühl und Schmerz in der Lumbalgegend, Bewegungseinschränkung, oder Fieber, Windscheu, Ödem sowie oberflächlichem, schwachem, fadenförmigem und ungleichmäßigem Puls

风市［fēng shì］穴位。主治：下肢瘫痪、下肢外侧麻木、荨麻疹等。*Fengshi*（GB31）—— Akupunkturpunkt. Indikationen: Lähmung von unteren Extremitaten, außenseitige Taubheit der unteren Extremitäten, Urtikaria

风熟乳蛾［fēng shú rǔ é］akute Tonsillitis wegen pathogener Wind-Hitze

风水［fēng shuǐ］水肿之一。多由风邪侵袭。主要表现为发病急骤、关节疼痛、发热怕风、浮肿（以头面部较甚）、脉浮 等。Wind-Ödem, durch Wind verursachtes Ödem —— ein Typ der Schwellung durch Eindringen pathogenen Windes, der mit plötzlichem Anfall, Schmerzen der Gelenken von Gliedmaßen, Fieber, Windscheu, oberflächlichem Puls und besonders mit Schwellung von Gesicht und Kopf einhergeht

风嗽［fēng sòu］→（伤）风（咳）嗽［（shāng）fēng（ké）sòu］

风痰［fēng tán］Schleimsyndrom durch Wind

风痰痓［fēng tán chì］痓病的一种。因风痰壅滞经络所致。症见口眼涡游、手足振摇或搐搦，甚者神昏不醒。Wind-Schleimkrampf —— eine Art des Krampfes durch Akkumulation von Wind-Schleim in den Meridianen und Kollateralen mit Verzerrung des Gesichtes, Tremor oder Spasmus der Gliedmaßen und sogar Koma als Symptomen

风痰头痛［fēng tán tóu tòng］风痰所致的头痛。症见头痛、眩晕、目闭不欲开、懒言、身重体倦、胸闷恶心，或两颊青黄，或吐痰涎。Kopfschmerz infolge von Wind-Schleim —— eine Art vom Kopfschmerz, die mit Schwindel, Schläfrigkeit, Mattigkeit, Schweregefühl des Körpers, Brustbeklemmung, Übelkeit und gelegentlich auch mit grünlichgelblichen Wangen sowie schleimigem Sputum einhergeht

风团［fēng tuán］Windpocken *f* 又称"荨麻疹"。发生于皮肤表面的斑丘状疹子，瘙痒，大小不一，常堆累成团块，融连成片，骤然发生，或迅速消退而不留痕迹

风团［fēng tuán］→隐（瘾）疹［yǐn（yǐn）zhěn］

风温［fēng wēn］Wind-Wärme *f*

风温［fēng wēn］①→风温（邪气）［fēng wēn（xié qì）］②→风温（症）［fēng shī（zhèng）］

风温（邪气）［fēng shī（xié qì）］风邪与温邪交加的致病因素。Wind-Wärmenoxe —— eine komplexe Krankheitsursache aus pathogenem Wind und pathogener Wärme

风温［症］［fēng shī（zhèng）］一般指冬春两季因感受风温病邪而发生的一类急性热病。其临床特点为：初期有发热、恶寒、口渴、自汗、咳嗽、头痛等症状。在病变过程中易出现神志昏迷及皮肤发斑等症。Wind-Wärmesyndrom —— durch Wind-Wärmenoxe im Winter und Frühling hervorgerufene akute Fieberkomplexe mit Symptomen von Fieber, Kältescheu, Durst, spontanem Schweißausbruch, Husten und Kopfschmerzen im Anfangsstadium, sowie Bewußtlosigkeit und Hauteruptionen im anschließenden Krankheitsverlauf

风温痉［fēng wēn jìng］风温病症中出现的痉症。Konvulsion durch Wind-Wärme-Konvulsion, die im Wind-Wärme syndrom erscheint

风痫［fēng xián］①急性小儿惊厥。②痫症的一种。发作时项强直视、不省人事、牙关紧闭。①akute infantile Konvulsion ②Epilepsie vom Windtypepileptischer Anfall mit steifem Nacken, Fixationder Augen, Bewußtlosigkeit und Trismus

风消［fēng xiāo］因情志郁闷，心神耗散，而见发热、肌肉日渐消瘦。男子可兼见亡血、失精，妇女兼见经闭、血溢。psychogene Abmagerung —— Fieber und Abmagerungwegen der geistigen Depression oder Unruhe mit Anämie und Emission bei Männern und Menostase und Menorrhagie bei Frauen

风邪［fēng xié］Wind-Noxe *f* 六淫中具有轻扬开泄、善动不居、向上向外特性的邪气

风邪眩晕［fēng xié xuàn yūn］→风寒眩晕［fēng hán xuàn yūn］

风泻［fēng xiè］感受风邪而引起的泄泻。恶风自汗、头痛发热、脉浮。Diarrhoe durch pathogenen Wind —— wässerige Diarrhoe durch Wind mit Abneigung gegen Wind. spontanem Schwitzen, Kopfschmerz, Fieber und oberflächlichem Puls als Symptomen

风心痛［fēng xīn tòng］风冷邪气乘虚内干所致。症见心痛而肋下鸣转、喉中妨食不消、胸满、短气、吐涎等。epigastrische Schmerzen infolge der Wind-Kälte —— ein Typ der epigastrischen Schmerzen mit Begleiterscheinungen von Borborygmus, Völlegefuhl, Atemnot, Indigestion sowie Salivation

风癣［fēng xuǎn］Tinea corporis *f*, Ringflechte *f*

风眩［fēng xuàn］Schwindel durch pathogenen Wind

风眼［fēng yǎn］以风症为主的眼病。Wind-Auge-Augenleiden mit Wind-Symptomen

风懿（癔）［fēng yì（yì）］中风症候之一。可突然昏倒，不能言语、喉中有阻塞感和痰鸣声。Wind-Schlag, apoplektische Krankheit —— ein Typ vom Schlaganfall, der hauptsächlich mit plötzlichem Fall, Sprachverlust, Kloßgefühl im Hals und Röchelneinhergeht

风瘾［fēng yǐn］Rubeola *f*, Röteln *f*, Urtikaria *f*

风瘾疹［fēng yǐn zhěn］Urtikaria *f*, Nesselausschlag *m*, Nesselfieber *n*, Nessel-Brand *m*

风燥［fēng zào］①风燥相结合的病邪。②→风燥（症）［fēng zào（zhèng）］①Wind-Trockenheit —— eine Kombination vonpathogenem Wind und pathogener Trockenheit

风燥（症）［fēng zào（zhèng）］秋季感受风邪与燥邪。症见发热、恶寒无汗、咽干唇燥等。Wind-Trockenheitssyndrom —— ein durch Invasion vonpathogenem Wind und pathogener Trockenheit im Herbst verursachtes Syndrom, das durch Fieber, Aversion gegen Kälte, Anhidrosis sowie trockene Kehle und Lippengekennzeichnet ist

风疹［fēng zhěn］Rubella *f*, Röteln *pl*, deutsche Masern

风中血脉［fēng zhōng xuè mài］Windangriff an Blutgefäße *m*

风疰牙痛［fēng zhù yá tòng］Schmerzen der Zahnfäule wegen der Invasionpathogenen Windes

风（行）痹［fēng（xíng）bì］以风邪为主的关节肿痛游走不定的痹症。Wandernde Gelenkschmerzen, Wind-Arthralgietheumatische Arthritis, die hauptsächlich durch pathogenen Wind verursacht und durch Schwellung undwandernde Schmerzen der Gelenke der Gliedmaßengekennzeichnet ist.

风寒咳嗽［fēng hán ké sòu］Husten durch pathogene Wind-Kälte

风寒头痛［fēng hán tóu tòng］外感风寒而引起的头痛、联及项背、恶风寒、骨节痠痛、流清鼻涕、舌苔薄白、脉浮等。Kopfschmerzen durch Wind-Kälte —— Kopfschmerzendurchäußere Wind-Kälte, die bis in den Nacken und Rücken ausstrahlen und mit Kälte-und Windscheu, Empfindlichkeit und Schmerzen in den Gelenken, wässerigem Nasenfluß, dünnem und weißem Zungenbelagsowie oberflächlichem Puls einhergeht

风疽［fēng jū］chronisches Ekzem

风热感冒［fēng rè gǎn mào］为感受风热邪气而发病。症见发热头痛、自汗、微恶风寒、咽喉疼痛、口渴、舌边尖红、苔薄白或微黄等。allgemeine Erkältung vom Wind-Hitze-Typ —— allgemeine Erkältung durch pathogene Wind-Hitze mit Fieber, Kopfschmerzen, spontanem Schweißausbruch, leichtem Schüttelfrost, Halsschmerzen, Durst, Rötungder Spitze und des Randes der Zunge, weißlichem oder gelblichem dünnem Zungenbelag als Symptomen

风痰眩晕(运)［fēng tán xuàn yùn (yùn)］风痰塞阻所致的眩晕。症见头晕头痛、两目昏花、肩背拘急、身重多睡、胸闷心悸、呕吐痰涎等。Schwindel infolge von Wind-Schleim —— ein Typ vom Schwindel durch Obstruktion von Wind-Schleim mit Schwindel, Kopfschmerzen, verschwonnenem Sehvermögen, Muskelkrampf der Schulter und des Rückens, Schweregefühl des Körpers, Schläfrigkeit, Brustbeklemmung, Palpitation, Erbrechen sowie schleimigem Sputum als Symptomen

风弦赤烂［fēng xián chì làn］→眼弦(缘)赤烂［yǎn xián (yuán) chì làn］

风引㖞斜［fēng yǐn wāi xié］→风起㖞偏［fēng qǐ wāi piān］

枫香脂［fēng xiāng zhī］香树脂入药。用于活血生肌、止痛、解毒。Harz des *Taiwan* —— Amberbaums, Resina Liquidambaris Verwendet wird getrockneter Harz aus Liquidambar taiwaniana (Hamamelidaceae). Heilwirkung: Blutkreislauf anregend, Gewebsregeneration fördernd, Schmerz stillend und entgiftend

封藏失职［fēng cáng shī zhí］肾有贮藏精气的功能，主二便。如肾气不固，出现遗精早泄、小便失禁、夜尿烦多、黎明前泄泻等症。Störung der Essenzspeicherung —— Nieren sind fähig, Essen zu speichern und Urinieren und Defäkation zukontrollieren Sonst treten Spermatorrhoe, Prospermie, Urininkontinenz, Polyurin in der Nacht und Durchfallvor dem Anbruch des Tages auf

封髓丹［fēng suǐ dān］成分：砂仁，黄柏、甘草。主治：肾火妄动而致梦遗失精。*Fengsui Dan*, Pille fur Verschließen der Essenz —— Indikation: Nachtpollution infolge der Hyperfunktion des Nieren-Feuers.

疯犬咬伤［fēng quǎn yǎo shāng］Biß des tollen Hundes

锋针［fēng zhēn］古代九针之一。针尖锋利，三面有刃，针长1寸6分，今称三棱针。多用于刺络、散刺、排刺，使少量出血。治疗痈肿、急性热病、急性胃肠炎等。Dreikantige Scharfnadel —— eine der 9 Nadelsorten inalten Zeiten mit scharfer Spitze und drei scharfen Kanten. Die Länge der Nadel beträgt 1.6 Cun. Die Nadel verwendet man zum Aderlaßbei Behandlungen von Karbunkel, akuten Fieberkrankheiten und akuter Gastroenteritis. Die Nadel war der Vorläufer der modernendreikantigen Nadel.

蜂房［fēng fáng］蜂巢入药。用于祛风、攻毒。Bienenwabe, Nidus Vespae —— besonders die Wabe von Polistes olivaceous und P.japonicus (Vespidae).Heilwirkung: Wind austreibend und Gift bekämpfend

蜂蜡［fēng là］蜡质入药。用于收涩、生肌、止痛。Bienenwachs, Cera Flava —— Verwendet wird Bienenwachs der Apis cerana oder A. mellifera (Apidae). Heilwirkung: Zusammenziehend, Gewebsregeneration fördernd und schmerzstillend

蜂瘘［fēng lòu］perforierte Halslymphknotentuberkulose

蜂蜜［fēng mì］用于滋养补中、润肺滑肠、解毒。Honig *m* —— Heilwirkung: den Magen und die Milzernährend, die Lunge befeuchtend, den Darmschmierend und entgiftend

蜂螫伤［fēng shì shāng］Bienenstich *m*

féng 冯

冯楚瞻［féng chǔ zhān］→冯兆张［féng zhào zhāng］

冯兆张［féng zhào zhāng］清代医学家。长于儿科。编有《冯氏锦囊秘录》(1702)。*Feng Zhao zhang* —— Er war ein Arzt der *Qing*-Dynastie im 17. Jahrhundert, Experte für Kinder- heilkunde und Verfasser von "Feng's Geheimaufzeichnung der Weisen Ratschläge" (1702).

fèng 凤

凤凰衣［fèng huáng yī］卵膜入药。用于润肺、止咳。Membrana Follicularis Ovi, Follikelhaut der Hühnereier —— Heilwirkung: Lungen befeuchtend und Husten stillend

凤尾草［fèng wěi cǎo］全茎入药。用于清热利湿、凉血解毒。Herba Pteridis Multifidae —— Verwendet wird getrocknetes ganzes Kraut von Pteris multifida (Pteridaceae). Heilwirkung: Hitze beseitigend, Feuchligkeit ausscheidend, Hitze aus dem Blut austreibend und entgiftend

FO 佛

fó 佛

佛甲草［fó jiǎ cǎo］全草入药。用于清热、解毒、消肿、止血。Herba Sedi Linearis —— Verwendet wird getrocknetes ganzes Kraut vom Sedum Lineare (Crassulaceae). Heilwirkung: Hitze beseitigend, entgiftend, Schwellung lindernd und Blutung stillend

佛手［fó shǒu］果入药。用于行气止痛、健胃化痰。Buddhashand, Finger-Zitronatzitrone, Fructus Citri Sarcodactylis —— Verwendet wird getrocknete Frucht von Citrus medica sarcodactylis (Rutaceae). Heilwirkung: *Qi*-Strom aktivierend, Schmerz stillend, den Magen stärkend und Schleim lösend

FU 肤跗敷伏服芙扶茯浮福㕮府俯釜辅腑腐妇附复傅腹蝮覆

fū 肤跗敷

肤胀(肿)［fū zhàng (zhǒng)］寒气留滞在皮肤内而出现肿胀。其特点是：腹胀，叩之中空不实，全身浮肿，按之凹陷。allgemeines Ödem, Anasarka-Ödem infolge der Retention pathogener Kälte in der Haut, das durch Bauchblähung und Generalödem mit Dellen beim Druckgekennzeichnet ist

跗［fū］Fußrucken, n, Spann *m*, Fußrist *m*

跗骨伤［fū gǔ shāng］Fraktur des Fußwurzelknochens

跗阳［fū yáng］穴位。主治：头痛、腰骶痛、踝关节炎等。*Fuyang* (BL59) —— Akupunkturpunkt. Indikationen: Kopfschmerz, Lumbosakralschmerz, Arthritis des Fußknöchelgelenks

跗(趺)阳脉［fū (fū) yáng mài］属足阳明胃经脉。主要用于候脾胃。*Fuyang*-Puls, der Puls vom Anteriortibialis —— der Puls, der auf dem Fußücken (dem Anteriortibialis) befühjbar ist und zum Magenmeridian von Fuß-*Yangming* gehört und zur Diagnose von Störungen der Milz und des Mangens dient.

敷肿［fū zhǒng］Odem des Fußrückens

敷贴疗法［fū tiē liáo fǎ］Pflastertherapie *f* 将药物调成糊状，敷于体表特定部位，以治疗头痛、呕吐、自汗盗汗、脱肛、眩晕、面瘫、风湿痹病、疮疡癣疹、扭挫伤、口腔糜烂、烫伤等的方法

敷贴法［fū tiē fǎ］Umschlagsmethode *f*

敷药(法)［fū yào (fǎ)］把新鲜植物药捣烂成泥(或用于药物研成粉末，加酒，或蜜，或醋等调成糊状)，敷在体表病变

部位。常用于治疗外伤后局部肿痛。Auflage der Paste- Frische Heilkräuter oder trockene Medikamente werden zerkleinert, und dann mit Wein, Honig oder Essig zur Paste gemacht, die ankrankhafte Stelle des Körpers zu Behandlungen örtlichertraumatischer Schwellung oder oberflächlicher Infektionim Früstadium bzw. zu anderen therapeutischen Zweckenäußerlich aufgetragen wird.

fú 伏服芙扶茯浮福

伏［fú］Abdecken und Verschwitzen

伏冲［fú chōng］冲脉循行进入脊椎骨内的部分。tief gelegener Teil des *Chong*-Meridians —— der Abstand des *Chong*-Meridians im Rückgrat

伏虫病［fú chóng bìng］parasitische Krankheiten einschließlich Hakenwurmverseuchung

伏瘕［fú jiǎ］古病名。主要症状为：腹部有时出现包块，但又可自行消散，伴腹痛、便秘等。Masse im Dickdarm —— ein alter Name für die Krankheit mit Masse im Unterbauch, die manchmal von selbst verschwinden kann, und auch mit Bauchschmerzen und Obstipation als Symptomen

伏梁［fú liáng］即心积。五积之一。Masse im oberen oder unteren Abdomen, Masse in der Herzgrube —— kardiale Masse, eine der fünf Arten der Akkumulation im Abdomen

伏龙肝［fú lóng gān］Fulonggan, Terra Flava Usta *f*

伏脉［fú mài］脉来隐伏，重按着骨始得，较沉脉部位更深。可见于厥症、剧痛及邪气内闭病症。tiefsitzender Puls —— Im Vergleich zu "tiefem Puls" befindet sich der Puls noch tieferer, der nur bei starkem Drücken bis an den Knochen fühlbar und in Fällen von Synkopen, stärksten Schmerzen und von Verschließenpathogener Faktoren im Körper gesehen ist.

伏气［fú qì］Inkubationsnoxe *f* iatente Krankheitserreger

伏气温病［fú qì wēn bìng］感受时气温邪后潜伏于里，待时而发的一类温病。其特点是初起便见里热症候。nach der Latenzzeit auftretende epidemische febrile Krankheiten —— Anfall von Fieberkrankheiten durch pathogene Wärme nach der Latenzzeit mit Symptomen innerer Hitze im Anfangsstadium

伏热［fú rè］latente Hitze

伏热在里［fú rè zài lǐ］热邪伏于体内，表现心烦、口渴、口臭、尿赤、便秘、舌质红、苔黄等。latente Hitze im Inneren —— eine Störung durchlatente Hitze im Körper mit Dysphorie, Durst, stinkigem Atemgeruch, dunklem Urin, Obstipation, roter Zunge mit gelbem Belag als Symptomen

伏暑［fú shǔ］latente Sommerhitze *f*

伏暑［fú shǔ］夏受邪，留伏体内，秋后发作的病症。Im Herbst auftretende Sommerhitze —— eine im Herbstauftretende latente febrile Krankheit durch Sommerhitze

伏兔［fú tù］①伸腿时，股部前面肌肉的最高隆起部。因其状如伏兔而得名。②穴位。主治：下肢瘫痪、半身不遂等。①Musculus rectus femoris —— Beim Ausstrecken der Beine sieht der am größten vorstehender Teil des Muskels am vorderen Seite des Schenkels wie ein auf dem Bauch liegender Hase aus, daher der Name "Futu". ②*Futu* (ST32) —— Akupunkturpunkt. Indikationen: Paralyse der unteren Extremitäten, Hemiplegie

伏邪［fú xié］latenter Erreger *m* 在温病学中，与新感相对。感邪之后，逾时而发的发病类型

伏邪［fú xié］→伏气［fú qì］

伏邪自发［fú xié zì fā］spontaner Angriff von latenten Erregern *m*

伏宿痰［fú sù tán］痰停积在体内较久的痰饮。latenter Schleim —— langfristige Stagnation von Schleim und übermäßigen Flüssigkeiten im Körper

伏饮［fú yǐn］其临床特征是：腰酸背痛、胸肋胀满、咳嗽、呕吐，伴见恶寒、发热，且具有反复发作性。wiederkehrendes Flüssigkeitsretentionssyndrom —— eine Erkrankung mitrückfälligen Symptomen von Rückenschmerzen, Völlegefühl und Ausdehnung in der Brustund im Hypochondrium, Husten, Erbrechen, Fieber und Schuttelfrost

服食［fú shí］Einnahme von Medikamenten *f*

服药食忌［fú yào shí jì］Tabu für Medikamente —— Einnahme *n* 服用中药期间，根据病情的药性，忌食生冷、辛辣、油腻、腥膻、刺激等食物

芙蓉叶［fú róng yè］叶入药。用于清肺凉血、消炎解毒、消肿排脓。Hibiskusblätter, Folium Hibisci —— Verwendet werden getrocknete Blätter von Hibiscus mutabilis (Malvaceae). Heilwirkung: Hitze aus der Lunge und dem Blut austreibend, entgiftend, Schwellung lindernd, Eiter dränierend und Entzündung hemmend

扶弱［fú ruò］Schwächeunterstützung *f*

扶(助)阳［fú (zhù) yáng］用温阳药物扶助阳气，使阳气不虚的方法。*Yang-Qi* kräftigen —— eine Therapie zur Stärkung von*Yang-Qi* mit wärmenden Arzneien

扶突［fú tū］穴位。主治：咽喉痛、声音嘶哑、吞咽困难等。Futu (LI18) —— Akupunkturpunkt. Indikationen: Halsschmerz, Heiserkeit und Dysphagie

扶阳化浊［fú yáng huà zhuó］*Yang-Qi* stärken, um Feuchtigkeit auszuscheiden

扶阳退阴［fú yáng tuì yīn］*Yang-Qi* stärken, um *Yin*-Noxe zu vertreiben

扶正［fú zhèng］Stärkung der Abwehrkraft des Körpers

扶正固本［fú zhèng gù běn］扶助患者正气，或恢复人体正常功能，以固根本。Abwehrkraft des Patienten stärken oder normale Körperfunktionen wiederherstellen, um seine Konstitutionzu konsolidieren

扶正解表［fú zhèng jiě biǎo］Stärkung der Abwehrkraft und Förderung der Diaphorese

扶正祛邪［fú zhèng qū xié］Abwehrkraft des Körpers stärken, um Noxen auszutreiben

茯苓［fú líng］菌核入药。用于利水渗湿、健脾、宁心安神。Fuling, Pachyma —— cocos Verwendet wird getrocknetes Sclerotium des Pilzes, Poria cocos (Polyporaceae).Heilwirkung: Wassermetabolismus fördern oder diuretisch Feuchtigkeit ausscheiden, Milz stärken, beruhigen

茯苓皮［fú líng pí］外皮入药。用于利水消肿。Fulingsschale, Schale vom Pachyma —— Verwendet wirdäußere Schicht von Poria cocos (Polyporaceae). Heilwirkung: harntreibend undÖdem beseitigend

茯神［fú shén］抱有松根的菌核入药。用于健脾、宁心安神。Poria cum Ligno Hospite —— Verwendet wird Sclerotium des Pilzes, Poria cocos (Polyporaceae) mit seiner Wirtspflanze. Heilwirkung: Milz stärkend und beruhigend

浮白［fú bái］穴位。主治：耳鸣、耳聋、头痛等。Fubai (GBIO) —— Akupunkturpunkt. Indikationen: Ohrensausen, Taubheit, Kopfschmerz

浮刺［fú cì］十二刺法之一。用于治疗由寒邪所致的肌肉痉挛。从患处的侧旁进行浅刺。oberflächliche Nadelung —— eine der 12 Nadelungsmethoden des oberfiächlichen Nadetstichs abseits deserkrankten Körperteils zur Behandlung der Muskelspasmen infolge von Kälte

浮海石［fú hǎi shí］骨骼入药。用于清肺化痰、软坚散结。Os Costaziae —— Verwendet wird getrockneterKnochen von Costazia aculeata (Poripidae). Heitwirkung: Hitze aus der Lunge austreibend, Schleim Josend, Masse erweichend und zerteilend

浮络［fú luò］位于浅表皮肤的络脉。临床往往可根据某些浮络色泽和形态的改变来诊断病症。如脉色青，则寒且痛；赤则有热等。亦可取浮络点刺放血，治疗某些外感

热症。Kollateralen an der Körperoberfläche —— Aufgrund vonVeränderungen der Hautfarbe und des Hautzustandesinder Gegend der Kollateralen kann man eine bestimmte Krankheit diagnostizieren, z.B. Blässe weist auf Schmerzund pathogene Kälte hin, Rot auf pathogene Hitze.Durch Aderlaß an bestimmten oberflächlichen Kollateralen führtes zur Linderung exogener Fieberkrankheiten.

浮脉［fú mài］脉来轻取即得，重取稍弱。主病在表。oberflächlicher Puls —— ein Puls, der bei leichter Berührung fühlbar ist und bei starkem Drücken verschwindet und gewöhnlichäußeres Syndrom anzeigt

浮萍［fú píng］全草入药。用于发汗、透疹、祛风、利湿。Herba Spirodelae —— Verwendet wird getrocknetesganzes Kraut der Spirodela polyrrhiza (Lemnaceae).Heilwirkung: Schweißund Eruption treibend, Wind beseitigend, und Harn treibend

浮萍障［fú píng zhàng］→聚散(开)障［jù sàn (kāi) zhàng］

浮热［fú rè］①外感初期的表热。②阴寒盛于内，虚阳浮于外的假热。①oberflächliche Hitze —— Hitze an der Oberfläche im Anfangsstadium einer exogenen Affektion. ②Pseudohitze —— echte Kälte und Pseudohitze durch Überschußan *Yin*-Kälte im Inneren und Auftauchen vonschwachem *Yang* an die Oberfläche

浮石［fú shí］→浮海石［fú hǎi shí］

浮郄［fú xī］穴位。主治：膀胱炎、便秘、下肢瘫痪等。*Fuxi* (BL38) —— Akupunkturpunkt. Indikationen: Cystitis, Verstopfung, Lähmung von unteren Extremitäten

浮小麦［fú xiǎo mài］果入药。用于养心、止汗。Fructus Tritici Levis —— Verwendet werden getrocknete leichte Körner vom Triticum aestiwm (Gramineae). Heilwirkung: Herz ernährend und Sehweißstillend

浮翳内障［fú yī nèi zhàng］晶状体前囊的混浊，有时也包括前皮质片状混浊，schwimmende Trubung —— Trübung der vorderen Linsenkapsel einschließlich zerstreuter Tübung vom Cortex anterior

浮肿［fú zhǒng］Ödem des Fußruckens

福寿草［fú shòu cǎo］→冰凉花［bīng liáng huā］

fǔ 㕮府俯釜辅腑腐

㕮咀［fǔ jǔ］古代将药物咬成粗粒。Beißen und Kauen —— eine Methode der Kräuterverarbeitung durch Kauen und Beißen in alten Zeiten

府舍［fǔ shè］穴位。主治：腹股沟淋巴腺炎、阑尾炎、盆腔炎等。*Fushe* (SP13) —— Akupunkturpunkt. Indikationen: Bubo, Appendizitis und Beckenhöhlenentzündung

俯腰过伸法［fǔ yāo guò shēn fǎ］治疗腰部损伤的一种方法。Hyperextension der Lumbargegend in Bauchlage —— eine therapeutische Maßnahme für Lumbarverletzung

釜底抽薪［fǔ dǐ chōu xīn］用通大便来泻去实热的治法。Brennholz unter dem Kessel herausziehen —— ein Gleichnis für die Therapie der Beseitigung exzessiver Hitze durch Purgieren

釜沸脉［fǔ fèi mài］七怪脉，亦十怪脉之一。脉象浮数之极，有出无入，如锅中水沸，绝无根脚。brodelnder Puls —— ein oberflächlicher und schnellender Puls, der sprudelnd wie kochendes Wasser schlägt, und zu sieben/zehn moribunden Pulsen gehört

辅骨［fǔ gǔ］①Wadenbein *n*, Fibula *f* ②Radius *m*

辅药［fǔ yào］→臣药［chén yào］

腑［fǔ］Fu-Organ *n*

腑会［fǔ huì］→中脘［zhōng wǎn］

腑症［fǔ zhèng］三阳经病变影响到所属腑的症候。Fu-Organsyndrom —— ein krankhafter Zustand der *Fu*-Organe, der von pathologischen Veränderungen der mitden *Fu*-Organen zusammenhängenden drei *Yang*-Meridiane verursacht ist

腐苔［fǔ tāi］舌苔形如豆腐渣，堆积舌面，松厚可拭。常见于消化不良病人。bohnentresterartiger Zungenbelag —— ein dicker und Jockerer Zungenbelag, der auf Verdauungsstörungenhinweist

fù 妇附复傅腹蝮覆

妇科症治准绳［fù kē zhèng zhì zhǔn shéng］明·王肯堂撰(1602)。Normen für Diagnose und Behandlung der Frauenkrankheiten —— ein medizinisches Werk über Gynäkologievon Wang Kentang in der *Ming*-Dynastie (1602)

妇人［fù rén］①Frau *f* ②Vorläufer der modernen Gynäkologie imchinesischen Altertum

妇人良方大全［fù rén liáng fāng dà quán］宋·陈自明撰(1237)。为13世纪内容最丰富的妇产科专著。Komplette Wirksame Rezepte für Frauen krankheiten —— das inhaltsreichste Werk über Gynäkologie und Obstetrik von *Chen Ziming* in der *Song*-Dynastie (1237)

妇人科［fù rén kē］明十三科之一，清代九科之一。Gynäkologie —— Eins von 13 medizinischen Spezialfächern in der *Ming*-Dynastie und eins von 9 medizinischen Spezialfächern in der *Qing*-Dynastie

妇人血亏［fù rén xuè kuī］Anämie von Frauen

妇人脏躁［fù rén zàng zào］Hysterie von Frauen

附分［fù fēn］穴位。主治：颈项、肩背酸痛、肘臂麻木等。*Fufen* (BIAI) —— Akupunkturpunkt. Indikationen: Hals-, Schulter-und Rückenschmerz, Gefühllosigkeit von Ellbogen und Armen

附骨疽［fù gǔ jū］包括化脓性骨髓炎、骨结核。pyogene Infektion des Knochens —— einschließlich pyogener Osteomyelitis und Knochentuberkulose

附骨痰［fù gǔ tán］phlegmatische Osteomyelitis *f* 生于髋关节部，属于流痰的痨病类疾病

附桂理中丸［fù guì lǐ zhōng wán］成分：理中丸，加附子、肉桂。主治：脾肾阳虚之腹痛、吐泻、手足不温等症。*Fugui Lizhong Wan*, Mittel-Jiao regulierende Pille mit Aconitum und Cinnamomum —— Indikationen: Bauchschmerz, Erbrechen, Durchfall und kalte Gliedmaßen infolge vom Mangel an *Yang* der Milz und der Nieren

附子［fù zǐ］块根入药。用于回阳救脱、温肾助阳、温中止痛。Knollen des Eisenhutes, Radix Aconiti praeparata —— Ver-wendet wird getrocknete Wurzelknolle von Aconitumcarmichaeli (Ranunculaceae), das speziall verarbeitet werden muß, um seine giftige Wirkungzureduzieren, und dann für innerliche Verwendunggeeignetist. Heilwirkung: als ein Kardiotonikum *Yang* behaltend Kollapsund Schock heilend, die Nieren und Mittel-*Jiao* wärmend, *Yang* stärkend und Schmerz stiilend

附子饼灸［fù zǐ bǐng jiǔ］间接灸的一种。用中药附子细末加入白酒调合制成薄饼，中间透刺数孔，置于施灸的俞穴上，艾炷置薄饼上点燃灸之。多用治疗阴性疮疡、久不收口等病症。Moxibustion mit Kuchen von Knollen des Eisenhutes —— eine Art von indirekten Moxibustion mit einer dünnen, mit Schnaps gemischten und löcherigen Kuchenscheibe vom Knollenpulver des Eisenhutes (Aconitumcarmichaeli) zwischen dem Punkt und der angezün deten Moxa-Zigarre zur Behandlung von chronischem Geschwur und Karbunkel

附子汤［fù zǐ tāng］成分：熟附子、茯苓、白术、党参、白芍。主治：阳虚寒湿内盛，症见身体骨节疼痛等。*Fuzi Tang*, Aconitum-Dekokt —— Indikationen: allgemeine Schmerzen und Arthralgie durch übermäßige Kälte-Feuchtigkeit aus *Yang*-Mangel

复牙痈［fù yá yōng］→牙痈［yá yōng］

复发［fù fā］Rückfall *m* 疾病已愈，在病因或诱因的作用下，再次发病

复杯［fù bēi］schweres palpebrales Ödem

复方［fù fāng］两个以上的方结合使用的方剂。七方之一。zusammengesetztes Rezept —— eine von sieben Gattungen des Rezeptes，die aus mehr als zwei Rezeptenzusammengesetzt wird

复方大柴胡汤［fù fāng dà chái hú tāng］成分：柴胡、黄芩、枳壳、川楝子、延胡索、白芍、大黄、木香、蒲公英、甘草。主治：溃疡病急性穿孔缓解后的腹腔感染。*Fufang Da Chaihu Tang*，zusammengesetztes großes Bupleurum-Dekokt —— Indikation：abdominale Infektion nach akuter Perforation des Magengeschwürs

复方大承气汤［fù fāng dà chéng qì tāng］成分：大黄、芒硝、厚朴、枳壳、桃仁、赤芍、莱菔子。主治：一般性肠梗阻，气胀较明显者。*Fufang Da Chengqi Tang*，zusammengesetztes großes und drastisches Abführdekokt —— Indikation：intestinale Obstruktion mit deutlicher Bauchblähung

复溜［fù liū］穴位。主治：热病、肾炎、睾丸炎、自汗、盗汗等。*Fuliu*（KI7）—— Akupunkturpunkt. Indikationen：Fieberkrankheiten，Nephritis，Orchitis，spontaner Schweißausbruch，Nachtschweiß

复脉汤［fù mài tāng］→炙甘草汤［zhì gān cǎo tāng］

复气［fù qì］时 气候或五运变化失常之报复。Vergeltung der abnormalen Veränderungen des Klimasoder der Evolutionsphase der fünf Elemente

复元活血汤［fù yuán huó xuè tāng］成分：柴胡、瓜蒌根、当归、红花、甘草、穿山甲、大黄、桃仁。主治：跌打损伤，瘀血留于胁下痛不可忍者。*Fuyuan Huoxue Tang*，Dekokt für Wiederherstellung und Aktivierung des Blutkreislaufs —— Indikation：Blutstauung im Hypochondrium durch unfallverletzung mitheftigen schmerzen

傅青主［fù qīng zhǔ］→傅山［fù shan］

傅青主女科［fù qīng zhǔ nǚ kē］*Fu Qingzhu*'s Gynäkologie und Obstetrik

傅仁宇［fù rén yǔ］明代眼科学家，撰《审视瑶函》（又名《眼科大全》（1644），为古代眼科的总结性专著。*Fu Renyu* —— ein Ophthalmologe in der *Ming*-Dynastie und Autor von "*Shen Shi Yao Han*"（1644）（Das Wertvolie Handbuch der Ophthalmologie），das auch nochmit dem Namen："*Yan Ke Da Quan*"（Das KompletteWerk der Ophthalmologie）bekannt und eine Zusammenfassung der Ophthalmologie in alten Zeiten ist.

傅山［fù shān］明末清初著名医学家。著《辨症录》、《宝室秘录》、《洞天奥旨》等书。《傅青主男科》（1827）、《傅青主女科》（1827），为后人从以上著作中摘录而成。*Fu Shan*（1607-1684）—— ein sehr bekannter Arzt umdie Wende der *Qing*-Dynastie und Autor von "Diagnosenaufzeichnungen"，"Sekrete Notizen in der Schatzkammer" und "Mysteriöser Inhalt in der Höhle". "Männerheilkunde von *Fu Qingzhu*"（1827）und "*Fu Qingzhu*'s Gynäkologie und Obstetrik"（1827）. Die zweiletzten Werke sind Auszüge aus den obergenannten Büchern von anderen Autoren in späteren Jahren.

傅允科［fù yǔn kē］→傅仁宇［fù rén yǔ］

腹［fù］Bauch *m*

腹（皮）痈［fù（pí）yōng］发生于腹部的急性局限性、化脓性炎症的总称。Karbunkel an der Bauchdecke —— ein Sammelbegriff für akute，begrenzte und eitrige Entzundungen an Bauch decken

腹哀［fù āi］穴位。主治：腹痛、消化不良、便秘、痢疾等。*Fuai*（SP16）—— Akupunkturpunkt. Indikationen：Bauchschmerzen，Dyspepsie，Verstopfung，Dysenterie

腹部迸伤［fù bù bèng shāng］突然用力过猛引起腹肌疼痛。Bauchmuskelschmerzen durch plötzliche Anstrengung

腹部陈伤［fù bù chén shāng］altes Trauma des Abdomens

腹部绞痛［fù bù jiǎo tòng］abdominale Kolik，Bauchkolik，*f*

腹部内伤［fù bù nèi shāng］Verletzung der inneren Organe des Abdomens durchTrauma

腹结［fù jié］穴位。主治：脐周痛、腹泻等。*Fujie*（SP14）—— Akupunkturpunkt. Indikationen：periumbilikale Schmerzen，Diarrhoe

腹满膜胀［fù mǎn chēn zhàng］abdominale Distention，Völlegefühl im Abdomen

腹鸣［fù míng］→肠（腹）鸣［cháng（fù）míng］

腹募穴［fù mù xué］Alarmpunkt des Unterleibs *m*

腹伤肠出［fù shāng cháng chū］offene abdominale Verletzung mit Protapsus intestinalis

腹痛［fù tòng］Bauchschmerz *m*，Abdominalschmerz *m*，Abdominalgie *f*

腹痛下堕［fù tòng xià duò］Abdominalschmerz mit Tenesmus，Bauchschmerzen mit Stuhlzwang

腹胀［fù zhàng］abdominale Blähung，Völlegefühl im Bauch，Bauchausdehnung *f*，Bauchschwetlung *f*

腹诊［fù zhěn］abdominale Palpation *f*

腹中雷鸣［fù zhōng léi míng］→肠（腹）鸣［cháng（fù）míng］

腹中硬块［fù zhōng yìng kuài］harte Masse im Abdomen，Sklerom im Bauch

蝮蛇［fù shé］去内脏干体入药。用于祛风、攻毒、治麻风、痢疾、皮肤顽痹、痔瘘。Halysschlange，Agkistrodon halys —— Verwendet wird getrockneter und ausgeweideter Körper von Agkistrodon halys（Crotalidae）. Heilwirkung：Wind austreibendund Gift bekämpfend，Indikationen：Lepra，Dysenterie，hartnäckige Dermatopathie，Hämorrhoidalfistel

覆盆子［fù pén zǐ］果入药。用于益肾、固精、缩尿。koreanische Himbeere，Fructus Rubi —— Verwendet wird getrocknete Frucht von Rubus coreanus oder R.chingii（Rosaceae）. Heilwirkung：Hypofunktion der Nieren，Spermatorrhoe und Pollakisurie

G

GAN 干甘肝疳感橄骭

gān 干甘肝疳

干便［gān biàn］trockener Stuhl, harter Stuhlgang
干地黄［gān dì huáng］→生地［shēng dì］
干霍乱［gān huò luàn］"trockene Cholera", akute Darmentzündung
干姜［gān jiāng］根茎入药。用于回阳、温中、温脉化饮。getrockneter Ingwer, Rhizoma Zingiberis —— Verwendet wird getrocknetes Rhizom von Zingiber officinale (Zingiberaceae). Heilwirkung: *Yang* wiederherstellend, Mittel-Jiao und Meridiane wärmend und Retention der Flüssigkeit beseitigend
干脚气［gān jiǎo qì］"trockene Beriber"
干疽［gān jū］Zellulitis der anterolateraien Seite der Schulter
干咳(嗽)［gān ké (sòu)］trockener Husten, Husten ohne Sputum
干呕［gān ǒu］an einem Wurggefühl leiden
干涩不舒［gān sè bù shū］Augendarre *f*, Trockenheit und Beschwerden der Augen
干陷(证)［gān xiàn (zhèng)］三陷证之一，见于疮疡或脓期，因气血两亏，疮中糜烂、色灰暗、脓少而薄，伴有发热艮寒、神疲自汗、肢厥、脉虚数等虚脱证候。trockener Typ von Eindringen pyogenen Wesens —— einer der drei Typen von Eindringen pyogenen Wesens, ein krankhafter Zustand, der im eitrigen Stadium von Wunden infolge von Beeinträchtigung von *Qi* und Blutgesehen wird und mit verfaulter Beule mit wemgemdünnem Eiter und dunkelgrauer Farbe, mit Fieber, Frösteln, Lustlosigkeit, spontanem Schweißausbruch, kalten Gliedmaßen sowie schwachem und schnellendem Puls einhergeht
干胁痛［gān xié tòng］肝肾气血耗损所致的胁痛，多由于酒色过度引起。trockene Schmerzen im Hypochondrium —— ein Typ von Schmerzen im Hypochondrium, der durch Konsumption von *Qi* und Blut der Leber und der Nieren infolge von Trunksucht undubermäßiger Sexualitat verursacht ist
干癣［gān xuǎn］①chronisches Ekzem ②Neurodermatitis *f*
干血劳［gān xuè láo］多见于妇女血瘀血虚的痨症，常伴有经少或停经。Auszehrung durch Blutstorungen —— extreme Magerheit aus Konsumptions krankheiten mit Blutstauung und Blutmangel und auch mit Amenorrhoe oder Hypomenstruation als Symptomen
甘草［gān cǎo］根及根茎入药。用于补中益气、清热解毒、润肺止咳、缓急止痛。Süßholz *n*, Radix Glycyrrhizae Verwendet werden getrocknete Wurzel und getrocknetes Rhizom der Glycyrthiza uralensis, G. inflata oder G. glabra (Leguminosae). Heilwirkung: Mittel-*Jiao* ernährend, *Qi* fördernd, Hitzebeseitigend, entgiftend, die Lunge befeuchtend sowie Husten, Spasmus und Schmerz stillend
甘草干姜茯苓白术汤［gān cǎo gān jiāng fú líng bái shù tāng］成分：干姜、茯苓、白术、甘草。主治：寒湿伤脾之身重、腰以下冷痛等症。*Gancao Ganjiang Fuling Baizhu Tang*, Dekokt von Glyzyrrhiza, getrocknetem Ingwer, Pachyma und Atractylodes —— Indikationen: Schweregefühl des Körperssowie Kälte und Schmerzen in Rücken und Beinen infolge der Schädigung der Milz von Kalte und Feuchtigkeit
甘(草小)麦大枣汤［gān (cǎo xiǎo) mài dà zǎo tāng］成分：甘草、浮小麦、大枣。主治：脏躁病［歇斯底里］。*Gancao Xiaomai Dazao Tang*, Dekokt von Süßholz, leichtem Weizen und Datteln —— Indikation: Hysterie
甘草泻心汤［gān cǎo xiè xīn tāng］成分：半夏、黄芩、干姜、人参、甘草、黄连、大枣。主治：胃气虚弱，气结成痞。*Gancao Xiexin Tang*, Süßholz Dekokt für Beseitigung des Magen Feuers Indikation: Stickigkeit oder Masse im Abdomen infolge der durch Magenhypofunktion verursachten *Qi*-Stagnation
甘疳［gān gān］小儿疳证之一。多因脾虚、伤于肥甘、积滞化热所致。出现肤色黄黑、偏嗜异物、腹泻等症状。Unterernährung von Kindern durch Delikatessen —— eine Art der Unterernährung bei Kindern durch Verdauungsstörung aus übermaßigem Delikatessen und deraus Nahrungsstagnation werdenden Hitze bei Milzschwäche mit dunkelgelber Haut, Cittosis und Durchfallals Symptomen
甘汞［gān gǒng］→轻粉［qīng fěn］
甘寒清热［gān hán qīng rè］Hitze mit süßen und "kühlenden" Arzneien beseitigen
甘寒生津［gān hán shēng jīn］Bildung der Körperflussigkeit mit süßen und "kuhlenden" Arzneien fördern
甘寒益胃［gān hán yì wèi］Beeinträchtigung der Magenflüssigkeit mit süßen und kühlenden Arzneien beseitigen
甘寒滋润［gān hán zī rùn］用甘寒药物滋润肾肺，以治疗津液不足，热病化燥伤阴。Die Lunge und die Nieren mit süßen und "kühlenden" Arzneien ernähren und befeuchten, um Flüssigkeitsmangel, Schaden an *Yin* und Trockenkeit infolge von Fieberkrankheiten zu behandeln
甘姜苓术汤［gān jiāng líng zhú tāng］→甘草干姜茯苓白术汤［gān cǎo gān jiāng fú líng bái zhú tāng］
甘疽［gān jū］Zellulitis der Brust
甘露消毒丹［gān lù xiāo dú dān］成分：滑石、茵陈、黄芩、石菖蒲、木通、川贝母、射干、连翘、薄荷、白蔻仁、藿香。主治：湿温病、湿热并重。*Ganlu Xiaodu Dan*, Süßtau Entgiftungspille *f* —— Indikationen: Feuchtigkeit Wärmesyndrom mit Feuchtigkeit und Hitze im Gleichmaß
甘青青兰［gān qīng qīng lán］地上部分入药。用于清肝胃热。Herba Dracocephali Tangutici —— Verwendet wird getrockneter oberirdischer Teil von Dracocephalum tanguticum (Labiatae). Heilwirkung: Hitze aus der Leber und dem Magen austreibend
甘入脾［gān rù pí］Süße Arzneien wirken sich auf die Milz aus
甘松［gān sōng］根及根茎入药。用于理气止痛、开郁醒脾。Rhizoma Nardostachydis —— Verwendet werden getrocknetes Rhizom und getrocknete Wurzel der Nardostachys chinensis oder N. jatamansi (Valerianaceae). Heilwirkung: *Qi* regulierend Schmerz stillend Stagnationssyndrom beseitigend und die Milz aktivierend
甘遂［gān suì］坎根入药。用于泻水逐饮、消肿散结。Wurzel des Gansui, Radix Euphorbiae Kansui —— Verwendet wird getrocknete Wurzel der Euphorbia kansui (Euphorbiaceae). Heilwirkung: als ein Hydragoga und ein Purgans für Hydrothorax und Aszites, abschwellend und Masse zerstreuend
甘遂通结汤［gān suì tōng jié tāng］成分：甘遂末、桃仁、赤芍、牛膝、厚朴、大黄、木香。主治：重型肠梗阻，腹痞积液较多者。*Gansui Tongjie Tang*, Darmobturation beseitigendes Dekokt von *Gansui* Indikation: schwerer Ileus, abdominale Masse mit sichtbarem Aszites

甘温除大热［gān wēn chú dà rè］用性味甘温的药物，治疗气虚发热的方法。症见身热有汗、精神疲乏、少气懒言、口渴喜热饮、舌质淡、苔白、脉虚等。Beseitigung hohen Fiebers mit süßen und wärmenden Arzneien eine Therapie für Behandlung des Fiebers aus *Qi*-Mangel mit Fieber mit Schweißausbruch, Mattigkeit, Kurzatmigkeit, Durst, Neigung zu heißem Getränk, bleicher Zunge mit weißem Belag und schwachem Pulsals Symptomen mit süßen und wärmenden Arzneimitteln

甘温除热［gān wēn chú rè］Fieberbeseitigung mit süßem und warmem *f*

甘辛无降［gān xīn wú jiàng］Süße und scharfe Arzneien wirken nicht senkend.

肝［gān］五脏之一。贮藏血液并起调节作用。统摄气之疏泄，与全身筋腱和两眼的生理功能有密切关系。Leber —— eines von fünf *Zang*-Organen, die Blut speichert, Blutangebot reguliert und *Qi*-Strom normal hält. Die Leber hängt eng mit den physiologischen Funktionen der Sehnen und der Augen zusammen.

肝痹［gān bì］筋痹证日久不愈，复感外邪或恼怒伤肝所致之肝气郁滞。症见头痛、多梦、口渴、多尿、腹胀、腰痛、胁痛等。Obstruktion von Leber-*Qi* —— Blockierung von Leber-*Qi* durch Angriff äußerer pathogener Faktoren oder den des Zorns auf die Leber bei chronischer Muskelzuckung und Arthralgie mit Kopfschmerzen, Durst, übermäßigen Träumen, Polyurie, Bauchblähung, Lumbago und Schmerzen im Hypochondrium als Symptomen

肝病［gān bìng］Leberleiden *n*, Leberkrankheit *f*, Hepatose *f*, Hepatopathie *f*

肝藏魂［gān cáng hún］Laune wird in der Leber gespeichert.

肝藏血［gān cáng xuè］Leber speichert Blut. 肝贮藏血液和调节血量的功能

肝常有余［gān cáng yǒu yú］häufiger Leberüberfluss *m*

肝胆辨证［gān dǎn biàn zhèng］Differenzierung von Leber und Gallenblase *f* 以藏象学说为指导，分析判断肝与胆的病证及其影响关系的脏腑辨证方法

肝胆俱实［gān dǎn jù shí］Überschuss in der Leber und der Gallenblase *m*

肝胆气虚［gān dǎn qì xū］肝胆功能衰退，症见易惊、多疑、叹息、心慌、烦躁、乏力、眩晕、失眠等。*Qi*-Schwäche der Leber und der Gallenblase —— Hypofunktion der Leber und der Gallenblase, die mit Furcht, Mißtrauen, Seufzen, Herzklopfen, Unruhe, Kraftlosigkeit, Schwindel, Schlaflosigkeit einhergeht

肝胆湿热［gān dǎn shī rè］湿热之邪蕴伏于肝胆。症见黄疸、发热、口苦、胁痛、恶心、呕吐、厌食、厌油、腹胀、腹痛、尿黄、便溏、舌苔黄腻、脉象弦数等。Feuchtigkeit und Hitze in der Leber und der Gallenblase —— eine pathologische Erscheinung, die durch Stagnation der Feuchtigkeit und der Hitze in der Leber und der Gallenblase bewirkt wird und mit Ikterus, Fieber, bitterem Geschmack im Mund, Kostalgie, Übelkeit, Erbrechen, Anorexie, Abneigung gegen Fett, Blähung des Abdomens, Bauchschmerzen, gelbem Urin, wässerigem Stuhl, gelbem und viskösem Zungenbelag sowie saitenförmigem und schnellendem Puls einhergeht

肝胆实热［gān dǎn shí rè］übermäßige Hitze in der Leber und der Gallenblase *f* 火热炽盛，蕴结肝胆，疏泄失职，阳热上冲的病理变化

肝风［gān fēng］Leberwind *m*

肝风内动［gān fēng nèi dòng］抽搐震颤、痉挛等类症状。其发作如风，具有动、突然、易变等特征。被认为属肝脏病理表现。Ausbruch von innerem Wind der Leber —— krankhafte Zustände wie Konvulsion, Tremor, Spasmen, die aktiv, plötzlich und wechselhaft auftreten wie der Wind. Nach der traditionellen chinesischen Medizin gehören sie zu Leberkrankheiten.

肝疳［gān gān］五脏疳之一。肝经受热所致，症见面黄、摇头揉目、烦躁易哭吵，或夜盲甚至目生翳者。Leber-Malnutrition beim Säugling —— einer der fünf Typen von Kinder unterernährung, die durch Angriff pathogener Hitze auf den Lebermeridian bewirkt wird, mit bleicher Gesichtsfarbe, Kopfschütteln, Augenreiben, Unruhe, Weinen sowie sogar manchmal Nachtblindheit oder Hornhauttrübung als Symptomen

肝寒［gān hán］①肝阳虚之寒证②寒邪郁滞肝经。Leber-Kälte —— ①Kältesyndrom aus Mangel an Leber-*Yang* ②Akkumulation pathogener Kälte im Lebermeridian

肝合胆［gān hé dǎn］肝与胆之间的相互关联和影响，主要通过肝经和胆经络之间的联系和某些生理功能的相互配合而体现。Die Leber und die Gallenblase sind inner äußerlich verbunden —— Die Wechselbeziehungen und die gegenseitigen Einflüsse zwischen der Leber und der Gallenblase erfolgen durch Zusammenhänge zwischen den Leber-Meridianen und den Gallenblase-Meridianen und durch manche funktionellen Kooperationen von beiden Organen.（Die Leber gehört zu *Zang*-Organen und zu *Yin*, während die Gallenblase aber zu *Fu*-Organen und zu *Yang*, sie bilden deshalb innerlich-äußerliche Beziehung.）

肝华在爪［gān huá zài zhuǎ］Leber manifestiert sich in Nageln. 爪甲的色泽形态是肝脏功能的反应

肝火［gān huǒ］肝经蕴热或七情过极而出现的热象和冲逆症状，如头痛眩晕、目赤耳聋、眼睛胀痛、急躁易怒、口苦心烦，甚则发狂、呕血、咯血、衄血，脉弦数有力，舌边尖红、苔黄等。Leber-Feuer —— ein Hitzesyndrom mit verkehrtem *Qi*-Strom durch Hitzeretention im Leber Meridian und emotionale Aufregung, das mit Kopfschmerzen, Schwindel, geröteten Augen, Taubheit, Ausdehnungsgefühl und Schmerzen der Augen, Reizbarkeit, bitterein Geschmack im Mund, Dysphorie oder sogar Manie, Hämatemesis, Haemoptysis, Epistaxis, saitenförmigem, schnellendem und kräftigem Puls sowie rotem Zungenrand mit gelbem Zungenbelag einhergeht

肝火不得卧［gān huǒ bù dé wò］Schlaflosigkeit durch Leber-Feuer

肝火炽盛证［gān huǒ chì shèng zhèng］Syndrom des Überschwangs der Leber-Feuer *n* 火热炽盛，内扰于肝，以胁肋灼痛，口苦而干，或呕吐苦水，急躁易怒，失眠多梦，面红目赤，便秘尿黄，舌红苔黄，脉弦数等为常见症的证候

肝火耳聋［gān huǒ ěr lóng］Taubheit durch Leber-Feuer

肝火耳鸣［gān huǒ ěr míng］Ohrensausen durch Leber-Feuer

肝火燔耳证［gān huǒ fán ěr zhèng］Syndrom vom Ohrbefall durch die Leber-Feuer *n* 肝火内炽，上燔耳窍，以耳窍疼痛，耳内胀闷，耳鸣，头晕口苦，面红目赤，心烦易怒，鼓膜充血或穿孔，或耳道流脓、流血，舌红苔黄，脉弦数等为常见症的证候

肝火犯肺［gān huǒ fàn fèi］Angriff an die Lunge durch die Leber-Feuer *m* 肝火炽盛，上逆犯肺，肺失肃降的病理变化

肝火犯肺证［gān huǒ fàn fèi zhèng］Syndrom vom Lungenbefall durch die Leber-Feuer *n* 肝火炽盛，上逆犯肺，肺失清肃，以胸胁灼痛，咳嗽阵作，甚则咳血，急躁易怒，头胀头晕，口苦口渴，舌红苔黄腻，脉滑数等为常见症的证候

肝绝［gān jué］五绝之一。Versagen der Leber —— einer der fünf Eingeweideversagenszustände

肝火上炎［gān huǒ shàng yán］肝经实火。即肝郁化火，火气上逆的病理变化。Aufflammen des Leber-Feuers —— eine pathoiogische Veränderung durch den Lebermeridian entlang aufflammendes Feuer aus Stagnation von Leber-*Qi*

肝火眩晕［gān huǒ xuàn yùn］Schwindel durch Leber-Feuer

肝经［gān jīng］足厥阴肝经的简称。Lebermeridian —— eine Abkürzung für den Lebermeridian von Fuß-*Jueyin*, der sich von der großen Zehe, an der Innenseite des Unter-und Oberschenkels und an Abdomen und lateraler Thoraxwand zu Mamillen ausdehnt

肝（经）咳（嗽）［gān (jīng) ké (sòu)］咳时牵引两胁痛，甚则躯体不能转侧，转侧则两胁部胀满。Husten durch Störungen des Leber-Meridians —— Beim Husten hat der Patient schwere Schmerzen im Hypochondrium und kann sich nicht umdrehen. Sonst hat er Schwellungs-und Völlegefühl im Hypochondrium.

肝经风热［gān jīng fēng rè］Wind-Hitze im LeberMeridian *f* 风热邪气，侵袭肝经，上扰头目的病理变化

肝经湿热［gān jīng shī rè］feuchte Hitze im LeberMeridian *f* 湿热邪气，蕴结于肝，肝气郁滞，循经下注的病理变化

肝经湿热带下［gān jīng shī rè dài xià］症见带下连绵不断、色黄或赤白相兼、稠粘、味臭，胸乳胀闷，头晕目眩、口苦咽干。durch Feuchtigkeit und Hitze im Leber-Meridian erzeugte Leukorrhagie —— ein krankhafter Zustand mit tröpfelnd ununterbrochnem, geibem oder rotweißem, schleimigem und stinkendem Ausfluß aus der Vagina, Beklemmung und Völlegefühl in der Brust, Schwindel, Trockenheit im Rachen und bitterem Geschmack im Mund als Symptomen

肝经湿热证［gān jīng shī rè zhèng］Syndrom mit der feuchten Hitze im Leber-Meridian *n* 湿热蕴结肝经，以胸胁胀痛，阴部潮湿，瘙痒，阴器肿胀疼痛，或耳胀痛流脓水，舌红苔黄腻，脉滑数等为常见症的证候

肝经实热［gān jīng shí rè］überschüssige Hitze im Leber-Meridian *f*

肝经郁热［gān jīng yù rè］Hitzestagnation im Leber-Meridian *f* 肝气郁结，郁久化热，气郁与热盛并行的病理变化

肝绝［gān jué］五绝之一。Versagen der Leber —— einer der fünf Eingeweideversagenszustände

肝厥［gān jué］由肝气上逆所引起的手足冰冷、呕吐头晕、神识不清，甚至抽搐的病症。durch aufwärts verkehrten *Qi*-Strom der Leber verursachte Synkope mit kalten Gliedmaßen, Erbrechen, Schwindel, Bewußtlosigkeit und sogar Konvulsion als Symptomen

肝厥头痛［gān jué tóu tòng］Kopfschmerzen durch aufwärts verkehrten *Qi*-Strom der Leber

肝开窍于目［gān kāi qiào yú mù］肝的生理、病理部分情况可以在眼的变化中反映出来。Augen als das Fenster der Leber —— Die physiologischen und pathologischen Zustände der Leber sind einigermaßen durch die Veränderungen der Augen zu erkennen.

肝咳［gān ké］Leberhusten *m*

肝劳［gān láo］①五劳之一。由精神刺激损伤肝气所致。主要症状有视物不明、胸胁痛、筋脉弛缓、活动困难。②眼疲劳。①Erschöpfung der Leber —— ein Typ von Erschöpfung der fünf inneren Organen infolge der Schädigung von Leber-*Qi* durch geistige Störung, dessen wesentliche Symptome verschwommenes Sehvermögen, Schmerz in der Brust und dem Hypochondrium, schlaffe Muskeln und Sehnen und Schwierigkeiten beim Gehen sind ②Asthenopie *f*

肝脾不和［gān pí bù hé］由于肝气郁结，肝脾两脏制约失调，致使消化机能长期紊乱。主要症状有胁胀或痛、嗳气、厌食、腹胀痛、肠鸣、矢气、大便溏泄、性情急躁、脉弦缓等。Koordinationsstörung zwischen der Leber und der Milz —— langfristige Verdauungsstörungen infolge der Koordinationsstörung zwischen der Leber und der Milz durch Blockierung von Leber-*Qi*, die durch Beklemmungen oder Schmerzen im Hypochondrium, Aufstoßen, Appetitlosigkeit, Bauchblähung und Bauchschmerz, Darmgeräusch, Flatulenz, wässerigen Stuhl, Unruhe sowie saitenförmigen und sanften Puls gekennzeichnet werden

肝脾肿大［gān pí zhǒng dà］Hepatosplenomegalie *f*

肝气［gān qì］①肝的精气与功能活动。②指病理反应。常见症状为胁肋胀痛、胸闷不舒、并常见消化机能紊乱或月经不调等症状。①Leber-*Qi* —— die vitale Energie und funktionelle Aktivität der Leber ②verkehrter Fluß von Leber-*Qi* —— d. h. eine pathologische Veränderung, die durch Völlegefühl und Schmerz in kostaler Region, Brustbeklemmungen, Dyspepsie und unregelmäßige Menstruation gekennzeichnet ist.

肝气不和［gān qì bù hé］Disharmonie des Leber-*Qi* *f*

肝气不舒［gān qì bù shū］肝脏功能紊乱。主要症状有性情急躁易怒、胁胸少腹胀痛，妇女则乳房胀痛、月经不调等。Störung von Leber-*Qi* —— eine funktionelle Störung der Leber, die durch Irritabilität, Beklemmungen und Schmerzen in der Brust, im Hypochondrium und im Unterbauch, sowie Brustschwellung und unregelmäßige Menstruation bei Frauen gekennzeichnet ist

肝气不足［gān qì bù zú］→肝［气］虚［gān［qì］xū］

肝气犯脾［gān qì fàn pí］Milzinvasion des Leber-*Qi* *f*

肝气犯胃（脾）［gān qì fàn wèi (pí)］肝气横逆，影响脾胃同时出现脾、胃二脏的病理表现。主要症状有眩晕、胸闷、胁痛、急躁易怒。胃脘胀痛、食欲不振、恶心呕吐、吐酸、脉弦等。Angriff der Hyperaktivität von Leber-*Qi* auf den Magen und die Milz —— eine Störung, die aus der Hyperaktivität von Leber-*Qi* die Milz und den Magen betrifft und durch Schwindel, Brustbeklemmungen, Schmerzen im Hypochondrium, Unruhe, Reizbarkeit, Völlegefühl und Blähungen im Magen, Anorexie, Nausea, Erbrechen, saures Aufstoßen und saitenförmigen Puls gekennzeichnet ist

肝气横逆［gān qì héng nì］肝气郁结，横逆侵犯脾胃的病理变化，包括腹胀、腹痛、嗳气、泛酸。rücksichtslose Invasion der Hyperaktivität von Leber-*Qi* —— eine durch Angriff der Hyperaktivität von Leber-*Qi* auf die Milz und den Magen verursachte Krankheit mit den Symptomen von abdominalen Blähungen und Schmerzen, Aufstoßen und saurer Regurgitation

肝气逆［gān qì nì］Invasion der Hyperaktivität von Leber-*Qi*

肝气上逆［gān qì shàng nì］肝气向上冲逆的病理表现，主要有眩晕、头痛、面赤、耳鸣、耳聋、胸胁满痛、嗳气吞酸，甚则呕血，脉象弦而有力。Aufwärts gerichtete Invasion der Hyperaktivität von Leber-*Qi* —— ein durch Angriff der Hyperaktivität von Leber-*Qi* auf den oberen Teil des Körpers verursachter Krankheitszustand mit Schwindel, Kopfschmerzen, geröetem Gesicht, Tinnitus, Taubheit, Völlegefühl und Schmerzen in der Brust und im Hypochondrium, Aufstoßen, saurer Regurgitation oder sogar Hämatemesis sowie saitenförmigem und kräftigem Puls

肝气胁痛［gān qì xié tòng］症见胁肋胀痛、胸闷、饮食减少；疼痛游走不定，时痛时歇，得嗳气则舒，情绪波动则加剧，脉弦。Schmerzen im Hypochondrium durch Stagnation von Leber-*Qi* —— mit wandernden und intermittierenden Blähungen und Schmerzen im Hypochondrium, die beim Aufstoßen erleichtert und durch emotionale Einflüsse verschlimmt werden, und Brustbeklemmungen, Appetitlosigkeit sowie straffem Puls einhergehende Störung

肝（气）虚［gān (qì) xū］常兼见肝血不足。主要症状为面少华色、唇淡、乏力、耳鸣、失聪、容易恐惧等。Mangel an Leber-*Qi* —— ein Krankheitszustand, der durch blasse Gesichtsfarbe und Lippen, Mattigkeit, Ohrensausen, Taubheit und Neigung zur Panik gekennzeichnet wird und oft durch Mangel an Leberblut kompliziert ist

肝气虚［gān qì xū］Leber-*Qi*-Mangel *m* 肝气不足肝之精气

不足,功能减退,升发无力,疏泄不及的病理变化

肝气郁结［gān qì yù jié］症见两胁作胀,嗳气。Stagnation von Leber-*Qi* —— eine Krankheit durch Stagnation von Leber-*Qi* mit Völlegefühl im Hypochondrium und Aufstoßen als Symptomen

肝气郁结不孕［gān qì yù jié bù yùn］由于肝气郁结,气血不和,冲任胞脉难以摄精成孕,多伴有情志抑郁、胸胁不舒、乳房胀痛、月经失调等症。Sterilität infolge der Stagnation von Leber-*Qi* —— die Stagnation von Leber-*Qi* und Koordinationsstörung zwischen dem Blut und *Qi* verursachen Dysfunktion von *Chong*-, *Ren*-und *Bao*-Meridianen und Fehlschlag der Empfängnis. Die Krankheitserscheinungen sind geistige Depressionen, Unpäßlichkeit in der Brust und im Hypochondrium, Brustvöllegefühl und-schmerzen sowie unregelmäßige Menstruation.

肝热［gān rè］肝有热邪的病理表现。主要症状有口苦、咽干、烦闷不安、胸胁胀满、眩晕目赤、急躁易怒、舌边尖红、苔黄、脉弦数等。Leberhitze —— eine Störung durch Anwesenheit von pathogener Hitze in der Leber mit bitterem Geschmack im Mund, trockener Kehle, Dysphorie und Unruhe, Völlegefühl in der Brust und im Hypochondrium, Schwindel, Blutandrang in den Augen, Reizbarkeit, Rötung des Zungenrandes mit gelblichem Belag und saitenförmigem schnellendem Puls als Symptomen

肝热恶阻［gān rè è zǔ］Übelkeit und Erbrechen am Morgen durch die Leber-Hitze

肝热自汗［gān rè zì hàn］spontanes Schwitzen wegen der Leber-Hitze

肝肾亏损［gān shèn kuī sǔn］→肝肾阴虚［gān shèn yīn xū］

肝肾亏损痛经［gān shèn kuī sǔn tòng jīng］多因素质虚弱、早婚或分娩次数多,损伤肝肾,精亏血少。症见小腹绵绵作痛、喜按、头晕、耳鸣、腰膝酸软等。Dysmenorrhoe wegen der Schädigung der Leber-und Nierenessenz —— eine pathologische Veränderung durch Beeinträchtigung der Leber-und Nierenessenz wegen schwacher Konstitution, früher Heirat und mehrfacher Geburten, mit anhaltenden Schmerzen im Unterbauch, die durch Massage erleichtert werden können, Schwindel, Ohrensausen sowie Schmerz und Schwäche der Lende und der Knie als Symptomen

肝肾同源［gān shèn tóng yuán］①肝藏血、肾藏精,精血同源。②肝阴、肾阴互相滋补,此亏必使彼亏。gegenseitige Abhängigkeit zwischen der Leber und den Nieren —— ①Nach der traditionellen Chinesischen Medizin speichert die Leber Blut und die Nieren vitale Essenz. Sie sind der Ursprung der Lebenskraft gemeinsam. ②die Essenz der Leber und der Nieren stärken einander. Mangel der einen wird zum Mangel der anderen führen.

肝肾相生［gān shèn xiāng shēng］肝肾有相互滋养的关系。gegenseitige Förderung zwischen der Leber und den Nieren-die Leber und die Nieren fördern und störken einander

肝肾阴寒［gān shèn yīn hán］*Yin*-Kälte in der Leber und den Nieren

肝肾阴虚［gān shèn yīn xū］肝阴和肾阴俱虚的病变。多具有阴虚内热及阴虚阳亢等特点。症见眩晕、头胀、视物不明、耳鸣、咽干口燥、五心烦热、遗精、失眠、腰膝酸痛、舌红少津、脉弦细无力。Mangel an Leber-und Nieren-*Yin* —— ein krankhafter Zustand durch endogene Hitze und Übermaß an *Yang* mangels *Yin*, der durch Schwindel, Spannungsschmerz im Kopf, Nachlaßen der Sehkraft Tinnitus, Trockenheit in der Kehle und im Mund, Hitzegefühl in der Brust und in den Fußsohlen und Handflächen, Spermatorrhoe, Schlaflosigkeit, Lendenschmerz, Schwäche der Knie, rote und trockene Zunge sowie saitenförmigen und schwachen Puls gekennzeichnet ist

肝肾阴虚崩漏［gān shèn yīn xū bēng lòu］症见突然阴道出血,时多时少,淋漓不断,血色鲜红,头晕耳鸣,腰疲膝软,两颧发红,手足心热或午后潮热等。Menorrhagie mangels Leber-und Nieren-*Yin* —— eine Krankheit des plötzlichen ununterbrochenen Anfalls der hellroten Menorrhagie in wechselhafter Menge mit Begleitsymptomen wie Schwindel, Ohrensausen, Schwäche in der Lende und in den Knien, geröteten Wangen, heißen Handtellern und Fußsohlen oder Nachmittagsfieber

肝失条达［gān shī tiáo dá］Das Leber-*Qi* strömmt nicht frei.

肝实［gān shí］Übermaßsyndrom der Leber

肝实热［gān shí rè］überschüssige Hitze in der Leber *f*

肝俞［gān shù］穴位。主治:肝炎、胆囊炎、慢性眼疾、背痛等。*Ganshu*(BL18)—— Akupunkturpunkt. Indikationen: Hepatitis, Cholecystitis, chronisches Augenleiden, Rückenschmerz

肝水［gān shuǐ］五水之一,为水气侵犯肝脏所致。主要症状有腹部胀大、不能转侧,胁下疼痛,常小便通利与不通交替出现等。Leberödem —— einer der fünf Ödemtypen durch Angriff vom Ödem auf die Leber, der durch Bauchschwellung, Unfähigkeit der Patienten, sich im Bett umzudrehen, Schmerzen im Hypochondrium und abnormale Miktion gekennzeichnet ist

肝体阴(而)用阳［gān tǐ yīn yòng yáng］Das Leberwesen gilt als *Yin* und ihre Funktion als *Yang*. 肝脏本体与功能(特性)的关系。肝主藏血,以血为体,血属阴,肝主疏泄,以气为用,气属阳,肝体阴柔,其用阳刚,阴阳和调,刚柔并济

肝为刚脏［gān wéi gāng zàng］Das Leberwesen gilt als resolutes Eingeweide.

肝为泪［gān wéi lèi］Die Leber erzeugt Träne. 目为肝窍,泪出于目而为肝液所化

肝痿［gān wěi］→筋痿［jīn wěi］

肝胃不和［gān wèi bù hé］→肝脾不和［gān pí bù hé］

肝胃气痛［gān wèi qì tòng］因情志郁结,肝气犯胃所致之胃痛。Magenschmerz durch emotionale Depression und Angriff der Hyperaktivität von Leber-*Qi* auf den Magen

肝恶风［gān wù fēng］Die Leber ist pathogenem Wind abhold.

肝系病机［gān xì bìng jī］Pathogenese im Leber-System *f* 肝脏系统阴阳气血失调的病变机制

肝虚［gān xū］→肝［气］虚［gān［qì］xū］

肝虚寒［gān xū hán］Mangel der Leber-Kälte *m*

肝血［gān xuè］肝脏所藏的血液。Leber-Blut —— das in der Leber gespeicherte Blut

肝血虚［gān xuè xū］肝血不足的病理表现。主要症状有面色萎黄,视力减退,头昏目弦,四肢发麻,爪甲淡白,月经不调、色淡量少,脉象弦细等。Mangel an Leberblut —— ein Krankhafter Zustand mangels Leberblut, dessen Hauptsymptome blasse Gesichtsfarbe, Nachlassen der Sehkraft, Schwindel, Taubheit der Gliedmaßen, blasse Fingernägel, unregelmäßige Menstruation mit wenigem und hellem Ausfluß sowie saitenförmiger und schmaler Puls sind

肝血虚证［gān xuè xū zhèng］Syndrom mit Leber-Blut-Mangel *n* 血液亏虚,肝失濡润,以头晕眼花,两目干涩,视力减退,颧红,或胁肋灼痛,无心烦热,舌红少苔,脉弦细数等为常见症的证候

肝阳［gān yáng］Leber-*Yang*, funktionelle Aktivität der Leber

肝阳化风［gān yáng huà fēng］Das Leber-*Yang* erzeugt pathogegen Wind. 肝肾阴亏,阴不制阳,肝阳亢逆无制而动风的病理变化

肝阳化火［gān yáng huà huǒ］是肝阳上亢的进一步发展。阳亢则热,热极则生火。Feuer-Syndrom aus der Hyperaktivität von Leber-*Yang* —— weitere Entwicklung der Hyperfunktion von Leber-*Yang* bewirkt Hitzeextrem, aus dem Feuer wird

肝阳偏旺［gān yáng piān wàng］Hyperaktivität des Leber-*Yang f*

肝阳上亢［gān yáng shàng kàng］肝脏阳气盛的病理现象。主要症状有头眩、头痛、面赤、眼花、耳鸣、口苦、脉弦数等。Hyperaktivität von Leber-*Yang* —— pathologische Veränderungen, durch Hyperaktivität von Leber-*Yang* mit Symptomen von Schwindel, Kopfschmerzen, gerötetem Gesicht, verschwommenem Sehen, Tinnitus, bitterem Geschmack im Mund sowie saitenförmiger und schnellender Puls

肝阳上亢证［gān yáng shàng kàng zhèng］Syndrom mit Hyperaktivität des Leber-*Yang* im oberen Körperteil *n* 肝阳亢扰于上，以眩晕耳鸣，头目胀痛，头重脚轻，面红目赤，急躁易怒，失眠多梦，腰膝酸软，口苦，舌红脉弦等为常见症的证候

肝阳头痛［gān yáng tóu tòng］肝阳上亢引起的头痛。症见头角及巅顶掣痛、眩晕、烦躁易怒、睡眠不宁、脉弦等。Leber-*Yang*-Kopfschmerz —— Kopfschmerzen durch Hyperaktivität von Leber-*Yang* mit Symptomen von krampfhaften Schmerzen an Schläfen und Scheitel, Schwindel, Unruhe, Reizbarkeit, Insomnie und saitenförmigem Puls

肝阳虚［gān yáng xū］Leber-*Yang*-Mangel *m* 肝虚寒肝阳气亏虚，虚寒内生，疏泄和藏血功能低下的病理变化

肝阳虚证［gān yáng xū zhèng］Syndrom mit Leber-*Yang*-Mangel *n* 阳气虚弱，肝失条达，以两胁胀闷，畏冷肢凉，头晕眼花，忧郁善恐，舌苔白润，脉沉迟无力等为常见症的证候

肝阳眩晕［gān yáng xuàn yùn］肝阳上亢引起的眩晕。症见时时头晕头痛、睡眠不宁、易怒、脉舷。见于高血压及脑动脉粥样硬化病人。Leber-*Yang*-Schwindel —— Schwindel durch Hyperaktivität von Leber-*Yang* mit Symptomen von intermittierendem Schwindel, Kopfschmerz, Schlaflosigkeit, Reizbarkeit und saitenförmigem Puls bei Patienten mit Bluthochdruck oder Zerebralsklerose

肝阴［gān yīn］肝血及本脏的阴液。Leber-*Yin* —— in der Leber gespeicherte Blut-und *Yin*-Flüssigkeit

肝阴虚［gān yīn xū］肝的阴液不足的病理表现。主要症状有眩晕、头痛、视物不清、眼干、夜盲、经闭、经少等。Mangel an Leber-*Yin* —— ein krankhafter Zustand wegen des Mangels an *Yin*-Flüssigkeit der Leber, der durch Schwindel, Kopfschmerz, verschwommenes Sehen, Trockenheit der Augen, Nachtblindheit, Amenorrhoe, und Oligomenorrhoe gekennzeichnet ist

肝阴虚阳亢证［gān yīn xū yáng kàng zhèng］Syndrom von Mangel des Leber-*Yang* und Hyperaktivität des Leber-*Yang n* 阴液亏虚，肝阳偏亢，以头晕眼花，耳鸣腰痛，肢体麻木，五心烦热，颧红，性急易怒，口苦口干，舌红少苔，脉细数等为常见症的证候

肝痈［gān yōng］Leberabszeß *m*

肝郁［gān yù］→肝气郁结［gān qì yù jié］

肝郁经行先期［gān yù jīng xíng xiān qī］vorzeitige Menstruation wegen der Stagnation von Leber-*Qi*

肝郁脾虚［gān yù pí xū］主要症状为胁痛、厌食、腹胀、大便溏泄、四肢倦怠等。Stagnation von Leber-*Qi* und Hypofunktion der Milz —— eine Störung mit Schmerzen im Hypochondrium, Appetitlosigkeit, abdominellen Blähungen, wässerigem Stuhl, Asthenie der Gliedmaßen als Symptomen

肝郁脾虚［gān yù pí xū］Leberdepression und Milz-Mangel

肝郁脾虚证［gān yù xū zhèng］Syndrom von Stagnation des Leber-*Qi* und Milz-Mangel *n* 肝失疏泄，脾失健运，以胸胁胀痛，食少腹胀，精神抑郁，便溏不爽，或腹痛欲泻，泻后痛减，脉弦或缓弱等为常见症的证候

肝郁胁痛［gān yù xié tòng］多由悲哀恼怒引起，伴有胸膈痞塞、筋脉拘急、腰脚重滞。Schmerzen im Hypochondrium wegen der Stagnation von Leber-*Qi* —— eine Art von Schmerz im Hypochondrium, die meistens durch Kummer und Wut verursacht, und durch Völlegefühl in der Brust, Muskelkrämpfe sowie Schweregefühl in den Lenden und Beinen gokonnzoichnet wird

肝郁泄泻［gān yù xiè xiè］Durchfall durch Leberdepression *m*

肝郁血［gān yù xuè］Blutstauung der Leber

肝郁血虚证［gān yù xuè xū zhèng］Syndrom von Stagnation des Leber-*Qi* und Blut-Mangel *n* 血液亏虚，肝气郁滞，以头晕眼花，两胁作胀，情志抑郁，多梦健忘，面白，舌淡紫，脉弦细等为常见症的证候

肝郁血瘀证［gān yù xuè yū zhèng］Syndrom von Stannantion des Leber-*Qi* und Blut-Stase *n* 肝气郁结，血瘀于肝，以两胁胀痛或刺痛，或胁下、少腹有肿块，情志抑郁，舌紫暗或由斑点，脉弦涩等为常见症的证候

肝胀［gān zhàng］胁下胀痛引至少腹的病症。Distension infolge der Leberstörung —— eine Krankheit mit Völlegefühl und Schmerz im Hypochondrium, die sich auf den Unterbauch übertragen

肝着［gān zháo］Leberstagnation *f*

肝志怒［gān zhì nù］Wut als Leberemotin *f* 肝主精神情志之怒

肝中寒［gān zhòng hán］Kälteangriff an die Leber *m*

肝主风［gān zhǔ fēng］Die Leber reguliert pathogenen Wind.

肝主筋［gān zhǔ jīn］Die Leber ist verantwortlich für die Sehnen

肝主谋虑［gān zhǔ móu lǜ］Die Leber beherrscht das Denken. 肝参与考虑谋划的思维活动

肝主目［gān zhǔ mù］Die Leber kotrolliert Augen. 肝的精气上荣于目以维持目的功能

肝主升发［gān zhǔ shēng fā］Die Leber steuert Anstieg und Dispersion des *Yang-Qi*. 肝升生阳气，条达舒畅，生机不息的特征

肝主生发［gān zhǔ shēng fā］Die Leber steuert Aufstieg und Regerenation von *Yang-Qi*. 肝具有主持气上升、发泄的功能，对全身气机的疏通，畅达具有重要的作用

肝主疏泄［gān zhǔ shū xiè］Die Leber beherrscht Abfluss und Aufstieg des *Qi*. 肝脏维持全身气机疏通畅达的功能

肝主血海［gān zhǔ xuè hǎi］Die Leber kontrolliert Blutmeer.

肝著［gān zhuó］胸胁胀痛，用手捶击稍舒的病症。Stagnation von Leber-*Qi* und-blut —— ein krankhafter Zustand mit Völlegefühl und Schmerz in der Brust und im Hypochondrium, die durch Klopfen erleichtert wetden kann

疳病［gān bìng］kindliche Unterernährung *f*, infantile Malnutrition *f*, Gan

疳疮［gān chuāng］→下疳［xià gān］

疳毒眼［gān dú yǎn］→小儿疳眼［xiǎo ér gān yǎn］

疳积［gān jī］即疳证。小儿饮食不调引起脾胃损伤、营养不良、面黄肌瘦、夜寐不安症。durch unregelmäßiges Essen, Verdauungsstörungen oder Darmparasiten hervorgerufene Unterernährung von Kindern mit Blässe, Abmagemng und Unruhe in der Nacht als Symptomen

疳(疾)［gān (jí)］Unterernährung von Kindern

疳疾上目［gān jí shàng mù］→小儿疳眼［xiǎo ér gān yǎn］

疳渴［gān kě］疳证而兼口渴喜饮。因胃热或津液不足所致。Dystrophie mit Durst —— Unterernährung mit Durst und Polydipsie infolge der Magenhitze und Mangels der Flüssigkeit

疳痨［gān láo］症见潮热、颧红、盗汗、消瘦等。infantile Komplikation bei Unterernährung durch Tuberkulose —— ein Syndrom infantiler Unterernährung mit hektischem Fieber, geröteten Backen, Nachtschweiß und Auszehrung als Symptomen

疳痢［gān lì］eine Komplikation bei Unterernährung durch

Dysenterie bei Kindern
疳气［gān qì］milde infantile Unterernährung *f*
疳热［gān rè］Unterernährung mit Fieber bei Kindern
疳䘌［gān nì］→鼻疳［bí gān］
疳泻［gān xiè］Unterernährung mit Durchfall bei Kindern
疳眼［gān yǎn］→小儿疳眼［xiǎo ér gān yǎn］
疳肿胀［gān zhǒng zhàng］Unterernährung mit abdominaler Blähung bei Kindern

gǎn 感橄

感冒［gǎn mào］Erkältung *f*
感暑［gǎn shǔ］→伤暑［shāng shǔ］
感暑眩晕［gǎn shǔ xuàn yùn］→中暑眩晕［zhòng shǔ xuàn yùn］
橄榄［gǎn lǎn］Olive *f* 橄榄可用于感冒引起的咽痛、咳嗽有痰

gàn 骭

骭骨［gàn gǔ］Tibia *f*, Schienbein *n*

GANG 刚肛岗杠

gāng 刚肛

刚痉［gāng jìng］发热无汗、恶寒的热病，并伴颈项强急、手足抽搐，甚则角弓反张的证候。tonische Konvulsion —— eine fieberhafte Krankheit mit Fieber ohne Sehweiß, Kältescheu, und auch mit den Begleitsymptomen von Halsstarre, Gliederzuckung und Opisthotonus bei schweren Fällen
肛裂［gāng liè］Analfissur *f*, Afterschrunde *f*, Mastdarmschrunde *f*, Fissura ani
肛漏(瘘)［gāng lòu (lòu)］Analfistel *f*, Mastdarmfistel *f*, Fistula ani
肛(门)［gāng (mén)］Anus *m*, After *m*
肛门痈［gāng mén yōng］perianaler Abszeß, paraanaler Abszeß
肛门痈疽［gāng mén yōng jū］Perirectalabszeß *m*, paraproktischer Abszeß, perirektaler Abszeß
肛痈［gāng yōng］Analabszess *m* 直肠周围间隙发生急性感染而形成的脓肿

gǎng 岗

岗梅［gǎng méi］根入药。用于清热解毒、生津止渴。Radix Ilicis Asprellae —— Verwendet wird getrocknete Wurzel der Ilex asprella (Aquifoliaceae). Heilwirkung: Hitze beseitigend, entgiftend, Speichelbildung fördernd und Durst stillend
岗松［gǎng sōng］叶及花果入药。用于清利湿热、杀虫止痒。Folium Baeckeae —— Verwendet werden getrocknete Blätter, Blüten und Früchte von Baeckea frutescens (Myrtaceae). Heilwirkung: Feuchtigkeit-Hitze beseitigend, Parasiten tötend und Jucken stillend

gàng 杠

杠板归［gàng bǎn guī］地上部分入药，用于清热解毒、止咳、祛风止痒。Herba Polygoni Perfoliati —— Verwendet wird getrockneter oberirdischer Teil von Polygonum perloliatum (Polygonaceae). Heilwirkung: Fieber senkend, entgiftend, Husten stillend, Wind austreibend und Jucken stillend

GAO 高睾膏藁

gāo 高睾膏

高低垫［gāo dī diàn］一边厚一边薄的固定垫。hochniedriges Polster —— ein Fixationspolster, dessen eine Seite dick und dessen andere dünn ist
高风内障［gāo fēng nèi zhàng］pigmentäre Retinopathie *f* 高风内障是以夜盲和视野日渐缩窄为主症的眼病
高风雀目内障［gāo fēng què mù nèi zhàng］视网膜色素变性，终年瞳子如金色。Pigmentatrophie der Netzhaut mit goldfarbigen Pupillen
高骨［gāo gǔ］桡骨茎突部。Processus styloideus radii
高丽参［gāo lì shēn］→人参［rén shēn］
高良姜［gāo liáng jiāng］根茎入药。用于温中、散寒、止痛。Galgantwurzel, Rhizoma Galangae —— Verwendet wird getrockneter Wurzelstock der Alpinia officinarum (Zingiberaceae). Heilwirkung: Mittel-*Jiao* wärmend, Kälte zerstreuend und Schmerz stillend
高热谵妄［gāo rè zhān wàng］Pyrexie mit Delir, Fieberwann *m*
高突［gāo tū］由于外伤或病理所致局部的骨骼或软组织隆起。abnormale Protrusion-Beule bzw. Vorsprung eines Knochens oder lokalen Weichteiles durch Trauma oder pathologische Veränderung
高武［gāo wǔ］明代针灸学家。编有《针灸聚英》(1529)，并制针灸铜人三具(男、妇、童子各一)。*Gao Wu* —— ein Fachmann in der Akupunktur und Moxibustion in der *Ming*-Dynastie, der "Die Sammlung der Perlen in der Akupunktur und Moxibustion" (1529) Verfaßte und drei Bronzefiguren (ein Mann, eine Frau und ein Kind), an denen Akupunkturpunkte und Meridiane markiert wurden, herstellte.
高者抑之［gāo zhě yì zhī］Hemmung von nachteiligem Aufstieg *f* 指阳亢、火逆等病势向上的病证，用重镇潜阳之品治疗，以压抑病势
睾［gāo］Hoden *m*, Orchis *m*, Testis *m*
睾丸萎缩［gāo wán wěi suō］Atrophie des Hodens, Testisschwund *m*
睾丸肿痛［gāo wán zhǒng tòng］Schmerz und Schwellung des Hodens
膏肓［gāo huāng］心下膈上之部位。常喻发病部位较深，治疗较难之症，称为病入膏肓。*Gaohuang* —— eine Bezeichnung für die spezifische Region zwischen dem Herzen und dem Zwerchfell; mit dem Sprichswort "eine ins Gaohuang eingedrungene Krankheit" wird oft eine tiefsitzende unheilbare Erkrankung verglichen.
膏肓俞［gāo huāng shù］穴位。主治：肺结核、胸膜炎、哮喘、体虚等。*gaohuangshu* (BL43) —— Akupunkturpunkt. Indikaionen: Lungentuberkulose, Pleuritis, Asthma, Körperschwäche
膏(剂)［gāo (jì)］①→膏滋［gāo zī］②→膏药［gāo yào］
膏粱厚味［gāo liáng hòu wèi］肥腻浓厚的食物，长期多食不但损伤脾胃。还会发生痰热和疮疡等病症。fettreiche Speise —— langfristige Überernährung schädigt nicht nur die Milz und den Magen, und verursacht sondern auch Entstehung von Schleim und Hitze und Entwicklung von Ulkus und Karbunkel
膏淋［gāo lìn］五淋之一。主要症状为小便混浊。如米泔水，或如脂膏之物，排尿不畅。Strangurie mit der Erscheinung von Chylurie —— ein Typ von Fünf-Strangurie, mit trüben breiwasserartigen oder ölartigen Urinen und Dysurie
膏摩［gāo mó］用药膏摩擦病变局部的方法。治疗关节痛及皮肤病等。Salbenmassage —— eine Manipulation der Massage der Reibung betreffender stelle von krankhafter Veränderung mit Salben für Behandlung von Arthralgie und Hautkrankheiten
膏人［gāo rén］fettige Person *f* 属肥胖体质。皮肤宽纵迟缓，腹肌纵缓下垂
膏药［gāo yào］Adhasivpflaster *n*, Heftpflaster *n*
膏药风［gāo yào fēng］Pflaster gegen Dermatitis *m* 如果膏药一贴 3 天，或者两贴之间不清洗，不留一点儿间隔，膏药中的成分就可能经过汗孔侵入皮肤深处，诱发过敏，引起接触性皮炎，俗名"膏药风"

膏滋［gāo zī］药物煎好后加糖或蜜，熬成稠厚的膏。weicher Extrakt —— einen Absud mit Zucker oder Honig zu weichem Extrakt für orale Einnahme weiter abkochen

gǎo 藁

藁本［gǎo běn］根茎与根入药。用于发表散寒、祛风、止头痛。Rhizoma et Radix Ligustici —— Verwendet wird getrocknete Wurzel und getrocknetes Rhizom von Ligusticum sinense oder L. ieholense (Umbelliferae). Heilwirkung: Schweiß treibend, Kälte zerstreuend, Wind austreibend, Kopfschmerz stillend

GE 割革格鬲蛤隔膈膈葛

gē 割

割伤［gē shāng］Schnittwunde *f*

割治［gē zhì］Therapie mit medizinische Eingriffe *f* 指用外科手术治疗疾患。

割治(脂)疗法［gē zhì (zhī) liáo fǎ］在病人身上一定部位，用手术刀切开皮肤，进行机械性刺激，并摘除少量脂肪。Schnitttherapie —— eine Methode des chirurgischen Hautschnitts an einem bestimmten Körperteil zur mechanischen Stimulation und zur Entfernung Wenigen Fettgewebes

gé 革格鬲蛤隔膈膈

革脉［gé mài］弦大中空，如按鼓皮之脉象。多见于失血、失精之证。trommelartiger Puls —— ein extrem straffer und hohler Puls, der gefühit wird, als wäre er Trommelfell, und häufig bei Patienten mit Blutverlust oder Spermatorrhoe auftritt

格［gé］①Dysphagie *f*, Schluckstörung *f* ②Erbrechen *n*, Vomitus *m*

格阳［gé yáng］abstoßendes *Yang n* 指阳气格拒。阳盛已极，而不能与阴气交通

格阳关阴［gé yāng guān yīn］①abnormaler gigantischer Pulszustand durch Ungleichgewicht von *Yin* und *Yang* ②Erbrechen mit Beschwerden des Urinierens und der Defäkation

格阴［gé yīn］abstoßendes *Yin n* 指阴气格拒。阴盛已极，而不能与阳气交通

格致余论［gé zhì yú lùn］元·朱震亨撰［1347］。着重阐述阳常有余，阴常不足的医理。"über Forschung nach den Grundsätzen der Dinge und Erwerbung des Wissens" —— Das Buch wurde von *Zhu Zhenheng* in der *Yuan*-Dynastie［1347］geschrieben, in dem die Theorie"Überschuß an *Yang* und Mangel an *Yin* als normaler Zustand" erläutert wurde.

鬲［gé］①→膈［gé］②→噎膈(塞)［yē gé (sāi)］

鬲咽［gé yān］→噎膈(塞)］［yē gé (sāi)］

蛤蚧［gé jiè］除去内脏的干燥全体入药。用于补肺、益肾、定喘、助阳。Gecko —— Verwendet wird getrockneter ausgeweideter Körper von Gecko (Geckonidae). Heilwirkung: die Lunge und die Niere stärkend, Asthma beseitigend und *Yang-Qi* stärkend

蛤壳［gé qiào］贝壳入药。用于清热化痰、软坚、制酸。Venusmuschelschale, Concha Meretricis seu Cyclinae —— Verwendet wird getrocknete Schale der Meretrix meretrix oder Cyclina sinensis (Veneridae). Heilwirkung: Hitze beseitigend, schleimlösend, harte Masse erweichend und Hyperazidität hindernd

隔饼灸［gé bǐng jiǔ］在穴位与艾炷之间用药饼垫隔的灸法。mit Arzneipaste getrennte Moxibustion —— eine Methode der indirekten Moxibustion mit von Heilkräuten hergestelltem und als Isolator zwischen betreffenden Punkt und die Moxa-Zigarre gelegtem Kuchen

隔姜灸［gé jiāng jiǔ］间接灸的一种。将2毫米厚鲜姜薄片，刺孔，置于施灸穴位，将艾炷放于姜片上点燃以温中散寒。Ingwer-Moxibustion *f* —— eine indirekte Methode der Moxibustion mit einer frischen, ca. 2mm dicken und durchgelöcherten und als Isolator zwischen den bestimmten Punkt und den Moxakegel gelegten Ingwer-Scheibe zum Erwärmen vom Mittel-Jiao und zum Zerstreuen von Kälte

隔山消［gé shān xiāo］Geshanxiao, Cynanchi auriculati radix *m*, Cynanchumwurzel *f* 又名白首乌，功效滋补强壮，养血补血，乌须黑发，收敛精气，生肌敛疮，润肠通便

隔蒜灸［gé suàn jiǔ］间接灸的一种。选用较大的生蒜瓣［紫皮尤好］，横切约2毫米厚的薄片，置于施灸穴位，再将艾炷放在蒜片上点燃，可用于治疗肺痨、瘰疬、疮溃肿痛初起等病症。Knoblauch-Moxibustion *f* —— eine Form der indirekten Moxibustion mit einer 2mm dicken und als Isolator zwischen den bestimmten Punkt und den Moxakegel gesetzten Knoblauchscheibe zur Behandlung von Lungentuberkulose, Skrofulose und Entzündungsulkus

隔物灸［gé wù jiǔ］indirekte Moxibustion *f* 又称"间接灸"。艾炷与施灸部位皮肤之间衬隔物品的灸法

隔盐灸［gé yán jiǔ］间接灸的一种。取洁净细食盐，填平脐窝，将艾炷置于上面点燃，可治疗霍乱、中风、虚脱等病症。Moxibustion mit Salz —— eine Art der Indirekten Moxibustion mit einem Salz als eine Isolationschicht im Nabel und unter der angezündeten Moxa-Zigarre für Behandlung von Cholera, Apoplexie und Kollaps

膈疮［gé chuāng］chronisches Ekzem

膈［gé］Diaphragma *n*, Zwerchfell *n*

膈关［gé guān］穴位。主治：膈肌痉挛、食道狭窄等。*Geguan* (BL46) —— Akupunkturpunkt. Indikationen: Zwerchfellspasmus und Speiseröhrenstriktur

膈俞［gé shù］穴位。主治：慢性出血性疾患、贫血、膈肌痉挛、神经性呕吐等。*Geshu* (BL17) —— Akupunkturpunkt. Indikationen: chronische Blutung, Anämie, Zwerchfellspasmus und neurotisches Erbrechen

膈痰［gé tán］症见心腹痞满、短气不能平卧、头眩目暗、常欲呕逆。diaphramatisch-phlegmatisches Syndrom —— eine Krankheit mit folgenden Symptomen: Stickigkeit in der Brust und im Epigastrium, Atemnot und Unfähigkeit, zu liegen, Vertigo und Nausea

膈痛［gé tòng］①Brustschmerz *m* ②hypochondrische Schmerzen

膈下逐瘀汤［gé xià zhú yū tāng］成分：五灵脂、当归、川芎、桃仁、丹皮、赤芍、乌药、延胡索、甘草、香附、红花、枳壳。主治：瘀血在膈下形成之积块。*Gexia Zhuyu Tang*, Blutstauung unter dem Zwerchfell vertreibendes Dekokt —— Indikation: Klumpen unter dem Zwerchfell aus Blutstauung vertreibend

膈痫［gé xián］Epilepsie, die durch Akkumulation von Wind —— Schleim im Thorax verursacht wird

膈消［gé xiāo］→上消［shàng xiāo］

膈噎［gé yē］→噎膈［塞］［yé gé［sāi］］

gě 葛

葛根［gě gēn］根入药。用于解肌退热、升阳透疹、生津止渴。Knollenwurzel der Koponbohne, Radix Puerariae —— abgetrocknetes Wurzelwerk von Pueraria lobata oder P. thomsonii［Leguminosae］als Heilmittel. Heilwirkung: Muskulatur lockernd, Fieber senkend, das *Yang* aktivierend, Exantheme zum Durchbruch bringend, Speichelbildung fördernd und Durst stillend.

葛根芩连汤［gě gēn qín lián tāng］成分：葛根、黄芩、黄连、炙甘草。主治：外感表证未解，热邪入里，热性泄泻痢疾。*Gegen Qin Lian Tang*, Dekokt aus Pueraria, Scutellaria und Coptis —— Indikation: Hitze-Typ von Diarrhoe und Dysenterie mit dem Äußeren-Syndrom

葛洪［gě hóng］东晋一道家(281-341)。其《抱朴子》一书主要记述炼丹、饮食等。并有《肘后备急方》。*Ge Hong* (281-341)—— Taoist, schrieb in seinem Werk "*Bao Pu-Zi*" hauptsächlich über Alchemie und Diät. Er hinterließ noch Handbuch "Griffbereite Rezepturen zur Not".

葛花［gě huā］花入药。用于解酒醒脾。Flos Puerariae —— Verwendet werden Blüte von Pueraria lobata (Leguminosae). Heilwirkung: Sie wirkt beim Befreitwerden von Alkohol und fördert die Milzfunktion.

GEN 根跟

gēn 根跟

根结［gēn jié］Ansatz-und Endpunkte im Meridian 经气的所起与所起。根，根本、开始，经气根于四肢末端的井穴，结，结聚、归结，即头、胸、腹部

根茎［gēn jīng］Wurzelstock *m*, Rhizom *n* 又称"根状茎"。多年生植物的根状地下茎

跟［gēn］Ferse *f*, Akupunkt am Ohr 耳穴。在对耳轮上脚前上部

跟疔［gēn dīng］nadelförmige Furunkel bei der Ferse

跟疽［gēn jū］→土栗［tǔ lì］

GENG 鲠

gěng 鲠

鲠喉［gěng hóu］Gräte in der Kehle

GONG 公功攻肱宫龚

gōng 公功攻肱宫龚

公孙［gōng sūn］穴位。主治：胃痛、呕吐、月经过多等。*Gongsun* (SP4)—— Akupunkturpunkt. Indikationen: Magenbeschwerden, Erbrechen, Menorrhagie

功劳木［gōng láo mù］茎入药。清湿热、解毒。Caulis Mahoniae —— Verwendet wird Stamm von Mohonia bealei oder M. fortunei (Benbenidaceae). Heilwirkung: Näße-Hitze-Noxe beseitigend, entgiftend

功劳叶［gōng láo yè］Blatt der Mahonia *m* 冬青科植物枸骨的叶，具有清虚热、益肝肾、祛风湿等效用。

攻补兼施［gōng bǔ jiān shī］攻逐邪气与补益正气同时进行的疗法。Stärkungs-und Eliminationsverfahren in Kombination —— eine therapeutische Methode, mit der die Körper-resistenz gestärkt wird und die pathogenetische Faktoren eliminiert werden

攻毒［gōng dú］①die toxische Substanz bekämpfend ②die toxischen Materialien eliminierend ③die toxischen Bestandteile aus dem Gift wegräumend

攻毒杀虫［gōng dú shā chóng］Detoxikation und Vertilgen der Parasiten

攻坚散结［gōng jiān sàn jié］Masse und Agglomerate auflösend

攻溃［gōng kuì］用药物使局部组织已成脓者迅速溃破而排出，并促使肿痛消退的方法。Suppurationsförderungeine therapeutische Methode in Anwendung der Arzneimittel zur Förderung der Ruptur eines Abszesses, zum Entfernen des Eiters, um dann die Schwellung und Schmerzen zu lindern

攻里剂［gōng lǐ jì］Innen-angreiffendes Mittel *n* 用泻下药物通导大便，消除积滞，荡涤实热，攻逐水饮的治法。

攻下［gōng xià］Abführen *n*, Purgation *f*

攻下剂［gōng xià jì］purgatives Mittel *n* 具有攻坚通便，荡涤积滞、清除邪热的作用，是治疗邪热燥结肠胃的一个重要方法。

攻下派［gōng xià pài］金元时期的一个医学派别，以张从正(1156-1228)为代表，认为疾病是侵入体内的外邪，主张治疗重在驱邪，多用攻下法治之。Schule für die Purgation —— eine der medizinischen Schulen in der *Jin-Yuan*-Periode (1115-1368), deren Vertreter der berühmte Arzt *Zhang Congzheng* (1156-1228) war. Er verfocht die Meinung, daß die Krankheit durch die in den Körper eindringenden äußeren Noxa verursacht wird. Bei der Behandlung der Krankheit trat er ein, daß die äußeren Noxe durch Schwitzkur, Erbrechen und Abführen ausgetrieben werden sollten.

攻下药［gōng xià yào］Purgativum *n*, Abführmittel *n* 泻下攻积，清热泻火，凉血解毒，逐瘀通经。

攻下逐水［gōng xià zhú shuǐ］Vertreibung von Wasser durch Purgation *f* 指以作用峻烈的泻下药治疗水肿、鼓胀、胸胁停饮等病症的方法

攻下逐瘀［gōng xià zhú yū］用活血和攻下方法，攻逐瘀血。Elimination der durch Katharsis entstandene Blutstauung —— eine therapeutische Methode, mit der die Blutzirkulation verstärkt und Katharsis appliziert wird, um die Blutstauung［Blutextravasate］zu entfernen

攻逐水饮［gōng zhú shuǐ yǐn］Vertreibung von Wasser durch Purgation *f* 指以作用峻烈的泻下药治疗水肿、鼓胀、胸胁停饮等病症的方法

肱［gōng］Oberarm *m*, Brachium *n*

宫外孕方［gōng wài yùn fāng］成分：丹参、赤芍、桃仁、乳香、没药，加三棱、莪术。主治：子宫外孕引起的包块。*Gongwaiyun Fang*, Rezept für die Extrauterinschwangerschaft —— Indikation: Masse im Gefolge von der Extrauterinschwangerschaft

龚庆宣［gōng qìng xuān］南北朝时期外科医学家，生于公元五世纪末。整理编辑《刘涓子鬼遗方》，为中国现存最早的外科专书。*Gong Qingxuan*-Chirurg in der Süd-Nord-Dynastie, geboren gegen Ende des 5. Jh. Er gab das Buch von "*Liu Juanzi*'s Geist hinterlassenen Rezepte" heraus. Dieses Buch gilt als eherste Monographie über die chirurgischen Krankheiten in China.

龚廷贤［gōng tíng xián］明代医学家(16 世纪)。著有《万病回春》、《寿世保元》等书。*Gong Tingxian* —— Arzt in der *Ming*-Dynastie (im 16. Jh.) hinterließ medizinische Werke wie "Wiederherstellung aller Krankheiten", "Langlebigkeit und Lebensschutz" usw.

龚云林［gōng yún lín］→龚廷贤［gōng tíng xián］

龚子才［gōng zǐ cái］→龚廷贤［gōng tíng xián］

GOU 钩狗枸垢

gōu 钩

钩肠痔［gōu cháng zhì］→肛裂［gāng liè］

钩肠痣［gōu cháng zhì］gemischte Hämorrhoide

钩割法［gōu gē fǎ］中国古代眼科手术方法之一。Haken-Einschnitt-Methode *f* —— eine der okulären Operationsmethoden Altchinas

钩藤［gōu téng］带钩茎枝入药。用于清热、平肝熄风。Ramulus et unci Uncariae —— Verwendet werden Zwerge und aus diesen hervorwachsenden widerhakenartigen Dornen von Uncaria rhynchophylla, U. macrophylla, U. sessilifructus oder U. Sinensis (Rubiaceae) (Röte-bzw. Labkrautgewäichse). Heilwirkung: Hitze-Noxe beseitigend, Leberhyperfunktion besänftigend und krampflösend

gǒu 狗枸

狗宝［gǒu bǎo］狗的胃结石入药。用于降逆气、开郁结、解毒。Konkrement des Hundes, Calculus canis —— Verwendet werden Magenkonkremente des Hundes (Canidae).

Heilwirkung: gegenläufiger *Qi* absendend, lösend und entgiftend

狗肝菜［gǒu gān cài］全草入药。用于清热、凉血、利尿、解毒。Dicliptera chinensis, Herba Diclipterae Chinensis —— Verwendet werden die ganzen Pflanzen von Dicliptera chinensis (Accanthaceae). Heilwirkung: Hitze-Noxe beseitigend, Blut-Hitze kühlend, entgiftend und Diurese

狗脊［gǒu jǐ］根茎入药。用于补肾、强筋骨、祛风湿。Rhizoma Cibotii —— Verwendet wird getrocknete Wurzelstock von Cibotium barometz (Dicksoniaceae). Heilwirkung: Leber und Nieren tonisierend, den Muskel und Knochen stärkend, Wind-Nässe-Noxe austreibend (antirheumatisch)

狗皮膏药［gǒu pí gāo yào］Hundlederpflaster *n*

狗尾草［gǒu wěi cǎo］全草入药。用于除热、去湿、消肿。Setaria viridis, Herba Setariae Viridis —— Verwendet werden die ganzen Pflanzen von Setaria viridis (Gra-mineae). Heilwirkung: Hitze-Noxe beseitigend, Nässe-Noxe austreibend, abschwellend

枸骨叶［gǒu gǔ yè］叶入药。用于养阴清热、补益肝肾。Folium Ilex Cornutae —— Verwendet werden getrocknete Blätter von Ilex cornuta (Aquifoliaceae). Heilwirkung: *Yin*-Energie fördernd, Hitze-Noxe beseitigend, Leber und Nieren tonisierend

枸杞子［gǒu qǐ zǐ］果入药。用于养阴补血、益精明目。Fructus Lvcii —— Verwendet wird reife Frucht von Lycium barbarum (Solanaceae). Heilwirkung: Es fördert das *Yin*, regt die Blutbildung an, aktiviert die Körperfunktionen aufr-echterhaltende Ursubstanz und verbessert die Sehkraft

gòu 垢

垢胎［gòu tāi］Menstruation während der Schwangerschaft *f* 指孕后仍按月行经(而产子)者。

GU 孤箍古谷股骨蛊鼓瞽固痼

gū 孤箍

孤腑［gū fǔ］指三焦。einziges Hohl-Organ (Fu-Organ) —— Es bezieht sich auf das Drei-Jiao.

孤阳不生［gū yáng bù shēng］Einsames *Yang* wird nicht aufsteigen. 无阴则阳无以生。

孤阳上出［gū yáng shàng chū］Einsames *Yang* schwimmt nach oben. 阳气向上浮动而出汗的表现。

孤阳上越［gū yáng shàng yuè］→虚阳上浮［xū yáng shàng fú］

孤阴［gū yīn］einziges *Yin*.

孤脏［gū zàng］孤独之脏，一指脾为孤脏，一指肾为孤脏。einziges Zang-Organ —— Es wird entweder Milz, oder Niere gemeint.

箍痛［gū tòng］umgürtender Schmerz

箍围药［gū wéi yào］于疔疖(初期)的周围敷一圈湿润药泥，促使感染局限而不致扩散，并可促使局部组织迅速化脓与溃破。umringendes Arzneimittel —— Im Kreis auf dem Furunkel oder dem Karbunkel (Anfangsstadium) wird naße Arzneipaste gestriechen, um die Infektion zu loka-lisieren und deren Verbreitung zu verhindern. Sie führt zur Beschleunigung der Eiterung und Durchbrechung des betreffenden Gewebes.

gǔ 古谷股骨蛊鼓瞽

古今图书集成医部全录［gǔ jīn tú shū jí chéng yī bù quán lù］是《古今图书集成》的一部分，清·蒋廷锡等编纂(1723)。本书辑录自《内经》到清初的医学文献100余种。Sämtliche Schriften des Medizinischen Teils aus den "Büchersammlung von Alter Zeit bis Heute" (1723) —— Ein Teil der "Büchersammlung von Alter Zeit bis Heute", wurde unter der Leitung von feute wie *Jiang Tingxi* verfasst. In dieses Buch wurde über 100 medizinische Liteaturen aus den Werken wie von "*Huang Di Nei Jing*" bis zu den in der Zeit Anfang *Qing*-Dynastie erschienenen aufgenommen.

古今医案按［gǔ jīn yī àn àn］清·俞震编(1778)。本书汇集诸家医案并加按语和发挥。"Anmerkung zu den Krankenfällien von dem Altentum bis Heute" —— Das Buch wurde von *Yu Zhen* in der *Qing*-Dynastie (1778) verfaßt. Ins Buch nahm er medizinischen Aufzeichnungen der Krankenfälle aller unterschiedlichen Schulen auf, erläuterte sie und schrieb eigene Anmerkungen dazu.

古今医统正脉全书［gǔ jīn yī tǒng zhèng mài quán shū］王肯堂等辑(1601)。医学丛书，包括上自现存最早的《内经》，下至明代，共44种医书。"Sämtliche Sammlung der Orthodoxen Medizinischen Werke vom Altentum bis Heute" (1601) —— eine medizinische Bücherserie, die von Wang Kengtang in der *Ming*-Dynastie zusammengestellt wurde. Es enthält 44 Arten der klssischen Medizinwerke, aufgenommen von heute vorhandenen frühersten Werken wie "*Huang Di Nei Jing*" bis zu den Büchern aus der Autorszeit.

谷疸［gǔ dǎn］五疸之一。因饮食不节，食滞脾胃，湿热壅阻所致。主要表现有食即头眩、烦闷、胃中不适、腹满、大便溏泻、小便不利、身面发黄等。von der übermäßigen Einnahme verursachte Gelbsucht —— einer von den fünf Typen der Gelbsucht［Ikterus］, wird verursacht durch die Ansammlung von Nasse und Hitze, die von tibermäßigen Einnahme der Nahrungsmittel hervorgebrachten Retention im Verdauungstrakt. Es erfolgt sich mit Schwindel, Angstgefühl, Magenbeschwerden, abdomineller Fülle, Durchfall, Oligourie sowie gelblicher Verfärbung des Gesichts und Körpers als Hauptsymptomen.

谷道［gǔ dào］Anus *m*

谷道痒［gǔ dào yǎng］Analjucken *n*, Analjuckreiz *m*

谷精草［gǔ jīng cǎo］带花茎的头状花序入药。用于疏散风热、明目退翳。Scapus Eriocaulo —— Verwendet werden Blütenkörbchen mit Halm von Eriocaulom buergerianum (Eriocaulaceae). Heilwirkung: Wind-Hitze-Noxe zerstreuern, Sehkraft verbessern und Hornhautpannus entremen

谷气［gǔ qì］Getreide-*Qi n*, Essenzableitung aus der Nahrung

谷神［gǔ shén］在虚极静笃情况下的智能。geistige Fähigkeit im meditativen, stillen Zustand (*Qigong* terminus)

谷芽［gǔ yá］用于健脾胃、消食滞。Reissproße *f*, Samen Oryzae Germinatus —— Verwendet werden getrocknete Samensproße von Oryza sativa (Gramineae). Heilwirkung: Milz-und Magenfunktion stärken, Nahrungstagnation zerstreuen

股［gǔ］Oberschenkel *m*

股胫疽［gǔ jìng jū］Abszeß des Ober-oder Unterschenkels

股疽［gǔ jū］Phlegmone des Oberschenkels

股内前廉［gǔ nèi qián lián］anteromedialer Part des Oberschenkels

股癣［gǔ xuǎn］Tinea cruris

股阳疽［gǔ yáng jū］Zellulitis auf der lateralen Seite des Oberschenkels

股阴疽［gǔ yīn jū］Zellulitis auf der Medialen Seite des Oberschenkels

股肿［gǔ zhǒng］femorale thrombotische Phlebitis *f* 股肿是深部静脉血栓形成和炎性病变所引起的一种疾病。相当于西医的血栓性深静脉炎

骨［gǔ］四维之一，亦奇恒六腑之一。为人身的支架，由肾所主，赖精髓以滋养。Knochen *m* —— einer der vier Dimensionen, auch eines der sechs außergewöhnlichen

Fu-Organe. Der Knochen ist das Gerüst des menschlichen Körpers, wird durch die Nieren reguliert und von dem Knochenmark ernährt.

骨痹［gǔ bì］以骨节症状为主要表现的痹证。Knochenrheumatismus *m* —— Rheumatismus, der hauptsächlich mit Knochen-Gelenk-Symptom vorkommt.

骨槽风［gǔ cáo fēng］Osteomylitis des Oberkieferknochens

骨出差爻［gǔ chū chā yáo］offene Fraktur mit der Überlappung der Fragmenten

骨刺［gǔ cì］Osteophyt *m*

骨错缝［gǔ cuò fèng］Knochendislokation *f* 暴力或慢性劳损造成关节部分损伤或微细离位，出现以疼痛和功能障碍且不能自行复位等为主要表现的疾病。

骨癫疾［gǔ diān jí］knöcherne Epilepsie *f* 羊角风"或"羊癫风"，是大脑神经元突发性异常放电，导致短暂的大脑功能障碍的一种慢性疾病。

骨度［法］［gǔ dù［fǎ］］同身寸之一种。以骨的等分长度测量穴位位置的方法。Knochenlängenmessung *f* —— eine Messungsmethode durch proportionale Längeneinheiten der Knochen. Die Methode findet Anwendung bei der Lokalisierung von Akupunkturpunkten, indem ein langer Knochen in gleichgrosse Teile geteilt wird.

骨度分寸折量法［gǔ dù fēn cùn zhé liáng fǎ］→骨度［法］［gǔ dù［fǎ］］

骨端回纳［gǔ duān huí nà］Reposition des Fragmentendes

骨缝开错［gǔ fèng kāi cuò］骨折后断端分离，形成空隙或断端移位。vollständige Fraktur —— Ein Spalt oder eine Verschiebung entsteht an den Bruchenden wegen Fraktur mit der vollständigen Separation der Fragmente.

骨疳［gǔ gān］→肾疳［shèn gān］

骨鲠［gǔ gěng］因鱼刺或其他骨类鲠于咽喉。*Gugeng* —— Die Gräte und andere Arten Knochen bleiben in der Kehle gesteckt.

骨关节结核(骨痨)［gǔ guān jié jié hé gǔ láo］osteoartikuläre Tuberkulose *f* 由结核杆菌侵入骨或关节而引起以发病缓慢，随着病情发展，可出现全身乏力，午后低热，盗汗，体重减轻，食欲不振，贫血等。

骨会［gǔ huì］八会穴之一。与骨有密切关系的一个穴位，即大杼。*Guhui*［BL11］—— eine der acht Kreuzungspunkte. Das große Weberschiffchen liegt 1,5 Fingerbreit, seitlich vom Dornfortsatz des 1. Brustwirbels. Es ist der Punkt mit enger Bezieung von Knochen und auch als Meistpunkt des Blasenmeridians. d. h. Dazhu.

骨极［gǔ jí］六极之一。主要表现为牙齿浮动、两足痿竭等。Knochenexhaustion *f* —— Einer von sechs Typen der Exhaustion, manifestiert sich durch lockere Zähne, Atrophie und Debilität der unteren Gliedmaßen.

骨节疼痛［gǔ jié téng tòng］Arthralgie *f*

骨痨［gǔ láo］Knochen-und Gelenktuberkulose *f*

骨瘤［gǔ liú］Osteom *m*, Osteoma *n*

骨软化［gǔ ruǎn huà］Osteomalazie *f*, Knochenverweichung *f*

骨瘦如柴［gǔ shòu rú chái］bis auf die Knochen abmagern

骨碎补［gǔ suì bǔ］根茎入药。用于补肾健骨、活血祛瘀。Rhizoma Drynariae —— Verwendet wird Wurzel-Stock (Rhizom) von Drynaria fortunei oder D. baronii (Polypodiaceae). Heilwirkung: die Nieren tonisieren, Knochen stärken, die Blutstase auflösen

骨碎筋翻［gǔ suì jīn fān］komplizierte Fraktur

骨痛［gǔ tòng］Osteodynie *f*

骨头归旧［gǔ tóu guī jiù］Reposition eines verschobenen Knochens

骨歪［gǔ wāi］Verschiebung der Frakturfragmente

骨为干［gǔ wéi gàn］Knochen als ein Körpergerüst *n* 人体支撑形体，保护内脏的支架。

骨痿［gǔ wěi］痿证之一。症见腰背酸软不能直立，下肢肌肉萎缩松弛、面色暗黑、牙齿干枯等。多由肾阴大亏、虚火亢盛所致。Knochenatrophie *f* —— eins der Schwäche-Syndrome. Diese Krankheit wird gewöhnlich durch die Erschöpfung der Nierenessenz und den üppige Feuermangel verursacht. Sie tritt auf mit folgenden Symptomen: Unfähigkeit aufrecht zu stehen wegen der Schwäch des unteren Rückengrats, atrophische und schwache Muskeln der unteren Extremitäten, dämmriger Gesichtszustand, lockere Zähne.

骨位［gǔ wèi］Knochenposition *f*

骨者髓之府［gǔ zhě suǐ zhī fǔ］Das Knochen ist Haus des Knochenmarks. 髓汇聚于骨内。髓在骨内而养骨，髓充实则骨骼强壮，支撑身体，行动稳健，形体轻强。若骨弱不能久立，行走振颤动摇，反映髓虚，具有诊断意义。

骨针［gǔ zhēn］Knochennadel *f* 长条针形骨折内固定器件。常用于骨牵引和骨折内固定等，主要由医用不锈钢和钛合金制成。

骨蒸［gǔ zhēng］阴虚所致。每伴发潮热、盗汗、五心烦热，常见于肺结核。Knochen-Hitze-Syndrom *n* —— Verursacht wird durch *Yin*-Mangel. Es zeigt sich mit hektischem Fieber, Nachtschweiß, Irritabilität und fiebrigem Gefühl im Handteller. Diese Krankheit kommt oft bei Lungentuberkulose vor.

骨蒸发热［gǔ zhēng fā rè］dampfendes Knochen mit Fieber 形容阴虚潮热的热气自里透发而出，故称为骨蒸。

骨之余［gǔ zhī yú］Überschuss von Knochen *m* 牙齿为骨头的剩余。

蛊［gǔ］Meteorismus, der durch parasitischen Befall verursacht wird.

蛊毒［gǔ dú］①Syndrome, die durch die von verschiedenen Parasiten erzeugten toxischen Produkte hervorgerufen werden ②Toxine, die durch giftige Insekten produziert werden ③die Tympanitis, die durch parasitische Infestationen verursacht wird

蛊臌［gǔ gǔ］→虫蛊［臌］［chóng gǔ［gǔ］］

蛊胀［gǔ zhàng］Abdominalaufblähung, die durch Parasitose verursacht wird

蛊注(疰)［gǔ zhù (zhù)］Krankheit, die ähnlich wie Lungentuberkulose oder Peritonitis tuberculosa auftritt

鼓［gǔ］五不女之一。Hymenalatresie *f*, verstopfter Hymen —— einer der fünf Typen von den weiblichen Sterilitäten

鼓肠［gǔ cháng］Meteorismus *m*

鼓［臌］胀［gǔ［gǔ］zhàng］Tympanie *f*, Meteorismus *m*

瞽症［gǔ zhèng］眼球萎缩或无眼球的失明症。Blindheit *f* —— Ophthalmatrophie oder Ophthalmosteresis

gù 固痼

固崩止带［gù bēng zhǐ dài］Stillung der Metrorrhagie und Leukorrhagie

固表利水［gù biǎo lì shuǐ］Oberflächliche Widerstandskräfte stärken, um Diuresis durchzuführen

固表止汗［gù biǎo zhǐ hàn］Stärkung der oberflächlichen Abwehrkraft und Stillung der Perspiration 用具有收敛固表止汗作用的方药，治疗虚证汗出的治法。

固肠丸［gù cháng wán］Darm-adstringierene Pille *f* 主治脾胃虚弱，脏腑停寒，脐腹疠痛，下利滑数，肌肉消瘦，饮食不下的方药。

固冲汤［gù chōng tāng］成分：白术、黄芪、煅龙骨、煅牡蛎、山萸肉、白芍、海螵蛸、茜草、棕榈炭、五倍子。主治：气血两虚，冲任不固之血崩及月经过多。*Guchong Tang*, Dekokt für Stärkung des *Chong*-Meridians —— Indikationen: Metrorrhagie, die wegen Blut-und *Qi*-Mangel und Schwäche des *Chong*-und *Ren*-Meridians auftritt

固定垫［gù dìng diàn］→压垫［yā diàn］

固瘕［gù jiǎ］①大便先硬后溏、杂有未消化食物和水。②慢性腹泻。①wässerige Diarrhoe mit hartem Stuhlgang am Anfang, dann anschließend weichen mit unverdaulichen Nahrungsmitteln und Wasser ②chronische Diarrhoe

固(涩)精［gù (sè) jīng］Kontrolle für Emissio nocturna mit adstringierenden Mitteln

固精缩尿［gù jīng suō niào］Sicherung der Essenz und Reduktion der Urination 主要针对肾虚不固所致的遗精、滑精、遗尿、尿频等证，有固护精液、防止遗尿的意思

固精止带［gù jīng zhǐ dài］Behandlung［Aufhalten］der spontanen Emissio und Leukorrhagie

固涩［gù sè］用收敛药为主以治疗体弱出汗、久泻、脱肛、遗精、出血等病症的方法。Stopftherapie *f*—— die Therapie, die bei der Behandlung von Schwitzen, Durchfall, Aftervorfall, Samenfluß und Blutung hauptsächlich mit adstringierenden Arzneimitteln verwendet wird

固涩剂［gù sè jì］adstringierendes Mittel *n*, Adstringent *n* 以固涩药为主配伍组成，具有收敛固涩作用，治疗气、血、精、津液耗散滑脱等证方剂的统称。分固表止汗剂、敛肺止咳剂、涩肠固脱剂、涩精止遗剂、固崩止带剂等。

固涩药［gù sè yào］adstringierendes Arzneimittel *n*, Adstringent *n* 凡以收敛固涩，用以治疗各种滑脱病证为主的药物。

固涩止汗［gù sè zhǐ hàn］Stillung der Perspiration mit Adstringentien

固涩止遗［gù sè zhǐ yí］Stoppen von Enurese und Emission mit Adstringentien 具有温摄下元之功，主要适用于肾虚失藏，精关不固，或下焦虚寒，肾气不摄。

固肾［gù shèn］Stärkung der Nierenfunktion

固肾涩精［gù shèn sè jīng］Nierenstärkung und Stoppen der Spermatorrhoe

固泄［gù xiè］Retention und Inkontinenz von Urin und Stuhlgang

固阴煎［gù yīn jiān］Dekokt zur *Yin*-Konsolidierung *n* 方剂主治肝肾两亏，遗精滑泄，带下崩漏，胎动不安，产后恶露不止，妇人阴挺。

痼疾［gù jí］unheilbare［chronische, hartnäckige］Krankheit

痼冷［gù lěng］真阳不足，阴寒之邪久伏体内难治的虚寒证候。hartnäckiges Kälte-Syndrom —— einer der Kälte-Syndrom-Typen, der, durch insuffizientes gemeines *Yang* und verlängerte Retention von pathogener Kälte im Körper verursacht wird

GUA 瓜栝刮挂

guā 瓜栝刮

瓜蒂散［guā dì sǎn］成分：甜瓜蒂、赤小豆。主治痰涎宿食停于胃中而周身不适。*Guadi San*, Fruchtkelchspulver von der Zuckermelone —— Indikation: generelles Körperunwohlgefühl, das von der Stagnation von Schleim-Sputum und Nahrung hervorgebracht wird

瓜藤缠［guā téng chán］①Vasculitis nodosa ②Erythema nodosum

瓜子金［guā zǐ jīn］全草入药。用于化痰止咳、润血止血、安神、解毒。Herba Polygalae Japonicae —— Verwendet wird getrocknetes ganzes Kraut von Polygala japonica (Polygalaceae). Heilwirkung: Schleim lösen, Husten stillen, Blurkreislauf aktivieren, Blutung stillen, innere Unruhe beseitigen und entgiftend

栝蒌［guā lóu］果人药。用于化痰清热、宽胸散结、润肠通便。chinesische Haarblume, Fructus trichosanthis —— Verwendet wird getrocknete Frucht von Trichossanthes kirilowii oder T. uniflora (Cucurbitaceae). Heilwirkung: Hitze-Noxe beseitigen, Schleim lösen, Obstruktionsgefühls im Brust lösen, Masse zerstreuen, und Konstipation auflösen

栝蒌皮［guā lóu pí］果皮入药。用于化痰清热、宽中散结。Fruchtschale der chinesischen Haarblume —— Verwendet wird getrocknetes Perikarp von Trichosanthes kirilowii oder T. uniflora (Cucurbitaceae). Heilwirkung: Hitze-Noxe beseitigen, Schleim lösen, Obstruktionsgefühl im Brust lösen, und Massen zerstreuen

栝蒌薤白白酒汤［guā lóu xiè bái bái jiǔ tāng］成分：栝蒌、薤白、白酒。主治：胸阳不振，痰阻气机之胸痹证。*Guolou Xiebai Baijiu Tang*, Dekokt von chinesischen Haarblumen, chinesischen Lauch und Reiswein —— Indikation: Brustschmerzen, die wegen der Obstruktion von Brust-*Yang* und Sputum vorkommen

栝蒌薤白半夏汤［gua lóu xiè bái bàn xià tāng］成分：栝蒌、薤白、半夏、白酒。主治：胸痹证而痰浊结聚较甚者。*Gualou Xiebai Banxia Tang*, Dekokt aus Trichosanthes, Allium und Pinellia —— Indikation: Brustschmerzen mit Dumpfheit wegen großer Akkumulationszunahme von Schleim und Dampfnässe

栝蒌子(仁)［guā lóu zǐ (rén)］种子入药。用于化痰清热、润肠通便。Samen der chinesischen Haarblume, Semen Trichosanthis —— Verwendet werden getrocknete Samen von Trichosanthes kirilowii oder T. uniflora (Cucurbilaceae). Heilwirkung: die Hitze-Noxe beseitigen, Schleim lösen, den Darm gleitfähiger machen und den Stuhlgang fördern

刮［guā］Schaben *n* 刮削，刮痧（民间治疗某些疾患的方法，刮皮肤，使充血，以减轻炎症）。

刮柄(法)［guā bǐng (fǎ)］用指甲轻轻刮动针柄的针刺手法。Handkratzenmethode *f*—— eine Manipulationstechnik der Akupunktur: Kratzen der Nadelschaft geringfügig mit dem Fingernagel

刮肠［guā cháng］①坏证而下脓血者。②痢下带黄赤色粘稠物。③直肠泄。①durch Blut und Eiter im Stuhlgang komplizierte schwere Krankheit ②Dysenterie mit gelbrotlicher klebiget Entleerung ③Diarrhoe nach der Mahlzeit

刮针［guā zhēn］→刮柄［法］［guā bǐng［fǎ］］

guà 挂

挂线(疗法)［guà xiàn (liáo fǎ)］用丝线或橡皮筋结扎瘘管以治疗肛瘘。Ligaturtherapie *f*—— eine Therapiemethode, die, mit der Ligatur, oder Arzneiseidefaden oder Gummiband zur Festbindung der Fistel bei der Behandlung der Analfistula verwendet wird, um die Nekrose des Fistelgewebes entsehen zu lassen und diese allmählich zu entfernen

GUAI 怪

guài 怪

怪病多痰［guài bìng duō tán］seltene durch Schleim verursachte Krankheit *f* 痰之为病，随气机升降，无处不到，病变怪异。怪病多因痰作祟。

怪脉［guài mài］seltsamer Impuls *m* 生命垂危时出现的无胃、神、根的各种怪异脉象，古有“十怪脉”“七绝脉”之说。

GUAN 关观官贯灌鹳

guān 关观官

关白附［guān bái fù］根入药。用于祛寒湿、止痛。Radix Aconiti Coreani —— Verwendet wird getrocknete Wurzel von Aconitum coreanum (Ranunculaceae). Heilwirkung: Kälte-Nässe-Noxe austreiben, Schmerz stillen

关冲［guān chōng］穴位。主治：热病、咽喉痛、头痛等。*Guanchong* (SJI) —— Akupunkturpunkt. Indikationen: fieberige Krankheiten, Halsschmerzen, Kopfschmerzen

关刺［guān cì］古代五刺法之一。直刺关节周围筋肉。多用于治疗筋痹。Gelenknadelung *f*—— eine Nadelungstechnik von der 5 Stechenmethoden in alter Zeit, mit der die Nadel um das Gelenk herum zur Behandlung der Rheumatoidarthritis eingestochen wird

关格［guān gé］Obstruktion und Rejektion *f*—— ①Dysurie und Obstipation mit heftigem Erbrechen ②Dysurie mit hertigem Erbrechen ③Pulszustand, der eine Trennung von *Yin* und *Yang* anzeigt.

关阖枢［guān hé shū］Riegel, Tür und Drehpunkt 经络学说中三阴三阳各经气变化为特点。太阳为关，阳明为阖，少阳为枢，太阴为关，厥阴为阖，少阴为枢

关节痛［guān jié tòng］Arthralgie *f*, Gelenkschmerz *m*

关脉［guān mài］指桡动脉桡骨茎突处关部的脉象。*Guan*-Puls *m* —— Pulsbild. das auf dem Processus Styloidens radii gefühlt wird.

关门［guān mén］穴位。主治：腹胀、肠鸣、食欲不振等。*Guanmen*（ST22）—— Akupunkturpunkt. Indikationen: Bauchdehnung, Darmgeräusch, Inappetenz usw.

关门不利［guān mén bù lì］肾虚而致小便不利，发生水肿。Dysurie *f*—— Ödem mit schwierigem Urinieren durch die Hypofunktion der Nieren.

关元［guān yuán］穴位。主治：体虚、遗精、遗尿、阳痿、痛经、慢性腹泻、休克等。*Guanyuan*（RN4）—— Akupunkturpunkt. Indikationen: Körperschwäche, Emissio, Enuresis, Impotenz, Dysmenorrhoe, chronische Diarrhoe und Schock usw.

关元俞［guān yuán shù］穴位。主治：慢性腹泻、慢性盆腔炎、腰痛等。*Guanyuanshu*（BL26）—— Akupunkturpunkt. Indikation: chronische Diarrhoe, chronische Pelviperitonitis, Lumbago usw

观神色［guān shén sè］望诊内容之一。即观察患者的精神、意识表情以及面部色泽等。Beobachtung des Gesichts —— eine der Beobachtungsdiagnosemethoden, mit der die Gesichtsfarbe, der Gesichtsausdruck und die anderen äußerlichen Manitestationen beim Patienten beobachtet werden

官窍［guān qiào］Bezeichnung für Organe und Körperöffnungen 五官和九窍的统称

guàn 贯灌鹳

贯通伤［guàn tōng shāng］durchgedrungene Wunde

贯叶蓼［guàn yè liǎo］→杠板归［gàng bǎn guī］

贯众［guàn zhòng］根茎入药。用于清热解毒、止血杀虫。Rhizom von Cyrtominum, Rhizoma Dryopteris Crassirhizomae —— Verwendet wird getrocknetes Rhizom von Dryopteris Crassirhizoma（Aspidiaceae）. Heilwirkung: Hitze-Noxe beseitigen, entgiften, Blut stillung und Insekten vertilgen

灌肠［guàn cháng］Klysma *n*, Einlauf *m*

灌浆期［guàn jiāng qī］天花发病 7~8 日后，疱疹灌浆，渐成脓疱的日期。Pustulationsperiode *f*—— die Periode, in der sich die Bläschenausschläge 7 bis 8 Tage nach dem Pockenanfall zu eitrigen Bläschen entwickeln

鹳口疽［guàn kǒu jū］Karbunkel der Coccygealgegend

GUANG 光广

guāng 光

光剥舌［guāng bō shé］舌苔骤然退去，不再复生，如剥脱样。为胃液枯竭、胃气大伤的表现。unbelegte, zarte Zunge —— Der Zungebelag verschwindet plötzlich, sieht dann ganz nackt aus und regenerient sich nie wieder. Dies wird gewöhnlich durch Erschöpfung von Magen-*Qi* und Magenflüßigkeit hervorgebracht.

光慈菇［guāng cí gū］鳞茎入药。功用同山慈菇。Bulus Tulipae —— Verwendet wird getrocknete Zwiebel von Tulipa edulis［Liliaceae］. Heilwirkung: wie 山慈菇［shān cí gū］

光明［guāng míng］穴位。主治：眼疾、偏头痛等。*Guangming*（GB37）—— Akupunkturpunkt. Indikation: Augenerkrankungen, Migräne

光枝勾儿茶［guāng zhī gōu ér chá］地上部分入药。用于祛痰止咳、活络、止痛。Herba Berchemiae Polyphyllae —— Verwendet wird getrockneter oberirdischer Teil von Berchemia polyphylla varleiclada（Rhamnaceae）. Heilwirkung: Schleim lösend, Husten stillend, *Qi*-Zirkulation vom Seitenmeridian fördernd und Schmerz stillend

guǎng 广

广肠［guǎng cháng］Sigmoid-Rektum *n*

广疮［guǎng chuāng］→杨梅疮［yáng méi chāng］

广地丁［guǎng dì dīng］全草入药。用于清热解毒。Herba Gentianae Loureiri —— Verwendet wird getrocknetes ganzes Kraut von Gentiana loureiri（Gentianaceae）. Heilwirkung: Hitze-Noxe beseitigend und entgiftend.

广藿香［guǎng huò xiāng］地上部分入药。用于二祛暑解表、化湿和胃。Herba Pogostemonis —— Verwendet wird getrockneter oberirdischer Tell von Pogostemon cablin（Labiacae）. Heilwirkung: Sommerhitze vertreibend. äußeres Syndrom auflosend, Nässe lösend und Magenfunktion normalisierend

广金钱草［guǎng jīn qián cǎo］地上部分入药。用于清湿热、利尿、排石。Herba Desmodii Styracifolli —— Verwendet wird getrockneter oberirdischer Teil von Desmodium styracifolium（Leguminosae）. Heilwirkung: Nässe-Hitze-Noxe beseitigend, Diuresis und Harnsteinausscheidung fördernd

广明［guǎng míng］vorderer und oberer Teil des Menschenkörpers

广木香［guǎng mù xiāng］→木香［mù xiāng］

GUI 归龟鬼灵桂

guī 归龟

归经［guī jīng］把药物对某一脏腑、经络和不同部位的治疗作用联系起来，以说明某些药物对某一经的特殊作用。Meridian-Tropismus *m* —— die Theorie, daß eine gewisse Arzneimittel bei einem entsprechendem Organ, einem Meridian und unterschiedlichen Stellen des Körpers wirkt und dadurch ein Zusammenhang zwischen diesen beiden besteht, um die speziellen Wirkungen dieser Arzneimittel gegen bestimmte Meridiane zu erklären

归来［guī lái］穴位。主治：闭经、排尿困难、盆腔炎等。*Guilai*（ST29）—— Akupunkturpunkt. Indikationen: Amenorrhoe, Dysurie, Beckenhöhlenentzündung

归脾汤［guī pí tāng］成分：白术、茯苓、黄芪、龙眼肉、酸枣仁、党参、木香、炙甘草、当归、远志、生姜、大枣。主治：①心脾两虚，气血不足。②脾虚不摄所致崩漏带下、皮下出血等。*Guipi Tang*, das Dekokt, das das *Qi* wieder in die Milz zurückführt —— Indikationen: ①Herz-und Milzschwäche wegen Mangel an *Qi* und Blut ②Metrorrhagie, Leukorrhoe und subkutane Blutung wegen der Milzschwäche

龟板［guī bǎn］腹甲入药。用于滋阴潜阳、益肾健骨。Brustbein von der Schildkröte, Plastrum Testudinis —— Verwendet wird getrocknetes Brustbein von der Schildkröte, Chinemys reevesii［Testudinidae］. Heilwirkung: *Yin*-Energie aktivierend, übermäßige *Yang*-Energie absenkend, Nieren tonisierend und Knochen stärkend

龟板胶［guī bǎn jiāo］龟板熬成胶。功用同龟板。用于滋阴、补血止血。Kolloid aus dem Brustbein der Schildkröte,

Calla Plastri Testudinis —— Verwendet wird getrocknetes Kolloid aus dem Brustbein der Schildkröte [Testudinoidea] Heilwirkung: Blut ernährend, *Yin*-Energie aktivierend, Blutung stillend

龟背［guī bèi］佝偻病症状之一，其表现为背脊骨弯曲隆起，状如龟背，故名。Schildkrötenrücken *m*, Kyphose *f* —— eins der Rachitis-Symptome, dessen Haupterscheinung ist es, daß sich das Rückgrat krumm und krankhaft hervorhebt wie der Rücken der Schildkröte. Daher bekommt es den Namen.

龟背痰［guī bèi tán］Wirbelsäulentuberkulose *f*

龟背驼［guī bèi tuó］Kyphose, die durch Rückenwirbeltuberkulose oder Rachitis verursacht wird.

龟甲［guī jiǎ］Carapax et Plastrum Testudinis 龟科动物乌龟的背甲及腹甲。滋阴潜阳，益肾强骨，养血补心

龟头肿痛［guī tóu zhǒng tòng］多由湿热下注所致。Schwellung und Schmerz des Peniseichels —— ein krankhafter Zustand, der hauptsächlich durch das Hinunterlaufen der pathologischen Feuchtigkeit und Hitze verursacht wird

龟胸［guī xiōng］→鸡胸［jī xiōng］

guǐ 鬼

鬼击［guǐ jī］古代对病因不明的暴病、重病的统称。Geistschlag *m*, Teufelschlag *m* —— antiker Ausdruck von fulminanten und schweren Krankheiten mit unbekannten Ätiologie

鬼箭羽［guǐ jiàn yǔ］翅状枝条入药。用于活血通经、祛风。Ramulus Euonymi Alatae —— Verwendet wird getrockneter flügelartiger Zweig von Euonymus alatus (Celastraceae). Heilwirkung: Blutzirkulation aktivierend, Menstruation normalisierend und Wind-Noxe austreibend

鬼门［guǐ mén］Schweißpore *f*

鬼（伪）胎［guǐ（wěi）tāi］Blasenmole *f*

鬼胎［guǐ tāi］①abdominale Masse bei Frauen *f* ②Pseudogravidität *f*, Scheinschwangerschaft *f* ③Blasenmole *f*, Mola hydatidosa *f* 为症瘕一类病证。因妇人素体虚弱，七情郁结，气滞血凝，冲任经脉壅滞不行所致

鬼针草［guǐ zhēn cǎo］地上部分入药。用于清热、解毒、利湿。Zweizahn, Herba Bidentis —— Verwendet wird getrockneter Oberirdischer Teil von Bidens bipinnata oder B. pilosa [Compositae]. Heilwirkung: Hitze-Noxe beseitigend, entgiftend und Nässe-Noxe austreibend

鬼注（疰）［guǐ zhù（zhù）］→劳（痨）瘵（极）［láo（láo）zhài（jí）］

guì 炅桂

炅则气泄［guì］Die Überhitzung verursacht *Qi*-Leckage. 意为热则腠理疏松而汗出，阳气随汗外泄

桂花［guì huā］花入药。用于化痰、散瘀。Duftblüte *f*, Osmanthus *m*, Flos Osmanthi —— Verwendet wird getrocknete Blüte von Osmanthus fragrans [Oleaceae]. Heilwirkung: Schleim lösend und Blutstase zerstreuend

桂皮［guì pí］→肉桂［ròu guì］

桂心［guì xīn］→肉桂［ròu guì］

桂枝［guì zhī］嫩枝入药。用于发汗解表、温经通阳。Zimtzweig *m*, Kassiazweig *m*, Ramulus Cinnamomi —— Verwendet wird getrockneter Zweig von Cinnamomum cassia (Lauraceae). Heilwirkung: Schweiß absondernd, Meridiane erwärmend, *Yang-Qi*-Durchfluß förderend

桂枝茯苓丸［guī zhī fú líng wán］成分：桂枝、茯苓、丹皮、桃仁、芍药。主治：妇女小腹有痞块，按之痛或经闭腹痛等 症。*Guizhi Fuling Wan*, Pille mit dem Zimtzweig und Polia —— Indikationen: Masse im Unterbauch bei Frauen, die druckempfindlich ist. Amenorrhoe und Bauchschmerzen

桂枝附子汤［guì zhī fù zǐ tāng］成分：桂枝、炮附子、生姜、甘草、大枣。主治：寒性风湿关节痛。*Guizhi Fuzi Tang*, Dekokt aus Zimtzweig und Eisenhutes —— Indikation: Kälte-Typ von der rheumatischen Gelenkschmerzen

桂枝加葛根汤［guì zhī jiā gé gēn tāng］成分：桂枝汤加葛根。主治：桂枝汤证兼项背强者。*Guizhi Jia Gegen Tang*, Zimtzweig-Dekokt mit der Kopouubohne —— Indikation: Syndrom, das mit dem Kassiazweig-Dekokt behandelt werden kann und Symptome wie Genick-und Rückenstarre

桂枝加厚朴杏子汤［guì zhī jiā hòu pò xìng zǐ tāng］成分：桂枝汤加厚朴、杏仁。主治：桂枝汤证兼喘咳者。*Guizhi Jia Houpo Xingzi Tang*, Zimtzweig-Dekokt mit Magnolia und Aprikosenkern —— Indikation: Syndrome, die mit dem Zimtzweig-Dekokt behandelt werden können sowie Keuchen und Husten

桂枝加龙骨牡蛎汤［guì zhī jiā lóng gǔ mǔ lì tāng］成分：桂枝汤加龙骨、牡蛎。主治：阴阳失调所致遗精、眩晕、盗汗、自汗等症。*Guizhi Jia Longgu Muli Tang*, Zimtzweig-Dekokt mit "Longgu" und Austerschale —— Indikationen: Krankheiten wie Pollution, Schwindel, Nachtschweiß und spontaner Schweißausbruch, die von der Unausgegliehenheit zwisehen *Yin* und *Yang* hervorgebracht werden

桂枝人参汤［guì zhī rén shēn tāng］成分：理中汤加桂枝。主治：脾胃虚寒下痢不止，而兼外感风寒之邪。*Guizhi Renshen Tang*, Dekokt mit Zimtzweig und Ginseng —— Indikationen: die wegen der Milz-und Magenschwäche entStehende chronische Diarrhoe mit der Wind-Kälte-Noxe

桂枝汤［guì zhī tāng］成分：桂枝、白芍、炙甘草、生姜、大枣。主治：外感风寒表虚证。Guizhi Tang, Zimtzweig-Dekokt —— Indikation: der Syndrom-Typ, indem die menschliche Oberhaut von äußerer Wind-Hitze-Noxe befällt und daher schwach ist

GUN 滚

gǔn 滚

滚刺筒［gǔn cì tǒng］皮肤针之一种。由滚柄与滚筒两部分组成，滚筒表面均匀密布短针。操作时手持滚筒柄在皮肤一定部位来回滚动 3~5 分钟，至皮肤潮红为止。适用于 刺激面积较大的部位。治疗范围很广，尤以神经衰弱、机能障碍性疾病及局部皮肤病［如神经性皮炎等］疗效更好。Rollennadeln *f pl* —— eine Art der Hautnadeln. Sie besteht aus zwei Teilen, Rollengriff und Rollenzylinder. Auf dem Rollenzylinder sind viele kurze Nadeln regelmäßig und dicht aufgesetzt. Beim Gebraueh faßt man den Rollengriff in der Hand und rollt mit dem Rollenzylinder auf einer bestimmten Hautbezirke hin und her für 3-5 Minuten, bis die Haut gerötet wird. Die Behandlung ist indiziert für größere Fläche der Körperteile, um sie zu reizen. Die Indikation der Rollennadelnbehandlung ist sehr verbreitet, geeignet aber am besten für die Behandlung von Neurasthenie, funktionelle Erkrankungen und Hautkrankheiten, z. B. Neurodermatitis.

滚（摇）法［gǔn（yáo）fǎ］医生用手背的近小指侧部分按压在病人体表，以腕部有节奏地作前、后、左、右连续不断地滚动，属按摩手法之一。Rollen-und Drehenmanipulation *f* —— eine der Manipulations techniken der Massage: Der Arzt drückt bestimmte Körperteile des Patienten mit seinen Handrücken kleinfingerseits und rollt rhythmisch hin und her und ununterbrochen, kräftig.

滚法推拿［gǔn fǎ tuí ná］Rollmassage *f* 以滚法作为主要手法来治疗疾病和损伤的推拿方法

GUO 腘裹过

guó 腘

腘［guó］Kniekehle *f*

guǒ 裹

裹帘［guǒ lián］古代用于缠裹伤处的布条，即绷带。wickelnder Stoff —— ein Tuchstreifen zum Wickeln der Wunde in uralter Zeit als Verband

guò 过

过岗龙［guò gāng lóng］藤茎入药。用于祛风湿、活络行瘀。Caulis Entadae —— Verwendet wird getrocknete Robe von Entada phaseoloides (Leguminosae). Heiwirkung: Wind-Nässe austreibend, Meridiane anregend und Blutstase beseitigend

过经［guò jīng］外感病由一经转入到另一经的证候。Transmission von einem Meridian zu einem anderen-die Entwicklung einer febrilen Krankheit, deren Symptome aus einem Meridian ins nächste übergehen.

过劳［guò láo］Überanstrengung *f* 致病因素，过度劳伤，包括劳力过度、劳神过度和房劳过度

过期经行［guò qī jīng xíng］→经行后期［jīng xíng hòu qī］

过期妊娠［guò qī rèn shēn］verlängerte Gestation *f* 以妊娠足月逾2周以上尚未临产为主要表现的疾病

过逸［guò yì］übermäßiges Ruhen *n* 致病因素。过度安逸，可致气血运行不畅，筋骨柔弱，脾胃呆滞，甚则继发它病

H

HA　虾蛤

há　虾蛤

虾蟆瘟［há ma wēn］①eitrige Wangenentzündung ②Mumps *m* ③Gesichtserysipel *n*

蛤(土)蟆［há (shì) ma］除去内脏的干燥全体入药。用于养肺滋肾，治虚劳咳嗽。Rana Temporaria —— Verwendet wird ausgeweideter, getrockneter Körper von Rana temporaria chensinensis oder R. amurensis (Ranidae). Heilwirkung: Lungen und Nieren tonisierend, von der Tuberkulose verursachter Husten stillend

蛤(土)蟆油［há (shì) ma yóu］干燥输卵管入药。用于补肾益精、润肺养阴。Oviductus Ranae —— Verwendet wird getrocknete Eileiter on Rana temporaria chensinensis oder R. amurensis (Ranidae). Heilwirkung: Nieren und Essenz tonisierend, Lungenfunktion und *Yin*-Energie aktivierend

HAI　孩骸海

hái　孩骸

孩儿茶［hái ér chá］→儿茶［ér chá］

孩儿参［hái ér shēn］根入药。用于益气、健脾、生津。Caryophyllus-Ginseng *m*, Radix pseudostellariae —— Verwendet wird getrocknete Wurzel von Pseudostellaria heterophylla (Caryophyllaceae). Heilwirkung: *Qi*-Zirkulation aktivierend, Milz stärkend und Speichelbildung fördernd

骸［hái］Schienbein *n* ②Skelett *n*

骸关［hái guān］→膝解［xī jiě］

hǎi　海

海底漏［hǎi dǐ lòu］Perineumfistula *f*

海底痈［hǎi dǐ yōng］→悬痈［xuán yōng］①②

海风藤［hǎi fēng téng］茎入药。用于祛风湿、通经络、止痛。Caulis Piperis Futokadsurae —— Verwendet wird getrockneter Stengel von Piper futokadsura (Piperaceae). Heilwirkung: Wind-Nässe-Noxe austreibend, Meridiandurchfluß fördernd, Schmerz stillend

海蛤壳［hǎi gé qiào］→蛤壳［gé qiào］

海狗肾［hǎi gǒu shèn］海狗或海豹的雄性外生殖器入药。用于暖肾壮阳、益精补髓。Penis und Hoden des Seehundes, Penis et Testes Callorhini —— Penis und Hoden von Callorhinus urainur (Otariidae) oder Phoca vitulina (Otariidae) sind als Heilmittel zu gebrauchen. Heilwirkung: Niere erwärmend, sexuelle Potenz fördernd, Essenz tonisierend und Markreproduktion stärkend

海金沙［hǎi jīn shā］孢子入药。用于清热利水、通淋。Spora lygolii —— Sporen von Lygodium japonicum (Lygodiaceae) werden als Heilmittel angewendet. Heilwirkung: Hitze-Noxe beseitigend, diuretisch, Harnverhaltung lösend

海龙［hǎi lóng］干燥体入药。用于温肾壮阳、软坚散结。Seedrachen *m*, Syngnatus *m* —— Verwendet wird getrockneter Körper von Solenognathus hardwickii, Syngnathoides biaculeatus oder Syngnathus acus (Syngnathidae). Heilwerkung: Nieren erwärmend, sexuelle Potenz steigernd, Kröpfe erweichend und Agglomerat auflösend

海马［hǎi mǎ］干燥体入药。用于温肾壮阳、软坚散结。Hippocampus *m* —— Verwendet wird getrockneter Körper von Hippocamus kelliggi, H. histrix, H. Kuda, H. trimaculatus oder H. japonicus (Syngnathidae). Heilwirkung: Nieren erwärmend, sexuelle Potenz steigernd, die durch Kälte verursachte Stuhlgangverhaltung

海泉［hǎi quán］Haiquan (EX-HN 11) 经外奇穴。在口腔内，当舌下系带中点处

HAN　寒汉汗旱蔊颔

hán　寒

寒［hán］Kälte *f* 清热、泻火、解毒、凉血等功能的药性

寒(皮)痹［hán (pí) bì］寒邪使气血滞阻不通的痹证。痛处固定，得热痛减，遇寒痛增。Arthralgia wegen der Kälte —— Die von pathogener Kälte verursachte Arthralgia tritt bei der Obstruktion von *Qi* und Blut auf. Begleitsymptome sind die lokalisierten Schmerzen, die bei Hitze gelindert, aber bei Kälte verstärkt werden.

寒喘［hán chuǎn］因寒邪而引起的气喘、四肢逆冷、脉象沉细等。Kälte-Typ-Dyspnoe *f* —— die durch Kälte verursachte Dyspnoe mit kalten Extremitäten und tiefem feinem Puls

寒疮［hán chuāng］→猫眼疮［māo yǎn chuāng］

寒从中生［hán cóng zhōng shēng］体内脏腑功能衰退所产生的虚寒症状。aus Innerem entstehende Kälte —— Kältesyndrom aus Innerem entsteht wegen der Hypofunktion des Speicher-und Hohlorgans (*Yang*-Insuffizienz).

寒毒［hán dú］Kälte-Toxin *n* 当体内有寒毒时，会使人体血管中的血液流动不畅，甚至引起淤血阻滞，从而使血液黏稠度增高，血液流速减慢，易引起血液淤滞或血管梗塞等疾病

寒多热少［hán duō rè shǎo］Frost mehr als Fieber

寒呃［hán è］由寒邪犯胃或脾胃虚寒所致之呃逆。Schluckauf wegen Kälte —— Der Schluckauf wird verursacht durch den Angriff der pathogenen Kälte in den Magen oder die Hypofunktion der Milz und des Magens mit endogener Kälte.

寒格［hán gé］Kälte-Zurückweisung *f* 是指上热与下寒相格拒，造成饮食入口即吐的证候

寒化［hán huà］邪入阴经，或热病后期，山于阳气虚衰而使疾病转化为寒性证候。Kälte-Umwandlung *f* —— Entwicklung von Kälte-Symptomen. wird verursacht durch den Befall der *Yin*-Meridiane von pathogener Kälte oder durch Abnahme von *Yang-Qi* im Spätstadium einer fieberhaften Erkrankung.

寒化太阳［hán huà tài yáng］Das Kälte-*Qi* passt dem Taiyang zusammen. 六气分阴阳，寒气主太阳

寒霍乱［hán huò luàn］内伤生冷，外感寒湿引起的急性上吐下泻。Erbrechen und Diarrhoe wegen der Kälte —— Drastisches Erbrechen und Durchfall sind durch Einnahme von kalten rohen Nahrungen und Attacke von pathogenetischen Kälte-Feuchtigkeit hervorgerufen.

寒积腹痛［hán jī fù tòng］脾胃阳虚，伤于生冷，身受寒邪，寒积凝滞所致之腹痛。abdominale Schmerzen wegen der Kälte-Ansammlung —— Abdominale Schmerzen werden bei der Milz-und Magenhypofunktion wegen übermäßiger Einnahme der rohen und kalten Nahrungsmittet und dabei durch Invation der exopathischen Kälte und Stagnation der endogenen Pathogenität verursacht.

寒剂［hán jì］性质寒凉，治疗热证的一类方剂，十二剂之一。Kälte-Rezept *n*, Kühle-Rezept *n* —— das aus mit kalten oder kühlen Eigenschaften gekennzeichneten Drogen zusammengesetzte Rezept, das bei der Behandlung für Hitze-Syndrom zn gebrauchen ist. Es ist eins von der zwölf Rezepten.

寒结［hán jié］→冷秘［lěng mì］

寒痉［hán jìng］多见于小儿。Kälte-Konvulsion *f* —— Die durch der Kälte verursachten Konvulsion kommt häufig bei Kindern vor.

寒厥［hán jué］阳虚阴盛所致的手足厥冷。症见手足厥冷、恶寒蜷卧、下利清谷、口不渴、或腹痛面赤、指甲青暗，甚则昏厥、舌多质淡、苔润、脉多微细。kalte Gliedmaßen —— Die durch *Yang*-Defizit und *Yin*-Überschuß verursachten kalten Gliedmaßen sind gekennzeichnet mit Symptomen: kalte Gliedmaßen, Kälte-Intoleranz, wässerige Diarrhoe mit unverdauter Speise, Durstlosigkeit in manchen Fällen noch Bauchschmerzen, gerötetes Gesicht, cyanotische Nägel oder sogar Ohnmachtsanfall, blasse Zunge mit feuchtem Belag sowie fadenförmiger Puls

寒(厥)心痛［hán (jué) xīn tòng］→冷［气］心痛［lěng qì］xin tòng］

寒冷腹痛［hán lěng fù tòng］因脾胃虚寒或感受寒邪所致。症见腹痛绵绵，得寒更痛，得热稍缓，脉沉迟。abdominale Schmerzen wegen Kälte —— Sie werden hervorgerufen durch Milz-und Magen-Hypofunktion oder Invasion der pathogenen Kälte. Die Schmerzen sind schleichend und von tiefem, langsamem Puls begleitet. Sie verstärken sich bei Kälte und sind bei Wärme zu lindern.

寒栗鼓颔［hán lì gǔ hàn］Frösteln mit dem Zähnenklappern

寒痢［hán lì］痢疾之属寒者。痢下纯白或白多红少，质稀气腥，脉迟，苔白等。Kälte-Dysenterie *f*, Dysenterie in Kälte-Typ —— Dysenterie mit der Kälte-Eigenschaft, gekennzeichnet durch Durchfall mit weißen oder teils weiß teils rot gefärbten, dünnflüssigen und faulen Stuhlgängen, weißlichen Zungenbelag und langsamen Puls.

寒凉派［hán liáng pài］金元时期(1115-1368)四大医学派别之一。以刘完素(1120-1200)为代表，主张疾病多因火热而起。治病多用寒凉药。Kälte-und Kühlungsschule in der Medizin —— eine von den vier medizinischen Schulen in der *Jin-Yuan*-Periode (1115-1368), deren Vertreter der berühmte Arzt *Liu Wansu* (1120-1200) war. Er trat dafür ein, daß die meisten von Krankheiten durch den Uberschuß von "Feuer und Hitze" im Körper verursacht werden. Er befürwortete bei der Behandlung solcher Krankheiten die Verwendung der Arzneien mit kalten und kühlen Eigenschaften.

寒凝气滞［hán níng qì zhì］身体某一部位因寒邪凝聚而出现气滞疼痛的病变。durch Kältekonglutination bewirkte *Qi*-Blockierung —— Erkrankung mit Schmerzen, die wegen der von der Akkumulation der pathogenen Kälte bedingten *Qi*-Stagnation an betreffenden Körper teilen lokalisiert sind.

寒凝证［hán níng zhèng］Syndrom der Kältekonglutination *n* 寒邪侵袭机体，阳气被遏，以恶寒重，无汗，头身或胸腹疼痛，苔白，脉弦紧等为常见症的证候

寒疟［hán nüè］Malaria algida

寒呕(吐)［hán ǒu (tù)］胃气虚寒或复感寒邪所致。症见食久呕吐，或感寒而吐，面青，手足清冷，脉沉、细、迟或弦。von der pathogenen Kälte bedingtes Erbrechen —— Das Syndrom wird verursacht durch Defizit des Magen-*Qi*, noch kompliziert mit Invasion von pathogener Kälte in den Magen. Es ist gekennzeichnet mit Erbrechen nach der Mahlzeit oder Erbrechen wegen dem Kältebefall, zyanotischer Gesichtsfarbe, kalten Gliedmaßen, tiefem, zartem, verlangsamtem oder saitenförmigem Puls.

寒癖［hán pǐ］因寒引起的胁肋痛并有弦索状块物的一种病证。Kälte-Masse *f* —— durch pathogenetische Kälte hervorgebrachte Erkrankung mit Rippenschmerzen und gleichzeitig mit einem strangähnlich tastbaren Klumpen

寒气腹痛［hán qì fù tòng］→寒冷腹痛［hán lěng fù tòng］

寒气霍乱［hán qì huò luàn］→寒霍乱［hán huò luàn］

寒气呕吐［hán qì ǒu tù］→寒呕(吐)［hán ǒu (tù)］

寒热［hán rè］①八纲辨证中鉴别疾病属性的两个纲领，阴盛则寒，阳盛则热。②寒战和发烧。Kälte und Hitze —— ①zwei von acht Diagnosenprinzipien zur Feststellung der Eigenschaft der Krankheit: Bei Überschuß des *Yin* tritt Kälte auf, Bei *Yang*-Überschuß kommt Hitze hingegen vor. ②Schüttelfrost und Fieber

寒热错杂［hán rè cuò zá］如上热下寒、上寒下热、表热里寒、表寒里热。gleichzeitiges Auftreten von Kälte-und Hitzesyndromen —— Das Syndrom zeigt sich als Verflechtung mit Kälte in Hitze: Unter dem krankhaften Zustand fühlt man sich oben im Körper heiß, aber unterhalb des Körpers kalt oder umgekehrt, oberflächlich heiß und innerlich kalt oder umgekehrt.

寒热格拒［hán rè gé jù］Abwehr gegen Kälte und Hitze *f* 当寒证或热证发展到极点时，有时会出现与疾病本质相反的一些假象如"寒极似热"、"热极似寒"，即所谓真寒假热，真热假寒

寒热夹杂痞［hán rè jiá zá pǐ］Fülle von Kälte-Wärme-Komplex *f* 寒热症状互相夹杂交错出现的表现

寒热平调［hán rè píng diào］Kombination der kühlenden Arzneien mit wärmenden *f* 通常选用寒热两类或两类以上的药物组方，治疗往来寒热，或上热下寒、上寒下热，或表寒里热、表热里寒之类的病证，以期平调康复

寒热起伏［hán rè qǐ fú］Frost und Fieber treten wechselhaft und wiederholend auf. 恶寒与发热反复出现而没有规律的表现

寒热如疟［hán rè rú nüè］Frost und Fieber treten wie Malaria auf. 恶寒与发热反复而有规律地交替发作的表现，与疟疾的定时发作相类似

寒热失调［hán rè shī tiáo］Ungleichgewicht zwischen Kälte und Hitze *f* 机体阴阳失调，寒温失其常度而发生的偏寒或偏热或寒热错杂、真假的病理变化

寒热往来［hán rè wǎng lái］abwechselnde Attacke von Frösteln und Fieber

寒热真假［hán rè zhēn jiǎ］echte Wärme-Erkrankung mit falscher Kälte-Manifestation *f* 由于阴阳格拒而致与疾病本质相反的寒热表现，包括真寒假热、真热假寒

寒疝［hán shàn］①由寒侵犯所致的脐周绞痛。②由寒湿侵犯厥阴经所引起的阴囊(或睾丸)冷痛肿硬，阴茎不能勃起的疾患。①die durch Befall von Kälte bedingte periumbilicale Kolik ②Erkrankung mit Symptom wie kaltes, schmerzhaftes, geschwollenes und verhärtetes Skrotum (oder Hoden) sowie Erektionsunfähigkeit des Penis, die wegen des Befalls des Lebermeridians von Kälte und Feuchtigkeit hervortritt.

寒胜则浮［hán shèng zé fú］Überlegene Kälte führt zum Ödem. 寒气偏胜则阳气不足，寒凝气滞，气血运行不畅，水湿停留故产生浮肿

寒湿［hán shī］①寒与湿相合的病邪。②湿浊内困肠胃损伤脾阳，或平素脾肾阳虚而致水湿内停的病证。Kälte und Nässe —— ①Vermischung von Kälte und Nässe als pathogenetischer Faktor ②Syndrom mit der Wasserretention, das verursacht wird entweder durch stagnierende Nässe in Magen und Darm mit Beeinträchtigung der Milzfunktion oder durch Hypofunktion von Milz und Nieren, die zur Stagnation der Nässe führt.

寒湿发黄［hán shī fā huáng］nasse Kälte mit Gelbsucht *f* 病证名。属于阴黄。指因寒湿郁滞，脾阳虚弱，胆液外渗引起之黄疸

寒湿脚气［hán shī jiǎo qì］症见脚膝软弱，行动无力，顽木浮肿，或拘挛疼痛，或恶寒肢冷。Störung der unteren Extremitäten durch pathogene Kälte und Nässe —— eine Art von Beriberi, deren Hauptsymptome Fuß-und Knieschlappheit und Gehschwierigkeiten, Taubheit und Odeme oder Muskelkrämpfe, Kältegefühl und kalte Extremitäten sind.

寒湿久痹［hán shī jiǔ bì］寒湿侵袭所致之慢性痹证。症见肌肤疼痛、关节挛痹，并有痛处固定、病程缠绵的特点。durch Kälte und Feuchtigkeit bedingte chronische Arthralgie-Die von dem Befall der Kälte und Feuchtigkeit bewirkten chronischen Arthralgie hat folgende Symptome: lokalisierte und fixierende Schmerzen des Muskels, Gefühllosigkeit und Rigidität in den Gelenken mit langwieriger Kur.

寒湿困脾［hán shī kùn pí］Retention der kalten Nässe in der Milz *f* 寒湿内盛，困阻脾阳，运化失职的病理变化

寒湿困脾证［hán shī kùn pí zhèng］Syndrom mit Milzretension der kalten Nässe *n* 寒湿内盛，困阻脾阳，以脘腹闷胀，纳呆呕恶，口淡不渴，腹痛便溏，头身困重，身目发黄而晦暗，或妇女白带量多，舌淡胖，苔白腻，脉濡缓等为常见症的证候

寒湿痢［hán shī lì］痢疾证型之一。临床上以解出白色稀脓样大便、无热、脘腹胀闷、腹痛隐隐、里急后重、精神疲乏、不渴、饮食减少、小便清、舌淡苔白、脉缓等为特征。Kälte-Nässe-Dysenterie *f*, Dysenterie mit kaltfeuchtem Typus —— einer der Dysenterie-Type, der durch Durchfälle mit weisslichem, dünn-eitrigem Stuhlgang, fieberfreiem Verlauf, Spannungs-und Beklemmungsgefühl im Epigastrium, dumpfe Bauchschmerzen, Tenesmen, Abgeschlagenheit, Durstlosigkeit, verminderten Appetit, klaren Harn, blaße Zunge mit blaßem Belag sowie behäbigen Puls als Symptome gekennzeichnet wird.

寒湿凝滞经闭［hán shī níng zhì jīng bì］经闭证型之一。寒湿与血搏结，冲任胞脉闭阻引起的经闭。常兼见小腹冷痛、形寒肢冷、白带量多。Amenorrhoe wegen der Kälte und Nässe —— einer der Amenorrhoe-Typen, der durch die Retention der Kälte und Nässe im Blutkreislauf und die Verstopfung von *Chong*-und *Ren*-Meridianen verursacht wird. Sie tritt auf in Form von Kaltgefühl und Schmerzen im Unterbauch, Kaltscheu, kalte Gliedmaßen und übermäßige Leukorrhoe.

寒湿凝滞痛经［hán shī níng zhì tòng jīng］痛经证型之一。寒湿伤及冲任胞宫，血被寒凝，经血下行受阻。症见下腹冷痛或绞痛，得热痛减，经血色暗、类有血块，经行涩滞不畅。Menorrhalgie wegen der Kälte-und Nässeretention —— einer von den Menorrhalgietypen. Der Kälte-und Näsebefall beschädigt den *Chong*-und *Ren*-Meridian und Uterus, führt zu einer Blutgerinnung, die Menstruation wird dabei verhindert. Diese Krankheit tritt häufig auf mit Kaltgefühl, Schmerzen oder Kolik im Unterbauch. Die Schmerzen lingern bei Wärme. Menstruelles Blut ist dunkel mit den Gerinnsel. Die Menorrhoe ist gehemmt.

寒湿泄泻［hán shī xiè xiè］Durchfall durch Kälte und Feuchtigkeit *m* 主要表现为大便稀水样，便次增加，容易并发水电解质紊乱

寒湿腰痛［hán shī yāo tòng］durch Kälte und Nässe bedingte Lumbago *f* 就是由于风寒引起的腰痛

寒实［hán shí］正气不虚，寒邪结滞于内的证候。主要症状有口中和、四肢冷、小便清长、腹痛拒按、便结、舌苔白、脉沉弦。Kälteüberschuß-Syndrom *n* —— ein durch Akkumulation von pathogener Kälte im Inneren ohne *Qi*-Beeinträchtigung verursachtes Syndrom mit normalem Geschmack im Mund, kalten Gliedmaßen, klarem und reichlichem Urin, Bauchschmerzen und Druckempfindlichkeit des Abdomens, Konstipation, blassem Zungenbelag und tiefem, saitenförmigem Puls

寒［实］结胸［hán［shí］jié xiōng］结胸类型之一，乃寒邪结胸所致。以胸胁部硬满而痛、拒按、大便秘结、不发热、口不渴、舌苔白滑、脉象沉迟为特征。geschlossene Brust wegen der Kälte —— eine morbide Kondition, die durch Akkumulation der pathogenen Kälte in der Brust verursacht wird mit Symptomen wie volle und empfindliche Brust, Konstipation, Fehlen des Fiebers und Durstes, blassen und glatten Zungenbelag, tiefen und langsamen Puls

寒水石［hán shuǐ shí］→方解石［fāng jiě shí］

寒嗽［hán sòu］因受寒而引起的咳嗽。症见咳嗽、痰白带泡沫、面白、脉紧或弦细，冬月受寒可有恶寒发热，无汗鼻塞。Husten wegen der Kälte —— Syndrom von Husten, das bei der Erkältung hervortritt. Es zeigt sich mit weißem, schaumigem Sputum mit Blässen, dem straffen oder saitenformigem und feinen Puls. Im Winter tritt es häufig mit Kältescheu, Fieber, Anhidrosis und Nasenverstopfung auf.

寒痰［hán tán］①痰证之一种。素有痰疾，又感寒凉而喘咯咳唾者。症见痰色白而清稀、舌苔白润并可见形寒肢冷。②阳虚寒湿相搏的痰证。多见足膝痠软、腰背强痛、肢节冷痹、骨痛。③痰湿在肾经者，症见脉沉、面黑、小便急痛，足寒冷。心多恐怖，其痰有黑点、量多而稀。①durch Kälte verursachtes Schleim "*tan*"-Syndrom —— einer der Schleim "tan"-Typen, tritt auf bei anfälligen Patienten mit Husten und Atemnot wegen der erneuter Erkältung, gekennzeichnet von Absonderung des weißlichen, klaren, dünnen Schleims, einem weißlichen, feuchten Zungenbelag und kalte Gliedmaßen ②kalter Schleim —— durch *Yang*-Insuffizienz und Angriff von Kälte und Nässe gekennzeichnetes Schleimsyndrom mit Taubheitsgefühl und Schwäche der Beine und Knien, Steifheit und Schmerzen des Rückens und der Lenden, Kälte und Taubheit der Gliedmaßen und gelenke sowie Knochenschmerzen ③kalter Schleim im Nieren-Meridian (Leitbahn) —— Angriff von Schleim-Nässe auf den Nieren-Meridian mit tiefem Puls, schwarzer Gesichtsfarbe, Harnzwang und Dysurie, kalte Füße, Angst und Absondemng von reichlich dünnem und schwarzgeflecktem Schleim

寒痰阻肺［hán tán zǔ fèi］痰与寒邪壅阻于肺系的病理现象。症见咳嗽、气喘、吐清稀白痰或泡沫痰，舌苔白、脉缓等。Lungenobstruktion durch Kälte-Schleim —— ein durch die Akkumulation von Schleim und pathogener Kälte in der Lunge verursachter krankhafter Zustand mit Husten, Dyspnoe, dünnem weißlichem oder schaumigem Sputum, blassem Zungenbelag und verlangsamtem Puls

寒吐［hán tù］→寒呕（吐）［hán ǒu［tù］］

寒无犯寒［hán wú fàn hán］在寒冬如无实热证，不要随便使用寒性药，乃季节用药的一般规律。ein allgemeiner Anwendungsprinzip von Medikamenten. Im Winter sollen z. B. gemäß der Jahreszeit keine Medikamente mit Kälte Eigenschaften verschrieben werden, wenn doch kein exzessives Hitze-Überschuß-Syndrom vorliegt.

寒下［hán xià］用寒性泻下药物治疗里热实证的方法。Abführen durch die Purgiermittel mit kalten Eigenschaften —— Heilmethode mit kalten Purgiermitteln zur Behandlung für exzessive Hitze im Inneren

寒下剂［hán xià jì］Abführmittel mit kalten Eigenschaften *n* 以寒性泻下药为主配伍组成，治疗里热实证的泻下剂

寒哮［hán xiào］kaltes Keuchen *n* 呼吸急促，喉中痰鸣有声，胸膈满闷如窒，咳不甚，痰少咳吐不爽，白色粘痰，口

不渴，或渴喜热饮，天冷或遇寒而发，形寒怕冷，或有恶寒，喷嚏，流涕等表寒证，舌苔白滑，脉弦紧或浮紧

寒(邪)［hán xié］→寒［hán］①

寒邪犯胃证［hán xié fàn wèi zhèng］Syndrom vom Magenbefall mit Kälte-Noxen *n* 寒邪侵袭胃脘，胃失和降，以胃脘冷痛，痛势急剧，喜温，呕吐清水，恶寒肢冷，苔白，脉弦紧等为常见症的证候

寒邪外感［hán xié wài gǎn］→寒［hán］③

寒邪眩晕［hán xié xuàn yùn］durch pathogene Kälte verursachte Schwindel

寒邪直中阴经［hán xié zhí zhòng yīn jīng］Die pathogenetische Kälte befällt direkt den *Yin*-Meridian.

寒泻(泄)［hán xiè (xiè)］因寒邪内阻而引起的泄泻。主要症状有大便清稀并夹有不消化食物，以及腹中隐痛、小便清白、苔白滑、脉沉迟等。durch Kälte hervorgerufene Diarrhoe —— Diarrhoe, die durch Akkumulation der pathogenen Kälte im Inneren hervorgerufen wird, zeigt sich hauptsächlich beim wässrigem Stuhlgang mit unverdauter Nahrung, dumpfem abdominellen Schmerzen, weißem klarem Urin, weißlichschlüpfrigem Belag der Zunge, tiefem und langsamem Puls.

寒(冷)心痛［hán (lěng) xīn tòng］→冷［气］心痛［lěng［qì］xīn tòng］

寒性［hán xìng］四气之。kalter Charakter von Arzneimitteln —— einer von vier Charaktern der Arzneimitteln

寒性积滞［hán xìng jī zhì］Konstipation von kaltem Charakter

寒(夜)啼［hán (yè) tí］内脏虚寒。症见曲腰而啼、面色青白、腹痛、四肢不举。Kälte-(Nacht)-Schreien, Schreien wegen der Kälte (in der Nacht) —— ein Kälte-Syndrom mit Eingeweide-Hypofunktion und Eingeweide-Kälteretention bei Säuglingen. Die Symptome sind: Schreien mit gebeugtem Rücken, blaue und blaße Gesichtsfarbe, Bauchschmerzen und kalte Gliedmaßen.

寒疫［hán yì］①夏秋多为肠道传染病。症见腹痛、肢厥、身蜷卧、吐泻清冷、脉沉迟者。②春夏因暴寒而起之流行性疾病。头痛身痛、寒热无汗或呕逆、苔白不渴、脉浮紧，似流感早期。epidemisches Kältesyndrom —— ①eine Infek-tionskrankheit des Verdauungstraktes im Sommer oder Herbst, gekennzeichnet durch Bauchschmerzen, kalte Glieder, Körper in gekrümmter Haltung, Erbrechen und Diarrhoe mit Abgang von klarer Flüssigkeit, tiefer und verlangsamter Puls ②eine epidemische Krankheit im Frühling oder Frühsommer, verursacht durch Erkältung, gekennzeichnet durch Kopfschmerzen und körperlichen Qualen, Schüttelfrost und Fieber ohne Schweiß, Durstlosigkeit, in manchen Fällen Erbrechen, weißen Zungenbelag, oberflächlichen gespannten Puls. Das gleicht dem Zustand von dem Frühstadium der Influenza.

寒因寒用［hán yīn hán yòng］治法之一。以寒药治疗真热假寒。Gebrauch von Arzneimitteln mit Kälte-Eigenschaften zur Behandlung des Pseudo-Kälte-Syndroms —— eine der therapeutischen Methoden, mit der Arzneimitteln mit der Kälte-Eigenschaft zur Behandlung für Erkrankung wegen dem Hitze-Befall, abet mit Pseudokälte-Manifestationen angewendet werden

寒则气收［hán zé qì shōu］寒性收缩，使阳气不得宣泄，寒在皮毛腠理，则毛窍收缩出现恶寒、无汗。von der Kälte verursachte Kontraktion —— Die auf die Körperoberfläche einwirkende Kälte bewirkt Verschluß der Schweissporen, um das *Yang-Qi* vor dem Abströmen zn bewahren. Die Folge davon ist Aversion gegen Kälte und Schweißlosigkeit.

寒战［hán zhàn］Schüttelfrost *m*

寒胀［hán zhàng］因脾胃虚寒或寒湿郁遏所致的腹部胀满。Distension wegen der Kälte —— Abdominale Distension wird durch Hypofunktion von Milz und Magen oder Retention der Kälte und Feuchtigkeit verursacht.

寒者热之［hán zhě rè zhī］治法之一。寒证要用温热的方药治疗。Behandlung mit heiß charakterisierten Medikamenten —— eine der therapeutischen Methoden, mit der Kälte-Syndrome mit wärmeerzeugenden Medikamenten behandelt werden

寒证［hān zhèng］由寒邪引起或因阳气衰弱、阴气过盛而导致身体机能与代谢活动衰退、抵抗力减弱所出现的寒性证候。如形寒肢冷、面色苍白、精神委顿、蜷卧、喜温怕冷、脘腹冷痛、得热则减、口不渴或喜热饮、大便溏薄、小便清长、舌质淡、苔白滑、脉沉迟等。多见于慢性、机能衰退性疾病。Kältesyndrom *n* —— Kälte-Syndrom, das bedingt wird durch die Invasion pathogener Kälte, oder durch Mangei an *Yang-Qi* und Uberschuß von *Yin-Qi*, was zur Verlangsamung des Stoffwechsels, Schwächung der Körperabwehr führt, gekennzeichnet mit folgenden Symptomen: Kälteaversion, kalte Extremitäten, blasse Gesichtsfarbe, Trägheit, Wärmepräferenz, epigastrische und abdominale Schmerzen, welche bei Application von Wärme lindern, Durstlosigkeit oder Präferenz heisser Getränke, lockerer Stuhl, reichlicher, klarer Urin, blasse Zunge mit schlüpfrigem Belag, tiefer und verlangsamter Puls. Bei chronischen und hypofunktionellen Krankheiten kommt es häufig vor.

寒滞肝脉［hán zhì gān mài］寒邪凝滞于肝经的病变。如下腹胀满冷痛，并牵引睾丸痛、肢冷畏寒、舌苔白滑、脉沉弦或迟等。Kälte-Blockierung im Leber-Meridian —— Krankhafter Zustand, tritt auf mit Symptom wie Blähung, Kälte und Schmerzen im Unterbauch, ziehende Schmerzen im Hoden, Frostscheu und kalte Gliedmaßen, blassen und schlüpfrigen Zungenbelag, tief saitenförmiger oder langsamer Puls.

寒滞中焦［hán zhì zhōng jiāo］Flüssigkeit-und Kälteretention im Mittel-*Jiao* (Milz und Magen)

寒中［hán zhōng］Kälte im Mittel-*Jiao* (Milz und Magen)

寒中［hán zhòng］因突然感受寒邪而造成的一种中风。Kälte-Apoplexie —— durch plötzliche Attacke der pathogenen Kälte verursachte Apoplexie

hàn 汉汗旱蔊颔

汉防己［hàn fáng jǐ］das Synonym mit Radix Stephaniae Tetrandrae-(防己)［fáng jǐ］, In gewissen Literaturen, besonders Japanischen ist das bezeichnet wie die Wurzel von östlichem Weinstock (Sinomenium acutum)(青风藤)［qīng fēng téng］.

汗［hàn］五液之一。Schweiß *m* —— eine von fünf Arten der Sekretion

汗斑［hàn bān］→紫白癜风［zǐ bái diàn fēng］

汗出［hàn chū］Schwitzen *n*

汗出濈濈然［hàn chū jǐ jǐ rán］连绵不断地出汗。多为里热迫津外泄所致。pausenloses Schwitzen —— Pausenloses Schwitzen, das durch die von der innerer Hitze bedingte Körperflüssigkeitssekretion verursacht wird.

汗出如油［hàn chū rú yóu］汗出不止，如油样粘腻的症状。多见于阳气即将衰亡之际。schmieriges Schwitzen —— Ununterbrochene und schmierige Perspiration tritt im kritischen Fall anläßlich der *Yang-Qi*-Exhaustion auf.

汗毒［hàn dú］→发颐［fā yí］②

汗法［hàn fǎ］八法之一。用发汗来治疗疾病，多用于表证。diaphoretische Therapie —— eine der acht therapeutischen Methoden zur Behandlung der Krankheiten mittels Diaphorese. Hauptsächlich dient sie zur Behandlung der äußeren Syndrome.

汗剂［hàn jì］Diaphoretikum *n*
汗家［hàn jiā］Patient, der an übermäßigem Schwitzen leidet
汗空［hàn kōng］Schweißpore *f*
汗脱［hàn tuō］→大汗［dà hàn］
汗为心液［hàn wéi xīn yè］Der Schweiß sei der Saft des Herzens. Schweiß und Blut haben den gleichen Ursprung. Schweiß wird vom Blut abgesondert, da das Blut vom Herzen gesteuert wird.
汗淅疮［hàn xī chuāng］intertriginöses Erythem
汗血［hàn xuè］Hämatoschweißsekretion *f*
汗疹［hàn zhěn］→疿(疿)疮［fèi(fèi) chuāng］
旱莲草［hàn lián cǎo］地上部分入药。用于养阴益肾、凉血止血。Herba Ecliptae —— getrockneter oberirdischer Teil von Eclipta alba (Compositae) ist als Heilmittel zu gebrauchen. Heilwirkung: die *Yin*-Energie aktivierend und die Nieren tonisierend, Blutkühlend und Blutung stillend.
旱莲灸［hàn lián jiǔ］天灸之一种。取中药鲜旱莲草捣烂成泥糊状，外敷穴位，约3~4小时，皮肤发泡为止。治疗疟疾。Eclipta-Moxibustion *f* —— Eine Natur-Moxibustion, Zuerst wird das frische Kraut-Eclipta zum Kleister gemacht, dann den Kleister auf dem Akupunkturpunkt für ca. 3-4 Stunden decken, bis die Blase an der Deckstelle entsteht. Diese Methode wird zur Behandlung der Malaria verwendet.
旱苗法［hàn miáo fǎ］人痘接种法之一。取天花患者痘痂研成极细粉末，吹人健康小儿鼻孔，以达种痘的目的。trockene Vakzination, trockene Variolation —— eine der Vakzinationsmethoden in alt China, zuerst den Schopf der Pockenpustel zu Pulver zerreiben, Pulver in die Nase blasen, um Pocken bei gesunden Kindern zu verhüten
旱鸭赶水势［hàn yā gǎn shuǐ shì］背伸肌锻炼的一种方法。Dürrenentenstellung zur Wassertreibung —— eine Trainingstellung für den M. extensor dorsalis
焊菜［hàn cài］全草入药。用于祛痰止咳、利湿、解毒。Herba Rorippae —— getrocknetes ganzes Kraut von Rorippa indica (Cruciferae) ist als Heilmittel zu gebrauchen. Heilwirkung: Sputum lösend, Husten stillend, Nässe ausscheidend (diuretisch), entgiftend
颔［hàn］颏部与喉结之间的软肉处。submentale Regien-Weichteil zwischen dem Kinn und Adamsapfel.
颔下痈［hàn xià yōng］生于颔部的痈疡。Unterkieferabszeß *m* —— Der Abszeß befindet sich am Unterkiefer.
颔厌［hàn yàn］穴位。主治：偏头痛、耳鸣、鼻炎等。*Hanyan* (GB4) —— Akupunkturpunkt. Indikation: Migräne, Ohrensausen (Ohrenklingen), Rhinitis

HANG 颃

háng 颃

颃颡［háng sǎng］咽后壁上之后鼻道。人体与外界进行气体交换的必经通路。Nasopharynx *m* —— Der hintere Nasengang an der Hinterwand von der Pharynx ist ein Durchgang des Gasaustausches zwischen den menschlichen Körper und der Außenwelt.

HAO 蒿毫

hāo 蒿

蒿芩清胆汤［hāo qín qīng dǎn tāng］成分：青蒿、淡竹茹、制半夏、赤茯苓、黄芩、枳壳、陈皮、碧玉散。主治：少阳湿热、痰浊。症见寒热如疟等症。*Hao Qin Qingdan Tang*, Gallen-Hitze beseitigendes Dekokt mit Artemisia apiacea und Scutellaria —— Indikationen: Nässe-Hitze und trüber Schleim mit Fieber und Frost wie Malaria im *Shaoyang*-Meridian

háo 毫

毫毛［háo máo］①Vellushaar *n*, Lanugo *f* ②Langhaar der Augenbraue
毫针［háo zhēn］古代九针之一。也是现代最常用的针具。毫针的长度由 5 分(约 1.5 厘米)至 4~5 寸(约 13~17 厘米)不等。kleine Akupunkturnadeln —— eine der 9 Nadeln in alter Zeit, wird heute noch häufig verwendet. Die Länge der Nadeln variiert van 5 Fen (ca. 1. 5cm) bis 4-5 Cun (13-17cm).

HE 诃禾合何和河核荷颌髑鹤

hē 诃

诃子［hē zǐ］果入药。用于涩肠止泻、敛肺止咳、利咽开音。Fructus Chebulae —— getrocknete reife Frucht van Terminalia chebula oder T. chebula tomenlella (Cambretaceae) ist als Heilmittel zu gebrauchen. Heilwirkung: Darm restringierend, Diarrhoe stillend, Lunge zusammenziehend, Husten stillend, Kehle freimachend und Aphonie heilend

hé 禾合何和河核荷颌髑

禾髎［hé liáo］穴位。主治：鼻炎、鼻出血、三叉神经痛等。*Heliao* (LI19) —— Akupunkturpunkt. Indikationen: Rhinitis, Epistaxis, Trigeminus-neuralgie
合病［hé bìng］伤寒病两经或三经同病。Kombination der Syndrome —— Zwei oder drei Meridiane verwickeln sich bei akuter fieberhafter Krankheit gleichzeitig.
合谷［hé gǔ］穴位。主治：急性咽炎、急性扁桃体炎、牙痛、面瘫、上肢瘫痪等。*Heku* (LL4) —— Akupunkturpunkt. Indikationen: akute Rachenentzündung, akute Tonsillitis, Zahnschmerz, Prosoplegie, obere Extremitätenlähmung
合谷刺［hé gǔ cì］五刺法之一。用于治疗肌痹。由患病局部向左、右外方两侧斜刺，直接刺在肌肉部位，形如鸡爪。*Hegu* Nadelstich —— eine Art von fünf Nadeltechniken für die Behandlung der Muskelstarrheit und Muskelschmerzen. Die Nadel wird direkt auf dem Beschwerdenpunkt gerichtet und schräg nach außen rechts und links einstechen, ähnlich wie eine Hühnerklaue. Das ist eine der alten Methoden für die Behandlung von Milzkrankheiten.
合谷疔［hé gǔ dīng］→虎口疔(疽)［hǔ kǒu dīng(jū)］
合骨垫［hé gǔ diàn］促使分离的骨折断端按正常位置吻合的固定垫。Polster zur Wiedervereinigung —— ein Fixationspolster für Wiederherstellung der normalen Position van der verschobenen Frakturfragmenten
合欢花［hé huān huā］头状花序入药。用于安神解郁。Flos Albiziae —— Blütenkörbchen van Albizia julibrissin (Leguminosae). Heilwirkung: innere Unruhe beruhigend und Depression beseitigend
合欢皮［hé huān pí］树皮入药。用于安神解郁、活血消肿。Rinde der Seidenfäden-Albizie, Cortex albiziae —— Rinde van Albizia julibrissin (Leguminesae) ist als Heilmittel zu gebrauchen. Heilwirkung: Geist beruhigend, Depression beseitigend, Blutkreislauf aktivierend und abschwellend
合剂［hé jì］中药复方的水煎浓缩液，或中草药的提取物，以水为溶剂配成的液体制剂。Mixtur *f* —— konzentriertes chinesisches Dekokt oder Extrakt der Kräuter. wässerliges Präparat, das mit Wasser als Lösungsmittel hergestellt wird
合邪［hé xié］两种或两种以上联合侵犯人体的邪气。kombinierende Noxe —— zwei oder über zwei pathogene Faktoren, die gleichzeitig den Menschenkörper eingreifen
合穴［hé xué］五腧穴之一。位于肘关节、膝关节附近。十二经各有一个，如各处的江河汇合流入大海一样，故名。*He* (See) Punkte —— Vereinigungsstelle ist der proximalste antike Punkt und liegt im Bereich des Ellenbogens

und des Knies. Hier geht der oberflächliche Vetlauf des Meridians in den tiefen Verlauf über. So stellt der Hepunkt die Verbindung zwischen dem oberflächlichen, peripheren Verlauf und dem tiefen und proximalen Meridianverlauf her und ist deshalb in der Therapie der inneren Organe van großer Bedeutung.

合阳［hé yáng］穴位。主治：腰腿痰痛、下肢瘫痪等。*Heyang*（BL55）—— Akupunkturpunkt. Indikationen: Lumbago, Beinschmerzen, antere Extremitätenlähmung

合阴［hé yīn］Mitternacht *f* 指营卫在夜半真阴隆盛之时会合

何人饮［hé rén yǐn］成分：何首乌、人参、当归、陈皮、生姜。主治：疟疾久发不止而气血两虚之证。*He Ren Yin*, Getränk mit Polygoni maltiflori und Ginseng —— Indikation: ununterbrochene Malaria mit dem *Qi*-und Blut-mangel

(何)首乌［(hé) shǒu wū］→首乌［shǒu wū］

和法［hé fǎ］八法之一。利用疏通调和的药物，解除少阳病邪或调和脏腑气血的治法。包括和解少阳、调和肝脾、调和肝胃等。harmonische Methode —— Eine von acht therapeutischen Methoden, mit der die durchführenden und regulierenden Medikamenten für die Beseitigung der pathogenen Faktoren im *Shaoyang*-Meridian und die Regulation von *Qi*-und Blutzirkulation in Eingeweiden verwendet werden, ist bei der Regulation von *Shaoyang*-Meridian, zwischen Leber und Milz und zwischen Leber und Magen anzuwenden.

和肝［hé gān］滋阴药和疏肝药合用，以使肝气和畅的方法。Regulierung von Leber-*Qi* —— eine medikamentöse Therapie zur Bereicherung der vitalen Essenz und der Entlastung von Leber-*Qi* für Wiederherstellung einer harmonischen und ruhigen Leber-*Qi* zirkulation

和缓［hé huǎn］原为医和与医缓二人之名，均系春秋时期秦国的医官（公元前 770-476）。此二人医学造诣较深，后世以和缓并称，作为称誉良医的代名词。Dr. He und Dr. Huan —— zwei vom König ernannten Ärzte im *Qin*-Königreich während der Frühling-Herbst-Periode（770-476 v. chr.）, die durch ihre Leistungen in der Medizin später sehr bekannt waren. Ihre Namen wurden zusammengefügt und als Titel für die Auszeichnung der erfahrenen Ärzte gebraucht.

和剂［hé jì］harmonisierendes Rezept, Rezept mit harmonisierender und regulierender Wirkung

和解表里［hé jiě biǎo lǐ］Harmonisierung von Exterieur und Interieur *f* 用药性平和、具有解表与治里两方面作用的方药治疗表里同病之较轻证候或半表半里证的治法

和解法［hé jiě fǎ］→和法［hé fǎ］

和解少阳［hé jiě shào yáng］治疗外感热病，邪在半表半里（少阳经）的方法。症见寒热往来、胸胁胀满、口苦咽干、目眩、脉弦等。Behandlung der Erkrankungen in *Shaoyang* durch Vermittlung —— Methode zur Behandlung der febrilen Erkrankungen mit dem pathogenen Faktor im *Shaoyang*-Meridian, der zwischen Körperäußeren und-inneren verläuft. Symptome davon sind abwechselndes Fieber, Schüttelfrost, Spannungs-und Druckgefühle im Brustraum, Hypochondrium, bitterer Mundgeschmack, trockene Kehle, Schwindel, saitenförmiger Puls.

和解剂［hé jiě jì］harmonisierendes Mittel *n* 凡具有和解少阳，调和肝脾，调和肠胃，截疟等作用，治疗少阳证、肝脾不和、肠胃不和、疟疾的方剂，统称和解剂

和解退热［hé jiě tuì rè］调和脏腑间功能以解热。Temperaturabsenkung durch den Ausgleich —— Regulation der funktionellen Verhältnisse zwischen inneren Organen zur Absenkung der Temperatur.

和髎(耳)［hé liáo (ěr)］穴位。主治：耳鸣、头痛、咬肌痉挛等。*Heliao*（SJ22）—— Akupunkturpunkt. Indikationen: Ohrensausen, Kopfschmerzen, Beißmuskelkrampf

和胃(中)［hé wèi (zhōng)］治疗胃气不和的方法。适用于胃脘部胀闷、厌食、嗳气、吐酸，甚至上腹痛等症。Regulierung des Magens —— Therapie gegen die Störung von Magen-*Qi* mit folgenden Symptomen: Distension und Bedrängnis im Epigastrium, Anorexie, Rülpsen, säurige Regurgitation und Schmerzen im Epigastrium

和胃化浊［hé wèi huà zhuó］Regulation der Magenfunktion zur Verdauungsförderung

和胃降逆［hé wèi jiàng nì］Magenregulierung zur Herabsenkung des entgegengeströmten *Qi f* 用具有降气和胃作用的方药，治疗胃气上逆证的治法

和胃理气［hé wèi lǐ qì］治疗气、痰、食、湿等病邪阻滞中脘的方法。症见脘腹胀闷疼痛、吐酸水、嗳气等。Regulation von Magen und *Qi*-Therapie für die Auflösung von *Qi*-Stagnation, Schleim, anormaler Nahrung und Nässeretention im Magen, welche mit Symptomen einhergeht wie Spannung und Schmerzen im Epigastrium, säurige Regurgitation und Aufstoßen.

和血调经［hé xuè tiáo jīng］Restaurierung der Menstruation durch die Regulation des Blutkreislaufs

和血熄风［hé xuè xī fēng］以补血药为主，治疗血虚生风证的方法。适用于手足颤动、皮肤麻木、头晕无力、视物昏花、唇焦舌燥、脉细数等。Regulation und Tonisierung des Blutes（Xue）zur Überwältigung des Wind-Syndroms —— Therapie mit bluttonisierenden Medikamenten zur Behandlung des wegen Blutmangel bedingten Windsyndroms. Anwendungsgebiete sind: Hand-und Fußtremor, Taubgefühl der Haut, Schwindel und Müdigkeit, verschwommenes Sehen, trockener Mund und Lippenrhagaden, kleiner und beschleunigter Puls.

和血止痛［hé xuè zhǐ tòng］Schmerzstillung durch Regulation des Blutkreislaufs

和药［hé yào］具有疏通调和作用的药物。Medikament zur Mediation, harmonisierende Medikament —— Medikament mit der harmonischen und regulierenden Wirkung

和营活血［hé yíng huó xuè］Belebung der Blutzirkulation durch Regulation des Nahrhaftigkeitsystems

和营理血［hé yíng lǐ xuè］Regulation der Nahrhaftigkeit und des Blutes

和营生新［hé yíng shēng xīn］Fördern der Geweberegeneration durch Regulation der Nahrhaftigkeit（ernährende Energie）

和营止痛［hé yíng zhǐ tòng］Schmerzstillung durch die Regulation des Nahrhaftigkeit-Systems

和中［hé zhōng］→和胃(中)［hé wèi (zhōng)］

和中安神［hé zhōng ān shén］Magenregulierung zur Geistberuhigung *f* 安定神志，治疗心神不宁的方法

和中下气［hé zhōng xià qì］Regulation von Mittel-*Jiao* und Senkung von entgegenwirkendem *Qi*

河车［hé chē］①炼气功时气在任、督脉前后循环。②紫河车的简称。人胎盘干燥粉剂，为大补气血之药。Wasserrad *n* —— ①Zirkulation durch Ren-und Dumeridian bei *Qigong*-Training ②getrocknete und gepulverte Humanplacenta als kräftigende Mirel für Stärkung von *Qi* und Blut

核骨［hé gǔ］①第一跖趾关节内侧部呈核状突起处。②→外踝［wài huái］①knöchernes Knötchen —— Knötchenförmiger Fortsatz von der medialen Seite des ersten Metatarsophalangealgelenkes.

核桃仁［hé táo rén］种子入药。用于温补肺肾、润肠通便。Walnußsamen *m*, Semen Juglandis —— reifer Samen der Walnuß, Juglans regia（Juglandaceae）als Heilmittel zu gebrauchen. Heilwirkung: Nieren und Lunge erwärmend, tonisierend und Darm befeuchtend, laxierend

荷梗［hé gěng］叶柄或花梗入药。用于清热解暑、运气行水。Blattstit von Lotos, Petiolus Nelumbinis, Petiolus Loti-Blattstil von Lotos, Nelumbo nucitera (Nymphaeaceae) als Heilmittel zu gebrauchen. Heilwirkung: Sommer-Hitze beseitigend, *Qi*-Kreislauf fördernd und Wasser ausscheidend

荷花［hé huā］花蕾入药。用于活血化瘀、去湿消风。Lotosblume *f*, Flos Nelumbinis —— Knospe von Nelumbo nucifera (Nymphaeaceae) als Heilmittel zu gebrauchen. Heilwirkung: Blutdurchfluß belebend, Blut-Stase lösend, Nässe und Wind beseitigend

荷叶［hé yè］叶入药。用于解热消暑、升发清阳。Lotosblatt *n*, Folium Nelumbinis, Folium Loti-Blatt von Lotos-Nelumbo nucifera (Nymphaeaceae) ist als Heilmittel zu gebrauchen. Heilwirkung: Sommer-Hitze zerstreuend, klare *Yang*-Energie aufhebend

颌［hé］Mandibula *f*

颌下痈［hé xiā yōng］submandibulärer Abszeß

髑骭［hé hàn］→鸠尾［jiū wěi］

髑骭骨［hé gàn gǔ］→胸骨［xiōn gǔ］

hè 鹤

鹤草芽［hè cǎo yá］带短小根茎的芽入药。用于驱绦虫。Gemma Agrimomiae —— getrocknete Knospe mit kurzen kleinen Wurzelstängchen von Rhizomes der Agrimonia pilosa (Rosaceae) ist als Heilmittel zu gebrauchen. Heilwirkung: Bandwurm austreibend

鹤顶［hè dǐng］穴位。主治：膝痛、腿膝无力等。*Heding* (EX-LE) —— Akupunkturpunkt. Indikationen: Schmerz am Kniegelenk, Knie-und Beinschwäche

鹤虱［hè shī］果入药。用于驱虫。Fructus Carpesii-getrocknete Frucht vorl Carpesium abrotanoides (Compositae) ist als Heilmittel zu gebrauchen. Heilwirkung: antiparasitisch

鹤膝风［hè xī fēng］Arthronkus des Knies

鹤膝风痰［hè xī fēng tán］Kniegelenke-Tuberkulose *f*

HEI 黑

hēi 黑

黑崩［hēi bēng］五崩之一。blitzartig auftretende Leukorrhagie mit gdiulichem Ausfluß —— einer der fünf Typen von fulminanter Leukorrhagie

黑丑［hēi chǒu］Pharbitis *n*, Pharbitidis Semen *n* 中药黑丑，也就是黑色的牵牛花的种子，研成细粉加入鸡蛋清于睡前涂抹在患处，第二天清晨用清水洗去，连续使用一星期，有消除雀斑的功效

黑大豆［hēi dà dòu］黑色种子入药。用于活血、利水、祛风、解毒。schwarze Sojabohne, Semen Sojae Nigrum —— Samen-von Glycinemas (Legmminosae) ist als Heilmittel zu gebrauchen. Heilwirkung: den Blutdurchfluß belebend, diuretisch, Wind-Noxe austreibend und entgiftend

黑带［hēi dài］schwarzer vaginaler Ausfluß

黑疸［hēi dǎn］五疸之一。多因疸证经久不愈、肝肾虚衰，瘀浊内阻所致。症见身黄不泽、目青、面颜色黑、心中懊侬、肤燥、大便色黄等。schwarzer Ikterus —— Der chronische lkterus tritt auf wegen Unterfunktion der Leber und Niere und wegen Nässe-Retention. Syptome sind generelle glanzlose gelbe Tönung, grünliche Augen, dunkles Aussehen, schmerzhaftes, quälendes Geschehen im Epigastrium, Trockenheit der Haut, dunkler Stuhlgang.

黑疔［hēi dīng］→耳(黑)疔［ěr(hēi) dīng］

黑粪［hēi fèn］Melaena *f*

黑风［内障］［hēi fēng［nèi zhàng］］瞳孔散大，呈黑色的一种青光眼。此病极少见。schwarzes Glaukom —— ein selten vorkommenes Glaukom, bei dem die Pupillen erweitert werden und ihre Farbe schwarz wird

黑旱莲［hēi hàn lián］→旱莲草［hàn lián cǎo］

黑胡椒［hēi hú jiāo］果实入药。用于温中、散寒、健胃。schwarze Pfefferfrucht. Fructus Piperis Nigri —— Verwendet wird getrocknete reife schwarze Pfefterfrucht, Piper nigrum (Piperaceae). Heilwirkung: Mittel-*Jiao* erwärmend (Mittel-Erwärmer), Kälte zerstreuend, Magen stärkend

黑睛（珠）［hēi jīng (zhū)］眼睛外观上黑色的部分，包括角膜和虹膜。Augeschwarze *n* —— schwarzer Teil des Auges einschließlich der Kornea und Iris

黑睛混蒙［hēi jīng hún méng］pankorneale Trübung

黑睛溃陷［hēi jīng kuì xiàn］Ulkus der Hornhaut

黑睛破损［hēi jīng pò sǔn］Perforation der Hornhaut

黑睛属肝［hēi jīng shǔ gān］Hornhaut assoziiert mit der Leber

黑睛微晦［hēi jīng wēi huì］matte Hornhaut

黑老虎根［hēi lǎo hǔ gēn］根入药。用于行气止痛、活血散瘀。Radix Kadsurae Coccineae —— getrocknete Wurzel von Kad-sura coccinea (Magnoliaceae) als Heilmittel zu gebrauchen. Heilwirkung: das *Qi* bewegend, schmerzstillend, Blutfluß belebend, Blutstase zerteilend

黑如炱［hēi rú tái］真脏色之一。灰黑枯槁之色，是肾脏精气败露的颜色。schwarz wie Russ —— eine der echten visceralen Farben: Die Haut sieht schwarzgrau und glanzlos aus, deutet die Beeintrachtigung der Nieren-Essenz (Jing) und des Niere-*Qi* an.

黑苔［hēi tāi］苔黑而干，主热极伤阴，苔黑而润，主寒主湿。schwarzer Belag —— Sollte der Belag schwarz und trocken sein, wird die Beeinträchtigung von *Yin*-Energie wegen Hitzeüberschuß indiziert. Sollte der Belag schwarz und feucht sein, wird dann *Yin*-Überschuß, *Yang*-Mangel und Hyperaktiät von Kälte und Näße indiziert.

黑锡丹［hēi xī dān］成分：黑锡、硫黄、沉香、小茴香、木香、阳起石、胡芦巴、破故纸、肉蔻、川楝子、附子、肉桂。主治：肾阳衰弱，肾不纳气所致之气喘或寒疝。*Heixi Dan*, schwarze Breipille —— lndikationen: Keuchatmung oder kalte Hernie (Kolik) wegen der Schwäche des Nieren-*Yang* (Die Nieren können *Qi* nicht aufnehmen.)

黑逍遥散［hēi xiāo yáo sǎn］成分：逍遥散加生地或熟地。主治：肝郁血虚所致之经前腹痛。*Hei Xiaoyao San*, schwarzes Leichtlebig-Pulver —— Indikation: Bauchschmerzen vor der Menstruation wegen der Leber-*Qi*-Stagnation und des Blutmangels

黑眼［hēi yǎn］blaues Auge *n*, Hornhaut und Iris《灵枢·大惑论》："筋之精为黑睛。"即黑睛

黑影茫茫［hēi yǐng máng máng］Vision ins Blaue

黑运转旋［hēi yùn zhuàn xuán］Schwindel *m*

黑枣［hēi zǎo］→君迁子［jūn qiān zǐ］

黑芝麻［hēi zhī ma］种子入药。用于补肝肾、润五脏。schwarze Sesamsamen, Semen sesami —— getrocknete reife Samen von Sesamum indicum (Pedaliaceae) als Heilmittel zu gebrauchen. Heilwirkung: Leber und Nieren tonisierend, fünf inneren organe befeuchtend

黑痣［hēi zhì］schwarzer Naevus

黑种草子［hēi zhǒng cǎo zǐ］种子入药。补脑肾、通经、通乳、利尿。Semen Nigellae —— getrockneter Samen der Nigella glandulifera (Ranunculaceae) als Heilmittel zu gebrauchen. Heilwirkung: das Gehim und die Niemn tonisierend, Menstruation und Laktation fördemd, diuretisch

HEN 痕

hén 痕

痕芋头［hén yù tóu］→海芋［hǎi yù］

HENG 横骱

héng 横骱

横［héng］voller Puls *m* 脉来极大，如波涛汹涌，来盛去衰的脉象

横产［héng chǎn］quere Präsentation

横(平)刺［héng（píng）cì］将针沿皮下刺入。Horizontalnadelung —— Die Nadel wird horizontal unter der Haut eingestochen.

横垫［héng diàn］横放在骨折部位的长方形衬垫。transversales Polster —— ein rechtwinkliges Polster，das an der Frakturstelle quer gelegt wird

横骨［héng gǔ］①耻骨。②穴位。主治：遗尿、排尿困难、疝气、遗精等。①Schambein ②*Henggu*（KI11）—— Akupunkturpunkt. Indikationen：Enurese，Dysurie，Hernie，Spermatorrhoe（Emissio）

横痃［héng xuán］各种性病引起的腹股沟淋巴结肿大。*Bubo m* —— Lymphknotenschwellung in der Inguinalregion，die durch verschiedenen Venerie（Geschlechtskrankheiten）verursacht wird

骱(胻)骨［héng（héng）gǔ］胫骨、腓骨的总称。Tibia und Fibula

骱(胻)骨伤［héng（héng）gǔ shāng］Unterschenkelfraktur *f*

HONG 烘红洪

hōng 烘

烘焙［hōng bèi］用微火（细火）加热药材使之干燥的方法。Trocknen od. Rösten od. Backen über Feuer —— Methode zum Trocknen beim schwachem Feuer für die Präparation der chinesischen Drogen.

hóng 红洪

红大戟［hóng dà jǐ］块根入药。内用泻水，外用消肿、散结。Radix Knoxiae —— Verwendet wird Wurzelknolle von Knoxia valerianoides（Rubiaceae）als Heilmittel. Heilwirkung：Wass-erausscheidung beim Einnehmen，Abschwellung und Massezerstreuung beim äußren Gebrauch

红点舌［hóng diǎn shé］→舌疮［shé chuāng］

红豆蔻［hóng dòu kòu］果实入药。用于燥湿散寒、健脾消食。Fructus Galangae —— Verwendet wird getrocknete reife Frucht von Alpinia galanga（Zingiberaceae）als Heilmittel zu gebrauchen. Heilwirkung：Nässe trocken machend，Kälte zerstreuend，Milz stärkend，Verdauung fördernd

红粉［hóng fěn］研成极细粉入药。用于拔毒、去腐、生肌。Hydrargyri Oxydum Rubrum —— Gemahlene Pulver sind als Heilmittel zu gebrauchen. Heilwirkung：Bei der äußerlichen Anwendung kann Eiter herausgeführt，nekrotisches Gewebe beseitigt und Wunde geheilt werden.

红根草［hóng gēn cǎo］全草入药。用于清热解毒。Herba Salviae Prionitidis —— getrocknetes Ganzkraut von Salvia prionitis（Labiatae）ist als Heilmittel. Heilwirkung：Hitze beseitigend und entgiftend

红管药［hóng guǎn yào］全草入药。用于止咳祛痰。Herba Asteris Ageratoidis —— getrocknetes Ganzkraut von Aster ageratoides（Compositae）ist ais Heilmittel zu gebrauchen. Heilwirkung：Husten stillend，Sputum austreibend

红汗［hóng hàn］→自衄［zì nǜ］

红花［hóng huā］花入药。用于活血、散瘀、通经。Flos Carthami —— getrocknete Blüte von Carthamus tinctorius（Compositae）ist als Heilmittel zu gebrauchen. Heilwirkung：Blutdurchfluß belebend，Blutstase lösend，Menstruation normalisierend

红花龙胆［hóng huā lóng dǎn］全株入药。用于消湿热、消炎、止咳。Herba Gentianae Rhodanthae —— getrocknetes Ganzkraut von Gentiana rhodantha（Gentianaceae）ist als Heilmittel zu gebrauchen. Heilwirkung：Nässe-Hitze beseitigend，Entzündung lösend und Husten stillend

红景天［hóng jǐng tiān］根及根茎入药。用于清热解毒燥湿。Radix Rhodiolae —— getrocknete Wurzel und Rhizom von Rhodiola kirilowii，Rhodiola algida tangutica（Crassulaceae）ist als Heilmittel zu gebrauchen. Heilwirkung：Hitze beseitigend，entgiftend，Nässe trocknend

红毛七［hóng máo qī］根及根茎入药。用于散瘀止血、祛风止痛。Radix Caulophylli —— getrocknete Wurzel und Rhizom von Caulophyllum robustum（Berberidaceae）ist als Heilmittel zu gebrauchen. Heilwirkung：Blutstase zerstreuend，Blutung stillend，Wind-Noxe austreibend，schmerzstillend

红芪［hóng qí］根入药。代黄芪用。Radix Hedysari —— Getrocknete Wurzel von Hedysarum polybotrys（Berberidaceae）ist als Heilmittel zu gebrauchen. Heilwirkung：gleich wie 黄芪（*Huangqi*）

红曲(米)［hóng qū（mǐ）］发酵过的红色米粒入药。用于活血化瘀、健脾消食。Semen Oryzae cunl Monasco，mit foter Hefe gegorener Reis —— Monascus purpureus（Monascaceae）ist als Heilmittel zu gebrauchen. Heilwirkung：Blutdurchfluß belebend，Blutstase lösend，Milz stärkend，Verdauung fördernd

红舌［hóng shé］rote Zunge *f* 舌体颜色鲜红的舌象

红参［hóng shēn］根蒸熟入药。功同人参。Radix Ginseng Rubra —— getrocknete geampfte Wurzel des Ginsengs ist als Heilmittel zu gebrauchen. Heilwirkung：gleich wie 人参（Ginseng）

红丝(线)疔［hóng sī（xiàn）dīng］①akute superfizielle Lymphangitis ②rote fadenförmige Infektion

红藤［hóng téng］→大血藤［dà xuè téng］

红头草［hóng tóu cǎo］地上部分入药。用于消炎、解毒。Herba Blumeae Mollis —— getrockneter oberirdischer Teil von Blumea mollis（Compositae）ist als Heilmittel zu gebrauchen. Heilwirkung：antiphlogitisch，entgiftend

红眼［hóng yǎn］akute ansteckende Konjunktivitis，Conjunctivitis acuta contagiosa

红枣［hóng zǎo］→大枣［dà zǎo］

红痣［hóng zhì］roter Naevus

洪脉［hóng mài］脉来如波涛汹涌，来盛去衰，脉体阔大，充实有力，多属邪热亢盛。Überilutender Puls（P. exundans）—— Der Puls schlägt wie Flutwoge，voll und kräftig. Am Anfang geht er schnell und kraftvoll，am Ende allmählich verlangsamt. Der Puls ist von großem Volumen und deutet meist einen pathogenen Hitze-Überschuß an.

HOU 齁喉猴瘊吼后厚候

hōu 齁

齁喘［hōu chuǎn］Asthma mit Stridor

hóu 喉猴瘊

喉嗌［hóu ài］Kehle *f*，Rachen *m*，Hals *m*，Laryngopharynx *m* 人体解剖名称，即指咽喉

喉痹(闭)［hóu bì（bì）］Laryngitis *f*，Rachenkatarrh *m*，Entzündung des Rachens

喉疮［hóu chuāng］Laryngealabszeß *m*

喉底［hóu dǐ］laryngeale Hinterwand

喉疔［hóu dīng］发生于喉关两旁，根深而形如钉状的急性化脓性疾患。Kehlkopfabszeß *m* —— akute，nagelförmige，tiefwurzelnde，eitrige Krankheit auf beiden Seiten des

Rachens
喉底痈［hóu dǐ yōng］retropharyngealer Abszess *m* 发生于咽喉及其周围，以咽喉疼痛逐渐加剧，吞咽、语言困难，咽喉红肿高突为主要表现的痈疮的统称
喉鹅［hóu é］Mandelentzündung *f*, Tonsillitis *f* 就是指的扁桃体炎，扁桃体隐窝内细菌和毒素可形成病灶感染，发生变态反应，产生各种并发症
喉蛾［hóu é］→乳蛾（鹅）［rǔ é（é）］
喉风［hóu fēng］咽喉部突然肿痛、呼吸困难、吞咽不适、痰涎壅盛、语言难出等危急证候的总称。akute Kehlkopfkrise-allgemeiner Ausdruck für die schwere Kondition, z. B. plötzliche Schwellung und Schmerzen des Laryngopharynx, Schweratmigkeit, Schluckbeschwerden, Exzeßsalivation, Sprachfehler u. s. w.
喉疳［hóu gān］咽喉或上腭部出现如豆样大小不等、呈白色腐烂的溃疡。Ulzeration des Rachens —— weißes bohnenförmiges Ulkus von verschiedener Größe im Rachen oder auf dem Gaumen
喉关［hóu guān］Isthmus fancium
喉关痈［hóu guān yōng］①Gaumenabszeß *m* ②peritonsillärer Abszeß
喉核［hóu hé］Pharynxtonsille *f*, Rachenmandel *f*
喉花［hóu huā］→悬壅垂［xuán yōng chuí］
喉间溃烂［hóu jiān kuì làn］Ulzeration des Pharynx
喉间痰阻［hóu jiān tán zǔ］durch Sputum verursachte Kehle-Obstruktion
喉阶［hóu jiè］Laryngemphraxis *f*
喉菌（岩）［hóu jūn（yán）］Rachenkarzinom *m*
喉科指掌［hóu kē zhǐ zhǎng］清·张宗良撰（1757），附图。Führer über die Kehlkrankheit —— Das Buch wurde von *Zhang Zongliang* in der *Qing*-Dynastie（1757）verfaßt.
喉瘤［hóu liú］发生于咽喉部的红色肉瘤，其表面光滑、质地较硬，触之疼痛。Kehlkopftumor *m* —— Der im Pharynx entstehende Tumor ist rot, glatt, hart und bei der Palpation sehr empfindlich.
喉鸣如锯［hóu míng rú jù］Sägenartiger Stridor
喉球［hóu qiú］Ballförmige Neubildung des Rachens
喉痧［hóu shā］→疫喉痧［yì hóu shā］
喉痛［hóu tòng］raucher Hals, Rachenschmerz *m*, Halsschmerz *m*
喉癣［hóu xuǎn］Membranöse Pharyngitis
喉岩［hóu yán］→喉菌（岩）［hóu jūn（yán）］
喉痒［hóu yǎng］为某些咽喉疾病，诸如喉癣、喉疳等之兼证。Kehlkopquken *n* —— Es tritt bei manchen Pharynxerkrankungen mit Symptomen wie membranöser Pharyngitis und Ulzeration des Rachens auf.
喉喑［hóu yīn］Heiserkeit *f* 以声音不扬，甚至嘶哑失音为主要表现的疾病
喉瘖［hóu yīn］Aphonie, die durch Laryngopathie verursacht wird.
喉痈［hóu yōng］retropharyngealer Abszeß
喉中水鸣声［hóu zhōng shuǐ míng shēng］laryngealer Stridor
猴枣［hóu zǎo］猴胆结石入药。用于消痰镇惊、清热解毒。er Bezoar von Affen, Calculus Macacae, Gallenstein des Affens —— Gallenstein der Macaca mulatta,（Macacaceae）ist als Heilmittel zu gebrauchen. Heilwirkung: Sputum auflösend, Krampf stillend, Hitze beseitigend, entgiftend
瘊子［hóu zi］→千日疮［qiān rì chuāng］

hǒu 吼

吼病［hǒu bìng］bronchiales Asthma

hòu 后厚候

后侧夹板［hòu cè jiā bǎn］固定在肢体后面的夹板。Posteriore Schiene —— an dem hinteren Teil des Gliedes gelegte Schiene
后顶［hòu dǐng］穴位。主治：头痛、眩晕等。*Houding*（GV19）—— Akupunkturpunkt. Indikationen: Kopfschmerz（Cephalgie）, Schwindel
后发际［hòu fà jì］hintere Haarlinie
后天［hòu tiān］postnatal, nach der Geburt, erworben
后天失调［hòu tiān shī tiáo］Mangel an sorgfältiger Pflege nach der Geburt
后天之火［hòu tiān zhī huǒ］脾胃之火。Erwerbungsfeuer *n*, Milz und Magenfeuer
后天之精［hòu tiān zhī jīng］源于饮食，以维持人体生命活动和新陈代谢的基本物质。erworbene Essenz —— essentielle Substanz, die aus der Nahrung filtriert wird und die Grundlage für alle vitalen Aktivitäten und den Stoffwechsel darstellt
后天之气［hòu tiān zhī qì］erworbenes *Qi n* 后天获得，水谷精气和呼吸清气化生之气
后溪［hòu xī］穴位。主治：颈项发硬而痛、腰痛、疟疾、癫痫等。*Houxi*（S13）—— Akupunkturpunkt. Indikationen: Halsstarrheit und-schmerz, Lumbago, Malaria, Epilepsie
后下［hòu xià］待汤药熬至半成时才将某种药材投入煎煮，以保存其有效成分。Abkochung in der Spätzeit —— Manche bestimmte Drogen werden erst dann eingesetzt, nachdem das Dekokt halb fertig abgekocht wurde, um ihre effektive Komponente zu erhalten.
后阴［hòu yīn］Anus *m*
后枕痛［hòu zhěn tòng］occipitale Kopfschmerzen
厚朴［hòu pò］树皮入药。用于行气燥湿、降逆平喘。Cortex Magnoliae officinalis —— getrocknete Rinde von Magnolia officinalis oder M. officinalis biloba（Magnoliaceae）sind als Heilmittel zu gebrauchen. Heilwirkung: *Qi*（Magen-oder Darmgase）aktivierend, Nässe trocknend, Keuchen stillend
厚朴花［hòu pò huā］花蕾入药。用于理气宽中、芳香化浊。Flos Magnoliae officinalis —— Blumeknospe von Magnolia officinalis（Magnoliaceae）ist als Heilmittel zu gebrauchen. Heilwirkung: Magen-Darm-*Qi* regulierend, Völlegefühl im Magen lösend, Trübe durch aromatischen Geruch zerstreuend
厚朴温中汤［hòu pò wēn zhōng tāng］成分：厚朴、陈皮、炙甘草、茯苓、草豆蔻、木香、干姜。主治：脾胃寒湿气滞，脘腹胀满。*Houpo Wenzhong Tang*, Mittel-*Jiao* erwärmende Dekokt mit Magnolia —— Indikationen: Blähung und Völlegefühl in der Magengrube und im Bauch wegen der Stagnation der Kälte-Nässe in Milz und Magen
厚苔［hòu tāi］dicker Zungenbelag
厚纸板固定［hòu zhǐ bǎn gù dìng］immobilisierung mit Schienen aus dickem Karton
候气［hòu qì］Warten auf die Erscheinung der normalen Nadeiwahrnehmung während der Akupunkturbehandlung

HU 呼忽狐胡葫猢槲糊虎琥户

hū 呼忽

呼气恶臭［hū qì è chòu］Atem mit starkem Gestank
呼吸补泻［hū xī bǔ xiè］Tonisieren und Abschwächen durch Nadelmanipulation im Rhythmus des Patientenatems
呼吸促迫［hū xī cù pò］Tachypnoe *f*, beschleunigte Atmung
呼吸精气［hū xī jīng qì］Einatmen von reiner Luft *n* 吸取一种细微的气
呼吸微弱［hū xī wēi ruò］sehr abgeschwächtes Atmen
忽思慧［hū sī huì］元代营养学家。著有《饮膳正要》（1330），为中国现存最早的营养疗法专书。Hu Sihui —— berü-

hmter Diätspezialist der *Yuan*-Dynastie und Autor vom "Prinzip der richtigen Diät" (1330). Das Buch gilt für die früherste vorhandene Monographie über die Diättherapie.

hú 狐胡葫猢槲糊

狐(胡)臭［hú (hú) chòu］又名体气、腋臭。Bromhidrosis *f*, übler Schweißgeruch

狐惑［hú huò］以咽喉部及前、后阴溃疡、神情惑乱不定，卧起不安为主要症状的疾患。Erkranknng mit charakteristischem Symptom wie Ulzeration von Rachen, After und Genitale, Geistströung, Unbehagen, Rastlosigkeit beim Liegen und Aufstehen

狐尿(狸)刺［hú niào (lí) cì］Kontaktdermatiris

狐疝［hú shàn］Hernia inguinalis

胡豆黄［hú dòu huáng］Favismus *m*, Saubohnenkrankheit *f*

胡黄连［hú huáng lián］根茎入药。用于退虚热、除疳热、清湿热。Rhizoma Picrorhizae —— getrocknete Rhizom von Picrorhiza scrophulariflora (Scrophulariaceae) ist als Heilmittel zu gebrauchen. Heilwirkung: bei Kindern Fieber wegen der *Yin*-Defizienz oder wegen "*Gan*-Syndroms" (Dystrophie, Unterernährung) und die Nässe-Hitze beseitigen

胡萝卜［hú luó bo］根部入药。用于健脾化滞。Radix Dauci Carotae-Wurzel von Daucus carota (Umbelliferae) ist als Heilmittel zu gebrauchen. Heilwirkung: Milz stärkend, Nahrungsstagnation zerstreuend

胡荽［hú suī］全株入药。用于发汗透疹、消食下气。Herba Coriandri —— getrocknetes Ganzkraut von Coriandrum sativum (Umbelliferae) ist als Heilmittel zu gebrauchen. Heilwirkung: Schweiß treibend, Eruption fördernd, Nahrungsstagnation auflösend, Darmgas abführend

胡荽子［hú suī zǐ］果入药。用于透疹、健胃、治牙痛。Frucht des Korianders, Fructus Coriandri Sativi —— getrocknete reife Frucht von Coriandrum sativum (Umbelliferae) ist als Heilmittel zu gebrauchen. Heilwirkung: Eruption fördernd, Zahnschmerzen stillend, Magen stärkend

胡桃仁［hú táo rén］→核桃仁［hé táo rén］

胡颓子［hú tuí zǐ］果入药。用于收敛止泻。Fructus Elaeagni —— getrocknete reife Frucht von Elaeagnus pungens (Elaeagnaceae) ist als Heilmittel zu gebrauchen. Heilwirkung: adstringierend, Durchfall stillend

胡颓子叶［hú tuí zǐ yè］叶入药。用于平喘止咳。Folium Elaeagni —— getrocknetes Blatt von Elaeagnus pungens (Elaeagnaceae) ist als Heilmittel zu gebrauchen. Heilwirkung: Husten und Keuchen stillend

葫芦［hú lu］果入药。用于利尿消肿。Pericarpium Lagenariae —— harte Schale von Flaschenkürbis, Lagenaria siceraria (Cucurbitaceae) ist als Heilmittel zu gebrauchen. Heilwirkung: diuretisch und abschwellend

葫芦巴［hú lu bā］种子入药。用于温肾阳、祛寒湿。Semen Trigonellae —— getrocknete Samen von Trigonella foenumgraecum (Leguminosae) sind als Heilmittel zu gebrauchen. Heilwirkung: Nieren-*Yang* etwärmend, Kälte-Nässe austreibend

葫芦茶［hú lu chá］全草入药。用于清热解毒、利湿、杀虫。Herba Desmodii Triquetri —— getrocknetes Ganzkraut von Desmodium triquetrum (Leguminosae) ist als Heilmittel zu gebrauchen. Heilwirkung: Hitze beseitigend und entgiftend, Nässe ausscheidend, antiparasitend

葫芦垫［hú lu diàn］Kürbisförmiges Polster

猢狲疳［hú sūn gān］Affe-Gan-Syndrom, exfoliative Hautlkrankheit des Kindes.

槲寄生［hú jì shēng］带叶茎枝入药。用于祛风湿、补肝肾、强筋骨。Ramulus Visci —— Blatt und Zweig des Viscum coloratum (Loranthaceae) sind als Heilmittel zu gebrauchen. Heilwirkung: Wind-Nässe austreibend, Nieren und Leber tonisierend, Muskel und Knochen stärkend

糊丸［hú wán］用米糊为合剂制成的一种丸剂。paste Pille —— die Pille, die mit der Stärkepaste als adhäsionsmittel zubereitet wird

hǔ 虎琥

虎刺［hǔ cì］全株入药。用于祛风湿、活络、止痛。Herba Damnacanthi —— getrocknete Ganzpflanze von Damnacanthus indicus (Rubiaceae) ist als Heilmittel zu gebrauchen. Heilwirkung: Wind-Nässe austriebend, Blockade im Meridian beseitigend, schmerzstillend

虎耳草［hǔ ěr cǎo］全草入药。用于清热、解毒、凉血。Herba Saxifragae —— Ganzpflanze von Saxifraga stolonifera (Saxifragaceae) ist als Heilmittel zu gebrauchen. Heilwirkung: Hitze beseitigend und Blut-Hitze kühlend, entgiftend

虎骨［hǔ gǔ］骨入药。用于祛风湿、强筋骨、镇惊。Tigerknochen *m*, Os Tigris —— Der Knochen des Tiges (Felidae) ist als Heilmittel zu gebrauchen. Heilwirkung: Wind-Nässe austreibend, Muskel und Knochen stärkend, Krampf stillend

虎口疔(疽)［hǔ kǒu dīng (jū)］Pustel oder Furunkel auf dem Weichteil zwischen dem Daumen und dem Zeigefinger

虎口毒［hǔ kǒu dú］→虎口疔(疽)［hǔ kǒu dīng (jū)］

虎口三关［hǔ kǒu sān guān］drei Durchgänge am Tiger-Mund *m pl* 小儿指纹的三个部位，从掌指横纹向食指端，依次为风关、气关、命关

虎须疔(毒)［hǔ xū dīng (dú)］Pustel oder Furunkel in der Nähe vom Mundwinkel

虎丫毒［hǔ yā dú］→虎口疔(疽)［hǔ kǒu dīng (jū)］

虎掌草［hǔ zhǎng cǎo］根入药。用于清解热毒、止咳、祛痰。Radix Anemones Rivularis —— getrocknete Wurzel von Anemone rivularis (Ranunculaceae) ist als Heilmittel zu gebrauchen. Heilwirkung: Hitze beseitigend und entgiftend, Husten stillend und Sputum austreibend

虎杖［hǔ zhàng］根茎入药。用于清热、利湿、活血、解毒。Rhizoma Polygoni Cuspidati —— getrocknetes Rhizomv on Polygonum cuspidatum (Polygonaceae) ist als Heilmittel zu gebrauchen. Heilwirkung: Hitze beseitigend und entgiftend, Nässeaustreibung fördernd, Blutkreislauf aktivierend

琥珀［hǔ pò］松脂化石入药。用于镇惊安神、活血散瘀、利尿通淋。Bernstein *m*, Succinum *n* gelber Amber —— Fossil des Kiefernharzes ist als Heilmittel zu gebrauchen. Heilwirkung: Konvulsion stillend, Unruhe beseitigend, Blutdurchfluß aktivierend, Blutstase zerstreuend, Diurese förd-ernd, Harnverhaitung und Harnschmerzen lösend

hù 户

户门［hù mén］七冲门之一。Natürliches Gebiß —— eines von sieben wesentlichen Portaen

HUA 花华滑化华

huā 花

花斑癣［huā bān xuǎn］Tinea versicolor

花剥舌［huā bō shé］geographische Zunge

花颠(癫)［huā diān (diān)］Erotikmanie *f*、Erotomanie *f*

花椒［huā jiāo］果皮入药。用于温中止痛、燥湿杀虫。chinesischer Blütenpfeffer Pericarpium Zanthoxyli —— Perikarp von Zanthoxylum schinifolium oder Z. bungeanum (Rutaceae) ist als Heilmittel zu gebrauchen. Heilwirkung: Mittel-*Jiao*-Meridian erwärmend, schmerzstillend, Nässe abtrocknend, Parasite tötend

花蕊石［huā ruǐ shí］用于化瘀止血。Ophicalcitum *n* ——

eine grün schlängelige Streifen enthaltene Marmosgattung. Heilwirkung: Blutstase zerstreuend und Blut stillend

花生衣［huā shēng yī］种子皮入药。用于止血。Innenhaut der Erdnuß, Testa Arachidis —— Die Haut des Samens von Arachis hypogaea (Leguminosae) ist als Heilmittel zu gebrauchen. Heilwirkung: Blut stillend

花癣［huā xuǎn］Pityriasis simplex faciei

花翳白陷［huā yì bái xiàn］Keratomalazie *f*, Keratomalaeia *f*, Nebula petaloidea der Kornea mit dem gedrückten Zentrum

huá 华滑

华池［huá chí］Refluxspeichel *m*

华盖［huá gài］穴位。主治：支气管炎、哮喘等。*Huagai* (RN20) —— Akupunkturpunkt. Indikationen: Bronchitis Asthma

滑肠［huá cháng］Laxation *f*, Laxieren *n*

滑剂［huá jì］具有利湿通淋等作用的方剂，十剂之一。Schmierrezept *n* —— eins der zehn Rezepte, das zur Förderung der Steinausscheidung und zur Behandlung der Miktionsstörung verwendet wird

滑精［huá jīng］Spermatorrhoe *f*

滑可去着［huá kě qù zhuó］有滑利作用的药物可以治疗体内凝结之病邪。Beseitigung der Stagnation durch Schmiermitteln —— Das schmierende Heilmittel kann die Noxe-Stagnation im Körper beseitigen.

滑利关节［huá lì guān jié］Das Gelenk wird geglitten. eine therapeutische Manipulation zur Linderung der Rigidität des Gelenkes.

滑脉［huá mài］脉象往来流利，指下圆滑，如珠走盘。主痰饮、食滞、实热、又主妊娠。schlüpfriger Puls —— Dieser Puls kommt und geht weich. Er ist unter der Haut glatt zu fühlen, sowie wenn Kugeln in einer Schüssel kreisen. Das Auftreten dieses Pulses deutet Hitzeübermaß-Syndrom, Schleim, Dyspepsie sowie Schwangerschaft an.

滑肉门［huá ròu mén］穴位。主治：胃肠炎，精神病等。*Huaroumen* (ST24) —— Akupunkturpunkt. Indikationen: Gastroenteritis, Geistkrankheit (Psychosis)

滑石［huá shí］用于利水通淋，消热解暑。Talk *m*, Talcum *n* —— ein weiches Mineral, besteht aus wasserhaltigem Magnesiumsilikat: H_2O, 3MgO, $4SiO_2$. Heilwirkung: diuretisch, schmerzhafte Miktion lindernd, Sommerhitze kühlend und Fieber beseitigend

滑石粉［huá shí fěn］细粉入药。用于清暑、渗湿。Talkpuder *m*, Talcum pulveratum —— Der pulverige Talk ist als Heilmittel zu gebrauchen. Heilwirkung: die Sommerhitze beseitigend, die Nässe eliminierend

滑寿［huá shòu］元代著名医学家(14世纪)。撰有《十四经发挥》(1341)等书。*Hua Shou* —— berühmter Arzt in der *Yuan*-Dynastie (14. Jh.). Er verfaßte "Aufklärung der Vierzehn Meridiane" (1341) und andere Werke.

滑胎［huá tāi］habitueller Abort

滑苔［huá tāi］rutschiger Belag *m* 舌面水液过多，甚至伸舌涎流欲滴，扪之湿而滑利的舌象

滑泄［huá xiè］①schlüpfrige Diarrhoe ②→滑精［huá jīng］

滑翳内障［huá yì nèi zhàng］晶状体混浊膨胀，表面发亮，形如水银珠子。*Huayi Neizhang* —— Trübung und Schwellung der Linse mit heller Oberfläche, deren Aussehen wie der Tropfen vom Quecksilber ist.

huà 化华

化斑［huà bān］Vertreiben von Ekchymosen *n* 症状是发热，或身热夜甚，外透斑疹，色赤，口渴或不渴，脉数等

化斑汤［huà bān tāng］成分：知母、石膏、甘草、玄参、犀角、粳米。主治：温病发斑、高热、谵语。*Huaban Tang*, das Exanthem lösende Dekokt —— Indikationen: Wärme-Krankheit mit Symptomen wie Exanthem, hohes Fieber, Delirium

化虫丸［huà chóng wán］成分：鹤虱、槟榔、苦楝根皮、铅粉、枯矾。主治：肠寄生虫。*Huachong Wan*, anthelmintische Pille —— Indikation: Darmparasiten

化风［huà fēng］疾病变化过程中出现风证现象。如眩晕、震颤、四肢抽搐、强直及至昏仆等。Wind-Transmission *f* —— Im Verlauf einer Erkrankung entsteht das Wind-Syndrom mit Schwindel, Tremor Zuckung, Rigidität der Gliedmaßen oder plötzliche Ohnmacht

化腐［huà fǔ］Vertreiben von Fäulnissen *n* 用具有清热解毒、化腐生肌的中药涂于疣体表面，药物渗透入疣体深部，去除机体的赘生物，并化生出正常的组织

化火［huà huǒ］热性病证发展到极期所出现的一种机能亢进现象。如面红目赤、烦渴唇焦、咽喉干痛、咯血衄血、狂躁不安等。Feuer-Transmission *f* —— Das durch Hyperfunktion verursachte Feuersyndrom tritt auf, wenn eine febrile Erkrankung ihre Klimax erreicht, gekennzeichnet durch rote Gesichtsfarbe, Kongestion des Auges, Durst, gesprungene Lippen, trockene und heisere Kehle, Haemoptysis, Epistaxis und Rastlosigkeit.

化积［huà jī］Akkumulationlösung *f* 消化积滞的食物，化痞积

化结石［huà jié shí］induzierende Dekomposition des Konkrementes

化橘红［huà jú hóng］外层果皮入药。功用与橘红同。Exocarpium Citri Grandis —— Die äußere Schicht des Perikarps von Citrus grandis (Rutaceae) ist als Heilmittel zu gebrauchen. Heilwirkung: siehe 橘红［jú hóng］

化气行水［huà qì xíng shuǐ］Transformation des *Qi* und Förderung der Diurese 使用温热的能入肾经的药物帮助肾脏代谢水湿，浮肿的病人会出现小便增多的现象，随之浮肿会消退，叫化气行水

化气利湿［huà qì lì shī］Transformation des *Qi* und Austreibung der Feuchtigkeit 是治疗阳气为水寒困遏的方法

化气利水［huà qì lì shuǐ］Transformation des *Qi* und Förderung der Diurese 使用温热的能入肾经的药物帮助肾脏代谢水湿，浮肿的病人会出现小便增多的现象，随之浮肿会消退，叫化气行水

化热［huà rè］外感传里，转化为热性证候。Hitze-Produktion *f*, Hitze-Transmission *f* —— Hitze-Syndrom, das durch Invasion von exogenen Pathogene ins Innere des Körpers verursacht wird.

化湿［huà shī］用芳香祛湿药物宣化上焦湿邪的方法。Nässelösung *f* —— pathogenetische Nässe aus dem oberen Jiao (Erwärmer) durch Verabreichung von aromatischen Medikamenten austreiben.

化湿和胃［huà shī hé wèi］Nässelösung zur Wiederherstellung der normalen Magenfunktion

化湿健胃［huà shī jiàn wèi］Kälte-Nässe aus dem Magen vertreibend und Appetit und Verdauung fördernd

化湿降浊［huà shī jiàng zhuó］Auflösung der Feuchtigkeit und Herabsetzung von Trüben 燥化体内湿气和使体内污浊得以下行

化湿利水［huà shī lì shuǐ］Auflösung der Nässe und Fbrderung der Diurese

化湿舒筋［huà shī shū jīn］Nässe vertreibend und Muskelkrampf entspannend

化湿行气［huà shī xíng qì］Auflösung der Feuchtigkeit und Bewegung des *Qi* 燥化寒湿和使气机顺畅

化湿药［huà shī yào］feuchtigkeitslösendes Arzneimittel *n* 凡功能化除湿浊，醒悦脾胃的药物，称为化湿药

化痰［huà tán］Sputumlösung *f*, Phlegmaslösung *f*, Schleimlösung *f*
化痰开窍［huà tán kāi qiào］→豁痰［醒脑］［huò tán［xǐng nǎo］］
化痰平喘［huà tán píng chuǎn］Sputumlösung und Asthmastillung
化痰软坚［huà tán ruǎn jiān］Sputum lösend und harte Masse erweichend
化痰散结［huà tán sàn jié］Sputum vertreibend und Agglomerate auflösend
化痰药［huà tán yào］schleimlösendes Arzneimittel *n* 可以化解痰湿的药物
化痰止咳［huà tán zhǐ ké］Schleimlösung und Hustenstillung 祛痰或消痰以缓和或制止咳嗽喘息
化饮解表［huà yǐn jiě biǎo］表有风寒、内有水饮证的治法。*Huayin Jiebiao* —— Flüssigkeitsretention im inneren auflösen und Wind-und Kälte-Syndrom von der Oberfläche beseitigen
化瘀行血［huà yū xíng xuè］→祛瘀活血［qū yū huó xué］
化燥［huà zào］热伤津液所出现的一种现象。如咽干、鼻干、咽燥、干咳、尿少、便结等。Trockenheit-Tranmission *f* —— Trockenheitssyndrom als Folge von der Beeinträchtigung der Körperflüssigkeit durch Hitze, gekennzeichnet durch trockene Kehle und Nase, trockenen Husten, vermindeste Miktion und Obstipation
化瘀消积［huà yū xiāo jī］Entfernung der Blutstase und Auflösung der Akkumulation 用具有消散作用的、或能攻逐体内瘀血的药物消散瘀滞的方法
华佗［huà tuó］东汉(25-220)末杰出的外科学家(?—208)。倡用体育疗法，创五禽戏。尤以应用麻醉药行腹部外科手术而闻名。*Hua Tuo* (?-208) —— der hervorragende Chirurg in der letzten Periode von der Östlichen *Han-Dynastie* (25-220), der für Gymnastik und physikalisches Training als Krankheitstherapie antrat. Dafür führte er "Die Bewegungen der fünf Tiere" ein. Er wurde berühmt, weil er durch Gebrauch eines Anästhetikums in der Lage war, die erste abdominale Operation durchzuführen.
华佗夹脊(穴)［huà tuó jiā jí［xué］］穴位。主治：各内脏的慢性病、神经衰弱、脊柱疾患等。*Huatuojiaji*［*xue*］(Ex) —— Akupunkturpunkt. Indikationen: chronische Krankheiten in Eingeweiden, Neurasthenie, Wirbelsäulerkrankung

HUAI 怀槐踝坏

huái 怀槐踝

怀牛膝［huái niú xī］→牛膝［niú xī］
槐花［huái huā］花入药。用于凉血、止血、清肝降压。Blüten des Japanischen Schnurbaums, Sophorenblüte, Flos Sophorae —— Blüten von Sophora japonica (Leguminosae) ist als Heilmittel zu gebrauchen. Heilwirkung: Blut-Hitze kühlend, Leberhitze beseitigend, Hypertension herabsetzend
槐花散［huái huā sǎn］成分：槐花、柏叶、荆芥穗、枳壳。主治：大便下血、血色鲜红(如痔出血)。*Huaihua San*, Sophorablüten-Pulver *n* —— Indikationen: Stuhlgang mit Blutung in hellroter Farbe (z. B. blutendes Hämorrhoid)
槐角［huái jiǎo］果入药。用于凉血止血，清肝降压。Schoten des Japanischen Schnurbaums, Sophorenschoten *f*, Fructus Sophorae —— getroknete reife Frucht von Sophora japonica (Leguminosae) ist als Heilmittel zu gebrauchen. Heilwirkung: die Blut-Hitze kühlend. Blutung stillend, die Leberhitze beseitigend, die Hypertension herabsetzend
槐米［huái mǐ］花蕾入药。用于凉血、止血、清热。Knospe des Japanischen Schnurbaums, Sophorenknospe *f*, Flos Sophorae Immaturus —— Die Blütenknospe von Sophora japonica (Leguminosae) ist als Heilmittel zu gebrauchen. Heilwirkung: Blut-Hitze kühlend, Blutung stillend, Hitze-Noxe beseitigend
踝［huái］Fußgelenk *n*, Fußknöchel *m*, Sprunggelenk *n*
踝部伤筋［huái bù shāng jīn］踝周围软组织损伤。Verletzung der Weichteile um das Sprunggelenk
踝浮肿［huái fú zhǒng］Ödem des Fußgelenkes
踝骨［huái gǔ］→髋骨［kuān gǔ］

huài 坏

坏病［huài bìng］伤寒病因误治而使病变坏。Verschlimmerung einer Erkrankung —— Verschlechterung einer akuten febrilen Erkrankung wegen falscher Behandlung

HUAN 环缓

huán 环

环肛漏［huán gāng lòu］Fistula um den Anus
环跳［huán tiào］穴位。主治：坐骨神经痛、下肢瘫痪、髋关节疾患等。*Huantiao* (GB30) —— Akupunkturpunkt. Indikationen: Ischias, untere Extremitätenlähmung, Erkrankung des Hüftgelenkes
环跳流痰［huán tiào liú tán］kalter Gravitationsabszeß um den Akupunkturpunkt *Huantiao* (GB30)
环跳疽［huán tiào jū］发生于髋关节部位环跳穴处的疽。Abszeß an der Gegend des Hüftgelenkes und sogar an dem Akupunkturpunkt *Huantiao* (GB30)

huǎn 缓

缓补［huǎn bǔ］milde Tonifizierung *f* 用甘缓平和的药物缓缓调补，促进正气逐渐恢复的治疗方法
缓方［huǎn fāng］药性缓和的方剂，七方之一。适用于体虚而患慢性病症者。mild wirkendes Rezept —— eins von sieben Rezepten, das aus mild wirkenden Arzneien besteht. Es ist für die chronische Krankheit bei dem schwachen Patienten zu indizieren
缓攻［huǎn gōng］milde Purgation *f* 用甘缓平和的药物治疗疾病
缓急止痛［huǎn jí zhǐ tòng］Krämpfe lindernd und Schmerzen stillend
缓剂［huǎn jì］milde Formula *f* 甘缓平和的药
缓疽［huǎn jū］Klumpen über dem Kniegelenk, verursacht von der Aufspeicherung des kalten Abszesses
缓脉［huǎn mài］①一呼一吸间脉搏跳动四次、和缓有力、快慢均匀的脉象。见于正常人。②弛缓松懈、速率偏慢的脉象。多主湿证或脾胃虚弱。①Milder Puls —— vier Schläge pro Atemzug mit ebenem Rhythmus und mässiger Spannung. Sie sind häufig bei Gesunden zu sehen. ②behäbiger pulsein Puls mit verminderter Spannung und mässiger Frequenz. Er ist bei Nässesyndrom oder Schwäche von Milz und Magen zu sehen.
缓下［huǎn xià］用泻下作用缓和的药物，通导大便。Laxation *f* —— Mit milden Laxiermitteln wird der Stuhlgang abgeleitet.

HUANG 肓皇黄恍

huāng 肓

肓［huāng］心下膈上之部位。*Huang* —— Gegend unter dem Herz und oberhalb des Diaphragmas
肓门［huāng mén］穴位。主治：便秘、脾肿大、上腹痛等。*Huangmen* (BL51) —— Akupunkturpunkt. Indikationen: Verstopfung. Splenomegalie, Oberbauchschmerz

肓膜［huāng mó］①膈上心下部位之脂膜。②肠系膜。Huangmo——①Fettmembran, die oberhalb des Diaphragmas und unter dem Herz lokalisiert ②Mesenterium

肓俞［huāng shù］穴位。主治：胃痛、便秘、疝气等。*Huangshu*（K116）——Akupunkturpunkt. Indikationen: Magenschmerz（Gastralgie）, Verstopfung, Hernie

肓之原［huāng zhī yuán］穴位。气海穴或关元穴。主治：泌尿生殖系统疾患、尿失禁或尿潴留、夜遗尿、腹泻。*Huangzhiyuan*——Akupunkturpunkt.（*Guanyuan*（RN6）od. *Qihai*（RN4））. Umschlossene Ursprungsenergie, liegt in der Mittellinie 2 *Cun* oberhalb von Ren 2,3 *Cun* unterhalb des Nabels. Indikationen: urogenitale Erkrankungen, Inkontinenz sowie Harnverhaltung, Enuresis nocturna, Diarrhoe

huáng 皇黄

皇甫谧［huáng fǔ mì］(214-282) 文学家、医学家。编《针灸甲乙经》，对古代针灸知识的系统化做出贡献。*Huangfu Mi*（214-282）——Literat und später Spezialist für Akupunktur und Moxibustion, stellte das Buch "Systematischer Aku-Moxi-Klassiker" zusammen und leitete damit einen wichtigen Beitrag zur Systematisierung der Kenntnisse in der Akupunktur und Moxibustion.

黄白痰［huáng bái tán］gelb-weißliches Sputum

黄柏［huáng bǎi］树皮入药。用于泻火、燥湿、解毒。Rinde der Korkeiche, Cortex Phellodendri——Rinde von Phellodendron chinense oder P. amurense（Rutaceae）sind als Heilmittel zu gebrauchen. Heilwirkung: Feuer, Nässe und Gift beseitigen

黄崩［huāng bēng］五崩之一。fulminante Leukorrhagie mit dem gelben Ausfluß——einer von fünf Typen der fulminanten Leukorrhagie

黄带［huáng dài］gelbe Leukorrhoe

黄疸［huáng dǎn］五疸之一。临床上以皮肤、巩膜发黄、小便呈黄褐色为主要症状。分为阳黄和阴黄两大类。Gelbsucht *f*——eine morbide Kondition, klinisch gekennzeichnet durch gelbbrauner Pigmentation auf der Haut und Sklera, dunkelgelbfabrigen Urin, klassifiziert als zwei Typen: "*Yang*-Gelbsucht" und "*Yin*-Gelbsucht"

黄瘅［huáng dàn］→黄疸［huáng dǎn］

黄帝内经［huáng dì nèi jīnq］简称《内经》。中国现存最早的医学著作，出现于战国时期（公元前475-221）。作者不详，包括"素问"、"灵枢"两部分。前者主要为医学理论，后者主要论述针灸等理论。Gelbe Kaisers Klassiker für Innere Medizin, Gelber-Kaisers Kanon für Innere Medizin——Der früherste vorhandene medizinische Klassiker in China, erschien in der Periode der Streitenden Reiche（475-221 v. Chr.）. Das Werk hat eine unbekannte Autorschaft und besteht aus zwei Teilen: "*Su Wen*", einfache Frage, "*Ling Shu*", übernatürlicher Drehpunkt. Der erstere handelt sich vorwiegend um die medizinische Grundtheorie, der letztere die Akupunktur.

黄帝内经灵枢注证发微［huáng dì nèi jīng líng shū zhù zhèng fā wēi］又名《灵枢注证发微》。明·马莳注（1586）。Vervollkommnung des "ÜbernatnrJichen Drehpunktes" von dem "Gelben Kaisers Kanon für Innere Medizin"——Das medizinische Werk wird auch als "Vervollkommnung des "Übernatürlichen Drehpunktes" betitelt und wurde von Ma Shi in der *Ming*-Dynastie（1586）geschrieben.

黄帝内经素问灵枢集注［huáng dì nèi jīng sù wèn líng shū jí zhù］张志聪等编（1672），为内经的重要注释书。Ausgabe mit Anmerkungen verschiedener Kommentatoren zu den"Einfachen Fragen" und zum "Übernatfürlichen Drehpunkt" im "Gelbe-Kaisers Kanon für Innere Medizin"——wichtiger Kommentar zum "Gelbe-Kaisers Kanon für lnnere Medizin" und wurde von *Zhang Zhi-cong* und seinen Schülern zusammengestellt（l672）

黄帝内经素问注证发微［huáng dì nèi jīng sù wèn zhù zhèng fā wēi］又名《素问注证发微》。明·马莳注（1586）。Vervolikommnung zu den Einfachen Fragen im "Gelben-Kaisers Kanon für Innere Medizin"——Das Werk wird auch als Vervollkommnung zu den Einfachen Fragen betitelt und wurde von *Ma Shi* in der *Ming*-Dynastie（l586）geschrieben.

黄帝内经太素［huáng dì nèi jīng tài sù］黄帝内经的一种早期传本。隋唐之际经杨上善重加编注。Umfangreiche Anmerkung zum "Gelben-Kaisers Kanon für lnnere Medizin"——Medizinisches Buch, frühere Abschrift vom "Gelben-Kaisers Kanon für Innere Medizin", wurde von *Yang* Shangshan in der Abwechselungszeit der *Sui*-und *Tang* Dynastie redigiert und kommentiert.

黄帝素问宣明论方［huáng dì sù wēn xuān míng lùn fāng］刘完素撰（1172），对《素问》中的61个病名逐一阐发分析，并制定方剂。Verordnung und Erklärung vom "Gelben-Kaisers Einfachen Fragen"——medizinisches Buch, zusammengestellt von *Liu Wansu*（1172）, in dem die in "Einfachen Fragen" verfaßten 61 Krankheiten genau analysiert, beschrieben und die begleitende Verordnung für jede Krankheit aufgeführt wurde.

黄耳伤寒［huáng ěr shāng hán］耳痛流脓，伴有寒热、抽搐者。类似伴有颅内并发症的中耳炎、乳突炎。Ohrenschmerzen und Otopyorrhoe mit Frösteln, Fieber und Krampf——Das gleicht der Mittelohrentzündung oder der Mastoiditis mit der intrakranialen Komplikation.

黄风内障［huáng fēng nèi zhàng］瞳孔呈黄色之青光眼，即绝对期（晚期）青光眼的并发性白内障。absolutes Glaukom mit Katarakt——Das tritt auf mit gelber Pupille, nämlich mit vom Glaukom in späterem Stadium komplizierter Katarakt.

黄干苔［huáng gān tāi］主热伤津之舌苔。gelber und trockener Zungenbelag——Dieser Belag deutet die Schädigung der Flüssigkeit durch Hitze an.

黄瓜痈（疽）［huáng guā yōng（jū）］生于背部两旁的痈疽。长数寸甚至尺余，状若黄瓜，故名。Gurkenähnlicher Karbunkel——Karbunkel an beiden Rückenseiten, beträgt einige *Cun* oder sogar mehr als ein Fuß, ist gurkenförmig. So wird es benannt.

黄汗［huáng hàn］汗粘衣，呈黄色。gelber Schweiß,——Klebriger und gelblicher Schweiß, ist durch die Verfärbung der Unterwäsche zu erkennen.

黄家［huáng jiā］Patient mit Gelbsucht *m* 黄疸病人

黄家［huáng jiā］Der Patient leidet an dem häufigen Rückfall von Ikterus.

黄精［huáng jīng］根茎入药。用于补脾润肺、养阴生津。Rhizoma Polygonati——Rhizom von Polygonatum sibiricum, P. kingianum oder P. cyrtonema ist als Heilmittel zu gebrauchen. Heilwirkung: Milz stärkend, Lungen tonisierend, *Yin*-Energie ernährend und Speichel-Sekretion fördernd

黄菊花［huáng jú huā］头状花序入药。功同菊花。Blüte des gelben Chrysanthemum. Rasse des Chrysanthemum——Blütenkörbchen des gelben Chrysanthemum sind als Heilmittel zu gebrauchen. Heilwirkung: gleich wie 菊花［jú hua］

黄坤载［huáng kūn zài］→黄元御［huáng yuán yù］

黄烂疮［huáng làn chuāng］→王（黄）烂（灼）疮［wáng（huáng）làn（zhuó）chuāng］

黄连［huáng lián］根茎入药。用于清热燥湿、泻火、解毒。Chinesische Coptis, Rhizoma Coptidis——getrocknetes Rhizom von Coptis chinensis, C. deltoidea oder C. teetoides

(Ranunculaceae) ist als Heilmittel zu gebrauchen. Heilwirkung: Hitze beseitigend, Nässe trocknend, Feuer austreibend, entgiftend

黄连解毒汤［huáng lián jiě dú tāng］成分：黄连、黄芩、黄柏、栀子。主治：三焦热盛，高热狂燥。*Huanglian Jiedu Tang*, entgiftendes Coptis-Dekokt —— Indikation: hohes Fieber und Wahnsinn wegen der übermäßigen Hitze im "*Sanjiao*" (Drei Erwärmer).

黄连汤［huáng lián tāng］成分：黄连、干姜、桂枝、党参、炙甘草、半夏、大枣。主治：寒热错杂、升降失常之烦热痞闷、腹痛呕吐等症。*Huanglian Tang*, Coptis-Dekokt *n* —— Indikationen: hohes Fieber mit Unruhe, Bauchschmerz und Erbrechen wegen der Koexistenz von Hitze und Kälte, und der Unordnung von *Qi*-Aufstieg und-Senkung.

黄连香薷饮［huáng lián xiāng rú yǐn］→四味香薷饮［sì wèi xiāng rú yǐn］

黄龙汤［huáng lóng tāng］成分：大黄、芒硝、厚朴、枳实、人参、当归、桔梗、甘草、生姜、大枣。主治：胃肠实热积滞之便秘而气血两虚者。*Huanglong Tang*, gelbes Drachen-Dekokt —— Indikation: Verstopfung wegen der Stagnation der exzeßiven Hitze im Magen, Darm und dabei entstandenem Mangel an *Qi* und Blut

黄栌［huáng lú］叶与嫩枝入药。用于清利湿热。Perückenstrauch *m*, Folium et Rammlus Cotini —— Blatt und junger Zweig von Cotinus coggygria cinerea (Anacardiaceae) ist als Heilmittel zu gebrauchen. Heilwirkung: Nässe-Hitze beseitigend und ausscheidend

黄明胶［huáng míng jiāo］胶入药。用于滋阴润燥、止血消肿。Gelatinum Flavum —— aus der Ochshaut hergestellte Gelatine, Bos taurus domesticus, ist als Heilmittel zu gebrauchen. Heilwirkung: *Yin*-Energie fördernd, Trockenheit befeuchtend. Blut stillend, abschwellend

黄膜上冲［huáng mó shàng chōng］→黄液上冲［huáng yè shàng chōng］

黄腻苔［huáng nì tāi］表湿热内蕴或胃肠实热积滞。gelblicher schmieriger Zungenbelag —— Dieser Belag ist bei der Akkumulation von Nässe. Hitze im Körper oder exzessiver Hitze und Stagnation der Nahrung im Magen und Darm zu sehen.

黄脓上冲［huáng nóng shàng chōng］Hypopyon *n* 因脓多黄而状似膜，故名黄膜上冲，即黄液上冲

黄胖［huáng pàng］又名食劳疳黄、黄肿、脱力黄。以全身肌肤萎黄、面浮足肿、神疲乏力为主症，或兼恶心、呕吐黄水。好食生米、茶叶、土灰等症。多见于钩虫病。generalisierte Ödeme mit gelblicher Haut —— begleitet hauptsächlich von Niedergeschlagenheit und gelegentlich Übelkeit, Erbrechen mit gelblicher Flüssigkeit sowie unnatürlicher Eßlust auf rohen Reis, Teeblatt und Kohle. Die Krankheit ist gewöhnlich bei Ancylostomiasis zu beobachten.

黄芪［huáng qí］根入药。用于补气升阳、固表利水、托毒生肌。Radix Astragali —— getrocknete Wurzel des Astragalus membranaceus oder A. membranaceus mongolicus (Leguminosae) ist als Heilmittel zu gebrauchen. Heilwirkung: *Qi*-Zirkulation fördernd, *Yang* aumebend, den oberflächlichen Widerstand kraft stärkend, diuretisch, Eiter ausscheidend und Wunde heilend

黄芪鳖甲散［huáng qí biē jiǎ sǎn］成分：炙黄芪、炙鳖甲、麦冬、秦艽、柴胡、茯苓、桑白皮、党参、桔梗、肉桂、半夏、芍药、生地、知母、炙甘草。主治：虚劳、烦热、咳嗽、咽干、自汗等症。*Huangqi Biejia San*, Astragalus und Pulver aus Weichschildkröte panzel —— Indikationen: Mattigkeit, Unruhe mit Fieber, Husten, trocknem Rachen, spontanes Schweißtreiben wegen der Schwindsucht

黄芪桂枝五物汤［huáng qí guì zhī wǔ wù tāng］成分：黄芪、桂枝、芍药、生姜、大枣。主治：血痹证、肌肤麻木不仁等症。*Huangqi Guizhi Wuwu Tang*, Dekokt aus fünf Mitteln mit Astragalus und Cinnamomum —— Indikationen: Empfindungslosigkeit wegen der Blokade der Blutzirkulation

黄芪建中汤［húng qí jiàn zhōng tāng］成分：小建中汤加黄芪。主治：脾胃虚寒而见腹痛、自汗、气短等。*Huangqi Jianzhong Tang*, dem Mittelleib stärkende Dekokt —— Indikationen: Bauchschmerzen, spontaner Schweiß, Atemnot wegen der Schwäche und der Kälte von Milz und Magen

黄芩［huáng qín］根入药。用于清热燥湿、泻火、解毒、安胎。Beikesee-Skutellarie *f*, Radix Scutellariae —— getrocknete Wurzel der Scutellaria baicalensis (Labiatae) ist als Heilmittel zu gebrauchen. Heilwirkung: Hitze beseitigend, Nässe trocknend, Feuer ausscheidend, entgiftend, Fehlgeburt verhindernd

黄芩滑石汤［huáng qín huá shí tāng］成分：黄芩、滑石、茯苓、大腹皮、白蔻仁、猪苓。主治：湿热或暑湿病、热重于湿者。*Huangqin Huashi Tang*, Dekokt mit Skutellarie und Talk —— Indikationen: Nässe-Wärme-oder Sommer-Nässe-Krankheit, die Hitze stärker als Näße

黄芩汤［huáng qín tāng］成分：黄芩、芍药、炙甘草、大枣。主治：热性泻痢初起。*Huangqin Tang*, Skutellarie-Dekokt *n* —— Indikation: Anfangsstadium der Dysenterie mit Hitzeeigenschaft

黄仁［huáng rén］Iris *f*

黄如枳实［huáng rú zhǐ shí］真脏色之一。为枯黄之色，是脾胃精气败露的颜色。gelbliche Hautfarbe wie Zitrone —— Eine der echten visceralen Farben, ist die fahle Gesichtsfarbe, die die Abschwächung der Lebensenergie und von *Qi* in Milz und Magen widerspiegelt.

黄水疮［huáng shuǐ chuāng］Impetigo *f*, Pustuiosis *f*, eitertropfende Impetigo

黄苔［huáng tāi］黄色的舌苔，主热邪在里。gelber Zungenbelag —— Der Belag erscheint bei dem pathogene tischen Hitze-Befall ins Innere des Körpers.

黄痰［huáng tán］主肺热。gelbes Sputum —— Dabei zeigt sich das Vorhandensein der Hitze in der Lunge.

黄藤［huáng téng］藤茎入药。用于清热解毒。Caulis Fibraureae —— Die Rebe der Fibraurea recisa (Menispermaceae) ist als Heilmittel zu gebrauchen. Heilwirkung: die Hitze beseitigend, entgiftend

黄涕［huáng tì］主热。gelbes, dickes Nasensekret, gelbe Rhimorrhoea —— Es deutet den Hitzezustand an.

黄庭［huáng tíng］→下丹田［xià dān tián］

黄土汤［huáng tǔ tāng］成分：灶心土，白术、附子、生地、黄芩、阿胶、甘草。主治：脾气虚寒，不能摄血所致的便血、血崩、吐血、衄血等症。*Huangtu Tang*, Dekokt mit gelber Erde, Gelbe-Erde-Dekokt *n* —— Indikationen: Stuhlgang mit Blut, Metrorrhagie, Blutbrechen und Nasenbluten wegen des *Qi*-Mangels und der Kälte in der Milz, wobei die Milz das Blut nicht mehr regeln kann.

黄心白翳［huáng xīn bái yì］braune Katarakt

黄研农［huáng yán nóng］→黄元御［huáng yuán yù］

黄药子［huáng yaò zǐ］根茎入药。用于治癌、凉血解毒、散结消瘿。Rhizoma Dioscoreae Bulbiferae —— getrocknetes Rhizom der Dioscorea Bulbifera (Dioscoreaceae) ist als Heilmittel zu gebrauchen. Heilwirkung: Karzinom behandelnd, Blut-Hitze kühlend, struma beseitigen, Agglomerat zerstreuen, entgiftend

黄液上冲［huáng yè shàng chōng］Hypopyon *n*

黄油证(障)［huáng yóu zhèng (zhàng)］Pinguecula *f*

黄玉路［huáng yù lù］→黄元御［huáng yuán yù］

黄元御［huáng yuán yù］清代医学家。有《黄氏医书八种》，刊于 18 世纪中叶，为对《内经》、《难经》、《伤寒论》等古典医籍的注释。*Huang Yuan yu* —— Arzt in *Qing*-Dynastie, dessen Werk "*Huang*'s Acht Medizinische Bücher" in der Mitte des 18. Jahrhunderts publiziert wurde und in dem hauptsächlich zu alten medizinischen Klassiker wie "Gelber-Kaisers Karlon für Innere Medizin", "Klassiker über Schwierigkeit", "Abhandlung über Fieberhafte Krankheiten" und andere kommentiert wurde.

黄肿［huáng zhǒng］→黄胖［huáng pàng］

huǎng 恍

恍惚［huǎng hū］Trance *f*

HUI 灰恢回蚘蛔会恚秽

huī 灰恢

灰苔［huī tāi］舌苔灰白。可见于里热证也可见于寒湿证。grauer Zungenbelag —— Er zeigt sich bei dem inneren Hitze oder Kälte-Nässe-Syndrom an.

恢刺［huī cì］十二刺法之一。用于治疗筋痹。将针直刺在病痛的一侧，并上下、前后、左右摇动针体，以促使肌肉弛缓。Entspannungsnadelung *f* —— eine der 12 Techniken für die Behandlung bei Muskelschmerzen und-spasmen, nach der die Nadel in der Nähe der Schmerzgegend eingestochen und hin und her oder rechts und links manipuliert wird

huí 回蚘蛔

回光返照［huí guāng fǎn zhào］昏迷病人临终前之清醒。kurzes Auftreten von Geistesklarheit während des Sterbens —— kurzzeitige Wiederkehr des Bewußtseins bei bewußtlosen Patienten vor dem Sterben

回乳［huí rǔ］Füllung der Milchsekretion

回食单［huí shí dān］Pharyngitis chroniea follicularis

回旋灸［huí xuán jiǔ］艾卷灸法之一种。即将艾卷的燃端放在施灸的皮肤上，以病变部位为中心，旋转晃动，使热量均匀地辐射到皮肤上，直至皮肤红润为止。主治：脘腹冷痛、痹证等。kreisende, rotierende Moxibustion —— eine Moxibustionstechnik, wonach man die Haut um Krankheitsherd mit angezündeter Moxa-Zigarre hin und her kreisend und rotierend erwärmt, bis die Haut homogen gerötet wird. Indikationen: Bauchschmerz wegen Kälte, Rheumatismus

回阳［huí yáng］Revitalisation *f*, Revitalisierung *f*

回阳固脱［huí yáng gù tuō］Revitalisation zum Stoppen des Kollapses *f* 具有大补阳气、收敛固摄作用，适用于亡阳证的治疗方法

回阳救急汤［huí yáng jiù jí tāng］成分：熟附子、干姜、肉桂、人参、白术、茯苓、陈皮、炙甘草、五味子、制半夏、麝香。主治：阴寒内盛、阳气衰微证。*Huiyang Jiuji Tang*, Dekokt für die Erstehilfe zur Wiederherstellung des *Yangs* —— Indikationen: Syndrom des Kälteüberschuß im Inneren und des *Yangqi*-Verfalls

回阳救逆［huí yáng jiù nì］使用温热回阳药物，治疗亡阳证的方法。Erschöpftes *Yang* stärkend und den Patienten vor einem Kollaps schutzend —— Gebrauch von warmen oder heißen Arzneimitteln zur Behandlung der Patienten mit *Yang*-Erschöpfung bei Kollaps und Schock

蚘动脘痛［huí dòng wǎn tòng］Epigastriumschmerz wegen der Askariasis

蛔（蚘）虫病［huí（huí）chóng bìng］Askariasis *f*

蛔疳［huí gān］durch die Askariasis verursachte Unterernährung

蛔厥［huí jué］症见烦躁、手足厥冷等。Kolik wegen der Askariasis —— Die Symptome sind: kolikartige Bauchschmerzen, Unruhe und kalte Extremitäten.

huì 会恚秽

会穴［huì xué］①两条或两条以上经脉相交会的部位。②八会穴的简称。*Hui*-Punkt *m* —— ①Huixue sind Stelle, an denen zwei oder mehr als zwei Leitbahnen oder Meridiane miteinander zusammentreffen. ②Verktirzung von 8 Hui-Punkten.

会厌［huì yàn］Epiglottis *f*

会阳［huì yáng］穴位。主治：经期腰痛、白带过多、阳萎等。*Huiyang*（BL35）—— Akupunkturpunkt. Indikationen: Lumbago während der Menstruation, Impotenz, Leukorrhagie

会阴［huì yīn］①会阴②穴位。主治：溺水窒息、尿道炎、子宫脱垂等。①Perineum *n* ②*Huiyin*（RN1）—— Akupunkturpunkt. Indikationen: Asphyxie wegen Ertrinken, Urethritis, Hysteroptosis

会宗［huì zōng］穴位。主治：耳聋、上肢痛、癫痫等。*Huizong*（TE7）—— Akupunkturpunkt. Indikationen: Taubheit, obere Extremitätenschmerzen, Epilepsie

恚膈［huì gé］Dyspepsie wegen der Geistesanstrengung

秽脓［huì nóng］stinkender blutiger Eiter

HUN 昏混浑魂混

hūn 昏

昏沉［hūn chén］气功锻炼时处于无知无觉、近于睡眠的状态。Zustand der Stumpfheit —— Zustand der Stumpfheit und Teilnahmlosigkeit während des *Qigong*-Trainings.

昏厥［hūn jué］Ohnmacht *f*, Synkope *f*

昏闷无声［hūn mèn wú shēng］Bewusstlosigkeit und Wortlosigkeit 窍因气闭，气因毒滞，心迷而神自不清，窍闭而声不出矣

昏蒙［hūn méng］geistige Verwirrung *f* 意识障碍的程度比嗜睡深，是一种以意识内容改变为主的意识障碍

昏愦［hūn kuì］Verwirrung *f*

昏瞀［hūn mào］①verschwommene Vision *f* ②Dysphorie *f* 昏沉，神志昏乱

昏迷［hūn mí］Koma *n*

昏睡［hūn shuì］schläfriger Zustand

hún 混浑魂

混睛外障［hún jīng wài zhàng］Keratitis interstitialis *f*, Keratitis parenchymatosa *f*, trübes Auge mit äußerem Nebelfelck *n* 以黑睛深层起灰白色翳障一片，混浊如气雾，漫掩黑睛，妨碍视力，且羞明流泪，眼珠疼痛为主要表现的眼病

浑身疼痛［hún shēn téng tòng］Schmerz an ganzem Körper（allgemeiner Schmerz）

魂门［hún mén］穴位。主治：神经衰弱、肝、胆疾患、胸膜炎等。*Hunmen*（BL47）—— Akupunkturpunkt. Indikationen: Neurasthenie, Krankheit an der Gallenblase und Leber, Pleuritis

hùn 混

混合痔［hùn hé zhì］gemischte Hämorrhoiden

混睛障［hùn jīng zhàng］Keratitis interstitialis, Keratitis parenchymatosa

HUO 豁活火霍豁藿

huō 豁

豁痰开窍［huō tán kāi qiào］Schleimbeseitigung und Körperöffnungaufmachung 用于治疗痰浊蒙蔽心窍的治法

豁痰熄风［huō tán xī fēng］Schleimbeseitigung zur Beruhigung des endogenen Windes *f* 用具有祛痰化浊开窍、息风止痉作用的方药，治疗风痰所致痫病等病证的治法

huó 活

活络［huó luò］Belebung der Körpermeridiane

活络丹［huó luò dān］成分：制川乌、制草乌、地龙、制南星、乳香、没药。主治：风寒湿痹、肢体疼痛、麻木拘挛。*Huoluo Dan*, Pille für Belebung der Körpermeridiane —— Indikationen: durch Wind-Kälte-und Feuchtigkeitsbefall hervorgerufene Gliederschmerzen, -taubrigkeit und Spasmen

活络止痛［huó luò zhǐ tòng］Belebung der Körpermeridiane Zur Schmerzstillung

活人葱豉汤［huó rén cōng chǐ tāng］成分：葱豉汤加麻黄、葛根。主治：葱豉汤症而见恶寒较甚、项背疼痛者。*Huoren Congchi Tang*, Dekokt mit Porree und Fermentierten Sojabohnen zur Belebung —— Indikationen: Syndrome, die Porree und fermentierten Sojabohnen Dekokt indiziert, mit schwerer Schüttelfrost und Schmerzen am Nacken und Rücken

活血［huó xuè］Belebung der Blutzirkulation, den Blutkreislauf verst ärkend

活血化瘀［huó xuè huà yū］吟祛瘀活血［qū yū huó xuè］

活血祛(散、驱)瘀［huó xuè qū (sàn, qū) yū］Belebung der Blutzirkulation, Eliminieren der Blutstasis

活血调经［huó xuè tiáo jīng］Belebung der Blutzirkulation und Regulierung der Menstruation

活血通经［huó xuè tōng jīng］Belebung der Blutzirkulation und Restaurierung der Menstruation

活血通络［huó xuè tōng luò］Belebung der Blutzirkulation und Restaurierung des Meridians

活血消积［huó xuè xiāo jī］Belebung der Blutzirkulation und Beseitigung der Stagnation

活血药［huó xuè yào］Blutbelebendes Arzneimittel —— das Mittel, das die Blutzirkulation belebt und die Blutstase auflöst

活血止痛［huó xuè zhǐ tòng］Belebung des Blutkreislaufs und Schmerzstillung

活幼心法［huó yòu xīn fǎ］明·聂尚恒撰(1616)，主要论述痘疹的原因、证治原则，并附医案。"Die Geheimnisse ftir Retten der Junge" —— Das Buch wurde von Nie *Shangheng* (1616) geschrieben und befaßt sich hauptsächlich mit dem Studium der Ätiologie, der Prinzipien von Diagnose und Therapie für Pocken und Masern. Dem Buch ist noch Krankenblatt hinzugefügt.

huǒ 火

火［huǒ］①五行之一。②生理之火，作为生命的动力。③六淫之一。④由于功能过盛，情绪过激或各种病理因素致病所生成热的病理表现。如面红目赤、局部急性炎症等。Feuer *n* —— ①eins der fünf Elemente ②physiologisches Feuer (Hitze) als treibende Kraft des Lebens ③einer der sechs pathogenetischen Faktoren ④pathologische Hitze-Erscheinung, die durch Hyperaktivität, übermäßige Aufregung oder andere verschiedene pathologische Faktoren verursacht wird, mit gerötetem Gesicht und Auge, lokalisierte akute Entzündung usw.

火不生土［huǒ bù shēng tǔ］此火指肾阳。肾阳不足则脾土得不到肾阳之温煦，致使运化功能失常。Feuer erzeugt keine Erde —— Da das Nieren-*Yang* die Milz (Erde) nicht ausreiehend erwärmt, ist ihre Transport-und Umwandlungsfunktion anormal.

火乘金［huǒ chéng jīn］Feuer bezwingt Metall. 在五行相乘中，火过度克制金的作用。用以说明心对肺的过度制约作用

火乘金［huǒ chéng jīn］心火炽盛可耗伤肺阴，引起喘咳痰血。Feuer unterwirft Metall —— Übermäßiges flammendes Herzfeuer kann die Essenz der Lungen (Metall) in Herbeiführung von Dyspnoe, Husten und blutigem Sputum verbrennen.

火喘［huǒ chuǎn］①即火炎肺胃喘。胃有实火，侵肺生痰致喘。得食则减，食已则喘。②冲脉之火上逆而致喘。durch pathogene Hitze ausgelöste Dyspnoe —— ①Die Lunge wird durch den Hitzeübermaß im Magen affektiert. Phlegma entsteht dabei und Dyspnoe wird verursacht. Während der Mahlzeit lindert die Dyspnoe, verstärkt sich aber nach der Mahlzeit. ②Dyspnoe durch aufflammendes Feuer in "*Chong-Mai*".

火疮［huǒ chuāng］Verbrennung *f*

火带疮［huǒ dài chuāng］→缠腰火丹［chán yāo huǒ dān］

火丹［huǒ dān］→丹毒(熛)［dān dú (biāo)］

火毒［huǒ dú］①火热邪气郁结成毒。②烫火伤感染。Feuertoxin *n* —— ①pathogenes Agens, das im Verlauf eines schwebenden Feuers entsteht ②durch Infektion komplizierte Verbrennung oder Verbrühung

火候［huǒ hòu］Steuerung der Zeit und Temperatur beim Kochen *f* 中药炮制中，指药物加热炒制时火力大小的运用，加热时间的长短及药物在受热过程中内外出现的变化特征的综合概括

火化少阳［huǒ huà shǎo yáng］Feuertransformation von Shaoyang *f* 三阴三阳分司六气，其中少阳属相火之气

火疳［huǒ gān］akute Skleritis

火罐［huǒ guàn］拔罐用的工具。gläserner Schröpfkopf —— ein Instrument zur Schröpfbehandlung

火劫［huǒ jié］Feuerkatastrophe *f* 佛教语。坏劫中的"大三灾"之一

火咳(嗽)［huǒ ké (sòu)］因火邪侵肺所致。症见痰中带血、烦渴目赤、胸胁痛、便秘等。durch pathogenes Feuer verursachter Husten —— Der durch eine Attacke von pathogehem Feuer auf die Lunge verursachte Husten wird von blutigem Sputum, Durst, gerötetem Auge, Brust-und Rippenschmerzen und Verstopfung begleitet.

火克金［huǒ kè jīn］心火盛可耗伤肺阴。Feuer bändigt Metall —— Wenn das Herzfeuer zu stark wird, kann das Lunge-*Yin* beschädigt werden.

火廓［huǒ kuò］八廓之一。即日内眦上方部位。Feuer-Region *f* —— eine von acht Augenregionen, nämlich Region über inneren Augenlidwinkel (Kanthus medialis)

火聋［huǒ long］Taubheit wegen dem pathogenen Feuer

火麻仁［huǒ má rén］果人药。用于润肠通便。Fructus Cannabis —— getrocknete Frucht von Cannabis sativa (Moraceae) ist als Heilmittel zu gebrauchen. Heilwirkung: Darm gleitffihiger machend, laxierend

火逆［huǒ nì］误用火针、艾条、药物熏蒸等法致使病情恶化。*Huoni* —— Die Verschlechterung des Krankheitszustandes wird beim falschen Gebrauch von Feuertherapie wie z. B. Pyroakupunktur, Moxibustion und Medikamenträuchern erzeugt.

火热迫肺［huǒ rè pò fèi］Pathogenes Feuer belastet Lungen. 心火炽盛，灼伤肺阴

火热头痛［huǒ rè tóu tòng］Kopfschmerz wesen pathogenem Feuer

火伤［(huǒ shāng)→烧(火)伤［shāo (huǒ) shāng］

火伤风［huǒ shāng fēng］Erkältung wegen pathogenem Feuer

火烧伤［huǒ shāo shāng］→烧(火)伤［shāo (huǒ) shāng］

火生土［huǒ shēng tǔ］命火温煦脾的消化功能。Feuer bringt Erde hervor —— Das Lebensfeuer (Nieren *Yang*) erwärmt die Milz (Erde) zur Stärkung der Verdauungsfunktion.

火盛刑金［huǒ shèng xíng jīn］①肝火过旺时，损伤及肺。②心火炽盛时，可耗伤肺阴。exzessives Lebeffeuer schfidigt Metall —— ①Das exzessive Leberfeuer schadet der Lunge (Metall). ②Das exzessive Herzfeuer beeintrfichtigt die Essenz und Flüssigkeit der Lunge (Metall).

火嗽［huǒ sòu］→火咳(嗽)［huǒ ké (sòu)］

火痰［huǒ tán］→热(火)痰［rè (huǒ) tán］

火炭母［huǒ tàn mǔ］全株入药。用于清热解毒、利湿止痒、明目退翳。Herba Polygoni Chinensis —— getrocknetes Ganzkraut von Polygonum chinense (Polygonaceae) ist als Heilmittel zu gebrauchen. Heilwirkung: Hitze-Noxe beseitigend, entgiftend. Nässe-Noxe ausscheidend, Jucken stillend, Augen klärend, Nebelflecken wegräumend

火头痛［huǒ tóu tòng］Kopfschmerz wegen pathogenem Feuer

火为阳［huǒ wéi yáng］Feuer gehört zu *Yang*

火侮水［huǒ wǔ shuǐ］Feuer verstößt gegen Wasser. 在五行相侮中，火对水的反克。用以说明心对肾的克制作用

火陷［huǒ xiàn］三陷证之一。疮疡形成期，因火毒炽盛，阴液亏损，以致疮顶不高、色紫暗、根盘散漫、疮口干枯无脓，而局部灼热疼痛，全身高热，烦躁，神昏，尿赤便秘，舌绛脉数等。Invasion von pathogenem Feuer (Huo) —— Invasion von pathogenem Feuer und Erschöpfung der *Yin*-Flüssigkeit führt zu einer dunkelpurpuren Läsion ohne jegliche Eiter, die brennend heiß und schmerzhaft ist. Begleitsymptome: hohes Fieber, Durst, dunkles Urin, Obstipation, Bewußtlosigkeit, Delirium, innere Unruhe, karminrote Zunge, beschleunigter Puls. Sie ist häufig das Stadium der Entwicklung einer eitrigen Infektion.

火邪［huǒ xié］①六淫之一。②病程中出现的各种化火的病理表现。pathogenes Feuer —— ①einer der sechs pathogenetischen Faktoren ②ein Allgemeinbegriff zur Bezeichnung intensiver Hitze an der Klimax einer febrilen Erkrankung

火邪结聚为疳［huǒ xié jié jù wéi gān］durch pathogenetisches Feuer verursachte Unterernährung

火泄［huǒ xiè］→热心痛［rè xīn tòng］

火心痛［huǒ xīn tòng］→热心痛［rè xīn tòng］

火形之人［huǒ xíng zhī rén］Person mit Feuer-Eigenschaften *f* 具有活性属性体质的人。皮肤色赤，脊背宽，面瘦，头小，肩背髀腹发育良好，行不安地而肩摇，思维敏捷，有气魄，轻财，少信多虑，善于观察和分析，爱美性急，耐受春夏，秋冬易感邪而病。少寿易卒死。其质徵之人识见肤浅，少徵之人多疑，右徵之人不甘落后，质判之人怡然自得

火性炎上［huǒ xìng yán shàng］比喻火邪致病表现在身体上部、特别在头部，出现头痛、咽痛、目赤、齿衄等。Das Feuer flammt oben —— ein bildlicher Begriff für die durch Feuer verursachte Symptome, die vor allem im oberen Teil des Körpers in Erscheinung treten, insbesondere im Kopf mit Kopfschmerzen, trockner Kehle, ger6teten Augen, Zahnfleischblutung

火旺刑金［huǒ wàng xíng jīn］Hyperaktives Feuer quält Metall. 火指心火或热邪，心火炽盛可藉伤肺阴，引起喘咳痰血

火眼［huǒ yǎn］→风火眼［痛］［fēng huǒ yǎn［tòng］］

火疡［huǒ yáng］→火疳［huǒ gān］

火郁［huǒ yù］六郁之一。因火邪停滞而引起的病证。Feuerstagnation *f* —— eine Art yon sechs Stagnationen, verursacht durch Akkumulation yon pathogenetischem Feuer

火郁喘［huǒ yù chuǎn］火邪郁阻于肺所致之气喘。症见气逆喘促、神情闷乱、四肢厥冷、脉象沉大。Dyspnoe wegen Feuerstagnation in der Lunge —— eine Erkrankung, die durch Dyspnoe, Unruhe, kalte Extremitäten und tiefen und großen Puls gekennzeichnet ist

火郁发之［huǒ yù fā zhī］Ansammelung von pathogener Hitze im Körper, die man mit Schwitzkur (Diaphorese) behandeln kann.

火郁嗽［huǒ yù sòu］→劳嗽［láo sòu］

火针［huǒ zhēn］→焠刺法［cuì cì fǎ］

火针烙法［huǒ zhēn lào fǎ］Kauterisation mit der glühenden Nadel

火制之人［huǒ zhì zhī rén］Verarbeitung mit Feuer *f* 将药物经火加热处理的方法。根据加热的温度、时间和方法的不同，可分为炒、炙、烫、煅、煨等

火珠疮［huǒ zhū chuāng］Herpes Zoster des Gesichts und des Kopfes

火珠疔［huǒ zhū dīng］entzündeter Furunkel auf der Innenseite der Nase

huò 霍豁藿

霍乱［huò luàn］起病突然、上吐下泻，包括真性霍乱在内的一种病证。Cholera Morbus —— eine Art yon Krankheiten einschließ1ich Cholera, die durch plötzlichen Anfall und Brechdurchfall gekennzeichnet ist

霍乱转筋［huò luàn zhuàn jīn］因上吐下泻，失水过多所致的小腿腓肠肌痉挛。Krampf bei Cholera morbus —— Der Wadenmuskelkrampf wird durch Erbrechen, Diarrhoe und danachübermäßigen Wasserverlust verursacht.

豁痰(醒脑)［huò tán (xǐng nǎo)］化痰药与开窍药同用以治疗神志昏迷的方法。Schleimelimination als Wiederbelebungsmaßnahme —— eine Therapie zur Behandlung der Bewußtlosigkeit mit schleimlösenden und zentralstimulierenden Medikamenten

藿朴夏苓汤［huò pò xià líng tāng］成分：藿香、厚朴、半夏、茯苓、杏仁、薏仁、白蔻仁、猪苓、淡豆豉、泽泻。主治：湿温病表证较明显者。*Huopoxialing Tang*, Dekokt mit Agastachis, Magnolia, Pinellia und Poria —— Indikation: Nässe-Wärme-Krankheit mit einem deutlichen Oberfläche-Syndrom

藿香［huò xiāng］地上部分入药。用于芳香化湿，健胃止呕、发散表邪。Herba Agastachis —— getrockneter oberirdischer Teil von Agastache rugosa (Labiatae) ist als Heilmittel zu gebrauchen. Heilwirkung: Nässe durch den aromatischen Geruch zerstreuend, Magen stärkend, Erbrechen stillend, äußerliche Noxe zerstreuend

藿香正气散［huò xiāng zhèng qì sǎn］成分：藿香、苏叶、白芷、茯苓、大腹皮、白术、半夏曲、陈皮、厚朴、桔梗、炙甘草。主治：外感风寒、内伤湿滞之证。*Huoxiang Zhengqi San*, Pulver mit Agastachis für die Genesung —— Indikationen: Affektion bei exogener Wind-Kälte und bei der Stagnation endogener Nässe

J

JI 击饥肌鸡奇积畸箕激吉极急疾蒺挤脊忌季剂荠济檵悸跽

jī 击饥肌鸡奇积畸箕激

击打[手]法 [jī dǎ [shǒu] fǎ] 用手掌、拳或特制的木棍拍打肢体的治疗方法。schlagende Manipulation —— eine Behandlungstechnik mit Handteller-oder Faustklopfen für die kranken Extremitäten. Manchmal benutzt man dafür auch ein spezifisch gemachtes Stäbchen zum Klopfen.

饥不欲食 [jī bù yù shí] Anorexie *f*

肌 [jī] ①Muskel *m* ②Haut *f*

肌(肉)痹 [jī (ròu) bì] 肌肉麻木或疼痛无力,困倦,汗出的痹证。Rheumatismus mit der Muskelbeeinträchtigung —— Rheumatismus manifestiert sich durch muskuläre Stumpfheit oder Schmerzhaftigkeit, Schwäche, Ermüdung und Schwitzen.

肌(肉)腠 [jī (ròu) còu] 泛指肌表分理。muskulärer Streifen —— Textur und Zwischenraum der Muskeln

肌肤不仁 [jī fū bù rén] 肌肤麻木,不知痛痒的症象。Taubheitsgefühl der Haut *f*

肌肤甲错 [jī fū jiǎ cuò] 皮肤粗糙、干燥、角化过度,外观皮肤如鳞状的症状。常由瘀血内阻所致。rauhe, schuppige Haut —— Die rauhe, trockene und schuppige Haut mit Hyperkeratose, wird gewöhnlich von der Blutstase verursacht.

肌肤麻木 [jī fū má mù] 主要表现为手足或四肢麻木,可伴有疼痛,无力感,四肢肌肤感觉减退或消失。Taubheitsgefühl der Haut *f*

肌衄 [jī nǜ] →汗血 [hàn xuè]

肌肉不仁 [jī ròu bù rén] Muskelbetäubung *f*

肌肉软 [jī ròu ruǎn] 五软之一。infantile Myasthenie, Muskelschwäche *f* —— eine von fünf Arten der schlaffen Paralyse beim Säugling

肌痛 [jī tòng] Myaigie *f*, Myodynie *f*

鸡骨草 [jī gǔ cǎo] 全株入药。用于清热利湿、舒肝止痛。Herba Abri —— getrocknetes Ganzkraut von Abrus cantoniensis (Leguminosae) ist als Heilmittel zu gebrauchen. Heilwirkung: Hitze beseitigend und Nässe ausscheidend, Stagnation von Leber-*Qi* lösend, schmerzstillend

鸡冠花 [jī guān huā] 穗状花序入药。用于清湿热,炒炭可收敛、止血、止带。Flos Celosiae Cristatae —— Der Blutstand der Ceiosia cristata (Amaranthaceae) ist als Heilmittel zu gebrauchen, Heilwirkung: Nässe-Hitze beseitigend, zusammenziehend, Blut stillend, Leukorrhoe aufhaltend

鸡咳 [jī ké] →百日咳 [bǎi rì ké]

鸡盲 [jī máng] →雀盲 [què mǎng]

鸡鸣散 [jī míng sǎn] 成分:槟榔、陈皮、木瓜、生姜、吴茱萸、紫苏、桔梗。主治:寒湿郁结之湿脚气。*Jiming San*, Hahnschrei-Pulver *n* —— Indikation: Beriberi im Feucht-Typ in folge der Gerinnung der Kälte mit der Nässe

鸡内金 [jī nèi jīn] 鸡沙囊内壁入药。用于健脾胃、消食滞、化结石。Endothelium Corneum Gegeriae Gali, innenhaut des Hühnermagens —— Innenhaut des Magens des Huhns, Gallus gallus domesticus (Phosianidae) ist als Heilmittel zu gebrauchen. Heilwirkung: Magen und Milz stärkend, Verdauung der stagnierten Nahrung fördernd, Stein zerstreuend

鸡矢藤 [jī shǐ tēng] 地上部分入药。用于祛风活血、化湿消积、解毒、止痛。Herba Paederiae —— getrocknete oberirdische Teile der Paederia scandens (Rubiaceae) sind als Heilmittel zu gebrauchen. Heilwirkung: Wind austreibend, Blutzirkulation belebend, Nässe zerstreuend, Nahrungsstagnation auflösend, entgiftend, schmerzstillend

鸡苏散 [jī sū sǎn] 成分:滑石、甘草、薄荷。主治:暑湿兼表证者。*Jisu San* —— Indikation: Sommerhitze-Nässe mit oberflächlichem Syndrom

鸡胸 [jī xiōng] Hühnerbrust *f*, Taubenbrust *f*

鸡血藤 [jī xuè téng] 藤茎入药。用于补血活血、舒筋活络。Caulis Spatholobi —— Die Rebe von Spatholobus suberectus (Leguminosae) ist als Heilmittel zu gebrauchen. Heilwirkung: Blut und dessen Zirkulation tonisierend und aktivierend, Meridian und Sehne entspannend, belebend

鸡眼 [jī yǎn] →肉刺 [ròu cì]

鸡眼膏 [jī yǎn gāo] 用于治疗鸡眼的药膏。Clavuspflaster *n* Pflaster zur Behandlung für Clavus

奇方 [jī fāng] 七方之一。药味为单数或由单味药组成的方剂。一般用于治疗病因单纯的病症。ungerades Rezept-eins der sieben Rezepte, wird aus ungerader Zahl der Medikamente oder aus einem einzigen gebildet. Im allgemeinen wird es gebraucht, um die durch einfach Pathogenese verursachte Krankheit zu behandeln.

积 [jī] 指因某些东西滞留体内而得的病 Akkumulation *f*

积粉苔 [jī fěn tāi] 舌上满布白苔,有如白粉堆积,扪之不干燥的舌象。pulverartiger Zungenbelag *m*

积聚 [jī jù] 积聚是腹内结块,或痛或胀的病证。abdominale Masse *f*, Masseakkumulation *f*

积食 [jī shí] Nahrungsretention im Magen

积雪草 [jī xuě cǎo] 全株入药。用于清热解毒、利湿。Herba Centellae —— getrocknetes Ganzkraut der Centella asiatica (Umbelliferae) ist als Heilmittel zu gebrauchen. Heilwirkung: Hitze beseitigend und entgiftend, Nässe ausscheidend

积饮 [jī yǐn] →留饮 [liú yǐn]

积滞 [jī zhì] 因乳食内积,脾胃受损所致,以小儿腹泻或便秘,呕吐,腹胀腹痛为主要表现的胃肠疾病。Verdauungsstörung *f*, Syspepsie *f*, Indigestion *f*

畸胎 [jī tāi] Terata *f*, Monstrum *n*

箕门 [jī mén] 穴位。主治:腹股沟淋巴腺炎、尿道炎、尿失禁等。*Jimen* (SP11) —— Akupunkturpunkt. Indikationen: ingurnale Lymphadenitis, Urethritis, Harninkontinenz

激经 [jī jīng] 激经又叫"盛胎"或"垢胎"。指怀孕以后,"月经"仍按月来潮,且量、时间相对较短,而对孕妇、胎儿并无明显损害者,属生理现象。Menstruation während der Schwangerschaft *f*

jí 吉极急疾蒺

吉林参 [jí lín shēn] 主要产于吉林省的人参。Jiliner Ginseng —— eine Variation des Ginsengs, produziert in der Provinz Jilin, V. R. China.

极泉 [jí quán] 穴位。主治:胸痛、肩痛、上肢瘫痪等。*Ji quan* (HT1) —— Akupunkturpunkt. Indikationen: Brustschmerz. Schulterschmerz. obere Extremitätenlähmung

急蛾 [jí é] →急乳蛾 [jí rǔ é]

急方 [jí fāng] 治疗急病、重病的方剂。七方之一。schnell wirkendes Rezept —— eins der sieben Rezepte, des zur Behandlung der akuten und schweren Krankheit benutzt wird

急风［jí fēng］因毒厉之气乘虚入侵而见肿背强直，口噤不语者。akuter Schlaganfall *m*

急疳［jí gān］akutes "Gan-Syndrom", akute Unterernährung bei Kindern

急(卒)喉痹［jí (cù) hóu bì］akute Pharyngitis

急喉风［jí hóu fēng］以咽喉红肿疼痛，呼吸困难，痰涎壅盛，语言难出，汤水难下，发病迅速，病情急重为主要表现的咽喉疾病。akute laryngeale Infektion *f*

急喉喑［jí hóu yīn］以突然声音嘶哑，甚至失音，多伴喉部焮热疼痛、咳嗽痰稠为主要表现的疾病。akute Heiserkeit *f*

急黄［jí huáng］发病急骤的黄疸病。以全身皮肤及巩膜呈红黄色、高热烦渴、神昏谵语、衄血、便血、斑疹、舌绛、苔黄燥等为特征。由湿热毒邪太盛，灼伤津液而深入营血所致。akute Ikterus, infektiöse Hepatitis —— Ikterus mit plötzlichem Anfall wird indiziert mit gelbbrauner Pigmentation der Haut und Sklera, hohem Fieber, Polydipsie, Koma, Delirium, Nasenblutung, blutigem Urin, Hautausschlag, dunkelroter Zunge mit trockem gelben Belag. Diese Krankheit wird durch exzessive feuchte Hitze, die die Körperflüssigkeit erhitzt, ausgelöst und das ernährende *Ying* und das Blutsystem betrifft.

急火［jí huǒ］人由于在生活感情中遇到一些不舒心的事情，没有很好的发泄出来，积压在心里，最后导致疾病。starkes Feuer *n*

急惊风［jí jīng fēng］小儿惊风起病暴急，神志昏迷、两目上视、牙关紧闭、颈项强直、四肢抽搐，或见高热、口吐白沫、喉中痰声漉漉等。akute Konvulsion bei Kindern. plötzlicher Anfall —— Die Symptome sind Koma, die nach oben starrenden Augen, Kieferklemme, Genickstarre. Konvulsion der Gliedmaßen oder hohes Fieber, Schaum vor dem Mund, Schallerzeugung in der Kehle wegen Sputum.

急劳［jí láo］akute Lungentuberkulose

急脉［jí mài］足厥阴肝经穴。在耻骨结节的外侧，当气冲外下方腹股沟股动脉搏动处，前正中线旁开 2.5 寸。主治疝气、阴茎痛、子宫脱垂等。*Jimai* (LR 12) —— Akupunkturpunkt. Indikationen: Hernie, Penisschmerz, Hysteroptose

急乳娥［jí rǔ é］akute Tonsillitis an beiden Seiten der Prominentia laryngea

急下［jí xià］用峻烈的药物是体内的积滞泻下的方法。drastische Purgation *f*

急下存阴［jí xià cún yīn］用泻下剂迅速通便泻热、清除燥屎热结、保存滓液的治法。raschende Säuberung zur *Yin*- Bewahrung —— eine Methode zur Vorbeugung des Verlustes der Körperflüssigkeit, wobei drastische Purgativa verabreicht werden, um Darm zu entleeren und dadurch akkumulierte Hitze zu beseitigen

急性子［jí xìng zǐ］种子入药。用于软坚、消积。Samen der Gartenbalsamine, Semen Impatientis —— Die Samen von Impatiens batsamina (Balsaminaceae) sind als Heilmittel anzuwenden. Heilwirkung: Sklerom erweichend, Stagnation der Nahrung 1ösend

疾脉［jí mài］脉来急疾，一息七八至(相当于每分钟 140 次以上)的脉象。jagender (od. Schneller) Puls *m*

疾徐补泻［jí xú bǔ xiè］进针时徐徐刺入，少捻转，疾速出针者为补法。进针时疾速刺入，多捻转，徐徐出针者为泻法。schnelle bzw. langsame Manipulation zur Verstärkung und Reduzierung *f*

疾医［jí yī］中国古代《周礼》所记之四种医生中之一种。主治内科疾病。Arzt *m* (Internist) —— Der Arzt, der hauptsächlich die Patienten mit Krankheiten in innerer Medizin behandelte, war eine der vier Arten von Ärtzen in uralt China. Er wurde im Buch "*Zhou* Ritual" aufgezeichnet.

蒺藜［jí lí］干果入药。用于平肝、祛风、明目。Fructus Tribuli —— getrocknete Frucht des Tribullus terrestris (Zygophyllaceae) ist als Heilmittel zu gebrauchen. Heilwirkung: Leber-*Yang* absenkend, Wind austreibend, Augen klärend

jǐ 挤脊

挤拧疗法［jǐ níng liáo fǎ］Kneten *n*, Knetmassage *f* Knetung *f*

挤压法［jǐ yā fǎ］骨伤科的一种治疗手法。eine Methode mit Pressen und Drücken —— eine der therapeutischen Manipulationsmethoden der Traumatologie

脊［jǐ］即脊椎骨，共二十一节、胸椎十二节、腰椎五节、骶椎四节。Vertebrae *f pl* —— Name für die Vertebrae im Sinne der traditionellen chinesischen Medizin. Sie betragen insgesaint 21, 12 Vertebrae thoracica, 5 Vertebrae lumbare und 4 Vertebrae sakrale.

脊疳［jǐ gān］疳证之一。患者肌肉消瘦、脊骨显露。Unterernährung-Syndrom an der Wirbelsäule —— einer der Unterernährung-Syndrom-Typen. Es tritt bei sehr mageren Kindern auf, deren Rückgrat unter der Haut deutlich zu sehen ist.

脊核［jǐ hé］咽喉及肢体各部炎症感染所引起的颌下淋巴结，或腋窝淋巴结，或腹股沟淋巴结肿大。Vergrößerung des Lymphknotens —— Anschwellung der Lymphknoten in submaxillärer Region, Achselhöhle oder inguinaler Region infolge der Infektion an Rachen oder anderen Körperteilen.

脊强［jǐ jiàng］R1ckenrigidität *f*, Rückensteifigkeit *f*

脊痛［jǐ tòng］Rückenschmerz *m*, Schmerzen im Rücken

脊中［jǐ zhōng］穴位。主治：癫痫、肝炎、腰背痛等。*Ji zhong* (GV6) Akupunkturpunkt. Indikationen: Epilepsie, Hepatitis, Schmerzen der Rücken und der Lumbago

jì 忌季剂荠济檵悸跽

忌口［jì kǒu］治疗需要病人忌食某些食物。Diätetische Zurückhaltung —— Diät, die wegen dem Verbot von manchen Nahrungsarten bei Patienten als therapeutischen Maßnahme verwendet wird.

季经［jì jīng］→居经［jū jīng］

季胁(肋)［jì xié (lèi)］①季肋部。②侧胸第十一、十二肋软骨部分。①Hypochondrium *n* ②Rippenknorpel der 11. und 12. Rippe

季胁痛［jì xié tòng］Hypochondriumschmerz *m*. Schmerzen in der Unterrippengegend

剂［型］［jì［xíng］］药物通过加工后制成各种不同的形式。如汤、饮、膏、丹、丸、散、片等。Form des Präparates —— verschiedene Formen der präparierten Arzneien wie z. B. Dekokt, Trank, Extrakt (Paste), Pille. Kügelchen, Pulver und Tablette

荠菜［jì cài］全株入药。用于凉血止血、清热利水。Herba Capsellae —— getrocknetes Ganzkraut der Capsella bursapastoris (Cruciferae) ist als Heilmittel zu gebrauchen. Heilwirkung: Bluthitze kühlend. Blut stillend, Hitze beseitigend, diuretisch

荠苎［jì yù］→荔枝草［lì zhī cǎo］

济生方［jì shēng fāng］又名《严氏济生方》。南宋·严用和撰(1253)。共收作者试用有效方剂 450 余首。Rezept für den Gesundheitsschutz —— heißt auch "*Yan*'s Rezept für den Gesundheitsschutz", geschrieben von *Yan Yonghe* in der Südlichen *Song*-Dynastie (1253). Im Buch wurde über 450 wirksame Rezepte gesammelt, die von ihm probiert und deren Wirksamkeit bestätigt waren.

济生肾气丸［jì shēng shèn qì wán］成分：肾气丸加车前子、牛膝。主治：肾阳不足之腰重、脚重、水肿、小便不利者。*Jisheng Shenqi Wan*, Leben schutzende und das Nieren *Qi* ergänzende Pille —— Indikationen: Schwergefühl in Lenden und Füßen, Schwellung, Miktionsstörung infolge des

Mangels an Nieren-*Yang*

济阴纲目［jì yīn gāng mù］武之望撰(1620)。本书以王肯堂编著的《女科证治准绳》为蓝本编写而成，资料丰富，分类详细，选方较实用。Zusammenfassung von der Behandlung der Frauenkrankheit —— Das Buch wurde von *Wu Zhiwang*（1620）nach *Wang Kentangs*'s Muster "Standard von Diagnose und Behandlung in der Gynälologie" geschfieben. Es enthält reichlichen Inhalt, ausführliche Klassikation und viele nützlichen Rezepte.

檵木叶［jì mù yè］叶入药。用于清热解毒、收敛、止血。Folium Loropetali —— Das Blatt des Loropetalum chinense（Hamamelidaceae）ist als Heilmittel zu gebrauchen. Heilwirkung: Hitze beseitigend, entgiftend, zusammenziehend, Blut stillend

悸心痛［jì xīn tòng］多因心脾不足所致。心痛而悸，痛有休止，喜按，得食减缓，饥则更痛，脉虚弱。epigastrische Schmerzen mit Herzklopfen Krankheitszustand, gekennzeichnet durch intermittierende Schmerzen im Epigastrium mit Herzklopfen, ist zustande gekommen wegen eines Mangelzustandes in Herz und Milz. Die schmerzen Lindern sich nach Mahlzeit oder Massage, verstärken sich aber bei Hunger. Dabei ist noch ein schwacher Puls zu beobachten.

跽［jì］足大趾下面（跖）近端部分。ventrale Seite des proximalen Teiles der großen Zehe

JIA 加夹痂颊甲胛假瘕

jiā 加夹痂

加减复脉汤［jiā jiǎn fù mài tāng］成分：炙甘草、干地黄、芍药、麦冬、阿胶、麻仁。主治：温热病后期热邪未解，阴液已亏损者。*Jiajian Fumai Tang*, das variierbare, den Puls wiederherstellbare Dekokt —— Indikation: Wärme-Hitze-Krankheit im Spätstadium, deren Hitze-Noxe vorhanden ist und *Yin*-Flüssigkeit beschädigt wird

加减葳蕤汤［jiā jiǎn wēi ruí tāng］成分：葳蕤、生葱白、桔梗、白薇、淡豆豉、薄荷、炙甘草、大枣。主治：素体阴虚而感受风热。*Jiajian Wei rui Tang*, variierbares Polygonatum-Dekokt —— Indikation: Wind-Hitze-Syndrom bei Patienten in dor KörperkcInstitution mit dem *Yin*-Defizt

夹承浆［jiā chēng jiāng］穴位。主治：三叉神经痛、面瘫、面肌痉挛、龈炎等。*Jiacheng Jiang*（Extra）—— Akupunkturpunkt, Indikationen: Trigeminusneuralgie, Prosoplegie, Gesichtsspasmus, Gingivitis

夹板固定［jiā bǎn gù dìng］用扎带或绷带把木板、竹板、硬纸或塑料制成的夹板固定在骨折已复位的肢体上，以利于骨折断端在相对静止的条件下愈合。Fixierung mit Schienen *f*

夹喉痈［jiā hóu yōng］Abszeß an beiden Seiten des Adamsapfels

夹脊［jiā jí］→华佗夹脊［穴］［huà tuó jiā jí［xué］］

夹惊吐［jiā jīng tù］→小儿惊吐［xiǎo ér jīng tù］

夹荧疽［jiā yīng jū］→肋疽［lèi jū］

痂块［jiā kuài］Kruste *f*

jiá 颊

颊［jiá］Backe *f*, Bucca *f*

颊车［jiá chē］①下颌骨。②穴位。主治：面瘫、牙痛、腮腺炎、咬肌痉挛等。①Mandibula *f* ②*Jiache*（ST6）—— Akupunkturpunkt. Indikationen: Gesichtslähmung（Prosoplegie）, Zahnschmerz, Parotitis und Beißmuskelkrampf

颊脂垫［jiá zhī diàn］→螳螂子［táng láng zǐ］

jiǎ 甲胛假瘕

甲疽［jiǎ jū］Paronychie *f*

甲癣［jiǎ xuǎn］Tinea unguium

甲子［jiǎ zǐ］六十甲子天干与地支相互配合，天干始于甲，地支始于子，按干支顺序循环相配，从甲子一次推算到癸亥，共成甲子、乙丑、丙寅等六十次，便称为一周或一个甲子、六十甲子。用以表示年、月、日的次序，周而复始，循环使用。今之夏历的年和日仍用于干支甲子。60-Jahre-Zyklus *m*

胛［jiǎ］Skapula *f*, skapulare Region

假寒［jiǎ hán］即真热假寒。Pseudo-Kälte *f*, falsche Kälte-Es besteht im Körperinneren ein echter Hitzezusatand, während die äußerliche Symptomatik typisch füir einen Kältezustand ist.

假麻［jiǎ má］以哺乳期婴儿骤起高热，热退后肌肤出现玫瑰色细散皮疹为主要表现的出疹类疾病。Dreitagefieber *n*, Exanthema subitum *n*, Roseola infantum *n*

假热［jiǎ rè］即真寒假热。Pseudo-Hitze *f*, falsche Hitze —— Es besteht im Körperinneren ein echter Kälte-Zustand, während die äußerliche Symptomatik typisch für eine Hitzezustand ist.

假苔［jiǎ tāi］→染苔［rǎn tāi］

瘕［jiǎ］妇女肚子里结块的病。bewegliche Masse im Bauch *f*

瘕聚［jiǎ jù］一般指妇女下腹部有肿块，且推之可移，痛无定处的病症。abdominale Masse —— eine Frauenkrankheit, bei der eine bewegliche Masse im Unterbauch zu tasten und keine bestimmte Schmerzstelie zu fühlen ist.

JIAN 间坚肩兼犍煎茧趼睑简蹇间建渐健犍践鉴箭

jiān 间坚肩兼犍煎

间隔灸［jiān gé jiǔ］是指在艾炷下垫一衬隔物放在穴位上施灸的方法，因其火力温和，具有艾灸和药物的双重作用而易于被患者接受。indirekte Moxibustion *f*

间气［jiān qì］客气中在司天之气和在泉之气左右的气。司天之气的左间右间和在泉之气的左间右间，合之为四间气。*Qi* an Seiten *n*

间日疟［jiān rì nüè］疟邪侵于少阳之经，以间日发作，止作有时，先伸欠，继而寒战，腰脊俱痛，寒去则内外皆热，头痛面赤，渴欲饮冷，苔白滑，脉弦数，终则汗出，热退身凉似无病等为常见症的疟疾。Malaria tertiana *f*, Dreitagefieber *n*, Marschenfieber *n*

间使［jiān shǐ］穴位。主治：疟疾、心悸、心绞痛、癫痫、精神分裂。*Jianshi*（PC5）—— Akupunkturpunkt. Indikationen: Malaria, Palpitation, Stenokardie（Angina pectoris）, Epilepsie, Schizophrenie

间者并行［jiān zhě bìng xíng］病势轻缓而症状较多，须主药佐药参用并行的方法治疗。gleichzeitige Behandlung von der Krankheit und den Begleitsymptomen im milden Falle *f*

坚阴［jiān yīn］固肾精、清虚热的治法。用于治疗遗精症。Befestigung des *Yins* —— eine therapeutische Methode zur Befestigung der Nierenessenz und zur Beseitigung des Hitzeunterschußes, angewendet für die Behandlung von Spermatorrhoe

肩背沉酸［jiān bèi chén suān］dumpfer Schmerz am Rücken und an der Schulter

肩背痛［jiān bēi tòng］Schulter-und Rückenschmerz

肩臂功［jiān bì gōng］肩臂部的功能锻炼。funktionelles Training von Schultern und Armen

肩臂酸痛［jiān bì suān tòng］ziehender Schmerz von Schultern und Armen

肩不举［jiān bù jǔ］Unfähigkeit, Arme aufrecht zu heben —— Unfähigkeit, die Arme wegen Schmerzen des Schultergelenks zu heben.

肩毒［jiān dú］Karbunkel der Schultergegend

肩胛疽［jiān jiǎ jū］Karbunkel der Skapulargegend

肩解［jiān jiě］Schultergelenk *n*

肩骱落下［jiān jiè luò xià］Verrenkung des Schultergelenkes

肩井［jiān jǐng］穴位。主治:乳腺炎、神经衰弱、功能性子宫出血、肩胛疼痛等。*Jianjing*（GB21）—— Akupunkturpunkt. Indikationen: Mastitis, Neurasthenie, funktionelle Unterusblutung, Schmerz des Schulterblattes

肩髎［jiān liáo］穴位。主治:肩关节及周围软组织的疾患。*Jianliao*（TE14）—— Akupunkturpunkt. Indikationen: Erkrankung des Schultergelenks und um die Weichteile des Schultergelenks

肩痛［jiān tòng］Schulterschmerz *m*

肩外俞［jiān wài shù］穴位。主治:颈项强硬而痛、肩背疼痛等。*Jianwaishu*（SI14）—— Akupunkturpunkt. Indikationen: Starrheit und Schmerz des Halses, Schmerz von Schultern und Rücken

肩息［jiān xī］呼吸困难时双肩耸动的状态。哮喘病人或其他原因引起的缺氧时均可出现这种情况。Dyspnoe im Zustand mit hochgezogenen Schultern —— Krankheitszustand, der bei durch Asthma und andere Krankheiten bedingtem Sauerstoffmangel zu beobachten ist

肩髃［jiān yú］穴位。主治:肩关节疾患、上肢瘫痪等。*Jianyu*（LI15）—— Akupunkturpunkt. Indikationen: Erkrankung des Schultergelenks, obere Extremitätenlähmung

肩贞［jiān zhēn］穴位。主治:肩关节周围炎、上肢瘫痪等。*Jianzhen*（SI9）—— Akupunkturpunkt. Indikationen: Entzündung um Schultergelenk, obere Extremitätenlähmung

肩中俞［jiān zhōng shù］穴位。主治:支气管炎,支气管扩张,颈项强直、疼痛。*Jianzhongshu*（SI15）—— Akupunkturpunkt. Indikationen: Bronchitis, Bronchiektasie, Halsstarre und Schmerz

兼方［jiān fāng］将性能不同的药物组合于一方之中。多用于病情复杂的病症。komplexes Rezept —— ein Rezept. das sich aus verschieden Arzneien zusammensetzt, häufig zur Behandlung der komplizierten Krankheiten verwendet wird

兼证［jiān zhèng］Begleitsyndrom *n*

犍［jiān］五不男之一。Resektion des Penis oder des Hodens —— einer der fünf Typen für männliche Sterilität

煎［jiān］①→煎药［jiān yào］。②汤剂的另一种名称。②Anderer Name vom Dekokt

煎膏［jiān gāo］艾煎膏,治头面风热,小疮多痒少痛,黄汁出。weicher Extrakt *m*

煎厥［jiān jué］古病名。由于内热消耗阴液而出现昏厥的病症。多因平素阴虚阳亢,复感暑热病邪所致。"verbrennende" Synkope —— ein altertümlicher Name für die Synkope, die wegen Verbrauch von der *Yin*-Flüssigkeit durch inhere Hitze anf tritt. Sie betrifft gewöhnlich die Patienten, die an einem *Yin*-Mangel und *Yang*-Überschuß leiden und noch von pathogenetischer Hitze ausgesetzt worden sind

煎剂［jiān jì］煎剂又称汤剂,是中草药加水煎煮,滤去药渣的液体制剂。Abkochung *f*, Dekokt *n*

煎水代茶饮［jiān shuǐ dài chá yǐn］Abgekochte Kräuter werdenals Getränk verwendet.

煎水外洗［jiān shuǐ wài xǐ］Die mit Wasser abgekochte Droge wird als eine Lotion benutzt.

煎药［jiān yào］Abkochen der Heilkräuter, Bereitung des Heilkräutersudes

煎药法［jiān yào fǎ］药物加水煎煮时所应采取的适宜方法。如煎煮时间的长短,加水量的多少。以及药物的先煎、后下等,都属煎药法范畴。Methode zum Heilkräuter —— Beim Abkochen der Heilkräuter ist eine gemäße Methode anzuwenden. Dazu gehören Kochzeit, Wassermenge, Vorkochen und Hinzufügen der bestimmten Heilkräuter.

jiǎn 茧趼睑简蹇

茧唇(风)［jiǎn chún (fēng)］Kokon der Lippen

趼子［jiǎn zi］Kallus *m*, Schwiele *f*

睑废［jiǎn fèi］schwere Blepharoptosis

睑内［jiǎn nèi］Palpebralkonjunktiva *f*, palpebrale Konjunktiva

睑内结石［jiǎn nèi jié shí］以胞睑内生黄白色小颗粒,质硬突起,而致眼部磣涩不适为主要表现的眼病。Kalkulus der Lidbindehaut *m*

睑皮垂缓［jiǎn pí chuí huǎn］Blepharoptose *f*, Blepharoptosis *f*

睑生风粟［jiǎn shēng fēng sù］Follikel an der Palpebralkonjunktiva

睑生疡［jiǎn shēng yáng］眼睑部位出现细小的炎症。Kalkulus der Lidbindehaut *m*

睑弦［jiǎn xián］palpebraler Rand

睑弦赤烂［jiǎn xián chì làn］Blepharitis marginalis

睑弦糜烂［jiǎn xián mí làn］Blepharitis marginalis ulcerosa

简明中医词典［jiǎn míng zhōng yī cí diǎn］《中医辞典》编辑委员会编(1979)。收中医基础、临床各科、中药、医史人物、书籍等词目共 12 176 条。Taschen-Wörterbuch der Traditionellen Chinesischen Medizin —— Zusammengestellt von dem Redaktionskomitte des Traditionellen Chinesischen Wörterbuches (1979). Das Buch enthält 12 176 Stichwörter öber die grundlegende Theorie, traditionelle chinesische Arznei in verschiedenen klinischen Disziplinen, medizinische Persönlichkeit, Geschichte und Bücher usw.

蹇［jiǎn］Schwierigkeit bei der Bewegung

jiàn 间建渐健楗践鉴箭

间接灸［jiàn jiē jiǔ］在艾炷与穴位间有垫隔物的一类艾灸法。Indirektmoxibustion *f* —— Moxibustion, bei der eine septumähnliche Scheibe (Krautkuchen, Salz, Ingwer oder Knoblauch) zwischen brennder Moxa und Akupunkt aufgelegt wird

间歇痛［jiàn xiē tòng］intermittierender Schmerz

建里［jiàn lǐ］穴位。主治:胃炎、腹膜炎、呕吐、水肿等。*Jianli*（RN11）—— Akupunkturpunkt. Indikationen: Gastritis, Peritonitis. Erbrechen und Ödem

建瓴汤［jiàn líng tāng］成分:生地、白芍、怀牛膝、龙骨、牡蛎、代赭石、淮山、柏子仁。主治:肝阳上亢而见眩晕、耳鸣、心悸、失眠等症。*Jianling Tang* (Dekokt) —— Indikationen: Schwindel, Ohrensausen, Palpitation und Schlaflosigkeit infolge der Hyperfunktion des Leber-*Yangs*

渐聋［jiàn lóng］耳朵的听力逐渐减弱甚至失聪。progressive Schwerhörigkeit *f*

健脾［jiàn pí］增强脾运功能的方法。Milzstärkung *f* —— eine Methode, die den Transport und die Umwandlungsfunktion der Milz verstärkt

健脾补肺［jiàn pí bǔ fèi］Milzstärkung und Lungentonisierung

健脾和胃［jiàn pí hé wèi］Milz-und Magenstärkung

健脾化湿［jiàn pí huà shī］Milzstärkung und Nässedispersion

健脾化痰［jiàn pí huà tán］Milzstärkung und Schleimlösung

健脾化浊［jiàn pí huà zhuó］运用补益脾气的药物以消除湿邪的治法。Stärkung der Milz und Lösung vom Trüben

健脾扶阳［jiàn pí fú yáng］即温肾阳而补脾阳的一种治法,适用于肾阳衰微而脾阳不振之证。Stärkung der Milz und Förderung des *Yang*

健脾疏肝［jiàn pí shū gān］肝气郁结引起脾不健运的治法。症见两胁胀痛、不思饮食、精神抑郁、头晕乏力、大便稀、苔白、脉弦等。Milzstärkung und Blockadelösung des

Leber-*Qis* —— eine Methode zur Behandlung von Dysfunktion der Milz, welche durch Blockade des Leber-*Qis* verursacht wurde und durch Schmerzen unter dem Rippenbogen, Appetitlosigkeit, mentale Depression, Schwindel, Trägheit, Diarrhoe, weißen Zungenbelag und saitenförmigen Puls gekennzeichnet ist

健脾利湿［jiàn pí lì shī］运用补益脾气的药物以消除湿邪的治法。Stärkung der Milz und Ausscheidung der Feuchtigkeit

健脾胃［jiàn pí wèi］Milz-und Magenstärkung

健脾消食［jiàn pí xiāo shī］Milz-stärkung und Förderung der Verdauung

健脾益气［jiàn pí yì qì］Milzstärkung und *Qi*-Ergänzung

健脾燥湿［jiàn pí zào shī］用益气健脾之药与苦温燥湿之品为伍，治疗脾虚湿困的方法。Stärkung der Milz und Abtrocknen der Feuchtigkeit

健忘［jiàn wàng］以记忆力减退、遇事易忘为主要表现的疾病。Amnesie *f*

健胃［jiàn wèi］Magenstärkung *f*, Förderung der Verdauung

健胃化痰［jiàn wèi huà tán］Förderung der Verdauung und Lösung des Sputums

健胃清肠［jiàn wèi qīng cháng］Magenstärkung und Förderung der Darmentleerung

健胃止呕［jiàn wèi zhǐ ǒu］Magenstärkung und Erbrechensstillung

楗骨［jiàn gǔ］Sitzbein *n*

践踏伤［jiàn tà shāng］Trauma, die vom Tiertrampeln verursacht wird

鉴真［jiàn zhēn］(688-763) 唐代著名高僧及医学家。受邀于753年抵日本，带去多种中药，并传授医药。著有《鉴真上人秘方》。*Jian Zhen* (688-763) —— hervorragender buddhistischer Mönch und Arzt in der *Tang*-Dynastie. Im Jahr 753 wurde er zum Besuch in Japan eingeladen. Er brachte dem japanischem Volk die verschiedenen Arten von Medikamenten mit und lehrte ihm die traditionelle chinesische Medizin und war Autor von "Geheimrezepte von Hervorragenden Mönch *Jian Zhen*".

箭镞伤［jiàn zú shāng］Pfeilwunde *f*

JIANG 江姜僵降绛

jiāng 江姜僵

江瓘［jiāng guàn］(1503—1565) 明代医学家，《名医类案》作者。其书由其子江应宿增补。于1552年刊行。为研究中医古代疾病史提供了丰富资料。*Jiang Guan* (1503-1565) —— Arzt in der *Ming*-Dynastie und Autor von dem Buch "Klassifizierte Krankengeschichte der Wohlbekannten Ärzte". das von seinem Sohn *Jiang Yingsu* ergänzt und im Jahr 1552 publiziert wurde. Es ist mit einem reichlichem Material für die Studie der Krankheitgeschichte sehr zu schätzen.

姜半夏［jiāng bàn xià］mit Ingwer präparierte Pinelliaknolle-eine Art der präparierten Rhizoma Pinelliae, die mit Ingwer präpariert wird. Heilwirkung: das Erbrechen stillend

姜黄［jiāng huáng］根茎入药。用于活血祛瘀、行气止痛、祛风湿。Gelbwurzel *f*, Kurkuma *f*, Rhizoma Curcumae Longae-getrocknetes Rhizoma von Curcuma longa (Zingiberaceae) ist als Heilmittel zu gebrauchen. Heilwirkung: Blut belebend, Blutstase beseitigend, *Qi*-Kreislauf fördernd, schmerzstillend, Wind-Nässe austreibend

姜皮［jiāng pí］根茎的外皮入药。用于行水、消肿。Rinde der Ingwerrhizoma, Cortex Zingiberis —— getrocknete äußere Rinde der Rhizoma von Zingiber officinale (Zingiberaceae) ist als Heilmittel zu gebrauchen. Heilwirkung: Wasser ausscheidend, abschwellend

僵蚕（蛹）［jiāng cán (yǒng)］幼虫入药。用于祛风解痉、化痰散结。steife Seidenspinnerpuppe, Bombyx cum Batryte, Bombyx Batryticatus —— Die getrocknete Seidenspinnerpuppe mit dem Befall von der Mikrobe Batrytis bassiana ist als Heilmittel zu gebrauchen. Heilwirkung: Leberwind austreibend, Krampf stillend, Sputum zerstreuend und Masse lösend.

僵仆［jiāng pū］plötzliche Synkope

jiàng 降绛

降火化痰［jiàng huǒ huà tán］Lungenfeuer absenkend und Schleim 1ösend

降剂［jiàng jì］有降逆作用，能治疗咳嗽、呕吐等病症的一类方剂。十二剂之一。herabsetzendes Rezept —— Rezept, mit dem Effekt der Herabsetzung, zur Behandlung von Husten und Erbrechen, das eine von zwölf Gattungen des Rezeptes ist.

降逆平喘［jiàng nì píng chuǎn］Asthmabefreiung *f*

降逆气［jiàng nì qì］Herabsetzung des entgegengeströmten *Qis*

降逆下气［jiàng nì xià qì］Absteigung des Gegenströmmungs-*Qis* der Lunge oder des Magens

降气［jiàng qì］治疗气上逆的方法。适用于咳喘、呃逆等症。nach unten zurückzuführendes aufgestiegenes *Qi* —— eine Methode zur Herabsetzung des nach oben gestiegenes *Qi* für die Behandlung von Husten und Regurgitation

降气定痛［jiàng qì dìng tòng］das abnormal aufgestiegenen *Qi* senkend und Schmerzen stillend

降气化痰［jiàng qì huà tán］使上升的气下降和化解痰湿。Herabsenkung des *Qi* und Lösung des Schleims

降气平咳［jiàng qì píng ké］Linderung des Asthmas und Hustens

降气祛痰［jiàng qì qū tán］Halten der eingeatmete Luft sinkend und Vertreiben des Schleims

降气止呃［jiàng qì zhǐ è］使上升的气下降和止住打嗝。Herabsenkung des *Qi* und Stoppen vom Schluckauf

降气止血［jiàng qì zhǐ xuè］Senkung der abnormal aufgestiegenes *Qis* und Blutstillung

降香［jiàng xiāng］心材入药。用于活血止痛、止血。Lignum Dalbergiae Odoriferae —— Das halte Holz von Dalbergia odorifera (Leguminosae) ist als Heilmittel zugebrauchen. Heilwirkung: Blut belebend, Schmerz stillend, Blut stillend

降压沟［jiàng yā gōu］耳针穴位。主治：高血压。*Jiangyagou* (MA) —— Akupunkturpunkt: Ohrakupunktur. Indikation: Hypertension (Hypertonie)

绛宫［jiàng gōng］中丹田的别名。karminroter Palast-Anderer Name von 中丹田 (mittleres Dantian) in "*Qigong*"

绛舌［jiàng shé］舌体颜色深红的舌象。karminrote Zunge *f*

JIAO 交胶椒焦角绞矫脚校

jiāo 交胶椒焦

交肠［jiāo cháng］Fistula rectourethralis

交骨［jiāo gǔ］①sakrokokzygeales Gelenk ②Sitzbein der Weiblichen

交骨不开［jiāo gǔ bù kāi］Die Schamfuge öffnet sich nicht —— Es behindert den Entbindungsweg während der Geburt.

交会穴［jiāo huì xué］经脉交叉会合之处。Punkte der Verbindung und des Zusammentreffens —— Sie sind Stellen, all denen zwei oder mehr als zwei Leitbahnen sich treffen und miteinander verschmerzen.

交接出血［jiāo jiē chū xuè］vaginale Blutung während des

Geschlechtsverkehrs

交司时刻［jiāo sī shí kè］五运六气，周而复始，如环无端，上下相召，气临运转，运气相交均有时刻。regierende Periode von fünf Herrschaften im Kreislauf *f*

交通心肾［jiāo tōng xīn shèn］用具有滋肾阴、敛肾阳、降心火、安心神作用的方药，以滋阴潜阳，沟通心肾，治疗心肾不交证的治法。Wiederherstellung der normalen Koordination zwischen Herz（Feuer）und Niere（Wasser）*f*

交信［jiāo xìn］穴位。主治：月经不调、月经过多、尿潴留、下肢内侧痛等。*Jiaoxin*（KI8）—— Akupunkturpunkt. Indikationen：Unregelmäßige Menstruation，Menorrhagie，Harnretention（Urinverhaltung），Innenseitenschmerzen der unteren Extremitäten

胶［jiāo］将药用动物的皮、骨、甲、角等加水反复煎熬，浓缩后制成的干燥块状物，多为补养药。如驴皮胶、虎骨胶、龟板胶、鹿角胶等。Gelatine *f*，Tierleim *m* —— eine trockene Masse，hergestellt aus Haut，Knochen，Schale oder Horn von Tieren. Bei der Herstellung wird die Droge mit solcher Zutat in Wasser mehrmals gekocht und nach der Beseitigung des Bodensalzes der Leim weiter konzentriert. z. B.：Eselhautleim，Tigerknochenleim，Sehildkrötenleim，Hirschhornleim usw. Die fertige Produkte wird als Tonikum gebraucht.

胶艾汤［jiāo ài tāng］成分：川芎、阿胶、甘草、艾叶、当归、芍药、干地黄。主治：血虚寒凝之少腹疼痛、月经过多。*Jiao Ai Tang*，Eselhautgelatin und Argyiblätter-Dekokt，Dekokt aus Gelatina und Artemisia —— Indikationen：Schmerzen im Unterbauch，Menorrhagia infolge des Mangels an Blut und der Agglutinierung der Kälte

椒饼灸［jiāo bǐng jiǔ］隔着胡椒粉加面粉和水制成的药饼施灸的方法。驱寒胜湿。Moxibustion mit runder flacher Pfefferkuchen —— Moxibustion auf einer runder flacher Pfefferscheibe，die aus Pfeffer zusätzlich mit Weizenmehl und Wasser gemacht und direkt auf die betroffenen Punkte aufgelegt wird. Es ist die Methode zur Austreibung der Kälte und Feuchtigkeit im Organismus.

椒疮［jiāo chuāng］Trachom *n*

焦原［jiāo yuán］即指命门。primäre Quelle des Drei-Erwärmers（Sanjiao），bezieht sich auf die Lebenspforte

jiǎo 角绞矫脚

角［jiǎo］五不女之一。阴蒂过长。Horn *n* —— Die Kiitoris ist so lang wie ein Horn. Gilt als eine von fünf weiblichen Starilitäten.

角法［jiǎo fǎ］拔罐法的古称。古代以兽角做拔罐。Hornschröpfsaugtherapie *f* —— Dieser Name ist aus alter Zeit，weil der Schröpfkopf aus dem Tierenhorn hergestellt wurde.

角花［jiǎo huā］→角［jiǎo］

角孙［jiǎo sūn］穴位。主治：牙痛、耳廓红肿、目翳等。*Jiaosun*（TE20）—— Akupunkturpunkt. Indikationen：Zahnschmerz. Röte und Schwellung der Ohren，Leukom

角窝上［jiǎo wō shàng］耳穴。在三角窝前 1 月 3 日的上部 *jiaowoshang*（TF 1），obere dreieckige Grube *f*

角窝中［jiǎo wō zhōng］耳穴。在三角窝中 1 月 3 日处 mittlere dreieckige Grube *f*

绞（搅）肠痧［jiǎo（jiǎo）cháng shā］→干霍乱［gān huò luàn］

绞股蓝［jiǎo gǔ lán］功效益气健脾，化痰止咳，清热解毒。Gynostemma pentaphyllum *n*

矫正［jiǎo zhèng］Redressement *n*

脚病［jiǎo bìng］Hautkrankheit des Fußes

脚垫［jiǎo diàn］→胼胝［pián zhī］

脚拐毒［jiǎo guǎi dú］Karbunkel auf dem äußerem Knöchel

脚盘出臼［jiǎo pán chū jiù］Luxation des Sprunggelenks

脚气（弱）［jiǎo qì（ruò）］schlaffe Paralyse der unteren Glieder，Beriberi *f*

脚气冲（攻、入）心［jiǎo qì chóng（góng，rù）xīn］严重的脚气病出现的心悸、气急等症状。kardiale Beriberi —— ein schwerer Fall von Beriberi. manifestiert sich dureh Palpitation，Atemnot

脚气疮［jiǎo qì chuāng］脚湿气［jiǎo shī qì］

脚湿气［jiǎo shī qì］Tinea pedis

脚踏莲花生［jiǎo tà lián huā shēng］läppische vorstellung

脚心痛［jiǎo xīn tòng］Sohleschmerz *m*

脚硬［jiǎo yìng］五硬之一。Steifheit des Beins bei Kindern —— eine von fünf Arten der Steifheiten

脚趾骱失［jiǎo zhǐ jiè shī］Verrenkung der interphlangealen Gelenke

脚肿［jiǎo zhǒng］Beinödem *n*

jiào 校

校正医书局［jiào zhèng yī shū jú］宋代政府于 1057 年创立之整理、校订、刊印医书的机构。Eine Behörde in der *Song*-Dynastie，die für Zusammentragen，Überarbeiten und Drucken der medizinischen Bücher zuständig war，wurde im Jahre 1057 von der *Song*-Regierung gegründet.

JIE 疖接痎节洁结桔睫截解戒芥疥

jiē 疖接痎

疖［jiē］Furunkel *m*

疖病［jiē bìng］以疖疮局部红肿热痛，根盘小，脓出即愈，反复发作，常此愈彼起，日久不愈，治疗往往不能控制其再发为主要表现的疾病。Furunkulose *f*

接法［jiē fǎ］将骨折的断端或碎片重新整复并接合在一起的方法。Knochenvereinigung *f* —— Die Frakturfragmente werden wieder in Ordnung gebracht.

接骨［jiē gǔ］Knochenbruchsreposition *f*

接骨科［jiē gǔ kē］明十三科之一。Frakturheilkunde *f* —— eine der dreizehn medizinischen Disziplinen der *Ming*-Dynastie

接骨续筋［jiē gǔ xù jīn］连接断骨和恢复软组织损伤。Wiederherstellung der Knochenbrüche，Muskel-und Ligamentruptur

痎疟［jiē nüè］ein altertümlicher Ausdruck für Malaria

jié 节洁结桔睫截

节气［jié qì］中国农历推算四季气候的单位。每个节气有 15 天，一年共 24 个节气。即立春、雨水、惊蛰、春分、清明、谷雨、立夏、小满、芒种、夏至、小暑、大暑、立秋、处暑、白露、秋分、寒露、霜降、立冬、小雪、大雪、冬至、小寒、大寒。die 24（Sonnen-）Jahreszeiteinteilungen —— Berechnungseinheit nach dem Mondkalender für das Klima in vier Jahreszeiten. Jede Einteilung besteht aus 15 Tagen. Sie sind Frühlingsbeginn，Regenwasser，Erwachen der lnsekten，Frühlings-Tagundnachtgleiche，"Helles Licht"，Saatregen，Sommerbeginn，Ährenbildung，Körner mit Grannen. Sommersonnenwende，Mäßige Hitze，Große Hitze，Herbstbeginn，Ende der Hitze，Weißer Herbst Tagundnachtgleiche，Kalter Tau，Reiffall，Winterbeginn，Mäßiger Schnee，Großer Schnee，Wintersonnenwende，Mäßige Kälte，Groß Kälte.

洁净腑［jié jìng fǔ］Entleerung der Hamblase，Diurese *f*

结核［jié hé］见于淋巴结炎及淋巴结结核。subkutanes Knötchen —— Es kommt bei der Lymphadenitis oder Tuberkulose der Lymphknoten vor.

结喉［jié hóu］Adamsapfel *m*，Prominentia laryngea

结喉痈［jié hóu yōng］Abszeß am Adamsapfel

结节［jié jié］耳穴。在耳轮结节处。*jiejie*（HX 8），Knoten *m*

结脉［jié mài］脉来缓慢不匀，有不规则之间歇。主气血郁滞。knotiger Puls, langsamer Puls mit unregelmäßigem Intervall —— ein langsamer und ungleichmäßiger Puls, pausierend mit unregelmäßigen Intervallen, weist auf die Stagnation von *Qi* und Blut hin

结膜红赤［jié mó hóng chì］Konjunktivalinjektion *f*, Hyperaemia conjunctivae

结膜鱼子［jié mó yú zǐ］球结膜（角膜缘）型春季性结膜炎之乳头。Papillen in der Konjunktiva —— die Papillen in der Frühjahrskonjunktivitis vom balbären Konjunktivaltyp

结（连、绊）舌［jié（lián, bàn）shé］Ankyloglossie *f*

结胸［jié xiōng］热邪（或寒邪）与水饮（或痰或血）互结于胸腹部的病症。Akkumulation von Pathogenen in der Brust —— ein krankhafter Zustand, verursacht durch Akkumulation von pathogener Hitze oder Kälte in Verbindung mit Stauung von Flüssigkeit, Schleim oder Blut in der Brust

结阳［jié yáng］四肢的阳气凝结不畅，水液停滞不行而出现浮肿的病理现象。Inaktivität des *Yang-Qi* —— stockende Zirkulation des *Yang-Qi* in den Extremitäten, was zu Flüssigkeitsretention und Ödem führt

结阴［jié yīn］Akkumulation von Pathogenen in den *Yin*-Meridianen

结扎法［jié zā fǎ］用丝线或药线结扎痔核或有蒂小肿物的根部，使之坏死脱落。Ligatur *f* —— Ligatur der Wurzel einer Hämorrhoide oder eines kleinen Tumors mit Seidenfaden oder Arzneifaden, damit der Körper der Hämorrhoide oder des kleinen Tumors nekrotisiert wird.

桔梗［jié gěng］根入药。用于宣肺、祛痰、利咽、排脓。großblütige Ballonblume, Radix Platicodi —— Die getrocknete Wurzel von Platycodon grandiflorum（Campanulaceae）ist als Heilmittel zu gebrauchen. Heilwirkung: die Luft in Lungen ableitend, das Phlegma austreibend, Unwohl im Rachen beseitigend, Eiter ausscheidend

桔梗白散［jié gěng bái sǎn］→三物白散［sān wù bái sǎn］

睫毛倒入［jié máo dǎo rù］Trichiasis *f*

截肠［jié cháng］脱肛［tuō gāng］

截疟［jié nüè］Bekämpfung des Malariaanfalls und Relaps（prophylaktische Behandlung）

截疟七宝饮［jié nüè qī bǎo yǐn］成分：常山、厚朴、青皮、陈皮、炙甘草、草果仁、槟榔。主治：疟疾而体壮痰湿者。Jienüe *Qibao Yin*, Seiben Kostbarkeiten-Trank zum Aufhalten der Malaria —— Indikation: Malaria mit vielen Schleim-Nässe bei schwerem Kranken.

jiě 解

解表［jiě biǎo］解除表证的治法，即汗法。Auflösung eines äußeren Syndroms —— Diaphorese, welche angewendet wird zur Auflösung eines äußeren Syndroms.

解表法［jiě biǎo fǎ］用发汗、宣肺的方药祛除肌表之邪，治疗表证的治法。古称汗法。Technik für Auflösung eines äußeren Syndroms durch Diaphorese *f*

解表剂［jiě biǎo jì］以辛散轻扬的解表药为主配伍组成，具有发汗、解肌、透疹等作用，主治各种表证方剂的统称。分为辛温解表剂、辛凉解表剂、扶正解表剂。Diaphoretikum *n*, Arzneimittel zur Förderung der Diaphorese *n*

解表清里剂［jiě biǎo qīng lǐ jì］以解表与清里药为主配伍组成，治疗外有表邪内有里热证的表里双解剂。Formula zur Auflösung eines äußeren Syndroms und Reinigung von Noxen aus dem Innenraum *f*

解表祛风［jiě biǎo qū fēng］Diaphorese fördernd. am Wind auszutreiben

解表散寒［jiě biǎo sàn hán］辛温解表，发散风寒。Auflösung eines äußeren Syndroms und Zerstreuung von Kälte

解表通里剂［jiě biǎo tōng lǐ jì］以解表与通里药为主配伍组成，治疗外有表邪内有脏腑实证的表里双解剂。Formula zur Auflösung eines äußeren Syndroms und Katharsis

解表温里剂［jiě biǎo wēn lǐ jì］以解表与温里药为主配伍组成，治疗外有表邪内有里寒证的表里双解剂。Formula zur Auflösung eines äußeren Syndroms und Erwärmung vom Innenraum

解表药［jiě biǎo yào］凡能疏肌解表、促使发汗，用以发散表邪、解除表证的药物，称为解表药，或发表药。Diaphoretikum *n*, Arzneimittel zur Förderung der Diaphorese *n*

解毒［jiě dú］Entgiftung *f*

解毒除瘴［jiě dú chú zhàng］清热解毒，除瘴截疟，是治疗热瘴热甚寒微或壮热不寒者。Entgiftung und Eliminierung von maligner Malaria

解毒排脓［jiě dú pái nóng］Entfernung der toxischen Substanz und Förderung der Eiterausscheidung

解毒散结［jiě dú sàn jié］Detoxikation und Auflösung des Agglomerates

解毒生肌［jiě dú shēng jī］Entfernung der toxischen Substanz und Förderung der Granulation

解毒消肿［jiě dú xiāo zhǒng］Entfernung der toxischen Substanz und Föderung zur Linderung der Schwellung

解肌［jiě jī］使用性味辛温但发汗力较弱的药物，治疗外感风寒表证初起有汗的方法。Austreiben der Pathogene aus Muskel und Haut —— eine Methode zur Behandlung der durch exogenen Wind-Kälte-Befall verursachten Erkältung im Frühstadium mit leichtem Schwitzen. Bei der Anwendung werden wärmeerzeugende, scharfe und milde Diaphoretika verabreicht.

解肌退热［jiě jī tuì rè］pathogenitische Faktoren aus dem oberflächlichen Muskel vertreibend und Fieber absenkend

解（镇）痉［jiě（zhèn）jìng］解除震颤、抽搐、项背强直等症的方法。Spasmolyse *f* —— eine Methode zur Linderung von Tremor, Spasmus und Rigidität des Halses und Rückens

解痉止痛［jiě jìng zhǐ tòng］Erleichterung des Krampfes und Schmerzstillung

解酒毒［jiě jiǔ dú］Entgiftung des Alkoholismus

解酒醒脾［jiě jiǔ xǐng pí］den akuten Alkoholismus ausbauend und die Milzfunktionaktivierend

解颅［jiě lú］getrennter Schädel des Kindes

解热剂［jiě rè jì］das Fieber lösende Arzneimittel

解暑［jiě shǔ］Sommerhitze vertreibend

解索脉［jiè suǒ mài］七怪脉亦十怪脉之一。脉来忽疏忽密，节律紊乱，如解索之状。schnappender Puls, Pulsschlag wie ein gelöster Seil —— unregelmäßiger, arrhythmischer Puls, wobei an das Lösen eines Seils zu erinnern ist. Er ist einer der sieben moribunden Pulse

解溪［jiě xī］穴位。主治：垂足、踝关节疾患、头痛等。*Jiexi*（ST41）—— Akupunkturpunkt. Indikationen: Fallfuß, Erkrankung des Malleolusgelenkes, Kopfschmerz

解㑊［jiě yì］全身疲乏，肢体困倦的症状。Müdigkeit *f* —— allgemeine（generalisierte）Ermüdung und Erschöpfung

解郁［jiě yù］→疏郁理气［shū yù lǐ qì］

解郁泄热［jiě yù xiè rè］用寒凉的方法疏解体内郁积的热。Auflösung der Depression und Ausscheidung von der Hitze

jiè 戒芥疥

戒荤腥［jiè hūn xīng］Gebrauch der vegetarischen Diät

戒酒［jiè jiǔ］Aufhören mit dem Trinken

戒烟［jiè yān］Abgewöhnen am Rauchen

芥子［jiè zǐ］种子入药。用于温化寒痰、通路止痛。Semfsamen *m*, Semen Sinapis —— getrocknete reife Samen der Sinapis alba oder Brassica juncea（Bruciferae）ist als Heilmittel zu gebrauchen. Heilwirkung: kalten Schleim erwärmend und 1ösend, Körpermeridian durchsetzend, Schmerz stillend

疥疮(癞)[jiè chuāng(lài)]Scabies *f*

JIN 巾金津筋紧锦进近浸禁噤

jīn 巾金津筋

巾针[jīn zhēn]古代针具之一。《灵枢》云似镵针。Scharfsteinnadel *f* —— einer der Nadelntypen in alter Zeit, mit großen Kopf und scharfer Spitze charakterisiert sein

金[jīn]五行之一。Metall *n* —— eins der fünf Elementen, das die fünf Wandlungsphasen bezeichnet

金乘木[jīn chéng mù]在五行相乘中,金过度克制木的作用。用以说明肺对肝的过度制约作用。Metall bezwingt Holz

金疮[jīn chuāng]指刀箭等金属器械造成的伤口。Schnittwunde *f*

金疮痉[jīn chuāng jìng]Tetanus ist durch metallische Waffenwunde verursacht.

金疮内伤[jīn chuāng nèi shāng]Innere Verletzung wird durch metallisches Instrument verursacht.

金疮书禁科[jīn chuāng shū jìn kē]宋代太医局中分科之一。Abteilung für Verletzung, Geschwür und Beschwörung —— eine von den Abteilungen des Institutes für kaiserliche Ärzte in der *Song*-Dynastie

金疮肿科[jīn chuāng zhǒng kē]六十三科之一。Spezialfach der Traumatologie —— eins von 13 Spezialfächern in der *Yuan*-Dynastie

金佛草[jīn fó cǎo]地上部分入药。用于化痰、止咳。Herba Inulae —— getrockneter oberirdischer Teil der Inula japonica oder, linariaefolia (Compositae) ist als Heilmittel zu gebrauchen. Heilwirkung: Sputum lösend und Husten stillend

金疳(疡)[jīn gān(yáng)]follikuläre Konjunktivitis, Conjunctivitis folliculosa

金果榄[jīn guǒ lǎn]根入药。用于清热解毒、利咽、消肿。Radix Tinosporae —— getrocknete Wurzel der Tinospora sagittata oder T. capillipes (Menispermaceae) ist als Heilmittel zu gebrauchen. Heilwirkung: Hitze beseitigend, entgiftend, Unwohlgefühl im Rachen lösend, abschwellend

金寒水冷[jīn hán shuǐ lěng]Hypofunktion und Kälte von Lunge (Metall) und Niere (Wasser)

金鸡纳皮[jīn jī nà pí]树皮入药。截疟。Cortex Cinchonae —— getrocknete Rinde der Cinchona succirubra (Rubiaceae) ist als Heilmittel zu gebrauchen. Heilwirkung: Malaria aufhaltend

金津、玉液[jīn jīn yù yè]穴位。主治:口腔炎、舌炎、糖尿病等。*Jinjin* (EX-HN12), *Yuye* (EX-HN13) —— Akupunkturpunkt. Indikationen: Stomatitis, Glossitis, Diabetes

金锦香[jīn jǐn xiāng]全株入药。用于清湿热、解毒。Herba Osbeckiae —— getrocknetes Ganzkraut der Osbeckia chinensis (Melastomaceae) ist als Heilmittel zu gebrauchen. Heilwirkung: Nässe-Hitze beseitigend, entgiftend

金井[jīn jǐng]→瞳[仁、神、子][tóng[rén、shén、zǐ]]

金井骨[jīn jǐng gǔ]Becken *n*

金克木[jīn kè mù]在五行相克中,金制约木的作用。用以说明肺对肝的制约作用。Metall verstößt gegen Holz.

金匮要略[jīn guì yào lüè]→金匮要略方论[jīn kuì yào lüè fāng lùn]

金匮要略方论[jīn kuì yào lüè fāng lùn]简称《金匮要略》。原为《伤寒杂病论》之一部分。本书主要论述内科杂证,亦涉及妇、外等科。参见《伤寒杂病论》。Zusammenfassung der Verordnung von der Goldenen Kammer —— Kurz genannt: "Zusammenlassung von der Goldenen Kammer". Das Buch war primär ein Teil von "Abhandlung der Febrilen und Gemischten Krankheiten". Es befaßt sich hauptsächlich mit den gemischten Krankheiten der Inneren Medizin und diskutiert noch über Krankheiten in Gynäkologie und Chirurgie.

金匮要略方论本义[jīn kuì yào lüè fāng lùn běn yì]为《金匮要略方论》注释本。清·魏荔彤撰(1720)。Echte Idee von der "Zusammenfassung der Verordnung der Goldenen Kammer" —— ein Kommentar zur "Zusammenfassung der Verordnung von Goldenen Kammer" und wurde von *Wei Litong* in der *Qing*-Dynastie (1720) geschrieben

金匮[要略]心典[jīn guì[yào lüè]xīn diǎn]清·尤怡纂注(1729). 是《金匮要略》注本中较好的一种。Essenz der Zusammenfassung von der Goldenen Kammer —— Im vergleich zu anderen ist das Buch eine bessere Anmerkung zu der "Zusammenfassung von der Goldenen Kammer" und wurde von *You Yi* in der *Qing*-Dynastie (1729) geschrieben.

金莲花[jīn lián huā]花入药。用于抗菌消炎。Flos Trollii —— getrocknete Blüte des Trollius chinensis (Ranunculaceae) ist als Heilmittel zu gebrauchen. Heilwirkung: antibakteriell, Entzündung beseitigend

金铃子[jīn líng zǐ]→川楝子[chuān liàn zǐ]

金铃子散[jīn líng zǐ sǎn]成分:金铃子、延胡索。主治:肝气郁结之胁肋疼痛。*Jinlinzi San*, Pulver mit Melia azedarach —— Indikationen: Schmerzen in der Unterrippengegend infolge der Stagnation des Leber-*Qis*

金门[jīn mén]穴位。主治:癫痫、小儿惊厥、足跟痛等。*Jinmen* (BL63) —— Akupunkturpunkt. Indikationen: Epilepsie, infantile Konvulsion, Fußwurzelschmerz

金礞石[jīn méng shí]岩石煅后入药。用于逐痰、平肝。Lapis Micae Aureus —— goldfärbiger mineralischer Mica-Schiefer, der nach dem Glühen als Heilmittel zu gebrauchen ist. Heilwirkung: Sputum austreibend, Leberhyperaktivität normalisierend

金破不鸣[jīn pò bù míng]肺(金)虚而声哑。Ein zerbrochener Gong klingt nicht —— bildlicher Ausdruck für das Vorhandensein von Heiserkeit, die durch eine gestörte Lungen-(Metall) funktion verursacht wird

金气肃降[jīn qì sù jiàng]Das Lungen-*Qi* muß rein und absteigend halten.

金钱白花蛇[jīn qián bái huā shé]幼蛇干入药。功同蕲蛇。Bungarus Parvus —— getrockneter Körper der jungen Schlange, Bungarus multicinctus (Elapidae) ist als Heilmittel zn gebrauchen. Heilwirkung: gleich wie 蕲蛇[qí shé]

金钱草[jīn qián cǎo]全株入药,用于利水排石、清热、消肿、除湿、退黄。Herba Lysimachiae —— getrocknetes Ganzkraut der Lysimachia christinae (Primulaceae) ist als Heilmittel zu gebrauchen. Heilwirkung: diuretisch, Kalkul lösend, Hitze beseitigend, Nässe beseitigend, Gelbesucht wegräumend

金钱癣[jīn qián xuǎn]一种状如钱币的圆形皮肤癣症。Tinea circinata —— Tinea mit münzenförmiger rundlicher Läsion

金荞麦[jīn qiáo mài]根茎入药。用于清热解毒、活血祛瘀、祛风湿。Rhizoma Fagopyri Cymosi —— getrocknetes Rhizom des Fagopyrum Cymosum (Polygonaceae) ist als Heilmittel zu gebrauchen. Heilwirkung: Hitze beseitigend, entgiftend, Blutkreislauf belebend, Blutstase lösend

金刃伤[jìn rèn shāng]→金创(疮)[jīn chuāng(chuāng)]

金伤[jīn shāng]→金创(疮)[jīn chuāng(chuāng)]

金生水[jīn shēng shuǐ]在五行相生中,金资生、助长水的作用。用以说明肺对肾的资助作用。Metall erzeugt Wasser.

金实不鸣[jīn shí bù míng]肺(金)实而声哑。eine solide Glocke kann nicht klingen. —— ein bildlicher Ausdruck für die durch ein Übermaßsyndrom in der Lunge (Metall) bedingte Dysphorie oder Heiserkeit

金水相生［jīn shuǐ xiāng shēng］→肺肾相生［fèi shèn xiāng shēng］

金锁固精丸［jīn suǒ gù jīng wán］成分：沙苑蒺藜、芡实、莲须、龙骨、煅牡蛎。主治：肾虚所致之遗精、滑泄等症。*Jinsuo Gujing Wan*, goldenes Schloß —— Pille für Aufhalten der Spermatorrhoe —— Indikationen: Samenverlust in Wachen und Schlafen infolge des Nierendefizites

金侮火［jīn wǔ huǒ］在五行相侮中，金对火的反克。用以说明肺对心的克制作用。Metall verstößt gegen Feuer.

金形质人［jīn xíng zhì rén］具有金行属性体质的人。皮肤色白，面方头小，小肩背，小手足，足跟坚壮，行动轻快，为人清廉，性情急躁，能动能静，动之则悍。耐秋冬，春夏易感邪而病，其钛商之人潇洒自如，大商之人是非分明，少商之人威严庄重。Person mit Metall-Eigenschaften *f*

金疡［jīn yáng］①→金疳（疡）［jīn gān（yáng）］②金创（疮）［jīng chuāng（chuāng）］

金银花［jīn yín huā］花蕾入药。用于清热解毒、疏散风热。Flos Lonicerae —— getrocknete Knospe der Lonicera japonica, L. hypoglauca, L. confusa oder L. dasystyla (Caprifoliaceae) ist als Heilmittel zu gebrauchen. Heilwirkung: Hitze beseitigend. entgiftend, Wind-Hitze zerstreuend

金樱子［jīn yīng zǐ］果入药。用于固肾涩精。Frucht der glatten Rose, Fructus Rosae —— getrocknete Frucht der Rosa laevigata (Rosaceae) ist als Heilmittel zu gebrauchen. Heilwirkung: Nieren stärkend, Spermatorrhoe aufhaltend

金元四大家［jīn yuán sí dà jiā］即刘完素、张从正、李杲、朱震亨，为金元（1115-1368）四大医学派别代表人物。详见各该条。vier ausgezeichnete Ärzte in der *Jin*- und *Yuan*-Dynastie *Liu Wansu*, *Zhang Congzheng*, *Li Gao* und *Zhu Zhenheng* waren Vertreter der vier großen medizinischen Theorieschulen in der *Jin*- und *Yuan*-Dynastie (1115-1368). Siehe jeweilige Stichwörter.

金曰从革［jīn yuē cóng gé］金具有肃杀、收敛、变革的特性，凡具有类似性质或作用的事物，均归属于金。肺属金。Metall verfügt über Änderungscharakter.

金针［jīn zhēn］Gold- oder Metallnadeln für Akupunktur

金针拨障［术］［jīn zhēn bō zhàng［shù］］中国古代用金（金属）针治疗内障的手术。现已有很大改进。Cataractopiesis mit der goldenen (Metall-) Nadel —— eine Operation für Katarakt mit der goldenen (Metall-) Nadel in alt China

金镞［jīn zú］古代医术分科之一。专门治疗刀、枪、箭等战伤，相当于战伤外科。traumatische Chirurgie —— ein alttümliches medizinisches Spezialfach für die Behandlung von Schnitt-, Stich-, Spieß-, und Pfeilwunde. Es entspricht der Militärchirurgie.

金镞科［jīn zú kē］明十三科之一。Spezialfach für Kriegskränkungen —— eins der dreizehn medizinischen Spezialfächer in der *Ming*-Dynastie

津［jīn］①Speichel *m* ②dünne und klare Körperflüssigkeit

津枯邪滞［jīn kū xié zhì］营液大亏，厥阴风火上升。Ausschöpfung von Körperflüssigkeiten und Retention von Pathogenen

津枯血燥［jīn kū xuè zào］津液亏乏，血失充盈濡润而燥热内生，甚则血燥生风的病理变化。Ausschöpfung von Körperflüssigkeiten mit Bluttrockenheit

津亏血瘀［jīn kuī xuè yū］津亏血瘀是指津液耗损，导致血行滞涩不畅的病理状态。Körperflüssigkeitsdefizit und Blutstase

津能载气［jīn néng zài qì］津化气和载气的作用。Flüssigkeit transprotiert *Qi*.

津气［jīn qì］Funktionsaktivität der Körperflüssigkeit

津窍［jīn qiào］分泌津液的孔道。指廉泉、玉英二穴。Öffnung der Speicheldrüse —— zwei Akupunkturen: *Lianquan* und *Yuying*

津脱［jīn tuō］人体津液大量脱失而亡阳的病理变化。Ausschöpfung von Körperflüssigkeiten *f*

津血同源［jīn xuè tóng yuán］Ableitung der Körperflüssigkeit und des Blutes aus dieselber Quelle, nämlich aus der Nahrungsessenz

津液［jīn yè］Körperflüssigkeit *f*, Ernährungssäfte *f*

津液辨证［jīn yè biàn zhèng］Syndrom-Diagnostik nach der Kondition der Körperflüssigkeit

筋［jīn］四维之一。Sehne *f* —— eine von vier Arten des Gewebes

筋痹［jīn bì］表现为筋脉拘急、关节疼痛、难以屈伸等。Muskulaturrheumatismus *m* —— Er ist durch Kontraktur der Muskeln, Gelenksschmerzen und –steifigkeit charakterisiert.

筋弛［jīn chí］Schlaffheit der Sehnen und Muskeln

筋弛软弱［jīn chí ruǎn ruò］软组织损伤后松弛。posttraumatische Erschlaffung und Schwäche der Muskeln und Sehnen

筋粗［jīn cū］Hypertrophie der Sehnen und Muskeln

筋错［jīn cuò］软组织失去正常位置而交错排列。Verlagerung der Muskeln und Sehnen —— Lageveränderung der Muskeln und Sehnen, die sich nicht mehr in der normalen Lage befinden.

筋癫疾［jīn diān jí］病邪深入至筋，表现为筋脉拘挛、身体蜷缩、脉大，治疗可取足太阳膀胱经的大杼穴。Tendon-Epilepsie *f*

筋断［jīn duàn］软组织损伤后，全部或部分断裂。Brechen der Muskeln und Sehnen —— totales oder partielles Brechen der verletzten Weichteile

筋断伤［jīn duàn shāng］zerrissene Wunde der Muskeln und Sehnen

筋翻［jīn fān］软组织受伤后移位。Dislokation der Sehnen und Muskeln —— posttraumatische Lageveränderung der Weichteile

筋翻肉肿［jīn fān ròu zhǒng］软组织受伤后引起移位和肿胀。Verlagerung der Sehnen und Muskeln mit Schwellung —— post traumatische Verlagerung und Ödem der Weichteile

筋疳［jīn gān］→肝疳［gān gān］

筋骨不利［jīn gǔ bù lì］Muskel- und Gelenksteifigkeit

筋骨草［jīn gǔ cǎo］全草入药。用于清热解毒、祛痰止咳。Herba Ajugae —— getrocknetes Kraut der Ajuga decumbens (Labiatae) ist als Heilmittel zu gebrauchen. Heilwirkung: Hitze beseitigend, entgiftend, Sputum austreibend, Husten stillend

筋骨寸断［jīn gǔ cùn duàn］gebrochene Verletzung der Muskeln und Knochen

筋骨疼痛［jīn gǔ téng tòng］Arthralgia und Myalgia

筋骨痿软［jīn gǔ wěi ruǎn］Amyotonie der Extremitäten

筋骨懈堕［jīn gǔ xiè duò］→筋骨痿软［jīn gǔ wěi ruǎn］

筋合［jīn hé］posttraumatische Adhäsion der Muskeln und Sehnen

筋缓［jīn huǎn］Muskelschlaffheit *f*

筋会［jīn huì］与筋有密切关系的一个穴位，即阳陵泉［yáng líng quán］Akupunkt in Kontakt mit Sehnen —— Akupunkturpunkt in engem Bezug auf die Sehnen.

筋极［jīn jí］六极之一。主要表现为筋脉拘紧、抽筋等。Sehnenerschöpfung *f* —— eine der sechs Erschöpfungen. Die Hauptsymptome sind Kontraktur und Spasmus der Sehnen.

筋急［jīn jí］Muskelkontraktur *f*

筋强［jīn jiàng］Muskel- und Sehnensteifigkeit *f*

筋结［jīn jié］软组织呈结节样的局限性肥厚并隆起。lokalisierte knotenartige Hyperplasie des Weichteils mit der Eminentia

筋卷［jīn juǎn］Muskelkrampf *m*
筋离［jīn lí］→筋伤断裂［jīn shāng duàn liè］
筋瘤［jīn liú］oberflächliche Phlebangioma —— ①noduläre Varikosität ②tumoröser Varix
筋挛［jīn luán］软组织损伤或受风寒引起痉挛。Klonus wird durch Trauma oder Kälte verursacht.
筋瘰［jīn luǒ］Lymphadenitis colli tuberculosa
筋脉拘急［jīn mài jū jí］Muskelkrampf *m*
筋膜［jīn mó］Aponenrosis *f*
筋凝症［jīn níng zhèng］Tendovaginitis *f*, Sehnenscheidenentzündung *f*
筋扭［jīn niǔ］Verdrehung der Muskeln und Sehnen
筋肉萎缩［jīn ròu wěi suō］Myotrophie *f*
筋疝［jīn shàn］Penisentzündung *f*
筋伤［jīn shāng］各种暴力或慢性劳损或风寒湿邪侵袭，造成人体皮肤、皮下组织、肌肉、肌腱、腱鞘、韧带、筋膜、关节囊、滑液囊、椎间盘、周围神经、血管等组织的损伤。Sehnenverletzung *f*
筋伤断裂［jīn shāng duàn liè］Zerreißen der Muskeln und Sehnen
筋伤壅肿［jīn shāng yōng zhǒng］软组织损伤肿胀隆起。traumatische Ödem —— traumatische Ödem nach der Weichteilverletzung
筋缩［jīn suō］①软组织受伤后缩短。②穴位。主治：背痛、肝炎、癔病、癫痫等。*Jinsuo* —— ①posttraumatische Verkürzung der Weichteile ②*Jinsuo*（Du GV 8）—— Akupunkturpunkt. Indikationen：Rückenschmerz，Hepatitis，Hysteria，Epilepsie
筋惕肉瞤［jīn tì ròu shùn］Muskelzuckung und —— krampf
筋痛［jīn tòng］Zuckungsschmerz des Muskels
筋歪［jīn wāi］软组织损伤后移位。posttraumatische Verschiebung der Weichteile
筋痿［jīn wěi］①Myasthenia *f* —— Saft- und Kraftlosigkeit wegen der Unterernährung des Muskels ②lmpotenz *f*
筋瘿［jīn yǐng］Struma mit sichtbaren Krampfadern
筋正［jīn zhèng］die Weichteile in die normale Position bringen
筋之府（会）［jīn zhī fǔ（huì）］人体部位名称。膝者，筋之府，筋会阳陵泉。膝乃筋之会府。Haus der Sehnen —— In Bezug auf das Knie，wo der Punkt *Yanglingquan*，der Einflußpunkt der Sehnen lokalisiert ist.
筋转［jīn zhuàn］Muskelspasmus *m*
筋纵［jīn zòng］Schlaffheit von Sehnen und Muskeln
筋走［jīn zǒu］→筋歪［jīn wāi］

jǐn　紧锦

紧喉风［jǐn hóu fēng］→急（紧）喉风听［jí（jǐn）hóu fēng］
紧脉［jǐn mài］脉来紧张有力，绷急，如转绳索。主病为寒，为痛、为宿食。gespannter Puls —— kräftig gespannter Puls wie ein verdrilltes Dralltseii，der einen Hinweis auf Vorhandensein von Kälte，Schmerzen，oder auf Zurückhalten von unverdauter Nahrung gibt
锦灯笼［jǐn dēng lóng］带果实的宿萼入药，用于清热解毒、化痰利尿。Calyx seu Fructus Physalis —— Verwendet wird getrockneter ständiger Calyx mit Frucht oder nur getrockneter Calyx von Physalis alkekengi franchetii（Solanaceae）. Heilwirkung：Hitze und Gift beseitigend，Schleim lösend und Harn treibend

jìn　进近浸禁噤

进针［jìn zhēn］Nadelstich（in der Akupunktur），（Akupunktur-）Nadel einstechen（od. einführen）
近部取穴［jìn bù qǔ xué］在病变的局部或邻近部位选取腧穴。Lokalisation des benachbarten Akupunktes *f*
近血［jìn xiě］便血，出血部位离肛门较近，先血后便，血色较红。proximale Blutung *f*
浸膏［jìn gāo］通常是指用有机溶剂浸提不含有渗出物的香料植物组织中所得的香料制品，成品中不含原用的溶剂和水分。Extrakt *m*
浸剂［jìn jì］Infusum *n*，Infuß *n*，Aufguß *m*
浸酒［jìn jiǔ］Arzneien in den Wein eintauchen
浸淫疮［jìn yín chuāng］akutes Ekzem
浸渍［jìn zì］Rösten *n*，Wässern *n*
禁刺［jìn cì］针刺的禁忌事项。其中包括某些进针部位、酒醉、过饥、过饱、过度疲倦、情绪激烈变化及房事后等。Kontraindikation für Akupunktur —— Kontraindikation für Akupunktur schließt bestimmte Akupunkturstellen，Trunkenheit，starkes Hunger，Übersättigung，Übermüdung，emotionale Umschläge und Sexualverkehr ein.
禁方［jìn fāng］Geheimrezept *n*，Arkanum *n*
禁忌［jìn jì］Kontraindikation *f*
禁灸穴［jìn jiǔ xué］禁灸的穴位。kontraindizierte Moxibustionspunkte —— Punkte，die für Moxibustionen verboten sind
禁科［jìn kē］元十三科之一。Spezialfach der Beschwörung —— eins der dreizehn medizinischen Spezialfächer in *Yuan*-Dynastie
禁针穴［jìn zhēn xué］禁针的穴位。verbotener Punkt für Akupunktur
噤（禁）［jìn（jìn）］Trismus *m*，Kieferklemme *f*
噤风［jìn fēng］脐风三证之一。Kieferklemme *f* —— eins von drei typischen Symptomen des Neugeborenentetanus
噤口痢［jìn kǒu lì］痢疾证型之一。病人饮食不进，或呕不能食者。Fasten-Dysenterie *f* —— ein Typ der Dysenterie，daß Patienten nicht essen können oder das Essen und Trinken erbrechen

JING　茎京泾经荆惊晶睛精井颈景净胫痉静镜

jīng　茎京泾经荆惊晶睛精

茎［jīng］Penism
茎垂［jīng chuí］Penis und Hoden
京大戟［jīng dà jǐ］根入药。内服泻水去湿，外用消肿散结。Wurzel der *Beijing*-Wolfsmilch，Radix Euphorbiae Pekinensis —— Verwendet wird getrocknete Wurzel der Euphorbia pekinensis（Euphorbiaceae）. Heilwirkung：Harn treibend，Feuchtigkeit beseitigend und bei der äußerlichen Anwendung Schwellung lindemd und Masse zerstreuend
京骨［jīng gǔ］①足侧第五跖骨。②穴位。主治：头痛、癫痫、心悸、腰腿痛等。①fünfter metatarsaler Knochen seitlich des Fußes ②*Jinggu*（BL64）—— Akupunkturpunkt. Indikationen：Kopfschmerzen，Epilepsie，Palpitation，Lumbago und Beinschmerzen
京门［jīng mén］足少阳胆经穴。在侧腰部，章门后1.8寸，当第十二肋骨游离端的下方。肾的募穴。*Jingmen*（GB 25）
泾溲不利［jīng sōu bù lì］①Dysurie *f* ②Dysurie und Konstipation
经［jīng］经络系统的主干。Kanal *m*，Meridian，*m* —— Stämme des Meridian-Systems
经崩［jīng bēng］→血崩［xuè bēng］
经闭［jīng bì］无月经或月经中止。Amenorrhoe *f*，Amenie *f*，Menostase *f* —— menstruationslos oder Aufhören der Menstruation
经闭发肿［jīng bì fā zhǒng］Amenorrhoe mit Ödem
经别［jīng bié］十二经脉别行深入体腔，循行于胸腔、腹腔及头部的重要支脉，具有补充十二经脉内外循行联系，加强经脉所属络的脏腑在体腔深部之联系的功能。

Divergenz der Meridiane *f*

经产剂［jīng chǎn jì］妇女在生理上有月经、胎孕、产育、哺乳等特殊的功能，所以妇科在中国医学中别立一门，其所使用的方剂名之经产剂。Rezept für Menstruation und Geburt *n*

经迟［jīng chí］月经周期延后 7 日以上，甚至 3~5 个月以上者，称为月经后期。verzögerte Menstruation *f*

经刺［jīng cì］①针刺病变局部经脉结聚，气血不通之部位。②循经取穴的针法，即某经或相属脏腑病变时，取该经脉穴位刺之。Meridiannadelstich *m* —— eine der neun Akupunkturmethoden in alten Zeiten：①Nadelstich an bestimmten Punkten auf Meridianen in der Nähe der erkrankten Stelle mit Stauung und Verstopfung von *Qi* und Blut ②Nadelstieh an bestimmten Punkten auf dem entsprechenden Meridian eines erkrankten Organes

经从上逆［jīng cóng shàng nì］→倒(逆)经［dào(nì)jīng］

经带胎产［jīng dài tāi chǎn］有关月经、白带、妊娠及分娩等妇科病的总称。Gynäkopathie und Obstetrik —— eine Sammelbezeichnung für Frauenkrankheiten bezüglich der Menstruation，der Leukorrhoe，der Schwangerschaft und der Geburt

经断前后诸证［jīng duàn qián hòu zhū zhèng］Menopause-Syndrom *n*

经方［jīng fāng］张仲景《伤寒论》、《金匮要略》中的方剂。klassisches Rezept —— Rezepte，die in den zwei medi —— zini-schen Büchern "Abhandlung über Fieberhafte Krankheiten" und "Zusammeniassung von der Goldenen Kammer" von *Zhang Zhongjing* eingetragen sind

经方派［jīng fāng pài］明清时期固守张仲景《伤寒论》、《金匮要略》中的方剂的医家。Schule von klassischen Rezepten —— eine Schule der medizinischen Theorie in der *Ming-Qing*-Periode，deren Mitglieder an den Rezepten，die in den Büehern "Abhandlung über Fieberhaite Krankheiten" und "Zusammenfassung von der Goldenen Kammer" von *Zhang Zhongjing* eingetragen sind，festhielten

经后吐衄［jīng hòu tù nǜ］postmenstruelle Epistaxis und Hämatemesis

经筋［jīng jīn］附属十二经脉的筋膜系统，是十二经脉之气濡养筋肉骨节的体系，具有约束骨骼，屈伸关节的功能。Muskelmeridian *n*

经尽［jīng jìn］外感热病。止于某经或某一阶段，不再发展，开始好转。Aufhören der Transmission —— exogene Fieberkrankheiten hören an einem bestimmten Meridian oder in einem bestimmten Stadium auf，fortzuschreiten und beginnen mit der Genesung

经绝［jīng jué］Menopause *f*

经来遍身浮肿［jīng lái biàn shēn fú zhǒng］多因脾肾阳虚，气化不利，水湿不运，或因肝气郁滞，血行不畅。menstruelles Ödem *n*

经来发狂［jīng lái fā kuáng］经来狂言谵语［jīng lái kuáng yán zhān yǔ］

经来发热［jīng lái fā rè］→经行发热［jīng xíng fā rè］

经来浮肿［jīng lái fú zhǒng］→经期水肿［jīng qī shuǐ zhǒng］

经来狂言谵语［jīng lái kuáng yán zhān yǔ］Delirium während der Menstruation

经来呕吐［jīng lái ǒu tù］Menstruationserbrechen *n*，Erbrechen bei der Menstruation

经来下肉(血)胞［jīng lái xià ròu (xuè) bāo］→经如虾蟆子［jīng rú xiā má zǐ］

经来泄泻［jīng lái xiè xiè］每于行经前后或正值经期，出现周性的大便溏薄，甚或清稀如水，日解数次者，称为经行泄泻，又称经行而泻。经行泄泻属于西医的经前期紧张综合征的范畴 menstrueller Durchfall *m*

经乱［jīng luàn］→经行先后无定期［jīng xíng xiān hòu wú dìng qī］

经络［jīng luò］系经脉和络脉之总称，乃人体气血运行之通道。经是经脉，系深部主干。络系络脉，表层纵横交错，网布全身。Meridiane und Kollateralen —— Der Körper wird nach traditioneller chinesischer Medizin von einem Netzwert von Meridianen und Kollateralen，Verbindungslinien der Meridiane überzogen，auf denen die Akupunkturpunkte liegen. Die Meridiane sind die Stämme und tier gelegen，während die Kollateralen das oberflächliche Netzwerk sind，das die Meridiane miteinander verbindet und über den ganzen Körper verstreut ist. Das Meridiansystem ist spezifische Leitungsbahnen für die Zirkulation von Blut und *Qi* durch den ganzen Körper hindurch.

经络电测定法［jīng luò diàn cè dìng fǎ］测定人体皮肤电阻的各种变化，以了解有关的脏腑经络生理、病理情况的一种方法。Meridianelektrometrie *f* —— eine Methode zur Messung der Veränderungen des elektrischen Widerstands der Haut，um den physiologischen und pathologischen Zustand der bezüglichen Meridiane zu erkennen

经络感传[现象]［jīng luò gǎn chuán［xiàn xiàng］］针(或灸)感觉沿经络循行部位传导。Meridiantransmission *f* —— Auch Akupunkturreaktion genannt. Damit wird gemeint，daß die Transmission des Nadel- od. Moxengefühls entlang den Meridianen erfolgt.

经络经穴探测仪［jīng luò jīng xué tàn cè yí］现代针疗仪器，用以探测皮肤电阻、经络循行、生理变化和经络部位。Meridian-und Akupunkturpunktdetektor —— ein modernes Gerät im Gebrauch zur Messung elektrischen Widerstands der Haut，zur Überwachung des Kurses und der physiologischen Veränderungen der Meridiane und zur Lokalisation der Akupunkturpunkte

经络敏感点［jīng luò mǐn gǎn diǎn］empfindlicher Punkt an der Linie eines Meridians

经络敏感区［jīng luò mǐn gǎn qū］empfindliche Zone，empfindliches Gebiet einen Meridian entlang

经络敏感人［jīng luò mǐn gǎn rén］针刺时较易出现经络现象的人。Meridianempfindliche Person —— derjenige，der beim Nadelstich leicht Meridianübertragung empfindet

经络敏感[现象]［jīng luò mǐn gǎn［xiàn xiàng］］→经络感传[现象]［jīng luò gǎn chuán［xiàn xiàng］］

经络敏感线［jīng luò mǐn gǎn xiàn］empfindliche Linie einen Meridian entlang

经络失调［jīng luò shī tiáo］经络系统病理变化的统称。包括经络气血逆乱、经络气血郁滞、经络气血衰竭等。Meridianstörung *f*

经络系统［jīng luò xì tǒng］Meridiansystem *n*，Kanälesystem *n*

经络现象［jīng luò xiàn xiàng］→经络感传[现象]［jīng luò gǎn chuán［xiàn xiàng］］

经络学(说)［jīng luò xué (shuō)］以经络现象为依据，研究人体上下内外各部之间联系通路。Meridianlehre *f*

经络学说［jīng luò xué shuō］经络学说是中医理论的重要组成部分，是研究人体经络系统的生理、病理及其与脏腑相互关系的学说。本学说直接指导针灸疗法的实践。Theorie der Meridiane —— ein wichtiger Teil der traditionellen chinesischen Medizin，der die Physiologie und Pathologie der Meridiane und der Kollateralen bzw. ihre Beziehungen mit *Zang*- und *Fu*-Organen umfaßt und direkt zur Leitung der praktischen Anwendung der Akupunktur dient

经络之海［jīng luò zhī hǎi］指冲脉和任脉。Meer von Meridianen und der Kollateralen —— eine Sammelbezeichnung für *Ren*-und *Chong*-Meridiane

经络之气［jīng luò zhī qì］和全身的气一样。是精气清气、水谷之气经肺、脾、肾共同作用而化生。可转化为推动和维持脏腑经络进行生理活动的能量，并可更新充实脏府经络的组织结构、并生成五脏六府之精而贮存。Meridian-*Qi* *n*

经络综合疗法［jīng luò zōng hé liáo fǎ］将药液注射于经络上的阳性反应点、敏感点或背俞穴、募穴、郄穴上进行治疗的方法。umfassende Meridianentherapie —— eine therapeutische Methode des Injizierens der Medikamentlösungen in den Trigger-Punkt, den empfindlichen Punkt, den *Beishu*-Punkt, den *Mu*-Punkt oder den *Xi*-Punkt eines Meridians

经络阻滞［jīng luò zǔ zhì］Blockierung des Meridians

经（脉）［jīng（mài）］从经脉中分出而遍布全身的细小分支。包括十五络脉、浮络和孙络等。Meridian *n*

经脉［jīng mài］经络名称。人体气血运行之主要通道，是经络系统中的主干，联络脏腑肢体。分十二正经和奇经八脉两大类。Meridian *m* —— Körperaktivitäten regulierende Netzkanäle, durch die Blut und *Qi* zirkuliert, und die *Zang*- und *Fu*-Organe sowie Extremitäten verbunden werden. Es gibt 12 normale Meridiane und 8 extra Meridiane.

经脉之海［jīng mài zhī hǎi］即冲脉 Meer von Meridianen —— nämlich der *Zang*-Meridian

经期水肿［jīng qī shuǐ zhǒng］Ödem während der Menstruation

经期延长［jīng qī yán cháng］本病相当于西医学排卵型功能失调性子宫出血病的黄体萎缩不全者、盆腔炎症、子宫内膜炎等引起的经期延长。verlängerte Menstruation *f*, Menostaxis *f*

经气［jīng qì］又名经脉气，脉气。行于经脉之气：①是经脉行血气，营阴阳，濡筋骨，利关节功能的体现。②指真气而言，即指（运行于经脉内的）水谷精微之气。Meridiane-*Qi*, die in den Meridianen fließende Lebens-energie —— Darunter ist so zu verstehen: ①funktionelle Aktivitäten der Betreibung des Flußes von *Qi* und Blut zur Ernährung von *Yin* und *Yang*, Knochen, Sehnen und Gelenken ②echte Lebensenergie, die aus Nahrung-*Qi* entsteht

经气逆乱［jīng qì nì luàn］经气升降出入失常，导致气血运行失调的病理变化。Störung des Meridian-*Qi* *f*

经气衰竭［jīng qì shuāi jié］经气衰败而耗竭的危重病理变化。Ausschöpfung vom Meridian-*Qi* *f*

经气虚损［jīng qì xū sǔn］经气虚弱不足，使相互络属的脏腑气血虚衰的病理变化。Meridian-*Qi*-Mangel *m*

经气郁滞［jīng qì yù zhì］经气运行涩滞不畅，使相互络属的脏腑气血运行阻滞的病理变化。Stagnation vom Meridian *Qi* *f*

经渠［jīng qú］穴位。主治：支气管炎、哮喘、胸痛等。*Jingqu*（LU8）—— Akupunkturpunkt. Indikationen: Bronchitis, Asthma, Brustschmerz

经如虾蟆子［jīng rú xiā má zǐ］Blasenmole *f*

经史证类备急本草［jīng shǐ zhèng lèi bèi jí běn cǎo］简称《证类本草》。唐慎微约编于公元十一世纪末，总结前代本革学知识，包括药物 1746 种，记述药名、药性、产地、采集、炮制等项，并附新方多首。klassische klassifizierte Heilkräuter für Nätfalle —— Das Buch ist auch "*Zhenglei Bencao*"（Klassifizierte Heilkräuter）genannt. Es wurde etwa in den letzten Jahren des 11. Jahrhunderts von *Tang Shenwei* zusammengestellt und faßte die Kenntnisse von chinesischen Heitkräutern der vergangenen Jahren zusammen einschließlich Bezeichnungen, Eigenarten, Indikationen, Herkunftsorten, Sammlungen und Herstellungen von 1746 Sorten der Heilkräuter und auch vielen neuen Rezepten.

经水［jīng shuǐ］→经血［jīng xuè］

经［水］断［绝］［jīng［shuǐ］duàn［jué］］妇女 49 岁前后，生理性月经终止。Menopause der Frauen mit etwas 49 Jahren alt

经水过多［jīng shuǐ guò duō］连续数个月经周期中月经期出血量多，但月经间隔时间及出血时间皆规则。Hypermenorrhoe *f*, Menorrhagie *f*

经水后期［jīng shuǐ hòu qī］月经周期延后 7 日以上，甚至 3~5 个月以上者，称为月经后期。verzögerte Menstruation *f*

经水涩少［jīng shuǐ sè shǎo］月经周期基本正常，经量明显减少，甚至点滴即净。Hypomenorrhoe *f*, spärliche Menstruation *f*

经水先后无定期［jīng shuǐ xiān hòu wú dìng qī］→经行先后无定期［jīng xíng xiān hòu wú dìng qī］

经水先期［jīng shuǐ xiān qī］经水先期是以月经周期比正常提前为主要表现的月经病。vorgeschobene Menstruation *f*

经隧［jīng suì］经脉别名。Meridiantunnel *m* —— eine andere Bezeichnung für Meridian

经隧失职［jīng suì shī zhí］造成气血循行障碍。Funktionsstörung der Meridiane —— ein krankhafter Zustand durch Verhinderungen der Zirkulation von *Qi* und Blut

经外奇穴［jīng wài qí xué］指不归属于十四经，但具有一定名称、固定位置和一定主治作用的腧穴。Extra-Punkt *m*

（经效）产宝［（jīng xiào）chǎn bǎo］昝殷撰（852）。为中国现存最早的产科专书，论述妊娠期杂病、难产和产后诸病。begutachtete Schätze in der Obstetrik —— Die vorhanden früheste Manographie der Obstetrik in *China*, die von *Zan Yin* im Jahr 852 verfaßt wurde und verschiedene Krankheiten während der Schwangerschaft, schwere Geburt sowie die Krankheiten nach dem Gebären darstellte

经行便血［jīng xíng biàn xuè］Blutstuhl während der Menstruation

经行发热［jīng xíng fā rè］每值经期或经行前后出现以发热为主的病症，称"经行发热"，又称"经来发热"。menstruelles Fieber *n*

经行风疹块［jīng xíng fēng zhěn kuài］每值临经时或行经期间，周身皮肤突起红疹，或起风团，瘙痒异常，经净渐退者，称"经行风疹块。menstruelle Urtikaria *f*

经行腹痛［jīng xíng fù tòng］→痛经［tòng jīng］

经行浮肿［jīng xíng fú zhǒng］妇女于经行前后或适值经期，出现面目、四肢浮肿，月经过后自行消退者，称为"经行浮肿"。menstruelles Ödem *n*

经行后期［jīng xíng hòu qī］月经来潮比正常周期推迟一周以上。Menstruationsverschiebung *f* —— Der Menstruationszyklus verzögert sich über eine Woche.

经行口糜［jīng xíng kǒu mí］每值临经或经行时，口舌糜烂，每月如期反复发作者，称"经行日糜"。menstrueller oraler Ulkus *m*

经行衄血［jīng xíng nǜ xuè］Menstruationsepistaxis *f* —— Nasenblutung bei der Menstruation

经行情志异常［jīng xíng qíng zhì yì cháng］以经期或行经前后，出现烦躁易怒，悲伤欲哭，或情志抑郁，彻夜不眠为主要表现的月经期疾病。menstruelle psychische Störung *f*

经行身痛［jīng xíng shēn tòng］于经行时或经行前后，症见发热恶寒，身体疼痛。Körperschmerzen während der Menstruation —— während oder vor oder nach der Menstruation hat die Frau die Symptome wie Fieber, Kältescheu und Körperschmerz

经行头痛［jīng xíng tóu tòng］每逢月经期或经行前后出现头痛，经净后头痛消失称为"经行头痛。menstrueller Kopfschmerz *m*

经行吐衄［jīng xíng tù nǜ］每值经前或经期出现有规律的吐血或衄血者，称"经行吐衄"，又称"倒经"、"逆经。menstruelle Hämatemesis und Epistaxis

经行吐血［jīng xíng tù xuè］Blutbrechen bei der Menstrua-

tion, menstruelle Hämatemesis
经行先后无定期［jīng xíng xiān hòu wú dìng qī］unregelmäßiger Menstruationszyklus
经行先期［jīng xíng xiān qī］vorzeitiger Menstruationszyklus
经行泄泻［jīng xíng xiè xiè］行经前或行经期发生的大便泄泻，经尽则腹泻自止。Diarrhoe mit der Menstruation —— Diarrhoe beginnt vor oder bei der Menstruation und endet mit dem Aufhören der Menstruation.
经行眩晕［jīng xíng xuàn yùn］以经期、经行前后，周期性出现头晕目眩，视物昏花为主要表现的月经病。menstrueller Schwindel *m*
经穴［jīng xué］①→［十四］经穴［［shí sì］jīng xué］②十二经各有一经穴，即经渠（肺）、阳溪（大肠）、解溪（胃）、商丘（脾）、灵道（心）、阳谷（小肠）、昆仑（膀胱）、复溜（肾）、间使（心包）、支沟（三焦）、阳辅（胆）、中封（肝）。Meridianpunkte *m pl* —— ①Akupunkturpunkte auf der 14 normalen Meridiane ②jing-Punkte, die Flußpunkte-Jeder der 12 normalen Meridiane hat einen z. B. *Jingqu*（LU8）（Lunge），*Yangxi*（L15）（Dickdarm），*Jiexi*（ST 41）（Magen），*Shangqiu*（SP5）（Milz），*Lingdao*（HT（Herz），*Yanggu*（S15）（Dünndarm），*Kunlun*（BL60）（Harn-blase），*Fuliu*（K17）（Nieren），*Jianshi*（PC5）（Herzbeute）. *Zhigou*（SJ6）（*Sanjiao*），*Yangfu*（GB 38）（Galle），*Zhongfeng*（LR 4）（Leber）
经穴电测定法［jīng xué diàn cè dìng fǎ］测定经络穴位电位、电阻等电学特性的方法。Elektrometrie der Akupunkturpunkte —— eine Methode zur Messung des elektrischen Potentials und Widerstandes eines Akupunkturpunktes
经血［jīng xuè］Menstruation *f*, Monatsblutung *f*
经证［jīng zhèng］病邪侵扰三阳经的病变尚未影响所属腑的证候。Syndrom von Meridian —— Der krankhafter Zustand des einen der drei *Yang*-Meridiane infolge von Angriff pathogener Faktoren, während die betreffenden Fu-Organe nicht beeinträchtigt werden.
荆防败毒散［jīng fáng bài dú sǎn］成分：败毒散去人参加荆芥、防风。主治：疮疡肿痛发热。*Jingfang Baidu San*, Entgiftendes Pulver von Schizonepeta und Ledebouriella —— Indikationen: Geschwür。Schwellung mit Schmerzen und Fieber
荆芥［jīng jiè］地上部分入药。用于解表、祛风、透疹。Katzenminze *f*, Herba Schizonepetae —— Verwendet wird getrockneter oberirdiseher Teil von Schizonepeta tenuifolia（Labiata）. Heilwirkung: Schweiß treibend, Wind austreibend und Hautausschlag fördernd
荆芥穗［jīng jiè suì］芥穗入药。功同荆芥，而发汗作用更强。Spica Schizonepetae —— Verwendet wird getrocknete Ähre von Schizonepeta tenuifolia（Labiatae）. Heilwirkung: Schweiß treibend wie Herba Schizonepetae; aber die Heilkraft ist größer
荆芥炭［jīng jiè tàn］用于收敛止血。verkohlte Kazzenminze —— die als ein Hämostatikum zn gebrauchen ist
惊［jīng］七情之一。Schreck —— einer der sieben emotionellen Faktoren
惊风［jīng fēng］Konvulsion bei Kleinkindem, infantile Konvulsion
惊风八候［jīng fēng bā hòu］即搐-四肢抽搐，掣-两肩掣动，颤-手足震颤，搦-两手呈握拳状，反-角弓反张，引-手臂拘挛、收引，窜-两目上视，视-两目斜视或直视，或露睛不和。Acht Manifestationen der infantilen Konvulsion —— Sie sind *Chu*（Gliedermaßenspasmus），*Che*（Schulternzucken），Zhan（Gliederzittern），*Nuo*（Fanstballen），*Fan*（Opis-thotonus），*Yin*（Armkontraktur），*Cuan*（Supraduktion）. *shi*（Schielen oder starrer Blick）.
惊风抽搐［jīng fēng chōu chù］Krampf *m*, Konvulsion *f*
惊风烦渴［jīng fēng fán kě］小儿惊风后，因津液受伤而引起烦躁、口渴的症状。Konvulsion mit Unruhe und Durst bei Kindern —— Nach der Konvulsion treten die Unruhe und der Durst wegen der Schädigung der Körperflüssigkeit auf.
惊风腹痛［jīng fēng fù tòng］Konvulsion mit Bauchschmerzen bei Kleinkindern, infantile Konvulsion mit Bauchschmerzen
惊风热［jīng fēng rè］Konvulsion mit Fieber bei Kleinkindern, infantile Konvulsion mit Fieber
惊风四证［jīng fēng sì zhèng］即痰、热、惊、风。vier Ursachen der Konvulsion（bei Kindem）nämlich Schleim, Fieber, Schreck und Wind
惊风先兆［jīng fēng xiān zhào］drohende Konvulsion bei Kindem, Prodrom der Konvulsion bei Kindern
惊疳［jīng gān］→心疳［xīn gān］
惊膈嗽［jīng gé sòu］Husten nach dem Konvulsionsanfall
惊膈吐［jīng gé tù］→小儿惊吐［xiǎo ér jīng tù］
惊后瞳斜［jīng hòu tóng xié］Strabismus nach dem Konvulsionsanfall
惊积［jīng jī］Tetanie infolge der von Nahrungsstagnation verursachten Hitze bei Kindem
惊 悸［jīng jì］Palpitation *f* Kardiopalums *m* —— vor Schreck Herzklopfen haben
惊厥［jīng jué］①Konvulsion（bei Kindern）*f*, Kinderkrampf *m* ②Ohnmacht infolge der Emotionstörung
惊痢［jīng lì］→惊泻（痢）［jīng xiè（lì）］
惊热［jīng rè］Fieber（der Kinder）mit Schreck
惊伤胁痛［jīng shāng xié tòng］Schmerz im Hypochondrium wegen der Erschrockenheit
惊水［jīng shuǐ］Ödem infolge der Konvulsion bei Kindem
惊瘫［jīng tān］Paralyse der Gliedmaßen infolge der Konvulsion bei Kindern
惊啼［jīng tí］Schreien mit Furcht bei Kindern
惊吐［jīng tù］Erbrechen infolge des Schreckes bei Kindern
惊退而喑［jīng tuì ér yīn］Aphonie nach dem Anfall der Konvulsion bei Kindern
惊痫［jīng xián］①Epilepsie infolge des Schreckes ②Konvulsion de Kinder
惊泻（痢）［jīng xiè（lì）］小儿因突受惊恐而引起腹泻。Durchfall infolge des Schrecks bei Kindern
惊则气乱［jīng zé qì luàn］大惊则气紊乱，气血失调，出项心神不安，甚则精神错乱。Schreck stört den *Qi*-Fluß-Schreck stört funktionelle Aktivitäten des Herzens, was zum Durcheinander der Zirkulation von *Qi* und Blut und zur Beeinträchtigung geistiger Aktivitäten führt, so treten innere Unruhe, Palpitation und sogar geistige Verwirrung ak Symptome auf.
惊者平之［jīng zhě píng zhī］因惊怯而引起心神不宁，惊悸怔忡或惊风抽搐的病症，当用镇静安神、平肝，或使之习惯以为平常而不觉惊的方法治疗。Behandlung vom Schrecken mit der Beruhigung *f*
惊震内障［jīng zhèn nèi zhàng］traumatische Katarakta, traumatischer Augenstar
惊震翳［jīng zhèn yì］→惊震内障［jīng zhèn nèi zhàng］
晶痦［jīng pēi］→白痦［bái pēi］
晶珠［jīng zhū］即晶状体。Augenlinse *f*
睛不和［jīng bù hé］双目呆滞黯然无神。①Unbeweglichkeit des Augapfels *f* ②Augenstarre *f*
睛带［jīng dài］眼部的肌肉。Augenmuskel *m*
睛高突起［jīng gāo tū qǐ］以眼珠胀痛，高高突起为主要表现的急性眼病。plötzlicher Vorsprung des Augeapfels *m*
睛光瞎［jīng guāng xiā］→睁光瞎［zhēng guāng xiā］
睛帘［jīng lián］→黄仁［huáng rén］

睛明［jīng míng］穴位。主治：眼疾。*Jingming*（BL1）—— Akupunkturpunkt. Indikation Erkrankungen der Augen

睛胀［jīng zhàng］肿胀的眼睛。geschwollenes Auge *n*

睛珠［jīng zhū］指眼球。Augapfel *m*

睛珠偏视［jīng zhū piān shì］Schielen *n*. Strabismus *m*

精［jīng］①构成人体和维持人体生命活动的基本物质。②生殖之精。Lebensessenz *f*, Lebenssubstanz *f* —— ①körperaktivitäten aufrechterhaltende und konstitution menschlichen körpers bildende Ursubstanz ②Reproduktionsessenz oder Samenzelle

精极［jīng jí］六极之一。主要表现为目花耳聋等。Essenz-Erschöpfung *f* —— eine der sechs Erschöpfungen. Die Hauptsymptome sind trübe Augen und Taubheit.

精冷［jīng lěng］男子肾阳不足以致精液清冷，无生育能力。类似于性神经衰弱、精子缺乏等。kaltes Sperma-Mangel an Nieren-*Yang* verursacht "Kaltes und dünnes" Sperma, so daß man zeugungsunfähig wird. Das gleicht sexualer Neurasthenia und der Spermalarasie.

精癃［jīng lóng］年老肾虚，精室肥大，以排尿困难，滴沥不尽，甚或尿闭为主要表现的前列腺疾病。Prostatahypertrophie *f*

精门［jīng mén］气功锻炼中指后腰部。Essenztor —— ein *Qigong*-Ausdruck für den unteren Tiel des Rückens

精明［jīng míng］指瞳神，或泛指眼睛。①Auge *n* ②Vision *f* ③ Jingming（BL 1）

精明之府［jīng míng zhī fǔ］指头部。Haus der Intelligenz-Damit wird Kopf gemeint.

精气［jīng qì］维持人体生命活动、脏腑功能和新陈代谢的水谷之精。vitale Essenz und Energie, Ursprungsenergie *f* Urenergie *f* —— Extrakt aus Lebensmittel zur Erhaltung der Lebensaktivität, der Funktionen der inneren Organe und des Stoffwechsels

精气夺则虚［jīng qì duó zé xū］Erschöpfung der Lebenssubstanz verursacht Mangelsyndrom

精气学说［jīng qì xué shuō］是研究精气的内涵及其运动规律，并用以阐释宇宙万物形成本原和发展变化的一种哲学理论。Theorie über essentielles *Qi f*

精窍［jīng qiào］Öffnung für Ausfluß der Samenflüssigkeit, äußere Öffnung der männlichen Urethra

精少［jīng shǎo］七伤之一。①mangelhafter Samenerguß ②Oligospermie —— Mangel an Menge der Samenzellen in der Samenflüssigkeit, eine der sieben Arten Beeinträchtigung bei Männern

精神内守［jīng shén nèi shǒu］festen Geist halten（in *Qigong*）

精室［jīng shì］男性生殖系统中，具有生成、贮藏精液的器官。Spermakammer *f*

精脱［jīng tuō］肾精亏损，甚则脱失，官窍失养的病理变化。Ausschöpfung von Essenz *f*

精微［jīng wēi］reine Ernährungssubstanz, Nahrungsessenz *f*

精血［jīng xuè］Essenz und Blut

精血同源［jīng xuè tóng yuán］即肝肾同源。因肝藏血，肾藏精，二者构成生命的物质基础。血源于先天之精，而养于后天之精。Essenz und Blut haben einen gememsamen Ursprung —— Blut wird in der Leber gespeichert und Essenz in den Nieren. Die beiden bilden gemeinsam die substanzielle Grundlage des menschlichen Lebens. Das Blut stammt aus genuiner Essenz und wird ernährt von erworbener Essenz.

精液清冷稀薄［jīng yè qīng lěng xī bó］七伤之一。dünne Samenflüssigkeit —— eine der sieben Arten Beeinträchtigung von Männern

精易滑出［jīng yì huá chū］七伤之一。Spermatorrhoe *f* —— eine der sieben Arten Beeinträchtigung von Männern

精汁［jīng zhī］指胆汁。feine Körpersäft-Galle

精珠［jīng zhū］是指晶状体。Augenlinse *f*

jǐng 井颈景

井疽［jǐng jū］无头疽生于鸠尾穴或中庭穴或两穴之间。kalter Abszeß in der Lumbargegend —— kalter Abszeß am *Jiuwei*-（RN15）oder am *Zhongting*-Punkt（RN16）oder zwischen den beiden Punkten

井穴［jǐng xué］为五腧穴之一。位于手指或足趾末端处。十二经各一个。Jing-Punkt, Brunnen-Punkt —— einer der fünf Shu-Punkte, liegt an den Zehen-und Fingerspitzen. Jeder der 12 normalen Meridiane hat einen *Jing*-Punkt.

颈骨［jǐng gǔ］Halswirbel *m*

颈硬［jǐng yìng］五硬之一。Halsversteifung bei Kindern-eine von fünf Typen der Steifung

颈痈［jǐng yōng］①Karbunkel des Halses ②akute submaxillare Lym-phadenitis

景天三七［jǐng tiān sān qī］全草入药。用于止血散瘀。Herba Sedi Aizoon —— Verwendet wird getrocknetes ganzes Kraut von Sedum aizoon（Crassulaceae）. Heilwirkung: Btutung stillend und Masse zerstreund

景岳全书［jǐng yuè quán shū］张介宾撰（1624）。阐发阳非有余、真阴不足之理，有独到见解。Gesammelte Werke von *Zhang Jingyue* —— Das Buch wurde im Jahre 1624 von *Zhang Jiebin*（*Zhang Jingyue*）geschrieben. Der Schriftsteller hat im Buch einige originelle Ideen über seine Theorie "*Yang* ist nicht immer überflüßig, während das echte *Yin* oft unzureichend ist" dargelegt

jìng 净胫痉静镜

净腑［jìng fǔ］指膀胱。das Fu-Organ zur Schmutzbeseitigung —— Das deutet die Harnblase an.

胫［jìng］①Tibia *f* Schienbein *n* ②Unterschenkel *m*

胫骨［jìng gǔ］Tibia *f*, Schienbein *n*

胫疽［jìng jū］Zellulitis des Beines, subkutanes Geschwür des Beines

痉［jìng］Spasmus *m*, Krampf *m*, Konvulsion

痉病［jìng bìng］Konvulsion *f*

痉厥［jìng jué］krampfhafte Ohnmacht *f*

痉咳［jìng ké］paroxysmaler spasmodischer Husten

痉挛［jìng luán］Spasmus *m*, Krampf *m*

痉挛痛［jìng luán tòng］Krampfschmerz *m*

静坐［jìng zuò］以静坐为主的练功方法的总称，为一种古代的疗法。Ruhig-Sitzen *n* —— eine therapeutische Methode der Atemübungen in alten Zeiten

镜面舌［jìng miàn shé］舌面无苔，光滑如镜，如去膜猪肾，多见于肾阴亏损病症。spiegelähnliche Zunge —— spaltlose, weiche, spiegelglatte Zunge wie die Oberfläche einer entkapselten Schweinsniere, die oft bei Patienten mit Konsumption von Nieren-*Yin* gesehen ist

JIONG 炅䐃

jiǒng 炅䐃

炅（热）则气泄［jiǒng（rè）zé qì xiè］热则毛窍腠理疏松而多汗，阳气随汗散泄于外。Hitze kann vitale Energie verbrauchen. —— Hitze verursacht Öffnung der Poren, so daß *Yang-Qi* mit Schweiß ausströmt.

䐃［jiǒng］Prominenz großer Skeletmuskulatur

JIU 鸠揪九久灸韭酒救

jiū 鸠揪

鸠尾［jiū wěi］①剑突。②穴位。主治：心苘区痛、癫痫、精神分裂症、膈肌痉挛等。①Schwertfortsatz *m*, Processus xiphoideus ②*Jiuwei*（RN CV15）—— Akupunkturpunkt. Indikationen：präkordiale Schmerzen，Epilepsie，Schizophrenie，Schluckauf

揪痧［jiū shā］*Jiusha* —— volkstümliche Therapie gegen Sonnenstich und andere Fieberkrankheiten，bei der der Nacken oder die Ellenbeugen des Patienten so lange gekniffen werden，bis eine Blutstauung unter der Haut entsteht

jiǔ 九久灸韭酒

九刺［jiǔ cì］泛指古代九种刺法。九种不同的针刺方法，适用于九种不同病证。九种刺法是输刺、远道刺、经刺、络刺、分刺、大泻刺、毛刺、巨刺、焠刺。neun Typen der Nadelung —— neun alte Methoden der Nadeltherapie für Behandlung von neun Typen von Syndrom，nämlich *Shu*-Punktnadelung，entfernte Nadelung，Meridian-und Kollateral-Nadelung，Intermuskular-nadelung，Schwächungsnadelung，Hautnadelung，entgegengesetzte Nadelung und Abschrecknadelung

九候［jiǔ hòu］neun Pulsaufnahmen *f pl*

九节茶［jiǔ jié chá］枝叶入药。用于清热、祛风、散瘀、接骨。Folium et Ramulus Sarcandrae —— Verwendet werden getrocknete Zweige und Blätter von Sarcandra glabra（Chloranthaceae）. Heilwirkung：Hitze vertreibend，Wind und Blutstauung eleminierend，Fraktur heilend

九节菖蒲［jiǔ jié chāng pú］根茎入药。用于开窍化痰、醒脾安神。Rhizoma Anemones Altaicae —— Verwendet wird getrocknetes Rhizom von Anemone altaica（Ranunculaceae）. Heilwirkung：Wiederbelebung anregend，Schleim lösend，Verdauung fördernd und geistige Anstrengung erleichternd

九里香［jiǔ lǐ xiāng］叶入药。用于行气、止痛、解毒。Folium et Cacumen Murrayae —— Verwendet werden getrocknete Blätter und junge blättrige Zweige von Murraya painculata（Rutaceae）. Heilwirkung：*Qi*-Fluß aktivierend，schmerzstillend，entgiftend

九六补泻法［jiǔ liù bǔ xiè fǎ］针刺补泻手法之一。是以进针后提插，或捻转的次数进行补泻的方法。九为奇数或九的倍数为阳，主补；六为偶数或六的倍数为阴，主泻。Neun-Sechs-Stärkungs-und Schwächungsmethode —— eine der Stärkungs-und Schwächungsmanipulationen der Akupunktur. Es kommt durch Wiederholungen von Ziehen，Stecken und Drehen der eingestockenen Nadel zur Stärkung positiver bzw. zur Schwächung negativer Kräfte. Wenn die Wiederholungszahl neun oder das Multiplum von neun ist，ist sie ungerade und als *Yang* gesehen und verantwortlich für Stärkung，dagegen sechs oder das Multiplum von sechs gerade，als *Yin* und für Schwächung

九气［jiǔ qì］neun von *Qi*-Störung verursachte Krankheitsarten

九窍［jiǔ qiào］七窍加上前阴、尿道（包括精窍、阴道）及后阴肛门。neun Körperöffnungen —— sieben Körperöffnungen（Augen，Ohren，Nasenlöcher，Mund）mit Urethra（einschl. Vagina）und Anus zusammen

九窍出血［jiǔ qiào chū xuè］Blutung aus den neun Öffnungen

九头狮子草［jiǔ tóu shī zi cǎo］全草入药。用于发汗解表、清热解毒。Herba Peristrophis —— Verwendet wird getrocknetes ganzes Kraut von Peristrophe japonica（Acanthaceae）. Heilwirkung：Schweiß treibend，Hitze beseitigend，entgiftend

九味羌活汤［jiǔ wèi qiāng huó tāng］成分：羌活、防风、苍术、细辛、川芎、白芷、生地、黄芩、甘草。主治：外感风寒湿邪内有蕴热。*Jiuwei Qianghuo Tang*，Notoptreygium-Dekokt von neun Bestandteilen —— Indikation：durch äußere Faktoren wie Wind，Kälte und Feuchtigkeit verursachte Krankheiten mit innerer Hitze

九香虫［jiǔ xiāng chóng］Aspongopus *m*，Stinkwanze *f*

九脏［jiǔ zàng］心、肝、脾、肺、肾、胃、大肠、小肠、膀胱。neun innere Organe —— das Herz，die Leber，die Milz，die Lunge，die Niere，der Magen，der Dickdarm，der Dünndarm und die Harnblase

九针［jiǔ zhēn］neun Nadeln *f pl*

久咳（嗽）［jiǔ ké（sòu）］chronischer Husten

久痢［jiǔ lì］langwierige Dysenterie

久疟［jiǔ nüè］chronische Malaria

久热伤阴［jiǔ rè shāng yīn］Jangfristiges Fieber verletzt *Yin*-Essenz

久泄［jiǔ xiè］chronischer Durchfall *m*

久泻［jiǔ xiè］chronischer Durchfall *m*

久痔［jiǔ zhì］→肛漏［gāng lòu］

灸疮［jiǔ chuāng］艾火灼伤皮肤，或因灼伤护理不当感染化脓形成疮疡。Geschwür der Moxibustion —— ein Geschwür durch Verbrennung der Haut während der Moxibustion oder durch lokale Infektion wegen falscher Pflegung

灸法［jiǔ fǎ］点燃艾绒等药物制成的艾炷或艾卷，刺激人体病变部位的治疗方法。Moxibustion *f* —— mit angezündeter Moxarolle aus Beifußblättern oder anderen Arzneien die krankhafte Stelle des Körpers stimulieren

灸剂［jiǔ jì］Moxa-Präparation *f*

灸疗［法］［jiǔ liáo［fǎ］］→艾灸［ài jiǔ］

韭菜子［jiǔ cài zǐ］种子入药。用于温肾壮阳、固精。Schnittlauhsamen，Semen Allii Tuberosi —— Verwendet wird getrockneter Samen von Allium tuberosum（Liliaceae）. Heilwirkung：Nieren erwärmend，*Yang* stärkend，Spermatorrhoe aufhalten

酒悖［jiǔ bèi］Reizbarkeit nach dem übermäßigen Akloholtrinken

酒刺［jiǔ cì］Akne *f*

酒疸［jiǔ dǎn］alkoholische Gelbsucht *f*，Ikterus durch übermäßiges Trinken *m*，alkoholischer Ikterus *m*

酒剂［jiǔ jì］又名药酒。medizinischer Wein，Heilkräuterschnaps *m*，Elixier *n*

酒家（客）［jiǔ jiā（kè）］Alkoholiker *m*，Säufer *m*，Trinker *m*

酒煎［jiǔ jiān］Abkochen mit Wein *n*

酒浸［jiǔ jìn］Arzneimittel in den Alkohol eintauchen

酒炙［jiǔ zhì］将净药材或切制品，叫酒拌匀，焖透，置锅内，用文火炒至规定程度时，取出放凉的酒制方法。Pfannenrühren mit Wein *n*

酒醴［jiǔ lǐ］medizinischer Wein *m*，Heilkräuiterschnaps *m*，Elixier *n*

酒癖［jiǔ pǐ］①Alkoholsucht *f*，alkoholsüchtig ②→酒癥［jiǔ zhēng］

酒送服［jiǔ sòng fú］Medizineinnahme mit Wein

酒熨［jiǔ yùn］古代理疗法之一。用净布蘸热酒从胸部至腹部反复搽抹，待皮肤潮红、周身发热而止。可促气血疏通，适用于情志不舒、气机不调、胸胁胀满等症。Alkoholmassagetherapie *f* —— eine der Physiotherapien in alten Zeiten bei der man wiederholt den Körper von Brust bis zum Bauch mit einem im warmen Schnaps eingetauchten Tuch streicht，bis die Haut rot wird und der Patient warmes Gefühl hat. Die Therapie ist zur Förderung des Flusses von *Qi* und Blut gebraucht und bei geistiger Anstrengung，Störungen von funktionellen Aktivitäten von *Qi* und Völlegefühl in der Brust und im Hypochondrium indiziert.

酒齇鼻［jiǔ zhā bí］Rosacea *f*，Brandweinflaschennase *f*，Kupferflaschennase *f*

酒胀［jiǔ zhàng］Blähungen wegen übermäßigen Trinkens

酒癥［jiǔ zhēng］因嗜酒成性而腹部发生硬块的慢性病。类似于慢性酒精中毒而引起的肝硬化。alkoholische Masse —— eine durch Alkoholsüchtigkeit verursachte chronische Krankheit vom Bauchsklerom，wie durch Alkoholismus verursachte Lebersklerose

jiù 救

救必应［jiù bì yīng］树皮入药。用于清热解毒、行气止痛。Cortex Ilicis Rotundae —— Verwendet wird getrocknete Rinde des llex rotunda (Aquifoliaceae). Heilwirkung: Hitze beseitegnd, entgiftend, *Qi*-Fluß fördernd und schmerzstillend

救荒本草［jiù huāng běn cǎo］明·朱楠撰。记述可供荒年食用野生植物138种。Eßbare Pflanzen für Hungerjahr —— Das Buch wurde von *Zhu Su* in der *Ming*-Dynastie verfaßt, in dem 138 Sorten von eßbaren wilden Pflanzen für Hungerjahr eingetragen sind.

救急剂［jiù jí jì］Notfallmittel *n*

救脱［jiù tuō］治疗亡阳和亡阴的急救方法。Notfallbehandlung des Kollapses —— Patienten aus *Yin*-und *Yang*-Kollapsen retten

JU 拘居疽局菊橘举巨拒聚

jū 拘居疽

拘急［jū jí］Kontraktur oder subjektive Sensation der Kontraktion

拘(痴)挛［jū (chī) luán］Muskelkontraktur *f*, Spasmus *m*

居经［jū jīng］妇女身体健康无病，但月经三月才来潮一次。jahreszeitliche Menstruation —— alle drei Monate einmal Menstruation bei gesunden Frauen

居髎［jū liáo］穴位。主治：腰胁痛、髋关节疾患等。*Juliao* (GB29) —— Akupunkturpunkt. Indikationen: Lumbago und Schmerzen der Brustkorbseite, Krankheiten des Hüftgelenkes

疽［jū］Phlegmone *f*, Zellulitis *f*, tiefes Geschwür, subkutanes Geschwür

jú 局菊橘

局部选穴法［jú bù xuǎn xué fǎ］选穴方法之一。在病变局部选穴治疗。如胃痛选中脘，肩痛选肩髃，腹痛选关元等。Auswahl der lokalen Akupunkturpunkte —— Methode der Punktselektion, bei der Nadel an der Erkrankungsstelle eingestochen wird. Zum Beispiel wird für Magenschmerzen Zhongwan (RN 12) gewählt, für Schulterbeschwerden Jianyu (L115), für Bauchschmerzen Guanyuan (RN 4).

局方发挥［jú fāng fā huī］中医综合性著作，元代朱震亨撰。Rezepte-Elaboration aus Rezeptionsstelle, Elaboration of bureau Prescription〈engl.〉

菊花［jú huā］头状花序入药。用于疏散风热、清热解毒。Chrysantheme *f*, Flos Chrysanthemi —— Verwendet wird getrockneter Blütenstand des Chrysanthemum morifolium (Compositae). Heilwirkung: Wind-Hitze zerstreuend, Hitze aus der Leber beseitigend, entgiftend und Sehkraft verstärkend

橘半枳术丸［jú bàn zhǐ zhú wán］成分：枳实、白术、橘皮、半夏。主治：脾虚湿阻而见胸脘胀闷等症。*Ju Ban Zhi Zhu Wan*, Pille von unreifer Orange, Atractylodes, Mandarinenschale und Pinellia —— Indikationen: Hypofunktion der Milz und Blockierung der Feuchtigkeit mit Symptomen von Vollegefühl und Beklemungen in der Brust und in der Magengrube

橘核［jú hé］种子入药。用于行气痛、散结。Samen der Orangen, Semen Citri Reticulatae —— Verwendet wird getrockneter Samen der Citrus reticulata (Rutaceae). Heilwirkung: *Qi*-Fluß fördernd, schmerzstillend und Masse zerstreuend

橘核丸［jú hé wán］成分：橘核、海藻、昆布、海带、川楝子、桃仁、厚朴、木通、枳实、元胡、桂心、木香。主治：寒湿之痴疝症。*Juhe Wan*, Mandarinenkern-Pille *f* —— Indikation: Hernie mit Kälte und Feuchtigkeit

橘红［jú hóng］外果皮入药。用于温肺化痰、行气祛湿。getrocknete Mandarinenschalen, Exocarpium Citri Reticulatae —— Verwendet wird rote äußere Schicht der Schale der Citrus reticulata (Rutaceae). Heilwirkung: Lunge erwärmend, Schleim lösend, *Qi*-Fluß fördernd, Feuchtigkeit austreibend

橘络［jú luò］用于行气、通络止痛。Retinervus Citri Reticulatae Fructus —— Verwendet wird getrocknete Faser zwischen Schale und Fruchtfleisch der Citrus reticulata (Rutaceae). Heilwirkung: *Qi*-Fluß fördernd, Verstopfung der Körpermeridiane beseitigend und schmerzstillend

橘皮［jú pí］力岭陈皮［chén pí］

橘皮竹茹汤［jú pí zhú rú tāng］成分：橘皮、竹茹、大枣、生姜、甘草、党参。主治：胃虚有热，气逆不降所致的呃逆或呕吐。*Jupi Zhuru Tang*, Dekokt von Mandarinenschalen und Bambusrinden —— Indikationen: Schlukauf oder Erbrechen infolge der Hitze im schwachen Magen und des anormalen Aufstiegs von Gas

jǔ 举

举、按、寻［jǔ, àn, xún］运用三种不同指力体察脉象的方法。轻按称举，重按或中等度用力按称按，需要改变指力移动手指方能获得较明显感觉者称寻。berühren, drücken, suchen —— drei Methoden zur Feststellung des Pulszustandes beim Pulsfühlen. Berühren heißt, die Finger leicht auf dem Handgelenk ruhen zu lassen. Drücken heißt, den Puls mit starker oder mittel-mäßiger Kraft zu fühlen, und Suchen heißt, durch Änderung der Kraft oder der Bewegung der Finger ein deutliches Ablesen des Pulses zu bekommen.

举抬无力［jǔ tái wú lì］Ptosis des oberen Augenlides, herunterhängende obere Augenlide

jù 巨拒聚

巨刺［jù cì］古代九刺法之一。即用针直刺其经，左侧有病取于右。右侧有病取于左，交叉行刺。巨刺与缪刺同属交叉行刺，但巨刺者刺经，缪刺者刺络。entgegengesetzter Nadelstich —— eine der 9 Akupunkturmanipulationen in alten Zeiten. Befindet sich der Krankheitsherd auf der einen Seit eines Meridians, wird die Nadet in den Punkt der anderen Seit eingestochen, oder umgekehrt. Im Vergleich mit Juci ist aber Miuci der entgegengesetzte Nadelstich von Kollateralen.

巨分［jù fēn］Nasolabialfurche *f*

巨骨［jù gǔ］穴位。主治：肩关节及其周围软组织疾患、颈淋巴腺结核。*Jugu* (LI16) —— Akupunkturpunkt. Indikationen: Erkrankungen des Schultergelenkes und seines umgebenden Weichteilgewebes, Tuberkulose der Zervi-kallymphadenitis

巨髎［jù liáo］穴位。主治：面瘫、三叉神经痛等。*Juliao* (ST3) —— Akupunkturpunkt. Indikationen: Fazialislähmung, Trigeminusneuralgie

巨屈［jù qū］相当于下颌骨角部位。通过望巨屈部位形色变化，诊知膝膑部位的病症。Kieferwinkel *m* —— Region des Winkels vom Unterkiefer. Durch Beobachtung der Veränderungen der Farbe dieser Region sind Symptome des Knies festzustellen.

巨阙［jù què］穴位。主治：精神病、癫痫、胃病、呕吐等。*Juque* (RN14) —— Akupunkturpunkt. Indikationen: Psychose, Epilepsie, Gastralgie, Erbrechen

巨针［jù zhēn］古代针具之一。其形同毫针，但较毫针略粗大。主要用于治疗半身不遂或顽痹等。但体质弱、气血俱虚者慎用。Große Nadel —— eine Nadelart in alten Zeiten, dieetwas größer als haarfeine Nadel ist und zur Behandlungen der Hemiplegie und des chronischen Rheumatismus angewendet wird. Für schwache Patienten in Konstitution oder die mit Mangel an *Qi* und Blnt muß man mit der Nadei vorsichtig sein.

拒按［jù àn］Druckempfindung *f*, druckempfindlich

拒药［jù yào］starkwirkende Droge, drastisches Arzneimittel

聚散(开)障［jù sàn (kāi) zhàng］diffuse Keratitis

聚星障［jù xīng zhàng］dendritische Keratitis, punktierte Hornhautentzündung

JUAN 蠲卷

juān 蠲

蠲痹汤［juān bì tāng］成分:羌活、姜黄、防风、赤芍、当归、黄芪、甘草、生姜。主治:营卫两虚之风痹。见项背拘急、肩肘臂痛、举动困难等症。*Juanbi Tang*, Dekokt für Behandlung von Rheumatismus oder theumatischer Gelenkentzünd ung —— Indikationen: Rheumatismus wegen der Schwäche der beiden *Ying* (Nahrungs) und *Wei* (Verteidigungs) Systeme mit Muskelspannung des Rückens, Schmerzen von Schultern und Armen und Bewegungseinschränkungen der Armen als Symptomen

蠲邪［juān xié］vertreiben pathogener Faktoren

juǎn 卷

卷柏［juǎn bǎi］全株入药。生用活血，炒炭止血。Herba Selaginellae —— Verwendet wird getrocknetes ganzes Kraut der Seiaginella tamariscina (Sela-ginellaceae). Heilwirkung: Blutkreislauf anregend und Blutstillend wenn verkohlt.

卷帘疔［juǎn lián dīng］blutiges Bläschen auf der Oberfläche der Zunge

卷舌痈［juǎn shé yōng］Abszeß an der Grenze oder in der Mitte der unteren Oberfläche der Zunge

JUE 撅决绝厥爵蹶

juē 撅

撅肋［juē lèi］Rippenfraktur *f*, Bruch der Rippe

jué 决绝厥爵蹶

决渎之官［jué dú zhī guān］指三焦 *Sanjiao* (die drei Körperhohlteile, der obere, mittlere und untere Teil des Leibes), verantwortlich für Wasserzirkulation

决明子［jué míng zǐ］种子入药。用于清肝明目、润肠通便。Semen Cassiae —— Verwendet wird getrockneter Samen der Cassia obtusifolia oder C. tora (Leguminosae). Heilwirkung: Hitze aus der Leber austreibend, Augen klärend, Darm befeuchtend und Verstopfung beseitigend

绝骨［jué gǔ］穴位。主治:颈项强痛、下肢瘫痪、坐骨神经痛、偏头痛等。*Juegu* (GB39) —— Akupunkturpunkt. Indikationen: Starrheit und Schmerzen des Halses, Lähmung von unteren Gliedmaßen Ischialgie, Migräne

绝(脱)汗［jué (tuō) hàn］病危时汗出淋漓，汗液粘而冷。sterbenskranker Schweiß —— übermäßige Perspiration mit klebrigem und kaltem Schweiß von den todgeweihten Patienten

绝经期［jué jīng qī］menopausale Periode, Menopauseperiode *f*

厥［jué］→厥证［jué zhèng］

厥聋［jué lóng］Taubheit mit Schwindel

厥逆［jué nì］kalte Gliedmaßen

厥(脑)逆头痛［jué (nǎo) nì tóu tòng］寒邪犯脑所致的头痛。症见头痛连及齿痛。Kopfschmerzen wegen des Befalls von Kälte —— eine Krankheit, die dadurch verursacht ist, daß pathogene Kälte den Kopf befällt, mit Symptomen von Kopfund Zahnschmerzen

厥气［jué qì］引起四肢厥冷，精神失常或突然昏仆之继发性病因。sekundärpathogener Faktor für die Krankheit mit kalten Gliedern, geistiger Störung oder plötzlicher Synkope

厥热胜复［jué rè shèng fù］邪入厥阴，邪正交争，阴阳消长，寒热交替出现的病理变化。wechselhaftes Überwiegen von Kälte und Hitze *n*

厥疝［jué shàn］以脐周绞痛、胁痛、恶心、呕吐涎沫、手足厥冷为主要表现的疾患。Bauchschmerz mit kalten Gliedern —— Die Symptome sind hauptsächlich gekennzeichnet durch Kolik der Nabelgegend, Schmerzen des Hypochondriums, Übelkeit, Erbrechen und kalte Glieder.

厥心痛［jué xīn tòng］寒气厥逆，心痛彻背并伴有瘛疯的证候。präkordiale Schmerzen mit kalten Gliedern —— ein Syndrom, das mit Präkordiaschmerz, der in den Rücken ausstrahlt und durch Anstrengung verstärkt wird, und mit klonischem Spasmus, Schwitzen und kalten Gliedmaßen einhergeht

厥阴［jué yīn］经脉名称之一。是阴气发展的最后阶段，开始重新向阳的方面转化过程。*Jueyin* —— eine Sammelbezeichnung für eine Gruppe von Meridianen, wo sich *Yin* in der letzten Phase der Entwicklung befindet und beginnt, sich in die *Yang*-Phase zu wenden

厥阴病［jué yīn bìng］外感的最后阶段。具有寒热错杂、阴阳消长的病理特点。临床表现有四肢厥冷、口渴、胸脘部疼痛而有灼热感、或气逆上冲感，饥而不欲食，甚至吐蛔等。*Jueyin*-Erkrankung —— Das Endstadium einer Krankheit durch äußere pathogene Faktoren, da greifen Hitze und Kälte und verwandeln sich *Yin* und *Yang* ineinander. Symptome: kalte, steife Gliedmaßen, Durst, epigastrische Schmerzen mit brennendem Gefühl, Nausea, Hunger mit Eßunlust, sogar Askariden-Erbrechen

厥阴病机［jué yīn bìng jī］邪入厥阴，阴阳对峙，厥热胜复，寒热夹杂的病变机制。Pathogenese von *Jueyin f*

厥阴寒厥证［jué yīn hán jué zhèng］外感病末期，机体阳衰，阴寒内盛，以手足厥逆，脉细欲绝或脉促为常见症的证候。Kältesynkope (od. Kältekollaps *m*, od. Kälteohnmacht *f*) von Jueyin *f*

厥阴蛔厥证［jué yīn huí jué zhèng］蛔虫阻塞脏器，阳气被遏，以四肢厥冷，时烦时静，得食则呕，平素常吐蛔虫，有时口渴不止，气上撞心，心中疼热，饥不欲食为常见症的证候。Synkope aufgrund Ascariasis im Jueyin *f*

厥阴经［jué yīn jīng］手厥阴心包经与足厥阴肝经皆属厥阴经。*Jueyin*-Meridian *m* —— ein anderer Name für den Pericard-Meridian von Hand-*Jueyin* und für den Leber-Meridian von Fuß-*Jueyin*.

厥阴热厥证［jué yīn rè jué zhèng］外感病末期，阴液亏耗，阳热极盛，阳郁不能外达，以四肢厥逆，面目红赤，胸腹灼热，口渴烦躁，舌红苔黄，脉滑数为常见症的证候。Hitzesynkope (od. Hitzekollaps *m*, od. Hitzeohnmacht *f*) von Jueyin

厥阴热利［jué yīn rè lì］Hitze-Durchfall von *Jueyin m*

厥阴俞［jué yīn shù］穴位。主治:神经衰弱、胸闷、胸痛、心悸等。*Jueyinshu* (BL14) —— Akupunkturpunkt. Indikationen: Neurasthenie, Beklemmung in der Brust, Brustschmerzen, Palpitation

厥阴头痛［jué yīn tóu tòng］Jueyin-Kopfschmerzen ①Kopfschmerzen durch Störung des *Jueyin*-Meridian ②Schmerzen verbreiten sich entlang dem *jueyin*-Meridian in den Kopf.

厥阴为合［jué yīn wéi hé］厥阴为阴气发展的最后阶段，开始向阳气转化。又是三阴经位于最里层者，因有厥阴为合之称。*Jueyin* bedeutet Schließen —— *Jueyin* ist das Endstadium der *Yin*-Entwicklung, und der Wendepunkt zur *Yang*-phase. und *Jueyin* ist auch der Innerste der drei *Yin*-Meridiane und steht deshalb für Schließen (*Jueyin* schließt *Yin*-und *Yang*-phasen).

厥证［jué zhèng］①突然昏倒、不省人事。常伴有四肢寒冷的证候。②肢体寒冷。③气逆自腹部上升心胁部。④尿潴留危象。①Synkope —— plötzliche Ohnmacht mit kalten Gliedern ②kalte Extremitäten ③rückläufiger *Qi*-Fluß vom unteren Abdomen zum Thorax ④ein kritischer Zustand der Urinverhaltung

爵床［jué chuáng］全草入药。用于清热解毒、消疳积。Herba Rostellulariae —— Verwendet wird getrocknetes ganzes Kraut von Rostellularia procumbens (Acanthaceae). Heilwirkung: Hitze beseitigend, entgiftend, Unteremährung von Kindern heilend

蹶［jué］→厥证［jué zhèng］

JUN 君皲菌峻

jūn 君皲菌

君臣佐使［jūn chén zuǒ shǐ］指方中诸药之不同作用。Monarch, Beamte, Assistent und Führer —— Es ist auch主、辅、佐、引［Zhu, Fu, Zuo, Yin］genannt. Das vertritt verschiedene Funktionen der Arzneien im Rezept.

君火［jūn huǒ］即心火。Monarchfeuer *n*, Herzfeuer *n*

君迁子［jūn qiān zǐ］果实入药。用于止消渴、去烦热。Frucht der Lotuspflaume, Fructus Diospyri Loti —— Verwendet wird Frucht der Diospyros lotus (Ebenaceae). Heilwirkung: Zuckerkrankheit heilend, innere Unruhe und Hitze beseitigend.

君药［jūn yào］针对病因或主证而起主要治疗作用的药剂。Monarch-Droge in einem Rezept —— Es ist auch als 主 药 (*Zhuyao*) bezeichnet. Der Hauptbestandteil eines Rezeptes, der gegen eine bestimmte Krankheitsursache und für die Behandlung des Hauptsymptoms die wichtigste Rolle spielt

皲裂［jūn liè］Rhagade *f*

皲裂疮［jūn liè chuāng］Rhagade *f*, aufgesprungene Haut

菌灵芝［jūn líng zhī］*Junlingzhi*, Ganoderma Lucidum seu Japonicum, Pilz der Unsterblichkeit *m*, Ganoderma lucidum *n*

jùn 峻

峻补［jùn bǔ］drastische Tonisierung *f*

峻剂［jùn jì］drastisches Mittel *n*, Drastikum *n*

峻下［jùn xià］用泻下作用强烈的药物以通导大便。drastische Purgation-den Darm evakuieren mit dem Drastikum

峻下寒积［jùn xià hán jī］Elimination der Akkumulation von Kälte und stagnierender Nahrung mit Drastikum

K

KA 咯

kǎ 咯

咯血［kǎ xuè］Hämoptoe *f*, Bluthusten *n*, Haemoptysis *f*

KAI 开

kāi 开

开达膜原［kāi dá mó yuán］运用芳香去浊的药物，以消除邪在膜原的治法。适应于瘟疫初起，证见阵寒阵热、无定时发作及胸闷欲呕、头痛烦躁、脉弦数等症。pathogene Faktoren zwischen Innerem und Außerem beseitigen —— eine Therapie mit aromatischen Drogen zur Beseitigung der pathogenen Faktoren von epidemischer febriler Krankheit im Anfangsstadium aus dem Platz zwischen der Oberfläche und dem Innern, die bei unregelmäßigem Schüttelfrost und Fieber, Brustbeklemmung, Nausea, Kopfschmerz, Unruhe, saitenförmigem und schnellendem Puls indiziert ist

开鬼门［kāi guǐ mén］→汗法［hàn fǎ］

开阖补泻［kāi hé bǔ xiè］Öffnen-Schließen-Methode für Stärkung und Schwächung 以出针时是否按压针孔或摇大针孔来进行针刺补泻的操作方法

开合补泻法［kāi hé bǔ xiè fǎ］出针较快，针退出体表时，立即以手指按揉针孔，勿使气泻者为补。出针较慢，渐出针渐摇动针柄，使针孔大开，针退出体表后，不按揉针孔，任其气外泄者为泻。Öffnen-Schließen-Methode für Stärkung und Schwächung —— Für Stärkung positiver Kraft wird die Nadelöffnung nach dem schnellen Ausziehen der Nadel sofort mit Finger gedrückt, damit *Qi* nicht ausströmt. Wenn man die Nadel beim langsamen Ausziehen sanft bewegt, vergrößert sich die Nadelöffnung. *Qi* strömt durch die Öffnung aus. Es funktioniert zur Schwächung negativer Kraft.

开、合、枢［kāi hé shū］经脉的开放、闭合、枢纽、三种不同作用。如太阳经主开，阳明经主合，少阳经主枢，太阴经主开，厥阴经主合，少阴经主枢。Öffnung, Schließen und die Wirkung des Drehzapfens —— Unterschiedliche Funktionen der Meridiane, z. B. die Öffnungsfunktion des Taiyang-und des Taiyin-Meridians; die Schließensfunktion des *Yangming*-und des Jueyin-Meridians; die Drehzapfenfunktion von Shaoyang-und von Shaoyin-Meridian

开噤通关［kāi jìn tōng guān］Mundsperre beseitigen und Wiederbelebung hervorrufen

开痞［kāi pǐ］Flatulenz lindern

开窍(闭)［kāi qiào(bì)］治疗邪阻心窍的方法。Wiederbeleben *n* —— eine Methode zur Wiederbelebung oder zum Wiedererlangen des Bewußtseins nach Kollaps oder Scheintod.

开窍法［kāi qiào fǎ］Reanimation *f*, Wiederbeleben *n* 用具有通窍开闭、促进神志苏醒作用的方药治疗邪气盛实之闭证的治法

开窍化痰［kāi qiào huà tán］Wiederbelebung erregen und Schleim lösen

开窍剂［kāi qiào jì］Arzneimittel zur Wiederbelebung *n*. 以芳香开窍药为主配伍组成，具有开窍醒神作用，治疗窍闭神昏证方剂的统称。分凉开剂、温开剂等

开提［kāi tí］驱散表里之邪，并且升提清气的治法。治疗外有表证，同时又有病邪内陷的腹泻等证。Zerstreuen und Hinaufbefördern —— eine therapeutische Methode zur Beseitigung der pathogenen Faktoren im Außen-und Innenkörper bzw zum Fördern der essenziellen Energie (*Qingqi*). Sie ist indiziert bei äußerem Syndrom mit Diarrhoe durch hineingedrunge pathogene Faktoren

开胃［kāi wèi］den Appetit anregen

开泄［kāi xiè］→辛开苦泄(降)［xīn kāi kǔ xiè(jiàng)］

开音［kāi yīn］Stimmerzeugung *f* 通过祛邪扶正，以利声开音，治疗声音嘶哑的方法

开郁结［kāi yù jié］Stagnation lindern

开郁醒脾［kāi yù xǐng pí］Stagnation-Syndrom lindern und die Milz aktivieren

开中有合［kāi zhōng yǒu hé］Kombination zur Linderung von äußeren Einflüssen mit Adstringentien *f*

KAN 坎颇

kǎn 坎颇

坎离［kǎn lí］气功术语。指宇宙间包括医学在内的两事物之间截然对立，如水、火，南、北，呼、吸等。Gegensatz *m* Antithese *f* —— Ausdruck in *Qigong*. Alle im Univesum einschließlich in der Medizin im Gegensatz zueinander stehenden Sachen. z. B. Wasser zu Feuer, Norden zu Süden, Ausatmung zu Einatmung usw.

坎离砂［kǎn lí shā］Kanlisha, raues Sandpartikel *n*

坎气［kǎn qì］→命蒂［mìng dì］

颇［kǎn］Backe *f*, Wange *f*

KANG 亢抗

kàng 亢抗

亢害承制［kàng hài chéng zhì］五行学说内容之一。事物偏亢则失去平衡而为害。惟有克制亢害才能恢复相对平衡。Unbeschränkte Überfülle wirkt schädigend —— ein Prinzip der Theorei der “fünf Elementen”. Übermäßigkeit der einen Sache der anderen gegenüber wird die Balance von zwei Sachen zerbrechen, und es wird dadurch Schaden anrichten. Man muß die Übermäßigkeit unterdrücken und kann damit die relative Balance wiederherstellen.

抗白喉合剂［kàng bái hóu hé jì］成分：连翘、黄芩、麦冬、生地、元参。主治：白喉。*Kang Baihou Heji*, antidiphtherische Mixtur —— Indikationen: Diphtherie

KAO 尻

kāo 尻

尻［kāo］sakrale Region, Hintern *m*, Hinterteil *n*, Gesäß *n*

尻骨［kāo gǔ］sakraler Knochen

KE 柯颏榼磕咳渴客

kē 柯颏榼磕

柯琴［kē qín］17 世纪初期医学家，以研究伤寒学著称。撰有《伤寒来苏集》(1669)。*Ke Qin* —— ein bekannter

Humanmediziner im frühen 17. Jahrhandert, der sich mit exogener febriler Krankheit beschäftigte und das Buch "Erholung aus Exogenen Febrilen Krankheiten" verfaßte
柯韵伯［kē yùn bó］→柯琴［kē qín］
颏［kē］Kinn *n*
榼藤子［kē téng zǐ］→木腰子［mù yāo zǐ］
磕臂出血［kē bì chū xuè］Armverletzung mit Blutung

ké 咳

咳喘［ké chuǎn］→咳逆［上气］［ké nì［shàng qì］］
咳逆［上气］［ké nì［shàng qì］］咳嗽气逆而喘的证候。Husten mit Dyspnoe —— Husten und Dyspnoe durch Rücklauf von Lungen-*Qi*
咳逆倚息［ké nì yǐ xī］Husten und Atemnot in Halbliegeposition 咳嗽气喘，不能平卧的表现
咳如犬吠［ké rú quǎn fèi］bellender Husten *m*
咳嗽［ké sòu］Husten *m*
咳嗽失音［ké sòu shī yīn］Aphonie infolge des Hustens
咳嗽痰盛［ké sòu tán shèng］Husten mit überreichlichem Sputum
咳（嗽）血［ké（sòu）xuè］Hämoptoe *f*, Hämoptyse *f*

kě 渴

渴不欲饮［kě bú yù yǐn］kein Trinkbedürfnis bei Durst
渴甚［kě shèn］großen Durst haben

kè 客

客气［kè qì］untergeordnetes *Qi n* 主气的对称，是各年气候的异常变化。其年年有转移，与主气之固定不变有别。客气分司天之气，在泉之气，左右四间气六步。客气六步次第，以一阴厥阴风木，二阴少阴君火，三阴太阴湿土，一阳少阳相火，二阳阳明燥金，三阳太阳寒水为序，再配以十二地支，六气和五行，进行推算之。六气六年一循环，地支十二年一循环，周而复始，六十年地支轮用五周，六气循环十周
客气邪风［kè qì xié fēng］abnormer klimatischer Faktor *m*
客色［kè sè］unterschiedliche normale Gesichtsfarbe *f*
客忤［kè wǔ］症见面色发青、口吐涎沫、喘息、腹痛、抽搐的一类证候。plötzlicher Anfafl von infantiler Konvulsion wegen des Schrecks —— eine morbide Kondition, gekennzeichnet durch zyanotische Komplexion, Schaum am Mund, Dyspnoe, abdominelle Schmerzen und Konwlsion
客忤夜啼［kè wǔ yè tí］Weinen in der Nacht wegen des Schreckens *n*
客邪［kè xié］→外邪［wài xié］
客运［kè yùn］Unterordnung des Kreislaufs *f* 以大运为初运而分别主管一年五季的五运之气。是每年五个运季中的特殊岁气变化，每岁有变更，各季有不同，如客之来去。其推算方法是以值（当）年大运为初运，循五行次序，太少相生，十年之内，年年不同，十年一周，轮遍十干，终而复始
客主加临［kè zhǔ jiā lín］Das untergeordnete *Qi* fügt dem dominanten *Qi* zusammen. 每年轮值的客气六步，分别加在年年不变的主气六步之上，用以推测气候及疾病变化。其推算方法为以值年司天的客气加临于主气的三其之上
客主人［kè zhǔ rén］→ 上关［shàng guān］

KONG 空孔恐控

kōng 空

空腹服［kōng fù fú］Arzneieinnahme bei nüchternem Magen
空痛［kōng tòng］Entleerungsschmerz *m*
空心莲子草［kōng xīn lián zǐ cǎo］新鲜地上部分入药。用于清热、凉血、解毒。Herba Alternantherae —— Verwendet wird frischer oberirdischer Teil von Altemanthera philoxeroides (Amaranthaceae). Heilwirkung: Hitze beseitigend, Hitze aus dem Blut austreibend und entgiftend

kǒng 孔恐

孔（空）窍［kǒng（kōng）qiào］人体与外界相通的孔洞，如七窍或九窍。Körperöffnungen *f pl* —— Körperöffnungen, die das Innere des Körpers mit der äußeren Umgebung verbinden, wie die fünf Sinnesorgane (Augen, Nasen, Ohren, Mund) oder die neuen Öffnungen (Augen, Nasenhöhlen, Mund, Ohren, urogenitale Öffnungen und Anus)
孔最［kǒng zuì］穴位。主治：气管炎、支气管炎、咯血、哮喘、扁桃体炎。*Kongzui* (LU6) —— Akupunkturpunkt. Indikationen: Tracheitis, Bronchitis, Hämoptysie, Asthma, Tonsillitis
恐［kǒng］七情之一。Furcht *f* —— einer der sieben emotionellen Faktoren
恐伤肾［kǒng shāng shèn］große Angst schadet Nieren-*Qi*.
恐则气下［kǒng zé qì xià］恐惧过度则伤损肾气，精气下陷，出现二便失禁、遗精等。Furcht verursacht *Qi*-Absinken-übermäßige Furcht schadet der Nierenenergie, so daß sie absinkt. Es verursacht deswegen Stuhl- und Urininkontinenz und Emissio.

kòng 控

控睾［kòng gāo］Unterbauchschmerzen strahlen bis in die Hoden aus.
控脑痧［kòng nǎo shā］①Rhinitis atrophicans ②→脑漏［nǎo lòu］③Nasenkatarrh mit übelriechendem und gelblichem Ausfluß
控涎丹［kòng xián dān］成分：甘遂、大戟、白芥子。主治：水饮停于胸膈而见咳嗽、胸胁疼痛等症。Kongxian Dan, Schleim kontrollierende Pille —— Indikationen: Husten, Brust-und Rippenschmerzen infolge der Retention des Schleims in der Brust und im Zwerchfell

KOU 扣口叩寇

kōu 扣

扣脉［kōu mài］脉来浮大而软，按之中空如捻葱管。多见于大失血之后。Der Puls ist oberflächlich, groß, weich und hohl wie Röhrenlauch. Es erscheint oft nach der schweren Hämorrhagie.

kǒu 口

口［kǒu］Mund *m*
口不仁［kǒu bù rén］Taubheit des Mundes, Mundstarre *f*
口不知谷味［kǒu bù zhī gǔ wèi］Appetitlosigkeit *f*
口齿科［kǒu chǐ kē］元或明十三科之一。Spezialfach von Stomatologie und Dentologie —— eines der dreizehn medizinischen Spezialfächer der *Yuan*- und *Ming*-Dynastie
口齿类要［kǒu chǐ lèi yào］明·薛己撰于16世纪中叶。书中记述口齿疾患，并附验案与方剂。klassifizierte Essentials der Stomatologie —— ein medizinische Buch von *Xue Ji* in der Mitte des 16. Jahrhundets, in dem er Mund- und Zahnkrankheiten und Auf zeichnungen von geheilten Fällen und Rezepten beilegt
口齿咽喉科［kǒu chǐ yān hóu kē］①宋太医局中分科之一。②清代九科之一。Abteilung für Mund, Zähne und Rachen —— ①eine Abteilung der Akademie von kaiserlichen Ärzten in der *Song*-Dynastie ②eines der neun medizinischen Spezialfächer der *Qing*-Dynastie
口臭［kǒu chòu］Halitosis *f* Ozostomie *f*, übler Mundgeruch
口臭口烂［kǒu chòu kǒu làn］Halitosis und Aphthosis
口疮［kǒu chuāng］Aphthose *f*, Aphthe *f*, Mundfäule *f*, Mun-

dschwamm *m*
口唇发紫［kǒu chún fā zǐ］zyanotische Lippe
口唇紧缩［kǒu chún jǐn suō］→唇紧［chún jǐn］
口淡［kǒu dàn］Geschmacklosigkeit *f*（Normalerweise wegen der Hypofunktion von der Milz und dem Magen）
口服［kǒu fú］orale Einnahme
口干唇裂［kǒu gān chún liè］Mundtrockenheit mit rissigen Lippen
口甘（甜）［kǒu gān（tián）］einen süßen Geschmack im Munde haben（Erfahrung der Zuckerkranken）
口疳［kǒu gān］Aphthe von Kindern
口疳风［kǒu gān fēng］→舌生泡［shé shēng pào］
口紧［kǒu jǐn］→唇紧［chún jǐn］
口噤［kǒu jìn］Trismus *m*, Wundstarrkrampf *m*
口噤唇青［kǒu jìn chún qīng］Trismus mit zyanotischen Lippen
口渴［kǒu kě］Durst *f*
口苦［kǒu kǔ］einen bitteren Geschmack im Mund haben（Erfahrung der Patienten mit der Leber- und Gallenblasestörung）
口麻［kǒu má］Taubheitsgefühl im Mund *n*
口糜［kǒu mí］Aphthe *f*
口僻［kǒu pì］Abweichung vom Mund *f*
口气［kǒu qì］stinkender Mundgeruch *m*
口软［kǒu ruǎn］五软之一。症见唇色淡白、咀嚼无力，时流清涎。Mund-Schlaffheit bei Kleinkindern —— eine der fünf Schlaffheitserscheinnungen von Kindern mit den Symptomen von farblosen Lippen, Kraftlosigkeit beim Kauen und häufigem Speicheln
口（舌）糜（烂）［kǒu（shé）mí（làn）］Stomatitis aphthosa *f*
口水［kǒu shuǐ］Speichel *m*
口酸［kǒu suān］einen sauren Geschmack im Munde haben（Erfahrung der Patienten mit der Verdauungsstörung）
口甜［kǒu tián］süßer Geschmack im Mund *m*
口喎［kǒu wāi］Schiefmund *m*
口吻疮［kǒu wěn chuāng］Mundwinkelrhagade *f*, Cheilitis angularis *f*, Angulus infectiosus（oris）*m*, Faulecke *f*, Spatzenecke *f*, eckige Stomatitis *f*
口沃沫多唾［kǒu wò mò dūo tuò］übermäßiger Speichelfluß mit Schaum
口咸［kǒu xián］salziger Geschmack im Mund
口涎外溢［kǒu xián wài yì］①Ptyalismus *m*, vermehrter Speichelfluß ②unwillkürliches Speicheln
口香［kǒu xiāng］köstlicher Geschmack im Mund *m*
口形六态［kǒu xíng liù tài］sechs krankhafte Veränderungen der Mund *f pl*
口丫疮［kǒu yā chuāng］Perleche *f*, Faulecke *f* Angulus infectiosus oris
口粘腻［kǒu zhān nì］klebriges und schmieriges Gefühl im Mund *n*
口眼㖞斜［kǒu yǎn wāi xié］①Hemiplegia facialis, Fazialishemiparalyse *f*, Gesichtslähmung, ②Deviation der Augen und des Mundes, Schiefmund mit verzerrten Augen
口中和［kǒu zhōng hé］normales Gefühl im Mund
口中无味［kou zhōng wú wèi］→口淡［kǒu dàn］

kòu 叩寇

叩刺［kòu cì］用皮肤针（梅花针或七星针）在穴位皮肤上轻敲。Klopfen *n* —— eine Manipulation der Akupunktur, bei der man mit der Hautnadel（Winterblumennadel oder Siebensternnadel）an die Haut um den Punkt klopft
叩击法［kòu jī fǎ］轻轻叩击肢体的治疗方法。Klopfenmethode *f* —— eine Behandlungsmethode von leichtgradigen Klopfen an die Extremitäten
寇宗奭［kòu zōng shì］宋代药物学家。编有《本草衍义》（1116）。收载常用药 460 种，记述其药物鉴别、药理和加工炮制等。*Kou Zongshi* —— ein Pharmakologe und der Schrift steller von "Entfaltete Kräuterkunde" in der *Song*-Dynastie, und in dem Buch sind 460 Sorten der allgemeinen verwendeten Arzneien mit der Identifikationsmethode, der Pharmakologie und dem Prozeß der Präparation eingetragen

KU 枯苦库

kū 枯

枯矾［kū fán］外用功同明矾，长于收敛。Alumen exsiccatum —— zur äußerlichen Anwendung dient er als adstringierendes Mittel wie Alaum
枯筋箭［kū jīn jiàn］→千日疮［qiān rì chuāng］
枯痔法［kū zhì fǎ］敷用药物和注射药剂于患部，使痔核枯萎、坏死、脱落而愈的方法。Nekrosetherapie für Hämorrhoiden —— durch Auftragen oder Einspritzen von Arzneien lassen sich die Hämorrhoiden austrocknen, nekrotisieren und dann ab fallen.

kǔ 苦

苦寒清气［kǔ hán qīng qì］使用苦寒药物治疗气分热证的方法。eine Behandlungsmethode für fieberhafte Erkrankung in der *Qi*-Phase mit Drogen, die bitter schmeckt und von der Natur kalt sind
苦寒清热［kǔ hán qīng rè］Hitzebeseitigung mit Drogen von bitterer kalter Natur *f*, eine therapeutische Methode zur Beseitigung innerer Hitze mit Drogen, die bitter schmeckt und von der Natur kalt sind
苦寒泄热［kǔ hán xiè rè］Hitzeausscheidung mit Drogen von bitterer kalter Natur *f*, eine therapeutische Methode zur Beseitigung innerer Hitze mit Drogen, die bitter schmeckt und von der Natur kalt sind
苦寒清（泄）热［kǔ hán qīng（xiè）rè］运用苦寒药以清除里热的疗法。eine therapeutische Methode zur Beseitigung innerer Hitze mit Drogen, die bitter schmeckt und von der Natur kalt sind
苦寒直折［kǔ hán zhí shé］direkte Abstoßung gegen Hitze mit Remidium von bitterer kalter Natur *f*
苦楝皮［kǔ liàn pí］树皮入药。用于驱蛔虫。Rinde des Chinesischen Holunders, Cortex Meliae —— Verwendet wird getrocknete Rinde der Wurzel oder des Stamms der Melia toosendan oder M. azedarach（Meliaceae）. Heilwirkung: Spulwurm tötend
苦楝子［kǔ liàn zǐ］→川楝子［chuān liàn zǐ］
苦木［kǔ mù］枝及叶入药。用于抗菌消炎祛湿解毒。Ramulus et Folium Picrasmae —— Verwendet werden getrocknete Zweige und Blätter der Picrasma quassioides（Simaroubaceae）. Heilwirkung: antibiotisch, antiphlogistisch, Feuchtigkeit vertreibend, und entgiftend
苦入心［kǔ rù xīn］bittere Arznei wirkt ins Herz
苦参［kǔ shēn］干根入药。用于清热燥湿、杀虫，止痒。Radix Sophorae Flavescentis —— Verwendet wird getrocknete Wurzel der Sophora flavescens（Leguminosae）. Heilwirkung: antiparasitisch, Jucken stilend, Hitze und Feuchtigkeit beseitigend
苦石莲［kǔ shí lián］种子入药。用于散瘀止痛、清热去湿。Semen Caesaipiniae —— Verwendet wird getrockneter reifer Samen von Caesalpinia minax（Leguminosae）. Heilwirkung: Blutstauung zerstreuend, schmerzstillend, Hitze und Feuchtigkeit vertreibend
苦温平燥［kǔ wēn píng zào］治疗外感凉燥表证的方法。适用于秋季感冒后出现轻微头痛，怕冷、不出汗，流清涕，鼻腔、嘴唇、咽喉干燥等症。Trockenheit beseitigen mit Drogen von bitterem Geschmack und der warmen Natur-eine

therapeutische Methode zur Behandlung äußeren Syndroms, das von pathogener Kälte und Trockenheit verursacht wird, und mit leichten Kopfschmerzen, Kälteschauder, Schweißlosigkeit, wässerigem Nasenfluß, trockenen Nasenhöhlen, trockenen Lippen und trockener Kehle als Symptomen

苦温燥湿［kǔ wēn zào shī］Trocknen der Feuchtigkeit mit Remidium von bitterer warmer Natur *n*

苦辛通降［kǔ xīn tōng jiàng］Dispergieren der Stagnation und Austreiben der Wärme mit Remidium von bitterer scharfer Natur

苦杏仁［kǔ xìng rén］苦味种仁入药。用于止咳、平咳、润肠。Semen Armeniacae Amarum —— Verwendet wird getrockneter bitterer Samen von Prunus armeniaca, P. sibirica, P. manshurica oder P. armeniaca (Rosaceae). Heilwirkung: Husten und Keuchen stillen und Darm befeuchten

苦竹叶［kǔ zhú yè］嫩叶入药。用于清热、明目、利窍、解毒、杀虫。bitteres Bambusblatt, Folium Pleioblasti —— Getrocknete junge Blätter von Pleioblastus amarus (Gramineae) können als Heilmittel Hitze beseitigen, Augen klären, Harn treiben, entgiften und Parasiten vernichten.

kù 库

库房［kù fáng］穴位。主治：支气管炎、胸痛等。*Kufang* (ST14) —— Akupunkturpunkt. Indikationen: Bronchitis, Brustschmerzen

KUA 胯

kuà 胯

胯腹痈［kuà fù yōng］akute eitrige Lymphknotenentzündung der Leistengegend, akute pyogene Lymphadenitis inguinalis

胯骨［kuà gǔ］→髋骨［kuān gǔ］

KUAI 块快

kuài 块快

块根木蓝［kuài gēn mù lán］块根入药。用于止痛、消炎。Radix Indigoferae Neopolygaloides —— Verwendet wird getrocknete Wurzelknolle der Indigofera neopolygaloides (Leguminosae). Heilwirkung: schmerzstillend und Entzündung hemmend

快速进针［kuài sù jìn zhēn］schnelles Nadeleinstechen (in der Akupunktur)

快药［kuài yào］drastische Abführmittel *n*

KUAN 宽髋款

kuān 宽髋

宽胸［kuān xiōng］①Brustbeklemmung lindern ②Bruststickigkeit lindern

宽胸散结［kuān xiōng sàn jié］Bruststickigkeit lindern und Masse zerstreuen

宽中［kuān zhōng］→疏郁理气［shū yù lǐ qì］

宽中散结［kuān zhōng sàn jié］epigastrische Ausdehnung lindern und Stagnation zerstreuen

髋骨［kuān gǔ］Hüftbein *n*, Os coxae

kuǎn 款

款冬花［kuǎn dōng huā］花蕾入药。用于止咳化痰、润肺下气。Blüte des Huflattichs, Flos Farfarae —— Verwendet wird getrocknete Knospe der Tussilago farfara (Compositae). Heilwirkung: Husten stillend, Schleim lösend und Lungen befeuchtend

KUANG 狂

kuáng 狂

狂［kuáng］Manie *f*, Tollheit *f*, wahnsinnig

狂病［kuáng bìng］Manie *f*

狂犬伤［kuáng quǎn shāng］Bißwunde vom tollwütigen Hund

狂言［kuáng yán］wahnsinnige oder verrückte Rede

KUI 揆溃瘣

kuí 揆

揆度奇恒［kuí duó qí héng］辨证要则之一。Unterscheidung der Einzelheit und des gewöhnlichen Zustands bei der Beobachtung und der Beurteilung. Das ist ein Prinzip der Differentialdiagnose.

kuì 溃瘣

溃坚［kuì jiān］Förderung der Vereiterung *f*

溃疡不敛［kuì yáng bù liǎn］ungeheiltes Ulkus, das schwer zusammenzuziehen ist

瘣瘕疝［kuì (tuí) lóng shàn］unentwickelte eitrige Masse im Abdomen, Abszeß im Abdomen mit der Dysurie

瘣疝［kuì (tuí) shàn］①eingeklemmte Hernie ②Ulkus der Externalgenitalien ③Schwellung und Schmerzen oder Knoten und Parästhesie des Skrotums

瘣阴［kuì (tuí) yīn］Hoden- oder Penisschmerzen

KUN 昆

kūn 昆

昆布［kūn bù］叶状体入药。用于软坚散结、消痰利尿。Ecklonia kurome (Braunalgenart), Thallus Laminariae, Thallus Ecklohiae —— blattförmiger Körper der Lami-naria japonica (Laminariaceae), oder Ecklonia Kurome (Alariaceae) ist als Heilmittel zu gebrauchen. Heilwirkung: Härte erweichend, Masse zerstreuend, schleimlösend, und diuretisch

昆仑［kūn lún］①穴位。主治：后头痛、背脊痛、坐骨神经痛、踝关节疾患等。②炼气功中丹田的别称，或指头顶。①*Kunlun* (BL60) —— Akupunkturpunkt, Indikationen: Schmerzen im Okzipitalbereich, Rückgratschmerz, Ischiasneuralgie, Knöchelbeschwerden ②ein Ausdruck in *Qigong* für *Dantian* (Unterleibsgegend) oder Scheitel

KUO 蛞

kuò 蛞

蛞蝓［kuò yú］全体入药。用于清热祛风、消肿解毒、破瘀通经。Groß Egellschnecke —— Verwendet wird frischer oder getrockneter Körper der Gattung von Limax. Heilwirkung: Hitze beseitigend, Wind austreibend, schwellung lindern, entgiftend, Blutstauung lösend, Monatsfluß fördernd

L

LA 拉蜡辣

lā 拉

拉法［lā fǎ］骨折有重叠移位时的基本复位手法。Streckung *f*—— eine allgemeine Reduktionsmethode für Beinbruch mit Überlappung und Verschiebung

拉腿手法［lā tuǐ shǒu fǎ］伤科一种治疗腰痛的手法。Ziehen des Beines —— eine Manipulation für die Behandlung der Lumbago

là 蜡辣

蜡壳［là ké］中空圆球状蜡壳，直径二至三厘米，用于包裹药丸。Wachsschale *f*—— vom Wachs gemachte kugelförmige und hohle Schale mit dem Durchmesser von 2 bis 3 cm fürs Arzneieinpacken

蜡疗法［là liáo fǎ］用蜡的温热、机械和其他各种因素综合作用于人体，引起局部或全身反应，以治疗疾病的方法。Wachstherapie *f*

蜡丸［là wán］Wachspille *f* 将药材细粉用蜂蜡为黏合剂制成的丸剂

辣椒［là jiāo］果入药。用于温中散寒、健胃消食。Fructus Capsici —— Verwendet wird getrocknete reife Frucht von Capsicum frutescens oder C. annuum (Solanaceae). Heilwirkung: Mittel-*Jiao* (Magen-Milz-Region) erwärmend, Kälte zerstreuend, den Magen stärkend und Verdauung fördernd

辣蓼［lá liǎo］全草入药。除湿、化滞，用于痢疾、肠炎、食滞。Herba Polygoni Hydropiperis —— Verwendet wird getrocknetes ganzes Kraut von Polygonum hydropiper oder P. flaccidum (Polygonaceae). Heiiwirkung: Feuchtigkeit beseitigend Nahrungsstagnation lösend, Indikationen: Dysenterie, Enteritis und Indigestion

LAI 莱癞

lái 莱

莱服子［lái fú zǐ］种子入药。用于祛痰降气、消积除胀。Radieschensamen *m*, Semen Raphani —— Verwendet wird getrockneter reifer Samen von Raphanus sativus (Cruciferae). Heilwirkung: Schleim austreibend, *Qi* absenkend, Verdauungsstörungen und Bauchblähung beseitigend

lài 癞

癞头疮［lài tóu chuāng］→白秃疮［bái tū chuāng］

LAN 兰阑蓝烂

lán 兰阑蓝

兰茂［lán mào］明代本草学家。约于15世纪中叶撰有《滇南本草》，包括许多少数民族地区的医药经验。*Lan Mao* —— ein Kräuterkenner in der *Ming*-Dynastie und der Verfasser von "Arzneimittel des Südlichen *Yunnans*" (1450). Das Buch umfaßt Erlahrungen am Gebrauch der Arzneien in den Minderheiten-Gebieten.

兰室秘藏［lán shì mì cáng］金·李杲撰(1276)。书中分述21门病证，所附方剂切于实用。Die bibliophilen Rekorde der Orchidee-Kammer —— ein medizinisches Werk in der *Jin*-Zeit, das vom *Li Gao* im Jahr 1276 geschrieben wurde, und in dem 21 Kategorien der Krankheiten besprochen und entsprechende praktische und wirksame Rezepte eingetragen sind

阑门［lán mén］七冲门之一。Verbindung zwischen Ileum und Dickdarm —— eins der sieben wichtigen Portale

阑尾穴［lán wěi xué］穴位。主治：阑尾炎。Lanwei (EX-LEl) —— Akupunkturpunkt. Indikation: Appendizitis

蓝布正［lán bù zhèng］全草入药。用于益气补血、养阴、健脾胃、润肺化痰。Herba Gei —— Vewendet wird getrocknetes ganzes Kraut des Geum aleppicum oder G. japonicum (Rosaccae). Heilwirkung: *Qi*, Blut und *Yin* ernährend, die Milz und den Magen stärkend, die Lunge befeuchtend und Schleim lösend

蓝靛［lán diàn］制青黛时的沉淀物入药。用于清热、解毒。Indigo Cruda —— Verwendet wird getrockneter Bodensatz aus der Indigoproduktion. Heilwirkung: Hitze beseitigend und entgiftend

蓝花参［lán huā shēn］全草入药。用于补虚健脾、止咳化痰。Herba Wahlenbergiae —— Verwendet wird getrocknetes ganzes Kraut von Wahlenbergia marginata (Campanulaceae). Heilwirkung: verminderte Widerstandskraft und mangelnde vitale Energie stärkend, die Milz stärkend, Husten stillend, Schleim lösend

làn 烂

烂疔［làn dīng］Gasgangrän *f*

烂喉丹痧［làn hóu dān shā］→疫喉痧［yì hóu shā］

烂喉风［làn hóu fēng］faulendener Hals-Wind *m*, infektiöses Geschwür des Rachens *n*

烂喉痧［làn hóu shā］Scharlach *m*

烂舌边［làn shé biān］→舌烂［shé làn］

烂腿［làn tuǐ］→臁疮［lián chuāng］

烂弦风［làn xián fēng］→眼弦(缘)赤烂［yǎn xián (yuán) chì làn］

LANG 郎狼莨

láng 郎狼

郎中［láng zhōng］①封建时代的官名。②旧社会我国南方对医生的称谓。①Amtstitel in feudaler Zeit ②Bezeichnung vom Arzt der traditionellen chinesischen Medizin in Südchina

狼把草［láng bǎ cǎo］全草入药。用于清解湿热。dreiteiliger Zweizahn, Herba Bidentis Tripartitae —— Verwendet wird getrocknetes ganzes Kraut von Bidens tripartita (Compositae). Heilwirkung: Feuchtigkeit-Hitze beseitigend

狼毒［láng dú］根入药。用于散结、杀虫。*langdu*, Radix Euphorbiae Ebracteolatae —— Verwendet wird getrocknete Wurzel der Euphorbia ebracteolata oder E. fischeriana (Euphorbiaceae). Heilwirkung: Massezerteilend, antiparasitisch

làng 莨

莨菪子［làng dàng zǐ］种子入药。用于解痉、止痛、安神。Samen des schwarzen Bilsenkrauts, Semen Hyoscyami —— Verwendet wird getrockneter reifer Samen des Hyoscyamus niger (Solanaceae). Heilwirkung: Krampf lindernd, Schmerz stillend, innere Unruhe beseitigend

LAO 劳牢痨老潦烙落

láo 劳牢痨

劳风［láo fēng］Erkältung durch Überanstrengung *f*

劳复［láo fù］过早操劳，七情所伤，饮食失宜或房事不节，使正气受损，导致旧病复发。Rückfall wegen der Überanstrengung —— Rückfall in eine alte Krankheit durch frühe Überarbeitung, emotionale Störungen, ungelegene Diät oder Sexualität.

劳宫［láo gōng］穴位。主治：中风、中暑、心前区痛、口腔炎等。Laogong (PC8) —— Akupunkturpunkt. Indikationen: Schlaganfall, Hitzschlag, präkordiale Schmerzen und Stomatitis

劳倦［láo juàn］多因七情内伤。症见困乏懒言、动则喘气、表热自汗、心烦不安。Überanstrengung *f*, Überbelastung *f*, Übermüdung *f* —— von Übermaß an den sieben emotionellen Faktoren (Freude, Zorn, Trauer, Grübeln, Sorge, Angst und Schreck) verursachte innere Verletzungen, deren Symptome folgende sind: Müdigkeit, Lustlosigkeit, Atemnot bei der Bewegung, fieberhafte Körperoberfläche, und spontaner Schweißausbruch und Unruhe

劳咳［láo ké］→劳嗽［láo sòu］

劳力过度［láo lì guò dù］长期的超过力所能及的劳力活动，能损伤脏腑，使胀气虚少，是身体疲劳的重要原因。körperliche Erschöpfung *f*

劳淋［láo lìn］五淋之一。Strangurie aus Überanstrengung —— einer von fünf Typen der Strangurie

劳聋［láo lóng］劳累或房劳所致之耳聋。von der Erschöpfung wegen der Überanstrengung oder der sexuellen Unmäßigkeit verursachte Taubheit

劳疟［láo nüè］久疟正气虚衰，或因久患劳损，又感疟邪所致。Malaria mit Allgemeinschwäche —— ein krankhafter Zustand chronischer Malaria durch Schwäche der Vitalität, Überanstrengung mit dem Anfall der Malaria

劳热［láo rè］①各种慢性消耗性疾病中出现的发热现象。②体质虚弱。劳累后出现的低热症状。konsumierendes Fieber ①Fieber bei verschiedenen chronischen konsumierenden Krankheiten ②leichtes Fieber nach Ermüdung infolge der Schwäche

劳神过度［láo shén guò dù］持续的、剧烈的、超过机体适应能力的心神活动，能耗伤心脾，甚则殃及诸脏，是精神或神经疲劳的主要原因。geistige Erschöpfung *f*

劳嗽［láo sòu］肺劳咳嗽，及因劳倦、酒色过度损伤内脏所致之咳嗽。phthisischer Husten —— chronischer Husten durch Lungentuberkulose oder viszerale Beeinträchtigung infolge vom Übermaß des Alkohols und der Sexualität

劳损（伤）［láo sǔn (shāng)］Verstauchung *f* —— von Überanstrengung verursachte innere Verletzung

劳逸失度［láo yì shī dù］过度劳累和过度安逸的总称。Fehlanpassung zwischen Arbeit und Ruhe *f*

劳则气耗［láo zé qì hào］过度劳累，体力消耗过甚而出现倦怠乏力、气短、出虚汗等。Überanstrengung führt zur *Qi*-Erschöpfung —— von der Überanstrengung und dem übermäßigen Verbrauch der Körperkraft verursachte Mattigkeit, Kurzatmigkeit und anormales Schwitzen

劳（痨）瘵（极）［láo (láo) zhài (jí)］Tuberkulose *f*, konsumierende Krankheit

劳者温之［láo zhě wēn zhī］劳损虚弱病人应用温补药物补气温阳。den Erschöpften wärmen —— ein therapeutisches Prinzip, mit "warmem" Tonikum *Qi* und *Yang* des erschöpften und geschwächten Patienten zu stärken

劳蒸［láo zhēng］hektisches Fieber, das von Konsumption verursacht ist

牢脉［láo mài］坚牢不移，实大弦长，沉取始得之脉象。多见于阴寒积聚的病证。fester Puls —— Der Puls ist fest, kräftig, groß, steif und lang, so daß man ihn nur mit starkem Druck fühlen kann. Er tritt oft in den von Akkumulation der *Yin* Kälte verursachten Erkrankungen auf.

痨病［láo bìng］① konsumierende Krankheit ②Tuberkulose *f*

痨疮［láo chuāng］通常指结核性病变。kalter Abszeß —— im allgemeinen bezeichnet es tuberkulöse Affektion

痨疰［láo zhù］→劳（痨）瘵（极）［láo (láo) zhài (jí)］

lǎo 老潦

老沉香［lǎo chén xiāng］树脂入药。作用同沉香，质量较优。Resina Agallochae —— Verwendet wird Harz der Aquilaria agallocha (Thymelaeaceae). Die Heilwirkung ist gleich wie Aquilaria agallocha (沉香), die Qualität ist aber besser.

老妇行经［lǎo fù xíng jīng］Menorrhoe im Alter der Menopause, Menopausenblu tung *f*

老鹳草［lǎo guàn cǎo］地上部分入药。用于祛风除湿，舒筋活络。Herba Erodii seu Geranii —— Verwendet wird getrockneter oberirdischer Teil des Erodium stepha nianum oder Geranium wikordii (Geraniaceae). Heilwirkung: Wind Vertreibend und Feuchtigkeit beseitigend, Muskeln entspannendund, Blutkreislauf anregend

老黄苔［lǎo huáng tāi］可见于胃肠热结，津液受伤。dunkelgelber Belag —— Dunkelgelber und grober Zungebelag, oft gesehen in Fällen mit angesammelter Hitze im Magen und Darm, und daraus resultierender Konsumption der Körperflüssigkeit

老淋［lǎo lìn］Strangurie des Alters, Altersstrangurie *f*

老颧草［lǎo quán cǎo］地上部分入药；用于祛风除湿、舒筋活络丸。Storchenschnabelkraut *n*, Herba Erodii seu Geranii

老伤［lǎo shāng］alte Verletzung

老舌［lǎo shé］harte Zunge *f* 舌质纹理干燥粗糙，形体苍老的舌象

老鼠疮［lǎo shǔ chuāng］→瘰疬［luǒ lì］

老（郁）痰［lǎo (yù) tán］痰液稠厚，难以咳出。dickes Sputum —— schwer auszuhustendes dick mukoses Sputum

潦水［lǎo shuǐ］Regenwasser auf dem Boden *n*

lào 烙落

烙法［lào fǎ］将针烧红不断地点烙一定穴位的方法。Nadelkaustik *f* —— eine Methode von ständiger Kauterisierung mit der brennenden Nadel auf dem Akupunkturpunkt

烙伤［lào shāng］Kauterisierungswunde *f*

烙铁烙法［lào tiě lào fǎ］Kaustik *f*

落枕［lào zhěn］Steifhals *m*

落枕颈痛［lào zhěn jǐng tòng］vom Steifhals verursachte Zervikalschmerzen

落枕(穴)［lào zhěn (xué)］穴位。主治：颈项强痛。Laozhen (EX) —— Akupunkturpunkt. Indikation: Rigidität und Halsschmerzen

LEI 雷肋泪类

léi 雷

雷公［léi gōng］传说中上古的医生。相传为黄帝之臣，精于针灸，曾与黄帝论医药。《内经》中有七篇黄帝与雷公谈论医药。*Lei Gong* —— ein sagenhafter berühmter Arzt und Minister vom Kaiser *Huangdi* in der vorgeschichtlichen Zeit, der angeblich mit der Akupunktur und der Moxibustion bewandert war. Sieben Kapitel im "Kanon für Innere Medizin" sind die Dialoge zwischen ihm und dem Kaiser über Medizin

雷公炮炙论［léi gōng páo zhì lùn］雷敩约撰于公元五世纪，记述了制药学的基本知识和300余种药物的炮炙法。原书早佚，内容散见于后代本草书中。*Lei*'s Methode für Herstellung des Arzneimittels —— ein medizinisches Buch，das von *Lei Xiao* in dem 5. Jahrhundert geschrieben wurde und die grundlegenden Kenntnisse der Pharmazie und die Methode des Herstellungsvorganges von über 300 Arten Heilkräutern umfaßte. Das originale Buch ist schon verlorengegangen，aber der wesentliche Inhalt ist verstreut in späteren Heilkräuterbüchern zu lesen.

雷火神针［léi huǒ shén zhēn］药艾条之一。含沉香、木香、茵陈、羌活等。主治：心腹冷痛、风寒湿痹、痛经等症。因疗效明显、快速，故名。Donnerfeuer-Wundernadel *f* —— Moxarolle，die Adlerholz，Costuswurzel，Artemisia capillaris und Notop terygium incisium enthält. Indikationen：Kälte und Schmerzen im Epigastrium，Rheumatismus und Dysme norrhoe. Sie hat eine schnelle und sichtbare Heilwirkung，und ist deswegen als Donnefeuer-Wundernadel bezeichnet.

雷廓［léi kuò］八廓之一。即目内眦下方部位。Donner-Region *f* —— eine von acht Augenregionen，die sich unter dem inneren Augenwinkel befindet

雷头风［léi tóu fēng］头面肿，头痛，头中如雷鸣的病证。Donner-Kopfschmerzen *m pl* —— ein Syndrom mit Gesichtsschwellung，Kopfschmerzen und Donnerknall im Kopf

雷丸［léi wán］菌核入药。用于驱绦虫、钩虫。Omphalis *f* Sclerotium Omphaliae —— Verwendet wird getrocknetes Sklerom von Omphalia lapidescens（Poly poraceae）. Heilwirkung：Bandwurm und Hakenwurm bekämpfend

雷敩［léi xiào］南北朝时期的著名药学家(386589)。长于药物炮炙法。撰有专书，已佚。*Lei Xiao* —— ein bekannter Pharmakologe in den Südlichen und Nördlichen Dynastien(386-589 *n.* u. Z). Er war Meister in der Herstellung des Arzneimittels und schrieb darüber ein Buch. Der originale Text aber verlorengegangen.

lèi 肋泪类

肋疽［lèi jū］多见于骨髓炎、肋骨结核、肿瘤等。pflaumeförmige Masse der Rippe —— häufig gesehen bei Osteomyelitis，Tuberkulose oder Tumor der Rippe

泪［lèi］五液之一。Träne *f* —— eine von fünf Arten der Sekretion

泪(淚)窍(堂)［lèi (lèi) qiào (táng)］Punctum lacrimale，Auslaß der Tränendrüse

泪下无时［lèi xià wú shí］→无时泪下［wú shí lèi xià］

类案［lèi àn］klassifizierter Krankheitsfallbericht，Zusammenstellung des Fallberichts

类剥苔［lèi bō tāi］exfolierte Beschichtung *f*

类搐［lèi chù］ähnliche Zuckung *f*

类经［lèi jīng］张介宾编(1624)对《内经》进行类编，为研究和学习《内经》的重要参考书。Klassifizierter Kanon —— ein wichtiges Nachschlagswerk für Studium des "Inneren Klassikers vom Kaiser *Huangdi*"，von *Zhang Jiebin*(1624)

类经图翼［lèi jīng tú yì］张介宾撰(1624)。本书用图解补充《类经》的不足。Illustrierte Ergänzung für den klassifizierten Kanon —— eine Ergänzung des Buches "Kiassifizierten Kanons" mit Illustrationen，verfaßt von Zhang Jiebin (1624)

类书［lèi shū］Bücher，die nach Inhalt zugeordnet sind.

类消症［lèi xiāo zhèng］zuckerkrankheitähnliches Syndrom，diabetesähnliches Syndrom

类证活人书［lèi zhèng huó rén shū］又名《南阳活人书》。宋·朱肱撰(1108)。论述伤寒各证及一些杂病，是研究《伤寒论》较早的一部著作。Klassifiziertes Buch über Rettung des Lebens —— ein medizinisches Buch über Symptome，Diagnose und Heilmethoden von exogenen fieberhaften Krankheiten sowie anderen gemischten Erkrankungen，und eine frühere Monographie über "Abhandlung über Fieberhafte Krankheiten"，verfaßt von Zhu Gong in der *Song*-Dynastie und auch "Nanyang's Buch für Rettung des Lebens" genannt

类证普济本事方［lèi zhèng pǔ jì běn shì fāng］→普济本事方［pǔ jì běn shì fāng］

类证治裁［lèi zhèng zhì cái］林佩琴撰(1839)。作者对内、妇、外科等疾患的病因、临床表现及治疗详予辨析，为一本较为有影响的临床参考书。Klassifizierte Behandlungen —— ein einflußreiches Nachschlagswerk in der klinischen Medizin mit ausführlicher Analyse von Ursachen klinischer Manifestationen und Behandlungen der inneren，gynäkologischen und chirurgischen Krankheiten. Das Buch wurde von *Lin Pei qin* im Jahr 1839 geschrieben.

类中风［lèi zhòng fēng］由内风引起的中风病。apoplektisches Insult，apoplektiformer Insult —— die durch endogenen Wind verursachte Apoplexie

LENG 冷

lěng 冷

冷秘［lěng bì］脾肾阳虚有寒性症状的便秘。Konstipation von Kälte-Typ —— Konstipation mit Kälte Symptomen aus Mangel an *Yang* der Milz und der Nieren

冷敷［lěng fū］kaker Umschlag，kalte Kompresse

冷服［lěng fú］kalte Einnahme（der Dekokte）

冷疳［lěng gān］Unterernährung der Kinder vom kalten Typ

冷汗［lěng hàn］畏寒肢冷而汗出。多因阳虚所致。kalter Schweiß —— kalter Schweiß mit Kältescheu und kaften Gliedern aus Mangel an *Yang*

冷灸［lěng jiǔ］→天(冷、自)灸［tiān (lěng，zì) jiǔ］

冷厥［lěng jué］→寒厥［hán jué］

冷劳［lěng láo］妇女虚劳病属于阴证、寒证者。其主要表现为小腹冷痛、手足冷、纳差、便溏，间有恶心呕吐、时冷时热、月经紊乱、形体消瘦、骨节酸楚等。Kältetyp der Auszehrung —— chronische Konsumptionskrankheit der Frauen mit *Yin*-und Kältesyndromen. Die Symptome sind folgende：Kältegefühl und Schmer zen im unteren Bauch，kalte Gliedmaßen，Verlust des Appetites，wässeriger Stuhlgang，gelegentliche Übelkeit und Erbrechen，anfälliges Frieren und Fieber，Menoxenia，Abmagerung，Schmerzen des Knochens und des Gelenks

冷泪［lěng lèi］多因肝肾两虚，招引外风等所致。kalte Tränen —— ein Symptom，das gewöhnlich durch Leber und Nierenschwäche und Befall des äußerlichen Windes verursacht ist

冷痢［lěng lì］→寒痢［hán lì］

冷疗法［lěng liáo fǎ］Kältetherapie *f*，Frigotherapie *f*

冷庐医话［lěng lú yī huà］又名《摭拾闻见》。陆以湉撰(1897)。主要为医学杂读和笔记。Verlassenes Hausgespräch über Medizin —— ein Buch，geschrieben von *Lu Yitian* (1897)，enthält hauptsächlich Essays über medizinische Probleme und Arbeitsnotitze bei der Heilpraxis und hat einen anderen Namen "Essay von Folklore".

冷(气)心痛［lěng (qì) xīn tòng］①心前区痛，症见心痛暴发、心痛彻背、背痛彻心或痛热绵绵不休，可伴手足厥逆，通身冷汗出、便溺清利或大便利而不渴、气微力弱、脉沉细无力等。②心绞痛。①Die von Kälte verursachten präkardialen Schmerzen-Symptome：fulminante Schmerzen in der Gegend über dem Herzen und dem unteren Teil des Thorax，Schmerzaustrahlung in den Rücken und dauemde brennende Schmerzen mit den Begleiterscheinungen von kalten Extremitäten, kaltem Schweiß am ganzen Körper, blassem Urin, normalem Stuhlgang, keinem Durst, Matigkeit und tiefem fadenförmigem und schwachem Puls ②Angina pectoris

冷热疳［lěng rè gān］指疳之二种。通常以疳之新者而偏于外(体表)、偏于热者为热疳,疳之久者而偏于内(脏腑)、偏于寒者为冷疳。Unterernährung von Kälte und Hitzetyp —— zwei verschiedene Typen oder Phasen der Unteremährung. Die erste Phase wird durch Symptome der Körperoberfläche und Hitze gekennzeicbnet und die zweite Phase durch Symptome von Zang-Fu-Organen und Kälte.

冷痰［lěng tán］→寒痰［hán tán］

冷痛［lěng tòng］有寒性症状的疼痛。痛处有冷感,局部喜热的症状。可见于胃痛、腹痛、痹证等。Kälteschmerzen *m pl* —— Schmerzen mit Kältesymptomen. An der Schmerzstelle hat man kaltes Gefühl und es kann möglicherweise mit Hitze gelindert werden. Die Symptome sind Magenschmerzen, Bauchschmerzen und Rheumatismus.

冷哮［lěng xiào］因寒邪引起的哮喘。症见呼吸急促、喉中有哮鸣音、咳吐清稀粘痰、胸闷、面色灰暗、舌苔白、滑脉浮紧。Asthma vom Kältetyp —— durch Eindringen der Kälte in den Körper verursachtes Asthma, dessen Symptome folgende sind: Dyspnoe mit Keuchen und Halspfeifen, Husten mit dünnem mukösem Sputum, Brustbeklemmung, glanzlase Gesichtsfarbe, bleicher und schlüpfriger Zungenbelag, oberflächlicher und gespannter Puls

冷心痛［lěng xīn tòng］→冷［气］心痛［lěng［qì］xīn tòng］

冷瘴［lěng zhàng］kalte miasmatische Malaria *f*

LI 厘离黧蠡李里理历厉立丽利沥疠戾荔栗痢

lí 厘离黧蠡

厘正按摩要求［lí zhèng àn mó yāo qiú］清·张振鋆辑(1889)。本书在明·周于蕃《小儿推拿秘诀》一书基础上,进一步校辑而成。包括辨证立法,各种按摩手法,取穴位,以及对24种疾病的推拿法。Verbesserte Synopse der Massage —— Das Buch wurde von *Zhang Zhenjun* in der *Qing*-Dynastie auf der Basis der Korrigierung und Ergänzung des Buches "Kunstgriffe der Massage für Kinder" von *Zhou Yufan* in der *Ming*-Dynastie im Iahr 1889 zusammengestellt und umfaßt Diagnosemethoden, Manipulationen der Massage, Auswahl der Akupunkturpunkte sowie die Methoden der Massage für 24 Krankheitsarten.

离而复合［lí ér fù hé］整复手法之一。先使骨折的断端分离,再恢复到正常位置。Osteodiastase Reduktion —— eine Reduktionsmethode, bei der die Fragmentende getrennt und dann wieder eingerenkt werden

离经脉［lí jīng mài］过快或过慢的脉象或孕妇分娩期间速率加快的脉象。abnormaler Puls —— der zu schnell oder zu langsam gehende Puls, oder die Beschleunigung des Pulses bei der Geburt

黧黑斑［lí hēi bān］Chloasma *n*, Braunfleckigkeit der Haut

蠡沟［lí gōu］穴位。主治:盆腔炎、尿潴留、阳痿等。*Ligou* (LR5) —— Akupunkturpunkt, Indikationen: Pelvizellulitis, Harnretention, Impotenz

lǐ 李里理

李杲［lǐ gǎo］金代著名医学家(1180-1251)。著有《脾胃论》、《内外伤辨惑论》、《医学发明》等书。为补土派的创始人,认为内伤脾胃,百病由生。主张调理脾胃,升提中气之法。*Li Gao* —— ein berühmter Arzt in der *Jin*-Dynastie (1180-1251) und Autor von "Über Milz und Magen", "Über Differenzierung der Ungewißheiten von Endogenen und Exogenen Erkrankungen" und "Aufklärung der Medizin" sowie Begründer der Erdestärkungsschule (die Schule von der Stärkung der Milz und des Magens). Er behauptete, daß alle Krankheiten aus innerlichem Schaden von der Miiz und dem Magen entstanden, und man die Milz und den Magen regulieren und *Zhong Qi* (Lebenskraft) ernähren sollte.

李濂［lǐ lián］明代文人(1488-1566),编成《医史》一书。记述65位名医的传记,为现存最早的医史人物传记专书。*Li lian* (14881566) —— Literat in der *Ming*-Dynastie, In dem von ihm verfaßten Buch "Medizingeschichte" wurde die Biographie von 65 berühmten Ärzten bis zur seiner Zeit dargestellt. Das Buch gilt als eins der heute noch vorhandenen frühersten biographischen Bücher in China.

李濂医史［lǐ lián yī shǐ］→医史［yī shǐ］

李念莪［lǐ niàn é］→李中梓［lǐ zhōng zǐ］

李时珍［lǐ shí zhēn］明代伟大医学家、科学家(1518-1593)。曾于太医院任职。1587年完成巨著《本草纲目》。不仅是部本草学且是一部博物学百科全书,并著有《濒湖脉学》、《奇经八脉考》等。*Li Shizhen* (1518-1593) —— ein großer Mediziner, Wissenschaftler, Mitglied der Akademie der kaiserlichen Ärzte in der *Ming*-Dynastie sowie der Verfasser von "Abriß der Arzneimittejkunde" (1587), das nicht nur ein Buch von chinesischen Heilmitteln, sondern auch eine Enzyklopädie der Naturkunde ist, und auch vom Werk "Pulsforschungen von Binhu" und "Studium von den Acht Extra-Meridianen"

李士材［lǐ shì cái］→李中梓［lǐ zhōng zǐ］

李用粹［lǐ yòng cuì］→李惺庵［lǐ xīng ān］

李惺庵［lǐ xīng ān］清代医学家。通各家之说,汇集前人关于内科杂证的诊治经验,撰有《证治汇补》(1687)。*Li Xingan* —— ein Arzt in der *Qing*-Dynastie, Kenner jeder chinesischen medizinischen Lehre, und Autor des Buches "Ergänzung zur Diagnose und Behandlung" (1687), in dem er die Erfahrungen der Vorfahren und seine eigenen in der Behandlung von verschiedenen inneren Krankheiten zusammansteute.

李修之［lǐ xiū zhī］→李惺庵［lǐ xīng ān］

李迅［lǐ xùn］南宋医学家,精外科。编《集验背疽方》(1196)。*Li Xun* —— ein Mediziner in der Südlichen *Song*-Dynastie, Spezialist für die Behandlung der äußeren Erkrankungen, der im Jahre 1196 das Buch "Bewährte Rezepte für Tief Verwurzelte Furunkel" zusammenstellte

李中梓［lǐ zhōng zǐ］明代医学家(1588-1655)。深谙宋、金、元各家之学,著述较多,其中《内经知要》(1624)流传较广。*Li Zhongzi* (1588-1655) —— ein Mediziner in der *Ming*-Dynastie. Er kannte sich gut in den Theorien verschiedener medizinischen Schulen von *Song*-, *Jin* und *Yuan*-Dynastien aus und war ein produktiver Schriftsteller vieler Werke. Davon war das Werk "Essentials von Innerem Klassiker" von 1642 sehr populär

里病出表［lǐ bìng chū biǎo］Austreten einer Krankheit von innen nach außen *n*

里寒［lǐ hán］内在脏腑的寒证。主要表现有畏寒肢冷、面色苍白、腰膝酸冷、大便溏泻、小便清长、脉沉迟或微细、舌质淡苔白润等。innerliche Kälte —— Kälte-Syndrom der inneren Organe, das mit Schüttelfrost, kalten Extremitäten, blasser Gesichtsfarbe, schmerzhaften und Kalten Hüften und Knien, dünnflüssigem Stuhlgang, häufigem klarem Urin, tiefem langsamem oder schmalem schwachem Puls, blasser Zunge mit feuchtem weißem Belag einhergeht

里寒格热［lǐ hán gé rè］①下寒格拒上热。②→阴盛格阳［yīn shèng gé yáng］①Hitze im oberen Teil des Körpers wird von der Kälte im unteren Teil des Körpers abgehalten.

里喉痈［lǐ hóu yōng］retropharyngealer Abszeß

里急［lǐ jí］七伤之一。Verstopfung von Genitalorgan —— eine der sieben Arten der Beeinträchtigung von Männern

里急后重［lǐ jí hòu zhòng］Tenesmus *m*, Stuhlzwang *m*, Stuhldrang, *m*

里结［lǐ jié］Obstipation *f*, Verstopfung *f*

里热［lǐ rè］胃肠、肺胃实热，或肝胆郁热。主要表现有高热、不恶寒反恶热、口渴引饮、烦躁或心烦口苦、小便短赤、舌质红、苔黄、脉洪数或弦数有力等。Hitze im Inneren-Hitze —— Übermaßsyndrom des Magens und des Darms bzw. der Lunge und des Magens, oder Hitze, die durch Bedrücktheit der Leber und der Gallenblase hervorgerufen ist. Sie sind durch hohes Fieber, Hitzescheu, Durst, Unruhe oder Rastlosigkeit, bitteren Geschmack im Mund, spärlichen und dunklen Urin, rote Zunge mit gelblichem Belag, vollen schnellen den oder straffen und kräftigen Puts gekennzeichnet.

里实［lǐ shí］①内在脏腑的实证。②肠内有形之邪阻滞不畅通，出现腹胀、腹痛、大便秘结等的证候。③停留在体内的各种病理产物所表现的证候，如痰饮、瘀血、虫积、食积等。Übermaß im Inneren, inneres Übermaß —— ①Übermaß syndrom der inneren Organe (*Zang-Fu*) ②Ansammlung von fühlbaren patlhogenen Faktoren im Darm mit Bauchblähung und Bauchschmerzen und Verstopfung als Symptomen ③klinisches Erscheinungsbild der Ansammlung verschiedener pathologischer Produkte im Körper, z. B. Schleim, Blutstauung, Helminthiasis und Verdauungsstörung usw.

里水［lǐ shuǐ］inneres Ödem *n*

里虚［lǐ xū］脏腑气血不足，机能衰退的虚弱证候。innere Schwäche —— Syndrom des aus dem Mangel an *Qi* und Blut entstehenden Funktionsverfalls der inneren Organe

里虚寒证［lǐ xū hán zhèng］inneres Kältesyndrom vom Mangeltyp

里虚热证［lǐ xū rè zhèng］inneres Hitzesyndrom vom Mangeltyp

里证［lǐ zhèng］与表证相对而言，凡脏腑等的病理变化所表现出的证候皆是。inneres Syndrom —— Gegenteil vom äußeren Syndrom, durch endogene Faktoren verursachten Krankheiten, einschließlich ernsthafter Schädigungen innerer Organe

理法方药［lǐ fǎ fāng yào］Theorie, Prinzip, Rezept und Arneimittel 诊治疾病过程的基本步骤。根据中医学理论，明确病因病机，确定治则治法，进行组方选药

理筋［lǐ jīn］Wiederherstellung und Behandlung der verletzten Weichteile

理筋手法［lǐ jīn shǒu fǎ］eine Manipulation für Wiederherstellung und Behandlung verletzter Weichteile

理气［lì qì］运用行气、降气或补气药物，治疗气滞、气逆、气虚的方法。den *Qi*-Fluß regulieren —— eine Therapie, bei der man mit der Arznei zur *Qi*-Aktivierung, zur *Qi*-Absenkung und zur *Qi*-Ernährung Stagnation des *Qi*-Flußes, Gegenfluß von *Qi* und Mangel an *Qi* behandelt

理气和胃［lǐ qì hé wèi］Regulierung von *Qi* Strom und Magenfunktion *f*

理气化痰［lǐ qì huà tán］Regulierung vom *Qi* Strom zur Schleimbeseitigung *f* 用具有理气行滞、祛痰作用的方药，治疗气滞痰凝证、痰气互结证的治法

理气化瘀［lì qì huà yū］den *Qi*-Strom regulieren, um Blutstauung zu lösen

理气剂［lǐ qì jì］carminative Formula *f* 以理气药为主配伍组成，具有行气或降气作用，治疗气滞或气逆证方剂的统称。分行气剂、降气剂

理气健脾［lǐ qì jiàn pí］Regulierung des *Qi*-Stroms und Belebung der Milz

理气解郁［lǐ qì jiě yù］Regulierung des *Qi*-Stroms und Linderung der Depression

理气开郁［lì qì kāi yù］den *Qi*-Strom regulieren, um geistige Depression zu lindern

理气宽中［lì qì kuān zhōng］den *Qi*-Strom regulieren und Depression lindern

理气通便［lì qì tōng biàn］den *Qi*-Strom regulieren, um Verstopfung zu beseitigen

理气通降［lǐ qì tōng jiàng］Regulierung des *Qi*-Stroms und Herabsenkung vom Trüben um Verstopfung zu entlasten

理气通经［lì qì tōng jīng］治疗肝郁或气滞所致的月经不调的方法。den *Qi*-Strom regulieren, um den Monatsfluß zu fördern —— eine therapeutische Methode zur Behandlung der unregelmäßigen Menstruation durch Stagnation von *Qi* oder emotionale Bedrücktheit

理气止痛［lì qì zhǐ tòng］den *Qi*-Strom regulieren, um Schmerz zu stillen

理气止痛药［lì qì zhǐ tòng yào］den *Qi*-Strom regulierendes und schmerzstillendes Mittel

理气药［lǐ qì yào］*Qi*-regulierendes Arzneimittel *n*

理伤续断［lì shāng xù duàn］Traumaheilung und Knochenfügung

理伤续断方［lì shāng xù duàn fāng］→仙授理伤续断秘方［xiān shòu lǐ shāng xù duàn mì fāng］

理血［lǐ xuè］调理血分病的方法。包括补血、凉血、活血、祛瘀、止血等。Behandlung von Blutstörungen —— eine Methode der Blutregulation, die sich bluternährung, -kühlung und-aktivierung sowie Beseitigung von Blutstauungen und Blutstillung erstreckt

理血剂［lǐ xuè jì］Blutregulierendes Mittel *n*

理瀹骈文［lǐ yuè pián wén］清·吴尚先撰(1870). 以骈文体记述以膏药为主对常见病的外治法专书，具有简、便、验、廉的特点。Diskurse in Goreimten Satzpaaren über äußerliche Therapie —— eine Monographie in thythmischen Satzpaaren über die Methoden der äußerlichen Behandlung der allgemeinen Krankheiten mit Pflastern, vorfaßt von *Wu Shangxian* der *Qing*-Dynastie im Jahr 1870. Die meisten im Buch vermittelten Methoden sind einfach, praktisch, wirksam und billig.

理(调)中［lǐ (tiáo) zhōng］调理中焦脾胃的方法。多用于脾胃虚寒证。Regulierung der Funktion von Mittel-Jiao (der Magen-Milzregion) —— eine Methode zur Behandlung der Hypofunktion der Milz und des Magens mit Kältemamfestation

理中安蛔汤［lǐ zhōng ān huí tāng］成分：理中汤加蜀椒、茯苓、乌梅、去甘草。主治：理中丸证兼蛔虫腹痛。*Lizhong Anhui Tang*, Dekokt für Regulierung der Funktion von Mittel-Jiao und Beseitigung von Spulwurm. Indikationen: Krankheiten, bei denen Lizhong wan indiziert ist, von Spulwurm verursachte Bauchschmerzen

理中化痰丸［lǐ zhōng huà tán wán］成分：理中丸加制半夏、茯苓。主治：理中丸证兼见咳嗽痰多。*Lihong Huatan Wan*, Pille für Regulierung der Funktion van Mittel-Jiao und Schleimlösung —— Indikationen: die Funktion von Mittel-Jiao regulieren, Husten beseitigen und Schleim lösen

理中降痰丸［lǐ zhōng jiàng tán wán］成分：理中丸加制半夏、茯苓、苏子。主治：理中化痰丸证而咳喘较甚者。*Lizhong Jiangtan Wan*, die Funktion von Mittel-Jiao regulierende und Schleim senkende Pille —— Indikationen: Krankheiten, bei denen Lizhong Huatan Wan indiziert ist. mit schlimmem Husten und Asthma

理中丸［lǐ zhǒng wán］又名人参汤。成分：党参、干姜、炙甘草、白术。主治：脾胃虚寒。症见食少呕吐、泄泻腹痛等。*Lizhong Wan*, die Funktion van Mittel-Jiao regulierende Pille —— eine andere Bezeichnung: Ginseng-Dekokt. Indikaionen: Von Kälte und Schwäche der Milz und des Magens verursachte Symptome wie Eßunlust, Erbrechen, Durchfall und Bauchschmerzen

lì 历厉立丽利沥疠戾荔栗痢

历代名医蒙求［lì dài míng yī méng qiú］宋·周守忠撰(1220)，记叙宋以前名医事迹和医林掌故，以及某些疑难病症的案例。Heilkunst der berühmten Ärzte der Vergangenen Jahre —— ein Buch mit den Geschichten, Anekdoten von berühmten Ärzten vor der *Song*-Dynastie und schweren Krankheitsfällen, zusammengestellt von *Zhou Shouzhong* im Jahr 1220 in der *Song*-Dynastie

历节［风］［lì jié［fēng］］→白虎历节［bái hǔ lì jié］

厉兑［lì duì］穴位。主治：多梦、热病等。Lidui (ST45) —— Akupunkturpunkt. Indikationen: von Träumen gestörter Schlaf, Fieberkomplexe

厉痈［lì yōng］发生于足背两旁的急性、局限性、化脓性炎症。形虽小而病情较严重。Kritischer Abszeß —— akute, lokale und eitrige Infektion auf den beiden Seiten von Fußrücken, die klein ist, aber kritische Prognose zeigt

立迟［lì chí］五迟之一。Retardation des Aufstehens bei Kleinkindern —— eine der fünf körperlichen Entwieklungsretardationen bei Kindern

立法［lì fǎ］Ausführung der Therapie.

立位手法［lì wèi shǒu fǎ］腰部扭伤后患者取立姿势的治疗手法。Behandlungsmethode für sinkrecht stehende Patienten —— eine Manipulation für Verstauchung der Lumbargegend, dabei die Patienten aufrecht stehen

丽江山慈菇［lì jiāng shān cí gū］→山慈菇［shān cí gū］

利胆通肠［lì dǎn tōng cháng］die Sekretion und Ausscheidung van Galle normalisieren

利胆退黄［lì dǎn tuì huáng］die Funktion der Gallenblase normalisieren und Gelbsucht beseitigen

利筋骨［lì jīn gǔ］Starrheit von Muskeln und Gelenken beseitigen

利尿［lì niào］利水(尿)［lì shuǐ (niào)］

利尿除湿［lì niào chú shī］Harn treiben und Feuchtigkeit vertreiben

利尿化湿［lì niào huà shī］Beseitigung der Feuchtigkeit und Harn treiben

利尿抗癌［lì niào kàng ái］Harn treiben und Karzinom behandeln

利尿调经［lì niào tiào jīng］Harn treiben und Menstruation regulieren

利尿通淋［lì niào tōng lìn］Behandlung der Strangurie und Harn treiben

利尿消肿［lì niào xiāo zhǒng］Beseitigung von Ödem und Harn treiben

利尿逐饮［lì niào zhú yǐn］Beseitigung von Feuchtigkeitsretention und Harn treiben

利气［lì qì］行(通、利)气［xíng (tōng, lì) qì］

利气活血［lì qì huó xuè］Zirkulation von *Qi* und Blut fördern

利湿［lì shī］用渗湿利水药物使湿邪从小便排出的方法。Ausscheidung von Feuchtigkeit durch Diurese —— eine Therapie, mit Diuretikum pathogene Feuchtigkeit auszuscheiden

利湿排脓［lì shī pái nóng］Feuchtigkeitaustreibung und Eiterbeseitigung

利湿药［lì shī yào］Feuchtigkeit ausscheidendes Arzneimittel *n*

利水［lì shuǐ］mit Diuretikum oder Hydragoga Wasserretention lindern

利水(尿)［lì shuǐ (niào)］Diurese *f*, Harn treiben

利水化石［lì shuǐ huà shí］Diurese fördern und Stein auflösen

利水渗湿［lì shuǐ shèn shī］Feuchtigkeit beseitigen und Diurese fördern

利水消肿［lì shuǐ xiāo zhǒng］Diurese fördern, um Ödem zn lindern

利小便［以］实大便［lì xiǎo biàn［yǐ］shí dà biàn］mit Diuretikum Diarrhoe behandeln

利咽［lì yān］Rachenschmerzen lindern

利咽开音［lì yān kāi yīn］mit "kühlender" Arznei Rachenschmerzen lindern, um Stimme wiederzugewinnen

利咽消肿［lì yān xiāo zhǒng］Rachenschwellung beseitigen, Rachenschmerz und pharyngeale Schwellung lindern

沥浆(胞)产［lì jiāng (bāo) chǎn］→沥浆(胞)生［lì jiāng (bāo) shēng］

沥浆(胞)生［lì jiāng (bāo) shēng］vorzeitige Amnionruptur

沥血腰痛［lì xuè yāo tòng］Lumbago mit Blutstase *f*

疠［lì］①→戾(疠)气［lì (lì) qì］②→疠(麻)风［lì (má) fēng］③→疫疠［yì lì］

疠(麻)风［lì (má) fēng］Lepra *f*, Aussatz *m*

疠气［lì qì］pestilenzialisches *Qi n*

疠疡风［lì yáng fēng］Tinea versicolor

疠子颈［lì zi jǐng］→瘰疬［luǒ lì］

戾(疠)气［lì (lì) qì］epidemischer pathogener Faktor

荔枝草［lì zhī cǎo］地上部分入药。用于清热、解毒、凉血、利尿。Herba SaMae Plebeiae —— Verwendet wird frischer oder getrockneter oberirdischer Teil der Salvia plebeia (Labiatae). Heilwirkung: Hitze beseitigend, entgiftend, Hitze aus dem Blut beseitigend, Harn treibend

荔枝核［lì zhī hé］种子入药。用于行气、散寒、止痛散结。Samen der Litchipflaume, Semen Litchi —— Verwendet wird getrockneter Samen der Litchi chinensis (Sapindaceae). Heilwirkung: *Qi*-Fluß aktivierend, Kälte zerstreuend, schmerzstillend, Masse zerteilend

栗毛壳(球)［lì máo qiào (qiú)］→板栗壳［bǎn lì qiào］

栗疡［lì yáng］Kalkulus der Lidbindehaut *m*

栗子痔［lì zǐ zhì］abgeschnürte Hämorrhoide

痢疾［lì jí］Dysenterie *f*, Ruhr *f*

LIAN 连莲廉臁镰帘敛炼恋链

lián 连莲廉臁镰帘

连骸［lián hái］Epicondylus *m*

连钱草［lián qián cǎo］地上部分入药。用于清热解毒、利水化石、祛痰消肿。Herba Glechomae Longitubae —— Verwendet wird getrockneter oberirdischer Teil der Glechoma Longituba (Labiatae). Heilwirkung: Hitze beseitigend, entgiftend, diuretisch, Harnstein und Schleim lösend und Schwellung lindernd

连翘［lián qiào］果入药。用于疏散风热、清热解毒、消痈散结。Hängender Goldflieder, Fructus Forsythiae —— Verwendet wird getrocknete Frucht der Forsythia suspensa (Oleaceae). Heilwirkung: Wind-Hitze zerstreuend, Hitze beseitigend, entgiftend, Karbunkei und Masse lösend

连舌［lián shé］→结(连、绊)舌［jié (lián, bàn) shé］

莲房［lián fáng］花托入药。用于止血、消瘀。Rezeptakulum des Lotos, Receptaculum Nelumbinis —— Verwendet wird getrockneter Blütenboden von Nelumbo nucifera (Nymphaeaceae). Heilwirkung: Blut stiilend, und Blutstauung lösend

莲梗［lián gěng］→荷梗［hé gěng］

莲花［lián huā］花蕾入药。用于活血止血、去湿消风。Lotosblume *f*, Flos nelumbinis —— Verwendet wird getrocknete Blüteknospe von Nelumbo nucifera (Nymphaeaceae). Heilwirkung: Blutkreislauf aktivierend, Blut stillend und Feuchtigkeit und Wind beseitigend

莲花舌［lián huā shé］→重舌［风］［chóng shé［fēng］］
莲蓬［lián péng］→莲房［lián fáng］
莲蓬(子)发［lián péng (zǐ) fā］背部痈疽，疮头甚多，上有脓点，形如莲蓬或蜂窝，故名。lotossamenähnliche Infektion —— Phlegmone des Rückens mit mehreren eitrigen Köpfchen wie Lotossamen oder Bienenkorb
莲心［lián xīn］→莲子心［lián zǐ xīn］
莲须［lián xū］雄蕊入药。用于固肾涩精。Lotosstamen *n*, Stemen Nelumbinis —— Verwendet wird getrocknetes Stamen von Nelumbo nucifera (Nymphaeaceae). Heilwirkung: die Nieren stärkend und Spermatorrhoe aufhaltend
莲叶［lián yè］→荷叶［hé yè］
莲子［lián zǐ］种子入药。用于养心益肾、健脾止泻。Lotossamen *m*, Semen Nelumbinis —— Verwendet wird getrockneter Samen der Nelumbo nucifera (Nyphaeaceae). Heilwirkung: das Herz und die Nieren ernährend, die Milz stärkend und Diarrhoe stillend
莲子发［lián zǐ fā］→莲蓬(子)发［lián péng (zǐ) fā］
莲子疬［lián zǐ lì］瘰疬核块簇聚，形同莲蓬子，故名。lotossamenförmige Skrofulose —— Skrofulosen häufen sich wie Samenkapsel des Lotos. So wird es genannt.
莲子心［lián zǐ xīn］种子中的幼叶及胚根入药。用于清心、除烦、降压。Plumula Nelumbinis —— Verwendet wird getrocknete Sproßknospe und Keimwurzel des Samens von Nelumbo nucifera (Nymphaeaceae). Heilwirkung: Herz-Hitze beseitigend, Unruhe lösend und Hypertension senkend
廉［lián］古代中医解剖学术语，即侧或面的意思。如上廉即上侧(上面)，外廉即外侧(外面)。Seite *f* —— Das ist ein uralter anatomischer Begriff der traditionellen chinesischen Medizin und bedeutet Seite, z. B. *Shanglian* bedeutet die obere Seite, und *Wailian* die laterale Seite.
廉泉［lián quán］穴位。主治：声音嘶哑，舌肌麻痹、喉炎等。Lianquan (RN23) —— Akupunkturpunkt. Indikationen Heiserkeit, Glossoplegie, Laryngitis
臁疮［lián chuāng］小腿臁骨部位的慢性溃疡。Ulcus cruris —— chronische Ulcus des Unterschenkels
镰洗法［lián xǐ fǎ］用三棱针或小锋针轻刺患处，然后以生理盐水冲洗。常用于沙眼滤泡症。Sicheln-Waschtherapie *f* —— eine Methode zur Behandlung des granulösen Trachoms durch leise Stiche am Follikel mit triangulärer oder fadenförmiger Nadel und durch Ausspülung der Wunde mit physiologischer Kochsalzlösung
帘珠喉［lián zhū hóu］chronische hypertrophische Pharyngitis *f*
帘珠喉痹［lián zhū hóu bì］pseudomembranöse Pharyngitis *f*, chronische hypertrophische Pharyngitis *f*

liǎn 敛

敛疮生肌［liǎn chuāng shēng jī］Ausheilung der Wunde und Förderung der Geweberegeneration
敛肺［liǎn fèi］用收敛补肺药物，治疗久咳肺虚的方法。Adstringierung der Lunge —— eine Behandlungsmethode zur Beseitigung des chronischen Hustens und der Mangelkrankheit der Lungen mit Adstringens und Stärkungsmittel
敛肺定喘［liǎn fèi dìng chuǎn］Adstringierung der Lunge für Asthmastillung
敛肺止咳［liǎn fèi zhǐ ké］用收敛药为主治疗久咳肺虚的方法。zum Hustenstillen die Lunge adstringieren —— eine Ther-apie zur Behandlung chronischen Hustens und des Mangelsyndroms der Lunge, hauptsächlich mit zusammenzichendem Mittel
敛汗［liǎn hàn］Schweiß stillen
敛汗(固表)［liǎn hàn (gù biǎo)］治疗气虚自汗或阴虚盗汗的方法。Schwitzen stillen und oberffächliche Abwehrkraft stärken —— eine Methode zur Behandlung von spontanem Schwitzen infolge von Mangel an *Qi* und von Nachtschweiß infolge von Mangel an *Yin*
敛气［liǎn qì］用具有收敛作用的药物，治疗气虚耗散不收的方法。*Qi* adstringieren —— eine Therapie, mit Adstringens *Qi* zu festigen und Zerstreuung von *Qi* fernzuhalten
敛阴［liǎn yīn］用酸涩药物，收敛阴气的治疗方法。适用于阴津耗散而邪已衰退的证候。*Yin*-Flüssigkeit adstringieren —— eine Therapie, mit saurem Adstringens *Yin* zurückzuhalten, die bei den Fällen mit *Yin*-Flüssigkeitsverbrauch, während die eindringenden pathogenen Faktoren bereits unter Kontrolle stehen, indiziert ist
敛阴养血［liǎn yīn yǎng xuè］mit Adstringens *Yin* bewahren und Blut ernähren, mit Adstringens *Yin*-Konsumption verringern und Blutbildung fördern

liàn 炼恋链

炼丹［liàn dān］①→炼丹术［liàn dān shù］②气功中的一种修炼精气神的静功。②eine Art der Ruhig-Fertigkeit in *Qigong* für Übungen von vitaler Essenz, *Qi* und Geist
炼丹术［liàn dān shù］Alchimie *f*
炼己［liàn jǐ］在气功锻炼中，集中练功意念，排除杂念。Selbstübung *f* —— bei *Qigong*-Übungen den Geist Konzentrieren, damit abgelenkte Gedanken beseitigt werden
炼精［liàn jīng］使腹部内气充沛的特种练功方法。Training der Lebenssubstanz-Übungen zur Stärkung vom *Qi* des Bauches in *Qigong*
炼精化气［liàn jīng huà qì］→小周天［xiǎo zhōu tiān］
炼蜜为丸［liàn mì wéi wán］durch Mischung von Pulver mit Honig Pille herstelten
炼气［liàn qì］练气功时，通过锻炼呼吸，使元气充沛。Training von *Qi* —— Stärkung der Lebensenergie durch Atemübungen
炼气化神［liàn qì huà shén］→大周天［dà zhōu tiān］
炼神［liàn shén］练气功中，神意的锻炼。Training des Geistes —— ein Ausdruck für Training von Geisteskräften in *Qigong*
炼药［liàn yào］raffinierte Drogen
恋(链)眉疮［liàn (liàn) méi chuāng］seborrhoisches Ekzema zwischen den Augenbrauen
链锁配穴法［liàn suǒ pèi xué fǎ］针灸配穴方法之一，即在身体同侧上肢或下肢某经上，同时取 2-3 个穴，以同经同侧上下相连，互相配合的配穴法。如上肢疼痛取肩髃、曲池、合谷，下肢不遂取环跳、阳陵泉、悬钟等。kettenartige Punktauswahl, Kettenkupplung der Punkte —— eine Methode der Auswahl von Akupunkturpunkten, bei der man gleichzeitig 2 oder 3 Punkte in demselbem Meridian der gleichseitigen Extremitäten auswählt, damit sich eine Verbindungskette der Akupunkturpunkte bildet. Z. B. für Schmerz der oberen Extremität werden *Jianyu* (LI15), *Quchi* (LI11) und *Hegu* (LI4) ausgewählt, für Lähmung der unteren Extremität *Huantiao* (GB30), *Yanglingquan* (GB34) und *Xuanzhong* (GB39)

LIANG 良凉梁两

liáng 良凉梁

良方［liáng fāng］wirksames Rezept
良附丸［liáng fù wán］成分：高良姜、香附。主治：肝郁气滞胃有寒凝之胃脘胸胁疼痛。*Liang Fu Wan*, Pille von Galgantpflanze und Zypergras —— Indikationen: Magen und Brustschmerzen infolge der Depression von Leber-*Qi* und der Kälte im Magen

良工［liáng gōng］中国古代对技术优良的医生的称渭。ausgezeichneter praktischer Arzt —— ein Titel für ein geschickter Arzt in alten Zeiten Chinas
凉茶［liáng chá］kühlender Kräutertee, der zur Beseitigung der Hitze zu gebrauchen ist
凉茶精［liáng chá jīng］kalter Teeextrakt (für Hitzebeseitigung)
凉肝明目［liáng gān míng mù］Hitze aus der Leber vertreiben und Sehkraft verbessern
凉肝熄风［liáng gān xī fēng］Kühlung der Leber und Löschung des Windes
凉膈散［liáng gé sǎn］成分:大黄、甘草、栀子、黄芩、薄荷、连翘、芒硝、竹叶。主治:上中二焦热邪炽盛。症见胸膈烦热、便秘等症。*Liangge San*, Pulver für Austreibung der Hitze aus dem Diaphragma —— Indikationen: Übermäßige Hitze in den oberen und mittleren *Jiao* (Körperhöhlen) mit Brennen und Unruhe in der Brust und in dem Epigastrium bzw. Verstopfung als Symptomen
凉开［liáng kāi］→清热(心)开窍［qīng rè (xīn) kāi qiào］
凉热补泻法［liáng rè bǔ xiè fǎ］针刺补泻法之一。kaltwarme Methode von Stärkung und Schwächung —— eine Art von Stärkung positiver bzw. Schwächung negativer Kräfte (in der Akupunktur)
凉(性)［liáng (xìng)］四气之一。kühle Eigenschaft der Drogen —— eine der vier Eigenschaften der Drogen
凉血［liáng xuè］Hitze aus dem Blut vertreiben
凉血解毒［liáng xuè jiě dú］治疗瘟疫、温毒等证的方法。Hitzeaustreiben aus dem Blut und Entgiftung —— eine Methode zur Behandlung von Seuche und starkem Hitzesyndrom
凉血利尿［liáng xuè lì niào］Hitze aus dem Blut vertreiben und Harn treiben
凉血明目［liáng xuè míng mù］用具有清热凉血明目作用的方药,治疗热性眼病的治法。Kühlung des Blutes zur Verbesserung der Sehkraft *f*
凉血散血［liáng xuè sàn xuè］Hitze aus dem Blut vertreiben und Blutstauung zerstreuen
凉血息风［liáng xuè xī fēng］用具有清热凉血、息风止痉作用的方药,治疗血热动风证的治法。Kühlung des Blutes zur Beruhigung des endogenen Windes *f*
凉血药［liáng xuè yào］Droge, die Hitze aus dem Blut austreibt
凉血止痢［liáng xuè zhǐ lì］Hitze aus dem Blut austreiben und Diarrhoe stilten
凉血止血［liáng xuè zhǐ xuè］Hitze aus dem Blut austreiben und Blut stillen
凉药［liáng yào］"kühlende" Arznei (zur Bekämpfung "innerer Hitze")
凉燥［liáng zào］①→润燥［rùn zào］②秋燥偏于寒的病证。主要表现有头痛、发热、恶寒无汗、鼻腔、嘴唇干燥等症。②Syndrom von Kühle-Trockenheit-Syndrom durch Kühle und Trockenheit im Herbst mit Kopfschmerzen, Fieber, Kältescheu, Schweißlosigkeit, Trockenheit der Nasenhühle und der Lippen als Symptomen
梁门［liáng mén］穴位。主治:消化性溃疡、胃炎、胃痛等。Liangmen (ST21) —— Akupunkturpunkt. Indikationen: Ulcus pepticum, Gastritis, Gastralgie
梁丘［liáng qiū］穴位。主治:急性胃炎、胃痉挛、膝关节痛等。Liangqiu (ST34) —— Akupunkturpunkt. Indikationen: akute Gastritis, Magenkrampf, Kniegelenkschmerzen

liǎng 两

两感［liǎng gǎn］①→两感伤寒［liǎng gǎn shāng hán］②→重感［chóng gǎn］
两感伤寒［liǎng gǎn shāng hán］外感热病初期,阳经证候与阴经证候同时出现。febrile Krankheit von Doppel-Meridian —— gleich zeitiges Erscheinen der Syndrome von dem *Yīn*- und dem *Yang*-Meridian am Anfang einer exogenen febrilen Erkrankung
两睑粘睛［liǎng jiǎn zhān jīng］Symblepharon *n*
两面针［liǎng miàn zhēn］根入药。用于祛风活血、行气止痛。Radix Zanthoxyli —— Verwendet wird getrocknete Wurzel von Zanthoxylum nitidum (Rutaceae). Heilwirkung: Wind austreibend, Blutkreislauf aktivierend, *Qi*-FluB fördernd, schmerzstillend
两目翻上［liǎng mù fān shàng］Superduktion *f*, Superductio
两腮赤肿［liǎng sāi chì zhǒng］rote und geschwollene Wangen
两胁拘急［liǎng xié jū jí］Ziehen und Beschwerde der Brustkorbseiten
两眼无光［liǎng yán wú guāng］glanzlose Augen
两阳相熏灼［liǎng yáng xiāng xūn zhuó］热证误用艾灸或火熏迫汗,导致火毒内攻、灼伤津液,反使病情加重。Ausräuchern der zwei *Yang*-Faktoren-Mißbrauch der Moxbustion und des Ausräucherns zur Diaphorese bei der Behandlung von Hitzesyndrom führen zum tieferen Eindringen der Feuertoxin und zur Konsumption der Körperflüsslgkeit und zur Verschlechterung des Zustandes
两阳相劫［liǎng yáng xiāng jié］→ 两阳香熏灼［liǎng yáng xiāng xūn zhuó］

LIAO 髎了蓼

liáo 髎

髎(峁)［liáo (jiào)］①骨骼孔隙或孔隙上的穴位。②髋 ①Knochenspalte oder Akupunkturpunkt in der Knochenspalte ②Hüftknochen *m*

liǎo 了

了哥王［liǎo gē wáng］根或根皮入药。用于清热解毒、活血散瘀、利水消肿。Radix Wikstroemiae Indicae —— Verwendet wird getrocknete Wurzel oder Rinde der Wurzel der Wikstroemia indica (Thymelaeaceae). Heilwirkung: Hitze beseitigend, entgiftend, Blutkreislauf anregend, Blutstauung lösend, diuretisch und Schwellung lindernd

liào 蓼

蓼大青叶［liào dà qīng yè］叶入药。用于清热、解毒、凉血。Färberknöterich *m*, Folium Polygoni Tinctorii —— Verwendet wird getrocknetes Blatt von Polygonum tinctorium (Polygonaceae). Heilwirkung: Hitze beseitigend, entgiftend, Hitze aus dem Blut austreibend

LIE 列烈捩裂

liè 列烈捩裂

列当［liè dāng］全草入药。用于补肾、强精(或壮阳)。Sommerwurz *m*, Herba Orobanches —— Verwendet wird getrocknetes ganzes Kraut von Orobanche coemlescens, O. pyeno-stachya (Orobanchaceae). Heilwirkung: die Nieren ernährend und *Yang* stärkend
列缺［liè quē］穴位:主治:咳嗽、腕关节痛、头颈痛等。Lieque (LU7) —— Akupunkturpunkt. Indikationen: Husten, Handgelenkschmerzen, Kopfschmerzen und Halsschmerzen
烈香杜鹃［liè xiāng dù juān］叶入药。用于祛痰、止咳、平喘。Folium Rhododendri Anthopogonoides —— Verwendet wird getrocknetes Blatt des Rhododendrons anthopogonoides (Ericaceae). Heilwirkung: Schleim lösend, Husten und Keuchen stillend
捩伤［liè shāng］Verstauchung *f*

裂纹舌［liè wén shé］Fissur-Zunge *f*
裂伤［liè shāng］Zerreißung *f*

LIN 邻临鳞淋

lín 邻临鳞

邻近选穴法［lín jìn xuǎn xué fǎ］于病所在部位附近选穴治疗。Auswahl von Punkten in der Nähe des Erkrankungsgebietes für Akupunktur
临产［lín chǎn］EntbindunJg *f*
临产惜力［lín chǎn xī lì］Kraftschonen während der Geburt
临盆［lín pén］Entbindung *f*
临泣(头)［lín qì (tóu)］穴位。主治:眼疾。*Linqi* (Kopf, GB15)——Akupunkturpunkt, Indikation: Augenkrankheiten
临泣(足)［lín qì (zú)］穴位。主治:头痛、胸胁痛等。Linqi (Fuß, GB41)——Akupunkturpunkt. Indikationen: Kopfschmerzen, Schmerz in der Brust und im Hypochondrium
临蓐［lín rù］Ante partum, vor der Geburt
临睡前服［lín shuì qián fú］(Medizin) Einnahme vor dem Schlaf
临证指南［lín zhèng zhǐ nán］→临证指南医案［lín zhèng zhǐ nán yī àn］
临证指南医案［lín zhèng zhǐ nán yī àn］简称临证指南。叶桂撰。叶氏门人华岫云等辑录(1766),内容为内、妇、幼三科病案。Führer für Klinische Tätigkeiten mit Medizinischen Aufzeichnungen, Führer für Klinische Tätigkeiten——ein Buch der medizinischen Protokolle des Autors und der Diskussionen über innere, Frauen -und Kinderkrankheiten, geschrieben von *Ye Gui*, redigiert von seinem Schüler *Hua Xiuyun* u. a. (1766)
鳞屑［lín xiè］Hautschuppe *f*, Schuppe *f*, Squame *f*

lìn 淋

淋［lìn］①Strangurie *f* ②Berieselung *f*
淋秘(闭)［lìn bì (bì)］Strangurie mit urinaler Obstruktion
淋家［lìn jiā］Patienten mit der Strangurie
淋证［lìn zhèng］以尿急、尿频、涩痛、淋沥不断为特征的病证。Strangurie *f*——ein Syndrom mit häufiger, drängender, schmerzvoller und tropfender Harnentleerung als Symptome
淋浊［lìn zhuó］Strangurie mit trübem Urin

LING 灵苓铃凌羚另

líng 灵苓铃凌羚

灵道［líng dào］穴位。主治:心绞痛、尺神经麻痹、癔病等。Lingdao (HT4)——Akupunkturpunkt. Indikationen: Angina pectoris, Ulnarislähmung, Hysterie
灵谷［líng gǔ］→下丹田［xià dān tián］
灵龟八法［líng guī bā fǎ］古代针灸取穴的一种学说。以奇经八脉中的八个穴位,配合日、时的天干、地支来决定取穴的理论。Acht Methoden der klugen Schildkröten——Bei der Selektion der Punkte werden acht Punkte der acht Extran Meridiane und die Veränderung der Himmelsstämme und der Erdezweige in Verbindung gesetzt. Zeitliche Änderung von Tag und Stunde spielt große Rolle in der Heilwirkung der Akupunktur.
灵龟飞腾［líng guī fēi téng］→灵龟八法［líng guī bā fǎ］
灵猫香［líng māo xiāng］香囊分泌物入药。用于芳香行气、止痛。Sekret der indischen Zibetkatze, Zibetllum *n*——duftiges Sekret aus der Analdrüse der Viverra Zibetha (Viverridae). Heiiwirkung: *Qi*-Fluß fördernd, schmerzstillend
灵枢［líng shū］Miraculous Pivot *m*
灵枢经［líng shū jīng］《灵枢经》为内经两大部分之一,亦称《黄帝内经》或《针经》,是研究我国战国时期医学理论和针灸学的重要文献。*Ling Shu Jing* (Wunderdrehzapfen)——einer der zwei großen Teile von "*Nei Jing*" (Kanon für lnnere Medizin), eine wichtige medizinische Literatur zur Nachforschung der medizinischen Theorien und Akupunkturen in den streitenden Reichen. Das Buch ist auch "*Huang Di Nei Jing*" (Geiber-Kaisers Kanon für Inneren Medizin) und "Zhen Jing" (Klassische Akupunktur) genannt, und auch von Arzten der vergangenen Zeiten hochgeschätzt und behalten.
灵枢注证发微［líng shū zhù zhèng fā wēi］→黄帝内经灵枢注证发微［Huáng dì nèi jīng shū zhù zhèng fā wēi］
灵台［líng tái］穴位。主治:哮喘,支气管炎、胃痛、胆道蛔虫症等。*Lingtai* (GU10)——Akupunkturpunkt. Indikationen: Asthma, Bronchitis. Gastralgie, GaUenwegsaskariasis
灵墟［líng xū］穴位。主治:肋间神经痛、支气管炎、乳腺炎等。*Lingxu* (K124)——Akupunkturpunkt. Indikationen: Interkostalneuragie, Bronchitis und Mastitis
灵药［líng yào］das aus Mineralien sublimierte Pulver
灵芝［草］［líng zhī［cǎo］］子实入药。用于滋补、强壮、安神、健胃。schimmerdes Ganoderma. Ganoderma Lucidum——Verwendet wird getrocknete Fruchtbildung des Fungus von Ganoderma Lucidum (Polyporaceae). Heilwirkung: stärkend, innere Unruhe lösend und den Magen stärkend
苓甘五味姜辛汤［líng gān wǔ wèi jiāng xīn tāng］成分:茯苓、甘草、五味子、干姜、细辛。主治:肺寒、痰饮内停之咳嗽。*Ling Gan Wuwei Jiang Xin Tang*, Dekokt von Poria, Glyzyrrhiza, Schisandra, Zingiber und Asarum——Indikation: Husten infolge der Kälte und der Retention des Schleims in der Lunge
苓桂术甘汤［líng guì zhú gān tāng］成分:茯苓、白术、桂枝、甘草。主治:中焦阳虚之痰饮病。*Ling Gui Zhu Gan Tang*, Dekokt von Poria, Atractylodes, Kassiazweig und Glyzyrrhiza——Indikation: Schleimretention infolge des Mangels an *Yang* im Mittel-Jiao
铃医［líng yī］Handglocken-Arzt *m*, Volksmediziner *m*
凌霄花［líng xiāo huā］花入药。用于凉血、去瘀。Blüte der Chinesischen Klettertrompete, Flos Campsis——Verwendet wird getrocknete Blüte der Campsis grandiflora (Bignoniaceae). Heilwirkung: Hitze aus dem Blut vertreibend und Blutstauung beseitigend
羚角钩藤汤［líng jiǎo gōu téng tāng］成分:羚羊角、钩藤、桑叶、川贝母、竹茹、生地、菊花、白芍、茯神、生甘草。主治:肝经热盛动风证。*Lingjiao Gouteng Tang*, Dekokt von Antilopenhörnern und Uncariarebe——Indikation: Anfall des internen Windes (der Konvulsion) mit übermäßiger Hitze im Leber-Meridian
羚犀白虎汤［líng xī bái hǔ tāng］成分:白虎汤加羚羊角、犀角。主治:温热病气血两燔证。*Ling Xi Baihu Tang*, Weißer Tiger-Dekokt mit Antelopenhörnern und Horn des Nashorns——Indikation: epidemische Fieberkrankheit mit Hitzebrennung in den *Qi*-und Blutsystemen
羚羊角［líng yáng jiǎo］用于平肝息风、清肝明目、清热、解毒。Antelopenhorn——Horn der Saiga Tatarica (Bovidae). Heilwirkung: Hyperfunktion der Leber lösend, Konvulsion stillend, Hitze aus der Leber beseitigend, Augen klärend, Hitze beseitegend und entgiftend

lìng 另

另炖［lìng dùn］allein und langsam kochen
另煎［lìng jiān］allein abkochen

LIU 刘留流琉硫瘤六

liú 刘留流琉硫瘤

刘昉［liú fǎng］南宋官员(?-1150),喜好医学,注重儿科。平时注意访求古方及验方,同王历等编纂《幼幼新书》(1132),是我国较早而内容丰富的儿科专书。*Liu Fang* (?-1150)—— ein Beamter der Südlichen *Song*-Dynastie. der sich für Medizin und besonders für Heilkunde der Kinderkrankheiten interessierte und auch viele klassische und witksame Rezepte sammelte. 1132 hat er mit *Wang Li* "Ein Neues Buch der Kinderheilkunde" zusammengestellt. Das ist eine der frühesten Monographien Chinas mit viel Substanzen für Kinderheilkunde.

刘涓子鬼遗方［liú juān zǐ guǐ yí fāng］刘涓子撰(约于公元五世纪)。南齐·龚庆宣整理。主要记叙金疮外伤、痈疽、火伤、疥癣等外科疾患、为中国现存最早的外科专著。*Liu Juanzi's* Geist Hinterlassenen Rezepte —— die vorhanden früheste Monographie für äußere Krankheiten Chinas mit Diagnose und Behandlung von Wunden, Karbunkeln, Verbrennungen, Flechten und Krätzen, geschrieben von *Liu Juanzi* schätzungsweise im 5. Jahrhundert und systematisiert von *Gong Qingxuan* in der Südlichen *Qi*-Dynastie (470-502)

刘完素［liú wán sù］金代著名医学家(1120-1200),寒京派之倡导者。强调火热致病的理论,著有《黄帝素问宣明论方》,《素问玄机原病式》等书。*Liu Wansu* (1120-1200)—— ein berühmter Mediziner in der *Jin*-Dynastie. und Verfasser von "*Huang Di Su Wen Xuan Ming Lun Fang*" (Verordnung und Erklärung vom Gelben-Kaisers Einfachen Fragen) und "*Su Wen Xuan Ji Yuan Bing Shi*" (Atiologie aufgrund der Bescheidenen Fragen). Er war Förderer der Schule der kalten Medizin, die behauptete, daß Hitze und Feuer die wesentliche Ursache der Erkrankungen seien.

留罐［liú guàn］erhaltenes Schröpfen *n*

留饮［liú yǐn］verlängertes Ödem

留者攻之［liú zhě gōng zhī］Behandlung von Retention mit Abführmitteln *f*

留针［liú zhēn］针刺入穴位后,放置不动,经过一定时间后,再拔针,以保持或延长针效。die (Akupunktur-) Nadel stecken lassen —— Verhalten der eingestochenen Nadel für eine bestimmte Zeitspanne mit dem Ziel der Verlängerung des therapeutischen Effektes.

流火［liú huǒ］→腿游丹［tuǐ yóu dān］

流金凌木［liú jīn líng mù］Pseudopterygium *n*, Pseudo-Flügelfell *n*, präkorneale membranöse Korneaokklusion *f*

流泪病［liú lèi bìng］Dakryorrhoe *f*, erhöhter Tränenfluß *m*

流泪症［liú lèi zhèng］Dakryostagma *n*

流水［liú shuǐ］Flusswassern

流痰［liú tán］Tuberkulose von Knochen und Gelenk

流痰结瓜［liú tán jié guā］→流注［liú zhù］

流涕［liú tì］Nasenfluß *m*

流涎［liú xián］Speichelfluß *m*, Salivation *f*

流饮［liú yǐn］Flüssigkeitsretention im Magen-Darmweg

流注［liú zhù］multiple Abszesse

流注疬［liú zhù lì］weitverbreitete Skrofulose

流(注)痰［liú (zhù) tán］→流痰［liú tán］

琉璃疽［liú lí jū］Infektion der Ferse

硫黄［liú huáng］外用:解毒杀虫。内服:助阳益火。Schwefel *m*, Sulfur *n* —— äußerliche Anwendung: entgiftend, antiparasitisch, innerliche Anwendung: Nieren-*Yang* stärkend

瘤(赘)［liú (zhuì)］Geschwulst *f*, Tumot *m*

liù 六

六变［liù biàn］①急、缓、大、小、滑、涩六种脉象的病理变化。②表、里、寒、热、虚、实六个诊断疾病的纲领。Sechs Veränderungen —— ①sechs pathologische Veränderungen von Zustand des Pulses: schnellender, langsamer, großer, kleiner, glatter bzw. schwacher fadenförmiger und ungleichmäßiger Puls ②die sechs Prinzipien für Diagnosestellung: Äußeres, Inneres, Kälte, Hitze, Mangel und Übermaß

六腑［liù fǔ］胆、胃、小肠、大肠、膀胱、三焦的合称。脏与腑有着表里的相互关系。sechs Hohlorgane, sechs Fu-Organe —— ein Sammelbegriff für Gailenblase, Magen, Dünndarm, Dickdarm, Harnblase und *Sanjiao* (die drei Körperhohlteile). Zang-und Fu- Organe sind innerlich-äußerlich verbunden.

六腑下合穴［liù fǔ xià hé xué］Untere-Meer-Punkte aus sechs Fu-Organe

六腑以通为用［liù fǔ yǐ tōng wéi yòng］Die sechs Fu-Organe funktionieren, wenn sie nicht verstopft sind.

六腑者、传化物而不藏［liù fǔ zhě, chuán huà wù ér bù cáng］Die sechs Fu-Organe transportieren und transformieren Nahrungen, aber speichem sie nicht.

六纲［liù gāng］表、里、寒、热、虚、实六个诊断疾病的纲领。sechs Hauptnenner (von Symptomen bzw. Syndromen) - Äußres und Inneres, Hitze und Kälte, Mangel und Übermaß

六合［liù hé］①sechs Paare Meridiane *n pl* ②sechs Richtungen *f pl*

六极［liù jí］六种虚劳证的合称。sechs Erschöpfungen —— ein Kollektivum für sechs Arten von Syndrom der Erschöpfung und der Schwäche

六经［liù jīng］太阴、少阴、厥阴、阳明、太阳、少阳六类经脉。die sechs Meridiane —— die Meridiane von *Tniyin*, *Shaoyin*, *Jueyin*, *Yangming*, *Taiyang* und *Shaoyang*

六经辨证［liù jīng biàn zhèng］Methode zur Feststellung fieberhafter Krankheiten anfgrund der Theorie der sechs Meridianen

六经病［liù jīng bìng］Krankheiten der sechs Meridiane

六经病机［liù jīng bìng jī］太阳、阳明、少阳、太阴、少阴、厥阴六经病的病变机制。Pathogenese von sechs Meridianen *f*

六君子汤［jiù jūn zǐ tāng］成分:四君子汤加半夏、陈皮。主治:脾胃气虚而见咳嗽痰多等症。*Liu Junzi Tang*, Dekokt von sechs Bestandteilen —— Indikationen: von Qi-Mangel der Milz und des Magens verursachter Husten mit fibermäßigem Sputum

六科证治准绳［liù kē zhèng zhì zhǔn shéng］简称《证治准绳》,王肯堂编(1602)。Diagnostischer und Therapeutischer Maßstab für sechs Medizinische Sektionen —— ein medizinisches Buch, bekannt auch unter dem abgekürzten Titel "Maßstab der Diagnose und der Behandlung", zusammengestellt von *Wang Kentang* (1602)

六脉垂绝［liù mài chuí jué］schwacher Impuls auf sechs Positionen des Handgelenks *m*

六气［liù qì］①风、寒、暑、湿、燥、火六种气候。②生命活动中的精、气、津、液、血、脉六种基本物质。①sechs Naturmomente: Wind, Kälte, Sommerhitze, Feuchtigkeit, Trockenheit und Feuer ②sechs vitale Substanzen für Lebensaktivität: Essenz. Energie, essentielle Flüssigkeit, Körpersäfe, Blut und Gefässe

六味地黄丸［liù wèi dì huáng wán］成分:山萸肉、熟地黄、茯苓、泽泻、淮山、丹皮。主治:肝肾阴虚之证。Liuwei Dihuang Wan, Rehmannia-Pille von sechs Kräutern —— Indikationen: Syndrom infolge von Mangel an *Yin* der Leber und der Nieren

六阳脉［liù yáng mài］①手足三阳经脉。②为生理特异脉象,即平素两手寸、关、尺六脉均较洪大。①sechs *Yang* Meridiane —— die je drei *Yang*-Meridiane von Fuß und Hand ②*Yang*-Puls an sechs Stellen —— voller und großer Puls an den *Cun*-, *Guan*- und *Chi*-Stellen beider Handgelenke bei einer gesunden Person als physiologische Anomalie

六一散［liù yī sǎn］成分：滑石、甘草。主治：暑湿病轻证所致之发热、头痛、身重、水泄等。*Liu Yi San*, Sechs-zu-Eins-Pulver —— Indikationen: milder Fall der Schwülekrankheiten mit Symptomen von Fieber, Kopfschmerzen, Schweregefühl im Körper und wäserigem Stuhlgang

六阴脉［liù yīn mài］①手足三阴经脉。②平素两手各部的脉象均较细弱，但无病态，故不属病理性脉象，而是一种生理性的特异脉象。①sechs *Yin*-Meridiane —— die ie drei *Yin*-Meridiane von Fuß und Hand ②*Yin*-Puls an sechs Stelien —— kleiner, schwacher Puls an den Cun-, Guan- und Chi-Stellen beider Handgelenke bei einer gesunden Person als physiologische Anomalie

六淫［liù yín］风、寒、暑、湿、燥、火太过或变化不及时致病。Wind, Kälte, Sommerhitze, Feuchtigkeit, Trockenheit und Feuer —— anormaler bestimmte Krankheiten hervorrufender Zustand der sechs Naturmomente

六郁［liù yù］气、血、痰、火、湿、食等六种郁证的合称。sechs Arten von Stagnation —— ein Sammelbegriff für sechs Stagnationssyndrome von *Qi*, Blut, Schleim, Feuer, Feuchtigkeit, und Nahrung

六元［liù yuán］①sechs pathogene Faktoren *m pl* ②sechs klimatischen Bedingungen *f pl*

六月雪［liù yuè xuě］全株入药。用于健脾利湿、疏肝活血。Herba Serissae —— Verwendet wird getrocknetes ganzes Kraut der Serissa serissoides oder S. foetida (Rubiaceae). Heilwirkung: die Milz störkend, Feuchtigkeit beseitigend, Stagnation von Leber-*Qi* lösend und den Blutkreislauf aktivierend

六脏［liù zàng］心、肝、脾、肺、肾、五脏与心包络的合称。sechs Zang-Organe —— ein Sammelbegriff für Herz, Leber, Milz, Lunge, Nieren und Perikardium (Herzbeutel)

LONG 龙聋隆癃

lóng 龙聋隆癃

龙齿［lóng chǐ］动物齿化石。用于镇惊安神。Drachenzähne *m pl*, Fossilia Dentis Mastodi —— Fossil des Zahns von friihzeitigen Großtieren wie Stegodon orientalis und Rhinocerus sinensis. Heilwirkung: Krampf stllend und innere Unruhe lösend

龙唇发［lóng chún fā］Pustel der Lippe

龙胆(草)［lóng dǎn (cǎo)］根及根茎入药。用于清利肝胆湿热、健胃。Radix Gentianae —— Verwendet wird getrocknete Wurzel und getrockneter Wurzelstock der Gentiana marnshurica, G. seabra, G. triflora oder G. regescens (Gentianaceae). Heilwirkung: Feuchtigkeit-Hitze aus der Leber und der Gallenblase beseitigend und den Magen stärkend

龙胆泻肝汤［lóng dǎn xiè gān tāng］成分：龙胆草、黄芩、栀子、泽泻、木通、车前子、当归、柴胡、甘草、生地。主治：肝火或肝经湿热，症见胁痛、口苦、阴囊湿痒等。*Longdan Xiegan Tang*, Gentiana-Dekokt zur Beseitigung des Leber-Feuers —— Indikationen: Leber-Feuer oder Feuchtigkeit-Hitze im Lebermeridian mit Symptomen von Rippenschmerzen, bitterem Geschmack, Schwüle des Hodensacks

龙骨［lóng gǔ］动物骨化石。用于平降肝阳、镇惊安神。煅用收敛固涩。Fossil *n*, Fossilia Ossis Mastodi —— Reste frühzeitlicher Großtiere wie Stegodon orientalis und Rhinocerus sinensis. Heilwirkung: Hyperfunktion der Leber unterdrückend, Konvultion stillend, beruhigend und gebranntes Fossil ist als Adstringens zu gebrauchen.

龙虎交战法［lóng hǔ jiāo zhàn fǎ］古代针刺补泻法之一。本法由捻转与九六两个补泻手法组成。在手三阳经、足三阴经、任脉等七条经脉取穴针刺后。先左转九下，行补法称为龙。在手三阴经，足三阳经、督脉等七条经取穴刺后，右转六下，行泻法，称为虎。Drachen-Tiger-Kämpfenmethode *f* —— eine Manipulation der Nadelung zur Stärkung und Schwächung in alten Zeiten, die aus dem Drehen und der Neun-Sechs-Manipulation der Stärkung und der Schwächung besteht. Nach dem Einstoßen der Nadeln in die ausgewählten Punkte auf den 3 *Yang*-Meridianen der Hand und auf den 3 *Yin*-Meridianen des Fusses bzw. auf dem Ren-Meridian werden die Nadeln 9 mal nach links gedreht. Diese Methode dient zur Stárkung und istalo Drachenmethode genannt. Werden die Nadeln in die Punkte auf den 3 *Yin*-Meridianen der Hand und auf den 3 *Yang*-Meridianen des Fusses bzw. auf dem Du-Meridian eingestochen und 6 mal nach rechts gedreht, so dient es zur Schwächung und istalo Tiger-Methode genannt.

龙虎升降法［lóng hǔ shēng jiàng fǎ］古代针刺补泻手法之一。现代又名阳中隐阴、阴中隐阳法或阳中引阴、阴中引阳法。刺法是由浅而深，先补后泻。Drachen-Tiger-Auf-und Abstiegsmethode —— eine Stärkung-Schwächungsmethode in der Akupunktur in alten Zeiten, die ietzt auch *Yang* in *Yin* und *Yin* in *Yang* verbergende Methode oder *Yang* aus *Yin* und *Yin* aus *Yang* herausführende Methode genannt wird, und bei der die Nadel langsam vom Oberfläche in die Tiefe eingestochen wird. Auf Stärkung folgt Schwächung.

龙火内燔［lóng huǒ nèi fán］→肾火偏亢［shèn huǒ piān kàng］

龙疽［lóng jū］→中搭手［zhōng dā shǒu］

龙葵［lóng kuí］地上部分入药。用于清热解毒、利水消肿、抗癌。schwarzer Nachtschatten, Herba Solani Nigri —— Verwendet wird getrockneter oberirdischer Tell von Solahum nigrum (Solanaceae). Heilwirkung: Hitze beseitigend, entgiftend, diuretisch, Shwellung lindernd und Krebs bekämpfend

龙雷火动［lóng léi huǒ dòng］→肾火偏亢［shèn huǒ piān kàng］

龙脷叶［lóng lì yè］叶入药用于润肺止咳。Folium Sauropi —— Verwendet wird getrocknetes Blatt von Sauropus changianus (Euphorbiaceae). Heilwirkung: die Lunge befeuchtend und Husten stillend

龙门［lóng mén］unfruchtbarer Scheideneingang *m*, Ostium vaginae *n*, Scheidenöffnung *f*

龙脑［lóng nǎo］→冰片［bīng piàn］

龙脑冰片［lóng nǎo bīng piàn］精制后入药。功用同冰片。Borneokampfer *m*. Bornylalkohol *m* —— ein Arzneimittel, herauskristallisiert aus dem Harz aus Dryobalanops aromatica (Dipterocarpaceae), das gleiche Heilkraft wie 冰片［bīng piàn］hat

龙泉疔［lóng quán dīng］→人中疔［rén zhōng dīng］

龙涎香［lóng xián xiāng］干燥分泌物入药。用于补气活血、散结止痛、利水通淋。graue Ambra. Ambra Grisea —— Verwendet wird getrocknetes wächsernes gräuliches intestinales Sekret des Pottwals, treibend auf der See gefunden oder aus Land gespült. Heilwirkung: *Qi* ernährend, Blutkreislauf belebend, Masse zerteilend, schmerzstillend, Harn treibend und Strangurie erleichtend

龙眼肉［lóng yǎn ròu］假种皮入药。用于补心安神、养血益脾。Fruchtfleisch der Longane. Arillus Longan —— Verwendet wird getrocknetes falsches Fruchtblatt der Euphoria longan (Sapindaceae). Heilwirkung: das Herz stärkend, die Nerven beruhigend, Blut ernährend und die Milz stärkend

聋聩［lóng kuì］Taubheit *f*

隆起［lóng qǐ］Schwellung *f*, Anschwellen *n*

癃［lóng］Dysurie *f*

癃闭［lóng bì］Harnverhaltung *f*, Anurie *f*, Ischurie *f*
癃疝［lóng shàn］Schwierigkeit und Schmerz beim Urinieren

LOU 偻蝼漏

lóu 偻蝼

偻附［lóu fù］Buckel *m*, Kyphose
蝼蛄［lóu gū］虫体入药。用于利水消肿。Maulwulfsgrille *f*, Gryllotalpa —— Verwendet wird getrockneter Körper von Gryllotalpa africana (Gryllotalpidae). Heilwirkung: diuretisch und Ödem vertreibend
蝼蛄窜［lóu gū cuàn］Tuberkulose des Knochengelenks von dem Unterarm und dem Handgelenk
蝼蛄疖［lóu gū jiē］Follikulitis abscedens et suffodiens

lòu 漏

漏［lòu］①五不男之一。②流泪,泪溢。③子宫渗血。①*Lou*-Spermatorrhoe *f* —— einer von fünf Typen der männlichen Sterilität. ②Tränenfluß *m* ③Metrostaxis *f*
漏(瘘)［lòu (lòu)］Fistel *f*, Fistula *f*
漏疮［lòu chuāng］→肛漏(瘘)［gāng lòu (lòu)］
漏底伤寒［lòu dǐ shāng hán］exogene Fieberkrankheit mit unaufhörlicher Diarrhoe
漏谷［lòu gǔ］穴位。主治:腹胀、肠鸣、下肢麻木等。*Lougu* (SP7) —— Akupunkturpunkt. Indikationen: Blähung, Darmgeräusch, Taubheit unterer Extremitäten
漏汗［lòu hàn］用发汗药过量,损伤阳气,致汗出不止。unaufhörliches Schwitzen —— andauerndes Schwitzen infolge der Beeinträchtigung von *Yang-Qi* durch Überdosierung von Diaphoretika
漏肩风［lòu jiān fēng］Omalgie *f*, Omalgia *f*, Schulterschmerz *m*
漏睛(脓出)［lòu jīng (nóng chū)］Dakryocystitis *f*
漏睛疮［lòu jīng chuāng］akute Dacryocystitis (od. Dakryozystitis) *f*, akute Tränensackentzündung *f*
漏睛脓出［lòu jīng nóng chū］chronische Dacryocystitis (od. Dakryozystitis) *f*, chronische Tränensackentzündung *f*
漏疬［lòu lì］perforierte Skrofel mit Fistel
漏芦［lòu lú］根入药。用于清热解毒、消肿排脓,治乳痈及风湿性关节炎。Kugeldistel *f*, Radix Rhapontici seu Echinopsis —— Verwendet wird getrocknete Wurzel von Rhaponticum uniflorum (Compositae). Heilwirkung: Fieber senkend, Schwellung vertreibend, drainierend, Mastitis und rheumatische Arthritis beseitigend
漏食泄［lòu shí xiè］→禄食泄［lù shí xiè］
漏胎［lòu tāi］vaginale Blutung während der Schwangerschaft *f*
漏下［lòu xià］Metrostaxis *f*, Gebärmutterblutung *f*
漏项［lòu xiàng］perforierte Skrofula des Nackens
漏泄［lòu xiè］tropfender Schweiß *m*

LU 芦炉颅虏陆鹿禄路辘露

lú 芦炉颅

芦根［lú gēn］根茎入药。用于清热、生津、止呕、除烦、利尿。Schiltwurzel *f*, Rhizoma Phragmitis —— Verwendet wird getrockneter Wurzelstock von Phragmites communis (Gramineae). Heilwirkung: Hitze beseitigend, Drüsensekretionen fördernd, übelkeit stillend, Unruhe lösend und diuretisch
芦荟［lú huì］干燥叶汁入药。用于清肝热、通便。Aloe *f*, Extractus foliorum Aloe —— Verwendet wird fester Stoff aus eingedichtem Preßsaft aus den Blättern von verschiedenen Arten der Aloe (Liliaceae). Heilwirkung: Hitze aus der Leber beseitigend, abführend
炉甘石［lú gān shí］外用退翳、止泪、止血、敛疮。Kalamin *m*, Zinkspat *m* —— Arzneibestandteil einer Art von Erz, dessen Hauptbestandteil Zinkkarbonat ist und der zur äußerlicher Anwendung dient. Heilwirkung: Hornhauttrübung lösend, Tränen hemmend, Blut stillend, Wundverschluß fördernd
颅息［lú xī］穴位。主治:耳鸣、中耳炎、头痛等。*Luxi* (TE19) —— Akupunkturpunkt. Indikationen: Ohrensausen, Otitis media, Kopfschmerzen

lǔ 虏

虏(鲁)疮［lǔ (lǔ) chuāng］→天花(痘)［tiān huā (dòu)］

lù 陆鹿禄路辘露

陆九芝［lù jiǔ zhī］→陆懋修［lù mào xiū］
陆懋修［lù mào xiū］清代名医(1815?-1887)。宗张仲景之说,常奏良效,撰《世补斋医书》(1866)。*Lu Maoxiu* —— ein bekannter Arzt in der *Qing*-Dynastie (1815?-1887) und Autor des Buches "*Shi Bu Zhai Yi Shu*" (Medizinische Werke vom Haus alter Tradition) (1866), der ein großer Bewunderer von *Zhang Zhongjings* Lehre und sehr geschickt in Verwendung seiner Rezepte war
鹿角［lù jiǎo］用于补肾壮阳、活血消肿。Hirschhorn *n*, Comu Cervi —— Verwendet wird verknöchertes Horn des Hirschbock, Cervus elaphus (Cervidae). Heilwirkung: die Nieren ernährend, Nieren-*Yang* stärkend, Blutkreislauf anregend und Schwellung vertreibend
鹿角胶［lù jiǎo jiāo］用于补肾阳、生精血、收敛止血。Hirschhornleim *m*, Colla Comus Cervi —— Heilwirkung: Nieren - *Yang* ernährend, Bildung von vitaler Essenz und Blut fördernd und Blut stillend
鹿角霜［lù jiǎo shuāng］用于补肾阳、收敛止血。adstringierend und Blut stillend
鹿茸［lù róng］用于壮肾阳、补精血、强筋骨。Hirschgeweihsprosse *f*, Cornu Cervi Pantotrichum-junges Horn des männlichen Hirsches, Cervus Nippon oder C. elaphus (Cervidae). Heilwirkung: Nieren-*Yang* stärkend, Bildung von vitaler Essenz und Blut fördernd, Muskeln und Knochen stärkend
鹿衔草［lù xián cǎo］全草入药。用于祛风湿、补肾止血。Herba Pvrolae —— Verwendet wird getrocknetes ganzes Kraut der Pyrola decorata, P. rotundifolia chinensis oder P. rotundifolia (Pyrolaceae). Heilwirkung: Rheumatismus austreibend, die Nieren stärkend und blutstillend
禄食泄［lù shí xiè］多因脾胃虚所致。症见食毕即肠鸣腹急,尽下所入食物,泄后宽快,经年不愈。lienterischer Durchfall —— ein chronischer Durchfall wegen der Unterfunktion des Magens und der Milz, gekennzeichnet druch Darmkollern und starkes Entleerungsbedürfnis des Darmes direkt nach der Nahrungsaufnahme sowie augenblickliche Besserung nach der Stuhlentleerung
路路通［lù lù tōng］果入药。用于行气活血、通络利水。Fructus Liquidambaris —— Verwendet wird getrocknete Frucht der Liquidambar taiwaniana (Hamamelidaceae). Heilwirkung: *Qi*- und Blutkreislauf fördernd, Verstopfung in den Meridianen vertreibend und diuretisch
辘轳转关［lù lù zhuàn guān］Nystagmus *m*
露丹［lù dān］herpetische Krankheit mit gerötetem Gesicht bei Kleinkindern
露蜂房［lù fēng fáng］蜂巢入药。用于攻毒杀虫、祛风止痛。Bienenwabe *f*, Nidus Vespae —— Verwendet wird Wabe von Wespe oder Hornisse, Polistes olivaceous, P. japonicus oder Parapolybia varia (Vespidae). Heilwirkung: entgiftend. antiparasitisch, Wind austreibend und sehmerzstillend
露剂［lù jì］Destillat *n*
露睛［lù jìng］Schlaf mit halbgeöffneten Augen

LÜ 驴捋膂绿

lǘ 驴

驴嘴风［lü zuǐ fēng］→唇风（瞤）［chún fēng（shùn）］

lǚ 捋膂

捋顺法［lǚ shùn fǎ］以手掌着力于肢体，做上下方向来回运动，从肢体远端推向近端（捋）或从肢体近端推向远端（顺）的手法。Manipulation für ordnungsmäßige Verdrehung *f*

膂［lǚ］paravertebrale Muskulatur des Rückeas

膂骨［lǚ gǔ］①脊椎骨之统称。②第一胸棘突。①ein Oberbegriff für Vertebra ②Processus spinosus des ersten Brustwirbels

lǜ 绿

绿豆［lǜ dòu］种子入药。用于清热解毒、消暑利水。Semen Phaseoli radiati —— Verwendet wird getrockneter reifer Samen von Phaseolus radiatus (Leguminosae). Heilwirkung: Hitze beseitigend, entgiftend, Sommerhitze wegäumend. Harn treibend

绿萼梅［lǜ è méi］→白梅花［bái méi huā］

绿矾［lǜ fán］入丸散，内服或外用。可燥湿去痰、消积杀虫、止血补血、解毒敛疮。Eisenvitriol *n*, Melanterit *m*, Ferrosi Sulfas Crudus —— Es wird im Präparat der Pille und des Pulvers eingenommen oder äußerlich verwendet. Heilwirkung: Feuchtigkeit abtrocknend, Schleim austreibend, Stagnation beseitigend, Parasiten tötend, Blut stillend und ernährend, entgiftend, Wunde heilend

绿风（内障）［lǜ fēng（nèi zhàng）］Glaukom *n*, grüner Star

绿风内障［lǜ fēng nèi zhàng］grünes Glaukom *n*, akutes Engwinkelglaukom *n*

绿梅花［lǜ méi huā］→白梅花［bái méi huā］

绿水灌瞳［lǜ shuǐ guàn tóng］grünes Glaukom *n*, akutes Engwinkelglaukom *n*

绿水灌珠［lǜ shuǐ guàn zhū］→绿风［内障］［lǜ fēng［nèi zhàng］］

绿苔［lǜ tāi］舌苔呈浅绿或深绿色的舌象。grüner Zungenbelag *m*

LUAN 挛卵

luán 挛

挛痹［luán bì］Gelenkentzündung mit Muskellähmung, Arthritis mit Muskelkontraktur

挛急［luán jí］→拘急［jū jí］

挛缩［luán suō］Kontraktur *f*

luǎn 卵

卵［luǎn］Hoden *m*, Testis *m*, Testikel *m*

卵缩［luǎn suō］sich zurückziehender Hoden, Testis redux

LUN 轮

lún 轮

轮 1［lún 1］耳穴。在耳轮结节下方的耳轮处。Helix 1 *f*

轮 2［lún 2］耳穴。在轮 1 区下方的耳轮处。Helix 2 *f*

轮 3［lún 3］耳穴。在轮 2 区下方的耳轮处。Helix 3 *f*

轮 4［lún 4］耳穴。在轮 3 区下方的耳轮处。Helix 4 *f*

LUO 罗萝螺裸瘰络落

luó 罗萝螺

罗布麻叶［luó bù má yè］叶入药。用于平肝、清热、利水、降压。Hundstodblatt *n*, Folium Apocyni Veneti —— Verwendet wird getrocknetes Blatt von Apocynum venetum (Apocynaceae). Heilwirkung: Hyperfunktion von Leber-*Yang* hemmend, Hitze beseitigend, diuretisch und Blutdruck senkend

罗汉针［luó hàn zhēn］Tempel-Buddha-Nadel *f*

萝芙木［luó fú mù］根入药。用于清风热、降肝火、消肿毒。从中提制的总生物碱能降血压。Radix Rauwolfiae —— Verwendet wird getrocknete Wurzel von Rauwolfia verticillata und den verwandten Arten (Apocyanaceae). Heilwirkung: Wind-Hitze beseitigend, Leber-Feuer senkend, Schwellung vertreibend und entgiftend. Das aus der Wurzel gewonnene totale Alkaloid kann Hypertension niederdrücken.

螺［luó］①五不女之一。阴道中有螺旋纹，有碍于性交。②无生殖能力的女性。Spirale *f* —— ①einer von fünf Typen der weiblichen Sterilität. Es gibt spiralige Falten in der Vagina, sie behindern den Koitus. ②die Frau, die lebenslänglich unzeugungsfähig ist.

螺盖翳［luó gài yì］→旋螺突（尖）起［xuán luó tū（jiān）qǐ］

螺（纹）疔［luó（wén）dīng］Pustel am Wirbel der Fingerspitze

luǒ 裸瘰

裸花紫珠［luǒ huā zǐ zhū］叶入药。用于消炎、解毒、收敛、止血。Folium Callicarpae Nudiflorae —— Verwendet wird getr-ocknetes Blatt von Callicarpa nudiflora (Verbenaceae). Heilwirkung: Entzündung hemmend, entgiftend, adstringierend, blutstillend

瘰疬［luǒ lì］Skrofulose *f*

luò 络落

络刺［luò cì］→刺络［cì luò］

络（脉）［luò（mài）］Zweigmeridian *m*, Verbindungslinien zwischen den Körpermeridianen

络却［luò què］穴位。主治：头痛、头晕、鼻炎、鼻出血等。Luoque (BL8) —— Akupunkturpunkt. Indikationen: Kopfschmerzen, Schwindel, Rhinitis, Epistaxis

络石藤［luò shí téng］带叶藤茎入药。用于舒筋通络、化瘀止血。Caulis Trachelospermi —— Verwendet wird getrocknneter Stengel mit Blättern von Trachelospermum jasminoides (Apocynaceae). Heilwirkung: Muskeln entspannend, Blutkreislauf anregend, Fluß von *Qi* und Blut in den Meridianen normalisierend und Blut stillend

络穴［luò xué］十五络脉从本经分出处的穴位。Akupunkturpunkte der Kollateralmeridiane —— Punkte, aus denen die fünfzehn Kollateralen entspringen

落得打［luò dé dǎ］→积雪草［jī xuě cǎo］

落地惊［luò dì jīng］Asphyxie der Neugeborenen, Neugeborenenasphyxie *f*, Neugeborenenscheintod *m*

落叶松蕈［luò yè sōng xùn］子实体入药。用于温肺化痰、降气止咳、祛风除湿、活血消肿。Fomes Officinalis —— Verwendet wird getrocknetes Sporophor von Fomes officinalis (Polyporaceae). Heilwirkung: die Lunge wärmend, schleimlösend, Husten stillend, Rheumatismus beseitigend, Blutkreislauf fördemd und Schwellung zerstreuend

落枕［luò zhěn］→落枕［lào zhěn］

落枕颈痛［luò zhěn jǐng tòng］→落枕颈痛［lào zhěn jǐng tòng］

落枕（穴）［luò zhěn（xué）］→落枕［穴］［lào zhěn［xué］］

M

MA 麻马玛

má 麻

麻(疹)[má(zhěn)]Masern *pl*
麻痹舌[má bì shé]paralytische Zunge *f*
麻出红肿[má chū hóng zhǒng]为毒火壅遏所致。治宜清热解毒。Masern mit roten Ausschlägen —— Es ist durch Anhäufen des toxischen Feuers erzeugt, und durch Hitzebeseitigung und Entgiftung behandelt
麻促脉[má cù mài]七怪脉之一。rapider und irregulärer Puls, schnellender und unregelmäßiger Puls —— einer der sieben moribunden Pulse
麻毒[má dú]Masern-Toxin *n*
麻毒攻目[má dú gōng mù]Komplikation bei Masern durch Keratoconjunctivitis
麻毒入营[má dú rú yíng]schwarze Masern
麻毒陷肺[má dú xiàn fèi]Komplikation bei Masern durch Lungenentzündung
麻风[má fēng]→疠(麻)风[lì(má) fēng]
麻黄[má huáng]草质茎入药。用于发汗解表、宣肺平喘、利水。Chinesische Ephedra. Herba Ephedrae —— Verwendet wird getrockneter krautiger Zweig der Ephedra sinica, E. Equisetina oder E. intermedia (Ephedraceae).Heiiwirkung: schweißtreibend, *Qi*-Fluß der Lunge aktivierend, Keuchen stillend und diuretisch
麻黄附子甘草汤[má huáng fù zǐ gān cǎo tāng]成分：麻黄、附子、甘草。主治：阳虚外感风寒或兼见浮肿。*Mahuang Fuzi Gancao Tang*, Dekokt von Ephedra, Aconite und Süßholz —— Indikationen: Affektion durch exogene Wind-Kälte mit *Yang*-Mangel oder mit Ödem
麻黄附子细辛汤[má huáng fù zǐ xì xīn tāng]成分：麻黄、附子、细辛。主治：外感风寒表证而兼见阳虚者。*Mahuang Fuzi Xixin Tang*, Dekokt von Ephedra, Aconite und Asarum —— Indikationen: äußeres Syndrom durch exogene Wind-Kälte mit *Yang*-Mangel
麻黄根[má huáng gēn]根入药。用于止汗。Ephedrawurzel *f*, Radix Ephedrae —— Verwendet wird getrocknete Wurzel der Ephedra sinica oder E. intermedia (Ephedraceae) als Heilmittel zum Schweißstillen.
麻黄加术汤[má huáng jiā zhú tāng]成分：麻黄汤加白术。主治：外感风寒、湿邪，而见恶寒无汗、骨节痛等。*Mahuang Jia Zhu Tang*, Ephedra —— Dekokt mit Atractylodes.Indikationen: durch äußere Einflüsse von Wind, Kälte und Feuchtigkeit verursachte Krankheiten mit Schüttelfrost, Schweißlosigkeit, Gelenkschmerzen
麻黄汤[má huáng tāng]成分：麻黄、桂枝、杏仁、炙甘草。主治：外感风寒表实证。*Mahuang Tang*, Ephedra-Dekokt *n* —— Indikation: von Wind und Kälte verursachte Krankheit. die äußeres Übermaßsyndrom zeigt
麻杏石甘汤[má xìng shí gān tāng]成分：麻黄、杏仁、石膏、甘草。主治：肺热喘咳(肺炎)。*Ma Xing Shi Gan Tang*, Dekokt von Ephedra, Mandeln, Gips und Süßholz —— Indikation: Husten infolg der Lungenhitze (Lungenentzündung)
麻杏苡甘汤[má xìng yǐ gān tāng]成分：麻黄、杏仁、薏仁、甘草。主治：外感风寒、湿邪，而见身痛发热等。*Ma Xing Yi Gan Tang*, Dekokt von Ephedra, Mandeln, Coix Samen und Süßholz —— Indikationen: durch äußere Einflüsse von Wind, Kälte und Feuchtigkeit verursachte Krankheiten mit Körperschmerzen und Fieber
麻油[má yóu]种子油入药。用作缓泻剂及软膏与硬膏的基质。Sesamenöl *n* —— als Paste zu verwenden.
麻胀感[má zhàng gǎn]stumpfes und Ausdehnungsgefühl
麻疹闭肺[má zhěn bì fèi]Masernpneumonie *f*
麻疹闭证[má zhěn bì zhèng]Unfähigkeit, Toxin zu vertreiben, durch Masern mit unzureichender Eruption
麻疹不透[má zhěn bù tòu]Masern mit unzureichender Eruption
麻疹喉痛[má zhěn hóu tòng]Masern mit Halsschmerzen
麻疹逆证[mā zhěn nì zhèng]ein schwerer verschlechterter Fall von Masern
麻疹失音[má zhěn shī yīn]Komplikation bei Masern durch Aphonia und Laryngitis
麻疹顺证[má zhěn shùn zhèng]Masern mit günstiger Prognose bzw. günstigem Verlauf
麻疹险证[má zhěn xiǎn zhèng]ein gefährlicher Fall von Masern
麻疹陷肺[má zhěn xiàn fèi]Masernpneumonie *f*
麻证齁齁[má zhèng hōu hōu]Masern mit Schnaufen
麻子仁丸[má zǐ rén wán]成分：麻子仁、大黄、杏仁、枳实、厚朴、芍药。主治：肠燥便秘。*Maziren Wan*, Hanfsamen-Pille *f* —— Indikation: Konstipation infolge der Trockenheit im Dickdarm

mǎ 马玛

马宝[mǎ bǎo]肠胃道结石入药。用于镇惊、化痰、清热解毒。Pferdebezoarm, Calculus Equi —— Verwendet wird getrockneter Stein im Verdauungskanal von Equus caballus (Equidae). Heilwirkung: Konvulsion stillend, schleimlösend, Hitze beseitigend und entgiftend
马鞭草[mǎ biān cǎo]地上部分入药。用于清热利水、破血、消肿。Herba Verbenae —— Getrockneter oberirdischer Teil der Verbena officinalis (Verbenaceae) ist als Heilmittel zu gebrauchen. Heilwirkung: Hitze beseitigend, Harn treibend, Blutstauung lösend, Schwellung vertreibend
马槟榔[mǎ bīng láng]种子入药。用于清热、生津、止渴。Semen Capparis —— Verwendet wird getrockneter Samen von Capparis plerocarpa (Capparidaceae). Heilwirkung: Hitze beseitigend, Drtisensekretionen fördernd, Durst stillend
马勃[mǎ bó]子实体入药。用于清肺、利咽、外用止血。Lasiosphaera Seu Calvatia —— Verwendet wird Sporophor von Lasiosphaera fenzlii, Calvatia gigantea oder C. lilacina (Lycoperdaceae). Heilwirkung: Lungen-Hitze beseitigend, Halsschmerzen stillend und blutstillend bei äußerlicher Anwendung
马齿苋[mǎ chǐ xiàn]地上部分入药。用于清热利湿、凉血、止血、解毒。Kohlportulak *m*, Herba Portulacae —— Verwendet wird getrockneter oberirdiscber Teil der Portulaca oleracea (Portulacaceae). Heilwirkung: Hitze beseitigend, Feuchtigkeit ausscheidend, Hitze accs dem Blut austreibend, Blut stillend, entgiftend
马刀侠瘿[mǎ dāo xiá yīng]生于颈部与腋下，形如马刀或缨络的淋巴结结核。säbel-und troddelförmige Skrofulose —— eine allgemeine Bezeichnung für die Lymph-

knotentuberkulose der Achselhöhle und des Nackens, die wie Säbel und Troddel aussieht

马兜铃［mǎ dōu líng］果实入药。清肺祛痰、止咳平喘。Osterluzei *f*, Fructus Aristolochiae —— Verwendet wird getrocknete Frucht der Aristolochia contorta oder A. debilis (Aristolochiaceae). Heilwirkung: Lungen-Hitze beseitigend, Schleim austreibend, Husten und Asthma stillend

马兜铃藤［mǎ dōu líng téng］地上部分入药。用于活血通络、行气利水。Rebe der Osterluzei, Herba Aristolochiae —— Verwendet wird getrockneter oberirdischer Tell der Aristolochia debilis oder A. contorta (Aristolochiaceae). Heilwirkung: den Blutkreislauf anregend, Obstruktion der Meridiane vertveibend, *Qi*-Zirkulation fördernd und Diurese

马蔺花［mǎ lìn huā］花入药。用于清热、解毒、止血、利尿。Flos Iridis Chinensis —— Verwendet wird getrocknete Blüte der Iris pallasil chinensis (Iridaceae). Heilwirkung: Hitze beseitigend. entgiltend, blutstillend, diuretisch

马脾风［mǎ pí fēng］akuter Anfall von Asthema bei Kindern

马蜞咬伤［mǎ qí yǎo shāng］Biß von Blutegel

马钱子［mǎ qián zǐ］种子入药。用于通络止痛、消肿散结。Brechnuß *f*, Semen Strychni —— Verwendet wird getrockneter Samen von Strychnos pierrians oder S. nuxvomica (Loganiaceae). Heilwirkung: Obstruktion der Meridiane beseitigend, schmerzstillend, Schwellung vertreibend, Masse zerteilend

马桶癣［mǎ tǒng xuǎn］Kontaktdermatitis des Gesäßes

马尾莲［mǎ wěi lián］根及根茎入药。用于清热燥湿、泻火解毒。Radix Thalictri —— Verwendet wird getrocknete Wurzel und getrocknetes Rhizom von Thalictrum glandulissimum, T. cultratum oder T. foliolosum (Ranunculaceae). Heilwirkung: Hitze beseitigend, Feuchtigkeit abtrocknend, innere Hitze ausscheidend, entgiftend

马牙［mǎ yá］①Zahnfleischzyste der mukösen Drüse bei Neugeborenen ②gelbliche Eruptionen am Zahnfleisch der Neugeborenen

玛瑙［mǎ nǎo］石英岩矿物入药。用于清热明目。Achat *m*, Quarzit *m* —— ein sehr hatter Edelstein, der aus einer feinen Gefüge und faserigen Varietät vom Chalcedon mit Farbstreifen und oder unregelmäßigen Wolken. Heilwirkung: Hitze beseitigen, Augen klärend

MAI 埋买麦脉

mái 埋

埋线疗法［mái xiàn liáo fǎ］在无菌操作下，把羊肠线埋入一定的穴位中进行治疗疾病。Katguteinbettenstherapie *f* —— für therapeutische Zwecke ein Stück Katgut mit aseptischer Methode an einem bestimmten Akupunkturpunkt unter die Haut einbetten

埋针(疗法)［mái zhēn (liáo fǎ)］将特制的针刺入穴位内，用胶布封固后，留置较长时间的疗法。Nadeleinbettenstherapie *f* —— Einbettung und Fixation einer eingeführten Nadel in einem bestimmten Punkt mit Adhaesivpflaster für eine bestimmte Zeit für therapeutische Absichte

mǎi 买

买麻藤［mǎi má téng］茎叶入药。用于祛风除湿、活血散瘀。Caulis Gneti Parvifolii —— Verwendet wird getrocknetes Blatt und getrockneter Stengel von Gnetum parvifolium (Gnetaceae). Heilwirkung: Rheumatismus vertreibend, Blutstauung lösend, den Blutkreislauf anregend

mài 麦脉

麦冬［mài dōng］块根入药。用于养阴清热、润肺清心。Knolle von Schlangenbart, Radix Ophiopogonis —— Verwendet wird Wurzelknolle von Ophiopogon japonicus (Liliaceae). Heilwirkung: *Yin* ernährend, Hitze beseitigend, die Lunge befeuchtend, Herz-Hitze beseitigend

麦角［mài jiǎo］菌核入药。用于子宫出血。Mutterkornpilz *m*, Secale Comutum —— Verwendet wird getrockneter Pilz von Claviceps purpurea (Clavicipitaceae). Indikation: Blutung der Gebärmutter

麦粒灸［mài lì jiǔ］用像麦粒一样大小的艾炷在穴位上施灸。Moxibustion mit kleinen Moxa-Kugeln in der Größe eines Weizenkornes

麦门冬汤［mài mén dōng tāng］成分：党参、制半夏、大枣、甘草、麦冬、粳米。主治：胃阴不足之肺痿证。*Maimendong Tang*, Ophiopogon-Dekokt *n* —— Indikation: Lungenatrophie mangels Magen-*Yin*

麦味地黄丸［mài wèi dì huáng wán］→八仙长寿丸［bā xiān cháng shòu wán］

麦芽［mài yá］发芽种子入药。用于消食、益脾、回乳。Malz *n*, Fructus Hordei Germinatus —— Verwendet wird getrockneter aufgekeimter Samen von Hordeum vulgare (Gramineae). Heilwirkung: Verdauung fördernd, die Milz ernährend, Milchsekretion aufhaltend

脉［mài］①即经脉，是气血运行的通道。②脉象。③五不女之一。女子一生月经全无或月经不调，不能孕育之病证。①Meridiane und Gefäße —— die Passagewege, durch die *Qi* und Blut zirkulieren ②Pulszustand ③eine der fünf kongenitalen Defekte bei Frauen —— Sterilität der Frauen durch lebenslange Amenorrhoe oder irreguläre Menstruation

脉(心)痿［mài (xīn) wěi］以下肢肌肉萎缩为主证的痿证。Schlaffheit aufgrund der Defizienz der Blutzufuhr —— eine durch Atrophie des Muskels der Beine gekennzeichnete Schlaffheit

脉暴出［mài bào chū］原为沉微欲绝之脉，突然变得非常显露，见于病情危重之时。explosionsartiger Puls —— Tiefer und schwacher Puls wird plötzlich sehr stark fühlbar. Es wird als kritisches Zeichen angesehen.

脉痹［mài bì］以血脉症状为主的痹证。Blutgefäße verwickelnder Rheumatismus —— Rheumatismus mit vaskulären Symptomen als seinem Hauptmerkmal

脉冲电刺激［mài chōng diàn cì jī］运用电脉冲刺激穴位。Elektroimpuls-Stimulation *f* —— Stimulation der Akupunkturpunkte mit elektrischem Impuls

脉癫疾［mài diān jí］vaskuläre Epilepsie *f*

脉度［mài dù］经脉长短的度数，是古人测定人体经脉长度的一种数据记录。Maß des Meridians —— Maß und Protokoll der Meridianlänge des menschlichen Körpers in alten Zeiten

脉管［mài guǎn］Blutgefäß *n*

脉合四时［mài hé sì shí］脉象随着四时气候的变化而有相应变化的生理现象。如春天脉略带弦象，夏天脉略带洪象，秋天脉略带毛(浮)象，冬天脉略带石(沉)象，均属正常。der mit den vier Jahreszeiten variierende Puls physiologische Variationen des Pulses in der Übereinstimmung mit den vier Jahreszeiten: Der Puls ist im Frühling etwas straff, im Sommer etwas voll, im Herbst etwas flach und im Winter etwas tief.

脉会［mài huì］八会穴之一，即太渊。*Maihui*, *Taiyuan* (LUÖ) —— ein Pnnkt, wo sich Gefäße versammen, einer der 8 einflußreichen Punkte

脉经［mài jīng］中国现存最早的脉学专书。为公元三世纪名医王叔和所撰写。Pulslehre *f* —— die älteste Monographie über Pulsdiagnostik, die in China noch erhalten geblieben ist, verfaßt von *Wang Shuhe*, ein bekannter Arzt in dem dritten Jahrhundert *n*. u. Z.

脉静［mài jìng］脉搏和缓平静，表示疾病好转或不会恶化。

ruhiger Puls —— ebenmäßiger und ruhiger Pulsschlag, der zeigt, daß sich Krankheit verbessert und weiter besser geht

脉诀［mài jué］宋·崔嘉彦撰。用韵体阐述脉学知识和理论，以便于初学者记诵。Merkreim des Pulses —— ein Handbuch in Versen zum auswendigen Lemen der Pulskenntnisse und deren Theorie für Anfänger, zusammengestellt von *Cui Jiayan* in der *Song*-Dynastie

脉膜［mài mó］Gefäßmembran *f*

脉逆四时［mài nì sì shí］由于身体不能适应四时气候的变化，因而出现脉象不能随着四时气候改变而相应变化的病理现象。如春应弦而反毛（浮），夏应洪而反石（沉）等。Der Puls variiert nicht mit den Jahreszeiten. Paßt sich der ungesunde körperliche Zustand nicht der Klimaabwechslung der Jahreszeiten an, variiert der Pulszustand damit auch nicht entsprechend, z. B. anstatt im Frühling hart und straff und im Sommer voll zu sein, ist der Puls dagegen flach und tief.

脉气［mài qì］→经气［jīng qì］

脉舍神［mài shě shén］Geist lagert im Gefäß.

脉神［mài shén］Pulsvitalität *f*

脉数急［mài shù jí］→弦数脉［xián shù mài］

脉脱［mài tuō］Fehlimpuls *m*

脉微肢冷［mài wēi zhī lěng］schwacher Puls und kalte Extremitäten

脉为血府［mài wéi xuè fǔ］血液汇集、循行的居处 Gefäß gilt als Haus des Blutes.

脉无胃气［mài wú wèi qì］脉象失去从容和缓的正常节律，表示胃气将绝，五脏真气败露，常为危证的象征。Puls ohne Magen-*Qi*, Puls ohne Vitalität —— Puls ohne normalen Rhythmus, Frequenz und Ebenmäßigkeit bedeutet Erschöpfung von Magen-*Qi* und *Qi* der fünf Zang-Organe.（Herz, Leber, Milz, Lunge und Nieren). Es wird oft als kritisches Zeichen angesehen.

脉象［mài xiàng］脉动应指的征象。包括频率、节律、充盈度、流利度和波动幅度等。Pulszustand *m*, Pulstyp *m* —— Zustand des Pulses, der mit den Fingerspitzen gefühlt wird, einschließlich Frequenz, Rhythmus, Füllung, Ebenmäßigkeit und Amplitude des Pulses

脉象主病［mài xiàng zhǔ bìng］某种脉象反应出某种病证。如浮脉主表证，沉脉主里证，数脉主热证，迟脉主寒证等。Puls als Indikator einer Erkrankung —— ein bestimmter Pulszustand weist auf ein spezifisches Syndrom hin. Z.B. zeigt der oberflächliche Puls das äußere Syndrom, der tiefe Puls das innere, der schnellender Puls das Hitzesyndrom und der langsame Puls das Kälte-Syndrom

脉悬绝［mài xuán jué］与正常脉相差悬殊的脉象。如比正常脉快 3~4 倍，或只及正常的一半或更少，都称脉悬绝。主病重。extra anormaler Puls —— Der Puls ist sehr verschieden vom normalen, z. B. er geht drei oder vier mal so schnell oder nur halb so schnell oder noch langsamer als der normale. Er tritt in ernsten Fällen auf.

脉学［mài xué］Chinesische traditionelle Sphygmologie, Pulslehre *f*

脉以胃气为本［mài yǐ wèi qì wéi běn］Magen-*Qi* als Grundlage des Pulses *n*

脉阴阳俱浮［mài yīn yáng jù fú］寸部和尺部脉俱浮。多主表证。oberflächliche Pulse an den *Yin*-und *Yang*-Stellen Die Pulse an der Cun-Stelle und an der Chi-Stelle sind durch leichte Berühnung fühlbar. Es indiziert äußeres Syndrom.

脉阴阳俱紧［mài yīn yáng jù jǐn］寸部脉和尺部脉俱现紧张有力的脉象，即浮紧脉。主风寒表实证。gespannte Pulse an den *Yin*-und *Yang*-Stellen —— Die Pulse all der Cun-Stelle und an der Chi-Stelle sind gespannt und kräftig. Es indiziert äußeres Übermaßsyndrom durch Wind und Kälte.

脉应四时［mài yìng sì shí］Kongruenz der Pulse mit vier Jahreszeiten *f*

脉有胃气［mài yǒu wèi qì］脉来流畅，从容和缓，节律均匀。Puls mit Magen-*Qi*, Puls mit Vitalität —— glatter Puls mit regelmäßigem Rhythmus und regelmäßiger Frequenz

脉躁［mài zào］指疾病过程中，脉象变化比原来急速躁动，多主邪气内传，病情向坏的方向发展。schnellender und unruhiger Puls —— in der Entwicklung der Krankheit schneller und unruhiger werdender Puls, der Eindringen der pathogenen Faktoren und Verschlechterung des Zustandes anzeigt

脉诊［mài zhěn］Diagnose durch Pulsfühlen

脉证合参［mài zhèng hé cān］辨证过程中，把脉象和证候互相参照，推断病情的方法。Diagnose aufgrund der Verbindung der Beurteilungen des Pulszustandes und der Symptomen

脉症合参［mài zhèng hé cān］umfassende Analyse von Pulsen und Symptomen *f*

脉痔［mài zhì］→肛裂［gāng liè］

MAN 满曼蔓慢

mǎn 满

满口烂斑［mǎn kǒu Làn bān］Aphtha *f*, Aphthe *f*, Mundfäule *f*

满目疮痍［mǎn mù chuāng yí］眼部带状疱疹及伴大量渗出液的接触性睑皮炎。Um die Augen ist es voller Wunden-Zoster Ophthalmicus und Kontaktdermatitis der orbitalen Region mit vielen Exsudaten

满山红［mǎn shān hóng］叶入药。用于化痰、止咳、平喘。Folium Rhododendri Daurici —— Verwendet wird getrocknetes Blatt des Rhododentron dauricum (Ericaeeae). Heilwirkung: Schleim lösend, Husten und Asthma stillend

màn 曼蔓慢

曼陀罗叶［màn tuó luó yè］叶入药。用于解痉、镇痛、平喘、祛风湿。Blatt Gemeinen Stechapfels, Folium Stramonii —— Verwendet wird getrocknetes Blatt der Datura stramonium (Solanaceae). Heilwirkung: Spasmus lindernd, schmerzstillend, Asthma stillend, Rheumatismus austreibend

曼陀罗子［màn tuó luó zǐ］种子入药。用于解痉、镇痛、平喘、祛风湿。Samen des Gemeinen Stechapfels, Semen Stramonii —— Verwendet wird getrocknetes Samen der Datura stramonium (Solanaceae). Heilwirkung: Krampf lösend, Schmerz stillend, Asthma stillend, Rheumatismus austreibend

蔓荆子［màn jīng zǐ］果入药。用于疏散风热、清热明目。Fructus Viticis —— Verwendet wird getrocknete Frucht von Vitex trifolia simiplicifolia oder V. Trifolia (Verbenaceae). Heilwirkung: Wind-Hitze zerstreuend, Hitze beseitigend, Augen klärend

慢肝惊风［màn gān jīng fēng］症见抽搐，兼有目如橘黄、上视、不乳食、气虚欲脱。多因泄泻日久，损伤脾胃，肝失所养，虚阳上犯所致。wiederkehrende Konvulsion von Kindern durch Leberstörungen —— Konvulsion bei Kindern mit gelbem Augenweiß, Aufwärtsschielen, Anorexie, und *Qi*-Erschöpfung als Symptomen infolge langfrstigen Durchfalls, der zur Schädigung des Magens und der Milz, zur Unterernährung der Leber führt, so kommt aufwätsverkehrter Fluß von *Yang* von Mangeltyp

(慢)脾风［(màn) pí fēng］小儿由于吐泄过度，正气虚弱，而出现闭目、摇头、面青唇淡、额汗、昏睡等症状。chronische Konvulsion bei Kindern wegen der Dysfunktion der Milz —— chronische Konvulsion bei Kindern wegen übermäßigen Erbrechens und Durchfalls bzw. der Schwäche mit Kopfschwanken, Augenschließen, dunkler Gesichtsfarbe, farblosen Lippen, Schwitzen am Stirn und Schlafsucht als

Symptomen
慢疳［màn gān］chronische Unterernährung von Kindern
慢喉喑［màn hóu yīn］chronische Heiserkeit *f*
慢火［màn huǒ］langsames Feuer *n*
慢惊风［màn jīng fēng］发病缓慢的惊风证。主要表现为起病缓慢,面色淡白发青,神倦嗜睡,四肢缓缓抽搐并时作时止,腹部凹陷,四肢厥冷,呼吸微弱,脉沉细无力等。chronische Konvulsion bei Kindem —— infantile Konvulsion mit allmählichem Anfall, die durch blaßblaue Gesichtsfarbe, zyanose, Schlafsucht, intermittierenden Krampf der Gliedmaßen, Kahnbauch, kalte Gliedmaßen, schwaches Atmen, tiefen, zarten und kraftlosen Puls gekennzeichnet ist
慢脾风［màn pí fēng］chronische Zuckung aufgrund Milzstörung *f*
慢心锐毒［màn xīn ruì dú］→井疽［jǐng jū］
慢性复位［màn xìng fù wèi］通过牵引或加垫,使骨折逐步复位的方法。allmähliche Einrichtung —— eine allmähliche Einrichtung der Fraktur durch Streckungen oder durch Heben mit dem unterliegenden Kissen

MANG 芒盲

máng 芒盲

芒刺舌［máng cì shé］stachelige Zunge *f*
芒硝［máng xiāo］用于软坚泻下。Mirabilit *m*, Glaubersalz *n*, Natrium sulfuricum, kristallinisches Natriumsulfat (gewöhnlich bekommen aus Naturschätzen) —— Heilwirkung: harte Masse erweichend und abführend
芒针［máng zhēn］针身细长,与毫针相似,但较长,长度超过5寸者。verlängerte Nadel —— eine lange und dünne Akupunkturnadel wie haarfeine Nadel. Sie ist aber länger und über 5 Cun lang.
盲［máng］Ablepsie *f*, Blindheit *f*

MAO 猫毛茅冒瞀

māo 猫

猫眼草［māo yǎn cǎo］全草入药。用于祛痰、散结消肿,外治淋巴结结核。Herba Euphorbiae Lunulatae —— Verwendet wird getrocknetes ganzes Kraut der Euphorbia lunulata (Euphorbiaceae). Heilwirkung: Schleim austreibend, Masse zerteilend, Schwellung vertreibend und bei äußerlicher Anwendung für Lymphknotentuberkulose
猫眼疮［māo yǎn chuāng］multiformes Erythema
猫爪草［māo zhǎo cǎo］根入药。用于解毒散结。Radix Ranun-culi Ternati —— Verwendet wird getrocknete Wurzel des Ranunculus ternatus (Ranunculaceae). Heilwirkung: entgiftend, Masse zerteilend

máo 毛茅

毛刺［máo cì］古代九刺法之一。短细毫针浅刺皮肤。治疗肌肤麻木不仁等病症。Hautakupunktur *f* —— eine der 9 Nadeltherapien in alten Zeiten, bei der die kurze haarfeine Nadel oberflächlich in die erkrankte Zone zur Behandlung der Hypoästhesie und Taubheit der Haut eingestochen wird
毛悴色夭［máo cuì sè yāo］毛发憔悴,形色枯槁的表现 welke Haut und struppige trockene Haare
毛冬青［máo dōng qīng］根入药。用于凉血、活血、通脉、消炎、解毒。Radix Ilicis Pubescentis —— Verwendet wird getrocknete Wurzel der Ilex pubescens (Aquifoliaceae). Heilwirkung: Hitze aus dem Blut beseitigend, *Qi*-und Blutkreislauf fördernd, Entzündung hemmend und entgiftend
毛发脱落［máo fà tuō luò］Haarausfall *m*
毛诃子［máo hē zǐ］成熟果实入药。用于清热解毒、调和诸药、收敛养血。Fructus Terminaliae Billericae —— Verwendet wird getrocknete reife Frucht der Terminaiia billerica (Combretaceae). Heilwirkung: Hitze beseitigend, entgiftend, die Wirkung verschiedener Bestandteile eines Rezeptes harmonisierend, zusammenziehend und Blut ernährend
毛际［máo jì］前阴上方长阴毛的皮肤边缘部。Schamhaarrand *m* —— oberer Rand vom Schamhaar
毛孔［máo kǒng］→汗空［hàn kōng］
毛脉合精［máo mài hé jīng］Integration von *Qi* und Bult in Essenz *f*
毛折［máo zhé］Trichatrophie *f*, Haaratrophie *f*
茅莓［máo méi］地上部分入药。用于活血消肿、清热解毒、祛风湿。Herba Rubi Parvifo1ii —— Verwendet wird getrocknter oberirdischer Teil von Rubus parvifolius (Rosaceae). Heilwirkung: Blutkreislauf anregend, Schwellung vertreibend, Hitze beseitigend, entgiftend, Rheumatismus austreibend
茅莓根［máo méi gēn］根入药。用于活血消肿、祛风利湿。Radix Rubi Parvifolii —— Verwendet wird getrocknete Wurzel von Rubus parvitolius (Rosaceae). Heilwirkung: Blutkreislauf anregend, Schwellung Vertreibend, Rheumatismus austreibend
茅(苍)术［máo (cāng) zhú］干燥根茎入药。用途似苍术而较优。Rhizoma Atractylodis Lanceae —— Verwendet wird getrocknetes Rhizom der Atractylodes Lancea (Compositae).Es ist gebraucht wie Chinesische Atractylodes (苍术), hat aber bessere Qualität.

mào 冒瞀

冒寒［mào hán］→小伤寒［xiǎo shāng hán］
冒家［mào jiā］Patient, der an häufigem Schwindel leidet
冒湿［mào shī］Erkrankung durch Feuchtigkeit *f*
冒暑［mào shǔ］① 中暑。② 感受暑邪之后,邪阻肠胃,出现发热、恶寒、腹痛、腹泻、恶心呕吐、小便黄短、头重眩晕等症。①Hitzschlag *m* ②durch Sommerhitze verursachte Krankheiten —— ein krankhafter Zustand durch Angriff von Sommerhitze auf den Magen und den Darm mit Fieber, Kältescheu, Bauchschmerzen, Diarrhoe, Nausea, Erbrechen, spärlichem und dunklem Urin, schwerem Kopf und Schwindel als Symptomen
冒暑眩晕［mào shǔ xuàn yùn］Schwindel, der durch Hitzschlag verursacht wird
冒眩［mào xuàn］→眩晕(冒、转)［xuàn yùn(mào, zhuàn)］
瞀乱［mào luàn］Geistesverwirrung *f*, Delirium *n*
瞀瘛［mào chì］Blicktrübung und Konvulsion

MEI 玫眉莓梅徽霉

méi 玫眉莓梅徽霉

玫瑰花［méi guì huā］花入药。用于理气、解郁和血。Rose *f*, Fins Rosae Rugosae —— Verwendet wird getrocknete Blüte der Rosa rugosa (Rosaceae). Heilwirkung: den *Qi*-Fluß regulierend, Depression lösend, das Blut der Leber ernährend
眉冲［méi chōng］穴位。主治:头痛、头晕、癫痫、鼻塞等。*Meichong* (BL3) —— Akupunkturpunkt. Indikationen: Kopfschmerz, Schwindel, Epilepsie, Nasenverstopfung
眉棱骨［méi léng gǔ］Supraorbitalknochen *m*, Augenbrauenwulst *m*
眉棱骨痛［méi léng gǔ tòng］Schmerzen im Supraorbitalknochen, Augenbrauenwulstschmerz *m*
眉心疔［méi xīn dīng］Furunkel zwischen den Augenbrauen
莓叶委陵菜［méi yè wěi líng cài］根及根茎入药。用于止血。Radix Potentillae Fragarioidis —— Verwendet wird getrocknete Wurzel und getrocknetes Rhizom der Potentilla fragarioides(Rosaceae). Heilwirkung：Blut stillend

梅疮［méi chuāng］→杨梅疮［yáng méi chuāng］

梅核气［méi hé qì］自觉梅核鲠喉或喉部受压迫。Apopnixis *f*, Globus hystericus —— eine subjektive Sensation, als ob ein Obstkern im Rachen steckte oder der Rachen bedrückt würde

梅花［méi huā］花入药。用于舒肝、和胃、生津。Blüte der Chinesischen Essigpflaume oder der Japanischen Aprikose —— Verwendet wird getrocknete Blüte der Prunus Mume (Rosaceae). Heilwirkung：Leberdepression stillend, die Magensfunktion normalisierend, und Drüsensekretionen fördernd

梅花点舌丹［méi huā diǎn shé dān］*Meihua Dianshe Dan*, Wunden-heilende Pille aus Plum Blossom *f*

梅花针［méi huā zhēn］皮肤针之一种。柄端集细短针五枚，针尖簇成梅花形，作浅刺用。Wintertlumennadel *f*—— fünf kurze und dünne Nadeln sind wie eine Winterblume miteinander festgebunden. Sie ist eine der Hautnadeln und für flache Stiche bestimmt.

梅脯［méi fǔ］→白(干)梅［bái(gān) méi］

徽疮［méi chuāng］→杨梅疮［yáng méi chuāng］

徽疮秘录［méi chuāng mì lù］我国最早有关梅毒的专著，陈司成撰(1632)。Geheime Niederschriften über Syphilis —— die erste Monographie über Syphilis in China, geschrieben von *Chen Sicheng*(1632)

霉酱苔［méi jiàng tāi］Zungeoberfläche wie mit Beersoße-Belag *f*

MEN 扪闷

mén 扪

扪［mén］Palpation *f*, Abtasten *n*

mèn 闷

闷［mèn］geschlossen befeuchten

闷瞀［mèn mào］Blicktrübung bei der Unruhigkeit

闷痛［mèn tòng］erstickender Schmerz *m*

MENG 虻礞猛梦

méng 虻礞

虻虫［méng chóng］雌虫入药。用于破血逐瘀、散结通络。Bremse *f*, Viehiliege *f*, Tabanus *m* —— weibliches Insekt von Tabanus bivittatus (Tabanidae). Heilwirkung：Blutstauung lösend, Masse zerteilend und Obstuktion der Meridiane vertreibend

礞石滚痰丸［méng shí gǔn tán wán］成分：大黄、黄芩、煅礞石、沉香。主治：实热顽痰而见癫狂、惊痫。*Mengshi Guntan Wan*. Pille von Chlorite-Schiefer für Schleimbeseitigung —— Indikationen：Wahnsinn und Epilepsie infolge heftiger Hitze und hartnäckigen Schleims

měng 猛

猛疽［měng jū］→结喉痈［jiē hóu yōng］

mèng 梦

梦交［mèng jiāo］Traumsex *m*, Sex im Schlaf *m*

梦失精［mèng shī jīng］→梦遗［mèng yí］

梦遗［mèng yí］Nachtpollution *f*, Pollutio nocturna

梦呓［mèng yì］Somniloquie *f*, Sprechen im Schlaf *n*, Schlafsprechen *n*

梦游［mèng yóu］Schlafwandeln *n*, Somnambulismus *m*

MI 迷猕糜米眯泌秘密蜜

mí 迷猕糜

迷睡［mí shuì］Schlaftrunkenheit *f*

猕猴桃根［mí hóu táo gēn］根入药。用于清热解毒、活血散结、祛风利湿。Wurzel der Chinesischen Stachelbeere, Radix Actinidiae Chinensis —— Verwendet wird getrocknete Wurzel von Actinidia chinensis (Actinidiaceae). Heilwirkung：Hitze beseitigend, entgiftend, Blutkreislauf aktivierend, Masse zerteilend, Rheumatismus austreibend

糜肉［mí ròu］schorfiges Gewebe

mǐ 米眯

米泔水［mǐ gān shuǐ］Reiswaschwasser *n* —— Es ist zur Verarbeitung von Drogen zu gebrauchen.

米泔样粪［mǐ gān yàng fèn］Stuhl, der wie Reiswaschwasser aussieht

眯目［mǐ mù］Ins Auge kommt Fremdkörper.

mì 泌秘密蜜

泌别清浊［mì bié qīng zhuó］Absonderung des Nützlichen aus dem Abfallstoff, die Hauptfunktion vom Dünndarm

秘传眼科龙木论［mì chuán yǎn kē lóng mù lùn］撰人不详，约出现于13世纪。记述眼科病证72种及其疗法，以及家传秘方等。Long Mus Geheime Abhandlung über Ophthalmologie —— ein medizinisches Buch, dessen Autor unbekannt ist. erschien ungefähr im 13 Jahrhundert und handelt von 72 Augenerkrankungen und deren Heilmethoden sowie der geheimen Rezepten

密蒙花［mì mēng huā］花蕾及花序入药。用于清肝热、明目退翳。Flos Buddlejae —— Verwendet wird getrocknete Knospe und Infloreszenz von Buddleja officinalis (Loganiaceae). Heilwirkung：Leber-Hitze beseitigend, Augen klärend und Hornhauttrübung lösend

密陀僧［mì tuó sēng］粗制黄色氧化铅入药。用于燥湿、杀虫、敛疮、坠痰、镇惊。Bleiglätte *f*, Bleioxyd *n*, Lithargyrum *n* —— gelbes, rohes Bleioxyd. Heilwirkung：Feuchtigkeit vertreibend, Parasiten beseitigend, Wunde heilend, Schleim austreibend und Konvulsion stillend

蜜煎导［mì jiān dǎo］蜂蜜煎熬浓缩，趁热取出，做成栓剂。Honig-Suppositorium *n* —— Honig wird gekocht und konzentriert und dann znm Zäpfchen gemacht, solange es heiß ist. Das ist zur Beseitigung der Vorstopfung zu verwenden.

蜜丸［mì wán］用蜂蜜为粘合剂制成的一种丸剂。Honig-Pille *f*, —— Pille aus chinesischem Arzneipulver mit Honig als Klebstoff

蜜枣［mì zǎo］果入药。用于健脾和胃。kandierte Dattel, Fructus Jujubae Saccharatus —— die kandierte Frucht des Ziziphus jujuba (Rhamnaceae). Heilwirkung：die Milz und den Magen stärkend

MIAN 绵棉娩面

mián 绵棉

绵萆薢［mián bì xiè］根茎入药。用于祛风利湿。Rhizoma Dioscoreae Septemlobae —— Verwendet wird getrocknetes Rhizom der Dioscorea septemloba oder D. futschauensis (Dioscoriaceae). Heilwirkung：Wind vertreibend und Feuchtigkeit beseitigend

绵马贯众［mián mǎ guàn zhòng］根茎入药。用于清热解毒、驱虫、止血。Rhizoma Dryopteris Crassirhizomae —— Verwendet wird getrockneter Wurzelstock der Dryopteris crassirhizoma (Dryopteridaceae).Heilwirkung：Hitze beseiti-

gend, entgiftend, antiparasitisch, Blut stillend
棉花疮［mián huā chuāng］→杨梅疮［yáng méi chuāng］
棉枕固定［mián zhěn gù dìng］Fixation mit Baumwollekissen

miǎn 娩

娩出［miǎn chū］Geburt *f*, Parturitio *f*, Entbindung *f*

miàn 面

面尘［miàn chén］面色灰黑如蒙尘土之状。实证多主燥邪所伤或伏邪内郁，虚证多主肝肾阴虚。bestaubtes Gesicht —— Die Patienten sehen dunkelgrau aus wie die Gesichte mit Staub bedeckt wären. In Übermaßsyndrom ist das Anzeichen für Schädigung durch Trockenheit oder latente pathogeme Faktoren. In chronischen Krankheiten mit mangelnder vitaler Energie und verminderter Widerstandskraft (Mangelsyndrom) zeigt es *Yin*-Mangel der Leber und der Nieren an.
面疔［miàn dīng］Gesichtsfurunkel *m*
面皯黯［miàn gǎn zèng］→黧黑斑［lí hēi bān］
面垢［miàn gòu］指脸上似有污垢之状。多见于肝病，湿热证等。schmutziges Gesicht —— Das Gesicht scheint wie vom Schutz überzogen zu sein. Es tritt oft in der Lebererkrankung und in den von Feuchtigkeit-Hitze verursachten Krankheiten auf.
面红［miàn hóng］gerötetes Gesicht, gerötete Backe
面黄肌瘦［miàn huáng jī shòu］bleich und ausgemergelt aussehen, starke Abmagerung mit bleicher Gesichtsfarbe
面目浮肿［miàn mù fú zhǒng］Gesichtsödem *n*
面色［miàn sè］Teint *m*, Gesichtsfarbe *f*, Aussehen *n*
面色苍(黧)黑［miàn sè cāng (lí) hēi］面部现晦黑色，多因肾气耗损，血气失荣于面所致。可见于阴黄等病。dunkles Aussehen —— Es ist verursacht von der Erschöpfung von Nieren-*Qi* und dem Mangel an Blut, das zum Gesicht fließt. Es ist in chronischem Ikterus zu sehen.
面色苍白［miàn sè cāng bái］常伴有口唇、指甲色淡白，为血虚证候。bleiches Gesicht, blasses Aussehen —— ein Krankheitszustand mit Begleitsymptomen von bleichen Lippen und Nägeln, was Blutmangel andeutet
面色黧黑［miàn sè lí hēi］dunkles Aussehen *n*
面色萎黄［miàn sè wěi huáng］面部呈现枯萎晦黄的病色，多因脾胃虚弱，气血不能上荣所致。常见于慢性消耗性疾患阴黄、失血、久痢等。fehlgelbe Gesichtsfarbe —— Die Ursache ist Unterfunktion des Magens und der Milz sowie Mangel an *Qi* und Blut, die zum Gesicht fließen. Das Symptom tritt oft in chronischen konsumierenden Erkrankungen, chronischem Ikterus, Blutverlust und langfristiger Dysenterie auf.
面色无光［miàn sè wú guāng］glanzloses Aussehen, glanzlose Gesichtsfarbe
面色缘缘正赤［miàn sè yuán yuán zhèng chì］满脸通红状，多见于急性热病。gerötetes Gesicht —— hellrote Gesichtsfarbe, die oft bei akuten Fieberkrankheiten auftritt
面瘫［miàn tān］Gesichtslähmung *f*, Paralysis facialis
面脱［miān tuō］面部肌肉消脱的危重证候。starke Abmagerung des Gesichts —— ein Anzeichen für kritischen Krankheitszustand mit körperlichem Verfall
面王［miàn wáng］Nasenspitze *f*
面游风［miàn yóu fēng］包括部分过敏性皮炎。Dermatitis seborrhoica —— einschließlich gewisser Arten von allergischer Dermatitis
面针(疗法)［miàn zhēn (liáo fǎ)］近代针刺疗法之一。针刺面部特定穴位，以治疗身体他处疾患。面部穴位与身体特定部位相关联。Gesichtsakupunktur *f* —— eine neu entwickelte Methode der Akupunktur, bei der die Nadel an einem bestimmten Punkt am Gesicht, der die Krankheit einer bestimmten Stelle des Körpers beeinflußt, eingestochen wird
面针麻醉［miàn zhēn má zuì］针刺面部特定穴位，使在人体相应部位起到镇痛效果。Analgesie der Gesichtsakupunktur —— eine der Nadelanalgesiemethoden. Für Operation werden Nadeln in bestimmte Punkte des Gesichts eingestochen, um analgetische Wirkung an der betreffenden Stelle des Körpers zu erreichen
面肿［miàn zhǒng］Gesichtsödem *n*

MIAO 苗眇妙胁缪

miáo 苗

苗窍［miáo qiào］指五官，通过五官可以观察到体内脏器的生理、病理变化。鼻为肺窍，目为肝窍，口(唇)为脾窍，舌为心窍，耳为肾窍。Sproß und Öffnung —— die fünf sensorischen Organe. Man kann durch Beobach tung, pathologische Veränderungen der inneren Organe feststellen. Die Nase, die Augen, der Mund (Lippen), die Zunge und die Ohren sind entsprechend die Sprosse oder Öffnungen der Lunge, der Leber, der Milz, des Herzens und der Nieren.

miǎo 眇

眇目［miǎo mù］①monokulare Blindheit *f* ② binokulare Blindheit *f* ③ ein Auge kleiner als das andere

miào 妙胁缪

妙应丸［miào yìng wán］→控涎丹［kòng xián dān］
胁［miào］位于两侧腹部，相当于第十二肋软骨下方，髂嵴上方的软组织部分。Weichteilgebiet zwischen dem zwölften Rippenknorpel und dem Kamm des Darmbeins.
缪慕台［miào mù tái］→缪希雍［miào xī yōng］
缪希雍［miào xī yōng］明代医学家(16-17世纪)，精于本草，推崇《神农本草经》。用三十余年加以参订注疏，撰成《本草经疏》(1625)。另撰《先醒斋医学笔记》。ein Arzt und Experte in chinesischen Drogen in der *Ming*-Dynastie (16-17. Jahrhundert).Er schätzte "*Shen Nong Ben Cao Jing*" (*Shen Nongs* Kräuter) hoch und widmete sich dem Studium des Buches über 30 Jahre und verfaßte "*Ben Cao Jing Shu*" (Erläuterungen und Kommentare über "*Shen Nongs* Kräuter") (1625) und ein anderes Buch mit dem Titel "*Xian Xing Zhai Yi Xue Bi Ji*" (medizinische Notizen der *Xian Xing* Kammer).
缪仲淳［miào zhòng chún］→缪希雍［miào xī yōng］

MING 名明瞑命

míng 名明瞑

名医类案［míng yī lèi àn］明·江瓘编，由其子江应宿增补，成书于1552年。全书集明以前历代名医治案。按病证分类，并附编者按语。Klassifizierte Krankengeschichte der Wohlbekannten Ärzte —— Das Buch umfaßt und klassifiziert nach Krankheitszeichen Krankheitsfälle der berühmten Arzte von der *Ming*-Dynastie und hat dazu den Kommentar des Autors. Das Buch wurde von *Jiang Guan* 1552 zusammengestellt und nachher von seinem Sohn, *Jiang Yingsu*, ergänzt.
明党参［míng dǎng shēn］根入药。用于润肺化痰、生津。Radix Changii —— Verwendet wird getrocknete Wurzel von Changium smyrnioides (Umbelliferae). Heilwirkung: die Lunge befeuchtend, Schleim lösend, Drüsensekretionen fördern
明煅［míng duàn］offenes Calcinieren *n*, offene Kalzinatin *f* 将净药材放置在无烟炉火上或装于适宜的耐火容器内，不隔绝空气煅烧至酥脆或红透，易于碾碎的炮制方法
明耳目［míng ěr mù］Sehkraft und Hörfähigkeit verbessern
明矾［míng fán］→白矾［bái fán］

明灸［míng jiǔ］direkte Moxibustion *f*
明目［míng mù］Sehkraft verstärken
明目聪耳［míng mù cōng ěr］Sehkraft und Gehör verstärken
明目剂［míng mù jì］Vision-verbessernde Formula *f*
明目退翳［míng mù tuì yì］Sehkrait verbessern und Hornhauttrübung vertreiben
明堂［míng táng］① Nase *f* ②→明堂图［míng táng tú］
明堂图［míng táng tú］古代一本经络穴位图。eine Zeichnung der Akupunkturpunkte der alten Zeiten
明医杂著［míng yī zá zhù］明·王纶撰。薛己注(1549)。Eine Sammlung von Erfahrungen von bekannten Ärzten—in medizinisches Werk, zusammengestellt von *Wang Lun* in der *Ming*-Dynastie, und erläutert von *Xue Ji*(1549)
瞑眩［míng xuàn］常指服药后出现的恶心、头晕等反应。Schwindel, Übelkeit usw. als Nebenwirkung bestimmter Arzneien

mìng 命

命(门之)火［mìng[mén zhī]huǒ］即肾阳。Feuer aus dem "Tor der Lebenskraft"——Das ist auch als Nieren-*Yang* bezeichnet.
命蒂［mìng dì］Nabelschnur *f*, Umbilikalstrang *m*
命关［mìng guān］小儿指纹诊部位名。位于食指第三指节处。Paß der Lebenskraft——Die Bezeichnung der Stelle in der Diagnose von Kinderkrankheiten nach Hautlinien an den Fingerbeeren, die sich an dem distalen Gelenk des Zeigefingers befindet
命门［mìng mén］①根据不同作者,或指右肾,或指两肾或指两肾之间,目前比较统一的看法,将命门的功能与肾阳同等。②穴位。主治:阳痿、神经衰弱、遗精、白带(过多)、腰痛、慢性腹泻等。① Tor der Lebenskraft——als Quelle der Vitalität angesehener Bereich der rechten Niere, oder der beiden Nieren oder zwischen den beiden Nieren je nach dem Autor. Es ist heute akzeptiert, daß die Funktionen vom "Tor der Lebenskraft" und die vom Nieren-*Yang* dieselbe sind. ②*Mingmen*(DU 4)——Akupunkturpunkt. Indikationen: Impotenz, Neurasthenie, Spermatorrhoe, Leukorrhoe, Lumbago, chronische Diarrhoe
命门火衰［mìng mén huǒ shuāi］肾阳不足而造成的生殖机能衰退。Rückgang des Feuers aus dem "Tor der Lebenskraft"——Funktionsschwund der Reproduktion mangels Nieren-*Yang*
命门火衰证［mìng mén huǒ shuāi zhèng］Feuerrückgang aus dem "Tor der Lebenskraft" *m* 元阳虚衰,温煦推动失职,以畏寒蜷卧,四肢逆冷,小便清长,夜尿频多,或五更泻泄,男子阳痿、早泄,女子性欲减退、宫寒不孕,舌淡,苔白,脉沉弱尺部尤甚等为常见症的证候
命门火旺［míng mén huǒ wàng］→肾火偏亢［shèn huǒ piān kàng］
命门之火［mìng mén zhī huǒ］Feuer aus dem "Tor der Lebenskraft" *n*

MIU 缪

miù 缪

缪刺［miù cì］古代刺法之一。左病刺右,右病刺左。现在以浅刺井穴和体表瘀血的络脉为主。entgegengesetztes Einstechen in Kollateralen——eine der Akupunkturmanipulationen der alten Zeiten. Befindet sich die Krankheitsherde auf der einen Seit des Kollaterals, wird die Nadel in den Punkt der anderen Seit eingestochen. Heute ist die Methode wesentlich beim obercoflächlichen Nadelstich von *Jing*-Punkten und von kleinen oberflächlichen Venen mit Blutstauung verwendet.

MO 摸膜摩抹没墨

mō 摸

摸法［mō fǎ］正骨八法之一,用以检查损伤部位及周围组织。eine der acht Methoden der Einrenkung von gebrochenen und ausgerenkten Knochen zur Untersuchung der Verletzungsstelle und der umgebenden Gewebe

mó 膜摩

膜［mó］Membran *f*
膜入水(冰)轮［mó rù shuǐ (bīng) lún］mit Nebula gedeckte Pupille
膜(募)原［mó (mù) yuán］①胸膈间隙 ②某些温病病原所在半表半里的位置。①pleurodiaphragmatischer Zwischenraum ②Raum zwischen Äußerem und Innerem, wo sich die pathogene Faktoren einer epidemischen febrilen Krankheit lefinden
摩法［mó fǎ］按摩手法。用手掌紧贴皮肤作圆形活动的治疗方法。Reibung mit Handfläche——eine Massagemethode. bei der die Handfläche an den betreffenden Körperteil gelegt wird und in runder Bewegung reibt

mǒ 抹

抹法［mǒ fǎ］推拿手法。用拇指指腹或手掌面紧贴皮肤,略用力作上下或左右缓慢的往返移动,有舒气活血作用。Wischenmanipulation *f*——eine Manipulation der Massage zur Förderung des Flusses von *Qi* und Blut, bei der man mit der Handfläche oder der Palmarseite des Daumens die Haut mit mäßiger Kraft hin und her oder links und rechts reibt

mò 没墨

没药［mò yào］树胶脂入药。用于活血、止痛、生肌。Resina Myrrhae——Verwendet wird ein Gummiharz aus dem Stamm der Commiphora molmol(Burseraceae). Heilwirkung: Blutkreislauf aktivierend, schmerzstillend, Wunde heilend
墨旱莲［mò hàn lián］地上部分入药。用于凉血止血、补阴益肾。Herba Ecliptae——Verwendet wird getrockneter oberirdischer Teil von Eclipta prostrata (Compositae). Heilwirkung: Hitze aus dem Blut austreibend, Blut stillend, *Yin* ernährend und die Nieren stärkend

MU 母牡拇木目募暮

mǔ 母牡拇

母病及子［mǔ bìng jí zǐ］用五行相生的母子关系,说明五脏之间病理上的相互影响,如脾土为母,肺金为子,脾土患病,可影响及肺金。Störung des Mutterorgans beeinträchtigt das Kindorgan——Das Prinzip der Mutter-Kindbeziehung gegenseitiger Förderung der "fünf Elemente" wird verwendet, die gegenseitigen pathologischen Einflüsse zwischen den fünf Zang-Organen zu erklären. Z.B. ist die Milz(Erde) die Mutter und die Lunge(Metall) das Kind, Störung der Milz (Erde) kann die Lunge befallen.
母气［mǔ qì］在五行相生关系中,生我者为母,母脏之气即为母气。如肝木生心火,则肝气为心之母气。Mutter-*Qi*——In der Herkunftsreihe der fünf Elemente ist das die anderen hervorbringende Element "Mutter" genannt. *Qi* des Mutterorgans ist deshalb "Mutter-*Qi*". Z.B. Leber (Holz) bringt Herz(Feuer) hervor, so ist Leber-*Qi* als Mutter-*Qi* des Herzens bezeichnet.
牡丹皮［mǔ dān pí］根皮入药。用于清热、凉血、活血散瘀。Wurzelrinde der Strauch-Päonie. Cortex Moutan Radicis——Verwendet wird getrocknete Wurzelrinde der Paeonia suffru-

ticosa (Ranunculaceae). Heilwirkung: Hitze beseitigend, Hitze aus dem Blut austreibend, Blutkreislauf anregend und Blutstauung zerstreuend

牡荆叶［mǔ jīng yè］叶入药。用于祛痰、止咳、平喘。Folium Viticis Negundo —— Verwendet wird getrocknetes Blatt von Vitex negundo (Verbenaceae). Heilwirkung: Schleim austreibend, Husten und Keuchen stillend

牡荆油［mǔ jīng yóu］叶中馏出发挥油入药。用于祛痰、止咳、平喘。Oleum Viticis Negundo-ätherisches Öl, das aus Blättern von Vitex negundo (Verbenaceae) destilliert ist. Heilwirkung: Schleim austreibend, Husten und Keuchen stillend

牡荆子［mǔ jīng zǐ］果实入药。用于祛风、化痰、平喘、止痛。Fructus Viticis Negundo —— Verwendet wird getrocknete Frucht von Vitex negundo (Verbenaceae). Heilwirkung: Wind austreibend, Schleim lösend, Keuchen und Schmerz stillend

牡蛎［mǔ lì］贝壳入药。用于平肝潜阳、软坚散结，煅用固涩。Austernschale *f*, Concha Ostreae —— Schale der Ostrea gigas, O. talienwhanensis oder O. rivularis (Ostreidae). Heilwirkung: Hyperfunktion von Leber-*Yang* unterdrückend, harte Masse erweichend und zerteilend. Kalzinierte Austernschale hat noch adstringierende Wirkung

牡蛎散［mǔ lì sǎn］成分：牡蛎，黄芪、麻黄根。主治：表虚自汗。*Muli San*, Austernschalenpulver *m* Indikation: spontaner Schweißausbruch mangels der Widerstandskraft

牡脏［mǔ zàng］五脏中之属阳者，即心、肝二脏。männliches Organ, *Yang*-Organ, Zang-Organ von *Yang*-Natur —— diejenigen von den fünf Zang-Organen, die von *Yang*-Natur sind, nämlich das Herz und die Leber

牡痔［mǔ zhì］→肛漏(瘘)［gāng lòu (lòu)］

拇食指押手法［mǔ shí zhǐ yā shǒu fǎ］押手进针法之一。手拇、食二指垫以消毒棉球挟持针身下端，将针固定在所需针刺穴位的皮肤上，另一手持针柄，进针两手同时用力，将针快速插入，此法多用于较长毫针之进针。Daumen-Zeigefinger-Druckmethode —— eine Methode des Fingerspitze-Drucks, die auch als Parallelfingerspitzedruckmethode bekannt ist, bei der man den Körper der Nadel mit sterilisiertem Baumwollenball einwickelt und mit dem Daumen und dem Zeigefinger der einen Hand hält, und auf den gewählten Punkt plaziert, während die andere Hand das Heft der Nadel ergreift. Beim Einstechen üben die beiden Hände gleichzeitig Druck auf die Nadel und schickcn sie schnell durch die Haut. Die Merhode ist meistens mit langen Nadeln verwendet.

拇指同身寸［mǔ zhǐ tóng shēn cùn］同身寸取穴法之一。即拇指关节横径的长度为同身寸。Daumen-*Cun*-Breite des Daumens an der interphalangealen Hautfalte wird als eine entsprechende Körpereinheit oder *Cun* genommen

mù 木目募暮

木乘土［mù chéng tǔ］→木克土［mù kè tǔ］

木［mù］Holz *n*

木瓜［mù guā］果入药。用于和胃化湿、舒筋活络。Frucht der Chinesischen Zierquitte, Fructus Chaenomelis —— Verwendet wird getrocknete Frucht der Chaenomeles speciosa oder C.sinensis (Rosaceae). Heilwirkung: die Funktion des Magens regulierend, Feuchtigkeit beseitigend, Muskeln entspannend und Blutkreislauf anregend

木蝴蝶［mù hú dié］种子入药。用于清肺利咽、疏肝、和胃。Semen Oroxyli —— Verwendet wird getrockneter Samen von Oroxylum indicum (Bignoniaceae). Heilwirkung: Lungen-Hitze beseitigend, Halsschmerzen lindernd, die Magenfunktion regulierend, *Qi*-Stagnation in der Leber lösend

木火刑金［mù huǒ xíng jīn］肝火太旺可以耗伤肺阴。引起干咳、胸痛、咯血等。Holzfeuer beeinträchtigt Metall —— Feuer der Leber (Holz) beeinträchtigt die Lunge (Metall) und verbraucht die Lungenessenz und Lungenflüßigkeit mit trocknem Husten, Brustschmerzen und Hämoptoe als Symptomen

木槿花［mù jǐn huā］花入药。用于清湿热、凉血。Roseneibischblüte *f*, Flos Hibisci —— Verwendet wird getrocknete Blüte des Hibiscus syriacus (Malvaceae). Heilwirkung: Feuchtigkeit-Hitze beseitigend, Blut kühlend

木槿皮［mù jǐn pí］茎皮或根皮入药。用于清热利湿、治痢疾、去黄疸，外治湿疹、癣疥、杀虫止痒。Roseneibischrinde *f*, Cortex Hibisci —— Verwendet wird getrocknete Stengel-oder Wurzelrinole des Hibiscus syriacus (Malvaceae). Heilwirkung: Feuchtigkeit-Hitze beseitigend, Ruhr und Gelbsucht beseitigend, bei äußerlicher Anwendung Ekzem, Tinea und Skabies vertreibend, Parasiten tötend und Jucken stillend

木克土［mù kè tǔ］肝气过亢，可以影响脾、胃。Holz beschränkt Erde —— Hyperfunktion der Leber (Holz) kann die Funktion der Milz und des Magens beeinträchtigen.

木棉花［mù mián huā］花入药。用于清热利湿。Kapokbaumblüte *f*, Flos Gossampini —— Verwendet wird getrocknete Blüte von Gossampinus malabarica (Bombacaceae). Heilwirkung: Hitze beseitigend, Feuchtigkeit ausscheidend

木舌［胀(风)］［mù shé［zhàng (fēng)］症见舌肿胀、木硬满口、无疼痛、色红或紫。多因心火过盛，或心脾积热所致。geschwollene und steife Zunge —— steife, geschwollene, rot-oder viokettfarbige, schmerzlose Zunge, verursacht meistens durch übermäßiges Herzfeuer oder durch Anhäufung der Herz-und Milz-Hitze

木肾［mù shèn］angeschwollener und schmerzloser Hoden

木生火［mù shēng huǒ］Holz erzeugt Feuer. 在五行相生中，木资生、助长火的作用。用以说明肝对心的资助作用

木通［mù tōng］茎入药。用于清心降火，利水通乳。Akebia quinata —— Verwendet wird verholzter Stengel der Aristolochia manshuriensis oder Clematis Armandii. Heilwirkung: Hitze aus dem Herz und aus dem Körper beseitigend, diuretisch und Laktation fördernd

木侮金［mù wǔ jīn］Holz verstößt gegen Metall. 在五行相侮中，木对金的反克。用以说明肝对肺的克制作用

木香［mù xiāng］根入药。用于行气止痛、温中和胃。Radix Aucklandiae —— Verwendet wird getrocknete Wurzel von Aucklandia lappa (Compositae). Heilwirkung: *Qi*-Fluß, aktivierend, schmerzstllend, Mittel-Jiao (die Magen-Milzregion) erwärmend, die Funktion des Magens normalisierend

木香槟榔丸［mù xiāng bīng láng wán］成分：木香、槟榔、青皮、陈皮、莪术、黄连、黄柏、大黄、香附、牵牛。主治：湿热积滞之痢疾等。*Muxiang Binglang Wan*, Auckulandia und Areca Pille —— Indikationen: von Anhäufung von Feuchtigkeit-Hitze verursachte Dysenterie

木形之人［mù xíng zhī rén］Person mit Holz-Eigenschaften *f* 具有木行属性体质的人。皮肤苍白，头小，肩宽背大，身直，手足小，有才智，好劳心，少力，多忧劳于事，耐受春夏，秋冬易感邪而病。其大角之人谦让和蔼，左(少)角之人随和顺从，钛角之人勇于上进，判角之人刚直不阿

木腰子［mù yāo zǐ］种子入药。用于解痉止痛。Semen Entadae —— Verwendet wird getrockneter reifer Samen der Entada phaseoloides (Leguminosae). Heilwirkung: Spasmus und Schmerz stillend

木郁化风［mù yù huà fēng］木指肝，风指某些动摇、突然，游走不定等症状。肝气抑郁较久则易产生风证，如震颤、肢体发麻、舌麻、眩晕、痉厥等。Depression der Leber (Holz) verursacht Wind-Syndrom —— Nach der Lehre der fünf Elemente repräsentiert Holz die Leber, und Wind repräsentiert abet gewisse unbeständige, plötzlich auftretende und wandernde Symptome. Lang bedrückte Leber kann verschiedene Wind-Symptome verursachen, wie Zittern, Taubheit der Glieder und der Zunge, Schwindel und Konvulsion.

木郁化火［mù yù huà huǒ］木即肝。肝气抑郁则产生肝火症状，如头痛、眩晕、面红、目赤、呕血、咯血，甚或发狂等。Depression der Leber (Holz) verursacht Feuer-Syndrom —— Bedrückte Leber (Holz repräsentiert die Leber nach der Lehre der fünf Elementen) verursacht Symptome des Leberfeuers wie Kopfschmerzen, Schwindel, gerötes Gesicht, Blutandrang in Augen, Bluterbrechen, Blutsturz, Zorn und sogar Manie.

木贼［mù zéi］地上部分入药。用于疏风退翳。Schachtelhalm *m*, Herba Equiseti Hiemalis —— Verwendet wird getrockneter oberirdischer Teil von Equisetum hiemale (Equisetaceae). Heilwirkung: Wind austreibend, Hornhauttrübung lösend

目［mù］Auge *n*

目(连)劄［mù (lián) zhá］häufige Niktitation *f*, oftmaliges Augenzwinkern *n*

目胞［mù bāo］→胞睑［bāo jiǎn］

目本［mù běn］→目系［mù xì］

目不瞑［mù bù míng］Insomnie *f*, Schlaflosigkeit *f*

目巢［mù cháo］→胞睑［bāo jiǎn］

目赤［mù chì］Konjunktivalinjektion *f*, Blutandrang der Bindehaut

目赤翳膜［mù chì yì mó］Konjunktivitis und Hornhauttübung

目窗［mù chuāng］穴位。主治：眼疾、面肿、头痛等。*Muchuang* (GB16) —— Akupunkturpunkt. Indikationen: Augenleiden, Gesichtsschwellung, Kopfschmerzen

目飞血［mù fēi xuè］Konjunktivalinjektion *f*, Hyperämie der Augenbindehaut

目封塞［mù fēng sè］schwere Augenlidschwellung, Augenlidödem *n*

目缝［mù féng］Lidspalte *f*

目干(枯)涩［mù gān (kū) sè］→目沙(瘾、碜)涩［mù shā (yǐn, chěn) sè］

目纲［mù gāng］→目弦［mù xián］

目光有神［mù guāng yǒu shén］视力敏锐，精神充沛。glänzende Augen —— ein Gesundheitszustand mit voller Energie und scharfen Augen

目裹［mù guǒ］Augenlid *n*

目昏(昧)［mù hūn (mèi)］①verschwommenes Sehen ②Sehstörung *f* ③Sehverlust *m*

目睑重缓［mù jiǎn zhòng huǎn］myasthenisches Augenlid *n*, Blepharoptose *f*

目窠［mù kē］Augenhöhle *f*, Orbita *f*

目窠上微肿［mù kē shàng wēi zhǒng］Blepharoödem *n*, Augenlidödem *n*

目眶［mù kuàng］Augenhöhle *f*, Orbita *f* —— die Augenhöhle bildende Knochen

目眶骨［mù kuàng gǔ］Knochen der Augenhöhle *m*

目力［mù lì］Sehkraft *f*, Sehvermögen *n*

目力昏倦［mù lì hūn juàn］Asthenopie *f*, Asthenopia *f*, Augenüberlastung mit Sehtrübung

目连劄［mù lián zhá］Zucken der Augenlider, unaufhörliche Niktation, Blinzelkrampf *m*

目盲［mù máng］Blindheit *f*, Ablepsie *f*

目昧［mù mèi］Sehstörung *f*

目瞑［mù míng］schläfrige Augen, "schwere" Augen

目内眦［mù nèi zì］→内眦［nèi zì］

目偏视［mù piān shì］Strabismus *m*, Schielen *n*

目锐眦［mù ruì zì］Kanthus lateralis, äugerer Augenwinkel

目涩［mù sè］→目沙(瘾、碜)涩［mù shā (yǐn, chěn) sè］

目沙(瘾，碜)涩［mù shā (yǐn chěn) sè］①异物性眼炎。②眼内沙涩，有异物感。①Xenophthalmie *f* ②Trockenheit und unbehagliches Gefühl in den Augen, als ob es einen Fremdkörper darin gäbe

目上胞［mù shàng bāo］Oberlid *n*

目上纲［mù shàng gāng］Oberlidrand *m*

目上网［mù shàng wǎng］Oberlidrand *m*

目上弦(纲)［mù shàng xián (gāng)］Oberlidrand *m*

目痛［mù tòng］Augenschmerz *m*

目为肝之窍［mù wéi gān zhī qiào］眼与肝相关。肝的生理、病理情况可从眼的变化反映出来。Das Auge ist die Körperoffnung der Leber, das Auge als das Fenster der Leber —— Die physiologischen und pathologischen Zustände der Leber wird in den Veränderungen der Augen widergespiegelt.

目系［mù xì］眼球与脑的联系结构。包括血管及视神经。Augen-Verbinder *m pl* —— die Strukturen, die den Augapfel mit dem Gehirn verbinden, einschließlich Blutgefäße und Sehnerven

目下胞［mù xià bāo］Unterlid *n*

目下纲［mù xià gāng］Unterlidrand *m*

目下网［mù xià wǎng］Unterlidrand *m*

目下弦［mù xià xián］Unterlidrand *m*

目下有卧蚕［mù xià yǒu wò cán］下眼睑水肿，状如卧蚕。Unterlidschwellung *f* —— Unterlidödem in Form einer Seidenraupe.

目下肿［mù xià zhǒng］→目下有卧蚕［mù xià yǒu wò cán］

目弦［mù xián］Augenlidrand *m*

目疡［mù yáng］Blepharitis *f*

目痒［mù yǎng］Augenjucken *n*

目疣［mù yóu］→胞睑肿核［bāo jiǎn zhǒng hé］

目晕［mù yùn］①Arcus senilis *m* ②Irideszenz *f*

目直［mù zhí］定睛漠然直视。多见于小儿急惊风或惊痫。ausdrucksloses Starren —— ein Symptom, das in Konvulsion oder Epilepsie bei Kindern beobachtet wird

目肿胀［mù zhǒng zhàng］Anschwellung des Auges *f*

目珠［mù zhū］Augapfel *m*

目珠偏斜［mù zhū piān xié］Augenablenkung *f*, Strabismus *m*, Schielen *n*

目转［mù zhuàn］→辘轳转关［lù lù zhuàn guān］

目转耳鸣［mù zhuàn ěr míng］Nystagmus mit Ohrensausen

目眦［mù zì］Kanthus *m*, Augenwinkel *m*, Lidwinkel *m*

募穴［mù xué］在胸腹部与脏腑有密切关系的十二个穴位，即中府(肺)、巨阙(心)、膻中(心包)、期门(肝)、章门(脾)、京门(肾)、日月(胆)、中脘(胃)、天枢(大肠)、关元(小肠)、石门(三焦)、中极(膀胱)。Front-*Mu*-Punkte *m pl* —— die zwölf frontalen Punkte, die sich an der Brust oder dem Bauch befinden und enge Beziehungen zu den *Zangfu*-Organen haben, nämlich: *Zhongfu* (LU1) zu der Lunge, *Juque* (RN14) zum Herzen, *Danzhong* (RN17) zum Herzbeutel, *Qimen* (LR14) zur Leber, *Zhangmen* (LR13) zur Milz, *Jingmen* (GB25) zur Niere, *Riyue* (GB24) zur Gallenblase, *Zhongwan* (RN12) zum Magen, *Tianshu* (ST25) zum Dickdarm, *Guanyuan* (RN4) zum Dünndarm, *Shimen* (RN5) zum *Sanjiao* und *Zhongji* (RN3) zur Harnblase

募原［mù yuán］→膜(募)原［mó (mù) yuán］

暮食朝吐［mù shí zhāo tù］Erbrechen am Morgen von Gegessenen des letzten Abends *n*

N

NA 拿纳捺

ná 拿

拿法［ná fǎ］医生用一手或两手提拿患处肌肉加以压挤，或提后迅速放手的一种按摩方法。Greifmanipulation *f* —— eine Methode der Massage. Anheben und Drücken bzw. Anheben und plötzliches Loslassen der betroffenen Muskeln durch die Hände des Masseurs

拿捏法［ná niē fǎ］Greif und Knetmassage als zwei Arten von Massage

nà 纳捺

纳(胃)呆［nà(wèi) dāi］Anorexia *f*, Appetitlosigkeit *f*

纳呆［nà dāi］Anorexia *f*, Appetitlosigkeit *f*, Magersucht *f*

纳谷不香［nà gǔ bù xiāng］Appetitlosigkeit *f*, keine Freude am Essen *f*

纳甲(干)法［nà jiǎ(gān) fǎ］子午流注针法的一种。Tage-Verordnung der Akupunkturpunkte —— eine Methode zur Wahl der Akupunkturpunkte in Übereinstimmung mit dem Tag um den Himmelsstämmen und Erdzweigen zu entsprechen

纳气［nà qì］用补肾药为主以治疗因肾虚而致哮喘、咳嗽，气促等症的方法。Inspirationsverbesserung durch Stärkung des Nieren-*Qi* —— eine Methode, mit Nierentonikum Asthma, Husten, Dyspnoe zu behandeln, die durch Hypofunktion der Nieren verursacht wurden

纳气平喘［nà qì píng chuǎn］Inspirationsverbesserung durch Stärkung des Nieren-*Qi*, um Asthma zu lindern

纳入原位［nà rù yuán wèi］用手将脱出的骨骼推入正常位置。manuelle Reposition —— mit der manuellen Reposition die Frakturfragmente zur normalen Stellung

纳子(支)法［nà zǐ(zhī fǎ)］子午流注针法的一种。Stunden-Verordnung der Akupunkturpunkte —— eine Methode zur Wahl der Akupunkturpunkte in Übereinstimmung mit den Stunden eines Tages nach Veränderungen des Stundenlaufs

捺正［nà zhèng］使骨折的不平正断端恢复平正的手法。Manipulation der Korektur —— eine Repositionsmethode mit der Hand zur Korrektur der Seitenverschiebung der Frakturfragmente

NAI 奶

nǎi 奶

奶(乳) 麻［nǎi(rǔ) má］Milch-Masern —— akute mit Hautausschlägen begleitete Erkrankungen beim Säugling

奶疳［nǎi gān］Fehlernährung bei Laktation *f*

奶积［nǎi jī］→乳癖［rǔ pǐ］

奶麻［nǎi má］Dreitagefieber *n*, Exanthema subitum *n*, Roseola infantum *n*

奶脾［nǎi pí］→乳癖［rǔ pǐ］

奶嗽［nǎi sòu］→百晬(内)嗽［bǎi zuì(nèi) sòu］

奶癣［nǎi xuǎn］Ekzem im Säugling infolge der Milch

NAN 南难

nán 南难

南瓜子［nán guā zǐ］种子入药。用于驱绦虫。Semen Cucurbitae —— Verwendet wird getrockneter Samen der Cucurbita moschata (cucurbitaceae). Heilwirkung: Bandwurm austreibend

南鹤虱［nán hè shī］果实入药。用于驱虫。Fructus Dauci Carotae —— Verwendet wird getrocknete reife Frucht von Daucus Carota (Umbelliferae). Heilwirkung: antiparasitisch

南沙参［nán shā shēn］根入药。功用同北沙参，但清润功效差。Radix Adenophorae —— Verwendet wird getrocknete Wurzel der Adenophora tetraphylla, A. stricta oder anderer Varianten (Campanulaceae). Heilwirkung: Gleich wie Glehnia littoralis(北沙参), aber mit geringerer Wirkung in der Steigerung der Sekretion und in der Verminderung von Trockenheit

南天竹［nán tiān zhú］果入药。用于清热解毒、止咳平喘。Fructus Nandinae —— Verwendet wird getrocknete reife Frucht der Nandina domestica (Berberidaceae). Heilwirkung: Hitze beseitigend, entgiftend, gegen Husten und Asthma (Atembeschwerden)

南五味子根［nán wǔ wèi zǐ gēn］根入药。用于祛风活血、理气止痛。Radix Kadsurae Longipedunculatae —— Verwendet wird getrocknete Wurzel der Kadsura Longipedunculata (Magnoliaceae). Heilwirkung: Wind austreibend, Blutfluß belebend, *Qi* regulierend, schmerzstillend

难产［nán chǎn］五绝之一。Dystocia *f* —— einer der fünf Arten von den plötzlichen Toden

难经［nán jīng］作者佚名，托名秦越人，撰于秦(221—207)汉(206—220)之际，为中医重要古籍之一。本书以问答形式阐述内经的医学难题。*Nan Jing*, Klassiker über Schwierigkeit —— ein bedeutendes klassisches medizinisches Werk, erschienen etwa während *Qin* (221-207) und *Han*-Dynastie (206-220), einem Autor namens *Qin Yueren* zugeschrieben. Der wirkliche Verfasser ist unbekannt. Das Buch behandelt hauptächlich Probleme im Kanon der inneren Medizin (*Nei-Jing*) in Frage-und Antwortformen.

难经本义［nán jīng běn yì］元·滑寿撰(1366)。为《难经》注解本中影响最大的专著。echte Bedeutung von "*Nan Jing*" —— die bekannteste Erläuterung zu dem Werk ("*Nan Jing*"), zusammengestellt von *Hua Shou* in der *Yuan*-Dynastie (1366)

难经集注［nán jīng jí zhù］宋·王惟一编撰，明·王九思等编辑，为《难经》的现存最早集注本。verschiedene Kommentare des klassischen Werks über medizinische Probleme —— der älteste Kommentar zu "*Nan Jing*", der bis heute überhaupt noch existiert; zusammengestellt von *Wang Weiyi* in der *Song*-Dynastie und von *Wang Jiusi* in der *Ming*-Dynastie

难乳［nán rǔ］Schwierigkeit beim Saugreflex des Neugeborenes

NANG 囊

náng 囊

囊(卵)缩［náng(luǎn) suō］常与舌卷并见于危症病。Schrumpfung des Skrotums —— öfter beobachtet in kritischen Fällen zusammen mit Kräuseln der Zunge

囊痈［náng yōng］发生于阴囊的急性、局限性、化脓性炎症。Abszeß des Skrotums —— akute, lokalisierte, pyogene Infektion des Skrotums

NAO 硇蛲脑臑

náo 硇蛲

硇砂［náo shā］外用治翳，内用治食道癌。Salmiaksalz *n*，Ammoniumchiorid *n* —— Anwendung：äußerlich für Leukom und Pterysium，innerlich für Speiseröhrenkrebs
蛲虫病［náo chóng bìng］三虫病之一。Oxyuriasis *f* —— eine der drei intestinalen Parasitose

nǎo 脑

脑［nǎo］奇恒之腑之一。位于颅内。由髓汇聚而成。Hirn *m* —— eines der außerordentlichen Organe，in welchem das Mark，welches aus der Nierenessenz（*Jing*）gebildet，gesammelt，deswegen auch als "See des Markes" bezeichnet wird
脑崩［nǎo bēng］→脑漏［nǎo lòu］
脑风［nǎo fēng］主要表现为头痛较剧，痛时牵及牙根部及颊部，后头部有冷感，项背恶寒，全身怕风等。Kopfschmerzen，verursacht durch pathogenen Wind —— ein krankhafter Zustand，charakterisiert durch heftige Kopfschmerzen mit Schmerzen，die bis in die Zahnwurzeln und die Wangen reichen，fröstelnde Gefühle am Hinterhauptes，kälteabscheu des Nackens und des Rückens sowie Abneigung gegen Wind
脑疳［nǎo gān］Kopf-Gan-Syndrom *n*，Kopfbeule eines unterernährten Kindes
脑骨伤［nǎo gǔ shāng］Schädelbruch *m*
脑寒［nǎo hán］→脑漏［nǎo lòu］
脑后发［nǎo hòu fā］→脑疽［nǎo jū］
脑户［nǎo hù］穴位。主治：头痛、项强、失眠、癫痫等。*Naohu*（GV17）—— Akupunkturpunkt. Indikationen：Kopfschmerz，Nackensteife，Schlaflosigkeit，Epilepsie
脑疽［nǎo jū］Karbunkel im Nacken
脑空［nǎo kōng］穴位。主治：头痛、项强、哮喘、癫痫等。*Naokong*（GB19）—— Akupunkturpunkt. Indikationen：Kopfschmerz，Nackensteife，Asthma，Epilepsie
脑漏［nǎo lòu］ein schwerer Fall von Sinusitis mit eitrigem Ausfluß
脑鸣［nǎo míng］kranialer Tinnitus
脑逆头痛［nǎo nì tóu tòng］→厥（脑）逆头痛［jué（nǎo）nì tóu tòng］
脑衄［nǎo nǜ］schwere Epistaxis *f*
脑渗［nǎo shèn］ein schwerer Fall von Sinusitis mit eitrigem Ausfluß
脑烁［nǎo shuò］→脑疽［nǎo jū］
脑髓［nǎo suǐ］Gehirn und Rückenmark
脑转耳鸣［nǎo zhuàn ěr míng］Schwindel und Ohrensausen

nào 臑

臑［nào］Oberarm *m*
臑骨［nào gù］Oberarmknochen *m*
臑骨伤［nào gǔ shāng］Humerusfraktur *f*，Schulterknochenbruch *m*
臑会［nào huì］穴位。主治：肩臂痛、甲状腺肿等。*Naohui*（TE13）—— Akupunkturpunkt. Indikationen：Schulter-und Armschmerzen，Goiter（Kropf）
臑内［nào nèi］medialer Aspekt des Oberarms
臑俞［nào shù］穴位。主治：肩臂疼痛、无力等。*Naoshu*（SI10）—— Akupunkturpunkt. Indikationen：Schwäche in Schulter-und Armschmerzen
臑外［nào wài］lateraler Aspekt des Oberarms
臑痈［nào yōng］Karbunkel am Oberarm

NEI 内

nèi 内

内（静）功［nèi（jìng）gōng］锻炼人体内气，即增强体内脏器机能的静功。innere Übung，ruhende Übung —— die zur Kräftigung der Körperfunktionen durch die inneren Organe（das innere *Qi* des Körpers）
内（热）火［nèi（rè）huǒ］①innere Hitze *f* ②Syndrom der inneren Hitze *n* 与外火相对。脏腑阴阳气血功能失调，而致火热内扰的病理变化
内闭外脱［nèi bì wài tuō］Bewußtlosigkeit und Kollaps
内吹（乳痈）［nèi chuī（rǔ yōng）］akute Mastitis während der Schwangerschaft
内吹乳痈［nèi chuī rǔ yōng］Mastitis während der Schwangerschaft *f*
内丹［nèi dān］气功锻炼时体内形成的某种具有活力的物质。Aktivsubstanz im Körper —— Die Aktivsubstanz bildet sich im Körper beim *Qigong*.
内钓（吊）［nèi diào（diào）］婴幼儿的一种抽搐证，由受风受惊引起。抽搐时腹痛、弯腰、肢缩、面色灰白。nervöse Zuckungen beim Kleinkind —— eine Krankheit，die durch pathogenen Wind oder Furcht hervorgerufen wird，mit den Merkmalen Konvulsion，Bauchschmerzen，die das Kind zum Vorbeugen mit gekrümmten Gliedern veranlassen，und gräuliche Gesichtsfarbe
内钓似痫［nèi diào sì xián］表现为腹痛、多啼、唇黑、囊肿、伛偻，反张等。epilepsieförmige nervöse Zuckungen beim Kleinkind —— eine Krankheit，die gekennzeichnet ist durch Bauchschmerzen，bitterliches Weinen，schwarze Lippen，geschwollenen Hodensack，gebeugten Rücken und Opisthotonus
内动脑髓［nèi dòng nǎo suǐ］Gehirnerschütterung *f*
内毒［nèi dú］蕴伏于体内的热毒。inneres Gift —— Hize-Gifte，die im Körper ruhen
内发丹毒［nèi fā dān dú］发生于肋下腰胯的丹毒。Erysipelas des unteren Teils des Rumpfes
内烦［nèi fán］Ruhelosigkeit *f*，Unruhe *f*
内风［nèi fēng］病变过程中出现振颤、摇动、眩晕之类的病症。多由高热、阴亏血虚、肝阳上亢、气血逆乱等造成。endogener Wind —— ein Krankheitszustand，gekennzeichnet durch Zittern und Schwindel，verursacht durch hohes Fieber，Defizienz von *Yin* und ßlut，Hyperaktivität des Leber-*Yang* oder widriges Fließen von *Qi* und Blut
内服［nèi fú］orale Anwendung
内服量［nèi fú liàng］Dosis zum Einnehmen
内服药［nèi fú yào］Arzneien zur oralen Verabreichung
内固定［nèi gù dìng］interne Fixierung *f*
内关［nèi guān］穴位：主治：心悸、休克、呕吐、膈肌痉挛、胸痛脘痛等。*Neiguan*（PC6）—— Akupunkturpunkt. Indikationen：Palpitation，Schock，Erbrechen，Zwerchfellspasmus，Brustschmerz und Epigastrium
内寒［nèi hán］脾肾阳虚而致阴寒内盛的病证。endogene Kälte —— die interne Kälte erfolgt durch die Hypofunktion von Milz und Nieren
内踝［nèi huái］innerer Knöchel，Malleolus medialis
内踝疽［nèi huái jū］Karbankel am medialen Malleolus
内踝扭伤［nèi huái niǔ shāng］Verstauchung des medialen Malleolus
内结［nèi jié］Hitzestau *m* 热与邪结聚于里的病理变化
内经［nèi jīng］→黄帝内经［huáng dì nèi jīng］
内经知要［nèi jīng zhī yào］明·李中梓撰（1642）。摘要阐述《内经》，体例清晰。Essentials von Innerem Klassiker —— ein Buch，in dem *Nei Jing* auszugsweise dargestellt wird，

wurde von *Li Zhongzi* in der *Ming*-Dynastie verfaßt

内溃［nèi kuì］体内受伤发生溃烂。innerliche Ulzeration, verursacht durch interne Verletzung

内廉［nèi lián］mediale Seite einer Extremität

内廉疮［nèi lián chuāng］Ulcus des medialen Teils des Beines

内淋［nèi lìn］→膏淋［gāo lìn］

内漏［nèi lòu］innerliche Haemorrhagia, verursacht durch Trauma

内气［nèi qì］气功中对体内元气（真气）的总称。为体内能量传播的物质基础。eigentliches *Qi*, inneres *Qi* —— echtes *Qi* im Körper als eine metarielle Grundlage für den Transport der Körperenergie

内热［nèi rè］①阴液耗损过多出现的热性证候。临床表现为潮热、夜热，或五心烦热、虚汗、心烦、口渴、大便干结、小便短赤、舌红苔少、脉细数等。②邪热入里出现的里热证。临床表现为面红目赤、心烦发热或神昏谵妄、口渴喜冷饮、大便闭结、小便短赤、舌红苔黄燥、脉沉实等。①innere Hitze —— ein Krankheitszustand, der sich manifestiert in Schwindsucht, nächtlichem Fieber oder fiebrigen Empfindungen in der Brust, auf den Handflächen und Fußsohlen, Nachtesschweiß, Dysphorie, Durst, trockenem Stuhl, spärlichem dunklen Urin, geröteter, gering belegter Zunge und feinem, schnellen Puls ②Syndrom der inneren Hitze —— eine Krankheit, die verursacht wird durch das Eindringen von pathogener Hitze in das Innere des Körpers und gekennzeichnet ist durch ein gerötetes Gesicht, blutunterlaufene Augen, Dysphorie und Fieber oder sogar Delirium, Durst, Bevorzugung kalter Getränke, Verstopfung, spärlichen dunklen Urin, gerötete Zunge mit gelblichem, trockenen Belag und tiefen, kräftigen Puls

内伤［nèi shāng］→内损（伤）［nèi sǔn (shāng)］

内伤病因［nèi shāng bìng yīn］Ursache der endogenen Verletzungen *f* 情志或行为不循常度，直接伤及脏腑而发病的致病因素。包括七情过极、过劳、过逸、饮食失宜等

内伤不得卧［nèi shāng bù dé wò］Insomnia erfolgt durch Verletzung innerer Organe

内伤发热［nèi shāng fā rè］innere Verletzung mit Fieber *f*, Fieber durch innere Verletzung *n*

内伤头痛［nèi shāng tóu tòng］Kopfschmerz wird durch innerliche Verletzungen verursacht

内伤吐血［nèi shāng tù xuè］Hämatemesis infolge von viszeraler Verletzung

内伤胃脘痛［nèi shāng wèi wǎn tòng］Magenschmerzen durch innere Verletzung

内伤腰痛［nèi shāng yāo tòng］Die Lumbago wird durch innere Verletzung verursacht

内伤饮食痉［nèi shāng yǐn shí jìng］见于呕吐、泻泄之后，症见痉厥、神疲、面色青白。Der Krampf wird durch ungeeigne Ernährung verursacht, gewöhnlich nach Erbrechen und Diarrhoe, begleitet von Erschöpfung und Blässe

内生五气（邪）病机［nèi shēng wǔ qì (xié) bìng jī］Pathogenese von fünf endogenen *Qi* (od. Krankheitserregern) *f* 在疾病过程中，机体自身由于脏腑功能异常而导致化风、化火、化寒、化燥、化湿的病理变化

内湿［nèi shī］体内水湿停滞，表现为食欲不振、腹泻腹胀、尿少、浮肿、舌淡苔润、脉濡缓。多由脾胃肾阳虚、运化水湿功能障碍所致。Innere Feuchtigkeit —— Wasserretention im Körper wird durch Hypofunktion der Milz und der Niere und funktionelle Störung im Wassertransport verursacht. Sie manifestiert sich in schlechtem Appetit, Diarrhoe, abdominalen Blähungen, Oligurie, Ödemen, blasser Zunge mit feuchtem Belag sowie weichem und langsamem Puls.

内视［nèi shì］在气功锻炼中轻闭双目，并将意念集中在体内某一部位。Blick nach innen —— Konzentration des Geistes auf bestimmte Bereiche im Körper durch Schließung der Augenlider beim *Qigong*.

内损（伤）［nèi sǔn (shāng)］①七情不节、饮食饥饱、劳倦、房事过度等而内伤脏气。②因撞击、跌仆、强力负重或其他因素而伤及脏腑气血。innere Verletzung —— ①Funktionsstörung der inneren Organe wird durch Erregung, unregelmäßige Ernährung und unmäßige Sexualität verursacht ②*Qi* und Blut der Eingeweide werden durch Stoßen, Stürzen, Überbelastung oder andere Faktoren geschädigt.

内庭［nèi tíng］穴位。主治：牙痛、胃痛、头痛等。*Neiting* (ST44) —— Akupunkturpunkt. Indikationen: Zahnschmerz, Gastralgie und Kopfschmerz

内托［nèi tuō］运用补益气血的药物，扶助正气，以免毒邪内陷。Austreiben aus dem Inneren —— das Anwenden von Tonika zur Kräftigung von *Qi* und Blut, um Toxine eiternder Entzündungen aus dem Körper zu vertreiben

内外侧夹板［nèi wài cè jiā bǎn］用以固定肢体内侧和外侧的夹板。mediale und laterale Kleinschiene —— mediale und laterale Kleinschiene zur Immobilisierung der medialen und lateralen Seite eines Gliedes

内外踝伤［nèi wài huái shāng］Verletzung der medialen und lateralen Knöcheln

内外俱实［nèi wài jù shí］Überschuß von innen und außen *m*

内外俱虚［nèi wài jù xū］Defizit von innen und außen *f*

内陷［nèi xiàn］innere Invasion *f*

内因［nèi yīn］三因之一。喜、怒、忧、思、悲、恐、惊七种因素。Endopathogene *n pl* —— eine von drei Kategorien Faktoren, einschließlich der sieben Gemütsstimmungen: Freude, Zorn, Kummer, Sorge, Traurigkeit, Angst und Schrecken

内痈［nèi yōng］发生于内脏的急性、局限性、化脓性炎症的总称。Abszeß der inneren Organe —— ein allgemeiner Begriff der akuten, begrenzten eiterigen Entzündungen in den Eingeweiden

内燥［nèi zào］体内津液耗伤而出现干燥的证候。innere Trockenheit —— Syndrom der Trockenheit, verursacht durch Verbrauch von Körperflüssigkeit

内障［nèi zhàng］虹膜之后的一切内眼疾病。innere Okulopathie, inneres Augenleiden —— es bezieht sich auf Erkrankungen hinter der Iris

内眦［nèi zì］innerer Kanthut, Kanthus medialis (nasalis)

NENG 能

néng 能

能近怯远症［néng jìn qiè yuǎn zhèng］Kurzsichtigkeit *f*, Myopies *f*

能远怯近症［néng yuǎn qiè jìn zhèng］Hyperopie *f*, Weitsichtigkeit *f*

NI 泥逆腻溺匿

ní 泥

泥疗法［ní liáo fǎ］Fangotherapie *f* 用各种泥沙类物质加热后作为介体，接触或涂敷在人体的一定部位上，以治疗疾病的方法

泥鳅疽（痈，疔）［ní qiū jū (yōng, dīng)］akute pyogene Tendosynovitis des Fingers

泥丸［ní wán］上丹田的别称。Schlammpille *f* —— anderer Name für Ober-Dantian im *Qigong*

nì 逆腻溺匿

逆传［nì chuán］病证不按一定次序传变，如温热病由卫分逆传心包等。umgekehrte Übertragung —— abnormale Übertragung einer fieberhaften Erkrankung, z. B. vom *Wei*-System auf das Perikard, wie es bei epidemischen fieberhaften

Erkrankungen beobachtet wird

逆传心包［nì chuán xīn bāo］温热病邪较重,不从卫分顺传气分,迳入心包,出现神昏谵语、邪热蒙蔽心包证候。Über-tragung einer epidemischen fieberhaften Erkrankung direkt auf das Perikard —— Bei schweren epidemischen fieberhaften Erkrankungen dringt das pathogene Agens nach Durchbrechen der *Wei*-Schicht (*Weifen*) direkt ins Perikard anstatt sie entsrechend der üblichen Reihenfolge auf die *Qi*-Schicht zuübertragen. Dies führt zum Auttreten eines Delirimus.

逆经［nì jīng］→倒(逆)经［dào(nì)jīng］

逆流挽舟［nì liú wǎn zhōu］采用疏表除湿的药物,治疗痢疾初起兼有表证的方法。痢疾之邪从表陷里,用此法使邪由里出来犹如逆水挽舟上行。mit dem Boot stromaufwärts fahren —— eine bildliche Ausdrucksweise für die Behandlung der Dysenterie in ihrem Anfangsstadium mit dem äußeren Syndrom durch Anwendung von Schweiß treibenden und Feuchtigkeit austreibenden Mitteln zur Vertreibung des pathogenen Äußeren (d. h. in der entgegengesetzten Richtung des Eindringens der Krankheit)

逆证［nì zhèng］病情恶化,正气虚弱,邪气较盛,预后不良。Krankheitsverschlechterung *f* —— eine Verschlechterung des Krankheitszustandes, bei welcher die Widerstandskraft durch die pathogenen Faktoren überwunden wurde, gewöhnlich mit schlechter Prognose

逆治［nì zhì］→正治［zhèng zhì］

腻苔［nì tāi］舌苔粘腻,拭之不去,多为湿浊内停或食积、痰饮为阻。schmieriger Zungenbelag —— schleimiger und schmutziger, nicht abwischbarer Belag, der meistens Anstauung von Nässe, unverdaute Nahrung oder trübes, dickflüßiges und dünnes Phlegma anzeigt

溺［nì］Urin m

溺白［nì bái］trübes Urin *n*

溺赤［nì chì］→小便黄赤［xiǎo biàn huáng chì］

溺水［nì shuǐ］五绝之一 Ertrinken *n* —— einer der fünf plötzlichen Todesfälle

溺血［nì xuè］→尿血［niào xuè］

溺浊(白)［nì zhuó(bái)］trüber Urin

匿疮［nì chuāng］Geschwür an den weiblichen externen Geschlechtsteile

NIAN 粘捻碾

nián 粘

粘汗［nián hàn］→油(粘)汗［yóu(nián)hàn］

niǎn 捻碾

捻法［niǎn fǎ］推拿手法。用拇指和食指捏住一定部位,主要指趾小关节和浅表皮肤,作捻线状搓揉,疏通关节,使气血通畅。Halten und Drehen —— ein Fingergelenk oder die Haut mit Daumen und Zeigefinger halten und wie einen Faden drehen, eine Massageübung, um Gelenksteife zu hindern und den natürlichen Fluß von *Qi* und Blut zu garantieren

捻衣摸床［niǎn yī mō chuáng］Flockenlesen *n*, Karphologie *f*

捻针［niǎn zhēn］→捻转法［niǎn zhuǎn fǎ］

捻转补泻法［niǎn zhuǎn bǔ xiè fǎ］针刺补泻手法之一。行针时,以捻转角度的大小和手法的轻重来分补泻。在行针时,捻转较重,角度较大(360°以上)为圆,即泻法;捻转较轻,角度较小(180°左右)为方,即补法。Drehende Tonisierung-Sedierungsmethode —— eine Form der Tonisierung-Sedierungstechnik. Die Differenzierung der Tonisierung und Sedierung beruht auf Drehgrad und Stimulationsstärke der angewendeten Nadeln. Bei einer Drehung der Nadeln um mehr als 360° und starker Stimulation, spricht man von der *Xie*-Methode; bei einer Drehung um weniger als 180° und leichtem Anheben und Senken der Nadeln, spricht man von *Bu*-Methode.

捻转法［niǎn zhuǎn fǎ］针刺入穴位后,将针转动的手法。Drehen der Akupunkturnadel —— das Drehen der Nadel um die Längsachse nach dem Einstich

碾［niǎn］Mahlen *n*

NIAO 尿

niào 尿

尿胞(脬)［niào bāo(pāo)］→膀胱［páng guāng］

尿臭［niào chòu］Uringeruch *m* 尿液的气味

尿道［niào dào］Harnröhre *f*, Urethra *f* 耳穴。在直肠上方的耳轮处

尿频［niào pín］frequente Miktion, häufige Harnentleerung

尿少［niào shǎo］Oligourie *f*

尿血［niào xuè］Hämaturie *f*

尿浊［niào zhuó］trüber Urin

NIE 捏啮颞

niē 捏

捏脊(积)(疗法)［niē jǐ(jī)(liáo fǎ)］用手指捏小儿脊肌以治疗痈积。Chiropraktik *f* —— eine Methode, Verdauungsstörungen und Fehlernährung von Kindern durch Kneten oder Manieren der Muskeln entlang der Wirbelsäule zu behandeln

niè 啮颞

啮舌［niè shé］病人自己咬伤舌头出血。Zungen-Beißen *n* —— Zungenblutung wird durch das Beißen in die eigene Zunge hervorgerufen.

颞(颥)［niè(rú)］Schläfe *f*

颞后线［niè hòu xiàn］hintere Temporal-Linie *f* 头(皮)针穴线。从率谷到曲鬓的连线

颞前线［niè qián xiàn］vordere Temporal-Linie *f* 头(皮)针穴线。从颔厌到悬厘的连线

NING 宁凝拧

níng 宁凝

宁心安神［níng xīn ān shén］Linderung des geistigen Streßes

凝脂翳［níng zhī yì］eitrige Keratitis, Keratitis purulenta

nǐng 拧

拧拳反掌势［nǐng quán fǎn zhǎng shì］锻炼手腕关节的一种方法。die Hand zur Faust ballen, dann drehen um und wiederöffnen —— eine Übungsmethode für das Handgelenk

NIU 牛扭钮

niú 牛

牛蒡子［niú bàng zǐ］果入药。用于疏风、透疹、利咽。Frucht der Großen Klette, Fructus Arctii —— Verwendet wird Frucht des Arctium Lappa (Compositae). Heilwirkung: Wind behutsam austreibend, Exanthem herausbefördernd, Rachenbeschwerden (Trockenheit) lösend

牛程蹇［niú chéng qiān］Verruca plantaris

牛胆(汁)［niú dǎn(zhī)］牛胆汁入药。用于清肝明目、利胆通肠、解毒消肿。Galle des Rindes, Fel Bovis —— Verwendet wird Galle des Rindes (Bovidae). Heilwirkung: die Leber-Hitze beseitigend, die Sehschärfe verbessernd, die Galle ausscheidend, den Darm entgiftend, abschwellend

牛黄［niú huáng］用于清心开窍、豁痰、定惊、清热解毒。

Gallenstein des Rindes, Calculus Bovis —— Verwendet wird um Hitze aus dem Herz zu entfernen, Wiederbelebung herbeizuführen, Schleim zu entfernen, Krämpfe zu stillen sowie Hitze und giftige Substanzen zu beseitigen

牛黄承气丸［niú huáng chéng qì wán］成分：安宫牛黄丸加大黄。主治：安宫牛黄丸证兼见大便秘结等症。*Niuhuang Chengqi Wan*, Wiederherstellungs-Bolus mit Rhabarber —— Indikationen: Syndrom, das auch für Angong Niuhuang Wan angezeigt ist, zusätzlich verbunden mit Konstipation.

牛黄清心丸［niú huáng qīng xīn wán］成分：牛黄、朱砂、黄连、黄芩、栀子、郁金。主治：安宫牛黄丸轻症。*Niuhuang Qingxin Wan*, Pille für Kühlung der Herz-Hitze mit Bezoarstein —— Indikationen: leichter Typ des Syndroms von *Angong Niuhuang Wan*.

牛皮癣［niú pí xuǎn］Neurodermatitis *f*

牛膝［niú xī］根入药。用于活血祛瘀。Radix Achyranthis Bidentatae —— Verwendet wird getrocknete Wurzel der Achyranthes bidentata (Amaranthaceae). Heilwirkung: Blutfluß belebend, Blutstau aufhebend

牛至［niú zhì］全草入药。用于清暑解表、利水消肿。Herba Origani —— Verwendet wird getrocknetes ganzes Kraut des Origanum vulgare (Labiatae). Heilwirkung: Ableitung von Sommer-Hitze und Auflösung eines äußeren Syndroms, Diurese fördern, um Ödem zu lindern

niǔ 扭钮

扭痧［niǔ shā］→挤拧疗法［jǐ níng liáo fǎ］

钮扣风［niǔ kòu fēng］seborrhoische Dermatitis oder seborrhoisches Ekzema

NONG 农浓脓弄

nóng 农浓脓

农吉利［nóng jí lì］地上部分入药。用于清热、解毒、抗癌。Herba Crotalariae —— Verwendet wird getrocknete oberirdische Teile der Crotalaria sessiliflora (Leguminosae). Heilwirkung: Hitze beseitigend, entgiftend, antikarzinogen

浓缩丸［nóng suō wán］将药物提取液浓缩成浸膏后制成的丸剂。konzentrierte Tablette —— eine Tablette, die aus dem konzentrierten Extrakt einiger Drogen hergestellt wird

脓耳［nóng ěr］→聤(脓)耳［tíng(nóng)ěr］

脓疮［nóng chuāng］Pustel *f*, Eiterbläschen *n*

脓尿［nóng niào］Pyurie *f*

脓泡疮［nóng pào chuāng］→天疱疮［tiān pào chuāng］

脓疱疹［nóng pào zhěn］pustulare Eruption

脓窝(窠)疮［nóng wō (kē) chuāng］Impetigo *f*

脓窝疥［nóng wō jiè］infizierte Skabies

脓血痢［nóng xuè lì］Dysenterie mit Eiter und Blut im Stuhl

脓瘀内掀［nóng yū nèi xiān］血性脓肿引起机体局部发热或全身高热。blutiger Absceß mit lokaler Hitze und Hyperpyrexie

nòng 弄

弄产［nòng chǎn］Hyperaktivität des Fetus im fortgeschrittenen Stadium der Schwangerschaft

弄舌［nòng shé］舌时时微出口外。又立即收回口内，或舌舐口唇上下或口角左右，属心脾有热，多为动风先兆，或小儿智能发育不良。mit der Zunge spielen —— ein Krankheitszustand, gekennzeichnet durch häufiges Herausstrecken und Zurückziehen der Zunge sowie Lecken der Lippen und Mundwinkel als Ausdruck übermäßiger Hitze in Herz und Milz in der kindlichen Entwicklung und als Ankündigung von Krämpfen oder gestörter geistiger Entwicklung

弄舌喉风［nòng shé hóu fēng］Halsschmerzen, Heiserkeit und Stridor mit Protrusion und ständiger Bewegung der Zunge

弄胎［nòng tāi］falsche Wehe *f*

弄胎痛［nòng tāi tòng］falsche Wehe *f*

NU 胬怒

nǔ 胬

胬肉扳睛［nǔ ròu bān jīng］→胬肉攀睛［nǔ ròu pān jīng］

胬肉攀睛［nǔ ròu pān jīng］Flügelfell *n*, Pterygium *n*

胬肉侵睛［nǔ ròu qīn jīng］→胬肉攀睛［nǔ ròu pān jīng］

胬肉壅肿［nǔ ròu yōng zhǒng］Pterygium progressivum, fortschreitendes Flügelfell

nù 怒

怒胜思［nù shèng sī］Wut beherrscht das Denken.

怒［nù］七情之一。Ärger *m*, Zorn *m* —— eine der sieben Weisen der Gemüter

怒伤肝［nù shāng gān］Die Leber ist leicht durch Ärger beeinflußt.

怒则气上［nù zé qì shàng］过度愤怒。可使肝气疏泄失常，过于升发而上冲，甚则血随气逆于上，引起昏厥。Zorn verursacht entgegengesetzten Fluß des Leber-*Qi*, das demzufolge nach oben strömt und sogar Blut mit sich nimmt, dadurch Schwindel und Synkope entstehen.

NÜ 女衄

nǚ 女

女科［nǚ kē］① Frauenkrankheit *f*, Gynäkologie und Obstetrik ② Frauenabteilung *f*, Abteilung für Gynäkologie und Obstetrik

女科百问［nǚ kē bǎi wèn］宋·齐仲甫撰(1220)。本书以问答体例，对妇产科的主要疾病做了扼要记述。Hundert Fragen zu Frauenkrankheiten —— ein Buch, das von *Qi Zhongfu* während der *Song*-Dynastie geschrieben wurde (veröffentlich 1220). Es erörtert kurz in Frage-und Antwortform die Hauptkrankheiten in der Gynäkologie und Obstetrik.

女科经论［nǚ kē jīng lùn］清·肖庚六撰(1684)。妇产科专书，资料丰富，附有按语。Das Prinzip der Geburtshilfe und Gynäkologie —— eine umfangreiche gynäkologische Monographie mit Vermerken, zusammengestellt von *Xiao Gengliu* in der *Qing*-Dynastie, herausgegeben im Jahre 1684.

女劳疸［nǚ láo dǎn］五疸之一。因房事过度而致的黄疸。Der Ikterus erfolgt aus Unmäßigkeit im Geschlechtsleben

女劳复［nǚ láo fù］Relaps einer Krankheit infolge von übermäßigem Geschlechtsleben.

女医［nǚ yī］①女医生。②诊治妇女病的医生。①Ärztin ②Arzt, der Frauenkrankheiten behandelt (Gynäkologe)

女阴溃疡［nǚ yīn kuì yáng］Vulvaulkus *m*, Ulcus vulvae

女贞子［nǚ zhēn zǐ］果入药。用于补肾、滋阴、养肝、明目。(Beeren-) Frucht des Ligusters, Fructus Ligustri — Verwendet wird getrocknete Frucht des Ligustrum lucidum (Oleaceae). Heilwirkung: die Nieren stärkend, die *Yin*-Energie vermehrend, die Leber nährend, die Augen (Scharfsicht) verbessernd

女子胞［nǚ zǐ bāo］Uterus *m*

nǜ 衄

衄家［nǜ jiā］Der Patient leidet häufig an Epistaxis.

衄血［nǜ xuè］①Bluten von Auge, Ohr, Nase, Mund oder Subkutangewebe ②Nasenbluten, Epistaxis

NUAN 暖

nuǎn 暖

暖肝煎［nuǎn gān jiān］成分：当归、枸杞子、小茴香、肉桂、乌药、沉香、茯苓、生姜。主治：肝肾阴寒内盛证。症见少腹疼痛、疝气等症。*Nuangan Jian*, die Leber erwärmende Dekokt —— Indikationen: Übermaß an Kälte in Leber und Nieren, angezeigt durch Schmerzen im Unterleib und Hernie
暖脾胃［nuǎn pí wèi］Erwärmung der Milz und des Magens
暖肾［nuǎn shèn］Erwärmung der Nieren

NÜE 疟

nüè 疟

疟（疾）［nüè（jí）］以间歇性寒战、高热出汗为特征的一类疾病，包括感受疟邪所致的疟疾。Malariakrankheiten *f pl* —— Malaria und andere Krankheiten, die durch stoßweisen Schüttelfrost, hohes Fieber und Schwitzen charakterisiert sind.
疟疾［nüè jí］Malaria *f*
疟病［nüè bìng］→疟［疾］［nüè［ji］］
疟母［nüè mǔ］Malaria mit Splenomegalie
疟邪［nüè xié］pathogener Faktor der Malariakrankheiten

NUO 糯

nuò 糯

糯稻根［nuò dào gēn］根入药。用于止汗。Radix Oryzae Glutinosae —— Verwendet wird getrocknete Wurzel der Oryza sativa glutinosa (Gramineae). Heilwirkung: gegen übermäßiges Schwitzen
糯米［nuò mǐ］种子入药。用于补中益气。Kleber-Reis *m*, Gluten-Reis *m*, Semen Oryzae Glutinosae —— Verwendet wird getrockneter Samen der Oryza sativa (Gramineae). Heilwirkung: Körper-Mitte stärkend und *Qi* anreichernd

O

OU 呕偶藕

ǒu 呕偶藕

呕家［ǒu jiā］habitueller Vomitus

呕苦(胆)［ǒu kǔ(dǎn)］Galleerbrechen *n*, Erbrechen der galligen Flüssigkeit, Vomitus biliosus

呕逆反胃［ǒu nì fǎn wèi］Erbrochon und Regurgitation

呕乳［ǒu rǔ］Milchregurgitation *f*

呕吐［ǒu tù］Erbrechen *n*

呕(吐)苦(水)［ǒu (tù) kǔ (shuǐ)］→呕苦(胆)［ǒu kǔ (dǎn)］

呕血［ǒu xuè］Hämatemesis *f*

偶刺［ǒu cì］古代十二节刺法之一。在病者的前胸与后背痛处斜刺进针。主要治疗心痹证。paarige Nadelung —— eine der 12 Methoden der Nadelung in alter Zeit. Die Technik wird hauptsächlich angewendet für die Behandlung der Angina pectoris. Die Nadel wird schräg in die empfindlichen Punkte an der Brust und am oberen Rücken eingestochen

偶方(剂)［ǒu fāng (jì)］七方之一。Gerade Rezepte —— eines der sieben Rezepte mit einer geraden Zahl von Bestandteilen

藕包毒［ǒu bāo dú］Karbunkel am Oberarm

藕节［ǒu jié］根茎节入药。用于收敛止血。Lotoswurzelknoten *m*, Nodus Nelumbinis Rhizomatis —— Verwendet wird Knoten der Lotoswurzel, Nelumdo nucifera (Nymphaeaceae). Heilwirkung: zusammenziehend, d.h. blutstillend

P

PA 爬

pá 爬

爬山虎［pá shān hǔ］茎或根入药。用于祛风除湿、通络、止血、解毒。Jungfernrebe *f*, Caulis Parthenocissus —— Verwendet wird getrockneter Stengel oder die Wurzel des Parthenocissus heterophylla (Vitaceae). Heilwirkung: antirheumatisch (den Wind und die Nässe beseitigend), den Körpermeridian durchgängig machend, blutstillend, entgiftend

PAI 拍排

pāi 拍

拍击法［pāi jī fǎ］Manipulation mit Tätscheln und Schlagen

pái 排

排罐法［pái guàn fǎ］拔罐疗法之一。在一个较大治疗面积上同时吸拔数个火罐以增加疗效。常用于治疗较大范围的软组织病变，如腰肌劳损，肩、背关节疼痛等。Saugtherapie mit mehreren Schröpfköpfen —— eine Form der Saugtherapie mit Schröpfkopf für die Behandlungen leichter Gewebestörungen in großem Bereichen wie z. B. Trauma der Rückenmuskeln, Rückenschmerz und Schulterschmerzen

排脓［pái nóng］Dränage des Eiters

排脓解毒［pái nóng jiě dú］Evakuierung des Eiters und Vertreibung des Toxins

排脓托毒［pái nóng tuō dú］补气益血、拔脓解毒药并用，从内部排除外科病邪的方法之一。Entfernung des Eiters durch Verstärkung des *Qi* und des Blutes —— eine der Methoden zum Vertreiben der pathologischen Faktoren der äußeren Krankheiten aus dem Körperinneren durch Verstärkung und Ergänzung des Blutes zusammen mit Eiterentfernung und Antiphlogistikum

排石［pái shí］den Harnstein beseitigen

排针［pái zhēn］→退（排）针［tuì (pái) zhēn］

PAN 攀盘蟠

pān 攀

攀索叠砖［pān suǒ dié zhuān］古代医治腰胸部骨折、错位所采用的牵引法之一。令患者立砖上（一般左右脚下各三块），手攀高处之绳索，医者逐块抽砖以行牵引。das Seil halten und stehen auf einem Haufen von Mauersteinen —— eine alte Behandlungsmethode für lumbale oder thorakale Wirbelsäulefrakturen oder Luxationen. Dabei steht der Patient auf einem Haufen von Mauersteinen (im allgemeinen unter den beiden Füßen je 3 Mauersteine) und faßt ein Seil, das über seinem Kopf hängt. Der Arzt nimmt die Mauersteine einen nach dem anderen weg, so ergibt sich ein allmählicher Zug.

pán 盘蟠

盘肠产［pán cháng chǎn］Rektumprolaps während der Geburt

盘肠气钓啼［pán cháng qì diào tí］→盘肠气痛［pán cháng qì tòng］

盘肠气痛［pán cháng qì tòng］以曲腰干啼为临床特征的小儿腹痛。intestinale Kolik beim Kind —— Bauchschmerzen eines Kindes mit der Beugung des Körpers und Weinen ohne Tränen.

盘肠痈［pán cháng yōng］Intestinalabszeß mit Perforation der Bauchwand

盘肠痔［pán cháng zhì］Prolaps des Rektums mit Hämorrhoiden

盘肛痈［pán gāng yōng］perianaler Abszeß

盘疝［pán shàn］periumbilikale Kolik

蟠蛇疬［pán shé lì］Scrofuloderma ulcerosum des Halses

PANG 膀胖

páng 膀

膀胱［páng guāng］六腑之一。Harnblase *f* —— eine von sechs Fu-Organen (Hohlorganen)

膀胱痹［páng guāng bì］→胞痹［bāo bì］

膀胱不利［páng guāng bù lì］Dysfunktion der Harnblase

膀胱经［páng guāng jīng］足太阳膀胱经的简称。*Pangguangfing*, Harnblasen-Meridian *m* (BL) —— die Abkürzung für den Blasen-Meridian des Fuß-*Taiyang*.

膀胱咳［páng guāng ké］Husten mit Inkontinenz des Harns

膀胱气闭［páng guāng qì bì］Dysurie infolge Dysfunktion der Harnblase

膀胱气化［páng guāng qì huà］*Qi*-Transformation in der Blase *f* 膀胱赖肾的气化而贮存和排泄小便的功能

膀胱湿热［páng guāng shī rè］症见尿频、尿急、尿少而痛、尿黄赤或尿血、少腹胀痛、舌苔黄腻、脉象数等。Nässe-Hitze in der Harnblase —— Das Syndrom, das sich durch häufiges und drängendes Urinieren, Dysurie und Oligurie, gelbroten oder blutigen Urin, Völlegefühl und Aufblähung im unteren Abdomen, gelblichen, schmierigen Zungenbelag sowie beschleunigten Puls zeigt

膀胱虚寒［páng guāng xū hán］膀胱的功能衰退并伴有寒象的病理现象。症见尿频、遗尿、小便清白或淋沥不尽、小腹清冷、舌苔白润、脉象细弱等。Unterfunktion der Harnblase mit Kälte-Syndrom —— ein Syndrom charakterisiert durch Polyurie, Enuresis, klaren und hellen Urin oder Urinträufeln, Kälteempfindung im Hypogastrium, weißlich-feuchten Zungenbelag und schwachen Puls

膀胱俞［páng guāng shù］穴位。主治：膀胱炎、尿潴留、腰骶痛等。*Pangguangshu* (BL 28) —— Akupunkturpunkt. Indikationen: Cystitis, Harnretention und Lumbosakralschmerz

膀胱胀［páng guāng zhàng］Distension der Harnblase

膀胱者，州都之官［pāng guāng zhě, zhōu dū zhī guān］Die Harnblase dient als ein Reservoir.

膀胱主藏津液［páng guāng zhǔ cáng jīn yè］Die Harnblase ist zuständig für Speicherung der Flüssigkeit (Urin).

pàng 胖

胖大舌［pàng dà shé］vergrößerte Zunge *f*

胖（大）舌［pàng (dà) shé］舌体胖嫩、色淡、舌边有齿痕，多属脾虚。舌体肿胀满口、舌色深红，多属心脾热盛。dicke bzw. geschwollene Zunge —— schlaffe und blasse Zunge mit Zahnabdrücken am Rand, die für gewöhnlich bei Mangel-Syndromen der Milz beobachtet wird, während eine dunkel rote und geschwollene Zunge meistens üppige Hitze des Herzens und der Milz anzeigt

胖大海［pàng dà hǎi］种子入药。用于清热、润肺、利咽、解毒。Semen Sterculiae Scaphigerae —— Verwendet wird getrockneter Samen der Sterculia scaphigera (Sterculiaceae). Heilwirkung: Hitze beseitigend, Lungen befeuchtend, Rachenbeschwerde lösend, entgiftend

PAO 脬炮匏泡疱

pāo 脬

脬［pāo］→膀胱［páng guāng］

脬气不固［pāo qì bù gù］膀胱功能衰退，不能约束尿液而出现遗尿或失禁的现象。Hypofunktion der Blase —— ein krankhafter Zustand, der durch Kontrollverlust über Urin, als Enuresis und Harninkontinenz gekennzeichnet ist

páo 炮匏

炮［páo］把药物放在铁锅内炒至四面焦黄或炸裂的加工方法。Rösten *n* —— eine Methode für die Bearbeitung von Drogen. Die Droge wird geröstet, bis die Droge dunkelbraun ist oder platzt in einem Eisengefäß bei beständigem Rühren.

炮姜［páo jiāng］用于温经止血。gerösteter Ingwe Der Ingwer wird in einer Pfanne bei beständigem Rühren bebräunt. Heitwirkung: den Meridian wärmend und die Blutung stillend

炮炙［páo zhì］①炮和炙两种不同的制药方法。②→炮制［páo zhì］① zwei verschiedene Methoden für die Verarbeitung roher Heilmittel: *Pao* (炮): Das Heilkraut wird in heißer Kohlenasche geschmort und ausgedehnt. *Zhi* (炙): Das Heilkraut wird mit anderen Arzneien zusammen gebraten.

炮炙大全［páo zhì dà quán］缪希雍、庄继光根据雷公炮炙一书加上当时民间流行的炮炙法编成(1622)。Vollständiges Handbuch über Präparation der Arzneimittel —— ein vollständiges Handbuch der Drogenzubereitung, zusammengestellt von *Miao Xiyong* und *Zhuang Jiguang* (1622) auf der Grundlage von *Leis* Werk zum selben Thema mit einigen Ergänzungen über neue, damals im volle beliebte Methoden

炮炙［páo zhì］Rösten und Glühen

炮制［páo zhì］洗涤、洁净、去除无用部分、切片、浸泡、晒干、蒸、煅、炒等。Verarbeitung der Drogen, z. B. Waschen und Reinigen, nutzlose Teile aussondern, in Stücke schneiden, in Wasser einweichen, in der Sonne trocknen, dämpfen, braten und rösten

匏舌［páo shé］sublinguale Zyste

pào 泡疱

泡［pào］药物加工前，以水浸透去皮或使变软。Einweichen *n*, Mazeration *f* —— eine Verarbeitungsmethode, rohe Heilmittel in Wasser einzuweichen, um die Haut zu entfernen oder sie für die weitere Verarbeitung weich zu machen

泡服［pào fú］(ein Heilmittel) einnehmen, nachdem man es in heißem Wasser oder in einem Aufguß hat ziehen lassen

泡润［pào rùn］Einweichung und Befeuchtung 用液体浸泡药材，使其软化，以便切制的润法

泡桐果［pào tóng guǒ］果实入药。用于祛痰止咳、平喘。Fructus Paulowniae —— Verwendet wird die Frucht der Paulownia fortunei oder P. tomentosa (Scrophulariaceae). Heilwirkung: schleimlösend, wirksam gegen Husten und (asthmatische) Atemnot

疱疹［pào zhěn］Bläschen *n*

PEI 衃培佩配

pēi 衃

衃血［pēi xuè］①koaguliertes Blut ②dunkles Extravasatblut

péi 培

培土［péi tǔ］即补脾。促进脾机能恢复正常的治法。Kräftigung der Milz —— therapeutische Methode, die die Milzfunktion fördert und wiederherstellt

培土生金［péi tǔ shēng jīn］补益脾土来治疗肺脏亏虚的病证。Lunge (Metall) kräftigen durch Stärkung der Milz (Erde) —— eine Methode, um chronische, auszehrende Erkrankungen der Lungen zu behandeln, auch *Bu Pi Yi Fei* genannt

培土抑木［péi tǔ yǐ mù］治疗肝气郁结影响脾运化功能的方法。Milz (Erde) stärken, um die Leber (Holz) zu bändigen —— eine Methode, um eine Dysfunktion der Milz zu behandeln, welche durch Depression des Leber-*Qi* entstanden ist.

pèi 佩配

佩兰［pèi lán］地上部分入药。用于芳香化湿、解暑。Herba Eupatorii —— Verwendet wird oberirdische Teile des Eupatorium fortunei (Compositae). Heilwirkung: als Aromaticum gegen Nässe und Hitzschlag

配方(药)［pèi fāng (yào)］①medizinische Formel (Rezept) ②eine Verordnung ausfüllen

配伍［pèi wǔ］Kombination von Arzneimitteln *f*

配伍禁忌［pèi wǔ jìn jì］Unverträglichkeit der Heilmittel in einem Rezept

配穴［pèi xué］针刺配方中起辅助治疗作用的穴位。auxiliärer Akupunkturpunkt —— hinzugefügte Akupunkturpunkte (Hilfspunkte) in den Akupunkturanleitungen

配穴法［pèi xué fǎ］针灸治疗时，穴位相互配合的方法。Verordnung der Akupunkturpunkte-Ergänzung —— eine Methode zur wahl der Akupunkturpunkte zur Ergänzung der Wirkungen bei der Akupunkturtherapie

PENG 硼

péng 硼

硼砂［péng shā］外用清热解毒，内服清热化痰。Borax *m* —— ein kristallines mineralisches Salz. Heilwirkung: äußerliche Anwendung: als Antiphlogisticum und zur Entgiftung; innerliche Anwendung: als Antipyreticum und Expectorans

PI 披砒皮枇铍脾痞癖

pī 披砒

披肩［pī jiān］古代治疗肩部骨折的一种固定器具。orthopädisches Umschlagetuch —— ein Gerät, das in alter Zeit um die Schulter des Patienten geschlungen wurde, um die Knochen zu fixieren

砒石［pī shí］外用蚀疮、去腐，内服截疟。Arsenolitum *n*, Arsenicum Trioxidum —— Entweder das natürliche Mineral oder das synthetische Arsenik können verwendet werden. externe Anwendung: Reinigung des nekrotischen Gewebes; interne Anwendung: Antimalaria

砒霜［pī shuāng］砒石经升华的精制品入药。外用蚀恶肉，内服微量催吐、祛风湿寒痛。Arsenicum Album, Arsenicum Trioxidum —— Hergestellt wird durch Reinigung von rohem, natürlichem Arsen. externe Anwendung: nekrotisches Gewebe reinigend; orale Einnahme (sehr kleine Dosis): Erbrechen stimulierend, rheumatischen Schmerz stillend, Entzündungen von “Kälte” beseitigend

砒霜中毒［pī shuāng zhòng dú］Arsenvergiftung *f*

pí 皮枇铍脾

皮痹［pí bì］风寒湿引起皮肤不仁或疼痛。Empfindungslosigkeit oder Schmerzen der Haut —— ein krankhafter Zustand, hervorgerufen durch eine Attacke von Wind, Kälte und Feuchtigkeit

皮部［pí bù］kutane Region *f*

皮刺［pí cì］在穴位皮肤上浅刺。Hautnadelung —— Art der oberflächlichen Nadelung.

皮腠［pí còu］myocutane Einstiche —— im Grenzgebiet zwischen Unterhaut und Muskel

皮肤［pí fū］Haut *f* 被覆人体表面，直接与外界环境相接处的组织。有保护机体，防御外邪，排泄汗液，辅助呼吸的作用

皮肤牵引［pí fū qiān yǐn］Hautextension *f*

皮肤青紫［pí fū qīng zǐ］Zyanose *f*

皮肤针［pí fū zhēn］浮浅刺激皮肤的针具之一。由针柄、针头、针体三部分组成。可用5~7枚小针，嵌在莲蓬状的针头上。Hautnadel *f* —— ein Typ der Nadeln für oberflächliche Stimulation, auch als Winterblumennadeln, Siebensternnadeln oder Kindernadeln bekannt. Sie besteht aus einem Stiel, biegsamer Schaft und brausenähnlichen Kopf. In eimem Set können 5 oder 7 kleine Nadeln verankert werden

皮肤针疗法［pí fū zhēn liáo fǎ］针刺疗法之一。用特制的皮肤针（梅花针或七星针）刺激体表一定部位。Hautnadeltherapie *f* —— eine Art der Akupunkturtherapie durch Anwendung einer spezifischen Hautnadel, als Winterblumennadel oder Siebensternnadel bekannt, zur Nadelung der Haut an einer bestimmten Stelle

皮急紧小［pí jí jǐn xiǎo］palpebrale Aperturstenose

皮开肉绽［pí kāi ròu zhàn］offene Wunde

皮毛［pí máo］Haut und Haare

皮毛痿［pí máo wěi］Dermatrophie *f*

皮内埋针［pí nèi mái zhēn］Intradermaleinbettnadeln *f*

皮内针［pí nèi zhēn］现代常用针具之一。是一种专用埋藏在皮下的小型针具。Intradermalnadel *f* —— kleine Nadeln, unter der Haut verankert, für anhaltende intradermale Stimulation der Punkten

皮水［pí shuǐ］水肿之一。主要表现为起病缓慢，全身浮肿，按之没指，肢体沉重、疼痛、无汗、皮肤冷等。多由于脾虚湿盛，水溢皮肤所致。schweres Ödem durch Unterfunktion der Milz —— ein Vielfalt von Ödemen mit heimtückischem Verlauf, mit Schweregefühl und Schmerzen der Glieder und des Körpers, Fehlen von Schweiß sowie kalter Haut. Es wird durch die Effusion von Wasser in der Haut ausgelöst, aufgrund von Milz-Schwäche und exzessiver Feuchtigkeit.

皮松弦紧［pí sōng xián jǐn］Entropion und Trichiasis

皮针［pí zhēn］古代九针之一。针长四寸，宽二分半。下端其形如剑，两面有刃，主要用于外科排脓放血，清泻邪热。Schwertnadel *f* —— eine der 9 Nadeln in alter Zeit. Die Nadelspitze ist ähnlich wie ein Schwert mit zwei Schneiden. Die Länge der Nadel beträgt 4.0 *Cun* (13cm), und die Breite 2.5 *Fen* (0.8cm). Sie wird vorwiegend bei Entleerung des Eiters, Aderlaß und zur Bekämpfung des Fiebers angewendet.

皮质下［pí zhì xià］Pizhixia (AT 4), Subkortex *m*

枇杷根［pí pá gēn］根入药。用于虚痨久嗽、关节疼痛。Wurzel der Japanischen Mispel —— Verwendet wird getrocknete Wurzel der Eriobotrya japonica (Rosaceae). Indikationen: durch Schwindsucht erzeugter chronischer Husten, Gelenkschmerz

枇杷叶［pí pá yè］叶入药。用于化痰止咳、和胃降逆。Blatt der Japanischen Mispel, Folium Eriobatryae —— Verwendet wird getrocknetes Blatt der Eriobotrya japonica (Rosaceae). Heilwirkung: Schleim reduzierend, Husten stillend, Magenfunktionen normalsierend, das kontravektive *Qi* absenkend

铍针［pí zhēn］Stilettnadel *f* 九针之一，长而宽，形如宝剑锋刃

脾［pí］五脏之一。能消化饮食并把营养精华运输至全身。能统摄周身血液，并参与水液代谢。和四肢、肌肉的关系切。Milz *f* —— eines der fünf *Zang*-Organe. Ihre Funktion ist es, Nahrung zu verdauen, Nährstoffe in den ganzen Körper zu transportieren, das Blut in den Gefäßen am Fließen zu halten und beim Wasserhaushalt mitzuwirken. Sie hat auch eine enge Beziehung zu den Gliedern und Muskeln.

脾，其华在唇［pí, qí huá zài chún］脾的机能正常，气血化源充足，可荣华外露于唇。Die Lippen sind die äußere Darstellung des Milzzustandes —— Wenn die Milz normal arbeitet, werden an alle Körperteile genug *Qi* und Blut (Xue) verteilt, so auch an die Lippen.

脾，其华在唇四白［pí, qí huá zài chún sì bái］Der physiologische Zustand der Milz spiegelt sich an den Lippen und den sie umgebenden Muskeln wider.

脾［经］咳［嗽］［pí (jīng) ké (sòu)］伴有胁痛，痛连肩背，动则加剧的咳嗽。Husten mit Bezug auf den Milz-Meridian —— Husten mit Schmerzen um Hypochondrium und Ausstrahlung nach Schulter und Rücken bei Belastung.

脾痹［pí bì］脾气受阻而出现的四肢无力、胸闷腹胀、吐清水、不欲食等症状的病证。Stagnation des Milz-*Qi* —— ein krankhafter Zustand, verursacht durch Dysfunktion der Milz, zeigt sich auf Erschöpfung der Gliedmaßen, Beklemmung, Abdominalblähung, wässerige Regurgitation und Appetitlosigkeit

脾不健运［pí bù jiàn yùn］Dysfunktion der Milz

脾不统血［pí bù tǒng xuè］脾气虚弱，统摄血液功能失常的病变。可见于多种慢性出血病证。Unvermögen der Milz, das Blut in den Gefäßen im Fluß zu halten, gewöhnlich vorkommend als chronische Hämorrhagie

脾藏肉［pí cáng ròu］In der Milz speichert Fleisch.

脾藏意［pí cáng yì］思虑过度，可以损伤脾的功能，产生食欲不振等病证。Die Milz hat eine Beziehung zur geistigen Aktivität —— Zuviel Nachdenken kann die Funktion der Milz stören und zur Anorexie führen.

脾藏营［pí cáng yíng］脾有藏纳营养物质的作用。营循行于经脉内，可化生血液。Die Milz speichert Nährstoffe —— Die Milz hat die Funktion, Nährstoffe zu speichern, die in den Kanälen zirkulieren und die zu Blut umbildet werden können.

脾常不足［pí cháng bú zú］Milz ist oft in Insuffizienz.

脾瘅［pí dān］多食甘肥，脾热浊气上泛，自觉口甜而腻的病证。Milz-Hitze-Syndrom *n* —— ein krankhafter Zustand, verursacht durch reichlich fettige Diät, Hitze in der Milz wegen Ansteigen des trüben *Qi* und Charakter eines durstigen und süßlichen Geschmackes im Mund

脾瘅病［pí dān bìng］Milz-Hitze-Syndrom *n*

脾肚发［pí dù fā］→上发背［shàng fā bèi］

脾恶湿［pí wù shī］脾主运化水湿，湿盛则易伤脾阴，影响健运而发生湿困脾土证候。Die Milz erträgt die Feuchtigkeit nicht —— Es ist die Aufgabe der Milz Flüssigkeit zu transportieren und umzuwandeln. Übermässige Feuchtigkeit kann ihre Funktion stören, so daß Wasser im Körper zurückgehalten wird.

脾肺两虚［pí fèi liǎng xū］脾肺两脏功能皆衰，既有脾虚症状，如食少、便溏、腹胀等，又有肺虚症状，如气短、咳嗽痰多、自汗等。Insuffizienz von lunge und Milz, Hypofunktion sowohl der Milz als auch der Lunge —— ein sowohl die Milz als auch die Lunge betreffender Krankheitszustand mit durch Schwäche der Milz hervorgerufenen Symptomen wie Anorexie, Durchfall, abdominallen Blähungen sowie durch Schwäche der Lungen hervorgerufenen Symptomen wie Dyspnoe, Husten, reichlicher Auswurf, Schwitzen

脾疳［pí gān］五脏疳之一。小儿疳证仅脾胃虚损而未及他脏者。症见面黄肌瘦、腹胀、大便不调等。kindliche Fehlernährung anfgrund von Verdauungsproblemen —— ausgel öst durch Schwäche von Milz und Magen mit Symptomen wie gelbliche Gesichtfarbe und Abmagerung, Bauchschwellung und unregelmäßiger Stuhlgang

脾寒［pí hán］脾脏阳虚所导致的寒性证候。症见腹胀、上腹寒痛、厌食、便溏、四肢厥冷、舌苔苍白、脉微迟。Kälte-Syndrom der Milz —— Hypofunktion der Milz mit Kälte-Syndrom, gekennzeichnet durch abdominale Distension, Kälte und Schmerzen im Epigastrium, Anorexie, wässerigen Stuhl, kalte Glieder, bleiche Zunge mit weißlichen Belag sowie matten und langsamen Puls.

脾合胃［pí hé wèi］die enge Beziehung zwischen der Milz und dem Magen

脾华在唇［pí huá zài chún］Milz manifestiert sich an Lippen. 唇的色泽是脾脏生理功能的反应

脾积［pí jī］脾胃运化失常而产生的肿块。Dysfunktion von Milz und Magen-Geschwulste, hervorgerufen durch Störungen der Milz-und Magenfunktion.

脾经［pí jīng］足太阴脾经的简称。Milz-Meridian *m* —— Abkürzung für den Milz-Meridian des Fuß-*Taiyin*.

脾绝［pí jué］五绝之一。Mißerfolg der Milz —— einer von Verfall der fünf Zang-Organe

脾开窍于口［pí kāi qiào yú kǒu］脾的生理病理部分情况可以通过口、唇加以辨别观察。Der Mund ist das Fenster der Milz —— physiologischer und pathologischer Zustand der Milz zeigt sich im Erscheinungsbild von Mund und Lippen

脾咳［pí ké］Milz-Husten *m*

脾劳［pí láo］由于饮食不节或忧思过度致脾气损伤，引起肌肉消瘦、四肢乏力、食欲减少、腹胀便溏等症。Schädigung der Milz aufgrund Überanstrengung —— Syndrom der Dysfunktion der Milz infolge unpassenden Essens oder mentalen Streßes, gekennzeichnet durch muskuläre Abmagerung, Schwäche der Glieder, Anorexie, abdominale Distension und losen Stuhlgang

脾冷多涎［pí lěng duō xián］脾胃虚寒以致口涎增多。Die Kälte der Milz verursacht Salivation —— Hypofunktion von Milz und Magen führt ein Kälte-Syndrom einschließlich der Salivation herbei.

脾脉缓［pí mài huǎn］*Pi Mai Huan* Der schwache und langsame Puls ist oft bei Asthenie der Milz vorhanden.

脾气［pí qì］脾的运化（包括升清）功能及统摄血液的功能。Milz-*Qi* *n*, funktionelle Aktivitäten der Milz —— einschließlich Transport, Umwandlung, Hinaufsenden der Nährstoffe und das Halten des Blutes in den Gefäßen

脾气不升［pí qì bù shēng］脾气虚弱不能升清的病机，多因脾阳虚，或湿浊食滞阻遏所致。Milz-*Qi* versagt beim Hinaufschicken der Nährstoffeein krankhafter Zustand, verursacht durch Hypofunktion der Milz（*Qi*-Mangel）und Retention von Nässe oder Stagnation der Nahrung, wodurch die essentiellen Substanzen nicht nach oben verteilt werden können

脾气不舒［pí qì bù shū］脾胃消化、吸收功能轻度障碍的病理表现。主要症状有食欲减退、食不消化，脘腹胀闷等。Depression des Milz-*Qi* —— ein krankhafter Zustand, gekennzeichnet durch Anorexie, Dyspepsie, epigastrische Verstopfung und Distress, welche durch leichte Schädigung der digestiven und absorptiven Funktion der Milz hervorgerufen werden

脾气实［pí qì shí］Milz-*Qi*-Überschuss *m*

脾气下陷［pí qì xià xiàn］脾虚中气不足，升举固摄无权，其气虚陷的病理变化。多见于脱肛、久泻、子宫脱垂等。Kollaps des Milz-*Qi* —— ein krankhafter Zustand, der verursacht ist durch eine Hypofunktion der Milz und zu einer Insuffizienz des Mittel-*Jiao*-*Qi* mit Rektumprolaps, chronischer Diarrhoe und Uterusprolaps führt

脾气虚［pí qì xū］主要表现为消化、吸收功能减弱等。Insuffizienz des Milz-*Qi*, Hypofunktion der Milz —— ein Krankheitszustand, der sich in der Abnahme von Verdauungs- und Absorptionsfunktion zeigt

脾窍［pí qiào］指口。Der Mund ist das Fenster der Milz —— Das heißt, der Mund kann den Zustand der Milz reflektieren.

脾热［pí rè］脾受热邪或过食燥热食物而引起的热性病变。Milz-Hitze *f* —— Das Hitze-Syndrom, verursacht durch Attacke von pathogener Hitze auf die Milz oder durch übermäsige Aufnahme von Hitze hervorrufende, scharfe Nahrung

脾热多涎［pí rè duō xián］小儿证候。脾经风热上壅而多涎。Übermäßige Speichelabsonderung bei Kindern —— hervorgerufen durch pathogene Wind-Hitze, die den Milz-Meridian angreift

脾肾阳虚［pí shèn yáng xū］肾阳不足，火不生土，则脾阳失健，阳虚水泛。*Yang*-Mangel in Nieren und Milz zugleich —— ein krankhafter Zustand, hauptsächlich verursacht durch Mangel an Nieren *Yang*, das dem zufolge das Milz-*Yang* nicht mehr zu erwärmen und ernähren vermag, mit dem Resultat, daß Ödeme auftreten

脾肾阳虚［pí shèn yáng xū］Mangel an Milz-Nieren-*Yang* *m* 脾肾阳气虚衰，虚寒内生，健运失职，气化无权，以水谷不化，水液泛滥的病理变化

脾生肉［pí shēng ròu］肌肉依靠脾的运化输布而供给营养。Die Milz kräftigt den Muskel —— Die Ernährungszufuhr für den Muskel wird durch die Funktion der Milz weitergegeben.

脾失健运［pí shī jiàn yùn］主要症状有食欲减退、腹胀、腹泻、肠鸣，久则面黄肌瘦、四肢乏力、肢体浮肿等。Dysfunktion der Transpotfunktion der Milz —— ein Krankheitszustand, der sich manifestiert in schlechtem Appetit, geblähtem Abdomen, Diarrhoe, verstärktem Borborygmus und in chronischen Fällen in fahler Gesichtsfarbe, Abmagerung, Gliederschwäche und Ödemen

脾实［pí shí］Milzüberschuss *m*

脾实热［pí shí rè］überschüssige Hitze in der Milz *f*

脾属土［pí shǔ tǔ］Die Milz entspricht der Erde nach der Theorie der fünf Elementen.

脾水［pí shuǐ］五水之一。为水气侵犯脾脏所致。主要症状有腹胀大、四肢浮肿沉重、疲乏短气、小便不利等。Milzödem *n* —— einer von fünf Ödemtypen, der durch eine Attacke von überschüssigem Wasser auf die Milz verursacht wird und sich manifestiert in geblähtem Abdomen, Ödem und Schwere der Glieder, Mattigkeit, Atemnot und Oligurie

脾统血［pí tǒng xuè］脾有统摄血液，使其运行于经脉之中而不外溢的功能。Die Milz hat die Funktion, das Blut in den Gefäßen zu halten.

脾为生化之源［pí wéi shēng huà zhī yuán］脾是消化，吸收水谷精华，化生气血供养全身各脏腑、组织的重要脏器。die Milz als die Quelle von Wachstum und Entwicklung —— Die Milz ist ein wichtiges inneres Organ, das dabei mithilft, Nahrung zu verdauen, Nährstoffe zu absorbieren und *Qi* und Blut zu erzeugen zur Unterstützung und Ernährung aller Eingeweide, Gewebe und Strukturen des Körpers.

脾痿［pí wěi］Taubheit und Schlaffheit der Muskeln verursacht durch die Stärkung der Milz

脾胃不和［pí wèi bù hé］脾胃病变，症见纳差、便溏及其他消化不良证候。fehlende Koordination von Milz und Magen —— ein krankhafter Zustand, gekennzeichnet durch Appetitlosigkeit, lockeren Stuhl und andere Symptome von Indigestion

脾胃俱实［pí wèi jù shí］Überschuß von Milz und Magen *m*

脾胃论［pí wèi lùn］李杲撰（约 13 世纪），为创导脾胃论学说代表作。Abhandlung über die Milz-Magen-Lehre —— ein repräsentatives Werk über die Milz-Magen-Lehre, geschrieben von *Li Gao*(13. Jh.)

脾胃湿热[pí wèi shī rè]脾胃病变,症见呃逆、呕吐、溏便、尿少,多见于黄疸型肝炎或其他急性肝胆疾患。Feuchtigkeit und Wärme in der Milz und im Magen —— ein krankhafter Zustand, der durch Übelkeit, Erbrechen, wässerigen Stuhl und knappen Urin gezeichnet ist, oft beobachtet bei Ikterohepatitis und anderer akuten Beschwerden der Leber und Gallenblase

脾胃为后天之本[pí wèi wéi hòu tiān zhī běn]Milz und Magen sorgen für die materielle Grundlage der erworbenen Konstitution

脾胃相表里[pí wèi xiāng biǎo lǐ]表现在经脉上互相络属,功能上互相配合。Die Milz und der Magen hängen innerlich und äußerlich zusammen —— Dieser Paar-Beziehung drückt sich aus in der Verbindung ihrer Meridiane und in ihrer koordinierten Funktionsweise.

脾胃虚寒[pí wèi xū hán]→脾阳虚[pí yáng xū]

脾胃虚弱[pí wèi xū ruò]Schwäche von Milz und Magen

脾胃阴虚[pí wèi yīn xū]→脾阴虚[pí yīn xū]

脾系病机[pí xì bìng jī]Pathogenese des Milz-Systems *f* 脾脏系统阴阳气血失调的病变机制

脾消[pí xiāo]Diabetes, von der die Milz betroffen ist, gekennzeichnet durch Polyphagie.

脾泄[pí xiè]因脾虚而引起消化不良性泄泻。milzige Diarrhoe —— dyspeptische Diarrhoe, verursacht durch Hypofunktion der Milz

脾心痛[pí xīn tòng]Präkordialschmerz aufgrund Milzerkrankung *m*

脾虚[pí xū]脾气虚弱或脾阳不足病变。常见饮食不化、脘腹膜胀、肠鸣、飧泄等。Defizienz der Milz —— ein Syndrom, das durch Verdauungsstörung, abdominelle Distension, Borborygmus und lienterische Diarrhoe gekennzeichnet ist

脾虚不固证[pí xū bú gù zhèng]Syndrom des Kontrollverlustes durch Milz-Mangel *n* 脾气虚弱,肠道失固,以久泻不止,甚至滑泄不禁,气短气坠,食少,腹胀,舌淡,脉弱等为常见症的证候

脾虚带下[pí xū dài xià]由于脾失健运,湿聚下注,伤及任、带二脉所致。Leukorrhagie wird durch Hypofunktion der Milz verursacht —— ein Krankheitszustand infolge von Hypofunktion der Milz in der Wasserzirkulation, die zu einer Abwärtsbewegung von gesammelter Feuchtigkeit führt, durch die *Ren*-und *Dai*-Meridian geeinträigtigt wird

脾虚多涎[pí xū duō xián]Übermäßiger Speichelfluß, verursacht durch die Hypofunktion der Milz

脾虚肺弱[pí xū fèi ruò]→脾肺两虚[pí fèi liǎng xū]

脾虚寒[pí xū hán]Mangel an Milz-Kälte *m*

脾虚经闭[pí xū jīng bì]脾胃损伤,饮食顿减,生化之源不足,难以生成经血。Amenorrhoe wegen Milzschwäche (Hypofunktion) —— Wegen Milz und Magenbeschwerden wird die Speisemenge reduziert, und das Nahrungs-Material fehlt und die Menstruation nicht normal ausgelöst wird.

脾虚气陷证[pí xū qì xiàn zhèng]Syndrom der Versenkung des *Qi* durch Milz-Mangel *n* 又称“中气下陷证”。脾气虚弱,中气下陷,以神疲乏力,头晕食少,腹胀便溏,或脘腹坠胀,食后益甚,或便意频数,肛门重坠,或久泻不止,或脱肛,或阴挺,或小便浑浊,或崩漏,舌淡苔白,脉缓弱等为常见症的证候

脾虚生风[pí xū shēng fēng]Windentstehung durch Milz-Mangel *f* 脾气虚弱,化源亏乏,筋脉失养而致虚风内动的病理变化

脾虚生痰[pí xū shēng tán]Schleimbildung durch Milz-Mangel *f* 脾虚失运,水湿停聚而痰浊内生的病理变化

脾虚湿困[pí xū shī kùn]脾的运化功能衰退而引起水湿在体内阻滞。症见食欲减退、脘腹胀闷、大便溏泄、恶心欲吐、口不渴或喜热饮、肢体浮肿、倦怠乏力、舌苔厚腻、脉象沉缓等。Stauung von Feuchtigkeit, bedingt durch Hypofunktion der Milz —— ein krankhafter Zustand gekennzeichnet durch Anorexie, epigastrische Beschwerden und abdominale Blähung, wäßrigen Stuhlabgang, Nausea, Durstlosigkeit oder Bevorzugung heißer Getränke, Anasarka, Müdigkeit und Schwäche, dicken, schmierigen Zungenbelag, tiefen und verlangsamten Puls

脾虚湿盛[pí xū shī shèng]übermäßige Feuchtigkeit, verursacht durch die Hypofunktion der Milz

脾虚痰湿证[pí xū tán shī zhèng]Syndrom der Schleim-Feuchtigkeit aufgrund Milz-Mangel *n* 脾气虚弱,痰湿内蕴,以食少,腹胀,便溏,身体虚胖,四肢困重,疲乏嗜睡,舌淡胖,苔白腻,脉濡缓等为常见症的证候

脾虚泄泻[pí xū xiè xiè]Diarrhoe, verursacht durch die Hypofunktion der Milz

脾阳[pí yáng]脾脏的运化功能及其在运化过程中起温煦作用的热能。Milz-*Yang* —— die Transport-und Umwandlungsfunktion der Milz wie auch die Wärmeenergie, die die Prozesse antreibt

脾阳虚[pí yáng xū]脾功能减退,并伴有虚寒性病变。Milz-*Yang*-Mangel *m* —— ein krankhafter Zustand, manifestiert sich in einer Hypofunktion der Milz mit Mangel-Kälte-Syndrom, wird auch Milz-Magen-Mangelkälte genannt

脾阴[pí yīn]① 脾脏的阴液。② 脾脏本身与胃阳相对而言,脾脏为阴,胃腑为阳。Milz-*Yin* —— ① *Yin*-Flüssigkeit der Milz ② Milz als ein *Yin*-Organ im Gegensatz zum Magen, einem *Yang*-Organ

脾阴虚[pí yīn xū]又名脾胃阴虚。脾胃阴液不足,影响受纳及运化功能的病变。Milz-*Yin*-Mangel *m* —— eine Störung von normalen Verdauungsfunktionen erfolgt durch mangel an *Yin*-Flüssigkeit in Magen und Milz, wird auch Milz-Magen-*Yin*-Mangel genannt

脾俞[pí shù]穴位。主治:消化性溃疡、消化不良、慢性腹泻、肝炎,慢性出血性疾患等。*Pishu* (BL20) —— Akupunkturpunkt. Indikationen: Ulkus pepticum, Dyspepsie, chronische Diarrhoe, Hepatitis, chronische Blutung

脾约[pí yuē]脾运化失调,粪便干燥而引起便秘。Milz-Konstipation *f* —— Konstipation, die durch Trockenheit der Faeces und Dysfunktion der Milz verursacht ist.

脾胀[pí zhàng]寒气犯脾,引起四肢沉重、卧不安、多哕,时有腹胀的病证。Distension der Milz —— eine morbide Kondition aufgrund der Invasion von pathogener Kälte in der Milz, maskiert duch Schwergefühl in den Gliedern, Schlafstörung, Singultus und gelegentlich abdominale Distension

脾之大络[pí zhī dà luò]die großen Leberkollaterale

脾志思[pí zhì sī]Nachdenklichkeit als Milzemotion *f* 脾主精神情志之思虑

脾主后天[pí zhǔ hòu tiān]Die Milz ist zuständig für den Zustand der erworbenen Konstitution.

脾主肌肉[pí zhǔ jī ròu]Die Milz hat die Funktion der Muskelernährung.

脾主口[pí zhǔ kǒu]脾开窍于口,脾的状态可从口反映出来。Die Milz bezieht sich auf den Mund —— Der Schlüssel zur diagnostischen Beurteilung der Milz ist der Mund, der den Zustand der Milz reflektieren kann.

脾主肉[pí zhǔ ròu]Die Milz bezieht sich auf den Muskel.

脾主升清[pí zhǔ shēng qīng]Milz hat die Aufgabe, die essentiellen Substanzen nach oben zu senden.

脾主四肢[pí zhǔ sì zhī]Die Milz bezieht sich auf die Gliedmaßen.

脾主统血[pí zhǔ tǒng xuè]Milz beherrscht Blut-Steuerung. 脾气统摄或控制血液使之运行于脉中的可能

脾主运化［pí zhǔ yùn huà］Milz hat die Aufgabe der Umwandlung und Weiterbeförderung der Nahrungsstoffe und der Wasser-Nässe.

pǐ 痞癖

痞［pǐ］①Stickigkeit *f* ②Masse *f*

痞根［pǐ gēn］穴位。主治：肝、脾肿大、肾下垂等。*Pigen* (EX-B4)—— Akupunkturpunkt. Indikationen: Hepatomegalie, Splenomegalie und Nierensenkung

痞积（块）［pǐ jī（kuài）］Geschwulste im Abdomen

痞满（气胀）［pǐ mǎn（qì zhàng）］→痞气［pǐ qì］

痞气［pǐ qì］①即脾积。五积之一。②胸前痞满。①Geschwulste am rechten Hypochondrium ②Völlegefühl im Brust und im oberen Abdomen

癖积［pǐ jī］krankhafte Masse im Hypochondrium（Gegend）

癖嗜［pǐ shì］Sucht *f*

癖饮［pǐ yǐn］→悬饮［xuán yǐn］

PIAN 偏胼

piān 偏

偏产［piān chǎn］Schräglage（Schieflage）des Fetus

偏方［piān fāng］①volkstümliches Rezept ②eigentümliches Rezept

偏废不仁［piān fèi bù rén］Hemiplegie *f*

偏沮［piān jǔ］Hemi（hi）drose *f*

偏口（脑）疽［piān kǒu（nǎo）jū］laterales Karbunkel an der Mittellinie des Nackens

偏枯［piān kū］→半身不遂（随）［bàn shēn bù suí（suí）］

偏历［piān lì］穴位。主治：鼻出血、扁桃体炎、面瘫等。*Pianli*（LI6）—— Akupunkturpunkt. Indikationen: Epistaxis（Nasenbluten）, Tonsillitis und Fazialislähmung

偏全［piān quán］voller oder partieller Belag der Zungenoberfläche *m*

偏食癖［piān shí pǐ］Pica *f*, Lecksucht *f*

偏头风［piān tóu fēng］Migräne *f*

偏头痛［piān tóu tòng］Migräne *f*

偏斜瞻视［piān xié zhān shì］Strabismus *m*

偏阳质［piān yáng zhì］überlegte *Yang*-Konstitution *f* 具有兴奋、刚强、好动、火热特性的体质。形体健壮而瘦，精力充沛，性格外向，急躁易动，面色偏红

偏阴质［piān yīn zhì］überlegte *Yin*-Konstitution *f* 具有抑制、柔弱、喜静、阴寒特性的体质。形体健壮而胖，易于疲劳，性格内向，喜静少动，面色少华

偏坠［piān zhuì］Schwellung mit lastenden Schmerzen des Hodens

pián 胼

胼胝［pián zhī］Callositas *f*, Kallus *m*

PIAO 漂

piǎo 漂

漂［piǎo］Spülung *f*

漂药［piǎo yào］经常换水浸洗药材，以清除其中杂质、减轻毒性及腥味。Spülen（von Heilkräutern）*n* —— roher Heilmittel mit häufigem Wechsel des Wassers, um Schmutz und schlechten Geruch zu beseitigen sowie Toxizität zu verringern

PIN 频牝

pín 频

频服［pín fú］Decoctum in kleiner Dosis und kurzen Abständen einzunehmen

频咳［pín ké］Häufig stoßweises Husten

pìn 牝

牝疟［pìn nüè］患者素体虚弱、寒邪偏盛的疟疾。临床特点为寒战较甚，无热或微热，面色淡白，每日定时发作，脉沉而迟等。Malaria des *Yin*-Typs —— chronische Malaria eines geschwächten Patienten mit exzessiver Kälte, charakterisiert durch schweren Schüttelfrost, subfebrile Temperaturen, blasse Hautfarbe, an jedem Tag zu gleichen Zeiten wiederkehrende Anfälle und einen in der Tiefe tastbaren, langsamen Puls

牝脏［pìn zàng］五脏中之属阴者，即肺、脾、肾三脏。*Yin*-Organe *n pl* —— Bei den inneren Organen gibt es fünf Speicherorgane（Leber, Herz, Milz, Lunge und Niere）, die in *Yin* und *Yang* geteilt werden, dabei Gehören Lunge, Milz und Nieren zum rin, und Herz und Leber zum *Yang*.

牝痔［pìn zhì］gemischte Hämorrhoiden und Perianalabszeß

PING 平屏

píng 平屏

平贝母［píng bèi mǔ］鳞茎入药。用于清肺、化痰、止咳。Bulbus Fritillariae Ussuriensis —— Verwendet wird getrocknete Zwiebel der Fritillaria Ussuriensis（Liliaceae）. Heilwirkung: Lungen-Hitze beseitigend, schleimlösend, hustenstillend.

平（镇）肝熄风［píng（zhèn）gān xī fēng］治疗肝阳上亢所致内风，表现为眩晕、口眼歪斜、四肢麻木、抽搐等症。die Leber beruhigen, um den Wind zum Halten bringen —— eine Methode, um die Hyperfunktion der Leber unter Kontrolle zu bringen und somit endogenen Wind zu beruhigen, welcher gekennzeichnet ist durch Schwindel, Verdrehung der Augen und des Mundes, Taubheitsgefühl und Spastizität der Extremitäten sowie Konvulsionen

平（抑）肝（阳）［píng［yì］gān［yáng］］→平肝潜阳［píng gān qián yáng］

平补平泻法［píng bǔ píng xiè fǎ］针刺补泻手法之一，即是先泻后补的一种补泻方法。进针后，均匀地提，插、捻、转针身，提插的幅度，捻转的角度应轻重适中。待针下得气后，留针或立即出针。Gleichmäßige Tonisierung-Sedierungsmethode —— eine Form der Tonisierung-Sedierungs-Nadelmanipulation. Nach dem Einstechen der Nadel folgt Abschwächen auf Verstärken. Die Nadelbewegung wird gleichmäßig ausgeführt mit einer angemessenen Amplitude in einem günstigen Winkel, während die Nadel angehoben, gestoßen und gedreht wird. Nach dem Nadelgefühl（*De-Qi*）kann die Nadel festgehalten oder zurückgezogen werden.

平产［píng chǎn］normale Geburt, Entokie *f*

平肠痔［píng cháng zhì］Hämorrhoide nahe dem Anus

平冲降逆［píng chōng jiàng nì］Herabsenkung des entgegengesetzten *Qi*-Anstieges *f*

平喘［píng chuǎn］① Asthma lindernd ② Asthma verhütend

平喘穴［píng chuǎn xué］耳针穴位。主治：哮喘。*Pingchuanxue* —— Ohrenakupunkturpunkt. Indikation: Asthma

平刺［píng cì］queres Einsetzen *n*

平旦服［píng dàn fú］Medikamenteinnahme vor dem Frühstück *f*

平肝［píng gān］→平肝潜阳［píng gān qián yáng］

平肝潜阳［píng gān qián yáng］以凉性和镇静药物治疗肝阳过亢。症见高血压、神经衰弱等。die Leber beruhigen und das *Yang* dämpfen —— eine therapeutische Methode, um die Hyperaktivität des Leber-*Yang*, die sich durch Hypertension und Neurasthenie zeigt, zu dämpfen

平肝熄风［píng gān xī fēng］Beruhigung der Leber und Löschung des Windes

平肝药［píng gān yào］Arzneimittel zur Leberberuhigung *n*

平肝镇惊［píng gān zhèn jīng］die Leber beruhigend und die Konvulsion lindernd

平肝止血［píng gān zhǐ xuè］治疗肝气郁结而致的血崩。Beruhigung der Leber zur Blutungstillung —— eine Therapie für Metrorrhagie, die durch Schwäche des Leber-*Qi* hervorgerufen wird

平脉［píng mài］normaler Puls

平胬药［píng nǔ yào］Arzneimittel zur Wundheilung *n*

平气［píng qì］normaler *Qi*-Kreislauf *m* 五运之气，运太过而被抑或运不及而得助，既非太过，又非不及

平人［píng rén］gesunder Mensch

平胃散［píng wèi sǎn］成分：苍术、陈皮、厚朴、甘草。主治：脾、胃湿滞之消化不良。*Pingwei San*, Magen-Pulver *n* —— Indikationen: Verdauungsstörung infolge Wasserstau in Milz und Magen

平息［píng xī］normaler Atem

平整复元［píng zhěng fù yuán］Korrektur und Reposition bei der Frakturbehandlung

屏尖［píng jiān］*Pingjian*(TG 1s), Spitze des Tragus *f*

屏间后［píng jiān hòu］*Pingjianhou*(AT 11), posterior intertragal notch <engl.>

屏间前［píng jiān qián］*Pingjianqian*(TG 21), anterior intertragal notch <engl.>

屏翳［píng yì］→会阴［huì yīn］

PO 破魄

pò 破魄

破故纸［pò gù zhǐ］→补骨脂［bǔ gǔ zhī］

破溃痈疽［pò kuì yōng jū］die Eiterbildung fördernd, um die Wunde und Karbunkel zu behandeln

破皮疮［pò pí chuāng］chronisches Geschwür mit Exsudattropfen

破气［pò qì］使用较峻烈的理气药以破气散结、开郁导滞。*Qi*-Stagnation mit starken Medikamenten auflösen —— Stagnation oder Blockade der *Qi*-Zirkulation lösen mit drastisch wirkenden Medikamenten.

破气消痞［pò qì xiāo pǐ］Brechen der *Qi*-Stagnation und Zersteuen der Masse

破伤风［pò shāng fēng］→伤痉［shāng jìng］

破水［pò shuǐ］Amniorrhoe *f*

破血［pò xuè］Dissipation der Blutstauung mit starken Medikamenten

破血祛(逐)瘀［pò xuè qū(zhú) yū］die Blutstauung mit starken Medikamenten entfernend und ausstoßend

破血消癥［pò xuè xiāo zhēng］Brechen der Blutstase und Auflösen der Masse

破血逐瘀［pò xuè zhú yū］Brechen und Vertreiben der Blutstase

破瘀［pò yū］→破血祛(逐)瘀［pò xuè qū(zhú) yū］

破瘀生新［pò yū shēng xīn］Dissipation der Blutstauung und Förderung der Regeneration des Gewebes

破瘀通经［pò yū tōng jīng］die Blutstauung entfernend und ausstoßend, um Menstruation zu fördern

破瘀消癥［pò yū xiāo zhēng］Beseitigung von Blutstau und Abgang der Geschwulst

魄［pò］Geist *m*, Seele *f*

魄汗［pò hàn］因汗孔有魄门之称，故名。Schweißseele *f* —— Die Schweißporen werden als Tor der Seele bezeichnet.

魄户［pò hù］穴位。主治：支气管炎，哮喘，胸膜炎，肺结核等。*Pohu*(BL42) —— Akupunkturpunkt. Indikationen: Bronchitis, Asthma, Pleuritis, Lungentuberkulose

魄门［pò mén］①七冲门之一。②汗孔 ① Anus *m*, After *m* —— eine von sieben wichtigen Öffnungen ②Schweißpore *f*

PU 扑铺仆匍葡蒲普

pū 扑铺

扑粉［pū fěn］Puder *m*, medizinischer Puder, medizinisches Pulver anwenden

铺灸［pū jiǔ］→长蛇灸［cháng shé jiǔ］

pú 仆匍葡蒲

仆参［pú cān］穴位。主治：足跟痛、腰痛等。*Pucan* (BL61) —— Akupunkturpunkt. Indikationen: Hackeschmerz und Lumbago usw.

匍伏堇［pú fú jǐn］全草入药。用于清热解毒、消肿止痛。Herba violae Diffusae —— Verwendet werden getrocknetes ganzes Kraut der Viola diffusa (Violaceae). Heilwirkung: Hitze beseitigend, entgiftend, abschwellend, schmerzstillend

葡萄疫［pú táo yì］hämorrhagische Krankheit mit Purpura, Hämorrhagie mit Purpura

葡萄痔［pú táo zhì］thrombotische Hämorrhoiden

蒲公英［pú gōng yīng］地上部分入药。用于清热解毒。Herba Taraxaci —— Verwendet werden getrocknete oberirdische Teile des Taraxacum mongolicum, T. sinicum oder T. hetrolepis (Compositae). Heilwirkung: gegen Hitze, entgiftend

蒲黄［pú huáng］花粉入药。用于止血、活血。Pollen Typhae —— Verwendet werden Pollen der Typha angustifolia oder T. orientalis (Typhaceae). Heilwirkung: Blutung stillend, Kreislauf belebend

pǔ 普

普济本事方［pǔ jì běn shì fāng］又名《类证普济本事方》，简称《本事方》。南宋·许叔微撰，12世纪中叶刊行。主要论述内科常见病，列有二十三种疗法及三百余方，方后附有作者验案及论述。"*Wirksame Verordnungen zur Allgemeinen Hilfe*" —— geschrieben von *Xu Shuwei* während der südlichen *Song*-Dynastie und veröffentlicht in der Mitte des 12 Jh., ein Buch hauptsächlich über gewöhnliche Krankheiten im Bereich der inneren Medizin. Es stellt 23 Behandlungenmethoden und mehr als 300 Verordnungen auf. Am Ende einer jeden sind Fallbeispiele und Erörternungen des Autors angefügt.

普济方［pǔ jì fāng］滕弘等在明·周定王朱橚主持下所编的大型方书(1406)。其中包括医学各科方剂61 739个。universale Rezepten —— ein umfangreiches medizinisches Buch mit 61 739 Rezepten für alle klinischen Sektionen, zusammengestellt von *Teng Hong* unter der Schirmherrschaft von dem Prinz *Zhu Su* in der *Ming*-Dynastie (1406)

普济消毒饮［pǔ jì xiāo dú yǐn］成分：黄连、黄芩、陈皮、甘草、元参、连翘、板蓝根、马勃、牛蒡子、薄荷、僵蚕、升麻、柴胡、桔梗。主治：风热毒邪上攻，头面之红肿热痛、如腮腺炎、颜面丹毒等症。*Pu ji Xiaodu Yin*, universaler Entgiftungstrank —— Indikationen: entzündliche Rötung im Gesicht (Schwellung, Hitze, Schmerzen), Parotits und Gesichts-Erysipelas infolge der Auswirkungen von Wind-Hitze auf den Kopf

Q

QI 七期漆齐芪岐奇脐骑蛴綦蕲岂杞起气泣

qī 七期漆

七冲门［qī chōng mén］消化道的七个冲要部位。唇（飞门）、齿（户门）、会厌（吸门）、胃上口（贲门）、胃下口（幽门）、大小肠交会处（阑门）、肛门（魄门）。sieben wichtige Öffnungen —— bezeichnet die folgenden Teile des Verdauungstraktes：Lippen，Zähne，Epiglottis，Kardia（die obere Öffnung des Magens），Pylorus（die untere Öffnung des Magens），Ileozökalklappe und Anus

七恶［qī è］外科疮疡预后不良的七种险恶证候。sieben bösen Symptome und Signum —— eine schlechte Prognose für pyogenen Infektionen der Körperoberfläche

七方［qī fāng］中国古代方剂的一种分类法。七方为大方、小方、急方、缓方、奇方、偶方、复方。sieben Rezepte —— eine alte chinesische Einteilung von Verordnungen：schwer，leicht，schnell oder langsam wirkend，mit gerader oder ungerader Anzahl von Bestandteilen und zusammengesetzte Verordnungen

七怪脉［qī guài mài］生命垂危时出现的雀啄、屋漏、弹石、解索、鱼翔、虾游、釜沸七种异常脉象。sieben moribunde（kritische）Pulszustände —— Puslszustände，die in kritischen Fällen auftreten：der "wie ein Vogel pickende" Puls，der tröpfelnde Puls，der schnellende Puls，der schnappende Puls，der "wie ein Fisch schwimmende" Puls，der "wie eine Krabbe zuckende" Puls und der brodelnde Puls.

七厘散［qī lí sǎn］成分：血竭、麝香、冰片、乳香、没药、红花、朱砂、儿茶。主治：跌打损伤所致之各种瘀痛出血症。*Qili San*，Sieben *Li* Pulver，Pulver gegen Quetschungen —— Indikationen：Hämatome，Schmerzen und Blutungen infolge einer Unfallverletzung

七窍［qī qiào］头面部五官的七个孔窍，即口、眼、鼻、耳。sieben Mündungen（Öffnugen）—— der Sinnesorgane des Kopfes，d. h. Mund，Augen，Nasenlöcher und Ohren

七情［qī qíng］①喜、怒、忧、思、悲、恐、惊七种情志活动，是人的精神意识对外界事物的反应。②作为病因指七种情志活动过于强烈或过于持久，引起脏腑气血功能失调而致病。③药物配伍的七种不同作用，即单行、相须、相使、相畏、相恶、相杀、相反。Sieben Emotionen —— ①Freude，Ärger，Melancholie，Ängstlichkeit，Kummer，Furcht und Schrecken sind die Antworten der Psyche auf die Stimulation der Umwelt. ②persistierende und übermäßige Emotionen können als pathogene Faktoren funktinelle Störungen von *Qi*，Blut（Xue）und Zang-Fu-Organen verursachen. ③Sieben unterschiedliche Wechselwirkungen zwischen den Bestandteilen von Medikamenten，nämlich：alleinige Verwendung，gegenseitige Verstärkung，Unterstützung，Unverträglichkeit，Inhibition，Entgiftung，Antagonismus.

七情［qī qíng］①sieben Emotionen *f pl* ②sieben Beziehungen für Kompatibilität von Arzneimitteln *f pl*

七日风［qī rì fēng］→脐风［qí fēng］

七疝［qī shàn］sieben Arten der Hernia

七伤［qī shāng］①七种劳伤的病因：大饱伤脾，大怒、气逆伤肝，强力举重、久坐湿地伤肾，形寒、寒饮伤肺，忧愁思虑伤心，风雨寒暑伤形，大恐惧，不节伤志。②男子肾气亏损的七个症状：阴寒阳萎，里急，精易滑出，精少，阴下湿，精液清冷稀薄，小便频数、淋漓不清。①sieben Arten der Schädigung durch Überanstrengung —— Die Überernährung schädigt die Milz. Der Zorn verursacht einen widrigen Fluß des *Qi* und schädigt die Leber. Erzwungene Überbelastung oder langes Siren auf dem feuchten Boden schädigt die Nieren. Kaltes Wetter oder Trinken kalter Flüssigkeiten schädigt die Lunge. Traurigkeit und Sorge schädigen das Herz. Wind，Regen，Kälte und Hitze schädigen die Konstitution. Schock und Unmäßigkeit schädigen den Geisteszustand. ②Die sieben Symptome verweisen auf den Verbranch von Nieren *Qi*，nämlich kaltes Gefühl in den Genitalien，Impotenz，Zusammenziehen der Genitalorgane，Spermatorrhoe，wenige Spermen und die Feuchtigkeit des Skrotums，dünne und kalte Spermenflüssigkeit und häufiges Urinieren und Tröpfeln beim Urinieren

七伤［qī shāng］sieben Verletzungen *f pl*

七星针［qī xīng zhēn］→梅花针［méi huā zhēn］

期门［qī mén］穴位。主治：肝炎、肝肿大、胸膜炎、胆囊炎等。*Qimen*（LR14）—— Akupunkturpunkt. Indikationen：Hepatits，Hepatomegalie，Pleuritis，Cholecystitis（Gallenblasenentzündung）

漆疮（咬）［qī chuāng（yǎo）］Rhus-Dermatitis *f*

qí 齐芪岐奇脐骑蛴綦蕲

齐刺［qí cì］十二刺法之一，用于治疗感受寒邪的较小和较深的部位。其法是在患处中央刺一针，两旁各刺一针。Dreifache Nadelung —— eine der 12 Nadelungstechniken für die Behandlung der in die Körpertiefe eindringenden Kälte. Außer dem Nadeleinstich in der Mitte des Krankheitsherds wird beiderseits je eine Nadelung durchgeführt.

齐德之［qí dé zhī］元代外科医学家。曾任医学博士，御药院外科太医，强调用整体观看待疮疡外证。编有《外科精义》（1335）。*Qi Dezhi* —— ein Hofgelehrter und Chirurg an der kaiserlichen Akademie "Materia Medica" während der *Yuan*-Dynastie. Er betonte，man müsse Karbunkel und Entzündungen nach dem Konzept eines ganzheitlichen Organismus behandeln. Er schrieb ein Buch mit dem Titel "Das Wesen der Äußerlichen Krankheiten"（1335）.

芪附汤［qí fù tāng］成分：炙黄芪，炮附子、生姜。主治：阳虚自汗症。*Qi Fu Tang*，Dekokt aus Astragalus und Aconitum —— Indikation：spontaner Schweißausbruch infolge von *Yang*-Defizit

岐伯［qí bó］中国古代传说中黄帝时期的杰出医生。*Qibo* —— ein hervorragender Arzt，der nach der alten chinesischen Sage in der Zeit von dem Gelb-Kaiser gelebt haben sollte

岐骨［qí gǔ］①Junctura ②die siebte costosternale Junctura

岐黄［qí huáng］名医岐伯与黄帝的合称。中国古代传说黄帝令岐伯研究医药而创立经方，故岐黄亦作中医学的同义语。*Qi Huang* —— ein Ausdruck，der die Namen eines berühmten Arztes（*Qi bo*）und des "Gelben Kaiser"（*Huang di*）in altem China zusammenfaßt. Nach der klassischen Legende wurde *Qi bo* von *Huang di* damit beauftragt，die Heilkunde zu studieren und Verordnungen zu entwickeln. Deshalb wurde der Begriff "*Qi Huang*" zum Synonym für die traditionelle chinesische Medizin

奇恒痢［qí héng lì］fulminante Dysenterie，Dysenteria fulminans

奇恒之腑［qí héng zhī fǔ］异于正常六腑的一类脏器，包括脑、髓、骨、脉、胆、女子胞。因其状虽似腑，其作用则同于脏，亦主贮存精气，故名。außerordentliche Hohl-(*Fu*)-Organe —— Gehirn, Knochenmark, Knochen, Gefäße, Gallenblase und Uterus werden außerordentliche Hohlorgane genannt wegen ihrer Ähnlichkeit mit den Hohlorganen von ihrer Form her, aber mit der Funktion des Speicherns von Essenz, gleich wie die Speicherorgane

奇经(八脉)［qí jīng (bā mài)］为任脉、督脉、冲脉、带脉、阴跷脉、阳跷脉、阴维脉、阳维脉之总称。其分布和作用均有别于十二经脉。Acht Extra-Meridiane —— Sammelbezeichnung für *Ren*-Meridian, *Du*-Meridian, *Chong*-Meridian, *Dai*-Meridian, *Yin-Qiao*-Meridian, *Yang-qiao*-Meridian, *Yin-wei*-Meridian und *Yang-Wei*-Meridian. Sie unterscheiden sich in Funktion und Verteilung von den zwölf regulären Meridianen.

奇经八脉［qí jīng bā mài］acht Extrameridiane *n pl*

奇经八脉考［qí jīng bā mài kǎo］明·李时珍撰(1578)。作者对历代有关奇经八脉文献做了全面考证。对每条奇经的循行和功用分别进行了说明。Studium von den Acht Extra-Meridianen —— ein Buch mit einer umfassenden Untersuchung der vergangenen Fachliteratur über die acht zusätzlichen Kanäle mit Erläuterungen zu Verlauf und Funktion jedes einzelnen Kanals, verfaßt von *Li Shizhen* während der *Ming*-Dynastie (1578)

奇邪［qí xié］具有奇特性质的病邪，常留于大络。eigentümliche Krankheitserreger —— Krankheitserreger mit außerordentliche Eigenschaften, die meist Hauptkollaterale angreifen.

奇穴［qí xué］→(经外)奇穴［(jīng wài) qí xué］

脐［qí］Umbilicus *m*, Nabel *m*

脐疮［qí chuāng］①Geschwür in der Umbilicusgegend, pyogene Infektion des Nabels ②Ulcus des Nabels

脐带［qí dài］Nabelschnur *f*

脐风［qí fēng］Tetanus bei Neugeborenen

脐风三症［qí fēng sān zhèng］drei ernste Krankheitssymptome für Tetanus bei Neugeborenen: Trismus, Konvulsion und Stuhlgang-, Harn-Verstopfung

脐漏(疮)［qí lòu (chuāng)］Fistula umbilicalis

脐(湿)疮［qí (shī) chuāng］→脐疮［qí chuāng］

脐湿［qí shī］Umbilikalintertrigo *f*

脐湿肿［qí shī zhǒng］新生儿脐带脱落后，脐孔湿润不干。甚或有水溢出，脐孔周围稍现红肿。Nabelschwellung mit Exsudat —— Nach dem Abfallen der Nabelschnur beim Neugeborenen trocknet der Nabel nicht. Es kommt sogar zu Exsudat oder leichter Rötung und Schwellung in der Nabelgegend.

脐突(疝)［qí tū (shàn)］Hernia umbilicalis

脐血［qí xuè］初生儿脐断后，脐部有血渗出。Nabelbluten *n* —— Blut sickert aus dem Nabel nach Abtrennen der Nabelschnur.

脐痈［qí yōng］泛指脐部的局限性化脓性感染。umbilikaler Karbunkel —— bezieht sich auf jeder der begrenzten eitrigen Entzündungen des Nabel

脐痈［qí yōng］Karfunkel des Nabels *m*, Omphalitis *f*

脐中不干［qí zhōng bú gàn］Feuchtigkeit des Nabels *f*, umbilikale Feuchtigkeit *f*

脐周痛［qí zhōu tòng］Schmerzen um den Nabel herum

骑马痈［qí mǎ yōng］→悬痈［xuán yōng］①

蛴螬漏［qí cáo lòu］Halsfistel *f*, Tuberkulose des zervikalen Lymphknoten

綦针［qí zhēn］extreme Nadel

蕲蛇［qí shé］蛇干入药。用于祛风、活络、镇痉、攻毒。Agkistrodon —— Verwendet wird getrockneter Körper des Agkistrodon acutus (Crotalidae). Heilwirkung: gegen Rheuma, Konvulsion und Gifte, gegen Blockaden in den Körpermeridianen

qǐ 岂杞起

岂刺［qǐ cì］→关刺［guān cì］

杞菊地黄丸［qǐ jú dì huáng wán］成分：六味地黄丸加枸杞子、菊花。主治：肝肾不足之视物不清、眼痛、迎风流泪等症。*Qi Ju Dihuang Wan*, Rehmannia —— Pille mit Bocksdornsfrucht und Chrysantheme. Indikationen: schlechte Sehschärfe, Augenschmerzen, tränende Augen (als Reaktion auf Wind) infolge des Mangelzustands von Leber und Nieren

起罐［qǐ guàn］Schröpfkopf entfernend

qì 气泣

气［qì］①体内流动着的富有营养的精微物质，如水谷之气、呼吸之气。②脏腑组织的功能，如五脏之气，六腑之气等。③温病辨证的一个部位或阶段。*Qi* (Essenz): ①vitale Energie —— Die raffinierende nahrhafte Substanz, nämlich Wasser-und Essen-*Qi*, und Einatmungsluft, fließt im Kärper. ②funktionelle Aktivität —— die Funktion der innerlichen Organe und Gewebe, d. h. *Qi* von den fünf *Zang*-Organen und *Qi* von den sechs *Fu*-Organen. ③eine von den Phasen oder Stadien in der akuten fieberhaften Krankheiten

气(怒)膈［qì (nù) gé］①噎膈的一种。由忧思郁结所致。症见噎塞不通、胸胁逆满、嗳气腐臭。②因气滞所致的肠胃气胀。①Dysphagie in Zusammenhang mit einer *Qi*-Störung —— Schwierigkeiten beim Schlucken in Begleitung von Völlegefühl in der Brust und übelriechendem Geruch, verstärkt bei emotionaler Depression oder Melancholie. ②Flatulenz wegen *Qi*-Stagnation.

气(燥)痰［qì (zào) tán］①trock-enes Schleim-Syndrom. ②Schleim-Syndrom verschlimmert sich durch geistige Belastung. ③→梅核气［méi hé qì］

气(逆耳)聋［qì (nì ěr) lóng］厥阴、太阳、少阳诸经气逆所致的耳聋。Taubheit infolge von widrigem *Qi*-Fluß in den *Jueyin*-, *Taiyang*-und *Shaoyang*-Kanälen

气闭［qì bì］*Qi*-Blockade *f* 气机闭塞，真气外出受阻，而致脏腑功能异常的病理变化

气闭耳［qì bì ěr］psychisch verursachte Taubheit, vor allem als Folge von Zorn und Ärger

气痹［qì bì］Arthralgie, hervorgerufen durch *Qi*-Stauung

气病及血［qì bìng jí xuè］*Qi*-Erkrankung beeinflusst das Blut. 先发气病，然后累及于气的传变趋势

气病治血［qì bìng zhì xuè］gleichzeitige Behandlung von Blut-und *Qi*-Erkrankung *f* 气血互相维附，气病血亦病，治气必兼理血

气不化津［qì bú huà jīn］*Qi* wandelt sich nicht in Körperflüssigkeit um. 阳气虚损，蒸化作用减退，水津不能气化的病理变化

气不化水［qì bú huà shuǐ］*Qi* wandelt sich nicht in Wasser um.

气不摄血［qì bú shè xuè］*Qi* kontrolliert Blut nicht. 气虚不能统摄血液，血溢脉外，以便血、皮下紫癜、妇女崩漏或月经量多，神疲乏力，气短懒言，面色无华，舌淡，脉弱等为常见症的证候

气不摄血证［qì bú shè xuè zhèng］Syndrom davon, dass *Qi*-Blut nicht kontrolliert. 气虚不能统摄血液，血溢脉外，以便血、皮下紫癜、妇女崩漏或月经量多，神疲乏力，气短懒言，面色无华，舌淡，脉弱等为常见症的证候

气冲［qì chōng］穴位。主治：疝气、生殖系疾患。*Qichong* (ST30) —— Akupunkturpunkt. Indikationen: Hernie, Erkrankungen der genitalen Organe

气喘(短)［qì chuǎn (duǎn)］Dyspnoe *f*, Kurzatmigkeit *f*

气道阻塞［qì dào zǔ sè］Biockierung der Luftröhre

气端［qì duān］*Qiduan*（EX-LE 12）

气呃［qì è］因气滞或气虚引起的呃逆。Schluckauf（Singultus），verursacht durch *Qi*-Stauung oder *Qi*-Mangel

气分［qì fèn］*Qi*-System *n* 温邪由卫入里，正邪剧争，里热亢盛，耗伤津液的病理变化

气分寒［qì fèn hán］Kälte im *Qi*-System *f*

气分热［qì fèn rè］Hitze im *Qi*-System *f*

气分热盛［qì fèn rè shèng］übermäßige Hitze im *Qi*-System

气分证［qì fèn zhèng］温热病的第二阶段，即热邪入里化热阶段。临床以高热不恶寒、舌苔黄为特点，或气促、咳嗽、痰黄、口渴，大便秘结或胸闷脘满、舌苔腻等。Syndrom der affizierten "*Qi*-System" —— Mit "*Qi*-System" bezeichnet man die zweite Phase einer akuten fiebrigen (febrilen) Erkrankung, gekennzeichnet durch das Eindringen der pathogenen Hitze in das Körperinnere. Folgende Symptome sind charakteristisch: hohes Fieber ohne Schüttelfrost, gelber Zungenbelag, eventuell begleitet von Dyspnoe, Husten mit gelbem Auswurf, Durst, Obstipation oder Beklemmungsgefühl in der Brust, Vollegefühl im Epigastrium und schwieriger Zungenbelag.

气疳［qì gān］→肺（气）疳［fèi（qì）gān］

气功（疗法）［qì gōng（liáo fǎ）］以抱元守一为原则，用调息、守意等方法使精、气、神相统一的锻炼人体和防治疾病的知识和技能，为中医学中的身心疗法。*Qigong* —— die traditionelle Kenntnis und Fähigkeit zur ganzheitlichen Vereinigung der geistigen Fähigkeiten, der Lebensessenz und durch Training der Atmungsregulierung und Konzentration des Geistes für Körperübungen, Verbesserung und Behandlung der Krankheiten, eine psychosomatische Heilmethode in der traditionellen chinesischen Medizin

气臌（鼓）［qì gǔ（gǔ）］Tympanismus, verursacht durch *Qi*-Stagnation

气关［qì guān］小儿指纹诊断部位名，位于食指第二指节处。*Qi*-Paß *m* —— eine Benennung aus der Finger-Diagnostik der Kinderheilkunde. Der Paß befindet sich zwischen erstem und zweitem Fingerglied des Zeigefingers.

气海［qì hǎi］①穴位。主治：体虚、胃下垂、子宫脱垂、肠麻痹、尿潴留、腹胀等。②指膻中。为宗气会聚发源之处。四海之一。③→下丹田［xià dān tián］*Qihai*（*Qi*-Meer *n*）—— ①*Qihai*（RN 6）. Indikationen: Allgemeine Schwäche, Gastroptose, Descensus uteri, Ileus, Harnverhaltung, Aufblähen des Abdomen ② Meer der Lebensenergie, bezogen auf den Punkt *Danzhong*（RN 17）, auch als *Shang Qihai* genannt

气海俞［qì hǎi shù］穴位。主治：腰痛、痔疾等。*Qihaishu*（BL24）—— Akupunkturpunkt. Indikationen: Lumbago, Hämorrhoiden

气行血行［qì xíng xuè xíng］In Bewegung befindliches *Qi* normalisiert den Blutkreislauf

气候［qì hòu］天气变化的气象，如风、寒、暑、湿、燥、火，或泛指天气变化。klimatische Bedingungen —— meteorologische Phänomene des Klimawechsels wie Wind, Kälte, Hitze, Nässe, Trockenheit und Feuer oder klimatische Veränderungen im allgemeinen

气户［qì hù］穴位：主治：哮喘、呼吸困难、支气管炎、膈肌痉挛等。*Qihu*（ST13）—— Akupunkturpunkt. Indikationen: Asthma, Dyspnoe, Bronchitis, Zwerchfellspasmus

气化［qì huà］① 泛指阴阳之气化生万物。通常表示身体生理性的气机运行变化，如脏腑的功能、气血的输布、经络的流注等。② 专用于概括某些器官的特殊功能，如三焦对体液的调节，称三焦气化；膀胱的排尿功能，称膀胱气化。funktionelle Aktivität des *Qi* —— ①ein genereller Ausdruck um die Bildung und Umwandlung der Dinge durch *Yin-Qi* und *Yang-Qi* im Universum zu bezeichnen, oft in Bezug zu den physiologischen Körperaktivitäten wie das Funktionieren der *Zang-Fu*-Organe, die Verteilung von *Qi* und Xue sowie die Zirkulation derselben in den Meridianen und ihren Kollateralen ②sich beziehend auf spezifische Funktionen bestimmter Organe, z. B. die Regulation der Körperflüssigkeiten durch den Drei-Erwärmer（*Sanjiao*）oder die Miktionsfunktion der Harnblase

气化不利［qì huà bù lì］由于阳气不足，以致消化、吸收，代谢不良、影响气、血、精、津液的化生和体液代谢产物的排除。Störung in der *Qi*-Umwandlung —— ein krankhafter Zustand, bei welchem *Yang-Qi*-Mangel zu einer Störung von Verdauung, Absorption und Metabolismus führt, womit die Bildung von *Qi*, Blut（*Xue*）, Essenz（*Jing*）und Körperflüssigkeit und die Exkretion von Metaboliten verhindert wird.

气化无权［qì huà wú quán］→气化不利［qì huà bù lì］

气会［qì huì］诸气相会之处，即膻中穴。*Qi*-Zusammenfluß-Punkt *m* —— Punkt, an dem *Qi* konzentriert ist. nämlichi *Danzhong*（RN17）

气机［qì jī］funktionelle Aktivität des *Qi*

气机不利［qì jī bù lì］①*Qi*-Störung *f* ②Störungen der viszera-Funktionen

气机失调［qì jī shī tiáo］Störung der *Qi*-Bewegung *f*

气机郁滞［qì jī yù zhì］Depression und Stagnation der *Qi*-Bewegung *f*

气 积［qì jī］*Qi*-Geschwulst *f* —— Abdominale Geschwulst entsteht durch Störung des *Qi*

气极［qì jí］六极之一。主要表现为气短、喘促等。Lufterschöpfung *f* —— eine von sechs Erschöpfungen, hauptsächlich manifestiert in kurzem und schnellem Atem usw.

气 交［qì jiāo］*Yin-Qi* und *Yang-Qi* treffen sich zusammen. Himmel-*Qi* trifft sich mit Erde-*Qi* zusammen.

气街［qì jiē］①→气冲［qì chōng］②腹股沟股动脉处。③经络之气通行的径路。②der Ort der Leistengegend, wo das Klopfen der A. femoralis befühlt werden kann ③breite Straße des *Qi* —— eine allgemeine Bezeichneung für den Weg, den das *Qi* durch die Meridiane und Kollaterale zurücklegt

气结腹痛［qì jié fù tòng］Bauchschmerzen aufgrund von *Qi*-Stau

气厥［qì jué］Synkope, entstanden aus Störung des *Qi*

气口［qì kǒu］Handgelenk-Impuls *m*

气疠［qì lì］Skrofulose vergrößert sich durch Zorn.

气痢（利）［qì lì（lì）］指气虚或气滞引起的腹泻。由于气虚者下痢滑脱，大便随矢气而出；由于气滞者，泄如沫，拘急甚。Durchfall anfgrund von Störungen des *Qi* —— verursacht entweder durch Schwäche des *Qi*, gekennzeichnet durch Stuhlinkontinenz und Absonderung von Stuhl mit Blähungen, oder durch Stauung des *Qi*, gekennzeichnet durch außerordentlichen Stuhldrang und Absonderung von wäßrigem, schleimigen Stuhl

气淋（癃）［qì lìn（lóng）］五淋之一。因气滞或气虚引起的小便涩痛。*Qi*-Strangurie *f* —— eine der fünf Strangurien, langsame und schmerzhafte Absonderung des Urins infolge der Stagnation und des Mangels des *Qi*

气瘤［qì liú］因劳伤肺气，复被外邪所袭而致之肿瘤。质软，喜怒时多增大或缩小。Tumor verursacht durch Störung des *Qi* —— ein weicher Tumor, verursacht durch Verletzung des Lungen-*Qi* bei Überanstrengung mit gleichzeitigem Angriff pathologische Faktoren der Außenwelt. Es verändert sich öfters in seiner Größe nach der Stimmung des Patienten.

气轮［qì lún］五轮之一。指白睛。*Qi*-Ring *m*, *Qi*-Orbiculus *m* —— einer von 5 Augenringen, das Weiße des Auges betreffend

气瘰［qì luǒ］生于颈项两侧的淋巴结结核，遇恼怒愤郁则肿大。Skrofulose in Verbindung mit dem Stand des *Qi* —— Halslymphdrüse vergrößert sich bei Erregung und

Zorn.

气门［qì mén］①→玄（元）府［xuán（yuán）fǔ］②穴位。主治：产后恶露不止、崩漏、不孕症、尿闭。②*Qimen*（EX）—— Akupunkturpunkt. Indikationen：Puerperale unaufhörliche Lochien，Metrorrhagie und Metrostaxis，Sterilität der Frau，Dysurie

气门伤［qì mén shāng］Verletzung des Hypogastriums

气秘［qì bì］因气滞和气虚所致的便秘。气滞者并见腹胀、胁痛、嗳气，气虚者兼有倦怠无力。Konstipation wegen Störung des *Qi* —— Sie wird entweder durch *Qi*-Stagnation oder *Qi*-Mangel hervorgerufen. Die *Qi*-Stagnation wird von Blähbauch，Schmerzen im Hypochondrium und Aufstoßen begleitet，der *Qi*-Mangel von Schwäche und Erschöpfung

气能行津［qì néng xíng jīn］*Qi* bewegt Flüssigkeit. 气推动津液运行的作用

气能行血［qì néng xíng xuè］*Qi* bewegt Blut. 气推动血液运行的作用

气能摄津［qì néng shè jīn］*Qi* kontrolliert Flüssigkeit. 气固摄津液于水道而环流的作用

气能摄血［qì néng shè xuè］*Qi* kontrolliert Blut. 气能摄血液于脉中而循行的作用

气能生津［qì néng shēng jīn］*Qi* bildet Flüssigkeit. 气能生化津液的作用

气能生血［qì néng shēng xuè］*Qi* erzeugt Blut. 气能生化血液的作用

气逆［qì nì］指体内的气流行不顺而上逆的病变。多指肝、肺、胃等脏腑功能障碍所致之向上的病势。例如，肝气上逆则见头眩、头痛、面赤、耳鸣、耳聋、胸胁满痛，甚则呕血、昏倒等症；肺气上逆，则见喘促、咳嗽；胃气上逆，则见呕逆、呕吐。entgegengesetzter Fluß des *Qi* —— eine pathologische Veränderung，bei der die *Qi*-Zirkuiation beeinträchtigt ist mit der Folge eines nach oben，entgegen der normalen Richtung laufenden *Qi*-Flusses. Oft hängt diese Verändrung mit einer funktionellen Störung von Leber，Lunge und Magen zusammen. Wenn z. B. das Leber-*Qi* nach oben，entgegen der normalen Richtung fließt，so treten Symptome auf wie Vertigo，Kopfschmerz，rotes Gericht，Tinnitus，Taubheit，Schmerz und Völlegefühl in der Brust und hypochondrischen Region，manchmal sogar Hämatemesis und Ohnmacht. Fließt das Lungen-*Qi* entgegen der normalen Richtung nach oben，so treten Symptome auf wie Dyspnoe，Asthma und Husten. Fließt schließlich das Magen-*Qi* nach oban，entgegen der normalen Richtung，sind Symptome wie Aufstoßen，Schluckauf oder Erbrechen zu erwarten.

气逆喘促［qì nì chuǎn cù］→气喘（短）［qì chuǎn（duǎn）］

气呕［qì ǒu］因盛怒、忧思、情感不舒、脾气郁结所致。emotional hervorgerufenes Erbrechen —— Es wird durch Stagnation des Milz-*Qi* hervorgerufen，die aus Zorn，Kummer und emotionale Depression entsteht

气痞［qì pǐ］因气滞而引起的胸脘痞塞胀满。Blähung aufgrund der Stagnation des *Qi* —— Verstopfung，Ausdehnung und Völle in der Brust und im Bauch rühren von der Stagnation der *Qi* her.

气怯［qì qiè］因气虚而出现的气短、语音低微，心慌、惊恐、胆怯等症状。Furcht auf Grund von *Qi*-Mangel —— ein Krankheitszustand，hervorgerufen durch den Mangel an vitaler Energie（*Qi*-Mangel），zeigt sich in Kurzatmigkeit，leiser Stimme，Herzklopfen，Panik，Feigheit

气疝［qì shàn］因气郁而引起的少腹疝痛或阴囊下坠疼痛。Unterbauchschmerzen des *Qi* —— krampfartige Unterbauchschmerzen oder lastende Schmerzen des Skrotums，verursacht durch Stagnation（Stau）des *Qi*.

气伤［qì shāng］Schädigung des *Qi*

气上［qì shàng］Anstieg des *Qi* *m*

气上冲心［qì shàng chōng xīn］病人自觉有股气流从下腹上冲脘腹及胸部的症状。Rückfluß des Gases zum Herz —— ein subjektives Gefühl des Patienten，daß das Gas von Unterbauch in epigastrische Gegend und in die Brust drängt

气上冲胸［qì shàng chōng xiōng］Rückfluß des Gases zum Brustkasten

气上撞心［qì shàng zhuàng xīn］*Qi* erhebt sich bis zum Herzen.

气少［qì shǎo］→气喘（短）［qì chuǎn（duǎn）］

气舍［qì shě］穴位。主治：咽喉痛、甲状腺肿大、哮喘等。*Qishe*（ST11）—— Akupunkturpunkt. Indikationen：rauher Hals，Kropf，Asthma

气胜形［qì shèng xíng］*Qi* beherrscht Körperbau.

气盛运衰［qì shèng yùn shuāi］*Qi*-Anstieg und Zirkulationsabfall 在运气盛衰中，气生运或者气克运。如，己亥年的年于是己，甲己化土，所以己亥年的大运是土运。年支是亥。己亥厥阴风木，故己亥年值年司天之气便是风木。木克土，在这里就是气克运。因此，己亥年这一年便是气盛运衰

气失调［qì shī tiáo］Störung von *Qi* *f* 气的生成、运行和生理功能异常的病理变化

气嗽［qì sòu］由于情志所伤、气机不利而引起的咳嗽。Husten infolge der Unordnung von *Qi* —— Husten wind verursacht durch funktionelle Unordnung des *Qi*，welche aus emotionale Verstimmung resultiert.

气随血脱［qì suí xuè tuō］因出血过多，导致阳气虚脱的病变。症见面色苍白、四肢厥冷、大汗淋漓、脉微欲绝等，相当于出血性休克。Erschöpfung des *Qi* —— verursacht durch hämorrhagischen Schock，pathologische Veränderungen，die eine Erschöpfung des *Yang-Qi* anzeigen，verursacht durch eine massive Blutung. Symptome sind：blasses Aussehen，kalte Extremitäten，profuse Schweißausbrüche，verschwindender und fast nicht zu tastender Puls wie üblich beim hämorrhagischen Schock.

气随液脱［qì suí yè tuō］*Qi* folgt der Erschöpfung der Flüssigkeit. 津液大量丢失，气亦随津液大量外泄，导致严重气虚，全身衰竭的病理变化

气胎［qì tāi］Pseudocyesis（od. Scheinschwangerschaft）mit *Qi* *f*

气痛［qì tòng］Schmerz erfolgt infolge von *Qi*-Störung

气脱［qì tuō］*Qi*-Kollaps *m* 气虚至极无以固摄，真气外泄的病理变化

气脱血脱［qì tuō xuè tuō］*Qi*-Kollaps und Blutverlust

气为血帅［qì wéi xuè shuài］血之运行，全赖气的推动和统摄，气滞则血滞，气虚血亦虚或血失统摄而外溢，故名。*Qi* als Beherrscher des Blutes（*Xue*）—— Man sagt so，weil das *Qi* die Blutzirkulation aktiviert und kontrolliert. *Qi*-Stagnation führt gewöhnlich zu Blutstase und *Qi*-Mangel kann zu Blutungen oder Blutmangel führen.

气味［qì wèi］Wesen und Geschmack eines Heilmittels，besonders der chinesischen "Materia Medica".

气味阴阳［qì wèi yīn yáng］中药四气、五味和升降、浮沉的阴阳属性。如四气中具有热、温性质的属阳；寒、凉性质的属阴；五味中具有辛、甘味的属阳，酸、苦、咸属阴；具有升、浮性能的属阳，沉、降性能的属阴。*Yin-Yang*-Kategorisierung der Naturen und Geschmackrichtungen —— "Heiß" und "Warm"，"Scharf" und "Süß" gehören zum *Yang*；"Kalt" und "Kühl"，"Sauer" und "Bitter"，"Saltzig" zum *Yin*. "Ansteigen" und "Schweben" gehört zum *Yang*，"Absinken" und "Untergehen" zum *Yin*.

气泻（泄）［qì xiè（xiè）］因郁怒挟食、肝气犯脾所致的泄泻。症见胸膈痞闷、肠鸣腹痛、泻后痛缓。Durchfall aufgrund von Stauung des *Qi* —— ein krankhafter Zustand，gewöhnlich verursacht durch emotionale Erregung zusammen mit unangemessener Diät, welche zum Eindringen des gegengerichteten Flusses des Leber-*Qi* in die Milz führt. Manifestiert sich klinisch in Empfindungen wie Engegefühl in der Brust, Darmkollern und abdominellen Schmerzen, welche zeitweise nach Defäkation verschwinden.

气心痛［qì xīn tòng］Brustschmerz, hervorgerufen durch emotionale Faktoren.

气虚［qì xū］①泛指由劳倦内伤或重病、久病后元气不足。可见气短声低、神疲乏力、动则汗出等症。②专指肺气虚。*Qi*-Defizit *n*, *Qi*-Mangel *m* —— ①Allgemein das Zeichen für einen Abfall des *Qi*, hauptsächlich aufgrund von Erschöpfung, ernsthafter oder fortgeschrittener Erkrankung, Manifestiert sich in Kurzatmigkeit, schwacher Stimme, Mattigkeit, Lustlosigkeit und Schwitzen bei leichter Bewegung ②Anzeichen speziell für eine Lungen-*Qi*-Schwäche

气虚［qì xū］*Qi*-Mangel *m* 真气虚弱而致全身或脏腑功能衰退的病理变化

气虚痹［qì xū bì］"*Bi*" (Arthralgie) entsteht aus *Qi*-Mangel.

气虚不摄［qì xū bú shè］Kontrollverlust durch *Qi*-Mangel *m*

气虚喘［qì xū chuǎn］Dyspnoe, verursacht durch *Qi*-Mangel.

气虚耳鸣［qì xū ěr míng］耳鸣声细，常兼见肢体倦怠、食少便溏等症状者。durch *Qi*-Mangel verursachter Tinnitus aurium (Ohrensausen), Tinnitus aurium infolge *Qi*-Mangel —— ein leise klingelndes Geräusch in den Ohren, oft begleitet von Mattigkeit, Anorexia und halbflüssigem Stuhl

气虚发热［qì xū fā rè］*Qi*-Mangel mit Fieber *m*

气虚滑胎［qì xū huá tāi］drohende Fehigeburt bei *Qi*-Defizit

气虚痿［qì xū wěi］Erschlaffung der Glieder aus *Qi*-Mangel

气虚眩晕［qì xū xuàn yùn］眩晕的一种。症见头晕眼花、神疲乏力、食少便溏、脉虚，遇劳则发。durch *Qi*-Mangel verursachte Vertigo —— eine Art der Vertigo, die sich in Augenschwäche, Mattigkeit, Anorexia, halbflüssigem Stuhl und schwachem Puls manifestiert, tritf gewöhnlich nach Überanstrengung auf.

气虚血瘀［qì xū xuè yū］*Qi*-Mangel und Blut-Stase

气虚则寒［qì xū zé hán］脏腑功能衰退，代谢功能低下所致之寒证。*Qi*-Mangel als Resultat eines Kältesyndroms —— Ein Kältesyndrom kann das Resultat der Hypofunktion der Zang-Fu-Organe und der verminderten Stoffwechselprozesse sein.

气虚中满［qí xū zhōng mǎn］脾失健运而产生腹部胀满。Flatulenz aufgrund von *Qi*-Mangel —— ein krankhafter Zustand, der Blähung und Völlegefühl im Abdomen zur Folge hat, zurückzuführen auf eine Beeinträchtigung der Milzfunktion

气虚自汗［qì xū zì hàn］因气虚表卫不固所致。症见自汗恶风。疲乏无力、脉象虚弱。spontanes Schwitzen, verursacht durch *Qi*-Mangel —— Schwitzen, verursacht durch Debilität des oberflächlichen Abwehr-*Qi*, manifestiert sich durch spontane Perspiration, Aversion gegen Wind, Müdigkeit, schwachen und leeren Puls.

气穴［qì xué］①→下丹田［xià dān tián］②穴位。主治：月经不调、不孕症、腹泻等。②*Qixue* (KI13) —— Akupunkturpunkt. Indikationen: unregelmäßige Menstruation, Sterilität, Diarrhoe

气血辨证［qì xuè biàn zhèng］辨证的方法之一。即以气血的证候为纲进行辨证。气的病证多指功能性活动的紊乱或不足，如气虚、气滞、气逆等。血的病证由血的生成不足和血的运行失常所致，如血虚、血瘀、出血等。Differenzierung der Syndrome an Hand des Zustandes von *Qi* und Blut (*Xue*) —— eine Methode, um Syndrome zu unterscheiden, indem man die pathologischen Veränderungen von *Qi* und Blut (*Xue*) betrachtet. *Qi*-Syndrome sind gewöhnlich funktioneller Störungen oder Mangelzustände, wie *Qi*-Mangel, *Qi*-Stauung oder entgegengesetzter Fluß des *Qi*. Blut (*Xue*)-Syndrome sind gewöhnlich bedingt durch ungenügende Blutbildung und gestärkten Blutfluß, was sich äußert als Blutmangel, Blutstase und Blutungen.

气血不足［qì xuè bù zú］Insuffizienz des *Qi* und Blutes

气血畅通［qì xuè chàng tōng］ungehindertes Fließen des *Qi* und Blutes

气血两燔［qì xuè liǎng fán］气分证与血分证同时出现。主要症状有壮热、烦渴、神志昏迷、斑疹显露、吐血、衄血、便血等。starke Hitze in den *Qi*-und Blut-Systemen —— ein Syndrom, verursacht durch pathogene Hitze im *Qi*-System bei gleichzeitiger starker Hitze im Blutsysteme, gekennzeichnet durch hohes Fieber, Durst, Koma, Hautexanthem, Blutspucken, Nasenbluten und Haematochezia

气血两亏（虚）［qì xuè liǎng kuī (xū)］Defizit in beiden *Qi* und Blut, *Qi*-und Blut-Mangel

气血两虚［qì xuè liǎng xū］Mangel an *Qi* und Blut *m* 气虚和血虚并存，机体失养，功能减退的病理变化

气血两虚质［qì xuè liǎng xū zhì］Mangeldiathese von *Qi* und Blut *f* 具有气血两虚特征的病理体质。面色淡白，心悸健忘，唇舌爪甲淡白，脉沉细无力

气血内伤［qì xuè nèi shāng］Schädigung des viszeralen *Qi* und Blutes

气血凝滞［qì xuè níng zhì］Stagnation des *Qi* und Blutes

气血失调［qì xuè shī tiáo］气与血二者关系失调。gestörtes Gleichgewicht zwichen *Qi* und Blur —— Die Beziehung zwischen *Qi* und Blut ist gestört.

气血虚弱痛经［qì xuè xū ruò tòng jīng］Dysmenorrhoe wegen *Qi*-und Blutdefizit

气血阴阳兼补［qì xuè yīn yáng jiān bǔ］gleichzeitiges Tonisieren von *Qi*, Blut, *Yin* und *Yang*

气血瘀凝［qì xuè yū níng］Stagnation des *Qi* und des Blutes

气血诸痛［qì xuè zhū tòng］Schmerzen im Zusammenhang mit Störungen von *Qi* und Blut

气翳［qì yì］→混睛障［hùn jīng zhàng］

气阴两虚（伤）［qì yīn liǎng xū (shāng)］阳气和阴液皆受到损耗的病理现象，常见于温热病后期和某些慢性消耗性疾病。kombinierter *Qi*- und *Yin*-Mangel —— ein krankhafter Zustand, charakterisiert durch Erschöpfung sowohl der *Yin*-Flüssigkeit wie auch des *Yang-Qi*, gewöhnlich anzutreffen im Spätstadium einer epidemischen febrilen Erkrankung und bei chronischen, auszehrenden Krankheiten

气营两燔［qì yíng liǎng fán］气分与营分邪热炽盛的病证。症见壮热、烦渴、神志昏迷、斑疹隐隐、舌绛、苔黄燥等。starke Hitze zugleich in der *Qi*-und der *Ying*-System —— ein Syndrom, gekennzeichnet durch hohes Fieber, exzessiven Durst, Bewußtseinstörungen, schwach sichtbaren Ausschlag, hochrote Zunge mit gelbem trockenen Belag

气营两清［qì yíng liǎng qīng］同时使用清气分和清营分的药物，以治疗热性病邪侵入气分和营分的方法。症见高热、心烦、夜睡不宁、口渴、汗出、舌绛、苔黄而干、脉洪数等。eine therapeutische Maßnahme, die eingedrungene pathogene Hitze, die *Qi*-und *Ying*-Systeme gleichzeitig eingreift, zu befreien. bezügliche Symptome: hohes Fieber, Unruhe, Schlafstörung, Durst, Schwitzen, hochrote Zunge mit gelbem trockenem Belag, gewaltiger und beschleunigter Puls

气瘿［qì yǐng］因水土因素或情志抑郁所致之甲状腺肿大。相当于单纯性及地方性甲状腺肿。*Qi*-Struma *n* —— Struma, verursacht durch geographische Faktoren oder emotionale Depression, die zu der einfachen oder der endemischen Struma gehörig sein kann.

气郁［qì yù］气机郁结不畅的病理变化，多由情感郁结、肝气不舒所致。症见胸满胁痛、烦躁易怒、食欲不振、月经不调等。*Qi*-Stauung *f* —— eine pathologische Veränderung, oft verursacht durch psychische Depression, welche zu einer

Stauung des Leber-*Qi* führt, gekennzeichnet durch Ausdehnungsgefühl in der Brust, Schmerzen unter den Rippenbogen, Ängstlichkeit und Verärgerung, Anorexie, Zyklusstörung

气郁发热［qì yù fā rè］*Qi*-Depression mit Fieber *f*

气郁化火［qì yù huà huǒ］*Qi*-Depression verwandelt sich in Feuer.

气郁脘痛［qì yù wǎn tòng］因情感不舒、肝气郁结、横逆犯胃所致的脘痛。Magenschmerzen aufgrund der Stagnation des *Qi* —— Schmerzen infolge der Invasion von pervertiertem Leber-*Qi* in den Magen, verursacht durch emotionale Depression.

气郁胁痛［qì yù xié tòng］因情感不舒、肝气郁结所致的胁痛。Brustkorbseiteschmerz, verursacht durch Stagnation des *Qi* —— Schmerz im Bereich des Hypochondriums, hervorgerufen durch Stagnation des Leber-*Qi* aufgrund emotionaler Depression

气郁眩晕［qì yù xuàn yùn］眩晕的一种，多因七情郁结所致。症见精神抑郁、心悸怔忡、面部时热。Schwindel aufgrund der Depression des *Qi* —— eine Art von Schwindel, begleitet von mentaler Depression, Palpitation und zeitweise Gesichtsrötung, gewöhnlich verursacht durch emotionale Störungen

气郁血崩［qì yù xuè bēng］Metrorrhagie wegen *Qi*-Stagnation (*Qi*-Stauung)

气胀［qì zhàng］①情感郁结所致的腹部胀满。②腹大胀满而中空无物者。①*Qi*-Distension *f*, Flatulenz des Abdomen —— Distension und Fülle infolge emotionaler Depression ②Tympanismus *m* —— abdominale Distension infolge der Anwesenheit von Gas

气针疗法［qì zhēn liáo fǎ］Luftakupunkturtherapie *f*

气至病所［qì zhì bìng suǒ］*Qi* kommt am betroffenen Bereich an.

气痔［qì zhì］Hämorrhoiden, verursacht durch Störung des *Qi* mit Prolapsus recti.

气滞［qì zhì］体内之气运行不畅，于某一部位发生阻滞的病变。临床表现以局部出现胀满或疼痛为特征。*Qi*-Blockade *f*, *Qi*-Stagnation *f*, *Qi*-Stau *m* —— ein krankhafter Zustand, verursacht durch Hemmung der *Qi*-Zirkulation, was zu lokaler Blockade führt, gekennzeichnet durch Ausdehnung und Schmerz im affizierten Bereich

气滞耳窍证［qì zhì ěr qiào zhèng］Syndrom der *Qi*-Stagnation im Ohr *n* 肝气郁结，气机不利，气滞耳窍，以突然耳窍失聪，或耳内堵塞，耳鸣，眩晕，胸胁胀闷，情绪抑郁，脉弦等为常见症的证候

气滞腹痛［qì zhì fù tòng］Abdominalschmerz, verursacht durch Stagnation des *Qi*.

气滞湿阻证［qì zhì shī zǔ zhèng］Syndrom der Feuchtigkeitsblockade aufgrund der *Qi*-Stagnation *n* 气机郁滞，湿浊内阻，以胸胁脘腹胀闷窜痛，恶心欲吐，肢体困重，头晕嗜睡，或有浮肿，苔白腻，脉弦滑或濡缓等为常见症的证候

气滞痰凝咽喉证［qì zhì tán níng yān hóu zhèng］Syndrom von *Qi*-Stagnation und Koagulation des Schleims im Hals 气机阻滞，痰浊凝聚咽喉，以情志抑郁，咽部不适，有异物感，咽部黏膜肿胀，苔腻，脉弦滑等为常见症的证候

气滞痛经［qì zhì tòng jīng］Dysmenorrhoe wegen *Qi*-Stauung

气滞胃痛颗粒［qì zhì wèi tòng kē lì］Arzneimittel in Granulaten gegen durch *Qi*-Stagnation bedingte Magenschmerzen *n* 主要成分：柴胡、延胡索、枳壳、香附、白芍、甘草

气滞血瘀［qì zhì xuè yū］体内气的运行不利，于某一部位产生阻滞，久则导致血瘀的病变。其特征为局部痛剧，甚则结成肿块、或腐损肌肉。Blutstase wegen *Qi*-Stagnation —— ein krankhafter Zustand, bei welchem langdauernde *Qi*-Stagnation zur Blutstauung geführt hat, gekennzeichnet durch Verschlimmerung lokaler Schmerzen mit Empfindlichkeit, je sogar Bildung von Masse oder Verfaulung des Muskels

气滞血瘀经闭［qì zhì xuè yū jīng bì］Amenorrhoe wegen *Qi*-und Blutstauung

气滞血瘀心悸［qì zhì xuè yū xīn jì］palpitation, verursacht durch *Qi*-Blockierung und Blutstauung

气滞腰痛［qì zhì yāo tòng］因情感郁结或闪挫跌仆、筋脉气滞引起的腰痛。Lumbago wegen Stagnation des *Qi*-Lendenschmerz, verursacht durch emotionale Depression oder Stagnation des *Qi* in den Muskeln und Sehnen und resultiert aus plötzlicher Verstauchung und Kontusion sowie Trauma

气肿［qì zhǒng］因气滞湿郁所致的水肿。症见四肢削瘦而腹胁膨满，或突然浮肿，或由上及下浮肿。Ödem, verursacht durch *Qi*-Unordnung —— Ödeme, die durch *Qi*-Stockung und Nässe-Stagnation hervorgerufen werden, sind durch abdominelle und hypochondrische Beschwerden mit ausgezehrten Extremitäten, oder plötzlichem Auftreten der Ödeme gekennzeichnet oder einem ersten Auftreten der Ödeme in der oberen Körperhälfte, mit anschließendem Übergreifen auf die unteren Körperhälfte.

泣［qì］①Tränen *n* ②Weinen *n*

QIA 掐髂

qiā 掐

掐法［qiā fǎ］推拿手法用指甲按压体上的穴位，产生强刺激。通常用于晕厥、惊风等。Fingernagel-Druckmethode *f* —— eine Massagetechnik durch Druck des Fingernagels auf einen Körperpunkt, um eine starke Stimulation zurzielen. Sie wird meist bei der Behandlung von Synkope und Konvulsionen angewendet.

掐脊法［qiā jǐ fǎ］ein Handgriff mit denm Finger den Rückenmuskel des Kindes drücken und ziehen

qià 髂

髂骨［qià gǔ］Hüftknochen *m*, Os ilivum

髂窝流注［qià wō liú zhù］Abszess in der Darmbeingrube *m*

QIAN 千牵迁铅荨前钱潜浅芡茜

qiān 千牵迁铅

千金要方［qiān jīn yào fāng］→备急千金要方［bèi jí qiān jīn yào fāng］

千金翼方［qiān jīn yì fāng］孙思邈撰（约 682)，是《千金要方》的补篇，包括医学各科。此书与《千金要方》同被视为唐代医学代表作。Eine Ergänzung zum Buch "Verordnunge, die tausend Goldstücke Wert Sind" —— ein Buch über verschiedene Zweige der Medizin, angefügt als Ergänzung zu "Wesentliche Verordnungen, die Tausend Goldstücke Wert Sind " von *Sun Simiao* durch den Autor selbst (um 682). Beide Teile gelten als repräsentativ für die Medizin der *Tang*-Dynastie.

千金子［qiān jīn zǐ］种子入药（除去外壳、压榨去油）。用于行水消肿、破血散结。Semen Euphorbiae Lathyridis —— Verwendet wird der getrocknete reife Samen der Euphorbia Lathyris (Euphorbiaceae), vor Gebrauch von der Schale befreien, bei innerlicher Anwendung durch Auspressen zu entfetten. Heilwirkung: Förderung von Wasserausscheidung, Abschwellung, Auflösung von Blutstase und von Massen

千里光［qiān lǐ guāng］地上部分入药。用于清热解毒、清肝明目。Herba Senecionis Scandentis —— Verwendet wird getrocknete oberirdische Teile der Senecio scandens (Compositae). Heilwirkung: antipyretisch und entgiftend, gegen Leber-Hitze, Verbesserung der Sehkraft

千年健［qiān nián jiàn］根茎入药。用于祛风湿、强筋骨。Rhizoma Homalomenae —— Verwendet wird getrocknetes

Rhizom der Homalomena occulata (Araceae). Heilwirkung: Beseitigung von Wind-Nässe, Stärkung von Muskeln und Knochen

千日疮 [qiān rì chuāng] Verruca vulgaris

千岁疮 [qiān suì chuāng]→流注病 [liú zhù lì]

牵拉肩 [qiān lā jiān] Traktion am Schulter *f*

牵拉肘 [qiān lā zhǒu] Subluxation des Radiusköpfchens

牵牛子 [qiān niú zǐ] 种子入药。用于泻下逐水、杀虫。Semen Pharbitidis (Trichterwinde) —— Verwendet wird der getrocknete Samen der Pharbitis nil oder P. purpurea (Convolvulaceae). Heilwirkung: abführend, Wasser ableitend, antiparasitisch

牵推法 [qiān tuī fǎ] 下颌关节脱臼正复手法之一。Ziehen-und Stoßen-Technik *f* —— eine manuelle Reposition der Unterkieferdislokation

牵正散 [qiān zhèng sǎn] 成分:白附子、僵蚕、全蝎。主治:中风面瘫。*Qianzheng San*, Pulver zur Behandlung der Gesichtslähmung —— Indikation: Gesichtslähmung nach Schlaganfall

迁正 [qiān zhèng] Inthronisation *f*, Inthronisierung *f* 上一年的司天左间今年迁移为司天三之气,以及上一年的在泉左间今年迁为在泉行令

铅(黄)丹 [qiān (huáng) dān] 外用:解毒生肌。rotes Blei, Minium *n* —— Heilwirkung: äußerliche Anwendung: entgiftend, die Wunde heilend

qián 荨前钱潜

荨麻 [qián (xún) má] 地上部分入药。用于祛风去湿、镇惊。Herba Urticae —— Verwendet wird der oberirdische Teil der Urtica cannabina oder anderer Varianten (Urticaceae). Heilwirkung: gegen Rheuma (Wind-Nässe) und gegen Krämpfe

前顶 [qián dǐng] 穴位。主治:头顶痛、眩晕、小儿惊厥等。*Qianding* (GV21) —— Akupunkturpunkt. Indikationen: Kopfschmerz in der Scheitelgegend, Schwindel, infantile Eklampsie (Krampf)

前发际 [qián fà jì] vordere Haarlinie

前谷 [qián gǔ] 穴位。主治:耳鸣、白翳、手指麻木等。*Qiangu* (SI2) —— Akupunkturpunkt. Indikationen: Tanbheit, Hornhauttrübung des Auges (Leukom, Hornhautverschattung), Taubheitsgefühl in den Fingern (Fingeranasthesie)

前后配穴法 [qián hòu pèi xué fǎ] Assoziation von Vorder-und Hinterpunkt

前胡 [qián hú] 根入药。用于祛痰止咳、宣散风热。Radix Peucedani —— Verwendet wird getrocknete Wurzel des Peucedanum praeruptorum oder P. decursivum (Umbelliferae). Heilwirkung: expectorans, hustenstillend, die Wind-Hitze zerstreuend

前溲 [qián sōu] Urin *m*, Harn *m*

前下阴 [qián (xià) yīn] externe Genitalien

钱乙 [qián yǐ] 北宋著名儿科学家(1034—1115),所著《小儿药证直诀》一书,为世界上现存早期儿科专书之一。他倡用观察面色、眼睛和脉型诊断儿科疾病,在理论、诊断、治疗和方剂上都有重要贡献。*Qian Yi* (1034-1115) —— ein hervorragender Kinderarzt der Nördlichen *Song*-Dynastie. Sein Werk "Schlüssel zur Heilung der Kinderkrankheiten" ist eine der früherten, vorhandenen Monographien über Kinderheilkunde in der Welt. Er trat dafür ein, Kinderkrankheiten durch die Beobachtung unterschiedlicher Pulsformen zu diagnostizieren, förderte eine Diagnosemethode, nach der die Gesichtszüge des Patienten und das Aussehen der Sklera beobachtet werden, und leistete einen bedeutenden Beitrag zur Theorie, Diagnose, Therapie und Verordnung in der Pädiatrie.

潜阳 [qián yáng] 用重镇潜阳药,治疗阴虚而肝阳上亢的方法。适用于头痛眩晕、耳鸣、耳聋、肢体麻木、手足震颤等症。亦常用于高血压病。此法常与平肝、滋阴法合用。den übermäßigen Anstieg des Leber-*Yang* bekämpfen —— eine Methode, die schwere und *Yang*-einschränkende Mittel benutzt, um den schädlichen Anstig des Leber-*Yangs*, der durch *Yin*-Mangel verursacht ist Einhalt zu gebeten. Sie wird verwendet bei der Behandlung zu Kopfschmerzen, Vertigo, Tinnitus, Taubheit, Gefühllosigkeit und Zittern der Glieder, ebenso für Hypertension, Gewöhlich sind sie in Kombination mit Methoden zur Dämpfung der Leberfunktion und zur Vermehrung des *Yin* angewendet.

潜阳安神 [qián yáng ān shén] das starke *Yang* unterdrücken, um die geistige Überstreckung zu beruhigen

潜阳敛阴 [qián yáng liǎn yīn] das starke *Yang* unterdrücken, oder die Hyperaktivität der Leber reduzieren und *Yin* adstringieren, um die Körpersäfte zu bewahren und zu vermehren

潜阳纳气 [qián yáng nà qì] das starke *Yang* unterdrücken und das *Qi* wiederherstellen, um die Atmung zu fördern zur Linderung von Dyspnoe

潜阳熄风 [qián yáng xī fēng] die Hyperfunktion des Leber-*Yangs* zügeln und den endogenen Wind austreiben, um Konvulsionen aufzulösen

潜阳镇惊 [qián yáng zhèn jīng] das starke *Yang* zügeln, um den Geist zu beruhigen oder Konvulsionen zu lindern

潜镇 [qián zhèn] 镇静安神药和潜阳药合用,治疗因心神浮越表现惊悸、失眠,或肝阳上亢所致头痛、眩晕的方法。Beruhigung und Dämpfung von Hyperaktivität —— eine Heilmethode, Beruhigungsmittel zusammen mit Mitteln zur Dämpfung der Hyperaktivität von Herz oder Leber zu verwenden bei Behandlung von Herzklopfen und Schlaflosigkeit aufgrund seelischer Störungen und von Kopfschmerzen und Schwindel infoge von ü-berstarkem Leber-*Yang*

qiǎn 浅

浅刺 [qiǎn cì] flache Akupunktur, leichte Nadelung, oberflächlicher Einstich

浅刺拔罐法 [qiǎn cì bá guàn fǎ] flache Akupunktur mit dem Schröpfkopf

qiàn 芡茜

芡实 [qiàn shí] 种子入药。用于健脾止泻、固肾涩精止带。Semen Euryales —— Verwendet wird getrockneter Samen der Euryale ferox (Nymphaeaceae), Heilwirkung: Stärkung der Milz und der Nieren, gegen Diarrhoe und Spermatorrhoe sowie Leukorrhoe

茜草 [qiàn cǎo] 根入药。用于凉血止血、活血祛瘀。Radix Rubiae —— Verwendet wird getrocknete Wurzel und Wurzelstock der Rubia cordifolia (Rubiaceae). Heilwirkung: Blut-Hitze kühlend, blutstillend, Kreislauf anregend, Blutstase lösend

QIANG 羌强

qiāng 羌

羌活 [qiāng huó] 根茎或根入药。用于解表散寒、祛风湿止痛。Rhizoma et Radix Notopterygii —— Verwendet wird getrocknete Wurzel und der Wurzelstock des Notopterygium incisum oder N. forbesii (Umbeliferae). Heilwirkung: schweißtreibend, die Kälte zerstreuend, gegen Rheuma (Wind-Nässe), schmerzstillend

羌活胜湿汤 [qiāng huó shèng shī tāng] 成分:羌活、独活、藁本、防风、川芎、炙甘草、蔓荆子。主治:风湿在表之头痛、头重、腰脊重痛、身痛等症。*Qianghuo Shengshi Tang*, Notopterygium, Dekokt gegen Rheumatismus (Nässe) —— Indikationen: Kopfschmerzen, Kopfdruck, Schweregefühl und Schmerzen im (unteren) Rücken, (unspezifische) Schmerzen am ganzen Körper, zurückzuführen auf die Auswirkung von "Wind-Nässe" auf die Körperoberfläche

qiáng 强

强刺激 [qiáng cì jī] starke Stimulation

强间 [qiáng jiān] 穴位。主治:头痛、癫痫、头晕等。*Qiangjian* (GV18) —— Akupunkturpunkt. Indikationen: Kopfschmerz (Zephalgie), Epilepsie, Schwindel (Vertigo)

强筋(健)骨 [qiáng jīn (jiàn) gǔ] Kräftigen der Muskeln und Knochen

强心利尿 [qiáng xīn lì niào] Starken des Herzens, um die Diurese zu induzieren

强阴 [qiáng yīn] 运用补益阴精作用的药,治疗肝肾阴精亏损。常用于腰酸、遗精等症。stärkung von *Yin*-Essenz —— Anwendung von Heilmitteln, um *Yin*-Essenz aufzufüllen bei der Behandlung von *Yin*-Essenz-Mangel in Leber und Niere, oft gebraucht zur Behandlung von Lumbago und Samenentleerung.

强硬舌 [qiáng yìng shé] steife Zunge *f*

强中 [qiáng zhōng] 阴茎勃起长久不痿,精液自动流出。dauernde Erektion —— dauernde Erektion des Penis mit unwillkürlicher Emission

QIAO 跷窍

qiāo 跷

跷法 [qiāo fǎ] 用脚轻踏痛处,治疗腰腿痛。Trittherapie *f* —— eine Behandlungsmethode für Lumbago mit leichterm Treten auf den erkrankten Körperteil

qiào 窍

窍漏症 [qiào lòu zhèng] Dakryozystitis *f*, Tränensackentzündung *f*

窍阴(头) [qiào yīn (tóu)] 穴位。主治:头痛、耳鸣、耳痛等。*Qiaoyin* (*tou*) (GB11) —— Akupunkturpunkt. Indikationen: Kopfschmerz (Zephalgie), Ohrensausen, Ohrenschmerz

窍阴(足) [qiào yīn (zú)] 穴位。主治:头痛、眩晕、耳鸣等。*Qiaoyin* (*zu*) (GB44) —— Akupunkturpunkt. Indikationen: Kopfschmerz (Zephalgie), Schwindel, Ohrensausen

QIE 切怯

qiè 切怯

切法 [qiè fǎ] Betasten-Methode *f*, Druck-Methode *f*

切诊 [qiè zhěn] Untersuchung durch Betasten-Pulsdiagnostik und das Betasten des Körpers

怯 [qiè] 五不男之一。Impotenz *f* —— einer von fünf Typen der männlichen Sterilität

QIN 侵秦噙揿

qīn 侵

侵风 [qīn fēng] Blepharoptosis *f*

qín 秦噙

秦艽 [qín jiāo] 根入药。用于祛风湿,退虚热。Radix Gentianae Macrophyllae —— Verwendet wird getrocknete Wurzel der Gentiana macrophylla, G. straminea, G. crassicaulis oder G. dahurica (Gentianaceae). Heilwirkung: gegen Rheumatismus (Wind-Nässe), gegen Fieber infolge *Yin*-Mangel (*Qi* bzw. Blut)

秦皮 [qín pí] 树皮入药。用于清热燥湿,外用清肝明目。Linde der Esche, Cortex Fraxini —— Verwendet wird getrocknete Rinde des Fraxinus rhynchophylla, F. chinensis oder F. stylosa (Oleaceae). Heilwirkung: gegen Hitze und Nässe, äusserliche Anwendung gegen Leber-Hitze, zur Verbesserung der Sehkraft

噙化 [qín huà] perlingual

qìn 揿

揿针 [qìn zhēn] Nadel in Reißnagel-Form einbetten

QING 青轻圊清情苘

qīng 青轻圊清

青崩 [qīng bēng] 五崩之一。Bläulicher fulminanter vaginaler Ausfluß —— einer von Fünf Arten des fulminanten Ausflußes

青带 [qīng dài] Leukorrhagie mit grünlichem Sekrete

青黛 [qīng dài] 由叶制成青黛粉入药。用于清热解毒、凉血。Indigo Naturalis —— Verwendet wird ein blaues Pulver aus dem Blatt des Baphicacanthus cusia (Acanthaceae) bzw. aus dem Blatt von Indigofera suffruticosa (Leguminosae), Polygonum tinctorium (Polygonaceae) oder Isatis indigotica (Crusiferae). Heilwirkung: Hitze beseitigend, entgiftend, Blut-Hitze kühlend

青风 [qīng fēng] blauer Wind *m*, Offenwinkelglaukom *n*

青风内障 [qīng fēng nèi zhàng] 类于慢性单纯性青光眼,较绿风内障略轻。bläuliches Glaukom —— wahrscheinlich zum Glaucoma simplex gehörend, leichter als grünes Glaukom

青风藤 [qīng fēng téng] 藤茎入药。用于祛风湿、止痛,治风湿性关节炎、关节肿痛。Caulis Sinomenii —— Verwendet wird getrocknete Rebe des Sinomenium acutum oder S. acutum cineereum (Menispermaceae). Heilwirkung: Wind-Nässe austreibend und schmerzstillend bei Arthrits, Gliedeschwellung und Schmerz infolge Rheuma

青果 [qīng guǒ] 果入药。用于清热、利咽、生津。Chinesische Olive, Fructus Canarii —— Verwendet wird getrocknete reife Frucht des Canarium album (Burseraceae). Heilwirkung: gegen Hitze und Rachenentzündung, Förderung der Speichelsekretion

青汗 [qīng hàn] blauer Schweiß

青蒿 [qīng hāo] 地上部分入药。用于清暑、除热、截疟。Herba Artemisiae —— Verwendet werden getrocknete oberirdische Teile der Artemisia annua oder A. apiacea (Compositae). Heilwirkung: Beseitigung der Hitze, gegen Hitzschlag und Malaria

青蒿鳖甲汤 [qīng hāo biē jiǎ tāng] 成分:青蒿、鳖甲、知母、丹皮、生地黄。主治:热病伤阴之久热不退者。*Qinghao Biejia Tang*, Dekokt aus dem Kraut der Artemisia apiacea und dem Panzer der Flußschildkröte —— Indikation: ständig (leicht) erhöhte Temperatur infolge des *Yin*-Defizites durch febrile Krankheit

青睛 [qīng jīng] Schwarzes im Auge *n*

青灵 [qīng líng] 穴位。主治:胸胁痛、肩臂痛等。*Qingling* (HT2) —— Akupunkturpunkt. Indikationen: Schmerzen des Hypochondriums und der Brust, Schülter und Armschmerzen

青龙疽 [qīng lóng jū] →中搭手 [zhōng dā shǒu]

青盲 (内障) [qīng máng (nèi zhàng)] Optikusatrophie *f*

青木香 [qīng mù xiāng] 根入药。用于行气止痛、祛风湿、降血压。Radix Aristolochiae —— Verwendet wird getrocknete Wurzel der Aristolochia debilis (Aristolochiaceae). Heilwirkung: Förderung des *Qi*-Flusses, schmerzstillend, gegen Rheuma (Wind-Nässe) und Hypertension

青皮 [qīng pí] 幼果或未成熟果皮入药。用于疏肝破气、散结化滞。Pericarpium Citri Reticulatae Viride —— Verwendet wird getrocknete unreife Schale oder Frucht des Citrus reticulata (Rutaceae). Heilwirkung: gegen Stauung von Leber-*Qi* und zur Förderung des *Qi*-Flusses, Verteilung von Masse

青如草兹 [qīng rú cǎo zī] 是肝的真脏气,见于风邪极盛、胃气将绝，如小儿慢惊风及破伤风的持续痉挛状态等。Bläulich wie das verwelke Gras —— stark bläuliche Verfärbungen der Haut，wenn die Leber stark geschädigt ist mitsamt heftigem "inneren Wind" und drohendem Tod，wie man es bei chronischen kindlichen Konvulsionen oder beim Dauerzustand des Wundstarrkrampfes beobachten kann

青舌［qīng shé］Blauzungenkrankheit *f*，blaue Zunge *f*

青蛇毒［qīng shé dú］akute thrombotische Venenentzündung *f*，akute Thrombophlebitis *f*

青铜针［qīng tóng zhēn］Bronzenadel *f*

青葙子［qīng xiāng zǐ］种子入药。用于清肝火、明目去翳、降血压。Semen Celosiae —— Verwendet wird der Same der Celosia argentea（Amaranthaceae）. Heilwirkung：gegen Hitze der Leber，zur Verbesserung der Sehschärfe，gegen Hornhauttrübung und Hypertension

青叶胆［qīng yè dǎn］全草入药。清肝胆湿热。Herba Swertiae Mileensis —— Verwendet wird getrocknete ganze Pflanze der Swertia Mileensis（Amaranthaceae）. Heilwirkung：gegen feuchte Hitze der Leber und Gallenblase

轻粉［qīng fěn］内服逐水退肿，外用攻毒杀虫。Kalomel *n*，Quecksilberchlorid *n* —— Heilwirkung：Innerliche Anwendung：das Wasser austreibend，abschwellend，äußerliche Anwendung：antiparasitisch und entgiftend

轻剂［qīng jì］十剂之一。Verordnung zum leichten schweißtrüben —— eine von zehn Arten der Verordnungen

轻咳［qīng ké］Hüsteln *n*，leichter Husten

轻可去实［qīng kě qù shí］用轻清疏解的药物治疗风湿初起之表实证。症见头痛发热、微恶风寒、无汗、咳嗽、苔白、脉浮数等。Überfunktion mit leicht schweißtreibenden Mitteln vertreiben —— Mit der leichten und sich zerstreuenden Arznei behandelt das kompakte Oberflächen-Syndrom des Anfangsstadiums infolge der Wind-Wärme mit Symptome wie Kopfschmerzen，Fieber，leichter Widerwille gegen Wind und Kälte，Schweißlosigkeit，Husten，weißer Zungenbelag und oberflächlicher und beschleunigter Puls.

轻清疏解［qīng qīng shū jiě］Vertreiben und Kühlen der Hitze mit mildwirkenden Heilmitteln，um das Oberflächen-Syndrom zu behandeln

轻瘫［qīng tān］Parese *f*

轻下［qīng xià］milde Reinigung *f*

轻宣肺气［qīng xuān fèi qì］leichter Verbreiter des Lungen-*Qi*，Beseitigung von "Hemmungen des Lungen-*Qi*" durch mild wirkende Heilmittel

轻宣凉燥［qīng xuān liáng zào］Linderung der kalten Trockenheit mit Remedien von milder Natur *f*

轻宣润燥［qīng xuān rùn zào］Beseitigung von "Hemmungen des Lungen-*Qi*" durch "Anfeuchten trockener Hitze"

轻证［qīng zhèng］ein leichter Fall

轻清宣气［qīng qīng xuān qì］Dispergieren des *Qi* mit leichten Arzneimitteln

圊血［qīng xuè］Blutstuhl *m*，Haematochezia *f*

清肠润燥［qīng cháng rùn zào］Anfeuchten der trockenen Hitze durch Reinigung des Darmes

清补［qīng bǔ］Befeuchtung und Tonisierung

清炒［qīng chǎo］leichtes Anbraten *n*

清代九科［qīng dài jiǔ kē］清代把医学分为九科，即大方脉、伤寒、妇人、小方脉、疮疡、眼科、口齿咽喉、针灸、正骨。neun medizinische Sektionen in der *Qing*-Dynastie —— In der *Qing*-Dynastie wurde die chinesische traditionelle Medizin in neun Fächern eingeteilt，nämlich *Da Fang Mai*（innere Krankheiten），*Shang Han*（exogene fieberhafte Krankheiten），*Fu Ren*（Frauenheilkunde），*Xiao Fang Mai*（Kinderheilkunde），*Chuang Yang*（Geschwür und Abszeß），*Yan Ke*（Augenheilkunde），*Kou Chi Yan Hou*（Mund-Zahn-Halserkrankungen），*Zhen Jiu*（Akupunktur und Moxibustion）und *Zheng Gu*（Knocheneinrenkung）.

清法［qīng fǎ］八法之一。用寒凉药物以清解火热证的疗法。Hitzekühlungs-Methode *f* —— eine von achte therapeutischen Methoden，um Hitze-Syndrome durch Verwendung mit kühlem oder kaltem Heilmittel

清肺（热）［qīng fèi（rè）］清肺热的疗法。Kühlen der Lungen-Hitze —— eine therapeutische Methode，welche die pathogene Hitze aus der Lunge entfernt

清肺化痰［qīng fèi huà tán］die pathogene Hitze aus der Lunge entfernend und Schleim lösend

清肺火［qīng fèi huǒ］Löschung des Lungen-Ferers *f*

清肺利咽［qīng fèi lì yān］die pathogene Hitze aus der Lunge entfernend und den rauhen Hals lindernd

清肺润燥［qīng fèi rùn zào］Kühlen der Lungen-Hitze und Anfeuchten der Trockenheit

清肺止咳［qīng fèi zhǐ ké］Kühlen der Lungen-Hitze，um Husten zu stillen

清肝［qīng gān］Kühlen der Leber

清肝火［qīng gān huǒ］Kühlen der Leberfeuer

清肝降压［qīng gān jiàng yā］Kühlen des Leberfeuers，um Blutdruck zu senken

清肝明目［qīng gān míng mù］Kühlen des Leberfeuers，um Augenkrankheiten zu behandeln

清肝胃热［qing gān wèi rè］Vertreibung der Hitze von Leber und Magen

清肝泻肺［qīng gān xiè fèi］Leberreinigen und Lungeneliminieren

清肝泻火［qīng gān xiè huǒ］→泻肝（青）［xiè gān（qīng）］

清宫［qīng gōng］Löschen der Hitze aus dem Perikard *n*

清化热痰［qīng huà rè tán］Reinigung und Lösung von Hitze-Schleim

清解暑热［qīng jiě shǔ rè］Entfernung der Sommer-Hitze

清金（降火）［qīng jīn（jiàng huǒ）］→清肃肺气［qīng sù fèi qì］

清经络之热［qīng jīng luò zhī rè］Reinigung der Hitze von Meridianen und Kollateralen

清冷渊［qīng lěng yuān］穴位。主治：头痛、眼痛、肩臂痛。*Qinglengyuan*（TE11）—— Akupunkturpunkt. Indikationen：Kopfschmerz（Zephalgie），Augenschmerz，Schmerzen in Arm und Schulter

清里泄热［qīng lǐ xiè rè］Ausräumen der inneren Hitze

清利肝胆湿热［qīng lì gān dǎn shī rè］Kühlen und Ausscheiden der Nässe-Hitze aus der Leber und Gallenblase

清利三焦［qīng lì sān jiāo］Reinigung der Hitze-Feuchtigkeit in *Sanjiao* *f* 用具有清热、祛湿作用的方药治疗湿热弥漫三焦证的治法

清利湿热［qīng lì shī rè］Kühlen und Ausscheiden der Nässe-Hitze

清利下焦湿热［qīng lì xià jiāo shī rè］Kühlen und Ausscheiden der Nässe-Hitze aus dem unteren Erwärmer

清凉透邪［qīng liáng tòu xié］Eliminieren von Pathogenen mit Kühltherapie *n*

清络保阴［qīng luò bǎo yīn］Kühlen der Lungen-Hitze und Zurückhalten des Lungen-*Yin*.

清络饮［qīng luò yǐn］成分：鲜荷叶、鲜金银花、西瓜翠衣、丝瓜皮、鲜扁豆花、鲜竹叶心。主治：暑温之轻症或暑湿病，发汗后余邪未解者。*Qingluo Yin*，Körpermeridiane reinigender Trank —— Indikationen：milder Fall von epidemischen Fieber-Erkrankung im Sommer oder von infektiösem Fieber infolge Sommer-Hitze，nachdem eine Schwitzkur die überschüssige Noxe nicht ausgeräumt hat

清脓血［qīng nóng xuè］→便脓血［biàn nóng xuè］

清脾饮［qīng pí yǐn］成分：青皮、厚朴、白术、草果仁、柴胡、

茯苓、制半夏、黄芩、甘草。主治:痰湿阻滞所致之疟疾。*Qingpi Yin*, Milz reinigender Trank —— Indikation: Malaria-Symptome oder Frösteln und Fieber infolge Ansammlung des Sputums

清气[qīng qì]①水谷精微之气上输于肺,散布到脏腑组织的营气。②吸入的新鲜空气。③秋季清凉之气。④即清气分热。症见高热、烦躁、口渴、汗出、面红、舌红、苔黄、脉洪数。klares *Qi*, geklärtes *Qi* —— ①die verfeuerte und geklärte Essenz aus Nahrung und Wasser, die zur Lunge geleitet und an die inneren Organe und Gewebe verteilt wird ②frische eingeatmete Luft ③kühle Luft im Herbst ④verdrängte, regulierte *Qifen*-Hitze (*Qi*-System) —— eine therapeutische Methode zur Verdrängung der Hitze aus der *Qi*-System (*Qifen*). Symptome der Hitze in der *Qi*-System (*Qifen*) sind: hohes Fieber, Unruhe, Durst, Schwitzen, rotes Gesicht, gerötete Zunge mit gelblichem Belag, beschleunigter und voller Puls.

清气分热[qīng qì fèn rè]Hitzeaustreiben aus *Qi*-Aspekt *n*

清气化痰丸[qīng qì huà tán wán]成分:瓜蒌仁、黄芩、茯苓、枳实、陈皮、胆南星、半夏。主治:痰热内结于肺所致之咳嗽、呼吸困难或气喘,伴有发热、痰中带血。*Qingqi Huatan Wan*, Pille gegen Hitze-Stau und SputumAnsammlung —— Indikationen: Husten, Dyspnoe oder Asthma (Atemnot), mit Fieber und blutigem Sputum als Begleiterscheinung infolge von Hitzestau und Sputumansammlung in der Lunge

清气凉营[qīng qì liáng yíng]Reinigung des *Qi*-Systems und Kühlung des Nährstoffsystems

清窍[qīng qiào]→七窍[qī qiào]

清热[qīng rè]Reduzierung des Fiebers

清热(心)开窍[qīng rè (xīn) kāi qiào]den Patienten durch Beseitigung der Hitze aus der Bewußtlosigkeit zurückholen

清热保津[qīng rè bǎo jīn]Hitze austreiben, um Flüssigkeit zu erhalten

清热导滞[qīng rè dǎo zhì]Hitze-Regulierung und Auflösung von Stagnation

清热法[qīng rè fǎ]→清法[qīng fǎ]

清热攻下[qīng rè gōng xià]Hitzeaustreibung durch Purgation *f* 用具有清热、攻下作用的方药治疗胃肠热结证的治法

清热固经汤[qīng rè gù jīng tāng]成分:生地、地骨皮、炙龟板、牡蛎粉、阿胶、焦山栀、地榆、黄芩、藕节、陈棕炭、甘草。主治:血热崩漏证。*Qingre Gujing Tang*, Dekokt gegen Hitze und Gebärmutterblutung —— Indikation: Gebärmutterblutung infolge der Hitze im Blut

清热化瘢[qīng rè huà bān]Hitzeaustreibung zur Lösung von Makula *f* 用具有清热解毒化瘢作用的方药治疗热入营血所致斑疹的治法

清热化湿[qīng rè huà shī]Ableitung von Hitze und Nässe

清热化痰[qīng rè huà tán]化痰法之一,用以治疗热痰。症见咳嗽而咯痰黄稠、舌红苔黄等。Beseitigung von Hitze-Schleim —— eine der therapeutischen Methoden, um Schleim anfzulösen, angewandt in der Behandlung von Hitze-Schleim, welcher sich mit Husten und gelbem, dickem Auswurf sowie roter Zunge mit gelbem Belag zeigt

清热化痰开窍[qīng rè huà tán kāi qiào]den Patienten durch Beseitigung der Hitze und Auflösen des Schleims aus der Bewußtlosigkeit zurückholen

清热化浊[qīng rè huà zhuó]Reinigung der Hitze und Beseitigung des Trübens

清热剂[qīng rè jì]Hitze-austreibendes Mittel *n*

清热解表[qīng rè jiě biǎo]Hitze auszutreiben, um äußere Symptome aufzulösen

清热解毒[qīng rè jiě dú]Ableitung von Hitze und toxischen Stoffen

清热解毒剂[qīng rè jiě dú jì]Formula zur Reinigung der Hitze und Entfernung der Toxizität 以清热解毒药为主配伍组成,治疗瘟疫、温毒及多种热毒证的清热剂

清热解毒药[qīng rè jiě dú yào]Hitze leitende und entgiftende Arzneien

清热解暑[qīng rè jiě shǔ]Beseitigung (Reinigung) der Sommer-Hitze

清热解暑剂[qīng rè jiě shǔ jì]Formula zur Reinigung der Sommerhitze *f* 以清热药及解暑药为主组成,治疗外感暑热证的清热剂

清热开窍[qīng rè kāi qiào]Reinigung der Hitze zur Reanimation *f*

清热利胆[qīng rè lì dǎn]Reinigung der Hitze und Förderung der Funktion der Gallenblase

清热利尿[qīng rè lì niào]Ableitung von Hitze und Förderung der Diurese

清热利湿[qīng rè lì shī]Ableitung von Hitze und Förderung der Feuchtigkeit

清热凉血[qīng rè liáng xuè]Ableitung von Hitze und Kühlung des Blutes

清热凉血药[qīng rè liáng xuè yào]Hitze abtreibende und blutkühlende Medikamente

清热明目[qīng rè míng mù]Ableitung von Hitze zur Verbesserung des Sehvermögens

清热排脓[qīng rè pái nóng]Ableitung von Hitze und Ausscheidung vom Eiter

清热祛风[qīng rè qū fēng]Ableitung von Hitze zur Vertrebung des Windes

清热润肺[qīng rè rùn fèi]Reinigung der Hitze und Befeuchtung der Lunge

清热润燥[qīng rè rùn zào]Reinigung der Hitze und Befeuchtung der Trockenheit 用具有清热宣肺、增液润燥作用的方药,治疗燥邪犯肺证、肺热阴虚证、肺燥郁热证的治法

清热生津[qīng rè shēng jīn]Ableitung von Hitze und Steigerung der Körperflüssigkeitsproduktion

清热通便[qīng rè tōng biàn]Ableitung von Hitze und Förderung des Stuhlgangs

清热通淋[qīng rè tōng lín]Reinigung der Hitze und Befreiung der Strangurie 用具有清泻膀胱火热、通利小便作用的方药治疗热淋、膀胱湿热证的治法

清热熄风[qīng rè xī fēng]Hitzeaustreiben und Windlöschen

清热消食[qīng rè xiāo shí]Ableitung von Hitze zur Förderung der Verdauung

清热泻火药[qīng rè xiè huǒ yào]Hitze und Feuer ableitende Medikamente

清热宣肺[qīng rè xuān fèi]Hitzeaustreiben und Lungenlüften

清热药[qīng rè yào]Medikamente zur Hitze-Ableitung

清热燥湿[qīng rè zào shī]Hitzeaustreiben und Feuchtigkeitstrokhnen

清热燥湿药[qīng rè zào shī yào]Hitze und Nässe ableitende Medikamente

清热止呕[qīng rè zhǐ ǒu]Abkühlung (Ableitung) von Hitze, als Maßnahme gegen Erbrechen

清热止痛[qīng rè zhǐ tòng]Abkühlen (Ableitung) von Hitze und Schmerzlinderung

清热止泻[qīng rè zhǐ xiè]Abkühlen (Ableitung) von Hitze, um Diarrhoe zum Stillstand zu bringen

清热止血[qīng rè zhǐ xuè]用寒凉药物治疗因血热妄行而出血的方法。Abkühlen (Ableitung) von Hitze als Blutstillungsmaßnahme —— eine Blutstillungsmethode mit Arzneien von kühlem oder kaltem Charakter bei Blutungen durch Hitze-Überschuß

清润化痰剂[qīng rùn huà tán jì]Arzneimittel zur Befeuchtung und Lösung des Schleims 以清凉润燥化痰药为主

配伍组成,治疗燥痰证的祛痰剂
清肾火［qīng shèn huǒ］Löschen des Nieren-Feuers *n*
清湿热［qīng shī rè］Ableitung der Nässe-Hitze
清湿则伤下［qīng shī zé shāng xià］Kälte und Feuchtigkeit beeinflussen Körper von unten.
清暑化(利)湿［qīng shǔ huà(lì) shī］Ableitung von Sommer-Hitze und Beseitigung von Nässe
清暑剂［qīng shǔ jì］Sommerhitze-beseitigendes Mittel *n*
清暑解表［qīng shǔ jiě biǎo］Ableitung von Sommer-Hitze und Auflösung eines äußeren Syndroms
清暑利湿［qīng shǔ lì shī］Löschung der Sommerhitze und Beseitigung der Feuchtigkeit
清暑热［qīng shǔ rè］Löschen der Sommerhitze *n*
清暑益气［qīng shǔ yì qì］Austreibung der Sommerhitze und Ergänzung des *Qi*
清暑益气汤［qīng shǔ yǐ qì tāng］成分:西洋参、西瓜翠衣、莲梗、黄连、石斛、麦冬、竹叶、知母、甘草、粳米。主治:暑热伤气,津证。症见高热、口渴、烦躁多汗、苔黄白而干、脉虚数无力等。*Qingshu Yiqi Tang*, die Sommer-Hitze beseitigende und *Qi* vermehrende Dekokt —— Indikationen: Syndrom des Mangels von *Qi* und Essenz infolge der Sommer-Hitze mit folgenden Symptomen: Hohes Fieber, Durst, Unruhe, spontane Schweißentwicklung, (hell) gelblicher trockener Zungenbelag, schwacher und beschleunigter Puls
清肃肺气［qīng sù fèi qì］Das Lungen-*Qi* wird rein und absteigend gehalten
清头目［qīng tóu mù］erfrieren von selbst
清胃火［qīng wèi huǒ］Löschung des Magen-Feuers *f*
清胃热［qīng wèi rè］Ableitung von Magen-Hitze
清胃散［qīng wèi sǎn］成分:黄连、当归、生地、升麻、丹皮。主治:胃火上攻所致的牙龈肿痛症。*Qingwei San*, Pulver gegen Hitze —— Indikationen: Schwellung und Schmerzen des Zahnfleisches infolge der entzündlichen Wirkung von Magen-Feuer
清胃泻火［qīng wèi xiè huǒ］Löschung des Magen-Feuers *f*
清瘟败毒饮［qing wēn bài dú yǐn］成分:石膏、生地、犀角、黄连、栀子、桔梗、黄芩、知母、赤芍、连翘、玄参、甘草、丹皮、鲜竹叶。主治:气血两热所致之高热、烦躁或发狂,吐衄等症。*Qingwen Baidu Yin*, die Seuche beseitigende und entgiftende Trank —— Indikationen: hohes Fieber, Unruhe, Manie, blutiger Auswurf und Nasenbluten infolge starker Hitze von *Qi* und Blut
清邪［qīng xié］处于空间的雾露邪气。aerogene pathogene Faktoren-Nebel und Tau zusammen mit Staub können als pathogene Faktoren in der freien Luft auftreten.
清泄肺热［qīng xiè fèi rè］Reinigung der Lungen-Hitze *f*
清泄少阳［qīng xiè shào yáng］Ableitung (Beseitigung) von Hitze, lokalisiert im *Shaoyang*-Meridian
清泻相火［qīng xiè xiàng huǒ］Reinigung des Ministerfeuers *f* 用具有清泻相火作用的方药治疗相火妄动证的治法
清泻虚热［qīng xiè xū rè］Reinigung der Mangel-Hitze *f* 用具有清热滋阴作用的方药治疗阴虚内热证的治法
清心(宫)［qīng xīn (gōng)］Abkühlung des Herzfeuers
清心安神［qīng xīn ān shén］Abkühlung des Herzfeuers und Beruhigung des Lebensgeistes
清心涤热［qīng xīn dí rè］→清心(宫)［qīng xīn (gōng)］
清心火［qīng xīn huǒ］Abkühlung des Herzfeuers
清心开窍［qīng xīn kāi qiào］Abkühlung des Herzfeuers und Wiederbelebens
清心泻火［qīng xīn xiè huǒ］Reinigung des Herz-Feuers *f* 用具有清泻心经火热作用的方药治疗心火亢盛证、心火上炎证的治法
清虚热剂［qīng xū rè jì］Arzneimittel zur Reinigung der asthenischen Hitze *n* 以清退虚热药为主配伍组成,治疗虚热证的清热剂
清宣郁热［qīng xuān yù rè］Löschen der stagnierenden Hitze *n* 用具有清热泻火、消肿散结作用的方药治疗火热所致痈肿疔毒等病证的治法
清血热［qīng xuè rè］Beseitigung von Hitze aus Blut
清咽利膈［qīng yān lì gé］Verdrängung der intensiven Hitze aus Rachen-und Brustbereich mit Arzneimitteln von kühler Natur
清阳［qīng yáng］体内轻清升发之气,走向上窍的阳气(主要指吸入之气),发于肌表的卫气等均属清阳。klares *Yang* —— das helle und klare *Yang-Qi*, welches normalerweise aufwärts und nach außen steigt, wie z. B. die eingeatmete Luft und die oberflächliche Abwehrenergie
清阳不升［qīng yáng bù shēng］Helles *Yang* steigt nicht auf
清阳出上窍［qīng yáng chū shàng qiào］helles *yang* steigt zu den oberen Körperöffnungen auf
清阳发腠理［qīng yáng fā còu lǐ］Helies *Yang* mit Wirkung auf die Körperoberfläche
清营［qīng yíng］温病治疗中清解营分热邪的方法。热邪入于营分,症见高热、烦躁、夜睡不安、舌绛而干、脉细数、口渴不甚。*Ying*-System aufräumen —— eine therapeutische Methode, um pathogene Hitze aus *Ying*-System zu treiben bei epidemischen fiebrigen Erkrankungen mit hohem Fieber, Unruhe und Schlaflosigkeit, dunkelroter und trockener Zunge, feinem und beschleunigtem Puls und ohne grossen Durst
清营凉血［qīng yíng liáng xuè］Reinigung des Nährstoffsystems und Blutkühlung
清营祛瘀［qīng yíng qū yū］Reinigung des Nährstoffsystems und Zerstreuung der Stagnation
清营汤［qīng yíng tāng］成分:犀角、丹参、黄连、玄参、生地、麦冬、银花、连翘、竹叶心。主治:邪热传营证而致高热、烦躁、谵妄、皮诊等症。*Qingying Tang*, Dekokt zur Regulierung der Hitze im *Ying*-System —— Indikationen: hohes Fieber, Unruhe, Delirium und Hautausschlag nach übergreifen der Hitze ins *Ying*-System
清营透疹［qīng yíng tòu zhěn］die Hitze im *Ying*-System beseitigen und die Eruptionen zulassen
清营泄热［qīng yíng xiè rè］Reinigung des Nährstoffsystems und Hitzeabführen
清燥［qīng zào］→润燥［rùn zào］
清燥救肺汤［qīng zào jiù fèi tāng］成分:桑叶、石膏、人参、甘草、胡麻仁、麦冬、阿胶、杏仁、枇杷叶、主治:温燥伤肺之干咳无痰、喉痛。*Qingzao Jiufei Tang*, Dekokt gegen Lungentrockenheit —— Indikationen: trockener Husten, Halsentzündung infolge der versehrenden Wirkung von Wärme und Trockenheit auf das *Yin* der Lungen
清燥润肺［qīng zào rùn fèi］Trockenheiteliminierung und Lungenbefeuchtung

qíng 情

情志过极［qíng zhì guò jí］emotionaler Streß

qǐng 苘

苘麻子［qǐng má zǐ］种子入药。用于清湿热或痢疾、解毒、退翳。Semen Abutili —— Verwendet wird der getrocknete reife Samen des Abutilon theophrastii (Malvaceae). Heilwirkung: feuchte Hitze (Dysenterie) beseitigend, entgiftend, Erleichterung bei Hornhauttrübung

QIU 丘秋鳅虬頄球鼽

qiū 丘秋鳅

丘墟(嘘)［qiū xū(xū)］穴位。主治:坐骨神经痛、胸胁痛、踝痛等。*Qiuxu* (GB40) —— Akupunkturpunkt. Indikationen: Ischaigie, Thorax-Schmerzen, subkostale Schmerzen, Fußknöchelschmerzen

丘疹［qiū zhěn］Papel *f*
秋毛［qiū máo］正常脉象在秋季减弱并略带浮象。schwacher und oberflächlicher Puls, im Herbst auftretend
秋应中衡［qiū yīng zhōng héng］Pulse erscheinen auch im Herbst.
秋燥［qiū zào］秋季感受燥邪而引起的疾病。Herbst-Trockenheits-Krankheit *f* —— Krankheit infolge pathogener Trockenheit im Herbst
鳅肚疔［qiū dù dīng］Nagelbettentzündung an der Palmaseite des Mittelfingers

qiú 虬頄球鼽

虬脉纵横［qiú mài zòng héng］→虬蟠卷曲［qiú pán juǎn qū］
虬蟠卷曲［qiú pán juǎn qū］Hyperämie der Konjunktiva bulbi
頄［qiú］unterer Teil des Jochbogens
球后［qiú hòu］穴位。主治：近视、视神经萎缩、视神经炎、青光眼、玻璃体混浊。*Qiuhou*（EX-HN7）—— Akupunkturpunkt. Indikationen: Myopie, Optikuratrophie, Sehnervatrophie, Sehnerventzündung, Glaukom, Glaskörpertrübung
鼽［qiú］Rhinallergose *f*, Rhinitis allergica
鼽嚏［qiú tì］allergische Rhinitis *f*

QU 曲驱胠祛瞿苣取龋去

qū 曲驱胠祛

曲（麯）［qū（qū）］Gärungsvorbereitung（für Medikamente）
曲鬓［qū bìn］穴位。主治：偏头痛、三叉神经痛等。*Qubin*（GB7）—— Akupunkturpunkt. Indikationen: Migräne, Trigeminusneuralgie
曲差［qū chā］穴位。主治：前额痛、鼻衄、鼻塞等。*Qucha*（BL4）—— Akupunkturpunkt. Indikationen: Kopfschmerzen im Stimbereich, Epistaxis, Nasenverstopfung
曲池［qū chí］穴位。主治：发热、高血压、上肢瘫痪、皮肤病等。*Quchi*（LI11）—— Akupunkturpunkt. Indikationen: Fieber, Hypertension, Steifheit（Lähmung）der oberen Extremitäten, Dermatose（Hautkrankheiten）
曲骨［qū gǔ］穴位。主治：膀胱炎、月经不调、子宫脱垂、睾丸炎等。*Qugu*（RN 2）—— Akupunkturpunkt. Indikationen: Cystitis, unregelmäßige Menstruation, Hysteroptose, Orchitis
曲麦枳术丸［qū mài zhǐ zhú wán］成分：枳术丸加六曲、麦芽。主治：饮食过多所致之消化不良。*Qu Mai Zhi Zhu Wan*, Pille aus Hefe, Malz, Zitrone und Atractylodes —— Indikationen: Indigestion infolge übermäßiger Nahrungsaufnahme
曲泉［qū quán］穴位。主治：泌尿生殖系疾病、膝关节疾患等。*Ququan*（LR8）—— Akupunkturpunkt. Indikationen: Erkrankungen des urogenitalen Systems, Erkrankung des Kniegelenks
曲垣［qū yuán］穴位。主治：肩臂痛、冈上肌腱炎、肩周炎。Quyuan（SI13）—— Akupunkturpunkt. Indikationen: Schulter- und Armschmerzen, supraspinale Myotenositis, Periarthritis der Schulter
曲泽［qū zé］穴位。主治：胃痛、心悸、心前区痛。*Quze*（PC3）—— Akupunkturpunkt. Indikationen: Magenschmerzen（Gastralgie）, Herzklopfen, präkardialer Schmerz
曲针［qū zhēn］Krummnadel *f*
曲周［qū zhōu］Haarensatzlinie *f*, vorn über dem Ohr liegend
驱虫［qū chóng］Darmparasiten vernichten
驱虫剂［qū chóng jì］Anthelminthikum *n*, Wurmmittel *n*, anthelminitsches Mittel *n*
驱虫消积［qū chóng xiāo jī］Darmparasiten vernichten und Nahrungsstagnation beseitigen
驱虫药［qū chóng yào］Anthelminthikum *n*, Vermizid *n*, Vermifugum *n*, Medikament gegen Wurminfektionen *n*
驱风活血［qū fēng huó xuè］Vertreiben des pathogenen Windes und Fördern der Blutzirkulation
驱风利湿［qū fēng lì shī］Vertreiben des pathogenen Windes und Ausscheidung von Feuchtigkeit durch Diurese
驱蛔汤［qū huí tāng］成分：乌梅、胡连、使君子、枳壳、白芍、榧子肉、苦楝根皮。主治：肠或胆道蛔虫病。*Quhui Tang*, Ascaris austreibende Dekokt —— Indikationen: Ascariasis im Darm oder im Gallengang
驱杀绦虫［qū shā tāo chóng］Zerstörung und Vertreibung der Tenia
驱绦虫［qū tāo chóng］Tenia vertreiben
驱绦汤［qū tāo tāng］成分：南瓜子肉、槟榔。主治：绦虫病。*Qutao Tang*, Dekokt gegen Bandwürmer —— Indikation: Bandwurmleiden
驱邪截疟［qū xié jié nüè］Beseitigung von Pathogenen, um Malaria vorzubeugen 用具有祛除疟邪作用的方药治疗疟疾的治法
胠［qū］Gebiet der lateralen（seitlichen）Brustwand unter der Achselhöhle
祛风［qū fēng］利用疏风祛邪药物，以疏散肌表、经络、肌肉关节间风邪留滞。常用于治疗外感、痹证（包括风湿性关节炎、类风湿性关节炎）。den Wind austreiben —— eine therapeutische Merhode, um exogenen Wind von der Körperoberfläche, den Meridianen, den Muskeln und Gelenken auszutreiben durch Verwendung von Wind austreibenden Medikamenten, gewöhnlich angezeigt bei der Behandlung von exogenen febrilen Erkrankungen, rheumatischer und rheumatoider Arthritis
祛风除湿［qū fēng chú shī］Vertreiben des Windes und Entferaung der Nässe
祛风除湿止痛［qū fēng chú shī zhǐ tòng］Vertreiben des Windes und Entfernen der Nässe und Schmerzstillen
祛风定惊［qū fēng dìng jīng］Vertreben des Windes und Lindern der Konvulsion
祛风化痰［qū fēng huà tán］Vertreibung des Windes und Lösung des Schleims
祛风活血［qū fēng huó xuè］Vertreiben des Windes und Aktivieren der Blutflüssigkeit
祛风剂［qū fēng jì］windvertreibende Formula *f*
祛风解表［qū fēng jiě biǎo］Vertreiben des Windes aus der Körperoberfläche
祛风解痉［qū fēng jiě jìng］Vertreiben des Windes zur Linderung der Konvulsion
祛风清热［qū fēng qīng rè］Vertreiben des Windes und Kühlen der Hitze
祛风散寒［qū fēng sàn hán］Vertreiben des Windes und Beseitigung der Kälte
祛风胜湿［qū fèng shèng shī］Vertreiben des Windes und Überwinden der Nässe
祛风湿药［qū fēng shī yào］Antirheumatika *n pl*
祛风通络［qū fēng tōng luò］Zerstreuen des Windes und Entfernen von Verstopfungen der Kanäle, Vertreiben des Windes und Erweitern des Kanals
祛风通窍［qū fēng tōng qiào］Vertreiben des pathogenen Windes und Förderung der Wiederherstellung des Bewußtseins
祛风行水［qū fēng xíng shuǐ］Vertreiben des Windes und Förderung der Diurese
祛风养血［qū fēng yǎng xuè］Vertreiben des Windes und Ernährung des Blutes
祛风燥湿［qū fēng zào shī］Vertreiben des pathogenen Windes und Elimination von Feuchtigkeit
祛风镇痉［qū fēng zhèn jìng］Vertreiben des Windes um Krä-

mpfe zu beruhigen
祛风止痒［qū fēng zhǐ yǎng］Vertreiben des Windes und Stillen des Juckens
祛寒化痰［qū hán huà tán］Vertreiben（Zerstreuen）der Kälte und Auflösen des Phlegmas
祛寒湿［qū hán shī］Vertreiben der Kälte und der Feuchtigkeit
祛寒剂［qū hán jì］kaltvertreibende Formula *f*
祛湿［qū shī］用药物去除湿邪的治法。Entfernen der Feuchtigkeit —— eine therapeutische Methode, pathogene Nässe aus dem Körper zu entfernen
祛湿止泻［qū shī zhǐ xiè］Eliminieren der Nässe, um Diarrhoe zu beenden
祛湿止痒［qū shī zhǐ yǎng］Vertreiben der Nässe zum Stillen des Juckens
祛暑化湿［qū shǔ huà shī］Eliminieren der Sommer-Hitze und Entfernen der Nässe
祛湿化浊［qū shī huà zhuó］Beseitigung der Feuchtigkeit und Eliminierung des Trübens
祛湿剂［qū shī jì］Feuchtigkeit-vertreibendes Mittel *n*
祛暑解表［qū shǔ jiě biǎo］Entfernen der Sommer-Hitze aus Körperoberfläche bei Diaphorese
祛暑剂［qū shǔ jì］Sommerhitze-vertreibendes Mittel *n*
祛痰［qū tán］用药物帮助痰液排出，或祛除生痰原因。Vertreiben des Phlegmas —— Gebrauch von Medikamenten als Hilfe beim Vertreiben des Sputums oder Beseitigung der phlegmabildenden Faktoren
祛痰剂［qū tán jì］Schleim-vertreibendes Mittel *n*
祛痰消肿［qū tán xiāo zhǒng］Vertreiben des Phlegmas und Abschwellung
祛痰宣痹［qū tán xuān bì］Schleimeliminierung und Blockadeerleichterung 用具有祛除痰浊、宣通痹阻作用的方药治疗痰浊阻痹所致病证的治法
祛痰止咳［qū tán zhǐ ké］Vertreiben des Phlegmas und Stillen des Hustens
祛邪［qū xié］Beseitigung（Ausschluß）pathogener Faktoren
祛邪扶正［qū xié fú zhèng］Beseitigung（Ausschluß）pathogener Faktoren und Stärkung der körpereignen Abwehrkraft
祛邪截疟［qū xié jié nüè］Beseitigung von Erregern, um Malaria-Anfall zu verhindern
祛瘀［qū yū］Auflösung der Blutstauung
祛瘀活血［qū yū huó xuè］用活血化瘀药物祛除瘀血，使血流通畅。den Blutkreislauf durch Entfernen des Blutstaus fördern —— eine Methode, die mit Blutaktivierenden und Stauung eliminierden Arzneien die Blutstauung behandelt
祛瘀排脓［qū yū pái nóng］Entfernen der Blutstase und Ausstoßen des Eiters 用具有活血祛瘀、排出脓液作用的方药治疗兼有淤血之脓毒证的治法
祛瘀软坚［qū yū ruǎn jiān］Entfernung der Stase und Erweichung der harten Masse
祛瘀生新［qū yū shēng xīn］Entfernen der Blutstase zur Förderung der Geweberegeneration 用具有活血化瘀兼益气生血作用方药以祛除淤血，促进新血化生，治疗血瘀兼血虚证的治法
祛瘀消肿［qū yū xiāo zhǒng］Auflösung Von Stagnationserscheinungen des Blutes und Förderung des Rückgangs von Schwellungen
祛瘀止血［qū yū zhǐ xuè］Hämostase durch Elimination der Blutstauung

qú 瞿

瞿麦［qú mài］地上部分入药。用于清热利尿、通淋。Prachtnelke *f*, Herba Dianthi —— Verwendet wird oberirdischer Teil des Dianthus superbus oder D. chinensis（Caryophyllaceae）. Heilwirkung: antipyretisch, diuretisch, Erleichterung schmerzhafter Miktion

qǔ 苣取齲

苣荬菜［qǔ mǎi cài］全草入药。用于清湿热、消肿排脓、化痰解毒。Herba sonchi Arvensis —— Verwendet wird getrocknetes ganzes Kraut des Sonchus arvensis（Compositae）. Heilwirkung: feuchte Hitze beseitigend, abschwellend, Eiter austreibend, Blutstauung lösend, entgiftend
取穴法［qǔ xué fǎ］①Prinzip der Punktwahl in der Akupunktu-Moxibustion ②Ortung des Akupunkturpunktes
齲齿［qǔ chǐ］→齿齲（蠹）［chǐ qǔ（dù）］

qù 去

去风湿［qù fēng shī］Kurieren des Rheumatismus
去腐［qù fǔ］nekrotisches Gewebe entfernen
去腐生肌［qù fǔ shēng jī］Entfernung des nekrotischen Gewebes und Förderung des Granulationsgewebes
去腐消肿［qù fǔ xiāo zhǒng］Beseitigung des nekrotischen Gewebes und Abschwellung 用具有排出脓液，消除肿胀作用的方药及其他疗法，是肿疡消退，腐肉脱落，治疗疮疡的方法
去火毒［qù huǒ dú］将新熬药膏或炒炙药置阴凉处或冷水中。数日后再使用，以去其中烟熏火燎所致刺激气性。Feuer-Gift loslassen —— Die frisch gekochte oder geröstete Arznei muß zuerst einige Tage lang an einem kühlen Ort oder in kaltes Wasser gelegt werden, um ihre Reiz-und Entzündungswirkung zu beseitigen.
去来心痛［qù lái xīn tòng］paroxysmale Kardialgie
去湿［qù shī］→除湿［chú shī］
去湿药［qù shī yào］Feuchtigkeit beseitigende Arznei
去菀陈莝［qù wǎn chén cuò］Übermäßige Flüssigkeit wird aus dem Darm durch potente Purgativa entfernt.
去油［qù yóu］去掉某些药物的油脂，以减低药物的烈性、毒性或副作用。Entfietten *n* —— pflanzliches Öl aus Medikamenten entfernen, um ihre heftige Reaktion, Toxizität und schädliche Nebenwirkungen zu vermigern
去瘀生新［qù yū shēng xīn］→祛瘀活血［qū yū huó xuè］

QUAN 全拳颧犬

quán 全拳颧

全不产［quán bú chǎn］primäre Unfruchtbarkeit *f*
全身浮肿［quán shēn fú zhǒng］Anasarka *f*, allgemenes Wassersucht
全身痛［quán shēn tòng］Pantalgie *f*, allgemeiner Körperschmerz
全身无力［quán shēn wú lì］allgemeine Schwäche, Spüren von Mattigkeit am ganzen Körper
全生白术散［quán shēng bái zhú sǎn］成分：五皮饮去桑白皮加白术。主治：妇人脾虚妊娠水肿。*Quansheng Baizhu San*, Atractylodes-Pulver für Lebensbewahrung —— Indikation: Schwangerschaftsödem infolge einer *Qi*-Schwäche der Milz
全蝎［quán xiē］全虫入药。用于熄风止痉、解毒散结、通络止痛。Skorpion *m*, Scorpio *f*, —— Verwendet wird getrockneter Körper des Buthus martensi（Buthidae）. Heilwirkung: Krampf lösend, entgiftend, die Masse auflösend, Durchgängigkeit des Körpermeridianswiederherstellend, schmerzstillend
全叶青兰［quán yè qīng lán］地上部分入药。用于止咳、祛痰、平喘。Herba Dracocephali Integrifolii —— Verwendet wird oberirdischer Teil von Dracocephalum integrifolium（Labiatae）. Heilwirkung: Husten stillend, Sputum austreibend, wirksam gegen Asthma

拳毛倒睫［quán máo dǎo jié］Trichiasis *f*
颧［quán］zygomatische Gegend
颧赤［quán chì］Rötung der Jochbeinregion
颧疔［quán dīng］Furunkel auf der Backe *n* 生于颧部的疔疮
颧骨［quán gǔ］Zygoma *n*, Jochbein *n*, Os zygomaticum
颧骨伤［quán gǔ shāng］Verletzung des Jochbeins
颧髎［quán liáo］穴位。主治:三叉神经痛、面肌痉挛、痤疮等。*Quanliao* (SI18)-Indikationen: Gesichtsschmerz (Trigeminusneuralgie), Spasmus der Gesichtsmuskeln, Acne

quǎn 犬

犬咬伤［quǎn yǎo shāng］Hundebiß *m*

QUE 缺雀鹊阙

quē 缺

缺盆［quē pén］①锁骨上窝。②穴位。主治:哮喘、膈肌痉挛、颈淋巴腺结核等。①supraklavikulare Tiefebene ②*Quepen* (ST12)——Akupunkturpunkt. Indikationen: Asthma, Schluckauf, tuberkulöse servicale Lumphadenitis
缺乳［quē rǔ］Hypogalaktie *f*, Laktationsmangel *m*

què 雀鹊阙

雀盲［què máng］Nachtblindheit *f*
雀目(内障)［què mù (nèi zhàng)］Nachtblindheit *f*, Nykt(er)-alopie *f*
雀舌［què shé］舌上新生物,如雀之舌。初痛后溃。Vogelzunge *f*—— eine Neubildung an der Zunge wie eine Vogelzunge, mit Schmerzen am Anfang und anschließende Erosion
雀啄法［què zhuó fǎ］针刺入穴位后,作有节律的小幅度上下提插的手法,如雀啄米状。Vogelpickennadelung *f*—— Anwendung der Nadelung durch rhythmischwiederholtes Anheben und Stoßen der Nadel im kleinen Ausmaß, ähnlich wie das Picken eines Vogels
雀啄灸［què zhuó jiǔ］Vogelpicken-Moxibustion *f*
雀啄脉［qǔ zhuó mài］七怪脉,亦十怪脉之一。脉象急数,节律不调,止而复作,如雀啄食。pickender Vogel-Puls *m*—— Der Puls mit schnellem, unregelmäßigem Rhythmus und intervaller Schlagend, wie ein Vogel, der Nahrung anfpickt
雀(子)斑［què (zǐ) bān］kleine Flecke, Ephelis *f*
鹊桥［què qiáo］气功锻炼中的二个部位。上鹊桥在印堂、鼻窍间,下鹊桥在尾闾、肛门间。Elsternbrücke *f*—— zwei Körperstellen beim *Qigong*: Die obere Stelle liegt zwischen Glabella und Nasenlöchern; die untere zwischen Steißbein und After.
阙上［què shàng］untere Mittelstirn, das Gebiet über der Glabella
阙庭［què tíng］Mitte der Stirn
阙(中)［què (zhōng)］Punkt zwischen den Augenbrauen

R

RAN 然染

rán 然

然谷［rán gǔ］穴位。主治：咽喉痛、膀胱炎、趾痛、糖尿病等。*Rangu*（KI2）—— Akupunkturpunkt. Indikationen: rauher Hals, Cystitis, Zehenschmerz, Diabetes

然骨［rán gǔ］Kahnbein vor dem inneren Malleolus

rǎn 染

染苔［rǎn tāi］舌苔被食物或药物所染。舌诊时应与真实苔色区别。fleckiger Zungenbelag —— der Zungenbelag, verfärbt durch eingenommene Nahrung oder Medikamente, auch Pseudobelag genannt, welcher bei der Untersuchung von dem echten Zungenbelag unterschieden werden sollte

RANG 瀼

ráng 瀼

瀼泄［ráng xiè］Diarrhoe vor Dämmerung, Morgendurchfall *m*

RE 热

rè 热

热闭［rè bì］①泛指热邪壅闭于脏腑经络的病理变化。②由热邪内陷所引起的闭证，以中风昏倒、牙关紧闭、两手握固为特征。Hitze-Blockade —— ①ein allgemeiner Begriff für die pathologischen Veränderungen bei Ansammlung und Stau pathogener Hitze in den *Zang-Fu*-Organen bzw. in Meridianen und Kollateralen ②eine apoplektische Attacke mit Koma, Verkrampften und geballten Fäusten, verursacht durch Eindringen pathogener Hitze in das Körperinnere

热闭心包［rè bì xīn bāo］Hitze invadiert das Perikard.

热痹［rè bì］热毒流注关节或内有蕴热，复感风寒湿邪所致之痹症。症见关节红肿热痛，伴有口渴、发热等症。Arthritis des Hitzetyps —— eine Art der Arthritis, verursacht durch schädliche Hitze oder durch Akkumulation von Hitze und verschlimmert durch das Eindringen von pathogenem Wind, Kälte und Feuchtigkeit, gekennzeichnet durch Schmerzen, Rötung, Hitze und Schwellung der Gelenke und begleitet von Durst und Fieber

热病［rè bìng］①感受外邪以有热症为主的病症。②夏天因炎热引起的暑病。①fiebrige Krankheit —— Die Krankheit wird auf exopathische Faktoren zurückgeführt. Fieber ist hauptsächliches Symptom. ②fiebrige Krankheiten im Sommerbei langer übermäßger Hitze wie Sonnenstich, Hitzschlag, Hitze-Exhaustion

热病伤津［rè bìng shāng jīn］Verbrauch der Körperflüssigkeit verursacht durch fieberhafte Krankheiten.

热病伤阴［rè bìng shāng yīn］*Yin*-Schädigung entsteht durch febrile Krankheiten.

热产［rè chǎn］Geburt bei heißem Wetter

热炽阴伤［rè chì yīn shāng］*Yin*-Verletzung durch Gluthitze *f* 邪入气分，里热壅盛，耗伤阴液而致热结阴亏的病理变化

热喘［rè chuǎn］由肺受热灼所致的喘息，伴有痰多黄稠、烦热、胸满、口渴等症。Dyspnoe vom Hitzetyp —— Dyspnoe aufgrund der Invasion von pathogener Hitze in die Lunge, begleitet von reichlicher, gelblicher und dicker Expektoration, Dysphorie, Fieber, Distension in der Brust und Durst

热疮［rè chuāng］Herpessimplex *m*

热毒［rè dú］schädliche Hitze, toxische Hitze

热毒闭肺［rè dú bì fèi］Syndrom von der Lungenblockade durch Hitze-Toxin *n* 热毒炽盛，阻闭肺气，以发热肢厥，口渴，咳嗽，气粗而喘，胸闷，鼻煽气灼，舌红苔黄，脉数等为常见症的证候

热毒攻喉证［rè dú gōng hóu zhèng］Syndrom vom Eindringen des Hitze-Toxins in den Hals *n* 热毒上攻咽喉，以咽喉红肿疼痛，吞咽困难，甚至溃烂、化脓、口气臭秽、壮热口渴、舌红苔黄、脉数有力等为常见症的证候

热毒攻舌证［rè dú gōng shé zhèng］Syndrom vom Eindringen des Hitze-Toxins auf die Zunge *f* 火热邪毒炽盛，攻犯舌体，以舌体红肿疼痛，或舌体局部红肿高突、疼痛、舌体活动不灵，发热口渴，脉数有力等为常见症的证候

热毒内陷证［rè dú nèi xiàn zhèng］Syndrom vom Eindringen des Hitze-Toxins in den Innenraum *n* 火热毒邪炽盛，内陷脏腑，以壮热口渴，神昏谵语，面色暗红，便秘尿黄，舌红绛，苔黄，脉沉数等为常见症的证候

热毒伤阴证［rè dú shāng yīn zhèng］Syndrom von der *Yin*-Verletzung durch Hitze-Toxin *n* 火热毒邪壅盛，耗伤阴液，以壮热口渴，烦躁不宁，面赤唇焦，少汗或无汗，便结尿黄，舌红绛而干，苔黄少津，脉细数等为常见症的证候

热毒下血［rè dú xià xuè］便血的一种。多因热毒蕴结大肠，迫血妄行所致。症见便血鲜红、腹痛、肛内灼热、口干舌燥。Haematochezia wegen schädlicher Hitze —— eine Art von Hämatochezien. Die Hämorrhagie wird oft durch Akkumulation der schädlichen Hitze im Dickdarm hervorgerufen und manifestiert sich durch hellrote blutige Stühle, Abdominalschmerzen, brennendes Gefühl im Anus und eine trockene Kehle.

热毒壅聚头面证［rè dú yōng jù tóu miàn zhèng］Syndrom der Stagnation des Hitze-Toxins in Kopf und Gesicht *n* 火热疫毒壅结头面部及其关窍，以头面红肿灼热，或颜面生疔疖，烦热口渴，便结尿黄，舌红脉数，甚至壮热、谵语、神昏等为常见症的证候

热呃［rè è］由胃火(热)上逆，或痰火郁遏所致的呃逆。症见呃声连续有力、面赤烦渴、口干舌燥。Hitze-Singultus *m*, Singultus, verursacht durch pathogene Hitze-Singultus, der durch nach oben aufgestoßendes Magen-Feuer (Hitze) oder durch Aufhalten des Schleim-Feuer verursacht wird, gekennzeichnet mit kontinuierlichem, lautem Singultus, rotem Gesicht, Durst sowie Trockenheit des Mundes und der Zunge.

热遏［rè è］Hitzeretension *f* 热邪阻遏于内而难以透泄于外的病理变化

热烦啼［rè fán tí］Hitze-Heulerei *f* —— Ruhelosigkeit als Folge der pathogenen Hitze im Herz-Meridian des Kleinkindes

热痱［rè fèi］→白痦［bái pēi］

热敷［rè fū］用热药使患部产生温热的外敷方法。warmer Umschlag —— Anwendung des wärmeerzeugenden Medikamentes auf die krankhafte Gegend des Körper, um die lokale Temperatur zu erhöhen

热敷疗法［rè fū liáo fǎ］heiße Kompresstherapie *f* 将发热的物体置于身体的患病部位或特定治疗部位，产生温热效果，以防治胃肠疾病、腰腿痛、痛经、冻疮、乳痈的方法

热伏冲任［rè fú chōng rèn］热邪蕴伏于冲脉和任脉的病理现象。临床表现为低热、腰部酸痛、下腹疼痛、子宫出血等。latente Hitze in *Chong*-und Ren-Meridianen —— pathologische Erscheinung durch latente Hitze in Chong-und Ren-Meridianen Symptome: leichtes Fieber, Schwäche und Schmerzen in der Lenden, Unterbauchschmerzen und Uterusblutung

热服［rè fú］Decoctum, das heiß einzunehmen ist

热疳［rè gān］Unterernährung im Kindesalter (Hitze-Typ)

热膈［rè gé］Dysphagia, verursacht durch innere Hitze

热汗［rè hàn］fiebriges Schwitzen

热烘［rè hōng］Erwärmen nach der Anwendung eines Medikamentes (zur Behandlung von chronischem Ekzema und Psoriasis)

热化［rè huà］①寒邪入里化热。②伤寒少阴病，从一身手足逆冷，转化为一身手足尽热的过程。Hitze-Veränderung *f* —— ①der Prozess, bei dem die pathogene Kälte durch Eindringen ins Körperinnere zu Hitze umgewandelt wird ②der Prozess während einer febrilen Erkrankung in *Shaoyin*-Meridian, in welchem die vorerst kalten Extremitäten heiß werden

热化少阴［rè huà shǎo yīn］Hitze passt sich in *Shaoyin* an. 六气分阴阳，热气主少阴

热霍乱［rè huò luàn］wärme Cholera

热积大肠［rè jī dà cháng］Akkumuiation von schädigender Hitze im Dickdarm

热极生风［rè jí shēng fēng］温热病的高热期出现壮热、昏迷、筋脉强急、抽搐，甚则角弓反张等症状。多见于小儿高热惊厥、流行性脑脊髓膜炎、乙型脑炎等。Vorkommen des WindSyndroms bei extremer Hitze (hohem Fieber) —— ein Krankbeitszustand bei epidemischen febrilen Erkrankungen, gekennzeichnet durch hohes Fieber mit Koma, Muskelstarre, Krämpfen oder Opisthotonus, oft beobachtet bei kindlichen Krämpfen als Folge von Fieber sowie bei epidemischer Meningitis und Enzephalitis

热极生寒［rè jí shēng hán］阳热证在一定条件下转化为阴虚证的病理变化。如热性病热极伤阴，阴竭而至阳脱，出现四肢厥冷、大汗淋漓，脉微欲绝的亡阳证。Erscheinen eines Kältesyndroms während extremer Hitze —— ein pathologischer Prozeß, in welchem ein Hitze-Syndrom unter bestimmten Bedingungen sich in ein Kältesyndrom verwandelt, als z. B. der Fall einer febrilen Erkrankung, in welcher die Erschöpfung des *Yin* zum Kollaps des *Yang* führt. Es erscheinen dann *Yang*-Erschöpfungssymtome wie kalte Extremitäten, verschwindender, schwacher Puls und übermäßiges Schwitzen.

热剂［rè jì］性质温热，能治疗寒证的方剂，十二剂之一。wärmendes Rezept —— Verordnung mit wärmender Wirkung für die Behandlung des Kälte-Syndroms, eine der 12 Arten von Verordnungen

热疖［rè jiē］→疖［jiē］

热结［rè jié］Hitzestau *m*

热结旁流［rè jié páng liú］肠中燥屎内结，又见下利纯稀臭水的病变。见于外感热病的阳明腑实证。Verstopfung mit harten Faeces und Abgang von Wasser, durch Hitze verursacht —— ein krankhafter Zustand, gekennzeichnet durch die Ansammlung von trockenen Faeces im Dickdarm mit Abgang von faulem Wasser, zu beobachten bei febrilen Erkrankungen mit Überreaktion der Hohl (*Fu*)-Organedes YongmingMeridians (d. h. des Magens und Dickdarms)

热结膀胱［rè jié páng guāng］伤寒太阳病不解化热入里，瘀热结于膀胱的病理现象。证见尿频、尿急、小便涩痛或短黄、少腹胀满、苔黄、脉数等。Hitze-Ansammlung in der Harnblase —— ein krankhafter Zustand, in welchem der pathogene Faktor einer akuten, febrilen Erkrankung von *Taiyang*-Meridian her zu Innen zieht, sich in Hitze verwandelt und in der Blase akkumuliert. Die Symptome davon sind häufige, dringende Miktion. dunkler Urin, Druck und Völlegefühl im Unterbauch, gelblicher Zungenbelag und beschleunigter Puls.

热结下焦［rè jié xià jiāo］热邪结聚下焦而致大小肠、膀胱功能障碍。症见大便秘结，小便涩痛或尿血，甚则小便硬满拒按、狂躁不安。Hitze-Ansammlung im unteren Erwärmer (*Jiao*) —— ein krankhafter Zustand, verursacht durch pathogene Hitze, die sich in Dünn und Dickdarm und der Hamblase angesammelt hat, gekennzeichnet durch Obstipation, Dysurie oder Hämaturie oder auch Völlegefühl und Druckempfindlichkeit im Unterabdomen sowie Rastlosigkeit

热结胸［rè jié xiōng］→热（实）结胸［rè (shí) jié xiōng］

热厥［rè jué］因热邪过盛、津液受伤，阳气不能正常流通而外达四肢所引起的手足厥冷病症。kalte Extremitäten wegen Hitzeübermaß —— ein krankhafter Zustand, bei welchem pathogene Hitze zum Verbrauch von Körperflüssigkeit führt, was die normale Zirkulation von *Yang-Qi* zu den Extremitäten hin stört

热厥［rè jué］Hitzeinversion *f*

热厥心痛［rè jué xīn tòng］Epigastralgie, verursacht durch übermäßige Hitze

热泪［rè lèi］heiße Träne *f*

热痢［rè lì］表现为热性证候的痢疾。症见身热腹痛、里急后重、痢下赤白、烦渴、小便赤热、舌苔黄腻等。Hitzedysenterie *f* —— Dysenterie mit Hitzesyndrom, gekennzeichnet durch Fieber, abdominelle Koliken, Tenesmen, Diarrhoe mit schleimigem und blutigem Stuhl, starker Durst, Hitzegefühl bei der Miktion von konzentriertem Urin sowie schmutziggelbem Zungenbelag

热淋［rè lín］因湿热蕴结下焦而致的淋证。症见小便短数、热赤涩痛、寒热、腰痛、小腹胀痛等。Dysurie wegen pathogener Hitze-Störung des Wasserlassens, verursacht durch Ansammlung von Hitze —— Nässe im Harntrakt, gekennzeichnet durch häufiges, mit Schmerzen verbundenes rötlichen Urins, Frostgefühl und Fieber, Lumbago, Spannungsgefühl und Schmerzen im Unterbauch.

热秘［rè bì］因热结大肠所致的便秘，伴有身热面赤、恶热喜冷、口舌生疮、口燥唇焦、小便黄赤。Hitze-Obstipation —— Obstipation, verursacht durch Hitze im Dickdarm, begleitet von Fieber, gerötetem Gesicht, Hitze-Aversion und Vorliebe für Kälte, Aphthen, Lippenrhagaden und dunkelbraunem Urin

热呕［rè ǒu］呕吐的一种。多因脾胃积热或热邪犯胃所致。症见食入即吐、面赤、心烦喜冷、口渴便秘、小便黄赤。Hitzeerbrechen *n* —— ein Typ von Erbrechen, verursacht durch Akkumulation von Hitze in Milz und Magen oder durch Invasion von pathogener Hitze im Magen, gekennzeichnet durch Erbrechen sofort nach Nahrungsaufnahme, gerötetes Gesicht, Dysphorie, Vorliebe für Kälte, Durst, Obstipation und dunklen Urin

热痞［rè pǐ］Hitze-Fülle *f*

热迫大肠［rè pò dà cháng］因热邪侵犯大肠所致的急性腹泻。症见腹痛、粪便黄臭、肛门灼热、尿黄短、舌苔黄干。Hitzeinvasion im Dickdarm —— eine pathologische Veränderung, gekennzeichnet durch akute Diarrhoe mit Bauchschmerzen, gelbem, stinkendem Stuhl, Brennen im Anus, dunklem Urin und gelbem Zungenbelag

热气霍乱［rè qì huò luàn］因饮食不当或外感暑热、湿热所致的急性吐泻，伴有腹中绞痛。Cholera morbus, Sommercholera *f* —— eine akute Krankheit mit Erbrechen, Diarrhoe und abdominaler Colica, verursacht durch unpassende Ernähnung oder durch äußere Faktoren wie Sommerhitze oder Feucht-Wärme

热扰胸膈证［rè rǎo xiōng gé zhèng］Syndrom der durch Hitze

bedingten Störungen in Brust und Zwerchfell *n* 热邪扰于胸膈,以胸中烦热、懊侬,发热口渴,躁扰不宁,咳嗽气喘,吐黄痰,舌红苔黄,脉数等为常见症的证候

热入下焦证［rè rù xià jiāo zhèng］Syndrom der Hitzeinvasion ins untere *Jiao n* 温热病邪深入下焦,劫夺肝肾之阴,以身热,手足心热甚于手足背,颧红,口燥咽干,神倦,耳聋,脉虚大,或手足蠕动、瘛疭、舌绛苔少为常见症的证候

热入心包［rè rù xīn bāo］温热病进入营血阶段的证候。表现为高热、神昏谵语、四肢厥逆,或见抽搐。Angriff auf das Perikard durch Hitze —— eine krankhafte Veränderung, in der *Ying*-und *Xue*-System auftretend, während einer akuten febrilen Erkrankung, gekennziechnet durch hohes Fieber, Koma, Delirium, kalte Extremitäten oder Konvulsionen

热入血分［rè rù xuè fèn］热邪侵入血分的病变,为温热病的一个深重阶段,常导致消耗阴血或追血妄行。临床特征为发热夜重、神态昏迷,躁扰不安、或抽搐、斑疹、出血、舌色深绛。Eindringen von Hitze ins Blut(*Xue*)-System —— ein krankhafter Zustand, welcher in ernsten Fällen einer fieberhafter Erkrankung auftritt, wobei pathogene Hitze in dos Blut(Xue)-System vordringt und zu einem Verbranch von Blut oder zu dessen abnormem Fluß führt, charakterisiert durch steigendes Fieber in der Nacht, Beeinträchtigung des Bewußtseins, Unruhe oder Krämpfe, petechiale Hautausschläge, Blutungen und eine tiefrote Zunge

热入血室［rè rù xuè shì］妇女在经期或产后,邪热乘虚侵入血室,与血相搏所出现的病证,症见下腹部或胸胁下硬满、寒热往来,夜晚则胡言乱语、神志异常等。Eindringen von Hitze in die Blut-Kammer —— ein Krankheitszustand, durch die Hitze-Noxe während der Menstruation oder nach der Geburt in die Blutkammer (Uterus) eindringt und sich mit dem Blut verbindete Symptome: Anspannung und Ausdehnung (od. Völlegefühl) im Unterbauch oder in der Brust, abwechselnder Schüttelfrost und Fieber, Delirium und psychische Störungen in der Nacht

热伤肺络［rè shāng fèi luò］肺络被热邪所伤,引起咳血或咯血病变。Verletzung der Lungenblutgefässe durch Hitze —— eine pathologische (Zustands)Veränderung durch Eindringen pathogener Hitze, manifestiert srch durch blutigen Auswurf oder Haemoptoe

热伤津液［rè shāng jīn yè］Verbrauch der Körperflüssigkeit erfolgt durch Hitze.

热伤筋脉［rè shāng jīn mài］因高热或久热灼伤营阴,筋脉失常,而出现四肢拘挛、痿软、瘫痪的病变。Schädigung der Muskeln und Sehnen durch Hitze —— ein krankhafter Zustand, bei welchem langwieriges oder hohes Fieber die Ernährung des Muskelsystems beeinträchtigt und zu Krämpfen, Schlaffheit oder Paresen der Extremitäten führt

热伤气［rè shāng qì］暑热侵入体内导致伤津耗气的病变。Verletzung des *Qi* durch Hitze —— eine krankhafte Veränderung, bei der das Eindringen der Sommerhitze zu einer Beeinträchtigung der Körperflüssigkeit und des *Qi* führt

热伤神明［rè shāng shén míng］热性病高烧而引超的神昏、谵语等意识障碍。mentale Störung wegen Hitze-mentale Störungen wie Koma, Bewußtlosigkeit, Delirium, verursacht durch hohes Fieber während einer febrilen Erkrankung

热深厥深［rè shēn jué shēn］热性病中热邪伤正,阳气被阻抑,不能透达四肢的一种病理表现。其热邪越深伏,则手足厥冷程度越高。Je tiefer die pathogene Hitze, desto kälter die Extremitäten —— eine pathologische Erscheinung während febrilen Erkrankungen, bedingt durch Störung der Körperabwehr aufgrund pathogene-Hitze, welche die Verteilung von *Yang-Qi* in den Extremitäten beeinträchtigt. Darum werden die Extremitäten umso kälter, je tiefer die Hitze in den Körper eindringt

热甚发痉［rè shèn fā jìng］由于热邪壅滞或热甚伤阴,经失濡养所致之痉证。症见壮热、项背强、口噤、手足挛急、腹满便秘,甚则角弓反张、神志不清等。Krampfanfälle aufgrund extremer Hitze —— Krampfanfälle, verursacht durch unangemessene Ernährung der Leitbahnen, zurückzuführen auf eine Ansammlung pathogener Hitze oder Störungen des *Yin* bei Übermaßiger Hitze. Gewöhnlich begleitet wird von hohem Fieber, steifem Nacken, Trismus, Rigidität und Krämpfe in den Extremitäten, abdomineller Distension, Verstopfung und sogar Opisthotonus und Bewußtlosigkeit.

热胜则肿［rè shèng zé zhǒng］阳热偏胜而出现局部的红肿热痛病变。多因火热邪盛、阳气内郁、血脉壅塞所致。überschüssige Hitze, die zu Schwellungen führt —— eine pathologische Veränderung, welche charakterisiert ist durch lokale Rötung, Schwellung, Hitze und Schmerz, hervorgerufen durch hitzebedingte Obstruktion des Flusses von *Yang-Qi* und Blut(*Xue*).

热盛［rè shèng］Hitze-Überschuß *m*, Hitze-Dominanz *f*

热盛动风［rè shèng dòng fēng］Übermäßige Hitze erzeugt Wind

热盛风动［rè shèng fēng dòng］→热极生风［rè jí shēng fēng］

热盛津伤［rè shèng jīn shāng］Beeinträchtigung von Körperflüssigkeiten bei extremer Hitze

热盛气分［rè shèng qì fèn］热邪盛于气分的病理表现。症见壮热不恶寒、心烦、面赤、大汗、大渴、尿黄、便秘、舌苔黄燥、脉洪大等。übermäßige Hitze in der *Qi*-System —— ein krankhafter Zustand, auftretend in der zweiten Phase (*Qi*-System) einer infektiösen febrilen Erkrankung, charakterisiert durch hohes Fieber ohne Schüttelfrost, Dysphorie, gerötetes Gesicht, übermäßiges Schwitzen, unstillbarem Durst, dunklem Urin, Obstipation, gelblichem, trockenem Zungenbelag und vollem Puls

热(实)结胸［rè(shí)jié xiōng］热实邪气结聚于胸中的证候。症见脘腹满、硬痛、发热、烦渴、懊侬、口燥、便闭、脉沉滑等。Hitzeakkummlation in der Brust —— ein krankhafter Zustand, gekennzeichnet durch Beschwerden in der Brust, Völlegefühl und Empfindlichkeit des Epigastriums, Fieber, starken Durst, Sodbrennen, trockenen Mund. Obstipation, tiefen und schlüpfrigen Puls

热嗽［rè sòu］肺部积热所致的咳嗽。常伴有咽喉干痛、痰色黄稠或带血,或伴有发热等。Hitze-Husten *m* —— Husten, verursacht durch Akkumulation von pathogener Hitze in der Lunge, gewöhnlich begleitet von trockner Kehle und Halsschmerzen, dickem gelbem oder blutigem Sputum und manchmal Fieber

热(火)痰［rè(huǒ)tán］①素有痰疾,因饮食辛辣、重裀厚褥及天时郁勃而引发咳喘、痰色黄稠之证。②因痰热所致之痰迷心窍之证。症见痰色黄稠浊,不易吐出,兼见脉洪、面赤、烦热癫狂、懊侬、怔忡、口干唇燥等症。Hitze-Schleim *m* —— ①ein Schleimsyndrom, hervorgerufen durch scharfes Essen, zu warme Beleleielang oder zu heißem Wetter, gekennzeichnet durch Dyspnoe und Husten mit dickem, gelbem Auswurf ②Störung des Bewußtseins oder geistige Verwirrung, verursacht durch Hitze —— Schleim, gekennzeichnet durch gelbes zähes Sputum, das nur mit Mühe ausgehustet werden kann, überblutender Puls (Hongmai), rotes Gesicht, nervöse Unruhe, Manie, Sodbrennen, Palpitationen, trockenen Mund und Lippen

热啼［rè tí］→热(夜)啼［rè(yè)tí］

热微厥微［rè wēi jué wēi］Mildere Hitze führt zur leichteren Kälte der Extremitäten. 厥微热微邪热深伏,阳气内郁,阴阳之气不相顺接,热郁轻而肢厥微的病理变化

热无犯热［rè wú fàn rè］在炎夏。如无寒证,不宜使用热

药。Medikamente von heißer Natur sollten nicht bei heißem Wetter verabreicht werden. außer bei einem Kältesyndrom.

热痫［rè xián］内有积热引起的痫证，多见于小儿。症见腰背强直、手足抽掣、鼻里作声、壮热啼哭。Hitze-Typ der Epilepsie —— verursacht durch die innere Ansammlung von Hitze, gewöhnlich zu beobachten bei Kindern, erkennbar an Rumpfstarre, Gliedspannen, lautem Atmen, hohes Fieber und Weinen

热陷心包［rè xiàn xīn bāo］Hitzeinvasion in den Herzbeutel 热邪内陷，炼液为痰，痰热闭阻，扰乱神明的病理变化

热哮［rè xiào］由痰热内积，肺气受阻所致的哮喘。症见喘急、痰鸣声、痰色黄稠、胸膈烦闷、面赤有汗、口渴喜饮等。Hitze-Asthma *n* —— Asthma, bedingt durch Hitze-Schleimretention, welche das Lungen-*Qi* behindert, gekennzeichnet durch Dyspnoe, Keuchen, dickes, gelbes Sputum, Druck in der Brust, gerötetes Gesicht, Schwitzen, Durst und das Bedürfnis zum Trinken

热邪［rè xié］pathogene Hitze, Hitzenoxe *f*

热邪传里［rè xié chuán lǐ］热邪不从表解而入里的病变过程。症见发热更甚、目赤、胸中烦闷、口渴引饮、烦躁，甚则谵语、大便秘结、脉数。Übertragung pathogener Hitze nach innen —— ein pathologischer Prozess, der in Gang kommt, wenn die pathogene Hitze nicht an der Körperoberfiäche freigesetzt wurde. Die Symptome, welche das Vordringen der Hitze ins Inhere anzeigen sind: steigendes Fieber, hochrote Augen, Unwohlsein in der Brust, unstillbarer Durst. nevöse Unruhe und sogar Delirium, Obstipation und beschleunigter Puls

热邪内结［rè xié nèi jié］Akkumulation der Hitze im Inneren

热邪伤阴［rè xié shāng yīn］schädigenden Einfluß auf *Yin* von der pathogenen Hitze haben

热邪阻肺［rè xié zǔ fèi］热邪壅阻于肺而发生高热喘咳的病变。主要症状为发热、咳嗽、痰稠黄或带血，甚则呼吸迫促、胸胁作痛、舌边尖红、苔黄干、脉洪数或弦数。Retention von pathogener Hitze in der Lunge —— ein krankhafter Zustand, gekennzeichnet durch Fieber, Husten, zähes gelbes Sputum, dem auch Blut beigemischt sein kann, und sogar Dyspnoe, Brustschmerzen, gerötete Zungenspitze und-seite mit trockenem gelbem Belag, kräftigen oder straffen und beschleunigten Puls

热泻（泄）［rè xiè (xiè)］因热迫大肠所致的泄泻。症见肠鸣腹痛、痛泻阵作、泻下稠粘（或注泻如水或泻下完谷）、肛门灼痛、口渴喜冷、脉数等。Hitzedurchfall *m* —— ein krankhafter Zustand, verursacht durch Invasion von Hitze im Dickdarm, gekennzeichnet durch vermehrte Borborygmen, paroxysmale Diarrhoe mit Bauchschmerzen, schleimigen oder wässrigen Stuhl oder mit unverdaulicher Nahrang, brennende Schmerzen im Anus, Durst und Vorliebe für kalte Getränke sowie beschleunigten Puls

热心痛［rè xīn tòng］Epigastralgie, verursacht durch Hitze

热（性）［rè (xìng)］四气之一 heiße Eigenschaft von Droge —— ein von vier Eigenschaften der Drogen

热罨法［rè yǎn fǎ］→热敷［rè fū］

热药［rè yào］Arzneimittel mit Hitze-Charakter

热（夜）啼［rè (yè) tí］krankhaftes nächtliches Schreien beim Kind infolge der Hitze, die das Herz befallen hat

热夜啼［rè yè tí］Weinen in der Nacht aufgrund der HItzeeinwirkung *n*

热因热用［rè yīn rè yòng］治法之一。以热药治疗真寒假热。Behandlung der Pseudo-Hitze mit warmen Heilmitteln —— eine der Heilmethoden, mit der ein Kälte-Syndrom, das von Pseudohitzeerscheinungen begleitet wird, mit warmen oder heißen Heilmitteln behandelt wird

热郁（遏）［rè yù (è)］六郁之一。由肝气郁结而化热所致。症见头痛、口干口苦、情绪急躁、胸闷胁胀、吞酸、便秘、小便短赤，或目赤耳鸣、脉弦数等。Hitze-Stagnation *f* —— eine der sechs Stagnationsarten, bei der das akkumulierte und festgehaltene Leber-*Qi* sich in Hitze verwandelt, wodurch Symptome erscheinen wie Kopfschmerzen, trockener Mund und bitterer Geschmack, Beunruhigung und Angstlichkeit, Unwohlsein und Druck in Brust und Epigastrium, Saure-Regurgitation, Obstipation, spärlicher, dunkler Urin, gerätete Augen, Tinnitus, beschleunigter und straffer Puls

热熨［rè yùn］将药物加热后，以布包裹，熨于肌表。Kompresse mit heißem Heilmittel —— Zuerst wird das Heilmittel gewärmt und in einem Tuch gepackt, dann auf die Haut gelegt.

热胀［rè zhàng］Flatulenz *f*, verursacht durch Hitze

热瘴［rè zhàng］warme miasmatische Malaria *f*

热者寒之［rè zhě hán zhī］Hitzesyndrom wird mit Medikamenten von kühlem und kaltem Charakter behandelt.

热证［rè zhèng］由热邪侵袭或阳气亢盛而引起的热性证候。多见于传染性疾病以及阳盛或身体机能代谢活动过度亢盛所致之疾病。表现为身热、烦躁、面目红赤、咽燥口干、唇红而干、渴喜冷饮、大便秘结、小便短赤、舌质红、苔干黄或干黑、脉数等。Hitze-Syndrom *n* —— krankhafter Zustand, hervorgerufen durch pathogene Hitze oder Hyperaktivität des *Yang-Qi* u. a. vorkommend bei Infektionskrankheiten und solchen Krankheiten, welche durch eine abnormale Hyperaktivität des Körpers verursacht sind. Symptome: Fieber, Unruhe, rotes Gesicht, Kongestion der Augen in den Skleren, trockener Mund und Kehle, rote, trockene Lippen, Durst mit dem Verlangen nach kalten Getränken, Obstipation, geringer, dunkler Urin, rote Zunge mit trockenem, braunem oder schwarzem Belag und schneller Puls

热中［rè zhōng］①指善饥能食，小便多的病证；或指多饮数溲之证；亦指消瘅 ②热邪郁于胃而出现黄疸的证候。③由于饮食不节、劳倦复损伤脾胃所致的气虚火旺之证。Hitze im Mittel-Jiao —— ① ein krankhafter Zustand, charakterisiert durch Polyphagie und Polyurie. oder Polydipsie und Polyurie auch im Zusammenhang mit Diabetes mellitus ②ein krankhafter Zustand mit Ikteras, verursacht durch Akkumulation von pathogener Hitze im Magen ③ ein krankhafter Zustand, gekennzeichnet durch *Qi*-Mangel und exzessives Feuer, verarsacht durch Störung in Milz und Magen durch unangemessene Ernährung und Überanstrengung

热灼肾阴［rè zhuó shèn yīn］肾阴被热邪所耗伤的病变，多见于温病后期。症见低热、手足心灼热、口干、耳聋、舌光绛干瘦、脉细数等。Verbrauch von Nieren-*Yin* durch Hitze —— ein Krankheitszustand, bei dem *Yin*-Flüssigkeit der Niere durch pathogene Hitze verbraucht wird, gewöhnlich im fortgeschrittenen Stadium von epidemischen fieberhaften Erkrankungen zu beobachten. Er manifestiert sich in leicht erhöhter Temperatur, Hitze-Empfindung an Handflächen und Fußsohlen, trockenem Mund, Beeinträchtigung des Hörvermögens, trockener, tiefroter, nicht belegter Zunge sowie fadenförmigem, schnellem Puls

REN 人忍任妊

rén 人

人胞［rén bāo］Plazenta *f*

人背复位［rén bēi fù wèi］将患者负于术者背上，使其身体某部回复正常位置的操作法。auf dem Rücken tragende Reposition —— Körperteile des Patienten beim Tragen auf dem Rücken des Operateurs

人痘接种［rén dòu jiē zhòng］古代使用天花痘痂接触皮肤或鼻腔粘膜以获免疫的接种法。Variolation beim Menschen —— eine Methode der Variolation in alten Zeiten durch Auftragen von getrockneter oder aufgeweichter Krasten

kleiner Pockenwunden auf einen Hautkratzer oder die Nasensschleimhaut eines gesunden Kinder
人工牛黄［rén gōng niú huáng］功似牛黄。künstlicher Rindergallenstein, Calculus bovis factitius —— ein gelbbraunes Pulver mit ähnlicher Wirkung wie natürliche Rindergallenstein
人参［rén shēn］根入药。用于补气固脱、补肺益脾、生津安神。Ginseng *m*, Radix Ginseng —— Verwendet wird getrocknete Wurzel des Panax ginseng (Araliaceae). Heilwirkung: Stärkung der vitalen Energie, Linderung der Fahnen-flucht, Kräftigung der Lungen und der Milz, Sekretionssteigerung der Körperflüssigkeit, Behebung innerer Unruhe
人参败毒散［rén shēn bài dú sǎn］→败毒散［bài dù sǎn］
人参花［rén shēn huā］花入药。泡茶饮，有兴奋作用。Blüte des Ginsengs. Flos Ginseng —— Verwendet wird die getrocknete Blüte von Panax ginseng (Araliaceae). Heilwirkung: stimulierend (als Aufguß)
人参芦［rén shēn lú］根茎入药。用于涌吐、升阳。Rhizoma Ginseng —— Verwendet wird getrocknetes Rhizom von Panax ginseng (Araliaceae). Heilwirkung: Erbrechen erzeugend, *Yang*-Energie verstärkend
人参汤［rén shēn tāng］成分与主治同理中丸。Renshen *Tang Ginseng-Dekokt n* —— Indikationen: siehe 理中丸［lǐ zhōng wán］
人参须［rén shēn xū］须根入药。用于益气、生津、止泻。Faserwurzel des Ginsengs, Radix Ginseng Fibrosa —— Verwendet wird getrocknete Faserwurzel des Panax ginseng (Araliaceae). Heilwirkung: Verstärkung des *Qi*, Förderung der Sekretion und Durststillung, Wirksamkeit gegen Diarrhoe
人参养营汤［rén shēn yǎng yíng tāng］成分：十全大补汤去川芎，加五味子、远志、陈皮、生姜、大枣。主治：气血不足，症见心悸、失眠等。*Renshen Yangying Tang*, die *Yin*-Energie nährendes Dekokt mit Ginseng —— Indikationen: Palpitation, Schlaflosigkeit infolge des *Qi* und Blutmangels
人参叶［rén shēn yè］叶入药。用于生津、祛暑、降虚火。Blatt des Ginsengs. Folium Ginseng —— Verwendet wird getrocknetes Blatt von Panax ginseng (Araliaceae). Heilwirkung: Steigerung der Flüssigkeitsproduktion, Beseitigung von Sommerhitze, Unterdrückung des durch Defizit erzeugten Feuers
人参子［rén shēn zǐ］干果入药。用于表疹发痘。Fructus Ginseng —— Verwendet wird getrocknete Frucht des Panax ginseng (Araliaceae). Heilwirkung: zum Vorantreiben von Hautausschlag
人事不省［rén shì bù xǐng］→神昏［shén hūn］
人迎［rén yíng］穴位。主治：高血压、哮喘、甲状腺肿大、发音困难等。*Renying* (ST9) —— Akupunkturpunkt. Indikationen: Hypertension, Asthma, Goiter (Kropf), Dysphonia
人迎脉［rén yíng mài］脉位于结喉旁两侧颈总动脉搏动处。*Renyin*-Puls *m* —— Pulsation der Arteria carotis communis lateral zum Kehlkopf
人中［rén zhōng］①鼻唇沟。②穴位。主治：中风、休克、癫痫、面肿。急性腰扭伤等。①Nasolabialfurche *f*, Philtrum *n* ②*Renzhong* (GV 26) —— Akupunkturpunkt. Indikationen: Apoplexie (Schlaganfall), Schock, Epilepsie, Gesichtsödem, akute Verletzung im Taillen (unteren Rückenbereich)
人中疔［rén zhōng dīng］Furunkel am Philtrum

rěn 忍

忍冬花［rěn dōng huā］→金银花［jīn yín huā］
忍冬藤［rěn dōng téng］根茎入药。清经络之热，治急性风湿关节炎。Stengel des japanischen Geißblatt, Caulis Lonicerae —— Verwendet wird getrocknete Stengel von Lonicera japonica (Caprifoliaceae). Heilwirkung: gegen schädliche Hitze im Meridian, zur Behandlung akuter rheumatischer Gelenkschmerzen

rèn 任妊

任脉［rèn mài］奇经八脉之一。起于盆腔，出于会阴部，上至前阴，沿腹部正中线，通过脐部，上至胸部、颈部，至下唇中央，由此分为左右两支止于眼部。在循行过程中和诸阴经相联系。本经有病时，主要有疝气、赤白带、腹内肿块、胸腹部内脏的机能失调、元气虚弱等病症。Ren-Meridian *m* —— einer der 8 außerordentlichen Meridianen, beginnt in der Beckenhöhle, tritt am Perineum hervor, verläuft zur Schamgegend entlang der Mittellinie der Körpervorderseite über den Nabel zu Brust, Hals und der Mitte der Unterlippe, wo er sich in zwei Zweige aufteilt und endet an den Augen. In seinem Verlauf verbindet er sich mit allen *Yin*-Meridianen. Bei einer Erkrankung ergeben sich folgende Symptome: Hernia. Leukorrhagie mit weißlichem oder blutigem Ausfluß, Masse im Bauch, Dysfunktionen der Brustorgane und der Bauchorgane und allgemeine Schwäche.
妊娠(子)［rèn shēn (zǐ)］Schwangerschaft *f*, Gestation *f*, Empfängnis *f*
妊娠喘［rè shēn chuǎn］Schwangerschaftsasthma *n*
妊娠疮疡［rèn shēn chuāng yáng］Infektion der Haut in der Schwangerschaft
妊娠毒药伤胎［rèn shēn dú yào shāng tāi］Schädigung des Fötus durch Gifte während der Schwangerschaft
妊娠恶阻［rèn shēn è zǔ］Schwangerschaftserbrechen *n*
妊娠风痉［rèn shēn fēng jìng］→子痫(冒)［zǐ xián (mào)］
妊娠腹痛［rèn shēn fù tòng］→胞阻［bāo zǔ］
妊娠咳嗽［rèn shēn ké sòu］Husten während der Schwangerschaft
妊娠脉［rèn shēn mài］孕妇的一种脉象。常见滑象。bei Schwangeren zn beobachtender, meistens gleitender Puls
妊娠尿血［rèn shēn niào xuè］Hämaturie in der Schwangerschaft
妊娠呕吐［rèn shēn ǒu tù］Erbrechen in der Schwangerschaft *n*
妊娠偏嗜［rèn shēn piān shì］Eßsucht während der Schwangerschaft
妊娠失音［rèn shēn shī yīn］→子瘖(喑)［zǐ yīn (yīn)］
妊娠水肿［rèn shēn shuǐ zhǒng］→子肿［zǐ zhǒng］
妊娠痫证［rén shēn xián zhèng］→子痫(冒)［zǐ xián (mào)］
妊娠药忌［rèn shēn yào jì］kontraindizierte Medikamente in der Schwangerschaft
妊娠遗尿［rèn shēn yí niào］Schwangerschaftsenuresis *f*, Schwangerschaftsuroklepsis *f*
妊娠音哑［rèn shēn yīn yǎ］Heiserkeit in der Schwangerschaft
妊娠月［rèn shēn yuè］Schwangerschaftsmonate *m pl*
妊娠中风［rèn shēn zhòng fēng］in der Schwangerschaft von Wind —— Noxe befallen sein, Schwangerschaftsapoplexie *f*
妊娠肿胀［rèn shēn zhǒng zhàng］Schwangerschaftsödem *n*

RI 日

rì 日

日晡发(潮)热［rì bū fā (cháo) rè］Nachmittagsfieber *n*, hektisches Fieber
日晒疮［rì shài chuāng］Sonnenbrand *m*, Dermatitis solaris *f*
日月［rì yuè］穴位。主治：胆囊炎、胆囊结石、肝炎、呕吐等。*Riyue* (GB24) —— Akupunkturpunkt. Indikationen: Gallenblasenentzündung (Cholecystitis), Gallenstein (Cholelithiasis), Hepatitis, Erbrechen

RONG 荣容

róng 荣容

荣枯老嫩［róng kū lǎo nèn］望舌质的基本内容之一。舌体荣润,表明津液充足;舌体干枯,表明津液已伤;坚敛苍老,多属实证;浮肿娇嫩,多属虚证。Feuchtigkeit, Trockenheit, Härte, Schwammigkeit des Zungenkörpers —— ein Teil der grundlegenden Aussagen bei der Inspektion der Zunge: Eine feuchte Zunge zeigt Überfülle von Körperflüssigkeit an, eine trockene Zunge Verbrauch von Körperflüssigkeit, eine ausgedörrte, verhärtete Zunge weist oft auf ein Übermaß-Syndrom hin. Eine gequollene Zunge von zarter Konsistenz beobachtet man gewöhnlich bei einem Mangelsyndrom.

荣舌［róng shé］glänzende Zunge *f* 舌有光彩,红活,润泽而有血色,为津足有神的舌象

容平［róng píng］Stimmung von Reifung und Mäßigung im Herbst *f*

ROU　柔揉肉

róu　柔揉

柔肝［róu gān］使用滋养阴血的方药治疗肝阴血不足之法。适用于视力减退、两眼干涩、夜盲、头晕耳鸣、唇及指甲淡白、口干津少、脉细弱等。Ernährung der Leber —— eine Therapie, die *Yin*-Energie und Blut vermehrende Arzneien benutzt, um das Syndrom des *Yin*-und Blut-Defizits zu behandeln. Es ist brauchbar für beeinträchtigte Sehkraft, Trockenheit in den Augen, Nachtblindheit, Schwindel, Ohrensausen, blasse Lippen und Nagelbetter, den Mangel an Speichel und die Trockenheit im Mund, feinen und schwachen Puls.

柔肝止痛［róu gān zhǐ tòng］die Leber ernähren, am Schmerzen zn stillen

柔痉(痓)［róu jìng (cì)］热性病,发热出汗,并伴有颈项强急、手足抽搐,甚至角弓反张等。Starre mit Schwitzen —— ein Zustand bei epidemischen fiebrigen Krankheiten mit Schwitzen, gekennzeichnet von Halsstarre, Krämpfen in den Gliedmaßen und in ernsten Fällen sogar von Opisthotonus

揉法［róu fǎ］→拨(络)法［bō (luò) fǎ］

ròu　肉

肉［ròu］四维之一。Muskel *m* —— eine der vier Arten von Geweben

肉痹［ròu bì］→肌(肉)痹［jī (ròu) bì］

肉刺［ròu cì］Clavus *m*, Hühnerauge *n*

肉苁蓉［ròu cōng róng］肉质茎入药。用于补肾壮阳、润肠通便。Herba Cistanchis —— Verwendet wird der getrocknete fleischige Stengel der Cistanche deserticola (Orobanchaceae). Heilwirkung: Nieren stärkend, *Yang* kräftigend, durch Erhöhung der Darmfeuchtigkeit auch abführend

肉豆蔻［ròu dòu kòu］种子入药。用于温中行气、涩肠止泻。Muskatnuß *f*, Semen Myristicae —— Verwendet wird Samen der Myristica fragrans (Myristicaceae). Heilwirkung: Mitte (Milz und Magen) wärmend, den *Qi*-Fluß anregend, den Darm stabilisierend, d. h. Diarrhoe beendigend

肉分［ròu fèn］→肌(肉)腠［jī (ròu) còu］

肉桂［ròu guì］树皮入药。用于补肾阳、暖脾胃、除积冷、通血脉。Rinde des Gewürz-Zimtbaums, Cortex Cinnamomi —— Verwendet wird getrocknete Rinde von Cinnamomum cassia (Lauraceae). Heilwirkung: Nieren-*Yang* stärkend, Milz und Magen wärmend, gegen angesammelte innere Kälte und mangelnde Durchgängigkeit der Blutgefäße

肉极［ròu jí］六极之一。表现为肌肉消瘦、面色萎黄等。Erschöpfung des Fleisches —— eine der sechs Arten von Erschöpfung, charakterisiert durch Abmagerung und fahles Aussehen

肉苛［ròu kē］Taubheitsgefühl des Muskels *n*

肉瘤［ròu liú］瘤的一种。瘤体软,无痛感,推之可移,相当于脂肪瘤或肌纤维瘤。fleischiger Tumor —— ein Tumor von weicher Beschaffenheit. schmerzlos und beweglich, einzuordnen unter die Myofibrome und Lipome

肉轮［ròu lún］五轮之一。系指眼睑。Fleisch-Ring *m*, Orbiculus ciliavis —— einer von fünf Augenringen an den Augenliden

肉人［ròu rén］wohlbeleibte Person *f* 属肥胖体质。皮肉结实,体型宽大

肉烁［ròu shuò］Muskelauszehrung *f*

肉脱［ròu tuō］Emaziation *f*

肉痿［ròu wěi］痿证的一种。多因热邪犯脾而肌肉失养,或湿邪伤及肌肉所致。症见肌肉麻痹,甚或四肢不能举动。Muskelatrophie *f* —— eine atrophische Veränderung, sich zeigend als Parese oder sogar Paralyse der Extremitäten, meistens verursacht durch Invasion von pathogener Hitze in die Milz, was zum Muskelschwund führt. Die Schädigung des Muskels ist verursacht durch pathogene Feuchtigkeit.

肉瘿［ròu yǐng］颈部肿块,在喉结两旁,按之不痛,软如棉或硬如馒,可伴有性情急躁、心悸胸闷以及月经不调,类于突眼性甲状腺肿或甲状腺腺瘤。fleischige Stroma, Kropf *m* —— eine weiche oder harte schmerzlose Beule im Hals auf beiden Seiten des Adamsapfels, oft begleitet von Reizbarkeit, Herzklopfen, Brustbeschwerden oder Menstruationsstörungen in Zusammenhang mit der Vergrößerung der Schilddrüse bei der Basedow-Krankheit und beim Schilddrüsenadenom

肉硬［ròu yìng］五硬之一。Muskelrigidität bei den Kindern —— eine von fünf Arten der Rigidität

RU　如儒濡乳入蓐褥

rú　如儒濡

如法炮制［rú fǎ páo zhì］Präparation des Medikaments nach der vorgeschriebenen Methode

如疟［rú nüè］类似疟疾的证候,但发热无定时,脉不弦。malariaähnlich (es Fieber) —— Wechselfieber wie Malaria, aber ohne regelmäßige Paroxysmus und straffen Puls

如丧神守［rú sàng shén shǒu］里热炽盛所致的神志不清、烦躁不安、胡言乱语等症。Geistesgestörtheit *f* —— Bewußtseinsstörungen, Ruhelosigkeit, Delirium, hervorgerufen durch ein Übermaß an innerer Hitze

如银白障［rú yín bái zhàng］→白内障［bái nèi zhàng］

儒门事亲［rú mén shì qīn］金·张子和撰,详述汗、吐、下三法和对多种疾病的临床经验。*Kongfuzi's* Pflichte lhren Eltern gegenüber —— ein Buch über 3 Behandlungsmethoden: *Han* (Schwitzen), *Tu* (Erbrechen), *Xia* (Abführen) einschließlich klinische Erfahrungen des Autors, geschrieben von *Zhang Zihe* in der *Jin*-Dynastie

儒医［rú yī］通谙医学文献的学者、医生。konfuzianische Arzte —— Arzte oder Gelehrte, die sehr viele medizinische Literatur gelesen haben

儒脉［rú mài］脉来浮而细软,轻按可以触知,重按反不明显。多见于湿证、虚证。saufter Puls —— ein Puls, der bei leichter Berührung oberflächlich, zart und nachgiebig angefühlt wird, aber schwach bei starkem Druck, gewöhnlich bei Fällen von Feuchtigkeit oder Mangelsyndromen zu sehen

濡泄［rú xiè］→湿(濡、洞)泄［shī (rú, dòng) xiè］

濡泻［rú xiè］aufgeweichter Durchfall *m* 湿泻大便次数增多而溏薄或泻下如水

rǔ　乳

乳吹［rǔ chuī］akute Mastitis

乳鹅［rǔ é］Mandelentzündung *f*, Tonsillitis *f*

乳蛾(鹅)［rǔ é(é)］Tonsillitis *f*
乳发［rǔ fā］suppurative Mastitis
乳房疼痛［rǔ fáng téng tòng］Brustschmerz *m*
乳疳［rǔ gān］乳部所发生疮肿或结块。经年不愈,或腐去半截,包括乳癌、乳腺结核等。Nekrose der Brust —— Jahrelang dauerndes Ulcus oder Nekrosegewebe der Brust, einschließlich Karzinoma und Tuberkulose der Brustdrüse
乳根［rǔ gēn］穴位。主治:少乳、乳腺炎。*Rugen*(ST18)—— Akupunkturpunkt. Indikationen: Agalaktie, Mastitis
乳核［rǔ hé］→乳(中结)核［rǔ(zhōng jié) hé］
乳(中结)核［rǔ(zhōng jié) hé］可见于乳痨、乳岩等病。Knoten in der Brust-Mammatuberkulose oder Mammakarzinoma
乳(奶)积［rǔ(nǎi) jī］Indigestion von Milch bei Säugling
乳疖［rǔ jiē］Furunkel an der Brust
乳疽［rǔ jū］①tief liegender Mammaabszeß ②Brustphlegmone *f*
乳痨(痰)［rǔ láo(tán)］①乳房结核 ②小儿消耗性疾病。乳儿断乳前后之营养不良及佝偻病的统称。①Mammatuberkulose *f* ②infantile verbrauchende Krankheit —— gemeinsamer Name der Mangelernährung und Rachitis vor oder nach dem Abstillen des Brustkindes
乳疬［rǔ lì］①Gynäkomastie *f* ②Pubertätsmastitis *f*
乳漏［rǔ lòu］Mammafistula *f*
乳(头)瘘［rǔ(tóu) lòu］Fistula mammae, Fistel an der Brustwarze
乳衄［rǔ nǜ］Brustwarzenblutung *f*
乳癖［rǔ pǐ］乳房中生肿块,呈结节状。质硬无痛,推之可移,皮色不变。类于乳腺增生及乳腺良性肿瘤。Knötchen in der Brustdrüse —— Knötchen in der Brustdrüse, hart, schmerzlos, und verschiebbar ohne Verfärbung der Hautoberfläche, einschließlich cystischer Hyperplasie und gutartigen Tumors der Brustdrüse
乳泣(溢)［rǔ qì(yì)］Galaktorrhoe *f*
乳食不节［rǔ shí bu jié］unangemessenes Füttern des Säuglings
乳食积滞［rǔ shí jī zhì］→乳(奶)积［rǔ(nǎi) jī］
乳嗽［rǔ sòu］→百晬(内)嗽［bǎi zuì(nèi) sòu］
乳粟［rǔ sù］→乳岩(粟)［rǔ yán(sù)］
乳痰［rǔ tán］→乳痨(痰)［rǔ láo(tán)］①
乳头风［rǔ tóu fēng］Fissur der Brustdrüsenwarze
乳头破碎(裂)［rǔ tóu pò suì(liè)］Rhagaden der Brustwarze
乳细［rǔ xì］Pulverisation *f*, das Arzneimittel zu feinem Pulver zerreiben
乳香［rǔ xiāng］树胶脂入药。用于活血、止痛、生肌。Resina Olibani —— Verwendet wird Gummi-Harz, gewonnen aus der Boswellia carterii und weiteren Boswellia Arterii (Anacardiaceae). Heilwirkung: Kreislauf belebend, Schmerzen lindernd, Regeneration des Gewebes fördernd
乳癣［rǔ xuǎn］→奶癣［nǎi xuǎn］
乳岩(粟)［rǔ yán(sù)］Mammakarzinoma *n*
乳溢［rǔ yì］→乳泣(溢)［rǔ qì(yì)］
乳痈［rǔ yōng］akute Mastitis
乳晕［rǔ yùn］Areola mammae
乳(奶)汁［rǔ(nǎi) zhī］Muttermilch *f*
乳汁不行［rǔ zhī bù xíng］Agalaktie *f*
乳汁不通［rǔ zhī bù tōng］Galaktostasis *f*
乳汁不足［rǔ zhī bù zú］→缺乳［quē rǔ］
乳汁自出［rǔ zhī zì chū］→乳泣(溢)［rǔ qì(yì)］
乳汁自涌［rǔ zhī zì yǒng］Galaktorrhoe *f*, Muttermilchabsonderung *f*
乳中［rǔ zhōng］穴位。禁针禁灸。*Ruzhong*(ST17)—— einer der Punkte, an denen sowohl Akupunktur als anch Moxibustion kontraindiziert sind
乳肿［rǔ zhǒng］Schwellung der Brust

rù 入蓐褥

入臼［rù jiù］用手法使关节复位。Reposition einer Verrenkung —— durch manuelle Reposition
蓐风［rù fēng］puerperaler Tetanus
蓐劳［rù láo］因产后耗伤气血,调理失宜,感受风寒,或思虑忧劳等引起的虚羸、倦怠、头昏、头痛、盗汗、咳嗽、胸中痞满、消化不良等症。postpartale Schwäche —— die Schwäche, Müdigkeit, Schwindel, Kopfschmerzen, Nachtschweiß, Husten, Völlegefühl in der Brust und Dyspepsie wegen des Verlustes von *Qi* und Blut, falscher Pflege, der Ansteckung an der Wind-Kälte oder übermäßiges Bedenkens nach der Geburt
褥(席)疮［rù(xí) chuāng］Decubitus *m*

RUAN 软

ruǎn 软

软骨［ruǎn gǔ］以药物使梗于咽喉食道之骨性异物变软,使落至胃。Weichmachen der Gräte —— Behandlung einer in Hals oder Speiseröhre steckengebliebenen Gräte, indem man sie medikamentös aufweicht und so in den Magen gleiten läßt
软坚［ruǎn jiān］harte Masse erweichend
软坚除满［ruǎn jiān chú mǎn］用咸寒性昧的药物来通导大便,消除腹满。trockenen Stuhl weichmachen und Flatulenz beseitigen —— eine Therapie, bei der salzige, kalte Medikamente verabreicht werden, um die Darmperistaltik zn fördern und abdominale Völle zu beseitigen
软坚利咽［ruǎn jiān lì yān］harte Masse erweichend und rauhen Hals lindernd
软坚散结［ruǎn jiān sàn jié］用消痰化瘀、软坚散结等药物,治疗痰浊、瘀血停滞而形成的腹内肿块。Erweichung der Härte und Vertreibung der Masse die harten Klumpen auflösen —— Therapie um die durch akkumulierten Schleim und Blutstau bedingte Geschwulste zu beseitigen, indem schleimlösende, Blutstase behebende und geschwulstauflösende Medikamente appliziert werden
软瘫［ruǎn tān］Erschlaffungs-Paralyse *f*

RUI 蕤锐

ruí 蕤

蕤仁［ruí rén］果核入药。用于养肝明目。Nux Prinsepiae —— Verwendet wird der getrocknete Kern der Prinsepia uniflora (Rosaceae). Heilwirkung: Versorgung der Leber, Verbesserung der Sehkraft

ruì 锐

锐毒［ruì dú］Karbunkel in der rechten Mastoidregion
锐疽［ruì jū］Karbunkel in der Kokzygealregion
锐眦［ruì zì］Kanthus lateralis (temporalis), äußerer Augenwinkel

RUN 润

rùn 润

润肠通便［rùn cháng tōng biàn］Darm lösend, um Stuhl zu defäkieren
润肺［rùn fèi］用甘寒滋润性药物治疗以干咳、咯血、鼻咽干燥或咽喉掀痛、音嘶、口干而渴、舌红苔白而干为特征的肺燥证的方法。Lungen befeuchten —— eine therapeutische Methode, die süßschmerckende, kalte und feuchte Arzneien mit anfeuchtender Wirkung, um das Lungentrockenheit-Syndrom zu kurieren, bei dem es zu trockenem Husten, Bluthusten, Trockenheit in Nase und Hals, Halsschmerzen,

Heiserkeit, trockenden Mund und Durst sowie geröte Zunge und trockene weiße Zungenbelag mit weißem, trockenem Belag kommt

润肺(燥)化痰［rùn fèi (zào) huà tán］养阴润肺药、化痰药同用,以治疗燥痰证的方法。适用于咳嗽痰稠而难以咯出、咽喉干燥、苔黄而干等。die Lungen befeuchten und das Sputum auflösten —— eine therapeutische Methode, die die *Yin* ernährenden, Lungen befeuchtenden und Sputumauflösenden Arzneien gleichzeitig benutzt, um das Syndrom des trocknen Sputums zu behandeln, das gekennzeichnet ist durch Husten mit dickem, schwer abzuhustendem Sputum, Trockenheit im Hals und trockenen, gelblichen Zungenbelag

润肺滑肠［rùn fèi huá cháng］die Lungen befeuchten, um Darm zu lösen

润肺下气［rùn fèi xià qì］die Lungen befeuchten, um den umgekehrten *Qi*-Strom nach unten zu sinken

润肺养阴［rùn fèi yǎng yīn］die Lungen befeuehten und *Yin* ernähren

润肺止咳［rùn fèi zhǐ ké］die Lungen befeuchten, um Husten zu stillen

润苔［rùn tái］feuchter Belag *m*

润五脏［rùn wǔ zàng］Befeuchten der Eingeweide (*Zang*-Organe)

润下［rùn xià］den Darm gleitfähig machen (und so den Stuhlgang fördern), Befeuchtungslaxation *f*

润下剂［rùn xià jì］schmierendes Abführmittel *n*

润血止血［rùn xuè zhǐ xuè］das Blut befeuchten, um Blutung zu stillen

润燥［rùn zào］用滋润药以治疗燥证的方法。Trockenheit befeuchten —— eine Therapie, bei der Medikamente mit nässender Wirkung angewendet werden, um Krankheitszustand zu behandeln, den durch pathologische Trockenheit verursacht wurden

润燥腐腻［rùn zào fǔ nì］望舌苔的基本内容之一。舌苔润泽,说明津液充足或兼湿邪;舌苔干燥,属阴津已伤;腐苔,属胃浊上泛;舌粘腻,多属痰湿或食积。Feuchtigkeit, Trockenheit, Fäulnis und Fettigkeit (des Zungenbelags) —— ein fundamentaler Bestandteil der Zungendiagnostik. Ein feuchter Belag zeigt ein Übermaß von Körperflüssigkeit oder das Vorhandensein von pathogener Nässe, ein trockener Belag Verbrauch von Körperflüssigkeit, ein fauliger Belag Aufsteigen von trüben Magenbestandteilen, ein fettiger und schleimiger Belag das Vorhandensein von Phlegma-Nässe oder Retention von unverdauter Nahrung an

润燥化痰［rùn zào huà tán］Befeuchtung der Trockenheit und Lösung des Schleims

润燥剂［rùn zào jì］Mittel zur Befeuchtung der Trockenheit *n*

润燥降气［rùn zào jiàng qì］Befeuchtung der Trockenheit und Herabsenkung des *Qi*

润燥止咳［rùn zào zhǐ ké］Befeuchtung der Trockenheit und Stillung des Hustens

润燥止渴［rùn zào zhǐ kě］Befeuchtung der Trockenheit und Löschung der Durst

RUO 弱焫

ruò 弱焫

弱脉［ruò mài］脉来极软而沉细。见于气血不足的虚证。schwächliche Puls, schwache Puls —— Nachgiebiger, dünner, zugleich tiefliegender Puls tritt bei Defizitsyndrom von *Qi* und Blutmangel auf.

焫［ruò］Stimulationstherapie mit warmer Nadel

S

SA 洒

sǎ 洒

洒淅恶寒［sǎ xī wù hán］Aversion gegen Kälte mit dem Gefühl, als ob kaltes Wasser den Körper herunterlaufe

SAI 腮塞

sāi 腮塞

腮［sāi］Backe *f*, Wange *f*

腮肿［sāi zhǒng］→痄腮［zhà sāi］

腮肿焮燃［sāi zhǒng xìn rán］Patotiditis mit brennendem Gefühl

塞法［sāi fǎ］将药粉用棉花或纱布包扎紧，或用栓剂塞入鼻、阴道、肛内等处，以达治疗目的的方法。Einschiebungsmethode *f*—— eine therapeutische Methode, bei der Arzneipulver in Baumwolle, in Gaze oder in Zäpfchen eingepackt, in die Nase, Vagina oder den After eingeschoben wird

塞因塞用［sāi yīn sāi yòng］运用滋补法治疗某些表象是塞，而实是虚的病证的反治方法。例如，用补脾药治疗因脾虚所致的腹部胀满，用养血药物治疗因气血虚所致的月经不通等。Behandlung von Blockaden durch Tonisieren —— eine therapeutische Methode zur Behandlung von Mangelerkrankungen mit Obstruktionssymptomen, z. B. abdominale Blähungen, die durch Hypofunktion der Milz verursacht sind, oder Amenorrhoe durch *Qi*-und Blutmangel sollten mit die Milz tonisierenden und Blut ernährenden Medikamenten behandelt werden

SAN 三散散

sān 三

(三黄)石膏汤［(sān huáng) shí gāo tāng］成分：石膏、黄连、黄柏、茯苓、淡豆豉、栀子、麻黄。主治：外感表证未解而里热已盛。*Sanhuang Shigao Tang*, Dekokt von drei gelben Drogen und Gips —— Indikationen: Innere Hitze überwiegt, während äußere Syndrome noch nicht gelöst sind.

三(丛,聚)毛［sān (cóng, jù) máo］聚生于大趾第一节背面皮肤的汗毛。Haarklumpen *m* —— Haare, die dicht auf der Haut der dorsalen Seite des proximalen Gliedes der großen Zehe

三白草［sān bái cǎo］根茎或全株入药。用于清热解毒、利水消肿。Rhizoma seu Herba Saururi —— Verwendet wird getrocknetes Rhizom oder ganzes Kraut von Saururus chinensis (Saururaceae). Heilwirkung: Fieber senkend, entgiftend, diuretisch und Schwellung vertreibend

三板疗法［sān bǎn liáo］推板、腿板、斜板三种推拿手法。Massage mit drei Arten von Schienen —— eine Manipulation der Massage mit Fingerstoßbrett, Beinbrett und Schiefbrett für Störungen von Rückgrat und unterem Glied

三宝［sān bǎo］即精、气、神。drei wesentliche Elemente —— Essenz, *Qi* und Aufbaukraft

三痹［sān bì］行痹、痛痹、着痹三种痹证的合称。drei Typen von Arthralgie —— ein Sammelbegriff für Arthralgie oder Arthritis mit wandernden, schweren bzw. fesfen Schmerz en

三部九候［sān bù jiǔ hòu］①寸、关、尺三部，每部有浮、中、沉三候，合称三部九候。②古代诊脉方法之一。把人体分成头部、上肢、下肢三部，每部各有上、中、下动脉，在这些部位诊脉，即额动脉(太阳)，耳前动脉(耳门)，颊动脉(地仓、大迎)，手太阴肺经动脉(寸口)，手少阴心经动脉(神门)，手阳明大肠经动脉(合谷)，足厥阴肝经动脉(五里或太冲)，足太阴脾经动脉(箕门)配足阳明胃经动脉(冲阳)，足少阴肾经动脉(太谿)。drei Stellen und neun Arten von Pulsfühlen —— ①Die am Handgelenk über der Arteria radialis gelegenen drei Pulse werden in *Cun*, *Guan* und *Chi* eingeteilt. Jede Stelle davon wird mit drei unterschiedlichen Drucksgraden, nämlich leicht, mittelmäßig und hart gefühlt werden. Die drei Pulse an den drei Stellen haben deshalb insgesamte neun Arten von Pulsfühlen. ②eine Methode der Diagnose durch Pulsfühlen in alten Zeiten Chinas, bei der Pulse auf drei Teilen des Körpers, nämlich dem Kopf, den oberen und den unteren Gliedern gefühlt werden. In jedem der drei Teile werden drei Arterien geprüft: A. temporalis am Punkt *Taiyang* (EX-HN5), A. anricularis am Punkt *Ermen* (SJ21), A. buccalis am Punkt *Dicang* (ST4) und *Daying* (ST5), A. radialis am Punkt *Cunkou*, A. Ulnaris am Punkt *Shenmen* (HT7), Puls am Punkt Hegu (LÌ), Puls am Punkt Wuli (LR10) oder *Taichong* (LR3), Puls am Punkt *Jimen* (SP11) und *Chongyang* (ST42) uud A. tibialis posterior am Punkt *Taixi* (KI3).

三叉苦［sān chā kǔ］枝叶入药。用于清热解毒、消炎止痛。Folium et Ramulus Evodiae Leptae —— Verwendet werden getrockneter Ast und getrocknetes Blatt von Evodia lepta (Rutaceae) als ein Antipyretikum, Entgiftungsmittel, Antiphlogistikum und ein Analgetikum

三虫病［sān chóng bìng］长虫病、赤虫病、蛲虫病的合称。Drei-Intestinalparasitose —— ein Kollektivum für Askariasis, Taeniasis und Oxyuriasis

三春柳［sān chūn liǔ］→西河柳［xī hé liǔ］

三刺［sān cì］→齐刺［qí cì］

三点挤压法［sān diǎn jǐ yā fǎ］在成角移位骨折的相对三个点上，同时相对用力，以纠正成角畸形的方法。Dreipunktdruckmethode *f* —— eine Methode zur Korrektur einer winkligen Verschiebung der Fraktur, bei der die drei Punkte der winkligen Verschiebung gleichzeitig gedrückt werden

三法［sān fǎ］汗、吐、下三种治法。drei Heilmethoden —— schweißtreibende, erbrechenerregende und abführende Methode

三伏［sān fú］①初伏、中伏、末伏，通称三伏，是一年中气候最炎热的时候。从夏至后第二十一到二十九天开始入伏，十天为一伏，共三十天。②三伏天的第三期(末伏)。①drei Perioden von Hundstagen —— die dreimal zehn Tage der heißesten Zeit im Hochsommer, die an einem Tag des Zeitraums vom 21. bis zum 29. nach der Sommersonnenwende beginnen ②die letzten zehn der dreißig Hundstage

三关［sān guān］风关、气关、命关的合称。用于观察小儿食指掌面所呈现的浅表静脉形色来推断病情。只见于风关者病浅易治，愈趋远端则病情愈重。drei Pässe —— eine Sammelbezeichnung für Wind-Paß (das proximale Glied des Zeigefingers), *Qi*-Paß (das mittlere) und Leben-Paß (das distale), die zur Beobachtung der oberflächlichen Venen der Innenfläche des Zeigefingers der Kleinkinder dienen. Wenn die Venen nur am Wind-Paß sichtbar ist, zeigt sich milde Krankheit und ist leicht zu heilen. Je ferner sich die Venen erstrecken, desto schlimmer ist der Fall.

三间［sān jiān］穴位。主治：牙痛、咽炎、眼痛、手背及指红肿等。*Sanjian*（LI3）—— Akupunkturpunkt, Indikationen: Zahnschmeren, Halsentzündung, Augenschmerzen, Rötung und Schwellung von Handrücken und Fingern

三焦［sān jiāo］六腑之一，即上、中、下焦。上焦包括心肺，中焦包括脾胃，下焦包括肝、肾、膀胱、小肠、大肠。三焦的功能是体内脏腑功能的综合，又是气和水液运行通路。*Sanjiao*, drei *Jiao*, drei Körperhöhle —— eines der sechs *Fu*-Organe, das die drei Körperhohlteile sind, nämlich der obere Teil des Leibes einschließlich der Lunge und des Herzens, der mittlere Teil des Leibes einschließlich der Milz und des Magens und der untere einschließlich der Leber, der Nieren, der Harnblase, des Dünn-und Dickdarms. Die Funktion von *Sanjiao* repräsentiert die Addition der Funktion aller *Zang*-und *Fu*-Organe. *Sanjiao* ist auch die Passage von *Qi* und Flüssigkeiten.

三焦辨证［sān jiāo biàn zhèng］温病辨证方法之一。是吴鞠通根据温热病转变情况，划分为上焦、中焦、下焦三个阶段，并作为辨证施治的提纲。Krankheit analysieren und differenzieren gemäß den pathologischen Änderungen der drei Körperhohlteile —— eine von *Wu Jutong* entwickelte und als eine Richtlinie zur Differenzierung von Syndromen für Behandlung von epidemischen febrilen Krankheiten angewendete Methode, mit der der Verlauf der Krankheit in drei Phasen vom Ober-zum Mittel-und Unter-*Jiao* eingeteilt wird

三焦病［sān jiāo bìng］六腑病变之一。主要为气化失常，水液代谢障碍。症见腹部胀痛，少腹更甚，小便不利，甚则气喘，肿胀。若三焦气虚则见短气、腹寒胀、泄泻、遗尿等。Erkrankungen von *Sanjiao* —— Eine der sechs *Fu*-Erkrankungen, verursacht durch Dysfunktion von *Sanjiao* mit Störung des Wassermetabolismus, gekennzeichnet durch Völlegefühl im Bauch, besonders im Unterbauch, Oligurie, Ödem und manchmal Dyspnoe, bzw. durch Kurzatmigkeit, Kältesensation im Abdomen, Diarrhoe und Harninkontinenz im Falle von Mangel an *Sanjiao-Qi*

三焦病机［sān jiāo bìng jī］Pathogenese von Drei *Jiao* 温病上、中、下三角病变的机制

三焦经［sān jiāo jīng］手少阳三焦经的简称。*Sanjiao*-Meridian *m* —— Abkürzung für den *Sanjiao*-Meridian von Hand-*Shaoyang*

三焦咳［sān jiāo ké］邪滞三焦，咳而腹满，不欲饮食的病证。*Sanjiao*-Husten *m* —— Husten mit Völlegefühl im Bauch und Anorexie durch Verweilen von pathogenen Faktoren in *Sanjiao*

三焦湿热［sān jiāo shī rè］Feuchtigkeit-Hitze in Drai *Jiao f* 湿热弥漫，累及上、中、下三焦的病理变化

三焦实热［sān jiāo shí rè］上、中、下三焦同现实热的病证。上焦实热可见胸膈闷瞀、额汗出、口舌干、嗌干、喘满，中焦实热可见腹痛胀满、不吐不下，下焦实热可大小便不通或下利脓血。Hitze in *Sanjiao* von Übermaßtyp —— Hitzesyndrom von Übermaßtyp gleichzeitig in allen drei Teilen von *Sanjiao*, das mit Symptomen exzessiver Hitze in Ober-*Jiao* wie Brustbeklemmung, Schwitzen an der Stirn, trockener Zunge, geschwollener Kehle, Dyspnoe mit Symptomen in Mittel-*Jiao* wie Schmerzen und Völlegefühl des Bauches ohne Erbrechen oder Stuhlgang; mit Symptomen in Unter-*Jiao* wie Obstipation, Harnverhalten oder Diarrhoe mit purulentem und blutigem Stuhl einhergeht

三焦虚寒［sān jiāo xū hán］上、中、下三焦同现虚寒的病证。上焦虚寒可见精神不守、气短不足、语声不扬，中焦虚寒可见腹痛喜按、肠鸣洞泻，下焦虚寒可见大便洞泄、小便清长或遗尿。Kätesyndrom in *Sanjiao* von Mangeltyp —— Kältesyndrom von Mangeltyp gleichzeitig in allen drei Teilen von *Sanjiao*, das mit Symptomen im Ober-*Jiao* wie Lustlosigkeit, Kurzatmigkeit und Schwacher Stimme, mit Symptomen im Mittel-*Jiao* wie abdominalen Schmerzen, die sich durch Druck lindern lassen, vermehrtem Darmgeräusch und chronischer Diarrhoe und mit Symptomen im Unter-*Jiao* wie Polyurie, Enuresis und chronischer Diarrhoe einhergeht

三焦俞［sān jiāo shù］穴位。主治：胃炎、肠炎、肾炎、遗尿等。*Sanjiaoshu*（BL22）—— Akupunkturpunkt. Indikationen: Gastritis, Enteritis, Nephritis und Enuresis

三角窝［sān jiǎo wō］*Sanjiaowo*（TG）, dreieckige Fossa *f*

三颗针［sān kē zhēn］根入药。用于清热燥湿、泻火解毒。Radix Berberidis —— Verwendet wird Wurzel von Berberis soulieana, B. wilsonae, B. poiretii oder B. vernae（Berberidaceae）. Heilwirkung: Hitze und Feuchtigkeit vertreibend, intensive Hitze ausscheidend und entgiftend

三棱［sān léng］块茎入药。用于破瘀通经、行气消积。Rhizoma Sparganii —— Verwendet wird getrocknetes Rhizom von Sparganium stoloniferum（Sparganiaceae）. Heilwirkung: Blutstauung zerstreuend, Obstruktion der Meridiane vertreibend, den *Qi*-Fluß fördernd und Stagnation beseitigend

三棱针［sān léng zhēn］针尖三面有刃呈三角形的针。临床用于点刺放血。Dreikantnadel *f* —— eine Akupunkturnadel mit einem Kopf und drei scharfen Klingen für schnelle Punktur und Aderlaß

三妙散［sān miào sǎn］成分：苍术、黄柏、槟榔。主治：外用治脐中出水及湿疹。*Sanmiao San*, Pulver von Drei Wunderbarea Arzneien —— äußerlich gebraucht für Nabelekzem und dünnen Ausfluß aus dem Nabel

三妙丸［sǎn miào wán］成分：黄柏、苍术、川牛膝。主治：湿热下注所致之腰膝关节疼痛。*Sanmiao Wan*, Pille von Drei Wunderbaren Drogen —— Indikationen: Schmerzen in der Lumbalgegend und in den Kniegelenken infolge von Abwärtsfluß pathogener Feuchtigkeit-Hitze

三拗汤［sān ào tāng］成分：麻黄、杏仁、甘草、生姜。主治：外感风寒、咳嗽等症。Sanao Tang, Dekokt von drei rohen Drogen —— Indikationen: Krankheit durch Befall von Wind-Kälte mit Husten

三品［sān pǐn］古代药物分类法。当时将认为无毒可久服、多服不致损害机体的列为上品；无毒或毒性不大可以治病补虚的列为中品；有毒不能长期服用，但能退寒热、除邪气的列为下品。drei Klassen von Arzneien —— eine alte Klassifikation von Arzneien gemäß ihrer Toxizität. Erste Klasse-Spitzenarzneien, die ungiftig, langfristig und in einer großen Dosis einzunehmen sind; mittlere Klasse-Arzneien, die ungiftig oder wenig giftig sind und auch zur Tonisierung gebraucht werden können; untere Klasse-Arzneien, die giftig sind und nicht langfristig aber zum Vertreiben von pathogener Kälte und Hitze verwendet werden können.

三七［sān qī］根入药。用于止血，散瘀、止痛。Radix Notoginseng —— Verwendet wird getrocknete Wurzel von Panax notoginseng（Araliaceae）. Heilwirkung: blutstillend, Blutstauung zerstreuend, und schmerzstillend

三仁汤［sān rén tāng］成分：杏仁、滑石、苡仁、厚朴、白蔻仁、半夏、竹叶。主治：湿温初起、湿邪偏重者 *Sanren Tang*, Dekokt von Drei Arten von Samen —— Indikationen: Anfangsstadium von infektiöser febriler Krankheit infolge schwerer Feuchtigkeit

三日疟［sān rì nuè］Malaria quartana *f*, Quartanfieber *n*

三物白散［sān wù bái sǎn］成分：桔梗、巴豆、贝母。主治：寒实结胸、痰涎壅盛、喉痹。*Sanwu Baisan*, Weißes Pulver von Drei Arzneien —— Indikationen: übermäßiges und dünnes Sputum durch Verhaltung pathogener Kälte in der Brust, Pharyngitis

三物备急丸［sān wù bèi jí wán］成分：大黄、巴豆霜、干姜。主治：寒邪积滞阻于肠胃所致之心腹突然胀痛，甚至昏厥。*Sanwu Beiji Wan*, Pille von Drei Arzneien für Erstehilfe —— Indikationen: plötzlicher Ausbruch von Schmerzen und Ausdehnung in der Magengrube und im Bauch und sogar von Ohnmacht infolge der Akkumulation pathogener Kälte im Magen und in den Därmen

三物香薷饮［sān wù xiāng rú yǐn］→香薷散（饮）［xiāng rú sǎn (yǐn)］

三陷证［sān xiàn zhèng］外科疮疡毒邪陷里的三种危重证候：火陷、干陷、虚陷。Drei Typen von Eindringen von pyogenem Agens —— Klassifikation von Pyämie nach traditioneller chinesischer Medizin, nämlich drei kritische Zustände, die in Geschwür und Furunkeln gesehen sind, in denen die pyogenen Agenzien ins Innere des Körpers eindringen. Sie sind: Feuertyp, hauptsächlich verursacht durch Übermaß von pathogener Hitze-und Erschöpfung von Körperflüssigkeit; Trockenheitstyp, hauptsächlich verursacht durch Erschöpfung von *Yin*-Essenz; *Qi*-Typ, hauptsächlich verursacht durch Erschöpfung von *Qi* und Blut der Milz und der Nieren

三消［sān xiāo］上消、中消、下消的合称。详见各词目。Drei Typen vom Diabetes —— ein Sammelbegriff für Diabetes im Bezug auf Ober-, Mittel-und Unter-*Xiao*

三阳病［sān yáng bìng］太阳病、阳明病、少阳病的合称。参见各词目。Erkrankung der drei *Yang*-Meridiane —— ein Sammelbegriff für die Erkrankung von *Taiyang*, die von *Yangming* und die von *Shaoyang*

三阳合病［sān yáng hé bìng］太阳与少阳经之邪热同入阳明经，出现阳明经邪热独盛之证，如身热、口渴、汗出、腹部胀满、身倦沉重、口不知味、神昏谵语、小便失禁等。Erkrankung, die alle drei *Yang*-Meridiane begrifft —— ein krankhafter Zustand durch Transmission pathogener Hitze vom *Taiyang*-und *Shaoyang*-Meridian gemeinsam in den *Yangming*-Meridian mit einem ausgeprägten Hitzesyndrom im *Yangming*-Meridian, gekennzeichnet durch hohes Fieber, Durst, Schwitzen, abdominale Blähungen, Trägheit und Schweregefühl im ganzen Körper, Appetitlosigkeit, Delirium und Urininkontinenz

三阳经［sān yáng jīng］阳明经、太阳经、少阳经的合称。drei *Yang*-Meridiane —— eine Sammelbezeichnung für den *Yangming*-Meridian, den *Taiyang*-Meridian und den *Shaoyang*-Meridian

三阳络［sān yáng luò］穴位。主治：耳聋、失音、臂痛等。*Sanyangluo* (SJ8) —— Akupunkturpunkt. Indikationen: Taubheit, Aphonie, Armschmerz

三因［sān yīn］病因分类法之一。将病因分为三类：内因、外因、不内外因。drei Kategorien von ätiologischen Faktoren —— eine der ätiologischen Klassifikationen, bei der die Krankheitsursachen in drei Kategorien eingeteilt werden: endopathische, exopathische und nicht-endo-exopathische Faktoren

三因极一病证方论［sān yīn jí yī bìng zhèng fāng lùn］简称《三因方》。陈言撰(1174)。书中将疾病原因分为三类：外因、内因、不内外因，并按类附方。Für die Drei Kategorien von pathogenen Faktoren der Krankheit bestimmte Rezepte —— ein Buch, das auch unter dem abgekürzten Titel "*San Yin Fang*" bekannt ist, wurde von *Chen Yan* im Jahre 1174 geschrieben. Der Autor klassifizierte in diesem Buch alle Krankheitsursachen in drei Kategorien, nämlich exogene, endogene und nicht-endo-exogene Faktoren. Auf dieser Weise wurden auch Rezepte entsprechend geordnet.

三因学说［sān yīn xué shuō］Theorie über drei Kategorien der Krankheitsursachen *f* 宋代陈无择关于中医病因分类的理论：六淫为外因，七情为内因，饮食所伤、劳倦过度、外伤、虫兽伤、溺水等为不内不外因

三阴病［sān yīn bìng］太阴病、少阴病、厥阴病的合称。详见各该词目。Erkrankungen der drei *Yin*-Meridiane —— ein Sammelbegriff für die *Taiyin*-Krankheit, die *Shaoyin*-Krankheit und die *Jueyin*-Krankheit

三阴交［sān yīn jiāo］穴位。主治：泌尿生殖系疾患、神经衰弱、水肿、糖尿病等。*Sanyinjiao* (SP6) —— Akupunkturpunkt. Indikationen: Erkrankungen des urogenitalen Systems, Neurasthenie, Ödem, Diabetes

三阴经［sān yīn jīng］少阴经、太阴经、厥阴经的合称。drei *Yin*-Meridiane —— ein Sammelbegriff für den *Taiyin*-, den *Shaoyin*-und den *Jueyin*-Meridian

三阴痉［sān yīn jìng］痉病出现三阴经症状者，即兼见头摇口噤(属厥阴)、四肢不收、发热腹痛(属太阴)、闭目嗜睡(属少阴)。Konvulsion mit Symptomen von drei *Yin*-Meridianen —— Konvulsion, die oft begleitet wird mit Kopfschüteln und Kieferklemme (Symptomen des *Jueyin*-Meridians); Streckkrampf, Fieber und abdominalen Schmerzen (Symptomen des *Taiyin*-Meridians); geschlossenen Augen und Schläfrigkeit (Symptomen des *Shaoyin*-Meridians)

三阴疟［sān yīn nüè］①即三日疟。②在夜里发作的疟疾。③疟疾发作在处暑后冬至前之三日疟。Drei-*Yin*-Malaria *f* —— ①Malaria quartana, Quartanfieber *n* ②Malaria mit Fieber und Schüttelfrost in der Nacht ③Malaria quartana, die nach dem "Ende der Hitze" (der 14. Sonnenwende) und vor dem Wintersonnenwende auftritt

三子养亲汤［sān zǐ yǎng qīn tāng］成分：苏子、白芥子、莱菔子。主治：咳嗽、气逆、食少、痰多。*Sanzi Yangqin* Tang, Dekokt von Drei Arten von Samen für alte Menschen —— Indikationen: Husten mit Dyspnoe, profuses Sputum und Anorxie

sǎn 散

散刺［sǎn cì］针刺手法之一。散在性地针刺。verstreuter Nadelstich —— eine Maniputation der Akupunktur an einigen Punkten rings um bestimmtes Gebiet

散剂［sǎn jì］研成粉末的药物，供内服或外用。Pulver *n*, pulverförmiges Medikament —— ein Präparat, das gepulvert wird und kann sowohl oral als auch äußerlich angewendet werden

散乱［sǎn luàn］练气功中杂念纷纭，不易入静。geistige Zerfahrenheit —— Störung der mentalen Aktivität, die einen beim *QiGong* hindert, ruhig bleiben zu können

散脉［sǎn mài］脉象散而不聚，轻按有分散零乱之感，而且无力；重按则触不到脉动，主元气耗散。见于垂危证候。verstreuter Puls —— ein Puls, der schwach, verstreut und bei leichtem Druck fühlbar ist und bei starkem Druck ver schwindet. Der Puls ist in kritischen Fällen gesehen und ein Anzeichen für Erschöpfung von *Qi*.

sàn 散

散法［sàn fǎ］Manipulation mit Dispergieren *f* 以掌根部着力于体表，腕部作快速摆动的手法

散寒除湿［sàn hán chú shī］Kälte zerstreuen und Feuchtigkeit beseitigen

散寒化饮［sàn hán huà yǐn］Zerstreuung der Kälte und Lösung der Flüssigkeitsretention 用性味辛温，具有散寒化饮作用的方药，治疗寒饮内停证的治法

散寒平喘［sàn hán píng chuǎn］Kälte vertreiben und Asthma stillen

散寒祛湿［sàn hán qū shī］Kälte und Feuchtigkeit vertreiben

散寒通阳［sàn hán tōng yáng］Kälte aus der Körperoberfläche vertreiben und den Fluß von *Yang-Qi* fördern

散寒温肾［sàn hán wēn shèn］Kälte vertreiben und die Niere

erwärmen
散寒止呕［sàn hán zhǐ ǒu］Kälte vertreiben, um Erbrechen zu stillen
散寒止痛［sàn hán zhǐ tòng］Kälte vertreiben und Schmerz stillen
散结［sàn jié］Akkumulation von pathogenen Faktoren vertreiben, Lumpen (wie Furunkel, Lymphadenitis oder Massen) lösen, Massen zum Rückgang bringen
散结通络［sàn jié tōng luò］Obstruktion von Meridianen beseitigen und Masse lösen
散结消癥［sàn jié xiāo zhēng］Masse auflösend
散结止痛［sàn jié zhǐ tòng］Akkumulation von pathogenen Faktoren vertreiben und Schmerz stillen
散饮止呕［sàn yǐn zhǐ ǒu］zur Stillung von Erbrechen und Verbreibung von Flüssigkeitsretention
散壅化痰［sàn yōng huà tán］Stauung vertreiben und Schleim lösen
散瘀［sàn yū］Blutstauung vertreiben
散瘀活血［sàn yū huó xuè］Blutstauung vertreiben und Blutkreislauf aktivieren
散瘀舒筋［sàn yū shū jīn］按摩手法之一。可消除血肿、松解软组织。eine Manipulation von Massage, die zum Vertreiben des Hämatoms und zur Entspannung der Muskulatur angewendet wird
散瘀消肿［sàn yū xiāo zhǒng］Blutstauung vertreiben und Schwellung zum Rückgang bringen
散者收之［sàn zhě shōu zhī］Behandlung der Dispersion mit Adstringenzien *f*
散阵［sàn zhèn］Ansammlung von den Diaphorese fördernden Heilmitteln *f* 解表剂
散中有收［sàn zhōng yǒu shōu］Adstringens zur Entlastung des äußeren Syndroms *m*

SANG 桑

sāng 桑

桑白皮［sāng bái pí］根皮入药。用于泻肺平喘，利水降压。innere Wurzelrinde des Weißen Maulbeerbaums, Cortex Mori Radicis —— Verwendet wird getrocknete Wurzelrinde von Morus alba (Moraceae). Heilwirkung: Hitze aus der Lunge austreibend, Asthma stillend, Harn treibend und Hypertonie senkend
桑寄生［sāng jì shēng］带叶茎枝入药。用于祛风湿、养血安胎、降血压。parasitische Riemenblume. Ramulus Loranthi —— Verwendet wird getrockneter blättriger Stengel und Zweig von Loranthus parasiticus (Loranthaceae). Heilwirkung: Rheumatismus vertreibend, Hypertonie senkend, Blutbildung fördernd und Fehlgeburt verhütend
桑菊饮［sāng jú yǐn］成分：桑叶、菊花、桔梗、连翘、杏仁、薄荷、甘草、芦根。主治：外感风热咳嗽、头痛、轻度发热等症。*Sang Ju Yin*, Dekokt von Maulbeerblatt und Chrysanthemenblüte —— Indikationen: durch exogene pathogene Wind-Hitze verursachte Erkrankung mit Husten, Kopfschmerzen und leichtem Fieber als Symptomen
桑木灸［sāng mù jiǔ］Maulbeerbaummoxibustion *f*
桑螵蛸［sāng piāo xiāo］卵块入药。用于补肾助阳、固精缩尿。Eierklotz der Gottesanbeterin, Oötheca Mantidis —— Verwendet wird Eierklotz von Tenodera sinensis, Statilia maculata oder Hierodula patellifera (Mantidae). Heilwirkung: die Nieren und *Yang* stärkend, spontanen Samenfluß und Polyurie zurückhaltend
桑螵蛸散［sāng piāo xiāo sǎn］成分：桑螵蛸、远志、菖蒲、龙骨、党参、茯神、当归、龟板。主治：心肾两虚所致的尿频、遗尿、遗精等症。*Sangpiaoxiao San*, Pulver von Eierklotz der Gottesanbeterin —— Indikationen: Pollakisurie, Enuresis und Pollution durch Schwäche des Herzens und der Nieren
桑椹［sāng shèn］果入药。用于滋补肝肾、养血、生精。Maulbeere *f*, Fructus Mori —— Verwendet wird getrocknete Frueht von Morus alba (Moraceae). Heilwirkung: die Leber und Nieren stärkend, das Blut und die Essenz ernährend
桑杏汤［sāng xìng tāng］成分：桑叶、杏仁、沙参、浙贝母、淡豆豉、栀子、梨皮。主治：外感燥热、干咳无痰、头痛口渴等症。*Sang Xing Tang* Dekokt von Maulbeerblatt und Mandel —— Indikationen: Erkrankung infolge exogener pathogener Trockenhitze mit trockenem Husten, Kopfschmerzen und Durst
桑叶［sāng yè］叶入药。用于疏风清热、清肝明目。Maulbeerbaumblatt *n*, Folium Mori —— Verwendet wird getrocknetes Blart von Morus alba (Moraceae). Heilwirkung: Wind zerstreuend, Hitze aus der Leber austreibend und Sehkraft stärkend
桑枝［sāng zhī］干燥嫩枝入药。用于祛风湿、通经络、利水便、降血压。Zweig des Maulbeerbaums, Ramulus Mori —— Verwendet wird getrockneter junger Zweig von Morus alba (Moraceae). Heilwirkung: Rheumatismus vertreibend, Obstruktion der Meridiane beseitigend, diuretisch und Hypertension senkend

SAO 搔

sāo 搔

搔伤［sāo shāng］Kratzenverletzung *f*

SE 色涩塞

sè 色涩塞

色悴［sè cuì］气血亏损、面色憔悴无华的病容。常见于慢性病人。bleiche Komplexion —— ein krankhafter Zustand infolge von Mangel an *Qi* und Blut, gewöhnlich gesehen im chronischen Krankheitsfall
色脉合参［sè mài hé cān］把病人脉象和病色变化互相参照，进行全面分析，以推断病情的诊断方法。Rücksicht sowohl auf Pulszustand noch auf Gesichtsfarbe —— eine diagnostische Methode der Untersuchung von Pulszustand und Gesichtsfarbe zusammen zur zusammenfassenden Analyse und Feststellung eines Krankheitszustands
色随气华［sè suí qì huá］Veränderung der Gesichtsfarbe reflektiert den Zustand von *Qi*.
色诊［sè zhěn］Untersuchung gemäß der Hautfarbe
涩肠［sè cháng］Darm adstringieren, um Diarrhoe zu stillen
涩肠止痢［sè cháng zhǐ lì］Dysenterie mit Adstringentia stillen
涩肠止泻［sè cháng zhǐ xiè］Durchfall mit Adstringentia stillen
涩剂［sè jì］具有收涩作用的方剂，常用以治疗多汗、遗精、久泻等。十剂之一。adstringierendes Rezept —— ein Rezept, das adstringierende Wirkung hat, und oft bei der Behandlung von übermäßigem Schweißausbruch, spontanem Samenfluß und chronischer Diarrhoe benutzt wird, eins der zehn Arten von Rezepten
涩精［sè jīng］Samenfluß hemmen
涩精止带［sè jīnq zhǐ dài］spontanen Samenfluß oder Leukorrhoe stillen
涩可固脱［sè kě gù tuō］Kollapsverhinderung mit Adstringenzien *f*
涩可去脱［sè kě qù tuō］Kollapsverhinderung mit Adstringenzien *f*
涩脉［sè mài］脉动往来不流利，如轻刀刮竹之状。主气滞血瘀、津液亏损。hemmender Puls —— schwacher, fadenförmiger und ungleichmäßiger Puls, der befühlt wird,

als ob man Bambus mit einem Messer kratzte. Der Puls ist ein Anzeichen für Mangel an Blut, Essenz und Flüssigkeit oder für Stagnation von *Qi* und Blutstauung.

塞兑［sè duì］气功锻炼中指轻合嘴。Mund schließen —— eine Fertigkeit bei *Qigong*-Übung

SHA 杀沙砂痧

shā 杀沙砂痧

杀虫［shā chóng］①Insektizid *n*, Parasiten vernichten ②Darmwürmer vernichten

杀虫消疳［shā chóng xiāo gān］Vernichten von Parasiten zur Beseitigung der Mangelernährung *f* 用具有杀虫健脾消积作用的方药，治疗虫积所致疳积的治法

杀虫止痒［shā chóng zhǐ yǎng］Parasiten vernichten und Juckreiz stillen

杀胎［shā tāi］Abtreibung *f*

杀血心痛［shā xuè xīn tòng］Präkordialschmerz infolge von Metrorrhagie

沙棘［shā jí］果入药。用于止咳祛痰、消食化滞、活血散瘀。Fructus Hippophae —— Verwendet wird getrocknete reife Frucht der Hippophae rhamnoides (Elaeagnaceae). Heilwirkung: Husten stillend, Schleim austreibend, Verdauung fördernd, den Blutfluß belebend und Blutstauung zerstreuend

沙参［shā shēn］①→南沙参［nán shā shēn］②→北沙参［běi shā shēn］

沙参麦冬汤［shā shēn mài dōng tāng］成分：沙参、麦冬、玉竹、甘草、桑叶、扁豆、天花粉。主治：燥伤肺胃、津液亏损而致咽干、口渴、干咳等症。*Shashen Maidong Tang*, Dekokt von Becherglocke und Schlangenbart —— Indikationen: Trockengefühl im Hals, Durst, trockener Husten infolge von Schädigung der Lunge und des Magens durch pathogene Trockenheit und infolge von Mangel und Verlust von Körperflüssigkeit

沙虱病［shā shī bìng］Scrub-Typhus *m*, Tsutsugamushi-Fieber *n*

沙苑子［shā yuàn zǐ］种子入药。用于补益肝肾、固精明目。Semen Astragali Complanati —— Verwendet wird Samen von Astragalus complanatus (Leguminosae). Heilwirkung: die Leber und die Nieren stärkend, Spermatorrhoe aufhaltend und Augen klärend

沙枣［shā zǎo］果入药。用于健脾止泻。Frucht von schmalblättriger Olweide, Fructus Elaeagni Angustifoliae —— Verwendet wird getrocknete reife Frucht von Elaeagnus angustifolia (Elaeagnaceae). Heilwirkung: die Milz stärkend und Durchfall aufhaltend

沙枣叶［shā zǎo yè］叶入药。用于清热解毒。Blatt von schmalblättriger Olweide, Folium Elaeagni Angustifoliae —— Verwendet wird getrocknetes Blatt von Elaeagnus angustifolia (Elaeagnaceae). Heilwirkung: Fieber senkend und entgiftend

砂仁［shā rén］果入药。用于化湿行气、温脾止泻、安胎。Fructus Amomi —— Verwendet wird getrocknete Frucht von Amoum villosum oder A. longiligulare (Zingiberaceae). Heilwirkung: Feuchtigkeit zerstreuend, die Milz erwärmend, *Qi*-Fluß anregend, Durchfall aufhaltend und Abort verhütend

砂淋［shā lín］Strangurie mit Harnstein *f*

砂石淋［shā shí lín］Strangurie durch Urolithiasis

砂烫［shā tàng］Erhitzen mit Sand *n* 净药材或切制品与净和砂置药锅内加热拌炒的炮制方法

痧块［shā kuài］sich an einer Stelle konzentierende Hauteruptionen

痧［shā］①Hautausschlag bei Masern *m* ②Cholera *f* ③Hitzschlag *m*

痧癞［shā lài］麻疹后，痧毒未清，搔破皮肤流脂水结痂。Grind von Masern —— Grindbildung wegen des Fehlschlags der Beseitigung von Maserngiftgehalt nach dem Anfall durch Hautzerkratzen

痧气［shā qì］eruptive Krankheit —— ①im Sommer auftretende akute Krankheiten wie Cholera und Sonenstich ②Masern

痧胀［shā zhàng］夏秋之间，因感受秽污之邪而发热、胸闷、腹胀、或上吐下泻。akute schmutzige Erkrankung —— eine Erkrankung, die zwischen Ende Sommers und Anfang Herbsts auftritt und durch Infektion von schmutzigen pathogenen Faktoren verursacht und durch Fieber mit Brustbeklemmung und abdominelem Völlegefühl odor Erbrechen und Durchfall gekennzeichnet wird

痧胀玉衡［shā zhàng yù héng］郭志邃撰(1675)。是一部比较系统的痧症专著。Eine Anleitung für Differentialdiagnose und Behandlung von Exanthem und schmutziger Erkrankung —— ein systematisches Fachbuch über Exanthematologie, geschrieben von *Guo Zhisui* (1675)

痧子［shā zǐ］→麻(疹)［má (zhěn)］

SHAI 筛

shāi 筛

筛［shāi］Sieben *n*

筛选［shāi xuǎn］Sichtung *f*, Vorauswahl *f*, Screening *n* 用筛筛去混合在药材中的杂质的净制方法。亦指将药物按大小用筛分开

SHAN 山杉珊膻闪疝善鳝

shān 山杉珊膻

山扁豆［shān biǎn dòu］全株入药。用于清肝利湿、散瘀化积。Herba Cassiae Mimosoidis —— Verwendet wird getrocknetes ganzes Kraut der Cassia mimosoides (Legu. minosae). Heilwirkung: Hitze aus der Leber austreibend, Harn treibend, Blutstauung und Nahrungsstagnation beseitigend

山苍子［shān cāng zǐ］果实入药，用于温中祛寒、健胃。Frucht des Litsea-cubeba-Baums, Fructus Litseae —— Verwendet wird getrocknete reife Frucht von Litsea cubeba (Lauraceae). Heilwirkung: Mittel-*Jiao* erwärmend, Kälte vertreibend und den Magen stärkend

山慈菇［shān cí gū］根茎入药。用于清热解毒、消肿散结。Rhizoma Pleionis —— Verwendet wird getrockneter Wurzelstock von Pleione bulbocodioides (Orchidaceae). Heilwirkung: Hitze beseitigend, entgiftend, Schwellung vertreibend und Masse zerteilend

山豆根［shān dòu gēn］根及根茎入药。用于清热解毒、消肿止痛、利咽喉。Wurzel des Schnurbaums, Radix Sophorae Subprostratae —— Verwendet werden getrocknete Wurzel und getrockneter Wurzelstock der Sophora subprostrata (Leguminosae). Heilwirkung: Fieber senkend, entgiftend, Entzündung hemmend, schmerzstillend und Halsbeschwerden lindernd

山根［shān gēn］→鼻根［bí gēn］

山廓［shān kuò］八廓之一，即目外眦上方部位。Berg-Region *f* —— eine von den acht Augenregionen, die Region über äußerem Augenlidwinkel (Kanthus lateralis)

山腊梅茶［shān là méi chá］山腊梅叶粉碎压制成块入药。功能同山腊梅叶。Species Chimonanthi Nitentis —— gepulverte und dann mit einer bestimmten Menge Bindemittel zum Stück gepreßte Blätter von Chimonanthus nitens, die mit kochendem Wasser aufgegossen werden und gleiche Wirkung wie Folium Chimonanthi Nitentis haben

山腊梅叶［shān là méi yè］叶入药。用于解表祛风、清热解

毒。Folium Chimonanthi Nitentis —— Verwendet wird getrocknetes Blatt von Chimonanthus Nitens. Heilwirkung: schweißtreibend, Wind vertreibend, Hitze beseitigend und entgiftend

山岚瘴气［shān lán zhàng qì］南方山林间的一种病邪。通常指疟疾。Bergmiasma *n* —— ein infektiöser Faktor im Gebirgswald in Südchina, mit dem gewöhnlich Malariaerreger gemeint wird

山柰［shān nài］根茎入药。用于行气、温中、止痛。Rhizoma Kaempferiae —— Verwendet wird getrocknetes Rhizom der Kaempferiae galanga (Zingiberaceae). Heilwirkung: *Qi*-Fluß fördemd, Mittel-*Jiao* erwärmend und Schmerz stillend

山药［shān yào］根茎入药。用于健脾止泻、补肺益精。Yamswurzel *f*, Rhizoma Dioscoreae —— Verwendet wird getrocknetes Rhizom der Dioscorea opposita (Dioscoreaceae). Heilwirkung: die Milz stärkend, Diarrhoe anfhaltend, die Lunge ernährend und vitale Essenz ergänzend

山楂［shān zhā］果入药。用于消积、散瘀。Frucht des Chinesischen Weißdorns, Fructus Crataegi —— Verwendet wird getrocknete Frucht der Crataegus pinnatifida major, C. pinnatifida oder C. cuneata (Rosaceae). Heilwirkung: Verdauung fördernd und Blutstauung zerstreuend

山芝麻［shān zhī ma］根入药。用于清热解毒。Radix Helicteris —— Verwendet wird getrocknete Wurzel von Helicteres angustifolia (Sterculiaceae). Heilwirkung: Hitze beseitigend und entgiftend

山栀茶［shān zhī chá］根入药。用于镇静、降血压。Radix Pittospori —— Verwendet wird getrocknete Wurzel von Pittosporum illicioides (Pittosporaceae). Heilwirkung: beruhigend und Hypertonie senkend

山茱萸［shān zhū yú］果肉入药。用于补益肝肾、涩精止汗。Kornelkirsche, Fructus Corni —— Verwendet wird getrocknetes Fruchtfleisch der Cornus officinalis (Cornaceae). Heilwirkung: die Nieren und Leber stärkend, Spermatorrhoe aufhaltend und schweißstillend

杉篱［shān lí］古代治疗四肢骨折用以杉木条编制的竹篱状固定工具。Fichtenholzzaum *m* —— Fichtenholzzaun-Schiene in Form eines Bambuszauns, geflochten mit dünnen streifen Fichtenhölzern zur Fixation von Frakturen der Gliedermaßen in früheren Zeiten

杉树皮夹板［shān shù pí jiā bǎn］用杉树皮制成的小夹板，用于正骨。Schiene aus Tannenbaumrinde —— kleine Schiene aus Tannenbaumrinde für Fixation der Fraktur

珊瑚［shān hú］珊瑚虫化石。用于去翳明目，安神镇惊。Koralle *f*, Corallium Japonicum —— Verwendet wird Fossil von Korallentieren, Corallium japonicum und anderen verwandten Sorten (Anthozoa). Heilwirkung: Hornhauttrübung wegräumend und beruhigend

珊瑚痔［shān hú zhì］rektaler Polyp, Mastdarmpolyp *m*

膻中［shān zhōng］穴位。主治：哮喘、支气管炎、胸闷、乳汁少等。*Shanzhung* (RN17) —— Indikationen: Asthma, Bronchitis, Beklemmung in der Brust, Agalaktie

膻中疽［shān zhōng jū］Karbunkel zwischen beiden Brüsten

shǎn 闪

闪挫［shǎn cuò］Verstauchung und Kontusion, Muskelzerrung *f*

闪跌血崩［shǎn diē xuè bēng］Metrorrhagie durch Trauma

闪罐法［shǎn guàn fǎ］拔罐法之一种。快速拔罐，随即取下，反复多次，直至局部皮肤潮红充血。geschwindes Schröpfen —— eine Schröpfmethode, bei der der Schröpfkopf über dieselbe Stelle wiederhohlt schnell angebracht und sofort abgenommen wird, bis die Haut der Stelle hyperämisch wird

闪火法［shǎn huǒ fǎ］geschwindes Feuer-Schröpfen

闪伤［shǎn shāng］躯干部因突然旋转或屈伸，使筋膜、韧带或肌腱等受急骤的牵引所致的损伤或破裂。plötzliche Verstauchung —— Rumpfverletzung mit möglicher Ruptur von Faszien, Ligamenten oder Sehnen durch plötzliche Drehung, Beugung oder Streckung

闪痛［shǎn tòng］einschießender Schmerz

闪腰［shǎn yāo］plötzliche Verstauchung in der Lumbalgegend, sich die Hüfte verrenkt haben

shàn 疝善鳝

疝［shàn］①疝气。②外生殖器、睾丸、阴囊等疾病的总称 ③腹部剧疼，兼有大小便不通的证候。①Hernie *f*, Bruch *m* ②eine Sammelbezeichnung für Krankheiten der äußeren Genitalien des Hodens und des Skrotums ③heftiger Bauchschmerz mit Schwierigkeit beim Urinlassen und Obstipation

善悲［shàn bēi］gegen den Kummer empfindlich

善惊［shàn jīng］gegen Schreck empfindlich

善色［shàn sè］glückliches Aussehen *n*

善食而瘦［shàn shí ér shòu］Abmagerung mit Polyphagie

鳝漏［shàn lòu］Wadenfistel *f*

SHANG 伤商上尚

shāng 伤商

伤部［shāng bù］verletzte Stelle, verletzter Teil

(伤)风(咳)嗽［(shāng) fēng (ké) sòu］风邪犯肺所致的咳嗽。症见恶风自汗，或恶寒发热、鼻塞流涕、喉痒咳嗽、脉浮。Husten infolge von Erkrankung durch Wind —— Husten während der Erkältung, der oft mit Windscheu, spontanem Schwitzen, Frostgefühl und Fieber, Nasenverstopfung und fließendem Nasenschleim, Rachenjuckreiz und oberflächlichem Puls einhergeht

伤产［shāng chǎn］①怀胎未足月有所伤动，或服催产药过早，或产母用力过早，逼胎外出，以致不能正产。②过月而产。verletztes Gebären —— ①vorzeitige Entbindung durch Verletzung eines unreifen Fetus oder durch vorzeitiges Einnehmen von Oxytocicum, oder durch frühe Anstrengung zur Entbindung ②überreife Entbindung

伤肺［shāng fèi］七伤之一。Schädigung der Lunge —— eine der sieben Arten von Schädigungen

伤风［shāng fēng］①太阳经中风之证。②伤风感冒。Invasion von Wind —— ①Syndrom von *Taiyang*-Meridian durch Befall von Wind ②Erkältung *f*

伤风发痉［shāng fēng fā jìng］Komplikation bei Erkältung durch Konvulsion

伤肝［shāng gān］七伤之一。Schädigung der Leber —— eine der sieben Arten von Schädigungen

伤骨［shāng gǔ］Verletzung des Knochens, Osteotrauma *n*

伤寒［shāng hán］①外感热病。②五邪之一。①exogene febrile Krankheit ②Erkrankung durch Kälte —— einer von fünf pathogenen Faktoren

伤寒表证［shāng hán biǎo zhèng］外感热病的初期，病邪在表的病证。表现为脉浮、无汗、发热、身疼痛。äußerliches Syndrom von febriler Krankheit —— Syndrom, das die Anwesenheit von pathogenen Faktoren an der Oberfläche des Körpers im Anfangsstadium von exogener febriler Erkrankung anzeigt und mit oberflächlichem Puls, Fieber, Schmerzen am ganzen Körper und ohne Schwitzen einhergeht

伤寒贯珠集［shāng hán guàn zhū jí］力清·尤怡撰(1810)。将《伤寒论》按六经重行编次，并加注释。Eine Perlenschnur aus Abhandlung über Febrile Krankheiten, Sammlung von Wertvollen Materialien über Exogene Febrile Krankheiten —— eine Wiederaufstellung von "*Abhandlung über Febrile Krankheiten*" nach der Ordnungsweise der sechs Paare von Meridianen mit Anmerkungen, geschrieben von *You Yi* in der *Qing*-Dynastie (1810)

伤寒科［shāng hán kē］明十三科之一。清代九科之一。Speziaigebiet für exogene febrile Krankheit —— eines der dreizehn medizinischen Spezialgebiete in der *Ming*-Dynastie, oder eines der neun in der *Qing*-Dynastie

伤寒来苏集［shāng hán lái sū jí］清·柯琴所撰（1669）《伤寒论注》、《伤寒论翼》、《伤寒附翼》之总称。是较好的《伤寒论》注本。Erhollung aus Exogenen Febrilen Krankheiten, Wiederfinden aus Exogenen Febrilen Krankheiten —— ein besserer Kommentar zur "*Abhandlung über Fieberhafte Krankheiten*", einschl. "*Kommentar zur Abhandlung über Febrile Krankheiten*", "*Ergänzung zur Abhandlung über Febrile Krankheiten*" und "*Extra-Ergänzung zur Abhandlung über Fieberhafte Krankheiten*", zusammengestellt von *Ke Qin* (1669) in der *Qing*-Dynastie

伤寒里证［shāng hán lǐ zhèng］外感热病的中后期，病邪侵犯人体脏腑的病证。inneres Syndrom von fieberhaften Krankheiten —— Syndrome infolge von Angriff von pathogenen Faktoren auf die Inneren Organe im mittleren oder späten Stadium von exogener Fiebererkrankung

伤寒论［shāng hán lùn］汉·张机撰《伤寒杂病论》中有关伤寒病症的部分。本书以六经分证，详述伤寒热病的诊治，为中国最有影响的古典医籍之一。Abhandlung über Fieberhafte Krankheiten, Diskussion über durch Kälte. Verursachte Störungen —— ein Buch über exogene fieberhafte Krankheiten, verfaßt von *Zhang Ji* in der *Han*-Zeit, ist ein Bestandteil von *Zhang Ji*'s Werken "Abhandlung über Febrile und Verschiedene Krankheiten". In diesem Buch wurde aufgrunde der Theorie der Sechs Paare von Meridianen Diagnose und Behandlung von fieberhaften Krankheiten dargestellt. Das Buch gilt als eines der einflußreichen klassischen Medizinbücher in China.

伤寒论类方［shāng hán lùn lèi fāng］清·徐大椿撰（1759）。将《伤寒论》113 方分为桂枝汤类、麻黄汤类等十二类进行论述。Klassifizierte Rezepte der Abhandlung über Fieberhafte Krankheiten —— ein Rezeptbuch von *Xu Dachurt* (1759) in der *Qing*-Dynastie, in dem 113 Rezepte aus "Abhandlung über Fieberhafte Krankheiten" in 12 Gattungen wie Dekokt für Syndrom von Kassiazweig und Dekokt für Syndrom von Ephedra klassifiziert und erläutert wurden

伤寒明理论［shāng hán míng lǐ lùn］金成无己撰（1156）。本书着重药方配伍，是学《伤寒论》的良好参考书之一。Prägnante Darstellung über fieberhafte Krankheiten —— ein prägnantes Nachschlagewerk zum Lernen des Buches "Abhandlung über Fieberhafte Krankheiten" für Medizinanfänger, das hauptsächlich von Kompatibilität von Arzneimitteln handelt und von *Cheng Wuji* in der *Jin*-Dynastie geschrieben wurde

伤寒舌鉴［shāng hán shé jiàn］清·张登撰（1667）。舌诊专著，附图 120 幅。Differentiation des Zungenbildes in Exogenen Fieberhaften Krankheiten —— eine Monographie über Zungediagnostik mit 120 Abbildungen, zusammengestellt von *Zhang Deng* in der *Qing*-Dynastie (1667)

伤寒蓄水证［shāng hán xù shuǐ zhèng］外感热病伴有水饮挟热蓄结于体内的证候。症见脉浮、发热、小便不利、少腹满，或水入即吐。febriele Krankheit mit Flüssigkeitsretention —— exogene febrile Krankheit mit dem durch Akkumulation oder Stagnation der Flüssigkeit und mit Hitze im Körper verursachten Krankheitszustand, die mit oberflächlichem Puls, Fieber, Oligurie, Völlegefühl im anteren Abdomen, oder Erbrechen direkt nach dem Wassertrinken einhergeht

伤寒蓄血证［shāng hán xù zhèng］外感热病伴有瘀血挟热，蓄结于体内的证候。症见少腹硬满、如狂或发狂、善忘、大便溏而色黑、小便自利。Fiebererkrankung mit Akkumulation von Blut —— exogene Fiebererkrankung mit dem durch Akkumulation oder Stagnation von Blut und mit Hitze im Körper verursachten Krankheitszustand die mit Unnachgiebigkeit und Aufblähung des unteren Abdomens, manischer Verstimmung, Vergeßlichkeit, dunklem halbflüssigem Stuhlgang und normaler Urinmenge einhergeht

伤寒学派［shāng hán xué pài］明清以来的一个医学派别。在治疗外感热病上尊张仲景《伤寒论》学说。*Shang Han Xue Pai*, Die Zhang Zhongjing-Schule —— eine Schule der traditionellen chinesischen Medizin seit der *Ming*-und *Qing*-Zeit, die von den Arzten gebildet wurde, die den Prinzipien von *Zhang Zhongjing* in der Diagnose und Behandlung von exogenen fieberhaften Krankheiten im Buch "Abhandlung über Fieberhafte Krankheiten" (*Shang Han Lun*) folgten

伤寒眼［shāng hán yǎn］kälteinduzierte Infektion der Augen *f*

伤寒杂病论［shāng hán zá bìng lùn］汉代杰出医学家张机著（约公元三世纪），后由西晋·王叔和整理，并经宋代校正医书局刊行（1065）。分为两部分《伤寒论》和《金匮要略》。是中医学的一部经典性著作。Abhandlung über Fieberhafte und Verschiedene Krankheiten —— ein klassisches medizinisches Werk, geschrieben von *Zhang Ji*, einem hervorragenden Arzt in der *Han*-Dynastie, geordnet von *Wang Shuhe* in der *Westjin*-Zeit und herausgegeben von dem Korrektionsamt für Medizinische Bücher in der *Song*-Dynastie; Dieses Werk besteht aus zwei Teilen, nämlich "Abhandlung über Fieberhafte Krankheiten" und "Zusammenfassung von der Goldenen Kammer"

伤津［shāng jīn］由于高热，出汗过多，或感受燥邪而导致的肺、胃津液损伤。肺津受伤可见干咳无痰，或痰少带血丝、鼻干咽燥、喉干而痛等。胃津受伤则见烦躁渴饮不止、咽干口燥等症。Beeinträchtigung von Körperflüssigkeiten —— Beeinträchtigung von Flüssigkeiten in der Lunge und im Magen, verursacht durch hohes Fieber, profuses Schwitzen oder durch den Befall von pathogenen Trockenfaktoren. Bei der Beeinträchtigung der Lungenflüssigkeit zeigen sich trockener Husten, kein Auswurf oder spärliches Sputum mit Blutspuren, trockene Nase und Kehle, Halsschmerzen; bei der von Magenflüssigkeiten aber Dysphorie, starker Durst, trockener Rachen und Mund

伤津耗气［shāng jīn hào qì］Auszehrung von Flüssigkeit und *Qi f* 暑邪具有耗伤人体津气之性，其致病使汗多伤津，气随津泄，而现气津（阴）两亏之象

伤筋［shāng jīn］① Verletzung der Weichteile ② Verletzung der Sehnen

伤痉［shāng jìng］Tetanus *m*, Wundstarrkrampf *m*

伤酒头痛［shāng jiǔ tóu tòng］Kopfschmerz durch akuten Alkoholismus

伤科［shāng kē］①Abteilung für Traumatologie ②Abteilung für Frakturen und Wunden

伤科补要［shāng kē bǔ yào］清·钱秀昌撰（1808），本书主要讨论创伤治疗和正骨术，处方押韵。Ergänzung zur Traumatologie —— ein Buch über Behandlung von Trauma und Knocheneinrenkung mit gereimten Rezepten, geschrieben von *Qian Xiuchang* (1808) in der *Qing*-Dynastie

伤科汇纂［shāng kē huì zuàn］清·胡廷光撰（1817）。本书区别骨折和脱臼的诊断及其治疗。Zusammenstellung der Traumatologie —— ein Buch über differentiale Diagnose und Behandlung von Frakturen und Luxation, zusammen gestellt von *Hu Tingguang* (1817) in der *Qing*-Dynastie

伤科学［shāng kē xué］Traumatologie *f*, traditionelle Lehre von Wundbehandlung

伤冷乳［shāng lěng rǔ］小儿乳食生冷伤胃所致之吐泻。常伴有四肢冷、面色皖白、口不渴等症。Schädigung des

Magens infoige kalter Milch —— ein kranklicher Zustand beim Kleinkind, verursacht durch Fütterung der kalten Milch, gekennzeichnet durch Erbrechen und Durchfall, meistens mit Symptomen wie kalten Gliedmaßen, blasser Gesichtsfarbe und Adipsie

伤力症［shāng lì zhèng］Verletzung durch körperliche Überbelastung

伤灵明［shāng líng míng］头部受击震后出现的神志失常或神志不清的症状。Schädigung des Bewußtseins —— Beeinträchtigung oder Verlust des Bewußtseins nach schwerem Schlag des Kopfes

伤皮肉［shāng pí ròu］Verletzung von Haut und oberflächlichen Muskeln

伤脾［shāng pí］七伤之一。Schädignng der Milz —— eine der sieben Arten von Schädigungen

伤破阴子［shāng pò yīn zǐ］offene Wunde oder Ruptur des Hodensacks

伤气［shāng qì］外伤后由于气闭、气滞所引起的病证。气闭可见人事不省；气滞可见胸胁窜痛、呼吸牵制作痛、心烦、气急、咳嗽等症。Schädigung von *Qi* —— Blockierung oder Stagnation von *Qi* als ein Resultat der Trauma. Wenn *Qi* blockiert wird, erscheint Bewußtlosigkeit, und wenn *Qi* stagniert, erscheinen Dysphorie, Dyspnoe, Husten und Brustschmerzen, die durch Respiration gereizt wird.

伤情［shāng qíng］der Zustand einer Verletzung oder Wunde

伤乳(食)吐［shāng rǔ (shí) tù］因乳食过饱或饮食不节引起的呕吐。Milcherbrechen *n* —— ein Zustand durch übermäßige oder unmäßige Nahrungsaufnahme bei Kindern

伤乳食［shāng rǔ shí］婴幼乳食停滞所致的吐泻。常伴有腹痛、发热、不喜饮食等症。durch übermäßige Nahrungsaufnahme verursachte Verdauungsstörungen —— ein krankhafter Zustand bei Kindeern durch Stagnation von Milch oder Nahrung im Magen und in dem Darm, der mit Erbrechen und Durchfall markiert wird und oft mit Bauchschmerzen, Fieber und Appetitlosigkeit einhergeht

伤肾［shāng shèn］七伤之一。Schädigung der Niere —— eine der sieben Arten von Schädigungen

伤湿［shāng shī］外感湿邪所致的病证。常见体重腰酸、四肢困倦、关节肌肉疼痛不移，或湿阻肠胃。而见胃纳不佳、胸闷、小便不利、大便溏泻等症。Erkrankung durch Feuchtigkeit —— ein krankhafter Zustand durch äußere Feuchtigkeit, der oft mit Schweregefühl des Körpers, Lendenschmerzen, Mattigkeit, starren Gelenk-und Muskelschmerzen oder mit Appetitverlust, Beklemmungsgefühl in der Brust, Oligurie und Durchfall bei Störungen des Magens und des Darms einhergeht

伤湿咳嗽［shāng shi kè sòu］→湿咳［shī ké］

伤湿腰痛［shāng shī yāo tòng］感受湿邪所致之腰痛。常因久坐寒湿之处，或被雨淋所引起。症见腰部冷痛沉重，逢阴雨或久坐则增剧。Hexenschuß wegen der Feuchtigkeit —— eine Art von Lumbago, gewöhnlich als Folge von Aufhalten an nassen und kalten Orten für eine lange Zeit oder von Durchnässen beim Regen, gekennzeichnet durch Schmerzen, Kältegefühl und Schweregefühl in der Lumbalgegend, die oft an Regentagen oder durch ein langes Sitzen verschlimmert werden

伤湿自汗［shāng shī zì hàn］spontaner Schweißausbruch durch pathogene Feuchtigkeitsfaktoren

伤食［shāng shí］①因饮食过量损伤脾胃所致的病症。症见胸脘痞闷、嗳气腐臭、厌食、恶心呕吐、泻泄、苔腻等。②五邪之一。①Verdauungsstörungen durch übermäßige Nahrungsaufnahme —— Erkrankung durch unmäßiges Essen und Trinken, das zu Störungen der Milz und des Magens führt, mit Beklemmungen und Völlegefühl in der Brust und im Abdomen, Aufstoßen von faulem Geruch, Appetitverlust, Übelkeit, Erbrechen, Durchfall und schmierigem Zungenbelag als Symptome ② einer von fünf pathogenen Faktoren

伤食头痛［shāng shí tóu tòng］因饮食停滞脾胃所致之头痛。常伴有胸脘痞闷、嗳腐吞酸、厌食或身热等症。Kopfschmerzen wegen ungeeigneter Diät —— Kopfschmerzen, verursacht durch Nahrungsstagnation im Magen, kommen oft in Begleitung von stickigem Völlegefühl in der Brust und im Bauch, Aufstoßen mit stinkendem Geruch, saurer Regurgitation, von Appetitlosigkeit, oder von Fieber vor.

伤食吐［shāng shí tù］→伤乳(食)吐［shāng rǔ (shí) tù］

伤食泄泻［shāng shí xiè xiè］Durchfall durch Verdauungsstörungen *m*

伤食泻［shāng shí xiè］因饮食不节，损伤脾胃所致的泄泻。症见吞酸嗳腐、腹痛胀满、泻后痛减。Durchfall wegen unangemessener Diät —— Durchfall als ein Resultat von Störungen des Magens und der Milz durch unangemessene Nahrungsaufnahme, der oft mit saurer Regurgitation, Aufstoßen von stinkendem Geruch, abdominalen Blähungen und Schmerzen, die nach Stuhlentleerung gelindert werden können, einhergeht

伤势［shāng shì］der Zustand einer Verletzung

伤暑［shāng shǔ］①中暑，五邪之一。②夏季感受暑邪之轻者。Erkrankung infolge von Sommer-Hitze —— ①Hitzschlag *m*, Sonnenstich *m*, eine der Erkrankungen durch fünf pathogene Faktoren ②leichter Fall von Sommer-Hitzesyndrom

伤暑咳嗽［shāng shǔ ké sòu］因感受暑邪伤肺所致的咳嗽。症见咳嗽痰少、身热、面赤、口渴、胸闷胁痛、脉滑而数。Husten durch Sommer-Hitze —— Husten infolge von Schädigung der Lunge durch pathogene Sommer-Hitze mit dürftiger Expektoration, Fieber, gerötetem Gesicht, Durst, Bedrücktheit und Schmerzen in der Brust, glattem und schnellendem Puls als Symptome

伤损［shāng sǔn］Trauma *n*, Verletzung *f*

伤损腹痛［shāng sǔn fù tòng］Abdominalgie durch Verletzung

伤损腰痛［shāng sǔn yāo tòng］Lumbago durch Trauma

伤心［shāng xīn］七伤之一。Schädigung des Herzens —— eine der sieben Arten von Schädigung

伤形［shāng xíng］七伤之一。Schädigung der Konstitution —— eine der sieben Arten von Schädigungen

伤血［shāng xiě］外伤后瘀血或失血之证。Blutstörung *f* —— ein krankhafter und mit Blutstauung oder Hämorrhagie markierter Zustand durch Trauma

伤阳［shāng yáng］可由各种原因造成，诸如过用苦寒药物，发汗泻下过甚，寒邪直中，或内寒偏胜，或暴喜等。Beeinträchtigung von *Yang* —— ein Krankheitszustand, der durch verschiedene Ursachen hervorgerufen werden kann, wie z. B. durch Überdosierung von Medikamenten von bitter-kalter Natur, durch übermäßiges Abführen und Schweißtreiben, durch Übermaß innerlicher Kälte oder jählings auftretendes Überglück

伤阴［shāng yīn］温热病后期，肝肾的真阴受伤，或由阳气偏亢而致阴液受伤，常出现低热、手足心热、消瘦、口干舌燥，或咽痛、耳聋、颧红、舌干绛、脉细数无力等症。Beeinträchtigung von *Yin* —— ein Krankheitszustand, der durch Beeinträchtigung von echtem Leber-und Nieren-*Yin* im Spätstadium einer fieberhaften Erkrankung oder durch Beeinträchtigung der *Yin*-Flüssigkeit infolge von Übermaß an *Yang-Qi* verursacht wird und mit leichtem Fieber, Hitzegefühl in Handflächen und Fußsohlen, Abmagerung, trockenem Mund oder Halsschmerzen, Taubheit, geröteten Wangen, trockener und dunkelroter Zunge sowie zartem, schwachem und schnellendem Puls einhergeht

伤脏腑［shāng zàng fǔ］因各种原因所导致的内脏损伤。Schädigung der inneren Organe und Hohlorgane —— infolge von den verschiedenen Ursachen verursachte Schädigung der Eingeweide

伤燥咳嗽［shāng zào ké sòu］因外感燥邪，耗伤肺津所致之咳嗽。症见干咳少痰、鼻燥咽干、胸胁疼痛等。Husten infolge von Trockenheit —— trockener Husten infolge der Konsumption der Lungenflüssigkeit wegen der Invasion von exogener pathogener Trockenheit, der oft mit Trockenheit der Nase und des Rachens, und Schmerzen in der Brust einhergeht

伤折［shāng zhé］traumatische Fraktur

伤志［shāng zhì］七伤之一。Schädigung von Mentalität —— eine der sieben Arten von Schädigung

伤重昏聩［shāng zhòng hūn kuì］损伤严重，神志模糊不清。traumatische Ohnmacht —— Bewußtlosigkeit durch schweres Thrauma

商陆［shāng lù］根入药；用于利水、泻下、消肿。Radix Phytolaccae —— Verwendet wird getrocknete Wurzel von Phytolacca acinosa oder P. americana (Phytolaccaceas). Heilwirkung; Harn treibend, abführend und Schwellung vertreibend

商丘［shāng qiū］穴位，主治胃炎、肠炎、脚气病、踝关节痛等。*Shangqiu* (SP 5) —— Akupunkturpunkt. Indikationen: Gastritis, Enteritis, Beriberi, Schmerzen am Fußknöchelgelenk

商曲［shāng qǔ］穴位，主治腹胀、慢性肠炎、胃痛等。*Shangqu* (KI 17) —— Akupunkturpunkt. Indikationen: Blähung, chronische enteritis, Gastralgie

商阳［shāng yáng］穴位，主治高热、昏迷、中风、急性咽喉炎等。*Shangyang* (LI 1) —— Akupunkturpunkt. Indikationen: hohes Fieber, Koma, Schlaganfall, akute Laryngopharyngitis

shàng 上尚

上胞［shàng bāo］oberes Augenlid *n*

上胞下垂［shàng bāo xià chuí］Ptose *f*, Ptosis *f*, Blepharoptosis *f*

上病下取(治)［shàng bìng xià qǔ (zhì)］治法之一。身体上部的疾病，用药物或针灸在身体下部进行治疗。如气喘用药物补肾，头晕针刺太冲。Behandlung von Krankheiten im oberen Körperteil durch Umgehen mit dem unteren Teil —— eine therapeutische Methode zur Behandlung von Krankheiten im oberen Körperteil durch Verabreichung von Medikament und Durchführung von Akupunktur und anderen Maßnahmen, die auf den unteren Körperteil gerichtet sind z. B. für Behandlung von Asthma wird Medikament zur Ernährung der Nieren verwendet, für Behandlung von Schwindel wird der Punkt *Taichong* (LR3) für Akupunktur gewählt

上膊［shàng bó］Oberarm *m*

上搭手［shàng dā shǒu］Phlegmone in der Nähe von der Skapulargegend

上丹田［shàng dān tián］气功意守部位的名称，指两眉间部位。Ober-*Dantian*, oberes Elixierfeld —— die Region zwischen den beiden Augenbrauen, wo sich der Geist oder der Gedanke bei *Qigong*-Übungen konzentriert

上腭痈［shàng è yōng］Gaumenabszeß *m*, Abszeß am Oberkiefer *m*

上耳背［shàng ěr bèi］耳针穴位，主治皮肤病、坐骨神经痛、背痛等。*Shangerbei* —— Ohr-Akupunkturpunkt. Indikationen: Dermatose, Ischialgie, Rückenschmerz

上发背［shàng fā bèi］发生于上背部的疽。pyogene Inflammation des oberen Teils des Rückens *f*

上膈［shàng gé］postprandiales Erbrechen *n*, Erbrechen unmittlbar nach Ingestion *n*

上膈下膈［shàng gé xià gé］上膈是食入即吐，下膈是朝食暮吐。obere und untere Stenose —— Die obere Stenose bedeutet sofortiges Erbrechen nach dem Essen, die untere Stenose bedeutet abendliches Erbrechen von unverdauter Nahrung, die am Morgen aufgenommen wurde.

上工［shàng gōng］中国古代对技术精良的医生的称谓。*Shanggong*, ausgezeichneter Mediziner —— eine Benennung für einen hervorragenden Arzt in alten Zeiten Chinas

上关［shàng guān］①穴位，主治耳聋、耳鸣、牙痛、颞颌关节疾患等。②气功术语。指锻炼大小周天功法中的炼神还虚动作。①*Shangguan* (GB 3) —— Akupunkturpunkt. Indikationen: Taubheit, Ohrensausen, Zahnschmerzen und Erkrankungen der mandibulären Gelenke ②ein Ausdruck in *Qigong*, der die Umwandlung des Geistes in die Stimmung von Nichtigkeit beim Abhalten der großen und der kleinen Zyklusübung bedeutet

上寒下热［shàng hán xià rè］患者在同一时间内，上部表现为寒、下部表现为热的证候。例如身上部感受寒邪而见恶寒、恶心、呕吐、舌苔白等症，同时下部感受热邪而见腹胀便秘、小便短赤等症。Kälte im Oberkörper und Hitze im Unterkörper —— Kältesymptome treten im oberen Teil des Körpers auf, während gleichzeitig Hitzesymptome im unteren Teil des Körpers in Erscheinung treten, z. B. Invasion von pathogener Kälte in den oberen Teil des Körpers geht mit Kältescheu, Nausea, Erbrechen und weißlichen Zungenbelag einher, während Angriff pathogener Hitze auf den unteren Teil des Körpers mit Symptomen wie Verstopfung, abdominellen Blähungen und spärlichen dunklem Urin aufweist.

上横骨［shàng héng gǔ］Fossa sternalis *f*

上火［shàng huǒ］unter übermäßiger innerer Hitze leiden (Verstopfung, Bindehautentzündung u. ä. Symptome)

上焦［shàng jiāo］三焦之一，三焦之上部，从咽喉至胸膈部分。主要功能是敷布水谷精气至全身，以温养肌肤、骨节、通调腠理。Ober-*Jiao*, oberer Körperhohlteil —— der obere Teil von *Sanjiao*, nämlich der Teil vom Rachen bis zum Zwerchfell, dessen hauptsächliche Funktion darin besteht, die Nährstoffe in den ganzen Körper zu verteilen, um die Haut, die Muskeln und die Gelenke zu ernähren und um die Schweißporen zu regulieren

上焦病证［shàng jiāo bìng zhèng］温热病的初期，病邪侵犯肺和心包经的病理表现。Syndrom von Ober-*Jiao* —— Syndrom durch Invasion von pathogenen Faktoren in den Lungen-und den Perikardmeridian im Frühstadium einer akuten febrilen Krankheit

上焦如雾［shàng jiāo rú wù］心肺能宣发由中焦上输的水谷精气，像雾一样均匀地敷布于周身。Ober-*Jiao* ähnelt einem Zerstäuber —— Es bezieht sich auf die verteilenden Funktionen des Herzens und der Lunge, Wasser und Nahrungsessenz von Mittel-Jiao aus in den ganzen Körper zu verteilen

上焦湿热［shàng jiāo shī rè］Feuchtigkeit-Hitze im oberen *Jiao f* 湿热侵袭上焦，困遏卫阳，肺失宣降的病理变化

上焦主纳［shàng jiāo zhǔ nà］空气与食物都是通过上焦(鼻腔、肺和口腔)而受纳的 Ober-*Jiao* ist verantwortlich für Aufnehmen —— Durch das Ober-*Jiao* (einschließlich Respirationstrakt und Mundhöhle) wird Luft eingeatmet und Nahrung aufgenommen.

上骱(手法)［shàng jiè (shǒu fǎ)］Reposition der Luxation

上巨虚［shàng jù xū］穴位。主治：腹痛、腹泻、阑尾炎、下肢瘫痪等。*Shangjuxu* (ST37) —— Akupunkturpunkt. Indikationen: Bauchschmerz, Diarrhoe, Appendizitis, Paralyse von unteren Extremitäten

上厥下竭［shàng jué xià jié］由于下部真阴真阳衰竭，人体阴阳之气不相顺接，出现昏厥、神志不清。durch Erschöpfung im Unterkörper verursachte Synkope —— Synkope oder Bewußtseinsverlust, verursacht durch Erschöpfung von echtem *Yin* und *Yang* im unteren Teil des

Körpers und durch Trenung von *Yin-Qi* und *Yang-Qi*

上廉［shàng lián］穴位。主治：上肢扭伤、偏瘫、手足麻木等。*Shanglian*（LI9）—— Akupunkturpunkt. Indikationen: Zerrung des Oberarms, Hemiplegie, Taubheit der Hand und des Fußes

上廉泉［shàng lián quán］穴位。主治：哑、流涎、舌下神经麻痹、扁桃体炎。*Shanglianquan*（RN23）—— Akupunkturpunkt. Indikationen: Stummheit, Ptyalismus, Lähmung von Nervus hypoglossus, Tonsillitis

上髎［shàng liáo］穴位。主治：腰骶关节疾患、坐骨神经痛、睾丸炎、痔疾等。*Shangliao*（BL31）—— Akupunkturpunkt. Indikationen: Erkrankungen des lumbosakralen Gelenkes, Ischias, Orchiditis, Hämorrhoiden

上马痈［shàng mǎ yōng］Karbunkel des linken Gesäßes

上屏［shàng píng］oberer Tragus *m* 耳穴。在耳屏外侧面上 1/2 日处

上气［shàng qì］①肺气上逆引起气急的证候。②心肺之气。①abnormales Aufsteigen von *Qi* —— Dyspnoe durch aufwärts verkehrten Fluß von Lungen-*Qi* ②Ober-*Qi* —— Herz-*Qi* und Lungen-*Qi*

上气喘促［shàng qì chǎn cù］→气喘［qì chuǎn］

上窍［shàng qiào］头部的五官七窍。obere Öffnungen —— Sinnesorgane und Öffnungen auf dem Kopf, nämlich Augen, Ohren, Mund und Nasenlöcher

上翘下钩势［shàng qiāo xià gōu shì］腕关节极度背伸和掌曲交替的姿势。一种锻炼肢体功能的方法。Dorsoextensions-und Ventroflexionsübung —— abwechselnde Hyperextension und Hyperflexion des Handgelenks als eine Trainingsmethode der Funktionsaktivität

上热下寒［shàng rè xià hán］①厥阴病证型之一。患者在同一时间内，上部表现为热，下部表现为寒的证候。②肾阳虚，阴寒盛于下，虚阳浮越于上的证候。Hitze im oberen und Kälte im unteren Teil des Körpers —— ①Hitzesymptome, die im Oberkörper auftreten, mit Kältesymptomen im unteren Teil des Körpers, eines der *Jueyin*-Syndrome ②ein Syndrom von Mangel an Nieren-*Yang* mit exzessiver Kälte im unteren Teil des Körpers und Aufsteigen von *Yang* im Mangelzustand

上盛下虚［shàng shèng xià xū］Überschuss im oberen Teil und Mangel im unteren

上石疽［shàng shí jū］疽生于耳旁颈项，石硬难移，渐增大。类似颈淋巴癌。obere steinähnliche Masse hinter dem Ohr-Masse, die hart wie Stein und unbeweglich ist und sich allmählich vergrößert und dem metastatischen Karzinom von Halslymphknoten ähnlich aussieht

上实下虚［shàng shí xià xū］①邪气实于上，正气虚于下的错杂证候。例如脾胃虚弱而复感寒邪，一方面邪因寒束肺而见恶寒、头痛、咳喘等表实证于上；另一方面有腹痛、便溏、肢冷等下虚证。②通常指肝肾不足，阴虚于下，阳亢于上，一方面出现腰膝酸软无力、遗精等下虚证，另一方面又出现胁痛、头眩、头痛、目赤、烦躁易怒等肝阳上亢的证候。Übermaß im oberen und Mangel im unteren Teil des Körpers —— ①Ein komplizierter Krankheitszustand mit Mangel an Abwehr-Energie im unteren Teil des Körpers und mit Überwiegen pathogener Faktoren im oberen wie z. B. ein Fall von Hypofunktion der Milz und des Magens mit zusätzlicher Affektion der Lunge durch exogene Kälte, der mit Bauchschmerzen, Durchfall und kalten Extremitäten im unteren Teil des Körpers（Mangelsyndrom im Unterkörper）und mit Kältescheu, Kopfschmerzen, Husten und Asthma（Übermaßsyndrom im oberen Teil des Körpers）einhergeht ②ein krankhafter Zustand von Mangel an Nieren-und Leber-*Yin* mit *Yang*-Überwiegen im Oberkörper, der einerseits mit Schmerzen und Schwäche in den Lenden und Knien und Pollution einhergeht und Mangel im Unterkörper anzeigt, und andererseits mit Schmerzen im Hypochondrium, Schwindel, Kopfschmerzen, Blutandrang in den Augen und Reizbarkeit einhergeht und Übermaß von Leber-*Yang* im Oberkörper anzeigt

上受［shàng shòu］Anschlag im oberen Teil *m*

上水鱼［shàng shuǐ yú］Abszeß der Poplitealgegend

上损及下［shàng sǔn jí xià］虚损病变由上部脏腑发展到下部脏腑的病理过程。如肺虚发展到肾虚。Das Obere affiziert das Untere —— Verbreitung pathologischer Veränderung von Mangel von einem Organ im oberen Teil des Körpers zu einem anderen Organ im unteren Teil, z. B. von der Lunge zu den Nieren

上吐下泻［shàng tù xià xiè］Erbrechen und Diarrhoe, an Brechdurchfall leiden

上脘［shàng wǎn］①穴位。主治：胃炎、胃扩张、胃痉挛、贲门痉挛等。②上腹部。① *Shangwan*（RN13）—— Akupunkturpunkt. Indikationen: Gastritis, Gastrektasie. Gastrospasmus, Kardiospasmus ② Oberbauch *m*

上下配穴［shàng xià pèi xué］针灸选穴法之一。身体上下部位之针灸穴位结合使用，以起到互相配合的作用。Koordination der Akupunkturpunkte des Oberkörpers mit denen im Unterkörper —— eine Methode der Wahl der Akupunkturpunkte, bei der man zum Erzielen einer kooperativen Wirkung die Akupunkturpunkte am Oberkörper mit den Punkten am unteren verbindet

上消［shàng xiāo］三消之一。以心肺热盛为主的消渴病。Ober-*Xiao* beeinträchtigender Diabetes —— mit exzessiver Hitze im Herzen und in der Lunge markierter und durch Polydipsie gekennzeichneter Diabetes

上星［shàng xīng］穴位。主治：头晕、鼻出血、鼻窦炎、眼痛等。*Shangxing*（GV23）—— Akupunkturpunkt. Indikationen: Vertigo, Epistaxis, Sinusitis, Ophthalmalgia

上虚下实［shàng xū xià shí］正气虚于上，邪气实于下的错杂证候。如病人患怔忡心悸、心血虚之证，又患邪气实于下的湿热痢疾。Mangel im oberen und Übermaß im unteren Teil des Körpers —— ein Krankheitszustand mit Mangel an Abwehrenergie im oberen Teil des Körpers und mit Überwiegen von pathogenen Faktoren im unteren wie z. B. ein Fall von Palpitation infolge von Blutmangel mit der durch Feuchtigkeit-Hitze verursachten Dysenterie

上牙床［shàng yá chuáng］oberes Zahnbett

上迎香［shàng yíng xiāng］*Shangyingxiang*（EX-HN 8）

上燥则咳［shàng zào zé ké］Trockenheit im oberen Teil führt zum Husten. 燥邪伤肺，肺失清肃而致干咳无痰的病理变化

上燥治气［shàng zào zhì qì］Behandlung des *Qi* für Trockenheit im oberen Teil *f*

上之［shàng zhī］Therapie mit Brechmitteln *f*

上肢瘫［shàng zhī tān］Paralyse von oberen Extremitäten

尚药局［shàng yào jú］中国古代官方管理药品及有关医务的最高机构。南北朝时北魏到唐代均有此机构。主要掌管为帝王配制药物，药成后，医官先尝，再送皇帝服用。kaiserliches Arzneiamt —— die höchste offizielle Behörde für Arzneien und ärztliche Tätigkeiten von Nord-*Wei*-Dynastie bis zur *Tang*-Dynastie, deren wesentliche Aufgabe war für den Kaiser Arzneien zuzubereiten. Jede fertige Arznei mußte vom Medizinalbeamten zuerst probiert und dann zum Kaiser gebracht werden.

SHAO 烧芍少少

shāo 烧

烧存性［shāo cún xìng］在炭火中烤炙药物，使外部炭化，而保存药物原性。Arzneimittel versengen —— Arzneimittel oder Kräuter werden im Holzkohlefeuer verbrannt, bis ihre

Krusten verkohlt werden, während ihre originalen Eigenschaften erhalten bleiben.

烧(火)伤［shāo (huǒ) shāng］Brandwunde *f*, Verbrennung *f*

烧山火［shāo shān huǒ］一种能引起热感的针刺手法。Hitze produzierender Nadeistich —— eine Hitzegefühl hervorrufende Methode der Akupunktur

烧蚀疗法［shāo shí liáo fǎ］Therapie mit Brennen und Erodieren *f* 用具有腐蚀性的药物点敷或点滴在病变部位上，以治疗疾病皮肤上的疣、痣、瘤、鸡眼等的方法

烧心［shāo xīn］Pyrosis *f*, Sodbrennen *n*

烧针法［shāo zhēn fǎ］Akupunktur mit erhitzter Nadel

sháo 芍

芍药汤［sháo yào tāng］成分：黄芩汤去大枣，加黄连、大黄、当归、槟榔、木香、肉桂。主治：湿热痢疾初起，湿热之邪较重者。*Shaoyao Tang*, Päonie-Dekokt —— Indikation: An-fangstadium der Dysenterie, die mit exzessiver pathogener Feuchtigkeit markiert wird

shǎo 少

少气［shǎo qì］即气虚，主要表现为懒言、语低、神疲乏力，说话时感觉气不足、脉弱等。Mangel an *Qi* —— ein krankhafter Zustand mit Unlust vom Sprechen, leiser Stimme, Mattigkeit und Asthenie, Mangel an Kraft beim Sprechen, schwachem Puls als Symptomen

shào 少

少冲［shào chōng］穴位。主治：高热、昏迷、小儿惊厥、心悸等。Shaochong (HT9) —— Akupunkturpunkt. Indikationen: hohes Fieber, Koma, Konvulsion der Kinder, Palpitation

少府［shào fǔ］穴位。主治：心悸、心律不齐、心绞痛、排尿困难等。*Shaofu* (HT8) —— Akupunkturpunkt. Indikationen: Palpitation, Arrhythmie, Angina pectoris, Dysurie

少腹［shào fù］①Hypogastrium *n*, Unterbauch *m* ②Außenseite des Unterbauchs

少腹急结［shào fù jí jié］下腹部自觉胀满、拘急感，并常见小便不利。subjektives Gefühl von spasmischer Distension und Völlegefühl im Unterbauch, oft mit schwierigem Urinieren

少腹拘急［shào fù jū jí］① Krampfgefühl des Unterbauchs ② Gefühl der Kontraktur des Unterbauchs

少腹疽［shào fù jū］Phlegmone an der unteren Bauchwand

少腹满［shào fù mǎn］Völlegefühl des Hypogastriums

少腹如扇［shào fù rú shàn］妊娠期间，下腹部自觉寒冷，如被扇子所扇。Kältegefühl im Unterbauch —— sich während der Schwangerschaft kalt wie gefächelt fühlen

少腹痛［shào fù tòng］Hypogastriumsschmerz *m*, Schmerz im Unterbauch

少腹硬满［shào fù yìng mǎn］Muskelrigidität und Völlegefühl des Hypogastriums

少腹逐瘀汤［shào fù zhú yū tāng］成分：小茴香、干姜、延胡索、没药、当归、川芎、肉桂、赤芍、蒲黄、五灵脂。主治：瘀血积滞所致的少腹疼痛胀满、腰酸等症。*Shaofu Zhuyu Tang*, Dekokt zur Austreibung der Blutstauung im unteren Bauch —— Indikationen: Schmerz und Ausdehnung im unteren Bauch und Lumbago infolge von Blutstauung

少海［shào hǎi］穴位。主治：手臂麻木或震颤、心绞痛等。*Shaohai* (HT3) —— Akupunkturpunkt. Indikationen: Taubheit und Tremor des Arms, Angina pectoris

少火［shào huǒ］维持人体正常生命活动的阳气。Juniorfeuer *n*, physiologisches Feuer-*Yang-Qi*, das normale Lebensaktivität aufrecht erhält

少商［shào shāng］穴位。主治：高热、急性扁桃体炎、中风等。*Shaoshang* (LU11) —— Akupunkturpunkt. Indikationen: hohes Fieber, akute Tonsillitis, Apoplexie

少神［shào shén］Mangel an Vitalität *m*

少小［shào xiǎo］中国唐代太医署分科之一。指小儿科。Abteilung für Kinderheilkunde —— eine der Abteilungen der Akademie von kaiserlichen Ärzten in der *Tang*-Dynastie

少阳［shào yáng］→少阳(经)［shào yáng (jīng)］

少阳(经)［shào yáng (jīng)］三阳经之一，即手少阳三焦经与足少阳胆经的总称。*Shaoyang*-Meridiane *m pl* —— einer von drei *Yang*-Meridiane, nämlich ein Sammelname für den *Sanjiao*-Meridian von Hand-*Shaoyang* und den Gallenblasen-Meridian von Fuß-*Shaoyang*

少阳病［shào yáng bìng］六经病证之一。为外感病位于表里之间的病理变化，以寒热往来、胸胁苦满、不欲饮食、心烦喜呕、口苦咽干、目眩、脉弦等症为特征。*Shaoyang*-Erkrankung —— eines der Syndrome der sechs Meridiane, das die pathologischen Veränderungen der exogenen Affektion zwischen dem Inneren und dem Äußeren des Körpers anzeigt und mit wechselhaftem Anfall von Fieber und Schüttelfrost, Völlegefühl in der Brust und im Hypochondrium, Appetitverlust, Dysphorie, Nausea und Erbrechen, bitterem Geschmack im Mund, trocker Kehle, Schwindel und saitenförmigem Puls einhergeht

少阳病机［shào yáng bìng jī］Pathogenese des *Shaoyang*-Meridians *f* 邪犯少阳，枢机不运，经气不利，殃及半表半里的病理变化

少阳腑证(病)［shào yáng fǔ zhèng (bìng)］少阳病热郁胆腑的证候，如口苦、咽干、目眩、胸闷、呕吐。Syndrom von *Shaoyang-Fu-Shaoyang* —— Syndrom mit Hitzeakkumulation in der Gallenblase, das durch Bitternis im Mund, Trockenheit der Kehle, Schwindel, Beklemmung in der Brust und Erbrechen gekennzeichnet ist

少阳经证(病)［shào yáng jīng zhèng (bìng)］少阳病由于热邪而产生胸胁苦满、往来寒热、心烦、胁痛等症。Syndrom von *Shaoyang*-Meridian-*Shaoyang* —— Syndrom mit Akkumulation pathogener Hitze, die Beklemmung in der Brust, abwechselndes Frösteln und Fieber, Dysphorie und Schmerz im Hypochondrium auslöst

少阳头痛［shào yáng tóu tòng］邪犯少阳经而引起头部两侧的疼痛。*Shaoyang*-Kopfschmerz *m* —— Schmerz in den Schläfen durch Angriff von pathogenen Faktoren auf *Shaoyang*-Meridiane

少阳阳明［shào yáng yáng míng］Übertragung vom *Shaoyang*-Meridian zum *Yangming*-Meridian *f*

少阳阳明并病［shào yáng yáng míng bìng bìng］少阳病未愈，又出现阳明病的证候。Komplikation bei *Shaoyang*-Syndrom durch *Yangming* —— Symptome von *Yangming* treten auf, bevor das *Shaoyang*-Syndrom noch nicht geheilt worden ist.

少阳之人［shào yáng zhī rén］Person mit *Shaoyang*-Eigenschaften *f* 多阳少阴体质的人，善于交际，不愿默默无闻，稍有成就遍高傲自得，立则好仰，行则好摇

少阴［shào yīn］→少阴［经］［shào yin (jīng)］

少阴寒化［shào yīn hán huà］热性病后期，心肾阳虚所出现的病理表现，如畏寒、肢厥、下利清谷、舌质淡、脉象沉微等。Kälteveränderungen von *Shaoyin* —— pathologische Verändrungen vom Kältetyp durch *Yang*-Mangel des Herzens und der Niere während des Spätstadiums einer febrilen Erkrankung, die gewöhnlich mit Kältescheu, kalten Extremitäten, wässeriger Diarrhoe mit unverdauter Nahrung im Stuhl, blasser Zunge und tiefem schwachem Puls einhergehen

少阴热化［shào yīn rè huà］热性病后期，心肾阴虚、心火偏亢所出现的病理现象，如心烦不得卧、咽喉干痛、舌质红绛、脉象细数等。Hitze-Veränderung von *Shaoyin* —— pathologische Veränderungen von Hitzetyp durch *Yin*-Mangel des Herzens und der Nieren mit relativ exzessivem Herzfeuer im Spätstadium einer febrilen Krankheit, gewöhnlich gekennzeichnet durch Unruhe, Schlaflosigkeit, Trockenheit und Schmerz der Kehle, dunkelrote Zunge sowie schwachen und schnellenden Puls

少阴三急下［shào yīn sān jí xià］外感热病在少阴病阶段，急需用攻下治疗的三种证候：便秘、泄泻清稀、口燥咽干。Drei Symptome von *Shaoyin*-Erkrankung, die nach sofortiger Purgation verlangen —— die folgenden Erkrankungen im Stadium von *Shaoyin*: Obstipation, wässerige Diarrhoe oder Trockenheit des Mundes und der Kehle, die sofort Abführung verlangen

少阴头痛［shào yīn tóu tòng］*Shaoyin*-Kopfschmerz *m*

少阴之人［shào yīn zhī rén］Person mit *Shaoyin*-Eigenschaften *f* 多阴少阳体质的人，小贪贼心，幸灾乐祸，心怀嫉妒

少泽［shào zé］穴位。主治：少乳，乳腺炎、头痛、目翳等。Shaoze (SI1) —— Akupunkturpunkt. Indikationen: Agalaktie, Mastitis, Kopfschmerz, Nebula

SHE 舌蛇舍射摄麝

shé 舌蛇

舌［shé］舌诊在中医诊断学中有特殊的重要意义。Zunge *f*, Lingua *f*, Glossa *f* —— Für Diagnose der traditionellen chinesischen Medizin spielt Untersuchung der Zunge eine wichtige Rolle.

舌(本)缩［shé (běn) suō］舌缩入难伸出。retrahierte Zunge —— retrahierte Zunge mit Schwierigkeit beim Austrecken

舌本(根)［shé běn (gēn)］Zungengrund *m*, Zungenwurzel *f*, Radix linguae

舌本出血［shé běn chū xuè］→舌衄(血)［shé nǜ (xuè)］

舌痹(麻)［shé bì (má)］舌肿大，麻木不仁，不辨五味，或有痛。Zungenlähmung *f* —— eine geschwollene taube Zunge, die keinen Geschmackssinn und manchmal Schmerz hat

舌边［shé biān］Rand der Zunge

舌不知味［shé bú zhī wèi］Geschmacklosigkeit der Zunge *f* 舌尝不出饮食滋味，但没有口感异常的表现

舌颤［shé chàn］舌头颤动，多因内风或酒毒所致。Tremor der Zunge, zitternde Zunge —— ein krankhafter Zustand, der meistens durch inneren Wind oder Alkoholismus verursacht wird

舌出［shé chū］Protrusion der Zunge

舌疮［shé chuāng］Zungengeschwür *n*

舌淡［shé dàn］blasse Zunge

舌淡薄白润苔［shé dàn bó bái rùn tāi］blasse Zunge mit dünnem, weißlichem und feuchtem Belag

舌淡红［shé dàn hóng］hellrote Zunge

舌淡苔润［shé dàn tāi rùn］blasse Zunge mit feuchtem Belag

舌淡无苔［shé dàn wú tāi］blasse Zunge ohne Belag

舌疔［shé dīng］Zungenpustel *f*

舌端［shé duān］Spitze der Zunge, Zungenspitze *f*

舌短(缩)［shé duǎn (suō)］舌体短缩，收紧而不能伸张，可因寒热或痰湿所致。gekürzte (kontrahierte) Zunge —— Zunge, die kontrahiert ist und unfähig ist, sich herauszustecken, und gewöhnlich durch Kälte, Hitze oder Schleim-Feuchtigkeit verursacht wird

舌短而强［shé duǎn ér jiàng］starre und kontrahierte Zunge (durch Apoplexie)

舌根［shé gēn］→舌本(根)［shé běn (gēn)］

舌根痈［shé gēn yōng］Abszeß der Zungenwurzel

舌光苔［shé guāng tāi］glatte Zunge, Zunge ohne Belag

舌红［shé hóng］舌质较正常的淡红色为深，主热证。gerötete Zunge —— Zunge, die roter als normal ist und Hitzesyndrom anzeigt

舌红干无苔［shé hóng gān wú tāi］rote, trockene Zunge ohne Belag

舌红苔白微黄［shé hóng tāi bái wēi huáng］rote Zunge mit weißem und gelblichem Belag

舌红苔薄黄［shé hóng tāi bó huáng］rote Zunge mit dünnem gelbem Belag

舌红苔黄［shé hóng tāi huáng］rote Zunge mit gelbem Belag

舌忽缩入［shé hū suō rù］→舌［本］缩［shé［běn］suō］

舌缓［shé huǎn］→舌瘖(喑)［shé yīn (yīn)］

舌尖［shé jiān］Zungenspitze *f*

舌謇［shé jiǎn］舌体卷缩，转动迟钝，言语困难之状。多因痰阻心窍，或热灼伤阴所致。见于中风，流行性脑脊髓膜炎、乙型脑炎或其后遗症。inflexibele Zunge *f*, Retraktion der Zunge —— Zusammenziehung und Steife der Zunge, Trägheit in der Bewegung mit Sprechstörung, gewöhnlich verursacht durch Obstruktion der Herzöffnung vom Schleim oder durch Verbrauch von *Yin* aus Hitze, gesehen in apoplektischem Insult, epidemischer Meningitis, in Enzephalitis B und in ihrer Folgekrankheit

舌绛［shé jiàng］主热入营分，内热深重。dunkelrote Zunge —— ein krankhafter Zustand, der Eingriff von pathogener Hitze ins *Ying*-System, und intensive Hitze im Innern des Körpers anzeigt

舌筋急［shé jīn jí］中风所致之舌强，动转困难。starre Zunge —— Steife und Schwierigkeit in Bewegung und Drehung der Zunge durch Apoplexie

舌卷［shé juǎn］gerollte Zunge

舌卷卵(囊)缩［shé juǎn luǎn (náng) suō］舌体卷曲，睾丸上缩，常为肝经气绝的危重表现。可见于急性热病衰竭期或严重脑血管病变。gerollte Zunge und Hodenaufstieg —— ein kritisches Zeichen für völlige Erschöpfung von *Qi* des Lebermeridians, gewöhnlich gesehen im Endstadium von akuten febrilen Erkrankungen oder bei einem schweren zerebrovaskulären Insult

舌菌［shé jūn］→舌岩(癌、菌)［shé yán (ái, jūn)］

舌烂［shé làn］Zungenerosion *f*, Erosion aphthosa

舌裂［shé liè］舌体有裂纹，为阴伤征象。faltige Zunge —— eine Zunge mit Falten, die ein Anzeichen für Schädigung von *Yin* ist

舌略红［shé lüè hóng］rötliche Zunge

舌麻［shé má］Taubheit der Zunge *f*

舌面如镜［shé miàn rú jìng］舌面无苔，光滑如镜，如去膜的猪肾。亡阴至极。glänzende Zunge —— Zunge ohne Belag, die einem Spiegel oder einer entkapselten Schweinsniere ähnlich sieht und eine extreme Schädigung von *Yin* anzeigt

舌乃心之苗［shé nǎi xīn zhī miáo］心之生理、病理变化，可以透过舌反映出来。Zunge als Sproß des Herzens —— Physiologische und pathologische Veränderungen des Herzens können sich durch die Zunge reflektieren.

舌衄［shé nǜ］Zungenblutung *f*

舌衄(血)［shé nǜ (xuè)］Zungenblutung *f*

舌旁［shé páng］Seitenteil der Zunge

舌胖［shé pàng］多见于阳气虚弱，心脾积热等证。vergrößerte Zunge —— ein krankhafter Zustand, der oft in Schwäche von *Yang-Qi* und in Akkumulation der Hitze im Herzen und in der Milz gesehen ist

舌起芒刺［shé qǐ máng cì］舌苔隆起如刺状、是热之象。stachelige Zunge —— Zunge mit stachelähnlichem Belag, die intensive Hitze indiziert

舌强［shé jiàng］舌体强硬，运动不灵。常见于中风病人或温热病热人心包或高热伤津。Steifung und Unbeweglichkeit der Zunge, die oft bei Schlaganfall oder hohem Fieber mit Beeinträchtigung von Bewußtsein oder mit Flüssigkeitsverlust

舌色［shé sè］Zungenfarbe *f*
舌上疮［shé shàng chuāng］Zungenwunde *f*
舌上起瓣［shé shàng qǐ bàn］舌苔隆起如瓣状，是热极之象。blütenblattähnlicher Zungenbelag —— Belag der Zunge, der wie Blütenblätter aussieht, zeigt exzessive innere Hitze an.
舌上珠［shé shàng zhū］→舌生泡［shé shēng pào］
舌神［shé shén］Zungengeist *m*
舌生泡［shé shēng pào］舌下生泡为舌下珠，多由脾肾虚火上炎所致；舌上生泡为舌上珠，多由心脾积热所致。Bläschen auf der Zunge —— Bläschen auf der Unterseite der Zunge werden gewöhnlich verursacht durch Auflodern von Milzfeuer und Nierenfeuer von Mangeltyp. Bläschen auf der Zunge sind aber oft der Ansammlung von Hitze im Herzen und in der Milz zuzuschreiben.
舌笋［shé sǔn］Zungenblasen der Kinder
舌苔［shé tāi］舌面上的层苔状物。观察舌苔变化，有助于辨别病邪的深浅和津液存亡。Zungenbelag *m* —— eine Schicht von Mooseähnlicher Substanz an der Oberfläche der Zunge, durch deren Beobachtung über die Tiefe von pathogenen Faktoren und den Zustand der Körperflüssigkeit informiert wird
舌苔的润、燥、腐、腻［shé tāi de rùn, zào, fǔ, nì］feuchter, trockener, krümeliger oder schmieriger Belag auf der Zunge
舌苔黏腻［shé tāi nián nì］klebriger und schmalziger Belag
舌态［shé tài］Motilität der Zunge *f*
舌痛［shé tòng］Zungenschmerz *m*, Glossalgie *f*, Glottalgie *f*, Glossodynie *f*
舌歪［shé wāi］伸舌时舌体歪斜偏于一侧。多见于中风证。Schiefzunge *f* —— Die Zunge wendete sich zu einer Seite beim Ausstrecken. Es wird oft in Apoplexie gesehen.
舌为心窍［shé wéi xīn qiào］心的生理、病理部分情况可以在舌的变化中反映出来。Zunge als die Öffnung des Herzens, Zunge als das Fenster des Herzens —— Physiologische und pathologische Zustände des Herzens werden zum Teil in Veränderungen der Zunge wiedergespiegelt.
舌为心之苗［shé wéi xīn zhī miáo］Zunge als reflektierendes Zeichen des Herzens *f* 心的生理病理可以从舌反映出来
舌萎［shé wěi］舌体软弱，伸卷无力，转动不便，多属气血虚极或阴液亏损。schlaffe Zunge —— Schlaffheit und Unfähigkeit der Zunge, sich auszustrecken. Das ist ein Anzeichen für extremen Mangel an *Qi* und Blut oder für Verbrauch von *Yin*-Flüssigkeit.
舌系［shé xì］sublinguale Gefäße und Ligamenta
舌下络脉［shé xià luò mài］sublinguale Vene *f*
舌下痰包［shé xià tán bāo］→痰包［tán bāo］
舌下痈［shé xià yōng］sublingualer Abszeß
舌下珠［shé xià zhū］→舌生泡［shé shēng pào］
舌象［shé xiàng］Zungenbild *n*
舌心［shé xīn］Zentrum der Zunge
舌形［shé xíng］Form der Zunge *f*
舌岩（癌、菌）［shé yán（ái, jūn）］Zungenkarzinom *n*
舌瘖（喑）［shé yīn（yīn）］风痰为患，舌转动不灵，不能言语。schlaffe Zunge mit Aphasie —— Schwierigkeiten in Bewegung und Drehung der Zunge mit Aphasie, verursacht durch Stagnation von pathogenem Wind-Schleim
舌痈［shé yōng］Zungenabszeß *m*
舌有瘀斑（点）［shé yǒu yū bān（diǎn）］舌面或舌边、舌尖有瘀血斑点。主瘀血证。Zunge mit Ekchymosis —— Ekchymosis an der Oberfläche oder an der Spitze und am Rand der Zunge als ein Anzeichen für Blutstauung
舌有紫斑［shé yǒu zǐ bān］Petechie der Zunge
舌胀（大）［shé zhàng（dà）］→舌肿（满、大）［shé zhǒng（mǎn, dà）］
舌针疗法［shé zhēn liáo fǎ］Zungenakupunkturtherapie *f*, Zungennadelbehandlung *f*
舌诊［shé zhěn］主要观察舌苔和舌质的形态、色泽、润燥等变化。Untersuchung der Zunge —— eine Diagnosemethode zur Untersuchung von Größe, Farbe, Glanz und Feuchte der Zunge und des Zungenbelags durch Beobachtung
舌质［shé zhì］舌体。一般用观察舌质状况来判断脏腑的虚实。Zungenqualität *f* —— der Zungenkörper, durch dessen Beurteilung der Zustand der *Zang-Fu*-Organe festgestellt werden kann
舌质肥胖娇嫩［shé zhì féi pàng jiāo nèn］dicke und zarte Zunge
舌质红绛［shé zhì hóng jiàng］blutrote Zunge, hellrote Zunge
舌质红紫［shé zhì hóng zǐ］purpurrote Zunge
舌质坚敛苍老［shé zhì jiān liǎn cāng lǎo］straffe und vertrocknete Zunge
舌肿（满、大）［shé zhǒng（mǎn, dà）］舌体肿胀而疼痛。多因心经火盛血壅所致。Schwellung der Zunge, Vergrösserung der Zunge, Glossozele *f* —— ein krankhafter Zustand, in dem die Zunge geschwollen und schmerzhaft ist und der gewöhnlich durch starkes Feuer und Blutstauung im Herzmeridian verursacht wird
舌灼热感［shé zhuó rè gǎn］brennendes Gefühl der Zunge, Zungenbrennen *n*
舌紫［shé zǐ］purpurfarbige Zunge, violette Zunge
舌自痹［shé zì bì］Taubheit der Zunge
舌纵［shé zòng］→伸舌［shēn shé］
蛇背疔［shé bèi dīng］发生于指甲根部后面或端节指（趾）骨周围的疔疮。Paronychie *f*, Nagelwallentzündung —— pyogene Entzündung im Gewebe um den Nagel oder um den Knochen der distalen Phalanx eines Fingers oder einer Zehe
蛇串疮［shé chuàn chuāng］围腰龙。Herpes zoster *m*, Gürtelrose *f*
蛇床子［shé chuáng zǐ］果入药。内服用于温肾助阳，外用燥湿、杀虫。Fructus Cnidii —— Verwendet wird getrocknete Frucht von Cnidium monnieri (Umbelliferae). Heilwirkung: Nieren-*Yang* stärkend, bei äußerlicher Anwendung zusammenziehend und antiparasitisch
蛇丹［shé dān］Herpes zoster *m*
蛇毒［shé dú］Schlangengift *n*
蛇腹疔［shé fù dīng］生于手指中节掌面，肿胀如鱼腹的疔疮。schlangenbauchähnliches Panaritium —— pyogene Entzündung an der Palmarfläche des mittleren Gliedes des Fingers, geschwollen wie ein Fischbauch
蛇节疔［shé jié dīng］pyogene Entzündung des mittleren Gliedes des Fingers
蛇窠疮［shé kē chuāng］Komplikation bei Herpes zoster durch Infektion
蛇莓［shé méi］全株入药。用于清热解毒、散结。indische Erdbeere, Herba Duchesneae —— Verwendet wird getrocknetes ganzes Kraut der Duchesnea indica (Rosaceae). Heilwirkung: Hitze beseitigend, entgiftend und Masse zerstreuend
蛇盘疬［shé pán lì］Skrofulose um den Nacken
蛇皮癣［shé pí xuǎn］→蛇身（体）［shé shēn（tǐ）］
蛇身（体）［shé shēn（tǐ）］Ichthyosis *f*, Fischschuppenkrankheit *f*
蛇虱［shé shī］→白疕［bái bǐ］
蛇头缠指［shé tóu chán zhǐ］Phlegmone des Fingers
蛇头疔［shé tóu dīng］指疔之一。生于指头，肿似蛇头。Pustel der Fingerspitze, schlangenkopfähnliche Infektion —— pyogene Infektion des Fingers mit einer geschwollenen Fingerspitze, die einem Schlangenkopf ähnlich sieht
蛇蜕［shé tuì］皮膜入药。用于祛风、止痒、退翳、定惊。abgestreifte Schlangenhaut, Periostracum Serpentis —— Verwendet wird getrocknete abgestreifte Haut von Schlangen, Elaphi taeniurus, E. Carinata oder Zaocys dhumnades und

anderen verwandten Sorten (Colubredae). Heilwirkung: den Wind austreibend, Juckzeiz stillend, Leukom auflösend und Krampf stillend

蛇眼疔 [shé yǎn dīng] 指疔之一。生于指甲两旁,形如蛇眼。schlangenaugenähnliche Inlektion —— Paronychie mit Entzündung der beiden Seiten des Fingernagels, die wie die Augen der Schlange aussieht

蛇咬伤 [shé yǎo shāng] Schlangenbiß *m*

蛇瘴 [shé zhàng] →蛇腹疔 [shé fù dīng]

shě 舍

舍脉从证 [shě mài cóng zhèng] 诊断疾病时,尤其是急性或复杂证候,当脉象与其它症状和体征不一致,而症状和体征反映了疾病的本质时,就不管脉象如何,而以症状和体征作为诊断的主要根据。Diagnosestellung eher gemäß den Symptomen und Krankheitszeichen als nach dem Pulszustand —— Bei einer Diagnosestellung, besonders in einem akuten oder komplizierten Fall werden die Symptome und Krankheitszeichen mehr berücksichtigt, wenn sie mit den Pulszustand nicht übereinstimmen und in Wirklichkeit den wahren Krankheitszustand reflektieren.

舍证从脉 [shě zhèng cóng mài] 诊断疾病时,当脉象与其他症状和体征不一致时,经过分析,认为脉象能反映真正的病机本质,即以脉象作为诊断的依据,而不管症状和体征。Diagnosestellung eher gemäß dem Pulszustand als gemäß den Symptomen und Krankheitszeichen —— Bei einer Diagnosestellung wird der Pulszustand mehr berücksichtigt, wenn er mit den Symptomen und Krankheitszeichen nicht übereinstimmt und das essentiale Wesen der Krankheit widerspiegelt.

shè 射摄麝

射干 [shè gàn] 根茎入药。用于清热解毒,祛痰、利咽。Rhizom der Leopardenblume, Rhizoma Belamcandae —— Verwendet wird getrocknetes Rhizom der Belamcanda chinensis (Iridaceae). Heilwirkung: Fieber senkend, entgiftend, Schleim austreibend und Rachenschmerz stillend

射干麻黄汤 [shè gàn má huáng tāng] 成分:射干、麻黄、紫苑、冬花、半夏、细辛、五味子、生姜、大枣。主治:寒饮郁肺之咳喘症。*Shegan Mahuang Tang*, Dekokt von Belamcanda und Ephedra —— Indikationen: Husten und Asthma infolge der Stagnation von Kälte-Feuchtigkeit in der Lunge

摄领疮 [shè hé chuāng] Neurodermatitis *f*

摄领疮 [shè lǐng chuāng] zervikale Neurodermitis *f*, Nackenwunde *f*

麝香 [shè xiāng] 雄麝香腺分泌物入药。用于开窍醒神、活血散瘀、催产下胎。Moschus *m* —— Verwendet wird getrocknetes Sekret der Duftdrüse des mannlichen Moschustieres, Muschus berezovskii, M. sifanicus oder M. moschiferus (Cervidae). Heilwirkung: wiederbelebend, Blutfluß aktivierend, Blutstauung lösend und Geburt fördernd

SHEN 申伸身参深神沈审肾甚胂渗

shēn 申伸身参深

申脉 [shēn mài] 穴位。主治:头痛、眩晕、动脉硬化、癫痫等。*Shenmai* (BL62) —— Akupunkturpunkt. Indikationen: Kopfschmeren, Schwindel, Arteriosklerose, Epilepsie

伸筋草 [shēn jīn cǎo] 全株入药。用于祛风除湿、舒筋活络。Herba Lycopodii —— Verwendet wird getrocknetes ganzes Kraut von Lycopodium clavatum (Lycopodiaceae). Heilwirkung: Wind und Feuchtigkeit beseitigend, Steife des Muskels und Gelenks lindernd

伸舌 [shēn shé] 舌伸出口外,不能回缩口内。Protrusion der Zunge —— eine ausgestreckte und nicht mehr zurückzuziehende Zunge

身不仁 [shēn bù rén] allgemeine Taubheit und Hypoästhesie

身热 [shēn rè] Fieber *n*

身热不扬 [shēn rè bù yáng] 受湿邪所阻遏的一种发热现象。其特点是:开始用手摸病人皮肤不觉很热、扪之稍久则热感较甚。rezessives Fieber —— ein Fieber, das von der pathogenen Feuchtigkeit verdeckt wird und nur durch lange Berührung fühlbar ist

身热喜凉 [shēn rè xǐ liáng] fieberiger Körper mit Vorliebe für Kühle

身热夜甚 [shēn rè yè shèn] Fieber verschärft sich in der Nacht.

身瘦不孕 [shēn shòu bù yùn] Sterilität wegen der Abmagerung von Frauen

身瞤动 [shēn shùn dòng] Muskelzuckung *f*

身瞤眴动 [shēn shùn xuàn dòng] Muskelzuckung *f*

身体烦痛 [shēn tǐ fán tòng] Reizbarkeit und Arthralgie

身体尪羸 [shēn tǐ wāng léi] Magerkörper mit Gelenkschwellungen *m*

身痛逐瘀汤 [shēn tòng zhú yū tāng] 成分:秦艽、川芎、桃红、红花、甘草、羌活、没药、当归、香附、牛膝,地龙、五灵脂。主治:气血痹阻经络之周身疼痛证。*Shentong Zhuyu Tang*, Dekokt für Austreibung der Pantalgie infolge von Blutstauung —— Indikationen: Pantalgie infolge der Obstruktion von *Qi*-und Blutfluß in Körpermeridianen

身痒 [shēn yǎng] generalisierter Juckreiz *m*

身重 [shēn zhòng] 肢体沉重,多因脾肾阳虚,水湿留滞所致。Schweregefühl in den Gliedern —— eines der Symptome infolge von Akkumulation von Wasser-Feuchtigkeit, die normalerweise durch Mangel an *Yang* der Milz und der Nieren verursacht wird

身柱 [shēn zhù] 穴位。主治:背强痛、精神病、支气管炎等。*Shenzhu* (DU12) —— Akupunkturpunkt. Indikationen: Rigidität und Schmerz im Rücken, Geisteskrankheit, Bronchitis

参附汤 [shēn fù tāng] 成分:人参、附子。主治:元气大亏、阳气暴脱之危证。*Shen Fu Tang*, Dekokt von Ginseng und Aconit —— Indikationen: kritischer Fall von *Qi*-Erschöpfung und *Yang*-Kollaps

参苓白术散 [shēn líng bái zhú sǎn] 成分:人参、茯苓、白术、扁豆、陈皮、淮山、莲子肉、砂仁、苡仁、桔梗、甘草。主治:脾胃气虚而挟湿所致之证,食欲不振、腹胀、下泄怠惰等症。*Shenling Baizhu San*, Pulver von Ginseng, Poria und Atractylodes —— Indikationen: Erkrankung durch Mangel an *Qi* in der Milz und im Magen mit Feuchtigkeit mit Appetitlosigkeit, Bauchblähung, Diarrhoe, und Trägheit als Symptomen

参苏饮 [shēn sū yǐn] 成分:党参、苏叶、葛根、前胡、半夏、茯苓、陈皮、甘草、桔梗、枳壳、木香、生姜、大枣。主治:虚人 外感风寒,症见恶寒、发热、头痛、鼻塞、咳嗽、痰多等。*Shen Su yin*, Trank von Ginseng und Perilla —— Indikationen: Affektion durch exogene Wind-Kälte bei einem Patienten mit schwacher Konstitution, die mit Käliteschеu, Fieber, Kopfschmerz, Nasenverstopfung, Husten mit profusem Sputum einhergeht

参须 [shēn xū] 须根入药。功同人参而力逊。Radix Ginseng Parvula —— Verwendet wird getrocknete Wurzelfaser von Panax ginseng (Araliaceae). Sie hat gleiche, aber schwächere Heilwirkung wie Panax ginseng.

深刺(扎) [shēn cì (zhā)] tiefer Nadelstich, tiefe Nadeleinführung

shén 神

神 [shén] ①人体生命活动的总称。②指精神、意识、思维活动。①eine Sammelbezeichnung für Lebensaktivitäten des menschlichen Körpers ②Es bezieht sich auf Geisteszustand, Bewußtsein und Gedanken.

神不安啼［shén bù ān tí］Weinen mit Reizbarkeit

神不守舍［shén bù shǒu shè］Geistesabwesenheit *f*

神藏［shén cáng］穴位。主治：支气管炎、呕吐、肋间神经痛。*Shencang*（KI25）—— Akupunkturpunkt. Indikationen: Bronchitis, Erbrechen, interkostale Neuralgie

神道［shén dào］穴位。主治：健忘、烦躁、癫痫、发热等。*Shendao*（DU11）—— Akupunkturpunkt. Indikationen: Amnesie, Reizbarkeit, Epilepsie, Fieber

神封［shén fēng］穴位。主治：胸膜炎、肋间神经痛、乳腺炎等。*Shenfeng*（K123）—— Akupunkturpunkt. Indikationen: Pleuritis, Interkostalneuralgie, Mastitis

神膏［shén gāo］Glaskörper *m*

神膏绽出［shén gāo zhàn chū］Glaskörperprolaps *m*, Prolapsus vitrei, Vorfall des Glaskörpers

神光充沛［shén guāng chōng pèi］energievolle und klare Augen

神光耗散［shén guāng hào sàn］glanzlose und ausdruckslose Augen

神光自现［shén guāng zì xiàn］Photopsie *f*, Photopie *f*

神昏［shén hūn］Koma *f*, Bewußtlosigkeit *f*

神昏谵语［shén hūn zhān yǔ］Koma und Delirium

神机受迫［shén jī shòu pò］unterdrückte Lebenstätigkeit *f*

神经针刺疗法［shén jīng zhēn cì liáo fǎ］Neuroakupunkturtherapie *f*, Neuronadeltherapie *f*

神庐［shén lú］气功锻炼中指鼻部。geistige Hütte —— ein Ausdruck in *Qigong* für die Nase

神乱［shén luàn］psychische Störung *f*

神门［shén mén］穴位。主治：心悸、心动过速、失眠、烦躁等。*Shenmen*（HT7）—— Akupunkturpunkt. Indikationen: Palpitation, Tachykardie, Insomnie, Dysphorie

神门脉［shén mén mài］手少阴心经神门穴处动脉，即手腕之尺动脉。*Shenmen*-Puls *m* —— Puls, der am Punkt *Shenmen* von Hand-*Shaoyin*, nämlich über der Arteria ulnaris am Handgelenk fühlbar ist

神明［shén míng］geistige Aktivität

神明被蒙［shén míng bèi méng］Sinnverwirrung durch Erreger *f*

神农本草经［shén nóng běn cǎo jīng］简称《本草经》或《本草》。中国现存最早的本草学专著。约出现于秦汉之际，原撰者佚名。其中包括365种药物，并分上、中、下三品。Klassiker von *Shen Nong's* Heilkräutern, Kräuterklassiker *m*, Kraut *n* —— das früherste vorhandene Kräuterbuch in China, das etwa in den *Qin-Han*-Dynastien erschien und dessen Urheberschaft unbekannt ist. In diesem Buch sind 365 Arten Arzneimittel enthalten, und in drei Klassen (erste, mittle und untere Klasse) gradiert.

神疲［shén pí］geistige Ermüdung *f*

神曲［shén qū］辣蓼、青蒿、杏仁等药加工后与面粉或麸皮混合，经发酵而制成的曲剂。消食调中、健脾和胃。medizinischer Sauerteig, Massa Fermentata Medicinalis —— eine Mischung von gegorenen Pulvern von Wasserpfeffer, Edelraute, Aprikosenkern und Weizenmehl oder Weizenkleie, die gebraucht wird, Verdauung zu fördern, Mittel-*Jiao* zu regulieren, die Milz zu stärken und die Funktion des Magens zu regulieren

神曲丸［shén qū wán］→磁朱丸［cí zhū wán］

神阙［shén què］①穴位。主治：休克、肠道慢性疾患、急性腹泻等。②→脐［qí］① *Shenque*（RN8）—— Akupunkturpunkt. Indikationen: Schock, chronische Darmkrankheiten, akute Diarrhoe

神识昏愦［shén shí hūn kuì］geistige Verwirrung *f*

神水［shén shuǐ］Kammerwasser *n*, Humor aquosus

神水混浊［shén shuǐ hùn zhuó］trübes Kammerwasser, Trübung von Humor aquosus

神水将枯［shén shuǐ jiāng kū］Syndrom von trockenen Augen *n* 气郁化火，津液亏损，泪液减少，导致以目珠干燥失泽为主要表现的眼病

神思间病［shén sī jiān bìng］Psychoneurose *f*, Geistesstörung *f*

神堂［shén táng］穴位。主治：心脏疾患、支气管炎、哮喘、肋间神经痛等。*Shentang*（BL44）—— Akupunkturpunkt. Indikationen: Herzkrankheiten, Bronchitis, Asthma, Iuterkostalneuralgie

神庭［shén tíng］穴位。主治：前额痛、眩晕、癫痫、鼻炎等。*Shenting*（DU24）—— Akupunkturpunkt. Indikationen: Stirnschmerz, Schwindel, Epilepsie, Rhinitis

神犀丹［shén xī dān］成分：犀角，石菖蒲、黄芩、生地、银花、金汁、连翘、紫草、板蓝根、青黛、淡豆豉、玄参、天花粉。主治：血热阴伤，症见高热神昏、斑疹等。*Shen Xi Dan*, Wunderbare Pille von Horn des Nashorns —— Indikationen: Schädigung von *Yin*-Flüssigkeit infolge der Blut-Hitze mit hohem Fieber, Koma und Eruption als Symptomen

神脏［shén zàng］藏五脏之神的心、肝、脾、肺、肾五脏。即心藏神、肺藏魄、肝藏魂、肾藏志、脾藏意。Organe, die Aufbaukraft speichern —— Die fünf *Zang*-Organe (das Herz, die Leber, die Milz, die Lunge, und die Niere) speichern Aufbaukraft. Der Geist ist in Herzen gespeichert, Energie in der Lunge, Seele in der Leber, Gedächtnis in der Niere und Gedanken in der Milz.

神志不清［shén zhì bù qīng］Bewußtlosigkeit *f*

神志昏愦［shén zhì hūn kuì］geistige Verwirrung *f*

神珠［shén zhū］Kornea *f*

神珠将反［shén zhū jiāng fǎn］absoluter Strabismus, extremer Strabismus

shěn 沈审

沈汲门［shěn jí mén］→沈金鳌［shěn jīn áo］

沈金鳌［shěn jīn áo］清代医学家（1717—1776）。撰《沈氏尊生书》（1773）。对医理、诊法、临床各科均有论述。治疗除药物外，还重视气功疗法。*Shen Jinao*（1717-1776）—— ein Arzt in der *Qing*-Dynastie und Autor des Buches "Shens Werk über die Wichtigkeit der Gesunderhaltung"（1773）, in dem medizinische Theorien, Pulsfühlen, verschiedene klinische Sektionen, Rezepte und Arzneien dargestellt wurden und noch großer Wert auf *Qigong*-Therapie gelegt wurde.

沈括［shěn kuò］北宋杰出的学者（1030—1095）。曾任翰林学士。对自然科学具有广泛兴趣。撰有《良方》。后人将此书与苏轼所收集的方剂合编而成《苏沈良方》。*Shen Kuo*（1030-1095）—— ein berühmter Gelehrter in der nördlichen *Song*-Dynastie und Mitglied der kaiserlichen Akademie, der sich sehr für Naturwissenschaft interesierte und das Buch *Liang Fang* "Wirksame Rezepte" verfaßte. Dieses Buch wurde später mit anderen Rezepten zusammengestellt, die *Su Shi* gesammelt hatte, und unter dem Titel Wirksame Rezepte von *Su* und *Shen* veröffentlicht.

沈芊绿［shěn qiān lǜ］→沈金鳌［shěn jīn áo］

沈之问［shěn zhī wèn］明代16世纪医家。他将祖父和父亲所藏治疗麻风的秘方和个人诊治此病的经验，编成《解围元薮》（1550）。*Shen Zhiwen* —— ein medizinischer Experte in der Diagnose und Behandlung von Lepra im 16. Jahrhundert, der aufgrund der Rezepte und der Erfahrungen für Behandlung der Lepra von seinem Großvater und seinem Vater und verbunden mit seinen eigenen klinischen Erfahrungen das Buch " Quelle der Hilfe"（1550）zusammenstellte

审苗窍［shěn miáo qiào］运用视觉，观察病人的舌、眼、耳、鼻、唇等五官的变化。以了解内脏病变的诊断方法。

Untersuchung der Sinnesorgane —— eine diagnostische Methode zur Erkennung der pathologischen Veränderungen der inneren Organe durch Untersuchung der Zunge, der Augen, der Ohren, der Nase und der Lippen des Patienten

审视瑶函［shěn shì yáo hán］又名《眼科大全》。明·傅仁宇撰(1644)。分眼病为108症，收方300余，并介绍多种眼科外治法。Ein Wertvolles Handbuch über Augenheilkunde —— ein medizinisches Buch, das auch den Titel "Ein Komplettes Handbuch von Ophthalmologie" hat. Das Buch enthält mehr als 300 Rezepte und 108 Arten von Augenkrankheiten mit verschiedenen Behandlungsmethoden und wurde von *Fa Renyu* in der *Ming*-Dynastie (1644) geschrieben.

审瞳仁法［shěn tóng rén fǎ］Pupillenuntersuchungsmethode *f*

shèn 肾甚胂渗

肾［shèn］五脏之一。主藏精，包括生殖之精和水谷之精。脑、髓、骨的生长、发育都与肾的精气有关。肾气通于耳，并主持大小便的排出。且有纳气功能，与肺共同完成呼吸作用。肾与肺、脾共同参与人体水液代谢，且起主导作用。Niere *f* —— Eines der fünf Zang-Organe. Es speichert Reproduktionsessenz und Nahrungsessenz. Wachstum und Entwicklung von Gehirn, Knochenmark und Knochen sind alle abhängig von der Nierenessenz. Das Nieren-*Qi* fließt zu den Ohren und kontrolliert Ausscheidung von Urin und Stuhl. Die Niere hilft der Lunge bei der Respiration. Die Niere ist das wichtigste Organ für Regulation des Wasserstoffwechsels im Zusammenwirken mit der Lunge und der Milz.

肾(经)咳(嗽)［shèn (jīng) ké (sòu)］→肾咳［shèn ké］

肾痹［shèn bì］痹证之一。寒湿侵犯肾经而出现腰背偻曲、腰痛、遗精等病证。Obstruktion des Nierenmeridians —— ein krankhafter Zustand durch Angriff von Kälte-Feuchtigkeit auf den Nierenmeridian mit krummem Rücken, Lumbago und Pollution als Symptomen

肾病［shèn bìng］Nierenkrankheit *f*

肾不纳气［shèn bù nà qì］肾气虚弱，不能摄纳，以致气喘、呼多吸少。Verfall der Niere in Aufnahme von Luft —— ein krankhafter Zustand, in dem Mangel an Nieren-*Qi* Dyspnoe verursacht, mit Kurzatmigkeit als Symptom

肾藏精［shèn cáng jīng］Nieren speichern Essenz. 肾贮存\封藏人身之精的功能

肾藏志［shèn cáng zhì］脑髓为肾精所化，肾精充沛，则记忆力强盛。Die Niere speichert Gedächtnis —— Die Gehirnsubstanz bildet sich aus der Nierenessenz. Ein gutes Gedächtnis hängt davon ab, daß die Nierenessenz in Fülle vorhanden ist.

肾虫病［shèn chóng bìng］Enterobiasis *f*, Enterobiusinfektion *f*, Madenwurmbefall *m*

肾喘［shèn chuǎn］Kurzatmigkeit durch Nierenschwäche

肾疔［shèn dīng］Pustel des äußeren Gehörgangs

肾恶燥［shèn wù zào］肾为水脏，主藏精。燥则阴津受伤，肾精耗损，故肾恶燥。Die Niere verabscheut Trockenheit —— Die Niere ist ein Organ, das für Wassermetabolismus verantwortlich ist und Essenz speichert. Trockenbeit führt zur Schädigung der Körpersäfte und zum Verbrauch der Nierenessenz, was der Niere ungünstig ist.

肾风［shèn fēng］Ödem durch Nieren-Wind *n*

肾疳［shèn gān］小儿疳证。由乳食失调、伏热内阻、肾气不足所致。症见形体羸瘦、四肢无力、齿迟、多汗、齿龈出血或溃烂、寒热时作等。五(脏)疳之一。Unterernährung der Kinder mit Nierensyndrom —— ein krankhafter Zustand infolge von unrichtiger Fütterung, die zur Akkumulation der Hitze und zum Mangel an Nieren-*Qi* führt, mit Magerkeit, schwacher Gliedmaßen, verzögertem Zahndurchbruch, übermäßigem Schwitzen, Zahnfleischblutung oder Zahngeschwür, alternativem Fieber und Frösteln als Symptome

肾合膀胱［shèn hé páng guāng］脏腑相合之一。两者通过经络相互络属，构成表里关系。在生理上相互配合，在病理上相互影响。Die Niere und die Harnblase sind innerlich-äußerlich verbunden. —— Eines der Phänomene von Wechselbeziehungen und Interaktionen zwischen den Zang-und Fu-Organen. Die Niere und die Harnblase sind durch Meridiane innerlich-äußerlich verbunden. Sie arbeiten physiologisch zusammen und beeinflussen sich pathologisch.

肾华在发［shèn huá zài fà］Nieren manifestieren sich in Haaren. 发之色泽枯荣是肾脏功能的反映

肾火偏亢［shèn huǒ piān kàng］肾阴亏损太过，肾火相对偏亢。症见性欲亢奋、遗精、早泄、多梦等。Auflodern des Nierenfeuers —— relatives Übermaß an Nierenfeuer durch Verlust und Mangel von Nieren-*Yin* (Essenz und Flüssigkeit), gekennzeichnet durch Hypererosie, Spermatorrhoe, vorzeitige Ejakulation, übermäßige Träume während des Schlafes

肾间动气［shèn jiān dòng qì］两肾之间所藏之真气。人体脏腑经络的正常功能均有赖于肾间动气的作用。zwischen den Nieren gespeicherte Energie —— Die echte Energie und motive Kraft sind nötig für die Aktivitäten der Zang-Fu-Organe, der Meridiane und ihrer Kollateralen. Sie werden deshalb als Quelle von *Qi* bezeichnet.

肾精［shèn jīng］①肾之精髓。②贮存于肾的脏腑水谷之精。①Nieren-Essenz, genitale Essenz ②erworbene Essenz —— Essenz, die aus dem raffinierten Nährstoff in den *Zang-Fu*-Organen erworben und in den Nieren gespeichert wird

肾精不足［shèn jīng bú zú］Insuffizienz von Nieren-Essenz *f* 阴精亏虚，肾失所藏，功能减退而生长发育迟缓，生殖功能减退，血液亏虚的病理变化

肾绝［shèn jué］五绝②之一。Verfall der Niere —— einer der fünf Fälle von viszeralem Verfall

肾厥头痛［shèn jué tóu tòng］Kopfschmerz durch Störung der Nieren

肾开窍于耳［shèn kāi qiào yú ěr］肾气通于耳。耳的听觉功能依赖肾脏精气充养。Die Niere hat die Öffnung im Ohr. Ohren als Fenster der Nieren —— Das Nieren-*Qi* erreicht das Ohr und die Hörfunktion ist abhängig von der Ernährung der Nierenessenz. So wird das Ohr als spezifische Körperöffnung der Niere bezeichnet.

肾开窍于二阴［shèn kāi qiào yú èr yīn］肾的生理和病理的部分情况可以通过排尿、泄精和排便的变化反映出来。Urethra und Anus sind die spezifischen Öffnungen zu den Nieren. —— Die physiologischen und pathologischen Zustände der Nieren werden teilweise durch die Veränderungen von Urinieren, Ejakulation und Defäkation reflektiert.

肾咳［shèn ké］肾受邪寒引起的咳嗽。咳时腰背牵引作痛，甚则吐涎。renaler Husten —— Husten mit ziehenden Schmerzen in Taillen und Rücken und sogar mit Speichelfluß, verursacht durch Eingriff pathogener Kälte in die Nieren

肾亏［shèn kuī］→肾虚(亏)［shèn xū (kuī)］

肾劳［shěn láo］五劳之一。主要由性欲过度损伤肾气所出现的腰痛、遗精，或月经紊乱、盗汗、骨蒸潮热、下肢软弱无力等症。Erschöpfung der Niere durch Überanstrengung —— eine der fünf Erschöpfungen, die mit Lumbago, Spermatorrhoe oder Menstruationsunordnung, Nachtschweiß, hektischem Fieber, Myosthnie der unteren Extremitäten einhergeht und durch Schädigung von Nieren-*Qi* infolge exzessiver sexueller Aktivität hervorgerufen wird

肾囊［shèn náng］Skrotum *n*, Hodensack *m*

肾囊风［shèn náng fēng］①Skrotalekzem *n* ②Dermatitis des Skrotums

肾囊痈［shèn náng yōng］Skrotalkarbunkel *m*

肾气［shèn qì］①肾精化生之气。指肾脏的功能活动，如生长、

发育及性机能活动。②大横穴的别名。Nieren-*Qi* *n* —— ①das *Qi*, das durch Transformation aus der Nierenessenz entsteht und die funktionelle Aktivität der Niere ist und Wachstum, Entwicklung und Sexuelle Fähigkeit kontrolliert ②Ein anderer Name für den Akupunkturpunkt *Daheng* (Sp15)

肾气不固［shèn qì bù gù］肾气虚弱，失其封藏固摄功能的病理表现。可见滑精、早泄、夜尿多频、小便失禁等症。Das Nieren-*Qi* ist nicht gefestigt. —— ein krankhafter Zustand durch Mangel an Nieren-*Qi* mit Verfall ihrer speichernden Funktion, der mit Spermatorrhoe, vorzeitiger Ejakulation, Nykturie, Urininkontinenz einhergeht

肾气盛［shèn qì shèng］überschüssiges Nieren-*Qi* *n*

肾气实［shèn qì shí］überschüssiges Nieren-*Qi* *n*

肾气丸［shèn qì wán］成分：干地黄、山萸肉、山药、茯苓、泽泻、丹皮、桂枝、熟附子。主治：肾阳不足证。*Shenqi Wan* Pilie für Stärkung von Nieren-*Qi* —— Indikation: Syndrom von Mangel an Nieren-*Yang*

肾气虚［shèn qì xū］Nieren-*Qi*-Mangel *m* 肾气不足肾之精气亏虚，功能减退，气化无权，封藏固摄功能失职的病理变化

肾气游风［shèn qì yóu fēng］Erysipelas des Beins, Beinrotlauf *m*, Beinwundrose *f*

肾热［shèn rè］Nieren-Hitze *f*

肾上腺［shèn shàng xiàn］*Shenshangxian* (TG 2p), Nebennierendrüse *f*

肾生骨髓［shèn shēng gǔ suǐ］Nieren erzeugen das Knochenmark. 肾经化生骨髓的功能

肾实［shèn shí］Nieren-Überschuss *m*

肾衰［shèn shuāi］Nierenversagen *n*

肾水［shèn shuǐ］①→肾阴(水)［shèn yīn (shuǐ)］②五水之一。为水气侵犯肾脏所致。症见腹大，脐肿腰痛、小便不利、阴下湿润、两足逆冷、面部消瘦。②Ödem mit Nierenschädigunng —— eine der fünf Arten von Ödemen, die durch Schwellung und Blähung des Abdomens gekennzeichnet sind und mit Lumbago, Olgurie, Nässe der Genitalien, kalten Füßen und Abmagerung des Gesichts einhergeht

肾司二阴［shèn sī èr yīn］二阴即尿道与肛门。肾气功能正常，则大小便的排泄正常。Die Niere kontrolliert die beiden "privaten" Teile —— Die beiden "privaten" Teile sind Urethra und Anus. Normale Funktion der Nieren garantiert normale Miktion und Defäkation.

肾为唾［shèn wéi tuò］Nieren erzeugen dicken Speichel. 肾主管保护和润泽口腔的唾液

肾为先天之本［shèn wéi xiān tiān zhī běn］肾为人体生殖发育之源。生命的发生，均本源于先天父母生殖之精所结合。Die Niere ist der Ursprung von angeborener Konstitution —— Die Nierenessenz ist der Grund der Reproduktion und der Entwicklung eines Individuums. Leben entspringt aus der Konjugation der angeborenen Fortpflanzungsessenz beider Geschlechter.

肾痿［shèn wěi］→骨痿［gǔ wěi］

肾系病机［shèn xì bìng jī］Pathogenese des Nieren-Systems *f* 肾脏系统阴阳气血失调的病变机制

肾消［shèn xiāo］die Nieren betreffende Diabetes mit Polyurie als Symptom

肾哮［shèn xiào］Asthma durch Nierenschwäche

肾泄［shèn xiè］Diarrhoe von Nierentyp, Diarrhoe vor der Dämmerung

肾虚(亏)［shèn xū (kuī)］肾脏精气不足的病变。常见头晕、耳鸣、腰酸、遗精、阳痿、精神疲乏、健忘等等。Mangel an Nieren-Essenz —— die pathologischen Veränderungen infolge von Mangel an Nierenessenz, die mit Schwindel, Ohrensausen, Lumbago, Pollution, Impotenz, Trägheit und Vergeßlichkeit einhergehen

肾虚不孕［shèn xū bù yùn］因肾的精气不足或受损而引起的不孕症。Sterilität infolge von Mangel oder Schädigung an der Nieren-Essenz

肾虚耳鸣［shèn xū ěr míng］因年老体虚，肾阴亏损而引起的耳鸣。Ohrensausen wegen des Mangels an Nieren-*Yin* —— Ohrensausen durch Konsumption von Nieren-*Yin* aus hohem Alter und allgemeinen Schwächen

肾虚滑胎［shèn xū huá tāi］drohende Fehlgeburt wegen des Nierenmangels

肾虚经闭［shèn xū jīng bì］durch Nierenmangel verursachte Amenörrhoe

肾虚经行后期［shèn xū jīng xíng hòu qī］Menstruationsverschiebung wegen des Nierenmangels

肾虚水泛［shèn xū shuǐ fàn］肾阳亏损所引起的水肿的病变。症见全身浮肿、腰酸痛、畏寒肢冷、苔白润、脉沉细等。常见于慢性肾炎。Ödem infolge von Mangel an Nieren-*Yang* —— Anasarka durch Schädigung von Nieren-*Yang*, die mit Lumbago, Kältescheu, kalten Gliedmaßen, weißlichem feuchtem Zungenbelag, tiefem fadenförmigem Puls einhergeht und oft in chronischer Nephritis gesehen wird

肾虚水肿［shèn xū shuǐ zhǒng］Ödem durch Mangel an Nieren-*Yang*

肾虚头痛［shèn xū tóu tòng］肾阴虚所致的头痛，伴有头晕耳鸣、腰膝无力、舌红脉细，或肾阳虚所致的头痛、畏寒、四肢不温、面色白、舌淡、脉沉细。Kopfschmerz infolge von Mangel an Nieren-*Yin* —— Kopfschmerz durch Mangel an Nieren-*Yin*, der gewöhnlich mit Schwindel, Ohrensausen, Schwäche in Lenden und Beinen, geröteter Zunge und fadenförmigem Puls einhergeht. Der Kopfschmerz, der durch Mangel an Niere-*Yang* verursacht wird, wird gewöhnlich von Kältescheu, kalten Gliedmaßen, blasser Gesichtsfarbe, bleicher Zunge und tiefern fadenförmigem Puls begleitet.

肾虚泄泻［shèn xū xiè xiè］Durchfall durch Nieren-Mangel *m*

肾虚眩晕［shèn xū xuàn yùn］因肾精不足。不能上充脑髓所致。症见头晕、耳鸣、神疲、健忘、腰膝酸软。Schwindel infolge von Mangel an Nierenessenz —— eine Art des Schwindels deswegen, daß Mangel an Nierenessenz Versagen der Gehirnsubstanzversorgung verursacht, die gewöhnlich mit Ohrensansen, Lustlosigkeit, Vergeßlichkeit und Schwäche in Lenden und Beinen einhergeht

肾虚阳萎［shèn xū yáng wěi］Impotenz infolge von Nieren-Mangel

肾虚腰痛［shèn xū yāo tòng］因肾精气虚而引起的腰痛。症见腰痛酸软、腿膝无力，遇劳更甚，卧息少安。Hexenschuß anfgrfund der Nierenschwäche —— eine Art von Hexenschuß aufgrund von Mangel an Nierenessenz und Hypofunktion der Nieren, gekennzeichnet durch Schmerzen in der Lendenregion mit Schwäche in Lenden und Beinen, die sich wegen der Anstrengung verschlimmern und beim Hinlegen verbessern.

肾虚遗精［shèn xū yí jīng］因思虑过度或房事不节，肾精气亏虚而引起的遗精。Pollution infolge von Nierenmangel —— Pollution deswegen, daß übermäßiges Bedenken und Sexualleben Mangel an Nierenessenz und Nieren-*Qi* verursacht

肾虚遗尿［shèn xū yí niào］Enuresis infolge von Nierenmangel

肾虚月经过少［shèn xū yuè jīng guò shǎo］Hypomenorrhoe wegen des Nierenmangels

肾岩［shèn yán］Peniskarzinom *n*

肾阳［shèn yáng］肾中阳气为肾脏生理功能的动力，也是人体生命动力的源泉。Nieren-*Yang* —— *Yang-Qi* in der Niere stellt die Energie oder motive Kraft für die physiologische Nierenfunktion und auch die Quelle der Lebensprozesse dar.

肾阳不足［shèn yáng bù zú］→肾阳虚［shèn yáng xū］

肾阳虚［shèn yáng xū］因阳虚或久病不愈、亏损过度、老

年体弱所致。症见形寒肢冷、精神不振、腰膝酸软、阳萎、滑精、夜多尿频、舌淡胖、苔白厚、两尺脉弱。Mangel an Nieren-*Yang* —— ein krankhafter Zustand, der durch schwache Konstitution, chronische Krankheit, exzessiven Verbrauch von Nieren-*Yang* oder senile Debilitäit hervorgerufen wird und mit Kältescheu, kalten Extremitäten, Trägheit, Schwäche und Schlaffheit in Lenden und Knien, Impotenz, Spermaterrhoe, Nykturie, blasser und geschwollener Zunge mit dickem weißfelichen Belag und schwachem *Chi*-Puls einhergeht

肾阴(水)[shèn yīn (shuǐ)]肾脏之阴液,包括肾脏所藏之精与。肾阳依附为用,是肾阳功能活动的物质基础。Nieren-*Yin n* —— *Yin*-Flüssigkeit der Niere einschließlieh der in der Niere gespeicherten Essenz, die mit Nieren-Yang zusammenarbeitet und die materielle Grundlage der Nierenfunktion darstellt

肾阴(水)不足[shèn yīn (shuǐ) bù zú]→肾阴虚[shèn yīn xū]

肾阴虚[shèn yīn xū]多由伤精、耗液所致,症见腰酸疲乏、头晕耳鸣、遗精早泄、口干咽痛、两颧潮红、手足心热、午后潮热、舌红少苔或无苔。Mangel an Nieren-*Yin* —— ein krankhafter Zustand infolge exzessiver Konsumption von Flüssigkeit und Essenz der Niere mit Lendenschmerzen, Ermüdung, Schwindel, Ohrensausen, Spermatorrhoe, vorzeitigem Samenerguß, Trockenheit im Mund und in der Kehle, geröteten Wangen, Hitzegefühl in Handflächen und Sohlen, Nachmittagsfieber, roter Zunge mit wenigem oder keinem Belag, sowie fadenförmigem und schnellendem Puls als Symptomen

肾俞[shèn shù]穴位。主治:肾炎、神经衰弱、耳聋、耳鸣、遗精、遗尿、腰痛等。*Shenshu*(BL23) —— Akupunkturpunkt. Indikationen: Nephritis, Neurasthenie, Taubheit, Ohrensausen, Pollution, Enuresis, Lumbago

肾俞漏[shèn shù lòu]Fistel von Shenshu (Perforation von kaltem Abszeß von Lumbarwirbel)

肾俞虚痰[shèn shù xū tán]Konplikation bei spinaler Tuberkulose durch kalten Abszeß

肾与膀胱相表里[shèn yǔ páng guāng xiāng biǎo lǐ]Die Niere und die Harnblase sind innerlich-äußerlich verbunden.

肾胀[shèn zhàng]邪犯肾经以致腹部胀满,引起腰、背、髀等处疼痛的病症。Nierendistension *f* —— Distension und Völlegefühl des Bauches infolge von Angriff von pathogenen Faktoren auf den Nierenmeridian, was Schmerzen in Lenden, Rücken und in Oberschenkel verursacht

肾者主水[shèn zhě zhǔ shuǐ]Nieren bestimmen Wasser.

肾着[shèn zhuó]肾虚而感寒湿,腰部冷痛沉重、转侧不利的病证。Nierenerkrankung durch Kälte-Feuchtigkeit —— Erkrankung anfgrund von Nierenschwäche mit Eingriff von pathogener Kälte-Feuchtigkeit, die durch Schmerzen. Kälte-und Schweregefühl in der Lendengegend und Schwierigkeiten beim Drehen des Rückens gekennzeichnet ist

肾着汤[shèn zhuó tāng]→甘草干姜茯苓白术汤[gān cǎo gān jiāng fú líng bái zhú tāng]

肾之府[shèn zhī fǔ]指腰部。Residenz der Nieren —— die Lenden

肾志恐[shèn zhì kǒng]Angst als Nierenemotion *f* 肾主精神情志之恐

肾主(司)开阖[shèn zhǔ (sī) kāi hé]肾有主大小便正常排泄作用。Die Niere ist für Ansscheidung und Retention zuständig —— Die Niere ist zuständig für normale Ausscheidung des Urins und Stuhlgangs.

肾主耳[shèn zhǔ ěr]Nieren beherrschen Ohren. 肾精濡养于耳而维持听觉功能

肾主封藏[shèn zhǔ fēng cáng]Nieren sind verantwortlich für Lagerung. 肾固密、贮藏脏腑之精的特性

肾主骨[shèn zhǔ gǔ]肾藏精,精生髓,髓养骨,说明骨的功能同肾精的盛衰密切相关。Die Niere beherrscht die Knochen —— Die Niere speichert vitale Essenz, aus der sich das Knochenmark bildet, das die Knochen ernährt. So sind die Funktion der Knochen und der Zustand der Nierenessenz eng miteinander verbunden.

肾主技巧[shèn zhǔ jì qiǎo]Nieren bestimmen die Agilität. 肾使人动作轻劲灵敏的功能

肾主纳气[shèn zhǔ nà qì]肾与吸气功能有关。呼吸出入之气,其主在肺,其根在肾,故肾虚可见呼吸困难。Die Niere beherrscht die Luftaufnahme —— Die Niere hängt mit der Funktion der Inspiration zusammen. Obwohl die Lunge verantwortlich für die Respiration ist, ist die Niere auch zuständig für das Aufnehmen von Luft. Darum kann eine Hypofunktion der Niere zur Dyspnoe führen.

肾主生殖[shèn zhǔ shēng zhí]男女生殖系统的发育成熟及其生殖能力,均有赖于肾脏精气的充实,而精气的生长、储藏和排泄皆由肾所主管。Die Niere beherrscht Reproduktion —— Entwicklung und Reifung des Genitalsystems und die Fähigkeit der Fortpflanzung sind abhängig vom reichlichen Vorhandensein der Nierenessenz. Die Bildung, Speicherung und Ausscheidung der Reproduktionsessenz werden ebenfalls durch die Niere kontrolliert.

肾主水液[shèn zhǔ shuǐ yè]Nieren beherrschen Wasser-Metabolismus. 肾主持和调节人体水液代谢的功能

肾主先天[shèn zhǔ xiān tiān]Nieren beherrschen angeborene Eigenschaften. 肾精主持胚胎形成和生殖发育的功能

肾子挂出[shèn zǐ guà chū]阴囊开放性创伤,睾丸向外脱出。offene Wunde des Skrotums mit Heraushängen des Hodens

甚者从之[shèn zhě cóng zhī]严重而出现假象的病证,应以顺从其假象的药物来治疗,如热极似寒,应采用寒药。Schwere Fälle mit Pseudo —— Symptomen sollten mit Arzneimitteln, die in Natur den Pseudosymptomen ähneln, behandelt werden, z. B. in der Behandlung eines febrilen Falls mit Pseudo-Kältesymptomen werden Arzneimittel von kalter Natur benutzt

甚者独行[shèn zhě dú xíng]Im schwerem Krankheitsfall sollen einzelne Herde behandelt werden.

胂[shèn](1)Darmbeinmuskel (Musculus iliaeus) unter Crista iliaca (2)paravertebrale Muskeln

渗湿[shèn shī]治疗湿邪蓄积所致的泄泻、水肿的一种方法。用淡渗利湿药物,使湿邪从小便排出。Ausscheidung der Feuchtigkeit —— eine therapeutische Methode zur Behandlung von Diarrhoe und Ödem durch Akkumulation pathogener Feuchtigkeit, bei der die Feuchtigkeit mit milden Arzneien durch Diurese ausgeschieden wird

渗湿利尿药[shèn shī lì niào yào]Diuretika mit der Wirkung der Elimination der Feuchtigkeit

渗湿于热下[shèn shī yú rè xià]运用淡渗利湿药为主,通过分利湿邪而使邪热透达的一种治法。常用于热性病湿重于热的病证。durch Ausscheidung der Feuchtigkeit Hitze vertreiben —— eine therapeutische Methode zum Austreiben pathogener Hitze mit Feuchtigkeit ausscheidenden Arzneien. Die Methode wird oft in der Behandlung einer febrilen Krankheit mit mehreren Feuchtigkeitssymptomen als Hitzesymptomen angewendet.

渗湿止泻[shèn shī zhǐ xiè]Drainieren von Nässe und Stillung des Durchfalls

SHENG 升生声圣胜盛

shēng 升生声

升发清阳[shēng fā qīng yáng]klares *Yang* hinaufsenden

升剂［shēng jì］有升提作用，能治疗脱肛、子宫脱垂等病症的。一类方剂。十二剂之一。Rezepte mit hebender Wirkung —— Rezepte, die zur Behandlung von Prolapsus ani und Prolapsus uteri angewendet werden

升降出入［shēng jiàng chū rù］Steigen, Fallen, Verlassen und Betreten von *Qi* 气运动的上升、下降、外出、内入四种形式

升降浮沉［shēng jiàng fú chén］药物在体内作用的趋向。升、浮是指效应有向上、向外的药物，用作升阳、散寒、发汗解表；降、沉是指效应有下行向内的药物，用作降逆、收敛、泻下。Heben, Senken, Steigen und Sinken —— Damit wird Richtung oder Tendenz der Wirkung von Arzneien gemeint. Die hebenden und steigenden Arzneien mit nach außen und nach oben führendem Effekt warden gebraucht, Vitalität zu aktivieren, Schweiß zu treiben und Kälte zu vertreiben. Die senkenden und sinkenden Arzneien mit abfallendem und nach innen gehendem Effekt werden zusammenziehend, abführend und beruhigend verwendet.

升降散［shēng jiàng sàn］Shengjiang San, Pulver mit auf- und absteigender Wirkung *m*

升降失常［shēng jiàng shī cháng］多指脾胃功能失去协调、脾气不升、胃气不降的病理变化，表现为腹胀、嗳气、厌食、泄泻等。Störung in Aufstieg und Senkung —— ein krankhafter Zustand durch Disharmonie zwischen den Funktionen der Milz und des Magens mit Verfall von Milz-*Qi*, dao nicht nach oben steigen kann und mit Verfall von Magen-*Qi*, dao nicht heruntergehen kann. Aufstoßen, Anorexie, Diarrhoe und Bauchblähung sind die Symptome

升举中气［shēng jǔ zhōng qì］Erhebung des Mitte-*Qi f*

升麻［shēng má］根茎入药。用于解表透疹、清热解毒、升阳举陷。Traubensilberkerzenwurzelstock *m*, Rhizoma Cimicifugae —— Verwendet wird getrockneter wurzelstock von Cimicifuga heracleifolia, C. dahurica oder C. foetida (Ranunculaceae). Heilwirkung: Schweiß treibend, Eruption fördernd, Hitze beseitigend, entgiftend, *Yang* hebend und Ptose verhütend

升麻葛根汤［shēng má gě gēn tāng］成分：升麻、葛根、芍药、炙甘草。主治：麻疹初发、透发不畅。*Shengma Gegen Tang*, Dekokt von Cimicifuge und Pueraria —— Indiktionen: Anfangsstadium von Masem mit unzulänglicher Eruption

升清固涩［shēng qīng gù sè］Erhebung des klaren *Yang* und Astringieren

升清降浊［shēng qīng jiàng zhuó］Erhebung von Klaren und Herabsenkung von Trüben

升提中气［shēng tí zhòng qì］指用补脾升气药物治疗久泻、脱肛以及胃下垂、子宫脱垂等疾患的方法。Hochheben von Milz-*Qi* —— eine therapeutische Methode zur Behandlung von Krankheiten wie chronischer Diarrhoe, Prolapsus ani, Gastroptose und Prolapsus uteri mit die Milz stärkenden und Milz-*Qi* hochhebenden Medikamenten

升阳［shēng yáng］升发脾阳以治疗脾虚气陷的方法。症见久泻、脱肛、子宫下垂等。Erhöhung von Milz-*Yang* —— eine Methode zur Behandlung der Hypofunktion der Milz mit Sinkungssymptomen wie andauerndem Durchfall, Aftervorfall, Gebärmuttervorfall

升阳举陷［shēng yáng jǔ xiàn］Erhöhung des *Yang* zur Behandlung von der Ptosis *f*

升阳透疹［shēng yáng tòu zhěn］*Yang* hochheben und Ausschlag fördern, vitale Funktion stärken und Eruption fördern

生地［shēng dì］根入药。用于清热凉血、养阴生津。Radix Rehmanniae —— Verwendet wird getrocknete Wurzel von Rehmannia glutinosa (Scrophulariaceae). Heilwirkung: Hitze aus dem Blut beseitigend *Yin* ernährend und Drüsensekretion fördernd

生地黄［shēng dì huáng］→生地［shēng dì］

生化［shēng huà］Erzeugung und Umwandlung

生化汤［shēng huà tāng］成分：当归、川芎、桃仁、炙甘草、炮姜。主治：产后恶露不停、小腹疼痛。*Shenghua Tang*, Dekokt für nachgeburtliche Beschweden —— Indikationen: nachgeburtliche Lochiorrhoe mit Schmerzen im Unterbauch

生肌［shēng jī］①Regeneration des Gewebes ②Fördern der Granulation

生肌敛疮［shēng jī liǎn chuāng］Gewebsregeneration fördern und Wunde heilen

生肌收敛［shēng jì shōu liǎn］Adstringieren und Fördern der Gewebsregeneration

生肌止血［shēng jī zhǐ xuè］Gewebe regenerieren und Blutung stillen

生姜［shēng jiāng］鲜根茎入药。用于发汗解表、温中止呕、温肺止咳。frischer Ingwer, Rhizoma Zingiberis Recens —— Verwendet wird frisches Rhizom von Zingiber officinale (Zingiberaceae). Heilwirkung: Schweiß treibend, Mittel-*Jiao* wärmend, Erbrechen stillend, die Lunge erwärmend und Husten stillend

生姜皮［shēng jiāng pí］根茎外皮入药。用于利水消肿。Rinde des Ingwers, Cortex Zingiberis —— Verwendet wird getrocknete äußere Schicht des Rhizoms von Zingiber officinale (Zingiberaceae). Heilwirkung: Harn treibend und Ödem beseitigend

生姜泻心汤［shēng jiāng xiè xīn tāng］成分：半夏泻心汤减干姜用量加生姜。主治：水热互结，胃中不和之证。*Shengjiang Xiexin Tang*, Magen-Feuer entleerendes Dekokt von frischem Ingwer —— Indikationen: Störung im Magen infolge von Wasserretention und pathogener Hitze

生姜汁［shēng jiāng zhī］姜汁入药。用于发表、散寒、止呕、化痰。Salt des Ingwers, Succus Zingiberis —— Verwendet wird Saft von frischem Rhizom des Ingwers, Zingiber officinale (Zingiberaceae). Heilwirkung: schweißtreibend, Kälte austreibend, Erbrechen stillend, schleimlösend

生津［shēng jīn］一种常用于治疗热性病时津液耗损的方法。Drüsensekretionen (insbesondere die Speichelbildung) fördern, Förderung der Produktion des Körpersaftes —— eine therapeutische Methode zur Behandlung der Konsumption der Körperflüssigkeit in febriler Krankheit

生津安神［shēng jīn ān shén］Produktion der Körperflüssigkeit fördern und innere Unruhe beseitigen

生津润肺［shēng jīn rùn fèi］Produktion der Körperflüssigkeit fördern und die Lunge ernähren

生津益气［shēng jīn yì qì］Produktion von Körperflüssigkeit fördern und vitale Energie nützen

生津止渴［shēng jīn zhǐ kě］die Körperflüssigkeitsbildung zur Durststillung fördern

生精血［shēng jīng xuè］Bildung von vitaler Essenz und Blut fördern

生克制化［shēng kè zhì huà］五行学说认为生化、克制是相互为用的。生中有克，克中有生，才能维持脏腑间的相对平衡协调。gegenseitige Förderung und Beschränkung der fünf Elemente —— Die Theorie der fünf Eiemente meint, daß sich die gegenseitige Förderung und Beschränkung der Elemente ergänzen, d. h. in Förderung besteht Beschränkung und in Beschränkung existiert Förderung. Nur auf diese Weise kann eine relative Harmonie und Koordination der inneren Organe aufrechterhalten werden.

生脉散［shēng mài sǎn］成分：人参、麦冬、五味子。主治：暑病后，气阴两伤，肺虚久咳之证。*Shengmai San*, Puls aktivierendes Pulver —— Indikationen: Konsumption von *Qi* und *Yin*, chronischer Husten infolge der Lungenschwäche

生门［shēng mén］气功术语。指脐部。das Tor des Le-

bens —— ein *Qigong*-Ausdruck für umbilikalen Teil
生气［shēng qì］①指春天生发之气。②生命之活力①aktive Kraft —— Kraft, die Wachstum und Entwicklung im Frühling fördert ②Belebung der Vitalität
生气之原［shēng qì zhī yuán］Quelle vitaler Energie (Energie, die in der Gegend zwischen den beiden Nieren gespeichert wird)
生晒参［shēng shài shēn］鲜根晒干入药。功用同人参。in der Sonne getrockneter Ginseng —— eine kommerzielle Art des Ginsengs, die in der Sonne getrocknet wird und nicht gedämpft oder in Wasser gekocht wird und gleiche Heilwirkung wie Ginseng hat
生首乌［shēng shǒu wū］→首乌［shǒu wū］
生铁落饮［shēng tiě luò yǐn］成分：天冬、麦冬、贝母、胆星、远志、橘红、菖蒲、连翘、茯苓、茯神、玄参、钩藤、丹参、朱砂、生铁落。主治：痰火上扰所致之癫狂证。*Shengtieluo Yin*, Trank von Roheisenasche —— Indikation: Manie durch Auflodern von Schleim-Feuer
生之本［shēng zhī běn］Ursprung des Lebens *m* 阴阳。阴阳为生命的源泉与根本规律
生殖之精［shēng zhí zhī jīng］essentielle Substanz für Fortpflanzung
声嘎［shēng gā］Heiserkeit *f*
声如拽锯［shēng rú zhuài jù］喉中痰鸣呈拉锯样的声音。常见于中风昏迷和喉头梗阻等病证。Geräusch wie Holzsägen —— laryngeales Geräusch oder Stridor, oft gehört in apoplektischem Koma oder laryngealer Obstruktion
声嘶［shēng sī］Heiserkeit *f*, rauhe Stimme
声重［shēng zhòng］mit tiefer Stimme sprechen

shèng 圣胜盛

圣惠方［shèng huì fāng］→太平圣惠方［tài píng shèng huì fāng］
圣济总录［shèng jì zǒng lù］宋代官修大型医书之一。成书于1111~1117年之间。包括医学各科，并录方近2万个。Allgemeine Sammlung für Heilige Hilfe —— eines der umfangreichen Medizinbücher der *Song*-Dynastie, offiziell zusammengestellt in der Zeit von 1111 bis 1117, umfaßt alle medizinischen Disziplinen und etwa 20000 Rezepte
胜复［shèng fù］Überlegenheit und Vergeltung 五运六气中胜气与复气的关系。其胜复规律为凡有胜，后必有复，以报其胜。胜甚则复甚，胜微则复微
胜气［shèng qì］dominantes *Qi n* 五运六气中偏胜之气
胜湿止痛［shèng shī zhǐ tòng］Fenchtigkeit vertreiben, um Schmerz zu stillen
盛人［shèng rén］fette Person mit *Qi*-Mangel *f*
盛胎［shèng tāi］Menstruation während der Schwangerschaft *f*
盛者泻之［shèng zhě xiè zhī］Behandlung des Überschusses mit Abführen *f*

SHI 尸失湿蓍十石时实食矢使世试视柿是室嗜螫拭

shī 尸失湿蓍

尸厥［shī jué］突然昏倒不省人事，状如昏死。Leichenähnliche Synkope —— ein Krankheitszustand von plötzlicher Ohnmacht wie Tod
失精［shī jīng］→遗精［yí jīng］
失精家［shī jīng jiā］Patient, der all häufiger Emission leidet, Patient mit dem häufigen Samenverlust
失颈［shī jǐng］→落枕［lào zhěn］
失眠［shī mián］Schlaflosigkeit *f*
失眠多梦［shī mián dūo mèng］Schlaflosigkeit und übermäßige Träume im Schlaf
失气［shī qì］①人体过分损耗，津液不能运化，精气不足而全身衰弱，不能化生食物的精微，身体不能吸收营养。②→矢(屎)气［shǐ (shǐ) qì］①Erschöpfung von echtem *Qi* —— ein krankhafter Zustand, gekennzeichnet durch Konsumption mit Schädigung von Körperflüssigkeit, Unterernährung, Malabsorption und Schwäche des ganzen Körpers
失荣［shī róng］颈部淋巴结转移性或原发性恶性肿瘤出现恶液质。Halskarzinom mit Kachexie —— primärer oder metastatischer maligner Tumor der Halslymphknoten mit Kachexie
失神［shī shén］指无神气之状，如目光无神、精神萎靡、精神恍惚、言语低微、面色无华、肌肉瘦削、二便失禁等。表示病情严重、预后不良。Vitalitätsverlust *m* —— ein Zustand. der eine schlechte Prognose eines schweren Falls anzeigt, und durch glanzlose Augen, Lustlosigkeit, Apathie, leise Stimme, bleiches Gesicht, Abzehrung, Stuhl-und Urininkontinenz gekennzeichnet wird
失声［shī shēng］→失音［shī yīn］
失溲［shī sōu］Inkontinenz des Urinierens, unfreiwilliger Urinabgang
失笑散［shī xiào sǎn］成分：蒲黄、五灵脂。主治：瘀血内阻所致之少腹疼痛。*Shixiao San*, Wunderbares Pulver für Beseitigung von Blutstauung —— Indikationen: Schmerzen im Unterbauch infolge der Blutstauung
失心风［shī xīn fēng］Epilepsie *f*
失血［shī xuè］Blutverlust *m*, Hämorrhagie *f*, Blutung *f*
失血心痛［shī xuè xīn tòng］Präkordialschmerz durch Blutverlust
失血眩晕［shī xuè xuàn yùn］Schwindel infolge von Blutverlust
失音［shī yīn］Aphonie *f*, Stimmlosigkeit *f*
失枕［shī zhěn］→落枕［lào zhěn］
湿［shī］①五邪或六淫病因之一，病因中之湿邪。②指内湿。因脾肾阳虚、运化失常所致之水湿停滞之证。Feuchtigkeit *f* —— ①Feuchtigkeit als einer der sechs pathogenen Faktoren ②endogene Feuchtigkeit, nämlich die Retention von Flüssigkeit durch Mangel an *Yang* der Niere und der Milz, die zur Störung des Wassermetabolismus führt
湿(濡、洞)泄［shī (rú, dòng) xiè］wässerige Diarrhoe
湿(着)痹［shī (zhuó) bì］痹证类型之一，以湿邪为主，关节肿痛，固定不移。Feuchtigkeit-Arthralgie *f* —— eine Gelenkentzündung durch Eingriff von pathogener Feuchtigkeit in Gelenke mit lokal begrenzten Schmerzen, und meist verbunden mit einer Versteifung und Schwellung von Gelenken und Muskeln
湿瘢［shī liǎn］→奶癣［nǎi xuǎn］
湿病［shī bìng］因湿邪所引起的病证。Feuchtigkeitskrankheit *f* —— durch Feuchtigkeit verursachte Krankheiten wie Rheuma, Gicht usw.
湿疮［shī chuāng］Ekzem *n*
湿毒［shī dú］湿气郁积而形成的毒邪。在肠为便血．在肌肤为小腿溃疡。schädliche Feuchtigkeit —— schädlicher pathogener Faktor, der sich aus Stagnation von Feuchtigkeit bildet, derjenige, der in Darm vorkommt, verursacht Hämatochezia und derjenige, wenn er in den Muskeln und in der Haut der unteren Extremitäten vorkommt, kann Unterschenkeigeschwür verursachen
湿毒带下［shī dú dài xià］Zervizitis *f*
湿毒下血［shī dú xià xuè］便血的一种，因湿毒蕴结大肠所致。症见便血、颜血不鲜或紫黑、腹不痛、胸膈胀闷、饮食减少、面目发黄、小便不利。Hämatochezia aufgrund schädlicher Feuchtigkeit —— Abgang von blutigem Stuhl aufgrund von Ansammlung schädlicher Feuchtigkeit im Dickdarm mit dunklem oder schwarzem Blutstuhl, Beklemmungsgefühl in der Brust, Aufblähung im Epigastrium,

schlechtem Appetit, gelblichem Aussehen des Gesichtes und der Sklera sowie Oligourie und keinen abdominalen Schmerzen als Symptomen

湿遏热伏［shī è rè fú］指湿邪阻遏于里，导致热邪不易外透的病理变化。主要表现为身热不扬、午后热高、汗出而热不退、胸闷腹胀、苔白腻、脉濡数等，即湿邪热伏。Zurückgehaltene Hitze durch Blockierung von Feuchtigkeit —— ein krankhafter Zustand mit mäßgigem Fieber, das am Nachmittag höher wird und nach Perspiration nicht sinkt, mit Brustbeklemmung, Blähung, weißlichem schmierigem Zungenbelag, weichem und schnellendem Puls als Symptomen

湿敷疗法［shī fū liáo fǎ］Kompresstherapie mittels feuchtem Verband *f* 用药液将纱布浸湿，然后敷于患处，并保持敷料的湿润，以治疗疮疡痈肿、皮肤疾患、烧伤、烫伤等病证的方法

湿化［shī huà］Feuchtigkeitstransformation *f*

湿化太阴［shī huà tài yīn］Feuchtigkeit passt sich dem *Taiyin* an. 六气分阴阳，湿气主太阴

湿火［shī huǒ］Feuchtigkeit-Feuer *n*

湿霍乱［shī huò luàn］Cholera mit Feuchtigkeit *f*

湿剂［shī jì］具有滋润作用，如养血、生津的方剂，十剂之一 befeuchtendes Rezept —— eine der zehn Arten von Rezepten. die Befeuchtungswirkung wie Bluternährung und Förderung der Körperperflüssigkeitsbildung hat

湿家［shī jiā］Patient, der oft an einem Feuchtigkeitssyndrom leidet

湿脚气［shī jiǎo qì］feuchtige Beriberi

湿疥［shī jiè］Scabies humida, Scabies vesiculosa

湿痉［shī jìng］durch pathogene Feuchtigkeit verursachter Krampfanfall

湿咳［shī ké］因感受湿邪所致的咳嗽。常伴有多痰、骨节疼痛、面浮肢肿、四肢沉重、小便不利等症。Feuchtigkeitshusten *m*, Husten durch Feuchtigkeit —— Husten durch Erkrankung wegen pathogener Feuchtigkeit, der oft mit profusem Speichelfluß, Gelenkschmerzen, gedunsenem Gesicht, Ödem mit Schweregefühl der Gliedmaßen und Oligurie einhergeht

湿可润燥［shī kě rùn zào］用具有滋润作用的药物，可以治疗燥邪引起的病症。Durch pathogene Trockenheit verursachte Krankheiten können mit befeuchtenden Arzneien behandelt werden.

湿困脾阳［shī kùn pí yáng］因湿邪侵袭，导致脾运化功能失常的病理变化。症见脘腹胀闷、食欲减退、大便溏泄、恶心、肢体浮肿、倦怠无力、畏寒、舌苔白腻、脉沉迟等。Störng von Milz-*Yang* durch Feuchtigkeit —— durch Eingriff von Feuchtigkeit ausgelöste Dysfunktion der Milz in Transport und Transformation mit epigastrischen, Beklemmungen, Blähung des Abdomens, Anorexie, dünnem Stuhl, Übelkeit, Ödem der Glieder, Mattigkeit, Kältescheu, weißlichem schmierigem Zungenbelag sowie langsamem und tiefern Puls als Symptome

湿聋［shī lóng］因受湿邪侵犯所致的耳聋。Feuchtigkeit. Taubheit *f* —— durch Eingriff von pathogener Feuchtigkeit verursachte Taubheit

湿瘰［shī luǒ］生于颈后足太阳膀胱经所过部位的淋巴结结核。feuchte Skrofulose —— Lymphadenitis skrofulosa in der Gegend, wo sich der Blasenmeridian von Fuß-*Taiyang* befindet

湿疟［shī nüè］因外感湿邪所致之疟疾。症见恶寒而发热不高、一身尽痛、四肢沉重、脘闷呕吐、舌苔白腻、脉濡缓等。feuchte Malaria —— ein krankhafter Zustand aufgrund von Eingriff von äußerer pathogener Feuchtigkeit mit Kältescheu. Mäßigem Fieber, allgemeinen Schmerzen, Schwerergefühl in den Gliedern, Beklemmungsgefühl im Epigastrium, Erbrechen, weißlichem schmierigem Zungenbelag, weichem und langsamem Puls als Symptomen

湿气［shī qì］①pathogene Feuchtigkeit ②Feuchtigkeitssyndrom *n*

湿热［shī rè］①病因，即湿热邪气。②温病的一种。症见发黄、头痛、身重而痛、腹满食少、小便短而黄赤、舌苔黄腻等。③湿热合邪的其他病证，如：湿热发黄、湿热下痢、湿热带下等。Feuchtigkeit-Hitze *f* —— ①Feuchtigkeit in Kombination mit Hitze als ein pathogener Faktor ②Feuchtigkeit-Hitzesyndrom —— eine Art von febriler Erkrankung, die mit Fieber, Kopfschmerzen, Schweregefühl und Schmerzen im ganzen Körper, epigastrischem Völlegefühl, Anorexie, dunklem Urin, gelbem und schmierigem Zungenbelag einhergeht ③andere Erkrankungen, die durch Feuchtigkeit-Hitze verursacht werden, wie z. B. Feuchtigkeit-Hitze-lkterus, Feuchtigkeit-Hitze-Dysenterie, Feuchtigkeit-Hitze, Leukorrhoe

湿热发黄［shī rè fā huáng］Feuchtigkeit-Hitze mit Gelbsucht *f*

湿热犯耳证［shī rè fàn ěr zhèng］Syndrom von Invasion der Feuchtigkeit-Hitze ins Ohr *n* 湿热之邪侵袭耳窍，以耳道或耳郭红肿疼痛、糜烂、渗液、结痂，或流脓黄稠，或耳胀耳鸣，苔黄腻，脉滑数等为常见症的证候

湿热腹痛［shī rè fù tòng］Bauchschmerzen durch pathogene Feuchtigkeit-Hitze

湿热黄疸［shī rè huáng dǎn］Ikterus durch pathogene Feuchtigkeit-Hitze

湿热浸淫证［shī rè jìn yín zhèng］Syndrom der übermäßigen Feuchtigkeit-Hitze *n* 湿热邪气浸淫，以睑缘、耳、鼻、口角、手指、足趾等处红肿湿烂、瘙痒、溃破流水，舌红苔黄腻，脉滑数等为常见症的证候

湿热痢［shī rè lì］由湿邪和热邪引起的痢疾。症见腹痛、里急后重、下痢赤白、肛门灼热、小便短赤、苔黄腻、脉滑数。Dysenterie aufgrund von pathogener Feuchtigkeit-Hitze —— Dysenterie aufgrund von pathogener Feuchtigkeit-Hitze, die mit abdominalen Schmerzen, Stuhldrang, blutigem schleimigem Stuhl, brennendem Gefühl am After, spärlichem und dunklem Urin, gelblichem schmierigem Zungenbelag sowie glattem und schnellendem Puls einhergeht

湿热内蕴［shī rè nèi yùn］湿热之邪蕴伏于中焦脾胃及肝胆。Retention von Feuchtigkeit-Hitze im Innern —— Retention von pathogener Feuchtigkeit-Hitze in der Milz, im Magen, in der Leber oder in der Gallenblase

湿热头痛［shī rè tóu tòng］Kopfschmerzen durch pathogene Feuchtigkeit-Hitze

湿热痿［shī rè wěi］湿热所致之痿证。症见两足痿软、微肿，或足趾麻木、身重、小便赤涩、舌苔黄腻、脉濡数等。Feuchtigkeit-Hitze-Schlaffheit *f* —— ein Krankheitszustand, hervorgerufen durch pathogene Feuchtigkeit-Hitze, gekennzeichnet durch schlaffe Glieder mit leichtem Ödem oder Taubheit in den Zehen, Schwergefühl des Körpers, dürftigen, dunklen Urin, gelblichen schmierigen Zungenbelag, weichen und schnellenden Puls

湿热下注［shī rè xià zhù］湿热流注于下焦的病变，如腹泻、痢疾、淋浊、带下等。nach unten fließende Feuchtigkeit-Hitze —— pathologische Veränderungen, verursacht durch Feuchtigkeit-Hitze, die nach unten in Unter-*Jiao* fließt, gekennzeichnet durch Diarrhoe, Dysenterie, Strangurie mit trüber Ausscheidung und Leukorrhagie

湿热胁痛［shī rè xié tòng］Schmerz im Hypochondrium durch pathogene Feuchtigkeit-Hitze

湿热泄泻［she rè xiè xiè］因湿热蕴于肠腑而致的泄泻，常伴有身重疲乏、胃纳不佳、小便短赤、舌苔黄腻等。Diarrhoe durch Feuchtigkeit-Hitze —— Diarrhoe durch Akkumulation von pathogenet Feuchtigkeit-Hitze im Darm, die oft mit Schweregefühl des Körpers, Ermüdung, Appetitmangel, spärlichem, dunklem Urin, gelblichem und schmierigem

Zungenbelag einhergeht

湿热眩晕［shī rè xuàn yùn］Schwindel durch pathogene Feuchtigkeit-Hitze

湿热腰痛［shī rè yāo tòng］Lumbago durch pathogene Feuchtigkeit-Hitze

湿热瘀阻证［shī rè yū zǔ zhèng］Syndrom der Stagnation von Feuchtigkeit-Hitze *n* 湿热蕴结，血行瘀滞，以身热口渴，头身肢体沉重刺痛，胁下痞块，小便不利，便溏不爽，舌质紫红，苔黄而腻，脉滑数或涩等为常见症的证候

湿热蕴毒积于肠中［shī rè yùn dú jī yú cháng zhōng］Schädliche Feuchtigkeit-Hitze sammelt sich im Darm an.

湿热蕴脾证［shī rè yùn pí zhèng］Syndrom von Stagnation der Feuchtigkeit-Hitze in der Milz *n* 湿热内蕴，脾失健运，以腹胀纳呆，便溏不爽，肢体困重，或面目发黄，或身热不扬，汗出热不解，渴不多饮，或妇女带下量多色黄，舌红苔黄腻，脉滑数等为常见症的证候

湿热蒸舌证［shī rè zhēng shé zhèng］Syndrom von Zungendämpfung mit Feuchtigkeit-Hitze *n* 湿热内蕴，熏蒸舌体，以舌体红肿疼痛，或局部溃烂流脓，苔黄腻，脉濡数等为常见症的证候

湿热阻络证［shī rè zǔ luò zhèng］Syndrom von blockierenden Kollateralen durch Feuchtigkeit-Hitze *n* 湿热之邪阻滞经脉，以发热口不甚渴，肢体重痛、麻木、疼痛、瘢点、或见出血表现等为常见症的证候

湿胜阳微［shī shèn yáng wēi］湿邪过盛，伤害阳气，以致阳气衰微，产生寒湿症状。多见于慢性水肿。übermäßige Feuchtigkeit schädigt das *Yang-Qi* —— eine pathologische Veraindemng, in der übermäßige Feuchtigkeit Verfall von *Yang-Qi* verursacht, was zu Kälte-Feuchtigkeitssyndrom führt. Sie ist oft in chronischem Ödemzu esehen.

湿胜则濡泻［shī shèng zé rú xiè］湿气偏胜出现大便泄泻，症见肠鸣腹泻，泻出稀烂大便而腹不痛。Diarrhoe durch übermäßige Feuchtigkeit —— der durch übermäßigige Feuchtigkeit verursachter Durchfall mit vermehrtem Darmkollern, dünnem Stuhlgang und keinen abdominalen Schmerzen als Symptomen

湿嗽［shī sòu］Husten durch pathogene Feuchtigkeit

湿痰［shī tán］①体内湿浊停留日久转变的痰。②→湿痰(证)［shī tán (zhèng)］Feuchtigkeitsschleim *m* —— ①Schleim aus Akkumulation von lange im Körper zurückgehaltener trüber Flüssigkeit

湿痰(证)［shī tán (zhèng)］因脾失健运，湿聚成痰而导致的病变。症见痰多稀白，或痰黄滑、身重而软、倦怠乏力、腹胀、食不易消，或见腹痛、泄泻、脉象缓滑等。Syndrom durch Feuchtigkeit-Schleim —— ein krankhafter Zustand, verursacht durch Bildung des Schleims aus zurückgehaltener Feuchtigkeit wegen der Dysfunktion der Milz, gekennzeichnet durch profusen, dünnen, weißlichen oder gelblichen Auswurf, Schweregefühl im ganzen Körper, Schwäche und Müdigkeit, abdominale Blähungen, Dyspepsie oder Bauchschmerzen und Diarrhoe sowie langsamen und glatten Puls

湿痰脚气［shī tán jiǎo qì］Beriberi duch Schleim-Feuchtigkeit

湿痰咳嗽［shī tán ké sòu］Husten infolge des Feuchtigkeitsschleims

湿痰流注［shī tán liú zhù］durch Schleim-Feuchtigkeit verursachte multiple Abszesse

湿痰痿［shī tán wěi］Taubheit und Schwäche der Extremitäten durch Schleim-Feuchtigkeit

湿温［shī wēn］感受湿温邪气而发生的一种热性病，多见于长夏。其临床特点为：病程较长，以肠胃道病变为主。可见于肠伤寒一类疾病。feucht-warmles Syndrom —— eine febrile, oft im Mitte sommer auftretende Erkrankung, die durch pathogene Feuchtigkeit-Hitze verursacht und meistens den Gastrointestinaltrakt befällt und eine lange Dauer hat. Sie wird manchmal in solchen Krankheiten wie typhoidem Fieber gesehen.

湿邪［shī xié］Feuchtigkeitserreger *m*, Feuchtigkeit-Noxe *f*, pathogene Feuchtigkeit

湿泻［shī xiè］因湿气伤脾所致。症见泻下如水，或大便每日数次而溏薄、苔腻、脉濡。Durchfall durch Feuchtigkeit —— ein krankhafter Zustand aufgrund der Schädigung der Milz durch pathogene Feuchtigkeit, der durch ständige Ausscheidung von wässergem oder dünnem Stuhl, schmierigen Belag der Zunge und weichen Puls gekennzeichnet wird

湿癣［shī xuǎn］exsudative Dermatitis

湿腰痛［shī yāo tòng］Lumbago durch pathogene Feuchtigkeit

湿壅鼻窍证［shī yōng bí qiào zhèng］Syndrom vom Eindringen der Feuchtigkeit in die Nase *n* 湿浊壅塞鼻窍，以鼻塞，鼻涕量多，头晕头重，鼻甲肿胀，不嗅香臭，苔白腻，脉濡或滑为常见症的证候

湿郁［shī yù］六郁之一，因湿邪郁滞而引起。症见周身疼痛、身重、倦怠，遇阴天和寒冷则发，舌苔薄腻，脉沉缓。Stagnation der Feuchtigkeit —— eine der sechs Arten von Stagnation, die gewöhnlich an bewölkten und kalten Tagen durch Stagnation von pathogener Feuchtigkeit hervorgerufen wird und mit Pantaigie, Schweregefühl des Körpers, Mattigkeit, dünnem und schmierigem Zungenbelag, tiefem und langsamem Puls einhergeht

湿郁发热［shī yù fā rè］Fieber bei Feuchte-Stagnation *n*

湿郁热伏［shī yù rè fú］→湿遏热伏［shī è rè fú］

湿肿［shī zhǒng］因湿重而形成的水肿。Feuchtigkeitsödem —— Ödem durch übermäßige Feuchtigkeit

湿重于热证［shī zhòng yú rè zhèng］Feuchte-Hitze-Syndrom mit der vorherrschenden Hitze *n* 湿热蕴结，热邪偏重，以身热口渴，面红目赤，头身困重，便溏不爽，小便不利，大便溏泄，舌红，苔腻略黄，脉滑数等为常见症的证候

湿浊［shī zhuó］→湿邪［shī xié］

湿阻［shī zǔ］Feuchtigkeitsobstruktion *f* 因湿邪引起的以纳呆、脘闷、腹胀、头重、倦怠为主要表现的疾病

湿阻气分［shī zǔ qì fèn］身体受湿邪阻滞所产生的某些病理变化。可见发热不扬、头重如裹、身重倦怠、胸闷腹胀、纳呆、舌苔滑腻。脉濡缓等症状。Retention von Feuchtigkeit im *Qi*-System —— ein krankhafter Zustand infolge von Retention pathogener Feuchtigkeit im *Qi*-System, gekennzeichnet durch mäßiges Fieber, Druckschmerz des Kopfes, Schweregefühl des Körpers, Mattigkeit, Beklemmung in der Brust und Bauchblähung, Appetitlosigkeit, schlüpfrigen und schmierigen Zungenbelag, weichen und langsamen Puls

湿阻证［shī zǔ zhèng］Feuchtigkeitsobstruktion-Syndrom 湿浊之邪困阻气机，以头重肢困，关节、肌肉酸痛沉重，胸闷脘痞，纳呆腹胀，大便溏泻，苔滑腻，脉濡缓等为常见症的证候

湿阻中焦［shī zǔ zhōng jiāo］湿邪阻滞于脾胃的病理现象。症见倦怠、食欲不振，恶心呕吐，脘闷腹胀、大便稀溏、苔腻脉缓等。Feuchtigkeitsretention im Mittel-*Jiao* —— ein Krankheitszustand, der durch Retention pathogener Feuchtigkeit in der Milz und im Magen hervorgerufen ist und gewöhnlich durch Ermüdung, Anorexie, Übelkeit und Erbrechen, Stickigkeit und Völlegefühl im Epigastrium und im Bauch und langsamen Puls gekennzeichnet wird

蓍草［shī cǎo］地上部分入药。用于抗菌消炎、解毒、镇痛。Herba Achilleae —— Verwendet wird getrockneter oberirdischer Teil von Achillea alpina (Compositae). Heilwirkung: antibiotisch, Entzündung hemmend, entgiftend und schmerzstillend

shí 十石时实食

(十四) 经穴［(shí sì) jīng xué］Akupunkturpunkte auf den

vierzehn reguläen Meridianen, Akupunkturpunkte auf regulären Meridianen

十八反［shí bā fǎn］古代医学家认为有十八种药物性能相反,两药同用会发生强烈的副作用,即甘草反甘遂、大戟、芫花、海藻;乌头反贝母、瓜蒌、半夏、白蔹、白芨;藜芦反人参、沙参、丹参、苦参、细辛、白芍。achtzehn nicht miteinander vertägliche Heilmittel —— Die folgenden Arzneimittel verträgen sich angeblich nicht miteinander, wenn sie in Kombination verabreicht werden: Radix Glycyrrhizae mit Radix Euphorbiae kansui, Euphorbiae pekinesis, Flos Genkwa und Sargassum; Radix Aconiti mit Bulbus Fritillariae, Fructus Trichosanthis, Rhizoma Penelliae, Radix Ampelopsis und Rhizoma Bletillae, Radix Veratri Nigri mit Radix Ginseng, Radix Glehniae, Radix Salviae Miltiorrhizae, Radix Sophorae Flavescenits, Herba Asari und Radix Paeoniae.

十产论［shí chǎn lùn］北宋·杨子建撰于11世纪。主要论述难产、正常胎位和不正常胎位及矫正手法,并最早论述臀产、额产、脐带产式。为中国现存第一部助产专著。Zehn Probleme in Geburtshilfe —— das früheste Fachbuch über Geburtshilfe in China. das heute noch erhalten bleibt, verfaßt von *Yang Zijian* im 11 Jahrhundert. Der Autor stellte in diesem Buch schwere Geburten, normale und anormale Lage des Fetus sowie Methoden der Korrektur dar. Das war die früheste Beschreibung von Übersteiß-, Stirn-und Nabelschnurgeburten in China

十大功劳［shí dà gōng láo］→功劳木［gōng láo mù］

十大功劳叶［shí dà gōng láo yè］叶入药。用于清热补虚、止咳化痰。Chinesisches Mahoniablatt, Folium Mahoniae —— Verwendet wird getrocknetes Blatt der Mahonia bealei, *M.* fortunei (Berberidaceae). Heilwirkung: Hitze beseitigend, stärkend. Husten stillend. schleimlösend

十二剂［shí èr jì］十剂加寒剂、热剂,或十剂加升剂和降剂。zwölf Arten von Rezepten —— die zehn Arten von Rezepten entweder plus kühlenden und wärmenden oder plus steigernden und senkenden Rezeptes

十二节［shí èr jié］四肢十二个大关节,即两侧的肩、肘、腕、股、膝、踝关节。Zwölf Gelenke —— die zwölf großen Gelenke der Glieder, nämlich bilaterale Gelenke von Schulter, Ellbogen, Handgelenk, Hüfte, Knie und Knöchel

十二节刺［shí èr jié cì］zwölf Methoden der Akupunktur

十二禁［shí èr jìn］Zwölf Kontraindikationen

十二经(脉)［shí èr jīng (mài)］zwölf Reguläre Meridiane

十二经别［shí èr jīng bié］十二经的支流,分别进入体腔或上行头部。Zweige der zwölf Normalen Meridiane —— die Zweige der zwölf Normalen Meridiane, die sich in die Körperhöhle oder über den Kopf erstrecken

十二经动脉［shí èr jīng dòng mài］在十二经循行过程中有脉搏应手的动脉部位。Arterien der zwölf Meridiane —— die Arterien mit fühlbarem Pulsieren im Verlauf der zwölf Regulären Meridiane

十二经筋［shí èr jīng jīn］Muskeln entlang den zwölf Regulären Meridianen

十二经之海［shí èr jīng zhī hǎi］冲脉的别称。Meer der zwölf Meridiane —— ein anderer Name für den Chong-Meridian

十二井穴［shí èr jǐng xué］Zwölf Brunnen-Akupunkturpunkte

十二皮部［shí èr pí bù］与十二经脉之气相关的皮肤区域。Zwölf Hautregionen —— zwölf Hautregionen, die eine enge Beziehung mit *Qi* der zwölf Reguläiren Meridiane haben

十二皮部［shí èr pí bù］zwölf kutane Regionen *f pl* 与十二经脉之气相关的皮肤区域

十二时［shí èr shí］将一昼夜分为子、丑、寅、卯、辰、巳、午、未、申、酉、戌、亥十二时辰。一时辰相当于二小时。子时为晚上十一点至次日凌晨一点,余类推。traditionelle zwölf Zeiteinheiten von zwei Stunden —— Die vierundzwanzig Stunden eines Tages werden in zwölf Doppelstunden eingeteilt, die nach den Erdzweigen benannt und in folgender Reihefolge geordnet werden: *Zi* (子), *Chou* (丑), *Yin* (寅), *Mao* (卯), *Chen* (辰), *Si* (巳), *Wu* (午), *Wei* (未), *Shen* (申), *You* (酉), *Xu* (戌), *Hai* (亥)。Die erste Periode *Zi* (子) beginnt von elf Uhr in der Nacht und dauert bis ein Uhr des nächsten Tages, so können die anderen das Weitere herleiten.

十二原［shí èr yuán］zwölf Quellpunkte *m pl*

十二脏［shí èr zàng］为六脏(包括心包络)、六腑的合称。zwölf innere Organe —— ein Oberbegriff für die sechs Zang-Organe (einschl. Perikardium) und die sechs Fu-Organe

十怪脉［shí guài mài］生命垂危时出现的十种异常脉象。包括七怪脉,另加偃刀脉、转豆脉、麻促脉。zehn moribunde Pulse. zehn Arten von paradoxen Pulszuständen —— sieben moribunde Pulse plus Messerschneider-Puls. Erbsenrollender Puls und konfus laufender Puls

十灰散［shí huī sǎn］成分:大蓟、小蓟、侧柏叶、茜草根、大黄、栀子、棕榈皮、丹皮、荷叶、茅根。主治:血热妄行所致的各种出血证。*Shihui San*, Pulver von Asche von zehn Arzneie Indikationen: verschiedene Blutungen infolge pathogener Hitze im Blut

十剂［shí jì］十种不同功效的方剂。即:宣剂、通剂、补剂、泄剂、轻剂、重剂、滑剂、涩剂、燥剂、湿剂。*Shi Ji*, Zehn Arten von Rezepten —— Zehn Arten von Rezepten mit verschiedenen Funktionen, nämlich zerstreuend, Obstruktion beseitigend, stärkend, abführend, (diaphoretisch), beruhigend, Schmierend, zusammenziehend, trocknend und befeuchtend

十九畏［shí jiǔ wèi］古代医学家认为有十九种药物性能相畏,两药同用会发生抑制作用,如硫磺畏朴硝,水银畏砒霜。狼毒畏密佗僧,巴豆畏牵牛,丁香畏郁金,牙硝畏三棱,川乌、草乌畏犀牛角,人参畏五灵脂,官桂畏赤石脂。im Gegensatz zueinander stehende neunzehn Medikamente —— von den folgenden neunzehn Heilmitteln wird angenommen, daß sie gegensätzliche Wirkung haben, wenn sie in Kombination verwendet werden: Sulfur zu rohem Salpeter; Quecksilber zu Arsenik; Radix Euphorbiae zu Bleioxyd; Semen Crotonis zu Semen Pharbitidis; Flos Caryophylla zu Radix Curcumae; kristallischer Salpeter zu Rhizoma Sparganii; Radix Aconiti und Radix Aconiti Kuznezoffii zu Cornu Rhinoceri; Radix Ginseng zu Faeces Trogopterorum; Cortex Ciamomi zu Halloysitum Rubrum

十六郄穴［shí liù xì xúe］在经脉上位于气血汇集的空隙处的十六个穴位,即孔最、会宗、郄门、养老、阴郄、梁丘、温溜、外丘、金门、跗阳、地机、交信、中都、阳交、水泉、筑宾。sechzehn Spalte-Punkte —— sechzehn Punkte. die sich in den Spalten der Meridiane befinden, wo sich *Qi* und Blut zusammen strömen. Die sind *Kongzui* (LU6), *Huizong* (SJ7), *Ximen* (PC4), *Yanglao* (SI6), *Yinxi* (HT6), *Liangqiu* (ST34), *Wenliu* (L17), *Waiqiu* (GB36), *Jinmen* (BL63), *Fuyang* (BL59), *Diji* (SP8), *Jiaoxin* (KI8), *Zhongdu* (LR6), *Yangjiao* (GB35), *Shuiquan* (KI5) und *Zhubin* (K19).

十七椎［shí qī zhuī］①第五腰椎 ②穴位。主治:腰骶痛、坐骨神经痛、痛经、外伤性截瘫等。der siebzehnte Wirbel —— ①der fünfte Lumbalwirbel ②*Shiqizhui* (EX-B8) —— Akupunkturpunkt. Indikationen: Schmerzen in der lumbosakraten Region, Ischias, Dysmenorrhoe und traumatische Paraplegie

十全大补汤(丸)［shí quán dà bǔ tāng (wán)］成分:八珍汤加黄芪、肉桂。主治:气血两虚而兼阳虚者。*Shiquan Dabu Tang* (*Wan*), Dekokt (Pille) von zehn Stärkungsmitteln —— Indikationen: Syndrom von Mangel an *Qi* und Blut mit Mangel an *Yang*

十三鬼穴［shí sān guǐ xué］dreizehn Geistpunkte *m pl*

十三科［shí sān kē］元代、明代太医院把医学分为十三科。

元代十三科是：大方脉、杂医、小方脉、风、产、眼、口齿、咽喉、正骨、金疮肿、针灸、祝由、禁。明代的十三科是：大方脉、小方脉、妇人、疮疡、针灸、眼、口齿、咽喉、伤寒、接骨、金镞、按摩、祝由。die dreizehn medizinischen Spezialgebiete —— In der *Yuan*-und *Ming*-Dynastie wurde Medizin in dreizehn Spezialgebiete eingeteilt. In der *Yuan*-Zeit waren sie innere Medizin, gemischte Krankheiten, Kinderheilkunde, Wind-Krankheiten, Geburtshilfe, Augenheilkunde, Stomatologie und Zahnheilkunde, Pharyngolaryngologie, Knocheneinrenkung, Traumatologie, Akupunktur und Moxibustion, Flehen und Zauberformel. Die dreizehn Spezialgebiete der Akademie von kaiserlichen Ärzten in der Ming-Dynastrie waren innere Medizin, Kinderheilkunde, Gynäkologie, Karbunkel und Geschwür, Akupunktur und Moxibustion, Augenheilkunde, Stomatologie und Zahnheilkunde, Pharyngolaryngologie, febrile Krankheiten, Knocheneinrenkung, Schnittwunde, Massage, Gebet.

十四经［shí sì jīng］十二经脉同奇经八脉中的任脉、督脉的合称。die vierzehn Meridiane —— ein Sammelname für die zwölf Regulären Meridiane plus des Ren-und des Du-Meridianes

十四经发挥［shí sì jīng fā huī］元·滑寿撰(1341)。为经脉学著作，阐述全身十四经脉、奇经八脉的循行理论。Eine Erhlärung der Vierzehn Meridiane —— ein Werk über Meridiane, das die Theorie der Zirkulation und der Verteilung der vierzehn Meridiane und der acht extra Meridiane dargelegt, geschrieben von *Hua Shou* in der *Yuan*-Dynastie(1341)

十四经穴［shí sì jīng xué］Punkte von vierzehn Meridiane *n m pl*

十味香薷饮［shí wèi xiāng rú yǐn］成分：六味香薷饮加人参、黄芪、白术、橘红。主治：暑湿感冒。症见发热有汗、头痛、腹痛、吐泻、水肿、小便不利而兼气虚者。*Shiwei Xiang Ru Yin*, Elsholtzia-Trank mit zehn Kräutern —— lndikationen: Grippe infolge von Stauung der Feuchtigkeit und Erkältung im Sommer mit Fieber ohne Schweißausbruch, Kopfschmerzen, Bauchschmerzen, Erbrechen, Durchfall, Ödem, Dysurie und Mangel an *Qi* als Symptome

十问［shí wèn］古代医生把询问病情和病史的重点归纳为十条：一问寒热二问汗，三问头身四问便，五问饮食六问胸，七聋八渴俱当辨，九问旧病十问因，更兼服药参机变，妇人尤必问经期，迟速闭崩皆可见。再添片语告儿科，天花麻疹全占验。Zehn Fragen —— Die Fragen, die ein Arzt an seinen Patienten bei der Diagnosestellung stellt, sind: ①Frösteln oder Fieber ②Schwitzen ③Kopfschmerzen, allgemeine Schmerzen ④Urin und Stuhl ⑤Appetit ⑥Brustleiden ⑦Gehör ⑧Durst ⑨frühere Erkrankungen ⑩Krankheitsursache. Und zusätzlich werden auch gefragt nach der Wirkung der eingenommenen Medikamente, nach der Menstruation bei Patientinnen und nach der Vorgeschichte von Pocken und Masern bei Kindern.

十五络(脉)［shí wǔ luò (mài)］全身十五条最大的络脉。十四经各有一条大的络脉，加脾之大络。Fünfzehn Hauptkollateralen —— Vierzehn Hauptkollaterale der 14 wichtigen Meridiane plus eine zusätzlich außerordentliche Kollaterale in der Milzregion

十五络脉［shí wǔ luò mài］fünfzehn Kollateralen *f pl*

十五络穴［shí wǔ luò xué］→络穴［luò xué］, fünfzehn Kollateralen-Punkte *m pl*

十宣［shí xuān］穴位。主治：昏迷、休克、中暑、高热等。*Shixuan*(EX-UE11) —— Akupunkturpunkt. Indikationen: Koma, Schock, Hitzschlag, hohes Fieber

十药神书［shí yào shén shū］元·葛乾孙撰(1348)。收载了治疗虚劳吐血的十个验方。Ein Wunderbuch von zehn Rezepten —— ein Buch, In dem zehn bewährte Rezepte gegen tuberkulose Hämoptyse enthalten sind, geschrieben von *Ge Qiansun* in der *Yuan*-Dynastie(1348)

十枣汤(丸)［shí zǎo tāng (wán)］成分：大枣、甘遂、大戟、芫花。主治：水肿、腹水而身体壮实者。*Shizao Tang*(Wan). Dekokt(Pille) von Zehn Jujube —— Indikationen: Ödem, Aszites bei starkem Patienten

石菖蒲［shí chāng pǔ］根茎入药。用于开窍豁痰、化湿和中。Rhizoma Acori Graminei —— Verwendet wird getrocknetes Rhizom von Acorus gramineus(Araceae). Heilwirkung: wiederbelebend. Schleim austreibend, Feuchtigkeit beseitigend und die Funktion des Magens normalisierend

石蛾［shí é］chronische Tonsillitis

石膏［shí gāo］生用清热泻火、除烦止渴，煅后外用，收敛生肌。Gips *m*, Gypsum Fibrosum —— ein weiches Mineral, dessen Bestandteil Kalziumsulfat ist, wird gebraucht, Intensive Hitze zu beseitigen, innere Unruhe und Durst zu stillen, gebrannter Gips wird äußerlich gebraucht als ein Adstringens, um Geweberegeneration zu fördern

石膏汤［shí gāo tāng］→(三黄)石膏汤［(sān huáng) shí gāo tāng］

石关［shí guān］穴位。主治：胃痛、膈肌痉挛、便秘、产后腹痛等。*Shiguan*［K118］—— Akupunkturpunkt. Indikationen: Gastralgie, Schluckauf, Verstopfung, postpartale Bauchschmerzen

石胡荽［shí hú suī］→鹅不食草［é bù shí cǎo］

石斛［shí hú］茎入药。用于滋阴养胃，清热生津。Herba Dendrobii —— Verwendet wird frischer oder getrockneter Stengel von Dendrobium loddigesii, D. chrysantham, D. fimbriatum oculatum, D. nobile oder D. candidum(Orchidaceae). Heilwirkung: *Yin*-Essenz vermehrend, den Magen ernährend, Hitze beseitigend, Körperflüßigkeit vermehrend

石灰［shí huī］仅供外用，解毒、止血、收敛。Kalk *m*, Calcaria *f* —— äußerlich gebraucht zum Entgiften, Blutstillen und Zusammenziehen

石瘕［shí jiǎ］妇女月经期间．因寒气侵袭、瘀血停留在子宫内形成肿块。质坚硬，逐渐增大，状若怀孕。Steinartige Uterusmasse —— eine Uterusmasse, die sich im Uterus aus Blutstagnation infolge von Eingriff der pathogenen Kälte während der Menstruation bildet. Die Masse ist sehr hart und vergrößert sich allmählich. als wäre man im schwangeren Zustand.

石见穿［shí jiàn chuān］地上部分入药。用于清热、解毒、活血、利气、止痛。Chinesische Salbei, Herba Salviae Chinensis —— Verwendet wird getrockneter oberirdischer Teil der Salvia chinensis(Labiatae). Heilwirkung: Hitze beseitigend, Entgiftung, Zirkulation von *Qi* und Blut fördernd, schmerzstillend

石椒草［shí jiāo cǎo］全草入药。用于抗菌消炎。Herba Boenninghauseniae —— Verwendet wird getrocknetes ganzes Kraut der Boenninghausenia sessilicarpa(Rutaceae) als ein Antibiotikum und ein Antiphlogistikum

石疽［shí jū］生于颈项、腰胯、腿股间或其他部位的肿核，坚硬如石，渐增大，难消难溃，溃则难敛，类似肿瘤。Steinharte Masse —— Masse am Nacken, in der Taille, in der Leistengegend oder in den anderen Körperteilen, die so hart wie Stein ist und vergrößert sich allmählich. Sie ist schwer zum Rückgang zu bringen und kann schwer durchbrechen. Sie ist hart zu heilen, wenn sie auch bricht, wie Tumor.

石决明［shí jué míng］贝壳入药。用于平肝潜阳、清热明目。Abaionen-oder Seeohrenschale *f*, Concha Haliotidis —— Verwendet wird Schale von Haliotidis diversicolor, H. gigentea discus oder H. ovina(Haliotidae). Heilwirkung: Hyperfunktion von Leber-*Yang* hemmend, Hitze beseitigend und Sehkraft verbessernd

石莲子［shi lián zǐ］→甜石莲［tián shí lián］，苦石莲［kū

shí lián]
石淋［shí lìn］五淋之一。Strangurie durch Durchgehen von Harnstein, eine der fünf Arten von Strangurie
石榴皮［shí liú pí］果皮入药。用于涩肠止泻、驱虫。Schale des Granatapfels, Pericarpium Granati —— Verwendet wird getrocknete Schale von Punica granatum (Punicaceae). Heilwirkung: Durchfall stillend und Parasiten abtreibend
石榴子［shí liú zǐ］种子入药。温中健胃。Samen des Granatapfels, Semen Granati —— Verwendet wird getrockneter Samen von Punica granatum (Punicaceae). Heilwirkung: Mittel-jiao erwärmend und Verdauung fördernd
石门［shí mén］穴位。主治：腹胀、月经病、尿潴留等。Shimen (RN5) —— Akupunkturpunkt. Indikationen: Bauchblähung, Menstruationsstörungen, Harnretention
石楠叶［shí nán yè］叶入药。用于祛风、通络、益肾。Folium Photiniae —— Verwendet wird getrocknetes Blatt von Photinia serrulata (Rosaceae). Heilwirkung: Rheumatismus beseitigend, Obstruktion der Meridiane vertreibend und die Nieren stärkend
石女［shí nǚ］Frau mit Scheidenhypoplasie
石水［shí shuǐ］小腹肿硬如石，胁下胀痛的水肿。steinhartes Ödem —— Ödem, das so hart wie Stein ist und durch Schwellung im Unterbauch mit Schmerzen im Hypochondrium gekennzeichnet wird
石韦［shí wěi］叶入药。用于利水通淋、凉血止血。Folium Pvr-rosiae —— Verwendet wird getrocknetes Blatt von Pyrrosia sheareri, P. 1ingua oder P. petiolosa (Polypodiaceae). Heilwirkung: als ein Diuretikum Urethritis und Urolithiasis beseitigend, Hitze aus dem Blut austreibend und blutstillend
石瘿［shí yǐng］颈部凹凸不平，坚硬的肿块，类似甲状腺癌。steinähnlicher Kropf —— Vergrößerung der Schilddrüse, die knotenförmig, so hart wie Stein ist und meistens wie Schilddrüsenkarzinom aussieht
石针［shí zhēn］Steinnadel *f*
石钻子［shí zuàn zǐ］根入药。用于祛痰、止咳、平喘。Radix Sabiae Schumannianae —— Verwendet wird getrocknete Wurzel von Sabia schumanniana (Sabiaceae). Heilwirkung: Schleim austreibend. Husten und Asthma stillend
时病［shí bìng］Saisonkrankheit *f*, jahreszeitlich bedingte Krankheit
时(行戾)气［shí (xíng lì) qì］vorherrschende epidemische pathogene Faktoren
时病论［shí bìng lùn］清·雷丰撰(1882)。论述时病的病因、证治，并附个人经验和常用方剂。Abhandlung über Saisonkrankheiten —— ein Buch über Ätiologie, Diagnose und Behandlung von febrilen Krankheiten der vier Jahreszeiten mit vielen persönlichen Erfahrungen und allgemein verwendeten Rezepten, verfaßt von *Lei Feng* in der *Qing*-Dynastie (1882)
时辰［shí chén］→十二时［shí èr shí］
时疮［shí chuāng］syphilitische Hautkrankheit
时毒［shí dú］①时邪疫毒客于三阳经络，发于项、腮、颌、颐等部位，形成肿痛的疾患。②→温毒［wēn dú］①schädlicher Stoff der Jahreszeit —— schmerzhafte Schwellung am Necken, in der Wange und im Kiefer, verursacht durch epidemischen schädlichen Stoff der Jahreszeit, der in die drei *Yang*-Meridiane eingedrungen ist
时毒病［shí dú bìng］Störung durch schädliche Stoffe der Jahreszeit *f*
时毒发颐［shí dú fā yí］→时毒［shí dú］①
时方［shí fāng］张仲景以后的医学家所创制的方剂。Gegenwätige Rezepte —— Rezepte, die die Ärzte nach *Zhang Zhongjing* festgelegt haben
时方歌括［shí fāng gē kuò］清·陈念祖撰(1801)。选辑唐宋以后时方108个，用歌诀写成。Populäre Rezepte in Versform —— ein Buch, in dem 108 populäire und praktische Rezepte in Versform seit der *Tang*-und *Song*-Dynastie enthalten sind, wurde von *Chen Nianzu* in der *Qing*-Dynastie (1801) zusammenge stellt.
时方派［shí fāng pài］金元时期(1115—1308)以后出现的一个学派。主张不拘泥于张仲景《伤寒论》和《金匮要略》的方剂，而自行处方用药。尤其是明·清时期(1368—1911)的温病学派的医学家，认为伤寒和温病是两种不同范畴的疾病。Shi-Fang-Schule, Die Schule von Zeitgemäßen Rezepten —— eine nach der *Jin*-und *Yuan*-Zeit (1115-1368) entstandene medizinische Richtung, die dafür eintrat, daß die Ärzte nicht an *Zhang Zhongjing*'s "Abhandlung über Fieberhafte Krankheiten" und "Zusammenfassung von der Goldenen Kammer" festhalten, sondern selbständig Rezepte ausstellen sollten, insbesondere hielt die Schule von Epidemischen Krankheiten in der *Ming*-und *Qing*-Zeit epidemische Krankheiten und febrile Krankheiten für zwei unterschiedliche Kategorien
时行［shí xíng］saisonale Epidemie *f*
时行暴嗽［shí xíng bào sòu］durch plötzlichen Anfall von schwerem Husten gekennzeichnete epidemische Krankheit
时行顿呛［shí xíng dùn qiāng］Keuchhusten *m*, Pertussis *f*
时行感冒［shí xíng gǎn mào］Influenza *f*, Grippe *f*
时行寒疫［shí xíng hán yì］春夏季因气候反常，突然寒冷所引起的流行病。jahreszeitliche epidemische Kälte —— epidemische Krankheit durch plötzliche Änderung von Kälte im Frühling und Sommer
时行戾气［shí xíng lì qì］vorherrschende epidemische pathogene Faktoren *m pl*
时行嗽［shí xíng sòu］因感时行之气，以咳嗽为主症的流行病。epidemischer Husten —— eine durch jahreszeitliche pathogene Faktoren verursachte epidemische Krankheit mit Husten als ihrem Hauptsymptom
时行之气［shí xíng zhī qì］vorherrschende epidemische pathogene Faktoren *m pl*
时令［shí lìng］指一年四季十二个月气候变化的特征。jahreszeitliche Veränderungen —— Es werden auch monatliche Änderungen genannt und beziehen sich auf die Eigenschaften der klimatischen Variationen der vier Jahreszeiten und der zwölf Monate eines Jahres.
时气［shí qì］saisonale Epidemie *f*
时气鼻衄［shí qì bí nǜ］durch epidemische lnfektionskrankheiten verursachte Epistaxis
时邪［shí xié］泛指与四时气候相关的病邪，是季节性流行病、病因的统称。jahreszeitlicher Krankheitserreger —— eine Sammelbezeichnung für pathogene Faktoren bezüglich der Jahreszeiten oder für pathogene Faktoren von jahreszeitlich bedingten epidemischen Krankheiten
时疫［shí yì］epidemische Krankheit, Saisonpestilenz *f*, Epidemie *f*, Seuche *f*
时疫发斑［shí yì fā bān］epidemische Krankheit mit Hauteruption, Pestilenz mit Ausschlag
时疫痢［shí yì lì］Dysenterie fulminans, fulminante Dysenterie, plötzlich auftretende Ruhr
实［shí］Überschuss *m* 与虚相对。邪气亢盛而正气未衰，正邪相搏，形成的各种亢盛的病理变化
实按灸［shí àn jiǔ］drückende Moxibustion *f*
实秘［shí bì］Konstipation vom Übermaßtyp
实喘［shí chuǎn］邪气盛实、壅阻于肺所致之喘息。特点为呼吸急促，气粗有力、发病急、病程短。Dyspnoe von Übermaßtyp —— Dyspnoe, die durch rasche, kräftige und große Atmung mit akutem Ausbruch in kurzer Dauer und durch Obstruktion von Lungen-*Qi* infolge von übermäßigen pathogenen Faktoren ausgelöst wird

实呃［shí è］呃声响亮，强大有力，脉象滑大。多见于伤食、胃神经官能症、急性胃炎等疾病。Übermaß-Singultus *m*, Singultus mit Übermaßsyndrom —— lauter und kräftiger Schluckauf mit glattem und großem Puls, gewöhnlich gesehen in Dyspepsie durch übermäßige Nahrungsaufnahme oder unpassende Diät, in Gastroneurose und akuter Gastritis

实寒［shí hán］正气不虚而寒邪结滞于内的病证。主要表现为形寒肢冷、口不渴、腹痛、大便秘结、小便清、舌苔白厚或白腻、脉沉弦有力等。innere Kälte von Übermaßtyp —— ein krankhafter Zustand, verursacht durch im Inneren des Körpers angesammelter pathogener Kälte mit Kältescheu, kalten Extremitäten, Durstlosigkeit, abdominalen Schmerzen, Obstipation, dünnem Urin, weißlichem dickem oder schmierigem Zungenbelag, tiefem, saitenförmigem und kraftvollem Puls als Symptome

实火［shí huǒ］火邪亢盛所致之实证。以胃肠、肝胆实火为常见。症见高热、面红、目赤、口干渴、口苦、烦躁、腹痛拒按、大便秘结、小便黄赤，甚或吐血、衄血，或发斑疹、舌红、苔黄干、脉数实等。Feuer von Übermaßtyp —— ein krankhafter Zustand, verursacht durch exzessives pathogenes Feuer, das häufig in den Magen und Darm oder in die Leber und die Gallenblase eindringt. Der Zustand geht mit hohem Fieber, gerötetem Gesicht und geröteten Augen, Trockenheit und Bitterkeit im Mund, Unruhe, abdominalen Schmerzen und Druckempfindlichkeit, Obstipation, dunklem Urin und sogar Bluterbrechen, Nasenblutung oder Hauteruptionen, geröteter Zunge mit gelbem, trockenem Belag, sowie schnellendem und kraftvollem Puls einher.

实脉［shí mài］脉来去俱盛，轻按重按均应指有力，主实证。kraftvoller Puls —— ein Puls, der bei entweder leichter oder harter Berührung energisch und kraftvoll ist, zeigt Übermaßsyndrom an

实脾散［shí pí sǎn］成分：厚朴、白术、木瓜、木香、草果仁、大腹皮、熟附子、炙甘草、干姜、生姜、大枣、茯苓。主治：脾肾阳虚浮肿。*shipi San*, die Milz stärkendes Pulver —— Indikation: Ödem infolge des Mangels an Milz-*Yang* und Nieren-*Yang*

实痞［shí pǐ］邪滞引起的痞证。证见胃脘痞塞满闷，严重者可兼疼痛，伴有呕逆、大便秘结，甚至不能饮食。Verstopfungssyndrom von Übermaßtyp —— ein Verstopfungssyndrom, ausgelöst durch Anssammlung pathogener Faktoren, gekennzeichnet durch Verstopfungsgefühl, Völlegefühl und Schmerzen in der hypogastrischen Region, begleitet mit Erbrechen, Konstipation oder sogar mit Unfähigkeit der Nahrungsaufnahme

实热［shí rè］外感病邪入里化热，邪盛而正气不衰，正邪相争激烈而引起的实热证候。特征为高热、烦渴、便秘或腹痛拒按、尿黄赤、舌苔黄干、脉洪数等。Hitze von Übermaßtyp —— Hitzesyndrom aufgrund der Erkrankung durch übermäßige exogene pathogene Faktoren, die ins Innere des Körpers eindringen und sich in Hitze umwandeln und dann zu einem hektischen Kampf mit unbeeinträchtigter Abwehrkraft des Körpers führen, das mit hohem Fieber, Unruhe und Durst, Verstopfung, Bauchschmerz mit Empfindlichkeit, dunklem Urin, gelblichem trockenem Zungenbelag sowie vollem und schnellendem Puls einhergeht

实邪［shí xié］①亢盛的邪气。②子盗母气之病邪。Pathogener Faktor von Übermaßtyp —— ①die Abwehrkraft des Körpers überwiegender Faktor ②aus dem "Kind-Organ" stammender pathogener Faktor, der das "Mutter-Organ" befällt (gemäß der Theorie der fünf Elemente)

实则太阳，虚则少阴［shí zé tài yáng, xū zé shào yīn］感受外寒发病后两种不同的病理变化。一是患者正气比较充实，出现头痛、恶寒发热、脉浮等太阳表证。一是正气虚弱，出现恶寒、身不发热而仅见心烦神倦，或发热而头不痛、脉不浮。*Taiyang*-Erkrankung befällt starke Menschen, *Shaoyin*-Erkrankung jedoch schwache Menschen —— Bei Menschen mit genügender Körperabwehrkraft kann Erkrankung durch exogene Kälte ein äußeres Syndrom von *Taiyang*-Krankheit hervorrufen, das mit Kopfschmerzen, Kältescheu und Fieber, und oberfläichlichem Puls einhergeht. Während bei Personen mit verminderter Körperabwehrkraft ein äußeres Syndrom von *Shaoyin*, das aber mit Frösteln ohne Fieber, mit Unruhe und Lustlosigkeit oder mit Fieber aber ohne Kopfschmerzen und oberflächlichen Puls einhergeht.

实则泻其子［shí zé xiè qí zǐ］治疗原则之一。母脏实证可用泻其子脏之法治之。如肝实证，可用泻心火之法治之。Behandlung des Übermaßsyndroms (im Mutterorgan) durch Schwächung des Kind-Organs —— eine Methode zur Behandlung von Übermaßsyndromen z. B. Übermaßsyndrom der Leber wird durch Reduktion des Herzfeuers behandelt

实则泻之［shí zé xiè zhī］Übermaßsyndrom sollte durch abführende und reduzierende Methode behandelt werden.

实则阳明，虚则太阴［shí zé yāng míng, xū zé tài yīn］人体感受寒邪后，病邪内传时两种性质不同的病理变化。若患者阳气素旺，寒邪入里容易化热伤津，形成阳明病（胃肠实热证）。若患者脾胃素来虚弱，寒邪入里则可损伤脾胃功能，形成太阴病（脾胃虚寒证）。*Yangming*-Krankheit erscheint bei starken Personen. während *Taiyin*-Krankheit bei schwachen Personen —— Bei den Patienten mit Überschwang von *Yang-Qi* wandelt sich die ins Innere des Körpers eingedrungene Kälte in Hitze und schäidigt die Körperflüssigkeit und verursacht damit *Yangming*-Krankheit (Hitzesyndrom des Magens und des Darms von Übermaßtyp). Bei den Patienten mit Hypofunktion der Milz und des Magens schädigt Eindringen pathogener Kälte ins Innere des Körpers weiter die Funktion von diesen Organen und verursacht *Taiyin*-Erkrankung (Kältesyndrom der Milz und des Magens von Mangeltyp).

实胀［shí zhàng］腹胀坚硬拒按，大便秘结，小便赤黄。Blähung von Ubermaßtyp —— ein krankhafter Zustand, gekennzeichnet durch abdominale Distension, Rigidität und Empfindlichkeit, begleitet mit Konstipation und Ausscheidung des dunkeigelben Urins

实者泻其子［shí zhě xiè qí zǐ］Senkung des Kind-Organs im überschüssigen Zustand 根据五行相生和五脏母子关系理论，五脏实证可泻其属子（我生）之脏以治

实证［shí zhèng］指病邪亢盛，正气与邪气反应激烈，或人体内部机能障碍引起的气血郁结、水饮、停痰、食积等。Übermaßsyndrom *n* —— Syndrom, das durch Auftreten von übermäßigen pathogenen Faktoren, die zur intensiver Körperreaktion führen, und durch Auftreten von pathologischen Ergebnissen aufgrund von Dysfunktion der inneren Organe gekennzeichnet wird und mit Unpäßlichkeiten, Fieber, Blutstauung oder Verdauungsstörungen u. ä. bei sonst kräftiger Konstitution des Patienten einhergeht

实中夹虚［shí zhōng jiā xū］实邪结聚的病证夹有虚证，邪盛正虚，但以实证为主。Komplikation bei Übermaß durch Mangel —— ein mit Mangelsyndromen kombiniertes überwiegendes Übermaßsyndrom

食痹［shí bì］古病名。症见食人则上腹闷痛引及两胁，饮食不下，吐后反快。Obstruktion durch Nahrung —— ein alter Name von Erkrankung, die durch Stickigkeit und Schmerzen im Epigastrium, die sich in die bilateralen Regionen des Hypochondriums ziehen, nach Nahrungsaufnahme gekennzeichnet und durch Erbrechen erleichtert wird

食(积)心痛［shí (jī) xīn tòng］epigastrische Schmerzen durch unmäßige Diät

食病［shí bìng］妊娠期挑拣饮食的病证。einseitiger Appetit —— eine besondere Vorliebe für bestimmte Nahrungssorten während der Schwangerschaft

食道［shí dào］*Shidao*(CO 2), Speiseröhre *f*, Ösophagus *m*

食窦［shí dòu］穴位。主治:胸腹胀满、嗳气、呕吐等。*Shidou* (SP17) —— Akupunkturpunkt. Indikationeon: Ausdehnung und Völlegefühl in der Brust und im Bauch, Aufstoßen, und Erbrechen

食复［shí fù］Rückfall (einer Krankheit) infolge von unmäßigiger Diät

食疳［shí gān］Unterenährung infolge von unpassender Fütterung

食后上腹胀满［shí hòu shàng fù zhàng mǎn］epigastrische Distension nach dem Essen

食积［shí jī］因脾胃运化失常,食物积滞不行的病症。Dyspepsie *f*, Indigestion *f*, Verdauungsstörung *f* —— durch Dysfunktion der Milz und des Magens verursachte Nahrungsretention

食积腹痛［shí jī fù tòng］因饮食不节、脾失健运,食物停滞胃肠所致的腹痛。Bauchschmerz durch Nahrungsretention —— Abdominalgie infolge von ungeeigneter Diät und Dysfunktion der Milz

食积咳(痰)嗽［shí jī ké (tán) sòu］因食积生痰,痰气上逆所致的咳嗽。Husten aufgrund der Indigestion, produktiver Husten aufgrund der Indigestion —— Husten infolge von Ausstoß des Schleims, der sich aus Nahrungszurückhaltung bildet

食积呕吐［shí jī ǒu tù］因饮食不节,脾胃损伤,食滞不化所致的呕吐。durch Dyspepsie verursachtes Erbrechen —— Erbrechen, hervorgerufen durch Verdauungsstörung wegen der Schädigung der Milz und des Magens von unmäßiger Diät

食积胁痛［shí jī xié tòng］因饮食不节,食积不化,气机壅滞所致的胁痛。Schmerz im Hypochondrium infolge von Nahrungsretention —— Schmerz im Hypochondrium, verursacht durch Störung von *Qi* aufgrund von ungeeigneter Diät und Verdauungsstörung

食积泻［shí jī xiè］Durchfall bei Dyspepsie *m*

食忌［shí jì］Diät halten, sich gewisser Nahrung enthalten

食厥［shí jué］因暴饮暴食而引起的昏厥。betrunkene Synkope- durch unmäßiges Essen und Trinken verursachte Synkope

食咳［shí ké］durch Verdauungsstörung verursachter produktiver Husten

食劳疳黄［shí láo gān huáng］durch Verdauungsstörung und Übermüdung verursachte Unterernährung mit Gelbsucht

食疗本草［shí liáo běn cǎo］唐·孟诜撰,记述既可食,又可疗病的本草专著。原书已佚,但在《证类本草》及日本名医丹波康赖(912—995)所著之《医心方》中仍可见。Eßbare Heilkräuter —— ein Kräuterbuch, in dem die sowohl als Nahrungsmittel als auch als Heilmittel verwendbaren Kräuter dargestellt wurden, zusammengestellt von *Meng Xian* in der *Tang*-Dynastie; das Originalbuch ist verloren gegangen, jedoch sind manche Texte in "Klassifizierte Heilkräuter" und "Ishinpo" von *Yasurori Tanba* (912-995), einem bekannten japanischen Arzt, noch zn finden.

食难消化［shí nán xiāo huà］→挟食［xié shí］

食疟［shí nüè］因饮食停滞,再感受外邪而诱发的一种疟疾,其特点为寒热交作,并伴有暖气、纳呆、食则呕逆、腹胀脘闷等。Intermittierendes Fieber infolge der Nahrungsretentio —— abwechselnde Attacke von Schüttelfrost und Fieber, die durch Retention der Nahrung gleichzeitig mit Affektion von exogenen Noxen hervorgerufen wird und mit Aufstoßen, Anorexie, Erbrechen nach dem Essen, epigastrischer und abdomineller Distention einhergeht

食呕［shí ǒu］Erbrechen durch ungeeignete Diät

食肉则复［shí ròu zé fù］Rüchfall durch fettes Essen

食伤［shí shāng］→伤食［shāng shí］

食痫［shí xián］Konvulsion bei Kindern infolge von Fieber aus Verdauungsstörung

食泄［shí xiè］Durchfall bei Verdauungsstörungen

食泻(泄)［shí xiè (xiè)］→伤食泻［shāng shí xiè］

食医［shí yī］中国古代《周礼》所记之四种医生中之一种,主管饮食。Diätarzt *m* —— eine der in "*Zhou-Ritualien*" aufgezeichneten vier Arten von Ärzten in alten Zeiten Chinas, die für Diät und Nahrungmittel zuständig war

食已即吐［shí yǐ jí tù］Erbrechen gleich nach dem Essen

食已则吐［shí yǐ zé tǔ］Erbrechen direkt nach dem Essen *n*

食亦［shí yì (yì)］古病名。其症为多食而形体消瘦。Abzehrung trotz der Polyphagie —— eine altertümliche Bezeichnung für die Krankheit, die durch extreme Magerheit trotz des gefräßigen Appetites gekennzeichnet ist

食郁［shí yù］郁证之一。因食滞不消而引起。证见脘腹饱胀、暖气酸腐、不能食、大便不调等。Nahrungsstagnation *f* —— eine Art von Stagnation, verursacht durch Verdauungsstörung, gekennzeichnet durch Spannung im Epigastrium, Aufstoßen mit saurem und faulem Geruch, Appetitverlust und abnormalen Stuhlabgang

食郁肉中毒［shí yù ròu zhòng dú］Vergiftung durch verdorbenes Fleisch

食欲不振［shí yú bù zhèn］Appetitlosigkeit *f*

食远服［shí yuǎn fú］Einnehmen der Arznei nach einer langen Pause vor oder nach dem Essen

食胀［shí zhàng］Blähung durch Diätfehler

食治(疗)［shí zhì (liáo)］Diätkur *f*, auf einer bestimmten Ernährungsweise beruhende Therapie

食滞［shí zhì］Indigestion *f*, Verdauungsstörung *f*

食滞脘痛［shí zhì wǎn tòng］Magenschmerzen durch Diätfehler

食滞胃脘［shí zhì wèi wǎn］因进食过饱,食物停滞于胃而引起的病变。症见胃脘胀痛、暖腐、呕吐、舌苔厚腻、脉滑。Nabrungsretention im Magen —— ein krankhafter Zustand, verursacht durch übermäßige Nahrungsaufnahme, gekennzeichnet durch Spannungsgefühl und Schmerzen im Magen, Aufstoßen mit faulem Geruch, Erbrechen, dicken und schmierigen Zungenbelag und glatten Puls

食中［shí zhòng］因暴饮暴食所致之类中风。apoplexieartiger Ausbruch durch unmäßiges Essen und Trinken

shǐ 矢使

矢(屎)［shǐ (shǐ)］Stuhl *m*, Kot *m*, Mist *m*, Fäkalie *f*

矢(屎)气［shǐ (shǐ) qì］Wind *m* (aus dem Darm), Furz *m*, intestinaler Flatus (aus Anus)

矢气［shǐ qì］Blähung *f*

使君子［shǐ jūn zǐ］果入药。用于驱虫。Frucht Indischer Quisqualis. Fructus Quisqualis —— Verwendet wird getrocknete Frucht von Quisqualis indica (Combretaceae) als ein Parasitenmittel.

使药［shǐ yào］具有引导药物直达病变部位或调和诸药作用的药物。konduktile Arznei —— Arzneimittel, das die Wirkung eines Rezeptes direkt zu dem erkrankten Meridian führt oder die Wirkung der anderen Arzneien mäßigt

shì 世试视柿是室嗜螫拭

世医［shì yī］eine Familie, deren Angehörige seit Generationen als Arzt praktizieren, Ärzte aus einer Familie in Generationen

世医得效方［shì yī dé xiào fāng］元·危亦林撰(1345)。根据其五代家传的效方,按照元代医学13科的顺序,分别记述各类疾病的脉病证治,并对正骨特有发挥。Generationen lang Aufgezeichnete Wirksame Rezepte —— ein

Buch. in dem der Autor aufgrund der wirksamen Rezepten, die in seiner Familie fünf Generationen lang überliefert waren, und nach der Reihenfolge der 13 medizinischen Sektionen in der *Yuan*-Dynastie die Symptome und Pulszustände verschiedener Krankheiten und dazu noch die verschiedenen therapeutischen Methoden darstellte. Darüber hinaus hat er die Knocheneinrenkung weiter entwickelt, geschrieben von wei *Yilin* in der *Yuan*-Dynastie (1345)

试胎 [shì tāi] Schwangerschaftstest *m*

试水 [shì shuǐ] frühe Leckage von Amnionflüssigkeit *f*

试水(症) [shì shuǐ (zhèng)] frühe Leckage von Fruchtwasser *f*

试月 [shì yuè] falsche Wehen

视赤如白 [shì chì rú bái] Farbenblindheit *f*, Achromatopsie *f*

视大为小 [shì dà wéi xiǎo] Mikropsie *f*, Micropsia *f*

视歧 [shì qí] → 视一为二(症) [shi yī wéi èr (zhèng)]

视物昏暗 [shì wù hūn àn] Sehschwäche *f*

视物模糊 [shì wù mó hú] Sehstörung *f*

视物如隔烟雾 [shì wù rú gé yān wù] verschwommenes Sehen, verschleierter Blick

视物异色 [shì wù yì sè] →视赤如白 [shì chì rú bái]

视小为大 [shì xiǎo wéi dà] Makropsie *f*, Macropsia *f*

视一为二(症) [shì yī wéi èr (zhèng)] Diplopie *f*, Diplopia *f*, Doppelsehen *n*

视衣 [shì yī] Retina *f*, Netzhaut *f*

视瞻昏渺 [shì zhān hūn miǎo] Sehtrübung *f*, verschleierter Blick

视瞻有色 [shì zhān yǒu sè] Chromatopsie *f*, Chromopsie *f*

视正为斜 [shì zhèng wéi xié] visuelle Distortion

视直为曲 [shí zhí wéi qū] Metamorphopsie *f*

柿蒂 [shì dì] 宿萼入药。用于降气止呃。Kelch und Receptaculum der Kakipflaume, Calyx Kaki —— Verwendet wird getrockneter ausdauernder Kelch von Diospyros Kaki (Ebenaceae). Heilwirkung: verkehrten Aufwärtsfluß von Gas senkend und Schluckauf stillend

柿蒂汤 [shì dì tāng] 成分:丁香、柿蒂、生姜。主治:胃寒所致的胸满、呃逆不止。*Shidi Tang*, Dekokt von Kelch und Receptaculum der Kakipflaume —— Indikationen: Völlegefühl in der Brust und ununterbrochener Schluckauf infolge der Kälte im Magen

柿霜 [shì shuāng] 柿实含糖渗出物入药。用于清热、润躁。weißliches Pulver auf der Oberfläche getrockneter Kakipflaumen, Pruina Kaki, Mannosum Kaki —— Verwendet wird durchtranktes zuckerhaltiges Pulver aus Frucht von Kakipflaumen. Heilwirkung: pathogene Hitze und Trockenheit beseitigend

是动病 [shì dòng bìng] ①经脉经气变动引致所连络脏腑的病证。②经脉循行经路的病证。Meridiankrankheit *f* —— ①Erkrankung eines bestimmten *Zang-Fu*-Organes infolge von Störungen in seinem entsprechenden Meridian ②Erkrankung, gelegen auf dem Weg von einem bestimmten Meridian

室女 [shì nǚ] Jungfrau *f*

室女经闭 [shì nǚ jīng bì] Amenorrhoe der Jungfrau

室女月水不通 [shì nǚ yuè shuǐ bù tōng] →室女经闭 [shì nǚ jīng bì]

嗜偏食 [shì piān shí] Nahrungsvorliebe *f*, Nahrungspräferenz *f*, Lebensmittelpräferenz *f*

嗜睡 [shì shuì] Somnolenz *f*, Schlafsucht *f*, Schläfrigkeit *f*

嗜卧(睡) [shì wò (shuì)] 困倦欲睡的病证,以湿胜、脾虚、胆热等为多见。Schlafsucht *f* —— Schläfrigkeit infolge von Vorherrschen der Feuchtigkeit, Mangel der Milz oder Hitze in der Gallenblase

螫伤 [shì shāng] →蜇(螫)伤 [zhē (shì) shāng]

拭口 [shì kǒu] Mundreinigung für Neugeborene *f*

SHOU 收手首守寿受兽瘦

shōu 收

收敛 [shōu liǎn] adstringierend, zusammenziehend, stopfend

收敛止泻 [shōu liǎn zhǐ xiè] zusammenziehen, um Durchfall zn stillen

收敛止血 [shōu liǎn zhǐ xuè] zusammenziehen, um Blutung zu stillen

收涩固脱 [shōu sè gù tuō] Kollapsverhinderung mit der adstringierenden Therapie *f*

收涩剂 [shōu sè jì] adstringierendes Mittel *n*, Adstringentia *n*

收涩药 [shōu sè yào] adstringierendes Arzneimittel *n*, Adstringentia *n*, Adstringens *m*

收涩止血 [shōu sè zhǐ xuè] ① Hämostase mit Adstringens ② Anhalten der Sekretion und Kontrollieren der Blutung

收湿 [shōu shī] Feuchtigkeit adstringieren

收引 [shōu yǐn] Spasmus *m*, unwillkürliche Muskelkontraktion

shǒu 手首守

手背发(毒) [shǒu bèi fā (dú)] Karbunkel des Handrückens

手背热 [shǒu bèi rè] fieberhafter Handrücken *m*

手部疔疮 [shǒu bù dīng chuāng] Nagelbettentzündung *f*, Umlauf der Hand *m*

手发背 [shǒu fā bèi] pyogene Infektion des Handrüekens

手法操作 [shǒu fǎ cāo zuò] Manipulation *f*

手法复位术 [shǒu fǎ fù wèi shù] 纠正骨折错位或关节脱位的手法。manuelle Reposition —— manuelles Verfahren zur Reposition der Fraktur oder Gelenkluxation

手法牵引 [shǒu fǎ qiān yǐn] manuelle Distraktion

手脚(足)软 [shǒu jiǎo (zú) ruǎn] 五软之一。Schlaffheit von Extremitäten —— eine der fünf Arten von Schlaffheit bei Kindern

手厥阴心包经 [shǒu jué yīn xīn bāo jīng] 十二经之一。本经有病时主要表现为心烦、心痛、心悸、胸胁满闷、面赤目黄、精神病,以及本经循行部位的局部症状。Herzbeutelmeridian von Hand-*Jueyin* —— einer der zwölf Regulären Meridiane. Wenn der Meridian erkrankt, sind seine Hauptsymptme folgende: Dysphorie, Herz-schmerzen. Palpitation, Stickigkeit und Völlegefühl in der Brust, gerötetes Gesicht, gelb gefärbte Sklera, Psychose und lokale Symptome entlang dem Vlerlauf des Meridians.

手摸心会 [shǒu mō xīn huì] gefühltes Verstehen bei Berühren *n*

手三里 [shǒu sān lǐ] 穴位。主治:偏瘫、上肢痛或震颤等。*Shousanli* (LI 10) —— Akupunkturpunkt. Indikationen: Hemiplegie, Schmerz oder Tremor oberer Extremitäten

手三阳经 [shǒu sān yáng jīng] 手阳明大肠经、手太阳小肠经、手少阳三焦经的合称。Drei *Yang*-Meridiane der Hand —— eine Sammelbezeichnung für den Dickdarmmeridian von Hand-*Yangming*, den Dünndarmmeridian von Hand-*Taiyang* und den *Sanjiao*-Meridian von Hand-*Shaoyang*

手三阴经 [shǒu sān yīn jīng] 手太阴肺经、手少阴心经、手厥阴心包经的合称。Drei *Yin*-Meridiane von der Hand —— ein Sammelnahme für den Lungenmeridian von Hand-*Taiyin* den Herz-Meridian von Hand-*Shaoyin* und den Perikardiums-Meridian von Hand-*Jueyin*

手伤 [shǒu shāng] Handverletzung *f*, Wunde der Hand

手少阳三焦经 [shǒu shào yáng sān jiāo jīng] 十二经之一。本经有病时主要表现为耳聋、耳鸣、咽喉肿痛、眼痛、颊肿,以及本经循行部位的局部症状。Sanjiao-Meridian von Hand-*Shaoyang* —— einer der 12 Regulären Meridiane.

Wenn dieser Meridian erkrankt ist, sind die Hauptsymptome folgende: Taubheit, Ohrensausen, Schwellung und Schmerzen in der Kehle und im Rachen, Augenschmerzen, Schwellung der Wangen und lokale Symptome den Verlauf des Meridians entlang.

手少阴心经［shǒu shào yīn xīn jīng］十二经之一。本经有病时，主要表现为心痛、口渴、咽干、目黄、胁痛，以及本经循行部位的局部症状。der Herzmeridian von Hand-*Shaoyin* —— einer der 12 Regulären Meridiane. Wenn dieser Meridian erkrankt ist, erscheinen die Symptome wie Kardialgie, Durst, Trockenheit im Mund und im Rachen, gelb gefärbte Sklera, Schmerzen in Hypochondrium und lokale Symptome den Verlauf des Meridians entlang.

手太阳小肠经［shǒu tài yáng xiǎo cháng jīng］十二经之一。本经有病时主要表现为耳聋、目黄、颊颌肿胀、咽喉肿痛及本经循行部位的局部症状。der Dünndarm-Meridian von *Hand-Taiyang* —— einer der 12 Regulären Meridiane. Wenn dieser Meridian erkrankt ist, erscheinen die Manifestationen wie Taubheit, gelbe Verfärbung der Augen, Schwellung der Wangen und des Kiefers, Schwellung und Schmerzen in der Kehler und im Rachen und lokale Symptome dem Verlauf des Meridians entlang.

手太阴肺经［shǒu tài yīn fèi jīng］十二经之一。本经有病时，主要表现为咳喘、胸闷心烦、锁骨上窝疼痛，以及本经循行部位的局部症状。der Lungen-Meridian von Hand-*Taiyin* —— einer der 12 Reguläiren Meridiane. Wird der Meridian krank, erscheinen Asthma mit Husten, Beklemmungsgefühl in der Brust, Unruhe, Schmerzen in Fossa supraclavicularis und lokale Symptome entlang des Verlaufs des Meridians.

手心毒［shǒu xīn dú］Infektion an der Handfläche

手阳明大肠经［shǒu yáng míng dà cháng jīng］十二经之一。本经有病时，主要表现为目黄、齿痛、口干、鼻衄、喉痹、颈肿及本经循行部位的局部症状。der Dickdarm-Meridian von Hand-*Yangming* —— eine der 12 Regulären Meridiane. Wird der Meridian krank, erscheinen gelbe Verfärbung der Augen, Zahnschmerzen, Trockenheit im Mund, Nasenblutung, Rachenentzündung, Schwellung im Hals und lokale Symptome den Verlauf des Meridians entlang.

手硬［shǒu yìng］五硬之一。Versteifung von kinderhand —— eine der fünf Arten von Versteifung

手针(疗法)［shǒu zhēn (liáo fǎ)］针刺手部特有穴位(多在指关节或指掌关节处)治病的方法。Handakupunktur *f* —— Nadelung an Punkten der Hand (hauptsächlich gelegen an den Interphalangeal-oder Metacarpophalangealgelenken) für therapeutischen Zweck

手针麻醉［shǒu zhēn má zuì］Narkose durch Hand-Akupunktur

手指毒疮［shǒu zhǐ dú chuāng］Nagelbettentzündung *f*

手指节发［shǒu zhǐ jié fā］Karbunkel des mittleren Gliedes des Fingers

手指麻木［shǒu zhǐ má mù］Taubheit der Finger

手指伤筋［shǒu zhǐ shāng jīn］Verletzung des Fingers

手指脱骱［shǒu zhǐ tuō jiè］Dislokation des Fingergelenks

手足背热［shǒu zú bèi rè］Hitzegefühl auf dem Hand-und Fußrücken

手足部疔疮［shǒu zú bù dīng chuāng］akute pyogene Infektion der Hand und des Fußes

手足汗［shǒu zú hàn］Polyhidrose von Händen und Füßen

手足厥(逆)冷［shǒu zú jué (nì) lěng］四肢冷至肘膝的症状。kalte Gliedmaßen-Gliedmaßen mit Kälte, die über den Ellbogen und Knien verbreitet ist

手足厥冷［shǒu zú jué lěng］kalte Extremitäten *f pl*, Akrohypothermie *f*

手足厥逆［shǒu zú jué nì］tödlich kalte Hände und Füße

手足皲裂［shǒu zú jūn liè］rissige Haut von Hand und Fuß

手足逆冷［shǒu zú nì lěng］kalte Extremitäten *f pl*, Akrohypothermie *f*

手足蠕动［shǒu zú rú dòng］unwillkürliche Bewegung von Gliedmagen

手足软［shǒu zú ruǎn］→手脚(足)软［shǒu jiǎo (zú) ruǎn］

手足伤损［shǒu zú shāng sǔn］Trauma von Hand und Fuß

手足心汗［shǒu zú xīn hàn］Schwitzen von Handflächen und Fußsohlen

手足心热［shǒu zú xīn rè］febriles Gefühl in den Handtellern und Fußsohlen

手足躁扰［shǒu zú zào rǎo］unwillkürliche Bewegung von Gliedmaßen

首乌［shǒu wū］块根入药。生首乌润肠、解疮毒，制首乌补肝肾、益精血、治血虚、须发早白、腰膝酸软、神经衰弱、血胆固醇过多。Wurzelknolle des Knöterichs, Radix Polygoni Multiflori, getrocknete Wurzelknolle von Polygonum Multiflorum (Polygonaceae) —— Verwendet wird die Rohdroge als ein Abführmittel und ein Entgiftungsmittel für Geschwür. Wenn sie verarbeitet ist, wird sie verwendet zur Ergänzung der vitalen Essenz der Leber und der Niere, zur Ernährung des Blutes und Beseitigung von Anämie, vorzeitiger Grauhaarigkeit, Schwäche in Rücken und Beinen, Neurose und Hypercholesterinämie.

首乌藤［shǒu wū téng］藤茎入药。用于养心安神、祛风通络。Knöterichrebe *f*, Caulis Polygoni Multiflori —— Verwendet wird getrocknete Rebe von Polygonum multiflomm (Polygonaceae). Heilwirkung: innere Unruhe stillend, Wind austreibend, Obstruktion der Meridiane vertreibend

守气［shǒu qì］Beibehaltung der Nadelempfindung *f*

shòu 寿受兽瘦

寿斑［shòu bān］Altersflecke *m*

寿台骨［shòu tái gǔ］Schläferbein *n*, temporales Bein

受盛之腑［shòu chéng zhī fǔ］指小肠。Organ, das Nahrungssubstanz aus dem Magen aufnimmt —— nämlich der Dünndarm

兽医［shòu yī］Tierarzt *m*

瘦薄舌［shòu báo shé］dünne Zunge *f*

(瘦)冷疳［(shòu) lěng gān］→冷疳［lěng gān］

SHU 舒疏输熟暑蜀鼠数薯束俞腧漱

shū 舒疏输

舒筋活络［shū jīn huó luò］Muskeln und Sehnen entspannen und den Fluß von *Qi* und Blut in den Meridianen und Kollateralen anregen

舒筋活血［shū jīn huó xuè］Muskeln und Sehnen entspannen und den Blutkreislauf anregen

舒张压手法［shū zhāng yā shǒu fǎ］eine Druckmethode zur Hautentspannung

疏表［shū biǎo］→解表［jiě biǎo］

疏表化湿［shū biǎo huà shī］Zerstreuung von äußeren Symptomen und Auflösung der Feuchtigkeit

疏表润燥［shū biǎo rùn zào］Zerstreuung von äußeren Symptomen und Befeuchtung der Trockenheit

疏风［shū fēng］用祛风解表药物疏散风邪的方法。Wind vertreiben —— eine Methode zur Austreibung von exogenem pathogenem Wind aus der Oberfläche mit schweißtreibendem Mittel

疏风清热［shū fēng qīng rè］Windzerstreuung und Hitzebeseitigung

疏风散寒［shū fēng sàn hán］pathogenen Wind und pathogene Kälte vertreiben

疏风透疹［shū fēng tòu zhěn］pathogenen Wind vertreiben und Eruption（wie von Masern）fördern

疏风泄热［shū fēng xiè rè］疏风药与清热药同用以治疗表有风邪、里有热邪的方法。Zerstreuen des Windes und Beseitigen der Hitze —— eine Behandlungsmethode zur Vertreibung von Wind aus der Oberfläche des Körpers und innerer Hitze mit schweißtreibendem Mittel und Fiebermittel in Kombination

疏肝［shū gān］die Leber besänftigend

疏肝（解郁）［shū gān（jiě yù）］用理气药物，疏解以两胁胀痛、胸闷、精神抑郁、脘腹胀痛、恶心呕吐、食欲不振、月经不调、口苦、脉弦等症为特点的肝气郁结的方法。Leberdepression beseitigen —— eine Methode zur Behandlung von Stagnation von Leber-*Qi*, die mit Schmerzen und Ausdehnung im Hypochondrium, Beklemmungsgefühl in der Brust, Depression, Völlegefühl und Schmerzen in der Magengrube, Übelkeit und Erbrechen, Appetitlosigkeit, Bitterkeit im Mund, saitenförmigem Puls einhergeht, mit *Qi* regulierenden Arzneien

疏肝解郁［shū gān jiě yù］Leberberuhigung und Depressionentlastung

疏肝理脾［shū gān lǐ pí］Leberberuhigung und Milzregulierung

疏肝理气［shū gān lǐ qì］→疏肝（解郁）［shū gān（jiě yù）］

疏肝利胆［shū gān lì dǎn］Leberberuhigung und Gallensekretionförderung

疏肝止痛［shū gān zhǐ tòng］Depression von Leber-*Qi* vertreiben und Schmerz stillen

疏散风寒［shū sàn fēng hán］→疏风散寒［shū fēng sàn hán］

疏散风热［shū sàn fēng rè］Wind und Hitze aus dem Körper austreiben

疏散外风［shū sàn wài fēng］Dispergieren des exogenen Windes *n*

疏通经络［shū tōng jīng luò］使经络中的气血运行通畅。Obstruktion der Meridiane beseitigen —— eine Therapie zur Förderung des Flusses von *Qi* und Blut im Meridian

疏通经脉［shū tōng jīng mài］Obstruktion der Meridiane beseitigen, den Fluß von *Qi* und Blut durch die Meridiane sicherstellen

疏通气血［shū tōng qì xuè］Fluß von *Qi* und Blut anregen

疏郁理气［shū yù lǐ qì］durch Linderung von geistiger Depression *Qi* regulieren

疏凿饮子［shū záo yǐn zǐ］力成分：羌活、秦艽、商陆、槟榔、大腹皮、茯苓皮、生姜皮、椒目、木通。主治：水肿而身体壮实者。*Shuzao yinzi*. Dekokt für Diurese —— Indikation: Ödem bei kräftiger Konstitution

输刺［shū cì］五刺之一。①Nadelung an den *Shu*-Punkten ②tiefes sinkrechtes Stechen und Heben der Nadel —— eine der fünf Arten von Nadeleinführungstechnik aus alter Zeit

shú 熟

熟地黄［shú dì huáng］加工蒸晒而成的熟地根入药。主治：补血、滋阴。zubereitete Wurzel von Rehmannia glutinosa, Radix Rehmanniae Praeparata —— Verwendet wird gedämpfte und getrocknete Wurzel von Rehmannia glutinosa (Scrophulariaceae). Heilwirkung: Blutbildung fördernd und *Yin* ernährend

shǔ 暑蜀鼠数薯

暑［shǔ］→暑（邪）［shǔ（xié）］

暑（邪）［shǔ（xié）］六淫病邪之一。Sommer-Hitze *f*, pathogene Sommer-Hitze —— einer der sechs äußeren pathogenen Faktoren

暑必兼湿［shǔ bì jiān shī］Feuchtigkeit begleitet Sommerhitze zwangsläufig.

暑病［shǔ bìng］夏季感受暑热邪气而发生的多种热病的总称。Erkrankungen durch Sommer-Hitze —— im Sommer auftretende und durch pathogene Sommer-Hitze verursachte febrile Erkrankungen（wie Enzephalitis B, Dysenterie usw.）

暑产［shǔ chǎn］Geburt bei heißem Wetter

暑风［shǔ fēng］感受暑邪以致手足搐搦。Spasmus durch Sommer-Hitze —— eine Erkrankung mit Muskelzuckung und Krampf als Symptome, verursacht durch Invasion von pathogener Sommer-Hitze

暑风成惊［shǔ fēng chéng jīng］Konvulsion durch übermäßige Sommer-Hitze

暑秽［shǔ huì］暑温挟有湿邪浊秽的一类病症。特点为：发病较急、头痛而胀、胸脘胀闷、烦躁、呕吐恶心、身热有汗，甚至神昏、耳聋等。Schmutzerkrankung im Sommer —— eine Art von Krankheit, verursacht durch Sommer-Hitze und schmutzige Feuchtigkeit, gekennzeichnet durch akuten Ausbruch, Schmerzen und Ausdehnung im Kopf, Stickigkeit und Völlegefühl im Epigastrium und in der Brust, Unruhe, Nausea und Erbrechen, Fieber mit Schweißausbruch und sogar Verlust von Bewußtsein und Gehör

暑霍乱［shǔ huò luàn］sommerliche Cholera *f*

暑疖［shǔ jiē］暑天的疖肿或痱疖。Sommerfumnkel *m* —— im Sommer auftretende kleine Furunkel oder Miliaria

暑痉［shǔ jìng］sommerlicher Krampfanfall *m*

暑厥［shǔ jué］因暑热闭窍，引起猝然昏倒，手足厥冷的病症。Synkope wegen der Sommer-Hitze —— plötzlicher Bewußtseinsverlust mit kalten Extremitäten wegen des Angriffs von pathogener Sommer-Hitze

暑咳［shǔ ké］→伤暑咳嗽［shāng shǔ ké sòu］

暑痢［shǔ lì］因夏天感受暑热、内夹积滞，伤于肠胃所致的痢疾，以腹中绞痛，下痢赤白、里急后重、发热、汗出、呕吐恶心、烦渴为特征。Sommerdysenterie *f* —— Dysenterie im Sommer, die durch Schädigung des Magens und deo Darms infolge von Sommer-Hitze und Nahrungsretention verursacht ist, gekennzeichnet durch abdominelle Kolik, Abgang von schleimigem und blutigem Stuhl, Stuhlzwang, Fieber, Schwitzen, Nausea, Erbrechen und Durst

暑疟［shǔ nüè］与感受暑邪有关的一种症疾。其临床特点是：恶寒、高热、无汗、烦躁、喜冷饮等。Sommer-Malaria *f* —— eine Art von Malaria infolge der Affektion von Sommer-Hitze, die mit Schüttelfrost, hohem Fieber ohne Perspiration, Unruhe und Vorliebe für kalte Getränke einhergeht

暑气［shǔ qì］sommerliches *Qi n*

暑热［shǔ rè］①→暑（邪）［shǔ（xié）］。②外感暑邪的热证。Sommer-Hitze —— ②Hitzesyndrom durch Angriff von pathogener Sommer-Hitze

暑热邪气［shǔ rè xié qì］pathogene Sommer-Hitze

暑热胁痛［shǔ rè xié tòng］Sommer-Hitzesyndrom mit Schmerz im Hypochondrium

暑热证［shǔ rè zhèng］①fieberhafte Krankheit im Sommer ②infantiles Sommerfieber, Sommerfieber bei Kindern

暑入阳明［shǔ rù yáng míng］Eindringen der Sommerhitze ins *Yangming n*

暑痧［shǔ shā］暑天感受秽浊之邪而发生腹痛的吐泻。Schmutzinfektion im Sommer —— Erbrechen und Durchfall mit Bauchschmerzen durch Angriff von schmutzigen pathogenen Faktoren im Sommer

暑伤肺络证［shǔ shāng fèi luò zhèng］Syndrom von Beeinträchtigung der Lungenkollateralen durch Sommer-Hitze 暑热之邪损伤肺络，以发热口渴，咳嗽，咯血色鲜红，神疲气短，舌红苔黄，脉数无力等为常见症的证候

暑伤津气证［shǔ shāng jīn qì zhèng］Syndrom der Verletzungen von Flüssigkeit und *Qi* durch Sommerhitze *n* 暑热内

侵,耗气伤津,以身热汗出,口渴多饮,心烦面赤,神疲乏力,气短,小便短黄,舌红苔黄少津,脉浮大无力等为常见症的证候

暑湿［shǔ shī］①暑湿病邪。②暑热兼湿邪所致的病症。Sommer-Hitze und Feuchtigkeit —— ①Sommer-Hitze und Feuchtigkeit als ein pathogener Faktor ②durch pathogene Sommer-Hitze und Feuchtigkeit verursachte Erkrankung

暑湿流注［shǔ shī liú zhù］multiple Abszesse mit Syndrom von Sommer-Hitze und Feuchtigkeit

暑湿袭表证［shǔ shī xí biǎo zhèng］Syndrom des Oberflächenbefalls durch sommerliche Hitze-Feuchtigkeit *n* 暑湿伤表,卫气失调,以发热,微恶风寒,头重身困,口渴,烦躁,小便短赤,舌红苔黄腻,脉濡数等为常见症的证候

暑湿眩晕［shǔ shī xuàn yùn］durch Angriff von pathogener Feuchtigkeit im Sommer verursachter Schwindel

暑温［shǔ wēn］因感受暑邪而致的一种急性热病。症见高热、大汗出、口渴、面赤、心烦等。Sommerfieber *n* —— eine akute fieberhafte Krankheit, die durch Befall von pathogener Sommer-Hitze hervorgerufen wird und durch hohes Fieber, Schwitzen in Strömen, Durst, gerötetes Gesicht und Nervosität gekennzeichnet ist

暑温夹疠［shǔ wēn jiā lì］ein zusammenfassender Ausdruck für fuminante Infektionskrankheiten im Sommer

暑痫［shǔ xián］Konvulsion infolge von Sommer-Hitze

暑邪［shǔ xié］sommerlicher Erreger *m*, Sommer-Noxe *f* 夏至以后,立秋之前,具有炎热,升散特性的邪气

暑泻(泄)［shǔ xiè (xiè)］因感受暑热之邪而引起的泄泻。主要症状为泻下如注或泻出稠黏、烦渴、尿黄赤、自汗等。Sommer-Diarrhoe *f* —— durch Sommer-Hitze verursachter Durchfall mit wässerigem oder schleimigem Stuhl, dunklem Urin, Unruhe, Durst und Schweißausbruch als Symptome

暑性升散［shǔ xìng shēng sàn］Sommerhitze neigt aufzusteigen und zu dispergieren. 暑邪具有上升发散之性,其致病多直入气分,使腠理开泄而汗多伤津

暑性炎热［shǔ xìng yán rè］Die brennende Hitze gilt als Eigenschaft des Sommers. 暑邪具酷热之性,其致病使机体阳热亢盛而现阳胜则热之象

暑易夹湿［shǔ yì jiá shī］Sommerhitze neigt Feuchtigkeit mit sich zu bringen. 暑季气候炎热,多雨潮湿,热蒸湿动,暑常挟湿而为病,使暑热与湿阻并见

暑易扰心［shǔ yì rǎo xīn］Sommerhitze führt leicht zur Herzstörung. 暑邪具有上扰心神之性,其致病易使心神失守,或清窍闭塞

暑易入心［shǔ yì rù xīn］Sommerhitze dringt leicht ins Herz ein.

暑瘵［shǔ zhài］感受暑邪而致咳嗽、咯血的病证。Sommer-Schwindsucht —— durch pathogene Sommer-Hitze verursachte Erkrankung mit Husten und Hämoptyse als Symptome

暑中阳邪［shǔ zhōng yáng xié］*Yang*-Sommerhitzesyndrom *n*

暑中阴邪［shǔ zhōng yīn xié］*Yin*-Sommerhitzesyndrom *n*

蜀葵根［shǔ kúi gēn］根入药。用于清热凉血、利尿排脓。Wurzel der Stockrose, Radix AltIlaeae Roseae —— Verwendet wird getrocknete Wurzel von Altllaea Rosea (Malvaceae). Heilwirkung: als ein Antipyretikum Hitze aus dem Blut beseitigend, Diurese fördernd und Eiter ausscheidend

蜀葵花［shǔ kúi huā］花入药。用于和血利湿、通利二便。Blume der Stockrose, Flos Althaeae Roseae —— Verwendet wird getocknete Blüte von Althaea Rosea (Malvaceae). Heilwirkung: Blut ernährend, Harn treibend, Dysurie und Verstopfung beseitigend

蜀葵苗［shǔ kúi miáo］地上部分入药。用于治热毒下痢、淋病、金疮。Stockrose *f*, Herba AIthaeae Roseae —— Verwendet wird getrockneter oberirdischer Teil von Althaea rosea (Malvaceae). Heilwirkung: Gonorrhoe und durch schädliche Hitze verursachte Dysenterie beseitigend und Schnittwunde heilend

蜀葵子［shǔ kúi zǐ］种子入药。用于利水通淋、滑肠。Samen der Stockrose, Semen Althaeae Roseae —— Verwendet wird getrockneter Samen von Althaea rosea (Malvaceae). Heilwirkung: harntreibend und abführend

鼠妇［shǔ fù］虫体入药。用于破血、利水、解毒、止痛。Armadillidium Vulgare —— Verwendet wird getrockneter Körper des Insekts, Armadillidium vulgare (Armadillidaceae). Heilwirkung: Blutstauung vertreibend, diuretisch, entgiftend, schmerzstillend

鼠李［shǔ lǐ］果入药。用于清热利湿、消积杀虫。Fructus Rhamni —— Verwendet wird getrocknete Frucht von Rhalnnus dahurica (Rhamnaceae). Heilwirkung: Fieber senkend, Harn treibend, Verdauung fördernd und Parasiten vernichtend

鼠瘘(漏)［shǔ lòu (lòu)］→瘰疬［luǒ lì］

鼠奶(乳)［shǔ nǎi (rǔ)］Moiluscum contagiosum. Molluscum epitheliale, Wasserwarze *f*

鼠曲草［shǔ qū cǎo］全草入药。用于祛痰、止咳、平喘、祛风湿。Ruhrkraut *n*, Herba Gnaphalii Affinis —— Verwendet wird getrocknetes ganzes Kraut von Gnaphalium affine (Compositae). Heilwirkung: Schleim vertreibend, Husten und Keuchen stillend und Rheumatismus beseitigend

鼠乳［shǔ rǔ］Mausnippel *m*, Dellwarze *f*, Molluscum contagiosum *n*, Epithelioma molluscum *n*

数息［shǔ xī］气功锻炼时,默数自己的呼吸借以入静的一种方法。Atmungszählung *f* —— eine Methode bei *Qigong*-Übungen zum Erlangen eines geistigen Ruhezustands durch Zählung der eigenen Atmung

薯良［shǔ liáng］块根入药。用于止血、活血、养血。winkelrankige Yamswurzel, Rhizoma Dioscoreae Cirrhosae —— Verwendet wird getrocknete Wurzelknolle von Dioscorea cirrhosa (Dioscoreaceae). Heilwirkung: Blut stillend, Blutbildung und Blutkreislauf fördernd

shù 束俞腧漱

束骨［shù gū］穴位。主治:头痛、头晕、精神病、腿痛等。*Shugu* (BL65) —— Akupunkturpunkt. Indikationen: Kopfschmerzen, Schwindel, Psychose, Beinschmerzen

俞府［shù fǔ］穴位。主治:咳嗽、哮喘、胸痛等。*Shufu* (KI 27) —— Akupunkturpunkt. Indikationen: Husten, Asthma, Brustschmerzen

俞募配穴［shù mù pèi xué］Verbindung der Rücken-*Shu*-Punkte mit den Front-*Mu*-Punkten

俞穴［shù xué］①穴位。②五俞穴的一种,位于手足部,十二经各有一个,即太渊(肺)、三间(大肠)、大陵(心包)、中渚(三焦)、神门(心)、后溪(小肠)、太白(脾)、陷谷(胃)、太冲(肝)、足临泣(胆)、太溪(肾)、束骨(膀胱)。① Akupunkturpunkt ② Strom-Punkte-*Shu*-Punkte, eine der fünf Arten von Shu-Punkten, gelegen auf den Händen und Füßen. Jeder der Zwölf Regulären Meridiane hat einen Strom-Punkt: *Taiyuan* (LU9), *Sanjian* (LI3), *Daling* (PC7), *Zhongzhu* (SJ3), *Shenmen* (HT7), *Houxi* (SI3). *Taibai* (SP3), *Xiangu* (ST43). *Taihong* (LR3), *Zulinqi* (GB41). *Taixi* (KI3) und *Shugu* (BL65).

腧(输)［shù (shū)］→穴(位)［xué (wèi)］

腧穴［shù xué］Akupunkturpunkt *m*

腧穴定位法［shù xué dìng wèi fǎ］Methode der Akupunktlokalisation *f* 审定腧穴位置的方法

腧穴特异性［shù xué tè yì xìng］Spezifität der Akupunkturpunkte *f* 腧穴在形态结构、生物物理、病理反应、刺激效应等方面与其周围的非腧穴或与其他腧穴比较而具有的特异性

腧穴学［shù xué xué］Theorie der Akupunkturpunkte *f*

腧穴压痛［shù xué yā tòng］Zärtlichkeit der Akupunkturpunkte *f* 按压腧穴部位病人感觉疼痛的表现

腧穴注射疗法［shù xué zhù shè liáo fǎ］Therapie der Injektion in Akupunkturpunkten *f* 用注射器的针头为针具刺入腧穴,在得气后注入药液以治疗疾病的方法

漱涤［shù dí］Gurgeln *n*. Ausspülen *n*

SHUAI　衰率

shuāi　衰

衰竭［shuāi jié］Erschöpfung *f*, Ermattung *f*, Entkräftung *f*

衰弱［shuāi ruò］Asthenie *f*, Schwäche *f*, Kraftlosigkeit *f*

衰之以属［shuāi zhī yǐ shǔ］Behandlung einer Krankheit muß ihrer Natur entsprechen.

shuài　率

率谷［shuài gǔ］穴位。主治:偏头痛、眩晕等。*Shuaigu* (GB8) —— Akupunkturpunkt. Indikationen: Migräne, Schwindel

SHUANG　双

shuāng　双

双(乳)蛾［shuāng (rǔ) é］Tonsillitis bilateralis

双手进针法［shuāng shǒu jìn zhēn fǎ］Nadeleinführung mit beiden Händen

双手攀足势［shuāng shǒu pān zú shì］一种腰部锻炼的姿势。jemandes Fuß mit beiden Händen fassen —— eine Körperstellung der lumbalen Übung

双手托天势［shuāng shǒu tuō tiān shì］一种锻炼上肢功能的方法。beide Hände anfwärts strecken wie Gewichtheben —— eine Haltungsform bei Übungen der Funktionsaktivität der oberen Extremitäten

双穴法［shuāng xué fǎ］→左右配穴法［zuo yòu pèi xué fǎ］

SHUI　水睡

shuǐ　水

水［shuǐ］五行之一。Wasser in fünf Elementen —— eine der Fünf Runden Entwicklungsphasen

水不涵木［shuǐ bù hán mù］根据五行相生理论,肾(水)不足不能滋养肝(木),则会导致肝阴不足而出现低热、眩晕、耳鸣、耳聋、腰酸、遗精、口干、咽燥,甚则抽掣等症。Unfähigkeit von Wasser, Holz zu ernähren —— Nach der Theorie von gegenseitiger Förderung der fünf Elemente wird es zum Mangel an Leber-*Yin* führt, wenn die Niere (Wasser) unzulänglich ist und damit unfähig wird, die Leber (Holz) zu ernähren. Das geht mit niedrigem Fieber, Schwindel, Ohrensausen, Taubheit, Lendenschmerzen, Pollution, Trockenheit im Mund und in der Kehle, und sogar Konvulsionen einher.

水不化气［shuǐ bù huà qì］水液代谢功能障碍引起小便不利、水肿的病理表现。gestörter Wasser-Metabolismus —— Störung im Wasser-Metabolismus, die zur Oligurie und zum Ödem führt

水乘火［shuǐ chéng huǒ］Wasser besiegt Feuer. 在五行相乘中,水过度克制火的作用。用以说明肾对心的过度制约作用

水喘［shuǐ chuǎn］因水饮犯肺而引起的气喘。Flüssigkeit-Dyspnoe *f* —— durch Angriff zurückgehaltener Flüssigkeit auf die Lunge verursachte Atembeschwerden

水疮［shuǐ chuāng］→水痘(疮)［shǔi dòu (chuāng)］

水道［shuǐ dào］穴位。主治:腹水、肾炎、膀胱炎、尿潴留等。Shuidao (ST28) —— Akupunkturpunkt. Indikationen: Aszites, Nephritis, Zystitis, Harnretention

水痘(疮)［shuǐ dòu (chuāng)］Varizellen *f pl*, Windpocken *pl*, Wasserpocken *pl*

水毒［shuǐ dú］因感受山谷溪流虫毒所致的病症。schädliche Wasser-Krankheit —— Erkrankung durch Parasiten in Flüssen und Bächen

水飞［shuǐ fēi］取药材极细粉末的方法。将不溶于水的药材与水共研细,加入多量水,搅拌,粗粉粒即下沉,细粉混悬于水中,倾出液体待混悬液沉淀后,分出,干燥即成。Puls mit Wasser zerreiben —— eine Methode zum Erwerben feinen Pulvers, bei der die in Wasser unlösbaren Drogen mit Wasser zerreiben und dann mit Wasser in großer Menge gerührt. Die großen Kügelchen sinken auf den Boden. Das im Wasser treibende feine Pulver wird getrennt, separiert und getrocknet.

水分［shuǐ fēn］穴位。主治:腹水、水肿、肾炎、腹泻等。*Shuifen* (RN9) —— Akupunkturpunkt. Indikationen: Aszites. Ödem, Nephritis, Diarrhoe

水沟［shuǐ gōu］穴位。主治:休克、昏迷、晕厥、窒息、小儿惊风、癫痫、精神病、癔病、低血压。*Shuigou* (DU26) —— Es wird auch *Renzhong* genannt. Akupunkturpunkt. Indikationen: Schock, Koma, Synkope, Erstickung, infantile Konvulsion, Epilepsie, Psychose, Hysterie und Hypotension

水谷［shuǐ gǔ］Nahrungsmittel *m*

水谷痢［shuǐ gǔ lì］因脾胃气虚,不能消化水谷所致。以粪便中夹有食物残渣及脓血,饮食减少,四肢无力等为临床特征。lienterische Dysenterie —— Dysenterie infolge der Verdauungsstörungen, die durch Mangel an *Qi* der Milz und des Magens verursacht wird, mit eitrigem und blutigem Stuhlgang mit unverdauter Nahrung, Appetitmangel und Schwäche der Gliedmaßen als Symptome

水谷之海［shuǐ gǔ zhī hǎi］四海之一,即胃。Reservoir von Nahrungsmittel —— eines der vier Reservoire, nämlich Magen

水谷之气［shuǐ gǔ zhī qì］essentielle Substanzen aus Nahrungsmittel

水鼓(蛊)［shuǐ gǔ (gǔ)］Aszites *m*, Bauchwassersucht *f*, Wasserbauch *m*

水罐法［shuǐ guàn fǎ］flüßiges Schröpfen, Wasserschröpfen *n*

水寒射肺［shuǐ hán shè fèi］寒邪和水气侵犯肺脏所引起的病理变化。常见于痰饮或水肿病人。症见咳嗽、气喘、痰多稀白、面浮肢肿、小便不利,舌苔白润或白腻,脉浮紧或伴有发热恶寒等。Angriff von Wasser und Kälte auf die Lunge —— eine pathologische Veränderung, in der die Lunge von pathogener Kälte und Feuchtigkeit angegriffen wird, die gewöhnlich bei Patienten mit Akkumulation übermäßiger Flüssigkeit oder chronischem Ödem gesehen wird und mit Husten mit profusem dünnem und weißlichem Auswurf, Dyspnoe, Oligurie, aufgedünsenem Gesicht und geschwollenen Exffemitäten, weißlichem feuchtem oder klebrigem Zungenbelag, oberflächlichem, gespanntem Puls oder nebenbei mit Fieber und Kältescheu einhergeht

水红花子［shuǐ hóng huā zǐ］果入药。用于清热、软坚。Fructus Polygoni Orientalis —— Verwendet wird getrocknete reife Frucht von Polygomum orientale (Polygonaceae). Heilwirkung: Hitze beseitigend und harte Masse erweichend

水花［shuǐ huā］Windpocken *f*

水火不济［shuǐ huǒ bù jì］肾水心火相济失调致病。出现心烦、失眠、遗精等症。Disharmonie zwischen Wasser und Feuer —— Störungen anfgrund von Zusammenbruch des Gleichgewichts zwischen der Niere (Wasser) und dem Herzen (Feuer) mit Dysphorie, Schlaflosigkeit und Pollution als Symptomen

水火共制［shuǐ huǒ gòng zhì］Gesamtsystem mit Feuer und Wasser *n*

水火既济［shuǐ huǒ jì jì］Koordination zwischen Wasser und Feuer *f*

水火未济［shuǐ huǒ wèi jì］Diskordanz von Wasser und Feuer *f*

水火相济［shǔi huǒ xiāng jì］→心肾相交［xīn shèn xiāng

jiāo]

水火之脏 [shuǐ huǒ zhī zāng] *Zang*-Organ von Wasser und Feuer *n*

水煎 [shuǐ jiān] Abkochen mit Wasser *n*

水煎服 [shuǐ jiān fú] (Arznei) für orale Einnahme in Wasser abkochen

水结胸 [shuǐ jié xiōng] 因热邪与水饮结聚于胸胁所致。症见胸胁触痛、发热有汗、颈项强硬等。Flüssigkeitsakkumulation in der Brust —— ein krankhafter Zustand, verursacht durch Akkumulation von pathogener Flüssigkeit in Kombination mit Hitze in der Brust, gekennzeichnet durch Empfindlichkeit der Brust und des Epigastriums mit Fieber, Schweißausbruch und Nackensteife

水浸膏 [shuǐ jìn gāo] *Shuijin Gao*, Wasserextrakt *m*

水精 [shuǐ jīng] →水谷之气 [shǔi gǔ zhī qì]

水克火 [shuǐ kè huǒ] Wasser beschränkt Feuer. 在五行相克作用中，水制约火的作用。用以说明肾对心的制约作用

水亏火旺 [shǔi kūi huǒ wàng] ① 根据五行相克理论，肾水不足不能制约心火，以致心火亢盛。症见心烦、头晕、耳鸣、失眠、舌尖红、脉细数等。②肾阴亏损，肾阳相对偏亢。症见性欲亢进、遗精、早泄等。Mangel an Wasser führt zum Feuerfibermag —— ①Gemäß der Theorie von wechselseitiger Beschränkung der fünf Elemente gerät das Herz-Fleuer mangels Nieren-Wassers außer Kontrolle und entsteht daraus übermaß des Herz-Feuers, der durch Dysphorie. Schwindel, Tinnitus, Schlaflosigkeit, rote Zungenspitze und zarten schnellenden Puls gekennzeichnet wird ②Verbrauch von Nieren-*Yin*, der zum übermaß von Nieren-*Yang* Führt, gekennzeichnet durch Hyperaphrodisie, Pollution und vorzeitige Ejakulation

水廓 [shuǐ kuò] 八廓之一，即瞳神部位。Wasser-Region *f* —— eine der acht Augen-Regionen. nämlich die Pupillaxzone

水陆二仙丹 [shuǐ lù èr xiān dān] 成分：芡实。金樱子。主治：肾虚所致的遗精、带下等症。*Shuilu Erxian Dan*, Pille von zwei Unsterblichen, Pille von Euryale ferox und Rosa laevigata —— Indikationen: Spermatorrhoe und Leukorrhoe infolge von Nierenmangel

水轮 [shuǐ lún] 为五轮之一。Wasser-Ring *m*, Pupille *f*, Wasserorbiculus *m* —— einer der fünf Orbikuli des Auges

水蔓菁 [shuǐ màn jīng] 全株入药。用于清热、利尿、止咳、化痰。Herba Veronicae Dilatatae —— Verwendet wird getrocknetes ganzes blühendes Kraut von Veronica linariifolia dilatata (Scrophulariaceae). Heilwirkung: Hitze beseitigend, diuretisch, Husten stiilend und Schleim lösend

水苗法 [shuǐ miáo fǎ] 古代人痘接种法之一。将患儿痘痂研细调水引入常儿鼻中。Wasser-Variolation *f*, flüssige Pockenimpfung —— eine alte Vakzinationsmethode, bei der der Schorf des Pockens fein gemahlt, mit Wasser gemischt und dann in die Nase eines gesunden Kindes eingeführt wird

水逆 [shuǐ nì] 饮水上逆，水入即吐的证候，由胃有停水所致。Wassererbrechen *n* —— Erbrechen von Wasser sofort nach dem Trinken, verursacht durch Flüssigkeitsretention im Magen

水牛角 [shuǐ niú jiǎo] 用于清热、凉血、解毒。Horn des Wasserbüffels. Cornu Bubali —— Verwendet wird das Horn von Bubalus bubalis (Bovidae). Heilwirkung: Hitze beseitigend, Hitze aus dem Blut vertreibend und entgiftend

水疱 [shuǐ pào] Windpocken *f*

水气 [shuǐ qì] ① Ödem *n* ② Flüssigkeitsretention im Körper

水气凌心 [shuǐ qì líng xīn] 水气上逆，引起心功能失常的变化。症见水肿、心悸、气促等。Befall des Herzens von zurückgehaltener Flüssigkeit —— ein krankhafter Zustand der Dysfunktion des Herzens aufgrund von aufwärts verkehrtem Fluß der zurückgehaltenen Flüssigkeit mit Ödem, Palpitation und Atemnot als Symptomen

水泉 [shuǐ quán] 穴位。主治：闭经、子宫脱垂、近视等。Shuiquan (KI5) —— Akupunkturpunkt. Indikationen: Amenorrhoe, Hysteroptose, Myopie

水疝 [shuǐ shàn] Hydrozele *f*, Wasserbruch *m*

水生木 [shuǐ shēng mù] Wasser generiert Holz. 在五行相生中，水资生、助长木的作用。用以说明肾对肝的资助作用

水湿停滞 [shuǐ shī tíng zhì] Wasserretention innerhalb des Körpers

水停气阻 [shuǐ tíng qì zǔ] Wassereinlagerung mit *Qi*-Obstruktion *f*

水突 [shuǐ tū] 穴位。主治：咽喉痛、哮喘、甲状腺肿大、声带疾患等。Shuitu (ST10) —— Akupunkturpunkt. Indikationen: Halsschmerz, Asthma, Kropf, Erkrankungen des Stimmbandes

水土不服 [shuǐ tǔ bù fú] 初至一地。由于自然环境和生活习惯的改变，出现暂时不能适应的现象。sich nicht akklimatisieren können —— ein Zustand, in dem man sich wegen der Veränderungen der Klima oder anderer Faktoren der Umwelt an einem Ort vorläufig nicht einleben kann

水丸 [shuǐ wán] 用水或米面糊作粘合剂制成的药丸。Wasser-Kleister-Pille *f* —— Pille, die mit Wasser, Mehl-oder Reiskeister als Bindemittel hergestellt wird

水为火之所不胜 [shuǐ wéi huǒ zhī suǒ bú shèng] Wasser besiegt das Feuer, nicht aber im Gegenteil.

水为土之所胜 [shuǐ wéi tǔ zhī suǒ shèng] Wasser wird von der Erde besiegt.

水侮土 [shuǐ wǔ tǔ] Wasser verstößt gegen die Erde. 在五行相侮中，水对土的反克。用以说明肾对脾的克制作用

水泻 [shuǐ xiè] Wässerige Diarrhoe. Flüssiger Durchfall

水泻去湿 [shuǐ xiè qù shī] Feuchtigkeit durch Wasserausscheidung vertreiben

水形之人 [shuǐ xíng zhī rén] Person mit Wasser-Eigenschaften *f* 具有水行属性体质的人。皮肤色黑，面多皱纹，大头，广颐，肩小腹大，走路摇摆身体，脊背骶长，对人不敬不惧。耐受秋冬，春夏易感邪而病。其大羽之人洋洋自得，少羽之人生性屈曲，众羽之人清纯文静，桎羽之人心境安定，品德高尚

水性流下 [shuǐ xìng liú xià] 借用水往下流的特性，比喻湿邪侵犯人体致病也有向下的特点，如出现腹泻、下肢浮肿等。Wasser, das dem Wesen nach abwärts strömt —— eine Metapher, mit der die untergehende Tendenz von pathologischen Verfinderungen aufgrund pathogener Feuchtigkeit wie Durchfall und Ödem der unteren Gliedmaßen

水杨梅 [shuǐ yáng méi] 未成熟果入药。用于清热解毒。Fructus Adinae —— Verwendet wird getrocknete unreife Frucht von Adina nubella (Rubiaceae). Heilwirkung: Fieber senkend und entgiftend

水银 [shuǐ yín] 外用：攻毒、杀虫。Quecksilber *n*, Hydrargyrum *n* —— äußerlich gebraucht als ein Entgiftungs-und ein Parasitenmittel

水饮 [shuǐ yǐn] 停留在体内的多余液体，是脏腑病理变化过程中的产物。übermäßige Flüssigkeit —— Akkumulation von übermäßigen Flüssigkeiten im Körper als pathologische Produkte der *Zang-Fu*-Organe

水郁折之 [shuǐ yù zhé zhī] Flüssigkeitsretention wird mit Drainage-Methode behandelt.

水胀 [shuǐ zhàng] ①水肿的别称。②先有腹胀、后有肢肿的水肿病。Wässerige Distension —— ①ein anderer Name für Ödem ②eine Art von Ödem, in der zuerst abdominelle Distension und dann Schwellung der Extremitfiten auftritt

水针(疗法) [shuǐ zhēn (liáo fǎ)] 在穴位中注射一定的药液。Flüssige Akupunkturtherapie —— Therapie, bei der anbestimmten Akupunkturstellen flüssige Heilmittel intramuskulär injiziert werden

水制 [shuǐ zhì] Wasseraufbereitung *f*

水蛭［shuǐ zhì］干燥蛭体入药。用于破血祛瘀、通经消癥。Blutegel *m*. Hirudo *f* —— Verwendet wird getrockneter Körper von Whitmania pigra, W. acranulata oder Hirudo nipponica (Hirudinidae). Heilwirkung: Blutstauung beseitigend, Schleim vertreibend, den Monatsfluß fördernd und Masse lösend

水中(毒)病［shuǐ zhòng (dú) bìng］durch infektiöses Wasser verursachte Erkrankung

水肿［shuǐ zhǒng］Ödem *n*

水渍疮［shuǐ zì chuāng］长时间在稻田工作所致的一种皮炎。Reisfeld-Dermatitis *f* —— eine Art von Dermatitis, verursacht durch lange Arbeit auf dem Reisfeld

shuì　睡

睡中呢喃［shuì zhōng ní nán］Murmeln im Schlaf

SHUN　顺眴

shùn　顺眴

顺产［shùn chǎn］normale Geburt (od Entbindung), Eutokie *f*

顺传［shùn chuán］病证按一定的次序而传。如伤寒病从太阳传阳明或少阳，病邪由表入里或由阳经传入阴经。die Transmission in regelmägiger Reihenfolge —— Transmission einer febrilen Krankheit von einem Meridian zum anderen der richtigen Reihe nach, wie z. B. vom *Taiyang* zum *Yangming* oder *Shaoyang*, oder die pathogenen Faktoren fibertragen sich vom Außeren auf das Innere, oder von *Yang*-Meridianen auf *Yin*-Meridiane

顺骨捋筋［shùn gǔ lǚ jīn］bei der Einrenkung die Muskeln und Sehnen entlang den Knochen streichen

顺气［shùn qì］→降逆下气［jiàng nì xià qì］

顺证［shùn zhèng］预后良好的病证，病人正气较强，病程发展正常。günstiger Fall —— ein Fall mit starker Körperwiderstandskraft, normalem Verlauf und günstiger Prognose

眴［shùn］Zuckung (von Augenlid oder Muskel)

SHUO　数

shuò　数

数脉［shuò mài］脉来急速，一息五至以上（相当于每分钟90次以上），主热证。schneller Puls —— ein Puls mit mehr als fünf Schlägen zu einem normalen Atemzug (über neunzig Schlägen pro Minute), der auf Hitze-Symptom-Komplex hinweist

数欠［shuò qiàn］Häufiges Gähnen

SI　丝思嘶司撕死四

sī　丝思嘶司撕

丝瓜络［sī guā luò］果实的维管束入药。用于活血、通络、利水、消肿。Luffaschwamm *n*, Retinervus Luffae Fructus, Fasciculus Vascularia Luffae —— Verwendet wird getrocknetes Leitbündel der reifen Frucht von Luffa cylindrica (Cucurbitaceae). Heilwirkung: Blutfluß belebend, Obstruktion der Meridiane beseitigend, diuretisch und Ödem lindernd

丝瓜叶［sī guā yè］叶入药。用于清热、解毒、止咳、化痰、止血。Luffablatt *n*. Schwammkfirbisblatt *n*, Folium Luffae —— Verwendet wird getrocknetes Blatt der Luffa cylindrica (Cucurbitaeeae). Heilwirkung: Hitze beseitigend, entgiftend, Husten stillend, Schleim lösend und Blutung stillend

丝瓜子［sī guā zǐ］种子入药。用于清热、润燥、驱虫。Schwammkfirbissamen *m*. Semen Luffae —— Verwendet wird getrockneter Samen der Luffa cylindrica (Cucurbi-taceae). Heilwirkung: pathogene Hitze und Trockenheit beseitigend und Darmparasiten abtreibend

丝竹空［sī zhú kōng］穴位。主治：头痛、眼病、面瘫等。Sizhukong (SJ23) —— Akupunkturpunkt. Indikationen: Kopfschmerz, Augenleiden, Gesichtslähmung

丝状疣［sī zhuàng yóu］fadenförmige Warze *f*, Verruca filiformis *f*

思［sī］七情之一。Grübeln *n* —— einer der sieben emotionellen Faktoren

思伤脾［sī shāng pí］Grübeln schädigt die Milz.

思胜恐［sī shèng kǒng］Denken besiegt Angst.

思则气结［sī zé qì jié］Grübeln führt zur Depression von *Qi*

嘶嗄［sī shā］Heiserkeit *f*, rauhe Stimme

司天［sī tiān］Steuerung des Himmelskörpers *f* 司天之气客气主司上半年气候、物候等变化的主岁之气

司天在泉［sī tiān zài quán］Steuerung des Himmelskörpers und terrestrische Wirkung 值年客气在这一年中主事的统称。包括主管每年上半年的司天之气和主管每年下半年的在泉之气

司外揣内［sī wài chuāi nèi］Vorhersage (od. Prognose) für das Innerliche durch Besichtigung von äußeren Faktoren *f*

撕裂伤［sī liè shāng］Platzwunde *f*, Fleischwunde *f*, Einriß *m*, Lazeration *f*

sǐ　死

死产［sǐ chǎn］Totgeburt *f*

死鹅核［sǐ é hé］Tonsillitis mit Feuer-Mangel *f*

死舌痈［sǐ shé yōng］weißer Abszeß auf der Zunge

死胎［sǐ tāi］①即死胎。②→死胎(不下)［sǐ tāi (bù xià)］①totgeborener Fötus, Totgeburt

死胎(不下)［sǐ tāi (bù xià)］Retention von totem Fötus, Fötus, der in der Gebärmutter gestorben ist

死血胁痛［sǐ xuè xié tòng］durch Blutstauung verursachter Schmerz im Hypochondrium

死血心痛［sǐ xuè xīn tòng］多因跌仆损伤或喜食热物，以致瘀血停于胃脘作痛。症见胃痛时作时止，饮汤水下咽即呛，痛从上而下，时闻唧唧有声，口中兼有血腥气，脉涩或芤等。Schmerzen des Epigastriums durch Blutstauung —— eine Störung infolge von Verstauchung oder Vorliebe für heißes Essen, die zur Blutstauung im Magenraum führen, mit intermittierenden Magenschmerzen, Verschlucken beim Trinken, nach unten ausstrahlenden Sehmerzen und zirpendem Geräusch und Blutgeruch im Mund, sowie ungleiehmäßigem oder hohlem Puls als Symptomen

死血自散［sǐ xuè zì sàn］Zersitreuung von Hämatom, Auflösung von Blutbeule

sì　四

四白［sì bái］穴位。主治：面瘫、面肌痉挛、眼疾患、鼻窦炎等。*Sibai* (ST2) —— Akupunkturpunkt. Indikationen: Gesichtslähmung, Gesichtsstarre. Augenleiden, Sinusitis

四渎［sì dú］穴位。主治：耳聋、头痛、牙痛、臂痛等。Sidu (SJ9) —— Akupunkturpunkt. Indikationen: Taubheit, Kopfschmerz. Zahnsehmerz, Armschmerz

四方藤［sì fāng téng］藤茎入药。用于祛风湿、舒筋络。Caulis Cissi —— Verwendet wird getrockneter Stengel von Cissus pteroclada (Vitaeeae) als ein Antirheumatikum und Spasmolytikum

四缝［sì fèng］穴位。主治：小儿疳积、肠蛔虫症、百日咳等。*Sifeng* (EX-UE10) —— Akupunkturpunkt. Indikationen: Dystrophie bei Kindern, Askaridiasis, Keuchhusten

四关［sì guān］①上肢肘关节和下肢膝关节的总称。②上肢肘关节和肩关节，下肢膝关节和髋关节的总称。① ein zusammenfassender Ausdruck für bilaterale Ellbogengelenke und Kniegelenke ② eine Sammelbezeichnung für die

Gelenke von Schultern, Ellbogen, Knien und Hülten

四海［sì hǎi］脑为髓海，冲脉为血海，膻中为气海，胃为水谷之海，合称四海。Vier Reservoire, vier Meere —— ein Sammelname für Reservoir von Mark (Gehirn). Reservoir von Blut (*Chong*-Meridian), Reservoir von *Qi* (*Danzhong*) und Reservoir von Nahrungsmittel (Magen)

四极［sì jí］四末［sì mò］①

四季青［sì jì qīng］叶入药。用于清热解毒、凉血。Blatt Chinesischer Stechpalme, Folium llicis Chinensis —— Verwendet wird getrocknetes Blatt von llex chinensis (Aqifoliaceae). Heilwirkung: Hitze beseitigend, entgiftend. Hitze aus dem Blut austreibend

四君子汤［sì jūn zǐ tāng］成分：党参、白术、茯苓、炙甘草。主治：脾胃气虚证，如消化不良、便溏、四肢无力、面色㿠白、脉缓弱或细弱等。*Si Junzi Tang*, Dekokt von vier Gentlemen —— Indikationen: syndrom von Mangel an *Qi* der Milz und des Magens mit Symptomen wie Dyspepsie, wässerigem Stuhlgang, Schwäche der Gliedmaßen. blasser Gesichtsfarbe, langsamem und schwachem oder zartem und schwachem Puls

四苓散［sì líng sǎn］成分：茯苓、猪苓、泽泻、白术。主治：疫邪传胃而渴，小便不利。*Si Ling San*, Pulver von vier harntreibenden Arzneien —— Indikationen: Durst und Oligurie infolge von Angriff epidemischen Faktors auf den Magen

四六风［sì liù fēng］脐风别名。小儿出生后四到六天之间出现抽风症状，故名。Tetanus vom 4. zum 6. Tag nach der Geburt —— der andere Name für Tetanus neonatorum deswegen, daß er im Zeitraum vom vierten bis zum sechsten Tag nach der Geburt durch Nabelinfektion auftritt

四满［sì mǎn］穴位。主治：月经不调、产后腹痛、水肿等。*Siman* (KI14) —— Akupunkturpunkt. Indikationen: Menoxenia. Bauchschmerz nach der Geburt, Ödem

四妙勇安汤［sì miào yǒng ān tāng］成分：元参、当归、银花、甘草。主治：热毒型脱疽。*Simiao Yongan* Tang, Dekokt von Vier Wunderbaren Kräutern für schnelle Wiederherstellung der Gesundheit —— Indikation: Gangräin der Gliedmaßen vom Hitze-toxin-Typ

四磨饮［sì mò yǐn］成分：人参、乌药、槟榔、沉香。主治：胃虚气逆证。*Simo Yin*. Dekokt von Vier Gepulverten Drogen —— Indikation: Schluckauf infolge von Mangelsyndromen des Magens

四末［sì mò］①Extremitäiten *f pl*, GliedmaBen *f pl* ②Finger und Zehen

四末受伤［sì mò shòu shāng］Akromelieverletzung *f*

四逆［sì nì］四肢冷至肘膝以上的症状。Kalte Gliedmaßen-Gliedmaßen mit Kälte, die über die Ellbogen und Knie verbreitet ist

四逆加人参汤［sì nì jiā rén shēn tāng］成分：生附子、干姜、炙甘草、人参。主治：四逆汤之重症。*Sini jia Renshen Tang*, für kalte Gliedmaßen bestimmtes Dekokt mit Ginseng —— Indikationen: schwere Fälle vom Syndrom, bei dem *Sini tang* (Für Kalte Gliedmaßen Bestimmtes Dekokt) indiziert ist.

四逆散［sì nì sǎn］成分：柴胡、芍药、枳实、炙甘草。主治：热厥轻证及肝郁气滞之胸胁脘腹诸痛。*Sini San*, pulver für Behandlung von käilten Gliedmaßen —— Indikationen: leichter Fall von kalten Gliedmaßen infolge pathogener Hitze und Schmerzen in der Brust und im Bauch infolge von Stagnation und Depression von Leber—*Qi*

四逆汤［sì nì tāng］成分：炙甘草、干姜、生附子。主治：阴盛阳衰所致肢厥、下利清谷、腹痛、呕吐。*Sini Tang*, Für kalte Gliedmaßen bestimmtes Dekokt —— Indikationen: kalte Gliedmagen durch Übermaß von *Yin* und Erschopfung von *Yang*, Lienterie, Bauchschmerz und Erbrechen

四气（性）［sì qì (xìng)］按药物治疗性质的分类，包括寒、热、温、凉四种。vier Eigenschaften von Drogen —— eine Klassifikation der Eigenschaften von Arzneimitteln anfgrund ihrer therapeutischen Wirkungen, nämlich kalt, heiß, warm und kühl

四神聪［sì shén cōng］穴位。主治：头胀痛、眩晕、癫痫、神经衰弱等。Sishencong (EX-HNl) —— Akupunkturpunkt. Indikationen: Spannungsschmerz des Kopfes, Schwindel, Epilepsie, Neurastenie

四神丸［sì shén wán］成分：破故纸、五味子、肉豆蔻、吴茱萸、生姜、大枣。主治：脾肾虚寒所致五更泄泻。Sishen Wan. Pille von Vier Wunderbaren Drogen —— Indikation: Durchfall infolge von Mangel und Kalte der Milz und der Nieren

四生丸［sì shēng wán］成分：生荷叶、生艾叶、生柏叶、生地黄。主治：血热妄行所致之各种出血。*Sisheng Wan*. Pille von vier frischen Heilkrfiutern —— Indikationen: Verschiedene Blutunlgen infolge der Blut-Hitze

四时不正之气［sì shí bù zhèng zhī qì］abnormales Wetter in vier Jahreszeiten

四时调摄［sì shí tiáo shè］Erhaltung der Gesundheit in den vier Jahreszeiten *f* 应顺一年四级时令节气阴阳变化的规律，运用相应的养生保健方法

四时五季［sì shí wǔ jì］四时指春、夏、秋、冬四季。四时加长夏（夏季的第三个月即农历六月）为五季。vier Jahreszeiten und fünf Jahresteile. —— Die vier Jahreszeiten sind Frühling, Sommer, Herbst und Winter; die fünf Jahresteile sind die vier Jahreszeiten und der " lange Sommer" (der dritte Monat des Sommers, nämlich der sechste Monat des Mondkalenders).

四弯风［sì wān fēng］atopisches Ekzem oder Neurodermatitis, besonders in der Ellenbeuge und in der Höhlung der Kniekehle (Fossa antecubitalis und *F*. poplitea)

四威仪［sì wēi yí］炼气功中指行、住（立）、坐、卧四种姿势。Vier Körperhaltungen —— vier Körperhaltungen bei *Qigong*-Übungen, nämlich gehend, stehend, sitzend und liegend

四维［sì wéi］①→四末［sì mò］② 指东南、东北、西南、西北。③每季最末一个月。④指筋、骨、血、肉。②Vier Richtungen, nämlich Südosten, Nordosten, Südwesten und Nordwesten ③Der letzte Monat von jederder vier Jahreszeiten ④Vier Arten von Sehne, Knochen, Blut und Muskel

四味香薷饮［sì wèi xiāng rú yǐn］又名黄连香薷饮。成分：香薷、厚朴、扁豆、黄连。主治：香薷散证兼有里热盛者。*Siwei Xiangru Yin*, Dekokt von vier Heilkräutern mit Elsholtzia —— Indikationen: Syndrom. bei dem *Xiangru San* (Elsholtziapulver) indiziert ist, mit Übermaß innerer Hitze

四物汤［sì wù tāng］成分：当归、熟地、川芎、白芍药。主治：血虚证。*Siwu Tang*, Dekokt von vier Ingredienzen. —— Indikation: Syndrom von Blutmangel

四性［sì xìng］vier Eigenschaften *f pl*

四叶参［sì yè shēn］根入药。用于补血通乳、清热解毒、消肿排脓。Radix Codonopsis kmceolatae —— Verwendet wird getrocknete Wurzel von Codonopsis lanceolata (Campanulaceae). Heilwirkung: Blut ernährend, Laktation fördernd, Hitze beseitigend, Detumeszenz und entgiftend, Eiter ausscheidend

四淫［sì yín］inflammatorische Krankheiten des Fußes

四饮［sì yǐn］痰饮、悬饮、溢饮、支饮等四种饮证的合称。vier Arten von Flüssigkeitsretention —— eine Sammelbezeichnung für Schleimretention, Flüssigkeitsretention im Hypochondrium, allgemeine Flüssigkeitsretention und thorakale Flüssigkeitsretention

四诊［sì zhěn］望、闻、问、切四种诊病方法的合称。die vier Diagnoseveffahren —— eine Sammelbezeichnung für

Betrachten, Auskultieren und Beriechen, Befragen. Pulsfühlen und Palpieren

四诊合参［sì zhěn hé cān］umfassende Analyse der durch die vier Diagnoseverfahren erworbenen Daten

四诊抉微［sì zhěn jué wēi］清·林之翰撰(1723)。为四诊专书。Sammlung über die Vier Diagnoseverfahren —— eine Monographie von Diagnose, die von *Lin Zhihan* (1723) zusammengestellt wurde

四肢不举［sìzhī bù jǔ］Unfähigkeit, die Gliedmaßen zu heben

四肢不用［sìzhī bù yòng］Schlaffheit von Gliedmaßen in Paralyse

四肢抽搐［sì zhī chōu chù］Zuckung von Gliedmaßen

四肢拘急(挛)［sìzhī jū jí (luán)］Spasmus von Gliedmaßen

四肢麻木［sì zhī má mù］Taubheit von Extremitäiten, Stumpfe Gliedmaßen

四肢逆冷［sì zhī nì lěng］kalte Gliedmaßen *f pl*

四肢疲倦［sì zhī pí juàn］Mattigkeit von Gliedmaßen

四肢湿冷［sì zhī shī lěng］feuchte Gliedmaßen

四肢［sìzhī］→四末［sì mò］①

四肢水肿［sì zhī shǔi zhǒng］Ödem von Gliedmaßen

四肢微急［sì zhī wēi jí］leiter Krampf der Gliedmaßen *m*

四肢无力［sìzhī wú lì］Myasthenie von Gliedmaßen, Muskelmüdigkeit von Gliedmaßen

四眦［sì zì］vier Augenwinkeln *m pl*

SONG 松宋送

sōng 松

松花粉［sōng hūa fēn］花粉入药。用于燥湿收敛。Pollen der Kiefer, Pollen Pini —— Verwendet wird getrockneter Pollen von Pinus massoniana, P. tabulaeformis und anderen Arten (Pinaceae). Heilwirkung: Feuchtigkeit vertreibend und zusammenziehend

松节［sōng jié］枝干结节入药。用于祛风燥湿、活络止痛、治风湿关节痛。Zweigknötchen der Kiefer. Lignum Pini Nodi —— Verwendet wird getrockneter Tuberkel des Zweiges von Pinus tabulaeformis (Pinaceae). Heilwirkung: Wind und Feuchtigkeit vertreibend, den *Qi*-Fluß, in Meridianen aktivierend. Rheumatismus beseitigend und Gelenkschmerz lindernd

松筋解凝［sōng jīn jiě níng］Entspannen der Muskeln und Sehnen zum Fördern der Gelenkbewegung

松皮癣［sōng pí xuǎn］→白疕［bái bǐ］

松塔［sōng tǎ］松果入药。用于祛痰、止咳、平喘。Tannenzapfen *m*, Strobilus Pini —— Verwendet wird getrockneter Talmenzapfen von Pinus bungeana oder P. tabulaeformis (Pinaceae). Heilwirkung: Schleim austreibend, Husten und Keuchen stillend

松香［sōng xiāng］松属植物树脂经蒸馏除去油质的遗留物。用于祛风、燥湿、排脓、拔毒、生肌、止痛。Kiefernharz *n*, Kolophonium *n*, Resina Pini —— hintergelassener Stoff des destillierten und vom Terpentin etrennten Harzes. Heilwirkung: Wind-Noxe austreibend, euchtigkeit trocknend, Eiter ausscheidend, giftischen stoff entfernend. Wunde heilend. Schmerz stillend

sòng 宋送

宋慈［sòng cí］宋代法医学家(1186—1249),他总结自己从事法官检验的丰富经验,并吸收前人的成就,编《洗冤集录》(1247)。是中国现存第一部系统的法医学著述,曾被译成几种外文。*Song* Ci (1186-1249) —— ein Experte für Gerichtsmedizin in der *Song-Dynastie*; aufgrund seiner umlangreichen Kenntnisse im Bereich der juristischen Untersuchungen und der Erfahmngen seiner Vorgänger verfaßte er das Buch "Hinweise für Richter' (1247). Dieses Buch war überhaupt die erste systematische Abhandlung über Gerichtsmedizin in *China* und wurde auch in einige Fremdsprachen übersetzt.

宋九科［sòng jiǔ kē］宋代医学分为九科。即:大方脉、小方脉、疮肿兼折伤、眼科、产科、风科、口齿兼咽喉科、针灸科、金镞兼书禁科。neun medizinische Spezialgebiete in der *Song-Dynastie* —— In der *Song-Dynastie* wurde Chinesische Medizin insgesamt in 9 Spezialgebiete eingeteilt: *Da Fang Mai* (gegen inhere Krankheiten), *Xiao Fang Mai* (Kinderheilkunde), *Chuang Zhong Jian Zhe Shang* (gegen Geschwür, Abszeß, und Knochenbruch), Yan (Augenhei-kunde), *Chan* (Geburtshilfe). *Feng* (gegen Wind-Krankheiten), *Kou Chi Jian Yan Hou* (gegen Mund-Zahn-Halserkrankungen). *Zhen Jiu* (Akupunktur und Moxibustion). *Jin Zu Jian Shu Jin* (Schnittwunde und schriftliche Beschwörung).

送服(下)［sòng fú (xiàn)］mit Wasser, Ingwer-Suppe oder Wein Medikamente nehmen

SOU 搜溲嗽

sōu 搜溲

搜风止痛［sōu fēng zhǐ tòng］Wind-Noxe vertreiben und Schmerz stillen

搜风逐寒［sōu fēng zhú hán］治疗风寒痰湿留滞经络(例如中风,手足麻木、日久不愈)的方法。Wind beseitigen und Kälte vertreiben —— eine therapeutische Methode zur Behandlung von Krankheiten, die durch Retention von Wind, Kälte und Schleim in den Kanälen verursacht werden, z. B. Apoplexie, Paralysis der Gliedmaßen, die lange nicht geheilt werden

搜牙风［sōu yá fēng］Paradentose *f*, Parodontopathie *f*

溲［sōu］Urin *m*, Harn *m*

溲多［sōu duō］Polyurie *f*

溲数［sōu shuò］Häufiges Urinieren, frequente Miktion

溲血［sōu xuè］Hämaturie *f*, Blutharnen *n*

sòu 嗽

嗽血［sòu xuè］→咯血［kǎ xuè］

SU 苏素宿粟

sū 苏

苏梗［sū gěng］茎入药。用于理气宽胸、解郁、安胎。Stengel der Schwarznessel. Caulis Perillae —— Verwendet wird getrocknete Stengel der Perilla fmtescens acuta (Labiatae). Heilwirkung: *Qi* regulierend, *Qi*-Stagnation in der Brust lösend, Depression 1ösend und Fehlgeburt verhütend

苏合香［sū hé xiāng］香脂入药。用于开窍、豁痰。Storax *m*. Styrax Liquidus —— Verwendet wird ein Harz aus dem Statmm von Liquidamber orientalis (Hamamelidaceae). Heilwirkung: Resuszitation und Schleim lösend

苏合香丸［sū hé xiāng wán］成分:白术、犀角、香附、朱砂、诃子、檀香、安息香、沉香、麝香、丁香、荜拨、冰片、乳香、苏合香油。主治:寒邪或痰浊内闭所致之昏迷不醒。*Suhexiang Wan*. Storax-Pille, —— Indikation: durch Kälte-Noxe oder Blockade des dicken Schleims verursachte Ohnmacht

苏木［sū mù］心材入药。用于活血祛瘀、消肿。Lignum Sappan —— Verwendet wird Herz-Holz von Caesalpinia sappan (Leguminosae). Heilwirkung: Blutkreislauf belebend, Blutstase lösend, Schwellung vertreibend

苏子［sū zǐ］果入药。用于止咳平喘、降气祛痰。Samen der Schwarznessel, Fructus Perillae —— Verwendet wird Frucht von Perilla frutescens acuta (Labiatae). Heilwirkung: Husten und Keuchen stillend. Gegenläufigen Fluß, von *Qi* absenkend, Sputum austreibend

苏子降气汤［sū zǐ jiàng qì tāng］成分：苏子、前胡、陈皮、半夏、肉桂、厚朴、当归、生姜、大枣、炙甘草、薄荷。主治：上实（指肺实）、下虚（指肾阳虚）之痰多咳喘。*Suzi jiangqi Tang*, Dekokt des Perillasamens für Absenkung von *Qi* —— Indikationen: Husten, Keuchen mit Auswurfübermaß. Sie werden durch Übermaß im Oberteil (Übermaß in der Lunge) und Mangel im Unterteil (Mangel an Nieren-*Yang*) verursacht.

sù 素宿粟

素髎［sù liáo］穴位。主治：休克、心动过缓、酒髓鼻、鼻出血等。*Suliao* (DU25) —— Akupunkturpunkt. Indikationen: Schock, Bradykardie, Rosacea, Epistaxis

素问玄机原病式［sù wèn xuán yuán bìng shì］病原学专著。金元间刘完素撰（1188）。作者提出火热为导致多种证候的原因，总结了治疗热性病的原则和疗法。Erforschung nach der Pathogenese in Familiärem Gespräch —— ein Fachbuch über Pathogenese, verfaßt von *Liu Wansu* im Jahre 1188. Der Autor war der Auffassung, daß endopathogene Feuer-Hitze die Ursache meister Erkrankungen sei. Auf diesem Gesichtspunkt stellte er die therapeutischen Disziplinen und Methoden gegen fieberhafte Krankheiten auf.

素馨花［sù xīn huā］花蕾入药。用于疏肝解郁。Blüte des Jasmins. Flos Jasmini —— Verwendet wird getrocknete Blüte. Knospe von Jasminum officinale oder J. officinale grandiflorum (Oleaceae). Heilwirkung: Stagnation von Leber-*Qi* lösend

宿疾［sù jí］chronische Krankheit, altes Leiden, chronische Beschwerden

宿伤［sù shāng］alte Verletzung, langzeitige Wunde

宿食（病）［sù shí (bìng)］→食积［shí jī］

宿痰［sù tán］Syndrom aus Schleimretention

宿翳［sù yì］Nebula *f*, Hornhauttrübung *f*

宿滞［sù zhì］→食积［shí jī］

粟疮［sù chuāng］Ekzema papulosum, Ekzema papulatum

粟芽［sù yá］本品为粟的发芽颖果干燥而成。用于健脾、消食。Sproß der Kolbenhirse, Fructus Setariae Germinatus —— getrocknete gesprossene Frucht der Setaria italica (Gramineae). Heilwirkung: die Milz stärkend, Verdauung fördernd

SUAN 痠酸

suān 痠酸

痠痛无力［suān tòng wú lì］ziehender Schmerz und Schwäche

酸鼻辛頞［suān bí xīn è］scharfes und ziehendes Gefühl in der Nase und im Nasion

酸甘化阴［suān gān huà yīn］酸味药与甘味药合用以益阴的疗法。eine Therapie, Bildung von *Yin* (Essenz und Flüssigkeit) mit sauren und süßen Arzneien zusammen zn fördern

酸感［suān gǎn］ziehendes Gefühl, schmerzhafte Sensation

酸碱伤目［suān jiǎn shāng mù］Augenverletzung durch Säure und Alkali *f* 眼部被酸碱等化学物质蚀溃，以眼睑或眼球蚀烂、剧痛、视力障碍为主要表现的眼病

酸涩［suān sè］scharfes und ziehendes Gefühl

酸痛［suān tòng］Muskelkater *m*, ziehende Muskelschmerzen

酸味［suān wèi］saurer Geschmack, säuerlicher Geruch

酸枣仁［suān zǎo rén］种子入药。用于养心益肝、安神敛汗。saurer Jujubekern, Semen Ziziphi Spinosae —— Vetwendet wird getrockneter Samen von Ziziphus spmosa (Rhamnaceae). Heilwirkung: den Geist entspannend, die Leber ergänzend, innere Unruhe beseitigend, Hidrosis stillend

酸枣仁汤［suān zǎo rén tāng］成分：酸枣仁、茯苓、知母、川 I 芎、甘草。主治：肝血不足所致之虚烦不得眠。*Suanzaoren Tang*, Dekokt von Samen von Ziziphus Juiuba —— Indikationen: Unruhe und Schlaflosigkeit infolge des Mangels an Leber-Blut

SUI 睢随髓碎岁

suī 睢

睢目［suī mù］Ptose *f*, Blepharoptose *f*

suí 随

随息［suí xī］气功炼功时移心于息，以感知息之出入。gedanklich der eigenen Atmung folgend —— ein Prozeß in *Qigong*, in dem man für Gedankenkonzentration seinem eigenen Atemen folgt und es spürt

随症取穴［suí zhèng qǔ xué］根据症状选取穴位。Auswahl eines Punkts entsprechend dem Symptom

suǐ 髓

髓［suǐ］奇恒六腑之一，即骨髓和脊髓，由肾精所化生，与脑相通，有充养骨骼、补益脑髓的作用。Mark *n* —— eines der außerordentlichen Organe, das aus der Nieren-Essenz stammt und mit dem Gehirn verbindet und aus Knochen-und Rückenmark besteht. Das hat die Funktion, Knochen zu ernähren und Gehirn zu tonisieren.

髓海［suǐ hǎi］四海之一。即脑。Meer von Medulla —— eine der vier Meere, nämlich Gehirn

髓会［suǐ huì］与髓有密切关系的一个穴位，即绝骨。einflußreicher Punkt des Marks —— ein Akupunkturpunkt, der mit Knochenmark in engem Zusammenhang steht, nämlich, *Juegu* (GB39)

髓亏证［suǐ kuī zhèng］Syndrom des Knochenmark-Mangel *n* 精髓亏虚，形体失其充养，以眩晕耳鸣，头脑空痛，腰肌酸软，动作迟钝，肢体痿软或足不任身等为常见症的证候

髓涕［suǐ bì］鼻流浊涕不止，如髓如脓。见于脑漏。markförmiges Nasensekret —— unaufhörlicher Nasenfluß, der dicht mukoid oder eiterig ist, wird häufig in Sinusitis gesehen

髓之府［suǐ zhī fǔ］Haus des Markes, nämlich Knochen

suì 碎岁

碎断［suì duàn］Splitterfraktur *f* Splitterbruch *m*

岁会［suì huì］Konvergenz im Jahr *n* 岁会之气与年支之气的五行属性相符合的运气同化，即每年值年大运与同年年支之气的五行属性相同

岁运［suì yùn］Jahreszirkulation *f* 大运中运通关每年全年的五运之气。其推算方法是甲己土运，乙庚金运，丙辛水运，丁壬木运，戊癸火运。如甲子年甲己土运，故事年大运为土

SUN 孙飧损

sūn 孙飧

孙脉（络）［sūn mài (luò)］经络的微细分支。winzige Zweige der Kanäle —— kleine Verzweigungen der Meridiane

孙络［sūn luò］tertiäre Kollateralen *f pl* 络脉的分支

孙思邈［sūn sī miǎo］唐代著名医学家和道家（581—682）。著有《千金要方》和《千金翼方》，为唐代医学的可贵资料。*Sun Simiao* —— ein berühmter Mediziner und *Taoist* der *Tang-Dynastie* und Verfasser von "Essentielle Verordnungen im Werte von Tausend Gold" und "Ergänzung zu den Essentiellen Verordnungen im Werte von Tausend Gold". Die beiden Bücher sind wertvolle medizinische Materialen der *Tang-Dynastie*.

飧水泄［sūn shuǐ xiè］Lienterie *f*

飧泄［sūn xiè］Lienterie

飧泻［sūn xiè］Lienterie
飧泄（泻）［sūn xiè (xiè)］因肝郁脾虚所致之泄泻，症见大便清稀，伴有不消化食物残渣、肠鸣腹痛，脉弦缓等。Lienterie *f* —— Diarrhoe. die durch Depression von Leber. *Qi* und Unterfunktion der Milz verursacht ist, gekennzeichnet durch wässrigen Stuhl, der die unverdauten Nahrung enthält。Meteorismus, Schmerzen im Abdomen, saitenförmigen und sanlten Puls

sǔn 损

损伤［sǔn shāng］Verletzung *f*, Trauma *n*
损伤出血［sǔn shāng chū xuè］durch Verletzung verursachte Blutung
损伤昏愦［sǔn shāng hūn kuì］durch Verletzung verursachte Ohnmacht
损伤眩晕［sǔn shāng xuàn yùn］durch Verletzung verursachter Schwindel
损腰［sǔn yāo］Lumbaltrauma *n*, Lendentrauma *n*
损翳［sǔn yì］Kornealperforation mit Irisprolaps

SUO 娑缩锁所

suō 娑缩

娑罗子［suō luó zǐ］果人药。用于理气、宽中、止痛。Frucht des Salbaums, Fructus Aesculi —— Verwendet wird getrocknete reife Frucht von Aesculus chinensis oder A. arlsunii (Hippocastanaceae). Heilwirkung: Fluß von *Qi* regulierend. Völlegefühl und Schmerz im Epigastrium stillend
缩脚流注［suō jiǎo liú zhù］指发生于髂窝深处的流注，息侧大腿因疼痛而屈曲，不能伸直。Abszeß der lliacfossa mit gebeugtem Oberschenkel — Abszeß tief in den Muskeln der Iliacfossa mit schwerem Schmerz, der eine Beugung des Oberschenkels der krankhaffen Seite und seine Unfähigkeit, sich auszustrecken verursacht
缩脚隐痰［suō jiǎo yǐn tán］Tuberkulose des Hüftgelenks
缩尿［suō niào］用固肾收敛药物，治疗肾虚不固，小便次数增多或失禁的方法。Miktion vermindern —— Behandlung der durch Schädigung von Nieren-*Qi* verursachten Polyurie oder Urininkontinenz mit adstringierenden und tonisierenden Medikamenten
缩泉丸［suō quān wán］成分：乌药、益智仁。主治：下元虚冷所致之小便频数及小儿遗尿。*Suoquan Wan*, Pille für Reduktion der Hamentleerung —— Indikationen: frequente Miktion und Enuresis von Kindern wegen des Mangels und der Kälte von Nieren-*Yang*
缩腿肠痈［suō tuǐ cháng yáng］急性阑尾炎患者因右下腹剧痛，右腿屈曲，难以伸直，故名。Abszeß des Darms mit gebeugtem Bein —— akute Appendicitis mit heftigem Schmerz im rechten unteren Quadranten des Bauches, der verursacht, daß das rechte Bein gebeugt ist und sich schwierig ausstreckt. So wird es genannt.
缩阴病［suō yīn bìng］eingezogener Genital *m* 以小腹剧痛，自觉阴茎、睾丸突然内缩（妇女为阴户、乳房内缩）为主要表现的疾病

suǒ 锁所

锁肚［suǒ dù］脐风三证之一。小儿乳不下咽，腹壁板硬，手足俱冷。infantile Blockierung des Bauches —— eine der drei Arten von Tetanus neonatorum. Das kranke Kind kann Milch nicht schlucken und hat harten Bauch wie Holzbrett und kaite Gliedmaßen.
锁肛痔［suǒ gāng zhì］Anorektalcarcinoma *n*
锁骨疽［suo gǔ jū］Karbunkel in der Fossa supraclavicularis
锁喉毒［suǒ hóu dú］一种先由耳前部结块肿痛，逐渐蔓延影响到咽喉，出现肿塞疼痛、妨碍饮食的病症。Rachen blockierende Infektion —— ein krankhafter Zustand mit schmerzhafter Schwellung im Vorderteil des Ohres, die sich allmählich ins Rachen verbreitet und Schlucken verhindert
锁喉风［suǒ hóu fēng］咽喉肿痛，口噤如锁，呼吸气紧、吞咽困难。Halsschmerz mit Trismus, Dysphagie und Tachypnoe
锁喉痈［suǒ hóu yōng］颈部急性化脓性感染或蜂窝组织炎，堵塞咽喉，汤水难下。Larynx blockierende Phlegmone —— akute eiterige Halsinfektion oder Halsphlegmone, die zur Obstruktion des Rachens und zur Schwierigkeit beim Schlucken führt
锁口［suǒ kǒu］Furunkel mit induriertem Rand
锁口疔［suǒ kǒu dīng］发生于口角处，影响口张开的疔疮。blockierender Mundfurunkel —— Furunkel am Mundwinkel, der Mundöffnung stört
锁阳［suǒ yáng］肉质茎入药。用于补肾壮阳、润肠通便。Chinesischer Hundskolben. Herba Cynomorii —— Verwendet wird getrockneter fleischiger Stengel von Cynomorium songaricum (Cynomoriaceae). Heilwirkung: die Nieren ergänzend, Nieren-*Yang* stärkend, den Darm befeuchtend, abführend
锁子骨伤［suǒ zǐ gǔ shāng］Schlüsselbeinbruch *m*
所不胜［suǒ bú shèng］unbesiegtes Objekt *n* 五行相克中之克制于我的一方
所生病［suǒ shēng bìng］Krankheit aus der Eingeweide, die sich auf ihr betroffenes Meridian bezieht 脏腑病变延及所属经脉，反映于经脉循行路线的病证
所胜［suǒ shèng］besiegtes Objekt *n* 五行相克中之我所克制的一方

T

TA 溻踏

tā 溻

溻皮疮［tā pí chuāng］Exfoliationsdermatitis des Neugeborenen

溻浴［tā yù］用药物煎成汤汁浸浴身体治病的方法。适用于全身性或局部疾患，如高热、皮肤病等。Dekoktionsbad *n*——eine therapeutische Maßnahme durchführend bei Durchtränkung des Körpers mit Dekoktionslösung von medizinischen Heilkraut, indiziert bei Hochsfieber, Hautkrankheiten usw.

tà 踏

踏跳法［tà tiào fǎ］按摩方法之一。术者用双脚沿病人体表经络线、穴位或患处进行有节奏的踏踩。rhythmische Trampelmethode——eine Art von Massage mit rhythmischen Trampel auf dem Patientkörper entlang die Meridiane, Akupunkte oder Krankheitsgebiet

TAI 苔胎太泰

tāi 苔胎

苔垢［tāi gòu］①舌苔。②混杂污垢的舌苔。多见于宿食不化或湿浊内停。①Zungenbelag *m* ②der dreckige Zungenbelag——meistens gesehen bei Dyspepsie oder bei Retention von Feuchtigkeit-Schleim

苔滑［tāi huá］舌苔水分过多，湿润而光滑。主水湿内停。feuchter und glänzender Zungenbelag——der feuchte und glänzende Zungenbelag mit übermäßigem Wasserinhalt, zeigt die Akkumulation der Feuchtigkeit im Körper

苔黄燥［tāi huáng zào］trockener, rauher und gelblicher Zungenbelag

苔腻［tāi nì］舌苔粘腻。主湿邪、痰饮、食积等。schmieriger Zungenbelag——Dieser Zungenbelag, schmierig in Ansehen, zeigt die Invasion von pathogener Nässe, Auftreten von übermäßigem Phlegma, oder Stagnation der unverdaulichen Speise.

苔润［tāi rùn］舌苔干湿适中为正常舌苔，若湿润厚腻则多属湿病。feuchter Zungenbelag——Der Zungenbelag mit mäßiger Feuchtigkeit ist normal, aber feuchter und dickschmieriger Zungenbelag zeigt meistens die durch Feuchtigkeit verursachten Krankheiten.

苔色［tāi sè］Farbe des Zungenbelages *f*

苔质［tāi zhì］Beschichtung-Textur

胎产心法［tāi chǎn xīn fǎ］阎纯玺撰(1730)。是一部论述产科的书集。Neues Verstfindnis zu Geburtshilfe——ein Buch über Geburtshilfe von *Yan Chunxi*, geschrieben im Jahre 1730

胎赤［tāi chì］①新生儿因胎中感受热毒而引起头、面、肢体通红的病症。②新生儿眼睑渗出性炎症。anormale rote Haut des Neugeborenen——①wegen des Anfalls der Hitze-Noxe vor dem Gebären ist das Neugeborene übermäßig rot an Kopf, Gisicht und Gliedmaßen. ②exsudative Entzündung des Augenlides von Neugeborenen

胎搐［tāi chù］Neugeborenentetanie *f*, Neugeborenenkrampf *m*

胎传［tāi chuán］kongenitale Übertragung *f* 禀赋与疾病经母体而传及子代。就病因而言，属于由胎而来的致病因素

胎疸［tāi dǎn］fetale Gelbsucht *f*

胎动不安［tāi dòng bù ān］drohende Fehlgeburt

胎动下血［tāi dòng xià xuè］drohende Fehlgeburt mit der vaginellen Blutung

胎毒［tāi dú］婴幼儿疮疖、痘疹等疾病。古人认为是胎儿被母体遗留的热毒所致。Schwangerschaftstoxikose *f*, Gestose *f*——Furunkel und Eruption des Neugeborenen, wie die Alten gemeint, es verursacht von der Wärmetoxin der Mutter vor der Geburt.

胎肥［tāi féi］小儿生下时，遍身肌肉肥厚，满月后，逐渐消瘦，伴有手足心发热、便秘、吐涎等症。Hypertrophia musculorum der Neugeborenen——Als das Neugeborene geboren war, waren seine Muskeln dick und fett. In einem Monat wird es allmählich abmagern, mit den Symptomen wie heiße Handteller und Sohle, Stuhlgangverstopfung und Speichelfluß.

胎风［tāi fēng］婴儿因秉赋不足，触冒风邪而引起壮热、呕吐、神情不安、睡易惊醒、手足抽掣等症。infantiles Wind-Syndrom——Das Neugeborene zieht sich die Wind-Noxe wegen der angeborenen Schwachen zu. Die Symptome sind: hohes Fieber, Erbrechen, Unruhe, unruhiger Schlaf, Konvulsion der Gliedmaßen u. s. w.

胎风赤烂［tāi fēng chì làn］Blepharitis marginalis infantilis, marginalise Blepharitis der Neugeborenen

胎寒［tāi hán］①小儿生后百日内腹痛肢冷、身起寒栗、屈足握拳、昼夜啼哭，甚或口噤等的病证。②妊娠期饮食生冷，当风取凉，以致出现胎动不安、肠鸣、腹泻、胸腹胀痛、四肢拘急等症。①Kälte. Syndrom des Neugeborenen——Innerhalb Hunde Tage nach der Geburt leidet das Neugeborene an Bauchschmerzen, kälter Gliedmaßen, Gänsehaut, Beugung der Bein, Faust in der Mache, unauthörliches Schreien. oder Kieferklemme ②Kälte-Syndrom der Schwangeren——übermäßige Bewegung des Fetus, Darmgeräusch, Durchfall, Schwellung und Schmerzen in der Brust und im Bauch, Muskelkrampf der Gliedmaßen treten wegen unmäßigen Essens, übermäßiges Essender ungekochte und kalte Speise. Erkältung in der Schwangerschaft auf.

胎患内障［tāi huàn nèi zhàng］kongenitale Katarakt

胎黄(疸)［tāi huáng (dǎn)］Neugeborenenikterus *m*, fetaler Ikterus

胎疾(证)［tāi jí (zhèng)］Krankheit des Neugeborenen, Neugeborenkrankheit *f*

胎记［tāi jì］Geburtsfleck *m*, Geburtsmal *n*, Muttermal *n*

胎惊［tāi jīng］infantile Konvulsion

胎漏［tāi lòu］vaginale Blutung bei der Schwangerschaff

胎气［tāi qì］→胎元［tāi yuán］②

胎气上逼(迫、逆)［tāi qì shàng bī (pò, nì)］→子悬［zǐ xuán］

胎气上逆［tāi qì shàng nì］Aufsteigen des fetalen *Qi* *n*

胎前漏红［tāi qián lòu hóng］→胎漏［tāi lòu］

胎怯［tāi qiè］fetale Schwäche *f*

胎热［tāi rè］① 小儿出生后目闭面赤、眼睑浮肿、壮热烦啼、溺赤便结的病证，系在母体时感热所致。②孕妇经常目赤多眵，因肝经热毒上攻所致。①Hitze-Syndrom in Neugeborenen——Nach der Geburt hat ein Neugeborener folgende Symptome: geschlossene Augen, gerötetes Gesicht, geschwollene Augenlider, hohe Fieber, unaufhörliche Schreierei, dunkel gelbes Ham und Verstopfung. Sie sind durch das Zuziehen der Hitze in der Gebärmutter erzeugt worden. ②Hitze-Syndrom in der Schwangerschaft——eine Schwangere hat häufig gerötete Augen, viele Augenbutter, sie werden durch die Aufsteigen der Hitze-Noxe des Leber-Meridians erzeugt.

胎弱(怯、瘦)[tāi ruò (qiè shòu)]小儿因胎禀不足,气血虚弱而引起皮肤脆薄、毛发不生、面黄肌瘦的病症。kongenitale Schwäche (Magersucht) —— durch kongenitate Schwäche an *Qi* und Blue hervorgerufene Krankheitssymptome bei Infants, die mit dünner Haut, Atrichie, ungesunde Komplexion und Emaziation einhergeht

胎疝[tāi shàn]infantile Hernie, angeborene Hodensackschwellung

胎上逼心[tāi shàng bī xīn]→子悬[zǐ xuán]

胎食[tāi shí]气功锻炼中,咽下经嗽炼的唾液。fetale Füttemng, Speichelschluck *m* —— Schluck der zurückfließenden Speichelflüßigkeit in *Qigong*-Treiben.

胎水[tāi shuǐ]Fruchtwasser *n*, Amnionwasser *n*

胎水肿满[tāi shuǐ zhǒng mǎn]Hydrarnnion *n*

胎死不下[tāi sǐ bù xià]→死胎[不下][sǐ tāi[bù xià]]

胎死腹中[tāi sǐ fù zhōng]→死胎[不下][sǐ tāi[bù xià]]

胎嗽[tāi sòu]→百日咳[bǎi rì ké]

胎溻皮疮[tāi tā pí chuāng]→溻皮疮[tā pí chuāng]

胎萎不长[tāi wěi bù zhǎng]Retardation der Fetusentwicklung

胎位[tāi wèi]Position des Fetus, Lage des Fetus

胎位不正[tāi wèi bú zhèng]Fehlstellung des Fötus *m*

胎息[tāi xī]古代的内呼吸气功的理论。古人认为意守丹田进行腹式呼吸可以返本还元,重建胎息。Fetale Atmung, innere Atmung —— die alte Theorie der inneren Atmung in *Qigong*-Treiben. Durch die Konzentration des Gedankens auf Elixirfeld zur Bauchatmung können Restauration und die fetale Atmung wieder zurückkommen.

胎息经疏略[tāi xī jīng shū lüè]明·王文禄撰。为专论气功腹式呼吸锻炼方法的著述。Monographie über Trainingsmethode der abdominalen Atmung in der Art von *Qigong* geschrieben von *Wang Wenlu* in der *Ming-Dynastie*

胎息铭[tāi xī míng]专论气功腹式呼吸锻炼方法的碑铭。Inschrift über Trainingsregel der abdominalen Atmung in der Art von *Qigong*

胎痫[tāi xián]angeborene Epilepsie, Neugeborenenepilepsie *f*

胎癣[tāi xuǎn]→奶癣[nǎi xuǎn]

胎养[tāi yǎng]nährender Fötus *m*

胎衣[tāi yī]Plazenta *f*

胎衣不下[tāi yī bù xià]Plazentaretention *f*

胎翳内障[tāi yì nèi zhàng]kongenitale Katarakt

胎元[tāi yuán]①胚胎。②母体中培育胎儿的元气。③胎盘。①Embryo *m* ②ursprüngliches *Qi* vom Fetus —— von der Mutter gewonnene *Qi*, die den Fetus ernährt ③P1azenta *f*

胎元不固[tāi yuán bù gù]durch Hypofunktion hervorgerufener Abortus

胎孕[tāi yùn]→妊娠(子)[rèn shēn (zǐ)]

胎证[tāi zhèng]→胎疾(证)[tāi jí (zhèng)]

胎痣[tāi zhì]Muttermal *n*, Geburtsmal *n*, Geburtsfleck *m*

胎中病[tāi zhōng bìng]→胎疾(证)[tāi jí (zhèng)]

胎自堕[tāi zì duò]spontane Fehlgeburt, spontaner Abort

tài 太泰

太白[tài bái]穴位。主治:胃痛、腹胀、痢疾、便秘等。*Taibai* (SP3) —— Akupunkturpunkt. Indikationen: Gastralgie, Bauchschwellung, Dysenterie, Stuhlverstopfung

太仓[tài cāng]Getreidespeicher *m* 胃。水谷之海

太冲[tài chōng]穴位。主治:高血压、头顶痛、眩晕、多梦、小儿惊厥等。*Taichong* (LR3) —— Akupunkturpunkt. Indikationen: Hypertension, Scheitelschmerz, Schwindel, Träume, infantile Konvulsion

太冲脉[tài chōng mài]冲脉之别称 *Tai-Chong*-Meridian *m* —— ein anderer Name für Chong-Meridian

太过[tài gùo]übertrieben, übermäßig

太极拳[tài jí quán]Schattenboxen *n*

太平惠民和剂局[tài píng huì mín hé jì jú]宋代官方设立的经营管理药品的机构。eine zuständige Behörde in der *Song-Dynastie* für Management und Verwaltung der Medikamente

太平惠民和剂局方[tài píng huì mín hé jì jú fāng]宋代太医局所编的方书(1078-1085)。后由陈师文修订(1151)。Zusammengestelltes Rezeptebuch von dem Leibarztamt des Kaiserhofs —— ein von dem Leibarztamt des Kaiserhofs in der *Song-Dynastie* (1078—1085) zusammengestelltes Buch, revidiert später von *Chen Shiwen* (1151).

太平惠民局[tài píng huì mín jú]宋代官方设立经营管理药品的机构,向平民出售廉价药物。eine offizielle Behörde des Kaiserhofs —— in der *Song-Dynastie* für Management und Verwaltung der Medikamente, die am Volk mit niedriger Prei verkaufen

太平圣惠方[tài píng shèng huì fāng]简称《圣惠方》。宋代医官王怀隐等编撰(992)。收载医学各科方剂一万余,保存了许多已佚的医学文献。Zusammengestellte Rezepte von Kaiserhof —— ein Rezeptebuch, kurz genannt "*Sheng Hui Fang*", zusammengestellt von *Wang Huaiyin*, einem Arzt in der *Song-Dynastie* im Jahr 992, enthält über zehn Tausende Rezepten aller medizinischen Sektionen und viele medizinische Literatur, deren Original verloren ging

太少相生[tài shǎo xiāng shēng]gegenseitige Förderung zwischen himmlischen Stämmen der *Yin-Yang f* 五运的十干分阴阳,阳干为太,阴干为少,五运各步以五行相生为序。甲己土宫音,阳土甲为太宫,阴土己为少宫,己庚金商音,阳金庚为太商,阴金乙为少商,丙辛水羽音,阳水丙为太羽,阴水辛为少羽,丁壬木角音,阳木壬为太角,阴木丁为少角,戊癸火徵音,阳火戊为太徵,阴火癸为少徵。太为有余,少为不足。十干分阴阳,五音分太少。太少相生,即阴阳相生之意

太息[tài xī]Seufzer *m*. Seufzen *n*

太溪[tài xī]穴位。主治:耳鸣、耳聋、牙痛、慢性咽炎、遗精、休克等。Taixi (KI3) —— Akupunkturpunkt. Indikationen: Ohrensausen, Taubheit, Zahnschmerz, chronische Pharyngitis, Emission, Schock

太阳[tài yáng]①穴位。主治:头痛、三叉神经痛、急性结膜炎②古代三部脉部位之一,即两颞动脉。①*Taiyang* (EX-HN5) —— Akupunkturpunkt. Indikationen: Kopfschmerz, Trigeminus neuralgie, akute Konjunktvitis ②einer der drei Pulse in der alten Zeit, nämlich Arteria temporalis

太阳病机[tài yáng bìng jī]Pathogenese des *Taiyang*-Meridians *f* 风寒外袭,邪凑太阳,邪正交争于肌表的病变机制

太阳腑病(证)[tài yáng fǔ bìng (zhèng)]邪侵膀胱腑的证候。Syndrom im *Taiyang-Fu*-Organ —— durch pathogene Attacke hervorgerufene Krankheiten zustande in der Harnblase (Fu-Organ in *Taiyang*)

太阳经[tài yáng jīng]三阳经之一,手太阳小肠经与足太阳膀胱经的合称。*Taiyang*-Meridian *m* —— eine Zusammenbenennung für Dünndarm-Meridian von Hand-Meridian und Harnblase-Meridian von Fuß-*Taiyang*

太阳经(表)病(证)[tài yáng jīng (biǎo) bìng (zhèng)]六经病证之一。为风寒之邪侵犯太阳经的证候,多见于外感病初起阶段。症见脉浮、头项强痛、发热、恶寒等。Syndrome im *Taiyang*-Meridian —— eins der Syndromein den sechs Meridianen, durch Attacke der pathogenen Kälte im *Taiyang*-Meridian hervorgerufene Krankheitszustande, die mit schwachem Puls, Kopfschmerzen, Nackensteife, Febris und Kälte-Aversion einhergeht, oft gesehen im initialen Stadium

太阳伤寒[tài yáng shāng hán]寒邪侵犯太阳经而出现

恶寒、无汗、脉浮紧的证候。Kälte-Syndrome im *Taiyang*-Meridian —— durch Attacke der pathogenen Kälte *Taiyang*-Meridian hervorgerufene Krankheitszustande, die mit Käite-Aversion, Schwitzabsenz, schwachem und gespanntem Puls einhergeht

太阳少阳并病［tài yáng shào yáng bìng bìng］太阳病未愈，又出现少阳病的证候。Komplikation in den *Taiyang-Shaoyang*-Meridianen —— Existenz der Syndrome in *Shaoyang*-Miridian vor der Heilung der Syndrome in *Taiyang*-Meridian

太阳头痛［tài yáng tóu tòng］①伤寒太阳病的头痛。②头痛而在太阳经脉循行部位者。*Taiyang*-Kopfschmerzen *m pl* —— ①Kopfschmerzen durch *Taiyang*-Syndromen bei den febrilen Krankheiten ②Kopfschmerzen in den Stellen, wo die *Taiyang*-Meridian läuft

太阳为开［tài yáng wéi kāi］太阳经位于身体三阳经的最表层，感受外邪后常先发病。Der *Taiyang*-Meridian liegt auf dem obersten Teil der drei *Yang*-Meridiane, und öfters Anfallsleiden von exopathogenen Faktoren betreffen werden

太阳为六经之藩篱［tài yáng wéi liù jīng zhī fān lí］太阳经位于身体之最表层，像竹篱笆一样起着保护机体的作用。Der *Taiyang*-Meridian liegt mehr oberflächlich. er spielt eine wichtige Rolle für Schutz des Körpers, ähnlich wie die Zäune.

太阳阳明［tài yáng yáng míng］Übertragung vom *Taiyang*-Meridian zum *Yangming*-Meridian *f*

太阳阳明并病［tài yáng yáng míng bìng bìng］太阳病未愈，又出现阳明病的证候。Komplikationen in den *Taiyang* und *Yangming* —— Existenz der Syndrome in *Yangming*-Meridian vor der Heilung der Syndrome in *Taiyang*-Meridian

太阳与少阳合病［tài yáng yǔ shào yáng hé bìng］太阳和少阳两经证候同时出现，既有太阳病的头痛、发热，又有少阳病的口苦、咽干、目眩。kombinierte Syndrome in den *Taiyang*-und *Shaoyang*-Meridianen —— simultane Existenz von den Syndromen in *Taiyang*-Meridian（Kopfschmerzen und Fieber），auch in *Shaoyang*-Meridian（bittrer Geschmack im Mund, trockne Kehle und Schwindel）

太阳与阳明合病［tài yáng yǔ yáng míng hé bìng］太阳和阳明两经证候同时出现，既有太阳病的头痛、项强、无汗恶风，又见阳明病的下痢、呕吐等症状。kombinierte Syndrome in den *Taiyang*-und *Yangming*-Meridianen —— simultane Existenz von den Syndromen in *Taiyang*-Meridian（Kopfschmerzen, Nackensteife, Schwitzabsenz, Aversion von Wind）und auch in *Yangming*-Meridian（Diarrhoe und Vomieren）

太阳之人［tài yáng zhī rén］Person in *Taiyang f* 多阳少阴体质的人，得意自足，言过其实，好高骛远，草率行事，不顾是非、意气用事，自以为是，事虽败而常无悔

太阳中风［tài yáng zhòng fēng］风邪侵犯太阳经而出现发热、汗出、恶风、脉缓的证候。Attacke der *Taiyang*-Meridian durch Wind —— verursacht durch Wind-Attacke in die *Taiyin*-Meridian, gekennzeichnet durch Fieber, Schwitz, Aversion von Wind, und langsamen Puls

太医［tài yī］Leibarzt des Kaiserhofs

太医丞［tài yī chéng］太医令的副手。Assistent eines hohen Beamten für medizinische Verwaltung

太医局［tài yī jú］宋代官方主管医疗和医学教育的机构。Leibarztamt des Kaiserhofs —— eine Behörde in der *Song-Dynastie*, zuständig für medizinische Angelegenheiten und Ausbildungen

太医令［tài yī lìng］中国古代主管医事行政的长官。Minister von der Behörde der kaiserlichen medizinischen Angelegenheit —— hohe Beamten im alten China, zuständig für medizinische Verwaltung

太医署［tài yī shǔ］中国古代官方的医疗、医学教育机构，始建于南北朝时期，至隋唐臻于完备。Amt der kaiserlichen Ärzte —— eine offizielle Einrichtung für medizinische Behandlung und Ausbildung, gegründet in der *Südlichen und Nördlichen Dynastie*, kam in Schwung in der *Sui-und Tang-Dynastie*

太医院［tài yī yuàn］金代开始设立的医疗机构，专门为上层封建统治阶级服务。元、明、清各代均设有太医院。Institut der kaiserlichen Arzte —— eine klinische Einrichtung, die lediglich der herrschenden Klasse der Gesellschaft zur Verfügung stand. wurde in der *Jin-Dynastie* gegrundet. in der späteren *Yuan-*, *Ming*-und *Qing-Dynastie* hat es auch solche Einrichtung gegeben.

太乙［tài yǐ］穴位。主治：胃痛、精神病。Taiyi（ST23）—— Akupunkturpunkt. Indikationen：Gas-tralgie, Psychosis

太乙神针［tài yǐ shén zhēn］用多种中药［包括檀香、羌活、桂枝、木香、雄黄、白芷、乳香、独活、硫黄、香附、丹参、细辛、甘松等］配制的艾条。适用于治疗风寒湿痹证、寒性腹痛、痛经等。*Taiyi*-Moxazigarre *f* —— Die spezifisch mit chinesischen Heilkraut hergestellter Moxazigarre ist angewendet für die Behandlungen bei Wind-Kälte-Feutigkeit-Erkrankungen, Bauchschmerzen von kalter Typen und Dysmenorrhoe.

太乙天符［tài yǐ tīan fú］himmlische Anpassung in dem konvergenten Jahr *f* 既逢天符，又为岁会的运气同化。即值年大运与司天之气、年支的五行属性相同的运气同化

太阴病［tài yīn bìng］六经病证之一。为脾阳虚弱、寒湿内阻的病变。主症为腹满、呕吐、腹泻、腹痛。*Taiyin*-Syndrom *n* —— Eins der Syndrome in den sechs Meridianen, durch Hypofunk-tion der Milz und Akkumulation der Kälte und Feuchtigkeit im lnneren hervorgerufene Symptome, die mit abdominaler Distension, Vomitio, Diarrhoe und Bauchschmerzen einhergeht

太阴病机［tài yīn bìng jī］Pathogenese des *Taiyin*-Meridians 邪入太阴，脾阳虚衰，寒湿内生的病变机制

太阴寒湿［tài yīn hán shī］Kälte-Feuchtigkeit im *Taiyin*-Meridian *f* 邪在太阴，脾胃阳虚，寒湿中阻的病理变化

太阴经［tài yīn jīng］手太阴肺经与足太阴脾经的合称。*Taiyin*-Meridian *n* —— eine Zusammenbenennung für Lunge-Meridian von Hand-*Taiyin* und Milz-Meridian von Fuß-*Taiyin*

太阴疽［tài yīn jū］*Taiyin*-Karbunkel *m*（Karbunkel an der Skapulargegend）

太阴头痛［tài yīn tóu tòng］由痰湿困脾、清阳不升所致的头痛。症见头痛而重、痰多身重。或腹部胀满、脉沉缓。*Taiyin*-Kopfschmerzen *m pl* —— durch Retention der Schleim-Fleuchtigkeit in der Milz［*Taiyin*］und durch Blockierung von *Yang-Qi* zum Kopf verursachte Kopfschmerzen, gekennzeichnet durch Kopfschmerzen und schweren Kopf, übermäßige Expectoration, schweren Körper, oder abdominale Distension, tiefen und langsamen Puls

太阴虚寒［tài yīn xū hán］Kälte-Mangel im *Taiyin*-Meridian *m* 邪在太阴，脾胃阳虚，虚寒内生的病理变化

太阴之人［tài yīn zhī rén］Person von *Taiyin f* 多阴无阳体质的人，贪而不仁，貌似谦恭，内心险恶，好内恶出，喜怒不形于色，不识时务，只知利己，后发制人

太渊［tài yuān］穴位。主治：咳嗽、哮喘、咽喉疾患。*Taiyuan*（LU9）—— Akupunkturpunkt. Indikationen：Husten, Asthma, Pharyngolaryngerkrankungen

太渊［tài yuān Taiyuan］［LU 9］

太子参［tài zǐ shēn］根入药。用于补气、健脾、生津。Radix Pseudostellariae —— Verwendet wird getrocknete Wurzelkrolle der Pseudostellaria Heterophylla（Caryophyllaceae）. Heilwirkung：Vital-Energie ergänzend, die Milz stärkend, Drüsensekretionen fördernd

太子参［tài zǐ shēn］Taizishen, Radix Pseudostellariae *m*, Pseudostellaria-Wurzel *f*

泰山磐石散［tài shān pán shí sǎn］成分：人参、黄芪、当归、川断、黄芩、川芎、白芍、熟地、白术、砂仁、糯米、炙甘草。主

治:气血两虚所致的胎动不安。*Taishan Panshi San*, *Taishan-Berg* und Felsen-Pulver —— Indikation: Frequente Kindsbewegung in der Gebärmutter durch Mangel all *Qi* und Blut

TAN 瘫弹痰檀探

tān 瘫

瘫痪［tān huàn］Lähmung *f* 肢体不能自主活动的表现

tán 弹痰檀

弹筋［tán jīn］拿法之一。医生提起肌肉后迅速放手之法。Muskelzupfen *n* —— eine Massage-Technik von wiederholter Zupfung und Freilassung der Muskeln

弹石脉［tán shí mài］七怪脉或十怪脉之一。脉象沉实无神。如以指弹石之感。schnellender Puls —— ein von sieben oder zehn moribunden Pulszuständen. tiefer, fester und kraftloser Puls, wie den Stein mit Fingern zu schnellen

弹针［tán zhēn］针刺手法之一。将针刺入体内后,用指尖轻弹针柄,使针体出现轻度震动。Nadelschnipsen *n* —— eine Akupunkturtechnik von Schnipsen der Nadel mit Fingerspitze nach Nadelung, um einer milder Vibrationen der Nadel induzieren

痰［tán］① 痰液。②某些病变器官或组织内积存的病理性粘液物质。①Schleim *m*, Sputum *n*, Phlegma *n* ②in gewissen Organen und Geweben der pathoiogischen Veränderung angesammelte pathologische und schleimige Substanz

痰(湿)中［tán (shī) zhòng］durch Schleim (Feuchtigkeit) verursachte Apoplexie

痰(浊内)闭［tán［zhuó nèi］bì］①痰浊所致的闭证,见于中风昏倒,牙关紧闭,两手握固。②痰迷心窍所致的癫狂、痫症。Stagnation des Schleimes im Inneren —— ①bezieht sich auf einen apoplektischen Anfall mit geschlossenem Biß, gehalten Fäusten, ausgelöst durch die Stagnation von Schleim ②Manie und Epilepsie, verursacht durch die Stagnation von Schleim im Herzen

痰包［tán bāo］又名舌下痰包。生于舌下的一种病理性包块,光滑柔软,内含黄色蛋清样物。sublinguale Zyste —— eine glatte, weiche Zyste unter der Zunger, darin gelbe, schleimige Substanz

痰闭［tán bì］durch Schleimbiockierung des Atmungssystems verursachtes Koma

痰喘［tán chuǎn］痰饮壅肺的气喘。Schleim-Asthma *n* —— durch übermäßige Schleimabsonderung in der Lunge verursachtes Asthma

痰多［tán duō］massenhafte Expektoration, übermaßige Expektoration

痰呃［tán è］durch Schleimakkumulation verursachtes Singultus

痰核(流注)［tán hé (liú zhù)］皮下肿起如核的结块,多因脾虚不运,痰湿流注而成。多生于颈项、下颌、四肢及背部。subkutanes Knötchen —— subkutanes Knötchen verursacht durch Dyslunktion der Milz und Aufspeicherung der Feuchtigkeit. Im allgemeinen entsteht es in dem Nacken, Kinn, Rficken und Glied.

痰火［tán huǒ］一般指气郁化火,煎熬津液成痰所致的病证。多影响心神,出现躁狂等症。Schleim-Hitze *f* —— durch langdauernde *Qi*-Blockierung, welche sich in Feuer verwandelt und eine Umwandlung der Körperflüssigkeit in Schleim bewirkt, hervorgerufene Symptome, die im allgemeinen mit einer mentalen Stömng und Manie einhergeht

痰火耳聋［tán huǒ ěr lóng］durch Schleim-Hitze verursachte Taubheit

痰火耳鸣［tán huǒ ěr míng］durch Schleim-Hitze verursachtes Ohrensausen

痰火扰心［tán huǒ rǎo xīn］外感热病,邪热挟痰内陷心包的病理变化。主要表现为神志狂乱等。Herzstörungen durch Schleim-Hitze, mentale Verwirrung anfgrund des Schleim-Feuers —— gekennzeichnet durch mentale Verwirrung im Febris, aufgrund Eindringen von pathogener Hitze und Schleim in dem Herzbeutel

痰火头痛［tán huǒ tóu tòng］durch Schleim-Hitze verursachte Kopfschmerzen

痰火眩晕［tán huǒ xuàn yùn］durch Schleim-Hitze verursachter Schwindel

痰火怔忡［tán huǒ zhēng chōng］durch Schleim-Hitze verursachte schwere Palpitation

痰火痓［tán huǒ cì］durch Schleim-Hitze verursachter konvulsiver Anfall

痰积［tán jī］痰凝聚胸膈的病证,症见痰多稠粘、头晕目弦、胸闷隐痛、脉弦滑等。Schleim-Akkumulation *f* —— verursacht durch Schleimakkumulation im Brust, gekennzeichnet durch dichten Schleim, Schwindel, Depressionen mit dumpfen Schmerzen im Brust, Traffen, harten und glatten Puls

痰积呕吐［tán jī ǒu tù］durch Schleimakkumulation verursachter Vomitus

痰厥［tán jué］因痰盛气闭而致手足厥冷,甚则昏迷的病症。Schleim-Synkope *f* —— die kalten Gliedmaßen, Koma u. a. Krankheiten, die durch übermäßige Schleimabsonderung verursacht werden

痰咳［tán ké］由痰湿阻肺所致。以咳嗽痰多、痰易咯出,痰出则咳止为特征。常见于慢性支气管炎、支气管扩张等病。produktiver Husten, feuchter Husten —— verursacht durch Feuchtigkeit und übermäßige Schleimabsonderung in Lungen, gekennzeichnet durch übermäßige Schleimabsonderung beim Husten, leichte Expektoration und Hustenstillung nach der Expektoration, oft gesehen bei chronischem Bronchitis, Bronchiektasie

痰疬［tán lì］durch Akkumulation des Schleims verursachte Skrofulose

痰迷(蒙)心窍(包)［tán mí (méng) xīn qiào (bāo)］痰浊蒙蔽心窍引起意识障碍的病变。多见于精神分裂症、脑血管意外等。mentale verwirkung wegen dem Schleim —— durch Schleim im Herzen verursachte pathologische Veränderungen der geistigen Verwirrung, meistens gesehen bei der Schizophrenie, apoplektischem Insult

痰秘［tán bì］durch Schleimakkumulation vemrsachte Konstipation

痰鸣［tán míng］有形之痰随呼吸而鸣响。Rasselgeräusch *n pl* —— durch Schleim in den Luftwegen verursachtes Geräusch

痰疟［tán nüè］兼有痰郁的疟疾。严重者可见昏迷、抽搐等症状。durch Schleim verursachtes interkurrentes Fieber —— die mit Schleimblockierung begleitende Malaria, bei schweren Patienten werden die Symptome. z. B. Koma und Spasmus gesehen

痰呕［tán ǒu］durch Akkumulation des Schleims verursachtes Erbrechen

痰痞［tán pǐ］Beklemmungsgefühl entseht aus Akkumulation des Schleims.

痰癖［tán pǐ］水饮停留化痰,流移胁肋之间,以致胁痛的病症。Akkumulation des Schleims im Hypochondrium —— Hypochondriumschmerz verursacht durch Akkumulation des Schleims in der Hypochondriumgegend, welcher verursacht durch verzögerte Retention der Flüssigkeit.

痰热犯鼻证［tán rè fàn bí zhèng］Syndrom der Naseninvasion durch Schleim-Hitze *n* 火热与痰浊搏结,阻遏鼻窦,以鼻流腥臭浊涕、量多色黄,鼻塞,不嗅香臭,鼻黏膜红肿,头晕头痛,舌红苔黄腻,脉滑数等为常见症的证候

痰热结胸证［tán rè jié xiōng zhèng］Syndrom der Ansammlung von Schleim-Hitze in der Brust *n* 痰浊热邪结于胸膈，以胸中烦热、痞闷胀痛，咳嗽吐黄痰，或心胸闷痛，或脘部硬满、按之则痛，舌红苔黄腻，脉滑数等为常见症的证候

痰热内扰证［tán rè nèi rǎo zhèng］Syndrom des internen Angriffs durch Schleim-Hitze *n* 痰热内盛，扰乱心神，阻滞气机，以咳嗽气喘，可咳痰黄稠，发热口渴，烦躁不宁，失眠多梦，舌红苔黄腻，脉滑数等为常见症的证候

痰热壅肺［tán rè yōng fèi］Akkumulation der Schleim-Hitze in der Lunge *f* 痰热交结，壅积于肺，肺失宣降的病理变化

痰热壅肺证［tán rè yōng fèi zhèng］Syndrom der Obstruktion von Schleim-Hitze in der Lunge 痰热互结，壅闭于肺，以发热口渴，吐痰黄稠，胸闷胸痛，或咳吐脓血腥臭痰，舌红苔黄腻，脉滑数等为常见症的证候

痰热阻肺［tán rè zǔ fèi］痰与热互结壅阻于肺的病变。症见咳嗽、气喘，或痰黄稠、痰中带血、胸胁疼痛、舌红、苔黄腻、脉滑数。Blockierung von Schleim und Hitze in der Lunge —— ein krankhafter Zustand, gekennzeichnet durch Husten, Dyspnoe, dickes gelbliches Sputum oder blutigen Auswurf, Schmerzen in der Brust, rote Zunge mit gelbem, klebrigem Belag, schlüpfrigen und beschlemrigten Puls

痰如泡沫［tán rú pào mò］schaumiges Sputum

痰盛［tán shèng］übermäßige Expektoration

痰湿［tán shī］Schleim-Feuchtigkeit *f*

痰湿不孕［tán shī bù yùn］durch Zurückhaltung von Schleim-Feuchtigkeit verursachte Sterilität

痰湿犯耳证［tán shī fàn ěr zhèng］Syndrom des Eindringens der Schleim-Feuchtigkeit ins Ohren *n* 痰湿内停，上犯耳窍，以耳内闷胀，或眩晕耳鸣，头重恶心，或耳内流脓量多，听力减退，透过骨膜见有液平面，或耳郭局部肿胀、皮色不变，苔滑腻，脉弦滑等为常见症的证候

痰湿咳嗽［tán shī ké sòu］痰咳［tán ké］

痰湿疟疾［tán shī nüè jí］durch Schleim-Feuchtigkeit verursachtes intermittierendes Fieber

痰湿头痛［tán shī tóu tong］durch Schleim-Feuchtigkeit verursachte Kopfschmerzen

痰湿质［tán shī zhì］Diathese von Schleim-Feuchtigkeit *f* 具有痰湿的病理体质。形体肥胖，身重如裹，口干不饮，舌苔腻，脉滑

痰湿中阻［tán shī zhōng zǔ］Stagnation der Phlegma-Feuchtigkeit

痰湿阻肺［tán shī zǔ fèi］痰湿壅阻于肺的病变，证见咳嗽，痰多，色白而稀，容易咯出，胸膈满闷，舌苔白腻或白滑，脉象濡缓等。Schleim-Feuchtigkeit blockiert die Lungen, Ansammlung von Schleim-Feuchtigkeit in der Lungen —— Ein Krankheitsbild gekennzeichnet durch Husten mit reichlichem weisslichen und dünnem Sputum, das leicht ausgehustet werden kann, durch Beklemmungsgefühl in der Brust, durch weisslichen schmiereigen oder klebrigen Zungenbelag, weichen und langsamen Puls.

痰湿阻滞［tán shī zǔ zhì］Stagnation der Phlegma-Feuehtigkeit

痰食互结证［tán shí hù jíe zhèng］Syndrom, dass die aufgenommene unverdaute Nahrung mit Schleim zur Akkumulation vermischt *n* 痰浊与宿食互结，阻滞气机，以胸脘痞闷、胀痛，咳嗽吐痰，食少腹胀，呕吐痰涎宿食，苔腐腻，脉弦滑为常见症的证候

痰稀［tán xī］dünnes Sputum

痰痫［tán xián］durch Akkumulation von Schleim verursachte Epilepsie

痰哮［tán xiào］durch Stagnation von übermäßigem Schleim verursachtes Asthma

痰泻［tán xiè］durch Akkumulation von Schleim verursachte Diarrhoe

痰饮［tán yǐn］① 多因肺、脾、肾等脏功能失常，或三焦水道失于通调，水液代谢障碍，以致水湿凝聚。稠者为痰，稀者为饮，流注于某一部位而发生的病证，四饮之一。②饮邪留于肠胃的病证。Retention von dem dicken, trüben Sputum und dem klaren dünnen Schleim —— ① Ein Krankheitsbild, charakterisiert durch Ansammlung von Nässe als pathologischen Produkt einer Dysfunktion der Lunge, Milz und Niere, oder einer Störung der Wasserzirkulation in den Drei-Erwärmern. Das konzentrierte zähflüssige Produkt der Nässe nennt man zähen Schleim (Phlegma), die flüssige komponente wird mit klaren, dünnflüssigen Schleim bezeichnet. Das Symptom, das durch den Schleim bei einer gewißen Stelle hervorgerufen ist, wird Retention von dem dicken, trüben Sputum und dem klaren dünnen Schleim genannt. ②Ein Krankheitsbild, hervorgerufen durch die Retention von pathologischer Flüssigkeit (klarer, dünnflüssiger Schleim) im Magen und Darm.

痰饮咳嗽［tán yǐn ké sòu］durch Retention von Schleim verursachtes Husten

痰饮呕吐［tán yǐn ǒu tù］durch Retention von Schleim verursachtes Erbrechen

痰饮胃脘痛［tán yǐn wèi wǎn tòng］durch Retention von Schleim verursachte Gastralgie

痰饮胁痛［tán yǐn xié tòng］durch Retention von Schleim verursachte Hypochondriumschmerzen

痰饮眩晕［tán yǐn xuàn yùn］durch Retention von Schleim verursachter Schwindel

痰壅遗精［tán yōng yí jīng］durch Akkumulation von Schleim verursachte Emissio

痰瘀互结证［tán yū hù jíe zhèng］Syndrom der Akkumulation vom Schleim mit Blutstase *n* 痰浊与淤血相互搏结，以局部肿块刺痛，或肢体麻木、痿废，胸闷多痰，或痰中带紫暗血块，舌紫暗或有瘀点，苔腻，脉弦涩等为常见症的证候

痰瘀生风［tán yū shēng fēng］Windbildung aus Schleim-Stagnation *f* 脾失健运，聚湿生痰，痰湿阻络，气血涩滞，筋脉失养而动风的病理变化

痰郁［tán yù］六郁之一。由痰郁结所致的病证，症见喘息或咳嗽、胸闷、咽中梗阻、脉沉滑。Schleim-Stauung *f*—— eine der sechs Arten von Stauungen verursacht durch die Stockung von Schleim mit den Symptomen wie Dyspnoe, Husten, Beklemmen in der Brust, Obstruktionsgefühl im Hals, tiefer, gleitender Puls

痰证［tán zhèng］①泛指痰涎停留在体内的病证。多因脏腑气机失常，尤与脾肺有关。②类中风类型之一。症见猝然眩晕、昏倒不省人事，舌本强直，喉有痰声，四肢不举，脉象洪滑等。Schleim-Syndrom *n* —— ①ein allgemeiner Begriff für Krankheiten, verursacht durch Retention von Schleim, was gewöhnlich auf der Dysfunktion innerer Organe, besonders der Milz und der Lungen beruht ②durch Schleim verursachte Apoplexie. Eine Spielast der Apoplexie, gekennzeichnet durch plötzliche Synkope, Zungenspasmus, laryngeale Stenosegeräusche, Lähmung der Extremitäten, voller und glatter Puls

痰滞恶阻［tán zhì è zǔ］durch Stagnation des Schleims verursachte morgendliche Übelkeit

痰中带血［tán zhōng dài xuè］mit Blut gemischtes Sputum, blutstreifendes Sputum

痰浊阻肺［tán zhuó zǔ fèi］Obstruktion der Lunge durch trüben Schleim *f* 痰湿壅盛，内阻于肺，肺失宣降的病理变化

痰阻肺络［tán zǔ fèi luò］Stagnation des Phlegmas in der Lunge

檀香［tán xiāng］心材入药。用于理气、和胃。Sandelbaum *m*, Sandelholz *n*, Lignum Santali —— Verwendet wird geschältes Kernholz des Sandelbaumes (Santalum album) (Santalaceae). Heilwirkung: *Qi* und Magenfunktion regulierend

tàn 探

探吐［tàn tù］人为刺激喉粘膜使呕吐。Erbrechen erregen-

Erbrechen wird durch künstliche Stimulation an Rachen erregt.

TANG 汤唐溏糖螳淌烫

tāng 汤

汤(烫)火伤［tāng (tàng) huǒ shāng］Brandwunde *f*, Verbrennung *f*

汤方［tāng fāng］Rezept für Abkochung *n*

汤剂［tāng jì］Dekokt *n*, Abkochung *f*, Absud *m*

汤头［tāng tóu］Rezept für einen chinesischen Heilkräuterabsud

汤头歌诀［tāng tóu gē jué］清·汪昂撰(1694)。选录300余方，以七言歌诀形式写成，并对每方附有注解。Rezepte Chinesischer Kräterarzneien in Versform —— geschrieben von Wang Ang in der *Qing-Dynastie* (1694), einschließlich mehr als 300 Rezepte, in Versform mit sieben Charakteren je Zeile, und beigelegt noch Anmerkung zu jedem Rezept

汤液［tāng yè］Abkochung *f*, Dekokt *m*

汤液(剂)［tāng yè (jì)］将中药加适量水，煎沸一定时间后去渣取汁内服的药液。Dekokt *n*, Abkochung *f*, Absud *m* —— innerliche anzuwendendes Dekokt: nämlich der vom Bodensatz getrennte Saft nach einer bestimmte Zeitweile von Aussieden der chinesischen Heilkräuter mit mäßigem Wasser

汤液本草［tāng yè běn cǎo］元·王好古撰(1289)。共收药物 238 种，记述药之性味及治疗诸项，并引述诸家本草。Materia Medica für Dekokt —— ein Buch, geschrieben von *Wang Haogu* in der *Yuan-Dynastie* (1289), aufgezeichnet insgesamt 238 Arten der Arzneimittel und deren Eigenschaft und Behandlungsmethode, angeführt noch andere Kräuter

táng 唐溏糖螳

唐代四科［táng dài sì kē］唐代医学教育分为四个专业：医科、针科、按摩科和咒禁科。vier medizinische Fächer in der *Tang-Dynastie* —— In der *Tang-Dynastie* wurde medizinische Ausbildung in folgenden vier Fachbereichen eingeteilt: Medizin, Akupunktur, Massage und Zauberspruch.

唐容川［táng róng chuān］→唐宗海［táng zōng hǎi］

唐审元［táng shěn yuán］→唐慎微［táng shèn wēi］

唐慎微［táng shèn wēi］北宋本草学家，撰《经史证类备急本草》，收药 1746 种。后世许多本草书都以此书为蓝本。*Tang Shenwei* —— ein Expert für Heilkräute in der *Nord-song-Dynastie*, sein Buch "Klassifizierte Heilkräute zum Notfall" faßte 1746 Drogen um und galt als die Originalfassung der spät erschienenen Kräuterbücher

唐宗海［táng zōng hǎi］晚清医学家(1862-1918)，早期试图汇通中、西医学的代表人物之一。长于运用活血化瘀法治疗血症。主要著作有《中西医汇通医经精义》(1892)、《血证论》(1884)。*Tang Zonghai* —— ein Arzt in der späteren *Qing Dynastie* und zugleich einer der Vertreter, die versuchten, chinesischen Medizin und westliche Medizin zu konbinieren; er war sehr tüchtig bei der Behandlung der Blutbeschwerden, indem er den Blutkreislauf aktivierte und die Blutstauung ableitete; seine Hauptwerke sind "Über Konbination der Chinesischen und Westlichen Medizin" und "über Blutbeschwerden".

溏便(泄)［táng biàn (xiè)］halbflüssiger Stuhl

溏结不调［táng jié bù tiáo］abwechsend lockerer und trockener Stuhl *m*

溏泄［táng xiè］Durchfall mit lockerem Stuhl *m*

糖参［táng shēn］即市售蜜饯人参，用于补中益气。kandierter Ginseng —— eine kommerziale Art des Ginsengs. Heilwirkung: die Mitte (Mittel-*Jiao*) ergänzend, *Qi* vermehrend

糖哮［táng xiāo］吃糖过多而引起的哮喘。Zucker-Asthma *n* —— durch übermäßige Zuckereinnahm verursachtes Asthma

螳螂子［táng láng zǐ］小儿出生后几天到一月左右，口腔内两颊粘膜出现肿硬隆起，妨碍吮乳，剖视之似螳螂子，故名。Eierstück der Gottesanbeterin, Backeschleimhautschwellung *f* —— Von einigen Tagen bis zu einem Monat nach der Geburt hat das Neugeborene die Schleimhautschwellung an den beiden Backen, die Schwellung ist hart, erhebt sich wie Eierstück der Gottesanbeterin und stört das Milchsaugen.

tǎng 淌

淌(流)口水［tǎng (liú) kǒu shuǐ］Ptyalismus *m*, vermehrter Speichelfluß

tàng 烫

烫伤［tàng shāng］Brandwunde *f*, Verbrennung *f*

TAO 桃陶

táo 桃陶

桃儿七［táo ér qī］根及根茎入药。用于祛风湿，利气活血、止痛、止血。Radix Podophylli —— Verwendet werden getrocknete Wurzel und Rhizom des Podophyllum emodi var. chinensis (Berberidaceae). Heilwirkung: den in den Körper eingedrungenen Wind beseitigend, den Kreislauf anreged, *Qi* bewegend, Schmerzen und Blutung stilend

桃核承气汤［táo hé chéng qì tāng］成分：桃仁、大黄、桂枝、芒硝、炙甘草。主治：下焦蓄血证。*Taohe Chengqi Tang*, Pfirsichkern-Dekokt zur Wiederherstellung der Energie —— Indikation: Blutstau Syndrom im Unter-*Jiao* (Unterer Erwärmer)

桃花汤［táo huā tāng］成分：赤石脂、干姜、粳米。主治：虚寒引起的下痢，日久不愈者。*Taohua Tang*, Pfirsichblüte-Dekokt *n* —— Indikation: durch *Qi*-Mangel und innere Kälte verursachte chronische Dysenterie

桃花癣［táo huā xuǎn］Pityriasis Simplex

桃金娘根［táo jīn niáng gēn］根入药。用于养血、通络。Radix Rhodomyrti —— Verwendet wird getrocknete Wurzel des Rhodomyrtus tomentosa (Myrtaceae). Heilwirkung: Blut ergänzend, den Körpermeridian durchgängig machend

桃仁［táo rén］果入药。用于活血祛瘀、润肠通便。Semen Persicae —— Verwendet wird der Same des Prunus persica oder P. davidiana (Rosaceae). Heilwirkung: das Blutfluß belebend, die Blutstase austreibend, den Darm befeuchtend, abführend

陶道［táo dào］穴位。主治：精神分裂症、疟疾、发热、癫痫、背强等。*Taodao* (DU 13) —— Akupunkturpunkt. Indikationen: Schizophrenie, Malaria, Fieber, Epilepsie, Rückensteife

陶罐［táo guàn］Keramik-Tasse *f*

陶弘景［táo hóng jǐng］著名医药学家、道家，炼丹家(452-536)。著述很多，其《本草经集注》系将《神农本草经》与《名医别录》中 730 种药物分类合编，加以注释而成。是古代本草学的重要文献。*Tao Hongjing* —— ein berühmter Arzt, Experte für chinesische Medikamente, Taoist und Alchemist, er hinterließ viele Bücher, eins davon heißt "*Kollektive Anmerkungen zu Shen Nongs Kräuter*" in dem er 730 Sorten von Medikamenten, die in den Büchern "*Klassiker von shen Nong's Heilkräutern*" und "*Andere Aufzeichnungen von den Berühmten Ärzten*" eingetragen waren, Klassifizierungsweise mit Erläuterungen zusammenstellte. Dieses Buch ist ein bedeutender Beitrag für die klassische Lehre über Heilkräuter.

陶通明［táo tōng míng］→陶弘景［táo hóng jǐng］

TE 特

tè 特

特定穴［tè dìng xué］bestimmter Akupunkturpunkt *m*

TENG 藤

téng 藤

藤黄［téng huáng］树脂入药。用于止血、消痈、泻水。Resina Garciniae —— Verwendet wird gummiartiges Harz aus Garcinia hanburyi (Guttiferae). Heilwirkung: Blutung stillend, den Karbunkel lösend, Wasser ausscheidend

藤梨根（téng lí gēn）根人药。用于治癌、利尿、清热解毒。Radix Actinidiae Chinensis —— Verwendet wird getrocknete Wurzel der Actinidia chinensis (Actinidiaceae). Heilwirkung: Krebs behandelnd, diuretisch, innere Hitze bekämpfend, Entzündung oder Fieber beseitigend

TI 提体涕

tí 提

提插补泻［tí chā bǔ xiè］针刺补泻手法之一．重插轻提为补，重提轻插为泻。Tonisierung und Sedierung durch Anheben und Einstoßen der Nadel —— eine Manipulationstechnik der Akupunktur: kräftige Einstoßen aber zarte Anheben der Nadel gehört zu Tonisierung, dagegen kräftige Anheben aber zarte Einstoßen der Nadel gehört zu Sedierung

提插法［tí chā fǎ］Ziehen-und Insertionsmethode der Akupunktur

提法［tí fǎ］将折断下垂的骨端用手或绳，带向上、向外提起，以达到直接或间接完全复位的一种牵引手法，属正骨法范畴。hebende Manipulation —— Das gebrochene nach unten verschobene Fragment mit Hand oder Seil nach oben und außen heben. Eine Manipulation zur direkt oder indirekt vollständigen Reposition.

提脓拔毒［tí nóng bá dú］Beseitigung von Eiter und Toxizität *f* 用具有祛除毒邪，促进脓液排出作用的方药及其他疗法，是内蕴之脓毒得以排出，治疗脓毒证的方法

提脓去腐［tí nóng qù fǔ］Beseitigung von Eiter und nekrotischem Gewebe *f* 用具有排除脓液，祛除腐肉作用的方药或其他疗法，是疮疡内蕴之脓毒排除，腐肉脱落，治疗脓毒证的方法

提针［tí zhēn］Nadelziehen *n*

tǐ 体

体(钱,圆)癣［tǐ (qián, yuán) xuǎn］Tinea corporis

体表解剖标志定位法［tǐ biǎo jiě pōu biāo zhì dìng wèi fǎ］Methode der Punktlokalisation zur Übereinstimmung mit der anatomischen Landmarke 依据解剖学体表标志审定腧穴定位的方法

体惰［tǐ duò］Körperindolenz *f*, Körperträgheit *f*

体厥［tǐ jué］kaltes Gefühl vom ganzen Körper, allgemeines Kältegefühl

体气［tǐ qì］→狐(胡)臭［hú (hú) chòu］

体弱忌用［tǐ ruò jì yòng］Kontraindikation: bei Schwächlichkeit nicht anwenden!

体弱气虚［tǐ ruò qì xū］allgemeine Schwächlichkeit und *Qi*-Mangel

体针［tǐ zhēn］针刺身体各部位穴位的疗法，与耳针、头针等相对而言。Körperakupunktur *f* —— Akupunkturmethode bei den Punkten des Rumpfes und der Gliedermaßen, im Gegensatz zu Ohrakupunktur und Kopfakupunktur

体针麻醉［tǐ zhēn má zuì］用体针方法进行针刺麻醉。Körperakupunkturanästhesie *f* —— Anästhesie durch die Körperakupunktur

体质学说［tǐ zhì xué shuō］Konstitutionslehre *f* 研究人体体质的形成、特征、类型及其与疾病的发生、病机、诊断、预防和治疗关系的理论

tì 涕

涕［tì］五液之一。Nasenschleim *m* —— eine der fünf Arten von Sekreten

TIAN 天田恬甜填

tiān 天

(天)庭［(tiān) tíng］→庭［tíng］

天(冷,自)灸［tiān (lěng, zì) jiǔ］用具有刺激性的药物敷贴于穴位处，使其发泡的方法，多用于治疗疟疾、哮喘、关节炎等。Biomoxibustion *f* —— eine Therapiemethode der Moxibustion, indem das reizende Medikament an bestimmter Akupunkturpunkte appliziert werden, es verursacht Blasenbildung der betreffenden Haut, und öfters für die Behandlungen bei Malaria, Asthma und Arthritis

天［tiān］五不男之一。*Tian* —— einer der fünf Typen von männlicher Sterilität

天(门)冬［tiān (mén) dōng］块根入药。用于养阴润燥，清肺止咳。Radix Asparagi —— Verwendet wird der Wurzelstock der Asparagus cochinchinensis (Liliaceae). Heilwirkung: zum Befeuchten der Trockenheit *Yin* ernähren, Kühlen der Lungen-Hitze, um Husten zu stillen

天白蚁［tiān bái yǐ］→喉癣［hóu xuǎn］

天池［tiān chí］穴位。主治：心绞痛、肋间神经痛、胸闷等。*Tianchi* (PC1) —— Akupunkturpunkt. Indikationen: Angina pectoris, Neuralgia intercostalis, Völlegefühl in Brust

天冲［tiān chōng］穴位。主治：头痛、龈炎、癫痫等。*Tianchong* (GB9) —— Akupunkturpunkt. Indikationen: Kopfschmerzen, Gingivitis, Epilepsie

天窗［tiān chuāng］穴位。主治：耳鸣、耳聋、咽喉痛、甲状腺肿等。*Tianchuang* (SI16) —— Akupunkturpunkt. Indikationen: Tinnitus aurium, Taubheit, Halsschmerzen, Struma

天钓［tiān diào］婴幼儿惊风的一种证型。多由心肺积热而引起。以高热、惊厥、头目仰视、喉中痰鸣、口中流涎为特征。die Konvulsion mit den nach oben starrenden Augen —— ein Typ der Konvulsion der Kleinkinder. Meistens ist es durch die Akkumulation der Hitze in Herzund Lungen-Meridiane erzeugt. Die Manifestationen sind: Hohe Fieber, Konvulsion, nach oben starrende Augen, Sputumgeräusch im Larynx und viel Speichel.

天钓似痫［tiān diào sì xián］die epilepsiähnliche Konvulsion vom Infans

天鼎［tiān dǐng］穴位。主治：扁桃体炎、喉炎、颈淋巴结结核等。*Tianding* (LI 17) —— Akupunkturpunkt. Indikationen: Tonsillitis, Laryngitis, Halslymphknotentuberkulose

天冬［tiān dōng］Tiandong, Radix Asparagi *m*, chinesische Spargelwurzel *f*

天符［tīan fú］himmlische Korrespondenz *f* 岁运之气与司天之气的五行属性相符合的运气同化，即每年的值年大运与同年的司天之气在五行属性上相同

天府［tiān fǔ］穴位。主治：支气管炎、哮喘、鼻出血等。Tianfu (LU3) —— Akupunkturpunkt. Indikationen: Bronchitis, Asthma, Epistaxis

天干［tīan gān］himmlische Stämme *m pl* 十天干十干甲、乙、丙、丁、戊、己、庚、辛、壬、癸的总称

天干地支［tiān gān dì zhī］天干地支是古代纪年、月、日、时的符号。甲、乙、丙、丁、戊、己、庚、辛、壬、癸为十天干。子、丑、寅、卯、辰、巳、午、未、申、酉、戌、亥为十二地支。die Himmelsstämme und die Erdzweige —— die zehn Himmelsstämme, die als traditionelle Ordnungszahlen und in Verbindung mit den zwölf Erdzweigen zur Kennzeichnung der Jahre, Monate, Tage und Stunden dienen, die zehn Himmelsstämme: *Jia* (甲), *Yi* (乙), *Bing* (丙), *Ding* (丁), *Wu* (戊), *Ji* (己), *Geng*

(庚),*Xin*(辛),*Ren*(壬),*Gui*(癸),und die zwölf Erdzweige: *Zi*(子),*Chou*(丑),*Yin*(寅),*Mao*(卯),*Chen*(辰),*Si*(巳),*Wu*(午),*Wei*(未),*Shen*(申),*You*(酉),*Xu*(戌),*Hai*(亥)。

天干纪运 [tīan gān jì yùn] Bezeichnung des Kreislaufes von himmlischen Stämmen *f* 十干统运十干纪运十天干配合五运。十天干分成甲乙、丙丁、戊己、庚辛、任癸五对分别配五行为甲乙属木,丙丁属火,戊己属土,庚辛属金,任癸属水

天谷 [tiān gǔ] oberes Elixierfeld des himmlischen Tales [Terminus bei Qigong]

天癸 [tiān guǐ] ①指男女双方的生殖机能。②月经。③→肾阴(水) [shèn yīn (shuǐ)] ①sexuelle Funktion beider Geschlechter ②Menstruation *f*

天癸竭 [tiān guǐ jié] Menopause *f*, Menostase *f*

天癸至 [tiān guǐ zhì] Menarche *f*, Beginn der menstruellen Funktion

天癸子 [tiān guǐ zǐ] 块根入药。用于散结、消肿、解毒。Radix Semiaguilegiae

天行暴赤 [tīan xíng bào chì] epidemische fulminante gerötete Augen *n pl*, akute ansteckende Konjunktivitis *f*

天行赤眼[热] [tiān xíng chì yǎn] epidemische fulminante gerötete Augen *n pl*, akute ansteckende Konjunktivitis *f*

天行赤眼(热) [tiān xíng chì yǎn (rè)] akute kontagiöse Konjunktivitis

天行赤眼暴翳 [tiān xíng chì yǎn bào yì] Keratokonjunktivitis epidemica

天行发斑疮 [tiān xíng fā bān chuāng] →天花(痘) [tiān huā (dòu)]

天行温疫 [tiān xíng wēn yì] epidemische Krankheit

天胡荽 [tiān hú suī] 全株入药。用于祛风清热、利湿、化痰止咳。Herba Hydrocotylis —— Verwendet wird das getrocknete ganze Kraut der Hydrocotyle sibthorpioides (Umbelligerae). Heilwirkung: den Wind austreibend, die Hitze bekämpfend, diuretisch, Schleim lösend, den Husten stillend

天花(痘) [tiān huā (dòu)] Pocken *pl*, Variole *f*

天花粉 [tiān huā fěn] 根入药。用于清热生津、排脓消肿。Radix Trichosanthis —— Verwendet wird getrocknete Wurzel der Trichosanthes kirilowii oder T. japonica (Cucurbitaceae). Heilwirkung: innere Hitze bekämpfend, Drüsensekretionen fördernd, Eiter entfernend, abschwellend

天火 [tiān huǒ] →丹毒(熛) [dān dú (biāo)]

天井 [tiān jǐng] 穴位。主治:肘关节疾患、偏头痛、颈淋巴结结核等。*Tianjing* (SJ10) —— Akupunkturpunkt. Indikationen: Erkrankungen am Ellbogen, Migräne, Halslymphknotentuberkulose

天灸 [tīan jiǔ] natürliche Moxibustion *f*

天廓 [tiān kuò] 八廓之一。即白睛部位。Himmel-Region *f* —— eine der acht Augen-Regionen, nämlich Augenweiß

天髎 [tiān liáo] 穴位。主治:颈项肩胛痛、热病等。*Tianliao* (SJ15) —— Akupunkturpunkt. Indikationen: Schmerzen am Genick und in der Schulterblattgegend, Fieber usw.

天麻 [tiān má] 块茎入药。用于平肝、息风、止晕。Rhizoma Gastrodiae —— Verwendet wird der Wurzelstock der Gastrodia elata (Orchidaceae). Heilwirkung: Leber-*Yang* drückend, den Wind beseitigend, Schwindel stillend

天麻钩藤饮 [tiān má gōu téng yǐn] 成分:天麻、钩藤、石决明、栀子、黄芩、牛膝、杜仲、茯苓、益母草、桑寄生、夜交藤。主治:肝阳上亢、肝风内动。*Tianma Gouteng Yin*, Trank mit Gastrodia und Uncaria —— Indikationen: durch *Yang*-Üppigkeit und endogenen Wind in der Leber hervorgerufene Krankheit

天门 [tiān mén] →命关 [mìng guān]

天南星 [tiān nán xīng] 根茎入药。用于燥湿化痰、祛风定惊。外用消肿散结。Rhizoma Arisaematis —— Verwendet wird der Wurzelstock der Arisaema consanguineum, A. heterophyllum, oder A. amurense (Araceae). Heilwirkung: die Nässe trocknend, Schleim lösend, den Wind beseitigend, die Konvulsion stillend, äußerliche Anwendung: abschwellend und Stockungen beseitigend

天年 [tiān nián] natürliche Lebensdauer *f* 人的自然寿命

天泡疮 [tiān pào chuāng] Pemphigus *m*

天气 [tiān qì] *Qi* aus dem Universum *n* 自然界的清阳之气,与地气相对。<运气>在泉之气

天泉 [tiān quán] 穴位。主治:咳嗽、心绞痛、胸胁痛等。*Tianquan* (PC2) —— Akupunkturpunkt. Indikationen: Husten, Angina pectoris, Schmerzen in Brust und Hypochondrium

天人相应 [tiān rén xiāng yìng] 人体组织结构、生理活动以及疾病变化作为小宇宙,同自然界大宇宙的对应关系。Übereinstimmung zwischen Menschen und Universum, erhe-bliche Anpassung des menschlichen Körpers an seine Umgebung —— übereinstimmende Beziehung zwischen der Struktur, der physiologischer Funktion, und den pathologischen Veränderungen des menschlichen Körpers als Mikrokosmos und den Veränderungen der natürlichen Umgebung als Makrokosmos

天容 [tiān róng] 穴位。主治:扁桃体炎、咽喉炎、失语等。*Tianrong* (SI17) —— Akupunkturpunkt. Indikationen: Tonsillitis, Pharyngolaryngitis, Aphasie

天受 [tīan shòu] durch Luft und Wasser übertragene Infektion *f*

天枢 [tiān shū] 穴位。主治:肠炎、痢疾、肠麻痹、便秘等。Tianshu (ST25) —— Akupunkturpunkt. Indikationen: Enteritis, Dysenterie, Darmparalyse, Stuhlverstopfung

天水散 [tiān shuǐ sǎn] →六一散 [liù yī sǎn]

天台乌药散 [tiān tái wū yào sǎn] 成分:乌药、木香、茴香、青皮、高良姜、槟榔、川楝子、巴豆。主治:寒凝气滞所致之疝气。*Tiantai Wuyao San*, Pulver aus der Wurzel der Lindera —— Indikation: Hernie infolge der Stagnation von *Qi* und Kälte

天突 [tiān tū] 穴位。主治:哮喘、支气管炎、膈痉挛等。*Tiantu* (RN22) —— Akupunkturpunkt. Indikationen: Asthma, Bronchitis, Phrenospasmus

天王补心丹 [tiān wáng bǔ xīn dān] 成分:柏子仁、麦冬、天冬、元参、五味子、生地、当归、茯苓、远志、桔梗、酸枣仁、党参。主治:心肾不足,阴亏血少所致的心悸、失眠等。*Tianwang Buxin Dan*, Herz tonisie rende Pille —— Indikationen: Hypofunktion in Herzen und Niere, Palpitation und Insomnie aufgrund der Insuffizienz von *Yin* Kanälen und Blutzirkulation

天溪 [tiān xī] 穴位。主治:支气管炎、哮喘、乳腺炎等。*Tianxi* (SP18) —— Akupunkturpunkt. Indikationen: Bronchitis, Asthma, Mastitis

天仙藤 [tiān xiān téng] →马兜铃藤 [mǎ dōu líng téng]

天仙子 [tiān xiān zǐ] 种子入药。用于解痉止痛、定惊、平喘、止泻。Semen Hyoscyami —— Verwendet wird der Samen des Hyoscyamus niger (Solanaceae). Heilwirkung: Spasmus, Schmerz, Konvulsion, Keuchen, und Diarrhoe stillend

天哮呛 [tīan xiào qiàng] Keuchhusten *m*

天应穴 [tiān yīng xué] →阿是穴 [ā shì xué]

天牖 [tiān yǒu] 穴位。主治:耳聋、颈项强等。*Tianyou* (SJ16) —— Akupunkturpunkt. Indikationen: Taubheit, Halssteife

天柱(骨)倒 [tiān zhù [gǔ] dǎo] 又名项软。颈项软弱无力,头向下垂的病证。多见于小儿发育不全或老年体弱者。Kraftlosigkeit des Nackens —— Der Nacken ist kraftlos, der Kopf sinkt. Diese Symptome sind meistens bei der Unterentwicklung des Kindes oder den schwachen Alten.

天柱 [tiān zhù] 穴位。主治:后头痛、颈项强痛等。*Tianzhu* (BL10) —— Akupunkturpunkt. Indikationen: okzipitale Kopfschmerzen, schmerzhafte Halssteife

天柱骨折 [tiān zhù gǔ zhé] Fraktur der Halswirbel

天宗［tiān zōng］穴位。主治：肩胛酸痛等。*Tianzong* (SI11) —— Akupunkturpunkt. Indikationen: Muskelkater in der Schulterblattgegend

tián 田恬甜填

田基黄［tián jī huáng］→地耳草［dì ěr cǎo］

恬淡虚无［tián dàn xū wú］entspannender Geist und leeres Denken

甜瓜蒂［tián guā dì］果柄入药。用于催吐。Stil der süßen Melone, Pedicellus Melo —— Verwendet wird der Stil der süßen Melone von Cucumis melo (Cucurbitaceae). Heilwirkung: Erbrechen antreibend

甜瓜子［tián guā zǐ］种子入药。用于清热、排脓。Semen Melo —— Verwendet wird der Samen der Cucumis melo (Cucurbitaceae). Heilwirkung: innere Hitze beseitigend, das Eiter ausscheidend

甜石莲［tián shí lián］果入药。用于养心、益肾、补脾、涩肠。Lotosfrucht *f*, Fructus Nelumbinis —— Verwendet wird getrocknete Frucht von Nelumbo nucifera (Nymphaeaceae). Heilwirkung: das Herz, die Niere und die Milz ernährend, Diarrhoe stillend

填疮［tián chuāng］Wundetamponade *f*

填精［tián jīng］治疗肾阴虚肾精不足的方法。Füllessenz *f* —— eine Therapie gegen Mangel an *Yin* Essenz in Niere

填精益髓［tián jīng yì suǐ］Essenz ergänzen und Knochenmark auffüllen

填涂［tián tú］用药物敷贴，再加厚垫。正骨治疗措施之一。Vollfüllen *n* —— eine therapeutische Maßnahme zur Frakturbehandlung, zuerst Medikamentauflegen, dann gedeckt mit dickem Polster

TIAO 挑条调龆挑

tiāo 挑

挑［tiāo］Auswahl *f*, Selektion *f*

tiáo 条调龆

条剂［tiáo jì］将纸粘药后，捻成细条线状的一种外用剂型。Medikamentrolle *f*

条口［tiáo kǒu］穴位。主治：肩周炎、下肢麻痹或痛等。*Tiaokou* (ST38) —— Akupunkturpunkt. Indikationen: Periarthritis humeroscapularis, Paralysis oder Schmerzen der unteren Extremitäten

调醋外搽［tiáo cù wài cā］Das Medikament wird mit Essig für äußere Verwendung gemischt.

调服［tiáo fú］medizinisches Pulver einnehmen nach der Mischung mit dem Wasser oder mit Flüßigkeit

调和肝脾［tiáo hē gān pí］治疗肝气犯脾、肝脾不和的方法。症见胸胁胀满、肠鸣、便溏、食欲不振、性情急躁等。Regulierung der Funktion von Leber und Milz —— eine Therapie zur Behandlung der Störung im Gleichgewicht zwischen Leber und Milz, verursacht durch übergriff von Leber-*Qi* auf die Milz, gekennzeichnet durch Spannungsgefühl in der Brust und im Hypochondrium, Darmgeräusch, Diarrhoe, Appetitmangel und Unruhe

调和肝胃［tiáo hé gān wèi］治疗肝气犯胃、肝胃不和的方法。症见胸胁胀痛、胃脘胀痛、食欲不振、嗳气吞酸等。Regulierung der Funktion von Leber und Magen —— eine Therapie zur Behandlung der Störung in Leber und Magen, verursacht durch Ubergriff des Leber-*Qi* auf den Magen, gekenneichnet durch Spannungsschmerz in der Brust, im Hypochondrium und im Magen, Appetitmangel, Aufstossen und Säureregurgitation

调和气血［tiáo hé qì xuè］Regulierung von *Qi* und Blut

调和营卫［tiáo hé yíng wèi］解除风邪、调整营卫失和的治法。营卫失调的表现为头痛发热、汗出恶风、鼻塞、干呕、脉浮弱等。Regulierung von *Ying* und *Wei* —— eine Therapie gegen das Ungleichgewicht zwischen der Bauenergie (*Ying*) und der Abwehrenergie (*Wei*), gekennzeichnet durch Kopfschmerz, Fieber, Schwitzen, Windscheuen, verstopfte Nase, Brechreiz, oberflächlichen und schwachen Puls

调和诸药［tiáo hé zhū yào］die Wirkungen von verschiedlichen Ingredienzen eines Rezeptes koordinieren

调和诸脏［tiáo hé zhū zàng］Regulierung der Funktion zwischen den inneren Organen

调经［tiáo jīng］Regulierung der Menstruation

调理(养)［tiáo lǐ (yǎng)］Erholung *f*, Pflegung *f*

调气［tiáo qì］①调整人体经络之气。②用行气、降气方药、使气机畅利平顺，恢复正常的方法。多用于气滞、气逆证的治疗。*Qi*-Regulierung *f* —— ① Regulierung des *Qi* um Fließen in dem Meridian ② durch Applikation einiger Medikamente um Beförderung des *Qi*-Fließens bei seiner Stauungen

调气解郁［tiáo qì jiě yù］den *Qi*-Fluß anregen und Stagnation beseitigen

调身［tiáo shēn］气功术语。调正身体的姿势，以使内气通达。Anpassung der Haltung —— um die Körperhaltung in Ordnung bringen, damit das innere *Qi* glatt und ruhig im Körper fließen werden

调胃承气汤［tiáo wèi chéng qì tāng］成分：大黄、芒硝、炙甘草。主治：热结便秘轻证。*Tiaowei Chengqi Tang*, purgatives Dekokt —— Indikationen: leichte Stuhlverstopfung infolge der Hitze

调息［tiáo xī］Regulierung der Atmung bei *Qigong*-Treiben

调心［tiáo xīn］使意念集中，排除杂念的方法。Regulierung der geistigen Aktivität —— eine Methode zur geistigen Konzentration und Wegräumen von egoistischen Gedanken bei *Qigong*-Treiben

调整阴阳［tiáo zhěng yīn yáng］Regulierung von *Yin* und *Yang*

调治［tiáo zhì］durch medizinische Pflege wiederherstellen

龆龀［tiáo chèn］Milchzahnwechsel bei Kindern *m*

tiǎo 挑

挑治疗法［tiǎo zhì liáo fǎ］用针在体表一定部位挑取皮下白色纤维样物的治疗方法。Pickentherapie *f* —— Herauspicken des weißen Unterhautfasergewebes mit der Nadel an der bestimmten Stelle des Körpers. Es ist eine therapeutische Methode.

挑痔疗法［tiǎo zhì liáo fǎ］Hämorrhoidpickenmethode

TIE 贴铁

tiē 贴

贴棉法［tiē mián fǎ］Baumwolle aufkleben

tiě 铁

铁粉［tiě fěn］钢铁飞炼而成的粉末。用于平肝、镇心。Eisen-pulver *n*, Ferrum Pulveratum —— das pulverige Eisen, das bei der Eisenschmelze produziert wird. Heilwirkung: übermäßiges Leber-*Yang* beseitigend, die Palpitation beruhigend

铁树［tiě shù］叶入药。用于理气、活血。Folium Cycadis Re-volutae —— Verwendet wird das Blatt von Cycas revoluta (Cycaceae). Heilwirkung: *Qi* regulierend, die Blutzirkulation aktivierend

铁苋［tǐe xiàn］*Tiexian*, Herba Acalyphaef, Gerberakazienkraut *n*

铁苋菜［tiě xiàn cài］地上部分入药。用于清热解毒，治痢、止血。Herba Acalyphae —— Verwendet wird getrockneter, oberirdischer Teil von Acalypha australis (Euphorbiaceae). Heilwirkung: die Hitze-Noxe beseitigend, entgiftend, Dysenterie und Blut stillend

TING 听廷庭停葶聤艇挺

tīng 听

听宫［tīng gōng］穴位。主治:耳疾患。*Tinggong* (SI19) —— Akupunkturpunkt. Indikation: Ohrerkrankungen

听会［tīng huì］穴位。主治耳疾患、面瘫、颞颌关节炎等。*Tinghui* (GB2) —— Akupunkturpunkt. Indikationen: Ohrerkrankungen, Prosoplegie, Mandibulararthritis

听息［tīng xī］练功时,藉以摄心入静之法。Selbstatmung zu hören —— eine Methode zur Ruheeinstellung bei *Qigong*-Treiben

tíng 廷庭停葶聤

廷孔［tíng kǒng］weibliche Urinöffnung, Uretermündung *f*

庭［tíng］Stirn *f*, Stirnmitte *f*

停经［tíng jīng］Menostase *f*, Amenorrhoe *f*

停饮胁痛［tíng yǐn xié tòng］因水饮流注肝经,气机痹阻所致。症见胁肋疼痛,或两胁走注疼痛,甚则漉漉有声,咳嗽气急,脉沉弦。Hypochondriumschmerzen durch Flüssigkeit-Retention —— Hypochondriumschmerzen verursachte durch Unregelmäßigkeiten von Leber-*Qi* und durch Retention der Flüßigkeit im Leberraum, charakterisiert durch wundernde Schmerzen im Hypochondrium, sogar begleitet mit gurgelnden Schällen, Husten, Dyspnoe, tiefen und straffen Pulsen

停饮心悸［tíng yǐn xīn jì］心悸之一种。可伴胸脘痞满、头晕恶心、小便短少、苔白、脉弦等。Palpitation durch Flüssigkeit-Retention —— eine der Palpitation, begleitet durch Stickigkeit und Völlgefüll im Brust und Hypogastrium, Schwindel, Brechreiz, Oligurie, weißen Zungenbelag, straffen und harten Puls

停饮眩晕［tíng yǐn xuàn yùn］眩晕的一种,多因中阳不运,水饮内停所致。症见头目眩冒,怔忡、心悸或脐下悸、呕吐涎沫等。Schwindel durch Flüssigkeit-Retention —— einer der Schwindel, meistens verursachte durch Milzund Magen-Dysfunktion und durch Retention der Flüssigkeit; charakterisiert durch Schwindel mit heftiger Palpitation oder mit dem kloptenden Gefühl unter dem Umbilicus, auch durch Schaumbrechen

葶苈大枣泻肺汤［tíng lì dà zǎo xiè fèi tāng］成分:葶苈子、枣。主治:痰涎壅盛所致之咳喘胸闷。*Tingli Dazao Xiefei Tang*, Semen Drabae und fructus Jujubae-Dekokt zur Beseitigung der Lungen —— Indikationen: Husten, Völlegefühl in der Brust infolge übermäßigen Schleims

葶苈子［tíng lì zǐ］种子入药。用于泻肺平喘,利水消肿。Semen Lepidii seu Descurainiae —— Verwendet wird der Same von Lepidium apetalum oder Descurainia sophia (Cruciferae). Heilwirkung: die Lungen-Hitze vertreibend, Asthma lindernd, das Wasser ausscheidend, abschwellend

聤耳［tíng ěr］Otopyorrhoea *f*, eitrige Otitis media *f*, Eiterausfluss aus dem Ohr *m*

聤(脓)耳［tíng (nóng) ěr］Otitis media suppurativa

tǐng 艇挺

艇角［tǐng jiǎo］*Tingjiao* (CO 8), Winkel der oberen Concha *m* 耳穴。在对耳轮下脚下方前部

艇中［tǐng zhōng］*Tingzhong* (CO 6, 10i), Mitte der oberen Concha *f* 耳穴。在小肠区与肾区之间

挺定腿拔伸［tǐng dìng tuǐ bá shēn］挺直大腿作牵引。正骨方法之一。Zug nach der Extension —— eine der Frakturrepositionsmethode, zuerst wird das Bein extendiert und dann gezogen

TONG 通同铜童潼瞳筒痛

tōng 通

通(下)乳［tōng (xià) rǔ］Laktation fördern

通鼻窍［tōng bí qiào］①den Nasengang in Ordnung bringen, einen unbehinderten Nasengang herstellen ②steife Nase lindern

通便［tōng biàn］Stuhl treibend

通草［tōng cǎo］茎髓入药。用于清热利水、通乳。Stengelmark des Reispapierbaums, Medulla Tetrapanacis —— Verwendet wird das getrocknete Mark aus den Stengeln des Tetrapanax papyrifera (Araliaceae). Heilwirkung: Calor kühlend, diuretisch, die Milchsekretion in Gang bringend

通腑泄热［tōng fǔ xiè rè］Entspannung im Darm zum Abführen der Hitze *f*

通谷(腹)［tōng gǔ (fù)］穴位。主治:腹胀、呕吐、腹痛。*Tonggu* (KI20) —— Akupunkturpunkt. Indikationen: Bauchschwellung, Vomitus, Bauchschmerzen

通谷(足)［tōng gǔ (zú)］穴位。主治:头痛、眩晕、鼻出血。*Tonggu* (BL66) —— Akupunkturpunkt. Indikationen: Kopfschmerzen, Schwindel, Epistaxis

通关散［tōng guān sǎn］成分:细辛、猪牙皂。主治:中风或痰厥闭证。*Tongguan San*, Pulver［Pille］für Bekämpfung der Kieferklemme —— Indikationen: Apoplexie oder durch Schleimblockierung des Atmungssystems verursachtes Koma

通剂［tōng jì］十剂之一。具有通利作用的方剂,如用于乳汁不下。die Obstruktion lösendes Mittel —— eins der Zehn Rezepte. wirkend für Durchgang oder Ableitung, z. B. Galaktostasis

通经［tōng jīng］Menstruation fördern

通经活络［tōng jīng huó luò］die Meridiane (Kanäle) durchgängig machen und die Kanäle aktivieren

通经药［tōng jīng yào］Emmenagoga *n pl*

通经止痛［tōng jīng zhǐ tòng］Menstruation fördern, um Schmerzen zu stillen

通睛［tōng jīng］Einwärtsschielen *n*

通里［tōng lǐ］穴位。主治:语言不能、舌强、心悸、失眠。*Tongli* (HT5) —— Akupunkturpunkt. Indikationen: Aphasie, Zungensteife, Palpitation, Insomnie

通利关节［tōng lì guān jié］Gelenkbewegung erleichtern

通利小便［tōng lì xiǎo biàn］Förderung des Urinierens *f*

通利血脉［tōng lì xuè mài］Blutkreislauf fördern

通淋［tōng lìn］Meridian (Kanäle) ausbaggern, um Schmerzen zu stillen

通淋排石［tōng lìn pái shí］Linderung der Strangurie und Vertreibung von Steinen

通淋药［tōng lìn yào］Arzneimittel für Entlasung der Strangurie *n*

通络止痛［tōng luò zhǐ tòng］Obstruktion in den Meridianen beseitigenund Schmerz stillen

通脉［tōng mài］①温通阳气以振起脉搏的方法。②用补益气血药治疗产后气虚而少乳的方法。①den Puls kräftigen —— eine Therapie, den Puls durch die Erwärmung von *Yang-Qi*-Fluß zu kräftigen ②die Laktation fördern —— eine Methode, durch die Ergänzung von Blut und *Qi* den postpartablen Milchmangel wegen der *Qi*-Defizienz zu behandeln

通脉四逆汤［tōng mài sì nì tāng］成分:炙甘草、生附子,干姜。主治:少阴病,症见下利清谷、手足厥逆、脉微欲绝等症。*Tongmai Sini Tang*, Dekokt für die Beförderung der Blutzirkulation und die Bekämpfung der Kälte —— Indikationen: *Shaoyin*-Kanäle-Krankheiten mit Symptome: Durchfall mit wässerigem Stuhl, kalte Glieder und schwacher Puls

通木［tōng mù］古代用杉木制成的医疗器械，同腰背支架。Holzstütze *f* —— ein ulalter therapeutischer Entwurf aus Tanninholz, ausgesehen wie eine Dorsolumbarstütze

通气［tōng qì］→行（通、利）气［xíng（tōng, lì）qì］

通窍［tōng qiào］Linderung der verstopften Öffnungen *f*

通窍活血汤［tōng qiào huó xuè tāng］成分：赤芍、川芎、桃仁、红花、老葱、生姜、红枣、麝香、黄酒。主治：瘀阻头面，症见头痛、昏晕等。*Tongqiao Huoxue Tang*, die Öffnung durchgängig machendes und das Blut belebendes Dekokt —— Indikationen: Blockade infolge der Stase in dem Kopf und Gesicht mit Symptomen: Kopfschmerzen, Schwindel

通乳汁［tōng rǔ zhī］Laktation fördern

通天［tōng tiān］穴位。主治：头痛、鼻炎等。*Tongtian*（BL7）—— Akupunkturpunkt. Indikationen: Kopfschmerzen, Rhinitis

通调水道［tōng tiáo shuǐ dào］Reinmachen und Regulierung von Wasser-Durchgang

通下［tōng xià］Abführen *n*, Reinigung *f*

通小便［tōng xiǎo biàn］→利水（尿）［lì shuǐ（niào）］

通泄［tōng xiè］Abwärtsstreben der Hitze durch das Abführmittel

通血脉［tōng xuè mài］Blutzirkulation fördern

通阳［tōng yáng］用温热通阳方药治疗由于寒湿阻遏、痰凝瘀阻所致阳气不通的方法。Durchleiten［Aktivieren］des *Yang* —— eine Therapie gegen Blockade von *Yang-Qi*, verursacht durch Akkumulation von Kälte-Feuchtigkeit, Schleim, und Blutstauung, Behandlung mit der Anwendung der Methode von warmer oder heisser Natur

通阳利水［tōng yáng lì shuǐ］Durchleiten des *Yang* und Fördern der Diurese

通因通用［tōng yīn tōng yòng］反治法之一。用通利药物，而不用固涩药治疗通泄病证，如瘀热滞塞所致的泄泻。Behandlung der Diarrhoe mit abführenden Substanzen —— eine der therapeutischen Methoden gegen Diarrhoe mit abführenden Mitteln zu behandeln anstatt mit Adstringenzien, wenn die Diarrhoe durch Hitzestauung verursacht wurde

tóng 同铜童潼瞳

同病异治［tóng bìng yì zhì］中医治疗原则之一。同一病证，因不同情况而治法不同。例如根据病人体质、气候季节变化、地理状况以及病情、病机，采取不同治法。Behandlung derselben Erkrankung mit unterschiedlichen Methoden —— eines der therapeutischen Prinzipien in der traditionellen chinesischen Medizin, welches bedeutet, daß die Behandlung derselben Erkrankung variieren soll bei unterschiedlichen Bedingungen wie z. B. die Konstitution des Patienten, klimatische und jahreszeitliche Wechsel, geographische Lokalität, sowie die Erscheinungsform und Pathogenese der Erkrankung

同名经［tóng míng jīng］同名为太阴、少阴、厥阴、阳明、太阳或少阳的一对手经和足经。Kanäle［Meridiane］von gleichen Namen —— sechs Paare Kanäle auf Hand und Fuß nämlich Kanäle von Hand-*Taiyin* und Fuß-*Taiyin*; von Hand-*shaoyin* und Fuß-*Shaoyin*; von Hand-*Jueyin* und Fuß-*Jueyin*; von Hand-*Yangming* und Fuß-*Yangming*; von Hand-*Taiyang* und Fuß-*Taiyang*; von Hand-*Shaoyang* und Fuß-*Shaoyang*

同名经配穴法［tóng míng jīng pèi xué fǎ］Kombination von Akupunkturpunkten der namensgleichen Meridiane *f* 手足同名称的经脉所属穴配合同用的配穴方法

同身寸［tóng shēn cùn］指量取穴位的长度单位。以病人身体某部位分为一定等分的长度，每一等分作为一寸即同身寸。用以作为取穴的量度单位。Körperzoll *m* —— Der Körperzoll ist ein relatives Maß. Es ist die Entfernung zwischen den Beugefalten des mittleren Gliedes des Mittelfingers bei geringer Beugung des Patientenfingers.

同岁会［tóng suì huì］iso-konvergentes Jahr *n* 年干与年支均属于阴，同时值年大运又与同年在泉之气的五行属性的运气同化

同天符［tóng tiān fú］gleiche himmlische Korrespondenz *f* 年干与年支均属于阳，同时值年大运又与在泉之气的五行属性相同的运气同化

铜绿［tóng lǜ］铜器表面经潮湿空气或醋酸作用后生成的绿锈。用于退翳、去腐、敛疮、杀虫、吐风痰。Patina *f* —— Grüner Rost, der bedeckt auf der Oberfläche der Bronze, und produziert durch die Wirkung der Kupfer mit der feuchten Luft oder Essigsäure. Heilwirkung: die Hornhauttrübung zurückgehend, die Nekrose reinigend, die Wunde heilend, antiparasitisch, das Wind-Sputum ausbrechend

铜人［tóng rén］供教学所用的铜铸人体经脉、腧穴模型。最早的铜人为北宋针灸学家王惟一约于公元10世纪所铸造。Figur aus Bronze —— für Lehrtätigkeit gedachte Akupunkturmodell in menschlicher Figurform; Das erste bronzene Modell wurde von *Wang Weiyi*, einem Experten für Akupunktur und Moxibustion in der *Nordsong-Dynastie*, im 10. Jh. abgegossen.

铜人腧穴针灸图经［tóng rén shù xué zhēn jiǔ tú jīng］王惟一撰（1027）。列举并订正经脉循行和腧穴。Illustration von Akupunkturpunkt auf einer Bronzen Figur —— ein Buch, geschrieben von *Wang Weiyi*（1027）, abgeführt und korrigiert Zirkulation der Kanäle und Akupunkturpunkt

童便［tóng biàn］Harn des Knabes

童男［tóng nán］unberührter Knabe

童女［tóng nǚ］Jungfer *f*, Jungfrau *f*

童子痨［tóng zǐ láo］Konsumptionskrankheit in der Kindheit

潼蒺藜［tóng jí lí］→沙苑子［shā yuàn zǐ］

瞳人［tóng rén］Pupille *f*

瞳人干缺［tóng rén gān quē］pupillare Metamorphose durch hintere Synechien *f*

瞳人干缺［tóng rén gān quē］durch Synechia posterior verursachte Metamorphokore

瞳人散杳［tóng rén sàn yǎo］Pupillenerweiterung *f*, Mydriase *f*

瞳人锁紧［tóng rén suǒ jǐn］Pupillenverengerrung *f*, Miose *f*

瞳仁［tóng rén］Pupille *f*

瞳仁（神、子）［tóng rén（shén, zǐ）］Pupille *f*, Pupilla *f*

瞳神［tóng shén］Pupille *f* 瞳孔或瞳孔及眼内组织

瞳神干缺［tóng shén gān quē］pupillare Metamorphose *f*

瞳神焦小［tóng shén jiāo xiǎo］Verengung（od. Kontraktion）der Pupille *f*, Iridozyklitis *f*

瞳神紧小［tóng shén jǐn xiǎo］Verengung（od. Kontraktion）der Pupille *f*, Iridozyklitis *f*

瞳神缺陷［tóng shén quē xiàn］pupillare Metamorphose durch hintere Synechien *f*

瞳神缩小［tóng shén suō xiǎo］Verengung（od. Kontraktion）der Pupille *f*, Iridozyklitis *f*

瞳神细小［tóng shén xì xiǎo］Verengung（od. Kontraktion）der Pupille *f*, Iridozyklitis *f*

瞳神欹侧［tóng shén yī cè］durch Synechia anterior verursachte Metamorphokore

瞳子［tóng zǐ］Pupille *f*

瞳子高［tóng zǐ gāo］Hyperphorie *f*., Aufwärtsschielen *n*

瞳子髎［tóng zǐ liáo］穴位。主治：三叉神经痛、面瘫、眼疾等。*Tongziliao*（GB1）—— Akupunkturpunkt. Indikationen: Neuralgia trigemini, Prosoplegie, Augenerkrankungen

tǒng 筒

筒灸［tǒng jiǔ］Moxibustion mit Moxa-Röhrchen *f*

tòng 痛

痛痹［tòng bì］durch Kälte verursachte Arthralgie

痛风［tòng fēng］①→白虎历节［bái hǔ lì jié］②即风痹。②migranse Arthralgie

痛经［tòng jīng］Dysmenorrhoe *f*

痛无定处［tòng wú dìng chù］wandernder Schmerz *m*

痛泻要方［tòng xiè yào fāng］成分：防风、白术、白芍、陈皮。主治：肝旺脾虚所致之腹痛泄泻等症。*Tongxie Yaofang*, wichtiges Rezept gegen schmerzhaf ten Durchfall —— Indikationen: durch Leber-Hyperfunktion und Mangel an Milz verursachter Bauchschmerz und Durchfall

痛有定处［tòng yǒu dìng chù］fixierter Schmerz *m* 疼痛部位固定不移

TOU 偷头投透

tōu 偷

偷针［tōu zhěn］→针眼［zhēn yǎn］

tóu 头投

头(脑)风［tóu［nǎo］fēng］①头痛经久不愈，时发时止。②头部感受风邪之证的总称。包括头痛、眩晕、口眼歪斜、头痒多屑等。Windsyndrom des Kopfes —— ①dauernde und intermittierende Kopfschmerzen ②zusammenfassender Ausdruck einer Beeinträchtigung des Kopfes durch pathogenen Wind, der Kopfschmerzen, Schwindel, Fazialisparese sowie Jucken der Kopfhaut und viele Schuppen enthält

头风［tóu fēng］Kopfwind *m*

头风白屑［tóu fēng bái xiè］Dermatitis seborrhoetica

头风伤目［tóu fēng shāng mù］Augenerkrankung, die der Angriff der Wind-Noxe auf den Kopf verursacht.

头骨［tóu gǔ］Schädel *m*, Kranium *n*

头汗［tóu hàn］Schweiß auf der Stirn

头强［tóu jiàng］Nacken-starre *f*, Nacken-steifigkeit *f*

头角［tóu jiǎo］→额(头)角［é(tóu) jiǎo］

头颈部穴［tóu jǐng bù xué］Akupunkturpunkte von Kopf und Hals (EX-HN) *m pl*

头临泣［tóu lín qì］穴位。主治：鼻塞、眼疾、中风、癫痫。*Toulinqi* (GB15) —— Akupunkturpunkt. Indikationen: Nasenverstopfung, Augenerkrankungen, Apoplexie, Epilepsis

头皮针(术)［tóu pí zhēn(shù)］Kopfhaut-Akupunktur *f*

头热［tóu rè］fiebriges Gefühl im Kopf

头软［tóu ruǎn］五软之一。Kraftlosigkeit des Nackens in der Kindern —— ein Typ von fünf Kraftlosigkeit-Syndrom

头痛［tóu tòng］Kopfschmerz *m*

头痛躁烦［tóu tòng zào fán］Kopfschmerz und Irritabilität

头维［tóu wéi］穴位。主治：偏头痛、眼痛。*Touwei* (ST8) —— Akupunkturpunkt. Indikationen: Migräne, Ophthälmalgia

头项强痛［tóu xiàng jiàng tòng］Nackensteifigkeit mit Kopfschmerz

头眩［tóu xuàn］→眩晕(冒、转)［xuàn yùn(mào, zhuàn)］

头摇［tóu yáo］Kopftremor *m*, Kopfschütteln *n*

头晕［tóu yūn］Schwindel *m*

头晕耳鸣［tóu yūn ěr míng］Schwindel und Ohrensausen

头胀［tóu zhàng］Völlegefühl im Kopf

头针［tóu zhēn］针刺头皮特定区的疗法。Kopfakupunktur *f* —— eine Behandlungsmethode mit Akupunktur auf der bestimmten Stelle der Kopfhaut

头针麻醉［tóu zhēn má zuì］选用头部的穴位进行针刺麻醉的方法。Anästhesie durch Kopfakupunktur —— eine Methode der Anästhesie und Akupunktur auf der Stelle am Kopf

头中鸣响［tóu zhōng míng xiǎng］Klingeln im Kopf *n*

头重［tóu zhòng］Oppressionsgefühl im Kopf

头重脚轻［tóu zhòng jiǎo qīng］schwerer Kopf und leichte Füßen

投火法［tóu huǒ fǎ］Feuer-Insertionsmethode, abnehmenbares Ofenrehr

tòu 透

透(穴)针(刺)法［tòu(xué) zhēn(cì) fǎ］Punkt-für-Punkt-Akupunktur *f*

透斑［tòu bān］热性病隐见斑点时，用清热凉血的药物使斑点向外透达，以祛除病邪。Auftreten von Hauteruption —— eine Therapie für febrile Erkrankungen mit undifferenzierten Flecken, indem Medikamente verabreicht werden, welche Hitze austreiben und das Blut kühlen

透表［tòu biǎo］Vertreibung von äußeren pathogenen Erregern *f*

透表(邪)［tòu biǎo (xié)］使用辛凉解表一类药物，治疗热证初起出现的风热表证，使病邪向外透达。oberflächliche Noxe austreiben —— das oberflächliche Wind-Hitze-Syndrom der febrielen Krankheit im Anfangsstadium mit schärfen, kalten und schweißtreibenden Arzneien behandeln, um die Noxe auszutreiben

透刺［tòu cì］→透针(刺、经、穴)［tòu zhēn(cì, jīng, xué)］

透关射甲［tòu guān shè jiǎ］小儿指纹的显现部分通过三关[从食指第一指节经由第二、第三指节]一直延伸到指甲端处，提示病情严重。durch die drei Pässe zum Nagel erreichen —— Die Fingermaserung (die oberflächliche Vene des Zeigefingers des Kindes) dehnt sich durch drei Pässe (vom Fingergrandglied durch Fingermittelglied und Fingerendglied) bis zum Nagel aus. Das ist ein Hinweis der schweren Krankheit.

透脓生肌［tòu nóng shēng jī］Förderung von Eiterdrainage und Granulation *f* 用具有透脓生肌作用的方药，促进脓液排出，新肉生长，加速疮口愈合，治疗疮疡后期的治法

透热转气［tòu rè zhuǎn qì］Eliminierung der Hitze aus *Ying*-System durch *Qi*-System *f*

透天凉［tòu tiān liáng］一种能引起凉感的针刺手法。Kalte produzierende Akupunktur —— eine Nadelpunktierung, die das Kältegefühl hervorruft

透邪［tòu xié］Vertreibung von pathogenen Erregern *f*

透泄［tòu xiè］用辛凉药解表透邪与苦寒药清泄里热相结合的治疗方法。heraus durchsickern und abführen —— eine Thera-pie, die das Mittel von scharfem Geschmack und kühlem Naturell benutzt, um die äußere *Nexie* auszutreiben, und gleichzeitig das Mittel von bitterem Geschmack und kaltem Naturell benutzt, um die innere Hitze abzuführen

透穴法［tòu xué fǎ］Punktpenetrationsmethode der Akupunktur

透营转气［tòu yíng zhuǎn qì］治疗热性病时，使营分邪热转从气分透达解除的方法。适应于热邪初入营分。症见脉细数、舌质绛、身热较高、心烦、口不渴等。Elimination der Hitze aus *Ying*-System durch *Qi*-System —— eine Therapie bei der Behandlung der fieberhaften Erkrankungen im Anfangsstadium des Eindringens der Hitze-Noxe ins *Yang*-System, gekennzeichnet durch beschleunigten Puls, hochrote Zunge, Fieber, Dysphorie, keine Durst

透针(刺、经、穴)［tòu zhēn(cì, jīng, xuē)］针法之一。一针同时穿透两条或两条以上相邻经脉或穴位。多用作强刺激。Penetrationsnadelung *f* —— eine Nadelungsmethode, durchführend von gleichzeitige Durchstechen zwei oder mehrer naheliegenden Meridiane oder Punkte in ein Stich, meistens angewendet für stärke Stimulation

透疹［tòu zhěn］运用辛凉透表药物促使麻疹顺利发出，不致发生变证。Eruption befördern, Exanthem nach außen bringen —— eine Therapie, die das Mittel von scharfem Geschmack und von kühlem Naturell benutzt, für die eilige Eruption der Masern und die Vermeidung der Komplikation

TU 秃突徒土吐吐兔菟

tū 秃突

秃疮［tū chuāng］→白秃疮［bái tū chuāng］

突起睛高［tū qǐ qíng gāo］akute Entzündung der Augenhöhle mit dem Vorsprung des Augapfels *f* 以眼珠胀痛，高高突起为主要表现的急性眼病

tú 徒

徒手整复［tú shǒu zhěng fù］manuelle Reposition

tǔ 土吐

土［tǔ］Erde［eine der fünf Elemente］*f*

土鳖虫［tǔ biē chóng］全虫入药。用于破血逐瘀、续筋接骨。Chinesischer Bodenkäfer, Eupolyphaga seu Steleophaga —— Verwendet wird der getrocknete Körper der Eupolyphaga sinensis oder Steleophaga plancyi (Corydiidae). Heilwirkung: die Blutstase zerschlagend, den Muskel und Knochen fügend

土不制水［tǔ bù zhì shuǐ］根据五行相克理论，脾土虚弱，不能制约肾水，则水湿泛滥为患。Erde kann Wasser nicht beschränken —— Gemäß der Beschränkungsreihenfolge der fünf Elemente entstehen Wasserretention und Ödeme, wenn die Milz (Erde) schwach ist und die Nieren (Wasser) nicht beschränken kann.

土乘水［tǔ chéng shuǐ］Erde beherrscht Wasser. 在五行相乘中，土过度克制水的作用。用以说明脾对肾的过度制约关系

土党参［tǔ dǎng shēn］根入药。用于健脾补肺。Radix Campanumoeae —— Verwendet wird getrocknete Wurzel der Campanumoea javanica oder C. javanica japonica (Campanulaceae). Heilwirkung: die Milz stärkend, die Lunge ergänzend

土方［tǔ fāng］überliefertes Rezept

土风疮［tǔ fēng chuāng］Urticaria popularis

土茯苓［tǔ fú líng］根茎入药。用于利湿、祛风、解毒。Rhizoma Smilacis Glabrae —— Verwendet wird das getrocknete Rhizom des Smilax glabra (Liliaceae). Heilwirkung: die Feuchtigkeit ausscheidend, den in den Körper eingedrungenen Wind beseitigen, Entzündung oder Fieber beseitigend

土疳(疡)［tǔ gān (yáng)］→针眼［zhēn yǎn］

土荆芥［tǔ jīng jiè］带有果穗的地上部分入药。用于祛风、杀虫、通经止痛。Herba Chenopodii —— Verwendet wird der getrocknete oberirdische Teil mit der Fruchtähre des Chenopodium ambrosioides (Chenopodiaceae). Heilwirkung: den Wind beseitigend, antiparasitisch, die Menstruation fördernd, Schmerz stillend

土荆皮［tǔ jīng pí］根皮或近根树皮入药。用于祛湿止痒。Cortex Pseudolaricis —— Verwendet werden getrocknete Rinde der Wurzel und des niedrigen Stamm von Pseudolarix haempferi (Pinaceae). Heilwirkung: die Nässe-Noxe austreibend, das Jucken stillend

土克水［tǔ kè shuǐ］Erde besiegt Wasser.

土栗［tǔ lì］Ferseninfektion *f*

土木香［tǔ mù xiāng］根入药。用于健脾和胃、行气止痛。Radix Inulae Helenii —— Verwendet wird die Wurzel der Inula helenium (Compositae). Heilwirkung: die Milz stärkend, den Magen in der Ordnung bringend, *Qi* bewegend, Schmerz stillend

土生金［tǔ shēng jīn］Erde erzeugt Metall. 在五行相生中，土资生、助长金的作用。用以说明脾对肺的资助作用

土生万物［tǔ shēng wàn wù］借用自然界万物滋生于大地，比喻脾胃为人体气血生化之原。Erde erzeugt alle Dinge —— ein bildlicher Ausdruck dafür, daß Milz und Magen Quelle der Entstehung und Umwandlung von *Qi* und *Xue* sind

土侮木［tǔ wǔ mù］Erde verstößt gengen Holz. 在五行相侮中，土对木的反克。用以说明脾对肝的克制作用

土喜温燥［tǔ xǐ wēn zào］借用五行学说以说明脾的生理特点是喜温燥而恶寒湿，因温燥有利于脾的运化功能，寒湿则损伤此种功能。Erde hat eine Vorliebe für Warme und Trockenheit —— eine Metapher gemäß der Fünf-Elemente-Theorie, die die physiologischen Eigenschaften der Milz illustriert, daß Wärme und Trockenheit günstig für die Verdauungs-und Transportfunktion der Milz sind, während Nässe und Kälte sie beeinträchtigen

土形之人［tǔ xíng zhī rén］Person mit Erde-Eigenschaften *f* 具有土行属性体质的人，皮肤色黄，面圆头大，体型健壮。步履稳重，小手足，喜静，团结助人，不争权势，耐受寒冬，春夏易感邪而病。其太宫之人喜悦端庄，少宫之人事故圆滑，左宫之人专心致志，不怕困难

土壅木郁［tǔ yōng mù yù］Erde-Stagnation und Holz-Depressionen

土郁夺之［tǔ yù duó zhī］Die akkumulierte Feuchtigkeit in der Milz (Erde) sollte weggeschafft werden.

土燥水竭［tǔ zào shuǐ jíe］getrocknete Erde und erschöpftes Wasser

吐纳［tǔ nà］Ausatmung und Einatmung

吐弄舌［tǔ nòng shé］hervorstehende und wackelnde Zunge *f*

吐酸［tǔ suān］saures Aufstoßen *n*

吐涎沫［tǔ xián mò］Salivation *f*, Speichelfluß *m*

tù 吐兔菟

吐法［tù fǎ］三法亦八法之一。使用催吐药或其他能引起呕吐的物理刺激，使停痰、宿食或毒物随呕吐排出的方法。emetische Therapie —— eine der acht Therapien, bei welcher Emetika oder physische Stimulantion zum Erbrechen angewendet werden, um zurückgehaltenen Schleim, unverdaute Nahrung oder toxische Substanzen zu entfernen

吐蚘［tù huí］Askariden ausspucken

吐剂［tù jì］Brechmittel *n*, Brecharznei *f*

吐清水［tù qīng shuǐ］Erbrechen von klarer Flüßigkeit

吐乳［tù rǔ］Brechmilch *f*

吐矢(粪)［tù shǐ (fèn)］多见于肠梗阻 Kopremesis *f* —— oft gesehen beim Ileus (Ocelusio intestinorum)

吐(吞)酸［tù (tūn) suān］Sauerregurgitation *f*

吐血［tù xuè］① Hämatemesis *f* ② Hämoptoe *f*

兔唇(缺)［tù chún (quē)］Hasenscharte *f*, Lippenspalte *f*

菟丝子［tù sī zǐ］种子入药。用于补肝肾、益精、明目、安胎。Samen des chinesischen Teufelszwirns, Semen Cuscutae —— Verwendet werden die getrocknete reife Samen der Cuscuta chinensis (Convolvulaceae). Heilwirkung: Leber und Nieren ergänzend, das Essenz vermehrend, die Augen klärend, den Fötus schützend

TUI 推腿退癞

tuī 推

推扳手法［tuī bān shǒu fǎ］正骨、推拿的手法。Stolzen und Ziehen —— ein Typ der Manipulation bei der Frakturbehandlung und bei der Massage

推(走)罐法［tuī (zǒu) guàn fǎ］一种拔罐法。先在皮肤上涂些润滑油，拔上火罐后向邻近部位移动。verschiebbare Schröpfkopf —— eine Methode von Schröpfkopf, in dem schiebt man den Schröpfkopf von einen Bezirk nach naheliegende Areal mit vorher Applikation von Schmierenöl auf der Haut

推扳推拿手法［tuī bān tuī ná shǒu fǎ］三扳疗法之一。Fingerstoß-Massage *f* —— eine der Manipulationen von Massage mit drei Arten von Schienen

推法［tuī fǎ］一种推拿手法。医生用手指或手掌用力推挤患者肌肉的方法。Stolzmanipulation *f* —— eine Massag-

etechnik, dabei drückt der Arzt mit dem Handteller oder den Fingern kräftig die Muskel des Patienten
推摩法［tuī mó fǎ］Streichmanipulation *f*
推拿(疗法)［tuī ná (liáo fǎ)］Heilmethode der Massage, Massage-Therapie *f*
推拿按摩师［tuī ná àn mó shī］Masseur *m*
推拿广意［tuī ná guǎng yì］→小儿推拿广意［xiǎo ér tuī ná guǎng yì］
推拿手法［tuī ná shǒu fǎ］Manipulation der Massage
推拿学［tuī ná xué］*Tuina n*
推寻［tuī xún］Bewegung des Fingers von einer Seite zur anderen Seite beim Pulsfühlen

tuǐ 腿

腿功［tuǐ gōng］一种锻炼下肢的方法。Beintraining *n* —— eine Methode für das Beintraining bei der Frakturbehandlung
腿痛［tuǐ tòng］Schmerzen am Bein
腿痈［tuǐ yōng］Karbunkel am Bein
腿游丹［tuǐ yóu dān］Erysipel des Unterschenkels

tuì 退㿗

退(排)针［tuì (pái) zhēn］Zurückziehen der Nadel
退黄［tuì huáng］Gelbsucht behandeln
退位［tuì wèi］Abdankung *f* 司天和在泉之气的推移。上一年的司天之气退居今年司天之右间，以及上一年在泉退居今年在泉之右间
退虚热［tuì xū rè］asthenisches Fieber behandeln
退翳明目［tuì yì míng mù］Entfernung des Nebelflecks zur Verbesserung der Sehkraft *f* 用具有退翳、辛散、滋阴、活血等作用的方药，治疗黑睛宿翳，使之缩小或变薄，从而提高视力的治法
退翳明目(法)［tuì yì míng mù (fǎ)］Entfernung der Nebelflecken zur Verbesserung der Sehschärfe
退翳明目药［tuì yì míng mù yào］Arzneimittel für Entfernung der Nebelflecken
㿗疝［tuì shàn］① Schwellung des Skrotums ② Aufblähung des Unterbauches des Weibs

TUN 吞臀

tūn 吞

吞食梗塞［tūn shí gěng sè］Blockade beim Schlucken *f*
吞酸［tūn suān］Sauerregurgitation *f*
吞咽不利［tūn yàn bù lì］Dysphagie *f*, Dysphagia *f*, Schluckstörung *f*

tún 臀

臀痈［tún yōng］Gesäßeiterbeule *f*

TUO 托脱唾

tuō 托脱

托板［tuō bǎn］正骨时用以托住患肢的长方形木板。Stützungsbrett *n* —— ein rechteckiges Holzbrett zur Stützung des verletzten Gliedes bei der Frakturbehandlung
托毒排脓［tuō dú pái nóng］Drainage des Eiters und Vertreiben des Toxins
托毒生肌［tuō dú shēng jī］Eiterdrainage und Geweberegeneration fördern
托法［tuō fǎ］→内托［nèi tuō］
托疽［tuō jū］疽生于膝旁。患部焮肿疼痛，站立时尤甚，常须用双手托住患处，以减少疼痛。Arthritis des Knies und Bedarf an Stütze-pyogene Entzündung der lateralen Seite des Knies. Es gibt lokale Rötung, Schwellung und Schmerzen, die beim Stehen verschlimmert werden, und einer Stütze des Handtellers zur Linderung bedürfen
托盘疮(疔)［tuō pán chuāng (dīng)］Pustula palmaris
托盘疔［tuō pán dīng］Infektion im midpalmaren Raum *f*, palmarer Furunkel *m*
脱(证)［tuō (zhèng)］阴阳气血严重损耗的综合表现。症见大汗、四肢厥冷、口开目合、手撒尿遗、脉细欲绝等。Prostrationssyndrom *n* —— schwere Exhaustio von *Yin*, *Yang*, *Qi* und Blut, gekennzeichnet durch Schwitzen, kalte Gliedern, offenen Mund und geschlossene Augen, schlaffe Hände und Urininkontinenz, kleinen und undeutlichen Puls
脱［tuō］→脱(证)［tuō (zhèng)］
脱肛［tuō gāng］Aftervorfall *m*
脱肛痔［tuō gāng zhì］Hämorrhoiden mit Rectalprolaps
脱骨疽(疔)［tuō gǔ jū (dīng)］Gangrän der Finger oder Zehen
脱汗［tuō hàn］Schwitzen wegen Schocken
脱骱(臼)［tuō jiè (jiù)］Dislokation *f*
脱疽［tuō jū］主要指血栓性脉管炎和闭塞性动脉硬化。Gangrän der Finger oder Zehe —— hauptsächlich gesehen bei Thrombarteriits obliterans und Arteriosclerosis obliterans
脱壳乳痈［tuō qiào rǔ yōng］phlegmonöse Mastitis, Mastitis phlegmonosa
脱力黄［tuō lì huáng］→黄胖［huáng pàng］
脱气［tuō qì］①针刺失宜而致耗损正气。②虚劳病出现严重阳气虚弱之证。多见脉小而迟，疾行则喘促，手足逆寒、腹满，甚则溏泄，食不消化等症。①Konsumption der Kör-perabwehr［verursacht durch unregelmäßige Nadelung］②Ex-haustio von *Qi*-schwerer Mangel an *Yang-Qi* wegen konsumierenden Krankheiten, gekennzeichnet durch kleinen und langsamen Puls, Keuchen vom schnellen Gehen, kalte Hände und Füße, abdominelle Distension, sogar durch Diarrhoe und Dyspepsie
脱肉破䐃［tuō ròu pò jiǒng］äußerste Emaziation, extreme Abmagerung
脱神［tuō shén］神气外脱，生命垂危的表现。Depletion des Geistes, Geistesabwesenheit *f*
脱下颏［tuō xià kē］Unterkieferdislokation *f*
脱靴疔［tuō xuē dīng］→烂疔［làn dīng］
脱血［tuō xuè］durch massige Blutung verursachter Kollaps
脱阳［tuō yáng］①危重病人因阳气严重损耗而出现大汗、肢冷、幻视等。②男子性交时或性交后虚脱。①*Yang*-Exhaustio *f* —— *Yang-Qi*-Prostration führt zu Schwitzen, kalten Gliedern und visueller Illusion eines schwerkranken Patienten. ②Kollaps eines Mannes, während oder nach der Kohabitation
脱液［tuō yè］Ausschöpfung der Flüssigkeit *f*
脱阴［tuō yīn］肝肾阴精过度损耗，而致视力严重减弱或丧失的病变。可见于急性热病后期，慢性发热、虚损及产后体弱等。Exhaustio von *Yin*-Schwächung oder Verlierung der Sehkraft wegen der übermäßigen Konsumption von *Yin*-Essenz in Leber und Niere, oft gesehen bei spätem Stadium einer akuten Febris, bei chronischer Febris, bei Konsumption und bei postpartaler Schwächung
脱营失精［tuō yíng shī jīng］营血精气两俱脱失的病变。症见形体消瘦、精神憔悴、饮食无味、畏寒、健忘、四肢痿弱等。Erschöpfung der Bauenergie (*Ying*) und der Essenz (*Jing*) —— ein krankhafter Zustand, verursacht durch Mangel an Bauenergie, Blut und Essenz, gekennzeichnet durch Abzehrung, Apathie, Appetitmangel, Kältescheue, Vergeßlichkeit und schlappe Glieder

tuò 唾

唾［tuò］①唾液。②五液之一。①Speichel *m* ②Spucken *n* —— eins der fünf Arten von Sekreten
唾血［tuò xuè］Blut spucken

W

WA 唲瓦腽

wā 唲

唲［wā］→干呕［gān ǒu］

wǎ 瓦

瓦楞子［wǎ léng zǐ］贝壳入药，用于制酸、化痰、软坚、散结。Archenmuchelschale *f*, Concha Arcae —— Verwendet wird die Schale der Area Subcrenata, A. Granose oder A. inflata (Arcidae). Heilwirkung: die Säure mildernd, das Sputum zerstreuend, die Masse erweichend und zerteilend

wà 腽

腽肭脐［wà nà qí］→海狗肾［hǎi gǒu shèn］

WAI 㖞歪外

wāi 㖞歪

㖞僻不遂［wāi pì bù suí］Fazialislähmung mit Hemiplegie

㖞僻偏视［wāi pì piān shì］Fazialislähmung mit Strabismus

歪斜舌［wāi xié shé］abgewichene Zunge *f*

wài 外

外鼻［wài bí］*Waibi* (TG 1, 2i), äußere Nase *f* 耳穴。在耳屏外侧面中部

外吹（乳痈）［wài chuī（rǔ yōng）］Mammaabszeß *m*

外吹乳痈［wài chuī rǔ yōng］postpartale Mastitis *f*

外动［wài dòng］①气功－体育活动。②练内功人静时出现的动象。①*Qigong*-physikalische Motio ②Spontanbewegung *f* —— unwillkürliche Bewegungen der Extremitäten und des Körpers während des Geistes von einen Mann tief in Mentalitätsberuhigung in *Qigong* Treiben verfallen wird

外耳［wài ěr］*Waier* (TG 1u), Ohrmuschel *m*, Außenohr *n* 耳穴。在屏上切迹前方近耳轮部

外风［wài fēng］exogener Wind

外辅骨［wài fǔ gǔ］Fibula *f*

外腑［wài fǔ］→三焦［sān jiāo］

外感［wài gǎn］感受六淫（风、寒、暑、湿、燥、火）或疫疠之气等外邪而发病。Affektion durch exogene pathogenen Faktoren —— durch einen oder mehrere der sechs exogenen ätiologischen Faktoren (Wind, Kälte, Hitze, Feuchtigkeit, Trockenheit, Feuer) oder andere schädliche Faktoren verursachte Erkrankungen

外感病因［wài gǎn bìng yīn］exogene Ursache *f* 源于自然界，通过肌表、口鼻侵入人体而发病的致病因素。包括六淫、疠气等

外感不得卧［wài gǎn bù dé wò］durch exogene pathogenetische Faktoren verursachte Schlaflosigkeit

外感发热［wài gǎn fā rè］Fieber durch externe Faktoren *n*

外感高热［wài gǎn gāo rè］exogenes hohes Fieber *n* 感受时行疫毒引起的以高热不退，烦渴身热，便秘，尿黄为主要表现的疾病

外感咳嗽［wài gǎn ké sòu］exogener Husten *m* 六淫之邪犯肺引起的咳嗽

外感热病［wài gǎn rè bìng］Hitze-bedingte Krankheit *f* 感受外邪引起的以发热为主要表现的疾病

外感头痛［wài gǎn tóu tòng］durch exogene pathogene Faktoren verursachte Kopfschmerzen

外感胃脘痛［wài gǎn wèi wǎn tòng］durch exogene pathogene Faktoren verursachte Magenschmerzen

外感温病［wài gǎn wēn bìng］durch exogene pathogene Faktoren verursachte epidemische Fieberkrankheit

外感腰痛［wài gǎn yāo tòng］durch exogene pathogene Faktoren verursachte Lumbago

外功［wài gōng］körperliche, dynamische Übungen zur Kräftigung von Muskeln und Knochen

外关［wài guān］穴位。主治：耳聋、耳鸣、感冒、热性病、偏瘫、上肢麻木或震颤等。*Waiguan* (ST5) —— Akupunkturpunkt. Indikationen: Taubheit, Tinnitus aurius, Erkältung, fiebrige Erkrankungen, Hemiplegie, Gefühllosigkeit oder Tremor der oberen Extremitäten

外寒［wài hán］①外感寒邪。②外寒证。阳虚而导致形寒肢冷。①exogene Kälte ②externe Kälte-Symptome-Erkältung und Kälte in den Gliedmaßen infolge von *Yang*-Mangel

外寒里饮［wài hán lǐ yǐn］äußere Kälte mit der Flüssigkeitsretention im Innenraum *f*

外喉痈［wài hóu yōng］Rachenabszeß *m*

外踝［wài huái］又名核骨。即腓骨下端向外的骨突。为足太阳膀胱经与足少阳胆经所过之部位。Malleolus lateralis-auch als *He*-Knochen genannt. Es ist das untere Ende der Fibula und die Gallenblase Meridian sowie die Harnblase-Meridian verlaufen durch es.

外踝尖［wài huái jiān］*Waihuaijian* (EX-LE 9)

外踝疽［wài huái jū］Karbunkel des externalen Malleolus

外经［wài jīng］经脉的体表部分。oberflächliche Meridiane-Körperoberfläche der Körperaktivitäten regulierenden Netzkanäle

外科（证治）全生集［wài kē（zhèng zhì）quán shēng jí］清·王维德撰（1740）。主张治疗疮痈以内消之法为要。Diagnostik und Behandlung über äußere Erkrankung —— verfaßt von *Wang Weide* (1740), beschrieben die Methoden der Behandlung von Ulcus und Carbunculus mit Medikament

外科补法［wài kē bǔ fǎ］tonische Therapie der chirurgischen Krankheiten

外科大成［wài kē dà chéng］清·祁坤撰（1665）。详述外科辨证和治法。为清代官修《医宗金鉴·外科心法》的蓝本。Vollständige Kenntnisse über Außere Krankheiten —— ein Buch über Dialektik der äußeren Krankheiten und therapeutischen Methoden, geschrieben von *Qi Kun* im Jahre 1665, galt in der *Qing*-Dynastie als Originalfassung des Lehrbuchs "Goldener Spiegel der Medizin, Verständnis zu äußeren Krankheiten"

外科精要［wài kē jīng yào］宋·陈自明撰（1263）。记述痈疽发背的证治。Essenz von Diagnose und Behandlung, von Äußerlichen Krankheiten-geschrieben von *Chen Ziming* in der *Song*-Dynastie, aufgezeichnet verschiedene Diagnostik und Behandlung über Karbunkel, Furunkel, Ulcus und Gangrän

外科精义［wài kē jīng yì］元·齐德之撰（1335）。书中有外科医论 35 余篇，外科用汤、丸、膏、丹等 145 个药方，并附论炮制诸药及单方主疗等。Das Wesen der Äußerlichen Krankheiten —— ein Buch, geschrieben von *Qi Dezhi* im Jahre 1335, enthält mehr als 35 Artikel einschließlich 145 Rezepten gegen äußere Krankheiten, erklärt zusätzlich den Zubereitungsprozeß der Medikamente in Art von Tee, Pille, Paste und Pulver sowie

die Wirksamkeit der einfachen Rezepten
外科理例［wài kē lǐ lì］明·汪机著(1531)。全面叙述外科病的证治，并附医案。Theorie und Referat von Fällen über externe Krankheiten —— eine genaue Beschreibung über Diagnostik und Behandlung exogener Krankheiten, beigelegt noch Anamnese als Beispiel, geschrieben von *Wang Ji*(1531).
外科启玄［wài kē qǐ xuán］申拱宸撰(1604)。简要记述多种外科病证。Offenbarung des Geheimnisses über externe Krankheiten —— eine kurze Beschreibung über mehrere exogene Krankheiten, geschrieben von *Shen Gongchen*(1604).
外科顺证［wài kē shùn zhèng］chirurgische Krankheiten mit guter Prognoze
外科正宗［wài kē zhèng zōng］陈实功撰(1617)。全书157篇，详述各种外科疾病的病因和证治。Orthodoxes Handbuch von Äußeren Krankheiten —— ein Buch mit 157 Artikel, die die Gründe und Behandlungen verschiedener äußeren Erkrankungen eingehend darlegen; geschrieben von *Chen Shigong*(1617).
外劳宫［wài láo gōng］*Wailaogong*(EX-UE 8)
外廉［wài lián］lateraler Rand
外臁疮［wài lián chuāng］Ulcus des lateralen Teils des Beines
外陵［wài líng］穴位。主治：痛经、腹痛等。*Wailing*(ST26) —— Akupunkturpunkt. Indikationen: Dysmenorrhoe, Bauchschmerzen
外气［wài qì］气功锻炼中向体外辐射的某种能量。weggehendes *Qi* —— Gewiße Energie wird ausstrahlen von Körperoberfläche in *Qigong*-Treiben.
外丘［wài qiū］穴位。主治：胸胁胀满、下肢外侧痛或麻痹等。*Waiqiu*(GB36) —— Akupunkturpunkt. Indikationen: Völlegefühl in Brust und Hypochondrium, Paralysis oder Schmerzen an den äußeren Seiten der unteren Expremitäten
外伤［wài shāng］①Trauma *n* ②durch Exopathie verursachte Krankheit ③Exopathie *f*
外肾［wài shèn］männliches äußeres Geschlechtsorgan *n* 男性外生殖器，包括阴囊和睾丸
外肾吊痛［wài shèn diào tòng］senkende Schmerzen des Skrotums
外肾肿硬［wài shèn zhǒng yìng］harte Schwellung des Skrotums
外湿［wài shī］exogene Feuchtigkeit
外台秘要［wài tái mì yào］唐·王焘撰(752)。包括1104门，方6千余。涉及医学各科，是研究唐以前医学的重要文献。Medizinisches Geheimnis der Offiziere —— ein Buch, verfaßt von *Wang Tao* im Jahre 752, umfaßt 1104 Kategorien einschließlich etwa 6000 Rezepte, die alle medizinischen Sektionen deckt; war eine wichtige Literatur zur Forschung nach der Medizin vor der *Tang*-Zeit
外膝眼［wài xī yǎn］→犊鼻［dú bí］
外邪［wài xié］泛指风、寒、暑、湿、燥、火(六淫)和疫疠之气等外在致病因素。exogene schädigende Faktoren, exogene Pathogene, äußere Noxe —— ein allgemeiner Begriff für die äußeren pathogenen Faktoren (Wind, Kälte, Hitze, Feuchtigkeit, Trockenheit, Feuer) und andere epidemische Faktoren
外眼病［wài yǎn bìng］externe Ophthalmopathie
外因［wài yīn］①三因之一。②→六淫［liù yín］①exopathische Faktoren —— eine der drei Kategorien von ätiologischen Faktoren
外痈［wài yōng］äußerer Karbunkel
外燥［wài zào］exopathische Trockenheit
外障［wài zhàng］äußere Okulopathie
外证［wài zhèng］äußere Krankheit, äußeres Syndrom
外治［wài zhì］äußere Behandlung
外痔［wài zhì］äußere Hämorrhoide
外眦(眥)［wài zì(zì)］Kanthus lateralis (temporalis)

WAN 弯丸完顽脘晚万腕

wān 弯

弯针［wān zhēn］Beugung der Nadel

wán 丸完顽

丸剂［wán jì］Pille *f*
完带汤［wán dài tāng］成份：人参、柴胡、白芍、甘草、黑荆芥、苍术、白术、陈皮、车前子。主治：脾虚湿盛所致之带下病。*Wandai Tang*, Dekokt für Leukorrhagie —— Indikation: Leukorrhagie infolge der Milz-Schwäche und der Feuchtigkeit
完谷不化［wán gǔ bù huà］Durchfall mit unverdauten Speisen *m* 粪便中夹有大量未消化食物的腹泻表现
完骨［wán gǔ］①穴位。主治：耳鸣、牙痛、面瘫等。②→寿台骨［shòu tái gǔ］①*Wangu*(GB12) —— Akupunkturpunkt. Indikationen: Tinnitus aurium, Zahnschmerzen, Prosoplegie
顽疮［wán chuāng］hartnäckige Ulcus der Haut
顽湿聚结［wán shī jù jié］Ansammlung von anhaltender Feuchtigkeit *f* 以四肢散发豆粒大灰褐色坚实结节，瘙痒，抓后有血痂为主要表现的皮肤疾病
顽痰［wán tán］①hartnäckiges Phlegma ②eigensinniges PhlegmaSyndrom
顽癣［wán xuǎn］①Neurodermatitis *f* ②chronisches Ekzem
顽症［wán zhèng］hartnäckige chronische Krankheit

wǎn 脘晚

脘痞［wǎn pǐ］Magenaufblähung *f*
晚发［wǎn fā］Epidemie mit Inkubation

wàn 万腕

万年青［wàn nián qīng］根茎及叶入药。用于强心、利尿、清热、解毒、止血。Immergrün *n*, Herba Rohdeae Japonicae —— Verwendet werden das getrocknete Rhizom und Blatt der Rohdea japonica (Liliaceae). Heilwirkung: das Herz stärkend, diuretisch, die Hitze beseitigend, entgiftend, Blut stillend
万氏女科［wàn shì nǚ kē］明·万全撰(1549)。简要讨论妇女各科疾病。Wan's Obstetrik und Gynäkologie —— ein Buch, in dem verschiedene obstetrische und gynäkologische Fragen kurz und klar erörtert werden; verfaßt von *Wan Quan*(1549).
腕［wàn］即手与臂相连接的关节部位。为手三阴经与手三阳经所经过之部位。Handwurzel *f*, Handgelenk *n* —— das Gelenk zwischen Hand und Arm, durchlaufend von allen sechs Kanälen der Hand
腕部伤筋［wàn bù shāng jīn］Verletzung der Weichteile des Handgelenks
腕骨［wàn gǔ］穴位。主治：肘、腕、指关节炎、头痛、耳鸣等。*Wangu*(SI4) —— Akupunkturpunkt. Indikationen: Ellbogen-, Handgelenk-und Phalanxarthritis, Kopfschmerzen, Tinnitus aurium
腕骨伤［wàn gǔ shāng］Fraktur des Handwurzelknochens
腕痈［wàn yōng］Karpalkarbunkel *m*

WANG 汪尫亡王往望

wāng 汪尫

汪昂［wāng áng］清代名医(1615—?)。著述较多，包括本草、医方歌诀、内经注释等。其中《汤头歌诀》(1694)、《本草备要》流传尤广。*Wang Ang* —— ein bekannter Arzt (1615-?) in der *Qing*-Dynastie, hinterließ viele Bücher im Bezug auf Heilkräuter, Rezepte im Reim, Interpretationen über "*Nei*

Jing" etc. Sein "Rezepte Chinesischer Kräuterarzneien in Versform" und " Wesentliches der Arzneimittelkunde" waren weit verbreitet.

汪机［wāng jī］明代医学家(1463—1539)撰有《外科理例》、《痘治理辨》等。对内、外、针灸、痘疹等科都有自己的见解。*Wang Ji* —— ein praktischer Arzt mit umfassender klinischer Kenntnisse (1463-1539) der *Ming*-Dynastie und Autor von "Theorie und Referat von Fällen über Externe Krankheiten" (1531) und "Differentialdiagnose und Behandlung von Eruptionen", in denen er seine eigenen Ansichten über verschiedene Branchen von medizinischer Behandlung wie z. B. innere und äußere Krankheiten, Akupunktur, Moxibustion und Exanthesis aufstellte

汪訒庵［wāng rèn ān］→汪昂［wāng áng］

尫痹［wāng bì］rheumatoide Arthritis *f*, Behinderung mit Lähmung *f*

wáng 亡王

亡津液［wáng jīn yè］Flüssigkeitsausschöpfung *f*

亡血［wáng xuè］Hämorrhagie *f*, Blutung *f*

亡血家［wáng xuè jiā］Patient mit hämorrhagischer Diathesis

亡阳［wáng yáng］阳气衰竭的危重证候。主要症状有大汗淋漓、畏冷、四肢厥冷、精神萎靡、面色苍白、呼吸微弱、脉微欲绝或浮数而空等。*Yang*-Erschöpfung *f* —— kritischer durch Ershöpfung der *Yang-Qi* (Energie) verursachter Zustand, der sich hauptsächlich manifestiert in profusem Schwitzen, Kälte-Intoleranz, kalten Gliedern, Mattigkeit, blasser Gesichtsfarbe, schwacher Atmung, undeutlich wahrnehmbarem Puls oder schnellem und schwebendem, leerem Puls

亡阴［wáng yīn］因高热、出汗、吐泻、出血或其他慢性消耗病而导致的阴液严重缺损状态。症见身体干瘦、皮肤皱折或眼眶深陷、精神烦躁或昏迷谵妄等。*Yin*-Erschöpfung *f* —— starker Verbrauch von *Yin*-Flüssigkeit, der durch hohes Fieber, Schwitzen, Erbrechen, Diarrhoe, Blutungen oder andere chronisch auszehrende Krankheiten verursacht wird und sich in Abmagerung, runzeliger Haut, tiefen Augensinken, Unruhe oder Koma sowie Delirium manifestiert

王(黄)烂(灼)疮［wáng (huáng) làn (zhuó) chuāng］Impetigo bullosa

王安道［wáng ān dào］→王履［wáng lǚ］

王冰［wáng bīng］唐代医学家。用 12 年时间整理注释《素问》。*Wang Bing* —— ein medizinischer Experte in der *Tang*-Dynastie, der sich 12 Jahre lang mit dem Ordnen und Erläutern des Buches "Einfache Frage" beschäftigte

王不留行［wáng bù liú xíng］种子入药。用于活血、下乳。Se-men Vaccariae —— Verwendet wird der Samen der Vaccaria segetalis (Caryophyllaceae). Heilwirkung: die Blutzirkulation aktivierend, die Milch sekretierend

王宫［wáng gōng］Nasenwurzel *f*

王瓜［wáng guā］果实入药。用于清热、生津、消瘀、通乳。Fructus Trichosanthis Cucumeroidis —— Verwendet wird getrocknete Frucht der Trichosanthes cucumeroidis (Cucurbitaceae). Heilwirkung: innere Hitze bekämpfend, Drüsensekretionen (insbesondere die Speichelbildung) fördernd, die Blutstauung lösend, die Kaktation fördernd

王好古［wáng hào gǔ］元代名医。(1200-?) 著有《汤液本草》、《此事难知》等。*Wang Haogu*-bekannter Mediziner in der *Yuan*-Dynastie, verfasst "Materia Medica für Dekokte", "Es Ist Schwer zu Wissen" u. a.

王进之［wáng jìn zhī］→王好古［wáng hào gǔ］

王肯堂［wáng kěn táng］明代医字家。(1549—1613) 著有《证治准绳》(1602)《医论》等书。*Wang Kentang*-Medizin-er in der *Ming*-Dynastie, verfasst "Maßstab der Diagnose und der Behandlung" und "über Medizin"

王履［wáng lǚ］元末明初医学家(1332—?)。著有《医经溯洄集》,该书指出伤寒和温病的区别。*Wang Lü* —— ein Arzt, gelebt in der Zeit Ende *Yuan*-Dynastie und Anfang *Ming*-Dynastie; Autor des Buches "Zurückkommen in die Klassische Medizin", das die durch die Kälte und durch die Wärme erzeugten fieberhaften Krankheiten voneinander differenziert

王孟英［wáng mèng yīng］→王士雄［wáng shì xióng］

王清任［wáng qīng rèn］清代名医(1768—1831)。他强调医生了解人体脏腑的重要意义。他将动物内脏和人体内脏进行比较,绘制了一些脏腑图形。著有《医林改错》(1830),改进了前人记述脏腑的一些错误,提出不少新见解,并创立了一些有实用价值的方剂。*Wang Qingren* —— ein bekannter Arzt in der *Qing*-Dynastie, legte Akzent auf die Wichtigkeit der Kenntnisseerwerbung übermenschliche innere Organe, verglich menschliche Organe mit tierischen Organen und bildete sie ab, stellte in seinem Buch "Richtigstellung der Irrtümer in Medizinischen Werken" viele von der Verfahren gemachten falsche Darstellungen über menschliche Organe richtig, erarbeitete viele neue Auffassungen und brachte einige wirksame Rezepte zustande

王士雄［wáng shì xióng］清代名医(1808—1866?)。著作有《温热经纬》(1852)、《霍乱论》(1838)、(归砚录》(1838)等,又将个人医案整理成《王氏医案》(1843)。他对当代传入中国的西医解剖学、生理学持开明态度。*Wang Shixiong* —— ein bekannter Arzt in der *Qing*-Dynastie (1808-1866?), hinterließ folgende Bücher: "Zusammenfassung über Epidemische Fieberhafte Krankheiten" (1852) "Über Cholera" (1838), "Medizinische Aufzeichnung" (1838), Darüber hinaus ordnete er seine klinische Akten unter dem Titel "*Wang*'s Klinischer Rekord" (1843). Er war sehr aufklärerisch zur der westlichen Anatomie und Physiologie, die damals in China eingeführt war.

王叔和［wáng shū hē］西晋医学家(三世纪)。曾任太医令,精于脉学。总结前代脉学经验,写成《脉经》,列述 24 种脉象,使古代脉学知识系统化。*Wang Shuhe* —— Mediziner in der *Xijin*-Zeit, Expert für Puls-Diagnostik; Unter dem Titel "Klassische Pulsliteratur" faßte er die Erfahrungen älterer Generationen im Bereich der Puls-Diagnostik zusammen und führte 24 Pulszustandbeschreibungen auf, so daß das Wissen um Puls-Diagnose in der klassischen Zeit systematisiert wurde.

王损庵［wáng sǔn ān］→王肯堂［wáng kěn táng］

王焘［wáng tāo］唐代医学家(702—772)。在弘文馆任职期间,采集诸家方药,编成《外台秘要》。*Wang Tao* —— Mediziner in der *Tang*-Dynastie, der während seiner Amtszeit in der staatlichen Bibliothek (*Hong Wen Guan*) Rezepte sammelte und daraus das 40 bändige "Medizinisches Geheimnis der Offiziere" erstellte.

王惟德［wáng wēi dé］→王惟一［wáng wéi yī］

王惟一［wáng wéi yī］宋代著名针灸学家(987—1067)。曾任太医局医官等职。编有《铜人腧穴针灸图经》(1026)。1029 年主持铸造针灸铜人两具,供教学用。*Wang Weiyi* —— ein bekannter Sachverständiger für Akupunktur und Moxibustion in der *Song*-Dynastie, der Beamte im kaiserlichen Medizinischen Büro, der Autor von "Illustration von Akupunkturpunkt auf einer Bronzen Figur" (1026). Im Jahr 1029 leitete er ein Gießen von zwei Formen der Bronzefigur für den Lehrzweck.

王维德［Wáng wéi dé］清代名医。撰有《外科证治全生集》(1740) *Wang Weide*-bekannter Mediziner in der *Qing*-Dynastie, verfaßt eine Beschreibung "Diagnostik und Behandlung über Außere Erkrankung"

王熙［wáng xī］→王叔和［wáng shū hé］

王勋臣［wáng xūn chén］→王清任［wáng qīng rèn］

王宇泰［wáng yǔ tài］→王肯堂［wáng kěn táng］

wǎng 往

往来寒热［wǎng lái hán rè］→寒热往来［hán rè wǎng lái］

wàng 望

望齿［wàng chǐ］观察病人的牙齿与牙龈变化情况，诊断肾与胃的病变。Beobachtung von Zähnen —— Durch Beobachtung von Zähnen und Zahnfleisch des Patienten kann man die pathologische Veränderung der Nieren und des Magens diagnosieren.

望恶露［wàng è lù］Inspektion von Lochien(od. Wochenfluss) *f*

望精神［wàng jīng shén］Beobachtung von geistiger Verfassung der Patienten

望排出物［wàng pái chū wù］Inspektion von Exkrementen *f* 用视觉观察病人的汗、涕、唾、痰、呕吐物，以及大小便、出血、恶露等，以了解病情的诊断方法

望皮肤［wàng pí fū］Inspektion der Haut *f* 以视觉观察病人全身皮肤的色泽、形态变化，以了解病情的诊断方法

望人中［wàng rén zhōng］Inspektion von Philtrum *f* 用视觉观察病人鼻子下方、嘴唇上方凹下的部位，以了解病情的诊断方法

望色［wàng sè］Inspektion des Teints *f*

望神［wàng shén］Inspektion der Vitalität *f*

望形态［wàng xíng tài］观察病人的形体和动态（包括肌肉、皮肤、骨骼、体位、姿态及活动能力等），以判断病者的体质、发育及营养状况。Beobachtung von Statur und Bewegungen ——（einschließlich Muskeln, Haut, Skelett, Positur und Bewegungsfähigkeit der Patienten), um die Konstitution, die Entwicklung und den Ernährungszustand zu beurteilen

望颜色［wàng yán sè］Beobachtung von Gesichtsfarbe des Patienten

望月经［wàng yuè jīng］Inspektion der Menstruation *f*

望诊［wàng zhěn］四诊之一。观察病人的神色、形态、舌象、排泄物、小儿指纹等变化的诊断方法。Beobachten *n* —— eine der vier Diagnosemethoden, gerichtet auf die Beobachtung von Gesichtsausdruck, Gesichtsfarbe, Verhalten, Zunge, Exkrementen, Gefäßzeichnung der Kinderfinger

望指纹［wàng zhǐ wén］Inspektion der Finger-Venolen *f*

WEI 危威微煨维围苇尾委萎痏痿卫未味畏胃魏

wēi 危威微煨

危达斋［wēi dá zhāi］→危亦林［wēi yì lín］

危亦林［wēi yì lín］元代名医(1277—1347)。中国古代骨伤科代表人物之一。前后历时10年编成《世医得效方》(1337)。*Wei Yilin*-bekannter Mediziner in der *Yuan*-Dynastie (1277-1347), einer der repräsentiven Persönlichkeiten der Osteologie und Traumatologie im alten *China*, er hat 10 Jahre an ein Buch "Generationenlang Aufgezeichnete Wirksame Rezepte" gewendet

威灵仙［wēi líng xiān］根及根茎入药。用于祛风除湿、通络止痛。Wurzel der chinesischen Klematis, Radix Clematidis —— Verwendet werden die Wurzel und das Rhizom der Clematis chinensis, C. hexapetala oder C. manshurica (Ranunculaceae). Heilwirkung: die Feuchtigkeit und den in den Körper eingedrungenen Wind beseitigen, den Körpermeridian durchgängig machen, Schmerz stillend.

微风［wēi fēng］mildes Wind-Syndrom

微脉［wēi mài］schwacher Puls

微热［wēi rè］leichtes Fieber

微丸［wēi wán］winzige Pille *f*

微邪［wēi xié］Noxe mit leichter Schädlichkeit

微饮［wēi yǐn］leichte Flüssigkeitsretention *f*

微者逆之［wēi zhě nì zhī］Leichte Krankheit wird mit Routinetherapie behandelt.

煨［wēi］中药炮制法之一。将药物用湿纸、面糊或黄泥包裹，放入热灰中，待湿纸面糊焦黑、黄泥干枯为止。langsam Abkochen bei schwachem Feuer —— eine der Methoden von der traditionellen chinesischen Arzneimittelherstellung, nämlich die in naßem Papier, Mehlbrei oder in Schlamm eingepackten Heilkräuter werden in heißer Asche eingesetzt, bis Paper, Mehlbrei rußig oder Schlamm trocken ist

煨姜［wēi jiāng］gerösteter Ingwer

wéi 维围

维胞［wéi bāo］→子宫［zǐ gōng］

维道［wéi dào］穴位。主治：子宫内膜炎、下腹痛、子宫脱垂等。*Weidao* (GB28) —— Akupunkturpunkt. Indikationen: Endometritis, Hypogastralgie, Hysterptosis

维脉［wéi mài］奇经八脉阴维脉与阳维脉之总称。*Wei*-Meridiane *m pl* —— Oberbegriff von *Yinwei*-und *Yangwei*-Meridiaine, zwei der acht außergewöhnlichen Meridianen

围刺法［wéi cì fǎ］einkreisende Nadelung *f* 围绕病变部位进行多针刺激的一种针刺方法

wěi 苇尾委萎痏痿

苇茎汤［wěi jīng tāng］成分：苇茎、薏苡仁、冬瓜仁、桃仁。主治：肺痈或肺热咳嗽。*Weijing Tang*, Dekokt aus Riedstengel —— Indikation: Lungenabszeß, Husten infolge der inneren Hitze in Lunge

尾骶骨伤［wěi dǐ gǔ shāng］Fraktur des Kreuzbeins und des Steißbeins

尾闾［wěi lǘ］Steißbein *n*, Steiß *m*

尾闾发［wěi lǘ fā］→鹳口疽［guàn kǒu jū］

委陵菜［wěi líng cài］全草入药。用于清热解毒、止血。Herba potentillae Chinensis —— Verwendet wird das getrocknete ganze Kraut der Potentilla chinensis (Rosaceae). Heilwirkung: innere Hitze bekämpfend, Entzündung oder Fieber beseitigend, Blutung stillend

委阳［wěi yáng］穴位。主治：腓肠肌痉挛、腰背痛等。*Weiyang* (BL39) —— Akupunkturpunkt. Indikationen: Wadenkrampf, Rückenschmerzen

委中［wěi zhōng］穴位。主治：腰背痛、膝关节痛、坐骨神经痛、中暑等。*Weizhong* (BL40) —— Akupunkturpunkt. Indikationen: Rücken-und Lumbusschmerzen, Kniegelenkschmerzen, Ischias, Hitzschlag

委中毒(痈)［wěi zhōng dú (yōng)］akute pyogene Infektion der Poplitealfossa

萎黄［wěi huáng］→发黄［fā huáng］

痏［wěi］①穴位名。指少泽、关冲、商阳、少商、中冲和少冲。②针刺痕迹。③针刺次数。①*Wei*-Punkt *m* —— Allgemeine Bezeichnung für sechspaarige Akupunkte: *Shaoze* (SI1), *Guanchong* (SJ1), *Shangyang* (LI1), *Shaoshang* (LU11), *Zhongchong* (PC9) und *Shaochong* (HT9). ②Spur des Nadelstiches ③Zahl des Nadelstiches

痿［wěi］*Wei*-Syndrom *n* —— allgemeiner Kräfteverfall und Muskelschwund

痿厥［wěi jué］①Schlaffheit mit kaltem Glied ②Ohnmacht mit Schlaffheit

痿证［wěi zhèng］Schlaffheit-Syndrom *n*

痿躄［wěi bì］Atrophie und Schlaffheit

痿病［wěi bìng］Krankheit mit Atrophie und Schlaffheit fKrankheit

痿黄［wěi huáng］fahle Gesichtsfarbe *f*

痿软舌［wěi ruǎn shé］schlaffe Zunge *f*

wèi 卫未味畏胃魏

卫［wèi］①卫外的功能。②→卫气［wèi qì］①Abwehr-

Energie *f*

卫分证［wèi fèn zhèng］温热病的初起阶段。临床表现为发热、微恶风寒、头痛、身痛、无汗或少汗、口微渴、苔薄白、舌边尖红、脉浮数，或见鼻塞、咳嗽等。*Weifen*-Syndrom *n*（Syndrom der *Wei*-Schicht）—— Anfangsstadium einer epidemischen fieberhaften Erkrankung, das sich manifestiert in Fieber, leichter Abneigung gegen Wind und Kälte, Kopfschmerzen, Gliederschmerzen, wenig Schweiß, leichte Durst, Rötung der Spitze und der Ränder der Zunge mit dünnem weißlichen Belag, schwebender schneller Puls, gelegentlich verstopfte Nase und Husten.

卫气［wèi qì］行于体表，脉管外的人体阳气之一部分。具有保卫肌表、抗御外邪作用。Abwehr-*Qi* —— ein Teil des *Yang-Qi*, welcher in der Körperoberfläche oder extravaskuläre zirkuliert und das Integument sowie die Muskulatur gegen externe Noxe schülzt

卫气不固［wèi qì bù gù］→表气不固［biǎo qì bù gù］

卫气同病［wèi qì tóng bìng］邪热入气分，而卫分证候未除者。症见恶风寒、头痛、身痛、壮热、口渴、心烦、汗出等。aus sowohl *Qi*-als auch *Weifen* bestehendes Syndrom —— Syndrom, das sowohl "*Weifen*" als auch "*Qifen*" bei epidemischen fieberhaften Erkrankungen umfaßt, bei denen pathogene Hitze des "*Qifen*" befällt, während das *Weifen*-Syndrom noch besteht. Es manifestiert sich in Abneigung gegen Wind und Kälte, Kopfschmerzen, Schmerzen in allen Gelenken, hohem Fieber, Durst, Dysphorie und Schwitzen.

卫气营血辨证［wèi qì yíng xuè biàn zhèng］清代医学家叶天士所创立。辨别外感温病发生、发展过程中、四个不同阶段的病位、病性、病变等的特点。Analyse und Differenzierung einer akuten Infektionskrankheit nach dem Zustand der vier Systeme（*Wei*, *Qi*, *Ying*, *Xue*）—— begründet von *Ye Tianshi* in der *Qing*-Dynastie differenziert Lokalisation, Charakter und pathologische Veränderungen in den vier verschiedenen Stadien der exogenen febrilen Erkrankungen

卫生宝鉴［wèi shēng bǎo jiàn］罗天益撰（1343）。内容包括药误永鉴、名方类集、药类法象、医验记述等。Medizinisches Gutachten —— ein Buch, geschrieben von Luo Tianyi im Jahre 1343, besteht aus folgende Teile: Gutachten der Medikamente, Zusammenstellung und Zuordnung der wirksamen Rezepten, Klassifikation der Kräuter, Niederschrift der medizinischen Erfahrungen

卫营同病［wèi yíng tóng bìng］温热病邪热入营分而卫分证仍在。常见发热且夜热甚、神志不清、舌质红绛，并有恶寒，咳嗽、舌苔薄白等症。sowohl das *Wei*-als auch das *Yingfen* umfassendes Syndrom —— Syndrom, das sowohl das *Weifen* als auch das *Yingfen* bei jahreszeitlichen fieberhaften Erkrankungen umfaßt, bei denen pathogene Hitze das *Yingfen*（*Ying*-Schicht）befällt, während das *Weifen*-Syndrom weiterbesteht. Es manifestiert sich in Fieber, das nachts höher als am Tage ist, Verlust des Bewußtseins, dunkelrote Zunge, Abneigung gegen Kälte, Husten, dünnen weißlichen Zungenbelag.

未老经断［wèi lǎo jīng duàn］vorzeitige Menostase（Menopause）

未病［wèi bìng］gesunder oder subgesunder Zustand *m* 健康或健康与疾病之间的生命过程

味［wèi］① Geschmack *m* ② Nahrung *f*

味淡［wèi dàn］fader Geschmack, geschmacklos

味甘［wèi gān］süßer Geschmack

味苦［wèi kǔ］bitterer Geschmack

味酸［wèi suān］saurer Geschmack

味咸［wèi xián］salziger Geschmack

味辛［wèi xīn］scharfer Geschmack

畏光［wèi guāng］Photophobie *f*

畏寒［wèi hán］Kältescheu *f*, Aversion gegen Kälte

胃不和［wèi bú hé］Magen-Disharmonie *f*

胃仓［wèi cāng］穴位。主治：胃痛、腹胀、背痛等。*Weicang*（BL50）—— Akupunkturpunkt. Indikationen: Gastralgie, Bauchschwellung, Rückenschmerzen

胃呆［wèi dāi］→纳（胃）呆［nà（wèi）dāi］

胃风［wèi fēng］风邪犯胃而引起的病症。症见颈部多汗、怕风、腹满胀、饮食寒冷则泻等。Wind-Syndrom des Magens —— Das Syndrom verursachte durch in den Magen eingedrungenen Wind, gekennzeichnet durch Schweißausbruch am Hals, Windscheu, Flatulenz und Diarrhoe nach kaltem Ttinken und Essen.

胃反［wèi fǎn］Erbrechen *n*

胃寒［wèi hán］脾胃阳虚或过食生冷所致之病证。多见胃脘痛得热痛减、呕吐清稀、口淡、喜热饮、便溏、舌苔白润等寒性症状。Kälte-Syndrom des Magens —— Das Syndrom verursachte durch *Yang*-Mangel der Milz und des Magens, oder durch das übermäßige kalte und rohe Essen, gekennzeichnet durch Gastralgie wegen Wärme, wässerigen Vomitus, keinen Appetit, halbflüßigen Stuhl, weißen und feuchten Zungenbelag, Vorliebe für warme Getränke.

胃寒恶阻［wèi hán è zǔ］durch Kälte im Magen verursachte Übelkeit am Morgen

胃火［wèi huǒ］① Magen-Feuer —— innere Hitze im Magen ② Hitze-Syndrom des Magens

胃火炽盛［wèi huǒ chì shèng］→胃热壅盛［wèi rè yōng shèng］

胃火冲逆［wèi huǒ chōng nì］widriges Steigen des Magen-Feuers

胃火上升［wèi huǒ shàng shēng］指口腔炎。Aufsteigen der inneren Hitze im Magen, nämlich Stomatitis

胃火上炎［wèi huǒ shàng yán］Aufflackern des Magen-Feuers

胃家［wèi jiā］Magen-Darmkanal *m*

胃家实［wèi jiā shí］热邪结于胃，津液受伤所致之证。常见壮热、烦渴、大汗出、脉洪大等症。Exzeß-Syndrom des Magen-Darms —— Akkumulation von pathogener Hitze im Magen und Darm, verursacht durch die Schädigung der Körperflüßigkeit, gekennzeichnet durch Hochfieber, Polydipsie, Schwitzen und voller Puls

胃经［wèi jīng］→足阳明胃经［zú yáng míng wèi jīng］

胃咳［wèi kē］咳嗽兼呕吐之证，甚则呕出蛔虫。Husten mit Beeinsträchtigung des Magens —— Husten mit Erbrechen sogar dabei stößt Askariden aus.

胃苓汤［wèi líng tāng］成分：甘草、茯苓、苍术、陈皮、白术、肉桂、泽泽、猪苓、厚朴，另加姜、枣。主治：伤湿、挟食、腹痛、泄泻、小便短少。*Weiling Tang*, Magen-Dekokt aus Fuling（Poria coccos）—— Indikationen: durch Feuchtigkeit verursachte Krankheiten einseitiger Appetit, Bauchschmerzen, Diarrhoe und Oligurie

胃纳呆滞［wèi nà dāi zhì］→纳（胃）呆［nà（wèi）dāi］

胃气［wèi qì］① Magen-Energie *f* ② Reflexion der Magenfunktion auf den Puls

胃气不和［wèi qì bù hé］因胃气不足而失和降。常见胃脘痞闷、食难消化、恶心等症。disharmonisches Magen-*Qi* —— Dysfunktion des Magens wegen Mangel an Magen-*Qi*, gekennzeichnet durch Völlegefühl im Magen, Dyspepsie und Nausea

胃气不降［wèi qì bù jiàng］胃通降功能受阻的病变。多因胃火冲逆或痰湿中阻引起。症见不思饮食、胃部胀满作痛、呃逆、呕吐等。Magen-*Qi* kann sich nicht senken —— Dysfunktion des Magens beim Transport der Nahrungsmittel nach unten, verursacht durch aufsteigende Hitze im Magen oder Stauung der Schlem-Feuchtigkeit, gekennzeichnet durch Appetitlosigkeit, Blähungen und Magenschmerzen, Singultus und Erbrechen

胃气上逆［wèi qì shàng nì］因伤食或痰湿阻滞等原因导致胃失和降，胃气上逆。症见不思饮食、胃部胀满或疼痛、嗳气、呃逆、呕吐等。verkehrtes Aufsteigen von Magen-*Qi*——ein krankhafter Zustand, verursacht durch unbeschränkte Diät oder Stauung von Schleim-Feuchtigkeit, welche dazu führen, daß das Magen-*Qi* nach oben steigt, anstatt sich abzusenken. Symptome sind: Appetitlosigkeit Blähung und Magenschmerzen, Aufstossen, Schlucksen, Erbrechen.

胃气虚［wèi qì xū］胃的受纳和消化水谷功能虚弱。症见胃脘痞闷、不思饮食、食不消化，甚则呕吐、大便稀溏、唇舌淡白等。Mangel an Magen-*Qi*——schwache Funktion des Magens, Nahrung aufzunehmen und zu verdauen, gekennzeichnet durch Völlegefühl im Magen, Appetitlosigkeit, Dyspepsie, sogar durch Erbrechen, Diarrhoe, blasse Lippen und Zunge

胃热［wèi rè］胃受热邪，或过食燥热食物而致的热性病变。症见口渴、口臭、易饥，小便短赤、大便秘结，甚或口腔糜烂、牙龈肿痛等。innere Hitze im Magen, Hitze-Syndrom des Magens——Schädigung des Magens durch pathogene Hitze oder durch Einnahme von trocknender oder hitzeproduzierender Nahrung, gekennzeichnet durch Durst, üblen Atemgeruch, gesteigerten Appetit, Oligourie und dunklen Urin, Obstipation, manchmal sogar durch Mundulceration und Gingivitis

胃热恶阻［wèi rè è zǔ］durch innere Hitze im Magen verursachte Übelkeit am Morgen

胃热杀谷［wèi rè shā gǔ］durch innere Hitze im Magen verursachte Polyphagie

胃热上逆［wèi rè shàng nì］Aufwärtssteigen der inneren Hitze im Magen

胃热壅滞(盛)［wèi rè yōng zhì (shèng)］①胃中实热之邪炽盛、胃火上炎。症见烦渴喜冷、口臭口烂、齿痛龈肿。②温热病热结肠胃。症见高热、便秘、腹痛，甚则神昏谵语、狂躁等。übermässige innere Hitze im Magen——①ein krankhafter Zustand, verursacht durch das Hinaufflammen der inneren Hitze im Magen, gekennzeichnet durch Polydipsie und Vorliebe für kalte Getränke, üblen Atemgeruch, Aphthen, Zahnschmerzen, Gingivitis ②Akkumulation von pathogener Hitze im Magen und Darm, wie es bei infektiösen Erkrankungen der Fall ist, gekennzeichnet durch hohes Fieber, Obstipation, abdominale Schmerzen, sogar Bewußtlosigkeit, Delirium und Mania

胃弱恶阻［wèi ruò è zǔ］durch Magenschwäche verursachte Übelkeit am Morgen, durch Magenschwäche verursachtes Schwangerschaftserbrechen

胃上［wèi shàng］穴位。主治：胃下垂、腹胀。*Weishang* (EX)——Akupunkturpunkt. Indikationen: Gastroptose, Bauchschwellung

胃、神、根［wèi, shén, gēn］正常脉象的三个条件：脉势和缓，往来从容，节律一致，是有胃气；脉跳柔和有力，是有神；脉跳沉取应指，是有根。Magen-Energie, Geist, Wurzel als Zustände des Pulses——Drei Qualitäten der normalen Pulstypen. Wenn der Puls ruhig gelassen und regulär ist, sagt man, MagenEnergie; wenn der Puls kräftig ist, sagt man, Geist; wenn der Puls auch bei tiefer Palpitation fühlbar ist, sagt man, Wurzel.

胃失和降［wèi shī hé jiàng］→胃气不降［wèi qì bù jiàng］

胃实［wèi shí］胃肠积热，热盛津伤、胃气壅滞的证候。症状为脘腹胀痛、嗳气、便秘、发热等。Übermaß-Syndrom des Magens——ein krankhafter Zustand, verursacht durch Verbrauch der Körpersäfte und Stagnation von Magen-*Qi*, Akkumulation der Hitze in Magen und Darm, gekennzeichnet durch Völlegefühl und Schmerzen im Epigastrium, Aufstoßen, Obstipation und Fieber

胃俞［wèi shù］穴位。主治：胃病、厌食，胰腺炎、肝炎等。*Weishu* (BL21)——Akupunkturpunkt. Indikationen: Gastropathie, Anorexie, Pankreatitis, Hepatitis

胃痛［wèi tòng］→胃脘(心)痛［wèi wǎn (xīn) tòng］

胃脘［wèi wǎn］①指胃腔 ② 胸骨下角至脐的体表部位。分上、中、下三脘。① Magenraum *m* ② die topographische Region zwischen dem Xiphoid und dem Nabel, welche in einen oberen, mittleren und unteren Teil unterteilt ist

胃脘痞闷［wèi wǎn pǐ mèn］Völlegefühl im Magen

胃脘下俞［wèi wǎn xià shù］穴位。主治：糖尿病、胃病等。*Weiwanxiashu* (EX-B3)——Akupunkturpunkt. Indikationen: Diabetes, Gastropathie

胃脘(心)痛［wèi wǎn (xīn) tòng］Epigastralgie *f*' Gastralgie *f*, Kardialgie *f*

胃消［wèi xiāo］→中(脾、胃)消［zhōng (pí, wèi) xiāo］

胃虚［wèi xū］包括胃气虚或胃阴虚。Mangel-Syndrom des Magens——einschließlich Mangel an Magen-*Qi* oder an Magen-*yin*

胃阳［wèi yáng］Magen-*Yang*, Funktion des Magens

胃阴［wèi yīn］Magen-*Yin*, Flüßigkeit im Magen

胃阴虚［wèi yīn xū］胃的阴液不足，多由胃火炽盛或温病热盛伤津所致。症见口干唇燥、喜冷饮、食欲减退、大便干结等。Mangel an *Yin* im Magen——ein krankhafter Zustand wegen Mangel an *Yin*-Flüssigkeit im Magen, verursacht durch übermäßige innere Hitze im Magen, hohes Fieber, gekennzeichnet durch trockenen Mund und trokene Lippen, Vorliebe für kalte Getränke, Appetitmangel, Obstipation

胃胀［wèi zhàng］胃部胀满，伴有口臭、不欲食、胃脘痛等症。多因胃寒、水谷不化所致。Magendistension *f*——meistens durch die Kälte im Magen und Dyspepsie verursachter krankhafter Zustand, oft begleitet mit Halitosis, Anorexie, Magenschmerzen

胃之大络［wèi zhī dà luò］Hauptmeridiane vom Magen

胃汁［wèi zhī］→胃阴［wèi yīn］

胃中燥矢［wèi zhōng zào shǐ］trockener Stuhl im Darmkanal

胃主腐熟［wèi zhǔ fǔ shú］Transformierung der Nahrungsmittel als Funktion des Magens, Zerkleinung und Verdauung der Nährstoffe als Funktion des Magens

胃主降浊［wèi zhǔ jiàng zhuó］Leitung der verdauenden Speisen abwärts in den Dünndarm als Funktion des Magens

胃主受纳［wèi zhǔ shòu nà］Aufnahme der Nahrung als Funktion des Magens

魏柳州［wèi liǔ zhōu］→魏之琇［wèi zhī xiù］

魏玉横［wèi yù héng］→魏之琇［wèi zhī xiù］

魏之琇［wèi zhī xiù］清代医学家(1722—1772)。编有《续名医类案》(1770)。补充了江耀的《名医类案》，增加清初的名家医案。另著《柳州医话》，刊于19世纪中期。*Wei Zhixiu*——ein Arzt in der *Qing*-Dynastie (1722-1772), stellte im Jahre 1770 das Buch "Fortsetzung der Klinischen Akten von den Berühmten Ärzten" zusammen, um *Jiang Guan*'s "Klinische Akten von den Berühmten Ärzten" zu ergänzen; ein anderes Buch von ihm, "Medizinische Versuche in *Liu Zhou*" wurde in der Mitte des 19. Jahrhunders veröffentlicht

WEN 温瘟文纹闻蚊问

wēn 温瘟

温(瘟)疫［wēn (wēn) yì］Pestilenz *f*, epidemische infektiöse Krankheit

温(热)病［wēn (rè) bìng］→温病［wēn bìng］

温(性)［wēn xìng］四气之一。Warmeigenschaft *f*——eine der vier Arzneimitteleigenschaften

温病［wēn bìng］①外感急性热病的总称。临床特征为：起病较急，热象较重、易伤津液。②伤寒病五种疾患之一。①epidemische fiebernde Krankheit——Terminologie für akute infektiösen fiebernden Krankheit. Die Krankheit ist durch akuten Anfall, hohes Fieber, Verzehren der Körperlichen Flüssigkeit gekennzeichnet. ②Einer der fünf Typen der exogenen febrilen Krankheiten

温病条辨 [wēn bìng tiáo biàn] 清·吴瑭撰(1798)。提出温病的三焦辨证理论。Dissertation über Differenzierung und Behandlung der Akuten Febrilen Erkrankungen —— verfaßt von *Wu Tang* (1798). Es handelt sich um die dialektische Theorie von "Drei-*Jiao*".

温病学 [wēn bìng xué] fieberhafte Erkrankung *f*

温病学派 [wēn bìng xué pài] 提倡温病学说,并赖以为实践依据的医学派别。eine Gruppe von Medizinern, die für die Lehre über fieberhafte Krankheiten eintraten und sich in der Praxis auch auf diese Lehre stützten

温病学说 [wēn bìng xué shuō] 关于温热病病因、病理、诊断和治疗的一套系统理论。首由明代杰出医学家王履提出伤寒与温病的区别(14 世纪),其后吴又可在《温疫论》(1642)中有所阐发,后经清代名医叶天士、吴瑭、王孟英等形成理论体系。Lehre über fieberhafte Krankheiten —— eine systematis-cheTheorie über Ätiologie, Pathologie, Diagnostik und medizinische Behandlung fieberhafter Krankheiten; *Wang Lü*, ein Spezialist unter Medizinern in der *Ming*-Dynastie, wies als der erste auf die Unterschiede zwischen der exogenen fieberhaften und den fieberhaften Krankheiten hin (im 14. Jh.). Diese wurden dann von *Wu Youke* in seinem Buch "Wissenschaftliche Abhandlung über Seuche" (1642) ausführlich erläutert und später von *Ye Tianshi*, *Wu Tang* und *Wang Mengying*, bekannten Ärzten in der *Qing*-Dynastie, zu einer systematischen Theorie weiter entwickelt.

温补 [wēn bǔ] Aufwärmung und Tonisierung

温补命门 [wēn bǔ mìng mén] 温补肾阳来治疗脾肾阳虚病的方法。*Mingmen* (das Tor des Lebens) erwarmen und tonisieren —— eine Therapie mit wärmenden und tonisierenden Medikamente um eine Hypofunktion des Milz-und Nieren-*Yang* zu behandeln

温补脾肾 [wēn bǔ pí shèn] Aufwärmung und Tonisierung von Milz und Niere

温补脾胃 [wēn bǔ pí wèi] Milz und Magen erwarmen und tonisieren

温补肾阳 [wēn bǔ shèn yáng] Nieren-*Yang* erwarmen und tonisieren

温补心肺 [wēn bǔ xīn fèi] Aufwärmung und Belebung von Herz und Lunge 用具有温阳补心养肺作用的方药,治疗心肺阳虚证的治法

温补心阳 [wēn bǔ xīn yáng] Aufwärmung und Belebung von Herz-*Yang* 用具有温阳补心作用的方药,治疗心阳虚证的治法

温补阳气 [wēn bǔ yáng qì] Aufwärmung und Tonisierung von *Yang-Qi*

温补止血 [wēn bǔ zhǐ xuè] die Blutung durch warme Tonisierung stillen

温胆汤 [wēn dǎn tāng] 成分:二陈汤加竹茹、枳实、生姜,大枣。主治:痰热上扰所致之虚烦不得眠等。*Wendan Tang*, Gallenblase wärmendes Dekokt —— Indikationen: Dysphorie, Schlaflosigkeit infolge des Befalls der Phlegma-Hitze

温毒 [wēn dú] ① virulente Hitze-Noxe ② durch virulente Hitze-Noxe verursachte akute febrile Krankheit

温毒发斑 [wēn dú fā bān] die Makulae infolge der giftiger Wärme-Pathologe

温法 [wēn fǎ] 八法之一。用温热药治疗寒证的方法。Erwärmensmethode *f* —— eine der acht prinzipiellen Heilmethoden zur Behandlung der Kälte mit warmem heißem Medikament

温肺 [wēn fèi] 用温热药治疗肺经有寒的方法。Lunge erwärmen —— eine Methode zur Behandlung der Kälte im Lungenmeridian mit warmem und heißem Medikament

温肺化痰 [wēn fèi huà tán] Lunge erwärmen und Schleim lösen

温肺化饮 [wēn fèi huà yǐn] durch Erwärmen der Lunge Flüssigkeitsretention im Inneren auflösen

温肺祛痰 [wēn fèi qū tán] durch Erwärmen der Lunge schleim lösen

温肺散寒 [wēn fèi sàn hán] Lungenaufwärmen und Kältezerstreuen

温粉 [wēn fěn] Sprühpulver *n*

温服 [wēn fú] Dekokt wird warm eingenommen

温肝 [wēn gān] 用温补肝肾、行气、逐寒的药,治疗小腹冷痛、疝气等病证的方法。Leber erwärmen —— eine Methode zur Behandlung der Kälte und Schmerzen im Unterbauch, der Hernie u. a. mit dem Medikament, das Leber und Niere mild tonisiert, *Qi*-Zirkulation belebt und die Kälte beseitigt

温寒化湿 [wēn hán huà shī] Feuchtigkeit durch Erwärmen der Kälte beseitigen

温和灸 [wēn hé jiǔ] 艾条悬起灸的一种。将艾条燃端与施灸部位皮肤保持约一寸(3 厘米左右)的距离,使皮肤有温热感,但灸至皮肤红晕而止。Mildmoxibustion *f* —— eine Behandlungstechnik mit aufhängender Moxibustion, das gezündete Moxazigarrenende ist ca. 3 cm von der Haut gehalten, um dem Patienten ein Wärmegefühl der Haut gehabt. Die Behandlung endet bis leichte Rötung der Haut.

温化寒痰 [wēn huà hán tán] Erwärmen und Auflösen des kalten Schleims

温化水湿剂 [wēn huà shuǐ shī jì] Formula für die Harmonisierung und Verbreitung von Feuchtigkeit *f* 以温阳利水药为主配伍组成,治疗寒湿证的祛湿剂

温化痰涎 [wēn huà tán xián] Aufwärmung und Lösung von Schleim und Flüssigkeitsretention

温化痰饮 [wēn huà tán yǐn] Aufwärmung und Lösung von Schleim und Flüssigkeitsretention

温经行滞 [wēn jīng háng zhì] Aufwärmung des Meridians und Entlastung der Stagnation

温经活血 [wēn jīng huó xuè] Aufwärmung des Meridians und Aktivierung der Durchblutung 用具有温阳通经、活血化瘀作用的方药,治疗寒凝经脉、血行不畅所致病证的方法

温经祛(散)寒 [wēn jīng qū (sàn) hán] Kälte durch Erwärmen des Meridians beseitigen

温经散寒 [wēn jīng sàn hán] Aufwärmung des Meridians zur Zerstreuung von Kälte 用具有温阳散寒通经作用的方药,治疗寒滞经脉证的治法

温经汤 [wēn jīng tāng] 成分:吴茱萸、当归、芍药、川芎、党参、桂枝、阿胶、丹皮、生姜、甘草、半夏、麦冬。主治:冲任虚寒、瘀血郁滞,症见月经不调等。*Wenjing Tang*, den Meridian erwärmendes Dekokt —— Indikationen: die Schwäche und die Kälte im *Chong*-und *Ren*-Meridiane, die Blutstase, und mit Symptom Regelstörung

温经通络 [wēn jīng tōng luò] *Qi*-Strömmung durch Erwärmen des Meridians beleben

温经通阳 [wēn jīng tōng yáng] die *Yang-Qi*-Strömmung durch Erwärmen des Meridians beleben

温经止痛 [wēn jīng zhǐ tòng] Aufwärmung des Meridians und Linderung von Schmerzen

温经止血 [wēn jīng zhǐ xuè] Blut durch Erwärmen des Meridians stillen

温灸器 [wēn jiǔ qì] 金属制的筒形灸具。直径约 3~4 厘米,高 4~5 厘米,周围有数十个小孔。用时将点燃艾绒贮筒内于施灸部位上,往复移动使产生温热感。宜用于孕妇、儿童及畏灸者。Erwärmefähige Moxibustionsgerät —— Der Metallbehälter, bei dem mit vielen Kleinen Löchern herum an seiner Wand, ist in Gebrauch bei Moxibustion.

Der Behälter ist ca. 3-4cm in Diameter und 4-5cm hoch. Das gezündete Moxaröllchen ist bei Behandlung in Behälter gelegt, nun bewegt man den Behälter hin und her auf der Haut fort, um ein Warmgefühl zu produzieren. Es ist geeignet bei Schwangerschaftsfrau, Kinder und Moxibustionsfürchtener.

温灸器灸［wēn jiǔ qì jiǔ］Moxibustion mit Moxa-Brenner *f*

温开［wēn kāi］→逐寒开窍［zhú hán kāi qiào］

温开通便［wēn kāi tōng biàn］Abführen des Stuhlgangs mit erwärmendem Medikament

温里［wēn lǐ］Erwärmung des Innenraums *f*

温里剂［wēn lǐ jì］Formula zur Erwärmung des Innenraum *f*

温里祛寒［wēn lǐ qū hán］Erwärmung des Innenraum und Zerstreuen von Kälte

温里散寒［wēn lǐ sàn hán］Erwärmung des Innenraums und Vertreibung von Kälte

温里药［wēn lǐ yào］Arzneimittel zur Innenraum-Erwärmung *n*

温溜［wēn liū］穴位。主治：口腔炎、舌炎、腮腺炎、咽喉痛等。*Wenliu*（LI 17）—— Akupunkturpunkt. Indikationen: Stomatitis, Glossitis, Parotitis, Halsschmerzen

温麻［wēn má］Masern *pl*

温暖脾肾［wēn nuǎn pí shèn］Milz und Nieren erwärmen

温疟［wēn nüè］疟疾之一。临床特征为先热后寒、热重寒轻、口渴、喜冷饮、舌红苔黄、脉弦数等。fieberhafte Malaria —— eine Art von Malaria, gekennzeichnet durch hohes Fieber mit milder Kälte, Durst mit Vorliebe für kaltes Trinken, rötende Zunge mit gelblichem Belag, schnellen und spannenden Puls

温脾［wēn pí］用温阳药治疗脾寒证的方法。Milz erwärmen —— eine Methode zur Behandlung der Kälte-Milz mit dem *Yang* erwärmenden Medikament

温脾汤［wēn pí tāng］成分：大黄、附子、干姜、甘草、党参。主治：冷积便秘。*Wenpi Tang*, Milz wärmendes Dekokt —— Indikation: durch Akkumulation der Kälte verursachte Konstipation

温清并用［wēn qīng bìng yòng］gleichzeitige Erwärmung und Hitze-Beseitigung 用具有清热、温阳作用的方药治疗寒热错杂证的治法

温热［wēn rè］①邪轻为温，邪重为热；渐感为温，速发为热；冬春为温，夏暑为热。②→温病［wēn bìng］①pathogene Wärme und Hitze-pathogene Wärme griff langsam an, verursacht durch leicht Erkrankung, verbreitet im Winter und Frühjahr, pathogene Hitze griff schnell an, verursacht durch schwere Erkrankung, verbreitet im Sommer

温热病［wēn rè bìng］fieberhafte Erkrankung *f*

温热经纬［wēn rè jīng wěi］王孟英撰(1852)。采集了前人诊治温病的经验并附个人体会和看法。Zusammenfassung über Epidemische Fieberhafte Krankheiten —— eine Sammlung der Erfahrungen von Vorfahren bei der Diagnostik und Behandlung der epidemischen fieberhaften Krankheiten mit eigenem Verständnis und Stellungnahme des Autors, verfaßt von *Wang Mengying* im Jahre（1852）.

温热痉［wēn rè jìng］durch pathogene Wärme-Hitze verursachte mit Krämpfen, Kieferstarre u. a. einhergehende Fieberkrankheit

温热论［wēn rè lùn］相传系顾景文根据叶天士的讲述辑成(1746)。书中记录了叶氏诊治温病的经验，并介绍了温病的卫、气、营、血辨证理论。Abhandlung über Epidemische Fieberhafte Krankheiten —— ein medizinisches Buch, in dem *Ye Tianshis* Erfahrungen bei der Diagnostik und Behandlung der epidemischen fieberhaften Krankheiten niedergeschrieben und die dialektische Theorie über die vier Phase im Sinne von der Syndromeerkennung vorgestellt wurden, nämlich: *Wei*, *Qi*, *Ying* und *Xue*. Dieses Buch wurde von *Gu Jingwen* laut *Ye Tianshis* Vorlesungen im Jahre（1746）zusammengestellt.

温热邪气［wēn rè xié qì］Wärme-Hitze Pathogen

温热蕴脾［wēn rè yùn pí］Ansammlung von Nässe-Hitze in der Milz *f*

温肾［wēn shèn］用具有温补作用的药物温补肾阳的治疗方法。Niere erwärmen —— eine Methode zur Behandlung des milden Tonikums von Niere-*Yang* mit dem mild tonisierten Medikament

温肾补(助)阳［wēn shèn bǔ (zhù) yáng］durch Erwärme der Niere *Yang* verstärken

温肾利水［wēn shèn lì shuǐ］治疗肾阳虚水肿的方法。durch Erwärmen der Niere Diurese fördern —— eine Methode zur Behandlung des durch Mangel an Niere*Yang* verursachten Ödem

温肾纳气［wēn shèn nà qì］Erwärmung von Nieren zur Verbesserung des *Qi*-Empfangs *f*

温肾散寒［wēn shèn sàn hán］Erwärmung der Nieren und Zerstreuung von Kälte 用具有温阳补肾散寒作用的方药，治疗肾阳虚寒凝证的治法

温肾助阳［wēn shèn zhù yáng］Erwärmung der Nieren und Förderung des *Yang*

温肾壮阳［wēn shèn zhuàng yáng］Niere erwärmen und *Yang* kräftigen

温通小肠［wēn tōng xiǎo cháng］Ausbaggerung des Dünndarms durch Erwärmung *f* 用具有温阳散寒行气作用的方药，治疗寒滞肠道证的治法

温胃［wēn wèi］Magen erwärmen

温胃健中［wēn wèi jiàn zhōng］用温补药治疗胃气虚寒的方法。Magen erwärmen und Milz stärken —— eine Methode mit wärmter tonisierter Arznei zur Behandlung von Magen-Schwäche und Mangel an Magen-*Qi*

温胃散寒［wēn wèi sàn hán］Erwärmung des Magens zur Zerstreuung von Kälte *f* 用具有温阳散寒和胃作用的方药，治疗寒邪犯胃证的治法

温下［wēn xià］温热性质的泻下药或温热药与寒凉泻下药同用，以泻下寒性积滞的方法。warme Laxierkur —— eine Methode zur Behandlung der durch Kälte verursachten Konstipation mit dem Abführmittel von warmem und heißem Naturell, oder mit warmem und heißem Medikament und auch dem Abführmittel von kühlem und kaltem Naturell

温下寒积［wēn xià hán jī］Entfernung der Kältelagerung durch Hitze-Entleerung *f*

温下剂［wēn xià jì］Formula zur Hitze-Entleerung *f*

温下药［wēn xià yào］Kraut für Hitze-Entleerung *n*

温邪［wēn xié］各种温热病致病外因的总称。pathogene Wärme —— ein Sammelbegriff für verschiedene exogene Faktoren, die febrile Erkrankungen verursachen

温邪犯肺［wēn xié fàn fèi］温热之邪侵犯于肺所出现的病理现象。症见咳嗽、发热、口渴，或咽喉红痛、舌边尖红、脉象浮数等。Pathogene Wärme greift die Lunge an. —— durch Invasion der pathogenen Wärme in die Lunge verursachtes Syndrom, gekennzeichnet durch Husten, Fieber, Durst, Rötung und Schmerzen der Kehle, rote Zungenspitze, oberflächlichen und beschleunigten Puls

温邪上受［wēn xié shàng shòu］大多数外感热病的发病，多从上焦肺经卫分开始。Pathogene Wärme erreicht die Lunge. —— Meiste durch exopathische Faktoren verursachte akute febrile Erkrankungen beginnen meistens mit Affektion der Lunge.

温血［wēn xuè］用温阳补血或温化瘀血药物，治疗血分有寒的方法。das Blut (*Xue*) erwärmen —— eine Methode zur Behandlung der Kälte im Blutsystem (Blutschicht) mit dem Medikament, das *Yang* erwärmt, die Blutbildung anregt und die Stockung in der Blutzirkulation beseitigt

温阳［wēn yáng］温通阳气的方法。如回阳救逆、温中散寒等。das *Yang* erwärmen —— eine Methode zum *Yang*-

Erwärmen und *Yang*-Aktivieren, auch als Notfallbehandlung (bei *Yang*-Kollaps), und durch Erwärmen der Milz die Kälte zerstreuen

温阳行气［wēn yáng háng qì］*Yang*-Erwärmung zur Aktivierung von *Qi*-Strom *f* 用具有温补阳气、理气行滞作用的方药，治疗阳虚气滞证的治法

温阳化饮［wēn yáng huà yǐn］*Yang*-Erwärmung zur Lösung der Flüssigkeitsretention *f* 用性味辛温，具有温阳化饮作用的的方药治疗阳虚饮停证的治法

温阳利湿［wēn yáng lì shī］温通阳气的药与利湿药同用，以治疗寒湿、水肿等病症的方法。durch *Yang*-Erwärmen die Feuchtigkeit eliminieren —— eine Methode mit gemeinsamer Einnahme von *Yang* erwärmendem und aktivierendem Medikament zur Behandlung der Kälteund Feuchtigkeit-Syndrome sowie des Ödems

温阳利水［wēn yáng lì shuǐ］durch *Yang*-Erwärmen die Diurese fördern

温阳通便［wēn yáng tōng biàn］*Yang*-Aufwärmung zum Entspannen des Darms *f* 用具有温阳祛寒、攻下通便作用的方药，治疗阳虚便秘等病证的治法

温阳益气［wēn yáng yì qì］*Yang*-Erwärmung und *Qi*-Nachfüllen

温疫发斑［wēn yì fā bān］epidemische Krankheit mit Eruptionen

温疫论［wēn yì lùn］吴又可撰(1642)。对温病的病因、病理、传播、证候和治疗进行论述。作者提出戾气说，认为戾气可通过口鼻进入人体而致病。在瘟疫病因和传染途径的认识方面，较之前人有新的突破。Wissenschaftliche Abhandlung über Seuche —— eine Arbeit, die Ätiologie, Pathologie, Transmission, Manifestation und Behandlung der infektiösen epidemischen Krakheiten darstellte, verfaßt von *Wu Youke* im Jahre (1642). Der Autor stellte die Theorie der "schlechten Luft" auf und begründete, daß diese "schlechte Luft" durch Mund und Nase in den Körper eindringen und die Krankheiten verursachen kann. Im Vergleich zu seinen Verfahren war diese Erkenntnis wirklich ein neuer Durchbruch in das Wissen in Bezug auf Ätiologie und Übertragungsweg der infektiösen Epidemie.

温运脾阳［wēn yùn pí yáng］Aufwärmung und Aktivierung des Milz-*Yang*

温脏安蛔［wēn zhōng hé wèi］Beruhigung von Fadenwürmern im Darm durch Erwärmung *f* 用具有温阳散寒、安蛔止痛作用的方药，治疗因肠寒而使蛔虫窜扰所致病证的治法

温燥［wēn zào］秋燥偏于热的病证。Wärme-Trockenheit-Syndrom *n* —— durch exopathischen Wärme und Trockenheit im Herbst verursachtes Syndrom

温针法［wēn zhēn fǎ］Akupunkturtechnik mit der durch brennendes Moxa erwärmten Nadel

温针灸［wēn zhēn jiǔ］灸疗的一种。留针时，在针柄周围裹以点燃的艾绒，用于治疗阴寒积聚、风寒湿痹等病症。Warmakupunktur durch Moxibustion —— eine Art von Methode der Akupunkturtherapie. Das gezündete Moxaröllchen ist um in dem Körper stechende Akupunturnadel gelegt. Es ist angewendet bei pathogener *Yin*-Kälte-Krankheiten, rheumatische Arthritis usw.

温中［wēn zhōng］用温热药物治疗中焦脾胃阳虚阴盛里寒证的方法。Erwärmen des mittleren *Jiao* (der Milz) —— eine Methode mit warmem Medikament zur Behandlung der inneren Kälte-Syndrome, die durch *Yang*-Mangel und *Yin*-Stärke in Milz und Magen verursacht werden

温中行气［wēn zhōng xíng qì］durch das Erwärmen des mittleren *Jiao* (Milz) *Qi*-Zirkulation fördern

温中和胃［wēn zhōng hé wèi］Erwärmung des Mitte-*Jiao* und Harmonisierung des Magens

温中降逆［wēn zhōng jiàng nì］mittleres *Jiao* (die Milz) erwärmen, um die Gegenstrommung abzusteigen

温中降气［wēn zhōng jiàng qì］Erwärmen des mittleren *Jiao* (Milz) und nach unten zurückzuführendes aufgestiegenes *Qi*

温中祛寒［wēn zhōng qū hán］用温药治疗脾胃阳虚而出现里寒证的方法。durch Erwärmen der Milz Kälte beseitigen —— eine Methode mit erwärmtem Medikament zur Behandelung der inneren Kälte-Syndrome, die durch *Yang*-Mangel in Magen und Milz verursacht werden

温中燥湿［wēn zhōng zào shī］Aufwärmung des Mitte-*Jiao* und Trocknung der Feuchtigkeit

温中止呕［wēn zhōng zhǐ ǒu］durch das Erwärmen des mittleren *Jiao* (Milz) das Erbrechen aufhalten

温中止痛［wēn zhōng zhǐ tòng］durch Erwärmen des mittleren *Jiao* (der Milz) Schmerzen stillen

温中止吐［wēn zhōng zhǐ tù］durch Erwärmen des mittleren *Jiao* (der Milz) Erbrechen stillen

温中止泻［wēn zhōng zhǐ xiè］durch Erwärmen des mittleren *Jiao* (der Milz) Diarrhoe stillen

瘟疫［wēn yì］Pest *m*

瘟毒发斑［wēn dú fā bān］durch Virulenzgift verursachte Makula

瘟黄［wēn huáng］①流行性黄疸。②→急黄［jí huáng］①Icterus epidemicus

瘟痧［wēn shā］epidemische Eruptionskrankheit

瘟(温)疫［wēn (wēn) yì］Pestilenz *f*, epidemische infektiöse Krankheit

wén 文纹闻蚊

文冠木［wén guān mù］木材或枝叶人药。用于风湿性关节炎。Gelbhorn *n*, Lignum Xanthoceratis —— Verwendet werden getrockneter Stengel oder Zweig mit Blätter des Xanthoceras sorbifolia (Sapindaceae). Indikation: Arthritis rheumatica

文火［wén huǒ］①sanfte Atmung in *Qigong* ②mäßiges (schwaches) Feuer

文火煎［wén huǒ jiān］Heilkräuter bei mäßigem Feuer abkochen

纹(阴)［wén (yīn)］五不女之一。*wen* (Striktur der Scheide) —— eine der fünf Typen der kongenitalen weiblichen Sterilität

闻诊［wén zhěn］四诊之一。用听声音(包括病人的言语声音、呼吸、咳嗽等)和闻气味(包括身体散发及排泄物的气味)的方法，以诊断病情。Abhorchen und Beriechen *n* —— eine der vier Diagnosemethoden (einschl. Sprechen, Atmen, Husten usw. eines Patienten) und auf die Beriechung von Geruch (einschl. Körper und Exkrementen)

蚊蝶飞舞［wén dié fēi wǔ］Visus muscarum

wèn 问

问荆［wèn jīng］地上部分入药。用于清热、凉血、止咳、利尿。Herba Equiseti —— Verwendet wird oberirdischer Teil des Equisetum arvense (Equisetaceae). Heilwirkung: Innere Hitze beseitigend, die Blut-Hitze kühlend, den Husten stillend, diuretisch

问诊［wèn zhěn］四诊之一。询问病情和病史。Befragung *f* —— eine der vier Diagnosemethoden der tradizionellen chinesischen Medizin, den Patienten über Krankheitszustand und Krankheitsgeschichte zu befragen

WENG 䶝

wèng 䶝

䶝鼻息肉［wèng bí xī ròu］→鼻瘜(息)肉［bí xī (xī) ròu］

WO 莴蜗踒卧

wō 莴蜗踒

莴苣子［wō jù zǐ］种子入药。用于下乳汁、通小便。Same des China-Lattichs, Semen Lactucae —— Verwendet wird der Same der Lactuca sativa (Compositae). Heilwirkung: Milch treibend, diuretisch

蜗牛［wō niú］全体入药。用于清热、消肿，解毒。Schnecke *f* —— Verwendet wird der getrocknete Körper der Eulota pelioniphala (Frutieicolidae). Heilwirkung: innere Hitze beseitigend, die entzündliche Schwellung zurückgehend, Entzündung oder Fieber beseitigend

踒折伤损［wō zhé shāng sǔn］Verstauchung *f*

wò 卧

卧［wò］气功中四威仪之一。Haltung im Bett liegen —— eine der vier Haltungen für *Qigong*

卧不安［wò bù ān］Insomnie mit Unruhigkeit

卧胎［wò tāi］→胎不长［tāi bù zhǎng］

卧针［wò zhēn］古代刺法之一。以针循皮下浅层平卧而入。适宜肿疡病灶之治疗。liegendes Stechen der Akupunkturnadel —— eine Stechenmethode der Akupunktur im Altertum. Die Nadel sticht in superfizielle Schicht des Körpers in liegende Richtung ein. Es ist geeignet bei Behandlung von Entzündungsprozeß.

WU 乌巫屋无吴蜈五武兀物误恶雾鹜

wū 乌巫屋

乌骨鸡［wū gǔ jī］骨及肉入药。用于补肝肾、益气血、退虚热。schwarzer Knochen-Huhn, Gallus Domesticus —— Verwendet werden der Knochen und das Fleisch des Gallus gallus domesticus (Phasianidae). Heilwirkung: Leber und Niere ergänzend, *Qi* und Kreislauf aktivierend, durch *Yin*-Mangel erzeugte Hitze beseitigend

乌韭［wū jiǔ］叶入药。用于清热解毒、除湿、止血。Folium Stenolomae —— Verwendet wird das Blatt des Stenoloma chusanum (Lindsaeaceae). Heilwirkung: die Hitze beseitigend, entgiftend, die Nässe reinigend, die Blutung stillend

乌桕［wū jiù］根皮入药。用于泻下逐水、利尿消肿。Talgbaum *m*, Cortex Sapii Radicis —— Verwendet wird die Rinde der Wurzel des Sapium sebiferum (Euphorbiaceae). Heilwirkung: abführend, Wasser austreibend, Harn treibend, abschwellend

乌癞［wū lài］Lepra verruciformia

乌榄［wū lǎn］果实入药。用于止血、化痰、利水、消痈肿。Fructus Canarii Pimelae —— Verwendet wird die Frucht des Canarium pimela (Burseraceae). Heilwirkung: die Blutung stillend, das Sputum zerstreuend, das Wasser ausscheidend, das Geschwür lösend

乌轮赤晕［wū lún chì yùn］→抱轮红赤［bào lún hóng chì］

乌梅［wū méi］果入药。用于敛肺止咳、涩肠止泻、生津、安蛔。geräucherte, dunkle chinesische Essigpflaume, Fructus Mume —— Verwendet wird die getrocknete Frucht der Prunus mume (Rosaceae). Heilwirkung: die Lungen adstringierend, den Husten stillend, den Darm adstringierend, die Diarrhoe aufhaltend, Drüsensekretionen (insbesondere die Speichelbildung) fördernd, die Ascaris beruhigend

乌梅丸［wū mēi wán］成分：乌梅、细辛、干姜、当归、附子、蜀椒、桂枝、黄柏、黄连、党参。主治：蛔厥证。*Wumei Wan*, Pille aus dunkler chinesischer Essigpflaume —— Indikation: Ascariden-Befall mit kalten Gliedmaßen, periodische Schmerzanfall in Bauch

乌痧［wū shā］Eruptionskrankheit mit purpuren Ausschläge

乌痧惊风［wū shā jīng fēng］infantile Konvulsion mit Zyanose

乌梢蛇［wū shāo shé］除去内脏的干燥蛇体入药。用于祛风通络、攻毒。Zaocys *f* —— Verwendet wird der getrocknete Körper der Zaocys dhumnades (Calubridae). Heilwirkung: den Wind beseitigend, die Körpermeridiane durchgängig machend, entgiftend

乌头［wū tóu］→川乌［chuān wū］

乌药［wū yào］块根入药。用于行气止痛、散寒温肾。Radix Linderae —— Verwendet wird die Wurzelknolle der Lindera strychnifolia (Lauraceae). Heilwirkung: *Qi* bewegend, Schmerz stillend, die Kälte zerstreuend, die Nieren erwärmend

乌贼骨［wū zéi gǔ］→海螵蛸［hǎi piāo xiāo］

乌珠(睛)［wū zhū (jīng)］→黑睛(珠)［hēi jīng (zhū)］

巫医［wū yī］Medizinmann *m*

屋漏脉［wū lòu mài］七怪脉亦十怪脉之一。脉膊很久才跳动一次，且间歇时间不匀，如屋漏滴水之状。wassertropfender Puls-langsamer, arrhythmischer Puls, wie die Regentropfen, die durch eine undichte Stelle im Dach heruntertropfen

屋翳［wū yì］穴位。主治：支气管炎、乳腺炎、胸痛等。*Wuyi* (ST 15) —— Akupunkturpunkt. Indikationen: Bronchitis, Mastitis, Thorakalgie

wú 无吴蜈

无瘢痕灸［wú bān hén jiǔ］艾柱灸的一种。在灸疗时，注意火力强弱和病人耐受程度，防止烧灼起泡。Narbenfreie Moxibustion —— eine Art der Moxibustion. Die Feuerstärke der gezündeten Moxa und die Toleranz der Patienten muß man genau beobachten, um die Haut während Behandlung vor Blasenbildung zu schützen.

无毒［wú dú］无毒药剂量不拘，可长期服用。补、养药属此类。giftfreie Arznei —— Die Arznei hat kein Gift, beliebige Dosis darf lange eingenohmen werden. Die tonisierende und ergänzende Mittel gehören dazu.

无谷道［wú gǔ dào］undurchdringlicher Anus, Anus imperforatus

无汗［wú hàn］Anhidrose *f*, Anhidrosis *f*

无花果［wú huā guǒ］干燥花托入药。用于健胃清肠、消肿解毒。Feige *f*, Ficus carica —— Verwendet wird die getrocknete Frucht des Ficus carica (Moraceae). Heilwirkung: den Magen stärkend, den Darm reinigend, abschwellend, entgiftend

无花果根［wú huā guǒ gēn］根入药。用于筋骨疼痛、痔疮、瘰疬。Wurzel der Feige, Radix Fici caricae —— Verwendet wird die getrocknete Wurzel des Ficus caria (Moraceae). Indikationen: Scherzen der Knochen und Muskeln, Hämorrhoiden und Skrofulid

无花果叶［wú huā guǒ yè］叶入药。用于痔疮、肿毒。Blatt der Feige, Folium Fici Caricae —— Verwendet wird das Blatt des Ficus Carica (Moraceae). Heilwirkung: Hämorrhoiden und endzündliche Schwellung heilend

无灰酒［wú huī jiǔ］ascheloser Wein

无漏［wú lòu］气功术语。在气功锻炼中，以炼精化气法，使精不外泄。lecklose Dirigation —— ein Ausdruck in *Qigong*, indem bei Umwandlung von vitale Energie in *Qi* kein Verlust der Energie

无名(穴)［wú míng (xué)］穴位。主治：精神病。*Wuming* (EX) —— Akupunkturpunkt. Indikation: Psychose

无名异［wú míng yì］用以活血去瘀、消肿止痛。Pyrolusit *m* —— Heilwirkung: Blut belebend und Stase beseitigend, abschwellend und Schmerz stillend

无名肿毒［wú míng zhǒng dú］anonymes Entzündungsödem

无尿［wú niào］Anurie *f*

无时泪下［wú shí lèi xià］Epiphora *f*

无时冷泪［wú shí lěng lèi］→无时泪下［wú shí lèi xià］

无时热泪［wú shí rè lèi］Epiphora mit heißer Sensation

无痰干咳［wú tán gān ké］trockenes Husten, Husten ohne Sputum

无头疽［wú tóu jū］tiefer Abszeß

吴鞠通［wú jū tōng］→吴瑭［wú táng］

吴六吉［wú liù jí］→吴谦［wú qiān］

吴其浚［wú qí jùn］清代植物学家(1789—1847)。著有《植物名实图考》(共收植物1714种)、《植物名实图考长编》(1848)，收集历代有关文献中所载植物838种。*Wu Qijun*——ein Botaniker in der *Qing*-Dynastie (1789-1847). Verfasser des Werks "Illustriertes Pflanzenbuch", das 1714 Pflanzsorten darstellte. Im Jahre 1848 erschien sein anderes Werk "Ausführliche Zusammenstellung für Illustriertes Pflanzenbuch", indem er 838 verschieden Pflanze zusammenstellte, die in der Literatur aller historischen Periodeneingetragen waren.

吴谦［wú qiān］清代医学家。主持编纂《医宗金(鑑)》。(1742) *Wu Qian*——Mediziner in der *Qing*-Dynastie, zusammengestellt "Goldener Spiegel der Medizin" (1742).

吴尚先［wú shàng xiān］清代医学家(1806-1886)。注意搜集廉、便治法，并提倡外治，认为内、外治应结合。撰有《理论骈文》(1870)，汇集各种外治法，诸如膏药、油剂、水疗、灼灸。*Wu Shangxian*——ein medizinischer Experte in der *Qing*-Dynastie (1806-1886), Autor des Buchs "Diskurse in Gereimten Satzpaaren über äußerliche Therapie" (1870); er befürwortete die äußere medizinische Behandlung und war der Ansicht, daß die innere und äußere Behandlung sich kombinieren sollten. In seinem Buch stellte er viele einfache und preisgünstige therapeutische Methode zusammen, wie z. B. Paste-, Salbe-, Wasser-und Moxibustion-Therapie.

吴瑭［wú táng］清代温病学家(1758-1836)。于1798年撰《温病条辨》，提出温热病三焦辨证的理论，阐述清热、养阴等治疗方法，对温病学做出突出贡献。*Wu Tang*——Mediziner für epidemische fieberhafte Erkrankung in der *Qing*-Dynastie (1758-1836), geschrieben "Dissertation über Differenzierung und Behandlung der Akuten Febrilen Erkrankungen", aufgestellt eine Theorie der San-*Jiao* (drei-*jiao*) dialektischen Diagnostik, erläutet die Behandlungsmethode: die innere Hitze beseitigend und *Yin*-Flüßigkeit ernährend. Seine Theorie war ein großer Beitrag zur Behandlung der epidemischen fieberhaften Erkrankung.

吴仪洛［wú yí luò］清代医学家。主要著述有《本草从新》(1757)，为对汪昂《本草备要》的增补；《伤寒分经》(1766)，为对喻嘉言《尚论篇》的订正；(成方切用》(1761)，收载成方1180个。*Wu Yiluo*——Mediziner in der *Qing*-Dynastie, geschrieben "Neue Zusammenstellung der Arzneimittelkunde" (1757, eine Ergänzung für "Wesentliches der Arzneimittelkunde" von *Wang Ang*); "Einordnung der Fieberhaften Krankheiten nach deren Kanälen" (1766, eine Korrektur für "Abhandlung über fieberhafte Krankheiten" von *Yu Jiayan*); "Fertige Rezepte mit Praktischem Wert" (1761, einschlißlich 1180 Rezepte).

吴有性［wú yǒu xìng］明代名医。为温病学派的代表人物之一。撰《温疫论》(1642)，提出戾气说。在传染病的病因、传染途经、治疗等方面提出不少新的见解。*Wu Youxing*——ein bekannter Arzt in der *Ming*-Dynastie, der auch zugleich Repräsentant für die Lehre über epidemische fieberhafte Krankheiten war, Er verfaßte "Wissenschaftliche Abhandlung über Seuche", in der er den Begriff "*Li Qi*" (ein ansteckender pathogenetischer Faktor als Ursache der Infektionskrankheiten) aufstellte und viele neue Ansichten über Ursachen, Übertragungswege und medizinische Behandlungen der Infektionskrankheiten erscheinen ließ.

蜈蚣草［wǔ gōng cǎo］全草入药。用于清热解毒、消肿止痛。Pteris Vittata——Verwendet wird die getrocknete ganze Kraut des Pteris vittata (Pteridaceae). Heilwirkung: die innere Hitze beseitigend, entgiftend, abschwellend, Schmerzen stillend

wǔ 五武

五败症［wǔ bài zhèng］→五损［wǔ sǔn］

五(色)带［wǔ (sè) dài］从阴道内流出的多种颜色相杂而有恶臭的带状分泌物。vielfarbige vaginale Ausflüsse——vielfarbige und stickige Ausflüsse aus der Vagina

五(味所)禁［wǔ (wèi suǒ) jìn］肝病禁辛、心病禁咸、脾病禁酸、肾病禁甘、肺病禁苦。Kontraindikation der fünf Geschmäcke——Bei Lebererkrankungen wird Schärfe tabuiert, bei Herzerkrankungen Salzigkeit, bei Nierenerkrankungen Süße, bei Milzerkrankungen Säure, bei Lungen erkrankungen Bitternis.

五(脏)疳［wǔ (zàng) gān］以五脏分类命名的疳证：心疳、肝疳、脾疳、肺疳、肾疳。fünf Typen der Säuglingsunterernährung——Die Säuglingsunterernährung wird durch pathogene Hitze verursacht und hat die Speicherorgane betroffen, d. h. Herz-*Gan*, Leber-*Gan*, Milz-*Gan*, Lungen-*Gan* und Nieren-*Gan*.

五倍子［wǔ bèi zǐ］叶上虫瘿入药。内服敛肺、涩肠。外用止血、解毒、收湿。Galla Chinensis——Verwendet wird der Gallapfel, den die auf den Blättern des Rhus chinensis, R. potaninii, R. punjabensis var. sincia (Anacardiaceae). Heilwirkung: das Lunge-*Qi* zusammenziehend, den Darm adstringierend, äußerliche Anwendung: Blut stillend, entgiftend, die Nässe beseitigend.

五崩［wǔ bēng］分白崩、赤崩、黄崩、青崩、黑崩五种。突然阴道流出有色粘液或液体。fünf Typen der vaginalen Ausflüsse——plötzlicher Anfall des weißen, roten, gelben, grünen oder schwarzen Ausflußes aus der Vagina

五痹［wǔ bì］筋痹、脉痹、肌痹、皮痹、骨痹。fünf Arten der Arthralgie——Arthralgie an Sehnen, Gefässen, Muskeln, Haut und Knochen

五不男［wǔ bù nán］男性的五种不育症：天(宦)-男性先天性外生殖器或睾丸缺陷；漏——精液不固，常自遗泄；健——阴茎或睾丸切除；怯——阳萎；变(人痾)——两性畸型。fünf Typen von männlicher Sterilität——angeborene Anormalie der männlichen Externalgenitalien, nämlich Defekt der männlichen Externaigenitalien, oder Hoden, Spermatorrhea, Resektion des Penis oder des Hodens, Impotenz und Hermaphroditismus

五不女［wǔ bù nǚ］女子五种先天性生理缺陷或发育畸形：螺-阴户外纹螺旋；纹-阴道狭窄，鼓-处女膜坚韧如鼓皮；角-阴蒂过长；脉-无月经或月经不调。fünf Typen der kongenitalen weiblichen Sterilität, fünf kongenitale Fehler der Frau——spiralige Falten in der Vagina, Vaginalstenose, Hymenatresie, Klitorishypertrophie, Amenorrhoe oder anomale Regelblutung

五常［wǔ cháng］指五行所代表的事物的正常生克制化关系。Normalzustand der fünf Elemente——normaler Zustand der Förderung und Beschränkung der Dinge, die die fünf Elemente illustrieren

五迟［wǔ chí］小儿立迟、行迟、发迟、齿迟、语迟五种发育迟缓病症。fünf Retardationen in der Entwicklung der Kinder——nämlich, in Stehen, in Gehen, in Haarwachsen, in Zahnen und in Sprechen

五处［wǔ chù］穴位。主治：头痛、癫痫等。*Wuchu* (BL5)——Akupunkturpunkt. Indikationen: Kopfschmerzen, Epilepsis usw.

五喘恶候［wǔ chuǎn è hòu］fünf Arten von Dyspnoe mit unglücklicher Diagnose

五刺［wǔ cì］适应于与五脏有关病变的五种古代针法。即半刺、豹文刺、关刺、合谷刺、输刺。fünf Arten von Nadeleinführungstechnik aus alter Zeit——Indiziert bei einige Krankheiten in Bezug auf fünf Zangorgane. Diese Techniken sind: Flach-, Leopardfleck-, Gelenk-, *Hegu*-und *Shu*-Punktnadeleinführungen.

五带［wǔ dài］→五(色)带［wǔ (sè) dài］

五疸［wǔ dǎn］黄疸、谷疸、酒疸、女劳疸、黑疸。fünf Typen von Ikterus —— nämlich: Ikterus, Ikterus infolge der abtraglichen Diät, Ikterus infolge der übermäßige Trunk, Ikterus infolge des sexuellen Exzesses und schwarzer Ikterus

五疔［wǔ dīng］fünf Arten des Furunkels

五夺［wǔ duó］因大汗、大泄、大失血、羸弱或产后大出血等五种原因所致气血津液耗损。fünf Arten der Erschöpfungen —— durch Hyperhidrosis, schwere Diarrhoe, massivem Blutverlust, Abzehrung oder postpartale Blutung verursachte fünf Erschöpfungen von Energie, Blut und Körperfüßigkeit

五腑［wǔ fǔ］fünf Hohl-Organe (Gallenblase, Magen, Dickund Dünndarm, Harnblase), fünf *Fu*-Organe

五疳［wǔ gān］→五(脏)疳［wǔ (zàng) gān］

五更嗽［wǔ gēng sòu］Husten vor der Morgendämmerung

五更泄［wǔ gēng xiè］黎明泄泻，多因肾虚所致。Diarrhoe vor der Morgendämmerung, verursacht oft durch Mangel an Niere-*Yang*

五谷虫［wǔ gǔ chóng］幼虫入药。用于消热解毒、消积滞。Larva Chrysomyiae —— Verwendet wird die getrocknete Larve der Chrysomyia megacephala (Calliphoridae). Heilwirkung: die innere Hitze beseitigend und entgiftend, die Verdauungstörung beseitigend.

五官［wǔ guān］①指鼻、眼、口唇、舌、耳五个器官。②指临床上青、黑、赤、黄、白等呈现的证候。①die fünf Sinnesorgane (Nase, Auge, Mund, Zunge und Ohr) ②Die klinische Krankheitszustande manifestiert sich an fünf Farben (blau, schwarz, gelb, rot und weiß).

五虎追风散［wǔ hǔ zhuī fēng sǎn］成分：蝉蜕、南星、天麻、全蝎、僵蚕、朱砂。主治：破伤风。*Wuhu Zhuifeng San*, Fünf-Tiger-Pulver für Beseitigung des in den Körper eingedrungenen Windes —— Indikation: Tetanus

五华［wǔ huá］fünf äußere Manifestationen *f pl*

五化［wǔ huà］fünf Änderungen *f pl* 生、长、化、收、藏五个生化阶段

五积［wǔ jī］即伏梁(心积)、肥气(肝积)、痞气(脾积)、息贲(肺积)、奔肠(肾积)。Akkumulation der fünf Massen im Bauch —— nämlich: Masse im Oberbauch (zugehörig zum Herz); Beule im linken Oberbauch (zugehörig zur Leber); Masse im Magen (zugehörig zur Milz); Beule in der Brust (zugehörig zur Lunge); Sensation der Gas-Verschiebung vom Unterbauch durch den Thorax hinauf bis zum Rachen (zugehörig zur Niere)

五加皮［wǔ jiā pí］根皮入药。用于祛风湿、强筋骨。Aralia-Rinde *f*, Cortex Acanthopanacis Radicis —— Verwendet wird die Wurzelrinde des Acanthopanax gracilistylus (Araliaceae). Heilwirkung: die Wind-Nässe (-Noxe) austrebend, die Sehne und den Knochen stärkend

五禁［wǔ jìn］→五(味所)禁［wǔ (wèi suǒ) jìn］

五精［wǔ jīng］fünf Arten von Essenzen

五决［wǔ jué］凭五脏脉象判定病情轻、重、吉、凶。auf den fünf *Zang*-Pulsen beruhende Prognose —— auf den Pulszuständen der fünf *Zang*-Organe eine Prognose über eine Erkrankung stellen

五绝［wǔ jué］①魇寐、难产、自缢、摧压、溺水五种暴死病症的总称。②心绝、肝绝、脾绝、肺绝、肾绝等五脏危重病。①fünf Arten von den plötzlichen Toden —— ein zusammenfassender Ausdruck der plötzlichen Tode, die durch entsetzliche Albträume, Dystokie, Erhängen, Unfall und Ertrinken verursacht werden ②Verfall der fünf *Zang*-Organe —— ein kritischer Zustand, der durch den Funktionsausfall eines der fünf *Zang*-Organe verursacht wird

五劳［wǔ láo］①久视、久卧、久坐、久立、久行五种过劳引起的损伤。②志劳、思劳、心劳、忧劳、瘦劳五种过劳致病因素。③心劳、肝劳、脾劳、肺劳、肾劳等五种虚劳症。fünf Arten der Körperüberarbeitung —— ①von zu langem Gebrauch der Augen, Liegen, Sitzen, Stehen und Gehen führende Erkrankungen ② fünf mentale Spannungen als pathogene Faktoren-Übermaß von Ehrgeiz, Angst, geistiger Spannung, Sorgen und Abzehrung ③ fünf konsurmierende Erkrankungen —— übermäßiger Verbrauch von Herz-, Leber-, Milz-, Lungen-und Nierenfunktion

五劳所伤［wǔ láo suǒ shāng］fünf Arten von Beeinträchtigungen, die durch die Überanstrengung verursacht werden

五里(股)［wǔ lǐ (gǔ)］穴位。主治：尿潴留、股内侧痛、阴囊湿疹等。Oberschenkel-*Wuli* (LR10) —— Akupunkturpunkt. Indikationen: Harnretention, Schmerzen an den inneren Seiten des Oberschenkels, Hodensackekzem

五里(手)［wǔ lǐ (shǒu)］穴位。主治：肺炎、腹膜炎、肘臂痛、颈淋巴结结核等。Hand-*Wuli* (LI 13) —— Akupunkturpunkt. Indikationen: Pneumonie, Peritonitis, Ellbogen-und Armschmerzen, Halslymphknotentuberkulose

五敛子［wǔ liǎn zǐ］果实入药。用于清热、生津、利水、解毒。Fructus Averrhoae Carambolae —— Verwendet wird die getrocknete Frucht der Averrhoa carambola (Oxalidaceae). Heilwirkung: die Hitze-Noxe beseitigend, die Drüsensekretionen (insbesondere die Speichelbildung) fördernd, diuretisch, entgiftend

五淋［wǔ lìn］包括石淋、气淋、膏淋、劳淋、血淋。fünf Typen der Strangurie —— nämlich, Urinstein, Urininkontinenz, Galakturie, Urinalstörung bei Übermüdung und Hämaturie

五灵脂［wǔ líng zhī］鼯鼠干粪入药。用于活血散瘀、止痛。der Kot der Fuchsfledermäuse, Faeces Trogopterorum —— Verwen-det wird der getrocknete Kot des Trogopterus xanthipes (Petauristidae). Heilwirkung: durch Beseitigung von Stockungen in der Blutzirkulation den Kreislauf anregend, Schmerzen stillend

五苓散［wǔ líng sǎn］成分：茯苓、猪苓、白术、泽泻、桂枝。主治：水湿内停或兼有表证者。*Wuling San*, Pulver aus fünf Mitteln mit Poria —— Indikationen: Stagnation des Wassers und der Feuchtigkeit oder mit Oberfläche-Syndrom

五轮［wǔ lún］肉轮(眼睑)、血轮(眦)、气轮(白睛)、风轮(黑睛)和水轮(瞳孔)的合称。眼科学的一种理论，认为五轮与五脏具有一定的生理病理的关系。fünf Ringe —— Fleisch-Ring (Augenlid), Blut-Ring (Kanthus), Energie-Ring (Au-genweiß), Wind-Ring (Augenschwarz), und Wasser-Ring (Pupille); Eine ophtalmologische Theorie in der traditionellen chinesischen Medizin erklärt die bestimmten Beziehungen zwischen den fünf Ringen und der Physiologie und Pathologie von fünf Eingeweiden.

五轮八廓［wǔ lún bā kuò］fünf Räder und acht Regionen 五轮与八廓的合称

五脉［wǔ mài］五种反映有关脏系病变的脉象，如肝脉弦、心脉洪、脾脉缓、肺脉浮、肾脉沉。fünf Pulse —— fünf Pulsqualitäten, welche auf die pathologische Veränderung des entsrprechenden Organs hinweisen: saitenförmiger Puls bezieht sich auf die Leber, überflutender Puls auf das Herz, langsamer Puls auf die Milz, oberflächlicher Puls auf die Lungen und tiefer Puls auf die Nieren

五皮散(饮)［wǔ pí sǎn (yǐn)］成分：茯苓皮、陈皮、生姜皮、大腹皮、桑皮。主治：头面肢体水肿证。*Wupi San (yin)*, Pulver (Trank) aus fünf Rinden —— Indikation: Ödem des Kopfes, des Gesichtes und der Gliedmaßen

五气朝元［wǔ qì cháo yuán］气功锻炼中，使五脏元气达到充沛健全的一种境地。Kräftigung der *Qi* in *Zang*-Organe —— die Erreichung der *Qi*-Kräftigung in der inneren

Organe zu eine Situation in Hülle und Fülle in *Qigong*-Dirigation

五禽戏［wǔ qín xì］模仿虎、鹿、熊、猿、鸟五种禽兽动作的体育保健操。为三国(220—280)名医华佗(?—208)所设计。fünf Vögelschauspiel —— Die physische Gesundheitsausübung nachahmter der Bewegungen von Tiger, Hirsch, Bär, Affe und Vogel, konstruiert von den bekannten Arzt *Hua Tuo*(?-208) in der alten Zeit der *Dreikönigreiche*(220-280).

五仁汤［wǔ rén tāng］成分：桃仁、杏仁、柏子仁、松子仁、郁李仁。主治：肠燥便秘。*Wuren Tang*, Dekokt aus fünf Kernen —— Indikation: Konstipation infolge der Trockenheit des Darms

五软［wǔ ruǎn］小儿头软、项软、手足软、肌肉软、口软五种病症。fünf Schlaffheit-Syndrome der Kinder —— Das umfaßt fünf Krankheiten, nämlich Kopf-Schlaffheit, Nacken-Schlaffheit, Gliedmaßen-Schlaffheit, Muskel-Schlaffheit und Mund-Schlaffheit.

五色［wǔ sè］青、赤、黄、白、黑五种颜色，按五行学说归类，可内应于五脏。fünf Farben —— blau, rot, gelb, weiß und schwarz sind den fünf *Zang*-Organen (Leber, Herz, Milz, Lunge und Niere) zugeordnet nach der Theorie der fünf Wandlungsphasen

五色痢［wǔ sè lì］Dysenterie mit vielfarbigem Stuhl

五色五味所入［wǔ sè wǔ wèi suǒ rù］古代医学家按五行学说把药物的五色(青、赤、黄、白、黑)、五味(酸、苦、甘、辛、咸)分别归属于五行和脏腑经络，从而对药物的效应加以解释的一种理论。Beimessen von fünf Farben und fünf Geschmäcken —— eine von Ärzten in alten Zeiten aufgestellte Hypothese, daß die Wirkung von Arzneimitteln auf verschiedene Meridiane und verschiedene innere Organe nach der Theorie der fünf Elemente dadurch erklärt wird, die fünf Farben (blau, rot, gelb, weiß und schwarz) und die fünf Geschmäcke (sauer, bitter, süß, scharf und salzig) von Drogen den Elementen, den inneren Organen und den Meridianen beizumessen

五色诊［wǔ sè zhěn］观察面部青、赤、黄、白、黑五色变化进行诊断。Untersuchung natürlicher Farben von Gesicht — Untersuchung des Grades der fünf Gesichtsfarben: blau, rot, gelb, bleich und schwarz für diagnostischen Zweck

五色主病［wǔ sè zhǔ bìng］①五行学说中五色配五脏：即青主肝病，赤主心病，黄主脾病，白主肺病，黑主肾病。②以五色辨疾病性质。青主风病、寒病、痛证、惊风等；赤主热病；黄主湿热、寒湿；白主虚证、寒证；黑主痛证、劳伤及血瘀等。diagnostische Bedeutung der fünf Farben —— ①fünf Farben (blau, rot, gelb, weiß und schwarz), die nach der Theorie der fünf Elemente andeuten, daß Blau der Erkrangkung der Leber entspricht, Rot der Erkrankung des Herzens, Gelb der Erkrankung der Milz, Weiß der Erkrankung der Lunge und Schwarz der Erkrankung der Niere ②Diagnose durch Differentierung der fünf Farben der Haut: Blau deutet Syndrome von Wind, Kälte, Schmerzen und Konvulsionen; Rot Erkrankung des Herzens; Gelb Feuchtigkeit-Hitze oder kalte Feuchtigkeit; Bleich Blutmangel und Kältesyndrom; Schwarz aber Schmerzen, Überanstrengung und Blutstauung.

五疝［wǔ shàn］fünf Arten der Hernia

五善［wǔ shàn］疮疡预后良好的五种情况：起居安宁，饮食知味，二便正常，精神充足，语言洪亮；脓稠，肉色好，服药后脉静身凉，手足和暖，病情向愈。fünf günstige Progn-osezeichen des Ulcus —— ①Führen eines normalen Lebens mit gutem Appetit ②normales Urinieren und normaler Stuhlgang ③völlige Lebenskraft mit klaren und lauter Stimme ④sahniger Eiter und gute Farbe des Granulationsgewebes ⑤nach der Aufnahme der Arznei gibt es normalen Puls und normale Temperatur, warme Hände und Füße sowie eine Erholungserscheinung.

五神［wǔ shén］fünf mentale Aktivitäten *f pl*

五声［wǔ shēng］fünf Stimmen (Schreien, Lachen, Singen, Weinen, Stöhnen)

五胜［wǔ shèng］→五行相克［wǔ xíng xiāng kè］

五十二病方［wǔ shí èr bìng fāng］1973 年于湖南长沙马王堆三号汉墓出土帛书之一。撰者未详、共记 52 种疾病的治疗方法，医方约 280 首。为中国现存最古的一种医方著作(春秋战国时期)。Rezepte gegen 52 Krankheiten —— eins der ausgegrabenen Seidenbücher des 3. Grabes aus der *westlichen Han*-Dynastie bei *Ma Wang Dui*, *Chang Sha*, Provinz *Hunan*, umfaßte 280 Rezepte gegen 52 Krankheiten, ist das älteste Rezeptbuch, das *China* jetzt besitzt; der Schreiber des Buches ist unbekannt

五时［wǔ shí］fünf Perioden des Jahres *f pl* 春、夏、长夏、秋、冬五季

五实［wǔ shí］实热闭阻五脏的综合证候，即脉盛、皮热、腹胀、二便不通、闷瞀。Übermaß-Syndrom der fünf inneren Organe —— Das Syndrom wurde durch Invasion von übermäßiger Hitze in die fünf inneren Organe bedingt, und gekennzeichnet durch vollen Puls, fieberig Haut, Bauchschwellung, Dysurie und Obstipation, in der Brust, Schwindel

五枢［wǔ shū］穴位。主治：下腹痛、白带过多、疝气等。*Wushu* (GB27) —— Akupunkturpunkt. Indikationen: Hypogastralgie, Leukorrhagie, Hernie, usw.

五输(俞)穴［wǔ shù (shù) xué］十二经脉分布于四肢肘、膝关节以下的五种穴位：井、荥、输、经、合。Fünf-*Shu*-Punkte *m pl* —— die auf den 12-Kanälen der Unterarme und der Unterschenkel liegenden fünf Akupunkturpunkte: *Jing* (Brunnen-Akupunkturpunkt), *Ying* (Springen-Akupunkturpunkt), *Shu* (Transportieren-Akupunkturpunkt), *Jing* (Fluß-Akupunkturpunkt), *He* (konvergieren-Akupunkturpunkt)

五水［wǔ shuǐ］心水、肝水、脾水、肺水、肾水。fünf Arten von Ödem —— Die Ödeme beziehen sich jeweilig auf Herz, Leber, Milz, Lunge und Niere.

五损［wǔ sǔn］der schwere Zustand der Lepra, die auf die fünf Organe einwirkt

五体［wǔ tǐ］fünf Körper der Bestandteile *m pl* 皮、脉、筋、骨、肉的总称

五体［wǔ tǐ］fünf Körperbestandteile (die Sehne, das Gefäß, der Muskel, die Haut und der Knochen)

五脱［wǔ tuō］fünf Ausschöpfungen *f pl*

五味［wǔ wèi］fünf Arten von Geschmack (sauer, bitter, süß, schaf und salzig)

五味偏嗜［wǔ wèi piān shì］Vorliebe des Fünf-Geschmacks *f* 长期嗜食酸、苦、甘、辛、咸等饮食物，能损伤脏腑而为病

五味偏嗜［wǔ wèi piān shì］长期偏嗜五味之一，可引起疾病。einseitiger Appetit nach einem von Fünf-Geschmack —— der habituelle einseitige Appetit von einem der fünf Geschmäcke kann Erkrankungen hervorrufen

五味所入［wǔ wèi suǒ rù］苦味入心，辛味入肺、酸味入肝、甘味入脾、咸味入肾。Attribute der fünf Geschmäcke —— Die Bitternis ist dem Herzen beizulegen, die Schärfe der Lunge, die Säure der Leber, die Süße der Milz, die Salzigkeit der Niere.

五味消毒饮［wǔ wèi xiāo dú yǐn］成分：金银花、野菊花、蒲公英、紫花地丁、紫背天葵。主治：疔毒、痈疮、疖肿。*Wuwei Xiaodu Yin*, entgiftender Trank aus fünf Mitteln —— Indikationen: Furunkel, Karbunkel und Beule

五味子［wǔ wèi zǐ］成熟果实入药。用于敛肺、滋肾、生津、止泻。Früchte des Chinesischen Spaltkölbchens, Fructus Schisandrae —— Verwendet wird die reife Frucht der Schisandra chinensis oder S. sphenanthera (Magnoliaceae). Heilwirkung: das Lungen-*Qi* sammelnd, das Nieren-*Yin* ergänzend, den Speichel anreichernd, die Diarrhoe stillend

五物香薷饮［wǔ wù xiāng rú yǐn］成分：扁豆、厚朴、香薷、茯苓、甘草。主治：外感于寒、湿盛于里所致之腹胀、泄泻等症。*Wuwu Xiangru Yin*, Trank der fünf Mittel mit Elsholtzia —— Indikationen: Bauchschwellung, Diarrhoe infolge der Affektion der exogenen Kälte und des Übermaßes der inneren Feuchtigkeit.

五痫［wǔ xián］fünf Typen der Epilepsie

五邪［wǔ xié］①五脏病邪的合称。②中风、伤暑、伤食、劳倦、伤寒、中湿。③风、寒、湿、雾、伤食五种病邪。①die fünf pathogenen Faktoren —— ein zusammenfassender Ausdruck der pathogenen Faktoren für die Erkrankungen der fünf *Zang*-Organe ② durch die fünf pathogenen Faktoren verursachte Erkrankungen —— Apoplexie, Hitzschlag, ungeeignete Nahrung, Übermüdung, Schädigung durch Kälte oder Nässe ③die fünf pathogenen Faktoren —— Wind, Kälte, Nässe, Nebel und ungeeignete Nahrung

五邪脉［wǔ xié mài］durch fünf pathogenen Faktoren verursachte Pulszustände der Erkrankung

五泄［wǔ xiè］fünf Arten von Diarrhoe

五心［wǔ xīn］die Brust, die beide innere Handflächen (die Pelma manus) und Sohlen

五心烦热［wǔ xīn fán rè］das verwirrte und fiebrige Gefühl in der Brust, in beiden Palma manus und Sohlen

五行［wǔ xíng］中国古代哲学与医学实践相结合的学说之一。说明物质与人体的统一及五脏之间的生理、病理关系。die fünf Elemente (Metall, Holz, Wasser, Feuer, Erde) —— eine Theorie aus der Integration der alten chinesischen Philosophie und medizinischen Praxis, die die Einheit vom menschlichen Körper und Dingen und die patho-physiologischen Beziehungen zwischen den fünf *Zang*-Organen darlegt

五行相乘［wǔ xíng xiāng chéng］相克太过，谓之相乘。五行相乘的规律同五行相克。如肝木太过，克制脾土。die Überlagerungsreihenfolge der fünf Elemente —— Die Reihenfolge der Uberlagerung ist genau wie die der Beschränkungsreihenfolge. Z. B. wenn Leber-Holz exzessiv ist, wird Milz-Erde beschränkt.

五行相克［wǔ xíng xiāng kè］五行相互制约的规律：木克土，土克水，水克火，火克金，金克木。die Beschränkungsreihenfolge der fünf Elemente —— Die Regel ist: Holz beschränkt Erde, Erde beschränkt Wasser, Wasser beschränkt Feuer, Ferer beschränkt Metall, Metall beschränkt Holz.

五行相生［wǔ xíng xiāng shēng］五行相互滋生的规律：木生火，火生土，土生金，金生水，水生木。die Föderungsreihenfolge der fünf Elemente —— Die Regel ist: Holz födert Feuer, Feuer fördert Erde, Erde fördert Metall, Metall fördert Wasser, wasser fördert Holz.

五行相侮［wǔ xíng xiāng wǔ］相侮即反克。是脏腑之间失去正常协调的另外一种表现。相侮的次序与相克相反，即：木侮金，金侮火，火侮水，水侮土，土侮木。*die* Gegenbeschränkungsreihenfolge der fünf Elemente —— eine andere Manifestation der Disharmonie zwischen den *Zang-Fu*-Organen. Sie ist genau umgekehrt im Vergleich zur Beschränkungsreihenfolge: Holz überwältigt Metall, Metall überwältigt Feuer, Feuer überwältigt Wasser, Wasser überwältigk Erde, Erde überwältigt Holz

五行学说［wǔ xíng xué shuō］→五行［wǔ xíng］

五虚［wǔ xū］脉细、肤冷、气少、大、小便滑泄、饮食不入等五脏俱虚的严重证候。Defizienz-Syndrom von den fünf *Zang*-Organen —— ein ernstes Syndrom aufgrund der Defizienz der allen fünf *Zang*-Organen, markiert durch kleinen Puls, kalte Haut, Kurzatmigkeit, Inkontinenz des Kotes und Urines, Unfähigkeit oder Ablehnung beim Essen.

五液［wǔ yè］汗、涕、泪、涎、唾。die fünf Arten von Sekrete —— Schweiß, Nasenfluß (Nasenschleim), Tränen, Speichel und Spucke (Speichel)

五宜［wǔ yí］心病宜食麦、羊肉、杏等；脾病宜食秫米饭、牛肉、枣等；肝病宜食犬肉、李、韭等；肾病宜食大豆、猪肉、栗等；肺病宜食黄黍、鸡肉、桃、葱等。Nahrungsmittel, welche für ihr entsprechendes *Zang*-Organ. besonders wertvoll sind. —— Getreide, Schaffleisch, Aprikosen sind hilfreich bei Herzerkrankungen; enthülstes Sorghum, Rindfleisch, Injube sind hilfreich bei Milzerkrankungen; Hundefleisch, Pflaumen und duftender Knoblauch sind gut gegen Lebererkrankungen; Sojabohnen, Schweinfleisch, Kastanien sind hilfreich bei Nierenerkrankungen; Hirse, Hähnenfleisch, Pfirsiche und Zwiebeln sind hilfreich bei Lungenerkrankungen.

五疫［wǔ yì］fünf Seuchen (der zusammengefaßte Ausdruck für alle epidemische Infektionskrankheiten)

五音［wǔyīn］fünf Noten *f pl* 角、徵、宫、商、羽五个音节

五音建运［wǔ yīn jiàn yùn］Bezeichnung für Zirkulation in fünf Noten *f* 五运演绎法把角、徵、宫、商、羽五音分别建立于五运之中，以角音属木，建于木运，徵音属火，建于火运，宫音属土，建于土运，商音属金，建于金运，羽音属水，建于水运。并用其代表五运，来推求各运的太过和不及

五瘿［wǔ yǐng］fünf Arten von Struma

五硬［wǔ yìng］手硬、脚硬、腰硬、肉硬、颈硬。fünf Typen von Steifheit —— die Steifheit der Hand, des Fußes, der Taille, des Fleisches und des Nackens

五有余，五不足［wǔ yǒu yú, wǔ bù zú］人体的气、血、形、神、志(情志)五者的有余和不足。临床表现为：气有余则喘咳上气，不足则呼吸不利而气短；血有余则怒，不足则恐；形有余则腹胀、二便不通利，不足则四肢不能随意运用；神有余则笑不休，不足则悲；志有余则腹胀、泄泻，不足则四肢厥冷。fünf Arten von Exzessen und fünf Arten von Mangeln —— pathologische Manifestationen beim Exzeß oder Mangel von *Qi*, Blut, Physis, Emotion und Willen, wie z. B. Asthma und Husten beim *Qi*-Exzeß, Kurzatmigkeit beim *Qi*-Mangel; Zorn beim Blut-Exzeß, Furcht beim Blut-Mangel; Abdomenschwellung, Dysurie und Obstipation beim Physis-Exzeß, unbewegliche Glieder beim Physis-Mangel; unbeherrschbares Lachen beim Emotion-Exzeß, Kummer beim Emotion-Mangel, Abdomenschwellung und Diarrhoe beim Willen-Exzeß, klamme Extremität beim Willen-Mangel

五俞配穴法［wǔ shù pèi xué fǎ］Kombination von Fünf Shu-Punkte *f* 根据五俞穴主治特性进行配伍的配穴方法

五俞穴［wǔ shù xué］fünf Shu-Punkte *m pl*

五郁［wǔ yù］fünf Stagnationen *f pl* 运气中木、火、土、金、水五气被其所胜之气克制而遏郁的五种病理变化

五阅［wǔ yuè］fünf Arten der Beobachtung *f pl*

五运［wǔ yùn］fünf Kreisläufe *m pl* 木运、火运、土运、金运、水运的合称。木、火、土、金、水五行之气在天地间的运行变化。甲、乙、丙、丁、戊、己、庚、辛、壬、癸十天干以定运

五运六气［wǔ yùn liù qì］fünf Zirkulationen und sechs *Qi*

五运六气［wǔ yùn liù qì］古代研究气候变化规律与发病关系的学说。五运指木、火、土、金、水五种气候运行的规律；六气指风、寒、暑(热)、湿、燥、火六种气象变化的规律。die Wandlung der fünf Elemente und die sechs klimatischen Faktoren —— eine alte chinesische Theorie über die Beziehung zwischen den klimatischen Veränderungen und Pathogenesen Fünf-*Yun* bedeutet die Wandlungsregel der fünf Elemente (Metall, Holz, Wasser, Feuer, Erde); Sechs-*Qi* bedeutet die Wandlungsregel der sechs klimatischen Faktoren (Wind, Kälte, Hitze, Nässe, Trockenheit, Feuer)

五运之气［wǔ yùn zhī qì］*Qi* von fünf Zirkussen *n* 五运太过、不及和平气的总称

五脏［wǔ zàng］心、肝、脾、肺、肾。die fünf inneren Organe-Herz, Leber, Milz, Lunge, Nieren

五脏痹［wǔ zàng bì］durch Obstruktion des *Qi*-Fluß der fünf *Zang*-Organe verursachte Syndrome

五脏病机［wǔ zàng bìng jī］Pathogenese von fünf *Zang*-Eingeweiden *f* 五脏阴阳气血失调的病变机制

五脏化液［wǔ zàng huà yè］五脏化生五液：汗为心液，涕为肺液，泪为肝液，涎为脾液，唾为肾液。fünf Sekretionen stammen aus der fünf *Zang*-Organen —— Schweiß von dem Herzen, nasale Sekretion von der Lungen, Tränen von der Leber, Saliva von der Milz und Speichel von den Nieren

五脏六腑咳［wǔ zàng liù fǔ ké］咳嗽是肺脏有病的一种临床表现，但也可因其他脏腑的病变影响及肺而发生。Husten der vitalen Organe des menschlichen Körpers —— Husten ist eine klinische Manifestation der Erkrankung in der Lunge, kann auch durch Affektion in anderen Organen, die mit der Lunge in Verbindung stehen, verursacht werden.

五脏六腑之海［wǔ zàng liù fǔ zhī hǎi］Reservoir der Eingeweiden von fünf *Zang* und sechs *Fu n*

五脏所藏［wǔ zàng suǒ cáng］心藏神，肺藏魄，肝藏魂，脾藏意，肾藏志。die Aufbewahrungsfunktion der fünf *Zang*-Organe —— Geist wird im Herzen aufbewahrt, Seele in den Lungen, Laune in der Leber, Ideen in der Milz und Wille in den Nieren.

五脏所恶［wǔ zàng suǒ wù］心恶热，肺恶寒，肝恶风，脾恶湿，肾恶燥。ungünstige Faktoren für die fünf *Zang*-Organe —— Hitze beeinträchtigt das Herz, Kälte die Lungen, Wind die Leber, Nässe die Milz und Trockenheit die Nieren (d. h. jedes Organ ist für den beziehenden Faktor besonders anfällig).

五脏所主［wǔ zàng suǒ zhǔ］心主脉，肺主皮毛，肝主筋，脾主肉，肾主骨。Aufgaben der fünf *Zang*-Organe —— Das Herz ist verantwortlich für die Blutzirkulation, die Lungen sind verantwortlich für die Haut, die Leber für die Sehnen, die Milz für die Muskeln und die Nieren für die Knochen.

五脏外华［wǔ zàng wài huá］Manifestation der fünf *Zang*-Eingeweiden *f* 心华在面，肺华在毛，脾华在唇，肝华在爪，肾华在发的总称

五脏相关［wǔ zàng xiāng guān］Korrelation der fünf *Zang*-Organe *f*

五脏应四时［wǔ zàng yìng sì shí］Fünf *Zang*-Organe entsprechen den vier Jahreszeiten.

五脏之阅［wǔ zàng zhī yuè］鼻者，肺之官也；目者，肝之官也；口唇者，脾之官也；舌者，心之官也；耳者，肾之官也。fünf Sinnesorgane als Spiegel der fünf *Zang*-Organe —— Die Nase ist Spiegel der Lunge, die Augen sind Spiegel der Leber, die Lippen sind Spiegel der Milz, die Zunge ist Spiegel des Herzens und die Ohren sind Spiegel der Nieren.

五指毛桃［wǔ zhǐ máo táo］根入药。用于健脾益气、化湿舒筋。wilder Fünf-Finger-Pfirsich, Radix Fici Simplicissimae —— Verwendet wird die Wurzel der Ficus simplicissima (Moraceae). Heilwirkung: die Milz kräftigend, das *Qi* ergänzend, die Nässe-Noxe zerstreuend und die Muskeln entspannend.

五志［wǔ zhì］Fünf-Emotionen *f pl* (Freude, Zorn, Kummer, Sorge und Furcht)

五志过极［wǔ zhì guò jí］-Überaktivität der fünf Emotionen

五志化火［wǔ zhì huà huǒ］durch Unordnung von Fünf-Emotionen verursachtes Syndrom

五中［wǔ zhōng］→五脏［wǔ zàng］

五肿恶候［wǔ zhǒng è hòu］fünf Arten von Ödemen mit unglücklichen Prognosen

五走［wǔ zǒu］五味的药性走向，酸先走肝（筋），苦先走心（血），甘先走脾（肉），辛先走肺（气），咸先走肾（骨）。Tren der fünf Geschmäcke zu Organen —— Fünf Geschmäcke der Arznei gehen auf den fünf Wege zu: Säure geht zuerst auf die Leber (Sehne) zu, Bitternis zuerst auf das Zerz (Blut), Süße auf die Milz (Muskel), Schärfe auf die Lungen (*Qi*), Salzigkeit auf die Nieren (Knochen).

武火［wǔ huǒ］①发散取汗药宜用武火，不宜久煎。②强力呼吸（气功）starkes Feuer, starke Flamme —— ①Die schweißtreibende Mittel, die "innere Hitze" ausschwitzt, soll mit starkem Feuer abgekocht werden, aber nicht zu lange. ②kraftvoller Atemzug (*Qigong*)

wù 兀物误恶雾鹜

兀兀欲吐［wù wù yù tù］intensive Nausea

物偶入睛［wù ǒu rù jīng］Fremdkörper ins Auge

误下［wù xià］Fehlzufuhr von Purgativa

恶风［wù fēng］Abneigung gegen Wind, Windscheu *f*

恶寒［wù hán］Abneigung gegen Kälte, Kältescheu *f*

恶热［wù rè］Abneigung gegen Hitze, Hitzescheu *f*

雾［wù］五邪之一。Nebel *m* —— ein der fünf pathogene Faktoren

鹜溏［wù táng］→鸭（鹜）溏［yā (wù) táng］

X

XI 西吸息犀溪豨熄膝瘜豀席洗喜系郄细

xī 西吸息犀溪豨熄膝瘜豀

西瓜皮［xī guā pí］外部果皮入药。用于清解暑热、利尿。Wassermelonenschale *f*, Exocarpium Citrulli —— äußere grüne Schicht der Frucht der Wassermelone, Citrullus vulgaris (Cucurbitaceae) ist als Arzneimittel zu gebrauchen. Heilwirkung: Sommer-Hitze beseitigend, diuretisch

西河柳［xī hé liǔ］嫩枝入药。用于发表透疹。Cacumen Tamaricis —— Verwendet wird getrockneter junger grüner Zweig von Tamarix chinensis (Tamaricaceae). Heilwirkung: Schweiß treibend, Eruption (wie von Masern) fördernd

西洋参［xī yáng shēn］干根入药。用于补脾、益肺、生津。Wurzel Amerikanischen Ginsengs, Radix Panacis Quinquefolii —— Verwendet wird getrocknete Wurzel von Panax quinquefolium (Araliaceae). Heilwirkung: Die Milz ernährend, die Lunge stärkend und Körperflüssigkeit vermehrend

吸杯法［xī bēi fǎ］→拔罐法［bá guàn fǎ］

吸促［xī cù］Kurzatmigkeit *f*

吸门［xī mēn］七冲门之一。Epiglottis *f* —— eine der sieben wichtigen Portale

吸入法［xī rù fà］Inhalation *f*, Inhalationsmethode *f*

吸筒法［xī tǒng fǎ］→拔罐法［bá guàn fǎ］

吸远［xī yuǎn］tiefer und schwerer Atem *m*

息胞［xī bāo］Plazentaretention *f*

息胞［xī bāo］Plazentaretention *f*, Nachgeburtsverhaltung *f*

息贲［xī bēn］五积之一，属肺积。以右胁下有块、呼吸气促、胸胁胀满、呕逆、咳吐脓血为特点。Klumpenbildung mit Tachypnoe —— ein krankhafter Zustand, der durch Akkumulation von Pathogenen Faktoren in der Lunge hervorgerufen wird, mit folgenden Symptomen: Klumpen im rechten Hypochondrium, Tachypnoe, Spannungsgefühl in der Brust, Aufstoßen, und Aushusten von purulentem blutigem Sputum

息粗［xī cū］多见于肺、呼吸道急性发炎。schweres Atmen, rauhe Respiration —— oft gesehen bei akuter Inflammation der Atemwege und der Lunge

息风解痉［xī fēng jiě jìng］Beruhigung von Spasmen zur Löschung von endogenem Wind *f* 用具有息风止痉作用的方药，治疗肝风内动证的治法

息高［xī gāo］肺气耗竭所致严重而表浅的呼吸困难。schwere Dyspnoe —— durch Exhaustion von Lungen-*Qi* verursachtes schweres und oberflächliches Atmen

息积［xī jī］因肺失肃降，肺气长期郁积，以致出现胸胁胀满、呼吸困难的一种病症。langedauernde Dyspnoe —— ein kran-khafter Zustand, verursacht durch langwierige *Qi*-Stagnation in der Lunge aufgrund der Störung der Lungenfunktion, die Luft und *Qi* zu senken, mit Symptomen wie Dyspnoe, Beklemmung-und Völlegefühl in der Brust gewöhnlich gesehen in pulmonalem Emphysem

息肉［xī ròu］Polyp *m* 寄局于人体组织上的赘生物，多发于鼻腔或肠腔内壁，多为良性

息肉痔［xī ròu zhì］rektaler Polyp

息微［xī wēi］多见于呼吸衰竭患者。schwache Atmung-oft gesehen bei Respirationsversagen des Patienten

息相［xī xiàng］Atmungsart *f*, Atmungsweise *f*［in *Qigong*］

犀角［xī jiǎo］用于清热凉血、解毒。Harn des Nashorns, Cornu Rhinocerotis —— Verwendet wird Horn von Rhinoceros unicornis, R. sondaicus oder R. sumatrensis (Bovidae). Heilwirkung: innere Hitze beseitigend, Hitze aus dem Blut austreibend und entgiftend

犀角地黄汤［xī jiǎo dì huáng tāng］成分：犀角、生地、赤芍、丹皮。主治：热入血分所致高热谵妄或吐血、衄血等。*Xijiao Dihuang Tang*, Dekokt von Rhinozeroshorn und Rehmannia —— Indikationen: Fieberwahn oder Blutbrechen und Nasenblutung infolge der ins Blutsystem eingedrungenen Hitze-Noxe von febrilen Erkrankungen

溪谷［xī gǔ］①肢体肌肉相互接触的间隙或凹陷部位。②泛指经络穴位。① Spaltestelle oder eingefallene Stelle der Verbindungen zwischen den Muskeln des Körpers ②allgemein gemeint sind Meridiane und Akupunkturpunkte

溪黄草［xī huáng cǎo］*Xihuangcao*, Herba Rabdosia Serra *f*

溪温［xī wēn］durch Giftwasser verursachte Krankheit

豨莶草［xī xiān cǎo］地上部分入药。用于祛风湿、利筋骨、镇静、安神。Herba Siegesbeckiae —— getrockneter oberirdischer Teil von Sieges beckia orientalis, S. pubescens oder S. glabrescens (Compositae) ist als Arzneimittel zu gebrauchen. Heilwirkung: Rheumatismus beseitigend, Starrheit von den Muskeln und Gelenken lindernd und innere Unruhe stillend

熄风［xī fēng］平熄内风的方法。适用于治疗高热抽搐、眩晕、震颤、癫痫等病症。den endogenen Wind beseitigen —— eine therapeutische Methode, bei der beruhigende Medikamente verabreicht werden, indiziert für die Behandlung von Fieberkrampf, Schwindel, Tremor und Epilepsie

熄风定痫［xī fēng dìng xián］Beruhigung von Spasmen zur Löschung von endogenem Wind *f* 用具有息风止痉作用的方药，治疗风痰所致痫病的治法

熄风化痰［xī fēng huà tán］Windlöschung und Schleimlösung

熄风清热［xī fēng qīng rè］den endogenen Wind beseitigen und Hitze vertreiben

熄风止痉［xī fēng zhǐ jìng］Konvulsion und Spasmus lindern

膝膑［xī bìn］Kniescheibe *f*, Patella *f* —— Vorderseite des Knies

膝盖离位［xī gài lí wèi］Patelladislokation *f*, Luxation der Kniescheibe

膝盖损断［xī gài sǔn duàn］Patellafraktur *f*, Bruch der Kniescheibe

膝关［xī guān］穴位。主治：腿膝疼痛等。*Xiguan* (LR7) —— Akupunkturpunkt. Indikationen: Schmerzen in Beinen und Knien

膝解［xī jiě］Kniegelenk *n*

膝痛［xī tòng］Knieschmerz *m*

膝眼［xī yǎn］穴位。主治：膝关节慢性疾患等。*Xiyan* (EX-LE5) —— Akupunkturpunkt. Indikationen: chronische Erkrankungen des Kniegelenks

膝眼风［xī yǎn fēng］→鹤膝风［hè xī fēng］

膝阳关［xē yáng guān］穴位。主治：膝关节疾患、下肢瘫痪等。*Xiyangguan* (GB33) —— Akupunkturpunkt. Indikationen: Erkrankungen des Kniegelenks, Paralysis der unteren Extremitäten

膝疡［xī yáng］→鹤膝风［hè xī fēng］

膝游风［xī yóu fēng］→鹤膝风［hè xī fēng］

瘜肉［xī ròu］Polyp *m*

谿谷［xī gǔ］→溪谷［xī gǔ］①

xí 席

席疮［xí chuāng］Dekubitus *m*

xǐ 洗喜

洗［xǐ］Waschen *n*

洗耳疗法［xǐ ěr liáo fǎ］Ohrenwaschen-Therapie *f* 将具有清热泻火、消肿解毒作用的药物制成药液，用来清洗耳部患处，或以细棉签蘸药液清洁外耳道、耳郭等处的治疗方法

洗漂［xǐ piǎo］Waschen und Spülen 用水浸渍药材，漂去杂质、腥味、盐分及毒性等的方法

洗冤录［xǐ yuān lù］宋慈撰(1247)。法医学书籍。集中国古代法医学之大成，为几百年中官方所承认之著述。Aufzeichnungen von Reinwaschen von Ungerechten Anschuldigungen, Hinweise für Richter —— ein Buch über Gerichtsmedizin, geschrieben von *Song Ci* im Jahre 1247, offiziell anerkannt über einige Jahrhunderte als das beste Handbuch der Gerichtsmedizin in alten Zeiten

喜［xǐ］七情之一。Freude *f* —— eine der sieben emotionellen Faktoren

喜按［xǐ àn］Linderung beim Druck

喜悲［xǐ bēi］→善悲［shàn bēi］

喜惊［xǐ jīng］→善惊［shàn jīng］

喜梦［xǐ mèng］viel träumen

喜怒［xǐ nù］→善怒［shàn nù］

喜润［xǐ rùn］Spülen und Anfeuchtung 将药材投入清水中，快速洗涤，除去杂物、脏物后迅即捞出令其湿润软化的润法

喜伤心［xǐ shāng xīn］喜为心志。喜乐过度，则伤心气。über-mäßige Freude schädigt das Herz —— Das Herz ist verantwortlich für Freude; übermäßige Freude kann die Funktion des Herzens schädigen.

喜胜忧［xǐ shèng yōu］Freude herrscht über Angst.

喜则气缓［xǐ zé qì huǎn］过度喜笑，可以导致心气弛缓、精神涣散不能集中。Ubermäßige Freude entspannt *Qi*［des Herzens］—— Übermäßige Freude kann das Herz träge machen, und man ist deswegen nicht in der Lage, sich zu konzentrieren.

xì 系郄细

系缘止［xì yuán zhǐ］在练功时意念系于身体的某一部位，如两眉之间或脐部等处。Konzentration des Geistes —— willentliche Konzentration des Geistes auf bestimmten Teil des Körpers, z.B. auf der Stelle zwischen den beiden Augenbrauen oder auf der Nabelgegend (*Qigong*)

郄门［xì mén］穴位。主治：心动过速、心绞痛、胸膜炎、乳腺炎、膈肌痉挛等。*Ximen* (PC4) —— Akupunkturpunkt. Indikationen: Tachykardie, Angina pectoris, Pleuritis, Mastitis, Phrenospasmus

郄穴［xì xué］→十六郄穴［shí liù xì xué］

细脉［xì mài］脉细直而软，状如丝线，稍显于微脉。主气血两虚，诸虚劳损。zarter Puls —— schwacher, fadenförmiger Puls, der leicht fühlbar ist und Erschöpfungen von *Qi* und Blut und andere Mangelsyndrome anzeigt

细辛［xì xīn］全株入药。用于发表散寒、祛风止痛、温肺化饮。Haselwurz *f*, Herba Asari —— verwendet wird getrocknetes ganzes Kraut von Asarum hetrotropoides mandshuricum oder A. sieboldii (Aristolochiaceae). Heilwirkung: Schweiß treibend, Kälte und Wind vertreibend, schmerzstillend, die Lunge wärmend und Schleim lösend

XIA 虾侠下夏

xiā 虾

虾蟆温［xiā má wēn］Mumps *m*, Parotitis *f*, Ziegenpeter *m*

虾游脉［xiā yóu mài］七怪脉亦十怪脉之一。脉来时隐隐约约，去时一跃而消逝，如虾游之状。krabbe-schnellender Puls —— ein beinahe unfühlbarer Puls mit gelegentlich schleudernden Schlägen, der einen an eine Krabbe erinnert, die ins Wasser schnellt, einer der sieben oder zehn moribunden Pulse

xiá 侠

侠白［xiá bái］穴位。主治：哮喘、气短、上肢内侧痛等。*Xiabai* (LÙ) —— Akupunkturpunkt. Indikationen: Asthma, Kurzatmigkeit, Schmerzen an den inneren Seiten von oberen Extremitäten

侠溪［xiá xī］穴位。主治：偏头痛、肋间神经痛、耳聋、高血压等。*Xiaxi* (GB43) —— Akupunkturpunkt. Indikationen: Migräne, Neuralgia intercostalis, Taubheit, Hypertonie

xià 下夏

下胞［xià bāo］unteres Augenlid

下病上取(治)［xià bìng shàng qǔ (zhì)］针灸疗法中的一种取穴法。Behandlung von Erkrankungen des Unterteils des Körpers durch Nadelung an Punkten im oberen Teil des Körpers —— Eine therapeutische Methode in der Akupunktur, z.B. Rektumprolaps wird durch Akupunktur oder Moxibustion am Punkt *Baihui*［DU20］am Kopf behandelt.

下膊［xià bó］Unterarm *m*

下搭手［xià dā shǒu］Zellulitis in unterem Teil des Rückens

下丹田［xià dān tián］指脐下部位。气功意守部位。unteres Elixierfeld —— Gebiet unterhalb des Umbilicus, auf das man sich bei *Qigong*-Übungen konzentriert

下耳背［xià ěr bèi］耳针穴位。主治：皮肤病、坐骨神经痛、背痛等。*Xiaerbei* —— Ohr-Akupunkturpunkt. Indikationen: Dermatose, Ischias, Rückenschmerz

下耳根［xià ěr gēn］*Xiaergen*［R 3］, untere Ohrenwurzel *f* 耳穴。在耳根最下处

下发背［xià fā bèi］Karbunkel der Lumbargegend, tief gelegenes Ulkus in der Lumbargegend

下 法［xià fǎ］三 法 亦 八 法 之 一。Verfahren des Abführens —— eine von den drei oder acht therapeutischen Methoden

下腹胀气［xià fù zhàng qì］Unterbauchblähung *f*, Flatulenz im Unterbauch

下疳［xià gān］Schankerm

下膈［xià gē］Speise am Morgen zu sich nehmen und am Abend、erbrechen

下工［xià gōng］中国古代对在中等技术水平以下的医生的称谓。Xia Gong, ein ungeübter Ärzt, ein unerfahrener Heiler —— eine Bezeichnung für Heilpraktiker, deren Technik unter dem Durchschnitt liegt, gebraucht nur im alten China

下骨［xià gǔ］Gräte abnehmen

下关［xià guān］穴位。主治：颞颌关节疾患、面瘫、牙痛、咬肌痉挛等。*Xiaguan* (ST7) —— Akupunkturpunkt. Indikationen: Erkrankungen des Mandibulargelenkes, Prosoplegie, Zahnschmerz, Krampf des Kaumuskels

下合穴［xià hé xué］手三阳经在下肢的合穴。unterer Zusammenfluß-Punkt —— Zusammenfluß-Punkte der 3 *Yang* Meridiane der Hand, die sich an unteren Extremitäten befinden

下喉痈［xià hóu yōng］akute Epiglottitis *f*

下汲肾阴(水)［xià jí shèn yīn (shuǐ)］心火过亢，耗损肾阴，出现遗精、早泄、失眠等。übermäßiges Herz-Feuer verbraucht Nieren-*Yin*, so treten Pollution, Prospermie und Insomnie als Krankheitszeichen auf

下 极［xià jí］①Anus *m* ②Perineum *n* ③die Gegend zwischen inneren Augenwinkeln ④ein anderer Name für Akupunkturpunkt *Henggu*［KI11］

下焦［xià jiāo］unteres *Jiao n* 三焦之一。三焦的下部

下焦［xià jiāo］三焦之一。三焦的下部。untere Bauchhöhle［mit Nieren, Darm und Harnblase］

下焦病［xià jiāo bìng］温热病的末期阶段，病邪侵犯肝肾。Unter-*Jiao*-Syndrom *n* —— Das letzte Stadium von epidemischen fieberhaften Krankheiten infolge von Befall der Leber und der Nieren von pathogenen Faktoren

下焦如渎［xià jiāo rú dú］主要指肾和膀胱的排尿以及肠道的排便作用。Unter-*Jiao* gleicht Wassergraben, das heißt die exkretorischen Funktionen der Nieren, Harnblase und Därme.

下焦湿热［xià jiāo shī rè］Feuchtigkeit-Hitze im unteren *Jiao f* 湿热流注下焦大肠、膀胱，气机阻滞，气化失司的病理变化

下焦主出［xià jiāo zhǔ chū］Unteres *Jiao* regiert das Ausscheiden.

下焦主出［xià jiāo zhǔ chū］Unter-*Jiao*（untere Bauchhöhle einschließlich Nieren, Darm und Harnblase）ist verantwortlich für Ausscheidung.

下巨虚［xià jù xū］*Xiajuxu*（ST 39）穴位，主治肠炎、下肢痹痪等

下巨虛［xià jù xū］穴位。主治：肠炎、下肢癱瘓等。*Xiajuxu*（ST39）—— Akupunkturpunkt. Indikationen: Enteritis, Lähmung unterer Gliedmaßen

下厥上竭［xià jué shàng jié］少阴疾病误用汗法，既伤阳又伤阴。阳亡于下，厥从下起，阴竭于上，有血从上出的危候。Bluterschöpfung mit kalten Gliedmaßen —— ein kritischer Zustand von Schaden an *Yin* und *Yang* wegen des Mißbrauches vom Diaphoretikum für *Shaoyin*-Syndrom; aus *Yang*-Verluste im Unterkörper erfolgen kalte Gliedmaßen und aus *Yin*-Erschöpfung im Oberkörper die Blutung

下厥上冒［xià jué shàng mào］气从下逆而上冲头部，出现头目昏花的证候。Schwindel infolge des verkehrten *Qi*-Flusses —— Der *Qi*-Rückfluß von unten nach oben greift den Kopf an und verursacht Schwindel.

下利［xià lì］Diarrhoe *f*, Durchfall *m*

下利清谷［xià lì qīng gǔ］wässerige Diarrhoe mit unverdauter Speise im Stuhl

下廉［xià lián］穴位。主治：头痛、眼痛、腹痛、肘臂痛等。Xialian（LI8）—— Akupunkturpunkt. Indikationen: Kopf-, Bauch-, Ellbogen-und Armschmerzen

下髎［xià liáo］穴位。主治：腰痛、下腹痛、尿潴留、月经不调等。*Xialiao*（BL34）—— Akupunkturpunkt. Indikationen: Lumbago, Schmerz im Unterbauch, Harnretention, unregelmäßige Menstruation

下马痈［xià mǎ yōng］akute pyogene Infektion des rechten Gesäßes

下屏［xià píng］*Xiaping*［TG 2］, unterer Tragus *m*

下迫［xià pò］Tenesmus *m*, Stuhlzwang *m*

下气［xià qì］①eine therapeutische Methode zum Halten des umgekehrten *Qi*-Stroms nach unten ②Aerofluxus *m*, Windausstoßen *n* ③ *Qi* im unteren Körperteil

下气消痰［xià qì xiāo tán］Herabsenkung des *Qi* und Eliminierung des Schleims

下窍［xià qiào］指人体下部的尿道口、阴道口和肛门。untere Öffnungen *f pl* —— d.h. die Harnröhrenöffnung, Scheidenöffnung und Anus

下泉［xià quán］Urin *m*, Harn *m*

下乳［xià rǔ］→催［下］乳［cuī［xià］rǔ］

下石疽［xià shí jū］indurative Masse des Knies

下损及上［xià sǔn jí shàng］虚损病变由下部发展到上部的病理过程，Krankheit im unteren Teil beeinträchtigt den oberen —— eine pathologische Veränderung, die Fortschreiten von Schwäche von einem unteren inneren Organ zu einem oberen im Körper zeigt

下胎毒法［xià tāi dú fǎ］Methode für Austreiben der von der Mutter übertragenen Fiebertoxine bei Neugeborenen

下脘［xià wǎn］①幽门。②穴位。主治：腹痛、肠鸣、消化不良等。①Pylorus *m* ②*Xiawan*（Ren 10）—— Akupunkturpunkt. Indikationen: abdominale Schmerzen, Darmkollern und Dyspepsie

下陷［xià xiàn］→中气下陷［zhōng qì xià xiàn］

下消［xià xiāo］renaler Diabetes *m*

下（肾）消［xià（shèn）xiāo］以肾阴亢为特点的消渴证。症见尿量多，如脂如膏，兼见口渴，多饮，三消之一。Diabetes des Nieren —— Typs, Diabetes beeinträchtigt unter-*Jiao*（untere Bauchhöhle）-durch Verbrauch von Nieren-*Yin* hervorgerufene Zuckerkrankheiten mit Polyurie mit dicker Suspension, Durst und Polydipsie; einer der drei Typen von Diabetes

下牙床［xià yá chuáng］Mandibula *f*, Mandibel *f*, Unterkieferbein *n*

下瘀血汤［xià yū xuè tāng］成分：大黄、桃仁、䗪虫。主治：产妇腹痛，因瘀血内结着于脐下者。Xiayuxue Tang, Dekokt für Ausscheidung von Blutgerinnsel —— Indikation: durch Blutstauung im Unterbauch verursachte Bauchschmerzen bei Gebärenden

下燥则结［xià zào zé jié］Trockenheit im unteren Körperteil führt zur Verstopfung. 燥伤下焦，耗伤阴血，大肠失润，传导失职而致大便秘结的病理变化

下燥治血［xià zào zhì xuè］Behandlung von Blut für Trockenheit im unteren Körperteil *f*

下者举之［xià zhě jǔ zhī］“sinkende” Krankheiten sind mit “hebenden” Drogen zu behandeln. Prolaps und Ptose sind mit der “hebenden” Methode zur Stärkung der vitalen Funktion der Milz zu behandeln.

下之［xià zhī］Abführen *n*, Purgation *f*

下注疮［xià zhù chuāng］Ekzem des Unterschenkels

夏洪［xià hóng］正常脉象在夏季的变化。夏季阳气旺盛，故脉象相应地洪大一些。Voll im Sommer —— ein normaler Pulszustand; im Sommer steht *Yang-Qi* in voller Kraft, der Puls ist deshalb voll

夏季热［xià jì rè］→小儿暑热渴证［xiǎo ér shǔ rè kě zhèng］

夏枯草［xià kū cǎo］穗状花序入药。用于清肝火、散结、降压。Braunheil *n*, Brunelle *f*, Spica Prunellae —— Verwendet wird getrocknete Ähre von Prunella vulgaris（Labiatae）. Heilwirkung: Hitze aus der Leber wegräumend, Massa zerstreuend, Hypertension unterdrückend

夏天无［xià tiān wú］块茎入药。用于降压止痛、行气活血。Rhizoma Corydalis Decumbentis —— Verwendet wird getrocknetes Rhizom von Corydalis decumbens（Papaveraceae）. Heilwirkung: Hypertension unterdrückend, Schmerz stillend, Zirkulation von *Qi* und Blut fördernd

夏应中矩［xià yìng zhōng jǔ］ein normaler Puls im Sommer sollte voll sein

XIAN 仙先鲜弦咸挦涎痫线呗陷

xiān 仙先鲜

仙方活命饮［xiān fāng huó mìng yǐn］又名真人活命饮。成分：穿山甲、白芷、天花粉、皂角刺、当归尾、甘草、赤芍、乳香、没药、防风、贝母、陈皮、金银花。主治：疮疡肿毒初起。*Xianfang Huoming Yin*, Trank des Gottheit-Rezepts für Behandlung der Hautinfektionen —— Indikationen: Anfangsstadium von Geschwür, Karbunkel und Schwellung

仙鹤草［xiān hè cǎo］地上部分入药。用于止血。weichhaariger Ordermennig, Ackermennig *m*, Agrimonia *f*, Herba Agrimoniae —— Verwendet wird getrockneter oberirdischer Teil von Agrimonia pilosa（Rosaceae）. Heilwirkung: Blut stillend.

仙灵脾［xiān líng pí］*Xianlingpi*, Elfenblumenkraut *n*, Epimedii Herba

仙茅［xiān máo］根茎入药。用于温肾壮阳、散寒除湿。Rhi-zoma Curculiginis —— Verwendet wird getrocknetes

Rhizom von Curculigo orchioides (Amaryllidaceae). Heilwirkung: die Nieren wärmend, *Yang* stärkend, Kälte zerstreuend und Feuchtigkeit beseitigend

仙授理伤续断秘方[xiān shòu lǐ shāng xù duàn mì fāng]又名《理伤续断秘方》。唐·蔺道人撰[约 846]。为骨伤科专著。Vom Unsterblichen überliefertes geheimes Rezept für Wundeheilen und Einrenkung von gebrochonen und ausgerenkten Knochen —— eine Monographie der Osteologie und Traumatologie in der *Tang*-Dynastie, verfaßt im Jahr 846 von einem *Taoisten Lin*, ist auch "Geheimes Rezept für Wundeheilen und Einrenkung von gebrochnen und ausgerenkten Knochen," genannt

仙桃草[xiān táo cǎo]带虫瘿的全草入药。用于活血消肿、止血、止痛。Herba Veronicae Peregrinae —— Verwendet wird getrocknetes ganzes Kraut der Veronica peregrina (Scrophulariaceae) mit von Qymnetion miyoshii verursachten Gallen. Heilwirkung: Blutkreislauf anregend, Blut und Schmerz stillend, Schwellung verringernd

先表后里[xiān biǎo hòu lǐ]Exterieur vor Interieur behandeln

先别阴阳[xiān bié yīn yáng]诊断中,首先应辨别疾病征候之阴阳属性。*Yin* und *Yang* im voraus unterscheiden —— Bei der Diagnose müssen zuerst die *Yin*-und *Yang*-Natur der Krankheit unterschieden werden.

先补后攻[xiān bǔ hòu gōng]先补益身体正气,后攻逐病邪之法。Stärken vor dem Vertreiben der pathogenen Faktoren —— eine therapeutische Methode, vor dem Vertreiben der pathogenen Faktoren mit drastischen Drogen die Lebenskraft des Patienten mit Tonikum zu stärken

先攻后补[xiān gōng hòu bǔ]治疗方法之一。先攻逐病邪再补益元气。Stärkung nach der Beseitigung der pathogenen Faktoren —— eine Therapie, daß die pathogenen Faktoren ausgetrieben werden müssen, bevor die Vitalität zu stärken ist

先煎[xiān jiān]熬药时,某些药味必于其他药物之前煎煮。Bei der Zubereitung eines Absudes müssen die einen den anderen Zusammensetzungen gegenüber im voraus abgekocht werden.

先里后表[xiān lǐ hòu biǎo]Interieur vor Exterieur behandeln

先天[xiān tiān]von Geburt an, angeboren, kongenital

先天不足[xiān tiān bù zú]kongenitaler Defekt, angeborene Schwächen haben

先天之火[xiān tiān zhī huǒ]→肾阳[shèn yáng]

先天之精[xiān tiān zhī jīng]构成人体,繁殖后代的基本物质。kongenitale Essenz, vererbte Essenz —— originale Substanz für den Konstitution des Körpers und die Fruchtbarkeit

先天之气[xiān tiān zhī qì]angeborenes *Qi n* 受于父母,贮藏于肾之气

鲜地黄[xiān dì huáng]新鲜根入药。用于治疗发疹、高热、烦渴、热邪所致之出血。Radix Rehmanniae Recens —— Verwendet wird frische Wurzel von Rehmannia glutinosa (Scrophulariaceae), Indiktionen: Exanthesis, hohes Fieber, Durstsucht, Blutung infolge der Hitze

鲜用[xiān yòng]frische Heilkräuter gebrauchen

鲜竹沥[xiān zhú lì]→竹沥[zhú lì]

xián 弦咸挦涎痫

弦脉[xián mài]脉端直而长,指下挺然,如按琴弦。主肝胆病、痛证、痰饮等。straffer und harter Puls —— häufig bei Gallenblaseund Lebererkrankungen, Schleim-und Feuchtigkeitsretention oder allgemeinen Schmerzzuständen

弦数脉[xián shuò mài]drahtiger und schnellender Puls, straffer und schnellender Puls

咸[xián]① salziger Geschmack ② salziger Aromastoff

咸寒增液[xián hán zēng yè]körperflüßigkeit mit Drogen mit salzigem Geschmack und kalter Eigenschaft vermehren

挦眉[xián méi]患儿烦躁而不断用手揪扯眉毛。die Augenbrauen rupfen —— kranke Kinder rupfen vor Unruhe stets die eigenen Augenbrauen

涎[xián]五液之一。Saliva *f*, Speichel *m* —— eine der fünf Arten von Sekretion

涎唾[xián tuò]Saliva und Spucke

痫(证)[xián (zhèng)]Epilepsie *f*

痫病[xián bìng]Epilepsie *f*

xiàn 线哯陷

线剂[xiàn jì]Arzneifaden *m*

哯乳[xiàn rǔ]sprühendes Erbrechen der Milch

陷谷[xiàn gǔ]穴位。主治:面肿、肠鸣、腹痛、足背肿痛等。*Xiangu* (ST43) —— Akupunkturpunkt. Indikationen: Gesichtsödem, Borborygmus, Bauchschmeren, Schwellung und Schmerz des Fußrückens

陷者升之[xiàn zhě shēng zhī]Behandlung von Versenkung durch Erhebung *f*

XIANG 相香向项相

xiāng 相香

相乘[xiāng chéng]即五行互相过分克制和排斥的反常变化,如肝气过亢,可乘袭脾胃 übermäßige wechselseitige Beschrankung der fünf Elemente —— ein abnormaler Veränderungszustand der wechselseitigen Beschränkung und Verdrängung der fünf Elemente, z.B. anstatt die Milz bloß zu beschränken, greift die Leber [Holz] die Milz [Erde] an, wenn Leber-*Qi* im Übermaß steht

相反[xiāng fǎn]七情之一。两种药物同用后,会发生强烈的副作用。Inkompatibilität der Drogen —— aus dem Gebrauch von zwei nicht miteinander verträglichen Bestandteilen in Konbination erfolgt starke Nebenwirkung: eine der sieben verschiedenen Wirkungen in Verträglichkeit von Ingredienzen

相克[xiāng kè]五行学说术语。说明事物之间相互制约和排斥的关系。即水克火,火克金,金克木,木克土,土克水。wechselseitige Beschränkung der fünf Elemente —— eine Konzeption zur Erklärung der Beschränkungsbeziehungen der Naturerscheinungen von Wasser, Feuer, Metall, Holz und Erde, von denen jedes angeblich das folgende Element beschränkt

相配取穴[xiāng pèi qǔ xué]Prinzip der Akupunkturpunktassoziation

相杀[xiāng shā]七情之一。wechselseitige Detoxikation —— Giftigkeit einer anderen Arznei oder Ingredienz beseitigen; eine der sieben verschiedenen Wirkungen in Verträglichkeit von Ingredienzen

相生[xiāng shēng]五行学说术语。说明事物之间相互滋生,相互促进的关系。即木生火、火生土、土生金、金生水、水生木。wechselseitige Förderung der fünf Elemente —— eine Konzeption zur Erklärung der wechselseitigen Abhängigkeit und Förderung von Naturerscheinungen im folgenden Kreis-Holz, Feuer, Erde, Metall, Wasser und Holz

相使[xiāng shǐ]七情之一。Den Effekt anderer Bestandteile oder Drogen verstärken, eine der sieben verschiedenen Wirkungen in Verträglichkeit von Ingredienzen

相思子[xiāng sī zǐ]种子入药。用于涌吐、祛痰、杀虫。Paternostererbse *f*, Semen Abri —— Verwendet wird getrockneter Samen von Abrus precatorius (Leguminosae). Heilwirkung: Erbrechen stillend, Schleim lösend, Parasiten tötend.

相畏[xiāng wèi]七情之一。不同药物互相抑制,以减弱或平和其有害作用。wechselseitige Beschränkung zwischen zwei Drogen —— Durch gegenseitige Beschränkung der Effekte verschiedener Drogen die schädlichen Wirkungen vermindern oder beseitigen; eine der sieben verschiedenen

Wirkungen in Verträglichkeit von Ingredienzen

相侮［xiāng wǔ］即五行的反向克制。如正常情况下水克火，若火反过来克水，则称火侮水。umgekehrte Beschränkung der Fünf Elemente —— z.B. statt daß Wasser Feuer beschränkt, beschränkt Feuer Wasser

相恶［xiāng wù］七情之一。wechselseitige Wirkungsschwächung einer anderen Droge oder Ingredienz —— eine der sieben verschiedenen Wirkungen in Verträglichkeit von Ingredienzen

相须［xiāng xū］七情之一。两种性能相类的药物同用，以互相增强作用。gegenseitige Verstärkung —— durch Gebrauch von zwei Drogen oder Bestandteilen mit ähnlicher Eigenschaft in Kombination die gegenseitige Wirkung verstärken, eine der sieben verschiedenen Wirkungen in Verträglichkeit von Ingredienzen

香附［xiāng fù］块茎入药。用于疏肝理气、调经止痛。Cyper-us *m*, Rundes Zypergras, Rhizoma cyperi —— Verwendet wird getrocknete Wurzelknolle von Cyperus rotundus (Cyperaceae). Heilwirkung: *Qi*-Stagnation der Leber lösend, den *Qi*-Strom regulierend, Menstruation normalisierend, Schmerz stillend

香果脂［xiāng guǒ zhī］种子油入药。用作栓剂基质。Oleum Linderae —— Öl aus dem Samen von Lindera communis [Lauraceae], gebraucht als Grundstoff des Suppositoriums

香加皮［xiāng jiā pí］根皮入药。用于祛风湿、壮筋骨、强心。Cortex Periplocae Radicis —— Verwendet wird getrocknete Wurzelrinde von Periploca sepium (Asclepiadaceae). Heilwirkung: Rheumatismus vertreibend, Knochen und Muskeln und Herz stärkend

香连丸［xiāng lián wán］成分：黄连［与吴茱萸同炒令赤，去吴茱萸］、木香。主治：湿热痢疾。*Xianglian Wan*, Pille von Aucklandia und Coptis —— Indikation: Ruhr infolge der Schwüle

香青草［xiāng qīng cǎo］全草入药。用于祛痰、镇咳、平喘、消炎。Herba Anaphalidis —— Verwendet wird getrocknetes ganzes Kraut von Anaphalis sinica (Compositae). Heilwirkung: Schleim vertreibend, Husten und Keuchen stillend, Entzündung hemmend

香青兰［xiāng qīng lán］地上部分入药。用于泻肝火、清胃热、止血。Herba Dracocephali —— Verwendet wird getrockneter oberirdischer Teil von Dracocephalum moldavica (Labiatae). Heilwirkung: Feuer aus der Leber und Hitze aus dem Magen beseitigend und Blut stillend

香薷［xiāng rú］地上部分入药。用于发汗解表、祛暑化湿、利尿消肿。Herba Elsholtziae seu Moslae —— Verwendet wird getrockneter oberirdischer Teil von Elsholtzia splendens oder Mosla chinensis (Labiatae). Heilwirkung: Schweiß treibend, Sommerhitze und Feuchtigkeit austreibend, Harn treibend und Ödem lindernd

香薷散（饮）［xiāng rú sǎn（yǐn）］又名三物香薷饮。成分：香薷、扁豆、厚朴。主治：夏季外感风寒，内伤于湿，而致身热恶寒、头重头痛、腹痛吐泻等症。*Xiangru San* (*Yin*), Elsholtzia-Pulver (Trank) —— Indikationen: durch Wind-Kälte mit innerer Feuchtigkeit verursachte Symptome wie Fieber, Schüttelfrost, Schweregefühl, Schmerz im Kopf, Bauchschmerzen, Erbrechen und Durchfall. Anderer Name: Dekokt von drei Drogen mit Elsholtzia

香砂六君子汤（丸）［xiāng shā liù jūn zǐ tāng（wán）］成分：人参、茯苓、白术、甘草、陈皮、半夏、木香、砂仁。主治：脾胃虚弱、寒滞中焦所致之腹部胀痛、厌食、呃逆、呕吐、泄泻等症。*Xiangsha Liujunzi Tang* (*Wan*), Dekokt (Pille) von sechs Gentlemen, mit Cyperus und Amomum —— Indikationen: Retention der Kälte und Feuchtigkeit im Mittel-Jiao aufgrund von Mangel an *Qi* der Milz und des Magens verursachte Blähung und Bauchschmerzen, Appetitlosigkeit, Schluckauf, Erbrechen und Durchfall

香苏散［xiāng sū sǎn］成分：香附、苏叶、陈皮、炙甘草。主治：风寒表证，兼见气滞，而致身热、头痛无汗、胸腹痞闷、不思饮食等症。*Xiang Su San*, Pulver von Cyperus und Perilla —— Indikationen: durch Wind-Kälte verursachtes äußerliches Syndrom mit *Qi*-Stagnation wie Fieber, Kopfschmerzen, Schweißlosigkeit, Völlegefühl und Bedrücktheit in der Brust und der Magengegend, Appetitlosigkeit

香橼［xiāng yuán］果入药。用于理气宽中、健脾化痰。Zitronatzitrone *f*, Media-Apfel *m*, Fructus Citri —— Verwendet wird getrocknete Frucht von Citrus medica oder C. wilsonii (Rutaceae). Heilwirkung: *Qi*-Kreislauf regulierend und normalisierend, die Milz stärkend, Schleim lösend und Depression beseitigend

xiàng 向项相

向天盏［xiàng tiān zhǎn］全草入药。用于清热解毒、活血、疏肝。Herba Scutellariae Indicae —— Verwendet wird getrocknetes ganzes Kraut von Scutellaria indica (Labiatae). Heilwirkung: Hitze beseitigend, entgiftend, Blutkreislauf anregend und *Qi*-Stauung der Leber lösend

项［xiàng］Nacken *m*, Genick *n*

项背反张［xiàng bèi fǎn zhāng］Opisthotonus *m*

项背拘急［xiàng bèi jū jí］Krampf von Nacken und Rücken *m*

项背强［xiàng bèi jiàng］①Steifheit von Nacken und Rücken ②Genickstarre *f*

项强［xiàng jiàng］Nackenstarre *f*, Nackensteife *f*, Nackensteifigkeit *f*

项软［xiàng ruǎn］五软之一。小儿头项软弱，不能竖直的病证。Nackenschlaffheit der Kinder —— eine der fünf Schlaffheiten bei Kindern; wegen der Kraftlosigkeit des Nackens richtet sich der Kopf des Kindes nicht auf

项中疽［xiàng zhōng jū］→脑疽［nǎo jū］

相度损伤［xiàng dù sǔn shāng］Wundrevision *f*, Wunduntersuchung *f*

相火［xiàng huǒ］与君火相对而言。二火［君、相］相互配合，以温养脏腑，推动功能活动。一般认为相火的根源发自命门，而寄于肝胆、三焦等脏腑，为生理之火。Ministerfeuer *n* —— ein physiologisches Feuer, das mit "Monachiefeuer" zusammen wirkt, die Eingeweide zu wärmen und zu ernähren und deren funktionellen Aktivitäten zu fördern. Angeblich entspringt das Ministerfeuer aus "*Mingmen*" (dem Tor der Lebenskraft) und wird in der Leber, Gallenblase und im Sanjiao gespeichert

相火妄动［xiàng huǒ wàng dòng］肝、肾阴亏，虚火上炎而引起的病理变化。症见眩晕、头痛、耳鸣、易怒、多梦、遗精、情欲亢奋。Hyperaktivität des Ministerfeuers —— ein auflodерndes Feuer von Mangeltyp infolge der Konsumption von Leber-und Nieren-*Yin*, das einen krankhaften Zustand mit Schwindel, Kopfschmerzen, Ohrensausen, Reizbarkeit, übermäßigen Träumen, Spermatorrhoe und Hypererosie als Symptomen verursacht

XIAO 逍消硝小哮笑

xiāo 逍消硝

逍遥散［xiāo yáo sǎn］成分：当归、柴胡、白芍、茯苓、白术、炙甘草、生姜、薄荷。主治：肝郁血虚。症见胁痛、眩晕或月经不调。*Xiaoyao San*, Ungebundenheit-Pulver *n* —— Indikationen: Schmerzen im Hypochondrium Drehschwindel, oder anomale Regelblutung infolge des Nangels des Blutes und der Depression von Leber-*Qi*

消斑［xiāo bān］Ekchymose entfernen

消导［xiāo dǎo］Verdauung fördern und Nahrungsretention beseitigen
消导积滞［xiāo dǎo jī zhì］Verdauung fördern und Nahrungsstagnation beseitigen
消导药［xiāo dǎo yào］Digestivum und Abführmittel, Arzneimittel zur Entfernung der Nahrungstagnation *n*
消法［xiāo fǎ］八法之一。用消散导滞、破积药物，以消除宿食、气滞、瘀血的治疗法。Verfahren des Auflösens — eine der acht wesentlichen Therapien zur Beseitigung der Verdauungsstörung, der *Qi*-Stagnation und der Blutstauung mit Auflösensmittel
消风散［xiāo fēng sǎn］成分：荆芥、防风、当归、生地、苦参、苍术、蝉蜕、胡麻仁、牛蒡子、石膏、知母、木通、甘草。主治：温疹、风热隐疹。*Xiaofeng San*, Pulver für Beseitigung des Windes —— Indikationen: Ekzem, Rubeola
消谷善饥［xiāo gǔ shàn jī］Polyphagie *f*
消积［xiāo jī］①*Qi*-Stagnation entfernen ②Nahrungsstagnation *f*
消积除胀［xiāo jī chú zhàng］Stagnation von unverdauter Nahrung beseitigen und Flatulenz lindern
消积杀虫［xiāo jī shā chóng］Nahrungstagnation beseitigen und Darmparasiten vernichten
消渴［xiāo kě］konsumtive Durst
消渴(瘅)［xiāo kě (dàn)］以多饮、多食、多尿症状为特点的病证。①Krankheiten mit Polydipsie, Polyphagie und Polyurie als Symptomen ②Diabetes *m*
消瘰丸［xiāo luǒ wán］成分：玄参、牡蛎、贝母。主治：瘰疬。*Xiaoluo Wan*, Pille für Beseitigung der Skorfulose — Indikation: Skorfulose
消泺［xiāo luò］穴位。主治：头痛、背强痛等。*Xiaoluo* (SJ12)—— Akupunkturpunkt. Indikationen: Kopfschmerzen, Steifheit und Schmerzen des Rückens
消脾［xiāo pí］Diabetes mit Polyphagie als prominentes Symptom
消痞［xiāo pǐ］①Auflösung der Masse ②Austreibung der Blähungen und des Völlegefühls
消痞化积［xiāo pǐ huà jī］Dispergieren von Masse im Bauchraum und Lösen von Akkumulation
消石［xiāo shí］结晶体或结晶性粉末入药。用于破坚散积、利尿泻下、解毒消肿，Salpeter *m* —— Verwendet wird weißer, grauer oder farbloser Kristall oder Pulver von Kaliumnitrat (KNO3). Heilwirkung: Masse und Nahrungsstagnation zerstreuend, Harn treibend, abführend, entgiftend und Ödem vertreibend
消食［xiāo shí］Verdauung anregen
消食导滞［xiāo shí dǎo zhì］Förderung der Verdauung und Entfernung der Nahrungsstagnation
消食化滞［xiāo shí huà zhì］Förderung der Verdauung und Lösung der Nahrungsstagnation
消食剂［xiāo shí jì］verdauungsfördendes Mittel *n*, digestive Formula *f*
消食下气［xiāo shí xià qì］→消积除胀［xiāo jī chú zhàng］
消食药［xiāo shí yào］Digestivum *n*, Verdauungsmittel *n*
消食滞［xiāo shí zhì］unverdaute Nahrung mit Magen stärken dem Mittel eliminieren
消暑［xiāo shǔ］Sommer-Hitze entfernen
消痰［xiāo tán］是攻伐痰浊留滞的方法。如消痰平喘，消痰软坚。Entfernen des Schleims —— eine Methode zur Entfernung des dicken stagnierenden Schleims, um Asthma zu behandeln und harte Massa zu erweichen
消痰利尿［xiāo tán lì niào］Schleim eliminieren und Harn treiben
消痰平喘［xiāo tán píng chuǎn］Dispergieren des Schleims zur Linderung des Asthmas *n*
消痰软坚［xiāo tán ruǎn jiān］Dispergieren des Schleims zur Erweichung der Härte *n*
消痰镇惊［xiāo tán zhèn jīng］Schleim vertreiben und Konvulsion stillen
消心［xiāo xīn］Diabetes mit Polydipsie als das prominente Symptom
消炎退翳［xiāo yán tuì yì］Entzündung beseitigen, um Nebula zu entfernen
消痈［xiāo yōng］karbunkel vertreiben
消痈肿［xiāo yōng zhǒng］Entzündung beseitigen
消瘀［xiāo yū］→破血祛(逐)瘀［pò xuè qū (zhú) yū］
消长化退［xiāo zhǎng huà tuì］Änderung des Zungenbelags in dicker und bedeckter Areal *f*
消胀［xiāo zhàng］Flatulenz vertreiben
消中［xiāo zhōng］→中(脾、胃)消［zhōng (pí, wèi) xiāo］
消肿［xiāo zhǒng］Detumeszenz *f*, Abschwellung *f*
消肿解毒［xiāo zhǒng jiě dú］Schwellung lindern und entgiften
消肿退红(赤)［xiāo zhǒng tuì hóng (chì)］Schwellung und Rötung der Augen lindern
硝石［xiāo shí］*Xiaoshi*, Salpeter *m*, Nitrokalit *m*

xiǎo 小

小便短赤［xiǎo biàn duǎn chì］kärglicher und dunkler Urin
小便短小［xiǎo biàn duǎn xiǎo］Oligurie *f*
小便黄赤［xiǎo biàn huáng chì］dunkler Urin
小便浑浊［xiǎo biàn hún zhuó］trübes Urin *n* 又称“便浊”。尿液浑浊不清的表现
小便夹精［xiǎo biàn jiā jīng］Sperma im Urin *n* 尿液中混杂精液，或排尿后有精液自尿道口滴出的表现
小便辣痛［xiǎo biàn là tòng］Brennen beim Urinieren
小便淋沥［xiǎo biàn lín lí］triefendes Urinieren
小便频数［xiǎo biàn pín shuò］häufiges Urinieren *n*
小便涩痛［xǎo biàn sè tòng］Dysurie und Schmerzen beim Urinieren
小便失禁［xiǎo biàn shī jìn］Harninkontinenz *f*
小便灼热［xiǎo biàn zhuó rè］brennendes Gefühl während des Urinierens
小驳骨［xiǎo bó gǔ］地上部分入药。用于活血驱瘀、续筋骨、祛风湿。Herba Gendarussae — Verwendet wird getrocknete oberirdische Teile von Gendarussa vulgaris (Acanthaceae). Heilwirkung: Blutkreislauf anregend, Blutstase vertreibend, Fraktur heilend und Rheumatismus austreibend
小檗［xiǎo bò］→三颗针［sān kē zhēn］
小柴胡汤［xiǎo chái hú tāng］成分：柴胡、黄芩、半夏、党参、炙甘草、生姜、大枣。主治：少阳病。症见寒热往来、胸胁苦满、心烦、恶心等。*Xiao Chaihu Tang*, kleines Bupleurum-Dekokt — Indikationen: *Shaoyang*-Krankheit mit Symptomen von Abwechslungen von Frösteln und Fieber, Völlegefühl und Bedrücktheit in der Brustkorbseite, Unruhe, Übelkeit usw.
小产［xiǎo chǎn］Spätabort *m*
小(半)产［xiǎo (bàn) chǎn］Abort *m*, Fehlgeburt *f*
小肠［xiǎo cháng］六腑之一。有受盛水谷化物和分别清浊的功能。Dünndarm *m* —— eines der sechs *Fu*-Organe, dessen Funktion darin besteht, Nahrung zu speichern und zu verdauen sowie die reinen Substanzen vom Unrat zu trennen
小肠病［xiǎo cháng bìng］Störungen des Dünndarms
小肠经［xiǎo cháng jīng］→手太阳小肠经［shǒu tài yáng xiǎo cháng jīng］
小肠咳［xiǎo cháng ké］Dünndarm-Husten *m*, Husten mit Blähungen
小肠疝(气)［xiǎo cháng shàn (qì)］Hernie *f*, Eingeweidebruch *m*
小肠实热［xiǎo cháng shí rè］热邪蕴于小肠。症见心烦、口舌生疮、小腹胀满、小便短赤和排尿刺痛、苔黄、脉滑数。常见

于泌尿道感染和口腔炎。exzessive Hitze im Dünndarm —— ein krankhafter Zustand infolge der Hitzestagnation im Dünndarm mit den Symptomen von Dysphorie, Ulzerationen im Mund, dunklem Urin, Brennen bei der Harnentleerung, Blähung des Unterbauchs, gelblichem Zungenbelag, schlüpfrigem und schnellendem Puls, häufig gesehen bei Infektionen der Harnröhre und bei der Stomatitis

小肠俞［xiǎo cháng shù］穴位。主治：腰骶痛、肠炎、血尿、白带过多等。*Xiaochang shu*(BL27) —— Akupunkturpunkt. Indikationen: Lumbosakralschmerzen, Enteritis, Hämaturie, Leukorrhagie

小肠虚寒［xiǎo cháng xū hán］主要症状有腹中时时隐痛，痛时喜温、喜按，肠鸣泄泻，小便频数、脉缓弱等。Hypofunktion des Dünndarms mit kalten Symptomen —— ein Krankheitszustand mit den Symptomen von dumpfen Schmerzen im Unterbauch, die bei Drücken und Wärmen gemildert werden können, Borboiygmus, Durchfall, häufiger Harnentleerung und langsamem schwachem Puls

小肠痈［xiǎo cháng yōng］Dünndarmabszeß *m*

小肠胀［xiǎo cháng zhàng］Blähungen des Dünndarms

小毒［xiǎo dú］①milde Toxizität ②Arznei mit kleiner Toxizität, leicht giftige Arzneien

小儿暴惊［xiǎo ér bào jīng］plötzliche Furcht der Kinder

小儿表热［(xiǎo ér biǎo rè］Syndrom der äußerlichen Hitze bei Kindern

小儿虫吐［xiǎo ér chóng tù］Parasitenerbrechen bei Kindern

小儿喘急［xiǎo ér chuǎn jí］Atembeschleunigung der Kinder, Kinderdyspnoe *f*

小儿卒利［xiǎo ér cù lì］akute Diarrhoe bei Kindern

小儿劄目［xiǎo ér dá mù］unaufhörliches Blinzeln mit den Augen bei Kindern

小儿发热［xiǎo ér fā rè］Fieber bei Kindern

小儿发痧［xiǎo ér fā shā］im Sommer auftretende akute Krankheiten bei Kindern, Kinderhitzschlag *m*

小儿疳眼［xiǎo ér gān yǎn］durch Unterernährung verursachtes Augenleiden bei Kindern

小儿寒吐［xiǎo ér hán tù］durch kälte hervorgerufenes Erbrechen bei Kindern

小儿脚拳［xiǎo ér jiǎo quán］①Pedalspasmen der Kinder ②Zehenkrampf bei Kindern

小儿惊吐［xiǎo ér jīng tù］Erbrechen vor Furcht bei Kindern

小儿咳逆［xiǎo ér ké nì］erstickendes Husten bei Kindern

小儿客忤［xiǎo ér kè wǔ］Konvulsionsanfall vor Schrecken bei Kindern —— Kinder leiden an Konvulsion mit Zyanose, Schaum im Mund, und Keuchen vor Schrecken des plötzlichen fremden Besuches.

小儿羸瘦［xiǎo ér léi shòu］Magersucht bei Kindern, Kinderabmagerung *f*

小儿里热［xiǎo ér lǐ rè］Innenhitze-Syndrom der Kinder, durch endogene Faktoren verursachtes Hitze-Syndrom bei Kindern

小儿脉法［xiǎo ér mài fǎ］用一指切小儿脉法。Pulsfühlen für Kinder —— eine Methode des Pulsfühlens für Kinder mit einem Finger

小儿热吐［xiǎo ér rè tù］Erbrechen vor Hitze bei Kindern, durch Hitze verursachtes Erbrechen der Kinder

小儿实热［xiǎo ér shí rè］Hitzesyndrom bei kräftigen Kindern Hitzesyndrom von Übermaßtyp der Kinder

小儿食积［xiǎo ér shí jī］Kinderverdauungsstörung *f*, Kinderdyspepsie *f*

小儿手拳［xiǎo ér shǒu quán］Fingerkrampf der Kinder, Kontraktur von Fingern bei Kindern

小儿暑热(渴)证［xiǎo ér shǔ rè (kě) zhèng］小儿夏季的发热病。以持续发热、口渴多饮、多尿、少汗等证为特点。Sommerfieber der Kinder —— Kinderkrankheiten im Sommer mit Symptomen von unaufhörlichem Fieber, Durst, Verlangen nach Trinken, Polyurie, spärlichem Schwitzen

小儿暑温［xiǎo ér shǔ wēn］infektiöses Sommer-Fieber bei Kindern *n*, epidemische Enzephalitis B bei Kindern *f*

小儿瘫痪［xiǎo ér tān huàn］Kinderparalyse *f*, Kinderlähmung *f*, Poliomyelitis *f*

小儿痰鸣［xiǎo ér tán míng］pfeifender Husten bei Kindern

小儿痰湿吐［xiǎo ér tán shī tù］durch Schleim-Feuchtigkeit verursachtes Erbrechen bei Kindern

小儿涕液不收［xiǎo ér tì yè bù shōu］dem Kind läuft die Nase unaufhörlich, unaufhörlicher Nasenfluß bei Kindern

小儿通睛［xiǎo ér tōng jīng］Strabismus convergens bei Kindern, Esotropie der Kinder, Innenschielen der Kinder

小儿吐泻［xiǎo ér tù xiè］Brechdurchfall bei Kindern

小儿推拿广意［xiǎo ér tuī ná guǎng yì］又名《推拿广意》。清·熊应雄辑(约1676)。"Erläuterung der Massage für Kinder" —— Das Buch ist auch als "Erläuterung der Massage" bezeichnet und wurde von *Xiong Yingxiong* in der *Qing*-Dynastie (ca. 1676) zusammengestellt.

小儿推拿疗法［xiǎo ér tuī ná liáo fǎ］在小儿体表一定部位进行手法治疗或被动运动的几种医疗方法。Kindermassage *f* —— eine Art der Massagetherapie, daß Ärzt mit Händen oder Armen eine bestimmte Stelle der Körperoberfläche der Kinder massiert oder Gliedmaßen der Kinder bewegt

小儿推拿秘旨［xiǎo ér tuī ná mì zhǐ］明·龚云林撰，姚国桢补辑(1604)。为现存记述小儿推拿疗法的较早著作之一。Geheimprinzip der Massage für Kinder —— eins der vorhandenen frühesten Werke auf dem Gebiet der Kindermassage, das von *Gong Yunlin* verfaßt und von *Yao Guozhen* in der *Ming*-Dynastie (1604) mit Ergänzungen zusammengestellt wurde

小儿哮喘［xiǎo ér xiào chuǎn］Asthma bei Kindern

小儿虚热［xiǎo ér xū rè］Hitze-Syndrom von Mangeltyp bei Kindern

小儿药证直诀［xiǎo ér yào zhèng zhí jué］宋·钱乙撰，其弟子阎季忠编集(119)。为中国现存最早的儿科学。Schlüssel zur Therapeutik der Kinderkrankheiten —— die vorhandene früheste Monographie der Pädiatrie, geschrieben von *Qian Yi*, ergänzt und herausgegeben von seinem Schüler *Yan Jizhong* im Jahre (1119)

小儿遗溺(尿)［xiǎo ér yí nì (niào)］①Harninkontinenz der Kinder ②Enuresis nocturna bei Kindern, Bettnässen der Kinder

小方［xiǎo fāng］七方之一。治疗较轻病情所用之方剂，剂量药味较轻而少。mildes Rezept —— eine von den sieben Gattungen von Rezept mit wenigen Drogen und in kleiner Dosis für leichte Krankheiten

小方科［xiǎo fāng kē］明十三科之一。Pädiatrie *f* —— eins der dreizehn medizinischen Spezialfächer in der *Ming*-Dynastie

小方脉科［xiǎo fāng mài kē］中国古代医学分科的一种，专治小儿疾病。宋太医局、太医院中均有此科。亦为元十三科或清九科之一。Pädiatrie *f* —— eine der medizinischen Abteilungen speziell für Behandlung der Kinderkrankheiten, die in der Akademie von kaiserlichen Ärzten der *Song*-Dynastie errichtet wurde und auch eines der dreizehn medizinischen Spezialgebiete der *Yuan*-Dynastie und eines der neun der *Qing*-Dynastie war

小分［xiǎo fēn］kleiner Raum zwischen den Muskeln

小腹［xiǎo fù］→少腹［shào fù］

小腹疽(痈)［xiǎo fù jū (yōng)］Karbunkel des Unterbauchs

小腹满［xiǎo fù mǎn］Ausdehnung des Unterbauchs

小骨空［xiǎo gǔ kōng］*Xiaogukong*［EX-UE 6］

小海［xiǎo hǎi］穴位。主治：尺神经痛或麻痹、舞蹈病等。*Xiaohai* (SI8) —— Akupunkturpunkt. Indikationen:

Neuralgie oder Paralyse des Ellennervs, Chorea
小户嫁痛［xiǎo hù jià tòng］Vaginalschmerzen *m pl*
小茴香［xiǎo huí xiāng］果入药。用于温肾散寒、理气止痛、和胃。Fenchel *m*, Fructus Foenicuii —— Verwendet wird getrocknete Frucht von Foeniculum vulgare (Umbelliferae). Heilwirkung: die Nieren wärmend und Kälte zerstreuend, den *Qi*-Strom regulierend, Schmerz stillend, normale Funktion des Magens wiederherstellend
小活络丹［xiǎo huó luò dān］→活络丹［huó luò dān］
小蓟［xiǎo jì］地上部分入药。用于凉血、祛瘀、止血。Kratzdistel *f*, Cirsium segetum —— Verwendet werden oberirdische Teile von Cephalanoplos segetum oder C. setosum (Compositae). Heilwirkung: Hitze aus dem Blut und Blutstauung austreibend, Blut stillend
小蓟饮子［xiǎo jì yǐn zi］成分：生地、小蓟、滑石、木通、炒蒲黄、淡竹叶、当归、藕节、栀子、炙甘草。主治：下焦热结所致之血淋。*Xiaoji Yinzi*, kleines Kratzdistel-Dekokt —— Indikation: durch Hitzeansammlung im Unter-*Jiao* (der unteren Körperhöhle) verursachter Harnzwang mit Blutharn
小夹板［xiǎo jiā bǎn］固定骨折的长方形木制小薄板。kleine dünne Schiene aus Holz zur Immobilisierung der Fraktur
小建中汤［xiǎo jiàn zhōng tāng］成分：桂枝、白芍、炙甘草、生姜、大枣、饴糖。主治：脾胃虚寒所致之上腹挛痛等症。*Xiao Jianzhong Tang*, Mittel-*Jiao* stärkendes kleines Dekokt —— Indikationen: durch Hypofunktion des Magens und der Milz mit endogener Kälte verursachte Bauchkolik
小结胸［xiǎo jié xiōng］因痰热互结于胸腹，引起胃脘胀闷，按之疼痛的病证。多因热邪与痰饮互结于胃所致。Akkumulation von Schleim-Hitze in der Brust —— ein durch kom-binierte Akkumulation von pathogener Hitze und übermäßiger Schleim-Flüssigkeit im Magen verursachter krankhafter Zustand mit Symptomen von Blähungen, Völlegefühl und Preßempfindlichkeit im Magen
小逆［xiǎo nì］kleine Fehler bei Behandlungen
小青龙汤［xiǎo qīng lóng tāng］成分：干姜、桂枝、麻黄、芍药、炙甘草、细辛、半夏、五味子。主治：外感风寒、内停水饮。症见发热、恶寒、无汗、咳嗽、痰稀而白。*Xiao Qinglong Tang*, kleines Dekokt von grünen Drachen —— Indikationen: durch äußere Kälte und Wind verursachte Krankheit (Erkältung) mit Wasserretention, die mit Fieber, Schüttelfrost, Schweißlosigkeit und Husten mit blassem, dünnem Auswurf einhergeht
小伤寒［xiǎo shāng hán］Erkältung *f*, Erkältung von Wind-Kälte-Typ
小舌头［xiǎo shé tóu］Uvula *f*, Gaumen zäfpchen *n*
小溲(水)［xiǎo sōu (shuǐ)］Urin *m*, Harn *m*
小溲热赤［xiǎo sōu rè chì］dunkler Urin mit brennendem Gefühl
小通草［xiǎo tōng cǎo］茎髓入药。用于清热、利尿、下乳。Medulla Stachyuri seu Helwingiae —— Verwendet wird getrocknetes Stengelmark von Stachyurus himaiaicus, S. chinensis oder Helwingia japonica (Stachyuraceae). Heilwirkung: Hitze beseitigend, Harn treibend und Laktation fördernd
小腿疽［xiǎo tuǐ jū］→胫疽［jìng jū］
小腿转筋［xiǎo tuǐ zhuàn jīn］Spasmus der Wade
小溪［xiǎo xī］→溪谷［xī gǔ］
小陷胸汤［xiǎo xiàn xiōng tāng］成分：黄莲、半夏、瓜蒌实。主治：痰热互结心下所致之胸痞证。*Xiao Xianxiong Tang*, kleines Dekokt für Beseitigung der Stickigkeit in der Brust —— Indikation: durch Anhäufungen der Schleim-Hitze verursachte Bruststickigkeit
小邪［xiǎo xié］①asthenischer Erreger *m* ②kalter Erreger *m*
小心［xiǎo xīn］①→心胞络［xīn bāo luò］②→命门［mìng mēn］
小叶莲［xiǎo yè lián］果实入药。用于调经、活血。Fructus Podophylli —— Verwendet wird getrocknete Frucht von Podophyllum emodi chinensis oder P. emodi (Berberidaceae). Heilwirkung: Menstruation regulierend und Blutkreislauf anregend
小营煎［xiǎo yíng jiān］*Xiaoying Jian*, Minor-Nutrient-Dekokt *m*
小中风［xiǎo zhòng fēng］Ohnmacht *f*
小周天［xiǎo zhōu tiān］气功锻炼中使内气在任脉、督脉上循环周转的功法。kleiner Kreis der *Qi*-Entwicklung-*Qi* im Körper zur Zirkulation duch die *Ren*-und *Du*-Meridiane beim *Qigong*-Training führen; die Essenz in *Qi* umwandeln
小眦［xiǎo zì］äußerer Augenwinkel, Kanthus lateralis
小眦漏［xiǎo zì lòu］Fistel im Kanthus lateralis, Fistel im äußeren Augenwinkel

xiào 哮笑

哮［xiào］bronchiales Keuchen
哮病［xiào bìng］Keuchen *n*
哮喘［xiào chuǎn］Asthma *n*
哮吼［xiào hǒu］Krupp *m*
哮证［xiào zhèng］Asthma mit Keuchen
笑不休［xiào bù xiū］①gezwungen lachen ②zwanghaftes Gelächter ③dumm lachen

XIE 歇协邪胁挟斜泄泻龂解薤蟹

xiē 歇

歇止脉［xiē zhǐ mài］gestoppter Puls *m* 脉搏跳动时有间歇的脉象，是促脉、结脉、代脉的总称

xié 协邪胁挟斜

协热利［xié rè lì］Durchfall mit Fieber *m*
协热下利［xié rè xià lì］durch innere Kälte und äußere Hitze verursachte Diarrhoe
邪［xié］pathogener Faktor, äußerliche Krankheitsursache, krankheit verursachende Umwelteinflüsse
邪害空窍［xié hài kōng qiào］Erkrankung von Gesichtsöffnungen durch pathogene Faktoren
邪火［xié huǒ］①病因中的火邪，同火邪。②病理变化中所表现的火热征象。pathogenes Feuer —— ①Feuer als pathogener Faktor ②Erscheinungen von Hitze-Feuer in pathologischen Veränderungen
邪恋心包［xié liàn xīn bāo］pathogene Faktoren verweilen im Perikardium
邪留三焦［xié liú sān jiāo］pathogene Faktoren stagnieren in *Sanjiao*［den drei Körperhohlteilen］
邪气［xié qì］①广义泛指一切致病因素及病理损害。②狭义专指六淫。*Xie Qi* —— ① Alle pathogenen Faktoren und patholo-gischen Störungen im weiteren Sinne ②die sechs pathogenen Faktoren im engeren Sinne, nämlich die sechs Krankheiten verursachenden Umwelteinflüsse (Naturmomente): Wind, Kälte, Sommerhitze, Feuchtigkeit, Trockenheit und Feuer.
邪气内陷［xié qì nèi xiàn］Eindringen von pathogenen Faktoren ins Innere des Körpers
邪气盛则实［xié qì shèng zé shí］durch übermäßige pathogene Faktoren verursachtes Übermaßsyndrom bei sonst kräftiger Konstitution des Patienten
邪热［xié rè］①durch exogene pathogene Hitze verursachte Hitzesyndrome ②pathogene Hitze
邪实［xié shí］Übermaß von Noxen, Dominanz der Krankheit verursachenden Umwelteinflüsse
邪郁肺卫［xié yù fèi wèi］Stagnation von Erregern im Lungen-Abwehrsystem *f* 卫气郁阻邪郁卫表温邪袭表，伤及肺卫，

卫气郁阻，肺气失宣的病理变化
邪郁少阳［xié yù shào yáng］Stagnation von Erregern im *Shaoyang*-Meridian *f* 邪犯少阳，枢机不利，正邪分争于半表半里的病理变化
邪正消长［xié zhèng xiāo zhǎng］Ausgelassenheit und Schwächung von pathogenen *Qi* oder gesunden *Qi*
胁［xié］Hypochondrium *n*, Kostalgegend *f*
胁肋疽［xié lèi jū］Tuberkulose der Thoraxwand
胁肋疼痛［xié lèi téng tòng］Schmerz im Hypochondrium
胁肋胀痛［xié lèi zhàng tòng］blähende Schmerzen im Hypochondrium
胁痛［xié tòng］hypichondrische Schmerzen
胁痛里急［xié tòng lǐ jí］krampfartigen Schmerz in Hypochondrium *m*
胁下痞硬［xié xià pǐ yìng］Völlegefühl und Steifung im Hypochondrium
胁痈［xié yōng］Karbunkel in der Hypochondriumgegend
挟食［xié shí］Dyspepsie *f*, Verdauungsstörung *f*
斜板推拿手法［xié bǎn tuī ná shǒu fǎ］三板疗法之一。Schräges Brett-Massage —— eine Manipulation von Massage mit drei Arten von Brettern
斜刺［xié cì］针刺方法之一。针体与皮肤呈30~50度角刺入。schräger Nadelstich —— die Nadeln in einem Winkel von 30°-50° einstechen
斜断［xié duàn］Schrägfraktur *f*
斜飞脉［xié fēi mài］解剖上异位的尺动脉。其脉搏从尺部斜向手背合谷穴处。schräge radiale Arterie-anatomisch abnorme Arterie ulnaris, die sich schräg von der *Chi*(Elle)——Region bis zum Punkt *Hegu*(LI4) im Handrücken erstreckt
斜眼［xié yǎn］Schielen *n*, Strabusmus *m*

xiè　泄泻齘解薤蟹

泄风［xiè fēng］①感受风邪，出现汗泄不止、口干、身痛的病症。②皮肤荨麻疹。*Xie Feng* —— ①ein durch Affektion infolge von pathogenem Wind hervorgerufener krankhafter Zustand mit ununterbrochnem Schweißausbruch, Durst und Pantalgie ②Nesselausschlag auf der Haut
泄剂［xiè jì］十剂之一。Abführrezept *n* —— eine der zehn Arten von Rezepten
泄脓血［xiè nóng xuè］→便脓血［biàn nóng xuè］
泄热存阴［xiè rè cún yīn］Löschung der Hitze zur Bewahrung des *Yin f*
泄热和胃［xiè rè hé wèi］Löschung der Hitze zur Harmonierung des Magens *f*
泄热通便［xiè rè tōng biàn］pathogene Hitze austreiben, um den Darm zu entleeren
泄卫透热［xiè wèi tòu rè］Austreiben von pathogener Hitze mit milden Diaphoretika *n*
泄泻［xiè xiè］Diarrhoe *f*, Durchfall *m*
泄注赤白［xiè zhù chì bái］Dysenterie *f*, Diarrhoe mit blutigem und purulentem Stuhl
泻［xiè］→泄泻［xiè xiè］
泻白［xiè bái］→泻肺(白)［xiè fèi(bái)］
泻白散［xiè bái sǎn］成分：桑白皮、地骨皮、甘草、粳米。主治：肺热阴伤之咳嗽。*Xiebai San*, Lungen-Hitze austreibendes Pulver —— Indikation: Husten wegen der durch Lungenhitze verursachten *Yin*-Konsumption
泻而不藏［xiè ér bù cáng］六腑生理功能。六腑具有接纳、转化、排泄食物和水分的功能。多与外界直接相通，没有贮藏精微物质的功能，仅是食物和水分的通道。Ausscheiden statt apeichern —— Die physiologische Funktion der sechs *Fu*-Organe umfaßt Aufnehmen, Transportieren, Verdauen und Ausscheiden des Wassers und der Nahrung. Als die Passage von Wasser und Nahrung verbinden sich die meisten der Organe direkt mit außen und speichern keine Lebenssubstanz.
泻法［xiè fǎ］①das Verfahren des Abführens ②Schwächung negativer Kräfte (in der Akupunktur)
泻肺(白)［xiè fèi(bái)］用苦寒、清热药物，清泻肺内蕴热的方法。Austreiben der Hitze in der Lunge —— eine Therapie, die Hitze aus der Lunge mit bitteren und "kühlenden" Drogen auszutreiben
泻肺平喘［xiè fèi píng chuǎn］Hitze aus der Lunge austreiben und Asthma stillen
泻肝(青)［xiè gān(qīng)］用苦寒药物清泄肝火的方法。Leberfeuer beseitigen —— eine Therapie zur Beseitigung des übermäßigen Leberfeuers mit "kühlendem" und bitterem Mittel
泻肝火［xiè gān huǒ］pathogenes Feuer aus der Leber vertreiben
泻肝解郁［xiè gān jiě yù］Vertreiben des pathogenen Leberfeuers und Lindern der Depression
泻火［xiè huǒ］用苦寒药物清除火热之邪的方法。pathogenes Feuer vertreiben —— eine Therapie zur Beseitigung des pathogenen Feuers mit "kühlenden" und bitter schmeckenden Drogen
泻火剂［xiè huǒ jì］Formula zum Abführen des Feuers *f*
泻火解毒［xiè huǒ jiě dú］pathogenes Feuer vertreiben und entgiften
泻火熄风［xiè huǒ xī fēng］治疗热极生风证的方法。适用于热性病初、中期因高热所致的抽搐、角弓反张、颈项强直、神志昏迷、舌红苔黄、脉弦数等。zur Beseitigung des endogenen Windes pathogenes Feuer vertreiben —— eine Therapie zur Behandlung der Fieberkomplexe im früheren und mittleren Stadium mit den durch hohes Fieber verursachten Symptomen wie Konvulsion, Opisthotonus, Nackenstraffheit, Koma bzw. roter Zunge mit gelbem Belag, straffem und schnellem Puls
泻剂［xiè jì］十剂之一。具有泻下作用的方剂。Abführrezept *n* —— eins von den zehn Rezepte, das abführende Wirkung besitzt
泻可去闭［xiè kě qù bì］用具有泻下作用的药物可以治疗闭塞的实证。Verstopfung beseitigen mit dem Verfahren des Abführens —— Verstopfungsfälle, gekennzeichnet durch Unpäßlichkeiten, Fieber, Blutstauung oder Verdauungstörungen u.a., können mit Drogen mit abführender Wirkung beseitigt werden
泻南补北［xiè nán bǔ běi］Abführen des Herz-Feuers zur Tonisierung des Nieren-Wassers *n*
泻青［xiè qīng］→泻肝［青］［xiè gān［qīng］］
泻热［xiè rè］Hitze aus treiben
泻热导滞［xiè rè dǎo zhì］Löschung der Hitze zur Entfernung der Stagnation *f*
泻水［xiè shuǐ］→泻下逐(通)水［xiè xià zhú(tōng) shuǐ］
泻水逐饮［xiè shuǐ zhú yǐn］Wasserretention durch Abführen vertreiben
泻卫透热［xiè wèi tòu rè］用辛凉发散药为主，使里热从卫表透达的方法。pathogene Hitze mit mildem Diaphoretikum austreiben —— eine Therapie zur Behandlung von epidemischen Fieberkrankheiten mit kühlenden und scharfen Drogen um Schweiß zu treiben und innerliche Hitze auszutreiben
泻下不爽［xiè xià bù shuǎng］Durchfall mit flüssigem Stuhl *m* 粪便稀薄但排出不畅，自觉排便不尽的腹泻表现
泻下剂［xiè xià jì］Abführmittel *n*
泻下如注［xiè xià rú zhù］starker Durchfall *m*
泻下通便［xiè xià tōng biàn］Verstopfung mit Abführmittel vertreiben
泻下泄热［xiè xià xiè rè］Purgation und Hitzeausscheidung

泻下药［xiè xià yào］Abführmittel *n*

泻下逐（通）水［xiè xià zhú（tōng）shuǐ］Wasserretention mit harntreibendem Mittel vertreiben

泻相火［xiè xiāng huǒ］das Ministerfeuer beseitigen

泻心［xiè xīn］用泻火通降的药物治疗心胃火盛的方法。Beseitigung des Herzfeuers, die Magen-Hitze ausscheiden —— eine Therapie zum Austreiben intensiver pathogener Hitze［oder Feuer］aus dem Herzen und dem Magen mit Abführmittel

泻心火［xiè xīn huǒ］pathogenes Feuer aus dem Herzen austreiben

泻心汤［xiè xīn tāng］成分：大黄、黄连、黄芩。主治：心胃火炽，迫血妄行，而见出血。Xiexin Tang, Herz-Hitze ausscheidendes Dekokt —— Indikationen: Blutung infolge des übermäßigen Feuers in dem Magen und dem Herzen

龂齿［xiè chǐ］→齿龂［chǐ xiè］

解㑊［xiè yì］精神倦怠，形体消瘦的一种病症。Mattigkeit *f* —— mentale Ermüdung und physische Abmagerung wie Apathie, Trägheit und Auszehrung

薤白［xiè bái］球茎入药。用于温中通阳、行气散结。Bulbus Allii Macrostemi —— Verwendet wird getrocknete Zwiebel von Allium macrostemon（Liliaceae）. Heilwirkung: Mittel-*Jiao*（die Milz-Magen-Region）erwärmend, den *Qi*-Strom fördernd, Massa zerteilend und *Yang* stärkend

蟹睛（疼痛外障）［xiè jīng（téng tòng wài zhàng）］角膜穿破虹膜脱出。vortretende Augen wie die von Krebs —— Kornealperforation mit Irisprolaps

蟹目［xiè mù］krabbenartiges Auge *n*, Perforation der Hornhaut und Iridoptosis

蟹目疼痛外障［xiè mù téng tòng wài zhàng］krabbenartige Augen mit schmerzhaften externen Sichtbehinderung *f pl*, Perforation der Hornhaut und Iridoptosis

蟹足肿［xiè zú zhǒng］Keloid *n*

XIN 心辛焮新囟信

xīn 心辛焮新

心［xīn］五脏之一。主要功能是主血脉，推动血液循环；主神志，并与舌和汗液有密切关系。Herz *n* —— eines der fünf *Zang*-Organe. Die wesentlichen Funktionen des Herzens sind, Blutkreislauf zu fördern und geistige Aktivitäten zu kontrollieren. Das Herz steht auch in enger Beziehung zu der Zunge und zum Schweißausbruch.

心包经［xīn bāo jīng］→手厥阴心包经［shǒu jué xīn bāo jīng］

心包络［xīn bāo luò］心脏的外膜，有络可通行气血，具有保护心脏的作用。Perikard *n* —— die äußere Hülle des Herzens, verbunden mit den Gefäßen, durch die Blut und *Qi* zirkulieren. Ihre Funktion ist, das Herz zu schützen.

心痹［xīn bì］心经的痹证。由于心气痹阻而出现胸闷、心悸、心痛、气急等证候。Obstruktion von Herz-*Qi* —— ein durch Dysfunktion des Herz-Meridians verursachter morbider Zustand mit Symptomen wie Stickigkeit, Palpitation, Präkordialschmerz und Atemnot

心藏神［xīn cáng shén］Geist wird im Herzen gespeichert.

心常有余［xīn cháng yóu yú］①Herz-*Qi* ist verantwortlich für Hyperaktivität. ②Herz-Feuer ist verantwortlich für Hyperaktivität.

心掣［xīn chè］以心动如掣为主征的心悸。甚则作痛，伴有气短、便泄等症。Herzkrampf *m* —— Palpitation, die hauptsächlich durch ziehende Sensation oder Schmerzen mit Kurzatmigkeit und Diarrhoe gekennzeichnet ist

心虫病［xīn chóng bìng］Askariasis *f*, Ascaridosis *f*, Spulwurmkrankheit *f*

心胆气虚［xīn dǎn qì xū］Mangel an Herz-Gallenblase-*Qi* *m* 心气亏虚，胆虚气怯，心神不宁的病理变化

心动悸［xīn dòng jì］患者除自觉心悸外，还有心脏搏动亢进。schwere Palpitation, heftiges Herzklopfen —— Palpitation mit sichtbaren kräftigen Herzschlägen

心烦［xīn fán］Bedrückung *f*

心烦喜呕［xīn fán xǐ ǒu］Ärger und Erbrechen

心肺气虚［xīn fèi qì xū］Mangel an Herz-Lungen-*Qi* *m* 心气与肺气俱虚，宣降失常的病理变化

心肺气虚证［xīn fèi qì xū zhèng］Syndrom des *Qi*-Mangels von Herz und Lunge *n* 心肺两脏气虚，以心悸咳嗽，气短而喘，动则尤甚，胸闷，神疲乏力，语声低怯，自汗，舌淡，脉弱等为常见症的证候

心腹结气［xīn fù jié qì］Stagnation von *Qi* in der Brust und im Abdomen

心腹痛啼［xīn fù tòng tí］Schreien des Säuglings infolge der Schmerzen in der Brust oder im Abdomen

心肝火旺［xīn gān huǒ wàng］Brennen des Herz-Leber-Feuers *n* 心肝邪热炽盛，循经上炎，燥扰神明，灼伤脉络的病理变化

心肝血虚［xīn gān xuè xū］Blut-Mangel von Herz und Leber *m* 血液亏虚，心血虚少，肝血亦亏，头目、筋脉、爪甲、血海失养的病理变化

心疳［xīn gān］因心经郁热所致之小儿疳证。以面黄颊赤、壮热、烦躁、口舌生疮、小便赤、盗汗、易惊等症为特点，五（脏）疳之一。Unterernährung des Herz-Meridians —— durch Akkumulation der Hitze im Herzmeridian verursachtes Unterernährungssyndrom bei Kindern mit Symptomen wie gelber Gesichtsfarbe mit roten Backen, hohem Fieber, Unruhe, Mundulzeration, dunklem Urin, Nachtschweiß und Scheuempfindlichkeit, eine der fünf Arten von Kinderunterernährung

心汗［xīn hàn］多因忧思惊恐伤及心脾所致。Perspiration über der präkordialen Region —— ein krankhafter Zustand, der meistens durch Störungen des Herzens und der Milz infolge von Sorgen, Angst oder Furcht verursacht ist

心合小肠［xīn hé xiǎo cháng］Das Herz verbindet sich funktionell mit dem Dünndarm.

心华在面［xīn huá zài miàn］Herz manifestiert sich im Teint. 面容色泽是心脏功能的反映

心慌［xīn huāng］Herzklopfen *n*

心火亢盛［xīn huǒ kàng shèng］情志之火内发，或六气郁而化火，或过食辛热温补之品所导致的心经火热亢盛病变。以面赤、烦热、睡卧不安、小便黄赤，甚或神昏谵语、吐血、衄血等为特点。aus Hyperaktivität des Herzens ausgelöstes extremes Feuer —— eine durch Herzhyperaktivität mit übermäßigem Feuer im Herzmeridian aufgrund von Emotionen, *Qi*-Depression oder zuviel Aufnahme von heißem scharfem und warmem oder stärkendem Essen verursachte krankhafte Veränderung, die durch rote Gesichtsfarbe, Unruhe, Fieber, Schlaflosigkeit, dunklen Urin, oder sogar Delirium, Blutbrechen und Nasenblutung gekennzeichnet ist

心火内炽（焚）［xīn huǒ nèi chì（fén）］心火过盛而出现的一种病变。症见心烦失眠、心悸不安、狂躁谵语等。Glühen des Herzfeuers —— eine durch übermäßiges Herzfeuer ver-ursachte pathologische Veränderung, die durch innere Unruhe, Schlaflosigkeit, Herzschlag, Delirium oder schwere Manie gekennzeichnet ist

心火内焚［xīn huǒ nèi fén］interne Verpuffung von Herz-Feuer *f*

心火上炎［xīn huǒ shàng yán］心经虚火上升。症见口舌生疮、心烦、失眠等。Aufsteigen des Herzfeuers —— Auflodern des Feuers vom Mangeltyp des Herzmeridians mit Krankheitserscheinungen von Mundulzeration, Dysphorie und Insomnie

心悸［xīn jì］Palpitation *f*, Herzklopfen *n*

心悸失眠［xīn jì shī mián］Palpitation und Insomnie
心经［xīn jīng］→手少阴心经［shǒu shào yīn xīn jīng］
心(经)咳(嗽)［xīn (jīng) ké (sòu)］伴有心痛，甚则咽肿喉痹的咳嗽。den Herzmeridian verwickelnder Husten —— Husten mit Begleitsymptomen wie Präkordialschmerzen oder Schwellung im Hals, und Kehlkopflähmung bei schwerem Fall
心绝［xīn jué］五绝①之一。Verfall des Herzens —— eine der fünf Arten von viszeralem verfall
心开窍于舌［xīn kāi qiào yú shé］心气上通于舌。心的生理和病理情况，可由舌反映出来。Das Herz hat seine spezifische Öffnung in der Zunge, die Zunge als Fenster des Herzens —— Die Zunge spiegelt die physiologischen und pathologischen Zustände des Herzens, denn Herz-*Qi* geht aufwärts bis zur Zunge.
心咳［xīn ké］Husten von Herzen *m*
心口痛［xīn kǒu tòng］Epigastralgie *f*, Magenschmerz *m*
心愦愦［xīn kuì kuì］Ärger *m*, Bedrückung *f*
心劳［xīn láo］五劳之一。主要指心血耗损后出现的心烦失眠、心悸易惊等症。durch Überanstrengung ausgelöste Beeinträchtigung des Herzens —— eine der fünf Arten von konsumierenden Krankheiten mit Symptomen wie Dysphorie, Insomnie, Palpitation, Neigung zur Scheu, die durch Verbrauch des Herzblutes ausgelöst ist
心漏疽［xīn lòu jū］→井疽［jǐng jū］
心脉痹阻证［xīn mài bì zǔ zhèng］Syndrom, dass Schleim Herzgefäße blockiert 又称"心血瘀阻证"。血行不畅，淤血阻痹心脉，以心悸怔忡，心胸憋闷，疼痛如刺，痛引肩背内臂，唇内紫暗，脉细涩或结或代为常见症的证候
心脾两虚［xīn pí liǎng xū］即心脾气血俱虚，主要症状有心悸、健忘、失眠、多梦、食欲减退、大便溏泄、腹部胀满、倦怠乏力、面黄消瘦、舌苔白、舌质淡、脉细弱等。Mangel an *Qi* und Blut in dem Herzen und der Milz —— ein pathologischer Zustand mit Palpitation, Amnesie, Insomnie, exzessiven Träumen, Anorexie, flüssigem Stuhl, Völlegefühl im Bauch, Mattigkeit, schwäche, bleicher Gesichtsfarbe, Abmagerung, blasser Zunge mit weißlichem Belag und schmalem und schwachem Puls als Symptomen
心，其华在面［xīn, qí huá zài miàn］心主血脉。面部血脉丰富，人的血气是否充盈，可在望诊面色时看出。Die Gesichtsfarbe spiegelt den Zustand des Herzens. —— Da das Herz die Blutzirkulation kontrolliert und das Gesicht reich an Blutgefäßen ist, zeigt sich der Zustand des Herzens im Gesicht
心气［xīn qì］Herz-*Qi* —— ①funktionelle Aktivitäten des Herzens ②die Herzfunktion, die den Blutkreislauf aufrechterhältet
心气不固［xīn qì bù gù］Unsicherheit des Herz-*Qi f*
心气不宁［xīn qì bù níng］由于心气、心血不足、心神失养而出现心悸、心神不安、失眠、健忘等病理状态。Unruhe von Herz-*Qi* —— ein durch Mangel an *Qi* und Blut, die das Herz ernähren, verursachter krankhafter Zustand mit Palpitation, Dysphorie, Insomnie und Amnesie
心气不收(固)［xīn qì bù shōu［gù］］心气虚弱，不能收敛。症见心神浮越、精神散乱、心悸、健忘、惊惕不安、自汗等。Zerstreuung von Herz-*Qi* —— ein durch Schwäche von Herz-*Qi* verursachter krankhafter Zustand mit Geistesabwesenheit, Geistesver wirrung, Palpitation, Amnesie, Besorgnis und spontanem Schweißausbruch als Symptomen
心气不足［xīn qì bù zú］Insuffizienz des Herz-*Qi f*
心气盛［xīn qì shèng］Üppigkeit von Herz-*Qi*
心气虚［xīn qì xū］心功能减退的病变。常出现心悸、气短、胸闷、自汗、脉细弱或结代等症。Mangel an Herz-*Qi* —— ein krankhafter Zustand der Unterfunktion des Herzens mit Symptomen wie Palpitation, Kurzatmigkeit, Brustbeklemmungen, spontanem Schwitzen bzw. schwachem oder unregelmäßigem Puls
心气虚不得卧［xīn qì xū bù dé wò］Schlaflosigkeit infolge des Mangels an Herz-*Qi*
心气血两虚证［xīn qì xuè liǎng xū zhèng］Syndrom des Mangels an *Qi* und Blut des Herzens *n* 气血两虚，心神失养，以心悸，头晕，神疲乏力，健忘，多梦，面白舌淡，脉细弱等为常见症的证候
心气阴两虚证［xīn qì yīn liǎng xū zhèng］Syndrom des Mangels an *Qi* und *Yin* des Herzens *n* 气阴两虚，心神失养，以心悸气短，神疲头晕，失眠多梦，颧红口干，舌红少苔，脉弱而数为常见症的证候
心热［xīn rè］Hitzesyndrome des Herzens
心疝［xīn shàn］因心经受寒所致。表现为腹痛、腹部有块隆起、气上冲胸、脉弦急的病症。Abdominelle Schmerzen, die mit dem Herzmeridian zusammen hängen —— eine durch Angriff pathogener Kälte auf den Herzmeridian verursachte Krankheit mit Bauchschmerzen mit Masse die aus Bauchbiähung und vorkehrtem Aufstieg des Gases in die Brust gebildet ist, und straffem und schnellem Puls als Symptomen
心神烦乱［xīn shén fán luàn］Reizbarkeit *f*
心肾不交［xīn shèn bù jiāo］心阳与肾阴生理关系失调的病变。症见心烦、失眠、心悸、遗精等。由肾阴不足或心火亢盛而致。Zusammenbruch der normalen physiologischen Koordination zwischen dem Herzen und den Nieren —— Durch Unausgeglichenheit zwischen Nieren-*Yin* und Herz-*Yang* verursachte Erkrankung infolge des Mangels an Nieren-*Yin* oder des Übermaßes von Herz-*Yang*, die durch Dysphorie, Schlaflosigkeit, Palpitation, und Spermatorrhoe gekennzeichnet ist
心肾相交［xīn shèn xiāng jiāo］亦称水火相济。指心火下降于肾，以温肾阳，肾水济于心，以涵心阴，从而维持正常的生理功能。Koordination zwischen dem Herzen und den Nieren, Funktionen des Herzens und der Nieren halten die Balance —— Es ist auch als gegenseitige Unterstützung von Wasser und Feuer bezeichnet. Das Herzfeuer sinkt und wärmt Nieren-*Yang*, während das Nierenwasser steigt und befeucht Herz-*Yin*, so daß ihre Funktionen aufrechterhalten werden.
心肾阳虚［xīn shèn yáng xū］Mangel an Herz-Nieren-*Yang m* 心肾阳气亏虚，虚寒内生，失于温煦，功能减退，气化失常，血型无力的病理变化
心肾阴虚［xīn shèn yīn xū］Mangel an Herz-Nieren-*Yin m* 心肾阴液亏损，虚热内生，甚则为阴虚火旺而致心火上炎的病理变化
心俞［xīn shù］穴位。主治：心脏疾患、神经衰弱、精神分裂症、癫痫等。*Xinshu* (BL15) —— Akupunkturpunkt. Indikationen: Herzkrankheiten, Neurasthenie, Schizophrenie, Epilepsie
心水［xīn shuǐ］水气侵犯心脏所致。症见全身浮肿、短气、心烦、不能平卧、前阴水肿等，五水之一。das Herz verwickelndes Ödem —— ein durch Schwäche des Herzens verursachter krankhafter Zustand mit Anasarka, Orthopnoe, Dysphorie, Schwierigkeiten in der flachen Lage, Ödem von äußerlichen Genitalien, eine der fünf Arten von Ödem
心忪［xīn zhōng］→怔忡［zhēng chōng］
心痛［xīn tòng］①Präkordialschmerz *m* ②Epigastralgie *f*
心痛彻背［xīn tòng chè bèi］Brustschmerzen strahlen in den Rücken aus.
心为阳中之太阳［xīn wéi yáng zhōng zhī tài yáng］Herz ist *Taiyang* im *Yang*.
心痿［xīn wěi］durch Hyperfunktion des Herzfeuers verursachte Schlaffheit
心胃火燔［xīn wèi huǒ fán］Ausbruch von Herzund Magenfeuer *m* 心营热盛，胃火烁津，心神不宁，津伤液燥的病理变化
心恶热［xīn wù rè］因火热之邪可以伤耗心血，扰乱心神，

产生神昏谵语、狂躁等。Das Herz hat eine Aversion gegen Hitze. —— die pathogene Hitze kann leicht das Blut des Herzens verbrauchen und erschöpfen, was Koma, Delirium und Manie verursacht

心息相依［xīn xī xiāng yī］气功的技能之一。指意念和气息相依存在的过程。Koordination der geistigen Aktivität und des Atmens —— eine Technik in *Qigong*

心系［xīn xì］心与其他脏器联系之脉络。Herzsystem *n* —— die Meridiane und Kollateralen, die das Herz mit anderen Organen verbinden

心系病机［xīn xì bìng jī］Pathogenese des Herzsystems *f* 心脏系统阴阳气血失调的病变机制

心下急［xīn xià jí］unbehagliches Gefühl im Epigastrium

心下悸［xīn xià jì］① Palpitation *f* ② epigastrisches Klopfen

心下满［xīn xià mǎn］Völlegefühl im Epigastrium

心下逆满［xīn xià nì mǎn］Gegenstrom und Fülle in der Magengegend

心下痞［xīn xià pǐ］epigastrische Masse［od. Blähung］*f*

心下痞［xīn xià pǐ］epigastrisches Völlegefühl

心下痞痛［xīn xià pǐ tòng］Völlegefühl und Schmerz im Epigastrium

心下痞硬［xīn xià pǐ yìng］Völlegefühl und Rigidität im Epigastrium

心下痛［xīn xià tòng］Epigastralgie *f*, epigastrische Schmerzen

心下支结［xīn xià zhī jié］Obstruktionsgefühl im Epigastrium

心虚［xīn xū］包括心气虚、心血虚、心阴虚、心阳虚等。Mangelsyndrome des Herzens —— Mangel an Blut, *Qi*, *Yin* und *Yang* des Herzens

心虚胆怯［xīn xū dǎn qiè］Furcht infolge von Mangel an *Qi* und Blut des Herzens

心悬痛［xīn xuán tòng］präkordiale ausstrahlende Schmerzen nach oben *m pl*

心血［xīn xuè］心脏所主的血脉，是营养和滋润全身各部组织器官的物质，也是神志活动的物质基础。Herzblut *n* —— Das vom Herzen beherrschte Blut, das die essentielle Substanz, die Körpergewebe und Organe ernährt, und die Grundlage der geistigen Aktivitäten ist

心血不足［xīn xuè bù zú］Insuffizienz des Herz-Bluts *f*

心血虚［xīn xuè xū］因心血不足，出现头晕、面色苍白、心悸、心烦、失眠、脉细弱等症状的证候。Mangel an Herzblut —— ein krankhafter Zustand, gekennzeichnet durch Schwindel, blasse Gesichtsfarbe, Palpitation, Dysphorie, Schlaflosigkeit, schmalen und schwachen Puls

心血虚不得卧［xīn xuè xū bù dé wò］Schlaflosigkeit infolge des Mangels an Herzblut

心血瘀阻［xīn xuè yū zǔ］由于心气虚或心阳不足，血行不畅，形成瘀血，阻滞心脉的病变。主要症状为心悸、心前区刺痛或闷痛，甚至面、唇、指甲青紫、心肢逆冷、舌质暗红、苔少、脉微细或涩。Stagnation des Herzblutes —— ein durch Mangel an Herz-*Qi* und Herz-*Yang*, die Blutkreislauf fördern verursachter krankhafter Zustand von Blutstauung in den Herzgefäßen, der durch Palpitation, Schmerzen und Bedrückung im Präkordium, bläuliche Farbe des Gesichts, der Lippen und der Fingernägel, kalte Extremitäten, dunkelrote Zunge mit dünnem Belag, schmalen und rauhen Puls zu erkennen ist

心阳［xīn yáng］心阳之气，可散布于周身体表，并为血循环之动力。Herz-*Yang* —— Das ist *Yang-Qi*［positive Lebensenergie］im Herzen und Antriebskraft des Blutkreislaufs und verbreitet sich in der Körperoberfläche.

心阳暴脱［xīn yáng bào tuō］plötzliche Erschöpfung des Herz-*Yang* *f* 阳气突然衰败而欲脱导致心神失守，血行异常，且伴亡阳的病理变化

心阳暴脱证［xīn yáng bào tuō zhèng］Syndrom der plötzlichen Erschöpfung des Herz-*Yang* *n* 心阳衰败而欲脱，以突然冷汗淋漓，四肢厥冷，呼吸微弱，心悸怔忡，神志模糊、昏迷，面色苍白，脉微欲绝等为常见症的证候

心阳不振［xīn yáng bù zhèn］Devitalisierung des Herz-*Yang* *f* 心阳虚弱，鼓动无力，温煦失职，心动失常，心神失养，病虚寒内生的病理变化

心阳不足［xīn yáng bù zú］Insuffizienz des Herz-*Yang* *f*

心阳盛［xīn yáng shèng］Üppigkeit von Herz-*Yang*

心阳虚［xīn yáng xū］即心阳不振，是心气衰的发展。除心气虚的症状外，多半有四肢厥冷、畏寒等虚寒征象。Mangel an Herz-*Yang* —— ein krankhafter Zustand von fortschreitender Hypofunktion des Herzens, gekennzeichnet durch kalte Extremitäten, Kältescheu, und die sonstigen Symptome des Mangels an Herz-*Qi*

心阳虚血瘀证［xīn yáng xū xuè yū zhèng］Syndrom des Mangels an Herz-*Yang* und Blutstase *n* 心阳虚衰，运血无力，心脉瘀阻，以心悸，胸闷心痛，畏冷肢凉，面色紫暗，舌淡紫，脉弱而涩或结代为常见症的证候

心阳虚证［xīn yáng xū zhèng］Syndrom des Mangels an Herz-*Yang* *n* 心阳虚衰，温煦失职，以心悸怔忡，心胸憋闷而喘，畏冷肢凉，面色㿠白，或见下肢浮肿，唇色暗，苔白滑，脉弱或结或代等为常见症的证候

心移热于小肠［xīn yí rè yū xiǎo cháng］Herz versetzt Hitze ins Dünndarm.

心阴［xīn yīn］心脏的阴液，其生理、病理变化和心血密切相关，并和肺阴相关。Herz-*Yin* —— d.h die *Yin*-Flüssigkeit des Herzens, deren physiologische und pathologische Veränderungen mit dem Herzblut und auch mit Lungen-*Yin* und Nieren-*Yin* enge Verbindungen haben

心阴不足［xīn yīn bù zú］Insuffizienz des Herz-*Yin* *f*

心阴虚［xīn yīn xū］因劳神过度或久病、热病耗伤所致的心阴虚损病变。症见心悸、心烦、失眠、健忘等，甚则可见盗汗、低热、口干、舌红少津、脉细微或促。Mangel an Herz-*Yin* —— ein durch Uberanstrengung, chronische Erkrankung oder febrile Erkrankung verursachter krankhafter Zustand des Verbrauches der *Yin*-Flüssigkeit vom Herzen mit Symptomen wie Dysphorie, Insomnie, Vergeßlichkeit, oder Nachtsschweiß, leichtem Fieber, Mundtrockenheit, geröteter Zunge mangels der Feuchtigkeit, schmalem, schwachem oder schnellendem Puls

心阴虚证［xīn yīn xū zhèng］Syndrom des Mangels an Herz-*Yin* *n* 心阴亏损，心神失养，以心悸心烦，失眠多梦，头晕健忘，潮热，，盗汗，舌红少苔，脉细数等为常见症的证候

心阴阳两虚证［xīn yīn yáng liǎng xū zhèng］Syndrom des Mangels an *Yin* und *Yang* des Herzens *n* 心阳心阴均不足，以心悸怔忡，畏冷肢凉，五心烦热，胸闷，头晕，舌暗红，脉结或代或弱等为常见症的证候

心营［xīn yíng］Herz-Nahrhaftigkeit *f*

心营过耗［xīn yíng guò hào］Konsumption der *Ying*-Flüssigkeit des Herzens, Konsumption der Herznahrhaftigkeit

心胀［xīn zhàng］因心阳不足所致之病变。症见心烦、气短、夜卧不宁、有气往来腹中、喜热饮等。Blähungen bezü-glich des Herzens —— eine durch Mangel an Herz-*Yang* verursachte Krankheit mit Symptomen wie Unruhe, Kurzatmigkeit, unruhigem Schlaf, Gasstörung im Bauch bzw. Neigung zu heißem Getränk

心志喜［xīn zhì xǐ］Freude als Herzemotion *f* 心主精神情志之喜

心中懊恼［xīn zhōng ào nǎo］Gefühl des Ärgers *n*

心中憺憺大动［xīn zhōng dàn dàn dà dòng］heftige Palpitation mit leerem Gefühl

心中结痛［xīn zhōng jié tòng］schwere Magenschmerzen *m pf*

心主［xīn zhǔ］Herzbeutel-Meridian von Hand-*Jueyin*

心主汗［xīn zhǔ hàn］Herz bestimmt Schwitzen. 心与汗液密切相关

心主惊［xīn zhǔ jīng］①Herz bestimmt Angst. ②Infantile Konvulsion wird der Herzstörung zugeschrieben.

心主脉［xīn zhǔ mài］Das Herz ist verantwortlich für den Blutkreislauf

心主舌［xīn zhǔ shé］Herz bestimmt Zunge. 心的气血荣誉舌面主司舌的功能

心主神明［xīn zhǔ shén míng］神明指精神、意识、思维等高级中枢神经活动。中医认为是由心所主持。Das Herz regiert über die geistigen Aktivitäten —— In der traditionellen Chinesischen Medizin kontrolliert das Herz angeblich die höheren zentralnervösen Aktivitäten, nämlich Geist, Bewußtsein und Denken.

心主血［xīn zhǔ xuè］Das Herz regiert die Blutzirkulation

心主血脉［xīn zhǔ xuè mài］Herz beherrscht Blut und Gefäße.

心主言［xīn zhǔ yán］Das Herz beherrscht Sprechen

辛［xīn］scharf, beißend

辛頞［xīn è］Nasennebenhöhlenentzündung *f*, Sinusitis *f*, Sinuitis *f*

（辛頞）鼻渊［(xīn è) bí yuān］→鼻渊［bí yuān］

辛而不烈［xīn ér bù liè］scharf und warm, aber nicht trocknen

辛甘发散为阳［xīn gān fā sàn wéi yáng］schweißtreibendes Mittel mit scharfem und süßem Geschmack steht als Attribut bei *Yang*

辛甘化阳［xīn gān huà yáng］*Yang*-Stärkung mit scharfen und süßen Drogen

辛寒清气［xīn hán qīng qì］Beseitigung der Hitze aus dem *Qi*-System bei der Behandlung der epidemischen fieberhaften Krankheiten mit scharfen und kühlenden Arzneien

辛寒生津［xīn hán shēng jīn］die Produktion der Körperflüssigkeit mit scharfen und "kühlenden" Arzneien fördern

辛开苦降［xīn kāi kǔ jiàng］Dispergieren mit scharfem Mittel und Abführen mit bitterem

辛开苦泄（降）［xīn kāi kǔ xiè (jiàng)］①汗法之一。用辛味药结合苦味药，以发散表邪、清泄里热。②辛味药和苦味药合用，以治疗胸脘因痰湿热阻滞所致之胸脘痞闷胀满、恶心呕吐。scharfe Mittel für Zerstreuen, bittere für Abführen —— ① eine diaphoretische Methode zum Zerstreuen exogener pathogener Faktoren mit scharfen Arzneimitteln und zum Austreiben endogener pathogener Hitze mit bitteren Arzneimitteln gleichzeitig ② eine Methode zur Behandlung der durch Akkumulation des Schleims oder der Feuchtigkeit-Hitze verursachten Symptome wie z.B. Völlegefühl und Beklemmung in der Brust und im Bauch, Übelkeit und Erbrechen mit scharfen bzw.bitteren Arzneimitteln in Kombination

辛凉解表［xīn liáng jiě biǎo］治法之一。使用辛凉发汗力弱，但有退热作用的药物治疗表热证的方法。das ärßeres Syndrom beseitigen mit Arzneien mit scharfem Geschmack und Kühlender Eigenschaft —— eine therapeutische Methode zur Behandlung des äußerlichen Hitzesyndroms mit scharfen und kühlenden Arzneine mit milder schweißtreibenden bzw. starker fiebersenkender Wirkung

辛凉解热［xīn liáng jiě rè］mit scharfen und kühlenden Drogen Hitze vertreiben

辛凉平剂［xīn liáng píng jì］以性味辛凉的药物为主组成缓和方剂。mild wirkendes Rezept aus scharfen und kühlenden Drogen

辛凉轻剂［xīn liáng qīng jì］以性味辛凉的药物为主组成作用轻微的方剂。mildes Rezept aus "kühlenden" und scharfen Drogen

辛凉透疹［xīn liáng tòu zhěn］Eruptionen mit "kühlenden" und "scharfen" Drogen fördern, Ausbruch von Haut ausschlag fördern

辛凉重剂［xīn liáng zhòng jì］以性味辛凉药物为主组成作用强烈的方剂。wirkungsstarke Rezepte aus "kühlenden" und scharfen Drogen

辛温解表［xīn wēn jiě biǎo］治法之一。用温辛发汗力强的药物，治疗恶寒重而发热轻、全身酸痛、无汗的风寒证的方法。Schweißtreiben mit wärmendem und scharfem Mittel —— eine Therapie zum Vertreiben des äußeren Wind-Kälte-Syndroms［Erkältung］mit Symptomen wie schwerem Schüttelfrost mit leichtem Fieber, Schmerzen im ganzen Körper bzw. Schweißlosigkeit mit wärmendem, scharfem schweiß treibendem Mittel

辛温开窍［xīn wēn kāi qiào］Reanimation mit scharfen und warmen Arzneimitteln *f*

辛夷［xīn yí］花蕾入药。用于散风寒、通鼻窍。Lilienmagnolie *f*, Flos Magnoliae —— Verwendet wird getrocknete knospe der Magnolia lüiflora, *M.* biondii oder *M.* denudata (Magnoliaceae). Heilwirkung: Wind und Kälte zerstreuend, Nasenverstopfung vertreibend

焮肿（胀痛）［xīn zhǒng (zhàng tòng)］inflammatorisch, entzündet

新感［xīn gǎn］neue Affektion *f* 在温病学中，与浮邪相对。感邪之后，即时而发的发病类型

新感［xīn gǎn］感受病邪后，很快发病的温热病。初起有恶风畏寒表证，neue Affektion —— nach der Invasion der exogenen pathogenen Faktoren sofort auftretende epidemische Fieberkrankheiten mit äußerem Symptom von Abscheu gegen Wind und Kälte am Anfang

新感温病［xīn gǎn wēn bìng］Epidemische fieberhafte Erkrankungen treten gleich nach dem Angriff äußerer pathogener Faktoren auf.

新感引动伏邪［xīn gǎn yǐn dòng fú xié］neue Erkrankung aktiviert die latenten Noxen

新加黄龙汤［xīn jiā huáng lóng tāng］成分：大黄、芒硝、当归、人参、甘草、麦冬、生地、玄参、海参。主治：热伤气阴之便秘。*Xinjia Huanglong Tang*, Gelbdrachen-Dekokt mit Zusätzen —— Indikation: Konstipation infolge der durch Hitze verursachten Konsumption von *Qi* und *Yin*-Flüssigkeit

新加香薷饮［xīn jiā xiāng rú yǐn］成分：香薷、银花、扁豆花、厚朴、连翘。主治：外感暑湿证。*Xinjia Xiangru Yin*, Elsholtzia-Dekokt mit zusätzen —— Indikation: durch Sommer-Feuchtigkeit verursachte Erkrankungen

新修本草［xīn xiū běn cǎo］苏敬等编［659］。包括药物850种。因系唐代官方主持，又名《唐本草》。为中国最早的官修本草。Neulich Revidierte Arzneimittelkunde —— das älteste Arzneibuch *Chinas* mit 850 medizinischen Substanzen, das unter der Unterstützung der *Tang*-Regierung von *Su Jing* u.a. im Jahre［659］zusammengestellt wurde und auch unter dem Namen "*Tang* Arzneikunde" bekannt ist

新穴［xīn xué］neu gefundene extra Akupunkturpunkte

新翳［xīn yì］frischer Nebel *m*

新针灸学［xīn zhēn jiǔ xué］New Akupunktur und Moxibustion 中医针灸著作，近代朱琏撰

新制橘皮竹茹汤［xīn zhì jú pí zhú rú tāng］成分：橘皮、竹茹、生姜、柿蒂。主治：胃热呃逆。*Xinzhi Jupi Zhuru Tang*, Dekokt des Abgeänderten Rezepts von Mandarinenschalen und Bambusrinden —— Indikation: Schluckauf infolge der Magen-Hitze

xìn 囟信

囟［xìn］Fontanelle *f*

囟会［xìn huì］穴位。主治：头痛、眩晕、鼻塞、鼻出血、小儿惊厥等。*Xinhui* (DU22) —— Akupunkturpunkt. Indikationen: Kopfschmerzen, Schwindel, Nasenverstopfung, Epistaxis, Konvulsion bei Kindern

囟解［xìn jiě］→解颅［jiě lú］
囟门［xìn mén］Fontanella *f*, Fontanelle *f*
囟门不合［xìn mén bù hé］→解颅［jiě lú］
囟门高突［xìn mén gāo tū］Ausbeulen der Fontanelle bei Säuglingen *n* 又称"囟填"。小儿囟门高出头皮，呈突起之状的表现
囟填［xìn tián］Fontanellenhernie bei Säuglingen
囟陷［xìn xiàn］Fontanellen-Sinkung bei Säuglingen
信石［xìn shí］→砒石［pī shí］

XING 星腥行形醒擤杏性瞢

xīng 星腥

星点(簇生)［xīng diǎn (cù shēng)］punktuelle Trübung, punktuelle Kornealinfiltration
星月聚散［xīng yuè jù sàn］→聚散(开)障［jù sàn (kāi) zhàng］
腥臭气［xīng chòu qì］Fisch-Gestank *m*

xíng 行形

行［xíng］气功中四威仪之一。gehende Körperhaltung —— eine der vier Arten von Körperhaltung in *Qigong*
行(导)气法［xíng (dǎo) qì fǎ］针刺手法之一。针刺时使针感朝一定方向传导的方法。*Qi*-fördernde Methode —— eine Manipulation in Akupunktur, die Übertragung des Gefühls beim Nadeleinstechen in eine bestimmte Richtung zu führen
行(通、利)气［xíng (tōng, lì) qì］治法之一。用疏肝理气药物治疗气滞证。*Qi*-Zirkulation fördern —— eine Therapie zur Beseitigung der *Qi*-Stagnation mit dem Leber-*Qi* regulierenden Mittel
行(运)针［xíng (yùn) zhēn］①进针后，运动针体，使针下得气以治疗疾病。②→留针［liú zhēn］Nadeltransmission, Nadelübertragung ①nach der Nadeleinführung manipuliert man die Nadel um Nadelgefühl für Behandlungszweck zu bekommen
行痹［xíng bì］Wanderarthralgie *f*
行迟［xíng chí］Verspätung der Gehfähigkeit bei Kindern
行间［xíng jiān］穴位。主治：尿道炎、结膜炎、头痛、多梦、小儿惊厥等。*Xingjian* (LR2) —— Akupunkturpunkt. Indikationen: Urethritis, Konjunktivitis, Kopfschmerzen, übermäßiges Träumen, Kinderkrämpfe
行经腹痛［xíng jīng fù tòng］Dysmenorrhoe *f*
行气［xíng qì］*Qi*-Bewegung *f*
行气导滞［xíng qì dǎo zhì］Bewegung von *Qi* und Entfernung von Nahrungsstagnation
行气活血［xíng qì huó xuè］*Qi*-Strom und Blutkreislauf anregen
行气宽中［xíng qì kuān zhōng］*Qi*-Zirkulation fördern, um Stagnation im Mittel-*Jiao* zu vertreiben
行气利水［xíng qì lì shuǐ］*Qi*-Kreislauf fördern, um Harn zu treiben
行气通络［xíng qì tōng luò］*Qi*-Zirkulation fördern und Obstruktion in den Kollateralen［der Körpermeridiane］beseitigen
行气消胀［xíng qì xiāo zhàng］Flatulenz durch Förderung von *Qi*-Kreislauf lindern
行气消肿［xíng qì xiāo zhǒng］*Qi*-Zirkulation fördern und Schwellung lindern
行气燥湿［xíng qì zào shī］zur Beseitigung von Feuchtigkeit *Qi*-Kreislauf fördern
行气止痛［xíng qì zhǐ tòng］zum Schmerzstillen *Qi*-Kreislauf anregen
行血［xíng xuè］Blutkreislauf fördern
行针［xíng zhēn］① Nadelung *f* ② Nadelmanipulation *f*
行针摧气［xíng zhēn cuī qì］*Qi* (Nadelgefühl) durch Nadelhandhaben fördern
行针手法［xíng zhēn shǒu fǎ］Nadelmanipulation *f* 又称"运针手法"。毫针刺入腧穴皮肤后，医者所进行的提插捻转等行针手法
形(体)［xíng (tǐ)］Figur und Konstitution des Menschenkörpers, Körperbau *m*, Physis *f*
形不足者，温之以气［xíng bù zú zhě, wēn zhī yǐ qì］Bei ausgemergelten Patienten ist die Verdauung mit *Qi*-stärkenden Arzneimitteln zu fördern
形肥经少［xíng féi jīng shǎo］Hypomennorrhoe wegen der Fettsucht
形化［xíng huà］Substanzumwandlung *f* 万物由气化生以后的形体遗传，与气化对称
形气［xíng qì］Substanz und *Qi* 形，形体，气，脏腑的功能，形体与功能相互协调
形气相得［xíng qì xiāng dé］Gleichgewicht zwischen Körperbau und *Qi* *n* 病人形体的盛衰与正气的强弱相称
形气相失［xíng qì xiāng shī］Ungleichgewicht zwischen Körperbau und *Qi* *n* 病人形体的盛衰与正气的相悖
形气转化［xíng qì zhuǎn huà］gegenseitige Umwandlung zwischen Substanz und *Qi* *f* 形气之间形化为气和气化为形的变化
形胜气［xíng shèng qì］Körperbau besiegt *Qi*.
形体［xíng tǐ］Körperbau *m* 躯体。人体一切有形质的组织器官的统称。包括头颈、躯干、肢体、脏腑等
形体官窍［xíng tǐ guān qiào］Körper und Öffnungen
形与神俱［xíng yǔ shén jù］Intaktheit von Körper und Geist *f* 形体与神气健全和谐
形脏［xíng zàng］藏有有形实物的胃、大肠、小肠、膀胱四腑。sichtbare Substanzen enthaltende Organe —— d.h die vier *Fu*-Organe, nämlich der Magen, der Dickdarm, der Dünndarm und die Harnblase

xǐng 醒擤

醒脑［xǐng nǎo］① das Bewußtsein wiedererlangen ② Labung *f*, Erfrischung *f*
醒脾［xǐng pí］用健脾温中药物，健运脾气，治疗湿重困脾的方法。die Milz beleben, Milz-*Qi* aktivieren —— eine Therapie, mit die Milz stärkenden und Mittel-*Jiao* wärmenden Mitteln die von Feuchtigkeit gestörte Milzfunktion zu aktivieren und zu stärken
醒脾安神［xǐng pí ān shēn］die Milz beleben und geistigen Streß lindern
醒脾化湿［xǐng pí huà shī］Milzbelebung und Feuchtigkeilösung
擤鼻［xǐng bí］sich die Nase putzen

xìng 杏性瞢

杏仁［xìng rén］→苦杏仁［kǔ xìng rén］
杏苏散［xìng sū sǎn］成分：苏叶、半夏、甘草、前胡、桔梗、枳壳、橘皮、杏仁、茯苓、生姜、大枣。主治：外感凉燥，症见头微痛；恶寒咳嗽痰稀等。*Xingsu San*, pulver von Aprikosenkern und Perilla —— Indikationen: Affektion durch kühl-Trockenheit mit Symptomen wie leichten Kopfschmerzen, Schüttelfrost und Husten mit dünnem Auswurf
性大热［xìng dà rè］extrem heiß von Natur
性寒［xìng hán］von Natur aus kalt, kaltartig
性凉［xìng liáng］von Natur aus kühlend
性能［xìng néng］药物的四气、五味和升、降、浮、沉的属性及临床效用。Eigenschaft und Wirkung —— Sie schließen vier Eigenschaften, fünf Geschmäcke, steigernde, senkende, steigende und sinkende Wirkungen von Arzneien sowie ihre klinischen Effekte ein.
性平［xìng píng］von Natur aus neutral, mild

性热［xìng rè］von Natur aus heiß, heißartig
性微凉［xìng wēi liáng］leicht kühlende Eigenschaft
性微温［xìng wēi wēn］leicht warm von Natur
性味功能［xìng wèi gōng néng］Eigenschaft und Wirkung［der Drogen］Geschmack und Funktion［der Arzneien］
性温［xìng wēn］warm von Natur
髫核［xìng hé］akute Lymphadenitis

XIONG 芎胸雄熊

xiōng 芎胸

芎术丸［xiōng zhú wán］→越鞠丸［yuè jū wán］
胸痹［xiōng bì］①因痰湿瘀结胸中，阳气失宣所致之以胸满闷痛，甚则痛引背部的病证。常伴有喘息、咳嗽等症。②胃痹，食入即痛，不得下咽，时或作呕。*Qi*-Obstruktion in der Brust —— ① durch Stagnation von Feuchtigkeit und Schleim ausgelöstes Syndrom, gekennzeichnet durch stickige Schmerzen in der Brust, unregelmäßige Rückenschmerzen mit Husten und Atemlosigkeit ② *Qi*-Obstruktion im Magen mit Symptomen wie Brustschmerzen direkt nach dem Essen, Schluckbeschwerden und häufigem Erbrechen
胸腹部穴［xiōng fù bù xué］Punkte in Brust und Bauch (EX-CA) *m pl*
胸骨［xiōng gǔ］Sternum *n*, Brustbein *n*
胸骨伤［xiōng gǔ shāng］Sternalfraktur *f*, Rippenbruch *m*
胸满［xiōng mǎn］Völlegefühl in der Brust
胸闷［xiōng mèn］Brustbeklemmung *f*, Erstickungsgefühl in der Brust
胸闷欲呕［xiōng mèn yù ǒu］Brustbeklemmung und Nausea
胸痞［xiōng pǐ］Völlegefühl in der Brust
胸痛［xiōng tòng］Brustschmerz *m*
胸下结硬［xiōng xià jié yìng］Distention, Schmerz und Starrheit im Oberbauch
胸乡［xiōng xiāng］穴位。主治：胸胁胀痛。*Xiongxiang* (SP19) —— Akupunkturpunkt. Indikation: Ausdehnung und Schmerzen der Brust und des Hypochondriums
胸胁苦(逆)满［xiōng xié kǔ (nì) mǎn］Völlegefühl und Unpäßlichkeit in der Brust und im Hypochondrium
胸胁苦满［xiōng xié kǔ mǎn］Blähung und Unbehagen in Brust und Hypochondrium
胸胁内伤［xiōng xié nèi shāng］innere Verletzung der Brust und des Hypochondriums
胸胁疼痛［xiōng xié téng tòng］Schmerz in der Brust und im Hypochondrium
胸胁胀满［xiōng xié zhàng mǎn］Völlegefühl in der Brust und im Hypochondrium
胸膺［xiōng yīng］vorderer Teil der Brust
胸膺背痛［xiōng yīng bèi tòng］Brust-und Rückenschmerz
胸中烦热［xiōng zhōng fán rè］reizbares, fiebriges Gefühl in der Brust
胸中痞硬［xiōng zhōng pǐ yìng］Beklemmungs-und Erstickungsgefühl in der Brust
胸中之府［xiōng zhōng zhī fǔ］Rückseite der Brust *f*, Rücken *m*, Haus der Brust s
胸中窒［xiōng zhōng zhì］Völlegefühl in der Brust *n*

xióng 雄熊

雄黄［xióng huáng］用于解毒、杀虫。Realgar *m*, rote Arsenblende, Rauschrot *n* —— ein Mineral vom Arsendisulfid, Arsentrisulfad. Heilwirkungen: entgiftend und antiparasitisch
熊胆［xióng dǎn］胆入药。用于清热、平肝、明目。Galle des Bären, Fei Ursi —— Verwendet wird getrocknete Galle von Ursus arctos oder Selenarctos thibetanus (Ursidae). Heilwirkungen: Hitze beseitigend, Hyperfunktion der Leber unterdrückend, und Sehkraft verbessernd
熊宗立［xióng zōng lì］明代医学家。著有《名方类证医书大全》，又名《医书大全》，(1446) *Xiong Zongli* —— ein Ärzt in der *Ming*-Dynastie und Autor "Einer Komplette Arbeit von den Medizinischen Büchern" oder "Einer Komplette Arbeit von den Entwickelten Rezepten" (1446)

XIU 休羞朽绣嗅

xiū 休羞

休息痢［xiū xī lì］chronische Dysenterie mit häufigem Relaps, rezidive Dysenterie
修事［xiū shì］Verarbeitung von medizinischen Materialien *f*
修治［xiū zhì］Verarbeitung von medizinischen Materialien *f*
羞明［xiū míng］Photophobie *f*, Lichtscheu *f*
羞明畏日［xiū míng wèi rì］Photophobie *f*
羞明隐涩［xiū míng yǐn sè］Photophobie und Unbehagen, als ob es Fremdkörper in den Augen gäbe.
羞明眨目［xiū míng zhǎ mù］Photophobie mit Blinzeln

xiǔ 朽

朽骨疽［xiǔ gǔ jū］→附骨疽［fù gǔ jū］

xiù 绣嗅

绣球风［xiù qiú fēng］①Skrotalekzem *n* ②Dermatitis des Skrotums
嗅气味［xiù qī wèi］凭嗅觉分辨病人和病室及其分泌物、排泄物的气味，以诊断疾病。Beriechen *n* —— eine Diagnosemethode zur Bestimmung der Krankheiten durch Beriechen des Geruchs von dem Körper, dem Zimmer, dem Sekret und der Exkremente des Patienten

XU 虚徐续絮蓄

xū 虚

虚斑［xū bān］Ausschlag im *Yin*-Syndrom
虚秘［xū bì］正气虚弱，脾胃不能运化而形成的便秘。Konstipation von Mangeltyp —— durch Funktionsstörungen der Milz und des Magens infolge des Mangels an "genuiner *Qi*"［der Abwehrkraft］verursachte Verstopfung
虚痓［xū zhì］durch Mangel an *Qi* und Blut verursachte Tetanie
虚喘［xū chuǎn］为肺肾之虚，特别是以肾不纳气为主所引起的喘息。其特点为呼吸气短，动则喘息。Asthma des Mangel-Types —— Asthma, das durch Lungenund Nierenschwäche bzw. besonders durch den Nachlassen der Nierenfunktion, Inspirationen zu fördern, verursacht und durch Kurzatmigkeit und Dyspnoe bei der Bewegung gekennzeichnet ist
虚呃［xūè］脾胃虚寒引起的呃逆。Singultus von Mangeltyp —— durch Hypofunktion der Milz und des Magens verursachter Singultus mit Kälte-Symptomen
虚烦［xū fán］热性病后期，余热未清所出现的心烦不安、胃脘不适。Unruhe von Mangeltyp —— durch verbleibende Hitze im Spätstadium einer fieberhaften Krankheit verursachte innere Unruhe und Unbequemheit im Magen
虚烦不得眠［xū fán bù dé mián］Insomnie infolge des Verdrusses
虚风内动［xū fēng nèi dòng］因津亏血虚或肝肾阴虚不能濡养筋脉所致之风类病证，特点为眩晕、抽搐、震颤。Aufheben vom endogenen pathogenen Wind von Mangeltyp —— durch Unterernährung der Sehnen wegen des Mangels an Körperflüssigkeit, Blut, Nieren-*Yin* oder Leber-*Yin* hervorgerufene Krankheiten mit Schwindel, Konvulsion und Tremor
虚寒［xū hán］因正气虚，兼有内寒的证候。主要表现为面色苍白、食欲不振、形寒怕冷、脘腹胀痛、妇人则见带下清稀、腰背酸痛、大便稀薄、舌淡苔白、脉沉迟缓弱。Kälte von Mangeltyp —— ein krankhafter Zustand infolge der Schwäche von genuinem *Qi* mit endogener Kälte, der durch blasses Gesicht, Appetitlosigkeit, Frösteln und Abneigung gegen Kälte, abdominale Blähungen und Schmerzen, dünnen Ausfluß bei Frauen, Lendenschmerz, dünnen Stuhl, blasse Zunge mit weißem Belag, tiefen, langsamen und schwachen Puls gekennzeichnet ist

虚寒洞泄 [xū hán dòng xiè] Diarrhoe infolge der Kälte von Mangeltyp

虚寒痢 [xū hán lì] Durchfall bei Kältemangel *m*

虚汗 [xū hàn] Schweißausbruch infolge der Schwäche, anormales Schwitzen infolge körperlicher Schwäche oder einer Krankheit

虚汗不止 [xū hàn bù zhǐ] Ununtergebrochener Schweißausbruch infolge körperlicher Schwäche

虚黄 [xū huáng] 因疸病日久或脾虚血亏所致之病证。症见肌黄萎、口淡、怔忡、脚软、微热、小便浊涩、食少便溏、舌淡、脉细弱等。bleiche Gesichtsfarbe von Mangel typ —— ein durch chronischen Ikterus oder Unterfunktion der Milz mit Blutmangel hervorgerufener krankhafter Zustand mit bleicher hutzeligen Haut, einem faden Geschmack im Mund, heftigem Herzklopfen, Schwäche der Beine, leichtem Fieber, trübem Urin, Harnzwang, Appetitlosigkeit, flüssigem Stuhl, blasser Zunge, und schmalem und schwachem Puls als Symptomen

虚火 [xū huǒ] ①真阴亏损所引起的热性证候。多见于热病的后期。症见两颧潮红、低热、五心烦热、心烦失眠、盗汗、小便短赤、口燥咽干、舌红少苔或无苔、脉细数无力。②阴盛格阳引起的假热症状。Feuer von Mangeltyp —— ①ein durch Mangel an wirklichem *Yin* verursachter, oft im letzten Stadium der Fieberkrankheiten auftretender krankhafter Zustand mit Symptomen wie roten Wangen, leichtem Fieber, brennendem Gefühl in der Brust, in den Handfächen und in den Fußsohlen, innerer Unruhe, Schlaflosigkeit, Nachtschweiß, spärlichem und dunklem Urin, Mundtrockenheit, roter Zunge mit dünnem bzw. ohne Belag, schmalem und schwachem Puls ②ein dadurch, daß *Yin*-Übermaß *Yang* verdrängt, verursachter krankhafter Zustand mit Scheinsymptomen der Hitze

虚火喘急 [xū huǒ chuǎn jí] Dyspnoe infolge des Feuers von Mangeltyp

虚火喉痹 [xū huǒ hóu bì] Pharyngitis mit Feuermangel *f*, chronische Pharyngitis *f*

虚火乳蛾 [xū huǒ rǔ é] 因肝肾阴虚, 虚火上炎所致之乳蛾。Tonsillitis des Mangel-Typs —— durch Aufflammen des Feuers infolge von *Yin*-Mangel in der Leber und in den Nieren verursachte chronische Tonsillitis

虚火上炎 [xū huǒ shàng yán] 因肝肾阴亏, 水不制火, 而虚火上炎所致的病变。症见咽干、咽痛、头昏目眩、心烦不眠、耳鸣、健忘、手足心热、舌质嫩红、脉细数, 或目赤、口舌生疮等。Auflodern des Feuers von Mangeltyp —— Das Feuer vom Mangeltyp lodert infolge des Mangels an Leberund Nieren-*Yin* auf, was den krankhaften Zustand mit trockner und schmerzhafter Kehle, Schwindel, Rastlosigkeit und Schlaflosigkeit, Tinnitus, Amnesie, heißen Handflächen und Fußsohlen, roter und zarter Zunge, schwachem, fadenförmigem und schnellendem Puls bzw. Kongestion der Augen und Mundulzerationen verursacht.

虚火牙痛 [xū huǒ yá tòng] 因肝肾阴虚, 虚火上炎所致之牙痛。Zahnschmerz infolge des Feuers von Mangeltyp —— Mangel an Leber-und Nieren-*Yin* führt zum Aufsteigen des Feuers und verursacht Zahnschmerzen.

虚火咽痹 [xū huó yān bì] 肝肾阴虚、虚火上炎所致之咽喉痛、类似慢性咽炎。Halsschmerzen infolge des Feuers von Mangeltyp —— durch Aufflammen des Feuers infolge des Mangels an *Yin* in der Leber und in den Nieren verursachte Halsschmerzen, die chronischer Pharyngitis ähnlich sind

虚积痢 [xū jī lì] durch Magen-Darmverstimmung verursachte Dysenterie

虚家 [xū jiā] schwacher Patient, an der Allgemeinschwäche leidender Patient

虚劳(痨) [xū láo (láo)] Konsumptionskrankheit *f*, Schwindsucht *f*

虚劳盗汗 [xū láo dào hàn] Nachtschweiß infolge der Konsumption

虚劳咳嗽 [xū láo ké sòu] Husten infolge der Erschöpfung

虚里 [xū lǐ] der große Kollaterale des Magenmeridians

虚里疼痛 [xū lǐ téng tōng] Präkordialschmerz *m*, Schmerz in der Herzgegend *m*

虚痢 [xū lì] 痢疾经久不愈, 或虚人患的痢证, 症见下痢脓血, 兼见困倦、食物难化、腹痛等。Dysenterie von Mangeltyp —— Dysenterie mit verlängerter Krankheitsdauer oder die bei schwachen Patienten, mit folgenden Symptomen: eitrigblutigen Stühlen, Mattigkeit, Indigestion, Abdominalschmerz

虚聋 [xū lóng] Taubheit von Mangeltyp

虚脉 [xū mài] 脉来浮大、软而无力, 失于充盈, 有空虚之感。主气虚、血虚、伤津。schwacher Puls —— Der Puls, der spürbar weich, schwach und hohl ist, bezieht sich auf Mangel an *Qi* und Blut oder Schaden an Körperflüssigkeit.

虚鸣 [xū míng] Tinnitus von Mangeltyp

虚疟 [xū nüè] 久疟不愈, 元气亏耗, 或虚人患疟。症见寒热不剧、四肢乏力、饮食减少、自汗、脉虚弱等。intermittierendes Fieber von Mangeltyp —— Wechselfieber bei schwachen Patienten oder verlängertes Wechselfieber, das zur Schädigung von ursprünglichem *Qi* führt. Es ist durch leichten Schüttelfrost und leichtes Fieber, Mattigkeit, Appetitmangel, spontanen Schweißausbruch bzw. schwachen Puls gekennzeichnet.

虚呕 [xū ǒu] Erbrechen von Mangeltyp

虚胖 [xū pàng] Aufgedunsenheit *f*

虚痞 [xū pǐ] 因阴阳气血亏损而致痞闷感。Beklemmungsgefühl von Mangeltyp —— durch Exhaustion von *Yin*, *Yang*, *Qi* und Blut verursachtes Beklemmungsgefühl

虚热 [xū rè] 阴、阳、气、血、津液等不足引起的虚性发热证候。Fieber von Mangeltyp —— durch Mangel an *Yin*, *Yang*, *Qi*, Blut und Körperflüssigkeit verursachtes Fieber

虚热经行先期 [xū rè jīng xíng xiān qī] vorzeitige Menstruation wegen der Hitze von Mangeltyp

虚弱 [xū ruò] Asthenie *f*, Schwäche *f*, Kraftlosigkeit *f*

虚实 [xū shí] 为八纲辨证的两个纲领, 凡病邪盛, 体质强, 病理变化表现为有余的皆属实。凡正气虚, 体质弱, 病理变化表现为不足的皆属虚。Mangel und Übermaß [Hypo- und Hyperfunktion] —— zwei der acht Hauptnennern von Symptomen bzw. Syndromen für Krankheitsanalysierung und Krankheitsdefferenzierung. Übermaß-Syndrom bedeutet die durch ungeheuerliche pathogene Faktoren zum Vorschein gebrachte pathologische Veränderungen bei kräftiger Konstitution der Patienten; Mangel-Syndrom ist gleichbedeutend mit chronischer Krankheiten mit mangelnder vitaler Energie (*Qi*) und verminderter Abwehrkraft als Krankheitsbild.

虚实辨证 [xū shí biàn zhèng] Differenzierung von Überschuss und Mangel *f* 以虚实归类, 分析判断疾病状态下致病因素与人体抗病能力的强弱对比, 即邪正盛衰情况的辨证方法

虚实错杂 [xū shí cuò zá] Mangel und Überschuss in der Komplexität 虚实夹杂正虚与邪实交错并存的病理变化。包括虚中夹实和实中夹虚两类

虚实夹杂［xū shí jiā zá］Mangel und Überschuss in der Komplexität

虚实夹杂证［xū shí jiā zá zhèng］Syndrom von Mangel und Überschuss in der Komplexität 邪正抗争，邪实与正衰同时并存的证候

虚实徘徊势［xū shí pái huái shì］下肢与踝关节锻炼的一种动作。leicht und schwer abwechselnd treten —— eine Methode für funktionelle Übung der unteren Extremität und des Sprunggelenkes

虚实真假［xū shí zhēn jiǎ］wahre bzw. falsche Manifestation von Mangel und Überschuss

虚实转化［xū shí zhuǎn huà］Transformation von Mangel in den Überschuss *f* 实邪久留而损伤正气或正气不足而实邪积聚，导致虚与实之间的相互转换变化。包括由实转虚和因虚致实

虚损［xū sǔn］→虚劳（痨）［xū láo（láo）］

虚痰［xū tán］Schleimsyndrom von Mangeltyp

虚脱［xū tuō］→脱（证）［tuō（zhèng）］

虚痫［xū xián］遇劳即发的病证。Epilepsie von Mangeltyp —— nach der Überanstrengung auftretende Epilepsie

虚陷（证）［xū xiàn（zhèng）］三陷证之一。见于疮疡收口期，因气血两伤，肝肾阳气虚衰致疮口经久难收，疮面不痛，伴有寒热不退、神疲食少、腹痛、泄泻、自汗、肢厥等症。Mangeltyp von Eindringen（von Toxin in die Tiefe des Körpers während der Heilung pyogener Infektion）—— Es erscheint öfters im Heilungsstadium pyogener Infektion. Die Wunde ist sehr schwierig verheilt und begleitet von dauerndem Fieber und Frösteln, Lustlosigkeit, Appetitlosigkeit oder Bauchschmerzen, Diarrhoea, spontanem Schwitzen und kalten Extremitäten.

虚邪［xū xié］①邪气的通称，尤指邪风。因其常乘体虚而入，故名。②五邪之一。指从母脏传来的邪气而导致母病及子。in den Körper eindringende pathogene Faktoren bei verminderter Abwehrkraft —— ①ein Allgemeinbegriff für pathogene Faktoren, besonders für ungelegenen Wind, denn er Schwäche der Patienten ausnutzt, in den Körpe einzudringen ②einer der fünf pathogenen Faktoren, der aus "Mutterorganen" stammt und "Kinderorgane" beeinträchtigt

虚泻［xū xiè］4 Diarrhoe von Mangeltyp

虚心痛［xū xīn tòng］→悸心痛［jì xīn tòng］

虚阳不敛［xū yáng bù liǎn］→虚阳上浮［xū yáng shàng fú］

虚阳上浮［xū yáng shàng fú］Aufstieg des *Yang*-Mangels *m* 阴盛格阳所致的阳气浮越于上或阴液亏虚，阴不制阳，阳无所附而浮越于上的病理变化

虚阳上浮［xū yáng shàng fú］①精血亏损，阳气失其依附而浮越于上的病理变化。②→阴盛格阳［yīn shèng gē yáng］Aufwärtssteigen von *Yang* im Mangelzustand —— ①eine pathologische Veränderung, die dadurch verursacht ist, daß *Yang-Qi* infolge der Konsumption der Essenz und des Blutes die Stütze verliert und aufwärts steigt

虚则补其母［xū zé bǔ qí mǔ］补法之一。用药物滋补母脏以治疗子脏之虚证，如肝虚补肾。亦用于针刺疗法，即采用补母经、母脏、母穴以治疗有关的虚证。Tonisierung des Mutterorgans bei der Behandlung der Mangelkrankheit —— eine Tonisierungsmethode aufgrund der Theorie der Fünf-Elemente-Lehre für Behandlung der Mangelkrankheiten durch Tonisierung des Mutterorgans mit Arzneien z.B. bei der Behandlung des Mangelsyndroms der Leber werden die Nieren, das Mutterorgan der Leber, ernährt. Das Prinzip gilt auch für Akupunktur, bei der die Mutterorgane und Muttermeridiane betreffenden Punkte bzw. Mutterpunkte zum Nadeleinstechen zu wählen sind.

虚则补之［xū zé bǔ zhī］包括用针灸和药物的方法。Krankheiten des Mangel —— Typs mit dem Verfahren der Stärkung［einschließlich mit Tonikum und Akupunktur］behandeln

虚胀［xū zhàng］因正气虚损，并无实邪存在的胀病。Blähung von Mangeltyp —— Abdoninale Blähung infolge der Konsumption ohne exogene Affektion

虚证［xū zhèng］正气不足，抗病力弱，机能衰退的病证。包括阴虚、阳虚等。Mangelsyndrom *n*, Schwäche-Krankheit *f* —— die Krankheitszustande mit *Qi*-Mangel und verminderter Widerstandskraft als Krankheitsbild, einschließlich *Yang*-Mangel und *Yin*-Mangel

虚中夹实［xū zhōng jiā shí］虚弱病证夹有实邪，但以虚证为主。Mangelsyndrom mit Begleitsyndrom des Übermaßes

虚肿［xū zhǒng］Ödem von Mangeltyp

虚中［xū zhòng］身体弱，复耗伤精气而致的类中风。Apoplexie von Mangeltyp —— durch weitere Konsumption von *Qi* und Essenz verursachter apoplektiformer Schlag bei schwachen Patienten

虚坐努责［xū zuò nǔ zé］Tenesmus *m*, Stuhldrang *m*, Stuhlzwang *m*

xú 徐

徐长卿［xú cháng qīng］根入药。用于祛风止痛、活血、利尿解毒、消肿。Radix Cynanchi Paniculati —— Verwendet wird getrocknete Wurzel und getrocknetes Rhizom von Cynanchum paniculatum（Asclepiadaceae）. Heilwirkung: Wind austreibend, Schmerz stillend, Blutkreislauf anregend, Harn treibend, entgiftend und Schwellung lindernd

徐春甫［xú chūn fǔ］明代医学家，著有《古今医统》(1556)、《内经要旨》等书。*Xu Chunfu* —— ein Ärzt in der *Ming*-Dynastie und Autor von der "Traditionellen Medizin von Gestern und Heute"(1556) und der "Essenz des Kanons Innerer Medizin vom Kaiser *Huangdi*"

徐大椿［xú dà chūn］清代名医（1693—1771）。著述甚多，主要有《难经经释》(1727)、《神农本草经百种录》(1736)、《医学源流论》(1757)、《伤寒类方》(1759)、《兰台轨范》(1764)、《慎疾刍言》(1767)、《医贯砭》(1764)等。*Xu Dachun*（1693-1771）—— ein berühmter Ärzt und produktiver Autor der Medizin in der *Qing*-Dynastie, dessen Hauptwerke folgende sind: "Kommentar über Schwierige Klassische Werke der Medizin"（1727）, "Protokoll der Hendert Heilkräuter in der *Shen Nongs* Heilkräuterkunde"（1736）, "Abhandlung über Herkunft und Entwicklung der Medizin"（1757）, "Klassifizierte Rezepte gegen Fieberkrankheiten"（1759）, "Modell der Diagnose und Behandlung"（1764）, "Meine Bescheidene Meinung über Vorsichtige Heilung"（1767）, "Kritik über den Schlüssel der Medizinischen Zusammenhänge"（1764）

徐发［xú fā］allmähliches Auftreten *n* 徐缓而病的发病类型

徐之才［xú zhī cái］南北朝时期名医［493-572］。长于药剂学，在《雷公药对》一书基础上，写成《药对》一书。*Xu Zhicai* —— ein berühmter Ärzt in den Südlichen und Nördlichen Dynastien, der besonders in der Pharmazeutik expert war und aufgrund von "Zubereitung und Kompatibilität der Arzneimittel von *Lei Gong*" das Buch "Zubereitung und Kompatibilität der Arzneimittel" schrieb

xù 续絮蓄

续断［xù duàn］根入药。用于补肝肾、强筋骨、安胎、通利血脉。eine Kardenart, japanische Kardendistel（Dipsacus japonicus）, Radix Dipsaci —— Verwendet wird getrocknete Wurzel von Dipsacus asper（Dipsacaceae）. Heilwirkung: die Nieren und die Leber ernährend, Muskeln und Knochen stärkend, Aborte verhüttend, und Blutkreislauf aktivierend

续筋接骨［xù jīn jiē gǔ］Wiedervereinigung des brechenden Knochen befördern

续名医类案［xù míng yī lèi àn］清·魏之琇编(1770),为续补明·江瓘的《名医类案》而作。补辑清初以前历代名医治案,尤多急性传染病治案。Fortsetzung der Klinischen Akten von den Berühmten Ärzten —— eine von *Wei Zhixiu* der *Qing*-Dynastie (1770) gemachte Ergänzung und Fortsetzung für das Buch "Klinische Akten von den Berühmten Ärzten" von *Mang Guan* in der *Ming*-Zeit, mit zahlreichen ärztlichen Aufzeichnungen akuter Infektionskrankheiten der bedeutenden Ärzte bis zur frühen *Qing*-Zeit

絮针［xù zhēn］古代针具。圆针与锋针之前身,用以调理气血。Regulierungsnadel *f*, *Xu*-Nadel *f* —— eine Akupunkturnadel der alten Zeiten und der Vorläufer der Rund und Schwertnadeln, die zur Regulierung von *Qi* und Blut zu gebrauchen ist

蓄水(证)［xù shuǐ (zhèng)］因膀胱功能失常,水停下焦所致。症见小便不利、小腹满、心烦、口渴、水入则吐、微有寒热、头痛、脉浮等。Syndrom der Wasserretention —— Das Syndrom ist dadurch verursacht, daß Funktionsstörung der Harnblase die Retention von Wasser im Unter-*Jiao* hervorbringt, und gekennzeichnet durch Schwierigkeiten der Harnentleerung, Völlegefühl im unteren Abdomen, Unruhe, Durst, Erbrechen nach dem Trinken, leichtes Frösteln und Fieber, Kopfschmerzen bzw. oberflächlichen Puls.

蓄血成胀［xù xuè chēng zhàng］→血臌［蛊］［xuè gǔ［gǔ］］

蓄血发黄［xù xuè fā huáng］durch Akkumulation des stagnierenden Blutes verursachte Gelbsucht

蓄血臌［xù xuè gǔ］→血臌蛊［xuè gǔ［gǔ］］

蓄血心痛［xù xuè xīn tòng］durch Akkumulation des stagnierenden Blutes verursachte Epigastralgie

蓄血(证)［xù xuè (zhèng)］恶血郁结于经络脏腑之证。如蓄血胞宫,证见少腹胀痛、寒热往来、谵妄、入夜神志不宁;蓄血中焦,症见上腹疼痛拒按。Syndrom der Blutretention —— Blutstagnation befindet sich in einem Meridian oder in einem Organ, z.B. wenn im Uterus, so treten Blähungen und Schmerzen im Unterbauch, Abwechslung von Schüttelfrost und Fieber, Delirium oder Unruhe in der Nacht auf, oder wenn im Mittel-*Jiao*, so Schmerzen und Druckempfindlichkeit im Epigastrium.

XUAN 宣玄痃悬旋璇选癣眩眴

xuān 宣

宣痹汤［xuān bì tāng］成分:木防己、杏仁、滑石、连翘、栀子、薏苡仁、半夏、赤小豆、蚕砂。主治:湿热痹证。*Xuanbi Tang*, Dekokt für Beseitigung der Obstruktion im Kreislauf von *Qi* und Blut —— Indikation: durch Feuchtigkeit und Hitze verursachte Gelenkentzündung

宣痹通络［xuān bì tōng luò］Diffundieren und Beseitigen der Obstruktion in Meridianen

宣痹通阳［xuān bì tōng yáng］Diffundieren der Obstruktion und Aktivierung des *Yang*

宣表化湿［xuān biǎo huà shī］Linderung des Exterieurs und Lösung der Feuchtigkeit

宣毒发表汤［xuān dú fā biǎo tāng］成分:升麻、葛根、前胡、杏仁、桔梗、枳壳、荆芥、防风、薄荷、木通、连翘、竹叶、牛蒡子、甘草。主治:麻疹初起,疹点欲出不出者。*Xuandu Fabiao Tang*, Dekokt für Vertreiben der Krankheitserreger —— Indikation: Frühstadium der Masern mit weniger Eruption

宣肺(白)［xuān fèi (bái)］用宣通肺气、化痰止咳药物治疗肺气不利的方法。Dispergierungsfunktion der Lunge fördern —— mit schleimlösendem und hustenstillendem Mittel die zügige Zirkulation von Lungen-*Qi* ermöglichen, um die funktionellen Störungen von Lungen-*Qi* zu beseitigen

宣肺化痰［xuān fèi huà tán］解表宣肺药与止咳化痰药同用,以治疗外感风寒兼有咳嗽、吐痰的方法。die Lunge ventilieren und Schleim lösen —— mit Diaphoretika, Expektorantia und Antitussiva die durch äußere Wind-Kälte verursachten Krankheiten mit Husten und Auswurf behandeln

宣肺降逆［xuān fèi jiàng nì］Ventilierung der Lungen zur Senkung des schädlichen *Qi f* 用具有宣降肺气作用的方药,治疗邪气阻肺、肺气上逆所致病证的治法

宣肺利水［xuān fèi lì shuǐ］Ventilierung der Lungen zur Diuersis *f* 用具有宣通肺气、渗湿利水作用的方药,治疗肺失宣降所致皮水、风水等病证的治法

宣肺平喘［xuān fèi píng chuǎn］Dispergierungsfunktion der Lunge fördern, um Asthma zu lindern

宣肺通气［xuān fèi tōng qì］Ventilierung der Lungen zur *Qi*-Belebung *f* 用具有理气行滞宣肺作用的方药治疗肺气不宣所致病证的治法

宣肺止咳［xuān fèi zhǐ ké］Belüftung der Lunge zur Stillung des Hustens *f*

宣剂［xuān jì］具有宣通作用的方剂,适用于散壅化痰、催吐等。auflösendes Rezept —— eines der "zehn Rezepte" mit auflösenden Wirkungen zum Schleimlösen, Verstopfungbeseitigen und Erbrechen

宣可去壅［xuān kě qù yōng］用具有宣通作用的药物,治疗病邪壅塞的病证。Obstruktion mit dem Verfahren des Auflösens beseitigen —— eine Therapie, die Stagnationen und Obstruktionen mit auflösendem Mittel zu beseitigen

宣气化湿［xuān qì huà shī］*Qi*-Dispergieren und Feuchtigkeitslösen

宣窍［xuān qiào］→开窍［闭］［kāi qiào (bì)］

宣散风热［xuān sàn fēng rè］Wind-Hitze vertreiben

宣通水道［xuān tōng shuǐ dào］一种治疗咳嗽、哮喘而伴有水肿病症的方法。Harntreiben durch Aktivierung der Dispergierungsfunktion der Lunge —— eine Therapie für Behandlung des Hustens und des Asthmas mit Ödem

xuán 玄痃悬旋璇

玄(元)府［xuán (yuán) fǔ］Schweißpore *f*, Poms sudoriferus

玄府［xuán fǔ］mysteriöses Haus *n* 气门汗孔皮肤上发泄卫气的通道

玄府不通［xuán fǔ bù tōng］Block von Schweißporen *m*

玄关［xuán guān］→下丹田［xià dān tián］

玄精石［xuán jīng shí］小形片状石膏矿石入药。用于养阴清热。Selenit *n* —— eine Gattung des platteförmigen Gipses. Heilwirkung: *Yin* ergänzend und Hitze beseitigend

玄明粉［xuán míng fěn］芒硝经风化后入药。用于通便。Präparat aus Glaubersalz und Lakrite, Natrii Sulfas Exsiccatus —— effloresziertes Glaubersalz in Form von weißem Pulver als Abführmittel

玄牝［xuán pìn］丹田。在气功中的称谓。mysteriöses Tal —— ein Ausdruck für Elixierfeld in *Qigong*

玄参［xuán shēn］根入药。用于清热滋阴、泻火解毒、软坚利咽。Wurzel der Zhejiang-Braunwurz, Radix Scrophulariae —— Verwendet wird getrocknete Wurzel von Scrophularia ningpoensis (Scrophulariaceae). Heilwirkung: Hitze beseitigend, *Yin* stärkend, Feuer austreibend, entgiftend, harte Masse erweichend, Halskrankheiten heilend

玄武汤［xuán wǔ tāng］→真武汤［zhēn wǔ tāng］

玄膺［xuán yīng］sublingualer Teil［in *Qigong*］

痃癖［xuán pǐ］①Masse am Umbilicus ②Masse in der Hypochondriumregion

痃(气)［xuán (qì)］strangförmige Masse am Umbilicus

悬胆痔［xuán dǎn zhì］Stielhämorrhoide *f*, Haemorrhoiden pedunculata

悬灸［xuán jiǔ］hängende Moxibustion *f*

悬厘［xuán lí］穴位。主治:偏头痛、神经衰弱、牙痛等。*Xuanli* (GB6) —— Akupunkturpunkt. Indikationen: Migräne,

Neurasthenie, Zahnschmerzen
悬颅［xuán lú］穴位。主治：偏头痛、神经衰弱、牙痛等。*Xuanlu*（GB5）—— Akupunkturpunkt. Indikationen: Migräne, Neurasthenie, Zahnschmerzen
悬癖［xuán pǐ］strangförmige Masse in der Hypochondriumgegend
悬痕〔旂〕风［xuán qí［qí］fēng］Uvulahämatom *n*, Blutandrang von Gaumenzäpfchen
悬旗风［xuán qí fēng］Hämatom von Uvula *n*
悬旗小舌［xuán qí xiǎo shé］→悬痕（旂）风［xuán qí［qí］fēng］
悬起灸［xuán qǐ jiǔ］艾卷灸的一种。将艾卷燃端，悬于灸疗部位之上，保持一定间距。Suspensionsmoxibustion *f* —— eine Moxibustionsmethode zum Erhalten des gebrannten Moxaendes in einem bestimmten Abstand über der Haut
悬枢［xuán shū］穴位。主治：肠炎、脱肛、腰痛。*Xuanshu*（DU5）—— Akupunkturpunkt. Indikationen: Enteritis, Prolapsus ani, Lumbago
悬饮［xuán yǐn］四饮之一 Pleuraerguß *m*, Flüssigkeitsretention im Hypochondrium —— eine der vier Arten von Flüssigkeitsretention
悬痈［xuán yōng］①akute pyogene Infektion des Perineums ②Uvulaabszeß *m* ③→重腭［chóng è］
悬雍垂［xuán yōng chuí］Uvula *f*, Gaumenzäpfchen *n*
悬钟［xuán zhōng］→绝骨［jué gǔ］
旋耳疮［xuán ěr chuāng］①Ekzem des Ohrs ②Intertrigo hinter dem Ohr
旋复代赭汤［xuán fù dài zhě tāng］成分：旋复花、代赭石、党参、炙甘草、半夏、生姜、大枣。主治：胃虚痰浊所致之呕吐、呃逆等证。*Xuanfu Daizhe Tang*, Dekokt von Inula und Hematitum —— Indikationen: Erbrechen, Schluckauf infolge der Magenschwäche mit Schleimverhaftungen
旋复花［xuán fù huā］头状花序入药。用于祛痰平喘，降气止咳。Flos Inulae —— Verwendet wird getrocknete Blütenköpfchen von Inula japonica (Compositae). Heilwirkung: Schleim lösend, Asthma und Husten stillend
旋螺突（尖）起［xuán luó tū（jiān）qǐ］korneales Staphylom
旋螺外障［xuán luó wài zhàng］→旋螺突［尖］起［xuán luó tū［jiān］qǐ］
璇玑［xuán jī］穴位。主治：哮喘、慢性支气管炎、食道痉挛等。*Xuanji*（RN21）—— Akupunkturpunkt. Indikationen: Asthma, chronische Bronchitis, Speiseröhrenkrampf

xuǎn 选癣

选穴（法）［xuǎn xué（fǎ）］以经络学说为指导，根据辨证论治的原则，选取一定穴位配方进行针灸治疗。Auswahl der Punkte —— aufgrund der Differentialdiagnose der traditionellen chinesischen Medizin und mit der Meridiantheorie als Anleitung wirksame Akupunkturpunkte auswählen
癣［xuǎn］Tinea *f*, Scherpilzflechte *f*

xuàn 眩眴

眩掉［xuàn diào］→掉眩［diào xuàn］
眩目［xuàn mù］→眩晕（冒、转）［xuàn yùn（mào, zhuàn）］
眩晕（冒、转）［xuàn yùn（mào, zhuàn）］①Vertigo *f* ②Schwindel *m*
眴仆［xuàn pū］in Ohnmacht fallen

XUE 薛穴雪血

xuē 薛

薛己［xuē jǐ］明代名医。曾任御医及太医院使。著有《内科摘要》、《校注外科精要》等。*Xue Ji* —— ein berühmter Ärzt in der *Ming*-Zeit, der einmal der Präsident der Akademie von kaiserlichen Ärzten war und medizinische Werke "Zusammenfassung von Inneren Krankheiten" und "Anmerkungen zu dem Wesentlichen von Äußeren Krankheiten" verfaßte
薛立斋［xuē lì zhāi］→薛己［xuē jǐ］
薛生白［xuē shēng bái］→薛雪［xuē xuě］
薛新甫［xuē xīn fǔ］→薛己［xuē jǐ］
薛雪［xuē xuě］清代医学家（1681-1770）。以研究温病闻名。《温热条辨》一书，一般认为出自薛雪之手。*Xue Xue* —— ein Ärzt in der *Qing*-Zeit (1681-1770), der auf dem Gebiet des Studiums der epidemischen fieberhaften Krankheiten bekannt war. Das Buch "Detailanalyse von Wärme und Hitze" ist angeblich ihm zugeschrieben.
薛一瓢［xuē yī piáo］→薛雪［xuē xuě］

xué 穴

穴道［xué dào］Akupunkturpunkt *m*, Akupunkturstelle *f*
穴道伤［xué dào shāng］Wunde des wichtigen Akupunkturpunktes
穴（位）［xué（wèi）］经络、脏腑气血输注之处。Akupunkturpunkt *m*, Punkt *m* —— kleine Sammelpunkte der Zirkulationen von *Qi* und Blut der Eingeweide und der Meridiane, wo Akupunktur und Moxibustion durchgeführt werden
穴位刺激结扎疗法［xué wèi cì jī jiē zā liáo fǎ］现代针疗方法之一。用血管钳刺激并结扎穴位肌肉。Therapie der Punktstimulation und der Punktunterbindung —— eine der neuen Akupunkturtechniken, die Muskeln an dem Punkt mit der Blutgefäßzange zu stimulieren und zu unterbinden
穴位封闭［xué wèi fēng bì］Akupunkturpunktblockierung *f*
穴位敷贴［xué wèi fū tiē］在穴位上敷贴药物治病的方法。Drogen an den Akupunkturpunkt auftragen
穴位埋线［xué wèi mái xiàn］Catgut-Einbettung im Akupunkturpunkt *f*
穴位埋线［xué wèi mái xiàn］Katgutimplantation im Akupunkturpunkt
穴位照射疗法［xué wèi zhào shè liáo fǎ］Punkt-Radiotherapie *f*
穴位注射疗法［xué wèi zhù shè liáo fǎ］Punkt-Injektionstherapie *f*

xuě 雪

雪胆［xuě dǎn］块根入药。用于清热解毒、消肿止痛。Radix Hemsleyae —— Verwendet wird getrocknete Wurzelknolle von Hemsleya amabilis (Cucurbitaceae). Heilwirkung: Hitze beseitigend, entgiftend, Schwellung vertreibend und Schmerz stillend.
雪口［xuě kǒu］→鹅口疮［é kǒu chuāng］
雪莲花［xuě lián huā］*Xuelianhua*, Alpenscharte *f*, Saussurea involucrata *f*
雪上一枝蒿［xuě shàng yī zhī hāo］根入药。用于止痛、血、消肿。Wurzel des alpinen Akonites in *Yunnan*, Radix Aconiti Brachypodi —— Verwendet wird getrocknete Wurzel von Aconium brachypodum (Ranunculaceae). Heilwirkung: Schmerz stillend, Blutkreislauf anregend und Schwellung vertreibend

xuè 血

血［xuè］①血液由食物精微所化生，源于脾胃，并赖气之推动，运动于经脉中，以供养全身。四维之一。②温病辨证中的一个阶段或病位。①Blut *n* —— Blut entsteht aus Nahrungsessenz, entspringt in der Milz und im Magen, zirkuliert mittels der Triebkraft von *Qi* in Meridianen und Blutgefäßen und ernährt den ganzen Körper, eine der vier Arten von Gewebe ②Blutphase *f*, Blutsystem *n* —— eine der Phasen oder Lagen von Krankheit bei der Diagnose von

epidemischen fieberhaften Erkrankungen
血崩［xuè bēng］Metrorrhagie *f*, nichtmenstruelle Blutung aus der Gebärmutter
血崩腹痛［xuè bēng fù tòng］Metrorrhagie mit Bauchschmerzen
血崩昏暗［xuè bēng hūn àn］Ohnmacht wegen der Metrorrhagie
血痹［xuè bì］因气血不足，感受外邪，而出现身体不仁、肢节疼痛的病证。Blutarthralgie *f*—— ein morbider Zustand mit Taubheit der Gliedmaßen und Gelenkeschmerzen, der durch Mangel an *Qi* und Blut und Invasion von äußeren Noxen hervorgerufen wird
血病气治［xuè bìng qì zhì］Behandlung von *Qi* für Blutkrankheit *f* 气血相依，血病气亦病，治血必兼理气
血不归(循)经［xuè bù guī (xún) jīng］Fehlschlag des Blutkreislaufsblut strömt aus den Gefäßen und Meridianen aus.
血不归经［xuè bù guī jīng］Blutfluss außerhalb von Kanälen *m* 血不循经血液妄行于脉外而出血的病理变化
血不养筋［xuè bù yǎng jīn］Bei Insuffizienz ernährt das Blut Sehnen nicht. 肝血不足，筋失濡养而致筋脉拘急的病理变化
血分［xuè fèn］*Xue*-System *n*, Blutsystem *n* 温热邪气，侵入血分，动血耗血，瘀热内阻的病理变化
血分热毒［xù fèn rè dú］热毒邪气深陷血分的病证。以各种出血，高热神昏为特征。schädliche Hitze im Blutsystem —— akute febrile Erkrankungen im schwersten Stadium mit Symptomen wie verschiedenartigen Blutungen, hohem Fieber und Koma, wenn pathogene Hitze tief ins Blutsystem eindringt
血分热盛［xuè fèn rè shèng］übermäßige Hitze im Blutsystem
血分瘀热［xuè fèn yū rè］Pathogene Hitze stagniert im Blutsystem.
血分证［xuè fèn zhèng］温热病中最为严重的阶段。多从营分传来，以伤阴、动风、动血、耗血为特征。症见高热、神昏谵语、抽搐、吐血、衄血、便血、舌色深紫或绛、脉细数。Syndrom des Blutsystems —— Das kritischste Stadium der febrilen Erkrankung, die im allgemeinen vom Nährsystem［*Ying fen*］übertragen wird und sich durch Schaden an *Yin*, Anregung des pathogenen Windes und Blutung auszeichnet und auch durch hohes Fieber, Koma, Delirium oder Konvulsion, Hämatemesis, Epistaxie, Hämatochezia, dunkelrote oder braune Zunge, schmalen und schnellenden Puls zu erkennen ist.
血风疮［xuè fēng chuāng］Juckflechte infolge der Wind-Hitze im Blut
血府逐瘀汤［xuè fǔ zhú yū tāng］成分：当归、生地、桃仁、红花、枳壳、赤芍、柴胡、甘草、桔梗、川芎、牛膝。主治：血瘀胸中所致之胸痛、头痛日久不愈，或呃逆日久不止，或烦闷、心悸、失眠等症。*Xuefu Zhuyu Tang*, Dekokt für Beseitigung der Blutstase in der Brust —— Indikationen: Blutstase in der Brust mit Symptomen wie dauernden Schmerzen in der Brust und im Kopf, dauerndem Schluckauf, Ruhelosigkeit, Palpitation und Schlaflosigkeit
血疳［xuè gān］Infantile Unterernährung wird dem Blut zugeschrieben.
血疳疮［xuè gān chuāng］Pityriasis rosea
血攻痔［xuè gōng zhì］innere hämorrhoide mit starker Blutung
血臌(蛊)［xuè gǔ［gǔ］］因瘀血所致之臌胀。症见腹部胀大、静脉曲张，或伴有腹水、吐血、衄血，或大便色黑，腹内触有肿块，可见于肝硬变或腹腔肿瘤。Tympanismus infolge der Blutstauung —— ein Krankheitszustand des Tympanismus infolge der Blutstauung mit abdomineller Distention und Varikosis, oder mit Begleitsymptomen von Aszites, Hämatemesis, Epistaxis, Meläna oder palpabler Masse im Abdomen, der normalerweise bei Leberzirrhose oder Tumoren in der Bauchhöhle auftritt
血灌瞳神［xuè guàn tóng shén］Hyphäma *n*, Augenkammereinblutung *f*
血海［xuè hǎi］*Xuehai*［SP 10］，①四海之一。即冲脉。②肝脏。③穴位。主治：月经不调、功能性子宫出血、皮肤瘙痒等。① Blutreservoir *n* —— eins der vier Reservoire, d.h *Chong*-Puls ②Leber *f* ③*Xuehai*（SP10）—— Akupunkturpunkt. Indikationen: unregelmäßige Menstruation, funktionelle Uterusblutung, Pruritus
血海不充［xuè hǎi bù chōng］→血海不足［xuè hǎi bù zú］
血海不宁［xuè hǎi bù níng］Menoxenia infolge der Störung vom *Chong*-Meridian
血海不盈［xuè hǎi bù yíng］→血海不足［xuè hǎi bù zú］
血海不足［xuè hǎi bù zú］Menoxenia infolge der Insuffizienz vom *Chong*-Meridian
血海蓄溢失常［xuè hǎi xù yì shī cháng］Menoxenia infolge der Dysfunktion des *Chong*-Meridianes
血寒［xuè hán］Blut-Kälte *f* 寒入血分，血液凝涩而导致的病理变化
血寒经迟［xuè hán jīng chí］→血寒经行后期［xuè hán jīng xíng hòu qī］
血寒经痛［xuè hán jīng tòng］Dysmenorrhoe infolge der Blut-Kälte
血寒经行后期［xuè hán jīng xíng hòu qī］经产之时，寒邪侵入胞宫，以致血寒经行后期。verzögerte Menstruation wegen der Blut-Kälte —— verzögerte Menstruation durch Angriff der Kälte auf die Gebärmutter während der Menstruation oder der Geburt
血寒月经过少［xuè hán yuè jīng guò shǎo］Hypomenorrhoe wegen der Blut-Kälte
血汗［xuè hàn］→汗血［hàn xuè］
血汗同源［xuè hàn tóng yuán］Blut und Schweiß haben dieselbe Quelle.
血会［xuè huì］与血有密切关系的一个穴位，即膈俞 Akupunkturpunkt *Geshu*, der mit Blut enge Verbindung hat.
血积［xuè jī］Akkumulation des Extravasates
血极［xuè jí］虚损证之一。特征为脱眉发、记忆力减退、色衰等。Blutexhaustio *f*—— eins der Syndrome der Exhaustio mit Symptomen wei z.B. Alopezie, Amnesie und bleichem Teint
血瘕［xuè jiá］①Tumor wegen der Blutstauung ②Hämatom *n* ③Tumor im Unterbauch der Frauen ④fühlbare Masse im Unterbauch ⑤fühlbare Massa im linken Hypochondrium
血箭［xuè jiàn］①→汗血［hàn xuè］。②→肠澼［cháng pǐ］
血箭痔［xuè jiàn zhì］innere Hämorrhoide mit Starker Blutung
血结胸［xuè jiéxiōng］瘀血积在胸部而出现胸部胀满硬痛的病证，伴有口不渴、健忘等症。Blutstauung in der Brust —— eine Krankheit von Brustbeklemmungen und Brustschmerzen mit Durstabwesenheit und Amnesie, die durch Blutstauung in der Brust verursacht ist
血竭［xuè jié］树脂入药。内服用于止血、止痛、化瘀，外用敛疮生肌。Drachenblut *n*, Resina Draconis —— Verwendet wird Harz aus der Frucht von Daemonorops draco（Palmae). Heilwirkung: Blut und Schmerz stillend, Blutstase lösend, und bei äußerlicher Anwendung Wunde heilend und Gewebe regenerierend
血精［xuè jīng］Hämatospermia *f*, Hämatospermie *f*
血厥［xuè jué］①Synkope infolge übermaßiger Blutung ②Ohnmachtsanfall infolge der Funktionsstörung des Blutes
血渴［xuè kě］Durst infolge der Hämorrhagie
血枯［xè kū］①大失血后，血液不足而产生的病症。②古病名，症见胸胁胀满、四肢发冷、鼻流清涕、咳血、吐血、大小便出血等。Bluterschöpfung *f*—— ①durch schweren Blutverlust ausgelöste Krankheiten ②eine alte Bezeichnung für das Syndrom mit Beklemmung und Völlegefühl in der

Brust und im Hypochondrium, kalten Extremitäten, triefender Nase, Haemoptoe, Haematemesis und Blutstuhl als Symptomen

血枯经闭［xuè kū jīng bì］Amenorrhoe wegen der Bluterschöpfung

血亏闭经［xuè kuī bì jīng］Amenorrhoe wegen des Blutmangels

血离经脉［xuè lí jīng mài］Hämorrhagie *f*

血疬［xuè lì］inflammatorische Skrofulose

血(赤)痢［xuè (chì) lì］Dysenterie mit Blutstuhl

血淋［xuè lìn］小便涩痛有血的淋症，伴有尿道疼痛、下腹部胀痛，五淋之一。Strangurie mit Blut, Urinierensstörung mit Hämaturie —— schmerzhaftes und drängendes Urinieren mit blutigem Urin, begleitet mit Urethralgie, Blähung und Schmerz im Unterleib

血瘤［xuè liú］Angioma *n*, Hämangioma *n*

血缕［xuè lǚ］Spidernävus *m*, Spinnennävus *m*

血轮［xuè lún］五轮之一。即内眼角与外眼角。Blut-Ring *m*, Blut-Orbiculus *m* —— einer der fünf Augen-Orbiculis nämlich Kanthus medialis und Kanthus lateralis

血络［xuè luò］oberflächliche Venulae

血络疔［xuè luò dīng］akute Lymphangitis

血络损伤［xuè luò sǔn shāng］Verletzung der oberflächlichen Venulae

血脉［xuè mài］Blutgefäß, in dem das Blut und *Qi* zirkulieren

血脉拘挛［xuè mài jū luán］Spasmus vascularis

血逆［xuè nì］Blut-Gegenstrom *m*

血凝难化［xuè níng nán huà］langwierige subkutane Extravasation

血气郁滞［xuè qì yù zhì］Stagnation von Blut und *Qi*

血热［xuè rè］Blut-Hitze *f* 热入血分，血液妄行所导致的病理变化

血热崩漏［xuè rè bēng lòu］Metrorrhagie wegen der Blut-Hitze

血热肠燥证［xuè rè cháng zào zhèng］Syndrom der Darm-Trockenheit aufgrund der Blut-Hitze *n* 血分热盛，耗伤阴液，肠道失濡，以发热口渴，面赤烦躁，大便干燥、秘结，甚或便血，舌红绛少津，脉细数等为常见症的证候

血热动风证［xuè rè dòng fēng zhèng］Syndrom des rührenden Windes durch Blut-Hitze *n* 热入血分，耗伤阴血，筋脉失养，虚风内动，以手足蠕动或瘛瘲，形体消瘦，神疲倦怠，口干唇裂，舌绛无苔，脉数无力等为常见症的证候

血热滑胎［xuè rè huá tāi］drohender Abort wegen der Blut-Hitze

血热经行先期［xuè rè jīng xíng xiān qī］vorzeitige Menstruation wegen der Blut-Hitze

血热妄行［xuè rè wàng xíng］Blutung infolge der Hitze im Blut

血热月经过多［xuè rè yuè jīng guò duō］Menorrhagie wegen der Blut-Hitze

血疝［xuè shàn］①小腹内瘀血集结而疝痛之证。②阴囊外伤后形成的血肿。①durch Akkumulation der Blutstagnation verursachte Unterbauchschmerzen ②durch Trauma verursachtes Hämatom des Skrotums

血失调［xuè shī tiáo］Störung des Blutes *f* 血液生成、运行以及生理功能的异常病理变化

血室［xuè shì］①Uterus *m* ②Leber ③*Chong*-Meridian *m*

血栓痔［xuè shuān zhì］thrombotische Hämorrhoiden

血丝［xuè sī］Blutstreifen *m*

血丝痰［xuè sī tán］Sputum mit Blutstreifen

血随气逆［xuè suí qì nì］Blutung folgt dem *Qi*-Gegenstrom. 因气机上逆使血亦随之上冲而致呕血或清窍闭塞的病理变化

血随气陷［xuè suí qì xiàn］因气虚下陷导致出血的病变。症见精神不振、肢体倦怠、出血量多或连续不断、面色苍白、舌淡苔少、脉虚数等，多见于功能性子宫出血、便血病。Blutung infolge der *Qi*-Erschöpfung —— ein durch Mangel und Senkung von *Qi* hervorgerufener krankhafter Zustand der starken oder ununterbrochenen Blutung, der durch Mattigkeit, Abgeschlagenheit, starke oder ununterbrochene Blutung, bleiche Gesichtsfarbe, blasse Zunge mit dünnem Belag und schwachen und schnellen Puls gekennzeichnet und meistens in der funktionellen Uterusblutung und im Blutstuhl gesehen ist

血胎［xuè tāi］Blut-Pseudocyesis *f*

血脱［xuè tuō］Blut-Erschöpfung *f* 出血而致血海空虚，血液脱失的严重病理变化

血脱［xuè tuō］因思虑、劳倦、房事所伤、慢性出血，以致真阴亏损，血海空虚，而见面白、头晕、目花、四肢冷、脉空虚之证。Prostration des Blutes —— Sorgen, Überanstrengungen, zügelloses Sexualleben oder chronische Blutung führt zu dem Schaden an Original-*Yin* und der Erschöpfung des Blutes mit bleicher Gesichtsfarbe, Schwindel, kalten Gliedmaßen und schwachem Puls als Symptomen

血脱气脱［xuè tuō qì tuō］→气随血脱［qì suí xuè tuō］

血威凝涩［xuè mài níng sè］Schwerfälligkeit des Blutkreislaufs

血为气母［xuè wéi qì mǔ］血为气的物质基础。各脏腑组织器官须赖血的滋养，才能发挥其正常的功能活动。Blut ist die Mutter von *Qi* —— Das Blut ist die materielle Grundlage von *Qi* und ernährt die Organe und Gewebe, damit sie normal funktionieren.

血泄［xuè xiè］Haematochezia *f*, Blutstuhl *m*

血心痛［xuè xīn tòng］Epigastralgie infolge der Blutstauung

血虚［xuè xū］Blut-Mangel *m* 血液亏虚，功能减退，脏腑经络失养所导致的病理变化

血虚［xuè xū］因失血过多、思虑过度、寄生虫或脏腑虚损不能化生精微所致之体内血液亏损。症见面色苍白、唇舌淡白、头晕眼花、心悸、失眠、手足发麻、脉细无力等。Blutmangel *m* —— durch übermäßige Blutverluste, Überanstrengungen, Parasitenbefälle oder die Unfähigkeiten der inneren Organe, Nahrung in Lebensessenz umzuwandeln, verursachter Blutmangel mit Symptomen wie blasser Gesichtsfarbe, blassen Lippen, Schwindel, Palpitation, Schlaflosigkeit, Taubheit der Gliedmaßen sowie schmalem und schwachem Puls

血虚痹［xuè xū bì］因血虚不能濡养肢体，或兼感风寒湿邪所致。症见皮肤麻木不仁，或年高举动肢节则痛，脉象多芤。Arthropathie wegen des Blutmangels —— durch Kälte, Wind, Feuchtigkeit hervorgerufene Gliederschmerzen oder Gliedertaubheit aufgrund der Unterernährung der Gliedmaßen wegen des Blutmangels, begleitet meistens mit hohlem Puls

血虚不孕［xuè xū bù yùn］Sterilität wegen des Blutmangels

血虚肠燥证［xuè xū cháng zào zhèng］Syndrom der Darm-Trockenheit aufgrund des *Yin*-Mangels *n* 血液亏虚，肠失濡润，以大便干结，艰涩难下，多日一便，或有便血，面白头晕，舌淡，脉细涩等为常见症的证候

血虚动风证［xuè xū dòng fēng zhèng］Syndrom des rührenden Windes durch Blut-Mangel *n* 血液津亏，形体失养，虚风内动，以面白无华，爪甲不荣，夜寐梦多，视物模糊，头晕眼花，肢体麻木，皮肤瘙痒等为常见症的证候

血虚耳聋［xuè xū ěr lóng］Taubheit infolge des Blutmangels

血虚发热［xuè xū fā rè］Blut-Mangel-Fieber *n*

血虚(发)热［xuè xū (fā) rè］多因失血，或因饮食、劳倦内伤脾胃所致。症见面红、燥渴，甚则烦躁、睡卧不安、脉洪大而虚。Fieber infolge des Blutmangels —— Fieber, das durch Blutmangel infolge der Blutung oder durch Schädigung der Milz und des Magens infolge unbequemen Essens und der Überanstregung verursacht wird, mit gerötetem Gesicht,

Durst, oder Unruhe, Insomnie, vollem aber schwachem Puls bei schwerem Fall als Symptomen

血虚风燥证［xuè xū fēng zào zhèng］Syndrom von Wind-Trockenheit durch Blutmangel *n* 血虚失荣，化燥生风，以皮肤粗糙干燥，脱屑瘙痒，或枯皱皲裂，毛发干枯脱落，肌肤麻木，手足拘急，面白无华，爪甲淡白，头晕眼花，舌淡脉细等为常见症的证候

血虚腹痛［xuè xū fù tòng］Bauchschmerzen infolge des Blutmangels

血虚肝旺［xuè xū gān wàng］Blutmangel und Hyperaktivität der Leber

血虚寒凝证［xuè xū hán níng zhèng］Syndrom von Kältekoagulation durch Blutmangel *n* 血液亏虚，寒邪凝滞，血行不畅，以面色淡暗，头晕眼花，唇舌紫暗，手足不温，局部冷痛麻木，妇女月经后期、量少色紫、经血夹块，痛经闭经，苔白脉沉细涩等为常见症的证候

血虚滑胎［xuè xū huá tái］drohende Fehlgeburt wegen des Blutmangels

血虚津亏证［xuè xū jīn kuī zhèng］Syndrom des Blut-Mangels und der Ausschöpfung der Flüssigkeit *n* 津血亏虚，形体失其濡养，以面白无华，皮肤枯槁，唇色淡白，鼻燥咽干，目涩少泪，小便短少，大便干结，舌红少津，脉细而涩等为常见症的证候

血虚筋挛［xuè xū jīn luán］ischämisches Spasmus

血虚生风［xuè xū shēng fēng］durch Blutmangel hervorgerufenen endopathogenen Wind

血虚手脚麻木［xuè xū shǒu jiǎo má mù］Taubheit der Extremitäten infolge des Blutmangels

血虚头痛［xuè xū tóu tòng］Kopfschmerzen infolge des Blutmangels

血虚痿［xuè xū wěi］Schlaffheit der Gliedmaßen infolge des Blutmangels

血虚心悸［xuè xū xīn jì］Palpitation infolge des Blutmangels

血虚眩晕［xuè xū xuàn yùn］Schwindel infolge des Blutmangels

血虚腰痛［xuè xū yāo tòng］Lumbago infolge des Blutmangels

血虚月经过少［xuè xū yuè jīng guò shǎo］Hypomenorrhoe wegen des Blutmangels

血虚月经后期［xuè xū yuè jīng hòu qì］Retardation der Menstruation wegen des Blutmangels

血虚证［xuè xū zhèng］Blut-Mangel-Syndrom *n*

血虚肢麻［xuè xū zhī má］Taubheit der Extremitäten infolge des Blutmangels

血虚自汗［xuè xū zì hàn］Spontaner Schweißausbruch infolge des Blutmangels

血液积聚［xuè yè jī jù］Aggregat des Extravasates, Blutbeule *f*

血翳包睛［xuè yì bāo jīng］Pannus carnosus, von Pannus trachomatosus bedeckte Kornea

血瘿［xuè yǐng］Hämangiom am Hals

血瘀［xuè yū］Blut-Stase *f* 血液运行迟缓、凝聚而停滞的病理变化

血瘀［xuè yū］由于气滞气虚、血虚、外伤、阴寒等各种原因，导致血液瘀滞于一定部位的病理变化。Blutstauung *f* —— ein krankhafter Zustand der Blutstagnation an einer bestimmten Stelle des Körpers, der durch *Qi*-Verhaltung, Mangel an *Qi* und Blut, Trauma bzw. *Yin*-Kälte verursacht ist

血瘀崩漏［xuè yū bēng lòu］因瘀血积滞而导致的子宫大量出血。Metrorrhagie wegen der Blutstauung —— durch Akku-mulation stagnierenden Blutes verursachte starke Uterusblutung

血瘀不孕［xuè yū bù yùn］Sterilität wegen der Blutstauung

血瘀耳窍证［xuè yū ěr qiào zhèng］Syndrom der Blut-Stase im Ohr *n* 血行受阻，瘀滞耳窍，以听力减退，或突然失聪、耳鸣，或耳内生赘生物，舌紫暗或有瘀点，脉涩等为常见症的证候

血瘀发热［xuè yū fā rè］Fieber bei Blut-Stase *n*

血瘀腹痛［xuè yū fù tòng］Bauchschmerzen infolge der Blutstockung

血瘀经行后期［xuè yū jīng xíng hòu qì］verzögerte Menstruation wegen der Blutstauung

血瘀气滞证［xuè yū qì zhì zhèng］Syndrom von Blut-Stase und Stagnation des *Qi n* 淤血内阻，气机郁滞，以腹内癥块、刺痛或胀痛、拒按，或局部青紫肿胀、疼痛，舌紫或有瘀点，脉细弦等为常见症的证候

血瘀痛经［xuè yū tòng jīng］Dysmenorrhoe wegen der Blutstauung

血瘀痿［xuè yū wěi］Gliederschlaffheit infolge der Blutstauung

血余炭［xuè yú tàn］人发炭入药。用于止血、消瘀。karbonisiertes menschliches Haar, Crinis Carbonisatus —— Heilwirkung: Blut stillend, Blutstauung zerstreuend

血郁［xuè yù］六郁之一。因暴怒、挫闪等所致之血郁。症见胸胁刺痛、四肢怠惰、小便淋漓、便血、脉或沉或芤或结促。Blutstagnation *f* —— eines der sechs Stagnationssyndrome, verursacht durch übermäßigen Zorn, Kontusion oder Verrenkung, mit stechendem Schmerz in der Brust, Müdigkeit, Urinträufeln, Hämatochezie, tiefem, hohlem, arrhythmischem oder unregelmäßig schnellendem Puls als Symptomen

血燥生风［xuè zào shēng fēng］Blut-Trockenheit zur Entstehung des Wind *f* 血虚津亏，肌肤失于濡养而动风的病理变化

血癥［xuè zhēng］aus Blutstauung entstehende Masse

血证［xuè zhèng］①指血不循经，如咳血、鼻衄、尿血等。②指迫血妄行，如大出血、血瘀、血热等类疾病。Blutleiden *n* —— ①Symptome der Blutung wie Haemoptysis, Epistaxis, Haematuria usw. ②Erkrankungen mit Störungen des Blutkreislaufs wie z.B. Blutung, Blutstauung und parhogene Hitze im Blut

血证论［xuè zhèng lùn］唐容川撰(1884)。Abhandlung über Bluterkrankungen —— verfaßt von *Tang Rongchuan* (1884)

血之府［xuè zhī fǔ］das Haus des Blutes —— es ist mit Blutgefäß gleichbedeutend

血之余［xuè zhī yú］Überschuss von Blut *m*

血痔［xuè zhì］Hämorrhoidalblutung

血痣［xuè zhì］Naevus vasculosus *m*

血滞腹痛［xuè zhì fù tòng］Bauchschmerz infolge der Stagnation des Blutes

血滞经闭［xuè zhì jīng bì］Amenorrhoe wegen der Blutstagnation

血肿［xuè zhǒng］Bluterguß *m*, Hämatom *n*, Blutbeule *f*

XUN 熏寻荨循徇

xūn 熏

熏法［xūn fǎ］Fumigation *f*, Räuchern *n*

熏剂［xūn jì］Fumigantia *n pl*, Räuchermittel *n pl*

熏蒸法［xūn zhēng fǎ］利用药物燃烧时产生的烟雾或药物煮沸后产生的蒸气来熏蒸患部或全身的疗法。räuchern und mit Dampf behandeln ——(in der Akupunkturtherapie) Ansengen bistimmter Hautstellen durch gepreßte Wermutstäbchen oder Behandlung mit Heilkräuterdämpfen

xún 寻荨循

寻骨风［xún gǔ fēng］全草入药。用于祛风湿活血、消肿止痛。Herba Aristolochiae Mollissimae —— Verwendet wird getro-cknetes ganzes Kraut von Aristolochia mollissima (Aristolochiaceae). Heilwirkung: Rheumatismus austreibend, Blutkreislauf anregend, Schwellung vertreibend und Schmerz stillend

寻脉［xún mài］den Puls mit dem Finger suchen

荨麻［xún má］→荨麻［qián（xún）má］

循法［xún fǎ］留针时，用手指循着经脉轻轻按压的辅助方法。Massage entlang dem Meridian —— die Nadel stecken lassen und gleichzeitig den betreffenden Meridian mit dem Finger sanft entlang pressen，um den Akupunktureffekt zu verstärken

循经传［xún jīng chuán］指外感病按六经的顺序由表入里，由浅入深逐个传变（太阳病→少阳病→阳明病→太阳病→少阴病→厥阴病）的过程。ordentliche Übertragung der Krankheiten —— Übertragung einer durch exopathogene Faktoren hervorgerufenen Erkrankung gemäß der Reihenfolge der Sechs Meridiane von der Oberfläche in die Tiefe，von einem Stadium in ein anderes，z.B. fieberhafte Erkrankungen übertragen sich normalerweise in der folgenden Reihenfolge：das *Taiyang*-Syndrom，das *Shaoyang*-Syndrom，das *Yangming*-Syndrom，das *Taiyin*-Syndrom，das *Shaoyin*-Syndrom，das *Jueyin*-Syndrom.

循经传感［xún jīng chuán gǎn］Empfindung und Übertragung entlang Meridianen 刺激人体穴位而产生的酸、麻、胀、重等感觉沿经络循行路线传导的现象

循经感传［xún jīng gǎn chuán］Sensation und Übertragung entlang Meridianen

循衣摸床［xún yī mō chuáng］危重病人不自主地用手循摸衣服或病床的动作。多见于昏迷重证。Karphologie *f*，Flokzilegium *n*，Floccilatio *f* —— Bewegung der Hände von unwillkürlichem Greifen nach Kleidungen und Betten bei kritischen Kranken im komatösen Zustand

循经选穴法［xún jīng xuǎn xué fǎ］选穴方法之一。即本经或本经所属脏腑患病，在本经选穴治疗：如胃脘不适选胃经之足三里，两肋疼痛选肝经之章门，心悸失眠选心经之神门等。Punkte im entsprechenden Meridian auswählen —— eine Methode der Akupunkturpunktauswahl. Für die Krankheiten entlang dem gegebenen Meridian oder von einem bestimmten Organ werden die Punkte des entsprechenden Meridians ausgewählt，z.B. der Punkt *Zusanli*（ST36）für Schmerzen in Hypochondrium und der Punkt *Shenmen*（HT7）für Insomnie infolge des Herzklopfens.

xùn 徇

徇蒙招尤［xùn méng zhāo yóu］Schwindel mit schwankendem Gefühl

Y

YA 丫压押鸦鸭牙哑亚

yā 丫压押鸦鸭

丫叉毒［yā chā dú］→虎口疔（疽）［hǔ kǒu dīng（jū）］
丫刺毒［yā cì dú］Pustel der Schwimmhaut zwischen dem ersten und zweiten Metakarpale
压垫［yā diàn］用纸或棉花作衬垫，用于骨折固定。Fixationspolster *n* —— Polster aus Papier oder Baumwollen zwischen der Haut und der Schiene zur Fixation der Fraktur
压痛点［yā tòng diǎn］→阿是穴［ā shì xué］
押切法［yā qiē fǎ］Nageldrucksmethode *f*
押手［yā shǒu］①针刺时，用手按压穴位处皮肤，以协助进针。②针刺时，按压穴位处皮肤的手。①Fingerdruckmethode *f* —— die Haut am Akupunkturpunkt mit Fingerspitzen pressen，um die Nadel leichter einzustechen ②pressende Hand —— die zum Fingerdruck gebrauchte Hand
鸦胆子［yā dǎn zǐ］果人药。用于清热解毒、治痢抗疟。外用腐蚀赘疣。Fructus Bruceae —— Verwendet wird getrocknete Frucht von Brucea javanica（Simaroubaceae）. Heilwirkung：Hitze beseitigend，entgiftend，Dysenterie und Malarie heilend，bzw. Geschwulst zersetzend bei äußerlicher Verwendung
鸦片［yā piàn］干燥乳汁人药。用于敛肺、止咳、涩肠、止痛。Opium *n* —— Verwendet wird getrockneter Latex aus der unreifen Kapselfrucht von Schlafmohns，Papaver somniferum，（Papaveraceae）. Heilwirkung：Husten，Durchfall und Schmerz stillend
鸭（鹜）溏［yā（wù）táng］entekotförmiger Halbflüssiger Stuhlgang
鸭怪［yā guài］Dermatitis cercariae，Zerkariendermatitis *f*
鸭跖草［yā zhí cǎo］地上部分人药。用于清热解毒、利水消肿。Gemeine Commeline（Commelina communis），Herba Commelinae —— Verwendet wird getrockneter oberirdischer Teil der Commelina communis（Commelinaceae）. Heilwirkung：Fieber senkend，entgiftend，Harn treibend und Schwellung vertreibend

yá 牙

牙［yá］Zahn *m*
牙槽风［yá cáo fēng］Oberkieferosteomyelitis *f*
牙叉发［yá chā fā］→骨槽风［gǔ cáo fēng］
牙车（床）［yá chē（chuáng）］Zahnbett *n*，Zahnalveole *f*，Alveolus dentis，Alveoli dentales
牙齿浮动［yá chǐ fú dòng］luxierter Zahn *m* 牙齿松动的表现
牙齿焦黑［yá chǐ jiāo hēi］Schwärzen der Zähne *n* 牙齿干燥发黑，没有光泽的表现。多见于温热病热极伤阴期，提示预后不良
牙齿酸弱［yá chǐ suān ruò］schwacher Zahn mit Kauschmerzen *m* 咀嚼食物时自觉牙齿发酸、咀嚼无力的表现
牙疔［yá dīng］Zahnfleischpustel *f*
牙疳［yá gān］ulzerative Gingivitis，Noma *n*，Wangenbrand *m*，Gesichtsbrand *m*
牙关［yá guān］Kiefergelenk *n*
牙关紧闭［yá guān jǐn bì］Trismus *m*，Kieferklemme *f*
牙衄（衂）［yá nǜ（nǜ）］→齿衄（舰）［chǐ nǜ（jiàn）］
牙痛点［yá tòng diǎn］穴位，主治：牙痛。*Yatongdian*（MA）—— Akupunkturpunkt. Indikation：Zahnschinerzen
牙宣［yá xuān］牙龈萎缩，牙根宣露，常渗血水或脓。Gingivalatrophie *f* —— ein krankhafter Zustand，in dem das Zahnfleisch schrumpft und die Zahnwurzel bloß liegt und dabei werden Blutflüssigkeit und Eiter auch oft abgesondert
牙岩［yá yán］Karzinom der Gingiva *n* 发生于牙龈处的癌病类疾病
牙鮫痈［yá yǎo yōng］Weisheitszahn mit einer Perikoronitis *m*
牙龈（断）［yá yín（yín）］Zahnfleisch *n*，Gingiva *f*
牙龈溃烂［yá yín kuì làn］Ulkus des Zahnfleisches *m* 齿龈破溃、糜烂、疼痛的表现
牙龈萎缩［yá yín wěi suō］gingivale Atrophie *f* 龈肉日渐萎缩，伴牙根暴露，牙齿松动的表现
牙龈痈［yá yín yōng］Zahnfleischabszess *m* 发生于真牙上下牙龈咬合处，以真牙龈肉红肿、疼痛、积脓，甚至腮项俱肿，张口受限，牙关紧急为主要表现的痈肿
牙龈肿痛［yá yín zhǒng tòng］Schwellungen und Schmerzen des Zahnfleisches 牙龈红肿疼痛
牙痈［yá yōng］Gingivalabszeß *m*

yǎ 哑

哑门［yǎ mén］穴位。主治：聋哑、精神分裂症。*Yamen*（DU15）—— Akupunkturpunkt. Indikationen：Taubstummheit，Schizophrenie
哑嗽［yǎ sòu］Husten mit Heiserkeit
哑瘴风［yǎ zhàng fēng］牙关不开，口不能言，面青唇紫的病症。Trismus-Aphasie-Zyanose-Syndrom *n* —— ein krankhafter Zustand mit Trismus，Aphasie，Zyanose des Gesichts und der Lippen als Symptomen

yà 亚

亚麻子［yà má zǐ］种子人药。用于润燥、祛风。Leinsamen *m*，Semen Lini —— Verwendet wird getrockneter reifer Samen von Linum usitatissimum（Linaecae）. Heilwirkung：befeuchtend und Wind austreibend

YAN 咽胭阉湮延严言岩沿研盐颜眼偃罨魇厌验燕

yān 咽胭阉湮

咽（嗌）［yān（yì）］Pharynx *m*，Rachen *m*
咽底［yān dǐ］posterior-pharyngeale Scheidewand
咽干口苦［yān gān kǒu kǔ］trockener Rachen mit bittem Geschmack im Mund
咽喉［yān hóu］咽部与喉部的合称。Kehlkopf und Rachen —— ein Sammelbegriff für den Pharynx und den Larynx
咽喉科［yān hóu kē］元或明十三科之一。Spezialgebiet von Pharyngolaryngologie —— eines der dreizehn medizinischen Spezialgebiete der Yuan-oder *Ming*-Dynastie
咽喉癣［yān hóu xuǎn］tineaartige Erosion der Kehle *f*
咽后痈［yān hòu yōng］retropharyngealer Abszeß
咽门［yān mén］Laryngopharynx *m*，Kehlkopf und Rachen
咽为胃系［yān wéi wèi xì］Pharynx bezieht sich auf Magen-System. 咽与胃相联属而通利水谷
胭脂障［yān zhī zhàng］→白睛溢血［bái jīng yì xuè］
阉割［yān gē］Kastration *f*
湮尻疮［yān kāo chuāng］Windeldermatitis *f*

yán 延严言岩沿研盐颜

延胡索［yán hú suǒ］块茎入药。用于活血、行气、止痛。*Yan-husuo*, Rhizoma Corydalis —— Verwendet wird getrocknete Wurzelknolle von Corydalis turtschaninovii *yanhusuo* (Papaveraceae). Heilwirkung: Blutkreislauf anregend, den *Qi*-Strom fördernd und Schmerz stillend

严氏济生方［yán shì jì shēng fāng］→济生方［jì shēng fāng］

言语艰涩［yán yǔ jiān sè］Dysphasie *f*

岩［yán］Carcinoma *n*, Karzinom *n*, Krebs *m*

岩白菜［yán bái cài］根茎或全草入药。用于收敛止泻、止血、止咳、舒筋活络。Rhizoma seu Herba Bergeniae —— Verwendet wird getrocknetes Rhizom oder ganzes Kraut von Bergenia purpurascens (Saxifragaceae). Heilwirkung: adstringierend, Durchfall, Blut und Husten stillend, und Muskeln entspannend und den Blutkreislauf anregend

岩陀［yán tuó］根茎入药。用于解热、祛风、收敛。Rhizoma Rodgersiae —— Verwendet wird getrocknetes Rhizom von Rodgersia pinnata oder R. sambucifolia (Saxifragaceae). Heilwirkung: Hitze und Wind austreibend, adstringierend

沿肛痔［yán gāng zhì］Schwellung um den Anus

沿皮刺［yán pí cì］subkutane Einführung *f*, queres Einsetzen *n*

研(成细)末［yán (chéng xì) mò］Mörsern *n*, Pulverisieren *n*, etw. zu Pulver zerreiben

盐麸木根皮［yán fū mù gēn pí］去栓皮,根皮入药。用于祛风湿、散瘀血、清热解毒。Wurzelrinde des Chinesischen Sumachs; Cortex Rhois Chinensis —— Verwendet wird getrocknete Wurzelrinde von Rhus chinensis (Anacardiaceae). Heilwirkung: Rheumatismus vertreibend, Blutstauung zerstreuend, Hitze beseitigend und entgiftend

盐麸叶［yán fū yè］鲜叶入药。用于化痰止咳、收敛、解 Blatt des Chinesischen Sumachs, Folium Rhois Chinensis —— Verwendet wird frisches Blatt von Rhus chinensis (Anacardiaceae). Heilwirkung: Schleim lösend, Husten stillend, adstringierend und entgiftend

盐麸子［yán fū zǐ］果实入药。用于生津润肺、降火化痰、敛汗、止痢。Frucht des Chinesischen Sumachs, Fructus Rhois Chinensis —— Verwendet wird getrocknete Frucht von Rhus chinensis (Anacardiaceae). Heilwirkung: Drüsensekretionen fördernd, Lunge befeuchtend, Feuer absenkend, Schleim lösend, Schweiß stillend, Ruhr heilend

盐汤探吐方［yán tāng tàn tù fāng］主治:停于胃中之宿食或毒物。*Yantang Tantu Fang*, Erbrechen anregendes Kochsalzlösungsrezept —— Indikationen: unverdauliche Nahrung oder giftige Substanz im Magen

盐哮［yán xiào］过多咸食而引起的哮症。Salz-Asthma *n* —— Asthma durch übermäßige salzige Nahrung

盐蒸［yán zhēng］Dämpfen mit Salzwasser *n* 将净药材或切制品,加盐水拌匀,置适宜容器内蒸制得盐制方法

盐制［yán zhì］Verarbeitung mit Salzwasser *f* 盐炙、盐蒸等的总称

颜［yán］Gesicht *n*

颜面浮肿［yán miàn fú zhǒng］Gesichtsödem *n*

yǎn 眼偃罨魇

眼白［yǎn bái］→白睛(眼)［bái jīng (yǎn)］

眼胞［yǎn bāo］→胞睑［bāo jiǎn］

眼胞菌毒［yǎn bāo jūn dú］pilzförmiger Abszeß am Augenlid

眼胞痰核［yǎn bāo tán hé］→胞睑肿核［bāo jiǎn zhǒng hé］

眼胞瘀痛［yǎn bāo yū tòng］Blutstase und Schmerz des Augenlids 眼受钝性外伤后,局部血溢络外,瘀血停滞,眼胞肿胀疼痛的表现

眼保健按摩［yǎn bǎo jiàn àn mó］Gesundheitsmassage für die Augen *f* 按揉眼区某些穴位,以提高视力、消除眼睛疲劳、防治眼疾的自我推拿方法

眼保健操［yǎn bǎo jiàn cāo］Gesundheitsgymnastik für die Augen *f*

眼带［yǎn dài］Augenmuskel *m* 眼外肌。支配眼球运动

眼丹［yǎn dān］生于眼睑边缘,呈漫肿赤痛的疮毒。严重者伴有全身症状。eiterige Blepharitis —— eiterige Augenlidrandentzündung mit diffuser Schwellung, Rötung und Schmerzen. Bei Schwerkranken treten die Symptome im ganzen Körper auf.

眼粪［yǎn fèn］Augenausfluss *m*, Epiphora *f*, Epipher *m*

眼疳［yǎn gān］infantile Unterernährung der Augen *f*

眼花［yǎn huā］Alterssichtigkeit *f*, Sehschwäche *f*

眼睑［yǎn jiǎn］Augenlid *n* 眼胞目胞眼睛最外的皮肤皱襞,包括上睑和下睑,中有眼裂

眼睑浮肿［yǎn jiǎn fú zhǒng］Schwellung am Augenlid *f*, Lidödem *n* 眼睑部位虚浮肿起的表现

眼睑下垂［yǎn jiǎn xià chuí］Ptosis *f* 又称"上睑下垂"。上眼睑下垂,无力抬举,影响视瞻的表现。轻者半掩瞳孔,重者黑睛全遮,垂闭难张

眼科［yǎn kē］元或明十三科之一。Spezialgebiet von Ophthamologie —— eines der dreizehn medizinischen Spezialgebiete der *Yuan*-oder *Ming*-Dynastie

眼帘［yǎn lián］Iris *f*, Regenbogenhaut *f*

眼皮［yǎn pí］→胞睑［bāo jiǎn］

眼屎［yǎn shǐ］Augenausfluss *m*, Epiphora *f*, Epipher *m*

眼偷针［yǎn tōu zhēn］→针眼［zhēn yǎn］

眼系［yǎn xì］→目系［mù xì］

眼弦(缘)赤烂［yǎn xián (yuán) chì làn］Blepharitis marginalis, Augenlidentzündung *f*

眼珠干涩［yǎn zhū gān sè］Trockenheit und Fremdkörpergefühl in den Augen

眼珠牵斜［yǎn zhū qiān xié］Schielen *n*, Strabismus *m*

眼珠塌陷［yǎn zhū tā xiàn］Augapfelatrophie *f*, Schrumpfung vom Bulbus oculi

偃刀脉［yǎn dāo mài］十怪脉之一。一种弦细而紧急,有如用手指摸刀刃那样感觉的脉象。Messerschneide-Puls *m* —— straffer und schmaler Puls, der gefühlt wird, als ob die Finger eine Messerschneide berührten

罨法［yǎn fǎ］以毛巾或布浸水或药液敷于局部的一种治疗方法。热者称热罨、冷者称冷罨。Kompresse *f* —— eine therapeutische Maßnahme von örtlicher Applikation mit von heißem oder kaltem Wasser bzw. flüssiger Arznei durchtränktem Handtuch, einschließlich heißer und kalter Kompresse

魇［yǎn］Nachtmahr *m*, Alpdrücken *n*

魇寐［yǎn mèi］五绝之一。schreckliches Alpdrücken —— einer der fünf Fälle von plötzlichem Tod

yàn 厌验燕

厌食［yàn shí］Anorexie *f*, Appetitlosigkeit *f*, Magensucht *f*

验方［yàn fāng］bewährtes Rezept

验方新编［yàn fāng xīn biān］清·鲍相璈撰(1846),广泛搜集验方,多为有效的单方。Neue Zusammenstellung der Bewährten Rezepte —— eine umfangreiche Sammlung von bewährten einfachen Rezepten, die von *Bao Xiangao* in der *Qing*-Zeit (1846) zusammengestellt wurde

燕口［yàn kǒu］*Yankou*, Akupunkturpunkt in der Ecke des Mundes *m*

燕口疮［yàn kǒu chuāng］Mundwinkelrhagade *f*, Stomatitis angularis *f*, Faulecke *f*

YANG 扬羊阳杨疡洋烊养痒漾

yáng 扬羊阳杨疡洋烊

扬刺［yáng cì］一种古刺法。在患处正中浅刺一针,左右上下各

刺一针。用于治疗范围较大,病位较浅的寒痹。zentralquadratisches Nadeleinstechen——eine alte Akupunkturmethode für Behandlung der breitverbreiteten oberflächlichen Arthritis, bei der die Nadeln jeweils oberflächlich in der Mitte sowie rechts, links, oben und unten des Krankheitsherds einzustechen sind

羊奶痔［yáng nǎi zhì］→葡萄痔［pú táo zhì］

羊水［yáng shuǐ］Fruchtwasser *n*, Amnionwasser *n*

羊水过多症［yáng shuǐ guò duō zhèng］Hydramnion *n*, Polyhydramnion *n*

羊痫风［yáng xián fēng］Epilepsie *f*

羊须(胡)疮［yáng xū (hú) chuāng］Sycosis *f*, Mentagra *n*

阳［yáng］*Yang m* 与阴相对称。具有外表的、向上的、明亮的、亢盛的、轻清的、功能的等属性的事物及其运动属于阳

阳(热)结［yáng (rè) jié］胃肠热结所致的便秘。*Yang*-Konstipation *f*——ein Typ der Konstipation, der durch Akkumulation der Hitze im Magen und Darm verursacht ist

阳(阴)痿［yáng (yīn) wěi］Impotentz *f*

阳白［yáng bái］穴位。主治:面瘫、前额痛、上睑下垂。*Yangbai*(GB14)——Akupunkturpunkt. Indikationen: Gesichtslähmung, Frontalschmerzen, Blepharoptose

阳斑［yáng bān］属于突然性的发斑。*Yang*-Macula *f*——eine plötzliche Macula von der Natur übermäßiger Hitze

阳闭［yáng bì］Übermaß-Syndrom des Komas mit Hitze-Syndrom

阳病［yáng bìng］一般指实症与热症。*Yang*-Krankheiten *f pl*——Sie beziehen sich allgemein auf Übermaß-Syndrom und Hitze-Syndrom.

阳病入阴［yáng bìng rù yīn］Eindringen ins *Yin* von der *Yang*-Krankheit *n*

阳病治阴［yáng bìng zhì yīn］①阳热亢盛的疾病,损伤阳津时,治疗应予滋阴。②病在阳经时,针刺阴经来治疗,如足阳明胃经有病,出现呕吐时,针刺手厥阴心包经的内关穴。①*Yin*-Stärkung bezüglich der *Yang*-Krankheiten——Wenn Erkrankungen mit Hyperaktivität der *Yang*-Hitze *Yin*-Flüssigkeit beeinträchtigen, ist *Yin* bei der Behandlung der *Yang*-Krankheiten zu stärken. ②Eine Krankheit mit Symptomen des *Yang*-Meridians wird durch Nadelstich auf einem *Yin*-Meridian behandelt. z.B. bei der Behandlung einer Krankheit des Magenmeridians von Fuß-*Yangming* mit Erbrechen wird die Nadel in *Neiguan*-Punkt des Herzbeutelmeridians von Hand-*Jueyin* eingestochen.

阳池［yáng chí］穴位。主治:腕痛、肩臂痛。*Yangchi*(SJ4)——Akupunkturpunkt. Indikationen: Schmerzen in Handgelenk, Arm oder Schulter

阳旦症［yáng dàn zhèng］热病出现发热、头痛、汗出、恶风等症状。*Yangdan*-Syndrom *n*——eine fieberhafte Krankheit mit Fieber, Kopfweh, Schwitzen und Frösteln als Symptomen

阳毒［yáng dú］*Yang*-Toxin *n*

阳乏于上［yáng fàn yú shàng］Mangel an *Yang*-*Qi* im oberen Teil *m*

阳辅［yáng fǔ］穴位。主治:偏头痛、颈淋巴腺炎、下肢瘫痪。*Yangfu*(GB38)——Akupunkturpunkt. Indikationen: Migräne, Halslymphknotenentzündung, Lähmung von unteren Gliedmaßen

阳纲［yáng gāng］穴位。主治:肠炎、肝炎、胆囊炎。*Yanggang*(BL48)——Akupunkturpunkt. Indikationen: Enteritis, Hepatitis, Cholezystitis

阳谷［yáng gǔ］穴位。主治:腮腺炎、耳聋、耳鸣、热病。*Yanggu*(SI5)——Akupunkturpunkt. Indikationen: Parotitis, Taubheit, Ohrensausen, febrile Krankheiten

阳和汤［yáng hé tāng］成分:熟地、鹿角胶、炮姜、甘草、白芥子、麻黄、肉桂。主治:一切阴症疮疡。*Yanghe Tang*, *Yang*-aktivierendes Dekokt——Indikationen: Alle Abszesse von *Yin*-Syndrom

阳黄［yáng huáng］眼、皮肤黄色鲜明,伴有湿热的黄疸病,多呈急性。*Yang*-Gelbsucht *f*——eine Art der Gelbsucht, die durch hellgelbe Farbe der Haut und der Augen mit Begleitsymptomen der Feuchtigkeit-Hitze und durch akuten Anfall gekennzeichnet ist

阳极反阴［yáng jí fǎn yīn］→重阳必阴［chóng yáng bì yīn］

阳交［yáng jiāo］穴位。主治:胸胁胀满、狂躁。*Yangjiao*(GB35)——Akupunkturpunkt. Indikationen: Völlegefühl in der Brust und der Hypochondrie, Manie

阳结［yáng jié］①*Yang*-Verstopfung *f* ②großer treibender Puls *m*

阳经［yáng jīng］属阳的经脉,包括阳明经、太阳经、少阳经、督脉、阳维脉、阳跷脉等。*Yang*-Meridiane *n pl*——Die in die *Yang*-Kategorie gehörenden Meridiane, einschließlich des *Yangming*-, *Taiyang*-, *Shaoyang*-, bzw. des *Du*-, *Yangwei*-und *Yangqiao*-Meridians

阳绝［yáng jué］脉搏只在寸部而不能在关、尺部察觉的一种脉象,显示阳气将绝。*Yang*-Erschöpfung *f*——ein Pulszustand, in dem der Pulsschlag statt an den *Guan*-und *Chi*-Stellen nur an der *Cun*-Stelle tastbar ist, und der auf Erschöpfung von *Yang*-*Qi* hinweist

阳厥［yáng jué］①durch plötzliche emotionale Aufregung verursachte Geiststörung ②durch *Yang*-Hitze verursachte Synkope mit kalten Extremitäten ③→热厥［rè jué］

阳陵泉［yáng líng quán］穴位。主治:肝炎、胆囊炎、坐骨神经痛。下肢瘫痪、腓肠肌疼挛。*Yangling quan*(GB34)——Akupunkturpunkt. Indikationen: Hepatitis, Cholezystitis, Ischias, Paralyse von unteren Extremitäten, Wadenkrampf

阳络［yáng luò］①分布于体表或上行的络脉。②从手、足三阳经分出的络脉。①*Yang*-Kollateralen, die sich oberflächlich verteilen, oder in denen *Qi* aufwärts verläuft ②die kleinen Zweige aus den drei *Yang*-Meridianen von Hand und Fuß

阳脉［yáng mài］→阳经［yáng jīng］

阳脉之海［yáng mài zhī hǎi］手足三阳经均有分支会合于督脉。故名。Meer des *Yang*-Meridians——*Du*-Meridian, die Sammelstelle, an der sich die Zweige der drei *Yang*-Meridiane von Hand und Fuß treffen

阳明(经)［yáng míng (jīng)］三阳经之一。包括手阳明大肠经和足阳明胃经。*Yangming*-Meridian *n*——ein Sammelbegriff für die Meridianegruppe, einschließlich des Dickdarmmeridians von Hand-*Yangming* und des Magenmeridians von Fuß-*Yangming*, einer der drei *Yang*-Meridiane

阳明病［yáng míng bìng］六经病症之一。为外感病里热亢盛的极期阶段,以身大热、汗大出、口大渴、脉洪大为特征。*Yangming*-Erkrankung *f*——eine der Erkrankungen der sechs Meridiane und das Stadium exzessiver Hitze im Inneren während einer exogenen febrilen Erkrankung. Das ist durch hohes Fieber, profuse Schweißabsonderung, extremen Durst und überflutenden Puls zu erkennen.

阳明病机［yáng míng bìng jī］Pathogenese des *Yangming*-Meridians *f* 邪入阳明,阳热亢盛,胃肠燥热的病理变化

阳明腑病(症)［yáng míng fǔ bìng (zhèng)］热结胃肠所致的里实热症。症见潮热、腹痛拒按、便秘、谵语、脉沉实。*Yangming*-Erkrankung von *Fu*-Organ——ein durch Ansammlung von Hitze im Gastrointestinaltrakt verursachtes exzessives Hitzesyndrom im Innern mit hektischem Fieber, abdominalen Schmerzen und Druckempfindlichkeit, Obstipation, Delirium, tiefem und solidem Puls als Symptomen

阳明腑实［yáng míng fǔ shí］Überschuss in *Yangming*-*Fu m* 邪热内盛,与肠中积滞搏结,劫伤津液,燥结成实而致的病理变化

阳明经病(症)［yáng míng jīng bìng (zhèng)］热邪侵犯阳明经所致的症候,症见身热、出汗、不恶寒、反恶热。

Erkrankung des *Yangming*-Meridians —— ein Syndrom durch Angriff von Hitze auf den *Yangming*-Meridian mit Fieber statt Schüttelfrost, Schweißausbruch und Hitzescheu als Symptomen

阳明头痛［yáng míng tóu tòng］① *Yangming*-Kopfschmerzen *m pl* —— Kopfschmerzen infolge der Störung des *Yangming*-Meridians. ②*Yangming* Kopfschmerzen —— es schmerzt entlang dem *Yangming*-Meridian über den Kopf

阳明虚寒［yáng míng xū hán］Kältemangel im *Yangming*-Meridian *m* 胃阳虚衰，阴寒内盛，纳谷腐熟失司，胃失和降，浊阴上逆的病理变化

阳明与少阳合病［yáng míng yǔ shào yáng hé bìng］*Yangming*-und *Shaoyang*-Syndromkomplex

阳明燥热［yáng míng zào rè］Trockenheit-Hitze im *Yangming*-Meridian *f* 邪热亢盛，充斥阳明，弥漫全身，消烁津液尚无实滞的病理变化

阳明中风［yáng míng zhòng fēng］Wind-Invasion im *Yangming*-Meridian *f*

阳明中寒［yáng míng zhòng hán］Kälte-Invasion im *Yangming*-Meridian *f*

阳起石［yáng qǐ shí］用于温肾壮阳。Aktinolith *m*, Strahlstein *m*, Actinolitum —— ein Mineral, das im wesentlichen aus Silikaten mit Magnesium und Kalzium besteht, und gebraucht wird, die Nieren zu wärmen und Nieren-*Yang* zu stärken

阳气［yáng qì］事物两个对立面的一方，与阴气相对而言。如阳气代表功能活动，则阴气代表物质。*Yang-Qi* —— die eine der gegensätzlichen Seiten des Dinges gegenüber *Yin-Qi*, die Funktionsaktivitäten repräsentiert, während *Yin-Qi* aber Substanz

阳气暴脱症［yáng qì bào tuō zhèng］Syndrom der plötzlichen *Yang*-Erschöpfung *n* 阳气脱失，急骤发生，以冷汗淋漓，口开目合，神昏遗尿，脉微欲绝等为常见症的危重症候

阳跷脉［yáng qiāo mài］奇经八脉之一，本经症状主要表现为筋肉运动障碍、失眠。*Yang-Qiao*-Meridian *m* —— eins der 8 außerordentlichen Meridiane. Die Symptome des Meridians äußern sich hauptsächlich in Muskelbewegungsstörung und Schlaflosigkeit.

阳窍［yáng qiào］*Yang*-Öffnungen (Ohren, Augen, Nase, Mund)

阳热质［yáng rè zhì］Diathese mit *Yang*-Hitze *f* 阳热偏盛的病理体质。形气俱盛，面红目赤，口渴喜冷饮，恶热喜冷，小便短赤，大便干燥，舌红苔黄，脉数

阳人［yáng rén］Person mit vorherrschender *Yang f*

阳杀阴藏［yáng shā yīn cáng］*Yin* verbirgt sich, wenn *Yang* eingeschränkt wird.

阳生阴长［yáng shēng yīn zhǎng］*Yin* wächst während *Yang* entsteht.

阳生于阴［yáng shēng yú yīn］*Yang* entsteht aus *Yin*.

阳胜则阴病［yáng shèng zé yīn bìng］*Yang*-Exzeß führt zu *Yin*-Krankheiten

阳盛［yáng shèng］阳气亢奋、热象偏盛的病理现象。*Yang*-Exzeß *m* —— ein Krankheitszustand mit Hyperaktivität von *Yang-Qi* und sichtbarem Hitze-Syndrom

阳盛格阴［yáng shèng gé yīn］Überschuss von *Yang* weist *Yin* ab. 阳极似阴阴热盛极于内，阳气闭郁，逼阴浮越于外所形成的真热假寒的病理变化

阳盛格阴［yáng shèng gé yīn］体内热邪过盛而外表出现假寒的一种病理现象。*Yang*-Übermaß im Inneren —— ein krankhafter Zustand des äußerlichen Scheinsyndroms der Kälte mit extremer Hitze im Körper

阳盛阴伤［yáng shèng yīn shāng］阳气亢盛，热邪损伤阴液的一种病理现象。常见高热、烦渴、舌红、少津。Verletzung der *Yin*-Flüssigkeit durch *Yang*-Übermaß, —— ein pathologischer Zustand mit Symptomen wie hohem Fieber, extremem Durst bzw. roter und trocke ner Zunge, der dadurch hervorgerufen wird, daß die Überfunktion von *Yang-Qi* Hitze erzeugt und damit die *Yin*-Flüssigkeit verletzt

阳盛阴衰［yáng shèng yīn shuāi］*Yang*-Überschuss mit Rückgang von *Yin m*

阳盛则热［yáng shèn zé rè］*Yang*-Exzeß führt zum Hitzesyndrom

阳盛则阴病［yáng shèng zé yīn bìng］Überschuss des *Yang* bringt *Yin*-Leiden mit sich. 阳热偏盛导致各种伤津、伤阴的病理变化

阳事［yáng shì］männliche Sexualität

阳暑［yáng shǔ］夏季炎热发生的伤暑症。症见高热、烦躁、口渴、大汗、苔黄干。*Yang*-Sommerhitzesyndrom *n* —— eine durch Sommerhitze verursachte Krankheit im Hochsommer mit den Symptomen wie hohem Fieber, Irritabilität, Mundtrockenheit, profuser Schweißabsonderung und gelbem trockenem Zungenbelag

阳水［yáng shuǐ］因肺失宣降所致的实症、热症的一种水肿。*Yang*-Ödem *n* —— ein Typ von Ödem, der durch Dysfunktion der Lunge verursacht ist und zu Übermaß-und Hitze-Syndromen gehört

阳损及阴［yáng sǔn jí yīn］由于阳气衰弱而致阴精不足的病理变化。*Yang*-Mangel schadet *Yin* —— ein krankhafter Zustand des Mangels an *Yin*-Essenz infolge der Schwäche von *Yang-Qi*

阳桃［yáng táo］→五敛子［wǔ liǎn zǐ］

阳脱［yáng tuō］*Yang*-Erschöpfung *f*

阳亡阴竭［yáng wáng yīn jié］Kollaps des *Yang* und Erschöpfung des *Yin*

阳微结［yáng wēi jié］leichte Verstopfung mit Beteilung des *Yang*-Meridians *f*

阳微阴弦［yáng wēi yīn xián］schwacher Puls bei *Yang* und drahtiger Puls am *Yin*

阳为气［yáng wéi qì］*Qi* rührt von *Yang* her.

阳维脉［yáng wéi mài］奇经八脉之一。本经病状主要表现为恶寒发热。*Yangwei*-Meridian *n* —— einer der acht außeror-dentlichen Meridiane, dessen Hauptsyndrom durch Schüttelfrost und Fieber gekennzeichnet wird

阳痿［yáng wěi］Impotenz *f*

阳痿遗精［yáng wěi yí jīng］Impotenz und Pollution

阳溪［yáng xī］穴位。主治：腕关节疾患、结膜炎、头痛。*Yangxi* (LI5) —— Akupunkturpunkt. Indikationen: Erkrankungen des Handwurzelgelenkes, Konjunktivitis, Kopfschmerzen

阳痫［yáng xián］痫症偏于实热的一种类型。*Yang*-Epilepsie *f* —— ein Typ der Epilepsie mit Übermaß-und Hitze-Syndrom als Merkmal

阳痫（颠）风［yáng xián (diān) fēng］→癫痫［diān xián］

阳邪［yáng xié］属阳性病邪。包括风、暑、燥、火，常引起热症。*Yang*-Krankheitserreger —— die pathogenen Faktoren von *Yang*-Natur wie Wind, Sommerhitze, Trockenheit und Feuer, die häufig Hitze-Syndrom verursachen

阳虚［yáng xū］阳气不足的症候。症见疲乏无力、少气懒言、畏寒肢冷、自汗、面色淡白、大便稀溏、小便清长、舌质淡嫩、脉微。*Yang*-Mangel *m* —— ein krankhafter Zustand infolge des Mangels an *Yang-Qi* mit den Symptomen wie Müdigkeit, Schwäche, Kältescheu, kalten Extremitäten, spontanem Schweißausbruch, Blässe, dünnem Stuhlabgang, wässerigem Urin, blasser und zarter Zunge, und schwachem Puls

阳虚恶寒［yáng xū wù hán］Schüttelfrost infolge des *Yang*-Mangels

阳虚发热［yáng xū fā rè］Fieber infolge des Mangels an *Yang*

阳虚漏汗［yáng xū lòu hàn］auslaufendes Schwitzen aufgrund des *Yang*-Mangels *n*

阳虚气滞症［yàng xū qī zhì zhèng］Syndrom von *Yang*-Mangel und *Qi*-Stagnation *n* 阳气不足，失去温煦推动，气机阻滞，以畏寒肢冷，胸胁、脘腹胀痛，尿清便溏，舌淡胖，脉沉迟无力等为常见症的症候

阳虚湿阻［yáng xū shī zǔ］durch *Yang*-Mangel verursachte Stagnation der Feuchtigkeit

阳虚水泛［yáng xū shuǐ fàn］Ödem infolge des *Yang*-Mangels

阳虚水泛症［yáng xū shuǐ fàn zhèng］Syndroms der Wasser-Überschwemmung aufgrund des *Yang*-Mangels *n* 阳气虚损，气化不利，水液内停而泛溢，以畏寒肢冷，全身浮肿，小便不利，心悸喘促，腹胀濡泻，舌淡胖，苔白滑，脉沉迟无力等为常见症的症候

阳虚痰凝症［yáng xū tán níng zhèng］Syndrom von *Yang*-Mangel und Schleim-Koagulation *n* 阳气亏虚，痰浊凝滞，以畏寒肢冷，眩晕嗜睡，胸闷痰多，体胖身中，苔腻滑等为常见症的症候

阳虚头痛［yáng xū tóu tòng］Kopfschmerzen infolge des *Yang*-Mangels

阳虚外感症［yáng xū wài gǎn zhèng］Syndrom der exogenen Krankheit durch *Yang*-Mangel *n* 阳气虚弱，复感外邪，以恶寒重，发热轻，汗出恶寒更甚，面色晄白，骨节酸冷疼痛，四肢不温，舌淡胖，苔白滑，脉沉迟无力等为常见症的症候

阳虚弦晕［yáng xū xuàn yùn］Schwindel infolge des *Yang*-Mangels

阳虚血瘀症［yáng xū xuè yū zhèng］Syndrom von *Yang*-Mangels und Blut-Stase *n* 阳气亏损，淤血阻滞，以畏冷肢凉，肢体麻木，或痿废不用，或局部固定刺痛，舌淡胖或有瘀点、瘀斑，脉沉迟而涩等为常见症的症候

阳虚阴盛［yáng xū yīn shèng］因脾肾阳虚，不能温养脏腑，导致阴寒内盛的病理变化。症见畏寒肢冷、水肿、泄泻等。*Yin*-Übermaß infolge des Mangels an *Yang* —— Die inneren Organe sind infolge des Mangels an Milz-*Yang* und Nieren-*Yang* nicht mehr zu ernähren und zu erwärmen, was zu einem krankhaften Zustand der exzessiven *Yin*-Kälte im Innern mit den Symptomen wie Kältescheu, kalten Extremitäten, Ödem und Durchfall führt.

阳虚则寒［yáng xū zé hán］*Yang*-Mangel führt zur Kälte.

阳虚则外寒［yáng xū zé wài hán］Mangel an *Yang* erzeugt äußeres Kälte-Syndrom.

阳虚症［yáng xū zhèng］*Yang*-Mangel-Syndrom *n*

阳虚质［yáng xū zhì］Diathese mit *Yang*-Mangel *f* 具有阳虚特征的病理体质。形寒肢冷，面色晄白，神疲乏力，大便溏薄，小便清长，舌淡白，脉陈迟无力

阳虚自汗［yáng xū zì hàn］spontane Perspiration infolge des *Yang*-Mangels

阳易［yáng yì］*Yang*-Transmission *f*

阳脏［yáng zàng］① 五脏中属于阳者，指心与肝。②具有阳盛体质的人 *Yang*-Organe *n pl* —— ①diejenigen von den fünf inneren Organen, die in die *Yang*-Kategorie gehört, z.B. das Herz und die Leber ②Menschen mit der Konstitution der *Yang*-Hyperaktivität

阳症［yáng zhèng］八纲辨症中的表症、热症、实症。*Yang*-Syndrom *n* —— Außeres-, Hitze-und Ubermaß-syndrom von den acht Krankheitsnennem（von Symptomen bzw. Syndromen）

阳症发斑［yáng zhèng fā bān］*Yang*-Syndrom mit Ausschlag

阳症似阴［yáng zhèng sì yīn］疾病本质是阳症，而出现某些阴症的表现，如四肢厥冷、脉沉浮等。*Yang*-Syndrome mit Scheinsymptomen der *Yin*-Syndrome, z.B. kalten Extremitäten, tiefem Puls

阳中求阴［yáng zhōng qiú yīn］Behandlung von *Yang* zur Verstärkung von *Yin f* 根据阴阳互理论，治疗阴虚之症宜滋阴之中佐以扶阳

阳中之阳［yáng zhōng zhī yáng］在阳性事物中分属于阳的一方面，如白天属阳，而中午以前阳气最盛，这段时间属阳中之阳。*Yang*-Seite von *Yang* —— Die *Yang*-Seite der *Yang*-Dinge, z.B. Tag gehört in die *Yang*-Kathegorie; *Yang*-*Qi* ist im Zeitraum vor Mittag am energischsten und deshalb als *Yang*-Seite der *Yang*-Katherogie betrachtet.

阳中之阴［yáng zhōng zhī yīn］在阳性事物中分属于阴的一方面，如白天属阳，而中午以后阳气渐衰，这段时间属阳中之阴。*Yin*-Seite von *Yang* —— Die *Yin*-Seite der *Yang*-Dinge, z.B. Tag gehört in die *Yang*-Kathegorie. Ab Mittag läßt *Yang* allmählich nach. Der Zeitraum des Nachmittags ist deshalb als die *Yin*-Seite der *Yang*-Kathegorie angesehen.

杨继洲［yáng jì zhōu］明代著名针灸学家（1522-1620）。编有《针灸大成》一书。*Yang Jizhou* —— ein bedeutender Experte für Akupunktur und Moxibustion der *Ming*-Dynastie, und Autor des Buches "Großes Kompendium von Akupunktur und Moxibustion"（1522-1620）

杨梅疮［yáng méi chuāng］Syphiloderma *n*, Syphiloderm *n*, Syphilis *f*

杨梅喉癣［yáng méi hóu xuǎn］syphilitische Pharyngitis

杨梅舌［yáng méi shé］erdbeerähnliche Zunge

杨上善［yáng shàng shàn］隋太医侍御（589-681）。撰有（黄帝内经太素》，是《内经》最早的注解本之一。*Yang Shangshan* —— ein berühmter Arzt der *Sui*-Zeit und kaiserlicher Arzt Sein Werk "Umfangreiche Anmerkung zum *Gelben-Kaisers* Kanon für Innere Medizin" gilt als eine der frühesten Erläuterungen für "Kanon für Innere Medizin".

杨树花［yáng shù huā］雄花序入药。用于化湿止痢。Blüte der Pappel, FIos Popule —— Verwendet wird getrocknete männliche Infloreszenz von Populus tomentosa oder P. canadensis（Salicaceae）. Heilwirkung: Feuchtigkeit beseitigend und Ruhr stillend

疡［yáng］Geschwür *n*, Ulkus *n*

疡医［yáng yī］中国古代《周礼》记载的四种医生之一。主治金疮、折疡、肿疡、溃疡等外科疾病。Ulkus-Chirurg *m* —— einer der in "*Zhou Li*"（*Zhou* Rituale）eingetragenen vier Arten von Ärzten in der altertümlicher Zeit, der hauptsächlich chirurgische Krankheiten wie z.B. Wunde, Geschwür, Fraktur und lokale Infektionen behandelte

洋金花［yáng jīn huā］花入药，用于平喘止咳、镇痛、麻醉。Blüte Arabischen Stechapfels（Datura metal）, Flos Daturae —— Verwendet wird getrocknete Blüte von Datura metal（Solanaceae）. Heilwirkung: betäubend, Asthma, Husten und Schmerz stillend

洋乳香［yáng rǔ xiāng］树脂入药。充乳香用。Mastix *m*, Mastiche *f* —— Verwendet wird getrockneter Harz von Pistacia lenticus（Anacardiaceae）, der als Ersatz von Olibanum, Resina Olibani zu gebrachen ist.

烊化［yáng huà］Schmelzen *n*

yǎng 养痒

养肺滋肾［yǎng fèi zī shèn］die Lunge und die Niere ernähren

养肝［yǎng gān］Ernähren der Leber

养肝明目［yǎng gān míng mù］zur Verbesserung der Sehschärfe die Leber ernähren

养肝阴［yǎng gān yīn］Ernährung des Leber-*Yin f*

养骨［yǎng gǔ］Ernähren des Knochens

养筋［yǎng jīn］Ernähren von Muskeln und Sehnen

养老［yǎng lǎo］穴位。主治：视力模糊、肩、背、腰痛等。*Yanglao*（SI6）—— Akupunkturpunkt. Indikationen: verschwommene Sehkraft, Schulter-, Rücken-, Taillen-schmerzen

养生［yǎng shēng］传统的锻炼心身、注意饮食起居的保健方法。gesunde Lebensführung —— traditionelle psychosomatische Übung, durch diäte und regelmäßige Lebensweise Gesundheit zu erhalten

养生康复［yǎng shēng kāng fù］Gesundheitserhaltung und Rehabilitation
养胎［yǎng tāi］Ernähren des Fötus
养胃［yǎng wèi］den Magen ernähren
养胃生津［yǎng wèi shēng jīn］den Magen ernähren, um die Produktion der Körperflüßigkeit zu fördern
养心［yǎng xīn］Ernähren des Herzens
养心安神［yǎng xīn ān shén］Ernähren des Herzens zur Beruhigung des Geistes
养心益肾［yǎng xīn yì shèn］① geistigen Streß beseitigen und die Niere stärken ② das Herz und die Niere ernähren
养血［yǎng xuè］Ernähren des Blutes
养血解表［yǎng xuè jiě biǎo］zum Schweißtreiben Blut ernähren
养血祛风［yǎng xuè qū fēng］Blut ernähren, um pathogenen Wind zu vertreiben
养血润肠［yǎng xuè rùn cháng］zum Darmbefeuchten Blut ernähren
养血润燥［yǎng xuè rùn zào］zum Befeuchten der Trockenheit Blut ernähren
养血通经［yǎng xuè tōng jīng］zur Normalisierung der Menstruation Blut ernähren
养血熄风［yǎng xuè xī fēng］zum Stillen des pathogenen Windes Blut ernähren
养血药［yǎng xuè yào］Blut-tonisierendes Arzneimittel *n*
养阴补肾［yǎng yīn bǔ shèn］zur Stärkung der Nieren *Yin* ernähren
养阴补血［yǎng yīn bǔ xuè］zur Ionisierung des Blutes *Yin* ernähren
养阴和胃［yǎng yīn hé wèi］*Yin* tonisieren und Magen harmonisieren
养阴解表［yǎng yīn jiě biǎo］zur Beseitigung des oberflächlichen Syndroms *Yin* ernähren
养阴清肺［yǎng yīn qīng fèi］zum Austreiben der Lungenhitze *Yin* ernähren
养阴清肺汤［yǎng yīn qīng fèi tāng］成分:生地、麦冬、甘草、元参、贝母、丹皮、薄荷、白芍。主治:白喉。*Yangyin Qingfei Tang*, Dekokt für *Yin*-Ernährung und Beseitigung der Lungenhitze —— Indikation: Diphtherie
养阴清热［yǎng yīn qīng rè］zum Austreiben der Hitze *Yin* ernähren
养阴润燥［yǎng yīn rùn zào］zum Befeuchten der Trockenheit *Yin* ernähren
养阴药［yǎng yīn yào］*Yin*-tonisierendes Arzneimittel *n*
养阴益肾［yǎng yīn yì shèn］zur Stärkung der Nieren *Yin* ernähren
养阴增液［yǎng yīn zēng yè］Ernährung des *Yin* und Ergänzung der Flüssigkeit
养阴止血［yǎng yīn zhǐ xuè］zum Blutstillen *Yin* ernähren
痒风［yǎng fēng］Pruritus *m*, Juckreiz *m*

yàng 漾

漾乳［yàng rǔ］Milchrückfluss *m*, Milcherbrechen *n*

YAO 夭腰摇咬药

yāo 夭腰

夭疽［yāo jū］Karbunkel in der Mastoidregion
腰［yāo］Taille *f*, Lende *f*, Lumbus *m*
腰背偻俯［yāo bèi lǚ fǔ］Kyphose *f* 腰背屈曲下俯,活动不利,甚至需扶物而行的表现
腰背疼痛［yāo bèi téng tòng］Lumbago und Rückenschmerz
腰骶椎［yāo dǐ zhuī］lumbosakraler Wirbel *m* 耳穴。在腹区后方
腰骨损断［yāo gǔ sǔn duàn］Fraktur der Vertebrae lumbares
腰脊痛［yāo jǐ tòng］Wirbelsäulenschmerz *m*, Schmerz entlang dem Rückgrat
腰尻痛［yāo kāo tòng］Lumbosakralschmerz *m*
腰奇［yāo qí］穴位。主治:癫痫。*Yaoqi* (EX-B9) —— Akupunkturpunkt. Indikation: Epilepsie
腰软［yāo ruǎn］Schwäche der Lenden *f*
腰酸(痠)［yāo suān (suān)］ziehende Muskelschmerzen in Rücken
腰痛［yāo tòng］Lumbago *f*, Lendenschmerz *m*, Hexenschuß *m*
腰俞［yāo shù］穴位。主治:痔疾、月经不调、下肢瘫痪等。*Yaoshu* (DU2) —— Akupunkturpunkt. Indikationen: Hämorrhoide, unregelmäßige Menstruation, Lähmung unterer Extremitäten
腰腿酸软［yāo tuǐ suān ruān］Mattigkeiten in Rücken und Beinen
腰腿痛［yāo tuǐ tòng］Schmerzen in Taillen und Beinen
腰无力［yāo wú lì］Debilität der Lende
腰眼［yāo yǎn］穴位。主治:腰痛、肾下垂、妇科疾患等。*Yaoyan* (EX-B7) —— Akupunkturpunkt. Indikationen: Lumbago, Nierenptose, gynäkologische Krankheiten
腰阳关［yāo yáng guān］穴位。主治:腰痛、遗精、阳萎等。*Yaoyangguan* (DU3) —— Akupunkturpunkt. Indikationen: Lumbago, Pollution, Impotenz
腰宜［yāo yí］*Yaoyi* (EX-B 6)
腰硬［yāo yìng］五硬之一。Starre in Taillen bei Kindern —— einer der fünf Typen von Starre
腰柱［yāo zhù］四根小杉木做成。用于固定腰椎损伤。Lumbarschiene *f* —— ein Gerät, das sich aus vier kleinen Stöcken von Tannenholz zusammensetzt, zur Immobilisation der Lendenwirbelfraktur

yáo 摇

摇法［yáo fǎ］①针刺入穴位后,摇动针柄的一种针刺手法。②转动病人躯体及活动关节的一种推拿手法。① Schwenkungsmanipulation *f* —— eine Manipulationsmethode in der Akupunktur, nach dem Einstich der Nadel den Oberteil der Nadel zu schwenken ② Drehende Manipulation —— eine Manipulationsmethode in der Massage, den Rumpf und die Gelenke des Patienten zu drehen
摇针［yáo zhēn］① die Nadel schütteln ② die Nadel drehen

yǎo 咬

咬骨疽［yǎo gǔ jū］→附骨疽［fù gǔ jū］
咬牙风［yǎo yá fēng］→锁喉风［suǒ hóu fēng］

yào 药

药毒［yào dú］① Dermatitis medicamentosa *f* ② Toxizität von Arzneimitteln *f*
药烦［yào fán］medikamentöse Allergie
药膏［yào gāo］Paste *f*
药膏风［ào gāo fēng］durch Applikation der Paste verursachte Kontaktdermatitis
药罐［yào guàn］用浸泡于煮沸药液中的竹罐拔罐。medizinisches Schröpfen —— Schröpfen mit einem im siedenden Kräuterdekokt eingelegten Bambusschröpfkopf
药酒［yào jiǔ］Arzneiwein *m*, medizinischer Wein, Heilkräuterschnaps *m*, Elixier *n*
药力［yào lì］Wirkungskraft von Arzneien, Wirksamkeit von Arzneien
药露［yào lù］destillierte medizinische Flüssigkeiten
药捻［yào niǎn］Arzneifaden *m*
药捻子［yào niǎn zi］用药纸或棉纱捻成细条,插入伤口或疮口,进行治疗。Wundtampon *m* —— kleine Rolle aus

medizinisch behandeltem Papier oder Mull zum Drainieren oder Tamponieren einer Wunde

药苔［yào tái］durch Arzneimitteln befleckte Schicht *f*

药调灸［yào tiáo jiǔ］用混有中药的艾条施灸的方法。Medizinalmoxibustion *f* —— Moxibustion mit Moxazigarren, die von Moxa und verschiedenen Heikräutern hergestellt sind

药筒拔法［yào tǒng bá fǎ］medizinisches Schröpfen zur Eiterdrainage

药味［yào wèi］①medizinische Ingredienzen in einem Rezept ②Geruch oder Geschmack eines Arzneimittels

药物艾卷［yào wù ài juǎn］Moxarolle mit anderen Heikräutern

药物灸［yào wù jiǔ］Moxibustion mit Heilkräutern *f*

药线［yào xiàn］用桑白纸搓成线状，粘上或内裹药物，用以治疗瘘管或排脓。Arzneifaden *m*, —— ein Faden oder eine Rolle aus Maulbeerpapier mit in oder um ihn gehüllten Arzneimitteln, eingesteckt in die Fistel für Behandlungszweck oder zur Entleerung des Eiters

药线引流［yào xiàn yǐn liú］Drainage mit Arzneifaden

药性［yào xìng］Eigenschaft des Arzneimittels, Natur der Arznei

药性烈［yào xìng liè］Arznei mit heftigem Effekt

药引［yào yǐn］具有引导其他药物作用于某一经脉或某一部位的药物。führende Arznei —— eine Arznei, die andere Arzneien ins Einwirken auf einen gewissen Meridian oder Ort führt

药用炭［yào yòng tàn］medizinische Kohle, Carbo medicinalis

药浴疗法［yào yù liáo fǎ］Heilbadtherapie *f* 将身体浸泡在药液中以治疗疾病的方法

药园［yào yuán］中国古代最早官办的种植药材和培养药物人员的机构，始于隋唐时代。Kräutergarten *m* —— die frühste amtliche Einrichtung für Kultivierung von Heilkräutern und Ausbildung der Fachleute für Arznei, gegründet in den *Sui-Tang*-Dynastien

药园生［yào yuán shēng］im Kräutergarten ausgebildete Schüler

药熨疗法［yào yùn liáo fǎ］Therapie mit medizinischer heißer Kompresse *f* 将药物加热后置于患者体表特定部位，往返运动，促使腠理疏松、经脉调和、气血流畅，治疗寒湿、气血瘀滞、虚寒病症的方法

药渣子［yào zhā zi］Bodensatz eines Dekoktes

药枕疗法［yào zhěn liáo fǎ］Therapie mit medizinischem Kissen *f* 用药物作为枕芯装入枕中，或自制薄型药袋置于普通枕上，睡时枕用，治疗头痛头晕、失眠健忘、高血压、中风偏瘫、鼻渊等病症的方法

药纸［yào zhǐ］medizinische Karte

YE 暍噎野叶夜液腋

yē 暍噎

暍［yē］①Hitzschlag *m* ②übermäßige pathogene Hitze in febriler Krankheit

噎膈(塞)［yē gé (sāi)］Dysphagie *f*, Schluckstörung *f*, Schlingbeschwerde *f*

yě 野

野菊花［yě jú huā］头状花序入药。用于清热解毒。Flos Chrysanthemi Indici —— Getrocknetes Blütenköpfchen von Chrysanthemum indicum (Compositae) dient als Arznei zur Beseitigung der Hitze und zur Entgiftung.

野马追［yě mǎ zhuī］地上部分入药。用于化痰、止咳、平喘。Herba Eupatorii Lindleyani —— Getrockneter oberirdischer Teil von Eupatorium lindleyanum (compositae) wirkt als Arznei schleimlösend und husten-und keuchenstillend.

野木瓜［yě mù guā］茎及叶入药。用于祛风止痛、舒筋活络。Caulis et Folium stauntoniae —— Verwendet werden getrocknetes Blatt und getrockneter Stengel der Stauntonia chinensis (Lardizabalaceae). Heilwirkung: Wind austreibend, schmerzstillend und Spannung der Muskeln lösend und Blutkreislauf anregend

野山参［yě shān shēn］根入药。功用同人参。wilder Ginseng, Radix Ginseng Silvestris —— Verwendet wird getrocknete Wurzel einer kommerziellen Varietät des Ginsengs, die im Wald gesammelt wird, wirkt wie Panax Ginseng (*rén shēn*)

yè 叶夜液腋

叶桂［yè guì］清代名医(1667-1746)。长于温病学。倡卫、气、营、血辨症纲领，是温病学说奠基人之一。著有《温热论》、《临症指南医案》等。*Ye Gui* —— ein berühmter Artz in der *Qing*-Dynastie (1667-1746), der angeblich einer der Begründer der Schule von epidemischen fieberhaften Krankheiten war und die Theorie von Phasen von *Wei*, *Qi*, *Ying* und *Xue* für Differentialdiagnose und Behandlung von epidemischen fieberhaften Krankheiten befürwortete. Seine Werke "Abhandlung über Epidemische Fieberhafte Krankheiten" und "Führer für Klinische Tätigkeiten mit Medizinischen Aufzeichnungen" wurden von seinen Schülern herausgegeben.

叶天士［yè tiān shì］→叶桂［yè guì］

叶香岩［yè xiāng yán］→叶桂［yè guì］

夜间多尿［yè jiān duō niào］Polyurie in der Nacht

夜交藤［yè jiāo téng］→首乌藤［shǒu wū téng］

夜惊［yè jīng］小儿入夜惊吓、惊哭、惊跳不止的病症。nächtlicher Schreck —— In der Nacht ist das kleine Kind von panischer Angst erfüllt, schreit vor Angst auf und zuckt immer wieder.

夜盲［yè máng］Nachtblindheit *f*, Hemeralopie *f*

夜明砂［yè míng shā］蝙蝠粪便入药。用于活血消积、清热明目。Faeces Vespertilionis; Excrementum Vespertilii —— Verwendet wird getrocknete Fäzes von Fledermäusen, Vespertilo superans (Vespertilionidae). Heilwirkung: Blutkreislauf anregend, Nahrungstagnation und Hitze beseitigend und Augen klärend

夜热早凉［yè rè zǎo liáng］Fieber in der Nacht und Abflauen im Morgengrauen

夜嗽［yè sòu］Nachthusten *m*

夜啼［yè tí］krankhaftes Nachtweinen von Säuglingen

夜啼呕吐［yè tí ǒu tù］krankhaftes Nachtweinen und Erbrechen von Säuglingen

液［yè］Flüssigkeit *f*

液道［yè dào］Flüssigkeitsübergang *m*

液门［yè mén］穴位。主治：耳聋、耳鸣、疟疾、咽喉痛等。*Yemen* (SJ2) —— Akupunkturpunkt. Indikationen: Taubheit, Ohrensausen, Malaria, Rachenschmerzen u.a.

液脱［yè tuō］Flüssigkeitserschöpfung *f* 人体阴液极度亏损而致形体羸瘦，脏腑功能衰微，甚则生命垂危的病理变化

腋臭［yè chòu］→狐(胡)臭［hú (hú) chòu］

腋垫［yè diàn］骨伤治疗所用之腋部的衬垫。Achselpolster *n* —— ein Polster für Stützung der Axilla in der Knocheneinrichtung

腋汗［yè hàn］übermäßiges Schwitzen in der Achselhöhle, profuse Achselschweißabsonderung

腋窝臭汗症［yè wō chòu hàn zhèng］→狐(胡)臭［hú (hú) chòu］

腋痈［yè yōng］Axillarkarbunkel *m*

YI 一伊医宜饴移遗颐乙以异抑呓易疫益逸嗌意噫溢薏翳谊

yī 一伊医

一草亭目科全书［yī cǎo tíng mù kē quán shū］眼科专著。

明·邓苑撰。Komplettes Werk über Ophthalmologie Eines Strohpavillons —— eine Monographie über Ophthalmologie in der *Ming*-Dynastie, geschrieben von *Deng Yuan*

一点红［yī diǎn hóng］全草入药。用于清热解毒、消炎、利尿。Herba Emiliae —— Verwendet wird ganzes Kraut der Emilia sonchifolia (Compositae). Heilwirkung: Hitze beseitigend, entgiftend, Entzündung hemmend und harntreibend

一夫法［yī fū fǎ］以四指横宽为单位测定穴位的方法。Fingerbreitmessung *f* —— eine Methode zur Feststellung von Akupunkturpunktstellen in der Breite der vier Finger als eine Einheit

一服药［yī fù yào］eine Dosis von Arzneimittel

一贯煎［yī guàn jiān］成分：沙参、麦冬、当归、生地、枸杞子、川楝子。主治：肝肾阴虚、肝气不舒所致之胸胁疼痛等症。*Yiguan Jian*, Ein Jemals Wirksamer Heilkräutertrank —— Indikationen: Schmerzen in der Rippengegend und in der Brust infolge des Mangels an Leber-*Yin* und Nieren-*Yin* oder der Stagnation von Leber-*Qi*

一逆［yī nì］ein in Behandlung begangener Fehler

一钱匕［yī qián bǐ］Pulver auf einer Münze *n*

一身痛重［yī shēn tòng zhòng］generelle Schmerzen und Schweren

一息［yī xī］Respiration *f*, Atmung *f*

一阳［yī yáng］① Erstes *Yang* ② *Shaoyang*-Merididin *m*

一阴［yī yīn］Erstes *Yin* —— ① ein allgemeiner Ausdruck für drei *Yin*-Meridiane ② *Jueyin*-Meridian *m*

一枝黄花［yī zhī huáng huā］全草入药。用于疏风清热、抗菌消炎。Herba Solidaginis —— Verwendet wird getrocknetes ganzes Kraut der Solidago decurrens (Compositae). Heilwirkung: Wind austreibend, Hitze beseitigend, Bakterien bekämpfend und Entzündung hemmend

一字［yī zì］Pulver auf Quartal von einer Münze *n*

伊贝母［yī bèi mǔ］鳞茎入药。用于止咳、化痰、清肺、散结。Bulbus Fritillariae Pallidiflorae —— Verwendet wird getrockneter Bulbus von Fritillaria pallidiflora oder F. walujewii (Liliaceae). Heilwirkung: Husten stillend, Schleim zerstreuend, Hitze aus der Lunge beseitigend und Masse zerteilend

伊尹［yī yīn］传为商代汤王的厨师，后任宰相。精于本草，为最早制汤剂的人。*Yi Yin* —— Ein legendärer Mann, der der Koch des Kaisers *Tang* der *Shang*-Dynastie und später sein Kanzler geworden sein soll. Er soll die Heilkräuter gut gekannt haben und die erste Person in *China*, die Heilgetränke zubereitete, gewesen sein.

医(病)案［yī (bìng) àn］淳于意(约公元前205年)记载的25例被认为是中国现存最早的医案。Krankenblatt *n*, medizinische Protokolle —— 25 Krankenblätter, die von *Chun Yuyi* (205 v. Chr.) aufgezeichnet wurden, werden als die ältesten vorhandenen medizinischen Protokolle im chinesischen Altertum anerkannt.

医博士［yī bó shì］唐代太医署中掌管教学的医官。Professor für Medizin —— ein Titel für medizinische Beamten, die im Amt von kaiserlichen Ärzten in der *Tang*-Dynastie für medizinische Lehrtätigkeit zuständig waren

医道［yī dào］ärztliches Können, Heilkunst *f*

医方集解［yī fāng jí jiě］清·汪昂撰(1682)。载有药方七百余条，并附各家注解。Rezeptensammlung mit Noten —— geschrieben von *Wang Ang* (1682) in der *Qing*-Dynastie, mehr als 700 Rezepte mit Kommentaren von verschiedenen medizinischen Schulen wurden ins Buch eingetragen

医工［yī gōng］中国古代对一般医生的称谓。Benennung für allgemeinen praktischen Arzt in Uraltchina

医古文［yī gǔ wén］medizinische Artikeln von archaischen *Chinesen m pl*

医官［yī guān］旧社会掌管医疗卫生职权的官员。medizinischer Beamter —— Beamten in alter Zeit, die für medizinische und hygienische Angelegenheiten zuständig waren

医贯［yī guàn］明·赵献可撰(1687)。提倡命门学说。Umfassende Medizinische Kenntnisse —— ein medizinisches Werk in der *Ming*-Dynastie, geschrieben von *Zhao Xianke* (1687), trat für die Theorie von Lebenstor ein

医和［yī hé］春秋时期(公元前六世纪)秦国名医。他指出疾病非鬼神所致，提出六气致病学说。*Yi He* —— Ein berühmter Arzt im *Qin*-Reich in der Frühlings-und Herbstperiode (6 Jh. v. Chr.), der der Ansicht war, daß Krankheiten nicht durch Geister oder Götter, sondern durch Abnormität der sechs Klimazustände verursacht würden.

医话［yī huà］① medizinische Anmerkung ② medizinischer professioneller Essay

医缓［yī huǎn］春秋时期秦国名医。曾医治晋侯的病。*Yi Huan* —— ein berühmter Arzt von dem *Qin*-Königreich in der *Frühlings-und Herbstperiode*, der angeblich den Fürst des *Jin*-Königreichs behandelte

医经［yī jīng］汉代以前重要的中医古籍。Klassische Medizin —— wichtige klassische Bücher über traditionelle chinesische Medizin vor der *Han*-Dynastie

医林(界)［yī lín (jiè)］medizinischer Kreis, medizinische Fakultät

医林改错［yī lín gǎi cuò］清·王清任撰(1830)。作者根据对人体脏器的观察，纠正了前人对体内器官的一些错误描述。此外，本书对血瘀症的治疗有独到见解。Richtigstellung der Irrtümer in Medizinischen Werken —— Ein von *Wang Qingren* im Jahre 1830 verfaßtes medizinisches Fachbuch, in dem der Autor nach seinen Beobachtungen die falsche Darstellung der inneren Organe von Vorläufern korrigierte und außerdem seine eigene Ansicht über Behandlung der Blutstauung darlegte.

医论［yī lùn］Symposium über medizinische Themen

医门法律［yī mén fǎ lǜ］清·喻昌撰(1658)。阐述辨症施治法则，即法；指出医生在辨症施治上易犯错误，提出禁例，即律。Prinzip und Prohibition für Medizinische Tätigkeiten —— ein von *Yu Chang* in der *Qing*-Dynastie (1658) verfaßtes Buch, in dem Prinzip der Behandlung gemäß der Differenzierung von Syndromen und Symptomen genau dargelegt und die allgemeinen Fehler, die von Ärzten, die nach dem Prinzip handelte, bei der Diagnosestellung und bei der Behandlung leicht begangen wurden, analysiert und betont und die Verbote dagegen auch vorgeschrieben wurden

医师［yī shī］《周礼》中掌管医务政令的最高官员。现指医学院校毕业或同等学历的医生。Arzt *m* —— Der in "*Zhou-Rituale*" eingetragene höchste Amtstitel für die jenigen, die für medizinische Verwaltung zuständig waren. Jetzt gilt er für Mediziner, die medizinisches Institut absolviert haben.

医史［yī shǐ］明·李濂撰(1515)。录明代以前医传72则，又名《李濂医史》。Biographie der Mediziner —— eine von *Li Lian* in der *Ming*-Dynastie (1515) geschriebene Biographie über 72 berühmte Ärzte vor seiner Zeit, war auch bekannt unter dem Namen "*Li Lians* Biographie der Mediziner"

医学博士［yī xué bó shì］唐代地方设置的卫生官员。medizinischer Professor —— ein Titel für Bezirksbeamte des Gesundheitswesens in der *Tang*-Dynastie

医学纲目［yī xué gāng mù］明·楼英撰(1565)。论述临床各科症治。Kompendium der Medizin —— Ein medizinisches Werk der *Ming*-Dynastie, in dem viel über Diagnose und Behandlung von verschiedenen Fächern klinischer Medizin erörtert wurde, wurde von *Lou Ying* (1565) herausgegeben.

医学入门［yī xué rù mén］明·李梴撰(1575年)。正文为歌赋，附注说明。Einführung in die Medizin —— ein medizinisches Werk von *Li Chan* (1575) in der *Ming*-Dynastie. Die Texte wurden in einem Versstil mit Erklärung geschrieben.

医学心悟［yī xué xīn wù］清·程国彭撰(1732年)。为医学门径书。Seelische Wahrnehmung der Medizin —— ein medizinisches Werk in der *Qing*-Dynastie, geschrieben von *Cheng Guopeng* (1732). Es ist ein elementares Buch über klinische Medizin.

医学源流论［yī xué yuán liú lún］清·徐大椿撰(1764)。包括短论多篇，内容广泛。Abhandlung über Herkunft und Entwicklung der Medizin —— Das Buch wurde von *Xu Dachun* in der *Qing*-Dynastie (erschien im Jahr 1764), verfaßt und besteht aus kurzen Kommentaren über reichlich unterschiedliche Medizinprobleme.

医学正传［yī xué zhèng zhuàn］明·虞抟撰(1515)。Orthodoxe Medizinprobleme —— ein medizinisches Werk von *Yu Tuan* in der *Ming*-Dynastie (1515)

医学衷中参西录［yī xué zhōng zhōng cān xī lù］张锡纯著(1918—1934)。是作者多年尝试沟通中西医的学术经验总结。Aufzeichnung der Traditionellen Chinesischen und der Westlichen Medizin in Kombination —— Ein medizinisches Werk, das von *Zhang Xichun* (1918-1934) geschrieben wurde, ist eine wissenschaftliche Zusammenfassung aus seinen Erfahrungen, die der Autor jahrelang bei seinem Versuch hinsichtlich der Verknüpfung der traditionellen Chinesischen mit der westlichen Medizin sammelte.

医宗必读［yī zōng bì dú］明·李中梓撰(1637) Pflichtlektüre für Medizinische Professionen —— einmedizinisches Werk von *Li Zhongzi* in der *Ming*-Dynastie (1637)

医宗金鉴［yī zōng jīn jiàn］清政府组织编写的大型医学全书。吴谦等主编(1742)。本书涉及医学各科。内容系统扼要，选方实用。Goldener Spiegel der Medizin —— Ein umfangreiches medizinisches Lexikon, das vom Amt für Medizin der *Qing*-Regierung zusammengestellt und von *Wu Qian* im Jahre 1742 geschrieben wurde, umfaßt systematisch und zusammenfassend alle medizinischen Fachrichrungen und ausgewählte praktische Rezepte.

yí 宜饴移遗颐

宜忌［yí jì］Kompatibilität und Inkompatibilität von Heilmitteln

饴糖［yí táng］用于补中缓痛、润肺止咳。Maltose *f*, Malzzucker *m*, Extractum Malti, Saccharum Granorum —— Ein klebriger flüssiger Extrakt aus gemalzten Körnern der Gerste, Hordeum vulgare (Graminae). Heilwirkung: Mittel-*Jiao* (die Milz und den Magen) stärkend, Schmerz mildernd, die Lunge feuchtend und Husten stillend

移指［yí zhǐ］切脉时医者根据病人脉搏的实际情况适当移动指距的方法。Finger verschieben —— eine Methode, bei der der untersuchende Arzt je nach dem Pulszustand des Patienten die Distanzen zwischen den Fingern ändert

遗毒［yí dú］kongenitale Syphilis

遗精［yí jīng］Emissio *f*, Emissio seminis, Pollution *f*, unwillkürlicher Samenfluß

遗尿(溺)［yí niào (niào)］Enuresis *f*, Bettnässen *n*

颐［yí］Backe *f*, Wange *f*

颐发［yí fā］→发颐［fā yí］

yǐ 乙以

乙癸同源［yǐ guǐ tóng yuán］*Yi* (die Leber) und *Gui* (die Niere) sind dieselbe Quelle.

以毒攻毒［yǐ dú gōng dú］durch Gift erzeugte Krankheit durch Gegengift bekämpfen

以痛为输［yǐ tòng wéi shù］以压痛点为穴位。schmerzhafte Stelle als Punkt —— Man wählt den Schmerzpunkt zum Akupunkturpunkt.

以右治左［yǐ yòu zhì zuǒ］针刺身体右侧的穴位，以治疗左侧疾病的针灸治疗方法。Nadelstich zur Rechten zur Behandlung der Linken —— eine Methode der Akupunktur-Therapie, bei der die Krankheit auf der linken Körperseite durch Akupunktur zur Rechten behandelt wird

以左治右［yǐ zuǒ zhì yòu］针刺身体左侧的穴位，以治疗右侧疾病的针灸治疗方法。Behandlung der rechten Seite durch linksseitige Akupunktur —— eine Methode der Akupunktur-Therapie, bei der die Krankheit auf der rechten Körperseite durch linksseitige Akupunktur behandelt wird

yì 异抑呓易疫益逸嗌意噫溢薏翳谙

异病同治［yì bìng tóng zhì］verschiedene Krankheiten mit gleichem therapeutischem Prinzip behandeln

异功散［yì gōng sǎn］成分：人参、茯苓、白术、炙甘草、陈皮。主治：脾胃气虚兼有气滞者。*Yigong San*, Pulver des ausgezeichneten Effektes —— Indikationen: *Qi*-Mangel der Milz und des Magens mit *Qi*-Stagnation

异经取穴法［yì jīng qǔ xué fǎ］取穴法之一。某脏腑病变，不直接取该脏腑所属经络之俞穴。而取其他经络之俞穴。Methode der Auswahl der Punkte auf dem anderen Meridian —— Eine Methode der Auswahl der Punkte, nach der man Punkte nicht auf dem Meridian des erkrankten Organs, sondern auf den anderen Meridianen auswählt

异物梗喉［yì wù gěng hóu］laryngealer Fremdkörper *m*

异物入目［yì wù rù mù］→眯目［mǐ mù］

抑肝［yì gān］→伐肝［fá gān］

抑强［yì qiáng］Hemmung der Übermäßigkeit *f*

呓语［yì yǔ］Sprechen im Schlaf *n*

易筋经［yì jīn jīng］Übungen für Änderung von Sehnen *f pl* 锻炼筋肉以保健强身的导引方法

疫(毒)痢［yì (dú) lì］Dysenteria fulminans

疫疔［yì dīng］Hautmilzbrand *m*, kutaner Anthrax

疫毒［yì dú］epidemisches Toxin *n*, pestilentes *Qi* *n*

疫毒痢［yì dú lì］epidemische toxische Dysenterie *f*

疫喉［yì hóu］喉部急性流行病的通称。通常指白喉和烂喉丹痧。Kehlkopfinfektionen *f* —— ein Oberbegriff für akute epidemische Kehlkopf-Krankheiten, besonders für Diphtherie und den Scharlach

疫喉痧［yì hóu shā］Scharlach *m*, Scharlachfieber *n*

疫咳［yì ké］Keuchhusten *m*, Pertussis *f*

疫疠［yì lì］epidemische Krankheit, Seuche *f*, Pestilenz *f*

疫疠之气［yì lì zhì qì］→戾房气［lì fáng qì］

疫疟［yì nüè］地区性流行而病情较重的疟疾。endemische Malaria —— in einer Gegend auftretende epidemische Malaria mit schweren Symptomen

疫痧［yì shā］→疫喉痧［yì hóu shā］

疫痧草［yì shā cǎo］清·陈耕道撰(1801)。einleitende Studien über Scharlachfieber —— ein medizinisches Werk von *Chen Gengdao* in der *Qing*-Dynastie (1801)

疫疹［yì zhěn］epidemische Krankheit mit Eruption, epidemische Krankheit mit Ausschlag

疫疹一得［yì zhěn yī dé］清·余师愚撰(1785)。书中主要论述疫疹及其治法。擅长用石膏治疗疫疹、温病。Ein Eindruck auf Epidemische Febrile Krankheiten mit Eruption —— Ein medizinisches Fachbuch, das von *Yu Shiyu* (1785) in der *Qing*-Zeit geschrieben wurde, handelt hauptsächlich von epidemischer Erkrankung mit Ausschlag und ihrer Behandlung. Er verstand sich gut auf Behandlung von epidemischer Krankheit mit Gipchlag und epidemischer febriler Krankheit.

益火补土［yì huǒ bǔ tǔ］Feuer-Auffüllen zur Erde-Ernährung *n*

益精明目［yì jīng míng mù］zur Verbesserung von Sehkraft vitale Essenz ergänzen

益母草［yì mǔ cǎo］地上部分入药。用于活血祛瘀、利尿调经。Herzgespann *n*, Herba Leonuri —— Verwendet wird getrockneter oberirdischer Teil von Leonurus heterophyllus

(Labiatae). Heilwirkung: Blutkreislauf belebend, Blutstauung austreibend, diuretisch und Menstruation normalisieren
益气 [yì qì] →(益)气 [(yì) qì]
益气安神 [yì qì ān shén] *Qi*-Ergänzung zur Geistberuhigung *f* 用具有补气安神作用的方药,治疗心气虚之心神不安的治法
益气固表 [yì qì gù biǎo] *Qi*-Ergänzung und Konsolidierung von Exterieur
益气回阳 [yì qì huí yáng] *Qi* tonisieren und *Yang* wiederherstellen
益气活血 [yì qì huó xuè] *Qi*-Ergänzung und Blut-Aktivierung
益气活血药 [yì qì huó xuè yào] *Qi* ergänzende und Blutkreislauf belebende Arzneien
益气健脾 [yì qì jiàn pí] *Qi* ergänzen und die Milz stärken
益气解表 [yì qì jiě biǎo] *Qi* ergänzen und die pathogenen Faktoren aus der Körperoberfläche austreiben
益气摄精 [yì qì shè jīng] *Qi*-Ergänzung für die Konsolidierung von Spermen 用具有补益脾肾之气、固涩止遗的方药,治疗气虚不固所致遗精的治法
益气生肌 [yì qì shēng jī] *Qi*-Ergänzung und Förderung der Gramulation 用具有滋养津液作用的方药及其他疗法,促进新肉生长,加速疮口愈合,治疗阴液不足之疮疡后期的方法
益气生津 [yì qì shēng jīn] *Qi* tonisieren und Körperflüssigkeitsbildung fördern
益气血 [yì qì xuè] *Qi* und Blut ergänzen
益气养阴 [yì qì yǎng yīn] *Qi* ergänzen und *Yin* ernähren
益肾 [yì shèn] die Nieren tonisieren
益胃 [yì wèi] den Magen tonisieren
益胃汤(散) [yì wèi tāng (sǎn)] 成分:沙参、麦冬、冰糖、生地、玉竹。主治:阳明温病下后所致之胃燥症。*Yiwei Tang (San)*, Dekokt (Pulver) für Stärkung des Magens —— Indikation: Syndrom der Magen-Trockenheit nach dem Gebrauch der purgativen Therapie für febrile Krankheit vom *Yangming*-Mendian
益阴固表 [yì yīn gù biǎo] *Yin*-Förderung und Konsolidierung von Exterieur
益元散 [yì yuán sǎn] 成分:滑石、甘草。主治:暑湿身热、心烦口渴、小便不利、淋痛等症。*Yiyuan San*, Für Vitalität nützliches Pulver —— Indikationen: Fieber infolge der Sommerhitze und Feuchtigkeit, Unruhe, Durst, Dysurie und Strangurie
益智 [yì zhì] 果实去皮后入药。用于温脾、暖肾。Fructus Alpiniae Oxyphyllae —— Verwendet wird getrocknete geschälte Frucht der Alpinia oxyphylla (Zingiberaceae). Heilwirkung: die Milz und Nieren wärmend
益智仁 [yì zhì rén] 果入药。用于补肾固精、缩尿、温脾止泻。Fructus Alpiniae Oxyphyllae —— Verwendet wird getrocknete reife Frucht der Alpinia oxyphylla (Zingiberaceae). Heilwirkung: die Nieren ergänzend, Spermarrhoe aufhaltend, die Milz erwärmend und Durchfall stillend
逸者行之 [yì zhě xíng zhī] Störung von *Qi* und Blut soll in Ordnung gebracht werden.
嗌 [yì] Pharynx *f*, Rachen *m*
嗌(溢)乳 [yì (yì) rǔ] Milch erbrechen
嗌痹 [yì bì] Pharyngitis *f*, Rachenkatarrh *m*
嗌干 [yì gān] Pharyngoxerosis *f*, Trockengefühl in Pharynx
嗌塞 [yì sè] Pharynxobstruktion *f*' Rachenobstruktion *f*
嗌痛颌肿 [yì tòng hé zhǒng] Pharyngalgie mit Kieferschwellung
意气功 [yì qì gōng] 用意念聚气使其运行全身的一种气功。*Qigong* von Gedankenkontrolle —— eine Art von *Qigong*, daß *Qi* durch Seelenkontrolle konzentriert und in alle Körperteile geführt wird
意舍 [yì shè] 穴位。主治:肠炎、肝炎、胆囊炎等。*Yishe* (BL49) —— Akupunkturpunkt. Indikationen: Enteritis, Hepatitis, Cholecystitis
意守 [yì shǒu] 气功的一个步骤。把意念集中在身体某一部位。Gedankenkonzentration *f* —— ein Schritt von *Qigong*, bei dem die Gedanken bei einen bestimmten Körperteil konzentriert werden
噫奶 [yì nǎi] Milcherbrechen bei Säuglingen
噫气 [yì qì] →嗳(噫)气 [ài (yì) qì]
溢乳 [yì rǔ] Milcherbrechen *n*, Milchrückfluss *m*
溢血 [yì xuè] Hämorrhagie *f*, Blutung *f*
溢血斑 [yì xuè bān] Ekchymose *f*, Ecchymosis *f*
溢饮 [yì yǐn] 四饮之一。Anasarka *f* —— eine der vier Flüssigkeitsretentionen
薏苡仁 [yì yǐ rén] 种子入药。用于利水渗湿、清热排脓、健脾止泻。Samen der Hiobsträne, Semen Coicis —— Verwendet wird getrockneter Samen, der durch Entfernung der Fruchtschale von Coix lachryma-jobi (Gramineae). Heilwirkung: diuretisch, Feuchtigkeit und Hitze beseitigend, Eiter entfernend, die Milz stärkend und Diarrhoe stillend
翳 [yì] Nebula *f*, Hornhauttrübung *f*
翳风 [yì fēng] 穴位。主治:耳鸣、耳聋、面瘫、面肌痉挛、腮腺炎等。*Yifeng* (SJ17) —— Akupunkturpunkt. Indikationen: Ohrensausen, Taubheit, Prosoplegie, Gesichtskrampf, Parotitis
翳明 [yì míng] 穴位。主治:眼疾、腮腺炎、耳鸣等。*Yiming* (EX-HN14) —— Akupunkturpunkt. Indikationen: Augenkrankheiten, Parotitis, Ohrensausen
翳如冰棱 [yì rú bīng léng] 并发性白内障,晶状体后囊呈闪辉状的混浊。eiszapfenförmige Trübung-komplizierte Katarakt mit glitzeriger Trübung in der hinteren Linsenkapsel
翳如称星 [yì rú chēng xīng] Herpes-simplex-Keratitis *f*
谚譆 [yì xī] 穴位。主治:咳嗽。呼吸困难、哮喘、肩背痛等。*Yixi* (BL45) —— Akupunkturpunkt. Indikationen: Husten, Dyspnoe, Asthma, Schmerz der Schulter und des Rückens

YIN 因阴茵荫音殷瘖瘖银淫龈引饮隐印

yīn 因阴茵荫音殷瘖瘖

因地制宜 [yīn dì zhì yí] lokalen Verhältnissen entsprechende Behandlung
因热痉厥 [yīn rè jìng jué] von Hochfieber verursachter Spasmus
因人制宜 [yīn rén zhì yí] den physischen Verhältnissen einzelner Patienten entsprechende Behandlung
因时制宜 [yīn shí zhì yí] zeitlichen Bedingungen entsprechende Behandlung
因虚致实 [yīn xū zhì shí] Überschuss durch Mangel *m* 以正气虚为主的虚性病变,向以邪气亢盛为主的实性病变的转化
阴 [yīn] *Yin n* 与阳相对称。具有内里的、向下的、暗晦的、抑制的、重浊的、形质的、等属性的事物及其运动属于阴
阴斑 [yīn bān] 虚寒性质的斑疹或暗紫色的皮下出血。*Yin*-Makula *f* —— Eruption mit Syndrom von Mangel-Kälte oder dunkelpurpurne Purpura
阴包 [yīn bāo] 穴位。主治:月经不调、尿失禁、遗尿等。*Yinbao* (LR9) —— Akupunkturpunkt. Indikationen: Menstruatio irregularis, Harninkontinenz, Enuresis
阴闭 [yīn bì] mit kalten Manifestationen begleitetes Ubermaß-Syndrom von Koma
阴痹 [yīn bì] 寒、湿等阴邪所致的痹症。*Yin*-Arthralgie *f* —— durch *Yin*-Krankheitserreger wie Kälte, Feuchtigkeit verursachte Arthralgie
阴病 [yīn bìng] 虚症、寒症的统称。*Yin*-Krankheit *f* —— ein Oberbegriff für Mangelsyndrom und Kältesyndrom
阴病出阳 [yīn bìng chū yáng] Weitergabe der Krankheit von *Yin* zu *Yang f*

阴病治阳［yīn bìng zhì yáng］①阴寒内盛，损伤阳气的病症。用扶阳法治疗。②病在阴经者，用针刺阳经穴位治疗。für *Yin*-Erkrankung *Yang* behandeln —— ①Krankenheit, die durch Übermaß von *Yin*-Kälte mit Schädigung von *Yang-Qi* verursacht sind, soll durch "Unterstützung von *Yang*" behandelt werden. ②Störung von *Yin*-Meridianen kann durch Nadelstich an Punkten auf den *Yang*-Meridianen behandelt werden.

阴搏阳别［yīn bó yáng bié］尺脉比寸脉显著滑利的一种脉象，多见于妊娠。*Yin*-Puls glätter als *Yang*-Puls —— ein oft in der Schwangerschaft auftretender Pulszustand, in dem der *Chi*-Puls glätter als der *Cun*-Puls ist

阴不抱阳［yīn bù bào yáng］*Yin* vermag nicht, *Yang* instand zu halten

阴疮［yīn chuāng］pudendale Wunde *f*

阴吹［yín chuī］阴道排出气体。Flatus vaginalis —— eine Störung von Gasausscheidung aus der Scheide

阴地厥［yīn dì jué］全草入药。用于清热解毒。Herba Botrychii —— Verwendet wird getrocknetes ganzes Kraut von Botrychium ternatum (Botrychiaceae). Heilwirkung: Hitze beseitigend, entgiftend

阴都［yīn dū］穴位。主治：肠鸣、腹胀、肺气肿等。*Yindu* (KI 19) —— Akupunkturpunkt. Indikationen: Darmgurren, Bauchschwellung, Emphysema

阴毒［yīn dú］*Yin*-Toxin *n*

阴干［yīn gān］im Schatten trocknen

阴谷［yīn gǔ］穴位。主治：泌尿生殖系疾病、膝关节炎等。*Yingu* (K110) —— Akupunkturpunkt. Indikationen: urogenitale Erkrankungen, Kniegelenkentzündung

阴寒（冷）［yīn hán］七伤之一。Kaltempfindung der Genitalien —— eine der sieben Arten von Schädigung bei Männern

阴寒积聚［yīn hán jī jù］Akkumulation von schwerer pathogener Kälte

阴寒质［yīn hán zhì］Diathese mit *Yin*-Kälte *f* 阴寒偏盛的病理体质。形体白胖，畏寒喜暖，面色无华，四肢倦怠，大便秘结或溏，小便清长，舌淡白，脉沉迟

阴汗［yīn hàn］外生殖器及其周围局部多汗。*Yin*-Schwitzen *n* —— exzessives Schwitzen um Externalia

阴狐疝［yīn hú shàn］Hernia inguinalis

阴户［yīn hù］Scheideneingang *m*, Vulva *f*, Vulve *f* 玉门，女性外生殖器的总称

阴户［yīn hù］vaginale Öffnung, Scheidenöffnung *f*

阴户痛［yīn hù tòng］Schmerz der Vulva *m*

阴户肿痛［yīn hù zhǒng tòng］Vulvitis *f*, Schamschwellung und-schmerzen, Vulvaschwellung und-schmerz

阴黄［yīn huáng］以面目皮肤晦暗，伴有寒湿或虚寒症状为特征的一类黄疸病，多呈慢性。*Yin*-Ikterus *m* —— eine Art vom Ikterus, meistens chronisch, die sich durch dunkelgelbe Haut und Augen manifestiert und mit Symptomen von Kälte-Feuchtigkeit oder Mangel-Kälte begleitet wird

阴火［yīn huǒ］阴亏而导致虚火亢盛的病理现象。*Yin*-Feuer *n* —— ein morbider Zustand von Hyperaktivität des Feuers von Mangeltyp infolge des *Yin*-Mangels

阴极反阳［yīn jí fǎn yáng］→重阴必阳［chóng yīn bì yáng］

阴极似阳［yīn jí sì yáng］Extremes *Yin* erscheint als *Yang*.

阴交［yīn jiāo］穴位。主治：月经不调、阴痒、白带过多、疝气等。*Yinjiao* (RN7) —— Akupunkturpunkt. Indikationen: Menstruatio irregularis, Pruritus vulvae, Leukorrhagie, Hernie

阴结［yīn jié］脾肾虚寒所致的大便秘结。*Yin*-Obstipation *f* —— eine Art von Obstipation infolge der Mangel-Kälte der Milz und der Nieren

阴竭阳脱［yīn jié yáng tuō］*Yin*-Erschöpfung und *Yang*-Kollaps 阴液枯竭，阳气脱失而阴阳俱脱的病理变化

阴竭阳脱［yīn jié yáng tuō］疾病过程中出现阴液枯竭、阳气虚脱、阴阳不能互相维系的严重阶段。gleichzeitige Erschöpfung von *Yin* und *Yang* —— ein kritischer Zustand der Erkrankung, in dem *Yin*-Flüssigkeit verbraucht und *Yang-Qi* erschöpft wird, so daß die beiden nicht einander stützen können

阴筋［yīn jīn］Samenstrang *m*

阴经［yīn jīng］属阴的经脉，包括太阴经、少阴经、厥阴经、任脉、冲脉、阴维脉、阴跷脉等。*Yin*-Meridiane *m pl* —— die zu *Yin* gehörenden Meridiane, einschließlich *Taiyin*-Meridian, *Shaoyin*-Meridian, *Jueyin*-Meridian, *Ren*-Meridian, *Chong*-Meridian, *Yinwei*-Meridian und *Yinqiao*-Meridiana

阴静阳躁［yīn jìng yáng zào］*Yin* zeigt sich still und ruhig, während *Yang* ungestüm und rastlos ist.

阴绝［yīn jué］脉搏只在尺部而不能在寸、关部察觉的一种脉象。显示阴气偏衰。*Yin*-Erschöpfung *f* —— ein Zustand des Pulses, in dem der Pulschlag nicht an der *Cun*-und *Guan*-Stelle, sondern nur an der *Chi*-Stelle gefühlt werden kann. Er weist auf Erschöpfungstendenz von *Yin-Qi* hin.

阴菌［yīn jūn］Hysteroptose *f*, Prolapsus uteri

阴看能大［yīn kàn néng dà］Pupillenerweiterung in Dunkelheit

阴亏血少［yīn kuī xuè shǎo］Mangel an *Yin*-Flüssigkeit und Blut

阴亏于前［yīn kuī yú qián］Beeinträchting der *Yin*-Essenz als Prodrom *f*

阴刺［yīn cì］治疗寒厥的一种针刺法。即刺两侧足少阴肾经的太溪穴。*Yin*-Nadelstich —— eine Methode der Nadeltherapie für Behandlung von Kälte-Synkope durch Nadelstich an *Taixi*-Punkt beiderseits des Nieren-Meridians von Fuß-*Shaoyin*

阴廉［yīn lián］穴位。主治：股神经痛、下肢瘫痪、月经不调、疝气等。*Yinlian* (LRll) —— Akupunkturpunkt. Indikationen: Femoralisneuralgie, Paralysis von unteren Extremitäten, Menstruatio irregularis, Hernie

阴陵泉［yīn líng quán］穴位。主治：腹泻水肿、腹胀、尿潴留等。*Yinlingquan* (SP9) —— Akupunkturpunkt. Indikationen: Diarrhoe, Ödem, Bauchschwellung, Hamretention

阴络［yīn luò］①分布于深层或下行的络脉。②从手足三阴经分出的络脉。*Yin-Luo* —— ①tief gelegene oder abwärts verlaufende kollaterale Meridiane ②kollaterale Meridiane, die sich von den drei *Yin*-Meridianen von Hand und Fuß verzweigen

阴脉［yīn mài］→阴经［yīn jīng］

阴脉之海［yīn mài zhī hǎi］指任脉。Meer der *Yin*-Meridiane, nämlich *Ren*-Meridian

阴门［yīn mén］Scheideneingang *m*, Vulve *f*

阴门瘙痒［yīn mén sào yǎng］Pruritus des Scheideneingangs *m*

阴俳［yīn pái］→瘖（喑）痱［yīn (yīn) fèi］

阴平阳秘［yīn píng yáng mì］阳阴互相调节，保持相对平衡，是维持正常的生命活动和身体健康的基本条件。Ausgleich von *Yin* und *Yang* —— ein harmonischer Zustand zwischen *Yin* und *Yang*, der die essentiale Bedingung des Aufrechthaltens der normalen Lebensaktivität und Gesundheit ist

阴气［yīn qì］事物两个对立面的一方，与阳气相对而言。如阴气代表物质，则阳气代表功能活动。*Yin-Qi* —— ein Aspekt des Widerspruchs im Vergleich zu *Yang-Qi*, z. B. Wenn *Yin-Qi* Substanz bedeutet, bedeutet *Yang-Qi* funktionelle Aktivität

阴器［yīn qì］externe Genitalien, äußere Geschlechtsteile

阴器痛［yīn qì tòng］genitaler Schmerz *m*

阴跷脉［yīn qiāo mài］奇经八脉之一。本经症状主要表现为筋肉运动障碍、喉痛、嗜眠等。*Yinqiao*-Meridian *m* —— eine der acht außerordentlichen Meridianen. Die Unordnung dieses Meridians äußert sich hauptsächlich in den Störungen der Muskelbewegung, der Laryngalgie und Somnolenz.

阴郄［yīn xì］穴位。主治：神经衰弱、心悸、盗汗等。*Yinxi* (HT6) —— Akupunkturpunkt. Indikationen: Neurasthenie,

Palpitation, Nachtschweiß

阴热［yīn rè］慢性消耗性疾病或急性病后期伤津，而出现的低热。*Yin*-Fieber *n* —— mäßiges Fieber als Folge von chronischer konsummierender Erkrankung oder Verbrauch der Körpersäfte während des Spätstadiums von akuten febrilen Erkrankungen

阴人［yīn rén］Person mit vorherrschendem *Yin f*

阴疝［yīn shàn］Hernie des Skrotums, Hernia scrotalis

阴生于阳［yīn shēng yú yáng］*Yin* entsteht aus *Yang*.

阴胜则寒［yīn shèng zé hán］Übermaß an *Yin* verursacht Kältesyndrom, Wenn *Yin* übermäßig ist, entsteht Kältesyndrom.

阴胜则阳病［yīn shèng zé yáng bìng］Übermaß an *Yin* verursacht *Yang*-Krankheit, *Yin*-Übermaß führt zur Störung von *Yang*.

阴盛［yīn shèng］阴亢气奋、寒象偏盛的病理现象。*Yin*-übermaß *m* —— ein morbider Zustand mit Hyper-Funktion von *Yin-Qi* und Übermaß von Kälte-Syndrom

阴盛格阳［yīn shèng gé yáng］体内阴气过盛，阳气被格拒于外，而外表出现假热的一种病理现象。*Yang* wird an der Oberfläche infolge von *Yin*-Übermaß im Inneren festgehalten —— ein morbider Zustand extremer Kälte im Innern, aber mit Manifestationon von Pseudo-Hitze-Syndrom

阴盛生内寒［yīn shèng shēng nèi hán］*Yin*-Überschuss führt zur internen Kälte .

阴盛阳衰［yīn shèng yáng shuāi］Überschuss des *Yin* und Erschöpfung des *Yang*

阴盛阳衰［yīn shèng yáng shuāi］阴寒内盛导致阳气虚衰的一种病理现象。常见畏寒、肢冷、泄泻等。*Yin*-Übermaß führt zur *Yang*-Schwäche —— ein morbider Zustand durch *Yang*-Schwäche aufgrund von Übermaß an *Yin*-Kälte im Körper, oft mit Kältescheu, kalten Extremitäten und Diarrhoe als Symptomen

阴盛则阳病［yīn shèng zé yáng bìng］Überschuss von *Yin* bringt dem *Yang*-Leiden mit sich. 阴寒偏盛导致阳气衰微的病理变化

阴虱疮［yīn shī chuāng］Lausbiß-Eruption um die Schamgegend

阴蚀［yīn shí］Erosion von Vulva

阴市［yīn shì］穴位。主治：膝关节炎、下肢瘫痪等。*Yinshi*（ST33）—— Akupunkturpunkt. Indikationen: Kniegelenk entzündung, Paralyse von unteren Extremitäten

阴暑［yīn shǔ］暑天纳凉所致的病症。症见发热、恶寒、无汗、肢痛、呕吐、*Yin*-Sommerhitzesyndrom *n* —— eine Erkrankung durch Genießen der Kühle im Hochsommer mit Fieber, Kältescheu, Schweißlosigkeit, Gliederschmerz, Erbrechen und Durchfall als Symptomen

阴水［yīn shuǐ］阳气不足所致虚阵，寒症的一种水肿。*Yin*-Ödem *n* —— eine Art von Ödem mit Mangel-und Kältesyndrom aufgrund von Mangel an *Yang-Qi*

阴损及阳［yīn sǔn jí yáng］由于阴精亏损而致阳气生化不定，机体功能减退的病理变化。*Yin*-Mangel schädigt *Yang* —— ein morbider Zustand körperlicher Dysfunktion durch Mangel an *Yang-Qi* als Folge von Komsumption von *Yin*-Essenz

阴缩［yīn suō］schlaffe Zusammenziehung von Penis

阴挺［yīn tǐng］Prolapsus uteri, Hysteroptose *f* Gebärmuttervorfall *m*

阴痛［yīn tòng］vaginaler Schmerz *m*

阴头痈［yīn tóu yōng］Abszeß von Glans penis, Abszeß von Eichel des männlichen Glieds

阴脱［yīn tuō］Prolaps uteri *m*, Gebärmuttervorfall *m*, Uterusprolaps *m*, Gebärmuttersenkung *f*

阴为味［yīn wéi wèi］Geschmack leitet sich von *Yin* ab.

阴维脉［yīn wéi mài］奇经八脉之一。本经病状主要表现为心痛、胃脘痛等。*Yinwei*-Meridian *m* —— einer der 8 außerordentlichen Meridiane, dessen Störungen hauptsichlich durch Präkordialschmerz und Magenschmerz gekennzeichnet werden

阴萎［yīn wěi］七伤之一。Impotenz *f* —— eine der sieben Arten von Schädigung bei Männern

阴下湿［yīn xià shī］七伤之一。frequente Miktion, tröpfelnder Urin —— eine der sieben Arten von Schädigung von Männern

阴痫［yīn xián］偏于虚寒，表现为肢冷、不啼叫、脉沉的一类痫症。*Yin*-Epilepsie *f* —— eine Art von Epilepsie, die durch Syndrom von Mangel und Kälte, wie kalte Glieder, tiefen Puls aber ohne Heulen gekennzeichnet ist

阴陷于下［yīn xiàn yú xià］Erschöpfung von *Yin*-Flüssigkeit im unteren Teil

阴邪［yīn xié］属阴性的病邪，包括寒、湿等，易伤阳气。*Yin*-Noxe *f* —— die pathogenen Faktoren einschließlich Kälte und Feuchtigkeit, die von Natur aus zu *Yin* gehören und zur Beeinträchtigung von *Yang-Qi* neigen

阴虚［yīn xū］阴精不足引起的症候。表现为低热或午后潮热、颧红、手足心热、盗汗、口干唇红、小便短赤、舌红少苔或无苔、脉细数等。*Yin*-Mangel *m* —— ein krankhafter Zustand durch Mangel an *Yin*-Essenz, gekennziechnet durch mäßiges oder am Nachmittag auftretendes Fieber, gerötete Wangen, warme Handflächen und Fußsohlen, Nachtschweiß, trockenen Mund, gerötete Lippen, kurzen und dunklen Urin, rote Zunge mit wenig Belag sowie zarten und schnellenden Puls

阴虚喘［yīn xū chuǎn］durch *Yin*-Mangel verursachte Dyspnoe

阴虚盗汗［yīn xū dào hàn］durch *Yin*-Mangel verursachter Nachtschweiß

阴虚耳聋［yīn xū ěr lóng］durch *Yin*-Mangel verursachte Taubheit

阴虚发热［yīn xū fā rè］durch *Yin*-Mangel verursachtes Fieber

阴虚肺燥［yīn xū fèi zào］durch *Yin*-Mangel verursachtes Trockenheitssyndrom der Lunge.

阴虚风动［yīn xū fēng dòng］Rühren des Windes durch *Yin*-Mangel *n* 阴液枯竭，筋脉失养而动风的病理变化

阴虚喉痹［yīn xū hóu bì］durch *Yin*-Mangel verursachter Laryngalgie

阴虚喉癣［yīn xū hóu xuǎn］durch *Yin*-Mangel verursachte membranöse Laryngitis

阴虚火旺［yīn xū huǒ wàng］由于阴精亏损，而致虚火亢盛的病理现象。症见颧红、烦躁易怒、口干咽痛、性欲亢进等。durch *Yin*-Mangel verursachte Hyperaktivität von Feuer —— ein krankhafter Zustand der Hyperaktivität des Mangelfeuers infolge der Konsumption von *Yin*-Essenz, der durch gerötete Wangen, Unruhe, Reizbarkeit, Trockenheit und Schmerz im Mund und in der Kehle und Hypersexualismus gekennzeichnet wird

阴虚咳嗽［yīn xū ké sòu］durch *Yin*-Mangel verursachter Husten

阴虚劳热［yīn xū láo rè］hektisches Fieber infolge von *Yin*-Mangel

阴虚内热［yīn xū nèi rè］*Yin*-Mangel mit innerer Hitze *m*

阴虚热盛［yīn xū rè shèng］durch *Yin*-Mangel verursachter Hitze-Überschuß

阴虚生内热［yīn xū shēng nèi rè］*Yin*-Mangel führt zu innerer Hitze.

阴虚头痛［yīn xū tóu tòng］durch *Yin*-Mangel verursachte Kopfschmerzen

阴虚痿［yīn xū wěi］durch *Yin*-Mangel verursachte Schlaffheit

阴虚阳浮［yīn xū yáng fú］因阴液亏损而致阳气浮越于上的病理现象。症见面色潮红、头晕目眩、目赤、咽干、喉痛、牙痛等。Auftreiben von *Yang* durch *Yin*-Mangel —— ein krankhafter Zustand des Aufschwungs von *Yang-Qi* infolge der Konsumption von *Yin*-Fluüssigkeit, der durch gerötetes Gesicht, Schwindel, kongestive Augen, Trockenheit und Schmerz des Rachens sowie Zahnschmerz gekennzeichnet wird

阴虚则内热［yīn xū zé nèi rè］das durch *Yin*-Mangel verursachte innere Hitzesyndrom
阴虚则热［yīn xū zé rè］*Yin*-Mangel führt zur Hitze.
阴虚症［yīn xū zhèng］*Yin*-Mangel-Syndrom *n*
阴虚质［yīn xū zhì］Diathese mit *Yin*-Mangel *f* 具有阴虚特征的病理体质。形体消瘦，面颊潮红，口燥咽干，五心烦热，舌红少津，脉细数
阴虚阳亢［yīn xū yáng kàng］Hyperaktivität von *Yang* durch *Yin*-Mangel
阴癣［yīn xuǎn］Leistenhautflechte *f*, Tinea inguinalis
阴阳［yīn yáng］*Yin* und *Yang* 事物或事物之间相互对立的两种基本属性
阴阳［yīn yáng］自然界相互关联的事物对立双方的概括。其理论广泛应用于中医学。*Yin* und *Yang* —— eine Sammelbezeichnung für die beiden entgegengesetzten und miteinander verbundenen Prinzipien der Natur, die in der traditionellen chinesischen Medizin umfangreich verwendet sind
阴阳常阈［yīn yáng cháng yù］normale Schwelle von *Yin* und *Yang*
阴阳毒［yīn yáng dú］*Yin*-und *Yang*-Toxin
阴阳对立［yīn yáng duì lì］Opposition zwischen *Yin* und *Yang* *f* 阴阳之间相互排斥，相互制约
阴阳二十五人［yīn yáng èr shí wǔ rén］25 *Yin-Yang*-Konstitutionen *f pl* 根据阴阳五行学说和五音的阴阳属性以及左右上下，把人体分为二十五中体质
阴阳格拒［yīn yáng gé jù］Abwehr von *Yin* und *Yang* *f* 阴或阳的一方偏盛至极而壅踞于内，降相对的一方阻遏于外，所形成的寒热真假的病理变化。包括阴盛格阳和阳盛格阴
阴阳乖戾［yīn yáng guāi lì］Gleichgewichtsstörung von *Yin* und *Yang*
阴阳和平之人［yīn yáng hé píng zhī rén］ausgewogene *Yin-Yang*-Konstitution *f* 阴阳协调体质的人，血脉和顺，安静自处，不计名利，心安而无所畏惧，寡欲而无过分之喜，顺从事物的发展规律，适应形式的变化，位高而谦逊，以理服人
阴阳互根［yīn yáng hù gēn］wechselseitige Abhängigkeit zwischen *Yin* und *Yang*
阴阳互损［yīn yáng hù sǔn］Verletzung von *Yin* mit Beteiligung des *Yang* oder von *Yang* mit *Yin* *f* 阴或阳任何一方虚损到一定程度，累及另一方使之亦虚损，所导致的阴阳两虚的病理变化
阴阳交［yīn yáng jiāo］热性病过程中，阳邪进入阴分，交结不解的重症。症见高热、汗出而热不退、狂言、不能食等。Ineinandergreifen von *Yin* und *Yang* —— ein ernstes Stadium febriler Krankheit mit hohem Fieber, das nach Schwitzen nicht zurückgeht, und mit Delirium und Anorexie infolge von Ineinandergreifen von *Yin* und *Yang*, wenn die *Yang*-Noxen die *Yin*-Phase eindringt
阴阳交感［yīn yáng jiāo gǎn］Interaktion von *Yin* und *Yang* *f* 阴阳交错阴阳之间的对立、互根、消长、转化的相互作用
阴阳俱虚［yīn yáng jù xū］Mangel an *Yin* und *Yang* *m*
阴阳离决［yīn yáng lí jué］Trennung zwischen *Yin* und *Yang* *f* 阴阳之间不相维系而分离决裂
阴阳离决［yīn yáng lí jué］生命停止的一种迹象。Trennung von *Yin* und *Yang*, ein Anzeichen für Unterbrechung des Lebens
阴阳两虚［yīn yáng liǎng xū］阴虚与阳虚并见的病理现象，表示疾病较严重的阶段。Mangel an *Yin* und *Yang* —— ein krankhafter Zustand simultanen Mangels an *Yin* und *Yang*, der ein ernstes Stadium einer Erkrankung anzeigt
阴阳配穴法［yīn yáng pèi xué fǎ］→表里配穴法［biǎo lǐ pèi xué fǎ］
阴阳否隔［yīn yáng pǐ gé］Stagnation von *Yin* und *Yang* *f*
阴阳偏胜［yīn yáng piān shèng］relative Übermäßigkeit von *Yin* und *Yang*
阴阳偏盛［yīn yáng piān shèng］abnormer Überschuss von *Yin* oder *Yang* *m*
阴阳偏衰［yīn yáng piān shuāi］abnorme Schwächung von *Yin* oder *Yang* *f*
阴阳平和质［yīn yáng píng hé zhì］ausgewogene *Yin-Yang*-Konstitution *f* 阴阳和谐，形神合一的体质，形体健壮，精力充沛，性格随和，面色明润含蓄
阴阳平衡［yīn yáng píng héng］Gleichgewicht zwischen *Yin* und *Yang* *n* 阴阳匀平阴阳之间和谐、均衡、相对稳定
阴阳气并竭［yīn yáng qì bìng jié］Erschöpfung des *Yin*-und *Yang*-*Qi* *f*
阴阳胜复［yīn yáng shèng fù］Abwechslung von Übermaß und Mangel zwischen *Yin* und *Yang*
阴阳失调［yīn yáng shī tiáo］阴阳失去平衡，导致阴阳偏盛、偏衰的病理现象，从而引起气血紊乱、脏腑机能失常。Unausgeglichenheit zwischen *Yin* und *Yang* —— ein krankhafter Zustand von Störungen von *Qi* und Blut sowie Dysfunktion innerer Organe, der durch relativen Übermaß oder Mangel von *Yin* und *Yang* aufgrund von Zusammenbruch des Gleichgewichts zwischen *Yin* und *Yang* verursacht wird
阴阳水［yīn yáng shuǐ］*Yin-Yang*-Wasser *n*, Mixtur von gekochtem und ungekochtem Wasser
阴阳调和［yīn yáng tiáo hé］*Yin-Yang*-Harmonie *f*
阴阳亡失［yīn yáng wáng shī］Erschöpfung von *Yin* und *Yang* *f* 机体的阴液或阳气大量脱失，而致生命垂危的病理变化。包括亡阴和亡阳
阴阳五态人［yīn yáng wǔ tài rén］fünf *Yin-Yang*-Konstitutionen *f pl* 五态之人根据人的阴阳多少偏盛而分为太阴之人、少阴之人、太阳之人、少阳之人、阴阳平和人五种体质
阴阳消长［yīn yáng xiāo zhǎng］Zu-und Abnahme von *Yin* und *Yang*
阴阳学说［yīn yáng xué shuō］中国古代哲学理论与医学实践相结合的一种学说，是中医学理论的一个重要组成部分。Theorie von *Yin* und *Yang* —— ein wichtiger Bestandteil der Theorie der traditionellen Chinesischen Medizin, der aus der Kombination von klassischer Philosophie und medizinischer Praxis entspringt
阴阳易［yīn yáng yì］伤寒病因房事而使男女双方互相传染的现象。男患者传给女方称阳易，女患者传给男方称阴易。Übertragung zwischen *Yin* und *Yang* —— ein Phänomen von Übertragung febriler Krankheit durch Geschlechtsverkehr von Männern auf Frauen（*Yang*-Übertragung）oder umgekehrt（*Yin*-Übertragung）
阴阳转化［yīn yáng zhuǎn huà］gegenseitige Umwandlung zwischen *Yin* und *Yang*
阴阳自和［yīn yáng zì hé］Wiederherstellung des Gleichgewichts zwischen *Yin* und *Yang*
阴痒［yīn yǎng］Pruritus vulvae, Schamjucken *n*
阴液［yīn yè］各种体液的通称，如血液、唾液、精液等。*Yin*-Flüssigkeit *f* —— ein Sammelbegriff für verschiedene Arten von Körperflüssigkeiten wie z.B. Blut, Speichel und Sperma
阴液亏损［yīn yè kuī sǔn］Verbrauch von *Yin*-Flüssigkeit
阴易［yīn yì］*Yin*-Übertragung *f*
阴脏［yīn zàng］①五脏中属于阴者，指肺、脾、肾。②具有阴盛体质的人。①*Yin*-Organe *n pl* —— diejenigen von den fünf Organen, die in die *Yin*-Kategorie gehören, nämlich die Lunge, die Milz und die Niere ②*Yin*-Organe *n pl* —— diejenigen, die Konstitution von *Yin*-Hyperaktivität haben
阴躁［yīn zào］阴寒极盛所致的躁动症。为病危的征象。*Yin*-Rastlosigkeit *f* —— ein manischer Zustand durch extremen Übermaß von *Yin*-Kälte, der ein kritisches Symptom ist
阴症［yīn zhèng］八纲辨症中的里症、寒症、虚症。*Yin*-Syndrom *n* —— die inneren, kalten und oberflächlichen Syndrome, die aufgrund von Analysierung und Differenzierung

nach den acht Krankheitsnennern eingeordnet sind

阴症发斑［yīn zhèng fā bān］*Yin*-Syndrom mit Eruptionen

阴症伤寒［yīn zhèng shāng hán］病邪直中三阴经的虚寒症。kalter Schlag mit *Yin*-Syndrom-Syndrom von Mangel und Kälte infolge direkten Angriffs von pathogenen Faktoren auf die drei *Yin*-Meridiane

阴症似阳［yīn zhèng sì yáng］疾病本质是阴症，而出现某些阳症的表现，如面红、口渴、手足躁动、脉浮大等。als *Yang*-Syndrom erscheinendes *Yin*-Syndrom —— ein Krankheitsfall von *Yin*-Natur mit einigen Symptomen von *Yang*-Syndrom wie z.B. gerötetem Gesicht, trockenem Mund, unwillkürlichen Bewegungen der Extremitäten sowie oberflächlichem und großem Puls

阴之绝阴［yīn zhī jué yīn］absolutes *Yin* innerhalb von *Yin*

阴痔［yīn zhì］Hysteroptose *f*, Gebärmuttervorfall *m*

阴中求阳［yīn zhōng qiú yáng］Behandlung des *Yang* zur Verstärkung des *Yin f* 根据阴阳互根理论，治疗阳虚之症宜扶阳之中佐以滋阴

阴中隐阳［yīn zhōng yǐn yáng］古针刺法。其操作为先深后浅，以泻为主，泻中有补。In *Yin* verstecktes *Yang* —— eine alte Akupunkturmethode von tiefem Nadelstich im voraus und dem oberflächlichen in der Folge, bei der Schwächung an der ersten Stelle steht und Stärkung an der zweiten

阴中之少阳［yīn zhōng zhī shào yáng］*Shaoyang* innerhalb von *Yin*

阴中之少阴［yīn zhōng zhī shào yīn］*Shaoyin* innerhalb von *Yin*

阴中之阳［yīn zhōng zhī yáng］在阴性事物中分属于阳的一方面。如夜晚属阴，夜半以后阳气上升，这段时间属阴中之阳。die *Yang*-Seite von *Yin* —— der Teil, der zur *Yang*-Seite in einem Dinge der *Yin*-Kategorie gehört. z.B. die Nacht ist von *Yin*-Natur und die Zeit nach der Mitternacht, wo *Yang-Qi* wächst, wird als die *Yang*-Seite von *Yin* betrachtet

阴中之阴［yīn zhōng zhī yīn］在阴性事物中分属于阴的一方面，如夜晚属阴，夜半以前阴气最盛，这段时间属阴中之阴。die *Yin*-Seite von *Yin* —— der Teil, der zur *Yin*-Seite in einem Dinge der *Yin*-Katagorie gehört. z.B. die Nacht ist von *Yin*-Natur, und die Periode vor Mitternacht, wo *Yin-Qi* vorherrscht, wird als die *Yin*-Seite von *Yin* betrachtet

阴肿［yīn zhǒng］Vulvaödem *n*, Schamiippenschwellung *f*

阴纵［yīn zòng］abnormal verlängerte Erektion von Penis

茵陈［yīn chén］幼苗入药。用于清热、利湿、退黄。Herba Artemisiae Capillaris —— Verwendet wird getrockneter junger Schößling von Artemisia capillaris oder A. scoparia (Compositae). Heilwirkung: Hitze und Feuchtigkeit beseitigend, Ikterus stillend

茵陈蒿汤［yīn chén hāo tāng］成分：大黄、绵茵陈、栀子。主治：湿热黄疸。*Yinchenhao Tang*, Dekokt von Artemisia capillaris —— Indikation: Ikterus infolge der Feuchtigkeit-Hitze

茵陈五苓散［yīn chén wǔ líng sǎn］成分：茵陈、猪苓、泽泻、白术、茯苓、桂枝。主治：湿热黄疸偏于湿重者。*Yinchen Wuling San*, Pulver von Artemisia capillaris und fünf Arzneien mit Poria —— Indikation: Ikterus infolge der Feuchtigkeit-Hitze, was überwiegendes Zeichen der Feuchtigkeit vorzeigt

荫胎［yīn tāi］Unterbrechung des Wachstums von Fätus

音哑［yīn yǎ］→声嘶［shēng sī］

殷门［yīn mén］穴位。主治：坐骨神经痛、背痛、下肢瘫痪等。*Yinmen* (BL37) —— Akupunkturpunkt. Indikationen: Ischias, Rückenschmerzen und Lähmung unterer Extremitäten

瘸黄［yīn huáng］Gelbsucht mit ikterischem Hauch von Körpersekretionen (Schweiß, Speichel, Nasensekrat)

瘖［yīn］Aphasie *f*

瘖(喑)痱［yīn (yīn) fèi］Aphasie und Paralyse

yín 银淫龈

银柴胡［yín chái hú］根入药。用于退虚热、清拒热。Radix Stellariae —— Verwendet wird getrocknete Wurzel von Stellaria dichotoma Lanceolata (Caryophyllaceae). Heilwirkung: Fieber infolge des Mangels an *Qi* und *Yin* sowie durch Unterernährung bei Kindern verursachtes Fieber beseitigend

银耳［yín ěr］子实体入药。用于滋阴、润肺、养胃、生津。Tremella *f* —— Verwendet wird getrocknete Sporophore von Tremella fuciformis (Tremellaceae). Heilwirkung: *Yin* ernährend, die Lunge befeuchtend, den Magen stärkend und Speichelsekretion anregend

银海精微［yín hǎi jīng wēi］眼科著作。宋代以后人托名孙思邈撰。撰年不详。Essenz der Silbersee —— ein medizinisches Werk über Ophthalmologie von einem Unbekannten nach der *Song*-Dynastie unter dem Namen von *Sun Simiao*, dessen Datum der Zusammenstellung auch unbekannt ist

银翘败毒散［yín qiào bài dú sǎn］成分：银花、连翘、柴胡、前胡、川芎、枳壳、羌活、独活、茯苓、桔梗。主治：疮疡初起而有表症者。*Yinqiao Baidu San*, antiinfektiöses Pulver von Lonicera und Forsythia —— Indikation: Ausbruch des Abszesses mit Oberfläche-Syndrom

银翘散［yín qiào sǎn］成分：连翘、银花、竹叶、荆芥、牛蒡子、淡豆豉、薄荷、芦根、桔梗、甘草。主治：外感风热表症。*Yinqiao San*, Pulver von Lonicera und Forsythia —— Indikation: durch exogene Wind-Hitze verursachte Erkrankung mit Oberfläche-Syndrom

银杏［yín xìng］→白果［bái guó］

银杏叶［yín xìng yè］叶入药。用于敛肺、平喘、止痛。Blatt des Ginkgobaums, Folium Ginkgo —— Verwendet wird getrocknetes Blatt von Gingko biloba (Ginkgoaceae). Heilwirkung: Husten, Asthma und Schmerz stillend

银针［yín zhēn］Silbernadel ((zur Akupunkturbehandlung)

淫气［yín qì］人体阴气、阳气过亢或某种气候的异常，均伤及人的正气而致病。Übermaß von *Qi*-Überfülle von *Yin* oder *Yang* des Körpers bzw. manche ungewöhnliche Einflüsse der Umwelt, die Krankheit verursachen können.

淫羊藿［yín yáng huò］地上部分入药。用于补肾壮阳，强筋健骨，祛风除湿。Sockenblume *f*, Elfenblume *f*, Herba Epimedii —— Verwendet wird getrockneter oberirdischer Teil von Epimedium brevicornum, E. koreanum oder E. sagittatum (Berberidaceae). Heilwirkung: die Nieren stärkend, *Yang* ergänzend, Knochen und Muskeln kräftigend und Rheumatismus vertreibend

龈［yín］Zahnfleisch *n*

龈交［yín jiāo］穴位。主治：龈炎、急性腰扭伤、狂躁等。*Yinjiao* (DU8) —— Akupunkturpunkt. Indikationen: Gingivitis, akute Lendenverstauchung, Manie

yǐn 引饮隐

引痘法［yǐn dòu fǎ］→人痘接种［rēn dòu jiē zhǒng］

引(经)药［yǐn (jīng) yào］Medizinalführer *m*

引火归原［yǐn huǒ guī yuán］治疗虚火上升的方法。在滋肾阴药中适当加入补肾阳药，使下归于肾。das Feuer seinem Original zurückführen —— ein therapeutisches Prinzip für Aufstieg des Feuers von Mangeltyp, daß Nieren-*Yang* stärkende Arzneimittel Nieren-*Yin* ernährenden Arzneimitteln hinzugefügt werden, um das aufsteigende Feuer von Mangeltyp abwärts zur Niere zu führen

引经报使［yǐn jīng bào shǐ］某种药物可引导其他药到达病变部位的功能。führende Wirkung —— eine der Arzneiwirkungen, mit der die anderen Arzneien zur erkrankten Stelle geführt werden

引血下行［yǐn xuè xià xíng］eigentlichen Abwärtsfluß des

Blutes sicherstellen
引针［yǐn zhēn］→出(起)针［chū(qǐ)zhēn］
引子［yǐn zi］增强药物效能的药物。Begleitsubstanz *f*— Arznei zur Steigerung der Wirksamkeit einer Medizin
饮［yǐn］①需要冷服的药物。②→饮症［yǐn zhèng］①Getränk *n*, Trank *m* — kalt zu trinkender Heilkräuterabsud
饮家［yǐn jiā］Patient, der an Syndrom von Flüssigkeitsretention leidet
饮酒中毒［yǐn jiǔ zhòng dú］akuter Alkoholismus
饮片［yǐn piàn］In Scheiben gepreßte Kräutermedizin für Absud
饮食不当［yǐn shí bù dàng］Diätfehler *m*
饮食不节［yǐn shí bù jié］unregelmäßige Ernährung *f* 饮食不能节制，明显低于或超过本人的适度的饮食量。包括过饥和过饱
饮食不洁［yǐn shí bù jié］kontaminiertes Lebensmittel *n* 食用不清洁、不卫生或陈腐变质或有毒的食物
饮食禁忌［yǐn shí jìn jì］diätetische Kontraindikation *f* 禁止或避忌有害物摄入的原则、方法及其有关注意事项
饮食偏嗜［yǐn shí piān shì］Nahrungspräferenz *f* 嗜食饮食之偏寒、偏热，五味之偏酸或偏苦或偏甘或偏辛或偏咸，以及嗜酒等
饮食失宜［yǐn shí shī yí］falsche Ernährung *f* 饮食不节、饮食不洁，饮食偏嗜等饮食失于常度的致病因素
饮食所伤［yǐn shí suǒ shāng］Beeinträchtigung durch Ernährung *f* 饥饱失常、饮食不洁和饮食偏嗜等各种饮食失调因素而导致内伤
饮食调理［yǐn shí tiáo lǐ］diätetische Regulierung *f* 根据中医理论，指导人们合理摄食，促进健康、治疗疾病的养生方法
饮水则呛［yǐn shí zé qiāng］Ersticken beim Trinken *n* 饮水下咽则引起呛咳的表现
饮停胸胁症［yǐn tíng xiōng xié zhèng］Syndrom der Flüssigkeitsretention in Brust und Hypochondrium *n* 水饮停于胸胁，气机受阻，以胸胁胀闷疼痛，咳嗽痛甚，气息短促，或眩晕，身体转侧或呼吸时胸胁牵引作痛，舌苔白滑，脉弦为常见症的症候
饮痫［yǐn xián］Epilepsie mit abnormalem Appetit
饮心痛［yǐn xīn tòng］Magenschmerz durch Flüssigkeit im Magen
饮溢四肢症［yǐn yì sì zhī zhèng］Syndrom von Flüssigkeitsretention und-überschwemmung in den Gliedmaßen *n* 水饮溢于四肢，以不出汗，四肢浮肿，身体疼痛，肌肉重滞等为常见症的症候
饮症［yǐn zhèng］水饮引起的各种病症。Flüssigkeitsretentionssyndrom *n* — es bezieht sich auf verschiedene Krankheitszustände, die aus Flüssigkeitsretention im Körper entstehen
隐白［yǐn bái］穴位，主治：月经过多、鼻出血、消化道出血 等。*Yinbai* (SP1) — Akupunkturpunkt. Indikationen: Menorrhagie, Epistaxis, Verdauungskanalblutung
隐痛［yǐn tòng］dumpfer Schmerz
隐性感传［yǐn xìng gǎn chuán］latente Übertragung im Meridian *f*
隐疹［yǐn zhěn］Nesselausschlag *f*, Urtikaria *f*
隐(瘾)疹［yǐn (yǐn) zhěn］Nesselauschlag *m*, Nesselsucht *f*, Urtikaria *f*
瘾疹［yǐn zhěn］Nesselausschlag *f*, Urtikaria *f*

yìn 印

印堂［yìn táng］①穴位。主治：眩晕：前额痛、鼻炎等。②阙(中)，即眉间。①*Yintang* (EX-HN 3) — Akupunkturpunkt. Indikationen: Schwindel und Gleichgewichtsstörung, Stirnkopfschmerz, Rhinitis ②Glabella *f*

YING 婴罂樱膺迎荥营蝇瘿应硬

yīng 婴罂樱膺

婴幼疮疡［yīng yòu chuāng yáng］eiterige Infektion der Haut von Kindern
婴儿瘛［yīng ér chì］infantile Konvulsion *f*
婴儿湿疮［yīng ér shī chuāng］infantiles Ekzem *n*
婴幼湿疹［yīng yòu shī zhěn］Kinderekzem *n*
罂粟壳［yīng sù ké］果壳入药。用于涩肠止泻、敛肺、止痛。Perikarp der Schlafmohnfrucht, Pericarpium Papaveris — Verwendet wird getrocknete Kapsel von Papaver somniferum (Papaveraceae). Heilwirkung: Darm adstringierend, Diarrhoe stillend, die Lunge zusammenziehend undschmerzstillend
罂粟子［yīng sù zǐ］种子入药。用于反胃、腹痛、泻痢、脱肛。Samen des Schlafmohns, Semen Papaveris — Verwendet wird getrockneter Samen von Papaver somniferum (Papaveraceae). Indikationen: Regurgitation, Bauchschmerzen, chronische Diarrhoe und Aftervorfall
樱桃核［yīng táo hé］果实入药。用于透疹、解毒。Kirschkern *m*, Nux Pseudocerasi — Verwendet wird getrockneter Fruchtkern von Prunus pseudocerasus (Rosaceae). Heilwirkung: Eruption fördernd und entgiftend
樱桃痔［yīng táo zhì］kirschförmige Hämorrhoiden, Polypus recti
膺［yīng］前胸两侧肌肉隆起处。Pektoralis *f*, Brust *f* — Erhebung vom Musculus pectoralis major
膺窗［yīng chuāng］穴位。主治：支气管炎、哮喘、乳腺炎、肠鸣等。*Yingchuang* (ST 16) — Akupunkturpunkt. Indikationen: Bronchitis, Asthma, Mastitis, Darmgurren

yíng 迎荥营蝇

迎风赤烂［yíng fēng chì làn］Augenlidrandentzündung *f*, Blepharitis marginalis
迎风冷泪［yíng fēng lěng lèi］gereizte Epiphora mit kalten Tränen
迎风流泪［yíng fēng liú lèi］irritierte Epiphora
迎风热泪［yíng fēng rè lèi］irritierte Epiphora mit warmen Tränen
迎随补泻［yíng suí bǔ xiè］Stärkung und Schwächung durch Nadelung entlang und entgegen der Richtung von Meridianen
迎香［yíng xiāng］穴位。主治：鼻炎、鼻出血、鼻窦炎、面瘫 等。*Yingxiang* (LI20) — Akupunkturpunkt. Indikationen: Rhinits, Epistaxis, Sinusitis, Prosoplegie
荥穴［yíng xué］五输穴之一。位于掌指或蹠趾关节附近。十二经各一个。*Ying*-Punkt *m* — einer von den fünf *Shu*-Punkten, der sich in der Nähe der Metacarpophalangealgelenke befindet. Jeder der 12 normalen Meridiane besitzt einen.
营［yíng］①饮食化生的营养物质。②运行于脉管内的血液。③脉管、气血的营舍。*Ying* — ①aus Nahrungen gewonnene Nährstoffe ② In Blutgefäßen zirkulierendes Blut ③die Gefäße, in denen *Qi* und Blut fließen
营出中焦［yíng zhōng chū jiāo］Nahrungs-*Qi* aus Mitte-*Jiao* *n* 营气生于中焦，其运行始于起自中焦的手太阴肺经
营分［yíng fèn］*Ying*-System *n* Nahrungssystem *n* 温热邪气侵入气分与血分之间，营热阴伤，扰于心神，热窜血络的病理变化
营分症［yíng fèn zhèng］温热病邪气内陷的严重阶段。以夜热甚、心烦不寐或神昏谵语、斑疹隐隐，舌红绛、脉细数为主症。*Yingfen*-Syndrom *n* — ein ernstes Stadium von epidemischer febriler Erkrankung deswegen, daß die pathogenen Faktoren ins Innere eingedrungen sind, das durch Fieber, in der Nacht höher, Reizbarkeit oder Delirium, undeutliche Hautausschläge, karminrote Zunge, kleinen und

schnellenden Puls gekennzeichnet wird
营行脉中［yíng xíng mài zhōng］Nahrungs-*Qi* bewegt sich in Gefäßen. 营气与卫气相对而言，营为阴，其性柔顺，运行于脉经之中
营气［yíng qì］营运于脉中的精气。*Ying-Qi*-essentielle Substanz, die in den Blutgefäßen und den Meridianen zirkuliert
营气不从［yíng qì bù cóng］Stagnation von *Ying-Qi*
营气同病［yíng qì tóng bìng］Syndrom, das gleichzeitig auf *Yingfen* und *Qifen* einwirkt
营卫［yíng wèi］*Ying-Wei*-System *n*, Nahrungsabwehr-System *n*
营卫不和［yíng wèi bù hé］外感病初起，表症自汗的一种病理现象。Disharmonie zwischen *Ying* und *Wei* —— ein krankhafter Zustand mit Oberfläche-Syndrom und spontanem Schwitzen beim Ausbruch febriler Erkrankung
营卫气血［yíng wèi qì xuè］温热病传变的四个阶段。*Ying*, *Wei*, *Qi* und *Xue* —— vier Stadien im Verlauf einer epidemischen Fieberkrankheit
营血［yíng xuè］即血液。*Ying*-Blut *n* —— Es ist Blut selbst.
营阴耗损［yíng yīn hào sǔn］Verbrauch von Nahrungs-*Yin m*
营阴郁滞［yíng yīn yù zhì］Depressionen von Nahrungs-*Yin f*
蝇翅黑花［yíng chì hēi huā］Glaskörpertrübung *f*, Schatten vor Augen wie Flügeln der Fliege *m*
蝇影飞越［yíng yǐng fēi yuè］Schatten vor Augen wie fliegende Fliege *m*, Glaskörpertrübung *f*

yǐng 瘿

瘿［yǐng］Kropf *m*, Struma *f*

yìng 应硬

应谷［yìng gǔ］→丹田［dān tián］
硬膏［yìng gāo］Heftpflaster *n* Gips *m*
硬肿症［yìng zhǒng zhèng］Sclerödema *n*, Scleredema *n*

YONG 痈涌

yōng 痈

痈疡剂［yōng yáng jì］Formula zur Behandlung von Abszessen und Geschwüren *f*
痈［yōng］Karbunkel *m*
痈疽溃不收敛［yōng jū kuì bù shōu liǎn］nicht zusammenzuziehendes Furunkel, nicht heilende Eiterbeule
痈疡［yōng yáng］großer Karbunkel

yǒng 涌

涌泉［yǒng quán］穴位。主治：昏迷、休克、狂躁、癔病、头顶痛、癫痫、小儿惊厥等。*Yongquan* (KI) —— Akupunkturpunkt. Indikationen: Koma, Schock, Manie, Hysterie, Scheitelschmerz, Epilepsie, Kinderkrämpfe
涌泉疽(痈)［yǒng quán jū (yōng)］→足心痈［zú xīn yōng］
涌痰醒脑［yǒng tán xǐng nǎo］durch Förderung der Schleimexpektoration mit Emitika bewußtlose Patienten erwechen
涌吐［yǒng tù］①引吐 ②→吐法［tù fǎ］①Erbrechen verursachen
涌吐法［yǒng tù fǎ］Therapie mit Brechmitteln *f*
涌吐风痰［yǒng tù fēng tán］Erbrechen von endopathogenem Wind-Schleim verursachen
涌吐剂［yǒng tù jì］Brechmittel *n*
涌吐禁例［yǒng tù jìn lì］某些不宜用吐法治疗的病人，如脾胃虚寒者、失血患者以及年老、体弱者。Kontraindikationen des Erbrechenverfahrens —— das Verfahren des Erbrechens ist für manche Krankheitsfälle wie z.B. Schwäche der Milz und des Magens, Blutverluste, alt und schwach zu verbieten
涌吐痰涎［yǒng tù tán xián］Erbrechen des phlegmatischen Speichels

YOU 忧幽尤由油疣游有右幼柚

yōu 忧幽

忧［yōu］七情之一。Sorge *f* —— einer der sieben emotionellen Faktoren
忧膈［yōu gé］emotionale Dysphagie
忧伤肺［yōu shāng fèi］Sorgen schaden der Lunge
幽门［yōu mén］①穴位。主治：贲门痉挛、胃痉挛、呕吐等。②幽门，胃下端的出口。③七冲门之一。①*Youmen* (K121) —— Akupunkturpunkt. Indikationen: Cardiospasmus, Gastrospasmus, Erbrechen ②Pylorus *m* —— die untere Öffnung des Magens ③eine der sieben wichtigen Portae

yóu 尤由油疣游

尤怡［yóu yín］清代医学家(?—1794年)。以研究张仲景学说著称。撰有《伤寒贯珠集》、《金匮要略心典》(1729)。*You Yi* —— *Er* war ein Arzt in der *Qing*-Zeit (?-1794) und bekannt für seine Studien der *Zhang Zhongjing*'s Lehre und mit den Werken von "*Auffädeln der Perlen aus der Abhandlung über Fieberkrankheiten*" und "*Lesefrüchte der Zusammenfassung der Goldkammer*".
尤在泾［yóu zài jīng］→尤怡［yóu yí］
尤拙吾［yóu zhuō wú］→尤怡［yóu yí］
由表入里［yóu biǎo rù lǐ］病邪从浅表向里发展的过程，表示病势加重。von der Oberfläche ins Innere —— ein Zustand, in dem pathogene Faktoren sich von der Oberfläche in die Tiefe des Körpers verlegen, der Verschlechterung einer Krankheit bedeutet
由里出表［yóu lǐ chū biǎo］病邪从里透达于肌表的过程，表示病势减轻。vom Innern an die Oberfläche —— ein Zustand, in dem pathogene Faktoren sich aus der Tiefe an die Oberfläche des Körpers verlegen, und der Besserung einer Krankheit zeigt
由实转虚［yóu shí zhuǎn xū］Transformation von Überschuss in den Mangel *f* 以邪气盛为主的实性病变，向以正气虚损为主的虚性病变的转化
由虚转实［yóu xū zhuǎn shí］Umwandlung von Mangel in den Überschuss *f*
油(粘)汗［yóu (nián) hàn］klebriger Schweiß
油菜籽［yóu cài zǐ］→云苔子［yún tái zǐ］
油风［yóu fēng］→斑秃［bān tū］
油膏［yóu gāo］Sable *f*
油汗［yóu hàn］öliges Schwitzen *n*
油灰指甲［yóu huī zhǐ jiǎ］Tinea unguium, Onychomykose *f*
油捻灸［yóu niǎn jiǔ］Moxibustion mit Öldochten *f*
油松节［yóu sōng jié］→松节［sōng jié］
疣(赘)［yóu (zhuì)］Verruca *f*, Warze *f*
疣疮［yóu chuāng］→千日疮［qiān rì chuāng］
疣目［yóu mù］Verruca vulgaris *f*, gewöhnliche Warze *f*
游风［yóu fēng］Urticaria *f*
游膝风［yóu xī fēng］→鹤膝风［hè xī fēng］
游走痛［yóu zǒu tòng］wandernder Schmerz *m*

yǒu 有

有大毒［yǒu dà dú］sehr giftig, giftigst
有根苔［yǒu gēn tái］wurzelter Zungenbelag *m*
有汗［yǒu hàn］Schwitzen *n*
有头疽［yǒu tóu jū］Karbunkel mit Kopf
有味［yǒu wèi］Sapor *m*, Riechen *n*
有小毒［yǒu xiǎo dú］schwach giftig

yòu 右幼柚

右病刺左［yòu bìng cì zuǒ］→缪刺［miù cì］

右病左取［yòu bìng zuǒ qǔ］bei der Behandlung der Erkrankungen rechts wird die Akupunkturpunkte links gewählt.

右归丸［yòu guī wán］成分：熟地黄、山药、山茱萸、枸杞子、菟丝子、鹿角胶、杜仲、当归、肉桂、熟附子。主治：肾阳不足而致神疲身弱、畏寒肢冷、阳萎滑精、腰膝酸软等症。*Yougui Wan*, Nieren-*Yang* wiederherstellende Pille —— Indikationen: Mangel an Nieren-*Yang* mit Symptomen wie Genereddebilität, Frostigkeit, kalte Gliedmaßen, Impotenz, Spermatorrhoe, Kraftlosigkeit und Schwäche in Hüften und Knien

右归饮［yòu guī yǐn］成分：熟地黄、枸杞子、杜仲、山药、炙甘草、肉桂、山茱萸、熟附子。主治：肾阳不足而致神疲体弱、腰酸肢冷、脉细等症。Yougui *Yin*, Nieren-*Yang* wiederherstellender Trank —— Indikationen: durch Mangel an Nieren-*Yang* verursachte Krankheit mit Kraftlosigkeit, Schwäche, Muskelkater in der Hüfte, kalten Gliedmaßen und schmalem Puls als Symptomen

右胁痛［yòu xié tòng］Schmerzen im rechten Hypochondrium

幼科［yòu kē］Pädiatrie *f*, Abteilung für Säuglings-und Kinderkrankheiten

幼科发挥［yòu kē fā huī］明·万全撰（1579）。Entfaltung der Pädiatrie —— ein medizinisches Werk in der *Ming*-Dynastie, geschrieben von *Wan Quan* im Jahr 1579

幼科铁镜［yòu kē tiě jìng］清·夏鼎撰（1695）。本书除论述儿科常见病及药治外，还介绍了九种推拿疗法。Eisenspiegel der Pädiatrie —— ein medizinisches Werk der *Qing*-Zeit, verfaßt von *Xia Ding*（1695）. In diesem Buch wurden Diagnose und Behandlung von allgemeinen Kinderkrankheiten abgehandelt und einige Massagetherapien empfohlen.

幼幼集成［yòu yòu jí chéng］清·陈复正撰（1750）。本书立论以《内经》为据，汇集整理古代儿科学的主要内容。对惊风诸症作了深人探讨。Eine Sammlung über Kinderheilkunde —— ein von *Chen Fuzheng* in der *Qing*-Zeit（1750）verfaßtes Buch aufgrund des "Kanon für Innere Medizin", in dem die Hauptinhalte der klassischen Pädiatrie angeordnet und gesammelt sowie die Konvulsionen bei Kindern gründlich erörtert wurden

幼幼新书［yòu yòu xīn shū］宋·刘昉撰（1132）。本书着重论述新生儿的喂养、保健、发育及疾病。Ein Neues Buch der Kinderheilkunde —— geschrieben von *Liu Fang*（1132）in der *Song*-Dynastie, in dem Nährung, Gesundheitspflege, Wachstum und Krankheiten von Neugeborenen diskutiert wurden

柚皮［yòu pí］果皮入药。用于化痰、消化、利气。Schale der Pampelmuse, Pericarpium Citri Grandis —— Verwendet wird Fruchtschale von Citrus grandis（Rutaceae）. Heilwirkung: Schleim lösend, Verdauung fördernd, die *Qi*-Zirkulation fördernd

yu 瘀余鱼俞榆虞髃伛禹语玉郁育欲喻御

yū 瘀

瘀（血）斑［yū（xuè）bān］Ecchymosis *f*

瘀血头痛［yū xuè tóu tòng］Kopfschmerz infolge von Blutstauung

瘀呃［yū è］Singultus infolge der Blutstockung

瘀热［yū rè］①瘀积于里的热邪。②瘀血滞留日久化热的病理现象。Hitzestagnation *f* —— ①pathogene Hitze stagniert im Inneren ②durch dauernde Blutstauung verursachtes Hitzesyndrom

瘀肉攀睛［yū ròu pān jīng］Pterygium *n*

瘀伤［yū shāng］Bluterguß *m*, Blutbeule *f*, Hämatom *n*

瘀血［yū xuè］血液瘀滞而成的一种病邪或引起的病症。Blutstauung *f*, Blutstockung *f* —— durch Blutkreislaufstörung verursachte pathogene Faktoren oder Krankheiten

瘀血腹痛［yū xuè fù tòng］durch Blutstauung verursachte Abdominalgie

瘀血咳［yū xuè ké］Husten infolgt von Blutstockung in der Lunge

瘀血流注［yū xuè liú zhù］multipele Abszesse infolge von Blutstockung

瘀血痫［yū xuè xián］Epilepsie mit Blutstase *f*

瘀血腰痛［yū xuè yāo tòng］Lumbago infolge von Blutstauung

瘀血郁滞［yū xuè yù zhì］Akkumulation der Blutstauung

瘀血阻络症［yū xuè zǔ luò zhèng］Syndrom der Blockade von Kollateralen durch phlegmatische Feuchtigkeit *n* 瘀血阻于经络，以患处固定刺痛，或见紫斑。肿块，或出血色暗，舌紫或有瘀点，脉涩等为常见症的症候

瘀肿疼痛［yū zhǒng téng tòng］durch Hämatom verursachte Schmerzen

瘀阻胞宫症［yū zǔ bāo gōng zhèng］Syndrom der Schleimkoagulation in der Gebärmutter *n* 瘀血阻滞胞宫，以小腹刺痛，固定不移，拒按，或有肿块，或月经后期、量少，经色紫暗夹块，或闭经，或崩漏，舌紫暗或有瘀点，脉弦涩等为常见症的症候

瘀阻胞脉症［yū zǔ bāo mài zhèng］Syndrom der Blockade der Blutstase in uterinen Gefäßen *n* 瘀血阻滞胞脉，以少腹刺痛，固定不移，拒按，或有肿块，或月经不调，或不孕，舌暗或有瘀点，脉弦涩等为常见症的症候

瘀阻冲任［yū zǔ chōng rèn］Blutstauung im *Chong*-und *Ren*-Meridian

瘀阻脑络症［yū zǔ nǎo luò zhèng］Syndrom der Blockade der Blutstase im Gehirn *n* 瘀血犯头，阻滞脑络，以头晕，头痛如刺，痛处固定，经久不愈，或头部外伤后昏不知人，面色晦暗，舌质紫暗或有瘀点，脉细涩等为常见症的症候

瘀阻胃络症［yū zǔ wèi luò zhèng］Syndrom der Blutstase in Magen-Kollateralen *n* 淤血阻滞胃络，以胃脘刺痛、拒按，或胃脘触及包块，或呕血色暗成块，舌有瘀点，脉弦涩等为常见症的症候

瘀阻咽喉症［yū zǔ yān hóu zhèng］Syndrom der Stagnation von Blutstase im Hals *n* 淤血阻滞咽喉，以咽喉部刺痛。异物感，吞咽不利，咽喉黏膜暗红，或有赘生物，舌有瘀点，脉弦涩等为常见症的症候

瘀阻肿胀［yū zǔ zhǒng zhàng］Hämatom *n*, Ekchymoma *n*

yú 余鱼俞榆虞髃

余毒未清症［yú dú wèi qīng zhèng］Syndrom der bleibenden Toxizität *n* 毒邪未尽，以低热不退为常见症，并因不同毒邪而症状有别的症候

余甘子［yú gān zǐ］果实入药。用于清血热、消食、健胃、生津、止咳。Fructus Phyllanthi —— Verwendet wird getrocknete Frucht der Phyllanthus emblica（Euphorbiaceae）. Heilwirkung: Hitze aus dem Blut vertreibend, den Magen stärkend, Verdauung fördernd und Husten stillend

余霖［yú lín］清代医家。对温病的治疗颇有经验。著有《疫疹一得》（1785）。*Yu Lin* —— Ein Arzt in der *Qing*-Dynastie, der Experte für Behandlung von epidemischen febrilen Krankheiten war und "Ein Eindruck auf Epidemische Febrile Krankheiten mit Eruption"（1785）schrieb

余热未清症［yú rè wèi qīng zhèng］Syndrom der anhaltenden Hitze *n* 热邪未尽，津液损伤，以低热不退，或夜热早凉，心烦口渴，便结尿黄，体瘦乏力，舌红少津，脉细数等为常见症的症候

余师愚［yú shī yú］→余霖［yú lín］

鱼［yú］Thenareminentia *f*, Musculus abductor pollicis brevis und Musculus flexor pollicis brevis

鱼际［yú jì］①解剖名。②穴位。主治：发热、咳嗽、咯血、咽

喉肿痛、疳积等。① Thenareminentid *f* ② *Yuji* (LU10) —— Akupunkturpunkt. Indikationen: Fieber, Husten, Hämoptyse, Halsschwellung und Halsschmerzen, Malnutrition wegen unmäßiger Speise

鱼鳞风 [yú lín fēng] →蛇身(体)[shé shēn (tǐ)]

鱼络 [yú luò] Kollateralen auf dem Daumenballen

鱼翔脉 [yú xiáng mài] 危重症候脉象之一。脉来似有似无,如鱼翔之状,七怪脉亦十怪脉之一。Fisch-schwimmender Puls —— ein Pulszustand in kritischen Fällen wie schwimmender Fisch, der schwer zu fühlen ist, einer der sieben oder zehn moribunden Pulse

鱼腥草 [yú xīng cǎo] 地上部分入药。用于清热、解毒、利尿。Herzförmige Houttuynia, Herba Houttuyniae —— Verwendet wird oberirdischer Teil der Houttuynia cordate (Saururaceae). Heilwirkung: Hitze beseitigend, entgiftend, Harn treibend

鱼腰 [yú yāo] 穴位。主治:面瘫、上睑下垂等。*Yuyao* (EX-HN4) —— Akupunkturpunkt. Indikationen: Fazialislähmung, Blepharoptosis

俞跗 [yú fū] 传说为黄帝时期的外科医生。治病不以汤液为主,而可切肤解肌,切割血管,缝合肌腱,以及洗涤肠胃。*Yu Fu* —— ein legendärer Chirurg in der Zeit des Kaisers *Huangdi*, der nicht mit Heilgetränken, sondern durch kleine Operationen, wie z.B. Hautaufschneiden, Muskelsezieren, Gefäßabschneiden, Sehnenähen und auch Magen-bzw. Darmspülen Krankheiten bekämpfte

榆白皮 [yú bái pí] 内层树皮或根皮入药。用于利水、通淋、消肿。Rinde der Sibirischen Ulme, Cortex Ulmi Pumilae —— Verwendet wird Innenschicht der Rinde oder Wurzelrinde von Ulmus pumila (Ulmaceae). Heilwirkung: Harn treibend, Miktionsschmerz beseitigend und abschwellend

榆叶 [yú yè] 叶入药。用于利小便,利石淋。Blatt der Sibirischen Ulme, Folium Ulmi Pumilae —— Verwendet wird getrocknetes Blatt der Ulmus pumila (Ulmaceae). Heilwirkung: Harn treibend, Urolithiasis heilend

虞抟 [yú tuán] 明代名医 (1438-1517)。撰有《医学正传》。*Yu Tuan* —— ein berühmter Arzt (1438-1517) in der *Ming*-Dynastie und Autor von "Orthodoxe Medizinprobleme"

髃骨 [yú gǔ] Akromionskapula *f*

髃骨伤 [yú gǔ shāng] Scapulafraktur *f*

yǔ 伛禹语

伛偻 [yǔ lǚ] Buckel *m*, Höcker *m*

禹白附 [yǔ bái fù] *Yubaifu*, Typhonii rhizoma *m pl*

禹粮石 [yǔ liáng shí] 用于涩肠、止泻、收敛、止血、止带。Limonit *m*, Brauneisen *n*, Brauneisenmulm *m*, Limonitum *n* —— ein Sort von Eisenerz, der hauptsächlich aus Eisenoxid besteht und gebraucht wird, Därme zusammenzuziehen, Diarrhoe, Blutung und Leukorrhagie zu stillen

禹余粮 [yǔ yú liáng] →禹粮石 [yǔ liáng shí]

语迟 [yǔ chí] 五迟之一。Verspätung von Sprechen —— eine der fünf Retardationen in der Entwicklung von Kindern

语声低微 [yǔ shēng dī wēi] schwache leise Stimme *f*

语声重浊 [yǔ shēng zhòng zhuó] →声重 [shēng zhòng]

语言謇涩 [yǔ yán jiǎn sè] schleppende Rede *f*

yù 玉郁育欲喻御

玉海 [yù hǎi] Blase *f*

玉门 [yù mén] Scheideneingang der Jungfrau *m*

玉米须 [yù mǐ xū] 花柱和柱头入药。用于利尿退黄、降压。Maisstigma *n*, Stigma Maydis —— Verwendet werden getrockneter Griffel und getrocknete Narbe von Zeamays (Gramineae). Heilwirkung: Harn treibend, Ikterus heilend, Hypertonie senkend

玉米轴 [yù mǐ zhóu] 果穗轴入药。用于健脾利湿、尿少、水肿。Maiskolben *m* —— Verwendet wird getrockneter Kolben von Zea mays (Graminae). Heilwirkung: die Milz stärkend, Feuchtigkeit ausscheidend. Indikationen: Oligurie und Ödem

玉女煎 [yù nǚ jiān] 成分:石膏、熟地、麦冬、知母、牛膝。主治:胃火盛、肾阴亏所致之牙痛、牙衄等症。*Yunü Jian*, Gips-Dekokt *n* —— Indikationen: Zahnschmerz und Zahnfleischblutung infolge des übermäßigen Magen-Feuers und der Schwäche von Nieren-*Yin*

玉屏风散 [yù píng fēng sǎn] 成分:黄芪、白术、防风。主治:表虚自汗。*Yupingfeng San*, Jade-Paravent-Pulver *n* —— Indikation: spontanes Schwitzen infolge von Schwäche der Oberfläche

玉葡萄根 [yù pú táo gēn] 根入药。用于散瘀、止痛、消炎、止血。Radix Ampelopsis Delavayanae —— Verwendet wird getrocknete Wurzel von Ampelopsis delavayana (Vitaceae). Heilwirkung: Blutstauung zerstreuend, Schmerz stillend, Entzündung beseitigend und Blut stillend

玉堂 [yù táng] 穴位。主治:支气管炎、哮喘、肺气肿等。*Yu-tang* (RN18) —— Akupunkturpunkt. Indikationen: Bronchitis, Asthma, Emphysema

玉液 [yù yè] *Yuye* (EX-HN 13)

玉翳浮满(睛)[yù yì fú mǎn (jīng)] die mit der Trübung überzogene Kornea

玉翳遮睛 [yù yì zhē jīng] →玉翳浮满(睛)[yù yì fú mǎn (jīng)]

玉簪花 [yù zān huā] 花入药。用于咽喉肿痛、小便不通、疮毒、烧伤。Blüte der Wegerichartigen Funkie, Flos Hostae Plantagineae —— Verwendet wird getrocknete Blüte von Hosta Plantaginea (Liliaceae). Indikationen: Halsschmerzen, Dysurie, Furunkel, und Verbrennung

玉簪叶 [yù zān yè] 鲜叶入药。用于解毒消肿,治痈肿、疔疮、蛇虫伤。Blatt der Wegerichartigen Funkie, Folium Hostae Plantagineae —— Verwendet wird frische Blätter von Hosta plantaginea (Liliaceae). Heilwirkung: entgiftend, Schwellung vertreibend. Indikationen: Karbunkel, Furunkel, Schlangenbiß

玉真散 [yù zhēn sǎn] 成分:南星、防风、白芷、天麻、羌活、白附子。主治破伤风。*Yuzhen San*, Pulver mit wunderbaren Wirkungen —— Indikation: Tetanus

玉枕 [yù zhěn] 穴位。主治:头痛、眩晕、近视等。*Yuzhen* (BL9) —— Akupunkturpunkt. Indikationen: Kopfschmezen, Schwindel, Myopie

玉竹 [yù zhú] 根茎入药。用于养阴润燥、生津、止渴。Rhizoma Polygonati Odorati —— Verwendet wird getrocknetes Rhizom von Polygonatum odoratum (Liliaceae). Heilwirkung: *Yin* stärkend, Trockenheit beseitigend, Durst stillend und Drüsensekretionen fördernd

郁病 [yù bìng] Stagnationskrankheit *f*, Depressionskrankheit *f*

郁火 [yù huǒ] 因阳气受郁或情志过度抑郁,引起脏腑功能失调而产生内热的病理现象。Feuerstagnation *f* —— ein krankhafter Zustand von Hitze im Innern aufgrund der Dysfunktion von inneren Organen, die durch Stagnation von *Yang-Qi* oder emotionelle Depression verursacht wird

郁金 [yù jīn] 块根入药。用于活血祛疲、行气解郁、清心开窍、利胆退黄。Rhizom der Kurkuma, Radix Curcumae-Verwendet wird getrocknetes Rhizom von Curcuma aromatica, C. kwangsiensis, C. longa oder C. zedoaria (Zingiberaceae). Heilwirkung: Blutkreislauf anregend, Blutstauung austreibend, den *Qi*-Strom fördernd, Depressionen lindernd, Hitze aus dem Herzen vertreibend, Wiederbeleben, die Funktion der Gallenblase stärkend, Ikterus heilend

郁李仁 [yù lǐ rén] 种子入药。用于润肠通便、利水消肿。Semen Pruni —— Verwendet wird getrockneter Samen der

Prunus humilis oder P. japonica (Rosaecae). Heilwirkung: abführend, Harn treibend, Ödem lindernd

郁冒［yù mào］Oppressionsgefühl und Schwindel

郁热遗精［yù rè yí jīng］Emission infolge der Hitzestagnation

郁痰［yù tán］stagnierendes Phlegma, angestauter Schleim

郁症［yù zhèng］Melancholie *f*

育阴［yù yīn］*Yin* ernähren

育阴潜阳［yù yīn qián yáng］*Yin* ernähren und *Yang*-übermaß zurückhalten

欲传［yù chuán］外感病有发展的趋向。Entwicklungstendenz *f* —— eine exogene febrile Erkrankung mit der Tendenz fortzuschreiten

欲合先离［yù hé xiān lí］正骨手法之一。先使骨折的重叠两端分离，然后再对正复位。erst trennen, um dann einzurenken —— eine Manipulation der Frakturreposition, die übereinanderliegenden gebrochenen Ende der Knochen zuerst zu trennen und dann wieder die Achse entlang einzurenken

欲解时［yù jiě shí］Zwei-Stunden-Periode der Symptomlinderung *f*

喻昌［yù chāng］清代名医（1585—1664）。推崇《伤寒论》，著有《尚论篇》（1648）、《寓意草》（1643）、《医门法律》（1658）。*Yu Chang* —— ein berühmter Arzt in der *Qing*-Zeit (1585-1664), der "Abhandlung über Fieberhafte Krankheiten" hoch einschätzte und die folgenden medizinischen Werke verfaßte: "Kritisches Studium" (1648), "Skizze der schwierigen klinischen Akten" (1643), "Prinzip und Prohibition für Medizinische Tätigkeiten" (1658).

御药院［yù yào yuàn］掌管帝王和宫廷用药的机构。宋、金、元时期均设此机构。keiserliche Medikamentesinstitution —— kaiserliche Institution, bestand in den *Song*-, *Jin*-und *Yuan*-Dynastien, verwaltete alle Angelegheiten bei Krankheitsbehandlung und Anwendung und wertvollen Medikamente für den Kaiser und dessen Hof

御医［yù yī］kaiserlicher Arzt

YUAN 冤渊元芫员原圆缘远

yuān 冤渊

冤［yuān］mentale Depression

渊刺［yuān cì］→关刺［guān cì］

渊疽［yuān jū］Tuberkulose in der Subaxillarregion

渊腋［yuān yè］穴位。主治：胸膜炎、肋间神经痛、腋窝淋巴腺炎等。*Yuanye* (GB22) —— Akupunkturpunkt. Indikationen: Pleuritis, Interkostalneuralgie, Lymphadenitis der Achselhöhle

yuán 元芫员原圆缘

元阳［yuán yáng］→肾阳［shèn yáng］

元（原）气［yuán (yuán) qì］先天之精所化生的气，为生命活动的原动力。*Yuan Qi* (Vitatität, Lebenskraft) —— *Yuan Qi* stammt aus der kongenitalen Essenz und funktioniert als Antriebskraft der Lebensaktivitäten.

元宝草［yuán bǎo cǎo］全草入药。用于调经通络、止血、解毒。Herba Hyperici Sampsonii —— Verwendet wird getrocknetes ganzes Kraut von Hypericum sampsonii (Hypericaceae). Heilwirkung: Menstruation und die *Qi*-Zirkulation normalisierend, Blut Stillend, entgiftend

元府［yuán fǔ］→玄（元）府［xuán (yuán) fǔ］

元气［yuán qì］Ursprungs-*Qi n* 原气以先天之精为基础，赖后天精气以充养，而根源于肾之气。包括元阴之气、元阳之气

元神之府［yuán shén zhī fǔ］指脑。Das Haus der geistigen Aktivitäten, d.h. das Gehirn

元阴［yuán yīn］→肾阴（水）［shèn yīn (shuǐ)］

元真脱泄［yuán zhēn tuō xiè］Erschöpfung des Ursprungs-*Qi f*

芫花［yuán huā］*Yuanhua*, Flos Genkwa, Lilac Daphne Flower Bud

芫花［yuán huā］花蕾入药。用于泻水逐饮。外用杀虫、疗拖。Flos Genkwa —— Verwendet wird getrocknete Knospe von Daphne genkwa (Thymelaeaceae). Heilwirkung: Harn treibend, Schleim lösend bzw. Insekt tötend und Furunkel heilend bei äußerlicher Anwendung

芫花根［yuán huā gēn］根入药。用于水肿、瘰疬、乳痈、寿瘘、疥疮。Radix Genkwa (eine Seidelbastart) —— Verwendet wird getrocknete Wurzel von Daphne genkwa (Thymelaeaceae). Indikationen: Ödem, Skorfulose, Mastitis, Hämorrhoiden, Skabies

员（圆）利针［yuán (yuán) lì zhēn］中国古代九针之一。针尖圆而尖，多用于治疗痈肿、痹症和某些急症。rundspitze Nadel —— eine der neun Nadelarten mit runder und scharfer Spitze für Akupunktur in alten Zeiten Chinas, hauptsächlich im Gebrauch für Abszeß, Arthralgie und gewisse akute Krankheitsfälle

员（圆）针［yuán (yuán) zhēn］中国古代九针之一。针尖呈卵圆形。多用于按摩穴位，治疗肌肉疾病。Nadel mit ovoider Spitze —— eine der neun Nadelarten für Akupunktur in alten Zeiten Chinas, hauptsächlich angewendet bei Massage des Punktes für Muskelerkrankungen

原机启微［yuán jī qǐ wēi］眼科专著。元·倪维德撰，明·薛己校注（1370）。Aufdeckung der Geheimnisse in der Augenkrankheiten —— ein medizinisches Werk über Ophthalmologie, geschrieben von *Ni Weide* in der *Yuan*-Dynastie, korrigiert und kommentiert von *Xue Ji* (1370) in der *Ming*-Dynastie

原络配穴［yuán luò pèi xué］kombinierte Auswahl des Quell-und Kollateralpunktes

原气［yuán qì］Ursprungs-*Qi n*

原穴［yuán xué］脏腑原气所经过和留止的穴位。位于腕、踝关节附近。十二经各有一个。*Yuan*-Punkte, Quellpunkte —— die Punkte, in und an denen *Yuan Qi* (ursprüngliche Energie) innerer Organe sich aufhält und vorbeigeht, befinden sich bei dem Handgelenk und dem oberen Sprunggelenk. Jeder der zwölf Hauptmeridiane besitzt einen.

圆癣［yuán xuǎn］Tinea circinata

圆翳［yuán yì］runder Nebel *m*, seniler Katarakt *m*

圆翳内障［yuán yì nèi zhàng］Katarakt *f*, grauer Star

缘中［yuán zhōng］*Yuanzhong* (AT 2, 3, 4i), zentraler Felge *m*

yuǎn 远

远痹［yuǎn bì］hartnäckige Arthralgie

远部取穴［yuǎn bù qǔ xué］Lokalisation von entferntem Akupunkt *f*

远道刺［yuǎn dào cì］中国古代九刺法之一。离患处较远部位进行针刺的方法。entferntes Nadeleinstechen —— eine der neun Akupunkturmethoden in Altertum Chinas. Die ausgewählten Punkte liegen dabei weit entfernt vom Krankheitsherd.

远道取穴［yuǎn dào qǔ xué］Lokalisation von entferntem Akupunkt *f*

远近配穴法［yuǎn jìn pèi xué fǎ］针灸配穴方法之一。以病变局部穴位和全身其他较远的穴位相互配伍治疗疾病。Fern-und Nahpunkte ergänzen einander —— die Punkte an der Krankheitsstelle und die davon entfernt gelegenen betreffenden Punkte beim Einstechen zu kombinieren, um die Wirkungen der Akupunktur zu verstärken

远视［yuǎn shì］Hyperopie *f*, Hypermetropie *f* 以视远物清楚，视近物模糊为主要表现的眼病

远血［yuǎn xuè］出血远离肛门的便血。一般指上消化道出血。Blutung vom entfernten Teil —— Haematochezia wegen der Blutung weit entfernt vom After, die sich im allgemeinen auf Blutung vom oberen Digestionstrakt bezieht.

远志［yuǎn zhì］根入药。用于安神、祛痰、开窍。Wurzel der Kreuzblume, Radix Polygalae —— Verwendet wird getrocknete Wurzel der Polygala tenuifolia oder P. sibirica (Polygalaceae). Heilwirkungen: Innere Unruhe beseitigend, Schleim lösend und wiederbelebend

YUE 约哕月越

yuē 约

约束［yuē shù］Augenlid *n*

yuě 哕

哕［yuě］Singultus *m*, Schluckauf *m*

yuè 月越

月季花［yuè jì huā］花入药。用于活血、调经、消肿。Monatsrose *f*, Flos Rosae chinensis —— Verwendet wird getrocknete Blüte von Rosa chinensis (Rosaceae). Heilwirkung: Blutkreislauf anregend, Menstruation normalisierend, Schwellung vertreibend

月建［yuè jiàn］Zählen von Monaten *n* 正月建寅、二月建卯、三月建辰、四月建巳、五月建午、六月建未、七月建申、八月建酉、九月建戌、十月建亥、十一月建子、十二月建丑的总称。十二个月与十二地支相互配合，十二支分别记月，一岁十二个月，每月各建一支

月经(事)［yuè jīng (shì)］Menstruation *f*

月经病［yuè jīng bìng］Menstruationenskrankheiten *f*

月经不调［yuè jīng bù tiáo］unregelmäßige Menstruation

月经过多［yuè jīng guò duō］Menorrhagie *f*' Menostaxis *f*

月经过少［yuè jīng guò shǎo］Hypomenorrhoe *f*

月经后期［yuè jīng hòu qī］verzögerter Menstruationszyklus

月经愆期［yuè jīng qiān qī］Hinauszögerung des menstrualen Zykluses

月经涩少［yuè jīng sè shǎo］Hypomenorrhea *f*, ungenügende Menstruation *f*, spärliche Menstruation *f*

月经先期［yuè jīng xiān qī］vorzeitiger Menstruationszyklus

月蚀疮［yuè shí chuāng］→旋耳疮［xuán ěr chuāng］

月事［yuè shì］Menstruation *f*

月事不来［yuè shì bù lái］Amenorrhoe *f*, Ausbleiben der Menstruation *f*

月事色淡［yuè shì sè dàn］helle Menses

月水［yuè shuǐ］Menstruation *f*

月水不通［yuè shuǐ bù tōng］Amenorrhoe *f*

月水过多［yuè shuǐ guò duō］Hypermenorrhoe *f*, Menorrhagie *f*

月信［yuè xìn］Menstruation *f*

月讯(信)［yuè xùn (xìn)］→月经(事)［yuè jīng (shì)］

越婢汤［yuè bì tāng］成分：麻黄、石膏、生姜、大枣、炙甘草。主治：风水症。*Yuebi Tang*, Ödem beseitigendes Dekokt —— Indikation: durch Wind-Feuchtigkeit verursachtes Ödem

越经传［yuè jīng chuán］外感病不按六经的顺序，而超越一经或数经的传变过程。Meridiane überspringende Transmission —— Die Transmission einer exogenen febrilen Erkrankung erfolgt nicht in der Reihenfolge der sechs Meridiane, sondern überspringt einen oder mehrere Meridiane

越鞠丸［yuè jū wán］又名芎术丸。成分：川芎、苍术、香附、栀子、六曲。主治：气、血、痰、火、湿、食郁结而致的胸膈痞闷、脘腹胀痛、嘈杂吞酸、饮食不化、嗳气呕吐等症。*Yueju Wan*, Pille für Beseitigung der Stagnation —— Sie heißt auch *Xiongzhu Wan*. Indikationen: durch Stagnationer von *Qi*, Blut, Feuer, Schleim, Feuchtigkeit oder Nahrung verursachte Symptome wie Beklemmungen der Brust-Oberbauch-Region, Völlegefühl, Bauchschmerzen, Magenbeschwerden, Hyperazidität, Verdauungsstö rungen, Schluckauf und Erbrechen

越橘叶［yuè jú yè］叶入药。用于淋毒性尿道炎，膀胱炎及急性风湿。Blatt der Preiselbeere, Blatt der Kronbeere, Folium Vaccinii Vitisidaeae —— Verwendet wird getrocknetes Blatt von Vaccinium vitisidace (Ericaceae). Indikationen: gonorrhoische Urethritis, Zystitis und akuter Rheumatismus

YUN 晕云芸孕运恽晕熨

yūn 晕

晕厥［yūn jué］Ohnmacht *f* 又称"昏厥"。突然昏倒，不省人事，四肢厥冷，移时苏醒，醒后无失语偏瘫等后遗症的表现

yún 云芸

云门［yún mén］穴位。主治：咳嗽、哮喘、胸满等。*Yunmen* (LU2) —— Akupunkturpunkt. Indikationen: Husten, Asthma, Völlegefühl in der Brust

云母石［yún mǔ shí］白云母矿石入药。用于下气、补中、敛疮、止血。Glimmer *m*, Muscovitum n —— Verwendet wird farbloses oder weißes Mineral, das aus Kaliumhydrat und Aluminium silikat besteht. Heilwirkung: verkehrten Aufwärtsfluß von *Qi* absenkend, den Magen und die Milz stärkend, Wunde heilend und Blut stillend

云实皮［yún shí pí］根皮入药。用于散寒、止咳、祛痰。Cortex Caesalpiniae Radicis —— Verwendet wird getrocknete Wurzelrinde von Caesalpinia sepiaria (Leguminosae). Heilwirkung: Kälte zerstreuend, Husten stillend und Schleim lösend

云雾移睛［yún wù yí jīng］Glaskörpertrübung *f*, Opacitas corperis vitreae

云翳［yún yì］Nebula *f*, Trübung *f*

芸苔［yún tái］嫩茎叶入药。用于散血、消肿。Raps *m*, Herba Brassiae Oleiferae —— Verwendet werden zarte Blätter und Stengel der Brassica campestris oleifera (Gruciferae). Heilwirkung: Blutstase zerstreuend und Schwellung lindernd

芸苔子［yún tái zǐ］种子入药。用于消肿、散结、行血、破气。Rapssamen *m*, Semen Brassicae Oleiferae —— Verwendet wird getrockneter Samen der Brassica campestris oleifera (Gruciferae). Heilwirkung: Schwellung vertreibend, Masse zerteilend, Blutkreislauf und *Qi*-Strom anregend

芸香草［yún xiāng cǎo］地上部分入药。用于散寒利湿、止咳平喘、行气宽中。Herba Cymbopogonis —— Verwendet werden getrocknete oberirdische Teile von Cymbopogon distans (Gramineae). Heilwirkung: Kälte zerstreuend, Feuchtigkeit ausscheidend, Husten und Asthma stillend, den *Qi*-Strom fördernd, Völlegefühl im Mittelbauch lösend

yùn 孕运恽晕熨

孕悲［yùn bēi］Hysterie während der Schwangerschaft

孕妇忌用［yùn fù jì yòng］Kontraindikation in der Schwangerschaft

孕痈［yùn yōng］Bauch-Karfunkel während der Schwangerschaft *m* 以妊娠期间合并肠痈为主要表现的疾病

运脾［yùn pí］用健脾祛湿的药物，治疗湿困脾阳之法。die Milz aktivieren —— eine Therapie zur Beseitigung der Akkumulation von Feuchtigkeit in der Milz mit die Milz stärkendem und Feuchtigkeit vertreibendem Mittel

运气［yùn qì］①→运气学说［yùn qì xué shuō］②将内部

之力集中到身体的某一部位。②die inneren Kräfte durch Konzentration auf eine bestimmte Stelle des Körpers lenken Hypochondriumschmerz infolge der unrichtigen Übungen bei *Qigong*

运气不及［yùn qì bù jí］Hypoaktivität des zirkulierenden *Qi f* 五运之气衰而不足。乙、丁、己、辛、癸为五阴干。凡阴干之年，均属运气不足，为不及

运气盛衰［yùn qì shèng shuāi］Auf-und Abstieg von zirkulierendem *Qi m* 运和气盛衰合称。根据运和气的五行生克关系来测定。包括运盛气衰和气盛运衰

运气太过［yùn qì tài guò］Hyperaktivität des zirkulierenden *Qi f* 五运之气盛而有余。甲、丙、戊、庚、壬为五阳干。凡阳干之年，均属运气有余，为太过

运气同化［yùn qì tóng huà］Assimilation von Zirkulation und *Qi f* 五运与六气同类化合，包括天符、岁会、同天符、同岁会和太乙天符

运气相合［yùn qì xiāng hé］Kombination von Zirkulation und *Qi f* 五运和六气在运用上的相互结合。天干取运，地支取气，天干与地支的配合代表着运与气的结合

运气学说［yùn qì xué shuō］Lehre der Bewegung der fünf Elementen und der sechs Naturmomente

运盛气衰［yùn shèng qì shuāi］Aufschwung der Zirkulation und Abstieg von *Qi* 在运气盛衰中，运生气或者运克气。如，辛亥年的年干是辛，丙辛化水，故辛亥年的大运是水运。辛亥年的年支是亥，巳亥厥阴风木，故辛亥年的值年司天之气便是风木。因水能生木，运是水运，司天之气是风木，故为运生气。因此，辛亥年这一年便是运盛气

运针［yùn zhēn］针刺治疗时进针后的操作手法，如补泻手法。Nadelmanipulation *f* —— die Methode von Handhaben der eingeführten Nadel z.B. das Verfahren von Stärkung positiver bzw. Schwächung negativer Kräfte in der Akupunktur

恽树珏［yùn shù jué］→恽铁樵［yùn tiě qiáo］

恽铁樵［yùn tiě qiáo］中国近代医学家（1875—1935），是中西医汇通派的代表人物之一。主要著述有《群经见智录》、《伤寒论研究》（1923）。*Yun Tieqiao* —— ein Arzt in der Neuzeit（1875-1935）und einer der Repräsentanten der Schule der Kombination der chinesischen traditionellen bzw. der westlichen Medizin. Seine Hauptwerke sind "Aufdeckung der Weisheit der Medizinischen Klassiker"（1922）und "Studien der Abhandlung über Fieberhafte Krankheiten"（1923）.

晕针［yùn zhēn］Schwindelanfall beim Nadeleinstechen

熨法［yùn fǎ］把药物粉末或粗粒炒热后，用纱布包裹外敷患部的治疗方法。heiße Kompresse，heißer Umschlag —— eine äußerliche Therapie mit im Tuch eingehüllten erhitzten Heilpulver oder Heilkörnchen auf dem Krankheitsherd

熨剂［yùn jì］Kompressionsmittel *n* 铁砂加药材或吸附药材的提取物及辅料制成，乘热贴熨患处的外用剂型

熨药［yùn yào］Arzneimittel für heiße Kompresse *n*

Z

ZA 杂

zá 杂

杂病(症)[zá bìng(zhèng)]外感以外的内科疾病。mannigfaltige Krankheiten —— innere Krankheiten außer den durch exogene pathogene Faktoren verursachten Krankheiten

杂医科[zá yī kē]元十三科之一。Spezialgebiet von mannigfaltigen Krankheiten —— eins der 13 Spezialgebiete in der *Yuan*-Dynastie

ZAI 再在

zài 再在

再传[zài chuán]①伤寒病顺传到第七天,已经传遍六经,若未愈,又传到太阳经称再传。②这一经再传下一经。wiederholte Transmission —— ①Übertragung exogener febriler Erkrankung wieder zu *Taiyang*-Meridian, nachdem ihr erster Zyklus der Übertragung von einem Meridian auf den nächsten der sechs Paare von Meridianen durchgeführt worden ist. ②weitere Transmission exogener febriler Erkrankung von einem Meridian zum nächsten

再经[zài jīng]Übertragung von einem Meridian zu einem anderen *f*

再逆[zài nì]ein anderes Versehen(in Behandlung)

再造散[zài zào sǎn]成分:黄芪,人参,桂枝,芍药,炙甘草,附子,细辛,羌活,防风,川芎,生姜,大枣。主治:外感风寒表证兼见阳虚气弱者。常见头痛,身热,恶寒,无汗,肢体倦怠,面色苍白,语音低微。*Zaizao San*, Wiederherstellungspulver *n* —— Indikationen: Oberfläche-Syndrom infolge exogener Wind-Kälte mit Mangel an *Yang-Qi*, das durch Kopfschmerzen, Fieber, Schüttelfrost, Anhidrose, Mattigkeit, Blässe und schwache Stimme gekennzeichnet wird

在泉[zài quán]terrestrische Wirkung *f* 在泉之气客气中主司下半年气候、物候等变化的主岁之气

ZAN 昝攒赞

zǎn 昝攒

昝殷[zǎn yīn]唐代著名妇产科学家。撰《产宝》(847—856),为我国现存最早的妇产科专书。*Zan Yin* —— ein berühmter Gynäkologe und Geburtshelfer in der *Tang*-Dynastie. Das von ihm geschriebene Buch "Reichtümer für Geburtshilfe"(ca. 847-856 Chr.) war das früheste Medizinbuch für Gynäkologie in *China*.

攒竹[zǎn zhú]穴位。主治:眼疾、面瘫、眶上神经痛等。*Zanzhu*(BL2) —— Akupunkturpunkt. Indikationen: Augenleiden, Fazialislähmung, supraorbitale Neuralgie

zàn 赞

赞刺[zàn cì]用于治疗痈肿。反复多次的浅刺,使患部出血。wiederholte oberflächliche Nadelung —— eine Methode zur Behandlung der Karbunkel durch wiederholte oberflächliche Nadelung des betreffenden Herds zur Blutung

ZANG 脏藏

zàng 脏藏

脏[zàng]*Zang*-Organ *n*

脏病治腑[zàng bìng zhì fǔ]Behandlung von *Fu*-Organ für Erkrankungen im *Zang*-Organ *f* 脏腑相合,脏病可治其相合之腑

脏毒[zàng dú]①Dysenterie *f* ②blutiger Stuhl ③perianaler Abszeß

脏毒便血[zàng dú biàn xuè]durch toxische Hitze im Magen und Darm verursachter Blutstuhl

脏腑[zàng fǔ]五脏六腑,奇恒之腑的总称。Zang-und *Fu*-Organe —— eine Sammelbezeichnung für die fünf inneren Organe, die sechs Hohlorgane und die außerordentlichen *Fu*-Organe

脏腑辨证[zàng fǔ biàn zhèng]auf pathologischen Veränderungen der inneren Organe und ihren gegenseitigen Beziehungen beruhende Differenzierung von Krankheiten

脏腑辨证取穴法[zàng fǔ biàn zhèng qǔ xué fǎ]通过四诊八纲,分辨脏腑经络之间的联系,选取与疾病有关的穴位,进行针灸的一种选穴法。Punktauswahl nach den Syndromen von *Zang*-und *Fu*-Organen —— eine Methode der Auswahl von Akupunkturpunkten bezüglich der Krankheit aufgrund der Differenzierung der Beziehungen zwischen den inneren Organen und den Meridianen nach den vier Diagnoseverfahren und den acht Hauptnennern von Syndromen bzw. Symptomen

脏腑病机[zàng fǔ bìng jī]Pathogenese von *Zang-Fu*-Eingeweiden *f* 脏腑阴阳气血失调的病变机制

脏腑传变[zàng fǔ chuán biàn]Übertragung unter *Zang-Fu*-Organen *f*

脏腑兼病辨症[zàng fǔ jiān bìng biàn zhèng]diagnostische Differenzierung von gleichzeitig erschiener Symptommanifestation in Eingeweiden *f* 以脏象学说为指导,分析、判断脏腑病证之间的影响的脏腑辨证方法

脏腑相合[zàng fǔ xiāng hé]人体脏腑通过经脉联系,协调生理功能,体现了阴阳表里相合关系。如心合小肠,肺合大肠,肝合胆,脾合胃,肾合膀胱,心包络合三焦等。*Zang*-und *Fu*-Organe sind eng miteinander verbunden. —— Jedes innere Organ(*Zang*) und sein entsprechendes Hohlorgan(*Fu*) sind in *Yin-Yang*, innerlich-äußerlich durch Meridiane verbunden und funktionieren in Zusammenarbeit. Wie z.B. ist das Herz mit dem Dünndarm verbunden, die Lunge mit dem Dickdarm, die Leber mit der Gallenblase, die Milz mit dem Magen, die Nieren mit der Harnblase und das Perikard mit dem *Sanjiao*

脏腑相兼病机[zàng fǔ xiāng jiān bìng jī]Pathogenese für gleichzeitig erschiene Manifestation der Symptome in *Zang* und *Fu* *f* 脏腑关系失调的病变机制

脏腑之气[zàng fǔ zhī qì] Eingeweiden-*Qi* *n* 构成脏腑,藏于脏腑,并维持其生命活动的真气

脏寒[zàng hán]① Kältesyndrom bei Kindern ② Kältesyndrom der Milz und des Magens von Mangeltyp

脏行气于腑[zàng xíng qì yú fǔ]六腑的某些功能需要五脏的作用为动力才能实现,如膀胱的排尿功能需要肾脏的气化作用的动力才能实现一样。Die fünf *Zang*-Organe übt ihre *Qi* auf die sechs *Fu*-Organe aus. —— Gewisse

Funktionen der *Fu*-Organe sind abhängig von der Aktion der *Zang*-Organe als ihre Triebkraft, z.B. hängt die exkretorische Funktion der Harnblase vom Funktionieren der Niere als ihre Triebkraft ab.

脏会［zàng huì］与五脏有密切关系的一个穴位，即章门。einflußreicher Punkt der Eingeweide —— ein Punkt, der mit den fünf *Zang*-Organen eng verbunden ist, nämlich *Zhangmen*

脏结［zàng jié］①心下痞硬，按之痛，时时下利。②胁下素有肿块连至脐旁，而疼痛牵引至下腹的病证。①Akkumulation der *Yin*-Kälte in Viscera —— ein durch epigastrische Empfindlichkeit und Diarrhoe gekennzeichnetes Syndrom ②durch Akkumulation von pathogenen Faktoren verursachte Masse —— eine Masse im Hypochondrium bis zur Seite des Nabels mit Schmerzen, die in den Unterbauch ausstrahlen

脏厥［zàng jué］内脏阳气衰微引起四肢厥冷，躁无暂安、脉微。viszeraler Schock —— ein krankhafter Zustand, der durch Erschöpfung von *Yang-Qi* hervorgerufen, und durch kalte Gliedmaßen, Unruhe und schwachen Puls gekennzeichnet wird

脏气［zàng qì］内脏的功能活动。Eingeweide-*Qi* —— funktionelle Aktivitäten der *Zang*-Organe

脏气衰微［zàng qì shuāi wēi］viscerale Dysfunktion

脏象［zàng xiàng］脏腑生理功能，病理变化表现于外的征象。Bild der inneren Organe —— äußere Merkmale, von denen auf die physiologischen Funktionen und pathologischen Veränderungen der inneren Organe und auf den allgemeinen Gesundheitszustand geschlossen werden kann

脏象学说［zàng xiàng xué shuō］中医非常重视内脏与外在形体、器官、组织之间的生理、病理联系。认为外在形体、器官、组织的表现，可以反映内在脏腑的生理机能和病理变化，并以此作为判断人体健康和诊断、治疗疾病的依据。Lehre vom Bild der inneren Organe —— Traditionelle Chinesische Medizin schenkt physiologischen und pathologischen Beziehungen zwischen den inneren und den äußeren Organen und Strukturen besondere Aufmerksamkeit und betrachtet die Erscheinungen der äußeren Strukturen als Spiegelung der physiologischen Funktionen und der pathologischen Veränderungen der inneren Organe und als die Grundlage für Beurteilung des allgemeinen Gesundheitszustandes und für Diagnose und Behandlung von Erkrankungen.

脏躁［zàng zào］Hysterie *f*

脏真［zàng zhēn］echte Energie der *Zang*-Organe

藏糙苏［zàng cāo sū］块根入药。用于祛风清热、止咳化痰、生肌敛疮。Radix Phlomidis younghusbandii —— Verwendet wird getrocknete Wurzelknolle von Phlomis younghusbandii (Labiatae). Heilwirkung: Wind vertreibend, Hitze beseitigend, Husten stillend, Schleim lösend, Geweberegenenation fördernd und Wunde heilend

藏红花［zàng hóng huā］→红花［hóng huā］

藏木香［zàng mù xiāng］根入药。用于健脾和胃、调气解郁、止痛。Wurzel von Tibetischen Inula, Radix Inulae Racemosae —— Verwendet wird getrocknete Wurzel von Inula racemosa (Compositae). Heilwirkung: die Milz und den Magen stärkend, den *Qi*-Fluß anregend, Stagnation beseitigend und schmerzstillend

ZAO 早枣灶燥

zǎo 早枣

早泄［zǎo xiè］Ejakulation pralcox, vorzeitiger Samenerguß

枣花内障［zǎo huā nèi zhàng］→枣花翳(内障)［zǎo huā yì (nèi zhàng)］

枣花翳(内障)［zǎo huā yì (nèi zhàng)］初发期老年性白内障。inzipiente Katarakt, Dattelblumen-Linsentrübung *f* —— Anfangsstadium der Alterskatarakt

zào 灶燥

灶突墨［zào tū mò］→百草霜［bǎi cǎo shuāng］

灶心土［zào xīn tǔ］*Zaoxintu*, Terra Flava Usta *f*, gebrannte gelbe Lehmerde *f*

燥［zào］①病因中的燥邪。②燥证。Trockenheit *f* —— ①pathogener Trockenheit-Faktor ②Trockenheit-Syndrom *n*

燥毒［zào dú］Toxin durch Trockenheit *n*

燥干清窍［zào gàn qīng qiào］Trockenheit beeinträchtigt den klaren Öffnungen. 燥邪上干，清窍失润的病理变化

燥化阳明［zào huà yáng míng］Trockenheit passt *Yangming* an. 六气分阴阳，燥气主阳明

燥火［zào huǒ］→燥热(火)［zào rè (huǒ)］

燥火眩晕［zào huǒ xuàn yùn］眩晕的一种。因感燥热之邪所致。症见身热烦躁、口渴引饮、夜卧不宁、头旋眼黑、小便赤涩。Vertigo durch pathogenes Trockenheit-Feuer —— eine Art der Vertigo mit Fieber, Unruhe, Durst, Insomnie, und spärlichem dunklem Urin als Symptomen

燥剂［zào jì］十剂之一。有去湿作用的方剂。常用这类方剂治疗水肿、痰饮等病症。Rezept für Trocknen —— eines der zehn Rezepte, das auf Beseitigung pathogener Feuchtigkeit wirkt und oft zur Behandlung von Ödem und Retention exzessiver Flüssigkeit gebraucht wird

燥结［zào jié］Konstipation *f*, Verstopfung *f*

燥痉［zào jìng］因感燥邪伤津所致之痉证。常见发热、四肢痉挛、口燥咽干、皮肤干燥等。Krampfanfall infolge pathogener Trockenheit —— Krampf der Gliedmaßen in Erkrankung durch pathogene Trockenheit mit Konsumption von Körpersaft, oft gesehen bei Fieber, Krampf der Gliedmaßen, Trockenheit in der Kehle und im Mund, und trockner Haut

燥咳［zào ké］由燥邪耗伤肺津所致的咳嗽。临床上除咳嗽无痰或少痰外，兼见鼻、唇、咽、喉、皮肤干燥等症。Husten infolge der Trockenheit, irritierter trockener Husten —— trockner Husten in Affektion durch pathogene Trockenheit mit Schädigung der Flüssigkeit in der Lunge, meistens begleitet von Trockenheit der Nase, der Lippen, der Kehle und der Haut

燥可胜湿［zào kě shèng shī］Feuchtigkeit kann mit "trocknenden" Arzneien beseitigt werden.

燥裂苔［zào liè tāi］trockene rissige Beschichtung *f*

燥气［zào qì］六淫之一，以伤津为致病特点。临床有温燥、凉燥之分。pathogene Trockenheit —— einer der sechs pathogenen Faktoren, der Körpersaft schädigt und klinisch in warme Trockenheit und kalte Trockenheit eingeteilt wird

燥气伤肺［zào qì shāng fèi］燥邪损伤于肺的病理现象。主要症状有干咳无痰、鼻干、咽喉痒痛、胸胁疼痛，甚或痰中带血等。Beeinträchtigung der Lunge durch Trockenheit —— Ein krankhafter Zustand mit Symptomen wie trockenem Husten, trockener Nase, Juckreiz und Schmerzen des Rachens, Brustschmerzen und sogar blutigem Sputum

燥热(火)［zào rè (huǒ)］①燥和热(火)相结合的病邪。②燥热证。临床表现为目赤、牙龈肿痛、口渴、咽喉干燥、鼻燥、鼻衄、干咳、咯血、尿赤、便结、舌红、苔黄而干、脉数等。Trockenheit-Hitze *f* —— ①pathogene Kombination von Trockenheit und Hitze ②Trockenheit-Hitze-Symdrom, das durch Kongestion der Augen, Schmerz und Schwellung des Zahnfleisches, Durst, Trockenheit in der Kehle und in der Nase, Epistaxis, trockenen Husten, Hämoptyse, dunklen Urin, Obstipation, rote Zunge mit trockenem, gelbem Belag und schnellenden Puls gekennzeichnet wird

燥热咳嗽［zào rè ké sòu］Husten infolge von Trockenheit-Hitze

燥热伤肺［zào rè shāng fèi］Trockenheit-Hitze verletzt Lungen. 燥热邪气乘袭于肺，耗伤阴津而致肺气宣降功能失常的病理变化

燥热痿［zào rè wěi］痿证的一种。由于燥热伤津耗血，宗筋失于营养所致。症见手足痿软伴有皮毛干枯，口燥唇焦等。Kraftlosigkeit infolge von Trockenheit-Hitze —— ein Kräfteverfall von Gliedmaßen infolge von Unterernährung der Muskeln deswegen, dass Trockenheit-Hitze Körperflüssigkeit beeinträchtigt und Blut verbraucht, mit Begleiterscheinungen von verwelkter Haut, glanzlosen Haaren, trockenem Mund und ausgetrockneten Lippen

燥热邪气［zào rè xié qì］pathogene Trockenheit-Hitze

燥伤鼻窍证［zào shāng bí qiào zhèng］Syndrom vom Eindringen der Trockenheit in die Nase *n* 气候干燥，耗伤津液，鼻失如润，鼻窍不利，以鼻孔干痛，鼻内黏膜干燥少津，或鼻涕胶结而成痂皮，或鼻窍皮肤皲裂等为常见症的证候

燥胜则干［zào shèng zé gān］因燥气偏胜，而致耗伤津液的病变。症见口鼻干燥、皮肤皱裂、干咳无痰、小便短少、大便燥结等。Vorherrschen der Trockenheit führt zum Flüssigkeitsmangel. —— ein krankhafter Zustand infolge von Beeinträchtigung der Körperflüssigkeit wegen exzessiver Trockenheit, gekennzeichnet durch Trockenheit in dem Mund und der Nase, faltige Haut, trockenen Husten, Oligurie und Obstipation

燥湿［zào shī］①用苦温燥湿药治疗寒湿病症的方法。②用苦寒燥湿药治疗湿热病症的方法。Elimination von Feuchtigkeit —— ①Eine therapeutische Methode zur Behandlung von Feuchtigkeit-Kältesyndrom mit bitteren und “wärmenden” Arzneien ② Eine therapeutische Methode zur Behandlung von Feuchtigkeit-Hitzesyndrom mit bitteren und “kühlende” Arzneien

燥湿化痰［zào shī huà tán］燥湿药与化痰药同用治疗湿痰证的方法。适用于痰白而多且容易咯出，及胸闷恶心、舌苔白滑而腻等。Elimination von Feuchtigkeit und Schleim —— eine Methode zur Beseitigung von Feuchtigkeit-Schleimsyndrom mit Trockenmittel und schleimlösendem Mittel, die bei profusem, weißlichem und leicht auszuhustendem Sputum, Brustbeklemmungen, Übelkeit sowie weißem und klebrigem Zungenbelag indiziert ist

燥湿健脾［zào shī jiàn pí］Elimination der Feuchtigkeit und Belebung der Milz

燥湿敛疮［zào shī liǎn chuāng］Elimination der Feuchtigkeit und Adstringierung der Wunde 用具有燥湿敛疮作用的方药，祛除湿邪，促进新肉生长，加速疮口愈合，治疗渗液多而经久不愈之疮疡的治法

燥湿杀虫［zào shī shā chóng］Elimination von Feuchtigkeit und Beseitigung von Parasiten

燥矢(屎)［zào shǐ (shǐ)］Koprom *n*, Sterkorom *n*, Faecaloma *n*

燥苔［zào tāi］trockene Beschichtung *f*

燥痰［zào tán］痰质粘稠、量少或带血丝并伴有燥象为特点的证候。Sputum crudum-dickflüssiges Sputum in kleiner Menge oder mit Blutstreifen und im allgemeinen mit Trockenheit als Begleiterscheinung

燥邪［zào xié］Noxe aus Trockenheit *f* 六淫中具有干涩、伤津、易于伤肺特性的邪气

燥邪犯肺证［zào xié fàn fèi zhèng］Syndrom vom Eindringen der Trockenheit in die Lunge *n* 燥邪侵袭，肺失清肃，以微有寒热，干咳无痰，或痰中带血丝，胸痛，唇鼻咽喉干燥，口渴，舌燥少津，脉浮等为常见症的证候

燥性干涩［zào xìng gān sè］Merkmal der Trockenheit ist trocken und puckern. 燥邪具有易伤人津液，导致人体阴津亏虚的特点，致病易表现出口鼻干燥，咽干口渴，皮肤干涩等症

燥易伤肺［zào yì shāng fèi］Trockenheit beeinträchtigt leicht den Lungen. 燥邪一般多从口鼻、肌表侵袭人体，肺外合皮毛，开窍于鼻，主敷布津液，故燥邪最易伤肺

燥者濡之［zào zhě rú zhī］Trockenheit-Syndrom soll mit befeuchtender Therapie behandelt werden.

燥自上伤［zào zì shàng shāng］Invation der Trockenheit kommt von oben.

ZE 泽

zé 泽

泽廓［zé kuò］八廓之一，即目外眦下方部位。Morast-Wand *f* —— eine von den acht Regionen, gelegen an der Außenseite des Auges, nämlich die Region unter dem äußeren Augenlidwinkel

ZEI 贼

zéi 贼

贼风［zéi fēng］乘人不防而侵入人体的风邪。schädlicher Wind, böser Wind —— Wind-Noxe, die in einen schutzlosen Körper eindringt

贼邪［zéi xié］schädlicher klimatischer Faktor *m*, exogenes Pathogen *n* 四时不正之气。<病机>从所不胜之脏传至所胜之脏的邪气

ZENG 增憎

zēng 增憎

增液承气汤［zēng yè chéng qì tāng］成分：玄参、麦冬、生地、大黄、芒硝。主治：大肠热结，阴液亏损之便秘。*Zengye Chengqi Tang*, abführendes Dekokt für Zunahme von Flüßigkeit und Stärkung von *Qi* — Indikation: Verstopfung infolge von Hitzeakkumulation im Dickdarm und dadurch verursachter Konsumption der *Yin*-Flüssigkeit

增液润下［zēng yè rùn xià］Körperflüssigkeitsbildung fördern, um abzuführen

增液汤［zēng yè tāng］成分：玄参、麦冬、生地。主治：津液不足所致之便秘、口干渴等症。*Zengye Tang*, Flüssigkeitsbildung-förderndes Dekokt —— Indikationen: Konstipation und Durst infolge des Mangels an Flüssigkeit

增液泻下［zēng yè xiè xià］滋补津液药与寒凉药同时运用，治疗热盛津伤、大便秘结的方法。Förderung der Flüssigkeitsbildung zur Laxation —— eine Methode zur Behandlung von Mangel an Körperflüssigkeit und Verstopfung infolge exzessiver Hitze mit abführendem und kaltem Mittel zusammen

增音［zēng yīn］穴位。主治：哑、失语。*Zengyin* (EX) —— Akupunkturpunkt. Indikationen: Stummheit, Aphasie

憎寒［zēng hán］一种外有寒战，内有烦热的症状。Kältescheu *f* —— ein Syndrom mit Schüttelfrost als Symptom und innerer Hitze

ZHA 扎乍痄

zhā 扎

扎针［zhā zhēn］Einführung der Nadel, eine Nadel einstechen, Nadelstich *m*, Punktur *f*

zhà 乍痄

乍疏乍数［zhà shū zhà shuò］脉搏跳动节律不匀，时慢时快或散乱无序之状。unregelmäßige Reihenfolge (des Pulsschlags) —— Arrythmie mit Variationen der Frequenz oder völlig irregulärer Rate

痄腮［zhà sāi］Mumps *m*, Ziegenpeter *m*, Parotitis epidemica

ZHAN 粘谵辗战站

zhān 粘谵

粘腻苔［zhān nì tāi］klebriger schmieriger Belag *m*

谵妄［zhān wàng］Delirium *n*

谵语(妄)［zhān yǔ (wàng)］Delirium *n*, Fieberwann *m*, Fieberphantasie *f*

zhǎn 辗

辗转不安［zhǎn zhuǎn bù ān］Jaktation *f*

zhàn 战站

战汗［zhàn hàn］在外感热病中出现寒战、高热，继而汗后热退的症状。Perspiration nach Kälteschauer —— Während exogener febriler Krankheit erscheint Rigor und hohes Fieber, das nach Schwitzen sinkt

战栗［zhàn lì］Schauder *m*, Schauer *m*, zittern vi, sich schütteln v

站式［zhàn shì］站位炼功的姿势。stehende Körperstellung —— eine Körperstellung in *Qigong*-Übung

ZHANG 张章掌杖胀障瘴

zhāng 张章

张从正［zhāng cóng zhèng］金元四大家之一(1156-1228)。因在治疗上偏于攻下。后人称他为攻下派。他的医理和经验由麻知己等整理增订，编成《儒门事亲》。*Zhang Congzheng* —— eine der vier medizinischen Schulen in der *Jin-Yuan*-Zeit (1156-1228) und der Vertreter der "Schule von Abführen und Angriff" (*Gong Xia Pai*), dessen Theorie und Erfahrungen von *Ma Zhiji* und anderen in ein Buch mit dem Titel "*Kongfuzi's* Pflichte Ihren Eltern gegenüber" eingetragen wurden

张会卿［zhāng huì qīng］→张介宾［zhāng jiè bīn］

张机［zhāng jī］东汉时期杰出医学家。著有《伤寒杂病论》，提出六经辨证和八纲辨证的原则，倡导汗、吐、和、温、清、补、泄等治则，成为中医辨证论治原则的奠基人，并被尊为医圣。*Zhang Ji* —— ein Arzt von Format in der *Ost-Han*-Zeit und Autor des Buches "Abhandlung über Fieberhafte und Verschiedene Krankheiten", in dem er die Methoden von Analysierung und Differenzierung von Syndromen bzw. Symptomen aufgrund der Theorie der sechs Paare von Meridianen und nach den acht Krankheitsnennern aufstellte. Er führte bei medizinischen Behandlungen die Verfahren von Schwitzen, Erbrechen, Stimulieren, Wärmen, Kühlen, Zuführen und Abführen ein und wurde deswegen als Gründer des Prinzips von Krankheitsbehandlung aufgrund der Differentialdiagnose von Symptomen und Anzeichen anerkannt und als "Heiliger der Medizin" bezeichnet

张介宾［zhāng jiè bīn］明代医学家(1563-1640)。编有《类经》、《类经图翼》、(类经附翼》，另撰有《景岳全书》。在治疗上，主张用温补方剂，为明代温补派之代表。*Zhang Jiebin* (1563-1640) —— ein Arzt in der *Ming*-Dynastie, Repräsentant der *Wen Bu Pai* (eine Gruppe von Ärzten, die in der Praxis für das Verfahren des Wärmens und des Ernährens eintraten) und auch Verfasser von "Klassifizierten Kanon", "Illustrierte Ergänzung für den Klassifizierten Kanon", "Untersystematischer Klassifizierter Kanon" und "Komplette Werke von *Zhang Jingyue*" Er befürwortete, in Behandlung von Krankheiten warm-tonisierende Arzneimittel anzuwenden.

张景岳［zhāng jǐng yuè］→张介宾［zhāng jiè bīn］

张璐玉［zhāng lù yù］→张璐［zhāng lù］

张璐［zhāng lù］清代医学家(1617—1700)。著有《张氏医通》(1695)，是清代重要医学著作之一。*Zhang Lu* —— ein Arzt in der *Qing*-Dynastie (1617-1700) und Autor von "*Zhangs* Abhandlung über Allgemeine Medizin" (1695). Das gilt als eins der bedeutendesten Medizinbücher in der *Qing*-Dynastie.

张石顽［zhāng shí wán］→张璐［zhāng lù］

张氏医通［zhāng shì yī tōng］张璐撰(1695)，为综合性医书。叙述医学各科疾病证治，并附治例和处方。*Zhangs* Abhandlung über Allgemeine Medizin —— ein von *Zhang Lu* (1695) geschriebenes komplexes Medizinbuch, das von Krankheiten und Behandlung von verschiedenen Branchen der Medizin handelt und Krankheitsfälle und Rezepte enthält

张寿甫［zhāng shòu fǔ］→张锡纯［zhāng xī chún］

张锡纯［zhāng xī chún］近代医学家(1860-1933)。为近代中西医汇通派的代表人物之一。著有《医学衷中参西录》(1918-1934)。*Zhang Xichun* —— ein Arzt von der *Neuzeit* in *China* (1860-1933) und Autor des Buches "Aufzeichnung der Traditionellen Chinesischen und Westlichen Medizin in Kombination" (1918-1934), und auch einer der wesentlichen Repräsentanten der "Schule von Integration von Chinesischer und Westlicher Medizin"

张元素［zhāng yuán sù］金代名医。提出应根据不同情况拟定药方，不能沿用古方。他设计了许多新的方剂，金元医学家多受其影响。著有《医学启原》、《珍珠囊》。*Zhang Yuansu* —— ein berühmter Arzt der *Jin*-Dynastie, der behauptete, angesichts der unterschiedlichen Situationen zwischen alter und moderner Zeit Krankheiten nicht mit alten Rezepten behandeln zu müssen. Daher hat er sich viele neue Rezepte ausgedacht und einen großen Einfluß auf die meisten der Ärzte der *Jin-Yuan*-Zeit ausgeübt. Er war auch der Autor von "*Yi Xue Qi Yuan*" (Die Offenbarung von Medizin) und "*Zhen Zhu Nang*" (Der Perlenbeutel).

张志聪［zhāng zhì cōng］清代医学家(1610-1674)。著有《黄帝内经素问灵枢集注》(1672)。*Zhang Zhicong* —— ein Arzt in *Qing*-Dynastie (1610-1674) und Autor von "Ausgabe mit Anmerkungen Verschiedener Kommentatoren zu den Einfachen Fragen und zum übernatürlichen Drehpunkt im Gelben Kaisers Kanon für Innere Medizin" (1672)

章门［zhāng mén］穴位。主治：脾肿大、胆道蛔虫症、胁肋痛等。*Zhangmen* (LR13) —— Akupunkturpunkt. Indikationen: Splenomegalie, Gallenwegeaskaridiaris, Schmerz im Hypochondrium

章楠［zhāng nán］清末医学家。著有《医门棒喝》(1825)。*Zhang Nan* —— ein Arzt in der Endperiode der *Qing*-Dynastie und Autor von "Medizinischen Alarmen" (1825)

章虚谷［zhāng xū gǔ］→章楠［zhāng nán］

zhǎng 掌

掌［zhǎng］手指与手腕之间的内侧面。心包经与心经经过掌中。掌中心是劳宫穴。Palma manus, Vola manus, Handfläche *f* —— innerer Teil der Hand zwischen dem Handgelenk und den Fingern, durch den die Herz-und der Perikardmeridiane verlaufen. Der Punkt *Laogong* (PC 8) befindet sich in der Mitte der Handfläche.

掌骨伤［zhǎng gǔ shāng］Fraktur von Mittelhandknochen, Bruch von Metakarpalknochen

掌推法［zhǎng tuī fǎ］Manipulation mit Palmendruck *f*

掌心毒［zhǎng xīn dú］Pustula des Handtellers

掌心风［zhǎng xīn fēng］Tinea palmae, Hautflechte der Handfläche

掌中［zhǎng zhōng］→劳宫［láo gōng］

zhàng 杖胀障瘴

杖伤(疮)［zhàng shāng (chuāng)］Prügelnverletzung *f*

胀(病)［zhàng (bìng)］①又名膨胀、单腹胀。以腹部胀满为主症的病证。②胀满的自觉症状。Bauchausdehnung *f* —— ①eine Krankheit, die mit Bauchausdehnung, Völlegefühl und Trommelsucht einhergeht. ②Blähungs-und Völlegefühl

胀后产［zhàng hòu chǎn］Position occipitoposterior (des Fö-

tus）

胀气［zhàng qì］Blähung *f*, Flatulenz *f*

胀痛［zhàng tòng］Blähungsschmerz *m*

障翳老定［zhàng yì lǎo dìng］①reife Linsentrübung ②inaktive Hornhauttrübung

瘴毒［zhàng dú］→山岚瘴气［shān lán zhàng qì］

瘴疟［zhàng n ü è］maligne Malaria

瘴气［zhàng qì］① miasmatischer Krankheitserreger ② Malaria *f*

ZHAO 爪赵照

zhǎo 爪

爪甲［zhǎo jiǎ］Nagel *m*

爪切［zhǎo qiè］用指甲掐压穴位。Nagel-Drücken *n* —— den Punkt mit dem Fingernagel drücken

zhào 赵照

赵恕轩［zhào shù xuān］→赵学敏［zhào xué mǐn］

赵献可［zhào xiàn kě］明代医学家。对薛己命门之说加以发挥。撰有《医贯》(1617)。*Zhao Xianke* —— ein Arzt in der *Ming*-Dynastie und Autor von "Umfassende Medizinische Kenntnisse"（1617), in dem er *Xue Jis* Theorie des Lebenstors weiter entwickelte

赵学敏［zhào xuē mǐn］清代医药学家(1719-1805)。著有《本草纲目拾遗》(1765),收载 921 种药物,其中 716 种为李时珍《本草纲目》所未载。搜集和整理民间医生医疗经验编成《串雅内篇》和《串雅外篇》。*Zhao Xuemin* —— ein Arzt und Pharmakologe in der *Qing*-Dynastie（1719-1805）, Autor des Werkes "Ergänzung zum Abriß der Arzneimittelkunde"（1765). Er nahm in seinem Buch 921 Heilkräuter auf, von denen 716 nicht in *Li*'s Buch eingetragen wurden. Außerdem stellte er "Innere Abhandlung über Volksmedizin" und "Äußere Abhandlung über Volksmedizin" zusammen.

赵养葵［zhào yǎng kuí］→赵献可［zhào xiàn kě］

赵依吉［zhào yī jí］→赵学敏［zhào xué mǐn］

照海［zhào hǎi］穴位。主治:慢性咽喉炎、健忘、月经不调等。*Zhaohai*（KI6）—— Akupunkturpunkt. Indikationen: chronische Pharyngitis oder Laryngitis, Amnesie, unregelmäßige Menstruation

ZHE 蜇折辄䗪

zhē 蜇

蜇(螫)伤［zhē (shì) shāng］Stich *m*, Stichwunde *f*, stechen vt

zhé 折辄

折髀［zhé bì］股部牵连下肢疼痛如折的症状,如坐骨神经痛等。starke Schmerzen des Oberschenkels —— starke Schmerzen, die sich in untere Gliedmaßen ziehen, als ob der Oberschenkelknochen gebrochen würde, wie Ischias

折顶回旋［zhé dǐng huí xuán］Osteoklasie und Rotation für Fraktur

折骨绝筋［zhé gǔ jué jīn］geschlossene Fraktur *f*

折骨列肤［zhé gǔ liè fū］offene Fraktur *f*

折骨手法［zhé gǔ shǒu fǎ］Osteoklasie *f*

折疡［zhé yáng］Fraktur mit Infektion, Fraktur, die mit sich Infektion bringt

折针［zhé zhēn］针法操作时,刺人体内的针被折断的异常情况。Nadelbruch *m* —— zufälliger Bruch der eingestochenen Nadel im Körper während der Akupunkturbehandlung

辄筋［zhé jīn］穴位。主治:胸膜炎、胃酸过多、肋间神经痛等。*Zhejin*（GB23）—— Akupunkturpunkt. Indikationen: Pleuritis, Hyperazidität, Interkostalneuralgie

zhè 䗪

䗪虫［zhè chóng］→土鳖虫［tǔ biē chóng］

ZHEN 针真诊枕疹振震镇

zhēn 针真

针柄［zhēn bǐng］Nadelheft *n*

针拨(白)内障［zhēn bá (bái) nèi zhàng］白内障手术方法之一。用一特制的拨针,将混浊之晶体拨离,并压于玻璃体颞侧下方处。Couching —— eine von den Methoden der Kataraktoperation, die trübe Linse mit einer speziellen Entfernungsnadel abzutrennen und an die untere temporale Stelle des Glaskörpers zu drücken

针刺补泻［zhēn cì bǔ xiè］应用不同手法,产生不同刺激强度与特点的针刺方法。如开阖补泻、迎随补泻、呼吸补泻、疾徐补泻、提插补泻、捻转补泻等。Stärkung positiver bzw. Schwächung negativer Kräfte in der Akupunktur —— eine Akupunkturtherapie zur Erzeugung unterschiedlicher Stärken und Wirkungen der Nadelstimulation durch verschiedene Methoden wie z.B. Stärkung oder Schwächung durch Öffnen oder Schließen des Punkturlochs, durch Nadelstich entlang oder entgegen der Richtung von Meridianen, durch Nadelbedienung in Abstimmung mit der Ein-oder Ausatmung, durch schnelles oder langsames Einstechen und Zurückziehen, durch kräftiges oder leichtes Anheben bzw. Stecken und durch Unterschied von Grad und Stärke des Drehens der Nadel

针刺感应［zhēn cì gǎn yìng］病人接受针刺时局部出现的酸、胀、重、麻感觉。Nadelreaktion *f* —— lokales Nadelgefühl wie Gefühl des Wimmelns, Schwellungs-und Schweregefühl und Gefühl des Schlafens beim Patienten während des Nadelstichs

针刺后遗感［zhēn cì hòu yí gǎn］针刺后局部或针刺肢体有酸、麻、胀、重等感觉。一般在出针后数小时自行消失。Nadelgefühl nach dem Nadelstich —— Nadelgefühl, örtlich oder im ganzen Körperteil, wie Gefühl des Wimmeins und des Schlafens, Schwellungs-und Schweregefühl beim Patienten, das nach der Nadeleinführung erscheint und in ein paar Stunden nach dem Herausziehen der Nadel verschwindet.

针刺角度［zhēn cì jiǎo dù］Winkel der Nadeleinführung

针刺疗法［zhēn cì liáo fǎ］Akupunkturtherapie *f*, Nadeltherapie *f*

针(刺)麻(醉)［zhēn (cì) má (zuì)］用针刺进行麻醉的方法。用毫针刺人选定穴位后,通过手法操作(或代用电流)进行诱导,导致手术区域局部处于一定的麻醉状态。在病人神志清醒的状态下,进行各种手术治疗。Akupunkturanästhesie *f*, Nadelanästhesie *f* —— eine Methode zur Betäubung durch Akupunktur. Bei der Operation wird der Patient in wachem Zustand durch Akupunktur mit haarfeinen Nadeln an den gewählten Punkten durch Bedienung von der Hand oder mittels elektrischer Stimulation an der Operationsstelle betäubt.

针刺手法［zhēn cì shǒu fǎ］Manipulation der Akupunktur

针刺效果［zhēn cì xiào guǒ］Akupunktureffekt *m*, Akupunkturwirkung *f*

针刺镇痛［zhēn cì zhèn tòng］Schmerzstillung durch Akupunktur, Akupunkturanalgesie *f*, Nadelanalgesie *f*

针法［zhēn fǎ］①针刺疗法。②针刺手法。包括进针、行针、出针等操作过程。① Akupunkturtherapie *f* ② Manipulation der Akupunktur —— Nadelhandgriff einschließlich Einführung, Bedienung und Herausziehen der Nadel

针感［zhēn gǎn］→针刺感应［zhēn cì gǎn yìng］

针根［zhēn gēn］Nadelwurzel *f*

针尖［zhēn jiān］Nadelspitze *f*

针灸［zhēn jiǔ］Akupunktur und Moxibustion, Akupunktur-und Moxenbehandlung

针灸大成［zhēn jiǔ dà chéng］明·杨继洲撰(1601)。本书较全面地总结了明代以前针灸学术经验和成就。Großes Kompendium von Akupunktur und Moxibustion —— eine umfangreiche Zusammenfassung von Erfahrungen und Erfolgen in der Akupunktur und der Moxibustion bis *Ming*-Zeit, verfasst von *Yang Jizhou* in der *Ming*-Dynastie (1601)

针灸甲乙经［zhēn jiǔ jiǎ yǐ jīng］皇甫谧撰(约 259),是中国现存最早,内容较完整的一部针灸著作。A-B-Klassiker für Akupunktur und Moxibustion —— geschrieben von *Huangfu Mi* (ca. 259). Das Buch gilt als frühestes, inhaltlich vollständigeres Akupunktur-Moxibustionswerk, das in *China* noch vorhanden ist.

针灸聚英［zhēn jiǔ jù yīng］又名《针灸聚英发挥》。明·高武撰(1529)。Die Sammlung der Perlen in der Akupunktur und Moxibustion —— ein Buch, das auch einen anderen Namen "Die Erklärung zur Sammlung der Perlen in der Akupunktur und Moxibustion" hat, wurde von *Gao Wu* der *Ming*-Dynastie (1529) geschrieben.

针灸科［zhēn jiǔ kē］元或明十三科之一,清代九科之一。Spezialgebiet für Akupunktur und Moxibustion —— eines der dreizehn medizinischen Spezialgebiete in der *Yuan*-bzw. *Ming*-Dynastie, und eines der neun der *Qing*-Dynastie

针灸师［zhēn jiǔ shī］Akupunkturarzt *m*

针灸铜人［zhēn jiǔ tóng rén］我国宋代著名医官王惟一于公元 1026 年设计,并用铜铸造的刻有标准经络腧穴的人体模型,常用作教学和考试医生的教具。铜人外涂黄蜡,内盛清水,如果针法准确,刺中穴位,水即从孔穴中流出。bronzene Menschenfigur mit Akupunkturpunkten —— eine bronzene Menschenfigur, erfunden von *Wang Weiyi* im Jahre 1026, mit den an der Oberfläche der Außenseite geschnittenen standardisierten Meridianen und Kollateralen und Akupunkturpunkten, die in eine Wachsschicht gehüllt und mit Wasser gefüllt war und oft als Lehrmittel für Unterricht und Prüfung von Ärzten gebraucht wurde. Wenn ein Akupunkturpunkt richtig eingestochen wurde, floß das Wasser sofort durch das Loch des Punktes aus, wenn nicht, floß das Wasser nicht aus.

针灸学［zhēn jiǔ xué］Akupunkturologie *f*, Heilkunde für Akupunktur und Moxibustion

针灸医生［zhēn jiǔ yī shēng］Akupunkturarzt *m*

针灸治疗［zhēn jiǔ zhì liáo］Therapie von Akupunktur und Moxibustion, Akupunktur-und Moxenbehandlung

针灸治疗学［zhēn jiǔ zhì liáo xué］Therapeutik von Akupunktur und Moxibustion *f*

针灸资生经［zhēn jiǔ zī shēng jīng］宋·王执中撰(1220)。对针灸作了介绍,包括临床心得,人体各部腧穴,并附图 46 幅。Erfahrung in der Akupunktur-und Moxenbehandlung, Klassiker von Grundlage der Akupunktur und der Moxibustion —— eine systematische Darlegung von Akupunktur und Moxibustion, einschließlich der Lage von Meridianen und Akupunkturpunkten verschiedener Teile des Körpers, der Erfahrungen aus den klinischen Tätigkeiten des Autors und 46 Abbildungen, verfasst von *Wang Zhizhong* in der *Song*-Dynastie (1220)

针具［zhēn jù］Akupunkturinstrument *n*, Nadelinstrument *n*

针烙［zhēn luò］Kauterisationstherapie mit erhitzter Nadel, Kaustik mit erhitzter Nadel

针麻诱导［zhēn má yòu dǎo］针麻开始时进行的持续针刺刺激。Induktion der Akupunkturanästhesie —— kontinuierlicher Nadelstich zu Beginn der Akupunkturanästhesie

针麻原理［zhēn má yuán lǐ］Mechanismus der Akupunkturanästhesie

针身(体)［zhēn shēn (tǐ)］Nadelkörper *m*

针石［zhēn shí］Nadelstein *m*

针挑疗法［zhēn tiāo liáo fǎ］针刺疗法之一。选一定的俞穴或某些体表部位出现的异点,用粗针挑刺出血或使渗出少量津液,或挑出少量白色纤维样物。Nadelabstichmethode *f* —— eine Art der Nadelungstherapie, mit dicker und großer Nadel die Haut an bestimmtem Akupunkturpunkt oder ungewöhnlicher Stelle zu stechen, bis Blut oder Serum erscheint oder bis Blut oder Gewebeflüssigkeit durchtränkt oder bis wenige weißliche faserartige Substanz abgestochen wird

针尾［zhēn wěi］针柄的末端。Nadelende *n* —— Ende des Nadelhefts

针压法［zhēn yā fǎ］Nadeldruck *m*, Akupunkturdruck *m*

针眼［zhēn yǎn］Liddrüsenentzündung *f*, Hordeolum *n*, Gerstenkorn *n*

真寒假热［zhēn hán jiǎ rè］Kälte-Syndrom mit Pseudo-Hitzesyndrom

真寒假热证［zhēn hán jiǎ rè zhèng］Syndrom der wahren Kälte-Krankheit mit Manifestation der falschen Hitze *n* 又称"阴盛格阳证""戴阳证"。阴寒内盛,格阳于外,以烦热口干,面红如妆,躁扰不宁,而兼胸腹不温,下肢厥冷,小便清长,大便清冷,舌淡苔白,脉沉弦,或浮大无力等为常见症的证候

真火［zhēn huǒ］→肾阳［shèn yáng］

真睛破损［zhēn jīng pò sǔn］眼球因外物射入、跌仆、撞击致伤而穿孔。perforierte Wunde von Augapfel —— oft verursacht durch Versetzungen von Fremdkörper, Fall oder Quetschung

真气［zhēn qì］echtes *Qi n* 人体之气的统称

真热假寒［zhēn rè jiǎ hán］Hitzesyndrom mit Pseudo-Kältesymptom, Hitzesyndrom mit falschem Kältesyndrom

真热假寒证［zhēn rè jiǎ hán zhèng］Syndrom der wahren Hitze-Krankheit mit Manifestation der falschen Kälte *n* 又称"阳盛格阴证","热绝证"。邪热内盛,阳气郁闭格阴于外,以四肢厥冷,恶寒甚至寒战,而兼壮热口渴,胸腹灼热,烦躁不宁,便秘尿黄,舌红苔黄,脉弦数等为常见症的证候

真人活命饮［zhēn rén huó mìng yǐn］→仙方活命饮［xiān fāng huó mìng yǐn］

真实假虚［zhēn shí jiǎ xū］实邪结聚的病,反而出现类似虚证的假象。Echter Übermaß mit Pseudo-Mangelsymptomen —— ein krankhafter Zustand durch Akkumulation von pathogenen Faktoren mit scheinbarem Mangelsyndrom

真水［zhēn shuǐ］→肾阴(水)［shèn yīn (shuǐ)］

真头痛［zhēn tóu tòng］以头痛剧烈难忍,痛连脑后,痛时手足厥冷为特征的危重证候。可能与颅内疾患有关。unerträgliche Kopfschmerzen —— ein lebensgefährliches Symptom, das mit starken und unerträglichen Kopfschmerzen, die bis in den Hinterkopf ausstrahlen, mit kalten feuchten Gliedmaßen beim Ausbruch einhergeht und wahrscheinlich mit der intrakranialer Krankheit zusammenhängt

真武汤［zhēn wǔ tāng］又名玄武汤。成分:熟附子、白术、茯苓等、白芍、生姜。主治:脾肾阳虚、水湿内停所致之水肿等症。*Zhenwu Tang*, Milz-*Yang* stärkendes Dekokt —— Indikationen: Ödem durch *Yang*-Mangel der Milz und der Nieren und durch Wasserretention

真息［zhēn xī］气功锻炼中极轻微的腹式呼吸。echtes Atmen —— eine sehr leichte Abdominalatmung bei *Qigong*-Übungen

真心痛［zhēn xīn tòng］Angina pectoris *f*, Herzkrampf *m*

真虚假实［zhēn xū jiǎ shí］正气虚弱的病,反而出现类似实证的假象。echter Mangel mit Pseudo-Übermaßsymptomen —— ein krankhafter Zustand durch Mangel an

Vitalität-*Qi* mit scheinbarem Übermaßsyndrom

真眩晕［zhēn xuàn yùn］突然发作，景物旋转，伴有恶心、呕吐的眩晕。Drehschwindel *m* —— plötzlicher Anfall von Schwindel mit Nausea, Erbrechen und drehendem Gefühl

真牙［zhēn yá］Weisheitszahn *m*

真阳［zhēn yáng］→肾阳［shèn yáng］

真意［zhēn yì］在气功锻炼中高度集中的意念。echte Willehohe Konzentration von Gedanken bei *Qigong*-Übungen

真脏脉［zhēn zàng mài］五脏真气败露的脉象。可见于疾病的危重阶段。kritischer Pulszustand, den Verfall von Viszeralenergie symbolisierender Pulszustand —— ein oft in kritischen Fällen gesehener und die *Qi*-Erschöpfung der fünf *Zang*-Organe anzeigender Pulszustand

真脏色［zhēn zàng sè］五脏精气败露，常可反映于面，为疾病预后不良的征兆。den Verfall viszeraler Energie reflektierende Gesichtsfarbe —— Die Farbe von beeinträchtiger Essenz und *Qi* innerer Organe reflektiert sich oft am Gesicht, die eine schlechte Prognose indiziert

真(正)气［zhēn (zhèng) qì］由先天原气与后天水谷之气结合而成，为生命的动力。Vitalität-*Qi*, echtes *Qi*-dynamische Kraft aller vitalen Funktionen, die aus der Vereinigung von ererbtem *Qi* und erworbener Energie aus Luft und Nahrung entspringt

zhěn 诊枕疹

诊尺肤［zhěn chǐ fū］运用手指触觉，诊察病者两手肘关节以下至腕关节以上内侧皮肤的润泽、粗糙、冷热等情况。Untersuchung der Haut zwischen Ellbogen und Handgelenk —— eine diagnostische Methode zur Untersuchung von Feuchtigkeit, Grobheit und Temperatur der Beuge des Unterarms durch Palpation

诊法［zhěn fǎ］诊断疾病的方法。包括四诊和辨证两个环节。四诊是运用望、闻、问、切等方法搜集病人的症征。辨证是对这些症征进行分析综合的过程。两者相互配合，作出正确的诊断。diagnostische Methode —— Sie ist eine Methode der Diagnose, die auf der Kooperation von Patienten beruht. Dazu gehören vier Diagnoseverfahren, nämlich Betrachten, Beriechen und anhörendes Befragen und Betasten von Puls und sonstigen Körperteilen sowie Analysierung und Differenzierenung von Syndromen bzw. Symptomen des Patienten.

诊家枢要［zhěn jiā shū yào］脉学专书。其中论述 29 种脉象及有关病证。元·滑寿撰（约 1359）。das Wesentliche für Diagnostik —— ein Fachbuch über Pulsdiagnostik, das 29 Pulszustände und denen entsprechende Krankheiten abhandelt, wurde von *Hua Shou* in der *Yuan*-Zeit (etw. 1359) verfasst

诊脉［zhěn mài］den Puls fühlen

诊胸腹［zhěn xiōng fù］运用手指触觉，切按病者胸腹部以了解病情。Palpation auf dem Thorax und dem Abdomen —— ein diagnostisches Verfahren zur Feststellung der Krankheitszustände der Brust und des Bauchs durch Betasten

诊虚里［zhěn xū lǐ］切按心尖搏动部位以了解胃气与宗气的盛衰。Palpation der Herzspitze —— eine Methode zur Untersuchung des Zustands von Magen-*Qi* (Nahrungsenergie) und Brust-*Qi* (dynamischer Kraft von Atmung und Stimme) durch Befühlen der Herzspitzenregion

诊指纹［zhěn zhǐ wén］观察三岁以下小儿食指掌面表浅小静脉的颜色和充盈度的变化，以辅助切诊进行诊断。Untersuchung der Fingervenen —— eine diagnostische Hilfsmethode der Beobachtung von Farbe und Fülle oberflächlicher Venen an der Fingerbeere des Zeigefingers eines Kindes unter drei Jahren

枕［zhěn］*Zhen* (AT 3), Okziput *n* 耳穴。在对耳屏外侧面的后部

枕上旁线［zhěn shàng páng xiàn］Seitenlinie des oberen Hinterhauptbeins *f* 头(皮)针穴线。在枕上下正中线旁 0.5 寸，与枕上正中线平行

枕上正中线［zhěn shàng zhèng zhōng xiàn］*Zhenshang Zhengzhongxian* (MS 12), Seitenlinie des oberen mittleren Hinterhauptbeins *f*

枕秃［zhěn tū］Glatze am Okziput *f* 枕部的头发稀少的表现，小儿尤为多见

枕下旁线［zhěn xià páng xiàn］Seitenlinie des unteren Hinterhauptbeins *f* 头(皮)针穴线。从玉枕向下引一直线，长 2 寸

疹［zhěn］Eruption *f*, Hautausschlag *m*

疹毒［zhěn dú］古代指麻疹病后出现的一系列病证。Maserngiftigkeit *f* —— ein altes Ausdruck für Komplikationen von Masern

疹痨［zhěn láo］麻疹后失于调治，继发重度营养不良或结核病。Schwindsucht nach Masern —— schwere Unterernährung oder Tuberkulose nach Masern infolge der Pflegelosigkeit

疹气［zhěn qì］Schnurförmige Masse im Abdomen

zhèn 振震镇

振寒［zhèn hán］Frösteln *n*, Schauer *m*, Schauder *m*

振挺［zhèn tǐng］直经 2-3 厘米的小木棒，作为伤科消肿散瘀的拍打工具。kleine Holzstange —— eine kleine Holzstange mit dem Durchmesser von 2 bis 3 cm als ein Schlaginstrument zum Zerstreuen von Schwellung und Ekchymose

震颤法［zhèn chàn fǎ］针刺手法。将针作轻微颤动的针法。Vibrationsnadelung *f* —— eine Manipulation der Akupunktur, die Nadel nach der Einführung leicht zu schütteln

震耳［zhèn ěr］→聤(脓)耳［tíng (nóng) ěr］

镇肝熄风［zhèn gān xī fēng］Beruhigung des Leber-Windes *f*

镇肝熄风汤［zhèn gān xī fēng tāng］成分：淮牛膝、代赭石、龙骨、牡板、龟板、白芍、元参、天冬、川楝子、麦芽、甘草、茵陈。主治：阴虚阳亢、肝风内动所致之眩晕、头痛等症。*Zhengan Xifeng Tang*, Leber-Wind beruhigendes Dekokt —— Indikationen: Schwindel und Kopfschmerzen infolge des *Yin*-Mangels, der zur *Yang*-Überfunktion und zum Auflodern endogenen Windes führt

镇惊［zhèn jīng］Linderung der Konvulsion

镇惊安神［zhèn jīng ān shén］Linderung der Konvulsion und Beruhigung des Geistes

镇惊安神药［zhèn jīng ān shén yào］Muskelnspasmus stillende und beruhigende Arzneien

镇痉［zhèn jìng］→解(镇)痉［jiě (zhèn) jìng］

镇痉止抽［zhèn jìng zhǐ chōu］Linderung der Konvulsion und Stillung des Tremores

镇静［zhèn jìng］beruhigen vt, Beruhigung *f*

镇静安神［zhèn jìng ān shén］beruhigen und innere Unruhe beseitigen

镇静解痉［zhèn jìng jiě jìng］beruhigen zur Linderung des Muskelkrampfs

镇咳［zhèn ké］Husten stillen

镇潜［zhèn qián］→潜镇［qián zhèn］

镇摄肾气［zhèn shè shèn qì］Konsolidieren und Adstringieren von Nieren-*Qi*

镇心［zhèn xīn］Palpitation lindern

镇心安神［zhèn xīn ān shén］Bewachung des Herzens und Beruhigung des Geistes

ZHENG 怔睁蒸癥整正证郑

zhēng 怔睁蒸癥

怔忡［zhēng chōng］schwere Palpitation

睁光瞎［zhēng guāng xiā］Blindheit ohne abnormale Veränderung des Aussehens der Augen

蒸［zhēng］利用水蒸气蒸制药物，使之熟透的加工方法。Dämpfen *n* —— der Verarbeitungsprozeß von Arzneien mit Dampf

蒸病［zhēng bìng］→骨蒸［gǔ zhēng］

蒸露［zhēng lù］药物经过蒸馏法而制成蒸馏药液的加工过程。Destillation *f* —— der Verarbeitungsprozeß der Verdampfung und Kondensation einer Arznei zur destillierten Arzneiflüssigkeit

蒸汽吸入疗法［zhēng qì xì rù liáo fǎ］Inhalationstherapie mit Wasserdampf *f* 根据病情选用适当药物，煎煮时用口或鼻吸入药物蒸汽，或用雾化器将药液雾化后吸入口鼻，以治疗口鼻、咽喉、心肺等疾病以及头晕头痛等的方法

蒸乳［zhēng rǔ］Mastitis wegen der Milchstauung

蒸乳发热［zhēng rǔ fā rè］Mastitis und Fieber wegen der Milchstauung, Stagnationsmastitis mit Fieber

蒸药［zhēng yào］Heilkräuter dämpfen

蒸灼神水［zhēng zhuó shén shuǐ］炎症影响房水，如虹膜睫状体引起房水混浊或前房积脓。Kammerwasserschädigung durch pathogenes Feuer —— Trübung des Humors aquosus oder Hypopyon, die durch Entzündungen wie z.B. Iridozyklitis verursacht wird

癥［zhēng］feste Masse im Bauchraum *f*

癥瘕［zhēng jiǎ］Masse im Abdomen *f*

癥疝［zhēng shàn］以腹部突然胀满、隆起，胃脘部疼痛为主要表现的疾患。Protuberanz des Abdomens —— ein krankhafter Zustand mit plötzlicher Blähung und Protuberanz des Abdomens, sowie Schmerzen im Epigastrium als Symptomen

zhěng 整

整体观念［zhěng tǐ guān niàn］中医学基本理论特点之一。既强调人体内脏与其他组织器官之间的协调完整性，又重视人体和外界环境的统一性。organischer Begriff des menschlichen Körpers als eines untrennbaren und einheitlichen Ganzen —— eine Ansicht der traditionellen chinesischen Medizin, die alle Teile des menschlichen Körpers sowie den menschlichen Körper und die Umgebung als ein untrennbares und einheitliches Ganze betrachtet

zhèng 正证郑

正复［zhèng fù］Reduktion *f*

正常脉象［zhèng cháng mài xiàng］normaler Pulszustand *m*

正常舌象［zhèng cháng shé xiàng］normale Zunge-Manifestation *f*

正骨［zhèng gǔ］①Ulna *f* ②Einrenkung von gebrochenen und ausgerenkten Knochen

正骨八法［zhèng gǔ bā fǎ］即摸法、接法、端法、提法、按法，摩法、推法，拿法。acht Manipulationen der Einrenkung —— Berühren, Fügen, Halten, Heben, Drücken, Reiben, Schieben und Massieren

正骨科［zhèng gǔ kē］元十三科之一，清代九科之一。Spezialgebiet von Knocheneinrichtung —— eines der dreizehn Spezialgebiete in der *Yuan*-Dynastie bzw. eines der neun in der *Qing*-Dynastie

正骨推拿［zhèng gǔ tuī ná］orthopädische Massage *f* 用于治疗骨伤、脱位、伤筋等骨伤疾病的推拿方法

正化［zhèng huà］Bewegungspunkt *m* 六气正当其主令之时位所化。如壬申、壬寅年，少阳相火司天，厥阴风木在泉，中运为太角木运太过，司天之气为热化，在泉与中运之气为风。凡不出现胜气、复气，尚为平气者，即为正化。十二地支化生六气的机制，与对化相对而言。十二支化气，生六气本气，当其本位而化。十二地支中的寅卯辰位于东方，巳未午位于南方，申酉戌位于西方，亥子丑位于北方。如厥阴风木，木生于亥，故厥阴正化于亥而对化于巳，故已亥年同为厥阴风木司天

正经［zhèng jīng］reguläre Meridiane, die zwölf Meridiane

正门［zhèng mén］Lippe *f*

正念［zhèng niàn］Gedankenkonzentration auf Atmen bei *Qigong*-Training

正疟［zhèng nüè］ordinäre Malaria *f*

正气［zhèng qì］①泛指生命机能。②与病邪相对而言，指人体对疾病的防御、抵抗和再生能力。*Zheng Qi* —— ①die vitale Funktion ②Abwehrkraft und Regenerationsfähigkeit des Körpers den pathogenen Faktoren gegenüber

正色［zhèng sè］normale Farbe der Haut

正水［zhèng shuǐ］Anasarka mit Kurzatmigkeit

正体类要［zhèng tǐ lèi yào］正骨专书。明·薛己撰(1529)。Klassifikation und Behandlung von Traumatischen Krankheitsen —— Eine Monographie von Knocheneinrenkung, geschrieben von *Xue Ji* in des *Ming*-Dynastie, wurde 1529 publiziert.

正头痛［zhèng tóu tòng］im ganzen Kopf verbreitete Schmerzen

正邪［zhèng xié］①gesundes *Qi* und Pathogen ②störender Faktor *m*

正邪分争［zhèng xié fēn zhēng］Kampf zwischen gesundem *Qi* und pathogenem Faktor *m*

正邪相争［zhèng xié xiāng zhēng］Kampf zwischen der vitalen Energie und dem pathogenen Faktor

正虚［zhèng xū］Schwächung der Körperwiderstandsfähigkeit

正虚邪实［zhèng xū xié shí］Schwächung der Abwehrkraft und Überlegenheit von pathogenen Faktoren

正阳阳明［zhèng yáng yáng míng］Krankheit vom *Yangming* durch direkten Angriff *f*

正营［zhèng yíng］穴位。主治：偏头痛、眩晕、牙病等。*Zhengying* (GB17) —— Akupunkturpunkt. Indikationen: Migräne, Schwindel, Zahnschmerz

正治［zhèng zhì］采用与疾病性质相反的方法和药物来治疗疾病。如寒证用热药，热证用寒药，虚证用补法、实证用泻法。Routinebehandlung *f* —— regelrechte Behandlung krankhafter Zustände mit Maßnahmen oder Arznei von gegenseitiger Natur: Arznei von "heißer Natur" zur Behandlung des kalten Syndroms, Arznei von "kalter Natur" zur Behandlung des heißen Syndroms, verstärkende Maßnahme beim Mangelsyndrom sowie abführendes Medikament beim Übermaßsyndrom

证(候)［zhèng(hòu)］按照中医理论，对病人的若干症状和体征属性的概括。如发热、恶寒、头痛、苔薄、脉浮等称为表证。Syndrom *n*, Symptomenkomplex *m* —— Zusammenfassung von bestimmten Symptomen und Körperzeichen nach der traditionellen chinesischen Medizin, z.B. äußeres Syndrom ist der Kollektivbegriff für Fieber, Kältescheu, Kopfschmerzen, dünnen Zungenbelag und oberflächlichen Puls.

证候错杂［zhèng hòu cuò zá］vermischendes Syndrom *n* 疾病某阶段中表、里、寒、热、虚、实等性质相反的证候同时存在的情况

证候相兼［zhèng hòu xiāng jiān］gleichzeitiges Vorliegen von Symptomen *n* 疾病某阶段中各种不同证候同时存在的情况

证候真假［zhèng hòu zhēn jiǎ］wahre oder falsche Präsentation von Syndromen *f* "真"是与疾病本质相符合的证候，"假"是与疾病本质不相符的表现。在疾病危重阶段，可能出现"假象"，以掩盖真实证候的情况

证类本草［zhèng lèi běn cǎo］又名《经史证类备急本草》。唐慎微撰(1108)。本书对本草学基本理论、药物名称、药性、主治、产地、采收、炮制、附方等记述颇详。收载药物1700余种。klassifizierte Heilkräuter —— Ein Arzneibuch von *Tang Shenwei* am Ende des elften Jahrhunderts, das mehr als 1700 Arten von Heilkräutern umfasst und Grundtheorie von Heilmittel ihre Namen, Wirkungen, Kennzeichnungen, Herkunftsorte, Indikationen, Sammlungs-und Verarbeitungstechnik sowie ihre bewärten Rezepte ausführlich beschreibt und auch "Klassifizierte Heilkräuter für Notfall" heißt.

证型［zhèng xíng］Typ des Syndroms *m*

证治准绳［zhèng zhì zhǔn shéng］丛书。又名《六科证治准绳》。明·王肯堂撰(1602)。全书阐述以证治为主,故总称《证治准绳》,包括《杂病证治准绳》、《杂病证治类方》、《伤寒证治准绳》、《疡医证治准绳》、《幼科证治准绳》、《女科证治准绳》。每一病证先综述历代医家治验,后阐明己见。Maßstab der Diagnose und der Behandlung —— eine sechsbändige Buchreihe mit ausführlichen Beschreibungen der Syndrome und therapeutischen Methoden und auch mit reichlichen Erfahrungen älterer Generationen und persönlicher Auffassungen des Autors, zusammengestellt von *Wang Kentang* in der *Ming*-Dynastie. Diese Buchreihe ist auch unter dem Titel "Diagnostischer und Therapeutischer Maßstab für Sechs Medizinische Sektion" bekannt und schließt folgende Bände ein: "Maßstab der Diagnose und der Behandlung für Verschiedene Krankheiten", "Klassifizierte Rezepte für Behandlung der Verschiedenen Krankheiten", "Maßstab der Diagnose und der Behandlung von Fieberhaften Krankheiten", "Maßstab der Diagnose und der Behandlung des Geschwürs", "Maßstab der Diagnose und der Behandlung der Kinderkrankheiten", "Maßstab der Diagnose und der Behandlung der Frauenkrankheiten"

郑宏纲［zhèng hóng gāng］清代喉科名医(1727-1787)。编成《重楼玉钥》一书,后由其子郑瀚加以补充,刊于1838年。该书并载有数种有效喉科方剂。*Zheng Honggang* (1727-1787)—— ein bekannter Arzt für Kehlkopfheilkunde in der *Qing*-Dynastie und Autor des Buches "*Zhong Lou Yu Yao*" (Behandlung der Kehlkopferkrankung), oder (Jadeschlüssel zu abgelegener Kammer), das im Jahre 1838 mit der Ergänzung von *Zheng Han*, dem Sohn des Autors, veröffentlicht wurde

郑纪元［zhèng jì yuán］→郑宏纲［zhèng hóng gāng］

郑梅涧［zhèng méi jiàn］→郑宏纲［zhèng hóng gāng］

郑声［zhèng shēng］schwaches Murmeln (bei Patienten im kritischem Stadium)

ZHI 支知肢栀脂蜘执直植跖止纸枳指趾至志制治炙秩猘痔蛭滞稚

zhī 支知肢栀脂蜘

支膈［zhī gé］epigastrische Blähungen

支沟［zhī gōu］穴位。主治:耳聋、便秘、肋间神经痛等。*Zhingou* (SJ 6)—— Akupunkturpunkt. Indikationen: Taubheit, Verstopfung, Interkostalneuralgie

支节烦疼［zhī jié fán téng］Arthralgie der Extremitäten

支饮［zhī yǐn］四饮之一,饮邪停留于胸膈。症见:呼吸困难和浮肿。thorakale Flüssigkeitsretension —— eine der vier Arten von Flüssigkeitsretension, die mit Dyspnoe und Ödem einhergeht

支正［zhī zhèng］穴位。主治:肘臂痛、颈项强、精神病等。*Zhizheng* (SI 7)—— Akupunkturpunkt. Indikationen: Schmerzen des Ellbogens und des Arms, Halsstarre, Psychopathie

知柏地黄丸［zhī bǎi dì huáng wán］成分:熟地黄、山茱萸、山药、茯苓等、牡丹皮、泽泻。主治:六味地黄丸证而见火热偏盛者。*Zhi Bai Dihuang Wan*, Pille von Anemarrhena, Phellodendron und Rehmannia —— Indikationen: Syndrome, bei denen *Liu Wei Dihuang Wan* indiziert ist, mit Überfülle des Feuers

肢节痛［zhī jié tòng］Arthrodynie der Extremitäten

栀子柏皮汤［zhī zǐ bǎi pí tāng］成分:栀子、黄柏、炙甘草。主治:热重于湿的黄疸。*Zhizi Baipi Tang*, Dekokt von Gardenie und Phellodendron —— Indikationen: Ikterus mit mehreren Hitzeerscheinungen als Feuchtigkeitserscheinungen

栀子豉汤［zhī zǐ chǐ tāng］成分:栀子、淡豆豉。主治:热病心烦不眠。*Zhizi Chi Tang*, Dekokt von Gardenie und fermentierten Sojabohnen —— Indikation: febrile Krankheit mit Unruhe und Schlaflosigkeit

栀子甘草豉汤［zhī zǐ gān cǎo chǐ tāng］成分:栀子、淡豆豉、炙甘草。主治:栀子豉汤证兼见少气者。*Zhizi Gancao Chi Tang*, Dekokt von Gardenie, Süßholz und fermentierten Sojabohnen —— Indikationen: Syndrom, bei dem *Zhi Zi Chi Tang* indiziert ist, mit Kurzatmigkeit

栀子厚朴汤［zhī zǐ hòu pò tāng］成分:栀子、厚朴、枳实。主治:栀子豉汤证兼见胸痞腹满者。*Zhizi Houpo Tang*, Dekokt von Gardenie und Magnolia —— Indikationen: Syndrom, bei dem *Zhi Zi Chi Tang* indiziert ist, mit Völlegefühl in der Brust und dem Abdomen

栀子生姜汤［zhī zǐ shēng jiāng tāng］成分:栀子豉汤加生姜。主治:栀子豉汤证兼见呕吐者。*Zhizi Shengjiang Tang*, Dekokt von Gardenie und frischem Ingwer —— Indkiationen: Syndrom, bei dem *Zhi Zi Chi Tang* indiziert ist, mit Erbrechen

脂瘤［zhī liú］Talgzyste *f*, Steatom *n*, Sebozystom *n*

蜘蛛疮［zhī zhū chuāng］→缠腰火丹［chán yāo huǒ dān］

zhí 执直植跖

执着［zhí zhuó］völlige Versunkenheit (beim *Qigong*-Training)

直肠［zhí cháng］*Zhichang* (HX 2), Rektum *n* 耳穴。在耳轮脚棘前上方的耳轮处

直肠泄［zhí cháng xiè］postprandiale Diarrhoe, Rektaldiarrhoe *f*

直刺［zhí cì］senkrechte Punktion *f*

直接灸［zhí jiē jiǔ］Direktmoxibustion *f*

直视［zhí shì］ausdrucksloses Stieren des bewußtlosen Patienten

直(针)刺［zhí (zhēn) cì］senkrechter Einstich, senkrechte Nadelung

直中［zhí zhòng］direkte Attacke *f*, direkter Anfall *m* 伤寒病邪逾三阳经而径直侵犯三阴经的发病类型或外邪直接损伤脏腑而为病

直中三阴［zhí zhòng sān yīn］六经病传变规律为先见三阳经证,后见三阴经证。病邪重正气虚时,可见寒邪直接侵犯三阴经。简称直中。direkter Angriff auf die drei *Yin*-Meridiane —— Bei der Übertragung akuter febriler Erkrankung zwischen den sechs Paaren von Meridianen werden normalerweise die drei *Yang*-Meridiane zuerst affiziert und dann die drei *Yin*-Meridiane. Bei dem Vorherrschen der pathogenen Faktoren und bei der Schwächung von *Qi* affiziert aber pathogene Kälte direkt die drei *Yin*-Meridiane.

植物名实图考［zhí wù míng shí tú kǎo］清·吴其浚撰。(1848)。包括植物1714种。附有插图。illustriertes Pflanzenbuch —— ein Botanisches Werk von *Wu Qijun* mit Beschreibungen und Abbildungen von 1714 Arten der Pflanzen, herausgegeben im Jahr 1848

植物名实图考长编［zhí wù míng shí tú kǎo cháng biān］吴其浚撰(1848)。搜集历代文献中的植物778种。Ausführliche Zusammenstellung für illustriertes Pflanzenbuch —— die Fortsetung des "Illustrierten Pflanzenbuches" von *Wu Qijun* mit Ergänzungen von 778 Arten der Pflanzen aus Dokumenten der vergangenen Jahren, herausgegeben im Jahr 1848

跖［zhí］①Mittelfuß *m*, Metatarsus *m* ②distaler Teil des Halluxes

跖跛［zhí bǒ］Lahmheit durch Erkrankung der Fußsohle

跖疣［zhí yóu］Verruca plantaris *f*, Dornwarze *f*, Fußsohlenwarze *f*

zhǐ 止纸枳指趾

止汗［zhǐ hàn］Hidroschesis *f*, Schweißstillen *n*

止痉散［zhǐ jìng sǎn］成分：蜈蚣、全蝎。主治：抽搐。*Zhijing San*, Krampfstillendes Pulver —— Indikation: Konvulsion

止咳化痰［zhǐ ké huà tán］Husten stillen und Schleim lösen

止咳平喘［zhǐ ké píng chuǎn］Husten und Asthma stillen

止咳平喘药［zhǐ ké píng chuǎn yào］Husten und Asthma stillendes Arzneimittel

止渴［zhǐ kě］Durst stillen

止呕［zhǐ ǒu］Erbrechen stillen

止嗽散［zhǐ sòu sǎn］成分：桔梗、甘草、荆芥、陈皮、紫苑、百部、白前。主治：外感咳嗽。*Zhisou San*, hustenstillendes Pulver —— Indikation: Husten infolge von Wind-Kälte

止痛［zhǐ tòng］Schmerz stillen

止息［zhǐ xī］入静时的自然呼吸。呼与吸之间略事停顿。Pause der Atmung-Pause zwischen Ein-und Ausatmung im ruhigen Zustand bei *Qigong*-Übungen

止血［zhǐ xuè］治疗出血证的方法。分清热止血、祛瘀止血、补气止血等。Blut stillen, Hämorrhagie stillen, Hämostase *f* —— Es umfasst drei Methoden der Blutstillung nämlich Hitze beseitigend, Stauung lösend und *Qi* stärkend

止血敛疮［zhǐ xuè liǎn chuāng］Blut stillen und eitrige Hautinfektion behandeln

止血收口［zhǐ xuè shōu kǒu］Blut stillen und Heilen fördern

止血行瘀［zhǐ xuè xíng yū］Blut stillen und Blutgerinnsel absorbieren

止血药［zhǐ xuè yào］hämostatisches Arzneimittel *n*

止痒［zhǐ yǎng］Jucken stillen

止遗尿［zhǐ yí niào］Enuresis aufhalten, Bettnässen aufhalten

止晕［zhǐ yùn］Synkope lindern

纸垫固定［zhǐ diàn gù dìng］Fixation mit Papierpolster

枳实导滞丸［zhǐ shí dǎo zhì wán］成分：大黄、枳实、六曲、茯苓、黄芩、黄连、白术、泽泻。主治：积滞湿热内阻于胃肠所致之痢疾或大便秘结等症。*Zhishi Daozhi Wan*, Pille von unreifer Zitrone für Beseitigung der Stagnation —— Indikationen: durch Stagnation der Feuchtigkeit-Hitze im Magen und im Darm verursachte Symptome wie Dysenterie oder Verstopfung

枳实消痞丸［zhǐ shí xiāo pǐ wán］成分：干生姜、炙甘草、麦芽、白茯苓、半夏曲、党参、厚朴、枳实、黄连、白术。主治：脾胃气虚、寒热互结所致之脘腹痞胀、食少、体倦等症。*Zhishi Xiaopi Wan*, Völlegefühl beseitigende Pille von unreifer Zitrone —— Indikationen: Völlegefühl und Blähungen im Magen und im Bauch, Appetitlosigkeit, Müdigkeit infolge des *Qi*-Mangels der Milz und des Magens, und Akkumulation der Hitze und der Kälte

枳实薤白桂枝汤［zhǐ shí xiè bái guì zhī tāng］成分：枳实、薤白、桂枝、厚朴、瓜蒌实。主治：胸痹气结较甚，气上冲胸者。*Zhishi Xiebai Guizhi Tang*, Dekokt von unreifer Zitrone, Allium und Zimtbaumszweig —— Indikation: Schmerzen im Thorax durch schwere *Qi*-Stagnation

枳术汤［zhǐ zhú tāng］成分：枳实、白术。主治：脾虚气滞、水饮内停而致胃脘痞满之证。*Zhi Zhu Tang*, Dekokt von unreifer Zitrone und Atractylodes ovata —— Indikation: epigastrische Stickigkeit durch Mangelsyndrom der Milz mit *Qi*-Stagnation und Wasserretention

枳术丸［zhǐ zhú wán］成分：枳实、白术。主治：脾胃虚弱、饮食停滞所致之食少、脘胀等症。*Zhi Zhu Wan*, Pille von unreifer Zitrone und Atractylodes —— Indikation: durch Hypofunktion der Milz und des Magens und Nahrungsretention verursachte Verdauungsstörungen mit Appetitlosigkeit und Völlegefühl im Epigastrium

指寸法［zhǐ cùn fǎ］用病人手指同身寸作为测定穴位位置标准的方法。Messung in Fingerlänge —— ein Meßverfahren zur Festlegung von Akupunkturpunkten mit der in gleiche Teile unterteilten Fingerlänge des Patienten als *Shencun*（Längenmaßeinheit des Körpers）

指疔［zhǐ dīng］Paronychie *f*, Nagelbettentzündung *f*

指法［zhǐ fǎ］Finger-Technik *f*

指目［zhǐ mù］Pulsfühlen mit der Fingerspitze

指纹［zhǐ wén］Hautlinien an der Zeigefingerbeere

指压法［zhǐ yā fǎ］以指按压穴位的治疗方法。Fingerdruckmethode *f* —— eine Therapiemethode des Fingerdrucks am Akupunkturpunkt

指压麻醉［zhǐ yā má zuì］Anästhesie durch Fingerdruck

指压行气法［zhǐ yā xíng qì fǎ］*Qi* durch Fingerdruck in Umlauf setzen

指针（压）疗法［zhǐ zhēn（yā）liáo fǎ］Fingerdruckmethode

趾［zhǐ］*Zhi*（AH 2）, Zeh *m*, Zehe *f*

趾疔［zhǐ dīng］Furunkel auf der Zehe

趾骨伤［zhǐ gǔ shāng］Fraktur der Zehe

zhì 至志制治炙秩猘痔蛭滞稚

至宝丹［zhì bǎo dān］成分：犀角、玳瑁、琥珀、朱砂、雄黄、龙脑、麝香、牛黄、安息香。主治：热邪内扰、痰蒙心包所致之神昏不语、痰盛气粗等症。*Zhibao Dan*, Pille des kostbarsten Schatzes —— Indikationen: Bewußtlosigkeit, Aphasie, übermäßige Expektoration und Schnaufen infolge der Hitze und der Schleimblockierung im Herzbeutel

至宝锭［zhì bǎo dìng］*Zhibao Ding*, Pastille des "kostbarsten Schatzes" *f*

至虚有盛候［zhì xū yǒu shèng hòu］虚证的严重阶段，反而出现实证的假象。Übermaßsymptome bei extremem Mangel-Pseudoübermaßsymptome, die im kritischen Stadium eines Mangelsyndroms auftreten

至阳［zhì yáng］穴位。主治：胃酸过多、黄疸、胃痛、胸膜炎等。*Zhiyang*（DU 9）—— Akupunkturpunkt. Indikationen: Hyperazidität, Gelbsucht, Gastralgie, Pleuritis

至阴［zhì yīn］穴位。主治：胎位不正、难产、头痛等。①*Zhiyin*（BL67）—— Akupunkturpunkt. Indikationen: unnormale Lage des Fetus, schwere Geburt, Kopfschmerz ②Anfänge von *Yin*, nämlich die Milz ③ Extrem von *Yin*, nämlich die Niere

志室［zhì shì］穴位。主治：遗精、阳萎、腰痛等。*Zhishi*（BL52）—— Akupunkturpunkt. Indikationen: Emission, Impotenz, Lumbago

制半夏［zhì bàn xià］→姜半夏［jiāng bàn xià］

制化［zhì huà］五行之间相互制约，相互化生，化中有制，制中有化，二者相辅相成，才能维持其相对平衡。Einschränkung und Erzeugung（der fünf Elemente）—— Die fünf Elemente beschränken sich und verwandeln sich ineinander. Die Beschränkung besteht im Prozeß der Verwandlung und die Verwandlung auch im Prozeß der Beschränkung. Durch die gegenseitige Einflüsse erreichen die beiden gegenseitige Ergänzung und Stärkung und ihre Gleichgewicht.

制绒［zhì róng］Kräuter zu Wolle machen, Kräuter flaumig machen

制霜［zhì shuāng］三种加工药物的方法：①将某些种子类药物去掉油脂后，研成粉末；②将某些药物析出结晶；③将某些药角动物的骨、角、壳熬胶后，剩下的药渣研成粉末。zum reifähnlichen Puder machen —— Die Methode der Arzneienbearbeitung: ①einige entölte medizinische Samen ins Pulver zerreiben ②Kristalle aus einigen gewissen Arzneien gewinnen ③Knochen, Hörner oder Schalen von Tieren, aus denen Gelatine schon entfernt ist, ins Pulver zerreiben

制酸［zhì suān］Hyperazidität lindern
制酸化痰［zhì suān huà tán］Superazidität stillen und Schleim lösen
制酸止痛［zhì suān zhǐ tòng］Superazidität stillen und Schmerz lindern
制心止［zhì xīn zhǐ］Gedankenablenkung loswerden (*Qigong*-Ausdruck)
制宜［zhì yí］对于病证按照季节、地区以及人体的体质、年龄不同而制定适宜的疗法。den Situationen entsprechen —— Krankheiten je nach den örtlichen Verhältnissen und Jahreszeiten sowie dem Alter und der Konstitution von Patienten behandeln
治便血［zhì biàn xuè］Haematochezia behandeln
治病求本［zhì bìng qiú běn］bei der Krankheitsbehandlung nach den wesentlichen Krankheitsursachen forschen
治风化痰［zhì fēng huà tán］熄风药与化痰药同用治疗风痰证的方法。Wind beruhigen und Schleim lösen —— eine Methode zur Behandlung vom Wind-Schleimsyndrom mit Arzneien, den endogenen Wind beseitigen und Schleim lösen
治风剂［zhì fēng jì］Formula zur Wind-Beseitigung *f*
治骨手法［zhì gǔ shǒu fǎ］Manipulation der Fraktureinrichtung
治寒以热［zhì hán yǐ rè］Kältesyndrom mit Drogen von "heißer" Natur behandeln
治筋手法［zhì jīn shǒu fǎ］therapeutische Manipulation für verletzte Weichteile
治痢止血［zhì lì zhǐ xuè］Dysenterie behandeln und Blut stillen
治疟［zhì nüè］Malaria verhüten und behandeln
治求其属［zhì qiú qí shǔ］Krankheitsbehandlung ihrer Natur entsprechend
治热以寒［zhì rè yǐ hán］Hitzesyndrom mit Arzneimitteln von "kalter" Natur behandeln
治未病［zhì wèi bìng］prophylaktische Behandlung von Krankheiten
治胃痛［zhì wèi tòng］Stomachalgie behandeln
治削［zhì xiāo］去除混在药材中的杂物和非药用部分，将药材切片等操作技术。Säubern und Schneiden —— ein Präparationsprozeß, die Heilkräuter von Fremdbestandteilen säubern und schneiden
治燥剂［zhì zào jì］Formula zur Beseitigung der Trockenheit *f*
治则［zhì zé］therapeutisches Prinzip *n* 治疗疾病必须遵循的基本原则
炙［zhì］药材与液体辅料共炒，使辅料渗入药物内的加工方法。如药材与酒共炒叫酒炙；药材与米醋汁共炒，叫醋炙；药材和蜂蜜共炒，叫蜜炙等。Umrühren und Braten mit Flüssigkeiten —— eine Verarbeitungsmethode der Heilpflanzen. Umrühren und Braten der Heilkräuter mit Wein heißt Weinbraten, mit Essig Essigbraten und mit Honig Honigbraten
炙煿［zhì bó］煎、炒、炸、烤、爆等一类烹调方法。经常食用这一类烹调方法制作的食物，容易化燥伤阴，产生内热证。Braten der Nahrung —— Zubereitungen der Speisen, nämlich in wenig Öl braten, kurz braten, in schwimmendem Öl braten, backen und schnell braten. Langfristig gebratene Speisen zu essen verursacht innere Hitze wegen der Schädigung von *Yin*-Füssigkeit.
炙甘草汤［zhì gān cǎo tāng］亦称复脉汤。成分：人参、生姜、桂枝、生地、麦冬、麻仁、大枣、阿胶、炙甘草。主治：气虚血少所致之脉结代、心动悸。*Zhi Gancao Tang*, Dekokt von präpariertem Süßholz, es ist auch mit "*Fu Mai Tang*" (Dekokt für Wiederherstellung des Pulses) bezeichnet. —— Indikationen: Arhythmie und Palpitation infolge des Mangels von *Qi* und Blut
秩边［zhì biān］穴位。主治：坐骨神经痛、下肢瘫痪、痔疾。*Zhibian* (BL 54) —— Akupunkturpunkt. Indikationen: Ischias, Lähmung unterer Extremitäten, Hämorrhoiden
猘犬咬伤［zhì quǎn yǎo shāng］Biß von tollem Hund
痔瘘［zhì lòu］Hämorrhoiden mit Analfisteln
蛭食［zhì shí］Biß des Blutegels
滞下［zhì xià］→痢疾［lì jí］
滞颐［zhì yí］小儿流涎，渍于颐下。nasse Wange —— die vom Speichelfluß verursachten nassen Wangen bei Kindern
滞针［zhì zhēn］针刺过程中出现运针困难的现象，多因局部肌肉痉挛、单向捻针过甚或体位移动所致。处理方法，可在滞针部位周围轻度按摩或在其近处再扎一、二针解除痉挛。Steckenbleiben der Nadel —— ein ungewöhnlicher Zustand beim Einstechen der Nadel wegen lokales Muskelkrampfes, plötzlicher Verschiebung des Patientenkörpers oder unmäßiger Drehung der Nadel, der sich durch Schwierigkeiten der Nadelmanipulation äußert und durch leichte Massage oder zusätzliche Nadelungen zum Muskelkrampfstillen beseitigt werden kann
稚阳［zhì yáng］unreifes *Yang n* 稚阳未充小儿脏腑娇嫩，形气(神)未充，阳精稚小柔弱
稚阳稚阴［zhì yáng zhì yīn］小儿脏腑娇嫩，形象未充、功能未完备的幼稚状态。unreife von *Yang* und *Yin* —— es bedeutet Kinderzeit, in der die inneren Organe der Kinder noch zart und unreif sind und nicht vollkommen funktionieren können
稚阴［zhì yīn］unreifes *Yin n* 稚阴未长小儿脏腑娇嫩，形气(神)未充，阴精稚小柔弱
稚阴稚阳［zhì yīn zhì yáng］unreifes *Yin* und *Yang*
瘈脉［zhì mài］Chimai (TE 18)

ZHONG 中忪肿踵中重

zhōng 中忪

中草药［zhōng cǎo yào］chinesische Heilpflanzen, chinesische Heilkräuter
中草药学［zhōng cǎo yào xué］traditionelle chinesische Arzneikunde, chinesische Heilkräuterkunde
中成药学［zhōng chéng yào xué］chinesische Patentmedizin *f*
中冲［zhōng chōng］穴位。主治：休克、中风、中暑、高热、心绞痛等。*Zhongchong* (PC 9) —— Akupunkturpunkt. Indikationen: Schock, Schlaganfall, Hitzschlag, hohes Fieber, Angina pectoris
中搭手［zhōng dā shǒu］dorsomediane Zellulitis
中丹田［zhōng dān tián］mittleres Elixierfeld, pektorale Region (in *Qigong*)
中都［zhōng dū］穴位。主治：月经不调、疝气、下肢瘫痪等。*Zhongdu* (LR 6) —— Akupunkturpunkt. Indikationen: unregelmäßige Menstruation, Hernie, Lähmung unterer Extremitäten
中渎［zhōng dú］穴位。主治：坐骨神经痛、下肢瘫痪等。*Zhongdu* (GB32) —— Akupunkturpunkt. Indikationen: Ischias, Lähmung unterer Extremitäten
中渎之腑［zhōng dú zhī fǔ］das *Fu*-Organ, das kanalisiert und funktioniert, es bezieht sich auf *Sanjiao* (die drei Körperhohlteile)
中耳背［zhōng ěr bèi］耳针穴位。主治：皮肤病、坐骨神经痛、背痛等。*Zhongerbei* (MA) —— Ohr-Akupunkturpunkt. Indikationen: Hautkrankheiten, Ischias, Rückenschmerz
中发背［zhōng fā bèi］dorsomedianer Karbunkel
中封［zhōng fēng］穴位。主治：肝炎、尿潴留、遗精、阴茎痛等。*Zhongfeng* (LR 4) —— Akupunkturpunkt. Indikationen: Hepatitis, Urinverhaltung, Emissio, Penisschmerzen
中府［zhōng fǔ］穴位。主治：支气管炎、哮喘、肺结核等。*Zhongfu* (LŪ) —— Akupunkturpunkt. Indikationen:

Bronchitis, Asthma, Lungenphthise

中工［zhōng gōng］中国古代对具有中等技术水平的医生的称谓。einfacher praktischer Arzt —— eine Benenung für Arzt mit durchschnittlichen Praxiskenntnissen in alter Zeit

中关［zhōng guān］锻炼大小周天功法中炼炁化神。zweiter Engpaß —— Umwandlung der Geisteskräfte in Vitalität bei Übungen des großen und kleinen Zyklus von *Qigong*

中国成药［zhōng guó chéng yào］chinesisches fertiges medizinisches Präparat, chinesische pharmazeutisch hergestellte Arznei

中国药学大辞典［zhōng guó yào xué dà cí diǎn］世界书局编(1935)，收录历代文献所记录的药物。chinesisches Pharmaziewörterbuch —— verfasst von der Weltbüchergesellschaft (1935). In das Wörterbuch wurden Medikamente aus aller Literatur in naher Vergangenheit aufgenommen.

中国医学大辞典［zhōng guó yī xué dà cí diǎn］谢观等编(1926)。包括中医名词术语三万七千余条。Das Große Lexikon der Chinesischen Medizin —— ein Wörterbuch mit mehr als 37000 chinesischen medizinischen Einträgen, herausgegeben von *Xie Guan* u.a. (1926)

中国医学史［zhōng guó yī xué shǐ］陈邦贤撰(1937)，为综合性中医通史，1957 年改编。Geschichte der Chinesischen Medizin —— ein Geschichtsbuch über allgemeine Entwicklung der traditionellen chinesischen Medizin von *Chen Bangxian*, veröffentlicht im Jahre 1937 und umgearbeitet im Jahre 1957

中国针灸学概要［Zhōng guó zhēn jiǔ xué gài yào］北京中医学院、南京中医学院、上海中医学院、中医研究院针灸研究所合编。1964 年第一版，1979 年第二版。分上中下三篇：上篇讲中医基础理论；中篇介绍经络及输穴；下篇介绍针灸治疗 52 种常见病的方法。Abriß der Chinesischen Akupunktur —— Ein Buch, das aus drei Teilen besteht, umfasst die Grundtheorie der traditionellen chinesischen Medizin, Meridiane, Kollateralen und Akupunkturpunkte und Nadelbehandlung von 52 Krankheiten, zusammengestellt von der Hochschule für Traditionelle Chinesische Medizin *Beijing* mit Beteiligung von der Hochschule für Traditionelle Chinesische Medizin *Nanjing*, *Shanghai* Medizinischer Hochschule und dem Forschungsinstitut für Chinesische Akupunktur. Veröffentlicht wurde die erste Auflage im Jahre 1964 und die zweite im Jahre 1979.

中寒［zhōng hán］中焦脾胃虚寒。症见腹痛喜按、畏寒肢冷、食少便溏等。Kältesyndrom von Mittel-*Jiao* —— Kältesyndrom durch Hypofunktion der Milz und des Magens mit Bauchschmerzen, die beim Druck gelindert werden, mit Kältescheu, kalten Extremitäten, Anorexie und flüssigem Stuhl als Symptomen

中华中医药学会［zhōng huá zhōng yī yào xué huì］Chinesische Gesellschaft für Traditionelle Chinesische Medizin 中国中医药全国性学术团体

中黄［zhōng huáng］→真意［zhēn yì］

中极［zhōng jí］穴位。主治：遗尿、尿潴留、盆腔炎、肾炎、不孕等。*Zhongji* (RN 3) —— Akupunkturpunkt. Indikationen: Enuresis, Urinverhaltung, Beckenhöhlenentzündung, Nephritis, Sterilität

中焦［zhōng jiāo］三焦之一，三焦的中部。Mittel-*Jiao* —— in Milz, Magen usw. beherbergender mittlerer Teil des Verdauungstrakts (entspricht der Magen-Milz-Region)

中焦病证［zhōng jiāo bìng zhèng］指温热病的中期阶段。它概括了病邪侵犯脾胃的病理表现。Syndrom von Mittel-*Jiao* —— es bezieht sich auf das mittlere Stadium einer akuten febrilen Erkrankung, und schließt Symptome der Milz und des Magens infolge von pathogener Invasion ein

中焦如沤［zhōng jiāo rú òu］形容中焦脾胃分解食物，好像使其发酵一样。Mittel-*Jiao* als Fermentator —— Zerlegungs- und Verdauungsprozeß der Nahrung in der Milz und im Magen gleicht der Fermentation.

中焦湿热［zhōng jiāo shī rè］Feuchtigkeit-Hitze im mittleren *Jiao f* 湿热病邪传入中焦，困阻脾胃，脾失健运的病理变化

中焦实热证［zhōng jiāo shí rè zhèng］Syndrom des Hitze-Überschusses im mittleren *Jiao n* 中焦邪热炽盛，燥实内结，以发热口渴，脘腹胀痛，大便秘结，尿短黄，舌红苔黄燥，脉数有力等为常见症的证候

中焦主化［zhōng jiāo zhǔ huà］饮食主要通过中焦(脾胃)消化吸收，并化生营养物质与生成血液。Mittel-*Jiao* leitet die Verdauung. —— Nahrung und Getränke werden hauptsächlich durch Mittel-*Jiao* (die Milz und den Magen) verdaut, absorbiert und in Nährstoff und Blut umgewandelt.

中精(清)之腑［zhōng jīng (qīng) zhī fǔ］*Fu-Organ*, das feine Körpersäfte speichert und bezieht sich auf die Gallenblase

中魁［zhōng kuí］穴位。主治：呕吐、食道痉挛等。*Zhongkui* (EX-UE4) —— Akupunkturpunkt. Indikationen: Erbrechen, Spasmus der Speiseröhre

中髎［zhōng liáo］穴位。主治：腰痛、月经不调、尿潴留等。*Zhongliao* (BL33) —— Akupunkturpunkt. Indikationen: Lumbago, unregelmäßige Menstruation, Urinverhaltung

中膂俞［zhōng lǚ shù］穴位。主治：坐骨神经痛、下肢瘫痪、肠炎等。*Zhonglüshu* (BL 29) —— Akupunkturpunkt. Indikationen: Ischias, Lähmung unterer Extremitäten, Enteritis

中满［zhōng mǎn］abdominales Völlegefühl

中气［zhōng qì］①中焦之气，即脾胃消化运输等功能。②脾之升提内脏，防止脱垂的功能。*Qi* (Energie) von Mittel-*Jiao* —— ①Funktion der Verdauung und des Transports der Nahrung des Magens und der Milz ②Energie der Milz zur Stützung und Prolapsverhinderung innerer Organe

中气不足［zhōng qì bù zú］中焦脾胃功能虚弱病变。主要症状有食欲不振、食后易胀、眩晕、倦怠无力、大便久溏、少气懒言等。*Qi*-Mangel von Mittel-*Jiao* —— Ein Krankheitszustand der funktionellen Schwäche von der Milz und dem Magen, der mit Anorexie, Völlegefühl nach dem Essen, Schwindel, Mattigkeit, chronischer Diarrhoe und Trägheit einhergeht

中气下陷［zhōng qì xià xiàn］中焦脾气虚弱，升举功能减退，导致组织弛缓不收，脏器脱垂等病变。Absinken von *Qi* im Mittel-*Jiao* —— Nachlassen der Erhebungskraft in Mittel-*Jiao* durch Schwächung von Milz-*Qi* verursacht Schlaffheit der Gewebe und Prolaps der Eingeweide.

中泉［zhōng quán］穴位。主治：窒息、胃痛、咯血等。*Zhongquan* (EX-UE3) —— Akupunkturpunkt. Indikationen: Erstickung, Gastralgie, Hämoptyse

中石疽［zhōng shí jū］verhärtete Masse zwischen der Hüfte und der Taille

中食［zhōng shí］krapulose Synkope

中枢［zhōng shū］穴位。主治：肝炎、视力下降、腰痛等。*Zhongshu* (DU7) —— Akupunkturpunkt. Indikationen: Hepatitis, Sehkraftsinkung, Lumbago

中庭［zhōng tíng］穴位。主治：咳嗽、哮喘、婴儿吐乳等。*Zhongting* (RN16) —— Akupunkturpunkt. Indikationen: Husten, Asthma, infantiles Milcherbrechen

中脘［zhōng wǎn］①即中脘②穴位。主治：胃痛、呕吐、呃逆、消化性溃疡等。①mittlere Magengrube ②*Zhongwan* (RN12) —— Akupunkturpunkt. Indikationen: Magenschmerzen, Erbrechen, Schluckauf, Ulcus pepticum

中西汇通派［zhōng xī huì tōng pài］19 世纪末中国出现的一个试图汇通中、西医学的流派。主要沟通中、西医学，并试图用西医的解剖、生理学等知识印证或说明中医医理。代表人物有唐宗海、朱沛文及 20 世纪初期的恽铁樵、张锡纯等。Schule für Integration der traditionellen chinesischen und der westlichen Medizin —— eine medizinische Schule am Ende des 19. Jahrhunderts, die sich mit der Kombination der traditionellen chinesischen mit der westlichen Medizin beschäftigte und versuchte, die Theorie der traditionellen chinesischen Medizin mit Erkenntnissen der westlichen Medizin wie z.B. Anatomie und Physiologie usw. zu erklären bzw. zu beweisen. Die Repräsentanten der Schule waren *Tang Zonghai*, *Zhu Peiwen* sowie *Yun Tieqiao* und *Zhang Xichun* am Anfang des 20. Jahrhunderts.

中西汇通医经精义［zhōng xī huì tōng yī jīng jīng yì］又名《中西医判》、《中西医解》、《中西医学入门》。唐宗海撰(1892)。为早期中西汇通派的著作之一。Das Wesentliche der Integration der Traditionellen Chinesischen und der Westlichen Medizin —— eines der frühesten Werke der Schule für Integration der traditionellen chinesischen und der westlichen Medizin, zusammengestellt von *Tang Zonghai* im Jahre 1892 und auch bekannt unter dem Namen "Beurteilung der Traditionellen Chinesischen und der Westlichen Medizin" und "Erläuterung der Traditionellen Chinesischen und Westlichen Medizin" "Grundlage der Traditionellen Chinesischen und der Westlichen Medizin".

中西医结合［zhōng xī yī jié hé］Integration chinesischer und westlicher Medizin *f*

中消［zhōng xiāo］以胃热盛为主的消渴病。主要表现为多食善饥，三消之一。Mittel-*Jiao* beeinflussender Diabetes —— durch Hitzeübermaß im Magen verursachter Diabetes mit Polyphagie als Symptom, eine von drei Arten von Diabetes

中阳［zhōng yáng］*Yang* in Mittel-*Jiao*, Funktion der Milz und des Magens

中阳不振［zhōng yáng bù zhèn］中焦脾胃阳气虚弱、消化吸收机能减退的病变。Schwäche von *Yang* in Mitte-*Jiao* —— eine pathologische Veränderung durch Dysfunktion der Absorption und der Verdauung der Milz und des Magens

中药［zhōng yào］chinesische Heilkräuter, chinesische Arzneien

中药催醒剂［zhōng yào cuī xǐng jì］Analeptika aus chinesischen Heilkräutern

中药大辞典［zhōng yào dà cí diǎn］江苏新医学院编(1977)。收中药5766味，并附插图。为近代最大最丰富的中药学辞典。Das Große Lexikon der Chinesischen Heilmittel —— eines der umfangreichsten Wörterbücher für chinesische Heilmittel in der Gegenwart mit 5766 Arten von chinesischen Heilkräutern und Abbildungen, zusammengestellt vom *Jiangsu* Institut für neue Medizin im Jahr 1977

中药化学［zhōng yào huà xué］chinesische medizinische Chemie *f*

中药鉴别学［zhōng yào jiàn bié xué］Identifizierung der chinesischen Arzneimittel *f* 研究中药鉴别的中药学科

中药麻醉剂［zhōng yào má zuì jì］Anästhetika aus chinesischen Heilkräutern

中药炮制学［zhōng yào páo zhì xué］Wissenschaft der Verarbeitung von chinesischen Arzneimitteln *f* 研究中药炮制理论、工艺、规格标准等的中药学科

中药炮炙学［zhōng yào páo zhì xué］Wissenschaft der Verarbeitung von chinesischen Arzneimitteln *f*

中药铺［zhōng yào pù］Apotheke für chinesische Heilkräuter

中药师［zhōng yào shī］Pharmazeut (od. Apotheker) der chinesischen Medizin *m*

中药学［zhōng yào xué］南京中医学院、江苏中医研究所编(1959)。书中介绍中药简史及中药基本知识。附插图。Traditionelle Chinesische Arzneikunde —— ein Buch mit Abbildungen über die Entwicklung und die Grundkenntnisse der traditionellen chinesischen Heilmittel, zusammengestellt von dem Institut für traditionelle chinesische Medizin *Nanjing* und dem Forschungsinstitut für traditionelle chinesische Medizin *Jiangsu* im Jahre 1959

中药药剂分析［zhōng yào yào jì fēn xī］Analyse von Drogenformen der chinesischen Arzneimittel *f* 运用现代分析理论和方法研究中药制剂质量的中药学科

中药药剂学［zhōng yào yào jì xué］Pharmazie der chinesischen Arzneimittel *f* 研究中药药剂的配制理论、生产技术、质量控制和合理应用等的中药学科

中药药理学［zhōng yào yào lǐ xué］Pharmakologie der chinesischen Arzneimittel *f* 运用现代科学方法研究中药与机体相互作用及其作用规律的中药学科

中药志［zhōng yào zhì］中国医学科学院药物研究所等编(1959)。收录全国常用中药500余种。记述其原植物、药材、效用，附插图。Aufzeichnungen Chinesischer Heilkräuter —— ein Buch, in das mehr als 500 häufig gebrauchte chinesische Heilmittel mit Erklärungen und Abbildungen eingetragen wurden, zusammengestellt von dem pharmakologischen Institut der Chinesischen Akademie für Medizin im Jahre 1959

中医［zhōng yī］①Traditionelle Chinesische Medizin (TCM) ②Arzt für TCM, Heilpraktiker der TCM

中医各家学说［zhōng yī gè jiā xué shuō］verschiedene Lehren der traditionellen chinesischen Medizin *f pl*

中医护士［zhōng yī hù shì］Krankenschwester der chinesischen Medizin *f*

中医基础理论［zhōng yī jī chǔ lǐ lùn］grundlegende Theorie der chinesischen Medizin *f*

中医康复学［zhōng yī kāng fù xué］Wissenschaft der Rehabilitation der traditionellen chinesischen Medizin *f* 研究中国传统保健理论与方法和应用的中医学科

中医名辞术语选释［zhōng yī míng cí shù yǔ xuǎn shì］中医研究院、广东中医学院合编(1973)。共收词目4285条，包括中医基本理论及各科临床、治则、医史等。Erläuterung der Ausgewählten Fachausdrücke der Dratitionellen Chinesischen Medizin —— ein Glossar mit 4285 Stichwörtern der Grundtheorie, der klinischen Branchen und Behandlungsprinzipien sowie der Geschichte der traditionellen chinesischen Medizin, zusammengestellt von dem Forschungsinstitut für traditionelle chinesische Medizin und dem Institut für traditionelle chinesische Medizin *Guangdong* im Jahre 1973

中医皮肤病学［zhōng yī pí fū bìng xué］chinesische Dermatologie *f*, Dermatologie der chinesischen Medizin *f*

中医师［zhōng yī shī］Arzt der chinesischen Medizin *m*

中医食疗学［zhōng yī shí liáo xué］Diättherapie der chinesischen Medizin *f*

中医推拿学［zhōng yī tuī ná xué］Wissenschaft von Tuina der traditionellen chinesischen Medizin 研究推拿治疗原理及其应用的临床中医学

中医文献学［zhōng yī wén xiàn xué］chinesische medizinische Literatur *f*

中医学［zhōng yī xué］chinesische Medizin *f*, traditionelle chinesische Medizin (TCM) *f*

中医学概论［zhōng yī xué gài lùn］南京中医学院编(1958)。全书从基础到临床，介绍中医学概貌。适于初学中医者参考。Einführung in die Traditionelle Chinesische Medizin —— ein Lehrbuch für Anfänger der traditionellen chinesischen Medizin, in dem Grundtheorie und klinische Erkenntnisse der traditionellen chinesischen Medizin eingeführt werden, und zusammengestellt von der Hochschule für Tradionelle Chinesische Medizin *Nangjing* im Jahre 1958

中医养生学［zhōng yī yǎng shēng xué］Wissenschaft für Gesundheitserhaltung der traditionellen chinesischen Medizin *f* 研究中国传统保健理论与方法和应用的中医学科

中医药膳学［zhōng yī yào shàn xué］medizinische Diät der chinesischen Medizin *f*

中医医案［zhōng yī yī àn］Fallakte der chinesischen Medizin *f*

中医医史学［zhōng yī yī shǐ xué］Geschichte der chinesischen Medizin *f*

中医杂志［zhōng yī zá zhì］Zeitschrift der Traditionellen Chinesischen Medizin

中医诊断学［zhōng yī zhěn duàn xué］Diagnostik der chinesischen Medizin *f*

中燥则渴［zhōng zào zé kě］Trockenheit im Mitte-*Jiao* führt zu Durst. 燥邪伤肺，耗伤胃阴，津液亏乏而致口渴的病理变化

中燥增液［zhōng zào zēng yè］Flüssigkeitszufuhr zur Behandlung von der Trockenheit im Mitte-*Jiao f*

中指内间［zhōng zhǐ nèi jiàn］足中趾与次趾间之缝隙。innere Schwimmhaut der Mittelzehe —— Interdigitalraum zwischen der Mittelzehe und der zweiten Zehe

中指同身寸法［zhōng zhǐ tóng shēn cùn fǎ］针刺取穴法之一。取病人中指中节内侧两端横纹间距离为一寸。常用于四肢和背部的取穴。Mittelfinger-*Cun* —— ein Meßverfahren zur Lokalisation der Akupunkturpunkte auf dem Rücken und an den Gliedmaßen mit dem Abstand zwischen den Gelenkfalten des Mittelgliedes vom Mittelfinger des Patienten als "Körper-Cun"

中指外间［zhōng zhǐ wài jiàn］足中趾与第四趾之间的缝隙。äußere Schwimmhaut der Mittelzehe —— Interdigitalraum zwischen der Mittelzehe und der vierten Zehe

中渚［zhōng zhǔ］穴位。主治：耳聋、耳鸣、头痛、肩背痛等。*Zhongzhu*（SJ3）—— Akupunkturpunkt. Indikationen: Taubheit, Ohrensausen, Kopfschmerzen, Rückenschmerz, Schulterschmerz

中注［zhōng zhù］穴位。主治：月经不调、下腹痛、便秘等。*Zhongzhu*（KI 15）—— Akupunkturpunkt. Indikationen: unregelmäßige Menstruation, Schmerz im Unterbauch, Verstopfung

忪悸［zhōng jì］schwere Palpitation

zhǒng 肿踵

肿毒［zhǒng dú］pyogene Infektionen

肿节风［zhǒng jié fēng］→九节茶［jiǔ jié chá］

肿疡［zhǒng yáng］①schmerzhafte Schwellung der Körperoberfläche ②Frühstadium der pyogenen Infektion der Haut

肿胀［zhǒng zhàng］①Schwellung *f* ②Ödem und Blähbauch

肿胀舌［zhǒng zhàng shé］geschwollene Zunge *f*

踵［zhǒng］Ferse *f*, Hacke *f*

踵息［zhǒng xī］在气功锻炼中，随着深呼吸以意引气至于下丹田或涌泉为踵息。*Qi* nach unten bis zur Sohle führen —— *Qi*（vitale Energie）durch tiefe Atmung nach unten zum unteren Elixerfeld（*Dantian*）oder zum Punkt *Yongquan*（KI）mitten der Sohle bei *Qigong*-Übungen führen

zhòng 中重

中恶［zhòng è］因触冒不正之气，或卒见怪异而大惊恐，突然出现手足逆冷、头面发青、精神恍惚、头目昏晕或错言妄语，甚则昏厥等症。ein krankhafter Zustand durch Angriff von schädlichen Faktoren oder durch plötzlichen Schreck, der mit plötzlichem Anfall von kalten Gliedmaßen, Fahlheit, Trance, Schwindel, Delirium oder sogar Synkope einhergeht

中风［zhòng fēng］①即卒中。②外感风邪的一种证候。表现为发热、头痛、汗出、脉浮等。①Apoplexie *f*, Schlaganfall *m* ②Wind-Schlag-Syndrom（von *Taiyang*）—— Syndrom durch äußeren Wind-Faktor mit Fieber, Kopfschmerz, Schwitzen, langsamem und oberflächlichem Puls als Symptomen

中风病［zhòng fēng bìng］Wind-Schlaganfall *m*, Apoplexie *f*

中风不语［zhòng fēng bù yǔ］Aphasie wegen der Apoplexie

中风后遗症［zhòng fēng hòu yí zhèng］Folgeerscheinung vom Wind-Schlaganfall *f*

中风昏迷［zhòng fēng hūn mí］apoplektisches Koma

中腑［zhòng fǔ］病情较中脏轻，表现为突然晕倒、半身不遂、口眼歪斜、言语困难、大小便不通的中风证。das *Fu*-Organ beeinträchtigende Apoplexie —— der schwerere Fall von Apoplexie mit Ausbruch von Ohnmacht, Hemiplegie, Gesichtslähmung, Dysphasie und Störungen von Stuhl-und Urinabgang als Symptomen

中寒［zhòng hán］因卒中寒邪所致。症见突然眩晕或昏不知人、口噤不语、身体强直、四肢战栗、恶寒，或发热、无汗，或症见恶寒身蜷、手足厥冷、遍身疼痛、面如刀刮、口吐冷涎、下利、口不渴、二便清白、脉沉。Synkope wegen pathogener Kälte —— durch plötzlichen Befall der Kälte verursachtes Syndrom mit Schwindelanfall, Bewußtlosigkeit, Aphasie, Körpersteife, Zittern der Extremitäten, Kältescheu, Fieber und Ischidrosis, oder mit Kältescheu, kalten Extremitäten, Schmerzen im ganzen Körper, Hypersalivation, Diarrhoe, Durstlosigkeit, hellem Urin, wässerigen Stühlen und tiefem Puls als Symptomen

中经［zhòng jīng］中风轻症。主症为手足不遂、口眼歪斜、言语困难、但神志清醒。Schlaganfall bezüglich der Meridiane —— gelinder Schlaganfall mit Paralysis des Gesichts und der Gliedermeißen, Dysphasie, aber auch mit Bewußtsein

中经络［zhòng jīng luò］中风轻症。主症为口眼歪斜，手足不遂。Apoplexie bezüglich der Meridiane und der Kollateralen —— leichter Schlaganfall mit Gesichtsverzerrung und Paralyse der Gliedmaßen als hauptsächlichen Symptomen

中客（忤）［zhòng kè（wǔ）］→小儿客忤［xiǎo ér kè wǔ］

中络［zhòng luò］最轻的中风证。主症为口眼歪斜，肌肤不仁。die Kollateralen beeinträchtigende Apoplexie —— der leichteste Schlaganfall mit leichter Gesichtsverzerrung und Taubheit der Haut als hauptsächliche Symptome

中湿［zhòng shī］①→湿(着)痹［shī（zhuó）bì］②五邪之一。②durch pathogene Feuchtigkeit verursachtes Syndrom —— eine Erkrankung durch einen der fünf pathogenen Faktoren

中暑（暍）［zhòng shǔ（yē）］Hitzschlag *m*, Sonnenbestrahlung *f*

中暑虚脱（zhòng shǔ xū tuō］Hitzekollaps *m*, Hitzeprostration *f*

中暑眩晕［zhòng shǔ xuàn yùn］Schwindel infolge des Hitzschlags

中脏［zhòng zàng］最严重的中风证，有猝然昏迷、不能言语、唇缓不收、口角流涎等症状。Schlaganfall bezüglich der Eingeweide —— der ernsteste Fall von Schlaganfall mit Bewußtlosigkeit, Aphasie, Salivation und paralytischen Lippen als Symptomen

重寒伤肺［zhòng hán shāng fèi］Schwere Erkältung führt zur Verletzung der Lungen.

重剂［zhòng jì］十剂之一。具有镇静作用的方剂。Rezept mit schweren Arzneien —— ein beruhigendes Rezept von den "Zehn Rezepten". eines der zehn Arten von Rezepten mit beruhigender Wirkung

重可去怯［zhòng kě qù qiè］用质重、具有镇静作用的药物，治疗精神紊乱。geistige Verwirrung mit schweren beruhigenden Arzneimitteln beseitigen

重听［zhòng tīng］Hörbeeinträchtigung *f* 听觉迟钝的表现，属轻度耳聋

重痛［zhòng tòng］starker Schmerz *m*

重镇安神［zhòng zhèn ān shén］用矿物类、金属类及介壳类等质重药物以镇静安神的治法。属安神法范畴。Beruhigung mit schweren Materialien —— eine Therapie der Beruhigung mit Arzneimitteln aus schweren Materialien wie Mineral, Metall oder Muschelschale

重言［zhòng yán］Stottern *n*

ZHOU 舟周肘皱

zhōu 舟周

舟楫之剂［zhōu jí zhī jì］Übertragungsmittel *n* —— ein Arzneimittel, mit dessen Hilfe sich die anderen Arzneien auf Ober-*Jiao* (obere Bauchhöhle) auswirken

舟车丸［zhōu jū wán］成分：黑丑、甘草、芫花、大戟、大黄、青皮、陈皮、木香、槟榔、轻粉。主治：水肿，腹水而体质壮实者。*Zhouju Wan*, Pille für Beseitigung von Aszites —— Indikationen: Ödem, Aszites bei starker Konstitution

周痹［zhōu bì］周身疼痛、沉重麻木、项背拘急的痹证。generalisierte Arthralgie —— Rheumatismus mit Pantalgie, Schweregefühl, Stumpfheit, Nacken-und Rückensteife als Symptomen

周荣［zhōu róng］穴位。主治：肺脓疡、胸膜炎、支气管扩张等。*Zhourong* (SP20) —— Akupunkturpunkt. Indikationen: Lungenabszeß, Pleuritis, Bronchiektasie

周时［zhōu shí］Zyklus von Tag und Nacht *m*

周天［zhōu tiān］在炼功中，指运转内气，以通任、督两脉和全身经络。Zirkulation von *Qi* —— Zirkulation von *Qi* durch *Ren*-und *Du*-Meridian und andere Meridiane bei *Qigong*-Übung führen

zhǒu 肘

肘部伤筋［zhǒu bù shāng jīn］Verletzung der Weichteile des Ellbogens

肘后备急方［zhǒu hòu bèi jí fāng］亦称(肘后方)，葛洪(281-341)撰。所搜集的方药简便，有效，并对疾病有可贵的描述。Griffbereites Rezepthandbuch zur Notfall —— ein medizinisches Werk mit einfachen und bewährten Rezepten und Beschreibungen mehrerer Krankheiten von *Ge Hong* (281-341 *n*.u.Z.), und auch bekannt unter dem Namen "*Zhou Hou Fang*" (Handbuch der Rezepte)

肘后方［zhǒu hòu fāng］→肘后备急方［zhǒu hòu bèi jí fāng］

肘尖［zhǒu jīan］*Zhoujian* (EX-UE 1)

肘髎［zhǒu liáo］穴位。主治：肘、臂痛和麻木。*Zhouliao* (LI 12) —— Akupunkturpunkt. Indikationen: Schmerz oder Lähmung des Ellbogenes und des Arms

肘痈［zhǒu yōng］Karbunkel des Ellbogens

zhòu 皱

皱脚［zhòu jiǎo］妊娠期间出现仅两脚浮肿而皮厚的病证。faltige Füsse —— Fußödem mit dicker Haut während der Schwangerschaft

ZHU 朱诸猪蛛术竹逐主煮助住注柱祝疰著蛀筑

zhū 朱诸猪蛛

朱沛文［zhū pèi wén］清末医学家。主张中西医应互相参照。撰有《华洋脏腑图象约纂》(1892)，介绍西医解剖、生理知识，并用之疏证《内经》。*Zhu Peiwen* —— ein Arzt in der Spätzeit der *Qing*-Dynastie. Er befürwortete, dass chinesische und westliche Medizin eine gegenseitige Referenz sein sollte. Sein Werk "Kurze Erläuterung über die Chinesische und Westliche Anatomie" (1892) stellt die Einführung der Erkenntnisse über westliche Anatomie und Physiologie dar und dient gleich als eine Anmerkung zum "Kanon für Innere Medizin".

朱(侏)儒［zhū (zhū) rú］Nanismus *m*, Zwergwuchs *m*

朱砂［zhū shā］天然矿石入药。用于安神定惊。Zinnober *m* —— Verwendet wird natürlicher mineralischer Zinnober. Heilwirkung: beruhigend und krampflösend

朱砂安神丸［zhū shān ān shén wán］→安神丸［ān shén wán］

朱震亨［zhū zhèn hēng］元代名医。为金元四大家之一。倡阳有余阴不足论。治病主张滋阴、降火。后人称之为滋阴派。著有《格致余论》(1347)、《局方发挥》。*Zhu Zhenheng* —— ein berühmter Arzt der vier medizinischen Schulen in der *Jin-Yuan*-Zeit. Er förderte Überschuß von *Yang* und Mangel an *Yin* als normalen Zustand und behauptete, Krankheiten durch *Yin*-Ernährung und Hitzesenkung zu behandeln. Er ist deshalb als Repräsentant der "*Yin*-Ernährungsschule" anerkannt. Verfasst von ihm sind Werke "Über Forschung nach den Grundsätzen der Dinge und Erwerbung des Wissens" (1347) und "Erklärung der Amtsrezepte".

朱少廉［zhū shào lián］→朱沛文［zhū pèi wén］

朱绍溪［zhū shào xī］→朱沛文［zhū pèi wén］

诸病源候(总)论［zhū bìng yuán hòu (zǒng) lùn］又名《巢氏病源》。巢元方等撰(610)。为论述疾病病因证候的最早系统专著。Allgemeine Abhandlung über Ätiologie und Symptomatologie von Krankheiten —— das früheste systematische Fachbuch über Ursachen und Symptome verschiedener Krankheiten in *China*, geschrieben von *Chao Yuanfang* u.a. im Jahre 610, daher trägt dieses Buch auch den Namen "*Chao Shi Bing Yuan*" (*Chao*'s Abhandlung über Ätiologie).

诸虫［zhū chóng］Parasiten *m pl*

诸窍出血［zhū qiào chū xuè］眼、耳、口、鼻的出血现象。Blutung von Öffnungen des Kopfs —— Blutung aus Augen, Ohren, Mund und Nase

诸痫瘖［zhū xián yīn］Aphonie nach dem Anfall der Epilepsie

诸阳之会［zhū yáng zhī huì］指头部。因人体的阳经均交会于头。Knotenpunkt aller *Yang*-Meridiane —— Es bedeutet den Kopf, in dem sich alle *Yang*-Meridiane treffen

猪胆汁导［zhū dǎn zhī dǎo］Schweingalleneinlauf *m*

猪癫［zhū diān］Epilepsie *f*

猪苓汤［zhū líng tāng］成分：猪苓、茯苓、泽泻、阿胶、滑石。主治：水湿互结、内热伤阴。症见小便不利或血尿等。*Zhuling Tang*, Polyporus umbellatus-Dekokt —— Indikationen: Oligurie und Hämaturie infolge der Akkumulation von Wasser und Feuchtigkeit und der druch innere Hitze verursachten Schädigung von *Yin*

蛛丝飘浮［zhū sī piāo fú］Muscae volitantes, fliegende Mücken, Mückensehen *n*, Mückentanz *m*

zhú 术竹逐

术附汤［zhú fù tāng］成分：白术、熟附子。主治：寒湿相搏所致之肢体疼痛等症。*Zhu Fu Tang*, Dekokt von Atractylodes ovata und zubereitetem Aconit —— Indikationen: durch Kälte und Feuchtigkeit verursachte Schmerzen der Gliedmaßen

竹罐［zhú guàn］Schröpfkopf aus Bambus

竹沥［zhú lì］茎烤灼流出的液汁，用于清热、豁痰、镇惊，治肺热多痰、痰涎壅塞、中风昏迷。Bambussaft *m*, Succus Bambosae —— Verwendet wird abgesonderter Saft aus gebackener Bambusstange, Phyllostachys nigra (Gramineae). Heilwirkung: Hitze aus der Lunge austreibend, beruhigend, Bewußtsein wiederherstellend, übermäßiges Sputum und Apoplexie beseitigend

竹帘［zhú lián］古代治疗四肢骨折用以包裹伤肢，达到固定目的的竹制工具。Bambusmatte *f* —— eine Schiene aus Bambus zur Fixation der Extremitätenfraktur in alten Zeiten

竹片固定［zhú piàn gù dìng］Fixation mit Bambusbrettern

竹叶柳蒡汤［zhú yè liǔ bàng tāng］成分：垂丝柳、竹叶、荆芥、葛根、牛蒡子、知母、麦冬、甘草、薄荷叶、元参。主治：痧疹透发不出、喘咳、烦躁及咽喉肿痛。*Zhuye Liubang Tang*, Dekokt von Bambusblättern, Tamariske und Arctium —— Indikationen: unvollständige Eruption der Masern, Keuchen, Husten, Unruhe und Halsschmerzen

竹叶石膏汤［zhú yè shí gāo tāng］成分：竹叶、石膏、半夏、人参、甘草、粳米、麦冬。主治：热病后期余热未清、而见气阴两伤之证。*Zhuye Shigao Tang*, Dekokt von Bambusblättern und Gips —— Indikation: anhaltendes Fieber im Spätstadium febriler Krankheiten mit Symptomen der Schädigung von *Qi* und *Yin*

逐寒开窍［zhú hán kāi qiào］温热药与开窍药同用以治疗寒证神昏的方法。Beseitigung von Kälte-Schleim zur Wiederbelebung —— eine Therapie zur Behandlung des Kältesyndroms mit Bewußtlosigkeit mit Arzneien von "warmer" oder "heißer" Natur und Wiederbelebungsmitteln zusammen

逐水［zhú shuǐ］用峻烈泻水药攻逐水饮的方法。hydragogische Methode —— Flüssigkeitsretention mit drastischer Hydragoga beseitigen

逐水除痰［zhú shuǐ chú tán］Wasserretention vertreiben und Schleim beseitigen

逐瘀［zhú yū］→活血祛(散、驱)瘀［huó xuè qū (sàn, qū) yū］

zhǔ 主煮

主客［zhǔ kè］①dominantes *Qi* und untergeordnetes *Qi* ②normale Impulse und veränderbare Impulse

主客浑受［zhǔ kè hún shòu］Erreger invadiert Nähr-und Blutsystem.

主客交［zhǔ kè jiāo］Erreger invadiert Nähr-und Blutsystem.

主客交浑［zhǔ kè jiāo hún］Erreger invadiert Nähr-und Blutsystem.

主气［zhǔ qì］herrschendes *Qi n* 主时之气风、寒、湿、燥、君火、相火主时之气的统称。用以说明一年的正常季节性气候比变化。其推算方法是把一年二十四节气(即立春、雨水、惊蛰、春分、清明、谷雨、立夏、小满、芒种、夏至、小暑、大暑、立秋、处暑、白露、秋分、寒露、霜降、立冬、小雪、大雪、冬至、小寒、大寒)分属于六气六步之中。从每年大寒日开始计算,15.21天为一个节气,四个节气为一步,每一步为60日又87.5刻,六步为一年。年年如此

主色［zhǔ sè］normale individuelle Gesichtsfarbe *f*

主穴［zhǔ xué］wichtiger Akupunkturpunkt, Hauptpunkt der Akupunktur

主药［zhǔ yào］→君药［jūn yào］

主运［zhǔ yùn］Herrschaft in der Zirkulation *f* 五运之气分主一年的春、夏、长夏、秋、冬一个运季的岁气。主运分五步,分司一年当中的五个运季。每步所主的时间,亦即每个运季的时间为七十三日零五刻。换句话说,七十三日零五刻便为一运(运季)。主运的推算,从每年大寒日始,按五行相生的次序推移,即:木为初运,火为二运,土为三运,金为四运,水为终运。年年如此,固定不变

主证［zhǔ zhèng］Hauptsyndrom *n*

煮［zhǔ］abkochen vt, kochen vt

煮散［zhǔ sǎn］药物研成粗末,加水煮沸一定时间,去渣服药液。aus Pulver gemachtes Dekokt —— grob zerriebene Arzneimittel mit Wasser für eine Zeitlang kochen, um Absud zu bekommen

煮药［zhǔ yào］Heilkräuter abkochen

zhù 助住注柱祝疰著蛀筑

助阳解表［zhù yáng jiě biǎo］助阳药与解表药一起使用,治疗阳虚表证的方法。*Yang* unterstützen und pathogene Faktoren in der Oberfläche vertreiben —— eine Therapie zur Behandlung von Mangel an *Yang* bei gewöhnlicher Erkältung mit *Yang* stärkendem Mittel und Diaphoretikum zusammen

住(立)［zhù (lì)］气功中四威仪之一。Stehhaltung —— eine der vier Körperstellungen in *Qigong*

注车注船［zhù chē zhù chuán］Autokrankheit und Seekrankheit, Übelkeit und Erbrechen an Bord und im Wagen

注解伤寒论［zhù jiě shāng hán lùn］金·成无已注(1144)。是现存最早的《伤寒论》全注本。Kommentar zur Abhandlung über Fieberhafte Krankheiten —— der früheste vorhandene Kommentar zur "Abhandlung über Fieberhafte Krankheiten", verfasst von *Cheng Wuji* im Jahre 1144

注下赤白［zhù xià chì bái］Dysenterie *f*, Ruhr *f*

注泄(下)［zhù xiè (xià)］→水泻［shuǐ xiè］

注心痛［zhù xīn tòng］Angina pectoris, Herzkrampf *m*

柱骨［zhù gǔ］为阳经与督脉交会的部位。Processus spinosus vom 7. Halswirbel —— der Ort, an dem sich die *Yang*-Meridiane und der *Du*-Meridian treffen

祝 由［zhù yóu］Gebete und Zauberformel aussprechen —— ein Aberglaube in alten Zeiten, Krankheiten nur durch Gebete und Zauberformel zu behandeln

祝由科［zhù yóu kē］元或明十三科之一。Spezialgebiet für Gebete und Zauberformel —— eines der dreizehn medizinischen Spezialgebiete in der *Yuan*-oder *Ming*-Dynastie

疰［zhù］chronische Infektionskrankheit

疰嗽［zhù sòu］→劳嗽［láo sòu］

疰(注)夏［zhù (zhù) xià］因不能适应夏季炎热的气候而引起的身倦、食少、低热等症。Sommerfieber *n* —— im Sommer auftretende Kinderkrankheit, die mit einem Schwächegefühl, Verdauungsstörungen und leichtem Fieber einhergeht

著噤［zhù jìn］→噤风［jìn fēng］

蛀节疔［zhù jié dīng］pyogene Infektion der mittleren Phalanx des Fingers

筑宾［zhù bīn］穴位。主治:狂躁、癫痫、下肢痛、疝气等。*Zhubin* (KI9) —— Akupunkturpunkt. Indikationen: Manie, Epilepsie, Schmerzen unterer Extremitäten, Hernie

ZHUAN 转

zhuàn 转

转胞(脬)［zhuàn bāo (pāo)］① Dysurie durch Druck des Fötus ② Dysurie mit Kolik des Unterleibs

转豆脉［zhuàn dòu mài］脉表捉摸不定,如豆之旋转状,十怪脉之一。einer der zehn außerordentlichen Pulszustände —— Der Puls schlägt rollend wie Erbsen und ist schwer zu fühlen

转筋［zhuàn jīn］多指小腿腓肠肌痉挛。Spasmus *m* —— Es bezieht sich oft auf Wadenkrampf.

转乳［zhuàn rǔ］→哯乳［xiàn rǔ］

转矢气［zhuàn shǐ qì］Durchlauf von Blähungen *m*

转针［zhuàn zhēn］die Nadeln drehen

ZHUANG 壮状撞

zhuàng 壮状撞

壮［zhuàng］艾炷灸时所用艾炷数量的计数单位。一艾炷称为一壮。"*Zhuang*" ist Maßeinheit der Moxibustion. Einen Moxakegel kann man auch "ein *Zhuang*" nennen.

壮火［zhuàng huǒ］一种亢奋的病理性之火。hyperaktives Feuer —— ein für den Körper des Menschen schädliches pathogenes Feuer

壮火食气［zhuàng huǒ shí qì］一种亢奋的病理之火,能腐蚀、损耗人体内的物质和影响人体的正常活动。überaktives Feuer konsummiert *Qi* —— pathologischer Feuerübermaß kann Substanzen im Körper konsummieren und seine normalen Aktivitäten beeinträchtigen

壮筋骨［zhuàng jīn gǔ］Knochen, Sehnen und Muskeln stärken

壮热［zhuàng rè］hohes Fieber

壮肾阳［zhuàng shèn yáng］Nieren-*Yang* stärken

壮数［zhuàng shù］每次灸疗所要连续燃点艾炷的数量。Summe von Moxakegel —— Moxakegelsumme, die für Moxibustion einmal insgesamt gebraucht werden muß

壮水制阳［zhuàng shuǐ zhì yáng］Stärkung von Wasser zur Unterdrückung der *Yang*-Hyperaktivität *f* 用具有滋补阴液作用的方药，使阴液充足而能抑制阳气偏亢，治疗因阴虚而阳亢的证候的治法

壮阳［zhuàng yáng］用温补药物强壮人体阳气的方法。*Yang* stärken —— die vitale Funktion mit Tonikum von "warmer Natur" fördern

状如花椒［zhuàng rú huā jiāo］形状如花椒之颗粒，指沙眼的乳头增殖。granuläres Trachom —— gelbholzsamenförmige trachomatöse Papillenhyperplasie

状如慧星［zhuàng rú huì xīng］晶状体混浊如慧星状。stelluläre Katarakt, kometförmige Linsentrübung

状如石榴子［zhuàng rú shí liú zǐ］形如石榴子样排列。相当于睑结膜型春季性结膜炎的乳头。Anordnung der Granatapfelsamen ist den Papillen der Frühjahreskonjunktivitis ähnlich.

状如粟粒［zhuàng rú sù lì］形如粟粒的颗粒，指结膜滤泡。Follikularkonjunktivitis *f* —— Es bezeiht sich auf hirsekornförmige Konjunktivalfollikel.

状如枣花锯齿［zhuàng rú zǎo huā jù chǐ］晶状体混浊形如枣花或锯齿。inzipiente senile Katarakt, Cataract incipiens senilis —— dattelblumen-oder sägezäheartige Linsentrübung

撞击伤目［zhuàng jī shāng mù］okulare Kontusion

ZHUI 坠

zhuì 坠

坠堕伤［zhuì duò shāng］Sturztrauma *n*

坠损［zhuì sǔn］Trauma durch Fall

坠胎［zhuì tāi］fetaler Abort

坠痰镇惊［zhuì tán zhèn jīng］Expektoration fördern, um Krampf zu lösen

ZHUN 准

zhǔn 准

准头［zhǔn tóu］→鼻尖(准)［bí jiān (zhǔn)］

ZHUO 颇灼浊着

zhuō 颇

颇骨［zhuō gǔ］untere Augenhöhleknochen, unteres Orbitalbein

zhuó 灼浊着

灼热［zhuó rè］hoches Fieber mit Brennengefühl

灼痛［zhuó tòng］brennender Schmerz *m*

浊［zhuó］①trüber Urin ②schleimiger Ausfluß aus der Urethra

浊气［zhuó qì］①饮食精华的浓稠部分。②呼出之气。③胃肠道排出的气体。①dicker Anteil der Nahrungsessenz ②ausgeatmete Luft ③ausgestoßener Flatus

浊气归心［zhuó qì guī xīn］水谷精华中的浓浊部分，通过血液的运行，归于心脏，再由心脏通过血脉运送到全身。Transport der trüben Essenz zum Herzen —— Der konzentrierte und trübe Anteil der Nahrungsessenz fließt mit Blutzirkulation zum Herzen und wird dann vom Herzen über Blutgefässe in den ganzen Körper verteilt.

浊邪［zhuó xié］trüber pathogener Faktor, trübe Noxe

浊邪害清［zhuó xié hài qīng］①湿浊的邪气阻遏消阳之气，蒙蔽头部孔窍，出现神志昏蒙和听觉障碍。②胃肠糟粕不能排泄。Bewußtseinsstörung durch trübe pathogene Faktoren —— ①ein krankhafter Zustand mit Störung des Bewusstseins und des Hörens durch pathogene Feuchtigkeit ②Schwierigkeiten bei Ausscheidung von Abfall im Verdauungstrakt

浊阴［zhuó yīn］体内重浊的物质(主要指大、小便，也指水谷精微的浓浊部分)。*Zhuo Yin*-schwere, trübe Substanzen (Es bezieht sich hauptsächlich auf Urin und Stuhl, aber auch auf den konzentrierten und trüben Anteil der Nahrungsessenz.)

浊阴不降［zhuó yīn bù jiàng］*Zhuo Yin* läßt sich nicht absenken.

着痹［zhuó bì］→湿(着)痹［shī (zhuó) bì］fixierte Arthralgie *f*, Arthralgie durch Feuchtigkeit *f*

着肤灸［zhuó fū jiǔ］Moxibustion bei direktem Kontakt *f*

着意［zhuó yì］übermäßige Versunkenheit des Geistes bei *Qigong*-Übungen

ZI 滋嗞子紫自眦

zī 滋嗞

滋补肺肾［zī bǔ fèi shèn］Ernährung von Lungen und Nieren *f* 用具有滋阴补肾益肺作用的方药，治疗肺肾阴虚证的治法

滋补肺胃［zī bǔ fèi wèi］Ernährung von Lungen und Magen *f* 用具有滋阴补肺养胃作用的方药，治疗肺胃阴虚证的治法

滋补肝胃［zī bǔ gān wèi］Ernährung von Leber und Magen *f* 用具有滋阴补肝养胃的方药，治疗肝为阴虚证的治法

滋补肝阴［zī bǔ gān yīn］Ernährung des Leber-*Yin f* 用具有滋阴养肝作用的方药，治疗肝阴虚证的治法

滋补脾胃［zī bǔ pí wèi］Ernährung von Milz und Magen *f* 用具有滋阴补脾养胃作用的方药，治疗脾胃阴虚证的治法

滋补脾阴［zī bǔ pí yīn］Ernährung des Milz-*Yin f* 用具有滋阴补脾作用的方药，治疗脾阴虚证的治法

滋补气血药［zī bǔ qì xuè yào］*Qi* und Blut stärkendes Mittel

滋补强壮［zī bǔ qiáng zhuàng］Stärkung durch Anwendung von Tonikum

滋补肾阴［zī bǔ shèn yīn］Ernährung des Nieren-*Yin f* 用具有滋阴补肾作用的方药，治疗肾阴虚证的治法

滋补心肺［zī bǔ xīn fèi］Ernährung von Herz und Lungen *f* 用具有滋阴养心补肺作用的方药，治疗心肺阴虚证的治法

滋补心肾［zī bǔ xīn shèn］Ernährung von Herz und Nieren *f* 用具有滋阴补肾养心作用的方药，治疗心肾阴虚证的治法

滋补心阴［zī bǔ xīn yīn］Ernährung des Herz-*Yin f* 用具有滋阴养心作用的方药，治疗心阴虚证的方法

滋肺补肾［zī fèi bǔ shèn］die Lunge und die Niere ernähren

滋肺润肠［zī fèi rùn cháng］Ernährung von Lungen und Befeuchtung des Darms 用具有滋阴养肺润肠作用的方药，治疗肺阴虚肠燥证的治法

滋肾［zī shèn］用滋补肾阴的药物治疗肾阴虚的方法。Ernähren der Niere —— eine Therapie zur Behandlung des *Yin*-Mangels von Nieren mit Nieren-*Yin* stärkendem Mittel

滋肾平肝［zī shèn píng gān］die Nieren ernähren und Hyperaktivität der Leber beseitigen

滋肾丸［zī shèn wán］成分：黄柏、知母、肉桂。主治：热蕴膀胱，尿闭不通。*Zisshen Wan*, Nieren-*Yin* ernährende Pille —— Indikation: Anurie durch Akkumulation der Hitze in der Harnblase

滋肾养肝［zī shèn yǎng gān］Ernährung der Nieren und der Leber

滋肾益阴［zī shèn yì yīn］Ernährung von Nieren und *Yin*

滋水涵木［zī shuǐ hán mù］→滋养肝肾［zī yǎng gān shèn］

滋养补中［zī yǎng bǔ zhōng］Stärkung des Magens und der Milz, Ernährung von Mittel-*Jiao*

滋养肝肾［zī yǎng gān shèn］①治疗肝肾阴虚的方法。②肾阴虚而致肝木亢盛，而滋肾阴以润养肝阴、涵敛肝阳的治疗法。即滋水涵木。Ernährung der Leber und der Nieren —— ①eine Methode zur Behandlung des Mangels an *Yin* der Leber und der Nieren ②eine Therapie zur Behandlung der durch Mangel an Nieren-*Yin* verursachten Hyperfunktion der Leber, bei der man durch Ernährung von

Nieren-*Yin* Leber-*Yin* auffüllt und die Hyperaktivität von Leber-*Yang* zurückhält

滋养胃阴［zī yǎng wèi yīn］用养阴药治疗胃阴不足的方法。适用于胃脘部灼热疼痛、大便干燥、咽干唇焦、舌红少苔、脉细数等。Ernährung von Magen-*Yin* —— eine Methode zur Behandlung des Mangels an *Yin* vom Magen. Sie ist bei brennenden Schmerzen im Oberbauch, Konstipation, Pharyngoxerosis, Lippenspalte, roter Zunge mit spärlichem Zungenbelag, schmalem und schnellem Puls indiziert.

滋阴［zī yīn］运用滋阴药来治疗阴虚证的方法。适应于干咳、咳血、下午或傍晚发热、盗汗、咽干、口燥、腰痛、遗精、手足心热等症。*Yin* ernähren —— eine Methode zur Behandlung des Mangels an *Yin* mit trockenem Husten, blutigem Auswurf, leichtem Fieber nachmittags oder abends, Nachtschweiß, Trockenheit in der Kehle und im Mund, Lumbago, Spermatorrhoe, Hitzegefühl an Handflächen und Fußsohlen als Symptomen

滋阴补血［zī yīn bǔ xuè］*Yin* ernähren und die Blutbildung anregen

滋阴补阳［zī yīn bǔ yáng］Ernährung des *Yin* und Tonisierung des *Yang* 用具有滋阴温阳作用的方药，治疗阴阳两虚证的治法

滋阴降火［zī yīn jiàng huǒ］*Yin* ernähren, um pathogenes Feuer zu senken

滋阴利湿［zī yīn lì shī］养阴药与利湿药同用，治疗邪热伤阴、小便不利的方法。常用于阴虚水肿。*Yin* ernähren und Ausscheidung von Feuchtigkeit fördern —— eine Therapie zur Behandlung der Schädigung von *Yin* infolge pathogener Hitze und der Störungen der Harnausscheidung mit *Yin* ernährendem Mittel und Diuretika. Sie ist normalerweise bei der Behandlung von Ödem durch Mangel an *Yin* gebraucht.

滋阴利水［zī yīn lì shuǐ］*Yin* ernähren, um Harn zu treiben

滋阴派［zī yīn pài］金元时期(1115-1368)医学派别之一。以朱震亨(1281-1358)为代表。主张人体阳常有余，阴常不足。治病多用滋阴法，后世称之为滋阴派。Schule für *Yin*-Ernährung —— eine der medizinischen Schulen in der *Jin-Yuan*-Zeit (1115-1368) unter der Leitung von *Zhu Zhenheng* (1281-1358), die "Überschuß von *Yang* und Mangel an *Yin* als normaler Zustand" behauptete und bei Behandlungen von Krankheiten meistens *Yin* ernährendes Verfahren verwendete. Daher wurde sie "Schule für *Yin*-Ernährung" genannt.

滋阴平肝潜阳［zī yīn píng gān qián yáng］滋养肝阴的药与平肝潜阳药同用，治疗肝阴虚而肝阳上亢的方法。常用于高血压病、神经衰弱等。Ernährung von *Yin* und Zurückhaltung der Hyperaktivität von Leber-*Yang* —— eine Methode zur Behandlung des Mangels an *Yin* mit Hyperaktivität von Leber-*Yang*, die oft bei Hypertonie und Neurasthenie indiziert ist

滋阴潜阳［zī yīn qián yáng］*Yin* ernähren und *Yang* zurückhalten

滋阴清火［zī yīn qīng huǒ］Ernährung des *Yin* und Beseitigung des Feuers

滋阴清热［zī yīn qīng rè］Ernährung des *Yin* und Eliminierung der Hitze 用具有滋阴清热作用的方药，治疗阴虚内热证的治法

滋阴柔肝［zī yīn róu gān］Ernährung des *Yin* und Erweichung der Leber 用具有滋养肝阴、补养肝血作用的方药以柔和肝气，治疗肝阴肝血亏虚所致病证的治法

滋阴润肺［zī yīn rùn fèi］*Yin* ernähren und die Lunge befeuchten

滋阴润燥［zī yīn rùn zào］*Yin* ernähren und Trockenheit befeuchten

滋阴疏肝［zī yīn shū gān］→和肝［hé gān］

滋阴熄风［zī yīn xī fēng］以滋阴药为主，治疗阴虚风证的方法。一般用于热性病后期虚风内动之证。症见面红、手足心热、虚烦不眠、咽干口燥、手足颤动或抽搐、舌绛少津、脉虚数等。den Wind durch Ernährung von *Yin* beruhigen —— eine Methode zur Behandlung von Windsyndromen durch Mangel an *Yin* mit *Yin* ernährenden Medikamenten. Die Methode wird meistens im Spätstadium von febrilen Erkrankungen, die mit gerötetem Gesicht, Hitzegefühl an Handflächen und Fußsohlen, Rastlosigkeit, Schlaflosigkeit, Trockenheit in der Kehle und im Mund, Tremor oder Konvulsion, dunkelroter Zunge mit spärlicher Salivation sowie schwachem und schnellem Puls einhergeht, verwendet.

滋阴养心［zī yīn yǎng xīn］Ernährung des *Yin* und Tonisierung des Herzens

滋阴养血［zī yīn yǎng xuè］Ernährung von *Yin* und Blut *f*

滋阴药［zī yīn yào］*Yin*-tonisierendes Arzneimittel *n*

滋阴益胃［zī yīn yì wèi］Ernährung des *Yin* zur Förderung des Magens 用具有滋阴生津、益气养胃作用的方药，治疗胃津气亏虚证、胃气阴两虚证、胃燥津伤证的治法

嗞睚［zī ái］Unruhe der Kinder

zǐ 子紫

子病及母［zǐ bìng jí mǔ］用五行相生的母子关系说明五脏之间病理上的相互影响。如脾土为母，肺金为子。肺金若病，可影响脾土。Störung des "Kindorgans" beeinträchtigt das "Mutterorgan". —— Nach der Theorie der gegenseitigen Förderung und Einschränkung zwischen "Mutter" und "Kind" der Fünf Elemente in der traditionellen chinesischen Medizin beeinflussen die fünf *Zang*-Organe pathologisch einander, z.B. Krankheiten der Milz (Mutter und Erde von Natur aus) können die Lunge (Kind und Metall von Natur aus) beeinträchtigen oder umgekehrt.

子肠不收［zǐ cháng bù shōu］→子宫脱垂(出)［zǐ gōng tuō chuí (chū)］

子处［zǐ chù］Gebärmutter *f*

子盗母气［zǐ dào mǔ qì］Erkrankung des "Kindorgans" kann das "Mutterorgan" beeinträchtigen.

子烦［zǐ fán］Schwangerschaftsunruhe *f*, Unruhe während der Schwangerschaft

子宫［zǐ gōng］穴位。主治：子宫脱垂、子痫、子宫附件炎、不孕症、疝气等。*Zigong* (EX-CĀ) —— Akupunkturpunkt. Indikationen: Hysteroptose, Eklampsie, Adnexitis, Sterilität, Hernie

子宫脱垂(出)［zǐ gōng tuō chuí (chū)］Hysteroptose *f*, Gebärmuttervorfall *m*, Prolapsus uteri

子户［zǐ hù］→气穴［qì xué］

子户肿胀［zǐ hù zhǒng zhàng］Schwellung der Vulva, Schamlippenschwellung *f*, Vulvaödem *n*

子淋［zǐ lìn］孕妇出现小便次数多，并且淋漓疼痛的病证。Strangurie während der Schwangerschaft —— frequente Miktion mit Harnzwang bei Schwangeren

子龙丸［zǐ lóng wán］→控涎丹［kòng xián dān］

子满［zǐ mǎn］妇女怀孕至六、七个月时，出现遍体俱肿、腹胀气喘等症。Schwangerschaftsödem *n* —— Allgemeinödem mit Bauchblähung und Atembeschwerden bei Schwangeren im sechsten oder siebten Monat

子门［zǐ mén］zervikale Öffnung der Gebärmutter, Zervixöffnung *f*

子母补泻法［zǐ mǔ bǔ xiè fǎ］针刺补泻法之一。即将每条正经的五腧穴(井、荥、输、经、合)，按五行相生顺序规律，分属木、火、土、金、水。根据病证虚实，以虚则补其母，实则泻其子的原则，用补母或泻子的取穴疗法来针刺治疗。Stärkungs-und Schwächungsmethode von "Mutter-Kind" —— eine Art von Stärkung positiver bzw. Schwächung negativer Kräfte in der Akupunktur. Die fünf *Shu*-Punkt (*Jing*, *Ying*,

Shu, *Jing*, *He*) werden in der Reihenfolge der fünf Elemente von Holz, Feuer, Erde, Metall und Wasser geordnet. Bei Behandlungen von Krankheiten wird gemäß der "Mutter-Kindbeziehungen" der fünf Elemente und der Konditionen der Patienten der Mutterpunkt bei Mangelsyndrom gestärkt bzw. der Kindpunkt bei Übermaßsyndrom geschwächt.
子气［zǐ qì］①在五行相生关系中，我生者为子，子脏之气即为子气。如心火为肝木所生，则心气即为肝之子气。②妊娠期小腿水肿。①*Qi* des "Kindorgans" —— In der Theorie der fünf Elemente ist das Geförderte "Kind". Das Herz (Feuer) wird von der Leber (Holz) gefördert, so ist Herz-*Qi* *Qi* des Kindorgans der Leber. ②Unterschenkelödem in der Schwangerschaft
子舌［zǐ shé］→重舌（风）［chóng shé（fēng）］
子死腹中［zǐ sǐ fù zhōng］→死胎（不下）［sǐ tāi（bù xià）］
子嗽［zǐ sòu］→妊娠咳嗽［rèn shēn ké sòu］
子痰［zǐ tán］Tuberkulose des Nebenhodens *f*
子午捣臼［zǐ wǔ dǎo jiù］古刺法。其法在进针后，先紧按慢提。左转九次后紧提慢按，右转六次。如此反复操作，用以治疗水蛊等症。*Zi Wu Dao Jiu* —— eine Art der Nadelmanipulation, die Nadel schnell einzustecken, mäßig aufzuheben, und dann nach links neunmal zu drehen, bei Wiederholungen aber umgekehrt und sechsmal. Sie ist bei Aszites indiziert
子午流注［zǐ wǔ liú zhù］古代针灸取穴方法的一种学说。主要是以腧穴为基础，配合日、时的天干、地支变易，推算经脉气血流注时间，以决定取穴的理论。Mittelnacht-Mittag-Ebbe-und-Flut *f* —— eine Akupunkturtheorie in alten Zeiten. Die Ebbe und Flut von *Qi* und Blut entlang verschiedenen Meridianen hängen angeblich mit bestimmten Tagen und Stunden in Himmelsstämmen und Erdzweigen zusammen. Gemäß dem Vorzeichen von Ebbe und Flut von *Qi* und Blut werden Akupunkturpunkte gewählt.
子痫（冒）［zǐ xián（mào）］Eklampsie *f*, Eclampsia gravidarum
子悬［zǐ xuán］妊娠期，肾阴虚损，肝气偏盛，胎气上逆冲心。症见喘急、胸膈胀满，甚则胁痛、烦躁不安。Aufstieg von Fetus-*Qi*, Gefühl der Blähung im Thorax während der Schwangerschaft, Aufstieg von Fetus-*Qi* infolge des Mangels an Nieren-*Yi* und des Übermaßes von Leber-*Qi* zur Brust verursacht den krankhaften Zustand mit Asthma, Völlegefühl in der Brust, hypochondrischen Schmerzen und innerer Unruhe während der Schwangerschaft als Symptomen.
子眩［zǐ xuàn］Schwindel in der Schwangerschaft *m* 又称"妊娠眩晕"。以妊娠中晚期，头晕目眩，伴面浮身肿，甚者昏眩欲厥为主要表现的疾病
子瘖（喑）［zǐ yīn（yīn）］Aphonie während der Schwangerschaft, Schwangerschaftsaphonie *f*
子痈［zǐ yōng］akute oder chronische Orchitis und Epididymitis
子晕［zǐ yùn］Schwindel in der Schwangerschaft *m*
子脏［zǐ zàng］→女子胞［nǔ zǐ bāo］
子肿［zǐ zhǒng］Schwangerschaftsödem *n*
紫白癜风［zǐ bái diàn fēng］Tinea versicolor
紫斑［zǐ bān］Purpura *f*
紫草［zǐ cǎo］根入药。用于凉血、解毒、滑肠。Radix Arnebiae seu Lithospermi —— Verwendet wird getrocknete Wurzel von Arnebia euchroma oder Lithospermum erythrorhizon (Boraginaceae). Heilwirkung: Hitze aus dem Blut austreibend, entgiftend und laxierend
紫金牛［zǐ jīn niú］→矮地茶［ǎi dì chá］
紫舌［zǐ shé］violette Zunge *f*
紫雪［zǐ xuě］*Zixue*, Rezeptur der chinesischen Medizin in Form von violettem schneeartigen Pulvern

zì 自眦

自汗［zì hàn］气虚表不固而经常出汗。spontane Perspiration —— spontaner Schweißausbruch infolge der durch Mangel an *Qi* verursachten Schwächung der oberflächlichen Abwehrkraft
自灸［zì jiǔ］→天（自）灸［tiān（zì）jiǔ］
自利清水［zì lì qīng shuǐ］Durchfall mit wässrigem Ausfluss *m*
自啮［zì niè］Zungenbiss *m*
自衄［zì nǜ］在热性病中，鼻衄后高热退。Fieber fällt nach Epistaxis. —— Epistaxis führt zum Rückgang hohen Fiebers in febriker Krankheit.
自然铜［zì rán tóng］为天然黄铁矿的矿石。用于散瘀、止痛、续筋接骨。Pyrit *m*, Eisenkies *m* —— ein messingartiges gelbes Mineral (FeS2), Kristall im Würfel oder Pentagonzwölfflächner. Heilwirkung: Blutstauung zerstreuend, schmerzstillend, und Fraktur heilend
自缢［zì yì］五绝之一。sich aufhängen, sich erhängen —— einer der fünf Fälle von plötzlichem Tod
眦漏［zì lòu］→漏睛（脓出）［lòu jīng（nóng chū）］
眦帷赤烂［zì wéi chì làn］Blepharitis angularis

ZONG 宗棕总

zōng 宗棕

宗筋［zōng jīn］① Urogenitalgegend *f* ② Penis *m*
宗筋之会［zōng jīn zhī huì］①Knotenpunkt der Sehnen ②männliche Genitalien
宗经［zōng jīng］Knotenpunkt der Meridiane
宗脉［zōng mài］泛指经脉的汇集（于耳、目）之处。versammelte Meridiane —— Es bezieht sich darauf, dass sich Meridiane in den Augen und den Ohren versammeln.
宗气［zōng qì］水谷精微所化生的营卫之气和吸入的大自然之气结合，积于胸中的气。*Zong-Qi* —— eine in der Brust befindliche Mischung von der eingeatmeten natürlichen Luft und Ernährungs-und Abwehr-*Qi* aus feiner Nahrungsessenz
宗气泄［zōng qì xiè］指胸中之气外泄的病理表现。症见气喘、心尖搏动太过等，常见于心功能不全。Verbrauch von *Zong-Qi* —— ein krankhafter Zustand mit Dyspnoe und Herzklopfen als Symptomen, der häufig bei Dysfunktion des Herzens auftritt
棕板［zōng bǎn］Petiolus Trachycarpi
棕榈炭［zōng lǘ tàn］*Zonglütan*, verkohlte Palme *f*, Petiolus Trachycarpi *m*
棕树皮［zōng shù pí］树皮入药。用于收涩止血、止泻。Cortex Trachycarpi —— Verwendet wird getrocknete Rinde von Trachycarpus fortunei (Palmaceae). Heilwirkung: als Adstringens zur Hämostase, Diarrhoe stillend

zǒng 总

总按［zǒng àn］用食、中和无名三指，同时按寸、关、尺三部以测脉象的方法。gleichzeitiges Pulsfühlen mit drei Fingern —— den Puls mit dem Zeige-, Mittel-und Ringfinger gleichzeitig an der *Cun*-, *Guan*-und *Chi*-Stelle fühlen

ZOU 走

zǒu 走

走哺［zǒu bǔ］Erbrechen durch Anurie und Konstipation
走方医［zǒu fāng yī］古代游走于民间的医生。wandernder Heilpraktiker —— Heilpraktiker in uralter Zeit, die überall herumgingen, um erkrankte Menschen zu behandeln
走罐［zǒu guàn］schiebbares Schröpfen *n*
走罐法［zǒu guàn fǎ］→推（走）罐法［tuī（zǒu）guàn fǎ］
走黄［zǒu huáng］kompliziertes Karbunkel bei Septikämie *n*, "Das Gelbe läuft."

走马喉风［zǒu mǎ hóu fēng］发病急速而严重的咽喉病。症见颈项肿痛、牙关紧闭、吞咽和呼吸困难。akute entzündliche Laryngemphraxis —— eine akute schwere Halserkrankung mit Halsschwellung und Halsschmerzen, Trismus sowie Schlucken-und Atmungsbeschwerden als Symptomen

走马喉疳［zǒu mǎ hóu gān］akute ulzeröse Angina

走马牙疳［zǒu mǎ yá gān］akute gangränöse Mundentzündung, akutes Noma

走注［zǒu zhù］→风(行)痹［fēng (xíng) bì］

ZU 足祖

zú 足

足背发［zú bèi fā］→足发背［zú fā bèi］

足蹬法［zú dēng fǎ］→足牮法［zú jiàn fǎ］

足底疔［zú dǐ dīng］Pustula der Fußsohle

足疔［zú dīng］Pustula am Fuß

足发背［zú fā bèi］Karbunkel des Fußrückens

足跗［zú fū］Fußrücken *m*, Fußrist *m*, Spann *m*

足跟痛［zú gēn tòng］Schmerz in der Ferse

足胻肿［zú héng zhǒng］Beinödem *n*

足踝疽［zú huái jū］chronische pyogene oder tuberkulöse Arthritis des Knöchelgelenks

足牮法［zú jiàn fǎ］用足跟抵患者腋下进行复位，治疗肩关节脱位。Einrenkung mit Ferse —— eine Einrenkungsmethode zur Behandlung des ausgerenkten Schultergelenks, bei der der Arzt die Achselhöhle mit der Ferse stützt

足厥阴肝经［zú jué yīn gān jīng］Lebermeridian von Fuß-*Jueyin*

足厥阴经筋［zú jué yīn jīng jīn］Muskelmeridian der Leber

足厥阴络脉［zú jué yīn luò mài］Kollateralmeridian der Leber

足临泣［zú lín qì］穴位。主治：偏头痛、头眩、目痛、胁肋痛、乳腺炎、足背肿痛等。*Zulinqi* (GB41) —— Akupunkturpunkt. Indikationen: Migräne, Schwindel, Augenschmerzen, Schmerzen im Hypochondrium, Mastitis, Schwellung und Schmerzen des Fußrückens

足窍阴［zú qiào yīn］穴位。主治：发热、头痛、眩晕、耳鸣等。*Zuqiaoyin* (GB44) —— Akupunkturpunkt. Indikationen: Fieber, Kopfschmeren, Schwindel, Ohrensausen

足三里［zú sān lǐ］穴位。主治：胃肠疾患、下肢瘫痪、高血压、体虚等。*Zusanli* (ST36) —— Akupunkturpunkt. Indikationen: Erkrankungen des Magens und des Darms, Lähmung unterer Extremtäten, Hypertension, Körperschwäche

足三阳经［zú sān yáng jīng］drei *Yang*-Meridiane von Fuß

足三阴经［zú sān yīn jīng］drei *Yin*-Meridiane von Fuß

足少阳胆经［zú shào yáng dǎn jīng］Gallenblasenmeridian von Fuß-*Shaoyang*

足少阳经别［zú shào yáng jīng bié］Divergenzmeridian der Gallenblase

足少阳经筋［zú shào yáng jīng jīn］Muskelmeridian der Gallenblase

足少阳络脉［zú shào yáng luò mài］Kollateralmeridian der Gallenblase

足少阴经别［zú shào yīn jīng bié］Divergenzmeridian der Nieren

足少阴经筋［zú shào yīn jīng jīn］Nieren-Muskeln-Meridian, Muskelmeridian der Nieren

足少阴络脉［zú shào yīn luò mài］Kollateralmeridian der Nieren

足少阴肾经［zú shào yīn shèn jīng］Nierenmeridian von Fuß-*Shaoyin*

足太阳经别［zú tài yáng jīng bié］Divergenzmeridian der Harnblase

足太阳经筋［zú tài yáng jīng jīn］Muskelmeridian der Harnblase

足太阳络脉［zú tài yáng luò mài］Kollateralmeridian der Harnblase

足太阳膀胱经［zu tài yáng páng guāng jīng］Harnblasenmeridian von Fuß-*Taiyang*

足太阴经别［zú tài yáng jīng bié］Divergenzmeridian der Milz

足太阴经筋［zú tài yīn jīng jīn］Muskelmeridian der Milz

足太阴络脉［zú tài yīn luò mài］Kollateralmeridian der Milz

足太阴脾经［zú tài yīn pí jīng］Milzmeridian von Fuß-*Taiyin*

足心痈［zú xīn yōng］Karbunkel an der Fußsohle

足丫疔［zú yā dīng］Pustula interdigitalis

足阳明经别［zú yáng míng jīng bié］Divergenzmeridian des Magens

足阳明经筋［zú yáng míng jīng jīn］Muskelmeridian des Magens

足阳明络脉［zú yáng míng luò mài］Kollateralmeridian des Magens

足阳明胃经［zú yáng míng wèi jīng］Magenmeridian von Fuß-*Yangming*

足月妊娠［zú yuè rèn shēn］vollständige Schwangerschaftsdauer

足针(疗法)［zú zhēn (liáo fǎ)］将足底部划分为一定的区域，进行针刺以治疗疾病。Fußakupunktur-Therapie *f* —— Die Fußsohle wird klinisch in verschiedene Teile unterteilt, in denen die Nadel zur Behandlung betreffender Krankheiten eingeführt wird .

zǔ 祖

祖传秘方［zǔ chuán mì fāng］seit alter Zeit von Generation zu Generation überliefertes geheimes Familienrezept

ZUAN 钻

zuān 钻

钻痛［zuān tòng］bohrender Schmerz

ZUI 晬醉

zuì 晬醉

晬时［zuì shí］指一周时。从一昼夜的某时到下一昼夜的同一时刻，即二十四小时。ein Zyklus von Tag und Nacht

醉酒［zuì jiǔ］alkoholische Intoxikation

ZUN 撙

zǔn 撙

撙令平正［zǔn lìng píng zhèng］通过按摩(挤压)，使局部损伤恢复正常状况。Wiederherstellung durch Kneten —— eine lokale Verletzung durch Knetmassage in den normalen Zustand bringen

撙捺皮相［zǔn nà pí xiàng］Beobachtung der Fraktur nach dem Kneten

撙捺相近［zǔn nà xiāng jìn］durch Kneten lassen sich die Bruchende zur Wiederherstellung nähern.

ZUO 撮左佐坐

zuō 撮

撮口［zuō kǒu］→唇紧［chún jǐn］

zuǒ 左佐

左病右取［zuǒ bìng yòu qǔ］Nadelstich an einer Seite, während die Krankheit an der Gegenseite des Körpers befindlich ist.

左肾右命(门)[zuǒ shèn yòu mìng (mén)] 在中医学中，有人把左肾归属于阴，认为是真正的肾；而把右肾归属于阳，认为是命门，为人体阳气的根本，是热能、生长、生殖的发源地。die rechte Niere als das Lebensportal —— In traditioneller chinesischer Medizin ist die linke Niere von manchen in *Yin* eingeteilt und als die richtige angesehen, während die rechte Niere in *Yang* und als das "Lebensportal", das der Ursprung der Wärmeenergie, des Wachstums und der Reproduktion ist.

左胁痛 [zuǒ xié tòng] Schmerzen im linken Hypochondrium

左右配穴法 [zuǒ yòu pèi xué fǎ] 针灸配穴法之一。又称双穴法。即同时选取主治其病证的左右对称的两个俞穴。bilaterale Punktauswahl —— Eine Art der Punktauswahl, dass man bilaterale und symmetrisch gelegene Punkte eines gegebenen Meridians für Nadelstich auswählt. Sie ist auch paarige Punktauswahl genannt.

佐金平木 [zuǒ jīn píng mù] 通过肃降肺气而达到抑制肝气过旺的治法。适应于咳嗽、气促，两胁窜痛、脉弦等。Hyperaktivität der Leber (Holz) durch Behandlung der Lunge (Metall) dämpfen —— eine Therapie zur Hemmung der Hyperaktivität der Leber durch Beseitigung von pathogenen Faktoren in der Lunge und durch Halten von *Qi*-Abwärtsfluß der Lunge, die bei Symptomen wie Husten, Kurzatmigkeit, Schmerzen im Hypochondrium und saitenförmigem Puls indiziert ist

佐药 [zuǒ yào] Adjuvans *n*

佐制药 [zuǒ zhì yào] zusätzliches hemmendes Arzneimittel *n* 方剂中用以消除或减缓君、臣药的毒性与烈性的佐药

佐助药 [zuǒ zhù yào] ergänzendes Arzneimittel *n* 方剂中协助君、臣药以治疗兼证与次要症状的佐药

zuò 坐

坐 [zuò] 气功中四威仪之一。Sitzhaltung —— eine der vier Körperstellungen in *Qigong*

坐板疮 [zuò bǎn chuāng] Furunkulosis des Gesäßes

坐板骨 [zuò bǎn gǔ] Sitzbein *n*, Gesäßbein *n*, Os ischii

坐产 [zuò chǎn] 古代一种接生法。产妇手攀高悬毛巾，足微曲，成坐状，使产道舒张，以助滞产分娩。Geburt in sitzender Stellung —— eine Methode der uralten Geburtshilfe. Die Schwangere nimmt sitzende Stellung mit gebeugten Knien und packt ein hängendes Frottiertuch mit den Händen fest an, um den Geburtskanal bei verhaltener Geburt zu erweitern.

坐式 [zuò shì] 坐位炼功的姿势。Sitzhaltung *f* —— eine Position in *Qigong*

坐罐 [zuò guàn] erhaltenes Schröpfen *n*

坐位复位 [zuò wèi fù wèi] 肩关节脱位时，用坐位牵引进行复位。Reposition beim Sitzen —— Einrenkung des ausgerenkten Schultergelenks durch Traktion in der Sitzhaltung

坐药 [zuò yào] Zäpfchen *n*, Suppositorium *n*

坐药疗法 [zuò yào liáo fǎ] Therapie mit Zäpfchen *f*